BLASE

ATMUN

NIEREN

HUSTEN

FIEBER, HITZE

HARNRÖHRE

AUSWURF

SCHWEISS

URIN

BRUST

HAUT

MÄNNLICHE GENITALIEN

HERZ & KREISLAUF

ALLGEMEINES

WEIBLICHE GENITALIEN

BLUT

KLINISCHES

KEHLKOPF & LUFTRÖHRE

RÜCKEN

SPRACHE, STIMME

EXTREMITÄTEN

Repertorium universale

– enthält das Complete Repertory und ergänzende Bönninghausen Rubriken –

deutsche Ausgabe

Repertorium universale
(enthält vollständig das Complete Repertory)
Das große Repertorium der
homöopathischen Arzneimittel - 2 Bände

Das Werk ist zu beziehen bei:

Similimum Verlag, homöopathische Literatur
Aleksandar Stefanovic
D-53809 Ruppichteroth, Mertener Str. 34

Tel. 02247/ 89744 Fax 12182

Vollständig neu aus dem Englischen übersetzt und bearbeitet von Aleksandar Stefanovic.

Entwurf – Layout und Bild-Symbole – Aleksandar Stefanovic.

Cover Design. MadeinMondorf

ISBN 3-930256-29-0

Roger van Zandvoort

Repertorium universale

Das große Repertorium der homöopathischen Arzneimittel

Band 2

Blase bis Klinisches

Vollständig neu aus dem Englischen übersetzt
und bearbeitet von
Aleksandar Stefanovic

SIMILIMUM-VERLAG
HOMÖOPATHISCHE LITERATUR
ALEKSANDAR STEFANOVIC

Inhaltsverzeichnis

Seite

Band 2

Anhang

ABWECHSELNDE SYMPTOME

SEITEN

ZEIT

MODALITÄTEN

ORT

CHARAKTERISTIKA EIGENTÜMLICHKEITEN

SCHMERZ,
Blasenschmerzen

ABWECHSELNDE SYMPTOME

ABWECHSELND mit Blasensymptomen, Beschwerden erscheinen: ter.[137]
▤ *ALLGEMEINES; A; Abwechselnde, alternierende Zustände*

SEITEN

LINKS: Berb.[111] chin.[5] coloc.[5] dig.[5] kali-c.[5] mang.[5] merc.[5] pareir.[111] ran-b.[5] thuj.[5]
▤ *ALLGEMEINES; S; Links*

RECHTS: apisin.[5] cimic.[111] clem.[5] coc-c.[111] grat.[111] iod.[5] lyc.[5] **Nux-v.**[5] sabin.[5] sars.[5]
▤ *ALLGEMEINES; S; Rechts*

ZEIT

MORGENS: all-c. **ALUM. Am-c.**[5] am-m. ambr.[5] berb. **Calc.**[5] caps. **Caust.**[5] con.[5] **Hep.**[5] ign.[111] **Nux-v.** petr.[5] **Phos.** puls. **Senec. Sep. Sil.**[5] stann.[5] **SULPH.** thuj.[111]
▤ *ALLGEMEINES; Z; Morgens, 5 Uhr - 9 Uhr; agg.*

NACHMITTAGS: Sulph.
▤ *ALLGEMEINES; Z; Nachmittags, 13 Uhr - 18 Uhr; agg.*

ABENDS: Alum. kreos. **Lyc.** lyss. m-aust.[5] petr.[5] **Puls. Sabad. Sep. Sulph. Zinc.**[1]
▤ *ALLGEMEINES; Z; Abends, 18 Uhr - 21 Uhr; agg.*

NACHTS: agar.[5] **Alum.**[1] **Am-c.**[5] **Am-m.**[5] **Ambr.**[5] **Anac.** ant-c.[1] **Ant-t.**[5] **APIS ARG. ARG-N. ARN. ARS. Aur-m.**[58] bar-acet.[111] **BAR-C. BELL. BOR.** bov.[5] **Bry. Cact. CALC.** calc-p.[111] calc-sil.[58] **Cann-s.**[5] **Canth.**[5] **Carb-ac. CARB-AN. CARB-V.**[5] **Carbn-s.** cast. **CAUST. Cina**[5] clem. coc-c.[25] **Coff.**[5] coloc. **Con.**[5] croc.[5] **Cupr.**[5] **Daph. DIG.**[5] **Dros.**[5] **EQUIS. Ery-a. FERR. Ferr-pic.**[102] **Fl-ac. Gels. GRAPH.**[5] **Hep. Hyos. HYPER.**[1125] **IOD.**[1] **Kali-c.**[5] kali-chl.[58] **KALI-N.**[5] **Kali-p.** kali-sil.[58] **KREOS. LAC-C. Lach. Lith-c. LYC. M-AUST.**[5] mag-c. **Mag-m. MED. MERC.** merc-c.[5] mur-ac. **MURX. Nat-ar. Nat-c.**[5] **NAT-M.**[5] **Nat-p. NIT-AC. Nux-v. Op. Petr. Ph-ac.**[5] **Phos.** prun. **PULS.** rheum[5] **RHUS-T. RUTA**[5] sabad.[5] **Sabal.**[102] sabin.[5] **Samb.**[5] **Sang. Sars.**[5] **SEP. SIL.**[5] **Spig.**[5] **Squil.**[5] **Staph. Stram.** sul-ac.[5] **SULPH.** tab. **TER. Thuj.** vinc.[111] zinc.[5] zinc-p.[58]
▤ *ALLGEMEINES; Z; Nachts, 21 Uhr - 5 Uhr; agg.*

MODALITÄTEN

ALTEN Menschen, bei: **All-c.** apoc.[111] **Arg-n.**[102] **ARS. Bar-c. Benz-ac.** bry.[5] canth.[5] carb-ac.[102] **Cic. Con.**[122] cop. **Equis. Gels.** kali-p.[58] **Lyc.**[122] nux-v. rhus-t.[5] **Sulph.**[122]

BEWEGUNG, bei:

agg.: **Bell. BERB.**

ENTBINDUNG, nach der: acon.[5] apis[137] **Arn. ARS.** canth.[54] **CAUST. Equis.**[25] **Hyos. Nux-v.**[54] **Staph.** thlaspi[137]
▤ *ALLGEMEINES; M; Wehen, Entbindung; Wochenbett, im*

MENSES:

vor: **Alum. Apis** asar. aur.[111] aur-m.[111] kali-c. **KALI-I.** nux-v.[26] phos. **Puls. Sars. Sulph.**
▤ *ALLGEMEINES; M; Menses; vor*

vor und **während**: calc-p.[102] **Canth.**[102] cocc.[102] **Gels.**[102] hyos.[102] mag-p.[102] med.[102] nux-v.[102] plat.[102] puls.[102] pulx.[102] sep.[102] verat-v.[102] vib.[102]

während: calc. **Canth. Hyos. Kali-i. Nux-v.**[5] **Sabin.**[5] **Sars. SEP.** sulph.[5]
▤ *ALLGEMEINES; M; Menses; während*

OPERATION, nach: coloc.[102] **Hyper.**[102] mill.[137] pop.[72]
☞ *C; Harnverhaltung; allgemeine Arzneien; •C; Krampf, schmerzhafter Blasenkrampf; Operation, nach •C; Lähmung, vollständige Blasenlähmung; allgemeine Arzneien; •C; Spasmus der Blase; Operationen am Blasenhals, nach •C; Steine, Blasensteine; Steinoperation, Beschwerden durch* ▤ *ALLGEMEINES; M; Operationen, Beschwerden durch*

URINIEREN:

vor: ant-t.[5] **Apis** apisin.[5] **Arn.**[5] **Berb. Bor.** bry. calc-p.[58] **Canth. Chel.** chim. coff.[5] **Dig. Fl-ac.** hyos.[5] **Lith-c. Manc. Nux-v.** ph-ac. **Phyt. Puls. Rhod.**[5] rhus-t.[5] **Sep. Sulph.**[5] **Thuj.**[5]
▤ *ALLGEMEINES; M; Urinieren; vor U. agg.*

Beginn, zu: **CLEM.**[1] **Manc.**
▤ *ALLGEMEINES; M; Urinieren; Beginn, zu*

während: acon.[5] **Aloe Ant-t.**[5] **Apis Apisin.**[5] **Asaf.**[5] berb. calc-p. **CANTH.** carbn-s. caust.[5] **Cham.** chin.[5] con.[5] **Cop.** cycl.[36] dig.[1] eup-pur. graph.[5] hell.[5] ip.[5] kali-c.[58] lyc. **Nat-c. Nat-m. NUX-V.** op. par.[5] pareir.[8] **Petr.**[5] ph-ac. polyg.[25] prun. **Puls.** rheum rhod.[5] rhus-a. ruta[5] **Sep.**[102] spig.[5] **Squil.**[5] staph.[1] sul-ac.[5] sulph.[5] **Ter. Thuj.**[5] zinc.[5]
▤ *ALLGEMEINES; M; Urinieren; während U. agg.*

Schluss, am: **Arg-n.**[48] bry.[5] **Cann-s. NAT-C.**[5] petr. **Puls. SARS.** thuj.
▤ *ALLGEMEINES; M; Urinieren; Schluss des U., agg. am*

nach: alum.[1] ang.[1] **Apis** apoc. arn.[5] **Asaf.**[5] bell.[5] **Berb.** bry.[5] **CALC. Calc-p. Camph. CANN-I. CANN-S.**[5] **CANTH.** caps.[5] **CAUST.**[5] colch.[5] **Con.** conv. cub.[36] **DIG. EQUIS. Fl-ac. Guai. Helon. HEP.**[5] lac-c. lith-c. **Lyc.** med.[111] **Merc.**

URINIEREN; nach (Forts.)
MERC-C.[5] **NAT-C.**[5] **Nat-m.**[36] **Nux-v.**[5] pall.[137] **Petr.** phos.[5] plb.[5] **Prun.** **PULS.**[5] rhus-t.[5] **RUTA**[5] **SARS.**[5] sec.[5] **Sep.** **Sil.**[5] squil.[5] **Stann.** **Staph.** **Sulph.**[5] **Thuj.**[5] **Uva.**[8] zinc.[5]
▤ *ALLGEMEINES; M; Urinieren; nach U. agg.*

ORT

ALLGEMEINE Arzneien; Blasenbeschwerden: acon.[5] aego-p.[1125] all-c.[1125] alum.[5] ant-c.[5] ant-t.[5] **AP-G.**[1125] arn.[5] ars.[5] asaf.[5] **Aspar.**[1125] bell.[5] bell-p.[1125] **Berb.**[111] **Bor.**[5] calad.[5] **Calc.**[5] calc-p.[102] callun.[1125] camph.[5] cann-s.[5] **CANTH.**[5] caps.[5] carb-v.[5] cham.[5] **Chim.**[1125] chin.[5] cic.[5] clem.[5] cocc.[102] coch-o.[1125] colch.[5] coloc.[102] con.[5] cuc-p.[1125] cycl.[1125] dig.[5] **Dulc.**[5] ery-a.[1125] eup-pur.[111] foen.[1125] gels.[102] glyc-g.[1125] gnaph.[1125] **Graph.**[5] guai.[5] hell.[5] hepat.[1125] **Hyos.**[5] ign.[5] **JUNI-C.**[1125] kali-c.[5] lach.[5] lact.[1125] laur.[5] **LYC.**[5] m-art.[5] **M-aust.**[5] mag-p.[102] med.[102] **Merc.**[5] merl.[1125] mez.[5] mosch.[5] mur-ac.[5] nast.[1125] nat-m.[5] **Nux-v.**[5] nym-a.[1125] **ONON.**[1125] op.[5] **ORTHOS.**[1125] pariet.[1125] petr.[5] **Ph-ac.**[5] **Phase.**[1125] phos.[5] plat.[102] plb.[5] polyg.[1125] pop.[111] **PULS.**[5] pulx.[102] rheum[5] **Ruta**[5] sabal.[111] saroth.[1125] sars.[5] senec.[102] sep.[5] spirae.[1125] **SQUIL.**[5] stann.[5] staph.[5] sul-ac.[5] **SULPH.**[5] tarax.[1125] trad.[1125] tritic.[1125] verat-v.[102] vib.[102] zinc.[5]

BLASENHALS: **Acon.**[1] alum.[5] ant-c. **Apis**[10] **ARN.** **Ars.**[5] **Atro.** **BELL.** **Berb.** brach. **Cact.** **Calc-p.** **Camph.**[1] **CANN-S.**[5] **CANTH.**[5] **Caps.** **Carbn-s.** **Caust.**[5] **Cham.** **Chim.** **Chin.**[5] cic.[5] cina[5] coc-c.[25] coloc.[5] **Con.** **Cop.** **Dig.**[5] **Dulc.**[5] **Elat.** epig.[111] eup-pur.[111] **Guai.** **Hyos.**[5] ign.[5] jatr. kali-br.[8] **Kali-c.** lach.[5] laur.[5] **Lyc.** mag-p. **Merc.**[5] **Merc-c.** **Mez.** mit.[25] nat-c.[5] nat-m. **Nux-v.**[5] **Op.**[5] **PETR.**[5] ph-ac. phos.[1] **Plb.**[10] polyg. pop.[25] **Prun.** **PULS.**[5] rhus-t.[5] **Ruta** **SABAL.**[1125] **Sars.** **Sec.**[5] **Senec.**[54] **Seneg.**[5] sep.[5] **Spig.**[5] stann.[1] **Staph.**[1] sul-ac.[1] **Sulph.**[5] ter. **Thuj.** verat.[5] zinc-ar.[137]

HARNTRAKT im allgemeinen: acon.[5] aego-p.[1125] agar.[5] all-c.[1125] alum.[5] ambr.[5] ant-c.[5] ant-t.[5] ap-g.[1125] apisin.[5] arg.[5] arn.[5] ars.[5] asaf.[5] aspar.[1125] **Bell.**[5] bell-p.[1125] **BERB.**[111] bor.[5] bos-c.[1125] calad.[5] calc.[5] calc-p.[102] callun.[1125] camph.[5] **Cann-s.**[5] **CANTH.**[5] caps.[5] carb-an.[5] carb-v.[5] cham.[5] chim.[1125] chin.[5] cic.[5] cimic.[111] clem.[5] coc-c.[111] cocc.[5] coch-o.[1125] colch.[5] coloc.[5] con.[5] cuc-p.[1125] cycl.[1125] dig.[5] dulc.[5] ery-a.[1125] eup-pur.[111] foen.[1125] gels.[102] glyc-g.[1125] gnaph.[1125] graph.[5] grat.[111] guai.[5] hell.[5] **Hep.**[5] hepat.[1125] hyos.[5] ign.[5] iod.[5] juni-c.[1125] kali-bi.[111] **Kali-c.**[5] kali-n.[5] lach.[5] lact.[1125] laur.[5] **LYC.**[5] m-art.[5] m-aust.[5] mag-p.[102] mang.[5] med.[102] merc.[5] **MERC-C.**[5] merl.[1125] mez.[5] mosch.[5] mur-ac.[5] nast.[1125] nat-m.[5] nit-ac.[5] nux-m.[5] **Nux-v.**[5] nym-a.[1125] onon.[1125] op.[5] orthos.[1125] pareir.[111] pariet.[1125] petr.[5] ph-ac.[5] phase.[1125] phos.[5] physal.[1125] **Plan.**[1125] plat.[102] plb.[5] polyg.[1125] polyg-a.[1125] pop.[111] prim-v.[1125] **PULS.**[5] pulx.[102] ran-b.[5] ran-s.[5] rheum[5] ruta[5] sabal.[111] sabin.[5] samb.[1125] saroth.[1125] **SARS.**[5] senec.[102] sep.[5] sil.[5] spirae.[1125] squil.[5] stann.[5] staph.[5] sul-ac.[5] sulph.[5] tarax.[1125] ter.[111] thuj.[5] trad.[1125] tritic.[1125] verat-v.[102] vib.[102] **Zinc.**[5]

SPHINKTER: **Agar.** apoc. **Bell.** jug-r. **Nux-v.**[102] **OP.**
▤ *ALLGEMEINES; O; Schließmuskel, Beschwerden der*

CHARAKTERISTIKA EIGENTÜMLICHKEITEN

ANGST, wird in der Blase empfunden: merc-c.[5]
☞ *Besorgnis, wird in der Blase empfunden* ▤ *GEMÜT; C; Angst; Blase •ALLGEMEINES; C; Angst, wird im Körper empfunden*

ANURIE:
▤ *NIEREN; C; Harnsperre, Anurie*

ATONIE:
☞ *Lähmung, vollständige Blasenlähmung; allgemeine Arzneien*

AUSDEHNUNG, Empfindung von: anth.[36] **Apoc.**[102] ars.[102] berb.[102] bros-g.[259] **Con.**[102] conv.[102] dig.[102] **Equis.**[102] eup-per.[102] gels.[102] **Hyos.**[102] lycps.[171] mel-c-s.[102] pareir.[102] **Puls.**[102] ruta[102] sant.[102] **Sars.**[102] sep.[102] staph.[102] stict.[85] **Sulph.**[102] uva.[102]
☞ *Schwellung; Empfindung von Schwellung •Schmerz; Ausdehnung, Schmerz wie durch*

<> **leeren** Zustand, im: lycps.[8]

Urinieren, nach: lycps.[171]
☞ *M; Urinieren; nach*

AUSEINANDERBRECHEN, Platzen, Empfindung von: cob-n.[119]

BAND:
☞ *Zusammenschnüren, Empfindung von*

BESORGNIS, wird in der Blase empfunden: merc-c.
☞ *Angst, wird in der Blase empfunden* ▤ *GEMÜT; C; Angst; Blase*

BEWEGUNG in der Blase, Empfindung von: alum. bell. lach. ruta[1] sep.
☞ *Fremdkörper, Empfindung von einem •Kugel, Empfindung wie von einer*

auf und ab: ruta[1]

BLUTUNG: am-c.[58] **Amyg-p.**[102] arg-n.[5] ars.[58] bell.[58] cact.[102] calc.[5] canth.[54] carb-v.[102] crot-h. erech.[25] **Erig.** **Ferr-p.** **Ham.** **IP.**[5] lyc. mill.[102] **Nit-ac.**[102] oxyu-s.[237] **Phos.** rhus-a.[102] sars.[5] **Sec.** senec.[58] ter.[137] **Thlaspi**[102] thuj.[5] urt-u.[25]
▤ *HARNRÖHRE; C; Absonderung; blutig •URIN; C; Blutbeimengung, enthält Blut*

Furcht, mit: canth.[54]

CHRONISCH: aspar.[1125]

DREHEN und Winden, Empfindung von: agar. bell.

DYSURIE, qualvoll:
☞ *Urinieren, Entleerung der Harnblase; schmerzhaft, Dysurie;*

EITERUNG: **Acon.**[5] **Canth.** sars. **Staph.**[5] ter.
☞ *Entzündung; eiterartiger Absonderung nach Steinoperation, mit •Katarrh, schleimig-eitrige Absonderung* ▤ *NIEREN; C; Entzündung; eitrig •NIEREN; C; Katarrh •URIN; C; Sediment; eitrig*

EMPFINDLICHKEIT: Calad.[5] **Canth.**[5] **Puls.**[5] **Squil.**[5]
▥ *ALLGEMEINES; C; Empfindlichkeit*

ENTLEERUNG der Harnblase:
☞ *Urinieren, Entleerung der Harnblase*

ENTZÜNDUNG: ACON.[5] all-c. alth.[142] alum.[58] am-c. anan.[122] ant-c.[34] **Ant-t.**[102] **APIS Apisin.**[5] aq-mar.[231] arb-m.[255] arg.[149] **Arg-n.** arist-cl.[144] **Arn. Ars.**[102] ars-s-f.[58] aspar. aur-m-n.[272] bac.[77] bals-p.[102] **Bamb-a.**[1184] **Bar-m.** baros. **BELL.**[102] benz-ac.[102] **Berb.**[102] betul.[1125] bism.[85] **Bor-ac.**[144] cact. **Calad.** calam-a.[1125] **Calc.**[122] calc-p.[58] calc-s.[61] callun.[1125] camph.[5] camph-ac.[102] cand-a.[239] **Cann-i. CANN-S.**[102] **CANTH.**[102] **Caps.** carb-an. carb-v.[102] **Caust.**[102] cham.[5] **Chim.**[102] **Chin-s.** cinnb.[85] clem. coc-c.[102] colch. coll.[1125] coloc.[102] **Con.**[5] **Cop. CUB.**[102] **Dig.** dros.[1125] **Dulc.**[102] elat. epig.[102] **EQUIS.** erech.[25] erig.[34] **Ery-a.**[102] eucal.[102] **Eup-pur.**[102] excr-can.[269] fab.[85] ferr-acet.[102] ferr-p.[8] foll.[1201] gali.[142] **Gels.**[102] glech.[1125] graph.[5] grin.[102] guai.[5] guare.[36] ham.[1125] hedeo.[25] **Hell. Hep.**[184] hern-g.[1125] **Hydr.**[8] hydrang.[102] hydrc.[1125] **Hyos.** ign.[5] iod.[102] juni-c.[1125] **Juni-v.**[100] kali-ar. kali-bi. kali-c. kali-chl.[8] kali-m.[85] kola[1184] **LACH.** lam.[1125] **Levi-o.**[1125] lil-t. lina.[1125] **Linu-u.**[1125] lith-c.[102] lupin.[1125] **LYC.**[1] mati.[1125] **Med. Merc. Merc-c.**[102] merc-i-r. methyl.[72] mez.[5] mill. mit.[1125] **Morg.**[136] morg-g.[136] musa[85] mut.[136] myrt-c.[72] nast.[1125] nat-c.[187] neon[222] **Nit-ac.**[102] **Nux-v. Ol-sant.**[102] **Onon.**[1125] op. paeon.[1125] pareir.[102] petr. **Petros.**[1125] ph-ac. phos.[34] **PIP-M.**[102] plan.[1125] plb.[5] polyg.[137] **Pop.**[102] prot.[77] prun.[102] **PULS.**[1] pyro-r.[1125] quas.[1125] rheum[137] rhus-a.[102] **Rhus-t.** ruta[5] sabal.[102] **Sabin.**[102] samb-e.[1125] **Sant.**[102] **SARS. Saur.**[102] senec. seneg.[102] **SEP.**[1] silphu.[102] solid.[137] spirae.[1125] **SQUIL.**[5] staph.[5] **Stigm.** stram. sul-ac.[5] **Sulph.**[111] syc-co.[136] tarent.[8] tax.[85] **TER.**[102] thal.[144] thlaspi[102] thuj.[102] tritic.[102] tub.[122] ulm.[1125] **UVA.**[1125] verat.[34] verat-v.[8] vero-o.[1125] vesi.[102] weil.[9] xanth.[54] yuc.[1125] zea-i.[102]
☞ *Katarrh, schleimig-eitrige Absonderung* ▥ *HARNRÖHRE; C; Entzündung, Chorda • URIN; C; Sediment; schleimig • FIEBER, HITZE; C; Urethralfieber • ALLGEMEINES; C; Entzündung*

Abort, durch: rheum[137]

Cantharis-Missbrauch, durch: apis[102] camph.[102]

eiterartiger Absonderung nach Steinoperation, mit: mill.
☞ *Eiterung* ▥ *URIN; C; Sediment; eitrig*

Entbindung, nach der: staph.[102]
☞ *M; Entbindung, nach der* ▥ *ALLGEMEINES; M; Wehen, Entbindung; Wochenbett, im*

Erkältung, durch: acon.[102] alum.[58] ant-t.[102] **Apis**[102] arist-cl.[144] aur-m-n.[272] bamb-a.[1184] **Calc.**[122] calc-p.[58] canth.[102] cop.[58] **DULC.** hep.[184] lyc. op. **PULS.** rhus-t.[102] **SARS.**[122] **Sulph.** ter.[102]
☞ *Kälte, Beschwerden durch*

Fahren über holprige Straßen, durch: eup-pur.[85]

Fieber, mit: **Acon.**[102] **ARS.**[8] bell.[102] calc-s.[61] **Canth.**[102] ferr-p.[8] gels.[102] hydrang.[102] **Kali-chl.**[8] stigm.[102] tarent.[8] **VERAT-V.**[8]

Frauen, bei: cop.[85] foll.[149] staph.[102]

- **alte** Frauen: cop.[85]
☞ *M; Alten Menschen, bei* ▥ *ALLGEMEINES; M; Alten Menschen, Beschwerden bei; Frauen*

- **frisch** verheirateten, bei: staph.[102]

Gonorrhö, durch: bell.[102] benz-ac.[102] **Canth.**[102] **Cop.**[102] cub.[102] merc-c.[102] puls.[102] sabal.[102] yuc.[1125]
▥ *MÄNNLICHE GENITALIEN; C; Entzündung; Gonorrhö*

Hämorrhoidalblutung, nach unterdrückter: **Nux-v.**
▥ *ALLGEMEINES; M; Hämorrhoiden, Beschwerden durch unterdrückte*

Koitus, nach: sabad.[809]

Kopfschmerz, mit: rhus-t.[58]

Menses:

- **vor** und während: senec.[102]
☞ *M; Menses; vor und während*

- **während** der, amel.: **Sars.**[171]
▥ *ALLGEMEINES; M; Menses; amel.; während*

- **Unterdrückung** der, nach: **Nux-v.**
▥ *ALLGEMEINES; M; Menses; unterdrückt*

Operationen, nach: methyl.[72] pop.[72]
☞ *M; Operation, nach*

Prostatahypertrophie, bei: sabal.[72]

Scharlach, nach: **Canth.**
▥ *ALLGEMEINES; M; Scharlach, Folgekrankheiten nach*

schleimig-eitriger Absonderung, mit : baros.[85]

Schmerz, mit heftigem, und fast reinem Blut: **Nit-ac.**

Schwangerschaft, während: pop.[72]

Verletzungen, nach: **Arn. Staph.**

Blasenhals: **Acon.**[5] **Apis** aspar. betul.[1125] camph.[5] **Cann-s.**[5] **Canth.**[5] **Caps.** cham.[5] **Chim. Clem.** con.[5] **Cop. Dig.** elat. guai.[5] hyos. ign.[5] lyc.[5] **Merc-c. Merc-i-r. Nux-v. Petros.** plb.[5] **Puls.** ruta[5] **Sars. Senec.** staph.[5] sul-ac.[5] sulph.[5]
☞ *O; Blasenhals* ▥ *ALLGEMEINES; C; Entzündung*

chronisch: arg.[149] **Ars.**[102] bals-p.[102] **Baros. Benz-ac.**[102] berb.[102] **Cann-s.**[102] **Canth.**[102] carb-v.[102] **Caust.**[102] **Chim.**[102] coc-c.[102] coloc.[102] **Cop.**[102] cub.[102] **Dulc.**[102] **Epig.**[102] ery-a.[102] eucal.[102] **Eup-pur.**[102] fab.[85] grin.[102] **HERN-G.**[1125] **Hydr.**[8] iod.[102] **Juni-c.**[1125] juni-v.[100] **Kali-chl.**[8] lith-c.[102] lyc.[102] **Merc-c.**[102] mut.[136] nat-c.[187] nit-ac.[102] **Pareir.**[102] **Petros.**[1125] pip-m.[102] **Pop.**[102] prun.[102] **Puls.**[102] pyro-r.[1125] rhus-a.[102] **Sabal.**[102] sant.[102] seneg.[102] **Sep.**[102] silphu.[102] stigm. **Sulph.**[111] **Ter.**[102] thlaspi[102] thuj.[102] tritic.[102] tub.[102] **Uva.**[102] vesi.[102] xanth.[54] zea-i.[102]
▥ *ALLGEMEINES; C; Entzündung; chronisch*

- **Sediment,** mit schleimigem: **Pyro-r.**[1125]

- **vergrößerter** Prostata, bei: fab.[85]

eitrig: **UVA.**[1125]

Pulsieren, Pochen im ganzen Körper, mit: sabin.[102]

rezidivierend: aq-mar.[231] cand-a.[239] foll.[1201] lyc.[1] morg.[136] puls.[1] sep.[1] tub.[122]

ENURESIS:
☞ *Urinieren, Entleerung der Harnblase; unwillkürlich, unfreiwillig;*

ERSCHLAFFUNG: mur-ac.[5]
▥ *ALLGEMEINES; C; Erschlaffung*

ERSCHÜTTERUNG, empfindlich gegen: **Bell.**

FÄLLT, Empfindung, als ob die Blase:

heraus fällt: sep.[5]

Seite, auf der man liegt, zur: **Puls.**[5] **Sep.**
☞ *Schmerz; Herumdrehen im Bett, beim, als würde die Blase zur Seite fallen, auf der man liegt*

vorwärts fällt: nux-m.[111]

FREMDKÖRPER, Empfindung von einem: phos.[5]
☞ *Bewegung in der Blase, Empfindung von •Kugel, Empfindung wie von einer •Pflock, Empfindung wie von einem ▥ ALLGEMEINES; C; Fremdkörper, Empfindung wie von einem*

GANGRÄN: arn.[34] ars.[34] canth. puls.[34]

GASE entweichen, als würden:
☞ *Luft, Abgang von*

GEFÜHLLOS:
☞ *Urindrang, Drang zur Blasenentleerung; fehlt, kein Harndrang*

GESCHWÜRE, Blasenschleimhaut: all-s. arg-n.[58] canth. **Eup-pur.** hep.[58] hydr. **Merc-c.** merc-i-r. petr.[5] puls.[5] ran-b. sep.[5] **Staph.**[5] sulph.[5]

Steine, durch: all-s.

Symptome wie bei Geschwürsbildung: **Hydr.**

GREIFEN: led.[5] valer.[5]
▥ *ALLGEMEINES; C; Umklammert, Empfindung wie*

HÄMANGIOM, Fungus: **Calc.**

HÄMORRHAGIE:
☞ *Blutung*

HARNDRANG:
☞ *Urindrang, Drang zur Blasenentleerung*

HARNVERHALTUNG:
☞ *Untätigkeit, Inaktivität der Blase •Urindrang, Drang zur Blasenentleerung; fehlt, kein Harndrang*

allgemeine Arzneien: abr.[5] **ACON.** aesc. agar. all-c. alum.[5] alum-p.[58] alum-sil.[58] **AM-C.** ant-t. **Ap-g.**[1125] **APIS**[31] **APISIN.**[5] **Apoc.**[137] arg. arg-n. **ARN.**[31] **ARS. Ars-i.** ars-s-f.[58] art-v. aspar. atro. aur. aur-ar.[58] aur-i.[58] aur-s.[58] bapt.[1125] **Bar-c.** bar-i.[58] bar-m. bar-s.[58] **BELL.** benz-ac. berb.[1125] bism. boerh.[1125] **Bor. BRY.**[10] bufo **Cact. Calc.** calc-i.[58] calc-p. calc-s. calc-sil.[58] **Camph.**[102] **Cann-i.**[102] **Cann-s.**[5] **CANTH. Caps.** carb-v.[137] carbn-s. card-m. **CAUST.** cham.[1] chel. **Chim.**[102] chin. chin-ar. **Cic.**[5] cimic. **CINA**[5] cinnb. **Clem.** coc-c. cocc.[31] coch. **Colch.**[5] **Coloc.**[31] **CON.**[31] cop. **Crot-h. Cupr.** cycl.[137] **Dig.**[5] dios. dor.[25] **Dulc.** elaps **Equis.**[102] erig. ery-a.[1125] ery-m.[1125] eup-pur. **Euph.** ferr. ferr-p.[8] gali.[1125] **GELS.**[102] gnaph.[1125] **Graph.**[31] grat.[1125] ham. **HELL.**[5] helon. **Hep.**[5] **Hern-g.**[1125] **HYOS.**[102] hyper.[54] ign.[5] **Iod. Ip.**[5] irid.[222] iris kali-ar. kali-bi. **Kali-chl.** kali-cy.[85] kali-i. kreos. **Lach.**[5] **LAUR.**[31] led. **Levi-o.**[1125] liatr.[1125] lina.[1125] linu-u.[1125] lupin.[1125] **LYC.** lyss.[137] **Mag-p.** mag-s. marr.[1125] **MENY.**[5] merc.[5] **Merc-c.**[31] merc-cy. merc-d. mez.[5] morph.[102] mur-ac. nat-m. **Nit-ac.**[137] nux-m. **NUX-V. OP.** ox-ac. **PAREIR.** petr. **Petros.**[1125] ph-ac.[5] phos.[137] **Phyt. PLB.**[137] podo.[25] **Polyg. Prun.** psor.[56] **PULS.** ran-s. **Rhus-t.**[5] **RUTA**[31] **Sabin. Samb-e.**[1125] sanguis.[1125] **Sars. Sec. SEL.**[5] **SEP.**[122] sil.[122] solid. stann. **Staph.**[122] **Stigm.**[102] **STRAM.**[102] stry.[102] sul-ac. sul-i.[58] **Sulph.**[5] **TARENT.**[137] **TER.** thlaspi[102] **Thuj.** trinit.[72] tritic.[80] tub. urt-u. uva.[1125] **Verat.**[5] **Zinc.**[137] zinc-p.[58] zing.[1125]
☞ *Lähmung, vollständige Blasenlähmung; allgemeine Arzneien •Untätigkeit, Inaktivität der Blase •Urindrang, Drang zur Blasenentleerung; fehlt, kein Harndrang •Urinieren, Entleerung der Harnblase; selten •Urinieren, Entleerung der Harnblase; verzögert, muss warten, bis Urin anfängt zu laufen ▥ NIEREN; C; Filtration, unvollständige •NIEREN; C; Harnsperre, Anurie •NIEREN; C; Inaktiv*

- **abends**: bor.
☞ *Z; Abends*

- **nachts,** 3 Uhr - 6 Uhr: pareir.

- **alten** Männern, bei: **Caust.**[122] chim.[102] **Con.**[122] dig.[102] lyc.[122] morph.[102] op.[122] pareir.[122] plb.[122] psor.[56] **Puls.**[122] sars.[122] sep.[122] sil.[122] **Solid.** staph.[122] sulph.[122] **Ter.**[122] **Zinc.**[102]
☞ *M; Alten Menschen, bei ▥ ALLGEMEINES; M; Alten Menschen, Beschwerden bei; Männer*

- **Anstrengung,** nach: **ARN. CAPS. RHUS-T.**

- **Atonie** des Fundus, durch: ter.[102]

- **Ausdehnung** der Blase, bei: plb.[36]

- **Ausscheidungen,** durch unterdrückte: camph.[102]

- **Bier,** nach: **Nux-v. Ph-ac.**[5]
▥ *ALLGEMEINES; C; Speisen und Getränke; Bier; agg.*

- **Blutandrang** zum Gehirn, bei: bell.[58]

- **Blutgerinnsel,** durch:

◦ **Blase,** in der: cact. caust.

◦ **Vagina,** in der: cact.[58] coc-c.

- **Cholera,** bei: **Camph. Canth.** carb-v.[137] lach. op. **VERAT.**

- **Drang,** ohne: **Ars.**[137] **Caust.**[137] phos.[137] plb.[137]

- **Durst,** mit: mez.[5]

- **Dysenterie,** bei: **ARN.** merc.

- **Entzündung,** bei: **UVA.**[1125]

- **Erkältung,** durch: **Acon.** calc. carb-v.[137] **Caust. Cop. Dulc.** gels.[102] **Puls.** rhus-t.[102] sulph.

◦ **Stehen** auf kaltem Boden: **Calc.** carb-v.[137]

- **Erschütterung,** durch: arn.[58]
▥ *ALLGEMEINES; M; Erschütterung; agg.*

- **Fieber,** während: ferr-p.[8] op.[56] puls.[5]

◦ **Hitzestadium**: puls.[5]

- **Froststadium** im Fieber, während: apis arn. canth. hyos. lyc. op. puls. stram.

- **Gegenwart** anderer Personen, kann nicht urinieren in: **NAT-M.**
☞ *Urinieren, Entleerung der Harnblase; verzögert, muss warten, bis Urin anfängt zu laufen; allein, kann nur Urinieren, wenn ▥ GEMÜT; C; Gesellschaft; Abneigung gegen, agg. durch •GEMÜT; C; Gesellschaft; Abneigung gegen, agg. durch; Gegenwart anderer; Menschen sind ihr unerträglich;*

- **Hautausschlägen,** bei unterdrückten: **Camph.**[8]
  ALLGEMEINES; M; Hautausschläge; agg., Unterdrückung von Hautausschlägen
- **Husten,** während: ip.[5]
- **Hysterie,** bei: ign.[102] **ZINC.**
- **Kindern,** bei: **Acon. APIS** arn.[31] **Ars. Art-v.** bell.[31] **Benz-ac.** bry.[10] **Calc. Camph.** canth. **Caust.** coloc.[31] **Cop. Dulc.** erig. eup-pur. ferr-p. **Gels.** hyos. ip.[31] **Lyc.** nux-v.[31] **Op. Puls.** sulph.
  ALLGEMEINES; M; Kindern, Beschwerden bei
  - **erkältet,** jedesmal wenn sich das Kind: **ACON.** cop. **Dulc.** puls. sulph.
  - **Neugeborenen,** bei: **ACON. Apis Ars.** benz-ac. **Camph. Canth. Caust.** erig. hyos. **Lyc.** op. puls.
    - **Wutausbruch,** Zorn der Mutter, nach: **Op.**
      GEMÜT; M; Zorn, Beschwerden durch
  - **Säuglingen,** bei: acon.[54] apis[137] arn.[31] bell.[31] canth.[31] coloc.[31] ip.[31] lyc.[31] nux-v.[31] op.[31] puls.[31] sulph.[31]
  - **schreit** die ganze Nacht: acon.
    ☞ *Z; Nachts*
- **Kolik,** bei: arn. **Coloc. PLB.** thuj.
- **Konvulsionen,** während: hyos.[54]
- **Kopfschmerz,** bei: con.[8]
- **Krankheit,** bei akuter: hyos.[37] lyc.[137] **Op.**[54]
- **Lähmung,** durch: acon.[5] arn.[34] **Ars.**[171] bell.[5] canth.[34] caust.[5] cic.[5] cina[5] dulc.[5] hyos.[5] lach.[5] laur.[5] lyc.[34] nux-v.[102] **Op.**[102] **Plb.**[102] stram.[34] stry.[102]
  ☞ *Lähmung, vollständige Blasenlähmung; allgemeine Arzneien • Schwäche; lähmungsartig*
  - **Entbindung,** nach der: **ARS.**[171]
    ☞ *M; Entbindung, nach der • Wehen, Entbindung; nach*
- **lokomotorischer** Ataxie, bei: **Arg-n.**
- **Luft,** durch Einwirkung von kalter: **Caust.**
- **Menses,** während: ham. kali-bi.
  ☞ *M; Menses; während*
- **Musik** amel.: tarent.[137]
  ALLGEMEINES; M; Musik; amel.
- **Nasswerden** der Füße, durch: **All-c. Rhus-t.**
  ALLGEMEINES; M; Nasswerden; agg.; Füße
- **Obstipation,** bei: cann-s.[102]
- **Operationen,** durch: **CAUST.**[809]
  ☞ *M; Operation, nach*
- **Paraplegie,** bei: apoc.[137]
- **Pfeifen** amel.: cycl.[137] tarent.[137]
- **Schläfrigkeit,** mit: ter.[137]
- **Schmerzen** im Abdomen, bei: cham.[1]
- **Schock,** nach: bell.[58]
- **Schreck,** Furcht, nach: acon. bell.[54] **OP.**
  GEMÜT; M; Schreck oder Furcht, Beschwerden durch
- **Schwangerschaft,** in der: acon.[31] apis[31] arn.[31] bell.[31] camph.[31] cann-s.[31] canth.[31] caps.[31] caust.[31] cocc.[31] con.[31] equis.[102] graph.[31] **Hep.**[5] laur.[31] lyc.[31] merc-c.[31] nux-v.[31] plb.[137] puls.[31] rhus-t.[31] ruta[31] stram.[31] sulph.[31]
- **Sitzen,** gebeugt nach hinten, amel.: **Zinc.**
  ALLGEMEINES; M; Beugen, Neigen, Krümmen; amel.; rückwärts, nach hinten
- **Stuhlgang,** nur während: alum.[5] **Colch.**[5]
- **Tröpfeln** von Urin, mit:
  ☞ *Urinieren, Entleerung der Harnblase; tropfenweise, Urintröpfeln; Harnverhaltung, bei*
- **Tropfen,** nur Abgang von:
  ☞ *Urinieren, Entleerung der Harnblase; tropfenweise, Urintröpfeln; Harnverhaltung, bei*
- **tropfenweise,** Urin entleert sich:
  ☞ *Urinieren, Entleerung der Harnblase; tropfenweise, Urintröpfeln*
- **Überdehnung,** nach:
  ☞ *Lähmung, vollständige Blasenlähmung; allgemeine Arzneien; Überdehnung, nach*
- **Unterdrückung,** durch:
  - **Hautausschlägen** oder Ausscheidungen, von: camph.[102]
  - **Schweiß,** von: colch.[58]
- **vergrößerte** Prostata, durch: **Apis** bell. benz-ac. **Cact.** canth. **Chim.** con. **DIG.** ferr. hyos. kali-i. merc-d. morph.[102] pareir. **Puls.** sep. **STAPH.** stram. tritic.[80] zinc.[102]
  MÄNNLICHE GENITALIEN; C; Vergrößerung; allgemeine Rubriken; Prostata; Urintröpfeln, nach Urinieren oder Stuhlgang
- **Verletzungen,** nach: arn.[58] hyper.[54]
- **Wasser,** Geräusch von fließendem, amel.: hyos.[137] lyss.[137] tarent.[137] zinc.[137]
- **Wehen,** Entbindung:
  - **während**: lyc.[54] op.[54] plb.[137]
  - **nach**: acon.[5] **Arn. ARS. Bell.** canth. **CAUST. Equis. Hyos.** hyper.[54] ign. lyc. **Nux-v. Op. Puls.** rhus-t. sec. sep. stann. **Staph.** stram.
    ☞ *M; Entbindung, nach der • Lähmung, durch; Entbindung, nach der • Lähmung, vollständige Blasenlähmung; allgemeine Arzneien; Entbindung, nach der, kein Harndrang* *ALLGEMEINES; M; Wehen, Entbindung; Wochenbett, im*
- **Wehen,** Entbindung, während:
  ☞ *Wehen, Entbindung; während*
- **Wirbelsäule,** bei Beschwerden der: phos.[111]
- **chronisch**: **Calc. Iod.**
- **entzündlich**: **Acon.**[5] bell.[5] cann-i.[102] **CANN-S.**[5] **CANTH.**[5] cop.[111] dig.[5] dulc.[5] **Merc.**[5] **NUX-V.**[5] puls.[5] sabin.[5] sars.[5] sulph.[5]
- **gewaltsam**:
  ☞ *Lähmung, vollständige Blasenlähmung; allgemeine Arzneien; Harnverhaltung, erzwungene, scheint die Blase zu lähmen*
- **krampfhaft,** spasmodisch: bell.[5] cact.[102] camph.[102] **Canth.**[5] caps.[5] caust.[5] cina[5] coloc.[5] hyos.[102] ign.[5] lach.[5] lyc.[5] **NUX-V.**[5] **Op.**[5] **Puls.**[5] rhus-t.[5] stram.[102] thlaspi[102] verat.[5]
  - **Zusammenschnürung** des Blasenhalses, durch: bell.[5] cact.[102] camph.[102] canth.[5] caps.[5] caust.[5] cina[5] coloc.[5] **Hyos.**[102] ign.[5] lach.[5] lyc.[5] **Nux-v.**[5] op.[5] puls.[5] rhus-t.[5] stram.[102] thlaspi[102] verat.[5]
    ☞ *O; Blasenhals*

HARNVERHALTUNG (Forts.)

- **schmerzhaft**: acon. **Arn.** ars. **Aur.** bell. bor. calc-p. **CANTH.** caps. **CAUST.** cop. crot-h. cupr. **Dulc. Lyc. Nit-ac. NUX-V. Op. Pareir. Puls.** sabin. **Sars.** sul-ac. **Ter.**

◦ **Drang** zum Urinieren, mit, beim Liegen auf dem Rücken: **Puls.**

- **schmerzlos**: nit-ac.[137]

Empfindung von Harnverhaltung:

- **Drang,** mit, beim Husten: ip.[1]

- **Unfähigkeit** zur Entleerung: calc.[5]

- **Zusammenziehung** des Schließmuskels, mit: bell.[102] cact.[102] camph.[102] canth.[102] **Hyos.**[102] lyc.[102] **Nux-v.**[102] op.[102] puls.[102] rhus-t.[102] stram.[102] sulph. thlaspi[102]

☞ *O; Sphinkter*

- **schmerzhaft**: alum.[102] **Berb.**[102] dig.[102] ery-a.[102] eup-pur.[102] gels.[102] **Hep.**[102] **Kali-bi.**[102] ruta[102] sec.[102] sil.[102] staph.[102] **Thuj.**[102]

HITZE, Empfindung von: **All-c.** canth. coc-c.[25] elat.[54] hist.[144] **Puls. Senec.** sulph.[58]

HYPERTROPHIE der Blasenwand: cop.[85] **Dulc.**[5] pareir.

HYPERTROPHIE, konzentrische: fab.[102]

▥ *ALLGEMEINES; C; Hypertrophie*

INKONTINENZ:

☞ *Urinieren, Entleerung der Harnblase; unwillkürlich, unfreiwillig*

ISCHURIE:

☞ *Harnverhaltung; allgemeine Arzneien*

JUCKEN: berb.[111] ign.[111] lob-s.[85] nux-v. plb.[5] sep.

Blasenhals: ign.[111] nux-v.

☞ *O; Blasenhals*

- **morgens,** im Bett: ign.[111] **Nux-v.**

☞ *Z; Morgens*

Blasenregion, in der, mit Harndrang, agg. nachts: **Sep.**

☞ *Z; Nachts*

KÄLTE, Beschwerden durch: acon.[58] all-c.[58] alum.[58] ant-t.[58] apis[58] **Calc.**[122] calc-p.[58] canth.[58] **Colch.**[122] cop.[58] **DULC.**[122] **Eup-pur.**[122] **Ip.**[122] **Kali-c.**[122] **Kreos.**[122] lyc.[58] merc-c.[58] nux-v.[58] **PULS.**[122] rhus-t.[58] **SARS.**[122] sep.[58] **Sulph.**[122] ter.[58]

☞ *Entzündung; Erkältung, durch •Urindrang, Drang zur Blasenentleerung; anhaltend; •Urindrang, Drang zur Blasenentleerung; häufig; •Urinieren, Entleerung der Harnblase; häufig; •Schmerz; Erkältung, durch* ▥ *URIN; C; Eiweißhaltig; Kälte und Feuchtigkeit, durch Einwirkung von*

KÄLTE, Empfindung von: coc-c. lach.[111] lyss. sabal.[137] sars. syzyg.[111]

abwechselnd mit Hitzegefühl: coc-c.

☞ *A; Abwechselnd mit*

Blasenhals ausgehend, vom, nach Urinieren: **Sars.**

☞ *O; Blasenhals* ▥ *FROST; E; Ausgehend von (Körperteile, von denen der Frost ausgeht, in denen er beginnt); Blasenhals, nach Urinieren*

erstreckt sich zu den Genitalien: sabal.[137]

KARZINOM: Anil.[809] blatta[110] chim.[110] crot-h.[137] equis.[110] sabal.[110] staph.[110] tarax.[102]

☞ *Tumoren, Gewächse* ▥ *ALLGEMEINES; C; Krebs und krebsartige Leiden*

KATARRH, schleimig-eitrige Absonderung: alum.[122] alumn. **Ant-c. Apis** arg.[58] arg-n.[5] asaf.[1125] aspar.[80] bals-p.[25] baros.[25] **BENZ-AC.** berb.[58] **Betul.**[1125] **Bor.**[5] **Calc.** calc-p.[58] calc-s. calc-sil.[58] camph.[1125] cann-s. **Canth.** carb-ac. **Carb-v. Carbn-s. Caust.** chen-am.[1125] **Chim.** chin-s. coc-c.[102] coff. coll. **COLOC. Con. Cop. Cub.** dam.[102] **DULC. Equis.** erig. ery-a.[1125] eucal. **Eup-per. Ferr.** gall-ac.[25] gast.[9] **Gels.** grat.[1125] ham.[80] hep.[58] **Hydr.** hydrang.[85] indg. kali-c. **Kali-chl.** kali-p.[58] kali-s. kali-sil.[58] kola[1184] **Lach.** lil-t.[25] **LYC.** med. mill. mit.[85] nat-m. **NUX-V.** pareir. **Petr. Ph-ac. Phos.** plb. podo.[80] pop.[144] **PULS.** rhod. rhus-t. sabin.[58] sant.[25] **Sars. Senec. Seneg. Sil.** silphu.[85] **SULPH.** tarax.[1] **Ter.** thuj. tril.[85] **UVA.** vichy-g.[85] weil.[9]

☞ *Eiterung •Entzündung* ▥ *NIEREN; C; Entzündung; eitrig •NIEREN; C; Katarrh •URIN; C; Sediment; eitrig •FIEBER, HITZE; C; Katarrhalisches Fieber •ALLGEMEINES; C; Katarrh*

alten Menschen, bei: **Alum.**[122] **Alumn. Carb-v.** kali-p.[58] sulph. **Ter.**

☞ *M; Alten Menschen, bei*

Frauen, besonders: mit.[85]

Gonorrhö, durch unterdrückte: benz-ac. cub. **Med. Puls.** sil. **Thuj.**

▥ *ALLGEMEINES; C; Gonorrhö; unterdrückte Gonorrhö*

Hämorrhoidalleiden, bei Patienten mit: coll.

Prostatitis, bei: aspar.[80] **Ham.**[80] podo.[80]

Uterusbeschwerden, bei: pop.[144]

Eiweiß, wie: coc-c.[102]

KATHETER, Beschwerden durch: camph-ac.[54] mag-p.[85]

☞ *M; Operation, nach* ▥ *ALLGEMEINES; M; Katheterisierung, Beschwerden durch*

KLUMPEN, Empfindung von einem:

☞ *Fremdkörper, Empfindung von einem •Kugel, Empfindung wie von einer*

KNORPELARTIGE Verhärtung: pareir.

▥ *ALLGEMEINES; C; Verhärtungen, Indurationen •ALLGEMEINES; C; Verhärtungen, Indurationen; Knorpel, wie*

KRAMPF, schmerzhafter Blasenkrampf: **Arn.**[5] **ASAF.**[5] **Berb.** calad.[5] **CAMPH.**[5] **Cann-s.**[5] **CANTH.**[5] **Caps. Carb-v.** carbn-s. caul.[26] caust. coc-c. **Colch.**[5] coloc.[137] **HYOS.**[5] hyper.[137] lat-m.[119] laur.[5] mag-p. mez.[137] nat-m. **Nux-v.**[26] ph-ac. plb. prun. **PULS.**[5] ruta **Sars.** sep. zinc.

☞ *Spasmus der Blase •Zusammenschnüren, Empfindung von •Zusammenziehen, Empfindung von •Schmerz; krampfartiger, spasmodischer Schmerz •Schmerz; Tenesmus, schmerzhaftes Drängen •Schmerz; zusammenschnürender Schmerz*

nachts: prun.

☞ *Z; Nachts*

Menses, vor: caul.[26] nux-v.[26]

☞ *M; Menses; vor*

Operation, nach: coloc.[137] hyper.[137]

☞ *M; Operation, nach*

Urinieren:

- **während**: carbn-s.

☞ *M; Urinieren; während*

- **nach**: caust. **Nat-m.**

☞ *M; Urinieren; nach*

Zusammenkrümmen, muss sich: prun.

KRIEBELN, Empfindung von: lyc. sep.[137]

☞ *Wurmgefühl* ▤ *ALLGEMEINES; C; Ameisenlaufen, Kribbeln*

Urinieren, nach: **Lyc.**

☞ *M; Urinieren; nach*

Wurm in der Blase, Empfindung von einem:

☞ *Wurmgefühl*

KUGEL, Empfindung wie von einer: anac.[102] **Bamb-a.**[1184] bell.[171] crot-h. kali-br. kreos.[137] **Lach.** naja sant.[102] scorp.[269]

☞ *Bewegung in der Blase, Empfindung von •Fremdkörper, Empfindung von einem •Pflock, Empfindung wie von einem* ▤ *ALLGEMEINES; C; Kugel, Empfindung wie von einer, innerlich*

Eisenkugel, wenn die Blase voll ist: scorp.[269]

herumrollt, die darin: bell.[171]

▤ *ALLGEMEINES; C; Rollen, Empfindung von*

hindurchpresst, die sich von hinter dem Blasenhals: kali-br.

☞ *O; Blasenhals* ▤ *ALLGEMEINES; C; Drängen, Zwängen, Empfindung von*

LÄHMUNG, vollständige Blasenlähmung:

allgemeine Arzneien: acon.[5] agar. **Alum.** alum-p.[58] alum-sil.[58] **Ant-c.**[5] ant-o.[85] apis[122] apoc.[102] arg-n. **Arn.**[34] **ARS.**[5] ars-s-f.[58] atro.[25] aur. bar-c.[34] bcg[149] **Bell.**[5] bry.[34] **Cact. Camph.**[122] cann-i.[102] **Cann-s. Canth.**[5] **Carb-an.** carb-v.[34] carbn-s. **CAUST.**[102] cham.[34] chin.[5] chlol.[54] chlorpr.[149] **CIC.**[5] cina[5] cocc.[34] cod.[25] coff.[34] coloc.[34] con. **Cupr.** dig.[5] **DULC.**[5] **Equis.** eucal.[102] **Ferr.**[34] ferr-p.[102] form. **GELS.** hell. helon. hep.[58] **HYOS.**[5] ign.[102] kali-c.[34] kali-cy.[85] kali-p. kreos. **Lach.**[5] **Laur.**[5] **Lyc.**[122] **M-aust.**[5] mag-m. **Merc.**[5] morph.[102] **Mur-ac.**[122] narcot.[85] **Nat-m.**[102] nat-p. **NUX-V. OP.**[102] **PETR.**[5] phos.[122] **Plb.**[34] **PSOR.**[5] **Puls.**[5] **Rheum**[5] rhus-a.[102] **Rhus-t.** ruta **SEC.**[5] seneg.[5] **Sil.**[122] spig.[5] squil.[102] stann.[34] staph.[34] **Stram. Stry. Sulph.**[102] tab. ter.[102] thuj.[102] **ZINC.**[102] zinc-p.[58]

☞ *Harnverhaltung; allgemeine Arzneien •Harnverhaltung; allgemeine Arzneien; Lähmung, durch •Schwäche; lähmungsartig •Untätigkeit, Inaktivität der Blase •Urindrang, Drang zur Blasenentleerung; fehlt, kein Harndrang •Urinieren, Entleerung der Harnblase; unwillkürlich, unfreiwillig* ▤ *ALLGEMEINES; C; Lähmung; allgemeine Arzneien*

- **tagsüber**: thuj.

- **alten** Menschen, bei: apis[122] **ARS.** bell.[122] camph.[122] **Cann-s.** canth.[122] **Caust.**[122] **Cic.** con. **Equis. Gels.** kali-p. lach.[122] lyc.[122] mur-ac.[122] nat-m.[122] op.[122] phos.[122] **Sec.** sil.[122] **Sulph.**[122] thuj.

☞ *M; Alten Menschen, bei •Schwäche; alten Menschen, bei •Urinieren, Entleerung der Harnblase; unwillkürlich, unfreiwillig; alten Menschen, bei*

- **Angst,** mit: **Cic.**[54]

▤ *GEMÜT; M; Angst, Beängstigung, Beschwerden durch*

- **Apoplexie,** durch: arn.[34] bar-c.[34] bell.[34] nux-v.[34] stann.[34] zinc.[34]

- **Entbindung,** nach der, kein Harndrang: arn.[102] **ARS.** canth. **CAUST.** chlol.[54] ferr. **Hyos.** kreos. nux-v. phos. zinc.

☞ *M; Entbindung, nach der •Harnverhaltung; allgemeine Arzneien; Wehen, Entbindung; nach*

- **Flüssigkeitsverlust,** durch: bar-c.[34] chin.[34] ferr.[34] sulph.[34]

▤ *ALLGEMEINES; M; Körpersäften, Verlust von; agg.*

- **Freude,** durch: coff.[34] puls.[34]

- **Gangrän,** mit: ars.[34] lach.[34] sec.[34]

- **Harnverhaltung,** erzwungene, scheint die Blase zu lähmen: **Ars. Canth. CAUST. Gels.** hell. hyos. **Rhus-t. Ruta**

☞ *Urinieren, Entleerung der Harnblase; tropfenweise, Urintröpfeln; Harnverhaltung, bei*

- **hysterischen** Personen, bei: **ZINC.**

- **Inkontinenz,** mit: caust.[34] m-aust.[5] puls.[34] rhus-t.[34]

- **Kummer,** durch: ign.[34] staph.[34]

▤ *GEMÜT; M; Kummer, Sorgen, Besorgnis, Beschwerden durch*

- **Obstipation,** mit: bry.[34] carb-v.[34] caust.[34] cocc.[34] hyos.[34] kali-c.[34] nux-v.[34] op.[34] plb.[34] sec.[34] sulph.[34] zinc.[34]

- **Operation,** nach: **Op.**[122]

☞ *M; Operation, nach* ▤ *HERZ KREISLAUF; M; Operation, nach*

- **Schlag,** durch einen: arn.[34] con.[34] staph.[34]

- **Schreck,** Furcht, durch: acon.[34] ign.[34]

▤ *GEMÜT; M; Schreck oder Furcht, Beschwerden durch*

- **Überdehnung,** nach: arn.[34] ars. **Canth. CAUST.** hell. hyos. kali-cy.[85] **Nux-v. Rhus-t. Ruta** stry. **Sulph.**

☞ *Urindrang, Drang zur Blasenentleerung; fehlt, kein Harndrang; ausgedehnter Blase, bei •Urinieren, Entleerung der Harnblase; unwillkürlich, unfreiwillig; Überdehnung der Blase, durch*

- **Wehen,** nach:

☞ *Entbindung, nach der, kein Harndrang*

- **Zorn,** durch: acon.[34] cham.[34] coloc.[34] hyos.[34] ign.[34] nux-v.[34] phos.[34] puls.[34] staph.[34]

▤ *GEMÜT; M; Zorn, Beschwerden durch*

- **Blasenhals,** Schließmuskel: acon.[5] **Ars.**[5] **Bell.**[5] canth.[5] **Caust.**[102] **Chin.**[5] cic.[5] **Dig.**[5] **Dulc.**[5] **Hyos.**[5] ign.[102] lach.[5] laur.[5] **Merc.**[5] nat-m.[102] op.[102] **PETR.**[5] **PULS.**[5] **Sec.**[5] **Seneg.**[5] **Spig.**[5] sulph.[102] thuj.[102] **Zinc.**[102]

☞ *O; Blasenhals*

Empfindung von Lähmung, beim Urinieren: visc.[119]

▤ *ALLGEMEINES; C; Lähmung; Empfindung von Lähmung*

LEERE, Empfindung von: calc-p.[137] colch. dig. helon.[137] lycps.[137] **Stram.** sumb.

▤ *ALLGEMEINES; C; Leer oder hohl, Empfindung wie*

ausgedehnt, wenn: lycps.[137]

Urinieren, nach unwillkürlichem: helon.[137]

schmerzhaft: calc-p.[137]

LUFT, Abgang von: canth.[5] sars.

Urinieren, beim: canth.[5]
☞ *M; Urinieren; während*

MIKTION:
☞ *Urinieren, Entleerung der Harnblase*

PFLOCK, Empfindung wie von einem: anac.[5]
☞ *Fremdkörper, Empfindung von einem •Kugel, Empfindung wie von einer*

PLÄTSCHERN, Empfindung von: acon.[5]
☞ *Schwappen, Empfindung von*

POLYPEN: ant-c. ars.[102] **CALC.** con. graph. lyc. merc. phos. puls. sil. staph.[5] **TEUCR.** thuj.
☞ *Tumoren, Gewächse ▤ ALLGEMEINES; C; Polypen*

PROLAPS:

allgemeine Arzneien: bell-p.[119] hyos.[102] staph.[102]

Empfindung von Prolaps: pyrus[72]

PULSIEREN, Klopfen, Empfindung von: berb. canth. **Dig.** dulc.[5] epig.[111] sabin.[58]

Urinieren, vor: **Dig.**
☞ *M; Urinieren; vor*

Blasenhals: epig.[111]
☞ *O; Blasenhals*

REFLEXE erhöht: lath.[102]
▤ *ALLGEMEINES; C; Reflexe; gesteigert*

REIZBARKEIT, Blasenreizung:
☞ *Urindrang, Drang zur Blasenentleerung*

allgemeine Arzneien: **Acon.**[102] alf.[102] aloe[102] **Apis**[102] baros.[102] **Bell.**[102] **Benz-ac.**[80] **Berb.**[102] calc.[102] **Camph.**[102] cann-s.[102] **Canth.**[102] caps.[102] caust.[102] **Cop.**[102] cub.[102] dig.[102] dulc.[1125] **Equis.**[102] erig.[54] ery-a.[72] **Eup-pur.**[8] euphr.[102] ferr.[102] ferr-acet.[102] **Ferr-p.**[102] gali.[85] gels.[102] guai.[102] hedeo.[102] kali-br.[102] kreos.[102] lina.[1125] mit.[25] nit-m-ac.[102] **Nux-v.**[102] onos.[85] oxyt.[102] pareir.[102] **Petros.**[102] phys.[187] physal.[72] plan.[1125] pop.[1125] prun.[102] pulx.[102] pyrus[85] rhus-a.[102] **Sabal.**[1125] **Senec.**[102] seneg.[102] **Sep.**[102] **Staph.**[102] **Stigm.**[102] **Ter.**[102] thuj.[102] **Tritic.**[102] vesi.[102]
☞ *Urindrang, Drang zur Blasenentleerung*

- **nachts**: euphr.[102]
☞ *Z; Nachts*

- **Entrüstung** oder Ärgernis, nach: staph.[58]
▤ *GEMÜT; M; Entrüstung, Empörung, Unwille, Beschwerden durch •GEMÜT; M; Zorn, Beschwerden durch*

- **Frauen,** bei: berb.[102] cop.[102] cub.[102] **Eup-pur.**[8] gels.[102] hedeo.[102] kreos.[102] senec.[102] **Sep.**[102] staph.[102]

- **Kindern,** bei, mit Kopfschmerzen: senec.[102]

- **Menses,** vor: pulx.[102]
☞ *M; Menses; vor*

- **Prostatitis,** bei: **Benz-ac.**[80]

- **Uterus,** mit Blutandrang zum: mit.[85]

- **Wehen,** Entbindung, während: erig.[54]

- **Blasenhals**: dulc.[1125] lina.[1125] mit.[25] **Plan.**[1125] pop.[1125] **SABAL.**[1125]
☞ *O; Blasenhals*

Schlafmangel, durch: **Hyos.**[5]

RHEUMATISCHE Affektionen: clem. dulc. merl.

SCHNUR, Empfindung wie durch eine: thuj.[5]

SCHWÄCHE: agar. **All-c.** aloe[102] **Alum.** alum-p.[58] alum-sil.[58] **Alumn.** anan.[102] **Apoc.** **Ars.**[122] atro. aur. aur-m. bar-c. **Bell.** **Benz-ac.**[102] brach.[102] cact.[58] cadm-s. calc.[5] calc-p.[58] **Camph.** **Cann-i.**[102] **Canth.** carb-ac.[102] carl. **CAUST.**[137] **Cham.** chlf.[8] cic.[102] clem.[102] cod. **Con.**[58] cub. dulc.[102] **Equis.** erig.[102] euphr.[102] ferr-p.[102] gels.[122] glech.[1125] hell. helon.[1125] **HEP.** **Hyos.** ign.[102] ignis[194] ipom. jug-r. kali-c. kreos.[58] lach.[102] laur. lina.[1125] **Lyc.**[5] lycpr.[102] **M-aust.**[5] **MAG-M.** mill. morph. **MUR-AC.** nat-m.[102] nat-p. neon[222] **Nux-v.**[102] **OP.** pall. petr.[102] **Ph-ac.** phos. phyt. pic-ac.[102] plan. plb. plumbg-eu.[1125] **Pop.**[102] puls. pulx.[102] **Rheum**[1] **Rhus-a.**[102] **Rhus-t.** sabal.[102] sant.[102] **Sars.**[102] sec.[102] sel. **Sil.** squil. **Stann.** **Staph.**[102] stram. stry.[102] sulph. tab. ter. thuj. thymol.[102] trib.[102] uva.[102] **Verb.**[102] vesi.[102] vib. xero.[102] zinc. zinc-p.[58]

abends: **Alum.** con.[58]
☞ *Z; Abends*

alten Menschen, bei: alum.[102] ars.[122] **Benz-ac.**[102] carb-ac.[102] clem.[102] con.[102] gels.[122] **Pop.**[102] sel.[102] **Staph.**[102]
☞ *M; Alten Menschen, bei •Lähmung, vollständige Blasenlähmung; allgemeine Arzneien; alten Menschen, bei •Urinieren, Entleerung der Harnblase; unwillkürlich, unfreiwillig; alten Menschen, bei*

Entbindung, nach der: **ARS.** caust.[137]
☞ *M; Entbindung, nach der ▤ ALLGEMEINES; M; Wehen, Entbindung; Wochenbett, im*

pressen, um sie völlig zu entleeren, muss: rheum[1]

Sphinkter: agar. alumn. apoc. bell. **Caust.** con.[102] **Ferr-p.**[102] gels.[102] jug-r. nux-v.[102] pall. rhus-a.[102] sabal.[102] sec.[102] sil. squil. stry.[102] zinc.
☞ *O; Sphinkter •lähmungsartig; Sphinkter*

lähmungsartig: agar. alum. apoc. ars.[102] atro. bar-c. bell. cadm-s. canth. caust.[102] chlf.[8] cic.[102] cod. con.[102] cub. dulc.[102] ferr-p.[102] gels. hyos.[102] ign.[102] jug-r. lach.[102] laur.[102] m-aust.[5] **Morph.** nat-m.[102] nux-v.[102] op. phos. plan. puls. rhus-a.[102] sabal.[102] sec.[102] stram. stry.[102] **SULPH.**[102] tab. thuj.[102] zinc.[102]
☞ *Harnverhaltung; allgemeine Arzneien; Lähmung, durch •Lähmung, vollständige Blasenlähmung; allgemeine Arzneien*

- **abends,** so dass er fürchtet, ins Bett zu machen: alum. m-aust.[5]
☞ *Z; Abends*

- **Blasenhals**: agar. atro. bar-c. cadm-s. canth. cub. op. stram.
☞ *O; Blasenhals*

- **Sphinkter**: agar. apoc. ars.[102] **Bell.** canth. **Caust.**[102] chlf.[8] cic.[102] con.[102] **Dulc.**[102] ferr-p.[102] **Gels.** **Hyos.**[102] ign.[102] jug-r. lach.[102] laur.[102] nat-m.[102] nux-v.[102] op.[102] **Phos.** plan. puls. rhus-a.[102] sabal.[102] sec.[102] **Stry.**[102] sulph.[102] **Tab.** thuj.[102] **Zinc.**[102]
☞ *O; Sphinkter •Sphinkter*

SCHWAPPEN, Empfindung von: acon.[5] brach.[102]
☞ *Plätschern, Empfindung von ▤ ALLGEMEINES; C; Schwappende, plätschernde Empfindung, innerlich*

Urinieren, beim: acon.[5]
☞ *M; Urinieren; während*

SCHWELLUNG:

allgemeine Arzneien: apoc. atro. bell. chlor. dig. **Hell.**[5] kali-bi. **Kali-i.** merc-c. mit.[85] op. ox-ac. petr. plb. **Puls.** tarent.
ALLGEMEINES; C; Schwellung; allgemeine Arzneien

- **Blasenhals,** am: mit.[85] **Puls.**
☞ O; Blasenhals

Empfindung von Schwellung: allox.[119] bufo[111]
☞ Ausdehnung, Empfindung von ALLGEMEINES; C; Schwellung; Empfindung von Schwellung

SCHWERE, Empfindung von: bell.[5] berb-a.[149] cann-s. **Canth.** coc-c. dig. kali-i. **Lyc. Nat-m.**[1] puls.[137] **Sep.**

Menses, während: nat-m.[1]
☞ M; Menses; während

SPANNUNG, Empfindung von: **ACON.** ant-t. coc-c. eup-pur. nux-v. phos.[1] thuj.[5]
ALLGEMEINES; C; Spannung, Empfindung von

Seil, wie ein: thuj.[5]

SPASMUS der Blase: **Ant-t.** arg-n. arn. asaf. bell.[58] berb. bry.[5] cact. calad. **Calc.** calc-p. **Camph.**[5] **Cann-s.**[58] **Canth. Caps.** carb-v.[34] carbn-s. caul. chim. chin. clem.[5] **Coc-c.** colch. coloc.[102] con.[5] **Cop.** dig. equis-a.[1125] eup-pur. **Gels.**[25] hell. hydr. hyos. hyper.[102] **Ip.** kali-br. lach.[34] **LACT.**[1125] lam.[1125] laur.[1125] lup.[34] lyc.[34] mag-p. manc. med.[111] merc.[5] mese-c.[1125] **Nux-v.** op. paull. petr.[5] **Petros.**[1125] **Ph-ac.** phos.[111] phys.[111] polyg.[111] **Prun. Puls.**[5] rat.[1125] ruta **Sars.**[5] sec.[5] **Sep.** sol-n.[1125] sulph.[34] tarent. ter. uva. **Vib.** zinc. zinc-p.[58]
☞ Krampf, schmerzhafter Blasenkrampf • Zusammenschnüren, Empfindung von • Schmerz; krampfartiger, spasmodischer Schmerz

Operationen am Blasenhals, nach: **Bell.**[102] coloc.[102] **Hyper.**[102]
☞ M; Operation, nach ALLGEMEINES; M; Operationen, Beschwerden durch; Körperöffnungen, an

Trinkern, bei: bell.[34] lup.[34] nux-v.[34]

Urinieren:

- **vor:** manc. uva.
☞ M; Urinieren; vor

- **während:** asaf.[5] cann-s. carbn-s. colch. op.
☞ M; Urinieren; während

- **nach:** asaf. bry.[5] **Cann-s.**[5] med.[111] **Prun. Puls.**[5] sars.[5] sec.[5]
☞ M; Urinieren; nach

Blasenhals: arg-n. **ARN.** bell.[58] cact. cann-s.[58] **Colch.** cop. gels.[25] hyos. kali-br. mag-p. nux-v. polyg.[111] **Prun.** puls.[5] ruta
☞ O; Blasenhals

- **nachts:** prun.
☞ Z; Nachts

- **Angst,** durch: bell.[58]
GEMÜT; M; Angst, Beängstigung, Beschwerden durch

- **Schock,** durch: bell.[58]

- **sexuellen** Exzessen, nach: **Nux-v.**
ALLGEMEINES; M; Sexualität; Exzessen, nach sexuellen

- **Urinieren:**

◦ **Ende,** am: cann-s.[58]
☞ M; Urinieren; Schluss, am

◦ **nach:** puls.[5]
☞ M; Urinieren; nach

- **Striktur,** spastische: mag-p. ruta

STEIN in der Blase, Empfindung von einem: med.[56] puls. **SEP.**[162]

STEINE, Blasensteine: acon.[34] **Ambr.**[5] ant-c. ant-t.[5] arg-n. arn. ars.[34] aspar.[1125] asper.[1125] baros.[85] **Bell.**[54] **BENZ-AC. BERB.** berb-a.[149] cact. **CALC.** calcul-r.[85] calen. **CANN-S.**[5] **CANTH.** card-m. cham. chim.[10] **Chin.** chin-s.[54] **Coc-c.** colch. coloc.[137] con.[34] cupr. dulc.[137] elem.[102] epig.[85] equis.[25] erig.[102] ery-a.[85] **Eup-pur.**[8] fab.[100] gall-ac.[25] genist.[1125] hedeo.[77] hep.[34] **Hern-g.**[1125] hydrang.[85] **Ipom.**[8] juni-c.[1125] **Lach.** lappa[1125] lipp.[85] **Lith-c. LYC. Meny.**[5] mez. **Mill.**[137] morg-g.[136] naja nast.[1125] nat-m. nat-s. **Nit-ac. Nux-m. Nux-v.** oci.[72] oci-s.[149] **Onon.**[1125] op.[46] **Orthos.**[1125] oxyd.[72] **Pareir. Petr. Petros.**[1125] phase.[1125] **Phos.** physal.[1125] pimp.[1125] pipe.[85] **Puls. Raph. RUB-T.**[1125] **Ruta** saroth.[1125] **SARS. SEP. Sil.** sol-x.[97] solid.[77] staph. stigm.[77] sulph.[34] **Tab.**[54] tarax.[1125] tarent. thlaspi[77] thuj. tritic.[1125] **Urt-u.**[54] **Uva.**[54] vario.[137] verat. **Zinc.**[5]
URIN; C; Sediment; Nierensteine • URIN; C; Sediment; Sand;

Ablagerungen: vario.[137]

Steinoperation, Beschwerden durch: **Arn.** bell.[54] **Calen.** cham. chin. cupr. mill.[137] nux-v. **STAPH.** verat.
☞ M; Operation, nach ALLGEMEINES; M; Operationen, Beschwerden durch; Steinresektion

STICHELN, Empfindung von: ant-t.[5] aur.[5] canth.[5] caps.[5] cham.[5] guai.[5] **Lyc.**[5] nux-v.[5] puls.[5] rhus-t.[5] sulph.[5]

Blasenhals: **Lyc.**[5] puls.[5] sulph.[5]
☞ O; Blasenhals

STROMSTÖßE, Empfindung wie, erstreckt sich zum rechten Oberschenkel: fl-ac.
ALLGEMEINES; C; Schlag, Stoß, Empfindung wie durch; Stromstoß, wie elektrischer Schlag

TAUBHEITSGEFÜHL, Empfindungslosigkeit:
☞ Lähmung, vollständige Blasenlähmung; allgemeine Arzneien • Unempfindliche Blase • Urindrang, Drang zur Blasenentleerung; fehlt, kein Harndrang

TENESMUS:
☞ Schmerz; Tenesmus, schmerzhaftes Drängen

TROPFEN heraus kommen, Empfindung als ob, agg. in Ruhe: sep.

TUMOREN, Gewächse: acet-ac.[34] anil.[102] **Calc.** carb-v.[34] sec.[34]
☞ Karzinom • Polypen ALLGEMEINES; C; Tumoren

UNEMPFINDLICHE Blase: ham. m-aust.[5] mag-m.[58] plb.[58] sars.[5] **Stann.**[5]
ALLGEMEINES; C; Empfindungslosigkeit

UNRUHE, Empfindung von: ptel.[25]
ALLGEMEINES; C; Ruhelosigkeit, körperliche

UNTÄTIGKEIT, Inaktivität der Blase: **Ars. CAUST.** m-aust.[5] med.[58] **Op.** plb.
☞ Harnverhaltung • Harnverhaltung; allgemeine Arzneien • Lähmung, vollständige Blasenlähmung; allgemeine Arzneien • Urindrang, Drang zur Blasenentleerung; fehlt, kein Harndrang

UNWILLKÜRLICHER Urinabgang:
☞ Urinieren, Entleerung der Harnblase; unwillkürlich, unfreiwillig

URINDRANG, Drang zur Blasenentleerung: abrot. absin.[102] **ACON.** act-sp. adon.[137] adren.[56] aesc. aeth. agar. agn.[5] alf.[72] all-c.[111] all-s. allox.[142] aloe alum.[5] alum-p.[58] alum-sil.[58] **Alumn.** am-be.[25] **Am-c.**[5] am-m. ambr. anac.[5] anan.[102] androc.[222] ang.[5] ant-c. **Ant-t.** anth. aphis. **APIS Apisin.**[5] apoc. aran. aran-ix.[149] arg.[5] **ARG-N.** arge-p.[264] arist-cl.[119] **Arn.** ars. ars-i. ars-s-f.[58] asar. asim. aspar. atro. aur. aur-ar.[58] **Aur-m.**[111] aur-s.[58] bamb-a.[1184] bar-acet.[111] **Bar-c.** bar-i.[58] bar-m. bar-s.[58] **BELL. Benz-ac. BERB.** berb-a.[1125] bism.[5] bol.[25] bor. bor-ac.[102] both-a.[3070] **Bov.** brach. brom. bros-g.[259] brucel.[241] **BRY.** but-ac.[119] **Cact.** cadm-s.[144] cahin.[85] calad. **Calc.** calc-ar.[102] calc-i.[58] calc-p. calc-sil.[58] **CAMPH.** cand-a.[239] **CANN-I. CANN-S.**[102] **CANTH. Caps.**[5] carb-ac. **Carb-an. Carb-v.**[1] carbn-s. carc.[304] **Card-m.** carl.[102] carn-g.[264] cast. **CAUST.** cean.[102] cedr. cench.[58] **Cham.**[54] chel. **CHIM. Chin.** chin-ar. chin-s. chlol. chlor.[111] cic. cimic. cimx. cina[5] citl-v.[197] **Clem.** cob. cob-n.[149] **Coc-c.** cocc.[5] coch. coff. **COLCH.**[162] **Coloc.**[5] **Con.**[5] conv. **Cop.** corn. cortico.[149] **Croc.**[5] crot-h. croto-t. **Cub.** cupr. cupr-ar. cur. cycl.[5] cypra-e.[227] daph. **Dig.** dios. dol. **Dros.**[5] **DULC.** dys-co.[142] echi. ephe.[267] equis.[102] erig. ery-a. **Eup-pur.** euph.[5] euphr. eupi.[85] **Ferr.** ferr-ar. ferr-i. **Ferr-m.**[102] ferr-p. ferr-pic.[102] fl-ac.[5] form.[102] fried.[14] gali.[25] **Gels.** germ.[222] gink.[227] glyc.[102] **Graph. Guai.**[5] guare. gymn.[25] haliae-lc.[222] ham. hedeo.[102] **Hell.** helon.[102] hep. hern-g.[1125] hydr. hydrang.[102] hydrc.[192] hydrog.[222] **HYOS.** hyper. **Ign.**[102] ignis[194] indg. indol.[102] inul.[122] iod.[5] **IP.**[1] irid.[222] jac-c.[1125] jatr.[36] jug-r. kali-ar. **Kali-bi.** kali-br. **KALI-C. Kali-chl.** kali-i. **Kali-n.**[5] kali-p. kali-s. kali-sil.[58] kalm. kola[1184] **Kreos.** lac-ac. lac-c. lac-d. lac-del.[204] lach. lam.[1125] lap-laz.[227] lar-ar.[251] lath.[111] laur.[5] led. **LIL-T.** lith-be.[102] lith-c. **LYC.**[5] lycps.[102] **Lyss.** m-arct.[5] m-aust.[5] mag-c.[5] mag-m.[5] **Mang.**[5] mang-acet.[1] mangi.[197] med.[111] meny.[5] meph. **Merc. MERC-C.**[58] merc-i-r. mese-c.[1125] mez. mill. mit.[36] morph. mosch. **Mur-ac.**[5] **Murx.**[102] myric. nabal.[25] naphtin.[102] nat-ar. **NAT-C. NAT-M.** nat-p. nat-s. neon[222] nicc. **Nit-ac.**[5] nit-m-ac.[85] nux-m.[5] **NUX-V.** nym.[25] oci.[102] ol-an.[102] ol-sant.[102] olnd. **Onon.**[1125] op. ox-ac. oxyt.[72] ozone[227] pall. par.[5] **Pareir.**[102] petr. petros.[1125] **PH-AC.**[137] phel. **Phos.** phys.[102] phyt. pic-ac.[102] pier-b.[233] piloc.[102] pix.[85] **Plan.** plan-l.[1125] plat.[5] **Plb.** plut-n.[222] **Podo.** polyg.[1125] **Pop.**[102] por-m.[251] pot-t.[85] prun. psor. **PULS.** puls-n.[25] pulx.[102] **Pyro-r.**[1125] quas.[102] ran-b.[85] raph. rat. rham-f.[85] rheum[102] **Rhod.** rhus-a. **Rhus-t.** rumx.[137] **RUTA**[102] **Sabad.**[5] **Sabal.**[142] **SABIN.** samb.[5] sang.[102] sanic.[85] sant.[102] sarr. **SARS.** scut.[102] **Sec.** sel. **Senec. Seneg.**[5] **SEP.** sil. sol-t.[233] solid.[77] **Spig.**[5] spirae.[1125] **Spong. SQUIL. STANN.**[5] **STAPH. Stigm.**[102] stram. stront-c. stry.[122] sul-ac. sul-i.[58] sulfon.[102] **SULPH.**[809] sumb. syc-co.[136] syph. tab. tama.[197] tanac.[25] taosc.[270] tarax.[5] tarent. ter.[111] **THUJ.** thymol.[119] til. trif-p.[144] tril. trinit.[72] **Tritic.**[102] uran.[269] uran-n.[111] urea[85] uva. valer.[5] **Verat.** verat-v.[102] verb.[5] **Vesp.** vib.[102] **Viol-t.**[5] xero.[102] **Zinc.**[1] **Zinc-p.**[58] zing.
☞ Reizbarkeit, Blasenreizung • Reizbarkeit, Blasenreizung; allgemeine Arzneien • Schmerz; Tenesmus, schmerzhaftes Drängen ▤ HARNRÖHRE; C; Drängen

tagsüber: ferr-p. kali-bi. lar-ar.[251] led. mag-m.[1] **Mang.** phos.[1]

morgens: **Alum.** am-m. ambr.[5] apoc. bamb-a.[1184] berb. carb-v.[1] chin-s. coc-c. coff. ferr. gink.[227] graph. hep. lil-t. merc. mez. plan. puls. ruta sars. senec. **Sep. SULPH.** taosc.[270] thuj.[111]
☞ Z; Morgens

- **8** Uhr: ferr. puls.
- **9 Uhr, bis**: ferr.
- **früh**: ambr.[5] carb-v.[1]
- **Aufstehen,** beim: berb. mez. plan. **SULPH.**
- **Erwachen,** beim: apoc. bamb-a.[1184] chin-s. gink.[227] hep. merc. mez. **Sars.**

vormittags: aloe am-m. bros-g.[259] equis. mez. mit.[36]
☞ Z; Vormittags

- **10** Uhr: am-m. **Equis.**
- **11** Uhr: mit.[36]

nachmittags: bell. chin-s. cic. equis. ferr. hyper. indg. lil-t. merc. **Nux-v.** petr. sabad. **Sulph.**
☞ Z; Nachmittags

abends: aloe alum. am-c. **Bell. Coloc.** guare. kreos. **Lyc.** mag-c.[1] nat-m. nux-m. ozone[227] **Puls. Sabad. Sep. Sulph.** thuj. **Zinc.**[1]
☞ Z; Abends

- **21** Uhr, beim Erwachen: mag-c.[1]
- **Liegen,** beim: lyc. zinc.[1]

nachts: agar. **Alum.** alum-sil.[58] **Am-c.**[5] **Am-m.**[5] **Ambr.**[5] anac. androc.[222] ant-c.[1] **Ant-t.** apis arg. arg-n.[5] arn.[5] **Ars.**[5] **Ars-i.** ars-s-f.[58] **Aur-m.** bar-acet.[111] bar-c.[5] bell.[5] **Bor.** bov.[5] bry.[5] cact. **Calc.** calc-i.[58] calc-p.[111] calc-sil.[58] **Cann-s.**[5] carb-ac.[102] **Carb-an.**[5] carb-v. carbn-s. carn-g.[264] cast. **Caust.** cench.[58] chim. **Cina**[5] clem. coc-c.[102] **Coff.**[5] **Con.** croc. **Cupr.**[5] daph.[111] **DIG. Dros.**[5] equis. **Ery-a.** euph. euphr. ferr.[102] **Ferr-pic.**[102] gels.[85] glyc.[102] **GRAPH.**[5] **Hep.** hyper. **IOD.**[5] irid.[222] kali-ar. **Kali-bi. Kali-c.** kali-chl.[58] kali-i. **KALI-N.**[5] kali-p. kali-s. kali-sil.[58] kola[1184] **Kreos.** lac-c.[111] **Lach.** lar-ar.[251] **LYC.** lycps.[102] **M-aust.**[5] mag-c. **Mag-m.** med. meph. **Merc.**[5] merc-c.[5] mez. mur-ac. murx. nat-ar. **Nat-c. NAT-M.** nat-p. nicc. **Nit-ac.** nux-m. **Nux-v.** op.[5] petr. **Ph-ac.**[5] **Phos.** phys.[102] pic-ac.[102] pier-b.[233] por-m.[251] **Puls.**[5] **Rhus-t.** ruta[5] sabal.[102] sabin. **Samb.** sang.[111] **Sars.** sec. **Sep.**[5] **SIL. Spig.**[5] **Squil.**[5] staph. stram.[5] sul-ac. sul-i.[58] **SULPH.** syph. tab. ter.[102] **Thuj.** thymol.[119] xero.[102] zinc. zinc-p.[58]
☞ Z; Nachts

- **Tag,** und: **Apis** arg. cact. **Carb-v.** cast. kali-c. kali-i. mag-c. mag-m. merc.[5] nat-c. nat-m. **Rhus-t.** sars. sil. sulph. thuj.
- **Erwachen,** beim: ant-t. caust. dig. euph. hep. irid.[222] mag-m. murx. sil. staph.
- **Koitus,** nach: **Nat-p.**
- **Kopfschmerz,** heftiger, tritt auf, wenn dem Drang nicht gleich nachgekommen wird: gels.[85]

Mitternacht:
- **gegen**: acon. ant-t. hydrog.[222] nat-c. sulph.
  - **3** Uhr, bis: acon.
- **nach**:
  - **2** Uhr: anth. con. hyper. kola[1184] puls. uran.[269] uran-n.
  - **3** Uhr: **Dig.** kola[1184] sarr.
  - **3.30 Uhr**: canth.
  - **4** Uhr: mag-c.[1] merc.

Abdomens, bei Berührung des: acon.

Abwärtsdrängen im Becken, mit: inul.[122] lac-c. **Lil-t. SEP.**

Abwärtszerren im Becken, mit:
☞ *Abwärtsdrängen im Becken, mit*

alten Frauen, bei: carb-ac.[102]
☞ *Z; Nachts • M; Alten Menschen, bei ▤ ALLGEMEINES; M; Alten Menschen, Beschwerden bei; Männer*

Anwendungen, warme, amel.: carc.[304]

Äpfeln, nach: mang-acet.[1]
▤ *ALLGEMEINES; C; Speisen und Getränke; Äpfel; agg.*

Ausscheidung, mit:
- **reichlich**:
▤ *URIN; C; Vermehrte Menge*
- **spärlich**:
▤ *URIN; C; Verminderte Menge*

Bett warm wird, wenn man im: **Ph-ac.**[5]

Bewegung, durch:
- **agg.**: berb. bry. calc-sil.[58]
☞ *M; Bewegung, bei; agg.*
- **amel.**: arist-cl.[144] puls.[144]
☞ *M; Bewegung, bei; amel.*

Bier, durch: **Puls.**[5] **Sulph.**[5]

Bus, Bahn oder Auto, in: dys-co.[136]

daran denkt, wenn man: hell. **Ox-ac.** oxyt.[72] sabin.[139]

Drücken im Rektum, mit: nat-m.[58]
▤ *REKTUM; M; Blasensymptomen, bei*

Durst, mit: ant-t. cast. **CAUST.**[5] nat-m.[5] ph-ac. verat.

Erektionen, mit: cahin.[144] hep. kali-p. mosch. nat-c.[1] **Rhus-t.** sil.
☞ *anhaltend; nachts;* ▤ *MÄNNLICHE GENITALIEN; C; Ekektionen (störend, vermehrt usw.); Urinieren; während*

Erwachen, beim: allox.[119] ant-c.[5] ant-t.[5] bor.[5] carb-v.[5] caust.[5] croc.[5] dig.[5] hep.[5] mag-c.[5] sil.[5] tarax.[5]
▤ *ALLGEMEINES; M; Erwachen; agg.*

Essen:
- **während**: mang.[5] mang-acet.[1]
- **nach**: bar-c.[1] lyc.[1] nat-p.[58]

Fieber, Apyrexie, in der: ant-t. dros. hell. hyos. lyc. ph-ac. phos. thuj.

Fieber, während: acon. **Ant-t. APIS Bell.** bry. canth. caust. dulc. graph. hell. hyos. kali-c. lyc. nux-v. ph-ac. **Puls.** rhus-t. sabin. sars. squil. staph. sulph.
▤ *ALLGEMEINES; M; Fieber; während*

Frauen, alten, bei: cop.
☞ *M; Alten Menschen, bei ▤ ALLGEMEINES; M; Alten Menschen, Beschwerden bei; Frauen*

Frauen, bei: apis[102] berb.[102] caps.[102] cop.[85] cub.[102] dig.[102] equis.[85] **Eup-pur.**[102] gels.[102] hedeo.[102] kreos.[102] lil-t.[102] **Sabin.**[102] senec.[102] **Sep.**[102] staph.[102] verat-v.[102] vib.[102]
☞ *verheirateten Frauen, bei frisch • Urinieren, Entleerung der Harnblase; schmerzhaft, Dysurie; verheirateten Frauen, bei frisch*

- **alte** Frauen: cop.[85]
☞ *M; Alten Menschen, bei ▤ ALLGEMEINES; M; Alten Menschen, Beschwerden bei; Frauen*

Froststadium im Fieber, während: **Ant-t.** bry. chin. dulc. lyc. meph. nux-v. ph-ac. phos. puls. sulph.

Gehen, beim: **Alum.** apis[111] bry. calc. **Canth.** caust. ferr. lith-c. nat-m. nat-s. **Phos.** puls. ruta **Sep.** zinc.

geistige Anstrengung, durch: calc. kali-c.
▤ *ALLGEMEINES; M; Geistige Anstrengung; agg.*

Heben, nach: **Bry.**
▤ *ALLGEMEINES; M; Heben, Überanstrengung von Muskeln und Sehnen; agg.*

Herzbeschwerden, bei: dig.[137]

Husten, während: **Caps.**[5] **Ip.**[5] **Samb.**[5]

Kaffee, nach: cahin. cob. ign. **Olnd.**[5]
▤ *ALLGEMEINES; C; Speisen und Getränke; Kaffee; agg.*

Katarrh, bei: **Cann-s.**[1125]

Kindern, bei: acon.[5] **Bor.**[102] **Canth.**[5] cham.[5] sars.[102]

Koitus, nach: **Nat-p.**[122] staph.[102]

Krämpfen im Rektum, mit: sars.[144]
▤ *REKTUM; M; Blasensymptomen, bei*

Kugel im Rektum, mit Empfindung einer: lil-t.[137]
▤ *REKTUM; M; Blasensymptomen, bei • REKTUM; C; Klumpen, Empfindung von einem; Urindrang, bei*

Liegen, beim:
- **agg.**: androc.[222] calc-sil.[58] ham. lach.[85] lyc. nux-v. phos. prun. puls.
  - **Rücken,** auf dem: prun. **Puls.**
  - **Seite,** auf rechter: phos. prun.
- **amel. auf dem Rücken**: dig.
▤ *ALLGEMEINES; M; Liegen; amel.; während; Rücken, auf dem*

Menses:
- **vor**: alum. apis asar. aur.[111] canth. kali-c. **KALI-I.** lac-c. nux-v. phos. **Puls.** sabin.[102] sars. **Sulph.**
☞ *M; Menses; vor*
- **Beginn,** zu: bell.[5]
▤ *ALLGEMEINES; M; Menses; Beginn, zu*

URINDRANG, Drang zur Blasenentleerung; **Menses** (Forts.)

- **während**: alum. ant-t. apis calc. cham. chin. kali-i. nux-m. nux-v. phos. puls. rat. **Sabin.**[5] **Sars.** sep. sulph.[5]
  ☞ *M; Menses; während*
- **nach**: cham. puls.
  ☞ *M; Menses; nach*
- **amel.**: arist-cl.[144] puls.[144] senec.[144]
- **unterdrückten, bei**: **Sars.**[5]

Mittagessen, nach dem: tama.[197]

Pollutionen, nach: bor.[5]

Reiten amel.: lyc.

Reiten, beim: dys-co.[136]

Samenerguss, nach: bor.[1] sulph.[1]
▤ *ALLGEMEINES; M; Samenergüsse; agg.*

Schaudern, mit: hyper.

Schmerzen, durch: spig.[1] ter.[137]

- **Hypogastrium,** im: spig.[1]

Schwangerschaft, während: acon. bell.[5] cham.[5] **Cocc.**[5] con.[5] nux-v.[5] **Ph-ac.**[5] **Puls.** sulph.

Schweiß, während: **Ant-t.** apis arn. **BRY.** canth. **Caust.** dulc. graph. hell. hyos. lyc. **MERC.** mur-ac. **Nux-v.** **Ph-ac.** phos. puls. rhus-t. squil. staph. sulph. **THUJ.**

Sediment, mit viel: urea[85]

Sitzen, beim:

- **agg.**: caps. caust. chim. clem.[111] phos.
  ▤ *ALLGEMEINES; M; Sitzen; agg.*
- **amel.**: bar-c.[1] canth.

Stehen:

- **agg.**: canth. cop. ferr-p.[111] phos. sars.[5]
- **amel.**: sep.[111]

Stuhlgang:

- **agg.**:
  ◦ **vor**: alum.[5] **Cham.**[5] **Colch.**[5] rheum[102] sars.[5]
  ◦ **während**: **Colch.**[5]
  ◦ **nach**: abrot. canth.[5] carb-an. **Cic.** **Lach.**[5] merc-c.[5] phos.[1] **Sel.**[5]
- **amel. nach**: alum.[1] am-m.[1]
  ▤ *ALLGEMEINES; M; Stuhlgang; amel.; nach Stuhlgang*
- **mit**: ferr.[111] sanic.[85]

Trinken, nach: bamb-a.[1184] phos.[5] podo. seneg.[5]

Tropfen, nur ein paar, gehen ab, bei der nächsten Stuhlentleerung dann freier Harnfluss: all-s. am-m.

Urinieren, nach: am-m. anac. ang. apis arn.[5] aur. bar-c. bell.[58] **Berb.** both-a.[3070] **Bov.** bry. cact. **Calc.** **Cann-i.** **CANTH.**[5] caps.[5] carb-an. caust. **Chim.** colch.[5] con. cop. croto-t. dig. **Equis.** eup-pur.[25] graph. **Guai.** **Hep.** iod. kali-c.[1] kali-sil.[58] lac-c. lach. laur. lith-c.[102] **Merc.** **MERC-C.**[5] mur-ac.[1] nat-c. neon[222] **Nit-ac.**[54] nux-v.[5] nym.[25] pareir. phos. plb.[5] prun.[111] **Puls.** **RUTA**[5] sabad. sabin. sars.[5] **Seneg.** sil.[5] squil.[5] **Stann.** **Staph.** **Sulph.**[5] sumb. **Thuj.**[5] uran-n.[25] verat. viol-t. zinc. zinc-p.[58]
☞ *M; Urinieren; nach •häufig*

Uterusprolaps, durch: lil-t.[102] **Sep.**[137]

verheirateten Frauen, bei frisch: **STAPH.**
☞ *Frauen, bei •Urinieren, Entleerung der Harnblase; schmerzhaft, Dysurie; verheirateten Frauen, bei frisch*

Wasser:

- **ausgießt,** wenn man Flüssigkeit: ham.
  ▤ *ALLGEMEINES; M; Wasser; Ausgießen von Wasser agg.*
- **hört** oder die Hände darunter hält, wenn man fließendes Wasser: asim. canth. kreos. **LYSS.** sulph.
  ☞ *anhaltend; fließendem Wasser, beim Anblick von •Urinieren, Entleerung der Harnblase; unwillkürlich, unfreiwillig; Wasser aus einem Hydranten spritzen sieht, wenn man* ▤ *ALLGEMEINES; M; Wasser; fließendem W. agg., Sehen oder Hören von*

Wehen, Entbindung:

- **während**: **Kreos.**[5] lil-t.[54] nux-v.[54]
  ▤ *ALLGEMEINES; M; Wehen, Entbindung; während*
- **nach**: canth.[54] lyc.[54] nux-v.[54] **Staph.**[102]
  ☞ *M; Entbindung, nach der •unfähig zur Entleerung, doch* ▤ *ALLGEMEINES; M; Wehen, Entbindung; Wochenbett, im*
  ◦ **unfähig** zur Entleerung, doch: lyc.[54]
  ☞

ängstlich: **ACON.** **Ars.** **CARB-V.** **Cham.** cur. **DIG.** **Graph.**[5] ph-ac. phyt. sep. til.

- **Beginn** des Urinierens, zu: **ACON.**
  ☞ *M; Urinieren; Beginn, zu*

anhaltend: absin.[102] **Acon.** agar. all-s. am-c. am-m. anac. anan.[102] ant-c. **APIS** apoc. aran. **Arn.** ars. ars-i. ars-s-f.[58] asar. aur. aur-ar.[58] aur-m. aur-s.[58] bamb-a.[1184] bar-c. bar-i.[58] bar-m. bar-s.[58] **Bell.** **Berb.** bol.[25] both-a.[3070] brach. brom. **Cact.** cahin. calc. cann-i. **Cann-s.**[102] **CANTH.**[102] caps. carb-v.[102] carbn-s. carc.[304] **Caust.** cean.[102] chel. **Chim.** clem.[58] coc-c. **Colch.** **CON.** **Cop.** croto-t. **Cycl.** **DIG.** **Dios.** **Dulc.** **EQUIS.** **ERY-A.** eup-pur. **Ferr.** ferr-ar. ferr-p. gels.[102] graph. **Guai.** ham. **Hell.** hep. ign. iod. kali-ar. **Kali-bi.** **Kali-c.** kali-chl.[58] kali-p. kali-s. kali-sil.[58] kreos.[102] **LAC-C.** **LIL-T.** **Lyc.** lyss. **MERC.** **MERC-C.** merc-i-r. mill. morph. mosch. mur-ac. **Murx.**[102] nat-ar. nat-c. nat-m. nat-p. **Nux-m.** **Nux-v.** op.[102] **PAREIR.**[171] petr. ph-ac. phos.[1] **Prun.** **Puls.** rhus-t.[58] rumx. ruta sabad. **Sabal.**[102] sabin.[58] sang. sec. **Senec.**[102] **Sep.** **Sil.** **Squil.** **Staph.**[85] **STRY.**[122] sul-ac. sulfon.[102] **SULPH.**[102] sumb. tab. tanac.[25] tarent. **Thuj.** **Tritic.**[102] urea[85] uva. valer. verat. viol-t. zinc.
☞ *häufig* ▤ *HARNRÖHRE; C; Jucken; Mündung; Urindrang;*

- **tagsüber**: **Bamb-a.**[1184] kali-bi.
- **abends,** im Liegen: lyc.
  ☞ *Z; Abends*
- **nachts**: **Apis** bar-c. **DIG.** **Ery-a.** **Lil-t.** **Merc.** mosch. rhus-t. **Sabal.**[102] thuj.
  ☞ *Z; Nachts*
  ◦ **jede** 2. Nacht: bar-c.
  ◦ **Erektionen,** mit: mosch. **Rhus-t.**
  ☞ *Erektionen, mit* ▤ *ABDOMEN; C; Schmerz; Erektionen, mit*

<> - **ausgedehnter** Blase, bei, doch nur Abgang weniger Tropfen: all-s.
☞ *Entbindung, nach der • fließendem Wasser, beim Anblick von*

- **Entbindung,** nach der: op.[102] **Staph.**[102]
☞ *M; Entbindung, nach der • ausgedehnter Blase, bei, doch nur Abgang weniger Tropfen*

- **fließendem** Wasser, beim Anblick von: canth.[102] lyss. sulph.[102]
☞ *Wasser; hört oder die Hände darunter hält, wenn man fließendes Wasser • ausgedehnter Blase, bei, doch nur Abgang weniger Tropfen • Urinieren, Entleerung der Harnblase; unwillkürlich, unfreiwillig; Wasser aus einem Hydranten spritzen sieht, wenn man*

- **Kaltwerden,** durch: **Dulc.** lyc. rhus-t.[58]
☞ *Kälte, Beschwerden durch • häufig; Erkältung, durch • Urinieren, Entleerung der Harnblase; häufig; Kälte- und Nässeeinwirkung, nach ▤ ALLGEMEINES; M; Kälte; Kaltwerden; agg.*

- **Koitus,** nach: staph.[193]

- **Schmerzen** in Leber, Brust und Nieren, mit: **Ferr.**

- **Sitzen,** beim:
  ◦ **agg.**: caps. chim.
  ◦ **amel.**: phos.[1]

- **Stehen,** im: phos.[1]

- **Urinieren** schwierig, muss auf allen Viere gehen: pareir.[171]

- **Uterusprolaps,** bei: **LIL-T. SEP.** uva.

- **verheirateten** Frauen, bei frisch: staph.[85]

fehlt, kein Harndrang: **ARS.** bell. both-a.[3070] calad. **CAUST.** ferr. fl-ac. hell. **Hyos. Lac-c.** lac-d.[122] mag-m.[58] nabal.[25] op. **Ox-ac.** pall. **Phos. Plb.** stann. sulph.[809] verat.
☞ *Harnverhaltung • Harnverhaltung; allgemeine Arzneien • Lähmung, vollständige Blasenlähmung; allgemeine Arzneien • Untätigkeit, Inaktivität der Blase*

- **ausgedehnter** Blase, bei: **ARS. Calad. CAUST.** fl-ac. hell. **Hyos. Lac-d.**[122] op. pall. **Phos. Plb.** stann. verat.
☞ *Lähmung, vollständige Blasenlähmung; allgemeine Arzneien; Überdehnung, nach*

- **Urin** fließt frei ab: phos.

häufig: **Acon.** act-sp. **Aesc.** aeth. agar.[5] agn.[5] alf.[72] **Aloe Alum.** alum-sil.[58] alumn. am-be.[25] am-c.[5] am-m. anac.[5] ang.[5] ant-c.[5] **Ant-t.**[5] **APIS** apoc. aran. **ARG.**[5] **Arg-n.** arist-cl.[119] **ARN.** ars. **Ars-i.** asar. **Aspar.** aur. **Aur-m. BAR-C.**[5] bar-i.[58] **BAR-M.** bar-s.[58] **BELL. Benz-ac. Berb.** bism.[5] **Bor.** bor-ac.[102] **Bov.** brucel.[241] **Bry. Cact.** cadm-s.[144] cahin.[85] **CALC.**[5] calc-ar.[102] calc-i.[58] **Calc-p. Camph.** cand-a.[239] cann-i.[25] **Cann-s. CANTH.**[5] **Caps.**[5] carb-ac.[102] **Carb-an. Carb-v.**[1] carbn-s. carl.[102] **CAUST.** cedr. **Cham. Chel.**[5] **CHIM. Chin.** chin-ar. chin-s. **Chlol.** cic. **Cimic. Cina**[5] **Clem.**[5] cob. **COC-C.**[102] **Cocc.**[5] coff. **Colch.**[5] **COLOC. Con.**[5] conv. **Cop.** corn. **Cub. Cupr.**[5] cur. **Cycl.**[5] daph. **DIG.**[5] **Dios. Dros.**[5] dulc. dys-co.[142] echi. **Equis.** erig. **Ery-a. Eup-pur.** euph.[5] euphr. eupi.[85] ferr.[102] ferr-p. **Ferr-pic.**[102] **Fl-ac.** form.[102] **Gels.** germ.[222] gink.[227] glyc.[102] graph.[5] **Guai.**[5] **Guare.** gymn.[25] ham. **HELL.**[5] **Helon.**[102] **Hep.**[5] hydrang.[102] hydrc.[192] hydrog.[222] **Hyos.**[5] **Ign. Indg.** indol.[102] iod. ip. jatr.[36] jug-r. kali-ar. kali-bi. kali-br.[25] **Kali-c.**[5] kali-chl.[58] **Kali-i. KALI-N.**[5] **Kali-p.** kali-s. kali-sil.[58] kalm. **KREOS.**[102] **LAC-AC. LAC-C.** lac-d. lac-del.[204] **Lach.**[5] lap-laz.[227] lar-ar.[251] **Led.**[5] **LIL-T.** lith-be.[102] **Lith-c. LYC.** m-arct.[5] **Mag-m.**[5] **Mang.** med.[72] **Meny.**[5] meph. **MERC. MERC-C.**[5] **Merc-i-r.** mez. morph. **Mur-ac.** murx.[102] nat-ar. **Nat-c.**[5] **NAT-M.**[5] nat-p. **Nit-ac.**[5] nux-m. **NUX-V.**[5] oci.[102] ol-an. **Ol-sant.**[102] **Olnd.** ox-ac. pall. par. **Pareir. Petr.**[5] **Petros. Ph-ac.**[5] **Phos.**[1] phys.[102] pic-ac.[102] piloc.[102] **Plat.**[5] plb.[5] plut-n.[222] podo. prun. **Psor. PULS.** puls-n.[25] pulx.[102] ran-b.[85] raph. rat. rhod. **Rhus-t.**[5] **Rumx.** ruta[5] **Sabad.**[5] sabal.[142] **Sabin.**[5] **Samb.**[5] sang.[102] sanic.[85] sant.[102] **Sars.**[5] sec.[102] **Sel.** senec. seneg.[5] **Sep.** sil.[5] solid.[77] **Spig.**[5] **Spong. SQUIL.**[5] **Stann.**[5] **STAPH.**[5] stram. sul-ac. sul-i.[58] **SULPH.**[102] sumb. syph. tab. tanac.[25] **Tarax.**[5] **Ter. THUJ.**[102] trif-p.[144] **Tril.** tritic.[102] **Uva.**[162] verat. verb.[5] **Vesp.** viol-t.[5] xero.[102] zinc. zing.
☞ *Urinieren, nach • anhaltend • Urinieren, Entleerung der Harnblase; häufig*

- **morgens**: hydrog.[222]
☞ *Z; Morgens*

- **nachmittags**: aloe equis.
☞ *Z; Nachmittags*

- **abends**: guare. kreos. **Lyc.** sabad. sep. **Sulph. Thuj.** zinc.
☞ *Z; Abends*

- **nachts**: aloe alum.[102] apis **Aur.**[102] aur-m. bor.[102] calc.[102] carb-ac.[102] carb-v.[1] **Caust.**[102] chim. coc-c.[102] **Con.**[102] ery-a. ferr.[102] **Ferr-pic.**[102] gink.[227] glyc.[102] **Graph.**[102] **Kali-c.**[102] **Kreos.**[102] lyc. mag-m. murx.[102] nat-m.[102] nit-ac. **Ph-ac.**[102] phys.[102] pic-ac.[102] **Puls.**[102] rhus-t. sabal.[142] sabin.[144] sang.[102] sars.[102] senec. sep.[102] squil.[102] **Sulph.**[102] thuj.[102] xero.[102]
☞ *Z; Nachts*
  ◦ **Tag,** und: aloe apis **Aur-m.** carb-v.[1] chim. **Ery-a. Lyc.** mag-m. nit-ac. **Rhus-t.** sabin.[144] senec.

<> - **abnehmender** Harnmenge vermehrt sich der Drang, mit: **Equis.**

- **Bewegung** agg., geringste: **Berb.**
☞ *M; Bewegung, bei; agg. ▤ ALLGEMEINES; M; Bewegung; während; leichter Bewegung, bei*

- **Blähungen**:
  ◦ **abgehen,** wenn: **Puls.**
  ◦ **oben** und unten, nach: cycl.

- **entleert** wird, wenn die Blase nicht sofort, Empfindung von unfreiwilligem Harnabgang, nicht real: bry.

- **Erkältung,** durch: arist-cl.[119] **Dulc. Eup-pur. Ip. Lyc.** puls.
☞ *Kälte, Beschwerden durch • anhaltend; Kaltwerden, durch • Urinieren, Entleerung der Harnblase; häufig; Kälte- und Nässeeinwirkung, nach*

- **Klimakterium,** im: sars.[162]

- **Luft,** kalte trockene agg.: acon.

URINDRANG, Drang zur Blasenentleerung; **häufig** (Forts.)

- **Menses**:
  - **vor**: **Alum.** apis asar. aur.[184] aur-m.[111] kali-c. **KALI-I.** nux-v. phos. **Puls. Sars. Sulph.**
    ☞ *M; Menses; vor*
  - **während**: calc. nux-m.
    ☞ *M; Menses; während*
  - **nach**: cham. puls. sars.[1]
    ☞ *M; Menses; nach*
  - **unterdrückten,** bei: **Canth.** cham. **Dig.** dros. **Gels.** ign. nat-m. **PULS.** sulph.
- **ohne** jegliche Ausscheidung, dann unwillkürlicher Abgang im Sitzen: **Caust.**
  ☞ *schneidende Schmerzen von der Nabel- zur Ovarialregion • Urinieren, Entleerung der Harnblase; unwillkürlich, unfreiwillig; Sitzen; agg.;*
- **Prolaps,** bei: alum. aur. lac-c. **LIL-T. SEP.** uva.[162]
- **reichlichem** Harnabgang, mit: **Arg.**[5] bism.[5] chel.[5] cina[5] cocc.[5] colch.[5] cycl.[5] **Hell.**[5] lach.[5] m-arct.[5] **RHUS-T.**[5] **Samb.**[5] **Spig.**[5] **SQUIL.**[5] staph.[5] **TARAX.**[5] **Verb.**[5] **Viol-t.**[5]
- **Reisen,** beim: cahin.[85]
  ▥ *ALLGEMEINES; M; Reisen; agg.*
- **Reiten,** beim:
  - **agg.**: cahin.[85]
    ▥ *ALLGEMEINES; M; Reiten; agg.*
  - **amel.**: lyc.[111]
- **Säugling** schreit, bevor Urin entleert wird: **Bor.** lach. **Lyc.** nux-v. **Sars.**
  ☞ *schmerzhaft; Kind; schreit • Urinieren, Entleerung der Harnblase; schmerzhaft, Dysurie; Kindern, bei; schreit vor dem Urinieren ▥ GEMÜT; C; Schreien, Kreischen, Brüllen; Kindern, bei; Urinieren, vor • GEMÜT; C; Schreien, Kreischen, Brüllen; Urinieren; vor • GEMÜT; C; Weinen, tränenreiche Stimmung; allgemeine Arzneien; Urinieren; vor*
- **schneidende** Schmerzen von der Nabel- zur Ovarialregion: coloc.
  ☞ *ohne jegliche Ausscheidung, dann unwillkürlicher Abgang im Sitzen*
- **Sitzen** amel.: phos.[1]
- **spärlichem** Harnabgang, mit: agar.[5] **Agn.**[5] am-c.[5] anac.[5] ang.[5] ant-c.[5] **Ant-t.**[5] bar-c.[5] bry.[5] **Calc.**[5] **Canth.**[5] caps.[5] **Caust.**[5] clem.[5] cocc.[5] colch.[5] **CON.**[5] cupr.[5] cycl.[5] **Dig.**[5] dros.[5] euph.[5] **Graph.**[5] guai.[5] **HELL.**[5] hep.[5] hyos.[5] **KALI-C.**[5] kali-n.[5] **Lach.**[5] **Led.**[5] mag-m.[5] meny.[5] **Merc-c.**[5] nat-c.[5] nat-m.[5] nit-ac.[5] nux-v.[5] **PETR.**[5] **Ph-ac.**[5] **PLB.**[5] ruta[5] sabad.[5] sabin.[5] sars.[5] seneg.[5] sil.[5] **Stann.**[5]
- **Sphinktertonus,** durch Verlust des: apoc. jug-r.
  ☞ *O; Sphinkter*
- **Stehen,** im: phos.[1]

heftig: **Acon.** ant-c. ant-t. arg-n. **Arn.** bar-m. berb. bor. **Canth.** chin. **DIG.** kali-i. kreos. led. merc. merc-c.[58] **Nat-m.** nux-v. **Petros.**[1125] phos. phyt. rat. **Sabin.** sars. sep. **Squil.** sulph. zinc.[1]

- **nachts**: bor. **Sulph.**
  ☞ *Z; Nachts*
- **Gonorrhö,** bei: **Petros.**[1125]
- **Menses,** während: ant-t. chin. kali-i. nux-v. rat. sars. **Sep.**
  ☞ *M; Menses; während*
- **Urinieren,** nach: berb.
  ☞ *M; Urinieren; nach*

hysterisch: gels.[137]

plötzlich: acon.[102] adren.[56] agar. allox.[142] **Aloe** ambr. androc.[222] ant-c. **Ant-t.** apis[102] apisin.[5] **Arg-n.** arn. ars. ars-s-f.[58] asim.[100] **Bar-c.** bar-s.[58] bell. **Bor.** bov. brom. **Bry.** but-ac.[119] **Calc.** calc-sil.[58] camph. **Cann-s.**[102] canth. carb-an. carbn-s. carl.[102] **Caust.** chel. chin.[5] cic. clem. coc-c. colch.[162] con.[5] cypra-e.[227] dig.[5] dulc. ephe.[267] equis.[102] **Ferr. Ferr-p.** graph. hedeo.[102] hep. hyos. **Ign.**[102] ignis[194] kali-br. kali-c. **KREOS.** lath.[111] **Lil-t. Lyc.**[5] lyss. **M-aust.**[5] mag-c.[5] med.[111] **Merc. Merc-c.**[102] murx.[102] naphtin.[102] nat-c. **Nat-m. NIT-AC.**[5] nux-v. ol-an.[102] ox-ac. pareir.[102] petr. **PETROS. PH-AC.**[137] **Phos.** plan. plb. **Pop.**[102] **Prun. PULS.** quas.[102] **RHUS-T. Rumx.**[137] **Ruta**[102] sabin.[5] sanic.[85] sant.[102] scut.[102] **SEP.** sol-t.[233] spong. **Squil.** staph. stram. **SULPH. Thuj.** trinit.[72] verat. zinc. zinc-p.[58]

- **morgens**: hep. phos. sulph.
  ☞ *Z; Morgens*
  - **Erwachen,** beim: hep. sulph.
- **nachts**: caust. kreos. **Sulph.**
  ☞ *Z; Nachts*
  - **Kind** erwacht, kann aber nicht schnell genug aus dem Bett: kreos.
- **beeilen,** muss sich, sonst geht der Urin unwillkürlich ab: acon.[102] **Agar.** aloe ant-c. **Apis**[102] **Arg-n. ARN.** ars. ars-s-f.[58] bar-c. bar-s.[58] bell. bor. brom. **Bry.** calc.[5] **Camph.** cann-s.[102] **CANTH.** cic. **CLEM. Coc-c. Colch.**[162] dulc. ephe.[267] equis.[102] **Ferr-p.** hedeo.[102] **Hyos.** ign.[102] kali-br. kali-c.[111] **KREOS.** lath.[111] **Merc. Merc-c.**[102] murx.[102] naphtin.[102] **NUX-V.** ol-an.[102] **Pareir.**[102] **Petros.** ph-ac.[137] **Phos.** plan. plb. **Pop.**[102] prun.[102] **PULS.** quas.[102] rumx.[137] ruta[102] sanic.[85] sant.[102] scut.[102] **SEP. Squil.** staph. **Stram. SULPH. Thuj.** verat. zinc. zinc-p.[58]
- **beschäftigt** ist, wenn er sehr, muss sich beeilen und verliert ein paar Tropfen: **Calc. Kali-c.** kreos.[122]
- **fließendem** Wasser, beim Anblick von: **Canth.** kreos. **LYSS. Sulph.**[148]
- **Frauen,** bei: but-ac.[119]
- **Hände** ins Wasser halten, beim: asim.[100] canth. kreos. **LYSS.** sulph.
- **Menses,** während: bor. nat-m.
  ☞ *M; Menses; während*
- **nachgegeben** wird, wenn dem Drang nicht, Empfindung von unfreiwilligem Abgang, der nicht stattgefunden hat: **Bry.**
- **scheint** in die Glans zu fließen, Urin, dann zurück und verursacht Schmerzen in der Urethra: **Prun.**
- **Stichen** nach vorn in der Harnröhre, mit: nat-c.

reichlichem Harnabgang, mit: agar.[5] agn.[5] **Alum.**[5] ant-t.[5] **ARG.**[5] arn.[5] ars.[5] **Bar-c.**[5] bell.[5] bism.[5] **Bry.**[5] calc.[5] carb-an.[5] caust.[5] chel.[5] **Cic.**[5] cina[5] cocc.[5] coloc.[5] cycl.[5] **Guai.**[5] hep.[5] iod.[5] kali-c.[5] **KALI-N.**[5] **Kreos.**[5] **Led.**[5] **Lyc.**[5] m-arct.[5] mang.[5] **Merc.**[5] **Mur-ac.**[5] **Nat-c.**[5] **Nat-m.**[5] **Ph-ac.**[5] rhus-t.[5] **Sabin.**[5] samb.[5] **Sars.**[5] **SPIG.**[5] **SQUIL.**[5] stann.[5] **Staph.**[5] **Sulph.**[5] **Tarax.**[5] **Thuj.**[5] **Valer.**[5] **VERB.**[5] **Viol-t.**[5] zinc.[5]

schmerzhaft: **ACON. Agar.** aloe alum. alumn. **ANT-T.**[5] anth. aphis. **Apis** apisin.[5] **Arn.**[5] **Bell.**[5] berb. bor. bov. **Cann-s. CANTH. Carb-an.** carb-v.[1] carbn-s. caust. **Chim.** cic. cocc.[5] **Colch.**[5] **Coloc.**[5] con. crot-h. cub. cupr-ar. cycl. **Dig. DULC.**[5] **Eup-pur.** ferr.[111] graph. hell. hep.[5] inul.[122] ip.[1] kali-i. kreos. **Lac-c.** lach. laur. **Lil-t. Lyc.** merc. mur-ac. nat-m. **NUX-V. PAREIR.**[85] petros. phos.[5] **Phyt.** plb.[5] **Prun. PULS.** raph. **Rhus-a.** rhus-t. ruta[5] sabin.[5] sars. sec. spig.[5] squil. **Staph. Sulph.** sumb. thuj. **Uva.** verat.

☞ *Schmerz; Urindrang, mit •Schmerz; Urinieren; vor •Schmerz; Tenesmus, schmerzhaftes Drängen* ▤ *ALLGEMEINES; C; Schmerz; dehnend streckende Schmerzempfindung*

- **Kind**:
  - **greift** an die Genitalien und schreit auf: **ACON.** merc.
  - **schreit**: apis[58] **BOR.** lach. **LYC. Nux-v.** pareir.[85] **SARS.**

    ☞ *häufig; Säugling schreit, bevor Urin entleert wird •Urinieren, Entleerung der Harnblase; schmerzhaft, Dysurie; Kindern, bei; schreit vor dem Urinieren* ▤ *GEMÜT; C; Schreien, Kreischen, Brüllen; Kindern, bei; Urinieren, vor •GEMÜT; C; Schreien, Kreischen, Brüllen; Urinieren; vor •GEMÜT; C; Weinen, tränenreiche Stimmung; allgemeine Arzneien; Urinieren; vor*
  - **springt** vor Schmerzen auf und ab, wenn dem Drang nicht nachgegeben wird: **Petros.**
- **Stuhldrang,** mit: **ALOE Alum. Aphis.** apis[85] cann-s. **Canth.** carb-v.[1] caust. cic. crot-h. cub. cupr-ar. cycl. **Dig.** ferr.[111] inul.[122] kreos. merc. **Mur-ac.** nat-m. **NUX-V. Prun. Puls. Rhus-t.** squil. **Staph.** sumb. thuj.

  ☞ *vergeblich, ergebnislos; Stuhldrang, mit •Schmerz; Tenesmus, schmerzhaftes Drängen; Stuhlgang; während* ▤ *REKTUM; C; Drängen, Stuhldrang; allgemeine Arzneien; Urinieren; während •REKTUM; C; Schmerz; Tenesmus, schmerzhaftes Drängen; erstreckt sich; Blase, in die*
- **verschwindet,** wenn der Menstruationsfluss beginnt: **Kali-i.**

schmerzlos: cycl.[5] tarax.[5]

unwiderstehlich:

☞ *plötzlich*

vergeblich, ergebnislos: **ACON.** agar.[5] all-c.[111] alum. alum-p.[58] alum-sil.[58] am-c.[5] am-m. **Anac.**[5] ang.[5] ant-c.[5] **Ant-t.**[5] **Apis APOC.** aran. arg-n.[36] **ARN. ARS.** ars-s-f.[58] atro. **Aur.** aur-ar.[58] aur-m.[111] aur-s.[58] bar-m. **Bell. Bor.**[5] both-a.[3070] brom.[5] bry.[5] **Cact. Calc.** calc-sil.[58] **Camph. Cann-i. CANTH. Caps.** carb-ac. **Carb-an.** carb-v.[5] carbn-s. **CAUST.** cedr. **Cham.**[54] chel. **CHIM. Chin.** chin-ar. cic.[5] **Cimx. Clem.** coc-c. **Cocc.**[5] coff. **COLCH.**[5] **Coloc. Con. Cop.** crot-h.[111] **Cupr. Cycl. DIG.** dol. dros.[5] **DULC. EUP-PUR. Euph.**[5] ferr-i. fl-ac.[5] gali.[25] gels. **Graph.**[5] **Guai. HELL.** hep. **HYOS. Iod.**[5] **Ip. Kali-ar. Kali-c.** kali-chl.[111] **Kali-p.** kali-s. kali-sil.[58] kreos. **Lach. Laur. Led.**[5] **Lyc.**[8] m-aust.[5] mag-m.[5] mangi.[197] **Meny.**[5] **Merc.**[5] **Merc-c.**[5] morph. mur-ac. myric. nat-m. neon[222] **NIT-AC.** nux-m.[5] **NUX-V.** ol-an.[137] **OP. Pareir. Petr.**[5] **Petros. PH-AC.** phel. **PHOS.**[1] **Plb.** podo. prun. **PULS.** rat. rhus-t. **Ruta**[5] **Sabad.**[5] sabin. **Samb. SARS.** sec. senec. **Sep.** sil. **Spong.**[5] squil. **STAPH.**[5] **STRAM. SULPH.** sumb. tarent. ter.[111] thuj. uran-n.[111] **Verat.** verb.[5] viol-t.[5] zinc. zinc-p.[58]

- **morgens**: alum.[5]

  ☞ *Z; Morgens*
- **nachts**: alum-p.[58] coc-c. nat-m. **Sep.**

  ☞ *Z; Nachts*
- **Angst,** mit, ohne viel Harn in der Blase: **Cham.**[54]

  ▤ *GEMÜT; M; Angst, Beängstigung, Beschwerden durch*
- **Diarrhö,** mit: cupr.
- **Fieber,** während: ars. canth. dig. hyos. nux-v. **Puls.** rat. sars. sulph.
- **Froststadium** im Fieber, während: arn. ars. canth. nux-v. phos. puls. sulph.
- **Kinder**: **ACON. Apis** camph. eup-pur. **Lyc.**
- **Kopfschmerz,** mit: **CON.**
- **Menses,** agg. während: **Aur.**

  ☞ *M; Menses; während*
- **Pressen,** beim, hört er damit auf, gehen Stuhl und Urin unwillkürlich ab: **Arg-n.**
- **Rektumkrämpfen,** mit: **Caust.**

  ▤ *REKTUM; M; Blasensymptomen, bei*
- **Schwangerschaft,** während: **Lyc.**[8]
- **Schweiß,** während: **ARS.** camph. **Canth.** caust. dig. dulc. hyos. **Nux-v. Puls.** sulph.
- **Stehen,** im: caust. phos.[1]
  - **Sitzen,** im, unwillkürlicher Harnabgang: **Caust.**
- **Stuhldrang,** mit: alum. **Canth. Dig.** nat-m. **Nux-v.** sumb.

  ☞ *schmerzhaft; Stuhldrang, mit*
- **Urinieren,** nach: arg-n.[36]

  ☞ *M; Urinieren; nach*

verzögerter Harnentleerung, mit: alum.[5] arn.[5] camph.[5] **Caps.**[5] con.[5] **Dulc.**[5] **Kali-c.**[5] laur.[5] par.[5] petr.[5] **Ph-ac.**[5] **Phos.**[5] plb.[5] sep.[5] stram.[5]

URINIEREN, Entleerung der Harnblase:

anfallsweise: chel. cycl. cypra-e.[227] merc-i-f. nux-v.

Drücken, mit: arge-p.[264] cortiso.[149] hyos.[1] lyc.[1]

dünner Strahl: agar. alum.[5] apis bell. **Camph. Canth.** chim. chin. **CLEM. COP.** eup-per.[25] eup-pur. gink.[227] gins. **Graph.** gymn. hell. led.[5] **Merc. Nit-ac.** ol-an.[137] **Petr.** ph-ac.[5] plat.[5] prun.[137] **Puls. Samb.**[5] **Sars. Spong. Staph.** stram. **Sulph.** tax. **Thuj. Zinc.**

☞ *schwacher Strahl, langsame Entleerung*

- **Faden,** wie ein: prun.[137]

URINIEREN, Entleerung der Harnblase (Forts.)

geteilter Strahl: anag.[8] arg-n. **Cann-s. Canth. Caust.** chim. clem. kola[1184] kreos.[5] **Merc. MERC-C.** petr. prun. **Rhus-t.** tax.[303] **THUJ.** vero-o.[232]

hastig:

☞ *Urindrang, Drang zur Blasenentleerung; plötzlich*

häufig: abies-c.[25] abies-n. achy.[149] acon.[5] **Aesc.**[137] aeth. agar.[5] agn. ail. alf.[72] **All-c.** allox.[119] aloe **Alum.** alum-p.[58] alum-sil.[58] **Alumn.** am-be.[25] **AM-C.**[5] **Am-m. Ambr. Anac.**[5] androc.[222] ang. anh.[149] **Ant-c.** ant-t.[5] anth. **APIS Apisin.**[5] aran.[192] **ARG. ARG-N.** arge-p.[264] arist-cl.[144] **ARN.**[5] ars.[5] ars-i. arum-t. asar. asc-t. aspar. aster.[85] atra-r.[156] atro. **Aur.** aur-i.[58] aur-m.[58] aur-m-n.[36] **Aur-s.**[58] ba-tn.[136] bac.[56] bani-c.[204] bar-acet. **BAR-C.**[5] bar-i.[58] **Bar-m. Bar-s.**[58] **Bell.**[5] bell-p.[256] benz-ac. berb-a.[149] **Bism. Bor.** bov.[5] brom. **Bry.**[5] bufo **Cact.** cadm.[119] cahin.[171] **CALC. CALC-AR.**[137] calc-f. calc-i.[58] calc-p. calc-sil.[58] **Camph. Cann-i. Cann-s.**[5] **CANTH.**[54] **Caps.**[137] **Carb-ac.** carb-an. **Carb-v.** carbn-s. carc.[207] carn-g.[264] casc. **CAST.**[36] cath-a.[264] **CAUST.**[5] cedr. cench.[58] cham.[5] chel. **Chim.** chin. chlol. chloram.[149] **Cic.**[5] cimic.[7045] cimx. **Cina**[5] cinnb. **Clem.**[5] cob. coc-c. coca cocc. **Coff. Colch.**[5] **Coloc.** con.[5] cop. cortico.[149] cortiso.[149] corv-c.[258] croc.[5] crot-c. crot-h. croto-t. cub.[102] **Cupr.** cur. curc.[192] **Cycl.** cyt-l.[119] **Daph. Dig. Dros.** dulc.[5] equis. **Ery-a.** eug. **Eup-pur.** euph.[5] **EUPHR.** excr-can.[269] **Ferr.** ferr-i. **Ferr-p.** ferr-pic.[137] **Fl-ac.** fried.[14] **GELS.**[137] get.[45] glon. granit-m.[194] **GRAPH.**[5] grat. gua.[25] guai.[5] ham. hell.[137] hep.[5] hydr. hydr-ac.[268] **Hydrog.**[222] **Hyos.** hyper. iber.[25] **IGN.** ignis[194] indg. **Iod. Ip.** irid.[222] iris jatr. jug-r.[111] kali-ar. **Kali-bi.** kali-br.[36] **Kali-c.**[5] kali-chl.[58] kali-i. **KALI-N.**[5] kali-p. kali-s. kali-sil.[58] **Kalm. Kreos.**[5] **LAC-AC.** lac-c. **Lac-d.** lac-eq.[204] **LACH.** lact. lappa[25] lar-ar.[251] lat-h.[301] lath.[102] laur.[5] lec. **Led.**[5] lepro.[197] **Lil-t.** lina.[45] **Lith-c. LYC.**[1] lycpr.[102] lyss. m-arct.[5] m-art.[5] m-aust.[5] **Mag-c.**[5] mag-m.[5] **Mag-p.** mand.[119] mang-acet.[1] med. meli. meph. **MERC.**[5] **MERC-C.**[5] **Mez.** mim-p.[233] morg-g.[136] **Mur-ac. Murx.** nat-ar. **Nat-c.**[5] **Nat-m.**[5] nat-n. nat-p. **Nat-s.** nat-sil.[58] nicc. nit-ac.[5] **NUX-V.**[102] **OLND. Op.** ox-ac. oxal.[45] pall. **Par.**[5] pareir. ped.[85] **Petr.**[5] petros. **PH-AC.**[5] phos.[5] pic-ac. plan. plat. plb. **Podo.**[85] por-m.[251] prun. **Psor. PULS.**[103] puls-n.[25] pyrog.[58] ran-a.[45] ran-b. rheum[1] **RHUS-T.** rumx. **Ruta**[5] sabad.[5] sabal.[137] **Sabin.**[5] **Samb.**[5] **Sang.** sanic.[85] **Sars.**[5] scut.[102] **Sec. Sel.** senec. **Seneg.**[5] **Sep. SIL.**[5] sol[29] spect.[271] **Spig.**[5] spong. **SQUIL.**[5] **Stann.**[5] **STAPH.**[5] stict.[85] stram.[5] stroph.[85] succ.[194] sul-ac.[5] sul-i.[58] **SULPH.**[5] syc-co.[136] tab. tama.[197] taosc.[270] tarax.[5] tarent.[192] tarent-c.[192] tax.[303] tax-br.[255] tela[192] **Ter.**[85] term-a.[192] thea[275] ther. **Thuj.**[137] thymol.[119] til-c.[253] tub.[85] uran.[269] uran-n. **Uva. Valer.** verat.[5] verb.[5] vesp. vib.[137] vinc.[111] **Viol-t.** weil.[9] yohim.[85] zinc.[1] zinc-p.[58] zinc-s.[45]

☞ *Urindrang, Drang zur Blasenentleerung; häufig*

▤ *URIN; C; Vermehrte Menge*

- **tagsüber**: allox.[119] alum. apis aur-m.[58] cahin. calc. canth. caust. colch. ham. hyos.[1] jug-r. kali-c.[1] kreos.[137] lac-ac. **Mag-m.** merc. nat-ar. nat-m. phos.[1] plan. **Psor. RHUS-T.** sars. staph. uran.[269] uran-n.

  ◦ **nachts,** und: **Alum.** apis aur-m.[58] cahin. **Calc. Canth. Caust. Colch.** hyos.[1] jug-r. kali-c.[1] lac-ac. mag-m. **MERC.** nat-ar. **Nat-m.** phos.[1] **Plan. Rhus-t.** sars.

- **morgens**: am-m. ambr. anac.[1] bar-acet. bell. calc-p. caust. coca con. kreos. **Mez. Phos.** pic-ac. sil. **Sul-i.** tarent-c.[192]

  ☞ *Z; Morgens*

  ◦ **mittags,** bis: tarent-c.[192]

  ◦ **Aufstehen,** nach: ambr. phos.

- **vormittags**: ant-t. arg-n. **Kreos.** lyc. nat-m. sulph.

  ☞ *Z; Vormittags*

- **nachmittags**: alum.[1] alumn. bov. chlol. coc-c. hydrog.[222] petr. sars.[1] sep. sulph.

  ☞ *Z; Nachmittags*

- **abends**: alum. am-c.[1] calc-p. cann-i. cic. euphr. ferr-i. grat. gua.[25] kreos. lyc. ox-ac. sabad. sep. sulph. zinc.

  ☞ *Z; Abends*

- **nachts**: agar.[5] agn. ail. aloe **Alum. Alum-p.**[58] alum-sil.[58] **Alumn. Am-c. Am-m.** ambr. **Anac.** androc.[222] ant-c. ant-t.[5] anth. **Apis Arg.** arg-n. **ARIST-CL.**[144] **ARN. ARS.** ars-i. atra-r.[156] atro. aur-m.[58] bac.[56] bani-c.[204] **BAR-C.** bar-i.[58] **Bar-m.** bar-s.[58] **BELL. BOR.** bov.[5] bry. bufo **Cact. CALC. Calc-f.** calc-i.[58] calc-p.[111] calc-sil.[58] cann-i. **Canth. Carb-ac. CARB-AN.** carb-v. **Carbn-s.** carn-g.[264] **Caust.** chin. chlol. cina[5] cinnb. clem. cob. coca coff. coloc. **Con.** cop. corv-c.[258] croc.[5] **Cupr.** curc.[192] **Cycl.** cyt-l.[119] **Daph.** dig. **Dros. Equis. Eug.** ferr-pic.[102] fl-ac. fried.[14] **Glon. Graph.** hell. **Hep. Hyos.** hyper.[111] **Iod.** kali-ar. **Kali-bi. Kali-c.** kali-chl.[58] kali-p. kali-s. kali-sil.[58] **KREOS. Lac-c.** lac-eq.[204] **Lach. Lil-t. Lith-c. LYC. M-aust.**[5] mag-c. mag-m. mag-p. **MED. Meph. MERC.** mim-p.[233] morg-g.[136] mur-ac. **MURX.** nat-ar. **Nat-c. NAT-M. Nat-p. Nat-s.** nat-sil.[58] nicc. **Nit-ac. Nux-v.** op. petr. **Ph-ac.** phos.[1] plan. plb. **Podo.** por-m.[251] prun. psor. **PULS.** ran-b. **Rhus-t. Rumx. RUTA**[5] sabad.[5] sabin.[5] samb.[5] **Sang. Sars.** sel. senec. **SEP. SIL.** sol[29] spig. **Squil.** stann. staph.[1] stict.[85] **Stram.** succ.[194] sul-ac.[5] sul-i.[58] **SULPH.** tab. tarent.[192] tax-br.[255] **TER.** ther. **Thuj.** thymol.[119] tub.[108] uran.[269] **Uran-n.** vinc.[111] yohim.[85] zinc. zinc-p.[58] zinc-s.[45]

  ☞ *Z; Nachts*

  ◦ **selten** am Tag: **Bor. Ther.**

  ◦ **Schwangerschaft,** während: podo.

  ◦ **Völlegefühl** und Druck im Rektum, mit: ferr-pic.[102]

  ▤ *REKTUM; M; Blasensymptomen, bei*

  ◦ **Tropfen,** nur: phos.[1]

  ☞ *Z; Nachts*

- **Mitternacht,** nach: zinc.[1]

- **Intervalle** von:

  ◦ **10 - 18** Minuten: bor.[137]

  ◦ **30** Minuten: psor.[56]

  ◦ **stündlich**: calc-ar.[137]

  ◦ **2** Stunden, alle: cadm.[119]

  ◦ **2. Tag, jeden**: bar-c.

- **alten** Menschen, bei: **Bar-c.** calc.[122] con.[122] ferr-p. **Lyc.**[122] merc.[122] ph-ac.[122] **Sep. Sulph.**
  ☞ *M; Alten Menschen, bei*
  ◦ **Prostatavergrößerung,** bei: **Con.**[122] **Ferr-p.**
  ☞ *tropfenweise, Urintröpfeln; vergrößerter Prostata, bei; alten Menschen, bei •unwillkürlich, unfreiwillig; alten Menschen, bei; Männer, Prostatavergrößerung, bei ▥ MÄNNLICHE GENITALIEN; C; Vergrößerung; allgemeine Rubriken; Prostata; alten Männern, bei*
- **Angst,** durch: hydrog.[222]
  ▥ *GEMÜT; M; Angst, Beängstigung, Beschwerden durch*
- **Anstrengung,** nach: aeth.
- **beschäftigt,** wenn eifrig, muss sich beeilen und lässt dann eine kleine Menge Urin: calc. calc-i.[58] kali-c.
- **Blutung,** bei: vib.[137]
- **Durst,** mit: cast.[36] tela[192]
- **Fahren,** beim:
  ◦ **agg.**: phos.[1]
  ◦ **amel.**: lyc.[111]
  ▥ *ALLGEMEINES; M; Fahren im Wagen oder mit der Bahn; amel.*
- **Fieber,** während: arg. bell. cimx. eup-pur. **Kreos.** lyc. merc. ph-ac. pyrog.[58] rhus-t. staph. stram. tarent.[192] term-a.[192]
  ◦ **Trinken,** nach: cimx. eup-pur.
- **Froststadium** im Fieber, während: **ARS.** bell.[5] canth. dulc.[5] gels.[171] hyper. lec. **Lyc.**[5] meph. **MERC. PETROS.** ph-ac. phos. spig.[5] staph.[5] sulph.
- **geistiger** Anstrengung, nach: cench.[58]
- **Kaffee,** nach: cahin. cob. ign. olnd.
- **Kälte- und Nässeeinwirkung, nach**: alum. **Calc.** calc-p. cop. **PULS. SARS.** sulph.
  ☞ *Kälte, Beschwerden durch •Urindrang, Drang zur Blasenentleerung; anhaltend; Kaltwerden, durch •Urindrang, Drang zur Blasenentleerung; häufig; Erkältung, durch*
- **Kind** weint und schreit lange Zeit, bevor der Harn fließt: **Bor.**
  ☞ *M; Urinieren; vor*
- **Konvulsionen,** während: canth.[54]
- **Kopfschmerz,** bei: **Bell. GELS.** jug-r.[111] **Lac-d.** scut.[102] sel.[85] **Verat.** vib.
  ▥ *KOPF; C; Schmerz, Kopfschmerz; Urinieren; agg.; während*
- **Liegen** agg.: puls.[103]
- **Menses**:
  ◦ **vor**: **Alum. Apis** asar. canth. dig. kali-c. kali-i. nux-v. phos. puls. **Sars. Sulph.**
  ☞ *M; Menses; vor •M; Urinieren; vor*
  ◦ **während**: alum. alumn. apis aur. canth. caust. hyos.[137] **Kali-i.** med.[147] nux-v. plat. puls. **Sars.** sulph. vib.
  ☞ *M; Menses; während*
- **Mittagessen,** nach dem: cycl. nat-m.
- **nervösen** Ursprungs: cub.[102]
- **Obst** agg.: sep.[111]
  ▥ *ALLGEMEINES; C; Speisen und Getränke; Obst; agg.*
- **Obstipation,** bei: sars.[137]
- **Prostatabeschwerden,** bei: apis[137] ferr-pic.[137] sabal.[137] staph.[137] thuj.[137]
- **Reisen,** beim: cahin.[171]
- **Rückenschmerzen,** mit: ant-c.[102]
- **Säuren** agg.: sep.[111]
- **Schmerzen,** bei: calc. spig.[111] ter.[85] thuj.[103]
  ◦ **Darm,** im: ter.[85]
  ◦ **Gesichtsschmerzen**:
  ◦ ◦ **bei**: **Calc.**
  ◦ ◦ **durch**: thuj.[103]
- **Schweiß,** während: **Acon.**[5] ant-c. ant-t.[5] ars.[5] bar-c. bar-m. bell.[5] **CALC. Caust. Cham.**[5] **Dulc.**[5] ign. kali-c. lach. **LYC. Mag-c.**[5] **Merc.** mur-ac. nat-c. nat-m.[5] nat-n. nat-p. **Ph-ac. Phos. RHUS-T.** samb.[5] **Sel.** seneg.[5] spig.[5] squil. stann.[5] staph. stram.[5] **SULPH. Thuj.**
- **Schwermut,** nach: mand.[119]
- **spärlicher** Urin: aesc.[137] hell.[137]
- **Stuhldrang,** mit: lyc.[1]
- **Stuhlgang,** während: cic.[5] kali-n.[5] nat-m.[5]
- **Trinken,** nach: caps.[137] lat-h.[301] phos.[5] podo.[85] seneg.[5]
- **Verdauungsstörung,** bei: nux-v.[102]
- **wässriger** Urin, geringe Menge:
  ☞ *geringe Mengen auf einmal, aber*
- **Wehen,** Entbindung, während: cham.[8]
- **Wetterwechsel,** bei: tub.[85]
  ▥ *ALLGEMEINES; M; Wetter; Wetterwechsel; agg.*
- **geringe** Mengen, jeweils nur: achy.[149] **Acon.**[5] agar.[5] am-c.[5] **Anac.**[5] **Ant-t.**[5] **Apisin.**[5] arn.[5] bar-c.[5] **Berb-a.**[149] **Bry.**[5] **Cann-s.**[5] **Caust.**[5] clem.[5] **Colch.**[5] **CON.**[5] **Dig. Dulc.**[5] euph.[5] **Graph.**[5] guai.[5] hep.[5] hydr-ac.[268] ignis[194] **KALI-C.**[5] kali-n.[5] **Kreos.**[5] laur.[5] **Led.**[5] mag-m.[5] merc.[5] **Merc-c.**[5] nat-c.[5] nat-m.[5] nit-ac.[5] petr.[5] **Ph-ac.**[5] **PHOS.**[5] sars.[5] seneg.[5] sil.[5] **Squil.**[5] stann.[5] **Staph.**[5] **Stram.**[5] sulph.[5] tax.[303] **Verat.**[5]
  ◦ **wasserfarbener** Urin: **Dig.**
- **hysterisch**: gels.[137]
- **reichlich**:
  ▥ *URIN; C; Vermehrte Menge; häufig*

kleiner Strahl:
☞ *dünner Strahl*

kräftiger, gewaltiger Strahl: agn. ant-c. carb-an. chel. **Cic.** coc-c. cycl. **Nux-v.** op. prun. spig. staph. sulph. verat-v.

langsam:
☞ *dünner Strahl •schwacher Strahl, langsame Entleerung*

Rest, mit verbleibendem:
☞ *tropfenweise, Urintröpfeln; Urinieren;*

schmerzhaft, Dysurie: **ACON.**[5] aesc. aeth. **Agar. All-c.**[137] all-s. allox.[149] aloe **Alum.**[5] ang. **Ant-c.**[5] **Ant-t.**[5] **Apis**[102] **Apisin.**[5] **Apoc.** aran.[45] **ARG-N.**[48] arge-p.[264] arn.[5] **ARS.**[5] ars-s-f.[58] asim.[142] atra-r.[149] atro. **Aur.**[5] aur-ar.[58] aur-m. bar-c. bar-m. bar-s.[58] **BELL.**[5] **Benz-ac.**[122] **Berb.** bor. but-ac.[149] cact.[122]

URINIEREN; schmerzhaft, Dysurie (Forts.)

calc.[5] **Calc-p. Camph. Cann-i.**[102] **CANN-S. CANTH.**[5] **Caps.**[5] **Carb-v.**[5] carbn-s. casc.[102] caul. caust.[5] cedr.[25] **Cham.** chel. **Chim.**[25] chloram.[149] chlorpr.[149] cic.[5] cina[5] **Clem.**[5] **Coc-c.**[137] cocc.[5] coff. colch. **Coloc.**[5] **Con.**[5] **COP.**[102] corn. crot-h.[111] cub. cuc-c.[102] **Cupr. DIG.**[102] **Dor.** dros. dulc.[102] elmen[9] epig.[77] equis.[137] erig.[137] ery-a. **Eup-pur.**[137] euph.[1] fab.[72] ferr. ferr-p.[102] **Fl-ac.**[5] gali.[25] gamb.[48] **Gels.** graph.[5] ham.[25] hell. **Hep. Hydr.** hydrang.[102] hydrc.[192] **Hyos.**[5] hyper.[102] ign.[5] ind. jatr. junc.[72] juni-v.[36] **Kali-ar. Kali-c.** kali-chl. kali-n. kali-p. kali-s. **Kreos.**[102] **Lac-c.** lach.[5] lappa[25] laur.[5] lepro.[197] **LIL-T.**[102] **Lith-c. LYC.**[5] lycps.[58] m-aust.[85] mag-m. mangi.[197] med.[137] meph.[85] merc.[5] **MERC-C. Mez.**[5] mit. morph. mur-ac.[72] nat-ar. nat-c. **Nat-m.** nat-p. **Nit-ac.** nux-m.[137] **NUX-V.**[5] oci.[102] **Ol-sant.**[102] **OP.**[5] **PAREIR.**[122] petr.[5] **PETROS.**[137] **Ph-ac.**[5] phos.[1] plat. **Plb.** podo. **Polyg.** pop.[102] prun.[72] psor. **PULS.**[5] rad-br.[137] ran-b. **Rheum Rhus-a. Rhus-t.**[5] ruta[85] **Sabal.**[102] **Sabin.**[102] sang. sanic.[111] **Sant.**[72] sars.[5] saur.[77] sec. sel. **Senec.**[8] **Sep.**[5] sil.[5] solid.[77] spig.[48] stann. staph.[36] stigm.[77] stram. **SULPH.**[5] sumb. tab. tanac.[25] tarax.[1] **Tarent.** tax.[36] **TER.** thlaspi[137] **Thuj. Tritic.**[72] urotrop.[100] urt-u.[25] **Uva. Verat.**[5] verat-v.[102] verb.[102] vesp. vib.[8] vib-od.[25] weil.[9] **Zinc.**[5] zinc-p.[58] zing.[102]

- **abwechselnd** mit Enuresis: **Gels.**
  ☞ *A; Abwechselnd mit*
- **morgens**: asim.[142] benz-ac. corn. **Sep.**
  ☞ *Z; Morgens*
  - **alten** Männern, bei: **Benz-ac. Corn.**
    ☞ *M; Alten Menschen, bei*
- **nachmittags,** Gehen amel.: lith-c.
  ☞ *Z; Nachmittags*
- **nachts**: **Cic.** hydrc.[192] **Merc.** spig.[48] weil.[9]
  ☞ *Z; Nachts*
- **Mitternacht,** nach, 3 Uhr - 5 Uhr: pareir.
- **Abort,** vor: erig.[25]
- **alkoholische** Getränke, durch: ars.[5] bell.[5] calc.[5] hep.[5] lach.[5] merc.[5] nux-m.[137] **NUX-V.**[5] **Puls.**[5] **Sulph.**[5]
  ▥ *ALLGEMEINES; C; Speisen und Getränke; Alkohol, alkoholische Getränke; agg.*
- **alten** Menschen, bei: **Benz-ac.**[122]
  ☞ *M; Alten Menschen, bei*
- **Atembeschwerden** und Herzsymptomen, mit: lycps.[58]
- **Bier,** nach: nux-m.[85]
- **Denken** daran agg.: **Hell.** nux-v.
- **Diarrhö,** bei: caps.[168]
- **Dysenterie,** bei: arn.[137]
- **Dysmenorrhö,** bei: nux-m.[137] senec. verat-v.[137]
- **Entbindung,** nach der: apis[137] equis.[25]
  ☞ *M; Entbindung, nach der*
- **Entzündung,** bei: **Acon.**[5] bell.[5] **CANN-S.**[5] **CANTH.**[5] cop.[111] dig.[5] dulc.[5] **Merc.**[5] **NUX-V.**[5] **Puls.**[5] sabin.[5] sars.[5] sulph.[5]
- **Erektion,** dann: rad-br.[137]
- **Erkältung,** nach: acon.[5] bell.[5] **Dulc.**[5] merc.[5] **Nux-v.**[5] **Puls.**[5]
  ▥ *ALLGEMEINES; C; Schmerz; Kälte; Erkältung, nach*
- **Fahren** über holprigen Boden, durch: eup-pur.[137]
- **Feuchtigkeit,** durch: alum.[5] calc.[5] **PULS.**[5] **Sars.**[5] **Sulph.**[5]
- **Fieber,** Apyrexie, während der: caps. caust. dig. staph.
- **Fieber,** während: ant-c.[5] cann-s. canth. **Cham.** colch. dulc. nit-ac. nux-v. staph. sulph.
  ▥ *ALLGEMEINES; C; Schmerz; Fieber, während*
  - **Hitzestadium,** im: **Ant-c.**[5]
    ▥ *ALLGEMEINES; C; Schmerz; Fieber, während; Hitzestadium*
- **Frauen,** bei: apis[102] **Bell.**[114] caps.[102] chim.[25] **Cop.**[102] dig.[102] lil-t.[102] **Sabin.**[102] **Senec.**[8] verat-v.[102] vib.[102]
  - **plethorisch,** hysterisch: chim.[25]
  - **verheirateten,** bei frisch:
    ☞ *verheirateten Frauen, bei frisch*
- **Frost,** während: canth. **Cham.** lyc. meph.[85] merc. nux-v. ph-ac. puls. sulph. thuj.
  ▥ *ALLGEMEINES; C; Schmerz; Froststadium im Fieber, während*
- **Furcht,** Schreck, usw. agg.: acon.[5] **Bell.**[5] hyos.[5] **Op.**[5] verat.[5]
  ▥ *ALLGEMEINES; C; Schmerz; Schreck, Furcht, durch*
- **Gehen** in der Sonne, nach: lepro.[197]
  ▥ *ALLGEMEINES; M; Sonne; agg.*
- **Gonorrhö,** bei: **Cann-s.**[1125]
- **Hämorrhoiden,** bei: acon.[5] ars.[5] calc.[5] carb-v.[5] lach.[5] merc.[5] **NUX-V.**[5] **Puls.**[5] **Sulph.**[5]
- **Herumtanzt,** so dass er wegen quälender Schmerzen im Zimmer: **APIS Cann-s. CANTH. Petros.**
- **Kälte,** Taubheitsgefühl und Zucken das linke Bein hinab, mit: agar.
- **Kindern,** bei: acon.[5] **Apis**[8] bor. canth.[5] crot-h.[111] lach. lyc. nux-v. pareir.[85] plb.[5] sanic.[111] sars. **Senec.**[8]
  - **schreit** vor dem Urinieren: acon.[5] **BOR.** canth.[5] crot-h.[111] lach. **LYC. Nux-v.** pareir.[85] plb.[5] sanic.[111] **SARS.**
    ☞ *Urindrang, Drang zur Blasenentleerung; häufig; Säugling schreit, bevor Urin entleert wird • Urindrang, Drang zur Blasenentleerung; schmerzhaft; Kind; schreit* ▥ *GEMÜT; C; Schreien, Kreischen, Brüllen; Kindern, bei; Urinieren, vor • GEMÜT; C; Schreien, Kreischen, Brüllen; Urinieren; vor • GEMÜT; C; Weinen, tränenreiche Stimmung; allgemeine Arzneien; Urinieren; vor*
- **Klimakterium,** im: sars.[122]
  ▥ *ALLGEMEINES; C; Schmerz; Klimakterium, im*
- **Knie-Ellbogen-Lage amel.**: med.[122] pareir.[122]
- **Kopfschmerz,** mit, bei Kindern: con.[137] senec.[137]
  ▥ *ALLGEMEINES; C; Schmerz; Kopfschmerz, während*
- **Krampf** der Blase, durch: colch.

- **Lähmung,** durch: acon.[5] **ARS.**[5] bell.[5] caust.[5] cic.[5] cina[5] **Dulc.**[5] **Hyos.**[5] lach.[5] laur.[5]
- **Liegen,** beim:
  - **Hinlegen,** muss sich: kreos.[102]
    ALLGEMEINES; C; Hinlegen; Neigung zum Hinlegen
  - **Rücken,** auf dem agg.: puls.[102]
- **Menses**:
  - **vor**: sars.[137]
    ☞ M; Menses; vor
  - **unterdrückten,** bei, ziehende Schmerzen im Abdomen: **Puls.**
- **Menstruationsstörungen** oder Schwangerschaft agg.: **Cocc.**[5] con.[5] nux-v.[5] **Ph-ac.**[5] **PULS.**[5] sulph.[5]
- **Mittag- und Abendessen, nach dem**: nux-m.
  ALLGEMEINES; C; Schmerz; Abendessen, nach dem
- **Nasswerden** der Füße, durch: all-c.[137]
- **Nierenkolik,** bei: coc-c.[137]
- **Prostatabeschwerden,** bei: staph.[36]
- **Prostatahypertrophie,** bei: apis[137] med.[137] petros.[137]
- **Rückenschmerzen,** mit: vesp.
- **Schlaf,** nach: op.
- **Schmerzen,** bei:
  - **Abdomen,** im, früh am Morgen: phos.[1]
    ☞ Z; Morgens
  - **Sphinkter,** im, Überempfindlichkeit der Haut im Bereich des li. Ischiasnerven, Schmerz in li. Kniekehle und Ferse, Kältegefühl im Nervenverlauf, besonders in der Ferse: **Agar.**
    ☞ O; Sphinkter HAUT; M; Harnwege, mit Beschwerden der
- **Schwangerschaft,** während: equis.[85] eup-pur.[85] ph-ac.[5] plb.[137] staph.[137]
- **Schweiß,** während: **CANTH. CHAM.** hep. lyc. **Merc.** nit-ac. puls. sulph. **Thuj.**
  ALLGEMEINES; C; Schmerz; Schweiß, während
- **Steinen** im Harnapparat, Lithiasis, bei: calc.[5] cann-s.[5] **LYC.**[5] nux-v.[5] petr.[5] phos.[5] **SARS.**[5] sep.[5] sil.[5]
- **Striktur,** bei: **Clem.**[5] dulc.[5] merc.[5] **PETR.**[5] puls.[5] rhus-t.[5] **Sulph.**[5]
- **Stuhldrang,** mit:
  ☞ Urindrang, Drang zur Blasenentleerung; schmerzhaft
- **Tenesmus** des Rektums, mit:
  REKTUM; M; Blasensymptomen, bei
  - **abends**: ferr.
    ☞ Z; Abends
  - **Spasmus** der Harnröhre, mit: **Prun.**
- **Tröpfeln,** mit: thlaspi[137]
- **Urin,** mit reichlichem: equis.[137]
- **Urinieren**:
  - **Beginn,** zu: chim.[48]
    ☞ M; Urinieren; Beginn, zu
  - **Schluss,** am: arg-n.[48] atra-r.[149] sars.
    ☞ M; Urinieren; Schluss, am
  - **nach,** agg.: **EQUIS.** phos.[5] rhus-t.[5]
    ☞ M; Urinieren; nach
- **Urinieren,** beim Versuch zu: plb.
- **verheirateten** Frauen, bei frisch: cann-s. ery-a. **STAPH.**
  ☞ Urindrang, Drang zur Blasenentleerung; Frauen, bei • Urindrang, Drang zur Blasenentleerung; verheirateten Frauen, bei frisch
- **Verletzung** oder Trauma, nach: arn.[5] **Cic.**[5] con.[5] **Puls.**[5] rhus-t.[5]
  ALLGEMEINES; M; Unfall, Beschwerden durch • ALLGEMEINES; C; Schmerz; Verletzung, durch
- **Zahnung,** während der: erig.[137]
  ALLGEMEINES; M; Zahnung, Beschwerden durch
- **Zangengeburt,** Beschwerden nach: thlaspi[137]
  ☞ M; Entbindung, nach der ALLGEMEINES; M; Wehen, Entbindung; Wochenbett, im; Zangengeburt, Beschwerden nach
- **Zittern** des rechten Armes, mit: dulc.[102]
- **hysterisch**: nux-m.[137]
- **konvulsivisch,** spasmodisch: bell.[5] cann-s. canth.[5] caps.[5] caust.[5] cina[5] coloc.[5] ign.[5] lach.[5] lyc.[5] **NUX-V.**[5] **Op.**[5] **Puls.**[5] rhus-t.[5] verat.[5] **VIB.**[8] vib-od.[25]
  - **Verschluss** des Sphinkters am Schluss des U., durch: **Cann-s.**
    ☞ O; Sphinkter
- **neuralgisch**: prun.[72]
- **quälend**: acon.[5]
- **Widerstand,** als gäbe es dort einen: phos.[1]

schwacher Strahl, langsame Entleerung: agar.[5] **ALUM. Alum-p.**[58] alum-sil.[58] alumn. am-m. **Apis** apoc. **ARG-N.**[5] **ARN.** atro. **Bell.**[5] **Berb. Calc-p. Camph.** cann-i. canth.[5] carb-v. carbn-s. **Caust.**[5] cham. chim. chin. chin-s. **CLEM.** coc-c. **Coloc.**[5] cop. cypra-e.[227] **Dig.** dulc.[1] **Gels.**[111] gink.[227] graph. haliae-lc.[222] **HELL. HEP.**[5] hura iris[36] **Kali-bi. Kali-c.** kali-chl.[58] kali-n. **Kali-p.** kali-sil.[58] kreos.[5] lath.[144] **Laur.** lyc.[137] lycps.[58] m-aust.[85] manc. **Med. MERC.** merc-acet. **MERC-C.** mez. **MUR-AC.**[5] myric.[144] nat-m.[5] neon[222] **Nit-ac.** ol-sant.[80] olnd. **OP.** pareir.[111] **Petr. Ph-ac.** phos.[1] **Plat.**[5] plb.[137] **Prun.** psor. puls. raph. rheum[5] **Rhus-t.** ruta sal-ac. **SARS.** sec. **Sel.**[5] **Sep.**[5] sil. spong. staph. **Stram.** sul-ac.[5] **SULPH.** syph. thuj. zinc. zinc-p.[58]
☞ dünner Strahl

- **morgens** beim Erwachen: **ALUM.** arn. hep. **Sep.**
  ☞ Z; Morgens
- **nachts**: kali-c. **Sulph.**
  ☞ Z; Nachts
- **Atembeschwerden** und Herzsymptomen, mit: **LAUR.** lycps.[58]
  ATMUNG; C; Atemnot, Dyspnoe, erschwerte Atmung; Herz; Herzbeschwerden, mit; Harnwegsbeschwerden, und
- **Aufstehen,** nach: merc-acet. mez. sal-ac. **Sulph.**

URINIEREN, Entleerung der Harnblase; **schwacher** Strahl, langsame Entleerung (Forts.)

- **Retention,** durch lange: calc-p. **Caust.** rhus-t. ruta sulph.
- **Schlaf,** nach: op.
- **Schmerzen** in der Blase, mit heftigen: calc-p.
- **Stuhlgang,** nach: sel.
- **reichlich,** aber: plb.[137]
- **tropft** senkrecht heraus: agar.[5] arg-n.[5] bell.[5] caust.[5] gels.[111] hep.[5] kreos.[5] mur-ac.[5] nat-m.[5] sel.[5] sep.[5]

schwierig:
☞ *schmerzhaft, Dysurie* ▤ *HARNRÖHRE; C; Schmerz; Urinieren; während*

selten: **ACON.**[5] agar. aloe alum.[1] alumn. apis[137] **Arg-n. Arn.** ars. **Aur.** aur-ar.[58] bar-c. **BELL.** bor.[137] **Bry. Camph. CANTH.** carb-v. cast. chel. chin.[5] cic.[5] coc-c. cupr. **Cycl.** dig. fl-ac.[5] grat. **Hep.** hyos. iris kali-c. lac-c.[137] **Laur.** led.[1] lob.[137] **Lyc.** m-arct.[5] m-aust.[5] mag-m. **MERC.**[5] merc-c. mez. nat-s. nicc. nit-ac. **Nux-v. Op. Plb.** prun. psor. **Puls.** pyrog.[137] **Ruta** sars. **Sec.** squil.[137] stann. staph. **Stram.** stront-c.[5] sul-ac. sulph.[5] **Syph.**[137] ther.[137] thuj. verat.[5] zinc.
☞ *Harnverhaltung; allgemeine Arzneien*

- **tagsüber**: bor.[137] **Lyc.** ther.[137]
- **einmal** täglich, aber reichlich: lac-c.[137] pyrog.[137] syph.[137]
  - ◦ **Schwierigkeiten,** unter: lac-c.[137]
  - ◦ **spärlich,** aber: pyrog.[137]
- **zweimal**: pyrog.[137]

spritzender Strahl: agn.[5] calc-p. **Cann-s.**[5] canth.[5] cic. clem.[137] con.[137] helon. kreos. puls. rhus-t.[5] sil.[5] spig. squil.[122] staph. **Sulph.**[5] thlaspi[137] tub.[137]
☞ *Unterbrechungen, mit, intermittierend; Spritzer, nur kurze, bei Prostataschwellung, schneidender Schmerz bei jedem Strahl*

- **Husten,** beim: kreos. squil.[122] staph.
- **Urinieren,** nach: helon. sil.[5]
  ☞ *M; Urinieren; nach*

sprühender Strahl: cann-s.[809] kola[1184] kreos.[111]

starker Strahl:
☞ *kräftiger, gewaltiger Strahl*

Strangurie:
☞ *schmerzhaft, Dysurie • tropfenweise, Urintröpfeln*

tropfenweise, Urintröpfeln: acon. aesc.[102] **Agar. All-c.** all-s. aloe[80] alum.[58] alumn.[1] am-m. anan. androc.[222] ang. **Ant-c.** ant-o.[85] ant-t. apis apisin.[5] apoc. aq-des.[275] **Arg-n.**[5] arist-cl.[144] **Arn. ARS.** ars-i. ars-s-f.[58] atro. aur. aur-ar.[58] aur-i.[58] aur-m.[58] aur-s.[58] bar-c.[5] **Bell.** benz-ac.[171] bor.[102] bov.[5] brom. bry.[5] **Cact.** calc. calc-p.[8] **Camph.** cann-i. **CANN-S. CANTH.**[5] caps.[137] carb-an.[5] carbn-s. **Caust.** cham.[5] chel. chim. chin. chin-ar. chin-s. cic.[137] **CLEM.** coc-c. coff. colch. **Coloc.**[5] **Con.**[5] **Cop.**[85] **Dig. Dros. DULC.** equis.[137] erig.[72] **Ery-a.** ery-m.[25] **Euph.**[1] ferr.[58] ferr-pic.[162] **Fl-ac.**[5] gamb. **Gels.** gnaph.[1125] **Graph.** guai.[5] ham. hell. helon. hep. **Hyos.** inul.[102] iod. jug-r. kali-ar. kali-br. kali-c. **Kali-chl.** kali-n. kali-p. kali-s. kali-sil.[58] kola[1184] kreos.[5] lac-c.[111] **Lac-d.**[122] lach. lachn. laur. led.[5] **LIL-T.** lupin.[1125] **Lyc.** lycpr.[72] **M-AUST.**[5] **Mag-m.**[5] mag-p.[111] mag-s. mangi.[197] **MERC. MERC-C.**[137] mur-ac. nat-c. nat-m. nit-ac.[5] **Nux-m. NUX-V.** op.[5] ox-ac. **Pareir.** petr. petros. **Ph-ac.**[5] phos.[1] pic-ac. plan. plat. **PLB.** polyg. por-m.[251] prun. psor. **PULS.**[137] ran-s. rheum[5] rhod. **Rhus-a.**[1125] **Rhus-t.**[5] ruta[5] **Sabal. Sabin.** samb.[5] sant. **Sars.** sec. sel. sep. sil.[5] spig. spong.[5] **STAPH. Stram.** sul-i.[58] **SULPH.** sumb. tab. taosc.[270] tarent. **TER.** teucr.[197] thlaspi[137] thuj. thymol.[85] tril.[102] uran-n.[111] **Verb.** vib.[85] vip. xero.[102] zinc. zinc-p.[58] zing.

- **morgens**: coff.
  ☞ *Z; Morgens*
- **nachmittags,** Aufstehen vom Sitz, beim: lyc. spig.
  ☞ *Z; Nachmittags*
  - ◦ **16** Uhr: **LYC.**
- **abends**: lyc. zinc.
  ☞ *Z; Abends*
  - ◦ **Liegen,** beim: lyc.
- **nachts**: caust. lachn. lyc. ox-ac. phos.[1]
  ☞ *Z; Nachts*
  - ◦ **Tropfen** rinnen aus der Harnröhre, verfärben das Hemd Rot: lachn.
    ☞ *Z; Nachts*
- **alten** Menschen, bei: all-c.[137] arg-n.[5] bar-c.[137] bry.[5] canth.[5] cic.[137] con.[137] equis.[137] nux-v.[137] rhus-t.[5]
  ☞ *M; Alten Menschen, bei*
- **Aufstehen** vom Sitz, beim: spig.
- **Entbindung,** nach der: **Arn.** thlaspi[137] tril.[102]
  ☞ *M; Entbindung, nach der*
  - ◦ **Zangengeburt,** nach: thlaspi[137]
    ▤ *ALLGEMEINES; M; Wehen, Entbindung; Wochenbett, im; Zangengeburt, Beschwerden nach*
- **Frauen,** bei, Winter agg.: rhus-t.[137]
- **Freien,** im: **Lycpr.**[72]
- **Gehen,** beim: xero.[102]
  ☞ *unwillkürlich, unfreiwillig; Gehen, beim; agg.*
- **Gehirnbeschwerden,** bei: bell.[58]
- **Harnverhaltung,** bei: acon. alum.[137] arg-n. arn. bell. canth. **CAUST.** chim. ery-a. **Gels. NUX-V.** op. **Pareir.** sabin. sep. staph. sulph.
  ☞ *Lähmung, vollständige Blasenlähmung; allgemeine Arzneien; Harnverhaltung, erzwungene, scheint die Blase zu lähmen*
- **Katarrh,** mit: gnaph.[1125]
- **Kinder,** den ganzen Tag: ferr.[58]
- **Schlaf,** im: bell.[58]
  ▤ *ALLGEMEINES; M; Schlaf; während*
- **Sitzen,** beim:
  - ◦ **agg.**: merc-c.[137] **Puls. Sars.**
    - ◦ ◦ **Stehen,** freier Harnfluss im: **Sars.**
  - ◦ **amel.**: caust.[5]
- **Stichen** in der Glans, mit: pareir. thuj.

- **Stuhlgang**:
  ◦ **während**: **Kali-br.**[8]
  ◦ **nach**: caust. kali-br. laur. nat-c.[137] nat-m. petr. **Sel.** stram. sumb.
  ◦ ◦ **Druck** im Rektum, mit: nat-m.
  ▤ *REKTUM; M; Blasensymptomen, bei*
- **Urinieren**:
  ◦ **Beginn,** zu: all-s. am-m. clem.[1] euph.[1] kali-n. sulph.
  ☞ *M; Urinieren; Beginn, zu*
  ◦ ◦ **freier** Fluss bei der Stuhlentleerung, dann: all-s. am-m.
  ◦ **nach**: agar. androc.[222] ant-c. apoc. aq-des.[275] arg-n. **Bar-c.** benz-ac.[102] brom. bry. **CALC.** calc-p.[8] camph.[102] **CANN-I.** cann-s. **Caust. Chin-s. CLEM. Con.** dig. ery-m.[25] **Graph. Helon. HEP. Kali-c.** kali-p. kola[1184] lac-c.[111] **Lac-d.**[122] **Lach.** lyc. **Nat-c. Nat-m. Pareir.**[102] **Petr. Petros.** phos. pic-ac. por-m.[251] psor. ran-s. rhod. **Sel. Sep. Sil.**[5] **Staph.** stram. **Thuj.** verb. zing.
  ☞ *M; Urinieren; nach •unbefriedigend; Blase nicht entleert worden, als sei die, mit Harntröpfeln •unwillkürlich, unfreiwillig; Urinieren, nach ▤ HARNRÖHRE; C; Tropfen abgehen würden, Empfindung als ob; Urinieren, nach*
- **vergrößerter** Prostata, bei: **Aloe**[80] arn. bar-c. bell. benz-ac.[171] cop. **Dig.** ferr-pic.[162] mur-ac. **Nux-v.** pareir. petr. **Puls.** sabal. sel. sep. **Staph.**
  ▤ *MÄNNLICHE GENITALIEN; C; Vergrößerung; allgemeine Rubriken; Prostata; Urintröpfeln, nach Urinieren oder Stuhlgang*
  ◦ **alten** Menschen, bei: aloe[80]
  ☞ *M; Alten Menschen, bei •häufig; alten Menschen, bei; Prostatavergrößerung, bei •unwillkürlich, unfreiwillig; alten Menschen, bei; Männer, Prostatavergrößerung, bei ▤ MÄNNLICHE GENITALIEN; C; Vergrößerung; allgemeine Rubriken; Prostata; alten Männern, bei*
- **Wochenbett,** im:
  ☞ *Entbindung, nach der*
- **senkrecht** heraus, Harn tropft: alumn.[1] **HEP.**
- **Spritzern,** dann in Form von: caps.[137] thlaspi[137]
- **unwillkürlich**: **Agar. All-c.** alum.[58] apisin.[5] **Arg-n.**[5] arist-cl.[144] **ARN. ARS.** ars-i. bar-c.[5] **Bell.** brom. bry.[5] cact. **Camph. CANTH.**[5] **CAUST.** chin-ar. **CLEM.** coc-c. con.[5] cop.[85] **Dig. Dulc. Gels. Hyos.** iod. jug-r. mag-m.[5] mag-p.[111] **Mur-ac. Nux-v.** op.[5] **Petr.** plan. plat. **PULS.**[137] **Rhus-t.**[5] sant. **Sel. Spig. Staph. Stram. Sulph. Tab.** taosc.[270] teucr.[197] thuj. uran-n.[111] **Verb.** zinc.
  ◦ **Tag** und Nacht: **Arg-n.** ars. gels. iod. **Nux-v.** petr. **Verb.**
  ◦ **alten** Menschen, bei: arg-n.[5] bar-c.[5] bry.[5] canth.[5] con.[5] cop.[85] rhus-t.[5]
  ☞ *M; Alten Menschen, bei*
  ◦ ◦ **Kälte,** durch: cop.[85]
  ◦ **Entbindung,** nach der: **Arn.**
  ☞ *M; Entbindung, nach der*
  ◦ **hinausgezögerter** Entleerung, bei: plan.
  ◦ **Husten,** beim: **Teucr.**[197]
  ◦ **Jungen,** bei: **Rhus-t.**
  ◦ **Menses,** während: cact. **Canth.**
  ☞ *M; Menses; während*
  ◦ **nicht** ein Tropfen, trotz größter Anstrengung, Blase gedehnt, kein Schmerz: gels.
  ◦ **Stuhlgang,** nach: chin-ar.
  ◦ **Wehen**:
  ☞ *Entbindung, nach der*
  ◦ **Zorn,** bei: puls.[137]
- **Urinieren,** wie nach: vib.[85]

unbefriedigend, Entleerung ist: agar. all-c. **Alum.** alum-p.[58] alum-sil.[58] ambr. androc.[222] **Arg-n.** arn. **ARS.** ars-s-f.[58] aspar. atra-r.[156] aur. aur-ar.[58] aur-s.[58] bell. **Berb.**[102] brach. bry. cact. **Calc.** calc-sil.[58] camph. canth. **CAUST.** cedr. cham.[5] chin.[5] **Cic.** citl-v.[197] **Clem.** cocc. colch. con. **Cub.** dig. ery-a. eup-pur.[102] **Gels.**[102] gins. harp.[1184] **HELL.**[5] **HEP.**[102] hydrog.[222] **Hyos.** kali-ar. kali-bi. **Kali-c.** kali-p. kreos.[5] lach. **Laur.** lyc. **M-AUST.**[5] **Mag-m.** merc. nat-ar. nat-c. nat-p. nat-sil.[58] **Nux-v.** op. petr. **Ph-ac.** phos. plb. psor.[58] puls. **Rheum**[5] rhod. rhus-t. ruta[102] **Sars.** sec.[102] **Sel.** sep. sil.[102] stann. **Staph.**[102] stram. **Sulph.** tarent.[192] tell. **Thuj.** verat.
  ☞ *unvollständig •Völle, Empfindung von; Urinieren, nach*
- **Blase** nicht entleert worden, als sei die, mit Harntröpfeln: **Staph.** tarent.[192]
  ☞ *tropfenweise, Urintröpfeln; Urinieren; nach •unwillkürlich, unfreiwillig; Urinieren, nach ▤ HARNRÖHRE; C; Tropfen abgehen würden, Empfindung als ob; Urinieren, nach •HARNRÖHRE; C; Urin, Empfindung; weiterfließt, als ob er •HARNRÖHRE; C; Urin, Empfindung; zurückbleibt, als ob Urin; Urinieren, nach*
- **Harn** in der Harnröhre, als bliebe der: agar. all-c. alum. ambr. **Arg-n.** aspar. atra-r.[156] **Berb.**[102] cedr. clem. dig. ery-a. eup-pur.[102] gels.[102] **Hep.**[102] **Kali-bi.** nat-sil.[58] petr. rhus-t. ruta[102] sec.[102] **Sel. Sep.** sil.[102] **Staph.**[102] tell. **Thuj.**

unbemerkt, Harnröhre empfindungslos: ail. **Apis** apoc. **ARG-N.** arn. bell. **CAUST.** cedr. chlol. **Cupr.** grat. hell. kali-br. **MAG-M.** mag-s. merc. mur-ac. nux-v. psor. rhus-t. **Sars.** sulph.
  ▤ *HARNRÖHRE; C; Empfindungslos •HARNRÖHRE; C; Empfindungslos; Urinieren, beim •HARNRÖHRE; C; Empfindungslosigkeit, spürt nicht den durchfließenden Urin •HARNRÖHRE; C; Taubheit, Empfindung von •ALLGEMEINES; C; Empfindungslosigkeit*
- **Manie,** bei: **CUPR.**
- **Urin** und Stuhl: arn. bell. **Mur-ac.** psor. **Rhus-t.** sulph.
  ▤ *REKTUM; C; Unwillkürlicher Stuhlgang; Urinieren, beim; Stuhlentleerung, und*

unempfindlich:
  ☞ *unbemerkt, Harnröhre empfindungslos*

unmöglich:
- **Fremder,** in Gegenwart:
  ☞ *verzögert, muss warten, bis Urin anfängt zu laufen; allein, kann nur Urinieren, wenn ▤ GEMÜT; C; Gesellschaft; Abneigung gegen, agg. durch*

URINIEREN; unmöglich (Forts.)

- **Sitzen,** im: sars.[58]
- **Stehen** amel.: **Sars.**[58]
- **Stuhlgang,** während: **Chin.**[5]

Unterbrechungen, mit, intermittierend: **Agar.** aloe ammc. ant-c. ant-t. apisin.[5] arg-n. bapt.[111] bell. bov. cann-i. cann-s. caps. **Carb-an. Caust.** chin-s. **CLEM.**[137] **CON. Dulc.** gamb. **Gels. Graph. Hep.**[102] hydrc.[192] hydrog.[222] **Iod. Kali-c. Kali-p.**[58] **Led.** lepro.[197] **Lyc. M-AUST.**[5] mag-s. med. meph. nux-v.[5] **Op.** pareir. petr. **Ph-ac.** phos.[1] **Puls.** pulx.[137] rheum rhus-t. sabal.[111] sabin.[5] sars. **Sulph.** tama.[197] **Thuj.** vesp. **Zinc.**[5] zinc-p.[58]

- **abends**: **Caust.**
  ☞ *Z; Abends*
- **nachts**: hydrc.[192]
  ☞ *Z; Nachts*
- **Auftreibung,** bei: phos.[1]
- **Brennen** in der Harnröhre, durch: ph-ac.[1]
- **Klimakterium,** im: **Con.**[122]
- **Koitus,** nach: **Ph-ac.**
- **schmerzhaften** Erektionen, mit: **Ant-c.**
- **erst** normaler Strahl, dann Tröpfeln: mag-s. rheum
- **plötzlich,** gefolgt von Schmerzen: pulx.[137]
- **presst** einige Tropfen heraus, dann normaler Strahl: clem.[137]
- **Spritzer,** nur kurze, bei Prostataschwellung, schneidender Schmerz bei jedem Strahl: **PULS.**
  ☞ *spritzender Strahl*
- **Stehen,** Urin fließt besser im Stehen: **Con.** ph-ac.
  - **dick,** mit käseartiger Substanz wie geronnene Milch: **PH-AC.**
    ▤ *URIN; C; Milchig; geronnene Milch, wie*
- **Zusammenziehung** in der Blasenregion, durch heftige: petr.

unterdrückt:
▤ *NIEREN; C; Harnsperre, Anurie*

unvollständig: abrot. alumn.[58] am-m. androc.[222] **Berb.** bry. **Calc.** cann-i. carl. **Caust. CLEM.** cub. **Gels. Helon. HEP.** hydr-ac.[268] hydrog.[222] **Kali-c.** kali-chl. kali-sil.[58] lac-c. **LACH. Lyc. MAG-M.** marm-w.[194] **Nat-c. Nat-p.** nux-v. petr. phos. **SEL.** sil.[122] **Staph.** stram. **Thuj.**
☞ *unbefriedigend • Völle, Empfindung von; Urinieren, nach* ▤ *HARNRÖHRE; C; Urin, Empfindung; zurückbleibt, als ob Urin; Urinieren, nach*

- **muss** 5- oder 6 mal Urinieren, bevor die Blase leer ist: **Thuj.**
- **volle** Blase und Harndrang, aber spärlicher Urin: abrot. hydrog.[222]

unwillkürlich: abies-c.[25] acet-ac. **ACON.** aesc.[58] aeth. agar. agri.[102] **AIL. Alet.** all-c. all-s. allox.[119] aloe alth.[1125] **Alum.**[5] alum-p.[58] alum-sil. alumn. am-be.[102] **Am-c.** am-val.[100] amyg-am.[54] anac. anan. ant-c.[5] **ANT-T.**[5] **APIS** apisin.[5] apoc.[111] arg. **ARG-N.** arge-p.[264] arist-cl.[144] **Arn. ARS.**[111] **ARS-I.** ars-s-f.[58] art-v. atro. aur. aur-ar.[58] aur-m. aur-s.[58] bac.[62] bamb-a.[1184] bapt.[58] **Bar-acet. Bar-c.** bar-i.[58] bar-m. bar-s.[58] **BELL.** bell-p.[137] **Benz-ac.**[102] bor.[5] bros-g.[259] **Bry. Bufo** cact. calc.[5] calc-i.[58] calc-o-t.[85] **Calc-p.**[162] calc-sil.[58] **Camph.** camph-br.[25] cann-i. **Cann-s. Canth.** caps. carb-ac.[137] **Carb-an. CARB-V.**[31] carbn-s. carc.[122] cast. **CAUST. Cedr.**[8] cench. cham. chen-a.[85] **Chin.**[1] chin-ar.[58] chlol.[137] chlorpr.[149] **CIC. Cimx. CINA** clem. cob-n.[119] coca **Cocc.**[137] **Colch.** coloc. **Con.**[5] cortiso.[149] crot-c. crot-h.[102] cub.[36] cupr. dam.[25] **Dig.** dros.[5] **DULC.**[58] dys-co.[136] **Echi.** ephin.[1125] **Equis.**[102] ergot.[149] ery-a.[102] eucal.[25] eup-per.[102] **Eup-pur.** excr-can.[269] ferr. ferr-ar. ferr-i.[137] **Ferr-p. Fl-ac.** gaert.[142] **Gels.** graph.[31] grat.[58] gua.[25] guai.[5] **Guare.** haliae-lc.[222] **Hell.** helon. **Hep.**[5] **Hydr.**[111] **Hydr-ac.**[81] hydrang.[102] hydrog.[222] **HYOS.** hyper.[1125] hypoth.[149] **Ign. Iod.** ip.[1125] iris[25] jug-r.[144] kali-ar. kali-br.[8] kali-c.[5] kali-chl.[58] kali-cy.[85] **KALI-N.**[5] **Kali-p.** kali-s. kali-sil.[58] **Kreos.**[5] **Lac-c.**[809] lac-d.[137] **Lach.** lat-h.[301] lath.[72] **Laur.** led. lil-t. **Lina.**[85] lup.[102] lupin.[1125] **LYC.** lycpr.[102] lyss. **M-AUST.**[5] **MAG-C.** mag-m. mag-p.[102] mag-s. mand.[119] mangi.[197] med.[304] **Merc.**[102] merc-c. merc-i-f. merc-s.[162] mese-c.[1125] mill.[1125] morg-g.[136] **Mosch. Mur-ac.** murx. **Nat-ar. Nat-c. NAT-M.** nat-p. nat-s.[85] nat-sil.[58] **NIT-AC.**[102] **NUX-M. Nux-v.** oena. ol-j. **Olnd. Op.** orig.[162] orni.[184] ox-ac. pareir.[162] **PETR.** petros.[1125] **Ph-ac.**[85] **PHOS.** phys. physal.[102] pic-ac.[137] pitu-a.[164] pitu-p.[149] pix.[85] **Plan.** plan-l.[1125] plb. plumbg-eu.[1125] plut-n.[222] **Podo.** pop.[1125] **PSOR.**[56] **PULS.** pyrog.[58] quas.[102] querc-r.[1125] rat. rauw.[149] rheum[5] rhod. rhus-a. **RHUS-T.** rumx. **Ruta**[5] **Sabal.**[85] sang. **Sanic.** sant.[102] sapin.[85] sapo.[72] saroth.[149] sars.[102] **Sec. Sel. Seneg.**[102] **SEP.** sil.[102] sol-t.[233] solid.[77] **Spig. Spong.**[5] **SQUIL.**[5] stann.[5] **STAPH. Stram.** stry. sul-ac.[5] sul-i.[58] sulfonam.[149] **Sulph.**[102] syc-co.[162] syph. tab. **TARAX.**[1125] tarent. tarent-c.[72] **Ter.** thal.[144] **Thuj. Thyr.**[137] til. tril.[102] trinit.[72] tritic.[102] tub.[193] uran.[269] uran-n. ust.[184] **Uva.**[1125] valer.[1125] **VERAT.** verat-v. **Verb.** vesp. vib.[85] viol-o.[51] viol-t. vip.[85] visc.[119] xero.[72] **Zinc.**[5] zinc-p.[58]
☞ *Lähmung, vollständige Blasenlähmung; allgemeine Arzneien*

- **tagsüber**: apis[111] **Arg-n.** arn.[5] ars. **Bell.** calc.[5] **Carb-v.**[5] **CAUST.** equis.[102] **Ferr. Ferr-p.**[85] **FL-AC.** gels. **Graph.**[5] hyos. iod. mag-c.[5] nux-v. petr. rhus-a. ruta sec.[102] thuj. tril.[111] verb.
  - **nachts,** und: **Arg-n. ARS.** bell. **CAUST. Gels. Hyos.** iod. **Nux-v.** petr. **Rhus-a.** ruta tril.[111] **Verb.**
  - **Gehen,** beim: arn.[5] ferr. thuj.
  - **Hinlegen** amel.: ferr-p.[85]
  - **Schlaf,** im: **Bell.**
- **morgens**: **Am-c.**[5] cact. **Calc.**[5] **Caust.**[5] cina con.[5] **Hep.**[5] petr.[5] phos. phys. **Sep.**[5] **Sil.**[5] stann.[5] **SULPH.**[5] til.
  ☞ *Z; Morgens*
  - **5 Uhr**: cact.
- **vormittags**: bros-g.[259] phys.
  ☞ *Z; Vormittags*

- **nachts,** Bettnässen: abies-c.[25] **Acon. Aeth.** agri.[1125] alet.[58] alum.[1] am-be.[25] **Am-c.** anac. anan. **APIS Apoc. Arg. ARG-N.** arist-cl.[144] **ARN. ARS.** ars-s-f.[58] **Aur.** aur-ar.[58] aur-m. **Aur-s.**[58] bac.[226] bar-c. bar-m. bar-s.[58] **BELL. BENZ-AC. Bry.** cact. **Calc.** calc-o-t.[85] calc-p.[193] calc-sil.[58] camph-br.[25] **Canth.**[5] caps. **CARB-V.**[137] **Carbn-s.** carc.[122] cast. **CAUST.**[85] **Cham.** chin. chin-ar.[58] **Chlol.** cimx. **Cina**[111] clem.[1125] coca coloc. con.[5] **Crot-c.** cub. cupr. dig.[5] dulc. dys-co.[136] ephin.[1125] **EQUIS. Eup-pur. FERR.** ferr-ar. ferr-i. **Ferr-p. Fl-ac.** gaert.[142] gels. **GRAPH. Hep.** hyos. **HYPER.**[1125] ign. iod.[1] ip.[1125] iris[25] kali-br.[8] **Kali-c.** kali-chl.[58] **KALI-N.**[5] **Kali-p.** kali-sil.[58] **KREOS. LAC-C.** lac-d. lach. **Lina.**[1125] lupin.[1125] lyc. **M-AUST.**[5] mag-c. **Mag-m. MAG-P.** mag-s. mand.[119] **Med. Merc.**[5] merc-i-f. mill.[1125] morg-g.[136] mur-ac. **Nat-ar. Nat-c. NAT-M. Nat-p.** nat-s.[85] nat-sil.[58] **NIT-AC.** nux-v. **Op.** ox-ac. **Petr.** petros.[1125] ph-ac. **Phos.** physal.[102] pix.[85] **Plan.** plan-l.[1125] plumbg-eu.[1125] **Podo.** pop.[1125] **Psor.**[56] **PULS.**[5] quas.[102] **QUERC-R.**[1125] rheum[5] **Rhus-a. RHUS-T. RUTA**[5] **Sabal.**[1125] **Sanic.** sant.[102] **Sars.** sec.[102] sel.[85] **Seneg. SEP.**[5] **SIL.**[5] **Spig.**[5] squil. **Staph. Stram. SULPH. Syc-co.**[162] tab. tarax.[1125] ter. **Thuj. Thyr.**[102] **TUB.**[193] uran.[269] **Uran-n. Uva.**[1125] valer.[1125] verat. **Verb.** viol-o.[51] **Viol-t.** visc.[1125] zinc. zinc-p.[58]
  ☞ *Z; Nachts*
  - **Morgen,** gegen: am-c. cact. carb-v.[137] chlol. cina[111] zinc.
  - **Herbst** agg.: puls.[5]
  - **Winter** agg.: puls.[5]
  - **ersichtliche** Ursache, ohne, aus reiner Gewohnheit: **EQUIS.**
  - **Kindern,** bei schwächlichen: **Chin.**
  - **Kopfverletzung,** nach: **Sil.**[54]
  - **Masturbationsneigung,** bei: sep.[5]
  - **Schlaf**:
    - **ersten,** im: benz-ac. bry.[58] **CAUST.**[85] cina **Kreos.** merc.[5] **Ph-ac.** phos.[58] puls.[58] rhus-t.[58] **SEP. SIL.**[5] sulph.[5] tub.[193] zinc.[5]
      - **Winter** agg., Sommer amel.: caust.[85]
    - **tiefem,** bei: puls.[5]
  - **Träumen** vom Urinieren, vom: bell.[58] equis.[102] **Kreos.** lac-c. lyc. merc-i-f. **Seneg. Sep.** sulph.
  - **Vollmond,** bei: psor.[56]
  - **Würmer,** durch: sil.[5]
- **Mitternacht**:
  - **vor**: **Bry.**[5] **Puls.**[5]
  - **nach**: **PULS.**[5] **Ruta**[5]
  - **morgens,** bis: plan.
- **Winter**: **Puls.**[5] **Rhus-t.**[5] **Sulph.**[5]
- **alten** Menschen, bei: **All-c.** all-s. aloe am-be.[102] apis apoc.[111] **Arg-n.**[102] arist-cl.[144] **Ars. Aur-m. Benz-ac.**[102] cann-s. canth.[102] carb-ac.[137] chlorpr.[149] **Cic.** dam.[25] dig. equis.[102] gels. **Iod.** kali-p. nit-ac.[102] nux-v. pareir. phos. rhus-t.[5] **Sec.** seneg.[102] **Thuj.**
  ☞ *M; Alten Menschen, bei • Lähmung, vollständige Blasenlähmung; allgemeine Arzneien; alten Menschen, bei • Schwäche; alten Menschen, bei*
  - **Frauen**: arist-cl.[144]
  - **Männer,** Prostatavergrößerung, bei: **All-s. Aloe** apoc.[111] **Cic.** dig. **Iod.** kali-p. nux-v. **Pareir. Sec. Thuj.**
    ☞ *häufig; alten Menschen, bei; Prostatavergrößerung, bei • tropfenweise, Urintröpfeln; vergrößerter Prostata, bei; alten Menschen, bei ▤ MÄNNLICHE GENITALIEN; C; Vergrößerung; allgemeine Rubriken; Prostata; alten Männern, bei*
- **Anstrengung,** bei: **Bry.** caust. **Nux-v.** ph-ac. rhus-t. tarent.
- **Asthmaanfall,** bei: caust.[185] squil.[185]
  ▤ *ATMUNG; C; Asthma, asthmatische Atmung; Begleitsymptome*
- **Aufmerksamkeit** muss auf die Blase gerichtet bleiben: puls.[58] sep.[58]
- **Aufstehen** vom Sitz, beim: allox.[149] **Mag-c.** petr.[5] pitu-a.[164] spig.
- **Aufstoßen,** beim: hydr.[111]
- **Bewegung**:
  - **agg.**: **Bell. Bry.** calc. ferr.[58] **Ph-ac. Phos.** ruta staph. tarent.
    ☞ *M; Bewegung, bei; agg.*
    - **plötzliche**: ferr.[58]
  - **amel.**: **Rhus-t.**
    ☞ *M; Bewegung, bei; amel.*
- **Blähungsabgang,** beim: mur-ac.[137] **Puls.** sulph.
- **Durst** und Furcht, mit: **ACON.**
  ▤ *ALLGEMEINES; C; Absonderungen; unwillkürlich, durch Schreck*
- **Eile,** wenn in: lac-d.[137]
  ▤ *GEMÜT; M; Eile, Hast, Beschwerden durch*
- **Ekzem** in der Krankengeschichte, mit: psor.[102]
- **Entbindung,** nach der: **Arn. ARS.** bell.[102] caust.[102] hyos.[102] tril.[102]
  ☞ *M; Entbindung, nach der ▤ ALLGEMEINES; M; Wehen, Entbindung; Wochenbett, im*
- **Erbrechen,** beim: ars.[111] **Canth.**[162] crot-h.[102] merc.[102] merc-s.[162] **Pareir.**[162]
- **Erektionen,** mit: caust.[5]
- **Erkältung,** durch: alet.[58] bell. **CAUST. Dulc. Rhus-t.**
- **Erregung,** durch: caust.[102] **Gels.** puls.[58] ust.[184]
  ▤ *GEMÜT; M; Erregung; Beschwerden durch; Allgemeinsymptome*
- **Erschütterung,** durch: caust.[1]
- **Fahren,** beim:
  - **agg.**: lac-d.[58] thuj.
    ▤ *ALLGEMEINES; M; Fahren im Wagen oder mit der Bahn; während Fahren*
  - **amel.**: lyc.[137]
- **Fieber,** während: arg-n. arn. ars. colch. gels.[58] hell. hyos. kali-p.[58] lach. lyc. mosch. mur-ac. op. ph-ac. phos. psor. rhus-t. stram. sulph. verat. verat-v.
  - **typhoid**: **Arg-n.** arn. **Ars. Colch. Hell. HYOS.** kali-p.[58] **Lach. Lyc. Mosch. Mur-ac.** op. **Ph-ac. Phos.** psor. **Rhus-t. Stram.** sulph. **Verat. Verat-v.**

URINIEREN; unwillkürlich (Forts.)

- **Frauen,** bei: equis.[102] physal.[102] **Sil.**[162]
  - ◦ **Stuhlgang,** und unwillkürlicher: equis.[102]
  - ◦ **plötzlich**: physal.[102]
- **Froststadium** im Fieber, während:
  - ◦ **vor**: **Gels.**
  - ◦ **während**: caust. dulc. puls. rhus-t. sulph.
- **Gehen,** beim:
  - ◦ **agg.**: alet.[137] alum-sil. anan. **Arg-n.** arn. bell. **Bry. Calc.** carc.[304] **CAUST.**[5] **FERR.** ferr-p. kali-s. **Lac-d. Mag-c.** mag-m. **NAT-M. Ph-ac.** phos. **PULS.** ruta sapin.[85] **Sel.** sep. stram. tarent. thuj. vib.[72] xero.[72] **ZINC.**[5]
    ☞ *tropfenweise, Urintröpfeln; Gehen, beim*
    - ◦ ◦ **anhält,** um im Stehen zu Urinieren, aber kein Harnabgang, wenn er: mag-m.
    - ◦ ◦ **schnell**: alet.[137]
  - ◦ **amel.**: **Rhus-t.**
- **Geräusche,** bei plötzlichen: caust. puls. sep.
- **Husten,** während: agri.[102] alet.[111] alum.[5] alum-p.[58] anan. **Ant-c.**[5] **Apisin.**[5] arge-p.[264] ars.[5] bac.[62] **Bell.** bry.[5] **Calc.**[5] caps.[5] carb-an. **CAUST. Cench.** cocc.[137] **Colch.**[5] con.[5] dros.[5] dulc. ferr.[5] **Ferr-p.** gels.[111] hydrog.[222] hyos. ign. kali-c.[5] **Kreos.** lach. laur. **Lyc.** mag-c. mur-ac.[137] murx. **NAT-M.** nit-ac. **Nux-v.** orni.[184] **Ph-ac. Phos.**[5] psor.[111] **Puls.**[5] rhod. rhus-t. **Rumx.** ruta[5] sabal.[144] seneg. **Sep.** spong.[5] **Squil.**[5] **Staph.**[5] sulph. tarent. tarent-c.[72] thuj.[5] **VERAT.**[5] vib. visc.[119] **ZINC.**[5] zinc-p.[58]
  ☞ *Niesen, beim*
  - ◦ **Auswurf,** mit reichlichem: agri.[102]
  - ◦ **Schwangeren,** bei: cocc.[137]
- **Hysterie,** bei: am-val.[100] ign.[102]
- **Jugendlichen,** bei: lac-c.[60]
- **Katheterisierung,** nach: mag-p.[102]
- **Kindern,** bei: aesc.[58] arg.[58] bell. calc.[31] caust.[31] chin. chlol.[137] cina[31] cub.[36] ferr.[102] gels.[85] graph.[51] hep.[5] kali-p.[137] kreos. lac-c.[809] lyc.[58] med.[304] ph-ac.[31] psor.[102] puls.[5] rhus-t. sep.[102] **Sil.**[58] sulph.[85] thuj.[5] thyr.[137] viol-o.[51]
  ▥ *GEMÜT; C; Entwicklungsverzögerung, bei Kindern*
  - ◦ **Ekzem,** mit: graph.[51] psor.[102]
  - ◦ **große** Mengen: ph-ac.[31]
  - ◦ **Jungen,** bei: **Rhus-t.** sil.[58]
  - ◦ **Mädchen**: puls.[5]
  - ◦ **nervös** und reizbar: gels.[85] thyr.[102]
  - ◦ **Schlaf,** im ersten:
    ☞ *nachts, Bettnässen; Schlaf; ersten, im*
  - ◦ **schwächliche**: caust.[31] **Chin.** kali-p.[137] thyr.[137]
  - ◦ **wecken,** Kind ist schwer zu: **Bell.** caust.[102] chlol.[137] **KREOS.** puls.[5] **Sep.**[102] sulph.[85] thuj.[5]
  - ◦ **Zurechtweisung,** nach: hell.[304]
- **Koitus,** nach: cedr.[8] lyc.[137]
  - ◦ **Schreck,** bei: lyc.[137]
- **Konvulsionen,** während: arn.[54] art-v. bell.[54] **BUFO Caust.** cocc. colch.[137] cupr. hydr-ac.[81] **HYOS.** lyc.[58] nux-v. **Oena. Plb.** stry. **Zinc.**
- **Kopfschmerz,** mit: gels.[193]
- **Krankheiten,** nach akuten: psor.[193]
- **Lachen,** beim: **CAUST. Nat-m. Nux-v.** psor.[56] **Puls.** sabal.[85] **SEP.** tarent.
  ▥ *ALLGEMEINES; M; Lachen agg.*
- **leer** anfühlt, wenn sich die Blase: helon.[137]
- **Liegen,** beim:
  - ◦ **agg.**: bell-p.[137] kreos. lach.[137] lyc.[137] pic-ac.[137] **Puls.**[111] uva.[137]
  - ◦ **amel.**: ferr-p.[58]
- **Manie,** bei: **Cupr.**
- **Masern,** nach: puls.[193]
  ▥ *ALLGEMEINES; M; Masern; Beschwerden nach Masern*
- **Masturbation,** durch: sep.[8]
  ▥ *ALLGEMEINES; M; Masturbation, Beschwerden durch*
- **Menses,** während: cact. calc. **Canth.** hell. **Hyos.**
  ☞ *M; Menses; während*
- **Mond**:
  - ◦ **Neumond,** bei: caust.[171]
  - ◦ **Vollmond,** bei: cina[5] **Psor.**[56] sil.[193]
- **Naseschneuzen,** beim: **CAUST.** nat-m. puls. zinc.
  ▥ *ALLGEMEINES; M; Naseschneuzen; agg.*
- **nervöser** Schwäche, bei: kali-p.[58]
- **Niesen,** beim: alet. allox.[119] **Ant-c.**[5] arge-p.[264] bamb-a.[1184] **Calc.**[5] caps.[5] **CAUST.** colch. **Ferr.**[5] kali-c.[5] **Lac-c. NAT-M.**[5] **Nux-v.** orig.[162] orni.[184] petr. **Ph-ac.** phos. **Puls.** sep. **Squil.**[5] sulph.[5] **ZINC.**[5]
  ☞ *Husten, während* ▥ *ALLGEMEINES; M; Niesen; agg.*
- **Obstipation,** bei: tarent.[137]
- **Onanie**:
  ☞ *Masturbation, durch*
- **Pressen** fließt aber kein Urin, beim: **Gels.**
- **Prostatavergrößerung,** bei:
  ☞ *alten Menschen, bei; Männer, Prostatavergrößerung, bei*
- **Reiten,** beim: lac-d.[122]
- **Rennen,** beim: **Arn. Bry. Lac-d. Ruta**[5]
- **Ruhe,** bei: caust.[5] puls.[5] **Rhus-t.**[5] **Sep.**[5]
- **Samenerguss,** bei: verb.[85]
- **Schlaf,** während tiefem: **KREOS.**[5]
- **schläfrig,** wenn: bell.[137]
- **Schlag** auf den Kopf, durch einen: sil.[137]
- **Schmerzen,** starke, beim Versuch, den Urin zurückzuhalten: uran.[269] uran-n.
- **Schnupfen,** bei: verat.[5]
- **Schreck,** Furcht, durch: hyos.[54] **Lyc.**[172] op.[102] phos.[172] sep.[137]
  ▥ *GEMÜT; M; Schreck oder Furcht, Beschwerden durch • ALLGEMEINES; C; Absonderungen; unwillkürlich, durch Schreck*
  - ◦ **lange** bestehend, bereits: lyc.[172]

- **Schwäche** oder Parese des Blasensphinkters, durch:
  ☞ *O; Sphinkter • Lähmung, vollständige Blasenlähmung*
- **Schwangerschaft,** während: arn.[31] **ARS.** bell. calc.[31] canth. carb-v.[31] caust. cina[31] clem. dulc.[31] graph.[31] kreos. lyc.[31] merc.[31] **Nat-m.** petr.[31] podo. **PULS.** rhus-t.[31] ruta[31] **Sep.** sil.[31] spig.[31] sulph.[31] **Syph.**
- **Sitzen**:
  ◦ **agg.**: **Caust.** lach.[809] **Nat-m. PULS. Rhus-t. Sars.** sil.[1] spig.[111] stram. zinc.
  ◦ ◦ **Fuß** schaukeln, muss ständig mit dem, da sonst Urin abgeht: zinc.
  ◦ ◦ **Retention** im Stehen: **Caust.**
  ☞ *Urindrang, Drang zur Blasenentleerung; häufig; ohne jegliche Ausscheidung, dann unwillkürlicher Abgang im Sitzen*
  ◦ **amel.**: zinc.[137]
- **Stehen,** beim: bell. caust. ferr. lyc. **Nat-m. Puls. Rhus-t.** sep.
- **Stuhldrang,** bei: chin.[1] lina.[85]
  ◦ **schmerzhaft,** häufig, muss nachts aufstehen: lina.[85]
  ☞ *Z; Nachts*
- **Stuhlgang**:
  ◦ **während**: **ALOE Alum.**[5] colch.[5] haliae-lc.[222] laur.[5] op.[5] tab.[111] vip.[85]
  ◦ **nach**: acon. apis **Arg-n. Ars.** atro. aur. bar-c. bell. bry. calc. camph. carb-v. caust. chin. chin-ar. cina colch. con. dig. **Hyos.** kali-br. **Laur.** mosch. **MUR-AC.** nat-m. petr. **Ph-ac. Phos.** puls. rhus-t. sec. **Sel.** stram. sulph. verat. **Zinc.** zinc-p.[58]
  ◦ **Blähungsabgang,** dachte, es käme ein, bei vollem Bewusstsein: **Ars.**
  ◦ **dysenterisch,** bei jedem Stuhl: alum.
  ◦ **Pressen,** beim: **Alum.** lat-h.[301] **Lil-t.**
  ◦ **presst,** wenn man nicht, willentliche Stuhlentleerung nicht möglich: arg-n.
- **Sykose,** sykotische Krankengeschichte: med.[102]
  ▥ *ALLGEMEINES; C; Sykose, sykotische Konstitution*
- **Tauchen** der Hände in kaltes Wasser, beim: dulc.[58] **Kreos.**
- **tröpfelnd**:
  ☞ *tropfenweise, Urintröpfeln; unwillkürlich*
- **Tumoren** in Gehirn oder Wirbelsäule, bei: calc-p.[162]
- **Überdehnung** der Blase, durch: caust.[85]
  ☞ *Lähmung, vollständige Blasenlähmung; allgemeine Arzneien; Überdehnung, nach*
- **Überraschung,** angenehme, agg.: puls.[137]
  ▥ *GEMÜT; M; Überraschungen, Beschwerden durch • GEMÜT; M; Überraschungen, Beschwerden durch; angenehme*
- **Unaufmerksamkeit,** durch: sep.[137]
- **unbemerkt,** gefühllose Entleerung: apoc.[102] **Arg-n.**[102] **Caust.**[102] sars.[102]
- **unterdrücken,** wenn versucht wird, den Harndrang zu: calc. dig.[1] kreos.[58] merc. nat-m. phos.[1] **Puls.** sep. squil. **Sulph. Thuj.**
- **Urin** zurückhält: **Rhus-t.**[5]
- **Urinieren,** nach: agar. cann-i. **CLEM.** helon. **Sel.** sil. **Staph.**
  ☞ *M; Urinieren; nach • tropfenweise, Urintröpfeln; Urinieren; nach • unbefriedigend; Blase nicht entleert worden, als sei die, mit Harntröpfeln ▥ HARNRÖHRE; C; Tropfen abgehen würden, Empfindung als ob; Urinieren, nach*
- **Uterusprolaps,** durch: ferr-i.[137]
- **Verdauungsbeschwerden,** mit: benz-ac.[102] **Nux-v.**[102] puls.[102]
  ▥ *ALLGEMEINES; M; Verdauungsvorgang agg.*
- **Verletzung,** durch: arist-cl.[119]
- **wartet** und dem Harndrang nicht gleich nachkommt, wenn man: **Lach.** phos. plan. **Sep.** squil. sulph. thuj.
- **Wasser** aus einem Hydranten spritzen sieht, wenn man: **Lyss.** sulph.
  ☞ *Urindrang, Drang zur Blasenentleerung; Wasser; hört oder die Hände darunter hält, wenn man fließendes Wasser • Urindrang, Drang zur Blasenentleerung; anhaltend; fließendem Wasser, beim Anblick von*
- **Wehen,** nach:
  ☞ *Entbindung, nach der*
- **Wurmbefall,** bei: cina[102] **Sant.**[102] sil.[102] sulph.[102]
  ▥ *ALLGEMEINES; M; Würmer agg., Beschwerden durch*
- **Zug** zu erreichen, wenn er sich beeilt, um den: lac-d.[137]
- **oft,** nachts: con.[5]
  ☞ *Z; Nachts*
- **reichlich**: ph-ac.[85]
- **schwierige** Fälle: psor.[102]
- **spasmodisch,** nachts: **ARG.** bell. canth. caps. cast. cina coloc. **Gels.** hyos. ign. lach. lyc. mese-c.[1125] **Nux-v.** op. puls. rhus-t. verat.
  ☞ *Z; Nachts*
- **Urinieren,** wie nach: vib.[85]

verdrehter Strahl: sul-i.[137]

verzögert, muss warten, bis Urin anfängt zu laufen: abies-n. acon.[102] agar. aloe **Alum.**[137] alum-p.[58] alum-sil.[58] alumn. am-m. ambr.[5] **Apis**[137] aq-des.[275] aran. arg-n. **ARN. ARS.**[5] ars-s-f.[58] aur-s.[58] bell. **Cact.** cadm-s.[85] calc.[1] camph.[5] **Cann-i.** cann-s.[5] canth.[137] **Caps.**[5] carb-v.[137] carl.[102] casc.[102] **CAUST.** cench.[58] chel. chim. chin.[5] **Clem.** coc-c. **Coloc.**[5] con.[102] **COP.** cycl. **DIG.**[5] **Dulc.**[5] equis.[102] eucal. euph.[5] eys.[119] ham.[111] **HEP.**[111] hydr-ac. hyos.[102] hyper. ip. kali-br. **KALI-C.** kali-chl.[58] **Kali-n.** kali-sil.[58] kali-sula.[110] kreos.[102] lath.[144] laur. lil-t.[137] **LYC.**[162] lyss. m-arct.[5] m-aust.[5] mag-m. manc.[85] mand.[119] med.[122] merc-c.[5] **Mur-ac.**[111] nat-ar.[58] **Nat-c. Nat-m.** nat-p. nat-sil.[58] **Nit-ac.** nux-v. **Op.** ozone[227] par. **Pareir.**[137] **Petr. Ph-ac. Phos.** pitu-p.[119] plb.[85] **Prun.**[137] puls.[5] rad-br.[144] **Raph.** rheum **RHUS-T.** sabal.[111] sabin.[144] **Sars.** sec. **Sel. SEP. Sil.** staph.[102] stict.[85] **Stram.** strep-s.[197] sulfa.[119] sulph. syph.[137] tarent. tax. ter. thea[192] **Thuj.** tub.[56] uva.[171] visc.[119] **Zinc.**[137]
  ☞ *Harnverhaltung; allgemeine Arzneien*

URINIEREN, Entleerung der Harnblase; **verzögert,** muss warten, bis Urin anfängt zu laufen (Forts.)

- **morgens**: nat-sil.[58]
  ☞ *Z; Morgens*
- **allein,** kann nur Urinieren, wenn: ambr.[5] hep.[111] **Lyc.**[162] mur-ac.[111] **NAT-M.**[122] tarent.[111]
  ☞ *Harnverhaltung; allgemeine Arzneien; Gegenwart anderer Personen, kann nicht urinieren in ▤ GEMÜT; C; Gesellschaft; Abneigung gegen, agg. durch •GEMÜT; C; Gesellschaft; Abneigung gegen, agg. durch; Gegenwart anderer; Menschen sind ihr unerträglich;*
- **Beugen** amel., rückwärts nach: alum.[137]
- **Bücken** amel.: canth.[137] pareir.[137] prun.[137]
  ▤ ALLGEMEINES; M; Bücken; amel.
- **Entbindung,** nach der: equis.[102]
  ☞ *M; Entbindung, nach der ▤ ALLGEMEINES; M; Wehen, Entbindung; Wochenbett, im*
- **Fremder,** Gegenwart:
  ☞ *allein, kann nur Urinieren, wenn*
- **Gegenwart** anderer agg.:
  ☞ *allein, kann nur Urinieren, wenn*
- **Hören** von, kann nur Urinieren beim:
  ◦ **Musik**: **Tarent.**
  ◦ **Wasser,** fließendem: lyss. tarent. zinc.
- **Klumpen** schwarzen Blutes aus der Vagina abgegangen ist, kann trotz Harndranges erst Urinieren, nachdem ein großer: **Coc-c.**
- **Knien,** kann nur Urinieren auf den K., Kopf dabei auf den Boden gedrückt: med.[122] pareir.
- **Konvulsionen,** Krämpfe:
  ☞ *Sphinkterkrampf, wegen*
- **lange** warten, muss, und es kommt nur wenig: caust. nat-m.
  ◦ **besonders** wenn andere in seiner Nähe sind: **Nat-m.**
- **letzten** paar Tropfen, die: caust.[1] mand.[119]
- **Liegen** entleeren, kann Harn nur im: ham.[111] kreos.[102] puls.[5] uva.[171]
- **Pfeifen,** kann nur Urinieren beim: cycl. tarent.
- **Pressen,** nach starkem, kommen ein paar Tropfen, dann voller Strahl mit Schmerz, danach evtl. Tröpfeln: clem.
- **Schmerzen,** durch: con.[137] phos.
  ◦ **Blasenfundus,** im: phos.
- **Schneiden** mit erfolglosem Pressen vor dem Urinieren, was Urinieren verhindert: ph-ac.
  ☞ *M; Urinieren; vor*
- **Schwangerschaft,** in der: equis.[102] plb.[85]
- **Schwellung** den Harnfluss verzögere, als ob: manc.[85]
- **seltsame** Körperhaltungen amel.: zinc.[137]
  ▤ ALLGEMEINES; M; Wechsel, Veränderung; amel., Lagewechsel; seltsame Position, in eine
- **Sitzen**:
  ◦ **agg.**: puls.[137] sars.[137]
  ◦ **gebeugt** sitzen, kann nur Urinieren beim:
  ◦ ◦ **hinten,** nach: zinc.
  ◦ ◦ **vorn,** nach: pareir. sulph.
  ◦ **kann** nur Urinieren im S.: caust.[137] **ZINC.**[85]
  ◦ ◦ **Knien,** mit gespreizten: zinc.[85]
- **Sphinkterkrampf,** wegen: **OP.** sars.[58]
  ☞ *O; Sphinkter*
- **Stehen,** im:
  ◦ **agg. tagsüber, aber fließt nachts frei**: sars.[137]
  ◦ **amel.**: alum.[137] caust.[137] con.[137] hyper.[137] **Sars.**[85] syph.[137]
  ◦ **fließt**:
  ◦ ◦ **amel. während**: con.
  ◦ ◦ **unwillkürlich** im Sitzen: **Caust.**
  ◦ **nicht** im St., doch unwillkürlicher Abgang beim Gehen: mag-m.
  ◦ **Urinieren** nur möglich im: alum.[111] chim. hyper. puls.[111] **SARS.**
  ◦ ◦ **Blase** ist leer: **Puls.**[111]
  ◦ ◦ **Füße** weit auseinander und Körper nach vorn gebeugt: **Chim.**
- **Stuhlgang**:
  ◦ **während**: chin.[5]
  ◦ **Pressen** zur, Harnentleerung nur möglich beim: aloe **Alum.** am-m. apis[137] laur. mur-ac.[137] nat-p. sel. stram. tub.[56]
- **Uteruserkrankungen,** bei: con.[102] staph.[102]
- **Zusammenkrümmen** amel.: canth.[137] prun.[137]
- **Pressen**:
  ◦ **muss**:
  ◦ ◦ **Prostatabeschwerden,** bei: apis[137] con.[102] staph.[102]
  ◦ ◦ **schmerzhaftes** und häufiges Urinieren, muss Sitzen und sich lange anstrengen: abies-n.
  ◦ ◦ **Bauchmuskeln,** mit den: carl.[102]
  ◦ ◦ **beständiges** Pr. erforderlich:
  ◦ ◦ ◦ **um** den letzten Teil zu entleeren: rheum
  ◦ ◦ ◦ **wenn** er aufhört, um Luft zu holen, hört der Harnfluss auf, bis er wieder presst: nat-p. **Stram.**
  ◦ ◦ **häufiges** Pr. erforderlich, nur geringe Harnmenge: stict.[85] thuj.
  ◦ ◦ **lange,** bevor er beginnen kann: abies-n. **Acon.**[102] agar. aloe[137] **ALUM.** alum-p.[58] **Apis** **Arn.** **Bell.** **Cact.** cann-s.[5] **CAUST.** cench.[58] **Chim.**[102] **Coc-c.** cycl.[5] equis.[102] **HEP.** **Hyos.**[102] **Kali-c.** kali-chl.[58] **Kreos.**[102] **Laur.** lil-t.[137] lyc.[102] **MAG-M.** **MUR-AC.** nat-c. nat-p. **Nit-ac.** **OP.** pareir.[111] plb. **Prun.** raph. rheum **Rhus-t.** sabal.[111] sars.[58] sec. sep. stram. strep-s.[197] tax. thuj. tub.[137] zinc.[102]
  ◦ ◦ ◦ **morgens**: **ALUM.** **Arn.** **HEP.** **OP.** **Sep.**
  ◦ ◦ **lange,** was schmerzhaft ist: **Laur.**
  ◦ ◦ **langes** Pr. erforderlich, dann tropfenweise Ausscheidung: bell. plb.

◦ ◦ **sehr** festes Pr. erforderlich, so dass der Anus prolabiert: **MUR-AC.**

◦ ◦ **stärker** der Druck, desto weniger fließt, je: **Kali-c.**

◦ ◦ **stehen** und pressen, muss lange Zeit, bevor der Harnfluss beginnt: nit-ac.

◦ **muss** vermeiden zu Pr.: alum.[5]

weniger häufig:

- **Froststadium** im Fieber, während: arn.[5] canth.[5] hyos.[5] op.[5] stram.[5]

- **Schweiß,** während: acon.[5] **Ars.**[5] camph.[5] **Canth.**[5] **Chin.**[5] hep.[5] hyos.[5] **Nux-v.**[5] op.[5] puls.[5] **Sep.**[5] stram.[5]

VARIKOSE:
☞ *Varizen*

VARIZEN: acon. ant-c. ars. bor. calc. cann-i.[111] **Canth.** carb-v. euph. ferr. **Ham.** lyc. merc. nit-ac. **Nux-v.** plan.[1125] **Puls.** staph.[111] sulph. thuj.[111]

blutend: ars. **CALC.** carb-v. ferr. **Ham.** lyc. merc. **Nit-ac.** nux-v.

VERLANGEN zu Urinieren:
☞ *Urindrang, Drang zur Blasenentleerung*

VERSCHLOSSEN, Empfindung wie: op.[5] ruta[5] seneg.[5]

VERSCHLUSS, Verstopfung, Empfindung von: ruta[5] sulph.

Blasenhals, beim Urinieren: sulph.
☞ *O; Blasenhals •Zusammenschnüren, Empfindung von; Blasenhals; Urinieren;*

VÖLLE, Empfindung von: abrot. all-c. allox.[149] alumn. **Apis Arg-n. Arn. Ars.** ars-s-f.[58] bell. **Calad.** calc. calx-b.[194] caust. chel.[5] **Chim.** coc-c.[25] con. conv. corn.[25] cub.[36] **DIG. EQUIS.** eup-per. eup-pur. fl-ac. gels. gnaph. guai. gymn.[25] **Hell.** hep.[5] hydr-ac.[268] hydrog.[222] **Kali-i.** kali-sil.[58] lac-ac. lac-c. lac-d.[58] lyc. lycps. med. mel-c-s.[102] merc. merc-c.[5] nat-m.[58] **Nux-v. Op.** ox-ac. pall.[137] petr. phos. phys. plb.[58] **Puls. Ruta** sabal.[144] sant.[54] sars. **Sep.** stann. **Staph. Stram. Sulph.** taosc.[270] ter.[111] thuj. trif-p.[25] verat. **Zinc.**

morgens: hydr-ac.[268]
☞ *Z; Morgens*

Bewegung, bei auf und ab B.: ruta[137]

Urindrang, ohne: **ARS.** calad. **CAUST.** coc-c.[25] corn.[25] fl-ac. gnaph.[25] gymn.[25] hell. lac-d.[58] **Op.** pall. **Phos.** plb.[58] stann. **Stram.** trif-p.[25] verat.

Urinieren, nach: alumn. calc. con. conv. cub.[36] **DIG. Eup-per.** gnaph. **HEP.**[5] kali-sil.[58] lac-c. **Lycps.** merc. merc-c.[5] nat-m.[58] pall.[137] **Ruta** sars. staph. sulph.
☞ *M; Urinieren; nach •Urinieren, Entleerung der Harnblase; unbefriedigend •Urinieren, Entleerung der Harnblase; unvollständig ▤ HARNRÖHRE; C; Urin, Empfindung; zurückbleibt, als ob Urin; Urinieren, nach*

- **spärlicher,** nach: pall.[137]

WURMGEFÜHL: bell. sep.
☞ *Kriebeln, Empfindung von*

ZIRRHOSE: aran-ix.[149]

ZUCKEN, Blasenhals, beim Urinieren: op.
☞ *O; Blasenhals ▤ ALLGEMEINES; C; Zuckungen*

ZURÜCKGEZOGEN, Empfindung wie: nux-v.[5]

ZUSAMMENSCHNÜREN, Empfindung von: alum. ant-c. ars.[34] **Berb.** bor.[34] bry. **Cact.** calc.[34] cann-s. canth. caps. carb-v.[34] caust.[80] chel. cic.[5] cocc. colch. con. cub. dig. elaps graph.[34] hydrc. kali-i. lyc. mag-p. merc-c.[5] nat-m. op. paeon. petr.[34] ph-ac. phos. plb. polyg. **Puls.**[80] rhus-t.[34] ruta **Sars.** sulph.[34] thuj. verat.
☞ *Krampf, schmerzhafter Blasenkrampf •Spasmus der Blase •Zusammenziehen, Empfindung von •Schmerz; zusammenschnürender Schmerz ▤ ALLGEMEINES; C; Zusammenschnüren, Empfindung von; innerlich*

nachmittags: **Chel.**
☞ *Z; Nachmittags*

Prostatitis, bei: cact.[80] caust.[80] **Puls.**[80]

Urinieren:

- **vor**: **Chel.**
☞ *M; Urinieren; vor*

- **während**: berb. bry. dig. **Petr.**[5] thuj.
☞ *M; Urinieren; während*

- **nach**: cub. **Nat-m.**
☞ *M; Urinieren; nach*

Blasenhals: ant-c. bry. **Cact.** cann-s. canth. caps. colch. con. cub. elaps kali-i. mag-p. **Op.** paeon. petr. phos. plb. polyg. **Ruta** sulph.
☞ *O; Blasenhals*

- **morgens**: caps.
☞ *Z; Morgens*

- **Urinieren**:

◦ **während**: colch. kali-i. petr. polyg.
☞ *M; Urinieren; während •Verschluss, Verstopfung, Empfindung von; Blasenhals, beim Urinieren*

◦ **nach**: bry. **Cann-s.** cub. sulph.
☞ *M; Urinieren; nach*

organisch: ars.[34] bor.[34] calc.[34] carb-v.[34] graph.[34] petr.[34] rhus-t.[34] sulph.[34]

ZUSAMMENZIEHEN, Empfindung von: ant-c. **Berb.** bry.[5] cact.[25] camph.[1] carbn-s. coc-c. dig.[5] hyos. kali-i. **Lyc. Mez.** nat-m.[36] nux-v.[54] op. petr.[5] ph-ac.[5] pyrog.[58] ruta **Sars.**[5] verat.
☞ *Krampf, schmerzhafter Blasenkrampf •Zusammenschnüren, Empfindung von ▤ ALLGEMEINES; C; Strikturen, Stenosen, Zusammenziehungen; Empfindung von Zusammenziehung*

Urinieren:

- **während**: dig.[5] petr.[5]
☞ *M; Urinieren; während*

- **Ende,** am: bry.[5]
☞ *M; Urinieren; Schluss, am*

- **nach**: camph.[1] nat-m.[36] nux-v.[54]
☞ *M; Urinieren; nach*

ZYSTITIS:
☞ *Entzündung •Katarrh, schleimig-eitrige Absonderung •Schmerz; Tenesmus, schmerzhaftes Drängen*

ZYSTOZELE, Blasenbruch:
☞ *Prolaps*

SCHMERZ; Blasenschmerzen:
achy.[149] acon.[1] adam.[222] aesc. aeth. agar. agn. all-c. aloe[102] alum. alum-p.[58] alum-sil.[58] alumn. am-c. am-m. ambr. anac. androc.[222] ang.[1] **Ant-c.** ant-o.[85] ant-t. anth. aphis. **Apis** apisin.[5] apoc. aq-mar.[231] arg-n. arge-p.[264] arist-cl.[119] arn.[5] ars. ars-s-f.[58] arund. asaf.[5] asar. atro.[25] aur. aur-m. aur-s.[58] bamb-a.[1184] bapt.[111] baros.[102] **BELL.** benz-ac.[102] **Berb.** berb-a.[149] bor. bor-ac.[102] brach. brom. brucel.[241] bry. bufo but-ac.[149] **Cact.**[102] cahin.[102] calad. calc. calc-f.[58] calc-i.[58] **Calc-p.** calc-sil.[58] calen.[137] camph.[1] cand-a.[239] cann-i.[137] cann-s. **CANTH.**[5] **Caps.** carb-an. **Carb-v.** **Carbn-s.** card-m. carl. cassi-s.[192] caul. **Caust.**[102] cham.[102] **Chel.** chim. chin. chin-ar. **Clem.** cob-n.[119] coc-c. coff. colch.[5] coloc. **Con.** conv. cop. croc.[5] crot-h. croto-t. cub. cupr. cycl. cypra-e.[227] der. dig. diosm.[142] dirc. dulc.[137] echi.[102] elaps elat. epig.[72] **EQUIS.** erig.[171] ery-a.[72] eug. **Eup-pur.**[102] eupi.[102] fab.[72] **Ferr.**[102] ferr-ar. ferr-i.[36] ferr-p. ferr-pic.[102] **Fl-ac.** gall-ac.[72] gamb. gels. germ.[222] glyc.[102] granit-m.[194] graph. gua.[85] guai. gymn.[111] harp.[1184] hedeo.[25] hell. hep. hist.[144] hydrang.[102] hydrc.[192] hyos.[1020] ign. ignis[194] indg. ip. jatr. kali-bi. kali-br. kali-c. kali-i. kali-p. kali-s. kali-sil.[58] kola[1184] kreos. lac-ac.[144] lac-c. lac-d.[111] lac-del.[204] lac-leo.[204] lach. lachn. lact. lap-laz.[227] lappa[25] lat-h.[301] lat-m.[119] laur. led. lil-t. **Lith-c.** lob-s.[85] **Lyc.**[8] lycps. lyss. m-art.[5] mag-p.[72] manc. mand.[119] mang. mang-acet.[1] mangi.[197] med.[102] mel-c-s.[102] merc. merc-c.[91] merc-i-r. merl. mez. mit. morph. mosch.[5] mur-ac. naja[36] naphtin.[102] nat-ar. nat-c. nat-m. nat-p. nat-sil.[58] neon[222] nit-ac. nux-m. nux-v.[102] oci. oci-s.[119] ol-an. onis.[102] onos.[144] op.[111] ox-ac.[58] ozone[227] pall. par. pareir. petr. petros.[102] ph-ac. phos. phys. phyt. pic-ac. piloc.[102] pip-n. plan. **Plb.** podo. polyg. pop.[25] prun. psor. ptel.[25] **Puls.** puls-n.[25] pulx.[102] pyrog.[58] ran-b. raph. rham-cal.[102] rheum rhod.[5] rhus-a. rhus-t. ruta sabad.[809] sabal.[47] sabin.[5] sang. **Sars.** sass.[45] sec. senec.[54] seneg. sep. sieg.[144] sil. sin-n. solid.[102] spig.[1] spong. squil. stann.[1] staph.[809] stict.[137] stigm.[85] stry. sul-ac.[1] sul-i.[80] sulfonam.[149] sulph.[8] syc-co.[136] tama.[197] taosc.[270] tarent. tax. ter. thuj. til. til-c.[253] tril.[304] trinit.[102] tritic.[102] tub. tylo-i.[192] uran-n. ust. uva. valer.[5] verat. verat-v.[102] verb.[102] vesi.[102] vib.[102] viol-t. weil.[9] x-ray[119] **Zinc.** zinc-ar.[137] zinc-p.[58]

abwechselnd mit:
- **Schmerzen** im Nabel: ter.[137]
  ☞ A; Abwechselnd mit
- **Stechen** im Rektum: coloc.
  ☞ A; Abwechselnd mit ▤ REKTUM; A; Abwechselnd mit

rechts: germ.[222]

morgens: all-c. alum.[1] alumn. am-m. arge-p.[264] berb. cop. hep.[58] merc-c.[58] morph. nux-v. par. puls. senec. sep. sin-n. sulph. tama.[197]
☞ Z; Morgens ▤ ALLGEMEINES; C; Schmerz; morgens
- **4** Uhr: am-m.
- **10** Uhr: all-c.

vormittags: agar. phos.
☞ Z; Vormittags ▤ ALLGEMEINES; C; Schmerz; vormittags

nachmittags: bamb-a.[1184] cycl.
☞ Z; Nachmittags ▤ ALLGEMEINES; C; Schmerz; nachmittags
- **Schlaf,** nach: cycl.
  ▤ ALLGEMEINES; M; Schlaf; nach Schlaf; Mittagsschlaf • ALLGEMEINES; C; Schmerz; nachmittags; Mittagsschlaf; nach

abends: ip. lith-c. lyss. morph. nux-v. pall. petr.[5] pic-ac. puls. sep. uva.
☞ Z; Abends ▤ ALLGEMEINES; C; Schmerz; abends
- **Gehen** im Freien, beim: lith-c.
  ▤ ALLGEMEINES; M; Gehen; während Gehen agg.; Freien, im
- **Urinieren,** nach: sep.
  ☞ M; Urinieren; nach

nachts: ant-c. bell. carb-an. coc-c.[25] fl-ac. kreos. lith-c. lyc. merc. phos.[1] prun. solid.[102] sulph. tama.[197]
☞ Z; Nachts ▤ ALLGEMEINES; C; Schmerz; nachts
- **asthmatischen** Beschwerden, mit: solid.[102]
  ▤ ATMUNG; C; Asthma, asthmatische Atmung; Begleitsymptome
- **Bett,** im: lyc.[1]
- **Hinlegen** agg.: lyc.

Anstrengung agg.: neon[222]
▤ ALLGEMEINES; C; Schmerz; Anstrengung agg.

Atmen, beim: aur.

Auftreibung des Abdomens, mit: brucel.[241]

Beugen, Neigen, amel.: lac-ac.[144]

Bewegung:
- **während**:
  - **agg.**: bell. **BERB.** canth. nux-v.
    ☞ M; Bewegung, bei; agg.
  - **amel.**: aq-mar.[231]
    ☞ M; Bewegung, bei; agg. • M; Bewegung, bei; amel.
- **Schritt,** bei jedem, das Gefühl, die Blase bewegt sich auf und ab und ist voll, sofort nach Urinieren: ruta

Blähungen, Flatus, durch: aloe[111] carb-v.[5] coloc.[5] gamb.[111] gymn.[111] ign.[5] kali-c.[1] prun.[111] zinc.[5]

Druck agg.: bell.[58] diosm.[142] lachn.[25]
▤ ALLGEMEINES; C; Schmerz; Druck; agg.
- **Kleidung,** der: diosm.[142]
  ▤ ALLGEMEINES; M; Druck; agg.; Kleidung, durch die

Erbrechen, Diarrhoe und Harnentleerung: crot-h.

Erkältung, durch: caust.[137] **Dulc.** **Eup-pur.** puls.[137] sulph.[137]
☞ Kälte, Beschwerden durch ▤ ALLGEMEINES; C; Schmerz; Kälte; Erkältung, nach

erschütternd: **BELL.**

Erwachen, beim: lith-c.[25]
▤ ALLGEMEINES; C; Schmerz; Erwachen; agg.

Essen, nach dem: arn.[1]
▤ ALLGEMEINES; M; Essen; nach • ALLGEMEINES; C; Schmerz; Essen; nach

Fahren im Wagen **agg.**: agar. eup-pur.[85]
ALLGEMEINES; M; Fahren im Wagen oder mit der Bahn; während Fahren

Füßen, mit eiskalten: elaps

Gehen, beim:

- **agg.**: acon. bry. con. ign. mang. nat-m. phos. prun.[102] **Puls.** thuj.
ALLGEMEINES; C; Schmerz; Gehen; agg.

- **amel.**: ign.[102] ter.
GEMÜT; M; Gehen; amel. •ALLGEMEINES; C; Schmerz; Gehen; amel.

◦ **Freien,** im: **Ter.**
ALLGEMEINES; M; Gehen; amel.; während Gehen amel.; Freien, im •ALLGEMEINES; C; Schmerz; Luft; Freien, amel. im

◦ ◦ **Ruhe** agg.: ter.

Geräusch, Lärm, **agg.**: cham.[58]
ALLGEMEINES; M; Geräusch, Lärm; agg. •ALLGEMEINES; C; Schmerz; Geräusch, Lärm, agg.

Herumdrehen im Bett, beim, als würde die Blase zur Seite fallen, auf der man liegt: puls.
☞ Fällt, als ob die Blase; Seite, auf der man liegt, zur ALLGEMEINES; M; Drehen; Bett, im

Husten, beim: **Caps.**[5] colch. ip. kreos.

Kaffee, durch: canth.[102]

Katheterisierung, nach: mag-p.[8]

Koitus, nach: **All-c.** sabad.[809] **STAPH.**[809]
ALLGEMEINES; M; Koitus; nach •ALLGEMEINES; C; Schmerz; Koitus, nach

Konvulsionen, während: alum.[1] canth.[54]

- **morgens**: alum.[1]
☞ Z; Morgens

Liegen:

- **agg.**: am-m. fl-ac. lyc. nux-v.
ALLGEMEINES; C; Schmerz; Liegen; agg.

◦ **Stechen,** mit: am-m.

- **amel.**: chel. lyc. uva.[85]
ALLGEMEINES; C; Schmerz; Liegen; amel.

◦ **Bauch,** auf dem: chel.

◦ **Rücken,** auf dem: uva.[85]

Menses:

- **vor**: med.[102]
☞ M; Menses; vor

- **während**: **SEP.** tarent.
☞ M; Menses; während ALLGEMEINES; C; Schmerz; Menses; während

Metrorrhagie, bei: erig.[102]
ALLGEMEINES; M; Metrorrhagie, Beschwerden durch

Mittagessen, nach dem: nux-v.
ALLGEMEINES; M; Mittagessen; agg.

Operation des Abdomens, **nach**: pop.[122]
☞ M; Operation, nach ALLGEMEINES; M; Operationen, Beschwerden durch; tiefere Gewebeschichten •ALLGEMEINES; C; Schmerz; Operationen, nach

Prostatitis, bei: **All-c.**[80] **Apis**[80] **Cact.**[80] **Calc-p.**[80] **Caust.**[80] **Puls.**[80] sul-i.[80]

Reiben amel.: tylo-i.[192]
ALLGEMEINES; M; Reiben; amel. •ALLGEMEINES; C; Schmerz; Reiben; amel.

Reiten amel.: lyc.
ALLGEMEINES; M; Reiten; amel.

Rektum, mit Beschwerden des: canth.[137] caps.[137] erig.[137] merc-c.[137]
REKTUM; M; Blasensymptomen, bei

Ruhe amel.: con.[102]
ALLGEMEINES; C; Schmerz; Ruhe; amel.

Schmerzen in anderen Teilen, mit:

- **Abdomen,** im: brucel.[241]
ABDOMEN; M; Schmerzen, mit; Blase, der

- **Nierenschmerzen,** nach: zinc.[54]

- **Rektum,** im: ambr.[58]
REKTUM; M; Blasensymptomen, bei

- **Schienbein,** im: merc-c.[85]

Schwangerschaft, während: bell.[102] canth.[102] caust.[102] equis.[85] ferr.[102] nux-v.[102] ph-ac.[85] pop.[102] puls.[102] staph.[102]

Sitzen, beim:

- **agg.**: card-m. mang-acet.[1] ter.
ALLGEMEINES; C; Schmerz; Sitzen agg.

- **amel.**: bry. con. ign.
ALLGEMEINES; M; Sitzen; amel.

- **gekreuzten** Beinen sitzen, **muss mit**: sep. zinc.

Stehen agg.: arn.[1] eup-pur. ferr-p.[111] mang. puls.

Steinoperation, nach: arn.[137] calen.[137] **STAPH.**

Stuhlgang:

- **vor**: alum.[5] carb-v.[5] nat-m.[5] sulph.[1]

- **während**: alum. canth.[102] caps. gamb. lil-t. merc. merc-c.[102] nux-v. rhus-t. staph.
ALLGEMEINES; M; Stuhlgang; während Stuhlgang •ALLGEMEINES; C; Schmerz; Stuhlgang; während

- **nach**: canth. coloc.[5]
ALLGEMEINES; M; Stuhlgang; nach Stuhlgang •ALLGEMEINES; C; Schmerz; Stuhlgang; nach

- **amel.**: pall.[137]

- **Stuhldrang,** bei: chin.[1]

- **Stuhldrang,** mit erfolglosem: aphis.

Trinken agg.: **Canth.**
ALLGEMEINES; M; Trinken; beim

Urindrang, mit: berb. calc-p. canth. eup-pur. fl-ac.[5] guai. hell. **Nux-v. Phyt.** puls. rhod. rhus-t. ruta sul-ac. zinc.
☞ Urindrang, Drang zur Blasenentleerung; schmerzhaft •Urinieren; vor

- **erfolglos**: guai.

Urinieren:

- **vor**: ang. ant-t.[5] apis arge-p.[264] arn. berb. bor. bry. but-ac.[149] calc. calc-p. cann-i. canth.[5] caps. chel. chim. chin. clem. coff.[5] colch. con. dig. **Fl-ac.** graph. ignis[194] kali-s. lach. **Lith-c.** mag-p. manc. nat-c. nat-p. **Nux-v.** pall. petr. ph-ac. **Phyt.** prun. ptel.[25] puls. rheum rhod. rhus-t.[5] ruta seneg. sep. spig. sulph. thuj. zinc.
☞ M; Urinieren; vor •Urindrang, Drang zur Blasenentleerung; schmerzhaft •Urindrang, mit ALLGEMEINES; M; Urinieren; vor U. agg.

Urinieren (Forts.)

- **Beginn,** zu: acon. **Apis Ars.** cann-s. **CANTH.**[54] caust. **CLEM.** cop. kali-i. manc. **MERC.** nux-m.[54] prun.
  ☞ *M; Urinieren; Beginn, zu* ▤ *ALLGEMEINES; M; Urinieren; Beginn, zu*
  - **amel. sobald der Harn läuft**: prun.
    ☞ *M; Urinieren; amel.*
  - **Hysterie,** bei: **Canth.**[54] **NUX-M.**[54]
- **während**: acon.[5] aloe alum-sil.[58] androc.[222] ant-o.[85] **Ant-t.**[5] apis[102] **Apisin.**[5] arg-n. asaf.[5] asar. bell.[102] berb. bor.[102] brach. calc. calc-f.[58] calc-p. **Camph.**[54] cand-a.[239] canth. caps.[102] carb-v. carbn-s. cassi-s.[192] caust. cham. chim. coloc.[8] con.[5] cop.[102] cycl. dig.[102] dulc.[54] equis.[54] **Erig.**[54] ery-a.[102] eup-pur.[102] fl-ac. hell.[5] hep. hyos. indg. ip.[5] kali-bi. kali-c.[58] lac-leo.[204] lach. lachn. lact. lil-t.[102] lith-c.[171] lyc.[102] **Manc.** med.[56] **Merc.**[54] morph.[102] nat-ar. nat-c. nat-m. **Nit-ac.**[54] **Nux-v.**[54] op. pareir.[8] **Petros.**[102] ph-ac. phos.[54] **Phyt.** polyg.[25] prun. **Puls.** rheum rhod.[5] rhus-a. ruta[5] sabad.[54] sabin.[102] **Sars.**[102] sec. sep.[54] sieg.[144] sil. spig.[5] **Squil.**[5] staph.[102] sul-ac.[5] syc-co.[136] ter. thuj. tril.[304] tylo-i.[192] **Uva.**[8] verat. verat-v.[102] verb.[102] vib.[102] weil.[9] zinc.[5]
  ☞ *M; Urinieren; während* ▤ *ALLGEMEINES; M; Urinieren; während U. agg.*
  - **Frauen,** bei: apis[102] caps.[102] **Cop.**[102] dig.[102] **Eup-pur.**[102] lil-t.[102] **Sabin.**[102] staph.[102] verat-v.[102] vib.[102]
  - **Gonorrhö,** bei: **Sabad.**[54]
  - **Kindern,** bei: **Bor.**[102] lyc.[102] sars.[102]
  - **nervös** bedingt: apis[102] **Bell.**[102] caps.[102] **Ery-a.**[102] morph.[102] petros.[102]
  - **Tropfen** entleert wurden, nachdem ein paar: berb. calc-p. **CANTH. Caust.** fl-ac. lith-c.
  - **erstreckt** sich in die Samenstränge: lith-c.[171]
- **Ende** des, am: apis[72] arg-n.[102] bor-ac.[102] cann-s.[58] nat-c. neon[222] petr. puls.[102] sars. thuj.
  ☞ *M; Urinieren; Schluss, am* ▤ *ALLGEMEINES; M; Urinieren; Schluss des U., agg. am*
- **nach**: alum.[1] ang.[1] apis arund. asaf.[5] asar. bell.[5] **Berb. Brach.** bry.[5] bufo calc-p.[58] camph. cann-s.[5] **Canth.** cassi-s.[192] **CAUST.**[5] chin. con.[5] conv. cub. dig. dulc. echi.[102] epig.[72] **Equis.** fab.[72] ferr. fl-ac. guai.[5] harp.[1184] hydrc.[192] lac-c. lac-leo.[204] lith-c. lyc. med.[111] merc. nat-c.[5] nat-m. nux-v.[5] ozone[227] petr. phos. polyg.[25] puls.[5] ruta **SARS.**[5] sep. sil. squil. stann.[5] staph.[5] stigm.[72] sulph.[58] thuj. **Uva.**[8] zinc.[5]
  ☞ *M; Urinieren; nach* ▤ *ALLGEMEINES; C; Schmerz; Urinieren, nach*
  - **Blase,** bei leerer: calc-p.[58]
  - **links,** tief: calc-p.
- **amel. nach**: lith-c.[36] nat-ar. spig.[1]
  ☞ *M; Urinieren; amel.*
- **amel. nicht**: equis.[171] polyg.[25]
- **Entleerung,** bei hinausgezögerter: calc-p. **Lac-ac.** lac-c. lob-s.[25] phos. prun. **Puls.** ruta sep. **Sul-ac.** tub.
- **Harnverhaltung,** mit: aur. bor. hyos. sars.
- **nicht** uriniert, wenn man: graph.[58] staph.[184]
- **unterdrücktem,** bei: hyos.

Zusammenkrümmen, muss sich: prun.

Zystitis, bei: lyc.[8]

erstreckt sich:

- **aufwärts**: calc-p. phyt.
  ▤ *ALLGEMEINES; C; Schmerz; erstreckt sich; aufwärts*
- **Becken** und Oberschenkel, nach Harnentleerung: puls.[137]
- **Brust**: alum. caul.[111] glyc.[102]
  - **Schultern,** und: glyc.[102]
- **Hoden,** in die, während der Harnentleerung: **Berb.**[102] cahin.[102] erig.[102]
- **Labien,** während der Harnentleerung: eupi.[102]
- **Meatus**: chim.
- **Niere** zur Blase, von der:
  ▤ *NIEREN; C; Schmerz; stechender Schmerz; erstreckt sich; Blase, in die*
- **Nieren**: **Aesc.** apis **Canth.**
- **Oberschenkel**: berb.[102] fl-ac.[111] pareir.[102] **Puls.**
  - **Urinieren,** beim: berb.[102] pareir.[102]
    ☞ *M; Urinieren; während*
- **Penis**: bamb-a.[1184]
- **Perineum,** zum, während des Urinierens: lyc.[102] sep.[102]
- **Rektum**: bamb-a.[1184] caps.[58]
- **Rücken**: caul.[111] sars.[137]
- **Sakrum,** in das, während der Harnentleerung: graph.[8]
- **Samenstränge,** in die: anth. clem.[102] equis.[171] lith-c. puls.[102] spong.[102]
- **Schamregion,** in die: sabal.[144]
- **Steißbein**: bamb-a.[1184] graph.[5]
  - **Urinieren,** beim: graph.[5]
    ☞ *M; Urinieren; während*
- **Urethra**: am-m.[1] berb. canth.[111] carbn-s. cycl.[36] dig. hist.[144] lyc.[1] phos. thuj.
  - **Urinieren,** beim: cycl.[36]
    ☞ *M; Urinieren; während*
- **Uterus**: merl. tarent.
- **Vulva,** in die: bamb-a.[1184]

Blasenhals: acon. aloe alum. ambr. ant-c. ant-o.[85] ant-t. anth. apis apoc. arn. atro. **BELL. Berb.** brach. cact. calc-i.[58] **Calc-p. Cann-s. Canth. Caps.** carb-v. carbn-s. carl. caust. cham. chel. chim.[63] chin.[5] clem. coc-c. coloc.[102] con. **Cop. Dig.** elat. **Ferr-p.** fl-ac. graph.[58] guai. hyos. ign. jatr. kali-br.[8] kali-c. lac-ac. lach. lith-c. lyc. lyss. manc. med. merc. merc-c.[137] mez. mit. nat-c.[5] nat-m. **Nux-v.** op. petr. ph-ac. phos. phyt. pic-ac. plb. polyg. prun. **PULS.** ran-b. rhod. rhus-a. ruta sars. sep. spong. stann.[1] staph. stry. sul-ac.[1] sulph. ter. thuj. trinit.[102] uva.[162] **Zinc.** zinc-ar.[137]
☞ *O; Blasenhals*

- **morgens**: caps. sulph.
  ☞ *Z; Morgens*
  - **Bett,** im: caps.

- **11** Uhr: sulph.
- **nachmittags**: sulph.
  ☞ Z; Nachmittags
  - **15** Uhr: sulph.
- **abends**: lyss. phos.
  ☞ Z; Abends
  - **abends**: phos.
- **Gehen** agg.: con. ign. mez. nux-v. puls. thuj.
  - **Freien,** im: con. ign. mez. nux-v. puls. thuj.
  - **Sitzen** amel.: con. ign.
- **Husten,** beim: caps.
- **Koitus** amel.: sul-ac.[1]
  ALLGEMEINES; M; Koitus; amel. nach
- **Liegen** amel.:
  - **Gesicht,** auf dem: chel.
  - **zusammengekrümmt**: staph.
- **muss** die Oberschenkel zusammendrücken: sul-ac.[1]
- **Pressen** während Urinieren, beim: kali-c.
  ☞ M; Urinieren; während
- **Schmerzen** im Rektum, mit: ambr.
  REKTUM; M; Blasensymptomen, bei
- **Sitzen**:
  - **agg.**: ter.
  - **amel.**: con.
- **Urinieren**:
  - **agg.**:
    - **vor**: apis arn. calc-p.[58] canth. chim. dig. **Lith-c.** **Nux-v.** ph-ac. phyt. puls.
      ☞ M; Urinieren; vor
    - **Beginn,** zu: **Clem.** manc. petr.
      ☞ M; Urinieren; Beginn, zu
    - **während**: acon. aloe ant-o.[85] apis berb. canth. carbn-s. cham. chin.[5] **Coloc.**[102] cop. ign. kali-c. nux-v.[5] petr. ph-ac. polyg. prun. puls. ran-b. rhus-a. stann. staph.[1] sul-ac. sulph.[5] thuj. trinit.[102]
      ☞ M; Urinieren; während
    - **Ende** des, am: **Cann-s.** caust. con. dig. med. nat-c.[5] petr. **Puls.** ruta **SARS.** sulph. thuj.[85]
      ☞ M; Urinieren; Schluss, am
      - **letzten** Tropfen geleert werden, wenn die: med. sars.
    - **nach**: **Apis** apoc. calc-p. cann-s. canth. con. dig. fl-ac. guai. merc. nat-m. nux-v. petr. **Puls.**[54] ruta sars. sep. stann.[1] uva.[162]
      ☞ M; Urinieren; nach
  - **amel.**: ferr-p.[58]
    ☞ M; Urinieren; amel.
  - **Bemühen,** nach vergeblichem: guai.
  - **nicht** uriniert, wenn man: acon. berb. canth. cham. graph.[58]
  - **Urindrang,** bei: anth. bell. berb. **Calc-p.** canth. dig. ferr-p. guai.[58] sep. spong.
  - **Urinieren,** beim Ansetzen zum: **Cop.**
  - **Zurückzuhalten,** bei dem Versuch, den Urin: lac-ac. prun.
- **erstreckt** sich:
  - **Harnröhre,** durch die: canth. chim.[63]
  - **Oberschenkeln,** zu den, nach Urinieren: puls.
  - **Penisspitze,** zur: dig. phos.[1] stry.
- **Anus,** und: lyc.

Region der Blase, in der: chel. prun.[102]
- **Gehen,** beim: prun.[102]

abwärtsdrängender Schmerz: aloe[102]

abwärtszerrender, herausdrängender Schmerz: apisin.[5] arg-n. arund. bamb-a.[1184] bry. calc.[5] calc-p. **Canth.** **Chel.** cop. cycl. dig. fl-ac. hyos. lac-c. lact. **Lyc.** mosch. nat-c.[1] op. psor. rheum ruta sep. sulph.
- **morgens**: sep. sulph.
  ☞ Z; Morgens
- **nachts,** beim Hinlegen: **Lyc.**
  ☞ Z; Nachts
- **Harn** zurückzuhalten, bei dem Versuch: calc-p. lac-c.
- **Liegen,** im, Reiten amel.: **Lyc.**
- **Urinieren**:
  - **während**: apisin.[5] arg-n. cycl. op. rheum ruta
    ☞ M; Urinieren; während
  - **nach**: arund. bry. ruta sulph.
    ☞ M; Urinieren; nach
- **zurückgehalten** wird, wenn der Urin: hyos.

anfallsweise: **Caul.** chel. **Cop.** **PULS.**

Ausdehnung, Schmerz wie durch: anth. equis.[85]
☞ Ausdehnung, Empfindung von

beißender Schmerz: apis berb.[111] **Canth.** chim. eup-pur. phos.
- **Gehen,** beim: phos.
- **Stehen** agg.: **Eup-pur.**
- **erstreckt** sich in den Meatus: **Chim.**
- **Blasenhals**: berb.[111]
  ☞ O; Blasenhals

berstender Schmerz: pareir.[137] **Ruta**[5] zinc.[111]
ALLGEMEINES; C; Schmerz; berstender, spaltender, auseinandertreibender Schmerz

bohrender Schmerz, Blasenregion: thuj.
ALLGEMEINES; C; Schmerz; bohrender Schmerz

brennender Schmerz: **Acon.** **All-c.** aloe alum. androc.[222] **Apis** arge-p.[264] arn.[5] **Ars.** baros.[102] bell. **BERB.** berb-a.[149] bor. bry. calc. calc-i.[58] calc-p. camph. cand-a.[239] cann-i. **CANTH.** **CAPS.** card-m. cassi-s.[192] cham. chel. chim.[63] chin.[5] clem. coff. colch. coloc. con. cop. cypra-e.[227] elat. erig.[54] **Eup-pur.** **Ferr-pic.**[102] fl-ac. graph.[58] hep.[58] hist.[119] hydrang. ign. indg. kali-bi. kali-c.[58] lac-del.[204] lac-leo.[204] lach. lap-laz.[227] lat-h.[301] lob-s.[85] lyc. lyss. m-art.[5] mangi.[197] merc. merc-c.[58] mit. nat-c.[5] nit-ac. nux-v. op. par.[5] petr. ph-ac. phos. pip-n. plb. **Prun.** **Puls.** ran-b. rheum rhod. rhus-t. sabin. sars. sass.[45] senec.[137] seneg. **Sep.** sieg.[144] sil. staph. sul-ac. sulph.[58] tama.[197] **TER.** thuj. trinit.[102] uva. verb.[102] zinc. zinc-ar.[137]
HARNRÖHRE; C; Schmerz; brennender Schmerz • URIN; C; Schmerzhafte Empfindung, Urin verursacht; brennender, heißer Urin • ALLGEMEINES; C; Schmerz; brennender Schmerz

brennender Schmerz (Forts.)

- **morgens**: all-c. berb. hep.[58] merc-c.[58] **Nux-v.** tama.[197]
  ☞ *Z; Morgens*
  ◦ **10** Uhr: all-c.
- **abends**: lyss. nux-v. petr.[5] puls.
  ☞ *Z; Abends*
- **nachts**: bell. tama.[197]
  ☞ *Z; Nachts*
- **Anwendungen,** warme, amel.: carc.[304]
- **Gehen** im Freien amel.: **TER.**
- **Liegen,** beim: fl-ac.
- **Menses,** während: sep.
  ☞ *M; Menses; während*
- **Stehen** agg.: **Eup-pur.**
- **Urinieren**:
  ◦ **vor**: **Apis Berb.** bor. bry. calc. cann-i. **Canth. Caps.** chel. clem. colch. **Fl-ac.** lach. nat-c. rheum rhod. seneg. **Tama.**[197] thuj. zinc.
  ☞ *M; Urinieren; vor*
  ◦ **während**: aloe cand-a.[239] **Canth.** caps. cassi-s.[192] cham. erig.[54] eup-pur. kali-bi. kali-c.[58] lac-leo.[204] lyc. **Mangi.**[197] nux-v. par.[5] phos. prun. rheum sass.[45] sieg.[144] staph.[5] **Tama.**[197] **Ter.** verb.[102]
  ☞ *M; Urinieren; während*
  ◦ **nach**: alum. apis bell.[5] **Berb.** calc-p. canth. cassi-s.[192] **Fl-ac.** lac-leo.[204] lat-h.[301] **Lyc. Mangi.**[197] **NAT-C.**[5] sep. sil. sulph.[58] **Tama.**[197] thuj.
  ☞ *M; Urinieren; nach*
  ◦ **Uriniert,** wenn er nicht: graph.[58] staph.[184]
- **Blasenhals**: acon. aloe apis **Berb.** calc-i.[58] **CANTH. Cham.** chim.[63] chin.[5] con. **Cop. Elat.** graph.[58] ign. merc. mit. **Nux-v.** op. petr. ph-ac. plb. **Prun. Puls. Ran-b.** sars. **Staph.** sul-ac. thuj. trinit.[102] zinc-ar.[137]
  ☞ *O; Blasenhals*
  ◦ **Liegen** amel., zusammengekauert: staph.
  ◦ **Urinieren**:
  ◦ ◦ **während**: acon. **Aloe Apis** berb. **CANTH. Cham.** chin.[5] **Cop. NUX-V.** petr. ph-ac. prun. puls. **Ran-b.** staph.[1] sul-ac. thuj. trinit.[102]
  ☞ *M; Urinieren; während*
  ◦ ◦ **nach**: **Apis** canth. merc. **Puls. Sars.**
  ☞ *M; Urinieren; nach*
  ◦ ◦ **Uriniert,** wenn er nicht: acon. berb. canth. graph.[58]
  ◦ **erstreckt** sich durch die Harnröhre: **CANTH.** chim.[63]
- **Kohlen,** wie durch: sass.[45]

drehender Schmerz, Blasenhals: coc-c.
☞ *O; Blasenhals*

drückender Schmerz: **ACON.**[5] all-c. aloe[102] alum. alum-p.[58] am-c. am-m. ang. **Ant-c.**[5] ant-t. aphis. **APIS Apisin.**[5] **Arn.** asar. **Aur.** aur-s.[58] bell. berb. bor. brach. bry. but-ac.[149] **Cact.**[102] **Calc. Calc-p.** calc-sil.[58] **Camph.** cann-s. **Canth.** caps. carb-an. **Carb-v.**[5] carbn-s. **Card-m.** carl. chel. **Chim.** chin. chin-ar. coc-c. coff.[5] colch. **Coloc.**[5] **Con.**[1] cop.[102] cub. cycl.[36] dig. **Dulc. Equis. Eup-pur.** fl-ac. gamb.[111] germ.[222] granit-m.[194] graph. harp.[1184] hep. hyos. ign. ignis[194] ip. jatr. **Kali-c.**[5] kali-p. kali-s. kali-sil.[58] kreos. lac-ac. lac-c. **Lach.** lachn. lact. lat-h.[301] laur. **LIL-T.**[54] lith-c. **LYC.** med. mel-c-s.[102] merc. merc-i-r. mosch. naja[36] nat-c. **Nat-m.** nat-p. nat-sil.[58] **NIT-AC.**[5] **NUX-V.** ol-an. op. pall. petr. **Ph-ac.** phos. phyt. pop. **PULS.** pulx.[102] raph. rhus-a. rhus-t. **RUTA Sars. SEP.** sil. spig.[1] **Squil.**[5] stann.[1] **Staph.**[5] sul-ac.[1] **Sulph.** tarent. ter. thuj. til. uva.[162] verat. verb.[102] **Zinc.** zinc-p.[58]
▥ *ALLGEMEINES; C; Schmerz; drückender Schmerz*

- **rechts**: germ.[222]
- **morgens**: all-c. puls. **Sep.**
  ☞ *Z; Morgens*
  ◦ **10** Uhr: all-c.
- **abends**: puls. **Sep.**
  ☞ *Z; Abends*
- **nachts**: **Bell.** carb-an. fl-ac. kreos. **Lyc.** phos.[1] sulph.
  ☞ *Z; Nachts*
- **Bewegung** agg.: nux-v.
  ☞ *M; Bewegung, bei; agg.*
- **Blähungen,** Flatus, durch: carb-v.[5] gamb.[111] ign.[5] kali-c.[5] zinc.[5]
- **Essen,** nach dem: arn.[1] cycl.[36]
- **Gehen,** beim: bry. con. ign. phos. puls.
- **Harnverhaltung,** bei: aur. **Bor. Hyos. Sars.**
- **Husten,** beim: caps. colch. **Ip.** kreos. **Squil.**[5]
- **Liegen,** beim: **Lyc.**
- **Reiten** amel.: lyc.
- **Sitzen** amel.: bry. con. ign. sep. zinc.
  ◦ **gekreuzten** Beinen sitzen, muss mit: sep. zinc.
  ▥ *WEIBLICHE GENITALIEN; C; Schmerz; abwärtszerrender, herabdrängender Schmerz; Uterus und Uterusregion; Kreuzen der Beine amel.*
- **Stehen,** im: arn.[1]
- **Stuhlgang**:
  ◦ **vor**: **Carb-v. Nat-m.** sulph.[1]
  ◦ **nach**: chin.[1] coloc.[5]
  ◦ ◦ **Stuhldrang,** bei: chin.[1]
  ◦ **Stuhldrang,** mit erfolglosem: aphis.
- **Urinieren**:
  ◦ **vor**: ang. apisin.[5] **Arn.**[5] but-ac.[149] calc-p. chim. **Chin.** coff.[5] con. graph. hyos.[5] ignis[194] **Kali-s.** nat-p. **Nux-v.** petr. phyt. **Puls.** ruta **Sep.** spig.
  ☞ *M; Urinieren; vor*
  ◦ **während**: acon.[5] asar. berb. calc-p. **Camph. Chim.** con.[5] cop.[102] dig. dulc. **Hep.** hyos. **Lach.** lachn. lact. lyc.[102] nat-c. **Nat-m. NUX-V.** op. ph-ac. **Sep.**[102] **Sil.** spig.[5] squil.[5] staph.[5] verat. zinc.[5]
  ☞ *M; Urinieren; während*
  ◦ **nach**: asar. berb. brach. bry.[5] **Calc-p. Camph.** canth. chin. con.[5] **Dig.** dulc. **EQUIS.** harp.[1184] lac-c. lith-c. merc. nat-m. **Nux-v.**[5] ruta sep. stann.[5] **Sulph.**[5] **Uva.**[162] zinc.[5]
  ☞ *M; Urinieren; nach*
  ◦ ◦ **tief** in der linken Seite: calc-p.

◦ **amel. nach**: spig.[1]
☞ *M; Urinieren; amel.*

◦ **Drang** unterdrückt wird, wenn der: sep.[1]

- **Zystitis,** bei: **LYC.**[8]

- **erstreckt** sich zum linken Ovar: lat-h.[301]

- **Blasenhals**: alum. apis arn. brach. calc-p. **Canth.** carl. chim. coc-c. con. ign. jatr. lac-ac. nat-m. **Nux-v.** phyt. puls. rhus-a. ruta stann.[1] sul-ac.[1] ter. thuj. uva.[162]
☞ *O; Blasenhals*

◦ **Gehen** im Freiem, beim: con. ign. nux-v. puls.

◦ **Koitus** amel.: sul-ac.[1]

◦ **Oberschenkel** zusammenpressen, muss die: sul-ac.[1]

◦ **Sitzen** agg.: ter.

◦ **Urinieren**:

◦ ◦ **vor**: apis arn. calc-p. chim. **Nux-v. Phyt. Puls.**
☞ *M; Urinieren; vor*

◦ ◦ **während**: ign. rhus-a. stann. thuj.
☞ *M; Urinieren; während*

◦ ◦ **nach**: con. nat-m. ruta stann.[1] uva.[162]
☞ *M; Urinieren; nach*

◦ **Zurückzuhalten,** bei dem Versuch, den Harn: lac-ac.

- **krampfartig**: con.[1]

- **stechend,** Blasenhals, gehen agg., sitzen amel.: con. ign.
☞ *O; Blasenhals*

- **stetig,** während der Wehen: lil-t.[54]

- **Urin** kommen würde, Empfindung als ob: con.[1]

greifender Schmerz: calc.[5] coloc.[5]

kneifender Schmerz: am-m. **Berb. Lyc.**[5] mez.[1] sabad.[5] sep.
▥ *ALLGEMEINES; C; Schmerz; kneifender Schmerz*

- **Liegen,** im, mit Stechen: am-m.

krallender Schmerz: led. mez. valer.
▥ *ALLGEMEINES; C; Schmerz; greifender, krallender Schmerz*

krampfartiger, spasmodischer **Schmerz**: alum.[1] arg-n.[102] asaf.[5] bamb-a.[1184] **Berb.** bor-ac.[102] bry.[5] cann-s.[5] **Canth.** caps. **Caul.** caust. **Chel.** coc-c.[25] con. cop. cycl. dig. jatr. med. nat-m.[72] nux-v.[72] pareir.[8] ph-ac. phos. prun.[102] puls.[5] ruta sars. ter. **Uva.**[8]
☞ *Krampf, schmerzhafter Blasenkrampf • Spasmus der Blase* ▥ *ALLGEMEINES; C; Schmerz; krampfartiger Schmerz*

- **morgens**: alum.[1] **Cop.**
☞ *Z; Morgens*

- **Mittagsschlaf,** nach: cycl.

- **nachts**: prun.
☞ *Z; Nachts*

- **Urinieren**:

◦ **während**: **Asaf.**[5] pareir.[8]
☞ *M; Urinieren; während*

◦ **Schluss,** am: **Arg-n.**[102] bor-ac.[102] puls.[102]
☞ *M; Urinieren; Schluss, am*

◦ **nach**: **Asaf.**[5] bry.[5] **CANN-S.**[5] med.[111] **Nat-m.**[72] nux-v.[72] **PULS.**[5]
☞ *M; Urinieren; nach*

- **Zusammenkrümmen,** muss sich: prun.

- **erstreckt** sich:

◦ **Brust,** in die: alum. caul.[111]

◦ **Rücken**: caul.[111]

- **Blasenhals**: cann-s. caust. con. dig. jatr. med. phos. puls. ruta sars.
☞ *O; Blasenhals*

◦ **Urinieren,** nach: **Puls.**[54]
☞ *M; Urinieren; nach*

◦ **erstreckt** sich zu den Oberschenkeln, nach Urinieren: **Puls.**

- **Blasenregion,** agg. im Gehen: prun.[102]

- **verschlossen,** Blasenhals wie: cann-s. caust. con. dig. med. **Puls.** ruta **Sars.**

lanzinierend:
☞ *stechender Schmerz* ▥ *ALLGEMEINES; C; Schmerz; lanzinierender Schmerz*

neuralgischer Schmerz: **Clem.**[8] kali-br. mag-p.[8] sulfonam.[149] sulph.[85] **Zinc.**[54]
▥ *ALLGEMEINES; C; Schmerz; neuralgischer Schmerz*

- **Katheterisierung,** nach: **Mag-p.**[8]

- **Schmerzen** in den Nieren, nach: **Zinc.**[54]

- **Blasenhals**: kali-br. sulph.[85]
☞ *O; Blasenhals*

pulsierender, klopfender Schmerz: **Dig.**
▥ *ALLGEMEINES; C; Schmerz; pulsierender, pochender Schmerz*

quetschender Schmerz: mez.[5] nat-m.[5] nux-v.[5] valer.[5]
▥ *ALLGEMEINES; C; Schmerz; klemmender, quetschender Schmerz*

- **Menses,** während: **Nux-v.**[5]
☞ *M; Menses; während*

reißender Schmerz: acon.[58] berb. bry. canth. harp.[1184] **Kali-c.** kola[1184] nux-v. rhod.[5] sulph.[5]
▥ *ALLGEMEINES; C; Schmerz; reißender Schmerz*

- **Urinieren,** vor: **Rhod.**[5]
☞ *M; Urinieren; vor*

- **Blasenhals**: canth. **Kali-c. Nux-v.** sulph.[5]
☞ *O; Blasenhals*

◦ **Pressen** während des Urinierens, beim: **Kali-c.**

◦ **Urinieren,** beim: kali-c. **Nux-v.** sulph.[5]
☞ *M; Urinieren; während*

schießender Schmerz:
☞ *stechender Schmerz*

schneidender Schmerz: acon.[58] adam.[222] **Aeth.** am-c. androc.[222] bell.[137] **Berb.** bry. calc. calc-p. **Canth.** caps. carb-an.[137] coc-c. **Coloc.** con. cub. dig.[1] eup-pur. **Kali-c.** lach. **Lyc.** mag-p. manc. mang. mang-acet.[1] mez. nat-c.[5] nux-m.[5] nux-v. op. pall.[137] pareir.[137] petr. ph-ac. phos. phyt. polyg. **Puls.** sars. sec. sep.[137] sulph. **TER.** thuj. til-c.[253] verat.[137]
▥ *ALLGEMEINES; C; Schmerz; schneidender Schmerz*

schneidender Schmerz (Forts.)

- **Gehen**:
  - **agg.**: mang. thuj.
  - **Freien,** im, amel., Ruhe agg.: **TER.**
- **Schwangerschaft,** während: ph-ac.[85]
- **Sitzen,** beim: mang-acet.[1]
- **Stehen,** im: mang.
- **Stuhlgang** amel.: pall.[137]
- **Urinieren**:
  - **vor**: bry. calc-p. dig. mag-p. **Manc.** ph-ac. phyt. **Sulph.**[5] **Thuj.**[5]
    ☞ M; Urinieren; vor
  - **während**: androc.[222] calc. canth. dig.[1] eup-pur. kali-c. **Nat-c.** petr.[5] polyg. sec. **Ter. Thuj.**[5]
    ☞ M; Urinieren; während
  - **nach**: calc-p. **Canth.** cub. nat-c. petr. phos. polyg.
    ☞ M; Urinieren; nach
  - **Schluss,** am: nat-c. petr. sars. thuj.
    ☞ M; Urinieren; Schluss, am
- **erstreckt** sich in die Harnröhre: **Berb.**
- **Blasenhals**: berb. **CANTH.** caps. **Con. Kali-c.** lach. lyc. manc. mez. nat-c.[5] nux-v. op. petr. ph-ac. polyg. puls. sars. sulph. ter. thuj.
  ☞ O; Blasenhals
  - **morgens** im Bett: caps.
    ☞ Z; Morgens
  - **Gehen** im Freiem, beim: mez. thuj.
  - **Urinieren**:
    - **vor**: **Canth.** ph-ac.
      ☞ M; Urinieren; vor
    - **Beginn,** zu: manc. petr.
      ☞ M; Urinieren; Beginn, zu
    - **während**: canth. kali-c. polyg.
      ☞ M; Urinieren; während
    - **Schluss,** am: **NAT-C.**[5] petr. sars. sulph. thuj.[85]
      ☞ M; Urinieren; Schluss, am
  - **erstreckt** sich durch die Harnröhre: **CANTH.**

spasmodisch:
☞ krampfartiger, spasmodischer Schmerz

spießender Schmerz, wie Messerstiche, Blasenregion: **Chel.**
ALLGEMEINES; C; Schmerz; Messerstiche, wie

stechender Schmerz: acon. adam.[222] am-m. ant-t. apis aur. bapt.[111] bell. **Berb.** bufo calad. calc-p. canth. caps. carbn-s. cham. **Chel. Clem.** coc-c. coloc. **Con.**[1] cycl. dig. gamb. **Guai.** hist.[144] jatr. **Kali-c.** kali-p. kali-s. **Lith-c. Lyc.** manc. mosch.[5] **Nat-m.** nux-v. oci. op. pall. phos.[1] prun. puls. rhus-t.[5] sabad. sep. stry. **Sulph.** thuj.
ALLGEMEINES; C; Schmerz; stechender Schmerz

- **abwechselnd** mit Stechen im Rektum: coloc.
  REKTUM; A; Abwechselnd mit
- **nachts** im Bett: lyc.[1]
  ☞ Z; Nachts
- **Atmen,** beim: aur.
- **Gehen,** beim: con. nat-m.
- **Husten,** während: **Caps.**
- **Liegen,** beim: am-m.
- **Mittagessen,** nach dem: nux-v.
- **Sitzen** amel.: con.
- **Stuhlgang,** während: gamb.
- **Urindrang**:
  - **bei**: canth. rhus-t.
  - **erfolglosem,** bei: **Guai.**
- **Urinieren**:
  - **vor**: apis canth.[5] **Lith-c. Manc.** puls. rhus-t.[5] sep.
    ☞ M; Urinieren; vor
  - **Beginn,** zu: **Manc.**
    ☞ M; Urinieren; Beginn, zu
  - **während**: carbn-s. **Nat-m.** sep.
    ☞ M; Urinieren; während
  - **nach**: bufo guai.[5]
    ☞ M; Urinieren; nach
- **erstreckt** sich:
  - **Harnröhre,** zur: am-m.[1] berb. carbn-s. cycl. dig. hist.[144] lyc.[1] phos. thuj.
  - **Niere** zur Blase, von der:
    NIEREN; C; Schmerz; stechender Schmerz; erstreckt sich; Blase, in die
  - **Nieren,** zu den: coc-c. oci.
- **Blasenhals**: acon. ant-t. apis **Bell.** berb. **Calc-p. Canth.** caps. **Carbn-s. Cham.** chel. con.[1] dig. **Guai.** jatr. **Lith-c. Lyc. Op.** phos.[1] prun. **Puls. Stry.** sulph. **Thuj.**
  ☞ O; Blasenhals
  - **morgens**: sulph.
    ☞ Z; Morgens
  - **nachmittags**: sulph.
    ☞ Z; Nachmittags
  - **abends**: phos.
    ☞ Z; Abends
  - **Gehen** agg.: con.[1]
  - **Husten,** beim: **Caps.**
  - **Liegen** auf dem Gesicht amel.: chel.
  - **Sitzen** amel.: **Con.**
  - **Urinieren**:
    - **vor**: apis **Canth.** dig.
      ☞ M; Urinieren; vor
    - **während**: carbn-s. sulph.
      ☞ M; Urinieren; während
    - **nach**: con. dig. guai.
      ☞ M; Urinieren; nach
    - **nicht** uriniert, wenn man: **Cham.**
    - **Zurückhalten,** beim: prun.
  - **Urinieren,** nach vergeblichem Bemühen zu: **Guai.**
  - **erstreckt** sich zur Glans: dig. phos.[1] stry.
  - **Anus,** und: lyc.

stellenweise: lith-c.[227]
ALLGEMEINES; C; Schmerz; stellenweise

- **Zehenspitzen,** und an den: lith-c.[227]

stetig, während der Wehen: lil-t.[54]

Tenesmus, schmerzhaftes Drängen: achy.[149] **Acon.**[1] **AGAR. Alum.** alum-p.[58] alum-sil.[58] am-c. am-m. anac. **Ang.**[1] **Ant-c. Apis**[10] **Apisin.**[5] **Arn.**[5] **ARS.** atro.[25] aur-m. **Bell.** benz-ac.[102] calc. calc-sil.[58] **Camph.**[1] cann-i.[137] **Cann-s. CANTH.**[5] **Caps.**[1] carbn-s.[36] caust.[102] cham.[102] **Chim. Clem.** cob-n.[119] **Coc-c.**[25] **COLCH.**[5] **Coloc. Con.**[5] cop. **Croc.**[5] crot-h. cub. **Cupr. DIG.** dulc.[137] elaps epig.[72] **Equis.**[102] erig.[171] ery-a.[72] eug. **Eup-pur.**[102] fab.[72] ferr.[102] ferr-ar. ferr-i.[36] ferr-p. **Gels.** hedeo.[25] hydrang.[102] hyos.[1020] **Ip. Lach. LIL-T. Lith-c.**[25] **Lyc.**[8] mag-p.[72] mand.[119] **Med.**[102] **Merc. MERC-C.**[91] **Mez.** morph. **Mur-ac.** nat-c. nat-sil.[58] **Nit-ac. Nux-m. NUX-V.**[102] oci-s.[119] ol-an. **Onis.**[102] onos.[144] op.[36] ozone[227] par. **PAREIR.** phos. phys. plan. **PLB.**[10] **Podo.** polyg. **Pop.**[25] **PRUN.** psor. **PULS.**[37] puls-n.[25] pyrog.[58] rham-cal.[102] rheum **Rhus-t.** sabad. **Sabal.**[47] **Sabin.**[5] **Sars.**[5] **Senec.**[54] sep. **Sil.** squil. staph.[102] **Stigm.**[85] **Sulph.**[8] tarent. tax. **TER. THUJ.** ust. uva. verat. vesi.[102] viol-t. x-ray[119]
☞ *Krampf, schmerzhafter Blasenkrampf • Urindrang, Drang zur Blasenentleerung • Urindrang, Drang zur Blasenentleerung; schmerzhaft*

- **morgens**: am-m. par. **Senec.**
☞ *Z; Morgens*
  - **4** Uhr: am-m.
- **vormittags**: agar. phos.
☞ *Z; Vormittags*
- **abends,** Gehen im Freien, beim: **Lith-c.**
☞ *Z; Abends*
- **nachts**: ant-c. lith-c. lyc. **Merc.**
☞ *Z; Nachts*
  - **Hinlegen** agg.: lyc.
- **eiskalten** Füßen, mit: **Elaps**
- **Erbrechen,** Diarrhö und Urinieren gleichzeitig: **CROT-H.**
- **Erwachen,** beim: lith-c.[25]
- **Menses,** während: **TARENT.**
☞ *M; Menses; während*
- **Operation** des Abdomens, nach: pop.[122]
☞ *M; Operation, nach ▤ ALLGEMEINES; M; Operationen, Beschwerden durch; tiefere Gewebeschichten*
- **Rektum,** mit Beschwerden des: canth.[137] caps.[137] erig.[137] merc-c.[137]
▤ *REKTUM; M; Blasensymptomen, bei*
- **Schmerzen** in der Tibia, mit: merc-c.[85]
- **Schwangerschaft,** während: **Bell.**[102] **Canth.**[102] **Caust.**[102] equis.[102] ferr.[102] nux-v.[102] pop.[102] **Puls.**[102] staph.[102]
- **Sitzen,** beim: ter.
- **Stuhldrang,** mit:
☞ *Urindrang, Drang zur Blasenentleerung; schmerzhaft*
- **Stuhlgang**:
  - **während**: **Alum.** canth.[102] **CAPS.** lil-t. **Merc. Merc-c.**[102] **NUX-V. Rhus-t. Staph.**
☞ *Urindrang, Drang zur Blasenentleerung; schmerzhaft; Stuhldrang, mit ▤ REKTUM; C; Schmerz; Tenesmus, schmerzhaftes Drängen; erstreckt sich; Blase, in die*
  - **nach**: canth.
- **Tenesmus** im Rektum, mit, und fehlender Stuhl- oder Harnentleerung: onis.[102]
▤ *REKTUM; M; Blasensymptomen, bei*
- **Urinieren**:
  - **agg.**:
    - **während**: med.[102]
☞ *M; Urinieren; während*
    - **nach**: alum.[1] ang.[1] bell.[58] epig.[72] fab.[72] ferr. ozone[227] **Puls.**[5] sars.[5] squil. staph.[5] stigm.[72]
☞ *M; Urinieren; nach*
  - **amel. nach**: lith-c.[36]
☞ *M; Urinieren; amel.*
- **erstreckt** sich zum Rektum: caps.[58]
- **Blasenhals**: acon.[1] apis[10] arn.[5] camph.[1] **CANTH.**[5] caps.[1] **Carbn-s.**[36] coc-c.[25] erig.[171] ferr-i.[36] hyos.[1020] **Lyc.**[8] mag-p.[72] merc-c.[91] op.[36] **Plb.**[10] pop.[25] puls.[37] sabal.[47] senec.[54] stigm.[85]
☞ *O; Blasenhals*

Wehtun, nicht näher bezeichneter Schmerz: acon. **All-c.** apoc. arn. bamb-a.[1184] bell. **Berb.** calc-p. canth. **CAPS.** carb-v. **Carbn-s.** chel. con. conv. cop. croto-t. **Equis.** erig. **Eup-pur. Fl-ac. Hell.** ign.[111] lach. lith-c. lyc. **Nux-v.** pall. phos. pop. **Puls.** sabal.[137] sabin. **Sep.** stann. stict.[102] sulph. ter.[102]

- **Koitus,** nach: all-c.
- **Liegen,** beim: **Nux-v.**
- **Menses,** während: sep.
☞ *M; Menses; während*
- **Urinieren**:
  - **vor**: berb. **Fl-ac. Nux-v.** pall.
☞ *M; Urinieren; vor*
  - **während**: carb-v. fl-ac.
☞ *M; Urinieren; während*
  - **nach**: berb. calc-p. **CANTH.** conv. **Fl-ac.** lith-c.
☞ *M; Urinieren; nach*
- **Blasenhals**: acon. apoc. calc-p. con. cop. fl-ac. ign.[111] puls. sep. stann. sulph.
☞ *O; Blasenhals*
  - **11** Uhr: sulph.
  - **15** Uhr: sulph.
  - **Urinieren,** nach: apoc. fl-ac. **Sep.** stann.
☞ *M; Urinieren; nach*
- **schweres**: sabal.[137]

Wellen, in, wogender Schmerz: bamb-a.[1184]
▤ *ALLGEMEINES; C; Schmerz; wellenartiger Schmerz*

wund, Schmerz mit Empfindlichkeit wie: acon. **All-c.** apis[137] arn. **Ars.** atro. **Bell. Benz-ac.** berb. brach. **Calad. Calc-p.** cann-s. **CANTH. Carb-v. Chim.** cob-n.[149] coc-c.[102] coff. dirc. **EQUIS.** erig.[72] eup-pur. kali-c.[58] lac-ac.[144] lac-d.[111] lac-del.[204] **Lith-c.** lyc.[5] lycps. **Merc.** merc-c.[102] nat-ar. neon[222] nux-v. oci.[137] ox-ac.[58] **Puls. Sars. Sec. Sep.** squil. stict.[137] sulph. **TER.** thuj. uran-n.
▤ *ALLGEMEINES; C; Schmerz; wund und zerschlagen, Schmerz wie*

- **Beugen** amel.: lac-ac.[144]
- **Bewegung** agg.: **Bell.** berb. **Canth.**
☞ *M; Bewegung, bei; agg.*

wund, Schmerz mit Empfindlichkeit wie (Forts.)

- **Urinieren**:
  - **nach** amel.: nat-ar.
    ☞ M; Urinieren; amel.
  - **reichlichem,** bei: stict.[137]
  - **während,** agg.: kali-c.[58] nat-ar. puls.
    ☞ M; Urinieren; während
- **Blasenhals**: **Atro.** brach. **Calc-p. Carb-v. Nux-v. Puls.**
  ☞ O; Blasenhals
  - **Urinieren,** nach: calc-p.
    ☞ M; Urinieren; nach

ziehender Schmerz: agar. alum. apis **Berb.** calad. calc-p. card-m. coc-c. coloc.[5] cop. dig. glyc.[102] jatr. mez. phyt. **Rhod.** rhus-a. sil.[5]
ALLGEMEINES; C; Schmerz; ziehender Schmerz

- **Fahren** im Wagen, beim: agar.
- **Sitzen,** beim: card-m.
- **Urinieren,** beim: calc-p. dig. phyt. rhus-a.
  ☞ M; Urinieren; während
- **erstreckt** sich:
  - **aufwärts**: calc-p. **Phyt.**
  - **Brust** und Schultern: glyc.[102]
- **Blasenhals**: alum. berb. cop. jatr. mez. rhod.
  ☞ O; Blasenhals

zuckender Schmerz: agar. lith-c. op.[111]

zusammenschnürender Schmerz: ant-c. **Bell.**[102] **Berb. Cact.**[102] calad. calc-p. cann-s.[102] canth.[102] **Caps.**[102] carbn-s. coc-c. con. kali-i. lach. **Led.** lyc. **Mez.** nit-ac. op. petr. ph-ac. plb. **Polyg.**[102] prun. **Sars.** sulph. ter.[102] valer. zinc.
☞ Krampf, schmerzhafter Blasenkrampf • Zusammenschnüren, Empfindung von

- **Urinieren,** Beginn, zu: kali-i.
- **Urinieren,** nach: sulph.
  ☞ M; Urinieren; nach
- **Blasenhals**: ant-c. carbn-s. coc-c. **Lyc. Mez.** op. petr.
  ☞ O; Blasenhals

zwickender Schmerz: ter.
ALLGEMEINES; C; Schmerz; scharf, zwickend

ABWECHSELNDE SYMPTOME

SEITEN

ZEIT

MODALITÄTEN

ORT

CHARAKTERISTIKA EIGENTÜMLICHKEITEN

SCHMERZ, Nierenschmerzen

ABWECHSELNDE SYMPTOME

ABWECHSELND mit Symptomen der Nieren, Beschwerden erscheinen: benz-ac.[8] canth.
ALLGEMEINES; A; Abwechselnde, alternierende Zustände

SEITEN

LINKS: agar.[36] bapt.[25] **Benz-ac. Berb.**[102] canth.[36] chel.[25] chin-s.[36] cinnb.[36] coc-c.[25] equis.[36] erig.[25] kali-c.[1] **Lyc.** mang.[36] menth-pu.[36] ozone[227] pall.[36] **PAREIR.**[8] tab.[102] tama.[197] zinc.[1]
ALLGEMEINES; S; Links

RECHTS: aloe[36] am-be.[85] astac.[36] **Berb.**[36] cann-i.[85] canth.[36] cere-b.[36] **Chel.**[2072] coc-c. cycl.[36] germ.[222] kali-n.[5] **LYC.** nat-m.[5] **Nux-v. Oci.** phyt. **SARS.**[8] solid.[85] tama.[197] tarent.[36] upa.[36] **Zinc.**[36]
ALLGEMEINES; S; Rechts

ZEIT

MORGENS: Berb. chel.[25] mit.[36]
ALLGEMEINES; Z; Morgens, 5 Uhr - 9 Uhr; agg.

NACHMITTAGS: Chin-s. croto-t.[36] sang.
ALLGEMEINES; Z; Nachmittags, 13 Uhr - 18 Uhr; agg.

ABENDS: Canth. coc-c.[36] helon.[36] meny.[36]
ALLGEMEINES; Z; Abends, 18 Uhr - 21 Uhr; agg.

NACHTS: calc. helon.[36]
ALLGEMEINES; Z; Nachts, 21 Uhr - 5 Uhr; agg.

MODALITÄTEN

FEUCHTIGKEIT, Nässe agg.: **Rhus-t.**

HAUT, mit Beschwerden der: **CUB.**[85]

OHREN und Augen, mit Beschwerden der: viol-o.[137]

SYPHILIS, durch: aur.[102] kali-i.[102] merc-c.[102]
ALLGEMEINES; C; Syphilis

URINIEREN, mit schmerzhaftem: sabin.[1125]

VERLETZUNGEN, nach: acon.[102] bell.[102] der.[85] gall-ac.[49] kali-c.[137] ter.[8] verat-v.[102]
ALLGEMEINES; M; Unfall, Beschwerden durch

ORT

ALLGEMEINE Arzneien: aeth.[1125] agav-a.[1125] **Ap-g.**[1125] **Apis**[137] aq-mar.[72] **Ars.**[137] **Aspar.**[1125] bell-p.[1125] **Berb.**[137] **Betul.**[1125] bos-c.[1125] **Callun.**[1125] **CANTH.**[137] carc.[207] cent-u.[1125] cham.[1125] chen-am.[1125] chim.[1125] chin.[137] cich.[1125] coc-c.[137] coloc.[137] cortico.[149] cub.[1125] cur.[1125] ery-a.[1125] foen.[1125] **Genist.**[1125] glyc-g.[1125] gnaph.[1125] guai.[1125] helon.[137] hepat.[1125] hyosin.[137] inul.[1125] **JUNI-C.**[1125] kali-c.[137] **Levi-o.**[1125] lyc.[137] lycps.[1125] menth-pu.[1125] merc.[137] merc-c.[137] nux-v.[137] nym-a.[1125] oci.[137] **Onon.**[1125] orthos.[1125] pareir.[137] pariet.[1125] **Petros.**[1125] phase.[1125] physal.[1125] polyg.[137] polyg-a.[1125] prim-v.[1125] pyre-r.[1125] ran-s.[1125] rhus-t.[137] sabin.[1125] samb.[137] **Samb-e.**[1125] saroth.[1125] sars.[137] sat-h.[1125] solid.[1125] spirae.[1125] **Squil.**[1125] stront-c.[137] tarax.[1125] ter.[137] vero-o.[1125] vince.[1125] viol-o.[137] zinc.[137]

NEBENNIEREN: cortico.[149] vero-o.[1125]
ALLGEMEINES; O; Drüsen; Hormondrüsen

CHARAKTERISTIKA
EIGENTÜMLICHKEITEN

ABSZESS: achy.[149] arn.[102] **Ars.** bell.[102] **CANTH.**[5] chin.[5] **Hep.** hippoz. kali-bi.[111] **Lyc.**[5] **Merc.** merc-c.[5] **PULS.**[5] sil. sul-i.[137] **Sulph.**[5] verat-v.[102]
☞ *Eiterung • Entzündung* *ALLGEMEINES; C; Abszesse, Eiterung; allgemeine Arzneien*

ADDISONSCHE Krankheit: abel.[149] **Adren.**[102] ant-c. apom.[102] aq-mar.[149] **Arg-n.**[102] **Ars. Ars-i.** bac.[85] **Bell. CALC.** calc-ar. calc-i.[58] calc-p.[137] carb-v. caust. chin. cortiso.[149] cupr. **Ferr. Ferr-i.** hydr-ac.[102] **IOD.** kali-ar. **Kali-c.** kreos. lina.[1125] lyc. mang. med. **NAT-M.** nat-s. **Nit-ac.** ol-j. petr.[85] **PHOS.** pic-ac. psor. sarcol-ac.[149] sec. **Sep. SIL. Spig. Sulph.** supren-cort.[102] ther. thuj.[102] **Tub.**[102] vanad.[85]
ALLGEMEINES; C; Konvulsionen; Addison, bei Morbus

AMEISENLAUFEN, Empfindung von: brach.[111] dirc. hydrc. kiss.[36] med.[111]
ALLGEMEINES; C; Ameisenlaufen, Kribbeln

Nierengegend: dirc. kiss.[36]
☞ *Jucken, Nierenregion*

ANURIE:
☞ *Harnsperre, Anurie*

AUSDEHNUNG, Erweiterung:
☞ *Schwellung*

BLUBBERN, Wallen, feinem Pochen, Empfindung von: **Berb.** lachn.[36] lyc. **Med.** ter.[36] thuj.[5]
ALLGEMEINES; C; Blubbern, Wallen, feinem Pochen, Empfindung von

BLUTANDRANG, Kongestion:

allgemeine Arzneien: abrot.[1125] acetan.[100] acon.[102] aeth.[10] agar.[10] alco.[46] ant-t.[38] antipyrin.[100] **Apis**[54] arg-n.[47] arn.[102] ars.[38] ars-h.[38] atro.[8] **Aur.**[8] **Aur-m.**[8] bac.[77] bar-c.[38] bell.[102] benz-ac.[46] **Berb.**[102] bism.[38] bry.[38] cact.[58] calc.[20] camph.[102] canth.[47] canthin.[38] carb-ac.[100] **Caust.**[37] chel.[8] cod.[38] coffin.[102] colch.[46] con.[38] conv.[102] cub.[36] cupr.[100] cur.[36] dig.[102] **Dulc.**[102] erig.[100] ery-a.[72] eucal.[46] eup-pur.[46] ferr.[103] glon.[102] ham.[8] **Hell.**[8] **Helon.**[72] ho.[85] hydr-ac.[36] hyosin.[137] iber.[1125] **Juni-v.**[102] kali-bi.[46] kali-chl.[100] kali-i.[46] kali-n.[51] lac-ac.[38] lach.[47] lob.[38] loxo-r.[240] lyc.[46] lyss.[46] merc.[38] merc-c.[102] oci-c.[97] oena.[38] **Ol-sant.**[102] op.[102] parth.[77] ph-ac.[46] phos.[102] phyt.[38] pic-ac.[47] podo.[38] puls.[47] rhus-t.[102] sabin.[38] sal-ac.[46] saroth.[111] **Senec.**[8] solid.[51] solin.[38] stram.[38] stront-n.[85] stroph.[102] stry.[102] tab.[38] tanac.[38] **Ter.**[8] thuj.[58] verat-v.[102] verbe-o.[1125] x-ray[56] zinc.[100]

☞ *Entzündung • Schwellung • Stauungsniere* ▥ *BLUT; C; Blutandrang, Kongestion; allgemeine Arzneien*

- **chronisch,** passiv, durch Herz- oder Nierenerkrankung: acon.[102] arn.[102] bell.[102] **Coffin.**[102] **Conv.**[102] **Dig.**[102] glon.[102] phos.[102] **Stroph.**[102] stry.[102] **Ter.**[8] verat-v.[102]

☞ *Chronisch*

Empfindung von Blutandrang: coch.[123]

▥ *BLUT; C; Blutandrang, Kongestion; Empfindung von Blutandrang*

BLUTUNG:

▥ *URIN; C; Blutbeimengung, enthält Blut*

CHRONISCH: acon.[102] am-be.[102] anag.[1125] apis[102] arn.[102] ars.[102] aur.[102] aur-m-n.[102] baros.[102] bell.[102] benz-ac.[102] berb.[102] **Betul.**[1125] brach.[102] cact.[102] calc-ar.[102] calc-p.[102] cann-i.[102] canth.[102] chim.[102] chin.[102] chin-ar.[102] chin-s.[102] **Coffin.**[102] colch.[102] **Conv.**[102] cop.[102] **Dig.**[102] euon.[102] eup-pur.[102] **Ferr.**[100] ferr-ar.[102] ferr-cit.[102] ferr-p.[102] form-ac.[102] glon.[102] helon.[102] hep.[102] hydr-ac.[102] hydrin-m.[102] iod.[102] juni-c.[102] juni-v.[102] kali-ar.[102] kali-bi.[102] kali-c.[102] kali-chl.[102] kali-cit.[102] kali-i.[102] kali-m.[102] kalm.[102] kres.[144] lith-be.[102] lith-c.[102] lon-x.[102] lyc.[102] merc-c.[102] merc-d.[102] nat-hchls.[102] nat-i.[102] nit-ac.[102] nux-v.[102] ol-sant.[102] onon.[85] op.[102] **Orthos.**[1125] pareir.[102] petr.[38] ph-ac.[102] **Phos.**[8] piloc.[102] plb.[72] plb-i.[102] plumbg.[102] puls.[102] pyre-r.[1125] **Querc-r.**[1125] sang.[102] saroth.[102] senec.[102] sep.[102] sil.[102] **SOLID.**[102] solin.[102] stigm.[102] **Stroph.**[85] stry.[102] sulph.[102] **Ter.**[8] tub-k.[102] urea[102] uva.[102] verat-v.[102] vesi.[102] zinc-pic.[102]

DEGENERATION: acon.[121] alco.[10] ant-c.[38] ant-t.[46] arg-n.[46] ars.[8] ars-h.[54] aur.[47] betul.[1125] carb-ac.[38] crot-h.[46] cuc-p.[1125] cupr.[46] eucal.[46] ferr.[8] fil.[1125] fuch.[38] genist.[1125] iodof.[46] kali-bi.[38] kali-chl.[137] kali-i.[54] merc.[171] merc-c.[8] **Orthos.**[1125] petr.[38] **Ph-ac.**[8] phos.[54] pic-ac.[72] plb.[54] **Sars.**[1125] **SOLID.**[1125] sul-ac.[36] ter.[8] til.[1125]

Blutung, ohne: cuc-p.[1125]

Urin, mit blutigem, und Harndrang: ter.[1125]

◉ **arteriosklerotisch**: fil.[1125]

chronisch: **Ferr.**[100] petr.[38] **Phos.**[8]

☞ *Chronisch*

fettige: acon.[121] alco.[10] ant-c.[38] ant-t.[46] arg-n.[46] **ARS.**[8] ars-h.[54] aur.[47] carb-ac.[38] crot-h.[46] cupr.[46] eucal.[54] **Ferr.**[8] fuch.[38] iodof.[46] **Kali-bi.**[38] kali-chl.[137] **Kali-i.**[54] merc.[171] **MERC-C.**[8] **PHOS.**[54] pic-ac.[72] **Plb.**[54] sul-ac.[36] **Ter.**[8]

granulös: eucal.[46]

DRÄNGEN in den Harnleitern, nachts, bei leerer Blase: cund.[36]

☞ *Z; Nachts*

EITERUNG:

☞ *Abszess*

allgemeine Arzneien: sil.[2072]

Empfindung von, Nierenregion, rechts, morgens im Bett: bry.[36]

☞ *S; Rechts • Z; Morgens*

EMPFINDLICH:

☞ *Schmerz; wund und zerschlagen, Schmerz mit Empfindlichkeit wie*

Druck, gegen, rechte Niere: am-be.[85] solid.[85]

☞ *S; Rechts*

ENTZÜNDUNG: achy.[149] **Acon.**[102] adon.[102] aeth.[102] **All-c.** all-s.[1125] allox.[119] alum. alum-p.[58] am-be.[102] am-c.[102] anag.[1125] ant-t.[102] **APIS**[102] apoc.[102] aran.[149] arg.[149] **Arg-n.** arge.[102] arist-cl.[119] **ARN.**[102] ars. ars-s-f.[58] arund. asc-t.[1125] atro.[111] **Aur.**[102] aur-m.[102] aur-m-n.[102] bac.[77] bals-p.[1125] bapt.[137] baros.[102] **BELL.**[102] **BENZ-AC.**[102] **Berb.**[102] betul.[1125] bor.[5] brach.[102] **Brom.**[5] **Bry.**[102] cact.[102] cahin.[144] calad. calc-ar.[102] calc-p.[102] calc-s.[102] **Camph.**[102] cann-i.[102] **Cann-s.**[102] **CANTH.** canthin.[102] **Caps. Carb-ac.** carc.[119] caust. cetr.[1125] **Chel.**[102] **Chim.**[102] chin.[102] chin-ar.[102] chin-s.[102] cic.[102] coc-c.[58] cocc.[5] coffin.[102] **Colch.**[102] coll. con. conv.[102] cop.[102] cortiso.[119] crot-c. crot-h. cub. cupr.[144] cupr-ar.[102] dig.[102] dulc.[102] epig.[102] equis-a.[1125] **Ery-a.**[1125] eucal.[102] euon.[102] eup-per.[102] **Eup-pur.**[102] fab.[102] ferr.[102] ferr-ar.[102] ferr-cit.[102] ferr-i.[102] ferr-p.[102] form-ac.[102] fuch.[102] **Gels.**[137] glon.[102] glyc.[77] **Glyc-g.** grat.[1125] guai.[193] hecla.[102] **HELL.**[102] **Helon. Hep.** hern-g.[1125] hippoz. hydr.[111] hydr-ac.[102] hydrang.[102] hydrc.[102] hydrin-m.[102] hyos.[102] indg. iod.[102] irid.[102] jab.[171] juni-c.[102] juni-v.[102] **Kali-ar.**[102] **KALI-BI.**[809] **Kali-c.**[102] **KALI-CHL.** kali-cit.[102] **Kali-i.**[102] kali-m.[102] kali-n.[102] kali-p.[137] kali-s. kalm.[102] kres.[144] lach.[102] lam.[1125] lepro.[197] levi-o.[1125] lil-t. linu-u.[1125] lith-be.[102] lith-c.[102] lon-x.[102] **LYC.**[5] **Lycps.** med.[193] **Merc. Merc-c.**[5] merc-cy. merc-d.[102] methyl.[102] morg-g.[136] morph.[102] myrt-c.[1125] naphtin.[102] nat-hchls.[102] nat-i.[102] nat-s. nit-ac.[102] nit-s-d.[72] **Nux-v.**[102] **OCI.** ol-sant.[102] onon.[85] op.[102] orig.[1125] orthos.[1125] oxal.[1125] pareir.[102] petros.[1125] ph-ac.[102] **Phos.**[102] **Phyt.**[1125] pic-ac.[102] piloc.[102] pipe.[102] plb.[72] plb-i.[102] plumbg.[102] **Polyg.**[137] polyg-s.[72] prim-v.[1125] prun. **Puls.**[5] pyrog.[58] querc-r.[1125] rad-br.[102] **Rhus-t.**[102] sabal.[193] **Sabin.**[102] samb.[102] sang.[102] sani-eu.[1125] sant.[54] santa.[1125] saroth.[102] **Sars.** saur.[77] scolo-v.[1125] sec.[102] **Senec.**[102] sep.[102] ser-ang.[102] sil. sol-t.[1125] solid.[102] solin.[102] spirae.[1125] **Squil.**[102] staphycoc.[77] stigm.[102] stram. stront-c.[100]

stroph.[85] sul-ac. sul-i.[137] **SULPH.**[5] syc-co.[136] tarent. **TER.**[137] thal.[144] **Thuj.**[102] tritic.[102] tub.[85] tub-k.[102] upa.[36] uran.[269] uran-n. urea[102] urt-u.[1125] uva.[102] vac.[36] verat.[102] verat-v.[102] vero-o.[1125] vesi.[102] **Wies.**[36] zinc. zinc-pic.[102] zing.[102]

☞ *Abszess • Blutandrang, Kongestion; allgemeine Arzneien • Katarrh* ▥ *ALLGEMEINES; C; Entzündung*

rechts: senec.[171]

☞ *S; Links • S; Rechts*

morgens, nach dem Aufstehen agg.: upa.[36]

☞ *Z; Morgens*

alten Menschen, bei: glyc.[77]

Bronchitis, mit: ter.[137]

chronisch, Bright'Krankheit:

▥ *KLINISCHES; C; Nephritis*

Diphtherie, durch: **APIS**[8] canth.[54] **Hep.**[8] kalm.[102] **LACH.**[8] **MERC-C.**[8]

▥ *ALLGEMEINES; M; Diphtherie, Beschwerden seit*

Eiterung, durch: apoc.[102] chin-s.[102] **Hep.**[102] phos.[102] plumbg.[102] **Sil.**[102] ter.[102]

Erbrechen, mit: hell.[137]

Erkältung, durch: **Acon.**[102] ant-t.[102] **Apis**[102] arist-cl.[144] canth.[102] **Dulc.**[102] kali-c.[137] rhus-t.[102] ser-ang.[144] ter.[102]

☞ *Nasswerden, durch*

Hautausschlägen, nach: hep.[137]

Herz- und Leberaffektionen, bei: adon.[102] ars.[102] **Aur. Calc-ar. Dig.**[102] glon.[102] stroph.[102] verat-v.[102]

Herzbeschwerden, mit: adon.[102] ars.[102] **Cann-s.**[1125] coffin.[102] dig.[102] glon.[102] saroth.[102] stroph.[102] verat-v.[102]

- **Herzversagen**: adon.[102] ars.[102] **Coffin.**[102] **Dig.**[102] glon.[102] **Saroth.**[102] stroph.[102] verat-v.[102]

Herzklopfen, mit: kali-ar.[137]

Influenza, nach: eucal.[102]

Krankheit, nach akuter: ter.[102]

Lungenentzündung, mit: chel.[102] phos.[102]

Malaria, durch: **Ars.**[102] eup-per.[102] ter.[102]

▥ *ALLGEMEINES; M; Malaria, Beschwerden durch*

Nasswerden, durch: **Kali-c.**[54] **Ter.**[114]

☞ *M; Feuchtigkeit, Nässe agg. • Erkältung, durch* ▥ *ALLGEMEINES; M; Nasswerden; agg.*

Scharlach, durch: acon.[46] **Apis**[8] **ARS.**[8] **Bell.**[8] **CANTH.**[54] **Colch.**[54] con.[54] **Cop.**[54] **Dig.**[8] equis-a.[1125] ferr-i.[102] **HELL.**[8] helon.[1125] **Hep.**[8] kalm.[102] **LACH.**[8] lyc.[1125] methyl.[72] **NAT-S.**[8] nit-s-d.[72] phyt.[1125] **Rhus-t.**[54] **Sec.**[54] spirae.[1125] **Ter.**[8]

Schwangerschaft, während: apis[102] apoc.[102] **Cupr-ar.**[102] helon.[102] irid.[72] kalm.[102] **Merc-c.**[102] sabin.[102]

urämischen Symptomen, mit: aeth.[102] am-c.[102] ars.[102] bapt.[137] bell.[102] cann-i.[102] **Carb-ac.**[102] cic.[102] **Cupr-ar.**[102] hell.[102] hyos.[102] kres.[149] **Morph.**[102] **Op.**[102] piloc.[102] stram.[102] urea[102] verat-v.[102]

- **Koma,** mit: bapt.[137]

Urin, mit blutigem tintenartigem, eiweißhaltigem: **COLCH.**

▥ *URIN; C; Sediment; eiweißartig*

Urindrang, mit: lyc.[1125]

Uterusbeschwerden, mit: helon.[171]

Verletzung, durch: arn.[171] kali-c.[137]

☞ *M; Verletzungen, nach*

erstreckt sich zu den Beinen: nux-v.[5]

Glomerulonephritis: achy.[149] aran.[149] canthin.[102] kres.[149] lepro.[197] uran.[269]

▥ *URIN; C; Eiweißhaltig • ALLGEMEINES; C; Entzündung • ALLGEMEINES; C; Entzündung; Innerlich*

Nebennieren: allox.[119]

☞ *O; Nebennieren* ▥ *ALLGEMEINES; C; Entzündung • ALLGEMEINES; C; Entzündung; Innerlich*

Pyelonephritis: achy.[149] acon.[102] am-be.[102] ant-t.[102] apis apoc.[102] arg.[149] arist-cl.[149] **Ars.**[102] atro.[111] aur.[102] aur-m.[102] aur-m-n.[102] bals-p.[1125] baros.[102] bell.[5] benz-ac.[102] **Berb.**[1125] bor.[5] brach.[102] bry.[102] calc-ar.[102] calc-p.[102] calc-s.[137] cann-i.[102] cann-s.[5] canth.[5] carb-ac. chel.[102] chim.[102] chin.[5] chin-ar.[102] chin-s.[102] coc-c.[58] colch. con. conv.[102] **Cop.**[102] cupr.[144] **Cupr-ar.**[102] dig.[102] dulc.[102] epig.[102] equis-a.[1125] ery-a.[1125] **Eucal.**[1125] euon.[102] eup-per.[102] eup-pur.[102] fab.[102] ferr.[5] ferr-ar.[102] ferr-cit.[102] ferr-i.[102] ferr-p.[102] form-ac.[102] fuch.[102] glon. grat.[1125] guai.[193] hecla.[102] hell.[102] helon. hep.[5] hern-g.[1125] hydr.[111] hydr-ac.[102] hydrang.[102] hydrc.[102] hydrin-m.[102] irid.[102] juni-c.[102] juni-v.[102] kali-ar.[102] kali-bi.[102] kali-chl. kali-cit.[102] kali-i.[102] kali-m.[102] kali-s. kalm.[102] lach.[102] lam.[1125] levi-o.[1125] lon-x.[102] lyc.[5] med.[193] merc.[5] **Merc-c.**[102] methyl.[102] morg-g.[136] myrt-c.[1125] nat-hchls.[102] nat-s. nit-ac.[5] ol-sant.[102] onon.[85] **Pareir.**[1125] **Petros.**[1125] ph-ac.[102] phos.[102] pic-ac.[102] piloc.[102] pipe.[102] plb.[102] plumbg.[102] polyg.[102] prim-v.[1125] puls.[5] **Rhus-t.**[102] sabal.[193] samb.[102] sani-eu.[1125] **Santa.**[1125] saroth.[102] sec.[102] senec.[102] sep.[5] ser-ang.[102] sil.[5] solid.[102] solin.[102] squil.[102] staphycoc.[77] stigm.[102] stram. stroph.[85] sul-i.[137] sulph.[5] syc-co.[136] ter. thuj.[102] **Tritic.**[102] tub.[85] tub-k.[102] uran-n. urea[102] **UVA.**[1125] vac.[36] verat.[102] **Verat-v.**[102] vesi.[102] zing.[102]

▥ *ALLGEMEINES; C; Entzündung • ALLGEMEINES; C; Entzündung; Innerlich*

Urether, Urethritis: acon.[102] arn. **Ars.**[102] aur.[102] **Bell.**[102] **Benz-ac.**[102] berb.[102] bry.[102] **Cann-s.**[102] **Canth.** chim.[102] chin.[102] chin-s.[102] **Cop.**[102] **Cupr-ar.**[102] epig.[102] **Ferr.**[102] hecla.[102] hep.[102] juni-c.[102] kali-bi.[102] **Merc-c.**[102] nit-ac.[102] ol-sant.[102] pareir.[102] **Puls.**[102] **Rhus-t.**[102] sep.[102] sil.[102] stigm.[102] sulph.[102] ter. thuj.[102] **Tritic.**[102] **Uva.**[102] **Verat-v.**[102]

▥ *ALLGEMEINES; C; Entzündung • ALLGEMEINES; C; Entzündung; Innerlich*

akut, Parenchym: **Acon.**[102] ant-t.[102] **APIS** apoc.[102] **Ars.**[102] **Aur-m.**[102] **Bell.**[102] **Berb.**[102] **Cann-s.**[102] **Canth.** carb-ac. chel.[102] **Chim.**[102] **Chin-s.**[102] coc-c.[58] **Colch. Con.** conv.[102] cupr.[144] **Cupr-ar.**[102] dig.[102] dulc.[102] eucal.[102] eup-per.[102] **Fab.**[102] ferr-i.[102] fuch.[102] **Glon.** guai.[193] **Hell.**[102] helon. **Hep.**[102] hydrc.[102] irid.[102] juni-c.[102] kali-bi.[102] **Kali-chl.** kali-cit.[102] kali-s.

ENTZÜNDUNG; akut, Parenchym (Forts.)
kalm.[102] lach.[102] med.[193] **Merc.**[102] **Methyl.**[102] **NAT-S.** nit-ac.[102] **Ol-sant.**[102] ph-ac.[102] **Phos.**[102] pic-ac.[102] plumbg.[102] polyg.[102] rhus-t.[102] sabal.[193] **Samb.**[102] sec.[102] senec.[102] ser-ang.[102] **Squil.**[102] **Stram. TER.** tub.[85] **Tub-k.**[102] uran-n. vac.[36] **Verat.**[102] **Verat-v.**[102] zing.[102]
▥ *URIN; C; Eiweißhaltig*

chronisch: am-be.[102] anag.[1125] apis[102] ars.[102] aur.[102] aur-m-n.[102] baros.[102] benz-ac.[102] berb.[102] **Betul.**[1125] brach.[102] cact.[102] calc-ar.[102] calc-p.[102] cann-i.[102] canth.[102] chim.[102] chin.[102] chin-ar.[102] chin-s.[102] colch.[102] conv.[102] cop.[102] dig.[102] euon.[102] eup-pur.[102] ferr.[102] ferr-ar.[102] ferr-cit.[102] ferr-p.[102] form-ac.[102] glon.[102] helon.[102] hep.[102] hydr-ac.[102] hydrin-m.[102] iod.[102] juni-c.[102] juni-v.[102] kali-ar.[102] kali-bi.[809] kali-c.[102] kali-chl.[102] kali-cit.[102] kali-i.[102] kali-m.[102] kalm.[102] kres.[144] lith-be.[102] lith-c.[102] lon-x.[102] lyc.[102] merc-c.[102] merc-d.[102] nat-hchls.[102] nat-i.[102] nit-ac.[102] nux-v.[102] ol-sant.[102] onon.[85] op.[102] **Orthos.**[1125] pareir.[102] ph-ac.[102] phos.[102] piloc.[102] plb.[72] plb-i.[102] plumbg.[102] puls.[102] **Querc-r.**[1125] sang.[102] saroth.[102] senec.[102] sep.[102] sil.[102] **SOLID.**[102] solin.[102] stigm.[102] stroph.[85] sulph.[102] ter.[102] tub-k.[102] urea[102] uva.[102] vesi.[102] zinc-pic.[102]
☞ *Chronisch* ▥ *ALLGEMEINES; C; Entzündung; chronisch*

- **interstitiell**: apis[102] **Ars.**[102] **Aur.**[102] aur-m-n.[102] cact.[102] **Chin-s.**[102] **Colch.**[102] conv.[102] **Dig.**[102] ferr.[102] **Glon.**[102] **Iod.**[102] **Kali-bi.**[809] kali-c.[102] **Kali-i.**[102] kres.[144] lith-be.[102] lith-c.[102] **Merc-c.**[102] merc-d.[102] **Nat-i.**[102] **Nit-ac.**[102] nux-v.[102] onon.[85] op.[102] ph-ac.[102] phos.[102] **Plb.**[72] **Plb-i.**[102] **Plumbg.**[102] sang.[102] stroph.[85] tub-k.[102] zinc-pic.[102]

- **Parenchym**: am-be.[102] **Apis**[102] **Ars.**[102] **Aur.**[102] aur-m-n.[102] **Baros.**[102] **Benz-ac.**[102] berb.[102] **Brach.**[102] **Calc-ar.**[102] calc-p.[102] cann-i.[102] **Canth.**[102] **Chim.**[102] chin.[102] chin-ar.[102] chin-s.[102] conv.[102] **Cop.**[102] dig.[102] **Euon.**[102] eup-pur.[102] **Ferr.**[102] ferr-ar.[102] ferr-cit.[102] ferr-p.[102] form-ac.[102] glon.[102] **Helon.**[102] hep.[102] hydr-ac.[102] hydrin-m.[102] juni-v.[102] kali-ar.[102] **Kali-bi.**[102] **Kali-chl.**[102] kali-cit.[102] **Kali-i.**[102] **Kali-m.**[102] kalm.[102] lon-x.[102] **Lyc.**[102] **Merc-c.**[102] nat-hchls.[102] **Nit-ac.**[102] **Ol-sant.**[102] onon.[85] pareir.[102] **Piloc.**[102] **Plb.**[102] puls.[102] saroth.[102] senec.[102] sep.[102] sil.[102] **Solid.**[102] **Solin.**[102] stigm.[102] stroph.[85] sulph.[102] **Ter.**[102] tub-k.[102] urea[102] **Uva.**[102] **Vesi.**[102]

- **Urether,** Urethritis: ars.[102] **Benz-ac.**[102] berb.[102] **Chim.**[102] chin.[102] chin-s.[102] **Cop.**[102] hep.[102] **Juni-c.**[102] **Kali-bi.**[102] **Ol-sant.**[102] pareir.[102] puls.[102] sep.[102] sil.[102] **Stigm.**[102] sulph.[102] **Uva.**[102]

eitrig: acon.[102] arn.[102] **Ars.** bell.[102] calc-s.[102] camph.[102] **Cann-s.**[102] **Canth.** chin.[102] **Chin-s.**[102] eucal.[102] hecla.[102] **Hep.** hippoz. kali-bi.[111] kali-n.[102] **Lyc.**[5] **Merc.** merc-c.[5] naphtin.[102] polyg.[137] polyg-s.[72] **Puls.**[5] **SIL.** sul-i.[137] **Sulph.**[5] verat-v.[102]
☞ *Katarrh* ▥ *BLASE; C; Eiterung •BLASE; C; Katarrh, schleimig-eitrige Absonderung •URIN; C; Sediment; eitrig*

- **Grippe,** nach: eucal.[102]

- **Parenchym,** Pyelon: chin.[102]

hämorrhagisch: arist-cl.[119] ter.[102]

ödematös: acon.[102] adon.[102] ant-t.[102] **Apis**[102] **Apoc.**[102] **Ars.**[102] aur.[102] canth.[102] colch.[102] cop.[102] **Dig.**[102] **Hell.**[102] merc-c.[102] piloc.[102] **Samb.**[102] senec.[102] **Squil.**[102]

Pyelonephritis: hep.[102] **Hydrang.**[102] lyc.[102] **Pipe.**[102] sil.[102] uva.[102]

rezidivierend: gels.[137] kali-p.[137]

rheumatisch: arge.[102] rad-br.[102] ter.[137]

schleichend: merc-c.[137]

toxämisch: **Crot-h.**

FEHLENDE Bildung von Urin :
☞ *Harnsperre, Anurie*

FILTRATION, unvollständige: aego-p.[1125] coch-o.[1125] cupr-ar.[100] equis-a.[1125] eucal.[77] solid.[8] **UVA.**[1125] viol-t.[1125]
☞ *Harnsperre, Anurie •Inaktiv* ▥ *BLASE; C; Harnverhaltung; allgemeine Arzneien*

FLATTERN, Empfindung von: brach.[137] chim.
▥ *ALLGEMEINES; C; Flattern, Empfindung von*

FLÜSSIGKEIT entweicht, Empfindung, als ob: allox.[119]

FREMDKÖRPER, Empfindung wie von einem: nux-v.[5]
▥ *ALLGEMEINES; C; Fremdkörper, Empfindung wie von einem*

GRANULATION: kali-i.[2072]

HÄMORRHAGIE:
▥ *URIN; C; Blutbeimengung, enthält Blut*

HARNSPERRE, Anurie: acetan.[162] achy-a.[97] **ACON.**[5] act-sp.[111] **Aeth. Agar.**[122] agar-ph.[102] **Ail.** alf.[102] allox.[119] am-caust. **Anthr. APIS APISIN.**[5] apoc. aral-h.[111] aran. **ARN.**[5] **ARS. Ars-h.**[102] **Ars-i.** ars-s-f.[58] **Arum-t.** aur. aur-ar.[58] aur-m.[102] aur-m-n.[54] aur-s.[58] **Bell.**[1] betul.[1125] bism. **BRY.**[5] bufo **Cact.** calc. calc-i.[58] calc-m.[102] **CAMPH. Cann-s.**[5] **CANTH.**[5] **Caps.**[5] **Carb-ac. Carb-an.**[122] **CARB-V.** carbn-s. caust. **Cham.**[122] chel.[5] chim.[137] **Chin.**[5] **Cic. CINA**[5] **Coc-c.**[122] coff.[102] **Colch.** con. **Crot-h. CUPR. Cupr-acet.**[102] cupr-ar.[111] cupr-s. cycl. **Dig.** dulc. elaps **Elat. Erig.** eucal.[25] **EUP-PUR.**[122] form.[102] goss.[122] **GRAPH.**[122] hedeo.[25] **HELL.**[5] hep. **Hydr. HYOS. Insulin**[162] iod. ip.[5] juni-v.[100] **Kali-bi.** kali-br.[8] kali-chl. **Lac-c. LACH. LAUR.** lil-t. lob.[137] loxo-r.[240] **LYC.** m-arct.[5] **Mag-c.**[122] medus.[85] **MERC.**[122] **MERC-C.**[5] merc-cy. mese-c.[1125] **Morph.** myric.[102] nat-sal.[102] **Nicc.**[122] **Nit-ac.**[122] **NUX-V.**[5] **OP.** osm. oxyd.[72] petr. phenob.[149] **Phos.** phyt. pic-ac.[102] pimp.[1125] pitu-p.[119] **PLB.**[36] plut-n.[222] **Podo. PULS.**[5] pyrog. rhus-t. **Rob. RUTA**[5] **Sabin.**[5] sant.[25] **SEC.** senec.[25] **Sep.**[1] ser-ang.[144] **Sil. SOLID.**[1125] **Squil.**[5] staph.[5] stigm.[102] **STRAM.** stront-c.[100] sul-ac. sulfa.[119] **SULPH.** tab. tanac.[25] tarax. **Tarent. Ter.**[137] thymol.[119] **Uran-n.**[122] **Urt-u. VERAT.** vip. x-ray[119] zinc. zinc-p.[58] zing.[102]
☞ *Filtration, unvollständige •Inaktiv* ▥ *BLASE; C; Harnverhaltung; allgemeine Arzneien •URIN; C; Verminderte Menge •BLUT; C; Urämie*

abwechselnd mit häufigem Urinieren: sep.[1]
☞ A; Abwechselnd mit

Benommenheit, Stupor, mit: dig. plb.

Bier, nach: **Nux-v.**[5]
▤ ALLGEMEINES; C; Speisen und Getränke; Bier; agg.

Cholera, bei: **ARS.** camph. **Carb-v. Cupr.** kali-br.[8] sec. **VERAT.**

Entbindung, nach der: **Apisin.**[5]
▤ ALLGEMEINES; M; Wehen, Entbindung; Wochenbett, im

Erbrechen, mit: ars-h.[102]

Erschütterung der Wirbelsäule, durch: **Arn.** rhus-t. **Tarent.**

Fieber, bei: **Arn. Ars. Bell. Cact. Canth.** colch. crot-h. **Hyos. Op. Plb. Sec. Stram.**
▤ URIN; C; Verminderte Menge; Fieber, während

Gonorrhö, durch unterdrückte: **CAMPH. CANTH.**
▤ ALLGEMEINES; C; Gonorrhö; unterdrückte Gonorrhö

Herzbeschwerden, bei: ser-ang.[144]

Kindern, bei: phenob.[149]

Kleinkindern, bei: chim.[137]

Konvulsionen, bei: apis[81] **CUPR.** dig. hyos. **Stram.** ter.[81]

Meningitis, bei: **APIS**[22]

Menses, während: kali-bi.

Neugeborenen, bei: acon.[122]

Obstipation, mit: aral-h.[102]

Ödem, Wassersucht, bei: aral-h.[111] dig.[58]

Schweiß, mit: acon. **Apis Apisin.**[5] arn. ars. bell.[1] betul.[1125] camph. **Canth.** dulc. hyos. **Lyc. OP.** puls. stram. sulph.

Seereise, während: **M-arct.**[5]

Typhus, nach: zing.[102]

Überanstrengung, durch: arn.[102]

Urämie bei vollständiger Anurie: pic-ac.[102] plb.[36]

Zahnung, während der: ter.[137]
▤ ALLGEMEINES; M; Zahnung, Beschwerden durch

heftig: cic. **Cupr.** cycl. sulph.

schmerzhaft: acon.[5] **Arn.**[5] **CANTH.**[5] caps.[5] puls.[5]

HITZE, Empfindung von: aur. berb. bond.[36] cimic. helon. kali-i. kola.[1184] lach. mit.[36] nat-m. **Nux-v.** phos. phyt. plb. spira.[36] ter. zing.

11 Uhr: mit.[36]

erstreckt sich zur Blase: aur.

Nierenregion: berb. bond.[36] cimic. **Helon.** kola.[1184] **Nat-m. Phos.** phyt. plb. ter.

- **Sitzen,** beim: nat-m.

INAKTIV: acetan.[100] alf.[72] benz-ac.[137] helon.[137] kali-n.[38] mangi.[197] sac-l.[85] solid.[137] **Ter.**[8]
☞ Filtration, unvollständige •Harnsperre, Anurie ▤ BLASE; C; Harnverhaltung; allgemeine Arzneien

JUCKEN, Nierenregion: staph.[36] tarent-c.[102]
☞ Ameisenlaufen, Empfindung von; Nierengegend

KÄLTE, Empfindung von: berb.[1101] carc.[227] cham. cocain.[111] med.[56] ozone[227] spira. tax.[303]

Nierenregion: berb.[1101] carc.[227] cham. cocain.[111] med.[56] ozone[227] tax.[303]

kriechend, wie von eiskalten Insekten mit Klauen, Nierengegend: **Med.**[56]

KATARRH: alum.[58] canth. coll. dam.[102] dulc.[58] eucal.[144] kali-c.[58] petr. sars.[58] sil. sulph.
☞ Entzündung •Entzündung; eitrig ▤ BLASE; C; Eiterung •BLASE; C; Katarrh, schleimig-eitrige Absonderung •URIN; C; Sediment; eitrig •FIEBER, HITZE; C; Katarrhalisches Fieber •ALLGEMEINES; C; Katarrh

KREBS: kali-i.[1076] sars.[110]
▤ ALLGEMEINES; C; Krebs und krebsartige Leiden

LÄHMIGKEIT, Empfindung von, Nierenregion: agar. **Berb.**[8] cimic.[36] colch.[38] helon.[46] lager[55] phys. ptel. solid.[102]
☞ Lähmung, Empfindung von, Nierenregion •Schwäche, Ermattung, Empfindung von

links, mit Krampf, erstreckt sich zu den Oberschenkeln: agar.
☞ S; Links

Bewegung agg.: cimic.[36]

Erwachen, beim: ptel.

LÄHMUNG, Empfindung von, Nierenregion: **BERB.**[36]
☞ Lähmigkeit, Empfindung von, Nierenregion •Schwäche, Ermattung, Empfindung von ▤ ALLGEMEINES; C; Lähmung; Empfindung von Lähmung

NEPHRITIS:
▤ KLINISCHES; C; Nephritis

OBSTRUKTION:
☞ Schwere, Empfindung von

OPERATION, bei: methyl.[102]

POCHEN:
☞ Pulsieren, Klopfen, Empfindung von •Schmerz; pulsierender, pochender Schmerz

PULSIEREN, Klopfen, Empfindung von: act-sp.[36] **Berb.**[36] bufo canth.[36] chel. kali-i. med. nat-m.[5] pic-ac.[36] sabin. sulph.[36]
☞ Schmerz; pulsierender, pochender Schmerz ▤ ALLGEMEINES; C; Pulsieren, Empfindung von; Innerlich

rechts: **Berb.**[36]
☞ S; Rechts

erstreckt sich zum Abdomen: kali-i.

Nierenregion: act-sp.[36] canth.[36] pic-ac.[36] sulph.[36]

- **rechts**: canth.[36]
☞ S; Rechts

- **12** Uhr - **14** Uhr: pic-ac.[36]
☞ Z; Mittags

RUHELOSIGKEIT, Empfindung von: acon.[36] mit.[36] phyt.[36] puls-n. trif-p.[36]
▤ ALLGEMEINES; C; Ruhelosigkeit, körperliche

Harnleiter: phyt.[36]

Nierenregion: acon.[36] mit.[36] trif-p.[36]

- **rechts**: acon.[36]
☞ S; Rechts

SCHWÄCHE, Ermattung, Empfindung von: anan.[36] arg-n. benz-ac. berb. carb-an. cham. cimic.[36] cub.[36] cund.[36] helon.[36] lob-c.[36] manc.[2072] phyt. rhus-r.[10] tarent.
☞ Lähmigkeit, Empfindung von, Nierenregion •Lähmung, Empfindung von, Nierenregion

nachmittags und abends: helon.[36]
☞ Z; Nachmittags •Z; Abends

Bewegung agg.: cimic.[36]

Reiben, muss: manc.[2072]

rückwärts strecken, muss den Körper nach: manc.[2072]

Ruhe amel.: cimic.[36]

SCHWELLUNG: acon.[46] **Anthr.**[56] cupr.[38] helon.[137] juni-c.[142] kali-bi.[38] kali-chl.[38] kali-i. kali-n.[85] loxo-r.[240] **Nux-v.**[8] phys.[38] solid.[111] solin.[38] ter.[49]
☞ Blutandrang, Kongestion; allgemeine Arzneien •Stauungsniere ▤ ALLGEMEINES; C; Schwellung; allgemeine Arzneien

ödematös: loxo-r.[240]

SCHWERE, Empfindung von: aeth. androc.[222] **Carl.** cimic. dirc. equis. helon. hydrc.[36] juni-c.[102] phos. sang. tax.[303] tell. ter.

morgens: aeth. sang.
☞ Z; Morgens

- **Erwachen,** beim: aeth.

Sitzen agg.: **Carl.**

Nierenregion: cimic. dirc. **Helon.** hydrc.[36] juni-c.[102] phos. sang. tax.[303] tell. **Ter.**

- **rechts**: cimic.
☞ S; Rechts

◦ **nachts,** Bewegung agg.: cimic.
☞ Z; Nachts

- **nachmittags**: helon. sang.
☞ Z; Nachmittags

- **abends**: helon.
☞ Z; Abends

- **nachts**: tell.
☞ Z; Nachts

- **Druck** amel.: tax.[303]

SKLEROSE: acon.[121] arg-n.[46] kres.[149] nat-m.[3125] plb.[1102] saroth.[54] ser-ang.[54] visc.[54]

Hypertonie, bei: kres.[149] saroth.[54] ser-ang.[54] visc.[54]

SPANNUNG:
☞ Schmerz; ziehender Schmerz ▤ ALLGEMEINES; C; Spannung, Empfindung von

STAUUNGSNIERE: apisin.[5] apoc.[111] arg.[5] ars.[5] aur.[5] eucal.[77] nit-ac.[5] phos.[5] saroth.[149]
☞ Blutandrang, Kongestion; allgemeine Arzneien •Schwellung

STEIFHEIT, Empfindung von: benz-ac.[2072] berb.[36]

Nierenregion: benz-ac.[2072] **BERB.**[36]

STEINE, Nierensteine:
▤ BLASE; C; Steine, Blasensteine •URIN; C; Sediment; Nierensteine

TAUBHEIT, Empfindung von, Nierenregion: **BERB.**

TRAUMA:
☞ M; Verletzungen, nach

TUBERKULOSE: **Ars-i.**[102] bac.[102] calc.[102] calc-hp.[102] **Calc-i.**[102] **Chin-ar.**[102] chin-s.[102] **Equis-a.**[1125] **EUCAL.**[1125] hecla.[102] kali-i.[102] kreos.[102]

URÄMIE:
▤ BLUT; C; Urämie

VORFALL: **Bell.**[102] cham.[102] coloc.[102] gels.[102] **Ign.**[102] lach.[102] puls.[102] sulph.[102] zinc.[102]

WANDERNIERE: **Bell.**[102] **Calc.**[193] cham.[102] coloc.[102] gels.[102] **Ign.**[102] lach.[102] puls.[102] **Sep.**[193] **Stry-ar.**[102] sulph.[102] zinc.[102]

WASSER:

heißes W. darübergegossen würde, Empfindung, als ob: cedr.[36]

Wassersäcke, Empfindung, als wären die Nieren zwei: helon.[36]

ZERSCHLAGENHEIT, Empfindung von: alum.[5] clem.[5] kali-c.[5] meny.[5] phys.[111]
☞ Schmerz; wund und zerschlagen, Schmerz mit Empfindlichkeit wie

ZIRRHOSE:
☞ Degeneration; fettige

ZUCKUNGEN, Nierenregion: acon-l.[36] astac.[36] canth.[36] mang.[36] ran-s.[5]
▤ ALLGEMEINES; C; Zuckungen

links: mang.[36]
☞ S; Links

rechts: astac.[36] canth.[36]
☞ S; Rechts

ZUSAMMENSCHNÜRUNG, Empfindung von:
☞ Schmerz; zusammenschnürender Schmerz

ZUSAMMENZIEHEN, Empfindung von: canth.[36] **Dig.**[8] glon.[117] kali-bi.[22] kali-i.[47] nit-ac.[8] **Plb.**[8] uran-n.[25]
▤ ALLGEMEINES; C; Strikturen, Stenosen, Zusammenziehungen; allgemeine Arzneien

Harnleiter, erstreckt sich zum Penis, Druck amel.: **Canth.**[36]

ZYSTEN: colch.[149] kres.[149] med.[304] merc-c.[38] plb.[38]
▤ ALLGEMEINES; C; Tumoren; zystisch, Steatom

SCHMERZ, Nierenschmerzen:
abrot. acon.[5] act-sp.[102] **Aesc.** aeth. agar.[36] **Agn.** agri.[102] alco.[36] **All-c.** all-s. allox.[119] aloe[36] **Alum.**[5] alum-p.[58] am-be.[85] am-br.[36] ambr. anan.[36] androc.[222] ant-c. ant-t.[36] aphis. **Apis** apisin.[5] apoc.[36] aran. **Arg-n.** arge-p.[264] arist-cl.[144] **Arn.** ars.[36] ars-h.[36] arum-d.[5] arund. asaf. asar. aspar. astac. aster.[144] atro.[111] aur.[102] aur-m. bac.[62] bad.[25] bamb-a.[1184] bapt.[2072] baros.[102] **BELL. Benz-ac. BERB.** berb-a.[149] bond.[36] bor.[1] bor-ac.[102] bov.[36] brach. **Bry.** bufo but-ac.[102] **Cact.** cadm-s.[137] cahin.[122] calad. **Calc.** calc-acet.[111] calc-ar. calc-f. **Calc-p.** calcul-r.[77] **Cann-i. Cann-s.**[5] **CANTH. Caps.** carb-an.[36] carbn-o.[36] **Carbn-s.** carl.[36] caust. cean.[111] cedr. cench.[58] cere-b.[36] cere-s.[36] cham.[5] **Chel.** chen-a.[54] **Chim.**[102] chin. chin-ar. chin-s.[102] chlf.[36] chlol. chloram.[149] cimic. **Cinnb.** citl-v.[197] **Clem.** cob-n.[149] coc-c.[36] **Cocc.**[5] cocci-s.[72] cod.[36] **COLCH.** coloc. con.[36] conv.[38] convo-d.[142] cop. cortiso.[119] corv-c.[258] cot.[36] **Crot-c.** crot-h. croto-t.[36] cund.[36] cupr.[5] cupr-acet. cupr-ar.[36] cur. cycl.[36] cyt-l.[119] daph. der.[36] dig.[36] **Dios.** dirc.[36] dor. **Dulc.**[102] elat.[36] elmen[9] ephin.[1125] epig. equis. erig.[36] ery-a.[72] **Eup-pur.** eupi.[102] fab.[102] fago.[36] **Ferr.** ferr-ar. ferr-i.[36] ferr-m.[102] ferr-p.[58] fl-ac. frax-e.[1125] gad.[36] gall-ac.[102] gamb.[2072] gels. germ.[222] glyc.[102] gnaph.[25] granit-m.[194] graph. grat.[36] guare.[36] guat.[119] haliae-lc.[222] ham. hedeo.[122] hell. helo.[77] **Helon. Hep.** hern-g.[1125] hura[36] hydr. hydr-ac. hydrang.[102] hyosin.[137] hyper.[36] ias.[45] indg. iod.[1] **Ip. Ipom.**[171] irid.[222] iris[36] iris-foe.[36] jug-c.[25] kali-ar. **Kali-bi.** kali-br.[8] **Kali-c. Kali-chl.** kali-i.[2072] kali-n.[36] kali-p. kali-s. kalm.[102] kola.[1184] kreos.[2072] kres.[149] lac-ac.[36] lac-d. lac-leo.[204] lac-lox-a.[204] lac-lup.[204] lach. lachn.[85] lap-laz.[227] lapa.[36] lat-h.[301] laur.[36] lec. lept.[25] linu-u.[1125] **Lith-c.** lob.[25] lob-s.[36] **Lyc.** lycps. lyss. mag-m. mag-p.[111] manc.[8] mang.[5] mang-acet.[1] **Med.** mel-c-s.[102] menth-pu.[85] meny.[36] meph. merc. merc-c. mez.[2072] **Mill.** mit.[36] morg-g.[136] morph.[102] myric.[36] nabal.[25] nat-ar. **Nat-m.** nat-p.[36] nat-s. **Nit-ac.** nux-m. **Nux-v.**[37] oci. oci-s.[149] ol-j.[25] ol-sant.[72] onis.[102] op.[122] ox-ac.[58] oxal.[45] oxyd.[102] oxyt.[102] ozone[227] pall. **Pareir.** pen.[36] petr.[102] **Ph-ac. Phos.** phys. **Phyt.** pic-ac.[102] piloc.[102] pin-s. pipe.[102] pitu-a.[164] plan.[36] **Plb.** plumbg.[36] plut-n.[222] podo.[111] polyg.[36] por-m.[251] prot.[136] psor. ptel.[36] **Puls.** puls-n.[25] ran-s.[5] raph. rat. rheum rhus-a.[102] rhus-t.[2072] rob.[36] ruta[1] sabad.[1125] sabal.[144] sabin.[102] sac-alb.[36] samb.[36] sang.[111] sanic.[102] sant.[102] santa.[85] sap-sod.[45] sapin.[36] sarcol-ac.[119] saroth.[144] sarr.[36] **SARS.** scroph-n.[144] scut.[25] **Sel. Senec.** seneg.[102] **Sep.** sil. solid.[85] spect.[271] spira.[36] squil.[137] stann.[1] staph.[1] stigm.[102] still.[36] stroph.[137] sulph. syc-co.[136] syph.[58] tab. tama.[197] **Tarent.** tax.[36] tell.[36] **Ter.** thlaspi[72] **Thuj.** thymol.[119] trif-p.[144] upa.[36] uran.[269] urt-u.[85] uva.[102] valer.[36] verat. vesi.[85] vesp.[36] vip. visc.[137] wies.[36] x-ray[56] xanrhoe.[102] xero.[102] **Zinc.**[36] zinc-p.[58] zing.[2072]

☞ *Bereich der*

abwechselnd mit:

- **Empfindung** wie betrunken, im Kopf: alum.[36]
  ☞ *A; Abwechselnd mit ▤ KOPF; O; Innerlich, innerer Kopf; abwechselnd mit*
- **Rheumatismus**: benz-ac.[58]
  ☞ *A; Abwechselnd mit*
- **Schwindel**: alum.
  ☞ *A; Abwechselnd mit ▤ SCHWINDEL; A; Abwechselnd mit*

abwechselnde Seiten: cinnb.[111]

links: aesc.[102] allox.[149] bapt.[25] bell.[36] benz-ac. berb.[36] calcul-r.[77] cere-b.[36] chel.[25] chloram.[149] cinnb.[36] clem.[36] coc-c.[36] cund.[36] elmen[9] equis.[36] erig.[36] ferr-i.[58] **Hedeo.**[102] hura[36] hydrang.[102] hyper.[36] kali-c.[1] lac-leo.[204] lachn.[85] lyc.[1] mang-acet.[1] menth-pu.[36] ozone[227] pall.[36] pareir.[8] plut-n.[222] tab.[102] tama.[197] tarent.[36] tax.[303] ter.[36] uva.[102] zinc.[1] zing.
☞ *S; Links*

- **morgens**: menth-pu.[36] tarent.[36]
  ☞ *Z; Morgens*
  - **6.30 Uhr**: menth-pu.[36]
    - **Aufstehen** amel.: menth-pu.[36]
      ▤ *ALLGEMEINES; C; Schmerz; morgens; Aufstehen; amel.*
- **21** Uhr, beim Gehen: hura[36]
- **Einatmen,** beim: chel.[25]
- **Sitzen,** beim: pall.[36]
- **Urinieren,** beim: allox.[149]
  ▤ *ALLGEMEINES; M; Urinieren; während U. agg.*
- **erstreckt** sich:
  - **Leistenregion,** in die: pareir.[8]
  - **Sakrum,** hinab am: equis.[36]
- **rechts,** nach: lachn.[85]

rechts: am-be.[85] am-br.[36] bad.[36] cann-i.[102] cere-b.[36] **Chel.**[102] coc-c. corv-c.[258] croto-t.[85] cyt-l.[119] equis.[102] germ.[222] guat.[119] helo.[77] helon. ip.[36] irid.[222] iris[36] kali-n.[5] lac-lox-a.[204] lac-lup.[204] lith-c.[102] lob-s.[36] **Lyc.** lyss. nabal.[25] nat-m.[5] nux-v. oci.[102] phyt. pic-ac.[102] plut-n.[222] **Sars.**[8] **Senec.** sil.[36] solid.[85] still.[36] tama.[197] tarent.[36] **Ter.**
☞ *S; Rechts*

- **5** Uhr: coc-c.
- **nachmittags**: bad.[36] lac-lup.[204]
  ☞ *Z; Nachmittags*
  - **14** Uhr: lac-lup.[204]
- **abends**: sil.[36]
  ☞ *Z; Abends*
- **Druck,** bei: am-be.[85] solid.[85]
- **Husten,** beim: guat.[119]
- **erstreckt** sich:
  - **abwärts**: sars.[8]
  - **Hüfte,** zur rechten: ter.
  - **Knie,** zum: ip.[36]

tagsüber: still.[36]
▤ *ALLGEMEINES; C; Schmerz; tagsüber*

4 Uhr - 21 Uhr: chel.

morgens: alum. arge-p.[264] bell. berb. **Cahin.** chel. cinnb. ham. kali-c. lac-lox-a.[204] mit.[36] ox-ac. plan.[36] still.[36] tarent.
☞ *Z; Morgens ▤ ALLGEMEINES; C; Schmerz; morgens*

- **4** Uhr: cinnb.

morgens (Forts.)
- **5** Uhr - 8 Uhr: lac-lox-a.[204]
- **6** Uhr, beim Erwachen: still.[36]
- **Aufstehen,** nach: berb.
  ALLGEMEINES; C; Schmerz; morgens; Aufstehen; nach
- **Erwachen,** beim: arge-p.[264] ox-ac. plan.[36]
  ALLGEMEINES; C; Schmerz; morgens; Erwachen; beim

vormittags: tarent.[36]
ALLGEMEINES; C; Schmerz; vormittags

mittags: ferr-i.[36]
☞ Z; Mittags ALLGEMEINES; C; Schmerz; mittags

nachmittags: bad. chel. chin-s. croto-t. kali-c.[36] kalm.[102] lac-leo.[204] lyc. sang. tarent.
☞ Z; Nachmittags ALLGEMEINES; C; Schmerz; nachmittags
- **14** Uhr: kalm.[102]
- **16** Uhr:
  ALLGEMEINES; C; Schmerz; nachmittags; 16 Uhr
  - **20** Uhr, bis: **LYC.**
  - **21** Uhr, bis: **Chel.**
- **17** Uhr: lac-leo.[204]
  - **19** Uhr, bis: lac-leo.[204]
- **Sitzen,** beim: kali-c.[36]

abends: canth. coc-c. cot.[36] helon. kali-n.[36] lac-leo.[204] meny. ox-ac. sil. tarent. zinc.
☞ Z; Abends ALLGEMEINES; C; Schmerz; abends
- **Bett,** im: coc-c.

nachts: arge-p.[264] ars-h. aster.[144] calc. cann-i. chel. cinnb. helon. ptel.[36] spira.[36] tarent.
☞ Z; Nachts ALLGEMEINES; C; Schmerz; nachts
- **22** Uhr: helon.[36]
  ALLGEMEINES; C; Schmerz; nachts; 22 Uhr
- **2** Uhr, beim Erwachen: ptel.[36]
- **Ausziehen,** beim: helon.
  ALLGEMEINES; M; Ausziehen; agg.

Albuminurie, vor: helon.[36]

Atmen, beim:
- **Atemnot** und Ohnmachtsschwäche, mit: bufo
- **tief**: aeth. arg-n.[54] astac. **Benz-ac.** sel.
  ALLGEMEINES; C; Schmerz; Einatmen, bei tiefem

Ausatmen, beim: kali-c.[1]
ALLGEMEINES; M; Ausatmen; agg.

Ausstrecken der Beine **agg.**: colch.

Berührung agg.: arg-n.[2072]
ALLGEMEINES; M; Berührung, Berührtwerden; agg. •ALLGEMEINES; C; Schmerz; Berührung, durch

Beugen des Körpers, beim: cahin.[102] chin.
☞ Bücken; beim
- **rückwärts** amel.: cahin.[102]
  ALLGEMEINES; M; Beugen, Neigen, Krümmen; amel.; rückwärts, nach hinten

Beugen, muss sich vorwärts: coloc.[36] oxal.[45]

Bewegung:
- **agg.**: aesc. alum.[1] ant-t. arg-n. **Berb.** bry.[58] cahin. **Canth.**[102] carl.[36] chel.[102] coc-c. **Colch.** dor. **Gels. Ham.** kali-bi. kali-i.[102] **Nux-v.** ozone[227] spira.[36]
  ☞ Gehen, beim; agg. ALLGEMEINES; C; Schmerz; Bewegung; agg.
  - **Arme,** der: ant-t.
- **amel.**: kali-bi.[2072] lat-h.[301] ter. thuj.[137]
  ALLGEMEINES; C; Schmerz; Bewegung; amel.

Blasensteine, durch: tarent.[36]

Bücken:
- **beim**: alum. androc.[222] apis benz-ac. **Berb.** chin. clem.[36] raph. spira.[36] **Sulph.**
  ☞ Beugen des Körpers, beim ALLGEMEINES; M; Bücken; agg. •ALLGEMEINES; C; Schmerz; Bücken, nach
- **langem,** nach: sulph.
  ALLGEMEINES; M; Bücken; agg.; lange Bücken

Druck:
- **agg.**: **Berb.**[102] canth.[102] colch.[102] ferr.[111] helon.[85] sel.[58] **Solid.**[102]
  ALLGEMEINES; C; Schmerz; Druck; agg.
- **amel.**: plb.[36]
  ALLGEMEINES; M; Druck; amel. •ALLGEMEINES; C; Schmerz; Druck; amel.

Einatmen, bei tiefem: arg-n.[2072] ars. astac. bamb-a.[1184] croto-t. cycl. laur.
ALLGEMEINES; C; Schmerz; Einatmen, bei tiefem

Erkältung, durch: staph.
ALLGEMEINES; M; Kälte; Kaltwerden; agg. •ALLGEMEINES; C; Schmerz; Kälte; agg.

Erschütterung, durch: aeth. alum. **Bell. Berb.** calc-p. cann-i. cann-s. kola.[1184]

Essen, nach dem: con.
ALLGEMEINES; M; Essen; nach •ALLGEMEINES; C; Schmerz; Essen; nach

Fahren oder Reiten, beim: agar. alum. berb. **Calc.**

Fieber, Apyrexie, während der: bell. chin. hep. lyc. staph.

Fieber, mit: ferr-p.[58] med.[304]

Froststadium im Fieber:
- **während**: ars. canth. kali-c. lat-h.[301] lyc. nux-v. puls. zinc.
  ALLGEMEINES; C; Schmerz; Froststadium im Fieber, während
- **nach**: arn.[171]

Gehen, beim:
- **agg.**: alum. carb-an. clem. ham. nit-ac. **Nux-v.** zinc.[1]
  ☞ Bewegung; agg. ALLGEMEINES; C; Schmerz; Gehen; agg.
- **amel.**: ferr-m.[102] ter.[168]
  GEMÜT; M; Gehen; amel. •ALLGEMEINES; C; Schmerz; Gehen; amel.

Gonorrhö, nach: benz-ac.[58]

Hämaturie, mit: ip.[58]

Harn-, Stuhldrang:

- **Stuhldrang, bei**: nux-v.[58]
- **Urindrang,** bei: **Ars-h. Canth.** coc-c. **Equis.**[144] **Ferr.** graph. hep. kali-bi.[58] **Kreos.** merc-c. ruta
  ☞ *Urinieren; nicht gleich nachgegeben wird, wenn dem Harndrang*

Heben, beim: bry.[58] **Calc-p.**
  ▤ *ALLGEMEINES; M; Heben, Überanstrengung von Muskeln und Sehnen; agg.*

Husten, beim: **Bell.**

intermittierend: zinc.[1]

Kolik, Nierenkolik: arg-n.[5] arn.[5] asar.[144] atro.[111] baros.[102] **Bell.**[1125] **BENZ-AC.**[8] berb.[102] calc.[102] calcul-r.[102] canth.[137] cham.[102] chin-s.[102] chlol.[54] coc-c.[111] colch.[54] **Coloc.**[1125] dios.[102] ephin.[1125] **Epig.**[102] equis.[54] erig.[54] **Ery-a.**[72] eup-pur.[111] **Fab.**[102] frax-e.[1125] hedeo.[102] hep.[102] hern-g.[1125] hydrang.[102] indg.[8] ipom.[102] **KALI-C.**[54] kali-i.[36] linu-u.[1125] **LYC.**[102] mag-p.[111] med.[137] morg-g.[136] nit-ac.[36] **Nux-m.**[5] nux-v.[102] oci.[171] oci-s.[149] onis.[102] **OP.**[8] oxyd.[102] **PAREIR.**[54] phyt.[111] pipe.[102] plb.[36] polyg.[102] **SARS.**[102] **Senec.**[8] sep.[102] **Solid.**[102] stigm.[72] tab.[102] ter.[111] thlaspi[72] urt-u.[102] uva.[102] verat.[5] vesi.[102]
  ☞ *Harnleiter; Anfällen, zwischen den •krampfartiger Schmerz •zusammenschnürender Schmerz*

🕴 - **links**: **Berb.**[102] canth.[102] **Pareir.**[54] tab.[102]
  ☞ *S; Links*

- **rechts**: **Lyc.**[102] nux-v.[102] oci.[102] oci-s.[149] sars.[102]
  ☞ *S; Rechts*

<> - **Anfällen,** zwischen den: **Berb.**[102] **Calc.**[102] chin-s.[102] hydrang.[102] **Lyc.**[102] nux-v.[102] **Sep.**[102] urt-u.[102]
  ▤ *ALLGEMEINES; C; Schmerz; Anfällen, zwischen*

- **Druck** auf die Glans Penis **amel.**: canth.[137]
- **Erbrechen,** mit: **Oci.**[171]
- **Gliederschmerzen,** mit: dios.[102]
- **Grieß,** gelber Sand, Harnsteine im Urin: hydrang.[102]
- **Hämaturie,** mit: oci.[137]
- **Kindern,** bei: chlol.[54]
  ▤ *ALLGEMEINES; M; Kindern, Beschwerden bei*
- **Liegen,** beim:
  - **agg. auf rechter Seite**: nux-v.[2072]
  - **amel. auf dem Rücken**: nux-v.[2072]
- **Urinieren,** reichliches, **amel.**: med.[137]
  ▤ *ALLGEMEINES; M; Urinieren; amel. nach U.; reichlichem, nach*

Lachen, beim: **Cann-i.** cann-s.[137]
  ▤ *ALLGEMEINES; M; Lachen agg.*

Liegen, beim:

- **agg.**: aeth. androc.[222] berb. chel. colch. coloc. conv.[102] cortiso.[119] germ.[222] lac-d. nux-v. ozone[227] rhus-t.
  ▤ *ALLGEMEINES; C; Schmerz; Liegen; agg.*
  - **Rücken,** auf dem: chel.
  - **Seite,** auf rechter: germ.[222]
- **amel.**:
  ▤ *ALLGEMEINES; C; Schmerz; Liegen; amel.*
  - **Bauch,** auf dem: chel.
  - **Gesicht,** auf dem: chel.
  - **Knien** und Ellbogen, **auf**: berb.[144] oci.[144] pareir.[144]
  - **Rücken,** auf dem: cahin.[102] colch.[102] nux-v.
    - **Beine** bzw. Knie angezogen: colch.[102]

Menses:

- **Beginn,** zu: **Berb.** raph. **Verat.**
  ▤ *ALLGEMEINES; M; Menses; Beginn, zu*
- **während**: berb. cur.
  ▤ *ALLGEMEINES; M; Menses; während •ALLGEMEINES; C; Schmerz; Menses; während*

Mittagessen, nach dem: zinc.[1]
  ▤ *ALLGEMEINES; M; Mittagessen; agg.*

Muskelanstrengung, bei: apoc.
  ▤ *ALLGEMEINES; C; Schmerz; Anstrengung agg.*

Naseschneuzen, beim: **Calc-p.**
  ▤ *ALLGEMEINES; M; Naseschneuzen; agg.*

Nephritis, bei akuter: apis[8]

Niesen agg.: **Aeth.** ars. **Bell.**
  ▤ *ALLGEMEINES; M; Niesen; agg.*

Reiben amel.: kali-c.[1] **Manc.**[8]
  ▤ *ALLGEMEINES; M; Reiben; amel. •ALLGEMEINES; C; Schmerz; Reiben; amel.*

Schlaf, verhindert: germ.[222]

Schwellung im rechten Knie, **mit**: benz-ac.

Schwindel, bei: alum.[5]

Sitzen, beim: **Berb.** carl.[36] dig. ferr.[102] kali-c. meny. **Pall.** ruta[1] ter. thuj.[1] valer.

Sprechen agg.: spira.[36]
  ▤ *ALLGEMEINES; M; Sprechen; agg.*

Stehen, beim:

- **agg.**: zinc.
- **amel.**: berb.

Steigen, beim: aesc.[162] apis[162]

Stuhlgang, während: **Colch.**[5]
  ▤ *ALLGEMEINES; M; Stuhlgang; während Stuhlgang •ALLGEMEINES; C; Schmerz; Stuhlgang; während*

Tanzen, beim: alum.
  ▤ *ALLGEMEINES; M; Tanzen; agg.*

Trinken amel.: lac-leo.[204]

Übelkeit, mit: ipom.[171] oci.[171] senec.[58]

unterdrückte Harnentleerung, **durch**: kali-bi.[58]

Urinieren:

- **agg.**:
  - **vor**: **Acon.**[102] **Berb.**[102] **Bor.**[102] cann-s.[102] **Canth.**[102] **Colch.**[5] erig.[102] graph. kali-c.[102] lith-c.[102] **Lyc.** morph.[36] piloc.[102] rheum[5] **Rhus-a.**[102] sanic.[102] **Sars.**[102] seneg.[102] sep.[102] thuj.
    ▤ *RÜCKEN; C; Schmerz; Urinieren; agg.; vor*
  - **während**: **Acon.**[5] aesc. agn. ant-c. arist-cl.[119] berb. **CANTH.**[5] **Colch.**[5] kali-bi.[111] lach.[5] **Ph-ac.**[5] phos. **PULS.**[5] rheum **Senec. Zinc.**[5]
    ▤ *RÜCKEN; C; Schmerz; Urinieren; agg.; während*
  - **nach**: ambr.[5] bufo syph.[58]
    ▤ *RÜCKEN; C; Schmerz; Urinieren; agg.; nach*
- **amel. nach**: ambr.[5] bufo[111] **LYC. Med.** tarent.
  ▤ *ALLGEMEINES; M; Urinieren; amel. nach U.*

Urinieren (Forts.)

- **häufig**: der.[36]
- **nicht** gleich nachgegeben wird, wenn dem Harndrang: con. pall. rhus-t.
  ☞ Harn-, Stuhldrang; Urindrang, bei
- **spärlichem** oder unterdrücktem, **bei**: phyt.[102]
  ALLGEMEINES; M; Urinieren; während U. agg.; spärlichem Urin, bei
- **Urindrang,** bei: kola.[1184] merc-c.[36] ruta[36]
- **vermehrtem,** mit: coc-c.[25]

Verwirrung, mit geistiger: alum.[102]

Wärme amel.: ozone[227] staph.
ALLGEMEINES; M; Wärme; amel. •ALLGEMEINES; C; Schmerz; Wärme amel.

- **Bettwärme**: staph.
  ALLGEMEINES; M; Wärme; amel.; Bettwärme

Wein, durch: benz-ac.[102]
ALLGEMEINES; C; Speisen und Getränke; Wein; agg.

Wetter, bei nassem: rhus-t.
☞ M; Feuchtigkeit, Nässe agg. ALLGEMEINES; M; Wetter; nasses Wetter; agg. •ALLGEMEINES; C; Schmerz; Wetter; nasses agg.

erstreckt sich:
☞ Harnleiter; erstreckt sich

- **Abdomen**:
  - **über** das Abdomen: hydr-ac.
  - **zum** Abdomen: berb. canth. kali-bi. **Nux-v.**
- **abwärts**: aesc.[162] apis[162] arg-n. bell. canth.[47] nat-m.[5] sars.
  ALLGEMEINES; C; Schmerz; erstreckt sich; abwärts
- **außen,** nach: canth.[47] lapa.[36] mag-p.[111]
  ALLGEMEINES; C; Schmerz; erstreckt sich; außen, nach
- **Beine,** in die: coc-c.[58] cyt-l.[119]
- **Blase,** zur: arg-n. ars. aur.[5] bell. berb.[47] bond.[36] canth. chel. coc-c. cupr-acet. hedeo.[122] kali-bi. kali-i. lac-d.[85] lach. **Lyc.** nit-ac. oci. op.[102] petr. phyt. **Sars.** tab.
  ☞ Harnleiter; erstreckt sich; Blase
  - **Gesäß- und Oberschenkelregion, in**: lac-d.[85]
- **Brust,** zur: glyc.[102] zinc.[1]
  - **Schulter,** und: glyc.[102]
- **Darmbein,** zum:
  - **linken,** durch, zum Schambein, bei Frauen: arund.
  - **rechts,** nach: sang.
- **Epigastrium,** zum: hydr-ac. thuj.[137]
  - **links**: thuj.[137]
- **Gesäßbacken,** zu den: phyt.[45]
- **Glans,** in die: lyc.[73]
- **Harnleiter** entlang, die: apis arg-n. bell. **BERB.** calad. canth. cedr. chel. coc-c. cupr-acet. **Ipom.**[162] kali-bi. lach. lyc. pareir. pin-s. tab. ter.
  - **Blase,** zur: bell. ter.
  - **Penis,** zum, Druck auf die Eichel amel., zeitweise steigt der Schmerz hoch: canth.
- **Harnröhrre,** zur: berb. coc-c.
- **Hoden,** zu den: **Berb.**[102] cahin.[102] dios. equis. erig.[102] lyc.[73] nux-v. op.[102] puls.[5] syph.
  ☞ Harnleiter; erstreckt sich; Hoden
- **Hüfte,** zur: arn. berb. lyc. **Nux-m. Nux-v.** ox-ac. oxal.[45] ter.
- **Knie,** zum: berb. ip. kali-bi.
- **Labien,** in die: eupi.[102]
- **Oberschenkel,** in die: **Berb.** ip.[137] kali-bi.[2072] nux-v. pareir.[102]
  - **rechts**: **Nux-v.**
  - **Steifheit,** mit: berb.
- **Perineum,** in das: lyc.[102] sep.[102]
- **Rektum,** zum: nux-v.[58]
- **Sakrum** und Steißbein, zum: graph.[102] thymol.[144]
- **Schließmuskel,** zum, mit Harndrang: coc-c.[36]
- **Schulter,** zur: conv.[142] sac-alb.[36]
  - **links**: conv.[142]
- **Uterus,** zum: nat-m.

Basis, Nierenbasis, nachts amel.: tax.[36]

Harnleiter: aesc. agar. aloe apis arg-n. arn. ars. aspar. astac. bell. benz-ac. berb.[102] bor-ac.[102] bov.[36] calad. calc.[102] cann-i.[102] cann-s. canth.[36] carb-an. carl.[36] cedr.[36] cere-b.[36] cham. chel.[102] chin-s.[102] chlol. clem. coc-c.[25] colch. con. dios. epig. equis.[102] erig. eup-pur. gall-ac.[102] hedeo.[122] hydrang.[102] indg. ipom. kali-ar. kali-c. lach. lith-c.[102] lyc.[102] med. mel-c-s.[102] nat-m.[36] nat-s. nit-ac.[137] nux-m. nux-v.[102] oci. op. ozone[227] pareir. phos. phyt.[102] pic-ac.[102] pin-s. polyg.[36] psor. sars. scroph-n.[144] senec. sep.[102] sil. sulph. tab. tarent. ter.[102] thuj.[36] urt-u.[102] uva.[102] verat. xanrhoe.[102] zinc. zinc-p.[58]

- **abwechselnd** mit Schmerz in der Glans: canth.
  ☞ A; Abwechselnd mit
- **links**: **Aesc.** agar. aloe benz-ac. **Berb.** calad. cann-s. canth. coc-c.[25] epig. **Hedeo.**[102] hydrang.[102] **Ipom.** kali-c. **Lyc.** ozone[227] **Pareir.** scroph-n.[144] tab.[102] uva.[102]
  ☞ S; Links
- **rechts**: apis astac. berb. cann-i.[102] cann-s. canth. **Chel.**[102] **Dios.** equis.[102] hedeo.[122] indg. lith-c.[102] **LYC. Nux-v. Oci.** ozone[227] phyt.[102] pic-ac.[102] **Sars.** tab. tarent. **Ter.**[102]
  ☞ S; Rechts
- **Anfällen,** zwischen den: **Berb.**[102] calc.[102] chin-s.[102] hydrang.[102] **Lyc.**[102] nux-v.[102] **Sep.**[102] urt-u.[102]
  ☞ Kolik, Nierenkolik ALLGEMEINES; C; Schmerz; Anfällen, zwischen
- **Druck** amel.: canth.[36]
- **Erbrechen,** mit: **Berb.**[809] canth.[809] nux-v.[809] **OCI.**
- **Urindrang,** mit: cham. nat-s.
- **Urinieren**:
  - **nach**: apis
  - **Zurückhalten** des Urins, durch: nat-m.[36]
- **erstreckt** sich:
  ☞ erstreckt sich
  - **abwärts,** berühren, bewegen und einatmen agg.: arg-n. bell.

◦ **Blase**: gall-ac.[102] thuj.[36] xanrhoe.[102]
☞ *erstreckt sich; Blase, zur*

◦ ◦ **Hoden,** und: xanrhoe.[102]

◦ **Harnröhre,** in die: **BERB.** canth. clem. coc-c. dios.

◦ ◦ **Samenstränge,** und: clem. dios.

◦ **Hoden**: berb.[58]
☞ *erstreckt sich; Hoden, zu den*

◦ **Oberschenkel,** in den rechten: nux-v.

◦ **Oberschenkel** und Füße: pareir.

◦ **Penis**: cann-i. canth. con. dios. nux-v.

◦ ◦ **Hoden,** und: cann-i. canth. con. **Dios. Nux-v.**

◦ **Samenstrang**: berb.[58]

◦ **Vorhaut**: **Carl.**[36]

Nierenregion: abrot. acon.[36] agar.[36] alco.[36] all-c. all-s. allox.[119] aloe[36] alum.[1] am-be.[102] ambr.[5] ant-c. ant-t.[36] apisin.[5] apoc.[36] arn.[5] ars.[36] ars-h.[36] bac.[62] bamb-a.[1184] bell.[36] benz-ac. berb.[36] berb-a.[149] bond.[36] bor.[1] bov.[36] brach. cadm-s.[36] cahin.[122] **Calc.** calc-acet.[111] calc-ar.[102] **Calc-p.**[36] cann-i.[85] cann-s. **Canth.** carb-an.[36] carl.[36] caust. cean.[111] cedr.[36] cench.[58] cere-b.[36] cere-s.[36] chel. chen-a.[54] **Chin-ar.** chin-s. chlf.[36] cimic. cinnb.[36] citl-v.[197] clem.[36] coc-c.[36] cocc.[36] **Cocci-s.**[72] cod.[36] colch. coloc. con.[36] conv.[38] cop. croto-t.[36] cupr.[5] cycl.[36] dig.[36] dirc.[36] elat.[36] equis.[36] erig.[36] eup-pur.[46] fago.[36] ferr.[102] fl-ac. germ.[222] graph. grat.[36] haliae-lc.[222] ham.[36] helon.[36] hep.[36] hydr. ias.[45] iod.[1] ip. iris-foe.[36] jug-c.[25] kali-bi. kali-br.[8] kali-c.[1] kali-n.[1] kola.[1184] kreos. **Lac-ac.**[36] lac-d. lac-lup.[204] lach. lat-h.[301] laur.[36] lept.[25] lob.[25] lob-s.[25] **Lyc.**[36] manc.[36] mang.[36] med.[58] menth-pu.[85] meny. merc-c. mez.[5] mit.[36] myric.[36] nat-ar.[36] nat-m.[36] nat-p.[36] nit-ac.[36] nux-v. oci. ol-j.[25] ol-sant.[72] ox-ac.[36] ozone[227] pall.[36] pareir.[171] petr. ph-ac.[5] phos.[36] phys. phyt. pic-ac.[36] pitu-a.[164] plb. podo.[111] prot.[136] **PULS.**[5] rhus-t.[36] ruta sabad.[36] sabin.[5] samb.[36] sang. sapin.[36] saroth.[144] sars. scut.[25] sel. **Senec.**[36] sep.[5] sil.[5] solid.[102] staph. still. **Sulph.**[36] syph.[58] tab. tama.[197] tarent.[36] tell.[36] ter. thuj.[36] thymol.[119] trif-p.[144] upa.[36] uran.[269] valer.[36] vesp.[36] wies.[36] zinc.[36] zing.[111]

- **links**: acon.[36] agar.[36] berb.[36] canth.[36] carl.[36] cench.[58] chel.[25] chin-s.[36] cinnb.[36] citl-v.[197] coc-c.[36] croto-t.[36] dig.[36] elat.[36] equis.[36] erig.[25] hep.[36] jug-c.[25] lob-s.[25] lyc.[36] mang.[36] menth-pu.[85] meny.[36] myric.[36] nat-p.[36] pall.[36] pitu-a.[164] scut.[25] tama.[197] thuj.[36] zinc.[36]
☞ *S; Links*

◦ **4** Uhr: cinnb.[36]

◦ **nachmittags**: chin-s.[36] croto-t.[36]
☞ *Z; Nachmittags*

◦ **abends**: coc-c.[36] meny.[36]
☞ *Z; Abends*

◦ ◦ **Bett,** im: coc-c.[36]

◦ **Druck agg.**: canth.[36]

◦ **Hinlegen,** beim: thuj.[36]

◦ **Sitzen,** beim: chin-s.[36] dig.[36]

◦ ◦ **gebeugt**: chin-s.[36]

◦ **Stehen,** beim: zinc.[36]

◦ **erstreckt** sich in die Brust, links: menth-pu.[85]

- **rechts**: agar.[36] aloe[36] apoc.[85] cann-i.[85] canth.[36] cere-b.[36] cere-s.[36] clem.[36] cycl.[36] erig.[36] fago.[36] germ.[222] grat.[36] iris-foe.[36] lept.[25] lob.[25] lyc.[36] nat-ar.[36] nat-m.[36] nat-p.[36] sabad.[36] sapin.[36] tama.[197] thuj.[36] upa.[36] zinc.[36]
☞ *S; Rechts*

◦ **13** Uhr: fago.[36]

◦ **nachts**: cere-s.[36] iris-foe.[36] thuj.[36] upa.[36]
☞ *Z; Nachts*

◦ ◦ **22** Uhr: cere-s.[36] iris-foe.[36]

◦ ◦ **Umdrehen agg.**: thuj.[36]

◦ **Einatmen agg.**: cycl.[36]

◦ **Gehen,** beim: sapin.[36]

◦ **Sitzen,** beim: germ.[222]

◦ **erstreckt** sich zu den Harnleitern: canth.[36]

- **morgens**: bell.[36] berb.[36] chel.[25] ham.[36] mit.[36] tell.[36]
☞ *Z; Morgens*

◦ **Aufstehen**:

◦ ◦ **beim**: chel.[25] ham.[36]
▯ *ALLGEMEINES; C; Schmerz; morgens; Aufstehen; beim*

◦ ◦ **nach**: berb.[36]

- **11** Uhr: lac-ac.[36] mit.[36]

◦ **mittags,** bis: lac-ac.[36]

- **nachmittags**: chin-s. sang.
☞ *Z; Nachmittags*

- **abends**: canth. meny. ox-ac.[36] ruta tarent.[36] upa.[36]
☞ *Z; Abends*

◦ **Sitzen,** beim: meny. ruta

- **nachts**: chel.[36] cinnb.[36] equis.[36] helon.[36]
☞ *Z; Nachts*

◦ **21.45 Uhr**: equis.[36]

◦ **Ausziehen,** beim: helon.[36]

- **Mitternacht,** nach, beim Hinlegen: rhus-t.[36]

- **Anstrengung,** Anspannung der Muskeln, bei: apoc.[36]

- **Anziehen** der Beine amel.: cench.[58]

- **Armbewegung,** bei: ant-t.[36]
▯ *ALLGEMEINES; M; Bewegung; während; Arme, der*

- **Bett,** im: cocc.[36]

- **Bücken,** nach: **Sulph.**[36]

- **Bund** der Kleidung, durch den: chel.

- **Druck**:

◦ **agg.**: berb.

◦ **amel.**: plb.

- **Einatmen,** bei tiefem: ars.[36] cycl.[36] laur.[36] uran.[269]

- **Erwachen,** beim: still.
▯ *ALLGEMEINES; C; Schmerz; Erwachen; agg.*

- **Essen,** nach dem: con.[36]

- **Fahren** auf unebener Straße, beim: alum.[1]

- **Gehen**:

◦ **agg.**: carb-an.[36] nit-ac.[36]

◦ **amel.**: ferr.[102]

- **Graben,** beim: calc-p.

- **Heben,** beim: **Calc-p.**[36]

Nierenregion (Forts.)

- **Hitze** amel., Kälte agg.: staph.
- **Lachen** agg.: uran.[269]
- **Liegen**:
  - **gebeugt** nach rückwärts amel.: cahin.[122]
  - **Rücken** nicht möglich, auf dem: chel.[25]
  - **Seite,** auf linker agg.: cench.[58]
- **liegen,** kann nur auf dem Rücken: colch.
- **Naseschneuzen,** beim: **Calc-p.**[36]
- **Sitzen** agg.: berb-a.[149] nat-m.[36] valer.[36]
  ALLGEMEINES; M; Sitzen; agg. •ALLGEMEINES; C; Schmerz; Sitzen agg.
- **Strecken,** nach: calc.
  ALLGEMEINES; M; Strecken, Recken; agg.
- **Urinieren**:
  - **vor**: tab.
  - **während**: phos.[36] syph.[58]
  - **häufigem,** mit: berb-a.[149]
- **Verletzung** der Hoden, nach: coc-c.[36]
  M; Verletzungen, nach ALLGEMEINES; C; Schmerz; Verletzung, durch
- **erstreckt** sich:
  - **abwärts**: berb. **Sars.**
  - **aufwärts**: pic-ac.[36]
    ALLGEMEINES; C; Schmerz; erstreckt sich; aufwärts
  - **Blase**: berb.[58] coc-c.[36]
  - **Brust**: benz-ac.
  - **Colon** ascendens, zum: kali-br.[8]
  - **Genitalien,** Anus und Oberschenkeln: kreos.
  - **Gesäß,** in das: thymol.[119]
  - **Harnleiter**: berb.[58] canth. chel. oci. phyt.
  - **Hüfte,** in die rechte: ter.
  - **Leistenregion**: allox.[119] cann-s. kali-bi. pareir. petr.
    - **ängstlicher** Übelkeit, mit: cann-s.
  - **Oberschenkel**: agar. **BERB.** hep. ip. kali-bi. nux-v. ozone[227]
    - **Rückseite** der: ozone[227]
  - **Prostata,** zur: graph. sel.
  - **Schultern**: ars-h.[36]
  - **Uterus**: nat-m.[36]
  - **Waden**: **Berb.**
  - **Zehe,** in die große: pareir.[171]
    ALLGEMEINES; C; Schmerz; erstreckt sich; Zehen, zu den

tiefsitzend: eup-pur.[2072]
ALLGEMEINES; C; Schmerz; tief sitzend

anfallsweise auftretender Schmerz: aran. arist-cl.[144] **Bell.** canth.[2072] **Chel.** **Coc-c.** plb.[36] sulph.

- **abwechselnd** mit Schmerz in der Penisspitze: canth.[2072]
  A; Abwechselnd mit

ausstrahlender Schmerz: **Berb.**[47] canth.[47] pareir.[8]
ALLGEMEINES; E; Ausbreitung, Ausstrahlen von Symptomen •ALLGEMEINES; C; Schmerz; ausstrahlender Schmerz

- **links,** erstreckt sich in die Leistenregion: **PAREIR.**[8]
  S; Links
- **erstreckt** sich:
  - **abwärts**: canth.[47]
  - **außen,** nach: canth.[47]
  - **Blase,** zur: berb.[47]

beständiger Schmerz, Nierenregion: canth.[2072]

bohrender Schmerz: canth.[5] coc-c.[25] kali-i.[111] lac-d.[111]
ALLGEMEINES; C; Schmerz; bohrender Schmerz

- **Nierenregion**: coc-c.[25]

brennender Schmerz: **Acon.**[102] aloe[111] apis ars.[102] **Ars-h.** arum-d.[5] arund. aur.[5] **Bell.** **Benz-ac.** **Berb.** bufo but-ac.[102] cann-i. **Canth.**[2072] cedr. cimic.[111] coloc. hedeo.[122] **Helon.**[102] hep. **Ip.** **Kali-bi.** **Kali-c.** **Kali-i.** kali-n. lac-d. lach.[5] lachn.[85] **Lyc.**[102] merc-c.[102] nat-ar.[58] nat-m. **Nux-v.** ozone[227] ph-ac.[137] **Phos.**[102] phyt. pin-s. plb.[5] **Puls.** rheum sabad.[5] sabin.[102] sac-alb.[36] sang.[111] sep.[5] spira.[36] **Sulph.**[102] **TER.** thuj. zinc. zing.
RÜCKEN; C; Schmerz; brennender Schmerz; Lumbalregion •ALLGEMEINES; C; Schmerz; brennender Schmerz

- **links**: benz-ac. hedeo.[122] lachn.[85] ozone[227] zing.
  S; Links
  - **rechts,** nach: lachn.[85]
- **Atembeklemmung** und Ohnmachtsgefühl, mit: bufo
- **Liegen,** beim: lac-d.
- **Umrisse** der Nieren angeben, kann die: helon.[102]
- **Urinieren**:
  - **vor**: rheum thuj.
  - **während**: rheum
- **Wärme** amel.: ozone[227]
- **erstreckt** sich:
  - **Harnleiter** entlang, die: bell. cedr. pin-s. ter.
    - **Blase,** zur: bell. **Ter.**
  - **Ilium,** durch linkes, zum Schambein, bei Frauen: arund.
  - **Schulter,** zur: sac-alb.[36]
- **Harnleiter**: cedr. pin-s. ter.
- **Nierenregion**: **Berb.** **Coloc.** kali-n. **Lac-d.** nat-m. phyt. sabin.[102] **Ter.**
- **anfallsweise**: canth.[2072]
- **Gürtel** um die Taille, wie ein: ozone[227]

drängender Schmerz:

- **erstreckt** sich zur Blase: hedeo.[122]
- **Nierenregion,** erstreckt sich aufwärts: pic-ac.[36]
- **wehenartig,** Harnleiter, mit Harndrang: **Cham.**

drückender Schmerz: agar. aloe[36] am-br.[36] aphis. arg-n.[102] **Arn.**[102] ars-h.[36] aur.[102] bamb-a.[1184] berb. bor.[1] **CALC.** **Canth.** **Carl.**[36] chel.[25] chin-s.[102] cimic. clem. coc-c.[36] cocc.[36] graph. ham. hydr. hyper.[36] iod.[1] **Kali-c.**[1] lapa.[36] lyc.[36] mag-p.[111] nat-m.[36] **Nit-ac.**[36] **Nux-v.** **Oci.**[102] op.[122] pall. petr.[102] **Ph-ac.**[102] ran-s. ruta[1] samb.[36] **Sep.**[102] ter. **Thuj.**[36] uva.[102] wies.[36] xero.[102] **Zinc.**[36]
ALLGEMEINES; C; Schmerz; drückender Schmerz

- **links**: hyper.[36]
  ☞ *S; Links*
- **rechts**: am-br.[36]
  ☞ *S; Rechts*
- **morgens**: kali-c.
  ☞ *Z; Morgens*
- **nachts**: calc.
  ☞ *Z; Nachts*
- **Bewegung**:
  ◦ **agg.**: carl.[36]
  ◦ **amel.**: ter.
- **Einatmen,** bei tiefem: bamb-a.[1184]
- **Sitzen,** beim: carl.[36] pall. ruta[1] **Ter.** thuj.[1]
- **Urinieren,** vor: graph.
- **erstreckt** sich:
  ◦ **abwärts,** vor Urinieren: graph.[5]
  ◦ **außen,** nach: lapa.[36] mag-p.[111]
- **Nierenregion**: agar. aloe[36] ars-h.[36] bamb-a.[1184] **Berb.** bor.[1] chel.[25] cimic. coc-c.[36] cocc.[36] ham. hydr. iod.[1] kali-c.[1] lyc.[36] nat-m.[36] nit-ac.[36] pall. ruta[1] samb.[36] thuj.[36] wies.[36] zinc.[36]
  ◦ **links**: chel.[25] lyc.[36] thuj.[36] zinc.[36]
  ☞ *S; Links*
  ◦ ◦ **Hinlegen,** beim: thuj.[36]
  ◦ **rechts**: aloe[36] nat-m.[36]
  ☞ *S; Rechts*
  ◦ **Liegen** im Bett, beim: cocc.[36]
  ◦ **erstreckt** sich zu den Schultern: ars-h.[36]

dumpfer Schmerz: ambr.[2072] benz-ac.[2072] eup-pur.[25] hydr.[2072] lycps.[2072] mit.[36] phyt.[2072] por-m.[251] still.[25] sulph.[5] thymol.[119] zing.[2072]
ALLGEMEINES; C; Schmerz; dumpfer Schmerz
- **links**: benz-ac.[2072]
  ☞ *S; Links*
- **Nierenregion**: ambr.[2072] hydr.[2072] lycps.[2072] mit.[36] phyt.[2072] por-m.[251] still.[25]
  ◦ **links**: lycps.[2072]
  ☞ *S; Links*
  ◦ **rechts**: phyt.[2072]
  ☞ *S; Rechts*
  ◦ **Hitze,** mit: phyt.[2072]

durchbohrender Schmerz: acon.[2072] arn.[2072] cycl.[36] nat-s.
ALLGEMEINES; C; Schmerz; durchbohrender Schmerz
- **Frösteln** und Neigung zu Erbrechen, mit: arn.[2072]
- **Harnleiter,** mit Urindrang: nat-s.
- **Nierenregion,** rechts, Einatmen agg.: cycl.[36]
  ☞ *S; Rechts*

Eiterung, Schmerz wie bei: bry.[5] cann-s.[5]

geschwürartiger Schmerz: **Cann-s.**[5] **Canth.**[5]
ALLGEMEINES; C; Schmerz; geschwürartiger Schmerz

gezogen, wie: **Cann-s.**[5]

grabender Schmerz: berb. cur. kali-i.
ALLGEMEINES; C; Schmerz; bohrender Schmerz
- **Nierenregion,** Druck agg.: **BERB.**

greifender Schmerz: cadm-s.[36] cycl.[36]
- **Nierenregion**: cadm-s.[36] cycl.[36]
  ◦ **rechts,** agg. beim Ansetzen zum Einatmen: cycl.[36]
  ☞ *S; Rechts*

heftiger Schmerz, **Nierenregion**: cham.[5] lyc.[5]

hindurchschießender Schmerz:
☞ *stechender Schmerz*

kneifender Schmerz: arge-p.[264] lac-leo.[204] zinc.[36]
ALLGEMEINES; C; Schmerz; kneifender Schmerz
- **Nierenregion,** links: zinc.[36]

Kolik:
☞ *Kolik, Nierenkolik*

krampfartiger Schmerz: bell.[137] **Berb.**[137] cadm-s. calc.[102] carb-an.[137] **CAUST. Chel.** chin-s.[36] chloram.[149] coc-c.[25] cycl. cyt-l.[119] dios.[102] kali-i. kali-n.[2072] **Lyc.**[137] med.[85] morg-g.[136] **Morph.**[102] nat-m.[5] **Nit-ac.**[137] **Nux-m.**[5] oci. pareir.[137] plb.[36] polyg.[137] sabad.[1125] sars.[137] senec.[25] sep.[137] sulph.[5] **Tab.**[102] **Ter.**[137] urt-u.[85] verat.[137]
☞ *Kolik, Nierenkolik* *ALLGEMEINES; C; Schmerz; krampfartiger Schmerz*
- **links**: chloram.[149]
  ☞ *S; Links*
- **rechts**: cyt-l.[119]
  ☞ *S; Rechts*
- **rechts,** 16 Uhr - 21 Uhr: chel.[2072]
  ☞ *S; Rechts*
- **4** Uhr - 21 Uhr: **Chel.**
- **Harnleiter**: bell.[137] berb.[137] carb-an.[137] lyc.[137] nit-ac.[137] pareir.[137] polyg.[137] **Sars.**[137] sep.[137] ter.[137] verat.[137]
- **Nierenregion**: chin-s.[36] coc-c.[25] kali-n.[2072]
  ◦ **links**: chin-s.[36]
  ☞ *S; Links*
  ◦ **Reiben** amel.: coc-c.[25]
- **anfallsweise,** Druck amel.: plb.[36]

lanzinierender Schmerz:
☞ *schneidender Schmerz* *ALLGEMEINES; C; Schmerz; lanzinierender Schmerz*

nagender Schmerz: **Berb.** brach. **Tarent.**
ALLGEMEINES; C; Schmerz; nagender Schmerz
- **Nierenregion**: brach.

neuralgischer Schmerz: apoc.[85] **Op.**[54] sars.[8] ter.[8]
ALLGEMEINES; C; Schmerz; neuralgischer Schmerz
- **rechts,** erstreckt sich nach unten: **SARS.**[8]
  ☞ *S; Rechts*
- **Nierenregion,** rechts: apoc.[85]
  ☞ *S; Rechts*

pickender Schmerz, rechts: nat-m.[5]
☞ *S; Rechts* *ALLGEMEINES; C; Schmerz; pikkender Schmerz*

plötzlich auftretender Schmerz:
☞ *anfallsweise auftretender Schmerz*

pulsierender, pochender Schmerz: act-sp.[102] berb. bufo chim.[102] kola.[1184] med.[102] **Sabin.**[102]
☞ *Pulsieren, Klopfen, Empfindung von* *ALLGEMEINES; C; Schmerz; pulsierender, pochender Schmerz*

quälend: arn.[2072]

reißender Schmerz: aesc. anan.[36] arg-n. arn. bell. **BERB. CANTH.** kali-c.[36] kola.[1184] **Lyc.**[36] **Mez.** nux-v.[37] ozone[227] raph. **Rhus-t.**[2072] sars. zinc.[36]

ALLGEMEINES; C; Schmerz; reißender Schmerz

- **links**: berb.[36]
  - *☞ S; Links*
- **rechts**: berb.[2072]
  - *☞ S; Rechts*
- **morgens** nach dem Aufstehen: **Berb.**
  - *☞ Z; Morgens*
- **Bücken,** beim: berb. raph.
- **Stehen** amel.: berb.
- **Wetter,** bei nassem: **Rhus-t.**
  - *☞ M; Feuchtigkeit, Nässe agg.*
- **erstreckt** sich:
  - ◦ **abwärts**: arg-n. bell. sars.
  - ◦ **Oberschenkel,** in die, mit Steifheit: **Berb.**
- **Harnleiter,** erstreckt sich nach unten, Berührung, Bewegung und Einatmen **agg.**: arg-n. bell.
- **Nierenregion**: berb.[36] kali-c.[36] kola.[1184] lyc.[36] ozone[227] rhus-t.[2072] zinc.[36]
  - ◦ **links**: zinc.[36]
    - *☞ S; Links*
  - ◦ **rechts**: lyc.[36]
    - *☞ S; Rechts*
  - ◦ **morgens**:
    - *☞ Z; Morgens*
  - ◦ ◦ **Aufstehen,** nach: **Berb.**[36]
  - ◦ **Nässe,** Feuchtigkeit, nach Einwirkung von: rhus-t.[2072]
    - *☞ M; Feuchtigkeit, Nässe agg.*
  - ◦ **Schwellung,** mit ödematöser: rhus-t.[2072]
  - ◦ **erstreckt** sich zur Rückseite der Oberschenkel: ozone[227]
- **ausstrahlend**: **BERB.**
- **pulsierend**: **Berb.**
- **quälend,** wie durch Steinabgang, in Rücken und Hüften: arn.

roh, Schmerz wie wund und: zinc.[5]

ruckender Schmerz: mang-acet.[1]

ALLGEMEINES; C; Schmerz; zuckender, rukkender Schmerz

schießender Schmerz:

☞ stechender Schmerz

schneidender Schmerz: acon. aesc. allox.[119] anan.[36] apis arg-n. **Arn.** ars. aspar. bad. bell. benz-ac. **Berb.**[2072] bond.[36] bufo cadm-s. calcul-r.[77] cann-i. cann-s. **CANTH.** carb-an. chel.[25] chlol. clem. coc-c.[25] **Colch.** coloc.[36] con. croto-t.[85] cur.[1030] cycl.[5] daph. dios. equis. erig. eup-pur. germ.[222] **Graph.** helon.[111] indg. ip.[91] ipom.[171] kali-ar. **KALI-BI.** kali-c. **Kali-i.** lach. lyc. med. menth-pu.[85] **Merc.** merc-c.[5] mez. nat-s. **Nux-m.** nux-v. oci. op. pareir. phos. plb. plumbg.[36] **Polyg.**[36] psor. rob.[36] sarr.[36] sars. senec. sep. sil. solid.[102] **Staph.** tab. verat. zinc. zinc-p.[58]

ALLGEMEINES; C; Schmerz; schneidender Schmerz

- **abwechselnd** mit Schmerz in der Penisspitze: canth.[2072]
  - *☞ A; Abwechselnd mit*
- **links**: allox.[119] berb.[2072] calcul-r.[77] menth-pu.[36]
  - *☞ S; Links*
  - ◦ **6.30 Uhr**: menth-pu.[36]
  - ◦ ◦ **Aufstehen** amel.: menth-pu.[36]
  - ◦ **erstreckt** sich zu Blase und Harnröhre: berb.[2072]
- **rechts**: croto-t.[85]
  - *☞ S; Rechts*
- **Beugen,** muss sich vorwärts: coloc.[36]
- **Urinieren,** vor: graph.
  - *ALLGEMEINES; M; Urinieren; vor U. agg.*
- **Harnleiter**: aesc. **Apis Arg-n. Arn. Ars.** aspar. **BELL. Benz-ac. BERB.** cann-s. **Canth.**[36] **CARB-AN.** chlol. coc-c.[25] colch. con. **Dios.** equis. erig. eup-pur. indg. kali-ar. **Kali-c. Lach. LYC. Med.** nat-s. **Nux-m. Nux-v. Oci. Op. PAREIR. Phos.** polyg.[36] psor. **SARS.** senec. sep. sil. **Tab. VERAT.** zinc. zinc-p.[58]
  - ◦ **abwechselnd** mit Schmerz in der Glans: canth.
    - *☞ A; Abwechselnd mit*
  - ◦ **links**: coc-c.[25]
    - *☞ S; Links*
  - ◦ **Druck** amel.: **Canth.**[36]
  - ◦ **Erbrechen,** mit: **OCI.**
  - ◦ **Urinieren,** nach: apis
- **Nierenregion**: bond.[36] chel.[25] coc-c.[25] germ.[222] menth-pu.[85] plb. solid.[102] **Staph.** zinc.[36]
  - ◦ **links**: menth-pu.[85]
    - *☞ S; Links*
  - ◦ ◦ **erstreckt** sich in die Brust, links: menth-pu.[85]
  - ◦ **rechts**: germ.[222] zinc.[36]
    - *☞ S; Rechts*
  - ◦ ◦ **Sitzen,** beim: germ.[222]
  - ◦ **morgens,** beim Aufstehen: chel.[25]
    - *☞ Z; Morgens*
  - ◦ **Hitze** amel., Kälte **agg.**: **Staph.**
  - ◦ **Reibung** und Druck amel.: plb.
- **anfallsweise,** und Brennen in beiden Nieren: **CANTH.**

spießender Schmerz: arn. erig.[36] germ.[222]

ALLGEMEINES; C; Schmerz; Messerstiche, wie

- **links**: erig.[36]
  - *☞ S; Links*
- **rechts,** im Sitzen: germ.[222]
  - *☞ S; Rechts*

stechender Schmerz: **Acon.** aesc.[162] aeth. agar.[36] alum.[5] anan. ant-t.[36] apis[162] apisin.[5] arg-n. **Arn. Ars.**[36] astac. bad.[25] bapt.[2072] **Bell. BERB.** bor.[1] bov.[36] bufo calad. calc-f. cann-i.[36] **Canth.** carb-an.[36] carl.[36] cere-b.[36] **Chel.**[36] chin. cinnb.[36] **Coc-c.**[36] colch.[102] **Coloc.** con.[36] croto-t.[36] cund.[36] cupr-acet. cupr-ar.[36] cycl.[36] dig.[36] dirc.[36] erig.[36] fago.[36] gamb.[2072] grat.[36] **Hep.**[36] **Ip.**[36] kali-ar. **KALI-BI.**[2072] **KALI-C.**[36] kali-i.[2072] **Kali-n.**[36] kali-p. kali-s. **Lach.** laur.[36] lith-c.[227] lob.[25] lob-s.[36] **Lyc.**[36] mag-m. mang.[36] mang-acet.[1]

Mez. nabal.[25] **Nat-m.**[36] nat-p.[36] **Nux-v.** oci. ozone[227] pareir. ph-ac.[36] phos.[36] **Plb. Ran-s.**[5] sabal.[144] scut.[25] sep. stann.[1] **Staph.**[1] still.[36] sulph. tab. **Tarent. Ter.** thuj.[58] upa.[36] valer.[36] vip. **Zinc.**[1] zinc-p.[58]
ALLGEMEINES; C; Schmerz; stechender Schmerz

- **links**: bapt.[25] chel.[25] gamb.[2072] kali-c.[1] lyc.[1] mang-acet.[1] ozone[227] zinc.[1]
☞ S; Links
  - ◦ **Einatmen, beim**: chel.[25]
- **rechts**: bad.[25] ip.[36] kali-n.[5] lob-s.[36] nabal.[25] nat-m.[5] tarent.[36]
☞ S; Rechts
  - ◦ **erstreckt** sich zum **Kniegelenk**: ip.[36]
- **morgens**: chel. cinnb. still.[36]
☞ Z; Morgens
  - ◦ **4** Uhr: cinnb.
  - ◦ **6** Uhr, beim **Erwachen**: still.[36]
- **nachmittags**: croto-t. **Tarent.**
☞ Z; Nachmittags
- **abends**: coc-c. kali-n.[36] zinc.
☞ Z; Abends
  - ◦ **Bett,** im: coc-c.
- **nachts**: **Tarent.**
☞ Z; Nachts
- **Ausatmen,** beim: kali-c.[1]
- **Bewegung,** bei: ant-t. coc-c.[58] kali-bi. ozone[227]
  - ◦ **Arme,** der: ant-t.
- **Einatmen,** bei tiefem: **Ars.** astac. croto-t. cycl. laur.
- **Erkältung,** durch: **Staph.**
- **Essen,** nach dem: con.
- **Gehen,** beim: zinc.[1]
- **Liegen**:
  - ◦ **agg.**: ozone[227]
  - ◦ **amel., auf dem Gesicht liegend**: chel.
- **Mittagessen,** nach dem: zinc.[1]
- **Niesen,** beim: ars.
- **Reiben** amel.: kali-c.[1]
- **Sitzen,** beim: **Berb.** dig. valer.
- **Stehen,** beim:
  - ◦ **agg.**: zinc.
  - ◦ **amel.**: berb.
- **Steigen,** beim: aesc.[162] apis[162]
- **Urinieren,** nach: bufo
ALLGEMEINES; M; Urinieren; nach U. agg.
•ALLGEMEINES; C; Schmerz; Urinieren, nach
- **Wärme** amel.: ozone[227] staph.
  - ◦ **Bettwärme**: **Staph.**
- **erstreckt** sich:
  - ◦ **abwärts**: aesc.[162] apis[162]
  - ◦ **Blase,** in die: arg-n. bell. **BERB.** coc-c. cupr-acet. **KALI-BI. Lach.** oci.
  - ◦ **Brust,** in die: zinc.[1]
  - ◦ **Harnleiter** abwärts: apis arg-n. bell. **BERB.** calad. **Chel.** coc-c. cupr-acet. **KALI-BI. Lach. LYC.** pareir. tab. ter.
  - ◦ **Harnröhre,** in die: **Berb.** coc-c.
  - ◦ **Knie,** zum: berb. ip. kali-bi.
  - ◦ **Unterschenkel,** in die: coc-c.[58]
  - ◦ **Uterus**: nat-m.
- **Harnleiter**: carl.[36] cere-b.[36]
- **Nierenregion**: agar.[36] ant-t.[36] ars.[36] bapt.[2072] **BERB.**[36] bov.[36] cann-i.[36] carb-an.[36] cere-b.[36] chel.[36] cinnb.[36] coc-c.[36] con.[36] croto-t.[36] cycl.[36] dig.[36] dirc.[36] erig.[36] fago.[36] grat.[36] hep.[36] kali-bi.[2072] kali-c.[36] kali-i.[2072] laur.[36] lob.[25] lyc.[36] mang.[36] nat-m.[36] nat-p.[36] ph-ac.[36] phos.[36] scut.[25] upa.[36] valer.[36] zinc.[36]
  - ◦ **links**: bapt.[2072] cinnb.[36] coc-c.[36] croto-t.[36] dig.[36] erig.[25] hep.[36] mang.[36] nat-p.[36] scut.[25] zinc.[36]
☞ S; Links
    - ◦ ◦ **4** Uhr: cinnb.[36]
    - ◦ ◦ **nachmittags**: croto-t.[36]
☞ Z; Nachmittags
    - ◦ ◦ **abends,** im Bett: coc-c.[36]
☞ Z; Abends
    - ◦ ◦ **Sitzen,** beim: dig.[36]
    - ◦ ◦ **Stehen,** beim: zinc.[36]
  - ◦ **rechts**: agar.[36] cere-b.[36] erig.[36] fago.[36] grat.[36] lob.[25] lyc.[36] nat-m.[36] nat-p.[36] upa.[36] zinc.[36]
☞ S; Rechts
    - ◦ ◦ **13** Uhr: fago.[36]
  - ◦ **morgens**: chel.[36]
☞ Z; Morgens
  - ◦ **abends**: upa.[36]
☞ Z; Abends
  - ◦ **Armbewegung,** bei: ant-t.[36]
  - ◦ **Einatmen,** bei tiefem: ars.[36] cycl.[36] laur.[36]
  - ◦ **Essen,** nach dem: con.[36]
  - ◦ **Sitzen,** beim: valer.[36]
  - ◦ **erstreckt** sich:
    - ◦ ◦ **Oberschenkel** abwärts, die: kali-bi.[2072]
    - ◦ ◦ **Uterus**: nat-m.[36]
- **ausstrahlend,** Nierenregion: **BERB.**
- **intermittierend**: zinc.[1]
ALLGEMEINES; C; Schmerz; intermittierend
- **juckend,** Nierenregion: staph.[1]
- **pulsierend,** Nierenregion: bufo

Wehtun: acon.[36] aesc. agar.[36] agn. alco.[36] all-c. ambr. ant-c. apoc. arge-p.[264] benz-ac. berb. brach. **Calc. Cann-i. Canth.** carl.[36] caust. chel. chin-s. chlf.[36] cinnb. coc-c. conv.[38] cot.[36] **Crot-h.** cund.[36] dirc.[36] elat.[36] equis.[36] **Eup-pur.**[46] ham. helo.[77] **Helon.**[25] hydr. ias.[45] irid.[222] iris-foe.[36] kali-bi. lac-lup.[204] lept.[2072] **Lyc.** lycps.[2072] merc-c. mit.[36] nat-ar. ol-sant.[72] pall.[36] pen.[36] phos. phys. phyt.[36] plut-n.[222] prot.[136] sabad.[36] sabin.[36] sang. sarcol-ac.[119] scut. sep. solid.[137] spect.[271] still. tab. tarent. **Ter.**[8] thymol.[119] upa.[36] vesi.[85] zing.

- **links**: coc-c.[36] cund.[36] ter.[36]
☞ S; Links
- **rechts**: helo.[77] irid.[222]
☞ S; Rechts

Wehtun (Forts.)

- **abends**: **Canth.** cot.[36] helon.
  ☞ Z; Abends
- **nachts**: calc. **Cann-i.** helon.[36]
  ☞ Z; Nachts
  ◦ **22** Uhr: helon.[36]
- **Fahren** oder Reiten, beim: **Calc.**
- **Urinieren,** beim:
  ◦ **agg.**: aesc. agn. ant-c. berb.
  ◦ **amel.**: **LYC.** tarent.
- **Nierenregion**: acon.[36] agar.[36] alco.[36] all-c. ambr. ant-c. apoc. **BERB.** brach. calc. canth. carl.[36] caust. chin-s. chlf.[36] coc-c. conv.[38] dirc.[36] elat.[36] equis.[36] eup-pur.[46] ham. helon.[25] **Hydr.** ias.[45] iris-foe.[36] **Kali-bi.** lac-lup.[204] lept.[2072] lyc. lycps.[2072] merc-c. mit.[36] nat-ar. **Ol-sant.**[72] pall.[36] phos. phys. phyt.[36] prot.[136] sabad.[36] sabin.[36] sang. sep. still. tab. **Ter.**[8] upa.[36]
  ◦ **links**: acon.[36] agar.[36] carl.[36] chin-s.[36] elat.[36] equis.[36] pall.[36]
  ☞ S; Links
  ◦ ◦ **nachmittags**: chin-s.[36]
  ☞ Z; Nachmittags
  ◦ ◦ **Sitzen,** bei gebeugtem: chin-s.[36]
  ◦ **rechts**: iris-foe.[36] sabad.[36] upa.[36]
  ☞ S; Rechts
  ◦ ◦ **nachts**: iris-foe.[36] upa.[36]
  ☞ Z; Nachts
  ◦ ◦ ◦ **22** Uhr: iris-foe.[36]
  ◦ **morgens**: mit.[36]
  ☞ Z; Morgens
  ◦ **nachmittags**: **Chin-s.** sang.
  ☞ Z; Nachmittags
  ◦ **abends**: **Canth.**
  ☞ Z; Abends
  ◦ **Erwachen,** beim: still.
  ◦ **Urinieren,** vor: tab.

wühlender Schmerz: apisin.[5] thuj.[36]
▥ ALLGEMEINES; C; Schmerz; bohrender Schmerz
- **Nierenregion,** rechts, nachts, Umdrehen agg.: thuj.[36]
  ☞ S; Rechts • Z; Nachts

wund und zerschlagen, Schmerz mit Empfindlichkeit wie: abrot. acon. aeth. agar. alco.[36] alum. am-be.[85] androc.[222] **Apis**[137] apoc.[36] **Arg-n.** ars. **Asaf.** asar. bell. benz-ac. **BERB.**[137] brach. **Cact.** cadm-s.[137] calc. **Calc-ar.** calc-p. cann-i. **Cann-s. Canth.**[36] cere-b.[36] **Chel.** chin.[5] cinnb. clem. **Coc-c.** cocc.[5] colch. equis. ferr-i.[36] **GRAPH.** hell. **Helon. Hep.** hydr. kali-c.[1] kali-i.[2072] kali-n.[2072] kola.[1184] lat-h.[301] **Manc.**[8] meny.[36] merc. merc-c. nat-ar. **Nat-s. Nux-v.** oci.[137] ol-j.[25] ox-ac.[58] **Pareir.** phos. phys. **Phyt.**[2072] plb. **PULS. Rat.** rhus-t. sap-sod.[45] sel. senec.[137] solid.[85] stigm.[102] tab. tama.[197] tarent. tell.[36] **Ter.** thymol.[119] trif-p.[144] **Uva.**[102] **Vesp.**[36] visc.[137] **Zinc.**[36]
☞ Empfindlich • Zerschlagenheit, Empfindung von
▥ ALLGEMEINES; C; Schmerz; wund und zerschlagen, Schmerz wie
- **links**: benz-ac. tama.[197] zinc.
  ☞ S; Links
- **rechts**: am-be.[85] cere-b.[36] **Helon. Nux-v.** phyt. sap-sod.[45] solid.[85] tama.[197]
  ☞ S; Rechts
  ◦ **Druck,** bei: am-be.[85] solid.[85]
  ◦ **erstreckt** sich in die Leistenregion, kann nicht Gehen: sap-sod.[45]
- **mittags**: ferr-i.[36]
  ☞ Z; Mittags
- **nachmittags**: kali-c.[36]
  ☞ Z; Nachmittags
  ◦ **Sitzen,** beim: kali-c.[36]
- **abends**: meny.
  ☞ Z; Abends
- **Anstrengung** agg.: apoc.
- **Bücken** agg.: apis[2072]
- **Druck** agg.: apis[2072] phyt.[45]
- **Erschütterung** agg.: aeth. alum. **Bell. Berb.** calc-p. **Cann-i.**
- **Sitzen,** beim: kali-c. meny.
- **erstreckt** sich:
  ◦ **Gesäßbacken,** zu den: phyt.[45]
  ◦ **Schließmuskel,** zum, mit Harndrang: coc-c.[36]
- **Harnleiter**: apis[137] berb.[137] oci.[137]
- **Nierenregion**: abrot. alco.[36] apis[2072] apoc.[36] benz-ac. **BERB.** brach. cann-s. canth.[36] **Chel. Coc-c.** equis. hydr. kali-c.[1] kali-i.[2072] kali-n.[2072] kola.[1184] manc.[8] meny.[36] merc-c. nat-ar. **Nux-v.** ol-j.[25] phos. phys. phyt.[2072] **Rhus-t.** tell.[36] ter. trif-p.[144] vesp.[36] zinc.[36]
  ◦ **links**: canth.[36] meny.[36] zinc.[36]
  ☞ S; Links
  ◦ ◦ **abends**: meny.[36]
  ☞ Z; Abends
  ◦ ◦ **Druck** agg.: canth.[36]
  ◦ **rechts,** mit Hitze: phyt.[2072]
  ☞ S; Rechts
  ◦ **morgens**: tell.[36]
  ☞ Z; Morgens
  ◦ **Druck** agg.: apis[2072]
  ◦ **Muskelanspannung,** bei: apoc.[36]
  ◦ **Sitzen,** gebeugtes, agg.: kali-i.[2072]
  ◦ **erstreckt** sich in die Oberschenkel: **Berb.**

zerreißender Schmerz: mez.[2072]

ziehender Schmerz: agar. aloe[36] alum.[1] astac. benz-ac. berb. bov.[36] calad. cann-s.[2072] **Canth.**[102] carl. cham. chel.[102] cinnb. **CLEM.**[36] coc-c. colch.[36] cyt-l.[119] dulc.[102] iod. kali-c. kali-n. kreos.[2072] lach. lap-laz.[227] lyc.[5] meny. nat-m.[36] nit-ac.[102] **Nux-m.** ruta saroth.[144] solid.[102] sulph. **TER.** thuj.[36] zinc.[36]
▥ ALLGEMEINES; C; Schmerz; ziehender Schmerz
- **links**: **Benz-ac.**[2072] kali-c.
  ☞ S; Links
  ◦ **Bücken** agg.: benz-ac.[2072]

- **rechts**:
  ☞ *S; Rechts*
  ◦ **5** Uhr: coc-c.
  ◦ **erstreckt** sich zur rechten Hüfte: **TER.**
- **Bücken,** beim: **Benz-ac.** clem.[36]
- **erstreckt** sich zum Unterschenkel: cyt-l.[119]
- **Harnleiter**: astac. berb. bov.[36] calad. cham. coc-c. **Nat-m.**[36] sulph. thuj.[36]
  ◦ **links**: calad. coc-c.
  ☞ *S; Links*
  ◦ **rechts**: astac.
  ☞ *S; Rechts*
  ◦ **zurückgehalten** wird, wenn der Urin: nat-m.[36]
  ◦ **erstreckt** sich zur Blase: thuj.[36]
- **Nierenregion**: aloe[36] alum.[1] benz-ac. berb.[36] **Cann-s.**[2072] carl. cinnb. colch.[36] **Iod.** kali-n. kreos.[2072] lach. lap-laz.[227] meny. nat-m.[36] ruta saroth.[144] solid.[102] **TER. Zinc.**[36]
  ◦ **links**: berb.[36] cann-s.[2072] kreos.[2072]
  ☞ *S; Links*
  ◦ **rechts**: aloe[36] **Zinc.**[36]
  ☞ *S; Rechts*
  ◦ **abends,** beim Sitzen: meny. ruta
  ☞ *Z; Abends*
  ◦ **Sitzen,** beim: nat-m.[36]
  ◦ **erstreckt** sich:
  ◦ ◦ **Hüfte,** in die rechte: ter.
  ◦ ◦ **Leistenregion**: cann-s.
- **krampfartig,** erstreckt sich zu Armen, Genitalien und Schenkeln: kreos.[2072]
- **spannungsartig,** beim Fahren: agar.

zuckender Schmerz: acon.[5] canth.[5] lac-leo.[204] mang.[5]

zusammenschnürender Schmerz: canth. clem.[5] mang.[36] merc-c.[137] nit-ac.
☞ *Kolik, Nierenkolik ▤ ALLGEMEINES; C; Zusammenschnüren, Empfindung von; innerlich*
- **erstreckt** sich:
  ◦ **Blase,** zur: nit-ac.
  ◦ **Harnleiter,** zum Penis hinab, Druck auf die Glans amel., manchmal geht der Schmerz nach oben: canth.
- **Nierenregion,** links: mang.[36]

zusammenziehender Schmerz: canth. clem.[36] mang-acet.[1]
- **Harnleiter,** zum Penis hinab: **CANTH.**
- **Nierenregion,** rechts: clem.[36]
  ☞ *S; Rechts*

ORT

CHARAKTERISTIKA EIGENTÜMLICHKEITEN

SCHMERZ

ORT

ALLGEMEINE Arzneien bei Beschwerden der Harnröhre: acon.[5] agn.[5] alum.[5] ambr.[5] arg.[5] arn.[5] bell.[5] bov.[5] bry.[5] calc.[5] **CANN-S.**[5] **CANTH.**[5] **CAPS.**[5] carb-v.[5] caust.[5] chel.[5] chin.[5] **CLEM.**[5] colch.[5] con.[5] cop.[111] cupr.[5] dig.[5] dulc.[5] **Equis-a.**[1125] erio.[1125] ferr.[5] glech.[1125] graph.[5] hep.[5] hydrang.[1125] ign.[5] ip.[5] kali-c.[5] lach.[5] lam.[1125] led.[5] **LYC.**[5] m-art.[5] m-aust.[5] **MERC.**[5] **MERC-C.**[5] mez.[5] mill.[1125] nat-c.[5] nat-m.[5] nit-ac.[5] nux-v.[5] petr.[5] **Petros.**[1125] ph-ac.[5] **PHOS.**[5] physal.[1125] **Puls.**[5] rhus-t.[5] sabin.[5] **Sars.**[1125] sel.[5] sep.[5] silphu.[1125] staph.[5] **Sulph.**[5] teucr.[5] thlaspi[1125] **THUJ.**[5] til.[1125] **UVA.**[1125] vero-o.[1125] viol-t.[1125] zinc.[5]

SCHLEIMHAUT, prostatischer Teil: sabal.[72]

CHARAKTERISTIKA EIGENTÜMLICHKEITEN

ABSONDERUNG: abies-c.[102] acon.[5] agar. agav-a.[111] **Agn.** aloe alum. alum-p.[58] alum-sil.[58] alumn. am-m. anac.[5] anag. anan. ant-c.[5] ant-o. ant-s. ant-t.[102] apis apoc. arg. arg-n. arn. ars. ars-s-f. asc-i.[25] aur.[5] aur-m. bar-c. bar-m.[58] bar-s.[58] baros.[102] bell. benz-ac. berb.[137] bism. bor. bov. brom. bry. bufo calad. calc. calc-i.[102] calc-p. calc-s. calc-sil.[58] cann-i. **CANN-S. Canth. CAPS.** carb-v. carbn-s. caul. caust.[5] cedr. cham. chel. chim. chin. chlor. cinnb. clem. cob. coch. coll.[25] con. cop. crot-h.[144] cub. cupr. cupr-ar. cur. dam.[102] dig. dor. dulc. elaps equis.[25] erig. ery-a. eucal. eup-pur.[25] euph. ferr. ferr-i. ferr-p. fl-ac. gamb. gels. ger.[25] graph.[58] guai.[58] ham. hep. hydr.[58] hydrang.[5] ign.[5] iod. ip. iris jac.[102] kali-bi. kali-c.[135] kali-chl. kali-i. kali-m.[61] kali-s. kola[1184] kreos. lac-c. lach. lachn. lat-h.[301] led. lil-t. lith-c. lyc. mag-p. mati.[102] med. **MERC.** merc-c. merc-i-f. merc-pr-r.[102] mez. mill.[102] mur-ac. murx.[144] mygal. myric. napht.[102] nat-c.[58] nat-m. nat-s. nit-ac. nux-v. ol-sant.[102] pareir. penic.[193] petr. petros. ph-ac. phos. phyt. pip-m.[102] plb. podo.[25] pop.[102] psor. **PULS.** rhod.[5] rhus-t.[5] sabad. sabal.[102] **Sabin.**[111] sang. **Sant.**[25] sars. sel. senec. sep. sil. silphu.[25] still. sul-i.[102] **Sulph.**[5] sumb. syc-co.[136] tarent. tax.[36] tell. ter.[111] thiosin.[102] **Thuj.**[5] tus-f.[102] tus-p. x-ray[102] zinc. zing.

☞ *Feuchtigkeit, Mündung ▯ MÄNNLICHE GENITALIEN; C; Feuchtigkeit; Glans • MÄNNLICHE GENITALIEN; C; Feuchtigkeit; Vorhaut*

abwechselnd mit Hautausschlägen: cop.[144]
▯ *HAUT; A; Abwechselnd mit*

nachts, nur: **Merc.**[5] sep.[102]

Ekzem, mit: kali-m.[61]

Harnwegssymptomen, mit: acon.[5] **CANN-S.**[5] **Canth.**[5] dig.[5] merc.[5] petr.[5] sulph.[5]

Stuhlgang:
- **vor**: sel.[5]
- **nach**: sel.[5] sulph.[5]

Urinieren:
- **vor**: berb.[137]
- **nach**: anac.[5] calc.[5] con.[5] kali-c.[5] lach.[5] **Merc-c.**[5] nat-m.[5] nit-ac.[5] nux-v.[5] ph-ac.[5] phos.[5] sep.[5]

blass: sulph.[5]

blutig: ant-c.[5] ant-t.[5] **Arg-n.** bell. **Calc.**[5] **CALC-S.** cann-s. **CANTH. Caps.** cop. crot-h.[144] cub. cur. dulc.[111] euph. ferr-p.[58] hep.[5] hydrang.[5] kali-i. lith-c. lyc. **Merc. Merc-c.**[5] mez.[5] mill. **Mur-ac. Nit-ac.** phos.[5] **Psor. Puls.**[5] sars.[5] sulph.[5] thuj. zinc.[1]
☞ *Blutung ▯ BLASE; C; Blutung • URIN; C; Blutbeimengung, enthält Blut • URIN; C; Farbe; rot • ALLGEMEINES; C; Absonderungen; blutig, blutstreifig*

- **chronischer** Diarrhö, bei: euph.
- **Harnröhre** schmerzt bei Berührung: caps.
- **Urinieren**:
  - **Schluss, am**: hep.[5] sars.[5] zinc.[5]
  - **nach**: dulc.[111] hep.[5] merc-c.[5] mez.[5] puls.[5] sulph.[5] zinc.[1]

brennend: calc.[54] cann-i.[36] **Caps.**[5]
▯ *ALLGEMEINES; C; Absonderungen; brennend*

- **Koitus,** beim: **Calc.**[54] cann-i.[36]

dick: **Alum.** anan. **Arg.** arg-n. **Cann-s. Caps.**[5] **Clem. Cub.** ferr. **Hep. Hydr.** kali-chl.[58] **Kali-i.** med. **Merc. Merc-c.** nat-c.[58] **Nat-s.** nux-v. **Psor. Puls.** sant.[25] sil. **Sulph. THUJ.**[5]
▯ *ALLGEMEINES; C; Absonderungen; dick*

dünn: apis caps. cedr. cinnb.[111] fl-ac.[111] **Kali-s.** lyc. med. merc-c. mez.[111] **Nat-m.** nit-ac. nux-v. petr.[111] phos.[111] psor.[111] sabin.[111] sep.[111] sulph.[111] ter.[111] thuj.[137]
▯ *ALLGEMEINES; C; Absonderungen; wässrig, dünn*

- **dünn-schleimig, mit Ameisenlaufen über den Körper**: cedr.

dünn, schleimig: abies-c.[102] acon.[102] **Agar. AGN.**[102] **ALUM.** alum-p.[58] **ALUMN.** ant-o.[85] ant-t.[102] arg. arg-n.[102] aur-m. bar-c. **Bar-m.** bar-s.[58] baros.[10] **BENZ-AC.**[102] **Bov.** bry. **Calad. Calc.** calc-i.[102] **Calc-p.** calc-s. **Cann-i.** cann-s. canth.[102] **Caps.**[122] **Carb-v.** carbn-s. cedr. chim. **Cinnb. Clem.**[102] **Cob.** coll.[25] **Cop. Cub.** cupr. dig.[5] **Dor.**[102] dulc. equis.[25] erig. ery-a. eup-pur.[25] **Ferr.** ferr-p. fl-ac.[102] gamb. ger.[25] **Graph.** guai.[58] **Hep. Hydr.** iod.[102] **Iris Kali-bi. Kali-c. KALI-CHL. KALI-I. Kali-s. Lyc.** mati.[102] **Med. Merc.** merc-c. merc-pr-r.[102] **Mez.** mill. mur-ac. myric.[25] **Napht.**[102] nat-c.[58] **NAT-M. Nat-s. Nit-ac.** nux-v.[102] **Ol-sant.**[102] pareir.[102] **Petr. PETROS.**[102] **Ph-ac. Phos. Phyt.** pip-m.[102] **Plb.** podo.[25] pop.[102] **Psor. Puls. Sabal.**[102] sang. sant.[25] sars.[102] **SEL.** senec. **SEP.** sil.[102] silphu.[25] still.[25] sul-i.[102] **SULPH.** tell. **Ter.** thiosin.[102] **THUJ.** x-ray[102] zinc.
☞ *gonorrhoisch • schleimig ▯ MÄNNLICHE GENITALIEN; C; Entzündung; Gonorrhö*

ABSONDERUNG; dünn, schleimig (Forts.)

- **morgens**: aur-m. ph-ac. phos. **SEP.**
- **nachts**: **Fl-ac. Sep.**
- **Impotenz,** bei: agn.
- **Striktur,** bei organischer: acon.[102] **Arg-n.**[102] baros.[10] calc-i.[102] canth.[102] caps.[102] **Clem.**[102] cop.[102] **Fl-ac.**[102] **Hydr.**[8] iod.[102] **Kali-i.**[102] **Merc.**[102] merc-pr-r.[102] nux-v.[102] ol-sant.[102] pareir.[102] petros.[102] puls.[102] sep.[102] **Sil.**[102] sul-i.[102] sulph.[102] **Thiosin.**[102] **Thuj.**[102]
- **Unterdrückung,** Folgen von: **Agn.**[102] ant-t.[102] benz-ac.[102] **Clem.**[102] kali-i.[102] **Med.**[102] nat-s.[102] **Puls.**[102] sars.[102] **Thuj.**[102] x-ray[102]
- **andauernd**: **Caps.**[122]
- **schmerzlos**: **Agar. Alum. Arg.** bar-c. **Cann-s. Cop. Ferr. Hep. Hydr. KALI-I. Med. Merc. Mez. NAT-M. Nat-s.** petr. **Psor. Puls. Sang. SEP. Sulph. Thuj.**
- **Tropfen,** der letzte beim Urinieren: agar.[111] kali-i.[111] petr.[111]

durchsichtig:

☞ klar, durchsichtig

eitrig: agn. alum.[58] alum-sil.[58] arg-n. **Arn. Bar-c.** bar-s.[58] baros.[102] bov. **Calc. CALC-S.** calc-sil.[58] **Cann-s. Canth. Caps. Carb-v. Chel.** chim. **Clem.** cob.[102] **Con. Cop. Cub.** cupr-ar. dig.[102] ham.[80] **Hep.**[102] **Hydr.**[102] ip. jac.[102] **Kali-i. Kali-s.** kola[1184] **Led. Lyc. Med. Merc. Merc-c.** nat-c.[58] nat-m. **Nat-s.**[102] **NIT-AC.**[5] nux-v. ol-sant.[102] ph-ac.[122] phos. psor. **Puls.** sabad. **Sabin.** sars. sep.[102] **Sil.** sulph. **Thuj.** tus-f.[102] tus-p. zing.[102]

☞ gelb •grünlich •grünlich; gelb •übelriechend ▥ FIEBER, HITZE; C; Katarrhalisches Fieber

- **Urinieren,** nach: nit-ac.[5]
- **blutig**: nit-ac.[5]
- **Tropfen** Eiter, vor Urinieren: tus-p.

eiweißartig: canth. nit-ac. petros.

▥ ALLGEMEINES; C; Absonderungen; eiweißartig

fadenziehend: kali-bi. nat-c.[58] sel.[5]

▥ ALLGEMEINES; C; Absonderungen; fadenziehend

farblos: canth. **Nat-m.** nit-ac. petros. phos.[58]

☞ klar, durchsichtig •wässrig

faserig: merc.[5]

Flecke in der Wäsche, hinterlässt: canth.[5] **Nat-m.**

▥ ALLGEMEINES; C; Absonderungen; Flecken hinterlassend

flockig:

▥ ALLGEMEINES; C; Absonderungen; verklumpt, flockig

- **Urinieren,** nach: kali-bi.
- **milchige** Flocken: ph-ac.[58]

gelb: agar. **Agn. ALUM.** alum-p.[58] alumn. anan. **ARG.** ars-s-f. **Bar-c.** bell. **Calc. Calc-s.** calc-sil.[58] cann-i.[58] cann-s. **Canth. Caps.** con. **Cop. Cub.** cur. **Fl-ac. Hep. Hydr.** kali-bi. **Kali-s.** lyc. **Med. MERC.** nat-c.[58] **Nat-m. NIT-AC.** petr. petros. **Psor. PULS.** sant.[25] sars. **SEL. SEP.** sil. sulph. **THUJ.** tus-p. zinc. zing.

☞ eitrig ▥ ALLGEMEINES; C; Absonderungen; gelb

- **abends**: lyc.
- **morgens,** Tropfen: fl-ac. **Med.**
- **nachts**: **Merc.** zinc.
- **chronisch**: **ALUM. Alumn. ARG. Calc-s. Fl-ac.** hep. hydr.[58] lyc. **Med.** merc. **Nat-m. Psor. PULS. Sel. Sil.**
- **Flecke** in der Wäsche, hinterlässt: **Alum. Nat-m. Psor.**

☞ Feuchtigkeit, Mündung; gelben Fleck in der Wäsche, macht einen ▥ ALLGEMEINES; C; Absonderungen; Flecken hinterlassend; gelb

gelblich weiß: cann-i. **Sulph.**[5] **Thuj.**[5]

- **schmerzlos**: cann-i.

geleeartig: **Kali-bi.**

gonorrhoisch: acon.[5] agar.[58] **Agn.**[5] aloe **Alum.** alum-p.[58] **Alumn.** am-m. **Anag. Ant-c.** apis arg. **Arg-n.** ars. ars-s-f. aur-m. **Bar-m. Bism. Bor.** brom. bry. calad.[58] **Calc.** calc-p. **CALC-S.** cann-i. **CANN-S.**[5] **CANTH. Caps.**[5] **Caul. Cedr. Cham. Chel.** chim. chlor. **Cinnb. Clem. Cob. COCH.** con.[5] cop.[1] **Cub.** cupr. cupr-ar. dam.[102] **DIG.**[5] dor. dulc.[5] erig. ery-a. eucal. ferr. **Ferr-i. FERR-P.** fl-ac.[5] gels. hep.[5] **Hydr.** kali-c.[58] **KALI-CHL. Kali-i. Kali-s.** kola[1184] lac-c. lach.[5] lachn. lat-h.[301] led. lil-t. lyc.[5] **MED. MERC.**[5] **Merc-c. Mez.**[5] mill. mygal. myric. nat-c.[58] **Nat-m. NAT-S. NIT-AC.**[5] nux-v.[5] **Pareir.** penic.[193] **Petr. PETROS.** ph-ac. **Phos. Phyt. Plb. Psor. PULS.** rhod. rhus-t.[5] sabad. sabin.[5] sars. sel.[5] senec. **SEP. Sil.** still. **Sulph.** syc-co.[136] **Tarent. TER. THUJ.**

☞ dünn, schleimig ▥ MÄNNLICHE GENITALIEN; C; Entzündung; Gonorrhö

- **nachts**: **Merc.** merc-c. sep.
  - **nur**: sep.
- **zunehmend** nach anfänglicher Abnahme: bry. lil-t. **Sep. Sulph. Thuj.**
- **Hämaturie,** mit: mez.[137]
- **Syphilitikern,** bei: **AUR-M.** cinnb. merc. **Merc-c.**

▥ ALLGEMEINES; C; Syphilis

- **chronisch**: agar.[58] **Agn.**[5] **Alum.** alum-p.[58] **Alumn. Arg.** bar-m.[58] brom. **CALC. CALC-P. CALC-S. Cann-s.**[5] caps.[5] chim. **CHLOR. Cinnb. COCH.** con.[5] cub. **Cupr.** dam.[102] dig.[5] dulc.[5] **Ferr.** fl-ac.[5] hep.[5] hydr. kali-c.[58] kali-chl.[58] **Kali-s.** lach.[5] lyc.[5] **Med. Merc.**[5] mez.[5] **Mygal. Myric. NAT-M. NAT-S. Nit-ac.**[5] nux-v.[5] **Petr. Petros. Plb. Psor.** sabin.[5] sel.[5] **Sep. Sil. Sulph. THUJ.**

grau: **Arg.** bufo[111] thuj.[5]

▥ ALLGEMEINES; C; Absonderungen; grau

grünlich: agn.[5] anan. arg. arg-n.[5] asc-i.[25] **Bry.** calc-sil.[58] cann-s.[5] **Cinnb. Cob.** cop. cub.[85] cur. **Hydr.** kali-bi.[111] **Kali-i.** kali-s. lith-c. lyc. **MERC. Merc-c.**[5] **Nat-m.**[5] **Nat-s. Nit-ac.** nux-v. phyt. puls. sant.[25] sep. sulph.[5] ter. **Thuj.**

☞ eitrig ▥ ALLGEMEINES; C; Absonderungen; grün

- **nachts**: **MERC.** merc-c.
- **chronisch**: **Cinnb. Cob.** kali-i. **NAT-S.**

- **dick**: kali-i. **Merc. NAT-S.**
- **gelb**: agn.[5] anan. **Arg.** arg-n.[5] **CANN-S.**[5] **Cinnb. Cop. Cub.**[85] cur. **Hydr.** kali-bi.[111] kali-i. kali-s. lith-c. lyc. **MERC. Merc-c.**[5] nat-m.[5] **NAT-S.** nux-v. phyt. **PULS. Sep.** ter. **Thuj.**
  ☞ *eitrig*
  ◦ **Obstruktion,** bei: cub.[85] **Puls.**[58]
  ◦ **dick,** bei Priapismus: **Anan. Nat-s. PULS.**

hartnäckig: alum.[137] arg.[137] kali-bi.[137] phos.[137] sars.[137] sulph.[137]

- **Urinieren,** nach: sars.[137]

Hoden in Mitleidenschaft gezogen: agn.[5] **AUR.**[5] clem.[5] merc.[5] nit-ac.[5] **PULS.**[5] rhod.[5]

kalt, während des Koitus: **Nat-m.**[54]
 ALLGEMEINES; C; Absonderungen; kalt

käsig: hep. **Sulph.**[5]

klar, durchsichtig: brom. cann-i. **Cann-s.** canth. cub. elaps lyc. mez. **Nat-m.** nit-ac. petros. ph-ac. phos.[137]
 ☞ *farblos • wässrig*

- **tröpfeln,** morgens: phos.[137]

klebrig: **Cann-s.**[5] petros.[5]

klebrig, leimartig: **Graph.**
 ALLGEMEINES; C; Absonderungen; klebrig, leimartig

klebrig, zäh: agar. agn. bov. dig. graph.[58] ham. kali-bi.[58] kali-s.[58] nit-ac. **Nux-v.** ph-ac. phos. sulph.[5]

milchig: **Cann-s.** canth. **Caps.**[5] **Cop. Ferr.**[5] **Iod. Kali-c. Kali-chl. Lach. Merc.** mez. **NAT-M. Nux-v. Petros.**[5] rhus-t.[5] **SEP.** sulph.[5] thuj.
 ☞ *weiß* *ALLGEMEINES; C; Absonderungen; milchig*

<> - **Stuhlgang,** nach: **Iod.**
- **Urinieren,** nach: cop. kali-c. lach. nat-m. petros. rhus-t.[5] sep.

◉ - **fettig**: **Caps.**[5] ferr.[5] petros.[5]
- **klebrig**: mez. **Nat-m.** thuj.
  ◦ **Urinieren,** vor: mez.
- **pastenartig**: canth.
  ALLGEMEINES; C; Absonderungen; kremig, teigig

Prostatasekret:
 MÄNNLICHE GENITALIEN; C; Prostatasekret, Absonderung von

reichlich: apis arg. arg-n. ars-s-f. baros.[25] bufo calc-s.[58] **Cann-i.** chim. **Cop. Cub.** cur. **Ferr. Hydr. Kali-bi.** lat-h.[301] **Med. Petros.** sabin.[85] sant.[25] **Sep. THUJ.**
 ALLGEMEINES; C; Absonderungen; reichlich, übermäßig

sahneartig: **CAPS.**

Samenflüssigkeit, wie: puls.

scharf, ätzend, fressend: **ARG-N.** aur-m. caps. cop. gels.[102] **Hydr.**[102] kreos. **MERC-C. Nat-m. Petros.** sars. thuj.[102]
 ALLGEMEINES; C; Absonderungen; ätzend, scharf

schaumig: mur-ac.[1]

schleimig: agar. **Agn.**[5] alum-sil.[58] **Ant-c.**[5] ant-o.[85] ant-s. arg.[58] **Arg-n.** baros.[25] bell. **Benz-ac.** brom. bry. **Calc.**[5] cann-i.[8] **Cann-s.**[5] **Canth.**[5] **Caps.**[5] carb-v.[1] caust.[5] cedr. **Chim. Clem.**[5] **Cob.** con.[5] **Cop. Cub.** dulc. **ELAPS Ferr.** ferr-p. **Graph. Hep.** hydr. kali-bi.[58] kali-chl. kali-i. kali-s. lyc. mag-p. **Merc.**[5] merc-c.[36] merc-i-f. **Mez.**[5] murx.[144] nat-c.[5] **Nat-m. Nit-ac.**[1] **Nux-v. Pareir.** petr. petros.[5] ph-ac. phos. **PULS.**[5] rhod. sabin. sars. **SEP. Sulph. Thuj.**[5]
 ☞ *dünn, schleimig*

◷ - **abends**:
  ◦ **Erkältung,** durch: ferr.
  ◦ **Urinieren,** nach: nat-m. nit-ac. nux-v. **Ph-ac.**

<> - **Bewegung,** Herumlaufen, bei: mez.[1]
- **Erschlaffung** der Genitalien, bei: **Phos.**
- **Frauen,** bei: merc.[5] mez.[5] nat-c.[5] thuj.[5]
  ◦ **Koitus,** nach: **Nat-c.**[5]
- **Urinieren**:
  ◦ **Beginn,** zu: **Clem.**[5] **Thuj.**[5]
  ◦ **während**: calc.[5] merc.[5] phos.[1]
  ◦ **Schluss,** am: carb-v.[1] nat-c.[1]
  ◦ **nach**: con.[5] nat-m.[5] nit-ac.[1]

◉ - **blutig**: **Canth.**[5] **Merc.**[5] murx.[144] **NIT-AC.** puls.
  ◦ **Urinieren,** nach: murx.[144]
- **eitrig**: nux-v.[5]
- **gelb**: agn.[5] canth.[5] **Caps.**[5] **Petros.**[5]
- **geleeartig,** nach Urinieren: nat-m.
  ALLGEMEINES; C; Absonderungen; gelatineartig
- **klebrig**: **Agar.** thuj.
- **klumpig**: agn.[5] **Cann-s.**[5] caps.[5] merc.[5] puls.[5] **Thuj.**[5]
  ALLGEMEINES; C; Absonderungen; klumpig
- **milchig** weiß: **Kali-chl.**
- **zäh,** nach Urinieren: nit-ac.[1] nux-v.
  ◦ **eitrig**: nux-v.

schmerzlos: alum.[58] cann-s.[5] ferr.[137] kali-i.[58] **MERC.**[5] nat-s.[137] **Nit-ac.**[5] **SULPH.**[5] thuj.[137]

schmierig: cann-s. caps. cub. dulc. **Ferr.** fl-ac. hep. **Merc. Nat-m. Nit-ac.** phos.[58] puls. sulph. **Thuj.**
 ALLGEMEINES; C; Absonderungen; schleimig

spärlich: ferr-p.[58]
 ALLGEMEINES; C; Absonderungen; spärlich

Striktur, bei: arg-n.[5] **Cann-s.**[5] **CLEM.**[5] petr.[5] rhus-t.[5] sulph.[5]

übelriechend: agav-a.[111] bar-c. **Benz-ac. Carb-v. Hep.** pip-m.[111] psor. puls. **Sil.** sulph. thuj.
 ☞ *eitrig • unangenehm, abstoßend*

unangenehm, abstoßend: bar-c.[58] cop.[111] merc.[5] puls.[5] sil.[5] **Sulph.**[5]
 ☞ *übelriechend* *ALLGEMEINES; C; Absonderungen; übelriechend, stinkend*

unterdrückt: agn.[5] **PULS.**[5]
 ALLGEMEINES; C; Absonderungen; unterdrückt

vermehrt:
 ☞ *reichlich*

wässrig: apoc. **Cann-s.** canth. ferr-p. **Fl-ac. Hydr. Kali-s.** lyc. merc. merc-c. **Mez.** mill.[102] **Mur-ac. Nat-m.** ph-ac. phos. sep.[102] **Sulph.**[5] sumb. **THUJ.**
 ☞ *farblos • klar, durchsichtig*

ABSONDERUNG; wässrig (Forts.)

- **Gehen,** Umhergehen, beim: mez.
- **Mündung** morgens mit wässrigem Tropfen verklebt: **Phos.**
- **Silbernitrat-Einspritzungen, nach**: nat-m.
- **schmerzlos**: cann-s.

wechselnde Menge: cupr.[122]

weiß: agn. ant-o. arg-n. bar-c.[58] calad. calc-p. cann-i. **Cann-s.** canth. **Caps.** chin. cinnb. cob. **Cop.** cupr-ar. **Ferr. Gels.** hep.[58] **Iod. Kali-c.**[135] **Kali-chl.** lach. lat-h.[301] med. merc. merc-c. **Mez. NAT-M.** nit-ac. petr. **Petros.** ph-ac. psor.[58] puls.[5] sel. **SEP.** sulph. thuj. zinc.
☞ milchig ▤ ALLGEMEINES; C; Absonderungen; weiß

- **morgens,** und Prostatasekret abends: **Ph-ac.**
- **chronisch**: agn. bar-c.[58] calad. calc-p. caps. chin. cinnb. cob. cop. ferr. kali-c.[135] lach. merc. merc-c. **Mez. NAT-M.** nit-ac. petros. **Sel. Sep.** sulph. thuj. zinc.
  - **anämischen** Patienten, bei: **CALC-P.**
  - **Impotenz,** bei: **Agn. Calad.** cob.
    - **übelriechender** Urin, und: calad.
  - **Silbernitrat-Einspritzungen, nach**: **Nat-m.**
  - **Urinieren,** nach: cop. lach. petros. sep.

ABSZESS: canth.[5] puls.[5] rhus-t.[5]
☞ Eiterung • Entzündung, Chorda ▤ ALLGEMEINES; C; Abszesse, Eiterung; allgemeine Arzneien

AMEISENLAUFEN:
☞ Kriebeln, Empfindung von

AUSEINANDERSTEHENDE Mündung:
☞ Schwellung, Schleimhaut; allgemeine Arzneien

AUSSCHLÄGE, Mündung der Harnröhre, Meatus:

Bereich um die Mündung: caps.[102]

Bläschen: nit-ac. stann.
▤ HAUT; C; Hautausschläge; Bläscm˝é • ALLGEMEINES; C; Hautausschläge; Bläschen, auf Schleimhäuten

- **bilden** Geschwüre: **Nit-ac.**

Furunkel: calc-pic.[85]

AUSWÜCHSE, Wucherungen: ars.[5] merc.[5] nit-ac.[5] sulph.[5] teucr. thuj.[5]

BLÄSCHEN, Mündung:
☞ Ausschläge, Mündung der Harnröhre, Meatus; Bläschen

BLUTUNG: aloe alumn.[58] am-c. ambr. ant-c. ant-t.[137] **Arg-n.** arn. **Ars.** ars-h. arum-m. bell. bry. **Cact. Calc. Camph. Cann-s. CANTH. Caps.** carbn-s. **Caust. Chel. Chin. Chin-s.** coc-c. coch. **Con. Crot-h.** cur. dulc.[122] erech.[25] erig. **Euph.**[5] **Euphr. Ferr-m.** ferr-p. graph. **Ham.** hell. **Hep. Ip.** kali-ar. kali-c. **Kali-i.** kali-p.[102] kali-s. lach.[5] **LYC. Merc. MERC-C.**[137] mez. **Mill.** mur-ac. murx. nat-m. **Nit-ac. Nux-v. Phos.** plb. psor. **PULS.** rat.[1125] sars. **Sec.** senec. seneg. sep. squil. **Sul-ac.**[5] **Sulph. Ter.** thuj. **Zinc.** zinc-p.[58]
☞ Absonderung; blutig ▤ URIN; C; Blutbeimengung, enthält Blut; Urinieren; • MÄNNLICHE GENITALIEN; C; Blutung

Erektion, während: **Canth.**

Gonorrhö, nach unterdrückter: **PULS.**
▤ ALLGEMEINES; C; Gonorrhö; unterdrückte Gonorrhö

Koitus, beim: **Caust.**

Lähmung der Beine, mit: lyc.

Menses, bei unterdrückten: zinc.
☞ vikariierend ▤ ALLGEMEINES; M; Menses; unterdrückt

Obstipation, bei: lyc.

Schmerzen, mit:

- **Blase,** in der: ant-t.[137]
- **Magen,** im, und Erbrechen: ip.
- **Nieren** und Blase, in: ip. puls.

Schnittwunde, durch, bei hämorrhagischer Diathese: ter.

Stuhlgang, während: **Lyc.** puls.

Urinieren:

- **Beginn,** zu: **Con.**
- **nach**: **Caps.**[5] dulc.[122] **HEP.** merc-c.[137] mez. puls. sars. sulph. **Thuj. Zinc.**[5]

reines Blut: bry. cact. **Canth.** caps. caust. chin. coc-c. ham. hell. mez. nux-v.

- **Uriniert,** wenn er nicht: **Bry.**[809]
- **koaguliertes**: cact. **Caust. Chin. Coc-c. Nux-v.**

schmerzhaft: ambr. chin. coch. graph. kali-c. kali-i. merc. nux-v. puls. seneg. sulph. ter. zinc.

- **brennend**: ambr. chin. coch. graph. kali-c. kali-i. merc. **Nux-v.** puls. seneg. **Sulph.** ter.

schmerzlos: ars-h. lyc. merc. psor. sec.

vikariierend: **Phos.** zinc.
☞ Menses, bei unterdrückten

BRODELN, Wallen oder feinem Pochen, Empfindung von: berb. chin.[5] merc.[5]
▤ ALLGEMEINES; C; Blubbern, Wallen, feinem Pochen, Empfindung von

Sitzen, beim: berb.

CHORDEE:
▤ MÄNNLICHE GENITALIEN; C; Chordee, schmerzhafte Krümmung des erigierten Penis

DRAHT, Empfindung wie von einem heißen: nit-ac.[137]

DRÄNGENDE Empfindung: ang.[5] arn.[5] cann-s.[5] colch.[5] nat-c.[1] ph-ac.[1] rhus-t.[5] sars.[5]
☞ Schmerz; drückender Schmerz ▤ BLASE; C; Urindrang, Drang zur Blasenentleerung

Urinieren, beim: ang.[5] arn.[5] **Cann-s.**[5] colch.[5] rhus-t.[5] sars.[5]

EINZIEHUNG: plb.[5]

EITERUNG: cann-s.[5] **Canth.**[5] caps.[5] ip.[5] sabin.[5]
☞ Abszess • Schwellung, Schleimhaut; allgemeine Arzneien

EKTROPIUM, Mündung:
☞ Umstülpung, Ektropium, Mündung der Harnröhre

EMPFINDLICH: **Canth.**[5] caps.[5] chin.[1] nat-m.[5] nit-ac.[5]
▤ MÄNNLICHE GENITALIEN; C; Chordee, schmerzhafte Krümmung des erigierten Penis; Empfindlichkeit der Harnröhre, äußerste • ALLGEMEINES; C; Empfindlichkeit

EMPFINDUNGSLOSIGKEIT, spürt nicht den durchfließenden Urin: ail. **Apis** apoc. **ARG-N. CAUST.** cedr. chlol. **Cupr.** grat. hell. kali-br. **MAG-M.** mag-s. merc. nux-v. **Sars.**
☞ *Taubheit, Empfindung von BLASE; C; Urinieren, Entleerung der Harnblase; unbemerkt, Harnröhre empfindungslos*

ENG, wie zu:

allgemeine Rubriken:
☞ *Schwellung, Schleimhaut; allgemeine Arzneien •Striktur, Verengung; allgemeine Arzneien*

Empfindung wie zu eng: **Arg-n.** bry.[5] dig. graph. sabal.[144] stram.[5]
☞ *Schwellung, Schleimhaut; Empfindung von Schwellung •Striktur, Verengung; Empfindung von •Zusammenschnüren, Empfindung von*

- **Urinieren,** beim: bry.[5] stram.[5]

ENTZÜNDUNG, Chorda: achy.[149] **Acon.**[102] alum. anemps.[102] ant-t.[72] apis[102] arg.[5] **ARG-N. ARIST-CL.**[144] **Ars. Aur.** aur-ar.[58] bals-p.[1125] baros.[1125] bell.[5] bov. **Cact.** calc. calc-p. camph.[102] cann-i.[187] **CANN-S. CANTH.**[5] caps.[187] caust.[102] **Chim. Clem.**[5] coch.[102] **Cop.**[100] croto-t.[20] **Cub.**[102] cypr.[102] dig.[5] **Dor.**[85] dulc.[5] erig. eup-pur. fab.[102] ferr-p.[58] **Gels.**[102] gran. ham.[25] hedy.[102] **Hep.** hern-g.[1125] jac-c. kali-bi.[91] **Kali-i.**[187] kola[1184] lam.[1125] led. **Linu-u.**[1125] lyc.[58] manz.[102] mati.[102] med.[149] **Merc.**[5] **Merc-c.**[102] merc-n.[102] mez.[102] mit.[1125] nat-m. nit-ac. **Nux-v.** oci-s.[119] ol-sant.[142] pareir. **Petr.**[37] **Petros.**[56] ph-ac. puls.[34] rhus-t. sabal.[102] **Sabin. Salv.**[1125] salx-n.[102] **Santa.**[1125] sars.[5] sel.[149] sep.[51] sil.[137] **Sulph.**[103] syc-co.[136] tab. **TER.**[102] teucr. thlaspi[77] **Thuj.** tritic.[85] tub.[184] tus-p.[142] yohim.[102] yuc.[102]
☞ *Abszess BLASE; C; Entzündung •FIEBER, HITZE; C; Urethralfieber •ALLGEMEINES; C; Entzündung*

brennendem, schießendem Schmerz und zunehmender Gonorrhö, bei: **Arg-n.** cann-s.

Kindern, bei: dor.[85]
ALLGEMEINES; M; Kindern, Beschwerden bei

Schleim, mit viel, besonders bei Frauen: cub.[102]

schmerzhaften Erektionen, mit: ter.[102]

Glandula bulbourethrales, Cowperitis: acon.[102] **Cann-s.**[102] coch.[102] cypr.[102] fab.[102] gels.[102] hedy.[102] **Hep.**[102] manz.[102] mati.[102] merc-c.[102] merc-n.[102] mez.[102] petros.[102] **Sabal.**[102] salx-n.[102] sil.[102] yuc.[102]
ALLGEMEINES; C; Entzündung

Mündung, Meatus: alum. bov. **Calc.** calc-p. cann-i. **CANN-S. Canth.**[5] **Cop.** erig. eup-pur. **Hep.** jac-c. kali-bi. led. med. nat-m. **Nit-ac.** pareir. ph-ac. rhus-t. **SULPH.** tab. thuj.
☞ *Farbe, Verfärbung des Meatus (Mündung); rot, Rötung ALLGEMEINES; C; Entzündung*

chronisch: arg.[5] cann-i.[187] caps.[187] cop.[100] croto-t.[20] dulc.[5] kali-bi.[91] kali-i.[187] med.[149] petr.[37] petros.[56] sel.[149] sep.[51] sil.[137] sulph.[103] tub.[184]
ALLGEMEINES; C; Entzündung; chronisch

gonorrhoisch: baros.[1125]

EROSION: cann-s.[5] caust.[5]

EXKORIATION, Wundheit des Meatus: stann.[1]

FARBE, Verfärbung des Meatus (Mündung):

blaue Stelle: bor.[1]

rot, Rötung: bry. cact. cann-s. cinnb. cub. cupr-ar. **Gels. Hep. Led.** merc.[137] nit-ac. petr. **Sulph. Thuj.**[5] yuc.[111]
☞ *Entzündung, Chorda; Mündung, Meatus*

- **stellenweise**: bry.

FEUCHTIGKEIT, Mündung: agar.[58] dig. nat-m. petr.[58] phos.
☞ *Absonderung MÄNNLICHE GENITALIEN; C; Feuchtigkeit; Glans •MÄNNLICHE GENITALIEN; C; Feuchtigkeit; Vorhaut*

gelben Fleck in der Wäsche, macht einen: phos.
☞ *Absonderung; gelb; Flecke in der Wäsche, hinterlässt ALLGEMEINES; C; Absonderungen; Flecken hinterlassend; gelb*

hält lange Zeit an: agar.[58] petr.[58]

klebrig, leimartig: dig.

FLIEẞT, hindurchfließt, Empfindung, als ob etwas: thuj.[5]

FREMDKÖRPER, Empfindung wie von einem: cann-s.[5] lyc.[5] stram.[5]
☞ *Knotige Empfindung •Kugel, Empfindung wie von einer •Stein, Empfindung wie von einem •Schmerz; Splitter, Schmerz wie von einem ALLGEMEINES; C; Fremdkörper, Empfindung wie von einem*

Urinieren, beim: stram.[5]

GESCHWÜRE, Schleimhaut: abrot. alumn.[58] arg-n. canth. eucal. hep.[58] kali-bi.[111] lac-c. merc.[5] merc-acet.[102] merc-c. **NIT-AC.** sulph.[5] thuj.[5]
MÄNNLICHE GENITALIEN; C; Geschwüre; syphilitisch;

Mündung: abrot. canth. eucal. lac-c. **MERC-C. NIT-AC.**

Schanker: **Arg-n.** merc-acet.[102] **NIT-AC.**
MÄNNLICHE GENITALIEN; C; Geschwüre; syphilitisch; Penis

stechend, Mündung: **NIT-AC.**

Urin an der Mündung zurückgehalten, als würde: canth.

GLUCKERN darin: chin.[5] merc.[5]
ALLGEMEINES; C; Glucksen (feines Klopfen, Spannen), Mucken, Empfindung von

GRANULATIONEN im Gewebe, nach Gonorrhö: teucr.[85]

HÄMANGIOM (Fungus): **CALC.** con. graph. lyc. thuj.

HÄRTE: Arg-n. cann-i.[137] cann-s. **Clem. Hyper.** merc-pr-r.[72] nit-ac.[58] pareir.[102]
☞ *Knoten, harte •Verhärtung, Schleimhaut, chronisch*

Mündung: cann-i.[137] cann-s.

Seil, wie ein: **Merc-pr-r.**[72]

HAUTAUSSCHLÄGE:
☞ *Ausschläge, Mündung der Harnröhre*

HERAUSLAUFEN, Empfindung, es würde etwas: dig.[85]

HITZE, Empfindung von: all-c. alum.[5] arg-n.[36] aster.[85] aur-m. blatta-a.[85] cact. cahin.[36] canth. cass.[36] **Con.**[8] digin.[36] ferr-p.[58] germ.[222] kali-bi. merc. nit-ac.[137] peti.[36] ph-ac.[5] rhus-t. sulph. tarent.
☞ *Schmerz; brennender Schmerz*

HITZE, Empfindung von (Forts.)

Samenerguss, beim: tarent.
☞ Schmerz; brennender Schmerz; Samen abgesondert wird, wenn ▤ MÄNNLICHE GENITALIEN; C; Samenabgang, Ejakulation; schmerzhaft

Urinieren, beim: alum.[5] aster.[85] digin.[36] germ.[222] ph-ac.[5]

Draht, wie durch einen heißen: nit-ac.[137]

wollüstig: canth.

JUCKEN: acon.[102] agar. agn.[5] alum. alumn. **Ambr.** anac. ang. ant-s.[85] ant-t. anthro. apis arg-n. arn. arum-t. arund. asc-c.[25] aur-m. bell.[5] **Berb.** bov. brom. bry.[5] calad.[5] calc.[5] cann-i. **Cann-s.**[5] canth. carb-an.[1] carbn-s.[25] caust. chel. **Chim.** chin. chlf.[36] chlol. cic. clem. coc-c. cocc. coff.[5] colch. coloc. con. conv.[171] cop.[102] cub. erig.[144] euph. **Ferr.** ferr-i. fl-ac.[5] gins. graph. hydr. ign. indg. iod.[1] jac. kali-c. kali-chl. kali-m. kola[1184] kreos.[5] lach. laur. **Led.** lith-c. lob. lob-s.[25] **Lyc.**[102] lyss. merc. **Merc-c. Mez.**[1] **Nat-m.**[58] nat-p.[58] **Nit-ac. Nux-v.**[102] ol-an. pareir. **Petr.**[122] **Petros.** plan. polyg.[111] ptel.[25] puls.[5] ran-s. rheum rhus-t.[137] samb.[1] sars.[5] sel. sep.[5] sil.[137] staph.[102] **Sul-i.**[102] **SULPH.** syph. tab. tarent.[192] thlaspi[29] **Thuj.** tus-fa.[102] verat. vesi.[85] vesp.[184] zinc.
☞ Kriebeln, Empfindung von

morgens: arg-n.

nachmittags: ferr.

abends: hydr. mez.[1] sulph.

Eiter, durch Absonderung von: con.

Erektion, während der: nux-v. **Sel.**

Frauen, bei: **CALAD.**[5] canth.[5] caust.[103] **Coff.**[5] **Kreos.**[5] **Nat-m.**[5] petr. **Puls.**[5] **SEP.**[5] thlaspi[29] **Thuj.**[5]
▤ WEIBLICHE GENITALIEN; C; Jucken

Gonorrhö:

- **bei**: **Agar.**[122] **MERC-C. Nat-m. Petr. PETROS.** vesi.[85] vesp.[184]
- **nach**: **Nit-ac.**

Kratzen, möchte mit einem Gegenstand: petros.[162]

Mittagessen, nach: carbn-s.[25]
▤ ALLGEMEINES; M; Mittagessen; agg.

postgonorrhoischer Absonderung, bei: agar.[58] **Nat-m. Nit-ac. Nux-v. PETR.**

Stuhlgang, nach: nat-p.[58]

Urin, mit vermehrtem: ant-s.[85]

Urindrang, bei: coloc.

Urinieren:

- **vor**: cop. ferr. nux-v. tab. tarent.[192]
- **während**: agar. **Ambr.** arg-n. cop. ferr.[5] graph. **LYC.**[5] **Mez.** nat-m. **Nux-v.** ol-an. pareir. petr. rheum sars. tab. tarent.[192] **THUJ.**[5]
- **nach**: arg-n. arund. bell.[5] **Canth.**[5] carb-an.[1] clem. colch. cop. lyc. lyss. **MERC.**[5] **Nat-m.**[5] nux-v. petr. sars.[5] sep.[5] tab. **Thuj.**

Waschen amel.: tarent.[192]

erstreckt sich zur Blase: ferr.[102]

Fossa navicularis: agar. cic. **Clem.** cocc. colch. cub. ferr. gins. **PETROS.** sulph. **Thuj.**

- **Urinieren,** nach: **Colch.**

Mündung: agar. **Agn.**[5] alum.[5] alumn. **Ambr.**[102] anthro. arum-t. brom. cann-i. cann-s.[5] canth. **CAUST.** chel. chlf.[36] chlol. cic. **Clem. COC-C.** colch. coloc. conv.[171] cop.[102] gins. hydr. iod.[1] jac. kali-c. kali-m. kreos.[5] lach. led. lyc.[102] merc. merc-c. **Nat-m.**[58] nat-p.[58] nux-v.[102] petr.[122] **Petros.**[102] plan. polyg.[111] ran-s. samb.[1] **Sulph.** syph. verat.

- **abends**: alumn. hydr. nat-m.[1]
- **Berührung,** bei: jac.
- **Gehen,** beim: nat-m.[58]
- **Koitus,** nach: nat-p.
- **Stuhlgang,** nach: nat-p.[58]
- **Urindrang**:
  ◦ **vor**: nat-m.[1]
  ◦ **beständigem,** mit: brom.
  ▤ BLASE; C; Urindrang, Drang zur Blasenentleerung; anhaltend
- **Urinieren**:
  ◦ **während**: ambr.[102] anthro. **Cann-s.**[5] cop.[102] lyc.[102] nux-v.[102] petr.
  ◦ **nach**: clem. **Merc.** plan. verat.
- **hinterer** Teil: petr.[122]
▤ ALLGEMEINES; C; Jucken, Kitzeln, Empfindung von; Rückseite des Körpers

Ohren und Nase, und in: sul-i.[102]

vorderer Teil: **Arn. Cann-s.** cocc. euph. ferr-i. **Ign. Laur.** lob. merc-c. nux-v. sulph. **Thuj.**

- **Uriniert,** wenn er nicht: arn. euph. **Sulph.**

schießend, fossa navicularis, abends: sulph.

Urindrang, wie bei, Mündung: chel.

wollüstig: alum. **Ambr.** arg-n. carb-an.[1] chlf.[36] chlol. colch. gins. led. petros. **Thuj.**
☞ Wollüstige Empfindung

- **Fossa** navicularis: **Petros. Thuj.**
- **Mündung**: chlf.[36] chlol. gins. led.

KÄLTE, Empfindung von:

allgemeine Arzneien: agar.[5] bor-ac.[142] clem. nit-ac.[5] sulph.

- **schießenden** Schmerzen, bei: **Sulph.**
- **Urinieren,** beim: agar.[5] nit-ac.[5]

Tropfen hindurchläuft, als ob ein kalter: agar.

KARUNKEL: cann-s.[8] **Eucal.**[8] eup-pur.[8] **Morg.**[136] teucr.[8] **Thuj.**[8]

vaskulär blutend: cann-s.[8] **Eucal.**[8] eup-pur.[8] teucr.[8] thuj.[8]

KATARRH:
☞ Absonderung; eitrig

KITZELN:
☞ Jucken

KNEIFEN, Zwicken: caust.[5]

KNOTEN, harte: alum. bov. cann-i.[85] lach.[5]
☞ Härte • Knotige Empfindung • Verhärtung, Schleimhaut, chronisch

runder Gegenstand, wie ein: cann-i.[85]
☞ Kugel, Empfindung wie von einer

KNOTIGE Empfindung: alumn. **Arg-n.** bov. cann-s.
☞ Fremdkörper, Empfindung wie von einem • Knoten, harte • Kugel, Empfindung wie von einer ▤ ALLGEMEINES; C; Knoten, innerlich, Empfindung wie ein

KRAMPFHAFTE, spasmodische Zusammenziehung: arg-n.[5] canth.[5] carb-an.[5] chel. chin.[5] **Clem.**[5] nit-ac. op.[5] phos. sanic.[85]
☞ *Schmerz; Tenesmus, schmerzhaftes Drängen*

Harnverhaltung, bei: sanic.[85]

Samenerguss, nach: carb-an.[5]

Stehen, im: sanic.[85]

KRIEBELN, Empfindung von: agar. ambr.[1] berb. canth.[5] chin. colch.[5] ferr-i.[102] ign. junc. kola[1184] **Lyc.** merl. mez.[122] **Petros. Ph-ac.** puls. ran-s. staph. tarent. thuj. tus-p.
☞ *Jucken ▥ ALLGEMEINES; C; Ameisenlaufen, Kribbeln*

Ameisenlaufen im Rektum, mit: ferr-i.[102]

Urinieren:

- **während**: ign. petros. ph-ac.
- **nach**: **Canth.**[5] colch.[5] **Lyc. PULS.**[5]
- **nicht** uriniert, wenn man: ph-ac.

Fossa navicularis: **PETROS.**

Mündung, Meatus: agar. puls. ran-s. staph.

stechend: mez.[122]

KUGEL, Empfindung wie von einer:
☞ *Fremdkörper, Empfindung wie von einem • Knoten, harte; runder Gegenstand, wie ein • Knotige Empfindung • Stein, Empfindung wie von einem ▥ ALLGEMEINES; C; Kugel, Empfindung wie von einer, innerlich*

drückt gegen die Harnröhre, agg. im Stehen: ol-sant.[102]

rollt durch die: lach.

LUFT, Abgang von: canth.[5] **Thuj.**[5]
▥ *ALLGEMEINES; M; Blähungsabgang; agg.*

LUFT, Abgang von, beim Urinieren: sars.

MIKTION:
▥ *BLASE; C; Urinieren, Entleerung der Harnblase*

NAGEN, Empfindung von, wenn man nicht uriniert: bov.

OFFEN, Empfindung wie: cop.[111]

POCHEN:
☞ *Pulsieren*

PRICKELN, Empfindung von: agar. anag. apoc. cann-i. **Clem.**[102] coc-c. cupr-ar. lith-c.[25] **Petros.** plat. sep. staph. thuj.[102]
▥ *ALLGEMEINES; C; Prickeln, Empfindung von; Äußerlich*

Sitzen, im: staph.

Urinieren:

- **während**: petros.
- **nach**: clem.[102] thuj.[102]

Frenulum: **Clem.**

Mündung: agar. anag. cann-i. clem.[102] coc-c. plat. sep. staph. thuj.[102]

- **Urinieren,** nach: clem.[102] thuj.[102]

lustvoll, nachts: lith-c.[25]

PULSIEREN: benz. brom. canth. chin. cop. dulc. **Merc.**[5] **MERC-C.** petr. thuj.
☞ *Schmerz; pulsierender Schmerz ▥ ALLGEMEINES; C; Pulsieren, Empfindung von; Äußerlich*

Fossa navicularis, Stechen und Klopfen: thuj.

REIZUNG: anag.[102] arg-n.[36] baros.[1125] bell. brach.[102] brucel.[241] **Cact.**[8] **Cann-s. Canth.**[36] **Chim.**[54] **Clem.** cop.[8] cub. helon. hydrc. irid.[222] kali-bi. **Lil-t.** mit.[85] pop. pyrus **STAPH.** stram. sulph.[1]

Koitusneigung aus, löst: anag.[102]

Uterusbeschwerden, bei: mit.[85]

Mündung: brucel.[241] irid.[222] kali-bi. sulph.[1]

RISSIG, Meatus: **Nat-c. Nit-ac.** ph-ac. phos. thuj.

-**Urinieren,** beim: ars.[5] clem.[5] nux-v.[5] sars.[5]

RÖTUNG, Mündung:
☞ *Farbe, Verfärbung des Meatus (Mündung); rot, Rötung*

RUCKEN, Zuckung, Empfindung von: **Alum.** ambr. cann-i. **Cann-s.** coloc.[5] **Lyc.** nat-c. nat-m. nux-v. **Petr. Phos.** pic-ac. **Sars. Thuj.**
☞ *Zucken, Empfindung von*

Stehen, beim: cann-s.

Urinieren, nach: **Coloc.**[5] **Lyc.**

RUHELOSE Empfindung: agn.[5] cedr.[137] ptel.[25]
☞ *Taubheit, Empfindung von; unbehaglichem Gefühl, mit ▥ ALLGEMEINES; C; Ruhelosigkeit, körperliche*

Taubheitsgefühl, mit:
☞ *Taubheit, Empfindung von; unbehaglichem Gefühl, mit*

Urinieren, nach: agn.[5]

SCHWÄCHE der Harnröhre, Empfindung von: phos.[5]

SCHWELLUNG, Schleimhaut:

allgemeine Arzneien: acon.[102] alum. alum-p.[58] apisin.[5] **Arg-n.**[102] cann-i.[137] cann-s. **Canth. Cop.** gels.[102] gran. hep. jac. led. **Merc.**[102] **Merc-c. MIT.** nit-ac. ol-sant.[102] op. ph-ac. phos. **Puls. RHUS-T.**[5] **Sulph. THUJ.**
☞ *Eiterung • Striktur, Verengung; allgemeine Arzneien • Zusammenziehen, Empfindung von ▥ ALLGEMEINES; C; Schwellung; allgemeine Arzneien*

- **Blasenhalses,** Bereich des: puls.
- **Mündung**: acon.[102] alum. arg-n.[102] cann-i.[137] **CANN-S.** canth. **Cop.** gels.[102] hep. jac. led. **Merc.**[102] **Nit-ac. Ol-sant.**[102] ph-ac. phos. **SULPH. THUJ.**
- **vorderer** Teil: **Merc.**

Empfindung von Schwellung: **Arg-n.**[5] cann-s. card-m. led. nit-ac. rhus-t. til.
☞ *Eng, wie zu; Empfindung wie zu eng ▥ ALLGEMEINES; C; Schwellung; Empfindung von Schwellung*

- **Urinieren,** beim: arg-n.[5]

SCHWERE, Empfindung von: eup-per.[137] sabad.[137] til.[137]

SPANNUNG, Empfindung von: bor.[5] cann-s. canth. croc.[5] junc. kola[1184] lyc. **PHOS.**
▥ *ALLGEMEINES; C; Spannung, Empfindung von*

Erektionen, bei: **CANN-S. CANTH.** kola[1184]

Urinieren, nach: bor.[5]

SPASMEN: acon.[5] camph.[5] canth.[5] cic.[5] cocc.[5] nit-ac. **NUX-V.**[5] prun. **Puls.**[5]

Analfissur, bei: nit-ac.

STEIN, Empfindung wie von einem: coc-c.
☞ *Fremdkörper, Empfindung wie von einem •Kugel, Empfindung wie von einer*

STRIKTUR, Verengung:

allgemeine Arzneien: acon.[102] agar. alumn.[58] ant-t. **Apis Arg-n.** arn.[5] baros.[25] bell. **Berb. Calc.**[5] calc-i.[102] calc-sil.[58] camph. **Cann-s. CANTH.** carb-v. **Chim.**[85] chin. cic. cinnb. **CLEM. Con.** cop. **Dig.**[5] dios. **Dulc.**[5] ery-a.[102] eucal. gels. **Graph.**[5] hep.[58] hydrang.[102] **Indg. Iod. Kali-i.** kola[1184] lob.[102] lyc.[5] mag-m.[5] **Merc.**[5] nast.[102] **Nat-m.** nat-s.[137] **NIT-AC.** nux-v. op. **PETR.**[5] **Petros.**[102] ph-ac. phos.[5] plb. prun. **PULS.**[5] rhus-t.[5] sabal.[144] sec. sep. **Sil.**[5] spong.[5] stram. **Sul-i.**[137] **Sulph.**[5] tarent. thuj.
☞ *Schwellung, Schleimhaut; allgemeine Arzneien •Zusammenziehen, Empfindung von*

- **Dilatation,** nach: mag-m.[137]
- **Gonorrhö,** nach: arn.[5] calc.[5] camph.[5] canth.[5] carb-v.[5] cic.[5] **Clem.**[5] con.[5] dig.[5] dulc.[5] graph.[5] lyc.[5] mag-m.[5] merc.[5] **PETR.**[5] phos.[5] puls.[5] rhus-t.[5] sil.[5] spong.[5] sul-i.[137] **Sulph.**[5]
- **Prellungsschmerz** in den Hoden, mit: chim.[85]
- **Trinkern,** bei: op.[137] sec.[137]
- **spastisch**: **Acon.**[102] apis baros.[25] **Bell.** berb. camph. **CANTH.** carb-v. **Cic. Clem.** con. cop. **Dios.** ery-a.[102] eucal. **Gels.** hydrang.[102] indg. **NIT-AC. Nux-v. Op.** petros.[102] ph-ac. **Plb. Prun. Sec.** stram.
☞ *Zusammenziehen, Empfindung von*

◦ **morgens**: carb-v.

Empfindung von: bry. coc-c. dig. graph. op.[5] thuj.
☞ *Eng, wie zu; Empfindung wie zu eng •Zusammenschnüren, Empfindung von*

STROH vor und zurückgestoßen würde, Empfindung, als ob: dig.[36]

TAUBHEIT, Empfindung von: alum.[5] apoc. arg-n.[5] **CAUST. Cedr.** cupr-ar.[85] kali-br. **M-AUST.**[5] **MAG-M.** nux-v. sars.
☞ *Empfindungslos •Empfindungslos; Urinieren, beim •Empfindungslosigkeit, spürt nicht den durchfließenden Urin ▤ BLASE; C; Urinieren, Entleerung der Harnblase; unbemerkt, Harnröhre empfindungslos*

unbehaglichem Gefühl, mit: **Cedr.**
☞ *Ruhelose Empfindung*

TENESMUS:
☞ *Schmerz; Tenesmus, schmerzhaftes Drängen*

TROCKENHEIT, Empfindung von: alum.[5] cop.
▤ *ALLGEMEINES; C; Trockenheit, Empfindung von; innerlich*

Mündung: alum.[5]

TRÖPFELN: arg-n.[137] kali-bi.[137] petros.[137] staph.[137] thuj.[137]
▤ *ALLGEMEINES; C; Tropfenfallen, Empfindung von*

Tropfen, wie:
☞ *Tropfen abgehen würden, Empfindung als ob*

TROPFEN abgehen würden, Empfindung als ob: agar.[5] ambr. arg-n. aspar.[111] cedr.[111] lact. lam.[102] petros.[111] rham-cal.[102] **SEL.**[111] sep.[111] staph.[137] **Thuj.**[54] vib.[111]
☞ *Urin, Empfindung; weiterfließt, als ob er*

morgens: rham-cal.[102]

Sitzen, beim: lact.[85]

Urinieren, nach: arg-n. **Thuj.**
☞ *Urin, Empfindung; zurückbleibt, als ob Urin; Urinieren, nach ▤ BLASE; C; Urinieren, Entleerung der Harnblase; tropfenweise, Urintröpfeln; Urinieren; •BLASE; C; Urinieren, Entleerung der Harnblase; unbefriedigend; Blase nicht entleert worden, als sei die, mit Harntröpfeln •BLASE; C; Urinieren, Entleerung der Harnblase; unwillkürlich, unfreiwillig; Urinieren, nach*

- **brennende** Tropfen laufen hindurch, nach Urinieren: arg-n. **Thuj.**

beständig, ein Tropfen: staph.[102]

ein paar, fließen hindurch: ambr. aspar.[111] cedr.[111] lact. petros.[111] sel.[111] sep.[111] **Thuj.**[54] vib.[111]

fließen die Harnröhre entlang: lact.[137] sel.[137] staph.[137] thuj.[111]

Wassertropfen, ein: lam.[102]

TUMOREN, Auswüchse: cann-s.[102] eucal.[85] lach.[137]
▤ *ALLGEMEINES; C; Tumoren*

kleine: lach.[137]

vaskuläre: cann-s.[102] **Eucal.**[85]

- **Frauen,** bei: eucal.[85]

UMSTÜLPUNG, Ektropium, Mündung der Harnröhre: caps.[72]

UNANGENEHME Empfindung: agn.[5]

Urinieren, nach: agn.[5]

UNBEHAGLICHE Empfindung:
☞ *Ruhelose Empfindung*

URIN, Empfindung:

kalt, als ob: agar. nit-ac.

- **Tropfen,** kalte: agar.

stehenbleiben, als würde der Urin an der Fossa: ferr-i. prun.

weiterfließt, als ob er: aspar. kali-bi.[58] petros.[58] thuj.[58] vib.
☞ *Tropfen abgehen würden, Empfindung als ob •zurückbleibt, als ob Urin; Urinieren, nach ▤ BLASE; C; Urinieren, Entleerung der Harnblase; unbefriedigend; Blase nicht entleert worden, als sei die, mit Harntröpfeln •ALLGEMEINES; C; Tropfenfallen, Empfindung von*

zurückbleibt, als ob Urin:

- **Urinieren,** nach: agar. all-c. alum. ambr. **Arg-n.** aspar. carbn-s. cedr. clem. dig. ery-a. **Kali-bi.**[137] lact. med. petr. rhus-t. **Sel. Sep.** tell. **Thuj.**
☞ *Tropfen abgehen würden, Empfindung als ob; Urinieren, nach •weiterfließt, als ob er ▤ BLASE; C; Urinieren, Entleerung der Harnblase; unbefriedigend; Blase nicht entleert worden, als sei die, mit Harntröpfeln •BLASE; C; Urinieren, Entleerung der Harnblase; unvollständig •BLASE; C; Völle, Empfindung von; Urinieren, nach*

◦ **Tropfen,** ein: kali-bi.[137]

- **Fossa** navicularis, in der: all-c. ferr-i. **Thuj.**

URINIEREN:
BLASE; C; Urinieren, Entleerung der Harnblase

VERGRÖßERT, Empfindung wie: hydr-ac.[268] ph-ac.[5]

VERHÄRTUNG, Schleimhaut, chronisch: alumn.[58] **Arg-n.** arn.[5] bov. calc.[5] calc-p. camph.[5] canth.[5] carb-v.[5] cic.[5] **Clem.**[137] con.[5] dig.[5] dulc.[5] graph.[5] hyper.[137] lyc.[5] mag-m.[5] merc.[5] merc-i-r. nat-acet.[122] nit-ac.[58] **PETR.**[5] phos.[5] puls.[5] rhus-t.[5] sil.[5] spong.[5] sulph.[5]
☞ Härte • Knoten, harte ▤ ALLGEMEINES; C; Verhärtungen, Indurationen

Peitschenschnur, wie eine: clem.[137]

VERKLEBUNG, Mündung der Harnröhre, Meatus: anag.[102] bor. bov. calc-p. **Camph.** cann-i.[137] **Cann-s.**[102] canth. **Cupr.** cupr-ar. gamb. graph. **Med.** mez.[5] nat-c.[58] **Nat-m. Petros.** phos. sep. tab. **Thuj.**
☞ Verstopft durch Schleimklümpchen • Verstopft, durch Schleimklümpchen

morgens: canth. **Phos. SEP. Thuj.**

Urinieren, beim: anag.[102] cann-s.[102]

VERSCHLOSSEN, Empfindung wie: eup-pur.[142] op.[5]

VERSTOPFT durch Schleimklümpchen: cann-s. graph. **Merc. Sep.** uva.
☞ Verklebung, Mündung der Harnröhre, Meatus • Verstopft, durch Schleimklümpchen

WOLLÜSTIGE Empfindung: anag. lith-c. nat-c.[1] ox-ac. thuj.
☞ Jucken; wollüstig

Urinieren:
- **während**: ox-ac. thuj.
- **nach**: thuj.

WUNDHEIT:

allgemeine Arzneien: ant-t.[5] bar-c.[5] cop.[111] lach.[5] laur.[5] merc.[5] mez.[5] nat-c.[5] par.[5] ph-ac.[1] phos.[5] sep.[5] sulph.[5] verat.[5]

- **Urinieren,** nach: ant-t.[5] laur.[5] **Par.**[5] verat.[5]

Empfindung von Wundheit: cop.[111] kreos.[5]

ZUCKEN, Empfindung von: alum. ambr. ant-s. **Cann-s. Canth.**[5] clem. coc-c. con.[5] kali-chl. mang. nat-c. nux-v.[5] petr. **PHOS.**[1] thuj.
☞ Rucken, Zuckung, Empfindung von ▤ ALLGEMEINES; C; Zuckungen

Urinieren:
- **vor**: nux-v.[5]
- **während**: canth.[5]
- **nicht** uriniert, wenn man: phos.[1] thuj.

vorderer Teil: coc-c.

◉ **Brennen,** von den Samenbläschen zur Glans: **Mang.**

Ejakulation, wie durch eine: petr.

ZUSAMMENSCHNÜREN, Empfindung von: apis arg-n. arn.[5] bell.[5] berb. bry.[5] calc.[5] camph.[5] cann-s. canth.[5] carb-v.[5] caust.[5] chin.[5] cic.[5] **CLEM.** coc-c.[144] cocc.[5] con.[5] cop. cub. **Dig. DULC.**[5] graph. **Iod.**[5] led.[5] lob.[111] lyc. mag-m.[5] merc.[5] nit-ac. nux-v.[5] op. **PETR.**[5] phos. **Puls.**[5] **Rhus-t.**[5] sabal.[111] sil.[5] spong.[5] stram.[5] **Sulph.**[5] **THUJ.**[5] verat.[1]
☞ Eng, wie zu; Empfindung wie zu eng • Striktur, Verengung; Empfindung von ▤ ALLGEMEINES; C; Zusammenschnüren, Empfindung von; Äußerlich

Urinieren:
- **während**: **Apis** arg-n. bell.[5] bry. **CAUST.**[5] **Clem.** cop. dig. graph. nit-ac. nux-v. op. puls. stram.
- **nach**: cub.

➡ **erstreckt** sich:
- **Blase,** zur: lyc. op. phos.
- **hinten,** nach, Urinieren, nach: nux-v.

Glans, hinter der: verat.[1]

◉ **brennend,** beißend: berb.

eng, wie zu: arg-n. bry.[5] dig. graph. stram.[5]
- **Urinieren,** beim: bry.[5] stram.[5]

spasmodisch: bell.[5] berb. camph.[5] canth.[5] cic.[5] cocc.[5] **NUX-V.**[5] puls.[5]

ZUSAMMENZIEHEN, Empfindung von: asar. bry. camph. **Canth.** carb-an. carb-v. **Chin.** chin-s.[111] **Clem.** coc-c. **Coloc.**[5] **Cop.** dig. indg. nat-m. nux-v. op.[5] petr. phos. **PULS.** stram. thuj. verat. zinc.
☞ Schwellung, Schleimhaut; allgemeine Arzneien • Striktur, Verengung; allgemeine Arzneien • Striktur, Verengung; allgemeine Arzneien; • Schmerz; zusammenziehender Schmerz ▤ ALLGEMEINES; C; Strikturen, Stenosen, Zusammenziehungen; allgemeine Arzneien

morgens: canth. carb-v.
- **Erektion,** während: **Canth.**

Gonorrhö, nach unterdrückter: **PULS.**
▤ ALLGEMEINES; C; Gonorrhö; unterdrückte Gonorrhö

Stuhlgang und Urinieren, vor: **Nat-m.**
▤ ALLGEMEINES; M; Urinieren; vor U. agg.

Urindrang, mit: **Nat-m.**

Urinieren:
- **während**: bry. **Clem.** dig. indg. **Puls.**[5]
- **nach**: camph.[5] chin-s.[111] **Nux-v.**

➡ **erstreckt** sich nach hinten, nach Urinieren: camph.

innerlich: **CANTH.**

Mündung: coc-c. thuj.

SCHMERZ:

achy.[149] acon. act-sp. adam.[222] aesc. **Agar.** agn.[102] all-c. all-s. allox.[119] aloe alth.[1125] alum. alum-p.[58] alum-sil.[58] am-c. am-m.[5] ambr.[1] ammc. amyg-am.[36] anac. anag.[102] ang.[5] ant-c.[5] ant-o.[85] ant-t. anth. aphis. apis apisin.[5] apoc. apoc-a.[25] aq-mar.[231] aran. arg. **Arg-n.** arge-p.[264] arist-cl.[119] arn.[5] ars. ars-s-f.[58] arum-d.[25] arund. asaf. asar. asc-c.[25] asc-t. aspar. atro.[25] aur. aur-ar.[58] aur-m. aur-m-n. aur-s.[58] bad. bamb-a.[1184] bapt. bar-c. bar-m. bart. bell. benz-ac. berb. blatta-a.[142] bor.[5] bov. brach. brom. brucel.[241] bry. bufo cact. cadm-s.[102] cahin. calad. calc. calc-f. calc-p. calc-s. calc-sil.[58] camph. cann-i.[102] cann-s. **CANTH.** caps. carb-an. carb-v. carbn-s.[58] carc.[304] **Card-m.** carl. casc. cass.[36] caust.[102] cedr. cham. chel. chim. chin.[5] chin-s.[111] chlf. cic. cimic. cinnam. cinnb.[58] clem. cob. coc-c. cocc. coch.[36] coff. colch.[5] coloc. con.[1] cop. corv-c.[258] croto-t. cub.[102] cuc-c.[102] cupr.[1] cupr-ar. cur. curc.[192] cycl. cypra-e.[227] daph. der. dig.[1] dor. dulc. echi. elaps equis. erig. ery-a.[25] eug. eup-pur. euph. eupi.[102] fago. ferr. ferr-ar. **Ferr-i.** ferr-p. ferr-pic.[102] fl-ac.[137] gaert.[136] gali.[102] gamb. gels.[102] gink.[227] gins. glon. glyc.[102] glyc-g. gran. graph. grat. guai.[1] harp.[1184] hedeo.[25] hell.[54] helon. hep.[58] hipp. hura hydr-ac. hydrang.[72] hydrc.[192] hydrog.[222] hyper. ign. indg. iod. ip.[5] ipom.[119] iris jab. jac. jatr. junc.[102] juni-c.[102] kali-ar. kali-bi. kali-c. kali-chl.[58] kali-i. kali-n.[36] kali-p. kali-s. kali-sil.[58] kola[1184] kreos.[5] lac-c. lach. lact. lar-ar.[251] lat-h.[301] lat-m.[119] laur.[5] led. lil-t. lim-b-c.[204] lith-c. lob. lob-s.[25] lyc. lyss. m-art.[5] m-aust.[5] mag-c. mag-m. mag-s.[36] manc.[54] mang. **Med.** menthol[102] merc. merc-acet. merc-c. merl. mez. mit.[85] morph.[102] mosch.[54] mur-ac. mygal. nat-ar. nat-c.[1] nat-m. nat-p.[58] nat-s. nicc. nit-ac. nit-m-ac.[72] nit-s-d.[36] nux-m. nux-v. oci.[85] oci-s.[119] ol-j. onis.[102] op. orig.[1125] ox-ac.[58] pall. par. pareir. petr. petros. ph-ac. phel. phos.[58] phys. pic-ac. pip-m. pip-n.[144] pitu-a.[164] plan. plan-m.[45] plat-m. plb. polyg. polytr.[102] pop.[102] prot.[136] **Prun.** psor. ptel. **Puls.** puls-n. ran-a.[45] ran-s. raph. rat. rauw.[119] rheum[1] rhod. rhus-a.[1125] rhus-t.[184] rhus-v. ruta sabad.[5] sabal.[111] sabin.[5] sanic.[85] sars.[5] scroph-n.[144] sec. sel. senec.[54] seneg. senn.[102] sep. sil. sphing. spig. spirae.[144] squil. stann. staph. stigm.[102] still.[144] stry. sul-ac. **Sulph.** sumb. tab. tarent. tax-br.[255] tell. tep. ter. teucr. thea[192] thlaspi[45] **Thuj.** thymol.[119] thyr.[72] til. til-c.[253] trib.[102] tril-c.[36] tritic.[102] tus-f.[102] tylo-i.[192] uran.[269] uran-n. urt-u.[102] uva.[8] verat.[1] verb.[45] viol-t. zinc. zinc-acet. zinc-p.[58] zing.

tagsüber: alum.[1] anag. carb-an. carb-v. con.[1] fl-ac. ign. nat-m. seneg. sep.[1] still. teucr. thuj.
ALLGEMEINES; C; Schmerz; tagsüber

- **Erektionen** nach: nat-m.
- **Erwachen,** beim: alum.[1] carb-an. carb-v. sep.[1]
  - **Samenerguss,** nach: carb-an.
- **Urinieren**:
  - **während**: anag. con. fl-ac. ign. seneg. teucr. thuj.
  - **nach**: carb-v. con.[1]

morgens, während Urinieren: kola[1184]

vormittags: caps.
ALLGEMEINES; C; Schmerz; vormittags

nachmittags: ign. thuj.
ALLGEMEINES; C; Schmerz; nachmittags

- **Sitzen,** beim: ign. thuj.

abends: am-c. calad. canth. caust. chin. fago. gran. lyc. mez. nat-c. nit-ac. ox-ac. petr. phos. seneg. sulph. tarent.[58] thuj.
ALLGEMEINES; C; Schmerz; abends

- **Erektion,** während: thuj.
- **Hinlegen,** nach: fago. gran.
  ALLGEMEINES; M; Liegen; während; Hinlegen, unmittelbar nach
- **Urinieren**:
  - **während**: seneg.
  - **nach**: am-c. tarent.[58]

Mitternacht: equis.

Absonderungen, Abgang von:

- **dünnflüssige** Absonderung, nach Urinieren: nat-m.
- **schießend,** bei leisem Abgang von Blähungen: mang.
- **schleimiger** Absonderung, mit: ant-o.[85]
- **Uriniert,** wenn er nicht: viol-t.

Aufstehen, nach: thuj.

Berührung, bei: berb. bor. caps.[1] clem.[1] merc. nit-ac.[1]
ALLGEMEINES; C; Schmerz; Berührung, durch

Betätigung, bei: alum.

Bewegung agg.: alum.[1] bell. chel.
ALLGEMEINES; C; Schmerz; Bewegung; agg.

Blähungsabgang agg.: lyc.[1] mang.

Druck:

- **agg.**: clem.[58] mez.[1] nat-m.[1]
  ALLGEMEINES; C; Schmerz; Druck; agg.
- **amel.**: canth. tarent.[192]
  ALLGEMEINES; M; Druck; amel. •ALLGEMEINES; C; Schmerz; Druck; amel.
  - **Glans,** auf die: canth.

Erektion:

- **während**: agar. anag. cahin. calc-p. cann-s. canth. carbn-s. clem. ferr-i. mag-m. mosch. mur-ac. nat-m. nit-ac. thuj.
  - **Koitus** amel.: anag.
- **nach**: cann-s. thymol.[119]

Erregung, bei: mosch.[54]
GEMÜT; M; Erregung; Beschwerden durch; Allgemeinsymptome

Erwachen, beim: carb-an. **Card-m.** sars.
ALLGEMEINES; C; Schmerz; Erwachen; agg.

Fahren im Wagen **agg.**: staph.[137]

Gehen agg.: acon. alum. bell. cann-s.[171] chel. ign. merc-c. mez. staph.[137] stry. thuj.
ALLGEMEINES; C; Schmerz; Gehen; agg.

- **Freien,** im: alum. merc-c. mez.
  ALLGEMEINES; M; Gehen; während Gehen agg.; Freien, im

Gonorrhö, bei: merc. mez.

Harn scheint bis zur Glans zu gelangen, fließt dann zurück und verursacht Schmerzen in der Harnröhre: prun.[102]

Klimakterium, im: berb.[54]
▤ *ALLGEMEINES; C; Schmerz; Klimakterium, im*

Klumpen geronnenen Blutes, durch Abgang von: canth.

Koitus:

- **während**: agar. ant-c. calc. canth. kreos. merc. sulph.[137] thuj.
▤ *ALLGEMEINES; M; Koitus; während*

- **nach**: berb. calc. canth. caust. gink.[227] nat-m. nat-p. sep. sul-ac. sulph.
▤ *ALLGEMEINES; C; Schmerz; Koitus, nach*

◦ **Urinieren,** beim: caust.

Menses:

- **vor,** beim Urinieren: canth.

- **während**: nat-m.
▤ *ALLGEMEINES; M; Menses; während •ALLGEMEINES; C; Schmerz; Menses; während*

Nasswerden, durch: calc.
▤ *ALLGEMEINES; M; Nasswerden; agg.*

Nierenkolik, bei: coc-c.

Rückenschmerzen, mit: tarent.[192]

Samenerguss:

- **durch**: carb-an. cob. pip-m. sars.

◦ **morgens** beim Erwachen: carb-an.

- **während**: ant-c. bor. clem. con.[137] nat-m. sars. sep. sulph. thuj.

- **nach**: achy.[149] agar. ant-c. arg-n. berb. bor. calc. canth. carb-an. carb-v. caust. clem. cob. dig. kreos. merc. nat-m.[1] nit-ac. sars. sep. sul-ac. sulph. tarent.[111] thuj.

Schüttelfrost, mit: sulph.

Schwangerschaft, während: eup-pur.[85]

Sitzen, im: card-m. mang. par. plan. thuj.

- **Blähungsabgang,** bei: mang.

Stehen:

- **agg.**: aur-m. cann-s. clem. cob. sanic.[85]

- **amel.**: tarent.[192]

stellenweise: nit-ac.[58]
▤ *ALLGEMEINES; C; Schmerz; stellenweise*

Stuhlgang:

- **vor**: mur-ac. sulph.

- **während**: carbn-s.[58] coloc. lil-t.[25] mur-ac. nat-c. ol-j. squil. sulph. tarent.[192]
▤ *ALLGEMEINES; M; Stuhlgang; während Stuhlgang •ALLGEMEINES; C; Schmerz; Stuhlgang; während*

◦ **Diarrhö**: lil-t.[25]

- **nach**: nat-c. nat-p.[58] staph.
▤ *ALLGEMEINES; M; Stuhlgang; nach Stuhlgang •ALLGEMEINES; C; Schmerz; Stuhlgang; nach*

- **amel. nach**: tarent.[192]

- **Stuhldrang,** mit erfolglosem: tarent.[192]
▤ *ALLGEMEINES; M; Stuhlgang; Stuhldrang, nach erfolglosem*

synchron mit dem Puls: con. dulc.

Urindrang, bei: **Agar.** ant-c. ant-t. cahin. calad. calc-p. cann-i. canth. caps. cocc. con. hyper. nit-ac. phos. prun. puls. sabad. spig. sulph.

- **Anstrengung** zum Urinieren, bei: calad. prun.

- **erfolgloser**: puls.

Urinieren:

- **vor**: aloe alum. ant-t.[5] aphis. **Apis** arn.[5] ars.[58] aspar.[58] bar-c.[58] **Berb. BOR. Bry. Calc.**[5] calc-p.[58] **CANN-I. CANN-S.**[5] **CANTH. Caps.**[122] chel.[58] **Clem.**[122] coc-c.[58] colch.[58] cop.[58] cycl. dig. ery-a.[58] fl-ac.[58] iris[58] **Merc. Merc-c.** mur-ac. nat-ar.[58] **Nat-c. Nat-m. Nit-ac. Nux-v.** petr.[58] ph-ac.[58] phos.[58] **Prun. Puls.** rhod.[58] sabad.[5] sec.[58] sel.[58] senec.[58] seneg.[58] staph. **Sulph.** sumb. tab.[58] teucr.[58] thea[192] thuj. zinc.[58]
▤ *ALLGEMEINES; M; Urinieren; vor U. agg.*

◦ **Urindrang,** bei: thuj.

◦ **Urindrang,** mit: aloe alum. aphis. canth. cycl. dig. **NUX-V.** prun. staph. sumb.

- **Beginn,** zu: apis ars.[1] cann-s. canth.[5] caust.[5] clem. iris merc. nat-ar. petr. phos.[1] prun. sec. teucr.
▤ *ALLGEMEINES; M; Urinieren; Beginn, zu*

◦ **morgens**: ars.[1]

- **während**: **Acon.** act-sp. **Aesc.** agar. allox.[119] aloe alth.[1125] alum. alum-p.[58] alum-sil.[58] ambr.[5] amyg-am.[36] anag. ant-c. ant-o.[85] ant-t.[72] anth. aphis. **Apis**[36] apoc. apoc-a.[25] aq-mar.[231] aran. arg-n.[5] arist-cl.[119] arn.[54] **Ars.**[5] ars-s-f.[58] arum-d.[25] asc-c.[25] aur. aur-m. aur-s.[58] bamb-a.[1184] bapt. bar-c. bar-m. **Bell.**[5] benz-ac. **Berb.**[102] blatta-a.[142] bor.[5] bov. brach. brucel.[241] bry. cact. cahin.[102] **Calad.** calc. calc-f. calc-p. calc-s. calc-sil.[58] **Camph.**[5] **Cann-i. CANN-S.**[5] **CANTH.**[36] **Caps.** carb-an. carb-v.[5] carbn-s. **CAUST.**[5] cedr. cham. chel.[1] chim.[102] chin.[1] chin-s. cinnam. **Cinnb.** clem. cob. coc-c. coch.[36] **Colch.**[5] **Con.**[1] **Cop.** croto-t. cub. cuc-c.[102] cupr. cupr-ar. cur. curc.[192] cycl.[5] daph. dig.[1] **Dor.** dulc.[1] echi. elaps equis. erig.[102] ery-a.[25] eug. **Eup-pur.** euph.[5] eupi.[102] ferr. ferr-ar. ferr-i. ferr-p. fl-ac. gali.[102] gels. glon. glyc.[102] glyc-g. graph.[102] grat. guai.[5] harp.[1184] hell. helon. hep.[5] hydr-ac. hydrang.[102] ign.[5] ip. iris jac. junc.[102] juni-c.[102] kali-ar. kali-bi.[54] kali-c.[1] kali-chl.[58] kali-n.[36] kali-p. kali-s. kali-sil.[58] kola[1184] kreos.[5] lach. lat-m.[119] laur. led. lil-t. **Lith-c.**[102] lob. **Lyc.**[102] mag-c.[1] mag-m.[1] mag-s.[119] manc.[54] mang. med. merc.[58] **Merc-c.**[5] mez.[5] morph.[102] mur-ac. mygal. nat-ar. nat-c.[1] nat-m.[5] nat-p. nat-s. **NIT-AC.**[5] nit-s-d.[36] nux-m. **Nux-v.** oci.[85] oci-s.[119] **Op.** ox-ac. **Par.**[5] **Pareir.**[102] petr. **Petros.** ph-ac. phos.[5] pic-ac. plat-m. plb. polytr.[102] pop.[102] prun. psor. ptel. puls. raph. rat. rheum[1] rhod. rhus-a.[1125] rhus-t. ruta sabad. **Sabin.**[5] sars.[5] sec. sel. senec.[54] seneg.[5] senn.[102] sep.[102] sil. spig.[5] staph. stigm.[102] still. sul-ac. sulph. tab. tarent. **Ter.** teucr.[5] thlaspi[102] thuj.[5] thymol.[119] til. til-c.[253] trib.[102] tril-c.[36] **Tritic.**[102] tylo-i.[192] uran-n. **Urt-u.**[102] uva. **Verat.**[5] verb.[102] viol-t. zinc.[1] zinc-p.[58] zing.
▤ *ALLGEMEINES; M; Urinieren; während U. agg.*

◦ **alten** Menschen, bei: polytr.[102]

◦ **Druck** im Rektum, mit: ph-ac.

Urinieren; während (Forts.)

◦ **Frauen,** plethorische junge: chim.[102]

◦ **Menses,** während: zinc.[1]

◦ **Operationen,** nach: pop.[102]

◦ **Rückenschmerzen,** mit: cuc-c.[102]

◦ **Schwangerschaft,** während: pop.[102]

◦ **Strahl** unterbrochen wird, wenn der: clem.

◦ **erstreckt** sich:

◦ ◦ **Blase**: lyc.

◦ ◦ **Brust** und Schultern, zu: glyc.[102]

◦ ◦ **Hoden,** in die: berb.[102] cahin.[102] erig.[102]

◦ ◦ **Labien**: eupi.[102]

◦ ◦ **Oberschenkel**: berb.[102] pareir.[102]

◦ ◦ **Perineum**: lyc.[102] sep.[102]

◦ ◦ **Sakrum,** Coccyx: graph.[102]

◦ **Harngrieß,** wie durch: kola[1184]

◦ **heftig**: apis[36] canth.[36]

◦ **Salz,** wie durch: caust.[5] hep.[5]

- **Schluss,** zum: arg-n. arn. bamb-a.[1184] **Cann-s.** canth.[5] carb-v. caust. clem. colch. coloc. con. cub.[36] dig. **Echi.**[72] **Equis.**[72] hydrog.[222] kali-n. lim-b-c.[204] lyc. med. **Merc.** merc-acet. **Mez. NAT-C.** nat-m. nat-s. nit-ac. nux-m. petr. ph-ac. phys. pic-ac. **Puls. SARS.**[5] sel. sphing. sul-ac. sulph.[5] tell. thuj. zing.
  ALLGEMEINES; M; Urinieren; Schluss des U., agg. am

- **nach**: agn. alum. ang.[1] ant-t. apis apoc. arg-n. arn.[5] ars. arund. aspar. bamb-a.[1184] benz-ac. berb.[54] bor.[1] bov. brach. brom. bufo calc. calc-p. camph.[1] cann-i. cann-s.[5] canth. caps. carb-an. carb-v. card-m. caust. chel. chin. chin-s. clem. cob. coc-c. colch. coloc. con. cop. corv-c.[258] cub.[36] dig. equis.[36] fl-ac. graph.[5] grat. guai.[1] hydrc.[192] hydrog.[222] ipom.[119] iris kali-bi. kali-c.[1] kali-p. kreos.[5] laur.[5] led.[1] lil-t.[54] lob. lyc.[5] lyss. mag-c. mag-m. mag-s.[36] merc.[5] mez. mur-ac.[5] nat-c. nat-m. nat-s. nit-ac. **Nux-m.** nux-v. par.[5] petros. ph-ac.[5] phel. phos.[1] pic-ac. plb. ptel.[8] **PULS.** rauw.[119] rhod.[5] rhus-t. ruta[5] sabad.[5] **SARS.** sel. seneg. sep.[1] spig.[1] stann. staph.[1] sulph. tab. tarent. teucr.[5] thuj.[5] thymol.[119] uva.[8] verat.[5] zinc.[5]
  ALLGEMEINES; M; Urinieren; nach U. agg.

◦ **Entbindung,** nach der: lil-t.[54]
  ALLGEMEINES; M; Wehen, Entbindung; Wochenbett, im

◦ **Koitus,** und nach dem: nat-m.

◦ **erstreckt** sich von der Glans zur Wurzel des Penis: sars.

◦ **Tropfen** hinausdrängt, als ob ein: sel.
  ALLGEMEINES; C; Drängen, Zwängen, Empfindung von

- **amel. nach**: berb. bry. coc-c. merc.[137] staph.[137] tarent.[192] til.[36]
  ALLGEMEINES; M; Urinieren; amel. nach U.

◦ **ständig** Urinieren, muss: til.[36]

- **nicht** uriniert, wenn man: asaf. bell. **BENZ-AC. Berb.** bov. bry. calad. calc-p. cann-s. caps. cedr. cham. clem. cocc. coff. cop. euph. graph. helon. ign. kali-c. mag-s. mang. merc. merc-c. nat-c. nat-m. nit-ac. nux-v. ph-ac. sabad. sep. staph. sulph. teucr. thuj. til. verat. zinc.

- **Urindrang,** mit: calc.

- **verhindert** Urinieren: ph-ac.[1]

- **zwischen** den Entleerungen: arg-n. nux-v. prun.

Uterusbeschwerden, bei: mit.[85]

erstreckt sich:

- **Abdomen**: merc. sars.[137]

◦ **abends**: merc.

- **Anus,** zum: arg-n. canth. nux-v. ph-ac. sulph. thuj.

◦ **morgens,** Harnentleerung, nach der: thuj.

◦ **letzten** Tropfen, bei den: arg-n. thuj.

- **Blase,** zur: berb. lyc.

◦ **Urinieren,** nach: lyc.

- **Glans,** in die: asar. equis. lyc. pall.

- **hinten,** nach: arg-n. berb. cann-s.[111] canth. caps. con.[1] fl-ac.[111] merc-c. nux-v. phos.[111] plan. psor. squil. sulph. sumb. thuj.[5] zinc.
  ALLGEMEINES; C; Schmerz; erstreckt sich; hinten, nach

- **hinten** nach vorn, von: apisin.[5] sel.

- **Hypogastrium,** zum: alum. sulph.

- **innen** nach außen, von: plan.
  ALLGEMEINES; C; Schmerz; erstreckt sich; außen, nach

- **Mündung,** zur: bell. brom. con.

- **Rektum,** zum: rhus-t.[111]

- **Samenstränge,** in die: arg-n.[36]

- **Spitze,** bis zur, am Abend, während der Harnentleerung: sabad.

- **unten,** nach: lyc.[111] merc.[111] phos.[111] sulph.[111]
  ALLGEMEINES; C; Schmerz; erstreckt sich; abwärts

- **vorn,** nach: arg. arg-n. aspar. bell. berb. clem.[1] dulc. jab. nat-c. nat-m. plan. sars. thuj. zinc.
  ALLGEMEINES; C; Schmerz; erstreckt sich; vorn, nach

◦ **Uriniert,** wenn er nicht, **amel.**: thuj.

Fossa navicularis: acon. bar-c. cann-s. caps. chel. cic. clem. coc-c. cub. gins. kali-bi. merc. mez.[1] nat-m. nux-v. petros. senec. squil. sulph. thuj.

- **Urinieren**:

◦ **vor**: bar-c. senec.

◦ **während**: acon. clem. kali-bi. mez.[1] nat-m. petros. thuj.

◦ **nach**: petros. thuj.

hinterer Teil: cann-s. carb-an. kali-bi. lyc.[1] mur-ac.[1] staph.

- **Samenergüssen,** nach: carb-an.

- **Urinieren,** beim: cann-s.

- **erstreckt** sich in das Abdomen: lyc.[1]

Mündung: acon. aesc. agar. alum. am-c. ambr. aphis. apis arg-n. arn. arum-d.[25] asc-t. aspar. aur-m-n. bad. bart. berb. **Bor.** brom. bry. calad.[102] calc. calc-f. camph. cann-i. **Cann-s.** **CANTH.** caps. card-m. casc. chel. chin.[137] cic. cinnb. clem. cob. coc-c. cocc. coch. coff. coloc. con. cop. cub.[111] cupr.[1] cupr-ar. cycl. dulc. echi. equis. gamb. gels.[102] graph. iod. kali-bi. kali-c. kali-n. kali-s. kreos.[5] lac-c. lact. laur.[5] led. lyc. lyss. mag-s. mang. med. menthol[102] merc. merc-c. merl. mez. mur-ac. nat-ar. nat-m. nat-p.[58] nat-s. nicc. nit-ac. nux-v. par. pareir. petros. ph-ac. phos. pitu-a.[164] psor. puls. puls-n. ran-s. rhod. **Sars.** sel.[102] seneg. sep.[1] spig.[1] spirae.[144] squil. stann. staph.[1] sulph. tell. thuj.[111] verat.[1] zinc. zing.

- **morgens**: alum. kali-c.[1] petros.
  ALLGEMEINES; C; Schmerz; morgens

◦ **Erwachen, beim**: alum.
  ALLGEMEINES; C; Schmerz; morgens; Erwachen; beim

- **abends**: canth. coc-c. kali-c. nat-m.[1] petros. rhod. seneg.

◦ **Urinieren, beim**: seneg.

- **nachts**: agar. calc. canth.
  ALLGEMEINES; C; Schmerz; nachts

- **Baden, beim**: bart.

- **Frauen**: berb. **Lac-c.** **Sars.**

- **Gehen, beim**: nat-m.

- **Koitus, nach**: bor. calc. casc. nat-p.

- **Reibung** an der Wäsche **agg.**: chin.[137]
  ALLGEMEINES; M; Reiben; agg.; Kleidung, durch die •ALLGEMEINES; C; Schmerz; Reiben; agg.

- **Ruhe, in**: canth. par.

- **Sitzen, beim**: par. zinc.

- **Stuhlgang, nach**: nat-p.[58]

- **Urinieren**:

◦ **vor**: caps.

◦ **während**: acon. agar. aphis. arum-d.[25] aur-m-n. bor. calad.[102] calc. cann-i. cann-s. canth. caps. chin. con. cupr.[1] cupr-ar. dulc. echi. gamb. gels.[102] kali-n. menthol[102] merc. merc-c. merl. nat-ar. nat-s. nicc. nux-v. ph-ac. puls. spig.[1] sulph. thuj.

◦ **Schluss, zum**: arn. nat-s. pitu-a.[164] zing.

◦ **nach**: arg-n. **Bor.** cann-i. cann-s.[58] caps.[1] card-m. casc. chin. coc-c. coloc. **CUB.**[111] cupr-ar. graph. kali-c. **Lac-c.** **LAUR.**[5] lyss. mez. mur-ac. nat-s. pareir. puls. **Sars.** tell. verat.[1] zinc.

◦ ◦ **Frauen**: cann-s.[58]

◦ **nicht** während U.: cann-s. caps. cocc. mang. nux-v. thuj.

◦ **reichlichem, mit**: agar.

- **erstreckt** sich nach hinten: **CANN-S.** thuj.[111]

- **hinterer** Teil: camph. petros.

pars prostatica, beim Urinieren: apis camph. dig. kali-bi. nux-v. rhus-t.

- **lange** nach Urinieren anhaltend, und noch: apis dig. kali-bi.

vorderer Teil:

- **abends,** Harnentleerung, nach der: am-c.

- **Samenerguss,** nach: carb-v. sep.

- **Urinieren**:

◦ **während**: alum. ars. aur. calc. cann-s. caps. carb-v. coch. colch. ery-a. ign. kali-bi. kali-n. merc. mez.[1] nat-c. nat-s. nux-v. phos. raph. rhus-t. seneg. stann.[1] sulph. teucr. verat.

◦ **nach**: alum. cann-s. coc-c. kali-bi. lyc. mez. nit-ac. petros. puls. ran-s. rhus-t. sep.[1] zinc.

◦ ◦ **Ruhe** agg., **Gehen amel.**: rhus-t.

◦ **Uriniert,** wenn er nicht: asaf. berb. bry. cann-s. caps. euph. kali-bi. merc. nux-v. puls. stann. sulph. teucr. zinc. zing.

Wurzelbereich: camph.[1]

abwärtsdrängender, herauszerrender Schmerz: arg-n. eup-pur. **Lyc.** ph-ac. rhus-t.[184] sabad. sel. ter. til.

- **erstreckt** sich:

◦ **Blase,** in die, nach Urinieren: lyc.

◦ **Rektum,** zum: rhus-t.[184]

◦ **Spitze,** bis ganz zur, abends, während Urinieren: sabad.

akuter, scharfer Schmerz, beim Urinieren: hep.

anfallsweise auftretender Schmerz: eup-pur. kali-c. op. prun.

anhaltender, beständiger Schmerz: ars-s-f.[58] calad. canth.

beißender Schmerz: act-sp. alum. ambr.[5] arn.[5] ars.[5] bell.[5] berb. bor. camph. **Cann-s.** canth. caps. carb-v. caust.[5] cham. chin. chin-s. **Clem.**[5] coc-c. con. cop. echi. equis. **Graph.** guai.[5] hep.[5] ign. ip. kali-bi.[111] kali-c. kali-n. lyc. m-aust.[5] mag-c. merc. merc-c. mur-ac. nat-m. nit-ac. petros. phos. prun. rhus-t. sabin.[5] sel. sep.[1] staph.[1] tab. teucr. thuj.[5] zinc. zinc-acet.
  ALLGEMEINES; C; Schmerz; beißender Schmerz

- **morgens**: alum.[1] rhus-t. sep.[1]

◦ **Erwachen, beim**: alum.[1] sep.[1]

- **Urinieren**:

◦ **während**: act-sp. ambr.[5] ars.[5] bor.[5] camph.[5] **Cann-s.**[5] **Canth.** carb-v. caust.[5] cham. chin.[1] clem. **Equis.** **Graph.** guai.[5] **Hep.**[5] ign. kali-bi.[111] kali-c.[1] kali-n. lyc. m-aust.[5] mag-c. **Merc.** **MERC-C.** nat-m. nit-ac. phos. rhus-t. sabin.[5] sep. thuj.

◦ **nach**: **Arn.**[5] **Bell.**[5] bor. **Cann-s.**[5] **Caps.** **Caust.**[5] **Chin-s.** **Clem.** con. cop. **Equis.** kali-c.[1] mur-ac.[5] petros. rhus-t. sel. thuj.[5] zinc.[5]

◦ **nicht** uriniert, wenn man: cann-s. teucr. zinc.

◦ **vorderer** Teil: **Petros.** rhus-t. sep.[1] zinc.

◦ ◦ **Ruhe** agg., **Gehen amel.**: rhus-t.

- **erstreckt** sich nach hinten: phos.

- **Fossa** navicularis: **PETROS.**

- **Mündung**: alum. bor. camph. cann-s. coc-c. echi. kali-c. merc-c. mur-ac. petros. sep.[1] staph.[1] zinc.

◦ **morgens**: alum. kali-c. petros.

◦ ◦ **Erwachen, beim**: alum.

beißender Schmerz; Mündung (Forts.)
- **abends**: coc-c. kali-c. petros.
- **Urinieren**:
- ◦ ◦ **während**: bor. **CANN-S.** echi. merc-c.
- ◦ ◦ **nach**: kali-c. mur-ac. zinc.
- ◦ ◦ ◦ **stechend**: mur-ac.
- **hinterer** Abschnitt: **Camph. Petros.**

- **brennend,** abends: chin.
- **juckend,** vor dem Urinieren: cop. tab.
- **Salz,** wie durch: **Caust.**[5] clem.[5] **Hep.**[5]
- **Tropfen,** wie ein herausdrängender, nach Urinieren: sel.
  ALLGEMEINES; C; Drängen, Zwängen, Empfindung von

beißender Urin durchliefe, als ob ein Tropfen, abends: ox-ac.

brennender Schmerz: achy.[149] acon. aesc. agar. agn.[5] **All-c.** all-s. allox.[119] aloe alum.[1] alum-p.[58] alum-sil.[58] am-c. ambr. ammc. anac.[5] anag. ang.[1] **Ant-c.** ant-o.[85] **Ant-t.** anth. aphis. **Apis Apisin.**[5] apoc. apoc-a.[25] aq-mar.[231] **Arg-n.** arge-p.[264] arn.[5] **ARS.** ars-s-f.[58] arum-d.[25] arund. asaf. asar. asc-c.[25] aspar. atro.[25] aur. aur-ar.[58] aur-m. aur-s.[58] bamb-a.[1184] bapt. bar-c. bell. benz-ac. **BERB.** bor.[102] bov. brom. brucel.[241] **Bry.** bufo cact. cahin.[54] calad. **CALC.** calc-f. calc-p. calc-s. calc-sil.[58] **CAMPH.** cann-i. **CANN-S. CANTH. Caps.** carb-an. carb-v. carbn-s. carc.[304] **Card-m. Carl.** casc. **Caust.** cedr. cham. **Chel.** chim. **CHIN.**[137] chin-s. cic. cimic. cinnb. clem. cob. coc-c. coch. coff. **COLCH.** coloc. con. **Cop.** corv-c.[258] croto-t. cub. cupr.[1] cupr-ar. cur. curc.[192] cypra-e.[227] der. **Dig.** dulc. echi. equis. **Ery-a.** eug. eup-pur. ferr. ferr-ar. ferr-i. ferr-p. **Fl-ac.** gaert.[136] gamb. gels.[102] gink.[227] gins. glon. glyc.[77] glyc-g. graph. grat. hedeo.[25] hell. helon. **Hep.** hydr-ac. hydrang.[72] hydrc.[192] hydrog.[222] ign. iod. ip. ipom.[119] iris jab. kali-ar. kali-bi. **Kali-c.**[1] kali-chl.[58] **Kali-i.** kali-n. kali-p. kali-s. kali-sil.[58] kola[1184] kreos.[5] lac-c. lach.[5] lact. lar-ar.[251] lat-h.[301] lat-m.[119] laur.[5] led. lil-t.[54] lim-b-c.[204] **Lith-c.** lob. **Lyc.** lyss. m-art.[5] mag-c. mag-m. mag-s. manc. mang.[137] med. menthol[102] **MERC. MERC-C.**[102] merl. mez.[1] mosch.[54] mur-ac. nat-ar. **Nat-c. Nat-m.** nat-p.[58] nat-s. nicc. **Nit-ac.** nit-m-ac.[72] nux-m. **NUX-V.** oci.[85] onis.[72] op. orig.[1125] ox-ac. par. pareir. **PETR.** petros.[102] **PH-AC.** phel. **PHOS.** pic-ac. pip-n.[144] plan-m.[45] plb. polyg. prot.[136] **PRUN.** psor. ptel.[8] **PULS.** ran-a.[45] ran-s. raph. rat. rauw.[119] rheum[1] **Rhod.**[5] rhus-t. **Rhus-v.** ruta[5] sabad. sabin.[5] **Sars.** scroph-n.[144] sec. sel.[102] senec. seneg. **Sep. SIL.** spig.[1] spirae.[144] stann. **STAPH.** still.[144] stry. sul-ac. **SULPH.** tab. **Tarent.**[192] tax-br.[255] tell. tep. **Ter.** teucr. thea[192] thlaspi[45] **THUJ.** thymol.[119] thyr.[72] til-c.[253] tylo-i.[192] uran.[269] uran-n. uva.[8] verat. verb.[45] viol-t. zinc. zinc-p.[58] zing.
  ☞ Hitze, Empfindung von ▥ BLASE; C; Schmerz; brennender Schmerz •URIN; C; Schmerzhafte Empfindung, Urin verursacht; brennender, heißer Urin •ALLGEMEINES; C; Schmerz; brennender Schmerz

- **morgens**:
  - **Erektionen** nach: **Nat-m.**
  - **Erwachen,** beim, nach Samenerguss: carb-an.
  - **Urinieren**:
  - ◦ ◦ **während**: anag. con. **Fl-ac.** ign. kola[1184] seneg. teucr. thuj.
  - ◦ ◦ **nach**: con.[1]
- **abends**: chin. lyc. nat-c. ox-ac. petr. phos. sulph.
  - **Tropfen** ätzend scharfer Urin abgeht, als ob ein: ox-ac.
- **nachts**: berb. canth. caust. cinnb. **Merc.**
- **Absonderung**:
  - **dünner** Flüssigkeit nach Urinieren, durch A. von: **Nat-m.**
  - **Schleimabsonderung,** mit: ant-o.[85]
- **Aufstehen,** nach: thuj.
- **Berührung,** bei: berb. bor. merc.
- **Betätigung,** bei: alum.
- **Bewegung** agg.: alum.[1]
- **Blähungsabgang** agg.: lyc.[137] mang.[137]
- **Druck** amel.: tarent.[192]
- **Erektionen**:
  - **während**: anag. cahin. calc-p. **Canth.** carbn-s. ferr-i. mag-m. mosch. nat-m. **Nit-ac.**
  - ◦ ◦ **hören** während des Koitus auf: anag.
  - **nach**: thymol.[119]
- **Erregung,** bei: mosch.[54]
  GEMÜT; M; Erregung; Beschwerden durch; Allgemeinsymptome
- **Erwachen,** agg. beim: tarent.[192]
- **Gehen,** beim: stry.
- **Klimakterium,** im: berb.[54]
- **Koitus**:
  - **während**: agar. ant-c. calc. **Canth.** kreos. merc. **SULPH.**[5] thuj.
  - **nach**: berb. **Canth.** caust. merc-c.[5] nat-p. **Sep.** sul-ac. **SULPH.**
  - ◦ ◦ **Urinieren,** beim: **Caust.**
- **Menses**:
  - **vor**:
    URIN; C; Schmerzhafte Empfindung, Urin verursacht; brennender, heißer Urin; Menses; vor
  - **während**: **Nat-m.**
- **Rückenschmerzen,** mit: tarent.[192]
- **Samen** abgesondert wird, wenn: **Agar. Ant-c.** arg-n. **Berb.** bor. **Calc. Canth.** clem. **Kreos.** merc. nat-m. **Nit-ac.** sars. sep. sul-ac. **SULPH.** tarent.[111] thuj.
  ☞ Hitze, Empfindung von; Samenerguss, beim ▥ MÄNNLICHE GENITALIEN; C; Samenabgang, Ejakulation; schmerzhaft
  - **Striktur,** bei: **Clem.**
- **Samenerguss**:
  - **während**: **Ant-c.** bor. clem. sars. sep. **SULPH.** thuj.
  - **nach**: achy.[149] carb-an. carb-v. caust. cob. dig. merc. sep. sulph. thuj.

- **Sitzen,** beim: **Card-m.** par.
- **Stehen** amel.: tarent.[192]
- **Strahl** unterbrochen wird, wenn der: clem.
- **Stuhlgang**:
  - **während**: carbn-s.[58] **Coloc.** lil-t.[25]
    - **Diarrhö**: lil-t.[25]
  - **nach**: **Nat-c.** nat-p.[58]
- **Urindrang,** bei: ant-c. ant-t. calad. **CANTH.** con. **Nit-ac.** phos. **Prun.** sabad. **Sulph.**
  - **Anstrengung** zum Urinieren, bei: calad. prun.
- **Urinieren**:
  - **vor**: alum. ant-t.[5] **Apis Apisin.**[5] **Arn.**[5] aspar. **Berb. BOR. Bry. Calc. CANN-I. Cann-s.**[5] **CANTH.** caps.[137] chel. coc-c. **Colch.**[5] cop. dig. ery-a. fl-ac. **Merc. Merc-c. Nat-c. Nit-ac. Nux-v.** ph-ac. phos. **Prun. PULS.**[5] rhod. **Sabad.**[5] seneg. **Sulph.** thea[192] zinc.
  - **Beginn,** zu: apis ars.[1] **Cann-s.** caust.[5] **Clem. MERC.** nat-ar. **Prun.** teucr.
    - **morgens**: ars.[1]
  - **während**: **Acon. Aesc. Agar. AGN.**[5] allox.[119] aloe **Alum.**[5] alum-p.[58] alum-sil.[58] **Ambr. Anac.**[5] anag. **Ant-c.** ant-o.[85] ant-t.[72] anth. aphis. apis[36] apisin.[5] apoc. apoc-a.[25] aq-mar.[231] **ARG-N. ARS.**[5] ars-s-f.[58] arum-d.[25] asc-c.[25] aur-m. aur-s.[58] bamb-a.[1184] **Bapt. Bar-c. BELL.** benz-ac. **Berb.** bov. brucel.[241] **Bry.** cact. cahin.[54] calad. **CALC.** calc-f. **Calc-p.** calc-s. calc-sil.[58] **CAMPH. CANN-I. CANN-S. CANTH. CAPS.**[5] **Carb-an. Carb-v.** carbn-s. carc.[304] **CAUST.** cedr. **Cham. Chel. Chim.** chin. chin-s. **CLEM.** cob. coc-c. **COLCH.**[5] coloc.[5] **Con. COP.** croto-t. **CUB.** cupr. cupr-ar. cur. curc.[192] dig. **Dulc.**[5] **Echi. Equis. Ery-a.** eug. **Eup-pur. Ferr.** ferr-ar. ferr-i. ferr-p. fl-ac. **Gels.** glon. glyc.[77] glyc-g. graph. grat. hell. helon. **Hep.** hydr-ac. **Ign. Ip.** kali-ar. kali-bi. **Kali-c.** kali-chl.[58] **Kali-n.** kali-p. kali-s. kali-sil.[58] kola[1184] **Kreos.**[5] **Lach.**[5] lar-ar.[251] lat-h.[301] lat-m.[119] laur. **LIL-T.** lob. **Lyc. Mag-c.** mag-m.[1] mag-s.[119] **Mang.** med. **MERC.**[5] **MERC-C.** mez.[1] mur-ac. **Nat-ar. NAT-C. Nat-m.** nat-p. **Nat-s. NIT-AC. Nux-m. NUX-V.** oci.[85] op. orig.[1125] ox-ac. par. pareir. **Petr.**[5] **Petros. PH-AC.**[5] phos.[5] pic-ac. plan-m.[45] plb. prun.[111] **Psor.** ptel. **PULS.**[5] ran-a.[45] raph. rat. rheum[1] rhod. rhus-t. **Sabad.**[5] **Sabin.**[5] **SARS.**[5] sec. **Sel. Seneg. Sep. Sil. Spig.**[5] **STAPH.**[5] still.[144] **Sul-ac. SULPH.** tab. tarent. **TER.** teucr.[5] thlaspi[45] **THUJ.** thymol.[119] til-c.[253] tylo-i.[192] uran.[269] **Uran-n. UVA. Verat.**[5] verb.[45] viol-t. zinc.[1] zinc-p.[58]
    - **Einschnürung,** und, erstreckt sich zur Blase: lyc.
    - **Menses,** während: zinc.[1]
    - **vorderer** Teil: mez.[1]
  - **Schluss,** am: arg-n. **Cann-s.** carb-v. clem. colch. coloc. gink.[227] hydrog.[222] kali-n. lim-b-c.[204] lyc. merc. **Mez. NAT-C.** nux-m. ph-ac. sars.[5] sel. tell.
    - **letzten** Tropfen verursachen heftiges Brennen, die: arg-n. carb-v. **Clem.** colch. coloc. lyc. **Merc. Mez.** nux-m. **SARS.**[5] sel. tell.
  - **nach**: alum. ang.[1] **Ant-t.**[5] apis **Apisin.**[5] apoc. arg-n. **Arn.**[5] arund. aspar. bamb-a.[1184] benz-ac. **Berb. Bor.** bov. brom. bufo calc. calc-p. **CANN-I. CANN-S.**[5] **CANTH. Caps. Carb-an. Card-m. Caust. Chel.** chin. **Clem.** cob. coc-c. colch. **Coloc.**[5] **Con.** cop. corv-c.[258] cub.[137] dig. **Fl-ac.** graph.[5] grat. hydrc.[192] hydrog.[222] ipom.[119] iris **Kali-bi. Kali-c.** kali-p. **Kreos.**[5] lar-ar.[251] lat-h.[301] laur.[5] led. **Lil-t.**[54] **Lyc.** lyss. mag-c. **Mag-m.** mag-s.[72] **MERC.**[5] **Mez.** mur-ac. **NAT-C. NAT-M.** nat-s. **Nit-ac.** nux-v. orig.[1125] **Ph-ac.**[5] phel. **Phos.** pic-ac. plb. ptel.[8] **PULS.**[5] rauw.[119] rhod.[5] rhus-t. ruta[5] sars. **Seneg.**[5] sep.[1] spig.[1] **Staph. Sulph.**[5] tab. tarent. teucr.[5] **THUJ.**[5] thymol.[119] **Uva.**[8] zinc.
    - **Entbindung,** nach der: lil-t.[54]
  - **amel. nach**: berb. bry. coc-c. **Merc.**[137] staph.[137] tarent.[192]
  - **hindert** am Urinieren: ph-ac.[1]
  - **nicht** uriniert, wenn man: asaf. **Berb.** bov. **Bry.** calad. cann-s.[102] cedr. clem. **Graph. MERC. Merc-c. Nat-c.** nit-ac. sabad. **Staph. Sulph.** teucr. thuj.
- **Waschen** amel.: tarent.[192]
- **erstreckt** sich zum Rektum: rhus-t.[111]
- **Fossa** navicularis: acon. cann-s. clem. cub. kali-bi. mez.[1] nat-m. **Petros.** senec. thuj.
  - **Urinieren**:
    - **vor**: senec.
    - **während**: clem. **Kali-bi.** mez.[1] nat-m. petros. thuj.
      - **Tropfen,** brennende: thuj.
- **hinterer** Teil: cann-s. carb-an. kali-bi. staph.
  - **Samenergüssen,** nach: carb-an.
  - **Urinieren,** beim: **Cann-s.**
- **Mündung**: **Acon.** agar. am-c. ambr. aphis. apis arum-d.[25] **Berb.** bor.[102] bry. calad.[102] **Calc.** calc-f. cann-i. **Cann-s.** canth. **Caps.** card-m. casc. chel. **Chin.**[137] cic. clem. cob. coch. coff. coloc. cupr.[1] cupr-ar. **Dulc.** gamb. **Gels.**[102] graph. iod. kali-c.[1] kali-n. **Kali-s.** kreos.[5] lact. lyc. lyss. mag-s. med. menthol[102] merc. **Merc-c.**[102] merl. **Nat-m.** nat-p.[58] nat-s. nicc. nit-ac. nux-v. par. **Petros.**[102] ph-ac. phos. puls. ran-s. sel.[102] seneg. sep. **Spig.**[1] spirae.[144] staph. **SULPH.** tell. **Thuj.** verat. zing.
  - **morgens**: kali-c.[1]
  - **abends**: nat-m.[1]
  - **nachts**: **Agar.** calc.
  - **Gehen,** beim: nat-m.
  - **Koitus,** nach: **Calc.** nat-p.
  - **Reibung** an der Wäsche agg.: chin.[137]
  - **Ruhe,** in: canth. par.
  - **Sitzen,** beim: par.
  - **Stuhlgang,** nach: nat-p.[58]
  - **Urinieren**:
    - **vor**: **Caps.**

brennender Schmerz; **Mündung; Urinieren** (Forts.)

◦ ◦ **während**: acon. **Agar.** aphis. arum-d.[25] calad.[102] **Calc.** cann-i. **Cann-s.** canth. caps. **Chin.** cupr.[1] cupr-ar. **Dulc.** gamb. gels.[102] kali-n. menthol[102] merc. **Merc-c.**[102] merl. nat-s. nicc. **Nux-v.** ph-ac. **Puls.** spig.[1] **Sulph.** thuj.

◦ ◦ **nach**: **Cann-i.** caps. card-m. casc. chin. coloc. cupr-ar. graph. kali-c. lyss. nat-s. puls. tell.

◦ **erstreckt** sich nach hinten: cann-s.

- **pars** prostatica, beim Urinieren: apis camph. dig. kali-bi. nux-v. rhus-t.

◦ **lange** danach anhaltend, und noch: apis dig. **Kali-bi.**

- **vorderer** Teil: ars. asaf. bry. calc. cann-s. canth. caps. carb-v. coch. coff. ery-a. ign. kali-bi. kali-n. lyc. merc. mez. nat-c. **Nit-ac.** nux-v. phos. puls. raph. rhus-t. seneg. **Sep.** stann. sulph. tep. teucr. thuj. verat. zing.

◦ **Samenerguss,** nach: carb-v. **Sep.**

◦ **Urinieren**:

◦ ◦ **während**: ars. calc. **Cann-s.** caps. carb-v. coch. ery-a. ign. kali-bi. kali-n. **Merc.** nat-c. nux-v. **Phos.** raph. rhus-t. seneg. stann.[1] **Sulph.** teucr. verat.

◦ ◦ **nach**: cann-s. kali-bi. lyc. mez. nit-ac. puls.

◦ ◦ **nicht** uriniert, wenn man: asaf. bry. **Cann-s.** caps. kali-bi. nux-v. **Stann. Sulph.** zing.

- **Wurzelbereich**: camph.[1]

- **anhaltend**: ars-s-f.[58] calad. canth.

- **heftig,** Mündung: **Berb.**

- **schießend,** und zunehmende Gonorrhö: arg-n. cann-s.

- **Tropfen,** abgehen, als ob brennende: ambr. ox-ac.

drückender Schmerz: agn. ang.[5] aphis. arn.[5] brach. bry. camph.[102] cann-s.[58] canth.[5] chel. cocc.[5] colch.[5] coloc.[5] cop.[102] dig.[1] **Dulc.** graph. **Lach.** lyc.[102] lyss. nux-v. petros. **Ph-ac. Puls.** seneg. sep.[102] stann. sulph. teucr. thuj. til.[36] zinc.[5]

☞ *Drängen* ▤ *ALLGEMEINES; C; Schmerz; drükkender Schmerz*

- **abends,** Urinieren, während: seneg.

- **Urinieren**:

◦ **während**: ang.[5] arn.[5] camph.[102] canth.[5] **Colch.**[5] cop.[102] dig.[1] lyc.[102] seneg.[5] **Sep.**[102]

◦ **nach**: brach. **Puls.** stann.

◦ **fortgesetztes** Urinieren amel.: til.[36]

◦ **zwischen** den Akten des Urinierens: nux-v.

- **Mündung**: cann-s.[58] chel. nux-v. puls.

◦ **Urinieren**:

◦ ◦ **nach,** bei Frauen: cann-s.[58]

◦ ◦ **nicht** beim Urinieren: nux-v.

- **wollüstig,** erstreckt sich zum Anus: sulph.

▤ *ALLGEMEINES; C; Schmerz; wollüstiger Schmerz*

durchstechender Schmerz, beim Urinieren: camph. cann-s. caps. chel. clem. iris nat-c. **Nux-v.**

geschwüriger Schmerz, wie von einem subkutanen Geschwür: arg-n. cinnb.[58] lac-c. nat-c.[1] **Nit-ac.** prun. **Rhod.**

- **Urinieren**:

◦ **während**: arg-n. nat-c.[1]

◦ **zwischen** den Akten des Urinierens: **Arg-n. Prun.**

gezogen, Schmerz, als würde: asar.[5] bry.[5] cic.[5] colch.[5] **Puls.**[5] sabad.[5]

hindurchschießend:

☞ *stechender, scharf st. Schmerz*

kneifender Schmerz: am-m.[5] carb-v. cinnb. coc-c.[111] kali-c. lyc. nat-m. sep.[5] thuj. verat.

▤ *ALLGEMEINES; C; Schmerz; kneifender Schmerz*

- **Urinieren**:

◦ **vor**: nat-m.

◦ **nicht** uriniert, wenn man: verat.

- **Mündung**: cinnb. thuj.

kratzender, scharrender Schmerz: ign.[5] sars.[5]

▤ *ALLGEMEINES; C; Schmerz; kratzender, schabender Schmerz*

- **Urinieren,** beim: sars.[5]

lanzinierender Schmerz:

☞ *schneidender Schmerz* ▤ *ALLGEMEINES; C; Schmerz; lanzinierender Schmerz*

plötzlicher Schmerz: cass.[36] plan.

- **Sitzen** agg.: plan.

▤ *ALLGEMEINES; C; Schmerz; Sitzen agg.*

pulsierender Schmerz: canth.[5] chin.[1] cop. dulc.[5] merc.[5] thuj.[5]

☞ *Pulsieren* ▤ *ALLGEMEINES; C; Schmerz; pulsierender, pochender Schmerz*

- **nicht** uriniert, wenn man: cop.

Reibung oder Wundscheuern, Schmerz wie durch: caust.[5]

reißender Schmerz: agar. alum. ambr.[1] ant-t. arg-n. ars. aur. aur-s.[58] berb. **Bry.** calc. cann-i.[102] **CANN-S.** canth. carb-v. clem. coff. **Colch.** coloc. cur. helon. ign. jac. **Kali-c.** kali-i. lyc. **Mez.** mur-ac. **Nat-c.** nit-ac.[5] **NUX-V.** pareir. phos.[58] **Ruta Sars.** sep. **Sulph.** tarent. thuj.[1] zinc.

▤ *ALLGEMEINES; C; Schmerz; reißender Schmerz*

- **morgens,** Urinieren, nach: carb-v.

- **nachmittags,** im Sitzen: ign. thuj.

- **Erektion,** während: agar. cann-s. canth. mur-ac.

- **Gehen** im Freien, beim: alum.

- **Stuhlgang**:

◦ **amel. nach**: tarent.[192]

◦ **Stuhldrang,** mit vergeblichem: tarent.[192]

- **Urinieren**:

◦ **während**: aur. **Carb-v.** cur. nat-c. nit-ac.[5] **NUX-V. Ruta** sulph.

◦ **nach**: ars. **Berb.**[54] carb-v. kali-c.[5] lyc.[5] sars. tarent.

◦ ◦ **Glans** zur Peniswurzel, von der: sars.

▤ *MÄNNLICHE GENITALIEN; C; Schmerz; reißender Schmerz; Penis; Glans; erstreckt sich zur Peniswurzel, nach Urinieren*

◦ **nicht** uriniert, wenn man: bry. **Clem. Helon.** ign. kali-c. nux-v. zinc.

- **erstreckt** sich:
 ◦ **Glans** zur Wurzel des Penis, Urinieren, nach: sars.
 ◦ **Körper,** durch den, beim Urinieren: jac.
 ◦ **vorn,** nach: zinc.
- **Mündung**: berb. kali-c. lyc. pareir. zinc.
 ◦ **Frauen,** bei: berb.
- **vorderer** Teil: ambr.[1] ant-t. aur. bry. clem. coff. kali-c. sep. thuj.[1] zinc.
 ◦ **Urinieren**:
 ◦ ◦ **während**: aur.
 ◦ ◦ **nicht** beim: bry. zinc.
- **schießend,** und, aufwärts ins Hypogastrium, beim Gehen im Freien: alum.
- **zickzackförmig**: alum. cann-i.[102] **Cann-s. Sars.**
 ◦ **Hypogastrium,** in das, beim Gehen im Freien: alum.

roh, wund, wie:
☞ *Wundheit; allgemeine Arzneien • wund, Schmerz mit Empfindlichkeit, wie wund und zerschlagen*

scharfer, durchdringender Schmerz:
☞ *brennender Schmerz*

schießend:
☞ *stechender, scharf st. Schmerz*

schneidender Schmerz: adam.[222] alum. alum-p.[58] alum-sil.[58] anac. ant-c.[5] apisin.[5] arg-n. arn. asc-t. aspar. aur-m-n. bad. bell.[5] **Berb.** bor. bry. bufo **Calc. CALC-P.** calc-sil.[58] cann-i.[25] cann-s. **CANTH. Caps.** carb-v. carbn-s. cass.[36] caust. **Chel.** clem. coc-c. coch.[36] colch. **CON.** cub. cupr. **Dig.**[5] **Equis.** eup-pur. fago. gran. graph. **Guai.** harp.[1184] hedeo.[25] hell. helon.[25] hep. hura iod. **Ip.**[5] iris **Kali-c.** kali-chl.[58] kali-s. kola[1184] **Lach.** led. **Lyc.**[1] mag-s. mang. med. **Merc.** merc-acet. mez. mur-ac.[1] nat-ar. **Nat-m.** nat-s. **Nit-ac.** nux-m. nux-v. onis.[102] **Op.** par. petr. **Petros. Ph-ac. Phos.** plan. psor. puls. rhus-t. sars.[103] sec. sel. **Sep.** sil. staph. sul-ac. **Sulph.** ter. **Thuj.** tril-c.[36] **Zinc.** zinc-p.[58] zing.
▤ *ALLGEMEINES; C; Schmerz; schneidender Schmerz*

- **morgens**: alum. graph. merc.
- **vormittags**: caps.
- **abends,** Hinlegen, nach dem: fago. gran.
- **Mitternacht**: equis.
- **Bewegung,** bei: chel.
- **Blähungsabgang,** bei: lyc. mang.
- **Druck** auf die Glans amel.: canth.
- **Gehen,** beim:
 ◦ **agg.**: thuj.
 ◦ **amel.**: harp.[1184]
- **Menses,** vor, während Urinieren: canth.
- **Samenerguss**:
 ◦ **während**: bor. con.[137] nat-m.
 ◦ **nach**: nat-m.[1]
- **Stuhlgang**:
 ◦ **vor**: mur-ac. sulph.
 ◦ **während**: mur-ac. **Sulph.**
 ◦ **nach**: staph.
- **Urindrang,** mit vergeblichem: puls.
- **Urinieren**:
 ◦ **vor**: **Bry.**[5] calc-p. **CANTH. Dig.**[5] merc. ph-ac. sel.
 ◦ **Beginn,** zu: iris merc. petr. sec.
 ◦ **während**: **Alum.**[5] alum-p.[58] alum-sil.[58] **Ant-c.**[5] arg-n. **Arn.**[5] bell.[5] berb.[85] bor. bry. calc. calc-sil.[58] **Cann-s. CANTH.**[36] caps. carb-v. carbn-s. caust. chel. coch.[36] colch. **CON.** cub. cupr. graph. **Guai.** harp.[1184] hell. hep. **Ip.**[5] iris kali-chl.[58] kola[1184] led. **Lyc.**[5] **Merc. Mur-ac. Nat-m.** nat-s. **Nux-m.** op. **Ph-ac. Phos. Psor. Puls.** rhus-t. sars. sil. **Staph.** sul-ac. **Sulph. THUJ.**[5] tril-c.[36]
 ◦ ◦ **Druck** im Rektum, mit: ph-ac.
 ◦ ◦ **heftig**: **Canth.**[36]
 ◦ ◦ **Menses,** während: harp.[1184]
 ◦ ◦ **Stuhlgang,** und bei: mur-ac.
 ◦ **Schluss,** am: arg-n. canth.[5] clem. med. merc-acet. **Nat-m.** nit-ac. petr. sul-ac. sulph.[5] thuj.
 ◦ **nach**: alum. arn.[5] **Berb.** calc-p. **CANTH.** chel. coc-c. con. cub. **DIG.**[5] **Lyc.** merc.[5] **NAT-M. Petros.** rhus-t. sars.[103] staph.[1] **Sulph.** thuj.[103]
 ◦ **nicht** uriniert, wenn man: berb. calc-p. caps. kali-c. mag-s. mang. nux-v. staph. thuj.
- **erstreckt** sich:
 ◦ **Anus,** zum, beim Abgang der letzten Tropfen: arg-n. thuj.
 ◦ **hinten,** nach: arg-n. caps.
 ◦ **hinten** nach vorn, von: apisin.[5]
 ◦ **innen** nach außen, von: plan.
 ◦ **Rektum,** zum: rhus-t.[111]
- **Fossa** navicularis, Urinieren, nach: **PETROS.** thuj.
- **hinterer** Teil: lyc.[1] mur-ac.[1]
 ◦ **erstreckt** sich zum Abdomen: lyc.[1]
- **Mündung**: arg-n. arn. aur-m-n. bad. cann-i.[25] chel. coc-c. con. cupr. iod. mez. nat-ar. nat-s. nit-ac. par. **Zinc.** zing.
 ◦ **Sitzen,** beim: zinc.
 ◦ **Urinieren**:
 ◦ ◦ **während**: aur-m-n. con. cupr. nat-ar.
 ◦ ◦ **Schluss,** am: arn. nat-s. zing.
 ◦ ◦ **nach**: arg-n. coc-c. mez. nat-s.
- **vorderer** Teil: alum. cann-s. coc-c. colch. lach. lyc. mez. nat-s. nux-v. rhus-t. thuj. zinc.
 ◦ **Urinieren**:
 ◦ ◦ **während**: alum. cann-s. colch. nat-s. rhus-t.
 ◦ ◦ **nach**: alum. coc-c. mez.
 ◦ ◦ ◦ **lanzinierend,** und: coc-c.
- **anfallsweise**: eup-pur. kali-c.
- **beißend,** und, nimmt zum Ende des Urinierens zu, sogar bis zum letzten Tropfen: **Merc.**

schrecklicher Schmerz durch abgehende Blutgerinnsel: canth.

schründender, schabender Schmerz: carb-v. lyc. mag-c. nit-ac. phos. sep.

Splitter, Schmerz wie von einem: arg-n.[102] hep.[58] nit-ac.[58]

☞ *Fremdkörper, Empfindung wie von einem ▤ ALLGEMEINES; C; Schmerz; Splitterschmerz*

- **Urinieren,** beim: hep.[58] nit-ac.[58]

stechender, fein st. Schmerz: **Apis** bov. cann-i.[58] cann-s. erig. ery-a.[25] hell.[54] mang.[137] mygal.[8] nat-c.[1] **Puls.**[54] sabal.[111] sars. seneg.[54] staph. sulph.[58] thuj.

- **Blähungsabgang,** bei: mang.[137]
- **Urinieren,** beim: ery-a.[25]

stechender, scharf st. Schmerz: acon. aesc. agar. alum. am-m.[5] ant-t. **Apis** apisin.[5] arg. **Arg-n.** arn. asaf. asar. asc-t. aspar. aur. aur-m. aur-m-n. aur-s.[58] bad. bamb-a.[1184] **Bell. Berb.** bor.[5] bov. brom. bry. cahin. **Calad. Calc.** calc-p. **Cann-i. CANN-S. Canth. CAPS.** carb-v.[102] carbn-s.[58] cham. **Chel. Chin.**[5] chlf. cic. cimic. **Clem.** coc-c. cocc. coff. colch. coloc. con.[1] cop. croto-t. cupr.[1] cycl. dulc. equis. euph. gins. graph. guai.[1] **Hep.** ign. indg. iod. iris jab. jatr. kali-bi. kali-n.[36] kali-p. kola[1184] **Lach.** led. **Lyc.**[1] mag-c. mag-s.[36] manc.[54] mang. **Merc. Merc-c.** mez. mur-ac. mygal. nat-c. nat-m. nat-s. nit-ac. nit-s-d.[36] nux-v. ol-j. pall. par. pareir. petr. petros. **Ph-ac.** phos. pitu-a.[164] plan. psor. puls. rhod. **Sars.**[1] senec.[54] seneg. **Sep.** sil. spig. squil. stry. **SULPH.** sumb. teucr. **THUJ.** til. verat.[1] viol-t. zinc. zinc-p.[58]

▤ *ALLGEMEINES; C; Schmerz; stechender Schmerz*

- **morgens**: cimic. seneg. sumb.
- **vormittags**: caps.
- **nachmittags**: thuj.
- **abends**: **Calad.** canth. mez. nit-ac. sulph. thuj.
- **nachts,** Erektionen, bei: thuj.
- **Bewegung,** bei: bell. chel.
- **Blähungen**:
  ◦ **nach**: lyc.[1]
  ◦ **bei**: **Mang.**
- **Erektionen,** bei: cann-s. clem. **Nit-ac.** thuj.
- **Froststadium** im Fieber, während: sulph.
- **Gehen,** beim: acon. alum. bell. chel. ign. merc-c.
  ◦ **Freien,** im: alum. merc-c.
- **Koitus,** nach: calc. nat-m.
- **Sitzen,** im: mang. plan. thuj.
  ◦ **Blähungsabgang,** bei: **Mang.**
- **Stehen,** beim: aur-m. cann-s.
- **Stuhlgang,** während: coloc. **Nat-c.** ol-j. squil.
- **synchron** mit dem Puls: con. dulc.
- **Urindrang,** bei: agar. cahin. calc-p. cann-i. **Canth. Caps. Phos.** spig. sulph.
- **Urinieren**:
  ◦ **vor**: aspar. calc.[5] **Cann-i. CANN-S.** coc-c. nat-c. nux-v. thuj.
  ◦ ◦ **Urindrang,** bei: thuj.
  ◦ **während**: acon.[5] arn.[54] bell.[5] berb.[85] bor.[5] calc-p.[111] **CANN-I. CANN-S.** canth.[36] caps. carbn-s.[58] chel.[1] **Chin.**[5] **Clem.** coc-c. coloc.[5] cupr. cycl. equis. euph.[5] **Graph.** ign.[5] iris **Kali-bi.**[54] kali-n.[36] kola[1184] **Lyc.**[54] mag-c.[1] manc.[54] **MERC.**[5] **Merc-c.**[5] mez.[5] mygal. nat-c.[1] nat-m.[5] **Nit-ac.**[54] nit-s-d.[36] nux-v. petr. phos.[54] **Puls.** senec.[54] **Seneg.**[5] **Sulph. Thuj.**[5]
  ◦ **Schluss,** zum: bamb-a.[1184] ph-ac.
  ◦ **nach**: apis arn. **Berb. CANN-I. Cann-s.**[5] **Caps.**[5] con. guai.[1] kali-bi. kola[1184] led.[1] mag-s.[36] **Merc.**[5] **Merc-c.**[5] mur-ac. nat-c. nat-m. phos.[5] rhod. **Seneg.**[5] **Thuj.**[5] verat.[5]
  ◦ ◦ **Koitus,** und nach dem: nat-m.
  ◦ **nicht** uriniert, wenn man: bell. bry. **Calc-p. Cann-s. Caps. Cham.** coff. cop. euph. **MERC. Nat-m. Nux-v.** ph-ac. sep. **Sulph.** teucr. thuj. til.
- **erstreckt** sich:
  ◦ **Abdomen,** in Richtung des, abends: merc.
  ◦ **Anus,** zum: arg-n. canth. nux-v. thuj.
  ◦ ◦ **morgens,** Urinieren, nach: thuj.
  ◦ **Blase,** zur: berb.
  ◦ **Glans,** in die: asar. equis. lyc. pall.
  ◦ **hinten,** nach: berb. canth. con.[1] **MERC-C. Nux-v.** plan. psor. squil. sulph. sumb. zinc.
  ◦ **Hypogastrium,** zum: alum. sulph.
  ◦ **Mündung,** zur: bell. brom. con.
  ◦ **vorn,** nach: arg. arg-n. aspar. bell. berb. clem.[1] dulc. jab. nat-c. nat-m. plan. sars. thuj. zinc.
  ◦ ◦ **nicht** Uriniert, amel. wenn man: thuj.
- **Fossa** navicularis: acon. **Caps.** chel. **Cic.** coc-c. gins. merc. nat-m. **Petros.** squil. sulph. thuj.
  ◦ **Urinieren,** beim: acon.
- **Mündung**: acon. aesc. agar. asc-t. **ASPAR.** aur-m-n. bad. **Berb.** brom. cann-i. cann-s. canth. caps. chel. cic. clem. coc-c. con. cupr.[1] iod. kali-bi. led. mang. mez. mur-ac. nat-m. nat-s. **NIT-AC.** pareir. ph-ac. pitu-a.[164] psor. rhod. squil. sulph. thuj. verat.[1] zinc.
  ◦ **abends**: canth. rhod.
  ◦ **nachts**: canth.
  ◦ **Harn,** mit reichlichem: agar.
  ◦ **Urinieren**:
  ◦ ◦ **während**: **Cann-s.**[5] cupr.[1]
  ◦ ◦ **nach**: caps.[1] mur-ac. pareir. verat.[1]
  ◦ ◦ **nicht** uriniert, wenn man: cann-s. **Caps.** mang. thuj.
- **vorderer** Teil: asaf. bell. bry. cann-s. **Caps.** chel. cic. coc-c. cycl. euph. ign. **Lach.** lyc. mag-c. **Merc.** merc-c. nit-ac. pall. **Par.** phos. sil. **SULPH.** teucr. thuj.
  ◦ **Urinieren**:
  ◦ ◦ **nach**: coc-c.
  ◦ ◦ **nicht** uriniert, wenn man: asaf. cann-s. **Caps.** euph. **Merc.** teucr.
- **beißend,** brennend:
  ◦ **Gonorrhö,** bei: **MERC. Mez.**
  ◦ **Koitus,** beim: calc.

- **blitzartig** hindurchzuckend, von vorn nach hinten: **Berb.** zinc.
- **brennend**: agar. cann-s. cop. merc. nit-ac. spig.
  - **Urinieren,** beim: cop.
- **dumpf**: cic. mang. merc. viol-t.
  ALLGEMEINES; C; Schmerz; dumpfer Schmerz
  - **nicht** uriniert, wenn man: viol-t.
  - **schießend,** bei leisem Blähungsabgang: mang.
- **feines** Stechen: agar. aspar. bry. nat-m. par.
  - **Mündung**: aspar.
- **Jucken,** mit, wenn man nicht uriniert: euph.
- **kitzelnd**: calc.
- **Nadel,** wie eine feine, Mündung, Schluss des Urinierens, am: pitu-a.[164]
- **plötzlich,** Sitzen agg. im: plan.
- **ruckend,** zuckend: con.[1]
  ALLGEMEINES; C; Schmerz; zuckender, rukkender Schmerz
- **schneidend**: **Calc.** coc-c. **Lach.** lyc.[1] sars.[1] thuj.
  - **Urindrang,** mit erfolglosem: **Calc.**
  - **zuckend,** nicht Uriniert, wenn man: thuj.
- **Splitter,** wie ein: **Arg-n.** coloc. hep.[58] **Nit-ac.**
- **ziehend,** nicht Uriniert, wenn man: merc.

Stiche, wie mit einer Nadel: apisin.[5] cann-i.[85] cann-s.[5] coloc. cycl. equis.[111] iris[85] kali-bi.[111] nit-ac. nux-v. rhod.
ALLGEMEINES; C; Schmerz; stichelnder Schmerz, wie Nadelstiche
- **Urinieren**:
  - **vor**: **Nux-v.**
  - **während**: cycl.[5] kali-bi.[111]
- **Mündung**: coloc. cycl. **Nit-ac.** rhod.

Tenesmus, schmerzhaftes Drängen: ang.[5] arn.[5] colch.[5] sabad.[5] sars.[5] sel.[5]
☞ *Krampfhafte, spasmodische Zusammenziehung*
- **Urinieren,** beim: sars.[5]

verbrannt, Schmerz wie: apisin.[5] pic-ac.[25]
ALLGEMEINES; C; Schmerz; verbrannt, verbrüht, wie
- **Urinieren,** beim: apisin.[5]

verbrüht, Schmerz wie:
☞ *brennender Schmerz*

Wehtun: apoc. bry. cahin. cann-s.[5] canth. coc-c. cocc. eup-pur. lob. nux-v. puls. sulph.
- **Nierenkolik,** bei: coc-c.
- **Urinieren,** nach: apoc. lob. puls.
- **Mündung**: **CANN-S.**[5] canth. cocc. nux-v. puls.
  - **Urinieren**:
    - **während**: canth.
    - **nach**: puls.
    - **nicht** uriniert, wenn man: cocc. **Nux-v.**

wund, Schmerz mit Empfindlichkeit, wie wund und zerschlagen: agn.[102] anag.[102] apis **Apisin.**[5] **Arg-n.** arum-d.[25] **Berb.**[102] bor. bov. brach. bry. cadm-s.[102] calc. **Cann-s.**[5] **Canth. Caps.** carb-an. carb-v.[5] casc. caust.[102] chin. chin-s.[111] cic.[5] cinnam. cinnb. **Clem.** colch. cop. cub.[102] cupr. daph. equis. **Ferr.** ferr-i. ferr-pic.[102] gels.[102] **Hep.**[5] **Hyper.** ign.[5] kali-c.[58] kali-i.[102] kreos.[5] **Lach.** lil-t. lob-s.[25] lyc. mag-c.[5] **Med.** merc. merc-c.[5] mez.[1] **Nat-m.**[1] **Nit-ac.**[58] nux-v. ox-ac.[58] **Phos.**[5] phys. **Prun.** ptel. puls. **SEP.**[5] sil. stann. staph.[5] teucr. thuj.[5] til. tus-f.[102] zinc.
ALLGEMEINES; C; Schmerz; wund und zerschlagen, Schmerz wie
- **Druck** agg.: mez.[1] nat-m.[1]
- **Erektion,** während: canth.
- **Urinieren**:
  - **vor**: cop.[111] nux-v.[5]
  - **während**: **Apis** apisin.[5] arg-n.[5] bov. brach. calc. **CANN-S.**[5] canth. carb-an. **Carb-v.**[5] **Cinnam.** cinnb. clem.[5] colch. daph. **Ferr.** ferr-i. hep. **Ign.**[5] kali-c.[58] **Lyc.** mag-c.[5] merc-c.[5] **Mez.** **Nit-ac.**[5] nux-v. ox-ac.[58] **Phos.**[5] **Sep.**[5] sil. staph.[5] thuj.[5]
  - **nach**: **Arg-n. Berb.**[102] bor.[1] **CANN-S.**[5] chin-s.[111] cop.[111] equis.[36] hep.[5] kreos.[5] lil-t. **Nux-v.**[5] **THUJ.**[5]
  - **nicht** uriniert, wenn man: teucr. zinc.
- **Fossa** navicularis: nux-v.
- **Mündung**: **Arg-n.** arum-d.[25] **Bor.** bry. casc. **Chin.** clem. cop. equis. nux-v. puls. stann.
  - **Koitus,** nach: **Bor.** casc.
- **stellenweise**: **Nit-ac.**[58]

zerreißend, Schmerz wie:
☞ *reißender Schmerz*

zickzackförmiger Schmerz:
☞ *reißender Schmerz; zickzackförmig*

ziehender Schmerz: alum. am-c. arg-n. asar.[1] **Berb.**[102] bry. cahin.[102] **Cann-s.** caps. carb-v. cic. colch. con.[1] cop. erig.[102] eupi.[102] fl-ac.[137] glyc.[102] gran. graph.[102] hipp. iod.[1] **Kali-bi.** kali-c. lyc.[1] **Merc. Mez.** nat-m.[5] par. pareir.[102] **Petros.** ph-ac. phos. pic-ac. **Puls.** sabad.[5] seneg. sep.[102] sulph.[5] tarent.[58] **Thuj. Zinc.**
ALLGEMEINES; C; Schmerz; ziehender Schmerz
- **morgens**:
  - **Erwachen,** beim: alum. carb-v. sep.[1]
  - **Urinieren,** nach: carb-v.
- **abends,** Urinieren, nach dem: am-c. tarent.[58]
- **Gehen,** beim: mez. thuj.
  - **Freien,** im: mez.
- **Urinieren**:
  - **während**: berb.[102] cahin.[102] con.[1] erig.[102] eupi.[102] glyc.[102] graph.[102] lyc.[102] pareir.[102] sep.[102]
    - **erstreckt** sich:
      - **Brust** und Schultern, zu: glyc.[102]
      - **Hoden,** in die: **Berb.**[102] cahin.[102] erig.[102]
      - **Labien**: eupi.[102]
      - **Oberschenkel**: berb.[102] pareir.[102]
      - **Perineum**: lyc.[102] sep.[102]
      - **Sakrum,** Coccyx: graph.[102]
  - **nach**: **Nat-m.**[5] par.[5] sabad.[5]

ziehender Schmerz (Forts.)

- **erstreckt** sich zum Anus: ph-ac.
- **Fossa** navicularis: cic. **Petros.**
- **hinterer** Teil: lyc.[1]
- **Mündung**: arg-n. cop. phos. seneg.
  - **abends, Urinieren, während**: seneg.
- **vorderer** Teil: am-c. bry. **Kali-c. Lyc.** par. puls. zinc.
  - **abends, Urinieren, nach dem**: am-c.
  - **nicht uriniert, wenn man**: bry. puls. zinc.

zuckender, scharf schießender Schmerz: arg-n. bart. berb. **Cann-s.** carb-v. clem. lyc. **Sel.** zinc.

ALLGEMEINES; C; Schmerz; scharf, zwickend

- **Stehen,** im: clem.
- **erstreckt** sich von hinten nach vorn: sel.
- **Mündung**: bart. berb. zinc.
  - **Baden,** beim: bart.

zusammenschnürend:

☞ *zusammenziehender Schmerz*

zusammenziehender Schmerz: bry. camph.[1] **Canth. Chin. Clem.** cub.[36] dig. indg. kola[1184]

☞ *Zusammenziehen, Empfindung von*

- **Urinieren**:
  - **während**: kola[1184]
  - **nach**: camph.[1] cub.[36]

ABWECHSELNDE SYMPTOME

CHARAKTERISTIKA EIGENTÜMLICHKEITEN

ABWECHSELNDE SYMPTOME

ABWECHSELND mit Urinsymptomen, Beschwerden erscheinen: bell.[5] eup-per.[137] nit-ac.[5] senec.[111]
ALLGEMEINES; A; Abwechselnde, alternierende Zustände

CHARAKTERISTIKA EIGENTÜMLICHKEITEN

ABLAGERUNGEN:
☞ *Sediment*

ALKALISCH: am-c. am-caust. **BAPT. Benz-ac. Canth. CARB-AC.** chin-s. chlor. cina **Ferr. Fl-ac. Hyos. Kali-acet.**[102] **Kali-bi. Kali-c.** kreos. mag-p.[102] med.[102] morph. **Nat-m. Ph-ac.**[102] plb. stram. uran.[269] uran-n. xan.

ANURIE:
NIEREN; C; Harnsperre, Anurie

AUSSEHEN wechselhaft: berb.[144]

AZETONURIE:
KLINISCHES; C; Azetonämie

AZIDITÄT:
☞ *Sauer*

BLASIG:
☞ *Schaumig*

BLASS:
☞ *Farblos*

BLUTBEIMENGUNG, enthält Blut: abrot.[58] **Acon.** aln.[25] aloe alumn. am-be.[102] am-c.[58] **Ambr.**[58] **Amyg-p.**[102] ant-c. **ANT-T. APIS ARG-N. ARN. ARS.** ars-h.[102] ars-s-f.[58] aspar. **Aur.** aur-ar.[58] **Aur-s.**[58] **Bell.** benz-ac.[102] **Berb. BOTH-L.** bufo[8] buni-o.[149] **CACT.** cadm.[110] cadm-s.[85] **CALC.**[5] **Camph.** cand-a.[239] **CANN-S.**[10] **CANTH.**[10] **Caps. Carb-ac.**[102] **Carb-v.** carbn-s. carc.[149] **Caust. Chel.**[5] **Chim.** chin. **Chin-ar.** chin-s. chloram.[149] **Cimic.**[7045] cina[102] cinnam.[34] **COC-C.**[8] **Colch. Coloc.**[5] **Con.**[5] **Cop.** corv-c.[258] crot-c. **CROT-H.** cub. cupr. cupr-s. **Dig.**[5] dulc. elmen[9] epig.[102] **Equis-a.**[1125] erech.[25] **Erig.** ery-a.[25] eucal.[171] eup-per.[34] euph.[5] fab.[102] feld.[1139] ferr. **Ferr-ar.** ferr-m. ferr-p. fic.[102] form.[144] gaert.[136] gall-ac.[102] ger.[102] guat.[119] **HAM.**[137] **Hell.**[102] **Hep.** hydrang.[5] **Hyper. IP.** jatr. **Kali-ar.** kali-bi.[137] **Kali-chl.** kali-i. kali-n. kalm. **Kreos.** kres.[149] **Lach.**[111] lat-m.[119] laur. **Led.**[5] loxo-r.[240] **LYC.** mangi.[102] mati.[1125] **MERC.**[10] **MERC-C. MEZ. MILL.** murx. **Nat-m.** nat-ns.[102] **NIT-AC.**[137] **Nux-m.**[1125] **NUX-V.** oci.[102] ol-j.[1125] ol-sant.[102] **Op.** orthos.[1125] ox-ac. oxyu-s.[237] pall. pareir. petr. **Ph-ac. PHOS.** pic-ac.[102] plat. **Plb. Polyg.**[1125] psor. **PULS. Querc-r.**[1125] rat.[1125] rhod. **Rhus-a. Rhus-t.** sabad. **Sabin.**[137] sal-ac.[102] sanic.[85] sant.[102] **Sars. SEC. Senec. Sep. Solid.**[102] **SQUIL.** staph.[34] stigm.[102] **Sul-ac. Sulph.**[5] tab. tann-ac.[102] tarent. **TER.**[102] thal-s.[144] **Thlaspi**[102] thuj. trad.[1125] tril.[25] tub.[85] urea[85] urt-u.[25] **Uva.**[1125] verbe-o.[1125] vero-o.[1125] vesp. **Vip.**[102] **ZINC.** zinc-p.[58]
☞ *Farbe; rot • Zylinder enthält; Blutzylinder* *BLASE; C; Blutung • HARNRÖHRE; C; Absonderung; blutig • ALLGEMEINES; C; Absonderungen; blutig, blutstreifig*

nachts: **Caust.**

Blasenkrämpfen, nach: mez.[137]

Diarrhö, durch unterdrückte: abrot.[58]
ALLGEMEINES; M; Diarrhö; agg., unterdrückte

Dysenterie bei: cop. **Ip. Merc-c.**

Entbindung, nach der: **BUFO**[8]
ALLGEMEINES; M; Wehen, Entbindung; Wochenbett, im

Erregung, nach: petr. phos.
GEMÜT; M; Erregung; Beschwerden durch; Allgemeinsymptome

Gonorrhö, bei: mez.[137]

Hämorrhoidalblutung oder Menses, nach plötzlichem Aufhören von: **Nux-v.**

Hautausschlag, nach unterdrücktem: ars.[5] calc.[5] con.[5] **Sulph.**[5]
ALLGEMEINES; M; Hautausschläge; agg., Unterdrückung von Hautausschlägen

Menses, durch unterdrückte: lach.[111] laur. lyc. mez. mill. nux-v. puls.[10] senec.
ALLGEMEINES; M; Menses; unterdrückt

Nephritis, bei akuter: apis[54]

Nierenbeschwerden, bei: **Eucal.**[171]

Obstipation, bei: lyc.[137]

Paraplegie, bei: lyc.[137]

pathologische Ursache, ohne: bell.[137]

Rückenschmerzen, bei: kali-bi.[137]

Scharlach, nach: ter.[85]

Schaudern entlang der Wirbelsäule, mit: nit-ac.[137]

Schmerzen, mit: **Canth.**[5] ip.[5] lyc.[5] **Puls.**[5] **Sulph.**[5]

schneidenden Schmerzen in Abdomen und Urethra, mit: ip.[137]

Sexualität:

- **erhöhtem** sexuellem Verlangen, bei: ham.[102]
- **Exzessen,** nach sexuellen: **Phos.**
  ALLGEMEINES; M; Sexualität; Exzessen, nach sexuellen

Urinieren:

- **Beginn,** zu: con.
- **Schluss,** am: **Ant-t.** calc.[10] cann-s.[10] canth. ferr-p. **HEP.** lyc. merc.[10] **Mez. Puls. Sars.** thuj. zinc.
  ALLGEMEINES; M; Urinieren; Schluss des U., agg. am
  - **Eiter** vermischt, Blut und: **Sars.**
  - **heftigen** Schmerzen in der Blase, mit: ant-t. **Sars.**
- **nach,** Blut fließt aus der Harnröhre: **HEP.** mez. puls. sars. sulph. **Thuj.**
  HARNRÖHRE; C; Blutung • ALLGEMEINES; M; Urinieren; nach U. agg.

BLUTBEIMENGUNG, enthält Blut; **Urinieren** (Forts.)

- **häufigem,** mit: ham.[137]

- **Urindrang,** bei: sabin.[137]

Wochenbett, im:

☞ *Entbindung, nach der*

chronisch: **Erig.** lyc.[148]

Gerinnsel: **Alumn.** apis ars. bell.[58] **Cact.** canth. **Chim.** coc-c.[8] colch. **Coloc.**[5] corv-c.[258] dig.[5] **Ip.** kreos.[58] **Lyc. Mill. Ph-ac. Plat.** puls.

- **fauliges,** zersetztes Blut: colch.

rauchig: am-be.[102] **Benz-ac.**[102] hell.[102] **Ter.**[102]

Tropfen: canth.[10]

Wasser, wie: pall.

DIABETES:

☞ *Zucker im Urin* ▥ *KLINISCHES; C; Diabetes; mellitus*

DICK: acon. alum. am-be.[102] am-caust. anan.[102] **Apis** apoc. **Arn. Ars.** ars-s-f.[58] aster. aur. aur-ar.[58] aur-m. bell. **Benz-ac.** berb. bol.[25] bry. bufo camph.[1] canth. **Carb-v.** cast-v.[102] caust. cham. **Chim.** chion.[144] cina clem. coc-c. **Coloc. CON.**[5] **Cop.** croto-t. cur. **Daph. Dig.** dulc. elaps **Hep.** hydr-ac.[85] **Iod. Ip.** iris kali-chl.[58] **Lac-d.** lat-h.[301] laur. lil-t. **Lyc.**[5] lycps.[25] **Merc. MERC-C. Merc-i-r.** mosch.[54] **NUX-V.** oci.[102] **Ph-ac. Phos.** plb. **Psor.** raph. rheum rhus-t. **Sabad.** seneg.[5] **SEP.** still.[102] stram. sul-ac. sulph. tanac.[25] ter. thuj. verat. vesp. weil.[9] zing.

☞ *Klebrig, zäh • Spezifisches Gewicht; erhöht*

Stehen, beim: **Alum. Berb. Bry.** camph.[1] **Cham. Cina COLOC. Hep. Merc.** seneg.[5] sulph. ter. thuj.

hefeartig, während Konvulsionen: mosch.[54]

DURCHSICHTIG, hell: bell. carb-ac. chim. cina coc-c. dig. dulc. elat. eup-per. gall-ac.[36] **GELS. HELON.**[8] hydr. **IGN.**[8] iris kali-i. **LYCPS.**[8] merc. myric.[25] nat-m.[38] ph-ac.[1] plan. sarr. senec.[25] thuj.

☞ *Farblos • Wässrig, klar wie Wasser*

EITRIG:

☞ *Sediment; eitrig*

EIWEIßHALTIG: abr.[144] absin.[36] acetan.[102] acon. adon.[102] alco.[36] all-c. all-s. allox.[119] alum. alum-p.[58] alumn.[58] **Am-be.**[102] am-c.[102] am-caust. ant-c.[5] **Ant-t. APIS APISIN.**[5] apoc.[102] aran.[149] arg. **Arg-n.** arist-cl.[119] **ARS. Ars-i.** ars-s-f.[58] asc-t. atro. **Aur.** aur-ar.[58] **Aur-i.**[122] **AUR-M. Aur-m-n. Aur-s.**[58] **Bac.**[62] bar-m.[58] **Bell.** benz-ac. berb. bism. bor.[5] **Brach.** bruc.[102] bry. buni-o.[149] cact. cahin.[102] **Calc. CALC-AR.**[102] calc-i.[58] cann-i. **Cann-s. Canth. Carb-ac. Carb-v.**[137] **Carbn-s.** carc.[119] caul. cedr. chel. **Chim. Chin. Chin-ar.** chin-s.[54] chlol. cinnb. coc-c.[58] coch. **Colch.** con. conin-br.[85] conv.[102] cop. cortiso.[119] **Crot-c. Crot-h.** cub.[85] **Cupr.** cupr-acet.[102] cupr-ar.[102] cupr-s. **Dig. Dulc.** dys-co.[136] eos.[85] equis.[102] **Euon.**[85] euon-a.[85] euonin.[85] eup-pur. **Ferr. Ferr-ar. Ferr-i. Ferr-m.**[102] ferr-p. ferr-pic.[102] form.[111] fuch.[102] gall-ac.[25] **Gels. GLON.** glyc.[77] **HELL. Helon. Hep.** hern-g.[1125] **Hippoz.** ho.[85] ind.[102] **Iod.** iodof.[36] juni-c.[1125] kali-ar. **Kali-bi.** kali-br. **Kali-c. Kali-chl. Kali-i.** kali-m.[61] kali-p. kali-s. **Kalm.** kiss.[85] kreos.[5] **LAC-D.** lac-v.[85] **Lach.** lat-m.[119] lec. led. levi-o.[1125] lith-c. lon-x.[102] loxo-r.[240] **LYC.** lycps. mag-m. mang.[102] med. **Merc. MERC-C. Merc-cy. Merc-i-r.** methyl.[102] mez. morph. mur-ac. mut.[136] myric. naphtin.[85] **NAT-AR. NAT-C.** nat-f.[119] nat-hchls.[85] **Nat-m. NAT-P. Nat-s. Nit-ac.** nux-v. oci.[102] ol-j. ol-sant.[102] op. **ORTHOS.**[1125] osm. **Petr. PH-AC.** phase.[85] **Phos. Phyt. Pic-ac.** piloc.[85] pip-m.[85] pitu-p.[119] **PLB. Plumbg.**[102] polyg. **Puls.**[5] **Pyrog. Querc-r.**[1125] rad-br.[102] **RHUS-T.** ric.[85] ruta[5] **Sabin.**[102] **Sal-ac.** samb-c.[85] sarcol-ac.[149] saroth.[54] sars. scarl.[85] **Sec.** senec. sep. ser-ang.[144] sil.[102] **SOLID.**[1125] **Squil.**[102] stigm.[85] stram. **Stroph.**[102] sul-ac. sul-i.[58] sulfon.[85] **Sulph. Syc-co.**[142] tab. **Tarent.** tax. **TER.** thal-s.[144] thlaspi[102] thuj.[5] thymol.[119] thyr.[102] tub.[193] tub-m.[159] uran.[269] **Uran-n.** urea[85] uva.[1125] valer.[5] vanad.[102] verat-v.[102] vesi.[85] visc.[102] zinc. zinc-p.[58] zing.[85]

☞ *Sediment; eiweißartig* ▥ *NIEREN; C; Entzündung; Glomerulonephritis • NIEREN; C; Entzündung; akut, Parenchym*

periodisch: phos.[137]

Alkoholmissbrauch, nach: **ARS.** aur. bell. **Berb. Calc-ar. CARB-V. Chin. Crot-h.** cupr. ferr. **Lach.** led. merc. **Nat-c. Nux-v.** sulph.

▥ *ALLGEMEINES; C; Speisen und Getränke; Alkohol, alkoholische Getränke; agg.*

Blindheit, Amaurosis, bei: **Apis Ars.** cann-i. colch. **Gels. Hep.** kalm. **Merc-c.** ph-ac. phos. plb.

Diphtherie, nach: **Apis Ars. Carb-ac.** hell. hep. kali-chl. lach. lyc. **Merc-c.** merc-cy. phyt.

▥ *ALLGEMEINES; M; Diphtherie, Beschwerden seit*

Empfindlichkeit der Nierenregion, mit großer: calc-ar.[85]

Fieber:

- **während**: bac.[62]

- **nach** intermittierendem: aur-m.[58]

Geisteskrankheit, bei: phyt.

Gicht, bei: am-be.[102]

Herzkrankheiten, als Folge von: apis **Ars.** ars-i. **Aur. CALC-AR.** coc-c. **Colch. Crot-h. Cupr. Dig.** glon. kali-bi. kali-p. **Kalm. Lach.** lyc. **Lycps.** petr. ph-ac. saroth.[54] **Ter.** uran.[269] uran-n. visc.[54]

Hypertonie, bei: visc.[102]

Kälte und Feuchtigkeit, durch Einwirkung von: **Calc. Colch. Dulc.** kali-c. merc-c. nux-v. **Rhus-t.** sep.

▥ *BLASE; C; Kälte, Beschwerden durch*

Kindern, bei: syc-co.[142]

Konvulsionen, während: apis[54] ars.[54] canth.[54] chin-s.[54] crot-h.[54] gels.[54] glon.[54] merc-c.[54] verat-v.[54]

Krankheiten, nach akuten: **Colch.**[122]

Menses, während: helon.

Scharlach, nach: am-c.[102] **APIS** apoc.[102] **Ars.** asc-t. **Aur-m.** bar-m.[58] bell. bry. **Canth.** carb-ac. coc-c.[58] coch. **Colch. Con.** cop. crot-h. dig. dulc. **Glon. Hell.** helon. **Hep.** kali-c. **Kali-chl. Kali-s. Lach. LYC. Merc-c.** nat-m.[58] **NAT-S. Phos.** phyt. rhus-t. **Sec.** senec. **Stram. Ter.** uran.[269] uran-n.
ALLGEMEINES; M; Scharlach, Folgekrankheiten nach

Schwangerschaft, in der: **APIS** apoc. **Ars.** ars-i. **Aur-m.** benz-ac. berb. bry. cact. **Calc-ar. Canth. Chin.** cinnb. **Colch.** crot-h. **Cupr-ar.**[102] dig. dulc. euon.[85] euonin.[85] ferr. **Gels.** glon.[102] hell. **Helon.** ind.[102] **Kali-ar.** kali-br. **Kali-c. Kali-chl.** kali-m.[61] kalm. **Lach.** led. **Lyc. Merc. MERC-C.**[102] **Nat-m. Ph-ac.** phos.[102] rhus-t. sabin.[102] senec. sep. sulph. **Ter.** thlaspi[102] thyr.[102] uran.[269] uran-n. **Verat-v.**[102]

- **Ende,** zum: phos.[102]
  ☞ *Wehen, Entbindung, während und nach*
- **frühem** Stadium, in: merc-c.[102]

Syphilitikern, bei: **Aur. Aur-i.**[122] **AUR-M. Aur-m-n.** kali-bi. kali-i. **Merc-c.** nit-ac. sars.
ALLGEMEINES; C; Syphilis

Urinieren, mit häufigem: calc-ar.[102]

Wehen, Entbindung, während und nach: chin.[54] **Merc-c.** ph-ac. phase.[85] **Pyrog.**
☞ *Schwangerschaft, in der; Ende, zum* *ALLGEMEINES; M; Wehen, Entbindung; Wochenbett, im*

chronisch: **Atro. Cedr.** glon. helon. **Petr. Plb.**

orthostatisch: tub.[193]

septisch: carb-v.[137]

FARBE:

blass: acet-ac. acon. aeth. **Agar. Alum.** alum-p.[58] **Am-c.** ambr. anac. **Ang.** ant-c. anthr. apis apisin.[5] apoc. **Arg.** arg-n. **Arn. Ars. Arum-t.** asaf. asc-c.[25] atro. aur. bac.[56] **Bell. Berb.** bism.[5] brach. **Bry.** bufo calad. calc. **Calc-f.** calc-i.[58] camph. **Cann-i. Cann-s.**[5] canth. caps. carb-ac. **Carb-v.** carbn-s. cassi-s.[192] **Caul.** caust.[5] cedr. **Cham. Chel. Chin.** chin-ar. chin-s. cimic. cina **Clem.** cob. coc-c. cocc. coff. **Colch. Coloc. CON.** cop. corn.[25] croto-t. cycl. dig. dulc. echi. epig.[25] equis. erig. eup-pur. euphr. ferr. ferr-i. ferr-p. fl-ac. gall-ac.[25] gels. glon. ham. hell. helon. **Hep.** hydr. hyos. **Ign.** iod. kali-ar. **Kali-br.**[8] kali-c.[8] kali-chl.[58] kali-i. **KALI-N.** knau.[33] **Kreos.** lac-ac. **Lac-d.** lach. laur. **LED.** lil-t. **Lyc. Mag-c.**[1] mag-m. mag-s. med.[58] merc. **MERC-C.** mez. mosch. **Mur-ac.** nat-ar. nat-c. **NAT-M.** nat-p. **Nat-s. Nit-ac.** nux-m. **Nux-v.** ol-an. olnd. **Op.**[5] ox-ac. par. **PH-AC.** phel. **Phos.** phyt. pic-ac. **Plan.** plat. plb. **Puls.** raph. rheum **Rhod. Rhus-t.** sang.[111] **SARS.**[1] sec. seneg. sep. sil.[1] squil. **Staph. Stram. Stront-c.** stroph-s.[119] sul-ac. sulph. tab. tanac.[25] tarax. ter. teucr. thuj. verat. verat-v.[25] vinc. zinc. zing.
☞ *Farblos*

- **nachmittags**: sars.[1]
- **abends**: mag-c.[1]
- **Fieber,** während: cedr. cham.
- **Kardialgie,** bei: kali-c.[8]
- **Kopfschmerz,** bei: kali-c.[8]
- **Schweiß,** während: arn. **Bell.** chin. con. ign. **PH-AC.** phos. puls. rhus-t. stram. thuj.

bläulich: nit-ac. pic-ac.
ALLGEMEINES; C; Absonderungen; bläulich

- **enthält** Indikan: pic-ac.

Blei, wie: helon.[25]

braun: **ACON.** adam.[222] aesc. all-c. all-s. alum. alumn. **Ambr. Ant-c. Ant-t.**[5] apis[8] apisin.[5] **ARN. ARS. ASAF.** aspar. aur.[5] bar-c. **Bell. BENZ-AC.** brom. **BRY.** bufo cadm.[110] calc. camph. canth. **Carb-ac.** carb-v. **Card-m.**[25] **Caust. CHEL. Chin.**[5] **Cimx.** coc-c. **Colch. Coloc. Con.** cupr. **DIG. Dros.**[5] eup-per.[25] eup-pur. eupi.[85] graph. gymn.[25] **Hell. Hep.** hyper. iod. ip. jatr. kali-bi. kali-chl.[38] kali-i. **Kreos.** lach. lact. lept. lil-t. lob-s.[25] loxo-r.[240] lyc. lyss. **Manc. Merc. MERC-C.** merc-cy.[25] **Myric.**[25] nat-ar. **Nat-c.**[5] nat-m. **Nit-ac.**[5] nux-m.[5] nux-v. **Olnd.**[5] op. osm. **Petr. Ph-ac.**[5] **Phos.** plb. podo. prun. psor. **PULS.** rhod.[5] rhus-t. **Sec.** sel. **Sep.** solid.[72] squil.[1] staph. stram. stry. **Sul-ac.**[1] sulfon.[72] **Sulph.**[5] tab. tarent. tax.[303] **Ter.**[102] thuj. valer. verat. zinc. zing.
☞ *Kaffee, wie*

- **Fieber,** während: **Acon.** arn. **Bell.** bry. carb-v. ip. lyc. **Nux-v.** puls. rhus-t. **SEP. VERAT.**
- **Menses**:
  - **vor**: eupi.[85]
  - **während**: eupi. nat-m.
- **Schweiß,** mit: **Ars.**[5]
- **Schweiß,** während: acon. ant-t. arn. **ARS.** bell. bry. **Calc.** canth. carb-v. hep. ip. **Merc.** puls. **Sel. SEP.** staph. **Sulph.** thuj. **Verat.**
- **Bier,** wie: **Aspar. Benz-ac. Bry. CHEL. Coloc. Hyper.** phos. puls. stry. **SULPH.**
- **dunkel**: **Acon.** aesc. all-c. **All-s. Ambr. Ant-c.**[5] **ANT-T.**[5] **Apisin.**[5] **Arn. Ars.** asaf. **Bar-c.** benz-ac.[108] **Calc.** camph. canth.[37] **Carb-ac.** card-m.[25] **Caust. CHEL. Colch. Dig.** eup-per.[25] **Eup-pur. Graph.** gymn.[25] jatr. kali-chl.[38] **Lach. Lept.** loxo-r.[240] **Lyc. Merc. Nit-ac.**[5] nux-m.[5] **Op.** osm. petr. phos. **Plb. Podo. Psor.** puls. rhod.[5] **Sec. SEP.** sul-ac.[5] sulfon.[85] **Sulph.**[5] tab. valer. **Verat.**[5] zing.
  - **Pflaumensaft,** wie, oder pflaumenfarbig: sec.
- **Flecken,** schwer auszuwaschen: cadm.[110]
  ALLGEMEINES; C; Absonderungen; Flecken hinterlassend
- **gelblich**: **Ambr. Dig.** lyss. myric.[25] squil.[1] tax.[303]
- **Kaffee**:
  ☞ *Kaffee, wie*
- **Kastanienbraun**: eupi.[85] **Kreos.**
- **Kuhmist** mit Wasser, wie: **ARS.**
- **rötlich**: ant-c. apis[8] bell. **BENZ-AC. Canth. CHEL.** dig. iod. lyc. nat-ar. phos. plb. sep. sul-ac.[1] sulfon.[72] verat.

dunkel: **ACON.** adam.[222] **Aesc.** agar. agn. all-s. aloe alum. alum-p.[58] am-caust. anag. ang. **Ant-c.** **ANT-T.** **APIS**[54] apoc. arg-n. **Arn.** **Ars.**[54] **Ars-i.** asaf. asc-t. aur.[5] **Aur-m-n.**[54] bamb-a.[1184] bapt. **BELL.** **BENZ-AC.** berb. bov. brach. brom. **BRY.** cadm.[119] **CALC.** calc-f. calc-i.[58] **Calc-p.** cann-i. cann-s.[5] **Canth.**[54] caps. **Carb-ac.** **CARB-V.**[5] carbn-s. card-m. caust.[5] cedr. **CHEL.** chim. **CHIN.**[5] **Chin-ar.** chin-s. cic. cimic. clem. cob. cob-n.[119] coc-c. **COLCH.** con. conv. cop. **CROT-H.** croto-t. cub.[4] cupr. cur. cycl. **DIG.**[5] dol.[193] dros.[5] echi. **Elat.** **EQUIS.** erech.[25] erig. ery-a. eug. **Eup-per.** falco-p.[265] ferr. ferr-ar. ferr-i. ferr-p. **FL-AC.**[8] gels. germ.[222] glon. **Graph.**[5] **HELL.**[137] **HEP.**[5] **Hydr.** hyos. hyper. **Iod.** **Ip.** irid.[222] iris **Jab.** kali-ar. kali-bi. **Kali-c.**[5] kali-chl.[38] **Kali-i.** kali-n. kali-p. **LAC-AC.** **Lac-d.** **LACH.** **Lil-t.** **Lith-c.** **Lyc.** **M-arct.**[5] marm-w.[194] med.[58] **MERC.** **MERC-C.** merc-cy.[25] **Merc-i-f.** **Merc-i-r.** mez. mill. mit.[36] **Mur-ac.** **Myric.** **Nat-ar.** **Nat-c.** nat-hchls.[72] **Nat-m.** nat-p. nat-s. **Nit-ac.**[5] **Nux-m.** **Nux-v.**[5] op. pall. par. petr. ph-ac. **Phos.** phyt.[114] pic-ac. **PLB.** **Podo.** prun.[102] **Ptel.** **Puls.** rhod.[5] **Rhus-t.** ruta sabad. sabin. samb. sang. sars. **Sec.** **SEL.** senec. seneg. **SEP.** solid.[77] spig. squil.[5] stann. **STAPH.**[5] stram. stront-c. sul-ac. sul-i.[58] **Sulph.** tab. tarax. tell. **TER.** thuj. thymol.[119] uran.[269] uran-n. valer. **VERAT.**[5] **Verat-v.** vip. xan. zinc. zinc-p.[58] zing.

- **morgens**: **CHEL.** mez. sang. seneg.
- **abends**: ruta sang. thuj.
- **Fieberhitze,** bei: nux-v.[5] **VERAT.**[5]
- **Konvulsionen,** während: apis[54] ars.[54] canth.[54]
- **Menses,** während: nat-m. sars.
- **Flecken,** schwimmende: hell.[137]

fleischfarben: canth.[5] coloc.[5]

ALLGEMEINES; C; Absonderungen; fleischfarben

gelb:

☞ *Zylinder enthält; gelbliche Zylinder*

- **dick** und trüb wie verfaulte Eier: daph.
- **dunkel**: absin.[102] **Aesc.** agar. ambr.[5] aran.[45] **Arg-n.** **Ars.** berb. bov.[102] bry.[102] bufo[111] camph.[102] card-m.[25] **Cedr.** **CHEL.** chen-a.[102] chlor.[197] **Con.** croto-t.[102] curc.[192] dol.[193] ferr.[36] germ.[222] gymn.[25] **Hep.** **Iod.**[102] **Kali-c.** **Kali-p.**[102] menis.[25] merc-cy.[25] mit.[36] myric.[102] naja[36] **Nat-c.** ozone[227] petr.[1] **Pic-ac.**[102] plan-m.[45] plut-n.[222] podo.[102] querc-r.[257] sac-l.[45] samb.[5] **Sang.** spect.[271] spong.[5] staph. tama.[197] tylo-i.[192] vip.[85]
- **gelblich-grün**: arg.[149] **Camph.**[5] chin.[5]
- **goldgelb**: agar.[5] alum.[5] ambr.[5] anac.[5] bell.[5] carb-v.[5] card-m.[111] chel.[5] chin.[5] colch.[5] **Coloc.**[5] dig.[5] dulc.[5] hep.[5] kali-n.[5] mang-acet.[1] merc.[5] par.[5] ph-ac.[5] phos.[1] plat.[5] **Rheum**[5] sec.[5] **Sep.**[5] spong.[5]

  ☞ *strohgelb*
- **hell**: am-m.[5] excr-can.[269] lat-h.[301] samb.[5] sars.[1] spong.[5]

  ☞ *safrangelb*
- **leuchtend**: absin.[102] acon. **Agar.** **Aloe** alum.[5] am-c.[5] **Am-m.** **Ang.**[5] **Ant-c.** apis apoc. **Arn.**[5] ars. **AUR.** bar-m. **Bell.** berb. brom.[45] **Bry.**[5] bufo cact. camph. **Cann-s.** canth.[5] carb-an. carb-v. **Card-m.**[102] cean.[102] **Cham.** chel. chen-a.[72] chin. **Colch.**[5] **Coloc.**[5] **Con.**[5] **Croto-t.** **Daph.** **Euphr.**[5] fago.[25] helo.[77] helon.[25] hydr.[102] hydr-ac. **Hyos.** **Ign.**[5] iod. **Ip.**[5] jatr. kali-bi. **Kali-n.**[5] kalm. **Kreos.**[5] lac-ac.[102] lac-v-f.[85] **LACH.** **Lact.** laur. led. mag-m. mang.[5] menis.[25] myric.[72] **Nat-c.** **Nat-m.**[5] nat-s.[58] nit-ac. oci.[102] **OP.**[5] ped.[85] petr.[5] **Ph-ac.**[5] plb. polyg.[25] prun.[111] ptel.[25] puls-n.[25] raph. rheum[5] rhod.[5] sabad.[5] samb. sant.[85] **Sars.**[5] seneg.[5] **SEP.** solid.[102] **Staph.**[5] tanac.[25] uva.[102] verat. xan.[25] **Zinc.**[5]
- **orangefarben**: absin.[144] adam.[222] am-m. androc.[222] ang. ant-o.[85] **Canth.**[5] carb-an. **Cina** croto-t. cupr-ar. cypra-e.[227] dol.[193] lept.[137] lyc. phos. plan. plb. ptel.[25] sant. seneg. sumb.[25] tax.[303] zinc.
- **safrangelb**: aloe ars-s-r.[45] **Cina** form.[36] iodof.[36] kali-p. lach.[10] oci.[85] oci-s.[149] sant.

  ☞ *hell*
- **Schwefel,** wie: ferr.[5]
- **strohgelb**: alum.[1] ems[9] gall-ac.[36] naja[85]

  ☞ *goldgelb*
- **trübe**: con.[5] rhus-t.[5]
- **weingelb**: mez.[1]
- **zitronengelb**: **Agar.**[5] ambr. **Ang.**[5] bell. cham.[5] **Chel.** coc-c. eupi. ign. nat-c. op. samb.[5] sant. tab. verat.[5] zinc.

grau: berb.[111] coloc.[5] kali-c.[5] merc-c.[5] **Ph-ac.**[5] **Puls.**[5] seneg.[5]

- **dunkel**: **Kali-c.**[5] merc-c.[5]

grünlich: anac. apis **Ars.** **Aur.** bapt. bell. berb. bor-ac.[111] bov. calc. **CAMPH.**[5] cann-i.[102] **Carb-ac.** caust.[144] **Cean.**[102] **Chel.** **Chim.**[63] **Chin.** **Chin-ar.** chin-s. **Cina** **Colch.** **Cop.** corv-c.[258] crot-h. cupr.[5] cyt-l.[36] dig. haliae-lc.[222] hura[111] hyos.[5] **Iod.** iris[111] kali-ar. **Kali-c.** kali-chl. **Mag-c.**[1] mag-s.[137] mang. merc. **MERC-C.** methyl.[72] nat-m. **Nit-ac.** ol-an. ped.[85] phel. phos. **Rheum** **Rhod.** **Ruta** **SANT.** seneg. **Sep.**[5] sul-ac. sulph. thymol.[144] uran.[269] uran-n. uva.[5] **Verat.**

☞ *Gallenfarbstoffe, enthält*

- **nachmittags**: mag-c.[1]
- **Stehen,** beim: thymol.[144]
- **dunkel**: anac. **Carb-ac.** nat-m. **Sant.**
- **grasgrün**: corv-c.[258] cyt-l.[36]

  ALLGEMEINES; C; Absonderungen; grün; Gras, wie
- **hellgrün**: bapt. cina
- **rotem** Sediment, mit: mag-s.[137]
- **schwarz**: chim.[63] kali-chl.
- **weiß**: camph.[5]

Kaffee, wie: apis berb. cob. kali-n. lac-c. **Lach.** **Nat-m.** phyt. plan-m.[45]

☞ *braun*

- **Blutbeimischung,** durch: kali-n.

kirschfarben: apoc. squil. sulph.

lehmfarben, wie Lehmwasser: agar. anac. berb. calc.[5] canth.[5] cham. colch.[5] cor-r. ferr-ma. gnaph.[25] guare.[36] **Ign.**[5] kali-c.[5] laur. nat-m. sabad. sars. **SEP.** sul-ac. zinc.
☞ *Sediment; tonfarben*

- **Schütteln,** beim: anac.
- **Stehen,** beim: cham. ferr-ma. laur.

mahagonifarben: aesc. **Eup-per.** phyt.[111] plb.

milchig:
☞ *Milchig*

ocker:
☞ *gelb*

olivgrün, milchig: pic-ac.

orangefarben:
☞ *gelb; orangefarben*

rauchfarben: **AM-BE.**[8] **Benz-ac.**[102] carb-ac. crot-h. hell.[47] nat-h. **TER.**

rosa: nat-s.[58] sulfon.[102] tanac.[25]

rot: achy.[149] **ACON. Aesc.** aeth. agar. agn. **All-c.**[102] aloe **Alum.** alumn. am-be.[25] am-m. ambr.[85] **Ant-c.**[102] ant-o.[85] ant-s.[85] **ANT-T.**[5] **Apis**[102] **Apisin.**[5] apoc.[102] **Arg-n.**[102] **Arn.**[5] ars. ars-i. asc-t.[25] aur. aur-ar.[58] bac.[62] bad.[25] **Bapt. Bell. BENZ-AC.**[102] **Berb.**[102] bol.[25] **Bov. BRY.**[5] bufo **Cact.** calad. **Calc.** calc-i.[58] **Camph.** cann-i. cann-s.[5] **CANTH.**[102] caps. carb-ac.[102] **Carb-an. Carb-v.** carbn-s. caust. cedr. cham. **Chel.**[102] chim.[102] chin. cimic.[25] clem. cob. coc-c.[8] cocc. coff. **COLCH.**[5] coloc.[5] con. **Cop.** corn.[25] **Crot-h.** croto-t. cupr. cupr-acet.[102] cupr-ar.[25] cycl.[36] daph. **Dig.**[47] dor.[144] dros.[5] **Dulc.** elaps equis.[102] erig.[25] euon.[102] eup-per.[25] ferr. ferr-ar. ferr-i.[58] ferr-p. germ.[222] glon.[102] goss.[122] **Grat.** ham.[25] hell.[102] helon.[25] **HEP.**[102] **Iod. IP.**[5] iris[25] kali-ar. **Kali-bi.**[102] **Kali-c.**[5] kali-chl.[58] kali-i. kali-n. kali-s. kali-sil.[58] kola[1184] kreos. lac-ac. lach. lachn. laur. led. **Lept.**[25] lil-t. **Lith-c.**[102] lob. lob-s.[85] loxo-r.[240] **LYC.**[102] mangi.[197] **MERC. Merc-c.**[102] merc-d.[102] merc-i-f. merc-i-r. mez. mosch. **Mur-ac.** myris.[102] nat-m. nat-p. nat-s. nit-ac.[102] **Nux-m.**[5] **Nux-v.**[73] oci.[102] ol-j.[25] **Op.**[5] par.[5] pareir. **Petr.**[37] **PHOS.** phyt.[102] pic-ac.[102] plan. **Plat.** plb. podo. polyg. ptel.[25] **PULS.**[102] **Rheum**[102] rhod. **Rhus-t.**[102] sabin.[102] sang. sanic.[85] **Sars.**[102] sec. **SEL.** senec.[102] seneg. **SEP. Sil.** solid.[100] **Squil. Staph. STRAM.** sul-ac. sul-i.[58] **Sulph.**[102] sumb. tab. tarent. tax. tell. **Ter.**[102] thea[192] thuj.[102] tub. ust.[25] uva.[102] valer. **Verat.**[5] verat-v.[102] zinc.
☞ *Blutbeimengung, enthält Blut* ▤ *HARNRÖHRE; C; Absonderung; blutig*

- **abends**: **SEL.** sulph.[1]
- **Fieber,** bei: **Nux-v.**
- **Kopfschmerz,** während: thea[192]
- **Schmerzen** im Abdomen, bei: bov.[102] **Lyc.**[102]
  ▤ *ABDOMEN; C; Schmerz; Krampfender, kneifender Schmerz; Urinieren; rotem Harn, mit*
- **Schweiß,** bei: cedr.
- **Stehen,** beim: dig.[1]
- **blutig**: aesc. ant-o.[85] apis bell. **Berb. Calc. Carb-v. Cham.** coff. **Crot-h.** croto-t. ferr. **Hell. Hep. Kali-i.** merc. petr. pic-ac. rhus-t. **Sep.**
- **bräunlichrot**: **Ant-c. Ant-t.** apis apoc. **Chel.** coc-c. **Hep. Lac-ac.** lyc.[1] merc. plb. puls. rhod. sulph.
- **dunkel**: **ACON.**[5] aesc. aloe am-be.[25] **Ant-c.**[5] ant-s.[85] **Ant-t.**[5] **Apis**[102] **Apisin.**[5] **Arg-n. Arn.**[5] **Ars.**[5] asc-t.[25] bad.[25] **Bapt. Bell.**[5] **Benz-ac. Bry.**[5] **Canth.**[5] **Carb-v.** cedr. **Chel.**[5] cimic.[25] clem. cob. coc-c.[8] **Coloc.**[5] **Cop. Crot-h. Cupr.** cupr-acet.[10] cupr-ar.[25] **Cycl.**[8] dig.[47] dor.[144] **Ferr.** grat. **Hep. Ip.**[5] iris[25] kali-bi.[46] **Kali-c.**[5] lept.[25] **Lob.** loxo-r.[240] **Lyc. MERC.**[5] merc-c.[102] merc-d.[102] merc-i-f. merc-i-r. mosch. nat-s. **Nux-m.**[5] nux-v.[73] **Op.**[5] **Pareir.** petr.[37] phos. phyt. **Plan.** plb. polyg. ptel.[25] puls. rheum **Rhus-t.**[5] sec. sel.[102] **SEP.** solid.[100] **Squil.** staph. sul-ac. tab. tarent. tell. thuj. ust.[25] valer.
  - **nachts**: mosch.
- **feuerrot**: **ACON.**[5] all-c.[102] ant-c.[102] ant-t.[5] **Apis**[102] apoc.[102] arg-n.[102] ars. bell. **Benz-ac.**[102] **Berb.**[102] **Bry.**[5] camph. **Cann-s.**[5] **Canth.**[102] carb-ac.[102] chel.[102] chim.[102] chin. **COLCH.**[5] croto-t. cupr-acet.[102] **Equis.**[102] euon.[102] glon.[102] **Hell.**[102] **Hep.**[102] kali-bi.[102] **Lith-c.**[102] **Lyc.**[102] merc. merc-d.[102] **Myris.**[102] nit-ac.[102] oci.[102] **Par.**[5] phyt.[102] pic-ac.[102] plb. puls.[102] rheum[102] **Rhus-t.**[102] sabin.[102] **Sars.**[102] sel. senec.[102] sulph.[102] **Ter.**[102] thuj.[102] uva.[102] verat-v.[102]
- **hellrot**: am-m. bov. loxo-r.[240]
- **klar,** und: **Acon.** chel.
- **rötlichgelb**: acon. ant-o.[85] cycl.[36] daph.
- **tiefrot**: ant-c. ant-t. carb-v. cupr. hep. lob. lob-s.[85] **Merc.** phyt. **Rhus-t.** sul-ac.
- **verfärbt,** der die Windel: sanic.[85]
  ▤ *ALLGEMEINES; C; Absonderungen; Flecken hinterlassend*
- **Wolke,** wie eine: ambr.[85]

schwarz: ang. apisin.[5] arn. **Ars. Ars-h.**[8] benz-d.[85] **Canth. CARB-AC.**[38] chion. cina **COLCH. Dig.** erig. **Hell.** kali-ar. **Kali-c.**[8] **Kali-chl.** kreos.[46] **LACH.**[47] merc-c. naphtin.[102] **Nat-m.** nicc.[102] nit-ac.[102] **Pareir.**[8] **Phos.** sec.[58] **TER.** thymol.[119] verat.

- **Blut,** ohne: benz-d.[85]
- **schaumig**: kali-c.[8] lach.[51] **Pareir.**[8]
- **Tinte,** wie: arn. ars-h.[8] benz-d.[85] carb-ac.[38] **COLCH.** kreos.[46] lach.[47] sec.[58]

schwärzlich: kali-c. merc-c.[5]

Tee, wie schwarzer: hedeo.[25]

Ton, wie:
☞ *lehmfarben, wie Lehmwasser*

Violett: apis indg. mang.[144] **Mur-ac.** nux-m.

weiß: **All-s.** alum. alumn. am-c. ambr. ang. **Apisin.**[5] arn. aur.[5] bapt. bell. berb. bry. cann-s.[5] canth. carb-v.[5] **Caust.** cham. **Chel. Chin.**[5] cina **Coloc. Con.**[5] cycl.[5] **Dulc.** ferr. ferr-i.[58] hep.[5] iod.[5] lac-ac. lappa[25] lil-t.[25] lyc. marm-w.[194] menis.[25] merc. mur-ac.[5] nat-m. nit-ac. **Ph-ac.** phos. plan. **Rhus-t.**[5] **Sars.**[137] sec. **Spong. Sulph.**
☞ *Milchig • Molke, wie • Sediment; milchig*

- **morgens**: lac-ac.
- **Schluss** des Urinierens, zum: ph-ac.[137] sars.[137]
- **Stehen,** beim: nit-ac.
- **Gelee,** wie: cina **Coloc.**
- **Kreide** vermischt, wie mit: merc. **Ph-ac. PHOS.**
  ☞ *Wolkig; Kreide hineingerührt wäre, als ob*
- **trübe**: cann-s.[5] chin.[5] cycl.[5] rhus-t.[5]

FARBLOS: acet-ac.[36] **Agar.** alum. **Alum-p.**[58] anac. ang. apis **Apoc. Ars.**[5] bar-c. bell. berb. camph. **CANN-I.** carb-ac. **Caust. Cham.** coc-c. **Coff. Coloc.**[5] **Con.**[5] crot-h. croto-t.[8] **Dig.** equis.[36] **Ferr.** gall-ac.[36] **GELS.** helon.[54] hep.[5] hyos. **IGN.**[8] iod.[5] kali-c.[5] **Kali-n.**[5] **Kreos.**[8] **Lac-d.**[58] laur. lil-t. lith-c. **Lyc.**[22] **Lycps. Mag-c.**[5] mag-m.[5] **Mag-p.** med. merc-c.[5] **Mez.**[5] mosch. mur-ac.[5] **Murx.** nat-ar. **NAT-M.** nit-ac.[1] **Nux-v. Ph-ac. Phos.**[1] **Plan.** plat.[5] **Puls.** rhod.[2] rhus-t. rumx. **Sang.** sanic.[85] sarr. **Sars. SEP. Sil.** squil. **Staph.**[8] stram. **Stront-c.**[5] **Sulph.**[54] tax.[303] ust. verat. vib. zinc.[5] zing.
☞ *Durchsichtig, hell • Farbe; blass • Spezifisches Gewicht; vermindert • Wässrig, klar wie Wasser*

morgens: kreos.[8]

Hysterie, bei: **Sulph.**[54]

Menses, während: **Cham.** ph-ac. vib.

Schmerzanfällen, bei: phos.[1]

Wehen, Entbindung, während: cham.[54]

FÄRBT die Windel:

braun: benz-ac.[137]

gelb: chel.[137] **Lyc.**[5] phyt.[137] **Sep.**[5]
ALLGEMEINES; C; Absonderungen; Flecken hinterlassend; gelb

- **dunkel**: chel.[137]

rot: **Puls.**[5] sanic.[137]

FETZEN, Schleimhautfetzen: canth.[54] seneg.[137]

Konvulsionen, während: canth.[54]

FILAMENTE, Fäden:
☞ *Sediment; fädig • Zylinder enthält; Fibrinzylinder*

FLOCKIG:
☞ *Sediment; flockig*

FRESSEND, ätzend:
☞ *Scharf, wundmachend*

GALLENFARBSTOFFE, enthält: **Acon. Card-m.** cean.[111] **Chel. CHION. Con. Crot-h.** cupr-s. kali-chl.[102] kali-i. lept.[111] **Mag-m. Merc. Myric. Nat-s. Nit-ac.** osm. phos. **Quas.**[144] **Sang. Sep.** sulph. uran.[269] uran-n. valer.
☞ *Farbe; grünlich*

GELATINEARTIG, klumpig beim Stehen: berb.[111] cina **Coloc.** crot-h. **PH-AC.**[5] **Puls.**[5]
☞ *Sediment; gelatineartig* *ALLGEMEINES; C; Absonderungen; gelatineartig*

GERUCH:

Ammoniak, nach: aloe am-be.[25] am-caust. am-m. ant-t.[5] aran.[149] **ASAF. Aur.** bell. **Benz-ac.**[111] bor. brom. bufo cahin. calc.[122] carb-ac. carb-an.[5] **Carb-v.** chel. chin-s. cina[171] coc-c. cop.[102] dig. **Dulc.** equis. **Ferr.** ferr-p. graph. harp.[1184] **IOD.** kreos. **Lach.** lyc. med.[193] **Merc.** merc-c.[5] **MOSCH.** naphtin.[72] **Nit-ac.**[137] ozone[227] pareir. **Petr. Phos.** pic-ac.[137] puls. rhod. sil. stigm.[85] **Stront-c.**[5] sumb. tab. **Tub.** viol-t. **Zinc.**[5]
ALLGEMEINES; C; Absonderungen; Ammoniak, Geruch nach

<> - **Kleinkindern,** bei: **Calc.**[122] **Iod.**

- **Menses,** während: nit-ac.[137]

Amnionflüssigkeit, wie: pitu-a.[164]

aromatisch: benz-ac. bor-ac.[111] carb-ac. eup-pur. ferr-i.[137] germ.[222] onos.[111] ter.[137] thlaspi[137]

Baldrian, wie: mosch.[5] murx.[111]

Bohnen, wie gekochte: form.[144] mut.[144] tub.[144]

Brühe, wie: thuj.[5]

Chlor, wie: chlor.[197]

Eier, wie faule: bamb-a.[1184] **Daph.**

faulig: aloe **Ars.** aur. **Aur-m.** bac.[62] bamb-a.[1184] bapt.[58] bar-m. **Benz-ac. Calad. CALC.** carb-an. **Carb-v.**[5] coc-c. coloc. daph. **Dulc.**[5] hell. hydr. mur-ac.[58] **Nat-c.**[5] nat-m.[5] **Ph-ac.** pyrog.[58] seneg.[5] **Sep.**[162] stram.[5] tarent.[58]
☞ *stark, kräftig, durchdringend • übelriechend*

- **abends**: **Calad.**

<> - **Fieber,** während: ph-ac.

- **klarer** Urin: bac.[62]

- **Klimakterium,** im: **SEP.**[162]

fischartig: astac. nat-c.[5] ol-an. sanic.[137] uran.[269] uran-n.

- **Hering,** wie: **Nat-c.**[5]

Fischlake, wie: bufo ol-an.[111] uran-n.[111]

Fleisch, wie rohes: bamb-a.[1184] **Ph-ac.**[5]

fürchterlich, abstoßend, nachdem er kurze Zeit gestanden hat: **IND.**[54]

Heu, wie: ars.[122]

Himbeeren, wie: sul-i.[58]

Jauche, wie: **Puls.**[5]

Jod, wie: stront-c.[5]

kadaverartig: coc-c.[25]

Kaffee, wie: berb.

Katzenurin, wie: aspar. **Bor.**[1] caj. vib. viol-o.[103] **VIOL-T.**[5]

ketonisch: adam.[222]

Knoblauch, wie: art-v.[171] bell.[5] cob-n.[144] **Cupr-ar.**[122] **Phos.**[5]

kränklich: zinc.[111]

Mäuse, wie: bry.[111]

Milchkaffee, wie: ferr-p.[85]

Moschus, wie: oci.

Muskat, wie: nux-m.

Obst, wie: acet-ac.[111] cupr-ar.[111] helo.[77] senn.[111] stroph-s.[149]

- **verfaultes**: helo.[77]

ölig: **Merc-c.**[5]

Pferdeurin, wie: absin. aloe[111] **Benz-ac. Nat-c. NIT-AC.** phos. plut-n.[222]

Rainfarn, wie: tanac.[25]

rauchig: plut-n.[222]

russischer Salat, wie: clem.[5]

Sabina, Sadebaumöl, wie: kreos.[5]

Safran, wie: form.[36]

sauer: **Ambr.** bell.[58] benz-ac. **Calc.** canth.[5] chel. coc-c.[111] **Graph.** hep. m-aust.[5] **Merc. Nat-c.** nit-ac.[5] ox-ac.[111] petr. plb.[5] sars.[5] **SEP.** solid.[102]

scharf, stechend: **Am-be.**[102] am-c. ant-t.[5] arg. ars. **Asaf.** bar-c.[5] bell.[5] **Benz-ac.**[111] **BOR.** cahin.[8] **Calc.** calc-f. camph. cann-s. carb-v. caust. chin-s.[10] clem. **Cob.** cop.[72] dig.[5] dulc. **Fl-ac.** graph. hep. hip-ac.[149] kreos. lith-c.[111] **Lyc.** m-aust.[5] merc. **Mosch.**[5] neon[222] nit-ac. par. ph-ac. phos.[5] puls. rhod. **Rhus-t.** sep. squil. staph. stram. **Sulph.** thuj. viol-t. zing.[102]

- **Fieber,** während: arg. ars.[5] carb-v.[5] dulc.[5] kreos. **Lyc. Merc. Ph-ac.** puls.[5] rhus-t. **Sep.**[5] squil. staph. sulph. viol-t.[5]
- **Menses,** während: **Nit-ac.** sep.
- **Schweiß,** während: ars. carb-v. dulc. nit-ac. ph-ac. puls. **Sep.** thuj. viol-t.

◉ - **Fußschweiß,** wie: sulph.

Schimmel, wie: am-m. **Camph.**[5] phys. sulph. tub.[36]
ALLGEMEINES; C; Absonderungen; modrig, muffig, schimmlig

Schwefel, wie: bamb-a.[1184] carbn-s.[25] phos.[1]

Schweinefleisch, wie frisches: bamb-a.[1184]

schwer: syc-co.[136]

Spargel, wie nach Essen von: but-ac.[119] tax.[303]

Speisen, nach den gegessenen: aq-des.[275]

stark, kräftig, durchdringend: absin.[8] aesc. aloe **Am-be.**[102] am-m. ambr.[5] **Ant-t.** arg-n. arge-p.[264] **ASAF. Aspar.** atro.[25] **Aur.** bac.[62] bamb-a.[1184] **BENZ-AC.** bor.[5] bufo buni-o.[149] calad. **Calc.** calc-f. calc-p. carb-ac. **Carb-v.** chel. **Chin.**[5] **CHIN-S.** cob. coloc.[144] conv. cupr-ar.[25] dig. **Dros.**[5] **Dulc. Erig.**[54] **Ferr. Fl-ac.** germ.[222] harp.[1184] hip-ac.[149] hydr. hydrog.[222] **IOD.** iris kali-bi. kreos. lac-del.[204] **Lach.** lil-t. lith-c.[227] **Lyc.** med. **Merc.** merc-c. mez. morg.[136] **MOSCH.** nat-m. neon[222] **NIT-AC.** nux-m. ozone[227] ped.[85] **Petr. Phos.** pic-ac. pin-s.[36] plut-n.[222] **Sep.** sol-o.[111] spect.[271] stram. sulph. **Sumb.** tama.[197] tax.[303] **Thuj.** tril-c.[36] tub. uro-h.[264] valer. viol-o.[102] weil.[9] zinc. zing.
☞ *faulig • übelriechend*

<> - **Menses**:
- **vor**: merc.
- **während**: **Nit-ac.**

◉ - **intensiv** urinös: **BENZ-AC.**

stechend, beißend:
☞ *scharf, stechend*

stinktierartig: puls-n.[25]

süßlich: aeth. **Arg.** cot.[36] eup-pur.[137] ferr-i.[111] hyper.[36] kali-acet. kali-c.[5] **Lact.** lat-h.[301] **Nux-m. Phos.**[5] psor.[56] **Ter.**
☞ *Veilchen, wie*

- **morgens**: hyper.[36]
- **Bier,** wie: cot.[36]

Tabak, wie: nit-ac.

Terpentin, wie: **Sep.**[5]

übelriechend: **Agar.**[5] aloe **Am-be.**[102] am-c.[102] ambr. ant-t. **APIS Arg. ARN. Ars.** ars-i. ars-s-f.[58] asaf. **Asar. Aspar. Aur.** aur-ar.[58] aur-i.[58] aur-m. aur-s.[58] bac.[62] **BAPT. Bar-m. BENZ-AC.**[102] berb.[102] **Bor.** bufo but-ac.[149] **Calad. CALC.** calc-i.[58] camph. **Carb-ac. Carb-an. CARB-V. Carbn-s. Caust. Chim.** chin. chin-ar. clem. colch. **COLOC.**[5] conv.[102] cub.[4] **Cupr.**[5] cupr-ar.[102] daph. dig. dros. **DULC.** fl-ac. **Graph. Guai.** harp.[1184] hell. hep. hydr. hyper. **Ind.**[36] iris kali-ar. kali-bi. kali-br. **Kali-c. Kali-i. Kali-p. Kali-s. Kreos.** lac-c.[111] lac-del.[204] lach. lat-h.[301] **Lyc.** med. **Meph. Merc.** morg.[136] mosch.[137] **Murx.** naphtin.[102] **Nat-ar. Nat-c.** nat-m. nat-p. nat-s. **NIT-AC. Nux-v.** oci.[102] op. **Petr. PH-AC.**[5] **Phos.** physal.[102] plb. **PULS.**[5] pulx.[102] pyrog. **RHOD.**[137] sal-ac. scorp.[269] sec. **SEP.**[122] **Solid.**[102] stann. stront-br.[102] sul-i.[58] **SULPH.** syc-co.[136] tab. tanac.[25] tarent. tax.[303] **Ter.** thuj.[137] tril-c.[36] trop.[85] tub-r.[109] uran.[269] uran-n. vario. **Verat-v. VIOL-T.** weil.[9]
☞ *faulig • stark, kräftig, durchdringend*

<> - **alten** Männern, **bei**: benz-ac.[102]
ALLGEMEINES; M; Alten Menschen, Beschwerden bei; Männer

- **klarer** Urin: bac.[62]
- **Klimakterium,** im: **SEP.**[122]
- **Stehen,** nach: ind.[36]

◉ - **dunkelrot** nachts, normal am Tag: mosch.[137]

- **reichlicher** Urin: rhod.[137]

Veilchen, wie: camph.[137] clem. cop. cub. eucal.[77] inul. juni-c.[72] lact. lipp.[36] **Nux-m.**[5] osm. **Phos.**[5] prim-v.[72] salol.[85] **Sec.**[5] sel. ter.[81] thymu.[77] thyr.[72] viol-o.[5]
☞ *süßlich*

◷ - **abends**: osm.

<> - **Konvulsionen,** während: ter.[81]

verbranntes Horn, wie: arum-m.

wechselnd: **Benz-ac.**

Wein, wie: tax.[303]

wohlriechend: fl-ac.[5]

Zwiebeln, wie: cupr-ar. gamb. phos.

GERUCHLOS: ambr.[1] bell. camph. **Cedr.** chlol. coc-c. dros. kali-cy. senec. **Spong.**

GEWICHT, niedriges spezifisches: led.[137]

GRIEß, Harngrieß:
☞ *Sediment; Sand;*

HAARARTIGE Bestandteile, enthält: **Canth.**[5]
☞ *Sediment; fädig • Zylinder enthält; Fibrinzylinder*

HÄMOGLOBIN, enthält:
☞ *Eiweißhaltig • Sediment; Hämoglobinurie*

HARNSÄUREDIATHESE:
BLUT; C; Harnsäurediathese, Lithämie

HARNSTOFF vermindert: guat.[119]

HÄUTCHEN bildet sich auf der Oberfläche, beim Stehen: adon.[102] agar. **All-c.** alum. alum-p.[58] **Alumn. Apisin.**[5] arg-n. aspar.[111] bapt. bell. bor-ac.[111] calad. **Calc.**[5] calc-i.[58] canth. chin. chin-s. cob. coca **Coloc.**[5] com. croto-t. cycl. **Dulc. Graph. Hep. Iod.** kali-ar. kali-bi. lac-ac. laur. **Lyc. Med.** merc-c. mez.[137] op. **PAR. Petr.** ph-ac. **Phos.** pic-ac.[111] plb. **Psor.**[111] puls. rumx. **Sars. SEP.** sin-a. sol-t-ae. spirae.[85] sul-ac. sul-i.[58] **Sulph. Sumb.** thuj. verat. verat-v. zinc.
☞ *Ölig*

HÄUTCHEN (Forts.)

rot: mez.[137]

schillernd: agar. **ALL-C.** alumn. bapt. bell. calc.[5] canth. chin. coca coloc.[5] **Cycl. Graph. Hep. Iod.** op. **PAR. Petr. PHOS.** psor.[111] **Puls. Sars.** sep. sin-a. **Sulph.** thuj.

- **bläulich**: alumn.

weißlich: arg-n. kali-bi. merc-c. plb. sep.

- **morgens**: arg-n.

HEFE, wie: bell.[171] **Caust. Raph.** spong.[5]

HEIß:

☞ *Schmerzhafte Empfindung, Urin verursacht; brennender, heißer Urin*

HELL:

☞ *Wässrig, klar wie Wasser*

INDIKAN, enthält: alf.[72] indol.[77] iod.[36] jug-c.[100] nit-ac. nux-m.[102] pic-ac. sal-ac.[46] thymu.[77]

KALIUM, erhöhter Anteil an: cortiso.[149] pitu-p.[119]

KALT:

allgemeine Arzneien: agar. **Nit-ac.**

Empfindung, als sei der Urin kalt: nit-ac.

KLAR:

☞ *Wässrig, klar wie Wasser*

KLEBRIG, zäh: arg.[5] arg-n. aster. canth. **COLOC.** cop. **Cot.**[102] cupr. cur. dulc. kreos. **Nat-s.** pareir.[102] ph-ac. **Sep.** tub.[85]

☞ *Dick*

KLEIEARTIGE Substanz im: ant-t.[5] merc.[5] phos.[5] valer.[5]

☞ *Zylinder enthält; granulierte Zylinder*

LUFT enthaltend: sars.[137]

MILCHIG: **Agar. Alum.** alumn. ambr.[1] ant-t.[5] **APIS** aran.[192] arn. **AUR.**[102] **Aur-m.** berb. bov. bry. caj. **Calc.** cann-s. caps. **Carb-v.** card-m. caust. chel.[102] chin. chin-s. **Cina** clem. coff. **Coloc.** con. cop. cycl. **Dulc.** erech.[25] eup-pur.[102] **Ferr. Ferr-i.** gels. **HEP. Iod.**[137] kali-bi.[137] kali-p.[137] lappa[137] **Lil-t.**[102] **LYC. Merc.**[5] merc-c. **Mur-ac.** nat-m. **Nit-ac.** nux-v. petros. **PH-AC. Phos.** plb. psor. raph.[102] rhus-t. sant.[25] sars.[137] **Sep.** stann. still. sul-i.[58] **Sulph.** uran.[269] **Uran-n.** uva.[102] **Viol-o.**[102] visc.[137]

☞ *Farbe; weiß • Molke, wie • Sediment; milchig*

morgens: aran.[192] lil-t. nat-m.

nachmittags: **AGAR.**

Hydrozephalus, sehr spärliches, aber häufiges Urinieren, Delirium und Bewusstlosigkeit: **APIS**

▥ *ALLGEMEINES; C; Absonderungen; milchig*

Menses:

- **vor**: **Ph-ac.**

- **während**: berb. nat-m.

- **nach**: **Nat-m.**

▥ *ALLGEMEINES; M; Menses; nach*

Schweiß, während: phos.

Stehenlassen, nach: **Cina Ph-ac.** stann.

Stuhlgang, nach: iod.[137]

▥ *ALLGEMEINES; M; Stuhlgang; nach Stuhlgang*

Urinierens, am Schluss: **Carb-v.** coff. ph-ac.[137] rhus-t. sars.[137] **Sep.**

Blut, mit: kali-bi.[137]

Buttermilch, wie: aur.[102]

geronnene Milch, wie: **PH-AC.** phos.

▥ *BLASE; C; Urinieren, Entleerung der Harnblase; Unterbrechungen, mit, intermittierend; Stehen, Urin fließt besser im Stehen; • ALLGEMEINES; C; Absonderungen; geronnen*

Kalk hineingerührt wäre, als ob: alum. **Ph-ac.** sulph.

- **Gemütsbewegung,** nach jeder: **Ph-ac.**

▥ *GEMÜT; M; Gemütsbewegungen agg.; nach*

käsige Milch untergerührt sei, als ob: alumn. **Ph-ac.**

Mehl vermischt, wie mit: **Ph-ac.**

spärlich und heiß: lil-t.[102]

trübe, und: bry. calc. cann-s. chin. **Cina** con. cycl. dulc. **Hep.** psor. rhus-t.

MOLKE, wie: agar. ambr.[5] **Apisin.**[5] **Arg.** cann-s. **Cina**[5] hyos. nat-s. op. **Ph-ac.**[5] **Puls.**[5] solid.[85]

☞ *Farbe; weiß • Milchig • Sediment; milchig*

morgens: cann-s.

Menses, vor: **Ph-ac.**[5]

Stehenlassen, nach: agar.

übelriechend: solid.[85]

NEUTRAL: arn. bapt. canth. dig. eup-per. helon. hyos. kali-c. lept. phos. plb.

ÖLIG: adon.[102] chin-s.[137] **Merc-c.**[5]

☞ *Häutchen bildet sich auf der Oberfläche, beim Stehen • Zylinder enthält; Fettzylinder*

PFERDEHARN, wie:

☞ *Geruch; Ammoniak, nach*

POLYPÖSE Gebilde im Urin: calc.

POLYURIE:

☞ *Vermehrte Menge*

PORPHYRIN, erhöhter Anteil an: beryl.[119]

REICHLICH:

☞ *Vermehrte Menge*

REIZEND:

☞ *Scharf, wundmachend*

RUßARTIGE Teilchen schwimmen im Urin: lach.[85]

SAMENFLÜSSIGKEIT, enthält: lycps.[25]

SAND:

☞ *Sediment; Sand*

SAUER: acon.[102] ambr.[137] **Benz-ac.**[102] canth.[102] chin-s.[102] coc-c.[137] euon.[102] fago.[25] fried.[14] germ.[222] graph.[137] hip-ac.[119] lith-c.[102] **Lyc.**[102] m-aust.[5] **Merc-c.**[102] mit.[85] mur-ac.[102] **Nit-ac.**[102] nit-m-ac.[102] nux-v.[102] oci.[102] onos.[144] petr.[137] puls.[102] **Sars.**[102] sep.[102] solid.[137] **Sulph.**[102] uran-n.[25] **Uva.**[102]

▥ *ALLGEMEINES; C; Absonderungen; sauer • KLINISCHES; C; Azidose*

Keuchhusten, bei: ambr.[137]

SCHARF, wundmachend: acon.[102] ail. alum. alum-p.[58] alumn. am-be.[25] ant-t. apis **ARN.** arund.[102] asaf. astac. atra-r.[156] atro. aur-m. **BENZ-AC. Bor.** brach. buni-o.[149] **Calc.** calc-i.[58] **Cann-s.** canth. caps. carbn-s. **Card-m. Caust. Chel.** chin-s.[102] **Clem. Coc-c.** colch. **Cupr. Cycl.** dig. **Dulc.** euon.[102] **Fl-ac.** gali.[25] **Graph. HEP.**

ign. **Iod. Kali-bi. Kali-c. Kreos. LAUR. Lith-c.** lyc.[137] m-aust.[5] med.[85] **MERC. MERC-C.** morg.[136] mur-ac.[102] **Nat-m. Nat-s. Nit-ac.** nit-m-ac.[102] nux-v.[102] oci.[102] **Par.**[5] petr. **Phos. Plan.** prun. puls. rhus-t. sabin. **Sars.** senec. **Seneg. Sep.** stann. **Staph. SULPH.** syc-co.[136] tell. **Thuj.** uran.[269] **Uran-n.** urt-u.[137] **Uva.**[102] verat.

☞ *Schmerzhafte Empfindung, Urin verursacht; beißender Urin • Schmerzhafte Empfindung, Urin verursacht; brennender, heißer Urin* ▤ *ALLGEMEINES; C; Absonderungen; ätzend, scharf*

Menses, während: **Alum.** apis nat-m.

Neugeborenen, bei: med.[85]

SCHAUMIG: acon. **ALL-C.** allox.[119] **Apis** arn. ars. ars-h. aur.[5] bamb-a.[1184] **Berb.**[102] carb-v. cean.[137] **CHEL.** chen-a.[102] **Chin.** chin-s. chion.[102] clem. con. cop. croto-t. cub. ems[9] glon. guat.[119] hyosin.[137] hyper. iris jatr. **Kali-c.**[5] lac-ac.[171] **LACH.** laur. lith-c. **LYC.** merc.[5] myric. nat-m. **Nat-s.** op. **Pareir. Phos.** puls.[5] raph.[102] rhus-t.[111] sars.[102] **SEL. SENEG. SPONG.** squil.[5] still.[25] syph.[111] **Thuj.**[5] verat-v.[111] yohim.[85]

▤ *ALLGEMEINES; C; Absonderungen; schaumig*

morgens: ars-h. croto-t. hyper.

nachmittags: chel.

nachts: croto-t.

Kopfschmerz, bei: still.[25]

Eiweißspuren, ohne: yohim.[85]

grünlich-gelb: phos.

violetter Ring: **Puls.**[5]

SCHLAMMIG: Aesc. get.[45] hyper. **Kali-c.** lyc. lycps.[25] **Nat-m.** pall. **Rhus-t.** sabad. uva. zinc.

☞ *Sediment; braun • Sediment; schlammig • Wolkig; Kalkwasser, wie*

SCHLEIM im:

☞ *Sediment; schleimig*

SCHMERZHAFTE Empfindung, Urin verursacht:

beißender Urin: sel.[137]

☞ *Scharf, wundmachend*

brennender, heißer Urin: achy.[149] **Acon. Aesc.** agar. agn. all-c. **ALOE** alum. alum-p.[58] alum-sil.[58] alumn. am-c. am-m. **Ambr.** ang. **Ant-c. Ant-t. APIS Apisin.**[5] apoc. arg. **Arg-n.** arn. **ARS.** ars-s-f.[58] **Asaf.** aspar. atra-r.[156] aur. aur-ar.[58] aur-m. aur-s.[58] bamb-a.[1184] bapt. bar-c. bar-m. **BELL. Benz-ac. Berb. BOR.**[1] bov. **Bry.** cact. calad. calc. calc-ar.[58] calc-f.[58] **Calc-p.** calc-sil.[58] **CAMPH. CANN-I. CANN-S. CANTH. Caps.** carb-an. carb-v. carbn-s. caust. **CHAM.**[5] **Chel. Chim.** chin. chin-ar. chin-s. cimic. **Clem.** cob. coc-c. **Colch.** coloc. **Con.** conv. **Cop.** cor-r. croto-t. **CUB.** cupr. cur. **DIG.**[5] **Dulc.**[5] equis. erig.[102] ery-a. eug. **Eup-pur.** eupi.[85] fab.[102] **Ferr.**[137] ferr-ar. ferr-p. **Fl-ac.** glon. glyc-g. grat. helon. **HEP.** hip-ac.[149] hist.[144] hydr-ac. ign. indg. **Ip. Kali-ar.** kali-bi. **Kali-c.** kali-chl.[58] **Kali-i. Kali-n.** kali-p. kali-s. kalm. **Kreos.**[5] **Lach.** lact. laur. led.[5] **Lil-t. Lyc.** mag-c. med.[137] **MERC. MERC-C. Mez.** mur-ac. mygal. **NAT-AR. NAT-C.** nat-m. nat-p. **NAT-S.** nat-sil.[58] nicc. **NIT-AC.** nux-m. **NUX-V. Olnd.**[5] op. ox-ac. par. paraf.[102] pareir. petr. **Petros. Ph-ac. PHOS.**[5] pic-ac. plb. pop.[102] prun. psor. **Puls.** ran-s.[137] rhod. **Rhus-t. Sabad.**[5] **Sabin.** sang. **Sars.** sec. senec. seneg.[137] sep. sil. spig. **Squil.**[5] **Staph.** stram. strep-s.[197] succ.[194] sul-ac. **SULPH.** tab. **Tarent. Ter. THUJ.** til-c.[253] **UVA.** verat. vesp. viol-t. zinc. zinc-p.[58]

☞ *Scharf, wundmachend • Warm* ▤ *BLASE; C; Schmerz; brennender Schmerz • HARNRÖHRE; C; Schmerz; brennender Schmerz*

- **Fließschnupfen,** mit: ran-s.[137]
- **Kindern,** bei: bor.[1]

▤ *ALLGEMEINES; M; Kindern, Beschwerden bei*

- **Menses**:
  - **vor**: apis **Canth.** verat. zinc.
  - **während**: nux-v. zinc.
- **Metrorrhagie,** bei: ferr.[137]

▤ *ALLGEMEINES; M; Metrorrhagie, Beschwerden durch*

- **Obstipation,** bei: ferr.[137]
- **Urinieren,** vor und nach: seneg.[137]
- **Säure,** wie durch: ox-ac.

SCHMUTZIG:

☞ *Schlammig*

SCHWARZ, braun, grünlich usw.:

☞ *Farbe*

SCHWERE des Urins, Empfindung von: thlaspi[102]

SEDIMENT: Acon. act-sp.[162] aesc. aeth. agar. agri.[1125] alf.[102] all-c. all-s. aloe alth.[1125] alum. alum-p.[58] alum-sil.[58] alumn. am-be.[25] am-c.[5] am-caust. am-m.[5] am-p.[102] ambr.[5] ammi-v.[1125] anac.[5] anan.[122] ang.[102] ant-c.[5] ant-t.[5] ap-g.[1125] apis apisin.[5] apoc. aran.[149] arg-n. arist-cl.[119] arn.[135] **Ars.** ars-h. ars-i. ars-s-f.[58] arund. asc-t. aspar. asper.[1125] astac. aur. aur-ar.[58] aur-m. aur-s.[58] aven.[102] bac.[56] bals-p.[102] bapt. bar-c. bar-m. baros.[72] bell. **Benz-ac. Berb.**[58] berb-a.[149] beryl.[149] betul.[1125] boerh.[192] bor.[5] bov.[5] brach. brom. bry.[5] bufo but-ac.[119] cact. cadm-s.[102] calad. **CALC.**[5] calc-p. calc-sil.[58] calcul-r.[77] callun.[1125] camph. cann-i. cann-s.[5] **CANTH.** caps. carb-ac. carb-an. carb-v. carbn-s. card-m.[58] caust. cedr. cent-u.[1125] cham. chel. chen-a.[102] **Chim.** chin. chin-ar. chin-s. chlorpr.[149] cimic.[111] cimx. cina[5] clem. cob. cob-n.[119] coc-c. coca coch. colch.[5] **COLOC. Con.**[5] conv. **Cop.** cor-r. crot-h. croto-t. cub.[102] cupr. cycl. daph. dig.[5] dios.[102] dor. **DULC.**[5] elaps elem.[102] epig.[77] equis. equis-a.[1125] erech.[25] erig.[135] ery-a.[102] ery-m.[1125] eucal.[111] eup-a.[72] eup-per. eup-pur. euph. fab.[102] ferr. ferr-ar. ferr-i. ferr-m. ferr-p. fl-ac. frag.[102] fried.[14] gaert.[136] gali.[72] gall-ac.[85] gast.[36] genist.[1125] get.[45] glech.[1125] glon. goss.[122] graph. grat. gua.[102] guai.[102] guat.[119] ham. hedeo.[102] hell.[5] helon.[102] hep. hoch.[269] hydr. hydr-ac. hydrang.[144] hydrc.[111] hyos.[5] hyper.[45] ign. indg. indol.[102] iod.[5] ip. ipom.[8] junc.[85] juni-c.[1125] **Kali-ar.** kali-bi. kali-br.[8] kali-c.[47] kali-chl. kali-hp.[102] kali-i. kali-m.[61] kali-n. **Kali-p.** kali-s. kali-sil.[58] kalm. kreos. lac-ac. lac-c. lach.[5] lappa[137] laur. lec. led.[5] lil-t. linu-u.[1125] lith-c.[111] lob. **LYC.** lycps. lysid.[102] lyss. mag-c. mag-m. mag-p. mag-s.[72] **Mang.**[5] med.[54] menthol[102]

SEDIMENT (Forts.)
meny. meph. **MERC.**[1] merc-c.[5] merc-cy.[25] **Mez.**[5] mill. mit.[36] morg-g.[136] mosch. murx. myric.[111] **Naja** nast.[1125] nat-ar. nat-c.[1] nat-m. nat-n.[102] nat-p. nat-s. **NIT-AC.** nit-m-ac.[72] nuph.[25] nux-m.[5] nux-v. oci.[108] ol-j.[25] olnd. onis.[102] onon.[1125] op. orthos.[1125] osm. ox-ac. oxyd.[102] oxyg.[85] pall. par.[135] parathyr.[142] pareir. pariet.[85] past.[102] **Petr.** petros.[1125] **PH-AC.**[5] **Phos.** physal.[1125] phyt. pic-ac. pimp.[1125] pip-m.[102] pipe.[102] plan. plat. plb.[5] podo.[25] polyg.[85] polyg-pe.[102] polyg-s.[102] pop.[102] prun.[111] psor. ptel.[144] **PULS.**[5] puls-n.[25] pyrog.[137] rad-br.[102] raph. rat. rheum rhod.[5] rhus-t.[5] rub-t.[1125] rubu-f.[1125] rumx. ruta[5] sabad. sabal.[137] sabin.[5] sal-ac. samb-e.[1125] sang. sanic.[111] sant. saroth.[1125] sarr. **SARS.**[58] sass.[1125] saxi-g.[1125] sec. sel. senec. seneg.[5] senn.[122] **SEP. Sil.** solid.[135] sorb-au.[1125] spig.[5] spirae.[144] spong. squil.[5] stann. **Staph.** stigm.[77] still.[25] sul-ac. sul-i.[137] sulfa.[119] sulfon.[102] **Sulph.** sumb. tab.[102] tarax.[1125] tarent. ter. thal.[102] thlaspi[171] thuj.[5] thymol.[85] til.[1125] trib.[102] trif-p.[25] trion.[102] tritic.[51] tub.[111] uran.[269] uran-n. urea[85] urt-u.[111] uva.[1125] **VALER.** verat. verat-v. vero-o.[1125] vesi.[102] viol-t.[1125] weil.[9] xanrhoe.[142] **ZINC.**[5] **ZINC-P.**[58]

amorph: ang. but-ac.[149] **Hydrang.** iod.

Anfällen, zwischen: **Berb.**[102] **Calc.**[102] chin-s.[102] hydrang.[102] **Lyc.**[102] nux-v.[102] **Sep.**[102] urt-u.[102]

bläulich: pic-ac. prun.

blutig: **Acon.** ant-t. apis **Arn.**[5] ars.[102] **Berb.**[102] **Cact.**[111] cadm-s.[102] calc. cann-s. **CANTH.** caps.[5] carb-ac.[102] **Carb-v.** cham. **CHIM.** chin.[5] chlorpr.[149] colch.[102] coloc. con. crot-h. **Dulc.** epig.[25] fab.[102] **Ham.**[102] hell. hep.[102] ip.[5] lyc. mez. **Nit-ac.**[102] pareir.[102] **PH-AC.** phos. **PULS.** rad-br.[102] sec.[5] **SEP.** sul-ac. sulph. **Ter.** uva. **Zinc.**[5]
☞ *rot; ziegelfarben*

braun: acon. aesc. all-s. **AMBR. Apis Arn.** chin-s. coloc. croto-t. dig. **Epig.**[72] **Lach.** lith-c. lob. myric. plb. puls. puls-n.[25] spig. still.[144] thuj. valer.
☞ *Schlammig •schlammig*

- **dunkel**: **Aesc. All-s.** plb. puls-n.[25] spig.

- **hellbraun**: **Coloc.** puls.

- **rosabraun**: myric.

- **rötlich**: lith-c. still.[144]

- **schmutzigbraun**: acon.

braun und **weiß**: coloc.

Chloride:

- **erhöht**: chin-s.[102] guat.[119] rad-br.[102] senn.[102] uran-n.[25]

- **vermindert**: bar-m.[102] chel.[102] coloc.[102]

Chylurie, Chylusabgang im Urin, Darmlymphe: coloc.[102] iod.[102] **Kali-bi.**[102] **Ph-ac.**[1] uva.[102]
☞ *milchig*

dick: aesc. **Alum.** alum-p.[58] am-be.[25] apoc. **Arn.**[5] ars-s-f.[58] aur-ar.[58] aur-s.[58] bell. **BERB.** bry. **Camph. Coloc. Cop.** croto-t. dig. ferr-i. hydr-ac. iod.[5] kali-bi.[111] kali-c.[58] lach. laur. lob. **Merc.**[5] oci.[108] **Ph-ac.**[5] phos. psor. sabad. sec. **Spong.** sulph. **Sumb.** ter. tub.[111] valer.

- **Stehenlassen** über Nacht, nach: bry. croto-t.

dunkel: carb-ac.[111] **Crot-h.** goss.[122] **Hell.**[5] iod. phos. puls.

eitrig: acon.[5] **APISIN.**[5] **ARN. Ars.** ars-s-f.[58] aspar. bapt.[137] **Baros.**[102] **Benz-ac.** berb.[102] bry.[102] cadm-s.[102] calc. calc-sil.[58] callun.[1125] **Cann-s. CANTH.** caps.[5] carb-ac. carb-v. carbn-s. cham. chim. **CLEM. Con.** cop.[102] **Daph. Dulc. Epig.**[102] eucal.[111] eup-pur. fab.[102] ham. **Hell.**[5] hep.[137] hyos.[102] ip. kali-ar. kali-bi. **Kali-c.**[5] **Kali-s.** lith-c.[102] **Lyc. Merc. Merc-c.**[102] **Nat-s. Nit-ac. Nux-v.** oci.[102] petr. phos.[5] polyg.[137] **Pop.**[102] **Puls.** sabad. **Sabin.**[5] sal-ac. **Sars.** sep. **Sil.** staph. stigm.[102] sul-i.[137] **Sulph.** ter.[102] thlaspi[102] tritic.[102] uran.[269] uran-n. **UVA.** weil.[9]
▥ *BLASE; C; Eiterung •BLASE; C; Entzündung; eiterartiger Absonderung nach Steinoperation, mit •BLASE; C; Katarrh, schleimig-eitrige Absonderung •NIEREN; C; Entzündung; eitrig •NIEREN; C; Katarrh*

- **Urinieren,** nach: hep.[137]

eiweißartig: apoc. **ARS.**[5] **AUR.**[5] **Bell.**[5] **Kali-c.**[5] merc-c. merc-cy.[25] oci. sul-ac.[5]
☞ *Eiweißhaltig* ▥ *NIEREN; C; Entzündung; Urin, mit blutigem tintenartigem, eiweißhaltigem*

Epithelien: chel.[25]
☞ *Zelltrümmer*

erdig: ant-t.[36] **Mang.**[5] rhus-t.[58] sul-ac.

fädig: acon.[5] ant-t.[5] cann-s.[5] canth.[5] coc-c. merc.[1] mez.[5] nit-ac. seneg.[5]
☞ *Haarartige Bestandteile, enthält •zäh, fadenziehend •Zylinder enthält; Fibrinzylinder*

- **Eiter,** wie: cann-s.[5]

- **rot**:
☞ *rot; Filamente, Fasern*

feine Ablagerung: sep.

festhaftend: apis[137] berb.[809] brom. canth.[111] chim.[111] chin.[5] **Chin-s. Cimx.** coc-c. coca **Coloc.** croto-t.[5] **Cupr. Daph. Ferr.** kali-chl.[111] **Lac-c.** nat-c. nat-m. nit-ac. **Petr.** phos.[1] phyt. plat. polyg.[137] **Puls.** pyrog. rad-br.[111] rumx.[111] sec.[5] **SEP.** stann. sumb. tub.[137]

- **weiß**: phos.[1]

fettig: ham.[111]

fleischartig: merc.[1]

flockig: acon. agar. aloe[111] **Alum.** ambr. ant-t.[5] aspar. **Benz-ac. BERB.** brom. calc.[1] calc-p. **Cann-s.**[5] **CANTH.**[5] caust.[102] **Cham. Chel.** chin. cina **Clem.** cob. coc-c. coca coloc. croto-t. **Cycl.**[8] **DULC.**[5] ery-a. eup-pur. grat. hell. **Hep.** iod. kali-bi.[111] kali-c. kali-i. kali-n. kali-p. laur. lith-c. merc.[1] merc-c. **MEZ.** mit.[36] nit-ac. par.[5] **Petr. Ph-ac. Phos. Plb.** prun.[111] **Puls.**[5] rhus-t. rumx. **SARS.** sass.[45] seneg. squil. still.[25] sumb. thuj. uran.[269] uran-n. valer. **Zinc.** zinc-p.[58]
☞ *Wolkig; weiße Wolken; immer trüber, bei fortschreitender Entleerung, die letzten Tropfen sehen aus wie Flocken*

- **eitrig**: cann-s.[5]

- **gelb**: aloe[111]

- **rot**: ant-t.[5] **Canth.**[5]

- **schleimig**: sass.[45]

- **weiß**: calc.[1] kali-bi.[111] merc.[1] phos. zinc.

  ◦ **Stehenlassen,** beim: zinc.

gelatineartig: **BERB.** calad. **Chim. Cina**[102] coc-c. **Coca COLOC.** crot-h. **Dulc.** hydr. **Oci.**[102] **Pareir. PH-AC.**[5] **Puls.**
☞ *Gelatineartig, klumpig beim Stehen*

gelb: aesc. all-c. **Aloe** am-c.[5] am-m.[5] anac.[5] ant-t.[5] aur-s.[58] **Bar-c.** bov.[5] bry.[5] bufo calc.[5] cann-s.[5] carb-an. **Cham.** chel. chen-a.[102] **Chin.** chin-s. cimic.[111] cob. coca con.[5] crot-h. **Cupr.** daph. dig.[5] dulc.[5] ferr. **Kali-chl. Kali-i.** kali-n. **Lach.**[5] **Lyc.** lyss. mang.[5] merc-c.[5] **Nat-s.** nux-m.[5] nux-v. ph-ac.[5] **PHOS.** plb.[5] raph. rhod.[5] rhus-t.[5] ruta[5] sars.[58] seneg.[5] **SEP.** sil. spong. sul-ac. ter. thuj.[5] zinc.[5]

- **festhaftend**: **Ferr.**

- **gräulich**: chel.

- **rötlich**: all-c. am-m.[5] ant-t.[5] bov.[5] calc.[5] cann-s.[5] chel. chin. chin-s. cob. coca **Crot-h. Dig.**[5] mang.[5] **Merc-c.**[5] **Nat-s. Nux-m.**[5] plb.[5] rhod.[5] ruta[5] sars.[5] **Sep.** zinc.[5]

- **Sand**:
☞ *Sand; gelb*

- **schmutzig**: chin. nux-v. **Raph.**

- **teigig**: **SEP.**

- **trübe**: con.[5] rhus-t.[5]

- **weiß**: am-c.[5] **Carb-an.** chin-s. coca **DULC.**[5] lyss. nat-s. phos. raph. sars.[58] ter.

granuliert: aloe ars.[37] benz-ac.[36] berb. **CANTH.**[8] chin-s.

grau: agar. ant-t. **Berb.** canth.[8] chin. **Con.** graph. hyos. kali-i. led. lyc.[5] mang. merc-c. ph-ac. **Phos.** psor.[111] puls. spong.

- **bräunlich** grau: chin.

- **weißlich** grau: **BERB. CANTH.**[8] graph. hyos. merc-c. spong.

Grieß, Harngrieß:
☞ *Sand; Grieß, kleine Steinchen*

Hämatoporphyrie, Porphyrinurie: **Sulfon.**[102] trion.[102]

Hämoglobinurie: **Ars-h.**[102] carb-ac.[38] chin-ar.[102] chin-s.[102] ferr-p.[102] kali-bi.[102] **Kali-chl.**[102] nat-n.[102] phos.[102] pic-ac.[102] sant.[102]

Harngries:

- **vermehrt**: baros.[102] coloc.[102]

- **vermindert**: chim.[25]

Harnsäure:
☞ *rot; ziegelfarben • Sand; rot, Ziegelstaub* ▤ *BLUT; C; Harnsäurediathese, Lithämie*

hefeartig: caust. hyper.[45] mag-m. mosch. raph.

hell: am-c.[5] coloc.[5] nat-m.[5] nit-ac.

Indikan: alf.[102] indol.[102] nux-m.[102] pic-ac.[102]

Kaffeesatz, wie: **Ambr. APIS** dig.[102] **HELL. Lach. Ter.**

kalkartig: bufo[111] led.[5] phyt.[111] sabal.[137]

käsig: alumn. **Ph-ac. PHOS. Sars. Sec.**

Kleie, wie: aloe ambr. **Ant-t.**[5] berb. cedr. **Merc.**[5] **Phos.**[5] **Valer.**[5]

Klumpen, gelbrot: cob.

klumpig: **Ph-ac.**[5]

Kreidemehl, wie: alum. anan. ant-t. bufo calc. chel. coloc.[5] eup-per. graph. led. lyc.[5] **Merc.** nat-m. **Ph-ac.** phos. phyt. ruta sars.[58] sulph.

Kreise: chin-s. lac-c. sulph.

Kristalle: ant-c.[5] arg-n. bry.[58] chin-s.[111] coloc. croto-t. ferr-m. **Lyc.** sel.[5]

krustig: agar.[111] calc.[5] caust. daph.[111] merc.[5] **Nat-c. Phos. Sars. Sep.** zinc.[111]

locker: alum. calc.[5] carb-an. **Chin.**

mehlig:
☞ *Kreidemehl, wie*

mehlig: **Agar. Ant-c.**[5] ant-t.[5] apisin.[5] **BERB. Calc. Canth. Cedr. Chin.** chin-s. cor-r. **Graph. Hyos.** kali-c. **Merc.**[5] **Nat-m.** nux-m.[5] **Ph-ac.**[5] **Phos.**[5] **Ruta**[5] sel.[5] **Sep.** sulph. valer. zinc.

milchig: ant-t. cob-n.[144] coloc. ferr-i. lyc. ox-ac. **Ph-ac.** phos. sec.
☞ *Farbe; weiß • Milchig • Molke, wie • Chylurie, Chylusabgang im Urin, Darmlymphe*

Nierensteine: agri.[1125] alth.[1125] alum.[5] ambr.[5] ammi-v.[1125] ang.[102] **Ant-c.**[5] ap-g.[1125] arg-n.[102] arn.[5] aspar.[1125] baros.[85] bell. **BENZ-AC. Berb.** berb-a.[149] beryl.[149] betul.[1125] **CALC.** calcul-r.[102] **Callun.**[1125] **Cann-s.**[5] **Canth.** cent-u.[1125] cham.[102] chin.[5] chin-s.[102] coc-c. colch.[149] coloc. **Dios.**[102] elem.[102] **Epig.**[102] equis. erig.[102] ery-a.[102] ery-m.[1125] **Eup-pur.**[102] frag.[102] gali.[85] gast.[36] **Genist.**[1125] hedeo.[102] hep.[102] hoch.[269] hydrang. junc.[85] **Juni-c.**[1125] kali-c.[162] lach.[5] **LITH-C. LYC.** med.[54] mill. morg-g.[136] nat-m.[5] nat-s.[193] nit-ac.[5] nit-m-ac.[102] nux-m.[5] **Nux-v.**[5] oci. onis.[102] **Onon.**[102] op.[102] **Orthos.**[102] oxyd.[102] parathyr.[142] **PAREIR.** pariet.[85] past.[102] petr.[5] **Petros.**[1125] **Phos.** physal.[102] **Pic-ac.**[102] pimp.[1125] pip-m.[102] pipe.[102] podo.[25] polyg.[102] polyg-pe.[102] polyg-s.[102] **RUB-T.**[1125] rubu-f.[1125] **Ruta**[5] saroth.[1125] **SARS.** sass.[1125] saxi-g.[1125] senec.[102] **Sep.**[5] **Sil. SOLID.**[1125] sorb-au.[1125] stigm.[77] **Still.**[102] sulfa.[119] sulph.[5] tab.[102] tarax.[1125] thal.[102] thlaspi[77] thuj.[5] trib.[102] **Urt-u.**[102] **Uva.**[1125] vesi.[102] xanrhoe.[142] **Zinc.**[5]
☞ *Sand; Grieß, kleine Steinchen* ▤ *BLASE; C; Steine, Blasensteine*

orangefarben: chin-s.

Oxalate: aran.[149] **Berb.**[1125] boerh.[192] brach. **Caust.** coca guat.[119] **Kali-s.** lyc. lycps. lysid.[102] lyss.[102] **Nat-p.** nat-s.[137] **NIT-AC. Nit-m-ac.**[85] ox-ac. plb. rhus-t. **RUB-T.**[1125] senn.[102] **Ter.** zinc.

Phosphate:

- **vermehrt**: agar. **Alf.**[102] aran.[149] arn.[5] aspar. aven.[102] bell.[102] **Benz-ac.** berb.[1125] boerh.[192] brach. calc.[102] calc-p.[111] cann-s.[102] canth. chel. chin-s. colch. **Ferr-m.** graph.[102] gua.[102] guai.[102] helon.[102] hydrang.[102] hydrc.[111] **Kali-br.**[8] kali-chl.[102] kali-hp.[102] kalm. lappa[137] lec. mag-p. med. nat-ar. nat-s.[58] nit-ac.[102] **PH-AC. Phos.** pic-ac. **Ptel. Raph. RUB-T.**[1125] sang.[102] **Sarr.** senn.[102] **Solid.**[102] **Stann.** ter. thlaspi[102] trif-p.[25] uran-n.[102]

- **vermindert**: thymol.[85]

SEDIMENT (Forts.)

purpurfarben: ant-c. bov. **Fl-ac.** mang. ptel.

reichlich: agar. all-s. am-c. arn. **Ars.** bell. **BERB.** calc. carb-an. card-m.[58] cham. **Chim.** chin. **Coloc.** con. **Cop.** croto-t. cycl. kali-ar. kali-bi. kali-c. laur. lyc. **Op.**[5] **Phos. Puls.** sal-ac. **Tarent.** thuj. urea[85]

Ringe: apis aspar.[111] **Lac-c.** pyrog.

rosa: am-p.[102] apis[111] **Berb. BRY. Chin.** lith-c. lob. myric.[111] ol-j.[25] phyt.[111] rheum rhus-t. **Sep. Sumb.**

rot: **Acon.**[5] act-sp.[162] agar. **Alum.** alum-p.[58] alum-sil.[58] am-c. am-m.[5] am-p.[102] ambr.[5] **Ant-c.**[5] ant-t. **Apis** apisin.[5] **Arg-n. Arn.**[5] ars. ars-h. ars-i. arund.[102] aspar. astac. aur-m.[58] **Bell.** benz-ac.[58] **Berb.** bov.[5] brom. bry.[111] cact. **Calc.**[5] calc-sil.[58] camph. cann-s.[5] **CANTH.**[5] carb-v. cham. **Chel. Chin.** chin-ar. **Chin-s.**[111] chlorpr.[149] cimic.[144] cimx. cob. coc-c.[144] coch. **Coloc. Cop.**[171] cupr. **Daph. Dig.**[5] dor. dulc. **Elaps** fried.[14] gall-ac.[85] **Graph.** hedeo.[122] hydr-ac. iod.[111] ip.[5] kali-ar. **Kali-c.**[137] kali-p. kali-s. **Kreos.**[5] lac-ac. **Lac-c. Lach. Laur.** led. lil-t. lith-c. **Lob. Lyc.**[58] lyss. mag-s. mang.[5] **Merc-c. Mez.** naja **NAT-M.** nat-s. **Nit-ac.** nuph.[25] nux-m.[5] **Nux-v.** oci.[22] op.[5] osm. pall. par. pareir.[171] **Petr. Ph-ac.**[5] **Phos.** phyt. plat. plb.[5] **Psor.** ptel. **PULS.**[5] pyrog.[111] rhod.[5] ruta[5] sang. sant.[25] sars.[5] **Sec.** sel. senec.[171] seneg. **SEP.** sil. spirae.[144] squil. stann. still.[25] sul-ac. sul-i.[58] sulph. sumb.[25] tarent.[137] **Ter.** thlaspi[171] thuj. **VALER.**[5] verat-v. vesi.[171] zinc.[5]

- **blutrot**: am-c. sep.
- **bräunlich**: sul-ac.
- **dick**: cop.[171] kali-c.[137]
- **dunkel**: chin. dor. phyt.
- **Filamente,** Fasern: ant-c.[1] ant-t. canth.[5]
- **flockig** oder pulverig: agar. cob.
- **granuliert**: ant-c.[5] chin-s.[111] sel.
- **leuchtendrot**: **BERB. Lyc.** nit-ac. osm. phos.
- **mahagonifarben**: chin. laur. phyt.
- **Pfeffer,** wie: benz-ac.[58] berb.[58] iod.[111] lyc.[58] pyrog.[111]
- **Ringen,** in, Kreise: lac-c.
- **rosa**: am-p.[102] sumb.[25]
- **rotviolett**: mang.[5] puls.[5]
- **schmutzigrot**: **Berb.** dor.
- **schwer** abzuwaschen: ars-i. aspar. brom. **Cimx. Cupr. Daph. Lac-c. Phyt.** pyrog. **SEP.**
- **weiß**: ter.
- **wolkig**: ambr.[5]
- **ziegelfarben**: acon.[5] act-sp.[162] apisin.[5] **ARN.**[5] bell.[58] **Chin.**[5] chin-s.[144] chlorpr.[149] cimic.[144] coc-c.[144] ip.[5] **Lyc.**[5] merc-c. nat-s. **Oci.**[22] op.[5] pareir.[171] petr. phos. puls. sel.[5] senec.[171] thlaspi[171] vesi.[171]

  ☞ *blutig •Sand; rot, Ziegelstaub ▤ BLUT; C; Harnsäurediathese, Lithämie*
- **zinnoberrot**: valer.[5]

Sand: acon. agar. agri.[1125] all-c. alum. **AM-C.** am-caust. am-m.[5] ambr.[5] **Ant-c.**[5] ant-t. ap-g.[1125] apis arg-n. arn. ars. arund. aspar. asper.[1125] aur. aur-ar.[58] aur-m. aur-s.[58] bac.[62] bapt. bar-m.[102] baros.[72] bell. **BENZ-AC.** berb. bor.[5] bry. cact. **Calc.**[137] calc-sil.[58] calcul-r.[77] callun.[1125] camph. **Cann-s.**[5] canth.[5] carb-v. caust. **Chel.** chim. chin. chin-ar. **Chin-s.** cimic. cob. coc-c. colch.[5] coloc. con. cop. daph.[111] dig. elaps epig.[77] equis-a.[1125] eup-a.[72] eup-pur.[85] ferr-m. gali.[72] glech.[1125] glon. graph.[137] grat. hydrang.[144] hyos. ip. ipom.[8] kali-c. kali-i. kali-n.[5] kali-p. kreos.[137] **Lach.**[5] laur.[5] **LED.** lith-c.[54] lob. **LYC.** mag-s.[72] mang.[5] meny. meph. merc.[5] merc-c. mez. nast.[1125] nat-ar. **Nat-m. Nat-s. Nit-ac.** nit-m-ac.[72] nux-m. nux-v. oci. onon.[1125] op. orthos.[1125] ox-ac. oxyg.[85] pall. pareir. **Petr.** ph-ac.[5] **PHOS.**[137] pic-ac. plan. plat.[5] polyg.[85] psor. **Puls.** pyrog.[137] raph. rhod.[5] rhus-t.[137] rumx. **Ruta**[5] samb-e.[1125] sanic.[111] sant. saroth.[1125] **SARS.**[137] saxi-g.[1125] **Sec. SEL.** senec. **Sep.**[111] **SIL.** solid.[1125] stigm.[77] sul-ac.[5] sul-i.[137] sulph.[5] sumb. tarent. ter. thlaspi[171] thuj. til.[1125] tritic.[51] **Tub.**[137] urt-u.[85] uva.[1125] valer. vero-o.[1125] viol-t.[1125] **ZINC.**[137] zinc-p.[58]

- **blass**: **Sars.**
- **braun**: sul-i.[137]
- **festhaftend**: **Puls.**
- **gelb**: berb. canth.[5] chel. chin-s. cimic. hydrang.[144] lach.[5] lyc. phos.[137] sant. sep.[111] **SIL.** thuj. zinc.[137]
  - ◦ **gelblichrote** Kristalle: **Berb.** chel. chin-s. **Lyc.**
- **grau**: phos.
- **Grieß,** kleine Steinchen: agri.[1125] alum.[5] am-c.[5] am-m.[5] **Ant-c.**[5] ap-g.[1125] arg-n. arn.[5] aspar. asper.[1125] **Bar-m.**[102] baros.[72] **Berb. Calc.** calcul-r.[77] **Callun.**[1125] **Cann-s.**[5] canth.[5] carb-v. chim.[46] chin.[54] chin-s.[85] cimic.[111] coc-c. coloc. con. **Epig.**[77] **Equis-a.**[1125] eup-a.[72] eup-pur.[85] gali.[72] glech.[1125] hydrang.[5] **Ipom.**[8] kali-c.[5] kali-i. lach.[5] **Lith-c.**[54] **LYC.** merc.[5] **Merc-c.**[5] nast.[1125] nat-m.[5] nit-ac. nit-m-ac.[72] nux-m. **Nux-v.**[5] **Onon.**[1125] orthos.[1125] **Petr.**[5] **Ph-ac.**[5] **Phos.**[5] polyg.[85] puls.[10] rhod.[5] **Ruta**[5] samb-e.[1125] saroth.[1125] **SARS.** saxi-g.[1125] **SEP. Sil.**[5] **SOLID.**[1125] stigm.[77] sul-ac.[5] sulph.[5] **Thlaspi**[100] thuj.[5] til.[1125] tritic.[51] urt-u.[85] **UVA.**[1125] vero-o.[1125] viol-t.[1125] **Zinc.**[5]

  ☞ *Nierensteine ▤ BLASE; C; Steine, Blasensteine*
  - ◦ **Blasenentzündung,** bei: orthos.[1125]
  - ◦ **Rückenschmerzen,** mit: **Ipom.**[8]
- **hell** gefärbt in konzentrischen Schichten: chin-s.
- **klebrig**: pyrog.[137] tub.[137]
- **rot,** Ziegelstaub: acon. agar. all-c. alum. **Am-c.** am-caust. am-m.[5] ambr.[5] **Ant-c.**[5] ant-t. apis arg-n. **ARN. ARS. ARUND. Aspar.** aur-m. bapt. bell. **Benz-ac. Berb.** bry. **Cact. Camph. Canth.**[5] **Carb-v. Caust.** chel. **Chim.** chin. chin-ar. **Chin-s. Cimic.** cob. coc-c. colch.[5] **Coloc.** con. **Cop.** daph.[111] **DIG. Elaps Glon.** graph.[5] grat. **Hyos. Ip. Kali-c.** kali-n.[5] kreos.[5] **Lach.** laur.[5] **Led. LOB. LYC.** mag-s.[72] **Meph. MERC-C. Mez. Nat-m. Nat-s.** nit-ac. nux-m. **Nux-v. Oci. Op.** ox-ac. oxyg.[85] pall. **PAREIR. Petr. PHOS.** pic-ac. **PLAN.** plat.[5] **Psor.** puls. pyrog. rumx. sars.[5] **SEL. SENEC. SEP. Sil.** sulph.[5] sumb. **TARENT.** ter. thlaspi[171] thuj. valer. zinc. zinc-p.[58]

  ☞ *rot; ziegelfarben ▤ BLUT; C; Harnsäurediathese, Lithämie*

◦ **Fieber,** während: **Lyc.** phos.

◦ **Wehen,** Entbindung, während: lyc.[54]

◦ **Wolken**: ambr.[5] kali-n.[5]

- **weiß**: **Am-c.** berb.[137] calc.[137] graph.[137] kreos.[137] nat-ar. phos. **RHUS-T.**[137] sars.[137] sep.[137] zinc-p.[58]

◦ **Hitze,** mit vorangehender: nat-ar.

- **wolkig**: chim.[137]

- **zäh**:

☞ *klebrig*

schlammig: guat.[119] lycps.[85] ter.[137]

☞ *Schlammig • braun*

schleimig: aesc. **Aloe Alumn.** anan.[122] **Ant-c.** apoc. **Arg-n.** ars. asc-t. aspar.[102] **Aur.** aur-ar.[58] aur-s.[58] bals-p.[102] bar-c. **Baros.**[102] bell. **BENZ-AC. BERB.** brach. brom. bry. calc.[5] calc-sil.[58] camph. cann-i. **Cann-s.**[102] **CANTH.**[54] **Carb-v.** carbn-s. caust. cham.[5] **Chel. CHIM.** chin.[5] chin-s. **Cimic.** cina[5] **Clem.**[5] **Coc-c. Colch. Coloc.** con. cop. croto-t. **Cub.**[102] dig. **DULC.** epig.[102] **EQUIS.** erech.[25] eup-pur. fab.[102] **Ferr.** ferr-ar. ferr-p. gaert.[136] gall-ac.[102] **Glon.** hep.[5] **Hydr.** hydrang.[102] hyos. indg. ip.[5] kali-ar. **Kali-bi. Kali-c. Kali-chl.** kali-m.[61] kali-n. kali-p. kali-sil.[58] **Lach.** lith-c. lyc. lycps.[25] med.[58] menthol[102] **Merc.**[5] **MERC-C.** mosch.[58] naja nat-ar. **Nat-c.**[1] **NAT-M.** nat-p. **Nat-s. Nit-ac. Nux-v.** op. **PAREIR. Petr.** ph-ac. phos.[1] **Pop.**[102] **PULS.** rheum[5] sant.[25] **SARS.** senec.[137] **Seneg.**[5] **SEP.** sil. **Solid.**[102] stigm.[102] still.[25] **Sul-ac.**[5] **Sulph.**[5] tab. **Ter. Thuj.**[5] **Til. Tritic.**[102] tub.[85] uran.[269] uran-n. **Uva.** valer. verat.

☞ *Zylinder enthält; schleimig* ▥ *BLASE; C; Entzündung*

- **Konvulsionen,** während: canth.[54]

- **Menses,** vor: **Lach.**

- **Stehenlassen,** beim: croto-t.

- **Urinieren**:

◦ **Beginn,** zu: **Clem.**[5] **Thuj.**[5]

◦ **während**: calc.[5] merc.[5]

- **Uterusverlagerung,** bei: senec.[137]

- **dick**: chim. dulc. gall-ac.[102]

◦ **fadenziehend** und blutig, große Mengen: **CHIM. Dulc.**

- **gelb**: nat-c.[1]

- **milchig** weiß: **Kali-chl.**

- **weiß**: kali-m.[61] phos.[1]

- **zäh**: caust. **Coloc.** con. **Dulc.**[8] hydr.[58] nat-c. **Nux-v. Puls.** sil.

▥ *ALLGEMEINES; C; Absonderungen; zäh, schwierig abzulösen*

schmutzig: anac. chin. dor.[25]

schokoladefarben: chin-s.

schwarz: colch.[137] **LACH.**[22] ter.

- **Stroh,** wie verkohltes: **LACH.**[22]

◦ **Scharlach-Fieber, nach**: **LACH.**[22]

Steine:

☞ *Nierensteine*

strohfarben: **Chin-s.**

teigig: ars. **SEP.**

tonfarben: alum. alumn. **Am-c. Am-m. Anac. BERB.** canth.[5] chin-s. cor-r. eup-per.[25] ign.[5] kali-c.[5] mang. phos. **Sars. Sep. Sul-ac.**[5] **Sulph. Ter.**[111] thuj. **ZINC.**

☞ *Farbe; lehmfarben, wie Lehmwasser*

- **festhaftend**: **Sep.**

◦ **Menses,** während, schwierig auszuwaschen: **Sep.**

transparent: **Berb. Coloc.**

trübe: alum.[5] am-c.[5] carb-an.[5] con.[5] mang.[5] rhus-t.[5] zinc.[5]

übelriechend: chin-s.[111] cupr. fl-ac.[5] lyc.

Urate: aran.[149] arn.[135] bar-m.[135] benz-ac.[111] berb.[111] bry.[58] but-ac.[119] caust.[122] chel.[135] chin-s.[111] coc-c.[111] colch.[135] erig.[135] get.[45] kali-c.[47] linu-u.[1125] lith-c.[111] **Lyc.**[5] nat-m.[135] par.[135] **Physal.**[1125] sars.[5] senn.[122] **Sep.**[5] solid.[135] urt-u.[111]

- **Ausscheidung** von, amel.: lith-c.[111] lyc.[5] sep.[5]

▥ *ALLGEMEINES; M; Absonderungen, Ausscheidungen amel.*

- **amorph**: but-ac.[119]

veilchenfarben: ant-t.[36] bov. fl-ac. **Mang.** puls.[5] thuj.[5]

- **schaumiger** Ring: **Puls.**[5]

verbrannt, wie: sep.

vermehrt:

☞ *reichlich*

weiß: acon. aesc. aeth. agar. aloe **Alum.** alum-p.[58] alumn. am-c. ant-t.[5] arist-cl.[119] aspar. bac.[56] bar-c.[5] bar-m. bell. **Benz-ac. BERB.** brach. brom. bry. **Calc.** camph. **Canth.** caps. carb-v. carbn-s. **Chin.** chin-s. cob-n.[119] coc-c. **Colch.**[5] **Coloc.** con.[5] conv. croto-t. dig. **Dulc.**[8] eup-per. eup-pur. euph. ferr. ferr-i. fl-ac. **GRAPH. Hep.** hyos.[5] ign. kali-bi. **KREOS.** laur. led.[5] lil-t. **Lyc.**[5] lyss. mag-c. mit.[36] murx. nat-m. **Nat-s. Nit-ac. Olnd.** ox-ac. **Petr. Ph-ac. PHOS.**[1] phyt. plan. plat. prun.[111] ptel.[144] **RHUS-T. SARS.** sec. seneg. **SEP. Spig.**[5] spong. squil.[5] still.[25] sul-ac. **Sulph.** sumb. ter. **Valer.** zinc.

- **Fieber,** während: phos. sep.

- **festhaftend**: brom. **SEP.**

- **filmartig,** sehr schwer auszuwaschen: **SEP.**

- **gelblich**:

☞ *gelb; weiß*

- **Molke,** wie: phos.[1]

- **schimmernd**: kali-bi.

- **schneeweiß**: rhus-t.

- **trübe**: **Con.**[5]

- **wolkig**: aspar. benz-ac. con. ph-ac. phos. plat. rhus-t. sumb.

wolkig: alum. alumn. am-m. ambr. anac. ant-c.[5] **Ars.**[5] aur.[5] bell.[5] **BERB.** bov.[5] bry. calc.[5] calc-sil.[58] carb-v. caust. cham. chel.[25] chin. **Coloc.**[5] croto-t. dig.[5] dulc.[5] elaps graph.[5] hep.[5] hydr-ac. kali-c.[5] **Kali-n.** lach. laur. **Lyc.**[5] mag-m. mang.[5] merc. mez.[5] nat-c.[5] olnd. par. **Petr.**[5] **Ph-ac. Phos.**[5] plat. ptel.[25] rat. rhod.[5]

SEDIMENT; wolkig (Forts.)
sars.[5] **SENEG.**[5] **Sul-ac.**[5] sulph.[5] sumb. **Thuj.** valer. **Zinc.**[5] zinc-p.[58]
☞ *Wolkig; Stehen, beim*

zäh, fadenziehend: **Chim.** coloc. **Hydr. Kali-bi. Lyc. Ph-ac.** puls.[58]
☞ *fädig*

Zelltrümmer: arg-n.[102] **Ars.**[102] **Berb.**[102] brach.[102] cact.[102] **Canth.**[102] **Carb-ac.**[102] chel.[102] crot-h.[102] hep.[102] kali-bi.[102] **Merc-c.**[102] **Phos.**[102] pic-ac.[102] solid.[102] ter.[102]
☞ *Epithelien*

Zucker, wie eine Ansammlung von kandiertem: chin-s.

Zylinder: chel.[25] merc-cy.[25] uran.[269]

SPEZIFISCHES Gewicht:

abwechselnd erhöht und vermindert: benz-ac.[58]
☞ *A; Abwechselnd mit*

erhöht: apoc. **ARN.** ars-s-f.[58] aur-m. **Benz-ac.** calc. **Calc-p.** canth. chim. coc-c. **COLCH.** coloc. dig. elat. **Eup-pur. Ferr.** ferr-p. guat.[119] **Helon.** iod. **Kali-acet. Kali-p.** lac-d.[58] led.[58] **Merc.** morph. mur-ac. nat-ar. nat-m.[5] **Nat-s.** onos. ph-ac. **Phos. Phyt.** pic-ac. **Puls.** sarr. senec. sep. sul-ac. tab. tell. thlaspi[137] tub.[85] uran.[269] uran-n. zinc.
☞ *Dick*

vermindert: apoc. **Ars-s-f.**[58] brach. chlf. cimic. coff. colch. dig. equis. ery-a.[25] ferr-i.[58] helon. kali-ar. lycps.[25] merc. **Merc-c.** morph. murx. nat-ar. nat-m. **Phos.** pic-ac.[25] **PLB.** sanic.[85] still.[25] sulph. uran.[269] uran-n. urea[85] verat-v.
☞ *Farblos*

STEINE:
☞ *Sediment; Nierensteine* ▥ *BLASE; C; Steine, Blasensteine*

STUHL, Menge vermehrt sich, bei Verminderung des Urins: colch.

TRÜBE:
☞ *Wolkig*

ÜBELRIECHEND:
☞ *Geruch; übelriechend*

UNTERDRÜCKT:
▥ *NIEREN; C; Harnsperre, Anurie*

UNWILLKÜRLICH:
▥ *BLASE; C; Urinieren, Entleerung der Harnblase; unwillkürlich, unfreiwillig*

UROBILIN:
☞ *Gallenfarbstoffe, enthält*

VERMEHRTE Menge: abies-c.[25] **ACET-AC.**[137] **Acon.**[5] aesc. **Aeth. Agar.**[111] **Agn.**[5] alf.[77] all-c. all-s. **ALOE Alum. Alum-p.**[58] alum-sil.[58] alumn. am-be.[25] am-c. **AM-M.**[5] **Ambr.** aml-n.[25] anac. androc.[222] ang.[5] **Ant-c.**[5] ant-s.[85] ant-t. **Anthr. Apis**[111] apisin.[5] **Apoc.**[25] aral.[25] aran.[149] aran-ix.[149] **ARG.**[5] **ARG-N.**[31] arn. **Ars.**[5] ars-i. ars-s-f.[58] **Arum-t.**[22] asc-c.[25] asc-i.[25] asc-t.[102] **ASPAR.** aster. atro. **Aur.** aur-ar.[58] **Aur-i.**[58] **Aur-m. Aur-m-n.** aur-s.[58] bac.[62] bamb-a.[1184] bapt. bar-acet. **Bar-c.**[5] bar-i.[58] bar-m. bar-s.[58] **Bell.**[5] benz-ac. berb. **Bism.**[5] bol.[25] bor. bov. brach. brom. bros-g.[259] brucel.[241] bry. bufo **Cact. Cahin.**[102] **Calc.**[137] calc-f. calc-i.[58] **Calc-p.**[111] calc-sil.[58] **Camph. CANN-I. CANN-S.**[5] **Canth.** caps. carb-ac. **Carb-an.** carb-v.[1] carbn-s. card-m.[58] caul. **CAUST.**[5] cedr. cench.[58] **CHAM. Chel.**[5] **Chim.** chim-m.[8] **Chin.**[193] chin-ar. chin-s. chion.[114] chlf.[36] **Chlol.** chlor.[111] chlorpr.[149] **Cic.**[5] **Cimic. Cina**[5] cinnb. citl-v.[197] **Clem.** cob. coc-c.[111] coca[85] cocc.[5] cod.[5] **COFF.**[5] **Colch.**[5] coll.[25] **Coloc.**[5] **Con.**[5] conv. cop. cortico.[149] **Crot-c.**[111] **Crot-h.** croto-t. cub. **Cupr.** cur. curc.[192] **Cycl.**[5] **Daph. Dig.**[5] dor.[25] dros. **DULC. Echi.** elaps elat. ems[9] epig.[25] **Equis.** erig. ery-a. eug. eup-per. **Eup-pur. Euphr.** eupi. excr-can.[269] fago. falco-p.[265] **Ferr.**[36] ferr-ar. ferr-i. ferr-ma. ferr-p. **Fl-ac.**[5] form. fried.[14] gali.[25] gall-ac.[36] gamb. **GELS.**[54] germ.[222] get.[45] gins. glon. glyc.[72] glyc-g. gnaph. graph.[5] grat. gua.[85] **Guai.**[5] ham. hell.[5] **Helon.** hep.[5] hydr.[25] hydrc.[192] hyos.[5] hyosin.[137] hyper. iber.[25] **IGN. Iod. Iris** jatr. kali-ar. **Kali-bi.** kali-br.[25] **Kali-c.**[5] kali-chl. **Kali-i. KALI-N.**[5] **Kali-p. Kali-s.** kali-sil.[58] **Kalm.** knau.[33] **KREOS.**[5] lac-ac.[102] **LAC-C.**[111] **Lac-d.**[137] **Lach.**[5] lact. lappa[102] lat-h.[301] laur. **Lec. LED.**[5] **Lil-t. Lith-c.** lob. lob-p.[85] lob-s.[25] **Lyc.**[5] lycpr.[171] **Lycps.** lyss. **M-arct.**[5] m-aust.[5] **Mag-c.**[5] mag-p. **Mag-s.** mang. marm-w.[194] med. **Meli.** menis.[25] **MERC.**[5] **Merc-c.**[5] merc-i-f. **Merc-i-r.** mez. mit.[85] morph. **MOSCH.**[5] **MUR-AC.**[5] **Murx.** mygal. myric.[25] **Nat-ar. NAT-C.**[5] **NAT-M.**[5] **Nat-p. NAT-S.**[137] **Nat-sil.**[58] nicc. nit-ac. nux-m. **Nux-v.** nym.[25] **Ol-an.**[137] **Olnd.**[5] **Op. Ox-ac.** oxal.[45] oxyg.[233] ozone[227] pall. par. ped.[85] petr.[5] **Petros. PH-AC.**[5] **PHOS.**[1] phys.[137] **Phyt.** pic-ac. **Plan.** plat-m-n.[102] **Plb.** plut-n.[222] **Podo.** polyg.[111] **Prun.** psor. ptel.[25] **PULS.**[54] quas.[102] ran-a.[45] **Raph.** rat. **Rheum**[5] **RHOD.**[85] **RHUS-T.**[5] rumx. ruta[5] sabad. sabal.[111] **SABIN.**[5] **Samb.**[5] sang. sanic.[85] sarcol-ac.[149] sarr. **Sars.**[5] scut.[102] sec. sel.[5] **Senec. Seneg.**[5] sep.[1] sil.[31] sol[236] sol-n.[25] **SPIG.**[5] spong. **SQUIL.**[5] stann.[5] **Staph.** stict.[85] still.[25] **STRAM.** stront-c. stroph.[85] sul-ac.[1] sul-i.[58] **SULPH.**[54] tab. **Tama.**[197] tanac.[25] **Tarax. Tarent.** tax.[303] tell.[85] **Ter. Teucr. Ther. Thuj.**[5] thymol.[85] thyr.[102] trif-p.[25] tril. tril-c.[36] uran.[269] **URAN-N.** ust.[25] valer.[5] **Verat.** verat-v. **VERB.**[5] vib.[111] **Viol-t.**[5] vip. xan.[8] yohim.[85] zinc.[5] **Zinc-p.**[58] zing.
▥ *BLASE; C; Urinieren, Entleerung der Harnblase; häufig* • *KLINISCHES; C; Diabetes; insipidus*

abwechselnd mit spärlichem Urin:
☞ *Verminderte Menge; abwechselnd mit reichlichem Urin*

tagsüber: cina ham. pic-ac. **Sulph.**

Tag und Nacht: quas.[102]

morgens: am-m. ambr. bar-acet. cahin. carb-an. equis. laur. lyc. mag-s. merc. **Mez.** nat-ar. nat-c. **Nat-p. Op. Sars.** sul-ac.

- **6** Uhr: nat-ar.

vormittags: arg-n. lyc. **Mez.**

mittags: op.

nachmittags: **All-c.** aloe alum. am-c. bor. bov. cycl. dig. laur. nat-m. nat-p. nicc. op. rumx. thuj.

- **Mittagsschlaf,** nach: cycl.
▥ *ALLGEMEINES; M; Schlaf; nach Schlaf; Mittagsschlaf*

abends: am-c. cic. coloc. fl-ac. helon. kali-chl. laur. **LYC.** lyss. op. ox-ac. pall. phos. pic-ac. sang. sulph. thuj. zinc.

- **19** Uhr: cic. pic-ac.
- **20** Uhr: cic.
- **22** Uhr: phos.

nachts: agar. aloe alum.[5] am-c. **Am-m.** ambr.[85] **Ant-c.** ant-t. **Apis Arg.** arg-n. ars. **Bapt.** bar-c. bar-s.[58] **Bell.** bov. bros-g.[259] bry. **Cact.** calc.[1] **CALC-F.** cann-s. **Carb-ac. Carb-an.** caust. chin. chin-ar. chlol. coff. coloc. cop. cupr. cycl. **Dig.** ems[9] euphr. **Gels.** graph.[5] hep.[5] hyos. hyper. kali-c.[5] kali-chl. kali-i.[102] kali-n. kali-p. **Kreos. Lac-c.** lat-h.[301] **Led. Lith-c. LYC.** mag-c. mag-p. **Med. Merc.** mez. **Murx.** nat-ar. nat-c. **Nat-m.** nat-p. **Nat-s.** nicc. nux-v.[5] op. ox-ac. petr. **Ph-ac.** phyt. plan. plb. prun. quas.[102] rhus-t. ruta sabal.[111] samb.[5] **Sang.** sarcol-ac.[149] **Sars.** sep.[5] **Sil. SPIG. Squil.**[102] **Stram. SULPH.** ther. **Thuj.** uran.[269] **URAN-N.** zinc.[1]

- **Liegen,** beim: bell.
- **Menses**:
  - **vor**: am-m. cann-s. hyos.
  - **während**: ph-ac.
- **Stuhlgang,** während: am-c. sulph.

Mitternacht:

- **gegen**: coff. op.
- **nach**: carb-ac. ox-ac. plb. **SULPH.**
  - **4** Uhr: plb.
  - **5** Uhr: carb-ac. ox-ac.

Abmagerung, bei: merc.[5]
ALLGEMEINES; C; Abmagerung; allgemeine Arzneien

Amenorrhö, bei: alum. am-c. caul. **Cham.** gels. nat-m. sulph.

Begleitsymptom, als: vib.[137]

Beschäftigung vermindert Harnentleerung: citl-v.[197]

Bett, im: crot-c.[111] seneg.[5]

Blutung, bei: calc.[137] gels.[137] ign.[137] lach.[137] mosch.[137] sars.[137] stram.[137] sulph.[137] vib.[137]

Bronchitis, bei: chin.[193]

Delirium, nach: **Stram.**

Diarrhö, mit: acon.[1] agar.[111] bell.[1] con.[1] fl-ac.[111] puls.[5] spig.[1]

Durst, mit: bell.[5] hydrc.[192] verat.[5]

Durstlosigkeit, mit: bamb-a.[1184] brucel.[241]

Epilepsie:
☞ *Konvulsionen*

Erbrechen, mit: acon. lach. verat.

Erschöpfung, begleitet von: acet-ac. benz-ac. **Calc-p.** carb-ac. chin-s. **Cimic.** dig. ferr. lyc. med.
ALLGEMEINES; C; Schwäche; Urinieren; nach;

- **Durst,** und viel: chin-s.

Essen, nach dem: puls.

Fahren in einem Waggon, beim: phos.[1]

Fieber, Apyrexie, in der: ars. calc. chin. ferr. graph. nux-v. samb. valer.

Fieber, während: ant-c.[5] arg. ars. **Arum-t.**[22] **Aur-m-n.** bell.[5] cedr. **Cham.**[5] **Colch.** dulc. **Eup-pur.** gels.[102] **Lyc.**[5] med. **Mur-ac.** ph-ac.[5] **Phos.** squil. **STRAM.**[5]

- **Hitzestadium**: **Ant-c.**[5] bell.[5] cham.[5] **Lyc.**[5] **Ph-ac.**[5] stram.[5]

Froststadium im Fieber, während: ars.[5] gels.[111] lec. **Merc.**[5] spig.[5] sulph.[5]

Hitze des Körpers, bei: samb.[102]

Hunger, mit: bell.[85] verat.

- **Durst,** und: bell.[85] verat.

Husten, bei: **Samb.**[5]

Kaffee, nach: cahin. olnd.
ALLGEMEINES; C; Speisen und Getränke; Kaffee; agg.

Konvulsionen:

- **während**: glon.[54] mosch.[54]
- **nach** epileptischen: caust.[10] **Cupr.** lach.[10]

Kopfschmerz:

- **nach**: asc-c.[25] gels.[111] **GLYC-G.** ign.[111] **Iris** nux-v.[111] sang.[111]
- **bei**: acon. asc-t.[102] **Bell.** bov. **Canth. Chin-s. Cinnb.** coloc. cupr. eug. ferr-p. **Gels. Glon. Ign.** iris kalm. lac-c. **LAC-D. Lil-t. Mosch. Ol-an.** phys.[137] sang. scut.[102] **Sel.** sep. sil. uran.[269] uran-n. **Verat.** vib. vip.
KOPF; C; Schmerz, Kopfschmerz; Urinieren; agg.; während;
- **gefolgt** von reichlichem klarem Urin und Erbrechen: iris

Liegen agg.: bell.[111]

Menses:

- **vor**: cinnb. hyos.
- **Beginn,** zu: bell.[1]
ALLGEMEINES; M; Menses; Beginn, zu
- **während**: canth. **Cham. Hyos.** kali-bi. lac-c. med.[111] **PH-AC. Phyt.** sars.[1] sulph. vib.

Ödem, Wassersucht, bei: squil.[137]

Pubertät, in der: ferr.[102]
ALLGEMEINES; M; Pubertät; während

Reisen, beim: cahin.[102]
ALLGEMEINES; M; Reisen; agg.

Säuglingen, bei: arg-n.[31] mur-ac.[31] ph-ac.[31] rhus-t.[31] sil.[31] spig.[31] squil.[31] verb.[31]

Schläfrigkeit, mit: hydrc.[192]

Schmerzen, bei: acet-ac.[137] acon.[5] arg.[137] coloc.[111] lac-d.[137] lyc. med. nat-s.[137] ph-ac.[5] phos.[1] rhod.[85] tama.[197] verat.[5] vib.[111]

- **Abdomen,** im: acon.[5] tama.[197] verat.[5]
- **anfallsweise**: coloc.[111] phos.[1] vib.[111]
- **Rücken,** im: acet-ac.[137] lyc. med. nat-s.[137] ph-ac.[5]
  - **Lumbalregion**: ph-ac.[5]
  - **was** amel.: **LYC. Med.** nat-s.[137]
RÜCKEN; C; Schmerz; Lumbalregion; Urinieren; amel. nach •RÜCKEN; C; Schmerz; wehtun, intensiver Schmerz; Lumbalregion; Urinieren; nach U. amel.

VERMEHRTE Menge (Forts.)

Schnupfen, bei: **All-c.** calc. sep.[137] verat.

Schreck, Furcht, nach: samb.[54]

GEMÜT; M; Schreck oder Furcht, Beschwerden durch

Schwäche, mit: calc-p.[111] puls.[5]

- **Lumbalregion**: puls.[5]

Schweiß, während: **ACON.** ant-c. bell. cham. **DULC.** ign. lach. lyc. mag-c. **Mur-ac.** nat-c. nat-m. **Ph-ac. PHOS. RHUS-T.** samb. seneg. spig. squil. stann. stram. thuj.

später, nachfolgend: colch.[5] dig.[5] hell.[5] verat.[5]

☞ Verminderte Menge; abwechselnd mit reichlichem Urin

Speichelfluss, mit: plat-m-n.[102]

Stuhlgang, während: acon.[5] am-m.[5] apisin.[5] caust.[5] cic.[5] con.[5] fl-ac.[5] polyg.[111] spig.[5]

Übelkeit, mit: apoc.[25] verat.[5]

Wehen, Entbindung, während: cham.[54]

zunächst, anfänglich: ant-c.[5] bar-c.[5] bell.[5] chel.[5] coloc.[5] guai.[5] kali-c.[5] merc.[5] nat-m.[5] ph-ac.[5] sabin.[5] samb.[5] seneg.[5] squil.[5] sul-ac.[1] sulph.[5]

☞ Verminderte Menge; abwechselnd mit reichlichem Urin

erhöhte Urinmenge bei hysterischen Patienten: acon.[5] bism.[5] **Ign.** mosch.[5] sel.[5] xan.[8]

- **Frauen,** bei: **Ign.** xan.[8]

getrunken hat, entleert mehr, als er: ambr. apis[111] aur. aur-m-n. **Bell.** carb-v.[1] caust.[1] coc-c.[111] **Coloc.** ferr.[36] kali-i. kali-n.[1] **Lac-ac.**[111] lac-c.[111] lach. lyc.[111] **Merc.** mur-ac.[1] nat-c.[111] **Nux-v.** ph-ac. raph. sars.[111] sep.[1] tax.[303] zinc.[1]

häufig: agn.[5] ang.[5] ant-c.[5] **Apisin.**[5] **Arg.**[5] ars.[5] **Bar-c.**[5] bell.[5] **Bism.**[5] **CANN-S.**[5] caust.[5] chel.[5] cina[5] citl-v.[197] cocc.[5] **Coff.**[5] colch.[5] **COLOC.**[5] cycl.[5] graph.[5] guai.[5] hyos.[5] **Ign.**[5] kali-c.[5] **KALI-N.**[5] **Kreos.**[5] lac-ac.[102] lach.[5] **Led.**[5] lyc.[5] m-arct.[5] m-aust.[5] mag-c.[5] **Merc.**[5] **Merc-c.**[5] **Mur-ac.**[5] **Nat-c.**[5] olnd.[5] petr.[5] ph-ac.[5] rheum[5] **Rhus-t.**[5] ruta[5] sabin.[5] **SAMB.**[5] sars.[5] sel.[5] seneg.[5] **Spig.**[5] squil.[5] stann.[5] **THUJ.**[5] **Valer.**[5] verb.[5] viol-t.[5] zinc.[5]

hysterisch: **Gels.**[54] ol-an.[137] **Puls.**[54] **Sulph.**[54]

spärlich, dann:

☞ zunächst, anfänglich

VERMINDERTE Menge: abies-n.[1125] **Abrot. ACON.**[193] adam.[222] adon.[102] aegle.[192] **Aesc.** aeth.[1125] **Agar. Ail. Alf.** all-s. **Aloe ALUM.**[1] **Alum-p.**[58] alum-sil.[58] alumn. am-be.[25] am-c. **AM-M.**[5] **Ambr.**[5] anac. ang. ant-c. **Ant-t.** anthr. **Ap-g.**[1125] **APIS**[102] **APISIN.**[5] **Apoc.** apoc-a.[25] aral-h.[102] aran.[45] aran-ix.[149] **Arg-n.** arge.[102] arist-cl.[1125] **Arn. ARS.**[102] ars-h. **Ars-i.** ars-s-f.[58] **ARUM-T.**[22] asaf. asc-c.[25] **ASPAR.**[1125] **Aur.** aur-ar.[58] **Aur-m. AUR-S.**[58] bals-p.[25] bamb-a.[1184] **Bapt.** bar-m.[111] **BELL.** bell-p.[256] benz-ac. **Berb. BETUL.**[1125] bol.[25] bov. brom. **BRY.** bufo cact.[58] calad. calc. calc-ar. calc-f. calc-sil.[58] calen.[45] calx-b.[194] **Camph.** cann-i. **Cann-s. CANTH.**[102] caps. **Carb-ac.** carb-an. carb-v. **CARBN-S. Card-m.**[25] caru.[1125] cassi-s.[192] cast. **CAUST.** cedr. **Cham.** chel. chim. **CHIN. Chin-ar. Chin-s.** cic. cimic. cimx. cina citl-v.[197] **Clem. Cob.** coc-c. **Cocc.** coff. **COLCH. COLOC.**[5] **CON.** conv.[102] cop. **Corn.** cortiso.[149] **Croc. Crot-h. Cupr.** cupr-ar.[102] cupr-s. cur. **Cycl. DIG. Dros. Dulc.** echi. elat. **EQUIS.** erech.[85] ery-a. ery-m.[25] eug. eup-c.[1125] eup-per.[137] **Eup-pur. Euph.**[5] eupi. eys.[119] falco-p.[265] **Ferr. Ferr-ar.** ferr-i. ferr-p. **Fl-ac.** foen.[1125] fried.[14] galeg.[1125] gali.[25] gels. **Genist.**[1125] glyc-g. gnaph.[1125] **GRAPH. GRAT.** guai. guat.[119] **Ham. HELL.** helon. **Hep.** hepat.[1125] **Hern-g.**[1125] hier-p.[1125] hydr. **Hyos.** hyper. iber.[25] ign. ilx-a.[1125] indg. iod.[137] **IP.**[5] irid.[222] iris jab.[102] jatr. **Juni-c.**[102] **Kali-ar. Kali-bi. Kali-br. Kali-c. Kali-chl.** kali-i. **KALI-N.** kali-p. **Kali-s.** kali-sil.[58] **Kreos. Kres.**[149] **LAC-AC. LAC-C.**[102] **Lac-d. Lach.** lact. **Laur.** lec. **Led.** leon.[1125] lept. **LEVI-O.**[1125] **LIL-T. Lith-c.**[137] lob. loxo-r.[240] lupin.[1125] **Lyc.** lycps.[25] lyss. m-aust.[5] mag-c. **Mag-m.** mag-s. mang-acet.[1] mangi.[197] marm-w.[194] med.[54] melis.[1125] menis.[25] menth-v.[102] menthol[102] **Meny. MERC. MERC-C.** merc-cy.[102] **MERC-D. Mez.** morph. mosch.[54] mur-ac. myric.[25] nabal.[25] **Naja**[102] **Nat-ar. Nat-c.** nat-m. nat-p. **NAT-S.** neon[222] nicc. nig-s.[1125] **NIT-AC. Nux-m. NUX-V.** ol-an.[137] olnd. onos.[144] **OP.** orig.[1125] orthos.[1125] osm. ox-ac. ozone[227] pall. par. **Pareir.** pariet.[1125] **Petr. PETROS.**[1125] **PH-AC.**[5] **PHOS.**[58] **Physal.**[1125] **Phyt. Pic-ac. Piloc.**[102] **PLB. Podo.** polyg.[25] polygo-o.[1125] **Prun.**[1125] **Psor.** ptel.[25] **Puls.** pulx.[102] pyro-r.[1125] pyrog. ran-b.[85] **Rat.** rhod. rhus-g.[25] **RHUS-T.** rubu-f.[1125] rumx. **RUTA Sabad.**[5] sabin.[5] sac-alb. sac-l.[45] **Samb.**[1125] **SAMB-E.**[1125] sang. sani-eu.[1125] sant.[25] **Saroth.**[1125] sarr. **SARS.**[1] scut.[77] **Sec.**[58] **SEL.**[85] senec.[111] **Seneg. SEP.**[1] ser-ang.[54] sil. silphu.[25] **SOLID.**[1125] **Sorb-au.**[1125] spirae.[1125] spong. **SQUIL. Stann.**[5] **STAPH. Stigm.**[1125] **Stram. Stront-c.**[5] **Stroph.**[102] **Sul-ac.** sul-i.[137] sulfon.[102] **SULPH. Sumb.** sym-r.[1125] **Syph.** tab. tanac.[25] tarax. tarent.[192] tell. **TER.** teucr-sc.[1125] ther. thuj. til.[22] trif-p.[25] tritic.[1125] tub. tub-r.[109] ust.[25] **Uva.**[102] **Verat.** verat-v. **Verb.** vince.[1125] xan. zinc. zing.[102]

NIEREN; C; Harnsperre, Anurie

abwechselnd mit reichlichem Urin: bell.[5] **Berb. Dig.** eup-per.[137] gels. nit-ac.[5] sang. senec.[111] sul-ac.[1]

☞ A; Abwechselnd mit • Vermehrte Menge; später, nachfolgend • Vermehrte Menge; zunächst, anfänglich

tagsüber: aesc. fried.[14] **Lyc.** ther.

morgens: alum.[1] ars-h. coff. dig. fl-ac. mez. ox-ac. sang. sars.[1] sul-ac. xan.[85] zinc.

nachmittags: hell. rumx. sumb. **Thuj.**

abends: arg-n. ferr-i. fl-ac. mag-c. nat-m. sel.[85] zinc.

nachts: ant-c. bell-p.[256] carb-an. cic. coc-c. lyc. **Morph.** xan.[85]

Amenorrhö, bei: acon. apis chin. cocc. ham. hell. laur. lil-t. nux-m. xan.

Anstrengung, nach: arn.[102] bry.[58]

- **zuviel**: arn.[102]

Asthma, bei: acon.[193] solid.[1125]

ATMUNG; C; Asthma, asthmatische Atmung; Begleitsymptome

Bauchschmerzen, durch: arn.[137] graph.[137] plb.[102]

Durst, mit: citl-v.[197] lith-c.[137] neon[222] sep.[1] **Til.**[22]

Fieber, während: **Apis** arn.[58] ars. **Arum-t.**[22] bell.[58] cact.[58] cann-s. canth. cocc. colch. crot-h.[58] eup-pur. hyos.[58] lyc. nat-m. nit-ac. nux-v. op. plb.[58] **Puls.** sec.[58] staph. stram.[58]

NIEREN; C; Harnsperre, Anurie; Fieber, bei

Gehirnerkrankung, bei: **Apis** bell. bry. **Cupr.** squil. stram.

Herzerkrankung, bei: dig.[54] ser-ang.[54]

Konvulsionen, während: apis[54] ars.[54] canth.[54] mosch.[54]

Kopfschmerz:

- **vor**: iod.[137] ol-an.[137]
- **während,** reichlicher U. danach: glyc-g. phos.[58] sang.

Leberbeschwerden, bei: card-m.[25]

Menses:

- **vor**: **Apis** sil.

ALLGEMEINES; M; Menses; vor

- **während**: nat-m. sabin.[5]

nervöse Frauen: **Agar.**

Ödem, Wassersucht, bei: dig.[1]

Schmerz, bei rheumatischem: **Til.**[22]

ALLGEMEINES; C; Schmerz; rheumatischer Schmerz

Schweiß, während: ant-t. apis arn. bell. bry. **CALC.** **Canth.** carb-v. caust. cedr. chin. dig. dulc. **Graph.** **HELL.** hep. hyos. mangi.[197] **Merc.** nit-ac. **Nux-v.** **OP.** puls. rhus-t. **Staph.** **SULPH.** verat.

Schwellung der Füße, mit: lycps.[25]

sexuellem Verlangen, mit häufigem: menth-v.[102]

Urindrang, mit:

BLASE; C; Urindrang, Drang zur Blasenentleerung; vergeblich, ergebnislos

Wetter, bei nassem: colch.[58]

ALLGEMEINES; M; Wetter; nasses Wetter; agg.

diphtherisch: apis[102] ars.[102] canth.[102] lac-c.[102] merc-cy.[102] naja[102]

häufig:

BLASE; C; Urinieren, Entleerung der Harnblase; häufig; geringe Mengen auf einmal, aber

VIBRIONEN, enthält: sumb.[25]

WARM: cimx.[85]

Schmerzhafte Empfindung, Urin verursacht; brennender, heißer Urin

WÄSSRIG, klar wie Wasser: **Acet-ac.** acon. aeth. agar. **Alum.**[5] alumn. am-be.[25] am-m.[5] **Anac.**[5] ant-c. ant-t. anthr. apisin.[5] arn. ars.[137] arum-m. asc-t.[25] aster. **Aur.**[5] aur-ar.[58] bapt. bar-c. **Bar-m.** bell. benz-ac.[58] berb. **Bism.** bry. calc. calc-f. calc-p. cann-i.[25] cann-s. canth. carb-ac.[25] **Caust.** cedr. cench.[58] cham. chin. chin-ar. chin-s. **Cimic.** cinnb. coc-c. **Cocc.** cod.[25] colch. **Coloc.** **Con.**[5] cupr.[81] **Cycl.**[8] **Dig.** dros. dulc.[5] euphr. **Ferr.**[54] **Fl-ac.** **GELS.** grat. hell. hipp. hydr-ac. hyos. **IGN.** iod. kali-acet. kali-ar. kali-bi. kali-i. **Kali-n.**[5] kali-p. kalm.[111] **Lac-d.**[56] **Lach.**[5] lact. laur. led.[58] **Lyc.** **Lycps.** **Mag-c.** med. meph. merc. **Merc-c.**[5] merc-cy.[25] mez. **Mosch.**[54] **MUR-AC.** murx. nat-ar.[58] nat-c.[1] **Nat-m.** **Nat-s.** nux-m. nux-v. op. **Ph-ac.** **Phos.**[1] phyt.[25] plat. plb. **Puls.**[54] **RHUS-T.**[5] rumx.[25] sang. **Sars.**[5] scut.[25] **SEC.**[5] senec.[25] **SEP.** spig. **SQUIL.** stann. **Staph.** still.[25] stram. **Stront-c.**[5] sul-ac. sulph. sumb.[25] tab. **Ter.** **Teucr.** **Thuj.** urea[85] ust.[25] vinc.[4] yohim.[85] zinc. zinc-p.[58]

Durchsichtig, hell • Farblos

Hysterie, bei: **Puls.**[54]

Konvulsionen:

- **während**: mosch.[54]
- **nach**: cupr.[81]

Typhus, bei: **MUR-AC.**

geruchlos, mit stinkendem schleimigem Stuhl: dros.

Kot, vermischt mit: ars.[137]

Schmerz verursachend, anfallsweise: phos.[1]

WEIß:

Farbe; weiß • Milchig • Molke, wie • Sediment; milchig

WOLKIG: acet-ac. **Acon.** **Aesc.** agar. agn. aloe alum. alum-p.[58] alum-sil.[58] alumn. am-c. am-m. **Ambr.**[1] **Anac.** anan.[122] ang. **Ant-c.**[1] **Ant-t.** **APIS** apoc. **Arg.**[5] arg-n. **Arn.** **Ars.** ars-i. ars-s-f.[58] aspar. **Aur.** aur-ar.[58] aur-i.[58] aur-m. aur-m-n.[54] aur-s.[58] bar-c. **BELL.** benz-ac. **BERB.** bov. brom. **BRY.** **Cact.** calad. **Calc.** calc-f. calc-i.[58] calc-sil.[58] camph.[5] **Cann-s.**[5] **CANTH.** carb-an. **CARB-V.**[5] **CARBN-S.** **Card-m.** **Caust.** **CHAM.** **CHEL.** chim.[51] chim-m.[8] **CHIN.**[102] chin-ar.[58] **Chin-s.** cimic. **CINA** cinnb. clem. coc-c. coca cocc.[5] **Colch.** **Coloc.** com. **CON.**[5] cop. corv-c.[258] crot-h. croto-t. **Cupr.** cur. cycl.[5] **Daph.** **Dig.** **Dulc.** elaps equis. ery-a. ferr. ferr-ar. ferr-p. fried.[14] **Gels.** **GRAPH.** **Grat.** gua.[85] gymn.[25] hell.[102] helon.[102] **Hep.** hydr-ac. hyos. hyper. ign. indg. iod.[5] **Ip.** kali-acet. kali-ar. kali-bi. **Kali-c.**[5] kali-chl. kali-i. **Kali-n.** **Kali-p.** kali-s. kali-sil.[58] kreos. **Lac-c.** **Lach.** laur. lith-c. lob. **Lyc.** lyss. mag-c. **Mag-m.** manc. mang. marm-w.[194] meph. **MERC.**[5] **Merc-c.**[5] mez. mosch.[5] mur-ac. **MYRIC.** nat-ar. nat-c. **Nat-m.** nat-p. nat-sil.[58] **Nit-ac.**[1] nit-m-ac.[102] **Nux-v.**[5] oci.[102] oena.[36] ol-an. olnd. **Op.** pall. par. **Petr.**[1] **PH-AC.** **PHOS.** plat. **Plb.**[5] **Psor.** **Puls.** ran-b.[85] raph. rat. rhod.[5] rhus-t. rumx. ruta[5] **SABAD.** sabin.[5] **Sang.** sant. sarr. **Sars.** sec.[5] sel.[5] **Seneg.** **SEP.** sil.[1] solid.[102] squil. stram. sul-ac.[5] sul-i.[58] **SULPH.** sumb.[25] tanac.[25] **Ter.** **Thuj.** uva. valer. verat. viol-t.[5] weil.[9] **Zinc.** **ZINC-P.**[58] zing.

morgens: berb. cann-s. chel. chin-ar. dig. meph. zinc.

- **Stehen,** beim: chel. chin-ar. dig.

nachts: alum. kali-bi. phos. sulph.

Entleerung, bei der: alum.[5] am-c.[5] **AMBR.**[5] anac. ant-t.[5] **Ars.** aspar. **Aur.**[5] **BELL.**[5] bov.[5] **Bry.**[5] camph.[5] **Cann-s.**[5] **CANTH.** carb-an. carb-v.[5] cham.[5] **CHEL.** **CHIN.**[5] cina[5] colch. **Coloc.**[5] **CON.**[5] cupr.[5] cycl.[5] **Dig.**[5] dulc. ferr.[5] **Hep.** hyos. ign.[5] iod.[5] ip.[5] **Kali-c.**[5] kali-n.[5] kreos.[5] lach.[5] lyc.[5] mag-m.[5] **MERC.**[5] merc-c.[5]

WOLKIG; Entleerung, bei der (Forts.)
mosch.[5] mur-ac. nat-ar. nat-c.[5] nit-ac.[5] nux-v.[5] petr.[5] **PHOS.**[5] plb.[5] **Puls.**[5] **Rhus-t.** ruta[5] **SABAD.**[5] sabin. sant. **Sars.** sec.[5] sel.[5] **Sep.** sil.[5] sulph. **TER.** valer.[5] verat. viol-t.[5] zinc.

Entleerung, kurz nach der: ang. aspar. bar-c. bell.[137] **BERB. BRY.**[137] **Cham. CHEL.** chin.[137] coloc. graph.[137] **Lyc.** nat-c. **Ph-ac.**[137] rhus-t. seneg. sil. ter.[137]

Fieber, bei: ars. bell. berb. bry. lyc. ph-ac. **Phos.** puls. rhus-t. sabad. sars. sep.

Schweiß, bei: chin. cina con. dulc. ign. **IP. MERC. PHOS.** puls. rhus-t. sabad. sep.

Stehen, beim: acet-ac. agar. aloe alum. alum-p.[58] alumn. am-c. am-m. ambr. ang. ant-t. **Apis** arg-n. arn. **Ars.** ars-s-f.[58] aur. aur-ar.[58] aur-s.[58] bar-c. **BELL. Berb.** bov. brom. **BRY. Calc. Carbn-s. Caust. CHAM. CHEL.** chim-m.[8] **CHIN.** chin-ar.[58] **Chin-s.** cimic. **Cina** coc-c. cocc.[5] **Coloc. Con.** croto-t. **Cupr. Dig. Dulc.** equis. ery-a. ferr. ferr-ar. ferr-p. **GRAPH. Grat.** hell.[5] **Hep.** iod.[5] kali-n. kreos. lach. **Laur.** lob. **LYC.** mag-m. manc. mang. **Meph. MERC.**[5] **Mez.** nat-c. **Nit-ac.** ol-an. olnd. **Par. Petr. PH-AC.** phos. **Plat.** rat. rhod.[5] **Rhus-t.** sabad. sabin.[5] sang. **Sars. Seneg.** sep. sil.[1] squil. **Sul-ac.**[5] **Sulph. TER. Thuj. Valer.** verat. **Zinc. ZINC-P.**[58]
☞ *Sediment; wolkig*

braun: petr.[1]

graue Wolken: lyc.

Kalkwasser, wie: sep.[1]
☞ *Schlammig*

Kreide hineingerührt wäre, als ob: alum. **Ph-ac. Sulph.**
☞ *Farbe; weiß; Kreide vermischt, wie mit*

rötliche Wolken: ambr.[1] kali-n.

weiße Wolken: cann-s.[5] chin.[102] cina **Con.**[5] cycl.[5] hell.[102] helon.[102] mur-ac. nat-m. nit-ac.[1] oci.[102] ph-ac. plat. rhus-t. **Sars.** sep. solid.[102]

- **immer** trüber, bei fortschreitender Entleerung, die letzten Tropfen sehen aus wie Flocken: chin.[102] hell.[102] helon.[102] oci.[102] rhus-t. **Sars. Sep.** solid.[102]
☞ *Sediment; flockig*

WUNDMACHEND:
☞ *Scharf, wundmachend*

ZIEGELMEHL, Ziegelstaub:
☞ *Sediment; rot;* •*Sediment; Sand;*

ZUCKER im Urin: **Acet-ac.**[102] **Adren.**[102] alf.[122] all-s. alumn. am-acet.[102] am-c. aml-n. ant-c.[5] ant-t.[166] **Arg.**[85] arg-n.[102] arist-m.[102] arn.[102] **Ars.**[102] **Ars-br.**[102] ars-i.[102] **Aur.**[102] aur-m.[102] bar-c.[5] bell.[102] **Benz-ac. Bor-ac.**[102] **BOV. Bry.**[102] **Calc.**[102] **Calc-p.**[85] calc-sil.[58] camph. caps.[102] **Carb-ac. Carb-v.** carl.[56] caust.[189] cean.[102] cephd.[142] **Cham.**[102] **Chel.**[102] **Chim.**[102] **Chin.** chin-ar. **Chion.**[102] **Coca**[102] **Cod.**[102] coff. **Colch.** coloc.[5] con.[5] conv. cortico.[119] cortiso.[119] **Crot-h.**[102] cupr. cupr-ar.[102] **Cur.**[102] **Elaps** ems[9] eup-pur.[102] fel.[102] ferr.[54] ferr-i.[102] **Ferr-m.** fl-ac.[102] glon.[102] glyc.[102] grin.[102] **Hell.**[102] **HELON.**[102] **Hep.** hydrang.[85] ign.[102] iod.[102] **Iris** kali-acet.[102] kali-bi.[111] **Kali-br.**[8] kali-c.[5] **Kali-chl.** kali-n.[36] **Kali-p. Kreos.**[102] **Lac-ac.**[102] **Lac-d.** lac-v.[85] **Lach.** lat-m.[119] **Lec.** led.[5] lept.[102] lith-c. **LYC.**[102] lycpr.[85] **Lycps.** lyss. mag-c.[5] mag-s. **Med.** meny.[184] meph.[111] merc.[5] morg.[136] morph.[102] mosch.[102] mur-ac.[5] murx.[102] nat-m.[5] nat-p.[85] **Nat-s.**[102] **Nit-ac.** nux-v.[102] op.[102] **Pancreat.**[102] petr. **PH-AC.**[102] phase.[102] phlor.[102] **PHOS. Pic-ac.** pitu-p.[119] plan.[85] **PLB.** plb-i.[102] **Podo.** ran-b.[5] **Rat. Rhus-a.**[102] sal-ac. sec. sep.[5] **Sil.** squil.[5] stigm.[144] stry-ar.[102] **Sul-ac. Sulph.** syzyg.[102] tarax.[5] **TARENT. TER.** thal.[85] **Thuj.** thyr.[85] tub.[36] uran.[269] **URAN-N.**[102] urea[102] vanad.[102] vince.[102] zinc. zinc-p.[58] ziz.[85]
▥ *KLINISCHES; C; Diabetes* •*KLINISCHES; C; Diabetes; mellitus*

Assimilationsstörungen, durch: uran-n.[102]

Fettleibigkeit, und: carl.[56] thyr.[85]
▥ *ALLGEMEINES; C; Fettleibigkeit*

Gangrän, Furunkel, Karbunkel und Diarrhö, bei: ars.[102]

gastrohepatischen Ursprungs: ars.[102] **Ars-i.**[102] bry.[102] calc.[102] cham.[102] chel.[102] kreos.[102] **Lac-ac.**[102] lept.[102] lyc.[102] **Nux-v.**[102] **Uran-n.**[102]

Geschwürsbildung, mit: syzyg.[102]

Gichtsymptomen, mit: **Lac-ac.**[102] **Nat-s.**[102]

Impotenz, bei: coca[102] mosch.[102]

Lungenerkrankung, mit: calc-p.[85]

Muskellähmung, mit: cur.[102]

nervösen Ursprungs: ars.[102] aur.[102] calc.[102] **Ign.**[102] **Ph-ac.**[102] stry-ar.[102]

rascher Verlauf: cur.[102] morph.[102]

Schwäche, mit: acet-ac.[102] op.[102]

Schwellung der Fußgelenke, und: arg.[85]

Schwermut, Abmagerung, Durst und Ruhelosigkeit, mit: helon.[102]
▥ *ALLGEMEINES; C; Abmagerung; allgemeine Arzneien*

ZYLINDER enthält: acon.[10] ant-c. ant-t. **APIS** arg-n. ars. bell. bism. bor.[1] brach. cact.[102] calc-ar.[58] cann-s. **Canth. Carb-ac.** carc.[119] chel.[102] **Cimic.** coc-c. cortiso.[149] crot-h.[102] eran.[102] fab.[102] guat.[119] **Hep.** iodof.[36] kali-bi.[102] kali-chl. kalm. kres.[149] lycps. med.[58] **Merc-c.** morph. nat-ar. nat-h. nat-hchls.[102] nat-m.[58] petr. ph-ac. phos. pic-ac. **Plb.** puls-n. pyrog.[58] rad-br.[102] sul-ac. sulfon.[102] sulph. **Ter.** uran-n. vanad.[102]

Kleinkindern, bei: bor.[1]

blasse Zylinder: sul-ac.

Blutzylinder: **Plb. Ter.**
☞ *Blutbeimengung, enthält Blut*

Epithelzylinder: ant-t. **Apis Arg-n. ARS.** bell. brach. cact.[102] canth. carb-ac. chel.[102] crot-h.[102] **Eran.**[102] hep.[102] kali-bi.[102] lycps. **MERC-C. Phos.** pic-ac.[102] **Plb.** sul-ac. ter.[102]

Fettzylinder: **Merc-c.** ph-ac. **PHOS.**
☞ *Ölig*

Fibrinzylinder: cann-s. cimic. **Kalm.** ph-ac. phos. sul-ac.
☞ *Haarartige Bestandteile, enthält* •*Sediment; fädig*

gelbliche Zylinder: sul-ac.
☞ *Farbe; gelb*

granulierte Zylinder: canth. carb-ac. carc.[119] coc-c. kres.[149] **Merc-c.** nat-h. **Petr.** phos. pic-ac. **Plb.** sul-ac.
☞ *Kleieartige Substanz im*

hyaline Zylinder: brach. carb-ac. med.[58] **Petr. Phos. Plb.**

schleimig: brach. cann-s. cimic.
☞ *Sediment; schleimig*

Wachszylinder: brach. morph. **Phos.**

ABWECHSELNDE SYMPTOME

SEITEN

ZEIT

MODALITÄTEN

ORT

CHARAKTERISTIKA EIGENTÜMLICHKEITEN

SCHMERZ,
Schmerzen der Genitalien

ABWECHSELNDE SYMPTOME

ABWECHSELND mit Genitalsymptomen, Beschwerden erscheinen: ang.[36] **Thuj.**[36]
ALLGEMEINES; A; Abwechselnde, alternierende Zustände

SEITEN

ABWECHSELNDE Seiten: berb.[137] lycps.[111] ol-an.[85] rhod.[5]
ALLGEMEINES; S; Abwechselnde Seiten

LINKS: agar.[5] **Alum.** am-m.[5] ambr.[5] **Ang.**[5] ant-c.[5] **Apisin.**[5] **Arg.** ars.[36] **Aur.**[5] bar-c.[5] **Berb.**[8] **Brom.**[5] bry.[5] calc.[5] cann-s.[5] carbn-s.[25] chin.[5] clem.[5] colch.[5] **Con.**[5] croto-t.[36] euph.[5] **Fl-ac.**[5] graph.[5] grat.[111] kali-br.[36] **Kali-c.**[5] **LACH.**[5] lyc.[5] lycps.[25] m-arct.[5] **Mag-c.**[5] meny.[5] merc.[5] merc-c.[45] mez.[5] mygal.[192] nat-c.[5] **Nit-ac.**[1] oci. petr.[1] **Ph-ac.**[5] pic-ac.[25] plb.[5] polyg.[25] **PULS.** puls-n.[25] **RHOD.** rhus-t.[5] sabad.[5] **Sabin.**[5] sel.[5] senec.[25] sep.[5] sil.[5] spig.[5] **Staph.** stry.[36] sumb.[25] tarax.[5] tarent.[36] ter.[10] teucr.[5] **THUJ.**[5] tub.[85] **Zinc.**
ALLGEMEINES; S; Links

RECHTS: **Acon.**[5] act-sp.[111] alum.[1] ammc.[36] apis[38] **APISIN.**[5] **ARG.** **Arg-n.** **Arn.**[5] **AUR.**[5] **Bism.** bry.[36] cann-s.[5] canth.[5] **CAUST.**[5] chel. chin-s.[36] **CLEM.** coff.[5] **Coloc.**[1] **Con.**[5] croc.[5] croto-t.[137] dig.[5] erech.[25] graph.[5] **HEP.**[5] **IOD.**[5] **Lach.**[5] **Lyc.**[5] lycps.[25] m-arct.[5] **Meny.**[5] **Merc.**[5] mez.[5] mur-ac.[5] nat-c.[5] nat-m.[36] **Nit-ac.** **NUX-V.**[5] petr.[5] **Puls.**[5] **RHOD.** **Sabin.**[5] sec.[5] sel.[5] sep.[5] sil.[5] **Spig.**[5] **SPONG.**[5] **Staph.**[5] **SUL-AC.**[5] **Sulph.**[5] tarax.[5] teucr.[5] thuj.[36] valer.[5] **VERAT.**[5] **Zinc.**[5]
ALLGEMEINES; S; Rechts

ZEIT

MORGENS: **Agn.**[5] all-c.[36] aloe[54] am-m.[5] **Ambr.**[5] anac.[1] arn.[1] **Aur.** bov.[5] brom.[5] bry.[5] calad.[5] calc.[1] calc-p.[10] calc-s. cann-s.[5] **Canth.**[5] caps.[5] carb-v.[5] caust.[5] cedr.[25] cham.[5] cic.[5] **Clem.** coc-c.[36] coff.[5] **CON.**[5] dig.[5] erech.[25] fl-ac.[5] form.[25] **Graph.**[10] grat.[10] kali-bi.[111] **Kali-c.**[54] kreos.[5] **Lach.** lact.[10] **Lyc.**[5] m-arct.[5] m-art.[5] **Mag-m.**[10] merc-c.[5] mur-ac.[5] nat-c.[1] **Nat-m.** nat-s.[36] nit-ac.[5] **NUX-V.**[1] par.[5] petr.[1] **Ph-ac.**[10] phos.[1] phyt. pic-ac.[54] plb.[5] psor. **Puls.**[10] ran-b.[5] rhus-t.[5] sabad.[5] sabin.[5] sars.[36] **SEL.**[5] sep.[5] **Sil.**[1] spig.[5] sulph.[1] sumb.[36] **Thuj.**[5] valer.[5] verb.[5] viol-t.[5] zinc.[5]
ALLGEMEINES; Z; Morgens, 5 Uhr - 9 Uhr; agg.

MITTAGS: **Caust.** mag-c.[5] **Sulph.** thuj.[5]
ALLGEMEINES; Z; Mittag, 12 Uhr, gegen; agg.

NACHMITTAGS: arg.[5] arn.[5] calc.[5] calc-p.[111] calc-s.[36] cann-s.[5] caps.[1] carb-an.[1] cham.[5] gels. kali-n.[5] lyss.[36] mag-c.[5] nat-m.[5] nat-s.[111] par.[10] phyt.[36] podo.[111] sep.[1] staph.[5] ther.[111] thuj.[5]
ALLGEMEINES; Z; Nachmittags, 13 Uhr - 18 Uhr; agg.

ABENDS: ammc.[36] arg.[5] aur.[5] bar-c.[5] bell.[1] brom.[5] calc-p.[36] caps.[1] carb-v.[5] carbn-s.[36] chin.[5] chin-s.[36] cinnb.[10] clem.[5] **Con.**[5] croc.[5] cycl.[5] **Dios.**[36] euphr.[5] fl-ac.[5] gels.[111] ign.[5] kali-bi.[111] **Kreos.**[5] lach.[5] laur.[5] led.[5] lyc.[5] mag-c.[5] mag-m.[5] **Merc.**[5] mez.[1] nat-c.[5] nat-m.[5] nat-s.[10] nit-ac.[5] nux-v.[5] **PHOS.**[5] **PULS.** rhod.[5] rhus-t.[5] ruta[5] sabad.[5] **Sel.** sil.[1] staph.[5] sulph.[5] tarax.[5] **Zinc.**
ALLGEMEINES; Z; Abends, 18 Uhr - 21 Uhr; agg.

NACHTS: agar.[5] **Alum.**[1] am-c.[5] am-m.[5] anac.[5] arg.[5] arn.[5] **AUR.** bell.[5] bism.[5] brom.[5] bry.[5] **Calad.** calc.[5] camph.[5] cann-s.[5] **Caps.** carb-an.[5] carb-v.[5] **Caust.** cedr.[25] cham.[5] chin.[5] cic.[5] clem.[5] cocc.[5] coff.[5] colch.[5] coloc.[5] con.[5] corn.[36] cycl.[5] **Dig.** **Dios.**[25] euph.[1] ferr.[5] **FL-AC.**[36] gels.[111] graph.[5] guai.[5] **HAM.**[25] ign.[5] kali-bi.[111] **Kali-br.**[25] kali-c.[1] **Lach.** laur.[5] led.[5] **Lyc.**[36] **Mag-c.**[5] mag-m.[5] **MERC.**[1] merc-acet.[36] **Nat-c.** **Nat-m.** **NIT-AC.**[10] nux-v.[5] **Op.**[36] par.[5] ph-ac.[5] **PHOS.** **PIC-AC.**[36] **PLAT.**[54] **Puls.**[5] rhod.[5] rhus-t.[5] ruta[5] sabin.[5] sars.[5] seneg.[5] sep.[5] **Sil.**[54] sin-n.[36] stann.[5] staph.[1] **Sulph.**[36] tab.[111] tarax.[5] **Thuj.**[1] verb.[5] zinc.[1] zinc-p.[58]
ALLGEMEINES; Z; Nachts, 21 Uhr - 5 Uhr; agg.

MITTERNACHT, nach: bov.[5] nat-c.[5] nat-m.[5] nit-ac.[5] nux-m.[5] **Nux-v.**[5] phyt.[111] plat.[5] plb.[5] ran-b.[5] ran-s.[5] **Rhus-t.**[5] samb.[5] tab.[111]
ALLGEMEINES; Z; Mitternacht; nach

MODALITÄTEN

ALLGEMEINE Arzneien, männliche Genitalien: acon.[5] agar.[5] **Agn.**[5] alum.[5] am-c.[5] am-m.[5] ambr.[5] anac.[5] ang.[5] ant-c.[5] ant-t.[5] arg.[5] **ARN.**[5] **Ars.**[5] asaf.[5] asar.[5] aur.[5] bar-c.[5] bell.[5] bism.[5] bor.[5] bov.[5] bry.[5] calad.[5] calc.[5] camph.[5] **CANN-S.**[5] **Canth.**[5] caps.[5] carb-an.[5] carb-v.[5] caust.[5] cham.[5] chel.[5] chin.[5] cic.[5] **Clem.**[5] cocc.[5] coff.[5] colch.[5] coloc.[5] con.[5] croc.[5] cupr.[5] cycl.[5] dig.[5] dros.[5] dulc.[5] euph.[5] euphr.[5] ferr.[5] **Graph.**[5] guai.[5] hell.[5] hep.[5] hyos.[5] **Ign.**[5] iod.[5] ip.[5] **Kali-c.**[5] kali-n.[5] kreos.[5] lach.[5] laur.[5] led.[5] **Lyc.**[5] m-arct.[5] m-art.[5] m-aust.[5] mag-c.[5] mag-m.[5] mang.[5] meny.[5] **MERC.**[5] mez.[5] mosch.[5] mur-ac.[5] nat-c.[5] nat-m.[5] **NIT-AC.**[5] nux-m.[5] **NUX-V.**[5] op.[5] par.[5] petr.[5] **Ph-ac.**[5] phos.[5] plat.[5] plb.[5] **PULS.**[5] ran-s.[5] **Rhod.**[5] **Rhus-t.**[5] ruta[5] sabad.[5] **Sabin.**[5] samb.[5] sars.[5] sec.[5] sel.[5] seneg.[5] **Sep.**[5] sil.[5] spig.[5] stann.[5] **Staph.**[5] stram.[5] sul-ac.[5] **SULPH.**[5] tarax.[5] teucr.[5] **THUJ.**[5] valer.[5] verat.[5] viol-t.[5] zinc.[5]

ABFÜHRMITTELN, nach: sulph.[5]

ANLEHNEN gegen etwas amel.: ign.[5]
ALLGEMEINES; M; Anlehnen; gegen etwas;

ANSTRENGUNG agg.: arn.[5] rhus-t.[5] sep.[111] tril.[111]
ALLGEMEINES; M; Anstrengung, körperliche; agg., Anstrengung

ATMEN agg.: **Cocc.**[5] rhod.[5]

AUFRICHTEN, Aufstehen agg.: calc-p.[111]

AUFSTEHEN, bei oder nach: aur.[10] canth.[5] graph.[5] kreos.[5] nux-v.[5] plat.[5] rhus-t.[5] sabin.[5] sulph.[5] thuj.[5]

Sitzen, vom: thuj.[5]
ALLGEMEINES; M; Aufstehen; agg.; Sitzen, vom

AUFTRETEN, festes, agg.: **Bell.**[5]
ALLGEMEINES; M; Erschütterung, Auftreten; agg.

BADEN:

agg.: clem.[5] mag-c.[5] nat-c.[5]
ALLGEMEINES; M; Baden, Waschen; agg.

- **Füße,** der: mag-c.[5]
ALLGEMEINES; M; Baden, Waschen; agg.; Füße

- **warm**: clem.[5] nat-c.[5]
ALLGEMEINES; M; Baden, Waschen; agg.; warmes

amel.: alum.[5] ang.[5] apisin.[5] bell.[5] caps.[5] sec.[5]
ALLGEMEINES; M; Baden, Waschen; amel.

- **kalt**: **Alum.**[5] ang.[5] apisin.[5] bell.[5] caps.[5]
ALLGEMEINES; M; Baden, Waschen; amel.; kaltes

BERÜHRUNG agg.: am-c.[5] arg. ars.[5] asaf.[5] aur.[5] bism.[1] bor.[5] bry.[5] chin.[5] clem.[5] cocc.[5] coff.[36] con.[5] graph.[5] lach.[5] mag-m.[5] merc.[5] merc-c.[5] nat-m.[5] **Nit-ac.**[1] nux-v.[5] ph-ac.[1] phos.[5] **Plat.**[5] rhod.[2] rhus-t.[5] sabin.[5] sars.[36] sec.[5] sep.[1] staph.[1] thuj.[5] zinc.[1]
ALLGEMEINES; M; Berührung, Berührtwerden; agg.

Kleidung, der: graph.[5] **LACH.**[5] phos.[5]
ALLGEMEINES; M; Berührung, Berührtwerden; agg.; Kleidung, durch die

BETT, im, agg.: am-m.[5] ant-c.[36] **Arg.**[8] bell.[1] cann-s.[5] **Caps.**[10] cham.[5] chin.[5] **CLEM.** euph.[5] **Ign.** lyc.[5] **Mag-m.**[5] mur-ac.[5] nat-s.[111] nit-ac.[5] **Nux-v.**[10] ph-ac.[5] phos.[5] plat.[5] **Puls.**[10]
ALLGEMEINES; M; Bett; agg.;

BEUGEN:

agg.: bell.[5]

amel.: caust.[5] mag-p.[111] **Puls.**[5] sep.[5]

- **Extremitäten,** der: sep.[5]

- **Zusammenkrümmen** amel.: mag-p.[111]

BEWEGUNG:

agg.: asaf.[5] bell.[5] **Cocc.**[5] **CROC.**[5] ferr.[5] nat-m.[5] ox-ac.[58] **Sabin.**[5] spig.[5]

amel.: arg. graph.[5] **Rhod.**

BIER agg.: nat-c.[5]
ALLGEMEINES; C; Speisen und Getränke; Bier;

BLÄHUNGSABGANG:

agg.: ars.[5] lyc.[5] **Mag-c.**
ALLGEMEINES; M; Blähungsabgang; agg.

amel.: aloe[111] canth.[5] gels.[111] merc.[5]
ALLGEMEINES; M; Blähungsabgang; amel.

BRANNTWEIN amel.: nux-v.[5]
ALLGEMEINES; C; Speisen und Getränke; Weinbrand;

BÜCKEN:

agg.: staph.[5] zinc.[1]
ALLGEMEINES; M; Bücken; agg.

amel.: ant-c.[5] mag-c.[5]
ALLGEMEINES; M; Bücken; amel.

DREHEN amel.: cast.[111]

DRUCK:

agg.: aesc.[111] apisin.[5] arg.[5] bell.[5] canth.[5] carb-v.[5] cimic.[111] euphr.[5] ferr.[5] lach.[5] nux-m.[5] ph-ac.[5] sep.[5] thuj.[5]
ALLGEMEINES; M; Druck; agg.

- **Kleidung,** der: **ARG. Lach.**[5]
ALLGEMEINES; M; Druck; agg.; Kleidung, durch die

amel.: cast.[111] lil-t.[111] mag-c.[5] plb.[5] sec.[5] staph.[5]
ALLGEMEINES; M; Druck; amel.

- **Hand,** der: lil-t.[111]
ALLGEMEINES; M; Auflegen der Hand auf die kranke Stelle; amel.

EINATMEN, tief, agg.: graph.[5] sep.[5]
ALLGEMEINES; M; Einatmen; agg.;

ENTRÜSTUNG, durch: coloc.[5]
GEMÜT; M; Entrüstung, Empörung, Unwille, Beschwerden durch

EREKTION, während: alum.[1] arg-n.[137] con.[5] hep.[36] lith-c.[111] mur-ac.[5] nit-ac.[5]

ERHITZUNG, durch: croc.[5]
ALLGEMEINES; M; Erhitzung, Warmwerden; agg.

ERKÄLTUNG, durch: acon.[5] puls.[5]

ERREGUNG agg.: **Con.**[54] kali-n.[1] sabin.[5] sel.[5]
ALLGEMEINES; M; Erregung; agg.

ERWACHEN:

agg.: aloe[36] am-m.[5] ambr.[5] anac.[1] arn.[1] bor.[1] calc-p.[111] carb-v.[5] **Card-m.**[54] kali-bi. **LACH.**[5] merc-c.[5] **Nat-c.**[36] nat-m.[5] nit-ac.[5] op.[5] par.[5] petr.[5] phos.[1] pic-ac. **Puls.**[10] rhus-t.[5] **Sel.**[54] sep.[5] **Sil. Sulph.**[36] **Thuj.**[10] viol-t.[5] zinc.[5]
ALLGEMEINES; M; Erwachen; agg.

amel.: kali-bi.[111]
ALLGEMEINES; M; Erwachen; amel.

ESSEN, nach dem: aloe colch.[5] hyos.[5] tub.[137]
ALLGEMEINES; M; Essen; nach

FAHREN agg.: am-c.[5] apisin.[5] brom.[5] calc.[5] calc-p.[111] eup-per.[111]

FAHREN oder Reiten agg.: cann-s.[5]

FREIEN, im:

agg.: nit-ac.[5] ph-ac.[5] rhus-t.[5]
ALLGEMEINES; M; Luft; frische, im Freien; agg.

amel.: thuj.[5]
ALLGEMEINES; M; Luft; frische, im Freien; amel.

GEHEN:

agg.: ambr.[5] ammc.[36] apisin.[5] **ARG. Bell.**[5] **Berb.** cann-s.[1] carb-an.[5] caust.[5] chin.[5] **Clem. Croto-t. Cycl.** graph.[5] ign.[5] kali-n.[5] mag-c.[5] mag-m.[5] mag-s.[36] **MERC.** nat-m.[5] nat-s.[111] nit-ac.[5] ox-ac.[58] ph-ac.[1] phos.[5] podo.[111] **Rhod.** rhus-t.[5] sars.[5] **Sep.**[5] **Staph.** sumb.[36] teucr.[5] thuj.[5] zinc.[1]

amel.: glon.[111] mag-c.[5] mag-m.[5] nat-c.[5] nat-m.[5] sep.[5] thuj.[5] zinc.[5]
GEMÜT; M; Gehen; amel.

GEMÜTSBEWEGUNGEN, nach: acon.[5] cimic.[111] gels.[111] hell.[5]
GEMÜT; M; Gemütsbewegungen agg.; nach

GONORRHÖ, nach unterdrückter: **Calad.**[58] **CLEM. MED. Merc.** merc-d.[137] **Mez.** phyt.[111] **PULS.**[5] sel.[5] staph.[5] **Sulph. THUJ.**
ALLGEMEINES; C; Gonorrhö; unterdrückte Gonorrhö

HALTUNG, aufrechte, amel.: bell.[5]

HEBEN agg.: croc.[5] podo.[111] rhus-t.[137]
ALLGEMEINES; M; Heben, Überanstrengung von Muskeln und Sehnen; agg.

HOCHREICHEN agg.: graph.[5]

HUSTEN agg.: cann-s.[5] ign.[5] **Nat-m.**[1] thuj.[137] verat.[5] **Zinc.**[1]

KÄLTE, feuchte, agg.: phyt.[111]

KAMPHER amel.: nux-v.[5]

KOITUS:

agg.: **All-c.**[36] **Alum.** anac.[5] arg.[5] **Arg-n.**[54] **Berb.** bor.[5] bry.[36] **Calad.**[5] **Calc.**[54] calen.[137] cann-s.[5] carb-v.[5] caust.[5] cedr.[137] clem.[5] eug.[36] ferr.[5] **GRAPH.** grat.[36] hep.[1] kali-c.[5] kali-i.[36] kali-n.[5] **Kreos. LYC.** lyss.[54] **M-aust.**[5] mag-m.[137] merc.[5] nat-c.[5] **NAT-M. Nat-p.**[58] nit-ac.[5] nux-v.[1] par.[5] **Ph-ac.**[8] **Phos.** plat.[5] plb.[5] **Psor.** rhus-t.[5] sanic.[85] sars.[137] sec.[5] **Sep. Sil.**[5] **SULPH.**
ALLGEMEINES; M; Koitus; nach

amel.: merc.[5] nux-v.[5] **Ph-ac.**[5]
ALLGEMEINES; M; Koitus; amel. nach

KRATZEN:

agg.: clem.[5] euphr.[5] **Merc.**[5] nat-c.[5] **Nat-s.**[58] rhus-v.[36]
ALLGEMEINES; M; Kratzen; agg.

amel.: ang.[5] cann-s.[5] **Croto-t.** ign.[5] **Merc.**[5] nat-s.[111]
ALLGEMEINES; M; Kratzen; amel.

KREUZEN der Beine:

agg.: iod.[5] nat-c.[5] sars.[5]
ALLGEMEINES; M; Kreuzen der Gliedmaßen; agg.

amel.: lil-t.[111] **Sep.**[5]
ALLGEMEINES; M; Kreuzen der Gliedmaßen; amel.

KUMMER, nach: coloc.[5]
GEMÜT; M; Kummer, Sorgen, Besorgnis, Beschwerden durch

LIEBKOSUNG, nach: **Arn. CON.** ery-a.[111] hep.[5] petr.[5] sabad.[5] sulph.[137]

LIEGEN:

agg.: ferr.[5] ign.[5] nit-ac.[5] ox-ac.[36] **Puls.**[5]

amel.:

- **Bauch,** auf dem: bell.[5]
ALLGEMEINES; M; Liegen; amel.; während; Bauch, auf dem

- **Hinlegen**: bell.[5] sep.[5]

- **Seite,** auf der: sep.[5]

MITTAGESSEN, nach dem: cham.[5] nat-c.[5]
ALLGEMEINES; M; Mittagessen; agg.

MUSIK:

agg.: pall.[111]
ALLGEMEINES; M; Musik; agg.

amel.: **Lach.**[5] mag-p.[111] mosch.[5] zinc-val.[111]
ALLGEMEINES; M; Musik; amel.

NASSWERDEN, durch: calc.[5] puls.[5]
ALLGEMEINES; M; Nasswerden; agg.

Füße: puls.[5]
ALLGEMEINES; M; Nasswerden; agg.; Füße

OBSTIPATION, bei: coll.[25] con.[5] fl-ac.[5] graph.[5] lach.[5] mag-m.[5] plat.[5] sep.[5] sulph.[5]

POLLUTIONEN:

bewirken allgemeine agg.:
ALLGEMEINES; M; Samenergüsse; agg.

bewirken allgemeine amel.:
ALLGEMEINES; M; Samenergüsse; amel.

RÄUSPERN agg.: graph.[5]

REIBEN:

agg.: aur.[5] chin.[5] coff.[5] con.[5] cycl.[5] nat-c.[137] nat-m.[1] rhus-v.[36] staph.[5] thuj.[5]
ALLGEMEINES; M; Reiben; agg.

amel.: croto-t.[5] pall.[111] staph.[5]
ALLGEMEINES; M; Reiben; amel.

RUHE agg.: arg.[5] ign.[5] sil.[5] teucr.[5] zinc.[5]
ALLGEMEINES; M; Ruhen, Ausruhen; agg.

SAMENABGANG:

agg.: calc.[1] caps.[8] clem.[5] dig.[5] grat. **PH-AC.** psor.[137] ust.[111]
ALLGEMEINES; M; Samenergüsse; agg.

amel.: sulph.[5]
ALLGEMEINES; M; Samenergüsse; amel.

SCHLAF:

agg.: alum.[5] arn.[5] calad.[54] cann-s.[5] canth.[5] **Caust.**[5] chin.[5] clem.[5] dig.[5] **DIOS.**[36] **Ferr.**[5] **Fl-ac.**[36] iod.[5] kali-c.[5] **LACH.**[5] m-art.[5] mag-c.[5] merc.[5] **Merc-c.**[54] **Nat-c.**[36] nat-m.[5] **Nit-ac.**[5] **Nuph.**[25] **NUX-V.**[54] **Op.** par.[10] phos.[5] **Pic-ac.**[54] **Plat.** plb.[5] puls.[5] ran-b.[5] rhod.[5] sars.[5] **Sel.** sep.[5] stann.[5] staph.[5] **Stram.**[5] sulph.[5] **Ther.**[54] **Thuj.**[54]

- **Rücken,** auf dem: stann.[5] staph.[5] sulph.[5]

amel.: nat-m.[5]

SCHMERZ in der Lumbalregion, mit: kreos.[5] tril.[111]

SEXUELLES Verlangen, durch unterdrücktes:
ALLGEMEINES; M; Sexualität; Unterdrückung des sexuellen Verlangens;

SITZEN agg.: am-c.[5] apisin.[5] berb. bry.[5] calc-p.[36] **Cann-s.**[5] cocc.[5] con.[5] **Cycl.** euph.[5] euphr.[5] graph.[5] helio.[111] kali-n.[5] lyc.[5] mag-c.[5] mag-m.[5] nat-s.[36] rhod.[5] sep.[5] sil.[5] staph.[5] sulph.[5] teucr.[5] thuj.[1] valer.[5] zinc.[5]
ALLGEMEINES; M; Sitzen; agg.

STEHEN:

agg.: ant-c.[5] ars.[5] bell.[5] **Cann-s.** carb-an.[5] graph.[5] iod.[5] mag-c.[5] mag-m.[5] **Ph-ac.** rhod.[5] rhus-t.[5] sil.[5] spig.[5] staph.[1] viol-t.[5]

amel.: bell.[5]

STIMME, mit Beschwerden der: helio.[111]

STRECKEN, Dehnen agg.: apisin.[5]
ALLGEMEINES; M; Strecken, Recken; agg.

STUHLGANG:

agg.:

- **vor**: agn.[5] ign.[5] nat-c.[5] sel.[5] thuj.[5]
- **während**: am-m.[5] ambr.[5] ars.[5] bell.[5] **Calc.**[5] carb-v.[5] **Con.**[5] **Ign.** iod.[5] **Lyc.**[5] nat-m.[5] **Nuph.**[54] ol-an.[111] **Ph-ac.** phos.[5] stann.[5] sumb.[111] trom.[111] zinc.[5]
  ALLGEMEINES; M; Stuhlgang; während Stuhlgang
- **nach**: agn.[5] ambr.[5] **Calc.**[5] **Calc-p. Caust. Lyc.**[5] **Nat-c.**[5] nat-m.[5] phos.[5] **Sil.**[1]
  ALLGEMEINES; M; Stuhlgang; nach Stuhlgang
- **Pressen,** beim: carb-v.[5] con.[5] ol-an.[111] ph-ac.[1]

amel.: mag-m.[5] pall.[111] senec.[111]
ALLGEMEINES; M; Stuhlgang; amel.; nach Stuhlgang

STURM, vor: nat-c.[5]
ALLGEMEINES; M; Wetter; windigem, stürmischem, bei;

TRINKEN amel.: ferr.[5]
ALLGEMEINES; M; Trinken; amel. nach

URINIEREN:

agg.: acon.[36] am-c.[5] **Anac.**[5] **Arg-n.** asaf.[5] bell.[5] cahin.[36] calad.[5] calc.[5] calc-p.[111] **Canth.**[36] caps.[5] carb-v.[5] caust.[5] clem.[5] cob.[137] coch. con.[5] croto-t.[5] **Dulc.**[5] **Ery-a.**[122] euph.[1] gels.[111] **HEP.**[5] ign.[5] kali-bi.[36] kali-n.[5] **Kreos.**[5] **Lyc.** mag-m.[5] **Merc.** mez.[1] nat-c.[5] nat-m.[1] nit-ac.[5] op.[1] **Pareir.** petr.[1] **Ph-ac.**[102] phos.[5] plat.[5] polyg.[25] prun. puls.[5] rhus-t.[5] **Sars. Sel.** seneg.[5] sil.[5] staph.[1] stront-c.[5] sulph.[1] **Thuj.**[5] **Viol-t.**[5]

amel.: camph.[5] chin.[5] cob. sep.[5]
ALLGEMEINES; M; Urinieren; amel. nach U.

VERDAUUNGSTRAKT, mit Beschwerden im: acet-ac.[111]
ALLGEMEINES; M; Verdauungsvorgang agg.

VERLETZUNGEN, nach: **ARN.**[5] calen.[54] con.[5] hyper.[54] mill.[54] **Puls.**[5] rhus-t.[54] samb.[137] staph.[122] zinc.[5]
ALLGEMEINES; M; Unfall, Beschwerden durch

Penis, des: **Arn.**[54] **Calen.**[54] **Hyper.**[54] **Mill.**[54] **Rhus-t.**[54] staph.[122]
☞ *C; Queetschung der Genitalien*

WÄRME amel.: bell.[5] cast.[111] caust.[5] laur.[5] mag-p.[111] rhus-t.[5]
ALLGEMEINES; M; Wärme; amel.

WEIN agg.: thuj.[5]
ALLGEMEINES; C; Speisen und Getränke; Wein;

ZORN, nach: nat-m.[5]
GEMÜT; M; Zorn, Beschwerden durch

ORT

HODEN: abrot. **ACON.** act-sp.[111] aesc. **Agar.**[5] agav-t.[149] **AGN.** aloe[36] alum.[1] alum-p.[58] **AM-C.** ambr.[5] anan.[36] ang.[5] **Ant-c.**[5] ant-t.[5] **Apis**[38] apisin.[5] **ARG.**[8] **Arg-n.**[5] **ARN.**[5] **Ars.** asaf.[5] **AUR.**[5] aur-ar.[58] **AUR-I.**[58] **Aur-m. AUR-S.**[58] **BAPT. Bar-c.**[8] **Bar-m. Bell. Berb.**[102] **Bism.**[1] bor.[5] **BROM.**[5] bry.[5] bufo cahin. **Calc. Calc-f.**[58] **Calc-i.**[102] calc-s.[36] camph.[1] **Cann-s. Canth. Caps.**[1] **Carb-an.**[54] **Carb-v.**[5] carbn-s.[25] **Carl. CAUST.** cere-s.[36] cham.[102] **Chel.** chim. **Chin.** chin-s.[36] cic. cimic. **CLEM.**[1] coc-c. **Cocc.** coff.[5] **Coloc.**[1] colocin.[36] **CON.**[54] **Cop.** cub. der.[36] **Dig.** dulc.[137] erech.[25] **Euph. Euphr.**[5] ferr-p.[111] fl-ac. **Gels.**[8] gins. **GRAPH.**[5] **Ham.**[25] helo.[85] **HEP.**[5] hipp. hippoz.[54] hyos.[5] ign.[5] ind.[36] **IOD.** ip.[1] jab. kali-ar.[58] kali-br. **Kali-c.** kali-chl.[58] **KALI-I. Kali-n.**[5] kali-s. **Lach.** lepro.[197] **LYC.**[5] **Lycps. Lyss.** m-arct.[5] m-art.[5] **M-aust.**[5] mag-p.[111] mang.[5] **MED.** meny.[5] **MERC.**[5] merc-acet. **Merc-c.**[45] **Merc-i-r. MEZ.**[5] mur-ac.[1] mygal.[192] nat-ar. **Nat-c.**[5] **Nat-m.** nat-p. **NIT-AC.**[1] nuph. **NUX-V.**[5] oci. **Ol-an.** onos.[111] op. **Ox-ac.**[102] **Petr. PH-AC.**[1] **Phos. Phyt.**[54] plat. **Plb.** polyg.[25] **Psor. PULS.**[5] puls-n.[25] **RHOD.**[2] **RHUS-T.**[8] ruta[5] sabad. **Sabal.**[102] sars.[5] sel.[5] **Sep. SIL.** spig.[5] **SPONG.**[1] squil.[5] stann.[5] **STAPH.**[1] still. sul-ac.[1] sul-i.[58] **SULPH.**[1] sumb. syph.[58] tarax.[1] tarent.[36] ter. teucr.[5] **Teucr-s. Thuj.** trom.[111] **TUB. Ust.** verat.[5] **Verat-v.**[102] **ZINC.**[1] zinc-p.[58]
ALLGEMEINES; O; Drüsen; Hormondrüsen;

PENIS: acon.[5] adam.[222] agar.[5] **AGN.** ail.[25] aloe[36] **Alum.**[1] alumn.[36] ambr.[5] ammc.[36] anac.[1] anan. ang.[1] **Ant-c.**[1] ant-o.[36] ant-t.[5] antipyrin.[102] **Apis** apisin.[5] apoc-a.[25] arg. **Arg-n.**[5] **ARN.**[5] **Ars.**[1] **Ars-h. Ars-i.**[58] ars-s-f.[58] asaf.[5] asar.[5] asc-t.[36] aspar. atista[192] **Aur.** aur-ar.[58] **AUR-M.**[58] **Aur-m-n.** aur-s.[36] **Bar-c.**[5] bell.[1] benz-ac.[36] **Berb.**[36] bor.[5] bov.[5] brach. bran.[36] brom.[36] bry.[5] bufo **Calad.**[5] **Calc.** calc-p.[36] calc-sil.[58] calen.[85] camph.[5] **Cann-i.**[36] **CANN-S.**[5] **CANTH.**[5] **Caps.**[1] carb-ac. carb-an.[5] **Carb-v.** carbn-s.[25] carl. **CAUST.**[5] cham.[1] chel.[25] chin.[1] chr-s.[102] cic. **CINNB.**[36] **CLEM.**[36] coc-c.[25] cocc. **Coch.** coff.[5] colch. coloc.[1] **Con.**[1] **Cop. Cor-r.** croc.[5] crot-h. **CROTO-T.** cub.[22] cupr.[5] cupr-ar.[25] cycl.[36] **Dig.** dor. **Dros.** dulc.[5] elaps[36] eug.[36] euph.[1] **Euphr.**[5] ferr.[5] ferr-m.[36] ferr-ma. **Fl-ac.**[5] form.[25] franz.[36] gels.[102] germ.[222] **Graph.**[1] grat. ham. hedy.[36] hell.[1] **Hep.** hydr.[36] hydr-ac.[268] hydrog.[222] **IGN. IOD.**[36] ip.[1] iris[25] **Jac.**[102] jac-c.[36] jug-r. **Kali-bi. Kali-c.**[36] **Kali-chl. Kali-i.**[36] kali-n.[36] kali-p. kola[1184] **Kreos. Lac-c. LACH.** lact.[36] **Laur.**[36] **LED.**[1] **Lith-c.**[36] lob.[25] **LYC.** lyss.[36] m-arct.[5] **M-art.**[5] m-aust.[5] mag-m.[1] mang.[5] med.[56] **MERC.**[5] merc-acet.[36] **MERC-C. Merc-i-f. Merc-i-r. Mez.** mosch.[5] **Mur-ac.** naja narz.[36] nat-ar.[58] nat-c.[1] nat-m.[1] **Nat-s. NIT-AC. Nuph. Nux-m.**[5] **NUX-V.**[5] ol-an.[36] osm. ozone[227] **Pareir.** petr.[1] **Ph-ac. Phos.**[1] **Phyt.** pic-ac. **PLAT.** plat-m.[36] plb.[5] polyg.[111] prun.[36] **PSOR.**[58] ptel.[25] **PULS.**[1] puls-n.[36] ran-s. **Rhod. RHUS-T.**[36] **Rhus-v.** ros-d.[305] ruta[5] sabad.[5] **SABIN.** sang.[36] **Sanic.**[85] sars.[5] sel.[5] seneg.[5] **SEP.**[1] **Sil.** spig.[1] **Spong.**[1] stann.[5] **Staph.**[1] still.[25] sul-ac.[1] **SULPH.**[1] sumb.[36] tab. tarax.[1] tep. teucr. thea[36] thlaspi[111] **THUJ.**[1] valer.[5] verat.[1] **Viol-t.**[36] **Zinc.**[5]

Glans: **Acon.**[5] alum.[5] **Ambr.**[5] anac.[1] ant-c.[1] **Ant-t.**[5] **Apis** apoc-a.[25] **Arg-n.**[36] arn.[5] **Ars.**[102] **Ars-h. Asaf.**[5] **Asar. Aur.**[1] bell.[1] **Benz-ac.** berb.[36] bor.[5] **Bry.**[36] **Calad.**[5] **Calc.**[1] cann-i. **CANN-S.**[5] **CANTH.**[36] caps.[1] carb-ac. **CARB-V. Caust.**[5]

Chel.[25] **Chin.**[1] cic. **CINNB.** clem. coc-c.[25] **Coch.** coff.[5] **Colch.** coloc.[1] con.[1] **Cop. Cor-r.**[5] **CROTO-T.**[5] **Cub.**[22] cupr.[5] cycl. **Dig.**[5] **Dor.** dros. dulc.[5] eug. **Euph.**[1] euphr.[1] ferr.[5] ferr-m.[36] ferr-ma. graph.[5] ham.[102] hell.[1] **Hep.**[5] hydr-ac.[268] ign.[5] iod.[1] iris **Kali-bi.** kali-c.[1] **Kali-i.** kreos.[5] **Lach. Led.**[5] **Lyc.**[1] lyss.[36] m-aust.[5] mag-m.[1] mang.[5] **Med.**[56] **MERC.**[5] **MERC-C.**[5] **Mez.**[1] **Nat-c. Nat-m. NIT-AC.**[1] **Nux-v.** osm. **PAREIR. Petr. Ph-ac.** phos.[1] phyt.[111] polyg.[111] **Prun. Psor.** ptel.[25] puls.[1] **Rhod. RHUS-T.** rhus-v.[25] ros-d.[305] sabad.[5] **Sabin.** sanic.[85] sars. sel.[5] seneg.[5] **Sep.**[1] **Sil.**[36] spig.[5] spong.[1] stann. **Staph.**[1] sul-ac.[1] **SULPH.** sumb.[36] tab.[111] **THUJ.**[1] valer.[5] **Viol-t.** zinc.[36]

Vorhaut: **Acon.**[5] agar.[5] ail.[25] aloe[36] alum.[1] ang.[1] **Apis** apisin.[5] **Arg-n.**[5] arn.[5] **ARS. Ars-h. Aur.**[5] **AUR-M.**[58] bell.[1] benz-ac.[36] **Berb.** bor. bry.[5] **CALAD.**[5] **Calc.** calen.[137] camph.[5] **CANN-S.**[5] **Canth.**[5] **Caps.**[58] carb-v. **CAUST.**[5] **Cham.**[36] chin.[1] **CINNB.**[36] clem.[36] coc-c.[36] cocc. **Coloc.**[5] **CON.**[36] **Cop. Cor-r.**[36] croc.[5] cycl.[5] **Dig. Dulc.** euph.[5] euphr.[5] **Fl-ac.** germ.[222] **Graph. Hep.**[5] hydr-ac.[268] **IGN. Jac. Jac-c.**[36] kali-bi. kreos.[5] **LACH.** lob.[25] **Lyc.** m-arct.[5] m-art.[5] m-aust.[5] **MERC.**[5] **MERC-C. Merc-i-r. Mez.** mur-ac.[5] naja[111] **Nat-c. NAT-M. Nat-s. NIT-AC.**[1] nux-m.[5] **Nux-v. PETR. PH-AC.**[5] **Phos.** plb.[5] polyg.[111] **Puls.** rhod.[5] **RHUS-T. Rhus-v. Sabin. Sars.** seneg.[5] **Sep.**[1] **Sil.**[1] staph.[34] **SULPH.**[5] **Sumb. THUJ.** verat.[1] **Viol-t.**[36] zinc.[36]

PROSTATA: acon.[34] aesc. **All-c. Alum.** alum-sil.[58] **Am-m. APIS** apisin.[5] apoc.[137] asaf.[47] **Aur.**[102] **BAR-C.**[34] baros.[1125] **Bell. Benz-ac. Berb.** bov. bry.[34] cact. **CALC.**[34] calc-sil.[58] cann-s.[5] canth.[34] **Caps.**[34] carb-v.[5] **Caust.** chel.[5] **CHIM.**[8] cic.[54] clem.[5] coch-o.[1125] **CON.**[34] **Cop.** crot-h.[8] **Cub. Cycl.** dam.[1125] **DIG. Dulc. Ferr-pic.**[102] form. gnaph. graph.[34] **Hep.** hydrang.[5] hydrc. **Iod.**[34] **Kali-bi.**[54] kali-c. **Kali-i. Lyc.** lyss.[36] mag-m.[5] **Med. Merc.**[34] **Merc-d.**[80] mur-ac.[5] **Nat-s.** nat-sil.[58] **Nit-ac.**[34] **Nux-v.** ol-an. **Pareir. Petr.** ph-ac. **Phos.** phyt.[36] polyg.[25] polyg-s.[111] **Pop.**[102] **Psor. PULS.** pyro-r.[1125] **Rhus-t.** sabad.[5] **SABAL.**[85] **Sel. Senec.**[25] **Sep. SIL. Solid.**[102] **Spong.**[5] **Staph.**[34] sul-ac. **Sulph.**[34] **THUJ. Trib.**[102] zinc-pic.[111]

☞ *C; Abszess; Prostata •C; Beben, Zittern, Empfindung von; nervöses, Prostata •C; Blutung; Prostata •C; Eiter, ein Geschwür bilden, Empfindung, als würde sich, Prostata •C; Eiterung; Prostata •C; Entzündung; Prostata •C; Glucksen (klopfendes Spannen), Empfindung von; Prostata •C; Hart, Empfindung als ob, Prostata •C; Härte; Prostata •C; Hitze, Empfindung von; Prostata •C; Jucken; Prostata •C; Krebs, Karzinom; Prostata •C; Kugelgefühl, Prostata •C; Masturbation; Beschwerden durch; •C; Reizung; Prostata •C; Rucken, Empfindung von; Prostataregion •C; Schwellung; allgemeine Arzneien; •C; Schwere, Empfindung von; Prostata •C; Sexualtrieb; Verlangen, sexuelles; •C; Spannung, Empfindung von; Prostata •C; Trockenheit; Empfindung von, Prostata •C; Tumoren, Geschwülste, Auswüchse; Adenom, Prostata •C; Unruhe, Empfindung von; Prostata •C; Vergrößerung; allgemeine Rubriken; •C; Vergrößerung; allgemeine Rubriken; •C; Vergrößerung; allgemeine Rubriken; •C; Vergrößerung; allgemeine Rubriken; •C; Vergrößerung; Empfindung von Vergrößerung; •C; Verhärtung, Induration; Prostata •C; Völle, Empfindung von; Prostata •C; Zucken, Empfindung von; Prostata •C; Zusammenschnüren, Empfindung von; allgemeine Rubriken; •C; Schmerz; Prostata*

SAMENSTRANG: AGN.[5] **All-c.**[36] aloe[111] alum.[5] am-c.[1] **Am-m.**[36] ambr. ammc.[36] anag. ang.[1] **Ant-c.**[5] anth. apisin.[5] **Arg.**[36] **ARN.**[5] **Bell.**[1] **Berb.**[8] brom.[5] **Bry.**[36] **Calc.** camph.[5] **Cann-s.**[5] canth.[5] **Caps.**[5] carbn-s.[25] **Chel. Chin.** chin-s.[36] cimic.[36] **CLEM.**[1125] coll.[111] **Con.**[5] equis.[36] euphr.[5] fl-ac. **Graph.** grat. **HAM.**[25] **Iod. Kali-c.** kali-n.[36] **M-art.**[5] **M-aust.**[5] **Mang.**[5] mang-acet.[1] med.[58] meny.[5] **Merc. Merc-i-r.**[36] mez.[5] nat-c.[1] nat-m.[1] **Nit-ac.** nux-m.[5] **NUX-V. Ol-an.**[8] **Ox-ac.**[36] **Ph-ac.**[5] **Phos.**[5] **PHYT.** plb.[5] polyg.[25] psor.[36] **PULS.**[5] puls-n.[25] **Rhod.**[5] sabad.[5] sabal.[85] sabin.[5] **Sars.**[5] sec. **Senec.**[25] **SIL. SPONG.**[5] **Staph.**[1] stront-c.[5] **Sulph.** sumb.[36] **Syph. Tarent.** teucr.[5] **Thuj.** tub.[85] verat.[1] **Zinc.**

SKROTUM: achy.[149] acon.[5] agar.[5] **Agn.**[5] alum.[5] **Am-c.**[36] **Ambr. Anac.** anan. ang.[5] **Ant-c.**[5] ant-s. ant-t.[5] **APIS Arg.**[5] arg-n.[5] **ARN.**[5] **ARS.**[5] **AUR. Aur-m. Bar-c.**[5] **Bell.**[102] **Berb.**[8] bran.[36] bufo **Calad.**[36] **Calc.** calc-f.[111] **Calc-p.**[36] camph.[5] cann-i.[25] cann-s.[5] **Canth. Caps.** carb-an.[1] **Carb-v.**[5] **CARBN-S.**[25] **Carl.**[36] **CAUST.**[1] cham.[5] **Chel.**[25] **Chin.**[1] cic.[36] cinnb. **CLEM.**[36] **Cocc.**[5] coff.[5] coloc.[36] com.[25] **Con.** cop.[36] **Cor-r.**[102] **CROTO-T.** cupr-ar.[25] cupr-o.[192] **Dig. Dios. DULC.** euph.[1] ferr.[54] **Fl-ac.**[5] **GRAPH. Ham. Hell.**[5] **HEP.** hydr.[36] **Ign. Iod. Jac.**[85] jac-c.[8] kali-bi.[102] **KALI-C.**[1] **Kali-chl.**[58] **Kali-i.** kola[1184] **Lach.**[5] lachn. **Lyc.**[1] lyss.[56] m-aust.[5] **Mag-m.** meny.[1] **Merc.** mez.[1] **Morg. Mur-ac.** narz.[36] nat-ar.[36] **Nat-c.**[5] **NAT-M. Nat-s.**[36] **NIT-AC. Nux-v.** op.[54] **PETR.**[1] **Ph-ac.**[102] **Phos.** pic-ac.[111] plan.[137] plat.[5] plb.[5] polyg.[137] **Puls.**[5] ran-s.[5] **RHOD.**[5] **RHUS-T.**[5] **Rhus-v.** sabad.[5] **Samb.**[5] sanic.[85] **Sars.** scroph-n.[111] **Sel. Sep.**[5] **Sil.**[5] spig.[1] **Spong. STAPH.** stry.[36] **SULPH.**[5] sumb.[25] syph.[58] tarent.[36] teucr.[5] **THUJ.**[1] trad.[36] **Viol-t.** vip.[111] **Zinc.**

CHARAKTERISTIKA
EIGENTÜMLICHKEITEN

ABGESCHÜRFT, wie, Penis: croto-t.[36]

ABNEIGUNG, sexuelle:

☞ *Sexualtrieb; Verlangen, sexuelles;*

ABSCHNÜRUNG, Empfindung von:

☞ *Zusammenschnüren, Empfindung von; allgemeine Rubriken*

Hoden: **Am-c.**[5] **CLEM.**[5] ign.[5] nux-v.[5] plb.[5] spong.[5]

☞ *O; Hoden*

Samenstrang: am-c.[5] **Nux-v.**[5]

☞ *O; Samenstrang*

ABSCHUPPUNG, Penis: rhus-v.[36]
☞ *Wundheit; Penis • Wundscheuern, leichtes*

ABSCHÜRFUNG, wie roh, Empfindung von: calad.[5] calc.[5] cann-s.[5] chin.[5] ign.[5] mez.[5]

Vorhaut: calad.[5] cann-s.[5] chin.[5] ign.[5]
☞ *O; Penis; Vorhaut • Schmerz; abgeschürft, Schmerz wie, Penis*

ABSONDERUNG:
HARNRÖHRE; C; Absonderung

Samen:
☞ *Samenabgang, Ejakulation*

ABSZESS:
☞ *Eiterung • Entzündung*

Hoden: hep.[102] merc.[102] sil.[58] still.[102]
☞ *O; Hoden*

Penis: bov. hippoz. sil.[58]
☞ *O; Penis • Eiterung; Vorhaut; unter der • Empyocele, Eiterbruch, Samenstränge • Hautausschläge; Pusteln; Penis*

Prostata: hep.[34] merc.[34] sil.[137]
☞ *O; Prostata • Entzündung; Prostata*

Skrotum, links: stry.[36]
☞ *O; Skrotum*

ABWÄRTSDRÄNGEN, Empfindung von: asaf. coloc. kola[1184]
☞ *Herabgezwängt, Empfindung wie, Hoden • Schwere, Empfindung von • Schmerz; abwärtszerrender, herausdrängender Schmerz*

hält die Genitalien: kola[1184]

AMEISENLAUFEN, Kribbeln, Empfindung von: acon.[5] agn. aloe[36] alum. ant-t.[5] berb. calc-p.[111] carb-v. carl. chel. chin. clem. coloc. com. croc.[5] euphr. germ.[222] hipp. m-aust.[5] merc.[5] merl.[36] mez.[5] mosch.[5] nat-m.[36] nit-ac.[36] ph-ac. **PLAT.** psil.[164] puls. rhod. rhus-v. **SEC.** sel.[5] sil. spig.[5] staph. succ.[194] tab. **Tarent.** thuj. valer.[5] zinc.
☞ *Jucken • Prickeln • Schmerz; stechender Schmerz, wie durch eine Nadel ALLGEMEINES; C; Ameisenlaufen, Kribbeln*

Samenerguss, nach: ph-ac.
☞ *M; Samenabgang; agg.*

Hoden: agn. berb. carb-v. euphr. hipp. **Merc.**[5] psil.[164] rhod. thuj. zinc.
☞ *O; Hoden*

Penis: acon. aloe[36] alum. ant-t.[5] carl. chel. coloc. croc.[5] euphr.[5] germ.[222] m-aust.[5] merc. merl.[36] mez.[5] nat-m.[36] ph-ac. puls. **SEC.** spig.[5] tab. valer.[5]
☞ *O; Penis*

- **Glans**: alum. ant-t.[5] chel. m-aust.[5] merc. mez.[5] **Nat-m.**[36] ph-ac. puls. spig.[5] valer.[5]
☞ *O; Penis; Glans • Schmerz; stechender Schmerz, wie durch eine Nadel; Glans*

◦ **Urinieren,** nach: **Puls.**

◦ **Corona** glandis: nat-m.[36]

- **Vorhaut**: aloe[36] croc.[5] germ.[222] merc.[5] merl.[36] ph-ac.[5]
☞ *O; Penis; Vorhaut*

◦ **Frenulum**: **Ph-ac.**

◦ **Nahtlinie**: merc.[5] ph-ac.[5]

Samenstrang: euphr.[5] merc.[5]
☞ *O; Samenstrang*

Skrotum: acon.[5] carb-v. **Carl.** chel. chin. com. merc. nit-ac.[36] ph-ac. plat. rhus-v. **SEC.** sel.[5] sil. **Staph.** thuj.
☞ *O; Skrotum*

- **abends** im Bett: chin.

- **erstreckt** sich in die Leistenregion: nit-ac.[36]

ANFASSEN, Spielt mit den Genitalien: **Acon.**[102] bell.[122] bufo[185] canth. colch.[5] **Hyos.**[102] maland.[171] med.[85] **Merc.**[54] op.[102] **Puls.**[54] sec. sep.[5] **Stram.**[137] tab.[111] thuj.[5] ust.[102] **Zinc.**[116]
GEMÜT; C; Gebärden, Gesten, macht; Hände, streckt sie aus oder greift nach etwas;

Fieber, während: hyos.[102]

Harnverhaltung, bei: acon.[102]

Husten, bei: zinc.[1]
☞ *M; Husten agg. HUSTEN; M; Hände; fasst mit den Händen; Hoden, legt die Hände auf die*

Kinder: **Acon.**[54] bell.[122] **BUFO**[185] maland.[171] **Merc.**[54] sec. **Stram. Zinc.**[54]
ALLGEMEINES; M; Kindern, Beschwerden bei

- **Husten,** bei: **Zinc.**[54]
☞ *M; Husten agg.*

- **Spasmen,** bei: sec. stram.

Konvulsionen, bei: stram.[122]

Krämpfen, bei: zinc.[116]

reißt an den Genitalien: sec. tab.[111]

ständig: stram.[137]

ANGENEHME Empfindung in den: ambr.[5] ang.[5] graph.[5] plat.[5]
☞ *Jucken; wollüstig • Wollüstige Empfindung*

APHTHEN: bor.[58]
☞ *Geschwüre • Wundheit*

ASPERMIE, Fehlen der Spermatozoen oder Ejakulation: calc.[58] lepro.[197] lyc.[58] nux-v.[58] ph-ac.[58] sec.[58] sep.[58] sil.[58] sulph.[58]
☞ *Entwicklung der Genitalien, verzögerte • Sterilität*

ATONIE:
☞ *Schlaff, Skrotum*

ATROPHIE, geschrumpft:

allgemeine Arzneien: agar. agav-t.[149] agn.[102] aloe amyg-am. ant-c.[5] ant-o. arg. **Arg-n.**[102] aur.[102] aur-i.[58] bamb-a.[1184] bar-c. bell.[5] berb. bufo caj. calad.[5] cann-i. caps. carb-an. carbn-s. cere-s.[36] chim. chlor.[197] con.[5] cortico.[149] croto-t. foll.[1125] gels. get.[36] **IGN.** iod. kali-br.[102] kali-i. kola[1184] **LYC.** lyss. meph.[8] merc.[36] merc-s. op. opun-v.[85] phos. pic-ac. plb. prun.[36] rhod.[5] rhus-v.[36] sabal.[102] staph. sulph.[5] ther. thuj.[36] x-ray[72] zinc.
GEMÜT; C; Entwicklungsverzögerung, bei Kindern • ALLGEMEINES; C; Runzelig, faltig; allgemeine Arzneien • ALLGEMEINES; C; Zwergwuchs

- **Hoden**: agn.[102] **Ant-c.**[5] ant-o. **Arg-n.**[102] **Aur.**[102] **Aur-i.**[58] bar-c. bufo **Caps. Carb-an.** carbn-s. cere-s.[36] chim. con.[5] cortico.[149] **Gels. Iod.** kali-br.[102] **KALI-I. Lyss.** meph.[8] plb. **Rhod.**[5] **Sabal.**[102] staph. thuj.[36] x-ray[72] zinc.
☞ *O; Hoden*

◦ **Jungen,** bei: aur.[102]

◦ **Masturbation,** durch: meph.[8]

◦ **sexuellen** Exzessen, nach: **STAPH.**

◦ **Epididymitis,** durch: thuj.[36]

- **Penis**: agar. agn.[5] aloe amyg-am. **Ant-c.**[5] ant-o.[36] arg. **Arg-n.** bell.[5] **Berb.** caj. calad.[5] **Cann-i.** carbn-s. get.[36] **IGN. LYC.** merc.[36] merc-s. op. pic-ac. plb.[36] prun.[36] staph.[102] sulph.[5]
  ☞ *O; Penis*

◦ **Bett,** im: get.[36]
  ☞ *M; Bett, im, agg.*

◦ **Kolik,** bei: plb.[36]

◦ **Glans**: calad.[5] sulph.[5]
  ☞ *O; Penis; Glans*

- **Samenstrang**: **Caps.**
  ☞ *O; Samenstrang*

- **Skrotum**: arg-n.[5] bell.[5] berb. caps. carbn-s. **Croto-t.** kola[1184] **RHOD.**[36] rhus-v.[36] ther. zinc.
  ☞ *O; Skrotum*

◦ **Luft** kalt wird, wenn die: rhod.[36]

Empfindung wie geschrumpft: cere-b.[36] cere-s.[36] chlf.[36]
  ☞ *Zusammenziehen; Empfindung von Zusammenziehen*

ÄTZEN, Fressen, Empfindung von:
  ☞ *Fressen, Ätzen, Empfindung von*

AUSWÜCHSE, Wucherungen:
  ☞ *Tumoren, Geschwülste, Auswüchse*

genitoanale Hautoberfläche: nit-ac.[102] thuj.[102]

Hoden: bar-c.
  ☞ *O; Hoden*

Penis:
  ☞ *O; Penis*

- **Glans**: nit-ac.[36] staph.[5]
  ☞ *O; Penis; Glans*

- **Vorhaut**: cinnb.[102] ph-ac.[102] sabin.[102]
  ☞ *O; Penis; Vorhaut*

bluten bei Berührung, Corona glandis: **Nit-ac.**[36]

Epitheliom, Epithelgeschwulst auf der Glans: arg-n.[102] **Ars.**[102] con.[102] thuj.[102]
  ☞ *Krebs, Karzinom; Epitheliom; Glans*

glatt, Penis: thuj.[36]

Papillom, Skrotum: kres.[149]
  ▤ *ALLGEMEINES; C; Tumoren; Papillom*

BALANITIS:
  ☞ *Entzündung; Penis;*

BEBEN, Zittern, Empfindung von:
  ☞ *Rucken, Empfindung von*

Glans: rhod.[5]
  ☞ *O; Penis; Glans • Erregung, Empfindung von angenehmer, Penis*

nervöses, Prostata: form.
  ☞ *O; Prostata • Zucken, Empfindung von; Prostata* ▤ *ALLGEMEINES; C; Beben*

Skrotum: spig.[1]
  ☞ *O; Skrotum • Kälteschauer; Skrotum • Vibrieren, Empfindung von • Vibrieren, Empfindung von; Hoden*

BEWEGUNG, Empfindung von, Hoden: eug.[8] sabad. thuj. valer.

BLAU:
  ☞ *Farbe; blau*

BLENNORRHÖ, Ausfluss, Glans: alum. alumn. calad. caust. **Cinnb.** cor-r. dig. **Jac-c.** lach. **Lyc.** **Merc.** mez. nat-c. **Nat-m. Nit-ac. Nux-v.** petr. psor. **Sep. Sulph. Thuj.**
  ☞ *Entzündung; Penis;*

BLUTANDRANG: achy.[149] coloc. colocin.[36] ham.[111] lycps.[111]
  ☞ *Farbe; rot, Rötung • Völle, Empfindung von* ▤ *BLUT; C; Blutandrang, Kongestion; allgemeine Arzneien*

Hoden: ham.[111] lycps.[111]
  ☞ *O; Hoden*

Skrotum: achy.[149] coloc.
  ☞ *O; Skrotum • Farbe; rot, Rötung; Skrotum*

BLUTUNG:
  ▤ *HARNRÖHRE; C; Blutung*

Prostata: caust.[80] crot-h.[80]
  ☞ *O; Prostata*

Skrotum: petr.
  ☞ *O; Skrotum*

Vorhaut: ars-h.
  ☞ *O; Penis; Vorhaut*

BRODELN, Wallen, Empfindung von:
  ▤ *ALLGEMEINES; C; Blubbern, Wallen, feinem Pochen, Empfindung von*

Penis: graph.[1] kali-c.
  ☞ *O; Penis*

- **Erektion,** während: graph.[1] kali-c.
  ☞ *M; Erektion, während*

Skrotum: staph.
  ☞ *O; Skrotum*

CHORDEE, schmerzhafte Krümmung des erigierten Penis: acon.[102] **Agav-a.**[102] **AGN.**[5] **Anac.**[102] **ARG-N.** ars.[5] asc-i.[25] aur-m. bell.[46] berb.[102] bry. calc-p. **Camph.**[54] camph-br.[85] **Cann-i.** **CANN-S. CANTH. CAPS.** chlol. clem.[58] **Colch.** coloc.[54] con. cop. **Cub.** cur. dig. ery-a. fl-ac. gels.[102] hep. hyos.[102] jac.[72] jac-c.[142] **Kali-br.**[8] **KALI-CHL.** kali-i. **Lat-m.**[8] lup.[100] lyss.[54] **Merc.** merc-c. **Mygal.** nat-c. **Nit-ac.** **Nux-v.** oena.[54] ol-sant.[102] **Petros.** phos. **Pic-ac.**[54] pip-m. plb.[5] **PULS.**[54] rhod.[5] sabad.[5] sabal.[85] salx-n.[77] sep. sin-n.[85] still.[8] stram.[85] sul-i.[85] **TER. Thuj.** thymol.[102] tus-p.[102] yohim.[102] zinc-pic.[102] zing.
  ☞ *Ekektionen (störend, vermehrt usw.); schmerzhaft*

Brennen in der Harnröhre, mit: calc-p.

Empfindlichkeit der Harnröhre, äußerste: **Caps.**
  ▤ *HARNRÖHRE; C; Empfindlich*

Harnverhaltung, bei: coloc.[54]

Pollutionen:

- **nach**: ars.[5] plb.[5] rhod.[5] sabad.[5]

- **mit**: lyss.[54]

Semi-priapismus: oena.[54] **Puls.**[54]
  ☞ *Ekektionen (störend, vermehrt usw.); anhaltend, Priapismus*

tranceähnlichem Zustand, bei: **Camph.**[54]

Wirbelsäule, bei Erkrankung der: **Pic-ac.**[54]

DRÄNGEN zu den Genitalien, Empfindung von: asaf.[5] canth.[5] cocc.[5] coloc.[5] iod.[5] nux-v.[5]

Hoden, zu den: iod.[5]
☞ *O; Hoden*

DREHEN im Kreis, herumwirbeln, Empfindung als ob: eug.[36] sabad.[5]

DÜNN, Skrotum: lach.[5] pyrog.[137]

EINGESCHLAFEN, Empfindung wie:
☞ *Taubheit, Empfindung von*

EINGEZOGEN:
☞ *Zurückgezogen*

EINSCHNÜRUNG:
☞ *Zusammenschnüren, Empfindung von; allgemeine Arzneien*

EITER, ein Geschwür bilden, Empfindung, als würde sich, Prostata: cycl.
☞ *O; Prostata*

EITERUNG:
☞ *Abszess • Entzündung*

Glans: merc.[5]
☞ *O; Penis; Glans • Schleim und Eiter, Glans*

Hoden: aur.[5] calc-s.[111] hep.[5] nit-ac.[5] ph-ac.[5] phyt. sil.[5] **Teucr-s.**
☞ *O; Hoden*

Prostata: hep. **SIL.**
☞ *O; Prostata • Entzündung; Prostata*

Skrotum, abends: jac-c.[36]
☞ *O; Skrotum*

Vorhaut:
☞ *O; Penis; Vorhaut*

- **Rand**: jac-c.[36]

- **unter** der: caps. **CINNB. Cor-r.** dig.[5] **Hep.** jac. jug-r. lyc. **Merc. MERC-C. Nit-ac.** rhus-t.[5] sep.
☞ *Abszess; Penis • Empyocele, Eiterbruch, Samenstränge • Entzündung; Penis; Vorhaut*

ELEPHANTIASIS des Skrotums: anac.[85] sil.

EMPFINDLICHKEIT: acon.[5] alum.[5] am-c.[5] ant-s.[85] ant-t.[5] arg-n.[36] arn.[5] asaf.[5] aur.[5] cann-s.[5] **Canth.**[5] carc.[304] chin.[5] clem.[1] **Cocc.**[5] coff. con.[5] cor-r. corn. croto-t. equis.[111] eug. franz.[36] ign.[5] ind.[36] kali-c.[58] kali-n.[85] meny.[5] merc. merc-c. merc-i-r.[36] nat-c.[5] nat-m.[36] **Ph-ac.**[5] phos.[5] phyt.[111] **Plat.** prun.[111] rhod.[5] rhus-t.[5] sabal.[111] sabin.[5] sars.[5] sel.[5] sep.[5] sil.[5] spong.[5] **Staph.** tab.[137] tarent.[137] tax.[303] thuj.[36] verat. zinc.[5]
☞ *Roh, Empfindung wie • Schmerz; wund, Schmerz mit Empfindlichkeit, wie wund und zerschlagen* ▤ *ALLGEMEINES; C; Empfindlichkeit*

Leiden, das geringste, ist unerträglich: coff.

Hoden: acon.[5] alum.[5] am-c.[5] ant-t.[5] arn.[5] asaf.[5] aur.[5] cann-s.[5] clem.[1] cocc.[5] con.[5] ign.[5] ind.[36] kali-c.[58] kali-n.[85] nat-c.[5] **Ph-ac.**[5] phos.[5] **Rhod.**[5] sabal.[111] sel.[5] **Sep.**[5] sil.[5] **Spong.**[5] zinc.[5]
☞ *O; Hoden*

- **Berührung,** gegen: ind.[36]
☞ *M; Berührung agg.*

Penis: arg-n.[36] cann-s. canth.[5] cocc. cor-r. corn. croto-t. eug. franz.[36] merc. merc-c. prun.[111] rhus-t.[5] sabin.[5] tab.[137] tax.[303] thuj.[36] verat. zinc.[36]
☞ *O; Penis*

- **Glans**: **Arg-n.**[36] canth.[5] **Cor-r.** eug. **MERC-C. Prun.**[111] rhus-t.[5] thuj.[36] zinc.[36]
☞ *O; Penis; Glans*

◦ **Gehen,** beim: thuj.[36] zinc.[36]
☞ *M; Gehen; agg.*

◦ **Koitus,** nach: eug.
☞ *M; Koitus; agg.*

- **Vorhaut**: cann-s. **Cor-r. Merc.** sabin.[5] tax.[303]
☞ *O; Penis; Vorhaut*

Samenstrang: chin.[5] **Clem.**[36] equis.[111] meny.[5] merc-i-r.[36] nat-m.[36] **Phyt.**[111] sars.[5]
☞ *O; Samenstrang*

- **rechts**: **CLEM.**[36] merc-i-r.[36] nat-m.[36]
☞ *S; Rechts*

◦ **2** Uhr: merc-i-r.[36]

Skrotum: carc.[304] kali-c. nat-m. ph-ac. plat. **STAPH.** zinc.
☞ *O; Skrotum*

EMPYOCELE, Eiterbruch, Samenstränge: **Ars-i. Calc. CALC-SIL. KALI-S. Psor. Puls. Sep. SIL. SULPH.**
☞ *Abszess; Penis • Eiterung; Vorhaut;*

ENTBLÖẞT die Genitalien:
▤ *GEMÜT; C; Schamlos; entblößt den Körper*

ENTHALTSAMKEIT agg.: apis[137] calc.[137] **Con.**[137] fl-ac.[137] lyc.[137] plat.[137]
▤ *GEMÜT; M; Enthaltung, Mäßigung, Selbstbeherrschung, Beschwerden durch • ALLGEMEINES; M; Sexualität; Unterdrückung des sexuellen Verlangens;*

ENTWICKLUNG der Genitalien, verzögerte: pitu-gl.[102] rhod.[2191]
☞ *Aspermie, Fehlen der Spermatozoen oder Ejakulation • Sterilität* ▤ *ALLGEMEINES; C; Entwicklungsstörung, Verzögerung*

ENTZÜNDUNG: abrot.[162] achy.[149] acon.[102] aesc.[102] agav-t.[149] agn.[102] aloe[102] alth.[1125] alum.[5] alum-p.[58] alum-sil.[58] alumn. am-c. **Ambr.**[5] amyg-am.[54] anac. anan. ant-c.[5] ant-t. antipyrin.[102] ap-g.[1125] **APIS** apisin.[5] arg.[58] arg-n.[102] arist-cl.[119] arn.[80] **ARS.** asc-c.[25] asc-i.[25] asc-t.[1125] aur.[102] aur-ar.[58] aur-s.[58] bapt. bar-c.[102] bar-m. baros.[102] bell.[102] benz-ac.[102] berb. boerh.[1125] bold.[1125] bos-c.[1125] bov. brach.[102] brom. bry. bufo[111] cact.[80] calad.[102] calc. calc-f.[149] calc-i.[102] calen.[8] camph.[102] cann-i. cann-s.[102] **CANTH.** caps.[34] carb-ac.[25] carbn-s. cast. caul.[25] caust.[5] cean.[25] cham.[102] chel. chim.[8] chin.[102] chin-s.[102] chlorpr.[149] cic.[58] cinnb.[111] clem.[102] cob-n.[149] coc-c.[102] coch-o.[1125] colch.[102] con.[102] cop.[102] cor-r.[5] croto-t. cub.[102] cupr. cycl. daph.[80] der. dig. dor.[102] dulc.[162] echi.[102] elaps equis.[102] erech.[25] erig.[25] ery-a.[1125] ery-m.[1125] eucal.[102] euph.[193] euph-l.[102] euph-pi.[102] euphr.[102] fab.[102] ferr.[5] ferr-p.[102] ferr-pic.[102] gali.[1125] gaul.[1125] gels.[102] ger.[25] gnaph.[1125] graph. grat.[1125] guai.[1125] ham.[102] hedeo.[1125] hedy.[102] hell.[1125] hep.[102] hepat.[1125] hern-g.[1125] hipp. hippoz. hydr.[102] hydrang.[5] hydrc.[102] hyper.[8] ichth.[102] iod.[102] iris[85] jab.[137] jac.[102] jac-c.[36] kali-ar. kali-bi.[54] kali-br.[102] kali-c. kali-chl. kali-i.[809] kali-n. kali-p. kali-s. kreos.[34] lach. lat-m.[8] led. lil-t. linu-u.[1125] lith-c.[80] lupin.[1125] lyc.[102] lyss. m-aust.[5] mag-i.[144] mati.[1125] med. **Merc.** merc-acet.[36]

merc-c. merc-d.[137] merc-i-r.[102] merc-pr-r.[102] merl.[1125] methyl.[102] mez. mill.[8] mur-ac. mygal.[8] myrt-c.[1125] naphtin.[102] nat-ar. nat-c. nat-m. nat-s.[102] nat-sil.[58] nit-ac. nux-v.[102] oci. ol-sant.[102] op. orig.[1125] ox-ac.[72] ozone[227] pareir.[102] parot.[193] petr.[5] petros.[1125] ph-ac. phos. phyt.[102] pic-ac.[102] pin-c.[102] pip-m.[85] pitu-gl.[102] **Plb.** podo. polyg.[102] polytr.[102] pop.[25] pop-c.[144] psor. puls.[102] pyrog.[122] rham-f.[85] rhod. **Rhus-t.** rhus-v. ros-d.[305] ruta[34] sabad.[102] sabal.[102] sabin.[144] salol.[85] salx-n.[102] sant.[25] santa.[1125] sars. sec. sel.[102] senec.[25] sep.[102] sil.[102] sil-mar.[85] silphu.[25] solid.[102] **Spong.** staph.[102] stigm.[102] still.[25] sul-ac. sulph.[102] sumb.[36] syc-co.[136] syph. tarax.[8] ter.[1125] teucr-s.[102] teucr-sc.[1125] thuj.[102] trad.[1125] trib.[102] trig-f-g.[1125] tritic.[102] tus-f.[102] tus-p.[85] ust.[171] uva.[1125] verat.[102] verat-v.[102] verb.[77] vesi.[102] vib.[85] viol-t.[102] yuc.[1125] zinc.[102] zing.[102]
☞ *Abszess •Eiterung ▤ ALLGEMEINES; C; Entzündung*

Otorrhö, durch unterdrückte: zinc.[193]

Windeln, durch: med.[147] sulph.[185]

Drüsen:
▤ *ALLGEMEINES; C; Entzündung*

- **Glandula** bulbourethralis, Cowperitis:
▤ *HARNRÖHRE; C; Entzündung, Chorda; Glandula bulbourethrales, Cowperitis*

- **Lymphdrüsen**: alum-p.[58] merc.
▤ *ALLGEMEINES; C; Entzündung; Drüsen, Adenitis •ALLGEMEINES; C; Entzündung; Lymphangitis*

Hoden, Orchitis: abrot.[162] achy.[149] **ACON.** agav-t.[149] agn. am-c. anan. ant-t. apis[102] arg.[58] **Arg-n.**[102] arist-cl.[119] **ARN.**[34] **Ars. Aur.** aur-ar.[58] aur-s.[58] **BAPT.** bar-c.[102] bar-m. **Bell.**[102] **Berb.** brom. bufo[111] calc-f.[149] calc-i.[102] calen.[8] cann-s.[102] canth. cham.[102] chel. **Chin.** chin-s.[102] **CLEM.**[1125] cob-n.[149] **CON.**[34] cub.[1125] der. **Euph.**[193] gaul.[1125] gels.[102] **Ham.**[102] hedeo.[1125] hell.[1125] hep.[102] hippoz. hyper.[8] iod.[58] jab.[137] kali-ar. kali-c. kali-chl. **Kali-i.**[102] kali-n. kali-s. **Lyc.** med. **Merc.**[102] merc-i-r.[102] mez. mill.[8] nat-ar. nat-c. **Nat-m. Nit-ac. NUX-V.**[5] oci. orig.[1125] **PAROT.**[193] phos. **Phyt. Plb.**[137] podo. polyg.[102] **PULS.**[1125] **RHOD. RHUS-T.** ruta[34] **Sabal.**[102] sel. sil.[58] **SPONG. STAPH.**[102] sul-ac. sulph. tarax.[8] ter.[1125] teucr-s.[102] **Teucr-sc.**[1125] thuj.[102] trad.[1125] ust.[171] verat-v.[193] verb.[77] vib.[85] zinc.
☞ *O; Hoden ▤ ALLGEMEINES; C; Entzündung •ALLGEMEINES; C; Entzündung; Äußerlich*

- **links**: brom. mez. oci. **PULS. Rhod.**
☞ *S; Links*

- **nachts**: **CLEM.**

- **rechts**: **Arg-n.** chel. **CLEM. Puls. RHOD.**
☞ *S; Rechts*

- **Bettwärme** agg.: **CLEM.**
☞ *M; Bett, im, agg. •M; Erhitzung, durch*

- **Gonorrhö,** durch unterdrückte: **AGN.** ant-t. arg-n. aur. bar-m. bell. brom. canth. chel. **CLEM. Con.** gels.[8] **Ham.** kali-chl. **Kali-s. MED. Merc. Mez.** nat-c. nat-m. **Nit-ac. PULS. Rhod.** rhus-t. sel. **Spong.** ust.[171]
☞ *M; Gonorrhö, nach unterdrückter*

- **Kälte,** durch: acon.[58] puls.[58] rhod.[58]

- **Mumps,** nach: abrot.[162] jab.[137] **MERC.**[5] nux-v.[5] plb.[137] **Puls.**[5] staph.[102]

- **Prellung,** durch: ant-t.[54] **ARN.** bar-m. calen.[8] **Con. Ham.** hyper.[8] mill.[8] **Puls.** rhus-t.[8] **Tarax.**[8] zinc.
☞ *Queetschung der Genitalien •Schwellung; allgemeine Arzneien; Hoden; Quetschung, nach*

- **Sitzen** auf feuchtem Boden, durch: puls.[58]
▤ *ALLGEMEINES; M; Sitzen; agg.; nassem Grund, auf*

- **Verletzung** oder Zerrung, durch: arn.[34] con.[34] puls.[34] ruta[34]
☞ *M; Verletzungen, nach*

- **erstreckt** sich von rechts nach links: spong.

- **Nebenhoden,** Epididymitis: achy.[149] **Acon.**[102] agav-t.[149] apis[102] arg-n.[102] arist-cl.[119] ars. **Aur.** aur-s.[58] **Bell.**[102] berb. cann-s.[102] **Chin. CLEM.**[1125] cob-n.[149] cub.[1125] gaul.[1125] **Gels.**[102] **Ham.**[102] kali-n. **Med. Merc.**[102] nit-ac. orig.[1125] phyt. **PULS.**[1125] **RHOD.** sabal.[102] **SPONG.** sulph. ter.[1125] teucr-s.[102] thuj.[102] vib.[85]

◦ **Gonorrhö,** durch: puls.[1125] ter.[1125]

- **syphilitisch**: aur.[102] calc-f.[149] cob-n.[149] **Kali-i.**[102] merc-i-r.[102]

◦ **Nebenhoden**: cob-n.[149]

Penis: acon.[102] alum.[5] alumn. antipyrin.[102] apis arg.[149] arg-n.[102] arn. **Ars.** aur. aur-ar.[58] aur-s.[58] bell.[34] bry. calad. calc. calen.[85] **Cann-s.**[5] canth.[5] carbn-s. caust.[5] chin.[5] cinnb.[111] coc-c.[102] con. cop.[102] cor-r.[5] croto-t. cub.[102] cupr. dig. elaps gels.[102] graph. ham.[102] hedy.[102] hep. iris[85] jac.[102] jac-c. kali-chl. **Kali-i.** kali-p. kali-s. kreos.[34] lach.[5] **Led.** lyc.[5] lyss. m-aust.[5] merc.[5] merc-acet.[36] merc-c. mez.[5] mur-ac. nat-ar. nat-c.[5] nat-m.[5] nat-sil.[58] nit-ac.[5] nux-v.[5] ol-sant.[102] ozone[227] petr.[5] ph-ac. plb. **Psor.** puls.[34] rhod. rhus-t. ros-d.[305] sabin.[144] sars. sep.[5] sil. staph.[5] **Sulph.**[5] sumb. syc-co.[136] thuj.[5] viol-t.[102]
☞ *O; Penis ▤ ALLGEMEINES; C; Entzündung •ALLGEMEINES; C; Entzündung; Äußerlich*

- **Bettwärme** agg.: jac-c.
☞ *M; Bett, im, agg. •M; Erhitzung, durch ▤ ALLGEMEINES; M; Wärme; agg.; Bettwärme*

- **Wasser,** kaltes, agg.: merc-acet.[85]

- **Glans,** Balanitis: **Acon.**[102] alum.[5] **Alumn.** antipyrin.[102] **Apis** arg.[149] **Arg-n.**[102] arn. ars. **Aur.** aur-ar.[58] aur-s.[58] bry. **Calad. Calc. Calen.**[85] **CANN-S.**[5] canth.[5] carbn-s. caust.[5] chin.[5] **CINNB.**[111] **Cop.**[102] **Cor-r.**[5] **Cub.**[102] cupr. **Dig. Gels.**[102] graph. ham.[102] iris[85] **Jac-c. KALI-CHL.** kali-p. **Kali-s.** lach.[5] led. **Lyc.**[5] lyss. m-aust.[5] **MERC.**[5] **Merc-c. Mez.**[5] nat-ar. **Nat-c.**[5] **Nat-m.**[5] nat-sil.[58] **Nit-ac.**[5] nux-v.[5] ozone[227] petr.[5] ph-ac. **Psor. Rhod.** rhus-t. ros-d.[305] sabin.[144] sars. **Sep.**[5] sil. staph.[5] **Sulph.**[5] **Thuj.**[5]
☞ *O; Penis; Glans •Blennorrhö der Glans, Ausfluss*

◦ **Gonorrhö,** durch: alum.[5] cann-s.[5] canth.[5] caust.[5] chin.[5] cinnb.[111] **Cor-r.**[5] lach.[5] lyc.[5] **Merc.**[5] mez.[5] nat-c.[5] nat-m.[5] **Nit-ac.**[5] **Nux-v.**[5] petr.[5] **SEP.**[5] staph.[5] **Sulph.**[5] **THUJ.**[5]

- **lymphatisch**: merc.[5]
▤ *ALLGEMEINES; C; Entzündung; Drüsen, Adenitis •ALLGEMEINES; C; Entzündung; Lymphangitis*

ENTZÜNDUNG; Penis (Forts.)

- **vordere** Partie: merc-acet.[36]
- **Vorhaut**: **Acon.**[102] **Apis** arg.[149] arn.[34] **Ars.** aur.[34] bell.[34] calad.[102] **Calc. Cann-s.**[5] **Canth.**[102] **CINNB.** coc-c.[102] con. cor-r. croto-t. dig.[102] elaps **Gels.**[102] graph.[5] hep. **Jac.**[102] **Jac-c.**[36] kreos.[34] lach. lyc. **MERC.** merc-c.[102] mez. mur-ac. nat-ar. **Nat-c. Nit-ac.** ol-sant.[102] puls.[34] **Rhus-t.** sabin. sep. sil. staph.[34] **Sulph. Sumb.** syc-co.[136] **Thuj.**[36] viol-t.[102]
  ☞ *O; Penis; Vorhaut • Eiterung; Vorhaut; unter der*
  - **Frenulum**: **Calc. Nit-ac.** sumb. thuj.[36]
  - **Innenfläche**: croto-t. merc.[58] **Nit-ac.**
  - **Rand**: jac-c.[36]

Prostata: acon.[34] aesc.[80] agn. aloe[80] alum. alum-sil.[58] anac.[149] **APIS** arg.[149] arist-cl.[119] arn. aur.[5] bar-c.[80] bell. bold.[1125] bov. brach.[102] bry.[102] cact.[80] calad.[102] calc.[34] cann-i. cann-s.[80] canth.[80] **Caps.**[34] carbn-s.[102] **Caust.**[80] **CHIM.**[8] chlorpr.[149] cic.[58] clem.[102] colch.[102] **Con. Cop. Cub.**[102] cupr. cycl. daph.[80] **Dig.**[80] **Dulc.**[162] ery-a.[1125] euphr.[102] **Fab.**[102] ferr-p.[102] ferr-pic.[102] **Gels.**[102] gnaph.[1125] graph.[34] **Hep.** hipp. hydrang.[5] hydrc.[102] iod.[5] **Kali-bi.**[54] kali-br.[102] kali-c.[149] kali-i.[102] lach. lil-t. linu-u.[1125] lith-c.[80] **Lupin.**[1125] **Lyc.** mag-i.[144] med. **Merc.** merc-c.[102] merc-d.[137] **Nit-ac. Nux-v.** ol-sant.[102] **Pareir.**[102] **Petr.** petros.[1125] ph-ac. phyt.[102] pic-ac.[102] pitu-gl.[102] podo.[80] polytr.[102] pop-c.[144] **PULS.**[80] pyrog.[122] **Rhod.**[1125] rhus-t.[34] sabad.[102] **Sabal.**[102] salx-n.[102] **Santa.**[1125] sec. **Sel.**[80] senec.[25] **Sep. Sil.** solid.[102] spong.[5] **Staph.**[80] sul-ac. **Sulph. Thuj.** trib.[102] tritic.[102] **Verat-v.**[102] vesi.[102] zinc.
  ☞ *O; Prostata • Abszess; Prostata • Eiterung; Prostata • Schwellung; allgemeine Arzneien; Prostata • Vergrößerung; allgemeine Rubriken; Prostata* ▤ *ALLGEMEINES; C; Entzündung*

- **Atonie** der Sexualorgane, mit: sel.[80]
- **Gonorrhö,** durch unterdrückte: acon.[34] bell. calc.[34] cann-s.[80] canth.[34] caps.[34] **Cop.** cub.[102] cupr. **Daph.**[80] **Dig.** ery-a.[1125] graph.[34] **Med. Merc.** merc-d.[137] **NIT-AC. Nux-v.** pareir.[102] **Petr. Puls.** rhus-t.[34] sel.[80] **Sep.** staph. **Sulph. THUJ.**
  ☞ *M; Gonorrhö, nach unterdrückter*
- **Hämorrhoiden,** mit: aesc.[80] aloe[80] cact.[80] **Canth.**[80] **STAPH.**[80]
- **Herzbeschwerden,** mit: dig.[80] lith-c.[80]
- **Kälte,** durch: acon.[80] bell.[80] **Chim.**[80]
- **Lähmigkeit** der Oberschenkel, mit: puls.[80] sel.[80]
- **rektalen** Beschwerden, mit: cact.[80] caust.[80] **Podo.**[80] puls.[80] staph.[80]
- **Schleimabsonderung,** mit reichlicher: linu-u.[1125]
- **Sitzen** auf einem kalten Stein, nach: **Chim.**[8]
  ▤ *ALLGEMEINES; M; Sitzen; agg.; kaltem Grund, kaltem Sitz, auf*
- **Taubheit** der Genitalien, mit: bar-c.[80] dig.[80]

Samenbläschen: **Acon.**[102] aesc.[102] agn.[102] aloe[102] arg-n.[102] aur.[102] bar-c.[102] **Bell.**[102] calad.[102] cann-s.[102] canth.[102] chin.[102] clem.[102] con.[102] cub.[102] **Ferr-p.**[102] ferr-pic.[102] graph.[102] hep.[102] iod.[102] kali-br.[102] lyc.[102] **Merc.**[102] nux-v.[102] ox-ac.[72] ph-ac.[72] phyt.[102] **Puls.**[102] sel.[102] sep.[102] sil.[102] staph.[102] sulph.[102] trib.[102] verat-v.[102] zinc.[102]
  ▤ *ALLGEMEINES; C; Entzündung; Äußerlich*

Samenstrang: arn. **Berb.** calc. **CLEM.**[1125] ham. kali-c. nux-v. phos.[58] psor. **PULS. Rhod. SPONG. Syph.**
  ☞ *O; Samenstrang* ▤ *ALLGEMEINES; C; Entzündung • ALLGEMEINES; C; Entzündung; Äußerlich*

Skrotum: anac. **Apis** arn. **Ars.** canth. chel.[25] croto-t. euph.[102] euph-l.[102] graph. **Ham.**[102] jac-c.[36] merc. mur-ac. nat-m. op. ph-ac. plb. podo. puls. **Rhus-t. Rhus-v.** sumb.[36] trad.[36] verat.[102]
  ☞ *O; Skrotum* ▤ *ALLGEMEINES; C; Entzündung • ALLGEMEINES; C; Entzündung; Äußerlich*
- **links**: sumb.[36]
  ☞ *S; Links*
- **abends**: jac-c.[36]
  ☞ *Z; Abends*
  - **eitrig**:
    ☞ *Eiterung; Skrotum, abends*

chronisch:
  ▤ *ALLGEMEINES; C; Entzündung; chronisch*
- **Hoden**: agn.[102] arg.[58] **Aur.** bar-c.[102] **Calc-i.**[102] chin.[102] **Clem.**[102] **Con.**[102] cub.[171] gels.[102] **Hep.**[102] hyper.[102] iod.[102] **Kali-i.**[102] lyc. merc.[102] nit-ac.[102] phyt.[102] **Puls.**[102] **RHOD.** rhus-t.[102] **Spong.**[102] sulph.[102] **Ust.**
  ☞ *O; Hoden*
- **Prostata**: alum.[102] anac.[149] arg.[149] **Aur.**[102] bar-c.[102] brach.[102] calad.[102] carbn-s.[102] caust.[80] cic.[58] clem.[102] **Con.**[102] fab.[102] **Ferr-pic.**[102] graph.[102] hep.[102] hydrc.[102] iod.[102] **Kali-bi.**[54] kali-c.[149] **Lyc.**[102] **Merc.**[102] **Merc-c.**[102] **Nit-ac.**[102] **Nux-v.**[80] **Petr.**[80] phyt.[102] **Puls.**[102] pyrog.[122] sabad.[102] **Sabal.**[102] **Sel.**[102] senec.[25] **Sep.**[102] sil.[102] solid.[102] **Staph.**[80] sulph.[102] **Thuj.**[102] **Trib.**[102]
  ☞ *O; Prostata*
  - **alten** Männern, bei: **Staph.**[80]
- **Samenbläschen**: **Agn.**[102] **Arg-n.**[102] aur.[102] bar-c.[102] calad.[102] **Cann-s.**[102] chin.[102] clem.[102] **Con.**[102] **Cub.**[102] ferr-pic.[102] graph.[102] **Hep.**[102] **Iod.**[102] kali-br.[102] **Lyc.**[102] merc.[102] **Nux-v.**[102] **Ox-ac.**[102] **Ph-ac.**[102] phyt.[102] **Puls.**[102] **Sel.**[102] sep.[102] **Sil.**[102] staph.[102] sulph.[102] trib.[102] zinc.[102]
- **Gonorrhö,** bei: arg-n.[102] cann-s.[102] **Cop.**[102] **Cub.**[102] erig.[102] **Hep.**[102] hydr.[102] **Kali-s.**[102] merc.[102] merc-c.[102] merc-i-r.[102] naphtin.[102] **Nat-s.**[102] **Ol-sant.**[102] pin-c.[102] psor.[102] **Puls.**[102] rhod.[102] **Sabal.**[102] sep.[102] sil.[102] stigm.[102] sulph.[102] **Thuj.**[102]

eitrig:
- **Glans**:
  ☞ *O; Penis; Glans • Eiterung; Glans*
- **Hoden**:
  ☞ *O; Hoden • Eiterung; Hoden*
- **Vorhaut**:
  ☞ *O; Penis; Vorhaut • Eiterung; Vorhaut*

erysipelartig: apis arn. ars. canth. croto-t. graph. lach. merc. nat-m. op. ph-ac. plb. puls. rhus-t. rhus-v.

- **Skrotum**: **Apis** **Arn.** **Ars.** canth. croto-t. graph. merc. nat-m. op. ph-ac. plb. **Puls.** **RHUS-T.** **Rhus-v.**
  ☞ *O; Skrotum*
- **Vorhaut**: **Apis** **ARS.** **LACH.** **Puls.** **RHUS-T.**
  ☞ *O; Penis; Vorhaut*

gelber dicker Absonderung, mit, Prostata: cub.[102]

Gonorrhö: **Acon.**[5] **Agn.**[5] alth.[1125] amyg-am.[54] ant-c.[5] ap-g.[1125] apis[102] **Apisin.**[5] arg-n.[5] ars.[5] asc-c.[25] asc-i.[25] asc-t.[1125] **Baros.**[102] benz-ac.[102] boerh.[1125] bold.[1125] bos-c.[1125] **Camph.**[102] cann-i.[25] **CANN-S.**[5] **CANTH.**[5] **CAPS.**[102] carb-ac.[25] caul.[25] cean.[25] chel.[5] **Clem.**[1125] coch-o.[1125] con.[1125] **Cop.**[1125] cub.[1125] dig.[1125] **Dor.**[102] echi.[102] equis.[102] erech.[25] erig.[25] ery-a.[25] ery-m.[1125] eucal.[102] euph-pi.[102] fab.[102] ferr.[5] gali.[1125] **Gels.**[102] ger.[25] grat.[1125] **Guai.**[1125] hedeo.[25] hep.[102] hepat.[1125] hern-g.[1125] **Hydr.**[102] ichth.[102] jac.[102] jac-c.[1125] **Kali-bi.**[102] kali-i.[809] kali-s.[102] kreos.[102] **Lat-m.**[8] led.[5] lupin.[1125] **Lyc.**[5] mati.[1125] med.[102] **MERC.**[102] **Merc-c.**[5] merc-i-r.[102] merc-pr-r.[102] merl.[1125] methyl.[102] **Mygal.**[8] myrt-c.[1125] naphtin.[102] **Nat-m.**[5] nat-s.[102] **NIT-AC.**[5] **Nux-v.**[5] **Ol-sant.**[102] orig.[1125] pareir.[102] **PETR.**[5] **Petros.**[102] ph-ac.[5] pin-c.[102] **Pip-m.**[85] plb.[5] podo.[25] polyg.[1125] pop.[25] psor.[102] **Puls.**[5] rham-f.[85] **Rhod.**[1125] sabal.[1125] **Sabin.**[5] salol.[85] salx-n.[102] **SANTA.**[1125] **Sars.**[1125] sec.[5] **Sel.**[5] senec.[25] **SEP.**[102] sil.[102] sil-mar.[85] silphu.[25] staph.[1125] stigm.[102] still.[25] **SULPH.**[5] ter.[102] **THUJ.**[5] trad.[1125] trig-f-g.[1125] tritic.[102] **Tus-f.**[102] tus-p.[85] **Uva.**[1125] vesi.[85] viol-t.[1125] yuc.[1125] zing.[102]
  ☞ *Schwellung; allgemeine Arzneien; schmerzhaft;*
  ▤ *BLASE; C; Entzündung; Gonorrhö, durch*
  • *HARNRÖHRE; C; Absonderung; dünn, schleimig*
  • *HARNRÖHRE; C; Absonderung; gonorrhoisch*
- **Erektionen,** mit schmerzhaften: con.[1125] lupin.[1125]
- **chronisch**: **Agn.**[5] canth.[5] clem.[1125] coch-o.[1125] **Cop.**[1125] **Cub.**[1125] dig.[1125] hepat.[1125] **Sabal.**[1125] **Sel.**[5]
- **Follikel**: caps.[102] hep.[102] merc.[102] sep.[102] sil.[102]
- **schmerzhaft**: **Canth.**[5]
- **schmerzlos**: **Cann-s.**[5]
- **trocken**: **CANTH.**[5]

gonorrhoisch, Penis: merc.[5]

metastatisch, Hoden: **Puls.**[102] staph.[102]

traumatisch, Prostata: arn.[80]

EREKTIONEN (störend, vermehrt usw.): abrot.[1125] achy.[149] acon.[102] aegle.[192] **Agar.** agav-a.[1125] agav-t.[149] agn.[36] alco.[36] all-c.[36] aloe alum.[58] alum-p.[58] alum-sil.[58] alumn. **Am-c.** am-m.[5] ambr.[36] anac.[1] anan. anh.[149] anil.[36] anis.[36] ant-c. ant-o.[36] anth. anthr.[54] anthro. ap-g.[1125] apis apisin.[5] aq-mar.[149] aran-ix.[149] arg. arg-n.[5] arn. ars. ars-h. ars-i. arum-d.[54] arund. asc-t.[36] aspar.[1125] aster.[54] **Aur.**[193] aur-i.[58] aur-m. aur-s. aven.[102] ba-sv.[142] bamb-a.[1184] bar-c. bar-i.[58] bar-s.[58] bart.[36] bell.[102] bell-p.[85] benz-d.[85] berb. bond.[36] bor. brom.[36] bros-g.[259] brucin.[36] bry. bufo buth-aust.[119] cact.[54] cahin.[36] caj.[36] calad.[116] calc. calc-i.[58] calc-p. calc-s. calc-sil.[58] camph. camph-br.[102] **Cann-i.**[54] **Cann-s.**[5] **CANTH.**[5] **Caps.** carb-ac.[54] carb-an.[1] carb-v.[5] carbn-s.[36] carc.[154] card-m.[54] carl.[36] **Caust.** cedr.[36] cench.[58] cent.[36] cere-b.[36] cere-s.[85] cerv.[36] cham.[5] chel.[36] chen-v.[36] chin.[54] chin-ar. chin-b.[54] chin-s. chlol.[8] chlor.[8] chlorpr.[149] cic.[149] cimx.[54] cinch.[36] cinnam.[54] cinnb. **Clem.**[185] cob. coc-c. coca[137] cocc. coch. cod.[36] coff. colch. **Coloc.**[5] colocin.[36] **Con.**[171] cop. corn. cortico.[149] cot.[36] crot-h.[36] croto-t.[36] cub. cur. curc.[192] cycl. cymbo-ci.[2184] cyna.[149] cypra-e.[227] cyt-l.[119] dam.[102] daph.[111] del.[36] dig. digin.[36] dios.[36] dol.[54] dulc.[8] elaps equis.[36] erech.[36] erig.[111] ery-a.[85] ery-m.[85] **Eug.**[36] eup-pur.[54] **Euph.**[5] fab.[102] fago. ferr.[5] ferr-i. ferr-m.[5] ferr-p.[58] **Fl-ac.**[8] form. gast.[85] gels.[193] germ.[222] gins.[1125] glyc.[102] gnaph.[1125] graph.[58] grat. guai.[36] guare.[36] gymn.[36] halo.[149] ham.[54] hell. helon.[54] hep.[5] hura[36] hydr. hydrc.[36] hyos.[5] hyper.[102] ign.[5] ind.[149] **Iod.** jac-c.[54] jug-r.[36] kali-ar. kali-bi.[36] kali-br.[54] **Kali-c.**[58] kali-chl.[54] kali-fcy.[36] **Kali-i.**[102] kali-n.[1] kali-p.[116] kali-s. kali-sil.[58] kalm. kola[1184] **Kreos.** lac-ac.[54] **Lach.**[137] lact. lappa[85] lat-m.[119] lath.[85] laur.[5] lec. led.[5] lepro.[197] levo.[149] lil-t. linu-c.[36] lith-c.[25] lup.[102] lupin.[1125] lyc. lyss.[54] **M-arct.**[10] m-art.[5] m-aust.[5] mag-c.[5] mag-m. mag-s. mang. med.[58] meny.[5] **MERC.** merc-acet.[10] merc-c.[54] merc-cy. merc-n.[36] mez. moly.[149] morph.[36] mosch.[85] mur-ac.[5] musa[197] mygal. naja[149] nat-ar. **Nat-c.**[5] nat-hchls.[85] **Nat-m.**[172] nat-p. nat-s. nat-sil.[58] nicc. nit-ac.[5] nuph.[54] nux-m. **NUX-V.**[5] oci-s.[119] oena.[102] ol-an.[10] ol-sant.[102] onis.[10] onos.[172] **Op.** opun-v.[85] orch.[85] osm. ox-ac.[58] oxyt.[85] pall. par.[5] ped.[36] perh.[149] pers.[149] petr.[5] petros.[1125] **Ph-ac.**[5] phase.[85] **PHOS.**[58] phys.[36] phyt. **PIC-AC.**[111] pip-m.[102] pip-n.[85] plan.[85] **PLAT.**[54] **Plb.** plect.[36] polyg.[54] polyg-a.[1125] psor. **PULS.** puls-n.[36] ran-b.[5] raph.[85] rhod. rhodi.[36] rhodi-o-n.[36] rhus-t.[10] ruta[5] sabad. sabal.[102] sabin.[5] salx-n.[116] saroth.[149] sars. scroph-n.[1125] scut.[102] sec.[85] sel.[5] seneg. **Sep.** **Sil.** sin-a.[54] sin-n.[54] **Spig.** spirae.[36] spong.[193] stann. **Staph.**[54] **Stram.**[54] stry.[102] stry-p.[137] sul-ac.[5] sul-i.[58] sulph. sumb. syc-co.[136] syph.[54] tab. tarax.[5] tarent.[54] tax.[303] tell. ter. tere-ch.[149] tet.[36] teucr. thal.[149] thala.[149] thea[36] ther. thiop.[149] **THUJ.**[5] thymol.[85] trib.[102] tub.[122] tus-p. upa.[102] uran-n. ust. valer.[10] verat. vib.[1125] viol-t.[5] visc.[119] voes.[36] wild.[36] yohim.[102] yuc.[36] **Zinc.**[5] zinc-p.[102] zinc-pic.[85] zinc-val.[85] zing.

Tag und Nacht: ferr.[54] **Phos.**[54]
  ☞ *Z; Nachts*

tagsüber: anac. cann-i.[36] cann-s.[5] **Chel.** **Clem.** cod.[25] dios.[25] kali-c.[10] lach. lyc.[10] mez.[1] nat-c.[1] **Phos.** puls. sabin.[10] sil. sin-n.[54] sul-ac.[1] valer.[10]

morgens: agar. **Agn.** all-c. aloe **AM-C.**[54] **Ambr.**[5] anac.[1] arn.[1] ars. ars-h. ars-i. asc-t. aster.[36] aur.[1] bamb-a.[1184] bar-c.[36] bond.[36] bor.[1] brom. calad.[54] calc.[36] cann-i.[25] **Canth.**[36] caps.[36] carb-an.[10] card-m.[54] caust. cedr.[25] cham.[10] chin-b.[54] **Cimx.** coc-c. colch.[36] cop. dig.[36] erech.[25] form.[25] gnaph.[25] **Graph.**[10] guai.[36] kali-ar. kali-c. kali-n.[10] kali-p. kali-sil.[58] lac-ac. **Lach.** lact.[10] m-arct.[5] m-art.[5] **Mag-m.**[10] mur-ac.[10] nat-ar. nat-c.[1] nat-m.[54] nat-p. nat-s. nicc. nit-ac.[10] **NUX-V.**[10] ol-an.[36] osm.[36] ox-ac.[36] pall. petr. **Ph-ac.** phos.[1] pic-ac. plat. plb. psor. **Puls.**[111] ran-b.[10] **Rhod.**[10] rhus-t. sabad.[10] **SEL.**[54] **Sil.** spirae.[144] sulph. tab. tet.[36] ther.[85] thuj. valer. viol-t.
  ☞ *Z; Morgens*

- **nur**: Bar-c. pall.
- **Aufstehen,** beim: bar-c.[36] calc.[36] canth.[36] caps.[36] dig.[36] osm.[36]
  ☞ *M; Aufrichten, Aufstehen agg. •M; Aufstehen, bei oder nach*
- **Bett,** im: am-c.[54] ambr.[54] calad.[54] **Caps.**[10] cham.[10] chin-b.[54] colch.[36] form.[25] gnaph.[25] kali-n.[10] **Mag-m.**[10] mur-ac.[10] nat-m.[54] nit-ac.[10] **Nux-v.**[10] ph-ac.[10] phos.[10] **Puls.**[10] sabad.[10] sel.[54]
  ☞ *M; Bett, im, agg.*
  - ◦ **Träumen,** beim: colch.[36]
  - ◦ **Verlangen,** ohne sexuelles: am-c.[54] ambr.[54] calad.[54] chin-b.[54] **Nat-m.**[54] sel.[54]
- **Erwachen,** beim und nach dem: ambr.[5] anac.[1] arn.[1] bamb-a.[1184] bor.[1] **Card-m.**[54] guai.[36] nat-c.[1] ox-ac.[36] petr. ph-ac. phos.[1] pic-ac. plat. puls.[111] **Sil.** sulph. thuj.
  ☞ *M; Erwachen; agg.*
  - ◦ **6** Uhr: guai.[36]
- **Halbschlaf,** im: calad.[36] ol-an.[36]
- **Reiten,** nach: aur.[1] calc.[1]
  ☞ *M; Fahren oder Reiten agg.*
- **Stehen,** beim: **Ph-ac.**
  ☞ *M; Stehen; agg.*
- **Urinieren,** nach: cann-i.[25] form.[25]

vormittags: caps. caust. form.[36] lach. nicc. ol-an.[10] ox-ac.[36] phys.[36]

- **Fahren** in einem Wagen, beim: form.[36]
  ☞ *M; Fahren oder Reiten agg.*
- **Hinlegen,** beim: ox-ac.[36]
  ☞ *M; Liegen; agg.*

mittags: kali-n.[1] **Nux-v.** par.[10] sep.[1]
☞ *Z; Mittags*

- **nachmittags,** und: par.[10]
- **Schlaf,** nach einem Nickerchen: **Nux-v.** sep.[1]

nachmittags: alum. alumn. caps.[1] carbn-s. cham. equis.[36] eug.[54] hyper.[36] lyss. mag-s.[36] nat-c.[36] **Nux-v.** par.[36] pip-m.[36] sep.[1] thuj. ust.[36]
☞ *Z; Nachmittags*

- **14** Uhr: alumn. mag-s.[36]
- **15** Uhr: equis.[36]
- **16** Uhr: ust.[36]
- **17** Uhr: equis.[36]
- **Gehen,** beim: hyper.[36]
  ☞ *M; Gehen; agg.*
- **Mittagsschlaf,** nach: eug.[54] **Nux-v.** sep.[1]
  ▒ *ALLGEMEINES; M; Schlaf; nach Schlaf; Mittagsschlaf*
- **Sitzen,** beim: alum.
  ☞ *M; Sitzen agg.*
- **Urinieren,** nach: nat-c.[36]

abends: alum. alumn.[36] bar-c. cact. caps.[1] cerv.[36] cinnb.[10] con.[10] equis.[36] fago. lach.[10] laur.[10] led.[5] **Lyss.**[54] nat-s. nit-ac.[36] nux-v.[5] phos. sil.[1] staph.[5] tarax.[5]
☞ *Z; Abends*

- **18** Uhr: equis.[36]
- **Bett,** im: cinnb.[10] con.[10] nit-ac.[10]
  ☞ *M; Bett, im, agg.*
- **Hinlegen,** nach: nit-ac.[36]
  ☞ *M; Liegen; agg.*
- **Schaudern** und starkem Verlangen, mit: bar-c.

nachts: agar. aloe alum. alum-p.[58] alum-sil.[58] ambr.[1] ant-c. **AUR.** aur-i.[58] bamb-a.[1184] bar-c. bell. brom.[36] bry. cahin.[36] caj.[36] calad.[54] calc. calc-sil.[58] cann-i.[25] **CANTH. Caps.** carb-v. carbn-s.[25] **Caust.** cedr.[25] cent.[36] chel.[25] chin.[5] cod.[25] con. corn.[54] cycl. dig.[36] **Dios.** euph.[1] ferr. ferr-i. ferr-p.[58] **FL-AC.**[36] gins.[10] guare.[36] gymn.[36] helon.[54] hep.[54] **Kali-br.** kali-c. kali-p. kali-sil.[58] kola[1184] **Lach.** lith-c.[25] **Merc.** merc-c. mez. **Nat-c.** nat-m. nat-p. nicc. **NIT-AC.**[10] ol-an. **Op.**[36] osm. ox-ac.[58] par. petr. ph-ac. **PHOS. PIC-AC.** pip-m.[36] **PLAT.** plb. **Puls.**[5] rhod.[36] rhus-t.[54] sabin.[10] seneg.[10] sep. **Sil.**[54] sin-n.[36] stann. staph.[1] sul-i.[58] sumb.[36] tell. ther.[116] **Thuj.**[1] yuc.[36] zinc. zinc-p.[58]
☞ *Z; Nachts*

- **Aufstehen,** nach: caj.[36]
  ☞ *M; Aufstehen, bei oder nach*
- **Bett,** beim Warmwerden im: ant-c.
  ☞ *M; Bett, im, agg. •M; Erhitzung, durch*
- **Erwachen,** beim: dig.[36] guare.[36] **Hep.**[54] nit-ac.[10] sil.[54] yuc.[36]
  ☞ *M; Erwachen; agg.*
- **Pollution,** nach: nit-ac.[36]
- **Schlaf,** im: calad.[54] **Fl-ac.**[36] op.[36] rhod.[36] rhus-t.[54] ther.[116]
  ☞ *M; Schlaf; agg.*
  - ◦ **Halbschlaf,** im, lässt nach, wenn er vollständig wach ist: calad.[54]
  - ◦ **Urindrang,** mit: **Rhus-t.**[54]
- **Urinieren**:
  - ◦ **vor**: sin-n.[36]
  - ◦ **während**: staph.[1]
    ☞ *M; Urinieren; agg.*
  - ◦ **nach**: aloe

Mitternacht:

- **gegen**: ambr.[10] nit-ac.[36] osm.[36]
- **nach**:
  ☞ *Z; Mitternacht, nach*
  - ◦ **2** Uhr: aloe
  - ◦ **3** Uhr - **4** Uhr: osm.[36]
  - ◦ **3** Uhr - **8** Uhr: brom.[36]
  - ◦ **4** Uhr: calad.[36] pic-ac.[36] pip-m.[36]
  - ◦ **Erwachen,** beim: ambr.[36]
    ☞ *M; Erwachen; agg.*

<> **Abendessen,** beim: nicc.

alten Männern, bei: arn.[1] fl-ac.[36] phos.[10]
▒ *ALLGEMEINES; M; Alten Menschen, Beschwerden bei; Männer*

Aufstehen, nach: aur.[36] caj.[36]
☞ *M; Aufstehen, bei oder nach*

Bett, im: ant-c.[36] kali-bi.[36] upa.[36]
☞ *M; Bett, im, agg.*

Ejakulation, nach: kali-i.[36]

Erwachen, beim und nach dem: ambr.[5] anac.[1] arn.[1] bor.[10] carb-v.[10] **Card-m.**[54] cedr.[25] ferr.[36] gnaph.[54] **Hep.**[54] kali-c.[10] lach.[10] lith-c.[25] nat-c.[1] nat-m.[10] op.[36] ox-ac.[36] petr. ph-ac. phos.[1] pic-ac. plat. puls.[5] sel.[5] **Sil.** stann.[10] **Sulph.** tarent.[36] thuj.
☞ *M; Erwachen; agg.*

Essen, nach dem: nicc.[10]
☞ *M; Essen, nach dem*

Fahren oder Reiten, beim: **Bar-c. Calc-p. Cann-i.** form.
☞ *M; Fahren oder Reiten agg.*

- **Impotenz,** bei allgemeiner: bar-c.

Frauen, in Gegenwart von: cere-b.[36]

Gedanken, ohne erotische: arn.[1] cann-i.[25] ol-an.[10] petr.[10] ph-ac.[10] phos.[10] sabad.[10] sul-ac.[10]

Gehen, beim: cann-i.[25]
☞ *M; Gehen; agg.*

Genuss, ohne: ambr.[10] carb-v.[10] mag-m.[10] nat-c.[10] sel. tab.[10]

Husten, beim: cann-s. canth.
☞ *M; Husten agg.*

Kindern, bei: aloe **Lach. Merc.** ph-ac.[85] **Tub.**

Koitus, nach: agn. aur-s. bry. calad. cann-i. cann-s. caust. graph. grat. lyss.[54] nat-c. rhod. sec. **Sep.** tarent.
☞ *M; Koitus; agg.*

- **sexueller** Gleichgültigkeit, mit: lyss.[54]

Liegen, beim: alum.[10] onos. ox-ac.
☞ *M; Liegen; agg.*

- **Rücken,** auf dem: onos.

Mittagessen, beim: alumn.[36] nicc.[54]
▤ *ALLGEMEINES; M; Mittagessen; agg.*

Pollutionen:

- **während**: agar.[5] anac.[5] aur.[5] **Calc.**[5] cann-i.[116] cann-s.[5] **Canth.**[5] carb-ac.[116] carb-an.[5] caust.[5] chin.[5] dig.[5] dios.[111] ery-a.[116] form.[111] **Gins.**[111] **Iod.**[5] **Kali-br.**[54] kali-chl.[10] kali-p.[58] led.[5] lyc.[5] **Merc.**[5] nat-m.[5] **Nux-v.**[5] par.[5] phos.[5] pic-ac.[111] pip-m.[36] puls.[5] sil.[5] staph.[5] sulph.[5] ther.[111] viol-t.[5]
- **nach**: aloe ars. grat. kali-c. kali-i.[36] mez. nit-ac. **PH-AC.** plb.[5] rhod. sabad.[5] sep.
- **ohne**: **Aur.**[10] **Gins.**[10] plat.[10]

Reiben des Skrotums, durch: croto-t.[36]
☞ *M; Reiben; agg.*

Samenerguss:

- **während**: pic-ac.[36] pip-m.[36]
☞ *M; Samenabgang; agg.*
- **nach**: aloe ars. germ.[222] grat. kali-c. mez. nit-ac. **PH-AC.** rhod. sep.
☞ *M; Samenabgang; agg.*

Schaudern, mit: bar-c.[137]

Schlaf:

- **Einschlafen,** beim: pic-ac.[58]
▤ *ALLGEMEINES; M; Schlaf; Einschlafen*
- **während**: alum.[5] aster. calad.[58] **Caust.**[5] chin.[5] dig.[5] **Fl-ac.** kali-c.[36] lith-c.[54] merc.[5] merc-c. mur-ac.[36] **Nat-c.** nat-m.[5] **Nit-ac.**[5] nux-v. **Op.** par.[10] **Ph-ac.** pic-ac.[58] plat.[1] rhod. rhus-t.[36] **Ther.**[116] thuj.[5]
☞ *M; Schlaf; agg.* ▤ *ALLGEMEINES; M; Schlaf; während*
  - **Impotenz,** wenn er wach ist, mit: calad.[58] op.
  - **Urinieren** amel.: lith-c.[54]
☞ *M; Urinieren; amel.*
- **nach**: **Lach.**[10] ox-ac.[36]
- **stören** den Schlaf: kali-c.[1] sep.[1]

Schlaflosigkeit, bei: ant-c.[10] **Canth.**[54] **Plat.**[54] sep. **Thuj.**[54]

Sexualtrieb, ohne: agn. **Am-c. Ambr.** anac. arn.[1] asc-t. bor.[10] bry. bufo **Calad. Calc-p. Cann-i.** cann-s. **Canth. Caps.**[5] carb-v. carbn-s.[25] caust.[1] chin. chin-b.[54] chlol.[25] cic.[36] eug. **Euph.**[5] fl-ac. **Graph.** ham. hyos. iod. kali-c. kali-n.[1] kali-p. kali-sil.[58] kalm. kola[1184] lach.[5] laur.[5] lyss. m-art.[5] mag-m.[1] mag-s. nat-c. **Nat-m.** nat-p. **Nit-ac. Nux-v.** ol-an.[10] ped.[85] petr.[1] **PH-AC.**[5] phos. **Pic-ac.** plat.[5] **Plb.**[116] sabad.[5] sabin.[5] **Sel. SEP.**[5] sil. **Spig.** staph.[5] sul-ac.[1] sul-i.[58] sulph. tab. tarent. ther.[85] thiop.[149]

- **morgens**: am-c. ambr. calad. chin. **Nat-m.** sel.
☞ *Z; Morgens*
- **Erwachen,** nach: arn.[1]
☞ *M; Erwachen; agg.*

Sitzen, beim: alum.[10] cann-i.[25] **Cann-s.**[5] euph.[36] gins.[36] sep.[10]
☞ *M; Sitzen agg.*

stören den Schlaf: alum.[10] ambr.[10] ant-c.[10] aur.[10] carb-v.[10] coloc.[10] hep.[10] kali-c.[1] lach.[10] led.[10] lith-c.[54] merc.[10] merc-acet.[10] **Nat-c.**[10] nat-m.[10] ol-an.[10] op.[10] par.[10] ph-ac.[10] pic-ac.[54] plat.[10] plb.[10] ran-b.[10] sep.[1] **Sil.**[10] **Stann.**[10] thuj.[10]

Stuhlgang:

- **vor**: kali-bi.[54] thuj.[5]
☞ *M; Stuhlgang; agg.; vor*
- **während**: **Calc.**[5] carl. **Con.**[5] **Ign.** sumb.[111] **Thuj.**
☞ *M; Stuhlgang; agg.; während*
- **nach**: **Calc.**[5] nat-m.[5] phos.[5]
☞ *M; Stuhlgang; agg.; nach*
- **Stuhldrang,** mit: ign.[54] thuj.[1]
  - **erfolgloser**: **Ign.**[54] thuj.[1]
▤ *ALLGEMEINES; M; Stuhlgang; Stuhldrang, nach erfolglosem*

Träumen, bei erotischen: aur.[10] cact.[54] camph.[122] **Cann-i.**[36] clem.[36] coloc.[10] dios.[25] erech.[25] kreos.[10] lac-ac.[54] led.[10] merc.[10] mur-ac.[1] **Nat-c.**[10] nat-m.[10] par.[10] **Ph-ac.**[1] pic-ac.[122] plat.[1] plb.[10] ran-b.[10] rhod.[54] **Sars.**[54] sep.[36] sil.[1] sin-n.[36] **Spig.**[36] stann.[1] thuj.[10]

Urinieren:

- **vor**: mosch.[5] **RHUS-T.**
- **während**: cahin.[36] canth.[5] digin.[36] mag-m.[5] staph.[5]
☞ *M; Urinieren; agg.* ▤ *BLASE; C; Urindrang, Drang zur Blasenentleerung; Erektionen, mit*
- **nach**: aloe form.[36] lil-t. lith-c. nat-c. rhus-t.
  - **morgens**: form.[36]
☞ *Z; Morgens*
- **Urindrang,** mit: aspar.[54] canth.[5] mosch.[5] rhus-t.[5]

wecken ihn: kali-c.[1] sep.[1]

Zahnschmerzen, bei: daph.[111]

EREKTIONEN (Forts.)

anhaltend, Priapismus: agar. **Am-c.**[10] ambr.[54] anthr.[54] apis arg-n. arn.[54] asc-t.[36] **Aur.**[5] bamb-a.[1184] bell. **Calc.**[5] camph.[54] **Cann-i.** **Cann-s.**[5] **CANTH.**[5] **Caps.**[54] carb-v.[36] carbn-s. caust.[10] cere-b.[36] cinnb.[85] clem.[36] **Coloc.** corn.[36] cub.[36] cypra-e.[227] **Dig.**[36] **Dios.**[116] erech.[36] **Euph.**[5] fl-ac. form.[25] **Gins.**[111] **Graph.** hyos.[36] ign.[5] iod. kali-bi.[54] **Kali-br.**[54] **Kali-c.**[5] kali-chl.[10] kola[1184] lach.[54] lat-m.[54] **Laur.**[116] led. **LUPIN.**[1125] lyss.[144] **M-arct.**[5] m-art.[5] **Med.**[54] **Merc.**[5] merc-c.[5] mur-ac.[1] mygal.[54] **Nat-c.**[1] nat-hchls.[85] **Nat-m.** nat-p. nit-ac.[1] nux-v. oena.[85] **Op.**[5] opun-v.[85] ped.[36] **Petros.**[54] ph-ac.[5] **Phos.** **Pic-ac.**[54] pip-n.[85] **Plat.** **PULS.** raph.[85] rhod.[10] **Rhus-t.**[5] sabal.[137] sabin. sel.[85] sep.[36] sil. sin-n. spirae.[36] staph.[1] **Stram.**[54] tarax. tarent.[144] **Thuj.**[5] verat.[5] visc.[149] yohim.[85] **Zinc.**[1] zinc-pic.[85] zinc-val.[85]
☞ *Chordee, schmerzhafte Krümmung des erigierten Penis; Semi-priapismus*

- **tagsüber**: clem.[36]
- **morgens**: asc-t.[36] dig.[36] erech.[36] nat-c.[1] **Puls.** yohim.[85]
☞ *Z; Morgens*
  - **Erwachen,** beim: nat-c.[1]
  ☞ *M; Erwachen; agg.*
- **nachts**: bamb-a.[1184] carb-v.[36] corn.[36] **Dios.**[116] **Fl-ac.** **Kali-br.**[54] **Lach.**[54] nat-m. nit-ac.[1] plat. sep. sin-n. staph.[1] thuj.[1] zinc.[1]
☞ *Z; Nachts*
- **alten** Männern, bei: arn.[54]
ALLGEMEINES; M; Alten Menschen, Beschwerden bei; Männer
- **Druck** im Abdomen, mit: zinc.[1]
- **einschläft,** sobald er: pic-ac.[54]
- **Essen,** nach dem: hyos.[36]
☞ *M; Essen, nach dem*
- **Frauen,** in Gegenwart von: cere-b.[36]
- **Gonorrhö,** bei: cann-s.[5] **CANTH.**[5] thuj.[5]
- **Koitus,** nach: sep.[36]
☞ *M; Koitus; agg.*
- **Konvulsionen,** bei epileptischen: oena.[85]
- **Krümmung** des Penis, mit: canth.[10]
- **Träumen,** beim: **Camph.**[54]
- **Übelkeit,** mit: kali-bi.[54]

Empfindung von heftiger Erektion: chel.[36]

erfolglos, nicht nutzbringend: con.[5] gins.[111] plat.[5]
☞ *fehlend, Impotenz • unvollständig • Schlaffe Genitalien; Penis*

Erschlaffung, plötzliche, verhindert Koitus: arg-n.[111]

erschöpfend: aur-m.[54]

fehlend, Impotenz: abrot.[1125] aegle.[192] **Agar.** **AGN.**[36] alco.[36] **Alum.** alum-p.[58] am-c. ambr.[36] **Anac.**[1] anh.[149] anil.[36] **Ant-c.** ant-o.[36] ap-g.[1125] apisin.[5] aq-mar.[149] arg. **Arg-n.**[5] **Arn.** ars. ars-i. arum-d.[54] aspar.[1125] aur.[193] aur-i.[58] aur-s. aven.[102] ba-sv.[142] **BAR-C.** bar-i.[58] bar-s.[58] bart.[36] bell-p.[85] benz-d.[85] berb. bor. **Bufo** buth-aust.[119] **CALAD.**[116] **CALC.** calc-i.[58] **CALC-S.** **CAMPH.** cann-i.[54] **Cann-s.**[5] canth.[5] **CAPS.** carb-ac.[54] carb-an.[1] carb-v.[5] carbn-s.[36] carc.[154] card-m.[54] **Caust.** cere-s.[85] **CHIN.**[54] chin-s. chlol.[8] chlor.[8] chlorpr.[149] cic.[149] cinnam.[54] clem.[185] **Cob.** **Coc-c.** coch. cod.[36] **Coff.** **Coloc.**[5] **CON.**[171] corn. cortico.[149] cot.[36] crot-h.[36] croto-t.[36] cub. **Dam.**[102] dig. dios.[36] dol.[54] **Dulc.**[8] elaps ery-a.[85] ery-m.[85] eug.[36] eup-pur.[54] euph.[5] fab.[102] **FERR.**[5] ferr-i. ferr-m.[5] ferr-p.[58] **Fl-ac.**[8] gast.[85] **Gels.**[193] **Gins.**[1125] glyc.[102] gnaph.[1125] **GRAPH.**[58] halo.[149] **Ham.**[54] **Hell.** helon.[54] **Hep.**[5] hydr. hydrc.[36] **Hyos.**[5] **Hyper.**[102] **Ign.**[5] **Iod.** kali-bi.[36] **Kali-br.**[54] **Kali-c.**[58] kali-i.[102] **Kali-p.**[116] kali-s. kreos. **LACH.**[137] lact. lappa[85] lath.[85] **Lec.** lepro.[197] levo.[149] **LYC.** lyss.[54] m-art.[5] **M-aust.**[5] **MAG-C.**[5] **MED.** **Meny.**[5] **Merc.** merc-n.[36] morph.[36] **Mosch.**[85] **MUR-AC.**[5] **Nat-c.**[5] **NAT-M.**[172] **Nat-p.** **Nit-ac.**[5] **Nuph.**[54] **Nux-m.** **NUX-V.**[5] oci-s.[119] onis.[10] **Onos.**[172] **Op.** orch.[85] ox-ac.[58] oxyt.[85] pall. perh.[149] petr.[5] petros.[1125] **PH-AC.**[5] phase.[85] **PHOS.**[58] **Phyt.** **Pic-ac.**[111] plan.[85] **Plb.** polyg.[54] polyg-a.[1125] **Psor.** **Puls.** rhod. rhodi.[36] rhodi-o-n.[36] ruta[5] **Sabad.** **Sabal.**[102] sabin.[5] **Salx-n.**[116] saroth.[149] scroph-n.[1125] scut.[102] sec.[85] **SEL.**[5] **SEP.** sil. sin-a.[54] sin-n.[54] spong.[193] **Stann.** **Staph.**[54] stram.[54] **Stry.**[102] sul-ac.[5] sul-i.[58] **SULPH.** sumb. syc-co.[136] **Syph.**[54] tab. tax.[303] teucr. thal.[149] thala.[149] ther. **Thuj.**[5] trib.[102] tus-p. **Uran-n.** ust. vib.[1125] **Yohim.**[102] zinc.[5] zinc-p.[102]
☞ *erfolglos, nicht nutzbringend • unvollständig • Erregbarkeit der Genitalien; nicht vorhanden • Koitus; Abneigung gegen; Impotenz, bei • Schlaffe Genitalien; Penis • Sexualtrieb; Verlangen, sexuelles; fehlt*

- **tagsüber**: anac.[1]
- **morgens**: **Agn.**[36] carb-an.[1] croto-t.[36] eug.[36] graph. lact. tax.[303]
☞ *Z; Morgens*
- **nachmittags**: lyss.[54]
☞ *Z; Nachmittags*
- **abends** und nachts: **Agar.** kali-p. **Merc.**[5] **Nit-ac.**[5] pall. thuj.[5]
- **alten** Männern, bei: **LYC.**[54] mosch.[85]
- **anhaltender** Erektion, nach: carbn-s.[36]
- **Arbeiten,** mit Abneigung zu: onis.[10]
- **Diabetes,** bei: **Helon.**[54] mosch.[54]
- **Enthaltsamkeit,** aufgrund von: **CON.** **Phos.**
GEMÜT; M; Enthaltung, Mäßigung, Selbstbeherrschung, Beschwerden durch
- **Erkältung,** durch: mosch.
☞ *M; Erkältung, durch*
- **erotischen** Liebkosungen, selbst nach: calad.[54]
☞ *M; Liebkosung, nach*
- **Erregung,** durch übermäßige nervöse: **Phos.**[8]
☞ *M; Gemütsbewegungen, nach*
- **Erwachen,** beim: **Card-m.**[54] op. tax.[303]
☞ *M; Erwachen; agg.*
- **Furcht,** dass es niemals besser wird, mit: scut.[102]
- **Gedächtnisverlust,** mit: **KALI-BR.**[54]

- **Gonorrhö**:
  - **nach**: **Agn. Calad.**[122] cob. cub. hydr. med. sulph. **Thuj.**
    - ☞ *M; Gonorrhö, nach unterdrückter*
  - **unterdrückte,** durch: calad.[58] med.[58]
    - ☞ *M; Gonorrhö, nach unterdrückter*
- **Koitus**:
  - **nach**: calad.[36]
    - ☞ *M; Koitus; agg.*
  - **versuchtem,** nach: arg-n.[102]
    - ☞ *M; Koitus; agg.*
- **lässt** während des Koitus nach: ambr.[36] **Camph.**[54] fl-ac.[36] m-aust.[10] nux-v.[5] **Ph-ac.**[5]
  - ☞ *M; Koitus; amel.*
- **Masturbation,** durch: arg-n.[5] **Gels.**[54] graph.[58] kali-c.[58] kali-p.[116] phos.[58] salx-n.[116] stram.[54]
- **nervöse** Schwäche, durch: dam.[102]
- **neurotische** Impotenz: levo.[149]
- **Pahantasien,** mit sexuellen: **Ign.**[5] lach.[137] meny.[5] **Sel.**[5]
- **Penis**:
  - **klein** und kalt: **Agn.**[122] **Bar-c.** berb. caps. **LYC. Sulph.**
  - **schlaff**: calad. gels.[58] ham.[54]
    - **erregt** ist, wenn er: **CALAD. Ham.**[54]
- **plötzliche** Erschlaffung des Penis: arg-n.[5] camph.
- **Prostataerkrankung,** bei chronischer: clem.[185]
- **Salzkonsum,** durch übermäßigen: phos.[58]
- **Samenabgang** im Schlaf, bei Stuhl- oder Harnentleerung, mit: **Nuph.**[54]
  - ☞ *M; Schlaf; agg.* • *M; Stuhlgang; agg.; während* ▤ *STUHL, STUHLGANG; M; Erektionen, mit*
- **Samenerguss,** nach: con.[171] nux-v.[5] **Phos.**[54]
- **Schreck,** Furcht, durch: nat-m.[172] onos.[172] sin-a.[54] sin-n.[54]
  - ▤ *GEMÜT; M; Schreck oder Furcht, Beschwerden durch*
  - **Koitus,** beim: **Sin-a.**[54] **Sin-n.**[54]
    - ☞ *M; Koitus; agg.*
- **Schweiß,** nach: **LYC.**[54] **PHOS.**[54] stram.[54]
  - ▤ *ALLGEMEINES; M; Schweiß; nach Schweißabsonderung*
- **Schwermut,** mit: **Aur.**[193] **Calad.**[54] **Gels.**[193] **KALI-BR.**[54] **Spong.**[193]
- **sexuelle**:
  - **Erregung,** während und nach sexueller: carbn-s.[36] onos.[304]
    - ☞ *M; Erregung agg.*
  - **Exzessen,** nach: agn.[58] alum.[58] aven.[102] **CHIN.**[54] **Eup-pur.**[54] graph.[58] **Kali-br.**[54] kali-c.[58] kali-p.[116] **LYC.**[54] **PHOS.**[54] **Staph.**[54]
    - ▤ *ALLGEMEINES; M; Sexualität; Exzessen, nach sexuellen*
- **Sexuelles** Verlangen:
  - **mit**:
    - ☞ *Sexualtrieb; Verlangen, sexuelles; vermehrt, gesteigert; Erektionen; ohne*
  - **nach**: **PHOS.**[54]
  - **Unterdrückung,** durch: **Phos.**[54]
- **Syphilis,** durch: merc.
- **Tabak-Missbrauch, durch**: calad.[116] lyc.[116]
  - ▤ *ALLGEMEINES; M; Tabak; agg.*
- **Wachzustand,** im: op.
- **chronisch**: lyc.
- **plötzlich**: chlor.[8] **Fl-ac.**[8] m-aust.[5]

grundlos: **Am-c.**[10] carl.[36] ferr.[10] ox-ac.[54] tarax.[10]
- **Hinlegen,** beim: ox-ac.[54]
  - ☞ *M; Liegen; agg.*

hartnäckig:
- ☞ *anhaltend, Priapismus*

häufig: acon.[36] agar. **Agn.** alum.[54] alum-p.[58] alumn. am-m. anth. anthro. apis arund. aster.[54] **Aur.**[5] **Aur-m.** bell. berb.[10] cann-i.[25] cann-s. **Canth.**[5] **Caps.**[10] carb-v. caust. cedr.[25] **Chel.**[54] chin. cic. cimx.[54] clem. **Coc-c.** cod.[25] coloc. corn.[54] cyt-l.[119] **Dig.**[5] **Dios.**[25] erig.[144] **Ferr.**[10] graph.[10] ham. helon.[54] hyos. jug-r.[36] kali-bi.[54] kali-br.[25] kali-c.[10] kali-n.[1] kalm. lach.[116] lat-m.[119] **Laur.**[5] lyc.[36] **Mag-m.**[54] **Med.**[54] merc.[54] merc-c.[116] mez.[36] mur-ac.[10] musa[197] nat-c.[36] **Nat-m.**[36] nat-p. nit-ac.[54] nux-v. onis.[10] ph-ac. **Phos.**[1] pic-ac.[116] **Puls.**[54] ran-b.[85] rhus-t.[10] sabad. sabin.[10] sep.[116] sil. sin-n.[36] **Spig.** stram.[54] sumb. **Tab.**[10] ther.[116] ust. valer.[10] visc.[119] zinc.[116]
- **tagsüber**: cann-i.[25] **Chel.**[54] dios.[25] jug-r.[36] lyc.[36] mez.[36] nat-c.[36]
- **morgens**: **Cimx.**[54] **Mag-m.**[54] ran-b.[85]
  - ☞ *Z; Morgens*
- **nachts**: **Alum.**[54] cedr.[25] cod.[25] corn.[54] dios.[25] helon.[54] jug-r.[36] kali-br.[25] **Merc.**[54] nat-m.[36] **Nit-ac.**[54] phos.[1] sin-n.[36]
  - ☞ *Z; Nachts*
- **alten** Männern, bei: caust.
  - ▤ *ALLGEMEINES; M; Alten Menschen, Beschwerden bei; Männer*
- **Essen,** nach dem: hyos.
  - ☞ *M; Essen, nach dem*
- **Hände** zum Penis, führt die: **Stram.**[54]
- **Koitus,** nach: kali-bi.[54]
  - ☞ *M; Koitus; agg.*
- **Prostatasekret,** mit Abgang von: **Puls.**[54]
- **Übelkeit,** mit: kali-bi.[54]

heftig: agn.[36] **Alum.** alum-p.[58] am-c. am-m.[5] ambr.[102] anac. **Anan.** anis.[36] arn.[5] aur.[5] bar-c.[10] calad.[54] camph.[1] cann-i. cann-s.[5] **Canth.**[5] caps.[5] carbn-s. caust.[1] **Cham.**[5] chel.[36] chin. cinnb. **Clem.**[102] coloc.[1] con.[36] cop. dios.[54] eug.[54] ferr.[5] **FL-AC.**[54] **Gels. Graph.**[5] **Hyos.**[5] ign. iod.[36] **Kali-br.** kali-c.[36] **Kali-chl.**[54] kali-p. kali-sil.[58] kola[1184] lach.[5] laur.[5] led.[5] lyc.[5] lyss.[144] m-arct.[10] med. **Merc-c.**[54] **Mez. Mygal. Nat-c.**[54] nat-m.[36] nat-p. nat-sil.[58] **Nit-ac.**[5] nux-v.[5] **Op.** osm. ph-ac.[10] **PHOS.**[1] **PIC-AC.**[54] **PLAT.**[54] **Plb.**[5] psor. **Puls.**[5] ran-b.[5] rhus-t.[10] sabin.[5] sel. **Sep.**[10] **Sil.**[54] sin-n.[54] staph.[5] **Stram.** tarax.[5] thuj.[5] **Thymol.**[85] verat. zinc.[5] zinc-p.[58]
- ☞ *stark* • *ungestüm, heftig*
- **tagsüber**: cann-s.[5] canth.[5] caps.[5] ferr.[5] hyos.[5] lach.[5] phos.[5] puls.[5] sabin.[5] sil. **Zinc.**[5]

EREKTIONEN; heftig (Forts.)

- **Tag** und Nacht: **Canth.**[5] merc-c.[5] **Nit-ac.**[5] **Phos.**[5] sabin.[5]
- **morgens**: agn.[36] am-m.[5] ambr. arn.[5] caps.[5] cham.[5] **CON.**[5] **Graph.**[5] **Kali-p.** lach.[5] **Lyc.**[5] merc-c.[5] nat-c.[36] nat-m.[36] nit-ac.[5] **NUX-V.**[5] phos. plb.[5] psor. puls.[5] ran-b.[5] sel. **Thuj.**[5]
  ☞ *Z; Morgens*
  - **4** Uhr: nat-c.[36]
  - **Aufstehen,** beim: agn.[36]
    ☞ *M; Aufrichten, Aufstehen agg. •M; Aufstehen, bei oder nach*
  - **Erwachen,** beim: **Nat-c.**[36]
    ☞ *M; Erwachen; agg.*
- **abends**: cinnb. clem.[5] **Con.**[36] led.[5] mez. nat-c.[5] nux-v.[5] **PHOS.**[5] staph.[5] tarax.[5]
  ☞ *Z; Abends*
  - **Schlaf,** vor dem Einschlafen: con.[36]
- **nachts**: aur.[5] calad.[54] dios.[54] eug.[54] **Fl-ac.**[36] kali-c.[36] kali-chl.[54] laur.[5] lyss.[144] merc-c.[36] nat-c.[36] **Pic-ac.**[54] **Plat.**[54] sil.[54] sin-n.[36] zinc-p.[58]
  ☞ *Z; Nachts*
- **Mitternacht**: kali-c.[36]
- **Mittagsschlaf,** nach: eug.[54]
- **alten** Männern, bei: **Fl-ac.**[54] phos.[1]
  ALLGEMEINES; M; Alten Menschen, Beschwerden bei; Männer
- **Gedanken,** ohne sexuelle: lyss.[144] sil.[54]
- **Jucken** des Skrotums, mit: **Kali-chl.**[54]
- **Kopfschmerz,** mit: **Pic-ac.**[54]
- **Schlaf,** im: calad.[54] **Dios.**[54] **Fl-ac.**[54] **Merc-c.**[54] **Nat-c.**[54] **Pic-ac.**[54]
  ☞ *M; Schlaf; agg.*
- **Stichen** in der Harnröhre, mit: clem.[102]
- **Träumen** und Samenerguss, mit: sin-n.[54]
- **Urinmengen,** vor dem Abgang großer: sin-n.[54]
- **wollüstige** Empfindung, ohne: ambr.[102]
- **häufig**: aur.[5] laur.[5]

konvulsivisch, spasmodisch: lach.[54] nit-ac.[54]
- **Kindern,** bei: lach.[54]

kurz, zu: ambr.[36] arg-n. berb. calad.[5] calc. camph. carb-v. **Con.** fl-ac.[36] **Graph.** ign.[5] laur.[5] lyc. m-aust.[5] **Nat-c. Nux-m. Nux-v. Ph-ac.** plb.[5] **Sel.** sep. tax.[303] zinc.
☞ *unvollständig*

lang dauernd:
☞ *anhaltend, Priapismus*

langsam:
☞ *verzögert*

nachlassend:
☞ *unvollständig*

plötzlich: bar-c.[36] nux-v.[36]
- **morgens**: nux-v.[36]
  ☞ *Z; Morgens*
- **abends**: bar-c.[36]
  ☞ *Z; Abends*

Priapismus, schmerzhafte Dauererektion:
☞ *anhaltend, Priapismus*

protrahiert:
☞ *anhaltend, Priapismus*

schmerzhaft: acon.[102] **Agav-a.**[1125] **AGN.** all-c.[54] alum. alum-p.[58] alum-sil.[58] **Anac.**[102] ant-c. anthro. **ARG-N.** aur. bell.[102] berb.[102] bor.[5] bry. cact.[54] **Calad.**[54] calc-p. **Camph. Camph-br.**[102] **Cann-i. CANN-S. CANTH. CAPS.** chin.[36] cinch.[36] clem.[5] **Colch.** con.[1] cop. croto-t. **Cub.** cur. **Dig.**[1] erig.[111] ery-a. eug. ferr-i.[58] fl-ac. gels.[102] gins.[36] graph.[5] grat. hep.[137] hyos.[102] ign. jac-c.[54] **Kali-br. Kali-c.**[22] **Kali-chl.** kali-i. kali-p. kali-sil.[58] kola[1184] lact.[54] **Lup.**[102] lupin.[1125] lyc. mag-m.[5] **MERC.** merc-c.[137] mosch.[5] mur-ac.[1] mygal. nat-c.[36] nat-m. nat-p. nat-sil.[58] **Nit-ac.**[10] **Nux-v.** oena.[102] ol-sant.[102] osm.[85] **Petros. Phos. Pic-ac.**[102] pip-m.[102] plb.[5] **PULS.** sabad.[54] sabal.[137] salx-n.[102] sel.[85] seneg. sep.[36] **Sil. Staph.**[162] sulph.[5] sumb. tab. **TER. Thuj.**[1] tub.[122] tus-p.[102] wild.[36] yohim.[102] zinc. zinc-p.[58] zing.
☞ *Chordee, schmerzhafte Krümmung des erigierten Penis*
- **Tag** und Nacht: **Dig.**[54] phos.[58]
- **morgens**: agn. all-c.[54] bry.[36] calad. grat.[36] lact.[54] nat-c.[36] **Nux-v.** sabad. sep.[36] sil.
  ☞ *Z; Morgens*
  - **Bett,** im: nat-c.[36]
    ☞ *M; Bett, im, agg.*
  - **Koitus,** nach: bry.[36] grat.[36]
    ☞ *M; Koitus; agg.*
  - **Sitzen,** beim: sep.[36]
    ☞ *M; Sitzen agg.*
- **abends**: calc-p. cann-s. con.[1]
  ☞ *Z; Abends*
  - **Schlaf,** vor: con.[1]
- **nachts**: alum. ant-c. bry. **Cact.** calad. **Caps.** chin.[36] cinch.[36] dig.[1] ferr-i.[58] grat. **Hep.** kali-c.[22] **Merc.** nat-m. nit-ac. **Phos. Thuj.**[1] zinc-p.[58]
  ☞ *Z; Nachts*
  - **Koitus**:
    - **während**: hep.
      ☞ *M; Koitus; agg.*
    - **nach**: bry. calad. grat.
      ☞ *M; Koitus; agg.*
  - **Samenerguss,** nach: grat. **Kali-c.**[22]
    ☞ *M; Samenabgang; agg.*
  - **Träume,** während erotischer: chin.[36]
- **Erwachen,** beim: wild.[36]
  ☞ *M; Erwachen; agg.* *ALLGEMEINES; C; Schmerz; Erwachen; agg.*
- **Gonorrhö,** bei: agav-a.[1125] **Lupin.**[1125]
- **Kindern,** bei: **Tub.**[122]
- **Koitus,** beim: hep.[137]
  ☞ *M; Koitus; agg.*
- **Mattigkeit,** mit: sabad.[54]
- **Samenerguss,** nach: grat. kali-c.[54]
  - **schmerzhaft**: **Kali-c.**[54]
- **Schlaf,** im: merc-c.[137]
  ☞ *M; Schlaf; agg.*
- **Schwellung,** durch:
  - **Skrotum**: jac-c.[54]
  - **Vorhaut**: jac-c.

- **Sexualtrieb,** ohne: all-c.[54] **Calad.**[54]
- **Sitzen,** beim: gins.[36]
  ☞ *M; Sitzen agg.*
- **stören** den Schlaf: cact.[54]
- **konvulsivisch,** spasmodisch: **Nit-ac.**[10]
- **spasmodisch**:
  ☞ *konvulsivisch, spasmodisch*

schnell, zu: **Con.** ferr.[36] ferr-i.[54] kali-c.[5] lyc. nux-v. **Phos. Pic-ac. Plat.**[36] rhod. sabin. sumb. wild.[36]
☞ *übermäßig*

- **nachts**: ferr.[36]
  ☞ *Z; Nachts*

schwierig: cymbo-ci.[2184] pers.[149] tere-ch.[149]

selten: achy.[149] ars. carbn-s. cere-b.[36] lyc.[1] merc-c. **Nuph.** sel.[36] tab.[36]

- **Anwesenheit** einer Frau, bei: cere-b.[36]
- **Genuss,** ohne: sel.[36] tab.[36]

stark: **Agn.**[5] all-c.[36] alum-sil.[58] am-m.[5] ambr.[5] arn.[5] ars-i.[58] **Aur.**[116] bamb-a.[1184] bart.[36] bor.[36] calad.[58] cann-s.[5] **CANTH.**[5] caps.[5] cedr.[36] cham.[5] **Chin.**[5] cinnb.[10] clem.[5] con.[5] corn.[36] cyt-l.[119] ferr.[5] **FL-AC. Graph.** helon. hyos.[5] kali-chl.[10] **Lach.**[36] **Laur.**[116] led.[5] lyc.[5] lyss.[54] **M-arct.**[5] m-art.[5] mag-m. merc-c.[5] mez. nat-c.[5] **Nat-m.**[10] nit-ac.[5] **NUX-V.**[5] **Op.**[5] par.[5] **PHOS.**[5] **PIC-AC.** plat.[137] plb.[5] **Puls.**[5] ran-b.[5] rhus-t.[5] sabad.[5] sabin.[5] sep.[36] sil.[10] staph.[5] tarax.[5] ther.[10] thuj.[5] viol-t.[5] yohim.[85] zinc. zinc-p.[58]
☞ *heftig • ungestüm, heftig*

- **Tag** und Nacht: canth.[5] sabin.[5]
- **tagsüber**: cann-s.[5] caps.[5] ferr.[5] hyos.[5] lach.[5] m-art.[5] puls.[5]
- **morgens**: **Agn.**[5] all-c.[36] am-m.[5] **Ambr.**[5] arn.[5] ars-i.[58] bart.[36] bor.[36] canth.[5] caps.[5] cedr.[36] cham.[5] **CON.**[5] lach.[5] **Lyc.**[5] m-arct.[5] m-art.[5] merc-c.[5] nit-ac.[5] **NUX-V.**[5] plb.[5] puls.[5] ran-b.[5] rhus-t.[5] sabad.[5] sep.[36] **Thuj.**[5] viol-t.[5] yohim.[85]
  ☞ *Z; Morgens*
  - **Aufstehen,** nach: canth.[5]
    ☞ *M; Aufstehen, bei oder nach*
  - **Erwachen,** beim: all-c.[36] bor.[36]
    ☞ *M; Erwachen; agg.*
  - **Sitzen,** beim: sep.[36]
    ☞ *M; Sitzen agg.*
  - **halten** an, ohne Zunahme des Verlangens: yohim.[85]
- **abends**: clem.[5] **Con.**[5] led.[5] nat-c.[5] nux-v.[5] **PHOS.**[5] staph.[5] tarax.[5]
  ☞ *Z; Abends*
- **nachts**: aur.[116] cedr.[36] corn.[36] lach.[36]
  ☞ *Z; Nachts*
- **Ausziehen** im kalten Zimmer, beim: **Lyss.**[54]
  ALLGEMEINES; M; Ausziehen; agg.
- **Schmerzen** im Abdomen, mit: zinc.

übermäßig: **Aur-m. CANTH.** cop. **FL-AC. Graph.** nat-m. op. **Ph-ac. Pic-ac.** staph.[1]
☞ *schnell, zu*

- **nachts**: staph.[1]
  ☞ *Z; Nachts*
- **erotischen,** lasziven Gedanken, bei: cop. **PIC-AC.**

unerträglich: hura[36]

ungestüm, heftig: kali-c.
☞ *heftig • stark*

unvollständig: achy.[149] **Agar.** agav-t.[149] **AGN.**[36] **Ant-c.**[5] aq-mar.[149] aran-ix.[149] arg-n. arn.[137] ars. ars-i. **BAR-C.**[5] berb.[116] bros-g.[259] **Calad.**[137] **Calc.**[36] calc-s.[137] **Camph.** carb-v.[116] caust. chen-v.[36] **Chin.**[5] chin-ar. **Cob.** coc-c.[36] coca[137] **CON.** curc.[192] cymbo-ci.[2184] cyna.[149] ferr-p. form. **GRAPH. Hep.**[1] ign. ind.[149] iod. kali-ar. kali-fcy.[36] kali-i.[54] kreos.[5] lach. **Laur.**[5] linu-c.[36] **LYC.** lyss.[54] m-art.[5] m-aust.[5] mang. med.[137] merc. merc-cy. moly.[149] mosch.[137] mur-ac. naja[149] nat-ar. **Nat-c. Nat-m. Nat-p.** nit-ac.[10] **Nuph. Nux-m. Nux-v.** oena.[36] onos.[137] ox-ac. pers.[149] **Petr. PH-AC. Phos.** pic-ac.[116] plb.[5] rhod. rhodi.[36] sars. **Sel.**[58] **SEP.** sin-a.[137] stann.[149] stry-p.[137] sul-i.[58] **SULPH.** tab.[137] tarent.[54] ther. upa.[102] zinc.[116]
☞ *erfolglos, nicht nutzbringend • fehlend, Impotenz • kurz, zu • Schlaffe Genitalien; Penis*

- **morgens**: caust.[36] nat-c.
  ☞ *Z; Morgens*
  - **Koitus,** nach: caust.[36]
    ☞ *M; Koitus; agg.*
- **vormittags**: caust.
- **nachts**: calc.[36]
  ☞ *Z; Nachts*
- **Diabetes,** bei: coca[137] mosch.[137] ph-ac.[137]
- **Ejakulation,** mit: agav-t.[149] calad.[54]
  - **vorzeitig**: calad.[54]
- **Erregung,** während sexueller: coc-c.[36] sel.[36]
  ☞ *M; Erregung agg.*
- **Gonorrhö,** nach: calad.[137]
  ☞ *M; Gonorrhö, nach unterdrückter*
- **Koitus,** beim: **Arg-n.**[54] **Camph. Con.** cyna.[149] **Form. GRAPH.** hep.[1] kreos.[5] **LYC.** lyss.[54] nux-v.[1] **Ph-ac. Phos.** sel.[58] **Sep. SULPH.** ther.
  ☞ *M; Koitus; agg.*
- **Liegen,** beim: onos. ox-ac.
  ☞ *M; Liegen; agg.*
  - **Rücken,** auf dem: onos.
- **Masturbation,** nach: arg-n.[137]
- **schlaff,** Penis wird: arg-n. nux-v. ph-ac. sel.[58]
- **Schreck,** beim Koitus, durch: sin-a.[137]
  GEMÜT; M; Schreck oder Furcht, Beschwerden durch
- **Schwindel,** mit: tarent.[54]
- **Sexualtrieb**:
  - **ohne**: agn.[36]
  - **starkem,** mit: **Phos.**[54]
- **sexuellen** Exzessen, nach: arn.[137]
- **anhaltend**: **Kali-i.**[54]
- **eingebildet**: stry-p.[137]
- **psychisch**: onos.[137]

unwillkürlich: **Anac.**[5] bell.[36] clem.[36] curc.[192] tarax.[36]

- **tagsüber**: clem.[36] curc.[192]
- **nachmittags**: curc.[192]
  ☞ *Z; Nachmittags*
- **Schlaf,** nach: curc.[192]

EREKTIONEN (Forts.)

verzögert: **BAR-C. Calc.** canth. carbn-s. iod. mag-c. merc-c.[36] nit-ac. osm. par.[36] pic-ac.[36] **Sel.** sil.

- **nachmittags**: par.[36]
☞ *Z; Nachmittags*

- **nachts**: pic-ac.[36]
☞ *Z; Nachts*

- **Koitus,** beim: merc-c.[36]
☞ *M; Koitus; agg.*

ERHABENE Stellen, Penis: nat-m.[36] thuj.[36]

ERREGBARKEIT der Genitalien:

allgemeine Arzneien: agar.[36] aloe[36] am-c.[36] ang.[36] ant-t.[36] ars.[36] aur.[5] aza.[149] cann-i.[36] canth.[36] carb-ac.[25] carb-v.[5] cedr.[36] cere-s.[36] chin.[36] cocc.[5] cod.[25] coff.[5] curc.[192] **Dios.**[36] erech.[36] gins.[36] **Graph.**[5] hep.[36] hyos.[36] **Lyc.**[5] meny.[5] naja[36] **Nat-m.**[5] nux-v.[5] op.[36] pen.[36] **PHOS.**[5] phys.[36] plat.[5] **Sil.**[5] staph.[5] **Sulph.**[5] thea[36] thuj.[36] wies.[36]
☞ *Sexualtrieb; Verlangen, sexuelles; leicht erregbar*

- **morgens,** Tagesanbruch, bei: cedr.[36]
☞ *Z; Morgens* ▤ *ALLGEMEINES; M; Licht; agg.; Zwielicht, in der Dämmerung*

- **mittags**: thuj.[36]
☞ *Z; Mittags*

- **Träumen,** bei erotischen: hyos.[36]

nicht vorhanden: **Agn.**[5]
☞ *Ekektionen (störend, vermehrt usw.); fehlend, Impotenz • Sexualtrieb; Verlangen, sexuelles; fehlt*

ERREGUNG:
☞ *Sexualtrieb; Verlangen, sexuelles*

ERREGUNG, Empfindung von angenehmer, Penis: benz-ac.[36] brach.[36]
☞ *Beben, Zittern, Empfindung von; Glans • Vibrieren, Empfindung von*

erstreckt sich in die Harnröhre: benz-ac.[36]
▤ *ALLGEMEINES; C; Erregung, Anregung, Gefühl von*

ERWEICHUNG der Hoden: caps. sul-i.[137]

FALTIG, Skrotum:
☞ *Atrophie, geschrumpft; allgemeine Arzneien;*

FARBE: achy.[149] agar.[36] aloe alum-sil.[58] ambr. amyg-am.[36] anac. ant-s. antipyrin.[102] apis arn.[5] ars.[36] bell.[36] bor.[5] calad.[36] calc.[5] calc-sil.[58] cann-s.[36] carb-v. caust. chel. cinnb. cob.[137] coloc.[36] con. cop. cor-r. croto-t. dor. hedy.[36] hydr-ac.[268] iris[85] jac-c.[36] kali-bi.[111] lac-ac. lach. lyc. m-aust.[5] med.[304] merc. merc-cy.[25] mur-ac. nat-m.[1] nit-ac. op.[5] ox-ac.[36] petr. prun. puls. rhus-t. rhus-v. ros-d.[305] rumx. sabad.[5] sabin. sang.[122] sars. sep. sil. sulph. sumb.[36] tep. ther. thuj. trad.[36]

blau:

- **Penis**: **Arn.**[5] ars. merc-cy.[36] sulph.[1]
☞ *O; Penis*

◦ **Glans**: ars.
☞ *O; Penis; Glans*

◦ **Vorhaut**: ars.[5]
☞ *O; Penis; Vorhaut*

- **Skrotum**: amyg-am. **ARN.**[5] **Ars.** con.[5] merc-cy. **Mur-ac.** puls.[137] tep.
☞ *O; Skrotum*

◦ **Hautausschlägen,** nach: tep.

⊙ - **Flecke**: ars.[5] bor.[5]

◦ **Glans**: bor.[5]
☞ *O; Penis; Glans*

◦ **Vorhaut**: **Ars.**[5]
☞ *O; Penis; Vorhaut*

- **wird**: op.[5]

braune Flecke:

- **Penis,** und auf dem Abdomen: cob.[102]

- **Skrotum**: con.[102]
☞ *O; Skrotum*

dunkel:

- **Penis**: antipyrin.[102] merc-cy.[25] rhus-t.[5]
☞ *O; Penis*

◦ **Vorhaut**: rhus-t.[5]
☞ *O; Penis; Vorhaut*

- **Skrotum**: merc-cy.[25]
☞ *O; Skrotum*

⊙ - **Flecke,** Penis: antipyrin.[102]

gelb-braune Flecke: cob.[137]

grünlichgelb, Skrotum: amyg-am.[36]

rot, Rötung:
☞ *Blutandrang • Völle, Empfindung von*

- **Penis**: aloe alum-sil.[58] arn. ars. bell.[36] calad.[36] calc.[5] calc-sil.[58] cann-s.[36] carb-v. caust. cinnb. coloc.[36] con. cor-r. croto-t. dor. hedy.[36] hydr-ac.[268] iris[85] jac-c.[36] kali-bi.[111] lach. lyc. m-aust.[5] med.[304] merc. nat-m. nit-ac. ox-ac.[36] petr. prun. **Rhus-t.** rhus-v. ros-d.[305] rumx. sabad.[5] sabin. sars. sep. sil. sulph. sumb.[36] ther. thuj.
☞ *O; Penis*

◦ **Glans**: alum-sil.[58] arn.[5] **Ars.** calad. calc-sil.[58] cann-s. carb-v.[5] **Cor-r.** croto-t. **Dor.** hydr-ac.[268] iris[85] kali-bi.[111] lach.[5] m-aust.[5] med.[304] merc. nat-m.[1] petr.[1] rhus-t. ros-d.[305] sabad.[5] sabin. sars. sep.[1] sil.[36] ther.[25]
☞ *O; Penis; Glans*

◦ ◦ **Corona** glandis: sil.[36]

◦ ◦ **Spitze**: nat-m.[1]

◦ ◦ **Flecke**: arn.[5] carb-v.[5] **Lach.**[5] nat-m.[1] petr.[1] sep.[1] sil.[1] ther.[25]

◦ **Vorhaut**: aloe calc. cann-s. caust.[5] **CINNB.** coloc.[36] **Cor-r.** hydr-ac.[268] lach. lyc. **Merc.** nit-ac.[5] prun. rhus-t.[5] rhus-v. rumx. sil. **Sulph.** sumb.[36]
☞ *O; Penis; Vorhaut*

◦ ◦ **Frenulum**: coloc.[36] sumb.[36]

◦ ◦ **Flecke**: aloe nit-ac.[5] rhus-t.[5]

◦ **Flecke**: arn. calad.[36] calc.[5] cann-s.[36] **Carb-v.** caust. cinnb. con. jac-c.[36] lach. nat-m. **Nit-ac.** ox-ac.[36] petr. sep. **Sil.** ther. thuj.

- **Skrotum**: achy.[149] agar.[36] ambr. anac. ant-s. apis **Arn.**[5] ars.[36] **Chel.** cop. **CROTO-T.** lac-ac. **Merc.** mur-ac. nat-m.[1] **PETR.** puls. rhus-t. rhus-v. sulph. thuj.[36] trad.[36]
☞ *O; Skrotum • Blutandrang; Skrotum*

◦ **Oberschenkel**:
◦ ◦ **und** Skrotum, zwischen: ambr. cop. nat-m.[1] **PETR.** thuj.
◦ ◦ **zwischen** den Oberschenkeln: petr. **Thuj.**[36]
◦ **Seiten,** an den: agar.[36] ars.[36] petr.
◦ ◦ **links**: agar.[36] ars.[36]
☞ *S; Links*
◦ **Flecke**: lac-ac.
- **bläulich,** Skrotum: **Mur-ac.**
- **schorfig**:
◦ **Glans**: kali-bi.[111]
☞ *O; Penis; Glans*
◦ **Vorhaut**: caust.[5] nit-ac.[5]
☞ *O; Penis; Vorhaut*
schwarz, Penis: antipyrin.[102]
weiß:
- **erhabene** Flecke, Vorhaut: sang.[122]
- **Skrotum,** Flecke: **Merc.** thuj.

FEHLEN, Empfindung, als würden Körperteile:
Hoden: uran.[269]
Penis nicht vorhanden, Empfindung, als sei der: coca[171] **Cocain.**
☞ *Leer, hohl, Empfindung wie*

FESTIGKEIT der Hoden, vermehrte: brom.
☞ *Härte; Hoden • Verhärtung, Induration; Hoden*

FETTIG glänzend, Eichel: **Merc-c.**[5] **Sel.**[5]

FEUCHTIGKEIT:
Glans: alum.[5] cann-s.[5] caust.[5] chin.[5] cinnb.[111] kreos.[5] lach.[5] lyc.[5] **MERC.**[5] mez.[5] nat-c.[5] nat-m.[1] **NIT-AC.**[5] **Nux-v.**[5] sep.[1] staph.[1] **Sulph.**[5] tab.[111] **THUJ.**[5]
☞ *O; Penis; Glans* ▤ *HARNRÖHRE; C; Absonderung • HARNRÖHRE; C; Feuchtigkeit, Mündung*
- **Corona** glandis: nat-m.[1] staph.[1]
Skrotum: **Ars.**[5] **Bar-c.**[5] bell. **Calc-p. Carb-v.**[5] chel.[36] cinnb.[137] cop.[36] **Graph.**[5] **Hep.**[5] jac. kali-i. lyc. merc. nat-c. nat-m. **PETR.** pic-ac.[111] rhod. **Rhus-t.**[5] sars.[5] **Sil.**[137] **SULPH. THUJ.**[5] zinc.
☞ *O; Skrotum • Schweiß; Skrotum*
- **abends**: chel.[36]
☞ *Z; Abends*
- **stellenweise**: sil.[137]
Skrotum und Oberschenkeln, zwischen: **Bar-c.** carb-v. cop.[36] **HEP.** lyc. merc. nat-c. nat-m. petr. rhod. **Sulph.**
☞ *Hautausschläge; feucht; Skrotum; • Schweiß; Skrotum und Oberschenkeln, zwischen*
Vorhaut: bond.[36] calc.[36] sumb.[36] zinc.[36]
☞ *O; Penis; Vorhaut* ▤ *HARNRÖHRE; C; Absonderung • HARNRÖHRE; C; Feuchtigkeit, Mündung*
ätzend, Skrotum: bar-c. cop.
eitrig:
- **Frenulum**: **Calc.**[36]
- **Skrotum**: jac.
☞ *O; Skrotum*
riecht, Eichel:
- **salzig**: sep.[1]
- **sauer**: sep.[1]
schleimig, Vorhaut: bond.[36]
seröse Flüssigkeit, Skrotum: bell. **Calc-p.** hep. kali-i. rhus-t.

FILARIOSE:
☞ *Elephantiasis des Skrotums*

FILZLÄUSE: cocc.[85] **Sabad.**[5] staph.
▤ *HAUT; C; Läuse*

FISTELN: arund.[142] con.[5] iod. phyt. spong.
▤ *ALLGEMEINES; C; Fisteln*
Samenstrang: **Con.**[5]
☞ *O; Samenstrang*
Skrotum: **Iod.** phyt. spong.
☞ *O; Skrotum*

FLECKEN:
blau:
☞ *Farbe; blau; Flecke*
braun:
- **Penis**:
☞ *O; Penis • Farbe; braune Flecke; Penis, und auf dem Abdomen*
- **Skrotum**:
☞ *O; Skrotum • Farbe; braune Flecke; Skrotum*
Penis: arn. calc. cann-s.[5] carb-v. cinnb. lach. med.[304] nat-m. nit-ac. petr. rhus-t. sep. sil. ther. thuj.
☞ *O; Penis*
- **Glans**: arn. cann-s.[5] **Carb-v.** cinnb. lach. med.[304] nat-m. **Nit-ac.** petr. sep. **Sil.** ther. thuj.
☞ *O; Penis; Glans*
- **Vorhaut**: lach. nit-ac. rhus-t. thuj.
☞ *O; Penis; Vorhaut*
Skrotum: calc. **Sil.**
☞ *O; Skrotum*
gelbbraun:
☞ *Farbe; gelb-braune Flecke*
granulierte, Penis: cinnb. thuj.
rot:
- **Penis**:
☞ *O; Penis*
◦ **Glans**:
☞ *O; Penis; Glans • Farbe; rot, Rötung; Penis; Glans; Flecke*
◦ **Vorhaut**:
☞ *O; Penis; Vorhaut • Farbe; rot, Rötung; Penis; Vorhaut; Flecke*
- **Skrotum**:
☞ *O; Skrotum • Farbe; rot, Rötung; Skrotum; Flecke*

FRESSEN, Ätzen, Empfindung von:
☞ *Schmerz; geschwürartiger Schmerz*
Hoden: ph-ac. plat.
☞ *O; Hoden*
Penis: agn.[5] calad.[5] narz.[36] nux-v.[5] plb.[5]
☞ *O; Penis*
- **Glans**: nux-v.[5]
☞ *O; Penis; Glans*
- **Vorhaut**: calad.[5] plb.[5]
☞ *O; Penis; Vorhaut*
Skrotum: narz.[36]
☞ *O; Skrotum*

FURCHEN im Skrotum:
☞ *Atrophie, geschrumpft; allgemeine Arzneien;*
Vorhaut, viele: sulph.[36]
☞ *Risse, Schrunden; Penis;*

GANGRÄN:

allgemeine Arzneien: ars. **Canth.** chin.[5] crot-h. fl-ac. kali-i. kreos. lach. **Laur.** merc. merc-i-r. plb.[34] rhus-t.[5] sec. tarent.
▤ *ALLGEMEINES; C; Farbe, Verfärbung; schwarze Verfärbung äußerer Partien, Gangrän*

- **Penis**: **Ars. Canth. Kali-i. Kreos. LACH. Laur.** merc. merc-i-r. plb.[34] sec. tarent.
☞ *O; Penis*

◦ **Paraphimose, durch**: ars. canth. **Lach.** merc. **Merc-i-r.** sec. tarent.
☞ *Phimose, Vorhautverengung; Paraphimose; Gangrän, drohende*

- **Skrotum**: **Chin.**[5] fl-ac. plb.[34]
☞ *O; Skrotum*

drohend, Penis: **Fl-ac.**

GEBUNDEN, Empfindung wie mit einer Schnur, Penis: plb.
☞ *Zusammenschnüren, Empfindung von; allgemeine Arzneien*

GENUSS, fehlender:
☞ *Koitus; Orgasmus, Lustgefühl;*

GERUCH, übelriechend: calc.[5] cub.[36] **Nat-m.** sanic.[85] **Sars. Sulph.**[5] sumb.[36]
☞ *Schweiß; übelriechend • Smegma, vermehrt; faulig*

Fischlake, wie: sanic.[85]

- **baden** amel. nicht: sanic.[85]
☞ *M; Baden; amel.*

- **Koitus,** nach: sanic.[85]
☞ *M; Koitus; agg.*

salzig: sumb.[36]

Samen:
☞ *Samenabgang, Ejakulation; Geruch; übelriechend*

sauer salzig, Eichel: calc.[5] sulph.[5]

GESCHWÜRE: agar.[5] ail.[25] am-c. anan. apis apoc-a.[25] arg. arg-n. **Ars.** ars-h. ars-i. ars-met. ars-s-f.[58] asaf.[102] asc-t.[36] aur. aur-ar.[58] aur-m. aur-m-n.[85] aur-s.[58] bapt. benz-ac. bor. bov.[5] calc.[36] cann-s.[102] carb-an.[102] **Caust.**[102] chel.[5] cinnb.[58] con. cop.[102] **Cor-r.** crot-h.[85] croto-t.[102] cupr-ar. dulc.[5] echi.[1125] fl-ac.[5] graph.[5] hecla.[102] hep. hydr.[102] ign.[102] iod. iodof.[85] jac.[102] jac-c.[85] jug-r. kali-bi.[58] kali-chl. kali-i. kali-p. knau.[33] lac-c. **Lach.** lyc. **Merc.** merc-acet.[85] **Merc-c.** merc-i-f. merc-i-r. merc-pr-r.[102] **Mez.**[102] mygal. naja[111] nat-c.[5] nit-ac.[58] nux-v.[102] op. osm.[102] ph-ac.[5] phos. **Phyt.**[102] plat.[102] psor. rhus-t.[5] sanic.[85] sars.[5] sep. sil. staph. still. sulph. sumb.[36] syph. **Thuj.** viol-t.
☞ *Aphthen • Wundheit*

Hautoberfläche, unter der: lyc.

Penis: agar.[5] ail.[25] anan. apis apoc-a.[25] arg. arg-n.[5] ars. ars-h. **Ars-i.** ars-met. ars-s-f.[58] asaf.[102] asc-t.[36] aur.[5] aur-ar.[58] aur-m. aur-m-n. aur-s.[58] bapt. benz-ac. bor. bov.[5] **Calc.**[5] cann-s.[102] carb-an.[102] caust.[102] **Cinnb.** con. cop.[102] **Cor-r.** crot-h.[85] dulc.[5] graph.[5] hecla.[102] **Hep.**[1] hydr.[102] ign.[102] iod. iodof.[85] jac.[102] jac-c.[85] jug-r. **Kali-bi.** kali-chl. kali-i. kali-p. lac-c. lach. lyc. **MERC.**[36] merc-acet.[85] **MERC-C. Merc-i-f.** merc-i-r. merc-pr-r.[102] mygal. naja[111] nat-c.[5] **Nit-ac. Nux-v.**[102] op. **Ph-ac.**[5] phos. phyt.[102] plat.[102] psor. rhus-t.[5] sanic.[85] sars.[5] sep.[5] sil.[102] staph. still. sulph. sumb.[36] syph. **THUJ.** viol-t.
☞ *O; Penis*

- **Glans**: apis apoc-a.[25] ars. **Ars-h.** ars-i. **Aur-m-n.** benz-ac. **Cinnb.** cor-r. hep.[1] kali-i. **Lac-c.** lyc. **MERC.**[36] **MERC-C. NIT-AC. Psor.** sanic.[85] **Sep.**[5] **Sulph.** syph. **Thuj.**
☞ *O; Penis; Glans*

◦ **Spitze**: **Merc.**[36] **Merc-c. Nit-ac.**

- **Vorhaut**: agar.[5] ail.[25] arg. **Arg-n.**[5] ars.[5] **Ars-h.** ars-s-f.[58] asc-t.[36] aur.[5] **AUR-M.** aur-m-n. bor. cann-s.[102] **Caust.**[102] **Cinnb.** cop.[102] **Cor-r.** dulc.[5] graph.[5] **Hep.** ign.[102] kali-bi. **MERC. MERC-C.** merc-i-r. naja[111] nat-c.[5] **Nit-ac.** nux-v.[102] ph-ac.[5] **Phos.** phyt.[102] rhus-t.[5] sars.[5] **Sep. Sil.**[102] staph. **Sulph.** sumb.[36] **Thuj.** viol-t.
☞ *O; Penis; Vorhaut*

◦ **Reiben,** nach, mit geröteter Umgebung: nit-ac.[36]
☞ *M; Reiben; agg.*

◦ **Frenulum**: agar.[5] asc-t.[36] naja[111] nat-c.[5] nit-ac.

◦ ◦ **Kontakt** mit Urin **agg.**: asc-t.[36]

◦ **Innenseite**: nit-ac.[5]

◦ **Rand**: sumb.[36]

Skrotum: am-c. ars.[171] aur.[58] **Aur-m.** cor-r.[171] croto-t. cupr-ar. **Fl-ac.**[5] **Kali-i.** nit-ac. sep.
☞ *O; Skrotum*

- **Gonorrhö,** nach: aur.[58]
☞ *M; Gonorrhö, nach unterdrückter*

- **Seiten**: croto-t.

Absonderung, mit, Glans: aur-m-n.[85] merc.[36] nit-ac.[36]

- **gelbe** Substanz, Spitze: **Merc.**[36]

- **übelriechende** Feuchtigkeit, Corona glandis: **NIT-AC.**[36]

ausbreitend, sich: **ARS. MERC-C. Nit-ac.**[58]

blutend, Penis: cor-r. hep. **MERC. Nit-ac.** staph. thuj.[5]

- **Glans**: **Thuj.**[5]
☞ *O; Penis; Glans*

entzündet: cinnb.[58]

erhaben: **Cinnb. Hep.** merc. nit-ac. sil.

- **bleifarben,** empfindliche Ränder: nit-ac. **Sil.**

flach: aur-m. **Cor-r.** merc.[58] **Nit-ac.** thuj.

- **schmerzhaft**: cor-r.

Frenulum, zerstört das: **Nit-ac.**

gangränös: **Merc-c.**

geschwollen: cinnb.[58]

hart: aur. **CINNB. Con.** jug-r. kali-bi.[58] kali-chl. kali-i. **MERC. MERC-C. MERC-I-F. MERC-I-R.**

- **Ränder**: **Kali-i.**

juckend: benz-ac. lyc. merc. merc-i-f. sep. **Sulph. Thuj.**

karzinomatös, Vorhaut: hep.[85]

käsiger Grund: hep. kali-bi.

Quecksilbermissbrauch, durch, syphilitisch: aur. **HEP.** kali-chl. **Lach. NIT-AC. Sil. Staph.** still. **Sulph.**

rot: cor-r. thuj.

Schanker: ail.[25] arg-n.[5]

- **Vorhaut**: ail.[25] arg-n.[5]
  ☞ *O; Penis; Vorhaut*

schmerzhaft: arg-n. ars. calc.[36] cann-s.[102] caust.[102] cop.[102] **Cor-r.**[102] croto-t.[102] hep. merc. merc-c.[102] mez.[102] nit-ac. osm.[102] sep.[102] **Sil.** thuj.

- **Skrotum**: **Ars.**[102] cann-s.[102] **Caust.**[102] cop.[102] **Cor-r.**[102] croto-t.[102] **Hep.**[102] **Merc.**[102] **Merc-c.**[102] mez.[102] **Nit-ac.**[102] osm.[102] sep.[102] thuj.[102]
  ☞ *O; Skrotum*
- **brennend**: **ARS.** calc.[36] hep.
  - **unterer** Teil: calc.[36]
- **Splitterschmerz,** mit: arg-n. hep. **NIT-AC. Thuj.**
  ▤ *ALLGEMEINES; C; Schmerz; Splitterschmerz*
- **wund**: **Merc.**

schmerzlos: bapt. merc-i-r. nit-ac. op.
▤ *ALLGEMEINES; C; Schmerzlosigkeit von Beschwerden, die gewöhnlich schmerzhaft sind*

serpiginös, kriechend: **ARS.**

speckiger Grund: arg-n. cor-r. **Hep. MERC. Staph.**

syphilitisch:

- **Penis**: ail.[137] anan.[102] apis apoc-a.[25] arg-n. ars.[102] ars-i.[58] ars-met. asaf.[102] asc-t.[137] **Aur.** aur-ar.[58] **AUR-M. Aur-m-n.** aur-s.[58] bor. carb-an.[102] caust. **CINNB. Con. Cor-r.** crot-h.[85] dulc.[5] echi.[1125] graph.[5] hecla.[102] **Hep.**[5] hydr.[102] iod. iodof.[85] **Jac.**[102] jac-c.[85] jug-r.[85] **Kali-bi. Kali-chl. Kali-i.**[102] kali-p. **Lac-c. Lach.**[102] lyc. **MERC.**[5] merc-acet.[85] **MERC-C. Merc-i-f. Merc-i-r.** merc-pr-r.[102] mygal. **NIT-AC.**[5] **Ph-ac.** phos.[102] **Phyt.** plat.[102] rhus-t.[5] sanic.[85] sars.[5] **Sep.**[5] sil.[102] **Staph.** still. **Sulph.**[102] **Thuj.**[102] viol-t.
  ☞ *O; Penis* ▤ *HARNRÖHRE; C; Geschwüre, Schleimhaut •HARNRÖHRE; C; Geschwüre, Schleimhaut; Schanker*
  - **Komplikationen,** mit: **Ars.**[102] hecla.[102] **Hep.**[102] lach.[102] **Sil.**[102] sulph.[102] thuj.[102]
  - **Glans**: apoc-a.[25] **Hep.**[5] **Merc.**[5] nit-ac.[5] sanic.[85]
    ☞ *O; Penis; Glans*
  - **Vorhaut**: aur-m.[58] **Hep.**[5] **Merc.**[5]
    ☞ *O; Penis; Vorhaut*
- **Skrotum**: aur-m-n.[85] cor-r.[102] hydr.[85] **Jac.**[85] jac-c.[142] kali-bi.[102] merc.[1] merc-pr-r.[85] **Nit-ac.**[102] thuj.[102]
  ☞ *O; Skrotum*
- **brennend,** Penis: ars.[58] **Ars-met.** hep.[58]
- **erhabene** Ränder, Penis: **Ars.** hep. kali-bi. **LYC. Merc. Nit-ac. Ph-ac.**
- **gangränös,** Penis: ars.[102] lach.[102]
  ☞ *phagedänisch, Penis*
- **hart,** Penis: carb-an.[102] cinnb.[137] kali-i.[102] merc.[102] merc-c.[137] merc-i-f.[102] **Merc-i-r.**[102]
- **kupferfarben,** Eichel: sanic.[85]
- **phagedänisch,** Penis: **ARS. Aur-m-n.** caust. **Cinnb.**[102] hydr.[102] kali-p. **Lach. Merc-c. Nit-ac.** sil.[102] sulph.
  ☞ *gangränös, Penis* ▤ *ALLGEMEINES; C; Phagedänisch (ins Gewebe eindringende, fressende Prozesse)*
- **verhärtet,** speckige Basis, tief, rund, penetrierend, schmerzhaft, blutend, roh, aufgeworfene Ränder, Penis: merc.[102]
- **weich,** Penis: cor-r.[102] kali-chl.[58] merc.[102] nit-ac.[102] thuj.[102]

tief: aur-m-n. **Kali-bi. Kali-i.** merc. nit-ac. **Sulph.**

- **Glans**: **Merc.**
  ☞ *O; Penis; Glans*

übelriechend: ars.[58] hep. merc. **NIT-AC.**

unempfindlich: ars.[58] sep. sil.

verhärtet: cinnb.[58]

Warzen herum, mit, Vorhaut: aur-m-n.[85]

wiederkehrend: **Sep.**

zerfetzte Ränder: nit-ac.

GESTRECKT, Empfindung wie, Penis: arn.[5] calad.[36] kali-c.[5]
☞ *Lange; Empfindung als ob*

GEZOGEN, Empfindung, als würde an den Hoden: bufo[111]
☞ *Schmerz; reißender Schmerz;*

GLÄNZENDES Skrotum: **Graph. Merc.**

GLEICHGÜLTIGKEIT während des Koitus:
▤ *GEMÜT; C; Teilnahmslosigkeit, Apathie, Gleichgültigkeit; Koitus;*

GLUCKSEN (klopfendes Spannen), Empfindung von:

Glans: kali-c.[5] phyt.[111]
☞ *O; Penis; Glans*

Hoden, 17 Uhr, im Sitzen: **Valer.**[36]
☞ *O; Hoden*

Prostata: phyt.[36]
☞ *O; Prostata*

- **nachmittags**: phyt.[36]
  ☞ *Z; Nachmittags*

Skrotum: staph.[5]
☞ *O; Skrotum*

GONORRHÖ:
☞ *Entzündung; Gonorrhö*

GREIFEN, Fummeln:
☞ *Anfassen, Spielt mit den Genitalien*

GYNÄKOMASTIE: chlorpr.[149] cortico.[149] lepro.[197] thiop.[149]

HAARAUSFALL, genitaler: alum.[58] bell. calc-f.[144] hell.[5] iod.[193] **Nat-c. NAT-M. Nit-ac. Ph-ac.** rhus-t. sars. **Sel.** thal.[144] **Zinc.**
▤ *ALLGEMEINES; C; Ausfallen der Haare*

HÄMATOZELE, Blutgeschwulst, Blutbruch: acon.[102] arn.[34] con. erig.[34] **Ham.** iod.[102] kali-i.[102] nux-v.[102] **Puls.**[102] ruta sulph.[102]

chronisch: iod.[102] **Kali-i.**[102] sulph.[102]

HÄMORRHAGIE:
☞ *Blutung*

HART, Empfindung als ob, Prostata: senec.[137]
☞ *O; Prostata*

HÄRTE:
☞ *Knötchen • Tumoren, Geschwülste, Auswüchse • Verdickung • Verhärtung, Induration*

Hoden: acon.[5] agn.[5] alum.[5] arg-n.[5] arn.[5] aur.[5] aur-m.[111] **CLEM.**[5] lach.[5] **Merc.**[5] nux-v.[5] ox-ac.[111] psor.[111] puls.[36] rhod.[2]
☞ *O; Hoden • Festigkeit der Hoden, vermehrte • Verhärtung, Induration; Hoden*

Penis: hep.[5] sulph.[36]
☞ *O; Penis • Schwellung; allgemeine Arzneien; hart, Penis*

- **Vorhaut**: sulph.[36]
☞ *O; Penis; Vorhaut*

Prostata: **CON. Cop.** iod. med. plb. senec. **Sil. Thuj.**
☞ *O; Prostata • Krebs, Karzinom; Scirrhus; Prostata • Verhärtung, Induration; Prostata*

- **Vergrößerung,** ohne: cop.

Samenstränge:
☞ *O; Samenstrang • Verhärtung, Induration; Samenstrang*

Skrotum: rhus-t.[5]
☞ *O; Skrotum*

HAUTAUSSCHLÄGE: acon.[36] agar. aln.[25] aloe alum.[137] alumn.[102] ambr. anac. anan. **Ant-c.**[5] ant-o.[85] ant-s. ant-t. anthro.[102] antipyrin.[102] apis aran.[45] arg-n. arn.[36] ars. ars-h. ars-i. atista[192] aur.[102] aur-m-n.[85] bar-c. bell. bov. bry. bufo[111] calad. calc. calc-p.[36] calc-sil.[58] cann-s.[102] canth.[102] carb-v. caust. chel. chin-s. chr-s.[102] cinnb.[111] clem. coc-c.[102] colch.[36] cop. cor-r. cory.[25] crot-h. **Croto-t.** cupr-ar. cupr-o.[192] **Dulc.**[8] eup-per. gels.[102] **Graph. Hep.** hydrog.[222] iod. jac. jac-c. jug-r.[102] kali-ar. kali-bi.[85] kali-c. kali-i.[36] kreos. **Lach.** lat-h.[301] lyc.[5] m-aust.[5] med.[304] **Merc.** merc-c. merc-i-f. mez.[102] morg.[136] mur-ac.[102] murx. nat-c. nat-m.[58] nat-p. nat-s. **Nit-ac.** nux-v.[102] olnd.[1125] oxyg.[85] **PETR.** ph-ac. phlor.[85] phos. phys.[36] phyt.[25] pic-ac.[111] plan.[36] podo. psor. puls. rad-br.[137] **RHUS-T. RHUS-V.** sabin. samb. sang. sanic.[102] sars. sel.[5] **Sep.** sil.[36] spong. stann. staph.[102] sulph.[102] sumb.[36] syc-co.[142] syph.[58] tarent.[192] tell. tep. ter.[102] thuj. til. zinc.
▤ *HAUT; C; Hautausschläge*

Schweiß, durch: canth.[102]
▤ *HAUT; C; Hautausschläge; Schweiß, während*

behaarte Bereiche: kali-bi.[111] **Lach.** sil.[5]
▤ *HAUT; C; Hautausschläge; Körperteile; behaarte Bereiche • HAUT; C; Hautausschläge; Körperteile; behaarte Bereiche;*

Genitalien und Oberschenkeln, zwischen: calc.[5] hep. lat-h.[301] nat-m. **Petr.** puls. **Rhus-t.**
☞ *feucht; Skrotum;* ▤ *REKTUM; C; Wundheit; erstreckt sich zu den Genitalien • EXTREMITÄTEN; C; Hautausschläge; Beine; Oberschenkel;*

Penis: anan. arn.[5] **Ars.**[5] ars-h. aur.[5] bry. calad. calc. calc-sil.[58] carb-v. caust. cinnb. cor-r. **Croto-t.** dulc. graph. hep. hydrog.[222] jac-c. kali-bi. lach. lyc. m-aust.[5] merc. nat-c. nit-ac. petr. ph-ac. phys.[36] **Rhus-t.** sang. sars. sel.[5] sep.[5] sil. stann. sulph.[5] tep. thuj.
☞ *O; Penis*

- **Glans**: **Ars-h. Bry.** calad. **Carb-v. Cinnb.** cor-r. hydrog.[222] jac-c. **Kali-bi. Lach. Lyc.** m-aust.[5] **Merc. Nit-ac. Petr. Ph-ac. Rhus-t.** sel.[5] **Sep.**[5] stann. **Sulph.**[5]
☞ *O; Penis; Glans*

- **Vorhaut**: anan. arn.[5] **Ars-h.** aur.[5] **Calc.** calc-sil.[58] carb-v. **Caust.** cinnb. dulc. **Graph.** hep. m-aust.[5] **Merc.** nat-c. **NIT-AC. Petr.** ph-ac.[36] **Rhus-t.** sang. sars. sep. sil. **Sulph.**[5] **Thuj.**
☞ *O; Penis; Vorhaut*

◦ **Frenulum**: ph-ac.[36]

◦ **innen**: nit-ac.[5]

◦ **Innenfläche**: carb-v. caust. **Merc. NIT-AC. Rhus-t.** sep. thuj.

Skrotum: acon.[5] anac.[5] **Ant-c.**[5] ant-s.[85] ant-t.[5] **ARS.**[5] **Ars-i.** bufo[111] **Calad.** calc.[5] cann-s.[5] chel. **Croto-t.** cupr-ar. cupr-o.[192] **GRAPH. HEP. Kali-c.**[122] **Morg.** nat-m. **PETR.**[5] ph-ac. pic-ac.[111] **RHUS-T.**[5] **Rhus-v.** sars.[5] staph.[5] syph.[58] thuj.[5] zinc.[5]
☞ *O; Skrotum*

- **erstreckt** sich zum Perineum: ant-s.[85]

abblätternd, schorfig:

- **Vorhaut**:
☞ *O; Penis; Vorhaut*

◦ **innen**:
☞ *Schorfe, an der Innenseite der Vorhaut*

◦ **Innenfläche**: caust.[122]

- **rissig,** trocken und rot, Skrotum: chel.

- **rot**:

◦ **Corona,** Flecke:
☞ *Schorfige Stellen, Rot, an der Corona glandis*

◦ **Vorhaut,** Flecke: nit-ac.[137]
☞ *O; Penis; Vorhaut*

Acne rosacea, pustulös, wie Herpes, Penis: anan.[36]

abschilfernd, Skrotum: ars. croto-t. rhus-v.

Bläschen: acon.[36] aloe ant-t. ars. ars-h. bell. calc. carb-v. caust. chel. chin-s. **CROTO-T.** cupr-ar. graph. hep. kali-i.[36] **Merc.** merc-c. morg.[136] **Nat-c.** nat-m.[58] nat-p. **NIT-AC.** petr. ph-ac. psor. **RHUS-T. Rhus-v.** sep. stann. tep. thuj.
▤ *HAUT; C; Hautausschläge; Bläschen*

- **Penis**: aloe ars-h. **Calc.** carb-v. **Caust. CROTO-T. Graph. Hep.** kali-i.[36] **Merc.**[36] merc-c. **NIT-AC.**[58] **Ph-ac. Rhus-t.**[36] **Rhus-v. Sep.** stann. tep. thuj.
☞ *O; Penis*

◦ **Glans**: **Ars-h.** caust. **Merc.**[36] nit-ac.[58] **Ph-ac.** rhus-t.[36] stann. thuj.
☞ *O; Penis; Glans*

◦ **Vorhaut**: ars-h. carb-v. caust. graph. kali-i.[36] merc. nit-ac.[36] rhus-t.[5] thuj.[1]
☞ *O; Penis; Vorhaut*

◦ ◦ **Rand**: kali-i.[36]

◦ **vorne**: **Merc.**[36]

- **Skrotum**: acon.[36] ars. bell. **Chel. CROTO-T.** cupr-ar. morg.[136] nit-ac. **Petr.** psor. **Rhus-t. Rhus-v.** thuj.[5]
☞ *O; Skrotum*

◦ **links**: acon.[36]
☞ *S; Links*

◦ **Nahtlinie**: **Nit-ac.**

◉ - **brennend,** Penis: caust. **Merc.**

- **flach,** klein: chel.[122]
- **gelblich,** Skrotum: chel. **Rhus-t.**
- **geschwürig** werdend, Penis: caust. **MERC.** merc-c. **NIT-AC.** thuj.
  - **Mündung** der Harnröhre, an der: merc-c. **Nit-ac.**
- **juckend,** Penis: calc. **Hep. NIT-AC.**[36] ph-ac.
  - **bedeckt** mit Schuppen, Vorhaut: **NIT-AC.**[36]
- **rot,** Spitze der Glans: **Merc.**[36] rhus-t.[36]
- **schmerzhaft,** Skrotum: chel. psor.
- **vertieft,** Penis: thuj.[36]
- **weiß,** Penis: merc.

brennend: ars.[58] calc. caust. kali-c. **Merc.** nit-ac.[1] petr.[58] phos. **Rhus-t.**[36] spong. sulph.[58]

- **Skrotum**: rhus-t.[36]
  ☞ *O; Skrotum*
- **Vorhaut**: caust. **Merc.** nit-ac.[1]
  ☞ *O; Penis; Vorhaut*

eiternd, Penis: tep.[36]

Ekzem: alum.[137] alumn.[102] ant-c.[102] arg-n. ars. aur.[5] calc.[5] canth.[102] caust.[5] chel. **Croto-t. Dulc.**[5] **Graph.**[5] hep.[102] **Lyc.** merc.[5] morg.[136] nat-m.[5] nit-ac.[5] olnd.[102] petr.[5] **Ph-ac.**[102] rad-br.[137] rhus-t.[102] sanic.[102] sars.[5] sep.[5] sil.[5] sulph.[102] thuj.

- **Penis**:
  ☞ *O; Penis*
  - **Oberseite**: alum.[137] rad-br.[137]
  - **Vorhaut**: aur.[5] **Caust.**[5] dulc.[5] graph.[5] **Hep.**[5] merc.[5] nit-ac.[5] ph-ac.[5] sars.[5] **Sep.**[5] sil.[5] sulph.[5]
    ☞ *O; Penis; Vorhaut*
- **Skrotum**: alum.[137] alumn.[102] ant-c.[102] calc.[5] canth.[102] chel. **Croto-t. Graph.**[5] hep.[102] morg.[136] nat-m.[5] olnd.[102] **Petr.**[5] ph-ac.[102] **Rhus-t.**[102] sanic.[102] sulph.[102]
  ☞ *O; Skrotum*

◉ - **Bläschen,** Skrotum: chel.

erhaben: lyc. merc.

Erosion, stellenweise: bar-c.

erysipelatös, Skrotum: **Ars.**[5] merc.[5]

erythematös, Penis: petr. samb.

Exanthem: antipyrin.[102] **Bell.**[102] bry. calad.[102] cann-s.[102] caust.[102] **Cinnb.**[102] cupr-o.[192] dulc. gels.[102] hydrog.[222] lach.[102] **Merc.**[102] nat-m.[102] oxyg.[85] petr. puls. rhus-t.[102] samb. sep.[36] **Sulph.**[102] sumb.[36] thuj.[102]

- **Skrotum**: cupr-o.[192] oxyg.[85] **Petr.** puls. **Rhus-t.**
  ☞ *O; Skrotum*

◉ - **fein,** stechend, Skrotum, rechts: oxyg.[85]
  ▥ *HAUT; C; Hautausschläge; rechts*

- **hirsekornartig,** Eichel: bry.[5]
- **rot,** Penis: bry. hydrog.[222] **Petr.** samb. sep.[36] sumb.[36]
- **schmerzhaft**: antipyrin.[102] **Bell.**[102] bry.[102] calad.[102] cann-s.[102] caust.[102] **Cinnb.**[102] gels.[102] lach.[102] **Merc.**[102] nat-m.[102] petr.[102] **Rhus-t.**[102] sep.[102] **Sulph.**[102] thuj.[102]

feucht: **Carb-v. GRAPH. HEP.** merc. morg.[136] nat-m. **Petr.** ph-ac. **RHUS-T. Sars.** sep. sil. thuj.

- **Skrotum**: **GRAPH.** hep. morg.[136] **NAT-M. Petr. Rhus-t.** sars. **Sil. Thuj.**
  ☞ *O; Skrotum*
  - **Oberschenkel,** und zwischen: graph. hep. morg.[136] **RHUS-T. Sars.**
    ☞ *Feuchtigkeit; Skrotum und Oberschenkeln, zwischen •Genitalien und Oberschenkeln, zwischen •Schweiß; Skrotum und Oberschenkeln, zwischen*
    ▥ *EXTREMITÄTEN; C; Hautausschläge; Beine; Oberschenkel; zwischen den Oberschenkeln*
- **Vorhaut**: sil.[1]
  ☞ *O; Penis; Vorhaut*

Flecke, Penis: caust.[5] cinnb.[111]

Furunkel: apis aran.[45] cupr-ar.[25] rhus-t.[36] tarent.[192] thuj.[5]

- **Penis**:
  ☞ *O; Penis*
  - **links**: aran.[45]
    ☞ *S; Links*
  - **Vorhaut**: **Thuj.**[5]
    ☞ *O; Penis; Vorhaut*
- **Skrotum**: cupr-ar.[25]
  ☞ *O; Skrotum*

glänzende rote Punkte, Glans: **Cinnb.**

granuläre Punkte, Penis: cinnb.[36] thuj.[36]

hart: bov. kreos.

Herpes: anan. ars.[5] aur.[34] calc. carb-v.[102] **Caust.** chr-s.[102] cinnb. crot-h. **Croto-t. Dulc.** eup-per. **Graph.**[58] **Hep.**[102] jug-r.[102] kali-c. kali-i. lat-h.[301] lyc.[85] **Merc.** mez.[102] nat-c.[54] nat-m. nit-ac. olnd.[1125] **PETR.** ph-ac. phlor.[85] rhus-t. sars. **Sep.** sil.[5] sulph.[58] syc-co.[142] syph.[58] **Tell.** ter.[102] **Thuj.**

- **Genitalien** und **Oberschenkeln, zwischen**: lat-h.[301] nat-m. **Petr.**
- **Penis**:
  ☞ *O; Penis*
  - **Glans**: cinnb.[45]
    ☞ *O; Penis; Glans*
  - **Oberseite**: phlor.[85]
  - **Vorhaut**: ars. carb-v.[102] caust. chr-s.[102] **Croto-t.**[102] **Dulc. Graph. Hep.** jug-r.[102] kali-i. **Merc.** mez.[102] **Nat-c. Nit-ac. Petr. Ph-ac. Rhus-t. Sars. Sep.** sulph.[58] syph.[58] **Thuj.**
    ☞ *O; Penis; Vorhaut*
- **Skrotum**: anan. **Ars.**[5] **Calc.** cinnb. crot-h. **Croto-t. DULC.** eup-per. **Graph.**[1] **Hep.**[5] **Kali-c. Lyc.**[85] nat-c.[54] nat-m. **PETR. Sil.**[5] tell.
  ☞ *O; Skrotum*
  - **Oberschenkel,** und zwischen: eup-per. graph.[1] lyc.[85] **Nat-c.**[54] nat-m. **PETR.**

◉ - **blutend,** leicht: hep.[102]
  ▥ *HAUT; C; Hautausschläge; blutend; Kratzen, nach*

- **circinatus,** Hoden: olnd.[1125]
- **rezidivierend**: **Graph.**[58]

juckend: agar. ambr. ant-c.[102] arn. ars. aur.[102] bry.[36] calad. croto-t. cupr-o.[192] graph. hep. jac-c.[142] lach. lat-h.[301] med.[304] morg.[136] mur-ac.[102] nat-m. nat-s. **Nit-ac.**[102] nux-v.[102] **PETR. RHUS-T.** sabin. sars.[144] **Sep.**[1] **Sil.** spong. staph.[102] sulph.[58] **Til.**

HAUTAUSSCHLÄGE; juckend (Forts.)

- **Penis**: bry.[36] jac-c.[142] med.[304] nit-ac.[1] petr.[1] rhus-t.[36] sep.[1] sil.[1]
  ☞ *O; Penis*
  - **Glans**: med.[304] petr.[1] sep.[1]
    ☞ *O; Penis; Glans*
  - **Vorhaut**: jac-c.[142] nit-ac.[1] rhus-t.[36] sil.[1]
    ☞ *O; Penis; Vorhaut*
- **Skrotum**: **Ant-c.**[102] ars. aur.[102] **Calad. Croto-t.** cupr-o.[192] **GRAPH.** morg.[136] mur-ac.[102] nat-m. **Nat-s. Nit-ac.**[102] nux-v.[102] **PETR. Rhus-t.** sil. staph.[102]
  ☞ *O; Skrotum*
  - **nachts**: **Calad. Croto-t.**
    ☞ *Z; Nachts*
- **feuchten** Stellen, an: **Sil.**
  - **Skrotum**: **Sil.**
    ☞ *O; Skrotum*

Knötchen, Penis, hart, schmerzhaft, eiternd: bov.

Krusten: anac. caust. chel. **NIT-AC.** sars. thuj.

- **Skrotum**: anac. chel.
  ☞ *O; Skrotum*

kupferfarben: calc.

- **Penis**: calc.
  ☞ *O; Penis*

miliar, Frieselausschlag: bry. **RHUS-T.**[5] **Sars. Sil.**

- **Skrotum**: rhus-t.[5]
  ☞ *O; Skrotum*

papulös, Skrotum: anthro.[102]

Pickel: ambr. anac. ant-t.[5] arn.[36] bell. bufo[111] calad. calc-p.[36] chel. cinnb.[137] graph.[5] jac. jac-c. kali-ar. kali-bi. lach. lyc.[5] **Merc.** nat-m. **Nit-ac.** petr. ph-ac. plan.[36] rhus-t.[5] sars. sil.[36] sulph. **Thuj.** til. zinc.

- **Genitalien** und **Oberschenkeln, zwischen**: petr.[36]
- **Penis**: anac. arn.[36] bell. bufo[111] cinnb.[137] graph.[5] jac. jac-c.[102] lach. **Nit-ac.** ph-ac. plan.[36] rhus-t.[5] sil.[36] sulph.
  ☞ *O; Penis*
  - **Glans**: cinnb.[137] jac. lach. nit-ac. ph-ac.
    ☞ *O; Penis; Glans*
  - **Vorhaut**: arn.[36] jac-c.[102] nit-ac. plan.[36] sil.[36]
    ☞ *O; Penis; Vorhaut*
    - **morgens,** beim Aufstehen: plan.[36]
- **Skrotum**: **Calc-p.**[36] kali-ar. petr. ph-ac. sars. **Thuj.** zinc.
  ☞ *O; Skrotum*
  - **Oberschenkel,** und zwischen: **Petr.**
- **feucht,** Vorhaut: sil.[36]
- **juckend,** Penis: arn.[36] jac-c.
  - **Vorhaut**: arn.[36]
    ☞ *O; Penis; Vorhaut*
- **klein,** rot, Eichel: cinnb.[137]
- **wund,** Skrotum: calc-p.[36]

Pityriasis, zwischen Genitalien und Oberschenkeln: colch.[36]

Psoriasis:

- **Penis**: graph.[102] rad-br.[148] sep.[102]
  ☞ *O; Penis*
  - **Vorhaut**: graph.[102] **Sep.**[102]
    ☞ *O; Penis; Vorhaut*
- **Skrotum**: **Nit-ac. Petr.** thuj.
  ☞ *O; Skrotum*

Punkte, feine rote, Glans: calad.[122]

Pusteln: anac. **Ant-c.**[5] ant-o.[85] ant-s. ant-t. ars. **Ars-h.**[102] aur-m-n.[85] bov. coc-c.[102] croto-t. cupr-ar. cupr-o.[192] **Hep.**[102] kali-bi.[102] merc.[102] murx. **Podo.** tarent.[192] tep.

- **morgens**: tarent.[192]
  ☞ *Z; Morgens*
- **nachts**: tarent.[192]
  ☞ *Z; Nachts*
- **Anwendungen**:
  - **agg., warme**: tarent.[192]
  - **amel., kalte**: tarent.[192]
- **Wetter,** kaltes, amel.: tarent.[192]
- **Penis**: ant-t. **Ars-h.**[102] bov. coc-c. kali-bi.[102] murx.
  ☞ *O; Penis •Abszess; Penis*
  - **Glans,** und oberflächliche, runde Geschwüre: ars-h.[102]
    ☞ *O; Penis; Glans*
- **Skrotum**: anac. **Ant-c.**[5] ant-o. ant-s. ant-t. ars. croto-t. cupr-ar. cupr-o.[192] podo. tarent.[192] tep.
  ☞ *O; Skrotum*
- **dick**: ant-o.[85]
- **rot**: ant-t.
- **schmerzhaft**: **Ars-h.**[102] coc-c.[102] **Hep.**[102] **Kali-bi.**[102] merc.[102]

Quaddeln: antipyrin.[102] arn. bell. bov. bry. croto-t. **Merc.** nat-c. sep.
HAUT; C; Hautausschläge; Flecken, größere, entzündliche

- **Skrotum**: arn.
  ☞ *O; Skrotum*
- **dunkel,** Penis: antipyrin.[102] sep.
  - **Vorhaut**: sep.
    ☞ *O; Penis; Vorhaut*

Rhagaden, Skrotum: **Petr.**

rot: bry. caust.[111] chel. cinnb.[111] cupr-o.[192] **Dulc.**[8] merc. morg.[136] nit-ac. **Petr.** ph-ac.[36] rhus-v. sep.[1] sumb.[36] **Thuj.** zinc.

- **Glans**: petr.[1] sep.[1]
  ☞ *O; Penis; Glans*
- **Skrotum**: chel. cupr-o.[192] morg.[136] petr. ph-ac.[36] sumb.[36]
  ☞ *O; Skrotum*
  - **links**: sumb.[36]
    ☞ *S; Links*
- **Flecken**: caust.[111] cinnb.[111]

Schorf, Penis: **Kali-bi.**[85] **Nit-ac.**

- **Glans**: kali-bi.[85]
  ☞ *O; Penis; Glans*

schuppig, Skrotum: **Calad.** calc.[137] **Merc-i-f. Morg.**

syphilitisch: aln.[25] **Ars-i.** atista[192] cory.[25] merc. **NIT-AC.** phyt.[25]

- **Glans**: atista[192]
  ☞ *O; Penis; Glans*

trocken: calad. calc. chel. **Dulc.**[8] merc-i-f. morg.[136] **Petr.** sars. **Sep.**

- **Skrotum**: calad. chel. **Merc-i-f.**
  ☞ O; Skrotum
- **schuppig**: calc. merc-i-f. sars.

Tuberkel:

- **Glans**: sep.[1]
  ☞ O; Penis; Glans
- **Skrotum**: bufo
  ☞ O; Skrotum
- **Vorhaut**: sep.[1]
  ☞ O; Penis; Vorhaut

Urtikaria: clem. cop. lyc.[5] merc. nat-c.

HERABDRÄNGEN, Empfindung von, Samenstrang: teucr.[5]

HERABGEZWÄNGT, Empfindung wie, Hoden: calc.[5] chin.[5] **Nit-ac.**[5] puls.[5] **Sulph.**[5]
☞ Abwärtsdrängen, Empfindung von •Schmerz; abwärtszerrender, herausdrängender Schmerz; ▤ ALLGEMEINES; C; Drängen, Zwängen, Empfindung von

HERABHÄNGEN, schlaffes, der Hoden:
☞ Schlaff, Skrotum

HERNIE, Hoden: ars.[102] **Bar-c.**[102] **Bell.**[5] **CALC.**[5] carb-v.[102] hep.[102] mag-c.[5] **Mag-m.**[102] **Merc.**[102] nit-ac.[102] **Nux-v.**[5] **Phos.**[5] **Sil.**[102] sul-ac.[171] thuj.[102]
▤ KLINISCHES; C; Hernie

Kindern, bei schwächlichen: sul-ac.[171]

angeboren, Neugeborene: mag-m.[102]

HITZE, Empfindung von: achy.[149] acon. ars. aur. aur-s.[36] bell. calc.[137] cann-s. canth. carbn-o. chel. clem.[5] coc-c. coff.[137] coloc. dulc. euphr. ferr.[36] ham. jac-c. kali-c.[1] kola[1184] m-aust.[5] meph. merc. merc-c. mez. nat-m. nux-v. oci.[102] ph-ac. phos. plat. plat-m. prun. ptel. puls. rhus-v.[25] sabal.[137] sep. sil. spong. **Sul-ac.**[1] sumb. tarent.[137] tub.[137]
☞ Schmerz; brennender Schmerz

nachts: meph.
☞ Z; Nachts

Essen agg.: tub.[137]
☞ M; Essen, nach dem

Hoden: acon. coc-c. ham. kali-c.[1] nat-m. **Nux-v.** oci.[102] **Puls.** sep. sil. spong. sul-ac.[1] sumb.
☞ O; Hoden

- **Schwellung** des linken, mit: oci.[102]

Penis: **Achy.**[149] ars. aur. aur-s.[36] bell. cann-s. canth. coc-c. euphr. ferr.[36] jac-c. kola[1184] merc. merc-c. **Mez.** phos. plat. plat-m. rhus-v. sep.[1] **Spong.**
☞ O; Penis

- **8** Uhr - **9** Uhr: ferr.[36]
- **18** Uhr - **19** Uhr: ferr.[36]
- **Glans**: kola[1184] **MERC-C.** sep.[1]
  ☞ O; Penis; Glans
- **Vorhaut**: cann-s. merc. plat-m.
  ☞ O; Penis; Vorhaut

Prostata: ptel. **Puls.**
☞ O; Prostata

Samenstrang: kali-c. sabal.[137] **Spong.**
☞ O; Samenstrang

- **Samenflüssigkeit,** mit Absonderung von: sabal.[137]

Skrotum: calc.[137] **Chel. Clem.**[5] coloc. ph-ac. puls. rhus-v.[25] **Spong.** sul-ac. sumb.[36]
☞ O; Skrotum

- **links**: sumb.[25]
  ☞ S; Links
- **Seiten**: sumb.[36]
  - **links**: sumb.[36]
    ☞ S; Links
- **stellenweise**: coloc.

HOCHGESCHOBEN, als würden die Hoden: phos.[5]

HOCHGEZOGEN:
☞ Zurückgezogen

HODENRUPTUR: lach.[5] **Mag-m.**[5] **NUX-V**.[5]

HYDROZELE, Wasserbruch: abrot.[85] am-c.[102] ambr.[102] ammc.[85] ampe-qu.[102] ant-c.[102] **APIS**[137] **Arn.** ars.[102] ars-i. **Aur.**[102] aur-i.[58] aur-s.[58] bell.[102] berb.[102] bry.[85] calad.[102] **Calc.**[102] calc-f.[111] **Calc-p.** calc-s. calc-sil.[58] canth.[5] carb-v.[102] **Carbn-s.** caust.[102] chel.[102] chin.[5] clem.[102] **Con.**[102] cor-r.[102] croto-t.[102] cupr-ar.[102] **Dig.**[102] dios.[102] dulc.[102] euph.[102] fago.[102] **Fl-ac.** gaert.[136] **GRAPH.** ham.[102] **Hell. Hep.**[102] **IOD.**[102] kali-c.[102] kali-chl. **Kali-i.**[102] **Lyc.**[5] **Lyss.** med.[184] merc.[102] **Merl.** mur-ac.[102] **Nat-m.**[102] nat-s.[102] nit-ac.[102] **NUX-V.**[102] petr.[102] ph-ac.[102] phos. plb.[102] **Psor. PULS.**[47] ran-b.[85] **RHOD.** rhus-t.[102] samb.[137] sars.[102] **Sel.**[102] sep.[102] **SIL.**[51] **Spong.** squil.[5] staph.[102] sul-ac. sul-i.[58] **Sulph.**[102] teucr.[102] thuj.[102] tub.[36] uran-n.[102] urt-u.[102] verat-v.[102]
☞ Schwellung; allgemeine Arzneien;

links: **Dig. RHOD.**
☞ S; Links

gonorrhoischer Orchitis, nach: **Phos.**
☞ M; Gonorrhö, nach unterdrückter

Hautausschlag:

- **herpesartigem,** mit: **GRAPH.**
- **unterdrücktem,** nach: **Abrot. Calc.** hell.
  ▤ ALLGEMEINES; M; Hautausschläge; agg., Unterdrückung von Hautausschlägen

Knaben, bei: **Abrot.**[102] **Ars. Aur.** aur-s.[58] bry.[85] **Calc. Calc-s. Graph. Kali-chl. PULS.**[47] **RHOD. SIL.** sul-i.[58] **Sulph.**

- **Nasenbluten,** und: abrot.[102]

Knötchen, mit harten und eiternden: nit-ac.[102]

Prellung, durch eine: **Arn.**

Retraktion, mit: plb.[102]

Schweiß, mit: bell.[102] **Calad.**[102] calc.[102] cor-r.[102] cupr-ar.[102] **Dios.**[102] fago.[102] nat-m.[102] **Petr.**[102] sep.[102] **Sil.**[102] **Sulph.**[102] thuj.[102] uran-n.[102]

Skrofulose, bei: **SIL.**[5]

Taubheitsgefühl, mit: am-c.[102] **Ambr.**[102] sep.[102]

Tuberkeln, mit: con.[102] **Iod.**[102] sil.[102] sulph.[102] teucr.[102]

Überheben, durch: rhus-t.[137]
☞ M; Heben agg.

Verhärtung, mit: calad.[102] rhus-t.[102]

Verletzung, durch: samb.[137]
☞ M; Verletzungen, nach

HYDROZELE, Wasserbruch (Forts.)

angeboren: abrot.[85] bry.[85] graph.[58] puls.[47] rhod.

Blase, wie eine: dig.[102]

braunen Stellen, mit: con.[102]

entzündlich: **Apis**[102] ars.[102] croto-t.[102] euph.[102] **Ham.**[102] rhus-t.[102] verat-v.[102]

Jucken, mit: **Ambr.**[102] **Ant-c.**[102] aur.[102] carb-v.[102] caust.[102] **Croto-t.**[102] euph.[102] **Graph.**[102] **Hep.**[102] mur-ac.[102] nat-s.[102] **Nit-ac.**[102] nux-v.[102] petr.[102] ph-ac.[102] rhus-t.[102] **Sars.**[102] sel.[102] sil.[51] staph.[102] thuj.[102] urt-u.[102]

multilokulär: apis [137]

schmerzhaft: am-c.[102] berb.[102] **Clem.**[102] iod.[102] kali-c.[102] **Merc.**[102] nux-v.[102] **Thuj.**[102]

IMPOTENZ:

☞ *Ekektionen (störend, vermehrt usw.); fehlend, Impotenz*

JUCKEN: acon.[5] agar.[36] **Agn.** aloe **Alum.** alum-p.[58] alum-sil.[58] alumn. am-c. **Ambr.** ammc.[36] anac. **Ang.**[85] ant-c.[36] ant-s.[85] ant-t.[36] apis aran.[192] arg. arg-n. arn. ars.[1] ars-i. ars-met. arum-d.[85] aur. aur-m. aur-s.[58] bar-c. bell.[1] benz.[102] benz-ac. berb. bond.[36] bor.[5] bran.[36] bry.[36] **Calad. CALC.** calc-acet.[58] calc-p. calc-sil.[58] camph. cand-a.[239] cann-i. cann-s. canth.[5] caps.[1] carb-ac. carb-an.[5] **Carb-v.**[5] carbn-s. carl. cassi-f.[192] **CAUST.** cham.[85] **Chel.** chim.[8] chin.[1] chin-s.[36] cinnb.[36] cist. clem. coc-c.[36] cocc. coff.[36] colch. coloc.[36] com.[36] con. cop.[102] cor-r.[102] cortico.[149] croc.[36] croto-t. cub.[22] cupr. cupr-ar.[36] cupre-aust.[85] der. dig.[5] dros. dulc.[5] eug.[36] **Eup-per.** euph.[102] euphr. **Fago.**[102] ferr. ferr-m.[36] ferr-ma. fl-ac.[36] form. franz.[36] gran. **Graph.** grat.[111] gymn. ham.[102] hedeo.[36] hell.[1] hep.[1] hydr.[36] ictod. **Ign.**[5] ind. indg. iod.[1] ip.[1] **Iris** jac-c.[36] jatr. junc. kali-ar. **Kali-bi.** kali-c.[1] kali-chl. kali-n.[36] kali-s. kali-sil.[58] kola[1184] kreos.[5] lac-ac. lach. lachn. lat-h.[301] lat-m.[119] led.[1] lyc. lyss. m-arct.[5] m-art.[1] m-aust.[5] mag-c.[5] **Mag-m.** manc. mang. meph. **Merc.**[5] merc-c.[58] mez. morg.[136] mur-ac. mygal.[192] nat-ar. nat-c. nat-m.[137] nat-p. **Nat-s.** nat-sil.[58] nicc. **Nit-ac.** nuph. nux-v.[5] ol-an.[36] ox-ac. ozone[227] **Petr.**[5] ph-ac. phel.[36] phos. pic-ac.[111] plan. **PLAT.** plat-m.[36] plut-n.[222] **Podo.** polyg.[111] por-m.[251] prun.[36] psor. puls.[1] rad-br.[137] ran-s.[5] rat. rhod. rhus-d.[102] **Rhus-t.** rhus-v. ros-d.[305] sabad.[36] sabin.[5] **Sars.** scroph-n.[111] sel.[5] senec. seneg.[5] **SEP. SIL.**[137] sphing.[85] spig.[5] spira.[36] spong. staph. sul-ac.[5] sul-i.[58] **Sulph.** sumb. tarax.[1] tarent-c.[102] tell. thuj.[36] tril-c.[36] urt-u.[137] vichy-g.[36] viol-t. wies.[36] zinc. zing.

☞ *Ameisenlaufen, Kribbeln, Empfindung von • Prikkeln*

morgens, beim Erwachen: graph. sulph.

nachts: agar. ign. merc. rhus-v.

☞ *Z; Nachts*

- **Bett,** im: ign. **Merc.**

☞ *M; Bett, im, agg.*

Anwendungen, warme, amel.: rhus-v.

☞ *M; Wärme amel.*

Bettwärme agg.: sulph.[58]

☞ *M; Bett, im, agg. • M; Erhitzung, durch*

Kratzen:

- **agg.**: iris tril-c.[36]

☞ *M; Kratzen; agg.*

- **amel.**: ign.

☞ *M; Kratzen; amel.*

- **amel. nicht**: kola[1184]

Tücher, warme, feuchte, amel.: rhus-v.[36]

☞ *M; Wärme amel.*

Urinieren, beim: arg-n. sil.

☞ *M; Urinieren; agg.*

Zubettgehen, beim: sulph.[102]

behaarte Bereiche: agar.[5] carb-an.[5] carb-v.[5] kali-bi. kali-c.[5] lyss. **Rhus-t.**[5] sulph.[5]

▤ *HAUT; C; Jucken; Körperteile, juckende; behaarte Körperteile*

Genitalien und Oberschenkeln, zwischen: aran.[192] carb-v.[1] cassi-f.[192] con.[1] nat-m. **Petr.**[5] viol-t.[36]

▤ *EXTREMITÄTEN; C; Jucken; Beine; Oberschenkel;*

- **Skrotum**: aran.[192] carb-v.[1] cassi-f.[192] con.[1] **Nat-m.** petr.[5] viol-t.[36]

  - **Kratzen** amel.: aran.[192] viol-t.[36]

    ☞ *M; Kratzen; amel.*

  - **kratzt,** bis es blutet: cassi-f.[192]

  - **Liegen** agg.: cassi-f.[192]

    ☞ *M; Liegen; agg.*

  - **Sitzen,** beim: viol-t.[36]

    ☞ *M; Sitzen agg.*

Hoden: caust.[36] ign.[5] iod.[1] merc.[5] nux-v.[5] petr.[5] sel.[5] spig.[5]

☞ *O; Hoden*

- **Septum**: caust.[36]

Penis: acon.[5] agar.[36] agn. aloe alum. ambr. ammc.[36] ang.[1] **Ant-c.**[1] arn. ars.[1] ars-i. aur-m. bell.[1] benz-ac. berb. bond.[36] bry.[36] **Calad.**[5] calc.[1] calc-sil.[58] camph. cand-a.[239] cann-i. cann-s. **Canth.**[5] caps.[1] carb-ac. carb-v. carl. **CAUST.** cham.[36] chel. chim.[8] chin. cinnb.[36] coc-c.[85] coff.[5] colch. coloc.[36] com.[36] **Con.**[1] cop.[102] cor-r.[102] cortico.[149] **Croto-t.** cub.[22] cupr. cupr-ar.[36] cupre-aust.[85] der. dig.[5] dros. dulc.[5] eug.[36] euph. euphr. ferr-m.[36] ferr-ma. franz.[36] graph.[102] gymn. ham.[102] hedeo.[36] hell.[1] **Hep.** ictod. **Ign.**[5] ind. indg. iod. ip.[1] jac-c.[36] junc.[36] kali-ar. kali-bi. kali-c.[1] kali-n.[36] lach. lachn. lat-h.[301] led.[1] **Lyc.** lyss. m-arct.[5] m-art.[5] m-aust.[5] mag-m.[1] mang.[36] merc.[5] merc-c.[58] **Mez.** nat-ar. nat-c. nat-m.[1] nat-p. **Nat-s.** nat-sil.[58] nit-ac. nux-v. ol-an.[36] petr.[1] ph-ac. phel.[36] phos. **PLAT.** plat-m.[36] polyg.[111] por-m.[251] psor. **Puls.** rhod.[5] rhus-t. rhus-v.[36] ros-d.[305] sabad.[36] sabin.[5] sars.[193] sel.[102] senec. seneg.[5] sep.[1] sil.[36] spong.[36] staph.[102] sul-ac.[5] sul-i.[58] **Sulph.** sumb.[36] tarax.[1] thuj.[1] **Viol-t.**[36] zinc. zing.

☞ *O; Penis*

- **abwechselnd** mit Stichen im After: **Thuj.**

☞ *A; Abwechselnd mit ▤ REKTUM; A; Abwechselnd mit*

- **morgens**: nux-v.[36] sabad.[36] sulph.[36]

☞ *Z; Morgens*

- **vormittags**: nat-c.[36]

- **abends**:
  ☞ *Z; Abends*
◦ **18 Uhr,** nach: sumb.[36]
◦ **Bett,** im: chin. **Ign.** mag-m. nux-v. phos.
  ☞ *M; Bett, im, agg.*
- **nachts,** beim Erwachen: aur-m.[36]
  ☞ *Z; Nachts*
- **Koitus,** beim: sep.
  ☞ *M; Koitus; agg.*
- **Reiben**:
◦ **agg.**: con.[36]
  ☞ *M; Reiben; agg.*
◦ **ohne** Wirkung, ist: con.
- **Stehen,** beim: ip.[36]
  ☞ *M; Stehen; agg.*
- **Glans**: acon.[5] agn. alum. **Ambr.** ang.[1] ant-c.[1] arn. **Ars.**[1] ars-i. **Aur-m.** bell.[1] **Benz-ac.** calc.[1] cand-a.[239] cann-i. cann-s. canth.[5] caps.[1] carb-ac. **Carb-v.** caust. **Chel.** chin. **CINNB.**[36] coc-c.[85] coff.[5] colch. coloc.[36] con.[1] **CROTO-T.** cub.[22] cupre-aust.[85] dig.[5] dros. dulc.[5] euphr. ferr-m.[36] ferr-ma. gymn. hell.[1] hep. ictod. ign.[5] ind. indg. iod. ip.[1] **Kali-bi.** kali-c.[1] kali-n.[36] led.[1] **Lyc.** lyss. m-aust.[5] mag-m.[1] mang.[36] merc.[5] **Mez.** nat-c. nat-m.[1] **Nat-s. NIT-AC. Nux-v.** petr.[1] **Ph-ac.** plat-m.[36] polyg.[111] psor. ros-d.[305] sabin.[5] senec. seneg.[5] sep.[1] **Sil.**[36] spong.[36] sul-ac.[5] **SULPH. Thuj.**[1]
  ☞ *O; Penis; Glans*
◦ **Urinieren**:
◦ ◦ **während**: **Dulc.**[5] seneg.[5] thuj.[5]
  ☞ *M; Urinieren; agg.*
◦ ◦ **nach**: calc.[5] merc.[5]
◦ **Corona** glandis: cinnb.[36] mang.[36] nat-m.[36] sil.[36] thuj.[36]
◦ ◦ **abends**: cinnb.[36]
  ☞ *Z; Abends*
◦ **Spitze**: ang.[1] ant-c.[1] ars.[1] calc.[1] coloc.[36] ferr-m.[36] nat-m.[1] spong.[36] thuj.[1]
◦ ◦ **Gehen** im Freien, beim: ang.[1] spong.[36]
  ☞ *M; Gehen; agg.*
◦ ◦ **Urinieren,** beim: thuj.[1]
  ☞ *M; Urinieren; agg.*
- **Peniswurzel**: ars.[1] lyss. **Rhus-t.**
- **untere** Partie: com.[36] mag-m.[36] nat-s.[36] ol-an.[36] sep.[36]
◦ **mittags**: com.[36]
  ☞ *Z; Mittags*
◦ **Reiben** amel.: ol-an.[36]
  ☞ *M; Reiben; amel.*
- **Vorhaut**: acon.[5] agar.[36] aloe ang.[1] ars.[1] berb. bond.[36] bry.[36] calad.[5] calc. camph. cann-s.[5] **Canth.**[102] **Caps.**[102] carb-v. **CAUST.**[5] **Cham.**[36] **CINNB.** coc-c.[36] colch. **CON.**[36] euph. euphr. graph.[102] gymn. **Hep.**[5] **IGN.** jac-c.[36] **Lyc.**[1] m-arct.[5] m-art.[5] **Merc.** mez. nat-ar. nat-c.[1] nat-m. nat-p. **NIT-AC.**[36] nux-v. **PETR.** ph-ac. phel.[36] phos. plat-m.[36] polyg.[111] por-m.[251] **Puls.** rhod.[5] **RHUS-T.** rhus-v.[36] sars.[193] **Sep. Sil.**[1] **Sulph.**[36] sumb.[36] tarax.[1] **Thuj. Viol-t.**[36] zinc. zing.
  ☞ *O; Penis; Vorhaut*
◦ **abwechselnd** mit Stichen im After: thuj.[36]
  ☞ *A; Abwechselnd mit ▤ REKTUM; A; Abwechselnd mit*
◦ **morgens**: sulph.[36]
  ☞ *Z; Morgens*
◦ **nachts**: rhus-v.[36] sumb.[36]
  ☞ *Z; Nachts*
◦ **Absonderung** von Prostatasekret, bei: **Con.**[36]
◦ **Herpes,** bei: sars.[193]
◦ **Kratzen** agg.: rhus-v.[36]
  ☞ *M; Kratzen; agg.*
◦ **Stehen,** beim: viol-t.[36]
  ☞ *M; Stehen; agg.*
◦ **Stuhlgang,** nach: aloe
  ☞ *M; Stuhlgang; agg.; nach*
◦ **warm** wird, wenn er: rhus-v.[36]
  ☞ *M; Erhitzung, durch*
◦ **Frenulum**: cann-s.[5] caust. **Hep.** lyc.[1] nit-ac.[36] **Ph-ac.**
◦ **innere** Oberfläche: nit-ac.[5]
◦ **Nahtlinie**: caust.[5] euphr. hep.[5]
◦ **Rand**: agar.[36] bry.[36] cann-s.[36] cham.[36] euphr.[36] jac-c.[36]
◦ **Unterseite**: camph. caust. **LYC. Nit-ac. Nux-v. Puls. Rhus-t.** sil.[1] **Thuj.**
- **vorne**: calc.[36] junc.[36] merc.[36]
◦ **Urinieren,** nach: calc.[36]

Prostata: con.[80]
  ☞ *O; Prostata ▤ ALLGEMEINES; C; Jucken, Kitzeln, Empfindung von; Drüsen*

Samenbläschen: m-art.[1] puls.[1]
- **morgens** beim Erwachen: **Puls.**[1]

Samenstrang: mang. ox-ac.
  ☞ *O; Samenstrang*

Skrotum: acon. agar.[36] alum. alum-sil.[58] alumn. am-c. **Ambr.** anac. ang. ant-c.[36] ant-s.[85] ant-t.[36] **Apis** arg. ars-met. **Arum-d. AUR.** aur-s.[58] **Bar-c.** benz.[102] berb. bran.[36] calad. **Calc.** calc-acet.[58] **Calc-p.** calc-sil.[58] cann-i. **Carb-ac.** carb-v.[5] **CARBN-S.** carl. **CAUST.**[1] cham.[85] **Chel.** chin.[1] chin-s.[36] **Cist.** coc-c.[36] **Cocc.**[5] coff.[36] com.[36] con. croc.[36] **CROTO-T.** euph.[102] euphr. ferr. ferr-ma. form. franz.[36] gran. **GRAPH.** hep.[1] hydr.[36] ign.[36] indg. jatr. junc. **KALI-C.**[1] **Kali-chl. Kali-s.** kali-sil.[58] kola[1184] lac-ac. lachn. lat-h.[301] **Lyc.** m-aust.[5] **Mag-m.** manc. **Mang.** meph. **Merc.** morg.[136] **Mur-ac.** mygal.[192] nat-ar. nat-c. **NAT-M.** nat-p. nat-s. nat-sil.[58] nicc. **NIT-AC. Nuph. Nux-v. PETR.**[36] ph-ac. pic-ac.[111] plat. plut-n.[222] prun.[36] puls.[36] ran-s.[5] rat. **Rhod. RHUS-T.** rhus-v. **Sars.** scroph-n.[111] **Sel. Sil.**[137] spira.[36] spong. **Staph. SULPH.** tell. thuj.[36] **URT-U.** vichy-g.[36] **Viol-t. Zinc.**
  ☞ *O; Skrotum*
- **links**: agar.[36] ant-c.[36] mygal.[192]
  ☞ *S; Links*
- **rechts**: coff.[36] croc.[36] petr.[36]
  ☞ *S; Rechts*
- **morgens**: ant-t.[36] coc-c.[36] puls.[36]
  ☞ *Z; Morgens*
◦ **Aufstehen,** beim: coc-c.[36] puls.[36]
  ☞ *M; Aufrichten, Aufstehen agg. •M; Aufstehen, bei oder nach*

JUCKEN; Skrotum (Forts.)
- **mittags**: com. **Sulph.**
  ☞ *Z; Mittags*
- **nachmittags**: tell.
  ☞ *Z; Nachmittags*
- **abends**: alum. calc. sulph. thuj.[36] **Zinc.**
  ☞ *Z; Abends*
  ◦ **links**: thuj.[36]
  ☞ *S; Links*
  ◦ **Bett,** im: calc.
  ☞ *M; Bett, im, agg.*
- **nachts**: calad. com. croto-t. kali-c.[1] lyc. **Nat-m.**
  ☞ *Z; Nachts-*
  ◦ **2** Uhr: rhus-v.[36]
- **Gehen** agg.: **Croto-t.**
  ☞ *M; Gehen; agg.*
- **Kratzen**:
  ◦ **agg.**: rhus-v.
  ☞ *M; Kratzen; agg.*
  ◦ **amel.**: alum. carb-ac. **Croto-t.** prun.[36] viol-t.
  ☞ *M; Kratzen; amel.*
  ◦ **nicht** amel. durch: **Mur-ac. Zinc.**
- **Reiben**:
  ◦ **agg.**: staph.[36]
  ☞ *M; Reiben; agg.*
  ◦ **amel.**: hydr.[36]
  ☞ *M; Reiben; amel.*
- **Reiben** amel.: junc. mag-m. rhus-v. staph.
- **Ruhe,** während: ign.[36]
  ☞ *M; Ruhe agg.*
- **Schlaf,** verhindert den: kali-c.[1]
- **Sitzen,** beim: agar.[36] com.[36]
  ☞ *M; Sitzen agg.*
- **Warmwerden,** beim: rhus-v.
  ☞ *M; Erhitzung, durch*
- **erstreckt** sich:
  ◦ **Perineum**: ant-s.[85] rhus-t. **Sars.**
  ◦ **Seite** des: agar. ant-c. coff. croc. petr. thuj.
  ◦ **Septum**: caust.[1]
- **Seiten,** nachmittags: chin-s.[36]
- **stellenweise**: franz.[36] nicc. sil.[137]

überall, besonders an den Genitalien, nach Samenerguss: ph-ac.

chronisch, Skrotum: arum-d.[85]

roter roher Fleck, morgens: graph.

schmerzhaft: calc. carb-ac. cocc. croto-t. gran. ictod. nat-c. nat-m.[137] nat-s. urt-u.[137]
- **ätzend,** Skrotum: **CROTO-T.**
  ▤ *ALLGEMEINES; C; Schmerz; fressender Schmerz*
- **brennend**: **CALC.** carb-ac. cocc. gran. nat-c.[1] nat-m.[137] nat-s. urt-u.[137]
  ◦ **Skrotum**: carb-ac. cocc. gran. nat-s.
  ☞ *O; Skrotum*
  ◦ ◦ **Kratzen,** nach: **Nat-s.**
  ☞ *M; Kratzen; agg.*
- **Stechen** wie durch Ungeziefer: nat-c.

stellenweise: bar-c.

wollüstig: acon.[5] ambr. anac. ang.[85] berb. caust. cocc. croto-t. euphr. fl-ac.[36] mang. mur-ac. **PLAT.** sep. spong. staph. sumb.
  ☞ *Angenehme Empfindung in den •Wollüstige Empfindung*
- **Penis**: acon.[5] caust. mang. sep. spong.
  ☞ *O; Penis*
  ◦ **Glans**: acon.[5]
  ☞ *O; Penis; Glans*
  ◦ **steigert** die Erregung beim Koitus: sep.
- **Skrotum**: **Ambr. Anac.** cocc. **Croto-t.** euphr. mur-ac. spong. **Staph.**
  ☞ *O; Skrotum*
  ◦ **Reiben** agg.: staph.
  ☞ *M; Reiben; agg.*
  ◦ **sexuellen** Exzessen, nach: **STAPH.**

KÄLTE, Empfindung von: adam.[222] agar. **AGN.** aloe anh.[119] aran-ix.[144] bar-c. berb. brom. calad.[102] calc.[102] camph. **Cann-s.**[36] caps. carb-v.[58] carbn-s. caust.[5] cere-s. coca[85] **Dios.**[102] **Gels.** germ.[222] hell. helo.[85] ind. indg.[36] **Iris** kola[1184] **Lyc.**[5] merc. onos.[111] ph-ac.[102] pic-ac.[144] psor. sabad.[5] sabal.[111] sep.[102] sil.[102] staph.[102] **Sulph.**[5] uran.[269] uran-n. zinc. zing.

morgens: sulph.
  ☞ *Z; Morgens*

abends: **Dios.**
  ☞ *Z; Abends*

Urinieren, beim: iris

Wärme des übrigen Körpers: cann-s.[36]

Hoden: **AGN.** aloe berb. **Brom.** camph. caps. cere-s. **Dios.**[102] gels. helo.[85] **Merc.** onos.[111] sil.[102] zinc.
  ☞ *O; Hoden*
- **links**: brom.
  ☞ *S; Links*
- **abends**: aloe **Merc.**
  ☞ *Z; Abends*
- **nachts**: **Agn.** aloe
  ☞ *Z; Nachts*

Penis: adam.[222] agar. **AGN.**[137] bar-c. berb. caps. caust.[5] dios. germ.[222] helo.[85] indg.[36] **LYC.**[137] merc. **Onos.** pic-ac.[144] **Sulph.** zinc. zing.
  ☞ *O; Penis*
- **klein,** und: agn.[137] lyc.[137]
- **Glans**: berb. **Caust.**[5] helo.[85] merc. **Onos. Sulph.**
  ☞ *O; Penis; Glans*
- **Vorhaut**: berb. indg.[36] **Sulph.** zinc. zing.
  ☞ *O; Penis; Vorhaut*

schmerzhaft, Penis: germ.[222]
  ☞ *O; Penis*

Skrotum: agn.[5] aloe **Berb.**[36] brom. **Calad.**[102] calc.[102] **Caps.** dios. gels.[102] iris lyc.[5] **Merc. Ph-ac.**[102] pic-ac.[144] sabad.[5] sep.[102] staph.[102] sulph.[5]
  ☞ *O; Skrotum*
- **links**: berb.[36]
  ☞ *S; Links*
- **morgens,** beim Erwachen: **Caps.**

KÄLTESCHAUER:

Hoden: ang.[5] zinc.[5]
☞ *O; Hoden*

Skrotum: ang. coloc. zinc.[36]
☞ *O; Skrotum • Beben, Zittern, Empfindung von; Skrotum*

Gänsehaut, wie bei, Skrotum: zinc.[36]

KITZELN, Empfindung von:

Koitus, beim, muss deshalb aufhören: calc.
☞ *M; Koitus; agg.*

Penis: ant-s.[36] ant-t.[5] apoc-a.[25] asc-c.[25] bell.[1] benz-ac. canth.[5] cop.[36] ferr.[36] franz.[36] glyc-g.[36] ictod.[36] iod.[1] lam.[36] laur.[36] led.[36] lyc.[36] lyss.[36] m-aust.[5] ph-ac.[5] puls.[5] rhod.[5] seneg.[5] sumb.[36] thuj.[35]
☞ *O; Penis*

- **8 Uhr - 9 Uhr**: ferr.[36]

- **mittags**: thuj.[36]
☞ *Z; Mittags*

- **18 Uhr - 19 Uhr**: ferr.[36]

- **Glans**: ant-t.[5] apoc-a.[25] asc-c.[25] bell.[1] benz-ac. canth.[5] glyc-g.[36] ictod.[36] iod.[1] lam.[36] lyc.[36] lyss.[36] m-aust.[5] puls.[5]
☞ *O; Penis; Glans*

◦ **Spitze**: glyc-g.[36] lyc.[36]

- **vorderer** Teil: bell.[36]

- **Vorhaut**: ph-ac.[5] rhod.[5] seneg.[5]
☞ *O; Penis; Vorhaut*

Skrotum: kali-n.[36] plat.[36]
☞ *O; Skrotum*

- **abends** beim Zubettgehen: plat.[36]

KLEBEN am Skrotum, Hoden: tarent.

KLOPFEN, Empfindung von, Samenstrang: am-m.[5]
☞ *Schmerz; pulsierender, klopfender Schmerz;*

KNÖTCHEN:
☞ *Härte • Tuberkel • Tumoren, Geschwülste, Auswüchse • Verhärtung, Induration*

Hoden: calc-f.[58] **Psor.** syph.[137]
☞ *O; Hoden*

Penis: bell.[1] bov.[5] **Sabin.**[5] **Thuj.**[5]
☞ *O; Penis*

- **Glans**: bell.[1]
☞ *O; Penis; Glans*

- **Vorhaut**: **Thuj.**[5]
☞ *O; Penis; Vorhaut*

Samenstränge: syph.[137]
☞ *O; Samenstrang*

Skrotum: arn.[5] nit-ac. syph.[137]
☞ *O; Skrotum*

blau, Penis: **Ars.**[5]

hart, braun, Skrotum: **Nit-ac.** syph.[137]

schmerzhaft, Rot und eiternd, Penis: bov.[36]

syphilitisch: cory.[25]

KOITUS:

Abneigung gegen Koitus: aether[36] agar. agn. am-c.[5] amyg-p.[36] anac.[5] **Ant-c.**[5] arn.[102] astac. bor. bufo cann-s. **Caust.**[5] chlor. **Clem.**[5] coff.[10] cub.[36] **Ferr.**[5] ferr-ma.[36] franz.[36] **GRAPH.**[54] hell.[36] **Ign.**[5] kali-br.[116] kali-c. kali-n.[36] kreos.[116] lach.[36] **LYC.** m-art.[5] moly.[149] nat-m. nux-m.[10] op.[36] petr. ph-ac.[58] phos.[36] plat.[54] **Psor. Rhod. Sabad.**[5] sabin.[5] sep.[116] spirae.[36] stann.[36] staph.[5] stram.[36] sul-ac.[5] tarent.[36] teucr.[5]
☞ *Sexualtrieb; Verlangen, sexuelles; vermindert*
▥ *GEMÜT; C; Geschlecht, Abneigung gegen das*

- **erotischen** Träumen, die mit Pollution enden, bei: **Plat.**[54]

- **Furcht** vor Familienzuwachs, wegen: sep.[172]

- **Impotenz,** bei: **Graph.**[54]
☞ *Ekektionen (störend, vermehrt usw.); fehlend, Impotenz*

- **Masturbation,** durch: kali-br.[116]

- **Schmerzen,** durch: **Sep.**[116]

Empfindung wie nach dem Koitus: am-m.[1] ambr.[10] kali-c.[54] kreos.[1] lach.[10] lyc.[1] nat-c.[10]

- **morgens** beim Erwachen, vor Urinieren: **Kali-c.**[54]
☞ *Z; Morgens*

- **Mitternacht,** nach: lyc.[1]
☞ *Z; Mitternacht, nach*

- **Baden,** beim: nat-c.[10]
☞ *M; Baden; agg.*

- **Pollutionen,** bei: lach.[10]

- **Schlafen** und Wachzustand, zwischen: kreos.[1]

- **innerlich**: ambr.[10]

exzessivem Koitus, Neigung zu: **AGAR.**[54] bov.[54] **CALC.**[54] **Carb-v.**[54] **Ery-a.**[54] **PHOS.**[54] **STAPH.**[54]

lang, zu: carbn-s.[36]

Lustgefühl, Orgasmus:

- **Brennen,** mit: cann-i.[36]

- **Befriedigung** fehlt: **Agar. Anac.** anan.[5] arg-n. bart. berb. bufo **Calad.** calc. cann-i.[36] cann-s. canna[36] carb-v. **Dios.**[54] eug. ferr. **Graph.** ind. lyc. lyss. nat-c.[10] **Nat-m.** nat-p.[111] nit-ac. nux-m. onos. phos. **Plat.** psor.[137] rhodi.[36] sal-ac.[36] sanic. **Sep.** sul-ac. tab.[111] tarent.

◦ **Samenerguss,** während: psor.[137]
☞ *M; Samenabgang; agg.*

- **gesteigert**: agn.[5] ambr.[5] calc-p.[10] cann-s.[36] falco-p.[265] **Fl-ac.**[36] lach.[5] nat-c.[10] **NAT-M.**[5] stann.[116] sulph.[5]

- **kurz**: plat.[36]

- **schwach**: ferr.[5] ferr-m.[5]

- **schwach** und zu kurz, zu: berb.[10]

- **übermäßig**: agn.[116] ambr.[116] **Fl-ac.** lach.[116] nat-m. nit-ac. stann.[116] sulph.[116]

- **unerträglich**: stann.[5]

- **verlängert**: cann-i.[54] **Sel.**[54]

- **vermindert**: bart.[36] plat.[36] sep.[36] tarent.[36]

schmerzhaft: arg-n.[5] bor.[5] calc.[5] ferr.[5] kali-c.[5] kreos.[5] merc-c.[5] nat-m.[5] plat.[5] sabal.[102] sep.[5] sulph.[5] thala.[149]

unwillkürlich in halbwachem Zustand, beinahe: kali-fcy.[36]

KONDYLOME: alumn. ant-t.[85] apis **Arg-n.** ars.[5] aur.[102] **Aur-m.** aur-m-n.[110] aur-s.[58] bell. **Calc.** carc.[207] **Caust.** **CINNB.**[102] cub. cupr.[5] eucal.[83] euphr.[102] **Fl-ac.** **HEP.** **IOD.**[5] jac-c.[1125] kali-chl.[83] kali-i.[102] kali-m.[83] kreos.[102] lac-c. **Lyc.** m-aust.[5] **Med.** **Merc.**[102] merc-acet.[102] merc-aur.[102] merc-br.[102] merc-c.[102] merc-cy.[102] **Merc-d.**[102] merc-i-f.[102] merc-i-r.[102] merc-k-i.[102] merc-meth.[102] merc-n.[102] merc-p.[102] merc-pr-a.[102] merc-pr-f.[102] merc-pr-r.[102] merc-s-cy.[102] merc-tn.[102] **Mill.** nat-m.[102] **NAT-S.**[102] **NIT-AC.**[102] nux-v.[5] **PH-AC.** **Phos.** plat.[102] psor. sabad.[83] **Sabin.**[102] sanic. **Sars.**[5] sec.[5] **Sep.** sil. **Staph.**[102] **Sulph.**[5] **THUJ.**[102]

Anus, und am: nit-ac.

Zunge, und an der: aur.[102]

Penis: alumn. ant-t.[85] **Apis**[102] aur. aur-m. aur-m-n. aur-s.[58] bell. **Calc.** caust. **CINNB.** cub. eucal.[83] euphr. **Hep.**[102] kali-chl.[83] **Kali-i.** kali-m.[83] kreos.[102] lac-c. **Lyc.**[5] m-aust.[5] med. **Merc.**[5] merc-c. **Mill.** nat-m.[102] **Nat-s.** **NIT-AC.** nux-v.[83] **Ph-ac.** **PSOR.** sabad.[83] **SABIN.** **Sanic.**[85] **SEP.**[85] **Staph.**[83] **Sulph.** **THUJ.**

☞ *O; Penis*

- **Glans**: **Ant-t.**[85] **Aur.** **Aur-m.** aur-s.[58] **Cinnb.** **Kali-chl.**[83] **Kali-i.** kali-m.[83] **Lac-c.** **Lyc.**[5] m-aust.[5] **Med.** **Merc.**[5] **Nit-ac.** nux-v.[83] **Ph-ac.** psor. **Sabin.** sanic.[85] **Sep.**[85] **Staph.**[83] **Sulph.** **THUJ.**

☞ *O; Penis; Glans*

◦ **Schanker,** nach: kali-chl.[83]

◦ **hinterer** Bereich: ant-t.[85] staph.[83]

◦ **ringsherum**: sep.[85]

- **Vorhaut**: apis[102] **Aur.** **Aur-m.** aur-m-n. caust. **CINNB.** cub. eucal.[83] hep.[102] kreos.[102] **Lyc.** **Med.** merc. merc-c. nat-m.[102] **Nit-ac.** nux-v.[83] ph-ac. **PSOR.** sabad.[83] **Sabin.** sep.[102] staph.[102] **THUJ.**[83]

☞ *O; Penis; Vorhaut*

◦ **Frenulum**: **CINNB.** eucal.[83] thuj.[83]

Skrotum: **Aur.** **Aur-m.** sil. **THUJ.**

☞ *O; Skrotum*

blumenkohlartig, Penis: lac-c. **NIT-AC.**

bluten leicht: **Calc.** **Cinnb.**[36] eucal.[83] med. **Mill.** **NIT-AC.** sulph. **Thuj.**

- **Penis**: **Cinnb.**[36] eucal.[83] **NIT-AC.** sulph. **Thuj.**

☞ *O; Penis*

◦ **Vorhaut,** bei Berührung: cinnb.[36] eucal.[83]

☞ *O; Penis; Vorhaut*

brennend, Penis: apis **Cinnb.** **NIT-AC.** ph-ac. **Psor.** **Sabin.** **Thuj.**

empfindlich: nit-ac.[58] **Staph.**

fächerförmig, Penis: **CINNB.**[85] **Thuj.**

- **Vorhaut**: cinnb.[85]

☞ *O; Penis; Vorhaut*

feucht: **Nit-ac.**[5] **Thuj.**[5]

Fischlakengeruch, mit: sabin.[85] sanic.[85]

- **Glans**: sanic.[85]

☞ *O; Penis; Glans*

flach: merc.[5] **NIT-AC.**[5] sars.[5] **THUJ.**[5]

fötid, bluten bei Berührung: **Cinnb.** **NIT-AC.** thuj.

Hahnenkamm, wie ein: lyc.[5] **Nit-ac.**[5] **THUJ.**[5]

heiß: ph-ac.

juckend: euphr.[5] lyc. psor. **Sabin.** staph.[1] thuj.

- **Penis**: **Psor.** **Sabin.** staph.[1]

☞ *O; Penis*

◦ **Glans**: staph.[1]

☞ *O; Penis; Glans*

- **brennend,** Vorhautrand: psor.

karzinomatös: aur-m.[110] aur-m-n.[110]

nässend, Penis: aur-m. **Cinnb.** **Lyc.** **Nit-ac.** **Psor.** **Thuj.**[83]

- **Vorhaut,** besonders bei Neumond: thuj.[83]

☞ *O; Penis; Vorhaut* ▤ *ALLGEMEINES; M; Mond; agg.; Neumond*

- **übelriechend**: **Nit-ac.**

riechen nach altem Käse: **Calc.** **Hep.** **Sanic.** thuj.

rot, übelriechend: **Thuj.**[58]

schmerzhaft: euphr. nit-ac. ph-ac. psor. sabin. thuj.

- **brennend**: ph-ac.[1] **Sabin.**[5]

- **stechend**: nit-ac.

- **wund**: euphr. nit-ac. ph-ac. psor. sabin. thuj.

◦ **Penis**: euphr. **NIT-AC.** ph-ac. psor. **Sabin.** **Thuj.**

☞ *O; Penis*

◦ ◦ **juckend,** und: **Psor.** **Sabin.**

syphilitisch: aur.[102] **Cinnb.**[102] euphr.[102] kali-i.[102] merc.[102] merc-acet.[102] merc-aur.[102] merc-br.[102] merc-c.[102] merc-cy.[102] merc-d.[102] merc-i-f.[102] merc-i-r.[102] merc-k-i.[102] merc-meth.[102] merc-n.[102] merc-p.[102] merc-pr-a.[102] merc-pr-f.[102] merc-pr-r.[102] merc-s-cy.[102] merc-tn.[102] nat-s.[102] **Nit-ac.**[102] plat.[102] **Sabin.**[102] staph.[102] **Thuj.**[102]

trocken: cinnb.[111] nux-v.[5] sars.[5] staph.[58] sulph.[5] **THUJ.**[5]

walnussförmige harte Wucherung auf dem Penisrücken: **SABIN.**

weich: calc.[58] **Sep.**

KRAMPF, Spasmus, Penis:

☞ *Schmerz; krampfartiger, klemmender Schmerz;*

KREBS, Karzinom: alum.[110] am-m.[80] arg.[58] arg-n.[58] ars.[54] aur-m.[110] aur-m-n.[110] bell.[54] brom.[110] cadm-f.[110] **Carb-an.**[54] chim.[110] **CON.**[54] crot-h.[8] euph.[184] fuli.[102] hippoz.[54] kali-cy.[110] lyc.[184] med.[184] ox-ac.[110] ph-ac. phos.[54] phyt.[54] polytr.[184] puls.[162] sabal.[184] sars.[184] sil.[54] spong.[8] sulfonam.[149] sulph.[54] thuj.[102] thymol.[149]

☞ *Tumoren, Geschwülste, Auswüchse* ▤ *ALLGEMEINES; C; Krebs und krebsartige Leiden*

Hoden: arg.[58] arg-n.[58] ars.[54] bell.[54] brom.[110] **Carb-an.**[54] **CON.**[54] hippoz.[54] ox-ac.[110] phos.[54] **Phyt.**[54] puls.[162] **Sil.**[54] spong.[8] sulph.[54]

☞ *O; Hoden*

Prostata: ars.[184] aur-m.[184] cadm-f.[110] chim.[110] con.[137] crot-h.[8] euph.[184] kali-cy.[110] lyc.[184] med.[134] phyt.[85] polytr.[184] sabal.[184] sars.[184] sulfonam.[149] thymol.[149]
☞ *O; Prostata* ▤ *ALLGEMEINES; C; Krebs und krebsartige Leiden; Drüsen*

Skrotum: alum.[110] ars.[102] aur-m.[110] carb-an. fuli.[102] ph-ac. thuj.[102]
☞ *O; Skrotum*

Epitheliom:

- **Glans**: arg-n.[102] **Ars.**[102] con.[102] thuj.[102]
☞ *O; Penis; Glans •Auswüchse, Wucherungen; Epitheliom, Epithelgeschwulst auf der Glans*

- **Skrotum**: aur-m.[110]
☞ *O; Skrotum*

Scirrhus:

- **Hoden**: spong.[8]
☞ *O; Hoden*

- **Prostata**: am-m.[80] **Con.**[80] crot-h.[80]
☞ *O; Prostata • Härte; Prostata • Verhärtung, Induration; Prostata*

◦ **Hämaturie, mit**: crot-h.[80]

- **Skrotum**: alum.[110] carb-an.
☞ *O; Skrotum*

KRIBBELN:
☞ *Ameisenlaufen, Kribbeln, Empfindung von*

KRYPTORCHISMUS, Hodenretention: aloe[809] aur.[85] bar-c.[148] calc.[148] canth.[148] con.[148] cory.[148] cupr.[148] lyc.[148] nat-m.[54] psor.[122] sulph.[148] syph.[122] thyr.[102] tub.[122] zinc.[148]
☞ *Zurückgezogen; Hoden*

KUGELGEFÜHL, Prostata: cann-i. **Chim. SEP.** sil.
☞ *O; Prostata* ▤ *REKTUM; C; Klumpen, Empfindung von einem •REKTUM; C; Klumpen, Empfindung von einem; Sitzen agg. •ALLGEMEINES; C; Kugel, Empfindung wie von einer, innerlich*

LANG:

allgemein, Vorhaut hängt über die Eichel: sulph.[36]

Empfindung als ob: calad.[137]
☞ *Gestreckt, Empfindung wie, Penis*

LÄUSE:
☞ *Filzläuse*

LEER, hohl, Empfindung wie: lyss.[36]
☞ *Fehlen, Empfindung, als würden Körperteile; Penis nicht vorhanden, Empfindung, als sei der* ▤ *ALLGEMEINES; C; Leer oder hohl, Empfindung wie*

LEIDENSCHAFT, sexuelle:
☞ *Sexualtrieb; Verlangen, sexuelles*

LUSTGEFÜHL fehlt:
☞ *Koitus; Lustgefühl, Orgasmus;*

MASTURBATION:

Beschwerden durch:
▤ *ALLGEMEINES; M; Masturbation, Beschwerden durch*

- **Prostata**: tarent.
☞ *O; Prostata*

exzessiv: **Alum.**[54] bell.[54] **CALC.**[54] **CARB-V.**[54] **Chin.**[54] hyos.[54] **Stram.**[54]

- **jeder** Gelegenheit, bei: **Hyos.**[54]

Masturbation, Onanie, Neigung zur: agn. **Alum.**[5] alumn.[54] ambr.[186] **Anac.**[85] **ANAN.** androc.[222] anh.[149] **Apis**[85] **Aur.**[54] aur-ar.[58] aven.[77] bac.[62] **Bar-c.**[116] bell.[54] bell-p.[122] **BUFO** calad.[116] calc.[54] **Calc-p.**[186] camph. cann-i.[186] cann-s.[5] **CANTH.**[809] **CARB-V.** carc.[122] **CAUST.**[122] cetr.[1125] **Chin.**[122] **Cina**[54] cocc. **Coff.**[122] **Con.**[54] curc.[192] **Dig.**[54] dios.[111] dros.[5] dys-co.[136] falco-p.[265] **Ferr.**[54] fl-ac.[186] **Gels.**[54] **Grat.**[85] hyos.[8] **Kali-br.**[85] kali-p.[111] kola[1184] lac-c.[186] lac-cpr.[186] **LACH.**[116] **LUPIN.**[1125] **Lyc.**[5] lyss.[186] med.[122] **Meph.**[54] merc.[186] mosch.[186] nat-m. **Nux-v. Op.**[36] **ORIG.**[193] orig-v.[25] ozone[227] **Ph-ac.**[109] **Phos.**[116] **Pic-ac. PLAT.**[122] **Plb.**[54] **Puls.**[122] salx-n.[85] scirr.[122] sec. sel.[5] **SEP.**[5] sil.[5] **Stann.**[193] **STAPH.**[116] stict.[111] **Stram.**[54] succ.[194] **Sulph.**[122] syph.[304] tarent. thuj.[54] **Tub.**[212] **Ust.**[111] zinc.[186]
▤ *GEMÜT; C; Gesellschaft; Abneigung gegen, agg. durch; Einsamkeit, liebt die*

- **Einsamkeit,** sucht die: **BUFO** ust.

- **Geistesschwäche,** bei: orig-v.[25]

- **Juckreiz,** durch: calad.[56] **Staph.**[5]

- **Kindern,** bei: ambr.[186] **Bar-c.**[116] bell-p.[122] bufo[184] calc-p.[186] cann-i.[186] **Carc.**[122] dys-co.[136] fl-ac.[186] hyos.[8] lac-c.[186] lac-cpr.[186] **Lach.**[186] lyss.[186] **Med.**[122] **Merc.**[186] mosch.[186] orig.[193] ph-ac.[109] **Phos.**[186] **Scirr.**[122] stann.[193] staph.[85] stram.[186] tub.[212] zinc.[186]

- **Kindheit,** seit der: **Hyos.**[54]

- **Konvulsionen,** bei epileptischen: bufo[54] **CALC.**[54] **Lach.**[116] **Plat.**[54] **Stram.**[54]

- **Manie,** bei: bell.[54]

- **Pubertät,** vor der: plat.[137]

- **Schlaf,** im: camph. carb-v. **Plat.** thuj.
☞ *M; Schlaf; agg.*

- **schwermütig,** niedergedrückt, wenn: **Ust.**[116]
▤ *GEMÜT; M; Gemütsbewegungen agg.; bedrückende*

- **sexuellen** Exzessen, nach: aur-ar.[58] carb-v. phos.[116] **Staph.**[116]

- **Würmer,** durch: calad.[116]
▤ *ALLGEMEINES; M; Würmer agg., Beschwerden durch*

- **unwiderstehlich**: thuj.[54] **Ust.**[111]

unkontrollierbar: ust.[102]

unwillkürlich: camph.[54]

METASTASEN: **Abrot.** ars.[171] **Carb-v. Puls.**
☞ *Schwellung; allgemeine Arzneien;* ▤ *MUND; C; Entzündung; Speicheldrüsen; •ALLGEMEINES; C; Metastasierung (Übergang einer Krankheit auf ein anderes Organ oder Organsystem)*

NEKROSE:
☞ *Gangrän*

NEURALGIE, Hoden:
☞ *Schmerz; neuralgischer Schmerz;*

NEUROSE der Genitalien: calc-f.[58] chlf.[54] psor. sabal.[72] syph.[137]

Hoden: calc-f.[58] **Psor.** syph.[137]
☞ *O; Hoden*

ÖDEM:
☞ *Schwellung; allgemeine Arzneien;*

ONANIE:
☞ *Masturbation*

ORGASMUS:
☞ *Koitus, Lustgefühl, Orgasmus*

intensiv: androc.[222]

lang dauernd: cann-i.

vermindert: **Ferr.**[5]

PARAPHIMOSE:
☞ *Phimose, Vorhautverengung*

PHIMOSE, Vorhautverengung: acon.[34] **Arn.**[34] ars. bell. bry.[34] calad. **Calc. Cann-s. Canth.** caps. **Cinnb. Coloc.** cycl. **Dig.**[85] euph.[54] **Ham. Hep.** jac. jac-c.[8] kali-i. lach. **Lyc.** med.[304] **MERC.** merc-c. merc-i-r. narz.[36] nat-m. **NIT-AC. Rhus-t.** rumx.[36] sabin. sep. **Sulph.** sumb. **THUJ.**
☞ *Zurückgezogen; Penis; •Zusammenschnüren, Empfindung von; allgemeine Rubriken;*

Eiterung, mit: **Caps. Cinnb. Hep. Merc. Nit-ac.**

Reibung, durch: **ARN.**[8]

Paraphimose: acon.[34] arn.[34] ars. bell. canth. cinnb. **Coloc.** dig.[85] kali-i. **Lach. MERC. Merc-c.** merc-i-r. nat-m. **NIT-AC. Rhus-t.** sep. thuj.

- **Gangrän,** drohende: **Ars.** canth. **Cinnb. Lach. Merc-i-r.**
☞ *Gangrän; allgemeine Arzneien; Penis; Paraphimose, durch*

- **starke** Schwellung der Glans: **Kali-i.**

POLLUTIONEN, unwillkürliche Samenverluste:
☞ *Samenabgang, Ejakulation*

allgemeine Arzneien: abrot.[116] absin.[58] acet-ac. acon.[36] acon-c.[36] adon.[1125] aegle.[192] aesc.[54] **Agar.**[122] **Agn.**[116] aloe[36] **Alum.**[36] alum-sil.[58] alumn.[54] **Am-c. Ambr.**[102] amyg-am.[36] amyg-p.[36] **Anac.**[54] anan. ang.[54] anis.[36] ant-c. anth.[36] aphis.[10] aq-mar.[149] aran.[192] **Arg.**[54] **Arg-n.**[102] arist-m.[36] arn.[5] ars. ars-i. ars-s-f.[54] **Art-v.**[85] atista[192] **Aur.**[54] **Aur-s.**[58] **Aven.**[102] aza.[192] bac.[62] **BAR-C.**[122] bar-i.[58] **Bar-m.** bar-s.[58] **Bell.**[36] **Berb. Bism.**[58] boerh.[192] **BOR.**[36] **Bov.**[5] bran.[10] brom. bry. **Bufo** cact.[36] cadm-s.[54] cahin. **Calad.**[54] **CALC.**[54] calc-acet.[36] calc-caust.[36] calc-i.[58] **Calc-p.**[36] calc-s.[85] **Calc-sil.**[58] calen.[36] camph.[54] camph-br.[102] cann-i.[102] cann-s.[5] **CANTH.**[102] **Caps.**[5] carb-ac.[116] **Carb-an.**[36] **CARB-V.** carbn-s.[25] **Carl.** casc.[54] **Cast.**[54] **Caust.** cere-s.[36] **Cham.** chel.[10] **CHIN.**[54] chin-ar. chin-s. chlol.[36] **Cic.** cimic.[102] **Cimx.** clem.[36] cob.[36] **Cob-n.**[5] coc-c.[36] coca[36] **Cocc.** cod.[54] coff.[116] coff-t.[54] coll.[54] coloc. colocin.[36] **CON.**[54] cop. **Cor-r.**[36] croto-t.[36] **Cupr.**[102] **Cycl.**[54] cyna.[149] **CYPR. Dam.**[102] daph. **DIG.**[36] **Digin.**[36] **DIOS.** dros.[85] erech.[36] erig.[85] **Ery-a.**[85] **Eug.**[36] euph.[10] **EUPH-A.**[36] **Ferr.**[5] ferr-ar. **Ferr-br.**[102] ferr-i. ferr-p. fl-ac.[58] **Form.**[102] form-ac.[192] gast.[36] **Gels. Get.**[45] **Gins.**[102] glyc.[77] goss.[122] **GRAPH.** grat. guai.[54] ham. helia.[36] helio.[36] **Hep.** hura[36] **Hydr.**[25] hydr-ac.[36] hyper. ign.[10] ind. iod.[102] iris[36] jab.[1125] jac-c.[36] kali-ar. **KALI-BR.**[54] **Kali-c.**[102] kali-chl.[10] kali-i. **KALI-P.** kali-s.[58] **Kali-sil.**[58] kiss.[36] kola[1184] lac-ac.[54] **Lach. Lact.**[10] lath.[85] **Led.**[5] lepro.[197] lil-t.[54] linu-c.[36] lipp.[36] lup.[116] **Lupin.**[102] **LYC.**[102] lyss.[54] **M-arct.**[10] m-art.[5] m-aust.[85] mag-c.[102] **Mag-m.**[54] mag-p.[111] **Med.**[85] meph.[54] **Merc.**[36] **Merc-c.** merc-i-f. merc-i-r.[36] merc-s.[36] **Mill.**[54] **Mosch.** mur-ac.[10] myric.[36] naja **Nat-ar.**[36] **NAT-C.**[10] **NAT-M.**[36] **NAT-P.** nat-sil.[58] **Nit-ac. Nuph.**[25] **NUX-M.**[5] **NUX-V.**[54] nym-a.[1125] ol-an.[36] olnd.[36] **Onos. Op.**[58] opun-a.[36] orch.[102] **Orig.** osm.[85] ox-ac.[36] paeon.[36] par.[54] ped.[85] pers.[149] petr.[10] petros.[36] **PH-AC.**[54] **PHOS.**[54] phys.[36] **Pic-ac.**[54] pip-m.[36] plan. **Plat.**[10] plb. plb-p.[102] prun-c.[25] **Psor. PULS.**[5] puls-n.[36] ran-b.[5] ran-s.[5] rheum[36] rhod.[36] rhus-t.[10] ruta[1] **Sabad.**[10] **Sabal.**[102] sac-alb.[36] **Salx-n.**[137] samb.[54] sang.[122] **Sars.**[54] scut.[102] **SEL.** senec.[36] **SEP. Sil.**[10] sin-a. sin-n.[36] **Sol-o.**[122] spig.[10] spira.[36] spirae. squil.[137] stann.[36] **STAPH.**[36] stict.[85] **Stram.**[5] **Stry.**[102] sul-ac.[1] sul-i.[58] sulfonam.[149] **SULPH.**[36] sumb.[25] tab.[54] tama.[197] tarax. **Tarent.** tax.[85] **Ter.**[10] ther.[54] **Thuj.**[54] **Thymol.**[36] titan.[102] trib.[102] trio.[36] **Tub.**[122] upa.[102] uran-n.[36] **Ust.**[54] uva.[1125] verb.[54] vib.[54] viol-o. **Viol-t.**[5] visc.[119] voes.[36] wies.[36] **Yohim.**[102] zinc.[54] **Zinc-p.**[122] **Zinc-pic.**[116] zinc-val.[85] zing. ziz.[54]

- **tagsüber**: arn.[36] canth. cyna.[149] ery-a. gels. graph. lach.[5] **NUX-V.** par.[10] staph.[10] thuj.[10] ust.

◦ **Liebkosungen,** Zärtlichkeiten, bei: arn.[36]
☞ *M; Liebkosung, nach*

◦ **Schlaf,** im: par.[10] staph.[10] thuj.[10]
☞ *M; Schlaf; agg.*

- **morgens**: acon.[36] aloe alum.[102] amyg-am.[36] cahin. canth.[102] carb-v. cham. chin.[102] chin-s. cimic.[102] coc-c.[36] digin.[102] erech.[36] eug.[36] gels.[102] grat.[36] helio.[36] kali-br.[102] lact.[36] lil-t.[36] merc-i-f.[36] merc-i-r.[36] nat-c.[1] nat-m. nuph.[102] nux-v.[36] ol-an.[36] petr.[10] petros.[36] ph-ac.[102] phos.[102] phys.[36] pic-ac.[102] pip-m. plb.[36] psor. puls.[10] ran-b.[36] rhus-t.[10] sabad.[10] sel.[102] spig.[36] thuj. trib.[102]
☞ *Z; Morgens*

◦ **5** Uhr: coc-c.[36]

◦ **Berührung** einer Frau, bei, morgens im Bett: **Nux-v.**[36]
☞ *M; Bett, im, agg.*

◦ **Bett,** im, schlaffer Penis: canth.
☞ *M; Bett, im, agg.*

◦ **Erwachen,** beim: petr.[10]
☞ *M; Erwachen; agg.*

◦ **Koitus,** nach unbefriedigendem: nat-m.[36]
☞ *M; Koitus; agg.*

◦ **Schlaf,** im: lact.[36]
☞ *M; Schlaf; agg.*

◦ **Stuhlgang,** während: alum.[102] amyg-am.[36] canth.[102] chin.[102] cimic.[102] digin.[102] gels.[102] helio.[36] kali-br.[102] nat-m. nuph.[102] ph-ac.[102] phos.[102] pic-ac.[102] sel.[102] trib.[102]
☞ *M; Stuhlgang; agg.; während*

◦ ◦ **Pressen** zum, beim: **Alum.**[102] canth.[102] **Chin.**[102] cimic.[102] digin.[102] gels.[102] kali-br.[102] **Nuph.**[102] **Ph-ac.**[102] phos.[102] pic-ac.[102] sel.[102] trib.[102]

◦ **Träume,** erotische, laszive:

◦ ◦ **während**: plb.[36] spig.[36]

◦ ◦ **nach**: grat.[36]

◦ **Wiedereinschlafen,** beim: ol-an.[36]

- **vormittags**: calc-p.[36] caust.[10] cob.[36] sulph.
  - ◦ **Erwachen,** beim: cob.[36]
    ☞ *M; Erwachen; agg.*
  - ◦ **Sitzen,** beim: sulph.
    ☞ *M; Sitzen agg.*
  - ◦ **Träumen,** bei erotischen, lasziven: calc-p.[36]
- **mittags**: cact.[36]
  ☞ *Z; Mittags*
- **nachmittags**: aloe[54] alum.[1] carb-an.[5] caust. clem. cor-r.[36] grat.[36] merc. par.[10] phos. staph.[5] stict.[85] sulph. tama.[197] ther.[111]
  ☞ *Z; Nachmittags*
  - ◦ **16** Uhr: carb-an.[36]
  - ◦ **Mittagsschlaf,** beim: aloe[54] **Alum.**[1] carb-an.[5] caust. clem. cor-r.[10] merc. par.[10] phos. staph.[5] stict.[85] sulph. tama.[197] ther.[111]
  - ◦ **Katalepsie,** nach: grat.[36]
  - ◦ **schlaffem** Penis, mit: cor-r.[36]
- **abends**: carb-an.[36] cob.[36] nat-c.[10]
  ☞ *Z; Abends*
  - ◦ **Traum,** im, Liegen auf dem Rücken, beim: cob.[36]
    ☞ *M; Liegen; agg.*
- **Nacht,** in der:
  ☞ *Z; Nachts*
  - ◦ **jede** Nacht: mag-c.[1] **Nat-m. NAT-P. Pic-ac.** tarax. **Ust.**[54]
  - ◦ **beinahe** jede: am-c.[54] **Phos.**[54]
  - ◦ **periodisch** jede:
  - ◦ ◦ **2. Nacht**: nat-p.[36] **Pic-ac.**[36] tarax.[36]
  - ◦ ◦ **3., oder**: **NUX-V.**[54]
  - ◦ **mehreren** Nächten, in: **Agar.**[54] alum.[10] am-c.[10] ang.[54] arg.[149] aur.[10] bov.[10] **Calc.**[10] calc-p.[54] carb-ac.[25] carb-an.[10] carbn-s.[25] caust.[10] con.[10] **Dig.** dios.[25] ery-a.[25] **Graph.**[10] ham.[25] ind.[36] kali-br.[25] kali-c.[10] lac-ac.[54] lil-t.[25] m-aust.[10] nuph.[25] plan.[25] plb.[10] sars.[10] stann.[36] **Staph.**[10] **Sulph.**[10] zinc.[10] ziz.[54]
  - ◦ ◦ **Liegen** auf dem Rücken, beim: stann.[36]
    ☞ *M; Liegen; agg.*
- **Mitternacht**:
  - ◦ **vor**: coloc.[36] pip-m.[36]
  - ◦ ◦ **Dösen,** beim: coloc.[36]
  - ◦ **gegen**: goss.[122] phos.[36]
  - ◦ ◦ **Schlaf,** im: phos.[36]
    ☞ *M; Schlaf; agg.*
  - ◦ **nach**: aloe[36] anth.[36] calc-p.[36] cob.[36] coff-t.[54] dig.[36] erech.[36] **Nux-v.**[5] petros.[54] pip-m.[36] ran-s.[36] samb.[5] sil.[54] sulfonam.[149]
    ☞ *Z; Mitternacht, nach*
  - ◦ ◦ **1** Uhr: calc-p.[36] dig.[36] sulfonam.[149]
  - ◦ ◦ **3** Uhr: aloe[36] coff-t.[54] sil.[54]
  - ◦ ◦ ◦ **5** Uhr, bis, nach Masturbation: **Sil.**[54]
  - ◦ ◦ **4** Uhr: anth.[36] cob.[36] pip-m.[36]
  - ◦ ◦ **Morgen,** gegen: erech.[36] petros.[54]
- **Abmagerung,** bei: chin.[54] **Ph-ac.**[54] **Phos.**[54] **Samb.**[54]
  ▤ *ALLGEMEINES; C; Abmagerung; allgemeine Arzneien*
- **anschaut,** wenn er vorbeilaufende Mädchen: calad.[122] sel.[122]
- **ausschweifendem** Lebenswandel, nach: **NUX-V.**[54]
  ▤ *ALLGEMEINES; C; Zügelloser Lebenswandel*
- **Bett,** im: kali-br.[36]
  ☞ *M; Bett, im, agg.*
- **Diarrhö,** bei: **Ars.**
- **einschläft,** sobald er: **Pic-ac.**[54]
- **Erektion**:
  - ◦ **mit**: agar.[5] anac.[5] aur.[5] **Calc.**[5] cann-i.[102] cann-s.[5] **Canth.**[102] carb-ac.[116] carb-an.[5] carbn-s.[25] caust.[5] chin.[5] cob.[36] dig.[5] dios.[111] ery-a.[116] form.[111] **Gins.**[111] grat.[137] ign.[102] **Iod.**[5] **Kali-br.**[54] kali-c.[137] kali-chl.[54] kali-p.[58] led.[5] lyc.[5] **Merc.**[102] mosch.[102] nat-m.[5] nit-ac.[102] nuph.[25] **Nux-v.**[102] par.[5] phos.[5] pic-ac.[25] pip-m.[36] puls.[102] sabal.[102] sel.[137] sil.[5] staph.[5] sulph.[5] ther.[111] thuj.[102] viol-t.[5]
  - ◦ ◦ **heftig**: **Kali-chl.**[54]
  - ◦ ◦ **partiell**: cob.[36]
  - ◦ ◦ **schmerzhaft**: cann-i.[102] **Canth.**[102] grat.[137] ign.[102] kali-c.[137] merc.[102] mosch.[102] **Nit-ac.**[102] nux-v.[102] pic-ac.[25] puls.[102] sabal.[102] thuj.[102]
  - ◦ ◦ **schwach**: sel.[137]
  - ◦ **ohne**: abrot.[116] absin.[58] agar.[102] **Agn.**[5] arg.[58] **Arg-n.**[102] aven.[102] **Bar-c.**[116] bell.[36] bism.[58] bov.[5] calad.[5] **Calc.**[102] canth.[54] carb-an.[58] caust.[102] **Chin.**[122] **COB.**[122] coc-c.[122] coff.[116] coloc.[1] **Con.** cor-r.[10] dig.[116] **DIOS.**[54] **Ery-a.**[122] ferr.[116] fl-ac.[58] **Gels.**[122] gins.[10] goss.[122] **GRAPH.**[122] ham.[36] hep.[102] ign.[10] kali-br.[116] **Kali-c.**[102] kali-p.[58] lup.[116] **Lyc.**[102] m-arct.[10] mag-c.[102] mosch.[58] **Nat-c.**[122] nat-m.[36] **Nat-p.**[122] nit-ac.[102] **Nuph.**[54] nux-v.[36] op.[58] **Ph-ac.**[122] phos.[58] pic-ac.[58] plat.[10] plb.[54] puls.[10] sabad.[5] salx-n.[122] sars.[58] **Sel.** sep.[116] sil.[116] spig.[36] stann.[1] sul-ac.[116] sulph.[58] tax.[85] trio.[30] visc.[119] zinc.[102] zinc-pic.[116]
  - ◦ ◦ **morgens**: coc-c.[122]
    ☞ *Z; Morgens*
  - ◦ ◦ **Schlaf,** im: **DIOS.**[54] **Nuph.**[54]
    ☞ *M; Schlaf; agg.*
  - ◦ ◦ **Wein,** nach: **Plb.**[54]
    ☞ *M; Wein agg.*
- **Erregbarkeit** der Genitalien, durch: **Cast.**[54]
  ☞ *M; Erregung agg.*
- **Erregung**:
  - ◦ **ohne**:
    ☞ *Phantasien, sexuelle; ohne*
  - ◦ **sexuelle,** durch: **CALC.**[54] cod.[54] con.[54] gels.[54] **Nat-m.**[54] petr.[54] **PIC-AC.**[54] stann.[149]
    ☞ *M; Erregung agg.*
- **Erwachen**:
  - ◦ **beim**: acon.[36] acon-c.[36] aloe[36] arn.[5] ars. cahin.[36] croto-t.[10] cycl.[10] dig.[10] gast.[36] naja petr.[10] phos.[10] pic-ac. **Sel.**[54] sil.[10] **Thuj.**[10]
    ☞ *M; Erwachen; agg.*
  - ◦ **unterbrochen** durch: ox-ac.[36] sep.[36]

POLLUTIONEN, unwillkürliche Samenverluste (Forts.)

- **Frauen**:
  - ◦ **ansieht,** wenn er ein vorübergehendes Mädchen: aran.[192] calad.[58] pic-ac.[58] sel.[58]
  - ◦ **berührt,** wenn er eine Frau: **Nux-v.**[36]
  - ◦ **Gegenwart** einer Frau, in: **Con.**[54] **Nux-v.** salx-n.[137] ust.
  - ◦ **spricht,** wenn er über Frauen: **Ust.**[54]
  - ◦ **streichelt,** während er eine Frau: **CON. Phos.** sars.
    ☞ *M; Liebkosung, nach*
- **Gehirnermüdung,** geistiger Benommenheit, bei: ph-ac.[102]
- **Hemiplegie,** bei: m-aust.[85]
- **Hodenschwund,** mit: **Iod.**[102] sabal.[102]
- **Hodenverletzung,** nach: ery-a.[85]
  ☞ *M; Verletzungen, nach*
- **Impotenz,** bei: **Uran-n.**[54]
- **Knaben,** zu früh: bar-c.[122]
- **Koitus**:
  - ◦ **nach**: acon.[36] **Agn.** am-c. bar-c. bry. calc. **Dig.** gels. **Graph.** kali-c. lyss.[85] **NAT-M. Nat-p.**[58] ph-ac. **Phos. Rhod.** sep. **Sil.**[5]
    ☞ *M; Koitus; agg.*
  - ◦ **Verlangen** nach Koitus, während: ham.[36] nat-m.[102] ph-ac.[102]
- **Kolik,** bei: plb.
- **Konstitution**:
  - ◦ **robuster,** bei: **NUX-V.**[54] pip-m.[36]
  - ◦ ◦ **3** Uhr: pip-m.[36]
  - ◦ **schwach**: **Gels.**[54]
- **Konvulsionen,** bei: art-v.[85] grat. **Nat-p.** pip-m.[36]
  - ◦ **epileptische**: art-v.[85]
- **Lähmung** einsetzen, bevor Symptome von: **Kali-br.**[54]
- **Liebkosungen,** Zärtlichkeiten, bei: **Arn. CON.** ery-a.[111] **Gels. Nat-c. Nux-v.** petr. **Phos. Sars. Sel.** sulph.[137] ust.
  ☞ *M; Liebkosung, nach*
- **Liegen** auf dem Rücken, beim: cob. coloc. hyper. stann.[36]
  ☞ *M; Liegen; agg.* ■ *ALLGEMEINES; M; Liegen; während; Rücken, auf dem*
- **Lustgefühl,** ohne: calad.[102] calc.[102] nat-c.[10] nat-p.[116] plan.[116] sel.[102] sul-ac.[1] tab.[116]
- **Masturbation**:
  - ◦ **nach**: agn.[116] **Alum.** arg. bar-c.[5] **CHIN. Dig. Ery-a.**[54] **Gels.**[54] **Graph.** lup.[116] **NUX-V. Ph-ac.** phos. **Puls.** salx-n.[116] **Sars. SEP. Sil.**[54] **STAPH. Tarent.** ust.
  - ◦ **Neigung** zu, mit: ust.[102]
- **Mittagessen,** nach: agar.[36] nat-c.[10] ther.[25]
  ☞ *M; Mittagessen, nach dem*
- **Phantasien,** sexuelle:
  - ◦ **mit**: **Kali-br.**[54] ust.[25]
  - ◦ **ohne**: dios. phos. plan.[25] sars.[54]
- **Prostataerkrankung,** bei: aesc.[54] merc.[80] **Sel.**[80]
- **Pubertät,** in der: ferr.[102]
  ■ *ALLGEMEINES; M; Pubertät; während*
- **rheumatischen** Schmerzen, mit: gins.[102]
  ■ *ALLGEMEINES; C; Schmerz; rheumatischer Schmerz*
- **Schlaf,** im: agar.[36] aloe[36] alum.[36] anac.[54] ang.[54] **Arg.**[54] arn.[5] aur.[54] **Bac.**[62] **Camph.**[54] cann-s.[5] carb-an.[36] caust.[36] clem.[36] cob.[36] **Cor-r.**[36] croto-t.[36] **CYCL.**[54] dig.[36] digin.[36] **DIOS.**[36] **Ferr.**[5] **Guai.**[54] **Ham.**[54] ind.[54] **Lach.**[54] lact.[36] lil-t.[54] lyss.[36] m-art.[5] med.[54] **Meph.**[54] merc.[36] nat-ar.[36] nat-c.[36] nat-m.[36] nuph.[25] **NUX-V.**[54] ol-an.[36] par.[54] pers.[149] **Pic-ac.**[54] plan.[36] plb.[36] puls.[5] ran-b.[5] rhod.[36] sel.[5] stann.[36] staph.[36] **Stram.**[5] tab.[54] ther.[54] **Thuj.**[54] thymol.[36] trio.[36] uran-n.[36] verb.[54] vib.[54] **Zinc.**[54]
  ☞ *M; Schlaf; agg.*
  - ◦ **nachmittags**: alum.[36] carb-an.[36] caust.[36] cor-r.[36] staph.[36]
  - ◦ ◦ **16** Uhr: carb-an.[36]
  - ◦ ◦ **schlaffem** Penis, mit: cor-r.[36]
  - ◦ **abends,** beim Träumen, liegt auf dem Rücken: cob.[36]
    ☞ *Z; Abends*
  - ◦ **Erektion,** ohne: nat-m.[36] trio.[36]
  - ◦ **Erwachen**:
  - ◦ ◦ **ohne**: tab.[54]
  - ◦ ◦ **während**: **Thuj.**[54]
    ☞ *M; Erwachen; agg.*
  - ◦ **Koitus,** nach: nat-m.[36]
    ☞ *M; Koitus; agg.*
  - ◦ **Mittagessen,** nach: agar.[36]
    ☞ *M; Mittagessen, nach dem*
- **Schmerzen,** bei: plb.[137]
- **Schreck** bei geringstem Geräusch, durch: aloe[54]
  ■ *GEMÜT; M; Schreck oder Furcht, Beschwerden durch*
- **Schwäche**:
  - ◦ **durch**: **Agn.**[54] dam.[102] gels.[25] hydr.[25] prun-c.[25] sul-ac.[116]
  - ◦ **mit,** bei Rückenschmerzen, schwachen Beinen: aur.[102] calc.[102] calc-p.[102] **Chin.**[102] **Cob.**[102] con.[102] cupr.[102] dam.[102] dig.[102] **Dios.**[102] ery-a.[102] form.[102] gels.[102] kali-c.[102] lyc.[102] med.[102] nat-p.[102] **Nux-v.**[102] **Ph-ac.**[102] **Pic-ac.**[102] sars.[102] sel.[102] **Staph.**[102] **Sulph.**[102] zinc.[102]
  - ◦ **nachfolgende,** ohne: **Aur.**[1]
- **schwachen** Beinen, mit: dam.[102]
- **Schwachsichtigkeit,** mit: kali-c.[102]
- **Schweiß,** mit: **Lach.**[10]
- **Schwermut,** bei: agar.[54] **Calad.**[54] **Con.**[54] nat-m.[54] **PH-AC.**[54] sars.[54] sulph.[54]
- **Schwindel,** mit: **Sars.**[54]
- **sexuellem** Exzess, nach: **Agn.**[116] alum. **Dig.**[54] **Nat-m.**[116] **NUX-V.**[54]
- **Sitzen,** beim: sel.[149] sulph.[36]
  ☞ *M; Sitzen agg.*
- **spricht,** wenn er über Frauen: **Ust.**[54]
- **steif,** machen die Wäsche nicht: med.[85]
- **stören** den Schlaf: arn.[10] camph.[10] cann-s.[10] carb-an.[10] chel.[10] coloc.[10] con.[10] croto-t.[10] cycl.[10] dig.[10] ferr.[10] kali-chl.[10] lach.[10] lact.[10] nat-c.[10] nat-m.[10] **Nux-v.**[10] par.[10] petr.[10] **Ph-ac.**[10] phos.[10] plat.[10] plb.[10] **Puls.**[10] ran-b.[10] samb.[10] sars.[10] **Sep.**[10] **Sil.**[10] spig.[10]

- **Stuhlgang**:
  - **während**: acet-ac. agn. **Alum.** am-c. amyg-p.[36] anac. anan. ars. canth.[102] carb-v. caust. **Chin.**[102] cimic. con. **Gels.** helia.[36] hep. kali-br.[102] nat-c. nat-m. nit-ac. **Nuph.** ol-an.[111] **Petr. Ph-ac.** phos.[102] pic-ac.[102] plb. **SEL.** sep. sil. staph. sulph. thymol.[119] trib.[102] viol-t.
    ☞ M; Stuhlgang; agg.; während
    - **schwierigem, bei**: agn. alum. am-c. anac. con. hep. nat-c. nit-ac. **Petr.** sep. staph.
  - **Pressen,** beim: **Alum.**[102] canth.[102] **Chin.**[102] cimic.[102] digin.[102] **Gels.**[8] kali-br.[102] **Nuph.**[102] ol-an.[111] ph-ac.[1] phos.[102] pic-ac.[102] **Sel.**[102] trib.[102]
    ☞ M; Stuhlgang; agg.; Pressen, beim
- **Träume**:
  - **nach** Traum, dass er Urinieren müsse: merc-i-f.[36]
  - **mit**: **Acon.**[5] **Alum.**[5] ambr.[102] ang.[10] **Ant-c.**[5] aphis.[10] arist-m.[36] arn.[36] ars.[5] ars-s-f.[54] aur.[5] bar-c.[5] bell.[5] bism.[5] bor.[36] bov.[5] cahin.[54] **Calad.**[102] **Calc.**[5] calc-acet.[36] calc-p.[36] **Camph.**[54] cann-i.[36] cann-s.[116] canth.[116] carb-ac.[36] carb-an.[5] caust.[10] chin.[5] **Cic.**[54] **Cob.**[36] coloc.[36] con.[5] **Cycl.**[8] **Dig.**[36] dios.[54] euph.[10] ferr.[10] form.[36] **Gels.**[54] **Graph.**[54] grat.[111] ham.[36] hura[36] hydr.[36] ind.[36] iod.[58] iris[36] **Kali-br.**[25] **Kali-c.**[5] kali-chl.[10] kali-s.[58] lach.[10] lact.[10] led.[5] **Lil-t.**[36] lipp.[36] lyc.[36] lyss.[36] merc-i-f.[54] merc-s.[36] myric.[36] **Nat-c.**[5] nat-m.[10] nat-p.[36] **NUX-V.**[5] **Olnd.**[36] **Op.**[5] paeon.[36] par.[5] **Ph-ac.**[5] **Phos.**[36] **Pic-ac.**[54] plb.[36] **PULS.**[36] ran-b.[5] rhod.[5] sabad.[5] samb.[5] **Sars.**[5] sel.[54] senec.[36] **Sep.**[5] sil.[10] sin-n.[36] **Spig.**[36] spira.[36] stann.[36] staph.[5] stram.[10] sulph.[5] sumb.[25] tama.[197] thuj.[36] thymol.[102] ust.[25] **Viol-t.**[36]
    ▤ GEMÜT; C; Träume; erotisch; Pollutionen, mit
    - **morgens**: plb.[36] spig.[36]
      ☞ Z; Morgens
    - **aufwecken,** die ihn: sel.[54]
      ☞ M; Erwachen; agg.
    - **erotische,** laszive: alum.[5] arist-m.[36] arn.[36] ars.[5] aur.[5] bov.[5] calc.[5] calc-acet.[36] calc-p.[36] cann-i.[36] carb-ac.[36] carb-an.[5] coloc.[36] **CON.**[5] dig.[36] form.[36] ham.[36] hura[36] ind.[36] iris[36] kali-br.[25] kali-c.[5] lil-t.[36] lyc.[36] myric.[36] olnd.[36] **PH-AC.**[5] **Phos.**[36] puls.[36] senec.[36] **Sil.**[36] sin-n.[36] spig.[36] spira.[36] stann.[36] **Sulph.**[5] sumb.[25] tama.[197] thuj.[36] ust.[25] **Viol-t.**[36]
    - **geschlafen,** fühlt sich, als hätte er nicht: ham.[54]
    - **Koitus,** vom: bor.[36]
    - **Liegen** auf dem Rücken, beim: coloc.[36]
      ☞ M; Liegen; agg.
    - **unangenehme**: lach.[10] sil.[10]
  - **ohne Träume**: agar. aloe[111] **Anac.** anan. ant-c. arg. **Arg-n.**[102] ars. aur.[5] bar-c.[5] bell. bism. calc.[5] **Camph.** carb-v. cic. **Con. Cor-r.** dig. **DIOS.** form-ac.[192] **Gels. Graph.** guai. ham. hep.[102] ind. kali-c.[149] **Mag-m.**[54] merc.[1] merc-i-f. nat-c. nat-p. ped.[85] phos. **Pic-ac.** pip-m. puls.[5] ran-s.[5] ruta[1] sep. sin-a. **Stann.** staph.[1] tarent.[192] verb. vib. **Zinc. Zinc-p.**[122]
- **Tuberkulose,** bei: **CALC.**[54]
- **Überanstrengung,** durch: ferr.[137]
- **Urinieren**:
  - **während**: **Alum.**[102] atista[192] canth.[102] **Chin.**[102] cimic.[102] digin.[102] **Ery-a.**[122] gels.[111] kali-br.[102] **Nuph.**[122] **Ph-ac.**[102] phos.[102] pic-ac.[102] **Sel.**[102] trib.[102] **Viol-t.**[5]
    ☞ M; Urinieren; agg.
  - **nach**: calad.[102] daph. hep.[102] kali-c. ph-ac.[102] sel.[85]
- **Verdauungsstörung,** durch: sang.[122]
  ☞ M; Entrüstung, durch ▤ ALLGEMEINES; M; Verdauungsstörung, durch
- **Verdruss,** vor: **STAPH.**[54]
- **Wein,** nach: plb.[10]
  ☞ M; Wein agg.
- **erotisch,** angenehm: squil.[137]
- **häufig**:
  ☞ Samenabgang, Ejakulation; häufig
- **leicht,** zu schnell:
  ☞ Samenabgang, Ejakulation; vorzeitig, zu schnell
- **unbewusst**: caust. **Dios. Ham.** ind. lach. lact.[10] lyss.[54] merc-i-f. nat-c.[10] **Nat-p.** plan. plb. **Sel.** sep.
- **Vergnügen,** ohne: agar.[122]

Empfindung:
- **Pollution,** wie bei einer: am-c.[36] ant-c.[1] cere-s.[36] clem.[5] **Mez.**[36]
  - **Anlehnen** des Rückens, beim: ant-c.[1]
  - **Erwachen,** beim: am-c.[36]
    ☞ M; Erwachen; agg.
  - **unterdrückter** Pollution, wie bei: clem.[5]
- **wie** vor Pollution: dig.[36] mur-ac.[36]
  - **nachts**: dig.[36]

PRIAPISMUS, schmerzhafte Dauererektion:
☞ Ekektionen (störend, vermehrt usw.); anhaltend, Priapismus

PRICKELN: acon. agn. aloe[36] **Alum.** ang. ant-t. arn. bell. bell-p.[256] berb. calc. caps.[1] carb-ac. carb-v. coloc.[36] com.[25] cop. euphr. ferr. franz.[36] ham. iod. jac. kali-bi. kali-n. lachn. laur. lyc. lyss. merc. mez. mosch. ph-ac. plat. puls. rhod. rhus-t. sel. seneg. spig. sulph. sumb.[36] tarax.[36] thuj. zinc.
☞ Ameisenlaufen, Kribbeln, Empfindung von •Jukken ▤ ALLGEMEINES; C; Prickeln, Empfindung von; Äußerlich

Hoden: agn. carb-v. euphr. merc. rhod. sulph. thuj. zinc.
☞ O; Hoden

Penis: acon. aloe[36] ant-t. bell. berb. calc. caps.[1] carb-ac. carb-v. coloc.[36] cop. ferr. franz.[36] ham. iod. jac. kali-bi. laur. lyc. lyss. merc. mez. ph-ac. puls. rhus-t. seneg. spig. sumb. tarax.[36] thuj.
☞ O; Penis
- **Glans**: acon. ant-t. bell. calc. caps.[1] carb-ac. **CARB-V.** coloc.[36] iod. kali-bi. lyc. lyss. **MERC.** mez. ph-ac. puls. seneg. spig. sumb. thuj.
  ☞ O; Penis; Glans
  - **Spitze**: coloc.[36]
- **Peniswurzel**: rhus-t.
- **Vorhaut**: aloe[36] franz.[36] jac. merc. ph-ac. seneg. sumb.[36] tarax.[36] thuj.[36]
  ☞ O; Penis; Vorhaut
  - **reiben,** mit Drang zu: tarax.[36]

Skrotum: acon. arn. com.[25] kali-n. lachn. plat. sel.

☞ *O; Skrotum*

- **nachts**: com.[25]
  ☞ *Z; Nachts*

brennend, Penis: sumb.[36]

PROSTATAHYPERPLASIE:
☞ *O; Prostata • Vergrößerung; allgemeine Rubriken; ▒ ALLGEMEINES; C; Hypertrophie*

PROSTATASEKRET, Absonderung von: acet-ac.[102] aesc.[102] agar. **Agn.** alum.[80] alum-p.[58] alum-sil.[58] am-c. **Anac.**[102] **Apis** arg-n.[102] arn. ars. **Aur.** aur-m. aur-s.[58] baros.[25] bell. calad.[102] **Calc.** calc-sil.[58] cann-i. cann-s.[102] canth. carb-v.[80] carl.[80] casc. caust.[102] chim.[102] **Con.** cor-r. cub.[102] cur. cycl.[80] dam.[102] daph.[85] dig. **Elaps Ery-a.**[102] ery-m.[1125] **Euph.** gels.[80] **Hep.**[80] hipp.[80] hydr.[1125] **Ign.**[80] iod. joan.[97] juni-c.[102] kali-bi.[80] kali-c. lach.[5] **Lyc.**[102] lyss. m-art.[5] **Mag-c.** mag-p.[80] mang. merc.[80] **NAT-C.**[80] **Nat-m.** nat-p. nat-s.[80] nat-sil.[58] **Nit-ac.**[80] nuph.[102] nux-m. nux-v.[102] **Petr.**[102] **PH-AC.**[80] **Phos.** pic-ac. **Pip-m.**[1125] **Plat.**[5] plb. **Psor. Puls.**[102] ran-b.[85] sabal.[102] **SEL. SEP.**[80] **Sil. Spig.** spirae.[72] **STAPH.**[80] **Sulph.**[102] tab. tarent.[80] ter.[102] **Thuj.**[102] thymol.[102] ust.[80] **Zinc.**[80] zinc-p.[58]
☞ *Samenabgang, Ejakulation*

morgens: ran-b.[85]
☞ *Z; Morgens*

Blähungsabgang, bei: con. **Mag-c.**
☞ *M; Blähungsabgang; agg.*

Denken daran, beim: nat-m.

Erektionen:

- **bei**: nit-ac. **PH-AC. Puls.**
  ☞ *M; Erektion, während*
- **nach**: **Ph-ac.**[80] puls.[80]
- **ohne**: aur. bell. cann-s. con. euph. **Lyc.** lyss. **Nat-m. Phos. SEL.** thuj.

Gehen, beim: agn. **SEL.** sil.
☞ *M; Gehen; agg.*

Gemütsbewegung, bei jeder: **CON.** hep. puls. sel. zinc.
☞ *M; Gemütsbewegungen, nach*

Juckreiz der Vorhaut, mit: con.[58]

Koitus, nach: sabal.[80]
☞ *M; Koitus; agg.*

lasziven Gedanken, bei: **CON. Lyc. Nat-m. NIT-AC. Ph-ac. Phos.** pic-ac.

Masturbation, durch: **Gels.**[80] **Staph.**[80] tarent.[80] ust.[80]

Pressen, beim: acet-ac.[102] aesc.[102] **Agn.**[80] alum.[80] anac.[102] **Arg-n.**[102] **Cann-s.**[102] **Carb-v.**[80] carl.[80] caust.[102] **Chim.**[102] con.[80] cub.[102] **Dam.**[102] ery-a.[102] **Gels.**[80] **Hep.**[80] hipp.[80] ign.[80] juni-c.[102] kali-bi.[80] lyc.[102] **Nat-c.**[80] nit-ac.[80] nuph.[102] nux-v.[102] petr.[102] **Ph-ac.**[80] **Phos.**[80] puls.[102] sabal.[102] sel.[80] sep.[80] **SIL.**[80] **Sulph.**[102] ter.[102] thuj.[102] thymol.[102] zinc.[80]

Samenabgang, mit: aesc.[80] agn.[80] merc.[80]

Schlaf, im: sel.[85]
☞ *M; Schlaf; agg.*

sexuellen Exzessen, nach: **STAPH.**[80]

Sitzen, beim: agn.[80] **Sel.**
☞ *M; Sitzen agg.*

Sprechen mit einer jungen Dame, beim: **Nat-m. Phos.**

Stuhlgang:

- **vor**: agn.[5] cycl.[80] sel.[5]
  ☞ *M; Stuhlgang; agg.; vor*
- **beim**: acet-ac.[102] aesc.[102] agar. **Agn. Alum.** alum-p.[58] alum-sil.[58] am-c. **Anac. Arg-n.**[102] arn. ars. aur-m. calc.[122] calc-sil.[58] cann-i. **Cann-s.**[102] carb-v. carl. caust.[5] **Chim.**[102] **CON.** cor-r. cub.[102] **Dam.**[102] elaps ery-a.[102] gels. **Hep. Ign. Iod.** juni-c.[102] **Kali-bi.** lyc.[102] **Nat-c. Nat-m.** nat-p. nat-sil.[58] **Nit-ac.** nuph.[102] **NUX-V. Petr. PH-AC. Phos.** psor. puls.[102] sabal.[102] **SEL. SEP. Sil.** staph. sulph. ter.[102] thuj.[5] thymol.[102] zinc. zinc-p.[58]
  - **Diarrhö**: ars.
  - **schwergängigem** Stuhl, bei: **Agn.** alum. am-c. anac. arn. calc-sil.[58] cann-i. **Carb-v.** con. gels. **Hep. Nat-c.** nat-sil.[58] **NIT-AC. PH-AC. Phos** psor. **Sep. SIL. Staph. SULPH.** zinc. zinc-p.[58]
  - **weichem** Stuhl, bei: anac. **Sel.**
- **nach**: agn.[5] am-c. anac. **Calc. Caust.** cur. **Daph.**[80] **Hep.** hipp.[80] **Iod. Kali-c.** lyss. **Nat-c. Nit-ac.** phos. **Sel. Sep. Sil. SULPH.** zinc.
  ☞ *M; Stuhlgang; agg.; nach*

Tabak agg.: daph.[85]

Urinieren:

- **vor**: psor.
- **während**: acet-ac.[102] aesc.[102] **Agn.**[102] **Alum.**[102] anac. **Arg-n.**[102] calc.[5] **Cann-s.**[102] caust.[102] **Chim.**[102] con.[102] cub.[102] **Dam.**[102] ery-a.[102] **HEP.**[5] juni-c.[102] kali-bi.[102] lyc.[102] nat-c. nat-s.[80] nit-ac. nuph.[102] nux-v.[102] petr.[102] phos.[102] puls.[102] sabal.[102] **Sel.**[102] sep. sil.[102] sulph. ter.[102] thuj.[102] thymol.[102] zinc.[102]
  ☞ *M; Urinieren; agg.*
- **nach**: anac. calc. cur. **Daph. Hep.** hipp. **Kali-c.** lach.[5] lyc. lyss. **Nat-c.** nat-m. **Nit-ac.**[5] sel. sep. **Sil. SULPH.**
  ▒ ALLGEMEINES; M; Urinieren; nach U. agg.

Zärtlichkeiten mit Frauen, bei: agn. **CON.**

Grund, ohne ersichtlichen: lyc.[80] zinc.[137]

reichlich: zinc.[80]

Tröpfeln: **Phos. SEL.**

PROSTATORRHÖ:
☞ *Prostatasekret, Absonderung von*

PUBERTÄT, späte: rhod.[2191]

PULSIEREN, Klopfen, Empfindung von: am-m.[36] berb. brach. coc-c. cop. ferr. ham.[111] hep. ign.[137] kali-i. nat-c. nat-m.[111] nit-ac. osm. prun.[111] ptel.[111] rhod. sumb. thuj.
☞ *Schmerz; pulsierender, klopfender Schmerz ▒ ALLGEMEINES; C; Pulsieren, Empfindung von; Äußerlich*

Koitus, nach: nat-c.
☞ *M; Koitus; agg.*

Penis: berb. brach. coc-c. **Cop.** ferr. ham.[111] ign.[137] nat-m.[111] nit-ac. osm. prun.[111] ptel.[111] rhod. thuj.
☞ *O; Penis*

- **links**: osm.
  ☞ *S; Links*
- **abends**: rhod.[36]
  ☞ *Z; Abends*

- **Glans**: coc-c. ferr. ham.[111] nat-m.[111] nit-ac. prun.[111] ptel.[111] rhod.
  ☞ O; Penis; Glans
  ◦ **Urinieren,** beim: ferr.
  ☞ M; Urinieren; agg.
- **Peniswurzel**: thuj.

Samenstrang: **Am-m.**[36] sumb.
☞ O; Samenstrang
- **links**: am-m.[36]
  ☞ S; Links
- **Gehen,** beim, **links**: sumb.
  ☞ M; Gehen; agg.

Skrotum: hep. kali-i. nat-c.
☞ O; Skrotum
- **Koitus,** nach: kali-i.
  ☞ M; Koitus; agg.

QUETSCHUNG der Genitalien: ant-t.[54] arn.[5] bar-m.[54] **Con.**[8] ham.[54] hyper.[187] puls.[5] tarax.[54] vario.[56] zinc.[54]
☞ M; Verletzungen, nach; Penis, des •Entzündung; Hoden, Orchitis; •Schwellung; allgemeine Arzneien;

REITER Syndrom: jac.[102] med.[193]

REIZUNG: aphis.[36] bell.[36] berb.[36] cact.[80] clem.[36] cocc.[5] coff.[5] dig.[36] gnaph. graph.[10] iris[25] kali-c.[58] meny.[5] nux-v.[36] puls-n.[36] serp.[36] sumb.[36]

Urinieren, nach: berb.[36]

lustvoll, Penis: aphis.[36]
☞ O; Penis

Penis: aphis.[36] clem.[36] dig.[36] **Graph.**[10] iris[25] nux-v.[36] puls-n.[36] serp.[36] sumb.[36]
☞ O; Penis
- **Spitze,** während Urinieren: puls-n.[36]
- **vorne**: clem.[36]

Prostata: cact.[80] **Dig.** gnaph.
☞ O; Prostata
- **Urindrang,** mit ständigem: cact.[80]

Skrotum: kali-c.[58]
☞ O; Skrotum

RISSE, Schrunden: ars. calc.[5] graph.[58] hep.[137] hydrog.[222] kali-c. merc. mosch. petr.[5] rhus-t. sep. sul-i.[122] **Sulph.** thuj.[5]

Penis: ars. calc.[5] graph.[58] hep.[137] hydrog.[222] kali-c. merc. mosch. rhus-t. sep. sul-i.[122] sulph.
☞ O; Penis ▤ HAUT; C; Risse, tiefe
- **Glans**: **Ars.** graph.[58] kali-c. mosch. rhus-t.
  ☞ O; Penis; Glans
- **Vorhaut**: hep.[137] hydrog.[222] merc. sep. sul-i.[122] sulph.
  ☞ O; Penis; Vorhaut •Furchen in der Vorhaut, viele

Skrotum: petr.[5] thuj.[5]
☞ O; Skrotum ▤ HAUT; C; Risse, tiefe

ROH, Empfindung wie: ambr.[5] arn.[5] bor.[5] cann-s.[5] cham.[5] cic.[5] coff.[5] ferr.[5] hep.[5] kali-c.[5] kreos.[5] lach.[5] nux-v.[5] ph-ac.[5] puls.[5] ran-s.[5] rhod.[5] rhus-t.[5] sabin.[5] **Zinc.**[5]
☞ Empfindlichkeit •Schmerz; wund, Schmerz mit Empfindlichkeit, wie wund und zerschlagen

RÖTUNG:
☞ Farbe; rot, Rötung

RUCKEN, Empfindung von:
☞ Beben, Zittern, Empfindung von

Hoden: coloc.[5] lyc.[5] m-aust.[5]
☞ O; Hoden •Schmerz; ruckender Schmerz; Hoden

Penis: aur.[5] bar-c. calc.[5] cinnb. form. graph.[5] lach.[5] **Mez.**[5] nat-m.[5] nit-ac.[5] rhod.[5] stann.[5] **Thuj.** viol-t.[5] zinc.
☞ O; Penis •Schmerz; ruckender Schmerz; Penis
- **Schlaf,** im: cinnb.
  ☞ M; Schlaf; agg. ▤ ALLGEMEINES; C; Rucken; Schlaf; während
- **Glans**: bar-c. mez.[5] rhod.[5]
  ☞ O; Penis; Glans

Prostataregion: form.
☞ O; Prostata

Samenstränge: graph.[5] **Mang.**[5]
☞ O; Samenstrang

RUNZLIG, eingeschrumpft:
☞ Atrophie, geschrumpft; allgemeine Arzneien

SAMENABGANG, Ejakulation:
☞ Pollutionen, unwillkürliche Samenabgänge •Prostatasekret, Absonderung von •Tröpfelt heraus, Samenflüssigkeit

atonisch: **Dios.**[1125]

ausbleibend, beim Koitus: agn. **Bar-c.**[5] bufo **Calad.** calc. cann-i. carbn-s. coff.[5] **Eug.** gast.[36] **GRAPH.** hydr. kali-c. kali-i. **Lach.**[5] lim.[36] **Lyc.** **Lyss.**[54] **M-aust.**[5] mill. nat-m. nux-v.[5] ph-ac. **Psor.** zinc.
▤ ALLGEMEINES; M; Koitus; während
- **Orgasmus** stattfindet, obwohl ein: cann-i. graph.
- **tritt** später während des Schlafs auf: lyss.[54]

Bedürfnis, nach: ign.[10] **M-arct.**[10] nat-c.[36] nux-v.[36] petr.[36] puls.[36] sulph.[36]

◷ - **morgens**:
  ☞ Z; Morgens
  ◦ **Aufstehen,** nach: nux-v.[36]
  ☞ M; Aufstehen, bei oder nach
  ◦ **Bett,** im: puls.[36]
  ☞ M; Bett, im, agg.
  ◦ **Erwachen,** nach: petr.[36]
  ☞ M; Erwachen; agg.
- **abends** und nach Essen, ohne Sexualtrieb: nat-c.[36]

<> - **Erektion,** ohne: sulph.[36]

blass: bell.[36]

blutig: ambr.[102] cann-s. **Canth.** **Caust.** cub.[102] fl-ac.[5] get.[45] led. lyc.[1] **MERC.**[1] **Merc-c.**[102] mill.[102] **Petr.** puls.[137] **Sars.** sulph.[1] tarent. wies.[122]
▤ ALLGEMEINES; C; Absonderungen; blutig, blutstreifig
- **nachts**: **MERC.**[1]
  ☞ Z; Nachts

brennend: atista[192] aur.[1] calc.[54] cann-i.[36] clem.[5] sulph.[5]
▤ ALLGEMEINES; C; Absonderungen; brennend
- **Koitus,** beim: **Calc.**[54] cann-i.[36]
  ☞ M; Koitus; agg.
- **nachfolgende** Ejakulation, ohne: **Aur.**[1]

SAMENABGANG, Ejakulation (Forts.)

dick: alumn.[36] med.[54] sabal.[137]
☞ *klumpig, während des Koitus* ▤ *ALLGEMEINES; C; Absonderungen; dick*

- **nachts**: alumn.[36]
☞ *Z; Nachts*

- **Fäden,** mit: med.[54]

dünn, geruchlos: sel.[5]
▤ *ALLGEMEINES; C; Absonderungen; wässrig, dünn*

Empfindung, ohne: nat-p.[111] plan.[111]

Geruch:

- **abnorm**: **Sel.**[54]

- **durchdringend**: lach.[36]

- **fischartig**: germ.[222]

- **geruchlos**: agn.[5] sel.[5] sulph.[137]

- **kräftig**: **Lach.**[5]

- **salzig**: sumb.[25]

- **übelriechend**: kali-c.[1] thuj.[1]
▤ *ALLGEMEINES; C; Absonderungen; übelriechend, stinkend*

- **Urin,** wie abgestandener: **Nat-p.**[36]
▤ *ALLGEMEINES; C; Absonderungen; urinöser Geruch*

- **wenig** Geruch: agn.[36]

grünlich: **Merc.**[5] **Nux-v.**[8]
▤ *ALLGEMEINES; C; Absonderungen; grün*

häufig: acon.[36] **Alum.** alum-sil.[58] **Am-c.** ang.[5] ant-c. arg. arg-n.[5] arn.[5] aur.[58] bar-c.[10] bar-m. **Bor.** bov.[5] cadm-s.[45] **Calc.** calc-acet.[36] canth.[5] carb-an. **CARB-V.**[5] **Caust.** **CHIN.**[5] cic.[5] cob. **CON.**[5] cor-r.[10] dig.[54] ferr. **Graph.**[10] ind.[54] **Kali-c.** **Kali-p.**[58] kron.[9] lach. lact.[10] **Lyc.**[5] lyss.[10] **M-arct.**[5] m-aust.[5] mag-c.[1] mag-m. **Nat-c.** nat-m. **Nat-p.** **Nit-ac.**[5] nuph.[54] **NUX-V.** op. **Petr.**[5] **PH-AC.**[102] **PHOS.**[5] **Plb.** **Puls.** sac-alb. **Sac-l.** sars.[54] sel. **SEP.**[5] sil.[5] stann. **STAPH.** sulph.[10] tarax.[5] tarent.[111] ust.[54] zinc.[10]

- **alten** Männern, **bei**: bar-c. caust. kron.[9] nat-c. sulph.[10]
▤ *ALLGEMEINES; M; Alten Menschen, Beschwerden bei; Männer*

- **Anlehnen** des Rücken an etwas, beim: ant-c.
▤ *ALLGEMEINES; M; Anlehnen; gegen etwas; agg. beim Anlehnen; hinten, nach*

- **Koitus,** nach: ph-ac.[102]
☞ *M; Koitus; agg.*

- **Schlaf,** im: **Nuph.**[54]
☞ *M; Schlaf; agg.*

- **Folge,** in rascher: bar-c.[10]

- **mehrfach**:

◦ **einer** Nacht, in: ind.[54] **Ph-ac.**[54] **Puls.**

◦ **Woche,** in der: **Dig.**[54] **Sars.**[54] tarent.[111] **Ust.**[54]

heiß: agar.[5] calc.[111] tarent.[111]
▤ *ALLGEMEINES; C; Absonderungen; heiß*

kalt, während des Koitus: **Nat-m.**[122]
▤ *ALLGEMEINES; C; Absonderungen; kalt*

klebrig: **Staph.**[54]

Klumpen, Empfindung von einem, 10 Uhr: cere-s.[36]

klumpig, während des Koitus: alum.[36]
☞ *dick* ▤ *ALLGEMEINES; C; Absonderungen; klumpig*

kurz, während des Koitus: sep.[36]

langsam, zu: calc.[102] lyc.[102] nat-m.[102] zinc.[102]

lässt nach:
☞ *unvollständig*

leicht, zu:
☞ *vorzeitig, zu schnell*

Lustgefühl verlängert: cann-i.[36]

milchig: cann-i.[102] **Cann-s.**[102] cop.[102] cupr-ar.[102] graph.[102] **Hydr.**[102] **Kali-bi.**[102] lach.[36] **Nat-m.**[102] **Petros.**[102] puls.[102] sep.[102]
▤ *ALLGEMEINES; C; Absonderungen; milchig*

plötzlich:

- **Koitus,** beim: phos.[36]
☞ *M; Koitus; agg.*

- **Traum** vom Koitus, während: sumb.[36]

reichlich: agar. aur. bar-c. bell. carb-an. carb-v. carbn-s. carl. dig. germ.[222] hipp. ign. iod. kali-c. kali-chl.[36] merc-i-f. nat-m. ol-an.[36] osm. par.[8] petr.[8] **Ph-ac.**[8] **Pic-ac.** pip-m. sars. sep. sil. staph. sulph. ther.[10] thymol.[119] zinc. zing.[36]
☞ *übermäßig* ▤ *ALLGEMEINES; C; Absonderungen; reichlich, übermäßig*

- **Morgen,** gegen: petr.[8]
☞ *Z; Morgens*

- **nachmittags,** während Schlaf: par.[8]

- **nachts**: aur. carb-an. **Dig.** hipp. ign. kali-chl.[36] ol-an.[36] pip-m.[36] sars.[36]
☞ *Z; Nachts*

◦ **3** Uhr: pip-m.[36]

- **Koitus,** nach: bar-c.
☞ *M; Koitus; agg.*

- **Träumen,** mit: kali-c. pip-m. sars.

- **lang,** und: osm.

rötlich braun: fl-ac.[122]
▤ *ALLGEMEINES; C; Absonderungen; bräunlich* •*ALLGEMEINES; C; Absonderungen; rot*

schaumig: mur-ac.[5]

schleimig: nux-v.[5]

schmerzhaft: **Agar.** arg-n. **Berb.** bor.[5] **Calc.** cann-i.[137] **Cann-s.**[5] **Canth.** clem. **Con.**[137] ind.[142] **Kali-c.** kali-i. **Kreos.** merc. mosch. nat-acet. nat-c.[36] **Nit-ac.** ran-s.[5] sabad.[5] sabal.[111] sars.[36] **Sep.** sul-ac. **SULPH.** thuj.
▤ *HARNRÖHRE; C; Hitze, Empfindung von; Samenerguss, beim* • *HARNRÖHRE; C; Schmerz; brennender Schmerz; Samen abgesondert wird, wenn*

- **nachts**: nat-c.[36]
☞ *Z; Nachts*

- **Traum,** im: sars.[36]
▤ *ALLGEMEINES; C; Schmerz; Träumen, beim*

- **schneidend**: con.[137]

schnell, zu:
☞ *vorzeitig, zu schnell*

schwach: bell.[36] calc.[5] **CON.**[5] merc-c.[5] nat-m.[5] **Ph-ac.**[5] **PHOS.**[5] **Sep.**[5] sul-ac.[5]

schwierig: anan. carbn-s. cimic.[149] lach. lim.[36] lyss.[54] **Zinc.**

selten: **Kali-c.**[54]

spärlich, vermindert: achy.[149] agar.[36] agn.[5] **Calc.**[5] cham.[36] dig.[36] graph.[5] **Kali-c.**[5] **Lyc.**[5] **Nat-m.**[5] plb.[36]
ALLGEMEINES; C; Absonderungen; spärlich •ALLGEMEINES; C; Absonderungen; vermindert

spät, zu: **Agar.** bar-c.[5] berb. bor. **CALC.** erig.[144] eug. **Fl-ac.** hydr. lach. **Lyc.**[5] **Lyss.** merc-c. **Nat-m.**[54] petr. sel.[5] **Zinc.**

- **sexuellem** Verlangen, ohne: **Nat-m.**[54]
- **einige** Zeit nach dem Orgasmus: calc.
- **Orgasmus** geht einige Male zurück, bis es zur Ejakulation kommt: eug.

Strom, fließt in einem: agn.[36]

übermäßig: carb-v.[36] iod.[36] sulph.[36]
☞ *reichlich ALLGEMEINES; C; Absonderungen; reichlich, übermäßig*

unvollständig: **Agar.** agn.[5] aloe anan. **Ant-c.**[5] arg.[36] bar-c. berb. calad.[54] calc.[5] **Camph.**[5] canth.[5] carbn-s. coff.[5] **Con.**[5] dig. falco-p.[265] **Form.**[54] graph.[5] hydr.[36] ign.[5] **Kali-c.**[5] lach.[5] **Lyc.**[5] lyss. nat-m.[5] nux-m.[5] **Phos.**[5] plb. sel.[5] **Sep.**[36] sul-ac.[5] sulph.[54] ther.[54] zinc. zing.[8]

- **Erektion**:
  ◦ **vor**: **Sulph.**[54]
  ◦ **unvollständiger,** bei: calad.[54] **Form.**[54]
- **Schlaf,** im: arg.[36]
☞ *M; Schlaf; agg.*
- **Traum,** im: sep.[36] zing.[8]

unwillkürlich:
☞ *Pollutionen, unwillkürliche Samenabgänge; allgemeine Arzneien • Tröpfelt heraus, Samenflüssigkeit*

vermehrt:
☞ *reichlich*

vermehrt und länger anhaltend: osm.

vermindert:
☞ *spärlich, vermindert*

verzögert:
☞ *spät, zu*

vorzeitig, zu schnell: adlu.[149] **Agn.**[102] aloe arn.[5] bar-c. **Berb.** bor. brom. bros-g.[259] bufo[54] **Calad.**[54] **Calc.**[1] canna[36] canth.[5] carb-an.[5] **CARB-V.**[5] carbn-s. **Chin.**[5] **Cob.**[102] **Con.**[54] **Ery-a.**[116] ery-m.[1125] eug.[54] **Gels. GRAPH.**[54] **LYC. Nat-c. Nat-m.**[36] nux-v.[5] ol-an.[111] onos. petr.[5] **Ph-ac. PHOS.**[5] pic-ac. **Plat.** plb.[54] **Sars.**[54] **Sel. Sep.**[36] staph.[5] sul-ac.[36] **SULPH.** sumb.[36] thala.[149] titan.[58] ust.[111] yohim.[1125] **ZINC.**

- **Einführen,** noch vor dem: **Sulph.**
- **Erektion** vollständig ist, bevor die: calad.[54] **GRAPH.**[54] **Sulph.**[54]
- **Erregung**:
  ◦ **beinahe** ohne: bufo[58] eug.[54]
  ◦ **geringste,** durch die: **Con.**[54] **Ery-a.**[116] **Ph-ac.**[54] plb.[54] **Sars.**[54]
☞ *M; Erregung agg.*
- **Genuss,** nahezu ohne: bufo[54] calc.[1] canna[36] sul-ac.[36]
- **Koitus**:
  ◦ **vor**: **Sulph.**
  ◦ **während**: nat-m.[36] sep.[36]
☞ *M; Koitus; agg.*
- **kurz** nach der Erektion: **Ph-ac. Sulph.**
- **Traum** vom Koitus, während: sumb.[36]

wässrig: bart.[36] bor.[5] led.[5] med.[54] mez.[5] mur-ac.[5] **Nat-p.**[111] **Sel.**[5] **Sep.**[5] sulph.[1]

wollüstige Empfindung:
- **mit**: sel.[137] sep.[36] viol-t.[137]
  ◦ **Hochgefühl,** lange nach Koitus: sel.[137]
- **ohne**: calc.[1] sul-ac.[1]

zitronengelb: hura[36]

SARKOZELE, Hodengeschwulst: **Aur.** bell.[37] con.[8] hippoz.[8] iod.[111] kali-i.[38] merc.[20] **Merc-i-r.**[51] psor.[56] **Puls.** tarent.[137]
☞ *Tumoren, Geschwülste, Auswüchse; Hoden*

links: merc-i-r.[51]
☞ *S; Links*

syphilitisch: bell.[37] con.[8] merc.[20]

bösartig: hippoz.[8]

schmerzlos: tarent.[137]

SCHARF, beißend:
☞ *Wundheit*

SCHLAFF, Skrotum: acet-ac.[58] **Agn.**[5] aloe am-c. ant-t.[5] arn. astac. bell. cahin. **Calad.**[102] **Calc.** calc-p. camph. caps. carb-ac. carb-an. carb-v.[58] carbn-s. chin. chin-s.[36] **CLEM.**[1] cocc.[36] **Coff.**[36] **Con.**[5] crot-h.[111] croto-t.[137] **Dios.**[36] **Ferr.** ferr-i. **Gels.** get.[36] **Hell.** hep. hydr.[58] hydrc. ign.[5] iod. iris lach. **Lec. LYC.**[1] mag-c. **Mag-m.** mag-p.[111] **Merc.**[5] merc-c.[5] **Nat-m. Nit-ac.**[5] **Nuph.** nux-m.[5] ol-an. op. **Ph-ac.** phos.[5] phyt.[111] pic-ac. **Psor. PULS.** pyrog.[137] **Rhus-t.** sanic.[85] **Sel.**[5] sep.[102] **Sil.**[1] **STAPH.** sul-ac. sul-i.[58] **SULPH.** sumb. **TAB.** tarent. **Tub.** uran.[269] **Uran-n.**[8] ust.[25]
☞ *Schlaff, Genitalien ALLGEMEINES; C; Erschlaffung*

rechts: chin-s.[36] clem.[1] croto-t.[137]
☞ *S; Rechts*

morgens: ust.[36]
☞ *Z; Morgens*

nachmittags: chin-s.[36]
☞ *Z; Nachmittags*

abends: **Dios.**[36] sulph.
☞ *Z; Abends*
- **Bett,** im: **Sulph.**
☞ *M; Bett, im, agg.*

nachts: cocc.[36]
☞ *Z; Nachts*

Mitternacht: coff.[36]

Bett, im: get.[36]
☞ *M; Bett, im, agg.*

Erektion, während: lyc.[1] sil.[1]
☞ *M; Erektion, während*

Koitus, beim: lyc.[36]
☞ *M; Koitus; agg.*

Schweiß, mit kaltem: ust.[25]

SCHLAFFE Genitalien: absin.[102] acet-ac.[58] achy.[149] agar. agav-t.[149] **AGN.** ant-o. ant-t. arn.[5] arum-d.[36] asc-t. bar-c. **Calad.**[5] camph. cann-i. canth. carb-ac. carb-an. carbn-s. cere-s.[36] coca[85] coff. crot-h. dig. **Dios.** eug.[36] euph.[36] **Gels.** graph.[137] **Ham.**[8] hell. jac-c. lach. lyc.[137] m-arct.[5] mag-m.[137] merc. mur-ac. nat-c.[137] nux-m. nux-v.[137] ph-ac.[137] phos. pic-ac. plb. prun. psor.[58] sel.[72] sil.[5] staph. sulph.[137] sumb. tab. ust.

☞ *Schlaff, Skrotum*

Hoden: arn.[5] graph.[137] lyc.[5] nux-v.[137] ph-ac.[137] sil.[5] sulph.[137]

☞ *O; Hoden*

- **Koitus,** beim: nux-v.[137] ph-ac.[137] sulph.[137]

☞ *M; Koitus; agg.*

Penis: **Achy.**[149] agar. agav-t.[149] **AGN.** ant-o. arum-d.[36] **Bar-c. Calad.**[5] **Cann-i.** canth. carb-ac. coca[85] eug.[36] euph.[36] hell. jac-c. lach. **LYC.** mag-m.[137] merc. **Mur-ac.** nat-c.[137] **Nux-m. Nux-v.** ph-ac. pic-ac. plb. prun. psor.[58] sel.[72]

☞ *O; Penis • Ekektionen (störend, vermehrt usw.); erfolglos, nicht nutzbringend • Ekektionen (störend, vermehrt usw.); fehlend, Impotenz • Ekektionen (störend, vermehrt usw.); unvollständig*

- **Koitus,** beim: eug.[36]

☞ *M; Koitus; agg.*

- **Glans**: calad.[5] mag-m.[137] nat-c.[137]

☞ *O; Penis; Glans*

Skrotum:

☞ *O; Skrotum • Schlaff, Skrotum*

plötzlich, Hoden: graph.[137] lyc.[137] nux-v.[137]

SCHLEIM und Eiter, Glans: cann-s.[5] graph.[1] lyc.[5] mez.[5] nat-c.[5] nit-ac.[1] **Nux-v.**[5] sep.[5]

☞ *Eiterung; Glans*

SCHORFE, an der Innenseite der Vorhaut: caust. thuj.[5]

SCHORFIGE Stellen, Rot, an der Corona glandis: cor-r. nit-ac.

SCHRUMPFUNG:

☞ *Atrophie, geschrumpft; allgemeine Arzneien*

SCHWÄCHE, Empfindung von: **Agn.**[5] alum.[5] **Ant-c.**[5] apisin.[5] arn.[5] bar-c.[5] bell.[36] berb. calc. calc-p.[111] **Camph.**[5] canth.[5] carb-an. carc.[149] **Con.**[8] cypra-e.[227] dig.[102] dios.[25] gels.[25] hep.[5] ign.[5] lyc.[1] lyss.[36] **Mang.**[5] mang-acet.[1] mur-ac.[1] **Nat-m.** op.[5] ph-ac.[8] phos.[5] plb.[5] **Sep.**[5] **Sulph.**[5]

Koitus, nach: **Berb.** cypra-e.[227] dig.[102] ph-ac.[8]

☞ *M; Koitus; agg.*

Masturbation, durch: **Ph-ac.**[8]

Stuhlgang, nach: **Calc. Calc-p.**

☞ *M; Stuhlgang; agg.; nach*

Urinieren, nach: berb. calc-p.[111]

- **Samenerguss,** wie durch einen: berb.

Samenstrang: gels.[25] mang-acet.[1]

☞ *O; Samenstrang*

SCHWEIß: acet-ac. acon. agn.[5] aloe alum. alum-p.[58] alum-sil.[58] am-c. **Ars.**[5] ars-i. ars-met. ars-s-f.[58] asc-t.[36] **AUR.** aur-ar.[58] aur-i.[58] **AUR-S.**[58] bar-acet.[36] bar-c. bar-s.[58] **Bell. Calad. Calc.** calc-p. calc-sil.[58] cann-s.[36] **Canth.** carb-an. **Carb-v.** carbn-s. carl. cass.[36] caust. cinnb. con. **Cor-r.**[102] cupr-ar. daph. dios. fago.[25] fel.[36] **FL-AC. Gels.**[25] ham.[25] hep. **Hydr. Ign.** iod. lachn. lyc. mag-m. med.[65] **Merc.** merc-i-f. mez. nat-m. nat-s.[36] nit-ac. **Petr.** ph-ac.[1] phys.[144] plan.[137] psor.[137] **Puls.** rhod. sanic.[137] sars.[102] **SEL. SEP.** sil. staph. sul-i.[58] **Sulph. THUJ.** uran-n.[102] ust.[25]

morgens: **Aur.**

☞ *Z; Morgens*

abends: carbn-s.

☞ *Z; Abends*

nachts: bell. ham.[25] staph.[1]

☞ *Z; Nachts*

Anstrengung, nach: sep.[111]

☞ *M; Anstrengung agg.*

Gehen, beim: ph-ac.[1]

☞ *M; Gehen; agg.* ▤ *ALLGEMEINES; M; Gehen; während Gehen agg.; Freien, im*

Husten agg.: thuj.[137]

☞ *M; Husten agg.*

Penis: cann-s.[36] cinnb.[36] lachn.[85] nat-m.[36] nit-ac. sep.[36] thuj.

☞ *O; Penis*

- **nachts**: nat-m.[36]

☞ *Z; Nachts*

- **Corona** glandis: cann-s.[36] cinnb.[36] nat-m.[36]

- **unterer** Teil: sep.[36]

Skrotum: acon. **Agn.**[5] alum-sil.[58] am-c. **Aur. Aur-s.**[58] bar-acet.[36] bar-c. bar-s.[58] bell. calad. **Calc. Calc-p.** calc-sil.[58] carb-an. carb-v. carbn-s. cass.[36] caust. cinnb. **Con.** cor-r.[102] cupr-ar. daph. **Dios.** fago.[102] fel.[36] gels. **Ham.** hep. hydr. **Ign. Iod.** lachn. **Lyc. Mag-m. Merc.** mez. nat-m.[102] **Nat-s.**[36] **Petr.** plan.[137] **Psor. Rhod.** sanic.[85] sars.[5] **Sel. Sep.**[5] **Sil.** staph. sul-i.[58] **SULPH. THUJ.**[36] uran-n.[102] ust.

☞ *O; Skrotum • Feuchtigkeit; Skrotum*

- **einseitig**: **Thuj.**[5]

- **morgens**: thuj.[36] ust.

☞ *Z; Morgens*

◦ **Erwachen,** beim: **Thuj.**[36]

☞ *M; Erwachen; agg.*

- **abends**: nat-s.[36] sil.

☞ *Z; Abends*

◦ **Sitzen,** beim: nat-s.[36]

☞ *M; Sitzen agg.*

- **nachts**: ham. mag-m.

☞ *Z; Nachts*

- **Seiten**: thuj.[36]

Skrotum und Oberschenkeln, zwischen: cinnb.

☞ *Feuchtigkeit; Skrotum und Oberschenkeln, zwischen • Hautausschläge; feucht; Skrotum;*

faulig, Skrotum: cass.[36] dios.[111] sep.[5] thuj.[5]

kalt: **Carb-v.** ham.[25] plan.[137] sanic.[85] ust.[25]

- **Skrotum**: plan.[137] sanic.[85]

☞ *O; Skrotum*

ölig: **Fl-ac.**[5]

reichlich: fago.[25] ham.[25]

schal: asc-t.[36]

scharf, **beißend**: **Dios.**[162] **Fl-ac.**

stark riechend: dios.

- **Skrotum**: **Dios.**
  ☞ *O; Skrotum*

süßlich: **Thuj.**
▤ ALLGEMEINES; C; Absonderungen; süßlich schmeckend

- **Skrotum**: **Thuj.**
  ☞ *O; Skrotum*

übelriechend: aloe ars-met. calc-sil.[58] dios.[25] fago. **Fl-ac.** **Hydr.** **Iod.** med.[65] **Nat-m.** psor.[137] sanic.[137] **Sars.**[102] **Sep.** **SULPH.** thuj.[65]
☞ *Geruch, übelriechend ▤ ALLGEMEINES; C; Absonderungen; übelriechend, stinkend*

- **behaarter** Bereich: **SULPH.**
- **Fischlake,** wie: med.[65] sanic.[137] thuj.[65]
  ◦ **Koitus,** nach: sanic.[137]
  ☞ *M; Koitus; agg.*
- **unerträglich**: sars.[102]

verbrannter Geruch: thuj.[58]

warm: gels.[25]

SCHWELLUNG:

allgemeine Arzneien: abrot. achy.[149] acon.[102] adon.[1125] agar. agn.[1125] aloe alum. alum-p.[58] alum-sil.[58] anac. anan. ang. anil.[36] ant-t. anth.[102] antipyrin.[102] apis[102] **Apisin.**[5] apoc. arg. arg-n.[102] **ARN.**[102] **Ars.**[102] ars-i. asaf.[144] aspar. aur.[5] aur-ar.[58] aur-i.[58] aur-m. aur-m-n.[102] aur-s.[58] bapt. bar-acet.[36] bar-c.[8] bar-i.[25] bar-m.[8] bell. benz.[102] berb. bor.[5] brom.[8] **Bry.** bufo calad.[102] calc. calc-f.[111] calc-i.[58] calc-p.[36] cann-i.[36] cann-s.[102] **Canth.**[102] caps. carb-ac. carb-an. carb-v.[58] carbn-o. carbn-s.[36] carl. caust. cham. chel. chim. chin.[36] chin-s.[144] chlor.[197] cinnb. clem. coc-c. colch. coloc. colocin.[36] con.[5] cop.[102] cor-r.[102] croto-t.[102] cub.[102] cupr. cupr-ar. der.[36] **Dig.**[102] dor. dulc.[137] elaps erech.[25] euph.[102] ferr.[54] ferr-s. fl-ac.[5] form. gels.[102] graph. ham.[102] hedy.[36] hell.[5] helo.[144] hep.[36] hipp. hippoz. hyos.[5] ign.[36] ind. iod. iris jab. jac. jac-c.[8] juni-c.[142] kali-ar. kali-bi. kali-br.[36] kali-c. kali-i. kali-n.[36] kali-s. kali-sil.[58] kola[1184] kreos. kres.[149] lac-c. **Lach.** lact. led.[5] **Lyc.** m-art.[5] m-aust.[5] mag-s.[119] med. mela.[36] **Merc.**[5] merc-acet.[36] merc-aur.[102] merc-c.[102] merc-d. merc-i-r. merc-s. mez. mill. mim-h.[36] mygal.[192] naphtin.[102] nat-ar. nat-c. nat-m. nat-p. nat-s. nat-sil.[58] nit-ac.[102] nux-v. oci. ol-an.[85] ol-sant.[102] ph-ac.[102] phos. phyt. **Plb.** podo. polyg.[25] psor. puls. rhod. rhus-d.[102] **RHUS-T.**[36] rhus-v.[25] ruta[5] sabal.[85] sabin. sac-alb. samb.[5] sars.[102] sel.[80] senec.[25] sep.[5] sil. sol-n. spig. spong. stann.[5] staph. stram. stry. sul-ac. sul-i.[58] sulph. sumb.[36] syph. tarax.[8] tarent.[192] tep. thuj.[102] tus-f.[102] urt-u.[102] vario.[36] verat-v.[102] vesp. vib. viol-t. vip.[111] wies. yohim.[85] yuc.[102] zinc. zinc-p.[58]
☞ *Tumoren, Geschwülste, Auswüchse • Vergrößerung; allgemeine Rubriken • Vergrößerung; allgemeine Rubriken; Prostata ▤ ALLGEMEINES; C; Schwellung; allgemeine Arzneien*

- **Hoden**: abrot. **Acon.** **Agn.** alum. alum-p.[58] alum-sil.[58] anan. ant-t. **Apis** apisin.[5] arg.[102] **Arg-n.** **ARN.**[5] **Ars.** **Ars-i.** asaf.[144] **Aur.**[5] aur-ar.[58] **Aur-i.**[58] aur-m. aur-m-n.[102] aur-s.[58] **Bapt.** bar-acet.[36] bar-c.[8] bar-i.[25] **Bar-m.**[8] **Bell.** benz.[102] bor.[5] **BROM.** bry. calc. calc-i.[58] **Calc-p.** cann-s.[5] canth. carb-ac. carb-an. carb-v.[58] carbn-s.[36] **Carl.** chel. **Chin.**[36] **CLEM.** coloc. colocin.[36] **Con.**[5] **Cop.** cub. der.[36] **Dig.** dulc.[137] elaps erech.[25] **Graph.** **Ham.** helo.[144] **HEP.**[5] hippoz. hyos.[5] ind. **Iod.** jab. kali-ar. kali-br. **Kali-c.** **Kali-i.** **Kali-n.**[36] kali-s. kali-sil.[58] **Lach.** **Lyc.**[5] m-art.[5] m-aust.[5] **Med.** **MERC.** merc-aur.[102] **Merc-c.**[45] **Merc-i-r.** merc-s. **MEZ.** mill. mygal.[192] nat-ar. nat-c. **Nat-m.** nat-p. nat-sil.[58] **Nit-ac.** **NUX-V.** oci. **Ol-an.**[85] **Ph-ac.** phos. phyt. **Plb.** podo. polyg.[25] **Psor.** **PULS.** **RHOD.** rhus-t. ruta[5] sel.[5] **Sil.** **SPONG.** stann.[5] staph. stry. sul-ac. sul-i.[58] **Sulph.**[36] tarax.[8] tarent. tep. thuj. tus-f.[102] vario.[36] **Verat-v.**[102] vib. yohim.[85] **Zinc.**[5] zinc-p.[58]
  ☞ *O; Hoden*
  ◦ **abwechselnde** Seiten: ol-an.[85]
  ☞ *S; Abwechselnde Seiten*
  ◦ **links**: alum. brom. carbn-s.[25] cop. helo.[144] merc-c.[45] mez. mygal.[192] oci. ph-ac. podo. polyg.[25] **PULS.** **Rhod.** sel.[5] **Spong.** vario.[56] vib.
  ☞ *S; Links*
  ◦ ◦ **hart,** schmerzlos: brom.
  ◦ **rechts**: apis arg-n. **AUR.** aur-s.[58] benz.[102] chel. **CLEM.** erech.[25] graph. iod. **Puls.** **RHOD.** sul-ac. tarent.
  ☞ *S; Rechts*
  ◦ **Blasenbeschwerden,** nach: lyc.[1125]
  ◦ **Gonorrhö,** durch unterdrückte:
  ☞ *M; Gonorrhö, nach unterdrückter • Entzündung; Hoden, Orchitis; Gonorrhö, durch unterdrückte*
  ◦ **Mumps,** nach: abrot. ars. **Carb-ac.** carb-v.[58] **Jab.** **Merc.** nat-m. nux-v. phos. **PULS.** rhus-t. staph.
  ☞ *Metastasen ▤ MUND; C; Entzündung; Speicheldrüsen; Ohrspeicheldrüse, Parotis; metastatische Wirkung auf; Hoden*
  ◦ **Quetschung,** nach: **ARN.**[122] bar-c.[8] bar-m.[8] **Con.**[54] puls.[85] **Tarax.**[8] vario.[36]
  ☞ *Entzündung; Hoden, Orchitis; Prellung, durch • Queetschung der Genitalien*
  ◦ **unbefriedigten** Sexualtrieb, durch: **Iod.**
  ◦ **Verdickung** der Nebenhoden, mit: carbn-s. spong. sulph.
  ◦ **Verletzung,** durch: **ARN.**[5] con.[5] **Puls.**[5] zinc.[5]
  ☞ *M; Verletzungen, nach*
  ◦ **Epididymitis,** Nebenhoden: bar-acet.[36] carbn-s.[36] chin.[36] colocin.[36] der.[36] kali-n.[36] m-art.[5] sulph.[36]
  ◦ ◦ **links**: carbn-s.[36] kali-n.[36]
  ☞ *S; Links*
  ◦ **unterer** Bereich: **Aur.**[5] **Lyc.**[5]
- **Penis**: acon.[102] anac. anil.[36] antipyrin.[102] apis[102] apoc. arg-n.[102] **ARN.**[102] **Ars.** aspar. bry.[36] bufo calad.[102] calc-p.[36] cann-i.[36] **Cann-s.** **Canth.** caps. carbn-s. cham. **Cinnb.** cop.[102] cor-r. cub.[102] cupr. dig.[102] dor. **Fl-ac.**[58] form. gels.[102] graph. ham.[102] hedy.[36] hep.[36] iris jac. jac-c.[36]

SCHWELLUNG; Penis (Forts.)

kali-c. **Kali-i.** kola[1184] **Kreos.** kres.[149] **Lac-c.** lach.[5] lact.[36] **LED.**[5] lyc. med.[56] mela.[36] **Merc.** merc-acet.[36] **Merc-c.**[102] merc-i-r. **Mez. Mill.** naphtin.[102] nat-ar. nat-c. nat-p. **Nat-s.** nit-ac.[102] nux-v. ol-sant.[102] ph-ac.[102] phos.[5] plb. puls.[5] rhod. **Rhus-t.** rhus-v.[25] sabin. sac-alb. sars.[102] sep. **Sil.** sol-n. spig. spong. sulph. sumb.[36] tarent. **THUJ. Vesp.** viol-t. yuc.[102]
☞ *O; Penis*

◦ **abends**: calc-p.[36]
☞ *Z; Abends*

◦ **schlaffem** Zustand, **in**: sumb.[36]

◦ **Glans**: acon.[102] antipyrin.[102] apis[102] arg-n.[102] arn.[102] **Ars.** bry.[36] calad.[102] cann-s. **Canth. Cinnb.** cop.[102] **Cor-r.** cub.[102] dig.[102] **Dor.** gels.[102] ham.[102] iris **Kali-i. Led.**[5] med.[56] **Merc.** merc-c.[102] **Nat-c.** nit-ac.[102] ph-ac.[102] plb. **RHUS-T.** rhus-v.[25] sac-alb. sars.[102] spig. sulph. sumb.[36] thuj.
☞ *O; Penis; Glans*

◦ ◦ **einseitig**: spig.

◦ ◦ **Corona** glandis, **links**: sumb.[36]

◦ **lymphatisch**: lact.[36] **Merc.**

◦ ◦ **morgens,** nach Erektionen: lact.[36]
☞ *Z; Morgens*

◦ **Oberseite**: sabin.[5]

◦ **Vorhaut**: **Apis CALAD.**[36] cann-i.[36] **Cann-s.**[5] canth.[5] **Caps.** carbn-s. cham. **CINNB. Cor-r. Dig. Fl-ac.** form. **Graph. Jac.** jac-c.[36] lac-c. **Lach.**[5] **MERC. Merc-i-r.** mez. mill. naphtin.[102] **Nat-c. Nat-s. NIT-AC.** ol-sant.[102] puls.[5] **RHUS-T.**[5] **Rhus-v.** sabin. sep. sil. **Sulph. Sumb.**[36] **THUJ.**[5] **VESP. Viol-t.** yuc.[102]
☞ *O; Penis; Vorhaut*

◦ ◦ **Gonorrhö,** durch: cann-i.[58] fl-ac.[58]
☞ *M; Gonorrhö, nach unterdrückter*

◦ ◦ **Koitus,** nach: **Calad.**[5]
☞ *M; Koitus; agg.*

◦ ◦ **Frenulum**: cann-i.[36] cann-s.[5] canth.[5] sabin. sumb.[36]

◦ ◦ **Rand**: calad.[36] jac-c.[36]

◦ **vorne**: merc-acet.[36]

- **Prostata**: cann-s. chel. **CHIM. Con.** cop. cub. **Dig.** dulc. hipp. **Iod.** juni-c.[142] mag-s.[119] med. merc-d. **Puls.** sabal.[85] sel. senec.[25] sep. staph. sul-ac. thuj.
☞ *O; Prostata • Entzündung; Prostata • Vergrößerung; allgemeine Rubriken; Prostata • Völle, Empfindung von; Prostata*

- **Samenbläschen**: sulph.[5]

- **Samenstrang**: anth.[102] arn. **Berb. Calc.** cann-s.[5] carbn-s.[25] **Chin.** clem. coloc. **Ham.**[102] iod.[5] kali-br.[36] **Kali-c. Kali-i.** nit-ac.[5] **Ph-ac.**[5] **Phos. PULS. Sars. SPONG.** tarent.[36] **Thuj.**[5] vib.[144] yohim.[85]
☞ *O; Samenstrang*

◦ **links**: berb. carbn-s.[25] kali-br.[36] vib.[144]
☞ *S; Links*

◦ ◦ **Gehen** agg.: **Berb.**
☞ *M; Gehen; agg.*

◦ **rechts**: **CLEM.** puls.
☞ *S; Rechts*

◦ **morgens**: tarent.[36]
☞ *Z; Morgens*

◦ **nachts**: tarent.[36]
☞ *Z; Nachts*

◦ **Erregung,** nach sexueller: **Sars.**
☞ *M; Erregung agg.*

- **Skrotum**: achy.[149] agar. anac. anan. anil.[36] **Apis** apoc. **Arg.**[5] **ARN.**[5] **Ars.** asaf. aur-m-n.[77] **Bell.**[102] brom. calad. calc. calc-f.[111] **Canth. Carb-v.** carl. caust. **Chel.** chin. chlor.[197] **Clem.** colch. con.[102] croto-t.[102] cupr-ar. dig. euph.[102] ferr.[54] ferr-s. **Fl-ac.**[5] **Graph.** ham.[102] **Hell.**[5] **Hep.**[5] ign.[36] jac-c.[8] kali-c.[5] **Lach.**[5] lyc. mez. mim-h.[36] **Nat-m.** nat-s. nit-ac.[102] ph-ac. phos. plb. **Puls.** rhus-d.[102] **RHUS-T. Rhus-v.** sac-alb. **Samb.**[5] **Sep.**[5] sol-n. stram. syph. urt-u.[102] verat-v.[102] **Vesp.** vip.[111] zinc.
☞ *O; Skrotum*

◦ **links**: agar.[36] mez.[36]
☞ *S; Links*

◦ **rechts**: **CLEM.**[36] puls.[36]
☞ *S; Rechts*

◦ **abends**: ign.[36]
☞ *Z; Abends*

◦ **Gonorrhö,** bei chronischer: brom.

◦ **Blutgefäße**: achy.[149]

◦ **Seiten**: agar. **CLEM.** mez. puls.

◦ **Elephantiasis**:
☞ *Elephantiasis des Skrotums*

- **blaurot,** Penis: arn. ars.

- **entzündlich**: adon.[1125] agn.[1125] apis[102] ars.[102] croto-t.[102] euph.[102] ham.[102] **Merc.**[5] mim-h.[36] nit-ac.[5] ph-ac. plb. rhus-t. sabin.[5] verat-v.[102]

◦ **Glans**: **Sabin.**[5]
☞ *O; Penis; Glans*

◦ **Hoden**: **Nit-ac.**[5]
☞ *O; Hoden*

◦ **Prostata,** bei Tuberkulose: adon.[1125] agn.[1125]
☞ *O; Prostata*

◦ **Skrotum**: **Apis**[102] ars.[102] croto-t.[102] euph.[102] **Ham.**[102] mim-h.[36] ph-ac. plb. **Rhus-t.** verat-v.[102]
☞ *O; Skrotum*

- **glänzende,** Skrotum: **Merc.**[5]

- **hart,** Penis: arn. calc-p.[36] hep.[36] mela.[36] merc. nux-v. ph-ac. sabin.[5] spong.
☞ *Härte; Penis • Verhärtung, Induration; Penis*

◦ **abends**: calc-p.[36]
☞ *Z; Abends*

◦ **Oberseite**: sabin.[5]

- **heiß,** Penis: arn. form. kali-c. puls.

- **ödematös**: anan. **Apis** apoc. arg. arn. ars. calad. calc-f.[111] cann-s. canth. caps.[58] colch. **Dig.** ferr.[54] ferr-s. fl-ac.[5] **GRAPH.** kali-c. kres.[149] lach. lyc. merc. nat-m. nat-s. nit-ac. nux-v. phos. puls. rhod. **Rhus-t.** sabin. sep.[5] sil. sulph. vesp. vip.[111] zinc.

◦ **Penis**: **Apis Apoc.** arn. ars.[58] **Cann-s. Canth.** caps.[58] **Dig. Fl-ac. Graph.** kres.[149] **Lyc. Merc. Nat-s. Nit-ac. Nux-v.** puls. **Rhod. RHUS-T.**[36] sabin. sil. sulph. **Vesp.**
☞ *O; Penis*

◦ ◦ **Vorhaut**: caps.[58] rhus-t.[36] sabin.
☞ *O; Penis; Vorhaut*

◦ **Skrotum**: anan. **APIS Apoc. Arg. ARS.** calad. calc-f.[111] **Canth. Colch. Dig.** ferr.[54] ferr-s. fl-ac.[5] **GRAPH. Kali-c. Lach. Lyc. Nat-m. Nat-s. Phos. RHUS-T.** sep.[5] vip.[111] zinc.
☞ *O; Skrotum • Hydrozele, Wasserbruch*

- **schmerzhaft**: acon.[102] antipyrin.[102] apis[102] arg-n.[102] arn.[102] **Ars.**[102] brom.[8] calad.[102] cann-s.[102] **Canth.**[102] caps. cop.[102] cor-r.[102] cub.[102] dig.[102] dulc.[137] gels.[102] graph. ham.[102] lact. merc.[102] merc-c.[102] nit-ac.[102] nux-v. ph-ac.[102] plb. puls. rhus-t.[102] rhus-v.[25] sabin. sars.[102] sulph. tarent.[192] thuj.[102]

◦ **Hoden**: brom.[8] dulc.[137] tarent.[192]
☞ *O; Hoden*

◦ ◦ **Fahren,** beim: brom.[8]
☞ *M; Fahren agg.*

◦ **Penis**: arn. ars. calad. cann-s. canth. caps. graph. lact. **Merc.** nit-ac. nux-v. plb. puls. rhus-t. sabin. sulph. thuj.
☞ *O; Penis*

◦ **Samenstrang**: tarent.[192]
☞ *O; Samenstrang*

◦ **entzündet,** Glans: **Acon.**[102] antipyrin.[102] **Apis**[102] **Arg-n.**[102] arn.[102] ars.[102] calad.[102] **Cann-s.**[102] **Canth.**[102] **Cop.**[102] cor-r.[102] **Cub.**[102] dig.[102] **Gels.**[102] ham.[102] merc.[102] **Merc-c.**[102] **Nit-ac.**[102] ph-ac.[102] **Rhus-t.**[102] rhus-v.[25] sars.[102] **Thuj.**[102]
☞ *Entzündung; Gonorrhö*

◦ **greifend,** Hoden: dulc.[137]

- **schmerzlos**:

◦ **Penis**: mez.[137]
☞ *O; Penis*

◦ **Skrotum**: mez.
☞ *O; Skrotum*

- **tympanitisch**: rhus-t.[36]

- **verhärtet,** Prostata: cop.[80] sel.[80] senec.[25]

Empfindung von: **Calad.**[144] chlorpr.[149] senec.[137] zinc.[111]
▤ *ALLGEMEINES; C; Schwellung; Empfindung von Schwellung*

- **Prostata**: chlorpr.[149] senec.[137]
☞ *O; Prostata*

SCHWERE, Empfindung von: agar. am-c.[5] cact. caust. clem.[5] con.[5] cop. cupr. elaps graph. hura hydrc. kola[1184] lob. med.[94] **Nat-c.**[5] nux-v.[5] ox-ac.[111] ph-ac.[5] **Psor.**[111] puls. sulph. tarent. thuj.
☞ *Abwärtsdrängen, Empfindung von*

Urinieren, beim: ph-ac.
☞ *M; Urinieren; agg.*

Glans: ph-ac.[5]
☞ *O; Penis; Glans*

Hoden: am-c.[5] clem.[5] con.[5] **Nat-c.**[5] nux-v.[5] ox-ac.[111] psor.[111]
☞ *O; Hoden*

Prostata: cact. caust. **Con.** cop. graph. hydrc. med.[94] puls. sulph.
☞ *O; Prostata*

- **Gedanken,** bei erotischen, lasziven: graph.

Samenstrang: nat-c.[5] nux-v.[36]
☞ *O; Samenstrang*

- **Branntwein** oder Kampfer amel.: nux-v.[36]
☞ *M; Branntwein amel. • M; Kampher amel.*

Skrotum: am-c.[5] kola[1184]
☞ *O; Skrotum*

Gewicht, wie von einem, Skrotum: kola[1184]

SEXUALTRIEB:

Abneigung, sexuelle:
☞ *Koitus; Abneigung gegen • Verlangen, sexuelles; vermindert*

Erregung:
☞ *Verlangen, sexuelles; vermehrt, gesteigert*

Exzesse:
▤ *ALLGEMEINES; M; Sexualität; Exzessen, nach sexuellen*

Gesinnung, sexuelle:
▤ *GEMÜT; C; Gedanken; hartnäckig; sexuelle Gedanken*

Verlangen, sexuelles:

- **fehlt**: abr.[1125] achy.[149] adam.[222] aeth.[36] aether[36] agar.[5] **AGN.** alco.[36] aloe[54] alum.[10] am-c. amyg-am.[36] anac.[10] anan. **Anh.**[119] ant-o.[36] arg.[36] **Arg-n.** arn.[102] arum-d.[36] asar.[10] astac. bar-acet.[36] **BAR-C.**[5] bar-s.[58] bart.[36] bell. **Berb.**[54] bor. brom.[54] bry.[54] bufo[36] caj.[36] calad.[54] **Calc.**[5] calc-f.[119] **Camph.**[54] cann-s. canth.[36] **Caps.**[54] carb-ac. **Carb-an. Carb-v.**[10] **CARBN-S.** carl.[36] caust.[10] cench.[58] chen-v.[36] chlf.[36] chlol.[25] chlor. cinnb.[36] clem. cob-n.[119] coff. con.[1] **Cop.** cortico.[149] cub. dig.[36] dios.[36] elaps[36] equis.[36] ery-a. ery-m.[36] eug.[54] falco-p.[265] ferr. ferr-ma.[10] ferr-p. fl-ac.[54] franz.[36] gast.[36] germ.[222] get.[36] gink.[227] **GINS.**[1125] granit-m.[194] **GRAPH.**[10] ham.[25] **Hell.** hep. hydrc.[36] **Ign.** indg.[36] **Iod.** jac-c.[36] **KALI-BI. KALI-BR.**[122] **Kali-c.** kali-chl.[36] kali-n.[36] kali-p. kali-s. kali-sil.[58] kreos.[116] lach.[10] lec.[102] **Lepro.**[197] lil-s.[36] **LYC.** lyss. **Mag-c.**[54] mang.[5] meph.[36] **Merc.**[54] merc-c.[36] moly.[149] morph.[36] mur-ac. myric. napht.[36] **Nat-m.** nat-p. **Nit-ac.**[54] **Nuph.** nux-m. nux-v.[54] oci-b.[1125] **Onos.** op.[1] orig-v.[1125] osm.[36] oxyt.[102] pen.[36] petr. **PH-AC.**[5] phos. phys.[36] phyt.[25] **Plb. Psor.** ptel.[36] ptych-o.[1125] puls.[10] **Rhod.** rumx.[36] sabad.[5] **Sabal.**[111] sabin.[5] scorp.[269] sel. **Sep.**[5] **Sil.**[5] sol[236] spig.[54] spirae.[36] spong. **Stann.**[1] staph.[5] sul-ac.[5] sul-i.[58] **SULPH.**[54] **Sumb.** tab. tarent.[54] tax.[303] teucr.[5] ther.[36] thuj. upa.[36] ust.[35] v-a-b.[149] x-ray[102]
☞ *Ekektionen (störend, vermehrt usw.); fehlend, Impotenz • Erregbarkeit der Genitalien; nicht vorhanden*

◦ **morgens**: carb-v.[10]
☞ *Z; Morgens*

◦ **vormittags**: phys.[36]

◦ **abends**: dios.[36]
☞ *Z; Abends*

◦ **nachts**: bufo[36]
☞ *Z; Nachts*

◦ **Arbeiten,** mit Abneigung zu: caust.[10]

◦ **Erektionen**:

◦ ◦ **mit**: **Alum.**[10] bry.[54] **Calad.**[54] eug.[54] ferr-ma.[10] fl-ac.[54] mag-c.[54] nit-ac.[54] nux-v.[54] spig.[54] sulph.[54] tarent.[54]

◦ ◦ **ohne**: **Camph.**[54] graph.[10]

◦ **Erwachen,** nach: aloe[54] anac.[10] **Puls.**[10] tax.[303]
☞ *M; Erwachen; agg.*

◦ **fetten** Personen, bei: **KALI-BI.**

◦ **Kälte** agg.: achy.[149]

◦ **Skrotum,** mit kaltem: aloe[54] berb.[54] brom.[54] **Caps.**[54] **Merc.**[54]

◦ **anhaltend**: lach.[10]

- **Gedanken** sind nur auf Sexualität ausgerichtet: sep.[54] staph.[54]
  ▤ *GEMÜT; C; Gedanken; hartnäckig; sexuelle Gedanken*
- **heftig**: acon. am-c. **Anac.** **ANAN.** ant-c. apis[122] arn. bar-m.[54] **Bufo** **CALAD.**[1125] camph.[58] **CANN-I.** **CANTH.** cench.[58] **Coloc.**[10] cop. crot-h.[10] dios.[1125] euph-cy.[1125] **Fl-ac.** **Graph.** grat. **Hyos.**[1125] **Kali-br.** kola[1184] **Lach.** led.[1125] **Lyss.** m-arct.[5] m-art.[5] m-aust.[5] melis.[1125] merc. mosch. mygal. **Nat-h.** **Nuph.**[1125] orig-v.[1125] ozone[227] **PHOS.** **PIC-AC.** **PLAT.** **SIL.** stann. **Stram.** sulph. **Tarent.** **TUB.** **ZINC.** zinc-p.[58]
  ☞ *übermäßig stark* ▤ *GEMÜT; C; Satyriasis, krankhaft gesteigerter Geschlechtstrieb • GEMÜT; C; Sinnlichkeit; allgemeine Arzneien*
  - **Zittern,** mit: am-c. graph. **PLAT.**
    ▤ *EXTREMITÄTEN; C; Zittern; allgemeine Arzneien; sexueller Erregung, bei*
  - **Manie,** sexuelle: apis[122] **BAR-M.**[54] **PHOS.** **Tarent.**
    ▤ *GEMÜT; C; Manie, Verrücktheit; sexuelles Verlangen, durch*
- **leicht** erregbar: cinnb. con. **Graph.** kali-c. kola[1184] **Lyc.** m-arct.[85] nat-c.[1] nit-ac. **Nux-v.** **PHOS.** **Pic-ac.** plat. **Plb.** sumb.[137] tarent.[102] **ZINC.**
  ☞ *Erregbarkeit der Genitalien; allgemeine Arzneien*
  - **Absonderung** von Prostatasekret, mit: nit-ac.
- **pervertiert**:
  ▤ *GEMÜT; C; Liebe; Perversion*
- **übermäßig** stark: **Agar.**[5] agn.[5] aloe[137] **Alum.** am-c.[5] anac.[5] androc.[222] ars.[5] **Aur.**[5] bac.[62] **Bar-c.**[5] **Calc.** **Calc-p.**[85] camph.[5] **CANN-I.**[122] **CANTH.**[5] caust.[30] cedr.[25] chin.[30] colch. coloc. con.[5] ferr.[5] **Fl-ac.**[54] gnaph.[25] **GRAPH.**[5] grat.[54] ham. **Hyos.** ign.[5] **Kali-br.** **Kali-c.**[5] kola[1184] **Lach.** lact.[1125] **LYC.**[5] lyss. m-arct.[5] **M-aust.**[5] mag-c.[30] manc.[137] meny.[5] **MERC.**[5] mosch. **Nat-c.** **NAT-M.**[5] nit-ac. **NUX-V.**[5] **Op.**[5] **Orig.**[85] **PHOS.**[5] **Phys.** **Pic-ac.**[54] **PLAT.**[5] **Plb.** psor. **Puls.**[5] **Rhus-t.**[5] ruta[5] **SABIN.**[10] salx-n.[85] sel.[5] seneg.[5] sep.[5] **SIL.**[5] spig.[5] staph.[30] **STRAM.** sulph.[5] **Tarent.** ther. **Tub.** **Ust.** **Verat.**[30] **ZINC.**[5] zinc-pic.[85]
  ☞ *heftig* ▤ *GEMÜT; C; Satyriasis, krankhaft gesteigerter Geschlechtstrieb*
  - **Beschwerden** durch starken Sexualtrieb: **LYSS.**
  - **Kindern,** bei: aloe[137] manc.[137]
    - **Pubertät,** in der: manc.[137]
  - **keine** Erektion: agar.[5] am-c.[5] graph.[5] meny.[5] sel.[5]
  - **unbeherrschbar**: agar.[5] **Caust.**[30] **Chin.**[30] con.[5] **Graph.**[5] kali-c.[5] **Lyc.**[5] mag-c.[30] **Nat-m.**[5] **PHOS.**[5] **PLAT.**[5] sabin.[10] **SIL.**[5] staph.[30] verat.[30] zinc.[5]
- **unterdrückt,** dann erregt: **ERY-A.**[54]
- **verloren**:
  ☞ *Ekektionen (störend, vermehrt usw.); fehlend, Impotenz*
- **vermehrt,** gesteigert: acon.[10] aeth.[36] **Agar.**[54] agn. alco.[36] **All-c.** aloe alum. alum-sil.[58] **Am-c.**[36] **Ambr.**[5] **Anac.**[36] anag.[54] **ANAN.** androc.[222] **Ant-c.**[54] **Ant-s.**[36] ant-t. apis[36] apisin.[5] aq-mar.[149] aran.[192] aran-ix.[149] arg. arg-n. arn.[1] ars. arund. asaf.[5] aspar.[10] astac.[54] aster.[36] atista[192] **Aur.**[36] aur-i.[58] aur-m. aur-s.[58] bar-c.[122] **BAR-M.** bell. berb.[36] boerh.[192] bor.[36] **Bov.**[5] brom. bry. **Bufo** cact.[36] cahin. caj.[36] **Calad.**[137] **CALC.**[5] calc-i.[58] **CALC-P.**[10] calc-sil.[58] **Camph.**[36] **CAMPH-BR.**[144] **CANN-I.**[116] **Cann-s.**[5] **CANTH.**[30] caps.[10] carb-ac.[36] **CARB-V.**[36] carbn-s. carc.[187] carl.[36] **Cast.** **Caust.**[30] cedr. cench.[102] cent.[36] cere-b.[36] cere-s.[36] cham. chen-v.[36] chim-m.[10] **CHIN.**[30] chin-ar.[36] chin-s.[139] cic.[1] cina[5] cinch.[36] **Cinnb.**[10] clem.[36] cob.[36] **Coc-c.**[36] coca[36] **COCC.**[5] cod.[36] **COFF.**[5] colch. **Coloc.**[5] colocin.[36] **CON.**[5] cop.[36] corn. **Croc.** crot-h.[10] **Cub.**[36] cymbo-ci.[2184] cypra-e.[227] del.[36] dema.[36] der.[36] des-ac.[149] **Dig.** **Dios.** **Dulc.**[5] erig.[144] ery-a.[36] eucal.[36] eug.[36] **Ferr.**[5] ferr-i. ferr-m.[36] ferr-ma.[10] ferr-p. **Fl-ac.**[54] foll.[1201] form.[36] fried.[14] **Gels.** germ.[222] gink.[227] **Gins.**[102] gnaph.[36] goss.[36] gran.[10] **GRAPH.**[137] grat.[111] guare.[36] gymn.[36] ham.[111] helon. **Hep.**[10] hipp.[36] hydr.[36] hydr-ac.[36] **Hyos.**[5] hyper.[36] **Ign.**[5] **Ind.**[36] indg.[36] **Iod.**[5] irid.[222] **Iris**[54] **Kali-bi.** **Kali-br.**[36] **KALI-C.**[137] kali-cy.[36] **Kali-i.** **Kali-n.** kali-p. kali-sil.[58] kola[1184] kreos.[36] **Lac-c.** lac-del.[204] **LACH.**[116] lact.[10] lap-laz.[227] lar-ar.[251] lat-h.[301] lat-m.[231] **Laur.** led. lepro.[197] lil-t. lim.[36] lim-b-c.[204] **LYC.**[5] **LYSS.**[54] m-arct.[5] **M-art.**[5] **M-aust.**[10] mag-m.[54] maia-l.[204] mand.[119] mang. mangi.[197] marm-w.[194] **Med.**[187] **Meny.**[10] **Merc.**[54] merc-c.[5] merc-i-r.[54] merl.[36] **Mez.**[36] mim-p.[2147] morph.[36] **MOSCH.**[1] mur-ac.[5] **Murx.**[111] naja[85] **Nat-c.**[36] **Nat-h.** **NAT-M.**[137] **Nat-p.**[58] **Nat-s.**[54] nat-sil.[58] **Nit-ac.**[10] nitro-o.[36] nuph. nux-m. **NUX-V.**[30] nym.[36] oci-s.[119] ol-an.[102] onos.[102] **OP.**[5] **ORIG.**[809] orig-v.[25] ox-ac.[36] par.[10] pen.[36] pers.[149] petr.[1] **Ph-ac.**[5] **PHOS.**[30] **PIC-AC.**[54] pip-m.[36] **PLAT.**[5] **PLB.**[5] plumbg.[36] plut-n.[222] por-m.[251] psil.[164] psor. ptel.[36] **PULS.**[5] raph.[111] rhod. rhodi.[36] **RHUS-T.**[5] rib-ac.[149] rob.[36] ruta sabad. **SABIN.**[81] sac-alb. **Salx-n.**[122] sang. sanic.[85] saroth.[149] sars.[10] **Sec.**[5] sed-ac.[102] **SEL.**[137] **Seneg.**[5] **Sep.** **SIL.**[5] sin-n.[111] sol[236] spig.[5] spira.[36] spirae.[36] spong.[5] squil.[72] **Stann.**[5] **STAPH.**[5] stict.[116] **Stram.**[54] succ.[194] sul-ac.[5] **Sulph.** sumb.[25] tama.[197] **Tarent.**[36] tell.[54] tep.[36] teucr.[5] thlaspi[111] **Thuj.**[5] thymol.[102] til.[36] **TUB.** upa.[85] uran.[269] uro-h.[264] **Ust.** **Verat.**[5] verat-v.[54] verb.[5] visc.[119] **ZINC.**[36] **Zinc-p.**[102] **Zinc-pic.**[116] zing.[36] ziz.[36]
  ▤ *GEMÜT; C; Liebschaften, Verliebtheit; Neigung dazu • GEMÜT; C; Sinnlichkeit; allgemeine Arzneien • GEMÜT; C; Wollüstig, lüstern, lasziv*
  - **tagsüber**: crot-h.[10] hyos.[36] lach.[36] lat-h.[301] sil.[10]
  - **morgens**: acon.[10] aeth.[36] agar. aloe[54] anac.[36] ant-c.[10] arn.[54] ars. aster.[36] atista[192] aur.[10] aur-s.[58] bar-c.[36] boerh.[192] calc.[10] calc-p.[10] cann-s. canth. carb-ac.[36] carb-v.[36] cob.[36] coc-c.[36] coca[36] coff.[10] coloc. con.[54] crot-h.[10] fl-ac. form.[36] gnaph.[54] graph. grat. hep.[10] hyos.[10] ign. kali-br.[36] kali-c. kali-cy.[36] kreos.[36] lach.[36] lyc.[102] meny.[10] merc.[36] merc-i-r.[54] mez. mosch.[1] nat-c. nat-m. nat-s.[54] nit-ac. nux-v. op. ox-ac.[36] petr.[1] ph-ac. phos. pic-ac.[54] plat. ptel.[36] puls.[5] rhod. rhus-t. sel.[102] sep. sil. spirae.[36] staph. succ.[194] sulph. tell.[54] thuj.
    ☞ *Z; Morgens*

◦ ◦ **alten** Männern, bei: arn.[54] **Fl-ac.** lyc.[102] mosch.[1] sel.[102] staph. sulph.

◦ ◦ ◦ **impotent,** aber: lyc.[102] sel.[102]

◦ ◦ **Aufstehen,** nach: aur.[10] calc.[10]
☞ *M; Aufstehen, bei oder nach*

◦ ◦ **Beinen,** bei übereinandergeschlagenen: nat-c.[36]
☞ *M; Kreuzen der Beine; agg.*

◦ ◦ **Bett,** im: aster.[36] kali-cy.[36] lach.[36] sil.[36] spirae.[36]
☞ *M; Bett, im, agg.*

◦ ◦ **Bier,** nach: nat-c.[36]
☞ *M; Bier agg.*

◦ ◦ **Erektionen,** mit: nat-s.[54]

◦ ◦ **Erwachen**:

◦ ◦ ◦ **beim**: aeth.[36] carb-ac.[36] coc-c.[36] gnaph.[54] nat-c.[36] ptel.[36] **Puls.**[10] thuj.[36]
☞ *M; Erwachen; agg.*

◦ ◦ ◦ **nach**: aloe[54] anac.[36] aur.[10]
☞ *M; Erwachen; agg.*

◦ ◦ **Gleichgültigkeit,** vor Eintreten von sexueller: tell.[54]

◦ ◦ **Kopfschmerz,** mit pulsierendem, pochendem: **Pic-ac.**[54]

◦ ◦ **Lähmungsbeschwerden,** bei: **Sil.**

◦ ◦ **Phantasien**:

◦ ◦ ◦ **mit**: **Ign.**[10] sil.[10]

◦ ◦ ◦ **ohne**: hep.[10] hyos.[10] meny.[10]

◦ ◦ **Priapismus,** wie: **CANN-S. CANTH.** coloc. **Graph.** ign. kali-c. **Nat-c. NAT-M.** nit-ac. **NUX-V.** op. ph-ac. **Phos.** plat. puls.[5] **Rhus-t. Sil.** staph. thuj.

◦ ◦ **Ruhelosigkeit,** mit: ant-c.[10]

◦ ◦ **Samenverlust**:

◦ ◦ ◦ **nach**: aloe ars. con.[54] grat. kali-c. mez. nat-m. nit-ac. **Ph-ac.** rhod. sep.

◦ ◦ ◦ **ohne**: coff.[10]

◦ ◦ **Schlaf**:

◦ ◦ ◦ **Einschlafen,** beim: kali-br.[36] merc.[36] merc-i-r.[54]

◦ ◦ ◦ **während**: cann-s.[36]
☞ *M; Schlaf; agg.*

◦ ◦ **schlaffen** Genitalien, mit: acon.[10] aur-s.[58] crot-h.[10]

◦ **vormittags**: calc.[36] hipp.[36] plumbg.[36]

◦ ◦ **Gehen,** beim: calc.[36]
☞ *M; Gehen; agg.*

◦ **nachmittags**: agar.[54] cinnb.[36] eug.[36] hyper.[36] lach.[36] lyss.[36] m-aust.[10] rhodi.[36]
☞ *Z; Nachmittags*

◦ ◦ **14.30 Uhr**: cinnb.[36]

◦ ◦ **Mittagsschlaf,** nach: eug.[36] lach.[36] m-aust.[10]

◦ ◦ **Schläfrigkeit,** mit: agar.[54]

◦ **abends**: acon.[36] **Aloe**[36] alum-sil.[58] calc.[36] cic.[1] hipp.[36] nat-c.[36] nat-m.[36] nat-s.[10] thuj.[36]
☞ *Z; Abends*

◦ ◦ **Bett,** im: cic.[1] nat-m.[36]
☞ *M; Bett, im, agg.*

◦ ◦ **Liegen,** beim: nat-c.[36]
☞ *M; Liegen; agg.*

◦ **nachts**: alum-sil.[58] aur.[10] camph.[36] **Canth.**[36] cere-b.[36] cinnb.[36] fl-ac.[54] gnaph.[36] guare.[36] lach.[36] **Lyc.**[36] merc.[54] mez.[36] nat-c.[36] nym.[36] ox-ac.[36] ptel.[25] sil.[10] **Sulph.**[36] thuj.[36] zinc.[36]
☞ *Z; Nachts*

◦ ◦ **Erektionen,** mit:

◦ ◦ ◦ **heftig**: **Fl-ac.**[54]

◦ ◦ ◦ **schmerzhaft**: merc.[54]

◦ **Mitternacht**:

◦ ◦ **3** Uhr: calc.[122]

◦ ◦ **Erwachen,** nach: ant-s.[36]
☞ *M; Erwachen; agg.*

<> ◦ **Abdomens,** bei Auftreibung des: ign.[36]

◦ **alten** Männern, bei: arn.[1] **Fl-ac.** lyc.[102] mosch.[1] sel.[102] staph. sulph.

◦ ◦ **impotent,** aber: lyc.[102] sel.[102]

◦ **Anblick** erotischer Dinge, beim: tarent.[36]

◦ **Anwendungen,** warme, amel.: atista[192]
☞ *M; Wärme amel.*

◦ **Appetit,** mit vermehrtem: cinnb.[10]

◦ **Aufstehen,** nach: aur.[36]
☞ *M; Aufstehen, bei oder nach*

◦ **Bad,** in einem warmen, und beim Verlassen desselben: nat-c.[36]
☞ *M; Baden; agg.; warm*

◦ **Beinen,** bei übereinandergeschlagenen: nat-c.[36]
☞ *M; Kreuzen der Beine; agg.*

◦ **berührt,** wenn er eine Frau: bor.[36] con.[5] graph.[36] grat.[111] nat-c.[36] plat.[5]

◦ **Bett**:

◦ ◦ **Zubettgehen,** beim: naja[36]

◦ ◦ **im** Bett: kali-br.[36]
☞ *M; Bett, im, agg.*

◦ ◦ **Warmwerden,** beim: ant-c.[36]
☞ *M; Bett, im, agg.* •*M; Erhitzung, durch*

◦ **Chorea,** bei: **Verat-v.**[54]
▤ *ALLGEMEINES; C; Chorea*

◦ **Delirium,** im: **STRAM.**[54]

◦ **Erbrechen,** mit: **Nat-p.**[58]

◦ **Erektionen**:

◦ ◦ **mit**: aloe[10] aran-ix.[149] arn.[10] aur.[10] calc.[10] **Canth.**[5] coloc.[10] con.[58] **Dig.**[10] ferr.[5] ferr-ma.[10] hyos.[10] lyss.[54] **Nux-v.**[5] **Op.**[5] par.[10] pic-ac.[25] **Plb.**[5] **Puls.**[5] rhod.[10] sabin.[5] **Sil.**[10] sin-n.[111] spig.[5] staph.[5] sumb.[25]
▤ *GEMÜT; C; Wollüstig, lüstern, lasziv; Erektionen; mit*

◦ ◦ ◦ **unvollständige**: aran-ix.[149] con.[58]

◦ ◦ **ohne**: acon.[10] **Agar. Agn. Alum. Am-c. Anan.** aq-mar.[149] aran-ix.[149] **Arg. Arg-n. Aur.** aur-s. bar-c. **CALAD. Calc.** calc-i.[58] calc-sil.[58] **Camph.** carbn-s. **Chin.** cob. **CON.** corn. crot-h. cymbo-ci.[2184] **Dig.** ferr-ma. gink.[227] **GRAPH.** hep. ign. iod.[5] kali-c.[116] lach.[5] **LYC.** lyss.[54] mag-m.[54] meny. **Mur-ac.**[5] naja nat-c.[5] **Nat-m. Nat-p.** nuph. **Nux-m. Nux-v.** op. pers.[149] **PH-AC.**[5] **Phos.** pic-ac.[54] **Psor.** puls. sabad. salx-n.[122] **Sel. SEP.**[5] **Sil.** stann.[5] **Staph.** sulph. thuj.[5] upa.[85] zinc.[5]
▤ *GEMÜT; C; Wollüstig, lüstern, lasziv; Erektionen; ohne*

◦ **Erwachen,** beim: aeth.[36] carb-ac.[36] coc-c.[36] ptel.[36]
☞ *M; Erwachen; agg.*

◦ **Essen,** nach dem: aloe colch. lyss.[54]
☞ *M; Essen, nach dem*

◦ **Fahren,** beim: apis[36]
☞ *M; Fahren agg.*

◦ **Fieberhitze,** bei: **Coff.**[5]

◦ **Gegenwart** von Frauen, in: zinc.[36]

◦ **Gleichgültigkeit,** vor Eintreten von sexueller: tell.[54]

◦ **Kindern,** bei: bar-c.[122]

◦ **Koitus**:

◦ ◦ **nach**: anan.[142] bor.[5] mez.[10] nat-m.[102] **Ph-ac.**[54]
☞ *M; Koitus; agg.*

◦ ◦ **exzessiver** Koitus: **Ph-ac.**[54]

◦ ◦ **kein** Verlangen nach Koitus: bor.[10]

◦ **Konvulsionen,** während: canth.[81] sabin.[81] zinc.[81]

◦ **Kopfschmerz,** mit pulsierendem, pochendem: **Pic-ac.**[54]
KOPF; C; Schmerz, Kopfschmerz; Sexualität; Erregung; bei

◦ **Lähmungsbeschwerden,** bei: **Sil.**

◦ **Lustgefühl,** vermindertes: germ.[222]

◦ **Phantasien**:

◦ ◦ **mit**: **Ign.**[10] sil.[10]

◦ ◦ **ohne**: hep.[10] hyos.[10] meny.[10]

◦ **Pollutionen**:

◦ ◦ **nach**: aloe ars. con.[54] grat. kali-c. mez. nat-m. nit-ac. **Ph-ac.** rhod. sep.

◦ ◦ **mit**: ferr.[5] **Nux-v.**[5] **Op.**[5] **Plb.**[5] sars.[10]

◦ ◦ **ohne**: **Coff.**[5]

◦ **Priapismus,** wie: **CANN-S.**[5] **CANTH.**[5] coloc.[5] **Graph.**[5] ign.[5] kali-c.[5] **Nat-c.**[5] **NAT-M.**[5] nit-ac.[5] **NUX-V.**[5] op.[5] ph-ac.[5] **Phos.**[5] plat.[5] **Puls.**[5] **Rhus-t.**[5] **Sil.**[5] staph.[5] thuj.[5]

◦ **Ruhelosigkeit,** mit: ant-c.[10]

◦ **Samenerguss,** nach:
☞ *M; Samenabgang; agg. •Pollutionen; nach*

◦ **Schlaf**:

◦ ◦ **Einschlafen,** beim: kali-br.[36] merc.[36] merc-i-r.[36]

◦ ◦ **während**: **Nat-c.**[54] sars.[5] **Stram.**[54]
☞ *M; Schlaf; agg.*

◦ ◦ ◦ **bei** ruhelosem: **Sars.**[5]

◦ ◦ **nach**: **Agar.**

◦ ◦ **stört** den: astac.[54] **CANTH.**[54] sars.[10]

◦ **schlaffen** Genitalien, mit: acon.[10] aur-s.[58] crot-h.[10]

◦ **Schlaflosigkeit,** bei: ant-c.[54]

◦ **Schwäche,** mit sexueller: aq-mar.[149] aran-ix.[149] calad.[137] calc.[5] calc-i.[58] calc-sil.[58] con.[5] ferr-ma.[10] graph.[137] **Kali-c.**[137] lyc.[5] nat-m.[137] **Phos.**[137] pic-ac.[54] sel.[137]

◦ **Schwermut,** mit: naja[85]

◦ **spricht,** wenn er mit Frauen: am-c.[36] clem.[36]

◦ **stark,** aber wirkungslos: calc.[5] con.[5] lyc.[5] phos.[5]

◦ **Stuhlgang,** während: nat-c.[54] **Nat-s.**[54]
☞ *M; Stuhlgang; agg.; während*

◦ **Tabes** dorsalis, Rückenmarksschwindsucht, bei: **Fl-ac.**[54]

◦ **Tage** lang, mehrere: sars.[10]

◦ **Trunkenheit,** während: canth.[30] **Caust.**[30] chin.[30] nux-v.[30] phos.[30]

◦ **verminderter** Fähigkeit zum Koitus: sel.[85]

◦ **Vibration** im Becken, durch Empfindung von: plut-n.[222]

◦ **anfallsweise**: acon.[5] **Ant-c.**[116] apis[116] cann-i.[116] canth.[116] caps.[10] fl-ac.[5] **Hyos.**[5] **Ign.**[116] lach.[116] **Op.**[5] phos.[116] **Plat.**[116] sel.[116] sil.[116] staph.[116] stram.[5] **Verat.**[5]

◦ ◦ **Mondlicht,** im: **Ant-c.**[116]

◦ **anhaltend**: **Nit-ac.**[10]

◦ **Versuch** der Befriedigung, bei jedem, bis es ihn zu Masturbation und Wahnsinn treibt: anan.

- **vermindert**: achy.[149] acon.[10] adam.[222] adlu.[149] aeth.[36] agar. agav-t.[149] **AGN. Alum. Am-c.**[5] ambr.[5] amyg-p.[36] anac.[5] anet-g.[1125] ange-s.[149] **Anh.**[119] **Ant-c.**[5] ant-o.[36] apis aq-mar.[149] aran-ix.[144] arg. arg-n.[5] arn.[5] arum-d.[25] arund.[54] **Asar.**[5] aur. aven.[85] bar-acet.[36] **BAR-C.** bar-s.[58] bcg[149] bell. berb. **Bor.**[5] **Brom.**[5] bros-g.[259] bry.[54] **Calad.**[5] **Calc.** calc-p. **CAMPH.**[5] cann-s.[5] canth.[5] caps.[5] carb-ac. carb-an. carb-v.[5] carbn-s.[36] carl.[36] **CAUST.**[10] chen-v.[54] chin.[54] chin-s.[111] chlor.[111] chlorpr.[149] **Clem.** cob-n.[149] cocc.[36] **Coff.**[10] coff-t.[36] coloc.[36] **CON.**[5] cortico.[144] cortiso.[144] cund.[36] cupr.[54] curc.[192] cycl. des-ac.[149] digin.[36] **Dios.**[36] ephe.[267] ery-a.[25] euph.[5] falco-p.[265] **Ferr.** ferr-m.[36] fl-ac.[5] foll.[1201] form.[102] franz.[36] gink.[149] granit-m.[194] **GRAPH.**[5] haliae-lc.[222] halo.[149] **Hell.**[5] **Hep.** hyos.[5] **Ign.** ind. indg. iod.[102] kali-bi.[137] kali-br.[54] **KALI-C.**[5] kali-chl.[54] **Kali-i.** **Kali-p.** kali-s. kali-sil.[58] **Kreos.**[54] lac-eq.[204] **Lach.**[116] lact.[10] laur.[5] lec.[102] levo.[149] lil-s.[36] lil-t.[1125] lim-b-c.[204] lup.[36] **LUPIN.**[1125] **LYC.** lyss.[54] m-arct.[5] m-art.[5] m-aust.[5] **MAG-C.**[5] mag-m.[5] mand.[119] mangi.[197] meny.[5] merc-c.[36] merc-i-r. moly.[149] morph.[36] **Mur-ac.** nat-c.[184] **Nat-m.** nat-p. **Nit-ac. Nuph.** nux-m.[5] **Nym-a.**[1125] oci-s.[119] **Onos.**[111] op. oxyt.[102] ozone[227] petr.[54] **PH-AC.**[5] **Phos.**[5] pic-ac.[116] plan.[36] plat.[5] **Plb.**[10] **Psor.** rauw.[119] **Rhod.** rhodi.[36] rumx.[36] **SABAD.**[5] **Sabal.**[80] sabin.[5] sanic.[85] sel.[5] seneg.[5] **Sep.** sieg.[144] **SIL.** spig.[5] spong. stann.[5] **STAPH.**[80] sul-ac.[5] sul-i.[58] **SULPH.**[54] syzyg.[1125] tama.[197] tax.[303] **Teucr.**[5] thala.[149] ther. thiop.[149] thuj.[116] upa.[85] uran.[269] ust.[25] vichy-h. visc.[119] x-ray[102]
☞ *Koitus; Abneigung gegen* *GEMÜT; C; Geschlecht, Abneigung gegen das*

◦ **morgens**: petr.[54]
☞ *Z; Morgens*

◦ **abends**: dios.[36]
☞ *Z; Abends*

◦ **nachts**: cocc.[36]
☞ *Z; Nachts*

<> ◦ **Absonderung** von Prostatasekret, mit: nit-ac.
◦ **Apathie,** Teilnahmslosigkeit, mit: falco-p.[265] kali-chl.[10]
◦ ◦ **Frostgefühl,** und: kali-chl.[10]
◦ **Diabetes,** bei: **Cupr.**[54]
◦ **Einschlafen,** beim: merc-i-r.
◦ **Erektionen**:
◦ ◦ **mit**: bor.[5] lyss.[54]
◦ ◦ **ohne**: caust.[10] **Coff.**[10] **Dios.**[54] **Kali-br.**[54]
◦ **Exzessen,** nach: aven.[85] **STAPH.**[54] **Sulph.**[54] upa.[85]
◦ **Frösteln,** mit: kali-chl.[10]
◦ **Kälte** agg.: achy.[149]
◦ **Koitus,** beim: anac.[5] **Graph.**[5] **M-aust.**[5] plat.[5]
☞ *M; Koitus; agg.*
◦ **Prostatitis,** mit: sabal.[80] **Staph.**[80]
☞ *O; Prostata*
◦ **schlaffen** Genitalien, mit: acon.[10] coff.[10] ust.[25]
◦ **Teilnahmslosigkeit,** mit: adam.[222] **Kali-chl.**[54]
◦ **Wirbelsäule,** bei Beschwerden der: **Chin.**[54]

SMEGMA, vermehrt: alum.[1] bry.[5] **Canth.** **CAUST.** nat-c.[1] **Nux-v.** sang. sulph.[137] sumb.
faulig: sulph.[137]
☞ *Geruch, übelriechend*

SPANNUNG, Empfindung von: anac.[5] ant-s. ant-t.[80] arn.[5] aur.[5] bor.[5] bufo[111] calc.[5] calc-p.[36] cann-s. caust.[5] chel. chin.[5] clem.[36] com.[36] **Graph.**[36] ip.[5] kali-c.[1] kali-i. kali-n.[5] lyc. m-aust.[5] med. merc.[5] mosch. mur-ac.[1] nat-c.[36] nat-m. ol-an. **Ph-ac.** phos. psor. puls. rhus-t. sabin.[5] sulph. sumb.[36] thuj.
▥ *ALLGEMEINES; C; Spannung, Empfindung von*
Berührung durch Kleidung, bei: graph.
☞ *M; Berührung agg.; Kleidung, der •M; Druck; agg.; Kleidung, der*
Hoden: **Aur.**[5] bufo[111] ip.[5] kali-c.[1] **Kali-n.**[5] mur-ac.[1] sulph.
☞ *O; Hoden*
Penis: anac.[5] ant-s. **Arn.**[5] bor.[5] calc.[5] calc-p.[36] chin.[5] graph.[36] kali-c.[5] kali-i. m-aust.[5] merc.[5] mosch. mur-ac. nat-c.[36] psor. sabin.[5] sumb.[36]
☞ *O; Penis*
- **abends**: calc-p.[36]
☞ *Z; Abends*
- **Aufstehen** aus dem Bett, beim: nat-c.[36]
☞ *M; Aufrichten, Aufstehen agg. •M; Aufstehen, bei oder nach* ▥ *ALLGEMEINES; M; Aufstehen; agg.; Liegen, vom*
- **laszive** Gedanken, durch: graph.[36]
- **Frenulum**: chin.[5] sabin.[5]
- **Glans**: calc.[5] kali-c.[5] m-aust.[5]
☞ *O; Penis; Glans*
- **Spitze,** während Stuhlgang: sumb.[36]
- **Vorhaut**: **Merc.**[5]
☞ *O; Penis; Vorhaut*
Prostata: ant-t.[80] clem. lyc. thuj.
☞ *O; Prostata*
Samenstrang: cann-s. chel. **Clem.**[36] kali-n.[36] m-aust.[5] med. ol-an. ph-ac. phos. **Puls.** **Sulph.**
☞ *O; Samenstrang*
- **rechts**: **Clem.**[36]
☞ *S; Rechts*
➡ - **erstreckt** sich zum Abdomen: kali-n.[36]
Skrotum: **Arn.**[5] **Clem.** com.[36]
☞ *O; Skrotum*
- **erstreckt** sich zum Condylus des Femur: com.[36]

SPIELT mit den Genitalien:
☞ *Anfassen, Spielt mit den Genitalien*

STERILITÄT: arg.[149] caust.[85] ferr.[1] sulfa.[149] x-ray[119]
☞ *Aspermie, Fehlen der Spermatozoen oder Ejakulation •Entwicklung der Genitalien, verzögerte*

STRÖMT in die Genitalien, Empfindung, alles: coloc.[137]

SURREN, Empfindung von, Hoden: sabad.[5]

SYPHILIS:
▥ *ALLGEMEINES; C; Syphilis*

SZIRRHUS:
☞ *Krebs, Karzinom*

TAUBHEIT, Empfindung von: **Agn.**[5] am-c.[102] ambr.[102] bar-c.[137] berb. caps. carbn-s. caust.[5] cere-b.[85] dig. dios.[25] ery-a.[25] ery-m.[36] form. **Graph.** kali-bi.[111] **Kali-br.**[8] merc. nat-c. plat. sep.[102] sil.[5] sulph.[5] valer.[5]
Treppensteigen, beim: form.
äußerlich, brennend innerlich: ambr.[102]
Hoden: caps. carbn-s. nat-c.
☞ *O; Hoden*
Penis: ambr. bar-c.[5] berb. caust.[5] ery-m.[36] **Merc.** plat. sil.[5] valer.[5]
☞ *O; Penis*
- **Erektionen,** mit heftigen, morgens: ambr.
- **Glans**: berb. **Caust.**[5] ery-m.[36] valer.[5]
☞ *O; Penis; Glans*
◦ **Corona** glandis: ery-m.[36]
- **Vorhaut**: berb.
☞ *O; Penis; Vorhaut*
Skrotum: am-c.[102] **Ambr.**[102] bar-c.[137] sep.[102]
☞ *O; Skrotum*
- **erstreckt** sich zu den Knien: bar-c.[137]

TROCKENHEIT:
Empfindung von, Prostata: cop.[8]
☞ *O; Prostata*
Glans: **Calad.** canth.[5] lyss. nat-m.[36]
☞ *O; Penis; Glans*
- **Gehen** agg.: nat-m.[36]
☞ *M; Gehen; agg.*
Vorhaut: alum.[5] calad.[5] ign.[5] mur-ac.[5] nat-c.[5] nux-v.[5] **Sil.**[5] verat.[5]
☞ *O; Penis; Vorhaut*

TRÖPFELT heraus, Samenflüssigkeit: aza.[192] calad.[58] calc.[102] canth. dam.[85] gels.[58] pic-ac.[137] plb.[10] **Sel.**[36] sil. tax.[10]
☞ *Samenabgang, Ejakulation*
Schlaf, im: plb.[10] **Sel.** sil. tax.[10]
☞ *M; Schlaf; agg.*
unbemerkt: sel.[36]

TUBERKEL: ambr. arg. arn.[36] bov. calc. carb-v. carbn-s. caust. con.[102] graph. hep. hippoz. **Hydrc.** iod. kali-c. lyc. mang. merc. nat-m. nit-ac. petr. ph-ac. phos. plb. psor. puls. sars. sep. sil. spong. staph. sulph. teucr.[102] **Thuj.** tub. zinc.
☞ *Knötchen*

Hoden: ambr. **Arg.** calc. carb-v. carbn-s. caust. graph. hep. **IOD.** kali-c. lyc. **Merc.** nat-m. **Nit-ac. Petr. Ph-ac.** phos. plb. psor. **PULS.** sep. **SIL. SPONG. Staph.** sulph. **TUB. Zinc.**
☞ *O; Hoden*

Penis: bov. hippoz. thuj.
☞ *O; Penis*

- **Glans**: hippoz.
☞ *O; Penis; Glans*

Samenstrang: ambr. **Graph. Iod. Kali-c.** mang. **Merc. Nit-ac.** ph-ac. **Phos.** plb. **PULS.** sars. **SIL. SPONG.** staph. sulph. thuj. zinc.
☞ *O; Samenstrang*

Skrotum: arn.[36] con.[102] **Iod.**[102] sil.[102] sulph.[102] teucr.[102]
☞ *O; Skrotum*

TUBERKULOSE: arg.[149] aur.[102] bac-ts.[102] calc.[102] carbn-s.[58] eucal.[144] hep.[102] iod.[144] merc.[102] merc-i-r.[102] puls.[144] scroph-n.[102] sil.[102] spong.[102] sul-i.[58] sulph.[102] teucr-s.[1125] tub.[144] uva.[1125]

Hoden: arg.[149] **Aur.**[102] bac-ts.[102] calc.[102] eucal.[144] hep.[102] iod.[144] **Merc.**[102] merc-i-r.[102] puls.[144] scroph-n.[102] sil.[102] spong.[102] sul-i.[58] sulph.[102] **Teucr-s.**[1125] tub.[144] uva.[1125]
☞ *O; Hoden*

- **Nebenhoden**: arg.[149]

Pseudotuberkulose, Hoden: **Aur.**[102] calc.[102] hep.[102] **Merc-i-r.**[102] **Sil.**[102] spong.[102] sulph.[102]

TUMOREN, Geschwülste, Auswüchse:
☞ *Auswüchse, Wucherungen • Härte • Knötchen • Krebs, Karzinom • Schwellung; allgemeine Arzneien • Verhärtung, Induration*

Hoden: agav-t.[149] anan.[36] apis[102] arg.[149] brom.[187] calc-f.[149] carbn-s.[36] cob-n.[149] con.[102] graph.[102] rhod.[8] sep.[102] staph.[187] sulph.[8] tarent.[36]
☞ *O; Hoden • Sarkozele, Hodengeschwulst ▤ ALLGEMEINES; C; Tumoren*

- **links**: brom.[187] rhod.[8]
☞ *S; Links*

Samenstrang: anan.[36]
☞ *O; Samenstrang*

Skrotum: merc-i-r.[8] thea[36]
☞ *O; Skrotum*

- **Haut**: thea[36]

Vorhaut: thea[36]
☞ *O; Penis; Vorhaut*

Adenom, Prostata: acon.[34] ars.[184] aur.[34] aur-m.[184] bar-i.[93] cadm-f.[110] caps.[34] chim.[110] chlorpr.[149] con.[34] crot-h.[8] euph.[184] kali-cy.[110] lyc.[184] med.[184] merc.[34] nit-ac.[34] phyt.[85] polytr.[184] puls.[34] sabal.[184] sars.[184] sulfonam.[149] sulph.[34] thuj.[34] thymol.[149]
☞ *O; Prostata*

Empfindung von, Hoden: bufo[36]

Gefäßtumoren, Hoden: cob-n.[149]

gelb, hinter der Glans: lyc.[137]

indolent, Hoden: tarent.

schmerzlos, Penis: bell.[36]

Verdickung, Haut, Penis: thea[36]

weich:

- **Glans**: bell.[36]
☞ *O; Penis; Glans*

- **feucht,** Penis, vom Reiben an der Wäsche: staph.[36]

Zysten, Hoden: agav-t.[149] **Apis**[102] con.[102] **Graph.**[102] sep.[102] sulph.[102]
▤ *ALLGEMEINES; C; Tumoren; zystisch, Steatom*

ULCUS molle, weicher Schanker:
☞ *Geschwüre; syphilitisch*

UNBEHAGLICHKEIT, Empfindung von: graph.[5] sil.[5]
☞ *Unruhe, Empfindung von*

UNFRUCHTBAR:
☞ *Aspermie, Fehlen der Spermatozoen oder Ejakulation • Sterilität*

UNRUHE, Empfindung von: apis[36] apisin.[5] kali-c.[137] ptel. tarent.[36]
☞ *Unbehaglichkeit, Empfindung von ▤ ALLGEMEINES; C; Ruhelosigkeit, körperliche*

Prostata: ptel.
☞ *O; Prostata*

Samenstrang: apis[36] apisin.[5]
☞ *O; Samenstrang*

UNTERENTWICKELT, bei abgezehrten, mageren Jungen: aur.[137]

VARIKOZELE: acon.[34] aesc. arist-cl.[149] arn.[122] ars.[34] **Aur.** bell. **Calc.** carb-v. colch. **Coll.**[25] crot-h. ferr-p.[111] fl-ac. graph.[34] **HAM.**[122] **Lach. Lyc. Merc-i-r. Nux-v.** osm. **Ph-ac.** plb.[102] **Podo. Puls.**[122] ruta sep. **Sil. Sulph.** tab.

Obstipation, bei: coll.[25]
☞ *M; Obstipation, bei*

Schlag, durch einen: **ARN.**[122] **Ham.**[122] **Puls.**[122]

Zerrung, durch: ruta

VARIZEN:

Samenstrang: coll.[111] ham.[25]
☞ *O; Samenstrang*

Vorhaut: ham.[102] lach.[102]
☞ *O; Penis; Vorhaut*

VERBRANNT, Empfindung wie: apisin.[5] cann-s.[5]

VERDICKUNG:
☞ *Härte • Verhärtung, Induration*

Hoden: sulph.[36]
☞ *O; Hoden*

- **Nebenhoden**: sulph.[36]

Samenstrang: calad. carb-v. **CLEM.** kali-n. rhus-t. **Sulph.**
☞ *O; Samenstrang*

- **erstreckt** sich zum Abdomen: kali-n.

Skrotum: calad.[36] carb-v.[5] **CLEM.**[36] **Hep.**[5] kali-bi.[111] **Lyc.**[5] **Rhus-t.** rhus-v.[36] sil.[5] **Sulph.** zinc.[5]
☞ *O; Skrotum*

- **Seiten**: clem.[36]

Vorhaut: elaps lach.[5] sulph.
☞ *O; Penis; Vorhaut*

VERGRÖẞERUNG:

allgemeine Rubriken:
☞ *Schwellung; allgemeine Arzneien*

- **Hoden**: alum. arg-n. ars. aur. bar-c.[102] bar-m. **Berb.**[102] cinnb.[102] clem. con.[102] **Ham.**[25] helo.[85] **Iod. Merc.**[102] merc-i-r.[102] puls.[102] spong. stigm.[102] tarent.[192]
☞ *O; Hoden*

◦ **links**: **Alum.** helo.[85] spong.
☞ *S; Links*

◦ ◦ **zwei** Jahren, seit: spong.

◦ **rechts**: arg-n. **AUR.** ham.[25]
☞ *S; Rechts*

◦ **Gehen,** beim: **Clem.**
☞ *M; Gehen; agg.*

◦ **Verhärtung,** mit: con.[102]

- **Penis**: agn.[36] syph.[185]
☞ *O; Penis*

◦ **Erektion,** während: agn.[36]
☞ *M; Erektion, während*

- **Prostata**: acon.[34] aesc.[1125] alf.[102] all-s.[58] **Aloe** alum. alum-p.[58] alum-sil.[58] **Am-m. Apis** apoc.[137] **Arg-n.**[102] arn.[34] asaf.[47] asar. aspar. aur.[34] **Aur-m. BAR-C.** bar-i.[58] bell.[34] **Benz-ac. Berb.**[137] bry.[34] cact. **CALC.**[54] calc-f.[102] calc-i.[102] calc-sil.[58] cann-s. canth. caps.[34] carb-v.[34] cedr.[142] **Chim.** chr-s.[102] cic.[54] **Cimic.**[102] clem.[185] **CON.** cop. cub.[102] **Cuc-p.**[1125] **DIG.**[80] **Dulc.**[162] epig.[77] ery-a.[1125] ery-m.[1125] eup-pur.[102] euphr.[144] **Ferr-m.** ferr-p.[102] ferr-pic.[102] **Gels.**[102] gnaph.[1125] graph.[102] hep.[34] hydrang.[5] **Hyos.**[80] **Iod.** kali-bi.[102] kali-br.[102] **Kali-i.** kali-p.[58] **Lina.**[1125] lith-c. **Lyc.**[122] mag-c.[144] mag-i.[144] mag-s.[119] **Med. Merc.**[34] merc-d.[171] mur-ac.[122] **Nat-c.** nat-p. **Nat-s.** nat-sil.[58] **Nit-ac.**[34] nux-v. ol-an.[137] **Ol-sant.**[102] oxyd.[102] **Pareir.**[122] **Phos.**[80] pic-ac.[102] pip-m.[102] plat.[34] **Pop.**[102] prun.[1125] **Psor. PULS. Rhod.**[1125] rhus-a.[102] **SABAL.**[122] sars.[102] **Sec. Sel. Senec. Sil.**[122] **Solid.**[102] **Spong. Staph.**[80] sul-i.[58] **Sulph.** terebe.[122] ther.[122] **Thiosin.**[102] **Thuj.**[122] thymol.[119] thyr.[102] trib.[102] tritic.[80] uva. x-ray[119]
☞ *O; Prostata •Entzündung; Prostata •Schwellung; allgemeine Arzneien •Schwellung; allgemeine Arzneien; Prostata*

◦ **Absonderung,** mit chronischer urethraler: phos.[80]

◦ **alten** Männern, bei: all-s.[58] aloe asaf.[47] **BAR-C. Benz-ac. Calc.**[54] **Cic.**[54] **Con. DIG.**[80] **Ferr-pic.**[102] **Iod.** kali-p.[58] lyc.[122] mur-ac.[122] nat-c.[58] nux-v. pareir.[122] puls.[58] **Sabal.**[122] sec.[58] **SEL.** sil.[122] **Staph.**[80] sulph. terebe.[122] thuj.[122] tritic.[80]
▥ *BLASE; C; Urinieren, Entleerung der Harnblase; häufig; alten Menschen, bei; Prostatavergrößerung, bei •BLASE; C; Urinieren, Entleerung der Harnblase; tropfenweise, Urintröpfeln; vergrößerter Prostata, bei; alten Menschen, bei •BLASE; C; Urinieren, Entleerung der Harnblase; unwillkürlich, unfreiwillig; alten Menschen, bei; Männer, Prostatavergrößerung, bei*

◦ ◦ **Hämorrhoiden,** mit: **Staph.**[80]

◦ ◦ **Herzbeschwerden,** mit: dig.[80]

◦ **Blasenentzündung,** mit: pop.[102]

◦ **Druck** im Perineum, mit: berb.[137]

◦ **Hämorrhoiden,** mit: staph.[137]

◦ **Harnverhaltung,** mit:
▥ *BLASE; C; Harnverhaltung; allgemeine Arzneien; vergrößerte Prostata, durch*

◦ **Impotenz,** bei: clem.[185]

◦ **Masturbation,** durch: thymol.[119]

◦ **Quecksilber,** durch: aur.[34] carb-v.[34] hep.[34] nit-ac.[34] thuj.[34]

◦ **Schlag,** durch einen: arn.[34] con.[34] staph.[34]

◦ **Striktur,** durch eine: acon.[34] bell.[34] bry.[34] hep.[34] merc.[34]

◦ **Urinieren,** mit häufigem: **Hyos.**[80]

◦ **Urintröpfeln,** nach Urinieren oder Stuhlgang: **SEL.**
☞ *M; Stuhlgang; agg.; nach* ▥ *BLASE; C; Harnverhaltung; allgemeine Arzneien; vergrößerte Prostata, durch •BLASE; C; Urinieren, Entleerung der Harnblase; tropfenweise, Urintröpfeln; vergrößerter Prostata, bei*

- **Samenstränge**: fl-ac. kali-i. tarent.[192]
☞ *O; Samenstrang*

- **chronisch,** Prostata: **Bar-c.**[80] **Calc.**[80] **CON.**[80] iod.[80] **Nat-c.**[80] phos.[80] **Spong.**[80] **Sulph.**[80] **Thuj.**[80] uva.[80]
☞ *O; Prostata*

- **idiopathisch,** Prostata: arn.[34] calc.[34] iod.[34] plat.[34] staph.[34] sulph.[34]
☞ *O; Prostata*

- **skrofulös,** Prostata: bar-c.[34] calc.[34] sulph.[34]
☞ *O; Prostata*

- **Stein,** wie ein, Prostata: **CON.**[80]
☞ *O; Prostata*

Empfindung von Vergrößerung:

- **Penis**:
☞ *O; Penis •Gestreckt, Empfindung wie, Penis •Lange; Empfindung als ob •Schwellung; Empfindung von*

- **Prostata**: alum. berb. bry. chim. cycl. nux-v. **Ther.**
☞ *O; Prostata*

VERHÄRTUNG, Induration:
☞ *Härte •Knötchen •Tumoren, Geschwülste, Auswüchse •Verdickung*

Hoden: acon.[5] **Agn.**[5] alum. alum-sil.[58] **Arg.** arg-n. **ARN.** ars. ars-i. **Aur. Aur-i.**[58] aur-m.[111] aur-s.[58] **Bar-c.** bar-i.[25] bar-m. bar-s.[58] bell. **Brom.**[137] **Calc. Calc-f.** calc-i.[58] calc-p. calc-sil.[58] **Carb-an.** carb-v.[102] carbn-s.[25] **Cinnb. CLEM. CON. Cop. GRAPH.**[5] hep.[5] **Iod.** kali-ar. kali-c. kali-chl. **Kali-i.** kali-s. kali-sil.[58] lach. **LYC.**[5] **MED. Merc. Merc-i-r.** merl. mez. nit-ac. **Nux-v.** oci. ox-ac. ph-ac. phos. **Phyt.**[102] plb. **PULS.**[5] **RHOD. SIL. SPONG. Staph.** stry. sul-i.[58] **SULPH.** syph.[58] thuj. tub.[137] ust. **Viol-t.**
☞ *O; Hoden •Festigkeit der Hoden, vermehrte •Härte; Hoden*

- **links**: **Brom.** carbn-s.[25] kali-chl. mez. oci. **Rhod. Thuj.**
☞ *S; Links*

VERHÄRTUNG, Induration; Hoden (Forts.)

- **rechts**: arg.[58] arg-n. arn. **Aur. Clem. Con.** lach. merc. **Nit-ac. Ox-ac.** ph-ac. **RHOD.** sil.
  ☞ S; Rechts
- **Erschütterung,** leichte, agg.: brom.[137]
- **Gonorrhö,** nach: **Alum. Clem.** cop. **Med. RHOD.** sulph.
  ☞ M; Gonorrhö, nach unterdrückter
- **Nebenhoden**: ars. **Aur. Med. Merc.** nit-ac. **RHOD. SPONG.**

Penis: acet-ac.[185] bar-c.[185] bell.[185] berb. cann-s.[5] con.[185] lach. lap-a.[185] lat-m.[231] merc.[5] merc-i-r. salx-n.[185] sep. sil.[185] sulph.[5] thuj.[185]
☞ O; Penis •Schwellung; allgemeine Arzneien; hart, Penis

- **alten** Männern, bei: **Berb.**
  ▤ ALLGEMEINES; M; Alten Menschen, Beschwerden bei; Männer
- **Glans**: **Cann-s.**[5] sulph.[5]
  ☞ O; Penis; Glans
- **Vorhaut**: **Lach. Merc.**[5] merc-i-r. sep. **Sulph.**[137]
  ☞ O; Penis; Vorhaut
  - **Leder,** wie: sulph.[137]

Prostata: bar-c.[5] **Con. Cop. Iod.** mur-ac.[5] plb. **Psor. Sel.** senec. **Sil. Sulph. THUJ.**
☞ O; Prostata •Härte; Prostata •Krebs, Karzinom; Scirrhus; Prostata ▤ ALLGEMEINES; C; Verhärtungen, Indurationen; Drüsen

Samenstrang: **Con.**[5] iod.[5] ph-ac. **Puls.**[5] **Spong.**[5] **Syph.**
☞ O; Samenstrang

Skrotum: calad.[102] **RHUS-T. SULPH.** syph.[58]
☞ O; Skrotum

chronisch, Hoden: **Aur.** bar-c. bar-i.[25] **Rhod.**
▤ ALLGEMEINES; C; Verhärtungen, Indurationen

geschwollen:
- **Hoden**: **Merc.**[162]
  ☞ O; Hoden
- **Prostata**:
  ☞ O; Prostata •Schwellung; allgemeine Arzneien; verhärtet, Prostata

kitzelnd, Penis, bei Berührung: sep.[36]

klein, Hoden: iod.[137] puls.[137] sil.[137] spong.[137] tub.[137]
▤ ALLGEMEINES; C; Verhärtungen, Indurationen

rot, Penis: sep.[36]
▤ ALLGEMEINES; C; Verhärtungen, Indurationen

schmerzhaft:
- **Hoden**: phyt.[102]
  ☞ O; Hoden
- **Prostata**: **Cop.**[80]
  ☞ O; Prostata ▤ ALLGEMEINES; C; Schmerz; Drüsen

schmerzlos, Hoden: brom.[137]

Stein, wie ein, Prostata: **Con.**[80]

ungleichmäßig, manche Stellen hart, andere weich, schmerzlos, Prostata: **Sil.**[80]
▤ ALLGEMEINES; C; Verhärtungen, Indurationen

vergrößert, Hoden: con.[102]

VERLAGERUNG, Hoden: calc-f.[149] sil.[54]

VERLANGEN, Trieb:
☞ Sexualtrieb; Verlangen, sexuelles

VIBRIEREN, Empfindung von: sulph.[5]
☞ Beben, Zittern, Empfindung von; Skrotum •Erregung, Empfindung von angenehmer, Penis

Hoden: sulph.[5]
☞ O; Hoden •Beben, Zittern, Empfindung von; Skrotum

VÖLLE, Empfindung von: alum. berb. bry. carl.[36] chim. cycl. fl-ac. nux-v.
☞ Blutandrang •Farbe; rot, Rötung

Prostata: alum. berb. bry. **Chim. Cycl.** nux-v.
☞ O; Prostata •Schwellung; allgemeine Arzneien; Prostata

Samenstränge: fl-ac.
☞ O; Samenstrang

WÄRME:
☞ Hitze, Empfindung von ▤ FIEBER, HITZE; C; Allgemeine Arzneien

WARZEN, kleine, Penis: **Calc.**[5]

WEICH:
☞ Schlaffe Genitalien ▤ ALLGEMEINES; C; Schlaffes Gefühl

WOLLÜSTIGE Empfindung: **Ambr.**[5] ang.[5] aphis.[102] bor.[1] bov.[5] calad.[5] caps.[5] coff.[5] croto-t. euph.[5] ign.[5] lach.[5] m-art.[5] meny.[5] nat-c.[5] nux-v.[5] **Plat.**[5] rhus-t.[5] sel.[5] **Stann.**[5] staph.[5] sulph.[36]
☞ Angenehme Empfindung in den •Jucken; wollüstig

Erektion, ohne: ambr.[5] calad.[5] caps.[5] **Ign.**[5] meny.[5] **Sel.**[5]

Kratzen, durch: **Croto-t.** sulph.[36]
☞ M; Kratzen; agg.

Stuhlgang, nach: nat-c.[5]
☞ M; Stuhlgang; agg.; nach

Glans: aphis.[102]
☞ O; Penis; Glans

WUNDHEIT: alum.[1] alum-sil.[58] am-c.[5] ambr.[5] anan. arn.[5] ars. asc-t.[85] aur.[5] bar-c. berb. calad.[5] calc.[1] calc-p. calen.[137] cann-s. **CARB-V. CAUST. CHAM.**[122] chel. chin.[5] coff.[5] cop.[36] **Cor-r.** croto-t.[102] **GRAPH. HEP.** hyos.[5] ign. iod.[5] kali-c.[1] kali-i. knau.[33] **Lyc.** med.[85] meph.[111] **MERC. Merc-c.**[102] merc-i-r. mez. mur-ac. narz.[36] nat-c. nat-m. **Nit-ac. NUX-V.**[1] osm.[102] petr. ph-ac. phos.[5] phyt.[102] plat.[5] plb.[5] **Podo.** polyg.[137] psor. rhod. rhus-t. rumx. sanic.[144] **SEP.** sil.[137] **SULPH.** sumb.[36] **Thuj.** verat.[1] zinc.[5]
☞ Aphthen •Geschwüre •Wundscheuern, leichtes ▤ REKTUM; C; Wundheit; Perineum

Fossa navicularis: **Cor-r.**[5]

Penis: alum.[1] alum-sil.[58] anan. ars.[5] asc-t.[85] calad.[5] calen.[137] cann-s. carb-v. caust.[102] cham.[1] chin.[5] cop.[36] cor-r. graph.[58] hep. ign. kali-i. merc. merc-i-r. mez. mur-ac. nat-c. nat-m. **NIT-AC.** nux-v. ph-ac.[102] phyt.[102] psor. rumx. sep. sil.[5] sulph. thuj. verat.[1]
☞ O; Penis •Abschuppung, Penis, •Schmerz; abgeschürft, Schmerz wie, Penis

- **Baden** agg.: asc-t.[36]
  ☞ *M; Baden; agg.*
- **Glans**: alum-sil.[58] anan. ars.[5] asc-t.[85] cor-r. graph.[58] **MERC.** merc-i-r. **Nat-c. Nat-m. NIT-AC.** sep. **Sulph. THUJ.**
  ☞ *O; Penis; Glans*
- **Vorhaut**: alum.[1] anan. **Ars.**[102] **CALAD.**[5] calen.[137] cann-s. carb-v. **Caust.**[102] cham.[1] chin.[5] cop.[36] **Cor-r.**[102] **Hep. Ign. MERC. Mez.** mur-ac. nat-c.[5] **NIT-AC.** nux-v. ph-ac.[102] phyt.[102] **Psor.** rumx. sep. **Sil.**[5] **Thuj.**[36] verat.[1]
  ☞ *O; Penis; Vorhaut*
  - **Koitus,** nach: calen.[137]
    ☞ *M; Koitus; agg.*
  - **Frenulum** stellenweise: thuj.[36]
  - **oberflächlich**: cop.[36]
  - **Rand**: cann-s. cham.[1] **IGN. Mur-ac.** nit-ac. nux-v. rumx.

Skrotum: arn.[5] **ARS. Bar-c.**[5] berb. calc.[1] **Calc-p.** caust. chel. cop.[36] graph. **HEP.** kali-c.[1] lyc.[5] med.[85] merc. narz.[36] **Nat-c.**[5] nat-m.[5] nit-ac.[1] nux-v.[1] **Petr.**[5] ph-ac. plb.[5] polyg.[137] rhus-t. sil.[137] **SULPH.** sumb.[36] **Thuj.**[36] zinc.[5]
  ☞ *O; Skrotum*
- **Seiten,** an den: berb. sumb.[36] **Thuj.**[36]
  - **links**: sumb.[36]
    ☞ *S; Links*
  - **rechts**: thuj.[36]
    ☞ *S; Rechts*

Skrotum und Oberschenkeln, zwischen: bar-c. caust. cop.[36] **Graph.** hep. **LYC.** med.[85] **MERC. NAT-C. Nat-m. Nit-ac.** nux-v.[1] **PETR.** rhus-t. **Sulph. Thuj.**
  EXTREMITÄTEN; C; Wundheit, Exkoriation; Oberschenkeln, zwischen den

leicht wund, wird: **Nat-c.**

WUNDSCHEUERN, leichtes: ars-s-f.[102] caust.[5] kali-bi.[36] kali-i.[111] nat-c.[5]
  ☞ *Abschuppung, Penis, •Wundheit*

ZERREN, Empfindung von:
  ☞ *Schmerz; reißender Schmerz*

ZIEHEN, Empfindung von:
  ☞ *Schmerz; ziehender Schmerz*

ZUCKEN, Empfindung von:
  ALLGEMEINES; C; Zuckungen

Hoden: ambr.[5] lyc. meny. sil.
  ☞ *O; Hoden*

Penis: aur. bar-c. **Calc.**[36] carl. caust. chin.[5] **Cinnb.** graph. lach. lyc. mang. mez. nat-m.[36] nit-ac. rhod. stann. **THUJ.** viol-t.[36] zinc.
  ☞ *O; Penis*
- **morgens,** im Bett, beim Erwachen: viol-t.[36]
- **abends,** im Bett: calc.[36]
- **Uriniert,** wenn er nicht: nat-m.[36]
- **Glans**: chin.[5] mez.
  ☞ *O; Penis; Glans*
- **Peniswurzel**: zinc.

Prostata: form.
  ☞ *O; Prostata •Beben, Zittern, Empfindung von; nervöses, Prostata*

Samenbläschen, brennend, erstreckt sich zur Glans: **Mang.**

Samenstrang: ang.[36] graph.[36] lith-c.[36] **M-aust.**[5] **Mang.** plb.[36]
  ☞ *O; Samenstrang*
- **abwechselnd** mit Ziehen, links: ang.[36]
  ☞ *A; Abwechselnd mit*
- **links**: graph.[36]
  ☞ *S; Links*
- **morgens**: plb.[36]
  ☞ *Z; Morgens*

Skrotum: graph.
  ☞ *O; Skrotum*

ZURÜCKGEZOGEN:

Hoden: agar. **Agn.**[5] alum.[1] alumn. arg-n. **Aur.**[102] **Bar-c.** bell. **Berb.** brom.[102] bufo[111] **Calc.** camph.[1] **Cann-s.**[5] **Canth.** chin.[102] cic.[137] **CLEM.** coloc. croto-t. **Euphr.**[5] fl-ac.[122] iod.[1] lyc.[212] **M-aust.**[5] meny.[85] **Merc.**[5] nit-ac.[102] **Nux-v.** ol-an.[111] op. pareir. phos. plat.[193] **Plb.** psor.[122] puls. **Rhod.** sabal.[137] sec. sil. **Stram. Sulph.**[5] syph.[122] thuj. thyr.[102] tub.[122] **Zinc.**
  ☞ *O; Hoden •Kryptorchismus, Hodenretention* *ALLGEMEINES; C; Einziehung, Retraktion, von weichen Körperpartien*
- **links**: calc. croto-t. pareir. thuj.
  ☞ *S; Links*
- **rechts**: alum.[1] clem. meny.[85] puls.
  ☞ *S; Rechts*
  - **stärker** als links: meny.[85]
- **Gehen,** beim: **Rhod.**
  ☞ *M; Gehen; agg.*
- **zum** äußeren Leistenring: cic.[137]

Penis: bell. berb. calad. carbn-s.[25] cocc. coloc. cycl.[36] **Euphr.**[5] **IGN.**[36] m-art.[5] merc.[5] mosch. nat-c.[1] nat-m. nit-ac.[5] **Nuph.** nux-m.[5] nux-v. plb.[36] prun. puls. sabin.[85] sulph.
  ☞ *O; Penis* *ALLGEMEINES; C; Einziehung, Retraktion, von weichen Körperpartien*
- **Kolik,** bei: plb.[36]
- **Urinieren,** nach: ign.[36]
- **Vorhaut**: bell. **Calad.** cocc. coloc. cycl.[36] m-art.[5] **Merc.**[5] nat-c.[1] **NAT-M.** nit-ac.[5] nux-m.[5] nux-v. prun. sulph.
  ☞ *O; Penis; Vorhaut •Phimose, Vorhautverengung*
  - **morgens**: nat-c.[1]
    ☞ *Z; Morgens*
  - **nachts**: cocc.
    ☞ *Z; Nachts*
  - **Freien,** im: cycl.[36]
    ☞ *M; Freien, im; agg.*
  - **Koitus,** nach: **Calad.**
    ☞ *M; Koitus; agg.*

Samenstrang, rechter: cimic.[36]
  ☞ *O; Samenstrang*

Skrotum: acon. aloe[36] carbn-s.[25] clem.[36] gast.[36] lyss.[111] petr. plb.[102]
  ☞ *O; Skrotum*

schmerzhaft, Hoden: agar.[58] m-aust.[85] sabal.[137]
- **nachts**: m-aust.[85]
  ☞ *Z; Nachts*

schwierig, Zurückziehen der Vorhaut ist: sabin.[85]

ZUSAMMENSCHNÜREN, Empfindung von:

allgemeine Arzneien: arn. asar. kali-c.[1] mosch. plb.[8] thuj.[5]
☞ *Gebunden, Empfindung wie mit einer Schnur, Penis • Schmerz; zusammenschnürender Schmerz*

- **Penis**: plb.[8] thuj.[5]
☞ *O; Penis*

◦ **Glans,** hinter der: plb.[8]

◦ ◦ **Urinieren,** nach: plb.[8]

- **Samenstrang**: kali-c.[1]
☞ *O; Samenstrang*

allgemeine Rubriken:
☞ *Abschnürung, Empfindung von*

- **Glans,** hinter der: calad. coloc.[36]

◦ **nachts**: coloc.[36]
☞ *Z; Nachts*

◦ **Koitus,** nach: calad.
☞ *M; Koitus; agg.*

- **Prostata**: canth.[36]
☞ *O; Prostata*

- **Skrotum**: plb.[36]
☞ *O; Skrotum*

- **Vorhaut**: **Ars.**[5] **Coloc.**[5] **Merc.** merc-c.[5] **Nit-ac.** **Rhus-t.** sabin. **Sulph.**[5] sumb.[36] **Thuj.**[5]
☞ *O; Penis; Vorhaut • Phimose, Vorhautverengung*

ZUSAMMENZIEHEN:

allgemeine Arzneien: acon. alum.[5] arg-n.[85] arn. asar.[5] aur.[5] berb. camph.[5] cann-s.[36] chin.[5] cic.[36] ferr-ma.[36] ign.[5] kali-c.[5] lyss.[56] narz.[36] nit-ac.[5] nux-v.[85] op.[54] petr.[1] phos.[5] plat.[5] plb.[5] puls. sabal.[85] spong.[85] sulph.[5] thuj.[36] zinc.[5]
ALLGEMEINES; C; Strikturen, Stenosen, Zusammenziehungen; allgemeine Arzneien

- **Cremaster**: arg-n.[85] thuj.[47]

- **Hoden**: **Aur.**[5] camph.[5] chin.[5] phos.[5] plb.[5]
☞ *O; Hoden*

- **Penis**: asar.[5] ign.[5] narz.[36] puls.[5]
☞ *O; Penis*

◦ **Urinieren,** nach: ign.[5]

◦ **Glans**: asar.[5]
☞ *O; Penis; Glans*

◦ **Vorhaut**:
☞ *O; Penis; Vorhaut • Phimose, Vorhautverengung*

- **Samenstrang**: alum.[5] kali-c.[5]
☞ *O; Samenstrang*

- **Skrotum**: acon. arg-n.[85] arn. berb. cann-s.[36] cic.[36] ferr-ma.[36] lyss.[56] op.[54] petr.[1] plb. puls. sabal.[85] thuj.[36] zinc.[5]
☞ *O; Skrotum*

◦ **links**: thuj.[36]
☞ *S; Links*

◦ **Aufstoßen,** mit: ferr-ma.[36]

◦ **Kreischen,** Schreien, während: op.[54]

◦ **Stehen,** im: cann-s.[36]
☞ *M; Stehen; agg.*

◦ **Stuhldrang,** mit plötzlichem oder starkem: ferr-ma.[36]

- **konvulsivisch,** spasmodisch:

◦ **Cremaster**: arg-n.[85]

◦ **Hoden**: nux-v.[85] spong.[85]
☞ *O; Hoden*

◦ **Skrotum**: **Puls.**
☞ *O; Skrotum*

Empfindung von Zusammenziehen:
☞ *Atrophie, geschrumpft; Empfindung wie geschrumpft ALLGEMEINES; C; Strikturen, Stenosen, Zusammenziehungen; Empfindung von Zusammenziehung*

- **Hoden**: camph.[1] chin.[5] m-aust.[85]
☞ *O; Hoden*

- **Skrotum**: clem.[36] zinc.[8]
☞ *O; Skrotum*

SCHMERZ, Schmerzen der Genitalien: abrot. acon.[102] act-sp.[111] adam.[222] aesc. agar.[5] agav-t.[149] agn.[5] ail. all-c. aloe[36] alum.[5] alum-p.[58] alum-sil.[58] alumn.[36] am-c.[5] am-m.[36] ambr.[5] ammc.[36] amyg-p.[36] anac. anag. anan. ang.[1] anil.[36] ant-c.[5] ant-o.[85] ant-s. ant-t. anth. apis[102] aran. arg. **ARG-N.** arn.[5] ars. ars-s-f.[58] arum-d.[36] arum-t. arund. asaf.[5] asar. asc-t. asim.[102] aspar. aster.[144] atro.[25] aur. aur-ar.[58] aur-i.[58] aur-m. aur-s.[36] bapt. bar-c. bar-m. bell.[5] benz-ac. berb. bism.[1] bol.[36] bor.[5] bov. brach. bran.[36] brom.[5] brucel.[241] bry. bufo cact. cahin. calad.[102] calc. calc-acet. calc-ar. calc-i.[58] calc-p. calc-s. calc-sil.[58] camph.[5] cann-i.[111] cann-s.[102] canth.[5] caps.[5] carb-ac. carb-an.[36] carb-v.[102] carbn-s. card-m. carl.[36] casc. cassi-f.[192] cassi-s.[192] caul. caust. cedr.[137] cere-b.[102] cere-s. cham. chel.[25] chim.[63] chin. chin-ar. chin-s.[36] cic. cimic. cinch.[36] cinnb. clem.[5] cob. coc-c. coca cocc.[85] coch. coff.[5] colch.[36] coll.[102] coloc.[5] colocin.[36] con. cop. cor-r.[36] croc. crot-h. croto-t.[5] cub. culx.[162] cupr.[5] cupr-ar. cupre-aust.[36] cycl. der. dig.[22] dios. dor. dros. dulc.[5] echi. elaps equis. erech.[25] erio.[102] ery-a. eug.[111] euon.[36] euph. euphr.[1] eupi. fago.[25] ferr.[5] ferr-i. ferr-m.[36] ferr-ma. ferr-p.[111] fl-ac. form.[25] franz.[36] gels.[102] germ.[222] gins.[102] gnaph.[144] goss. graph.[5] grat.[111] guai. ham. hedy.[36] hell.[1] hep.[102] hipp. hist.[144] hydr.[102] hydr-ac.[268] hydrc.[36] hydrog.[222] hyos. ign.[5] ind. inul. iod. ip.[5] irid.[222] iris jab.[36] jac. jac-c.[36] jatr.[36] jug-r. kali-ar.[58] kali-bi. kali-br. kali-c.[5] kali-chl.[58] kali-i. kali-n.[36] kali-s. kalm. kola[1184] kreos. lac-c. lach.[5] lachn.[85] lact.[36] laur. led. lil-t. lith-c.[36] lob.[25] lupin.[1125] lyc.[36] lycpr.[102] lycps. lyss.[36] m-arct.[5] m-art.[1] m-aust.[5] mag-m. mag-p.[111] mag-s.[36] mang.[5] mang-acet.[1] med. menthol[102] meny.[36] merc.[5] merc-acet.[36] merc-c.[5] merc-d. merc-i-f.[36] merc-i-r.[102] mez.[5] mit.[85] morph. mosch.[5] mur-ac.[1] mygal.[192] naja napht.[102] naphtin.[102] narz.[36] nat-ar.[58] nat-c. nat-m.[5] nat-p. nat-s. nat-sil.[58] nit-ac.[1] nit-s-d.[36] nuph. nux-m.[5] nux-v. oci. ol-an. onos.[144] op. osm. ox-ac.[58] oxyt.[102] ozone[227] pall. pareir. per.[36] petr.[36] petros. ph-ac. phos.[5] phyt.[102] pic-ac.[25] pip-m.[144] plat.[5] plat-m.[36] plb.[5] plut-n.[222] podo. polyg. polyg-s.[111] por-m.[251] prun.[102] psor. ptel.[25] puls. puls-n.[36] querc-r.[257] ran-s. rat. rhod. rhus-t.[5] rhus-v.[36] ros-d.[305] sabad. sabal.[85] sabin.[5] salx-n.[102] sang.[36] sarcol-ac.[144] sars. sec. sel. senec.[102] seneg. sep.[5] sil. solid.[137] spig. spira.[36] spong.[5] squil.[1] stann. staph. still. stram.[36] stront-c.[5] stry. succ.[194] sul-ac. sul-i. sulph.[5] sumb. syph. tab. tarax.[1] tarent. tax.[303] tep. ter.[36] teucr.[5] ther. thlaspi[111] thuj.[5] thymu.[77] trad.[36] trom.[111] tub.[85] tung.[252] tus-f.[102] tus-p.[36] ust. valer.[5] verat.[5] verat-v.[102] viol-t.[5] visc.[119] wild.[36] zinc.[5] zinc-p.[58]

abwechselnd mit Zusammenziehung des Anus: bell.
☞ A; Abwechselnd mit ▤ REKTUM; A; Abwechselnd mit

morgens im Bett: phos.
▤ ALLGEMEINES; C; Schmerz; morgens; Bett, im

nachts: agar.
☞ Z; Nachts ▤ ALLGEMEINES; C; Schmerz; nachts

Berührung agg.: cassi-s.[192]
☞ M; Berührung agg. ▤ ALLGEMEINES; C; Schmerz; Berührung, durch

Bewegung agg.: cassi-s.[192]
☞ M; Bewegung; agg. ▤ ALLGEMEINES; C; Schmerz; Bewegung; agg.

Erschütterung, durch: bell.[1]

Fieberhitze, während: sil.[102] spong.[102]
▤ ALLGEMEINES; C; Schmerz; Fieber, während; Hitzestadium

Gehen:

- **während**: cann-s.[1]
☞ M; Gehen; agg.

- **nach**: ambr.
☞ M; Gehen; agg. ▤ ALLGEMEINES; M; Gehen; nach Gehen agg.

Kälte amel.: cassi-s.[192]
▤ ALLGEMEINES; C; Schmerz; Kälte; amel.

Koitus:

- **während**: arg-n.[137] kreos.
☞ M; Koitus; agg.

- **nach**: cedr.[137] jatr.[36]
☞ M; Koitus; agg. ▤ ALLGEMEINES; C; Schmerz; Koitus, nach

Kratzen, nach: nat-s.[58]
☞ M; Kratzen; agg.

Samenabgang:

- **während**: calc.[1]
☞ M; Samenabgang; agg.

- **nach,** beim Stuhlgang: amyg-p.[36]
☞ M; Samenabgang; agg. • M; Stuhlgang; agg.; während

Schwellung, mit: cassi-s.[192]

Sitzen, kann nicht still: syph.[137]

Stuhlgang:

- **vor**: nat-c.
☞ M; Stuhlgang; agg.; vor

- **während**: kali-c.
☞ M; Stuhlgang; agg.; während ▤ ALLGEMEINES; C; Schmerz; Stuhlgang; während

Urinieren:

- **vor**: nat-c. tarax.
▤ ALLGEMEINES; M; Urinieren; vor U. agg.

- **Beginn,** zu: iris mang. merc. petr. sec.
▤ ALLGEMEINES; M; Urinieren; Beginn, zu

- **während**: arg-n. caps. carbn-s. clem. kali-bi. kali-c. kreos. op.[1] petr. psor. sul-ac. tarax. tarent. thuj.
☞ M; Urinieren; agg. ▤ ALLGEMEINES; M; Urinieren; während U. agg.

- **nach**: alum. arg-n. caust. kali-c.
▤ ALLGEMEINES; C; Schmerz; Urinieren, nach

Wärme agg.: cassi-s.[192]
▤ ALLGEMEINES; M; Wärme; agg.

zurückbeugen, muss sich: tus-p.[36]

erstreckt sich:

- **abwärts**: bell. chel.[25] cinnb. lil-t. plat.
▤ ALLGEMEINES; C; Schmerz; erstreckt sich; abwärts

- **außen,** nach, morgens im Bett: nux-v.
▤ ALLGEMEINES; C; Schmerz; erstreckt sich; außen, nach

- **Oberschenkel,** an der Innenseite entlang bis zum Knie: jatr.[36]

exkretorische Gänge, während und nach dem Koitus: canth.

Hoden: abrot. acon. act-sp.[111] aesc. agar. agav-t.[149] agn. aloe[36] alum. alum-p.[58] alumn. am-c. ammc. anag. ang. **Ant-c.**[5] ant-o. ant-t. **Apis**[38] **ARG. Arg-n. Arn.** ars. arum-t. asaf. asim.[102] atro.[25] **AUR.** aur-ar.[58] **Aur-i.**[58] aur-m. **AUR-S.**[58] bapt. bar-c. bar-m. **Bell.**[5] **Berb.** bism.[1] **Brom.** brucel.[241] bry. bufo cahin. **Calc.** calc-acet. calc-i.[58] calc-s. camph. cann-s. canth.[5] caps. carb-v.[5] carbn-s.[25] card-m. carl. **Caust.** cere-b.[102] cere-s. cham.[102] chel. chim.[63] chin.[36] chin-s. cimic. **CLEM.**[5] cob. coc-c. coca cocc.[85] coff. colch. **Coloc.** colocin.[36] **Con.** cop. der. dig. dios. echi. equis. erech.[25] erio.[102] ery-a. euph. euphr.[102] fago. ferr-p.[111] fl-ac. gels. germ.[222] gins. graph. **Ham.** hep. hipp. hist.[144] hydr.[102] hyos. ign. ind. **Iod.** ip.[1] irid.[222] jac-c. jatr. kali-ar.[58] kali-bi. kali-br. kali-c. kali-chl.[58] kali-i. kali-n.[1] kali-s. kalm. lach.[5] **Lith-c.**[25] lyc.[5] lycps. lyss. m-art.[5] m-aust.[85] mag-m. mag-p.[111] mang. med. meny.[5] **Merc.**[5] merc-acet. merc-c. merc-i-r.[102] mez. mit.[85] morph. mur-ac.[36] mygal.[192] nat-ar. nat-c. **Nat-m.** nat-p. nat-sil.[58] nit-ac.[1] nuph. nux-v. oci. ol-an.[144] op. osm. ox-ac. **Oxyt.**[102] ozone[227] pall. petr.[1] **PH-AC.**[1] phos. phyt.[144] pic-ac.[25] pip-m.[144] plat. **Plb.** polyg.[25] psor. **PULS.** puls-n.[25] querc-r.[257] **RHOD.**[36] rhus-t.[5] sabad. sabal.[168] sabin. salx-n.[102] sars. sel. senec.[25] sep.[1] sil. spig. **SPONG.** squil.[5] **STAPH.**[1] still. succ.[194] sulph. sumb. tarax.[1] tarent.[192] ter. teucr.[5] thuj. thymu.[77] trom.[111] tub.[144] tung.[252] tus-p. ust. verat.[5] verat-v. **Zinc.**[1] zinc-p.[58]
☞ *O; Hoden*

- **abwechselnde** Seiten: berb.[137] hist.[144] lycps.[111] ol-an.[111] rhod.[5]
☞ *S; Abwechselnde Seiten*
- **links**: aesc. alum. ang. arg. calc. calc-s. carbn-s.[25] chin. con. der. dios. ery-a.[25] fl-ac. ind.[36] jatr. kali-br. kali-c. lycps.[25] merc-c. mygal.[192] nat-ar. nat-c. nit-ac.[1] nuph. petr.[1] pic-ac.[25] polyg.[25] puls.[58] rhod. sabad. senec.[25] **Staph.** still. sumb. ter. thuj.[58] tub.[85] verat-v. zinc.
☞ *S; Links*
  ◦ **rechts,** dann: lycps.[25] zinc.
  ◦ ◦ **zurück,** und wieder: lycps.[25]
  ◦ **Betätigung** agg.: ery-a.[25]
  ☞ *M; Anstrengung agg.*
- **rechts**: acon. act-sp.[111] alum.[1] anag. apis[38] **ARG.** arg-n. arum-t. **AUR.** bism. bry. calc. **Caust.** chel. chin-s.[36] cob. coc-c. coloc.[1] dig. erech.[25] germ.[222] graph. ind. irid.[222] jac-c. kalm. lycps.[25] mit.[85] morph. nat-ar. nat-m. nat-p. osm. phos.[1] pip-m.[144] querc-r.[257] **RHOD.** sabin. sel. sep.[5] spig. staph. tub.[144] tung.[252] ust.[25]
☞ *S; Rechts*
  ◦ **abends**: chin-s.[36]
  ☞ *Z; Abends*
  ◦ **Gehen,** beim: arg.
  ☞ *M; Gehen; agg.*
  ◦ **urinieren,** amel. nach: cob.
  ☞ *M; Urinieren; amel.*
  ◦ **erstreckt** sich:
  ◦ ◦ **Abdomen**: arum-t.
  ◦ ◦ **Oberschenkel**: sep.[5]
  ◦ **links,** nach: kalm.
- **morgens**: aur.[809] calc-s. **Clem.** kalm. nat-c. sars. verat-v.
☞ *Z; Morgens ▮ ALLGEMEINES; C; Schmerz; morgens*
- **mittags**: **Caust.** ust.
☞ *Z; Mittags ▮ ALLGEMEINES; C; Schmerz; mittags*
- **nachmittags**: calc-s. caps. chin. dios. ery-a. gels. kalm.
☞ *Z; Nachmittags ▮ ALLGEMEINES; C; Schmerz; nachmittags*
  ◦ **14** Uhr: ery-a.
  ◦ **erstreckt sich in die Leistenregion**: gels.
- **abends**: agar. arg.[8] aur. chin-s. con. equis. lycps. ox-ac. puls. rhod. sabad. sel. sulph. ust. verat-v.
☞ *Z; Abends ▮ ALLGEMEINES; C; Schmerz; abends*
  ◦ **18** Uhr - 23 Uhr: aur.
  ◦ **Bett,** im: **Arg.**[8]
  ☞ *M; Bett, im, agg.*
  ◦ **Urinieren,** vor: equis.
- **nachts**: cere-s. coc-c. ham. hist.[144] osm. sil.[1]
☞ *Z; Nachts*
  ◦ **Bett,** im: coc-c.
  ☞ *M; Bett, im, agg.*
  ◦ **Schmerz** im Hinterkopf, mit: hist.[144]
- **Aufstehen,** nach: mag-m.
☞ *M; Aufstehen, bei oder nach*
- **Auftreten,** bei festem: colch. coloc.
☞ *M; Auftreten, festes, agg.*
- **Berührung,** bei: alum. atro.[25] bism.[1] cocc.[85] mag-m. nit-ac.[1] ol-an.[144] ph-ac.[1] rhod.[2] sep.[1] spong. staph.[1] zinc.[1]
☞ *M; Berührung agg.*
- **Bewegung**:
  ◦ **agg.**: asaf. berb. ery-a. mag-m. ox-ac. salx-n.[102]
  ☞ *M; Bewegung; agg.*
  ◦ **amel.**: arg. carbn-s. **Rhod.**
  ☞ *M; Bewegung; amel.*
- **Bücken,** beim: aur.[809] zinc.[1]
☞ *M; Bücken; agg. ▮ ALLGEMEINES; C; Schmerz; Bücken, nach*
- **Druck** agg.: arg. tarent.[192]
☞ *M; Druck; agg. ▮ ALLGEMEINES; C; Schmerz; Druck; agg.*
  ◦ **Kleidung,** der: **ARG.**
  ☞ *M; Berührung agg.; Kleidung, der •M; Druck; agg.; Kleidung, der*
- **Erektionen,** nach: con. mag-m. ox-ac.
- **Erschütterung,** durch eine: colch.
- **Gehen**:
  ◦ **agg.**: **ARG.** clem. coloc. jac-c. **Lyc.** ox-ac. ph-ac. **Staph.** sumb. tarent.[192] thuj. zinc.
  ☞ *M; Gehen; agg.*
  ◦ **amel.**: rhod. thuj.
  ☞ *M; Gehen; amel.*
- **Husten,** beim: am-c. nat-m. osm. **Zinc.**[5]
☞ *M; Husten agg.*

- **Koitus,** beim: kali-i.
  ☞ *M; Koitus; agg.*
- **Kreuzen** der Beine, beim: ip.[1]
  ☞ *M; Kreuzen der Beine; agg.*
- **Liegen** agg.: sil. tarent.[192]
  ☞ *M; Liegen; agg.* ▤ *ALLGEMEINES; C; Schmerz; Liegen; agg.*
  ◦ **Seite,** auf der betroffenen: tarent.[192]
  ▤ *ALLGEMEINES; C; Schmerz; Liegen; agg.; Seite, auf erkrankter*
- **Ruhe,** während: arg. rhod. zinc.
  ☞ *M; Ruhe agg.*
- **Samenerguss**:
  ◦ **während**: caps.
  ☞ *M; Samenabgang; agg.*
  ◦ **nach**: caps.[8] cere-s.[102] lyss.[144] mag-m. ox-ac. **Ph-ac.**
  ☞ *M; Samenabgang; agg.*
  ◦ ◦ **einen** Tag danach: lyss.[144]
- **Schmerzen,** bei:
  ◦ **Abdomen,** im: lycps.[8]
  ◦ **Augen,** über den: lycps.[137]
  ◦ **Kopf,** über den Augen, mit: lycps.[8]
- **Sexualität**:
  ◦ **Erregung,** durch sexuelle: **Iod.** kali-n.[1] lyss. staph.
  ☞ *M; Erregung agg.* ▤ *ALLGEMEINES; M; Sexualität; Erregung, sexuelle, agg.*
  ◦ **Unterdrückung** des Sexualtriebs agg.: mag-m.[137]
- **Sitzen,** beim: aur.[809] **PULS.** rhod. tarent.[192] ter. thuj.[1] zinc.
  ☞ *M; Sitzen agg.*
- **Stehen** agg.: cann-s. puls. rhod. tarent.[192]
  ☞ *M; Stehen; agg.*
- **Stuhlgang,** während: bell.[5] coca **Lyc.**[5] phos. trom.[111]
  ☞ *M; Stuhlgang; agg.; während*
- **Unterstützen** amel.: erio.[102]
  ▤ *ALLGEMEINES; M; Stützen, Unterstützen von Körperteilen; amel.*
- **Urinieren**:
  ◦ **agg.**:
  ☞ *M; Urinieren; agg.*
  ◦ ◦ **während**: cahin. caps.[5] polyg. thuj.
  ☞ *M; Urinieren; agg.*
  ◦ ◦ **nach**: bell.[5] caps.[1]
  ◦ **amel., beim**: cob.[137]
  ☞ *M; Urinieren; agg. •M; Urinieren; amel.*
- **Wein** agg.: thuj.
  ☞ *M; Wein agg.*

➡ - **erstreckt** sich:
  ◦ **Abdomen**:
  ◦ ◦ **durch** das Abdomen: fago.
  ◦ ◦ **zum** Abdomen: arum-t.[8] calc. iod. kali-n.[1] rhod.
  ◦ **abwärts**: berb.[111]
  ◦ **Anus,** zum: rhod.[5]
  ◦ **Därmen,** zu den: ham.[171] ust.[171]
  ◦ **Hüfte,** zur: chel.
  ◦ **Leistenring,** zum: aur-m. bry.
  ◦ **Magen,** zum: ham.
  ◦ **Oberschenkel,** in die: aur.[85] clem.[1] rhod. sep. spong.[5]
  ◦ **Penis,** zum: mur-ac.[36]
  ◦ **Samenstrang,** in den: aesc. arum-t. berb. bry.[5] clem. coc-c. equis. fl-ac. ham. kali-n.[1] lith-c.[25] lycps.[25] ox-ac. plb. polyg. puls.[58] rhod. spong.[5] staph. zinc.[1]
  ◦ ◦ **Abdomen,** und das: kali-n.[1]
  ◦ ◦ **plötzliche** Verlagerung zu den Därmen, verursacht Übelkeit: ham.
  ◦ ◦ **vom** linken zum rechten Hoden: lith-c.[25] lycps.[25]

- **Nebenhoden**: aloe[36] chin.[36] **Clem.**[5] colocin.[36] rhod.[36]
  ◦ **links,** beim Gehen: aloe[36]
  ☞ *S; Links*
  ◦ **Berührung,** bei: colocin.[36]
  ☞ *M; Berührung agg.*
- **Rücken,** und: abrot.

M. bulbocavernosus: cham.[36]
▤ *ALLGEMEINES; C; Schmerz; Muskeln*

Penis: acon. act-sp. adam.[222] ail. all-c. alum.[5] alumn.[36] ambr.[5] ammc.[36] anac. anan. ang.[1] anil.[36] ant-c. ant-o.[85] ant-t. apis[137] aran. arg-n.[137] arn. **Ars.** ars-s-f.[58] arum-t. asaf.[5] asar. asc-t. aspar. aster.[144] aur.[1] aur-s.[36] bell.[1] benz-ac.[36] berb.[36] bol.[36] bor. brach. bran.[36] brom. bry.[36] bufo calad.[36] calc. calc-p. calc-sil.[58] camph. **Cann-i.**[111] cann-s. canth.[36] caps.[1] carb-ac. carb-v. carbn-s. carl. casc. caul. caust. cham.[36] chel.[25] chin.[5] chin-s. cic. cinnb. clem. coc-c. cocc. coch. colch. coloc.[1] colocin.[36] con. cop. cor-r.[36] crot-h. croto-t.[5] culx.[162] cupr.[5] cupr-ar.[25] cycl.[137] dig. dios.[36] dor. dros. dulc.[137] elaps[36] equis. ery-a. eug.[111] euon.[36] euph. euphr. ferr.[5] ferr-i. ferr-m. ferr-ma. ferr-p. form.[25] franz.[36] germ.[222] gnaph.[144] graph. grat. guai. ham.[111] hedy.[36] hell.[1] hep. hipp. hydr.[36] hydr-ac.[268] hydrog.[222] **Ign.**[5] iod.[36] jab.[36] jac. jac-c.[36] jug-r. kali-bi.[111] kali-c.[1] kali-i. kali-n.[36] kola[1184] kreos. lac-c. lach.[5] lact. led. lith-c.[36] lob.[25] lyc.[1] lyss.[36] mag-m. mag-s.[36] mang.[5] med. **Merc.** merc-acet.[36] merc-c.[58] merc-i-f.[36] mez. mur-ac.[36] naja[85] narz.[36] nat-ar.[58] nat-c.[1] nat-m.[5] nat-s. nit-ac.[36] nit-s-d.[36] nuph. nux-m.[5] nux-v. ol-an.[36] osm. ox-ac. ozone[227] **Pareir.** petr. petros. ph-ac. phos.[1] pip-m.[144] plat. plat-m.[36] plb.[36] polyg.[111] prun. psor. ptel.[25] puls.[1] puls-n. ran-s. rat. rhod.[5] rhus-t.[36] rhus-v.[25] sabad.[36] sabin.[5] sang. sars. seneg.[5] sep.[5] sil.[1] spig. spong.[1] squil.[1] stann. staph.[1] still.[25] stram.[36] stry. sul-ac.[1] sulph.[1] sumb.[36] tab. tarax.[1] tep. teucr. thlaspi[111] thuj. valer.[5] verat.[1] viol-t.[5] zinc. zinc-p.[58]
☞ *O; Penis*
- **links**: form.[25]
  ☞ *S; Links*
- **rechts**: naja[85]
  ☞ *S; Rechts*

Penis (Forts.)

- **morgens**: caps.[36] mag-m. ph-ac.[36] sulph.[36] sumb.[36]
  ☞ *Z; Morgens ▤ ALLGEMEINES; C; Schmerz; morgens*
  - **Bett,** im: mag-m.
    ☞ *M; Bett, im, agg.*
  - **Erwachen,** beim: sulph.[36]
    ☞ *M; Erwachen; agg. ▤ ALLGEMEINES; C; Schmerz; morgens; Erwachen; beim*
  - **Urinieren,** beim: sumb.[36]
    ☞ *M; Urinieren; agg.*
- **nachmittags**: arn.[36] asaf. dios.[36] kali-n.[36] puls-n.[36]
  ☞ *Z; Nachmittags ▤ ALLGEMEINES; C; Schmerz; nachmittags*
  - **16** Uhr: puls-n.[36]
    ▤ *ALLGEMEINES; C; Schmerz; nachmittags; 16 Uhr*
- **abends**: brom.[36] caps.[36] lyc. mez.[36] nat-m.[36] ph-ac.[36] puls-n.[36]
  ☞ *Z; Abends ▤ ALLGEMEINES; C; Schmerz; abends*
  - **Koitus,** nach: lyc.
    ☞ *M; Koitus; agg.*
- **nachts**: alum.[1] bol.[36] naja[85]
  ☞ *Z; Nachts*
  - **22** Uhr, nach dem Zubettgehen: bol.[36]
  - **Erektion,** während: alum.[1]
    ☞ *M; Erektion, während*
- **Aufstehen,** nach: naja[85]
  ☞ *M; Aufstehen, bei oder nach*
- **Berührung,** bei: sumb.
  ☞ *M; Berührung agg.*
- **Bewegung** agg.: alum.[36] berb.
  ☞ *M; Bewegung; agg.*
  - **Hand,** durch die: alum.[36]
- **Druck** mit dem Finger, fester, amel.: ferr.[36]
- **Erektion,** während: alum. arg-n.[137] hep.[36] mag-m.
  ☞ *M; Erektion, während*
- **Gehen,** beim: cann-s. ign. mag-s.[36] puls-n. thuj. zinc.[1]
  ☞ *M; Gehen; agg.*
- **Harnröhre,** bei Entzündung der: cop.[36]
- **herabhängt,** während er: sumb.[25]
- **Husten,** beim: ign.
  ☞ *M; Husten agg.*
- **Koitus,** beim: canth.[58] clem. jug-r. kreos. sep.
  ☞ *M; Koitus; agg.*
- **Kratzen,** nach: carl. euphr.[36]
  ☞ *M; Kratzen; agg.*
  - **Sitzen,** beim: euphr.[36]
    ☞ *M; Sitzen agg.*
- **Reiben,** nach: cycl.[36]
  ☞ *M; Reiben; agg.*
- **Samenerguss,** nach: dig.[5]
  ☞ *M; Samenabgang; agg.*
- **Schwellung** der Vorhaut, durch: **Rhus-t.**
- **Sitzen,** beim: calc-p.[36] croto-t.[36] euphr.[36] mag-s. thuj.[1]
  ☞ *M; Sitzen agg.*
  - **gebeugt**: croto-t.[36]
    ☞ *M; Beugen; agg. ▤ ALLGEMEINES; M; Beugen, Neigen, Krümmen; agg.; vorwärts*
  - **Gehen,** und: mag-s.
    ☞ *M; Gehen; agg.*
- **Stehen,** beim: euph.[36] mag-s.[36]
  ☞ *M; Stehen; agg.*
- **Stuhlgang,** während: hydr.
  ☞ *M; Stuhlgang; agg.; während*
- **Trinken** amel.: ferr.[36]
  ☞ *M; Trinken amel.*
- **Urinieren**:
  - **vor**: chin.[36] cic.[5]
  - **Beginn,** zu: merc.[5]
  - **während**: acon.[36] asaf.[36] aur. **Canth.**[36] equis.[36] euph.[36] ferr-i. merc. nat-m.[1] ox-ac.[36] petr.[1] phos. prun. sulph.[1]
    ☞ *M; Urinieren; agg.*
  - **nach**: prun. puls.[36]
    - **Spasmus** der Harnröhre und Tenesmus des Rektums: prun.
- **erstreckt** sich:
  - **Anus,** zum: merc. thlaspi[111]
  - **Blase,** zur: euon.[36]
  - **Glans,** in die: asar. brom. spong.
  - **Harnröhre,** durch die: alumn.[36]
  - **hinten,** nach: aur.
  - **Hoden,** zu den: carbn-s. thuj.
  - **Nabelregion,** in die: thuj.[1]
  - **vorn,** nach: asar. spig.
    ▤ *ALLGEMEINES; C; Schmerz; erstreckt sich; vorn, nach*
- **Glans**: acon. act-sp. all-c. alum.[5] ambr.[5] anac. ant-c. ant-o.[85] ant-t. aran. arn. ars. ars-s-f.[58] arum-t. asaf.[5] asar. aster.[144] aur.[1] berb.[36] brom. calc.[1] cann-i.[111] cann-s. **CANTH.**[36] caps.[1] carb-ac. casc. caul. **Chel.**[25] chin.[5] cic. cinnb. clem. coc-c. coch. colch. coloc.[1] con. **Cop.** croto-t.[5] culx.[162] cupr.[5] cycl.[137] dor. dros. ery-a. eug.[111] euph.[1] euphr.[1] ferr.[5] ferr-m.[36] ferr-ma. **Ferr-p.** gnaph.[144] graph. ham.[111] hell.[1] hep. hydr-ac.[268] ign.[5] iod.[36] kali-bi.[111] kali-c.[1] lach.[5] lact. lyc.[1] lyss.[36] mang.[5] med. **Merc.** merc-i-f.[36] mez.[1] nat-c.[1] nat-m.[5] nit-ac.[36] nuph.[25] nux-v. osm. ox-ac. **PAREIR.** petr. ph-ac. phos.[1] prun. psor.[111] ptel.[25] puls.[1] ran-s. rhod.[5] rhus-t.[36] rhus-v.[25] sabin.[5] sars. seneg.[5] spong.[1] squil.[1] stann. staph.[1] still.[25] sul-ac.[1] sulph.[1] sumb.[36] tarax.[1] thuj.[1] valer.[5] verat.[1] viol-t.[5] zinc. zinc-p.[58]
  ☞ *O; Penis; Glans*
  - **morgens**: sulph.[1]
    ☞ *Z; Morgens*
  - **abends,** erstreckt sich in die Schamregion: ptel.[25]
    ☞ *Z; Abends*
  - **drückt,** wenn man darauf: thuj.
  - **Ejakulation,** während der: clem.
  - **Gehen,** beim: staph.[1]
    ☞ *M; Gehen; agg.*

◦ **Koitus,** nach: eug.[111]
  ☞ *M; Koitus; agg.*

◦ **Reiben,** bei leichtem: cycl.[137] nat-c.[137]
  ☞ *M; Reiben; agg.*

◦ **Stehen,** im: staph.[1]
  ☞ *M; Stehen; agg.*

◦ **Urindrang,** bei: aran. aur. ferr-p. lyc. pareir. thuj.

◦ **Urinieren**:

◦ ◦ **vor**: anac. asaf.[5] aur. **Canth.** chin.[5] coch. lyc. stann.

◦ ◦ **Beginn,** zu: psor.

◦ ◦ **während**: acon. act-sp. anac.[1] ars. asaf.[5] casc. coch. euph.[1] lyc. mez.[1] nit-ac. ox-ac. pareir. petr. prun. sars. still.[25] sulph. thuj.[1]
  ☞ *M; Urinieren; agg.*

◦ ◦ **Schluss,** am: kali-bi.[111] phos.[5]

◦ ◦ **nach**: anac. coc-c. coch. lyc. phos.[1] prun. **Puls.** sars.

◦ **erstreckt** sich:

◦ ◦ **Harnröhre,** durch die, beim Urinieren: aran.[45]

◦ ◦ **Peniswurzel,** zur, nach Urinieren: sars.

◦ **Corona** glandis: berb.[36] iod.[36] lyc.[36] lyss.[36] nit-ac.[36]

◦ ◦ **stellenweise**: nit-ac.[36]

◦ **hinter** die: ery-a. nat-c.[1] puls.[1] verat.[1]

◦ ◦ **Erektion,** bei, nach **Koitus**: nat-c.[1]
  ☞ *M; Erektion, während*

◦ ◦ **Urinieren,** beim: ery-a.
  ☞ *M; Urinieren; agg.*

◦ **Spitze**: aur.[1] calc.[1] canth.[36] coloc.[1] euph.[1] euphr.[1] ferr-m.[36] lyc.[1] merc-i-f.[36] mez.[1] psor.[111] rhus-t.[36] sumb.[36] thuj.[1]

◦ ◦ **Urinieren**:

◦ ◦ ◦ **Beginn,** zu: psor.[111]

◦ ◦ ◦ **während**: thuj.[1]
  ☞ *M; Urinieren; agg.*

◦ ◦ ◦ **nach**: coloc.[1]

- **Haut,** unmittelbar unter der: naja[85]

- **Peniswurzel**: ammc.[36] calc-p. camph.[36] chel.[36] clem.[36] con.[36] equis. hydr.[36] hydrog.[222] ign. kali-bi. lact. lith-c.[36] ol-an.[36] ozone[227] **Petros.** rat. rhus-t. zinc.

◦ **morgens**:
  ☞ *Z; Morgens*

◦ ◦ **6 Uhr**: hydr.[36]

◦ ◦ **Erwachen,** beim: kali-bi.
  ☞ *M; Erwachen; agg.*

◦ **15 Uhr**: ol-an.[36]

◦ **16.30 Uhr**: ozone[227]

◦ **Gehen** agg.: ign. zinc.
  ☞ *M; Gehen; agg.*

◦ ◦ **Anlehnen** der Lumbosakralregion im Stehen amel.: ign.
  ☞ *M; Anlehnen gegen etwas amel. •M; Stehen; agg.*

◦ **Sitzen,** beim: lith-c.[36]
  ☞ *M; Sitzen agg.*

- **Spitze**: aur.[1] calc. camph. euph. euphr. ferr-m. hipp. kola[1184] lyc.[1] mez. nit-ac.[36] nuph. osm. ph-ac. phos.[1] psor. sumb.[36] thuj. zinc.

◦ **Reibung** der Kleidung, durch, beim Gehen: sumb.[36]
  ☞ *M; Berührung agg.; Kleidung, der •M; Druck; agg.; Kleidung, der •M; Gehen; agg.*

◦ **Urinieren**:

◦ ◦ **Beginn,** zu: psor.

◦ ◦ **während**: nit-ac.[36]
  ☞ *M; Urinieren; agg.*

◦ ◦ **nach**: phos.[1]

- **unterer** Teil: chel.[36] cic.[1]

- **vorderer** Teil: all-c.[36] berb.[36] coc-c.[36] iod.[36] kali-bi.[36] lach.[36] merc.[36] merc-acet.[36] mez.[36] phos.[36] ran-s.[36] zinc.[36]

◦ **23 Uhr**: coc-c.[36]

◦ **nachts**: merc-acet.[36]
  ☞ *Z; Nachts*

◦ **Urinieren,** beim: kali-bi.[36]
  ☞ *M; Urinieren; agg.*

- **Vorhaut**: **Acon.**[36] ail. ang.[1] apis[137] ars.[1] bell.[1] benz-ac.[36] **Berb.** bor. bry.[36] bufo calad.[36] calc.[36] camph.[5] **CANN-S.**[36] **Canth.** carb-v. cham.[36] chin.[36] chin-s. cinnb.[102] clem.[36] coc-c.[36] cocc. coloc.[36] con. **Cop.** cor-r.[36] cycl.[137] dig. euph.[5] euphr.[36] germ.[222] grat. hep. hydr-ac.[268] ign.[36] jac. jac-c.[36] kali-bi. kali-c. led. lob.[25] **Lyc.** mag-m. mang. **MERC.**[36] merc-c.[58] mez.[1] mur-ac.[36] nat-c. nat-m. nat-s. **Nit-ac.** nux-v.[36] osm. phos.[1] plb.[36] polyg.[111] puls.[5] **RHUS-T.**[5] rhus-v.[36] sabad.[36] sabin.[5] seneg. sep.[5] sil.[1] **SULPH.**[5] sumb.[36] teucr. thuj.[36] verat. zinc.
  ☞ *O; Penis; Vorhaut*

◦ **abwechselnd** mit Stichen im Anus: thuj.[36]
  ☞ *A; Abwechselnd mit ▥ REKTUM; A; Abwechselnd mit*

◦ **morgens,** nach dem Erwachen: thuj.[36]
  ▥ ALLGEMEINES; C; Schmerz; morgens; Erwachen; nach

◦ **abends**: cycl. lyc.[36] mez.[1]
  ☞ *Z; Abends*

◦ ◦ **Koitus,** nach: lyc.[36]
  ☞ *M; Koitus; agg.*

◦ **Erektion,** während: ars.[1]
  ☞ *M; Erektion, während*

◦ **Gehen,** beim: merc.
  ☞ *M; Gehen; agg.*

◦ **Koitus,** nach: **Calad.**[5] lyc. plb.[5]
  ☞ *M; Koitus; agg.*

◦ **Kratzen,** nach: euphr.[36] rhus-v.[36]
  ☞ *M; Kratzen; agg.*

◦ **Reiben,** nach: cycl.[137] rhus-v.[36]
  ☞ *M; Reiben; agg.*

◦ ◦ **leichtem,** nach: cycl.[137]

◦ **Stuhlgang,** nach: sil.[1]
  ☞ *M; Stuhlgang; agg.; nach*

◦ **Urinieren**:

◦ ◦ **während**: calad.[5] calc.[36] phos.
  ☞ *M; Urinieren; agg.*

◦ ◦ **nach**: bell.[1] berb. bor. calad. cann-s. canth. chin-s. clem. coloc. con. cop. dig. grat. kali-bi. kali-c. led. mag-m. merc. nat-c. nat-m. nat-s. seneg. teucr. thuj. zinc.

Penis; Vorhaut(Forts.)

◦ **zurückgezogen** wird, wenn die: thuj.[36]

◦ **Frenulum**: benz-ac.[36] chin.[36] clem.[36] coloc.[36] cor-r.[36] ign.[36] merc.[36] phos.[1] plb.[36] sabad.[36] sabin.[5] thuj.[36]

◦ ◦ **Baden,** nach: clem.[36]
☞ *M; Baden; agg.*

◦ ◦ **Berührung agg.**: chin.[36]
☞ *M; Berührung agg.*

◦ **Rand**: acon.[36] bry.[36] calad.[36] cann-s.[36] cham.[36] chin.[1] cor-r.[36] ign. jac-c.[36] mur-ac.[36] nit-ac. nux-v.[36]

◦ ◦ **abends**: nux-v.[36]
☞ *Z; Abends*

◦ **Unterseite**: carb-v.

- **Vorhaut** und Eichel, **zwischen**: chin.[1]

Prostata: acon.[80] agar.[58] **All-c. Alum.**[162] alum-sil.[58] ambr. apis[80] asaf. aur. bar-c.[137] **Bell.** berb. bov. brom. cact. calc-p.[80] calc-sil.[58] canth. **Caps.** carb-an. **Caust. Chim.** clem. coca **Con.** cop.[80] crot-h. **Cub.** cupr-ar. **Cycl.** dig. gnaph. graph. kali-bi. kali-c. kali-n. laur. **Lyc.** lyss.[36] med.[102] merc. merc-d. mez. nat-ar. nat-sil.[58] nit-ac. ol-an. onos.[144] pareir. ph-ac. **Phos.** podo. polyg.[25] polyg-s.[111] psor. **Puls.**[80] **Rhus-t.** sabal.[111] sel. sep.[137] **Sil.**[809] solid.[137] **Staph.** sul-ac. sul-i. sulph. tarent.[80] thuj. visc.[119]
☞ *O; Prostata*

- **nachmittags**: aur. kali-bi.
☞ *Z; Nachmittags* *ALLGEMEINES; C; Schmerz; nachmittags*

- **Bewegung**:

◦ **agg.**: **Calc-p.**[80] **Puls.**[80]
☞ *M; Bewegung; agg.*

◦ **amel.**: rhus-t.[58]
☞ *M; Bewegung; amel.*

- **Blase,** und, tief im Becken, morgens und vormittags nach dem Koitus: all-c.
☞ *M; Koitus; agg.*

- **Erbrechen,** beim: polyg.[25]

- **Erektion**:

◦ **Beginn,** zu: alum.

◦ **während**: alum.
☞ *M; Erektion, während*

- **Erschütterung agg.**: **BELL.**

- **Fahren** oder Reiten **agg.**: staph.
☞ *M; Fahren oder Reiten agg.*

- **Gehen**:

◦ **agg.**: all-c. brom. **Cycl.** kali-bi. staph.[80] sulph.
☞ *M; Gehen; agg.*

◦ ◦ **muss** stillstehen: kali-bi.

◦ **amel.**: **Rhus-t.**
☞ *M; Gehen; amel.*

- **Gonorrhö,** bei: **Caps.** cub.

- **Koitus**:

◦ **während**: alum.
☞ *M; Koitus; agg.*

◦ **nach**: **All-c.**[36] alum. caps. **Psor.** sel.
☞ *M; Koitus; agg.*

- **Krebs,** bei: crot-h.

- **Masturbation,** nach: tarent.[80]

- **Naseschneuzen,** beim: alum.
ALLGEMEINES; M; Naseschneuzen; agg.

- **Naseschneuzen,** beim: alum.

- **Niesen,** beim: alum.[162]
ALLGEMEINES; M; Niesen; agg.

- **Samenerguss,** während: agar.[58]

- **Sitzen,** beim: **Chim. Cycl.** dig. rhus-t.
☞ *M; Sitzen agg.*

◦ **Gehen,** oder: cycl.
☞ *M; Gehen; agg.*

- **Stehen,** im: cycl.
☞ *M; Stehen; agg.*

- **Stuhlgang**:

◦ **nach**: phos.
☞ *M; Stuhlgang; agg.; nach*

◦ **Stuhldrang,** bei: **Cycl.** rhus-t.

- **Treppensteigen,** beim: acon.[80]

- **Trockenheitsgefühl,** mit: cop.[80]

- **Urinieren**:

◦ **während**: acon.[80] **Apis** cact. caust. cop. cycl. kali-n. lyc. med.[102] merc-d. nat-sil.[58] pareir. polyg.[25] sel.
☞ *M; Urinieren; agg.*

◦ **Schluss,** am: coca

◦ **nach**: bell.[5] lyc. onos.[144] polyg.[137] **PULS.**

◦ **beim** Ansetzen zum: pareir.[80]

◦ **Urindrang,** bei: **Cycl. Rhus-t.**

- **erstreckt** sich:

◦ **abwärts**: apis[80]

◦ **Becken,** zum: puls.[80]

◦ **Blase**: puls.[80]

◦ **Genitalien,** zu den: bov.

◦ **Oberschenkel**: puls.[80]

◦ **Urethra**: polyg.[25] staph.[137]

◦ **vorn,** nach: sil.[1]
ALLGEMEINES; C; Schmerz; erstreckt sich; vorn, nach

- **Prostataregion**: bov. dig.

◦ **Pressen** zur Harnentleerung, beim: dig.

Samenbläschen: ambr.[5] mang.

- **erstreckt** sich zur Glans: mang.

Samenstränge: agar. agn. all-c.[36] aloe[111] alum.[36] am-c.[1] am-m.[36] ambr. ammc. anag. ang.[36] **Ant-c.**[36] anth. apis arg.[36] arg-n.[102] arn. ars. ars-s-f.[58] arum-d.[36] arum-t. arund. aur.[809] aur-m. **Bell. Berb.** brach. brom.[36] bry.[36] cahin.[36] **Calc.** calc-ar. calc-s.[36] camph.[5] **Cann-s.** canth. caps. carbn-s.[36] chel. chin. chin-ar. chin-s.[36] cic.[36] cimic.[36] **Clem.**[58] coca[36] colch.[36] coloc. colocin.[36] con.[36] croto-t. cupre-aust.[36] **Dios.**[36] echi. equis.[36] fago.[25] fl-ac.[111] goss. grat.[111] **HAM.**[36] hipp.[36] hydrc.[36] ind. iod. kali-br.[36] kali-c.[1] kali-n. lact.[36] lith-c.[25] lyc.[36] lycps.[25] m-art.[85] m-aust.[5] mag-m. mang-acet.[1] med.[58] menthol[102] meny. **Merc. Merc-i-r.** mez.[36] morph. narz.[36] nat-c.[1]

nat-m.[1] nat-p. **Nit-ac.** nux-m. nux-v. **Ol-an.** osm.[36] **Ox-ac.** oxyt.[102] ozone[227] petr.[36] ph-ac. **Phos.**[36] **Phyt.** pic-ac.[25] plb.[36] podo. polyg. psor.[36] **Puls.** puls-n.[36] rhod.[137] sabad.[5] sabal.[85] sabin.[36] sarcol-ac.[144] **Sars.** sec. **Senec.**[25] sil.[5] spira.[36] **Spong.** staph. stront-c.[5] stry. sulph.[36] sumb.[36] tarent.[192] tep.[36] ter.[10] teucr.[36] ther. **Thlaspi**[102] **Thuj.** tub.[85] tus-f.[102] tus-p.[36] verat.[5] verat-v.[102] wild.[36] zinc.[1]
☞ *O; Samenstrang*

- **links**: agar. am-m.[36] ang.[36] ars. ars-s-f.[58] arum-d.[36] bell. berb.[8] calc. carbn-s.[36] clem.[36] colch.[36] con.[36] croto-t.[36] equis.[36] fago.[25] fl-ac.[111] grat.[111] hydrc.[36] kali-br.[36] lycps.[25] med.[58] nat-p. osm.[36] pic-ac.[25] plb. polyg.[36] puls-n.[25] sarcol-ac.[144] senec.[25] staph. stry. sumb.[36] tarent. ter.[10] tub.[85]
☞ *S; Links*
  - **abwechselnd** mit Zucken: ang.[36]
☞ *A; Abwechselnd mit*
  - **abends**: carbn-s.[36]
☞ *Z; Abends*
  - **22** Uhr: sumb.[36]
  - **Druck,** bei: equis.[36]
☞ *M; Druck; agg.*
  - **Gehen,** beim: croto-t.[36]
☞ *M; Gehen; agg.*
  - **erstreckt** sich:
    - **aufwärts**: bell.
    - **rechts,** nach: calc. staph.
- **rechts**: all-c.[36] alum.[36] ammc.[36] arg. aur.[809] berb. brom.[36] bry.[36] chin-s.[36] cimic.[36] **Clem.**[36] echi. equis.[36] lact.[36] lith-c.[25] lycps.[25] morph. ox-ac.[36] ozone[227] petr.[36] polyg.[36] sabin.[36] stront-c. sulph.[36] tarent.[192] tep.[36]
☞ *S; Rechts*
  - **16** Uhr: arg.
ALLGEMEINES; C; Schmerz; nachmittags; 16 Uhr
  - **abends**: ammc.[36] sulph.[36]
☞ *Z; Abends*
    - **19** Uhr: sulph.[36]
  - **Ausgehen,** nach dem: ox-ac.[36]
  - **Druck** der zu engen Hose und unterdrückte sexuelle Gefühle, durch: chin-s.[36]
  - **Erschütterung,** durch: ozone[227]
  - **Gehen,** beim: ammc.[36]
☞ *M; Gehen; agg.*
  - **Sitzen** und Stehen, im: berb.
☞ *M; Sitzen agg. • M; Stehen; agg.*
  - **Urinieren**:
    - **während**: stront-c.
☞ *M; Urinieren; agg.*
    - **nach**: lith-c.
  - **erstreckt** sich zu den Hoden: lith-c.[25] lycps.[25]
- **morgens**: calc-s. cic.[36] clem. nat-c.[1] phyt. sars.[36]
☞ *Z; Morgens* *ALLGEMEINES; C; Schmerz; morgens*
  - **Berührung,** bei: sars.[36]
☞ *M; Berührung agg.*
  - **Bett,** im: **Cic.**[36]
☞ *M; Bett, im, agg.*
- **nachmittags**: arg. calc-s.[36] plb.[36]
☞ *Z; Nachmittags* *ALLGEMEINES; C; Schmerz; nachmittags*
  - **16** Uhr: arg.
ALLGEMEINES; C; Schmerz; nachmittags; 16 Uhr
  - **17** Uhr - **18** Uhr: calc-s.[36]
ALLGEMEINES; C; Schmerz; nachmittags; 17 Uhr - 18 Uhr
- **abends**: ammc. bell.[1] teucr.[36]
☞ *Z; Abends* *ALLGEMEINES; C; Schmerz; abends*
  - **Bett,** im: bell.[1] teucr.[36]
☞ *M; Bett, im, agg.*
- **nachts**: clem.[58] puls-n.[36]
☞ *Z; Nachts*
  - **23** Uhr: puls-n.[36]
- **Anstrengung,** nach: calc-ar. ox-ac.
☞ *M; Anstrengung agg.* *ALLGEMEINES; C; Schmerz; Anstrengung agg.*
- **Berührung,** bei: chin. clem. meny. merc-i-r. sars.
☞ *M; Berührung agg.*
- **Bewegung**:
  - **agg.**: ox-ac.
☞ *M; Bewegung; agg.*
  - **amel.**: arg. rhod.[58]
☞ *M; Bewegung; amel.*
- **Bücken** amel.: ant-c.[36]
☞ *M; Bücken; amel.*
- **Druck** agg.: tarent.[192]
☞ *M; Druck; agg.* *ALLGEMEINES; C; Schmerz; Druck; agg.*
- **Erektion,** nach der: mag-m. nux-m. **Sars.**
  - **Koitus,** ohne: mag-m. nux-m. sars.
- **Erschütterung,** durch: thlaspi[102]
- **Erwachen,** beim, nach Samenerguss: wild.[36]
☞ *M; Samenabgang; agg.* *ALLGEMEINES; C; Schmerz; Erwachen; agg.*
- **Fahren** im Wagen amel.: tarent.[36]
ALLGEMEINES; M; Fahren im Wagen oder mit der Bahn; amel.
- **Gehen,** beim: ammc. arg.[36] berb. clem.[58] croto-t. nux-v. ox-ac. tarent.[192]
☞ *M; Gehen; agg.*
- **Husten,** während: **Nat-m.**[1] verat.[5]
☞ *M; Husten agg.*
- **Kampfer** oder Branntwein amel.: nux-v.[36]
☞ *M; Branntwein amel. • M; Kampher amel.*
- **Koitus,** nach: **Arund.** mag-m.[137] nat-p.[137] sars.[137] ther.
☞ *M; Koitus; agg.*
- **Leere,** Hinfälligkeit, mit Empfindung von: equis.[36]
- **Liegen** auf der befallenen Seite agg.: tarent.[192]
☞ *M; Liegen; agg.* *ALLGEMEINES; C; Schmerz; Liegen; agg.; Seite, auf erkrankter*
- **Ruhe,** während: arg.
☞ *M; Ruhe agg.*
- **Samenerguss,** nach: **Nat-p.**
☞ *M; Samenabgang; agg.*

Samenstränge (Forts.)

- **Sitzen,** beim: berb. tarent.[192]
  ☞ *M; Sitzen agg.*
- **Stehen,** beim: ant-c. nux-v. tarent.[192]
  ☞ *M; Stehen; agg.*
- **Stuhlgang,** während: coca[36] phos.[36]
  ☞ *M; Stuhlgang; agg.; während*
  ◦ **Pressen,** beim, mehr rechts: coca[36]
  ☞ *M; Stuhlgang; agg.; Pressen, beim*
  ◦ **weichem** Stuhl, bei: phos.[36]
- **Urinieren,** beim: agar. **Apis** bell. cahin.[36] canth. caps. clem. polyg. stront-c.[5]
  ☞ *M; Urinieren; agg.*
  ◦ **nach,** und: caps.
- **Wärme**:
  ◦ **agg., Bettwärme**: clem.[58]
  ☞ *M; Bett, im, agg.*
  ◦ **amel.**: rhod.[58]
  ☞ *M; Wärme amel.*
- **Wein,** nach: calc-ar.
  ☞ *M; Wein agg.*
- **erstreckt** sich:
  ◦ **Abdomen,** zum: berb.[36] bry. clem. grat. rhod.[137] staph.
  ◦ ◦ **Urinieren,** beim: clem.
  ☞ *M; Urinieren; agg.*
  ◦ ◦ **Leistenring,** zum: berb.[36] bry.
  ◦ ◦ ◦ **rechts**: berb.[36]
  ◦ **abwärts**: berb. calc. iod. nux-m.[36] sars.[36] staph.[1]
  ◦ **aufwärts**: bell. clem.[1] ol-an. osm. phyt.[111] thuj.
  ▥ *ALLGEMEINES; C; Schmerz; erstreckt sich; aufwärts*
  ◦ **Brust,** zur: grat.
  ◦ **Hoden,** in die: all-c. arg.[36] **Berb.**[36] colocin.[36] dios.[36] **HAM.**[36] lith-c. merc. nux-v. osm. plb.[36] puls. senec. staph.[1] sulph.[36] teucr.
  ◦ ◦ **links**: **Berb.**[36] plb.[36]
  ◦ ◦ **rechts**: berb.[36] colocin.[36] sulph.[36]
  ◦ ◦ ◦ **16 Uhr 17 Uhr**: sulph.[36]
  ◦ ◦ ◦ **morgens**: colocin.[36]
  ☞ *Z; Morgens*
  ◦ ◦ ◦ **Beugen** agg.: colocin.[36]
  ☞ *M; Beugen; agg.*
  ◦ ◦ ◦ **Gehen** agg.: colocin.[36]
  ☞ *M; Gehen; agg.*
  ◦ ◦ **morgens**: dios.[36]
  ☞ *Z; Morgens*
  ◦ ◦ **nachts**: **HAM.**[36]
  ☞ *Z; Nachts*
  ◦ **Nebenhoden,** in die: **Berb.**[36] chin-s.[36] senec.
  ◦ ◦ **links**: **Berb.**[36]
  ◦ ◦ **agg. in bestimmten Stellungen, amel. Treppe hinabgehen und reiben**: chin-s.[36]
  ◦ **Oberschenkel,** in die: rhod.[137]
  ◦ **Penis,** zum: puls.

Skrotum: acon.[5] agar.[36] **Am-c.**[36] ambr.[5] anac. anan. anil.[36] arn.[5] ars.[36] ars-s-f.[58] bell.[5] berb.[36] bran.[36] calc. calc-p. cann-i.[25] carb-an.[36] carbn-s. carl.[36] cassi-f.[192] caust.[1] chin.[1] cic.[36] **Clem.**[36] cocc. coff.[36] coloc.[36] con.[1] cop.[36] cupr-ar. euph. ign.[5] iod.[102] kali-c.[1] kali-chl.[58] kali-i.[36] lach.[36] lachn.[85] lyc.[36] meny.[36] **Merc.**[1] mez.[36] narz.[36] nat-ar.[36] nat-c.[5] nat-s. nit-ac. nux-v.[36] ol-an.[36] petr.[1] ph-ac.[1] phos.[36] plat.[36] plb. prun.[36] ran-s.[5] rhod. rhus-t. rhus-v.[36] sil. spig.[1] spong. staph.[5] stry. sulph.[5] sumb.[36] tarent. teucr.[5] **Thuj.**[36] trad.[36] viol-t.[5] zinc.[36] zinc-p.[58]
  ☞ *O; Skrotum*
- **links**: agar.[36] euph.[36] lachn.[85] stry.[36] tarent.[36]
  ☞ *S; Links*
  ◦ **rechts,** nach: lachn.[85]
- **rechts**: cic.[36] meny.[36] nux-v.[36]
  ☞ *S; Rechts*
- **abends**: mez.[36] plat.[36]
  ☞ *Z; Abends* ▥ *ALLGEMEINES; C; Schmerz; abends*
  ◦ **Bett** Gehen, beim zu: plat.[36]
- **2** Uhr: rhus-v.[36]
- **Anheben** des Skrotums amel.: am-c.[36]
- **Berührung,** bei: clem.[36]
  ☞ *M; Berührung agg.*
- **Feuchtigkeit,** mit Absonderung von: calc-p. cop.
- **Koitus,** nach: kali-i.[36]
  ☞ *M; Koitus; agg.*
- **Kratzen,** nach: nat-s. rhus-v.[36] thuj.[1]
  ☞ *M; Kratzen; agg.*
- **Reiben,** nach: coff.[36] rhus-t. rhus-v. thuj.
  ☞ *M; Reiben; agg.*
  ◦ **Kleidung,** der: coff.[36]
  ☞ *M; Berührung agg.; Kleidung, der •M; Druck; agg.; Kleidung, der* ▥ *ALLGEMEINES; M; Reiben; agg.; Kleidung, durch die*
- **Schwitzen,** nach: plb.
- **Sitzen** amel.: cassi-f.[192]
  ▥ *ALLGEMEINES; M; Sitzen; amel.*
- **Stuhlgang,** nach: **Lyc.**[5]
  ☞ *M; Stuhlgang; agg.; nach* ▥ *ALLGEMEINES; C; Schmerz; Stuhlgang; nach*
- **erstreckt** sich zum Anus: bell.[5]
- **Haut,** äußerlich: ars.[36] carl.[36] cop.[36]
- **Seiten**: berb.[36] carb-an.[36] euph. lach.[36] lyc.[36] meny.[36] mez.[36] petr.[1] ph-ac.[1] prun.[36] stry. sulph.[5] sumb.[36] tarent. thuj.[36] zinc.[36]
  ◦ **links**: meny.[36] prun.[36]
  ☞ *S; Links*
  ◦ **rechts**: lach.[36] meny.[36] mez.[36] thuj.[36] zinc.[36]
  ☞ *S; Rechts*
  ◦ ◦ **Berührung,** bei: zinc.[36]
  ☞ *M; Berührung agg.*
  ◦ **morgens**: sumb.[36]
  ☞ *Z; Morgens*
  ◦ **abends** im Bett: lyc.[36]
- **Septum**: caust.[1] con.[1]
- **stellenweise**: nit-ac.
  ▥ *ALLGEMEINES; C; Schmerz; stellenweise*

Skrotum und **Oberschenkeln, zwischen**: bar-c. canth. caust. graph. hep.[1] lyc. m-art.[1] merc. nat-c. nat-m.[1] petr. rhod. rhus-t. sulph. zinc.[1]

- **morgens** beim Erwachen: m-art.[1]
  ▤ *ALLGEMEINES; C; Schmerz; morgens; Erwachen; beim*

- **Reiben, durch**: nat-m.[1]
  ☞ *M; Reiben; agg.*

abgeschürft, Schmerz wie, Penis: **Arn.**[5] cann-s.[1] cic.[5]
☞ *Abschürfung, wie roh, Empfindung von; Vorhaut •Wundheit; Penis*

- **Gehen,** beim: cann-s.[1]
  ☞ *M; Gehen; agg.*

abwärtszerrender, herausdrängender Schmerz:
☞ *Abwärtsdrängen, Empfindung von*

- **Hoden**: cann-s. **Gels.** iod. **Kali-c.** lach. **Med. Ph-ac.** sumb.
  ☞ *O; Hoden •Herabgezwängt, Empfindung wie, Hoden*

◦ **nachmittags,** erstreckt sich in die Leistenregion: gels.
☞ *Z; Nachmittags*

◦ **Samenergüssen,** nach: **Ph-ac.**
☞ *M; Samenabgang; agg.*

- **Peniswurzel**: chel.

- **Prostata**: nat-ar. sil.[36]
  ☞ *O; Prostata*

◦ **erstreckt** sich nach vorn: sil.[36]

- **Samenbläschen,** ertreckt sich zur Glans: **Mang.**

- **Samenstrang**: berb. camph.[5] chin-ar. chin-s.[36] **Iod.** sars.[36] sec. spong. sumb.
  ☞ *O; Samenstrang*

◦ **rechts,** Druck durch enge Hose und unterdrückte sexuelle Gefühle, durch: chin-s.[36]
☞ *S; Rechts*

◦ **erstreckt** sich abwärts: sars.[36]
▤ *ALLGEMEINES; C; Schmerz; drängender Schmerz; unten drängend, nach*

- **Skrotum**: nat-ar.[36]
  ☞ *O; Skrotum*

- **brennend** von den Samenbläschen zur Glans: mang.

anfallsweise auftretender Schmerz:

- **Hoden**: aur-m. spong.
  ☞ *O; Hoden*

- **Samenstrang**: merc. phyt.[36] plb.[36]
  ☞ *O; Samenstrang*

◦ **erstreckt** sich in den linken Hoden: plb.[36]

beißender Schmerz: ambr.[5] bell.[1] bor. bran.[36] calad. carb-an. chin-s. coc-c.[36] con. cop. graph. hep.[1] ign.[5] kali-c.[1] m-arct.[5] m-art.[5] merc. narz.[36] nat-c. nat-m.[5] nux-v. ol-an.[36] phos.[1] plat.[36] plb.[36] **Puls.** ran-s. rhus-t.[36] staph. thuj.[36] viol-t.[5]
▤ *ALLGEMEINES; C; Schmerz; beißender Schmerz*

- **Penis**: bell.[1] bor. calad. chin-s. coc-c.[36] cop. hep.[5] ign.[5] kali-c.[1] m-arct.[5] m-art.[5] merc. narz.[36] nat-c. nat-m.[5] nux-v. phos.[1] plb.[36] puls. thuj.[36] viol-t.[5]
  ☞ *O; Penis*

◦ **Glans**: coc-c.[36] ign.[5] kali-c.[1] nat-m.[5] nux-v. phos.[1]
☞ *O; Penis; Glans*

◦ ◦ **Urinieren**:

◦ ◦ ◦ **Schluss,** am: phos.[5]

◦ ◦ ◦ **nach**: phos.[1]

◦ **Vorhaut**: bell.[1] bor. calad. chin-s. coc-c.[36] cop. hep.[5] ign.[5] m-arct.[5] m-art.[5] merc. **Nux-v.** plb.[36] puls. thuj.[36]
☞ *O; Penis; Vorhaut*

◦ ◦ **morgens,** nach dem Erwachen: thuj.[36]

◦ ◦ **Urinieren**:

◦ ◦ ◦ **während**: calad.[5]
☞ *M; Urinieren; agg.*

◦ ◦ ◦ **nach**: bell.[1] bor. calad. chin-s. cop. **Hep.**[5] m-arct.[5]

◦ ◦ **Frenulum**: plb.[36]

- **Prostata**: carb-an. con.
  ☞ *O; Prostata*

- **Skrotum**: bran.[36] hep.[1] narz.[36] ol-an.[36] plat.[36] ran-s.
  ☞ *O; Skrotum*

◦ **abends,** beim Zubettgehen: plat.[36]

- **Skrotum** und **Oberschenkeln, zwischen**: hep.[1]

beständiger Schmerz, Glans: chel.[137] osm.[137]

Blut angefüllt, Schmerz, als wären die Samenstränge mit: psor.[36]

bohrender Schmerz:
▤ *ALLGEMEINES; C; Schmerz; bohrender Schmerz*

- **Hoden**: mur-ac.[1] plb. sep.[5] sil.
  ☞ *O; Hoden*

- **Penis**: tarax.[1]
  ☞ *O; Penis*

◦ **Glans**: tarax.[1]
☞ *O; Penis; Glans*

- **Samenstränge**: sulph.[5]
  ☞ *O; Samenstrang*

brennender Schmerz: agar.[58] all-c. alum. **Ambr.**[1] anac.[5] ant-c. ant-o.[85] ant-t. apis arg.[58] arg-n. arn. ars.[36] arum-t. asar. aur-s. bar-c. bell.[5] benz-ac.[36] berb. bov. bry.[5] bufo calad.[36] **CALC.** camph.[5] cann-i.[25] **Cann-s. CANTH. Caps.**[5] carb-ac. **Carb-v.** carbn-s.[25] carl.[36] cassi-f.[192] **Caust.**[5] cham.[36] chin.[1] **Cinnb.** clem. coc-c. cocc. coch. coff. coloc.[36] con. cop.[36] cor-r.[102] crot-h. croto-t. culx.[162] cupr.[5] dor. dulc.[5] ery-a. euph. **Gels.**[102] graph.[5] grat. hep. hydr-ac.[268] hydrog.[222] ign.[102] iod. jac-c. jug-r. kali-bi.[111] kali-c. kali-i. kali-n.[85] **Kreos.** lachn.[85] led. lob.[25] lyc. lyss.[36] m-art.[1] mag-m. mang. mang-acet.[1] meny.[1] **Merc.** merc-acet.[36] merc-c.[5] merc-d.[80] **Mez.** mosch.[5] mur-ac. naja[85] **Nat-c.** nat-m.[5] nat-s. nat-sil.[58] nit-ac. nuph.[102] nux-v.[137] ol-an. pareir. petr. ph-ac. **Phos.**[5] plat. plb.[5] plut-n.[222] polyg.[25] prun. psor.[111] puls. ran-s. rat. rhod. rhus-t. rhus-v.[36] sabin.[85] sang.[36] sars. seneg. sep.[5] sil. spig.[5] spong. stann. staph.[1] stry. sul-ac. sulph. sumb. tarax.[1] tarent. ter. teucr. **Thuj.** verat. viol-t. zinc.
☞ *Hitze, Empfindung von •Hitzegefühl* ▤ *ALLGEMEINES; C; Schmerz; brennender Schmerz*

brennender Schmerz (Forts.)

- **nachts**: agar.
  ☞ *Z; Nachts*
- **Gehen,** nach: ambr.
  ☞ *M; Gehen; agg.*
- **Hitzegefühl**: sil.[102] spong.[102]
- **Koitus**:
  ◦ **während**: **Kreos.**
  ☞ *M; Koitus; agg.*
  ◦ **nach**: carb-v.[5] merc.[5]
  ☞ *M; Koitus; agg.*
- **Kratzen,** nach: nat-s.[58]
  ☞ *M; Kratzen; agg.*
- **Samenerguss,** während: calc.[1]
  ☞ *M; Samenabgang; agg.*
- **Urinieren**:
  ◦ **vor**: nat-c. tarax.
  ◦ **während**: **Anac.**[5] arg-n. caps. carbn-s. clem. kali-bi. kali-c. mez.[5] petr. psor. sul-ac. tarax. tarent. thuj.
  ☞ *M; Urinieren; agg.*
  ◦ **nach**: alum. arg-n. caust. kali-c.
- **Hoden**: ambr.[5] apis arg.[58] bar-c. berb. canth.[5] caps.[5] coff. iod. nat-m.[5] **Nit-ac.** nux-v.[137] ph-ac. plat. **PULS.** spig.[5] staph. sumb. tarax.[1] ter.
  ☞ *O; Hoden*
  ◦ **Schwellung,** ohne: **PULS.**
- **juckend**:
  ◦ **Penis**: cinnb. rhus-v.[25]
  ☞ *O; Penis*
  ◦ ◦ **Glans**: cinnb.
  ☞ *O; Penis; Glans*
  ◦ **Skrotum**: cann-i.[25] cocc. coloc.[36] rhus-v.[25]
  ☞ *O; Skrotum*
  ◦ ◦ **stellenweise**: coloc.[36]
- **Penis**: **All-c.** anac.[5] ant-c. ant-o.[85] ant-t. arn. **Ars.** arum-t. asar. aur-s. benz-ac.[36] berb.[36] bry.[5] bufo calad.[36] calc.[1] camph.[5] **Cann-i.** cann-s. canth.[36] carb-v. carl. **Caust.**[5] cham.[36] chin.[1] cinnb. clem. coc-c. **Coch.** coloc. con. crot-h. croto-t. culx.[162] cupr.[5] dor. dulc.[5] ery-a. grat. hydr-ac.[268] hydrog.[222] jug-r. kali-bi.[111] kali-c. kali-i. kali-n.[85] kreos. led. lob.[25] lyc. lyss.[36] **M-art.**[5] mag-m. mang.[5] **Merc.** merc-acet.[36] merc-c.[5] **Mez.**[1] mosch.[5] mur-ac. naja[85] nat-c. nat-m. nat-s. nit-ac. nux-v. ol-an. pareir. ph-ac. plb.[5] plut-n.[222] psor.[111] puls. rat. rhus-t.[36] rhus-v.[36] sabin.[85] sang.[36] sars. seneg. sep.[5] sil.[1] spig.[5] spong. stann. sulph. teucr. thuj.[1] verat. **Viol-t.** zinc.
  ☞ *O; Penis*
  ◦ **rechts**: naja[85]
  ☞ *S; Rechts*
  ◦ **morgens**:
  ☞ *Z; Morgens*
  ◦ ◦ **Bett,** im: mag-m.
  ☞ *M; Bett, im, agg.*
  ◦ ◦ **Erwachen,** beim: sulph.[36]
  ☞ *M; Erwachen; agg.*
  ◦ **abends** nach Koitus: lyc.
  ◦ **nachts**: naja[85]
  ☞ *Z; Nachts*
  ◦ **Aufstehen,** nach: naja[85]
  ☞ *M; Aufstehen, bei oder nach*
  ◦ **Erektion,** während: **Mag-m.**
  ☞ *M; Erektion, während*
  ◦ **Gehen,** beim: cann-s.
  ☞ *M; Gehen; agg.*
  ◦ **Koitus,** beim: clem. jug-r. **Kreos.** sep.
  ☞ *M; Koitus; agg.*
  ◦ **Kratzen,** nach: carl.
  ☞ *M; Kratzen; agg.*
  ◦ **Glans**: **All-c.** anac.[5] ant-c. ant-o.[85] ant-t. arn. ars. arum-t. **Asar.** berb.[36] calc.[1] cann-s. canth.[36] chin.[1] cinnb. clem. coc-c. **Coch.** croto-t. culx.[162] cupr.[5] **Dor.** dulc.[5] ery-a. hydr-ac.[268] kali-bi.[111] lyc. lyss.[36] mang.[5] merc. merc-c.[5] mez.[1] nux-v. **Pareir.** ph-ac. plut-n.[222] psor.[111] rhus-t.[36] sabin.[85] sang.[36] sars. sep.[5] stann. **THUJ.**[1] **Viol-t.**
  ☞ *O; Penis; Glans*
  ◦ ◦ **Samenabgang,** während: clem.
  ◦ ◦ **Urinieren**:
  ◦ ◦ ◦ **vor**: anac. coch. dulc.[5] **Stann.**
  ◦ ◦ ◦ **Beginn,** zu: psor.
  ◦ ◦ ◦ **während**: anac.[1] **Ars.** coch. hydr-ac.[268] **Lyc.** mez.[1] **Pareir.** plut-n.[222] **Thuj.**[5]
  ☞ *M; Urinieren; agg.*
  ◦ ◦ ◦ **Schluss,** am: kali-bi.[111]
  ◦ ◦ ◦ **nach**: **Anac.**[5] coc-c. coch. **Sars.**
  ◦ ◦ **Wasser,** kaltes, amel.: hydr-ac.[268]
  ◦ ◦ **Corona** glandis: berb.[36] lyss.[36]
  ◦ ◦ **hinter** der Gl., beim Urinieren: ery-a.
  ◦ ◦ **Spitze**: calc.[1] canth.[36] psor.[111] rhus-t.[36] thuj.[1]
  ◦ ◦ ◦ **Urinieren**:
  ◦ ◦ ◦ ◦ **Beginn,** zu: psor.[111]
  ◦ ◦ ◦ ◦ **während**: thuj.[1]
  ☞ *M; Urinieren; agg.*
  ◦ **Haut,** unmittelbar unter der: naja[85]
  ◦ **Peniswurzel**: hydrog.[222] ol-an. rat. rhus-t.
  ◦ **vorderen** Teil, im: all-c.[36] kali-bi.[36] merc-acet.[36]
  ◦ ◦ **nachts**: merc-acet.[36]
  ☞ *Z; Nachts*
  ◦ ◦ **Urinieren,** beim: kali-bi.[36]
  ☞ *M; Urinieren; agg.*
  ◦ **Vorhaut**: ars.[1] benz-ac.[36] berb. bry.[5] bufo calad.[36] calc.[36] camph.[5] cann-s.[36] canth. carb-v. cham.[36] clem.[36] coloc. con. grat. hydr-ac.[268] kali-bi. kali-c. kali-n.[85] led. lob.[25] lyc. m-art.[5] mag-m. **Merc.** merc-c.[58] nat-c. nat-m. nat-s. **Nit-ac.** nux-v.[36] **Puls.** rhus-t. rhus-v.[36] seneg. sep. sil.[1] **Sulph.** teucr. **Thuj.**[36] verat. zinc.
  ☞ *O; Penis; Vorhaut*
  ◦ ◦ **abwechselnd** mit Stichen im After: thuj.[36]
  ☞ *A; Abwechselnd mit ▤ REKTUM; A; Abwechselnd mit*
  ◦ ◦ **abends,** nach Koitus: lyc.[36]
  ◦ ◦ **Erektion,** während: ars.[1]
  ☞ *M; Erektion, während*

◦ ◦ **Koitus,** nach: lyc.
☞ *M; Koitus; agg.*

◦ ◦ **Kratzen,** nach: rhus-v.[36]
☞ *M; Kratzen; agg.*

◦ ◦ **Reiben,** nach: rhus-v.[36]
☞ *M; Reiben; agg.*

◦ ◦ **Stuhlgang,** nach: sil.[1]
☞ *M; Stuhlgang; agg.; nach*

◦ ◦ **Urinieren**:

◦ ◦ ◦ **während**: calc.[36] hydr-ac.[268]
☞ *M; Urinieren; agg.*

◦ ◦ ◦ **nach**: berb. cann-s. canth. clem. coloc. con. grat. kali-bi. kali-c. led. mag-m. **Merc. Nat-c.** nat-m. nat-s. seneg. teucr. thuj. zinc.

◦ ◦ **Wasser,** kaltes, **amel.**: hydr-ac.[268]

◦ ◦ **Frenulum**: benz-ac.[36] clem.[36]

◦ ◦ ◦ **Baden,** nach: clem.[36]
☞ *M; Baden; agg.*

◦ ◦ **Rand**: calad.[36] cann-s.[36] cham.[36] nux-v.[36]

◦ ◦ ◦ **abends**: nux-v.[36]
☞ *Z; Abends*

◦ ◦ **Unterseite**: carb-v.

- **Prostata**: agar.[58] all-c. ambr. bell.[5] caps.[5] cop.[80] lyss. **Merc-d.**[80] nat-sil.[58] ph-ac. polyg.[25]
☞ *O; Prostata*

<> ◦ **Erbrechen,** beim: polyg.[25]

◦ **Samenabgang,** während: agar.[58]

◦ **Trockenheitsgefühl,** mit: **Cop.**[80]

◦ **Urinieren**:

◦ ◦ **während**: nat-sil.[58]
☞ *M; Urinieren; agg.*

◦ ◦ **nach**: bell.[5]

- **Samenbläschen**: ambr.[1] canth. m-art.[1] **Mang-acet.**[1]

◦ **morgens** beim Erwachen: m-art.[1]

◦ **exkretorische** Gänge, während und nach dem Koitus: **Canth.**

- **Samenstränge**: ambr. **Berb.** carbn-s.[25] clem. **M-art.**[5] mang. staph.[1] thuj.
☞ *O; Samenstrang*

◦ **links**: **Berb.**[8] carbn-s.[25]
☞ *S; Links*

◦ **rechts**: clem.
☞ *S; Rechts*

<> ◦ **Gehen,** beim: **Berb.**
☞ *M; Gehen; agg.*

- **Skrotum**: **ARS.**[36] bar-c. berb. **Calc.** cann-i.[25] **Caps.**[5] carbn-s. carl.[36] cassi-f.[192] **Clem.**[5] cocc. coloc.[36] cop.[36] euph. hep. lachn.[85] meny.[1] mez. nat-c. nat-s. petr. plat. ran-s. rhod. rhus-t. rhus-v.[36] sil. spong. stry. sulph. tarent. thuj.[1]
☞ *O; Skrotum*

◦ **links**: euph.[36] lachn.[85] stry.[36] tarent.[36]
☞ *S; Links*

◦ ◦ **rechts,** nach: lachn.[85]

◦ **2** Uhr: rhus-v.[36]

<> ◦ **Kratzen,** nach: **Nat-s.** rhus-v.[36] thuj.[1]
☞ *M; Kratzen; agg.*

◦ **Reiben,** nach: rhus-t. rhus-v. thuj.
☞ *M; Reiben; agg.*

◦ **Sitzen amel.**: cassi-f.[192]

◦ **Haut,** äußerlich: ars.[36] carl.[36] cop.[36]

◦ **Seiten**: euph. stry. tarent.

◦ **zwischen,** und Oberschenkeln: bar-c.

- **Skrotum** und **Oberschenkeln, zwischen**: hep. nat-c.

drehender Schmerz, Hoden, **links**: nit-ac.[1]

drückender Schmerz: all-c. alum. alumn.[36] am-c. anth. apis[80] asaf. aur. aur-s.[58] bell. benz-ac. berb. bism.[1] brom.[36] cact. calc. camph.[36] cann-s. **Canth.**[102] caps.[1] carb-v.[5] caust. chel.[36] chim. chin.[5] cic.[36] cinnb. clem. cocc. coloc.[1] con. cycl. gins. graph.[102] ign. iod. kali-bi.[102] kali-c. kali-n.[1] kola[1184] lach. laur. lil-t. lob.[25] lyc. lyss.[36] mag-m. mang. mang-acet.[1] meny. merc. merc-c.[5] merc-d.[80] mez.[5] nat-c. nat-m. nat-p. **Nit-ac.** nux-m. nux-v. ol-an. osm. ozone[227] ph-ac. phos. **Plat.** puls.[80] **Rhod.** sabad. sabin.[5] sel. seneg. sil. spong. squil.[5] staph.[5] stront-c.[5] sulph. teucr.[5] thuj.[1] viol-t.[5] zinc.
▥ *ALLGEMEINES; C; Schmerz; drückender Schmerz*

- **abwechselnd** mit Zusammenziehung des Anus: **Bell.**
☞ *A; Abwechselnd mit* ▥ *REKTUM; A; Abwechselnd mit*

- **Stuhlgang**:

◦ **vor**: nat-c.
☞ *M; Stuhlgang; agg.; vor*

◦ **während**: **Kali-c.**
☞ *M; Stuhlgang; agg.; während*

- **Urinieren,** vor: merc.[5]

- **erstreckt** sich:

◦ **abwärts**: bell. chel.[25] cinnb. lil-t. nux-v. **Plat.**

◦ **außen,** nach, morgens im Bett: nux-v.

- **Hoden**: am-c. **Aur. AUR-S.**[58] berb. **Bism.**[1] calc. **Cann-s. Carb-v.**[5] **CAUST.** clem. **Con.** gins. ign. kali-n.[1] lach. mang. merc. merc-c.[5] nat-c. nat-m. nat-p. osm. ozone[227] ph-ac. **PULS. Rhod.** sabad. **Sil.** spong. squil. **STAPH. Sulph.** teucr.[5] thuj.[1] **ZINC.**
☞ *O; Hoden*

◦ **links**: **Con.** sabad. zinc.
☞ *S; Links*

◦ **rechts**: **Aur.** bism. **Caust. Staph.**
☞ *S; Rechts*

◦ **mittags**: caust.
☞ *Z; Mittags*

<> ◦ **Berührung agg.**: bism.[1] ph-ac. staph.[1]
☞ *M; Berührung agg.*

◦ **Gehen agg.**: ph-ac. staph.
☞ *M; Gehen; agg.*

◦ **sexueller** Erregung, nach: kali-n.[1]
☞ *M; Erregung agg.*

◦ **Sitzen,** im: thuj.[1]
☞ *M; Sitzen agg.*

◦ **Stehen,** beim: **Cann-s.** puls.
☞ *M; Stehen; agg.*

drückender Schmerz; **Hoden** (Forts.)

◦ **erstreckt** sich:

◦ ◦ **Lumbalregion,** beim Husten: osm.

◦ ◦ **Samenstrang,** in den: kali-n.[1] zinc.[1]

◦ ◦ ◦ **Abdomen,** und das: kali-n.[1]

- **Penis**: alum. alumn.[36] camph.[36] caps.[1] chel.[36] chin.[5] coloc.[1] con.[36] ign.[5] iod.[1] kola[1184] lach.[36] lyc. lyss.[36] nit-ac. puls.[1] sabad.[36] sabin.[5] seneg. viol-t.[5]
  ☞ *O; Penis*

◦ **morgens**: caps.[36]
  ☞ *Z; Morgens*

◦ **abends**: caps.[36]
  ☞ *Z; Abends*

◦ **Urinieren**:

◦ ◦ **vor**: chin.

◦ ◦ **nach**: puls.[36]

◦ **Glans**: alum. caps.[1] chin.[5] coloc.[1] kola[1184] lyc. lyss.[36] nit-ac. puls.[1] sabin.[5] seneg. viol-t.[5]
  ☞ *O; Penis; Glans*

◦ ◦ **Urinieren,** vor: chin.[5]

◦ ◦ **Corona** glandis: lyss.[36]

◦ ◦ **Spitze,** nach Urinieren: coloc.[1]

◦ **Peniswurzel**: camph.[36] chel.[36] con.[36]

◦ **unterer** Teil: chel.[36]

- **Prostata**: all-c. **Alum.** apis[80] asaf. berb. brom. cact. **Caust.** chim. **Con. Cycl.** laur. **Lyc.** merc. **Merc-d.**[80] ol-an. **Phos. Puls. Sel.** sulph. thuj.
  ☞ *O; Prostata* ▤ *REKTUM; C; Schmerz; drückender Schmerz; Perineum*

◦ **Erektion,** zu Beginn der: **Alum.**

◦ **Gehen,** beim: all-c. brom. **Cycl.**
  ☞ *M; Gehen; agg.*

◦ **Koitus,** beim: **Alum.**
  ☞ *M; Koitus; agg.*

◦ **Naseschneuzen,** beim: alum.

◦ **Stehen**: cycl.
  ☞ *M; Stehen; agg.*

◦ **Urinieren**:

◦ ◦ **während**: **Lyc.**
  ☞ *M; Urinieren; agg.*

◦ ◦ **nach**: lyc. **PULS.**

◦ **erstreckt** sich abwärts: **Apis**[80]

- **Samenstränge**: anth. berb. brom.[36] **Clem.** iod. kali-n. mang-acet.[1] meny. mez.[5] nat-c.[1] nux-m. **PULS.**[5] sabin.[5] sil. spong. stront-c.[5] sulph. teucr.[36] thuj.
  ☞ *O; Samenstrang*

◦ **rechts**: brom.[36]
  ☞ *S; Rechts*

◦ **abends** im Bett: teucr.[36]

◦ **Urinieren,** beim: stront-c.[5]
  ☞ *M; Urinieren; agg.*

◦ **erstreckt** sich abwärts: **Iod.** nux-m.

- **Skrotum**: cic.[36] meny.[1] merc.[5] mez.[1] thuj.[5]
  ☞ *O; Skrotum*

◦ **rechts**: cic.[36]
  ☞ *S; Rechts*

- **Erbse,** wie von einer, unter der Eichel: kola[1184]

- **krampfartig,** morgens im Bett: phos.

- **Stein,** wie von einem, Prostata: **Puls.**[80]

- **zusammendrückend,** Hoden: squil.[5] staph.[5]

durchdringender Schmerz:
  ☞ *brennender Schmerz*

durchstechender Schmerz: arn.[5] asaf.[5] chin.[5] dros.[5] ign.[5] lyc.[5] meny.[5] merc.[5] mez.[5] mur-ac.[5] nat-c.[5] nit-ac. petr.[5] ph-ac.[5] phos.[5] plat.[5] puls.[5] **Rhod.** sabad.[5] sabin.[5] spig.[5] **Sulph.**[5] **Thuj.**[5] viol-t.[5] zinc.[5]

- **Penis**: asaf.[5] dros.[5] lyc.[5] merc.[5] mez.[5] mur-ac.[5] petr.[5] phos.[5] puls.[5] sabad.[5] sabin.[5] spig.[5] **Sulph.**[5] thuj.[5] viol-t.[5] zinc.[5]
  ☞ *O; Penis*

- **Prostata**: nit-ac.
  ☞ *O; Prostata*

- **Skrotum**: arn.[5] chin.[5] ign.[5] meny.[5] merc.[5] mez.[5] nat-c.[5] ph-ac.[5] plat.[5] **Sulph.**[5] thuj.[5] viol-t.[5] zinc.[5]
  ☞ *O; Skrotum*

gekrümmt, Schmerz, als sei der Penis: coloc.[36]

gerissen, Schmerz, als würde daran:

- **gerissen,** wie in Stücke, Penis: m-aust.[5]

- **kräftig**: tab.[36]

geschwürartiger Schmerz: ambr.[5] ign.[5]
  ☞ *Fressen, Ätzen, Empfindung von* ▤ *ALLGEMEINES; C; Schmerz; geschwürartiger Schmerz*

- **Glans**: ambr.[5]
  ☞ *O; Penis; Glans*

- **Vorhaut**: **Ign.**[5]
  ☞ *O; Penis; Vorhaut*

greifender Schmerz, Glans: nat-m.[5] **Ph-ac.**[5]

hindurchschießend:
  ☞ *stechender Schmerz*

Hitze, Schmerz wie durch, Skrotum: rhus-v.[36]

intermittierender Schmerz:
  ▤ *ALLGEMEINES; C; Schmerz; intermittierend*

- **Hoden**: agav-t.[149]
  ☞ *O; Hoden*

- **Samenstrang**: tarent.[192]
  ☞ *O; Samenstrang*

Jucken, Schmerz mit:

- **Penis**: cinnb. rhus-v.[25] sul-ac.[1]
  ☞ *O; Penis*

◦ **Glans**: cinnb. sul-ac.[1]
  ☞ *O; Penis; Glans*

- **Skrotum**: cann-i.[25] cocc. coloc.[36] ph-ac.[36] rhus-v.[25] spig.[1]
  ☞ *O; Skrotum*

◦ **stellenweise**: coloc.[36]

kneifender Schmerz: acon.[5] alum.[1] brom.[36] **Canth.**[102] caps. carl.[36] chel. clem. con. euph.[36] graph. hep.[36] jac-c. kali-bi. kali-c. meny.[1] mez.[36] nat-m. **Nit-ac.**[102] nux-v.[36] osm. ph-ac. puls.[102] **Rhod.**[5] sep. spong.
  ▤ *ALLGEMEINES; C; Schmerz; kneifender Schmerz*

- **Hoden**: caps. **Clem.** coloc. con. kali-c. nat-m. sep. **SPONG.**
  ☞ *O; Hoden*

◦ **nachmittags**: caps.
☞ *Z; Nachmittags*

<> ◦ **Urinieren**:

◦ ◦ **während**: caps.
☞ *M; Urinieren; agg.*

◦ ◦ **nach**: caps.[1]

- **Penis**: acon.[5] alum.[1] brom.[36] chel. graph. hep.[36] jac-c. kali-bi. mez. osm. ph-ac. rhod.[5] sumb.[36]
☞ *O; Penis*

◦ **abends**: brom.[36]
☞ *Z; Abends*

<> ◦ **Erektion,** während: hep.[36]
☞ *M; Erektion, während*

◦ **Urinieren,** beim: acon.[36]
☞ *M; Urinieren; agg.*

◦ **Glans**: acon.[5] kali-bi. mez. ph-ac. rhod.[5]
☞ *O; Penis; Glans*

◦ **Vorhaut**: jac-c. sumb.[36]
☞ *O; Penis; Vorhaut*

- **Samenstrang**: berb.[36]
☞ *O; Samenstrang*

- **Skrotum**: **CLEM.**[36] euph.[36] meny.[1] mez.[36] nux-v.[36]
☞ *O; Skrotum*

◦ **links**: agar.[36] euph.[36]
☞ *S; Links •O; Skrotum*

◦ **rechts**: nux-v.[36]
☞ *S; Rechts*

◦ **abends**: mez.[36]
☞ *Z; Abends*

◦ **Berührung,** bei: clem.[36]

krampfartiger, klemmender Schmerz: agn. am-c. arg. caps. chin. colocin.[36] con. dios. euphr.[36] graph.[1] hep.[1] ign. kali-c. lyc. m-aust.[5] nux-m.[5] nux-v. pareir.[80] petr.[1] phos.[1] plb. psor.[137] seneg.[5] spong. sulph.[5] ter.[111] visc.[119]
ALLGEMEINES; C; Schmerz; krampfartiger Schmerz

- **Hoden**: agn. am-c. arg. caps. chin. con. ign. lyc. **M-aust.**[5] nux-v. petr.[1] phos.[1] plb. psor.[137] spong. ter.[111]
☞ *O; Hoden*

◦ **links**: petr.[1] ter.[111]
☞ *S; Links*

◦ **rechts**: arg. phos.[1]
☞ *S; Rechts*

◦ **nachmittags**: chin.
☞ *Z; Nachmittags*

◦ **abends**: con.
☞ *Z; Abends*

<> ◦ **Erektionen,** nach: con.

◦ **Ruhe,** während: arg.
☞ *M; Ruhe agg.*

◦ **Samenerguss,** nach: caps.
☞ *M; Samenabgang; agg.*

- **Penis**: colocin.[36] graph.[1] hep.[1] ign.[5] nux-m.[5] seneg.[5] sulph.[5]
☞ *O; Penis*

◦ **Glans**: ign.[5] seneg.[5] sulph.[5]
☞ *O; Penis; Glans*

- **Prostata**: pareir.[80] visc.[119]
☞ *O; Prostata*

◦ **Urinieren,** beim Versuch zu: **Pareir.**[80]

- **Samenstrang**: arg. dios. kali-c. **NUX-V.** plb.[5]
☞ *O; Samenstrang*

➡ ◦ **erstreckt** sich zu den Hoden: dios.

lanzinierend:
☞ *schneidender Schmerz* *ALLGEMEINES; C; Schmerz; lanzinierender Schmerz*

mahlender, schießender Schmerz, Samenstränge, morgens: phyt.
ALLGEMEINES; C; Schmerz; bohrender Schmerz

nagender Schmerz:
ALLGEMEINES; C; Schmerz; nagender Schmerz

- **Hoden**: **Ph-ac.**[5] plat.
☞ *O; Hoden*

- **Penis**: agn.[5] calad.[5] plb.[5]
☞ *O; Penis*

◦ **Vorhaut**: calad.[5] plb.[5]
☞ *O; Penis; Vorhaut*

- **Skrotum**: plat.[5]
☞ *O; Skrotum*

neuralgischer Schmerz: arg-n.[102] atro.[25] **Aur.**[102] bell.[102] **Berb.**[111] cedr.[137] cimic.[111] **Clem.**[102] **Coll.**[102] coloc.[102] con.[102] euphr.[102] **Ham.**[102] ign.[102] **Lupin.**[1125] lycps.[137] **Mag-p.**[111] menthol[102] meny.[144] merc.[102] nit-ac.[102] nux-v.[102] ol-an.[102] **Ox-ac.**[102] oxyt.[102] phyt.[102] **Puls.**[102] rhod.[1125] spong.[102] tab.[137] ust.[25] verat-v.[102] zinc.[102]
ALLGEMEINES; C; Schmerz; neuralgischer Schmerz

- **Koitus,** nach: cedr.[137]
☞ *M; Koitus; agg.*

- **Hoden**: arg-n.[102] atro.[25] **Aur.**[102] bell.[102] berb.[111] cimic.[111] **Clem.**[102] **Coloc.**[102] con.[102] euphr.[102] **Ham.**[102] ign.[102] lycps.[137] mag-p.[111] meny.[144] merc.[102] nux-v.[102] ol-an.[102] **Ox-ac.**[102] oxyt.[102] **Puls.**[102] spong.[102] ust.[25] verat-v.[102] zinc.[102]
☞ *O; Hoden*

◦ **links**: lycps.[36]
☞ *S; Links*

◦ **rechts**: ust.[25]
☞ *S; Rechts*

<> ◦ **Berührung** agg.: atro.[25]
☞ *M; Berührung agg.*

◦ **Schmerz** oberhalb der Augen, mit: lycps.[137]

- **Penis**: tab.[137]
☞ *O; Penis*

- **Samenstrang**: **Arg-n.**[102] aur.[102] **Bell.**[102] **Berb.**[102] clem.[102] ham.[102] menthol[102] nit-ac.[102] nux-v.[102] **Ol-an.**[8] **Ox-ac.**[102] phyt.[102] **Rhod.**[1125] **Spong.**[102]
☞ *O; Samenstrang*

pulsierender, klopfender Schmerz: am-m.[5] bov. calc-p.[111] caps.[5] caust. coc-c.[111] dig. ferr.[5] ham.[111] lith-c.[111] nat-m.[5] **Nit-ac.**[5] osm.[111] ox-ac.[137] polyg.[25] polyg-s.[111] ptel.[25] querc-r.[257] rhod.[5] sabad.[5] spong.[137] thuj.[5] valer.[2]
☞ *Pulsieren, Klopfen, Empfindung von* *ALLGEMEINES; C; Schmerz; pulsierender, pochender Schmerz*

- **Hoden**: ox-ac.[137] querc-r.[257] spong.[137] valer.[2]
☞ *O; Hoden*

◦ **rechts**: querc-r.[257]
☞ *S; Rechts*

pulsierender, klopfender Schmerz (Forts.)

- **Penis**: caps.[5] coc-c.[111] ferr.[5] ham.[111] lith-c.[111] nat-m.[5] nit-ac.[5] osm.[111] ptel.[25] rhod.[5] sabad.[5] thuj.[5]
  ☞ *O; Penis*

◦ **Glans**: coc-c.[111] ferr.[5] ham.[111] nat-m.[5] nit-ac.[5] osm.[111] ptel.[25] rhod.[5]
  ☞ *O; Penis; Glans*

◦ ◦ **abends,** erstreckt sich in die Schamregion: ptel.[25]
  ☞ *Z; Abends*

- **Prostata**: bov. caust. dig. polyg.[25] polyg-s.[111]
  ☞ *O; Prostata*

◦ **erstreckt** sich in die Harnröhre: polyg.[25]

◦ **Prostataregion**: bov. dig.

◦ ◦ **Pressen** zum Urinieren, beim: dig.

- **Samenstrang**: am-m.[5]
  ☞ *O; Samenstrang •Klopfen, Empfindung von, Samenstrang*

quetschender Schmerz: caps.[5] graph.[5] meny.[5] petr.[5] puls.[58] sil. spong. squil.[5] staph.[1] teucr.[5] thuj.[162]

☞ *wund, Schmerz mit Empfindlichkeit, wie wund und zerschlagen; Hoden* ▤ *ALLGEMEINES; C; Schmerz; klemmender, quetschender Schmerz*

- **Hoden**: caps.[5] meny.[5] petr.[5] puls.[58] **Sil. SPONG.** squil.[5] staph.[1] teucr.[5] **Thuj.**[162]
  ☞ *O; Hoden*

- **Skrotum,** Seiten des: meny.[36]
  ☞ *O; Skrotum*

reißender Schmerz: **Acon.**[102] agar.[5] agn.[5] alum.[5] am-c.[5] ambr. anag. ant-c.[5] ant-t. apis[102] arg. **Arg-n.**[102] arum-t. asaf.[5] asim.[102] aur. bell. berb. brom.[5] calad.[102] calc. **Cann-s.**[102] **Canth.**[5] **Caps.**[5] caust. chin. cinnb. clem.[5] cocc.[85] colch.[36] coloc.[1] con. euph. graph.[5] **Hep.**[102] hyos. ign. iod. ip.[5] jac. kali-c. kali-i. **Lyc.**[36] m-arct.[5] m-aust.[5] mang.[5] merc.[5] merc-c.[5] mez.[5] mur-ac.[36] napht.[102] nat-c. nat-m.[5] **Nit-ac.**[5] nux-m.[5] nux-v. ol-an. ox-ac.[58] **Pareir.** petr.[36] ph-ac. phos.[5] **Phyt.**[102] prun.[102] puls. rhod. rhus-t.[5] sabin.[5] **Sars.** sep.[1] spong.[5] staph. sulph.[102] sumb. tab. thuj.[5] ust. valer.[5] verat.[5] zinc.[5]
  ▤ *ALLGEMEINES; C; Schmerz; reißender Schmerz*

- **Hoden**: **Agar.**[5] **Am-c.**[5] ant-t. arum-t. caust. **Chin. Clem.**[5] cocc.[85] **Con.** euph. hyos. ip.[5] m-arct.[5] m-aust.[5] mang.[5] **Merc.**[5] merc-c.[5] nat-c. nat-m.[5] nit-ac.[5] ph-ac. phos.[5] **PULS. Rhod.** rhus-t.[5] sep.[1] staph. **Thuj.**[5] ust. verat.[5] **ZINC.**[5]
  ☞ *O; Hoden •Gezogen, Empfindung, als würde an den Hoden*

◦ **rechts**: arum-t.
  ☞ *S; Rechts*

◦ ◦ **erstreckt** sich in das Abdomen: arum-t.

◦ **Berührung,** bei: cocc.[85]
  ☞ *M; Berührung agg.*

- **Penis**: alum.[5] ambr. asaf.[5] aur. calc.[5] chin. cinnb. colch. coloc.[1] con.[36] euph. graph.[5] ign. iod.[5] jac. kali-c. kali-i. lyc.[36] m-aust.[5] merc. mez. mur-ac.[36] pareir. petr. ph-ac.[36] rhod.[5] sars. spong.[5] tab. thuj. valer.[5] zinc.
  ☞ *O; Penis*

◦ **morgens**: ph-ac.[36]
  ☞ *Z; Morgens*

◦ **abends**: mez.[36] ph-ac.[36]
  ☞ *Z; Abends*

◦ **Uriniert,** wenn er nicht: con.[36]

◦ **Glans**: alum.[5] ambr. **Asaf.**[5] aur. cinnb. **Colch.** coloc.[1] euph. graph.[5] iod.[5] kali-c. lyc.[36] merc. **Mez. Pareir.** petr. sars. spong.[5] thuj. valer.[5] zinc.
  ☞ *O; Penis; Glans*

◦ ◦ **Urinieren**:

◦ ◦ ◦ **vor**: asaf.[5] aur.

◦ ◦ ◦ **während**: **Pareir.** petr. **Sars.**
  ☞ *M; Urinieren; agg.*

◦ ◦ **erstreckt** sich zur Peniswurzel, nach Urinieren: sars.
  ▤ *HARNRÖHRE; C; Schmerz; reißender Schmerz; Urinieren; nach; Glans zur Peniswurzel, von der*

◦ ◦ **Corona** glandis: lyc.[36]

◦ ◦ **Spitze**: zinc.

◦ **Peniswurzel**:

◦ ◦ **Gehen** agg.: ign. zinc.
  ☞ *M; Gehen; agg.*

◦ ◦ ◦ **Anlehnen** der Lumbosakralregion im Stehen amel.: ign.
  ☞ *M; Anlehnen gegen etwas amel. •M; Stehen; agg.*

◦ **Vorhaut**: chin. jac. mur-ac.[36]
  ☞ *O; Penis; Vorhaut*

◦ **vorne**: merc.[36]

- **Samengänge,** rechts: petr.[36]

- **Samenstrang**: **AGN.**[5] anag. ant-c.[5] **Arg.** arum-t. bell. **Berb.** brom.[5] **Calc.** canth.[5] caps.[5] **Clem.**[5] **Colch.**[36] **Iod. M-aust.**[5] **Mang.**[5] merc.[5] mez.[5] nat-c.[5] nat-m.[1] **Nit-ac.**[5] nux-m.[5] nux-v. ol-an. **Ox-ac. Puls.** rhod.[5] sabin.[5] spong.[5] staph. sumb. zinc.[5]
  ☞ *O; Samenstrang*

◦ **links**: **Berb.**[36] colch.[36] sumb.
  ☞ *S; Links*

◦ **rechts,** 16 Uhr: arg.
  ☞ *S; Rechts*

◦ **abends**: bell.
  ☞ *Z; Abends*

◦ ◦ **Bett,** im: bell.
  ☞ *M; Bett, im, agg.*

◦ **Bewegung** agg.: ox-ac.[58]
  ☞ *M; Bewegung; agg.*

◦ **Gehen,** beim: **Berb.**
  ☞ *M; Gehen; agg.*

◦ **Husten**: nat-m.[1]
  ☞ *M; Husten agg.*

◦ **Ruhe,** in: arg.
  ☞ *M; Ruhe agg.*

◦ **erstreckt** sich:

◦ ◦ **abwärts**: calc. staph.

◦ ◦ **aufwärts,** links: bell.

◦ ◦ **Hoden,** zu den: arg.[36]

- **Skrotum,** Seiten des: berb.[36] lyc.[36] petr.[1] ph-ac.[1]
  ☞ *O; Skrotum*

◦ **abends** im Bett: lyc.[36]

ruckender Schmerz:
▤ *ALLGEMEINES; C; Schmerz; zuckender, rukkender Schmerz*

- **Hoden**:
☞ *O; Hoden • Rucken, Empfindung von; Hoden*

◦ **links**: carbn-s.[25]
☞ *S; Links*

◦ **rechts**: coloc.[1]
☞ *S; Rechts*

- **Penis**: chin.[1] form.[25] mez.[1] thuj.[1]
☞ *O; Penis • Rucken, Empfindung von; Penis*

◦ **links**: form.[25]
☞ *S; Links*

◦ **Glans** und **Vorhaut, zwischen**: chin.[1]

- **Samenstränge**: ang. carbn-s.[25] mang. ox-ac. plb.
☞ *O; Samenstrang*

◦ **links**: carbn-s.[25]
☞ *S; Links*

schießend:
☞ *stechender Schmerz*

Schlag, Schmerz wie durch einen, Skrotum: nat-ar.[85]

schneidender Schmerz: **Acon.**[102] alumn. anac. apis[102] **Arg-n.**[137] asim.[102] aur. aur-s.[36] bell. berb. bor.[5] cahin. calad.[102] calc.[1] **Cann-s.**[102] **Canth. Caps.**[102] caust.[1] cic. coc-c. coch. con. crot-h. dig. elaps[36] euon.[36] euph.[5] germ.[222] **Hep.**[102] iod.[1] iris kali-i. **Lyc.** lycps.[25] m-arct.[5] mang. meny.[36] merc.[5] mygal.[192] naphtin.[102] nat-c. nat-m. **Nit-ac.**[102] nuph. ol-an. op.[1] **Pareir.**[102] petr. ph-ac. **Phyt.**[102] polyg.[25] prun.[102] puls.[58] puls-n.[25] rhus-t.[5] **Sars.**[102] sec. sep. sil. staph.[102] still. sulph.[102] sumb.[36] ter. thuj.[5]
▤ *ALLGEMEINES; C; Schmerz; schneidender Schmerz*

- **Urinieren**:

◦ **vor**: bor.[5]

◦ **Beginn,** zu: iris **Mang.** merc. petr. sec.

◦ **während**: op.[1]
☞ *M; Urinieren; agg.*

- **Hoden**: aur. bell. berb. cahin. calc.[1] coc-c. **Con.** kali-i. lyc. lycps.[25] m-arct.[5] mygal.[192] nuph. ph-ac. puls-n.[25] rhus-t.[5] **Sep.** ter.
☞ *O; Hoden*

◦ **links**: mygal.[192]
☞ *S; Links*

◦ **nachts** im Bett: coc-c.

◦ **Koitus,** beim: kali-i.
☞ *M; Koitus; agg.*

- **Penis**: alumn. anac. arg-n.[137] aur-s.[36] berb. calc. canth. cic. coc-c.[25] coch. con. crot-h. dig. elaps[36] euon.[36] euph.[5] germ.[222] iod.[1] lyc. merc.[5] nat-c. nat-m. nuph.[25] ol-an. ph-ac. still. sumb.[36] thuj.[5]
☞ *O; Penis*

◦ **morgens,** während Urinieren: sumb.[36]

◦ **Erektion,** während: arg-n.[137]
☞ *M; Erektion, während*

◦ **Urinieren,** zu Beginn: merc.[5]

◦ **erstreckt** sich in die Blase: euon.[36]

◦ **Glans**: coc-c.[25] coch. con. euph.[5] iod.[1] lyc. nuph.[25] ph-ac. **Thuj.**[5]
☞ *O; Penis; Glans*

◦ ◦ **Urinieren**:

◦ ◦ ◦ **vor**: coch.

◦ ◦ ◦ **während**: coch. **Lyc.**
☞ *M; Urinieren; agg.*

◦ ◦ ◦ **nach**: coch.

◦ **Spitze**: calc.

◦ **Vorhaut**: berb. canth. dig. germ.[222] nat-m. sumb.[36]
☞ *O; Penis; Vorhaut*

◦ ◦ **Urinieren, nach**: berb. canth. dig. nat-m.

- **Samenstrang**: bell. berb. polyg.[25] puls.[58] puls-n.[25]
☞ *O; Samenstrang*

◦ **links**: puls-n.[25]
☞ *S; Links*

- **Skrotum**: bell.[5] caust.[1] con.[1] kali-i.[36] meny.[36]
☞ *O; Skrotum*

◦ **rechts**: meny.[36]
☞ *S; Rechts*

◦ **Koitus,** nach: kali-i.[36]
☞ *M; Koitus; agg.*

◦ **Septum**: caust.[1] con.[1]

- **brennend,** Penis: ph-ac.

spannend: bell.[1]
▤ *ALLGEMEINES; C; Schmerz; dehnend streckende Schmerzempfindung*

spasmodisch, Penis:
☞ *spasmodischer Schmerz*

spasmodischer Schmerz:

- **Penis**: nux-m.
☞ *O; Penis*

- **Prostata**: **Pareir.**[80]
☞ *O; Prostata*

stechender Schmerz: **Acon.** act-sp.[111] aesc. all-c. alum. am-m.[36] ammc.[36] anan. ang.[1] apis[102] **Arg-n.**[102] arn.[5] ars. ars-s-f.[58] arum-d.[36] asaf. asar. asc-t. asim.[102] aspar. aur.[1] bar-m. bell. berb.[36] bor.[5] bov. brach. bran.[36] brom. bry. cact. calad. **Calc.** calc-p. calc-sil.[58] camph.[5] cann-i.[111] **Cann-s.**[5] **Canth.**[102] **Caps.**[1] carb-ac. carb-an.[36] carbn-s. caul. caust. cham. chel.[25] chin.[1] cinnb. clem.[5] coc-c. cocc. coloc.[1] con. cop. cor-r.[36] croc. croto-t.[5] cupr.[5] cycl. **Dig.**[22] dros. elaps euph.[1] euphr.[1] ferr-m.[36] ferr-ma. fl-ac. germ.[222] gnaph.[144] goss. graph. grat.[111] guai. ham. hell.[1] **Hep.** hyos.[5] ign. inul. ip.[1] jac-c.[36] kali-bi. kali-c.[1] kali-chl.[58] kali-n.[36] lith-c.[36] **Lyc.**[36] lycps. m-arct.[5] mag-s.[36] mang. meny.[36] merc. merc-acet.[36] merc-c. merc-d. merc-i-f.[36] mez.[1] mur-ac.[1] naja napht.[102] nat-ar.[58] nat-c.[111] nat-m. **Nit-ac.**[5] nit-s-d.[36] nux-v. ol-an.[36] op. osm. ox-ac. ozone[227] **Pareir.** petr.[36] ph-ac.[36] phos.[5] **Phyt.**[102] pip-m.[144] plat.[36] plat-m.[36] plb.[36] podo. polyg. prun. puls. puls-n.[36] ran-s. rhod.[8] rhus-t.[5] rhus-v.[36] ros-d.[305] sabad. sabin. **Sars.**[102] sel. sep. sil. spig. spong. squil.[1] stann. staph.[111] sulph.[36] sumb. tarax.[1] tax.[303] thlaspi[111] thuj. tub.[85] tung.[252] verat.[5] viol-t.[5] zinc. zinc-p.[58]
▤ *ALLGEMEINES; C; Schmerz; stechender Schmerz*

stechender Schmerz (Forts.)

- **nachts,** mit Stuhl- oder Urindrang: **Dig.**[22]

- **Erschütterung,** durch: bell.[1]

- **Samenerguss,** während: calc.[1]
☞ *M; Samenabgang; agg.*

- **Hoden**: act-sp.[111] aesc. **ARN.**[5] **Bar-m. Bell.** berb. brom. bry. calc. carbn-s. **CAUST.** chel.[25] clem.[5] coc-c. cocc. fl-ac. germ.[222] graph. **Ham.** hyos.[5] ip.[1] lyc. **Lycps.** m-arct.[5] merc. merc-c. mez.[5] nat-m. **Nux-v.** op. ox-ac. polyg. **Puls. Rhod.** ros-d.[305] sel. spig. **Spong. Staph.**[111] sulph. sumb. tarax.[1] tax.[303] **Thuj.** tub.[85] tung.[252] verat.[5] zinc. zinc-p.[58]
☞ *O; Hoden*

◦ **links**: carbn-s. **Fl-ac.** merc-c. puls. staph. tax.[303] **Thuj.** zinc.
☞ *S; Links*

◦ **rechts**: act-sp.[111] bry. **Caust.** coc-c. germ.[222] graph. rhod. sel. spig. staph.[111] tung.[252]
☞ *S; Rechts*

◦ **abends**: ox-ac. rhod. **Sel.**
☞ *Z; Abends*

◦ **nachts**: ham.
☞ *Z; Nachts*

◦ **Gehen,** beim:
☞ *M; Gehen; agg.*

◦ ◦ **agg.**: ox-ac.
☞ *M; Gehen; agg.*

◦ ◦ **amel.**: **Rhod.**
☞ *M; Gehen; amel.*

◦ **Ruhe,** während: rhod. zinc.
☞ *M; Ruhe agg.*

◦ **Sitzen,** beim: rhod.
☞ *M; Sitzen agg.*

◦ **Übereinanderschlagen** der Beine, beim: ip.[1]
☞ *M; Kreuzen der Beine; agg.*

◦ **Urinieren,** beim: thuj.
☞ *M; Urinieren; agg.*

◦ **erstreckt** sich:

◦ ◦ **Magen,** zum: **Ham.**

◦ ◦ **Samenstrang,** in den: coc-c. fl-ac. ox-ac. **Spong.**

- **Penis**: acon. alum. ammc.[36] anan. ang.[1] arn. ars. ars-s-f.[58] asaf. asar. asc-t. aspar. aur.[1] berb. bor.[5] brach. bran.[36] brom. bry.[36] calad. calc.[1] calc-p. calc-sil.[58] camph.[5] cann-i.[111] cann-s.[5] caps.[1] carb-ac. carbn-s. caul. cham. chel.[25] chin.[5] cinnb. clem. coc-c. cocc. coloc.[1] con. cor-r.[36] croto-t.[5] cupr.[5] **Dros.** elaps euph.[1] euphr.[1] ferr-m.[36] ferr-ma. gnaph.[144] guai. ham. hell.[1] hep. ign. jac-c.[36] kali-bi. kali-c.[1] kali-n.[36] **Lith-c.**[36] lyc.[1] mag-s.[36] mang. merc. merc-acet.[36] merc-i-f.[36] **Mez.**[1] mur-ac.[1] naja nat-ar.[58] nat-c.[111] nat-m. nit-ac.[5] nit-s-d.[36] ol-an.[36] osm. ozone[227] petr.[1] ph-ac. phos.[1] pip-m.[144] plat. plat-m.[36] polyg.[111] prun. puls.[5] ran-s. rhod. rhus-t.[5] sabad. sabin. sep. sil. spig. spong. squil.[1] stann. staph.[1] **Sulph.**[1] sumb.[36] thlaspi[111] **Thuj.**[1] **Viol-t.** zinc. zinc-p.[58]
☞ *O; Penis*

◦ **morgens**: sulph.[1]
☞ *Z; Morgens*

◦ **nachmittags**: arn.[36] kali-n.[36]
☞ *Z; Nachmittags*

◦ **abends**: nat-m.[36]
☞ *Z; Abends*

◦ **nachts,** während Erektion: alum.[1]

◦ **Erektion,** während: alum.
☞ *M; Erektion, während*

◦ **Gehen,** beim: mag-s.[36]
☞ *M; Gehen; agg.*

◦ **Husten**: ign.
☞ *M; Husten agg.*

◦ **Sitzen**:
☞ *M; Sitzen agg.*

◦ ◦ **während**: croto-t.[36] euphr.[36] mag-s.[36] thuj.[1]
☞ *M; Sitzen agg.*

◦ ◦ ◦ **gebeugt**: croto-t.[36]
☞ *M; Beugen; agg.*

◦ ◦ **Gehen,** und: mag-s.
☞ *M; Gehen; agg.*

◦ **Stehen,** beim: euph.[36] mag-s.[36]
☞ *M; Stehen; agg.*

◦ **Urinieren**:

◦ ◦ **während**: acon.[36] aur. euph.[36] **Merc.** nat-m.[1] petr.[1] prun. sulph.[1]
☞ *M; Urinieren; agg.*

◦ ◦ **nach,** mit Spasmen der Harnröhre und Tenesmus des Rektums: **Prun.**

◦ **erstreckt** sich:

◦ ◦ **Anus,** zum: merc. thlaspi[111]

◦ ◦ **Glans,** in die: asar. brom. spong.

◦ ◦ **hinten,** nach: aur.

◦ ◦ **Hoden,** zu den: carbn-s. thuj.

◦ ◦ **Nabelregion,** in die: thuj.[1]

◦ ◦ **vorn,** nach: asar. spig.

◦ **Glans**: acon. arn. ars. ars-s-f.[58] aur.[1] berb. bor.[5] brom. calc.[1] cann-i.[111] caps.[1] carb-ac. **Caul.** chel.[25] chin.[5] cinnb. clem. coc-c. croto-t.[5] cupr.[5] dros. **Euph.**[1] euphr.[1] ferr-m.[36] ferr-ma. gnaph.[144] hell.[1] hep. **Kali-bi.** kali-c.[1] lyc.[1] **Merc.** merc-i-f.[36] mez.[1] nat-c.[111] nat-m. **Nit-ac.**[5] petr.[1] **Ph-ac.** phos.[1] **Prun.** ran-s. rhod. sabin. spong. squil.[1] stann. staph.[1] **Sulph.**[1] sumb.[36] **Thuj.**[1] zinc. zinc-p.[58]
☞ *O; Penis; Glans*

◦ ◦ **morgens**: sulph.[1]
☞ *Z; Morgens*

◦ ◦ **drückt,** wenn man darauf: thuj.

◦ ◦ **Gehen,** beim: staph.[1]
☞ *M; Gehen; agg.*

◦ ◦ **Stehen,** im: staph.[1]
☞ *M; Stehen; agg.*

◦ ◦ **Urinieren**:

◦ ◦ ◦ **vor**: aur.

◦ ◦ ◦ **während**: acon. euph.[1] sulph. thuj.
☞ *M; Urinieren; agg.*

◦ ◦ ◦ **nach**: phos.[1] **Prun.**

◦ ◦ ◦ **Urindrang,** bei: thuj.[1]

stechender Schmerz (Forts.)

◦ ◦ **Spitze**: aur.[1] euph.[1] euphr.[1] ferr-m.[36] lyc.[1] merc-i-f.[36] mez.[1] ph-ac. phos.[1] sumb.[36] thuj.[1]

◦ ◦ ◦ **Urinieren,** nach: phos.[1]

◦ **Peniswurzel**: ammc.[36] calc-p. clem.[36] lith-c.[36] ol-an.[36] ozone[227] zinc.

◦ ◦ **15** Uhr: ol-an.[36]

◦ ◦ **16.30 Uhr**: ozone[227]

◦ ◦ **Sitzen,** beim: lith-c.[36]
☞ *M; Sitzen agg.*

◦ **vorderer** Teil: berb.[36] coc-c.[36] merc-acet.[36] phos.[36] ran-s.[36]

◦ ◦ **23** Uhr: coc-c.[36]

◦ ◦ **nachts**: merc-acet.[36]
☞ *Z; Nachts*

◦ **Vorhaut**: acon.[36] ang.[1] ars. berb. bry.[36] camph.[5] cann-s.[5] cham. chin.[36] cocc. con. cor-r.[36] euph.[5] euphr.[5] **Hep.**[5] jac-c.[36] kali-bi. **Mang.** merc. **Nit-ac.** phos.[1] polyg.[111] puls.[5] rhus-t.[5] sep. sumb. thuj.
☞ *O; Penis; Vorhaut*

◦ ◦ **Urinieren,** nach: berb. con. kali-bi. merc.

◦ ◦ **Frenulum**: chin.[36] cor-r.[36] hep.[5] merc.[36] phos.[1]

◦ ◦ ◦ **Berührung** agg.: chin.[36]
☞ *M; Berührung agg.*

◦ ◦ **Rand**: acon.[36] bry.[36] jac-c.[36]

- **Prostata**: acon.[80] aur. bov. cact. calc-p. caust. clem.[144] **Con.** cop. **Cycl.** dig.[22] kali-bi. kali-c. kali-n. lyc. merc-d. pareir. **Puls.**[80] sel. sil.[1]
☞ *O; Prostata*

◦ **nachmittags**: aur. kali-bi.
☞ *Z; Nachmittags*

◦ **gehen** agg., muss stehenbleiben: **Kali-bi.**
☞ *M; Gehen; agg.*

◦ **Stuhl- oder Harndrang, bei**: cycl.[137] **Dig.**[22]

◦ **Urinieren,** beim: acon.[80] cact. caust. cop. cycl. kali-n. merc-d. pareir. sel.
☞ *M; Urinieren; agg.*

◦ **erstreckt** sich:

◦ ◦ **Becken,** in das: **Puls.**[80]

◦ ◦ **Genitalien,** in die: bov.

◦ ◦ **Oberschenkel,** in die: **Puls.**[80]

◦ ◦ **vorn,** nach: sil.[1]

- **Samengänge**: lyc.[36] petr.[36]

- **Samenstrang**: all-c. am-m.[36] ammc.[36] **ARN.**[5] arum-d.[36] **Bell.**[1] **Berb. Bry.**[36] calc. carbn-s.[36] clem. goss. grat.[111] **Merc.** nat-m. **Nux-v.** ox-ac. phos.[5] plb.[36] podo. polyg.[36] **Puls.** puls-n.[36] rhod. spong. **Staph.** sulph.[36] sumb.[36] **Thuj.** tub.[85] verat.[5]
☞ *O; Samenstrang*

◦ **links**: am-m.[36] calc. carbn-s.[25] grat.[111] puls-n.[36] staph.
☞ *S; Links*

◦ ◦ **rechts,** dann: calc. staph.

◦ **rechts**: bry.[36] polyg.[36]
☞ *S; Rechts*

◦ **nachmittags**: plb.[36]
☞ *Z; Nachmittags*

◦ **abends**: ammc.[36] bell.[1] carbn-s.[36]
☞ *Z; Abends*

◦ ◦ **links**: carbn-s.[36]
☞ *S; Links*

◦ ◦ **rechts**: ammc.[36]
☞ *S; Rechts*

◦ ◦ **Bett,** im: bell.[1] carbn-s.[36]
☞ *M; Bett, im, agg.*

◦ ◦ ◦ **links,** fein: carbn-s.[36]
☞ *S; Links*

◦ **nachts**:
☞ *Z; Nachts*

◦ ◦ **links,** 22 Uhr: sumb.[36]
☞ *S; Links*

◦ ◦ **23** Uhr: puls-n.[36]

◦ **Gehen,** beim: ammc.[36] ox-ac.
☞ *M; Gehen; agg.*

◦ ◦ **rechts**: ammc.[36]
☞ *S; Rechts*

◦ **Husten,** während: verat.[5]
☞ *M; Husten agg.*

◦ **erstreckt** sich:

◦ ◦ **Abdomen**: **Grat. Staph.**

◦ ◦ **abwärts**: **Berb.** calc. staph.[1]

◦ ◦ **aufwärts**: bell. thuj.

◦ ◦ **Brust**: grat.

◦ ◦ **Hoden,** rechts, 16 Uhr - 17 Uhr: sulph.[36]

◦ ◦ **Penis**: puls.

- **Skrotum**: anan. arn. ars-s-f.[58] berb. carb-an.[36] chin.[1] clem. kali-chl.[58] lyc. meny.[36] merc.[1] mez.[36] nat-ar.[58] nat-m.[36] ph-ac.[36] plat.[36] rhus-v.[36] spig.[1] **Sulph.**[5] **THUJ. Viol-t.**[5] zinc. zinc-p.[58]
☞ *O; Skrotum*

◦ **abends,** beim Zubettgehen: plat.[36]

◦ **Seiten**: carb-an.[36] meny.[36] mez.[36]

◦ ◦ **links**: meny.[36]
☞ *S; Links*

◦ ◦ **rechts**: mez.[36]
☞ *S; Rechts*

- **Skrotum** und Oberschenkeln, zwischen: nat-m.[36]

- **bohrend,** Samenstrang, rechts: sulph.[36]

- **brennend**:

◦ **Penis**: cann-i.[36] mur-ac.[1] spig.[1]
☞ *O; Penis*

◦ **Skrotum**: meny.[36] rhus-v.[36] spig.[1]
☞ *O; Skrotum*

- **fein,** Samenstrang: arum-d.[36] berb.[36]

◦ **links**: arum-d.[36]
☞ *S; Links*

- **juckend**:

◦ **Skrotum**: ph-ac.[36] spig.[1]
☞ *O; Skrotum*

◦ **stechend,** Penis: kali-n.[1] ph-ac. spig.[1]

- **kribbelnd,** Penis: mez.[1]

- **lanzinierend**: croc.

- **Quetschung,** wie durch, Hoden: rhod.[8]

- **zuckender** Schmerz, Samenleiter, mehr rechts: petr.[36]
ALLGEMEINES; C; Schmerz; scharf, zwickend

stechender Schmerz, wie durch eine Nadel: caps.[5] kali-bi.[111] **Nit-ac.** spira.[36] zinc.[1]
☞ Ameisenlaufen, Kribbeln, Empfindung von ▤ ALLGEMEINES; C; Schmerz; stichelnder Schmerz, wie Nadelstiche

- **Glans**: caps.[5] kali-bi.[111]
☞ O; Penis; Glans • Ameisenlaufen, Kribbeln, Empfindung von; Penis; Glans

- **Samenstrang**: spira.[36] zinc.[1]
☞ O; Samenstrang

strammend, Hoden: kali-c.[5]

Tenesmus, schmerzhaftes Drängen: **Bell.**[5] coloc.[5] **Kali-c.**[5] lyss.[36] **Plat.**[5] **Sep.**[5] **Sulph.**[5]

- **Prostata**: lyss.[36]
☞ O; Prostata

Übelkeit erregender Schmerz, wie durch einen Schlag, Hoden: nat-ar.
▤ ALLGEMEINES; C; Schmerz; Übelkeit verursachender Schmerz

verbrannt, Schmerz wie:
☞ Verbrannt, Empfindung wie ▤ ALLGEMEINES; C; Schmerz; verbrannt, verbrüht, wie

wandernder Schmerz, Prostata: polyg-s.[111]
▤ ALLGEMEINES; C; Schmerz; wandernder Schmerz

Wehtun: all-c. apis[38] **ARN.** asaf. **Aur.** aur-i.[58] aur-s.[58] berb. bism. calc. cann-s.[102] carl. caust. chel.[137] chin.[36] chin-s.[36] cinch.[36] **Clem.**[36] **Con.** cop. cycl. equis.[36] erech.[25] ham. ign.[36] iod. irid.[222] jatr. lach.[36] lyc.[36] lycps.[25] lyss. mag-m. mang. meny.[36] nat-m. nit-ac.[102] nuph. nux-m. nux-v. osm.[137] ph-ac. **Puls.** puls-n.[25] sabal.[111] sars. senec.[25] **Spong.**[1] staph. still. stront-c. sulph.[1] sumb. syph.[137] **Thuj.** ust.

- **Koitus,** nach: jatr.[36]
☞ M; Koitus; agg.

- **stillsitzen,** kann nicht: syph.[137]

- **Hoden**: apis[38] asaf. **AUR. AUR-I.**[58] **AUR-S.**[58] berb. bism. **Calc.** carl. **Caust.** chel. chin-s.[36] con. cop. erech.[25] **Ham. Iod.** irid.[222] jatr. lycps.[25] lyss. **Nat-m.** nuph. nux-v. ph-ac. **PULS.** puls-n.[25] sars. senec.[25] spong.[1] **Staph.** still. sulph.[1] sumb. thuj. ust.
☞ O; Hoden

◦ **links**: con. jatr. lycps.[25] nuph. senec.[25] still. sumb.
☞ S; Links

◦ ◦ **dann** rechts und zurück: lycps.[25]

◦ **rechts**: apis[38] **Bism.** calc. **Caust.** chin-s. erech.[25] irid.[222] lycps.[25] nat-m.
☞ S; Rechts

◦ **morgens**: sars.
☞ Z; Morgens

◦ **mittags**: **Caust.** ust.
☞ Z; Mittags

◦ **abends**: chin-s.[36]
☞ Z; Abends

◦ ◦ **rechts**: chin-s.[36]
☞ S; Rechts

◦ **Gehen,** beim: **Staph.** sumb. thuj.
☞ M; Gehen; agg.

◦ **Samenerguss,** nach: **Ph-ac.**
☞ M; Samenabgang; agg.

◦ **sexuelle** Erregung, durch: **Iod. Staph.**
☞ M; Erregung agg.

- **Penis**:
☞ O; Penis

◦ **16** Uhr: puls-n.[36]

◦ **Urinieren**:

◦ ◦ **vor**: chin.[36]

◦ ◦ **während**: equis.[36]
☞ M; Urinieren; agg.

◦ **Glans**:
☞ O; Penis; Glans

◦ ◦ **Urinieren,** nach: puls.

◦ **Wurzel,** Gehen agg., amel. durch Druck gegen den Rücken beim Gehen: ign.[36]

- **Prostata**: all-c. cycl. sabal.[111] thuj.
☞ O; Prostata

◦ **Koitus,** nach: all-c.[36]
☞ M; Koitus; agg.

◦ **Sitzen** und Gehen, im: cycl.
☞ M; Gehen; agg. • M; Sitzen agg.

◦ **Blase,** und, tief im Becken, morgens und vormittags nach dem Koitus: all-c.

- **Samenstränge**: all-c. chel. chin-s.[36] **Clem.**[36] lycps.[25] mag-m. mang. nux-m. nux-v.[36] **Sars.** senec. stront-c.
☞ O; Samenstrang

◦ **links**: lycps.[25] senec.[25]
☞ S; Links

◦ **rechts**: chin-s.[36] **Clem.**[36]
☞ S; Rechts

◦ **morgens**: sars.
☞ Z; Morgens

◦ **Erektionen,** nach, ohne Koitus: mag-m. nux-m. **Sars.**

◦ **Kampfer** oder Branntwein amel.: nux-v.[36]
☞ M; Branntwein amel. • M; Kampher amel.

◦ **Urinierens,** beim, rechte Seite: stront-c.
☞ M; Urinieren; agg.

◦ **erstreckt** sich zu den Hoden: senec.

- **Skrotum**: lach.[36] lyc.[36] meny.[36]
☞ O; Skrotum

◦ **Seiten**: lach.[36] meny.[36]

◦ ◦ **rechts**: lach.[36] meny.[36]
☞ S; Rechts

- **anhaltend,** Glans: chel.[137] osm.[137]

wühlender Schmerz:
▤ ALLGEMEINES; C; Schmerz; bohrender Schmerz

- **Penis**: arg-n.[36] calad.[36] **Cann-i.**[36] stram.[36]
☞ O; Penis

- **Samenstrang**: **Nux-v.**[5]
☞ O; Samenstrang

wund, Schmerz mit Empfindlichkeit, wie wund und zerschlagen: acon. adam.[222] aesc. agav-t.[149] ail. aloe[36] alum. alum-p.[58] alum-sil.[58] am-c. ambr.[5] anac. ant-s. apis arg. arg-n. arn. ars. arum-t. asar. aur.[809] aur-ar.[58] aur-s.[36] bar-c. **Bell.**[5] benz-ac. berb.[102] bor.[5] brach. brom.[5] calad. calc. calc-p. calc-s. calc-sil.[58] cann-s. canth. caps. carb-v.[102] cassi-s.[192] caust. cham.[102] chel. chim.[63] chin.[36] cic. cimic. **Clem.** cocc. coff.[5] coloc. colocin.[36] con. cop. cor-r.[5]

croto-t.[36] cupr.[36] cupr-ar. cycl.[137] dig. echi. equis. eug.[111] fago.[25] gins.[102] graph. **Ham.** hedy.[36] hep. ign.[36] ind. jac-c.[36] kali-bi. kali-br. kali-c. kali-n. kreos. lach.[5] lil-t. lith-c. lob.[25] lyc. med. meny. merc. merc-i-r.[102] mez. mur-ac. nat-ar. nat-c. nat-m. nit-ac. nux-v.[5] oci. ol-an. ox-ac.[58] pall. petr. **Ph-ac.** phos. phyt. pic-ac.[25] **PLAT.**[5] plb. polyg.[25] psor. **Puls.** ran-s.[5] **Rhod.**[36] rhus-t. rhus-v.[25] sabad. sabin. sars. sep.[102] **Spong.** staph. sul-ac. **Sulph.** sumb.[36] syph. tarent. tep. teucr.[5] thuj. tus-f.[102] verat. zinc.
☞ Empfindlichkeit • Roh, Empfindung wie ▤ ALLGEMEINES; C; Schmerz; wund und zerschlagen, Schmerz wie

- **Urinieren,** beim: kreos.
☞ M; Urinieren; agg.

- **Hoden**: **Acon.** aesc. agav-t.[149] aloe[36] alum. alum-p.[58] am-c. apis **ARG. Arg-n.** arn. ars. **Aur.** aur-ar.[58] bell.[5] berb.[102] **Brom.**[5] calc. calc-s. carb-v.[102] **Caust.** cham.[102] chel. chim.[63] chin.[36] cimic. **CLEM. Cocc.** coff.[5] coloc. colocin.[36] con. cop. **Dig.** echi. equis. gins.[102] **Ham.** hep. ind. kali-bi. kali-br. kali-c. kali-n. lith-c. med. **Merc.** merc-i-r.[102] mez. nat-ar. nat-c. **Nat-m. NIT-AC.** oci. ol-an. ox-ac.[58] **Pall.** ph-ac. **Phos.** pic-ac.[25] polyg.[25] psor. **PULS. RHOD.**[36] sabad. sabin. sars. sep.[102] **SPONG.** staph. tarent. teucr.[5] thuj. zinc.
☞ O; Hoden
  - **links**: **Arg.** calc. nat-ar. **Nit-ac.** pic-ac.[25] polyg.[25] sabad. **Thuj.**
  ☞ S; Links
  - **rechts**: acon. **ARG.** arg-n. **AUR. Caust.** dig. **Rhod.** sabin.
  ☞ S; Rechts
  - **morgens**: aur.[809] sars.
  ☞ Z; Morgens
  - **nachmittags**: calc-s.
  ☞ Z; Nachmittags
  - **abends**: arg. aur. **PULS.** sabad.
  ☞ Z; Abends
    - **18 Uhr - 23 Uhr**: **AUR.**
    - **Bett,** im: **Arg.**
    ☞ M; Bett, im, agg.
  - **Gehen,** beim: **ARG. Clem.** ox-ac.[58] staph. thuj.
  ☞ M; Gehen; agg.
  - **Sitzen,** beim: **PULS.**
  ☞ M; Sitzen agg.
  - **Wein,** nach: thuj.
  ☞ M; Wein agg.
  - **erstreckt** sich:
    - **links**: **Polyg.**
    - **Samenstrang** aufwärts: **Equis.** polyg. puls. **RHOD.**
  - **Nebenhoden**: aloe[36] chin.[36] colocin.[36] **RHOD.**[36]
    - **links,** beim Gehen: aloe[36]
    ☞ S; Links
    - **Berührung,** bei: colocin.[36]
    ☞ M; Berührung agg.

- **Penis**: adam.[222] ail. arn.[5] ars.[5] asar. aur-s.[36] benz-ac. berb.[36] bor.[5] calad. **Cann-s.** canth. caps. carb-v. cham.[5] chel. chin.[1] cic. clem.[36] cop. cor-r.[5] croto-t.[36] cupr.[36] cupr-ar.[25] cycl.[137] eug.[111] hedy.[36] hep.[5] **Ign.**[36] jac-c.[36] lach.[5] lob.[25] lyc. merc. mez.[1] mur-ac. nat-c.[137] nit-ac. nux-v.[5] puls. rhod.[137] rhus-t. rhus-v.[25] sabad. sabin.[5] sep. sulph. sumb.[36] tep. **Thuj.** verat.
☞ O; Penis
  - **morgens**: caps.[36]
  ☞ Z; Morgens
  - **abends**: caps.[36]
  ☞ Z; Abends
  - **Erektion,** während: hep.[36]
  ☞ M; Erektion, während
  - **Reiben,** nach: cycl.[36]
  ☞ M; Reiben; agg.
  - **Sitzen,** beim: thuj.[36]
  ☞ M; Sitzen agg.
  - **Glans**: **Ars.**[5] asar. bor.[5] caps. chel. cic. cor-r.[5] cycl.[137] eug.[111] lach.[5] lyc. merc. nat-c.[137] nit-ac. nux-v.[5] rhod.[137] rhus-t. rhus-v.[25] sabin.[5] thuj.
  ☞ O; Penis; Glans
    - **Koitus,** nach: eug.[111]
    ☞ M; Koitus; agg.
    - **Reiben,** bei leichtem: cycl.[137] nat-c.[137]
    ☞ M; Reiben; agg.
    - **Urinieren,** beim: **Lyc.** nit-ac.
    ☞ M; Urinieren; agg.
  - **Spitze**:
    - **Reibung** der Kleidung, durch, beim Gehen: sumb.[36]
    ☞ M; Berührung agg.; Kleidung, der • M; Druck; agg.; Kleidung, der • M; Gehen; agg.
    - **Urinieren,** beim: nit-ac.[36]
    ☞ M; Urinieren; agg.
  - **Unterseite**: cic.[1]
  - **Vorhaut**: ail. benz-ac. calad. carb-v. cham.[5] chin.[1] clem.[36] cycl. hep.[5] ign.[36] jac-c.[36] lob.[25] merc. mez.[1] mur-ac. nit-ac. nux-v.[111] puls. sabin.[5] sep. thuj.[36] verat.
  ☞ O; Penis; Vorhaut
    - **abends**: cycl. mez.[1]
    ☞ Z; Abends
    - **Gehen,** beim: **MERC.**
    ☞ M; Gehen; agg.
    - **Urinieren,** nach: **Hep.**[5]
    - **Frenulum**: clem.[36] ign.[36] thuj.[36]
    - **Rand**: chin.[1] **IGN.** jac-c.[36] **Mur-ac. Nit-ac.**
  - **vorne**: **Lach.**[36]

- **Prostata**: alum. alum-sil.[58] calc-sil.[58] **CHIM. Cycl. Rhus-t.** sul-ac.
☞ O; Prostata

- **Samenstränge**: **Bell.**[102] brach. chin. **CLEM.** equis.[36] fago.[25] ham.[102] meny. merc-i-r. **Ox-ac.**[102] phos.[58] **PHYT.** pic-ac.[25] rhod.[102] **Sars. Spong.**[102] tus-f.[102]
☞ O; Samenstrang
  - **links**: equis.[36] fago.[25] pic-ac.[25]
  ☞ S; Links

wund, Schmerz mit Empfindlichkeit, wie wund und zerschlagen; **Samenstränge** (Forts.)

◦ **rechts**: **Clem.** equis.[36]
☞ *S; Rechts*

◦ **morgens,** bei Berührung: sars.[36]

◦ **Berührung,** bei: chin. clem. meny. merc-i-r. sars.
☞ *M; Berührung agg.*

◦ **Druck,** bei, links: equis.[36]
☞ *M; Druck; agg.*

◦ **Leere,** Hinfälligkeit, mit Empfindung von: equis.[36]

- **Skrotum**: acon.[5] am-c. **Ambr.**[5] anac. **Arn.**[5] bar-c. berb. **Calc-p.** caust. chin. coff.[36] con.[5] cop. cupr-ar. graph. hep.[36] kali-c. lyc. merc. nat-c. nat-m.[1] nit-ac. petr. ph-ac. plat.[5] plb. ran-s.[5] rhod. rhus-t. staph.[5] sulph. sumb.[36] teucr.[5] thuj.[36] **Zinc.**
☞ *O; Skrotum*

◦ **Feuchtigkeit,** mit Absonderung von: calc-p. cop.

◦ **Reibung** der Kleidung, durch: coff.[36]
☞ *M; Berührung agg.; Kleidung, der •M; Druck; agg.; Kleidung, der •M; Reiben; agg.*

◦ **Schwitzen,** nach: plb.

◦ **Seiten**: petr. sumb.[36] thuj.[36] zinc.

◦ ◦ **rechts**: thuj.[36]
☞ *S; Rechts*

◦ ◦ **morgens**: sumb.[36]
☞ *Z; Morgens*

◦ **stellenweise**: nit-ac.

- **Skrotum** und Oberschenkeln, zwischen: bar-c. **Caust.** graph. hep.[36] lyc. merc. nat-c. nat-m.[1] petr. rhod. rhus-t. sulph. zinc.[1]

◦ **Reiben,** durch: nat-m.[1]
☞ *M; Reiben; agg.*

- **scharf,** und, wie durch Salz, nach Urinieren: caust.

würgender Schmerz in Hoden und Samensträngen, agg. durch Erektion: am-c.[1]

zermalmt, Schmerz wie: **Acon.**[102] **Arg.**[8] **Arg-n.**[102] **Aur.**[144] calc. carb-v.[102] caust. cham.[102] **Clem.**[102] cocc.[144] colch. **Con.** dig. gins.[102] **Ham.**[102] kali-c.[1] nit-ac.[102] **Ol-an.**[102] ox-ac.[137] **Puls.**[102] rhod. spong.[102] thuj. verat-v.[102] zinc.[102]
▤ *ALLGEMEINES; C; Schmerz; zerquetscht, Schmerz wie*

- **Hoden**: **ARG.**[8] aur.[144] calc. **Caust.** cocc.[144] colch. con. dig. ox-ac.[137] **RHOD.** thuj.
☞ *O; Hoden*

◦ **rechts,** beim Gehen: **ARG.**
☞ *S; Rechts*

◦ **abends,** im Bett: **Arg.**[8]

◦ **Erschütterung,** durch: colch.

- **Skrotum**: kali-c.[1]
☞ *O; Skrotum*

zerschlagen, wie wund und:
☞ *wund, Schmerz mit Empfindlichkeit, wie wund und zerschlagen*

ziehender Schmerz: acon. aesc. agar. agn. all-c.[36] aloe[111] alum. alumn.[36] am-c. ammc. anag. ang. ant-c.[36] apis arg. ars. ars-s-f.[58] asaf. asar.[5] aur. aur-m. bapt. bell. berb. bran.[36] bry. cahin. calc. calc-acet. calc-p.[36] calc-s. cann-s. canth. caps. carbn-s. card-m. cassi-s.[192] chel. chin. cic. cimic.[36] clem.[1] coc-c. cocc. coloc. colocin.[36] con. cop. croto-t. cycl. euphr.[36] fl-ac. franz.[36] graph. grat. ham. hipp. hydrc.[36] hyos. ind.[36] iod. ip. jatr.[36] kali-bi. kali-c.[36] kali-chl.[58] kali-n.[1] kali-s. lact.[36] lyc.[36] mang.[36] med. meny.[1] merc. mez.[36] mit.[85] mur-ac. nat-c. nat-m. nat-p. nit-ac. nux-m.[36] nux-v. ol-an. op. ox-ac. ph-ac. phos. plb. por-m.[251] psor. puls. puls-n.[25] ran-s. **Rhod.** rhus-t. sabad. sabal.[85] sabin.[36] sarcol-ac.[144] sec. senec.[102] sep. sil.[1] spong. staph. sulph. tarent. tax.[303] tep.[36] ter.[36] teucr. thuj. tub.[111] tus-p. valer.[5] verat. wild.[36] zinc.[1] zinc-p.[58]
▤ *ALLGEMEINES; C; Schmerz; ziehender Schmerz*

- **Berührung** agg.: cassi-s.[192]
☞ *M; Berührung agg.*

- **Bewegung** agg.: cassi-s.[192]
☞ *M; Bewegung; agg.*

- **Kälte** amel.: cassi-s.[192]
▤ *ALLGEMEINES; C; Schmerz; Kälte; amel.*

- **Schwellung,** mit: cassi-s.[192]

- **Wärme** agg.: cassi-s.[192]

- **erstreckt** sich an der Innenseite des rechten Oberschenkels zum Knie: jatr.[36]

- **Hoden**: acon. aesc. agar. am-c. ammc. anag. ang. apis **AUR. Aur-m.** bapt. bell. berb. bry. cahin. calc. calc-acet. calc-s. canth. carbn-s. card-m. **Chel. Chin. Clem.**[1] **Cocc.** coloc. **Con.** cop. fl-ac. graph. **Ham.** hipp. hyos. ind.[36] iod. ip. kali-c. kali-chl.[58] kali-n.[1] kali-s. mang. **Merc.** mit.[85] mur-ac. **Nat-c.** nat-m. nat-p. nit-ac. **Nux-v.** ol-an. op. ox-ac. ph-ac. phos. plb. por-m.[251] psor. **Puls.** puls-n.[25] **RHOD.** rhus-t. sabad. sep. sil.[1] **Staph. Sulph.** tax.[303] ter. **Thuj.** tus-p. verat. **Zinc.**[1] zinc-p.[58]
☞ *O; Hoden*

◦ **links**: aesc. ang. calc-s. chin. **Con.** ind.[36] kali-c. por-m.[251] **Rhod.** ter. thuj. **Zinc.**
☞ *S; Links*

◦ ◦ **rechts,** dann: **Zinc.**

◦ ◦ **erstreckt** sich in den Samenstrang: por-m.[251]

◦ **rechts**: acon. anag. **AUR.** bry. mit.[85] **RHOD.** tax.[303]
☞ *S; Rechts*

◦ **morgens**: calc-s. nat-c.
☞ *Z; Morgens*

◦ **abends**: agar. sulph.
☞ *Z; Abends*

◦ **Bewegung** amel.: **Rhod.**
☞ *M; Bewegung; amel.*

◦ **Bücken,** beim: zinc.[1]
☞ *M; Bücken; agg.*

◦ **Gehen** amel.: thuj.
☞ *M; Gehen; amel.*

◦ **sexueller** Erregung, nach: kali-n.[1]
☞ *M; Erregung agg.*

◦ **Sitzen,** beim: ter. zinc.
☞ *M; Sitzen agg.*

◦ **Urinieren,** agg. beim: cahin.
☞ *M; Urinieren; agg.*

◦ **erstreckt** sich:

◦ ◦ **Abdomen,** in das: calc. **Iod.** kali-n.[1] **RHOD.**

◦ ◦ **aufwärts**: clem.[1]

◦ ◦ **Hüfte,** in die: chel.

◦ ◦ **Leistenring,** in den: aur-m. bry.

◦ ◦ **Oberschenkel**: aur.[85] clem.[85] rhod. sep.

◦ ◦ **Samenstrang**: aesc. berb. bry. **Clem.** fl-ac. kali-n.[1] **Zinc.**

- **Penis**: alum. alumn.[36] asaf. asar.[5] bran.[36] calc-p.[36] canth. cic. coc-c. franz.[36] graph. grat. **IOD.**[36] **Kali-c.** lact. lyc.[36] merc. mez.[1] ol-an. psor. puls-n.[36] ran-s. rhod. sabad. spong.[1] teucr. thuj. valer.[5] **Zinc.**
☞ *O; Penis*

◦ **nachmittags**: asaf. puls-n.[36]
☞ *Z; Nachmittags*

◦ ◦ **16** Uhr: puls-n.[36]

◦ **abends**: puls-n.[36]
☞ *Z; Abends*

◦ **Bewegen** mit der Hand , **durch**: alum.[36]

◦ **Urinieren**:

◦ ◦ **vor**: cic.[5]

◦ ◦ **während**: asaf.[36]
☞ *M; Urinieren; agg.*

◦ **erstreckt** sich durch die Harnröhre: alumn.[36]

◦ **Glans**: alum. asaf. cic. graph. iod.[36] kali-c. lact. lyc. mez.[1] spong.[1] thuj. valer.[5]
☞ *O; Penis; Glans*

◦ ◦ **Corona** glandis: iod.[36]

◦ **Peniswurzel**: lact. zinc.

◦ **Spitze**: lyc.[36]

◦ **Unterseite**: cic.[1]

◦ **Vorhaut**: coc-c.
☞ *O; Penis; Vorhaut*

◦ **vorne**: iod.[36] **Zinc.**[36]

- **Prostata**: clem. **Cycl.** kali-bi. mez.
☞ *O; Prostata*

◦ **Sitzen** oder Gehen, **beim**: **Cycl.**
☞ *M; Gehen; agg. • M; Sitzen agg. ▮ REKTUM; C; Schmerz; ziehender Schmerz; Perineum; Gehen, beim • REKTUM; C; Schmerz; ziehender Schmerz; Perineum; Sitzen, beim*

- **Samengänge**: lyc.[36]

- **Samenstrang**: **Agar.** agn. **All-c.**[36] aloe[111] alum. am-c. ammc. anag. ang.[36] ant-c.[36] arg. ars. ars-s-f.[58] aur-m. **Bell. Berb.** bry. cahin.[36] calc.[102] calc-s. cann-s. canth. caps. cassi-s.[192] **Chel.** cimic.[36] **Clem.** colocin.[36] **Con.**[36] croto-t. fl-ac.[111] **Ham.** hipp.[36] **Hydrc.**[36] **Ind.** lact.[36] **Mang.**[36] med. **Merc.** mez.[36] nat-c.[1] nat-m. nat-p.[36] nit-ac. nux-m.[36] **Nux-v. Ol-an. Ox-ac.** ph-ac. **Phos.** plb. psor. **Puls.** puls-n.[36] rhod.[58] sabad.[5] sabal.[85] sabin. sarcol-ac.[144] sec. senec.[102] spong. **Staph.**[1] sulph.[36] **Tarent.** tep.[36] ter.[10] teucr. tub.[111] wild.[36] **Zinc.**
☞ *O; Samenstrang*

◦ **abwechselnd** mit Zucken, links: ang.[36]
☞ *A; Abwechselnd mit*

◦ **links**: agar. ars. ars-s-f.[58] **Berb.**[36] clem.[36] con.[36] croto-t.[36] fl-ac.[111] hydrc.[36] puls-n.[36] sarcol-ac.[144] tarent. ter.[10] tub.[111]
☞ *S; Links*

◦ ◦ **Gehen,** beim: croto-t.[36]
☞ *M; Gehen; agg.*

◦ **rechts**: all-c.[36] ammc.[36] arg. cassi-s.[192] cimic.[36] lact.[36] sabin. tep.[36]
☞ *S; Rechts*

◦ **morgens**: calc-s. nat-c.[1]
☞ *Z; Morgens*

◦ **nachmittags**:
☞ *Z; Nachmittags*

◦ ◦ **16** Uhr: arg.

◦ ◦ **17** Uhr - **18** Uhr: calc-s.[36]

◦ **abends**: ammc. sulph.[36]
☞ *Z; Abends*

◦ ◦ **19** Uhr, **rechts**: sulph.[36]

◦ **Bewegung** amel.: arg. rhod.
☞ *M; Bewegung; amel.*

◦ **Bücken** amel.: ant-c.[36]
☞ *M; Bücken; amel.*

◦ **Erwachen,** beim, nach Samenerguss: wild.[36]
☞ *M; Samenabgang; agg.*

◦ **Gehen,** beim: **Berb.** croto-t.
☞ *M; Gehen; agg.*

◦ **Sitzen,** im: berb.
☞ *M; Sitzen agg.*

◦ **Stehen,** beim: ant-c.
☞ *M; Stehen; agg.*

◦ **Urinieren,** beim: agar. bell. cahin.[36] **Canth.** caps. clem.
☞ *M; Urinieren; agg.*

◦ ◦ **nach,** und: caps.

◦ **Wärme** amel.: rhod.[58]
☞ *M; Wärme amel.*

◦ **erstreckt** sich:

◦ ◦ **Abdomen,** zum, beim Urinieren: clem.

◦ ◦ **abwärts**: nux-m.[36]

◦ ◦ **aufwärts**: **Bell.** clem.[1] **Ol-an.**

◦ ◦ **Hoden,** zu den: **Berb.**[36] colocin.[36] nux-v. **Puls.** staph.[1] teucr.

◦ ◦ ◦ **rechts**: berb.[36] colocin.[36]

◦ ◦ ◦ ◦ **morgens**: colocin.[36]

◦ ◦ ◦ ◦ **Beugen** agg.: colocin.[36]

◦ ◦ ◦ ◦ **Gehen** agg.: colocin.[36]

◦ ◦ **Leistenring,** zum: **Berb.**[36] bry.

◦ ◦ ◦ **rechts**: **Berb.**[36]

◦ **äußeren** Ringes, im Bereich des: hipp.[36]

- **Skrotum**: am-c.[36] clem.[1] meny.[1] teucr.[5]
☞ *O; Skrotum*

◦ **Anheben** des Skrotums amel.: am-c.[36]

- **anfallsweise** auftretend:

◦ **Hoden**: aur-m.
☞ *O; Hoden*

◦ **Samenstrang**: merc.
☞ *O; Samenstrang*

ziehender Schmerz (Forts.)

- **drückend,** Samenstrang: mang.[36] mez.[36]
- **intermittierend,** Samenstrang, rechts: sabin.[36]
- **reißend,** Penis: kali-c.[36]
- **schneidend,** Penis, beim Sitzen: calc-p.[36]
- **spasmodisch,** Samenstrang: agar. ter.[36]
  - **links**: ter.[36]
    ☞ *S; Links*

zuckender Schmerz, Samenstrang: mang.[5] plb.[5] tus-p.[36]

- **zurückbeugen,** muss sich: tus-p.[36]

zusammendrückender Schmerz:

- **Glans**: alum.[5] rhus-t.[5]
  ☞ *O; Penis; Glans*
- **Hoden**: **Am-c.** arg. petr. sil. squil. staph. thuj. zinc.
  ☞ *O; Hoden*
  - **rechts**: arg. staph.
    ☞ *S; Rechts*
- **Skrotum**: clem.[5]
  ☞ *O; Skrotum*

zusammenschnürender Schmerz: alum.[5] am-c. berb. bufo canth. caust. chin-s.[36] coff.[5] ign.[5] kali-bi. m-arct.[5] m-aust.[5] merc.[5] merc-acet. nux-v.[5] ol-an. plb. puls.[1] spong.[5] sulph. verat.[1]
☞ *Zusammenschnüren, Empfindung von; allgemeine Arzneien*

- **Hoden**: alum.[5] **AM-C.** berb. bufo coff.[5] ign.[5] m-arct.[5] m-aust.[5] merc.[5] merc-acet. **Nux-v.**[5] ol-an. **Plb.** spong.[5] sulph.
  ☞ *O; Hoden*
- **Penis**: kali-bi. puls.[1] verat.[1]
  ☞ *O; Penis*
  - **Glans,** hinter der: puls.[1] verat.[1]
  - **Wurzel,** morgens beim Erwachen: **Kali-bi.**
- **Prostata**: canth. **Caust.** puls.[80] sulph.
  ☞ *O; Prostata ▥ ALLGEMEINES; C; Schmerz; zusammenziehender Schmerz; Drüsen*
  - **erstreckt** sich zur Blase: **Puls.**[80]
- **Samenstrang**: am-c. berb. chin-s.[36] nux-v.
  ☞ *O; Samenstrang*
  - **Gehen,** beim: nux-v.
    ☞ *M; Gehen; agg.*
  - **Stehen,** beim: nux-v.
    ☞ *M; Stehen; agg.*
  - **erstreckt** sich in die Nebenhoden, agg. in bestimmten Stellungen, amel. beim treppab Gehen und durch Reibung: chin-s.[36]
- **Skrotum**: berb.[8]
  ☞ *O; Skrotum*

zusammenziehender Schmerz:

- **Hoden**: alum. arg. camph. **Chin.** m-aust.[85] merc-acet. nux-v. plb.
  ☞ *O; Hoden*
  - **rechts**: arg.
    ☞ *S; Rechts*
- **Samenstrang**: alum.[36] berb. calc. kali-c.[1] **NUX-V.**
  ☞ *O; Samenstrang*
  - **rechts**: alum.[36]
    ☞ *S; Rechts*
- **spasmodisch,** Samenstrang: kali-c.[1]

ABWECHSELNDE SYMPTOME

SEITEN

ZEIT

MODALITÄTEN

ORT

CHARAKTERISTIKA EIGENTÜMLICHKEITEN

SCHMERZ,
Schmerzen der Genitalien

ABWECHSELNDE SYMPTOME

ABWECHSELND mit Genitalsymptomen, Beschwerden erscheinen: conv.[111] gels. kreos.[5] **Lil-t.** **Phos.**[5] puls.[54] sabin.[58] tarent.[36]
ALLGEMEINES; A; Abwechselnde, alternierende Zustände

SEITEN

ABWECHSELNDE Seiten: cimic. coloc.[137] **LAC-C.** lil-t.[137] onos.[111] ust.[137]
ALLGEMEINES; S; Abwechselnde Seiten

LINKS: adam.[222] agar.[5] alum.[5] **Aur.**[5] bar-c.[5] **Brom.**[5] calc.[5] clem.[5] **Con.**[5] euph.[5] **Fl-ac.**[5] graph.[5] **Kali-c.**[5] lyc.[5] **Mag-c.**[5] merc.[5] mez.[5] nat-c.[5] **Nit-ac.**[5] petr.[5] **Ph-ac.**[5] phos. puls.[1] **Rhod.**[5] sel.[5] sep.[5] sil.[5] tax.[303] **THUJ.**[5] zinc.[5]
ALLGEMEINES; S; Links

RECHTS: alum.[5] **AUR.**[5] **CALC.**[5] **CAUST.**[5] **Clem.**[5] **Coloc.**[5] **Con.**[5] dig.[5] graph.[5] **HEP.**[5] **IOD.**[5] **Lyc.**[5] **Merc.**[5] mez.[5] mur-ac.[5] nat-c.[5] nit-ac.[5] petr.[5] rhod.[5] sil.[5] **SUL-AC.**[5] **Sulph.**[5] **Zinc.**[5]
ALLGEMEINES; S; Rechts

ZEIT

MORGENS: am-m.[5] anac.[5] **Aur.** **BELL.** **Bor.** **Bov.** brom.[5] bry.[5] calad.[5] calc.[5] **Calc-p.**[54] cann-s.[5] canth.[5] caps.[5] carb-an.[36] **Carb-v.**[10] caust.[5] cham.[5] cic.[5] clem.[5] coff.[5] dig.[5] fl-ac.[5] **Graph.**[10] irid.[222] kali-bi.[111] kali-c.[5] **Kreos.**[10] lach.[5] lyc.[5] mag-c.[137] **Mag-m.**[36] mur-ac.[5] murx.[36] nat-c.[5] **NAT-M.**[15] nat-s.[36] nit-ac.[5] **Nux-v.** par.[5] ph-ac.[5] phos.[5] phyt.[36] plb.[5] puls.[5] rhus-t.[5] sabad.[5] sabin.[5] sel.[5] **SEP.** spig.[5] **Sulph.**[10] thuj.[5] valer.[5] verb.[5] viol-t.[5] **Zinc.**[1]
ALLGEMEINES; Z; Morgens, 5 Uhr - 9 Uhr; agg.

MITTAGS: caust.[5] mag-c.[5] sulph.[5] thuj.[5]
ALLGEMEINES; Z; Mittag, 12 Uhr, gegen; agg.

NACHMITTAGS: arg.[5] arn.[5] calc.[5] calc-p. cann-s.[5] caps.[5] cham.[5] gels.[111] kali-n.[5] mag-c.[1] **Naja**[36] nat-m.[5] nat-s.[36] phyt.[111] podo.[36] **SEP.** thuj.[5]
ALLGEMEINES; Z; Nachmittags, 13 Uhr - 18 Uhr; agg.

ABENDS: arg.[5] aur.[5] bar-c.[5] bell.[5] brom.[5] caps.[5] carb-v.[5] chin.[5] con.[5] croc.[5] cycl.[5] euphr.[5] fl-ac.[5] gels.[111] ign.[5] kali-bi.[111] **Kreos.**[5] lach.[5] laur.[5] lyc.[5] mag-c.[5] mag-m.[5] **Merc.**[5] mez.[5] nat-m.[5] nat-s.[111] **Nit-ac.** nux-v.[5] phos.[5] **Puls.**[5] rhod.[5] rhus-t.[5] ruta[5] sabad.[5] sel.[5] sil.[5] sulph.[5] **Zinc.**[1]
ALLGEMEINES; Z; Abends, 18 Uhr - 21 Uhr; agg.

NACHTS: agar.[5] **Am-c.** **Am-m.** anac.[5] arg.[5] arn.[5] aur.[5] bell.[5] bism.[5] **Bor.** **BOV.**[8] brom.[5] bry.[5] calc.[5] camph.[5] cann-s.[5] caps.[5] carb-an.[5] **Carb-v.**[54] **Caust.**[5] cham.[5] chin.[5] cic.[5] clem.[5] **Coca**[36] cocc.[5] coff.[5] colch.[5] coloc.[5] **Con.** cycl.[5] dig.[5] euph.[5] ferr.[5] fl-ac.[5] gels.[111] graph.[5] guai.[5] ign.[5] kali-bi.[111] kali-c.[5] lach.[5] laur.[5] led.[5] lyc.[5] **MAG-C.** **Mag-m.** mag-p.[137] **MERC.**[5] nat-c.[5] **Nat-m.**[54] **Nit-ac.** nux-v.[5] op.[5] par.[5] ph-ac.[5] phos.[5] puls.[5] rhod.[5] **Rhus-t.**[54] ruta[5] sabin.[5] sang.[26] sars.[5] seneg.[5] sep.[5] sil.[5] stann.[5] staph.[5] **Sulph.** **Syph.**[54] tab.[111] tarax.[5] thuj.[5] verb.[5] **Zinc.**
ALLGEMEINES; Z; Nachts, 21 Uhr - 5 Uhr; agg.

MITTERNACHT, nach: **Bov.** nat-c.[5] nat-m.[5] nit-ac.[5] nux-m.[5] phyt.[111] plat.[5] plb.[5] ran-b.[5] ran-s.[5] **Rhus-t.**[5] samb.[5] tab.[111]
ALLGEMEINES; Z; Mitternacht; nach

MODALITÄTEN

ALLGEMEINE Arzneien: acon.[5] agar.[5] agn.[5] alum.[5] am-c.[5] **AMBR.**[5] ant-c.[5] ant-t.[5] arn.[5] ars.[5] **Asaf.**[5] **Aur.**[5] **Bell.**[5] bor.[5] bov.[5] bry.[5] **Calc.**[5] camph.[5] cann-s.[5] **Canth.**[5] **Carb-an.**[5] **Carb-v.**[5] caust.[5] **Cham.**[5] chel.[5] **Chin.**[5] cina[5] cocc.[5] coff.[5] colch.[5] coloc.[5] **Con.**[5] croc.[5] cupr.[5] **CYCL.**[5] dig.[5] dros.[5] dulc.[5] **Ferr.**[5] **Graph.**[5] hep.[5] hyos.[5] ign.[5] iod.[5] ip.[5] **Kali-c.**[5] kali-n.[5] **KREOS.**[5] **LACH.**[5] laur.[5] lyc.[5] m-aust.[5] mag-c.[5] mag-m.[5] **Merc.**[5] mez.[5] mosch.[5] mur-ac.[5] nat-c.[5] nat-m.[5] **Nit-ac.**[5] nux-m.[5] **NUX-V.**[5] op.[5] petr.[5] ph-ac.[5] phos.[5] **Plat.**[5] plb.[5] **PULS.**[5] ran-b.[5] ran-s.[5] rheum[5] **Rhus-t.**[5] ruta[5] sabad.[5] **Sabin.**[5] sars.[5] **SEC.**[5] **SEP.**[5] sil.[5] stann.[5] **Staph.**[5] sul-ac.[5] **SULPH.**[5] **THUJ.**[5] verat.[5] zinc.[5]

ABFÜHRMITTELN, nach: sulph.[5]

AMENORRHÖ, mit: caul.[111]

ANLEHNEN gegen etwas amel.: ign.[5]
ALLGEMEINES; M; Anlehnen; gegen etwas;

ANSTRENGUNG agg.: **AMBR.** arn.[5] **Bov.** bry.[58] **CALC.** **ERIG.** **Helon.**[54] kreos.[137] mill. **Nit-ac.** **Rhus-t.** tong.[5] **Tril.**[8]
ALLGEMEINES; M; Anstrengung, körperliche; agg., Anstrengung

ATMEN agg.: **Bry.** **COCC.** rhod.[5]

AUFRICHTEN, Aufstehen agg.: calc-p.[54] mag-c.[137]

AUFSTEHEN, bei oder nach: canth.[5] graph.[5] kreos.[5] nux-v.[5] plat.[1] rhus-t.[5] sabin.[5] sulph.[5] thuj.[5] ust.[26]

Sitzen, vom: thuj.[5]
ALLGEMEINES; M; Aufstehen; agg.; Sitzen, vom

AUFTRETEN, fest, agg.: **Bell.**[5]
ALLGEMEINES; M; Erschütterung, Auftreten; agg.

BADEN:

agg.: clem.[5] mag-c.[5] nat-c.[5] thuj.
ALLGEMEINES; M; Baden, Waschen; agg.

- **Füße,** der: mag-c.[5]

- **warm**: clem.[5] nat-c.[5]
ALLGEMEINES; M; Baden, Waschen; agg.; warmes

BADEN (Forts.)

amel.: alum.[5] ang.[5] apis[36] apisin.[5] bell.[5] calad.[137] caps.[5] kali-c.[137] sec.[5]
ALLGEMEINES; M; Baden, Waschen; amel.

- **kalt**: **Alum.**[5] ang.[5] apisin.[5] bell.[5] calad.[137] caps.[5]
ALLGEMEINES; M; Baden, Waschen; amel.; kaltes

BERÜHRUNG agg.: am-c.[5] ars.[5] asaf.[5] aur.[5] bism.[5] bor.[5] bry.[5] chin.[5] clem.[5] cocc.[5] con.[5] graph.[1] hep.[5] **Ign.** lach.[5] lil-t.[54] mag-m.[5] merc.[5] merc-c.[5] nat-m.[5] **Nit-ac.**[5] nux-v.[5] ph-ac.[5] phos.[5] **Plat.**[5] rhod.[5] rhus-t.[5] sabin.[5] **Sec.**[36] sep.[5] staph.[5] thuj.[1] zinc.[5]
ALLGEMEINES; M; Berührung, Berührtwerden; agg.

Kleidung, der: graph.[5] **LACH.**[5] lil-t. phos.[5]
ALLGEMEINES; M; Berührung, Berührtwerden; agg.; Kleidung, durch die

BETT, im, agg.: am-m.[5] arg.[5] cann-s.[5] caps.[5] cham.[5] chin.[5] clem.[5] euph.[5] ign.[5] lyc.[5] **Mag-m.**[5] mur-ac.[5] nat-s.[111] nit-ac.[5] nux-v.[5] ph-ac.[5] phos.[5] plat.[5] puls.[5]
ALLGEMEINES; M; Bett; agg.;

BEUGEN:

agg.: **Bell.**

amel.: cact.[137] caust.[5] lac-c.[111] **Puls.**[5] sep.[5]

- **Extremitäten, der**: sep.[5]

BEWEGUNG:

agg.: **ARS.** asaf.[5] **BELL. Bov.**[102] **BRY.**[54] cact. caust.[5] **COCC. CROC.**[5] **ERIG. Ferr.**[54] hedeo.[25] **Helon. IP. LIL-T.**[36] mag-c.[5] manc.[111] nat-m.[5] nat-s.[137] op.[5] **SABIN.**[36] **Sec.**[54] **Sep.**[36] spig.[5] **Tril.** ust. zinc.[5]

- **Kindsbewegung**: op.[5]

amel.: **Bov.**[111] **Cycl.**[5] graph.[5] **Mag-c.**[5] rhod.[5] **Sabin.**[5]

BIER agg.: nat-c.[5]
ALLGEMEINES; C; Speisen und Getränke; Bier;

BLÄHUNGEN:

agg.: ars.[5] lyc.[5] mag-c.[1]
ALLGEMEINES; M; Blähungsabgang; agg.

amel.: aloe[111] canth.[5] gels.[111] merc.[5]
ALLGEMEINES; M; Blähungsabgang; amel.

BRANNTWEIN amel.: nux-v.[5]
ALLGEMEINES; C; Speisen und Getränke; Weinbrand;

BÜCKEN:

agg.: **Lyc.** staph.[5] zinc.[5]
ALLGEMEINES; M; Bücken; agg.

amel.: ant-c.[5] mag-c.[1]
ALLGEMEINES; M; Bücken; amel.

DREHEN amel.: cast.[111]

DRUCK:

agg.: aesc.[111] apisin.[5] arg.[5] bell.[5] canth.[5] carb-v.[5] cimic.[111] euphr.[5] ferr.[5] lach.[5] nux-m.[5] ph-ac.[5] sep.[5] staph.[137] thuj.[5]
ALLGEMEINES; M; Druck; agg.

- **Kleidung, der**: arg.[5] **LACH.** lil-t.
ALLGEMEINES; M; Druck; agg.; Kleidung, durch die

amel.: cast.[111] ign. lat-h.[301] lil-t.[25] lyc.[108] mag-c.[1] plb.[5] sanic.[102] sec.[5] staph.[5]
ALLGEMEINES; M; Druck; amel.

- **Hand, mit der**: **Lil-t.**
ALLGEMEINES; M; Auflegen der Hand auf die kranke Stelle; amel.

EINATMEN, tief, agg.: graph.[5] sep.[5]
ALLGEMEINES; M; Einatmen; agg.;

ENTRÜSTUNG agg.: Coloc.
GEMÜT; M; Entrüstung, Empörung, Unwille, Beschwerden durch

ERHITZUNG, durch: Bry. Croc.[54]
ALLGEMEINES; M; Erhitzung, Warmwerden; agg.

ERREGUNG agg.: Canth. con.[5] hydr.[137] sabin.[5] sel.[5] senec.[137]
ALLGEMEINES; M; Erregung; agg.

ERWACHEN:

agg.: am-m.[5] anac.[5] arn.[5] bor.[5] calc-p.[111] carb-v.[5] kali-bi.[111] **LACH.**[5] merc-c.[5] nat-c.[5] nat-m.[5] neon[222] nit-ac.[5] op.[5] par.[5] petr.[5] puls.[5] rhus-t.[5] sel.[5] sep.[5] sil.[5] viol-t.[5] zinc.[5]
ALLGEMEINES; M; Erwachen; agg.

amel.: kali-bi.[111]
ALLGEMEINES; M; Erwachen; amel.

ESSEN agg.: aloe[111] colch.[5] hyos.[5] tub.[137]

FAHREN agg.: am-c.[5] apisin.[5] brom.[5] calc.[5] calc-p.[111] eup-per.[111]

FAHREN oder Reiten **agg.:** cann-s.[5] **Ham.**[116]

FREIEN, im:

agg.: nit-ac.[5] ph-ac.[5] phos.[1] rhus-t.[5]
ALLGEMEINES; M; Luft; frische, im Freien; agg.

amel.: thuj.[5]
ALLGEMEINES; M; Luft; frische, im Freien; amel.

GEHEN:

agg.: **AMBR.**[54] **Apis** apisin.[5] arg.[5] arg-n. **ARN. BELL.** berb. **BOV.**[36] **BRY.** cann-s.[5] **Carb-an.** caust.[5] **Chin.** clem.[5] croto-t.[5] fago.[25] **Graph.** ign.[5] kali-n.[5] **KREOS.**[162] **Lac-c.** lappa[137] **Lil-t.**[58] mag-c.[1] **Mag-m.**[5] med. merc.[5] **Nat-m.** nat-s.[36] **NIT-AC.** onos.[111] ox-ac.[111] pall.[54] ph-ac.[5] **Phos.** podo. **PULS.**[54] rhod.[5] **Rhus-t. Sabin.**[54] **Sars. SEP.** squil.[5] staph.[5] tarent.[36] teucr.[5] **Thuj.** zinc.[1]

amel.: glon.[111] kreos. mag-c.[5] mag-m.[5] nat-c.[5] nat-m.[1] sep.[5] thuj.[5] zinc.[5]
GEMÜT; M; Gehen; amel.

GEMÜTSBEWEGUNGEN, nach: Acon.[102] **CALC. Cham.**[116] **Cimic.**[54] **GELS.**[54] hell.[5] **Sabin.**[5] tub.
GEMÜT; M; Gemütsbewegungen agg.; nach

GONORRHÖ, nach unterdrückter: clem.[5] merc.[5] mez.[5] phyt.[111] **PULS.**[5] sel.[5] staph.[5] sulph.[5] thuj.[5]
ALLGEMEINES; C; Gonorrhö; unterdrückte Gonorrhö

HALTUNG, aufrechte, amel.: Bell.

HEBEN agg.: Agar. croc.[5] kreos.[137] **Nux-v.**[5] **Podo.**[54] **Rhus-t.**
ALLGEMEINES; M; Heben, Überanstrengung von Muskeln und Sehnen; agg.

HOCHREICHEN agg.: Aur. Graph.

HUSTEN agg.: cann-s.[5] ign.[5] **Nat-m.**[54] thlaspi[111] thuj.[137]

KÄLTE agg.:

Erkältung: acon.[5] puls.[5]

feuchte Kälte: phyt.[111]

KAMPHER amel.: nux-v.[5]

KLIMAKTERIUM, im:

ALLGEMEINES; M; Menopause, Beschwerden in der; Klimakterium, im

KOITUS:

agg.: **APIS**[54] arg.[5] **ARG-N.** bell. **Berb.**[54] bor.[5] **CACT.** calc.[5] cann-s.[5] carb-v.[5] caust.[5] clem.[5] coff. **Ferr.**[162] **Ferr-m. Ferr-p.** gels.[137] graph.[5] ham. **Hep. Hydr.**[58] **Ign. Kali-bi. Kali-br.**[54] **Kali-c.** kali-n.[5] kola[1184] **KREOS. Lyc.**[54] **LYSS.** mag-c.[5] merc.[5] merc-c.[36] **Nat-c. NAT-M. NIT-AC.** par.[5] **Phos. Plat.** psor.[111] **PULS. Rhus-t.** sec.[5] **SEP. Staph. Sulph.** syph.[58] **Tarent.**[54] **Thuj.**

ALLGEMEINES; M; Koitus; nach

amel.: merc.[5]

ALLGEMEINES; M; Koitus; amel. nach

KRATZEN:

agg.: clem.[5] euphr.[5] **Merc.**[5] nat-c.[5] nat-s.[111] tarent.[137]

ALLGEMEINES; M; Kratzen; agg.

amel.: ang.[5] cann-s.[5] croto-t.[5] ign.[5] **Merc.**[5] nat-s.[111]

ALLGEMEINES; M; Kratzen; amel.

KREUZEN der Beine:

agg.: iod.[5] nat-c.[5] sars.[5]

ALLGEMEINES; M; Kreuzen der Gliedmaßen; agg.

amel.: **LIL-T.** murx. **SEP.**

ALLGEMEINES; M; Kreuzen der Gliedmaßen; amel.

KUMMER, nach: cocc.[58] coloc.[5] **IGN.**

GEMÜT; M; Kummer, Sorgen, Besorgnis, Beschwerden durch

LEUKORRHÖ:

agg.: **CALC.**[58] canth.[137] cham.[5] con.[5] ferr.[5] helon.[111] **KREOS.**[5] lach.[5] med.[111] ph-ac.[5] **Phos.**[5] sil.[5] staph.[5] syph.[137]

ALLGEMEINES; M; Leukorrhö; agg.

mit: alet.[72] **Alum.**[36] ambr.[5] **Bor.**[5] **Calc.**[54] chin.[5] cimic.[25] **Dros.**[5] ferr.[5] **Hydr.**[85] **Ign.**[8] **Kreos.**[54] lam.[5] merc.[5] nat-m.[5] nat-p.[137] phos.[5] **Plat.**[5] **Sep.**[5] **SULPH.**[5]

LIEBKOSUNG, nach: arn.[5] **Con.**[5] hep.[5] petr.[5] sabad.[5]

LIEGEN:

agg.: **Ambr.** cham. **Ferr.** ign.[5] **Kreos.**[5] **MAG-C.**[5] murx.[111] nit-ac.[5] **PULS.** sabin.[5] sep.[5]

amel.:

- **Bauch,** auf dem: bell.[5]

ALLGEMEINES; M; Liegen; amel.; während; Bauch, auf dem

- **Hinlegen**: bell.[5] sep.[5]

ALLGEMEINES; M; Liegen; während; Hinlegen, unmittelbar nach

- **Seite,** auf der: op.[111] sep.[5]

MENOPAUSE:

ALLGEMEINES; M; Menopause, Beschwerden in der

MENSES:

vor: **ALUM.**[5] **Am-c.**[102] ang.[5] **Apis** apisin.[5] arist-cl.[119] ars.[36] aur.[26] aur-m. bamb-a.[1184] **Bar-c. Bell.** berb.[26] bor. **BOV.**[26] brom. bry. **Bufo**[26] cact.[58] **CALC.**[26] **CALC-P. Carb-v.**[26] **CAUL. Caust. CHAM. Chin.**[5] **Cimic.**[102] **Cina Cocc.**[5] **Colch.**[102] **Coloc.**[5] **Con. Croc.**[5] cur. **Dig. Dulc.**[8] elaps[26] **Ferr.**[5] ferr-p. foll.[149] germ.[222] **GRAPH.**[26] **Ign.** joan.[102] jug-r. **KALI-C.** kali-chl.[111] **KREOS.**[26] **Lac-c. LACH.**[54] lat-h.[301] **Lil-t. Lyc. Mag-c. Mag-m.**[102] **Mag-p.** med.[102] **Merc.**[10] mosch.[5] nat-c.[26] **Nat-m.**[54] nux-m. **NUX-V.**[54] **Pall. Phos.**[26] pic-ac.[102] pitu-a.[164] **Plat. PULS.**[5] rhus-t.[26] sabad.[5] **Sabin.**[102] sanic. **Sec.**[102] **SEP. Sil.**[54] stann.[102] sul-i.[58] **Sulph.**[26] **Tarent.**[36] thlaspi[54] **Thuj.**[5] thymol.[119] **Ust.**[54] **Verat.**[102] verat-v.[25] vesp.[36] **Vib.**[26] **Xan.**[102] **Zinc.**[54]

während: **Acon. Agar. Alet.** all-s.[54] aloe **Am-c.**[5] am-m. ant-c. **Apis**[36] **Apisin.**[5] arg-n. ars.[5] **Asaf. Aur. BELL. Berb. Bor.** bov.[5] **Bry.** bufo[58] **CACT. CALC. Calc-p.** calc-s. **Canth. Carb-an. Carb-v.** caul. **Caust.** cench.[58] **CHAM.**[54] **Chin.** chin-s. **Cimic.** cina coca[111] **COCC. Coff.**[5] coll.[25] **Coloc. Con.**[5] **Cupr.**[5] **Dulc.**[1] **Ferr. Gels. GRAPH.** hep. **HYOS.**[5] **Ign. Iod.**[5] kali-bi. **Kali-br. KALI-C.**[5] kali-i. kali-n.[45] **Kali-p. Kreos. Lac-c. LACH.**[5] **LIL-T.** lob. **Lyc.** mag-c. **Mag-p.** med.[56] **Merc.** mez.[5] **Mosch.** murx. **Nat-c. Nat-m.**[5] neon[222] **Nit-ac. Nux-m. NUX-V. Pall. Petr. Phos.**[36] pitu-a.[164] **Plat.**[5] **Podo. PULS.**[5] **Rhus-t.** sabin.[5] **Sec. SEP. Sil. Staph.**[48] **Stram.**[5] sul-ac. **Sulph. Tarent.**[36] thea[36] thlaspi[25] **Thuj.** thymol.[119] **Tub.**[58] **Ust.**[54] **Verat.**[5] **Vib.** xan. **Zinc.**[1] zinc-val.[137]

ALLGEMEINES; M; Menses; während

nach: aesc. **Agar. ALUM.**[5] apis[111] ars.[26] berb. **Bor. BOV.** bry.[5] cann-s.[5] canth.[5] carl.[36] **Caust.**[5] **Cham. Chin.**[5] **Cocc. Coloc.**[5] **Con.**[54] cupr.[111] cur.[26] goss.[111] **GRAPH.**[54] **Iod. Kali-br.**[111] **Kali-c. Kreos. Lac-c.**[54] lac-eq.[204] **LACH.** lil-t.[25] **Lyc.**[36] **Mag-c.**[54] **Mag-m.**[5] **Med.**[111] **MERC.**[5] **Mez.**[5] **Murx.**[111] **Nat-m. NIT-AC.**[36] **Nux-v.**[54] **Pall.**[54] **Ph-ac.**[36] **Phos.**[5] pitu-a.[164] **Plat.**[5] **Puls.**[54] rhus-t.[5] **SEP.**[5] **Sil.**[1] spig.[5] **Sul-ac.**[5] sul-i.[58] **Sulph.**[36] **TARENT.**[54] **Tril.**[54] ust.[111] **Vib.**[54] **Zinc.**[54] zinc-val.[137]

ALLGEMEINES; M; Menses; nach

amel. während: **Lach. Zinc.**[58]

ALLGEMEINES; M; Menses; amel.

METRORRHAGIE, mit: **Bell.**[5] **Cham.**[5] **Sabin.**[5] **Thlaspi**[8]

ALLGEMEINES; M; Metrorrhagie, Beschwerden durch

MITTAGESSEN agg.: **Cham.**[36] nat-c.[5]

MUSIK:

agg.: pall.

ALLGEMEINES; M; Musik; agg.

amel.: **Lach.**[5] mag-p.[111] mosch.[5] zinc-val.[111]

ALLGEMEINES; M; Musik; amel.

NASSWERDEN agg.: **Calc.** calc-p.[58] merc. nat-c. nat-m.[54] nux-m. phos. **Puls. Rhus-t.** sep. sil. xan.[54]

ALLGEMEINES; M; Nasswerden; agg.

Füße, der: **Nat-m.**[54] **PULS. RHUS-T.**

ALLGEMEINES; M; Nasswerden; agg.; Füße

OBSTIPATION, bei: coll.[25] con.[5] fl-ac.[5] graph.[5] lach.[5] mag-m.[5] **Nat-m.**[5] plat.[5] sep.[5] sulph.[5]

OVARIOTOMIE, Beschwerden nach: arist-cl.[1125] ars.[102] **Bell.**[102] **Bry.**[102] chin.[102] coff.[102] **Coloc.**[102] hyper.[102] ip.[102] lyc.[102] naja[102] nux-v.[102] orch.[102] **Ov.**[102] **Staph.**[102]
☞ *Verletzungen, nach*

OVULATION, Beschwerden während:
▤ *ALLGEMEINES; M; Eisprung, Ovulation, Beschwerden während*

PUBERTÄT, während der: cham.[137] ferr.[137] **Puls.**[10]
▤ *ALLGEMEINES; M; Pubertät; während •ALLGEMEINES; M; Pubertät; während;*

RÄUSPERN agg.: graph.[1]

REIBEN:

agg.: aur.[5] chin.[5] coff.[5] con.[1] cycl.[5] nat-m.[5] staph.[5] thuj.[5]
▤ *ALLGEMEINES; M; Reiben; agg.*

amel.: croto-t.[5] **Pall.** staph.[5]
▤ *ALLGEMEINES; M; Reiben; amel.*

RUHE agg.: am-c.[5] arg.[5] **Ferr.**[5] ign.[5] mag-m.[5] sil.[5] squil.[5] teucr.[5] zinc.[5]
▤ *ALLGEMEINES; M; Ruhen, Ausruhen; agg.*

SCHLAF:

agg.: canth.[5] caust.[5] clem.[5] dig.[5] fl-ac.[5] iod.[5] kali-c.[5] **LACH.**[5] mag-c.[5] merc.[5] merc-c.[5] nat-m.[5] nit-ac.[5] nux-v.[5] op.[5] phos.[5] plat.[5] plb.[5] rhod.[5] sep.[5] stann.[5] staph.[5] sulph.[5]

- Rücken, auf dem: stann.[5] staph.[5] sulph.[5]

amel.: nat-m.[5]

SCHMERZ in der Lumbalregion, mit: kreos.[5] nat-m.[137] tril.[111]

SCHWANGERSCHAFT, während:
▤ *ALLGEMEINES; M; Schwangerschaft*

SITZEN agg.: am-c.[1] apisin.[5] berb. bry.[5] calc-p.[111] cann-s.[5] cocc.[5] **Con.** euph.[5] euphr.[5] ferr-i.[137] **Graph.**[8] helio.[111] kali-n.[5] kreos.[137] lyc.[5] **Mag-c.**[122] mag-m.[1] nat-s.[36] rhod.[5] sep.[5] sil.[5] **Staph.**[36] sulph.[5] teucr.[5] **Thuj.** valer.[5] zinc.[5]
▤ *ALLGEMEINES; M; Sitzen; agg.*

STEHEN:

agg.: aloe[58] ant-c.[5] **Apis**[8] **Ars.** bell.[5] carb-an.[5] **COCC.** dict.[137] graph.[5] iod.[5] lappa **LIL-T.** mag-c.[1] **Mag-m.**[116] ph-ac.[5] psor.[137] rhod.[5] **Rhus-t.** sil.[5] spig.[5] staph.[5] viol-t.[5]

amel.: **Bell.** conv.[38]

STILLEN agg.: **Calc.**[54] **Cham.**[58] **Phos.**[54] rhus-t.[5] **SEC.**[54] **SIL.** ust.[56]
▤ *ALLGEMEINES; M; Stillen, Saugen an Mamillen, agg.*

STIMME, mit Beschwerden der: helio.[111]

STRECKEN, Dehnen agg.: apisin.[5] podo.[137]
▤ *ALLGEMEINES; M; Strecken, Recken; agg.*

STUHLGANG:

agg.:

- vor: ign.[5] **Nat-c.** sabad.[5]

- während: am-m.[5] ambr.[5] ars.[5] **Calc-p. Carb-v.** ferr-i.[137] ign.[5] iod.[5] kali-n.[1] lyc.[137] mag-c.[111] mag-m.[5] murx.[54] **Nat-m. Nux-v.** op.[5] phos.[5] **PODO.** psor.[137] **Stann.** thuj.[111] **Vib.**[54] zinc.[5]
▤ *ALLGEMEINES; M; Stuhlgang; während Stuhlgang*

- nach: **AMBR.** calc-p.[111] caust.[5] **Lyc. Mag-m.**[5] vib.[137]
▤ *ALLGEMEINES; M; Stuhlgang; nach Stuhlgang*

- Pressen zum, beim: carb-v.[5] con.[5] ph-ac.[5] podo.[85] **Rhus-t.**[26]

amel.: mag-m.[5] pall. senec.[111]
▤ *ALLGEMEINES; M; Stuhlgang; amel.; nach Stuhlgang*

STURM, vor: nat-c.[5]
▤ *ALLGEMEINES; M; Wetter; windigem, stürmischem, bei;*

TRINKEN amel.: ferr.[5]
▤ *ALLGEMEINES; M; Trinken; amel. nach*

URINIEREN:

agg.: am-c.[5] **Am-m.**[5] **Ambr.** asaf.[5] bell.[5] calad.[5] **CALC.**[54] **Calc-p.**[36] canth.[5] caps.[5] **Carb-v.**[111] **Caust.** clem.[5] coc-c.[102] **Coloc.**[5] con.[1] croto-t.[5] cur.[111] **Eupi.** hyosin.[137] ign.[5] kali-n.[5] **KREOS.** **Lac-c.** m-aust.[111] **Mag-m.**[36] merc.[5] mez.[5] **Nat-c.**[5] nat-m.[5] nit-ac.[5] op.[5] ph-ac.[5] phos.[5] **Plat.**[5] puls.[5] rhus-t.[5] sars.[5] seneg.[5] **SEP.**[5] **SIL.**[5] **Squil.**[5] sulph.[5] **Thuj.**

amel.: camph.[5] chin.[5] sep.[5]
▤ *ALLGEMEINES; M; Urinieren; amel. nach U.*

VERDAUUNGSKANALS, mit Beschwerden des: acet-ac.[111]
▤ *ALLGEMEINES; M; Verdauungsvorgang agg.*

VERLETZUNGEN, nach: **Arn. Bell-p.**[111] calen.[54] **Puls.**[5] **Rhus-t.**[34] ruta[5] ter.[54]
☞ *Ovariotomie, Beschwerden nach •C; Metrorrhagie; Erschütterung, Verletzung, durch •C; Prellung, Quetschung, Ovarien •C; Verdrehung der Cervix uteri •C; Verhärtungen, Indurationen; allgemeine Arzneien;* ▤ *ALLGEMEINES; M; Unfall, Beschwerden durch*

Kaiserschnitt, nach: **Calen.**[54]

Uterus: abrot.[36] **Arn.**[54] ter.[54]
☞ *O; Uterus*

- Pessar, durch: **Ter.**[54]

- Ruptur: abrot.[36]

WÄRME amel.: bell.[5] cast.[111] caust.[5] laur.[5] **Mag-p.**[116] med.[137] **Nux-m.**[54] nux-v.[54] rhus-t.[5]
▤ *ALLGEMEINES; M; Wärme; amel.*

WEHEN, Entbindung:
☞ *Schmerzen;Wehen, Geburtswehen*

während: acon.[54] **ARN.**[5] **Bell. Calc.**[5] **Carb-v.**[5] caul.[54] **Cham.**[54] cimic.[25] **Croc.**[5] **IP.**[5] **Lyc.**[5] nux-v.[54] **Plat.**[5] **PULS.**[54] **Thuj.**[5] zinc.[5]
▤ *ALLGEMEINES; M; Wehen, Entbindung; während*

Wochenbett, im: **Acet-ac.**[54] **Arn.**[5] **Bell.** calen.[137] caul.[54] **Chin. Cimic.**[102] **Croc.**[5] cycl.[102] **Ferr.**[54] **IP.**[5] kali-c.[54] **LACH.** lil-t.[54] **Nux-v.**[54] **Phos.**[54] **Plat.**[5] **Podo.**[54] **Rhus-t.**[54] **SABIN.**[54] **SEC.**[54] sep.[54] tub.[85] **Ust.**[54]
▤ *ALLGEMEINES; M; Wehen, Entbindung; Wochenbett, im*

WEIN agg.: thuj.[5]
▤ *ALLGEMEINES; C; Speisen und Getränke; Wein;*

ZORN, nach: **Acon.**[54] **CHAM.**[54] **Coloc.** lyc.[5] mag-m.[5] nat-m.[5] petr.[5] phos.[5] puls. sep.[5] staph. sulph.[5]
▤ *GEMÜT; M; Zorn, Beschwerden durch*

ZUSAMMENKRÜMMEN amel.: **Cact. Cimic.** mag-p.[111] **NUX-V.** op.[85] puls.[1]
ALLGEMEINES; M; Beugen, Neigen, Krümmen; amel.;

ORT

LABIEN: acon.[5] agar.[5] alum.[5] am-c.[5] ambr.[5] **Apis**[36] bar-c.[5] bry.[5] **Calc.**[5] canth.[5] carb-v.[5] caust.[5] **Con.**[5] dulc.[5] graph.[5] hep.[5] kali-c.[5] kreos.[5] lyc.[5] mag-c.[5] meph.[111] nat-c.[5] **Nat-m.**[5] nit-ac.[1] **Nux-v.**[5] phos.[1] puls.[5] **Sep.**[5] **Sil.**[5] staph.[5] sulph.[1] **Thuj.**[5]

OVARIEN: abrot.[8] absin. **ACON.** aesc.[25] agar.[5] **Agn.**[1125] alet.[58] **Alum.** alumn.[36] **Am-br.**[102] **Ambr.**[31] anan. **Ant-c.** ap-g.[102] **APIS**[8] **APISIN.**[5] **Arg. Arg-n.** arn.[5] **ARS. Ars-i. Asaf.**[5] **Atro.**[25] **Aur.**[5] **AUR-I.**[58] **Aur-m-n.**[272] bamb-a.[1184] **Bar-m. BELL.**[5] bell-p.[256] **Bor. BOV. Brom.**[22] **BRY.**[36] **Bufo Cact.**[8] **CALC. CANTH.**[5] caps. **Carb-ac. Carb-an.**[5] carb-v.[5] caul.[85] caust.[5] **Cench.**[58] cham. chel.[5] **Chin.**[5] chlorpr.[149] **Cimic.**[8] clem.[5] cob-n.[37] cocc. cod.[54] coll. **COLOC.**[5] **CON.** cop.[36] croc.[102] **Crot-h.** cub.[36] cur. dros.[5] **Dulc.**[5] eup-pur.[25] **Eupi. Fago.**[102] ferr.[102] **Ferr-i.**[8] ferr-p.[58] fl-ac. foll.[149] form.[137] **Gels.**[58] germ.[222] goss.[36] **GRAPH. Guai.**[54] **Ham.**[25] hedeo.[25] **Helon. Hep.** hyos.[5] **Ign.** ignis[194] **IOD.**[5] iris[111] **Kali-br.**[8] **Kali-c. Kali-i.**[8] kali-n.[5] kali-p. **Kreos. Lac-c.** lac-d.[56] lac-eq.[204] **LACH.**[5] lam.[36] laur.[5] **LIL-T.**[25] **LYC.** mag-m.[54] **MAG-P.** magn-gr.[111] **Med.** meli. **MERC.**[5] **Merc-c.**[102] mez.[5] murx. **Naja**[8] nat-c.[5] nat-m. neon[222] nit-ac.[5] **Nux-m.**[5] **Nux-v.**[54] **Onos.** op.[111] **Ov.**[102] ovi-g-p.[102] **Pall. Ph-ac.**[34] **PHOS.**[45] **Phyt.**[25] pic-ac.[36] pitu-a.[164] **PLAT.**[5] **Plb. PODO.** prun.[8] **Psor. Puls.** pyrog.[56] **Ran-b.**[5] ran-s.[5] **Rhod. Rhus-t.** rumx.[137] ruta[5] **Sabad.** sabal.[102] **SABIN.**[54] sars.[5] **Sec.**[5] senec. **Sep.**[5] **Sil.**[45] spong. **STAPH.**[5] stram. sulph. sumb. syc-co.[136] **Syph.**[58] **Tarent.**[102] ter. thea[36] thlaspi[102] **THUJ.**[5] thymol.[119] tub.[36] **UST.** vesp.[36] **VIB.** visc.[77] wye.[36] **Xan. ZINC. Zinc-val.**[102] ziz.[25]
ALLGEMEINES; O; Drüsen; Hormondrüsen;

abwechselnde Seiten: cimic. coloc.[137] **LAC-C.** lil-t.[137] onos.[111] ust.[137]
S; Abwechselnde Seiten

links: abrot. **Apis ARG.** atro.[111] bell.[5] **Brom.** caps. **Cimic.**[102] **Coloc.** eup-pur.[25] **Graph.**[36] **Kali-br.**[8] kali-c.[137] **Lac-c. LACH.**[8] **LIL-T.**[8] magn-gr.[111] **Med. Naja**[8] ovi-g-p.[102] pall.[137] **Phos.**[45] **Plat. Podo.** puls.[5] pyrog.[56] sep.[36] sulph.[137] sumb. syph.[58] **Thuj. UST.** vesp.[36] vib.[137] **ZINC.**

rechts: alum.[137] **APIS**[36] **APISIN.**[5] **Arg-n. ARS. BELL.**[5] **Bry.**[36] **Carb-an.** croc.[137] fago.[25] ignis[194] **Iod. LYC.**[5] mag-m. med. murx.[111] **Pall.**[54] pitu-a.[164] **Plat. PODO.**[8] psor.[111] **Sec.**[36] sep.[36] **Staph.**[5] ust.[102] xan.

UTERUS: abies-c.[25] **ACON.** adam.[222] **Aesc.**[102] **AGAR. Agn.** alch-v.[1125] **ALET.**[122] **Aloe ALUM.**[54] **Alumn.**[58] am-c.[31] **Am-m.**[31] amor-r.[149] anan.[36] androc.[222] ang.[36] **Ant-c. Ant-t. APIS**[36] **ARG. ARG-N.**[54] arge-p.[264] **ARN.**[54] **ARS.**[5] **ARS-I.**[58] art-v.[54] **ASAF.** asc-t. **Aster.**[54] atro.[25] **AUR.**[5] aur-ar.[58] **AUR-I.**[58] **Aur-m.**[58] **Aur-m-n.**[54] **AUR-S.**[58] **Bamb-a.**[1184] **BELL.**[5] **Bell-p.**[144] **Berb. BOR.** bov.[5] brom. **BRY. Bufo**[58] **Cact. Calad. CALC.** calc-ar.[58] **CALC-F. Calc-i.**[102] **CALC-P.**[58] **Calc-s.** calc-sil.[58] **Calen.**[102] **Camph. CANTH.** carb-ac.[46] **CARB-AN.**[34] **Carb-v.** carbn-s.[36] carc.[72] **CAUL.**[25] **Caust.**[36] **CHAM.**[5] chel. **CHIN.**[5] chin-ar. **Chin-s.**[8] **Cimic.**[102] **Cina** cist.[137] **CLEM.**[5] cob-n.[37] **COCC. Coff.**[54] coll.[10] **Coloc.**[102] **CON.**[5] conv.[38] cop.[36] **Croc.**[5] crot-c.[36] **Crot-h.**[54] cub.[36] **Cupr.**[8] cur. cymbo-ci.[2184] der.[36] dict.[137] dirc.[36] dros.[5] elaps[36] erig.[51] erod.[85] **FERR.**[5] ferr-acet.[116] ferr-ar. **Ferr-i.** ferr-p.[58] fl-ac.[5] foll.[149] **Frax.**[102] **Gels.**[8] germ.[222] goss.[25] **GRAPH.** haliae-lc.[222] **Ham.**[58] hedeo.[25] hell.[31] **HELON. Hep.**[31] hura[36] **HYDR.**[46] **Hydrc.**[102] **Hyos.**[5] hyper.[54] **Ign.**[5] **Inul.**[36] **IOD.**[5] **Ip. Iris**[8] jug-r. kali-ar. **Kali-bi. Kali-br.**[8] **KALI-C.**[31] kali-cy.[137] **Kali-fcy. Kali-i.** kali-m.[61] kali-ma.[102] kali-n.[116] kali-p. kali-s. kola[1184] **KREOS. LAC-C. LACH.** lam.[1125] **Lap-a.** lappa laur.[54] **Led. LIL-T.**[25] **Lob. LYC.**[5] **Lyss.**[36] mag-acet.[102] **Mag-c. MAG-M.**[5] **Mag-p.**[54] manc.[1125] **Mang.** med.[8] **Mel-c-s.**[102] **Meli.**[36] meph. **MERC.**[5] **Merc-c.**[5] **Merc-i-r.**[8] methys.[137] mill.[54] mit.[25] morg.[136] mosch.[5] **Mur-ac. MURX.**[15] **Nat-c. NAT-H. NAT-M.**[5] **NIT-AC.**[54] **Nux-m. NUX-V.**[5] **Onos.** op.[5] ox-ac.[137] **PALL.** ped.[36] **Petr.**[31] **Ph-ac.**[102] **PHOS. Phyt.**[36] pip-n. **PLAT.**[5] plb.[5] **PODO.** pot-a.[1125] psor.[56] **PULS.**[5] puls-n.[25] pyrog.[58] raph.[36] rheum[5] **Rhus-t.**[5] rob.[36] rub-t.[1125] ruta[5] **Sabad.** sabal.[102] **SABIN.**[5] **Sang.**[8] sanic.[72] sarr.[36] **SARS.**[5] **SEC.**[5] **Senec. SEP.**[1] **SIL.** solid.[102] spig.[5] **STANN. Staph. Stram.** stry.[36] sul-ac.[1] sul-i.[58] **SULPH.**[1] syph.[58] **Tarent.**[8] **TER.**[45] **TEUCR.** thea[36] thiosin.[85] **Thlaspi**[102] **THUJ.**[5] thymol.[119] **Thyr.**[102] **Til.**[36] tril.[54] **Tub. UST.**[46] **Verat. VERAT-V. Vib.** wye.[85] xan.[25] **Zinc.**

Anämie, mit: carb-v.[5] **FERR.**[54] **Sep.**[5] sulph.[5]

Cervix: alum.[58] anan.[36] **Arg.**[102] **Arg-n.**[54] **Ars.**[8] **AUR. Aur-m-n. Bell.** calc.[54] calen.[102] **CARB-AN.**[58] caul.[85] **CON.** fl-ac.[5] hydr.[46] **Hydrc.**[102] **Iod.** kali-bi.[111] kali-i.[36] **Kreos.**[5] med.[137] merc.[83] **Merc-c.**[5] methys.[137] mit.[25] phyt.[102] sec.[5] **SEP.**[5] sul-ac.[102] syph.[58] tarent. thuj.[54] ust.[111]
☞ *C; Atresie, Cervix •C; Entzündung; Uterus, Metritis; Cervix •C; Erosion, Cervix uteri •C; Kondylome; Uterus; Cervix •C; Krebs, Karzinom; Uterus; Cervix •C; Schwammiges Gewebe, Cervix uteri •C; Verhärtungen, Indurationen; allgemeine Arzneien; Uterus;*

Plazenta: **Hydr.**[102] plat.[5] verat.[122]

- **habituell**: hydr.[137]

- **praevia**: **Verat.**[122]

VAGINA: **Achy.**[149] **Acon.**[54] adam.[222] **Agar.** agn.[5] all-s. **Alum.** alumn.[58] **Am-c. Ambr. Amor-r.**[149] ant-c. antipyrin.[38] **Apis**[102] **Arg-n.**[5] **Ars.** atro.[25] aur.[5] **Aur-m.** aur-m-n.[102] bar-m.[111] **Bell.**[5] **BERB.** bor.[5] **Brom.**[31] bry.[5] **CACT. CALAD.**[54] **CALC.**[5] calc-ar.[58] **Calc-p.** calen.[8] cann-s.[5] **Canth.**[5] caps.[5] carb-ac.[111] carb-an.[5] **Carb-v.**[5]

VAGINA (Forts.)

card-m. **Caul.**[54] caust.[5] **Cham.**[54] **Chel.** chim. **Chin.** **Cimic.**[102] cob-n.[144] **Coc-c.** **Cocc.**[102] **Coff.** coloc.[31] **CON.**[5] cop. croc.[5] dulc.[5] elaps[36] falco-p.[265] **Ferr.**[5] **Ferr-i.** ferr-m. ferr-p. germ.[222] **Graph.**[102] grat.[111] **Ham.**[58] **Helon.**[25] hep.[5] **Hydr.**[25] **HYDRC.**[1125] hyos.[1] **Ign.**[102] **Iod.** **Kali-bi.** kali-br.[85] **KALI-C.**[5] kola[1184] **KREOS.**[8] lac-c.[102] **Lach.** **Lil-t.**[25] **Lyc.**[5] lycps.[25] **LYSS.** mag-c.[5] mag-m.[5] **Mag-p.**[102] **Med.** **Merc.**[5] **Merc-c.**[102] mez.[5] **Morg.** mur-ac.[5] **Murx.**[102] **Nat-c.**[5] **NAT-M.** **NIT-AC.** **Nux-m.** **Nux-v.**[5] **Petr.** **Phos.** **Plat.** **Plb.**[5] podo. psor. **Puls.**[5] rheum[5] **Rhus-t.**[5] **Sabin.**[58] sanic.[102] sars.[5] **Sec.** **SEP.**[5] **SIL.**[31] spira. **Stann.** **STAPH.** sul-ac.[5] **SULPH.**[5] **Tarent.**[8] thlaspi[111] **THUJ.** urt-u.[111] zinc.[5] zinc-chr.[137]

VULVA: acon.[5] agar.[5] alum.[5] am-c.[5] **Ambr.**[5] ang.[5] ant-t.[5] ars.[5] bell.[5] bor.[5] bry.[5] **Calad.**[5] **Calc.**[5] canth.[5] **Carb-v.**[5] caust.[5] cham.[5] chin.[5] cocc.[5] coff.[5] colch.[5] **Con.**[5] croc.[5] dulc.[5] **Ferr.**[5] **Graph.**[5] hep.[5] hydr.[111] hyos.[5] **Kali-c.**[5] **Kreos.**[5] lyc.[5] mag-m.[5] **Merc.**[5] nat-c.[5] **Nat-m.**[5] **Nit-ac.**[5] nux-v.[5] petr.[5] plat.[5] puls.[5] rhus-t.[5] sars.[5] sec.[5] **SEP.**[5] **Sil.**[5] **Staph.**[5] **Sulph.**[5] thuj.[5] verat.[5] zinc.[5]

CHARAKTERISTIKA
EIGENTÜMLICHKEITEN

ABGANG von faserig-membranösem Gewebe aus dem Uterus: gast.[36]
☞ *Tumoren, Gewächse; allgemeine Arzneien;*

ABNEIGUNG, sexuelle:
☞ *Koitus; Abneigung gegen •Sexualtrieb; Verlangen, sexuelles; •Sexualtrieb; Verlangen, sexuelles; •Sexualtrieb; Verlangen, sexuelles;* ▥ *GEMÜT; C; Geschlecht, Abneigung gegen das*

ABORT: abrot.[36] absin.[122] acon.[54] agar-se.[36] alco.[122] **Alet.**[144] aloe[85] ambr.[54] ant-c. **APIS**[54] **Apisin.**[5] apoc-a.[25] arg-n. arist-cl. **Arn.**[5] ars.[54] art-v.[54] asaf.[1125] **Asar.**[54] asar-c.[25] asc-c.[25] aur.[54] aur-m.[54] aur-m-n.[85] bac.[102] bapt.[54] **BELL.**[5] bor.[5] **Bry.**[5] bufo buni-o.[149] **Calc.**[54] calc-f.[102] calc-s.[58] camph.[54] cann-i.[54] cann-s.[5] **Canth.**[54] caps.[5] carb-an. **Carb-v.** carbn-s.[36] **Caul.**[54] caust.[54] cedr.[54] **CHAM.**[5] chim.[54] **Chin.**[5] chin-s.[102] **Cimic.**[54] cina[5] cinnam.[54] cob-n.[37] **Cocc.**[5] coff.[102] coll.[54] coloc.[54] **Con.**[54] **CROC.**[5] crot-h.[54] croto-t.[171] cupr. cycl. dig.[54] dulc. ergot.[25] **ERIG.**[116] **Eup-pur.**[54] **FERR.**[54] ferr-acet.[116] **Ferr-i.** ferr-m.[116] ferr-p. fil.[36] foll.[1125] **GELS.**[116] glyc-g.[85] goss.[116] ham.[54] hedeo.[25] **Helon.**[54] **Hep.**[54] hippoz. **Hyos.**[5] **Ign.**[116] indg.[85] iod. **IP.**[5] **Iris**[85] kali-br.[54] **KALI-C.**[5] kali-chl.[54] kali-i.[102] kali-ma.[116] kali-n.[116] kali-p.[58] kali-s. kou.[36] **Kreos.** kron.[9] lac-c.[36] lach.[5] lil-t.[220] lip.[149] **LYC.**[5] **Merc.**[54] merc-c.[102] **Mill.**[102] morph.[36] murx.[85] nat-c. nat-m. nit-ac.[54] **NUX-M.**[5] **NUX-V.**[5] ol-j.[1125] **Op.**[54] parth.[85] **Phos.**[26] phyt.[36] **Pin-l.**[36] pin-s.[85] **Plat.**[5] **Plb.**[54] podo.[54] **PULS.**[5] pyrog.[102] **Rat.**[54] rheum[54] rhod. **Rhus-t.**[5] rosm.[36] rumx.[54] ruta[5] sabad.[172] **SABIN.**[5] sang.[25] sars.[54] **SEC.**[5] senec. **SEP.**[122] sieg.[144] **Sil.**[54] spong.[36] staph.[54] **Stram.**[54] succ.[85] sul-ac.[36] sul-i.[58] **Sulph.**[162] **Syph.**[111] tanac.[25] tarent.[58] **Ter.**[162] ther.[85] thlaspi[54] thuj.[5] **Tril.**[54] **Ust.**[54] uza.[144] verat.[54] verat-v.[54] **Vib.**[1125] vib-p.[102] visc.[85] vita-e.[1125] wies.[85] xan.[25] **ZINC.**[5]
☞ *Atonie des Uterus, Inertia uteri •Bewegungen; Fötus, des; •Metrorrhagie; Abort; •Toter Fötus; ausgestoßen* ▥ *ALLGEMEINES; M; Abort, Beschwerden nach*

Zeitpunkt, Monat, Woche:

- **jeder** Zeit, zu: vib-p.[54]
- **1. Monat**: alco.[36] **APIS**[122] croc.[144] vib.[171]
  - **Abortivum,** als Decoct: **Croc.**[144]
  - **wehenartigen,** heftigen Schmerzen, mit: **Vib.**[171]
- **frühen** Monaten, in den: alco.[122] **APIS**[122] asar-c.[25] caul.[58] cimic.[25] eup-pur.[25] tanac.[85] **Vib.**[122]
- **gleichen** Zeitraum, Stadium, wiederholt aufgetreten im: cedr.[54]
- **2. Monat**: agar-se.[36] apis[54] **Cimic.**[54] **KALI-C.**[54] kali-n.[36] plb.[36] sabin.[54] sec.[54] senec.[85] thuj.[54] tril.[54] vib.[54]
  - **3., oder**: apis[54] **Cimic.**[54] **KALI-C.**[54] **Sabin.**[54] **Sec.**[54] senec.[85] thuj.[54] tril.[54] vib.[54]
- **6. Woche**: **Ip.**[54] **Sang.**[162] **Spong.**[36]
- **8. Woche**: **Spong.**[36]
- **3. Monat**: **Apisin.**[5] bell.[5] cimic. **Croc.**[122] **Eup-pur.**[122] **KALI-C.**[122] **Kreos.**[5] **Merc.**[122] **Nux-v.**[5] plb.[5] **SABIN.**[5] **SEC.**[5] sep.[5] thuj. **Tril.**[111] **Ust.** vib.[102]
  - **Ende** des, am: merc.[122]
- **4. Monat**: **APIS**[36] **Eup-pur.**[54] sep.[137]
  - **7. Monat, bis zum**: sep.[137]
- **5. Monat**: ars.[36] kali-c.[162] plb.[122] sep.[122]
  - **6. Monat, bis zum**: ars.[36]
  - **7. Monat, bis zum**: kali-c.[162] plb.[122] **Sep.**[122]
- **6. Monat**: **Lac-c.**[36] **Ruta**[162] sep.[58]
- **7. Monat**: **RUTA**[122] sep.[122]
  - **und** 2 Wochen, Fötus ausgetrieben, tot: **Ruta**[122]
    ☞ *Toter Fötus; ausgestoßen •Totgeburten in der Anamnese, Frauen mit*
- **8. Monat**: **Asar.**[5] cann-i.[85] **Ferr.**[5] **Puls.**[54]
- **letzte** Monate: cann-i.[85] op.[122]
  - **Furcht,** durch: **Op.**[122]
    ▥ *GEMÜT; M; Schreck oder Furcht, Beschwerden durch*

allein sein, will: nux-v.[54]

Anämie, bei: alet.[116] calc.[54] carb-v.[5] chin.[54] ferr.[5] ferr-acet.[116] helon.[54] kali-c.[116] kali-ma.[116] kali-n.[116] plb.[54] puls.[54] sec.[116] **Sep.**[5] sulph.[5] tril.[54]
☞ *O; Uterus; Anämie, mit*

Anstrengung, durch: bry.[58] cinnam.[54] **ERIG.** helon.[54] mill. nit-ac. **Rhus-t.**
☞ *M; Anstrengung agg.*

- **geringste**: **Helon.**[54]

Ärgernis, Verdruss, durch: **Acon.**[54] cham.[116]
☞ *M; Zorn, nach* ▥ *GEMÜT; M; Zorn, Beschwerden durch*

Atmung, mit beschleunigter: acon.[54]

Atonie der Geschlechtsorgane: ferr.[54]
☞ *Atonie des Uterus, Inertia uteri*

Aufstoßen, mit: alet.[54] nux-v.[54]

Augen, mit roten: **Bell.**[54]

berührungsempfindliche Genitalien: sil.[54]

bewegen, Bewegung:

- **Angst,** sich zu bewegen: acon.[54]
- **Furcht,** sich zu bewegen oder bewegt zu werden: nux-v.[54]

Bewegung agg.: arg-n.[54] arn.[54] croc.[54]
☞ *M; Bewegung; agg.*

Bewusstlosigkeit, mit: chin.[54] **Hyos.**[5] ip.[54] sec.[36]

Bleivergiftung, durch, wenn das Kind geboren wird, überlebt es nur ein oder zwei Jahre: plb.[54]

Blutvergiftung, durch: crot-h.[54] **Pyrog.**[54]

Delirium, im: chin.[26] hyos.[26]

Diarrhö, mit: erig.[54] gels.[54] sabin.[54] verat.[54]

Durst, mit:

- **eiskaltes** Wasser, auf: verat.[54]
- **große** Mengen Wasser, auf: bry.[54]

Durstlosigkeit, mit: apis[54] puls.[54]

Entkräftung, mit: chin.[54]

Erbrechen, durch: bapt.[102]

Erregung:

- **durch**: acon.[51] **Gels.**[91]
☞ *M; Gemütsbewegungen, nach • Gemütsbewegungen, durch* ▥ *GEMÜT; M; Erregung; Beschwerden durch; Allgemeinsymptome*
- **nervöse,** hochgradig: **Acon.**[54] arn.[54] cham.[54] cimic.[46] **Coff.**[54] ferr.[54] vib-p.[54]
▥ *GEMÜT; M; Erregung; Beschwerden durch; Allgemeinsymptome*

Erschütterung agg.: bell.[54]

Erschütterung, Schock oder Sturz, durch: **ARN.**[54] cinnam.[54] con.[54] rhus-t.[54]
☞ *Verletzungen, nach*

Extremitäten, mit Rigidität der: hyos.[54]

Fieber:

- **leichtes,** durch: bapt.[102]
- **mit**: ham.[54] puls.[54] ruta[155]
- **Typhus,** durch: bapt.[54] pyrog.[54]

Frauentypus:

- **anfällig,** anämisch: alet.[25] tril.[54]
▥ *ALLGEMEINES; C; Anfällig, empfindlich, kränklich*
- **Dysmenorrhö** in der Vorgeschichte: vib-p.[54]
- **groß,** schlank: phos.[54]
- **leukophlegmatisch**: calc.[54]
- **mager,** blass: sec.[54]
- **schlaff**: **Ust.**[54]
- **schwächlich,** bereits viele Kinder geboren: sec.[54]

Furcht:

- **durch**: acon.[58] op.[172] sabad.[172]
☞ *Gemütsbewegungen, durch* ▥ *GEMÜT; M; Schreck oder Furcht, Beschwerden durch*
- **Tod,** vor dem, mit: acon.[54] coff.[54] sec.[54]

Füßen, mit kalten: calc.[54] sulph.[54]

- **feucht**: calc.[54]

Gähnen, mit: apis[54] cham.[54]

Gehässigkeit, mit: cham.[54]

Gehör, Hören:

- **scharf,** sehr: op.[54]
- **Taubheit,** Gehörverlust, mit: hyos.[54]

geistig-seelischen Schock, Niedergeschlagenheit und leichtes Fieber, durch: bapt.[102]
▥ *GEMÜT; M; Gemütsbewegungen agg.; bedrückende*

Gemütsbewegungen, durch: **Acon.**[102] **Bapt.**[122] cham.[54] cimic.[102] **GELS.**[54] **Helon.**[46] lil-t.[220] nux-v.[54] sep.[54]
☞ *M; Gemütsbewegungen, nach • Erregung; durch • Furcht; durch • Kummer, durch • schlechte Nachrichten, durch • Schreck, Furcht, durch • Schwermut, durch • Zorn, durch*

- **erregende,** durch: **Cham.**[54] helon.[46] **Nux-v.**[54] sep.[54]
- **plötzliche,** bedrückende: **GELS.**[54]
▥ *GEMÜT; M; Gemütsbewegungen agg.; bedrückende*

Geräusche, Empfindlichkeit gegen: **Bell.**[54] sulph.[54]

Geschwätzigkeit, mit ununterbrochener: stram.[54]

Geschwürigkeit des Uterus, mit: canth.[54] helon.[54] merc.[54]

- **Cervix**: **Merc.**[54]

Gesicht:

- **blass,** mit Erschöpfung: ferr.[54]
- **bleich,** fahl: kali-c.[54]
- **gelbe** Flecken im: sep.[54]
- **gerötet**: bell.[54]
- **Hautausschläge** im: sulph.[54]
- **leuchtendrot**: ferr.[54]

Gewicht im Uterus, mit Empfindung von einem: alet.[54]

Gewitter, durch: cinnam.[122] nat-c. rhod.

Gonorrhö, durch: **Cann-s.**[54]
☞ *M; Gonorrhö, nach unterdrückter*

Grippe, während: bapt.[102] camph.[54] **Gels.**[116]

Halluzinationen, mit vielerlei: stram.[54]

Hals, mit trockenem: nux-m.[54]

Hämorrhoiden:

- **nässend** und juckend: sulph.[54]
- **schmerzhaft,** nicht blutend: **Ham.**[54]

Harnbeschwerden, mit: **Rheum**[54]

Haut:

- **anfällig** und empfindlich: sep.[54]
- **blass,** schlaff, kalt: camph.[54]
- **trocken**: nux-m.[54]
▥ *HAUT; C; Trockenheit*

ABORT (Forts.)

Hautausschlägen im Gesicht und anderswo, mit: sulph.[54]

Herzklopfen, mit: vib-p.[54]

hinlegen, hat das Gefühl, sie muss sich: kali-c.[54]
ALLGEMEINES; C; Hinlegen; Neigung zum Hinlegen

hinsetzen, hat das Gefühl, sie muss sich: kali-c.[54]

Hitze und Schaudern, mit: sabin.[54]

Hitzewallungen, mit: **Sep.**[54] **Sulph.**[54]

Hochreichen, Hochrecken, durch: aur.[58]
☞ M; Hochreichen agg.

Husten, durch: **Kali-br.**[54] **Rumx.**[54]
☞ M; Husten agg.

- **nervösen**: **Kali-br.**[54]

Hysterie, bei: cann-i.[54] caul.[54] cimic.[46] ferr.[26] hyos.[26] **NUX-M.**[54] phos.[26] sabin.[26] vib-p.[54]

Infektionskrankheiten, nach: bapt.[102]
ALLGEMEINES; M; Infektionskrankheiten, Beschwerden seit

instrumental induziert: apis[58]

Kälte des Körpers, mit: camph.[54] dig.[54]

Kälte, durch: acon.[54] dulc. puls.[54] rhus-t.[54]

- **Feuchtigkeit,** oder: acon.[54] **Dulc.** puls.[54] rhus-t.[54]

Koitus, durch zu häufigen: cann-s.[54]
☞ M; Koitus; agg.

Kolik, mit: calc.[54] sep.[54]

Kongestion des Uterus, durch: alet.[54] bell.[54] canth.[54] caul.[54] chin.[54] cimic.[54] croc.[54] nux-v.[54] sec.[54] sep.[54] ust.[54]

- **Geschwürsbildung,** mit: canth.[54]

- **passiv**: caul.[54] sec.[54] ust.[54]

Kontraktionen des Uterus, schwach, qualvoll, unregelmäßig, sehr leichte Blutung: caul.[54]

Konvulsionen:

- **vor**:
ALLGEMEINES; C; Konvulsionen; Weiblichen Genitalien, Zusammenhang mit; Abort; nach

- **mit**: cann-s.[5] cham.[54] cimic.[54] hyos.[54] **Ip.**[54] plat.[54] sec.[54]

◦ **Extremitäten,** der, mit Ruhelosigkeit: cham.[54]

- **ohne,** epileptische: **Ip.**[5]

Kribbeln am ganzen Körper, mit, amel., wenn ihr die Glieder gerieben werden: sec.[54]
☞ M; Reiben; amel.

Kummer, durch: ign. nat-m.
☞ M; Kummer, nach • Gemütsbewegungen, durch

- **unterdrückter**: ign. nat-m.

langsam, alles was getan wird, ist ihr zu: arg-n.[54]

Leistendrüsen, mit Schwellung der: merc.[54]

Leukorrhö, bei: **Acon.**[54] alet.[72] calc.[5] camph.[54] caul.[72] ferr.[5] **Lyc.**[54] **Plb.**[54] **Ruta**[54] **Sabin.**[72] **Sep.**[5] **SULPH.**[5]
☞ M; Leukorrhö; mit

- **reichlich**: calc.[5] ferr.[5] **Sep.**[5] **Sulph.**[5]

Lippen, mit trockenen: bry.[54]

Mammae, Frostschauder und Prickeln in den: cimic.[54]

Medikamente oder Narkotika, durch: bell.[54] hep.[54] nux-v.[54]

Metrorrhagie, mit: plb.[36] **Sulph.**[54]
☞ M; Metrorrhagie, mit • Metrorrhagie; Abort; während • Metrorrhagie; Schwangerschaft, während

- **starke** Blutung: plb.[36]

Mund, mit trockenem: bry.[54] **Nux-m.**[54]

Muskelschwäche, mit: gels.[54]

Nachtwachen, durch: bapt.[102]

nervöse Empfindlichkeit, durch: asar.[102] camph.[54] ferr.[54] plat.[54] sep.[54]

Niedergeschlagenheit, bei: plb.[54]

Obstipation, mit: apis[54] bry.[54] coll.[54] kali-c.[54] nux-v.[54] op.[54] phos.[54] plb.[54] sep.[54] sil.[54]
☞ M; Obstipation, bei

Ohnmacht, mit: croc.[54] dig.[54] lyc.[54] nux-m.[54] sep.[54] sulph.[54]

Ohrenklingen, mit: chin.[54]

Ovarien:

- **Entzündung,** durch: **Coloc.**[54] **SABIN.**[54]
ALLGEMEINES; M; Entzündung, nach

- **Erkrankung** der, durch: apis[102]

Plazenta:

- **fettige** Degeneration der, durch: phos.[102]
☞ O; Uterus; Plazenta

- **praevia,** durch: erig.[85] **Nux-v.**[54] **Sabin.**[54] **Sep.**[54] **Verat-v.**[54]
☞ O; Uterus; Plazenta • O; Uterus; Plazenta; praevia

◦ **Stuhldrang,** mit beständigem: **Nux-v.**[54]

Plazentaretention, mit: chin.[102] pyrog.[102]

Plethora, mit: acon.[54] alet.[54] apis[54] calc.[5] ferr.[5] lyc.[5] **Sabin.**[5] sulph.[5]

Rheumatismus, durch: caul.[54] cimic.[54] rhus-t.[54]

Rigidität, mit: **Hyos.**[5]

Ruhe, mit Verlangen nach: bry.[54]

Ruhelosigkeit, mit: apis[54] ars.[54] cham.[54] podo.[54] rhus-t.[54] zinc.[54]

- **Agonie,** Todesqual, und: cham.[54] podo.[54]

◦ **große** Nervosität: podo.[54]

- **Füße,** der: zinc.[54]

Schaudern, mit: cham.[54]

schlaffem Gewebe, mit: sep.[54]

Schlaflosigkeit, mit: op.[54]

schlechte Nachrichten, durch: **Bapt.**[85] **Gels.**[54]
☞ Gemütsbewegungen, durch GEMÜT; M; Schreckliche Dinge, traurige Geschichten berühren tief

Schock, durch seelischen: bapt.[102]

Schreck, Furcht, durch: **Acon.** cham.[102] cimic.[8] **Gels. Ign. Op.**[54] puls.[37]
☞ Gemütsbewegungen, durch GEMÜT; M; Schreck oder Furcht, Beschwerden durch

- **letzten** Monaten, in den: **Op.**[54]

Schwäche, durch: **Alet.**[102] apis[58] **Caul.**[54] chin.[102] chin-s.[102] ferr.[54] goss.[54] hedeo.[77] **Helon.**[102] merc.[137] nit-ac.[58] **Sec.**[54] **Sep.**[116] sil.[116] sulph.[54] **Ust.**[54]

Schwatzen und Beten, mit unaufhörlichem: stram.[54]

Schweiß, mit: chin.[54] dig.[54] **Kali-c.**[54] verat.[54]

- **heiß,** um den Kopf: chin.[54]
- **kalter**: dig.[54] verat.[54]

Schwellung der äußeren Genitalien, mit: merc.[54]

Schwermut, durch: **GELS.** lyc.[54] nit-ac.[54] plb.[54]
☞ *Gemütsbewegungen, durch*

Schwindel, mit: acon.[54] bell.[54] calc.[54] cham.[54] con.[54]

- **Aufstehen** aus der Ruhelage, beim, muss sich wieder hinlegen: acon.[54]
☞ *M; Aufrichten, Aufstehen agg.*
- **Bücken,** beim, oder beim Aufrichten vom: bell.[54]
☞ *M; Aufstehen, bei oder nach • M; Bücken; agg.*
- **starker,** beim Drehen des Kopfes im Bett: con.[54]
- **Steigen,** beim: calc.[54]

Schwindelgefühl, mit: acon.[54]

Sehvermögens, mit Verlust des: hyos.[54]

Septikämie, mit drohender: arn.[54] ars.[54] bapt.[54] pyrog.[102]

septischer oder infektiöser Erkrankung, im Zusammenhang mit: crot-h.[54] pyrog.[54]

Seufzen, mit: **Ign.**[54] stram.[54]

Stöhnen, mit, scheint Erleichterung zu verschaffen: bell.[54]

Strecken, Überdehnen, durch: **Cinnam.**[54] **Rhus-t.**[54]
☞ *M; Stuhlgang; agg.; Pressen zum, beim*

Stuhlgang:

- **häufige,** aber natürliche Stuhlentleerung: podo.[54]
- **schleimig-gallertartig, nach unbestimmten Schmerzen im gesamten Abdomen, agg. nach Stuhlgang**: **Podo.**[54]
☞ *M; Stuhlgang; agg.; nach*
- **Stuhldrang,** mit: cham.[54] nux-v.[31] sabin.[54]
  - **anhaltender** Stuhldrang: sabin.[54]
  - **öfters** Stuhldrang: cham.[54]
- **unwillkürliche** Stuhlentleerung: sulph.[54]

Subinvolution, mangelhafter Rückbildung des Uterus, mit: cimic.[54]

Syphilis, durch: **Aur.**[54] kali-i.[54] **Merc.**[54] **Merc-c.**[54] **Nit-ac.**[54] phyt.[54] staph.[54] syph.[54] thuj.[54]

Tenesmus des Rektums, durch: bell.[137] calc.[137] cocc.[137] con.[137] ip.[137] lyc.[137] merc.[137] nux-v.[137] rhus-t.[137] sep.[137] sulph.[137]

Trauma, durch:
☞ *Verletzungen, nach*

Trockenheitsgefühl in der Vagina, mit: lyc.[54]

Überheben, durch: croc.[5]
☞ *M; Heben agg.*

Überhitzung, durch: bry.[58] croc.[54]
☞ *M; Erhitzung, durch*

umzudrehen, hat Angst sich: acon.[54]

unentwickelten Uterus, durch: plb.[54]

Urinieren:

- **intermittierender** Harnfluss: con.[54]
- **reichlichem,** mit: cham.[54]
- **roter** Sand im Urin: **Lyc.**[54] nux-v.[54]
- **schmerzhaft,** Urindrang ist: canth.[54] erig.[54] nux-v.[54]
- **spärlich**: apis[54] stram.[54] sulph.[54]
ALLGEMEINES; M; Urinieren; während U. agg.; spärlichem Urin, bei
- **Urindrang,** anhaltender: canth.[54]

Uterusprolaps:

- **nach**: kreos.[54] podo.[54]
- **mit**:
☞ *Prolaps; Uterus; Abort, bei*
- **Rektalprolaps,** und: podo.[54]

Varizen der Genitalien, mit: calc.[5] carb-v.[5]

Vergrößerung des Uterus, bei: sec.[5]

Verhärtung, durch uterine: aur-m-n.[85]

Verletzungen, nach: **Arn.** cinnam.[102] ham.[54] **Puls.**[5] **Rhus-t.** ruta[5]
☞ *M; Verletzungen, nach • Erschütterung, Schock oder Sturz, durch*

Wadenkrämpfen, mit: rhus-t.[54]

Wehen, durch falsche: nux-m.[116]

Wehenschwäche, mit: alet. **Carb-v. Caul.** chin. cimic. ferr. **Helon.**[122] puls. sabin. sec. senec. ust.

Weinen, mit: **Ign.**[54] lyc.[54] **Sep.**[54]

Wetter, durch kaltes, feuchtes, nasses: **Dulc.**
☞ *M; Kälte agg.; feuchte Kälte*

Wirbelsäulenbeschwerden, mit: sil.[54]

Wucherungen am Os uteri, mit, tiefe Geschwüre mit zerfetzten Rändern: merc.[54]

Wundheitsschmerz, mit: **Arn.**[54]

Würgen, Brechwürgen, mit: verat.[54]

Zahnschmerzen, mit: sep.[54]

Zorn, durch: acon.[47] cham.[85] gels.[171]
☞ *M; Zorn, nach • Gemütsbewegungen, durch*

Zusammenschnürung, mit Empfindung von: bell.[54]

Zystitis, durch: acon.[54] cann-s.[54] canth.[54]

drohend, bevorstehend: **Acon.**[54] alet.[144] ambr.[54] **Apis**[54] apoc-a.[25] **Arn.**[5] asaf.[1125] **Asar.**[54] **Bapt.**[54] **BELL.**[5] **Bry.**[5] buni-o.[149] **Calc.**[54] cann-i.[54] **Cann-s.**[5] **Caul.**[54] **Caust.**[54] **CHAM.**[5] **Chim.**[54] **Chin.**[5] **Cimic.**[54] cina[5] cinnam.[54] cocc.[5] coff.[102] **Croc.**[5] erig.[116] **Eup-pur.**[54] **Ferr.**[54] **Gels.**[116] goss.[116] **Ham.**[54] hedeo.[25] **Helon.**[54] **HYOS.**[5] **IP.**[5] **Kali-c.**[5] **Kali-chl.**[54] **Merc.**[54] mill.[102] **Nux-m.**[5] **Nux-v.**[5] **Op.**[54] plat.[5] **Plb.**[54] **PULS.**[5] **Rat.**[54] **Rhus-t.**[5] **Ruta**[5] **SABIN.**[5] sang.[25] **SEC.**[5] sep.[122] **Sil.**[54] **Stram.**[54] **Tril.**[54] **Ust.**[54] **Verat.**[54] **VIB.**[1125] vib-p.[102] xan.[25]
☞ *Entwicklung des Fötus, verzögerte*

- **4. Monat**: caul.[54]
- **atonischen** Zustand, durch: **Helon.**[54]
- **Blutabsonderung** aus der Vagina, 8. Monat: cann-i.[54]

habituell:
☞ *Neigung zum Abort*

konvulsivisch, spasmodisch: cham.[5] **Hyos.**[5] **Ip.**[5] tanac.[25]

ABORT (Forts.)

Neigung zum Abort: **Alet.**[102] aloe[85] **Apis** arg-n. asaf.[58] asar. aur.[54] **Aur-m.**[54] aur-m-n.[85] bac.[102] **Bapt.**[122] bufo **Calc.**[54] calc-s.[58] cann-s.[5] carb-v. **Caul.**[162] cedr.[54] **Cimic.** cob-n.[37] cocc.[5] croc.[85] erig.[102] **Eup-pur.**[54] ferr. ferr-acet.[116] ferr-m.[116] foll.[1125] glyc-g.[85] goss.[25] ham.[85] **Helon.** hyos. ign.[116] iris[85] **KALI-C.**[54] kali-chl.[116] kali-i.[102] kali-ma.[116] kali-n.[116] kali-p.[58] kreos. kron.[9] **Lyc.**[5] merc.[8] merc-c.[102] **Mill.**[54] nux-m.[54] nux-v.[116] ol-j.[1125] phyt.[36] plat.[54] **PLB.**[148] puls. rhus-t.[58] ruta[5] **Sabin.** sang.[85] **Sars.**[54] **Sec.**[54] **Sep.** sieg.[144] sil. sul-i.[58] **Sulph.**[162] syph.[111] tanac.[25] thuj.[5] tril.[85] ust.[54] verat.[85] **VIB.**[54] **Vib-p.**[102] **VITA-E.**[1125] wies.[85] **Zinc.**[5]

- **periodisch,** immer zur gleichen Zeit: aur.[54] cedr.[54]
  - ◦ **Induration** des Uterus, durch: aur.[54]
- <> - **Blutung,** Neigung zur: **Sulph.**[54]
- **Frauen** mit schlaffem Gewebe: asaf.[58] **Caul.**[54] **Sec.**[54] **Ust.**[54]
  - ◦ **schwache** venöse Frauen: asaf.[58]
- **hysterische** Frauen, frostig, Ohnmachtsneigung: **NUX-M.**[54]
- **Kinder** geboren haben, Frauen, die bereits: **Plat.**[54]
- **Leukorrhö,** bei: plb.[148]
  ☞ M; Leukorrhö; mit
- **Menses,** üblicherweise zu reichlich und zu früh: calc.[54]
- **müde,** nervöse Frauen: kali-p.[58]
- **Neuralgie,** mit: **Sulph.**[162]
- **Uterusschwäche,** durch: **Caul.**[162]
- ◉ - **häufig** und leicht: **Vib.**[54]

präventiven Behandlung, zur: alet.[25] asar-c.[25] asc-c.[25] bapt.[25] caul.[25] cimic.[25] ergot.[25] eup-pur.[25] goss.[25] hedeo.[25] helon.[25] rat.[137] sang.[25] tanac.[25] tril.[25] ust.[25] vib.[25] vib-p.[25]

Schmerzen, schmerzhaft: apis[54] arn.[54] bell.[54] bry.[54] calc.[54] canth.[54] caul.[54] cham.[5] cimic.[54] coff.[54] gels.[54] hyos.[54] ip.[54] kali-c.[54] lyc.[54] nit-ac.[54] nux-v.[54] op.[54] plat.[54] podo.[54] puls.[54] rhus-t.[54] sabin.[54] sec.[54] sep.[54] ust.[54] vib.[171] vib-p.[54]

- **erscheinen** und verschwinden plötzlich: bell.[54]
- <> - **Blutung,** ohne: arn.[54]
- ◉ - **am** ganzen Körper: bry.[54]
- **fliegen** quer durch das Abdomen, muss sich krümmen, Schüttelforst, Stechen in den Mammae, Schmerz in der Lumbalregion: cimic.[102]
- **häufig,** wie Wehen, keine Blutung: sec.[102]
- **heftig**: vib-p.[54]
- **konvulsivisch,** spasmodisch: nux-v.[54] op.[54] puls.[102]
- **unregelmäßige,** schwache, quälende Blutung oder anhaltende Sickerblutung, Rückenschmerz, Schwäche, inneres Zittern: caul.[102]
- **wehenartig**: apis[54] arn.[54] bell.[54] calc.[54] caul.[54] **Cham.**[5] cimic.[54] hyos.[54] ip.[54] kali-c.[54] lyc.[54] nit-ac.[54] nux-v.[54] op.[54] plat.[54] podo.[54] puls.[54] sabin.[54] sec.[54] sep.[54] ust.[54] vib.[171]

schmerzlos: mill.[102]
▤ ALLGEMEINES; C; Schmerzlosigkeit von Beschwerden, die gewöhnlich schmerzhaft sind

spasmodisch:
☞ konvulsivisch, spasmodisch

ABSCHUPPUNG, Labiae majora, morgens: helon.[36]

ABSONDERUNG, Uterus: sil.[36] tarent.[36]
☞ Feuchtigkeit; allgemeine Arzneien

weiß, wässrig: sil.[36]
▤ ALLGEMEINES; C; Absonderungen; weiß

ABSZESS: Apis[102] ars.[5] **Bell.**[5] bor.[102] calc.[102] chin.[5] cocc.[5] crot-h. graph.[5] **Hep.** iod.[102] kali-p.[85] kreos.[102] lach. **Merc.**[5] merc-c.[102] **MYRIS.**[1125] **Nat-m.** nit-ac.[5] pall.[102] ph-ac.[102] plat. prot.[136] psor. **Puls.**[102] pyrog.[56] rhus-t.[102] **Sec.**[8] **Sep.**[5] sil. **Sulph.** tanac.[36] **Thuj.**[5]
☞ Entzündung • Pyometra ▤ ALLGEMEINES; C; Abszesse, Eiterung; allgemeine Arzneien

Os uteri: ars.[5] bell.[5] chin.[5] cocc.[5] merc.[5] **Nit-ac.**[5] sep.[5] **Thuj.**[5]

Ovarien: **Ars.**[54] bell. chin.[102] **Crot-h. Hep.** kali-p.[85] **Lach. Merc.** ph-ac.[102] plat. psor. pyrog.[56] **Sil.**
☞ O; Ovarien

- **links**: **Lach.** pyrog.[56]
  ☞ O; Ovarien; links
- **Menses,** während: merc.[58]
  ☞ M; Menses; während

AMEISENLAUFEN: alum-sil.[58] bros-g.[259] calc-p.[137] **Coff.**[5] con.[5] cypra-e.[227] elaps **PLAT.**[5] staph.[58] tarent.[58]
☞ Jucken • Kriebeln, wollüstiges • Reizung ▤ ALLGEMEINES; C; Ameisenlaufen, Kribbeln

ANHAFTENDE Klitoris: kali-c.[110]

ANTEVERSIO:
☞ Verlagerung des Uterus; anteversio

APHTHEN: agar. alumn.[102] arg-n.[102] **Bor. Carb-v.**[102] caul. graph.[102] **Helon.**[102] hydr.[102] ign.[102] iod. **Kreos.**[102] lyc.[102] lyss.[102] **Merc.**[102] nat-m.[102] nit-ac.[102] pop.[25] rhus-t.[102] rob.[102] sep.[102] succ.[194] **Sul-ac.** sulph. thuj.[102]
☞ Geschwüre

Vagina: alumn.[102] **Arg-n.**[102] carb-v.[102] **Caul. Graph.**[102] **Helon.**[102] **Hydr.**[102] ign.[102] kreos.[102] lyc.[102] lyss.[102] merc.[102] nat-m.[102] **Nit-ac.**[102] pop.[25] rhus-t.[102] rob.[102] **Sep.**[102] succ.[194] thuj.[102]
☞ O; Vagina

ATONIE des Uterus, **Inertia uteri:** abies-c.[102] alet.[102] aloe[102] alst-s.[102] alum.[85] am-m.[102] ambr. arn.[54] bell.[171] bell-p.[119] **Carb-v.**[54] **Caul.**[54] caust.[54] **Chin.**[102] cimic.[25] eup-pur.[85] **Ferr.** ferr-i.[102] gels.[54] goss.[25] ham.[116] **Helon.** kali-c.[5] kron.[9] lapa.[85] **Lil-t.**[102] op.[36] pitu-gl.[102] plb.[36] psor.[58] **PULS.**[54] rhus-a.[85] **Sabin.**[54] **Sec.**[54] **Senec.** **Sep.**[102] sulph. **Tril.**[102] **Ust.**[54] visc.[116]
☞ Abort • Abort; Atonie der Geschlechtsorgane

Blutung, mit uteriner: caul.[54] chin.[54] puls.[54] sabin.[54] sec.[54] ust.[54]

Entbindung, während der: am-m.[102] **ARN.**[54] bell.[171] caul.[102] caust.[54] chin.[54] cimic.[25] gels.[54] goss.[25] op.[36] pitu-gl.[102] plb.[36] **PULS.**[54] sec.[54]
☞ M; Wehen, Entbindung; während

Metrorrhagie, bei: **Carb-v.**[54] **Chin.**[102] **Ham.**[116] psor.[58] visc.[116]

- **Malaria,** durch: chin.[102]

Schwangerschaft, während: bell-p.[119]
▤ ALLGEMEINES; M; Schwangerschaft; agg.

Spasmen der Blase oder Harnröhre, mit: gels.[54]

ATRESIE:
☞ *Atresie, Cervix*

ATRESIE, Cervix: cob-n.[149] gels.[37]
☞ *O; Uterus; Cervix*

ATROPHIE:

Ovarien: apis bar-c.[58] **Bar-m. Carbn-s. Con.** eup-pur.[85] **Fuc.**[1125] helon. **IOD.** orch.[102] ov.[102] plb.
☞ *O; Ovarien*

Uterus: arg.[149] iod.[5] plb.[5]
☞ *O; Uterus*

Vagina, Kraurosis vaginae: cob-n.[149]
☞ *O; Vagina*

Vulva, Kraurosis vulvae: foll.[1125] moni.[149]
☞ *O; Vulva*

AUFBLÄHUNG, Uterus: lyc.[5] phos.[5]
☞ *Hypertrophie, Uterus •Schwellung; allgemeine Arzneien;* ▤ *ALLGEMEINES; C; Aufgeblasen, Empfindung wie*

AUFSTEIGEN, Empfindung von, Uterus: gels.[47] nux-m.[5] raph.[8] rob.[36]
☞ *Aufwärts steigt, Empfindung, als ob der Uterus, bei Wehen, Entbindung •Drückt aufwärts, beim Hinsetzen, Empfindung der Uterus*

Brust, zur: raph.[8]

Hals, zum: gels.[47] raph.[36] rob.[36]

AUFTREIBUNG, Empfindung von:
☞ *Erweiterung, Dilatation; Empfindung von Erweiterung*

Menses, vor: **Sep.**[26]
☞ *M; Menses; vor*

Klitoris, nachts: bor.[5]

Luft, wie voller, Uterus: ph-ac.

AUFWÄRTS steigt, Empfindung, als ob der Uterus, bei Wehen, Entbindung: cimic.[54]
☞ *Aufsteigen, Empfindung von, Uterus*

AURA:
▤ *ALLGEMEINES; C; Konvulsionen; epileptisch;*

AUSFLUSS:
☞ *Fluor, Ausfluss*

AUSWÜCHSE, Geschwülste: arg-n.[58] ars.[5] calc.[58] cinnb.[58] crot-h. cub.[36] graph. kali-ar. **Kreos.** lac-c. med.[102] merc. nat-s.[58] **NIT-AC.** phos. sabin.[58] sec. staph. sulph.[5] tarent. **THUJ.**
☞ *Kondylome •Molen, Uterus •Tumoren, Gewächse; allgemeine Arzneien*

Uterus: crot-h. cub.[36] graph. kali-ar. **Kreos.** lac-c. merc.[8] nat-s.[58] **NIT-AC.** phos. sabin.[58] sec. tarent. **THUJ.**
☞ *O; Uterus •Cervix*

- **Cervix**: cub.[36]
☞ *O; Uterus; Cervix*

- **Os** uteri: **Merc.**[8]

blumenkohlartig, Uterus: crot-h. **Graph.** kali-ar. **Kreos.** lac-c. nat-s.[58] **Phos. THUJ.**

blutend: calc.[58] merc. thuj.

- **Uterus**: merc. thuj.
☞ *O; Uterus*

warzenförmig, Uterus: sabin.[58] **Thuj.**

wässrig, Uterus: sec. thuj.

BARTHOLINITIS:
☞ *Entzündung; Vagina, Vaginitis, Kolpitis;*

BEWEGUNGEN:

Fötus, des:

- **Schlaf,** stören den: con. med.[198] **Thuj.**[54]

- **tympanitischem** Abdomen, mit: psor.

- **Urindrang,** Schmerz in der Blase und schneidende Schmerzen: thuj.

- **Wundheitsschmerz,** verursachen:
▤ *ABDOMEN; C; Schmerz; wund, Schmerz und Empfindlichkeit wie wund und zerschlagen; Bewegung, bei; agg.;*

- **aufgehört,** haben: **Caul.**[54]
☞ *Abort*

- **Faust** des Fötus, fühlt sich an wie die:
▤ *ABDOMEN; C; Bewegungen; Empfindung von Bewegungen; Kindsbewegungen, wie; Faust des Fötus*

- **heftig**: arn.[56] croc.[54] **Lyc.**[54] op. psor.[137] **SIL.**[122] **Thuj.**[54]

◦ **Erbrechen,** mit: psor.[137]

◦ **Purzelbäume,** als schlüge er: **Lyc.**[54]

- **lebhaft,** übermäßig: lyc.[85] op.[85]

- **schmerzhaft**: arn. con.[58] croc.[137] op. puls. **Sep.**[54] **SIL.**[122]

- **unerträglich**: sep.[137]

Ovarien:
☞ *O; Ovarien •Flattern, Empfindung von, linkes Ovar •Locker, Empfindung wie; Ovarien, Empfindung, als würden sie wackeln, beim festen Auftreten mit dem rechten Fuß*

BLUMENKOHLGEWÄCHS:
☞ *Auswüchse, Geschwülste; blumenkohlartig, Uterus •Kondylome; Blumenkohlgewächse*

BLUTANDRANG, Kongestion:

allgemeine Arzneien: acon.[172] aesc.[102] agn.[1125] alet. aloe am-br.[102] ambr. anan. ap-g.[142] apis arg.[58] arg-n. arge-p.[264] aster.[142] aur.[102] bamb-a.[1184] bell. bell-p.[122] bry. **Buni-o.**[149] cact.[58] calc.[102] calc-i.[58] canth.[102] **Caul.** cham. **Chin.** cimic.[102] **Coll.**[102] coloc.[102] con.[58] cortiso.[149] **Croc.** ferr. fl-ac. foll.[149] **Frax.**[102] gamb.[36] gels. gonotox.[149] graph.[193] ham.[102] hedeo.[25] helon.[102] **Hep.** iod.[54] kali-c. kali-i. kali-m.[61] lac-c. lach.[102] lat-h.[301] **Lil-t.** lycps.[25] mag-p.[102] meli. **Merc.** mit.[25] morg.[149] murx.[58] naja nat-c.[171] nat-ch.[102] nat-m.[58] **Nux-v.** pall. **Phos.** phys.[25] plat. podo.[58] polyg. polym.[102] puls. rhus-t. sabal.[102] sabin.[46] **SEC.** senec. **Sep.**[102] stann.[102] staph. stroph.[102] sulph.[102] syph. tarent.[102] ter. thuj. ust.[102] **Verat-v.**[102] vib.[102] zinc.
☞ *Hyperämie •Schwellung; allgemeine Arzneien •Schwere, Empfindung von •Vergrößerung; allgemein •Völle, Empfindung von* ▤ *BLUT; C; Blutandrang, Kongestion; allgemeine Arzneien*

- **Ovarien**: **Acon.**[102] aesc.[102] alet. aloe[102] am-br.[102] ap-g.[142] **APIS** arg-n.[102] bamb-a.[1184] **Bell. Bry.** canth.[102] **Cimic.**[102] coloc.[102] con. **Gels.**[102] graph.[193] **Ham.**[102] hedeo.[25] helon.[25] **Hep. Iod.**[54] **Kali-i.** lac-c. lach. **Lil-t.** meli. **Merc.** naja **Nat-ch.**[102] pall. plat. podo.[58] polyg. puls. rhus-t. sabin. sec.[36] **Sep.** staph. sulph. **Syph.** tarent.[102] **Thuj.** ust. **Vib.**[102] **Zinc.**
☞ *O; Ovarien*

◦ **links**: ap-g.[142]
☞ *O; Ovarien; links*

BLUTANDRANG; Ovarien (Forts.)

◦ **rechts**: **Sec.**[36]
☞ *O; Ovarien; rechts*

◦ **Bewegung** agg.: lac-c.
☞ *M; Bewegung; agg.*

◦ **Blutung,** mit uteriner: iod.[54]

◦ **Enthaltsamkeit,** aufgrund von: apis graph.[193]
▤ *GEMÜT; M; Enthaltung, Mäßigung, Selbstbeherrschung, Beschwerden durch*

◦ **Menses**:

◦ ◦ **vor**: bamb-a.[1184] lac-c.
☞ *M; Menses; vor*

◦ ◦ **unterdrückten,** bei: **Apis**

- **Uterus**: acon.[172] aesc.[25] agn.[1125] alet. aloe anan. arg.[58] arg-n. arge-p.[264] aster.[142] **BELL.** bell-p.[122] cact.[58] calc-i.[58] caul. cham. **Chin.** con.[58] ferr. gamb.[36] **Gels.** hedeo.[25] helon.[25] **Hep.** iod.[54] kali-m.[61] **Lac-c. LACH.** lat-h.[301] lycps.[25] mit.[25] murx.[58] **Nat-c.**[171] nat-m.[58] **Nux-v.** phys.[25] **PULS.** sabal.[102] sabin.[46] **Sec.** senec. **SEP.**[102] sulph. ter. ust.[46] vib.[102]
☞ *O; Uterus*

◦ **Blutung**:

◦ ◦ **während**: iod.[54] sabin.[46] sep.[54] ust.[46]

◦ ◦ **nach**: **Chin.**

◦ **Koitus,** während und nach dem: nat-c.[171]
☞ *M; Koitus; agg.*

◦ **Menses**:

◦ ◦ **vor**: **Chin. LACH.** lat-h.[301]
☞ *M; Menses; vor*

◦ ◦ **während**: acon. alet. **BELL.** cact.[58] caul. cham. **Chin. LACH.** nux-v. **PULS.** sec. senec. **Sep.**
☞ *M; Menses; während*

◦ ◦ **unterdrückten,** bei: agn.[1125] sabal.[102]

◦ **Reizung** der Blase, mit: lat-h.[301] mit.[85] sep.[102]

◦ **Schreck,** Furcht, durch: acon.[172]
▤ *GEMÜT; M; Schreck oder Furcht, Beschwerden durch*

◦ **Cervix**: aesc.[25] arg.[58] mit.[25] sep.[102]
☞ *O; Uterus; Cervix*

◦ **Os** uteri: lycps.[25] mit.[25]

- **Vagina,** Bartholin' Drüsen: gonotox.[149] morg.[149]
☞ *O; Vagina*

- **atonisch,** Uterus: mit.[25]

- **chronisch** oder passiv: aesc.[102] **Aur.**[102] calc.[102] cimic.[102] **Coll.**[102] **Helon.**[102] lach.[102] **Polym.**[102] sep.[102] stann.[102] sulph.[102] **Ust.**[102]

Empfindung von, Uterus: **Caul.**[54]
▤ *BLUT; C; Blutandrang, Kongestion; Empfindung von Blutandrang*

BLUTUNG: aln.[102] alum.[102] arg.[117] arg-n.[102] bell-p.[1125] carb-an.[58] cub.[36] dict.[102] hydr.[102] hydrc.[102] kali-bi.[102] murx.[85] nit-ac.[58] phos.[36] **Sul-ac.**[102] ust.
☞ *Metrorrhagie*

Labien, nach Ödem: phos.[36]
☞ *O; Labien*

Uterus:
☞ *O; Uterus • Metrorrhagie*

leicht, Cervix: aln.[102] alum.[102] arg.[117] arg-n.[102] bell-p.[1125] carb-an.[58] cub.[36] dict.[102] **Hydr.**[102] hydrc.[102] **Kali-bi.**[102] murx.[85] nit-ac.[58] sul-ac.[102] **Ust.**
☞ *Metrorrhagie*

- **Leukorrhö,** bei: **Aln.**[102] alum.[102] arg.[117] arg-n.[102] dict.[102] **Hydr.**[102] hydrc.[102] **Kali-bi.**[102] nit-ac.[58]
☞ *M; Leukorrhö; mit*

CANDIDIASIS: ars.[162] kreos.[162] med.[162] moni.[149] **NIT-AC.**[162] nux-v.[162] sars.[162] sep.[162] thuj.[162]
☞ *Fungus, Uterus*

DEFORMATION, Cervix: **Nat-c.**[5]

DICK:

Cervix, bei Wehen: gels.[54] lob.[54] sec.[36]

ledrig, Cervix, während Wehen: **Lob.**[54]

DIPHTHERISCHE Exsudate: apis **Kali-bi. Lac-c.** merc-cy. sep.

DRÄNGEN, Empfindung von: asaf.[5] **Bov.**[36] cham.[5] chin.[5] cocc.[5] croc.[5] ferr.[5] **Ip.**[5] mosch.[5] nux-v.[5]
☞ *Schmerz; Tenesmus, Schmerz wie bei;*

erstreckt sich abwärts:
☞ *Schmerz; abwärtszerrender, herabdrängender Schmerz*

DRÜCKT aufwärts, beim Hinsetzen, Empfindung der Uterus: ferr-i. **NAT-H.**
☞ *Aufsteigen, Empfindung von, Uterus • Schmerz; abwärtszerrender, herabdrängender Schmerz;*

DÜNN, Cervix, bei Wehen: bell.[54]

DYSMENORRHÖ:
☞ *Menses; schmerzhaft (Dysmenorrhoe)*

EKLAMPSIE: **Acon.**[54] aeth.[100] **Agar.**[8] **Ambr.**[56] aml-n.[8] arn.[102] **Atro.**[8] **Bell.**[5] canth.[5] caul.[54] cedr.[85] cham.[5] **Chin.**[8] chin-s.[111] chlf.[54] chlol.[111] **CIC.**[5] cimic.[54] cinnam.[54] cocc.[5] coff.[10] croc.[5] cupr.[5] **Cupr-acet.**[8] cupr-ar.[111] cur.[36] gels.[111] glon.[111] **Hydr-ac.**[85] **HYOS.**[5] **Ign.**[5] ip.[5] **KALI-BR.**[54] **Meli.**[8] merc. merc-c.[102] merc-d.[102] mosch.[5] oena.[111] op.[54] passi.[102] piloc.[38] plat.[5] **Sec.**[122] sol-n.[102] spirae.[102] stram.[5] stry.[111] **VERAT-V.**[111] zinc.[5] ziz.[54]
▤ *ALLGEMEINES; C; Konvulsionen; Schwangerschaft, während • ALLGEMEINES; C; Konvulsionen; Weiblichen Genitalien, Zusammenhang mit;*

Blutverlust, durch: **Chin.**[8]

Entbindung, Geburt, bei der ersten: acon.[54]

Erregung, durch: **Cimic.**[54]
☞ *M; Gemütsbewegungen, nach* ▤ *GEMÜT; M; Erregung; Beschwerden durch; Allgemeinsymptome*

Schmerzen, durch unterdrückte: op.[54]

EMPFÄNGNIS:

begünstigt: canth.[137]

falsche: caul.[85]

leicht: bac.[62] **Bor.**[5] **Calc.**[5] canth.[10] lyc.[5] merc.[5] nat-c.[5] nat-m.[102] **Sulph.**[5]
☞ *Hyperfollikulinämie*

schwierig:
☞ *Sterilität*

EMPFINDLICHKEIT der Genitalien: acon.[5] alumn. am-c.[102] arn.[54] atro.[25] aur. **Aur-m.** bamb-a.[1184] **BELL.**[5] berb. bry. bufo[111] cact.[102] calc. **Cann-s.**[5] **Canth.**[54] carb-v.[102] caul.[102] caust.[102] chin.[5] cimic.[102] **Coc-c.**[137] **Cocc.**[102] **Coff.**[54] con. falco-p.[265] ferr.[5] ferr-i.[102] ferr-p. gels.[54] graph. ham.[102] hep.[5] hydr.[137] ign.[102] irid.[222] kali-bi.[111] kali-c.[102] kreos. lac-c.[102] lach.[102] lat-h.[301] lil-t.[54] lyss. mag-p.[102] med.[102] merc.[5] merc-c.[5] **Mur-ac.** murx.[102] nat-m. nit-ac.[102] nux-v.[5] orig.[102] **PLAT.**[5] plb.[5] por-m.[251] sec.[5] **Sep.**[5] sil. **STAPH.**[5] sulph.[137] tarent.[36] thuj.[137] til.[36] ust.[111] **Zinc.**[5]

☞ *Schmerz; wund, Schmerz mit Empfindlichkeit, wie ▥ ALLGEMEINES; C; Empfindlichkeit*

Entbindung, nach der, berührungsempfindlich: lil-t.[54]

☞ *M; Berührung agg. • M; Wehen, Entbindung; Wochenbett, im ▥ ALLGEMEINES; M; Wehen, Entbindung; Wochenbett, im*

Erregung, bei sexueller: coff.[54]

Konvulsionen, während: canth.[54] plat.[54]

Menses:

- **vor**: am-c.[102] cocc.[102] kali-c.[102] **Lach.**[102] **Plat.**[102]

☞ *M; Menses; vor*

- **während**: **Plat.**[5]

☞ *M; Menses; während*

Haar, Behaarung: por-m.[251]

Klitoris, Berührung, gegen: lat-h.[301]

Labien:

☞ *O; Labien*

- **Berührung,** gegen: hep.[5] merc.[5] plat.[5] staph.[5] zinc.[5]

☞ *M; Berührung agg.*

- **Nymphae**: merc.[5] sep.[5] sulph.[5]

Ovarien: bell.[5] bufo[111]

☞ *O; Ovarien*

schmerzhaft: merc.[5] nux-v.[5] plat.[5] staph.[5]

Uterus: atro.[25] chin.[5] lach.[58] lil-t.[54] med.[102] tarent.[36] til.[36]

☞ *O; Uterus*

- **Entbindung,** nach der, kann Gewicht der Decke nicht ertragen: lil-t.[54]

☞ *M; Wehen, Entbindung; Wochenbett, im ▥ ALLGEMEINES; M; Bedecken, Zudecken; agg.*

- **erstreckt** sich zum Abdomen: til.[36]

- **Cervix**: atro.[25]

☞ *O; Uterus; Cervix*

- **Os** uteri: **Chin.**[5] med.[102]

◦ **Stelle** nahe dem, eine: med.[102]

Vagina: **Acon.**[102] alumn. atro.[25] aur. **Bell. Berb.** bry. **Cact.**[102] calc. carb-v.[102] **Caul.**[102] caust.[102] **Cimic.**[102] coc-c.[137] **Cocc.**[102] **Coff.** con.[102] **Ferr.** ferr-i.[102] ferr-p. **Gels.**[102] graph. ham.[102] hydr.[137] **Ign.**[102] irid.[222] kali-bi.[111] **Kreos.** lac-c.[102] **LYSS. Mag-p.**[102] merc. mur-ac.[102] **Murx.**[102] **Nat-m.** nit-ac.[102] nux-v. orig.[102] **Plat.**[54] plb.[5] sec. **Sep. Sil. STAPH.** sulph.[137] tarent.[102] **Thuj.**[137] zinc.[5]

☞ *O; Vagina*

- **Koitus** agg.: hydr.[137] sulph.[137] thuj.[137]

☞ *M; Koitus; agg. • Vaginismus*

- **Urinieren** agg.: coc-c.[137]

☞ *M; Urinieren; agg.*

- **Wehen,** Entbindung:

◦ **während,** unterbricht die Wehen: plat.[54]

☞ *M; Wehen, Entbindung; während*

◦ **nach,** post partum, kann nicht einmal Berührung durch die Binde ertragen: plat.[54]

☞ *M; Berührung agg. • M; Wehen, Entbindung; Wochenbett, im*

erträgt keine Untersuchung: acon.[54] arn.[54] bell.[54] chin.[54] gels.[54] **Plat.**[54]

- **Nervosität,** durch: bell.[54] chin.[54] gels.[54]

EMPFINDUNG, als ob die Menses erscheinen wollten: act-sp. **Aloe** am-m. ambr. **Apis** aur. bry. **Calc-p.** canth. carb-an.[137] carb-v.[36] cina cocc. **Croc.** ferr. goss.[142] hir.[149] hyos.[5] inul. kali-c.[137] kali-i.[137] kreos. lam.[36] lat-h.[301] lil-t. lyc. **Mag-c.** mag-p.[111] mosch. mur-ac. **Murx. Nat-c.** nat-m. nicc-s.[102] **Onos.** pall.[36] phos. phys.[54] phyt.[36] **Plat.**[137] plumbg.[36] **Puls.** puls-n.[36] sang. **Senec. Sep.** stann.[5] staph. sul-ac. til. vib. zinc-chr.[137]

▥ *ABDOMEN; C; Schmerz; Menses einsetzen würden, Schmerz, als ob die*

Nachmittag, am, amel. am Abend: pall.[36]

☞ *Z; Nachmittags*

Abwärtsdrängen, mit Empfindung von: apis[102]

Diarrhö, mit: kali-i.[137]

Uteruskrämpfen, mit: kali-c.[137]

häufig: plat.[137]

EMPFINDUNGSLOSIGKEIT der Vagina: alum. **Berb.**[54] **Brom.**[54] cact.[122] cann-s. **Ferr.**[54] **Ferr-m.** ferr-p.[122] ign.[122] kali-br.[137] **Phos.** plat.[122] raja-s.[149] **Sep.** thuj.[122]

☞ *Koitus; Orgasmus, Lustgefühl; • Taubheit, Empfindung von; Vagina ▥ ALLGEMEINES; C; Empfindungslosigkeit*

Koitus, beim: **Berb.**[54] brom.[54] **Cact.**[122] **Ferr.**[54] **Ferr-p.**[122] **Ign.**[122] kali-br.[137] **Phos. Plat.**[122] **Thuj.**[122]

☞ *M; Koitus; agg. • Taubheit, Empfindung von; Vagina; Koitus, beim*

Leukorrhoe, durch: raja-s.[149]

☞ *M; Leukorrhö; agg.*

ENDOMETRIOSE: aphis.[187] apis[187] calc-f.[149] coloc.[220] flav.[149] foll.[1201] lach.[187] mag-p.[220] nep.[149] nux-v.[187] puls.[187] rauw.[149] sep.[187] stann.[209] thyr.[149]

☞ *Entzündung; Uterus, Metritis; • Ödem, Wassersucht; Uterus;*

ENDOMETRITIS:

☞ *Entzündung; Uterus, Metritis*

ENG, wie zu, Empfindung als ob, Uterus: bell.[36]

☞ *Ergriffen und wieder losgelassen, Empfindung wie, Uterus*

ENGE, Spannung, Empfindung von, Ovarialregion, beim Heben der Arme: **Apis**

ENTBINDUNG:

☞ *Schmerz; Wehen; Geburtswehen*

lang und schmerzhaft: **Arn.**[54]

langsam: **Bell.**[54] **Caul.**[54] chlf.[54] chlol.[54] **Ign.**[54] **NAT-M.**[54] **Sec.**[54] visc.[85]

schmerzlos, nahezu: goss.[54]

▥ *ALLGEMEINES; C; Schmerzlosigkeit von Beschwerden, die gewöhnlich schmerzhaft sind*

schnell, zu: **Lyc.**[54]

verzögert:

- **Lageanomalie,** durch: sars.[171]

☞ *Lage, falsche, des Fötus*

- **Schmerzen,** durch: kali-p.[102] pitu-gl.[102]

vorzeitig: **Nux-v.**[5] op.[54] sabin.[102]

- **Furcht** oder Schreck, durch: **Op.**[54]

▥ *GEMÜT; M; Schreck oder Furcht, Beschwerden durch*

- **Schmerzen,** durch: sabin.[102]

ENTWICKLUNG der Geschlechtsorgane:

kindlich:

☞ *Infantilismus genitalis* ▥ *ALLGEMEINES; C; Entwicklungsstörung, Verzögerung*

verzögert: calc-p.[58] lyc.[58]

☞ *Infantilismus genitalis • Insuffizienz, ovarielle • Kleiner, infantil unterentwickelter Uterus • Sterilität* ▥ *ALLGEMEINES; C; Entwicklungsstörung, Verzögerung*

ENTWICKLUNG des Fötus, verzögerte: buni-o.[149] **Sec.**[54] tanac.[25]

☞ *Abort; drohend, bevorstehend* ▥ *ALLGEMEINES; C; Entwicklungsstörung, Verzögerung*

ENTZÜNDUNG: abrot.[162] achy.[149] **Acon.**[5] aesc. agav-t.[149] agn. alch-v.[1125] alet.[102] allox.[149] aloe[102] alum. alumn.[102] am-br. ambr. amor-r.[149] amyg-am.[54] anan. ange-a.[1125] ant-c.[5] ant-i.[102] ant-t.[102] **Apis** apisin.[5] aq-mar.[231] arg.[149] arg-n.[102] arist-cl.[149] **Arn.**[102] **ARS.**[102] ars-i. **Asaf.** aur. aur-ar.[58] aur-i.[58] aur-m. aur-m-n.[85] aur-s.[58] bac.[149] bamb-a.[1184] baros.[102] **Bell.**[31] bell-p.[119] benz-ac.[102] bor.[102] bos-c.[1125] brom. **Bry.** bufo buni-o.[149] but-ac.[149] cact.[162] **Calc.**[102] calc-br.[102] calc-s.[58] calen.[8] camph.[102] cann-s.[102] canth.[102] caps. carb-ac.[102] carb-an. carb-v.[31] carbn-s.[36] caul.[54] cham.[54] chel.[85] chim.[72] chim-m.[139] chin. chin-ar.[102] chin-s.[102] chloram.[149] chlorpr.[149] cimic.[102] cit-v.[1125] clem.[102] cob-n.[37] **Coc-c.** cocc. cod.[54] coff.[54] coli.[149] coll.[102] coloc.[102] con.[102] **Cop.**[102] croc. crot-h. croto-t.[102] cub. cur. dig.[102] dor.[102] dulc.[102] echi.[102] equis.[102] erig.[102] eucal.[102] euph. euph-pi.[102] eupi.[102] fab.[193] ferr.[162] ferr-ar. **Ferr-p.**[162] gels.[102] goss.[102] **Graph.**[31] grin.[102] guai.[54] ham. **Helon.**[25] hep.[31] **Hydr.**[102] hydrc.[102] hydro-c.[149] hyos. hyper. ichth.[102] ign.[162] inul.[102] iod.[102] iodof.[46] ip. iris itu[85] jac.[102] kali-acet.[102] kali-bi.[102] **Kali-c.**[102] kali-i.[102] kali-m.[102] kali-n.[2074] kali-p. kali-s.[102] **KREOS.**[102] lac-c. lach.[31] lam.[1125] led.[102] lil-t.[25] **Lyc.**[102] lyss. mag-m. mag-p. med.[193] mel-c-s.[72] **MERC.**[102] **Merc-c.**[102] merc-i-r.[102] merc-pr-r.[102] methyl.[102] mill.[58] mit.[1125] morg.[136] mosch.[5] murx.[102] mygal.[85] myrrh.[1125] naphtin.[102] nat-acet. **Nat-m.**[102] nat-s.[102] **Nit-ac.**[36] nux-v.[5] oci.[102] oci-s.[119] ol-sant.[102] op. pall.[54] pareir.[102] **Petr.**[5] petros.[102] ph-ac.[54] phos.[58] phyt.[25] pin-c.[102] pip-m.[85] plat.[162] plb.[102] podo. prot.[136] psor.[102] puls.[31] pyrog.[58] ran-b.[31] rham-f.[85] rhod.[102] rhus-d.[102] **RHUS-T.** rob.[102] sabad. sabal.[102] sabin. salol.[85] salx-n.[102] sanguis.[102] scol.[1142] **Sec.**[102] **Sep.**[102] sil.[102] sil-mar.[85] spira.[102] staph.[54] stigm.[102] stram. sul-ac.[31] sul-i.[58] sulph.[1] syc-co.[136] syph. tanac.[36] tarent. ter. thlaspi[102] **Thuj.**[102] til.[102] tritic.[102] tub-r.[149] tus-f.[102] tus-p.[85] ust. verat. verat-v. vesi.[85] vesp. vib.[137] visc.[102] xero.[102] zinc.[5] zinc-p.[58] zing.[102]

☞ *Abszess* ▥ *ALLGEMEINES; C; Entzündung*

Abort, nach: sabin.[102]

▥ *ALLGEMEINES; M; Abort, Beschwerden nach*

Fieber, mit hohem: **Verat-v.**[171]

Gonorrhö: **Acon.**[102] agn.[5] alumn.[102] amyg-am.[54] apis[102] arg-n.[102] **Baros.**[102] benz-ac.[102] **Camph.**[102] **Cann-s.**[102] **Canth.**[5] **Caps.**[5] chel.[5] **Clem.**[102] **Cop.**[102] **Cub.**[102] dig.[102] **Dor.**[102] echi.[102] equis.[102] erig.[102] eucal.[102] euph-pi.[102] fab.[102] ferr.[5] **Gels.**[102] hep.[102] **Hydr.**[102] ichth.[102] jac.[102] **Kali-bi.**[102] kali-s.[102] kreos.[102] **Lyc.**[5] med.[102] **Merc.**[102] merc-c.[102] merc-i-r.[102] merc-pr-r.[102] methyl.[102] mygal.[85] naphtin.[102] **Nat-m.**[137] nat-s.[102] **Nit-ac.**[5] nux-v.[102] **Ol-sant.**[102] pareir.[102] **Petr.**[5] **Petros.**[102] pin-c.[102] pip-m.[85] plb.[5] psor.[102] **Puls.**[102] rham-f.[85] rhod.[102] sabal.[102] sabin.[5] salol.[85] salx-n.[102] **Sep.**[102] sil.[102] sil-mar.[85] stigm.[102] **Sulph.**[102] ter.[102] **Thuj.**[102] tritic.[102] **Tus-f.**[102] tus-p.[85] vesi.[85] zing.[102]

☞ *Fluor, Ausfluss; gonorrhoisch*

- **chronisch**: arg-n.[102] cann-s.[102] **Cop.**[102] **Cub.**[102] erig.[102] **Hep.**[102] hydr.[102] **Kali-s.**[102] merc.[102] merc-c.[102] merc-i-r.[102] naphtin.[102] **Nat-s.**[102] **Ol-sant.**[102] pin-c.[102] psor.[102] **Puls.**[102] rhod.[102] **Sabal.**[102] sep.[102] sil.[102] stigm.[102] sulph.[102] **Thuj.**[102]

Leukorrhö, bei, Waschen mit kaltem Wasser amel.: **Alum.**[36]

☞ *M; Baden; amel.; kalt • M; Leukorrhö; mit*

Menses, während: acon. bell. calc. merc. nit-ac. nux-v. sep. sulph.

☞ *M; Menses; während*

Urin, durch den: canth.[58]

☞ *M; Urinieren; agg.*

Eileiter, Salpingitis: achy.[149] acon.[102] amor-r.[149] apis[102] arg.[149] **Ars.**[54] bos-c.[1125] bry.[54] canth.[102] chin.[54] chin-s.[102] cod.[54] coli.[149] coll.[137] **Coloc.**[54] con.[102] eupi.[102] graph.[102] guai.[54] hep.[102] hydro-c.[149] ign.[54] iod.[54] lach.[54] lil-t.[54] lyc.[54] merc.[137] **Merc-c.**[102] myrrh.[1125] nux-v.[54] pall.[54] ph-ac.[54] plat.[54] **Puls.**[137] pyrog.[102] rhus-t.[54] sabal.[102] sabin.[54] **Sep.**[102] sil.[137] staph.[54] syc-co.[136] thuj.[102] tub-r.[149]

▥ *ALLGEMEINES; C; Entzündung*

- **Eiter** und Serum, mit Ansammlung von, zwischendurch aus dem Uterus abgehend: sil.[137]

Labien: acon.[5] nit-ac.[36] nux-v.[5] sulph.[1]

☞ *O; Labien* ▥ *ALLGEMEINES; C; Entzündung*

Ovarien, Oophoritis: abrot.[162] achy.[149] **ACON.** aesc. agav-t.[149] alch-v.[1125] am-br. ambr. amor-r.[149] ange-a.[1125] **Ant-c. APIS**[102] **Apisin.**[5] arg. arg-n.[58] arn. ars.[102] ars-i. aur. aur-ar.[58] **Aur-i.**[58] aur-m.[58] aur-m-n.[85] bac.[149] **BELL.**[102] bos-c.[1125] brom. **Bry.**[102] **Cact. Canth.**[102] caps. chel.[85] **Chin.** chin-s.[102] chlorpr.[149] **Cimic.**[102] cit-v.[1125] cob-n.[37] cod.[54] coli.[149] coll.[137] coloc.[102] con. crot-h. cub. dulc. euph. eupi.[102] ferr-p.[102] gels.[58] graph. **Guai.**[102] ham. hep.[102] hydro-c.[149] ign.[54] **Iod. Lac-c. Lach.** lam.[1125] **Lil-t. LYC.** mag-p. **Med. MERC. Merc-c.**[102] nit-ac. **Nux-v.**[54] **Pall.**[85] **Ph-ac.**[54] **PHOS. Phyt.**[25] **Plat. PODO. Puls.** pyrog.[102] ran-b.[31] rhus-t.[54] sabad. sabal.[102] **SABIN.**[85] sep.[102] sil.[102] **Staph.** syc-co.[136] **Syph. Thuj.**[54] tub-r.[149] ust. **Verat-v.** vesp. visc.[102] zinc. zinc-p.[58]

☞ O; Ovarien ▥ ALLGEMEINES; C; Entzündung

- **abwechselnde** Seiten: lac-c.[58]
  ☞ O; Ovarien; abwechselnde Seiten
- **links**: arg. caps. graph. ham.[25] **Lach.** lil-t. med.[193] **Thuj.** vesp. zinc.
  ☞ O; Ovarien; links
- **rechts**: aesc. **Apis Arg. Bell. Bry.** chel.[85] iod. **LYC. Pall.**[85] **PODO.**
  ☞ O; Ovarien; rechts
  - **Druck** amel.: pall.[85]
    ☞ M; Druck; amel.
- <> **Abort,** nach: ham.[25] sabin.[85]
- **Blutung,** nach: **Chin. Plat.**
- **Furcht,** durch: acon.[58]
  ▥ GEMÜT; M; Schreck oder Furcht, Beschwerden durch
- **Gonorrhö,** nach unterdrückter: **Canth. MED.** thuj.[54]
  ☞ M; Gonorrhö, nach unterdrückter
- **Klimakterium,** im: **Plat.**[54]
  ▥ ALLGEMEINES; M; Menopause, Beschwerden in der; Klimakterium, im
- **Menses,** mit unterdrückten: **Acon.**[102] cimic.[102]
- **Menstruationsfluss** setzt plötzlich aus: **ACON. Puls.**
- **Mumps,** nach: abrot.[162]
- **Nasswerden** der Füße, durch: **Puls.**
  ☞ M; Nasswerden agg.; Füße, der
- **Peritoneum,** mit Beteiligung des: **Acon.**[102] apis[102] ars.[102] **Bell.**[102] bry.[102] canth.[102] chin.[102] chin-s.[102] coloc.[102] **Hep.**[102] **Merc-c.**[102] sil.[102]
- **Rheumatikern,** bei: guai.[102] phyt.[25]
- **sexuelle** Exzesse, durch: **Chin. Ham. Plat. Staph.**
  ▥ ALLGEMEINES; M; Sexualität; Exzessen, nach sexuellen

Uterus, Metritis: achy.[149] **Acon. Agn.** alet.[102] aloe[102] alum. ant-c.[5] ant-i.[102] ant-t.[102] **APIS** arg.[149] arg-n.[102] arist-cl.[149] **Arn. ARS.**[102] **Aur.** aur-ar.[58] **Aur-i.**[58] **Aur-m.** aur-m-n.[85] aur-s.[58] **Bamb-a.**[1184] **BELL.**[102] bell-p.[119] bor.[102] **Bry.** bufo but-ac.[149] **Cact.** calc. calc-br.[102] calen.[102] **CANTH.**[102] carb-ac.[102] **Carb-an.** carb-v.[31] carbn-s.[36] caul. **Cham.**[54] chin. chin-ar.[102] chlorpr.[149] **Cimic.**[1125] cit-v.[1125] cob-n.[37] coc-c.[58] cocc. **Coff.**[54] coll.[102] coloc.[102] con. croc. ferr. ferr-ar. gels.[58] graph. **Ham.**[102] helon.[102] **Hep.**[102] hydr.[102] hydrc.[102] hydro-c.[149] **Hyos.** hyper.[1125] ign. inul.[102] **Iod.** ip. iris kali-acet.[102] kali-bi.[102] kali-c. kali-i.[102] kali-p. kali-s.[102] kreos. **LAC-C. LACH.**[102] led.[102] lil-t.[25] **LYC.**[102] **Lyss.** mag-m. med.[85] mel-c-s.[72] **Merc.**[102] **Merc-c.**[102] mill.[58] mit.[1125] mosch.[5] murx.[102] nat-m.[5] nit-ac.[102] **Nux-v.** oci-s.[119] op. ph-ac.[54] **Phos. Plat.**[5] plb.[102] **PULS.**[1125] pyrog.[58] **Rhus-t.**[85] **Sabad. SABIN.** sanguis.[102] scol.[1142] **SEC.**[102] **Sep.**[102] **Sil.**[102] **Stram.** sul-i.[58] **Sulph. TER.** thlaspi[102] thuj.[54] til.[102] **Verat. Verat-v.** vib.[137] visc.[102] zinc.[5]

☞ O; Uterus • Pyometra ▥ ALLGEMEINES; C; Entzündung

- <> **Abort,** nach: sabin.[85]
- **Blutung,** nach: ars.[102] **Chin.** cob-n.[37] ham.[102] led.[102] mill.[58] phos.[102] **Sec.**[102] **Thlaspi**[102]
- **Entbindung,** nach der: bell.[102] **Canth.**[102] lach.[102] **Nux-v.** oci-s.[119] **Sabin. Sec.** til.[102]
  ☞ M; Wehen, Entbindung; Wochenbett, im ▥ ALLGEMEINES; M; Wehen, Entbindung; Wochenbett, im
- **Entrüstung,** durch: **Coloc.**
  ☞ M; Entrüstung agg.
- **Freude,** durch übermäßige: **Coff.**
- **Furcht**:
  - **durch**: acon.[58] phos.[58]
    ▥ GEMÜT; M; Schreck oder Furcht, Beschwerden durch
  - **mit**: **Lil-t.**[54]
- **Gemütserregung,** durch: acon.[58] **Hyos. Ph-ac.**[54]
  ☞ M; Gemütsbewegungen, nach
- **Menses**:
  - **während**: phos.[58]
    ☞ M; Menses; während
  - **unterdrückten,** bei: cham.[193] coloc.[193] puls.[193]
- **Schwangerschaft,** während: phos.[58]
  ▥ ALLGEMEINES; M; Schwangerschaft; agg.
- **sexuellen** Exzessen, nach: **Chin.**
- **Wehen**:
  ☞ Entbindung, nach der
- **Zorn,** nach: **Cham.**
  ☞ M; Zorn, nach
- **Cervix**: ant-t.[102] arg.[149] arg-n.[102] **Ars.**[102] aur-m-n.[85] **Bell.**[102] but-ac.[149] calen.[102] chlorpr.[149] hydr.[102] hydro-c.[149] lil-t.[25] lyc.[102] mel-c-s.[72] merc.[102] **Merc-c.**[102] nit-ac.[102] sep.[102] thuj.[54]
  ☞ O; Uterus; Cervix
  - **Schleimhaut**: lil-t.[25]
- **Endometritis**: arg.[149] cimic.[1125] **Hydr.**[1125] hyper.[1125] lil-t.[1125] **Puls.**[1125]
  ☞ Endometriose • Ödem, Wassersucht; Uterus; Endometritis, bei
- **Perimetritis,** Parametritis, Entzündung des Pelveoperitoneums bzw. Beckenzellgewebes: acon.[102] **Bell.**[102] canth.[102] cham.[54] coff.[54] coloc.[102] hep.[102] **Merc-c.**[102] rhus-t.[85] sil.[102]
  - **Freude,** durch: coff.[54]
  - **typhoid,** nach Entbindung: rhus-t.[85]
  - **Zorn,** durch: **Cham.**[54]
    ☞ M; Zorn, nach

ENTZÜNDUNG (Forts.)

Vagina, Vaginitis, Kolpitis: achy.[149] **Acon.**[172] allox.[149] alum. amor-r.[149] **Apis**[102] arg.[149] arist-cl.[149] arn.[102] **Ars.**[102] aur-m. **Bell.** bor.[102] cact.[162] calc.[102] calen.[8] cann-s.[102] **Canth.**[102] caul.[54] chloram.[149] chlorpr.[149] cimic.[102] **Coc-c.** con.[102] **Croto-t.**[102] **Cur.** fab.[193] ferr.[162] ferr-p.[162] gels.[102] grin.[102] **Ham.** helon.[25] hep.[102] **Hydr.**[102] hyper. ign.[162] iod.[102] iodof.[46] kali-c.[102] kali-m.[102] kali-n.[2074] **Kreos.**[102] med.[193] **Merc.**[117] **Merc-c.**[102] **Morg.**[136] **Nat-acet.** nit-ac.[102] petros.[102] plat.[162] prot.[136] puls.[102] rhus-t.[102] sabal.[102] scol.[1142] sep. sil.[102] sulph.[102] syc-co.[136] tanac.[36] thuj.[162]

☞ O; Vagina • Fluor, Ausfluss; eitrig ▥ ALLGEMEINES; C; Entzündung

- **Koitus,** während: **CACT.**[162] **Ferr.**[162] ferr-p.[162] **Ign.**[162] **Plat.**[162] **Thuj.**[162]

☞ M; Koitus; agg.

- **Schreck,** Furcht, durch: acon.[172]

▥ GEMÜT; M; Schreck oder Furcht, Beschwerden durch

- **Bartholinitis**: achy.[149] amor-r.[149] arg.[149] iodof.[46] merc.[117] **Morg.**[136]

- **Hymens,** des lazerierten, nach Koitus: **Calen.**[8]

aphthös: caul.[54] helon.[25]

- **Vagina**: caul.[54]

☞ O; Vagina

chronisch:

▥ ALLGEMEINES; C; Entzündung; chronisch

- **Eileiter**: ars.[54] bry.[54] chin.[54] cod.[54] coloc.[54] **Con.**[102] graph.[102] **Guai.**[54] ign.[54] **Iod.**[54] **Lach.**[54] **Lil-t.**[54] **Lyc.**[54] nux-v.[54] **Pall.**[54] ph-ac.[54] **Plat.**[54] pyrog.[102] rhus-t.[54] sabal.[102] sabin.[54] sep.[102] staph.[54] **Thuj.**[102]

- **Ovarien**: amor-r.[149] apis[46] ars.[54] bry.[54] chin.[54] cod.[54] coloc.[54] con.[102] graph.[102] **Guai.**[54] ign.[54] **Iod.**[102] **Lach.**[102] **Lil-t.**[54] **Lyc.**[54] nux-v.[54] **Pall.**[102] ph-ac.[54] **Plat.**[102] pyrog.[122] rhus-t.[54] sabal.[102] sabin.[54] sep.[102] staph.[54] thuj.[102]

☞ O; Ovarien

◦ **Verhärtung,** mit: **Con.**[102] graph.[102] **Iod.**[102] lach.[102] pall.[102] plat.[102] sabal.[102] sep.[102] **Thuj.**[102]

▥ ALLGEMEINES; C; Verhärtungen, Indurationen; Entzündung, nach

- **Uterus**: alet.[102] aloe[102] **Ars.**[102] **Aur.**[102] **Aur-m-n.**[102] bell.[102] bor.[102] **Calc.**[102] calen.[102] carb-ac.[102] caul.[102] chin-ar.[102] **Cimic.**[102] coll.[102] **Con.**[102] graph.[102] **Helon.**[102] **Hydr.**[102] hydrc.[102] inul.[102] **Iod.**[102] kali-acet.[102] **Kali-bi.**[102] kali-c.[102] kali-s.[102] kreos.[102] **Lach.**[102] lil-t.[102] **Mag-m.**[102] **Mel-c-s.**[102] merc.[102] **Murx.**[102] nat-m.[102] nit-ac.[102] **Nux-v.**[102] **Ph-ac.**[102] phos.[102] plb.[102] **Puls.**[102] rhus-t.[102] **Sabin.**[102] sanguis.[102] **Sec.**[102] **Sep.**[102] sil.[102] stram.[102] **Sulph.**[102] visc.[102]

☞ O; Uterus

◦ **Blutandrang,** mit:

◦ ◦ **arteriell**: bell.[102] lil-t.[102] **Sabin.**[102]

◦ ◦ **venös**: aloe[102] **Coll.**[102] mag-m.[102] murx.[102] sep.[102]

◦ **Geschwürsbildung,** mit: hydrc.[102]

◦ **Cervix**: calen.[102]

☞ O; Uterus; Cervix

◦ **follikulär**: **Hydr.**[102] hydrc.[102] iod.[102] merc.[102]

- **Vagina**: ars.[102] bor.[102] **Calc.**[102] grin.[102] hydr.[102] iod.[102] kali-m.[102] **Kreos.**[102] **Merc.**[102] nit-ac.[102] **Puls.**[102] **Sep.**[102] sulph.[102]

☞ O; Vagina

eitrig:

- **Cervix**: but-ac.[149]

☞ O; Uterus; Cervix

- **Vagina**:

☞ O; Vagina • Fluor, Ausfluss; eitrig

erysipelatös: **Apis** bell.[31] croto-t.[31] graph.[31] hep.[31] lach.[31] merc.[31] puls.[31] **RHUS-T.**

Follikelentzündung: ars.[102] croto-t.[102] **Dulc.**[102] merc.[102] nat-m.[102] rob.[102] **Sep.**[102] spira.[102] thuj.[102] **Xero.**[102]

katarrhalisch:

▥ ALLGEMEINES; C; Katarrh

- **Uterus**: carbn-s.[36] hydrc.[1125]

☞ O; Uterus

◦ **Cervix,** mit Hitze und Jucken: hydrc.[1125]

☞ O; Uterus; Cervix

- **Vagina**:

☞ O; Vagina • Fluor, Ausfluss; eitrig

rezidivierend: aq-mar.[231]

tuberkulös, Eileiter: arg.[149]

Viren, durch: arist-cl.[149]

ERGRIFFEN und wieder losgelassen, Empfindung wie, Uterus: sep.

☞ Eng, wie zu, Empfindung als ob, Uterus • Erschlaffung • Gepackt, Empfindung wie • Gequetscht, Empfindung, der Uterus wird von einer Hand • Kontraktionen; allgemeine Arzneien; • Offen, Empfindung wie; öffnet und schließt, als ob er sich • Zusammenschnüren, Empfindung von; Uterus • Schmerz; quetschender Schmerz; ▥ ALLGEMEINES; C; Umklammert, Empfindung wie

EROSION, Cervix uteri: aln.[102] alumn.[102] arg-n.[51] ars.[1] bell-p.[119] bor.[46] bufo[102] **Calen.**[100] carb-ac.[51] carb-v.[102] **Caul.**[102] dict.[36] **Graph.**[102] **Helon.**[102] **Hydr.**[8] hydro-c.[149] ign.[102] kreos.[51] lac-c.[219] **Lach.**[54] lyc.[102] **Lyss.**[8] med.[210] merc.[51] **Merc-c.**[54] merc-i-r.[51] murx.[54] **Nat-m.**[809] nit-ac.[51] **Phyt.**[8] rhus-t.[102] rob.[102] **Sep.**[102] sul-ac.[72] **Thuj.**[8] tril.[46] **Vesp.**[102]

☞ O; Uterus; Cervix • Fluor, Ausfluss; scharf, wundmachend • Geschwüre; Uterus, Uterusregion; • Granulation, granulierte Schleimhaut; Uterus, Cervix • Krebs, Karzinom; Uterus; • Wundheit, Exkoriation; Uterus;

alten Frauen, bei: aln.[102] sul-ac.[72]

▥ ALLGEMEINES; M; Alten Menschen, Beschwerden bei; Frauen

ERREGBARKEIT der Genitalien: calc-p.[54] cedr.[25] foll.[149] kali-br.[25] phos.[36] plat.[54] plut-n.[222] stram.[54]

☞ Erregung im Uterus, als solle die Regel eintreten • Kriebeln, wollüstiges • Sexualtrieb; Verlangen, sexuelles; • Völle, Empfindung von

frühmorgens: cedr.[25]

☞ Z; Morgens

Blutung, mit uteriner: plat.[54] stram.[54]

Leukorrhö, mit: cedr.[25]

☞ M; Leukorrhö; mit

Menses, bei oder nach: kali-br.[25]

☞ M; Menses; während

Klitoris, Erektion nach Urinieren, mit sexuellem Verlangen: calc-p.[54]

ERREGUNG im Uterus, als solle die Regel eintreten: iod.[36] lam.[36]
☞ *Erregbarkeit der Genitalien*

ERSCHLAFFUNG: achy.[149] agar. agn.[58] ambr. ars. calad. calc. caul.[25] croc. ferr. ign.[36] kali-c. lappa[54] lyc. mag-c. merc. mur-ac. nat-c. nat-m. sec.[102] sep. sil. staph. sulph. tril.[102] tub.
☞ *Ergriffen und wieder losgelassen, Empfindung wie, Uterus • Weich • Schmerz; abwärtszerrender, herabdrängender Schmerz ▤ ALLGEMEINES; C; Erschlaffung*

Leukorrhö, bei: agn.[102] **Caul.**[102] sec.[102] sep.[102]

Beckenregion: tril.[102]

Os uteri: caul.[25]
☞ *Erweiterung, Dilatation; allgemeine Rubriken; Os uteri*

Vagina, Sphincter vaginae: **Agar.** agn.[58] **Ambr.** ars. **Calad. Calc.** croc. **Ferr. Kali-c.** lappa[54] **Lyc.** mag-c. merc. mur-ac. **Nat-c.** nat-m. **Sep.** sil. staph. **Sulph. Tub.**
☞ *O; Vagina ▤ ALLGEMEINES; O; Schließmuskel, Beschwerden der*

ERWEITERUNG, Dilatation:

allgemeine Rubriken:

- **L. majora, morgens**: murx.[36]
☞ *O; Labien*

- **Os** uteri: carb-v.[36] caust.[54] **Gels.**[54] **Sabin.**[36] sanic.[85] **Sec.**[144] sep.[54] ust.[54]
☞ *Erschlaffung; Os uteri*

◦ **Patientin** ist während der Geburt müde und gereizt geworden, doch die: caust.[54]

◦ **groß** wie eine halbe Dollarmünze, drei Wochen vor der Geburt: sanic.[85]

◦ **halboffen**: sec.[144] **Sep.**[54]

◦ **vermindert**:
☞ *Rigidität, während Wehen, Entbindung; Os uteri*

◦ **weich,** mit Weheninsuffizienz: ust.[54]

- **Vagina**: lycps.[25]
☞ *O; Vagina*

Empfindung von Erweiterung: lach.[5] sabal.[111] sep.[5]
☞ *Auftreibung, Empfindung von • Offen, Empfindung wie; Uterus offen, als stünde der; Os uteri*

- **Vagina**:
☞ *O; Vagina • Offen, Empfindung wie; Vagina*

ERYSIPEL: ambr.[31] ant-t.[31] apis[31] ars.[58] bry.[31] calc.[31] canth.[31] carb-v.[31] coff.[31] con.[31] dulc.[31] ferr.[31] graph.[31] kali-c.[31] kreos.[31] lyc.[31] merc.[31] nat-m.[31] nit-ac.[31] nux-v.[31] petr.[31] phos.[58] plat.[31] sep.[31] sil.[31] staph.[31] sulph.[31] thuj.[31] zinc.[31]
☞ *Hautausschläge; erysipelatös*

FADEN, Empfindung wie von einem, zwischen Uterus und Sakrum: nat-m.[85]
☞ *Fremdkörper, Empfindung wie von einem, im Uterus*

FARBE, Verfärbung:

purpurfarben, Cervix uteri: carb-an.[58]

Rötung: ars. aur.[8] aur-m. aur-s.[36] **Bell.** berb. calc. **Carb-v.** coll.[102] cop.[36] hell.[36] **Helon.** hydrc.[36] kali-bi. led. med.[304] merc. mit.[36] pitu-a.[164] rhus-t.[36] **Sep.** spira.[36] **Sulph.** til.

- **Leukorrhoe,** durch: pitu-a.[164]
☞ *M; Leukorrhö; agg.*

- **Cervix**: hydrc.[36] mit.[25]
☞ *O; Uterus; Cervix*

- **Vagina**: **Berb.**

◦ **Vagina,** Eingang: med.[304]

- **dunkel**: coll.[102] mit.[36]

- **Flecke**: cop.[36] med.[304] rhus-t.[36]

weiße Flecken, Leukoplakie: nit-ac.[108]

FASST sich an die Genitalien:
☞ *Hält sich die Vulva • Masturbation; Neigung zu ▤ GEMÜT; C; Gebärden, Gesten, macht; Hände, streckt sie aus oder greift nach etwas;*

Fieber, während: hyos.[102]

Husten oder Krämpfen, bei: zinc.[1]
☞ *M; Husten agg.*

FEHLGEBURT:
☞ *Abort*

FEUCHT, nass, Empfindung wie, Vulva: aster.[137] eup-pur.[25] petr.[102]
☞ *Feuchtigkeit; Empfindung von, äußere Genitalien*

Wohlempfinden, Behaglichkeit, mit: aster.[137]

FEUCHTIGKEIT:

allgemeine Arzneien: calc.[1] lat-h.[301] **Petr.** sulph.[36]
☞ *Absonderung, Uterus*

- **Vulva** und Oberschenkeln, zwischen: calc.[1]

Empfindung von, äußere Genitalien: eup-pur.
☞ *Feucht, nass, Empfindung wie, Vulva*

FISTEL, Vagina, der: **Asar.**[8] **Aur.** bell.[31] **CALC. Carb-v.** caust. con.[31] **Lach.** led.[31] **Lyc. Nit-ac. Puls.** sep.[31] **SIL.** sulph.[31]
▤ *REKTUM; C; Fistel, Anus; rektovaginal • ALLGEMEINES; C; Fisteln*

FLATTERN, Empfindung von, linkes Ovar: bell.[5]
☞ *O; Ovarien; links • Locker, Empfindung wie ▤ ALLGEMEINES; C; Flattern, Empfindung von*

FLUOR, Ausfluss: acal.[54] acon. acon-l.[36] adam.[222] adren.[85] **Aesc.**[102] agar. agn.[54] agri.[1125] **ALCH-V.**[1125] **Alet.**[116] all-u.[1125] allox.[149] aln.[85] aloe[36] alst-s.[85] alth.[1125] **ALUM.** alum-p.[58] alum-sil.[58] alumn.[102] **AM-C. Am-m.** ambr. amor-r.[149] **Anac.**[149] anan. androc.[222] ane-n.[1125] ang.[36] ange-s.[149] ant-c. **Ant-t.** ap-g.[1125] apis apisin.[5] aq-mar.[231] aral. aran. aran-ix.[149] arg.[58] **Arg-n.**[102] **Arist-cl.**[119] arn.[5] **ARS.**[26] **ARS-I.** ars-met.[54] **Ars-s-f.**[58] arund.[36] asaf. asar. asc-i.[72] asper.[102] atista[192] aur.[102] aur-ar.[58] **Aur-i.**[58] **Aur-m. Aur-m-n.**[102] aur-s.[58] aza.[149] **Ba-tn.**[136] bac.[62] bad. bals-p.[25] bamb-a.[1184] bapt.[111] **Bar-c.** bar-i.[58] **Bar-m. Bar-s.**[58] baros.[102] **BELL.**[5] bell-p.[119] berb.[58] berb-a.[85] bond.[36] **Bor.** bos-c.[1125] **Bov.**[10] brom.[54] bros-g.[259] bry.[36] bufo[26] buni-o.[149] but-ac.[119] cact. **Calad.**[5] **CALC.**[102] calc-ar.[58] **Calc-f.**[149] calc-hp.[25] **Calc-i.**[58] **Calc-o-t.**[102] **Calc-p. CALC-S.** calc-sil.[58] calen.[54] **Cann-s.**[102] **Canth.** caps. **Carb-ac.**[54] **CARB-AN. CARB-V.**[26] **CARBN-S.** carc.[304] card-m.[171] carl.[36] cassi-s.[192] **Cast.**[122] **Caul.**[54]

CAUST.[45] cean.[102] cedr. cench.[58] cent.[36] **Cham.**[5] chel. chen-a. chen-v.[1125] chim.[54] **CHIN.**[102] chin-ar. chin-s.[36] chlol.[54] chlor.[54] chlorpr.[149] choc.[222] chr-ac.[162] **Cimic.**[111] cina[54] cinnam.[54] **Cinnb.** citl-v.[197] clem.[54] coc-c.[58] **COCC.**[54] coch.[54] coff. colch. **Coll.**[116] coloc.[54] **CON. Cop.**[10] **Corn.**[54] croc. crot-c. crot-h. cub. cur. cycl.[116] cyt-l.[149] dam.[85] der.[36] des-ac.[149] **Dict.**[102] dig.[54] **Dros.**[137] dulc.[137] echi. elaps[36] ems[9] ephe.[267] equis-a.[1125] erig. **Ery-a.**[54] **Eucal.**[54] eup-pur.[54] euph.[54] euph-pi.[142] **Eupi.**[85] fago.[36] falco-p.[265] **FERR.** ferr-ar. ferr-br.[102] **Ferr-i.**[58] ferr-p. **Ferr-s.**[54] fl-ac. flor-p.[149] foll.[149] **Frax.**[102] gaert.[136] gamb.[36] **GELS.**[137] ger.[85] germ.[222] **Geum**[1125] gink.[149] glech.[1125] goss.[122] gran. **GRAPH.**[54] grat.[58] gua.[85] guai.[5] guare. guat.[119] haem.[36] ham. harp.[1184] hed.[149] hedeo.[25] helin.[102] helio.[85] **Hell.**[5] **Helon.**[102] **Hep.**[5] hir. hist.[144] hura[36] **Hydr.**[102] hydr-ac.[268] hydrc. hydro-c.[149] hydrog.[222] hyos.[5] hyper.[54] hypoth.[149] ias.[45] ign.[102] inul.[36] **IOD.**[102] **Ip.**[85] irid.[222] iris[102] jac.[102] jac-c.[102] joan.[102] **Jug-r.**[1125] juni-c.[25] **KALI-AR. Kali-bi.**[102] kali-br.[54] **KALI-C.**[5] **Kali-chl.**[58] kali-fcy.[54] kali-hp.[31] **Kali-i.** kali-m.[102] **Kali-n. Kali-p. Kali-s.**[102] kali-sil.[58] kalm.[36] kola[1184] **KREOS. Lac-ac.**[8] **Lac-c.** lac-d.[122] **Lach.**[102] lact.[85] **LAM.**[102] **Lap-a.**[54] lap-laz.[227] lapa.[36] lappa[85] lat-h.[301] laur. lav-v.[1125] led. lem-m.[1125] lept.[111] **Lil-t.**[102] lipp.[36] lob. lup.[36] **LYC.**[102] lycpr.[85] lycps.[36] lyss. macrin.[37] **MAG-C.**[144] **Mag-m.** mag-s.[119] magn-gr.[144] mand.[149] mang.[137] **MED.** meli.[85] meph. **MERC.**[102] **Merc-c.**[54] merc-i-f.[102] merc-i-r. merc-pr-r.[102] **Mez.**[5] mill.[54] mom-b.[36] **Morg.**[136] morg-g.[136] **MUR-AC.** murx.[54] musa[197] myric. **Myrrh.**[1125] nabal.[36] naja[36] **Nat-ar. NAT-C.**[5] nat-h. **NAT-M.**[54] **Nat-p.**[54] **Nat-s.**[102] nat-sil.[58] neon[222] nicc.[54] **NIT-AC.**[85] nit-s-d.[31] **Nux-m.** nux-v.[5] nym.[102] nym-a.[1125] oci-s.[119] ol-an. **Ol-j.**[122] ol-sant.[102] onon.[1125] onos. **Op. Orig.** orig-v.[25] **Ovi-g-p.**[85] ozone[227] **Pall.** paraf.[102] pareir.[85] parth.[197] ped.[36] penic.[149] **Petr.** petros.[102] **Ph-ac.**[36] **PHOS.**[5] **Phys.**[54] **Phyt.** pic-ac.[36] piloc.[85] pitu-a.[164] **PLAT.** plb.[5] plumbg-eu.[1125] plut-n.[222] **Podo.** polyg.[54] pop.[25] pot-a.[1125] prot.[136] prun. **Psor.**[162] **PULS.**[102] puls-n.[36] pulx.[72] pyrog. **Querc-r.**[257] rad-br.[144] raja-s.[149] **Ran-b.**[10] raph.[36] rat.[54] rhus-t.[54] rob.[54] rosm.[1125] rubu-f.[1125] **Ruta**[122] sabal.[1125] **Sabin.**[54] sac-alb.[210] salv.[1125] sang. sanic.[85] **Santa.**[1125] sapin.[36] sarr. **Sars.**[54] scab-s.[1125] scol.[1142] sec.[54] senec.[137] seneg.[5] **SEP.**[54] **SIL.**[5] sol[236] sol-o.[85] solid.[85] spig.[5] spira.[36] squil.[5] **STANN.**[102] staph. still.[54] stram. stront-c. **Sul-ac.**[5] sul-i.[58] sulfonam.[149] sulo-ac.[102] **SULPH.**[54] sumb.[36] **Syc-co.**[136] syph.[58] tab.[54] tama.[197] tanac.[25] **Tarent.**[54] tax-br.[255] tein.[9] tep.[36] ter.[45] teucr.[197] thlaspi[102] **THUJ.**[5] **Thymol.**[119] til.[122] **Tong.**[10] trif-a.[1125] tril.[102] **Tub.**[137] tung.[252] urt-u.[116] ust.[102] vero-o.[232] vib.[54] vinc.[111] viol-t.[54] visc.[137] voes.[36] wies.[36] wye.[36] x-ray[149] **Xan.**[85] **Zinc. Zinc-p.**[58] zing.[85] ziz.[54]

☞ *Lochien*

abwechselnd mit:

- **blutigem** Ausfluss: ambr.[122] lat-h.[301] oci-s.[119] tarent.[36]
  ☞ *A; Abwechselnd mit*
- **Gemütsaffektionen**: hydr.[1] murx.
  ☞ *A; Abwechselnd mit GEMÜT; A; Abwechselnd mit*
- **Husten**: **Iod.**
  ☞ *A; Abwechselnd mit HUSTEN; A; Abwechselnd mit*
- **Metrorrhagie**: ambr.[193] oci-s.[119] tarent.[36]
  ☞ *A; Abwechselnd mit*
- **Nasenkatarrh**: kali-c.[122]
  ☞ *A; Abwechselnd mit*

tagsüber:

- **agg.**: kali-fcy.[54] murx.[54] sep.[54]
  - **Menses,** nach: **Kali-fcy.**[54]
    ☞ *M; Menses; nach*
- **nur**: **Alum.** irid.[222] **Lac-c.** plat. **Sep.**[5]

morgens: **Aur. Aur-m.** aur-s. bamb-a.[1184] **Bell. Calc-p.**[54] **Carb-v.**[10] eupi.[85] **Graph.**[10] **Kreos.**[10] **Mag-m.**[36] murx.[36] nat-m. phos.[36] plat. puls.[54] **SEP. Sulph.**[10] **Zinc.**[1]
☞ *Z; Morgens*

- **Aufstehen,** beim: calc-p.[54] carb-v.[10] graph.[10] kreos.[10] **Sulph.**[10]
  ☞ *M; Aufrichten, Aufstehen agg.*
- **Gehen,** beim: phos.[36]
  ☞ *M; Gehen; agg.*
- **Mädchen,** bei kleinen: **Puls.**[54]
- **Urinieren,** nach: **Mag-m.**[36]
  ☞ *M; Urinieren; agg.*

nachmittags: alum. calc-p. lil-t. mag-c. [1] naja
☞ *Z; Nachmittags*

abends: bufo echi. eupi.[36] lil-t. merc. musa[197] phys.[36] sil.[36] tarent.[36] **Zinc.**[1]
☞ *Z; Abends*

nachts: alum. ambr. **BOV.**[122] **Carb-v.**[54] **Caust.**[5] **Con. MERC.**[5] **Nat-m.**[54] nit-ac. ruta[122] **Sulph. Syph.**[122]
☞ *Z; Nachts*

- **nur**: **Carb-v.**[54] **Caust.**[5] **Merc.**[5] **Nat-m.**[54]

plötzlich auftretend und nachlassend: **Carb-v.**[54]

periodisch: lyc.[137]
☞ *Vollmond, vor*

Abort in der Anamnese, mit: alet.[102] caul.[102] **Sabin.**[102] sep.[102]

Amenorrhoe, bei: alum.[37] **Dulc.**[54] ferr.[58] **Graph.**[54] hedeo.[100] **Plat.**[54] **Sep.**[8] ter.[85] xan.[85] ziz.[25]
☞ *M; Amenorrhö, mit*

Anämie, bei: alet.[102] **CALC.**[54] **Cycl.**[54] **FERR.**[54] **Graph.**[54] **Helon.**[54] **Hep.**[54] **Ph-ac.**[54] **Phos.**[54] **Sil.**[54]
☞ *O; Uterus; Anämie, mit*

Anstrengung agg.: erig.[198] helon.[85]
☞ *M; Anstrengung agg.*

Atonie, durch: **Alet.**[54] **Caul.**[54] cimic.[54] **Helon.**[54] sec.[54] tril.[54] ust.[54]

Aufstehen vom Sitzen, beim: plat.[1]
☞ *M; Aufstehen, bei oder nach • M; Aufstehen, bei oder nach; Sitzen, vom*

Aufstoßen, mit: sep.[5]

Betätigung, bei: helon.[148] mag-m. mag-s. phys.[85] **Sars.**[54] tong.[5]

- **agg.**: helon.[148] tong.[5]
  ☞ *M; Anstrengung agg.*

Bettwärme agg.: syph.[58]

Bewegung agg.: bor.[54] **Bov.**[102] **CALC.**[54] carb-an.[102] euph-pi.[102] graph.[102] helin.[102] mag-c.[5] **Mag-m.**[1] mag-s.[10] **Phys.**[54] **Sep.**[54] til.[102]
☞ *M; Bewegung; agg.*

- **abwärtsgerichtete**: **Bor.**[54]
  ALLGEMEINES; M; Bewegung; während; abwärts gerichtete

Blähungen:

- **nach**: caust.[1]
  ☞ *M; Blähungen; agg.*
- **bei**: ars.[36]
  ☞ *M; Blähungen; agg.*

Blasenreizung, nach: senec.[171]

Bücken agg.: aesc.[103] cocc.[37] helon.[100]
☞ *M; Bücken; agg.*

Diarrhö, mit: puls.[102]

Eisprung, Ovulation, während: foll.[149]
ALLGEMEINES; M; Eisprung, Ovulation, Beschwerden während

Entbindung, nach der: agn.[184] bell-p.[54]
☞ *M; Wehen, Entbindung; Wochenbett, im ALLGEMEINES; M; Wehen, Entbindung; Wochenbett, im*

Erosionen, mit leicht blutenden: aln.[85]

Erregung agg.: calc.[54]
☞ *M; Gemütsbewegungen, nach GEMÜT; M; Erregung; Beschwerden durch; Allgemeinsymptome*

erschöpfend:
☞ *schwächend, erschöpfend*

Essen, nach dem: cham.[10]
☞ *M; Essen agg. ALLGEMEINES; M; Essen; nach*

Flüssigkeitsverlust, durch: **Alet.**[54]
ALLGEMEINES; M; Körpersäften, Verlust von; agg.

Frauentypus:

- **alte** Frauen:
  ☞ *schwach, alt ALLGEMEINES; M; Alten Menschen, Beschwerden bei; Frauen*
- **blond** und phlegmatisch: **Cycl.**[54]
  ALLGEMEINES; C; Aussehen (Augen, Gesicht, Haarfarbe); helles, blondes Haar
- **dünn**: phos.[54] **Sec.**[54] **Sep.**[54]
- **fröstelnd,** frierend: ars.[54] calc.[54] lach.[54]
- **hysterisch**: **Am-c.**[54] **Gels.**[54] **PULS.**[54]
- **kachektisch**: **Helon.**[54] **NIT-AC.**[54]
- **Schülerinnen,** Studentinnen: **Gels.**[54]
- **schwach,** alt: ars.[102] **Gels.**[54] **Helon.**[54] nit-ac.[102] **Phos.**[54] sec.[102] **STANN.**[54]
  ALLGEMEINES; M; Alten Menschen, Beschwerden bei; Frauen
- **skrofulös**: **CALC.**[54] carb-an.[54] **Iod.**[54]
- **tuberkulös**: ferr.[54]

Frösteln, mit: **Cycl.**[54] lach.[54] **Puls.**[54]

- **nachts**: lach.[54]
  ☞ *Z; Nachts*

Gehen:

- **agg.**: **Aesc.** alst-s.[85] alum. anan. **Aur. BOV.** calc. **Carb-an. Graph.** kreos. lac-c.[58] mag-c.[1] **Mag-m.**[5] **Nat-m.** onos.[111] **Phos. Sars. Sep.** stront-c. **Sulph.** til.[102] tong.[10] **Tub.**
  ☞ *M; Gehen; agg.*
- **amel.**: cact.[102] **Cocc.**[102] cycl.[102] fago.[122]
  ☞ *M; Gehen; amel.*

Gemütssymptomen, mit: murx.[122]

gonorrhoisch: **Acon.**[102] alumn.[102] apis[102] arg-n.[102] **Aur-m. Cann-s. Canth.**[102] cop. **Cub.**[102] jac.[102] kreos.[102] med.[102] **Merc.**[102] merc-c.[102] mez.[116] **NIT-AC. Ol-sant.**[102] petros.[102] **Plat. PULS.** sabin.[5] **Sep.** sulph.[102] syc-co.[136] **Thuj.**
☞ *Entzündung; Gonorrhö*

Haar ausfallen, lässt das: alum.[54] graph.[54] **Lyc.**[54] **Nat-m.**[54] phos.[54] sulph.[54]

Hämorrhoiden, durch Unterdrückung von: am-m.[137]
ALLGEMEINES; M; Hämorrhoiden, Beschwerden durch unterdrückte

Harnwegssymptomen, mit: berb.[102] cub.[144] **Erig.**[102] kreos.[102] pop.[25] senec.[25] sep.[102]

Heiserkeit, nach: con.[54] **Nat-s.**[54]

Hitze:

- **Hitzewallungen,** mit: **Lach.**[54] **Sulph.**[54]
- **Völle,** Gefühl von, amel. durch kaltes Wasser: acon.[102]

Hocken agg.:
☞ *Bücken agg.*

Husten:

- **während**: **Nat-m.**[54]
  ☞ *M; Husten agg.*
- **nach**: con.[54]
  ☞ *M; Husten agg. ALLGEMEINES; M; Husten; nach*

Kälte agg.: **Nit-ac.**[54]

Kindern, bei:
☞ *Mädchen, bei kleinen*

Klimakterium:

- **während**: **Calc.**[8] card-m.[171] **GRAPH.**[122] helon.[85] **Murx.**[54] psor.[102] **Sabin.**[54] **Sang.**[54] sarr.[85] sars.[162] **SEP.**[54]
  ALLGEMEINES; M; Menopause, Beschwerden in der; Klimakterium, im
  - **anhaltend,** nach Aussetzen der Menses: **Sang.**[54]
- **nach**: bell.[37]

Koitus, nach:

- **agg.**: cann-s.[36] mag-c.[5] nat-c. **Sep.**
  ☞ *M; Koitus; agg.*
- **amel.**: merc.[137]
  ☞ *M; Koitus; amel.*

Kolik, nach: am-m.[5] calc-p.[137] con.[5] lyc.[5] mag-c.[137] mag-m.[5] sil.[5] **Sulph.**[5] zinc.[5]

Konvulsionen, während: **Caust.**[54] **Lach.**[54]

Krampf, nach jedem: bell.[5] mag-c.[5] **Mag-m.**[5]

Lähmigkeit des Rückens über dem Ileosakralgelenk, mit: **Aesc.**[58]

FLUOR, Ausfluss (Forts.)

Leberstörungen, Hartleibigkeit od. Obstipation, mit: hydr.[102]

Liegen:

- **agg.**: PULS.
  ☞ *M; Liegen; agg.*
- **amel.**: atista[192]

Lochien, nach den: lyss.[85]

Mädchen, bei kleinen: **Asper.**[102] bar-c.[5] bufo[58] calc.[47] calc-hp.[25] calc-p.[111] **Cann-s.**[37] carb-ac.[102] carb-v.[5] caul.[171] caust.[193] **Cina**[54] **Cub.** hydr.[102] kali-p.[58] mang.[137] med.[122] **MERC. Merc-i-f. Mill.**[54] nat-m.[54] **Puls.**[171] senec. **SEP.** syph.[22] viol-t.[54]

- **Kleinkinder**: calc.[47] cann-s.[37] puls.[171]
- **Mottenflecken** auf der Stirn und Ptose der Lider, mit: caul.[171]
- **Schreck,** Furcht, durch:
  ☞ *Schreck, durch, bei jungen Mädchen, vor regelmäßigen Menses* ▤ *GEMÜT; M; Schreck oder Furcht, Beschwerden durch*

Mammae, mit schmerzhaft empfindlichen: dulc.[137]

Masturbation, durch: **Canth.** carb-v.[20] orig. **Plat. PULS.**

Menses:

- **vor**: allox.[149] **ALUM.**[5] alum-p.[58] alum-sil.[58] ang.[5] aran-ix.[149] arist-cl.[144] aur-m. aur-m-n.[272] bamb-a.[1184] **Bar-c.** bar-i.[58] bar-s.[58] berb. bor.[102] **BOV. Bufo CALC. Calc-p. Calc-s.** calc-sil.[58] **Carb-v.** carbn-s. cassi-s.[192] caust.[102] **Cedr. Chin.**[5] **Cocc.** con.[116] cub. dig.[54] ferr. ferr-i. ferr-p. foll.[149] **GRAPH.**[137] **Hed.**[119] hir.[144] iod. kali-chl.[111] kali-n.[1] **KREOS.** lac-c.[111] lac-d.[122] **Lach.** mag-m. mand.[149] nat-c. **Nat-m.** nat-sil.[58] **Nux-v.**[54] **Pall.**[137] **Ph-ac. Phos.** pic-ac.[102] plat. prot.[149] **PULS.**[5] ruta sabin.[5] **SEP. Sil.** sul-i.[137] **Sulph.** tarent.[111] thlaspi[54] thuj.[5] vib. xan.[102] **Zinc.**
  ☞ *M; Menses; vor*
  - **nach,** und: graph.[137] pall.[137] sul-i.[137]
    ☞ *M; Menses; nach*
  - **vikariierende** Menses: **Dig.**[54]
- **Beginn,** zu: **Ruta**[5]
- **während**: alum. am-c.[5] ars. ars-i.[122] bor. bov.[5] calc.[58] calc-p. carb-ac. carb-an.[5] carb-v. caust. chin. chin-s.[111] **Cocc.** con. des-ac.[149] graph. hura[36] **Iod.** kali-ar.[122] kali-c.[122] **Kreos.**[5] lach.[5] lam.[102] **Mag-m.** merc. mez.[54] mur-ac.[122] nat-m.[122] nit-ac.[122] phos. psor.[122] puls. sabin.[5] sep.[5] sil.[122] sulph.[122] tarent.[192] thlaspi[102] tril.[25] xan.[102] zinc.
  ☞ *M; Menses; während*
  - **spärlichen,** bei: calc-p. **Caust. Mez.**[54]
- **nach**: aesc. **ALUM.**[5] alum-p.[58] alum-sil.[58] ars. **Ars-i.** ars-s-f.[58] bamb-a.[1184] bar-c. **Bor. BOV.** bry.[5] bufo **CALC. CALC-P.** calc-s. calc-sil.[58] canth.[5] carb-ac. carb-an.[116] **Carb-v.** carbn-s. carl.[36] caust. **Cham.** chel. chin. chin-ar. **Cinnam.**[54] cocc. **Coloc.**[5] **Con.** cop. cub. cur.[144] **Eupi.** ferr-i. **Graph.** guare. **Hydr.**[54] iod. kali-ar. kali-bi. kali-c.[5] kali-fcy.[54] kali-n. kali-p. **Kali-sil.**[122] kalm.[54] **Kreos.** lac-c.[111] lac-d.[122] lach.[5] lil-t. **Lyc.** lyss. **Mag-c. Mag-m. MERC.**[5] **Mez.**[5] **Murx.**[111] nat-m. **Nat-p.** nat-s. **Nicc. Nit-ac.** nux-v.[5] pall. **Ph-ac. Phos. Plat.** psor.[122] **Puls. Ruta** sabin. **SEP.**[5] **Sil.** spig.[5] sul-ac. sul-i.[58] **Sulph.** tab. tarent.[111] tax-br.[255] thlaspi[54] thuj. tril.[111] ust.[111] vib. **Xan.**[102] zinc. **Zinc-p.**[58] ziz.[25]
  ☞ *M; Menses; nach*
  - **tagsüber,** gewöhnlich: **Kali-fcy.**[54]
  - **1. Woche danach**: **Kalm.**[54]
  - **10** Tage danach: **Con.**[54] **Hydr.**[54]
  - **2** Wochen danach: bar-c. **Bor.** calc-p. con. kali-c.[5] mag-m. sulph.
  - **einige** Tage nachher: **Thlaspi**[54]
- **anstelle** der: acon.[148] alum. ant-c.[148] **ARS.** berb.[111] bor.[148] bov.[111] calc.[148] calc-p. **Cedr. Chen-a.** chen-v.[148] **Chin. Cocc.** con.[148] **Ferr.** gels.[148] **Graph. Iod.**[102] lac-c. lyc.[148] mang.[58] merc.[148] nat-m.[58] **Nux-m. Phos.** plat.[148] psor.[122] puls.[102] rat.[148] ruta[148] sabin.[148] sang.[148] senec.[102] **Sep. Sil.** sulph.[148] **Xan.**[111] **Zinc.**
- **unterdrückten,** bei: acon.[26] alum.[26] ant-c.[26] ars.[26] bor.[26] calc.[26] chin.[26] **Cocc.**[26] con.[26] ferr.[26] gels.[26] **Graph.**[26] lyc.[26] merc.[26] nat-m.[26] phos.[58] plat.[26] puls.[5] **Ruta**[5] **SABIN.**[5] sep.[26] **Sulph.**[26] zinc.[26] ziz.[54]
  ▤ *ALLGEMEINES; M; Menses; unterdrückt*
- **verzögerten** Menses, mit: ziz.[54]
- **zwischen** den Perioden: ange-s.[149] **BOR. CALC.** calc-p.[54] **Cocc.**[102] **Coloc.** ferr.[5] foll.[149] hypoth.[149] **Ip. Kreos.** mom-b.[85] prot.[149] **Puls.**[5] rob.[54] **SEP.** sulph.[54] thuj.[54] **Xan.**[102]
  - **einer** Periode zur nächsten, von: **Calc-p.**[54] **Thuj.**[54]
  - **Schwäche,** große, kann kaum sprechen: cocc.[102]

Obstipation, mit: **Nat-m.**[5] podo.[25]
☞ *M; Obstipation, bei*

Pubertät, in der: ferr.[137] puls.[171] **SEP.**[54]
☞ *M; Pubertät, während der*

Quecksilber, nach: **NIT-AC.**[54]

Rektumprolaps, mit: podo.[25]

Ruhe, durch: fago.[102]
☞ *M; Ruhe agg.*

sauren Speisen, nach:
☞ *saurer Nahrung, nach*

saurer Nahrung, nach: **SIL.**[54]

Schlaflosigkeit, nach: senec.[54]

Schmerzen, mit:

- **Abdomen,** nach Schmerzen im: am-m.[5] bell.[5] caust.[5] cham.[5] **Con.**[5] ferr.[5] ign.[5] inul.[36] **Kali-c.**[5] **LYC.**[5] **Mag-c.**[5] **MAG-M.**[5] **Merc.**[5] naja[111] **Nat-c.**[5] **NAT-M.**[5] puls.[5] sep.[5] **Sil.**[5] sulph.[5] **Zinc.**[5]
- **Krämpfen,** nach hysterischen: bell.[5] **Mag-m.**[5]
- **Rückenschmerzen,** mit: aesc.[102] calc-o-t.[102] eupi.[102] kali-c.[5] kali-n.[5] mur-ac.[58]
  - **Ileosakralgelenk**: aesc.[102]
- **Uterusschmerz,** mit: nabal.[102]

Schreck, durch, bei jungen Mädchen, vor regelmäßigen Menses: **PULS.**[54]
▤ *GEMÜT; M; Schreck oder Furcht, Beschwerden durch*

Schwäche, mit:
▤ *ALLGEMEINES; C; Schwäche; Leukorrhö; bei*

schwächend, erschöpfend: alum.[103] berb.[116] **CHIN.**[5] **Cocc.**[5] coll.[116] con.[1] **Frax.**[116] **Kali-c.**[5] **Kreos.**[5] nicc.[116] ph-ac.[5] **Senec.**[111] **Stann.** **Vinc.**[111] visc.[137]

Schwangerschaft, während: **ALUM.**[54] bor.[54] cimic.[111] **Cocc.** con.[85] kali-c.[102] **KREOS.** **Murx.** petr.[116] plb.[54] **Puls.** sabin.[116] **SEP.**
▤ *ALLGEMEINES; M; Schwangerschaft; agg.*

- **Abort,** bei Neigung zum: **Plb.**[54]

Seufzen agg.: **Phys.**[54]

sexuelle Erregung:

- **durch**: **Canth.** hydr.[137] orig. plat. **Puls.** senec.[137]
☞ *M; Erregung agg.* ▤ *ALLGEMEINES; M; Sexualität; Erregung, sexuelle, agg.*

- **mit**:
☞ *Sexualtrieb; Verlangen, sexuelles; vermehrt; Leukorrhö, mit*

Sitzen, beim:

- **agg.**: **Ant-t.** fago.[122] germ.[222] **Mag-c.**[122] sumb.[25]
☞ *M; Sitzen agg.*

- **amel.**: kreos.[85]

spasmodischer Kontraktion der Vagina, mit: aur-m-n.[102]

Stehen, durch:

- **agg.**: aesc.[54] **Ars.** carb-an. kreos. lac-c.
☞ *M; Stehen; agg.*

- **amel.**: fago.[122]
☞ *M; Stehen; amel.*

Stuhlgang:

- **während**: calc-p.[54] ferr-i.[137] mag-c.[111] mag-m.[54] sanic.[85] thuj.[111] zinc.[111]
☞ *M; Stuhlgang; agg.; während*

◦ **jeder,** bei: **Mag-m.**[54]

- **nach**: cench.[58] **Mag-m.**[5] vib.[137] zinc.
☞ *M; Stuhlgang; agg.; nach*

sykotisch: mag-s.[122]
▤ *ALLGEMEINES; C; Sykose, sykotische Konstitution*

syphilitisch: **Kali-bi.**[54] **Merc.**[54] **Merc-c.**[54] mur-ac.[5] **NIT-AC.**[54] sul-ac.[5] sulph.[5] thuj.[5] viol-t.[54]

Träumen, mit erotischen: **Petr.**[10]

Urin, durch Kontakt mit: kreos.[102] **Merc.**[102] sulph.[102]

Urinieren:

- **vor**: kreos.[5]

- **während**: am-m.[111] calc.[1] calc-p.[111] **Carb-v.**[111] coff.[8] con.[111] kreos.[137] merc.[111] nat-c.[1] plat.[1] sep.[1] **SIL.**[5] **Squil.**[5]
☞ *M; Urinieren; agg.*

- **nach**: **Am-m.**[5] carb-v.[1] con.[102] cur.[111] **Kreos.**[102] mag-m.[1] **Nat-c.**[5] nicc.[10] **Plat.**[5] **SEP.**[5] **SIL.**[5]
☞ *M; Urinieren; agg.*

- **hört** danach auf: **Nat-c.**[54]

Vagina, mit Druck in der: cinnb.[137]

Vaginismus, bei: **Ign.**[54]

Vollmond, vor: **Lyc.**[10] mag-m.[1]
☞ *periodisch*

Waschen amel.: alum.[8] kali-c.[137]
☞ *M; Baden; amel.*

- **kaltes**: alum.[8]
☞ *M; Baden; amel.; kalt*

Wasser hinabfließt, Empfindung, als ob warmes: **Bor.**[54]

wehenartigen Schmerzen, mit: dros.[137]

Cervix, aus der: cimic.[25]

ambrafarben: sep.[36]

anfallsweise: allox.[119] eupi.[36] lyc.[5]

beständig:
☞ *fädig, fadenziehend, zäh*

Bläschen, bildet: am-c.[137] kreos.[137] med.[137] **Phos.**[5]

Blasen, bildet: but-ac.[119]

bläulich: ambr.[5]
▤ *ALLGEMEINES; C; Absonderungen; bläulich*

- **nachts**: ambr.[102]
☞ *Z; Nachts*

- **weiß**: ambr.[5]

blutig: acon. agar. aloe **Alum.** alum-p.[58] alum-sil.[58] alumn.[58] am-m. **Ambr.**[5] **Ant-t.** aran-ix.[149] **Arg.** **Arg-n.** arist-cl.[144] arn.[5] **Ars.** **Ars-i.** **Ars-s-f.**[58] asar.[5] **Bar-c.** bar-i.[58] **Bell.**[5] bov.[5] bry.[5] bufo buni-o.[149] **Calc.**[137] calc-ar.[102] calc-i.[58] **CALC-S.** calc-sil.[58] canth.[10] **Carb-v.** carbn-s. caust. **Cham.**[5] **CHIN.**[137] chin-ar. chin-s.[36] **Chlor.**[54] chr-ac.[162] cimic.[144] cinnb. **COCC.**[5] coff. **Con.** cop.[10] **Croc.**[5] crot-h. dict.[36] erig.[102] falco-p.[265] ferr.[5] foll.[149] graph.[58] ham. hep. hydr-ac.[268] hydro-c.[149] hyos.[5] **Iod.** **Ip.**[5] kali-c.[5] kali-i. **Kreos.**[137] **Lac-c.**[54] **Lach.**[5] lat-h.[301] **Lyc.**[5] mag-m.[5] magn-gr.[144] mang.[137] **Merc.** **Merc-c.** murx.[54] **NIT-AC.**[137] nux-m.[54] nux-v.[5] petr. ph-ac. **Phos.**[5] phys. **Plb.**[5] podo. prot.[149] prun.[111] puls.[5] pyrog. raph.[36] **Rhus-t.**[5] rob.[54] sabin.[5] sac-alb.[210] **Sec.**[5] **SEP.**[36] **Sil.**[5] **Spira.**[102] stram.[5] **Sul-ac.**[54] sul-i.[58] sulph.[5] tarent.[54] **Ter.** **Thlaspi**[54] thymol.[119] **Tril.**[54] vib.[54] zinc. zinc-p.[58]
▤ *ALLGEMEINES; C; Absonderungen; blutig, blutstreifig*

- **morgens**: kreos.[36]
☞ *Z; Morgens*

- **vormittags**: sep.[36]

- **nachts**: raph.[36]
☞ *Z; Nachts*

- **alten** Frauen, bei: arist-cl.[144] **Phos.**[54]
▤ *ALLGEMEINES; M; Alten Menschen, Beschwerden bei; Frauen*

- **Menses**:

◦ **vor**: aran-ix.[149] chin.[26] lat-h.[301] **Sac-alb.**[210]
☞ *M; Menses; vor*

◦ **nach**: ars. canth.[10] caust. **Chin.** **Lac-c.**[54] pyrog. sil.[1] **Tarent.**[54] **Zinc.**
☞ *M; Menses; nach*

◦ **anstelle** der: chin.[137]

- **Schwäche,** mit: tril.[54]

FLUOR, Ausfluss; **blutig** (Forts.)

- **Schwangerschaft,** während: asar.[5] **Cham.**[5] **Cocc.**[5] **Croc.**[5] erig.[102] ip.[5] kali-c.[5] lyc.[5] **Nux-m.**[54] **Phos.**[5] rhus-t.[5] **Sabin.**[5] **Sec.**[5] sep.[36]
  - ☞ *Menses; Schwangerschaft; während •Metrorrhagie; Schwangerschaft, während ▤ ALLGEMEINES; M; Schwangerschaft; agg.*
- **Stillens,** während des: rhus-t.[5] **Sil.**[5]
  - ☞ *M; Stillen agg.*
- **Stuhlgang,** während: murx.[54] **Vib.**[54]
  - ☞ *M; Stuhlgang; agg.; während*

◉ - **Menses** einsetzen wollten, als ob die: **Sul-ac.**[54]
- **übelriechend**: calc-ar.[102]
- **wässrig**: calc.[137] kreos.[137] mang.[137] nit-ac.[137]

bösartig: **Mez.**[5]

braun: aesc.[102] **Am-m.**[36] androc.[222] arg. arist-cl.[144] bamb-a.[1184] berb. bros-g.[259] buni-o.[149] cocc. dict.[36] foll.[149] germ.[222] hir. hydr-ac.[268] hydrog.[222] iod.[111] irid.[222] kreos.[10] lac-c.[54] lac-d.[122] lap-laz.[227] lat-h.[301] **LIL-T.** mand.[149] med.[304] morg.[136] morg-g.[136] **NIT-AC.** ozone[227] pic-ac.[36] prot.[149] querc-r.[257] sac-alb.[210] **Sec.** **Sep.**[102] **Sil.** spig.[5] syc-co.[136] thlaspi[122] **Thymol.**[119] ust.[1] vero-o.[232]
  - ▤ *ALLGEMEINES; C; Absonderungen; bräunlich*

<> - **Eisprung,** Ovulation, während: med.[304] vero-o.[232]
- **Menses**:
  - ◦ **vor**: arist-cl.[144] bros-g.[259] hir. lat-h.[301] med.[304] **Sac-alb.**[210]
    - ☞ *M; Menses; vor*
  - ◦ **Beginn,** zu: germ.[222]
  - ◦ **während**: pic-ac.[36]
    - ☞ *M; Menses; während*
  - ◦ **nach**: bamb-a.[1184] germ.[222] **Lac-c.**[54] **Nit-ac.**[54]
    - ☞ *M; Menses; nach*
- **Urinieren,** nach: **Am-m.**[36]
  - ☞ *M; Urinieren; agg.*

◉ - **kirschbraun**: nit-ac.[5]
- **verfärbt** die Wäsche: lac-d.[122] **Lil-t.** **NIT-AC.**
  - ◦ **gelb**: lac-d.[122]

brennend: **Alum.**[5] alum-p.[58] **Am-c.** ant-c.[5] arg-n.[111] **Ars.** **Ars-i.**[58] ars-s-f.[58] atista[192] aur.[102] bar-c. bar-s.[58] **BOR.**[137] **CALC.**[137] calc-p.[137] **CALC-S.**[137] **Canth.**[5] carb-ac.[116] **Carb-an.** **Carb-v.** carbn-s. cast. cham.[5] **Con.** euph-pi.[142] ferr-i. **Fl-ac.** graph.[58] hedeo.[25] hep.[137] hydr.[137] iod. kali-ar. **Kali-c.**[5] **Kali-p.** kali-s. **KREOS.**[137] **Lach.**[5] lept.[137] lil-t.[137] mag-c.[5] mag-s.[36] meph. **Merc.**[5] **Nit-ac.** **Phos.**[54] pitu-a.[164] prot.[136] **PULS.**[137] **SEP.**[137] **Sul-ac.** **Sul-i.**[58] **SULPH.**[137] tarent. thuj. urt-u.[116] zinc.[5]
  - ☞ *scharf, wundmachend •Schmerz; brennender Schmerz; Vagina*

<> - **Bewegung** agg.: **Mag-s.**[36]
  - ☞ *M; Bewegung; agg.*
- **Menses**:
  - ◦ **vor**: **Phos.**[26] **Sep.**[26] sulph.[26]
    - ☞ *M; Menses; vor*
  - ◦ **nach**: **Phos.**[54]
    - ☞ *M; Menses; nach*
- **Schmerz** im Abdomen, nach: calc-p.[137]

◉ - **heiß**: **Bor.**[137] calc.[137] calc-s.[137] hep.[137] **Kreos.**[137] lept.[137] lil-t.[137] puls.[137] sep.[137] sulph.[137]
- **wässrig**: hydr.[137]

chronisch: bals-p.[25] calc-hp.[25] erig.[25] falco-p.[265] myric.[25] **Sep.**[148]

dick: **Acal.**[54] adam.[222] aesc. alum. ambr. amor-r.[149] anac.[149] anan. **ARS.** **Ars-i.** ars-s-f.[58] **Asar.** **Aur.**[144] aur-ar.[58] **Aur-i.**[58] **Aur-s.**[36] bar-c. **Bor.** **Bov.**[137] bufo **CALC.**[54] calc-p.[137] calc-s. canth.[102] carb-ac.[137] **Carb-v.**[26] cast. caust.[45] **Cean.**[54] **Chlol.**[54] coc-c. **Coloc.**[54] **Con.** cop.[10] cur. germ.[222] goss.[122] helin.[102] **HYDR.**[137] **Iod.** ip.[85] **KALI-BI.** kali-i.[58] kali-m.[102] kali-s. kreos.[102] lach. lup.[36] **Mag-m.** mag-s.[137] med.[122] merc.[5] mez. morg-g.[136] murx. myric. **Nat-ar.** **Nat-c.**[26] **Nat-m.**[5] nat-p.[137] neon[222] nit-ac.[54] ovi-g-p.[72] pall.[54] **Phyt.** **Podo.** prot.[136] **PULS.**[137] rob.[54] **Sabin.** sarr. **Sec.**[137] senec.[111] **Sep.**[54] stann.[58] staph. **Sul-i.**[122] sulph. syph. thuj.[102] tong.[10] tril.[54] vib.[54] **Zinc.**[36]

🕘 - **morgens**: aur-s.[36]
  - ☞ *Z; Morgens*
- **nachts,** beim Erwachen: zinc.[36]

<> - **Gehen,** beim: **Bov.**[36]
  - ☞ *M; Gehen; agg.*
- **Menses**:
  - ◦ **vor**: **Carb-v.**[26] nat-c.[26] **Puls.**[26] **Sep.**[26] zinc.[54]
    - ☞ *M; Menses; vor*
  - ◦ ◦ **nach,** und: **Zinc.**[54]
    - ☞ *M; Menses; nach*
  - ◦ **nach**: **Coloc.**[54] **Nit-ac.**[54] **Pall.**[54] **Sep.**[54] **Tril.**[54] **Zinc.**[54]
    - ☞ *M; Menses; nach*
  - ◦ **zwischen** den Perioden: **Coloc.**[54] tril.[54]
- **Stuhlgang,** während: **Vib.**[54]
  - ☞ *M; Stuhlgang; agg.; während*
- **Urinieren,** beim: **CALC.**[54]
  - ☞ *M; Urinieren; agg.*

◉ - **cremig**: calc-p.[137] nat-p.[137] puls.[137] sec.[137]
- **Menses,** wie, reichlich: mag-s.[137]
- **scharf,** beißend: bov.[137] hydr.[137]
  - ▤ *ALLGEMEINES; C; Absonderungen; ätzend, scharf; dick*
- **weiße** Paste, wie: aur.[144] **Bor.**

dunkel: **Aesc.** agar. croc. falco-p.[265] **Kreos.** nux-m. sec. syc-co.[136] thlaspi[102] vero-o.[232]
- **Eisprung,** Ovulation, während: vero-o.[232]

dünnflüssig, wässrig: **Acal.**[54] alet.[58] alum. alum-p.[36] alum-sil.[36] **Am-c.**[5] ambr. anan. **Ant-c.** **Ant-t.** **Arg.** arist-cl.[149] **Ars.**[54] **Ars-i.** **Asaf.** bapt.[111] bell.[102] bond.[36] **Bufo** but-ac.[119] **Calc.**[5] **Calen.**[54] **Carb-an.** **Carb-v.**[1] carbn-s. cast. cham.[1] chin. chin-ar. citl-v.[197] **Cocc.**[54] **Ferr.** ferr-ar. ferr-i. ferr-p. fl-ac.[116] frax.[102] gels.[116] **GRAPH.**[26] helon. **Hydr.**[54] iod.[54] irid.[222] **Kali-i.** kali-n. **Kali-s.**[58] kola[1184] **Kreos.** **Lac-c.** lept.[111] **Lil-t.** **Lob.** **Lyc.** **Mag-c.**[36] **Mag-m.** med.[56] merc. merc-c.[36] mez. **Murx.** naja[36] nat-c.[5] **Nat-m.** **Nat-p.** neon[222] nicc.[54] **NIT-AC.** **Ol-an.** **Ph-ac.** **Phos.**[26] plat.[102] prun.[116] **PULS.**[26] **Rhus-t.**[54] **Sabin.**[5] sanic.[85] sapin.[36] sarr. **Sec.** **SEP.**[5] **Sil.** stann. sul-ac. sul-i.[36] **Sulph.**[36] **Syph.**[102] tab.[54] **Tarent.**[54] ter.[45] thuj.[5] thymol.[119] vib.

- **morgens**: carb-v.[1] sulph.[36]
  ☞ *Z; Morgens*
  - **Aufstehen, beim**: **Carb-v.**[1] sulph.[36]
    ☞ *M; Aufrichten, Aufstehen agg.*
- **vormittags**: mag-c.[36]
- **nachmittags**: **Naja**[36]
  ☞ *Z; Nachmittags*
- **Menses**:
  - **vor**: graph.[26] phos.[26] puls.[26] sapin.[36]
    ☞ *M; Menses; vor*
  - **nach**: ars.[54] **Mag-c.**[54] **Nit-ac.** tab.[54] **Vib.**
    ☞ *M; Menses; nach*
  - **zwischen** den Perioden: alet.[58]
- **Mittagessen,** nach dem: cham.[1]
  ☞ *M; Mittagessen agg.*
- **Schwangerschaft,** während: **Cocc.**[54]
  ALLGEMEINES; M; Schwangerschaft; agg.
- **skrofulösen** Frauen, bei: **Iod.**[54]
- **Urinieren,** nach: nicc.[54]
  ☞ *M; Urinieren; agg.*
- **übelriechend**: sanic.[85]

durchsichtig: agn. allox.[119] **Alum.** alumn.[36] am-c.[58] am-m.[58] **Aur. Aur-s.**[58] bell-p.[119] **BOR.**[102] **Bov.**[36] bufo[36] calc. **Calc-p. Caust.** chlorpr.[149] ephe.[267] **Mez.** nabal.[36] **NAT-M. Nit-ac.** pall.[54] **Petr. Plat.**[36] **Podo. SEP. Stann.** stram. **Sul-ac.** til.[122] ust.

- **Aufstehen** vom Sitzen, nach: plat.[36]
  ☞ *M; Aufstehen, bei oder nach; Sitzen, vom*
- **Gehen,** beim: **Bov.**[36]
  ☞ *M; Gehen; agg.*
- **Menses,** nach: **Pall.**[54]
  ☞ *M; Menses; nach*
- **Wasser** hinabfließt, als ob warmes: bor.[102]
- **zähflüssig,** und: bell-p.[119]

eitrig: aesc.[102] **Agn.**[102] **Alum.** alum-sil.[58] alumn.[102] amor-r.[149] anan. **Arg.** arg-n.[102] **Ars.**[102] aur.[102] **Bov.**[116] bufo **CALC.**[8] calc-s. calc-sil.[58] **Cann-s.**[102] carb-an.[102] cean.[102] cham.[102] **CHIN.**[26] cinnb. **Cocc.** con.[5] cop.[10] cur. eupi.[102] **Fago.**[102] helin.[102] **Hep.**[5] **Hydr. Ign.** iod.[102] **Kali-bi.**[111] **Kali-fcy.**[54] kali-i.[111] kali-p.[137] **Kali-s.** kreos. lach.[102] lil-t.[102] lyc.[102] med.[304] **MERC.**[54] **Merc-c.**[54] **Merc-i-f.** nat-c.[58] **Nat-s.**[54] nit-ac. **Plat.**[5] prun.[111] **Puls.**[5] pulx.[102] rob.[54] **Sabin.** scol.[1142] sec. **SEP.**[26] sil. **Stann.**[102] **Still.**[54] **Sulph.**[54] **Syph.**[54] thuj.[5] tril.[102] ust.[102]
☞ *Entzündung; Vagina, Vaginitis, Kolpitis*

- **Menses**:
  - **vor**: chin.[26] sep.[26]
    ☞ *M; Menses; vor*
  - **während,** agg.: **Merc.**[54]
    ☞ *M; Menses; während*
  - **nach**: **Bov.**[116]
    ☞ *M; Menses; nach*

eiweißartig: aesc.[116] agn. **Alum.** am-c. **Am-m. Ambr.**[102] arist-cl.[144] aur. bamb-a.[1184] bell.[5] berb.[26] **BOR.**[122] **Bov.** but-ac.[119] calc. **Calc-p.** carb-v.[36] coc-c.[58] elaps[36] ferr-i.[102] graph.[102] haem.[102] **HYDR.**[54] inul.[102] iod.[102] kali-m.[102] **Kali-s.**[102] kreos.[102] lil-t. mag-c.[102] med.[122] **Mez. NAT-M.** pall. **Petr.**[116] **Plat.**[26] **Podo. Puls.**[102] **Senec.**[54] **SEP. Stann.** stram. **Sul-ac.** tarent.[122] **Thuj.**[102] til.[102] ust.[54]
ALLGEMEINES; C; Absonderungen; eiweißartig

- **Gehen** agg.: aesc.[116]
  ☞ *M; Gehen; agg.*
- **Menses,** vor: berb.[26] plat.[26] ust.[54]
  ☞ *M; Menses; vor*
- **Schwangerschaft,** während: petr.[116]
  ALLGEMEINES; M; Schwangerschaft; agg.
- **heiß**: **Bor.**[122]

eiweißartig:
☞ *eiweißartig*

fädig, fadenziehend, zäh: **Acon.**[5] acon-l.[36] **Aesc.**[102] alet.[88] **Alum.**[5] am-m. androc.[222] ant-t.[5] aran. arg.[149] **Asar.** bell-p.[119] **Bor. Bov.**[36] **Caust.** chel.[36] **Coc-c. Croc.** dict.[36] ferr.[36] ferr-br.[102] goss.[122] **Graph. HYDR.** iris[102] **KALI-BI. Kali-br.**[54] **KALI-CHL.**[58] **Mag-m.**[5] **Merc.**[54] mez. **Nat-c.** neon[222] **NIT-AC. Pall.**[102] ph-ac.[5] phos.[36] **Phys.**[54] **Phyt.**[36] raja-s.[149] **SABIN. Sil.**[54] stann. sulph.[58] tama.[197] tarent.[111] thuj.[5] tril.
ALLGEMEINES; C; Absonderungen; fadenziehend • ALLGEMEINES; C; Absonderungen; zäh, schwierig abzulösen

- **morgens**: phyt.[36]
  ☞ *Z; Morgens*
- **Gehen,** beim: bov.[36]
  ☞ *M; Gehen; agg.*
- **Menses**:
  - **vor**: ferr.[36]
    ☞ *M; Menses; vor*
  - **nach**: chel.[36] phos.[36]
    ☞ *M; Menses; nach*

fleischfarben: **Alum.**[36] bar-c. bufo canth. chin. cocc. kali-i. kreos. lyc. **Nit-ac.**[54] phos.[5] sabin. sep. **Tab.**[10]
ALLGEMEINES; C; Absonderungen; fleischfarben

- **nachmittags,** im Freien: alum.[36]
- **Menses,** nach: **Nit-ac.**[54]
  ☞ *M; Menses; nach*

Fleischwasser, wie: **Alum.**[5] bufo[26] **Cocc.**[26] kali-i.[137] kreos.[5] lyc.[5] nit-ac.[5] ozone[227] phos.[5] sabin.[5] sep.[5]
ALLGEMEINES; C; Absonderungen; Fleischwasser, wie

- **Menses,** vor: bufo[26] **Cocc.**[26]
  ☞ *M; Menses; vor*

fließt die Oberschenkel herab:
☞ *läuft die Beine herab*

flockig: ambr.[5] apisin.[5] helon.[111] merc.[5] sep.[5]

fressend, ätzend:
☞ *scharf, wundmachend*

gallertartig:
☞ *geleeartig* *ALLGEMEINES; C; Absonderungen; gelatineartig*

FLUOR, Ausfluss Forts.)

gelb: acon. **Aesc.**[102] agn.[54] alet.[116] **Alum.** alum-p.[58] alum-sil.[58] **Alumn.**[102] anan. androc.[222] ang.[36] apis **Arg. Arg-n.**[102] **ARS.**[102] **Ars-i. Ars-s-f.**[58] **Asar. Aur.**[102] aur-ar.[58] **AUR-I.**[58] **Aur-m.**[54] **AUR-S.**[58] bell.[5] bov.[10] **Bufo**[26] buni-o.[149] **CALC.** calc-ar.[58] calc-f.[149] calc-i.[58] **Calc-s.** calc-sil.[58] cann-s.[102] carb-ac.[54] **Carb-an. Carb-v.**[26] caust.[45] cean.[102] cench.[58] **CHAM.**[102] **Chel.** chin.[102] **Chlor.**[54] cinnb. **Coloc.**[54] con. cub. cycl.[116] **Eupi.**[85] **Fago.**[36] falco-p.[265] fl-ac. foll.[149] gels.[137] germ.[222] **Gran. Graph.**[54] gua.[85] harp.[1184] hedeo.[25] helon.[102] **HYDR.**[102] hydr-ac.[268] ign.[102] **Inul.**[36] **Iod.**[102] irid.[222] **Kali-ar. Kali-bi.**[102] kali-c. kali-chl.[58] **Kali-fcy.**[54] **Kali-i. Kali-p. Kali-s.**[102] **Kali-sil.**[58] **Kalm.**[36] **KREOS. Lac-ac.**[8] lac-c. **Lac-d.** lach.[102] **Lil-t.**[102] **Lyc.**[102] macrin.[37] mag-c.[144] mand.[149] **Med.**[54] **Merc.**[102] merc-c. **Merc-i-f.**[102] merc-i-r. morg.[136] **Murx.**[54] myric. **Nat-ar. Nat-c.**[5] nat-m.[54] **Nat-p. Nat-s.**[102] nat-sil.[58] nit-ac.[85] **Nux-v.**[5] oci-s.[119] **Ol-j.**[122] onos. **Pall.** penic.[149] **Ph-ac.**[36] phos. **Pitu-a.**[164] prun. psor.[162] **Puls.**[102] pulx.[72] rob.[54] ruta[122] **Sabin.**[54] sanic.[85] **Sec.**[54] senec.[137] **SEP.**[54] sil. spira.[36] **Stann.**[102] sul-ac. **Sul-i.**[58] **SULPH.**[54] syc-co.[136] **Syph.**[58] tarent.[54] thlaspi[102] **Thuj.**[5] **Tril.**[102] ust.[102] **Zinc. Zinc-p.**[58]

- **morgens**: **Aur-m.**[54] kalm.[36] **SEP.**[36]
  ☞ *Z; Morgens*
- **nachts** agg.: **Syph.**
  ☞ *Z; Nachts*
- **Bewegung** agg.: **Sep.**[54]
  ☞ *M; Bewegung; agg.*
- **Kindern,** bei: **Merc-i-f.**[54] **Syph.**[54]
- **Klimakterium,** im: macrin.[37] **Sabin.**[54]
  ALLGEMEINES; M; Menopause, Beschwerden in der; Klimakterium, im
- **Mädchen,** bei kleinen: merc-i-f.[137]
- **Menses**:
  - **vor**: ang.[36] ars.[36] bufo[26] **Carb-v.**[26] kreos.[26] lac-d.[58] **Nat-m.**[54] nat-sil.[58] pitu-a.[164] **Puls.**[54] **Sep.**[54] **Tarent.**[54]
    ☞ *M; Menses; vor*
  - **während**: calc.[58] **Puls.**[54]
    ☞ *M; Menses; während*
  - **nach**: ars.[36] ars-s-f.[58] lac-d.[58] lil-t.[25] ph-ac.[36] **Sep.**[54] **TARENT.**[54]
    ☞ *M; Menses; nach*
  - **zwischen** den Perioden: calc.[58] **Coloc.**[54] tril.[54]
- **skrofulösen** Frauen, bei: **Iod.**[54]
- **Urinieren,** vor: **Kreos.**[54]
- **chronisch**: alumn.[102]
- **gelb** weiß: germ.[222]
- **gelbgrün**: arg.[58] **Bov.**[10] calc-sil.[58] **Murx.**[54] ruta[122] **Sabin.**[54] **Sep.**[54] **SULPH.**[54] syph.[58]
- **verfärbt** die Wäsche: aesc.[102] **Agn.**[54] alumn.[102] arg-n.[102] **Ars.**[102] aur.[102] **Bov.**[102] calc.[102] **Cann-s.**[102] **Carb-ac.**[54] **Carb-an.** cean.[102] cham.[102] chel. **Chin.**[102] eupi.[85] fago.[36] graph.[54] gua.[85] helon.[102] **Hydr.**[102] ign.[102] iod.[102] **Kali-bi.**[102] **Kali-s.**[102] **KREOS. Lac-ac.**[8] lac-d.[122] lach.[102] lil-t.[102] lyc.[102] **Merc.**[102] merc-i-f.[102] nat-s.[102] nit-ac.[85] **Nux-v.**[5] prun. **Puls.**[102] pulx.[72] sep.[47] **Stann.**[102] sulph.[102] thlaspi[102] **Thuj.**[54] tril.[102] ust.[102]
  ALLGEMEINES; C; Absonderungen; Flecken hinterlassend; gelb
- **wässrig**: nat-c.[5] sep.[1] thuj.[5]

geleeartig: coc-c. **Graph.** nabal.[25] pall.[54] **Sabin.** sec. sep. sil.[111]
☞ *schleimig*

- **Menses,** agg. vor und nach: **Pall.**[54]
  ☞ *M; Menses; nach*

Geruch:

- **Kornähren,** wie: kreos.[5]
- **Menses,** wie: **Caust.**
- **süßlich**: merc-c.[5]

glitschig:
☞ *schleimig*

grau: **Arg.** berb.[111] helon.[116] kreos.[5] nit-ac.[116] **Sec.**[116]

- **verfärbt** die Wäsche: kreos.[5]

grünlich: amor-r.[149] anan. apis arg.[149] **Arg-n. Asaf.** ba-tn.[136] **Bov.** calc-sil.[58] **Carb-ac. Carb-an.**[54] **CARB-V.** cop. cub. flor-p.[149] harp.[1184] kali-chl. **Kali-i. Kali-p. Kali-s. Lach. MERC.** merc-i-r.[137] morg.[136] **Murx.**[36] **Nat-c. NAT-M.**[54] **NAT-S. NIT-AC.**[54] phos.[102] pitu-a.[164] puls. pulx.[102] rob.[54] **Sec. SEP.** sol[236] stann.[58] sulph.[102] syph.[58] thuj. x-ray[149]

- **morgens**: murx.[36]
  ☞ *Z; Morgens*
- **nachts**: sol[236]
  ☞ *Z; Nachts*
- **Diarrhö,** mit: sol[236]
- **Gehen** agg.: **Nat-m.**[54]
  ☞ *M; Gehen; agg.*
- **Menses,** nach: **Nit-ac.**[54]
  ☞ *M; Menses; nach*
- **scharf,** beißend: merc-i-r.[137]
- **verfärbt** die Wäsche: bov. kali-chl. lach. thuj.
- **wässrig**: **Sep.**

grünlich-gelb: arg.[58] **Bov.**[10] calc-sil.[58] **Murx.**[54] ruta[122] **Sabin.**[54] **Sep.**[54] **SULPH.**[54] syph.[58]

hartnäckig:
☞ *ständig, chronisch*

hefeartig: but-ac.[119]

heiß: bor.[5] ferr-i.[58] gua.[85] **Hydr.**[54]

- **Feuer,** wie, beim Ausfließen: gua.[85]

heraustropfend: ars.[1] kreos.[38] **Tarent.**[8]

hervorströmend: **CALC. Cocc.**[137] **Eupi.**[102] **Gels. GRAPH.** kreos.[137] **LYC.** mag-c.[116] mag-m.[137] nit-ac.[54] sabin. **SEP. SIL.** stann.[137] thuj.
☞ *reichlich •ständig, chronisch* *ALLGEMEINES; C; Absonderungen; gussweise*

- **Hocken,** beim: cocc.[137]
  ALLGEMEINES; M; Hocken agg.
- **Knien,** beim: cocc.[171]
  ALLGEMEINES; M; Knien; agg.
- **Krampf,** mit: mag-m.[137]
- **Menses,** nach: **Nit-ac.**[54]
  ☞ *M; Menses; nach*
- **Rückenschmerzen** nachlassen, wenn die: eupi.[102]

honigfarben: **Nat-p.**[54]
▥ ALLGEMEINES; C; Absonderungen; Honig, wie

intermittierend: carb-v.[54] con.[102] kreos.[102] sulph.[102]

jauchig:
☞ dünnflüssig, wässrig

juckend:
☞ Jucken; Fluor, durch; agg.

klar, durchsichtig: allox.[119] irid.[222] stann.[5]

klumpig: ambr. **Ant-c.** ars-met.[54] bor.[5] **Bov.** chin.[54] cur.[54] helon.[111] hep.[137] hydr.[102] **Merc. Psor.**[54] rad-br.[111] **Sep.** sil.[111] tarent.[137] ust.[54]

- **Menses,** nach: **Chin.**[54]
☞ M; Menses; nach

- **große** Klumpen: psor.[56]

- **klar**: tarent.[137]

- **übelriechend**: **Chin.**[54] **Psor.**[54]

läuft die Beine herab: agn.[137] alum.[5] ant-c.[5] lept.[137] lyss.[137] onos.[111] senec.[111] syph.[137] tub.[137]

- **unbemerkt**: agn.[137]

- **Wasser,** wie warmes: lept.[137]

membranös: **Bor.**[116] bov.[116] hep.[116] hydr.[116] kali-bi.[116] nit-ac.[116] phyt.[116] vib.[116]

Menses, wie die: alum. **Caust. Kreos.** mag-s. zinc.

milchig: **Am-c.** anan. ang.[144] ange-s.[149] aur.[102] bar-c.[116] bell.[36] **Bor. CALC.**[36] calc-f.[149] **Calc-i.**[102] **Calc-p.** calc-sil.[58] canth.[102] **Carb-v.**[26] carbn-s. chel. coff. **Con.** cop. **Euph.**[54] **Ferr.**[26] ferr-p. goss.[122] **Graph.** haem.[102] hyper.[54] **Ign.**[54] iod.[102] **Kali-chl.** kali-i. **Kreos.**[54] **Lach.** lyc. naja[102] nat-m. paraf.[102] **Phos.**[54] **Phys.** psor.[122] **PULS.**[54] sabin. sanic.[85] sarr. **SEP.**[36] **Sil. Stann.**[102] **Sul-ac. Sulph.**[26] **Sumb. Thuj.**[5] xan.[85]
☞ weiß

- **tagsüber**: **SEP.**[36]

- **morgens,** beim Gehen: **Phos.**[54]

- **vormittags**: sep.[36]

<> - **Liegen** agg.: **PULS.**[54]
☞ M; Liegen; agg.

- **Mädchen,** bei kleinen: hyper.[54]

- **Menses**:

◦ **vor**: ang.[144] **Calc.**[26] **Carb-v.**[26] ferr.[26] kreos.[26] **Phos.**[26] **Puls.**[26] **Sep.**[26] sulph.[26]
☞ M; Menses; vor

◦ **während**: phos.
☞ M; Menses; während

- **Steißbein,** bei Schmerzen im: **KREOS.**[54]

- **Urinieren,** beim: **Calc.**[36]
☞ M; Urinieren; agg.

mild: adam.[222] allox.[119] **Alum. Am-m.**[54] bor. **Brom.**[54] calc. calc-p.[102] carb-v. **Caul.** cycl.[116] eupi. fago.[36] ferr. **Frax.**[102] harp.[1184] ias.[45] kali-c. kali-fcy.[54] kali-m.[85] **KALI-S.**[111] **Kreos.**[54] laur. lil-t. **Merc.** nat-m. nux-v.[54] penic.[149] ph-ac. phyt.[36] plat. **Puls.**[54] puls-n.[36] ran-b. ruta sep. sil. stann.[102] staph. **Sulph.** syc-co.[136] tein.[9] **Thuj.** ziz.[36]
▥ ALLGEMEINES; C; Absonderungen; mild

- **morgens**: phyt.[36]
☞ Z; Morgens

<> - **Menses,** vor und nach: **Puls.**[54]
☞ M; Menses; nach ▥ ALLGEMEINES; M; Menses; vor; nach, und

- **Ruhe** agg.: fago.[36]
☞ M; Ruhe agg.

- **Urinieren,** vor: **Kreos.**[54]

- **schmerzlos**: **Am-m.**[54] **Nux-v.**[54] **PULS.**[54]

ölig: thuj.[5]

orangefarbene Flüssigkeit: kali-p.[61]

reichlich: acon. aesc.[58] **Agar.** agn.[58] allox.[149] **Alum.** alum-p.[58] alum-sil.[58] alumn.[36] **Am-c.**[36] am-m.[58] ambr.[102] ange-s.[149] **Ant-c.** apis arg.[58] **Arg-n. Ars. Ars-i. Ars-s-f.**[58] **Asaf. Aur.** aur-ar.[58] aur-i.[58] aur-m.[58] **Aur-s.**[58] aza.[149] **Bac.**[62] bapt. **Bar-c.**[26] **Bar-s.**[58] bell. bor. bov. bry.[36] bufo cact. **CALC.** calc-f.[149] calc-i.[58] calc-p.[102] calc-s. **Calc-sil.**[58] **Calen.**[54] **Carb-ac.** carb-an.[58] carb-v.[26] carbn-s. cast.[10] **Caul.**[54] **Caust. Cean.**[54] chel.[36] chin. chin-ar. chlorpr.[149] cinnb. citl-v.[197] coc-c.[58] **Cocc.** coff. **Con.** cub. **Cur.** cyt-l.[149] dict.[36] **Dig.**[54] ephe.[267] **Erig.** eup-pur.[54] **Eupi.** falco-p.[265] ferr.[5] ferr-i. **Fl-ac.** gaert.[136] **GRAPH.**[8] gua.[102] **Ham.** harp.[1184] helin.[36] **Helon.** hep.[58] hydr. **Hydrc.** iod. **Kali-fcy.**[54] **Kali-p.**[58] **Kreos.** lac-c.[54] lac-d.[122] **Lach.**[54] **Led. Lil-t.**[25] **Lob.** lup.[36] lyc. lycps.[36] lyss.[144] mag-c. mag-m. mag-s. **Med.**[54] **Merc. Merc-c. Merc-i-f.**[54] merc-i-r.[137] morg-g.[136] **Nat-ar. Nat-c. Nat-m. Nat-p. Nat-s.**[54] nat-sil.[58] nicc. nit-ac. nux-v.[54] oci-s.[119] **Onos. Ovi-g-p.**[102] **Petr. Ph-ac. Phos.**[58] **Phys.**[122] **Phyt.**[36] **Plat.**[54] plut-n.[222] prot.[149] **Puls.**[26] puls-n.[36] pulx.[102] raja-s.[149] ran-b.[10] **Sabin.** sanic.[85] sars.[10] **Sec. SEP.**[54] **SIL. STANN. Still.**[54] **SUL-I.**[58] **Sulph.**[26] syc-co.[136] **Syph.**[171] tarent.[192] tein.[9] thlaspi[102] **Thuj.**[102] til.[102] tril. **Tub.**[162] ust. voes.[36] ziz.[54]
☞ hervorströmend • ständig, chronisch

- **tagsüber**: **Alumn.**[36]

- **morgens**: phyt.[36]
☞ Z; Morgens

- **nachts**: am-c.[36] syph.[171]
☞ Z; Nachts

<> - **Eisprung,** Ovulation, während: plut-n.[222]

- **Erbrechen,** nach Anstrengung, um zu: **SEP.**[54]
▥ ALLGEMEINES; M; Erbrechen; agg. nach Erbrechen

- **Gehen** agg.: phos.[58]
☞ M; Gehen; agg.

- **Menses**:

◦ **vor**: allox.[149] alum.[54] **Bar-c.**[26] carb-v.[26] graph.[26] **Lach.**[54] **NUX-V.**[54] phos.[26] puls.[26] sep.[26] sulph.[26]
☞ M; Menses; vor

◦ **während**: tarent.[192]
☞ M; Menses; während

◦ **nach**: **Lac-c.**[54] lil-t.[25] **Mag-s.**[54] **Nux-v.**[54]
☞ M; Menses; nach

◦ **zwischen** den Perioden: plat.[54]

- **Sitzen,** beim: am-c.[36] **Graph.**[8]
☞ M; Sitzen agg.

FLUOR, Ausfluss; **reichlich** (Forts.)

- **Urinieren,** nach: sep.[36]
  ☞ *M; Urinieren; agg.*
- **Waschen** amel., kaltes: **Alum.**[122]
  ☞ *M; Baden; amel.; kalt*
- **Wehen,** Entbindung, während: caul.[54]
  ☞ *M; Wehen, Entbindung; während*
- **Menses,** wie: **Alum. Caust. Kreos.** mag-s.
- **seröse** Absonderung aus Anus und Vagina: **LOB.**
  ▤ *ALLGEMEINES; C; Absonderungen; reichlich, übermäßig*

reizt nicht:
  ☞ *mild*

rosa: neon[222] ozone[227]

sahneartig: alum. bufo[26] calc. **Calc-p.** cub.[142] **Kali-fcy.**[54] **Nat-p.** neon[222] ovi-g-p.[72] **PULS.**[54] **Sec.**[54] sep. **Staph.**[54] tama.[197] **Tril.**[54]

- **nachmittags**: calc-p.
  ☞ *Z; Nachmittags*
- **nachts**: tama.[197]
  ☞ *Z; Nachts*
- **Menses,** vor: bufo[26] **Puls.**[26] tril.[54]
  ☞ *M; Menses; vor*
  - **nach,** und: tril.[54]
    ☞ *M; Menses; nach*
- **Schwäche,** durch: **Sec.**[54]
- **schmerzlos**: **PULS.**[54]

Salzlake, wie:
  ☞ *übelriechend; Fischlake, wie*

scharf, wundmachend: aesc.[137] **Agar. ALUM. Alum-p.**[58] alum-sil.[58] alumn.[36] **AM-C.**[5] am-m. amor-r.[149] **Anac.**[5] ange-s.[149] ant-c. apis aral. **Arg. Arg-n. ARS. Ars-i. Ars-s-f.**[58] aur. aur-ar.[58] aur-i.[58] **Aur-m.** aur-m-n.[54] aur-s.[58] ba-tn.[136] bac.[62] bapt. bar-s.[58] **Bell-p.**[119] berb. **BOR. Bov.** buni-o.[149] **Calc.** calc-ar.[58] calc-hp.[25] calc-i.[58] **Calc-s.** calc-sil.[58] cann-s.[5] **Canth.**[5] carb-ac. **Carb-an. Carb-v. CARBN-S. CAUL.**[54] **Caust. CHAM.**[36] **Chel. Chin.** chin-ar. **Clem.**[54] **CON.**[5] cop. cub.[137] **Dig.**[54] eucal.[102] euph-pi.[85] **FERR.**[54] **FERR-AR.** ferr-br.[102] **Ferr-i. Ferr-p. FL-AC. GRAPH.**[54] gua.[102] guat.[119] harp.[1184] hed.[149] **Hedeo.**[93] helin.[102] helon.[111] **Hep. Hydr.**[111] hyper.[54] ign. **Iod.** irid.[222] kali-ar. kali-bi.[116] **Kali-c.** kali-chl. **Kali-i. Kali-p.** kali-s. **Kali-sil.**[58] kola[1184] **KREOS.**[54] **Lac-c.**[54] **Lach.**[54] **Lam.** laur. **Lil-t.** lipp.[36] **Lob. LYC. Mag-c.**[116] mag-m.[5] mag-s. med.[102] **MERC. Merc-c.** merc-i-f. **Mez.**[54] **Morg.** morg-g.[136] **Murx.**[54] **Myric.**[54] **Nat-m. Nat-p.** nat-s.[54] **NIT-AC.**[54] nux-m. nym.[102] **Onos. Petr.** ph-ac. **PHOS.**[54] phyt. podo.[25] **Polyg.**[54] prot.[136] prun. **Psor.**[122] **PULS.** rad-br.[144] **Ran-b.**[54] rhus-t. rob.[54] **Ruta**[54] **Sabin. Sang.**[54] **Sec.**[137] **SEP.**[102] **SIL.**[36] **Sul-ac.** sul-i.[58] **Sulph.** syc-co.[136] **Syph.**[54] tarent.[192] thlaspi[102] thuj. **Tub.**[162] tung.[252] urt-u. ust.[54] vib.[102] zinc. zinc-p.[58] ziz.[36]
  ☞ *Erosion, Cervix uteri • brennend • Jucken; Fluor, durch; agg. • Lochien; scharf, beißend • Reizung; Leukorrhoe, durch • Wundheit, Exkoriation; Uterus; Cervix • Schmerz; brennender Schmerz; Vagina* ▤ *ALLGEMEINES; C; Absonderungen; ätzend, scharf*

- **nachts** agg.: **Syph.**[54]
  ☞ *Z; Nachts*
- **Bewegung,** bei jeder agg., bei blassen, zarten, empfindlichen Frauen: euph-pi.[85]
  ☞ *M; Bewegung; agg.* ▤ *ALLGEMEINES; C; Anfällig, empfindlich, kränklich*
- **Entbindung,** nach der: **Nat-s.**[54]
  ☞ *M; Wehen, Entbindung; Wochenbett, im*
- **Kindern,** bei: cub.[54]
- **Klimakterium,** im: **Sang.**[54]
- **Mädchen,** bei kleinen: cub.[137]
- **Menses**:
  - **vor**: **GRAPH.**[54] lach.[102] **Sep.**[36] **Sil.**[54] **Ust.**[54]
    ☞ *M; Menses; vor*
  - **während**: lach.[102] **Phos.**[54] sep.[102] tarent.[192]
    ☞ *M; Menses; während*
  - **nach**: aesc.[137] **GRAPH.**[54] kola[1184] kreos.[54] **Lach.**[54] mag-c.[116] mez.[54] **Nit-ac.**[54] ruta[54] ziz.[36]
    ☞ *M; Menses; nach*
  - **unterdrückten,** bei: ruta[54]
- **Metrorrhagie,** bei chronischer: **Iod.**[54]
- **Mittagessen,** nach dem: **Cham.**[36]
  ☞ *M; Mittagessen agg.*
- **Speisen,** nach sauren: **SIL.**[36]
- **anfangs,** später nicht: **Ferr.**[54]
- **grünlich**:
  ☞ *grünlich; scharf, beißend*
- **klebrig**: ferr-br.[102]
- **später,** anfangs mild: **Ran-b.**[54]
- **verfärbt** die Wäsche: **Iod.**

schaumig: but-ac.[119] carc.[304]

schleimig: alum.[26] ambr.[85] apis[36] arist-cl.[119] ars.[5] bell.[5] bov.[5] but-ac.[119] calc.[5] carb-an.[5] carb-v.[5] caul.[54] cocc.[26] con.[5] graph.[5] guai.[5] kali-c.[1] kreos.[5] **Mag-c.**[5] merc.[5] mez.[1] **Nat-m.**[5] nit-ac.[5] phos.[1] puls.[26] sars.[1] scol.[1142] seneg.[5] sep.[5] **Stann.**[5] sul-ac.[1] **Sulph.**[26] tarent.[192] **Thuj.**[5] vero-o.[232] **Zinc.**[5]
  ☞ *geleeartig*

- **Eisprung,** Ovulation, während: vero-o.[232]
- **Menses**:
  - **vor**: **Alum.**[26] **Carb-v.**[26] cocc.[26] graph.[26] **Puls.**[26] **Sep.**[26] sulph.[26]
    ☞ *M; Menses; vor*
  - **während**: tarent.[192]
    ☞ *M; Menses; während*
- **Wehen,** Entbindung, während, reichlich: caul.[54]
  ☞ *M; Wehen, Entbindung; während*
- **Wasser,** klar wie: sep.[5]
- **weiß**: calc.[5] carb-v.[5] con.[5] **Graph.**[5] **Nat-m.**[5] thuj.[5]

schmerzhaft: mag-m.[102] sil.[102] sulph.[102]

schmerzlos: **Am-m.**[54] **Ferr.**[5] **Kreos.**[10] nux-v.[5] **Plat.**[54] **PULS.**[5] **Ruta**[5]

schmutzig: arg.[5] helon.[111] kreos.[5] nit-ac.[5] **Sec.**[5]

schwärend:
  ☞ *scharf, wundmachend*

schwarz: **Chin.**[54] croc. elaps[144] kreos.[137] **Rhus-t.**[54] **Sec.** thlaspi[102]

seröse Flüssigkeit:
☞ *dünnflüssig, wässrig*

spärlich: but-ac.[119] cur.[54] graph.[54] mag-c.[10] murx.[54] phys.[54] puls.[54] **Sars.**[54] **Sulph.**[54] thymol.[119]

ständig, chronisch: **Aesc.**[54] **Alum.**[5] **Am-m.** aq-mar.[231] aur.[137] bell-p.[116] **Bor.**[10] calc.[54] **CINNAM.**[54] erig.[54] **Graph.**[10] ias.[45] **Ign.**[54] iod.[54] **Kali-chl.**[54] **Kali-i.**[54] **Kreos.**[54] **Lach.**[54] **Mag-m.**[10] **Mez.**[10] **Myric.**[54] nat-c.[10] **Nit-ac.**[54] **Nux-v.**[54] plat.[54] podo.[116] **Rat.**[54] sec.[54] **Senec.**[111] **Sep.**[148] **Sil.**[54] **Sulph.**[54] thuj.[5] zinc.[171] ziz.[54]
☞ *hervorströmend • reichlich*

- **Amenorrhö,** bei: **Plat.**[54]
☞ *M; Amenorrhö, mit*

- **Menses**:
◦ **agg.**: **IOD.**[54]
◦ **nach**: **Nux-v.**[54]
☞ *M; Menses; nach*

- **Sexualtrieb,** mit gesteigertem: **Ign.**[54]

- **sickert** aus der Vulva: aur.[137]

Stärke, wie gekochte: **BOR.** cur.[8] ferr-i.[8] **NAT-M.** **SABIN.** tep.[36]
☞ *steif, macht die Wäsche*

steif, macht die Wäsche: **Alum.**[5] alumn.[36] atista[192] bell.[5] **Kali-bi.**[54] kali-n.[5] **Kreos.**[54] **Lach.**[54] **Sabin.**[5]
☞ *Stärke, wie gekochte*

übelriechend: am-c. am-m. **Amor-r.**[149] anan. aq-mar.[231] **Aral.** **Arg.** **Ars.**[122] asaf. ba-tn.[136] bamb-a.[1184] bapt. bufo buni-o.[149] but-ac.[119] calc. calc-ar.[58] calc-p. calen.[137] cann-s.[5] caps. **CARB-AC.** carb-an. **Carb-v.**[5] carc.[72] caust. chen-v.[1125] **Chin.**[26] chin-ar. choc.[222] cimic.[111] colch. **Coloc.**[54] **Con.**[5] cop.[116] crot-h. cub. cur.[54] **Eucal.**[54] falco-p.[265] gaert.[136] germ.[222] graph.[58] gua.[102] **Guare.** helon. **Hep.** hist.[144] hydr. hydr-ac.[268] **KALI-AR.** kali-i. **KALI-P.** **KREOS.** lach. lam. **Lil-t.** lyss.[54] macrin.[37] mag-c.[144] mand.[119] med.[122] **Merc.**[102] merc-c. morg.[136] morg-g.[136] mur-ac. **Myric.**[54] **Nat-ar.** **Nat-c.** nat-p. **NIT-AC.** **NUX-V.** oci-s.[119] ol-an.[111] onos. **Op.** ozone[227] ph-ac. pitu-a.[164] prot.[136] **PSOR.** pulx.[102] **Pyrog.** **Rhus-t.** rob.[54] **SABIN.** **Sang.** **Sanic.**[85] sarr.[54] **Sec.** **SEP.**[5] **Sil.** **Sulph.** syc-co.[136] **Syph.**[54] tama.[197] tarent.[54] ter.[54] thlaspi[54] thuj.[5] **Thymol.**[119] tril. tub.[122] **Ust.**
▤ *ALLGEMEINES; C; Absonderungen; übelriechend, stinkend*

- **abends**: sep.
☞ *Z; Abends*

- **Klimakterium,** im: macrin.[37] **Nit-ac.**[8] **Sabin.**[54]
▤ *ALLGEMEINES; M; Menopause, Beschwerden in der; Klimakterium, im*

- **Menses**:
◦ **vor**: chin.[26] mand.[119]
☞ *M; Menses; vor*
◦ **nach**: ars.[36] coloc.[54] **Guare.** kreos.[54] nit-ac.[54] tarent.[54]
☞ *M; Menses; nach*
◦ **unterdrückten,** bei: sabin.[85]
◦ **zwischen** den Perioden: **Coloc.**[54]

- **Zangengeburt,** nach: calen.[137]
☞ *M; Wehen, Entbindung; Wochenbett, im* ▤ *ALLGEMEINES; M; Wehen, Entbindung; Wochenbett, im; Zangengeburt, Beschwerden nach*

- **Ammoniak,** wie: am-c.
▤ *ALLGEMEINES; C; Absonderungen; Ammoniak, Geruch nach*

- **braun**: nit-ac.[56]

- **faulig**: arg.[58] **ARS.**[122] **CARB-AC.** colch. **Cur.**[54] graph.[58] **Kali-ar.** **Kali-i.** **KALI-P.** **KREOS.** lach. mur-ac. **Nat-c.** nit-ac. ph-ac. **PSOR.** sabin. sarr.[54] **Sec.** **SEP.**[5] thuj.[5]

- **Fischlake,** wie: ba-tn.[136] choc.[222] falco-p.[265] med.[122] ozone[227] pitu-a.[164] **Sanic.**[85] sep.[148] thuj.[111]
◦ **baden** amel. nicht: sanic.[85]
◦ **Koitus,** nach: choc.[222] sanic.[85]
☞ *M; Koitus; agg.*
◦ **zersetzt**: **Med.**[122]

- **grünes** Getreide, wie: **Kreos.**

- **hefeartig**: but-ac.[119]

- **Holz,** wie altes, verrottetes: bamb-a.[1184]

- **Käse,** wie alter: **HEP.** sanic.
▤ *ALLGEMEINES; C; Absonderungen; Käse, riecht wie alter*

- **Menses,** wie: caust.

- **Pferdeurin,** wie: but-ac.[149]

- **sauer**: hep. hydr-ac.[268] **Nat-p.** ozone[227]

- **scharf,** beißend: kreos.

- **schwärzliches** Wasser: rhus-t.

- **süßlich**: calc-p. merc-c.

- **übelkeitserregend**: buni-o.[149] merc-c.[5]

- **urinös**: ol-an.[111]

- **verbranntes** Blut, wie: hist.[144]

unterdrückt: **Am-m.**[54] asaf.[116] graph.[116] lac-c.[111] lach.[116] nat-s.[111] phos.[5] **Sabin.**[5] senec.[111] thlaspi[137]

Urin, wie: ol-an.[111]

verfärbt die Wäsche: aesc.[102] agn.[54] alumn.[102] arg-n.[102] **Ars.**[102] aur-m.[102] bov.[54] calc.[102] **Cann-s.**[102] **Carb-an.**[5] cean.[102] cham.[102] chel.[36] **Chin.**[102] eupi.[36] fago.[36] graph.[54] gua.[85] helon.[102] **Hydr.**[102] ign.[102] iod.[102] **Kali-bi.**[102] kali-chl. kali-s.[102] **Kreos.**[5] **Lach.**[10] **Lil-t.**[36] lyc.[102] mag-c.[137] med.[137] **Merc.**[102] merc-i-f.[102] nat-s.[102] nit-ac.[137] **Nux-v.**[5] pitu-a.[164] **Prun.**[111] **Puls.**[102] pulx.[137] sep.[54] sil.[137] **Stann.**[102] sulph.[102] thlaspi[102] **Thuj.**[54] tril.[102] ust.[102] vib.[137]
▤ *ALLGEMEINES; C; Absonderungen; Flecken hinterlassend*

- **auswaschbar,** nicht: mag-c.[137] med.[137] **Pulx.**[137] sil.[137] vib.[137]

verklumpt: ambr.[5] neon[222]

vermehrt:
☞ *reichlich*

vikariierend: senec.[25]

wässrig:
☞ *dünnflüssig, wässrig*

FLUOR, Ausfluss (Forts.)

weiß: adam.[222] allox.[149] aloe[36] **Alum.** alum-sil.[58] am-c. **Am-m.** ambr. anac.[149] anan. **Ant-t. Arg.** arist-cl.[119] **Ars.** atista[192] **Aur.** aur-ar.[58] **Aur-s.**[58] bamb-a.[1184] bar-c. **Bell.**[1] berb.[58] **BOR. Bov.** bufo[26] **Calc.** calc-f.[119] **Calc-p.** calc-s.[58] calc-sil.[58] canth. **Carb-v.** carbn-s. carc.[304] cench.[58] cent.[36] chel. chlorpr.[149] coc-c.[58] **Con.** dict.[36] elaps[36] fago.[122] falco-p.[265] **Ferr.** ferr-ar. ferr-p. **Gels.** goss.[122] **GRAPH.**[54] guat.[119] haem.[36] hydr.[58] kali-c.[149] **Kali-chl. Kali-i.** kali-n. kola[1184] **Kreos.** lac-c. lapa.[36] lat-h.[301] lil-t. lyc.[5] **Lyss. Mag-c.**[5] mag-s.[119] mand.[119] **Merc.** merc-c. **Mez.** mom-b.[36] nabal.[36] **Naja**[36] **NAT-M.**[137] **Nux-v.**[54] oci-s.[119] ol-an. ovi-g-p.[85] ozone[227] pall. **Petr.** phos.[36] **Pitu-a.**[164] **Plat. Podo.** prun.[10] **Psor.**[162] **Puls.**[26] rad-br.[144] rob.[54] sabin. sarr. sars. **SEP.** sil. **Stann.** stram. **Sul-ac.** sulph. sumb.[36] syc-co.[136] syph. tama.[197] **Tarent.**[54] ust. vib.[54] **Zinc.** zinc-p.[58]
☞ *milchig*

- **morgens,** beim Aufstehen agg.: **GRAPH.**[54]
- **nachmittags**: naja[36]
☞ *Z; Nachmittags*
- **abends**: phos.[36]
☞ *Z; Abends*
- **Gehen** amel.: fago.[122]
☞ *M; Gehen; amel.*
- **Menses**:
  - **vor**: bufo[26] graph.[26] phos.[26] **Puls.**[26]
☞ *M; Menses; vor*
  - **nach**: vib.[54]
☞ *M; Menses; nach*
- **Sitzen** agg.: **Sumb.**[36]
☞ *M; Sitzen agg.*
- **Stuhlgang,** während: cench.[58] **Vib.**[54]
☞ *M; Stuhlgang; agg.; während*
- **färbt** die Wäsche gelb: chel.
- **grün,** wird: nat-m.[137]

wundmachend:
☞ *scharf, wundmachend*

zähflüssig:
☞ *fädig, fadenziehend, zäh*

FÖTUS:
☞ *Abort; Zeitpunkt, Monat, Woche; •Bewegungen; Fötus, des •Entwicklung des Fötus, verzögerte •Lage, falsche, des Fötus •Toter Fötus •Schmerz; Bewegung, bei; •Schmerz; Uterus; ▤ ABDOMEN; C; Schmerz; Bewegung; •ABDOMEN; C; Schmerz; wund, Schmerz und Empfindlichkeit wie wund und zerschlagen;*

FREMDKÖRPER, Empfindung wie von einem, im Uterus: plat.[5] tarent.[36]
☞ *Faden, Empfindung wie von einem, zwischen Uterus und Sakrum •Gewicht, Empfindung wie von einem, Uterus •Herauskommt, Empfindung, als ob etwas, Vagina •Kugel, Ball, Empfindung wie durch; Uterus ▤ ALLGEMEINES; C; Fremdkörper, Empfindung wie von einem*

FRESSEN, Ätzen, Empfindung von:
☞ *Schmerz; fressender Schmerz*

FRIGIDITÄT:
☞ *Koitus; Abneigung gegen •Sexualtrieb; Verlangen, sexuelles; •Sexualtrieb; Verlangen, sexuelles;*

FRUCHTWASSER, Abgang von, bei Geburtsvorgang: bell.[54]

FÜHLT ihren Uterus, bewusste Wahrnehmung des U.: aesc.[58] alet.[102] arge-p.[264] **Helon. Lyss.**[102] **Murx.** vib.[102] wye.[85]
▤ *ALLGEMEINES; C; Bewusst, ist sich des Körpers*

FUNGUS, Uterus: ars.[34] aur.[34] bell.[34] carb-an.[34] carb-v.[34] chin.[34] graph.[34] kreos.[34] lach.[34] lyc.[34] merc.[34] nit-ac.[34] phos.[34] sabin.[34] sep.[34] sil.[34] staph.[34] sulph.[34] thuj.[34]
☞ *Candidiasis*

blutig: aur.[34] bell.[34] carb-an.[34] carb-v.[34] chin.[34] graph.[34] kreos.[34] lach.[34] merc.[34] sep.[34] sil.[34] sulph.[34]

Carcinoma medullare: ars.[34] bell.[34] carb-an.[34] chin.[34] graph.[34] kreos.[34] merc.[34] phos.[34] sep.[34] sil.[34] sulph.[34]

GANGRÄN: acon.[31] apis ars. bell. calc. canth.[34] carb-ac. carb-an. carb-v. chin. cur. hell.[31] kreos. lach. mur-ac.[31] phos.[31] plb.[34] sabin.[31] **Sec.** sul-ac.[137]
▤ *ALLGEMEINES; C; Farbe, Verfärbung; schwarze Verfärbung äußerer Partien, Gangrän*

Uterus: acon.[31] apis **Ars.** bell. carb-ac. carb-an. carb-v. chin. cur. hell.[31] **Kreos.** mur-ac.[31] phos.[31] sabin.[31] **SEC.**
☞ *O; Uterus*

Vagina: apis ars. bell. calc. chin. kreos. lach. sec. sul-ac.[137]
☞ *O; Vagina*

- **Prolaps,** nach: sul-ac.[137]

GEFÜHLLOSIGKEIT der Vagina beim Koitus:
☞ *Empfindungslosigkeit der Vagina; Koitus, beim •Taubheit, Empfindung von; Vagina;*

GEPACKT, Empfindung wie: cact.[111] gels.[111] sep.[5]
☞ *Ergriffen und wieder losgelassen, Empfindung wie, Uterus*

GEQUETSCHT, Empfindung, der Uterus wird von einer Hand: gels.[8]
☞ *Ergriffen und wieder losgelassen, Empfindung wie, Uterus •Zusammenschnüren, Empfindung von; Uterus •Schmerz; quetschender Schmerz;*

GERUCH:

fischartig: irid.[222]

kräftig, durchdringend, während Menses: **Stram.**[5]
☞ *M; Menses; während*

übelriechend: **Sars.**[5] sulph.[5]

GESCHOBEN, Empfindung, der Uterus wird: aster.[102]
☞ *Prolaps; Uterus •Schmerz; abwärtszerrender, herabdrängender Schmerz*

GESCHWÜRE: aln.[102] alum.[58] alum-p.[58] alum-sil.[58] **ALUMN.** am-c.[31] am-m.[31] anan. ant-c.[31] arg.[149] **Arg-n.**[5] ars.[102] ars-i.[58] **Asaf.**[31] aur.[137] **Aur-m-n.**[102] bell. bell-p.[119] bry. bufo[58] calc.[122] calc-s.[58] calc-sil.[58] calen.[193] carb-ac.[102] carb-an.[102] carb-v.[1] con. fl-ac.[5] graph. helon.[171] **Hep.**[31] hydr.[25] hydrc.[102] kali-ar.[102] kali-bi.[111] kali-i. kali-m.[61] knau.[33] kreos.[102] lac-c. lacer.[36] **Lach. Lyc.** med.[137] **MERC.**

Merc-c.[5] merc-i-f. merc-i-r. methys.[137] mez.[137] **Mur-ac.**[31] murx.[102] **NIT-AC.**[5] petr.[31] ph-ac.[31] phos. phyt.[102] **Psor.** **Puls.** rhus-t. rob. ros-d.[305] sang.[8] sars.[5] sec.[31] **Sep.**[5] **SIL.** staph. sul-ac.[102] sulph.[5] syph. **Thuj.**[5] ust.[111] vesp.[8] zinc.[31]
☞ *Aphthen*

Os uteri: arg-n.[58] calc-sil.[58] hydr.[25] kali-m.[61] nit-ac.[54] sang.[25] vesp.[36]

- **Blutung,** mit uteriner: nit-ac.[54]
- **Kauterisation,** nach: arg-n.[58]

Uterus, Uterusregion: aln.[102] alum.[58] alumn.[58] am-c.[31] am-m.[31] ant-c.[31] arg.[102] arg-n.[58] ars.[102] ars-i.[58] asaf.[31] aur.[137] aur-m-n.[102] bufo[58] calc.[122] calc-s.[58] calc-sil.[58] carb-ac.[54] carb-an.[102] fl-ac.[5] helon.[171] hep.[31] hydr.[102] hydrc.[102] kali-ar.[102] kali-m.[61] **Kreos.**[5] lyc.[102] med.[137] merc.[102] merc-c.[5] methys.[137] mez.[31] mur-ac.[31] murx.[102] nit-ac.[54] petr.[31] ph-ac.[31] phyt.[102] sang.[8] sec.[31] sep.[5] sil.[103] sul-ac.[102] syph.[85] thuj.[102] ust.[111] vesp.[8] zinc.[31]
☞ *O; Uterus*

- **Cervix**: aln.[102] alum.[58] alumn.[58] **Arg.**[102] arg-n.[58] **Ars.**[102] aur.[137] **Aur-m-n.**[102] bufo[58] calc.[122] calc-s.[58] **Carb-ac.**[54] carb-an.[102] fl-ac.[5] helon.[171] hydr.[102] **Hydrc.**[102] kali-ar.[102] kali-m.[61] kreos.[5] lyc.[102] med.[137] merc.[102] merc-c.[5] methys.[137] murx.[102] phyt.[102] **Sang.**[8] sep.[5] sil.[103] sul-ac.[102] syph.[85] thuj.[102] ust.[111] vesp.[8]
☞ *O; Uterus; Cervix •Erosion, Cervix uteri •Wundheit, Exkoriation; Uterus; Cervix*

<> ◦ **Abort,** durch: aur.[137]

◦ **alten** Frauen, bei: sul-ac.[102]

◦ **Klimakterium,** im: calc.[122]
▥ *ALLGEMEINES; M; Menopause, Beschwerden in der; Klimakterium, im*

Vagina: alumn.[58] arg-n.[5] aur-m-n.[102] calc-sil.[58] hydr.[25] kali-bi.[111] kreos.[5] merc-c.[5] mez.[137] nit-ac.[5] ros-d.[305] sulph.[5] thuj.[5]
☞ *O; Vagina*

bluten leicht, Cervix: aln.[102] arg-n.[102] carb-an.[102] kreos.[102]

granuliert, Uterus: hydrc.[102]

juckend: carb-v.[1] thuj.[36]

oberflächlich, Cervix: **Hydr.**[102] merc.[102]

schmerzhaft: arg-n.[102] **Hep.**[102] merc.[102] **Nit-ac.**[102] syph.[85] thuj.[36]

- **Cervix**: syph.[85]
☞ *O; Uterus; Cervix*

schwammig, Cervix: arg.[149] kreos.[102]
☞ *Schwammiges Gewebe, Cervix uteri*

sezernierend, Cervix:

- **dick,** mild: kali-m.[61]
▥ *ALLGEMEINES; C; Absonderungen; dick •ALLGEMEINES; C; Absonderungen; mild*

- **übelriechend**:

◦ **jauchig,** blutig: carb-an.[102] kreos.[102]

◦ **scharf,** beißend: ars.[102] carb-ac.[102] **Mez.**[5]

syphilitisch: merc.[58]

tief, Cervix: merc-c.[102]

weiß: thuj.[36]

GEWICHT, Empfindung wie von einem, Uterus: alet.[54] cimic.[8] con.[809] sep.[54]
☞ *Fremdkörper, Empfindung wie von einem, im Uterus •Schmerz; abwärtszerrender, herabdrängender Schmerz; •Schmerz; drückender Schmerz;*

Blutung, bei uteriner: sep.[54]

Stein, wie ein: con.[809]

GONORRHÖ:
☞ *Entzündung; Gonorrhö*

GRANULATION, granulierte Schleimhaut:

Uterus, Cervix: **Arg-n.**[54]
☞ *O; Uterus •O; Uterus; Cervix •Erosion, Cervix uteri •Krebs, Karzinom; Uterus; Cervix*

Vagina: **Alum.** alumn.[58] **Nit-ac.** staph. tarent.
☞ *O; Vagina*

GREIFT an die Genitalien:
☞ *Fasst sich an die Genitalien •Hält sich die Vulva* ▥ *GEMÜT; C; Gebärden, Gesten, macht; Hände, streckt sie aus oder greift nach etwas;*

GROß, vergrößert, Plazenta: buni-o.[149]
☞ *O; Uterus; Plazenta*

GYNÄKOMASTIE:
☞ *Vergrößerung; allgemein;*

HAARAUSFALL, genitaler: alum.[58] **Bell.**[5] calc-f.[144] hell. merc.[102] **Nat-c.**[5] **NAT-M.** **Nit-ac.** ph-ac.[58] rhus-t. **Sel.** sulph. thal.[85] **Zinc.**
▥ *ALLGEMEINES; C; Ausfallen der Haare*

<> **Entbindung,** während der: ph-ac.[58]
☞ *M; Wehen, Entbindung; während*

Leukorrhoe, durch:
☞ *M; Leukorrhö; agg. •Fluor, Ausfluss; Haar ausfallen, lässt das*

HÄLT sich die Vulva: haliae-lc.[222] lil-t.[137] sabad.[137]
☞ *Fasst sich an die Genitalien •Masturbation; Neigung zu* ▥ *GEMÜT; C; Gebärden, Gesten, macht; Hände, streckt sie aus oder greift nach etwas;*

Einschlafen, beim: haliae-lc.[222]

HÄMATOZELE, im Becken: acon.[102] apis[102] **Arn.**[102] ars.[102] bell.[102] canth.[102] chin.[102] coloc.[102] dig.[102] **Ferr.**[102] **Ham.**[102] ip.[102] **Kali-i.**[102] lach.[102] **Merc.**[102] mill.[102] nit-ac.[102] **Phos.**[102] sabin.[102] **Sec.**[102] **Sulph.**[102] ter.[102] thlaspi[102]

HÄMORRHAGIE:
☞ *Blutung*

Empfindung von Blutung, Vagina: plut-n.[222]

HÄRTE:

äußere Genitalien:
☞ *Verhärtungen, Indurationen; allgemeine Arzneien*

Empfindung von Verhärtung, Uterus:
☞ *Verknotet, Empfindung wie, Uterus*

HAUTAUSSCHLÄGE: adam.[222] aeth.[137] agar. all-s.[54] alum. ambr.[5] **Anan.** ang.[36] ant-c. **Ant-t.** **Apis**[36] arist-cl.[144] arn.[1125] ars.[58] aur.[26] aur-ar.[58] aur-m. aur-m-n.[85] bell-p.[256] bor.[72] bry. bufo buni-o.[149] calad. **Calc.**[36] calc-sil.[58] cand-a.[239] canth. carb-ac.[102] carb-v. carbn-s. carc.[304] caust. cench. cinnb.[31] **Coff.** con.[85] cop. cor-r.[31] cortiso.[149] croto-t. cub.[85] **Dulc.**[26] falco-p.[265] ferr. germ.[222] goss.[25] **Graph.**[48] ham. helon.[111] hep. jac.[31] jug-r.[31] kali-bi.[111] kali-c.[1] kali-hp.[45] **Kali-i.** kali-sil.[58] kreos.[5] lach.

HAUTAUSSCHLÄGE Forts.)
Lil-t.[25] **Lyc.** maland.[122] mant-r.[262] med.[193] **Merc.** merc-i-f.[31] merc-i-r.[31] morg.[136] nat-c.[58] nat-m.[58] nat-s. nit-ac. **Nux-v.** ozone[227] **PETR.**[58] ph-ac. phos.[5] plat.[5] prot.[136] psor.[58] rad-br.[137] **RHUS-T. Rhus-v.** rob.[102] ros-d.[305] sarr. sars. **SEP.** sil. sol-t-ae.[36] spect.[271] staph.[36] sulph.[48] syc-co.[142] tarent.[111] tax.[303] **Thuj.**[36] urt-u. verat. viol-t.[171] zinc.
HAUT; C; Hautausschläge

nachts: **Merc.**
☞ *Z; Nachts*

Leukorrhoe, durch: phos.[58]
☞ *M; Leukorrhö; agg.*

Menses:

- **vor**: aur-m. **Dulc.** verat.
☞ *M; Menses; vor* *HAUT; C; Hautausschläge; Menses; vor*

- **während**: agar. all-s.[102] aur-m. bry. calc. caust. con. **Dulc. Graph.** kali-c. **Merc.** nux-v. petr. **Sep.** staph.
☞ *M; Menses; während* *HAUT; C; Hautausschläge; Menses; während*

◦ **Mammae,** und auf den: all-s.[102]

Bläschen: ars.[58] aur.[26] dulc.[26] **Graph.**[48] helon.[111] lyc. nat-m.[58] nat-s. petr.[58] phos.[5] **RHUS-T. Sep.** staph.[36] sulph.[48]
HAUT; C; Hautausschläge; Bläschen

- **Leukorrhoe,** durch: **Phos.**[5]
☞ *M; Leukorrhö; agg.*

- **Menses**:

◦ **vor**: aur.[26] dulc.[26]
☞ *M; Menses; vor*

◦ **während**: graph.[48] staph.[48] sulph.[48]
☞ *M; Menses; während*

◦ **nach**: graph.[48]
☞ *M; Menses; nach*

- **blutig,** Vagina: med.[304]

- **wund**: staph.[36]

brennend: ars.[58]

Ekzem: arist-cl.[149] bor.[72] buni-o.[149] caust.[5] cortiso.[149] **Dulc.**[5] graph.[137] helon.[8] **Petr.**[5] rhus-t.[58]

erysipelatös: apis[102] **RHUS-T.**
☞ *Erysipel*

- **Ödem,** mit: **Apis**[102]

Exanthem, flüchtiges: **Anan.** lil-t.[25]

feucht: petr.[58] sep.

Furunkel: morg.[136] prot.[136] tarent.[192] thuj.[36]

granuliert, blass-rötlich: goss.[25]

Herpes: arn.[1125] ars.[58] bufo carb-v. caust. cench. **Dulc.**[1] graph.[58] helon.[111] kali-c. kreos. mant-r.[262] med.[193] merc. nat-c.[58] nat-m. nat-s.[102] nux-v. **PETR.** rhus-t.[1125] rob.[102] ros-d.[305] **SEP. Sil.**[5] syc-co.[142] thuj. urt-u.[102]

- **Erkältung,** bei jeder: **Dulc.**

- **Menses,** während: dulc.[1]
☞ *M; Menses; während*

- **wiederkehrend**: **Graph.**[58]

Impetigo: maland.[122]

juckend: aeth. ambr. **Arist-cl.**[144] calc-sil.[58] carc.[304] germ.[222] graph. helon.[111] kali-bi.[111] kali-hp.[45] kreos.[5] lach. merc.[5] **Nit-ac.** nux-v. petr.[58] plat.[5] rhus-t.[36] **Sep.** sil. spect.[271] staph.[5] **Sulph.** tax.[303] **Urt-u.**

- **warm,** wenn: aeth.

➡ - **erstreckt** sich zum Anus: carc.[304]

Knoten: merc.

membranös: helon.[111] tarent.[111]

Pickel: adam.[222] aeth.[137] agar. all-s. alum. ambr. ang.[36] ant-c. ant-t.[85] aur.[26] aur-m. **Calad.** calc.[36] caust. con.[85] cub.[85] falco-p.[265] **Graph.** hep. kali-c.[1] lach. lyc. **Merc.** nat-m.[48] nit-ac. ozone[227] petr. ph-ac. phos.[5] **Sep.**[5] sil. sol-t-ae.[36] **Sulph. Thuj.** verat. zinc.

- **links,** beim Urinieren: ang.[36]
☞ *S; Links* *HAUT; C; Hautausschläge; links*

- **rechts**: adam.[222]
☞ *S; Rechts* *HAUT; C; Hautausschläge; rechts*

- **Menses**:

◦ **vor**: aur.[26] aur-m. verat.
☞ *M; Menses; vor*

◦ **während**: all-s. ant-t.[85] caust. con.[85] hep. kali-c.[85] lyc. merc.[58] nat-m.[85] petr.
☞ *M; Menses; während*

◦ **nach**: kali-c.[48] nat-m.[48]
☞ *M; Menses; nach*

- **Labiae** minora: ang.[36] graph.
☞ *O; Labien*

- **brennend**: alum. calc.[36] cub.[85] kali-c.[1]

◦ **Labien,** Ränder: calc.[36]
☞ *O; Labien*

◦ **klein**: cub.[85]

- **juckend**:

◦ **Warmwerden,** beim: aeth.[137]

◦ **Labiae** minora, bei Berührung: ang.[36]
☞ *O; Labien*

- **klein,** hart: agar.

- **schmerzhaft**: sil. **Thuj.**

Pusteln: all-s.[54] **Anan.** ant-t. aur-m. aur-m-n.[85] bry. **Carb-ac.**[102] graph.[102] kali-bi.[111] merc. nit-ac. **Sep.**[102] sulph.[102] thuj.[36] viol-t.[171]

- **Menses**:

◦ **vor**: aur-m.
☞ *M; Menses; vor*

◦ **während**: all-s.[54]
☞ *M; Menses; während*

- **schmerzhaft**: thuj.[36]

- **schwarz**: bry.
HAUT; C; Hautausschläge; schwärzlich

◦ **hart**: bry.

Quaddeln: staph.
HAUT; C; Hautausschläge; Flecken, größere, entzündliche

roh, wund: ambr.[5] sulph.[5]

Schanker: cinnb.[31] cor-r.[31] hep.[31] jac.[31] jug-r.[31] kali-bi.[31] merc.[58] merc-i-f.[31] merc-i-r.[31] nit-ac.[31] phos.[31] sil.[31] sulph.[31] thuj.[31]

schmerzhaft: bell-p.[256] sil. viol-t.

- **Berührung,** bei: bell-p.[256]
  ☞ *M; Berührung agg.*

schorfig: apis[36] kali-hp.[45] kali-i. maland.[122] sars.

- **Labiae** minora: apis[36]
  ☞ *O; Labien*

HAUTFLECKE:
☞ *Hautausschläge; Quaddeln*

HERABDRÄNGEN:
☞ *Schmerz; abwärtszerrender, herabdrängender Schmerz*

HERAUSFALLEN, Empfindung, als würde etwas:
☞ *Herauskommt, Empfindung, als ob etwas, Vagina • Prolaps; Uterus • Schmerz; abwärtszerrender, herabdrängender Schmerz*

HERAUSKOMMT, Empfindung, als ob etwas, Vagina: kreos.[85]
☞ *Fremdkörper, Empfindung wie von einem, im Uterus*

HERNIE: camph.[5] **Sulph.**[8]
▤ *KLINISCHES; C; Hernie*

HITZE, Empfindung von: acon.[54] adam.[222] aloe[4] apis **Apisin.**[5] ars-met. aur. aur-m. aur-s.[36] bell.[54] bell-p.[256] berb. bond.[36] bor.[5] bufo calc-p. camph.[36] carb-v.[5] cent.[36] cham.[5] chin. chin-s.[36] **Cimx.** coff.[58] coloc. cypra-e.[227] **Dulc.** ferr-p.[111] ferul.[36] graph. ham. **Helon.**[111] hydrc.[111] ign. iod.[5] jab.[54] kali-br.[8] kali-n.[36] **Kreos.**[5] lac-c. lach. lil-t. lyc.[102] lycps. lyss.[102] m-aust.[5] med. merc.[5] merc-c.[5] mez.[5] nat-m.[5] nit-ac.[5] nux-v. ped.[36] phos.[36] plut-n.[222] psil.[164] puls. raph.[36] rhus-t.[5] sarr. sec. **Sep.** sul-ac. sulph.[5] sumb.[54] tarent.[8] tax.[303] ter.[114] thuj.[5] tub.[137]
☞ *Schmerz; brennender Schmerz*

Essen agg.: tub.[137]
☞ *M; Essen agg.*

Menses:

- **während**: chin. ferul.[36] kreos.
  ☞ *M; Menses; während*
- **nach**: kali-br.[8]
  ☞ *M; Menses; nach*

Urin trübe, tief gefärbt: phos.[36]

Wehen, Entbindung, während: acon.[54] bell.[54]
☞ *M; Wehen, Entbindung; während*

L. minora: chin-s.[36]
☞ *O; Labien*

Ovarien: **Bufo** lac-c. med. tax.[303]
☞ *O; Ovarien*

- **links**: tax.[303]
  ☞ *O; Ovarien; links*

Uterus: apis ars-met. bell.[54] bufo camph.[36] cypra-e.[227] lac-c. **Lach.** **Nux-v.** ped.[36] raph.[36] sarr. sec.[36]
☞ *O; Uterus*

- **Menses,** während: lac-c.
  ☞ *M; Menses; während*
- **erstreckt** sich zum Kopf, Leistenregion, bei Menses: raph.[36]
  ☞ *M; Menses; während*
- **Os** uteri: bell.[54] camph.[36] sec.[36]
  - **Wehen,** Entbindung, während: bell.[54]
    ☞ *M; Wehen, Entbindung; während*

Vagina: **Acon.**[54] adam.[222] ars-met. aur. aur-m. **Bell.**[54] berb. bond.[36] bor.[5] carb-v.[5] cham.[5] coff.[58] coloc. ferr-p.[111] **Graph.** ham. helon.[111] hydrc.[111] ign. iod.[5] jab.[54] kreos.[5] lyc.[102] lycps. lyss.[102] merc.[5] merc-c.[5] mez.[5] nat-m.[5] nit-ac.[5] plut-n.[222] psil.[164] rhus-t.[5] sec. sep.[5] sulph.[5] **Tarent.**[8] ter.[114] thuj.[5]
☞ *O; Vagina*

- **Koitus,** nach: lyc.[102] lyss.[102]
  ☞ *M; Koitus; agg.*
- **Menses**:
  - **vor**: **Ign.**
    ☞ *M; Menses; vor*
  - **Beginn,** zu: adam.[222]
  - **während**: aur.
    ☞ *M; Menses; während*
- **Plazentaretention,** bei: bell.[54]
- **Wehen,** Entbindung, während: acon.[54] bell.[54] jab.[54]
  ☞ *M; Wehen, Entbindung; während*

Hitzewellen: aloe[4] raph. sep. sul-ac. sumb.[54]

- **Klimakterium,** im: sumb.[54]
  ▤ *ALLGEMEINES; M; Menopause, Beschwerden in der; Klimakterium, im*
- **Uterus,** erstreckt sich zum Kopf: raph.
  ☞ *O; Uterus*

HYDROMETRA: colch.[51] nat-hchls.[102] **Rhus-t.**[8] sep.[8]
☞ *Schwellung; allgemeine Arzneien;*

HYDROSALPINX, Eileiterhydrops: ange-s.[149] **Ars.**[5] **Bell.**[5] dig.[5] **Iod.**[5] **Merc.**[5] sil.[58] **Sulph.**[5]
☞ *Schwellung; allgemeine Arzneien; • Vergrößerung; allgemein;*

HYPERÄMIE: **Phos.**[36]
☞ *Blutandrang, Kongestion; allgemeine Arzneien*

HYPERFOLLIKULINÄMIE: arist-cl.[149] foll.[149] hip-ac.[149]
☞ *Empfängnis; leicht*

HYPERTROPHIE, Uterus: ant-i.[102] foll.[149] wies.[9]
☞ *Aufblähung, Uterus • Schwellung; allgemeine Arzneien;* ▤ *ALLGEMEINES; C; Hypertrophie*

INFANTILISMUS genitalis: bar-c.[5] calc-hp.[116] calc-p.[111] chim.[116] con.[5] ferr.[5] helon.[111] iod.[5] **Ov.**[116] phos.[5] senec.[111] thyr.[137] tub.[304]
☞ *Entwicklung der Geschlechtsorgane; verzögert • Insuffizienz, ovarielle • Kleiner, infantil unterentwikkelter Uterus • Sterilität*

INSUFFIZIENZ, ovarielle: lec.[137]
☞ *Entwicklung der Geschlechtsorgane; verzögert • Infantilismus genitalis • Sterilität*

JUCKEN: abies-c.[136] acon.[102] acon-l.[36] adam.[222] aeth.[36] **Agar.** agn.[5] all-s.[85] alum. alum-sil.[58] alumn. **AM-C.** **AMBR.** **Anac.** anan. androc.[222] ang.[36] ant-c.[102] **Ant-t.** antipyrin.[102] **Apis**[102] aq-mar.[231] arg.[149] arg-n.[54] arist-cl.[119] ars.[102] ars-i.[102] ars-s-f.[58] arund.[102] aspar. aur.[5] aur-ar.[58] **Aur-m.** aur-m-n.[272] **Aur-s.** **Ba-tn.**[136] bamb-a.[1184] bell. bell-p.[111] berb. bor. bov. brom. bufo **CALAD.**[809] **CALC.** calc-acet.[36] calc-f.[149] calc-i.[102] calc-s. cand-a.[239] **Canth.** carb-ac.[102] **Carb-v.**[102] **Carbn-s.** carn-g.[264] cath-a.[264] **Caust.**[5] cent.[36] cere-s.[36] cham.[5]

JUCKEN (Forts.)

chel.[5] **Chin.** chin-ar. chlol. **Coff.** colch. **Coll.**[8] **CON.**[5] conv.[38] **Cop.**[102] cortico.[119] **Croto-t.**[102] cub.[85] cur. cymbo-ci.[2184] **Dol. Dulc.**[8] elaps euph. eupi.[36] fago.[102] falco-p.[265] **Ferr.** ferr-ar. **Ferr-i.**[102] ferr-ma.[36] ferul.[36] **Fl-ac.** foll.[149] fuli.[102] gaert.[136] gast.[36] germ.[222] goss.[8] **Graph.**[102] grat.[111] grin.[102] gua.[85] guano[36] guare.[36] ham. harp.[1184] hedeo.[102] helin.[102] helon.[111] hep.[102] hoit.[149] hydr.[102] hydrc.[1125] hydrog.[222] ichth.[102] ign. irid.[222] itu[36] kali-ar. **Kali-bi.**[111] **Kali-br.** **Kali-c.**[1] kali-i. kali-n.[36] kali-p. **Kali-s.** kali-sil.[58] **KREOS.** lac-ac. **Lac-c.** lac-f.[56] lach. **Lap-a.** lat-m.[119] lil-t. lith-c.[227] **Lyc.**[5] **Mag-c.** mag-m.[5] **Med.**[304] menth.[72] **Menthol**[72] **MERC.**[809] mez.[102] **Morg.** morg-g.[136] mur-ac. murx.[54] nat-c.[5] **Nat-h. NAT-M.**[137] nat-s. neon[222] nicc.[36] **NIT-AC.**[1] **Nux-v.**[5] **Onos. Orig.** orig-v.[25] ov.[39] ozone[227] par.[36] ped.[85] penic.[85] **PETR.**[102] ph-ac. phos.[5] pic-ac.[102] **Pitu-a.**[164] **PLAT.** plb-acet.[102] prot.[193] prun.[8] psor.[85] puls. rad-br.[102] raph. ratt-n.[204] rhus-d.[102] **RHUS-T.**[102] rhus-v.[102] sabin.[137] scroph-n.[102] sec.[58] senec.[137] **SEP.**[102] **SIL.**[102] sol[236] sol-t-ae.[85] spect.[271] sphing.[36] spira.[102] stann.[5] **Staph.**[5] **Sul-ac.**[5] **SULPH.**[137] syc-co.[136] syph. tab.[102] tarax.[137] **TARENT.**[102] tarent-c.[102] tax.[303] thlaspi[111] **THUJ.**[102] **Urt-u.**[102] xero.[72] **Zinc.**
☞ *Ameisenlaufen • Reizung* ▥ *HARNRÖHRE; C; Jucken; Frauen, bei*

links: gast.[36] tax.[303]
☞ *S; Links*

morgens: syph.
☞ *Z; Morgens*

nachmittags: neon[222] sol-t-ae.
☞ *Z; Nachmittags*

abends: calc. eupi. neon[222] **Nit-ac.**
☞ *Z; Abends*

nachts: calc. eupi.[85] gua.[72] harp.[1184] **Lac-c. Nit-ac.** pitu-a.[164] raph. tarent. tax.[303]
☞ *Z; Nachts*

- **Bett,** im: **Calc.** harp.[1184] raph.
☞ *M; Bett, im, agg.*

Anwendungen, kalte, amel.: alum-sil.[58] conv.[38] neon[222]

Bettwärme agg.: **Merc.**[809] sulph.[58]
▥ *ALLGEMEINES; M; Wärme; agg.; Bettwärme*

Bewegung der Beine agg.: conv.[38]

Blutung, bei uteriner: carb-v.[54] coff.[54] kreos.[54]

Ekzem, mit: bor.[102]

Flatus aus der Vagina, beim Abgang von: tarent.[193]

Fluor, durch:

- **agg.**: agar. agn.[116] alum. **Ambr.**[102] **Anac.** ars. **Aur-m-n.**[272] **CALC.** calc-i.[102] calc-s. cand-a.[239] canth.[137] carb-ac.[102] **Carb-v.** **Caust.** cham.[5] chin. coff.[116] **Coll.** con.[5] cub. cur. **Fago.**[102] ferr.[5] **Fl-ac.** germ.[222] hedeo.[102] helin.[102] helon.[111] hoit.[149] hydr. **Kali-bi.** kali-c. kali-n.[36] kali-p. **KREOS.**[54] lach.[5] med.[111] **Merc.** murx.[54] **Nat-m. NIT-AC. Onos.** orig-v.[25] ph-ac.[54] phos.[5] pitu-a.[164] plat.[116] puls. **Sabin. SEP.** sil.[5] staph.[5] **Sulph.** syph.[137] zinc.
☞ *M; Leukorrhö; agg. • Fluor, Ausfluss; scharf, wundmachend • Reizung; Leukorrhoe, durch*

◦ **Klimakterium,** im: canth.[137] **Murx.**[54]
▥ *ALLGEMEINES; M; Menopause, Beschwerden in der; Klimakterium, im*

◦ **Menses,** nach: kreos.[54] **Ph-ac.**[54]
☞ *M; Menses; nach*

- **amel.**: arist-cl.[119]
☞ *M; Leukorrhö; amel.*

Gehen agg.: berb. colch. **NIT-AC. Thuj.**
☞ *M; Gehen; agg.*

Kaltwerden, durch: **Nit-ac.**
▥ *ALLGEMEINES; M; Kälte; Kaltwerden; agg.*

Klimakterium, im: **Arg-n.**[54] canth.[37] sulph.[155]
▥ *ALLGEMEINES; M; Menopause, Beschwerden in der; Klimakterium, im*

Koitus agg.: nit-ac.[137]
☞ *M; Koitus; agg.*

Kratzen:

- **agg.**: alum-sil.[58] am-c. aq-mar.[231] cymbo-ci.[2184] onos.
☞ *M; Kratzen; agg. • Reizung; Kratzen, durch*

- **amel.**: ang.[36] croto-t. hydrog.[222] sep.[65]
☞ *M; Kratzen; amel.*

- **starkem** Verlangen zu Kratzen, mit: urt-u.[85]

Liegen amel.: berb.

Mädchen, bei kleinen: calad.[809] calc.[102] merc.[809]

Menses:

- **vor**: arist-cl.[119] bamb-a.[1184] bufo **Calc.**[162] carb-v. caust. colch. foll.[149] **GRAPH. Kali-c.** lac-c. **Lil-t.** **Merc. Sulph.** tarent. zinc.
☞ *M; Menses; vor*

- **während**: agar. **Am-c. Ambr.** bufo[111] calc. calc-s. **Carb-v. Caust. Coff. Con.** ferul.[36] graph.[5] hep.[102] kali-bi.[111] **Kali-br. Kali-c. Kreos.** lac-ac. lac-c. lach. **Lyc.** merc. nat-m. nux-v.[5] **Petr.** plat. sep. **Sil.** sul-ac. sulph.[5] **Zinc.**
☞ *M; Menses; während*

◦ **Brustwarzen,** und: hep.[102]

- **nach**: arist-cl.[119] calc. calc-s. colch. **Con.** cur. elaps **Ferr.** graph. kali-br. kali-c. kreos. lyc. **Mag-c.** **Nat-m. NIT-AC. Ph-ac. Sil.** sulph. **TARENT.** **Zinc.**
☞ *M; Menses; nach*

- **amel.**:

◦ **während**: arist-cl.[119] syph.[85]
☞ *M; Menses; amel. während*

◦ **nach**: ov.[39]

Reiben amel.: nicc.[36]
☞ *M; Reiben; amel.*

Ruhelosigkeit, mit: lil-t.[25]

Schwangerschaft, während: acon.[102] ambr. ant-c.[102] ars.[184] bor.[102] **Calad.** calc.[111] chlol. **COLL.**[54] **Fl-ac. Helon.** ichth.[102] **Merc.** sabin.[137] **SEP.**[122] tab.[102] urt-u.
▥ *ALLGEMEINES; M; Schwangerschaft; agg.*

sexuellem Verlangen, mit gesteigertem: arund.[102] kali-bi.[137]

Sitzen agg.: berb. staph.[144]
☞ *M; Sitzen agg.*

Urin, Kontakt mit, agg.: **MERC.** urt-u.[137]

Urinieren:

- **während**: ambr. carb-v. kreos.[102] sil. **Thuj.**
☞ *M; Urinieren; agg.*

- **nach**: alum-sil.[58] **Thuj.**[36]
☞ *M; Urinieren; agg.*

Uriniert, selbst wenn sie nicht: ambr.

Wasser, kaltes, amel.: calad.[137]
☞ M; Baden; amel.; kalt

Wetter, bei kaltem: **Dulc.**[8]

Würmer, durch: calad.[137]
ALLGEMEINES; M; Parasiten, Beschwerden durch • ALLGEMEINES; M; Würmer agg., Beschwerden durch

- **Oxyuren**: calad.[137]

erstreckt sich über den ganzen Körper, Liegen und Sitzen agg.: eupi.[36]

Anus, mit Jucken des: cop.[102] falco-p.[265] med.[304]

Klitoris: sulph.[1]

Labien, zwischen den: agar.[102] **Ambr.**[102] apis[102] **Ars.**[102] arund.[102] berb.[102] bov.[102] **Calad.**[102] **Calc.**[102] **Canth.**[102] carb-ac.[102] **Carb-v.**[102] caust.[5] coff.[102] **Coll.**[102] **CON.**[5] conv.[102] cop.[102] croto-t.[102] dulc.[102] eupi.[36] **Fago.**[102] falco-p.[265] ferr-i.[102] **Graph.**[102] grin.[102] gua.[85] helon.[111] hydr.[102] kali-bi.[111] kali-c.[102] **KREOS.**[102] lil-t.[102] **Lyc.**[102] merc.[26] mez.[102] nat-m.[102] nit-ac.[102] **Orig.**[102] ozone[227] ped.[85] petr.[102] pic-ac.[102] plat.[5] **Rad-br.**[102] rhus-d.[102] **Rhus-t.**[102] rhus-v.[102] scroph-n.[102] **Sep.**[102] spira.[102] staph.[5] **Sulph. Tarent.**[102] tarent-c.[102] tax.[303] thuj.[102] **Urt-u.**[102] xero.[102] zinc.[102]

- **Fluor,** durch: gua.[85]

- **Kratzen** agg.: tax.[303]
☞ M; Kratzen; agg.

- **Menses,** vor: **Merc.**[26]
☞ M; Menses; vor

- **Reiben** amel.: eupi.[36]
☞ M; Reiben; amel.

- **Wasser** agg.: ozone[227]

- **Oberschenkel,** und: kreos.[102]
EXTREMITÄTEN; C; Jucken; Beine; Oberschenkel; Genitalien, in Nähe der

Ovarien: lach.[8] prun.[8]
☞ O; Ovarien

- **links**: lach.[8]
☞ O; Ovarien; links

- **Kratzen** amel. nicht: prun.[8]

Uterus: bell-p.[111] ped.[36]
☞ O; Uterus

Vagina: acon.[102] adam.[222] agar. agn.[5] all-s.[85] alum. alumn. ambr.[102] androc.[222] ant-c.[102] antipyrin.[102] apis[111] arund.[102] aur.[5] **Aur-m.** bor. **Brom. CALAD.**[54] **Calc. Calc-s.** cand-a.[239] **Canth.**[137] carb-ac.[111] cath-a.[264] caust. chel.[5] coff.[5] coll.[102] **Con.**[137] conv.[171] cop. cub.[85] elaps **Ferr-i.** germ.[222] graph. grat.[111] guare.[36] harp.[1184] **Helon.** hydr.[58] **HYDRC.**[1125] ichth.[102] irid.[222] kali-bi.[111] kali-br.[111] **KREOS. Lil-t.** lith-c.[227] **Lyc. Med.**[137] menth.[72] **Merc.** mez. **Morg. NIT-AC.** pitu-a.[164] plat.[5] prot.[193] ratt-n.[204] rhus-t. sabin.[137] scroph-n.[102] sec.[137] **SEP.**[102] sil.[102] stann.[5] staph. sul-ac.[5] **Sulph.** syc-co.[136] tab.[102] **Tarent.** thlaspi[111] thuj.[5] urt-u.[111] zinc.
☞ O; Vagina

- **abends**: **Kreos.**
☞ Z; Abends

- **Baden,** warm, amel.: med.[137]
☞ M; Wärme amel.

- **Koitus,** nach: agar. androc.[222] **NIT-AC.**
☞ M; Koitus; agg.

- **kratzt,** bis es blutet: sec.[137]

- **Menses**:

◦ **vor**: elaps **Graph.**
☞ M; Menses; vor

◦ **während**: **Con.** elaps helon. kreos.
☞ M; Menses; während

◦ **nach**: canth. **Caust.** con. elaps **Kreos.** lyc. mez. sulph.
☞ M; Menses; nach

- **Schwangerschaft,** während: acon.[102] all-s.[85] **Ambr.**[102] ant-c.[102] bor. **CALAD.**[54] **Coll.**[102] ichth.[102] sabin.[137] **Sep.**[102] tab.[102]
ALLGEMEINES; M; Schwangerschaft; agg.

- **sexueller** Erregung, mit: canth.[137]
☞ M; Erregung agg.

- **Urinieren**:

◦ **agg.**: kreos.[137]
☞ M; Urinieren; agg.

◦ **Urindrang,** bei: harp.[1184]

- **tief** sitzend: con.[137]

- **Vagina,** Eingang: med.[304]

beißend: kali-c.[5] lyc.[5]

brennend: **AM-C.** anan. **Aur-m.** berb. calad.[137] **CALC.** kali-br.[8] **Kali-i.** nat-m.[137] nit-ac.[1] senec.[137] sulph.[137] **Urt-u.**

- **Menses,** während: kali-br.[8]
☞ M; Menses; während

heftig, Vagina: pitu-a.[164]

stechend: urt-u.[102]

stellenweise: **All-s.**[36]

unerträglich: **Agar. Am-c. AMBR.** calad.[58] **Calc. Coll.**[8] conv.[38] goss.[8] kreos.[28] lac-f.[56] lach.[85] **Lil-t.**[8] med.[56] psor.[85] sol-t-ae.[85] xero.[72]

wollüstig: adam.[222] **Agar.** arist-cl.[119] arund.[102] bov. **Bufo Calad. Calc. Canth.** cere-s.[36] **Coff. Dulc.**[8] elaps **Kali-br.** kali-c.[1] kreos. **Lach. Lil-t.** neon[222] **ORIG.** par.[36] **PLAT.** sec.[58] **Zinc.**
☞ Kriebeln, wollüstiges

- **Vagina**: adam.[222] **Calad. KREOS. Lil-t.** sec.[58]
☞ O; Vagina • Kriebeln, wollüstiges

KÄLTE, Empfindung von: anh.[119] berb.[137] bor-ac.[102] carb-v.[58] ferr-i. graph.[54] nat-m. petr. plat. puls.[5] sabal.[111] sec.[54] sul-ac.[36] sulph.[58] **Verat.**[5]

Menses, während: plat.
☞ M; Menses; während

Ovar, im linken: ferr-i.
☞ O; Ovarien • O; Ovarien; links

Uterus: petr. sul-ac.[36]
☞ O; Uterus

Vagina: bor-ac.[102] **Graph.**[54] **Nat-m.** sec.[54]
☞ O; Vagina

- **Anämie,** während: **Graph.**[54]

- **Blutung,** bei passiver: **Sec.**[54]

eiskalt, Vagina: bor-ac.[102]

KÄSIGE Ablagerungen, Vulva: **Helon.**

KITZELN:
☞ Ameisenlaufen • Kriebeln

KLEINER, infantil unterentwickelter Uterus: arg.[149] bar-c.[5] calc-p.[111] con.[5] ferr.[5] foll.[1125] helon.[111] iod.[5] phos.[5] senec.[111]
☞ *Entwicklung der Geschlechtsorgane; verzögert •Infantilismus genitalis •Sterilität*

KLIMAKTERIUM:
ALLGEMEINES; M; Klimakterium

KNOTEN in L. majora, brennt beim Urinieren: til.[36]
☞ *Knoten, Knötchen; Labien, Ränder der*

KNOTEN, Knötchen: agar. calc. kreos.[5] **Lac-c.** merc. phos.[1] rhus-t.[58] syph.[58]
☞ *Verhärtungen, Indurationen; allgemeine Arzneien*

Labien, Ränder der: phos.[1]
☞ *O; Labien •Knoten in L. majora, brennt beim Urinieren*

Os uteri: kreos.[5]
☞ *Konkremente, Uterus*

Vagina: **Agar.** syph.[58]
☞ *O; Vagina*

KOITUS:

Abneigung gegen: adam.[222] aether[58] agar. **Agn.** alco.[36] alum. alum-p.[58] am-c. anac.[116] arg.[36] arund.[36] **ASAR.**[162] bar-acet.[36] bar-c.[26] bart.[36] bell.[26] berb. bor.[122] **Brom.** bufo[36] calad. calc. cann-i.[36] cann-s. carb-an. carbn-s. carl.[36] **CAUST.**[54] chlf.[36] chlor.[111] **Clem.** cob-n.[37] coff. con.[122] cub. cur.[54] dam.[122] dig.[36] dios.[36] elaps[36] falco-p.[265] **Ferr. Ferr-m.**[54] ferr-ma. ferr-p. fl-ac. franz.[36] get.[36] granit-m.[194] **Graph.** hell. hep.[36] **Hydr.**[54] ign.[162] indg.[36] iod.[36] jac-c.[36] kali-bi.[36] **Kali-br.** kali-c. kali-chl.[36] kali-n. kali-p. kali-s. lach. lith-c.[227] **LYC.**[5] lyss.[122] mag-c. **Med.** merc-c.[36] morph.[36] myric.[36] naphtin.[36] **NAT-M.**[137] nep.[144] nit-ac.[116] nuph.[36] onos. op. osm.[36] ozone[227] pen.[36] petr. ph-ac.[58] **Phos.** phys.[36] plat. plb. podo.[58] polyg.[54] **Psor.** puls. ran-s. rhod. rhodi.[36] rumx.[36] sabad.[5] sabin.[5] **SEP.** spirae.[36] stann. staph. stram. sul-ac. **Sulph.**[122] sumb.[36] tab.[36] tarent. teucr.[5] thal.[149] ther.[36] thuj. upa.[36] ust.[36]
☞ *Sexualtrieb; Verlangen, sexuelles; fehlt •Sexualtrieb; Verlangen, sexuelles; unterdrückt •Sexualtrieb; Verlangen, sexuelles; vermindert •Vaginismus* *GEMÜT; C; Geschlecht, Abneigung gegen das*

- **vormittags**: phys.[36]
- **abends**: dios.[36]
  ☞ *Z; Abends*
- **nachts**: bufo[36]
  ☞ *Z; Nachts*
- **anämische** Frauen: **Nat-m.**[54]
- **Geburt,** seit der letzten: **Lyss.**[122]
- **Klimakterium,** im: **Con.**[122]
  ALLGEMEINES; M; Menopause, Beschwerden in der; Klimakterium, im
- **lachen,** muss, in Gegenwart von Männern: ozone[227]
- **Leukorrhö,** mit: **Caust.**[54]
  ☞ *M; Leukorrhö; mit*
- **Menses**:
  - **vor**: bar-c.[26] bell.[26]
    ☞ *M; Menses; vor*
    - **morgens**: bell.[26]
      ☞ *Z; Morgens*
  - **nach**: arund.[36] bart.[36] berb. **Caust.** kali-c. nat-m. **Phos.** sep. sul-ac.
    ☞ *M; Menses; nach*
- **schmerzhaftem** Orgasmus, wegen: nat-m.[137]
- **Uterusektomie,** nach: ign.[162]
- **Vaginitis,** bei: **Cur.**[54]

Empfindung wie nach Koitus: am-m.[36] glon.[36] kreos.[10] lach.[36] lyc.[36]
- **Mitternacht,** nach: lyc.[36]
  ☞ *Z; Mitternacht, nach*
- **Erwachen,** beim: am-m.[36]
  ☞ *M; Erwachen; agg.*
- **Schlaf- und Wachzustand, zwischen**: kreos.[10]
- **wollüstig**:
  ☞ *Kriebeln, wollüstiges*

Empfindungslosigkeit der Vagina:
☞ *Empfindungslosigkeit der Vagina*

Höhepunkt:
☞ *Orgasmus*

Lustgefühl, Orgasmus:
- **fehlt**: agn.[58] alum. alum-p.[58] anac.[116] arg.[149] **Berb. Brom.** cael.[149] calad. calc. cann-i.[36] cann-s. **CAUST.**[85] falco-p.[265] **Ferr. Ferr-m. Graph. Kali-br.**[122] **Lyc.**[122] lyss. **Med.** nat-c.[184] **Nat-m.** nep.[149] nit-ac.[116] onos. **Phos.** pitu-a.[164] plat. pneu.[149] psor.[58] puls. rhodi.[36] **SEP. Sulph.**[122] thala.[149] thiop.[149]
  ☞ *Empfindungslosigkeit der Vagina •Taubheit, Empfindung von; Vagina; Koitus, beim*
  - **außer** nach Menses: caust.[85]
- **gesteigert**: agn.[5] ambr.[5] cann-s.[36] falco-p.[265] lach.[5] nat-m.[5] nit-ac.[36] stann.[5] sulph.[5]
- **übermäßig**: **Fl-ac.** nat-m. nit-ac.
- **vermindert**: bart.[36] ferr-p.[58] plat.[36] sep.[36] tarent.[36]

schmerzhaft: alumn. ange-s.[149] apis[54] **ARG-N.** bell. **Berb.** bor.[5] calc.[5] **Calc-p.** coff. cupr.[210] falco-p.[265] **Ferr.**[122] ferr-m. ferr-p. ham. **Hep. Hydr.**[122] ign. **Kali-bi. Kali-c. Kreos. Lyc.**[58] **LYSS.** merc-c.[5] morg.[136] **NAT-M.**[122] **PLAT.**[54] **Rhus-t. Sabin.**[122] **SEP.**[122] sil. **Staph. Sulph. Thuj.**
☞ *Vaginismus •Schmerz; Vagina; Koitus;*
- **Spannung,** durch: cupr.[210]
- **Trockenheit,** durch: ferr.[122] lyc.[58] **Nat-m.**[122] **Sep.**[122]

Unterbrechung des Koitus, Beschwerden durch: bell-p.[116]
ALLGEMEINES; M; Koitus; interruptus

verweigert ehelichen Koitus: con.[30] lyc.[30] sep.[30]
GEMÜT; C; Geschlecht, Abneigung gegen das

KONDYLOME: ant-t.[31] arg-n.[58] aur.[102] **Calc.**[58] calen.[102] chr-ac.[31] cinnb.[58] cub. cypra-e.[227] euphr. graph. jac-c.[1125] kreos.[83] lach.[83] **Lyc.** med.[102] **Merc.**[31] merc-d.[83] **NAT-S.** neon[222] **NIT-AC.** ph-ac.[31] phos.[58] **Sabin. Sars.** sec.[5] sep.[5] **Staph.** sulph.[83] syph.[111] tarent. **THUJ.**[83]
☞ *Auswüchse, Geschwülste •Molen, Uterus •Tumoren, Gewächse; allgemeine Arzneien*

Klitoris, auf oder im Bereich der: thuj.[83]

Labien: aur.[102] med.[102] sulph.[83] **Thuj.**[102]
☞ *O; Labien*

Uterus: **Calc.**[83] **Calen.**[102] cub. graph. **Kreos.**[83] lach.[83] **Merc.**[83] **Nit-ac.**[83] sec.[5] tarent.[83] **THUJ.**[5]
☞ *O; Uterus*

- **Cervix**: kreos.[83] merc.[83] nit-ac.[83] tarent.[83] thuj.[83]
☞ *O; Uterus; Cervix*

- **Os** uteri: calc.[83] calen.[102] kreos.[83] merc.[83] nit-ac.[83] sec.[5] **Thuj.**[5]

◦ **extern**: calen.[102]

Vagina: ant-t.[31] calc.[31] cypra-e.[227] lyc.[5] med.[83] merc.[31] **Nit-ac. Phos.** sep.[5] **Staph.** tarent. **THUJ.**
☞ *O; Vagina*

Blumenkohlgewächse: **NIT-AC.** phos.[58]

bluten leicht, Vagina: calc.[58] **Phos.**

gestielt: **Lyc.**

juckend: euphr. **Lyc. Sabin.**

stechend und brennend, Os uteri, beim Urinieren: thuj.[83]

trocken: **Lyc.**

weich, Rot und fleischig: **NAT-S.**
ALLGEMEINES; C; Tumoren; fleischig

KONKREMENTE, Uterus:
☞ *Knoten, Knötchen; Os uteri • Verhärtungen, Indurationen; allgemeine Arzneien; • Verhärtungen, Indurationen; allgemeine Arzneien;*

blutig oder bluthaltig: nit-ac.[34] phos.[34] stront-c.[34]

Empfindung wie durch:
☞ *Verknotet, Empfindung wie, Uterus*

lymphatisch: sul-ac.[34]

KONTRAKTIONEN:

allgemeine Arzneien: acon. aml-n. art-v.[85] bell. berb.[102] cact.[58] calc-p. carb-v.[36] caul.[54] cham. chin.[5] chin-s. cimic.[54] cob-n.[149] **Cocc.** con. corv-c.[258] cupr. cur. erig.[108] goss.[25] ham.[111] hist.[119] hyos. ign.[5] kali-c. kali-i.[36] kreos. **Lac-c.** lach. lob.[111] lyc. morph.[54] murx. nat-m. nux-m.[54] nux-v. par.[54] phyt.[36] pitu-p.[119] plat. plb.[5] puls. rhus-t. **Sabin.**[31] sec.[36] sep. staph. sulph. tarent.[36] thuj.[54] vib. xan.
ALLGEMEINES; C; Strikturen, Stenosen, Zusammenziehungen; allgemeine Arzneien

- **Leukorrhö,** bei: chin.[5]
☞ *M; Leukorrhö; mit*

- **Uterus**: acon. aml-n. art-v.[85] **Bell.** cact. **Calc-p.** caul. cham. chin-s. cimic. cob-n.[149] cocc. con. corv-c.[258] cupr. cur. erig.[108] goss.[25] hist.[119] hyos. ign.[5] kali-c. kali-i.[36] kreos.[5] lac-c. lach.[54] lyc. morph.[54] murx. nat-m. nux-m.[54] nux-v. par.[54] phyt.[36] pitu-p.[119] plat. **Puls.** rhus-t. sabin.[31] sec.[36] sep. staph. sulph. tarent.[36] thuj.[54] vib. xan.
☞ *O; Uterus • Ergriffen und wieder losgelassen, Empfindung wie, Uterus • Zusammenschnüren, Empfindung von; Uterus*

◦ **Hand,** spürbar unter der: phyt.[36]

◦ **Leukorrhö,** bei: ign.[5]
☞ *M; Leukorrhö; mit*

◦ **Menses**:

◦ ◦ **vor**: caul. cimic. cur.
☞ *M; Menses; vor*

◦ ◦ **während**: **Bell. CACT. Puls. Staph.**
☞ *M; Menses; während*

◦ ◦ **nach**: kreos.[5]
☞ *M; Menses; nach*

◦ **Schwangerschaft,** während: art-v.[85]
ALLGEMEINES; M; Schwangerschaft; agg.

◦ ◦ **heftig**: art-v.[85]

◦ **verhindert** durch sykotische, syphilitische Affektionen: thuj.[54]
ALLGEMEINES; C; Sykose, sykotische Konstitution

◦ **Wehen,** Entbindung, während, schmerzlos: goss.[25]
☞ *M; Wehen, Entbindung; während*

◦ **Cervix**: cob-n.[149] kali-i.[36]
☞ *O; Uterus; Cervix*

◦ **Os** uteri, mit Hals- und Herzsymptomen, während Wehen, Entbindung: lach.[54]
HERZ KREISLAUF; M; Uterus, mit Beschwerden des

- **Vagina**: berb.[102] ham.[111] **Kreos. Plb.**[5] **Sep.**
☞ *O; Vagina • Vaginismus*

◦ **Aufstehen** vom Sitzen, beim: kreos.
☞ *M; Aufstehen, bei oder nach; Sitzen, vom*

- **heftig,** Fundus uteri, mit Kontraktionen des Os uteri: caul.[54]

- **intensiv,** aber unvollständig, Uterus, Wochenbett: par.[54]
ALLGEMEINES; M; Wehen, Entbindung; Wochenbett, im

- **krampfartig,** spasmodisch, Uterus: acon. aml-n. **Bell.** cact. caul. cimic.[54] con. hyos. lach. lyc. morph.[54] sec. vib. xan.

◦ **Os** uteri, während Wehen, Entbindung: acon. aml-n. **BELL.** cact. **CAUL. CIMIC.**[54] con. hyos. lach. lyc. morph.[54] sec. vib. xan.
☞ *Rigidität, während Wehen, Entbindung; Os uteri*

◦ ◦ **erst** dilatierbar, dann plötzlich durch Krampf verschlossen: cimic.[54]

- **Sanduhrkontraktionen**: **BELL.** cact.[58] **Cham. Cocc.** con. cupr. erig.[108] hyos. **Kali-c.** nux-v. **Plat.** puls. rhus-t. sabin.[31] **Sec. Sep.** sulph.
☞ *Sterilität; Sanduhrkontraktionen, durch • Schmerz; Wehen, Geburtswehen; allgemeine Arzneien; Sanduhrkontraktionen*

- **schwache,** Uterus, bei Blutung: caul.[54] nux-m.[54]

- **ungeeignete,** Uterus, Wochenbett: cimic.[54]
ALLGEMEINES; M; Wehen, Entbindung; Wochenbett, im

- **unregelmäßig,** Uterus, nach Abort: sec.[36]

Empfindung von Kontraktionen, bei Entbindung: acon.[54]
ALLGEMEINES; C; Strikturen, Stenosen, Zusammenziehungen; Empfindung von Zusammenziehung

KRABBELN:
☞ *Ameisenlaufen*

KRAMPF, Spasmus:
☞ *Vaginismus • Schmerz; krampfartiger, klemmender Schmerz*

KRÄMPFE, Spasmen

Entbindung, nach der:
☞ *M; Wehen, Entbindung; Wochenbett, im ▥ ALLGEMEINES; M; Wehen, Entbindung; Wochenbett, im • ALLGEMEINES; C; Konvulsionen; Weiblichen Genitalien, Zusammenhang mit; Wehen, Entbindung;*

Uterus:
☞ *O; Uterus • Schmerz; krampfartiger, klemmender Schmerz; Uterus*

Vagina:
☞ *O; Vagina • Vaginismus*

KRAUROSIS:
☞ *Atrophie; Vagina, Kraurosis vaginae • Atrophie; Vulva, Kraurosis vulvae*

KREBS, Karzinom: alum.[54] alumn. amor-r.[149] anan.[36] apis arg.[58] arg-n. **Ars.**[102] ars-i. asaf.[58] aug.[34] aur.[5] aur-ar.[58] aur-m-n.[54] aur-s.[58] bell.[102] benzoq.[110] bov.[102] brom. bry.[5] bufo buni-o.[149] cadm.[110] cadm-i.[110] cadm-o.[110] cadm-s.[110] calc. calc-ar.[58] calc-f.[110] calc-o-t.[102] calc-s.[102] calen.[8] calth.[102] camph.[8] cand-a.[239] canth.[5] carb-ac.[46] carb-an.[102] carb-v. carbn-s. carc.[72] caust.[31] cham.[5] chin.[5] cholin.[1125] cic. cinnam.[85] cist.[137] clem.[5] cocc.[5] con.[102] crot-h.[102] cund.[122] elaps[171] equis.[85] erod.[110] ferr.[5] ferr-i.[122] fuli.[102] graph. hep.[122] hir.[149] hist.[149] hoit.[149] hydr.[122] iod.[8] irid.[102] kali-ar. kali-bi.[102] kali-c.[85] kali-i.[36] kali-p.[102] kali-s.[102] kaol. kreos.[8] lach.[102] lap-a.[110] laur.[85] lyc. mag-m.[5] mag-p.[102] med.[56] merc.[5] merc-i-f. methyl.[110] murx. nat-c. nat-cac.[102] nat-m. nat-sil.[58] nit-ac. nux-v.[5] ol-an.[110] ov.[102] pall.[39] paro-i.[149] phos. phyt. plat.[5] polyp-n.[1125] psor.[56] psoral.[142] puls.[5] rheum[5] rhus-t.[5] rob.[36] ruta[5] sabin.[102] sang. sars.[5] sec.[5] sep. sil.[122] staph. sul-ac.[184] sul-i.[58] sulph. tarent.[137] tarent-c.[102] thiosin.[110] thlaspi[102] thuj.[102] thymol.[149] tril.[102] ust.[102] zinc.
☞ *Tumoren, Gewächse; allgemeine Arzneien ▥ ALLGEMEINES; C; Krebs und krebsartige Leiden*

Labien: ars.[102] camph.[8] con.[102] thuj.[102]
☞ *O; Labien*

Ovarien: alumn.[39] ars. aur-m-n.[110] carb-an.[184] **Con.** graph. kreos. **Lach.** med.[56] pall.[39] psor.
☞ *O; Ovarien*

Uterus: alum.[54] alumn. amor-r.[149] anan.[36] apis **Arg. Arg-n. ARS. ARS-I.** asaf.[58] aug.[34] **AUR.**[5] aur-ar.[58] **Aur-m-n.**[54] aur-s.[58] **BELL.**[102] benzoq.[110] bov.[102] brom. bry.[5] **Bufo** buni-o.[149] cadm.[110] cadm-i.[110] cadm-o.[110] cadm-s.[110] **Calc.** calc-ar.[58] calc-f.[110] calc-o-t.[102] calc-s.[102] calen.[8] calth.[102] cand-a.[239] canth.[5] carb-ac.[46] **CARB-AN.**[102] **Carb-v.** carbn-s. carc.[72] caust.[31] cham.[5] **CHIN.**[5] cholin.[1125] cic. cinnam.[85] cist.[137] **CLEM.**[5] cocc.[5] **CON.**[108] **Crot-h.**[102] cund. elaps[171] equis.[85] erod.[110] **FERR.**[5] fuli.[102] **GRAPH.** hep.[137] hir.[149] hist.[149] hoit.[149] **HYDR.**[46] **IOD.**[8] irid.[102] kali-ar. kali-bi.[102] kali-c.[85] kali-i.[36] kali-p.[102] kali-s.[102] kaol. **KREOS.**[102] **LACH.**[102] **Lap-a.** laur.[85] **LYC. MAG-M.**[5] mag-p.[102] med.[56] **MERC.**[5] **Merc-i-f.** methyl.[110] **MURX. Nat-c.** nat-cac.[102] **Nat-m.** nat-sil.[58] **Nit-ac.** nux-v.[5] ol-an.[110] ov.[102] paro-i.[149] **PHOS. Phyt. PLAT.**[5] polyp-n.[1125] psor.[56] psoral.[142] **PULS.**[5] rheum[5] **Rhus-t.**[5] rob.[36] ruta[5] **SABIN.**[102] sang. **SARS.**[5] **SEC.**[5] **SEP. SIL. Staph.** sul-ac.[184] sul-i.[58] sulph. tarent.[137] tarent-c.[102] thiosin.[110] thlaspi[102] **THUJ.**[102] thymol.[149] tril.[102] ust.[102] **Zinc.**
☞ *O; Uterus • Tumoren, Gewächse; allgemeine Arzneien; Uterus*

- **Blutung,** mit: bell.[102] cadm.[110] crot-h.[102] elaps[171] kreos.[102] lach.[102] sabin.[102] **Thlaspi**[102] ust.[102]

◦ **schwarz**: cadm.[110] elaps[171]

- **Kummer,** nach: aur-m-n.[185]
☞ *M; Kummer, nach*

- **Sykose,** durch: thuj.[8]
▥ *ALLGEMEINES; C; Sykose, sykotische Konstitution*

- **Cervix**: anan.[36] arg.[58] carb-an.[102] con.[108] hir.[149] hist.[149] hydr.[46] iod.[8] kali-i.[36] kreos.[102] nat-sil.[58] tarent.[137] thuj.[102]
☞ *O; Uterus; Cervix • Erosion, Cervix uteri • Granulation, granulierte Schleimhaut; Uterus, Cervix • Wundheit, Exkoriation; Uterus; Cervix*

- **Mammae,** und: **Aur-m-n.**[54]

Vagina: cund.[122] **Ferr-i.**[122] hep.[122] hydr.[122] **KREOS.**[8] sil.[122]
☞ *O; Vagina*

brennend, stechend, Uterus: lap-a.[110]

Epitheliom, Uterus: arg.[58]

präkanzerös, Uterus: cand-a.[239] hir.[149]

- **Cervix**: hir.[149]
☞ *O; Uterus; Cervix*

schnell wachsend, Uterus: cadm.[110]

Scirrhus:

- **Uterus**: **ALUM.**[54] **Alumn.** anan. **Arg. Ars.** aug.[34] aur. aur-m-n. bell.[34] carb-an.[34] chin.[34] **CON.** kreos. lyc. mag-m. phos. **Phyt.** rhus-t. rob.[36] sep. staph.
☞ *O; Uterus*

- **schmerzhaft,** bei leichter Berührung, Vagina: kreos.[8]

KRIEBELN, wollüstiges: agar. **Alum.** am-m.[10] ambr.[5] apis bov. bufo cadm-s.[36] calc.[116] **Calc-p.**[26] cann-i.[36] canth. cere-s.[36] coff. elaps fl-ac.[36] irid.[222] **Kali-br.** kali-c.[1] kreos.[10] lac-eq.[204] lach. lil-t. lyc. meth-ae-ae.[36] mosch. nat-m.[1] **Nux-v. ORIG.** par.[36] petr.[1] **Phos. PLAT.**[122] raph. **Stann.**[54] staph. sul-ac.[10] tarent.
☞ *Ameisenlaufen • Erregbarkeit der Genitalien • Jucken; wollüstig • Jucken; wollüstig; ▥ ALLGEMEINES; C; Prickeln, Empfindung von; Äußerlich*

morgens: kreos.[10]
☞ *Z; Morgens*

Angst, während: **Plat.**[54]
▥ *GEMÜT; M; Angst, Beängstigung, Beschwerden durch*

- **Herzklopfen,** und: plat.[54]

Bewusstlosigkeit, bei partieller: meth-ae-ae.[36]

Erwachen, beim: am-m.[10] kali-c.[10]
☞ *M; Erwachen; agg.*

Gehen amel.: nat-m.[1]
☞ *M; Gehen; amel.*

Koitus, beim: kali-c.[1] nat-m.[36]
☞ *M; Koitus; agg.*

Kratzen des Arms, beim: **Stann.**[54]
☞ *M; Kratzen; agg.*

Menses, vor und während: calc.[116] calc-p.[26] kali-c.[10]

Orgasmus, mit: sul-ac.[10]

Sitzen, beim: nat-m.[1]
☞ *M; Sitzen agg.*

Traum, im: sul-ac.[10]

erstreckt sich zum Abdomen: plat.[122]

Klitoris, ohne sexuelles Verlangen: irid.[222]

Ovar, links, nach Menses: lac-eq.[204]
☞ *M; Menses; nach • O; Ovarien • O; Ovarien; links*
ALLGEMEINES; C; Prickeln, Empfindung von; Innerlich

KUGEL, Ball, Empfindung wie durch:
ALLGEMEINES; C; Kugel, Empfindung wie von einer, innerlich

erstreckt sich aufwärts, Globus: lach.[5] plb.[5]

Uterus: raph.[36] ust.[137]
☞ *O; Uterus • Fremdkörper, Empfindung wie von einem, im Uterus*

heiß, Uterus, steigt auf zum Hals: raph.[36]
ALLGEMEINES; C; Kugel, Empfindung wie von einer, innerlich; heiße Kugel

Luft, aus, die durch die Klitoris entweicht: bros-g.[259]

schwer, Ovar, rechts: carb-an.
☞ *O; Ovarien; rechts*

Wasser- oder Luftblase, Vagina: lac-lox-a.[204]
ALLGEMEINES; C; Blubbern, Wallen, feinem Pochen, Empfindung von

Watteböllchen, wie, Vagina: pulx.[137]

LAGE, falsche, des Fötus: **Acon.**[54] arn.[54] cimic.[809] **PULS.**[5] sabin.[5] **Sec.**[5]
☞ *Entbindung; verzögert;*

quer, Empfindung, als läge er: **Arn.**[54]

LOCHIEN: abrot.[36] acon. alet. aral.[122] arn.[5] ars.[5] art-v.[85] bamb-a.[1184] bapt.[58] bell. bell-p.[111] benz-ac. bov.[5] brom.[5] bry. buni-o.[149] calc. camph. carb-ac.[54] carb-an. carb-v. caul. caust.[102] cham.[116] chin. chr-ac.[54] cimic. coff.[5] coloc. con.[85] croc. crot-h. croto-t.[102] dulc.[54] echi.[102] erig.[54] ferr.[54] guare.[36] ham.[111] hedeo.[25] helon. hep.[5] hoit.[149] hyos. ign. ip.[5] kali-c.[5] kali-chl.[137] kali-p.[85] kreos. lac-c.[137] lach. leon.[102] lil-t. lyss.[85] merc.[58] mill.[54] mur-ac.[58] nat-c. nat-m. nit-ac.[102] nux-v. oci-s.[119] op.[54] par.[54] phyt.[85] plat.[5] psor. puls. pyrog. rhus-t. ruta[5] sabin.[102] sal-ac.[54] **Sec.** senec.[85] sep. sil.[54] stram. sulph. ter.[111] tril. ust.[54] verat.[54] verat-v.[54] xan. zinc.[5]
☞ *Fluor, Ausfluss*

nachts agg.: **Merc.**[54]
☞ *Z; Nachts*

Abort, nach: ruta[36]
ALLGEMEINES; M; Abort, Beschwerden nach

Bewegung agg.: erig.[102]
☞ *M; Bewegung; agg.*

Stillen, beim: **Sil.**[102] ust.[56]
☞ *M; Stillen agg.*

abnorm: bell.[5] bov.[5] brom.[5] bry.[5] calc.[5] carb-an.[5] chin.[5] coloc.[5] con.[5] croc.[5] hep.[5] hyos.[5] merc.[5] nux-v.[5] **Plat.**[5] **Puls.**[5] **Rhus-t.**[5] **Sec.**[5] sep.[5] verat.[5] zinc.[5]

blutig: acon. arn.[5] bell.[5] bry. buni-o.[149] **Calc.** caul. **Cham.** chin.[5] chr-ac.[102] crot-h.[111] erig. ham.[111] ip.[5] kreos. nit-ac.[102] pyrog.[102] rhus-t. **Sec.**[5] sep.[5] sil. **Tril.**[111] ust.[111]
☞ *rot*

- **Bewegung,** nach geringster: erig.
☞ *M; Bewegung; agg.*

- **Stillen,** beim: **Sil.**
☞ *M; Stillen agg.*

- **werden** wieder blutig, nachdem sie bereits hell waren: **Calc. ERIG. Kreos. Rhus-t.** sil.

braun: **Carb-v. Kreos.** pyrog.[85] **Sec.**

dunkel: caul.[102] caust.[102] **Cham. Chin. Croc.**[8] **KREOS.** nit-ac.[102] **Plat.** pyrog.[102] **SEC.** ust.

- **fadenziehend,** und: **Croc.**[8]

dünnflüssig, wässrig: bell. **Carb-an.** cimic. lach. **Pyrog. Rhus-t. Sec.** ust.[54]
☞ *jauchig*

- **teilweise** verklumpt: **UST.**[54]

eitrig: **Chin.**[54] **Lach.**[54] sulph.[58]

erschöpfend: brom.[5] bry.[5] **Calc.**[5] carb-an.[46] cham.[5] con.[5] croc.[5] hep.[5] **Plat.**[5] **Puls.**[5] **Rhus-t.**[5] **Sec.**[5] sep.[5]

frei wegfließen, als würden sie: hedeo.[111]

grün: lac-c.[137] sec.[111]

gussweise: erig.[102] **Plat.**
☞ *reichlich*

- **Bewegung** agg.: erig.[102]
☞ *M; Bewegung; agg.*

heiß: bell.

intermittierend: **Calc.** con.[102] **Kreos. Plat.** pyrog.[102] rhus-t. sulph.[102]

jauchig: **Carb-an.** lach.[85] rhus-t. **Sec.**
☞ *dünnflüssig, wässrig*

käsig: bell.[111]

klumpig: **Chin.**[54] cimic. ferr.[54] **KREOS.** ust.[54]

- **teilweise**: ferr.[54] **UST.**[54]

lang dauernd, zu:
☞ *verlängert*

milchig: **Calc. Puls. Sep.**
☞ *weiß*

reichlich: abrot.[36] acon. benz-ac.[36] brom.[5] bry. buni-o.[149] **Calc.**[5] carb-an. **Cham.** chin. **Coff. Con. Croc.** erig. hep. lil-t. mill. **Nat-c.** nat-m.[58] nux-v.[5] oci-s.[119] **Plat.** puls. **Rhus-t. Sec.** senec. sep.[5] **SIL.**[54] sulph. tril. **Ust.** xan.
☞ *gussweise*

rot: acon. bry. calc. chin. psor. **Sil.** sulph.
☞ *blutig*

scharf, beißend: bapt. **Carb-an.** con. **KREOS.** lil-t. **Merc. Nit-ac.**[102] plat. **Pyrog.** rhus-t. **Sep. Sil.**
☞ *Fluor, Ausfluss; scharf, wundmachend*

spärlich: **Acon.**[54] **Bell.** bry. cham.[102] coloc. dulc. guare.[36] lach.[85] mill.[54] **Nux-v. PULS. Pyrog.**[58] **SEC.** stram. **Sulph.**

übelriechend, stinkend: acon. ars.[5] **Bapt.**[111] **Bell.**[5] **Bry.** carb-ac.[111] **Carb-an.**[5] **Carb-v. Chin. CHR-AC.**[54] **Crot-h.** croto-t.[102] **Echi.**[111] erig.[102] kali-chl.[137] **KALI-P.**[137] **KREOS.** lach.[5] nit-ac.[102] nux-v. oci-s.[119] **Pyrog.**[58] **Rhus-t.**[5] **Sal-ac.**[54] **SEC.**[5] **Sep.** sil. stram. sulph. xan.[54]

- **Schwäche,** mit großer: bapt.[25]

- **faulig**: **Ars.**[5] bapt.[111] **Bell.**[5] carb-ac.[111] **CARB-AN.**[5] echi.[111] kali-chl.[137] kali-p.[137] **Kreos.** lach.[5] **Pyrog.**[58] rhus-t.[5] **Sec.**[5]

- **kadaverartig**: stram.

unterdrückt: **Acon.** alet. aral.[122] art-v.[85] bapt.[58] **Bell.**[5] **BRY. Camph. Carb-ac.**[54] caul. **Cham.**[116] **Chin. Cimic.** coff.[5] coloc. con.[85] **Dulc.**[54] echi.[102] hedeo.[25] **Hep.**[5] **Hyos.** ign. kali-c.[5] kali-p.[85] leon.[102] lyss.[85] merc.[58] mill.[54] mur-ac.[58] **Nux-v.** op.[54] par.[54] phyt.[85] **Plat.**[5] psor. **PULS. PYROG.** ruta[5] **Sec.**[54] senec.[85] sil.[54] **Stram. SULPH. TER.**[111] **Verat.**[54] verat-v.[54] **Zinc.**[5]

<> - **Abort,** nach: ruta[5]

- **Ärgernis,** nach: acon. cham.[116] coloc.
  ☞ *M; Zorn, nach* ▥ *GEMÜT; M; Zorn, Beschwerden durch*
- **Entrüstung,** nach: coloc.[85]
  ☞ *M; Entrüstung agg.*
- **Erregung,** durch: cimic.
  ☞ *M; Gemütsbewegungen, nach* ▥ *GEMÜT; M; Erregung; Beschwerden durch; Allgemeinsymptome*
- **Feuchtigkeit,** durch: **Dulc.**[54]
- **Fieber,** mit: **Acon.**[54] mill.[54] sec.[54]
- **Kälte,** durch: **Acon. Bry.** cham. **Cimic. Dulc. PYROG. Sulph.**
- **Kummer,** durch: ign.
  ☞ *M; Kummer, nach*
- **Schreck,** Furcht, durch: acon. ign. op.[54]
  ▥ *GEMÜT; M; Schreck oder Furcht, Beschwerden durch*
- **sexuellem** Verlangen, mit gesteigertem: **Verat.**[54]
- **Tympania** uteri, mit: aral.[122]
- **Zorn,** durch: cham.[116] coloc.
  ☞ *M; Zorn, nach*
- **Zugluft,** durch: **Verat-v.**[54]
  ▥ *ALLGEMEINES; M; Zugluft; agg.*

verlängert: **Bamb-a.**[1184] bapt. bell. bell-p.[111] benz-ac. **Calc.** carb-ac.[137] **CARB-AN.**[137] caul. **Chin.** croc. helon. hep. **Kreos.** lil-t. merc.[58] mill.[102] **NAT-M. Plat. Rhus-t.** sabin.[102] **SEC. SENEC.** sep. sulph. tril. ust.

- **Gliedern,** mit tauben: carb-an.[137]

weiß: **Nat-m. Puls. Sep.** sulph.
  ☞ *milchig*

wiederkehrend: acon. **Calc.** erig.[54] helon. **Kreos. Psor. Puls. Rhus-t.** senec. sulph.

- **Bewegung,** nach geringster: **Erig.**[54]
  ☞ *M; Bewegung; agg.*

LOCKER, Empfindung wie: hedeo.[111] lil-t.[36]
  ☞ *Flattern, Empfindung von, linkes Ovar* ▥ *ALLGEMEINES; C; Locker, lose, Empfindung wie*

Ovarien, Empfindung, als würden sie wackeln, beim festen Auftreten mit dem rechten Fuß: lil-t.[36]
  ☞ *O; Ovarien*

LUFT, Abgang von, Flatus, aus der Vagina: apis **Bell. BROM.**[85] **Calc.** carc.[162] chin. germ.[222] hyos. kreos. **Lac-c. LYC. Mag-c. Nat-c.** nicc. **Nux-m.**[54] **Nux-v.** orig. orig-v.[25] **PH-AC. Sang.**[137] **Sep.** sulph. tarent.

Abdomen, mit aufgetriebenem: sang.[137]

Blutung, mit uteriner: nux-m.[54]

Koitus, nach: germ.[222]
  ☞ *M; Koitus; agg.*

Menses, während: brom. kreos. nicc.
  ☞ *M; Menses; während*

◉ **laut**: brom.[85]

LUSTGEFÜHL, fehlendes:
  ☞ *Koitus; Orgasmus, Lustgefühl;*

MADENWÜRMER:
  ☞ *Oxyuren*

MASKULINISIERUNG:
  ☞ *Virilismus*

MASTURBATION:

Beschwerden durch:
  ▥ *ALLGEMEINES; M; Masturbation, Beschwerden durch*

Neigung zu: agn.[58] ambr.[186] **Anac.**[85] anan. anh.[149] **Apis**[85] aster.[144] aur-ar.[58] bamb-a.[1184] bani-c.[1237] bell-p.[85] bufo **Calad.**[102] calc.[85] **Calc-p.**[61] cann-i.[186] **CANTH.**[809] carc.[149] caust.[122] **Chin.**[85] cina[20] cocc.[54] coff.[122] dys-co.[136] fl-ac.[186] **Gels. Grat.**[85] haliae-lc.[222] hyos.[187] **Kali-br.**[85] kali-p.[56] lac-c.[186] lac-cpr.[186] **Lach.**[186] lat-h.[301] lil-t.[111] lyss.[186] med.[122] merc.[186] mosch.[186] **Nat-m.**[85] **Nux-v.**[54] op.[36] **ORIG.**[102] **ORIG-V.**[809] **Ph-ac.**[186] **Phos.**[186] pic-ac.[85] **Plat.** puls. raph.[36] salx-n.[85] sec.[58] sep.[8] stann.[20] **STAPH.**[85] stram.[186] **Sulph.**[85] tarent.[85] thuj.[85] **Tub.**[186] ust.[85] verat.[809] **Zinc.**[5]
  ☞ *Fasst sich an die Genitalien • Hält sich die Vulva • Sexualtrieb; Verlangen, sexuelles; heftig;*

- **Kindern,** bei: ambr.[186] calad.[102] calc-p.[61] cann-i.[186] carc.[149] cina[20] dys-co.[136] fl-ac.[186] grat.[85] **Hyos.**[187] lac-c.[186] lac-cpr.[186] **Lach.**[186] lyss.[186] **Med.**[122] **Merc.**[186] mosch.[186] orig.[102] orig-v.[25] ph-ac.[186] **Phos.**[186] sep.[8] stann.[20] staph.[85] stram.[186] tub.[186] verat.[809] zinc.[102]
  ▥ *ALLGEMEINES; M; Kindern, Beschwerden bei*
  - **Pruritus** vulvae, durch: **Calad.**[102] cina[20] **Orig.**[102] **Zinc.**[102]
  - **skrofulöse**: calc-p.[61]
- **Menses,** während: zinc.[5]
  ☞ *M; Menses; während*
- **Reizung,** durch nervöse: raph.[36]
- **Schlaf,** im: haliae-lc.[222]
  ☞ *M; Schlaf; agg.*
- **sexuelles** Verlangen, durch heftiges:
  ☞ *Sexualtrieb; Verlangen, sexuelles; heftig; Masturbation, treibt sie zur*

MEMBRAN auf den Labien: helon.[111] tarent.[111]

MENARCHE:

verzögert:
  ☞ *Menses; Menarche, verzögerte*

vorzeitig:
  ☞ *Menses; Alter, vor dem üblichen*

MENOPAUSE, vorzeitige: absin.[102] arist-cl.[144] **Bamb-a.**[1184] excr-can.[269] lepro.[197]

MENORRHAGIE:
  ☞ *Menses; lang dauernd • Menses; reichlich;*

MENSES:

abwechselnd mit blutigem Ausfluss: tarent.[54]
☞ *A; Abwechselnd mit*

tagsüber, nur: **ABIES-N.**[103] bor.[102] cact. carb-an.[102] **Caust.** coff. cycl. cymbo-ci.[2184] ham. kali-c.[5] **Lil-t.**[102] nux-v.[85] ozone[227] **PULS.**[54] sabin.[5] sep.[102]

- **Gehen,** hauptsächlich beim: **PULS.**[54]
☞ *M; Gehen; agg.*

Tag und Nacht: nat-m.[26]

morgens: am-m. **Bor.**[137] **Bov.** carb-an. glon.[36] lil-t.[8] mag-c.[137] phel. plat.[36] sep. sulph.
☞ *Z; Morgens*

- **und** abends, nur: lil-t.[8] **Phel.**
- **weniger** während des Tages: am-m.
- **nur**: bor.[137] **Bov.** carb-an. lil-t.[8] mag-c.[137] **SEP.**
  - **Aufstehen,** beim: mag-c.[137]
☞ *M; Aufrichten, Aufstehen agg.*
- **Aufstehen,** beim: plat.[36]
☞ *M; Aufrichten, Aufstehen agg.*
- **Gehen,** beim: glon.[36]
☞ *M; Gehen; agg.*

vormittags, nur: lycps. nat-s.

mittags: coca[36] mag-c.[36]
☞ *Z; Mittags*

nachmittags:
☞ *Z; Nachmittags*

- **agg.**: ferr. lyc. mag-c.[36] nat-s.
  - **Gehen,** nur beim: nat-s.
☞ *M; Gehen; agg.*
- **hören** nachmittags auf: **Mag-c.**

abends:
☞ *Z; Abends*

- **nur**: coc-c.[137] coff. lil-t.[8] phel.[111]
- **Liegen,** beim: berb.[36] bov. coc-c.
☞ *M; Liegen; agg.*

nachts: **Am-c. Am-m.** bad.[102] bell.[198] **Bor. Bov.** coc-c. **Coca** coff. cycl.[102] ferr.[102] glon. hydr-ac.[268] kreos.[102] lac-ac.[54] **MAG-C.** mag-m. mag-p.[137] merl.[85] **Nat-m.** puls.[102] sang.[171] sep.[102] sulph. **Zinc.**
☞ *Z; Nachts*

- **23** Uhr, Menstruationsfluss beginnt um: lac-ac.[54]
- **hören** nachts auf:
☞ *tagsüber, nur*
- **nur**: am-c.[137] am-m.[137] bor. **BOV.** coc-c.[137] coff. cycl. mag-c. mag-p.[137] merl.[85] nat-m.
- **stärker**: **Am-c. Am-m.** bad.[102] bell.[198] **Bov.** coc-c. **Coca** cycl.[102] ferr.[102] glon. kreos.[102] **MAG-C.** mag-m. **Nat-m.** puls.[102] sang.[171] sep.[102] sulph. **Zinc.**
- **Schlaf,** nur im: mag-c.
☞ *M; Schlaf; agg.*

plötzlich aufhörend: cocc.[54] lach.[54] lith-c.[54]

- **Gehen,** nach:
☞ *M; Gehen; agg. • Gehen; setzen aus; nach*
- **Gemütsbewegungen,** durch: **Lach.**[54]
☞ *M; Gemütsbewegungen, nach*
- **Kopfschmerz** setzt ein, und: lith-c.[54]
- **Liegen,** beim:
☞ *M; Liegen; agg. • Liegen; amel.*

Alter, vor dem üblichen: ambr. **Ant-c.** bac.[62] bell. **Calc.**[5] **Calc-p.** canth. carb-v.[5] **Caust. Cham.** chin. cina[137] cocc. croc.[26] ferr. goss.[122] hyos. ip. kali-c. lyc. merc. nit-ac. **Phos. Puls.** rhus-t. **Sabin.** sec. **Sil.** sulph. verat.[5]

älteren Frauen, bei: rhus-t.[1]

Anstrengung löst Menstruationsfluss aus: **Ambr.**[137] **Bov. Calc. Erig.**[137] kreos.[137] nit-ac.[137] rhus-t. tril.
☞ *M; Anstrengung agg.*

Ärgernis, nach: acon. coloc. puls. staph.
☞ *M; Zorn, nach* ▤ *GEMÜT; M; Zorn, Beschwerden durch*

Baden amel.: kali-c.[137]
☞ *M; Baden; amel.*

Bewegung:

- **agg.**: bor.[54] bov.[102] **BRY.**[54] canth.[102] caust.[102] croc.[137] erig.[102] **Ferr.**[54] helon.[137] ip.[137] **Lil-t.**[102] mag-p.[102] **Sabin.**[5] **Sec.**[102] thlaspi[102] **Tril.**[102] zinc.[5]
☞ *M; Bewegung; agg.*
  - **abwärtsgerichtete**: **Bor.**[54]
- **amel.**: am-m.[102] **Bov.**[111] **Cycl.**[5] kreos.[102] **Mag-c.**[5] **Sabin.**[5]
☞ *M; Bewegung; amel.*
- **nur** bei Bewegung: cact.[111] caust.[5] **Lil-t.**[111] manc.[111] nat-s.[137] sec.[54]
☞ *M; Bewegung; agg.*

Blähungsabgang, bei: mag-c.[1]
☞ *M; Blähungen; agg.*

Blasensymptomen, mit: canth.[137] erig.[137] sabal.[137]

Bücken amel.: mag-c.[137]
☞ *M; Bücken; amel.*

Entbindung, 14 Tage nach der: tub.[85]
☞ *M; Wehen, Entbindung; Wochenbett, im*

Erkältung, durch: **Puls.**[10]

Erregung, kehren wieder bei geringster: ambr.[26] **CALC.** tub.
☞ *M; Gemütsbewegungen, nach • Kummer löst Menses aus • Schreck, Furcht, durch • Zorn löst den Menstruationsfluss aus • wiederkehrend, nachdem sie bereits aufgehört hatten; Erregung, durch* ▤ *GEMÜT; M; Erregung; Beschwerden durch; Allgemeinsymptome*

Erschütterung, durch, beim Fahren im Wagen oder mit der Bahn: ham.[137] **Tril.**[8]
☞ *M; Fahren oder Reiten agg. • reichlich; Reiten, durch*

Erwachen, setzen ein beim: hydrog.[222]
☞ *M; Erwachen; agg.*

Gehen:

- **agg.**: mag-c.[1] **PULS.**[54] sabin.[116] zinc.[1]
☞ *M; Gehen; agg.*
- **nur** beim: **Lil-t.** nat-s. sec. squil.[5]
☞ *M; Gehen; agg.*
- **setzen** aus:
  - **beim**: coc-c. **Kreos.**[54] lil-t.[102] mag-c.[102] sabin. sec.
  - **nach**: **Lil-t.**[54]
- **vermehrt** beim: mag-c.[1] zinc.[1]
☞ *M; Gehen; agg.*
- **weniger** beim: cycl. sabin.

MENSES (Forts.)

geistige Anstrengung agg.: **CALC. Sulph.**[102] tub.
☞ *M; Gemütsbewegungen, nach ▒ GEMÜT; M; Erregung; Beschwerden durch; Allgemeinsymptome*

Gelbsucht, mit: chion.[137]
▒ *KOPF; O; Innerlich, innerer Kopf; Gehirn •KOPF; O; Innerlich, innerer Kopf; Zerebrospinale Achse •KOPF; C; Entzündung; Gehirnentzündung, Enzephalitis; zerebrospinal •RÜCKEN; C; Entzündung; Wirbelsäule; Rückenmark •FIEBER, HITZE; C; Brennende, glühende Hitze; Delirium, mit rasendem •FIEBER, HITZE; C; Continua febris, gleichbleibendes Fieber, Typhus, Fleckfieber; cerebralis*

Getränke, kalte, amel.: kreos.[102]
▒ *ALLGEMEINES; C; Speisen und Getränke; kalte; Getränke, kalte;*

Harnwegssymptomen, mit: berb.[137]

Hautsymptomen, mit: bor.[137] carb-v.[137] **Dulc.**[137] **Graph.**[137] kali-c.[137] mag-m.[137] **Nat-m.**[137] sang.[137] sars.[137] sep.[137] stram.[137] verat.[137]

Heben, agg.: kreos.[137]
☞ *M; Heben agg.*

Herzsymptomen, mit: cact.[137]

Klimakterium, nach: carl.[36] lil-t.[25] lyss.[36] mag-c.[36] phos.[36] semp.[25] thea[36]

Konvulsionen:

Kummer löst Menses aus: cocc.[58] coloc.[137] **Ign.**
☞ *M; Kummer, nach •Erregung, kehren wieder bei geringster*

Laktationsperiode, in der:
☞ *Stillzeit, während der*

Leberbeschwerden, mit: lept.[137]

Leukorrhö, mit:
☞ *M; Leukorrhö; mit •Fluor, Ausfluss; Menses; während*

Liegen:

- **agg.**: **Am-c.**[102] am-m.[102] **Bov.**[102] cham.[137] cycl.[102] **Kreos.**[5] **MAG-C.**[5] puls. **Zinc.**[102]
  ☞ *M; Liegen; agg.*
  - **Rücken,** auf dem: cham.[137]
- **amel.**: am-m.[103] bov.[102] **Cact. Caust.** ham. **LIL-T. Puls.**[54] sil.[5] squil.[5]
- **nur** beim: kreos.[102] **Mag-c.**[5] sabin.[5] sep.[5]
  ☞ *M; Liegen; agg.*

Mädchen, bei jungen:
☞ *Alter, vor dem üblichen*

Magenbeschwerden, mit: calc.[5] cham.[5] **Cocc.**[5] lyc.[5] nux-v.[5] **PULS.**[5]

Mammae, mit Szirrhus der: brom.[137]

Mondphasen:

- **Neumond,** bei: calc.[1] **Croc.**[5] lam.[10] lyc.[1] merc-acet.[10] rhus-t. sil.[1] staph.[1] verat.[1]
  ▒ *ALLGEMEINES; M; Mond; agg.; Neumond*
- **Vollmond,** bei: bani-c.[1237] **Croc.**[5] irid.[222] **Nit-ac.**[1] **Nux-v.**[5] pall.[85] petr.[1] ph-ac.[1] puls.[5] sep.[1]
  ▒ *ALLGEMEINES; M; Mond; agg.; Vollmond*
- **Vollmond** statt bei Neumond, setzte später ein und erschien bei: pall.[54]

nasse Füße, durch: puls.[137] rhus-t.[137]
☞ *M; Nasswerden agg.; Füße, der*

Pubertät, vor der:
☞ *Alter, vor dem üblichen*

Rektalsymptomen, mit: erig.[137]

Rheumatismus, bei: bry.[137] caul.[102] caust.[102] **Cimic.**[137] cocc.[102] guai.[102] lach.[137] rham-cal.[102] rhus-t.[137]

Ruhe agg.: am-c.[5] **Ferr.**[5] mag-m.[5] squil.[5]
☞ *M; Ruhe agg.*

- **hören** auf in Ruhe, fließen nur beim Gehen: squil.[5]
  ☞ *M; Gehen; agg.*

Schlaf:

- **hören** auf im: germ.[222]
- **nur** während: mag-c.
  ☞ *M; Schlaf; agg.*
- **stoßweise** im: **Coca**
  ☞ *M; Schlaf; agg.*

Schmerzen, mit:

- **Gelenken,** mit Schmerzen in den: sabin.[137]
- **Menses** fließen nur:
  - **hören** während der Schmerzen auf: **Cycl.**[54]
  - **nach** Schmerz, fließen erst: **Mag-c.**
  - **Schmerzen** nachlassen, wenn die: **Cocc.** mag-c. plb.
    ▒ *GEMÜT; M; Menses; unterdrückte, durch*
- **neuralgischen,** im Körper, mit: kalm.[137]

Schock, durch: op.[58]

Schreck, Furcht, durch: **Coloc.**[5] lyc.[5] op.[137]
☞ *Erregung, kehren wieder bei geringster ▒ GEMÜT; M; Schreck oder Furcht, Beschwerden durch •GEMÜT; M; Schreck oder Furcht, Beschwerden durch; Menses, während*

Schwangerschaft:

- **während**: asar.[5] calc.[54] cham.[5] cocc. **Croc.**[162] ip.[5] kali-c. kreos. lyc.[5] **Nux-m.** nux-v.[26] phos. plat. rhus-t. sabin.[5] sec.
  ☞ *Fluor, Ausfluss; blutig; Schwangerschaft, während •Metrorrhagie; Schwangerschaft, während ▒ ALLGEMEINES; M; Schwangerschaft; agg.*
  - **1. Monat, im**: **Calc.**[54]
- **schon** bald nach der: tub.[111]

Sitzen:

- **agg.**: cycl. mag-m.[1]
  ☞ *M; Sitzen agg.*
- **amel.**: kreos.[137]
  ▒ *ALLGEMEINES; M; Sitzen; amel.*
- **hört** auf im: **KREOS.**[54]

Stehen:

- **hören** auf im: kreos.[193]
- **vermehrt** im: **Am-c.** cocc.[137] mag-c.[1] psor.[137]
  ☞ *M; Stehen; agg.*
- **Zehenspitzen** agg., auf: cocc.[137]
  ▒ *ALLGEMEINES; M; Stehen; agg.; Zehenspitzen, auf*

Stillzeit, während der: arist-cl.[119] **Bamb-a.**[1184] bor. **Calc. Calc-p.** chin.[1] **Pall. Phos.**[54] rhus-t.[5] semp.[25] **Sil.** thyr.[77] vip.[137]

- **Stillt,** während sie das Kind: pall. **Sil.**
  ☞ *M; Stillen agg.*

Stuhlgang:

- **harten** Stuhl, durch: ambr.[137] lyc.[137]
- **vermehrter** während: hep. iod. lyc.[137] murx.[137]
  ☞ M; Stuhlgang; agg.; während

Tuberkulose, bei: solid.[137] ust.[137]

Umherbewegen, beim:
☞ Gehen

Urinierens, nur beim: m-aust.[111]
☞ M; Urinieren; agg.

Verletzungen, nach: **CROC.**[54]
☞ M; Verletzungen, nach

Zorn löst den Menstruationsfluss aus: cham. nat-m.
☞ M; Zorn, nach •Erregung, kehren wieder bei geringster

Amenorrhö: abrot.[1125] **Acon.**[54] aesc. agar. agn. alet. all-c.[54] aln.[102] aloe[1125] alum.[31] am-br.[25] **Am-c.** am-m. ammc.[54] **Anac.**[54] anet-g.[1125] **Ant-c.** ap-g.[1125] **Apis Apoc.**[102] aral.[25] arg-n. **Arge-p.**[264] **ARIST-CL.**[144] arn.[10] **Ars.**[58] **Ars-i. Art-v.**[1125] arum-t.[45] asar.[5] asar-c.[102] asc-c.[25] asc-i.[25] **Asc-t.**[91] aur. aur-ar.[58] aur-i.[58] aur-m-n.[85] aur-s.[58] aven.[102] bac.[62] **Bar-c.**[54] **Bell.** bell-p.[119] benz-ac. berb. **Bor.** brom.[5] **Bry.**[1125] caj.[25] **Calc.**[54] calc-i.[58] calc-o-t.[102] calc-p.[111] calc-s. calc-sil.[58] cann-s.[102] canth. carb-v. **CARBN-S.** card-b.[1125] card-m. caru.[1125] **Caul. Caust. Cham.** cheir.[1125] chel.[1125] **Chin.** chin-ar. chlorpr.[149] cic. **Cimic.**[25] cina cinnam.[1125] cob-n.[149] **Coca**[54] **Cocc. Coch.**[54] colch. **Coll.**[25] **Coloc. CON.** cortico.[149] cortiso.[149] **Croc.**[1125] croto-t. **Cupr.** cur.[122] **Cycl.**[54] **Cypr.**[54] dam.[85] dict.[1125] dig. **Dros. DULC.** elat.[1125] ery-a.[1125] ery-m.[25] eup-per.[25] euph. euphr.[31] eupi.[85] excr-can.[269] **FERR. Ferr-ar. FERR-I.** ferr-ma.[85] **Ferr-p.** foen.[1125] foll.[1125] gast.[85] gels. **Glon.**[111] **Goss.**[25] **GRAPH. Guai. Ham.** hedeo.[25] **Hell.**[8] **Helon.**[25] hip-ac.[119] hoit.[149] **Hyos.** hyper.[111] hypoth.[149] ictod.[54] **Ign.**[37] imp.[1125] indg.[10] inul.[1125] **Iod.** iris[1125] joan.[102] **Kali-ar. KALI-C.** kali-i. kali-m.[61] **Kali-n. Kali-p. Kali-s.**[122] kreos.[85] kron.[9] lac-d.[116] **Lach.** lam.[1125] leon.[1125] lept.[25] **Levi-o.**[1125] lil-t. linu-c.[85] lob.[25] **LYC.**[20] **Mag-c.**[5] **Mag-m.** mag-s.[10] mand.[119] mang.[102] menth-pu.[1125] **Merc. Merl.**[102] mill. **Mit.**[54] myrrh.[1125] nat-c. **Nat-m.**[189] nat-p. nat-s.[111] nat-sil.[58] nep.[149] **Nux-m. Nux-v.** ol-an.[111] **Ol-j.**[25] op.[37] orig-v.[1125] ovi-g-p.[85] parth.[102] petr.[31] petros.[54] ph-ac. **Phos. Phyt.**[54] pin-l.[102] pitu-a.[164] pitu-p.[149] **Plat.**[172] plb.[5] plb-i.[25] podo.[25] polyg.[102] psor.[54] **PULS.**[155] puls-n.[25] rhod.[31] **Rhus-t.**[54] **ROSM.**[1125] rub-t.[1125] **Ruta**[1125] **Sabad.** sabin. sang.[25] sanic.[85] sec. **SENEC.**[54] **Senn.**[1125] **SEP.**[58] sieg.[144] **SIL.**[54] **Sin-n.**[54] spong.[54] **Staph.** stram. sul-i.[58] **SULPH.**[54] syc-co.[136] symph.[85] tanac.[102] tep.[85] ter.[85] thal.[144] thala.[149] thiop.[149] thlaspi[45] **Thuj.**[54] thyr.[102] **TUB.** urt-u.[111] ust.[102] **Valer.**[1125] verat. verat-v. verbe-o.[1125] vib.[54] vince.[1125] wies.[85] wild.[9] wye.[85] x-ray[85] **Xan.**[25] **Zinc.** zinc-p.[58] ziz.[25]
☞ spät, zu (Intervall zu lang) •unterdrückt ▤ GEMÜT; M; Menses; unterdrückte, durch

- **nachmittags**: mag-c.[5]
  ☞ Z; Nachmittags
- **Abstillen,** nach dem: sep.[58]
  ▤ ALLGEMEINES; M; Abstillen, Beschwerden durch
- **Anämie,** bei: goss.[25] kron.[9] rub-t.[1125] xan.[25]
  ☞ O; Uterus; Anämie, mit
- **Anstrengung,** durch, bei Obstipation: cann-s.[102]
  ☞ M; Anstrengung agg. •M; Obstipation, bei
- **Anstrengung,** nach geistiger und körperlicher: hypoth.[149]
  ☞ M; Anstrengung agg.
- **Auftreibung** des Abdomens, mit: apoc.[102]
- **Baden,** nach kaltem: ant-c.[5]
- **Eingesperrtsein,** durch, im Gefängnis, Lager, Flugzeug auf Reisen: arist-cl.[144]
  ▤ ALLGEMEINES; M; Reisen; agg.
- **Entbindung,** nach der: chlorpr.[149]
  ☞ M; Wehen, Entbindung; Wochenbett, im
- **Erkältung,** nach: acon.[1125] aral.[25] arist-cl.[119] bell-p.[119] caj.[25] cimic.[25] hedeo.[25] ol-j.[25] senec.[25]
- **Fieber,** während: lob.[25]
- **Frauentypus**:
  - **hysterische** Frauen: **Cypr.**[54] **Sil.**[54]
  - **nervöse** Frauen: ars.[58] ter.[85]
  - **plethorische** Frauen: **CALC.**[54] **Petros.**[54]
  - **psorische** Frauen: **Psor.**[54]
    ▤ ALLGEMEINES; C; Psora, psorische Konstitution
  - **schwache** Frauen: **Ars.**[54] **SEP.**[54]
  - **skrofulöse** Frauen: **Bar-c.**[54] sulph.[54]
- **Frösteln,** mit: puls-n.[25]
- **Furcht,** Schreck, durch: acon.[54] **Calc.**[8] **Cycl.**[54] lyc.[20] **Op.**[37] plat.[172] puls.[155] **Rhus-t.**[8]
  ▤ GEMÜT; M; Schreck oder Furcht, Beschwerden durch
- **Gehirnbeschwerden,** bei: **HELL.**[1125]
- **geistiger** Anstrengung, nach: hypoth.[149]
- **Gicht,** bei: bry.[1125]
- **Husten,** mit: senec.[10]
- **Klimakterium,** im: arist-cl.[144] puls.[144] sep.[144]
  ▤ ALLGEMEINES; M; Menopause, Beschwerden in der; Klimakterium, im
- **Kolik,** mit: aral.[25]
- **Kummer,** durch: ign.[37] nat-m.[189] sep.[189]
  ☞ M; Kummer, nach
- **Leberbeschwerden,** mit: chel.[1125]
- **Liebe,** durch enttäuschte: **Hell.**[8]
  ▤ GEMÜT; M; Enttäuschung, Beschwerden durch •GEMÜT; M; Liebe, enttäuschte, unglückliche, Beschwerden durch
- **Lungenbeschwerden,** mit: lob.[25] ol-j.[25] sang.[25]
- **Mädchen,** bei jungen: apoc.[25] cortico.[149] cortiso.[149] hell.[45] nep.[149] podo.[25] polyg.[102] senec.[102] thala.[149] wild.[9] x-ray[85]
  - **Rückenschmerzen,** mit: senec.[102]

- **Milch** in den Mammae, mit: **Rhus-t.**[54]
- **Ödem,** Wassersucht, bei: asc-c.[25] senec.[25] xan.[25]
- **Operation** des Abdomens, nach: excr-can.[269]
  ▤ ALLGEMEINES; M; Operationen, Beschwerden durch •ALLGEMEINES; M; Operationen, Beschwerden durch; tiefere Gewebeschichten
- **Ovarialatrophie,** durch: plb-i.[25]
- **Scharlach,** nach: bac.[62]
  ▤ ALLGEMEINES; M; Scharlach, Folgekrankheiten nach
- **Schwäche,** mit allgemeiner: parth.[102]
- **Schwangerschaft,** seit der: wye.[85]
- **Schwellung** der Beine, mit: apoc.[102]
- **Sexualtrieb,** fehlender: **Helon.**[54]
  ▤ GEMÜT; M; Menses; unterdrückte, durch
- **Tuberkulose,** bei: bac.[62] lob.[25] ol-j.[25]
- **Verdauungsstörung,** mit: goss.[25] puls-n.[25]

◉ - **atonisch**: eup-per.[25] hedeo.[25] helon.[25]
- **hypothalamisch**: chlorpr.[149]
  ▤ KOPF; O; Innerlich, innerer Kopf; Hypothalamus
- **kongestiv**: coll.[25] helon.[25]
- **Menstruationsschmerz,** nur: **Ant-c. Calc.**[54] **Con. Cur.**[122] senec.[54]
- **nervös**: valer.[1125]

auswaschen, lässt sich nicht:
  ☞ auszuwaschen, schwierig

auszuwaschen, schwierig: **Carb-ac.**[122] croc.[5] culx.[111] lach.[5] **Mag-c.** mag-p.[137] **Med.** merc.[5] puls.[122] pulx.[102] **Sil.**[5] thlaspi[137] vib.[26]

beißend:
  ☞ scharf, wundmachend

blass, wässrig: aeth.[8] **Alum.** alum-p.[58] alumn. am-c. anan.[26] ant-t. apoc. arn. ars. **Atro.**[54] **BELL.**[5] berb. bor. both-a.[3070] **Bov.** bry. bufo[111] **Calc.**[5] calc-s. canth. carb-an. **Carb-v. Caul.** cench.[122] chin. chin-ar. cocc.[5] con.[5] cop.[36] **Cycl.**[8] dig.[5] dros. **Dulc.** eupi. **FERR. Ferr-ar. Ferr-p.** form. goss. **GRAPH.** hell.[5] **Hyos.**[10] ip. irid.[222] **Kali-ar.** kali-c.[5] **Kali-i.**[54] kali-n. kali-p. kali-sil.[58] kreos. **Lac-ac.**[54] lac-d.[122] lach.[54] laur. led. lyc. **M-aust.**[5] mag-m.[5] manc. **Mang. Merc.**[5] nat-c.[5] **NAT-M.** nat-p. **Nit-ac.**[5] nux-m.[10] nux-v.[5] ozone[227] **PHOS.**[5] pitu-a.[164] **Plat.**[5] plb.[5] prun. **Puls. Rhus-t.** sabad. **SABIN.**[5] sac-alb.[36] sanic.[85] **Sec.**[137] **Sep.** sil. spig.[5] **Staph.**[122] stram. **Stront-c.**[5] **Sulph.** tanac.[25] **Tarent.**[36] thuj.[5] til.[36] tril. ust.[111] vib. **Zinc.**[5]

<> - **Konvulsionen,** bei epileptischen: **Atro.**[54]
- **sexuellen** Verlangens, mit Verlust des: **Lach.**[54]

◉ - **Klumpen**:
  ☞ flüssiges Blut, das Klumpen enthält
  ◦ **dunkel** und klumpig, danach: **Staph.**[122]
  ◦ **dunklen,** mit: cench.[122]
- **Tinte,** wie wässrige: sec.[137]

braun: adam.[222] bapt.[111] berb. **BRY.** calc. **Carb-v.** carn-g.[264] choc.[222] **Con.** goss.[122] iod.[137] kola[1184] mag-c. **Nit-ac.**[54] pitu-a.[164] plut-n.[222] puls. rhus-t. **Sec.** sep. thuj.[111] vesp.
- **Beginn,** zu: pitu-a.[164]

◉ - **kaffeesatzartig**: **Nit-ac.**[54]
- **malvenbraun**: kola[1184]

brennend:
  ☞ scharf, wundmachend

dick: anan.[26] ant-c.[36] **Arg-n.** arn. **Asar.**[5] **Bell. Cact. Carb-v.** coc-c. **Cocc.** cortiso.[149] **CROC.**[5] cupr. dig.[5] ferr.[5] ferul.[36] **Fl-ac. Graph.** kali-n. **Kali-p.** kreos.[5] lach.[5] **Lil-t. Mag-c.** mag-m.[114] mag-s. mand.[144] mang-acet.[1] **Nit-ac.** nit-s-d.[26] **Nux-m. Nux-v.**[5] **PLAT.**[5] **PULS. Sulph.** thymol.[149] **Xan.**[54]

dunkel: acon.[5] aegle.[192] alet. aloe **Am-c. Am-m.** ambr.[122] amor-r.[149] anan. **Ant-c.**[5] **Ant-t.**[5] apis **Arge-p.**[264] arist-cl.[144] arn. **Ars.** ars-met.[54] ars-s-f.[58] arum-t.[111] arund. **Asar.** bani-c.[1237] **Bell.** berb.[36] **Bism.** bor. both-a.[3070] **Bov. BRY.**[5] **Cact.**[58] **Calc. CALC-P.**[54] calc-s. cann-i.[54] canth. carb-ac. **Carb-an.** carb-v. carbn-s. carl.[36] cassi-f.[192] cassi-s.[192] caul.[102] **CHAM. Chin. Chin-ar. Cimic. Coc-c.**[102] **Cocc.** coff.[5] **Colch.**[5] **Coloc.**[54] con.[5] cop. **CROC.**[102] **Crot-h.** cupr.[5] **Cycl.** dig.[5] dros.[5] elaps **Ferr.** ferr-ar. ferr-p. **Fl-ac.** form.[36] gamb.[54] germ.[222] **Graph. HAM.** harp.[1184] helon. hypoth.[149] **Ign.** irid.[222] jug-r.[116] **Kali-m.**[102] **Kali-n. Kali-p. Kreos.** lac-d.[85] lac-leo.[204] **Lach. Laur.**[54] led.[5] **Lil-t.** lyc. macrin.[36] **Mag-c.** mag-m. mag-p.[102] mag-s. mand.[144] **Med.**[54] merc. nat-m. **Nit-ac. Nux-m. NUX-V.** ol-an. **Ph-ac.** phos.[5] **Pitu-a.**[164] **PLAT.** plb.[5] plut-n.[222] polyg.[45] **PULS.** rad-br.[144] ros-d.[305] **Sabin. Sang.** sanic.[85] **SEC.** sel. **Sep.** spig.[5] **Staph. Stram.** sul-ac. **Sulph. Thlaspi**[54] **Thuj.** tril.[102] **UST.** wies.[36] **Xan.**[102] zinc. zing.[26]
  ☞ schwarz

<> - **Bewegung** agg.: **Croc.**[54]
  ☞ M; Bewegung; agg.
- **Rheumatikern,** bei: **CALC-P.**[54]

◉ - **Schokolade,** wie: pitu-a.[164]
- **Teer,** wie: bism. **CACT.**[58] **Cocc. Croc.**[102] **Graph.** kali-m.[102] kali-n. lac-leo.[204] **Mag-c.** mag-m. med.[102] nux-v. **Plat.** sang.
  ☞ Pech, wie •schwarz; Teer, wie
- **verfärbt** die Wäsche: **Med.**[54]
- **wässrig,** dann: thuj.

dünn: acet-ac.[58] aeth. **Alum.** alumn. ant-t.[5] ars. ars-met.[54] bamb-a.[1184] **Bell. Berb. Bov.** bros-g.[259] **Bry.**[5] **Calc.**[5] carb-an.[5] **CARB-V.**[5] cham. chin. cocc.[5] com.[111] **Dulc.** ephe.[267] erig. eupi.[72] **FERR. Ferr-p.** ferul.[36] gast.[36] goss.[54] **Graph.** ham.[111] hell.[5] kali-c.[5] kali-p.[54] lac-d.[58] lach.[54] **Laur. LYC.**[5] m-aust.[10] **Mag-m.**[1] mang. merc.[5] mill.[5] nat-c.[5] **NAT-M.** nat-s.[10] **Nit-ac.**[5] nux-m.[5] **Nux-v.**[5] ozone[227] **Phos. Plat.**[5] plb.[5] prun.[111] **PULS. SABIN.**[5] sanic.[85] **SEC.**[102] sep.[5] spig.[5] stram. stront-c.[54] sul-ac. sulph. tub. **Ust.**[25] vib.
- **anhaltend** bis zur nächsten Periode: sec.[102]
- **dünn,** zuerst: mag-m.[1] stront-c.[54]
  ◦ **klumpig,** dann: stront-c.[54]

- **Fleischwasser,** wie: stront-c.[111]
  ▤ *ALLGEMEINES; C; Absonderungen; Fleischwasser, wie*
- **gerinnt** nicht: **Kali-p.**[54]
- **Klumpen,** mit: **Cham. Chin. Ferr.** sec.[58] ust.[25]

Eiweiß, schleimig wie, morgens agg.: calc-p.[36]
☞ *milchig*

eiweißartig:
☞ *Eiweiß, schleimig wie, morgens agg.*

fadenziehend: canth. **Croc.** haliae-lc.[222] **Lac-c.** mag-p.[54] plat. ust. **Xan.**[8]
☞ *hartnäckig*

farblich verändert: bry.[5] **SABIN.**[5]

faulig: pitu-a.[164]

Flecken, hinterlässt:
☞ *auszuwaschen, schwierig*

Fleisch:
- **Fleischwasser,** wie: brom.[102] **Cycl.**[102] ferr.[102] nat-c.[1] **Nit-ac.**[102] **SABIN.**[5] stront-c.[85]
- **verdorbenes,** wie: lachn.[111] syph.[111]

fleischfarben: apoc.[111] nat-c.[5] nit-ac.[26] **Sabin.**[5] **Stront-c.**[5]
☞ *klumpig, geronnen; fleischige Klumpen* ▤ *ALLGEMEINES; C; Absonderungen; fleischfarben*

flüssiges Blut, das Klumpen enthält: alet. aloe ant-c. apoc. arn. **BELL.** bufo caust. **Cham. Chin.** ephe.[267] **Ferr.** graph.[102] ham.[102] ign. ip. lyc. nat-s. nux-v. plat. plb.[102] puls. **SABIN.** sang. **SEC.** stram. ust. vib.
☞ *blass, wässrig; Klumpen*

fressend, ätzend:
☞ *scharf, wundmachend*

früh, zu (Intervall zu kurz): **Acon.**[26] act-sp.[111] adlu.[149] **Agar.**[26] agki-p.[1202] **Alet.**[26] all-c.[36] all-s.[36] aloe[26] **Alum.**[26] alum-p.[58] alum-sil.[58] am-br.[25] **Am-c.**[26] am-caust.[36] **AM-M.**[26] **AMBR.**[26] **Ammc.**[10] **Anac.** anan.[26] androc.[222] ant-c.[26] **Ant-t.**[26] apis[26] apisin.[5] **Apoc.**[26] aq-des.[275] **Aran.**[26] aran-ix.[149] **Arg-n.**[26] **Arist-cl.**[144] arn.[26] **ARS.**[26] ars-i. **ARS-MET.**[54] ars-s-f.[58] arund.[26] **Asaf.**[26] **Asar.**[26] aur.[26] aur-ar.[58] aur-m.[36] aur-m-n.[85] aur-s.[58] aza.[192] **Bac.**[62] bamb-a.[1184] bapt.[26] bar-c.[26] bar-i.[58] bar-m. bar-s.[58] **BELL.**[26] benz-ac. berb.[26] boerh.[192] **BOR.**[26] both-a.[3070] **BOV.**[26] brom.[26] bros-g.[259] **BRY.**[26] **Bufo**[26] buth-aust.[144] **Cact.**[26] **CALC.**[26] calc-ar.[58] calc-caust.[36] calc-hp.[25] calc-i.[58] **Calc-p.**[111] **Calc-s.** calc-sil.[58] **Cann-i.**[54] **Cann-s.**[5] **CANTH.**[26] **CARB-AN.**[26] **CARB-V.**[26] **Carbn-s.**[36] carc.[187] carn-g.[264] cassi-s.[192] cast.[26] caul.[26] **Caust.**[26] cean.[54] **CHAM.**[26] chel.[26] **Chin.**[26] **Chin-ar. Chin-s.**[122] choc.[222] **Cimic.**[26] **Cina**[26] **Cinnam.**[26] **Clem.**[38] coc-c.[304] **COCC.**[26] coch.[54] **Coff.**[26] **COLCH.**[38] coll.[26] **COLOC.**[5] **Con.**[26] **Cop.**[37] **CROC.**[26] crot-h. cub. culx.[58] cur.[26] **CYCL.**[26] cyna.[149] daph.[26] dicha.[149] dict.[111] **Dig.**[26] digin.[38] dirc.[85] dulc.[5] elaps[54] ephe.[267] epig.[26] erech.[26] **Erig.**[54] eucal.[25] eupi.[26] fago.[25] falco-p.[265] **FERR.**[26] ferr-acet.[102] ferr-ar. ferr-i. **Ferr-p.**[102] **Fl-ac.**[26] flav.[149] form.[8] **Gamb.**[54] gent-c.[38] **Ger.**[102] germ.[222] gink.[227] glyc.[102] goss.[122] granit-m.[194] **Graph.**[1] grat.[26] ham.[102] harp.[1184] hell.[5] **Helon.**[102] **Hep.**[5] hipp. hir.[144] hist.[144] hura[85] hydr.[102] hydr-ac.[268] hydrc.[54] hydrog.[222] hyos.[5] hyper.[26] **IGN.**[26] ind.[54] indg. inul.[36] **IOD.**[26] **IP.**[26] irid.[222] joan.[102] jug-r.[26] **KALI-AR. Kali-bi. KALI-C.**[26] **Kali-chl.**[54] **Kali-fcy.** kali-i. kali-m.[192] **Kali-n.**[26] **Kali-p.**[29] **Kali-s.**[54] **Kali-sil.**[58] **Kalm.**[38] kola[1184] **Kreos.**[5] lac-ac.[56] **LAC-C.**[26] lac-d.[56] lac-eq.[204] lac-leo.[204] lac-lox-a.[204] lac-lup.[204] lac-v-f.[85] **LACH.**[5] lachn.[26] lact.[38] **Lam.**[26] lat-h.[301] **LAUR.**[26] **Led.**[26] lept.[111] lil-t.[26] lipp.[85] lob.[26] lob-e.[85] **LYC.**[26] lycps.[25] **Lyss.**[54] **M-ART.**[5] **M-AUST.**[5] **Mag-c.**[26] **MAG-M.**[26] mag-p.[102] **Mag-s.**[26] manc.[54] mand.[144] **MANG.**[26] mang-acet.[1] marien.[2010] merc.[54] merc-acet.[85] **MERC-C.**[5] **Mez.**[26] **Mill.**[26] **Mosch.**[26] **Mur-ac.**[26] **Murx.**[26] musa[197] naja[149] nat-ar. **Nat-c.**[26] **Nat-h. NAT-M.**[5] nat-p.[85] nat-sil.[58] nep.[149] nicc. **NIT-AC.**[26] nit-s-d.[26] **NUX-M.**[26] **NUX-V.**[26] ol-an.[26] **Ol-j.**[54] onos. op.[26] **Ov.**[122] ovi-g-p.[55] ozone[227] pall.[102] palo.[149] par.[38] paraf.[77] **PETR.**[26] **Ph-ac.**[26] phal.[85] **Phel.**[26] **PHOS.**[26] phyt.[26] pic-ac.[36] piloc.[38] pitu-a.[164] **PLAT.**[26] **Plb.**[5] plut-n.[222] pneu.[149] por-m.[251] prun. ptel.[25] puls.[26] puls-n.[25] raph.[102] **RAT.**[26] rauw.[149] **Rhod.**[85] **RHUS-T.**[26] rhus-v.[36] rosm.[85] **RUTA**[26] **SABIN.**[26] sang.[26] sanguis.[116] sars.[1] schran-u.[88] **Sec.**[26] sed-ac.[102] **Senec.**[26] seneg. **SEP.**[26] sieg.[144] **Sil.**[26] sin-n.[54] sol[29] sol-t-ae.[36] spig.[5] **Spong.**[26] **Stann.**[26] **Staph.**[26] stram.[26] stront-c.[26] succ.[194] **SUL-AC.**[26] sul-i.[58] **SULPH.**[26] **Sumb.**[36] syph.[54] tanac.[38] tarent.[85] tell.[54] **THLASPI**[102] **Thuj.**[26] thyr.[149] tong.[10] **Tril.**[111] **Tub.**[111] ur-ac.[1] uran.[269] **Ust.**[111] vac. **VERAT.**[36] verb.[85] vib.[26] visc.[119] voes.[36] wies.[36] wild.[36] **Xan.**[26] **Zinc.**[26] zinc-p.[58] zing.[26]
☞ *Metrorrhagie*

- **anämische** Frauen: **Mang.**[54]
- **Anwendungen,** warme, amel.: mag-p.[102]
  ☞ *M; Wärme amel.*
- **Bewegung** agg.: **Croc.**[54]
- **chlorotische** Frauen: **Cycl.**[26] nat-c.[26]
- **Diarrhö,** mit: verb.[85]
- **dünne** Frauen: apis[26] **Phos.**[26] **Sec.**[26]
- **empfindliche** Frauen: **Am-c.**[26] **Calc.**[26] sep.[26]
  ▤ *ALLGEMEINES; C; Anfällig, empfindlich, kränklich*
- **Entbindung,** nach der: tub.[111]
  ☞ *M; Wehen, Entbindung; Wochenbett, im*
- **Erregung,** nach: calc.[85]
  ☞ *M; Gemütsbewegungen, nach* ▤ *GEMÜT; M; Erregung; Beschwerden durch; Allgemeinsymptome*
- **Fahren** in kalter Luft, nach: am-c.[36]
- **Frost,** nach: sulph.[36]
- **Hydrops,** mit: apis[26] apoc.[26] **Ars.**[26] **Senec.**[26]
- **hysterische** Frauen: **Cham.**[26] **Cocc.**[26] **Coff.**[26] **Con.**[26] **Ign.**[26] **Ip.**[26] mag-m.[26] mosch.[26] nux-m.[26] **Nux-v.**[26] phos.[26] plat.[26] puls.[26] sabin.[26] sep.[26] stann.[26] stram.[26] sulph.[26] verat.[26]
- **Kummer,** durch: **Ign.**[26]
  ☞ *M; Kummer, nach*
- **leichtfertige** Frauen: apis[26]

MENSES; früh, zu (Intervall zu kurz) Forts.)

- **leukophlegmatische** Frauen: **Ant-t.**[26] **Calc.**[26] cycl.[26] puls.[26] sulph.[26]
- **magere** Frauen: **Sec.**[26]
- **Menopause,** vor der: anan.[26] **Cocc.**[26] **Con.**[26] croc.[26] lach.[26] **Nux-v.**[26] **Ruta**[26] sabin.[56] sep.[26] sulph.[26] tell.[54] **Ust.**[8]
- **nervöse** Frauen: **Cham.**[26] **Coff.**[26] **Ign.**[26] **Nux-v.**[26] plat.[26] puls.[26] sep.[26]
- **phthisische** Frauen: **Calc.**[26] **Kali-c.**[26] **Phos.**[26] sang.[26] stann.[26]
- **plethorische** Frauen: acon.[26] arn.[26] **Bell.**[26] **Bry.**[26] **Calc.**[26] cham.[26] nux-v.[26] phos.[26]
- **religiöse** Frauen: **Sulph.**[26]
- **Schreck,** Furcht, nach: plat.[54]
  GEMÜT; M; Schreck oder Furcht, Beschwerden durch • GEMÜT; M; Schreck oder Furcht, Beschwerden durch; Menses, während
- **skrofulöse** Frauen: bar-c.[26] **Calc.**[26] nat-m.[26] sulph.[26]
- **Sterilität,** bei: **Canth.**[54] **Sulph.**[54]
- **Überhitzung,** durch: **Croc.**[54]
  M; Erhitzung, durch
- **ungeschickte** Frauen: apis[26]
- **10** bis 14 Tage, alle: **Ign.**[54]
- **10** Tage, alle: **Phos.**[54]
- **10** Tage zu früh: asaf.[36] cean.[8] clem.[38] cop.[37] kali-c.[1] kali-m.[192] kreos.[38] mur-ac.[1] vib.[85]
- **11** Tage zu früh: alum.[1] caust.[10] nit-ac.[1] sulph.[1]
- **12** bis 16 Tage, alle: **Sulph.**[54]
- **12** Tage zu früh: bufo[36] phal.[85]
- **14** Tage zu früh oder alle 14 Tage: bor.[102] bov.[54] brom.[5] bry.[1] calc.[54] calc-p.[111] **Cann-i.**[54] cean.[54] **Cocc.**[54] croc.[102] ferr-p.[111] **Helon.**[102] ign.[54] ind.[54] **Ip.**[54] **LAC-AC.**[56] **Lil-t.**[54] lyc.[5] lyss.[54] mag-c.[1] mag-s.[102] **Merc.**[54] murx.[54] nit-ac.[102] **Nux-v.**[54] **Ph-ac.**[54] phos.[5] phyt.[102] plat.[1] **Puls.**[54] sabin.[102] sang.[111] sec.[54] sep.[1] syph.[54] thlaspi[102] **Thuj.**[54] tril.[54] ust.[102] zinc.[1]
  - ◦ **Menopause,** vor der: **Tril.**[54]
  - ◦ **dauern**:
    - ◦ ◦ **2** Wochen: **Calc.**[54]
    - ◦ ◦ **7** bis 9 Tage: **Sec.**[54]
- **15** Tage, alle: coch.[54] pitu-a.[164]
  - ◦ **20** Tage, bis: coch.[54]
- **15** Tage zu früh: am-caust.[36] jug-r.[38]
- **2** Tage zu früh: **Am-m.**[10] bar-c.[36] berb.[36] calc.[1] chel.[36] digin.[38] dirc.[85] fago.[25] graph.[1] kali-c.[1] kali-p.[29] lac-ac.[85] lac-c.[54] lac-d.[56] lac-leo.[204] lyc.[1] mag-s.[38] murx.[38] nit-ac.[1] phos.[1] piloc.[38] ptel.[25] senec.[85] sep.[1] sil.[1] xan.[38]
- **3** Tage zu früh: alum.[1] ambr.[1] asar.[149] bor.[1] both-a.[3070] bufo[36] calc.[1] choc.[222] coc-c.[38] cop.[37] gent-c.[38] kreos.[37] lac-c.[55] lipp.[85] mag-c.[1] mag-s.[38] murx.[38] nat-c.[1] nat-m.[1] nit-ac.[1] nux-v.[1] par.[38] phos.[1] sars.[1] sil.[1] tanac.[38] **Thlaspi**[8]
- **4** Tage zu früh: act-sp.[111] agki-p.[1202] alum.[1] am-c.[8] ambr.[1] bell.[10] bor.[1] bov.[8] calc.[1] canth.[36] carb-an.[1] **Cycl.**[36] kali-c.[1] kreos.[38] lac-c.[55] lact.[38] **Lyc.**[1] merc-acet.[85] musa[197] nux-m.[38] nux-v.[1] phos.[1] por-m.[251] rosm.[85] thlaspi[29]
  - ◦ **Neumond,** bei: merc-acet.[85]
- **5** Tage zu früh: all-s.[36] carb-v.[1] carbn-s.[36] coc-c.[304] con.[37] kali-c.[1] kali-p.[29] lac-d.[56] lac-lup.[204] mag-m.[1] musa[197] nat-p.[85] nep.[149] nux-m.[38] petr.[1] phos.[38] tub.[56] xan.[38] zinc.[1]
- **6** Tage zu früh: aloe[36] am-c.[1] ant-t.[36] bufo[36] carb-v.[1] cast.[36] kali-c.[1] lyc.[54] mag-c.[1] mag-p.[85] mang-acet.[1] mosch.[1] mur-ac.[1] paraf.[77] petr.[1] **Plat.**[1] sep.[1] sol[29] sul-ac.[1]
  - ◦ **8** Tage, oder alle: **Lyc.**[54]
- **7** Tage zu früh: ambr.[58] aran-ix.[149] aur.[38] aur-m.[36] berb.[54] calc.[1] cassi-s.[192] **COCC.**[8] colch.[38] cop.[37] cur.[38] elaps[54] **Ferr-p.**[54] irid.[222] **Kali-s.**[54] **Lac-c.**[54] lac-leo.[204] lac-v-f.[85] **Lach.**[54] lyc.[1] mag-c.[1] mag-s.[38] **Manc.**[54] nat-c.[1] **NAT-M.**[54] nit-ac.[1] puls.[1] sec.[56] **Senec.**[54] sep.[1] sil.[37] sol[29] **Stram.**[54] tarent.[85] **Thuj.**[37] **Ust.**[54] **Verat.**[54] **Xan.**[54]
  - ◦ **2** Wochen, bis: **Elaps**[54]
- **8** Tage zu früh: agki-p.[1202] alet.[85] apis[56] **Aran.**[8] bov.[36] bry.[1] bufo[36] **Cact.**[36] calc-caust.[36] cassi-s.[192] cimic.[25] clem.[1] **Cocc.**[54] dict.[111] form.[8] hura[85] kalm.[38] kreos.[38] mag-c.[1] nit-ac.[1] sep.[1] sil.[37] **Thuj.**[37]
- **9** Tage zu früh: bov.[36] iod.[38] kreos.[38] mag-c.[1] mag-p.[85] ovi-g-p.[55] phos.[1]
- **alle** 21 Tage: berb. bros-g.[259] **Bufo**[54] calc.[58] ferr-p.[102] lach.[36] mag-c.[187] **Murx.**[54] nux-v.[58] pneu.[149]
  - ◦ **aussetzend,** am 2. Tag: pneu.[149]
  - ◦ **Klimakterium,** im: lach.[36]
    ALLGEMEINES; M; Menopause, Beschwerden in der; Klimakterium, im
- **Feuer,** wie heißes: lac-c.[137]
- **kehren** schon bald wieder, nachdem sie aufgehört haben: kreos.[5] lach.[5] **Lyc.**[5] nat-m.[36] nux-v.[5] rhod.[85] sep.[36] sil.[36] tril.[111] ust.[111] verat.[36]
- **kurz,** und: alum.[26] **Am-c.**[26] **Ant-t.**[26] apis[26] asaf.[26] **Con.**[26] kali-c.[26] lil-t.[26] lyc.[26] mag-c.[26] **Mag-s.**[26] mang.[26] nux-v.[26] ol-an.[26] petr.[26] **Plat.**[26] ruta[26] **Sep.**[26] sil.[26] stront-c.[26] **Thuj.**[26]
- **lang** dauernd, und: aloe[26] alum.[26] arg-n.[26] arund.[26] asar.[26] **Calc.**[26] carb-an.[26] coff.[26] **Croc.**[26] cur.[26] daph.[26] epig.[26] ip.[26] jug-r.[26] **Kali-c.**[26] kali-n.[26] **Kreos.**[26] **Lyc.**[26] mag-s.[26] mez.[26] mill.[26] nat-c.[26] nat-m.[26] **Nux-v.**[26] **Ph-ac.**[26] **Phos.**[26] **Plat.**[26] rat.[26] rhus-t.[26] ruta[26] **Sabin.**[26] **Sec.**[26] **Sil.**[26] **Sul-ac.**[26] sulph.[26] **Ust.**[26]
- **reichlich,** und: **Agar.**[26] alet.[26] **Am-c.**[26] **Am-m.**[26] **Ambr.**[26] anan.[26] ant-c.[26] **Ant-t.**[26] apis[26] aran.[26] arg-n.[26] arn.[26] **Ars.**[26] arund.[26] aur.[26] bac.[62] bapt.[26] bar-c.[26] **Bell.**[26] bor.[26] **Bov.**[26] brom.[26] **Bry.**[26] bufo[26] cact.[26] **Calc.**[26] **Canth.**[26] **Carb-v.**[26] cast.[26] caust.[26] **Cham.**[26] chel.[26] chin.[26] cimic.[26] cina[26] **Cinnam.**[26] **Cocc.**[26] **Coff.**[26] coll.[26] croc.[26] cur.[26] **Cycl.**[26] dig.[26] epig.[26] erech.[26] eupi.[26] ferr.[26] fl-ac.[26] grat.[26] hyper.[26] **Ign.**[26] **Iod.**[26] **Ip.**[26] jug-r.[26] **Kali-c.**[26] kali-n.[26] **Kreos.**[26] lac-c.[26] lachn.[26] laur.[26] led.[26] lob.[26] lyc.[26] **Mag-c.**[26] **Mag-m.**[26] **Mang.**[26] mez.[26] **Mosch.**[26] **Mur-ac.**[26] murx.[26] nat-c.[26] nat-m.[26] **Nit-ac.**[26] nit-s-d.[26] nux-m.[26] **Nux-v.**[26] op.[26] phel.[26] **Phos.**[26] phyt.[26] plat.[26] puls.[26] rat.[26] rhod.[26] **Rhus-t.**[26] **Ruta**[26] **Sabin.**[26] sang.[26] senec.[26] **Sep.**[26] **Sil.**[26] spong.[26] **Stann.**[26] staph.[26] **Sul-ac.**[26] sulph.[26] **Thuj.**[26] **Tril.**[26] **Ust.**[26] **Verat.**[26] vib.[26] xan.[26] **Zinc.**[26] **Zing.**[26]

- **spärlich,** und: alum.[5] **Am-c.**[26] ant-c.[26] apis[26] arg-n.[26] **Ars.**[26] asaf.[26] asar.[26] aur.[26] berb.[26] cact.[26] caul.[26] cimic.[26] **Con.**[26] cur.[26] gink.[227] lam.[26] lept.[111] **Lil-t.**[26] **Mang.**[26] nat-m.[5] nit-ac.[26] nux-v.[26] ol-an.[26] petr.[26] **Phos.**[26] puls.[26] ruta[26] **Sep.**[26] **Sil.**[26] **Thuj.**[26]

furchterregend: nat-m.[137]

gelb, wie Safran: croc.[5]

geleeartig: vib.[26]

Gewebefetzen, enthält: phyt.[137]

grau: berb.[137] thuj.[111]

- **Serum,** wie: berb.[137]

grün: amor-r.[149] graph.[5] **Lac-c.**[26] lach.[38] manc. med. psor.[137] puls.[5] pulx.[111] **Sep.** tub. x-ray[119]

- **grasgrün** wenn nass, trocknet zu dunklem Grün: lac-c.[26]
ALLGEMEINES; C; Absonderungen; grün; Gras, wie

- **verfärbt** die Wäsche: lac-c.[26] lach.[38]

hartnäckig: cact. **Colch.**[5] **CROC. Cupr.** kali-chl. lac-c. lach. lachn.[72] **Mag-c.** mag-m. mang. phos. **Plat. Puls.** sec.
☞ *fadenziehend*

häufig:
☞ *früh, zu (Intervall zu kurz)*

heiß: **Bell.** bry. kali-c.[111] kreos.[5] lac-c. mand.[149] puls. sabin.[111] sil.[111] squil.[111] sulph.[5]
☞ *Metrorrhagie; heißes Blut*

- **Liegen** amel.: sil.[111] squil.[111]

hellrot: acon. aloe alum.[5] am-c. anan. ant-t. aq-des.[275] aran. **ARN.**[54] ars. atro.[116] **Bamb-a.**[1184] bar-c. **BELL.** bor.[5] bov. brom. **BRY.**[5] calc. **Calc-p.**[54] calc-sil.[58] canth. carb-an. carb-v. **Caust.**[54] cench.[58] chin. **Cinnam.** coloc. croc. dig. dros. **DULC.** epig.[137] ergot.[149] **ERIG.** eupi.[36] **Ferr.** ferr-ar. ferr-p. fic.[144] foll.[149] form. germ.[222] glyc.[102] graph. **Ham.** harp.[1184] **HYOS. IP.** irid.[222] kali-ar. **Kali-c.** kali-chl. kali-n. kali-s. kali-sil.[58] kola[1184] kreos. **Lac-c.** lachn.[85] laur. **Led.**[5] lil-t.[54] lyc. **M-aust.**[5] mag-m. manc. med.[54] meli. merc.[5] merc-c.[5] **MILL.** nat-c. neon[222] nit-ac.[5] nux-m. ozone[227] pall.[36] **PHOS.** plat. puls.[54] pyrog.[137] **RHUS-T.**[5] sabad. **SABIN. Sang.**[111] sapin.[36] **SEC.** sep. sil. sol[236] sol-t-ae.[36] spig. stram. stront-c. sulph. syph. tarent.[192] tela[192] **Thuj.**[5] **Tril.**[102] **Ust.**[122] vib.[111] visc.[119] xan.[85] zinc. zinc-p.[58]

- **9** Uhr: sol-t-ae.[36]

- **Mädchen,** bei: **Calc-p.**[54]

- **dunkel,** dann: **Calc-p.**[54] sang.[111]

◦ **faul,** und: sang.[111]

- **klumpig**: **Arn.**[54] **Bell.** caust.[54] cench.[58] foll.[149] germ.[222] lil-t.[54] lyc. neon[222] **Puls.**[54] pyrog.[137] **Sabin.** sec. tela[192] ust.[122]

◦ **teilweise**: ust.[122]

◦ **vermischt** mit dunklen Klumpen: **BELL.** cench.[58] **Lyc.** pyrog.[137] **Sabin. Sec.**

himbeerfarben: kola[1184]

intermittierend, zeitweise aussetzend: acet-ac.[137] acon.[5] alum. alum-sil.[58] am-c.[10] ambr.[137] apis[54] **Apisin.**[5] apoc. arg-n.[137] art-v.[54] **Berb.** bor. bov.[5] bry.[5] calc. canth. cast. **Caust. Cham.** chin. **Cimic.** clem. coc-c.[72] coca[54] cocc.[54] colch. con.[5] cop. **Cycl.** des-ac.[149] elaps[137] eupi. **Ferr.**[54] ferr-acet.[116] ferr-p. glon. ham.[137] hydrog.[222] iod.[5] irid.[222] kali-c. **Kali-s. Kali-sil.**[58] **KREOS. Lac-c. Lach.** lat-h.[301] **Lil-t.** lyc.[54] lycps. mag-c. mag-m.[137] mag-p.[111] mag-s.[54] mang.[137] **Meli.**[102] merc.[54] mosch.[5] murx. nat-c. nat-s. nicc. **Nit-ac.** nux-m.[5] **Nux-v.** ovi-g-p.[85] ozone[227] ph-ac.[5] **Phel.**[162] **Phos.**[54] pitu-a.[164] plat.[137] **Plb.**[54] polyg.[137] **Psor. PULS.**[54] rat. rhod. rhus-t.[5] **Sabad.**[54] **Sabin.**[137] **Sec.** senec. **Sep.** sil. sol-t-ae.[36] stram.[5] **Sulph.** thlaspi[85] tril. ust. verat.[5] vesp. **Vib.** xan.[54] **Zinc.**[5]

- **abwechselnd** mit Bronchialbeschwerden: **Phos.**[54]
☞ *A; Abwechselnd mit*

- **tagsüber,** nur: ham.[137]

- **hören** auf:

◦ **1. Tag, nach**: lat-h.[301]

◦ **2** Tage:

◦ ◦ **3** Tage, oder, setzen danach wieder ein: ferr.[54]

◦ ◦ **setzen** dann wieder ein: mag-s.[54]

◦ **10** oder 12 Tage: lyc.[54]

◦ **3** oder 4 Monate lang, kehren danach spärlich wieder: merc.[54]

- **jeden** 2. Tag: **Apis**[54] ovi-g-p.[85] **Xan.**[54]

- **Abort,** nach: plat.[137]

- **älteren** unverheirateten Frauen, bei: mag-m.[137]
ALLGEMEINES; M; Alten Menschen, Beschwerden bei; Jungfern, alte

- **Entbindung,** nach der: acet-ac.[137]
☞ *M; Wehen, Entbindung; Wochenbett, im*

- **fließen** anfallsweise und in Schüben: cocc.[54] **PULS.**[54] **Sabad.**[54]

- **Güssen,** in, beim Erwachen aus dem Schlaf: coca[54]
☞ *M; Erwachen; agg. •Strömen, in*

- **kinderlosen** Frauen oder jungen Witwen, bei: arg-n.[137]

- **Konvulsionen,** bei epileptischen: **ART-V.**[54]

- **Mädchen,** bei jungen: polyg.[137]

- **Minuten,** fließen nur ein paar, hören dann 6 - 8 Stunden lang auf: **Sabin.**[54]

- **periodisch,** hören ein paar Tage auf, kehren dann mehrmals im Wechsel wieder: apis[54]

- **sexueller** Erregung, mit: ambr.[137] sabin.[137]

- **Blut,** schwarzes: elaps[137]

Kastanienbraun: kali-fcy.[198]

klebrig, zäh:
☞ *fadenziehend •hartnäckig*

klumpig, geronnen: agki-p.[1202] alet.[58] aloe[116] **Am-c. Am-m.** ambr.[122] ant-c. **Apis**[54] apoc.[54] arg-n. arist-cl.[149] **Arn.** arund.[85] bamb-a.[1184] bani-c.[204] bart.[36] **BELL.**[54] bell-p.[144] berb.[54] bor. bov. bros-g.[259] bry. bufo buni-o.[149] cact.[111] **CALC. CALC-P.** canth. carb-an.[137] carb-v.[5] carl.[36] **Caust.**[26] cench.[58] **CHAM.**[54] **CHIN. Cimic.** cina[36] **COC-C.**[102] **Cocc. Coff.**[72] **Con.**[5] **Croc.**[26] culx.[58] **CYCL. FERR.**[102] ferr-p.[58] fl-ac. foll.[149] germ.[222] gink.[227] glyc.[102] **Graph.**[58] haliae-lc.[222] ham.[102] harp.[1184] helon.[54] hoit.[149] hydr-ac.[268] hydrog.[222] **Hyos.** hypoth.[149] **IGN.**[54] inul.[36] **IP.**[54] irid.[222] jug-r.[26] kali-c. kali-chl. kali-n. kreos.[54] kurch.[192] **Lac-c.** lac-lox-a.[204] **LACH.** lat-h.[301] laur.[137] lepi.[36] **Lil-t.**[54] **Lyc.** macrin.[36] mag-c.[26] **Mag-m.** mag-s.[119] mand.[144] **Med.**[304] **Merc.**[5] **MURX. Nat-h.** nat-m.[26] nat-s.[54] neon[222] nit-ac. nux-m.[116] nux-v. ov.[122] ozone[227] **Ph-ac.**[8] phos.[36] **Pitu-a.**[164] **PLAT.**[54] plb.[102] plut-n.[222] prot.[149] psor. **PULS.** raph.[36] **RHUS-T.**[91] rhus-v.[10] **Sabad.**[54] **SABIN.**[54] sang.[54] sanic. **Sec.**[54] sep. sol[236] sol-t-ae. spig. staph.[58] **STRAM.**[54] **Stront-c.**[5] **Sulph.** tarent.[192] tax.[303] tela[192] tep.[36] **Thlaspi**[102] thuj.[36] thymol.[119] til. tril.[102] **Tub. Ust.**[26] vib. vip.[137] vip-a.[149] visc.[72] xan.[171] **Zinc.**[26] zinc-p.[58] zing.

- **ersten** Tag, am: med.[304] plb.[116]
- **letzten** Tagen, an den: **Nat-s.**[54] pitu-a.[164]
- **Urinieren,** beim: coc-c.[102] pitu-a.[164]
  ☞ *M; Urinieren; agg.*
- **dunkel**: agki-p.[1202] alet.[58] aloe[116] am-c. ambr.[122] apis[54] arist-cl.[149] arund.[85] **BELL.** bov. buni-o.[149] calc-p.[58] carb-an.[137] cench.[58] **Cham. Chin.** cimic. coc-c. **Cocc.** coff.[72] **CROC.** culx.[58] **Cycl. Ferr.** ham.[58] hoit.[149] hydrog.[222] hypoth.[149] ign.[54] jug-r.[26] kali-chl. kali-n. lat-h.[301] **Lil-t.**[54] **Lyc.** mag-m. med.[54] nux-m.[116] ph-ac.[8] **Plat. Puls.** rhus-t.[91] **SABIN.** sang.[26] **Sec.** staph.[58] stram.[26] tarent.[192] tax.[303] **Ust.** vip.[137] vip-a.[149] xan.[171] zing.
  - **Bewegung** agg., geringste: **LIL-T.**[54]
    ☞ *M; Bewegung; agg.*
  - **Vaginismus,** bei: **Ign.**[54]
- **fadenziehend**: **Croc.**[26]
- **fleischige** Klumpen: jug-r.[26] **Sang.**[26] **Zinc.**[26]
  ☞ *fleischfarben*
- **flüssig,** teilweise: **Ferr.**[102] graph.[58] ham.[102] plb.[102] **SABIN.**[54] **Sec.**[102]
- **gallertartig,** hellrotem Blut, mit: laur.[137]
  ALLGEMEINES; C; Absonderungen; gelatineartig
- **groß**: **Apoc.**[54] bros-g.[259] caust.[26] coc-c.[102] haliae-lc.[222] **Ip.**[54] jug-r.[26] mag-c.[26] nat-m.[26] **Pitu-a.**[164] plut-n.[222] sang.[26] **Stram.**[54]
- **hellrot**:
  ☞ *hellrot; klumpig*
- **kleine** Klumpen: pitu-a.[164] **Ust.**[26]
- **Klumpen** und Serum: lyc.[5] ust.[111]
- **Leber,** wie rohe: irid.[222]
- **schleimig**: **Croc.**[26] ust.[26]
- **übelriechend**: agki-p.[1202] **Bell.**[54] berb.[54] cham.[54] **Croc.**[54] helon.[54] kreos.[54] plat.[54] sang.[54] **Sec.**[54]

kurz dauernd: adam.[222] **Alum.** alum-p.[58] **AM-C.** androc.[222] **Ant-t.**[54] apis[54] apisin.[5] arg-n. arge-p.[264] arist-cl.[119] ars. ars-i. **Asaf.** aur-m. **Bamb-a.**[1184] **Bar-c.** bar-i.[58] **Berb.** bor.[1] both-a.[3070] bov. **Bry.**[10] carb-an.[1] carbn-o.[36] **Carbn-s.** clem. coc-c.[54] **Cocc.** colch. **Con.** dirc.[36] **Dulc.** ephe.[267] **Euphr.**[137] fl-ac.[36] foll.[1201] gast.[36] germ.[222] glon.[36] goss.[25] gran.[10] graph. hed.[119] hydrog.[222] iod. **Ip.**[5] irid.[222] kali-c. **Kali-p.**[58] kali-sil.[58] **Kreos.** lac-leo.[204] **LACH.**[54] lepi. lyc. lycps.[54] m-arct.[5] mag-c. mag-m. mag-s. **Mang.**[54] **Merc.** merl.[54] mosch. **Nat-m.** nat-s. nicc. **Nux-v.** oci-s.[119] oena. **Ov.**[122] ovi-g-p.[111] ozone[227] phel.[36] **Phos.** pier-b.[233] **Pitu-a.**[164] **Plat.** pneu.[149] **Psor. PULS.** pyrog. rad-br.[137] rhod. **Ruta**[5] sabad. sars. **Sep.**[54] sil. stront-c. sul-i.[58] **SULPH.** sumb.[36] **Thuj.** til. uran.[269] verat. vib.[137] vip-a.[149] zinc. ziz.[54]

- **Leukorrhoe,** gefolgt von blutiger: rad-br.[137]
- **1. Stunde lang, nur**: euphr. psor.
- **1. Tag lang, nur**: **Alum. Apis**[137] **Arg-n.** bar-c. bor.[1] euphr.[137] lepi. mang.[58] nux-v. psor. puls.[58] pyrog. rad-br.[137] **SEP.** thuj.
  - **Intervalle** von 1. Tag: apis[137]
- **1/2 bis 6 Stunden lang, nur**: **Lycps.**[54]
- **12** Stunden lang, nur: ziz.[54]
- **2** Tage, nur: ant-t.[54] **APIS**[54] **Mang.**[54] pneu.[149] **Verat.**
- **3** oder 4 Tage: **Lach.**[54]
- **3** Tage: irid.[222] **Sep.**[54]
- **jeden** 2. Tag: ovi-g-p.[111]
- **Stunden** lang, nur wenige: **Coc-c.**[54] vib.[137]

lang dauernd: **Acon.**[5] agar.[5] agn.[54] alch-v.[1125] **Aloe** am-c. **Amor-r.**[149] apoc. aran. **Arg-n. Arge-p.**[264] arist-cl.[119] **Ars.** ars-s-f.[58] arund.[58] **Asar.**[5] aspar.[54] bac.[149] bar-acet.[36] **Bar-c.**[5] bar-s.[58] bell. bor. bov.[1125] **Bry. CALC.** calc-ar.[58] calc-i.[102] **Calc-s.**[122] calc-sil.[58] cann-i.[54] **Canth. CARB-AN. CARB-V.** carl.[36] caul.[137] caust. **Chel.**[5] **Chin.** chin-ar. choc.[222] cimic.[1125] cina[5] cinnam. coc-c. **Cocc.**[58] **Coff. Coloc.**[54] **Con.**[102] conv.[1125] **Croc. Crot-h. CUPR.** cur. cycl. cymbo-ci.[2184] daph. **Dig.**[54] dulc. epig.[26] **Equis-a.**[1125] **Erig. FERR.** ferr-acet.[102] **Ferr-ar. Ferr-p. Fl-ac.** foll.[149] germ.[222] glyc.[102] graph.[102] grat. ham.[111] helon.[25] hip-ac.[102] **HYDR.**[1125] hydrog.[222] hyos. **Ign.** ind.[149] **Iod.**[5] ip. irid.[222] jug-r.[26] **Kali-ar.** kali-br.[137] **KALI-C.** kali-chl. kali-n. kali-p. kali-s. **Kreos. LACH.**[54] laur. led. lil-t.[1125] lutein.[1125] **LYC.**[137] **Lyss. M-art.**[5] **M-aust.** mag-c. **Mag-m.**[1] mag-s. med.[304] **Merc.** merc-c.[5] **Mez. MILL.** mit.[1125] **Murx.**[54] **Nat-ar. Nat-c. NAT-M. Nat-p. Nat-s.** nat-sil.[58] nit-ac.[10] **Nux-m. NUX-V.** onos. **Ph-ac. PHOS.**[137] pitu-a.[164] plan.[1125] plan-l.[1125] **PLAT.**[54] **POLYG.**[1125] pot-t.[1125] prot.[149] psor.[58] **PULS. Querc-r.**[1125] rad-br.[137] raph. **RAT. RHUS-T.** rubu-f.[1125] ruta **Sabad.**[5] **SABIN.**[54] sang.[149] **Sanguis.**[1125] saroth.[149] **SEC. SENEC.**[54] **SEP.**[54] **SIL.**[137] stann. **Staph.**[54] **Stram.** stront-c.[26] succ.[194] sul-ac. **Sulph.** tarent.[54] **THLASPI**[137] thuj.[54] thymol.[119] trif-p.[1125] **Tril.**[25] trio.[149] **Tub.** urt-u.[25] **Ust.**[54] vanil.[72] verat-n.[85] vinc.[137] vip.[137] visc.[119] **Xan.**[54] zinc. zinc-p.[58]
☞ *reichlich; lang anhaltend*

<> - **Entbindung,** nach der: caul.[137] urt-u.[25]
☞ M; Wehen, Entbindung; Wochenbett, im

- **erholen,** kann sich kaum, da beginnt schon die nächste: thlaspi[137]
- **Klimakterium,** im: helon.[25] kali-br.[25] tril.[25] urt-u.[25]
▤ ALLGEMEINES; M; Menopause, Beschwerden in der; Klimakterium, im
- **Kummer,** durch: cocc.[58]
☞ M; Kummer, nach
- **Leukorrhoe,** ersetzt durch brennende: phos.[137]
- **Pubertät,** in der: bov.[1125]
☞ M; Pubertät, während der
- **Schlafmangel,** durch: cocc.[58]
- **sexuellem** Verlangen, mit: kali-br.[137]

◉ - **1. Tag lang**: aspar.[54]

- **10**:
  - **2** Wochen, bis: **Ust.**[54]
  - **bis** 12 Tage, wurden rostfarben, schließlich serös, im Klimakterium: **Murx.**[54]
- **12** Tage: agn.[54] cann-i.[54] tarent.[54] **Thuj.**[54]
  - **15** Tage, bis: **Tarent.**[54]
  - **18** Tage, bis: agn.[54]
- **13** Tage: cymbo-ci.[2184]
- **14** Tage: **Coloc.**[54] **Xan.**[54]
- **18** Tage, reichlich: cann-i.[54] **Thuj.**[54]
- **3** Wochen, während, mit vollständigem Nachlassen der Muskel- und Gelenkschmerzen: hip-ac.[102]
- **7** Tage: **Sabin.**[54] thuj.[54]
  - **2** Wochen, bis, nach mehreren Frühgeburten: **Thuj.**[54]
- **8** bis:
  - **10** oder 15 Tage: **Thlaspi**[54]
  - **10** Tage: **Plat.**[54] **SEP.**[54]
  - **9** Tage: **LACH.**[54] **SENEC.**[54]
- **klumpig**: pitu-a.[164]
- **monatelang**: lyc.[137] sil.[137]
- **reichlich**:
☞ reichlich; lang anhaltend
- **unaufhörlich**:
  - **nächsten** Periode, fast bis zur: carb-v.[58] nux-v.[58] sabin.[58] sec.[58]
  - **nächsten** Periode, gänzlich bis zur: **Ust.**[54]

lang, zu:
☞ lang dauernd

Lochien, wie: amor-r.[149]

melasseartig: mag-c.[137]
▤ ALLGEMEINES; C; Absonderungen; melasseartig

Membranen, Schleimhautfetzen, mit: acet-ac. apoc. aq-des.[275] **Ars.**[102] bell.[102] **BOR.** brom. **Bry.** bufo **Calc. Calc-acet.**[111] **Calc-p. Canth. CHAM.**[137] cimic. **Coll.** con.[102] **Cycl.** ferr.[102] guai. haliae-lc.[222] helio.[102] **Hep.**[5] **Kali-bi.** kali-c. kali-chl. kiss.[36] **LAC-C.** lach. **Mag-p.**[102] merc.[102] nat-m. ph-ac. **Phos.** phyt. pitu-a.[164] **Rhus-t.** sabin. sep.[5] sulph.[5] **Tril.**[111] tub. ust. **Vib.**[102]

- **Pubertät,** in der: cham.[137]
☞ M; Pubertät, während der

Menarche, verzögerte: acon. agn. alet. am-c. ant-c.[54] apis **ARIST-CL.**[144] **Aur.** aur-s.[58] **Bar-c.** bry. **Calc. Calc-p.** calc-s. **Carbn-s.** cast. caul. **CAUST.** chel. cic. cimic. cocc. **Con.** croc. cupr. dam.[102] dig. dros. dulc. **Ferr.** fl-ac.[137] **GRAPH.** guai. **Ham.** helon. hyos. **KALI-C.**[102] kali-ma.[102] **Kali-p.** lac-d.[137] lach. **Lyc.**[137] **Mag-c.** mag-m. **Mang.** merc. mit.[85] **NAT-M.** nit-ac.[304] **Petr.** phos. polyg.[102] **PULS.** sabad. **Sabin.** sang.[111] sars. **SENEC. Sep.** sil. spig. staph. stram. stront-c. **Sulph. Tub.** valer. verat. vib.[111] **Zinc.**

- **Brustbeschwerden,** bei, oder Aszites: kali-c.[102]
- **gestört** fühlt, wenn sie sich auch nur geringfügig: fl-ac.[137]
- **Mammae,** mit unentwickelten: lyc.[137]
- **Milchkonsum,** durch viel: lac-d.[137]
▤ ALLGEMEINES; C; Speisen und Getränke; Milch; agg.

milchig: **Puls.**[54]
☞ Eiweiß, schleimig wie, morgens agg.

Pech, wie: cand-a.[239]
☞ dunkel; Teer, wie • schwarz; Teer, wie

plötzlich: acon.[137] bros-g.[259] irid.[222] **Nat-m.**[36] **Phos.**[36]

purpurfarben: buni-o.[149] **Puls.**[54] wye.[85]

reichlich: acet-ac.[58] **Acon.**[26] aegle.[192] **Agar.**[102] agki-p.[1202] ail. **Alet.**[102] all-s.[85] aloe[26] **Alum.**[5] alumn.[36] am-br.[25] **Am-c.**[102] am-caust.[10] **Am-m. Ambr.**[102] amor-r.[149] anan.[26] ant-c. ant-t. **Apis**[26] **APOC.**[102] **Aran.**[102] aran-ix.[149] arg.[5] arg-m.[58] arg-n.[26] arist-cl.[119] **Arn.**[102] **ARS.**[102] **Ars-i.** ars-met.[54] ars-s-f.[58] arum-m.[54] arund.[26] asar.[5] asar-c.[25] asc-t.[25] aur. aur-ar.[58] aur-i.[58] aur-s.[58] aza.[192] ba-sv.[136] **Bac.**[62] bamb-a.[1184] bapt.[25] bar-c. bar-i.[58] bar-m. bart.[36] **BELL.**[102] bell-p.[144] benz-ac.[111] **BOR.**[102] **BOV.**[102] brom. brucel.[241] **BRY.**[26] bufo[85] buni-o.[149] cact.[102] calad.[5] **CALC.**[26] calc-acet.[116] calc-ar.[58] calc-hp.[25] **Calc-i.**[58] **CALC-P.**[102] **Calc-s.** calc-sil.[58] calc-st-sula.[142] **Calen.**[137] calx-b.[194] camph. **Cann-i.**[102] **Cann-s.**[5] **Canth.**[102] caps.[5] **Carb-ac.**[25] **Carb-an.**[26] **CARB-V.**[102] carbn-s. **Card-m. Cast. Caul.**[102] **Caust.**[26] cean.[102] cench. **CHAM.**[102] **CHEL.**[26] **CHIN.**[102] **Chin-ar. Chin-s.**[102] choc.[222] **Cimic.**[102] **Cina Cinnam.**[102] cit-l.[102] **Cit-v.**[54] clem. coc-c.[137] coca[25] **COCC. Coff.**[26] **Coll.**[102] **Coloc.**[102] **Con.**[26] cop. cortiso.[119] **CROC.**[26] crot-h.[54] culx.[58] **CUPR.**[5] cupr-ar.[10] cur. **CYCL.**[26] **Dict.**[26] **Dig.** digin.[36] dulc. elaps ephe.[267] epig.[26] erech.[25] ergot.[149] **ERIG.**[25] erod.[102] eupi. fago.[36] falco-p.[265] **FERR.**[26] **Ferr-ar. Ferr-i.** ferr-p. ferr-s.[54] fic.[102] **Fl-ac.** flor-p.[149] foll.[1201] form-ac.[192] frax.[116] gall-ac.[85] **Gamb.**[54] **Gels.**[25] **Ger.**[102] germ.[222] glon.[36] glyc.[102] **Goss.**[25] gran.[10] grat. guare.[25] hall[36] **Ham.**[102] hell.[26] **HELON.**[102] **Hep.**[26] hip-ac.[149] hir.[144] hoit.[149] hura **Hydr.**[102] hydrc.[116] hydro-c.[149] **Hydrog.**[222] **HYOS.** hyper. hypoth.[149] **IGN.**[102] ignis[194] **IOD.**[26] **IP.**[26] iris joan.[102] jug-r.[26] kali-ar. **Kali-bi.**[54] **Kali-br.**[25] **Kali-c.**[26] **Kali-chl.**[54] **Kali-fcy. Kali-hp.**[26] **Kali-i.** kali-m.[102] **Kali-n.**

MENSES; reichlich (Forts.)

Kali-p.[54] **Kali-s.** kali-sil.[58] kiss.[36] kola[1184] **Kreos.**[26] kron.[9] kurch.[192] lac-ac.[36] **Lac-c.**[102] lac-lox-a.[204] lac-lup.[204] lac-v-f.[85] **LACH.**[102] lachn.[54] lap-a.[102] **LAUR. Led.**[102] lil-s.[102] lil-t. lipp.[36] lob. **LYC.**[1] lycps.[25] **Lyss.** m-arct.[10] **M-art.**[5] **M-AUST.**[5] **Mag-c.**[102] **MAG-M.** mag-s. **Manc.**[54] mand.[119] **Mang.**[54] **Med. MERC.**[36] **Merc-c.** merl.[85] mez.[26] **MILL.**[26] **Mit.**[25] mom-b.[85] morg.[136] **Mosch.**[26] **Mur-ac.**[5] **MURX.**[102] **Nat-ar.** nat-c.[26] **NAT-M.** nat-p. nat-s.[26] nat-sil.[58] neon[222] nep.[149] nicc.[116] **NIT-AC.**[102] **NUX-M.**[137] **NUX-V.**[26] oci-s.[119] **Ol-j.**[25] onos. op.[8] **Ov.**[122] pall.[102] paraf.[102] paro-i.[149] penic.[149] **PETR.**[5] **Ph-ac.**[102] phel.[10] **PHOS.**[26] phys.[162] **Phyt.**[102] **Pitu-a.**[164] **PLAT.**[26] plb.[102] plut-n.[222] **Prun.** ptel.[25] **Puls.**[26] puls-n.[25] rad-br.[144] raph. **RAT.**[26] **Rhod.**[5] **RHUS-T.**[26] rhus-v.[85] ros-d.[305] **RUTA**[26] sabad.[5] **SABIN.**[26] **Samb.** sang.[25] **Sanguis.**[102] sapin.[36] sars.[54] **SEC.**[26] sed-ac.[102] sed-t.[72] sel. **SENEC.**[25] **SEP.**[102] sieg.[144] **SIL.**[26] sol[236] solid.[111] **Spong.**[5] **Stann.**[102] staph. **STRAM.** stront-c.[5] succ.[194] **SUL-AC.**[26] **Sul-i.**[58] **SULPH.**[102] syph.[54] tab.[10] tanac.[25] **Tarent.**[137] tax.[303] tep.[36] ter.[54] tere-ch.[149] thiop.[149] **Thlaspi**[102] **Thuj. Tril.**[102] **Tub.**[54] uro-h.[264] **Urt-u.**[25] **Ust.**[26] **Vac.**[54] **VERAT.** vero-o.[232] **Vib.**[102] vib-p.[85] vinc.[102] visc.[111] voes.[36] wies.[36] x-ray[119] **Xan.**[102] **Zinc.**[137] zinc-p.[58] zing. ziz.[54]

- **abwechselnd** mit Gicht: sabin.[58]
  ☞ *A; Abwechselnd mit*
- **tagsüber**: bamb-a.[1184] **Caust.** coff. cycl. ham. nat-s. puls.
- **morgens**: bor. **Bov.** carb-an. sep.[5]
  ☞ *Z; Morgens*
- **nachmittags**: mag-c.[36] nat-s.[36] plut-n.[222]
  ☞ *Z; Nachmittags*
  - **Gehen,** beim: nat-s.[36]
    ☞ *M; Gehen; agg.*
- **abends**: coc-c.[54] merc.[36] murx.[36]
  ☞ *Z; Abends*
  - **nur**: **Coc-c.**[54]
- **nachts**: ail. **Am-c. Am-m.** bamb-a.[1184] bov. **Coca** coff.[54] cycl. ferr.[116] kola[1184] **MAG-C.** mag-m. nat-m.[1] plut-n.[222] rad-br.[144] ruta[122] **Ust.**[54] **Zinc.**
  ☞ *Z; Nachts*
- **Beginn,** zu: **Nat-c.**[26] **PHYS.**[162]
- **5** Tage dauernd, 2 oder 3 Tage faulig, dann Absonderung von Klumpen: pitu-a.[164]
- **periodisch,** jede 2. Menses: thlaspi[102]
- **Abort** oder Entbindung, nach: **APIS**[54] chin.[102] **Cimic.**[102] helon.[102] kali-c.[102] **Nit-ac.**[102] **Plat.**[54] **Sabin.**[102] sep.[102] sulph.[102] thlaspi[102] **Ust.**[102] vib.[102]
  ☞ *M; Wehen, Entbindung; Wochenbett, im*
- **alten** Frauen, bei: calc.[122] crot-h.[54] lach. **Plat. Sars.**[54] sec.[122] sulph.[122]
  ALLGEMEINES; M; Alten Menschen, Beschwerden bei; Frauen
- **Anstrengung** agg.: **AMBR.** bell-p.[144] **Bov. CALC. Calc-p.** croc. **ERIG. Helon.**[54] mill. **Nit-ac.** rhus-t. **Sec.**[54] tril.
  ☞ *M; Anstrengung agg.*
- **Anstrengungen,** durch: rhus-t.[26]
  ☞ *M; Stuhlgang; agg.; Pressen zum, beim*
- **Ärgernis,** nach: nux-v. rhus-t.
  ☞ *M; Zorn, nach* *GEMÜT; M; Zorn, Beschwerden durch*
- **Aufstehen** von einem Sitz, beim: cocc.[26] ust.[26]
  ☞ *M; Aufstehen, bei oder nach; Sitzen, vom*
- **ausschweifendem** Lebenswandel, bei: crot-h. lach. **Nux-v.**
- **Baden,** kaltes, agg.: ant-c.[5]
- **Bewegung**:
  - **durch**: **Croc. ERIG. Ferr. Helon. Sabin.** sapin.[36] **Sec.**
    ☞ *M; Bewegung; agg.*
  - **während,** nur: lil-t.
- **blasse** Frauen: ars.[26] **Helon.**[54]
- **blonden** Frauen, bei: apoc.[26] chel.[26] **Ferr.**[26]
  ALLGEMEINES; C; Aussehen (Augen, Gesicht, Haarfarbe); helles, blondes Haar
- **Blutüberfülle,** mit Neigung zu zerebraler: **Bell.**[26]
- **chlorotischen** Frauen, bei: **Calc.**[26] **Chin.**[26] **Cycl.**[26] **Ferr.**[26] helon.[26] sep.[26]
- **Drüsenbeschwerden,** mit: carb-an.[26]
- **dunkelhaarige** Frauen: acon.[26] kali-c.[26] **Sep.**[26]
- **dünne** Frauen: **Iod.**[54] **Phos. Sec.**
  ALLGEMEINES; C; Magere Menschen
- **dünne** Frauen: apis[26] **Phos.**[26] **Sec.**[26]
- **Dysurie,** mit: **Mit.**[8]
- **empfindliche** Frauen: am-c.[26] **Ars.**[26] **Calc.**[26] carb-an.[26] **Ferr.**[26] helon.[26] **Sep.**[26]
  ALLGEMEINES; C; Anfällig, empfindlich, kränklich
- **Entbindung,** nach rascher: caul.[137]
  ☞ *M; Wehen, Entbindung; Wochenbett, im*
- **Erkältung,** nach: ip.[58]
  ☞ *M; Kälte agg.; Erkältung*
- **Erregung,** nach: arg-n.[58] **CALC.**
  ☞ *M; Gemütsbewegungen, nach* *GEMÜT; M; Erregung; Beschwerden durch; Allgemeinsymptome*
- **Erschütterungen,** durch: arn. ip.[58]
  ALLGEMEINES; M; Stöße; agg.
- **Erschütterungen,** nach: arn.[26]
- **Fegen,** beim: croc.[26]
- **Frösteln,** nach: sulph.[36]
- **Gehen**:
  - **agg.**: **Am-c. COCC. Croc.** erig. **Lil-t.** mag-c. nat-s. pall. puls. **Sabin.** ust. zinc.
    ☞ *M; Gehen; agg.*
  - **amel.**: kreos. mag-m.
    ☞ *M; Gehen; amel.*
- **geschwätzige** Frauen: **Stram.**[26]
- **Gesichtsneuralgie,** mit: stann.[26]
- **Gewitter,** durch: nat-c. phos.
- **große** Frauen: **Phos.**

- **hysterischen** Frauen, bei: **Cham.**[26] **Cocc.**[26] **Coff.**[26] **Con.**[26] **Hyos.**[26] **Ign.**[26] ip.[26] mag-m.[26] mosch.[26] nux-m.[26] nux-v.[26] phos.[26] **Plat.**[26] puls.[26] sabin.[26] sep.[26] stann.[26] stram.[26] sulph.[26]
- **Infektionskrankheiten,** nach: ergot.[149]
- **junge** Frauen: coloc.[102] kali-br.[137]
  - **sitzender** Lebensweise, bei: coloc.[102]
    ☞ sitzender Lebensweise, bei
- **Jungfrauen,** bei: ergot.[149]
- **kachektische** Frauen, schlechter Ernährungs- und Gesundheitszustand: **CARB-AN.**[54]
- **Kälte** des Körpers, mit: coff.[54] nux-v.[54] sil.[137]
  - **eisige**: sil.[137]
- **Klimakterium,** im:
  ☞ Menopause; vor ▤ ALLGEMEINES; M; Menopause, Beschwerden in der; Klimakterium, im
- **Konvulsionen**:
  - **mit**: bufo[85] coff.[54] tarent.[54]
  - **nach**: **Op.**[8]
- **krampfhaften** erotischen Anwandlungen, mit: tarent.[137]
- **Kummer,** durch: cocc.[58] **Ign.**[26]
  ☞ M; Kummer, nach
- **kurzer** Dauer, und von: am-c. ant-c. bor.[1] falco-p.[265] hydrog.[222] kali-c. **Lach.** nat-m. phos. **Plat. Sil. Thuj.**
- **leichtfertige** Frauen: apis[26]
- **leukophlegmatische** Frauen: ant-c.[26] **Calc.**[26] **Cycl.**[26] puls.[26] **Sulph.**[26]
- **Leukorrhö**:
  - **vor**: **Thuj.**[54] **ZIZ.**[54]
  - **nach**: **Ferr.**[54]
- **Liegen**:
  - **agg.**: coc-c.[54] **Kreos.** mag-c.[5]
    ☞ M; Liegen; agg.
    - **Hinlegen,** nach dem: coc-c.[54]
  - **amel.**: hypoth.[149] succ.[194]
- **Luft,** kalte, agg.: am-c. ip.[58]
- **Magenbeschwerden,** mit: calc.[5] lyc.[5]
- **magere** Frauen:
  ☞ verlebte, verblühte Frauen
- **Manie,** bei: **Sep.**
- **Menopause**:
  - **vor**: amor-r.[149] anan.[26] apoc.[137] bov. calc.[137] cimic. croc. helon. **Kali-br.**[54] **LACH.**[122] **Laur. Nux-v.** paro-i.[149] phos.[58] **Plat.**[122] **Plb.**[122] **SABIN.**[54] **Sec.**[122] **Sed-t.**[72] **SEP.**[122] sulph.[137] tril.[137] **Ust.** vinc.[137]
  - **während**: succ.[194]
  - **nach**: wies.[36]
- **Nasenbluten,** mit:
  ▤ NASE; C; Nasenbluten; allgemeine Arzneien; Menses; während;
- **nervöse** Frauen: **Cham.**[26] **Coff.**[26] **Ign.**[26] kali-p.[54] **Nux-v.**[26] **Plat.**[26] puls.[26] sec.[26] sep.[26]
- **Nymphomanie,** mit: calc.[116] coca[83] **Hyos.** kali-br. kali-c.[116] **Phos.**[54] **Plat. Sec.** stram. **Verat.**
- **Ohnmacht,** mit: acon. apis chin. cocc. helon. **IP.** lach. sulph. tril.[137]
  ▤ ALLGEMEINES; C; Ohnmachtsgefühl, Ohnmachtsschwäche, Ohnmacht; Menses; während
- **plethorische** Frauen: **Acon.**[26] arn.[26] **Bell.**[26] nux-v.[26] sabin.[26]
- **psorische** Frauen: **Sulph.**[26]
  ▤ ALLGEMEINES; C; Psora, psorische Konstitution
- **Reiten,** durch: am-c. tril.[8]
  ☞ M; Fahren oder Reiten agg. • Erschütterung, durch, beim Fahren im Wagen oder mit der Bahn
  - **Anstrengung,** durch: **Tril.**[8]
    ☞ M; Anstrengung agg.
  - **Luft,** in kalter: **Am-c.**
- **religiöse** Frauen: **Sulph.**[26]
- **rheumatischer** Konstitution, bei: **Ars.** bry.[26] cimic.[26] rhus-t.[26]
- **Schlafmangel,** durch: cocc.[58]
- **Schläfrigkeit,** mit: **NUX-M.**[54]
- **schlanke** Frauen: **Phos.**[26]
- **schmerzhaftem** Harn- und Stuhldrang, mit: erig.[137]
- **Schreck,** Furcht, nach: plat.[54] ust.[26]
  ▤ GEMÜT; M; Schreck oder Furcht, Beschwerden durch • GEMÜT; M; Schreck oder Furcht, Beschwerden durch; Menses, während
- **schuppiger** Haut, mit: hep.[26]
  ▤ HAUT; C; Aufgesprungen, Risse, feine
- **Seufzen** und Schluchzen, viel: **Ign.**[26]
- **Sitzen** agg.: am-c.[1] mag-m.
  ☞ M; Sitzen agg.
- **sitzender** Lebensweise, bei: **Acon.**[26] **Nux-v.**[26]
  ☞ junge Frauen; sitzender Lebensweise, bei ▤ ALLGEMEINES; M; Sitzende Lebensweise agg.
- **skrofulösen** Frauen, bei: **Calc.**[26] **Caust.**[26] **Iod.**[26] nat-m.[26] **Sil.**[26] **Sulph.**[26]
- **Stehen** agg.: am-c. **COCC.** mag-c.
  ☞ M; Stehen; agg.
- **Sterilität,** bei: **Canth.**[54] **Mill.**[54] **Phos.**[54] **Sulph.**[54]
- **Stillens,** während des: **Calc.**[54] **Phos.**[54] sil.[26]
  ☞ M; Stillen agg.
- **Stuhl,** durch Ausscheidung von hartem: iod.[26] **Lyc.**[26]
- **Tanzen,** durch: **Croc.** cycl.[137] erig. sec.
  ▤ ALLGEMEINES; M; Tanzen; agg.
- **tuberkulös**: **Calc. Kali-c. Phos.** sang. **Senec. Stann.** tub.[54]
- **Urin,** mit Abgang von heißem: ferr.[137]
- **Uteruserkrankung,** bei organischer: **Ars.**[26] **Kreos.**[26]
- **Verhärtung** des Uterus, durch: carb-an.[26] con.[26] iod.[26] kreos.[26]
- **verheiratete** Frauen, besonders: **Sec.**[26]
- **verlebte,** verblühte Frauen: arg-n. **Bac.**[62] phos. **Sec.**
- **verspätetem** Einsetzen, nach: **Lach.**[26]

MENSES; reichlich (Forts.)

- **Voll-** und Neumond, agg. bei: croc.[137]
  - ▥ *ALLGEMEINES; M; Mond; agg.; Neumond; Vollmond, und*
- **Zangengeburt,** nach: calen.[137]
  - ☞ *M; Wehen, Entbindung; Wochenbett, im ▥ ALLGEMEINES; M; Wehen, Entbindung; Wochenbett, im; Zangengeburt, Beschwerden nach*
- **2. Periode aussetzend, jede**: **Lach.**[54]
  - ▥ *GEMÜT; M; Menses; unterdrückte, durch*
- **früh,** und:
  - ☞ *früh, zu (Intervall zu kurz); reichlich, und*
- **hartnäckig,** anhaltend: nux-m.[137] vinc.[137]
- **Klumpen,** mit großen: apoc.[137] coc-c.[137] murx.[137] zinc.[137]
- **lang** anhaltend: **Acon.**[26] agar.[102] **Alet.**[102] aloe[26] am-br.[25] **Am-c.**[102] ambr.[102] apoc.[102] **Aran.**[102] arg-n.[26] **Arn.**[102] **Ars.**[102] arund.[26] asar-c.[25] asc-t.[25] bapt.[25] **Bell.**[102] **Bor.**[102] bov.[102] bry.[26] buni-o.[149] **Cact.**[102] **Calc.**[26] calc-hp.[25] calc-p.[102] **Cann-i.**[102] **Canth.**[102] carb-ac.[25] carb-v.[102] caul.[102] cean.[102] **Cham.**[102] chel.[26] **Chin.**[102] chin-s.[102] cimic.[102] **Cinnam.**[102] coca[25] **Coff.**[26] coll.[102] **Croc.**[26] epig.[26] erech.[25] erig.[25] ferr.[26] gels.[25] **Ger.**[102] glyc.[102] goss.[25] guare.[25] **Ham.**[102] **Helon.**[102] hip-ac.[149] hydr.[102] hydro-c.[149] ign.[102] ignis[194] ip.[26] joan.[102] jug-r.[26] kali-br.[25] **Kali-c.**[26] **Kali-m.**[102] **Kreos.**[26] kron.[9] lac-c.[102] lach.[102] led.[102] lil-s.[102] **Lyc.**[1] lycps.[25] mag-c.[102] mez.[26] mill.[26] mit.[25] murx.[102] nat-c.[26] nat-s.[26] **Nit-ac.**[102] nux-v.[26] ol-j.[25] pall.[102] paraf.[102] ph-ac.[102] **Phos.**[26] phyt.[102] pitu-a.[164] **Plat.**[26] **Plb.**[102] ptel.[25] puls-n.[25] rat.[26] **Rhus-t.**[26] ruta[26] **Sabin.**[26] sang.[25] sanguis.[102] sec.[26] sed-ac.[102] senec.[25] **Sep.**[102] **Sil.**[26] **Stann.**[102] **Sul-ac.**[26] sulph.[102] tanac.[25] thlaspi[102] **Tril.**[102] urt-u.[25] **Ust.**[26] vinc.[102] **Xan.**[102]
  - ☞ *lang dauernd*
- **ödematöse** Erscheinungen: apis[26] apoc.[26] **Ars.**[26] hell.[26] senec.[26]
- **verlängert**:
  - ☞ *lang anhaltend*
- **weniger** reichlich bei jeder 2. Periode: **Thlaspi**[54]

scharf, wundmachend: all-s. **Am-c.** amor-r.[149] ant-t.[5] ars. ars-s-f.[58] aur.[5] aur-m. bar-c. bov. brucel.[241] calc-sil.[58] canth. carb-ac.[111] **Carb-v.** carbn-s. **Caust.** cham. ferr. **Graph.** hep. **Kali-ar.** kali-bi.[58] **KALI-C.** kali-chl.[58] **Kali-n.** kreos. **Lac-c.** **LACH.** mag-c.[5] merc.[58] nat-c.[5] **Nat-s.** **Nit-ac.**[5] petr. phos.[5] prun.[111] puls.[5] raja-s.[149] **Rhus-t.** sabin.[102] sang.[111] **SARS.**[5] sep. **SIL.** **Stram.**[5] sul-ac. **Sulph.** tere-ch.[149] zinc.
  - ☞ *Wundheit, Exkoriation; Menses; während*

schaumig: arn.[5] dros.[5] ferr.[5] ip.[5]

Schleim, blutiger: alum. apis[54] bar-c. berb. carb-an.[5] **Cocc.** **Croc.**[54] hydrog.[222] lachn. nat-s.[36] nux-m.[36] **PULS.**[5] **Sep.**[5] sul-ac.[5] wies.[36]

- **morgens**: nat-s.[36]
  - ☞ *Z; Morgens*
- **letzten** Tag, am: **Apis**[54]

schleimig:
  - ☞ *Schleim, blutiger*

schmerzhaft (Dysmenorrhoe): abrot. acetan.[102] **Acon.**[102] adam.[222] aegle.[192] aesc.[25] agar.[102] agav-t.[149] agki-p.[1202] agn.[10] alet.[1125] aloe alum. alum-p.[58] alum-sil.[58] alumn.[36] am-acet.[102] am-br.[25] **AM-C.**[102] am-m.[10] ambr.[10] ammc.[54] **Amor-r.**[149] **Anac.**[54] anan. ane-n.[1125] ant-c. **Ant-t.**[54] ap-g.[102] **Apiol.**[102] apis[58] apoc-a.[25] aq-des.[275] aquil.[102] aral.[25] aran.[54] arg-n.[58] arist-cl.[144] arn.[116] **Ars.**[54] ars-i. **Ars-met.**[54] **Asaf.** asar. asc-c.[25] asc-t.[25] atro.[102] aur.[54] aven.[102] ba-tn.[136] bac.[149] **Bamb-a.**[1184] bani-c.[204] bapt.[1125] bar-c. bar-i.[58] bar-m. **BELL.**[102] bell-p.[149] **Berb.**[111] **Bor.** bov. brom. brucel.[241] **Bry.**[102] bufo[58] **Buni-o.**[149] buth-aust. **CACT.**[54] caj.[54] **Calc.**[102] calc-acet.[116] calc-i.[58] **CALC-P.** calc-s.[58] calc-sil.[58] calth.[1125] calx-b.[194] cand-a.[239] cann-i.[137] cann-s.[5] canth. carb-an. carb-v. carbn-s. carc.[187] cassi-s.[192] cast.[116] **Caul.**[102] **Caust.**[102] cench.[58] cer-ox.[102] **CHAM.**[102] chel.[137] chin. chin-ar. chin-s.[54] chlol.[25] chlorpr.[149] **Chol.**[54] cic.[122] **CIMIC.**[102] cina cinnb. **Cit-v.**[54] coc-c.[58] **COCC.**[102] **Coff.**[116] coll.[102] **Coloc.**[114] **Con.**[102] conv.[1125] cortiso.[119] **Croc.** crot-c. crot-h.[54] **Cupr.**[116] cur.[54] curc.[192] **Cycl.**[102] cypra-e.[227] cyt-l.[119] dam.[1125] der.[36] dict.[142] **Dios.** **Dulc.**[137] dys-co.[136] ems[9] epip.[102] ergot.[149] **ERIG.**[54] eug.[31] eup-per.[25] eup-pur.[25] euphr. fago.[25] ferr. ferr-ar. ferr-i. **Ferr-m.**[54] ferr-p.[58] foll.[149] form.[25] frax.[72] gaul.[1125] **Gels.**[102] gink.[227] glon.[102] glyc-g.[54] **Gnaph.**[102] **Goss.**[1125] granit-m.[194] **Graph.** grat. **Guai.**[102] **Ham.**[102] hedeo.[102] **Helon.**[25] hep.[10] hir.[149] **Hoit.**[149] **Hydr.**[1125] hydr-ac.[268] hydrog.[222] hyos. **Hyper.**[1125] **Ign.**[102] imp.[1125] ind.[36] indg.[31] **Inul.**[102] iod. iodof.[25] ip. iris[1125] jab.[1125] jug-r.[31] juni-c.[102] **Kali-ar.** kali-bi. kali-br. **KALI-C.**[137] kali-chl.[58] kali-fcy.[198] kali-hp.[31] **Kali-i.** **Kali-ma.**[102] kali-n. **Kali-p.** **Kali-s.**[137] kali-sil.[58] kalm. kola[1184] kreos.[193] **Lac-c.**[111] lac-eq.[204] lac-leo.[204] lac-lup.[204] lac-v-f.[85] **Lach.**[54] lam.[102] **Lap-a.**[137] laur. led. leon.[1125] **Lil-t.**[102] lith-c.[102] lob. **Lyc.**[137] **Macrin.**[102] **Mag-c.**[102] mag-m.[102] **MAG-P.**[102] mag-s.[102] mand.[119] mang. **Med.**[304] **Meli.** melis.[1125] meph.[149] **Merc.** **Merl.** **MILL.**[54] **Mit.**[54] mom-b.[72] morg-g.[136] morph.[36] mosch.[116] mur-ac. murx.[102] **Nat-c.** nat-m.[102] nat-p. nat-s. neon[222] nicc. nit-ac.[37] nux-m.[54] **Nux-v.**[102] ol-an.[102] **Ol-j.**[54] onop.[149] op.[137] **Orig-v.**[1125] ozone[227] pall.[116] palo.[149] passi.[116] petr. ph-ac. **Phos.**[102] phys.[102] phyt.[54] pic-ac.[36] **Pitu-p.**[149] **Plat.**[137] plb. plut-n.[222] podo. polyg.[1125] **POT-A.**[1125] pseuts-m.[255] **PSOR.** ptych-o.[1125] **PULS.**[102] puls-n.[25] querc-r.[257] rauw.[149] rham-cath.[102] **Rhod.**[54] **Rhus-t.**[137] **Rosm.**[1125] **Ruta**[1125] **Sabin.**[102] **Sac-alb.**[210] sang.[25] sant.[102] sars.[193] scol.[1142] **Sec.**[102] sel.[149] **Senec.**[102] **Sep.**[102] sil.[102] sin-n.[102] sol[236] spong. stann.[31] staph.[116] stram. succ.[194] sul-ac. sul-i.[58] **SULPH.**[102] syc-co.[136] **Syph.**[162] **Tanac.**[102] tarax.[5] **Tarent.**[54] tell.[149] thea[275] ther. thuj. thymol.[119] thymu-v.[1125] thyr.[102] thyreotr.[149] trio.[149] **Tub.**[36] **UST.**[54] uza.[1125] ven-m.[149] **Verat.**[54] **VERAT-V.**[102] vesp.[36] **VIB.**[102] vib-od.[102] vib-p.[102] visc.[119] wye.[149] **XAN.**[102] xanth.[137] yohim.[1125] **Zinc.**[54] **Zinc-val.**[137]

- **Beginn,** zu: adam.[222] cact.[58] **Calc.**[54] calc-p.[58] cassi-s.[192] **Crot-h.**[54] cypra-e.[227] foll.[149] gels.[116] gink.[227] gnaph.[137] **Lach.**[54] med.[304] **Pitu-p.**[149] querc-r.[257] sel.[149] **SYPH.**[162]
- **Ende,** am: buth-aust.

<> - **Abort,** nach: alet.[1125] senec.[137]
- **Anämie,** bei: **Cycl.**[1125]
  ☞ *O; Uterus; Anämie, mit*
- **Aufstoßen,** mit: vib.[137]
- **Ausscheidung** von Klumpen amel.: **Vib.**[54]
- **beleibte** und robuste Frauen, amel. durch Menstruationsfluss: cer-ox.[102]
- **Beugen** der Beine amel.: ap-g.[102]
- **Beugen,** Krümmen:
  - **rückwärts** amel.: lac-c.[111]
    ☞ *M; Beugen; amel.* ▤ *ALLGEMEINES; M; Beugen, Neigen, Krümmen; amel.; rückwärts, nach hinten*
  - **vorwärtsbeugen,** zusammenkrümmen, muss sich: op.[137]
    ☞ *M; Zusammenkrümmen amel.*
- **Blähungen,** mit: vib.[137]
- **Blässe** und kaltem Schweiß, mit: cast.[85]
- **Erregung,** durch: arg-n.[58] **CALC.**[8]
  ☞ *M; Gemütsbewegungen, nach* ▤ *GEMÜT; M; Erregung; Beschwerden durch; Allgemeinsymptome •ALLGEMEINES; C; Schmerz; Erregung agg.*
- **Erwachen,** beim: hydrog.[222]
  ☞ *M; Erwachen; agg.* ▤ *ALLGEMEINES; C; Schmerz; Erwachen; agg.*
- **feuchter** Umgebung, durch Leben in: nux-m.[58]
- **Fieber,** mit: ferr-p.[58]
- **Frost,** mit: **Kali-c.**[54] **Verat.**[54]
- **Furcht** oder Schreck, durch: **Acon.**[116] tub.[36]
  ▤ *GEMÜT; M; Schreck oder Furcht, Beschwerden durch •GEMÜT; M; Schreck oder Furcht, Beschwerden durch; Menses, während •ALLGEMEINES; C; Schmerz; Schreck, Furcht, durch*
- **Füße**:
  - **Gegendruck** durch die Füße amel.: med.[137]
  - **Nasswerden,** durch: acon. dulc. merc. nat-c. nat-m. **Phos. PULS. Rhus-t.** sep. sil.
    ☞ *M; Nasswerden agg.; Füße, der*
- **Gehen**:
  - **agg.**: **Sabin.**[54]
    ☞ *M; Gehen; agg.*
  - **amel.**: cortiso.[119]
    ☞ *M; Gehen; amel.*
- **Gemütsbewegungen,** durch: cham.[137]
  ☞ *M; Gemütsbewegungen, nach* ▤ *ALLGEMEINES; C; Schmerz; Erregung agg.*
- **hämorrhoidal**: coll.[25]
- **Herzbeschwerden,** mit: cact.[1125] conv.[1125]
- **Infantilismus,** bei: calc-p.[58]
- **Kälte**:
  - **Erkältung,** nach: **Acon.**[116] **Caj.**[54]
    ▤ *ALLGEMEINES; M; Kälte; Kaltwerden; nach, agg.*
  - **Kälteeinwirkung,** durch: nux-m.[58]
- **Kälte,** mit: **VERAT.**[54]
- **keine** Lage oder Haltung bringt Linderung: xanth.[137]
- **Klimakterium,** kurz vor: **PSOR.**
- **Kolik,** nach: **Kali-c.**[137]
- **Konvulsionen,** mit: aran.[54] caul.[8] cupr.[37] **Ign.**[54] **Nat-m.**[8] **Tarent.**[54]
- **Liegen** amel.: mag-m.[137] ven-m.[149]
  ▤ *ALLGEMEINES; C; Schmerz; Liegen; amel.*
  - **Rücken,** auf dem, mit ausgestreckten Beinen: mag-m.[137]
    - **hartes** Kissen, über ein, amel.: mag-m.[137]
- **Mädchen,** bei:
  - **ersten** Menses, seit der: puls.[58]
  - **jungen** Mädchen, bei: apis[58] aquil.[102] calc-p.[58] graph.[58] xan.[102]
  - **unregelmäßiger** Periode, mit: **Mill.**[54]
- **Menopause,** vor der: caul.[220] **PSOR.**
- **Menses,** bei zu frühen: am-c.[102] **Calc.**[102] caust.[102] cocc.[102] con.[102] cycl.[102] ign.[102] **Kali-c.**[102] lam.[102] lil-t.[102] **Mag-p.**[102] nat-m.[102] **Nux-v.**[102] ol-an.[102] phos.[102] sabin.[102] sep.[102] sil.[102] sin-n.[102] **Sulph.**[102] **Xan.**[102]
- **Menstruationsfluss**:
  - **agg.**:
    - **je** geringer die Blutung, umso stärker die Schmerzen: **Lach.**[54]
    - **je** stärker die Blutung, umso stärker die Schmerzen: cann-i.[137] cann-s.[5] **Cimic.**[122] granit-m.[194] phos.[5] tarax.[5] tarent.[137] tub.[111]
  - **amel.**: caul.[137] cypra-e.[227] gnaph.[137] graph.[137] kali-fcy.[198] mag-p.[137] mosch.[116] zinc.[58] **Zinc-val.**[116]
    - **spärlichem,** bei: caul.[137] gnaph.[137] graph.[137]
- **Mittagessen** oder Abendessen, nach: **Phyt.**[54]
  ☞ *M; Mittagessen agg.* ▤ *ALLGEMEINES; C; Schmerz; Abendessen, nach dem*
- **nasswerden,** nach: **Zinc.**[54]
  ☞ *M; Nasswerden agg.*
- **Obstipation,** mit: coll.[25]
  ☞ *M; Obstipation, bei*
- **Ohnmacht,** mit: **Cycl.**[54] kali-s.[137] **Lap-a.**[137] lyc.[137] nux-m.[137]
  ▤ *GEMÜT; C; Bewusstlosigkeit; allgemeine Arzneien; Menses; während*
- **Prolaps,** mit: verat-v.[137]
- **Pubertät,** in der: **Phyt.**[54] **Puls.**[54]
  ☞ *M; Pubertät, während der*
- **Quaddeln** am Körper, mit: dulc.[137]
  ▤ *HAUT; C; Hautausschläge; Flecken, größere, entzündliche*
- **Reiten** im Wind, durch: nux-m.[58]
- **Reizung** der Ovarien, mit: ham.[46]
- **Schreien,** aufschreien, mit: plat.[137]
- **Schweiß**:
  - **kaltem,** nach: cast.[137]
  - **unterdrückten,** durch: **Caj.**[54]
- **sexuellem** Verlangen, mit: cham.[137]
- **Sitzen** agg.: aegle.[192]
  ☞ *M; Sitzen agg.* ▤ *ALLGEMEINES; C; Schmerz; Sitzen agg.*
- **Sterilität,** bei: **Phyt.**[54]

MENSES; schmerzhaft (Dysmenorrhoe) (Forts.)

- **Strangurie,** bei: verat-v.[137]
- **Übelkeit** und Erbrechen, mit: kreos.[193] sars.[193] verat-v.[193]
- **Urinieren**:
  - **während**: asc-c.[25]
    ☞ M; Urinieren; agg.
  - **häufigem,** mit: med.[137]
- **Wärme** amel.: **Ars.**[54] cast.[116] caust.[116] gink.[227] **Mag-p.**[116] **Nux-m.**[54] ozone[227] **Sabin.**[54] ven-m.[149]
  ☞ M; Wärme amel. ▤ ALLGEMEINES; C; Schmerz; Wärme amel.
- **Waschen** amel.: kali-c.[137]
  ☞ M; Baden; amel.
- **Zorn,** durch: **CHAM.**[54] coloc.[114] puls.[114]
  ☞ M; Zorn, nach ▤ ALLGEMEINES; C; Schmerz; Zorn, durch
- **erstreckt** sich:
  - **Körper,** über den: nux-v.[5] xan.[111]
  - **Oberschenkel** abwärts, die: berb.[111] caul.[58] cham.[137] chel.[137] cimic.[137] con.[72] crot-h.[137] gels.[155] kali-c.[137] mag-m.[117] nit-ac.[37] rhus-t.[137] sabin.[114] **Sars.**[54] **Sep.**[54] **Vib.**[187] xan.[51] zinc-val.[137]
    ☞ Schmerz; erstreckt sich; Oberschenkel, in die
- **atonisch**: eup-pur.[25]
- **kongestiv**: aesc.[25] cimic.[25] coll.[25] eup-per.[25] hedeo.[25] helon.[25] **HYDR.**[1125] juni-c.[25] lil-t.[25] puls-n.[25] sang.[25] senec.[25] tanac.[25] verat-v.[25]
- **konvulsivisch,** spasmodisch, neuralgisch: acon.[102] agar.[102] **Bell.**[102] **Caul.**[102] cham.[102] **Cimic.**[102] coff.[102] coll.[102] **Gels.**[102] gink.[227] glon.[102] gnaph.[102] ham.[102] hedeo.[102] juni-c.[102] lil-t.[102] lith-c.[102] mag-m.[102] **Mag-p.**[102] **Nux-v.**[102] **Puls.**[102] sabin.[102] sant.[102] **Sec.**[102] senec.[102] sep.[102] tanac.[102] **Uza.**[1125] verat-v.[102] **Vib.**[102] vib-od.[102] **Xan.**[102]
  - **Blutüberfülle** im Uterus, mit: acon.[102] **Bell.**[102] cimic.[102] coll.[102] gels.[102] puls.[102] **Sabin.**[102] sep.[102] verat-v.[102]
- **membranös,** nach Entbindung: coll.[102] **POT-A.**[1125]
  ☞ M; Wehen, Entbindung; Wochenbett, im
- **rheumatisch**: caul.[102] caust.[102] **Cimic.**[102] cocc.[102] guai.[102] rham-cath.[102]
  ▤ ALLGEMEINES; C; Schmerz; rheumatischer Schmerz
- **Rucken,** Zuckung: plat.[137]
- **schrecklich,** schreit und weint: **Cact.**[54] **Coff.**[116] **Cupr.**[116]
- **unregelmäßig,** und: am-c.[102] **Bell.**[102] bry.[102] **Calc.**[102] **Caul.**[102] **Cimic.**[102] cocc.[102] **Cycl.**[102] guai.[102] inul.[102] mag-s.[102] murx.[102] **Nat-m.**[102] **Nux-v.**[102] phys.[102] **Puls.**[102] sec.[102] **Senec.**[102] **Sep.**[102]

schwarz: acon.[5] aegle.[192] **Am-c.** **Am-m.** **ANT-C.**[5] ant-t.[36] apis arist-cl.[144] arn.[5] arund. **Asar.**[5] **Bell.** berb.[54] bism. bov.[144] **Bry.**[5] cact. calc-p. **Canth.**[5] **Carb-an.**[137] **Carb-v.** carbn-s. cassi-f.[192] cassi-s.[192] **Caust.**[5] **CHAM.**[5] **CHIN.**[5] coc-c.[137] **COCC.** **Colch.**[5] con.[5] **CROC.**[5] **CYCL.** **Elaps** **Ferr.** **GRAPH.** ham.[137] helon.[137] hydrog.[222] **Ign.** jug-r.[36] kali-chl.[111] **KALI-N.** kali-p. **Kreos.**[5] **LACH.** **Lyc.** **Mag-c.** **Mag-m.** mag-p.[137] **Mag-s.**[111] mang-acet.[1] med.[102] **Nat-h.** nat-m.[10] nat-s.[111] **Nit-ac.**[5] **Nux-m.**[5] **NUX-V.** **Ol-an.** **Ph-ac.**[5] phos.[36] **PLAT.** **PULS.** raja-s.[149] rob. **Sang.** scol.[1142] **SEC.**[5] sel.[5] **Sep.**[5] sol-t-ae. **STRAM.**[5] **Sul-ac.**[102] **Sulph.** tep.[36] thal.[149] thuj.[111] ust. visc.[25] xan.[171]
☞ dunkel

- **Morgen,** nur am: carb-an.[137]
  ☞ Z; Morgens
- **Schmerzen,** mit:
  - **Oberschenkeln,** in, im Sitzen: mag-m.[85]
    ☞ M; Sitzen agg.
  - **Rücken,** im, beim Gehen: mag-m.[85]
    ☞ M; Gehen; agg.
- **klebrig**: coc-c.[137] xan.[171]
- **klumpig**:
  ☞ klumpig, geronnen; dunkel
- **Teer,** wie: bism. **CACT.** **Cocc.** croc.[5] **Graph.** kali-chl.[111] kali-n. **Mag-c.** **Mag-m.** mag-p.[137] med.[102] nux-v. **Plat.** sang.
  ☞ dunkel; Teer, wie • Pech, wie
- **Tinte,** wie: **Kali-n.**[10]

spärlich: acet-ac.[58] acon. adam.[222] agav-t.[149] agn.[5] alet.[102] **ALUM.**[5] alum-p.[58] alum-sil.[58] alumn. **AM-C.**[1] anac. ange-s.[149] ant-t.[36] **Apis**[54] aquil.[102] **ARG-N.**[137] **ARIST-CL.**[144] arn.[5] **Ars.** **ARS-MET.**[54] **Art-v.**[54] **Asaf.** asar.[10] **Atro.**[54] **Aur.** aur-ar.[58] aur-m-n.[85] aur-s.[58] **Bamb-a.**[1184] **Bar-c.** **Bar-s.**[58] **Berb.** **Bor.**[10] both-a.[3070] **Bov.**[8] bros-g.[259] bry.[5] **Bufo**[54] buni-o.[149] **Buth-aust.**[144] **Cact.**[54] cael.[149] calc. **Calc-ar.** calc-f.[119] calc-hp.[25] calc-p.[137] calc-s. calc-sil.[58] cann-i. canth.[54] **Carb-an.** **Carb-v.** **CARBN-S.** carl.[36] **Caul.** **Caust.**[54] cham.[10] chel.[5] chen-v.[1125] choc.[222] cic. **Cimic.** **COCC.**[54] colch.[5] **Coloc.**[54] **CON.** **Conch.**[10] croc.[5] **Crot-h.**[111] croto-t. cub.[85] cupr. cur. **CYCL.** cymbo-ci.[2184] des-ac.[149] dig. dros. **DULC.** **Elaps**[54] erig. **Euphr.**[102] eupi.[36] excr-can.[269] **FERR.**[5] **Ferr-ar.** ferr-i.[102] **Ferr-p.** foll.[1125] form. **Gels.**[102] germ.[222] glon.[54] goss. **GRAPH.**[1] grat.[1125] guai.[5] harp.[1184] hed.[119] helon.[54] **Hep.** hip-ac.[119] hir.[149] hist.[149] hura[36] hydr-ac.[268] hydrog.[222] hyos.[5] **Ign.** iod.[5] **Ip.**[5] iris[36] **Kali-ar.** **Kali-bi.**[54] **Kali-br.**[54] **KALI-C.** **Kali-i.**[54] kali-n.[36] **Kali-p.** **KALI-S.** kali-sil.[58] kalm. lac-ac.[36] lac-c. lac-d. lac-lup.[204] **LACH.**[54] lam. lat-h.[301] laur.[5] leon.[142] lept.[111] **Lil-t.** lith-c.[25] lob. **LYC.**[5] lycps.[25] **M-ARCT.**[5] **MAG-C.**[36] **MAG-M.**[1] mag-s.[10] manc.[1125] **MANG.** marr.[1125] **Meli.**[102] melis.[1125] menth.[1125] **Merc.** merc-i-f.[54] merl.[85] mez.[54] mill.[36] mosch.[5] **Musa**[197] naja **Nat-ar.** **Nat-c.** **NAT-M.**[54] nat-s. nat-sil.[58] nicc. **Nit-ac.** nit-s-d.[10] **Nux-m.**[54] **Nux-v.** oena. ol-an.[111] ozone[227] **Petr.** petros.[54] phel.[10] **PHOS.**[1] pip-n.[85] **Pitu-a.**[164] pitu-p.[149] **Plat.**[5] **Plb.** plut-n.[222] pneu.[149] polyg.[45] psor. **PULS.**[5] rat.[10] rhod.[5] **RHUS-T.**[5] **ROSM.**[1125] ruta **Sabad.** sabin.[5] sac-alb.[36] sang.[122] saroth.[1125] **SARS.**[5] sel.[149] **SENEC.**[111] **SENEG.** **Senn.**[1125] **SEP.**[54] **SIL.**[5] **Stann.**[54] **Staph.** stram. stront-c. stront-n.[85] **SULPH.** **Syph.**[54] tanac.[25] tarent.[36] tax.[303] tell.[36] ter. thlaspi[45] **THUJ.**[5] thymol.[119] thyreotr.[149] tong.[10] trio.[149] ust. valer.[102] verat. verat-v. vero-o.[232] **Vib.** vib-od.[25] visc.[119] wye.[36] **Xan.**[85] **Zinc.** zinc-p.[58]

- **tagsüber**: Bov. **MAG-C.**
- **morgens,** Blutfluss nur: carb-an. plut-n.[222] **Sep.**
  ☞ *Z; Morgens*
- **abends**: mag-c.[36]
  ☞ *Z; Abends*
- **nachts**: bov.[8] bros-g.[259] cact.[58]
  ☞ *Z; Nachts*
- **Tagen,** an den ersten drei: mag-m.[1]
- **Akne,** mit: sang.[122]
- **Anämie,** bei: manc.[1125]
  ☞ *O; Uterus; Anämie, mit*
- **Anstrengung** agg., körperliche und geistige: **Glon.**[54]
  ☞ *M; Anstrengung agg.*
- **Atemnot,** mit: arg-n.[137]
- **Bewegung** agg.: **Sep.**[54]
  ☞ *M; Bewegung; agg.*
- **Blutwallungen,** mit: merl.[85]
- **Erkältung,** durch: **NUX-M.**[54]
- **Frauentypus**:
  ◦ **beleibt**: **Kali-br.**[54] **Kali-i.**[54]
  ◦ **hysterisch**: **NUX-M.**[54]
  ◦ **plethorisch**: **Petros.**[54]
- **Frost,** mit: **NAT-M.**[54]
- **geistige** Anstrengung, durch: **NUX-M.**[54]
  ALLGEMEINES; M; Geistige Anstrengung; agg.
- **Hinlegen,** werden unterbrochen durch: **Cact.**[54]
- **Konvulsionen,** während: art-v.[54] bufo[54] caust.[54] **Glon.**[54] kali-bi.[54]
  ◦ **epileptischen**: **ART-V.**[54] **Bufo**[54] **Caust.**[54] **Kali-bi.**[54]
- **Leukorrhö**:
  ◦ **nach**: **Sep.**[54]
  ☞ *M; Leukorrhö; agg.*
  ◦ **besteht** hauptsächlich aus: cub.[85]
  ◦ **mit**: **Mez.**[54]
  ☞ *M; Leukorrhö; mit*
- **Magenbeschwerden,** mit: cocc.[5] puls.[5]
- **nehmen** ab, bis sie gänzlich verschwinden: cocc.[54]
- **reichlich,** dann: choc.[222] hydr-ac.[268] **Nat-m.**[54]
- **Reizung** der Ovarien, mit: **Apis**[54] xan.[85]
- **Schläfrigkeit,** mit: **Helon.**[54]
- **Schreck,** Furcht, durch: **NUX-M.**[54]
  GEMÜT; M; Schreck oder Furcht, Beschwerden durch • GEMÜT; M; Schreck oder Furcht, Beschwerden durch; Menses, während
- **Schwäche,** durch: **NUX-M.**[54]
- **sexuelles** Verlangen verloren: **Lach.**[54]
- **Sterilität,** bei: **Canth.**[54]
- **blass**: graph.[1]
- **klumpig**: cocc.[54] germ.[222]
- **kurz,** und: am-c.[1]
- **spät,** und: valer.[102]
- **wässrig**: phos.[1]

spät, zu (Intervall zu lang): absin.[36] **Acon.**[54] **Agn.** alet.[102] **Alum.**[5] alum-p.[58] alum-sil.[58] **Am-c.**[1] anan.[26] ang.[36] ange-s.[149] **Apis** arg-n. arge-p.[264] arist-cl.[119] arn.[5] ars.[5] ars-i.[58] aster.[8] **Aur.** aur-i.[58] aur-s.[58] bac.[62] bamb-a.[1184] bani-c.[1237] **Bell.**[1] bell-p.[256] benz-ac. bor.[5] bov.[54] bry.[58] calc.[54] calc-hp.[25] **Calc-p.** calc-s.[102] **Camph.**[809] canth. **Carb-ac.** carb-an.[1] carb-v.[1] **CARBN-S.** carn-g.[264] cassi-s.[192] cast. caul. **CAUST.** cench.[58] cham. **Chel.** chin. cic. **Cimic.** cinnb. coca[38] **Cocc.** colch.[5] coloc.[5] **CON.**[54] croc.[5] **Crot-h.**[54] cub. **CUPR.**[5] cur. **Cycl.** daph. des-ac.[149] dig. **Dros.** **DULC.** euphr. **Ferr.** ferr-i. **Ferr-p.** flor-p.[149] foll.[149] gast.[36] **Gels.**[102] glon.[54] goss.[8] **GRAPH.**[54] guai.[5] haliae-lc.[222] ham. **Hed.**[119] hell.[5] **Hep.**[1] hir.[149] hist.[149] **Hydr.**[54] hydrog.[222] hyos. hyper.[54] **Ign.**[1] **Iod.**[8] irid.[222] joan.[102] **KALI-C.**[137] kali-chl. **Kali-fcy.**[39] **Kali-hp.**[26] **Kali-i.** kali-n. **Kali-p.**[29] **Kali-s.** **Kali-sil.**[58] kalm.[38] kola[1184] kron.[9] lac-ac.[8] **Lac-c.**[54] lac-d.[54] **LACH.** lat-h.[301] lec. **Lept.** lil-t.[111] lith-c.[25] lol.[116] **LYC.** m-arct.[5] **MAG-C.**[1] mag-m.[8] mag-s. manc.[1125] mand.[149] mang.[5] mant-r.[262] med.[304] **Merc.**[54] merl.[54] **Mit.**[54] musa[197] nabal.[25] nat-c.[1] **NAT-M.**[1] **Nat-p.** **Nat-s.** nat-sil.[58] neon[222] nicc. nit-ac. **NUX-M.**[123] nux-v.[1] **Oci-s.**[119] **Ov.**[122] ozone[227] penic.[149] **Petr.** **Ph-ac.** **PHOS.** **Pitu-a.**[164] **Pitu-p.**[149] **Plat.** plut-n.[269] pneu.[149] **Podo.**[111] **Polyg.**[8] **Psor.**[149] **PULS.**[5] puls-n.[25] pulx.[102] rad-br.[85] rhod.[5] rhus-t.[5] rob.[54] ruta[5] sabad. sabal.[85] **Sabin.**[5] sang.[111] sanic.[85] sapin.[36] saroth.[149] **SARS.**[1] sec.[5] **Sel.**[85] **Senec.** **SEP.**[137] **SIL.**[1] spect.[271] spig.[5] **Staph.** stram.[5] **STRONT-C.**[5] succ.[194] **Sul-ac.**[1] **SULPH.**[122] syph.[111] tab. tarent.[36] tell.[149] ter.[8] thea[275] ther.[25] **Thlaspi**[54] thuj.[36] til. tub.[56] **Valer.**[102] verat. verat-v. **Vib.**[137] vip.[55] voes.[36] xan. **ZINC.**[5] zinc-p.[58] ziz.[25]
  ☞ *Amenorrhö • unterdrückt*
- **abwechselnd** mit Bronchialbeschwerden: **Phos.**[5]
  ☞ *A; Abwechselnd mit*
- **Anämie,** bei: manc.[1125]
  ☞ *O; Uterus; Anämie, mit*
- **Angst,** mit: **Graph.**[54] **Sulph.**[54]
- **Anstrengung,** nach: bry.[58]
  ☞ *M; Anstrengung agg.*
- **Frost,** mit: **NAT-M.**[54]
- **Leukorrhö,** mit: hyper.[54] ziz.[25]
  ☞ *M; Leukorrhö; mit*
- **Mädchen,** bei jungen: apis calc-p. cocc. cupr.[5] ferr.[5] graph. kron.[9] **PULS.**[5] **SABIN.**[5] spig.[5]
- **nasse** Füße, durch: **Graph.**[54]
  ☞ *M; Nasswerden agg.; Füße, der*
- **Pubertät,** in der:
  ☞ *M; Pubertät, während der • Menarche, verzögerte*
- **Schlaffheit** des Uterus, durch: **Thlaspi**[54]
- **Sterilität,** bei: **Phos.**[54]
- **10** Tage zu spät: caust.[1] hep.[1] sulph.[1] vib.[8]
- **10** Wochen zu spät: ther.[25]
- **11** Tage zu spät: mag-m.[1]

MENSES; spät, zu (Intervall zu lang) (Forts.)

- **12** Tage zu spät: vip.[55]
- **14** Tage zu spät: cench.[58] hyper.[38] irid.[222] kalm.[38] **Mag-m.**[8] succ.[194]
- **16** Tage zu spät: thea[275]
- **17** Tage zu spät: kali-p.[29] lac-ac.[8]
- **19** Tage zu spät: goss.[8]
- **2** oder 3 Monate: **LACH.**[54] **Sil.**[54]
- **2** Tage zu spät: bov.[36] carb-ac.[25] coca[38] haliae-lc.[222] kali-fcy.[39] kali-i.[85] **Manc.**[8] nat-c.[1] nux-m.[123] plut-n.[269] **Sulph.**[8] **Ter.**[8] tub.[56]
- **21** Tage zu spät: **Puls.**[54]
- **25** Tage zu spät: dulc.[1]
- **3** Tage zu spät: am-c.[1] bell-p.[256] cassi-s.[192] caust.[1] mag-c.[1] nat-c.[1] nit-ac.[1] nux-m.[123] rad-br.[85] sars.[1] **Sep.**[1]
- **4** Tage zu spät: chel.[25] lith-c.[25] mag-m.[1] **Nat-m.**[1] neon[222] phos.[1] plut-n.[222] puls.[38] sabal.[85]
- **5** Monate: **Graph.**[54]
- **5** Tage zu spät: am-c.[1] ange-s.[149] carb-an.[1] carb-v.[1] flor-p.[149] phos.[1] sars.[1] sep.[1] sil.[1]
- **6** Tage zu spät: ange-s.[149] carb-v.[1] musa[197] phos.[1] **Polyg.**[8] tell.[149]
- **6** Wochen später: crot-h.[54] **Glon.**[54]
  - ◦ **8** Wochen, bis: **Crot-h.**[54]
- **7** Tage zu spät: calc.[37] con.[1] graph.[1] **Lac-d.**[54] mag-c.[1] **Nit-ac.**[1] **Polyg.**[8] tell.[149]
- **7** Wochen: phos.[1]
- **8** Tage zu spät: aster.[8] **Calc.**[8] iod.[8] psor.[149] sel.[85] sep.[1] sul-ac.[1]
- **9** Tage zu spät: graph.[1] nabal.[25] sabal.[85]
- **erste** Menses:
  ☞ *Menarche, verzögerte*
- **jeden** 2. Monat: syph.[111] thlaspi[111]
- **lang** bestehend: calc-s.[102] nux-v.[1]
  - ◦ **Kopfschmerz,** mit: calc-s.[102]
- **mehrere** Monate: **Kali-c.**[54]
- **reichlich,** und: bell.[1] calc.[1] **Carb-ac. Caust.** chel. cur. dulc. ferr. ign.[1] **Kali-c. Kali-hp.**[26] **Kali-i.** lach. nit-ac. nux-v.[1] **Phos. Sil.** staph. vib.
- **spärlich,** und: **Acon.**[54] bov.[54] **Calc.**[54] con.[54] **Graph.**[54] kali-c.[137] **Merc.**[54] nat-m.[1] sep.[137] sil.[1] valer.[102] vib.[137]
- **viele** Wochen zu spät: phos.[1]

Spuren von Menses zwischen den Perioden: **Bov.**[36] caust.[36] eupi.[36] lat-h.[301]

Strömen, in: bamb-a.[1184] **Bell.**[5] cham.[5] cinnam.[116] coca[36] **Cocc.**[137] erig.[111] **Ip.**[5] lac-c.[111] mom-b.[72] neon[222] ozone[227] phos.[137] puls.[5] **Sabin.**[5] sars.[116] **Tril.**[111] zinc.[5]
☞ *intermittierend, zeitweise aussetzend; Güssen, in, beim Erwachen aus dem Schlaf*

- **Aufstehen,** beim: **Cocc.**[54]
  ☞ *M; Aufstehen, bei oder nach*
- **Erwachen,** beim: coca[36]
  ☞ *M; Erwachen; agg.*
- **Zehenspitzen,** beim Stehen auf: cocc.[137]
  ☞ *M; Stehen; agg.*

süßer Geruch: ozone[227]

tintenartig:
☞ *dunkel*

übelriechend: acon.[36] acon-l.[36] agki-p.[1202] alet.[111] alum. alum-sil. aral. aran.[149] ars.[122] bapt.[111] bart.[36] **BELL. BRY.** calc-ar.[58] calc-p. **Carb-an. CARB-V.** carbn-s. carl.[36] cassi-s.[192] **Caust. CHAM.**[137] chin. chin-ar. cimic. **Coloc.**[54] cop. **CROC.**[5] **Crot-h.**[54] graph.[58] helon. hist.[119] hoit.[149] **Ign. Kali-ar. Kali-c. KALI-P.** kali-s. **Kali-sil.**[58] kola[1184] **KREOS.** lac-c. lach. lachn.[137] **LIL-T.** lyss. mag-c.[102] **Manc.**[54] **Med.**[137] merc. nit-ac. nux-v. petr.[54] phos. **Plat. Psor.** puls. pyrog.[111] raja-s.[149] rheum **SABIN. Sang. SEC.** sep.[5] **Sil.** sol-t-ae. spig. **Stram.**[111] sulph. syph.[111] tarent.[192] tub.[56] ust. vib. voes.[36]

- **Ammoniak,** wie: aran.[149] lac-c.
  ▤ *ALLGEMEINES; C; Absonderungen; Ammoniak, Geruch nach*
- **beißender** Geruch: **Bell. Carb-v.** kola[1184] raja-s.[149]
- **faulig**: **Alum-sil. ARS.**[122] carb-v.[58] cham.[137] hoit.[149] ign. kali-ar. lachn.[137] med.[137] **Psor. Sulph.** syph.[111] tarent.[192]
- **Fisch,** wie verdorbener: cassi-s.[192] sol-t-ae. syph.[111] tarent.[192]
- **kadaverartig**: **Psor.**[54]
- **Lochien,** wie: **Lil-t.**
- **Samenflüssigkeit,** wie: stram.[137] **Sulph.**
- **sauer**: alet.[111] carb-v. cimic. **Sulph.**
- **scharf,** beißend: **Kali-c.** kreos.
- **stark** riechend: **CARB-V.** cop. **Sil.** stram.[111]

übermäßig profuser Menses, Empfindung von: allox.[119]

unregelmäßig (Intervalle unterschiedlich lang): alum-p.[58] am-c.[102] ambr.[85] ammc.[54] **Apis** apoc. aran. **ARG-N.**[122] arist-cl.[144] **Art-v.** aur-s. bac.[62] **Bell.**[102] **Benz-ac.** bry.[102] **Buni-o.**[149] **CALC.** calc-i.[58] calc-p. calc-s. calc-sil.[58] **Carb-ac.** carbn-s. caul. **Caust.** chel. **Chlol.**[54] **Cimic.**[137] **Cinnam.**[54] **Cinnb.**[54] coc-c.[137] **Cocc. Con.** cortico.[149] cortiso.[144] crot-h.[54] cur. **Cycl.**[102] **Dig.** dys-co.[136] eupi.[36] ferr. ferr-p. flav.[149] foll.[1201] **Graph.**[36] guai.[51] ham. hyos. hypoth.[149] **Ign.**[137] inul.[102] **Iod. Ip. Iris** joan.[102] **Kali-ar.**[54] kali-bi. **Kali-c.**[10] kali-p. **Kreos.** lac-d. **Lach.** lil-t. **Lyc.** mag-c. mag-m. mag-s.[102] **Manc.**[54] merc. mosch.[36] **Murx. Nat-c.**[54] **Nat-m.**[5] nicc.[116] **Nit-ac.** nit-s-d.[10] **NUX-M.**[137] nux-v.[26] oena. **Ol-j.**[54] op. ovi-g-p.[85] phos. **Phys.**[102] pip-n.[85] pisc.[102] **Pitu-a.**[164] plat.[137] plb. puls.[10] puls-n.[25] rad-br.[102] **Ruta**[5] sabad. sabin.[54] sanic.[85] scol.[1142] **SEC. Senec. Sep.**[54] **Sil.** spect.[271] **Staph. Sul-i.**[58] **Sulph.**[54] tab.[36] **Ter.**[54] **Thuj.**[5] trio.[149] **Tub.** ust. verat. vesp. xan.

- **lange** und wechselnde Intervalle: **Sulph.**[54]
- **Herzklopfen,** mit: phys.[102]
- **Leukorrhoe,** vor: **Sep.**[54]
- **Perioden,** zwischen den:
  ☞ *Metrorrhagie; Menses; zwischen den Perioden*
- **Pubertät,** in der: **Puls.**[10]
  ☞ *M; Pubertät, während der*
- **Tuberkulose,** bei: bac.[62]
- **Zeit** und auch Menge: cimic.[137] coc-c.[137] ign.[137] nux-m.[137] plat.[137]

◉ - **anfallsweise**: SABIN.[54]

unterdrückt: Abrot. **ACON.**[5] act-sp.[54] aeth.[54] **Agn.**[26] alet.[26] alum.[26] alum-sil.[58] alumn.[162] **Am-c.** ambr.[54] anan. **Ant-c.**[26] **Apis**[26] **APISIN.**[5] apoc.[102] aral.[26] **Arg-n.**[54] arge.[102] **ARIST-CL.**[119] arn. **Ars.**[26] ars-h.[85] ars-i.[102] art-v.[54] arum-t.[54] asar-c.[102] aur. aur-ar.[58] aur-i.[58] **Aur-m.** aur-m-n. aur-s. **Bamb-a.**[1184] **Bar-c.**[54] bar-i.[58] bar-s.[58] **BELL.** bell-p.[119] berb. bor.[26] **Brom. BRY.**[54] bufo[54] cahin.[54] caj.[54] **CALC.**[26] calc-i.[58] **Calc-p.**[26] calc-s. calc-sil.[58] **Camph.**[54] **Carb-an.** carb-v. **Carbn-s.** card-m. **Cast.**[26] caul.[54] **Caust.**[5] cean.[102] **Cham.**[26] chel. **Chen-a. Chin.**[54] chin-ar. chion.[102] chlol.[54] **Cimic.**[54] **Coc-c. COCC.**[58] coch.[54] cod.[54] coff.[26] **Colch.**[26] **Coll.**[54] coloc.[26] **CON.**[5] **CROC.**[26] cub.[26] **CUPR.**[54] **CYCL.**[26] daph.[26] **Dig.**[5] **Dros.**[5] **DULC.** erig.[45] euphr.[5] **FERR.**[26] **Ferr-ar.**[102] **FERR-I.** ferr-ma.[10] **Ferr-p.** gast.[36] **Gels.**[26] glon. **Glyc-g.**[54] goss. **GRAPH.**[5] guai. ham.[26] hedeo.[36] **HELL.** helon.[26] hep. **Hyos.**[26] ign.[26] iod.[26] **IP.**[26] **Kali-ar. KALI-C.**[5] **Kali-chl.**[111] kali-hp.[26] kali-i. kali-m.[116] kali-ma.[102] **Kali-n.** kali-p.[102] **Kali-s. Kali-sil.**[58] **Kalm.**[26] **Kreos.**[162] lac-c.[102] lac-d.[116] **LACH.**[54] leon.[102] **Lept.**[54] lil-t. lob.[54] **LYC.**[54] m-arct.[5] macrin.[36] mag-acet.[102] **Mag-c.**[5] **Mag-m.**[26] mang. **Merc.**[26] merc-c.[5] mez.[26] mill.[26] morph.[36] mosch.[116] nat-c. **NAT-M.**[5] **Nat-s.**[54] **Nicc.**[54] **Nit-ac. NUX-M.**[809] **Nux-v.**[26] **Op.** ovi-g-p.[102] ox-ac. ozone[227] **Par.**[54] paull.[26] petr.[5] ph-ac.[26] **PHOS.**[54] **Phyt.**[111] pin-l.[85] **PLAT.**[26] plb.[26] podo.[26] **Prun.**[54] psor.[102] **PULS.**[26] **Puls-n.**[102] **RHOD.**[5] **Rhus-t.**[54] **Ruta**[26] **Sabad.**[26] sabal.[102] sabin.[26] sang.[26] sanic.[85] **SARS.**[5] **Sec.**[54] semp.[85] **SENEC.**[54] **SEP.**[5] **SIL.**[26] solid.[111] spong.[54] stann.[26] **Staph.**[26] **STRAM.**[26] stront-c. sul-i.[58] **SULPH.**[5] symph.[54] **Tanac.**[102] tax.[102] ter.[45] ther.[58] thlaspi[85] **Thuj.**[26] tub.[58] uran.[269] **Uran-n.**[85] **Ust.**[111] **VALER.**[5] **VERAT.** verat-v.[122] visc.[85] xan.[54] **ZINC.**[185] zinc-p.[58] ziz.[36]

☞ *Amenorrhö • spät, zu (Intervall zu lang)*

- **Abstillen,** nach dem: sep.[122]
- **allein** zu sein, mit Verlangen: cycl.[26]
- **Anämie,** bei: ars.[102] ars-i.[102] caust.[102] ferr.[102] ferr-ar.[102] graph.[102] **Kali-c.**[102] kali-ma.[102] kali-p.[102] mag-acet.[102] nat-m.[102] ovi-g-p.[102] **Puls.**[102] **Senec.**[102]

  ☞ *O; Uterus; Anämie, mit*
- **Anasarka** und Aszites, bei: apis[26] apoc.[26] ars.[26] bry.[26] cham.[26] chin.[26] colch.[26] hell.[26] kali-c.[26] merc.[26] sep.[26] sulph.[26]
- **Anstrengung,** durch: bry.[58] **Cycl. Nux-m.**

  ☞ *M; Anstrengung agg.*
- **Asthma,** bei: **PULS.**[54] spong.[54]

  ▥ *ATMUNG; C; Asthma, asthmatische Atmung; Begleitsymptome*
- **Atonie** des Uterus, durch: alet.[26] caul.[26]
- **Baden,** durch: acon. **Aeth.**[54] **Ant-c.**[102] **Calc-p.**[54] cupr.[58] kali-m.[116] mosch.[116] **Nux-m.**[54]

  ☞ *M; Baden; agg.*
  - ◦ **kalt**: **Acon.** ant-c.[102] kali-m.[116] mosch.[116]
  - ◦ **warm**: **Aeth.**[54]

    ☞ *M; Baden; agg.; warm*
- **Blässe,** mit:
  - ◦ **Gesichts,** des:

    ▥ *GESICHT; C; Farbe, Verfärbung; blass; Menses; unterdrückt*
  - ◦ **Lippen,** der:

    ▥ *GESICHT; C; Farbe, Verfärbung; blass; Lippen; Menses; unterdrückt*
- **Blutandrang,** mit:
  - ◦ **Brust,** in die: acon.[102] calc.[102] sep.[102]
  - ◦ **Kopf,** in den: **Acon.**[26] **Apis**[102] bell.[26] bry.[26] calc.[102] cimic.[102] gels.[26] **Glon.**[26] lach.[102] **Op.**[26] psor.[102] sep.[102] sulph.[102] verat.[26] **Verat-v.**[102]
    - ◦ ◦ **jungen** Mädchen, bei: apis[102]
  - ◦ **Nieren,** in den: helon.[102]
  - ◦ **Uterus,** zum, vorübergehend, vor chronisch anämischem Zustand: sabal.[102]
- **Bügeln,** durch: bry.[58]
- **chlorotischen** Frauen, bei: ars.[26] calc.[26] chin.[26] cocc.[26] con.[26] cupr.[26] cycl.[26] ferr.[26] graph.[26] iod.[26] nat-c.[26] nat-m.[26] puls.[26] sep.[26] sulph.[26]
- **Delirium,** mit: stram.[102]
- **diabetischen** Anfalls, während eines: uran-n.[85]
- **dunkelhäutige** Frauen: chin.[54]
- **dünne** Frauen: apis[54] arg-n.[54] nux-v.[54] phos.[54] sec.[54]
- **Emigrantinnen,** bei: bry.[102] **Plat.**
- **empfindliche,** anfällige Frauen: ars.[26] calc.[26] ferr.[26] sep.[26]

  ▥ *ALLGEMEINES; C; Anfällig, empfindlich, kränklich*
- **Entrüstung,** durch: **Coloc.**[54] staph.[54]

  ☞ *M; Entrüstung agg. • Gemütsbewegungen, durch • Zorn, Verärgerung, durch; Entrüstung, mit*
- **Erbrechen,** mit:

  ▥ *MAGEN; C; Erbrechen; allgemeine Arzneien; Menses; unterdrückte*
- **Erhitzung,** nach: **Bry. Cycl.**

  ☞ *M; Erhitzung, durch*
  - ◦ **Bügeln,** durch: bry.[58]
- **Feuchtigkeit,** durch: calc.[116] **Dulc.** graph.[116] **Rhus-t.**
- **Fieber,** durch: cimic.[54] lob.[26]
- **Frost** (im Fieber), durch: bell. bell-p.[119] dulc. nux-m. puls. sep. **Sulph.**

  ▥ *ALLGEMEINES; M; Froststadium im Fieber; Beschwerden durch*
- **Fußschweiß,** durch Unterdrückung von: **Cupr.**[54] sil.[142]

  ▥ *ALLGEMEINES; M; Schweiß; Unterdrückung der Schweißabsonderung, Folgen von; Fußschweiß*
- **Gehen,** beim: **KREOS.**[162]

  ☞ *M; Gehen; agg.*
- **Gelbsucht,** mit: chion.[102]
- **Gemütsbewegungen,** durch: acon.[30] calc.[47] **Cham.**[116] **Cimic.** kali-m.[116] **Lach.**[54] mosch.[116] nux-m.[114] op.[20]

  ☞ *M; Gemütsbewegungen, nach • Entrüstung, durch • Kummer, durch • Liebe, durch enttäuschte • nervöse Frauen • Schreck, Furcht, durch • Verdruss, durch • Zorn, Verärgerung, durch* ▥ *GEMÜT; C; Schwermut, Traurigkeit, Niedergeschlagenheit; Menses; unterdrückten M., bei • GEMÜT; C; Schwermut, Traurigkeit, Niedergeschlagenheit; Menses; unterdrückten M., bei; Schreck oder Sorgen, durch*

MENSES; unterdrückt (Forts.)

- **geschwätzige** Frauen: **Stram.**[26]
- **Gewitter,** durch: nat-c.
- **Hämaturie,** mit: ham.[26] lyc.[26] mez.[26] mill.[26] nux-v.[26]
- **Hände,** durch kalte: lac-d.[116]
- **Harnwegssymptomen,** mit: cimic.[7045]
- **Herzklopfen,** mit:
  HERZ KREISLAUF; C; Herzklopfen; Menses; unterdrückten M., bei
- **hysterischen** Frauen, bei: caust.[26] **Cham.**[26] cocc.[26] con.[26] **Croc.**[26] hyos.[26] ign.[26] ip.[26] mag-m.[26] nux-m.[26] phos.[26] **Plat.**[26] **Puls.**[26] sep.[26] sulph.[26] zinc.[185]
- **junge** Frauen: calc-p.[26] **Caust.**[5] con.[5] dig.[5] **Graph.**[5] **Kali-c.**[5] mag-c.[5] **Nat-m.**[5] **Petr.**[5] **Podo.**[26] **Puls.**[26] sep.[5] **Sulph.**[5]
- **Kälte,** durch: **Acon.**[116] **Act-sp.**[54] aral. arist-cl.[119] bell.[5] bell-p.[119] bry. **Caj.**[54] calc.[116] **Cimic. Coc-c. Con. Dulc.** graph.[116] hell.[5] nux-m. nux-v. **Plat.**[54] podo. **Puls. Rhus-t.**[54] senec. **Sep.** sulph.
- **Klimakterium,** im: arg-n.[26] chin.[26] cimic.[26] lach.[26]
  ALLGEMEINES; M; Menopause, Beschwerden in der; Klimakterium, im
- **Kolik**:
  - **Ausbruch** einer, bei: plb.[26]
  - **mit**: agn.[26] cham.[26] cocc.[26] coloc.[26] graph.[26] puls.[26]
- **Konvulsionen,** bei: art-v.[54] bell.[26] **Bufo**[54] calc.[26] **CALC-P.**[122] caust.[26] **Cocc.**[26] **Cupr.**[26] gels.[54] **Glon.**[54] hyos.[26] ign.[26] lyc.[26] **Mill.**[54] nat-c.[26] nux-m.[26] nux-v.[26] op.[26] plat.[26] **PULS.**[54] stram.[26] sulph.[26] **VERAT.**[122] zinc.[26]
  - **Abdomen,** im: **Cocc.**[26]
  - **epileptischen**: bell.[26] calc.[26] caust.[26] cocc.[26] cupr.[26] hyos.[26] ign.[26] lyc.[26] nat-c.[26] nux-v.[26] plat.[26] sulph.[26]
- **Kopfschmerz,** mit:
  KOPF; C; Schmerz, Kopfschmerz; Menses; unterdrückten, bei
- **kraftlosen** Frauen, bei: **SEP.**[54]
- **Krebs,** durch: **Lyc.**[54]
- **Kummer,** durch: cocc.[58] **IGN. Rhus-t.**[8]
  M; Kummer, nach • Gemütsbewegungen, durch
- **leichtfertige** Frauen: **Apis**[26]
- **leukophlegmatische** Frauen: agn.[26] ant-c.[26] calc.[26] cycl.[26] mez.[26] puls.[26] sulph.[26]
- **Leukorrhö,** mit:
  M; Leukorrhö; mit • Fluor, Ausfluss; Menses; anstelle der
- **Liebe,** durch enttäuschte: hell. ign. nat-m. ph-ac.
  Gemütsbewegungen, durch ▤ GEMÜT; M; Enttäuschung, Beschwerden durch • GEMÜT; M; Liebe, enttäuschte, unglückliche, Beschwerden durch
- **Mädchen,** bei jungen: senec.[58]
- **magere** Frauen: sec.[26]
- **Milch**:
  - **Mammae,** in den, mit: phos.[26]
  - **Trinken,** durch: lac-d.[36] phos.[36]
- **Nasenbluten,** mit:
  NASE; C; Nasenbluten; allgemeine Arzneien; Menses; unterdrückten, bei
- **Nässe,** Feuchtigkeit, durch:
  - **Nasswerden** der Füße, durch: **Acon.** calc-p.[58] **Graph. Hell. Nat-m.** nux-m. **PULS. RHUS-T.** senec.[58] **Xan.**[54]
    M; Nasswerden agg.; Füße, der
  - **Nasswerden,** durch: acon. **Calc.** cycl.[85] **Dulc.** graph.[116] **Hell.** nux-v. **Puls. Rhus-t. Senec.**
    M; Nasswerden agg.
- **nervöse** Frauen: acon.[26] bell.[26] **Bor.**[26] cham.[26] chin.[26] **Cimic.**[26] **Coff.**[26] gels.[26] glon.[26] hyos.[26] **Ign.**[26] nux-v.[26] ph-ac.[26] **Plat.**[26] **Puls.**[26] sec.[26] senec.[26] sep.[26] sil.[26] sulph.[26]
  Gemütsbewegungen, durch
- **Neuralgie,** mit: acon.[26] ars.[26] bell.[26] bry.[26] caust.[26] cham.[26] cimic.[26] coff.[26] coloc.[26] gels.[26] kalm.[26] kreos.[26] nux-v.[26] phos.[26] puls.[26] sabin.[26] staph.[26] verat.[26]
- **Ödem,** Hydrops, bei: **Apis**[26] apoc.[102] ars.[26] kali-c.[102] senec.[26]
- **Ohnmacht,** mit: acon.[26] cham.[26] chin.[26] con.[26] lyc.[26] nux-m.[102] nux-v.[26] verat.[26]
  - **Schläfrigkeit,** und: nux-m.[102]
- **plethorische** Frauen: **Acon.** arn. **Bell.** bry. calc. glon. nux-v. op. plat. sulph. verat. **VERAT-V.**[122]
- **plötzlich**: acon.[5] **Aral.**[26] **Plat.**[26] sabad.[26]
- **psorische** Frauen: **Sulph.**[54]
  ALLGEMEINES; C; Psora, psorische Konstitution
- **religiöse** Frauen: **Sulph.**[26]
- **sanftmütige** Frauen: alum.[26] puls.[26]
- **Schlafmangel,** durch: cocc.[58]
- **schlanke** Frauen: phos.[54]
- **Schmerzen,** mit:
  - **Armen,** in den: graph.[26]
  - **Gliedern,** Rücken und Oberschenkelinnenseite, in: kalm.[102]
  - **Mammae,** in den: zinc.[26]
  - **neuralgisch,** Kopf und Gesicht: **Gels.**[102]
  - **rheumatisch**: bry.[102] cimic.[102] rhus-t.[102]
  - **Schulterblättern,** in den: ars.[26] lob.[26]
    - **rechts**: lob.[26]
  - **Steißbein,** im: bell.[26] caust.[26] kali-c.[26] mag-c.[26] merc.[26] petr.[26] phos.[26] plat.[26] ruta[26] thuj.[26] zinc.[26]
- **Schnupfen,** nach: asar-c.[102]
  ALLGEMEINES; M; Schnupfen; Unterdrückung agg.
- **Schock,** durch seelischen: **Nux-v.**[54]
  GEMÜT; M; Schreck oder Furcht, Beschwerden durch; Schock, bei

- **Schreck,** Furcht, durch: **Acon.** act-sp.[54] bry. **Calc.** cimic.[102] coff. **Coloc.**[5] gels. ign.[51] **Kali-c. Lyc. NUX-M.**[54] nux-v. **Op.** puls.[37] **Rhus-t.**[54] verat.[5]
  ☞ *Gemütsbewegungen, durch* ▤ *GEMÜT; M; Schreck oder Furcht, Beschwerden durch •GEMÜT; M; Schreck oder Furcht, Beschwerden durch; Menses, während •GEMÜT; C; Schwermut, Traurigkeit, Niedergeschlagenheit; Menses; unterdrückten M., bei; Schreck oder Sorgen, durch*
- **Schwäche,** durch: **NUX-M.**[5] nux-v.[26] puls.[26] **SEP.**[54]
  - **nervöse**: puls.[26]
- **Schwellung,** mit:
  - **Lider,** der: acon.[26] arg-n.[26] **Ars.**[26] calc.[26] cycl.[26] **Kali-c.**[26] merc.[26] nux-v.[26] rhus-t.[26] sulph.[26]
  - **Magengrube,** der: cham.[26]
- **Schwere** der Glieder, mit:
  ▤ *EXTREMITÄTEN; C; Schwere, Müdigkeit, Empfindung von (in Gliedern); Menses; unterdrückten, bei*
- **Schwermut,** mit:
  ▤ *GEMÜT; C; Schwermut, Traurigkeit, Niedergeschlagenheit; Menses; unterdrückten M., bei*
- **Schwindel,** mit:
  ▤ *SCHWINDEL; M; Menses; unterdrückten, bei*
- **skrofulösen** Frauen, bei: **Bar-c.**[54] calc.[26] con.[26] iod.[26] nat-m.[26] **Sil.**[26] **Sulph.**[54]
- **Sorgen,** durch:
  ▤ *GEMÜT; M; Sorgen; agg. •GEMÜT; C; Schwermut, Traurigkeit, Niedergeschlagenheit; Menses; unterdrückten M., bei; Schreck oder Sorgen, durch*
- **Stuhldrang,** mit: podo.[102]
- **Sturz,** durch einen: coloc.[54]
- **Tanzen,** nach übermäßigem: **Cycl.**[8] **Sabin.**[54]
  ▤ *ALLGEMEINES; M; Tanzen; nach, agg.*
- **Tuberkulose,** bei: **Lob.**[54] **Lyc.**[54] **Senec.**[54] solid.[111] ust.[111]
- **tuberkulöse** Frauen: calc.[26] kali-c.[26] lob.[26] phos.[26] sang.[26] stann.[26]
- **Übelkeit,** mit:
  ▤ *MAGEN; C; Übelkeit; Menses; unterdrückten, bei*
- **überhitzt,** wenn: ant-c.[26] bry.[58] **Cycl.**[8]
  ☞ *M; Erhitzung, durch*
- **Urin,** mit eiweißhaltigem: helon.[26]
- **Verdruss,** durch: acon. **Chin.** cocc.[54] **COLOC.** puls. **Staph.**
  ☞ *Gemütsbewegungen, durch •Zorn, Verärgerung, durch* ▤ *GEMÜT; M; Kränkung, Beleidigung, Verdruss, Beschwerden durch*
  - **Krämpfen** des Abdomens, bei: **Cocc.**[54]
- **Verletzungen,** durch: **Coloc.**[54]
  ☞ *M; Verletzungen, nach*
- **Verzweiflung** über das Seelenheil, mit: **Verat.**[26]
- **Wasser,** durch:
  - **arbeiten** in: calc.
    ▤ *ALLGEMEINES; M; Wasser; Arbeiten in Wasser; agg.*
  - **kaltes**: **Acon.**[102] **Ant-c.**[102] bell.[102] calc.[102] cham.[102] cimic.[102] **Con. Dulc.**[102] graph.[102] lac-c.[102] **Lac-d.** nat-m.[54] phos.[102] **Puls.**[102] **Rhus-t.**[102] sulph.[102] **Verat-v.**[102] xan.[102]
    - **Eintauchen** der Füße in: **Nat-m.**[54]
      ☞ *M; Nasswerden agg.; Füße, der*
    - **Eintauchen** der Hände in: **Con. Lac-d.**
- **Witwen,** bei: apis[26]
- **Zorn,** Verärgerung, durch: **Acon.**[51] act-sp.[102] cham.[102] chin.[54] cimic.[102] **Coloc.**[102] ign.[37] lyc.[5] mag-m.[5] nat-m.[5] op.[102] petr.[5] phos.[5] puls.[114] sep.[5] staph.[102] sulph.[5] verat.[102]
  ☞ *M; Zorn, nach •Gemütsbewegungen, durch •Verdruss, durch* ▤ *GEMÜT; M; Zorn, Beschwerden durch*
  - **Entrüstung,** mit: cham.[102] coloc.[102] staph.[102]
    ☞ *M; Entrüstung agg. •Entrüstung, durch*
- **zwergwüchsigen** Frauen, bei: bar-c.[26]

◉ - **rheumatisch**: bry.[54] caul.[54] cimic.[54] rhus-t.[54]

verlängert:
☞ *lang dauernd*

vermehrt:
☞ *reichlich*

verzögert:
☞ *spät, zu (Intervall zu lang)*

vikariierend: acon. ars. bapt. bell. **Brom.**[54] **BRY.** cact. **Calc.** chin. cimic. coll. **Crot-h.** cupr.[5] **Dig.** dulc. erig.[102] eupi.[102] ferr.[26] graph.[5] **Ham.**[8] ip.[5] kali-c.[5] lach.[72] mill. nat-s.[111] nux-v. **PHOS.** puls.[5] sabad.[5] **Sang.** sec.[111] **Senec.** sep. sil.[102] sulph. tril.[111] ust. verat.[5] zinc.
▤ *NASE; C; Nasenbluten; allgemeine Arzneien; vikariierend •BLUT; C; Vikariierend •ALLGEMEINES; C; Absonderungen; vikariierend •ALLGEMEINES; C; Schleimabsonderung; vikariierend*
- **Reizung** der Ovarien, durch: **Ham.**[8]

vorzeitig:
☞ *früh, zu (Intervall zu kurz)*

wässrig:
☞ *blass, wässrig*

wechselnd im Aussehen: **PULS.**

wiederkehrend, nachdem sie bereits aufgehört hatten: acon.[5] alum.[1] ambr.[26] apisin.[5] **Bor.**[10] bov.[102] bry.[5] **Calc.** calc-sil.[102] carb-v.[10] carl.[36] **Cocc.**[122] croc.[5] cycl.[193] ferr.[5] hydrog.[222] **Kali-c.**[10] kali-i.[10] **Kreos. LACH. LYC.**[5] lyss.[36] mag-c. mag-m. mang.[58] mosch.[10] murx. nat-m. **Nux-v.**[26] ozone[227] ph-ac.[10] phos.[1] plat. puls.[5] rhod.[10] **Rhus-t.**[5] sep. sil.[10] **Staph.** stram.[5] sulph.[122] thea[36] thuj. tril. tub. ust. verat.[5] wies.[36] zinc.[10]

<> - **alten** Frauen, bei: **Calc.** lach. mag-c. mag-m. **Phos.**[1] **Plat.** sep. staph. sulph.[122]
  ▤ *ALLGEMEINES; M; Alten Menschen, Beschwerden bei; Frauen*
- **Entbindung,** bald nach der: tub.[122]
  ☞ *M; Wehen, Entbindung; Wochenbett, im*
- **Erregung,** durch: ambr.[26] **Calc.** tub.
  ☞ *M; Gemütsbewegungen, nach •Erregung, kehren wieder bei geringster* ▤ *GEMÜT; M; Erregung; Beschwerden durch; Allgemeinsymptome*
- **Klimakterium,** nach dem: carl.[36] lyss.[36] mag-c.[36] phos.[36] thea[36]
- **Mondphasen**:
  - **Neumond,** bei: **Croc.**[5] nux-v.[26] rhus-t.[5] verat.[5]
  - **Vollmond,** bei: **Croc.**[5] nux-v.[5] puls.[5]
- **Überanstrengung,** durch: tril.
- **Jahr,** nach einem: **Cocc.**[122]

wundmachend:
☞ *scharf, wundmachend*

MENSES (Forts.)

zäh, fädig: bamb-a.[1184] cact. canth. **CROC.**[54] **Cupr. Ign.**[54] kali-chl. **Lac-c.** lach. **Mag-c.** mag-m. mag-p.[111] mang. phos. **Plat. Puls.** sec. **Sep.**[54] ust. **Xan.**[54]

- **Bewegung** agg., geringste: **CROC.**[54]
  ☞ *M; Bewegung; agg.*

METRITIS:

☞ *Entzündung; Uterus, Metritis*

METRORRHAGIE: abrot.[36] acal.[102] **Acet-ac.**[54] **ACON.**[5] adren.[116] agar.[102] **Agn.** alet. aloe alum.[54] alum-acet.[102] alumn. am-br. am-c.[58] am-m. **AMBR.**[122] aml-n.[102] amor-r.[149] anac.[54] **ANT-C.**[54] ant-t. **Apis**[54] **Apisin.**[5] **Apoc.**[102] aran. arg.[8] **Arg-n.**[171] arg-o.[102] arge-p.[264] **Arn.**[5] **Ars.**[54] **Ars-i.** art-v.[100] arund.[36] asaf.[58] asar.[5] asc-ac.[1125] asc-t. aur.[122] aur-m-k.[102] aur-m-n.[116] aza.[149] ba-sv.[136] bad.[102] **Bamb-a.**[1184] bapt. baros.[1125] **BELL.**[5] bell-p.[144] berb. **Bor.**[5] **BOTH-L. Bov. Brom.**[116] brucel.[241] **BRY.**[137] bufo[26] buni-o.[149] **Cact.**[116] cadm.[110] **CALC.**[5] calc-acet.[36] calc-ar.[58] calc-f.[122] calc-i.[58] calc-p. calc-s. calc-sil.[58] calc-st-sula.[122] calen.[72] camph.[54] cann-i.[54] cann-s.[31] **Canth.**[54] caps.[102] **Carb-an.**[171] **Carb-v.**[122] **Carbn-s.** carc.[207] **Card-m.**[171] **Caul.**[116] caust.[116] **Cean.**[73] **CHAM.**[116] chel.[31] **CHIN.**[54] chin-ar. **Chin-s.**[54] **Cimic.**[149] **Cina**[54] **Cinnam.**[54] cit-v.[85] clem.[1125] cob-n.[149] **Coc-c. Cocc.** coch.[54] **Coff.**[116] coff-t.[36] **Colch.** coll.[102] **Coloc.** con.[54] cop. **CROC.**[5] crot-c. **CROT-H.**[116] croto-t. cupr.[5] cycl.[8] dict.[102] dig.[36] dulc. **Elaps** epip.[85] equis-a.[1125] erech.[85] ergot.[149] **Erig.**[122] erod.[85] eupi.[36] **FERR.**[5] **Ferr-acet.**[102] ferr-ar. **Ferr-i.**[8] **Ferr-m.**[116] **Ferr-p. Ferr-s.**[54] fic.[102] **Fl-ac.** flav.[149] foll.[149] fuli.[102] gall-ac.[85] gels.[54] ger.[54] glon.[54] glyc.[102] goss.[54] graph.[122] grat.[102] guare.[85] **HAM.**[116] harp.[1184] hed.[72] hedeo.[1125] hell.[26] **Helon.**[171] **Hep. HYDR.**[144] hydrin-m.[102] hydrin-s.[85] **HYOS.**[5] **Ign.**[5] ind. **Iod.**[116] **IP.**[54] iris joan.[97] jug-r.[31] juni-v.[36] kali-ar.[58] kali-bi.[116] **Kali-br.**[8] **Kali-c.**[5] **Kali-chl. KALI-FCY.** kali-i.[54] **Kali-n.**[102] kali-p. kali-s. kali-sil.[58] kalm.[54] kola[1184] **KREOS.**[116] kron.[9] **Lac-c. LACH. LAP-A.**[116] lat-h.[301] laur. **Led.**[8] **Lil-t.**[809] lob.[25] lup. **LYC.** lycps. lyss.[54] **M-ART.**[5] **M-AUST.**[5] mag-c. mag-m.[116] mag-s. mamm.[100] mang. mangi.[102] mati.[1125] **Med.**[304] **Meli.**[54] **Merc. MILL.**[116] mit.[122] **Morg.** mosch.[31] mur-ac.[31] **MURX.**[54] nat-ar. **Nat-c.** nat-h.[36] **Nat-hchls.**[116] **NAT-M.**[5] nat-s.[36] neon[222] **NIT-AC.**[116] **Nux-m.**[54] **NUX-V.**[54] **Oci-s.**[119] onos.[102] op.[116] ozone[227] paro-i.[149] petr.[5] ph-ac.[31] **PHOS. Phyt.** pitu-a.[164] **PLAT.**[171] **PLB.**[116] plut-n.[269] podo.[54] **POLYG.**[72] **Polyg-a.**[1125] polyg-pe.[102] prun.[116] **PSOR. PULS.**[54] pyrog.[54] raph.[102] **RAT.**[122] **Rhus-a.**[102] **RHUS-T.**[54] rob.[54] ros-d.[305] rosm.[36] **RUTA**[116] sabal.[54] **SABIN.**[5] **Samb.**[5] **Sang.**[116] sanguis.[116] santa.[1125] saroth.[1125] sars.[171] **SEC.**[184] sed-ac.[102] sed-t.[55] **Senec.**[144] **SEP.**[809] **SIL.**[5] spong.[31] squil. stann.[31] staph.[54] **STRAM.**[54] stroph.[85] succ.[194] **Sul-ac.**[116] sul-i.[58] **SULPH.**[116] syc-co.[136] sym-r.[58] **Tarent.** tep.[36] ter.[45] ther.[85] thiop.[149] **THLASPI**[116] thuj. trif-r.[100] **TRIL.**[116] **Tub.** urt-u. **UST.**[116] verat.[5] verat-v.[122] **VIB.**[111] vib-p.[54] **Vinc.**[116] **Visc.**[102] x-ray[119] **Xan.**[102] yohim.[72] zinc. zinc-s.[85] zinc-val.[102]
☞ *Blutung • Blutung; leicht, Cervix • Menses; früh, zu (Intervall zu kurz)*

abwechselnd mit:

- **Atemnot**: fl-ac.
  ☞ *A; Abwechselnd mit*
- **Manie**: **Crot-c.**
  ☞ *A; Abwechselnd mit*
- **Rheumatismus**: sabin.[58]
  ☞ *A; Abwechselnd mit*
- **Schmerzen,** mit: puls.[54]
  ☞ *A; Abwechselnd mit*
- **Wehen**: puls.[54]
  ☞ *A; Abwechselnd mit*

tagsüber, nur: caust.[116]

täglich ein wenig dunkles Blut: lyss.[54]

nachts: alet.[58] bad.[102] **Mag-m.** nat-m.[10] nux-v.[54] **Rhus-t.**[54] sabin.[85]
☞ *Z; Nachts*

- **3** Uhr: **Nux-v.**[54]
- **vergrößertem** Kopf, mit Empfindung von: bad.[102]

plötzliches Einsetzen und plötzliches Aufhören:
☞ *gussweise, stoßweise, schwallartige Blutung; plötzlich, und hört dann wieder auf*

aussetzend:

- **für** wenige Augenblicke, setzt dann mit vermehrter Stärke wieder ein: **PULS.**[54]
- **plötzlich**: **Bell.**[54]
  ◦ **setzt** plötzlich wieder ein: bell.[54]

zunehmend, allmählich: thlaspi[171]

periodisch: arg-n.[54] ip.[54]

Abort:

- **vor**: **Lyc.**[54] thlaspi[85]
  ☞ *Abort • Schwangerschaft, während*
- **während**: anac.[54] **Apis**[54] arn.[5] **Bell.**[5] bry.[5] caul.[54] cham.[5] **Chin.**[5] **CROC.**[5] **Erig.**[54] ferr.[5] hyos.[5] **Ip.**[5] **Kali-c.**[54] **Lyc.**[54] mill.[102] **Nit-ac.**[54] **PLAT.**[5] puls.[54] ruta[116] **SABIN.**[5] **Sec.**[102] sep.[54] **Sil.**[54] **Thlaspi**[54] **Ust.**[54] **VIB.**[111] vib-p.[54]
  ☞ *Abort; Metrorrhagie, mit*
- **nach**: alet.[58] **Bell.**[122] caul.[102] **Cham.**[54] **Chin.**[54] cinnam.[54] croc.[54] erig.[54] **Ferr.**[54] ham.[54] hyos.[58] **Ip.**[54] kali-c.[58] **Lyc.**[54] **Mill.**[54] nit-ac.[54] nux-m.[54] **Plat.**[5] psor.[58] **Sabin.**[10] **Sec.**[10] sil.[54] sym-r.[58] **Thlaspi**[54] tril.[54] **Ust.**[54]
- **Bewegung** agg., geringste: **CROC.**[54] **Sil.**[54]
  ☞ *M; Bewegung; agg.*
- **drohendem,** bei: **Calc.**[54] cimic.[116] **Croc.**[54] erig.[116] goss.[116] **Ham.**[54] **KREOS.**[54] **Lyc.**[54] **Mill.**[54] **Puls.**[54] ruta[116] **Sabin.**[116] **Tril.**[116] **Ust.**[116]
- **Erregung,** psychische oder sexuelle, agg.: sil.[54]
  ☞ *M; Erregung agg. • M; Gemütsbewegungen, nach* ▤ *GEMÜT; M; Erregung; Beschwerden durch; Allgemeinsymptome*

alten Frauen, bei: **Calc.** carb-v.[122] cham. hydr. **Ign.** lach. **Mag-m.**[54] **Mang. Merc.** phos. sep. sulph.[122]
▤ *ALLGEMEINES; M; Alten Menschen, Beschwerden bei; Frauen*

Anämie, bei:
☞ *O; Uterus; Anämie, mit ▤ KLINISCHES; C; Anämie; Blutverlust, durch; Metrorrhagie, Menorrhagie, Menstruationsstörungen, durch*

Anstrengung, nach: **AMBR. Aur.** bell-p.[144] **Bov. CALC.** cinnam.[54] **Croc.**[54] **ERIG. Helon.**[54] mill. **Nit-ac.** nux-v.[54] podo.[85] rhus-t.[54] **Sabin.**[54] **Tril.**
☞ *M; Anstrengung agg. • M; Stuhlgang; agg.; Pressen zum, beim • Heben, durch*

Aphthen, mit: ars.[54]

Aufsetzen, kann sich nicht im Bett: acon.[54]

Aufstehen aus dem Bett, beim: acon.[54] psor.[58]
☞ *M; Aufrichten, Aufstehen agg. ▤ ALLGEMEINES; M; Aufstehen; agg.; Liegen, vom*

Aufstoßen amel.: arg-n.[54] kali-c.[54]

Auftreibung des Abdomens, mit: hep.[5] **Ip.**[5]

Ausschabung, durch: nit-ac.[102]

Baden:

- **agg., warmes**: thuj.
☞ *M; Baden; agg.; warm*

- **amel.**: kali-c.[137]
☞ *M; Baden; amel.*

Berührung agg.: ust.[116]
☞ *M; Berührung agg.*

Beten, mit: stram.[54]

Bewegung:

- **agg.**: acal.[102] ambr.[116] arg.[8] bell. bov.[102] **Bry.** cact. calc. cham.[102] **Coff. Croc. ERIG.** ferr.[36] **Helon. IP.** lil-t.[116] med.[102] **Mill.**[102] mit.[102] phos.[102] plb.[54] psor. **Sabin. Sec.** sil.[54] sulph. tril. ust. visc.[102]
☞ *M; Bewegung; agg.*

◦ **Umhergehen** amel.: **Sabin.**
☞ *M; Gehen; amel.*

- **geringste** B. löst Blutung aus: cinnam.[85] **CROC.**[54] **Sabin.**[54]
☞ *M; Bewegung; agg. • hellrotes Blut; reichlich; Bewegung, durch geringste ▤ ALLGEMEINES; M; Bewegung; während; leichter Bewegung, bei*

Blutüberfülle der Augen, mit: bell.[54]

Chinin, nach: ferr.[54] **Ip.**[54] nux-v.[54] puls.[54]

Degeneration der Blutgefäße, durch fettige: **Phos.**[36]

dumpfem Kopf, mit: apoc.[54]

Dysurie, mit: cann-s.[37] erig.[85] mit.[122]
☞ *hellrotes Blut; Dysurie, mit*

Eifersucht, durch: apis[54]
☞ *Gemütsbewegungen, durch ▤ GEMÜT; M; Eifersucht, Beschwerden durch*

Eisen-Missbrauch, nach: puls.

Eisprung, Ovulation, während: foll.[149] ham.[193]
▤ *ALLGEMEINES; M; Eisprung, Ovulation, Beschwerden während*

Empfindlichkeit der Genitalien, mit: coff.[54] **Plat.**[54]

Entfernung der Plazenta, nach: bell.[54] cinnam.[54] **IP.**[54] puls.[54] sec.[54]

Erregung, bei sexueller: **Sulph.**[36]

Erregung des Blutkreislaufs, mit: hyos.[54] pyrog.[54] ust.[8]

Erschöpfung, mit: alet.[54] ars.[54] asaf.[58] **Carb-an.**[5] carb-v.[54] caul.[54] **CHIN.**[54] chin-s.[54] cocc.[5] coff.[54] croc.[5] crot-h.[54] erig.[54] ferr.[54] ham.[54] **Ip.**[5] laur.[54] nit-ac.[54] nux-v.[5] phos.[5] plat.[54] psor. **Puls.**[5] sabin.[54] sec.[5] sep.[5] sulph.[54] tril.[54] verat.[5]

- **Blutverlust,** durch: **Chin.**[54] chin-s.[54] erig.[54] laur.[54] **Plat.**[54] tril.[54]

Erschütterung, agg. durch geringste: bell.[54] ham.[102]
☞ *Fehltritt agg.*

Erschütterung, Verletzung, durch: **Ambr.**[102] **Arn.** cinnam. ham.[102] mill.[116] puls. **Rhus-t.** ruta **Sec.** sulph.
☞ *M; Verletzungen, nach*

Fehlgeburt, Frühgeburt, während:
☞ *Abort; während*

Fehltritt agg.: cinnam.[85]
☞ *Erschütterung, agg. durch geringste ▤ ALLGEMEINES; M; Auftreten agg.; Fehltritt*

Fettleibigkeit, bei, schlaffe Haut und Muskeln: hyos.[54]
▤ *ALLGEMEINES; C; Fettleibigkeit*

Flüssigkeitsverlust, durch: **Chin.**[54]

Frauentypus:

- **anfällig,** empfindlich, dünn: iod.[54] kali-c.[54]
▤ *ALLGEMEINES; C; Anfällig, empfindlich, kränklich*

- **blass,** wächsernes Aussehen: kali-c.[58]

- **hager**: **Sec.**

- **hysterische** Frauen: hyos.[54] nux-m.[54]

- **phlegmatisch,** gleichgültig, träge: calc.[54]

- **plethorisch**: **ACON.**[5] arn.[5] **Bell.**[5] bry.[5] calc.[5] **CHAM.**[5] coff.[116] **Croc.**[5] **Erig.**[116] **Ferr.**[5] ferr-m.[116] hyos.[5] ign.[5] **Plat.**[5] **Sabin.**[5] sil.[5] sulph.[5]

- **rheumatisch**: ant-c.[54] bry.[54] caul.[54] cimic.[54] rhus-t.[54]

- **sanft,** leicht zu Tränen gerührt: puls.[54]

- **schlank**: phos.[54]

- **schlank,** hochgewachsen: **Phos.**

Gehen:

- **agg.**: **AMBR.**[54] **Mag-m.**[116] nat-s.[36] sep.[1]
☞ *M; Gehen; agg.*

- **amel.**: **Cycl.**[8] **Sabin.**
☞ *M; Gehen; amel.*

- **nach**: ambr.[36] croc.[54]
☞ *M; Gehen; agg. ▤ ALLGEMEINES; M; Gehen; nach Gehen agg.*

geistiger Anstrengung, nach: plat.[54]

Gemütsbewegungen, durch: acon. bell. bry. **Calc. Cham.** cocc. croc. hyos. ign.[37] nat-m. nux-v.[54] phos. plat. puls. **Sabin.**[5] sep. **Sil.** stram. sulph.
☞ *M; Gemütsbewegungen, nach • Eifersucht, durch • Hass, durch • Kummer, ist voll mit unterdrücktem • Schreck, Furcht, nach*

METRORRHAGIE (Forts.)

Geräusch, Lärm, agg.: bell.[54]
ALLGEMEINES; M; Geräusch, Lärm; agg.

Geschwüre der Cervix, durch: helon.[171]

Gesichtsröte, mit: aml-n.[102] **Ferr.**[5]

Gesichtsröte und -Hitze, mit: aml-n.[102]

Hämoptoe, Bluthusten, mit: mill.[54]

Harnwegsbeschwerden, mit: apoc.[54]

Hass, durch: apis[54]
☞ *Gemütsbewegungen, durch*

Hautausschlag, mit: harp.[1184]

Heben, durch: cinnam.[54] croc.[54] helon.[54] **Podo.**[54] rhus-t.[54]
☞ *M; Heben agg. • Anstrengung, nach*

Hochziehen der Beine amel.: sep.[54]

Kaffeemissbrauch, nach: nux-v.[54]
ALLGEMEINES; C; Speisen und Getränke; Kaffee; agg. • ALLGEMEINES; C; Speisen und Getränke; Kaffee; agg.;

Kälte, mit:

- **Extremitäten,** der: chin.[54] laur.[54] tril.[54]
- **Körpers,** des: acet-ac.[54] **Camph.**[54] **CARB-V.**[54] chin.[54] ip.[54] laur.[54] sec.[54] sep.[54] **Sil.**[54] **Verat.**[54]

Kälte- und Hitzewallungen, mit: sep.[54]

Kamillentee, durch: **Chin.** ign.

karzinomatösen Beschwerden, bei: med.[102] phos.[58] thlaspi[25] ust.[102]

Kleinigkeiten, durch: ambr.[54] sep.[54]

Klimakterium:

- **vor**: arg.[54] buni-o.[149] staph.[54]
- **während**: **Alet. Aloe** am-m.[31] aml-n.[102] amor-r.[149] apoc.[102] **Arg.**[102] arg-n.[54] **Aur.**[102] **Bamb-a.**[1184] **Bell.**[5] buni-o.[149] **CALC.** calc-f.[103] caps.[102] **Carb-v.** card-m.[171] cean.[73] chin.[102] **Cimic.**[102] **Croc.** crot-h.[56] **Ferr.** ferr-i.[8] **Graph.**[122] hydr.[85] hydrin-m.[102] **Kali-br.**[8] kali-c. kreos.[171] **LACH. Laur.** lyc. mang.[85] **Med. Merc.**[1] **Murx.** nit-ac.[102] **Nux-v.** paro-i.[149] phos.[58] **Plat.**[5] **Plb. Psor. Puls. Sabin. Sang.** sanguis.[102] **Sec. Sed-ac.**[102] sed-t.[55] **SEP.** staph.[54] succ.[194] sul-ac.[58] **SULPH.** thlaspi[102] **Trif-r.**[100] **Tril. Ust.** vinc.[102] zinc-val.[102]
  ALLGEMEINES; M; Menopause, Beschwerden in der; Klimakterium, im
- **nach**: calc.[58] ferr.[58] mang.[58] **Merc.**[1] sep.[5] **Vinc.**[111]

Klingeln in den Ohren, mit: chin.[54]

Koitus:

- **während**: arg-n.[116]
  ☞ *M; Koitus; agg.*
- **nach**: **ARG-N. Arn. Ars.** carc.[207] **Hydr.** kola[1184] **KREOS.** nit-ac.[102] puls.[304] **Sep. Tarent.** ust.[144]
  ☞ *M; Koitus; agg.*
- **interruptus,** durch: **Cocc.**[102]

Kolik, mit: ferr.[54] nux-m.[54] nux-v.[54] rhus-t.[54] thlaspi[25]

Koma, mit: chin.[54] crot-h.[54] laur.[54]

Konvulsionen, mit: art-v.[100] **Bell. Chin.** cimic.[54] cupr.[37] **Hyos.**[54] **SEC.**

- **epileptische**: art-v.[100]
- **hysterische**: cimic.[54]
- **mehr** Blut bei jedem Anfall: hyos.[54]

Kopfschmerz, mit: bell.[102] bry.[54] ferr.[54] glon.[102] ham.[54] ip.[54]

- **berstend**: bry.[54]
- **hämmernd,** vor allem in der Schläfenregion: ham.[54]
- **kongestiv**: bell.[102] glon.[102]

Kummer, ist voll mit unterdrücktem: ign.[54]
☞ *M; Kummer, nach • Gemütsbewegungen, durch*

Leukorrhö:

- **nach**: iod.[54] **Mag-m.**[54] sabin.[54]
  ☞ *M; Leukorrhö; agg.*
- **mit**: **Calc.**[54] kreos.[102]
  ☞ *M; Leukorrhö; mit*

Licht agg.: bell.[54]

Liegen:

- **agg.**: ambr.[58] cham. kreos.[85] mag-c.[111]
  ☞ *M; Liegen; agg.*
  - **Rücken,** auf dem: ambr.[58] **Cham.** kreos.[85]
- **amel. auf dem Rücken**: **Ip.**[54]
  ALLGEMEINES; M; Liegen; amel.; während; Rücken, auf dem

Mädchen, bei kleinen: buni-o.[149] **Cina** ergot.[149] **Hydr.**[54] kali-br.[85] polyg.[72] xan.[102]

Mattigkeit, mit: arn.[54]

Medikamenten- oder Drogenmissbrauch, nach: nux-v.[54]

Menopause:
☞ *Klimakterium*

Menses:

- **vor**: brucel.[241] calc.[36] mag-m.[10] merc.[10] sil.[58]
  ☞ *M; Menses; vor*
- **während** reichlichen M.: calc.[54]
- **nach**: lyc.[36] merc.[36] rat.[36] rhus-t.[5]
  ☞ *M; Menses; nach*
- **Menses,** zum Zeitpunkt der: **SABIN.**[36]
- **Wiedereinsetzen** lang unterdrückter Menses, nach dem: **Sulph.**[36]
  ☞ *M; Menses; nach*
- **zwischen** den Perioden: **Ambr.**[54] arg-n.[102] **Arn. Bell. Bov.** bry. bufo[26] **CALC.** calc-sil.[58] canth. carb-v. carc.[207] caust.[116] **CHAM.** chin. **Cimic. Cocc.** coff. **Croc.** elaps ferr. flav.[149] foll.[149] guare.[85] ham.[193] hell.[26] hep. hydr.[111] iod.[116] **IP.** kali-c. kali-sil.[58] kreos.[116] lach. lap-a.[116] lat-h.[301] lup. lyc. mag-c. mag-s. mang. merc. murx. nat-hchls.[116] neon[222] nit-ac. nux-v. op.[116] ozone[227] **PHOS.** pitu-a.[164] prun.[26] puls. **RHUS-T.** rob.[54] **SABIN.**[54] **Sec. Sep. SIL.** stram. sulph. tril.[26] ust.[116] vinc.[102] visc.[116] zinc.
  - **Eisprung,** Ovulation, während: ham.[193] ozone[227]
  - **Erregung,** mit sexueller: **Sabin.**[54]
  - **Ursache,** durch jede geringe, z.B. harter Stuhl, langer Spaziergang usw.: **AMBR.**[54]
    ☞ *M; Gehen; agg.*

Mondphasen:

- **Neumond,** bei: **Croc.**[5] kali-bi.[116] rhus-t.[1] sil.[1] sulph.[85]
  ▤ ALLGEMEINES; M; Mond; agg.; Neumond
- **Vollmond**:
  - **3** Tage vorher: mag-m.[1]
  - **bei**: **Croc.**[5] kali-bi.[116]

Myome, durch: arg-n.[171] **Calc.** calc-f.[122] calc-p. calc-st-sula.[122] **Ham.**[116] **Hydr.** hydrin-m.[102] iod.[114] joan.[97] kali-br.[46] **Kali-i.**[54] lap-a.[116] laur.[85] **Led.**[8] lil-t.[809] lyc. mamm.[100] merc. nit-ac. **PHOS.** plat.[51] **Sabin.** sec.[38] sil. sul-ac. **Sulph.** ter.[85] **Thlaspi**[100] **Tril.**[102] **Vinc.**[54]
▤ ALLGEMEINES; C; Tumoren; Fibrom

nervösen Ursprungs: kali-br.[25]

Obstipation, ausschweifenden Lebenswandel, durch: nux-v.[54]
☞ M; Obstipation, bei ▤ ALLGEMEINES; M; Obstipation; agg. • ALLGEMEINES; C; Zügelloser Lebenswandel

Ödem, Wassersucht, bei: apoc.[54]

Ohnmacht, mit:
▤ ALLGEMEINES; C; Ohnmachtsgefühl, Ohnmachtsschwäche, Ohnmacht; Metrorrhagie, bei

Plazenta praevia, durch: **Ip.**[122] **Nux-v.**[122] **Sabin.**[122] **Sep.**[122] **Verat-v.**[122]
☞ O; Uterus; Plazenta; praevia

Plazentaretention, nach: **Bell.**[54] **Canth. Carb-v.** caul. goss.[54] **Ip.**[54] **Kali-c.**[54] mit.[122] **Puls. Sabin.** sec.[54] sep. stram.[54] ust.[54]

- **Delirium,** im: sec.[54] stram.[54]
- **profus,** schnell gerinnendes Blut: **Bell.**[54]

Plethora, bei: **ACON.**[5] arn.[5] **Bell.**[5] bry.[5] calc.[5] **CHAM.**[5] **Croc.**[5] ferr.[5] hyos.[5] ign.[5] **Plat.**[5] **Sabin.**[5] sil.[5] sulph.[5]

Polypen, durch: bell. **Calc. Con.** erod.[110] lyc. phos. sang.[116] thuj.

präkanzerösem Stadium, in: **Aur.**[122]

Pubertät:

- **vor**: **Cina**[54]
- **in** der: helon.[116]
  ☞ M; Pubertät, während der

Reiten, durch: **Ham.**[116]
☞ M; Fahren oder Reiten agg.

Rückenschmerzen, mit, amel. durch Druck und im Sitzen: kali-c.[102]
☞ M; Druck; amel.

Ruhelage, vollständige, amel.: erig.[54]

Schaudern, mit: ferr.[54] ip.[54]

Schlaf, im: **Mag-m.**[116]
☞ M; Schlaf; agg.

Schreck, Furcht, nach: acon.[54] bell. **Calc.** kali-br.[85] nux-v. op.[54] stram.[54]
☞ Gemütsbewegungen, durch ▤ GEMÜT; M; Schreck oder Furcht, Beschwerden durch

- **Furcht** anhält, wenn die: acon.[54]

Schwangerschaft, während: **Apis**[54] asar.[5] bell.[58] buni-o.[149] **Cann-i.**[54] caul.[116] **Cham.**[54] chin.[102] cimic.[149] **Cinnam.**[54] **Cocc.**[5] croc.[54] **Erig.**[54] ham.[58] ign.[54] **IP.**[5] **Kali-c.**[54] kali-p.[85] **KREOS.**[54] **LYC.**[5] **Nit-ac.**[54] **PHOS.**[5] phyt.[85] **Plat.**[54] **Puls.**[54] **RHUS-T.**[5] **Sabin.**[54] **SEC.**[54] **Sep.**[5] ther.[85] thuj.[54] **Tril.**[54]
☞ Abort; Metrorrhagie, mit • Fluor, Ausfluss; blutig; Schwangerschaft, während • Menses; Schwangerschaft; während • Abort; vor ▤ ALLGEMEINES; M; Schwangerschaft; agg.

- **2. Monat**: apis[54] kali-c.[54]
- **3. Monat**: buni-o.[149] croc.[54] **Kali-c.**[54] **KREOS.**[54] **Sabin.**[54] thuj.[54]
- **4. Monat, im**: buni-o.[149]
- **5. und 7. Monat, im**: **SEP.**[5]
- **6. Monat**: **Cann-i.**[54] erig.[54]
- **7. Monat**: buni-o.[149]
- **ersten** Teil, im: nit-ac.[54]
- **Liegen** amel.: **Ign.**[54]
- **Schreck,** Furcht, nach: **Ign.**[54] sec.[54]
  ▤ GEMÜT; M; Schreck oder Furcht, Beschwerden durch
- **Überanstrengung,** durch: **Cinnam.**[54] **Erig.**[54] **Nit-ac.**[54]

Schweiß, mit kaltem: **CARB-V.**[54] **Sec.**[54] **Verat.**[54]

Schwellung der Drüsen, Lymphdrüsen, mit: carb-an.[137]

Seufzen, mit: ign.[54]

Sicht, mit getrübter: laur.[54]

Singen, mit: stram.[54]

sitzender Lebensweise, bei: nux-v.[54]

Sprechen agg.: bry.[54]
▤ ALLGEMEINES; M; Sprechen; agg.

Stehen, beim: **Mag-m.**[116]
☞ M; Stehen; agg.

Sterilität, bei, und Frauen, die noch keine Entbindung hatten: **Arg-n.**[54]

Stillen, beim: **Bamb-a.**[1184] calc.[58] phos.[102] rhus-t.[5] sec.[184] **Sil.**
☞ M; Stillen agg.

Strecken der Arme, durch zu starkes: cinnam.[85]
☞ M; Strecken, Dehnen agg.

Stuhlgang:

- **während**: ambr.[116] iod.[5] murx.[54]
  ☞ M; Stuhlgang; agg.; während
- **nach** jeder: am-m. **AMBR.** ind. iod.[54] **Lyc.**
  ☞ M; Stuhlgang; agg.; nach
- **harten** Stuhl, durch: **AMBR. Lyc.**
- **Stuhldrang,** mit häufigem: nux-v.[54]

Subinvolution, mit: **Kali-i.**[54] lil-t. psor. sec. sulph. ust.

Synkope, mit: apoc.[25]

Tanzen, nach, mit oder ohne Schmerzen: croc.[54]
▤ ALLGEMEINES; M; Tanzen; nach, agg.

Trägheit, Schwerfälligkeit, bei: **Bor.**[5]

Tuberkulose, bei: mill.[54] phos.[54]

Übelkeit, mit:
▤ MAGEN; C; Übelkeit; Metrorrhagie, bei

Überheben, durch: calc.[58]
☞ M; Heben agg.

METRORRHAGIE Forts.)

Überhitzung, durch: croc.[54] nit-ac.[54]
☞ *M; Erhitzung, durch*

Übernächtigung, nach: **Puls.**[54]

Urinieren:

- **während**: canth.[54] coch.[54] erig.[102]
☞ *M; Urinieren; agg.*

◦ **schmerzhaftem,** bei: canth.[54] erig.[102]

- **häufiger** Drang: chin.[54]

- **Urindrang,** fast beständiger: canth.[54]

Uterusatonie, durch:
☞ *Atonie des Uterus, Inertia uteri; Metrorrhagie, bei*

Verlagerung des Uterus, durch: tril.[88]

Verletzungen:
☞ *Erschütterung, Verletzung, durch*

Verwirrung im Kopf, mit: apoc.[54] crot-h.[54]

Wärme amel.: kali-c.[54]
☞ *M; Wärme amel.*

Wehen:
▥ *URIN; C; Eiweißhaltig; Wehen, Entbindung, während und nach*

Wehen, Entbindung, während und nach: **Acet-ac.**[54] acon. adren.[116] alet.[54] alum. alumn.[85] am-m.[102] aml-n.[102] apis[54] **Arn.**[5] ars.[102] **Bell.** bry. buni-o.[149] **Cann-i.**[54] cann-s. carb-v.[58] caul.[54] **Cham. Chin.** cimic.[25] **Cinnam.**[54] cocc.[54] coff.[116] **Croc.**[5] crot-h.[116] cycl.[102] **ERIG. Ferr. Gels.**[54] ger.[54] **HAM. Hydr.**[54] **Hyos. Ign.**[102] **IP.**[5] kali-c.[54] kalm.[54] kreos. lach. lyc. merc. **Mill.**[102] nit-ac.[54] nux-m.[54] nux-v. op.[54] ph-ac. **Phos.**[54] **Plat.**[5] plb.[54] psor.[58] puls.[54] **Rhus-t.**[54] sabal.[54] **SABIN.**[54] **SEC.**[54] senec. sep.[54] sulph.[58] **Thlaspi**[54] **Tril.**[54] **Ust.**[54]
☞ *M; Wehen, Entbindung; während • M; Wehen, Entbindung; Wochenbett, im*

Wehen, mit falschen: sec.[54]

Witwen, junge: **Arg-n.**[8]

Zorn, nach: **CHAM. Ip.** kali-c. nux-v.[54] rhus-t.[1] staph.
☞ *M; Zorn, nach • Gemütsbewegungen, durch • ▥ GEMÜT; M; Zorn, Beschwerden durch*

zugedeckt sein, will nicht: sec.[54]

aktive Blutung: acet-ac.[54] **Acon.** apis arn. **BELL.** calc. cham. chin. **Cinnam. Coff. CROC.** ferr. **Ham.** hyos. ign. **IP.** mill.[116] **PHOS.** plat. **SABIN. SEC.** thlaspi[116] tril. **Ust.**

andauernde Blutung: hydr.[111] nit-ac.[102] phos.[5] sec.[5] thlaspi[102] ust.[111]

anfallsweise: apoc.[54] bell. **Cham.**[102] chin. kreos.[54] nux-v.[54] **PULS.** rhus-t. **SABIN.**[102] sulph.[54] ust.

- **Bewegung,** durch geringste: **SABIN.**[36]
☞ *M; Bewegung; agg.*

- **dünnes,** helles Blut, mit festen Klumpen, heftige wehenartige Schmerzen: cham.[102]

- **hellrot,** mit Gelenkschmerzen: sabin.[102]

- **oft,** wenn es beinahe wieder normal ist, kommt die Blutung erneut: kreos.[54] nux-v.[54] sulph.[54]

anhaltende Blutung: apoc.[54] arn. carb-v. caul.[102] cinnam.[54] **Erig. Ham. Hydr.**[111] **Hyos.**[54] iod.[10] **Ip.**[54] kali-c. **Kreos. Lyc.**[54] mill. **Nit-ac.**[116] phos. psor. sabin.[54] **Sec.** sulph. ter.[45] ust. vinc.[116]

- **anfallsweise,** oder: apoc.[54]

- **hellrot**: hyos.[54] **Ip.**[54]

- **langsam,** aber: carb-v. ham. psor. sec. sulph. ust.

- **reichlich**: **IP.**[54]

- **wenig**: ust.[54]

blasses Blut: arn.[54] bell.[36] carb-v. chin. **Ferr.** hyos. merc. mill. prun.[54] sabin.[54] sec. tarent.[36] ust.
☞ *wässriges Blut*

- **klumpig,** sehr dünn, übelriechend agg. durch Bewegung: sabin.[54]

- **vermischt** mit großen schwarzen Klumpen: arn.[54]

braunes Blut, flüssig: apoc.[54] lat-h.[301] sec.[54]

chronisch: carb-an.[171] **Card-m.**[54] plut-n.[269] **Ust.**[54]

dickes Blut: carb-v. **Nux-m.** plat. puls. sec.[58] sulph. tril.

dunkles Blut: am-c.[58] apis[54] ars.[54] **Bell.**[54] bov.[144] **Bry. Cact.**[54] cadm.[110] canth. carb-v.[58] **Cham.**[54] **CHIN.**[102] cimic.[54] cocc.[54] coff.[116] **Croc.**[54] **Crot-h.**[54] croto-t. **Elaps**[54] **Ferr. Ham.**[102] helon. hydr.[144] **Kreos.**[54] lach.[54] laur.[58] lyc. lyss.[54] mangi.[102] nit-ac.[54] **Nux-m.**[54] **Plat.**[54] plb. **Puls.** ros-d.[305] sabin.[54] **Sec.**[54] senec.[144] sep.[54] sul-ac. **Sulph.** thlaspi[171] tril.[54] ust.[54]

- **dick**: chin.[102] nux-m.[54] plat.[54]

◦ **anfallsweise,** fließt, Schwäche, nach Entbindung: chin.[102]

- **erscheint** plötzlich: ars.[54]

- **flüssig**: bry. crot-h.[54] croto-t. nux-m. plat. sabin. sec.

◦ **dick** und: nux-m. **Plat.**

- **heraussickernd,** mit kleinen Klumpen, tagelang: ust.[54]

- **Klumpen,** vermischt mit: **BELL. Cham.** chin. coff.[116] **Croc. Elaps**[54] **Ferr.** kreos. laur.[58] lyc. **Puls.** ros-d.[305] **Sabin. Sec.** tril.[54] ust.
☞ *geronnenes Blut; dunkel • schwarzes Blut; klumpig*

◦ **profus,** tagelang: tril.[54]

- **reichlich**: kreos.[54] sep.[54] tril.[54]

◦ **klumpig**: tril.[54]

◦ **zuerst,** dann einige Tage lang blutige jauchige Ausscheidung mit durchdringendem Geruch, zerfressendem Juckreiz und Brennen der Genitalien: kreos.[54]

- **schmerzlos,** unmittelbar nach der Entbindung: nux-m.[54] plat.[54]
☞ *M; Wehen, Entbindung; Wochenbett, im*

- **übelriechend**: bell.[54] cham.[54] croc.[54] crot-h.[54] kreos.[54] sabin.[54] sec.[54] ust.[54]

- **Wehen,** Entbindung, während: cham.[54]

dünnes Blut: apoc. bry. carb-an.[102] **Carb-v.** chin.[102] **Crot-h. Elaps Erig.** ferr. ham.[36] kreos. **LACH.** laur. lyc. mill.[54] nit-ac.[54] **Phos.** plat. plb.[54] prun.[10] puls. **SABIN. Sec.**[102] **Sul-ac.** ust.

- **Klumpen,** gemischt mit: **Chin. Elaps Ferr.** kreos. **Sabin. Sec.**

◦ **faulig** riechend: kreos. **Sec.**

- **schmerzloser** Fluss: carb-an.[102] chin.[102] sec.[102]

fadenziehendes Blut: apoc.[54] arg-n. **CROC.** lac-c. **UST.**
☞ *fädiges Blut*

- **klumpig**:
☞ *geronnenes Blut; fadenziehend, und*

fädiges Blut:
☞ *fadenziehendes Blut*

flüssiges Blut: **Apis** apoc.[102] ars. **Both-l. Carb-v.** chin. **CROT-H. Elaps Erig.** ferr.[10] ham.[36] **LACH. Mill.** nat-m. **NIT-AC. PHOS.** plb.[54] prun.[116] puls.[10] **SABIN.**[54] **Sec. Sul-ac. Ust.**[54]

- **abwechselnd** mit Klumpen: **Plb.**[54]
☞ *A; Abwechselnd mit*

- **Menses,** zwischen den: ham.[36]

◉ - **klumpig**:

◦ **oder,** fließt anfallsweise oder anhaltend, Reizbarkeit des Magens, Erbrechen, Synkope und fehlender Puls, Schwäche bei Bewegung, niedergeschlagen, Ohmacht beim Heben des Kopfes: apoc.[102]

◦ **teilweise**: puls.[10] **Ust.**[54]

fressend: kreos.[54]

geronnenes Blut: acal.[102] **Alet. Alum.**[54] **Apoc.**[54] arg. **Arn.**[54] arund.[36] **BELL.**[54] bov.[144] **Cact.** carb-v.[58] **CHAM.**[54] chin.[54] cimic.[54] coc-c.[54] cocc.[102] coch.[54] **Coff.**[54] **Croc.**[8] crot-h.[85] cupr.[46] cycl. elaps erig.[102] **Ferr.** ham.[58] helon. ign.[8] ip.[102] kali-c.[1] kreos.[54] lac-c.[8] lach.[102] laur. lyc.[54] mag-m.[54] **Merc. Murx.** nux-m.[58] nux-v. phos.[58] **Plat.**[171] plb.[54] **Puls.** pyrog.[54] **Rhus-t. Sabin.**[54] **Sang.** sec.[54] sep.[809] stram.[54] **Thlaspi**[102] tril.[54] **UST.**[8] visc.[102] xan.[8]

- **nachts**: coch.[54]
☞ *Z; Nachts*

- **Entbindung,** nach der: phos.[58]
☞ *M; Wehen, Entbindung; Wochenbett, im* ▥ *ALLGEMEINES; M; Wehen, Entbindung; Wochenbett, im*

◉ - **anfallsweise** ausgestoßen, wird: **Ferr. Puls. Ust.**

- **dunkel**: bov.[144] **Cham.**[54] **Chin.**[54] plb.[54] puls.[54] sabin.[54] ust.[54]
☞ *dunkles Blut; Klumpen, vermischt mit •schwarzes Blut; klumpig*

◦ **abwechselnd** mit blutigem Serum: plb.[54]
☞ *A; Abwechselnd mit*

- **fadenziehend,** und: **Croc.**[8] crot-h.[85] cupr.[46] **Ign.**[8] **Lac-c.**[8] plat.[171] **Ust.**[8] **Xan.**[8]

- **gerinnt** leicht: ferr.[54] lac-c.[54]

- **große** Klumpen: apoc.[54] arn.[54] bell.[54] coff.[54] kreos.[54] sec.[54] stram.[54]

◦ **schwarz**: arn.[54] **Coff.**[54] sec.[54]

◦ **übelriechend**: bell.[54] kreos.[54]

- **hart** und schwarz, vermischt mit flüssigem Blut, das als dunkle teerartige Masse abgeht: plat.[54]

- **hellrot,** zum Teil, teilweise blutiges Serum: lyc.[54]

- **Klumpen**:

◦ **bilden** sich, sobald Blut aus der Vulva fließt: croc.[54]

◦ **Urinieren,** gehen ab während oder am Schluss: **Coc-c.**[54]

- **reichlich**:

◦ **dunklem** Blutfluss, mit: tril.[54]

◦ **dünnem,** zum Teil schwarzem Blutfluss, mit: ferr.[54]

- **vermischt** mit:

◦ **blassem,** wässrigem Blut: chin.

◦ **dunklem,** flüssigem Blut: **BELL.** carb-v.[58] elaps **Sabin. Sec.**

gussweise, stoßweise, schwallartige Blutung: acal.[102] **Bell.** bov.[102] **Cham.** chin. cinnam.[111] **Croc. Erig.**[54] **Ham. IP.**[54] **Lac-c.**[54] med.[102] **Mill.** mit.[102] **PHOS. Puls. SABIN. Sec.** tril. **Ust.** vib.[54] visc.[102]

- **plötzlich,** und hört dann wieder auf: erig.[54]

- **Versuch,** sich zu übergeben, bei jedem, ringt nach Luft: **IP.**[54]

Hals, Empfindung, als ob bis zum Hals gefüllt: lyc.[54]

hartnäckige Blutung: caul.[102] cinnam.[102]

heißes Blut: acon.[1088] aml-n.[1102] arn.[46] **BELL.** bry. cham.[116] coff.[116] **Hydr.**[54] **Lac-c.** puls.
☞ *Menses; heiß*

hellrotes Blut: acal.[102] acon. aran. **Arn.**[54] **Bell.**[102] bov.[102] **Calc.** cham.[102] chin. **Cinnam.** coff.[58] **ERIG.**[102] **Ham.** hyos.[54] **IP.**[102] lac-c.[54] **Led.** lyc. **M-aust.**[5] med.[102] **Mill.**[102] mit.[102] **PHOS.**[102] psor.[58] puls.[54] **Pyrog.**[54] rhus-t. **SABIN.**[54] **Sang.**[8] sars.[171] sec.[102] senec.[171] **Tril.**[102] ust.[102] vib. vib-p.[54] visc.[102] xan.[116]

- **Abort,** nach: hyos.[58]

- **Dysurie,** mit: erig.[171] mit.[171] phos.[171] sars.[171] senec.[171]
☞ *Dysurie, mit*

◉ - **anhaltende** Blutung: **Hyos.**[54] **Ip.**[54] **Mill.**[54]

- **flüssig,** frei fließend: ham. mill.[102] ust.

◦ **schmerzlos,** und, nach der Geburt: mill.[102]

- **gerinnt** nicht: ham.[54]

- **heiß**: **Bell.**[102] ip.[809] lac-c.[54]

◦ **profus,** nach der Geburt:

◦ ◦ **Kollapssymptomen,** mit: ip.[102]

◦ ◦ **gussweise**: bell.[102] **Ip.**[809]

- **Klumpen,** mit: **Arn. BELL. Ip.** lac-c.[54] psor.[58] pyrog.[54] **SABIN.**[54] **Sang.**[8] sec.[54] tril.[54] **Ust.**[54]

◦ **dunkel**: pyrog.[54]

◦ **fauligem** Geruch, mit: sec.[54]

◦ **teilweise** geronnen: **Sabin.**[54] ust.[54]

◦ ◦ **teilweise** flüssig: ust.[54]

- **klumpig**: arn.[54] ust.[54]

- **reichlich**: acal.[102] bell.[102] bov.[102] cham.[102] erig.[102] **Ip.**[102] med.[102] mill.[102] mit.[102] **Phos.**[102] **Sec.**[102] **Tril.**[102] ust.[102] visc.[102]

◦ **Bewegung,** durch geringste: acal.[102] **Bell.**[102] bov.[102] cham.[102] erig.[102] **Ip.**[102] med.[102] **Mill.**[102] mit.[102] phos.[102] **Sec.**[102] **Tril.**[102] ust.[102] visc.[102]
☞ *M; Bewegung; agg. •Bewegung; geringste B. löst Blutung aus*

METRORRHAGIE (Forts.)

intermittierende Blutung, zeitweise aussetzend: ambr.[122] apoc. **Bell. Cham.** chin.[54] crot-c.[36] erig.[122] **Ip. Kreos.** nux-v. **PHOS.**[54] psor. **Puls.**[54] rhus-t. **Sabin.** sec. sulph. ust.

⇄ - **abwechselnd** mit Wehen: puls.[54]
☞ A; Abwechselnd mit

<> - **Uteruskrämpfen,** mit, Kolik und schmerzhafter Auftreibung des Leibes: chin.[54]

◉ - **fließt** in Strömen, dann für kurze Zeit aussetzend: phos.[54]

- **hört** für einige Momente auf, dann erneute Blutung, aber vielfach stärker: puls.[54]

klebrig, zäh: croc.[54]

krampfhaft: cham.[54]

kurzdauernde Blutung: arg-n.[58]

lahmungsartig: **Sec.**[5]

lustvolles Jucken: **Coff.**[54]

Membranen im Blut: apoc.[58] brom.[116]

passive Blutung: acet-ac.[54] alet. **CARB-V.** carbn-s.[58] caul. **Chin. Chin-s.** cimic. cinnam.[102] croc. **ERIG. Ferr. Ham. Helon. KALI-FCY. Kreos.**[116] **Lyc.** plb. **Sec.** sul-ac. thlaspi[116] **TRIL.**[116] **UST.**[54] vinc. visc.[54]

- **Klumpen,** tage- oder wochenlang: **Ust.**[54]

plötzliche Blutung: **Ars.**[54] **BELL.** cinnam. **Ip.** sec.

- **dunkel**: ars.[54]

reichlich, profuse Blutung: acal.[102] acon. alet.[58] **Aloe**[102] am-m.[58] ambr.[58] apis apoc.[58] arg-n. **Arn. Ars.**[54] asar.[102] **BELL.**[54] bov.[102] brom.[116] bry. **Cact.**[116] **CALC.** calc-i.[102] carb-an.[102] caul.[102] **Cham. Chin.** cimic.[54] cinnam.[54] coff.[102] **Con.**[54] croc. erig. ferr.[54] ferr-acet.[102] fl-ac.[102] glon. glyc.[102] grat.[102] ham.[102] helon. hyos.[54] ign.[102] iod.[116] **IP.**[54] kali-c. **Kreos.** lyc. mangi.[102] med.[102] mill.[102] mit.[102] murx. nit-ac.[102] **Nux-v.** onos.[102] **PHOS.**[54] plat.[102] plb.[116] puls. raph.[102] rhus-t.[102] **Sabin.** sanguis.[116] **Sec.**[102] **Sul-ac.**[116] sulph.[102] thlaspi[116] tril. tub.[102] ust.[102] vib. vinc.[116] visc.[102] xan.[116]

<> - **Nachwehen,** zwischen den: **Bell.**[54]

◉ - **anhaltend**: hyos.[54] **IP.**[54]

- **dunkel,** venös: **Ham.**[102] mangi.[102] plat.[102]

- **dünn,** teilweise schwarz, klumpig: ferr.[54]

- **lang** dauernd: phos.[54]

- **passiv**:

◦ **dünn,** übelriechend, kachektische Frauen: sec.[102]

◦ **hartnäckig**: caul.[102] cinnam.[102]

- **plötzlich**: bell.[54] **Cinnam.**[54]

- **schmerzlos**: mill.[102] nit-ac.[102]

scharfes, beißendes Blut: **Sul-ac.**[116] sulph.[116]

schmerzhafte Blutung: **Bell.**[5] **Plat.**[5] sabin.[5] vib.[111]

schmerzlose Blutung: arn.[54] bov. calc. carb-an.[102] chin.[102] croc. **Ham. KALI-FCY.** mag-c. mangi.[102] **Mill.** nit-ac.[102] nux-m. plat. sabin. **Sec.** ust.

schwarzes Blut: alet. am-c. arn. ars.[58] arund.[36] asar.[10] bell. **Carb-v.** caul.[102] **Cham.**[54] chin.[54] coff. **Croc.**[54] crot-h. **Elaps Ferr.**[54] **Helon.** ign. kali-p.[85] **Kreos.**[54] lach.[58] lyc.[54] mag-c.[102] med.[304] nat-m.[10] **PLAT.**[809] **Puls.**[54] sabin.[54] **Sec.**[54] stram.[10] **Sul-ac.** sulph. ust.[54]

<> - **Schwangerschaft,** während: kali-p.[85]
ALLGEMEINES; M; Schwangerschaft; agg.

◉ - **dick**: plat.[54]

◦ **nicht** geronnen: plat.[54]

◦ **teerartige** Massen: plat.[54]

- **fadenziehend**: croc.[54]

◦ **teilweise** hellrot: croc.[54]

- **flüssig**: **Am-c. Crot-h. Elaps Sec.**[54] **Sul-ac.**

◦ **faulig** riechenden Klumpen, mit: sec.[54]

- **klumpig**: cham.[54] chin.[54] croc.[54] **Ferr.**[54] **Lyc.**[54] plat.[809] puls.[54] sabin.[54] sec.[54] ust.[54]
☞ dunkles Blut; Klumpen, vermischt mit •geronnenes Blut; dunkel

◦ **teilweise** dünn, profus: ferr.[54]

- **Strömen,** in: puls.[54]

- **übelriechend,** und: carb-v.[58] cham.[54] croc.[54] kreos.[54] sec.[54]

seröser Schleim: arn.[54]

spärliche Blutung: carb-v.[58] caul.[54] cinnam.[85] coc-c.[36] cocc.[54] lyss.[54] nux-v.[54] phos. pitu-a.[164] thuj.[54] ust.[54]

- **Rennen,** Fahrradfahren oder Seilspringen, durch: pitu-a.[164]

- **wiederholt**: cinnam.[85]

Stillstand für eine Weile, dann erneute, besonders heftige Blutung: puls.[54]

teerartige Massen: plat.[102]

übelriechendes Blut: ars.[122] **Bell.** bry.[137] carb-v.[58] **Cham.** croc. crot-h. harp.[1184] **Helon.**[54] kreos. lach.[5] **Nit-ac.**[116] phos.[36] sabin. **Sang.**[8] **Sec.** tril.[54] ust.

- **faulig**: **ARS.**[122] carb-v.[58] cham.

- **stechend**: kreos.

veränderlich in Farbe und Fluss: **PULS.**[54]

wässriges Blut: alet.[88] ant-t. berb. bov.[10] **Calc.**[54] chin.[54] dulc. ferr.[54] kreos.[54] laur. mang.[58] phos. prun.[10] puls. sabin.[54] sec.[54] sil.[54]
☞ blasses Blut

<> - **Menses,** anstelle der: **Sil.**[54]

◉ - **Klumpen,** mit: chin.[54] ferr.[54] sabin.[54] sec.[54]

wechselndes Aussehen: carb-v.[54]

wiederkehrende , wiederholte Blutung: **Arg-n. Croc. Kreos. Nux-v. Phos.** psor. **Sulph.**

zinnoberfarben: crot-c.[36]

MOLEN, Uterus: acon.[31] ars.[31] bell.[31] calc.[31] canth.[5] chin. falco-p.[265] ferr.[31] graph.[31] hyos.[31] **Kali-c.** lyc.[31] merc. **Nat-c. Puls.** sabin.[72] sec.[31] sep.[31] **Sil.** sulph. thuj.[220]
☞ Auswüchse, Geschwülste •Kondylome •Tumoren, Gewächse; allgemeine Arzneien

MYOME:
☞ Tumoren, Gewächse; allgemeine Arzneien;

NACHGEBURT, verzögerte: alch-v.[1125] art-v.[1125] goss.[1125] **LYC.**[5] **SEC.**[1125]

NACHWEHEN:
☞ *Schmerz; Nachwehen*

NERVÖSE Empfindung im Uterus: carb-v.[5]

NYMPHOMANIE:
GEMÜT; C; Nymphomanie

OBEN gezogen, Empfindung, als würden Uterus und Vagina nach: bell-p.[119] ol-an.[142]
ALLGEMEINES; C; Gezogen, Empfindung wie; aufwärts

ÖDEM, Wassersucht:
☞ *Schwellung; allgemeine Arzneien;*

Ovarien: **APIS** arn. **ARS.** aur-m-n. bell. bry. **CALC.** carb-an. **Chin.** **Coloc.** con. **Ferr-i.** graph. **Iod.** kali-br. kali-c. kreos. **Lach.** **Lil-t.** **LYC.** med. merc. nat-s. phos. plat. **Plb.** podo. prun. rhod. rhus-t. sabin. ter. zinc.
☞ *O; Ovarien*

Uterus: acon.[34] aesc. am-c.[34] **Apis** arn.[34] ars.[34] **Bell.**[34] brom. **Bry.**[34] calc.[34] **Camph.** canth.[34] **Chin.**[34] **Colch.** con.[34] conv.[1125] **Dig.** dulc. **Ferr.**[34] ham. hell.[137] **HELON.** hyos.[34] iod.[34] joan.[54] kali-c.[34] lach.[34] lact. led. **Lob.** **LYC.**[34] merc.[34] nux-v.[34] phos.[34] puls.[34] rhus-t.[34] ruta[34] sabad. sabin.[34] sarr.[85] sec.[34] **Sep.**[34] **Sulph.**[34] verat.[34]
☞ *O; Uterus*

- **tagsüber**: **Bry.**

- **Abort,** nach: bell.[34] bry.[34] calc.[34] chin.[34] ferr.[34] kali-c.[34] puls.[34] sabin.[34] sec.[34] sep.[34] sulph.[34]

- **durchdringenden** Schmerzen in den Extremitäten, mit: hell.[137]

- **Endometritis,** bei: am-c.[34] calc.[34] chin.[34] con.[34] ferr.[34] lyc.[34] merc.[34] puls.[34] sabin.[34] sep.[34] sulph.[34]
☞ *Endometriose • Entzündung; Uterus, Metritis; Endometritis*

- **Hydatiden,** mit: canth.[34] merc.[34]

- **Leukorrhö,** bei unterdrückter: acon.[34] ars.[34] bell.[34] bry.[34] chin.[34] lach.[34] nux-v.[34] puls.[34] sulph.[34]

- **Lochien,** bei unterdrückten: bell.[34] hyos.[34] nux-v.[34] puls.[34] sec.[34] verat.[34]

- **Menses,** bei unterdrückten: con.[34] kali-c.[34] lyc.[34] puls.[34] sulph.[34]

- **Verletzungen** des Hypogastriums, nach: arn.[34] bry.[34] con.[34] iod.[34] lach.[34] phos.[34] puls.[34] rhus-t.[34] ruta[34] sulph.[34]
☞ *M; Verletzungen, nach*

OFFEN, Empfindung wie: bell.[5] bov.[137] carb-v.[5] gels.[85] lach. murx.[111] nat-h. sabal.[111] sabin.[171] sanic.[1072] sec.[137] sep.[5]

Uterus offen, als stünde der: gels.[85] lach. nat-h. sabin.[171] sanic.[85]
☞ *O; Uterus*

- **Os** uteri: gels.[85] sabin.[171] sanic.[85]
☞ *Erweiterung, Dilatation; Empfindung von Erweiterung*

◦ **3** Wochen vor der Geburt: sanic.[85]

Vagina: bell.[5]
☞ *O; Vagina*

öffnet und schließt, als ob er sich: nat-h.
☞ *Ergriffen und wieder losgelassen, Empfindung wie, Uterus*

weit, Muttermund: gels.[85] sabin.[171]

ONANIE:
☞ *Masturbation; Neigung zu*

OOPHORITIS:
☞ *Entzündung; Ovarien, Oophoritis*

ORGASMUS:
☞ *Koitus, Lustgefühl, Orgasmus*

nachts: arg-n.[102] uro-h.[264]
☞ *Z; Nachts*

- **Erwachen,** beim: uro-h.[264]

Erwachen, beim: cath-a.[264]

fehlt: **Brom.** calad. kola[1184]

leicht: **Stann.**[122]

schmerzhaft: nat-m.

unwillkürlich: ang. **Arg-n.** **Ars.** bamb-a.[1184] **Calc.** **Lil-t.** nat-m. **Nux-v.** **Op.** **PLAT.** sul-ac.

- **Träumen,** bei amourösen: bamb-a.[1184]

verzögert: **Berb.** brom.

OSSIFIZIERTER Uterus (Verknöcherung): aur-m-n.[102]
☞ *Verhärtungen, Indurationen; allgemeine Arzneien; • Verhärtungen, Indurationen; allgemeine Arzneien;*

OVULATION, frühe: falco-p.[265] harp.[1184]

OXYUREN: calad.[85] calc.[31] ferr. ign.[31] nux-v.[31] **Sil.** **Sulph.**

PERIODE:
☞ *Menses*

PHYSOMETRA, Luft im Uterus:
☞ *Luft, Abgang von, Flatus, aus der Vagina*

PLAZENTA, Beschwerden der: buni-o.[149]
☞ *O; Uterus; Plazenta • Retention, Plazenta bleibt zurück*

senkt sich mit dem Kopf des Fötus: cinnam.[54]

POCHEN:
☞ *Pulsieren, Klopfen, Empfindung von*

POLYPEN: ars.[8] aur.[31] bell. bufo **Calc.**[5] calc-p. caust. con.[31] erod.[85] hydr. kali-br.[2090] kali-s. led. lyc.[31] med.[149] merc. mez.[31] morg.[136] nit-ac.[31] petr. ph-ac. **Phos.**[31] plat.[31] psor. puls. rhus-t. sang. sec. sep. sil.[31] staph. syc-co.[136] teucr. **Thuj.**[31]
ALLGEMEINES; C; Polypen

Uterus: **Ars.**[8] **Aur.** **BELL.**[2090] **Bufo** **CALC.**[2090] **CALC-P.** caust. **Con.**[2090] erod.[85] hydr. kali-br.[2090] kali-s. led.[2090] **Lyc.**[2090] merc. mez. morg.[136] nit-ac. petr. **Ph-ac.** **PHOS.**[2090] **Plat.**[2090] puls. rhus-t.[2090] **Sang.** sec. **Sep.** **Sil.** **Staph.** syc-co.[136] **TEUCR.** **THUJ.**[2090]
☞ *O; Uterus • Tumoren, Gewächse; allgemeine Arzneien; Uterus*

- **Klimakterium,** im: **Calc.**[122]
ALLGEMEINES; M; Menopause, Beschwerden in der; Klimakterium, im

- **Metrorrhagie,** mit: bell.[2090] calc.[2090] con.[2090] led.[2090] lyc.[2090] phos.[2090] plat.[2090] rhus-t.[2090] thuj.[2090]
☞ *M; Metrorrhagie, mit*

- **Cervix**: **Ars.**[8] erod.[85]
☞ *O; Uterus; Cervix*

Vagina: aur.[31] **CALC.** con.[31] lyc.[31] med.[149] merc. mez.[31] nit-ac.[31] petr. ph-ac. phos.[31] plat.[31] psor. **Puls.** sil.[31] staph. **Teucr.** thuj.[31]
☞ *O; Vagina • Tumoren, Gewächse; allgemeine Arzneien; Vagina*

weich, Uterus: **Kali-s.**

PRELLUNG, Quetschung, Ovarien: arn.[102] **Ham.**[102] psor.[102]
☞ *M; Verletzungen, nach*

PROLAPS:

Uterus: abies-c.[102] acon. **Aesc.** agar. agn. **Alet.**[25] **Aloe** **Alum.**[54] alum-p.[58] alum-sil.[58] **Alumn.** am-m. anan. ang.[36] ant-c.[58] **Apis** **ARG.**[85] **ARG-N.**[54] **Arn.** **Ars.**[122] ars-i. art-v.[85] asper.[102] aster.[31] **AUR.** aur-ar.[58] aur-i.[58] aur-m. **Aur-m-n.**[102] **AUR-S.**[58] **BELL.**[58] bell-p.[119] **Benz-ac.**[85] berb. **BOR.** **Bry.** bufo **CALC.** calc-ar. calc-f.[166] **Calc-p.** calc-s. calc-sil.[102] calen.[137] canth. **Carb-an.** carb-v. caul. **Cham.**[122] chel. chim.[63] **Chin.** chin-ar. **Cimic.**[25] **Cina** cocc. coll.[25] **Coloc.**[8] **Con.** croc. crot-h.[137] croto-t. dirc.[85] **Dulc.** erig.[54] eupi.[36] **Ferr.**[5] ferr-ar. ferr-br.[102] **Ferr-i.**[137] ferr-p. fl-ac.[162] **Frax.**[102] gels. **Graph.** hedeo.[142] **Helon.**[25] hydr. hydrc. **Ign.** inul. iod. **Ip.** kali-ar. **Kali-bi.** **Kali-br.**[8] **Kali-c.**[122] kali-cy.[137] kali-p. kali-s. kali-sil.[58] kreos. kron.[9] lac-c. **Lach.**[122] lappa[137] led.[31] **LIL-T.**[58] **Lyc.**[5] **Lyss.** **Mag-c.** mag-m.[31] mang. **Mel-c-s.**[171] **MERC.** mill.[54] **Mur-ac.**[137] **Murx.** nat-c. nat-ch.[102] **NAT-H.** **Nat-m.**[137] **NAT-P.** **Nit-ac.** **Nux-m.** **NUX-V.**[122] onos.[137] op. **PALL.** **Petr.**[137] **Ph-ac.** phel. **Phos.**[5] phyt. **PLAT.** **Podo.**[85] psor.[137] **PULS.** pyrog.[137] rheum **Rhus-t.** ruta[54] **Sabin.** samb. sang. **Sec.**[137] sel. senec.[102] **SEP.** **Sil.**[122] spig. **Squil.** **Stann.**[102] **Staph.** stram. sul-ac.[85] sul-i.[58] **SULPH.** teucr. **THUJ.**[5] **Til.**[85] tril.[102] **Tub.** **Ust.** verat.[31] vib.[85] zinc. zinc-p.[58] zinc-val.[102]
☞ *O; Uterus • Geschoben, Empfindung, der Uterus wird • Verlagerung des Uterus • Schmerz; abwärtszerrender, herabdrängender Schmerz*

- **morgens**: bell.[5] **NAT-M.** sep.
☞ *Z; Morgens*

- **nachmittags**: **SEP.**
☞ *Z; Nachmittags*

- **periodisch,** jeden 2. Tag: alum.

- **Abort,** bei: alet.[54] erig.[54] helon.[102] podo.[54]

  ◦ **Drängen** in der Sakralregion, mit: helon.[102]

- **Blutung,** mit uteriner: podo.[54]

- **Diarrhö**:

  ◦ **durch**: petr.[137]

  ◦ **mit,** und Prolaps des Rektums: podo.[85]

- **Eile,** bei: arg-n.[54]

- **Entbindung,** nach der: bell. **Helon.** **Podo.** puls. **Rhus-t.** ruta[54] sec. sep.
☞ *M; Wehen, Entbindung; Wochenbett, im* ▥ *ALLGEMEINES; M; Wehen, Entbindung; Wochenbett, im*

- **Erschütterung** agg.: bell.[58]

- **Erschütterung,** nach: **Arn.**[8]

- **Geburt**:
☞ *Entbindung, nach der*

- **Gehen** agg.: am-m. arn. lappa[137] lil-t.[58]
☞ *M; Gehen; agg.*

  ◦ **gebückt**: **Am-m.** **Arn.**
☞ *M; Beugen; agg.* ▥ *ALLGEMEINES; M; Gehen; während Gehen agg.; gebeugtem Gehen, bei*

- **Halten** des Kopfes und Pressen amel.: pyrog.[137]

- **Heben,** durch: agar. **Aur.** **CALC.** **Nux-v.**[5] **Podo.** **Rhus-t.**
☞ *M; Heben agg.*

- **Hochreichen** mit den Armen, durch: **Aur.** **Calc.** nux-v. **Sulph.**
☞ *M; Hochreichen agg.*

- **Hypertrophie,** mit: podo.[25]

- **Hysterie,** bei: **Alum.**[54]

- **Innervation,** durch fehlende: cimic.[25]

- **Klimakterium,** im: **LACH.**[122] **SEP.**[122]
▥ *ALLGEMEINES; M; Menopause, Beschwerden in der; Klimakterium, im*

- **Koitus**:

  ◦ **agg.**: nat-c.[111]
☞ *M; Koitus; agg.*

  ◦ **amel.**: merc.
☞ *M; Koitus; amel.*

- **Kreuzen** der Beine amel.: lil-t. murx. **SEP.**
☞ *M; Kreuzen der Beine; amel.*

- **Leukorrhö,** mit: alet.[809] alum.[809] **Arg-n.**[809] **Aur.**[809] bell.[809] bor.[809] calc-p.[809] chim.[809] con.[809] ferr-i.[171] **Helon.**[809] hydr.[809] ign.[809] kali-c.[809] lil-t.[809] merc.[809] murx.[809] nat-c.[809] nit-ac.[809] pall.[809] podo.[809] sanic.[809] sec.[809] sep.[809] spig.[809] stann.[809] tab.[809] tril.[809]
☞ *M; Leukorrhö; mit*

- **Liegen**:

  ◦ **agg.**: puls.[193]
☞ *M; Liegen; agg.*

  ◦ **amel.**: lil-t.[58] **Nat-m.**[137] onos.[137] **Sep.**

  ◦ ◦ **Rücken,** auf dem: nat-m.[137] onos.[137]

- **Menses**:

  ◦ **während**: **Aur.** **Calc-p.** **Cimic.** coll.[25] kreos. **Lach.** **Lil-t.** nat-c. **PULS.** **SEP.** tub.[58]
☞ *M; Menses; während*

  ◦ **nach**: agar. aur. ip. kreos.
☞ *M; Menses; nach*

- **Metritis,** mit chronischer: mel-c-s.[171]

- **Metrorrhagie,** mit: **ERIG.**[54]
☞ *M; Metrorrhagie, mit*

- **Muskelschwäche,** durch: alet.[25] helon.[25]

- **Rückenschmerz,** mit lumbalem: nat-m.[137]
☞ *M; Schmerz in der Lumbalregion, mit*

- **Schmerzen,** mit:

  ◦ **Leistenregion,** rechts: alet.[102]

  ◦ **Ovar,** im linken: arg.[85]
☞ *O; Ovarien; links*

  ◦ **Urethra**: nat-m.[102]

- **Schreck,** Furcht, nach: gels. **Lil-t.**[54] **OP.**
▥ *GEMÜT; M; Schreck oder Furcht, Beschwerden durch*

- **Schwächegefühl** im Magen, mit: stann.[102]

- **Schwangerschaft,** während: ferr.[5] podo.[25]
▥ *ALLGEMEINES; M; Schwangerschaft; agg.*

- **Stehen**:

  ◦ **agg.**: lappa[137]
☞ *M; Stehen; agg.*

  ◦ **amel.**: bell.[193]
☞ *M; Stehen; amel.*

- **Steigen** auf eine Anhöhe, beim: benz-ac.[85]
- **Stillens,** während des: podo.[102]
  ☞ *M; Stillen agg.*
- **Stöße,** und, die Oberschenkel hinab, wie Stromstöße: **Graph.**
  ALLGEMEINES; C; Schlag, Stoß, Empfindung wie durch; Stromstoß, wie elektrischer Schlag
- **Stuhlgang**:
  - **während**: **Calc-p.** con. dirc.[85] eupi.[36] nux-v. **PODO.** psor.[137] puls. **Stann.**
    ☞ *M; Stuhlgang; agg.; während*
  - **nach**: **Stann.**
    ☞ *M; Stuhlgang; agg.; nach*
  - **Stuhldrang,** mit beständigem: inul. nux-v. podo.[137]
- **Sturm,** vor: rhus-t.
  ☞ *M; Sturm, vor*
- **Überanstrengung,** durch: **Aur.** nux-v.[122] podo.[85] rhus-t.[58]
  ☞ *M; Stuhlgang; agg.; Pressen zum, beim*
- **Urinieren**:
  - **während**: **Calc-p.**
    ☞ *M; Urinieren; agg.*
  - **faul** riechendem Urin, mit: benz-ac.[137]
  - **Harntröpfeln,** mit: ferr-i.[137]
- **Waschen,** durch: podo.[85]
  ☞ *M; Baden; agg.*
- **Wetter,** bei heißem: **Kali-bi.**
  ALLGEMEINES; M; Wetter; heißes Wetter agg.
- **Zangengeburt,** nach: sec.[137]
  ☞ *M; Wehen, Entbindung; Wochenbett, im ALLGEMEINES; M; Wehen, Entbindung; Wochenbett, im; Zangengeburt, Beschwerden nach*
- **Cervix,** tief unten in der Vagina: calen.[137]
  ☞ *O; Uterus; Cervix • O; Vagina*

Vagina: alum. **Bell.**[102] bell-p.[119] calc-ar. **Carb-v.**[5] chim. **Ferr.** ferr-i.[111] gran.[102] ign.[58] **Kreos. Lach. Lappa**[102] lil-t.[25] **Lyc.**[5] **Merc. Nux-m. Nux-v.** oci.[102] op. plat.[5] plb. podo.[137] psor.[137] **SEP. Stann.** staph.[102] sul-ac.[137] **Sulph.** thlaspi[137] thuj. verat.
☞ *O; Vagina*

- **Heben,** durch: **Nux-v.**
  ☞ *M; Heben agg.*
- **Schwäche,** durch: sul-ac.[137]
- **Schwangerschaft,** während: calc-ar. **Ferr.**
  ALLGEMEINES; M; Schwangerschaft; agg.
- **Stuhlgang,** während: stann.
  ☞ *M; Stuhlgang; agg.; während*

PULSIEREN, Klopfen, Empfindung von: aesc. alum. apis ars. **Bell.** cact.[36] calc. **Calc-p.** cench.[58] cic.[5] **Coc-c.** con. cop.[36] cur. dys-co.[136] ignis[194] **Lac-c.** lach. lyc.[5] **Merc.** murx. nat-c. nux-v.[5] onos. podo. prun. sabin. sarr.
☞ *Schmerz; pulsierender, klopfender Schmerz*

anhaltend, hinter dem Schambein: aesc.

Koitus, nach: **Nat-c.**
☞ *M; Koitus; agg.*

Liegen auf rechter Seite, beim: apis
ALLGEMEINES; M; Liegen; während; Seite, auf der;

Ovarien: apis **Bell. Cact.**[36] calc. con. cop. ignis[194] lac-c. **Lach. Onos.** podo.
☞ *O; Ovarien ALLGEMEINES; C; Pulsieren, Empfindung von; Innerlich*

- **rechts**: cop.[36] ignis[194] podo.
  ☞ *O; Ovarien; rechts*
  - **Stehen,** beim: cop.[36]
    ☞ *M; Stehen; agg.*
- **Gehen,** beim: apis
  ☞ *M; Gehen; agg.*
- **Menses,** während: lac-c.
  ☞ *M; Menses; während*
- **Stehen,** beim: apis cop.
  ☞ *M; Stehen; agg.*
- → **erstreckt** sich zu den Oberschenkeln: cact.[36]

Uterus: aesc. ars. **Bell. Cact.** calc-p. con. cur. murx. sabin. sarr.
☞ *O; Uterus ALLGEMEINES; C; Pulsieren, Empfindung von; Innerlich*

Vagina: **Alum. Merc.**
☞ *O; Vagina*

- **Liegen** amel.: merc.

PYOMETRA: lach.[137] merc.[137] **Puls.**[137] **Sep.**[137]
☞ *Abszess • Entzündung; Uterus, Metritis*

RAUM für die Genitalien vorhanden, Empfindung, als sei nicht genügend: **Plb.**[54]

REIZUNG: acon.[5] **Agar.** alum.[5] am-br. **Am-c.** ambr.[5] ang.[5] apis ars. asaf.[31] aster.[31] aur.[31] bell.[5] bor.[102] bry.[31] calad.[5] **Calc.**[5] calc-hp.[25] **Canth.** carb-ac. **Carb-v.**[5] caul. caust.[5] cham.[31] chin.[31] chlf.[54] cimic.[102] cocc.[31] coff.[5] colch.[5] con.[5] croc.[31] cypr.[85] dulc. ferr.[31] gels. **Graph.**[5] ham. helon. hep.[85] hydr.[111] hyos.[31] ign.[102] ip.[31] kali-br. kali-c.[5] kreos.[5] lil-t.[36] lyc.[5] mag-m.[5] merc.[5] mit.[36] murx.[102] nat-c.[5] nat-m.[5] nit-ac.[5] nux-v.[31] op.[31] **Orig.** petr.[5] ph-ac. phos.[31] phyt. plat.[5] puls.[31] raph.[36] rhus-t.[31] sabin.[31] sec.[31] senec. **Sep.**[5] **Sil.**[5] staph.[5] sulph.[5] tarent.[54] tax.[303] thuj.[5] ust. vib. zinc.[5]
☞ *Ameisenlaufen • Jucken • Wundheit, Exkoriation*

Kratzen, durch: hydr.[36]
☞ *M; Kratzen; agg. • Jucken; Kratzen; agg.*

Leukorrhoe, durch: calc-hp.[25] phyt.[25]
☞ *M; Leukorrhö; agg. • Fluor, Ausfluss; scharf, wundmachend • Jucken; Fluor, durch; agg.*

Menses, während: kali-br.[25] vib.[25]
☞ *M; Menses; während*

Ovarien: am-br. **Apis** ars. carb-ac. cimic. **Gels.** ham. hep.[85] kali-br. lil-t. nux-v. phyt. plat. rhus-t. thuj. **UST. VIB.**
☞ *O; Ovarien*

Uterus: ars. asaf.[31] aster.[31] aur.[31] **Bell.** bry.[31] calc.[31] **Caul.**[25] caust.[31] cham.[31] chin.[31] chlf.[54] **Cimic.**[102] cocc.[31] coff.[31] con.[31] croc.[31] ferr.[31] graph.[31] hyos.[31] ign.[102] ip.[31] kali-c.[31] lil-t.[36] **Mag-m.**[102] mit.[36] murx.[102] nat-m.[31] nux-v.[31] op.[31] ph-ac. phos.[31] plat.[31] puls.[31] rhus-t.[31] sabin.[31] sec.[31] **Senec.** sep.[31] sulph.[31] tarent.[54] thuj.[31] zinc.[31]
☞ *O; Uterus*

- **Hysterie,** bei: **Tarent.**[54]
- **Übelkeit,** mit: caul.[25]
- **Cervix,** bei Hysterie: chlf.[54]
  ☞ *O; Uterus; Cervix*

REIZUNG Forts.)

Vulva: acon.[5] alum.[5] am-c. ambr.[5] ang.[5] bell.[5] bor.[102] **Calad.**[5] **Calc.**[5] **Carb-v.**[5] caul. caust.[5] coff.[5] colch.[5] **Con.**[5] cypr.[85] **Graph.**[5] helon. hydr.[111] **Kali-c.**[5] kreos.[5] lyc.[5] mag-m.[5] merc.[5] nat-c.[5] **Nat-m.**[5] nit-ac.[5] petr.[5] plat.[5] raph.[36] **Sep.**[5] **Sil.**[5] staph.[5] **Sulph.**[5] tax.[303] thuj.[5] zinc.[5]
☞ *O; Vulva*

- **Klitoris**: **Am-c.** bor.[102] raph.[36]
- **Labia** major: tax.[303]
☞ *O; Labien*
- **Vagina**: caul. cypr.[85] helon.
☞ *O; Vagina*

RETENTION, Plazenta bleibt zurück: **Agn.** alch-v.[1125] all-s.[85] **Arn.**[88] **Ars.** **Art-v.**[8] **Bell.**[54] **Cact.**[88] **CANTH.**[54] carb-v.[58] **Caul.**[54] **Cham.**[88] chin.[46] cimic.[54] **Cocc.**[88] **Con.**[88] croc.[54] **Cupr.**[88] dict.[1125] ergot.[102] erig.[25] ferr.[54] gels. goss.[25] **Hydr.**[102] hyos.[88] **Ign.**[102] ip.[54] **Kali-c.**[88] mag-p.[72] mit.[122] **Nux-v.** phos.[58] plat.[5] **Puls.**[54] pyrog.[91] rhus-t.[88] **Sabin.**[54] **SEC.**[54] **SEP.**[54] stram.[54] sulph.[54] verat-v.[54] visc.[54]
☞ *O; Uterus; Plazenta*

Abort, nach: goss.[54] **Sabin.**[54] sec.[54] **Sep.**[54] **Verat-v.**[54]
ALLGEMEINES; M; Abort, Beschwerden nach

Blutung, mit uteriner: bell.[54] caul.[54] chin.[54] **Croc.**[54] erig.[25] ferr.[54] **Ip.**[54] mit.[122] plat.[54] **Puls.**[54] sabin.[54] **Sec.**[54] stram.[54] visc.[54]

Erschöpfung:
- **durch**: caul.[54]
- **mit**: sulph.[54]

Fiebrigkeit, mit: bell.[54] canth.[54]

Konvulsionen, mit: canth.[54]

Mangel an Austreibungskraft: **Puls.**[54]

Schaudern, mit: ferr.[54]

Urinieren, mit schmerzhaftem: canth.[102]

Uteruskontraktionen fehlen: caul.[54] cimic.[54] **Puls.**[54]

Wärme, wird geplagt durch: sec.[54]

Wehen:
- **fehlen**: ip.[54] **Puls.**[54] sec.[54]
- **Schmerz,** bei geringster Erschütterung: bell.[54]
- **unvollkommen** oder sehr langwierig: **Sec.**[54]

anhaftend: goss.[54] puls.[54]
- **fest,** kann mit Gewalt kaum gelöst werden: goss.[54]

krampfartig, spasmodisch: caul.[54]

RETROVERSIO:
☞ *Verlagerung des Uterus; retroversio*

RIGIDITÄT, während Wehen, Entbindung: acon.[54] ant-t. ars.[54] **Bell.**[54] caul. cham. chlf.[8] cimic. cod.[54] coff.[54] con. gels. ign. jab. lob.[25] lyc. nux-v.[54] sec. verat-v.
ALLGEMEINES; C; Steifheit, Rigidität

Os uteri: acon.[102] ant-t. **Bell.**[54] **CAUL.** **CHAM.** chlf.[8] **CIMIC.** cod.[54] **Con.** **GELS.** ign. jab. lob.[25] lyc. nux-v.[54] sec. **Verat-v.**
☞ *Kontraktionen; allgemeine Arzneien; krampfartig, spasmodisch, Uterus; •Schmerz; Wehen, Geburtswehen; allgemeine Arzneien*

- **älteren** Erstgebärenden, bei: bell.[54]
ALLGEMEINES; M; Alten Menschen, Beschwerden bei; Jungfern, alte
- **dick**:
☞ *Dick; Cervix, bei Wehen*
- **Schmerzen** in der Eröffnungsphase, agg. durch zusammenziehende: nux-v.[54]
- **weichem** Muttermund, bei:
☞ *Weich; Uterus; Muttermund, bei Wehen; nicht dehnbar, aber*
- **Perineum,** und: lob.[25]

Vagina: ars.[54]
☞ *O; Vagina*

RISSE, Schrunden: carb-v. cymbo-ci.[2184] graph. med.[304] **Nit-ac.** tax.[303] urt-u.
HAUT; C; Risse, tiefe

links: tax.[303]
☞ *S; Links*

Cervix: cymbo-ci.[2184]
☞ *O; Uterus; Cervix*

ROHEIT:
☞ *Wundheit, Exkoriation •Schmerz; wund, Schmerz mit Empfindlichkeit, wie*

RÖTUNG:
☞ *Farbe, Verfärbung; Rötung*

RÜCKBILDUNG, Involution, des Uterus nach der Entbindung, Beschwerden dabei:
☞ *Subinvolution, Uterus*

RUCKEN, Empfindung von:
☞ *Zucken, Empfindung von*

Ovar, im linken: eup-pur.[25]
☞ *O; Ovarien •O; Ovarien; links*

Uterus: aster.[137]
☞ *O; Uterus*

Vagina aufwärts, in der, morgens: sep.
☞ *O; Vagina*

SALPINGITIS:
☞ *Entzündung; Eileiter, Salpingitis*

SCHARFER Ausfluss:
☞ *Fluor, Ausfluss; scharf, wundmachend •Lochien; scharf, beißend*

SCHLÄGE, Stöße, Empfindung wie elektrische:

Uterus, beim Einschlafen: stry.
☞ *O; Uterus*

Vagina: kreos.
☞ *O; Vagina*

SCHWÄCHE der Genitalien:

allgemeine Arzneien: abies-c.[36] alet.[111] alum.[58] calc-p. carc.[149] caul.[58] chin.[5] croc.[5] eup-pur.[25] ferr-i.[111] gast.[9] helon.[111] hyos.[5] ign.[36] lyss.[85] nat-p.[58] phos.[5] plb.[5] rhus-t.[58] sabin.[5] sep.[5] sulph.[1] thlaspi[111] tub.[85]
- **Uterus**: abies-c.[36] alet.[111] calc-p. **Chin.**[5] croc.[5] ferr-i.[111] helon.[111] lyss.[85] nat-p.[58] phos.[5] plb.[5] sabin.[5] sep.[5] sulph.[1] thlaspi[111]
☞ *O; Uterus*
- **Uterusregion,** während Stuhl- und Harnentleerung: **Calc-p.** lyss.[85] nat-p.[58]

Empfindung von, Uterus: abies-c.[25]

SCHWAMMIGES Gewebe, Cervix uteri: **Arg.**[8] **Ust.**[56]
☞ *O; Uterus; Cervix •Geschwüre; schwammig, Cervix*

SCHWANGERSCHAFT:

eingebildete: apis[36] carc.[146] **Caul.**[54] **Croc.**[54] cycl.[102] ign. nux-v.[102] **Op.**[102] **Puls.**[54] **Sabad.** sulph.[102] thuj. **Verat.**
▯ *GEMÜT; C; Wahnideen (Einbildungen, Halluzinationen, Sinnestäuschungen); schwanger zu sein •ALLGEMEINES; M; Schwangerschaft*

Empfindung wie zu Beginn der: apis[36] arge-p.[264]

spät: bell.[137]

SCHWEIß: Alum.[5] **Aur.**[5] aur-s.[36] bell.[5] **Calc.**[102] **Canth.**[5] carb-v.[58] cic.[5] con.[5] cypra-e.[227] fago.[102] fl-ac.[5] hep.[5] ign.[5] lac-cpr.[261] lat-m.[119] **Lyc. Merc. Petr. Puls.**[5] sars.[137] **Sel.**[5] **Sep.**[5] sil.[5] **Sulph. Thuj.**[137]

Husten agg.: thuj.[137]
☞ *M; Husten agg.*

übelriechend: **Calc.**[102] fago.[102] lac-cpr.[261] lyc.[102] **Merc.**[102] **Petr.**[102] sulph.[58] thuj.[102]

SCHWELLUNG:

allgemeine Arzneien: agar. agn. alum. alumn. am-br.[102] **Am-c. Ambr.** anan.[102] ang.[5] **Apis**[36] **Apisin.**[5] apoc.[58] arg. arg-n.[58] arn. **ARS.** ars-i.[58] **Asaf.** atro. aur.[5] aur-m. aur-s. bell.[5] bor.[85] brom. bry.[122] bufo **Calc.** calc-i.[111] calc-p.[36] calc-s. cann-s. **Canth.**[102] carb-ac. carb-an.[54] **Carb-v.** chim. chin. coc-c. **Coll.** coloc. con.[5] cub.[85] cur. der.[36] dig. eupi. falco-p.[265] **Ferr. Ferr-i.** gast.[36] goss. **Graph.** ham. **Helon.** hep.[137] hydr. ign.[1] iod. kali-bi.[111] kali-br.[8] kali-i.[36] kali-m.[61] kali-n.[36] **KREOS. Lac-c.** lach. lap-a.[137] **Lil-t. LYC.**[5] lycps.[25] lyss. mag-p.[144] med. meph. **Merc.** merc-acet.[36] merc-c.[5] mit.[25] nat-h. nat-m. **Nat-s. NIT-AC.**[1] nux-m.[36] nux-v. oci.[36] paeon.[110] pall. ph-ac. **Phos.** plat.[5] **Podo.**[85] **PULS. RHUS-T.** sabin. sarr. **Sec.**[36] senec.[137] **Sep.**[85] staph. sulph. syph. tarent. thea[102] **THUJ.**[5] **Urt-u.** ust. wies.[9] zinc. zinc-val.[102]
☞ *Blutandrang, Kongestion; allgemeine Arzneien •Schwere, Empfindung von •Vergrößerung; allgemein •Völle, Empfindung von* ▯ *ALLGEMEINES; C; Schwellung; allgemeine Arzneien*

- **einseitig**: nit-ac.[1]
- **Harnwegsbeschwerden,** bei: coc-c.[36]
- **Jucken,** mit: goss.[25]
- **Konvulsionen,** während: canth.[54]
- **Menses**:
  - **vor**: lyc. **Sep.**
    ☞ *M; Menses; vor*
  - **während**: chin. graph. kreos.[58] lyc. sep. staph. sulph. zinc.
    ☞ *M; Menses; während*
  - **nach**: kreos.[5]
    ☞ *M; Menses; nach*
- **schnellem** Gehen, bei: thuj.[36]
  ☞ *M; Gehen; agg.* ▯ *ALLGEMEINES; M; Gehen; während Gehen agg.; schnellem Gehen, bei*
- **Schwangerschaft,** während: coloc.[36] **Merc. Podo.**
  ▯ *ALLGEMEINES; M; Schwangerschaft; agg.*
- **Klitoris**: calc-p.[36] ign.[1]
  - **Urinieren,** nach: calc-p.[36]
    ☞ *M; Urinieren; agg.*
- **L. minora**: **Apis**[36] bry.[122] chim. eupi. nit-ac.[1] podo.[85] sep.[85]
  ☞ *O; Labien*
  - **einseitig**: nit-ac.[1]
  - **links**: bry.[122]
    ☞ *S; Links*
  - **Schwangerschaft,** während: podo.[85]
    ▯ *ALLGEMEINES; M; Schwangerschaft; agg.*
  - **Wasser,** kaltes, amel.: apis[36]
    ☞ *M; Baden; amel.; kalt*
  - **zwischen** den: eupi.
- **Ovarien**: **Agn.**[1125] **Alum. Am-br.**[102] **Apis**[10] **Apisin.**[5] **Ars.** ars-i.[58] atro. **Bell.**[102] **Brom. Bufo Carb-ac. Carb-an.**[5] coll. **Coloc.** con. cub. goss. **Graph.** ham. **Iod. Kali-br.**[8] **Kali-i. LACH. LIL-T.** lyc. **Med. Merc.**[5] nat-h. nux-m.[36] **Pall.** podo.[111] staph. syph. **Tarent.**[102] thea[102] thuj. ust. zinc-val.[102]
  ☞ *O; Ovarien •Hydrosalpinx, Eileiterhydrops •Vergrößerung; allgemein; Ovarien*
  - **links**: **Brom.** carb-ac. graph. **Kali-br.**[8] **LACH.** lil-t. **Nat-h.**
    ☞ *O; Ovarien; links*
  - **rechts**: **Apis** lyc. **Pall.**
    ☞ *O; Ovarien; rechts*
  - **Durstlosigkeit,** mit: apis[10]
  - **Menses**:
    - **vor**: brom.
      ☞ *M; Menses; vor*
    - **während**: apis brom. nat-h. nux-m.[36]
      ☞ *M; Menses; während*
    - **nach**: **Graph.**
      ☞ *M; Menses; nach*
- **Uterus**: **Agn.** anan.[102] arg. aur.[5] **Bell.**[5] calc. calc-i.[111] calc-p. canth.[102] carb-an.[54] con.[5] cub.[85] der.[36] falco-p.[265] ferr.[5] hydr. **Iod.** kali-bi. kali-i.[36] kali-m.[61] kreos.[36] **Lach.** lap-a.[137] **Lil-t.** lyc.[5] lycps.[25] **Lyss.** meph. merc.[5] mit.[25] nat-m. nux-m.[36] **NUX-V.**[5] **Ph-ac.** plat.[5] sabin. sarr. sec.[36] **Sep.**[5] **Tarent.** thuj.[5] ust. wies.[9]
  ☞ *O; Uterus •Aufblähung, Uterus •Hydrometra •Hypertrophie, Uterus*
  - **Menses**:
    - **vor**: nux-m. ph-ac.
      ☞ *M; Menses; vor*
    - **während**: kali-bi. nux-m.[36] ust.
      ☞ *M; Menses; während*
  - **Schwermut,** bei: **Carb-an.**[54]
  - **Cervix**: anan.[102] arg. calc. **Calc-p.** canth.[102] hydr. **Iod.** kali-i.[36] **Kreos.**[36] mit.[25] **Nat-m.** sarr. sec.[5] **Sep.**[5] wies.[9]
    ☞ *O; Uterus; Cervix*
    - **Harnwegssymptomen,** mit: canth.[102]
  - **Os** uteri: lycps.[25] mit.[25] sec.[36]
- **Vagina**: **Agar.** alumn. bor.[85] calc-p. cann-s. coc-c. **Cur.** ferr. **Ferr-i. Iod.** kali-bi.[111] **Kreos.** merc **NIT-AC. Nux-v.** puls.
  ☞ *O; Vagina*
  - **Schwangerschaft,** während: bor.[85]
    ▯ *ALLGEMEINES; M; Schwangerschaft; agg.*

SCHWELLUNG; allgemeine Arzneien Forts.)

- **hart,** fest:
  - **Cervix**: kreos.[36]
    ☞ O; Uterus; Cervix
  - **heiß**: coc-c.[36]
  - **ödematös**: apis **Apisin.**[5] apoc.[58] **Graph. Merc. Nit-ac. Phos. Urt-u.**
    ☞ Ödem, Wassersucht
    - **Ovarien**:
      ☞ O; Ovarien • Ödem, Wassersucht; Ovarien
    - **Uterus**:
      ☞ O; Uterus • Ödem, Wassersucht; Uterus
  - **phlegmonös**: **Merc.**
  - **Szirrhus** der Cervix, wie: anan.[102]

Empfindung von Schwellung: allox.[149] apisin.[5] bufo[111] coc-c.[36] colch.[102] coll.[102] nux-m.[5] sep.[36]
☞ Vergrößerung; Empfindung von Vergrößerung ▥ ALLGEMEINES; C; Schwellung; Empfindung von Schwellung

- **Menses,** vor: sep.[36]
  ☞ M; Menses; vor
- **Klitoris**: colch.[102] coll.[102]
- **Ovarien**: apisin.[5] bufo[111] nux-m.[5]
  ☞ O; Ovarien
- **Vagina**: allox.[149]
  ☞ O; Vagina • Völle, Empfindung von; Vagina; Menses, während
  - **Stehen,** nach: allox.[149]
    ☞ M; Stehen; agg.

SCHWERE, Empfindung von: adam.[222] alet.[122] aloe alum.[58] alumn. apis aur-m.[58] aur-s.[36] bell. calc. calc-p.[111] calc-sil.[58] carb-an. carb-v.[5] carl.[36] caul. **Chin.** cimic.[137] con. crot-c.[36] cub.[4] der.[36] elaps[137] eup-pur. gels. helon.[111] hydrc. kali-c. lac-c. lach. lil-t.[111] lob. meli. murx.[111] **Nux-v.** onos. ozone[227] pall.[137] phos.[111] **Plat.** plut-n.[222] polyg.[25] psil.[164] puls.[5] sabin. senec. sep.[5] sil. tarent.[36] tub.[54] vib.[102]
☞ Blutandrang, Kongestion; allgemeine Arzneien • Schwellung; allgemeine Arzneien • Vergrößerung; allgemein • Völle, Empfindung von

morgens: murx.[36]
☞ Z; Morgens

Leukorrhö, bei: gels.[25]

Menses, während: lob. murx. **Plat.** plut-n.[222] **Sep.**
☞ M; Menses; während

Ovarien: **APIS** carb-an. cimic.[8] con. eup-pur. helon. kali-c. lac-c. lach. lil-t.[36] meli. onos. **Plat. Sep.**[36] vib.[102]
☞ O; Ovarien

- **links**: **Lac-c.** lach. lil-t.[36] sep.[36]
  ☞ O; Ovarien; links
- **rechts**: carb-an.
  ☞ O; Ovarien; rechts

Uterus: adam.[222] **ALET.**[122] aloe alumn. **Apis** aur-m.[58] **Bell. Calc.** calc-p.[111] calc-sil.[58] carb-v.[5] **Caul. CHIN.** cimic.[137] con. crot-c.[36] der.[36] elaps[36] **Gels.** helon.[111] hydrc. lac-c. **LIL-T.**[111] **Murx. Nux-v.** ozone[227] pall.[137] phos.[111] **Puls.**[5] sabin. senec. **Sep.**[5] sil. tarent.[36] tub.[54]
☞ O; Uterus

- **Aufstehen,** beim, Gehen **agg.**: elaps[36]
  ☞ M; Aufstehen, bei oder nach • M; Gehen; agg.
- **Gehen**:
  - **während**: aloe[102] **Chin.** elaps[36]
    ☞ M; Gehen; agg.
  - **schwierig**: aloe[102]
- **Hysterie,** nach: elaps[137]
- **Krämpfen,** mit rhythmischen: ozone[227]
- **Leukorrhö,** bei: cimic.[137]
  ☞ M; Leukorrhö; mit
- **Menses,** während: chin. nux-v.
  ☞ M; Menses; während
- **Stehen,** im: aloe
  ☞ M; Stehen; agg.
- **Waschen** mit warmem Wasser, beim: crot-c.[36]
  ☞ M; Baden; agg.; warm
- **erstreckt** sich in die Leistenregion: ozone[227]
- **hinter** dem: der.[36]

Vagina: elaps[137] murx.[111]
☞ O; Vagina

- **Hysterie,** nach: elaps[137]

SEPSIS, Wochenbett, im:
▥ BLUT; C; Sepsis, Blutvergiftung, Pyämie; Entbindung, nach der • ALLGEMEINES; M; Wehen, Entbindung; Wochenbett, im

SERÖSE Zysten in der Vagina:
☞ Tumoren, Gewächse; allgemeine Arzneien;

SEXUALTRIEB:

Abneigung, sexuelle:
☞ Koitus; Abneigung gegen • Verlangen, sexuelles; fehlt

Genuss, Befriedigung, fehlt:
☞ Koitus; Orgasmus, Lustgefühl; fehlt • Verlangen, sexuelles; fehlt

Verlangen, sexuelles:

- **unbefriedigten** Sexualtrieb, durch: verat.[137]
- **fehlt**: anh.[119] bar-s.[58] bor.[58] camph-br.[25] **CAUST.**[122] cob-n.[119] cupr.[210] falco-p.[265] foll.[1125] granit-m.[194] **Helon.**[54] kali-br.[25] lepro.[197] lyc.[30] nat-m.[36] nuph.[1125] onos.[85] plut-n.[222] sang.[1125] **Sulph.**[122] tax.[303] uran.[269]
  ☞ Koitus; Abneigung gegen • unterdrückt • vermindert
  - **Eisprung,** Ovulation, während, mit Schwäche: granit-m.[194]
  - **Menses,** nach: nat-m.[36]
    ☞ M; Menses; nach
- **heftig**: agn.[5] **Alum.**[5] androc.[222] apis **Ars.** arund. aster. bac.[162] bamb-a.[1184] bar-m. **CALC. Calc-p.** canth. caust.[30] cench.[58] chin.[30] coloc.[5] con. cyna.[149] dig.[5] ferr.[5] ferul.[122] **Gels. Graph.**[5] grat. harp.[1184] hydr.[122] **Hyos. Kali-br.** kali-c.[5] kola[1184] **Lach. Lyc.**[122] lyss. m-arct.[5] m-art.[5] m-aust.[5] mag-c.[30] merc.[5] **Mosch. MURX. Nat-c.**[5] **NAT-M.**[5] **NUX-V.**[30] **Op. ORIG.** orig-v.[25] ozone[227] **Phos.**[30] **Plat. Plb.**[5] **Puls.**[5] raph. **Rhus-t.**[5] **Sabin.** seneg.[5] sep.[5] **Sil.** spig.[5] stann. **Staph.**[30] **Stram. SULPH.**[5] sumb.[137] **Tarent.**[54] **Tub.**[122] **Verat.**[30] **Zinc.**
  - **Eisprung,** Ovulation, während: kola[1184]

◦ **Heiraten** zu wollen, mit der Zwangsvorstellung: lyc.[30]
◦ **Juckreiz** der Vulva, durch: hydr.[122]
◦ **Jungfrauen,** bei: **Con. PLAT.**
◦ **Koitus** agg.: **Tarent.**[54]
☞ M; Koitus; agg.
◦ **Kratzen** des Arms, durch: **Stann.**
◦ **Mädchen,** bei: hyos.[58]
◦ **Masturbation,** treibt sie zur: bamb-a.[1184] **Gels. Grat. Nux-v. ORIG.** phos. **Plat.** raph. **ZINC.**
☞ Masturbation; Neigung zu
◦ **Träumen,** nach: harp.[1184]
◦ **unfreiwilligem** Orgasmus, mit:
☞ Orgasmus; unwillkürlich
◦ **Witwen,** bei: **APIS** cench.[58] **Lyc.**[122] **ORIG.** orig-v.[25] phos.[193] staph.[1102]
☞ vermehrt; alten Frauen, bei

◉ ◦ **unwiderstehlich**: **Caust.**[30] chin.[30] mag-c.[30] nux-v.[30] phos.[30] staph.[30] verat.[30]

- **Koitus,** nicht beseitigt durch: androc.[222] aster.[54]
- **sexuelle** Gedanken, ständige: sep.[5] staph.[5]
- **unersättlich**: androc.[222] aster. **Calc-p.**[54] canth. **Lach.** ozone[227] **Plat. Sabin.** stram. **Zinc.**
▥ GEMÜT; C; Nymphomanie
◦ **Mädchen,** bei jungen: **ORIG-V.**[809] **PLAT.**[809]
◦ **Menses,** vor: **Calc-p.**[54]
☞ M; Menses; vor
- **unterdrückt**: apis[54] berb.[10] **CON.**[54] **Helon.**[54] kali-br.[54] **PHOS.**[54] sabal.[102] **Zinc.**[54]
☞ Koitus; Abneigung gegen •fehlt •vermindert ▥ GEMÜT; C; Geschlecht, Abneigung gegen das
◦ **Klimakterium,** im: **Con.**[122]
▥ ALLGEMEINES; M; Menopause, Beschwerden in der; Klimakterium, im
◦ **Koitus,** Verlangen verschwindet beim: **Kali-br.**[54]
☞ M; Koitus; agg.
◦ **Witwen,** bei: **Apis**[54] **Con.**[54] **Phos.**[54]
- **vermehrt**: adam.[222] **Agar.** agn.[5] am-c. **Ambr.**[102] androc.[222] **Ant-c.**[54] **Apis**[122] aq-mar.[149] arg-n. arge-p.[264] **Ars.**[26] **Ars-i.** arund.[102] **Asaf. Aster.** aur.[54] aur-ar.[58] aur-i.[58] aur-s.[58] bac.[162] bamb-a.[1184] bani-c.[1237] bar-c. bar-i.[58] **Bar-m. Bell.** berb.[111] bov. brucel.[241] **Bufo** cact. **CALAD.**[58] **CALC.** calc-f.[162] calc-i.[58] **CALC-P.**[54] calc-sil.[58] calx-b.[194] **CAMPH.** cann-i.[137] cann-s.[5] **CANTH.**[8] **Carb-v.** carc.[187] carn-g.[264] **Caust.**[30] cedr. cench.[58] cham.[116] chin. chlorpr.[149] cimic.[102] cina **Cinnam.**[10] coca[111] **Coff.**[10] **CON.** corv-c.[258] **Croc.**[144] cub.[8] cur.[26] cypra-e.[227] des-ac.[149] **Dig.**[54] dulc.[8] ephe.[267] falco-p.[265] **Ferul.**[36] **FL-AC.** foll.[1201] form. galeo-c.[273] **Gels.** germ.[222] gink.[227] gran.[10] granit-m.[194] **GRAT.** hydr.[85] hydrog.[222] **HYOS. Ign.**[8] iod. irid.[222] **Kali-bi.**[54] **Kali-br.**[111] kali-c.[5] kali-fcy.[116] **Kali-p.** kola[1184] **Kreos.**[26] **Lac-c.**[137] lac-cpr.[261] lac-eq.[204] lac-leo.[204] **LACH.** lat-h.[301] **Lil-t.**[102] **Lyc.** lyss. m-arct.[5] manc.[111] mand.[119] mant-r.[262] marm-w.[194] med.[122] **Merc. Mosch.**[102] **Murx.**[142] mygal. **Nat-ar. Nat-c.** nat-m.[5] nat-p. nat-sil.[58] nit-ac. **NUX-V.** oci-s.[119] **Op.**[54] **Orig.**[809] orig-v.[809] ph-ac.[30] **PHOS.**[58] **Pic-ac. PLAT.** plb. plut-n.[222] podo.[58] por-m.[251] psil.[149] **PULS. Raph. Rob.**[36] ros-d.[305] sabad.[122] **SABIN.** saroth.[144] sars.[116] sel.[116] senec.[137] **Sep. Sil.**[54] spect.[271] spig.[5] **Stann. Staph. Stram.** stry.[102] succ.[194] sul-ac.[5] sul-i.[58] **Sulph.**[54] **Sumb.**[111] syph.[122] **Tarent.**[85] thlaspi[111] thuj. tub.[122] tung.[252] uro-h.[264] **Ust.**[54] **VERAT.**[54] vero-o.[232] visc.[119] **Xero.**[102] **Zinc.**[72] **Zinc-p.**[58] zinc-pic.[85]
☞ Erregbarkeit der Genitalien ▥ GEMÜT; C; Liebschaften, Verliebtheit; Neigung dazu •GEMÜT; C; Sinnlichkeit; allgemeine Arzneien •GEMÜT; C; Wollüstig, lüstern, lasziv

◦ **morgens**:
☞ Z; Morgens
◦ ◦ **Bett,** im: aster. bamb-a.[1184] cedr. kali-c.[1] kreos.
☞ M; Bett, im, agg.
◦ ◦ **Erwachen,** nach: por-m.[251]
◦ ◦ **Menses,** nach: kreos.[26]
☞ M; Menses; nach
◦ **mittags**: adam.[222]
☞ Z; Mittags
◦ **nachmittags**: calc. galeo-c.[273]
☞ Z; Nachmittags
◦ ◦ **17** Uhr: galeo-c.[273]
◦ **abends**:
☞ Z; Abends
◦ ◦ **Menses**:
◦ ◦ ◦ **vor**: bell.[26]
☞ M; Menses; vor
◦ ◦ ◦ **nach**: ars.[26] bell.[26] sul-ac.[26]
☞ M; Menses; nach
◦ **nachts**: bell. brucel.[241] irid.[222] med.[122] psil.[149] **Syph.**[122] **Zinc.**
☞ Z; Nachts
◦ ◦ **weckt** sie, erwacht dadurch: **Med.**[122]

<> ◦ **alten** Frauen, bei: apis[122] **Mosch.**[122]
☞ heftig; Witwen, bei
◦ **Berührung,** durch: bamb-a.[1184] murx.[142] stry.[102] zinc.[72]
☞ M; Berührung agg.
◦ ◦ **geringste,** erzeugt wollüstige Empfindung: stry.[102] zinc.[72]
◦ **beschäftigen,** muss sich, um es zu unterdrükken: galeo-c.[273] lil-t.[102]
◦ **Dysmenorrhö,** bei: cann-i.[85]
◦ **enttäuschter** Liebe, nach: **Verat.**[54]
▥ GEMÜT; M; Enttäuschung, Beschwerden durch •GEMÜT; M; Liebe, enttäuschte, unglückliche, Beschwerden durch
◦ **Erregung**:
◦ ◦ **extreme,** der Geschlechtsteile: androc.[222] **Stram.**[54]
☞ M; Erregung agg.
◦ ◦ **Phantasien,** ohne: **Hyos.**[54] tung.[252]
◦ **heiraten,** hat die fixe Vorstellung, sie müsse daher: bell.[30] **Caust.**[30] plat.[30] verat.[30]
◦ **Jucken,** mit: arund.[102] calad.[58] **Canth.**[54] cub.[8] **Hydr.**[54]
◦ **Jungfrauen,** bei:
☞ heftig; Jungfrauen, bei

SEXUALTRIEB; vermehrt (Forts.)

◦ **Kitzeln** in den Partien, mit unerträglichem: mosch.[102]

◦ **Klimakterium,** im: lach.[116] manc.[111] **Murx.**[111]
ALLGEMEINES; M; Menopause, Beschwerden in der; Klimakterium, im

◦ **Koitus,** durch: **Tarent.**[54]
☞ *M; Koitus; agg.*

◦ **Kontakt** der Partien, durch geringsten: androc.[222] lac-c.[137] **Murx.**[54]

◦ **Konvulsionen,** während: canth.[81] sabin.[81] zinc.[81]

◦ **Kopfschmerz,** während: sep.

◦ **Kratzen** entfernter Körperpartien, durch: **Stann.**
☞ *M; Kratzen; agg.*

◦ **lähmungsartigen** Beschwerden, bei: **Sil.**[54]

◦ **Leukorrhö,** mit: calc-p.[61] **Canth.**[8] hydr.[85] **Ign.**[8] **Orig.**[54] **Plat.**[5] tarent.[85]
☞ *M; Leukorrhö; mit*

◦ **Lochien,** bei unterdrückten: **Verat.**[54]

◦ **Mädchen,** bei jungen: chlorpr.[149] **ORIG.**[809] **ORIG-V.**[809] plat.[58]

◦ **Masturbation,** mit: zinc.[54]

◦ **Menses**:

◦ ◦ **vor**: ars.[137] bell. **Calc-p.** cann-i.[102] croc. cub. **Dulc.**[8] granit-m.[194] irid.[222] kali-c. nux-v. **Phos.** plat.[102] stann.[137] stram. **Verat.**
☞ *M; Menses; vor*

◦ ◦ **während**: agar. ars.[137] bell. bufo camph. **Canth.** chin. cina coca[111] coff. croc.[144] cur.[26] **Dulc.**[8] germ.[222] granit-m.[194] **Hyos.** irid.[222] kali-br. kreos.[5] **Lach. Lyc. Mosch.** nux-v. **Orig. Plat. PULS. Sep.**[5] sul-ac. tarent. verat.
☞ *M; Menses; während*

◦ ◦ **nach**: ars.[26] berb.[111] cann-s.[5] caust.[5] cur.[26] **Kali-br.**[111] kali-c.[5] **Kali-p.** kreos.[26] lac-eq.[204] **Med.**[111] **Nat-m.**[5] phos.[5] plat.[5] sep.[5] **Sul-ac.**[5]
☞ *M; Menses; nach*

◦ ◦ **unterdrückte,** durch: ant-c.[54]

◦ **Metrorrhagie,** bei: ambr.[102] coff.[10] plat. **Sabin.**
☞ *M; Metrorrhagie, mit*

◦ **Rückenmarksbeschwerden,** bei: **Sil.**[54]

◦ **Schlaf,** stört den: **Aur.**[54]

◦ **Schleimfluss,** durch: senec.[137]

◦ **Schwangerschaft,** während: bell. lach. merc. phos.[58] plat. puls. stram. verat. **Zinc.**[54]
ALLGEMEINES; M; Schwangerschaft; agg.

◦ **sterilen** Frauen, bei: cann-i.[137]

◦ **Stillen,** beim: calc-p.[102] phos.[58]
☞ *M; Stillen agg.*

◦ **Träume,** sexuelle:

◦ ◦ **mit**: **Op.**[54]

◦ ◦ **ohne**: zinc.[10]

◦ **unbefriedigter** Leidenschaft, bei: **Verat.**[54]

◦ **Urinieren,** nach, mit Erektion der Klitoris: calc-p.[54]

◦ **Wehen,** Entbindung:

◦ ◦ **während**: **Verat.**[54]
☞ *M; Wehen, Entbindung; während*

◦ ◦ **nach**: bell. camph. **Chin. Grat. Hyos. Kali-br.**[54] **Mosch.** phos.[58] **Plat.** tarent. verat. zinc.
☞ *M; Wehen, Entbindung; Wochenbett, im ALLGEMEINES; M; Wehen, Entbindung; Wochenbett, im*

◦ **Witwen,** bei:
☞ *heftig; Witwen, bei*

◦ **Wöchnerinnen**:
☞ *Wehen, Entbindung; nach*

◦ **Würmer,** durch: **Sabad.**[122]

◦ **schmerzhaft**: androc.[222]

- vermindert: adam.[222] **AGN.**[1125] alum. am-c.[102] ambr. anet-g.[1125] anh.[119] aq-mar.[149] arg.[149] arge.[72] arge-p.[264] aster.[185] aur-m-n.[85] bamb-a.[1184] bani-c.[1237] **Bar-c.** bar-s.[58] bart.[36] bcg[149] bell. berb. bor. brom.[116] camph. cand-a.[239] cann-s. carb-an. **CAUST.** chlorpr.[149] cob-n.[149] coca[36] con.[185] **Dam.**[72] des-ac.[149] ephe.[267] falco-p.[265] **Ferr.** ferr-p. foll.[1201] granit-m.[194] **Graph. Helon. Hep.** hydrog.[222] **Ign.**[102] **Kali-br.**[122] **Kali-chl.**[36] kali-i. kola[1184] kreos.[116] lac-eq.[204] lac-leo.[204] lac-lox-a.[204] lac-lup.[204] lil-t.[1125] **LUPIN.**[1125] **Lyc. Lyss.**[54] m-art.[5] **Mag-c.** mand.[119] mant-r.[262] mur-ac. nat-c.[184] **Nat-m.** neon[222] nep.[142] **Nym-a.**[1125] oci-s.[119] **Onos.**[102] ozone[227] **Ph-ac.** phos. pitu-a.[164] plb.[102] plut-n.[222] ratt-n.[204] rauw.[119] **Rhod.** sabal.[137] saroth.[144] **Sep.** sil. sul-ac.[36] sulph. tub.[193] uran.[269] uro-h.[264] vero-o.[232] visc.[119] yohim.[72]
☞ *Koitus; Abneigung gegen • fehlt • unterdrückt GEMÜT; C; Geschlecht, Abneigung gegen das*

◦ **morgens**: bell.
☞ *Z; Morgens*

◦ **nachts**: coca[36]
☞ *Z; Nachts*

◦ **Apathie,** Teilnahmslosigkeit, mit: falco-p.[265]

◦ **Koitus,** beim: **Kali-br.**[122]
☞ *M; Koitus; agg.*

◦ **Schwäche,** mit: arge.[72]

◦ **sexueller** Erregung, bei: cann-s.

◦ **Uterusektomie,** nach: con.[185]

◦ **Weinen,** mit: aster.[185]

- vorzeitig: **Plat.**[54]

SPANNUNG, Empfindung von: bor.[5] caul.[25] **Graph.**[5] polyg.[25] puls.[5]
☞ *Zusammenschnüren, Empfindung von ALLGEMEINES; C; Spannung, Empfindung von*

Klitoris: bor.[5]

STEIFHEIT, schmerzhafte Empfindung von, Uterus: sep.[1]

STENOSE, Os uteri: con.[58]

STERILITÄT: **Agn.**[54] **Alet.**[809] alum.[5] **AM-C.**[5] anag. anan. apis arist-cl.[119] **AUR. Aur-i.**[58] aur-m.[8] aur-m-n.[809] **Bamb-a.**[1184] bar-c.[58] **Bar-m. BOR.**[5] brom. **Calad.**[5] **CALC.**[5] calc-i.[58] cann-i.[137] **Cann-s.**[5] **Canth.**[122] caps.[5] carbn-s. **Caul. Caust.**[5] cham.[5] chin.[5] cic. cimic.[25] cob-n.[37] cocc.[5] **Coff. CON.**[5] **Croc.**[5] **Dam.**[1125] dros.[5] dulc. ems[9] **Eup-pur.**[137] **FERR.**[5] **Ferr-p. Fil.**[10] foll.[149] form.[85] franz.[9] **Goss.**[8] **GRAPH.**[5] helon. **Hyos.** ign.[5] **Iod.**[137] **Kali-br.** kali-c.[5] kiss.[9] **Kreos.**[54] **Lach.**[5] lam.[5] lappa[85] lec.[102]

leon.[1125] lil-t.[111] med.[137] **MERC.**[137] mill. mit.[116] morph.[85] **NAT-C.**[5] **NAT-M.** nat-p.[137] nux-m. nux-v.[5] **Orig.** orig-v.[25] **Ov.**[122] **PHOS.** physala-p.[85] phyt. **Pitu-a.**[164] pitu-p.[164] **Plat.** plb.[5] **Puls.**[5] ruta **Sabal.**[102] **SABIN.**[5] saroth.[1125] sec.[36] **Sed-ac.**[1125] **Senec. SEP. Sil.**[137] stram.[5] **SUL-AC. SULPH. Syph.**[122] ther.[85] verbe-o.[1125] vib.[111] vib-p.[102] vita-e.[1125] wies.[85] x-ray[119] **Zinc.**

☞ *Entwicklung der Geschlechtsorgane; verzögert •Infantilismus genitalis •Insuffizienz, ovarielle •Kleiner, infantil unterentwickelter Uterus*

Absonderung von Schleim nach dem Koitus, mit: nat-c.[85]

Atrophie der Mammae und Ovarien, bei: iod.[137]

Leukorrhö, mit: alet.[809] **Bor.**[5] caul.[85] **Kreos.**[54] lam.[5] merc.[5] **Nat-c.**[54] nat-m.[5] nat-p.[137] phos.[5] sulph.[5]

☞ *M; Leukorrhö; mit*

- **saure,** durch: nat-p.[137]

Menses:

- **frühen,** mit zu: **Calc.**[5] **Nat-m.**[5] phos.[54] sul-ac.[5] **Sulph.**[5]

◦ **späten,** oder zu: **Phos.**[54]

- **reichliche,** durch: **Bor.**[5] **Calc.** cham.[5] chin.[5] croc.[5] ign.[5] merc. mill. **Nat-m.** nux-v.[5] phos. sabin.[5] sul-ac. **Sulph.**

- **spärlichen,** bei: am-c.[809]

- **unterdrückten,** bei: agn.[85] **Am-c.**[5] **Con.**[5]

ovarielle Atonie, durch: eup-pur.[137] verbe-o.[1125]

Plazentaretention, durch: sec.[36]

Samenflüssigkeit wird nicht ausreichend zurückbehalten: nat-c.[85]

Sanduhrkontraktionen, durch: sec.[36]

☞ *Kontraktionen; allgemeine Arzneien; Sanduhrkontraktionen*

Schwäche, durch: merc.[137] sil.[137]

sexuelles Verlangen:

- **fehlend,** nicht vorhanden: agn.[54]

- **übermäßig** gesteigert: calc.[5] cann-i.[137] con.[5] ign.[5] **Kali-br.** lach.[5] **Phos. Plat.** stram.[5]

sykotisch bedingt: med.[137]

ALLGEMEINES; C; Sykose, sykotische Konstitution

Torpor des Uterus, durch: **Goss.**[8]

SUBINVOLUTION, Uterus: alet.[144] apis[47] arn.[5] aur-m-n.[102] **Bell.** berb. bry. **Calc. Carb-v. Caul.** chin. **Cimic.** croc.[102] cycl. epip.[72] ferr.[5] ferr-i.[102] frax.[102] goss.[72] ham.[111] **Helon.**[102] **Hydr.** inul.[1125] **Kali-bi. KALI-BR.** kali-c. **Kali-i.** kreos.[88] **Lil-t.** med.[56] mel-c-s.[72] merc-c.[102] mill. murx.[93] **Nat-h.** nat-hchls.[72] nat-m.[51] nat-s. nuph.[1125] nux-v.[5] **Op.** plat. podo. pot-a.[1125] psor.[137] **PULS.** sabin.[54] **Sec. SEP.** staph. **SULPH.** ter. thlaspi[77] **Ust.**[1125] vip.[100] visc.[85]

Abort, nach: pot-a.[1125] psor.[137] ust.[1125]

ALLGEMEINES; M; Abort, Beschwerden nach

Menses, mit schmerzhaften: epip.[72]

Stillzeit, während der: **Aur-m-n.**[102] calc.[102] caul.[102] cimic.[102] croc.[102] **Epip.**[102] ferr.[102] ferr-i.[102] **Frax.**[102] **Helon.**[102] hydr.[102] **Kali-br.**[102] **Lil-t.**[102] mel-c-s.[102] merc-c.[102] nat-h.[102] podo.[102] **Sec.**[102] **Sep.**[102] ust.[102]

☞ *M; Stillen agg.*

Senkung des Uterus, Vagina gerötet: **Berb.**

☞ *O; Uterus •O; Vagina*

TAUBHEIT, Empfindung von: apis bar-c.[137] berb.[137] brom.[137] eup-pur. eupi. ferr.[137] **Kali-br.**[137] mosch. phos.[8] phys.[85] **Plat.** podo. sep.[137] xan.[198]

Waschen in kaltem Wasser, nach: eupi.

Ovarien: apis **Podo.** xan.[198]

☞ *O; Ovarien*

- **beginnt** im re. Ovar, erstreckt sich zu Hüfte, Rippen und über den Oberschenkel, darauf liegen amel.: apis

- **schmerzhaft,** erstreckt sich zum Bein: podo.

Uterus: phys.[85] xan.[198]

☞ *O; Uterus*

- **Entbindung,** nach der: phys.[85]

☞ *M; Wehen, Entbindung; Wochenbett, im ALLGEMEINES; M; Wehen, Entbindung; Wochenbett, im*

Vagina: berb.[137] brom.[137] ferr.[137] kali-br.[137] phos.[8] sep.[137]

☞ *O; Vagina •Empfindungslosigkeit der Vagina*

- **Koitus,** beim: ferr.[137] kali-br.[137] phos.[8]

☞ *M; Koitus; agg. •Empfindungslosigkeit der Vagina; Koitus, beim •Koitus; Orgasmus, Lustgefühl; fehlt*

TENESMUS, Cervix:

☞ *Schmerz; Tenesmus, Schmerz wie bei;*

TOTER Fötus:

ausgestoßen: **Canth.**[10] **Puls.**[54] ruta[122] **Sabin.**[54]

☞ *Abort •Abort; Zeitpunkt, Monat, Woche; 7. Monat; •Totgeburten in der Anamnese, Frauen mit*

zurückgehalten, wird: arist-cl.[119] mand.[119]

TOTGEBURTEN in der Anamnese, Frauen mit: cimic.[137]

☞ *Abort; Zeitpunkt, Monat, Woche; •Toter Fötus; ausgestoßen*

TROCKENHEIT:

allgemeine Arzneien: achy.[149] acon.[54] apis[36] ars. **BELL.**[54] berb. bond.[36] bros-g.[259] calc.[102] cent.[72] ferr.[54] ferr-p.[111] foll.[1201] graph. helo.[77] iod.[5] jab.[54] lyc. lycps. lyss.[102] murx.[111] **Nat-m.** nit-ac. pitu-a.[164] plut-n.[222] puls. sac-alb.[210] **SEP.** spira. tarent.[137] thuj.[56] zinc-chr.[137]

- **Wehen,** Entbindung, während: acon.[54]

☞ *M; Wehen, Entbindung; während*

◦ **Os** uteri: acon.[54]

- **Labiae** minora: apis[36]

☞ *O; Labien*

- **Vagina**: **Achy.**[149] **Acon.**[54] apis[102] **Ars. Bell.**[54] **Berb.** bond.[36] bros-g.[259] cent.[72] **Ferr.**[54] ferr-p.[111] foll.[1201] **Graph.** helo.[77] iod.[5] jab.[54] **Lyc.** lycps. lyss.[102] murx.[111] **NAT-M.** nit-ac. pitu-a.[164] plut-n.[222] puls. sac-alb.[210] **Sep.** spira. tarent.[137] thuj.[56] zinc-chr.[137]

☞ *O; Vagina*

◦ **Klimakterium,** im: foll.[1201]

ALLGEMEINES; M; Menopause, Beschwerden in der; Klimakterium, im

TROCKENHEIT; Vagina (Forts.)

◦ **Menses**:

◦ ◦ **während**: **Graph.**
☞ *M; Menses; während*

◦ ◦ **nach**: berb. **Lyc.** nat-m. **Sep.**
☞ *M; Menses; nach*

◦ **Plazentaretention, bei**: bell.[54]

◦ **Unbehagen,** mit Gefühl von: zinc-chr.[137]

◦ **Wehen,** Entbindung, während: acon.[54] bell.[54] ferr.[54] jab.[54]
☞ *M; Wehen, Entbindung; während*

Empfindung von Trockenheit, Uterus: murx.[36]
ALLGEMEINES; C; Trockenheit, Empfindung von; innerlich

TUBENERKRANKUNG, chronische: eupi.[102]

TUBERKEL: Calc. Carb-ac. Merc. phos.
☞ *Tumoren, Gewächse; allgemeine Arzneien*

stechend-brennend: **Calc.**

TUBERKULOSE: syc-co.[136]

Ovarien: syc-co.[136]
☞ *O; Ovarien*

TUMOREN, Gewächse:

allgemeine Arzneien: abrot.[144] aesc. agn. am-m. apis apisin.[5] apoc.[102] arg.[58] arn. ars.[185] ars-i. aur. aur-i.[102] aur-m-n.[72] bar-c. bar-i.[25] bar-m. bell. berb.[2191] bov.[102] brom.[22] bry.[102] bufo **Calc.** calc-f. calc-i.[102] calc-p. calc-s. calc-st-sula.[72] calen.[102] canth. carb-an. carb-v. carbn-s. carc.[193] chin.[102] chlf.[46] chlorpr.[149] cob-n.[37] **Coc-c.** colch.[34] coloc. con. crot-h. cub. dig.[34] dulc.[34] elat.[34] erod.[102] ferr.[102] ferr-i.[102] fl-ac. foll.[149] form.[137] frax.[102] germ.[222] goss.[72] graph.[137] grat.[187] ham.[111] hell.[34] hep. hydr.[102] hydrc.[102] hydrin-m.[85] iod.[102] ip.[102] irid.[85] kali-bi.[162] kali-br. kali-c. kali-fcy.[198] kali-i. kreos. lach. lact.[8] lap-a.[72] led. lil-t. **LYC.** lyss. mag-c.[110] med.[56] meph. merc. merc-c. merc-i-r.[137] morg.[136] murx. nat-c. **Nit-ac.**[102] nux-v. ov.[102] ozone[227] pall.[171] ph-ac.[34] phos. phyt. plat. plb.[102] podo. prun. puls.[58] rhod.[137] rhus-t. sabal.[102] sabin. sang.[102] sanic.[85] sarr.[36] sec. sep. sil. solid.[102] squil.[34] staph.[102] stram. sul-ac. sulph.[102] syc-co.[136] syph.[122] tarent. ter. teucr.[85] thiosin.[85] thlaspi[102] thuj.[8] thyr.[102] tril.[85] tub. ust. uva.[34] vinc. viol-o.[102] x-ray[119] xan.[85] zinc.[102]
☞ *Auswüchse, Geschwülste • Kondylome • Krebs, Karzinom • Molen, Uterus • Tuberkel • Verhärtungen, Indurationen; allgemeine Arzneien* ▮ *ALLGEMEINES; C; Tumoren*

- **Struma,** mit: bar-i.[25]

- **Labien**: calc.[8] ozone[227]
☞ *O; Labien*

◦ **rechts**: **Calc.**[8]
☞ *S; Rechts*

- **Ovarien**: abrot.[144] **APIS** apoc. arg.[58] arn.[31] **Ars.** ars-i. aur.[137] aur-i.[102] aur-m-n.[102] bar-i.[25] **Bar-m.** bell.[31] bov. **Brom.**[22] bry.[102] bufo **Calc.** calc-f.[149] calc-i.[58] canth.[34] carb-an.[42] carc.[187] chin.[34] chlf.[46] chlorpr.[149] cob-n.[37] colch.[34] **Coloc.** con.[102] dig.[34] dulc.[34] elat.[34] ferr-i.[8] fl-ac. foll.[1201] form.[137] **Graph.**[22] grat.[187] hell.[34] hep. **Iod.** kali-bi.[162] **Kali-br.** kali-fcy.[198] **LACH.** lil-t.[102] **LYC.** med.[56] merc.[34] morg.[136] murx. ov.[102] pall.[171] ph-ac.[34] **Plat. Podo.** prun.[34] rhod. rhus-t. sabin.[102] **Sec.**[102] sep.[34] squil.[34] staph. stram. syc-co.[136] syph. ter.[102] teucr.[104] thlaspi[102] thuj. uva.[34] xan.[85] zinc.
☞ *O; Ovarien*

◦ **links**: apis[162] arg.[58] grat.[187] **Kali-bi.**[162] **LACH. Podo.**
☞ *O; Ovarien; links*

◦ **rechts**: **Apis** fl-ac. **Iod.** kali-fcy.[198] **LYC.** pall.[171] **Podo.** xan.[85]
☞ *O; Ovarien; rechts*

- **Uterus**: aesc. agn. am-m. apis ars.[185] aur. aur-i.[102] aur-m-n. bell. berb.[2191] brom. bufo **Calc.** calc-f. calc-i.[102] calc-p. calc-s. calc-st-sula.[72] calen.[102] carb-an. carc.[72] chin.[102] cob-n.[37] con. **Crot-h.** cub. erod.[102] ferr.[102] foll.[149] frax.[102] goss.[72] graph.[137] ham.[111] hep. hydr.[102] hydrc.[102] hydrin-m.[85] iod.[102] ip.[102] irid.[85] kali-br.[25] kali-c. kali-i.[36] lach. lact.[8] lap-a.[72] led. lil-t. lyc. lyss. mag-c.[110] med.[56] meph. merc. merc-c. merc-i-r.[8] morg.[136] nat-c. nit-ac.[102] nux-v. phos. phyt. plat. plb.[102] puls.[58] sabal.[102] sabin. sang.[102] sanic.[85] sarr.[36] **SEC.**[1125] sep. sil. solid.[102] staph.[102] sul-ac. sulph.[102] tarent. **TER.** teucr.[85] thiosin.[85] thlaspi[102] thuj.[8] thyr.[102] tril.[85] tub. ust. vinc. viol-o.[102] x-ray[119]
☞ *O; Uterus • Krebs, Karzinom; Uterus • Polypen; Uterus*

- **Vagina**:
☞ *O; Vagina • Polypen; Vagina*

◦ **Bartholin** Drüse, Glanula vestibularis major: **SIL.**[187] thuj.[220]

- **Vulva** und linkem Oberschenkel, zwischen: goss.[8]

- **erektil,** äußere Genitalien: arn. ars. calc. **Carb-an. Carb-v.** coc-c. kreos. **Lach.** lyc. **Nit-ac. Phos.** plat. puls. sep. sil. sulph.[31] **Thuj.**

◦ **blau**: **Carb-v.**

◦ **blutend**: arn. carb-v.[31] coc-c. kreos. lach. **Phos.** puls. sulph.[31] thuj.

◦ **brennend**: calc. **Carb-an. Thuj.**

◦ **juckend**: **Nit-ac.**

◦ **stechend,** scharf: **Nit-ac.**

◦ **stechend,** wie mit Nadeln: **Carb-v.**

- **Fibrome**: aesc. agn. am-m. apis ars.[185] aur. aur-i.[102] aur-m-n.[72] bell. berb.[2191] brom. bufo calc. calc-f. calc-i.[102] calc-p. calc-s. calc-st-sula.[72] calen.[102] carb-an. carc.[193] chin.[102] chlf.[46] cob-n.[37] coloc. con. crot-h. cub. erod.[102] ferr.[102] fl-ac. foll.[149] frax.[102] goss.[72] graph.[137] ham.[111] hep. hydr.[102] hydrc.[102] hydrin-m.[85] iod.[102] ip.[102] kali-br. kali-c. kali-i. lach. lap-a.[72] led. lil-t. lyc. lyss. med.[56] meph. merc. merc-c. merc-i-r.[137] morg.[136] nat-c. nit-ac.[102] nux-v. phos. phyt. plat. plb.[102] podo. puls.[58] sabal.[102] sabin. sang.[102] sanic.[85] sarr.[36] sec. sep. sil. solid.[102] staph.[102] sul-ac. sulph.[102] tarent. ter. teucr.[85] thiosin.[85] thlaspi[102] thuj.[8] thyr.[102] tril.[85] tub. ust. vinc. viol-o.[102] x-ray[119] xan.[85]

◦ **Myome,** Uterus: aesc. agn. **Am-m. Apis** ars.[185] **Aur. Aur-i.**[102] **Aur-m-n. Bell.** berb.[2191] brom. bufo **CALC. CALC-F. Calc-i.**[102] **Calc-p. Calc-s.** calc-st-sula.[72] **Calen.**[102] **Carb-an.** carc.[193] chin.[102] cob-n.[37] **Con. Crot-h.** cub. erod.[102] ferr.[102] foll.[149] **Frax.**[102] goss.[72] graph.[137] ham.[111] **Hep.** hydr.[102] **Hydrc.**[102]

hydrin-m.[85] **Iod.**[102] ip.[102] kali-br. **Kali-c. Kali-i. Lach.** lap-a.[72] **Led. Lil-t. Lyc. Lyss.** med.[56] meph. merc. **Merc-c. Merc-i-r.**[8] morg.[136] **Nat-c. Nit-ac.**[102] nux-v. **PHOS. Phyt.** plat. plb.[102] puls.[58] sabal.[102] sabin. sang.[102] sanic.[85] sarr.[36] sec. **SEP. Sil.** solid.[102] staph.[102] sul-ac. sulph.[102] **Tarent. Ter.** teucr.[85] thiosin.[85] **Thlaspi**[102] **Thuj.**[8] **Thyr.**[102] tril.[85] tub. **Ust.** vinc. viol-o.[102] x-ray[119]
☞ O; Uterus • Abgang von faserig-membranösem Gewebe aus dem Uterus ▤ ALLGEMEINES; C; Tumoren; Fibrom

◦ **solide** Tumoren, Ovarien: apis calc. chlf.[46] coloc. fl-ac. foll.[1201] hep. iod. kali-br.[198] lach. merc. morg.[136] plat. **Podo.** staph. teucr.[104] thlaspi[102] thuj. xan.[85]
☞ O; Ovarien

◦ **steinhart,** Uterus: aur-m-n.[72] merc-i-r.[137]
☞ Verhärtungen, Indurationen; allgemeine Arzneien; Uterus

- **hart**: **Carb-v.**
▤ ALLGEMEINES; C; Tumoren; fest, hart

- **Polypen**:

◦ **Uterus**:
☞ O; Uterus • Uterus

◦ **Vagina**:
☞ O; Vagina • Vagina

- **Schanker,** wie, Cervix: kali-i.[36]

- **schmerzhaft,** Ovarien: carc.[304]
▤ ALLGEMEINES; C; Tumoren; schmerzhaft, sehr

- **spitz,** Labien nicht berührungsempfindlich: ozone[227]

- **Zysten**: abrot.[144] apis **Apisin.**[5] apoc.[102] arg.[58] arn.[102] ars.[102] **Aur.**[137] aur-i.[102] aur-m-n.[102] bar-c. bell.[102] bov.[102] bry.[102] bufo calc. calc-f.[149] canth. carb-an. carbn-s. carc.[304] chin.[102] chlorpr.[149] cob-n.[37] coc-c.[8] coloc. con.[102] ferr-i.[102] foll.[1201] form.[137] germ.[222] **Graph.**[31] hep.[31] iod. **Kali-br.** kali-c. kali-fcy.[198] lach. lil-t.[102] lyc.[31] mag-c.[110] med.[56] merc. murx. nit-ac. ov.[102] plat. podo.[184] prun. puls.[31] rhod.[137] rhus-t. **Sabin.**[102] sep. **Sil.**[31] sulph.[31] syc-co.[136] syph.[122] ter.[102] teucr.[193] thuj. zinc.[102]
▤ ALLGEMEINES; C; Tumoren; zystisch, Steatom

◦ **Ovarien**: abrot.[144] **Apis** apoc.[102] arg.[58] arn.[102] ars.[102] aur.[137] **Aur-i.**[102] **Aur-m-n.**[272] bell.[102] **Bov.**[102] bry.[102] **Bufo** calc-f.[149] canth. carb-an. carc.[304] chin.[102] chlorpr.[149] cob-n.[37] **Coloc.** con.[102] ferr-i.[102] foll.[1201] form.[137] graph.[102] **Iod. Kali-br.** kali-fcy.[198] **Lach.** lil-t.[102] **Lyc.**[102] **Med.**[304] merc. murx. **Ov.**[102] **Plat.** podo.[184] prun. rhod. **Rhus-t.** sabin.[102] syc-co.[136] syph.[122] ter.[102] thuj. zinc.[102]
☞ O; Ovarien

◦ ◦ **parovarial**: bov.[102] carc.[304]

◦ **Uterus**: mag-c.[110]
☞ O; Uterus

◦ **Vagina**: germ.[222] graph.[31] **Lyc.**[31] **Puls.**[31] **Rhod.**[102] **SIL.**[31] sulph.[31] teucr.[193]
☞ O; Vagina

◦ ◦ **Fluor,** mit weißem: germ.[222]

◦ **juckend,** Vagina: germ.[222]

◦ **serös,** Vagina: graph.[31] lyc.[31] puls.[31] rhod.[137] sil.[31] sulph.[31]

Empfindung wie von Tumoren, Ovarien: kali-i.[85]

UNFRUCHTBARKEIT:
☞ Entwicklung der Geschlechtsorgane; verzögert • Infantilismus genitalis • Insuffizienz, ovarielle • Kleiner, infantil unterentwickelter Uterus • Sterilität

UNTERSUCHUNG, erträgt keine, ist schnippisch, gereizt: cham.[54]

UNWILLKÜRLICHER Orgasmus:
☞ Orgasmus; unwillkürlich

UTERUSATONIE:
☞ Atonie des Uterus, Inertia uteri

UTERUSNEIGUNG:
☞ Verlagerung des Uterus; geneigt nach

VAGINISMUS: **Acon.** aln.[85] alumn. apis[54] aq-mar.[231] arg-n. atro.[25] aur.[51] **Bell. Berb.** bor.[5] cac.[85] **CACT.** calc.[5] calc-p. **Canth.** carb-v.[102] **Caul.**[102] caust.[102] **Cimic.**[102] coc-c.[116] cocc. **Coff.** con. cupr.[184] cupr-acet.[93] ferr. ferr-i.[102] ferr-m. ferr-ma. **Ferr-p.** gels.[137] **Ham.** hep. hydr. **Ign.** kali-bi. kali-br. kali-c. kreos. lac-c.[102] lach.[47] **Lyc.**[54] lyss. mag-p. med.[149] merc.[5] mur-ac.[102] **Murx.**[102] **Nat-m.** nit-ac.[102] nux-m.[37] nux-v. orig.[102] plat. **PLB.** plumbg.[102] pop.[85] **Puls.** rhus-t. sabin. sep. **Sil.** staph. sulph. syph.[106] tarent.[102] **Thuj.**
☞ Empfindlichkeit der Genitalien; Vagina; • Koitus; Abneigung gegen • Koitus; schmerzhaft • Kontraktionen; allgemeine Arzneien; • Zusammenschnüren, Empfindung von; Vagina; • Zusammenschnüren, Empfindung von; Vagina;

Abmagerung und Obstipation, mit: plb.[102]
☞ M; Obstipation, bei ▤ ALLGEMEINES; C; Abmagerung; allgemeine Arzneien

Koitus:

- **während**: alumn. apis[54] arg-n. bell. berb. bor.[5] **CACT.** calc.[5] calc-p. coff. ferr. ferr-m. ferr-ma. gels.[137] ham. hep. hydr. ign. kali-bi. kali-c. kreos. lyc.[54] lyss. merc.[5] nat-m. **Plat.** rhus-t. sabin. sep. sil. staph. sulph. thuj.
☞ M; Koitus; agg. ▤ ALLGEMEINES; M; Koitus; während

◦ **schmerzhaft**: alumn. apis[54] **ARG-N.** bell. **Berb.** bor.[5] calc.[5] **Calc-p.** coff. **Ferr. Ferr-m. Ferr-ma.** ham. **Hep.** hydr. ign. **Kali-bi. Kali-c. Kreos. Lyc.**[54] **LYSS.** merc.[5] **NAT-M. Plat. Rhus-t.** sabin. **SEP.** sil. **Staph. Sulph. Thuj.**

- **verhindert** den Koitus: **CACT.** cupr.[184] plat.

VARIZEN: aloe[102] **Ambr.**[5] apis[31] arn.[31] ars.[31] buni-o.[149] **Calc.**[5] calc-f.[111] calc-sil.[58] **Carb-v.**[5] caust.[31] coll.[102] ferr.[31] fl-ac.[5] graph.[31] **Ham. Lyc.**[5] mill.[144] nux-v. sep. sulph.[31] **Thuj.**[5] **Zinc.**[5]

Klimakterium, im: buni-o.[149]
▤ ALLGEMEINES; M; Menopause, Beschwerden in der; Klimakterium, im

Wehen, Entbindung, während: **Calc.**[5] **Carb-v.**[5] **Lyc.**[5] **Thuj.**[5] zinc.[5]
☞ M; Wehen, Entbindung; während

erweiterte Beckengefäße: **Aloe**[102] coll.[102] **Sep.**[102] sulph.[102]

VERDREHUNG der Cervix uteri: **Nat-c.**[5]
☞ M; Verletzungen, nach ▤ ALLGEMEINES; C; Verdrehung von Körperteilen

VERGRÖßERUNG:

allgemein:
☞ *Blutandrang, Kongestion; allgemeine Arzneien •Schwellung; allgemeine Arzneien •Schwere, Empfindung von •Völle, Empfindung von*

- **Klitoris**: chlorpr.[149] cortico.[149] thiop.[149]
☞ *Virilismus*

- **Ovarien**: **APIS** arg.[58] ars-i.[58] aur-m-n. **BELL. Carb-an. CON.** cortico.[149] **Graph.** hep. **Iod.** kali-br. lac-c. lach. lil-t. **Lyc.** mag-m. **Med.** meli. pall. spong. **Ust.**
☞ *O; Ovarien •Hydrosalpinx, Eileiterhydrops •Schwellung; allgemeine Arzneien; Ovarien*

◦ **links**: **Apis** graph. lac-c. **Lil-t. Med.**
☞ *O; Ovarien; links*

◦ **rechts**: **APIS Bell. LYC.** mag-m. **Pall.**
☞ *O; Ovarien; rechts*

◦ **Kälteeinfluss agg., jeder**: **Graph.**

- **Uterus**: aesc. **Am-m.** ant-i.[102] apis arg.[58] **Aur. Aur-m.** aur-m-n.[58] **Bell.** calc-i.[137] calen.[102] camph.[36] **Carb-an. CON.** frax.[102] helon.[111] **Hep.** kali-br. **Kali-i. Lach.** lyc.[137] lyss. mag-m.[5] merc-i-r.[111] **Nat-c.** nux-v. **Phyt.** plat. plb.[5] podo.[58] sabin. **SEP.** solid.[102] **Ust.**
☞ *O; Uterus*

◦ **Os** uteri: camph.[36]

Empfindung von Vergrößerung:
☞ *Schwellung; Empfindung von Schwellung*

- **Ovarien**: arg. arg-n. **BOV.**[171] cur. med. **Sep. Sil.**
☞ *O; Ovarien*

◦ **links**: arg.
☞ *O; Ovarien; links*

◦ **rechts**: arg-n.
☞ *O; Ovarien; rechts*

◦ **Menses,** vor: **Sil.**
☞ *M; Menses; vor*

- **Uterus**: sep.[1] wye.[85]
☞ *O; Uterus*

◦ **Dysmenorrhö,** mit: wye.[85]

◦ **Menses,** vor: sep.[1]
☞ *M; Menses; vor*

- **Vagina**: sanic.[102]
☞ *O; Vagina*

- **Vulva**: sep.[85] sil.[85]
☞ *O; Vulva*

VERHÄRTUNGEN, Indurationen:

allgemeine Arzneien: alum.[122] alumn.[102] am-br. aml-n.[36] anan. apis apisin.[5] arg.[58] ars.[5] ars-i. aur. aur-i.[58] aur-m. aur-m-k.[85] aur-m-n.[102] bar-i. bar-m. bell. brom. calc. carb-ac. carb-an. cham. **Chin.**[137] clem. cocc.[5] **Con. Ferr.** graph. helon.[102] hydr. hyper. iod.[102] kali-br. kali-fcy.[102] kali-n.[36] kalm.[102] **KREOS.** lac-c. lach. laur.[54] lyc. lyss. mag-m. **Merc.** nat-c.[102] nat-sil.[58] nux-v. pall. petr. phos.[5] plat.[102] podo. psor. puls. rhus-t.[5] sabin.[5] sars.[5] sec.[5] **SEP.** sil. spong. staph. sulph. syph.[58] tarent. thuj.[5] ust. verat. zinc.
☞ *Knoten, Knötchen •Tumoren, Gewächse; allgemeine Arzneien* ▤ *ALLGEMEINES; C; Verhärtungen, Indurationen*

- **Verletzungen,** durch: **Con.**
☞ *M; Verletzungen, nach* ▤ *ALLGEMEINES; C; Verhärtungen, Indurationen; Verletzung, nach*

- **Eileiter,** bei Druck: aml-n.[36]

- **L. minora**: apis[36]
☞ *O; Labien*

- **Ovarien**: alum. alumn. am-br. aml-n.[36] **Apis Apisin.**[5] **Arg.** ars. **Ars-i. Aur. AUR-I.**[58] aur-m-n. **Bar-i. Bar-m.** bell. **Brom. Carb-an. CON. GRAPH. Iod.** kreos. **LACH. Pall.** plat. podo. **Psor. Sep.** spong. staph.[58] tarent. ust. zinc.
☞ *O; Ovarien*

◦ **links**: arg.[58] **Brom. Graph. LACH.** psor. **Ust.**
☞ *O; Ovarien; links*

◦ **rechts**: **APIS Carb-an. Pall. Podo.**
☞ *O; Ovarien; rechts*

- **Uterus**: **Alum.**[122] **Alumn.**[102] anan. arg.[58] ars.[5] **AUR. AUR-I.**[58] **Aur-m.** aur-m-k.[85] aur-m-n.[102] **Bell.** carb-ac. **Carb-an.** cham. **Chin.** clem.[5] cocc.[5] **Con.**[102] ferr.[5] graph.[102] helon.[102] hydr. hyper. **Iod.**[102] **Kali-br.** kali-fcy.[102] kalm.[102] kreos. lac-c. lach.[5] laur.[54] lyss. **Mag-m.**[102] merc.[5] nat-c.[102] nat-sil.[58] nux-v. pall. phos.[5] **Plat.**[102] podo. puls.[5] rhus-t.[5] sabin.[5] sars.[5] sec.[5] sep.[102] sil. **Staph.** syph.[58] tarent. thuj.[5] ust. verat.
☞ *O; Uterus •Konkremente, Uterus •Ossifizierter Uterus, Verknöcherung •Tumoren, Gewächse; allgemeine Arzneien; Fibrome; steinhart, Uterus* •◦

◦ **Aborten,** nach wiederholten: aur.[137]

◦ **Blutung,** bei uteriner: laur.[54]

◦ **Gemütsbewegungen,** durch bedrückende: **Carb-an.**[54]
☞ *M; Gemütsbewegungen, nach* ▤ *GEMÜT; M; Gemütsbewegungen agg.; bedrückende*

◦ **Cervix**: alumn. anan. arg.[58] **AUR.** aur-i.[58] **Aur-m. Aur-m-n. Bell. Carb-ac. CARB-AN.** chin. **CON.** hydr. hyper. **Iod. Kreos.** lac-c. **Mag-m. Nat-c.** nat-sil.[58] **Plat. SEP.**[54] **Sil.** staph. syph.[58] tarent. verat.
☞ *O; Uterus; Cervix*

◦ ◦ **Entbindung,** während:
☞ *O; Uterus; Cervix •Dick; ledrig, Cervix, während Wehen*

◦ ◦ **Pessar,** nach Verwendung von einem: hyper.

◦ ◦ **Wehen,** Entbindung, während: sep.[54]
☞ *M; Wehen, Entbindung; während*

◦ **Os** uteri, und: alumn.[102] **Aur.** aur-m-n.[102] **Carb-an.** con.[102] helon.[102] hydr. **Iod.**[102] **Kali-fcy.**[102] kalm.[102] mag-m.[102] nat-c.[102] nux-v. **Plat.**[102] **Podo.** sep.[102] **Ust.**

◦ **teilweise,** anderer Teil weich: aur-m-n.[54]

- **Vagina**: bell. calc. **Chin.** clem. con. **Ferr. Lyc.** mag-m. merc. petr. **Puls.** sep. **Sil.** sulph.
☞ *O; Vagina*

- **schmerzhaft,** Vagina: chin.[137]

Empfindung von Verhärtung, Uterus:
☞ *Verknotet, Empfindung wie, Uterus*

VERKNOTET, Empfindung wie, Uterus: ust.[137]
▤ *ALLGEMEINES; C; Knoten, innerlich, Empfindung wie ein*

VERLAGERUNG des Uterus: **Abies-c.**[102] aesc.[37] alet.[111] **Am-m.** arn.[56] aur.[5] aur-m.[54] aur-m-n.[77] **Bell.**[54] **CALC.**[54] **Calc-p.**[54] calen.[8] carb-ac.[85] **Caul.**[8] chim.[8] chin.[37] **Cimic.** con.[37] conv.[38] **Eupi.**[102] ferr.[54] **Ferr-i.**[51] **Frax.**[102] graph.[137] ham.[8] helio.[72] helon.[54] hep.[8] ign.[58] kali-c. lac-c.[88] **LACH.**[8] **Lappa**[102] led. **LIL-T.**[8] lyc.[31] **Mag-m.**[8] mel-c-s.[102] **Merc.**[54] **Murx.**[54] nat-hsulo.[85] **NAT-M. Nit-ac. Nux-m.**[8] **Nux-v.**[8] op.[54] ovi-g-p.[85] pall.[72] phos.[122] **Plat.**[54] **Podo. Puls.**[193] rhus-t.[8] sabal.[102] sec.[5] senec.[85] **SEP.**[47] sil.[20] stann.[54] sul-ac.[31] sulph.[54] tarent.[8] **Thuj.**[37] tub.[36] ust.[193]

☞ *Prolaps; Uterus*

Dysurie, mit: senec.[85]

Klimakterium, im: **Lach.**[122]

▥ *ALLGEMEINES; M; Menopause, Beschwerden in der; Klimakterium, im*

Schreck, Furcht, nach: op.[54]

▥ *GEMÜT; M; Schreck oder Furcht, Beschwerden durch*

anteversio: aur-m.[54] aur-m-n.[77] bell.[54] calc.[54] calc-p.[54] caul.[54] chin.[37] con.[37] ferr.[54] ferr-i.[85] graph.[47] **Ham.**[8] helon.[25] **Hep.**[8] **Lach.**[54] lil-t.[36] **Mag-m.**[8] merc.[54] murx.[54] **Nux-m.**[8] nux-v.[54] phos.[122] plat.[54] sep.[46] sil.[20] stann.[54] **Sulph.**[54] tarent.[54] thuj.[37]

geneigt nach:

- **links**: sep.[137]
- **rechts**: murx.[137] puls.[137]

retroversio: aesc.[37] arn.[56] aur-m.[54] aur-m-n.[77] calc-p.[54] **Calen.**[8] **Caul.**[8] **Chim.**[8] conv.[38] ferr-i.[51] graph.[137] **Helon.**[54] lac-c.[88] **Lach.**[8] **Lil-t.**[8] murx.[54] nux-v.[8] ovi-g-p.[85] pall.[72] plat.[54] puls.[193] **Rhus-t.**[8] sep.[47] sul-ac.[31] tarent.[8] ust.[193]

VERLETZUNG der Geburtsteile durch Geburtsvorgang: arn.[10]

☞ *M; Wehen, Entbindung; Wochenbett, im* ▥ *ALLGEMEINES; M; Wehen, Entbindung; Wochenbett, im*

VIRILISMUS: chlorpr.[149] cortico.[149] cortiso.[149]

☞ *Vergrößerung; allgemein;* ▥ *GESICHT; C; Haarwuchs; Oberlippe, über der, bei Frauen*

VÖLLE, Empfindung von: aesc.[58] alet. aloe apis arge-p.[264] bell. calc-p.[111] carl.[36] caul.[25] chin. conv.[111] fago.[36] ham. harp.[1184] helon.[111] lil-t. merc.[58] puls. spig.[5]

☞ *Blutandrang, Kongestion; allgemeine Arzneien •Erregbarkeit der Genitalien •Schwellung; allgemeine Arzneien •Schwere, Empfindung von •Vergrößerung; allgemein*

Menses, während: puls.[5]

☞ *M; Menses; während*

Ovar, rechts, abends beim Gehen: fago.[36]

☞ *O; Ovarien •O; Ovarien; rechts*

Uterus: aesc.[58] alet. aloe apis arge-p.[264] **Bell.** caul.[25] chin. conv.[111] harp.[1184] helon.[111] merc.[58] spig.[5]

☞ *O; Uterus*

- **Gehen** agg.: chin. merc.[58]

☞ *M; Gehen; agg.*

- **Menses,** während: harp.[1184]

☞ *M; Menses; während*

- **Stehen** agg.: aloe

☞ *M; Stehen; agg.*

Vagina: ham. lil-t. puls.

☞ *O; Vagina*

- **Menses,** während: **Puls.**

☞ *M; Menses; während •Schwellung; Empfindung von Schwellung; Vagina*

WARZEN:

☞ *Kondylome*

WECHSELJAHRE:

▥ *ALLGEMEINES; M; Menopause, Beschwerden in der •ALLGEMEINES; M; Menopause, Beschwerden in der; Klimakterium, im*

WEHEN:

☞ *Schmerz; Wehen, Geburtswehen*

WEICH:

☞ *Erschlaffung*

Wehen, Entbindung, während: acon.[54] bell.[54] plat.[54]

☞ *M; Wehen, Entbindung; während*

teilweise:

☞ *Verhärtungen, Indurationen; allgemeine Arzneien; Uterus;*

Uterus: acon.[54] **Arg-n.**[54] bell.[54] caul.[54] croc.[54] gels.[54] laur.[54] op. sec.[36] ust.[122]

☞ *O; Uterus*

- **Blutung,** bei uteriner: caul.[54] laur.[54]
- **Plazentaretention,** bei: croc.[54]
- **Cervix,** keine Zeichen der Austreibung, während der Entbindung: gels.[54]

☞ *O; Uterus; Cervix*

- **Muttermund,** bei Wehen: acon.[54] bell.[54] sec.[36]
  - ◦ **nicht** dehnbar, aber: acon.[54]

Empfindung wie, Uterus: abies-c.

WELLENARTIGE Empfindung, vom Uterus zum Hals, bei bevorstehenden Wehen: gels.[54]

WOLLÜSTIGE Empfindung:

☞ *Jucken; wollüstig •Kriebeln, wollüstiges*

WUNDGERIEBEN, Haut: ars-s-f.[102]

WUNDHEIT, Exkoriation: agar.[58] all-c. **Alum.** am-c. **Ambr.** arg.[137] arg-n.[111] ars.[58] bamb-a.[1184] berb.[54] **Bov. Calc.** calc-s. **CARB-V.** carbn-s. **Caust.**[36] cham.[54] **Con.**[5] eupi.[36] ferr-i.[111] fl-ac.[58] **Graph.** helon.[111] **Hep.** hydr.[58] hyos.[5] ign.[72] kali-bi. **Kali-c.** kali-s. knau.[33] **Kreos.** lac-c. lil-t. lyc. mag-p.[111] meph. **Merc.** murx.[111] nat-c. **Nat-m.**[5] nat-s. **Nit-ac. Petr.** ph-ac.[1] phyt.[137] puls.[5] rhus-t.[58] sabin. sars. **Sep.** sil. staph.[5] sul-ac.[137] sulph. tanac.[25] tarent.[137] **THUJ.**[137] til.

☞ *Reizung •Schmerz; wund, Schmerz mit Empfindlichkeit, wie* ▥ *REKTUM; C; Wundheit; Perineum*

alten Frauen, bei: kreos.[122] merc.

▥ *ALLGEMEINES; M; Alten Menschen, Beschwerden bei; Frauen*

Leukorrhoe, durch:

☞ *M; Leukorrhö; agg. •Fluor, Ausfluss; scharf, wundmachend*

Menses:

- **vor**: kali-c.[1]

☞ *M; Menses; vor*

WUNDHEIT, Exkoriation; **Menses** (Forts.)

- **während**: all-c. **Am-c.** bov. carb-v. **Caust. Graph.** hep. **KALI-C.**[5] kreos.[58] **Nat-m.**[5] nat-s. rhus-t.[58] **Sars.** sil. **Sulph.**
  ☞ *M; Menses; während • Menses; scharf, wundmachend*

Urinieren, durch: caust.[36]
☞ *M; Urinieren; agg.*

Waschen mit kaltem Wasser, nach: eupi.[36]

Oberschenkeln, zwischen den:
▤ *EXTREMITÄTEN; C; Wundheit, Exkoriation; Oberschenkeln, zwischen den*

Perineum:
▤ *REKTUM; C; Wundheit; Perineum*

Uterus: alum.[111] arg.[137] arg-n.[111] bamb-a.[1184] ferr-i.[111] helon.[111] hydr.[137] kali-bi.[111] kreos.[137] merc.[111] murx.[111] phyt.[137] puls.[5] sul-ac.[137] thuj.[137]
☞ *O; Uterus*

- **Cervix**: alum.[111] arg.[137] arg-n.[111] **Bamb-a.**[1184] hydr.[137] kali-bi.[111] kreos.[137] merc.[111] phyt.[137] sul-ac.[137] thuj.[137]
  ☞ *O; Uterus; Cervix • Erosion, Cervix uteri • Fluor, Ausfluss; scharf, wundmachend • Geschwüre; Uterus, Uterusregion; Cervix • Krebs, Karzinom; Uterus; Cervix*

Vagina: alum. **Berb.**[54] **Cham.**[54] hydr.[58] hyos.[5] ign.[72] **Kali-bi.** kali-c. merc. nit-ac.[58]
☞ *O; Vagina • Schmerz; wund, Schmerz mit Empfindlichkeit, wie; Vagina*

WÜRMER:
☞ *Oxyuren*

ZERRT mit den Fingern an der Vagina: sec.[137]
▤ *GEMÜT; C; Reißt, zerrt; sich selbst, an;*

ZUCKEN, Empfindung von: abrot.[8] aster.[36] bell.[58] cod.[54] eup-pur.[36] kali-i.[8] plat.[54] sep. stry.[36]
☞ *Rucken, Empfindung von* ▤ *ALLGEMEINES; C; Zuckungen*

Ovarien: abrot.[8] cod.[54] eup-pur.[36] **Kali-i.**[8]
☞ *O; Ovarien*

- **links**: eup-pur.[36]
  ☞ *O; Ovarien; links*

Uterus: aster.[36] plat.[54] stry.[36]
☞ *O; Uterus*

- **Kreischen,** mit: **Plat.**[54]

hysterisch, Uterus, beim Einschlafen: stry.[36]

ZUSAMMENSCHNÜREN, Empfindung von:
☞ *Spannung, Empfindung von*

Menses, während: nit-ac.[36]
☞ *M; Menses; während*

Ovarien: cact.
☞ *O; Ovarien*

Uterus: bell. cact.[54] cham. **Gels.** ign. kali-i. lapa.[36] murx. mygal. nux-v. plat. sec. sep. tarent.
☞ *O; Uterus • Ergriffen und wieder losgelassen, Empfindung wie, Uterus • Gequetscht, Empfindung, der Uterus wird von einer Hand • Kontraktionen; allgemeine Arzneien; Uterus • Schmerz; quetschender Schmerz; Hand, wie von einer, Uterus*

- **erstreckt** sich allmählich zum Magen: cact.[54]

Vagina: ars.[54] bell.[58] **CACT.** cocc.[31] ign.[31] kreos. merc.[31] nux-v.[31] plat. **Puls.**
☞ *O; Vagina*

- **Berührung,** durch: **CACT.**
  ☞ *M; Berührung agg. • Vaginismus*

- **Koitus,** beim:
  ☞ *M; Koitus; agg. • Vaginismus*

- **Wehen,** Entbindung, während, Einführen des Fingers kaum möglich: ars.[54]
  ☞ *M; Wehen, Entbindung; während*

- **Vagina,** Eingang: bell.[58]
  ☞ *Vaginismus*

Band, wie mit einem, Uterus: cact. sec.

krampfartig, spasmodisch: **Bell.**[5]

ZYSTEN:
☞ *Tumoren, Gewächse; allgemeine Arzneien;*

Ovarien:
☞ *O; Ovarien • Tumoren, Gewächse; allgemeine Arzneien; Zysten;*

Vagina:
☞ *O; Vagina • Tumoren, Gewächse; allgemeine Arzneien; Zysten;*

SCHMERZ; Schmerzen der Genitalien:
abies-c.[25] abrot.[58] absin. achy.[149] acon.[54] adam.[222] aesc.[25] aeth. agar.[102] agav-t.[149] agn. alet.[25] all-c. all-s.[144] aln.[102] aloe[85] alst-s.[85] alum.[137] alum-sil.[58] alumn.[36] am-br.[8] am-c.[137] am-m.[102] ambr. aml-n.[54] amor-r.[149] anac. anan. androc.[222] ang.[36] ant-c.[137] ant-t. antipyrin.[38] ap-g.[102] apis apisin.[5] apoc-a.[25] aq-des.[275] aral.[122] aran.[102] arg.[149] arg-n.[54] arge-p.[264] arist-cl.[144] arn. ars. ars-i.[58] ars-met. ars-s-f.[58] art-v.[36] arum-t.[36] arund.[36] asaf.[5] asar.[102] asar-c.[25] asc-c.[25] asc-t.[102] aster.[122] atro.[25] aur.[137] aur-ar.[58] aur-i.[58] aur-m.[36] aur-m-n.[162] aur-s.[36] ba-sv.[136] bamb-a.[1184] bani-c.[204] bar-c. bar-m.[304] bar-s.[58] bart.[36] bell. bell-p.[256] berb.[111] bor. bov.[26] brach.[102] bran.[36] brom.[137] bros-g.[259] bry.[5] bufo[122] cact. calad. calc.[198] calc-ar.[58] calc-f.[166] calc-i.[58] **Calc-p.** calc-s.[58] calc-sil.[58] calen.[102] camph.[5] cand-a.[239] cann-i. cann-s.[116] canth.[58] caps.[102] carb-ac.[36] **Carb-an.** carb-v.[198] carbn-s. carc.[227] card-m. carl.[36] carn-g.[264] caru.[1125] cast. cath-a.[264] caul.[809] caust. cench.[58] cham.[198] chel.[137] chim.[111] chin.[1125] chin-s.[54] chlol.[46] choc.[222] cic.[85] cimic.[198] cimx.[102] cina cinnam.[54] cinnb. clem. cob-n.[144] coc-c. cocc.[116] coff.[5] coff-t.[85] colch.[102] coll.[137] coloc.[122] **Con.** conv.[2191] cop.[36] corn.[36] corv-c.[258] **Croc.**[198] crot-c. crot-h.[122] cub.[36] cupr.[5] cupr-acet.[102] cupr-ar. cur. cycl.[102] cymbo-ci.[2184] cypra-e.[227] dam.[85] der. dict.[137] dig.[1] dios. dirc.[36] dros.[5] dulc. dys-co.[136] elaps erig.[102] eup-pur. eupi. fago.[142] falco-p.[265] **Ferr.** ferr-ar. ferr-br.[102] ferr-i.[137] ferr-m. ferr-ma.[36] ferr-p.[102] fic.[144] fl-ac.[5] foll.[1201] form.[25] form-ac.[192] frax.[144] gaul.[1125] gels.[137] germ.[222] gink.[227] glon.[36] glyc.[102] glyc-g.[102] gnaph.[102] goss.[144] granit-m.[194] **Graph.** gua.[72] guai. guare.[25] haem.[102] haliae-lc.[222] ham.[116] harp.[1184] hed.[119] hedeo.[122] hell.[36] helon.[144] hep. hist.[144] hura[36] hydr.[36] hydr-ac.[268] hydrc.[36] hydrog.[222] hyos.[137] hyosin.[137] hyper.[1125] ign.[198] ignis[194] imp.[1125] ind.[36] inul.[122] iod.[54] ip.[137] irid.[222] iris[111] itu[36] jab.[54] joan.[102] jug-r. juni-c.[85] juni-v.[36] kali-ar.[198] kali-bi. kali-br.[8] **Kali-c.** kali-chl.[58] kali-fcy. kali-i.[36] kali-n.[36] kali-p. kali-s. kali-sil.[58] kola[1184] kreos.[5] lac-ac. **Lac-c.** lac-d.[198] lac-del.[227] lac-eq.[204] lac-lup.[204] lach.[198] lam.[26] lap-a.[137] lappa[144] lat-h.[301] laur.[122] lec. led.[58] lil-t. lipp.[36] lith-c.[227] lob.[111] **Lyc.** lyss.[36] m-aust.[5] mag-c.[5] mag-m.[5] mag-p.[54] mag-s. magn-gr.[111] manc.[198] mang.[198] mang-acet.[1] med.[304] mel-c-s.[102] meli.[102] menth.[1125] meny.[1] meph. merc.[5] **Merc-c.** mill.[54] mit.[54] mom-b.[72] morg.[136] morph.[54] mosch.[5] mur-ac.[5] murx.[144] myrrh.[45] myrt-c.[45] nabal.[25] naja[8] nat-ar. nat-c. nat-ch.[102] nat-h.[36] nat-hchls.[93] nat-m.[198] nat-s.[36] nat-sil.[58] neon[222] nicc.[102] nicc-s.[77] nit-ac.[137] nux-m. nux-v.[198] oci.[36] ol-j. onos.[122] op.[144] ovi-g-p.[85] ox-ac.[137] oxal.[45] ozone[227] paeon.[110] pall.[809] par.[54] paull-p.[36] ped.[36] petr.[1] ph-ac.[5] **Phos.** phys.[25] phyt.[198] pic-ac.[36] pier-b.[233] pip-n. pitu-a.[164] pitu-p.[149] plat. plb.[5] podo.[54] polyg.[137] pop-c.[85] pseuts-m.[255] psor. puls.[198] puls-n.[25] pulx.[72] pyrog.[56] pyrus[36] querc-r.[257] rad-br.[102] ran-b.[58] raph.[36] rheum rhod. rhus-t.[5] rob.[809] rosm.[36] rumx.[137] ruta sabad.[5] sabal.[144] sabin.[198] salx-n.[102] sang.[26] sanic. sapin.[36] sarr.[58] sars.[8] sec.[171] semp.[85] senec.[137] sep.[809] sil.[137] sol[236] sol-t-ae.[36] spect.[271] spig.[5] spira.[36] spong.[102] stann.[5] **Staph.** still.[36] stram.[54] stront-c.[5] stroph.[85] stry.[36] sul-ac.[5] sul-i.[58] sulph.[137] sumb.[144] syph.[144] tab.[36] tanac.[25] tarent.[137] tax.[303] tell.[85] ter.[122] thea[36] ther. thlaspi[122] thuj. thymol.[119] thyr.[111] til.[36] tril. tub.[36] uro-h.[264] **Urt-u.** ust.[137] uza.[144] valer.[1125] verat.[54] verat-v.[102] vesp.[102] vib.[198] vib-p.[250] vinc.[111] viol-t.[36] visc.[1125] wye.[36] xan.[102] xero.[102] **Zinc.** zinc-p.[58] zinc-val.[54] ziz.[54]

abwechselnd mit:

- **Augensymptomen**: kreos.[5]
  ☞ *A; Abwechselnd mit ▤ AUGEN; A; Abwechselnd mit*
- **Blutung,** bei Abort: cham.[54] puls.[54] sec.[54]
  ☞ *A; Abwechselnd mit*
- **Herzschmerzen**: lil-t.[162]
  ☞ *A; Abwechselnd mit ▤ HERZ KREISLAUF; A; Abwechselnd mit •ALLGEMEINES; C; Schmerz; abwechselnd mit; Herzsymptomen*

links: ip. irid.[222] kali-c.[36] lac-c. phos. puls.[1] thuj.
☞ *S; Links*

- **erstreckt** sich durch den Uterus zum rechten Ovar: lac-c. phos. thuj.
- **rechts,** nach: ip.

rechts: caust.[36] eupi.[36] lyc.[54] murx.[102] viol-t.[36]
☞ *S; Rechts*

- **erstreckt** sich aufwärts über den Körper, dann zur linken Mamma: murx.[102]
- **links,** nach: lyc.[54]

morgens: ferr.[36]
☞ *Z; Morgens*

abends: adam.[222] bar-c. carb-v.[36]
☞ *Z; Abends ▤ ALLGEMEINES; C; Schmerz; abends*

nachts: anan. carb-v.[1] coc-c. germ.[222] nat-m.[1] sang.[26]
☞ *Z; Nachts ▤ ALLGEMEINES; C; Schmerz; nachts*

- **Bett,** im: anan. coc-c. germ.[222]
  ☞ *M; Bett, im, agg.*

Abort, vor: rosm.[36]

Anlehnen oder Liegen auf dem Rücken agg.: conv.[38]
▤ *ALLGEMEINES; M; Anlehnen; gegen etwas; agg. beim Anlehnen*

Atmen agg.: bry.[102] clem.
☞ *M; Atmen agg. ▤ ALLGEMEINES; M; Atmen; agg.*

- **tief**: bry.[102]

aufschreien, lässt sie: bar-c.

Aufstehen von einem Sitz, beim: thuj.
☞ *M; Aufstehen, bei oder nach; Sitzen, vom ▤ ALLGEMEINES; C; Schmerz; Aufstehen; agg.;*

Bades, während eines: bart.[36]
☞ *M; Baden; agg.*

Berührung, bei: thuj.[1]
☞ *M; Berührung agg. ▤ ALLGEMEINES; C; Schmerz; Berührung, durch*

Bett, treiben sie aus dem: germ.[222]

Bewegung, bei: arn.[54] ars. berb. caust. hedeo.[25] ip. puls.[54]
☞ *M; Bewegung; agg.*

- **Fötus,** des: arn.[54] puls.[54]
☞ *M; Bewegung; agg.; Kindsbewegung*

Blutung, mit: ars.[54] petr.[1]

Druck amel.: ign.
☞ *M; Druck; amel.* ▤ *ALLGEMEINES; C; Schmerz; Druck; amel.*

Eindringen des Penis, beim: arn.[54]

Erkältung, durch: hyos.[1]
☞ *M; Kälte agg.; Erkältung* ▤ *ALLGEMEINES; C; Schmerz; Kälte; Erkältung, nach*

Erschütterung, bei: bell.[1]

Erwachen, beim: germ.[222]
☞ *M; Erwachen; agg.* ▤ *ALLGEMEINES; C; Schmerz; Erwachen; agg.*

Fahren in einem Wagen, beim: nat-m.[36]
☞ *M; Fahren oder Reiten agg.*

Gehen agg.: arg-n.[102] berb. caust. chin.[26] cycl.[102] lac-c. meny.[1] merc.[58] phos.[1] thuj. zinc.
☞ *M; Gehen; agg.* ▤ *ALLGEMEINES; C; Schmerz; Gehen; agg.*

- **Freien,** im: phos.[1]
☞ *M; Freien, im; agg.* ▤ *ALLGEMEINES; M; Gehen; während Gehen agg.; Freien, im*

- **Menses,** vor: chin.[26]
☞ *M; Menses; vor*

Husten agg.: thlaspi[111]
☞ *M; Husten agg.*

Koitus, beim:
☞ *M; Koitus; agg.* •*Koitus; schmerzhaft*

Leukorrhö, bei: alum.[36] aral.[25] calc.[58] carb-v.[36] cimic.[25] con.[1] dros.[5] ferr.[36] kali-n.[36] kreos.[36] laur.[36] lil-t.[25] sulph.[36]

- **waschen** mit kaltem Wasser amel.: alum.[36]
☞ *M; Leukorrhö; mit*

Liegen:

- **agg.**: ambr.[137] ferr.[137] kreos.[137] lyc.[1] murx.[137] **Puls.**[137]
☞ *M; Liegen; agg.* ▤ *ALLGEMEINES; C; Schmerz; Liegen; agg.*

- **amel.**: berb. cact.[137] cimic.[137] nux-v.[137] onos.[137] sabin.[85]
▤ *ALLGEMEINES; C; Schmerz; Liegen; amel.*

  ◦ **Rücken,** auf dem: onos.[137] sabin.[85]

  ◦ **zusammengekrümmt**: cact.[137] cimic.[137] nux-v.[137]
☞ *M; Zusammenkrümmen amel.*

Menses:

- **vor**: alet.[102] aloe[102] alum. am-c.[102] am-m.[102] apis aur. bell. bor.[102] bov.[26] brom.[102] calc. calc-ar.[58] calc-f.[149] calc-p. carb-v. caul.[102] cham. chin. cimic.[102] cina cocc.[102] coff.[102] colch.[102] con. **Croc.** cupr.[102] cycl.[102] dig. elaps[26] eupi.[36] ferr.[102] ferr-p.[102] foll.[149] form-ac.[192] gels.[102] germ.[222] graph.[102] haem.[102] helon.[102] hyos. ign.[102] joan.[102] kali-c. kreos.[102] lach. lil-t.[102] lyc. mag-c. mag-m.[102] mag-p. med.[102] meli.[102] mosch.[26] nat-m.[102] nit-ac.[102] nux-m.[102] nux-v.[102] phos.[36] plat.[26] puls.[102] rhus-t.[26] sabin.[102] sanic. sec.[102] sep. stann.[102] sulph. tarent.[36] thlaspi[102] thuj. thymol.[119] ust. verat.[102] verat-v.[102] vesp.[36] **Vib.**[26] xan.[102] zinc. zinc-p.[58]
☞ *M; Menses; vor*

  ◦ **Stehen,** im: rhus-t.[26]
☞ *M; Stehen; agg.*

- **während**:
☞ *M; Menses; während* •*Menses; schmerzhaft (Dysmenorrhoe)*

- **nach**: carl.[36] cham. iod. kali-c. kreos. nit-ac.[36] plat. puls.
☞ *M; Menses; nach*

- **amel.**: germ.[222]

- **unterdrückten,** bei: cham.[1]
▤ *ALLGEMEINES; C; Schmerz; Menses; unterdrückte, durch*

- **zwischen** den Perioden: **Bry.**[102] ham.[102] iod.[102] kreos.[102] **Sep.**[102]

Metrorrhagie, bei: caul.[102] cham.[102] cimic.[102] ham.[102] sabin.[102] sec.[102] thlaspi[102] visc.[102]
☞ *M; Metrorrhagie, mit*

Ödem, Wassersucht, bei: asc-c.[25]

Reiben, durch: lipp.[36]
☞ *M; Reiben; agg.*

Rektumprolaps, mit: podo.[25]

Schmerz in der Lumbalregion, mit: arg.[149]
☞ *M; Schmerz in der Lumbalregion, mit*

Schwangerschaft, während: alet.[25] caul.[102] cham.[102] cimic.[25] gels.[102] mit.[25] puls.[102] sec.[102]
▤ *ALLGEMEINES; M; Schwangerschaft; agg.*

Sitzen:

- **während**: berb. con. conv.[38] graph.[122] kreos.[137] **Lac-c.** meny.[1] nat-s.[36] sep. staph.[36] sulph.[137] thuj.[1]
☞ *M; Sitzen agg.*

  ◦ **aufrechtem,** bei: conv.[38]

- **Aufsetzen** im Bett amel.: coc-c.
▤ *ALLGEMEINES; M; Sitzen; amel.; Aufsetzen im Bett*

- **gebeugt,** vorwärts, amel.: conv.[38]
☞ *M; Beugen; amel.* ▤ *ALLGEMEINES; M; Beugen, Neigen, Krümmen; amel.; vorwärts* •*ALLGEMEINES; M; Sitzen; amel.; gebeugt Sitzen*

Stehen, beim:

- **agg.**: aloe[58] rhus-t.
☞ *M; Stehen; agg.*

- **amel.**: conv.[38]
☞ *M; Stehen; amel.*

Strecken, Überdehnung, durch: rhus-t.[58]
☞ *M; Stuhlgang; agg.; Pressen zum, beim*

Stuhlgang:

- **vor**: carb-an. sabad.[5]
☞ *M; Stuhlgang; agg.; vor*

- **während**: carb-an.[1] kali-n.[1] nat-m. nux-v. op.[5]
☞ *M; Stuhlgang; agg.; während* ▤ *ALLGEMEINES; C; Schmerz; Stuhlgang; während*

Übelkeit, mit: lil-t.[25]

Urinieren:

- **vor**: cham.[5] chim.[111] coff.[5] graph.[5] puls.[5]
▤ *ALLGEMEINES; M; Urinieren; vor U. agg.*

- **während**: ambr. calc.[36] canth.[58] carb-v.[1] caust. clem. con. eupi. hep. kreos. lac-c. laur.[122] nat-m. plat. sulph. thuj.[1]
☞ *M; Urinieren; agg.* ▤ *ALLGEMEINES; M; Urinieren; während U. agg.*

- **nach**: calc.[1] canth.[58] carl.[36] caust. hyosin.[137] kreos. lac-c. merc. ruta[1] sulph.[58]
  ☞ *M; Urinieren; agg.* ▤ *ALLGEMEINES; M; Urinieren; nach U. agg.* •*ALLGEMEINES; C; Schmerz; Urinieren, nach*

Uteruskongestion, mit: aesc.[25] cact.[25]

waschen mit kaltem Wasser:

- **agg.**: eupi.
- **amel.**: alum.[36]
  ☞ *M; Baden; amel.; kalt*

Wehen, Entbindung:

- **Beginn,** zu: apis[36]
- **während**:
  ☞ *M; Wehen, Entbindung; während* ▤ *ALLGEMEINES; C; Schmerz; Wehen, Entbindung, während*
  - **Anfangsstadium,** bei bevorstehender Öffnung des Muttermundes: nux-v.[54]
  - **Beckeninhalt** hinaustreten, als würden der: bell.[54]
- **nach**: agar.[102] cycl.[102] ferr.[54] kali-c.[102] podo.[54] sabin.[85] sec.[54] sep.[54] ust.[54]
  ☞ *M; Wehen, Entbindung; Wochenbett, im* ▤ *ALLGEMEINES; M; Wehen, Entbindung; Wochenbett, im*
  - **heftiger** Schmerz: ferr.[54]

Zusammenkrümmen, muss sich: puls.[1]
  ☞ *M; Zusammenkrümmen amel.*

erstreckt sich:

- **Abdomen,** zum: thuj.[1]
- **abwärts**: con.[1] hedeo.[36]
  ▤ *ALLGEMEINES; C; Schmerz; erstreckt sich; abwärts*
  - **Urinieren,** beim: con.[1]
    ☞ *M; Urinieren; agg.*
- **Anus,** zum: carb-an.
- **aufwärts**: conv.[38] sep.[5] sil.[1]
  ▤ *ALLGEMEINES; C; Schmerz; erstreckt sich; aufwärts*
- **außen,** nach: caust.[1] hedeo.[36]
  ▤ *ALLGEMEINES; C; Schmerz; erstreckt sich; außen, nach*
- **Blase,** zur: carb-v.[1]
- **Brust,** zur: alum. calc-p. kali-c.[1] lach.[102] murx.[102] vesp.[102]
- **Epigastrium,** zum: iris[111]
- **Hals,** zum: raph.[36]
- **Hüften**:
  - **Hüfte** zur andern, von einer: ust.[26]
  - **zu** den: gels.[8] stroph.[85] sul-ac.[36]
- **Hypochondrium,** zum: cham.[54] lil-t.[111]
  - **rechts**: lil-t.[111]
- **Leber,** in die: bell.[5]
- **Leistenregion,** links, Beugen nach vorn, beim: dig.[1]
  ▤ *ALLGEMEINES; M; Beugen, Neigen, Krümmen; agg.; rückwärts*
- **Mammae,** zu den: lach.[5]
- **Oberschenkel,** in die: aloe apis berb.[111] bufo[58] cact.[25] **Calc-p.**[111] caul.[58] cham. con. kali-c. lac-c.[111] lil-t.[111] nat-m. nux-v. stram. ust. vib.
  ☞ *Menses; schmerzhaft (Dysmenorrhoe); erstreckt sich; Oberschenkel abwärts, die*
- **Ovarialregion,** in die: podo.[54]
- **Rektum,** zum: aloe nux-v.
- **Rücken**: bell-p.[149] gels. kali-c.[54] sabin.[58] sul-ac.
  - **Hüften,** und: gels. sul-ac.
  - **Oberschenkel,** und: kali-c.[54]
  - **Schamregion,** und: sabin.[58]
- **Sakrum,** in das: carb-v.[1]
- **Vagina,** in die: lil-t. puls.
- **vorn,** nach, vor **Menses**: mosch.[26]
  ☞ *M; Menses; vor* ▤ *ALLGEMEINES; C; Schmerz; erstreckt sich; vorn, nach*
- **Zehen,** in die: caul.[85] ovi-g-p.[85] sars.[8] sec.[36]
  ▤ *ALLGEMEINES; C; Schmerz; erstreckt sich; Zehen, zu den*

Eileiter, entlang der: hed.[149] polyg.[137]

Klitoris: alumn.[36] am-c.[137] apis[36] bor. calc-p.[36] coll.[137] con.[36] eupi.

- **nachts**: bor.
  ☞ *Z; Nachts*
- **Urinieren,** beim: con.[36] eupi.
  ☞ *M; Urinieren; agg.*
- **erstreckt** sich in die Vagina: apis[36]

Labiae minora: calc-p.[36]
  ☞ *O; Labien*

Ovarien: abrot. absin.[102] acon. adam.[222] aesc.[25] agav-t.[149] alet.[58] aln.[102] aloe[102] alum.[137] alumn.[36] am-br.[8] am-c. am-m.[102] ambr.[111] anan. androc.[222] ang. ant-c.[137] ap-g.[102] **APIS APISIN.**[5] **Arg.**[85] **Arg-n.** arge-p.[264] arn. ars. ars-i. arum-t.[36] asar.[102] aster.[198] **Atro.**[111] aur. aur-ar.[58] aur-i.[58] aur-m-n.[162] aur-s.[58] bamb-a.[1184] **BELL.**[58] bell-p.[256] berb. bor. bov. brach.[102] bran.[102] brom.[137] bros-g.[259] **Bry. Bufo**[122] **Cact.** calc.[198] calc-i.[58] calc-p.[198] **Canth.** caps.[102] carb-ac.[102] carb-an. carb-v.[198] caul.[85] caust.[102] **Cench.**[85] cham.[198] chin. cic.[102] cimic.[198] cinnb.[36] cocc.[116] colch.[102] coll. **COLOC.** con. cop. croc.[198] crot-h. cub. cupr.[102] cupr-ar. cur. cycl.[102] erig.[102] eup-pur.[102] eupi.[102] fago.[142] falco-p.[265] ferr.[111] ferr-i. ferr-p.[58] fl-ac. foll.[149] frax.[102] gaul.[1125] gels.[102] germ.[222] goss. granit-m.[194] graph.[1] guai. **Ham.**[116] harp.[1184] hed.[119] hedeo.[25] hell.[36] **Helon.**[102] hep. hist.[144] hura[36] hydr.[36] hydrc. hyper.[102] **Ign.**[198] ignis[194] **Iod.** iris[111] joan.[102] kali-ar.[198] **Kali-br.** kali-c.[198] kali-i.[8] kali-n.[72] kali-p. kola[1184] kreos. lac-ac. **Lac-c.**[58] lac-d.[198] lac-eq.[204] lac-lup.[204] **LACH.**[198] lam.[36] lec. **Lil-t.** lith-c.[227] **LYC.** lyss. mag-m. **MAG-P.** magn-gr.[111] manc.[198] mang.[198] med. meli.[102] **Merc.** merc-c.[102] mosch. murx.[111] myrt-c.[45] **Naja**[102] nat-m.[198] nat-sil.[58] neon[222] nicc.[102] nicc-s.[77] nit-ac.[102] nux-m.[36] nux-v.[198] ol-j. onos.[122] op.[111] ovi-g-p.[102] ozone[227] **Pall.** paull-p.[36] ph-ac.[102] **Phos.** phys.[25] **Phyt.**[198] pic-ac.[36] pier-b.[233] pitu-a.[164] **Plat.** plb. **PODO.**[102] psor.[111] **Puls.**[198] pyrog.[56] querc-r.[257] rad-br.[102] **Ran-b. Rhod.** rhus-t. rumx.[137]

Ovarien (Forts.)

sabad. sabal.[168] sabin.[198] salx-n.[102] sarr.[58] sec.[198] senec.[137] **Sep.**[102] sil.[45] spong.[102] stann. **Staph.**[58] still.[36] stram. sul-i.[58] sulph.[198] sumb. syph. tanac.[102] tarent. ter. thea[102] ther. thlaspi[102] **THUJ.** thymol.[119] tub.[85] urt-u. **Ust.**[102] vesp.[36] vib.[102] visc.[77] wye.[36] **Xan.** xero.[102] zinc.[102] zinc-p.[58] zinc-val.[102] ziz.[25]

☞ *O; Ovarien*

- **abwechselnd** mit Augenschmerzen: sulph.

☞ *A; Abwechselnd mit AUGEN; A; Abwechselnd mit*

- **abwechselnde** Seiten: bell-p.[256] cimic.[137] coloc.[137] **LAC-C.** lac-eq.[204] lil-t.[137] onos.[137] ust.[137]

☞ *O; Ovarien; abwechselnde Seiten*

◦ **Menses,** nach: lac-eq.[204]

☞ *M; Menses; nach*

- **links**: abrot. aesc. **Am-br.**[8] ap-g.[102] apis[36] **ARG. Arg-n.** arge-p.[264] arum-t.[36] atro.[111] **Brom.**[137] bros-g.[259] caps.[102] **Carb-ac.**[36] caul.[85] cench.[58] **Cimic.**[137] **Coloc.** croc.[102] erig.[102] eup-pur.[102] falco-p.[265] frax.[102] germ.[222] graph.[36] **Ham.** hed.[119] hist.[144] iod.[102] **Kali-br.**[8] kali-c.[137] **Kali-p.** kola[1184] **Lac-c.** lac-d. lac-eq.[204] **LACH. LIL-T.**[25] lyss. magn-gr.[111] med. **Merc.** murx.[102] **Naja**[78] nat-sil.[58] neon[222] ovi-g-p.[102] pall.[137] **Phos.** phys.[25] pic-ac.[102] pier-b.[233] pitu-a.[164] **Plat.** podo. puls.[5] pyrog.[56] sep.[36] sil.[45] sulph.[137] sumb. syph. **Tarent.** thea[36] **Ther.** thlaspi[102] **Thuj. UST.** vesp.[36] vib.[137] visc.[77] wye.[36] **Xan.**[102] **Zinc.** zinc-p.[58] zinc-val.[102]

☞ *O; Ovarien; links*

◦ **rechts,** dann: apis

◦ **Tag** und Nacht, so stark, dass sie davon nachts aufwacht: pitu-a.[164]

◦ **nachmittags**: sep.[36]

☞ *Z; Nachmittags*

◦ **Berührung,** bei: graph.[36]

☞ *M; Berührung agg.*

◦ **Bett,** im: neon[222]

☞ *M; Bett, im, agg.*

◦ **Druck** amel.: lil-t.[25]

☞ *M; Druck; amel.*

◦ **Einatmen,** beim: graph.[36]

◦ **Eisprung,** Ovulation, während: kola[1184]

◦ **Erschütterung** agg.: arg-n.

◦ **Gehen** agg.: apis[36] carb-ac.[36] thuj.[85]

☞ *M; Gehen; agg.*

◦ ◦ **Freien,** im: **Carb-ac.**[36]

☞ *M; Freien, im; agg.*

◦ **geschwollen,** Empfindung wie stark: arg.[85]

◦ **Husten,** beim: naja[78]

☞ *M; Husten agg.*

◦ **Koitus,** beim: nat-sil.[58]

☞ *M; Koitus; agg.*

◦ **Liegen,** im:

◦ ◦ **auf** dem Rücken amel.: kali-p.

◦ ◦ **linker** Seite, auf:

◦ ◦ ◦ **agg.**: thuj.

◦ ◦ ◦ **amel.**: kali-p. pall.[137]

◦ **Menses**:

◦ ◦ **nach**: lac-eq.[204]

☞ *M; Menses; nach*

◦ ◦ **vor**: croc.[102] naja[85] pic-ac.[102] pitu-a.[164] thuj.[102] ust.[102]

☞ *M; Menses; vor*

◦ ◦ ◦ **Bewegung,** bei: croc.[102] thuj.[102] ust.[102]

◦ ◦ **während**: thuj.

☞ *M; Menses; während*

◦ ◦ **amel.**: zinc.

◦ **Räuspern,** beim: graph.[36]

☞ *M; Räuspern agg.*

◦ **Schmerzen** in, mit:

◦ ◦ **Herz**: naja[85] ovi-g-p.[102]

◦ ◦ **Hüfte,** in der: erig.[102]

◦ ◦ **Leistenregion**: thuj.[102]

◦ ◦ **Mamma,** linke: caul.[85]

◦ **erstreckt** sich:

◦ ◦ **Abdomen**: ham. lil-t.

◦ ◦ **Fuß**: zinc-val.[102]

◦ ◦ **Herz**: brom.[137] cimic.[137] lac-c.[137] lach.[137] lil-t.[137] **Naja**[111] sulph.[137] tarent. vib.[137]

◦ ◦ **Knie,** zum: wye.[36]

◦ ◦ **Kopf**: thea[36]

◦ ◦ **Leistenregion**: lil-t.[25]

◦ ◦ **Lumbosakralregion** und Kreuzbein: **Aesc.** merc. plat. podo. syph.

◦ ◦ **Oberschenkel** hinab, die: arg. hist.[144] lil-t.[85] thuj.[58] zinc-val.[102]

◦ ◦ ◦ **Innenseite**: arg.

◦ ◦ **rechts**: apis lac-c. **LACH.** lil-t. naja syph. thuj.[58] ust.

◦ ◦ **Uterus**: naja ust.

- **rechts**: absin.[102] adam.[222] alet.[58] alum.[137] ang. **Apis Arg-n.** ars. ars-i. aur-m-n.[162] bamb-a.[1184] **BELL.**[5] bran.[102] **Bry.**[36] calc.[85] cench.[85] cimic.[144] coloc. croc.[137] cub. eupi.[102] fago.[25] germ.[222] graph. ignis[194] **Iod.** kali-i.[8] kola[1184] lac-ac. lac-c.[58] lac-lup.[204] lach.[54] lec. lil-t. **LYC.** mag-m. med. murx.[111] neon[222] ozone[227] **Pall.**[54] phyt.[102] pitu-a.[164] plat. **PODO.** psor.[111] sarr.[58] sec.[36] sep.[36] **Staph.**[5] syph. thea[36] ust.[102] xan.

☞ *O; Ovarien; rechts*

◦ **nachmittags**: fago.[36] podo.[36] sep.[36]

☞ *Z; Nachmittags*

◦ ◦ **Gehen,** beim: fago.[36]

☞ *M; Gehen; agg.*

◦ **Berührung** agg.: bry.[36]

☞ *M; Berührung agg.*

◦ **Blutung,** mit, erstreckt sich zum Uterus: lach.[54]

◦ **Einatmen** agg.: sep.[36]

◦ **Gehen** agg.: fago.[25] lil-t. pall.[54] podo.

☞ *M; Gehen; agg.*

◦ **Liegen** auf rechter Seite amel.: **Apis**

☞ *M; Liegen; amel.; Seite, auf der*

◦ **Menses**:

◦ ◦ **vor** und während der: podo.[85]

◦ ◦ **während**: **Apis**[36] neon[222] pitu-a.[164]

☞ *M; Menses; während*

◦ **erstreckt** sich:
◦ ◦ **Hüfte,** in die: xan.[85]
◦ ◦ **Oberschenkel**: bry.[36] calc.[85] xan.[85]
◦ ◦ ◦ **Lesen** oder Schreiben agg.: calc.[85]
◦ ◦ ◦ **Ruhe,** während: bry.[36]
☞ *M; Ruhe agg.*
◦ ◦ **Rücken**: kola[1 184] xan.[85]
◦ ◦ **Schulterblatt,** in das: aur-m-n.[162]
◦ ◦ **Schulterblatt,** zu einer Stelle unterhalb vom: aur-m-n.[162]
◦ ◦ **Uterus,** zum: iod. podo.
◦ **links,** nach: graph. **LYC.** xan.

- **abends**: hura[36] pic-ac.[36] ran-b.[58]
☞ *Z; Abends*
- **nachts**: kali-p. **Merc.** podo. **Syph.**
☞ *Z; Nachts*

<> - **Abort,** bei: apis
- **Anwinkeln** der Oberschenkel amel.: ap-g.[102] **Coloc. Pall.**
- **Atmen**:
◦ **agg.**: bry. graph.[1] **Lac-c.**
☞ *M; Atmen agg.*
◦ **erschwerte** Atmung: canth.
- **Aufstehen,** beim: thea[102]
☞ *M; Aufstehen, bei oder nach*
- **Auftreten** agg.: arg-n. **Bell.** hydr.[36] lil-t. pall. plat.
◦ **während**: hydr.[36]
☞ *M; Auftreten, fest, agg.*
◦ **möchte** aber auftreten, nach Menses: plat.
☞ *M; Menses; nach*
- **Augenbeschwerden,** mit: onos.[122]
- **Berührung,** durch: bell.[58] bry. graph.[1] staph.[58]
☞ *M; Berührung agg.*
- **Bettwärme** agg.: **Apis Merc.**
- **Beugen,** Neigen, amel.:
☞ *M; Beugen; amel.*
◦ **rückwärts**: **Lac-c.**
◦ **zusammenkrümmen**: ap-g.[102] **Coloc.** kali-p. op.[111]
☞ *M; Zusammenkrümmen amel.*
- **Bewegung**:
◦ **agg.**: **Ars. BELL. BRY. Cench. Lac-c. Pall.** podo.[85] ran-b.[58] ther.
☞ *M; Bewegung; agg.*
◦ **amel.**: ars. iod.
☞ *M; Bewegung; amel.*
◦ ◦ **Füße,** der: **Ars.**
- **Blutung,** mit uteriner: apis[54]
- **Blutungsneigung,** bei Patientinnen mit: crot-h.
- **Bücken,** beim: apis
☞ *M; Bücken; agg.* ▥ *ALLGEMEINES; C; Schmerz; Bücken, nach*
- **Druck**:
◦ **agg.**: bell-p.[256] onos.[72] staph.[137] ther.[85]
☞ *M; Druck; agg.*
◦ **amel.**: coloc.[58] lil-t.[36] pall. podo. zinc.
☞ *M; Druck; amel.*
◦ ◦ **festen** Druck, durch: pall.[809]
◦ ◦ **sanfter**: lil-t.[36]
- **Einschlafen,** beim:
▥ *ALLGEMEINES; C; Schmerz; Schlaf; Einschlafen*
◦ **agg.**: kali-p.
▥ *ALLGEMEINES; M; Schlaf; Einschlafen*
◦ **amel.**: pall.[809]
- **Einziehen,** beim:
◦ **Abdomens,** des: ambr.[31]
◦ **Bein** anziehen amel.: ap-g.[102] coloc.[102]
- **Entbindung,** nach der: **LACH.**
☞ *M; Wehen, Entbindung; Wochenbett, im*
- **Enthaltsamkeit,** aufgrund von: **Apis** kali-br.
▥ *GEMÜT; M; Enthaltung, Mäßigung, Selbstbeherrschung, Beschwerden durch*
- **Erschütterung** agg.: arg-n. **Bell.** lil-t. pall.
▥ *ABDOMEN; C; Schmerz; wund, Schmerz und Empfindlichkeit wie wund und zerschlagen; Erschütterung, bei*
- **Essen** amel.: iod.
- **Fahren** oder Reiten agg.: thuj.
☞ *M; Fahren oder Reiten agg.*
- **Freien,** amel. im: pall.[809]
▥ *ALLGEMEINES; C; Schmerz; Luft; Freien, amel. im*
- **Gehen,** beim: **Apis** arg-n. arn. **Bry.** carb-ac.[102] fago.[142] lac-ac. lil-t. med. merc.[58] pall. podo.[102] sep.[102] thuj.[102] ust.[102]
☞ *M; Gehen; agg.*
◦ **Freien,** im: **Carb-ac.**
☞ *M; Freien, im; agg.*
◦ **Hinlegen** amel.: carb-ac.[102] podo.[102] sep.[102] **Thuj.**[102] ust.[102]
☞ *M; Liegen; amel.; Hinlegen*
◦ **schnell**: apis lac-ac.
- **geistige** Anstrengung, durch: calc.
▥ *ALLGEMEINES; C; Schmerz; Anstrengung agg.*
•*ALLGEMEINES; C; Schmerz; geistige Anstrengung agg.*
- **Gesellschaft** amel.: **Pall.**
- **gesellschaftliche** Anlässe, durch: **PALL.**
- **Gespräch,** durch angeregtes: **PALL.**
▥ *ALLGEMEINES; M; Gespräch, Unterhaltung; agg.*
- **Gonorrhö,** bei chronischer: **Plat.**
☞ *M; Gonorrhö, nach unterdrückter*
- **Heben,** beim:
◦ **Arme,** der: **Apis** sulph.
▥ *ALLGEMEINES; M; Heben, Anheben; agg.; Arme, der*
◦ **Beines,** des: lyc.
- **Heben,** durch: rhus-t.
☞ *M; Heben agg.*
- **Herzsymptomen,** mit sympathisch bedingten: cimic.[102] **Lil-t.**[102] naja[102]
- **Kälte**:
◦ ◦ **durch**: pall.[809] thuj.[58]
◦ **amel.**: apis vesp.

Ovarien (Forts.)

- **Koitus**:
  - **während**: **Apis**[809] brom.[809] nat-sil.[809] syph.[58]
    ☞ M; Koitus; agg. ▥ ABDOMEN; C; Schmerz; Koitus; während
    - **Orgasmus,** beim: syph.[58]
  - **nach**: **Apis** lac-c. **Plat. Staph.** syph.[137] thuj.
    ☞ M; Koitus; agg. •Uterus; Koitus; nach •brennender Schmerz; Ovarien; Koitus, nach ▥ ABDOMEN; C; Schmerz; Koitus; nach •ALLGEMEINES; C; Schmerz; Koitus, nach
- **liebeskranken** Mädchen, bei: ant-c.[137]
- **Liegen**:
  - **agg.**: ambr.[111] ferr.[111] murx.[111]
    ☞ M; Liegen; agg.
  - **amel.**: ap-g.[102] apis bry. kali-p. op.[111] pall. podo.[85] rhus-t. thuj.
    - **linker** Seite, auf: ap-g.[102] op.[111] **Pall.**
      ☞ M; Liegen; amel.; Seite, auf der
    - **rechter** Seite, auf: apis
      ☞ M; Liegen; amel.; Seite, auf der
    - **Rücken,** auf dem: kali-p. rhus-t.
      - **harter** Unterlage, auf: rhus-t.
    - **schmerzhafter** Seite, auf: **Bry.**
      ☞ M; Liegen; amel.; Seite, auf der
- **Menses**:
  - **vor**: **Apis Bell.** bry.[102] cact.[102] calc-i.[58] canth.[102] **Cench. Cimic.**[102] **Coloc.** foll.[1201] graph. ham.[102] iod.[102] joan.[102] kali-c. kali-n.[102] lac-c. **LACH. Lil-t.**[102] pic-ac.[102] pitu-a.[164] podo. salx-n.[102] tarent.[102] **Thuj.**[102] thymol.[119] ust. vib. **Zinc.**
    ☞ M; Menses; vor
    - **Auftreten agg.**: pitu-a.[164]
      ☞ M; Auftreten, fest, agg.
    - **unerträglich**: pitu-a.[164]
  - **während**: ant-c.[85] **Apis Apisin.**[5] arg. **Bell.** bor. bry. bufo canth. cench. cocc. coll. con. foll.[1201] gels. **Iod.**[5] kali-c. kali-n.[72] kali-p. kola[1184] lac-c. lac-d.[58] **LACH.** lil-t. lyc. merc.[58] nux-m.[36] **Pall. Phos.** pitu-a.[164] **Plat.** podo. ther. **Thuj.** thymol.[119] tub.[85] ust. xan. zinc-val.[137]
    ☞ M; Menses; während
    - **nach,** und: zinc-val.[137]
      ☞ M; Menses; nach
  - **nach**: ant-c.[85] apis[111] bor. cupr.[111] goss.[111] graph.[111] iod. kali-c. **LACH. Pall.** pitu-a.[164] ust.[111] zinc.
    ☞ M; Menses; nach
  - **amel. während**: foll.[149] **Lac-c. Lach.** mosch. ust. **Zinc.**
    ☞ M; Menses; amel. während
  - **unterdrückte,** durch: ant-c. bell.[102]
- **Musik** und Gemütserregung, durch: pall.
  ☞ M; Gemütsbewegungen, nach •M; Musik; agg.
- **Ovulation,** bei der: ars.[198] aster.[198] bell.[198] **BOV.** calc.[198] calc-p.[198] carb-v.[198] **Cham.**[198] cimic.[198] cocc.[116] **Croc.**[198] granit-m.[194] ham.[116] harp.[1184] ign.[198] kali-ar.[198] kali-c.[198] lac-d.[198] lach.[198] lil-t.[198] manc.[198] mang.[198] **MED.** nat-m.[198] nux-v.[198] phos.[198] phyt.[198] plat.[198] puls.[198] sabin.[198] sec.[198] sep.[116] staph.[198] sulph.[198] thuj.[198] xan.[198]
  ▥ ALLGEMEINES; M; Eisprung, Ovulation, Beschwerden während
- **Räuspern,** beim: graph.[1]
  ☞ M; Räuspern agg.
- **Reiben** amel.: lil-t.[36] pall.
  ☞ M; Reiben; amel. ▥ ALLGEMEINES; C; Schmerz; Reiben; amel.
- **Ruhelosigkeit,** mit körperlicher: kali-br.[102] vib.[102] **Zinc.**[102]
- **Schmerzen,** mit:
  - **Kopf,** im: sabal.[137]
  - **Mammae,** in den: sabal.[137]
  - **Rektum**: onos.[137]
  - **Uterus**: ust.[137]
- **Schwangerschaft,** während: aesc.[25] kali-p. podo. xan.
  ▥ ALLGEMEINES; M; Schwangerschaft; agg.
- **sexuellen** Verlangens, während: **Kali-br.**
- **Sitzen,** gebeugt, agg.: **Ars.**
  ☞ M; Beugen; agg. •M; Sitzen agg. ▥ ALLGEMEINES; M; Sitzen; agg.; gebeugt Sitzen
- **Sprechen** agg.: bell.[58]
- **Stehen,** beim: apis[8] bamb-a.[1184] lil-t. pall.
  ☞ M; Stehen; agg.
- **Strecken,** beim:
  - **Beine,** der:
    - **agg.**: podo.[137]
      ☞ M; Strecken, Dehnen agg.
    - **amel.**: **Plb.**
      ▥ ALLGEMEINES; M; Strecken, Recken; amel.
  - **Bett,** im: apis
    ☞ M; Strecken, Dehnen agg.
- **Stuhl,** mit plötzlichem: querc-r.[257]
- **Sturm,** vor: **Rhod.** rhus-t.
  ☞ M; Sturm, vor
- **Taubheitsgefühl,** mit, und Blähungsversetzung im Colon aszendens: podo.[102]
  ▥ ALLGEMEINES; C; Schmerz; Taubheitsgefühl, mit
- **Umdrehen** im Bett, beim: lyc.
  ▥ ALLGEMEINES; M; Drehen; Bett, im
- **Urinieren**:
  - **während**: androc.[222] nat-m. sabal.[168] sep.[36] thuj.
    ☞ M; Urinieren; agg.
    - **schmerzhaftem,** bei: sabal.[168]
  - **häufigem,** mit: vesp.[102]
  - **Stuhldrang,** mit: **Thuj.**
- **Wetterwechsel,** durch: **Ran-b. Rhod. Rhus-t.** thuj.
  ▥ ALLGEMEINES; M; Wetter; Wetterwechsel; agg. •ALLGEMEINES; C; Schmerz; Wetter; Wetterwechsel, durch
- **Witwen,** bei:
  ☞ Enthaltsamkeit, aufgrund von

➡ - **erstreckt** sich:

◦ **Abdomen**: con. ham. lil-t.[36]

◦ **abwärts**: arg. med.

◦ ◦ **vorn,** und nach: arg.

◦ **aufwärts**: cimic. con. lach. lil-t.

◦ **außen,** nach: sep.

◦ **Brust**: apis caul.[102] cham.[102] cimic.[102] **Cupr.**[102] lach.

◦ ◦ **links**: apis

◦ **diagonal** nach oben: apis med. **Murx.**
▤ ALLGEMEINES; C; Schmerz; erstreckt sich; diagonal

◦ **Epigastrium**: iris[111]

◦ **Fuß**: zinc-val.[102]

◦ **Genitalien,** zu den: lach.

◦ **Glieder** herab, die: **Apis** bry. **Calc.** cham. coloc.[102] ferr-i. goss. lac-c. **Lil-t. Pall.** phos. podo. thuj. ust. xan. **Zinc-val.**[54]

◦ ◦ **links**: apis cham. lil-t. phos. thuj. ust.

◦ ◦ **rechts**: apis podo.

◦ **Herz**: naja[102]

◦ **hinten,** nach: bell.[111] carb-ac.[111] con. lil-t.[111] sep.

◦ **Hüften**: apis berb. brom. con. lil-t. lith-c.[227] merc. ust. xan.

◦ **Knie,** zum: lac-c. wye.

◦ **Leber,** in die: lach. med. ph-ac.[102]

◦ **Leistenregion**: am-c. bor.[102] **Bufo Caul.**[102] **Cub.** kali-c.[102] lil-t. plat. podo.[58] tanac.[102] thuj.[54] **Ust.** xan.

◦ ◦ **links**: lil-t. ust.

◦ ◦ **durch** die, in Richtung linkes Bein: plat.

◦ ◦ **Hypogastrium,** und das: xan.

◦ **Lumbalregion**: staph.

◦ **Magen**: coloc.

◦ **Mammae**: lil-t.[137] murx.[137] senec.[137]

◦ **Oberschenkel**: **Apis** arg. **Arg-n. Ars.** berb. **Bry.** bufo[122] **Cact. Calc.** carb-an. cham. cimic.[102] coloc.[137] croc.[102] graph.[137] **Lac-c. Lil-t. Mag-m.**[54] nat-m.[111] pall. **Phos. Podo.** staph. **Thuj.** ust. wye. xan. zinc-val.[102]
☞ *Schenkel herab, die*

◦ ◦ **Außenseite**: lil-t.

◦ ◦ **Hüftregion,** über der: xan.

◦ ◦ **Innenseite**: arg-n. ars. **Lil-t. Phos.** podo.

◦ ◦ ◦ **und** das Knie abwärts: podo.

◦ ◦ **Vorderseite**: lil-t. nat-m.[111] podo.[58] xan.

◦ **Ovar** zum andern, von einem: coloc.[111] **LAC-C.** med.[102] onos. ust.[111]

◦ **Rektum**: **Aloe**[102] xero.[102]

◦ **Rücken**: abrot. aesc. **Am-c.**[102] am-m.[102] arg. asar.[102] bell.[102] **Bor.**[102] calc.[102] **Calc-p.**[102] caust.[102] **Cham.**[102] cic.[102] **Cimic.**[102] cupr.[102] cycl.[102] **Gels.**[102] graph.[102] **Helon.**[102] kali-c.[102] mag-m.[102] merc. nit-ac.[102] **Nux-v.**[102] phos.[102] plat. podo. **Puls.**[102] rad-br.[102] rumx.[137] sabin.[102] **Senec.**[102] **Sep.**[102] spong.[102] **Sulph.** syph. vib.[102] **Xan.**

◦ ◦ **rechts**: rumx.[137]

◦ ◦ **aufwärts**: arg.

◦ **Sakrum,** zum: arg-n.

◦ **Schamregion,** in die: aln.[102] bov.[102] colch.[102] cycl.[102] **Rad-br.**[102] sep.[102] vib.[102]

◦ **Schenkel** herab, die: podo. staph. xan.
☞ *Oberschenkel*

◦ **Schulter,** zur: podo.[137]

◦ **Schulterblatt,** zum: bor.

◦ **Uterus**: ham. **Iod.** lach. sep. ust.

◦ **Vagina**: sep.

Uterus: abies-c.[25] absin. **Acon.**[102] adam.[222] aesc.[58] agar.[102] agn. alet. all-c. aln.[102] aloe[102] alst-s.[85] alum. alumn.[58] am-c.[102] am-m.[102] ambr. amor-r.[149] anac. anan. androc.[222] ang.[36] ant-c. ant-t. apis aral.[122] arg.[58] arg-n. arge-p.[264] arist-cl.[119] arn.[58] ars. ars-i.[58] ars-met. art-v.[54] arund. asaf. asar.[102] asc-t. aster.[54] atro.[25] **Aur.**[137] aur-ar.[58] aur-i.[58] aur-m-n.[102] aur-s.[36] bamb-a.[1184] bani-c.[204] bar-m. **BELL.**[102] bell-p. berb.[102] bor.[85] bov. **Bry.** bufo cact. calad. **Calc.**[54] calc-ar.[85] calc-f.[135] calc-i.[58] **Calc-p.**[58] calc-s. calc-sil.[58] camph.[36] cann-i.[58] canth. carb-an.[58] carb-v. carbn-s. carc.[227] carn-g.[264] cast.[102] **Caul.**[85] **Caust.** cench.[58] **Cham.**[58] chel.[137] chin.[58] chin-s. chlol.[25] cic.[102] **Cimic.** cina cinnam. **Cocc. Coff.**[102] coll.[102] coloc.[102] **Con.**[54] conv.[85] cop.[36] corn. croc. crot-c. crot-h.[54] cub.[36] cupr.[54] cupr-ar. cur. cycl.[102] dam.[85] der. dict.[137] dios.[8] dirc.[36] elaps[36] falco-p.[265] **Ferr.**[102] ferr-ar. ferr-i. ferr-p. fl-ac. foll.[149] form-ac.[192] frax.[111] **Gels.**[8] germ.[222] glyc-g.[102] goss.[25] graph. haem.[102] haliae-lc.[222] ham.[102] hed.[119] hedeo.[25] helon.[102] hep. hura[36] hydr. hydr-ac.[268] hydrc.[36] hydrog.[222] hyos.[137] hyper.[54] ign. **Inul.**[122] iod. ip.[54] iris[111] jug-r. kali-ar. **Kali-c.** kali-fcy. kali-i.[36] kali-p. kali-s. kola[1184] kreos. **Lac-c.** lac-d.[85] lac-lup.[204] **LACH.** lap-a.[137] lappa led.[58] **Lil-t.** lith-c.[227] lob. **Lyc.**[108] lyss. mag-c.[1] mag-m. mag-p. mang. med.[102] mel-c-s.[102] meli.[36] merc.[58] merc-c.[36] mill.[58] mit.[85] mosch. mur-ac.[5] **Murx.** myrrh.[45] myrt-c.[45] nabal.[25] nat-ar. **Nat-c.** nat-h.[36] nat-hchls.[93] **Nat-m.**[15] neon[222] nit-ac.[137] nux-m. **NUX-V.** onos.[85] op.[36] ovi-g-p.[85] ox-ac.[137] pall. ped.[85] ph-ac.[5] phos. phyt.[36] pier-b.[233] pip-n. pitu-a.[164] **Plat.** plb. **PODO. PULS.**[36] puls-n.[25] pyrus[36] rad-br.[102] ran-b. raph. rheum rhod. **Rhus-t.** rob. ruta sabad. sabal.[144] **Sabin.**[102] sanic.[102] sapin.[36] sars. **Sec.**[36] semp.[85] senec.[102] **Sep.**[36] sil. sol[236] sol-t-ae.[36] spect.[271] spira.[36] spong.[102] stann. staph.[137] stroph.[85] stry.[36] sul-ac. sulph.[54] sumb.[8] syph.[58] tanac.[25] tarent.[36] **Ter.**[137] thea[36] thlaspi[8] thuj. thymol.[119] thyr.[111] til.[102] tril.[102] tub. ust.[137] uza.[144] verat.[10] verat-v.[25] vib.[102] wye.[102] xan.[102] xero.[102] zinc.
☞ *O; Uterus*

⇄ - **abwechselnd** mit Schmerz in:

◦ **Extremitäten**: rhod.[85]
☞ *A; Abwechselnd mit ▤ EXTREMITÄTEN; A; Abwechselnd mit*

◦ **Herz**: **Lil-t.**
☞ *A; Abwechselnd mit ▤ HERZ KREISLAUF; A; Abwechselnd mit*

◦ **Kopf**: gels.[111]
☞ *A; Abwechselnd mit ▤ KOPF; O; Innerlich, innerer Kopf; abwechselnd mit*

Uterus (Forts.)

- **abwechselnde** Seiten: cimic.
  ☞ *O; Ovarien; abwechselnde Seiten*
- **links**: puls.[54] sumb.[8]
  ☞ *S; Links*
  - **Wehen,** während: puls.[54]
- **morgens**: bell. bufo **Calc-p.** nat-m.[15] nux-v. puls. sep.
  ☞ *Z; Morgens ▥ ALLGEMEINES; C; Schmerz; morgens*
  - **jeden** Morgen: nat-m.[15]
- **vormittags**: sep.
  ▥ ALLGEMEINES; C; Schmerz; vormittags
- **nachmittags**: mag-m. sep.[36]
  ☞ *Z; Nachmittags ▥ ALLGEMEINES; C; Schmerz; nachmittags*
- **abends**: cact. pall. ped.[85]
  ☞ *Z; Abends*
- **nachts**: cact. calc. kali-p. sep.[36] sulph.
  ☞ *Z; Nachts*
  - **23** Uhr: **Cact.**
  - **Bett,** im: sulph.
    ☞ *M; Bett, im, agg.*
  - **Menses**:
    - **vor**: Calc.
      ☞ *M; Menses; vor ▥ ALLGEMEINES; C; Schmerz; nachts; Menses, vor*
    - **während**: sep.[36]
      ☞ *M; Menses; während*
- **Mitternacht,** nach: bov. **Calad.**
  ☞ *Z; Mitternacht, nach ▥ ALLGEMEINES; C; Schmerz; Mitternacht; nach*
- **zunehmend** und abnehmend:
  - **allmählich**: **Plat.** stann.
    ▥ ALLGEMEINES; C; Schmerz; beginnt allmählich; hört allmählich auf, und
  - **plötzlich**: **BELL.** vib.
    ▥ ALLGEMEINES; C; Schmerz; beginnt plötzlich; hört plötzlich auf
- **periodisch,** jeden Tag zur selben Zeit: cact.
- **Anlehnen,** beim:
  - **betroffene** Stelle, auf die: ped.[85]
  - **hinten,** nach, agg.: conv.[38]
- **Anstrengung,** nach: pall.
  ☞ *M; Anstrengung agg. ▥ ALLGEMEINES; C; Schmerz; Anstrengung agg.*
- **Atemzug,** bei jedem: cocc.
  ☞ *M; Atmen agg.*
- **Aufstehen**:
  - **agg.**: con.[1] thlaspi[102]
    ☞ *M; Aufstehen, bei oder nach*
  - **amel.**: pall.[137]
- **Ausschabung,** nach: kali-c.[137] nit-ac.[137] thlaspi[137]
- **Ausziehen** amel.: onos.[85]
  ▥ ALLGEMEINES; M; Ausziehen; amel.
- **Baden**:
  - **agg.**: crot-c.
    ☞ *M; Baden; agg.*
  - **amel., kaltes**: ang.[36]
    ☞ *M; Baden; amel.; kalt*
- **Begrenzungen** des Uterus wahr, nimmt die: wye.[102]
- **Berührung** agg.: aur-s.[36] bell.[58] ign. led.[58] lil-t. podo.[58] sec.[36]
  ☞ *M; Berührung agg.*
  - **Kleidung,** durch die: led.[58] lil-t. podo.[58]
    ☞ *M; Berührung agg.; Kleidung, der •M; Druck; agg.; Kleidung, der*
- **Bewegung** agg.: **BELL. BRY. Cimic. COCC.** con. hedeo.[85] lil-t.[36] op.[36] sep.[36]
  ☞ *M; Bewegung; agg. ▥ ALLGEMEINES; C; Schmerz; Bewegung; agg.*
  - **Fötus,** des: op.[36]
    ☞ *M; Bewegung; agg.; Kindsbewegung*
- **Blutandrang,** mit: acon.[102] bell.[102] cimic.[102] coll.[102] gels.[102] puls.[102] sabin.[102] sep.[102] verat-v.[25]
- **Blutung,** mit uteriner: arn.[54] chin.[54] ip.[54] sep.[54] thlaspi[25]
- **Bücken**:
  - **beim**: lyc.
    ☞ *M; Bücken; agg.*
  - **amel.**: mag-c.[1]
    ☞ *M; Bücken; amel.*
- **Diarrhö,** mit: puls-n.[25]
- **Drängen,** mit:
  - **Harndrang**: con. lyc.[108] nux-v. pall. sep. tarent.
  - **Stuhldrang**: nux-v.[58]
- **Druck**:
  - **agg.**: caul.[54] tarent.[58]
    ☞ *M; Druck; agg.*
  - **amel.**: abies-c.[88] bell. bry.[85] ign. lil-t. mag-c.[1] mag-m. **Mag-p.** murx. nux-v.[58] sanic.[137] sep.
    ☞ *M; Druck; amel.*
    - **Rücken,** auf den: mag-m.
    - **Vulva,** auf die: bell. lil-t. murx. sanic.[137] sep.
- **Einatmen,** beim: cocc.[144]
- **Eisprung,** Ovulation, während: carc.[227]
  ▥ ALLGEMEINES; M; Eisprung, Ovulation, Beschwerden während
- **Erschütterung** agg.: arg. **BELL. Helon.**[102] **Lach.** lappa **Lil-t.** lyc.[102] lyss.[102] **Med.**[102] murx.[102] sanic.[85]
  ▥ ABDOMEN; C; Schmerz; wund, Schmerz und Empfindlichkeit wie wund und zerschlagen; Erschütterung, bei
- **Erwachen,** beim: tanac.[25]
  ☞ *M; Erwachen; agg.*
- **Essen**:
  - **nach**: **Caust.**
    ☞ *M; Essen agg. ▥ ALLGEMEINES; C; Schmerz; Essen; nach*
  - **amel.**: sep.
- **Fahren,** beim: arg. arg-n. asaf.
  ☞ *M; Fahren oder Reiten agg.*
- **Frösteln,** mit: puls-n.[25]
- **Furcht,** mit: **Sulph.**[54]
- **Gehen**:
  - **agg.**: arg-n. **BELL. BRY.** bufo med. merc.[58] phos.[36] tarent.[36]
    ☞ *M; Gehen; agg.*

◦ **amel.**: kreos.[122] puls.
☞ *M; Gehen; amel.*

◦ ◦ **Freien,** im: puls.
☞ *M; Freien, im; amel.* ▤ *ALLGEMEINES; M; Gehen; amel.; während Gehen amel.; Freien, im*

- **Geräusch,** Lärm, agg.: cimic.[137]
▤ *ALLGEMEINES; C; Schmerz; Geräusch, Lärm, agg.*

- **Hämorrhoiden,** vor: cocc.[102]

- **Heben,** nach: agar.
☞ *M; Heben agg.*

- **Herzklopfen,** mit: conv.[85]
▤ *ALLGEMEINES; C; Schmerz; Herzklopfen, mit*

- **Hochreichen** mit den Armen, beim: aur.[137] **Graph.** rhus-t.
☞ *M; Hochreichen agg.*

- **Husten,** beim: kola[1184] thlaspi[111]
☞ *M; Husten agg.*

- **Kälte** agg.: hyos.[137]

- **Kleidung** agg.: lach. lil-t.
☞ *M; Berührung agg.; Kleidung, der •M; Druck; agg.; Kleidung, der*

- **Klimakterium,** im: agar.[102] **Cimic.**[102] cocc.[102] lach.[102] puls.[102] **Sep.**[102] stroph.[85]
▤ *ALLGEMEINES; M; Menopause, Beschwerden in der; Klimakterium, im •ALLGEMEINES; C; Schmerz; Klimakterium, im*

- **Klimakterium,** nach dem: agar.[102]

- **Koitus**:

◦ **während**: bani-c.[204] **Ferr-p. Hep.** kreos.[5] merc-c. **Puls.**[8] sep. sulph.[85]
☞ *M; Koitus; agg.* ▤ *ABDOMEN; C; Schmerz; Koitus; während*

◦ **nach**: **Plat.**
☞ *M; Koitus; agg. •Ovarien; Koitus; nach* ▤ *ABDOMEN; C; Schmerz; Koitus; nach •ALLGEMEINES; C; Schmerz; Koitus, nach*

- **Kopfschmerz,** mit: lyc.[85]
▤ *ALLGEMEINES; C; Schmerz; Kopfschmerz, während*

- **Kränkung,** durch: **Cocc.**
▤ *GEMÜT; M; Kränkung, Beleidigung, Verdruss, Beschwerden durch*

- **Kreuzen** der Beine amel.: lil-t. murx. sep. zinc.
☞ *M; Kreuzen der Beine; amel.*

- **Leukorrhö**:

◦ **vor**: con. mag-m.[122]

◦ **während**: mag-m.[102] nabal.[25] sep.[36]

◦ ◦ **hysterisch** bedingt: mag-m.[102]

- **Liegen**:

◦ **agg.**: **Ambr.** bell.[85] **Ferr.** puls.
☞ *M; Liegen; agg. •O; Uterus; Liegen agg.*

◦ **amel.**:

◦ ◦ **Magen,** auf dem: podo.[171]

◦ ◦ **Rücken,** auf dem: **Onos.**

◦ ◦ **Seite,** auf der:
☞ *M; Liegen; amel.; Seite, auf der*

◦ ◦ ◦ **linker** Seite, auf: pall.

◦ ◦ ◦ **rechter** Seite, auf: sep.

- **Luft,** kalte, agg.: nux-v.[58]
▤ *ALLGEMEINES; C; Schmerz; Luft; kalte agg.*

- **Luftzug,** kalter, agg.: nux-v.[58]
▤ *ALLGEMEINES; C; Schmerz; Zugluft, durch*

- **Menses**:
▤ *ABDOMEN; C; Schmerz; Menses*

◦ **vor**: alum. apis[58] arist-cl.[144] **Arund.** aur. **Bell.** bor. bov. bry. bufo cact.[58] **CALC. CALC-P.** carb-an. carb-v.[36] **CAUL. Caust. Cham.** chin. chin-s. cina coloc. con. croc. cur. elaps foll.[1201] germ.[222] jug-r. **KALI-C. Lach.** lap-a.[85] **Lyc.** mag-c. **Mag-p.** mosch. murx. nat-c. nat-m. nux-m. **Nux-v. Phos.** pitu-a.[164] plat. **PULS.** rhus-t. sabad. sec. **SEP. Sil.** sul-ac. tarent. thymol.[119] tub.[212] ust. verat-v.[25] **Vib. Zinc.**
☞ *M; Menses; vor*

◦ **Beginn,** zu: **Calc. Calc-p. Caust.** graph. **Kali-c. Lach. LAP-A.** lyc. pitu-a.[164] tub.[102] **Vib.** wye.[85]

◦ **zwischen** den Perioden: cocc.[116] ham.[116] nux-v.[54] sep.[148]

◦ **während**: **Acon. Agar.** agn. alet. aloe alum. **Am-c.** am-m. androc.[222] ant-c. apis[58] arg-n. arge-p.[264] arist-cl.[119] arn. ars. ars-met. asaf. aur. aur-s.[58] bamb-a.[1184] **BELL.** berb. bor.[1] bov. bry. **CACT. CALC. Calc-p.** calc-s. canth. carb-v. carn-g.[264] caul. caust. cench.[58] **Cham.** chin. chin-s. **Cimic.** cina **Cocc.** coff. coloc.[122] con. cop.[36] cupr.[10] dam.[85] der. ferr.[58] **Gels.** graph. haem.[102] **Ham.** hyos. **Ign. Kali-c.** kali-i. kali-p. kali-s. **Kreos. Lac-c. Lach.** led.[58] **Lil-t.** lob. **Lyc.** mag-c. **Mag-m.** mag-p. med.[56] merc.[58] mill.[58] mosch. murx. nat-c. nat-m. neon[222] nit-ac. nux-m.[36] **NUX-V.** onos. op.[110] pall. ph-ac. phos.[36] phyt. **Plat.** podo. **PULS.** rhus-t. ruta sabin.[8] sars. sec.[10] senec. sep. sil. **Stann.** staph. **Sulph. Tarent.** thea[36] thlaspi[25] thuj. thymol.[119] **Tub. Ust.**[54] verat.[10] vib.[25] wye.[85] xan. zinc.
☞ *M; Menses; während*

◦ ◦ **aufschreien,** muss: **Acon. Cact.** calc-p.[58] **Cham.** coloc.[122] **Mag-m.** nux-m. **Nux-v. PULS.** senec. xan.

◦ ◦ **Druck,** bei: nux-m.[36]
☞ *M; Druck; agg.*

◦ ◦ **Zorn,** durch: cham.[54]
☞ *M; Zorn, nach*

◦ **nach**: agar. bov. canth. cocc. con. iod. kreos. lac-lup.[204] pall. plat. puls. tarent.
☞ *M; Menses; nach*

◦ **amel. während**: arg-n. bell. calc-p.[58] foll.[149] kali-c. **Lach.** lap-a.[85] mosch. sep. sulph. ust. vib. **Zinc.**
☞ *M; Menses; amel. während*

◦ ◦ **Blutfluss,** durch: arg-n. bell. kali-c. **LACH.** mosch. sep. sulph. ust. **Vib.** zinc.[58]

◦ **unterdrückten,** bei: caul.[25] cimic.[25] **Cocc. Kali-c. PULS.**

- **Metrorrhagie,** bei: calc-f.[135] chin.[58] mag-c.[1] thlaspi[8]
☞ *M; Metrorrhagie, mit*

- **Myomen,** bei: lap-a.[137]

- **nervös**: tarent.[36]

Uterus (Forts.)

- **Niesen,** beim:
  ▥ *ALLGEMEINES; M; Niesen; agg.*
  - **agg.**: carb-v.[58] con. dict.[137] kola[1184] lappa lil-t.[162] murx. nat-m. pall. pitu-a.[164] puls.[58] rheum rhus-t. sep. sulph.[58]
  - **amel.**: bell. conv.[38]
- **Pessar,** durch: art-v.[54] **Hyper.**[54] **Nux-m.**[54] ter.[137]
- **Plazentaretention,** bei: cupr.[54] lil-t.[54]
- **Prolaps**:
  - **Anus,** des, mit: podo.[171]
  - **Uterusprolaps,** bei: calc.[1]
- **Ruhe** amel.: sanic.[85]
  ▥ *ALLGEMEINES; C; Schmerz; Ruhe; amel.*
- **Ruhelosigkeit,** mit: cham.[54] germ.[222]
  - **Schwere,** und: cham.[54]
- **schwachen** Beinen, mit: hedeo.[122]
  ▥ *ALLGEMEINES; C; Schmerz; Schwäche, mit*
- **Schwangerschaft,** während: aesc.[58] arn.[58] **Aur.**[54] bell-p. bor.[85] bry. calc-ar.[85] cimic.[45] cupr-ar. gels.[85] ham.[102] kali-c. kali-p. lyss. plat. puls. sil. uza.[144]
  ☞ *wund, Schmerz mit Empfindlichkeit, wie; Uterus; Schwangerschaft, während* ▥ *ALLGEMEINES; M; Schwangerschaft; agg.*
- **Schweiß,** mit heißem: til.[102]
- **Sitzen**:
  - **agg.**:
    ☞ *M; Sitzen agg.*
    - **aufrecht**: conv.[38]
    - **gebeugt**: bell.
      ☞ *M; Beugen; agg.*
    - **lange**: **Bufo**
  - **amel.**: bell. conv.[38] lil-t.[15] murx.[15] nat-m.[15] sep.[15]
    - **aufrecht**: bell.
      ☞ *M; Haltung, aufrechte, amel.*
    - **zusammengekrümmt**: conv.[38]
      ☞ *M; Zusammenkrümmen amel.*
- **Sprechen** agg.: bell.[58]
- **Steigen** agg.: plat.
- **Stillen,** während: **Arn. Cham.** puls. **SIL.** ust.[137]
  ☞ *M; Stillen agg. •abwärtszerrender, herabdrängender Schmerz; Uterus und Uterusregion; Stillen, beim*
- **Strecken,** nach hinten, amel.: sol[236]
- **Strecken,** Überdehnung, durch: podo.[85]
  ☞ *M; Stuhlgang; agg.; Pressen zum, beim*
- **Stuhlgang**:
  - **vor**: nat-c. nit-ac.
    ☞ *M; Stuhlgang; agg.; vor*
  - **während**: **Arg-n.**[54] bell. calc-p. carb-v. iod. lil-t. podo. stann.
    ☞ *M; Stuhlgang; agg.; während*
  - **nach**: lyc.
    ☞ *M; Stuhlgang; agg.; nach*
  - **amel. nach**: pall.
    ☞ *M; Stuhlgang; amel.*
  - **Stuhldrang,** mit: con. corn. inul.[122] lil-t.[102] nux-v. plat.
- **stützt** das Abdomen mit den Händen: bell. lil-t. lyc.[108] murx. sanic.[102] sep.
  ☞ *M; Druck; amel.; Hand, mit der •abwärtszerrender, herabdrängender Schmerz; Uterus und Uterusregion; Druck auf die Vulva amel.*
- **Trinken,** nach: kali-p.[85] nux-v.
  ▥ *ALLGEMEINES; M; Trinken; nach*
  - **Wasser**: kali-p.[85]
- **Urinieren,** beim: calc-p.[122] con.[5] ph-ac.[5]
  ☞ *M; Urinieren; agg.*
- **Wärme** amel.: caust. cham.[58] germ.[222] nux-m. nux-v.
  ☞ *M; Wärme amel.* ▥ *ALLGEMEINES; C; Schmerz; Wärme amel.*
- **Waschen** mit kaltem Wasser, beim: crot-c.
  - **warmem,** oder mit: crot-c.
- **Wechsel** der Lage, Haltung, amel.: ign.[85]
  ▥ *ALLGEMEINES; M; Wechsel, Veränderung; amel., Lagewechsel*
- **Wehen,** Entbindung:
  - **während**: cham.[54] cimic.[54] lil-t.[54] puls.[54]
    ☞ *M; Wehen, Entbindung; während*
  - **nach**: cimic.[85] cycl.[102] lil-t.[54] nux-v.[54] rhod.
    ☞ *M; Wehen, Entbindung; Wochenbett, im*
    - **kolikartig,** amel. nach gussartigem Abgang von Blut: cycl.[102]
- **Wetter,** bei kaltem, nassem: **Calc-p.**
  ☞ *M; Kälte agg.; feuchte Kälte* ▥ *ALLGEMEINES; M; Wetter; kaltes, feuchtes Wetter; agg. •ALLGEMEINES; C; Schmerz; Kälte; agg.; feuchte •ALLGEMEINES; C; Schmerz; Wetter; nasses agg.*
- **Zittern,** mit: puls-n.[25]
- **Zorn,** nach: bry.[54] **CHAM.**
  ☞ *M; Zorn, nach* ▥ *ALLGEMEINES; C; Schmerz; Zorn, durch*
  - **Froststadium** im Fieber, während: **Bry.**[54]
- **Zusammenkrümmen**:
  - **amel.**: **Acon.** cact.[137] **Cimic. Coloc.** lith-c.[227] **Nux-v.** op.[85] puls.[58] sol[236]
    ☞ *M; Beugen; amel. •M; Zusammenkrümmen amel.*
  - **muss** sich: cact. caust.[36] cimic. nux-v.
    ☞ *M; Zusammenkrümmen amel.*
    - **Wärmflasche** amel.: caust.[36]
      ☞ *M; Beugen; amel. •M; Wärme amel.*

➜ - **erstreckt** sich:
  - **Abdomen**: lyss.[36] til.[36]
    - **rechts**: lyss.[36]
  - **abwärts**: aesc. **Apis**[36] ars.[36] **Cact.** calc. calc-p. con. ferr.[36] **Graph.** ham. hedeo.[36] hydrog.[222] ip. kali-i. **Kreos.** lac-c. lil-t.[36] mag-m. merc-c.[36] nat-h.[36] nat-m. nit-ac. nux-v. phyt.[36] pyrus[36] sec. **Sep.** stry.[36] til.[36] ust.
  - **aufwärts**: cact.[137] lac-c. **LACH.** lyc. lyss. **Murx.** phos. **Sep.**
  - **Becken,** durch das, von vorn nach hinten oder lateral: bell.[102]
  - **Beinen,** zu den: bufo[58] vib.[54]
  - **Brust**: caul.[102] cham.[102] cimic.[102] con. **Cupr.**[102] **Lach. Murx.** raph.[36]
    - **rechts**: con.

◦ **diagonal** nach oben: **Murx.**
ALLGEMEINES; C; Schmerz; erstreckt sich; diagonal

◦ **Epigastrium**: iris[111]

◦ **Hals**: gels.[137]

◦ **Herz**: xan.[137]

◦ **Hüften**: **Gels.**[8] haliae-lc.[222] mag-m.[54] stroph.[85]

◦ **Knie**: germ.[222] haliae-lc.[222]

◦ **Körper,** über den ganzen: nux-v.[58] xan.[137]

◦ **Labien,** in die: lyss.[36]

◦ **Leber**: ph-ac.[102]

◦ **Leistenregion**: bor.[102] **Caul.**[102] kali-c.[102] lil-t.[102] plat.[102] tanac.[102] **Ust.**[102]

◦ **Leistenregion,** vom Rücken in die: **SABIN.**
ABDOMEN; C; Schmerz; Leistenregion

◦ **Magen**: cact. elaps[36] ran-b. raph.

◦ ◦ **Magengrube,** Fundus: raph.

◦ **Mammae**: lyss. murx.

◦ ◦ **links**: murx.

◦ ◦ **rechte** Seite des Abdomens, und: lyss.

◦ **Nabel**: nux-v.[111] sep.

◦ **Nieren**: anan.

◦ **Oberschenkel** abwärts, die: **Am-m.**[102] apis ars. berb.[102] bry.[102] bufo cact.[36] **Calc.** carb-an. cast.[102] **Caul.**[102] cham.[102] chel.[137] cimic.[137] coff.[102] coloc.[102] con. **Gels.**[102] germ.[222] graph. haliae-lc.[222] ham. **Kali-c.** kali-i. kreos. **Lac-c.** lil-t.[102] mag-c.[102] mag-m. nat-m. nit-ac. nux-v. ox-ac.[137] plat.[102] rhus-t.[137] sabin.[85] sep.[85] staph.[137] stroph.[85] tril.[102] ust. **Vib.**[102] xan.[102]

◦ ◦ **Lesen** oder Schreiben, durch: nat-m.

◦ **Ovar,** zum linken, einen Tag vor den Menses: pitu-a.[164]
☞ *M; Menses; vor*

◦ **Rektum**: **Aloe**[102] arge-p.[264] xero.[102]

◦ **Rücken**: **Am-c.**[102] am-m.[102] arge-p.[264] asar.[102] **Bell.** **Bor.**[102] calc.[102] **Calc-p.**[102] caust.[102] **Cham.**[102] cic.[102] **Cimic.**[102] cupr.[102] cycl.[102] **Gels.** germ.[222] graph. **Helon.**[102] **Kali-c.**[102] kreos.[102] mag-m.[102] nit-ac.[102] **Nux-v.**[102] phos.[102] plat.[102] podo.[102] **Puls.**[102] rad-br.[102] sabin.[102] **Senec.**[102] **Sep.**[102] spong.[102] vib.[102] **Xan.**[102]

◦ ◦ **unterer** Bereich: germ.[222]

◦ **Sakrum,** zum: calc-p.

◦ **Schamregion,** in die: aln.[102] bov.[102] coloc.[102] cycl.[102] rad-br.[102] **Sabin.**[102] sep.[102] vib.[102]

◦ **Seite** zur andern, von einer: cimic.[58]

◦ **Steißbein** und Zehen: sec.

◦ **Vagina,** zur: **Sep.**[36]

◦ **Vulva,** in die: tarent.[36]

- **Cervix**: amor-r.[149] arg.[58] bell.[102] calc.[54] camph.[36] carb-an.[58] caul.[85] con. cop.[36] ferr.[102] kali-i.[36] kreos. sep.[36]
☞ *O; Uterus; Cervix*

◦ **erstreckt** sich aufwärts: sep.[36]

- **Fundus**: abies-c.[25]

- **Ligamente**: caul.[25] cimic. gels.[8] goss.[25] hedeo.[25]
ALLGEMEINES; C; Schmerz; Fasergewebe, Bänder

◦ **Ligamenta** lata: cimic. gels.[8]

- **Os** uteri: calc.[54] con.[54] merc-c.[36] puls.[36] sec.[36] sep.[36]

◦ **Berührung,** bei: sec.[36]
☞ *M; Berührung agg.*

◦ **Koitus,** beim: merc-c.[36]
☞ *M; Koitus; agg.*

◦ **Wehen,** während: calc.[54] con.[54]

Vagina: achy.[149] acon. adam.[222] agar.[102] all-s. alum. alumn. am-c. ambr.[85] amor-r.[149] ant-c. antipyrin.[38] apis[102] arg-n.[58] ars.[31] ars-met. atro.[25] aur.[5] aur-m-n.[102] aur-s.[58] bar-m.[111] bell.[102] **Berb.** bor. brom.[31] bufo cact. **Calc.** calc-ar.[58] **Calc-p.** cann-s.[5] canth.[31] carb-an.[58] card-m. caust.[5] cham.[31] chel. chim.[102] chin.[54] choc.[222] cimic.[102] cimx.[102] cinnam.[102] cinnb.[85] cob-n.[144] coc-c. coff. coloc.[31] con. cop. crot-h.[102] elaps falco-p.[265] ferr.[102] ferr-i.[137] ferr-m. ferr-p. frax.[102] germ.[222] goss.[102] **Graph.** ham. hedeo.[36] helon. hep. hura hydr. hydrc. hyos.[1] ign.[58] kali-bi. kali-br.[85] **Kali-c.**[137] kali-fcy.[102] kali-p. kola[1184] **Kreos.**[102] lac-c.[102] lach. lil-t.[102] **Lyc.** lyss. mag-p.[111] merc. morg.[136] mosch.[102] mur-ac.[31] murx.[102] naja nat-c.[102] nat-hchls.[102] nat-m.[102] nat-s. nit-ac. nux-v.[102] onos.[102] ovi-g-p.[102] pall.[102] petr. phos. pier-b.[233] plat. plb.[5] podo. pop-c.[85] puls. pulx.[72] rhus-t. sabin.[58] sanic.[102] **Sec.** **Sep.** sil.[111] spira. stann.[102] **Staph.**[137] stry. sul-ac. sulph.[137] tarent.[137] thuj. til.[102] tril.[102] ust. vib.[102] xan.[102] xero.[102]
☞ *O; Vagina*

- **links,** nach Koitus: adam.[222]
☞ *S; Links*

- **morgens**: puls. sep.
☞ *Z; Morgens* *ALLGEMEINES; C; Schmerz; morgens*

◦ **Erwachen,** beim: sep.
☞ *M; Erwachen; agg.* *ALLGEMEINES; C; Schmerz; morgens; Erwachen; beim*

- **abends**: rhus-t.
☞ *Z; Abends*

- **periodisch,** jeden Tag zur selben Stunde: chel.

- **Berührung** agg.: berb. germ.[222]
☞ *M; Berührung agg.*

- **Bücken,** beim: lyc.
☞ *M; Bücken; agg.* *ALLGEMEINES; C; Schmerz; Bücken, nach*

- **Gehen** agg.: berb. nit-ac. thuj.
☞ *M; Gehen; agg.*

- **Koitus**:

◦ **während**: alumn. **ARG-N.** bell. **Berb.** **Calc-p.** choc.[222] coff. falco-p.[265] **Ferr.** **Ferr-m.** **Ferr-p.** ham. **Hep.** hydr. hyos.[1] **Ign.** **Kali-bi.** **Kali-c.** **Kreos.** **Lyc.**[54] **LYSS.** morg.[136] naja **NAT-M.** pier-b.[233] **Plat.** **Rhus-t.** sabin. **SEP.** sil. spira. **Staph.** **Sulph.** **Thuj.**
☞ *M; Koitus; agg.* •*Koitus; schmerzhaft* *ABDOMEN; C; Schmerz; Koitus; während*

◦ ◦ **Eingang** der Vagina: hyos.[1]

◦ **nach**: kola[1184] kreos. lyc. lyss.[102]
☞ *M; Koitus; agg.* *ALLGEMEINES; C; Schmerz; Koitus, nach*

◦ **verhindert** Koitus: coff. plat. rhus-t. sep. thuj.

Vagina (Forts.)

- **Kontakt,** durch geringsten: chin.[54]
- **Kratzen** agg.: tarent.[137]
  ☞ *M; Kratzen; agg.* ▥ *ALLGEMEINES; C; Schmerz; Kratzen agg.*
- **Liegen** auf linker Seite agg.: merc.
- **Menses**:
  - **vor**: alum. bell. berb. bufo con. elaps ign. nat-m. sulph.
    ☞ *M; Menses; vor*
  - **während**: all-s. ant-c. **Ars-met.** bell. berb. calc. calc-p.[58] con. graph. kali-c.[137] kreos. lach. lil-t. nat-c. nit-ac. nux-v. plat. rhus-t. sabin. sep. sul-ac. sulph. ust.
    ☞ *M; Menses; während*
  - **nach**: berb. graph. kreos. lyc. sulph.
    ☞ *M; Menses; nach*
- **mündet** in der Vagina, Schmerz, von anderen Körperteilen kommend: **Calc-p.**
- **Nasenbluten,** nach: ambr.[85] aur-m-n.[102] calc-p. cinnb.[85]
  - **durch**: cinnb.[85]
  - **vor**: ambr.[85]
  - **während**: aur-m-n.[102]
- **Schwangerschaft,** während: bor.
  ▥ *ALLGEMEINES; M; Schwangerschaft; agg.*
- **Sitzen** agg.: staph.[137] sulph.[137] thuj.
  ☞ *M; Sitzen agg.* ▥ *ALLGEMEINES; C; Schmerz; Sitzen agg.*
- **Stehen,** beim: nit-ac.
  ☞ *M; Stehen; agg.*
- **Stuhlgang,** während: podo.
  ☞ *M; Stuhlgang; agg.; während*
- **Trockenheit,** durch: lyc.[58]
- **Urinieren**:
  - **während**: arg-n.[58] sil.[137]
    ☞ *M; Urinieren; agg.*
  - **nach**: nat-m.
    ☞ *M; Urinieren; agg.*

➔ - **erstreckt** sich:
  - **abwärts,** als würden die Eingeweide heraustreten: agar.[102] bell.[102] cimic.[102] cinnam.[102] crot-h.[102] ferr.[102] ferr-i.[102] frax.[102] goss.[102] hedeo.[36] kali-fcy.[102] kreos.[102] lac-c.[102] lil-t.[102] lyc.[102] mosch.[102] murx.[102] nat-c.[102] nat-hchls.[102] nat-m.[102] nux-v.[102] onos.[102] ovi-g-p.[102] pall.[102] podo.[102] puls.[102] sanic.[102] sep.[102] stann.[102] sulph.[102] til.[102] tril.[102] vib.[102] xan.[102] xero.[102]
  - **aufwärts**: alum. am-c. berb. ferr-i.[137] ign.[58] lyss. nit-ac. phos. rhus-t.[137] sabin.[58] sep. sil.[111] stann.[102]
    - **Sitzen,** beim: ferr-i.[137]
      ☞ *M; Sitzen agg.*
  - **außen,** nach: berb.
  - **Brust,** zur: alum. calc-p.[137]
  - **Harnröhrenmündung,** zur: berb.
  - **Ovar,** zum linken: cimx.[102]

Vulva, sogar wenn sie nicht uriniert: ambr.
☞ *O; Vulva*

abwärtszerrender, herabdrängender Schmerz: acon. adam.[222] aesc.[58] agar.[102] alet.[58] aloe alst-s.[85] alum. alumn.[58] am-c. am-m. androc.[222] ant-c. ant-t. apis apisin.[5] aq-des.[275] aral.[122] arg. arg-n. asaf. asc-t.[102] aster.[122] aur. aur-m-n.[102] aur-s.[58] **BELL.** bell-p.[144] berb. bor. bov. bry. **Calc.**[58] calc-ar.[85] calc-f.[166] calc-p. calc-s.[58] canth. carb-an. carb-v.[58] cath-a.[264] caul. caust. **Cham. CHIN.** chin-s. cimic.[45] cina[5] cocc. coff. coloc.[102] **Con.** conv.[38] cop. corn. croc.[5] cur. cycl.[102] der. dict.[137] dirc.[36] elaps ferr. **Ferr-i.** ferr-p.[58] fic.[144] form.[25] frax.[144] gels. germ.[222] glyc-g.[102] graph. haem.[102] ham. hedeo.[122] helon.[144] hydr.[58] hyos.[137] ign.[85] ind.[36] inul.[122] iod. ip. irid.[222] kali-c. kali-fcy. kali-i. kali-p.[85] kali-s. kali-sil.[58] kola[1184] kreos. lac-c. lac-d. lach. lappa[144] lat-h.[301] lil-t.[85] lob. lyc.[108] lyss. mag-c.[5] mag-m. mang. med.[56] merc. **Mosch.**[5] mur-ac.[5] murx.[144] myrt-c.[45] **NAT-C.** nat-h. nat-hchls.[93] nat-m. nat-sil.[58] neon[222] nit-ac. nux-m. nux-v.[58] onos. ovi-g-p.[85] oxal.[45] pall. phos. phys.[25] pier-b.[233] pitu-a.[164] **PLAT.** podo. puls.[58] rheum rhus-t. sabad. sabin. sanic.[102] sec. **SEP.** sil. spig.[5] stann. sul-ac. **SULPH.** tarent.[36] ter.[45] thuj. til.[102] tril.[102] uro-h.[264] ust.[137] vib.[85] xan.[102] zinc. zinc-p.[58]
☞ *Erschlaffung • Geschoben, Empfindung, der Uterus wird • Prolaps; Uterus* ▥ *ABDOMEN; C; Schmerz; abwärtsdrängender, zerrender Schmerz*

- **Entbindung**:
  - **Beginn,** zu: apis[36]
  - **während,** als würde der Beckeninhalt ausgestoßen: bell.[54]
    ☞ *M; Wehen, Entbindung; während*
  - **nach**: cycl.[102] **Podo.**[54] sec.[54] sep.[54] ust.[54]
    ☞ *M; Wehen, Entbindung; Wochenbett, im*
- **Leukorrhö,** mit: aral.[25] cimic.[25]
  ☞ *M; Leukorrhö; mit*
- **Menses**:
  - **vor**: alum.[5] apisin.[5] bov.[26] cina[5] croc.[5] germ.[222] mosch.[5] phos. plat.[26] rhus-t.[26] vib.[26] zinc-p.[58]
    ☞ *M; Menses; vor*
    - **Stehen**: rhus-t.[26]
      ☞ *M; Stehen; agg.*
  - **während**: calc-s. form.[25] med.[102] neon[222] phys.[25] xan.[85]
    ☞ *M; Menses; während*
  - **nach**: chin.[5]
    ☞ *M; Menses; nach*
- **Übelkeit,** mit: lil-t.[25]
- **Ovarien**: **Apis** bell.[5] canth. ferr-i. ham. lac-d. **Lach. Lil-t.** mag-m. med. oxal.[45] plat. **Podo.**
  ☞ *O; Ovarien*
  - **links**: lac-d. **Lach.**
    ☞ *O; Ovarien; links*
  - **rechts**: **APIS**
    ☞ *O; Ovarien; rechts*
  - **Gehen,** beim: **Lil-t.** med.
    ☞ *M; Gehen; agg.*
  - **Stehen,** beim: **LIL-T.**
    ☞ *M; Stehen; agg.*

- **Uterus** und Uterusregion: acon. adam.[222] aesc.[58] **AGAR.**[102] alet.[58] aloe alst-s.[85] alum. alumn.[58] am-c. am-m. androc.[222] **Ant-c. Ant-t. Apis** aq-des.[275] aral.[122] arg. arg-n. asaf. asc-t. aster.[122] aur. aur-m-n.[102] aur-s.[58] **BELL. Bell-p.**[144] berb. bor. bov. bry. **Calc.** calc-ar.[85] calc-f.[135] calc-p. calc-s.[58] canth. **Carb-an.** carb-v.[58] cath-a.[264] caul. caust. **CHAM. Chin.** chin-s. **Cimic.**[45] cina cocc. coff. **Coloc.**[102] **Con.** conv.[38] cop. corn. croc. cur. cycl.[102] der. dict.[137] dirc.[36] elaps **Ferr. Ferr-i.** ferr-p.[58] frax.[111] gels. glyc-g.[102] **Graph.** haem.[102] hedeo.[122] helon. hyos.[137] ign.[85] inul.[122] **Iod.** ip. kali-c. **Kali-fcy.** kali-i. kali-p.[85] kali-s. kola[1184] **Kreos.**[122] **Lac-c.** lach. lappa[144] lat-h.[301] **LIL-T.** lob. lyc.[108] lyss. mag-c.[1] mag-m. **Mang.** med.[56] **Merc.** mosch. mur-ac.[5] **MURX.** myrt-c.[45] **Nat-c. NAT-H.** nat-hchls.[93] **NAT-M.**[54] **Nit-ac.** nux-m. **Nux-v.** onos. ovi-g-p.[85] **Pall.** phos. pier-b.[233] pitu-a.[164] **PLAT. Podo.**[171] **Puls.** rheum rhus-t. sabad. **SABIN.** sanic.[102] **SEC. SEP.**[85] **Sil. STANN.** sul-ac. **Sulph.** tarent.[36] ter.[45] thuj. til.[102] tril.[102] uro-h.[264] ust.[137] vib. xan.[102] zinc.
  ☞ *O; Uterus •Gewicht, Empfindung wie von einem, Uterus •drückender Schmerz; Uterus ▥ ABDOMEN; C; Schmerz; abwärtsdrängender, zerrender Schmerz*

◦ **morgens**: **BELL. NAT-M.**[15] **Nux-v. SEP.**
  ☞ *Z; Morgens*

◦ ◦ **jeden** Morgen: nat-m.[15]

◦ **vormittags**: sep.

◦ **nachmittags**: mag-m. **SEP.**
  ☞ *Z; Nachmittags*

◦ **nachts** im Bett: **SULPH.** uro-h.[264]

◦ **Mitternacht,** nach: **Bov.**
  ☞ *Z; Mitternacht, nach*

◦ **Analprolaps,** mit: podo.[171]

◦ **Bewegung** agg.: hedeo.[85]
  ☞ *M; Bewegung; agg.*

◦ **Bücken**:

◦ ◦ **beim**: **Lyc.**
  ☞ *M; Bücken; agg.*

◦ ◦ **amel.**: mag-c.[1]
  ☞ *M; Bücken; amel.*

◦ **Druck** amel.: ign.[85] mag-c.[1]
  ☞ *M; Druck; amel.*

◦ **Druck** auf die Vulva amel.: **Bell. LIL-T. MURX.** sanic.[137] **SEP.**
  ☞ *Uterus; stützt das Abdomen mit den Händen •hält den Bauch mit den Händen*

◦ **Entbindung,** nach der, kolikartig, amel. durch Blutschwall: cycl.[102]
  ☞ *M; Wehen, Entbindung; Wochenbett, im*

◦ **Erkältung** agg.: hyos.[137]

◦ **Erschütterung** agg.: bell.[58] sanic.[85]

◦ **Essen** amel.: sep.

◦ **Fahren** agg.: **Asaf.**
  ☞ *M; Fahren oder Reiten agg. ▥ ALLGEMEINES; M; Fahren im Wagen oder mit der Bahn; während Fahren*

◦ **Gehen**:

◦ ◦ **agg.**: alet.[58] alst-s.[85] aster.[122] **Bell. Chin.** coff. **Con.** kreos. **Lil-t. NAT-H.** phos. **Plat.** puls.[58] **Rhus-t.** sanic.[85] **SEP.** tarent.[36]
  ☞ *M; Gehen; agg.*

◦ ◦ **amel.**: kreos.[122] puls.
  ☞ *M; Gehen; amel.*

◦ ◦ ◦ **Freien,** im: **Puls.**
  ☞ *M; Freien, im; amel.*

◦ **Geräusch,** Lärm, agg.: cimic.[137]

◦ **hält** den Bauch mit den Händen: **Bell.** lat-h.[301] **Lil-t.** lyc.[108] **Murx.** sanic.[102] **Sep.**
  ☞ *M; Druck; amel.; Hand, mit der •Druck auf die Vulva amel.*

◦ **Heben,** nach: **Agar.**
  ☞ *M; Heben agg.*

◦ **hinsetzen,** muss sich, um Prolaps zu verhindern: **Nat-m.**[54]

◦ **Husten,** während: kola[1184]
  ☞ *M; Husten agg.*

◦ **Klimakterium,** nach dem: agar.[102]

◦ **Kopfschmerz,** mit: lyc.[85]

◦ **Kreuzen** der Beine amel.: **LIL-T.** murx. **SEP.** zinc.
  ☞ *M; Kreuzen der Beine; amel. ▥ BLASE; C; Schmerz; drückender Schmerz; Sitzen amel.; gekreuzten Beinen sitzen, muss mit*

◦ **Lagewechsel** amel.: ign.[85]

◦ **Liegen**:

◦ ◦ **agg.**: bell.[85] **Puls.**
  ☞ *M; Liegen; agg. •O; Uterus; Liegen agg.*

◦ ◦ **amel.**: **Agar.** cimic. ign.[85] onos. pall. podo.[171] sanic.[85] **Sep.**

◦ ◦ ◦ **linker** Seite, auf: pall.
  ☞ *M; Liegen; amel.; Seite, auf der*

◦ ◦ ◦ **Magen,** auf den: podo.[171]

◦ **Menses**:

◦ ◦ **vor**: alum. **Apis** aur. **Bell.** bov. **Calc-p. Chin.** chin-s. **Cina Con.** croc. elaps **Kali-c.** mosch. nux-m. **Phos. Plat.** rhus-t. sabad. sec. **Sep.** sul-ac. tarent. ust. **Vib.** zinc.
  ☞ *M; Menses; vor*

◦ ◦ **während**: acon. **Agar.** alet. aloe am-c. am-m. androc.[222] ant-c. aq-des.[275] arg-n. **Asaf. Aur.** aur-s.[58] **BELL.** berb. bor. bov. calc. **Calc-p.** cath-a.[264] caul. caust. **Cham. Chin.** chin-s. **Cimic.** cina **Con. Ferr. Gels.** graph. haem.[102] hyos. ign. **Kali-c.** kali-i. **Kali-p.** kreos. **Lach. LIL-T.** lob. mag-c. med.[56] mosch. murx. **Nat-c. Nat-m. Nit-ac.** nux-m. nux-v. pall. **Plat. Podo. PULS.** rhus-t. **Sec. SEP. Sulph.** thuj. ust.[54] **Vib.** zinc.
  ☞ *M; Menses; während*

◦ ◦ **nach**: **Agar. Con.** pall. tarent.
  ☞ *M; Menses; nach*

◦ **Metrorrhagie,** mit: calc-f.[135] mag-c.[1]
  ☞ *M; Metrorrhagie, mit*

◦ **Niesen,** beim: kola[1184]

◦ **Reiben**:

◦ ◦ **amel.**: pall.[137]
  ☞ *M; Reiben; amel.*

◦ ◦ **Juckreiz,** nach Reiben wegen: con.[1]
  ☞ *M; Reiben; agg.*

abwärtszerrender, herabdrängender Schmerz; **Uterus** und Uterusregion Forts.)

◦ **Ruhe** amel.: sanic.[85]

◦ **schwachen** Beinen, mit: hedeo.[122]

◦ **Schwangerschaft,** während: calc-ar.[85] cimic.[45] **Kali-c.**
ALLGEMEINES; M; Schwangerschaft; agg.

◦ **Schweiß,** mit heißem: til.[102]

◦ **Sitzen**:

◦ ◦ **amel.**: bell. conv.[38] lil-t.[15] murx.[15] nat-m.[15] sep.[15]

◦ ◦ ◦ **aufrecht**: **Bell.**
☞ *M; Haltung, aufrechte, amel.*

◦ ◦ ◦ **gebeugt**: conv.[38]
☞ *M; Beugen; agg.*

◦ ◦ **agg.**:
☞ *M; Sitzen agg.*

◦ ◦ ◦ **aufrecht**: conv.[38]

◦ ◦ ◦ **gebeugt**: **Bell.**
☞ *M; Beugen; agg.*

◦ ◦ **heraufdrängen,** als würde dabei etwas: **Ferr-i.** nat-hchls.[93]
☞ *Drückt aufwärts, beim Hinsetzen, Empfindung der Uterus*

◦ **Stehen**:

◦ ◦ **agg.**: carb-v.[58] **Con.** dict.[137] lil-t.[162] **Murx.** nat-m. **Pall.** puls.[58] rheum rhus-t. **SEP.** sulph.[58]
☞ *M; Stehen; agg.*

◦ ◦ **amel.**: **Bell.** conv.[38]
☞ *M; Stehen; amel.*

◦ **Stillen,** beim: ust.[137]
☞ *M; Stillen agg. •Uterus; Stillen, während*

◦ **Stuhlgang**:

◦ ◦ **vor**: nat-c. nit-ac.
☞ *M; Stuhlgang; agg.; vor*

◦ ◦ **während**: arg-n. **Bell.** iod. **Lil-t. Podo. Stann.**
☞ *M; Stuhlgang; agg.; während*

◦ ◦ **Stuhldrang,** mit: **Con. Corn.** inul.[122] lil-t.[102] **NUX-V.** plat.

◦ **Treppensteigen,** beim: **Plat.**

◦ **Trinken,** nach: kali-p.[85] nux-v.

◦ ◦ **Wasser**: kali-p.[85]

◦ **Urindrang,** mit: lyc.[108] nux-v. **Pall. SEP.**

◦ **Zurücklehnen** agg.: conv.[38]

◦ **erstreckt** sich in die Oberschenkel: sep.[85]

- **herauskommen** wollte, als ob alles: aster.[122] **BELL.** bell-p.[144] calc.[58] calc-f.[166] carb-v.[58] **Con. FRAX.**[144] helon.[144] kali-c. **KREOS. Lac-c.** lappa[144] **LIL-T.**[85] murx.[144] **Nat-c. NAT-H. Nat-m. Nit-ac.** nux-v.[58] pitu-a.[164] **Plat. Podo.** puls.[58] **SEP.** vib.[85]

◦ **Husten** oder Niesen, beim: pitu-a.[164]
☞ *M; Husten agg.*

◦ **legt** Hand vor die Vulva, um Herausfallen zu verhindern: lil-t.[85]
☞ *M; Druck; amel.; Hand, mit der*

◦ **Schwangerschaft,** während: **Kali-c.**
ALLGEMEINES; M; Schwangerschaft; agg.

◦ **Stuhlgang**:

◦ ◦ **vor**: **Nat-c.**
☞ *M; Stuhlgang; agg.; vor*

◦ ◦ **während**: **Podo.**
☞ *M; Stuhlgang; agg.; während*

- **intermittierend,** Uterus: asc-t.[102]

- **Menses** einsetzen wollten, als ob die: cina[5] croc.[5] mag-c.[5] mosch.[5] mur-ac.[5]

anfallsweise auftretender Schmerz: asaf. atro.[25] bell. caul. caust. cham. cimic. coloc. con. ham. ign. lac-c. mag-m. nux-m. nux-v. plat. puls. sabin. sec. sep. **Staph.** sulph. tarent.[36] vib. ziz.[25]

- **Ovarien**: atro.[25] **Ham.** plat. ziz.[25]
☞ *O; Ovarien*

- **Uterus**: **ASAF.** atro.[25] **BELL. Caul.** caust. **CHAM. Cimic.** coloc. con. ign. lac-c. mag-m. nux-m. **Nux-v. PLAT. PULS. SABIN. Sec.** sep. sulph. **Vib.**
☞ *O; Uterus*

- **Vagina**: **Staph.**
☞ *O; Vagina*

anhaltender Schmerz, Uterus: sec.[171]

beißender Schmerz: ambr.[5] bart.[36] berb. calc. **Caust.**[5] cham. chin.[5] eupi. graph. hep. kali-c.[5] **Kali-i.** kali-n.[36] **KREOS.** laur.[36] lyc.[5] **Merc.** nat-c.[36] nat-m. **Rhus-t. Sil.** staph. sulph. thuj. zinc.
ALLGEMEINES; C; Schmerz; beißender Schmerz

- **Leukorrhö,** bei: kali-n.[36] laur.[36]

- **Menses,** während: **Rhus-t.** zinc.
☞ *M; Menses; während*

- **Urinieren,** beim: **Caust.** hep. nat-m. thuj.[1]
☞ *M; Urinieren; agg.*

- **Labien,** zwischen den: **KREOS.**

- **Vagina**: caust.[5] cham. **Graph.** thuj.
☞ *O; Vagina*

- **Salz,** wie: caust.[5] **KALI-C.**[5] **Lyc.**[5]

◦ **Vagina**: caust.[5]
☞ *O; Vagina*

berstender Schmerz:
ALLGEMEINES; C; Schmerz; berstender, spaltender, auseinandertreibender Schmerz

- **Ovarien**: graph. med. thuj.[58]
☞ *O; Ovarien*

- **geplatzt,** als sei etwas, Uterus: elaps

Blutandrang, Kongestion, Schmerz bedingt durch: thymol.[119]
☞ *M; Menses; während*

bohrender Schmerz: brom. coloc. con.[5] lach. lyc. merc. sumb. thuj. zinc.
ALLGEMEINES; C; Schmerz; bohrender Schmerz

- **Ovarien**: brom. **Coloc.** lach. **LYC.** sumb. thuj. **ZINC.**
☞ *O; Ovarien*

◦ **links**: brom. sumb. thuj. **ZINC.**
☞ *O; Ovarien; links*

◦ ◦ **Menses**:

◦ ◦ ◦ **agg. während**: thuj.
☞ *M; Menses; während*

◦ ◦ ◦ **amel.**: zinc.

◦ **rechts**: **LYC.**
☞ *O; Ovarien; rechts*

◦ **Aufrichten** amel.: **Coloc.**
☞ *M; Beugen; amel.*

◦ **Druck** amel.: zinc.
☞ *M; Druck; amel.*

◦ **Menses,** amel. während: lach. zinc.
☞ *M; Menses; amel. während*

- **Uterus**: merc.
☞ *O; Uterus*

brennender Schmerz: abrot. achy.[149] acon.[102] adam.[222] agar. all-s. alum.[20] alum-sil.[58] **Am-c. Ambr.** amor-r.[149] anan. antipyrin.[38] apis **Apisin.**[5] arg.[58] arg-n. **Ars.**[58] ars-i.[58] ars-s-f.[58] arund.[36] **Aur.** aur-ar.[58] aur-m.[36] aur-s.[58] bar-c. bar-s.[58] bart.[36] **Bell.** berb. bor. bov. bry.[85] bufo **CALC.** calc-ar.[58] calc-p.[137] calc-s. calc-sil.[58] canth. **Carb-an. Carb-v. Carbn-s.** card-m. carl.[36] cast. **Caust.** cham. chel. coc-c. cocc.[36] coloc. con. cop. croc.[102] cur. cymbo-ci.[2184] dulc. **Eupi.**[36] fago.[102] falco-p.[265] **Ferr.**[36] ferr-ar. ferr-p. foll.[1201] goss. **Graph.** gua.[102] hell.[36] **Helon.** hep. hyos.[1] hyosin.[137] ign. iod.[5] itu[36] kali-ar. **Kali-bi.** kali-br.[85] **Kali-c. Kali-i.**[36] kali-n.[72] kali-p. kali-s. kali-sil.[58] kola[1184] **Kreos.**[36] lac-c. lac-d.[56] lach. lap-a.[137] laur.[122] **Lil-t. Lyc.** lyss.[102] m-aust.[5] mag-s. med.[304] **Merc. Merc-c.** murx.[102] nat-m. neon[222] **NIT-AC. Nux-v.** ox-ac. pall.[102] **Petr.** ph-ac. **Phos.**[58] pip-n. pitu-a.[164] plat. pop-c.[85] **Puls.** pulx.[72] ran-b. raph.[36] rhod. rhus-t. ruta[1] **Sabin. Sec. Sep.**[8] **Sil.** sol-t-ae.[36] spira. staph. sul-ac.[1] **Sulph.** tarent. **Ter.** thuj. til. tub.[85] ust.[137] wye.[85] xan.[102] zinc. zinc-val.[102]
☞ *Hitze, Empfindung von ▯ ALLGEMEINES; C; Schmerz; brennender Schmerz*

- **nachts** im Bett: anan.

- **Bades,** während eines: bart.[36]
☞ *M; Baden; agg.*

- **Berührung,** bei: thuj.[1]
☞ *M; Berührung agg.*

- **Bewegung** agg.: ars.
☞ *M; Bewegung; agg.*

- **Blutung,** mit: ars.[54] petr.[1]

- **Gehen** agg.: berb. thuj.
☞ *M; Gehen; agg.*

- **Koitus,** nach: carb-v.[5] merc.[5]
☞ *M; Koitus; agg.*

- **Leukorrhoe,** durch: alum.[36] calc.[58] ferr.[36] **Kreos.**[5]
☞ *M; Leukorrhö; agg.*

◦ **waschen** mit kaltem Wasser amel.: **Alum.**[36]
☞ *M; Baden; amel.; kalt •M; Leukorrhö; mit*

- **Liegen** amel.: berb.

- **Menses**:

◦ **vor**: calc. carb-v. foll.[1201] **Sep.**
☞ *M; Menses; vor*

◦ **während**: **Am-c.** bufo[58] **Carb-v.** kali-br. **Kali-c. Kreos.** sep.[36] **Sil.** thuj.
☞ *M; Menses; während*

◦ **nach**: carl.[36] nit-ac.[36]
☞ *M; Menses; nach*

- **Sitzen,** beim: berb. sep.
☞ *M; Sitzen agg.*

- **Urinieren**:

◦ **während**: **Ambr.** calc. canth.[58] **Caust. Eupi.** falco-p.[265] **KREOS. Lac-c.** laur.[122] nat-m. plat. sulph.
☞ *M; Urinieren; agg.*

◦ **nach**: canth.[58] carl.[36] **Caust.** hyosin.[137] **KREOS. Lac-c.** merc. ruta[1] sulph.[58]
☞ *M; Urinieren; agg.*

- **Wehen,** Entbindung, während: calc.[54]
☞ *M; Wehen, Entbindung; während*

- **Labien,** zwischen den: eupi.[36] **KREOS.**[36]

- **Ovarien**: abrot. anan. **APIS ARS. Bell. Bufo**[122] **Canth.** carb-an. coloc. con.[102] croc.[102] **Eupi.**[102] **Fago.**[102] goss. **Kali-i.**[8] kali-n.[72] **Lac-c.** lac-d.[56] **LACH. Lil-t.** lyc. med. **Merc.**[58] nat-m. pitu-a.[164] **Plat. Sep. Thuj.** tub.[85] **Ust.**[137] zinc. zinc-val.[102]
☞ *O; Ovarien*

◦ **links**: abrot. croc.[102] **Lach.** med. thuj.[102] ust.[102]
☞ *O; Ovarien; links*

◦ ◦ **Bewegung,** bei, vor Menses: croc.[102] **Thuj.**[102] ust.[102]
☞ *M; Bewegung; agg. •M; Menses; vor*

◦ **rechts**: **Apis Bell.** coloc. eupi.[102] fago.[102] **Kali-i.**[8] pitu-a.[164] ust.[137]
☞ *O; Ovarien; rechts*

◦ **Abort,** bei: **APIS**

◦ **Bewegung** der Füße amel.: **ARS.**

◦ **Fahren** oder Reiten, beim: thuj.
☞ *M; Fahren oder Reiten agg.*

◦ **Gehen,** beim: thuj.
☞ *M; Gehen; agg.*

◦ **Koitus,** nach: **APIS** thuj.
☞ *M; Koitus; agg. •Ovarien; Koitus; nach*

◦ **Menses**:

◦ ◦ **während**: bufo canth. kali-n.[72]
☞ *M; Menses; während*

◦ ◦ **nach**: pitu-a.[164] zinc.
☞ *M; Menses; nach*

◦ **Urinieren,** beim: nat-m.
☞ *M; Urinieren; agg.*

◦ **erstreckt** sich in die Oberschenkel: bufo[122]

- **Uterus**: amor-r.[149] anan. arg.[58] **Arg-n. Ars.** ars-i.[58] **Bell.** bor.[85] **Bry.**[85] bufo[122] calc-ar.[58] **Calc-p.** calc-sil.[58] **Canth.** carb-an.[58] **Carb-v.** caust. **Con.** cur. **Hep.** kali-i.[36] **Kreos.** lac-c. **Lach.** lap-a.[137] **Lyc.** merc. nat-m. **Nux-v.** ph-ac. phos.[36] pip-n. ran-b. raph. rhod. rhus-t. **Sec.** sep. sul-ac.[1] sulph. tarent. ter. thuj. wye.[85] xan.[102]
☞ *O; Uterus*

◦ **abwechselnd** mit Schmerzen in den Gliedern: rhod.[85]
☞ *A; Abwechselnd mit ▯ EXTREMITÄTEN; A; Abwechselnd mit*

◦ **Entbindung,** nach der: rhod.
☞ *M; Wehen, Entbindung; Wochenbett, im*

◦ **Gehen,** beim: phos.[36]
☞ *M; Gehen; agg.*

brennender Schmerz; **Uterus** (Forts.)

◦ **Menses**:

◦ ◦ **vor**: bufo carb-an. con. cur. **Nat-m.**
☞ *M; Menses; vor*

◦ ◦ **Beginn,** zu: wye.[85]

◦ ◦ **während**: ars. bry. **Calc-p.** canth. carb-v. caust. merc. nat-m. nux-v. ph-ac. phos. rhus-t. sep. sulph. tarent.
☞ *M; Menses; während*

◦ ◦ **nach**: canth. **Kreos.**
☞ *M; Menses; nach*

◦ **Myomen,** bei: lap-a.[137]

◦ **Schwangerschaft,** während: bor.[85] bry.[85]
ALLGEMEINES; M; Schwangerschaft; agg.

➡ ◦ **Cervix**: amor-r.[149] arg.[58] carb-an.[58] con. kali-i.[36] **Kreos.** sep.

◦ **erstreckt** sich:

◦ ◦ **Magengrube**: **Raph.**

◦ ◦ **Nieren,** zu den: anan.

◦ ◦ **Oberschenkel,** in die: bufo[122] carb-an.

- **Vagina**: **Achy.**[149] adam.[222] all-s. alum.[20] **Amor-r.**[149] antipyrin.[38] ars.[58] aur. aur-s.[58] **Bell. BERB.** bor. bufo calc. calc-ar.[58] **Calc-p. Canth.** carb-an.[58] card-m. **Cham. Chel.** cop. falco-p.[265] **Graph.** helon. hyos.[1] ign. **Kali-bi.** kali-br.[85] kali-p. kola[1184] **Kreos.** lyc. lyss.[102] med.[304] **Merc. Nat-m.** neon[222] **NIT-AC.** nux-v. **Petr.** phos.[58] pop-c.[85] **Puls.** pulx.[72] sabin. **Sep.**[8] spira. **SULPH. Thuj.**
☞ *O; Vagina • Fluor, Ausfluss; brennend • Fluor, Ausfluss; scharf, wundmachend*

◦ **Uhrzeit,** jeden Tag zur selben: **Chel.**

◦ **Gehen,** beim: **Thuj.**
☞ *M; Gehen; agg.*

◦ **Koitus**:

◦ ◦ **während**: kali-bi. **Kreos. Lyc.** nat-m. spira. **Sulph.**
☞ *M; Koitus; agg.*

◦ ◦ **nach**: kola[1184] **Kreos.** lyc. lyss.[102]
☞ *M; Koitus; agg.*

◦ **Liegen** auf linker Seite **agg.**: merc.
☞ *M; Liegen; amel.; Seite, auf der*

◦ **Menses**:

◦ ◦ **vor**: bufo **Ign.** nat-m. **Sulph.**
☞ *M; Menses; vor*

◦ ◦ **während**: all-s. berb. calc-p.[58] **Graph.** nux-v. sulph.
☞ *M; Menses; während*

◦ ◦ **nach**: berb. graph. kreos. lyc. **Sulph.**
☞ *M; Menses; nach*

◦ **Schwangerschaft,** während: bor.
ALLGEMEINES; M; Schwangerschaft; agg.

◦ **Sitzen,** beim: **Thuj.**
☞ *M; Sitzen agg.*

◦ **Urinieren,** nach: nat-m.
☞ *M; Urinieren; agg.*

➡ ◦ **erstreckt** sich zur Brust: calc-p.[137]

◦ **Vagina,** Eingang der: hyos.[1] med.[304]

- **anfallsweise,** Ovarien: **Plat.**

- **Feuer,** wie durch: gua.[102]

- **Fremdkörper,** wie ein heißer, steigt auf bis zum Hals: raph.[36]

drehender, windender Schmerz:

- **Ovarien**: kali-i.[36]
☞ *O; Ovarien*

- **Uterus**: sol-t-ae.[36]
☞ *O; Uterus*

drückender Schmerz: acon. agar.[102] alet.[102] **Aloe**[58] alum. alumn.[36] am-c.[5] anac. anan. ang. ant-c. apis[36] **Apisin.**[5] apoc-a.[36] arg.[149] arge-p.[264] ars.[36] asaf. **Aur-m-n.**[102] bar-c. **Bell.**[102] berb. bov. cact. calad. **Calc.** calc-p. calen.[102] camph.[36] canth. carb-ac.[102] carb-an.[5] carb-v. cham.[85] chim.[102] **Chin.**[54] **Cimic.**[102] cina[5] cinnam.[102] cinnb.[85] **Cocc.**[102] **Coll.**[102] coloc. **CON. Croc.**[36] crot-h.[102] elaps[26] ferr.[102] ferr-br.[102] ferr-i.[137] frax.[102] gels. glyc.[102] gnaph.[102] **Goss.**[102] graph. haem.[36] hedeo.[36] hell.[36] **Helon.**[102] hura[36] ign.[5] ind.[36] iod. **Ip.**[54] jug-r. kali-bi.[102] **Kali-c.**[5] kali-fcy.[102] kali-n.[36] kreos.[102] lac-c.[102] lac-d. lach. lappa[102] **Lil-t.**[102] lyc. mag-c. **Mag-m.**[102] mag-s. mang-acet.[1] med. merc.[5] merc-c.[36] mosch.[102] mur-ac. murx.[102] nat-c.[102] nat-ch.[102] nat-h.[36] nat-hchls.[102] nat-m.[102] nit-ac. nux-m. **Nux-v.**[102] onos.[102] ovi-g-p.[102] pall.[102] ph-ac.[5] phos.[36] phyt.[36] **Plat.** plb.[102] podo. polyg.[102] **Puls.** pyrus[36] rhus-t.[36] **Sabin.**[5] sanic.[102] sapin.[36] sec. **SEP.**[102] sil. stann.[102] stry.[36] sul-ac.[1] **SULPH.**[102] tarent. thea[36] thuj. til.[102] tril.[102] ust. vesp.[36] vib.[102] wye.[102] xan.[102] xero.[102] zinc. zinc-val.[102]
ALLGEMEINES; C; Schmerz; drückender Schmerz

- **Gehen,** im, vor Menses: **Chin.**[26]
☞ *M; Gehen; agg. • M; Menses; vor*

- **Menses**:

◦ **vor**: bov.[26] chin.[122] **Croc.** elaps[26] plat.[26] vesp.[36]
☞ *M; Menses; vor*

◦ **während**: **Am-c.**[5] ant-c. apoc-a.[36] asaf. **BELL.** berb. bov. calc. carb-an.[5] **Cham.** chin. **Con.**[5] ind.[36] iod.[100] ip. **Kreos.**[5] mag-c. mag-s. mosch. nat-m. **Nit-ac.**[5] nux-m. nux-v. **Plat.** puls. **Sep.** sil. sulph. zinc.
☞ *M; Menses; während*

- **Schmerz** in der Lumbalregion, mit: arg.[149]
☞ *M; Schmerz in der Lumbalregion, mit*

- **Sitzen,** beim: thuj.
☞ *M; Sitzen agg.*

- **Stuhlgang,** während: kali-n.[36]
☞ *M; Stuhlgang; agg.; während*

- **Urinieren,** vor: merc.[5]

➡ - **erstreckt** sich:

◦ **abwärts**: bell.[5] cham.[5] con.[1] hedeo.[36] sabin.[5]

◦ ◦ **Metrorrhagie,** bei: **Bell.**[5] **Cham.**[5] **Sabin.**[5]
☞ *M; Metrorrhagie, mit*

◦ ◦ **Urinieren,** beim: con.[1]
☞ *M; Urinieren; agg.*

◦ **außen,** nach: hedeo.[36] **Lyc.**[5] **Sep.**[5]

- **Klitoris**: alumn.[36]

- **Ovarien**: ang. ant-c.[102] arg.[149] arge-p.[264] **Ars.** bell.[102] **Coloc. Iod.** lac-d. **LACH. Lil-t.**[36] med. plat. **Sep.**
  ☞ *O; Ovarien*
  - **links**: **Lach.** lil-t.[36] **Med.**
    ☞ *O; Ovarien; links*
  - **rechts**: ang. **Ars. Iod.**
    ☞ *O; Ovarien; rechts*
  - **Menses,** bei unterdrückten: ant-c.[102] bell.[102]
  - **Stuhldrang,** mit, nach Menses: **Plat.**
    ☞ *M; Menses; nach*
- **Uterus**: **Acon.** aloe[58] anac. anan. **Ant-c.** apis[36] ars.[36] **BELL.** berb. cact. calad. calc.[1] calc-p. canth. carb-v. cham.[85] chin. **Cocc.**[102] con.[5] croc.[36] ferr.[36] **Gels.** hedeo.[36] hura[36] ip.[54] jug-r. **Lil-t.**[36] merc-c.[36] mur-ac. **Nat-c.** nat-h.[36] **Nit-ac.** nux-v. ph-ac.[5] phos.[36] phyt.[36] **Plat.** podo. **Puls.** pyrus[36] sapin.[36] **Sec. Sep.**[54] stry.[36] sul-ac.[1] tarent. thea[36] til.[36] ust.
  ☞ *O; Uterus •abwärtszerrender, herabdrängender Schmerz; Uterus und Uterusregion ▤ ABDOMEN; C; Schmerz; Uterus, mit Druck im •ABDOMEN; C; Schmerz; drückender Schmerz; Hypogastrium*
  - **morgens**: puls.
    ☞ *Z; Morgens*
  - **nachmittags**: **SEP.**[36]
    ☞ *Z; Nachmittags*
  - **Blutung,** mit uteriner: ip.[54] sep.[54]
  - **Entbindung,** wie während der: cham.[85] merc-c.[36]
    ☞ *M; Wehen, Entbindung; während*
  - **Gehen,** beim: phos.[36]
    ☞ *M; Gehen; agg.*
  - **Hämorrhoiden,** vor: cocc.[102]
  - **Menses**:
    - **vor**: jug-r.
      ☞ *M; Menses; vor*
    - **während**: sapin.[36] thea[36]
      ☞ *M; Menses; während*
  - **Prolaps,** mit: calc.[1]
  - **scharrend** in der Vagina, während Menses: **Berb.**
    ☞ *M; Menses; während*
  - **Stuhlgang,** während: **Carb-v.**
    ☞ *M; Stuhlgang; agg.; während*
  - **Urinieren,** beim: con.[5] ph-ac.[5]
    ☞ *M; Urinieren; agg.*
  - **erstreckt** sich abwärts: **Apis**[36] ars.[36] ferr.[36] hedeo.[36] **LIL-T.**[36] merc-c.[36] nat-h.[36] phyt.[36] pyrus[36] stry.[36] til.[36]
    ☞ *Gewicht, Empfindung wie von einem, Uterus*
- **Vagina**: agar.[102] alum. ant-c. **Bell.**[102] **Calc.** chim.[102] chin.[54] cimic.[102] cinnam.[102] cinnb.[85] con. crot-h.[102] ferr.[102] **Ferr-i.**[137] frax.[102] goss.[102] graph. hedeo.[36] kali-fcy.[102] kreos.[102] lac-c.[102] lach. **Lil-t.**[102] lyc. mosch.[102] murx.[102] nat-c.[102] nat-hchls.[102] nat-m.[102] **Nit-ac. Nux-v.**[102] onos.[102] ovi-g-p.[102] pall.[102] plat. podo. puls. sanic.[102] **Sep.**[102] sil. stann.[102] sulph.[102] til.[102] tril.[102] **Ust.** vib.[102] xan.[102] xero.[102]
  ☞ *O; Vagina*
  - **morgens**: puls.
    ☞ *Z; Morgens*
  - **Bücken,** beim: lyc.
    ☞ *M; Bücken; agg.*
  - **Kontakt,** durch geringsten: **Chin.**[54]
  - **Leukorrhoe,** durch: cinnb.[85]
    ☞ *M; Leukorrhö; agg.*
  - **Menses**:
    - **vor**: alum. bell. con.
      ☞ *M; Menses; vor*
    - **während**: ant-c. **Bell.** con. **Lach. Lil-t. Nat-c. Nit-ac.** plat. **Sep.** ust.
      ☞ *M; Menses; während*
  - **Stuhlgang,** während: podo.
    ☞ *M; Stuhlgang; agg.; während*
  - **erstreckt** sich:
    - **abwärts,** als würden die Eingeweide heraustreten: **Agar.**[102] **Bell.**[102] cimic.[102] cinnam.[102] crot-h.[102] ferr.[102] **Ferr-i.**[102] **Frax.**[102] goss.[102] hedeo.[36] kali-fcy.[102] **Kreos.**[102] **Lac-c.**[102] **Lil-t.**[102] lyc.[102] mosch.[102] **Murx.**[102] **Nat-c.**[102] nat-hchls.[102] nat-m.[102] **Nux-v.**[102] onos.[102] ovi-g-p.[102] pall.[102] **Podo.**[102] **Puls.**[102] **Sanic.**[102] **Sep.**[102] **Stann.**[102] **Sulph.**[102] **Til.**[102] **Tril.**[102] vib.[102] **Xan.**[102] xero.[102]
    - **aufwärts,** im Sitzen: ferr-i.[137]
- **Menses** einsetzen wollten, als ob die:
  - **Uterus**: **Croc.**[36] **Mur-ac.** plat.
    ☞ *O; Uterus*
- **wieder** erscheinen wollten, als ob die Menses, Ovarien: **Plat.**

fressender Schmerz: alum.[36] kali-n.[36] kreos.[5] nux-v.[5]
▤ *ALLGEMEINES; C; Schmerz; fressender Schmerz*
- **Leukorrhö,** bei: kali-n.[36]
  ☞ *M; Leukorrhö; agg.*
- **waschen** mit kaltem Wasser amel.: **Alum.**[36]
  ☞ *M; Baden; amel.; kalt*

geschwürartiger Schmerz: kreos.[5] phos.[5]
▤ *ALLGEMEINES; C; Schmerz; geschwürartiger Schmerz*
- **Cervix**: kreos.[5]
  ☞ *O; Uterus; Cervix*

greifender Schmerz:
- **Menses,** vor: foll.[1201]
  ☞ *M; Menses; vor*
- **Ovarien**: cur. lil-t.
  ☞ *O; Ovarien*
- **Uterus**: androc.[222] bufo[111] cham.[54] con. form-ac.[192] nux-v.[5]
  ☞ *O; Uterus*
  - **Wehen,** Entbindung, während: cham.[54]
    ☞ *M; Wehen, Entbindung; während*

hindurchschießend:
☞ *stechender, scharf st. Schmerz*

intermittierender Schmerz:
▤ *ALLGEMEINES; C; Schmerz; intermittierend*
- **Ovarien**: bell. cham. goss.[36] lac-c. lach. thlaspi[102] thuj. ziz.[25]
  ☞ *O; Ovarien*
- **Uterus**: asc-t.[102] **Caul.**[85] phyt.[36]
  ☞ *O; Uterus*

Keil, wie ein, vom Ovar zum Uterus: iod.[102]
▥ *ALLGEMEINES; C; Pflock, Keil oder Nagel, Empfindung von einem*

kneifender Schmerz: alum. anan. bell. bry. cact. canth. cham. con. kali-c. mur-ac. plat. rob.[809]
▥ *ALLGEMEINES; C; Schmerz; kneifender Schmerz*

- **Menses** einsetzen wollten, als ob die: mur-ac.

- **Ovarien**: anan. canth. cham. **Plat.** rob.[809]
☞ *O; Ovarien*

◦ **links,** abends: pic-ac.[36]

- **Uterus**: alum. anan. bell. bry. cact. canth. **Cham.** con.
☞ *O; Uterus*

◦ **Menses,** vor: **Alum.** bry.
☞ *M; Menses; vor*

Korkenzieher, Schmerz wie durch einen: **Sumb.**[8]

krampfartiger, klemmender Schmerz: acon. adam.[222] agar. aloe anan. arg.[102] arge-p.[264] art-v.[85] atro.[25] aur-m-n.[102] bell. bell-p.[149] berb.[111] bry. bufo cact.[111] calad. calc.[102] calc-p. cand-a.[239] cann-i.[58] carc.[227] carn-g.[264] cath-a.[264] caul.[25] caust. cench.[58] cham.[58] chin.[58] cimic. coc-c.[111] **Cocc.** coff.[63] coloc. con. conv.[2191] cop.[36] corv-c.[258] cub. cupr.[54] cupr-ar. cycl.[102] cypra-e.[227] der. dios.[8] ferr.[54] ferr-p.[111] form-ac.[192] gels.[8] germ.[222] gink.[227] graph. haliae-lc.[222] ham.[58] harp.[1184] hydr-ac.[268] hydrog.[222] hyos.[102] hyper.[1125] **Ign.**[5] imp.[1125] iod. kali-c. kali-i.[36] kali-n.[45] kola[1184] **Kreos.**[5] lach. lil-t.[111] lyc. **Mag-m.** mag-p.[111] menth.[1125] mill.[58] naja nat-m. nit-ac. nux-m. nux-v. onos. op.[144] phos. pitu-a.[164] plat.[5] plb.[5] pseuts-m.[255] puls.[8] puls-n.[25] raph.[36] rhus-t. rob. sabin. sanic.[85] sec.[10] sep.[5] sol[236] stann. staph.[5] sul-ac.[5] tarent. thea[36] thlaspi[8] thuj.[5] thymol.[119] tub. ust. uza.[144] valer.[1125] verat.[10] verat-v.[25] vib.[198] visc.[119] xan.[102] zinc.[5]
▥ *ALLGEMEINES; C; Schmerz; krampfartiger Schmerz*

- **abends**: adam.[222]
☞ *Z; Abends*

- **Aufstehen** von einem Sitz, beim: thuj.
☞ *M; Aufstehen, bei oder nach; Sitzen, vom*

- **Entbindung,** nach der: cycl.[102]
☞ *M; Wehen, Entbindung; Wochenbett, im*

- **Menses**:

◦ **vor**: sanic.[85]
☞ *M; Menses; vor*

◦ **Beginn,** zu: **Calc.**[8] **Kali-c.**[5] **PLAT.**[5]

◦ **während**: adam.[222] cand-a.[239] **Cupr.**[58] ferr.[54] gink.[227] haliae-lc.[222] hydr-ac.[268] hydrog.[222] kali-n.[45] pseuts-m.[255] thea[275] visc.[119]
☞ *M; Menses; während*

- **erstreckt** sich:

◦ **Abdomen**: thuj.[1]

◦ **Rücken**: bell-p.[149]

- **Ovarien**: adam.[222] **Bufo Cact.**[102] cocc. **Coloc.** cub. harp.[1184] kola[1184] **Naja** phos. pitu-a.[164] plat.
☞ *O; Ovarien*

◦ **links**: **Coloc.** harp.[1184] **Naja**
☞ *O; Ovarien; links*

◦ **rechts**: adam.[222]
☞ *O; Ovarien; rechts*

◦ **Menses,** während: **Cocc.** kola[1184] pitu-a.[164]
☞ *M; Menses; während*

- **Uterus**: acon. agar. aloe anan. arg.[102] arge-p.[264] art-v.[85] atro.[25] **Bell.** bry. bufo **Cact. Calad.** calc.[102] **Calc-p.** cann-i.[58] carc.[227] carn-g.[264] cath-a.[264] **CAUL.**[25] caust. cench.[58] **CHAM.**[58] chin.[58] cimic. **Cocc.** coff.[63] coloc. **CON.** conv.[2191] cop.[36] corv-c.[258] **Cupr.**[54] cupr-ar. cypra-e.[227] der. **Dios.**[8] **Gels.**[8] germ.[222] gink.[227] graph. haliae-lc.[222] hydr-ac.[268] **Hyos.**[102] hyper.[1125] **Ign.** imp.[1125] iod. kali-c. kali-i.[36] kreos.[5] lach. lyc. **MAG-M.** mag-p. **Menth.**[1125] mill.[58] nat-m. nit-ac. nux-m. **NUX-V.** onos. op.[144] **Plat.**[54] **Puls.** puls-n.[25] raph.[36] rhus-t. rob. **SABIN.** sec.[10] **Sep.**[36] sol[236] stann. sul-ac.[5] **Tarent.** thea[36] thlaspi[8] thuj.[5] thymol.[119] tub. **UST.** uza.[144] valer.[1125] verat.[10] verat-v.[25] **Vib.**[198] xan.[102] zinc.[5]
☞ *O; Uterus*

◦ **nachts**:
☞ *Z; Nachts*

◦ ◦ **23** Uhr: **Cact.**

◦ ◦ **Menses,** während: sep.[36]
☞ *M; Menses; während*

◦ **Mitternacht,** nach: **Calad.**
☞ *Z; Mitternacht, nach*

◦ **Berühren** der Teile agg.: **Ign.**
☞ *M; Berührung agg.*

◦ **Beugen** vorwärts, beim:

◦ ◦ **amel.**: sol[236]
☞ *M; Beugen; amel.*

◦ ◦ **muss** sich, Wärmflasche amel.: caust.[36]
☞ *M; Beugen; amel.* • *M; Wärme amel.*

◦ **Bewegung,** durch: **COCC.** sep.[36]
☞ *M; Bewegung; agg.*

◦ **Blutung,** mit uteriner: chin.[54] thlaspi[25]

◦ **Einatmen,** beim: cocc.[144]

◦ **Eisprung,** Ovulation, während: carc.[227]

◦ **Gehen,** beim: conv.[2191] tarent.
☞ *M; Gehen; agg.*

◦ ◦ **stehen** bleiben, muss: conv.[2191]

◦ **Hochreichen** mit den Armen, beim: **Rhus-t.**
☞ *M; Hochreichen agg.*

◦ **Koitus,** nach: **Plat.**[809]

◦ **Kränkung,** durch: **Cocc.**
▥ *GEMÜT; M; Kränkung, Beleidigung, Verdruss, Beschwerden durch*

◦ **Leukorrhö**:

◦ ◦ **vor**: **Con.** mag-m.[122]

◦ ◦ **mit,** hysterisch: mag-m.[102]
☞ *M; Leukorrhö; mit*

◦ **Liegen** amel.: sep.[36]

◦ **Menses**:

◦ ◦ **vor**: cact.[58] **CALC-P. Caust. CHAM. Mag-p.** thymol.[119] tub.[212] verat-v.[25] **Vib.**
☞ *M; Menses; vor*

◦ ◦ **während**: acon. **Bell. CACT. Calc-p.** carn-g.[264] cath-a.[264] **Caust.** cench.[58] **CHAM.**[54] **Cimic. COCC. Coff.**[63] coloc. **Con.** cop.[36] **Cupr.**[10] der. gink.[227] **GRAPH.** hyos.[102] **Ign. Kali-c.** kali-i. **Lach. Mag-p.** mill.[58] **Nit-ac. NUX-V.** onos. **Plat. Puls.**[63] sec.[10] sep. stann. thea[36] thlaspi[25] thymol.[119] **Tub. Verat.**[10]
☞ *M; Menses; während*

◦ ◦ ◦ **Zorn,** durch: **CHAM.**[54]
☞ *M; Zorn, nach*

◦ ◦ **nach**: chin.[5] **Cocc.** iod. kreos.[5] plat. puls.
☞ *M; Menses; nach*

◦ ◦ **amel. während**: calc-p.[58]
☞ *M; Menses; amel. während*

◦ ◦ **Amenorrhö,** bei: caul.[25] cimic.[25]
▥ *GEMÜT; M; Menses; unterdrückte, durch*

◦ ◦ **einsetzen** müssten, aber ausbleiben, wenn die Menses: **Cocc.** haliae-lc.[222] **Kali-c.**

◦ **Metrorrhagie,** bei: chin.[58] **Thlaspi**[8]
☞ *M; Metrorrhagie, mit*

◦ **Plazentaretention,** bei: cupr.[54]

◦ **Schwangerschaft,** während: **Cupr-ar.** uza.[144]
▥ *ALLGEMEINES; M; Schwangerschaft; agg.*

◦ **Stillen,** beim: cham.[58]
☞ *M; Stillen agg.*

◦ **Strecken,** nach hinten, amel.: sol[236]

◦ **Stuhlgang,** nach: lyc.
☞ *M; Stuhlgang; agg.; nach*

◦ **Wärme** amel.: caust. nux-m. nux-v.
☞ *M; Wärme amel.*

◦ **Wetter,** bei kaltem, nassem: **Calc-p.**
☞ *M; Kälte agg.; feuchte Kälte*

◦ **Zorn,** nach: **CHAM.**
☞ *M; Zorn, nach*

◦ **Zusammenkrümmen,** muss sich: **Cact. Cimic. NUX-V.**
☞ *M; Zusammenkrümmen amel.*

➡ ◦ **erstreckt** sich:

◦ ◦ **abwärts,** links: conv.[2191]

◦ ◦ **Beinen,** zu den: vib.[198]

◦ ◦ **Brust,** zur: raph.[36]

◦ ◦ **Hüften,** in die: gels.[144] mag-m.[54]

◦ ◦ **Knie,** in die: germ.[222]

◦ ◦ **Magen,** zum: **Cact.**

◦ ◦ **Oberschenkel** hinab, die: germ.[222] **Kali-i. Mag-m.**

◦ ◦ **Rücken** hinauf, den: gels.

◦ **Cervix**: kali-i.[36]
☞ *O; Uterus; Cervix*

◦ **Ligamenta** lata: **CIMIC.** gels.[8]

◦ **Uterusregion,** Wehen, Entbindung, während: plat.[54]

- **Vagina**: aur-m-n.[102] berb.[111] cact.[111] coc-c.[111] ferr-p.[111] gink.[227] ham.[58] ign.[5] kreos.[5] mag-p.[111] plat.[5] plb.[5] **Puls.**[8] sep.[5] staph.[5] thuj.[5]
☞ *O; Vagina*

◦ **Leukorrhö,** bei: aur-m-n.[102]

- **anfallsweise,** Uterus: atro.[25]

- **Blutandrang,** durch, Uterus: verat-v.[25]

lanzinierender Schmerz: aeth. anan. apis ars. aur-s.[36] bell. berb. bor. bufo clem. coll. con. crot-c. cub.[36] goss. graph. hura ign. lac-c. lil-t. meli. murx. ped.[36] pip-n.[85] pitu-a.[164] sabin.[58] sep. tarent.
▥ *ALLGEMEINES; C; Schmerz; lanzinierender Schmerz*

- **Atmen** agg.: clem.
☞ *M; Atmen agg.*

- **Blutung,** mit uteriner: ars.[54]

- **Urinieren,** beim: clem.
☞ *M; Urinieren; agg.*

- **Ovarien**: **APIS** bell. bor. coll. con. cub. goss. **LIL-T.** pitu-a.[164]
☞ *O; Ovarien*

◦ **rechts**: pitu-a.[164]
☞ *O; Ovarien; rechts*

◦ **Menses**:

◦ ◦ **während**: **Bor.** coll.
☞ *M; Menses; während*

◦ ◦ **nach**: **Bor.**
☞ *M; Menses; nach*

- **Uterus**: anan. **Ars.** bufo **Con.** crot-c. cub.[36] graph. hura ign. lac-c. murx. ped.[36] pip-n.[85] sep. tarent.
☞ *O; Uterus*

◦ **Berührung** agg.: ign.
☞ *M; Berührung agg.*

◦ **Waschen** in kaltem oder warmem Wasser, beim: crot-c.

◦ **erstreckt** sich aufwärts: lac-c. sep.

- **Vagina**: berb. hura
☞ *O; Vagina*

◦ **Gehen** agg.: berb.
☞ *M; Gehen; agg.*

mahlender Schmerz: **Con.** fl-ac. graph.
▥ *ALLGEMEINES; C; Schmerz; bohrender Schmerz*

- **Ovarien**: fl-ac. graph.
☞ *O; Ovarien*

Menses einsetzen wollten, Schmerz, als ob die: calc-p. cina[5] croc.[5] **Cycl.**[8] haliae-lc.[222] mag-c.[5] mosch.[5] **Mur-ac.**[8] plat. puls.[58]

- **Uterus**: calc-p. cina[5] croc.[5] haliae-lc.[222] mag-c.[5] mosch.[5] mur-ac.[5] plat.
☞ *O; Uterus*

- **wieder** erscheinen wollten, als ob die Menses, Ovarien: plat.

Nachwehen: acon.[54] aml-n.[111] arist-cl.[144] **ARN.**[5] asaf. **Atro.**[54] aur. **BELL.**[54] bor. **Bry.**[54] **Calc.**[10] calc-f.[85] carb-an. carb-v.[102] **Caul.**[111] **CHAM.**[5] chin. cic. **Cimic.**[54] cina cinnam.[54] cinnb.[111] cocc.[102] **COFF.**[5] **Coloc.**[122] **Con. CROC.** crot-h.[122] **CUPR.**[54] cupr-acet.[31] cupr-ar.[102] cycl.[54] **DIOS.**[54] **Ferr.**[54] **Gels.**[54] goss.[171] **Graph.** hyos.[54] **HYPER.**[54] **Ign.** iod. ip. **KALI-C.**[54] kreos. **Lac-c.**[54] lach. lil-t.[54] lyc.[54] **Mill.**[54] nat-c. nat-m. nux-m. **NUX-V.**[5] **Op.**[5] **PAR.**[54] **Phos.**[54] plat. **Podo.**[85] **PULS.**[5] pyrog.[102] **RHUS-T.**[54] **Ruta SABIN.**[54] **SEC.**[54] **Sep.**[54] sil. sul-ac. **Sulph.**[54] ter.[122] ust.[54] **Vib.**[137] **Vib-p.**[102] vinc.[111] visc.[54] wye.[85] **Xan.**[54] zinc.

- **links** nach rechts, von: con.[54]

Nachwehen (Forts.)
- **rechts**: con.[54] lac-c.[54]
  S; Rechts
  - **links,** dann: con.[54]
    S; Links
- **abends**: puls.[54]
  Z; Abends
- **nachts**: rhus-t.[54]
  Z; Nachts
- **erscheinen** und verschwinden plötzlich: bell.[54]
  ALLGEMEINES; C; Schmerz; beginnt plötzlich; hört plötzlich auf
- **Absonderung** zunehmend, mit jeder weiteren: bell.[54] xan.[54]
- **Änderung** der Lage, häufige, amel. zeitweilig: rhus-t.[54]
- **Atemzug,** ausgelöst durch einen tiefen: bry.[54]
  M; Atmen agg. •M; Einatmen, tief, agg.
- **Bewegung**:
  - **agg. durch geringste**: **Bry.**[54]
    M; Bewegung; agg.
  - **amel.**: rhus-t.[54]
    M; Bewegung; amel.
  - **Abneigung** gegen: bry.[54] nux-v.[54]
- **Blutung,** bei jeder: sabin.[54]
- **empfindlichen** Frauen, bei: **Gels.**[54] **Nux-v.**[54] **Op.**[54]
- **Entbindung**:
  - **lang** dauernder, nach: caul.[54] nux-v.[54]
    M; Wehen, Entbindung; Wochenbett, im
    - **erschöpfend,** und: caul.[54]
  - **schwieriger,** nach: arn.[54]
    M; Wehen, Entbindung; Wochenbett, im
- **Erschöpfung,** mit: caul.[54]
- **Erschütterung** des Bettes unerträglich: bell.[54]
- **Frauentypus**:
  - **alte,** dürre, die viele Kinder geboren haben: sec.[54]
  - **empfindlich,** nervös, zart: xan.[54]
    ALLGEMEINES; C; Anfällig, empfindlich, kränklich
  - **hysterisch** und nervös: vib.[54]
  - **kraftlos**: ferr.[54]
  - **Multipara**: cupr.[122]
  - **sanft,** leicht zu Tränen gerührt: puls.[54]
- **Gerinnsel,** ausgelöst durch große: vib.[54]
- **Hitze,** mit: aml-n.[111] **Podo.**[8]
  - **Hitze** und Röte im Gesicht, mit: aml-n.[111]
- **Kehlkopfentzündung,** mit: arist-cl.[144]
- **Kind** gestillt wird, wenn das:
  M; Stillen agg. •Stillen des Kindes, beim
- **Kontraktionen**:
  - **schwache,** durch: calc-f.[85]
  - **unverhältnismäßig**: coff.[54]
- **Kopfschmerz,** mit: cham.[137] cimic.[137] hyper.[137]
  - **unerträglich**: cham.[137] cimic.[137]
    ALLGEMEINES; C; Schmerz; unerträglicher Schmerz
- **Lochien,** mit dunklen und klumpigen: cham.[54]
- **Menses,** mit übelriechenden: **Crot-h.**[122]
- **Multiparae,** bei: cupr.[122] **Sec.**[54] visc.[54]
- **Neuralgie,** bei Neigung zu: cimic.[54]
- **quälend,** heftig: cham.[54] coff.[54] **CUPR.**[54] xan.[54]
- **Quetschung,** Prellung der Partien, durch: arn.[54]
- **Schaudern,** mit: ferr.[54]
- **Schwäche,** mit: arn.[5] caul.[111] gels.[54] **PAR.**[54] puls.[5] wye.[85]
  - **Muskelschwäche**: gels.[54]
- **Sprechen** agg.: sulph.[54]
- **Stillen** des Kindes, beim: **Arn. Cham.** con. puls. **SEC.**[54] **SIL.** xan.[198]
  M; Stillen agg.
- **Stuhldrang,** mit: nux-v.[54] par.[54]
- **Todesfurcht,** mit: **COFF.**[54]
- **Zangengeburt,** nach: **Arn.**[54] **Hyper.**[54] **Rhus-t.**[54]
  M; Wehen, Entbindung; Wochenbett, im ALLGEMEINES; M; Wehen, Entbindung; Wochenbett, im; Zangengeburt, Beschwerden nach
- **Zimmer,** verlangt warmes: nux-v.[54] rhus-t.[54]
  M; Wärme amel.
- **erstreckt** sich:
  - **Abdomen,** quer durch das, in die Leistenregion: caul.[102] cimic.[102]
  - **aufwärts**: gels.[54]
  - **hinten,** nach: gels.[54]
  - **Leistenregion,** in die: caul.[58] **Cimic.**[54] lyc.[54]
  - **Oberschenkel,** in die: **Lac-c.**[54] sulph.[54] vib.[54] xan.[54]
  - **Schienbeine,** in die: carb-v.[102] cocc.[102]
  - **Vagina** hoch, die: sep.[54]
  - **Waden** und Fußsohlen, in: cupr.[102]
- **anhaltend,** sehr stark: xan.[54]
- **drängend**: bell.[54] sec.[54] sep.[54]
  ALLGEMEINES; C; Drängen, Zwängen, Empfindung von
- **drückend**: sec.[54]
- **häufig**: rhus-t.[137] sec.[54]
- **heftig,** hartnäckig: **Acon.**[54] **Arn.**[5] **Cham.**[5] cimic.[54] **Coff.**[5] gels.[54] hyper.[54] **Nux-v.**[5] **Op.**[5] par.[54] podo.[85] **PULS.**[5] vib.[137] xan.[54]
  ALLGEMEINES; C; Schmerz; anhaltender Schmerz
- **krampfartiger** Schmerz: cupr.[54] hyos.[54] vib.[54]
- **lang** anhaltend: acon.[54] arn.[10] calc.[10] **Coff.**[10] gels.[54] nux-v.[54] **Puls.**[54] rhus-t.[54] sec.[54] ust.[54] xan.[54]
  - **abends** agg.: **Puls.**[54]
    Z; Abends
  - **Nacht** lang, die ganze: rhus-t.[54]
    Z; Nachts
- **schießend**: kali-c.[54] lac-c.[54]
- **stechend**: kali-c.[54]
- **unerträglich**: **Coff.**[54]
- **wechselhaft**: puls.[54]

nagender Schmerz: anan. bufo[111] coloc. kali-c. **Kreos.**[5] lil-t. **Lyc.** nux-v.[5] plat. podo. thyr.[111]
ALLGEMEINES; C; Schmerz; nagender Schmerz

- **Ovarien**: coloc. **Lil-t.** plat. podo.
☞ *O; Ovarien*

◦ **links**: coloc.
☞ *O; Ovarien; links*

◦ **rechts**: **Lil-t.** podo.
☞ *O; Ovarien; rechts*

◦ ◦ **Gehen** agg.: lil-t. podo.
☞ *M; Gehen; agg.*

- **Uterus**: anan. thyr.[111]
☞ *O; Uterus*

- **Vagina**: lyc.
☞ *O; Vagina*

neuralgischer Schmerz: acon.[102] **Agar.**[102] alet.[54] alum.[31] am-br.[102] ap-g.[102] **Apis**[102] apisin.[5] **Aran.**[102] arg.[5] ars.[31] asaf.[54] aster.[54] atro.[25] **Bell.**[31] berb.[31] brom.[31] bry.[5] bufo[102] cact.[111] calc.[31] canth.[31] carb-an.[54] caul.[54] caust.[54] cham.[31] chin.[102] chin-s.[8] **Cimic.**[102] cocc.[54] coff.[54] coll.[102] **Coloc.**[31] **Con.**[31] crot-c.[102] crot-h.[54] cupr-ar.[102] **Dios.**[102] ferr.[54] ferr-p.[102] gels.[102] goss.[102] graph.[31] ham.[111] hyos.[54] hyper.[102] ign.[54] iris[8] kali-br.[102] kali-c.[31] kali-p.[102] kreos.[31] lach.[5] **Lil-t.**[54] lyc.[31] mag-c.[54] mag-m.[102] **Mag-p.**[54] med.[8] meli.[102] merc.[31] merc-c.[102] mur-ac.[31] **Murx.**[54] naja[111] nat-m.[31] nit-ac.[31] nux-v.[31] op.[102] phyt.[102] **Plat.**[54] podo.[111] puls.[102] rhus-t.[31] sabal.[111] sabin.[31] salx-n.[102] sec.[102] sep.[31] sil.[31] stann.[54] staph.[5] sulph.[31] sumb.[111] tab.[36] tarent.[8] thea[102] thlaspi[102] thuj.[31] ust.[111] verat-v.[102] vesp.[102] **Vib.**[111] visc.[1125] xan.[102] zinc.[54] zinc-val.[102] ziz.[25]
ALLGEMEINES; C; Schmerz; neuralgischer Schmerz

- **rechts,** erstrecken sich aufwärts durch den Körper, dann zur linken Mamma: murx.[102]
☞ *S; Rechts*

- **erstreckt** sich zur Brust: lach.[102] murx.[102] vesp.[102]

- **Ovarien**: am-br.[102] ap-g.[102] apisin.[5] arg.[5] atro.[111] bell.[5] berb.[102] bry.[5] cact.[111] canth.[5] caul.[111] cimic.[111] coll.[111] coloc.[5] con.[5] ferr.[102] ferr-p.[102] gels.[111] goss.[102] ham.[111] hyper.[102] kali-br.[102] lach.[5] lil-t.[111] **Lyc.**[58] mag-p.[111] meli.[102] merc.[5] merc-c.[102] naja[111] phyt.[102] plat.[5] podo.[111] puls.[5] sabal.[111] salx-n.[102] staph.[5] sumb.[111] thea[102] thlaspi[102] ust.[111] vib.[111] visc.[1125] **Xan.**[102] **Zinc-val.**[102] ziz.[25]
☞ *O; Ovarien*

- **Uterus**: acon.[102] alet.[54] **Asaf.**[54] **Aster.**[54] atro.[25] **Bell.**[102] **Carb-an.**[54] **Caul.**[54] **Caust.**[54] **Cham.**[54] **Chin-s.**[8] **Cimic.**[102] **Cocc.**[54] **Coff.**[54] coll.[102] coloc.[220] **Con.**[54] crot-h.[54] ferr.[54] **Gels.**[102] **Hyos.**[54] **Ign.**[54] **Iris**[8] **Kali-c.**[54] **Lil-t.**[54] mag-c.[54] **Mag-p.**[54] med.[8] murx.[54] **Nat-m.**[54] **Nux-v.**[8] plat.[54] puls.[102] sabin.[102] sep.[102] stann.[54] **Tarent.**[8] **Thuj.**[54] verat-v.[102] **Zinc.**[54]
☞ *O; Uterus*

◦ **Bewegung** agg.: lil-t.[36]
☞ *M; Bewegung; agg.*

◦ **Blutandrang,** mit: acon.[102] **Bell.**[102] cimic.[102] coll.[102] gels.[102] puls.[102] **Sabin.**[102] sep.[102] verat-v.[102]

◦ **Plazentaretention,** bei: lil-t.[54]

◦ **Wehen,** Entbindung:

◦ ◦ **während**: cimic.[54] lil-t.[54]
☞ *M; Wehen, Entbindung; während*

◦ ◦ **nach**: lil-t.[54]
☞ *M; Wehen, Entbindung; Wochenbett, im*

- **Vagina**: alum.[31] ars.[31] bell.[31] berb.[31] brom.[31] calc.[31] canth.[31] cham.[31] coloc.[31] con.[31] graph.[31] kali-c.[31] kreos.[31] lyc.[31] merc.[31] mur-ac.[31] nat-m.[31] nit-ac.[31] nux-v.[31] rhus-t.[31] sabin.[31] sep.[31] sil.[31] sulph.[31] thuj.[31]
☞ *O; Vagina*

- **intermittierend,** Ovarien: **Goss.**[102] thlaspi[102] ziz.[25]

pickend, Vagina: alum.[1]
ALLGEMEINES; C; Schmerz; pickender Schmerz

prickelnd, stichelnder Schmerz: caul.[809] rhus-t.[5]

- **Cervix**: caul.[809]

pulsierender, klopfender Schmerz: **Aesc.**[102] alum. apis[8] ars. **Bell.**[102] brach.[102] bran.[102] **Cact.**[36] calc-p. cop. cub.[36] cur. dys-co.[136] hep. murx. nabal.[25] onos.[72] podo.[8] pyrog.[56] sep.
☞ *Pulsieren, Klopfen, Empfindung von* *ALLGEMEINES; C; Schmerz; pulsierender, pochender Schmerz*

- **Blutüberfülle** des Uterus, bei: aesc.[25] cact.[25]

- **erstreckt** sich in die Oberschenkel: cact.[25]

- **Ovarien**: apis[8] **Bell.**[8] brach.[102] bran.[102] **Cact.**[8] cop. cub.[36] hep.[102] onos.[72] podo.[8] pyrog.[56]
☞ *O; Ovarien*

◦ **links**: pyrog.[56]
☞ *O; Ovarien; links*

◦ **rechts**: **Podo.**[8]
☞ *O; Ovarien; rechts*

◦ **Druck** agg.: onos.[72]
☞ *M; Druck; agg.*

◦ **Stehen** agg.: **Apis**[8]
☞ *M; Stehen; agg.*

- **Uterus**: **Aesc.**[102] ars. **Bell. Cact.**[36] cur. **Hep.** murx. nabal.[25] **Sep.**
☞ *O; Uterus*

◦ **Leukorrhö,** mit: nabal.[25]
☞ *M; Leukorrhö; mit*

◦ **erstreckt** sich in den Oberschenkel: cact.[36]

- **Vagina**: alum. bell.[102]
☞ *O; Vagina*

quetschender Schmerz:
ALLGEMEINES; C; Schmerz; klemmender, quetschender Schmerz

- **Hand,** wie von einer, Uterus: gels.[85]
☞ *O; Uterus • Ergriffen und wieder losgelassen, Empfindung wie, Uterus • Gequetscht, Empfindung, der Uterus wird von einer Hand • Zusammenschnüren, Empfindung von; Uterus*

- **Ovarien**: coloc. **Thuj.**
☞ *O; Ovarien*

- **Uterus**: **Bell-p.**[72] cham.[5] gels.[8] kali-i.[102] nux-v.[5] sep.[809] tarent.[36] ust.[111]
☞ *O; Uterus*

◦ **Menses,** während: kali-i.[102]
☞ *M; Menses; während*

reißender Schmerz: abrot. agar. aloe[111] am-c. anac. arg-n. ars. bamb-a.[1184] **Bar-c.** bell. berb. brom.[36] bufo[58] calc. calc-sil.[58] **Carb-an.**[1] carb-v. caust. cham. chin. con.[58] conv.[2191] dig.[1] germ.[222] gink.[227] graph. ham. **Kali-c.**[36] kali-i. lap-a. lil-t. lyc. lyss. merc. mosch.[5] nat-c. nat-m. nit-ac. pall.[809] **Phos.**[1] plat. plb. podo. **Puls.** rhus-t. ruta[5] sabin.[5] sep. sil. staph. stry. sulph. tarent. ter. thuj.[58] zinc.
ALLGEMEINES; C; Schmerz; reißender Schmerz

- **links**: kali-c.[36]
S; Links
- **abends**: bar-c.
Z; Abends
- **aufschreien,** lässt sie: **Bar-c.**
- **Gehen** im Freien:
M; Freien, im; agg.
  - **während**: phos.[1]
  M; Freien, im; agg. •M; Gehen; agg.
  - **nach**: phos.[1]
  M; Freien, im; agg. •M; Gehen; agg. ALLGEMEINES; M; Gehen; nach Gehen agg.; Freien, im
- **Menses**:
  - **vor**: germ.[222]
  M; Menses; vor
  - **während**: **Am-c.**[5] zinc.[5]
  M; Menses; während
- **Sitzen,** beim: **Con.**
M; Sitzen agg.
- **Stuhlgang,** während: carb-an.[1]
M; Stuhlgang; agg.; während
- **erstreckt** sich:
  - **Anus**: **Carb-an.**
  - **Brust**: kali-c.[1]
  - **Leistenregion,** links, beim Strecken nach hinten: dig.[1]
  - **Oberschenkel** hinab, die: bufo[58]
- **Ovarien**: abrot. bamb-a.[1184] con.[58] gink.[227] graph. ham. kali-i. lil-t. merc. **Pall.**[809] **Plat.** thuj.[58]
O; Ovarien
  - **links**: plat. thuj.[58]
  O; Ovarien; links
  - **rechts**: graph. kali-i. **Pall.**[809]
  - **Menses,** während: **Pall.**[809] plat.
  M; Menses; während
  - **Stehen,** beim: bamb-a.[1184]
  M; Stehen; agg.
- **Uterus**: agar. am-c. **Arg-n.** ars. bell. bufo[58] calc. calc-sil.[58] caust. **Cham.** chin. con.[58] conv.[2191] lap-a. lyc. lyss. merc. nat-c. nat-m. nit-ac. plb. podo. puls. rhus-t. sep. sil. staph. stry. sulph. tarent. zinc.
O; Uterus
  - **Menses**:
    - **vor**: nat-m.
    M; Menses; vor
    - **während**: **Agar.** **Am-c.** ars. **Bell.** calc. **Caust.** chin. lyc. merc. nat-c. nit-ac. podo. **Puls.** rhus-t. **Sep.** sil. staph. sulph. zinc.
    M; Menses; während
  - **Metrorrhagie,** bei: conv.[2191]
  M; Metrorrhagie, mit
  - **erstreckt** sich in die Beine: bufo[58]
- **Vagina**: **Am-c.** chin. plb.
O; Vagina

rheumatisch, Uterus: **Bry.** tarent.[36]
ALLGEMEINES; C; Schmerz; rheumatischer Schmerz

- **erstreckt** sich zu den Extremitäten: tarent.[36]

scharfer Schmerz: acon. aeth. androc.[222] apis ars. cench. clem. con. cop. germ.[222] granit-m.[194] ignis[194] kali-p. lac-c. lac-lup.[204] lach. lil-t. lyc. meli. onos. rhus-t. sep. sil. staph. syph.[144] ust. vib. xan.
stechender, scharf st. Schmerz

- **Ovarien**: **Apis** cench. cop. germ.[222] granit-m.[194] ignis[194] kali-p. **Lac-c.** lac-lup.[204] **Lach.** **LIL-T.** lyc. onos. sep. **Staph.** ust. vib. xan.
O; Ovarien
  - **rechts**: ignis[194]
  O; Ovarien; rechts
  - **Ovulation,** bei der: granit-m.[194]
- **Uterus**: **ACON.** androc.[222] apis **Con.** germ.[222] sil. syph.[144]
O; Uterus
  - **Stillen,** beim: **SIL.**
  M; Stillen agg.

schießend:
stechender, scharf st. Schmerz

schneidender Schmerz: absin.[102] acon.[102] adam.[222] apis arg-n. arum-t.[36] asaf. atro. bell. bell-p.[256] berb. bor. bry.[102] bufo calc. calc-p. cann-s. canth. caps.[102] carb-v. cath-a.[264] caust. cimic.[102] cocc. coll. coloc. con.[36] croc.[102] crot-c. cub. cur. eup-pur. ferr. ferr-m. germ.[222] graph. ham. ign. ip.[137] irid.[222] kali-c. kreos. lac-c. lach. lam.[36] lil-t.[36] lyc. mag-c. mag-p.[111] med.[58] meli.[36] merc. murx. naja nat-c. nat-m. neon[222] nux-m. oci.[36] onos. pall. paull-p.[36] phos. podo.[102] polyg.[137] **Puls.**[36] puls-n.[25] rhus-t. sabad. sec. sep. sil.[137] stram. sulph.[5] syph.[58] tarent. thuj. ust. wye.[102] xan.[85] zinc. zinc-val.[102]
ALLGEMEINES; C; Schmerz; schneidender Schmerz

- **links** nach rechts: ip.
- **Bewegung,** bei: caust. ip.
M; Bewegung; agg.
- **Gehen,** beim: caust.
M; Gehen; agg.
- **Urinieren**:
  - **vor**: bor.[5]
  - **während**: con.
  M; Urinieren; agg.
- **erstreckt** sich:
  - **aufwärts**: sil.[1]
  - **Leistenregion** und Oberschenkel: adam.[222]
- **Eileiter,** entlang der: polyg.[137]
- **Labien,** zwischen den, während Urinieren: con.[36]

- **Ovarien**: absin.[102] acon.[102] **Apis Arg-n.** arum-t.[36] atro. **Bell.**[5] bell-p.[256] **Bor. Bry.**[102] canth. caps.[102] cimic.[102] cocc. coll. **Coloc. Con.** croc.[102] cub. eup-pur. germ.[222] graph. ham. irid.[222] lam.[36] **Lil-t.**[36] **Lyc.** merc.[58] naja nat-m. neon[222] nux-m. onos. paull-p.[36] phos.[102] podo.[102] puls. **Sabad.** stram. syph.[58] **Thuj.** ust. wye.[102] xan.[85] zinc-val.[102]
  ☞ *O; Ovarien*
◦ **links**: apis arum-t.[36] graph. irid.[222] phos. puls. **Thuj.** ust.
  ☞ *S; Links • O; Ovarien; links*
◦ ◦ **rechts,** dann: apis
◦ **rechts**: **Apis Arg-n. Bell.**[5] bell-p.[256] germ.[222] lyc. neon[222] xan.[85]
  ☞ *O; Ovarien; rechts*
◦ ◦ **Menses,** während: neon[222]
  ☞ *M; Menses; während*
◦ ◦ **links,** nach: **Lyc.**
◦ **Ausstrecken** im Bett, beim: apis
  ☞ *M; Strecken, Dehnen agg.*
◦ **Koitus,** Orgasmus, während des: syph.[58]
◦ **Menses,** während: **Apis Bor.** cocc. **Lyc.** neon[222] **Phos.**
  ☞ *M; Menses; während*
◦ **Urinieren,** beim: nat-m.
  ☞ *M; Urinieren; agg.*
◦ **erstreckt** sich die Oberschenkel hinab: **Apis** arg-n. bry.[102] **Cimic.**[102] croc.[102] lil-t.[36] phos.[102] podo.[102] wye.[102] **Xan.**[85] zinc-val.[102]
◦ ◦ **rechts**: xan.[85]
  ☞ *O; Ovarien; rechts*

- **Uterus**: apis asaf. **Bell.** bufo **Calc. Calc-p.** canth. carb-v. caust. **COCC.** coloc. con.[5] crot-c. cur. ferr. ign. ip.[137] kali-c. kreos. **Lac-c.** lach. mag-c. **Meli.**[36] merc. **Murx.** nat-c. nat-m. pall. phos. **PULS.**[36] puls-n.[25] rhus-t. sec. sep. sil. sulph.[5] tarent. thuj. zinc.
  ☞ *O; Uterus*
◦ **Atemzug,** bei jedem: **COCC.**
  ☞ *M; Atmen agg.*
◦ **Bewegung,** bei: **COCC.**
  ☞ *M; Bewegung; agg.*
◦ **Diarrhö,** mit: puls-n.[25]
◦ **Frösteln,** mit: puls-n.[25]
◦ **Koitus,** beim: **PULS.**
  ☞ *M; Koitus; agg.*
◦ **Menses**:
◦ ◦ **vor**: caust. mag-c. murx. nat-c.
  ☞ *M; Menses; vor*
◦ ◦ **während**: apis **Asaf.** bell. **Calc.** canth. carb-v. **Caust. COCC. Coloc.** ferr. ign. **Kali-c.** kreos. lach. merc. murx. nat-c. nat-m. phos. rhus-t. sec. sep. sil. zinc.
  ☞ *M; Menses; während*
◦ **Stuhlgang,** amel. nach: pall.
  ☞ *M; Stuhlgang; amel.*
◦ **Urinieren,** beim: con.[5]
  ☞ *M; Urinieren; agg.*
◦ **Waschen** mit kaltem Wasser, beim: crot-c.
◦ **Zittern,** mit: puls-n.[25]
◦ **erstreckt** sich:
◦ ◦ **aufwärts**: lac-c.
◦ ◦ **Sakrum,** in das: **CALC-P.**
◦ **Os** uteri: **Puls.**[36]

- **Vagina**: adam.[222] berb. ferr-m. sil.[137]
  ☞ *O; Vagina*
◦ **links,** nach Koitus: adam.[222]
  ☞ *S; Links*
◦ **Koitus,** beim: **Berb. Ferr-m.**
  ☞ *M; Koitus; agg.*
◦ **Urinieren** agg.: sil.[137]
  ☞ *M; Urinieren; agg.*

schwärend:
  ☞ *brennender Schmerz*

spannender, streckender Schmerz: apis[36] croc.[5] phyt.[111]
  ▤ *ALLGEMEINES; C; Schmerz; dehnend strekkende Schmerzempfindung*
- **Ovar,** links, beim Gehen: apis[36]
  ☞ *O; Ovarien • O; Ovarien; links*

spasmodisch:
  ☞ *spasmodischer Schmerz*

spasmodischer Schmerz: atro.[25] caul.[25] chlol.[25] cimic.[25] coloc.[102] corv-c.[258] hedeo.[25] ign. kali-br.[25] kreos. mag-m.[54] med.[102] naja[25] nux-v. phos.[36] sep.[36] thuj. vib.[25] **Xan.**[102]
- **Menses,** vor und während: caul.[25] cimic.[25] coloc.[102] med.[102] vib.[25]
- **Ovarien**: kali-br.[25] naja[25]
  ☞ *O; Ovarien*
◦ **links**: naja[25]
  ☞ *O; Ovarien; links*
- **Uterus**: caul.[25] chlol.[25] cimic.[25] hedeo.[25] mag-m.[54] phos.[36] sep.[36] vib.[25]
  ☞ *O; Uterus*
◦ **Menses,** während: phos.[36]
  ☞ *M; Menses; während*
◦ **Wehen,** bei, erstreckt sich die Hüften hinab: mag-m.[54]
- **Vagina**: atro.[25]
  ☞ *O; Vagina*

Splitter, Schmerz wie durch einen, beim Gehen oder Reiten: arg-n.[102] cycl.[102]
  ▤ *ALLGEMEINES; C; Schmerz; Splitterschmerz*

stechender, fein st. Schmerz: **Apis**[102] arg.[58] **Ars.** berb. bor. bry. bufo[58] calc.[54] calc-p. canth.[102] carb-v. cimic.[102] cimx.[102] coloc.[102] con.[54] eupi. goss. graph. ham. **Kali-c.** kreos.[102] lil-t. lyc. merc.[58] phos. puls. rhus-t.[102] sabin. sep.[102] **Staph.** sul-ac. thuj.[58] urt-u. vesp. zinc.
- **Gehen,** beim: zinc.
  ☞ *M; Gehen; agg.*
- **Menses**:
◦ **vor**: zinc.
  ☞ *M; Menses; vor*
◦ **während**: kali-c. kreos. lyc. phos. puls. sabin. sep. sul-ac.
  ☞ *M; Menses; während*
- **Klitoris**: bor.
◦ **nachts**: bor.
  ☞ *Z; Nachts*

stechender, fein st. Schmerz Forts.)

- **Ovarien**: **APIS** bor. bry. canth.[102] con.[102] goss. graph. **LIL-T. Merc.**[58] **Sep.** thuj.[58] vesp.
  ☞ *O; Ovarien*
  - **links**: lil-t. thuj.[58]
    ☞ *O; Ovarien; links*
  - **rechts**: apis
    ☞ *O; Ovarien; rechts*
  - <> **Blutung, bei uteriner**: apis[54]
  - **Kälte** amel.: apis vesp.
  - **Koitus,** nach: **Apis**
    ☞ *M; Koitus; agg.*
  - **Menses,** während: **Apis**
    ☞ *M; Menses; während*
- **Uterus**: **Apis** arg.[58] ars. **Calc.**[54] **Con.**[54] sabin.
  ☞ *O; Uterus*
  - **Cervix**: arg.[58]
    ☞ *O; Uterus; Cervix*
  - **Os** uteri, **Wehen, Entbindung, während**: calc.[54] con.[54]
- **Vagina**: **Apis**[102] berb. cimic.[102] cimx.[102] coloc.[102] ham. kreos.[102] puls. **Rhus-t.**[102] sabin. **Sep.**[102] staph.
  ☞ *O; Vagina*

stechender, scharf st. **Schmerz**: abrot. absin.[102] acon. adam.[222] aeth.[36] alum. am-c. ambr.[85] anan. ang.[36] ap-g.[111] apis arg-n. **Ars.** arund.[36] **Aur.**[5] bamb-a.[1184] bart.[36] **Bell.** berb. **Bor.** bran.[36] brom. bros-g.[259] bry. bufo[58] **Calc.**[1] **Calc-p.**[36] cann-s.[5] canth. caps.[111] carb-an. carb-v.[1] caul.[85] caust.[36] cench. chin. cimic. coc-c. coloc. **CON.** cop.[36] corn.[36] **Croc.**[5] cur. elaps[36] eupi. falco-p.[265] ferr. ferr-ma.[36] fl-ac. gels. germ.[222] glon.[36] goss.[144] **GRAPH.** hura hydr-ac.[268] hydrc. ign.[58] inul.[36] kali-ar. **Kali-c.** kali-n.[1] kali-p. kola[1184] kreos. lac-c. lach. lec. lil-t. lith-c.[227] lyc. lyss. m-aust.[5] mag-p. med. meli.[36] merc. mur-ac. murx. nat-m.[58] nat-s. nit-ac. nux-v. pall. ped.[85] **PHOS.** phys.[25] pic-ac. pier-b.[233] pitu-a.[164] plat. podo. **Puls.** querc-r.[257] rhus-t. sabal.[144] **Sabin. Sep.**[36] staph. stry. sul-ac. syph. tarent. tax.[303] tell.[85] **Thuj.** tub.[85] ust. vib. viol-t.[36] visc.[77] wye.[36] xan. zinc.[1]
☞ *scharfer Schmerz* ▯ *ALLGEMEINES; C; Schmerz; stechender Schmerz*

- **linken** Labie durch den Uterus, zum rechten Ovar, **von der**: bell. lac-c. phos. thuj.
  ☞ *S; Links • S; Rechts*
- **rechts**: caust.[36] viol-t.[36]
  ☞ *S; Rechts*
- <> **Erschütterung, bei**: bell.[1]
- **Gehen,** beim: thuj.
  ☞ *M; Gehen; agg.*
- **Hinlegen,** beim: lyc.[1]
  ☞ *M; Liegen; agg.*
- **Leukorrhö,** mit: ambr.[5] sep.[5]
  ☞ *M; Leukorrhö; mit*
- **Menses**:
  - **vor**: con.
    ☞ *M; Menses; vor*
  - **während**: ars.[5] lyc. sul-ac. zinc.[1]
    ☞ *M; Menses; während*
- **Sitzen,** beim: nat-s.[36]
  ☞ *M; Sitzen agg.*
- **Stuhlgang,** während: kali-n.[1]
  ☞ *M; Stuhlgang; agg.; während*
- **Urinieren,** beim: carb-v.[1]
  ☞ *M; Urinieren; agg.*
- **erstreckt** sich:
  - **aufwärts**: sep.[102]
  - **außen,** nach: caust.[1]
  - **Brust**: alum. calc-p.
  - **Rücken**: germ.[222]
  - **Vagina**: lil-t. puls.
- **Klitoris**: bor.
  - **nachts**: bor.
    ☞ *Z; Nachts*
- **Labien**:
  ☞ *O; Labien*
  - **links**: tax.[303]
    ☞ *S; Links*
  - **L. minora**: adam.[222] calc-p.[36] con.[5] **Graph.**[5]
    - **links**: adam.[222]
      ☞ *S; Links*
  - **zwischen** den: eupi.
- **Ovarien**: abrot. absin.[102] **Ambr.**[31] ap-g.[111] **Apis Ars.** bamb-a.[1184] **Bell.** bor. brom. bros-g.[259] **Bry. Bufo Canth.** caps.[111] carb-an. cench. cimic. **Coloc.** con. cur. falco-p.[265] goss. graph.[1] kali-ar. kali-c. kali-p. lac-c. **Lach.** lec. lil-t. lith-c.[227] **Lyc. Mag-p.** med. merc. phos. phys.[25] pic-ac. pier-b.[233] pitu-a.[164] **Plat. Podo.** querc-r.[257] sabal.[144] **Sep.**[36] **Staph.** syph. thuj. tub.[85] ust. **Vib.** visc.[77] wye.[36] xan.
  ☞ *O; Ovarien*
  - **abwechselnde** Seiten: lac-c.
    ☞ *O; Ovarien; abwechselnde Seiten*
  - **links**: abrot. bros-g.[259] caps.[111] cench.[58] falco-p.[265] graph.[36] kali-p. **LACH.** lil-t.[25] phys.[25] pier-b.[233] pitu-a.[164] sep.[36] thuj. visc.[77] wye.[36]
    ☞ *O; Ovarien; links*
    - **Berührung,** bei: graph.[36]
      ☞ *M; Berührung agg.*
    - **Einatmen,** beim: graph.[36]
    - **Liegen** auf dem Rücken **amel.**: kali-p.
    - **Menses,** vor: pitu-a.[164]
      ☞ *M; Menses; vor*
    - **Räuspern,** beim: graph.[36]
      ☞ *M; Räuspern agg.*
    - **erstreckt** sich:
      - **Knie,** zum: wye.[36]
      - **Leistenregion,** in die: lil-t.[25]
  - **rechts**: absin.[102] **ARS.** bamb-a.[1184] **Bell.** lac-c. lec. **Lyc. Plat. Podo.** sep.[36]
    ☞ *O; Ovarien; rechts*
    - **links,** nach: **Lyc.**
  - <> **Atmen**:
    - **beim**: **Bry.** graph.[1]
      ☞ *M; Atmen agg.*
    - **stocken,** lässt den Atem: **Canth.**

◦ **Berührung,** durch: graph.[1]
☞ *M; Berührung agg.*

◦ **Bewegung** agg.: **Ars. BRY.** cench.
☞ *M; Bewegung; agg.*

◦ **Menses**:

◦ ◦ **vor**: pitu-a.[164] **Podo.** vib.
☞ *M; Menses; vor*

◦ ◦ **während**: kali-p. **Lac-c.** phos. pitu-a.[164] **Podo.**
☞ *M; Menses; während*

◦ ◦ **nach**: pitu-a.[164]
☞ *M; Menses; nach*

◦ **Räuspern,** beim: graph.[1]
☞ *M; Räuspern agg.*

◦ **Stehen,** beim: lil-t.
☞ *M; Stehen; agg.*

◦ **Stuhl,** mit plötzlichem: querc-r.[257]

◦ **Ziehen** im Abdomen: ambr.[31]

◦ **erstreckt** sich:

◦ ◦ **Knie**: lac-c. wye.

◦ ◦ **Leber,** zur: med.

◦ ◦ **links**: lac-c.

◦ ◦ **Oberschenkel**: phos. staph. ust.

◦ ◦ **rechts**: med.
☞ *O; Ovarien; rechts*

◦ ◦ **Seite** des Rumpfes hinauf, die: cimic. lac-c. **Sep.**

- **Uterus**: **ACON.** anan. ang.[36] **Apis Arg-n.** ars. arund.[36] aur. **BELL.** bor.[1] bufo[58] calc.[1] caul.[85] cimic. **CON.** cop.[36] cur. elaps[36] **Ferr.** fl-ac. gels. germ.[222] goss.[144] graph. hura hydrc.[144] ign. inul.[36] **Kali-c.** kali-p. kola[1184] **Lac-c. Lil-t.** lyss.[36] **Meli.**[36] **Merc. Murx.** nux-v. ped.[85] phos. plat. sabal.[144] **SEP.**[36] tarent.
☞ *O; Uterus*

◦ **Fahren** oder Reiten, beim: arg-n.
☞ *M; Fahren oder Reiten agg.*

◦ **Gehen,** beim: arg-n. **BELL.**
☞ *M; Gehen; agg.*

◦ **kalt** baden **amel.**: ang.[36]
☞ *M; Baden; amel.; kalt*

◦ **Leukorrhö,** bei: sep.[36]

◦ **Menses**:

◦ ◦ **vor**: bor.
☞ *M; Menses; vor*

◦ ◦ **während**: bor.[1]
☞ *M; Menses; während*

◦ ◦ **nach**: tarent.
☞ *M; Menses; nach*

◦ **erstreckt** sich:

◦ ◦ **aufwärts**: **LAC-C.** murx. **Sep.**

◦ ◦ **Beine,** in die: bufo[58]

◦ ◦ **Brust,** zur rechten Seite der: con.

◦ ◦ **Labien,** in die: lyss.[36]

◦ ◦ **Magen,** zum: elaps[36]

◦ ◦ **Rücken** hinauf: **Gels.**

◦ ◦ **Seite** zu Seite, von: **CIMIC.**

◦ **Cervix**: calc.[54] caul.[85] cop.[36] sep.[36]
☞ *O; Uterus; Cervix*

◦ ◦ **erstreckt** sich aufwärts: sep.[36]

◦ **Os** uteri: calc.[1]

- **Vagina**: adam.[222] **Alum.** am-c. **Ambr.**[85] ars. aur.[5] **Bell. Berb.** cann-s.[5] chin. con. elaps[36] **Graph.** hydr-ac.[268] hydrc. ign.[58] **Kreos.** lyss. mur-ac. nat-m.[58] nat-s. **Nit-ac.** phos. puls. **Rhus-t. Sabin. Sep.** stry. sul-ac. tarent. tax.[303]
☞ *O; Vagina*

◦ **links,** nach Koitus: adam.[222]
☞ *S; Links*

◦ **morgens,** beim Erwachen: **Sep.**

◦ **Druck** amel.: tax.[303]
☞ *M; Druck; amel.*

◦ **Gehen,** beim: **Nit-ac.**
☞ *M; Gehen; agg.*

◦ **Koitus,** beim: **Berb.**
☞ *M; Koitus; agg.*

◦ **Leukorrhoe,** vor: ambr.[85]

◦ **Liegen** amel.: tax.[303]

◦ **Menses,** während: bell. **Berb. Con. Graph.** kreos. rhus-t. sabin. sul-ac.
☞ *M; Menses; während*

◦ **Stehen,** beim: **Nit-ac.**
☞ *M; Stehen; agg.*

◦ **Tampon,** beim Entfernen: hydr-ac.[268]

◦ **erstreckt** sich:

◦ ◦ **aufwärts**: alum. am-c. berb. ign.[58] **Lyss. Nit-ac. Phos.** rhus-t.[137] **Sabin.**[58] **Sep.** tax.[303]

◦ ◦ **außen,** nach: berb.

◦ ◦ **Brust,** zur: alum.

- **elektrische** Stöße, wie: corn.[36]
ALLGEMEINES; C; Schmerz; Strom, Schmerz wie elektrischer

- **Gabel,** wie mit einer, Uterus: inul.[36]

- **Nadeln,** wie:

◦ **Cervix,** bei der Entbindung: caul.[102]
☞ *O; Uterus; Cervix*

◦ **heiß,** Uterus: caul.[102] germ.[222]

◦ ◦ **Cervix,** bei der Entbindung: caul.[102]
☞ *O; Uterus; Cervix*

- **spasmodisch,** wie durch Messer, Uterus: sep.[36]

Steifigkeit, Uterus:
☞ *Steifheit, schmerzhafte Empfindung von, Uterus*

Tenesmus, Schmerz wie bei: **Bell.**[102] camph.[36] ferr.[102] kali-c.[5] nat-c.[5] plat.[5] **Sep.**[5] thuj.[5]

- **Cervix**: bell.[102] camph.[36] ferr.[102]
☞ *O; Uterus; Cervix • Drängen, Empfindung von*

umherziehend:
☞ *wandernder Schmerz, Uterus*

unerträglich, Uterus, während Menses: op.[110]
☞ *M; Menses; während* *ALLGEMEINES; C; Schmerz; unerträglicher Schmerz*

Verzweiflung, Schmerz treibt zur (Angst, den Verstand zu verlieren), Uterus: acon. **Bell. Cact.** cimic. **Plat.**

wandernder Schmerz, Uterus: arn. bell. caul.[102] cimic.[102] lach. nux-m. nux-v.[102] ped.[36] **PULS.** rhus-t. sulph.
ALLGEMEINES; C; Schmerz; wandernder Schmerz

- **Wehen,** Entbindung, während: caul.[102] cimic.[102] nux-v.[102]
M; Wehen, Entbindung; während

Wehen, Geburtswehen:

- **Ohnmacht,** Wehen verursachen:
ALLGEMEINES; C; Ohnmachtsgefühl, Ohnmachtsschwäche, Ohnmacht; Wehen, Entbindung; während

- **allgemeine** Arzneien: acon.[100] aeth. alet.[25] aloe[85] ambr. aml-n.[54] ant-c.[5] apoc-a.[25] arn.[54] ars.[54] asaf.[5] asar-c.[25] aur. **Bell.**[54] bor. bry.[54] cact.[54] calc.[54] camph.[5] cann-i.[25] cann-s.[116] carb-an.[5] carb-v.[5] carbn-s.[25] caul.[54] caust.[102] cham.[54] chin.[5] chin-s. chlol.[25] cic. cimic.[102] cinnam.[8] cinnb. cocc.[54] **Coff.**[5] coff-t.[85] con.[54] conv.[85] cupr.[54] cupr-acet.[102] dios. eup-pur. ferr.[10] gels.[54] goss.[54] graph.[54] guare.[25] hedeo.[25] hyos.[54] hyper.[54] ign.[5] iod.[54] ip.[54] jab.[54] **Kali-c.**[58] kali-n.[36] kali-p.[54] kreos.[5] lach.[58] lob.[111] lyc.[54] mag-c.[5] mag-m.[54] mag-p.[54] merc.[5] mit.[54] morph.[54] mosch.[5] nat-c.[54] nat-m.[54] nux-m.[36] **Nux-v.**[102] op.[5] phos.[5] phyt. pitu-p.[149] plat. puls.[54] rhus-t.[54] ruta sabad.[5] sabin.[102] **Sec.**[5] sep.[54] stann.[5] stram.[5] stront-c.[5] sul-ac.[5] sulph.[54] thuj. ust. verat.[5] vib.[54] vib-p.[54] visc.[54] zinc.[5] ziz.[54]
Rigidität, während Wehen, Entbindung; Os uteri

◦ **abwechselnd** mit:

◦ ◦ **Augensymptomen**: kreos.[5]
A; Abwechselnd mit AUGEN; A; Abwechselnd mit

◦ ◦ **Blutung**: puls.
A; Abwechselnd mit

◦ **links**: ip.[54] plat.
S; Links

◦ ◦ **rechts,** nach: ip.[54]

◦ **rechts** nach links, von: lyc.[54]

◦ **abends** agg.: **Puls.**[54]
Z; Abends

◦ **erscheinen** und verschwinden plötzlich: **Bell.**[54] mag-p.[54]
ALLGEMEINES; C; Schmerz; beginnt plötzlich; hört plötzlich auf

◦ **Aufstoßen**:

◦ ◦ **amel.**: kali-c.[54] mag-m.[54]
ALLGEMEINES; C; Schmerz; Aufstoßen amel.

◦ ◦ **mit**: bor.[137]

◦ **Aufstoßen** amel.: kali-c.[54] mag-m.[54]

◦ **Bewegung**:

◦ ◦ **agg., Kindsbewegungen**: bry.[54]
M; Bewegung; agg.; Kindsbewegung

◦ ◦ **amel.**: nux-m.[54]
M; Bewegung; amel.

◦ ◦ **muss** sich bewegen: lyc.[54]

◦ **Bewegungen** sind schnell, alle ihre: bell.[54]

◦ **Drängen** in der Leistenregion, mit: calc.[54]

◦ **Druck** im Rücken amel.: caust.[102] **Kali-c.**[102]
M; Druck; amel.

◦ **Durst,** mit: **Caul.**[54]

◦ **Dyspnö,** mit: lob.[111]

◦ **Entfliehen,** will:
quälend; Entfliehen, möchte

◦ **erste** Entbindung, Schwangerschaft: bell.[54]
ALLGEMEINES; M; Schwangerschaft; agg.

◦ **Fuß** abstützen und damit abwechselnd Drükken und Entspannen amel.: lyc.[54]

◦ **Gehen** agg.: kali-c.[58] thuj.
M; Gehen; agg.

◦ **geht** umher, zur Erleichterung: puls.[54]
GEMÜT; M; Umhergehen amel.

◦ **Geräusch,** Lärm, agg.: cimic.

◦ **Kind** scheint bei jeder Wehe höher zu steigen: **Gels.**[54]

◦ **Lage** wechseln, muss häufig die: arn.[54] rhus-t.[54]

◦ **Nachwehen,** heftige, bei vorherigen Geburten: vib.[54]

◦ **offen** und lose, Empfindung wie, doch ohne Wehentätigkeit: sec.[54]

◦ **Pulsieren** in den Arterien, mit: iod.[54] kali-c.[54]

◦ **reibt,** möchte, das man den Körper, was amel.: nat-c.[54]
M; Reiben; amel.

◦ **Ruhelosigkeit,** mit: acon.[100] **Arn.**[54] cham.[5] coff.[5] cupr.[54] **Lyc.**[54] puls.[37]
GEMÜT; C; Ruhelosigkeit, Nervosität; Wehen, Entbindung; während

◦ ◦ **Wehen,** zwischen den: cupr.[54]

◦ **Schaudern,** mit: cimic.[58]

◦ **schreckt** zurück vor den Wehen: cham.[54]

◦ **Schreien,** Kreischen, mit: cimic.[111]

◦ **Stuhldrang,** mit: **NUX-V.** plat.

◦ **Synkope,** mit: cimic.[102] nux-v.[102] puls.[102] sec.[102]

◦ **Todesfurcht,** mit: **Coff.**[54]

◦ **Verzweiflung,** treiben zur: **Aur. Cham.**

◦ **vorzeitig**: sabin.[8]

◦ **Ziehen** in den Ligamenten des Uterus, mit: caul.[54]

◦ **Zucken,** mit: **Chin-s.** op.[5] **Sec.**[5]

➡ ◦ **erstrecken** sich:

◦ ◦ **Abdomen,** zu den Seiten: kali-c.[58]

◦ ◦ **aufwärts**: **Bor. CALC. CHAM.** gels. lach.[58] lyc. puls.

◦ ◦ ◦ **laufen** aufwärts: **Bor. CALC. CHAM.** gels. lyc.

◦ ◦ **Beinen,** zu den: aloe[85] conv.[85] vib.[54]

◦ ◦ **Brust,** zur: gels.[54]

◦ ◦ **Hals,** hoch zum: lach.[58]

◦ ◦ **Herzen,** zum: cimic.

◦ ◦ **Hüfte,** zur: cimic.[58] gels.[54]

◦ ◦ **Ileosacralgelenk,** zum: conv.[85]

◦ ◦ **Knien,** zu den, und hoch zum Sakrum: phyt.

◦ ◦ **Leistenregion,** in die: cimic. thuj.

◦ ◦ **Magen,** zum: bor.[85]

◦ ◦ **Oberschenkel,** in die: cham.[122] **Kali-c.** vib.

◦ ◦ ◦ **Innenseite**: cham.[122]

◦ ◦ **Rücken,** zum: cham.[85] cimic.[122] gels. kali-c.

◦ ◦ ◦ **abwärts,** in die Glutealmuskeln: cimic.[122] kali-c.

◦ ◦ ◦ ◦ **Ischiasnerven,** Region der: **Cimic.**[122]

◦ ◦ ◦ **zum** Rücken und nach oben: **Gels.**

◦ **Sanduhrkontraktionen**: bell.[102] cham.[58] cocc.[54] con.[54] cupr.[54] hyos.[54] **Kali-c.**[54] nux-v.[54] **Plat.**[54] puls.[54] rhus-t.[54] sabin.[31] sec.[102] **Sep.**[54] sulph.[54]
☞ *Kontraktionen; allgemeine Arzneien; Sanduhrkontraktionen •krampfhaft, spasmodisch*

◦ **vorzeitig**: nux-m.[36] sabin.[102]

- **Drängen,** mit: mag-p.[54] **Sec.**[54]
ALLGEMEINES; C; Drängen, Zwängen, Empfindung von

- **erfolglos**: acon. arn. bell. bor.[1] cann-i.[25] carbn-s.[25] caul.[111] **Caust.** cham.[58] chlol.[85] cimic.[54] cinnam.[8] **Coff.** eup-pur. gels. goss. guare.[25] **KALI-C.** kali-p. mit.[54] nux-v.[5] op. phos. plat. **PULS.** sec. sep. **Ust.**

◦ **Stellen,** spürt sie an den falschen: cham.[58] **Cimic.**[54]

- **erschöpfend**: **Ars.**[54] calc.[54] **Caul.**[54] **Chin.**[54] con.[54] iod.[54] **Kali-c.**[54] lyc.[54] rhus-t.[54] **Stann.**[54] stram.[54] sulph.[54] **Verat.**[54]

◦ **beständigen** Schmerz, durch: caul.[54]

◦ **leukophlegmatische** Frauen: calc.[54]

◦ **Sprechen** schwierig: stann.[54]

- **falsche** Wehen: alet.[25] apoc-a.[25] arn. **BELL.** bor. **Bry.**[5] **CALC. CAUL.** caust.[5] **Cham. Cimic.**[54] cinnam.[54] **Cinnb.** coff. **Con.** cupr.[5] **Dios. Gels.** hedeo.[25] hyos.[5] ign.[5] ip.[5] **Kali-c.** kali-n.[36] kali-p. mit.[54] **Nux-m.**[54] **Nux-v. OP.**[5] **PLAT.**[5] **PULS. Sec.**[54] sep. stann.[5] **VIB.**[1125] **Vib-p.**[54]
☞ *wehenartiger Schmerz*

◦ **blutiger** Absonderung, mit: sec.[54]

◦ **Gehen** agg.: kali-n.[36]
☞ *M; Gehen; agg.*

◦ **Konvulsionen,** mit: cimic.[54] nux-m.[54]

◦ **Sitzen** agg.: kali-n.[36]
☞ *M; Sitzen agg.*

- **grabend**: chin.[54]

- **häufig**: acon.[54]

- **heftig**: acon.[54] **ARN.**[54] **Bell.**[54] caul.[54] **Coff.**[54] nux-m.[5] **NUX-V.**[5] phos.[54] plat.[54] **Puls.**[5] **Sec.**[5]

◦ **erfolglos,** aber: arn.[54] caul.[54] coff.[54] phos.[54] plat.[54]

- **heftige** Wehe, dann mehrer leichte: cocc.[54]

- **Herumlaufen**: caul.[111]

- **hindurchschießend**: ip.[54] sep.
ALLGEMEINES; C; Schmerz; schießender oder blitzartiger Schmerz

◦ **aufwärts,** von der Cervix: sep.

- **hören** auf: acon.[54] arn. asaf.[5] **BELL. Bor.** bry.[5] cact.[54] calc.[5] **Camph.** carb-an.[5] **Carb-v.**[54] **Caul.**[85] **Caust. Cham.** chin.[54] cic. **CIMIC.**[54] cinnam.[54] cocc. **Coff.**[54] cupr. gels.[54] **Graph.**[54] **Guare.**[36] hyos. ign. jab.[54] **KALI-C.** kali-p.[137] kreos.[5] lach.[58] lyc. mag-c.[5] mag-m. merc.[5] mosch.[5] nat-c.[5] **Nat-m.** nux-m.[5] **Nux-v.**[54] **OP.**[54] phos.[5] plat. **PULS.**[54] rhus-t.[5] ruta **SEC. Sep.** stann.[5] stram.[4087] sul-ac.[5] sulph. **Thuj.** verat.[31] zinc.[5] ziz.[54]
☞ *schwach*

◦ **Blutung,** durch: **Chin.** cimic. puls. sec.

◦ **Erregung,** durch emotionale: cimic.[58]
☞ *M; Gemütsbewegungen, nach*

◦ **Erschöpfung,** aus: caul.[85] **Caust.**[809]
ALLGEMEINES; C; Schwäche; Wehen, Entbindung; während •ALLGEMEINES; C; Schmerz; Erschöpfung, aus

◦ **Geschwätzigkeit,** mit: **Coff.**[54]

◦ **Konvulsionen,** vor: bell. cham. chin.[58] cic. cupr. hyos. ign. **Sec.** ziz.[54]

◦ **Krämpfe** in der Hüfte, durch: cimic.

◦ **Kummer,** durch: **Caust.**[809]

◦ **Schaudern,** mit: caul.[85] cimic.[137]

◦ ◦ **nervöses**: caul.[85] cimic.[137]

◦ **Schreck,** Furcht, durch: acon.[54] op.[4087] stram.[4087]
GEMÜT; M; Schreck oder Furcht, Beschwerden durch

◦ **Wallung** vom Uterus zum Hals lässt die Wehen aufhören: gels.

◦ **vollständig** auf, Wehen hören: acon.[54] carb-v.[54] chin.[54] **Cimic.**[54] cinnam.[54] **Gels.**[54] graph.[54] **Nux-v.**[54] op.[54] puls.[54]

◦ ◦ **Blutung,** durch: chin.[54] cimic.[54] puls.[54]

◦ ◦ **plötzlich,** und Koma setzt ein, zwischen Krampfanfällen: op.[54]

- **intermittierend**: **CAUL.**[54] chin.[46]

- **krampfhaft,** spasmodisch: acon.[5] ambr. aml-n.[54] arn.[5] asaf.[5] **Bell.** bor. **Bry.** calc.[5] carb-an.[5] carb-v.[5] **CAUL.**[54] **CAUST. CHAM.** chin.[46] chin-s.[54] cic.[85] **Cimic.** cinnam.[8] **Cocc.** coff. coff-t.[85] con. cupr. ferr. **GELS. HYOS.** ign. **Ip.** kali-c. lob.[111] lyc. mag-m.[5] mag-p. mosch.[5] **Nux-m. Nux-v. Op.** phos.[5] plat. **PULS. Sec. Sep.** stann. stram.[5] **Verat.**[5] vib. zinc.[5]
☞ *allgemeine Arzneien; Sanduhrkontraktionen*

◦ **schießen** umher, in die falsche Richtung: caul.[54]

◦ **tonisch**: chin-s.[54]

- **kurz** dauernd: **Caul. Puls.**

- **lähmungsartig**: cocc.[54]
ALLGEMEINES; C; Schmerz; lähmungsartig

- **lang** dauernd: cinnb. cupr-acet.[102] kali-c.[58] puls. **SEC.** sulph.[58]

- **langsam**:
☞ *träge*

- **nicht** auszuhalten:
☞ *schmerzhaft, zu*

- **plötzlich** einsetzend: bell.[54]

- **quälend**: acon. ambr. arn. aur. bell. **Caul.** caust. **CHAM.** chin.[102] cimic. **Coff.** con. cupr.[5] **GELS.** hyos.[102] ign.[102] ip.[5] **KALI-C.** lyc. nux-v. op.[5] phos. plat. puls. sec. **SEP.** stront-c.[5] verat.[5]

◦ **Entfliehen,** möchte: bell.

Wehen, Geburtswehen (Forts.)

- **quälend,** erfolglos, in der Eröffnungsphase: caul.[58]
- **reißend**: **CHAM.**[54] chin.[54] **Cimic.**[54] **Visc.**[54]
  - ➡ **erstrecken** sich die Beine hinab: **Cham.**[809]
- **scharf**: kali-c.[54]
- **schießend**: **Kali-c.**
- **schmerzhaft,** zu: acon.[5] ant-c.[5] arn.[5] aur.[5] **Bell.**[5] **CHAM.**[5] chin.[5] cimic.[4087] cocc.[5] **Coff.**[5] con.[5] cupr.[5] hyos.[5] lyc.[5] mag-c.[5] nat-c.[5] **NUX-V.**[5] **Op.**[5] phos.[5] pitu-p.[149] puls.[5] **Sec.**[5] **SEP.**[5] sulph.[5] vib-p.[250]
- **schmerzlos,** nahezu: goss.[54]
  ALLGEMEINES; C; Schmerzlosigkeit von Beschwerden, die gewöhnlich schmerzhaft sind
- **schneidend**: gels.[54] ip.
  - **links** nach rechts, von: ip.
  - **Nabelregion,** in der: **IP.**
- **schwach**: aeth. arn. asaf.[5] **Bell.** bor. bry.[5] calc.[5] **Camph.**[5] cann-i. cann-s.[116] carb-an.[5] **Carb-v. Carbn-s.** caru.[1125] **Caul.**[54] **Caust. Cham. Chin.**[1125] **CIMIC.** cinnam.[54] cocc. coff.[5] **GELS.** goss.[116] **Graph.** guare.[25] hyos.[5] ign.[5] **KALI-C.** kali-p. kreos.[5] lyc. mag-c.[5] mag-m.[5] merc.[5] mit.[54] mosch.[5] **Nat-c. NAT-M. Nux-m. Nux-v. OP.** phos.[5] plat. **PULS.** rhus-t.[5] **Ruta** sabad.[5] **SEC.** sep. stann.[5] sul-ac.[5] sulph. thlaspi[1125] **Thuj.** ust. zinc.
  ☞ *hören auf*
  - **Schaudern,** enden mit: caul.[54]
  - **Schmerzen** im Rücken, aber mit: kali-c.[58]
- **spasmodisch**:
  ☞ *krampfhaft, spasmodisch*
- **stechend**: caust.[102] kali-c.[54] sep.[54]
  - **Nadel,** wie eine: caust.[102] sep.[54]
- **träge**: bell.[54] caul.[54] cimic.[54] con.[54] gels.[54] goss.[54] hyper.[54] ign.[54] jab.[54] kali-p.[54] mit.[54] nat-m.[54] nux-m.[54] nux-v.[54] **Puls.** sec.[54] stann.[54]
- **übermäßig** stark, heftig: acon. ambr. arn. asar-c.[25] **Bell. CHAM.** chlol.[25] cimic. **Coff.** coff-t.[85] con. cupr.[5] morph.[54] **Nux-v.** plat.[54] puls. rhus-t.[10] sec. **SEP.** ust. vib.[25]
- **unerträglich**: acon.[54] **Coff.**[54] **Thuj.**[54]
  - **Gehen** agg.: **Thuj.**[54]
  ☞ *M; Gehen; agg.*
- **unregelmäßig**: aeth. arn. aur.[54] **Caul.** caust. cham.[58] chlol.[46] cimic.[58] cocc. **Coff.** cupr. **Nux-m.** nux-v. **PULS.** sec.
- **unterbrochen**: **Caul. Mag-m. Plat.**[54]
  - **Empfindlichkeit** der Vagina und Geburtsteile, durch übergroße: **Plat.**[54]
  - **Krämpfe,** durch: **Mag-m.**
- **unterdrückt** und fehlend: cact. carb-v. caul. cimic. nux-m.[54] **Op.**[54] **Puls.** sec.
  - **Furcht,** Schreck, durch: op.[54]
  GEMÜT; M; Schreck oder Furcht, Beschwerden durch
- **wechselhaft,** unbeständig: puls.[58]
- **Wundheitsschmerz,** mit: ars. **Caust.**

wehenartiger Schmerz: acon. **Agar.** alet.[25] **Aloe** alum. am-c. am-m. ant-c. **Apis** apoc-a.[25] arg-n. **Arn.**[54] art-v.[36] **Asaf.** asc-c.[25] asc-t.[25] aur. bar-m.[304] **BELL.**[26] berb. bor. bov. brom.[102] **Bry.** cact.[58] calc.[54] calc-p. calc-sil.[58] camph. **Cann-i.** canth. **Carb-an.** carb-v.[5] **Caul.**[54] caust. cench.[58] **CHAM.**[102] chim.[111] chin. **Cimic.**[25] **Cina** coc-c.[58] cocc.[102] **Coff.**[5] colch.[102] **Coloc.**[5] **Con.**[1] conv.[38] croc. cupr.[102] cycl.[26] dig. **Dios.**[8] dros.[5] eupi.[36] **FERR.**[54] ferr-p.[102] **GELS.**[102] graph.[5] haem.[102] ham.[102] hedeo.[25] helon.[102] **Hyos.**[1] hyper.[26] **IGN.** inul.[8] **Iod. Ip.** joan.[102] juni-c.[85] juni-v.[36] **KALI-C.** kali-chl.[58] kali-p. kali-s. kali-sil.[58] **Kreos.**[5] lac-c. **Lach.**[5] lam.[26] **Lil-t.**[25] lyc.[54] mag-c. mag-m.[102] mag-p. med.[304] meli.[102] merc. merc-c.[36] mit.[25] mom-b.[72] **Mosch.** mur-ac. murx. nat-c. **Nat-m.**[26] nit-ac.[54] nux-m. **NUX-V. OP.**[5] ph-ac. phos. phyt.[36] **PLAT.** podo.[25] **PULS.**[26] pyrus[85] **Rhus-t.** ruta sabad.[5] **SABIN.**[102] sang.[26] sanic. **SEC.**[102] **Sep.**[54] **Sil.** stann.[102] stram. **Sul-ac.**[36] **Sulph.** tarent.[36] ther.[85] thlaspi[102] thuj. til.[36] **Ust.**[26] verat.[5] verat-v.[102] vesp.[102] **Vib.** visc.[102] **Xan.**[102] zinc.
☞ *Wehen, Geburtswehen; falsche Wehen* *RÜCKEN; C; Schmerz; wehenartiger Schmerz*

- **abwechselnd** mit:
  - **Augensymptomen**: kreos.[5]
  ☞ *A; Abwechselnd mit* *AUGEN; A; Abwechselnd mit*
  - **Blutung,** bei Abort: cham.[54] puls.[54] sec.[54]
  ☞ *A; Abwechselnd mit*
- **links**: puls.[1]
  ☞ *S; Links*
- **morgens**: ferr.[36]
  ☞ *Z; Morgens*
- **nachts**: carb-v.[1] nat-m.[1] sang.[26]
  ☞ *Z; Nachts*
- **Anlehnen** oder Liegen auf dem Rücken agg.: conv.[38]
- **Beckeninhalt** durch die Vulva ausgestoßen, als würde der: bell.[54] calc.[54] nit-ac.[54] sep.[54] ust.[54]
  - **Stehen,** beim: calc.[54]
  ☞ *M; Stehen; agg.*
- **Bewegung** agg.: hedeo.[25]
  ☞ *M; Bewegung; agg.*
- **Drängen,** durch: arn.[54]
- **Druck** amel.: ign.
  ☞ *M; Druck; amel.*
- **Entbindung,** nach der, heftig: ferr.[54]
  ☞ *M; Wehen, Entbindung; Wochenbett, im*
- **Erkältung,** durch: hyos.[1]
  ☞ *M; Kälte agg.; Erkältung*
- **Fahren** in einem Wagen, beim: **Nat-m.**[36]
  ☞ *M; Fahren oder Reiten agg.*
- **Leukorrhö,** mit: con.[1] **Dros.**[5] ign.[5] kreos.[5] lil-t.[25]
  ☞ *M; Leukorrhö; mit*
- **Menses**:
  - **vor**: **Alet.**[102] aloe[102] alum. **Am-c.**[102] am-m.[102] **Apis** aur. **Bell.** bor.[102] **Bov.** brom.[102] calc.[102] **Calc-p. Caul.**[102] **Cham.** chin. **Cimic.**[102] **Cina Cocc.**[102] **Coff.**[102] **Colch.**[102] **Coloc.**[5] cupr.[102] **Cycl.**[102] **Dig.** eupi.[36] **Ferr.**[5] ferr-p.[102] **Gels.**[102] **Graph.**[102] **Haem.**[102] helon.[102] **Hyos.** ign.[102]

joan.[102] **Kali-c.**[102] kreos.[102] lil-t.[102] **Mag-c.** **Mag-m.**[102] **Mag-p.** med.[102] meli.[102] nat-m.[102] nit-ac.[102] nux-m.[102] **Nux-v.**[102] **Plat.**[5] **Puls.**[102] rhus-t. sabad.[5] **Sabin.**[102] sanic. **Sec.**[102] **Sep.** stann.[102] thlaspi[102] thuj. ust. **Verat.**[102] verat-v.[102] vesp.[102] **Vib.**[102] **Xan.**[102] zinc.
☞ *M; Menses; vor*

◦ **während**: **Acon.** agar. **Alet.** aloe **Am-c.** am-m. ant-c. apis arg-n. **Asaf.** asc-t.[25] bar-m.[304] **Bell.** berb. bor. bov. cact.[58] **Calc. Calc-p.** cann-i.[58] **Carb-an.** caul. **Caust.** cench.[58] **CHAM.** chin. **Cimic.** cina coc-c.[58] coff. **Coloc.**[102] **Con.** **Cycl.** **Ferr.**[5] **Gels.** **Graph.** **HYOS.**[5] **Ign.** **Kali-c.** kali-s. kali-sil.[58] kreos. **Lac-c.** **Lach.** **Lil-t.** lyc. **Mag-p.** med. mom-b.[72] mosch. **Nat-c.** **Nit-ac.** **Nux-m.** nux-v. **Plat.** **Puls.** **Rhus-t.** sabin.[5] **Sec.** **Sep.** sulph. tarent.[36] ust. **Verat.**[5]
☞ *M; Menses; während*

◦ ◦ **Stehen** agg.: **Rhus-t.**
☞ *M; Stehen; agg.*

◦ **nach**: **Cham.** iod. kreos. plat. puls.
☞ *M; Menses; nach*

◦ **unterdrückten,** bei: cham.[1]

- **Metrorrhagie,** bei: **Caul.**[102] **Cham.**[102] **Cimic.**[102] ham.[102] sabin.[102] sec.[102] thlaspi[102] visc.[102]
☞ *M; Metrorrhagie, mit*

- **Ödem,** Wassersucht, bei: asc-c.[25]

- **Rektumprolaps,** mit: podo.[25]

- **schießen** durch das Abdomen, von rechts nach links: lyc.[54]

- **Schwangerschaft,** während: alet.[25] **Caul.**[102] **Cham.**[102] cimic.[25] gels.[102] mit.[25] **Puls.**[102] **Sec.**[102]
ALLGEMEINES; M; Schwangerschaft; agg.

- **Sitzen**:

◦ **aufrecht** agg.: conv.[38]

◦ **gebeugt,** nach vorn, amel.: conv.[38]
☞ *M; Beugen; amel.*

- **Stehen,** beim:

◦ **agg.**: aloe[58] **Rhus-t.**
☞ *M; Stehen; agg.*

◦ **amel.**: conv.[38]
☞ *M; Stehen; amel.*

- **Stuhlgang,** während: carb-v.[5] **Nat-m.** **Nux-v.** op.[5]
☞ *M; Stuhlgang; agg.; während*

- **Überanstrengung,** durch: rhus-t.[58]
☞ *M; Stuhlgang; agg.; Pressen zum, beim*

- **Urinieren**:

◦ **vor**: cham.[5] chim.[111] coff.[5] graph.[5] puls.[5]

◦ **während**: **Coloc.**[5]
☞ *M; Urinieren; agg.*

◦ **nach**: **Coloc.**[5]
☞ *M; Urinieren; agg.*

- **Zusammenkrümmen,** muss sich: puls.[1]
☞ *M; Zusammenkrümmen amel.*

- **erstreckt** sich:

◦ **aufwärts**: conv.[38]

◦ **Blase,** in die: carb-v.[1]

◦ **Hüften**: **GELS.** sul-ac.[36]

◦ **Hypochondrium**: cham.[54]

◦ **Mammae**: lach.[5]

◦ **Oberschenkel**: **Aloe** apis caul.[58] **Cham.** con. kali-c. nat-m. nux-v. stram. ust. vib.

◦ **Ovarialregion,** in die: podo.[54]

◦ **rechts** nach links, von: **Lyc.**

◦ **Rektum,** in das: **Aloe** **Nux-v.**

◦ **Rücken** und:

◦ ◦ **Hüften**: **GELS.** sul-ac.

◦ ◦ **Oberschenkel**: kali-c.[54]

◦ ◦ **Schamregion**: sabin.[58]

◦ **Sakrum,** zum: carb-v.[1]

- **Fötus** auf- und nieder hüpft, als ob der: ther.[85]

- **kneifend,** zwickend: **Bell.**[26] cycl.[26] hyper.[26] lam.[26] puls.[26]

◦ **Hand,** wie von einer: **Bell.**[26]

- **krampfhaft,** spasmodisch: caul.[54]

- **Menses** einsetzen wollten, als ob die: puls.[58]

- **reißend**: med.[304] nat-m.[26]

- **Rücken** brechen, als würde der: bell.[5]

- **scharf,** von einer Hüfte zur andern: ust.[26]

- **Stein,** wie von einem: **Puls.**[26]

Wehtun: adam.[222] apis arge-p.[264] bell.[111] brom. calc. calc-p. calc-sil.[58] chin.[5] con. elaps ferr.[111] iod. kreos. lac-ac. lach.[111] **Lil-t.** med. merc. merc-c.[36] onos. pall. pic-ac. podo. senec.[111] sep. spira.[36] sulph. syph. tarent.[36] thymol.[119] ust.

- **Ovarien**: apis brom. con. iod. **Kreos.** lac-ac. lil-t. med. onos. pall. pic-ac. podo. sep.[36] sulph. syph. thymol.[119]
☞ *O; Ovarien*

◦ **links**: brom. med. pic-ac. podo. syph.
☞ *O; Ovarien; links*

◦ **rechts**: **Lac-ac.** **Pall.** sep.[36]
☞ *O; Ovarien; rechts*

◦ ◦ **Einatmen** agg.: sep.[36]

◦ **Gehen,** bei schnellem: apis lac-ac.
☞ *M; Gehen; agg.*

◦ **Menses,** vor: thymol.[119]
☞ *M; Menses; vor*

- **Uterus**: adam.[222] arge-p.[264] bell.[111] **Calc-p.** calc-sil.[58] **Con.** ferr.[111] lach.[111] merc. merc-c.[36] senec.[111] sep. spira.[36] tarent.[36] ust.
☞ *O; Uterus*

◦ **morgens**: **Calc-p.**
☞ *Z; Morgens*

◦ **Koitus,** beim: merc-c.
☞ *M; Koitus; agg.*

◦ **Muttermund,** bei Koitus: merc-c.[36]

- **Vagina**: **CALC.** calc-p. chin.[5] elaps
☞ *O; Vagina*

◦ **Menses**:

◦ ◦ **vor**: elaps
☞ *M; Menses; vor*

◦ ◦ **während**: calc.
☞ *M; Menses; während*

◦ **Nasenbluten,** nach: calc-p.

wühlender Schmerz: bufo con. cur. nux-v. sulph.[111]
ALLGEMEINES; C; Schmerz; bohrender Schmerz

- **Uterus**: bufo cur. nux-v. sulph.[111]
O; Uterus

· **Menses,** während: **Nux-v.**
M; Menses; während

wund, Schmerz mit Empfindlichkeit, wie: abies-c.[25] acon. adam.[222] aesc. agar.[45] alet.[58] all-s.[144] alum. am-c. ambr. androc.[222] ant-c. apis arg. arg-n. arn.[58] ars. **Ars-i.** atro.[111] aur. aur-s.[36] bar-m.[111] bell. bell-p. berb. bov. brom. bry. bufo **Calc.** calc-p. calc-sil.[58] canth. carb-an.[102] **CARB-V. Carbn-s.** caul. **Caust.** cham. chin. **Cimic.**[111] cob-n.[144] **Coc-c.** cocc. coff. coloc. con. conv.[85] cupr-ar. eupi. fago.[25] falco-p.[265] **FERR.** ferr-i. ferr-m. **Gels.**[137] germ.[222] goss.[144] **Graph.** guai. ham. hedeo.[25] **Helon.**[102] **Hep.** hydr.[58] hyos.[1] **Ign.** iod. kali-bi. kali-br.[111] **Kali-c.**[137] kali-sil.[58] kola[1184] **KREOS. Lac-c.** lach. lappa lat-h.[301] lil-t. lipp.[36] lith-c.[227] lyc.[102] lyss. mag-m.[102] mag-p.[102] med.[102] mel-c-s.[102] meph. **Merc. Murx.**[102] myrt-c.[45] naja nat-c.[36] nat-m.[5] nit-ac. nux-m.[36] nux-v. ol-j. onos. ovi-g-p.[111] pall. petr. phos.[45] **PLAT.** podo.[58] psor.[111] puls. **RHUS-T.** ruta sabal.[102] sanic.[72] sec.[36] **Sep. Sil. STAPH.** sul-i.[58] **Sulph.**[137] syph.[111] tarent.[137] ter. thea[102] ther.[85] thlaspi[122] **Thuj.** thymol.[119] til.[36] tril. urt-u.[102] ust.[111] verat-v. vesp. **Zinc.** zinc-p.[58] zinc-val.[102]
Empfindlichkeit der Genitalien • Wundheit, Exkoriation ALLGEMEINES; C; Schmerz; wund und zerschlagen, Schmerz wie

- **abends**: carb-v.[36]
Z; Abends

- **Gehen** agg.: **Lac-c.**
M; Gehen; agg.

- **Leukorrhoe,** durch: calc.[58] carb-v.[36] ferr.[36] sulph.[36]
M; Leukorrhö; agg.

- **Menses**:

· **vor**: con. **Kali-c.** lach. **SEP.**
M; Menses; vor

· **während**: am-c.[58] bov. **Kali-c. Nat-m.** sil.
M; Menses; während

· **nach**: **Kali-c.**
M; Menses; nach

- **Sitzen,** beim: graph.[122] **Staph.**[36]
M; Sitzen agg.

- **Urinieren**:

· **während**: calc.[36] thuj.[1]
M; Urinieren; agg.

· **nach**: calc.[1]
M; Urinieren; agg.

- **Waschen** in kaltem Wasser, nach: eupi.

- **Wehen,** Entbindung, während: calc.[54]
M; Wehen, Entbindung; während

- **Klitoris,** Berührung agg.: lat-h.[301]

- **Labien**: eupi. falco-p.[265]
O; Labien

· **zwischen** den, beim Urinieren: eupi. falco-p.[265]

- **Oberschenkel,** und: caust.[1]

- **Ovarien**: agar.[45] alet.[58] alum. **Ant-c. Apis** arg. arg-n. arn. **Ars-i.** atro.[111] bell.[102] bell-p.[256] **BRY. Bufo Canth.** carb-an.[102] **Chin.** cimic. coloc. con. cupr-ar. fago.[25] graph. guai. ham. hedeo.[25] helon. hep. hydr.[36] **Iod.** kali-br.[111] kali-c. kreos.[85] **Lac-c. LACH. LIL-T.**[25] mag-m. med.[111] murx.[111] myrt-c.[45] **Nux-m.**[36] ol-j. onos.[137] ovi-g-p.[111] **Pall.** phos.[45] **Plat.** psor.[111] puls. rhus-t. sabal.[102] sec.[36] sep. **Staph. Sul-i.**[58] syph.[111] tarent. ter. thea[102] ther.[85] thuj.[102] thymol.[119] ust.[111] vesp. zinc-val.[102]
O; Ovarien

· **links**: agar.[45] **Arg.** atro.[111] coloc. kali-br.[111] **LACH.** lil-t.[25] med.[111] ovi-g-p.[111] phos.[45] plat. syph.[111] ust.[111] vesp.
O; Ovarien; links

· · **Berührung** agg.: phos.[45]
M; Berührung agg.

· **rechts**: alet.[58] **Apis**[36] **Bry.**[36] fago.[25] **Iod.** mag-m. murx.[111] **Pall.** plat. psor.[111] sec.[36] thea[36]
O; Ovarien; rechts

· · **Gehen,** beim: fago.[25]
M; Gehen; agg.

· · **Menses,** während: **Apis**[36]
M; Menses; während

· · **erstreckt** sich den Oberschenkel hinunter, während Ruhe: bry.[36]

· **Aufstehen,** beim: thea[102]
M; Aufstehen, bei oder nach

· **Bewegung,** durch: ther.
M; Bewegung; agg.

· **Druck** agg.: bell-p.[256] ther.[85]
M; Druck; agg.

· **Gehen** agg.: **Apis ARN. BRY.**
M; Gehen; agg.

· **Menses**:

· · **vor**: **Kali-c. Lac-c.**
M; Menses; vor

· · **während**: ant-c.[85] **Apis** canth. **Iod. Kali-c.** nux-m.[36] plat. thymol.[119]
M; Menses; während

· · **nach**: ant-c.[85] **Iod.** kali-c.
M; Menses; nach

· · **unterdrückte,** durch: ant-c. bell.[102]

· **Schmerzen,** bei:

· · **Rektum,** im: onos.[137]

· · **Uterusschmerzen,** mit: ust.[137]

· **Stuhlgang,** während: hydr.[36]
M; Stuhlgang; agg.; während

· **erstreckt** sich die Beine hinab: bry.

- **Uterus**: abies-c.[25] acon.[102] **Aesc.** am-c. ant-c. **Apis** arg. arg-n. **ARN.**[58] **Ars-i. AUR.** aur-s.[36] **BELL. Bell-p.** bov. **BRY. Bufo Calc.** calc-p. canth. carb-v. caul. caust. cham. chin. **Cimic. Cocc.** coff. **Con.** conv.[85] ferr.[5] **Gels.**[137] ham.[102] **Helon.**[102] **Hydr.** ign. kali-c. kreos. **Lac-c. LACH.** lappa **Lil-t.** lyc.[102] lyss.[102] mag-m.[102] med.[102] **Mel-c-s.**[102] merc.[102] **MURX.**[102] nat-m. nux-m.[36] nux-v. **Onos. Plat.**[8] podo.[58] **Puls.** rhus-t. ruta sanic.[72] sec.[36] **Sep.**[36] sil. tarent.[36] **Thlaspi**[122] **Til.**[36] tril. ust.[111] **VERAT-V.**
O; Uterus

<> ◦ **Aufstehen,** beim: **Thlaspi**[122]
☞ *M; Aufstehen, bei oder nach*

◦ **Berührung,** bei: aur-s.[36] **Sec.**[36]
☞ *M; Berührung agg.*

◦ **Bewegung,** durch: **BELL. BRY.**
☞ *M; Bewegung; agg.*

◦ **Blutung,** bei uteriner: **Arn.**[54]

◦ **Druck** amel.: abies-c.[88]
☞ *M; Druck; amel.*

◦ **Erschütterung,** empfindlich gegen: **Arg. BELL. Helon.**[102] **Lach.** lappa **LIL-T.** lyc.[102] lyss.[102] **Med.**[102] murx.[102]
☞ *Fahren, beim*

◦ **Fahren,** beim: **Arg.**
☞ *M; Fahren oder Reiten agg. •Erschütterung, empfindlich gegen*

◦ **Herzklopfen,** mit: conv.[85]

◦ **Kleidung** agg.: **LACH.** lil-t.
☞ *M; Berührung agg.; Kleidung, der •M; Druck; agg.; Kleidung, der*

◦ **Koitus,** beim: **PULS.** sep.
☞ *M; Koitus; agg.*

◦ **Menses**:

◦ ◦ **vor**: bov.
☞ *M; Menses; vor*

◦ ◦ **während**: am-c. arg-n. arn. bov. **Bry.** canth. carb-v. **Caust. Cocc.** coff. **Con. Ham.** ign. kreos. nat-m. **Nux-m.**[36] nux-v. ruta sil.
☞ *M; Menses; während*

◦ ◦ ◦ **Druck,** bei: nux-m.[36]
☞ *M; Druck; agg. •M; Menses; während*

◦ ◦ **nach**: bov. kreos.
☞ *M; Menses; nach*

◦ **Schwangerschaft,** während: arn.[58] **Bell-p.** ham.[102] puls. **Sil.**
☞ *Uterus; Schwangerschaft, während* ▥ *ALLGEMEINES; M; Schwangerschaft; agg.*

◦ **Stehen,** im: lappa
☞ *M; Stehen; agg.*

◦ **Wehen,** Entbindung:

◦ ◦ **während**: puls.[54]
☞ *M; Wehen, Entbindung; während*

◦ ◦ **nach**: nux-v.[54]
☞ *M; Wehen, Entbindung; Wochenbett, im*

➡ ◦ **erstreckt** sich:

◦ ◦ **Abdomen,** zum: til.[36]

◦ ◦ **Vulva,** zur: tarent.[36]

◦ **Fundus**: abies-c.[25]

◦ **Os** uteri: sec.[36] **Sep.**[36]

◦ ◦ **Berührung,** empfindlich gegen: sec.[36]
☞ *M; Berührung agg.*

- **Vagina**: acon. adam.[222] alum. aur. bar-m.[111] bell. **BERB.** brom. calc-p. cimic.[111] cob-n.[144] coc-c. **Coff.** falco-p.[265] ferr. ferr-i. ferr-m. germ.[222] graph. **Ham.** hydr.[58] hyos.[1] ign. **Kali-bi.** kali-c.[137] kola[1184] **KREOS.** lith-c.[227] **LYSS.** merc. naja nat-m.[5] nit-ac. **Plat. Puls. Rhus-t.** sep. **Sil.** staph. **Sulph.**[137] tarent.[137] thuj.
☞ *O; Vagina •Wundheit, Exkoriation; Vagina*

◦ **abends**: rhus-t.
☞ *Z; Abends*

<> ◦ **Berührung** agg.: germ.[222]
☞ *M; Berührung agg.*

◦ **Koitus**:

◦ ◦ **während**: bell. **Berb.** coff. falco-p.[265] **Ferr.** ferr-m. ham. hydr.[58] ign. **Kali-bi. Kali-c. Kreos. LYSS. Naja Plat. Rhus-t. Sep. Sulph. Thuj.**
☞ *M; Koitus; agg.*

◦ ◦ **nach**: kola[1184]
☞ *M; Koitus; agg.*

◦ ◦ **verhindert** Koitus: coff. **Plat.** rhus-t. sep. **Thuj.**

◦ **Menses**:

◦ ◦ **Beginn,** zu: adam.[222]

◦ ◦ **während**: kali-c.[137]
☞ *M; Menses; während*

◦ **Sitzen** agg.: sulph.[137]

◦ **Introitus,** am, beim Koitus: hyos.[1]

- **Vulva,** sogar wenn sie nicht uriniert: ambr.
☞ *O; Vulva*

zerrender Schmerz:
☞ *abwärtszerrender, herabdrängender Schmerz* ▥ *ABDOMEN; C; Schmerz; abwärtsdrängender, zerrender Schmerz*

zerrissen, Schmerz, als wäre das rechte Ovar: bry.[102]
☞ *O; Ovarien; rechts*

zerschlagen, wie wund und:
☞ *wund, Schmerz mit Empfindlichkeit, wie*

ziehender Schmerz: aloe[36] apis ars. atro. **Aur.** bar-c. bell. calc-p. carb-an. card-m. caul.[25] cham. chin. cinnb.[36] coloc. cop. foll.[1201] goss.[25] harp.[1184] hedeo.[25] jug-r. lac-d.[85] lach. lil-t.[36] lyc.[5] med. mosch.[26] naja[110] pall. phos.[36] plat. plb. podo. puls. rhus-t.[5] **Sabin.** sumb.[144] thymol.[119]
▥ *ALLGEMEINES; C; Schmerz; ziehender Schmerz*

- **Menses,** vor: phos.[36]
☞ *M; Menses; vor*

- **Stuhlgang,** vor: carb-an.
☞ *M; Stuhlgang; agg.; vor*

➡ - **erstreckt** sich nach vorne, vor **Menses**: mosch.[26]
☞ *M; Menses; vor*

- **Menses** einsetzen wollten, als ob die: calc-p.
☞ *O; Uterus*

- **Ovarien**: apis **Ars.** atro. bell. **Chin.** cinnb.[36] coloc. goss. lach. lil-t.[36] med. naja[110] **Pall. Plat.** podo. sumb.[144]
☞ *O; Ovarien*

◦ **links**: coloc. lil-t.[25] sumb.[144]
☞ *O; Ovarien; links*

◦ ◦ **Druck** amel.: lil-t.[25]
☞ *M; Druck; amel.*

◦ ◦ **Menses,** vor: med.[304]

◦ ◦ **erstreckt** sich zum Rücken, links: med.[304]

◦ **rechts**: **Apis** med. pall.
☞ *O; Ovarien; rechts*

<> ◦ **Bewegung** agg.: **ARS.**
☞ *M; Bewegung; agg.*

◦ **Druck,** sanfter, amel.: lil-t.[36]
☞ *M; Druck; amel.*

ziehender Schmerz; **Ovarien** (Forts.)

◦ **gebeugtes** Sitzen, durch: **ARS.**
☞ *M; Beugen; agg.*

◦ **Heben** der Arme, beim: **Apis**

◦ **Koitus,** nach: **Plat.**
☞ *M; Koitus; agg.*

◦ **Menses,** vor: coloc.
☞ *M; Menses; vor*

◦ **Reiben** amel.: **Pall.**
☞ *M; Reiben; amel.*

➡ ◦ **erstreckt** sich in die Oberschenkel: ars.

- **Uterus**: aloe[36] **BELL.** calc-p. caul.[25] **Cham.** cop. foll.[1201] goss.[25] harp.[1184] hedeo.[25] jug-r. lac-d.[85] plat. plb. **Puls.** sabin. thymol.[119]
☞ *O; Uterus*

◦ **Koitus,** nach: **Plat.**
☞ *M; Koitus; agg.*

◦ **Menses**:

◦ ◦ **vor**: foll.[1201] jug-r. thymol.[119]
☞ *M; Menses; vor*

◦ ◦ **während**: thymol.[119]
☞ *M; Menses; während*

◦ ◦ **Beginn,** zu: harp.[1184]

◦ **Ligamente**: caul.[25] goss.[25] hedeo.[25]

- **Vagina**: card-m. cop.
☞ *O; Vagina*

zusammendrückender Schmerz: thuj.[5]

zusammenschnürender, zusammenziehender Schmerz: agar. bell.[58] **Bell-p.**[102] **Cact.** caul.[85] cham.[102] chin.[5] chin-s. cocc. **Gels.**[102] ign.[36] lil-t. lyc. **Mag-p.**[102] nit-ac.[5] **Nux-v.**[36] phos.[5] plat. plb. polyg.[102] puls. pyrog.[58] sabin. semp.[85] **Sep.** staph. sulph.[5] tarent. **Thuj.**[1] ust.[102]

- **Entbindung,** in der Eröffnungsphase, vor Öffnung des Muttermundes: nux-v.[54]
☞ *M; Wehen, Entbindung; während*

- **Menses,** vor: chin.[5] cocc.[5]
☞ *M; Menses; vor*

- **Sitzen,** beim: thuj.[1]
☞ *M; Sitzen agg.*

- **intermittierend,** Uterus: caul.[85]
☞ *O; Uterus*

- **Ovarien**: **Cact.** puls. pyrog.[58]
☞ *O; Ovarien*

- **Uterus**: agar. **BELL.** cact.[137] caul.[85] chin-s. cocc. ign.[36] lil-t. lyc. nux-v.[36] plb. **Puls.**[54] sabin. semp.[85] sep. staph. tarent.
☞ *O; Uterus*

◦ **links,** Wehen, Entbindung, während: puls.[54]
☞ *S; Links*

◦ **Menses,** während: **Agar. Bell. CACT.** staph.
☞ *M; Menses; während*

➡ ◦ **erstreckt** sich aufwärts: cact.[137]

- **Vagina**: bell.[58] **CACT. Plat. Puls.**
☞ *O; Vagina*

ABWECHSELNDE SYMPTOME

SEITEN

ZEIT

MODALITÄTEN

ORT

CHARAKTERISTIKA EIGENTÜMLICHKEITEN

SCHMERZ, Kehlkopf und Luftröhre

SEITEN

LINKS: caust.[137] **Crot-h.**[137] **Hep.**[137] **Lach.**[137] rhus-t.[137]
ALLGEMEINES; S; Links

RECHTS: agar.[137] kali-n.[137] puls.[137] stann.[137] **Stict.**[8]
ALLGEMEINES; S; Rechts

ZEIT

MORGENS: acon.[5] alum.[5] am-m.[5] **Apisin.**[5] arn.[5] aur.[5] bar-c.[5] **Bov.**[5] **Calc. Cann-s. CARB-AN.**[5] **Carb-v.**[1] **CAUST.** chin-s. **Cina** cob. dig.[5] **IOD. Kali-bi.** kali-c.[1] lyc.[5] mag-m.[5] **Mang.**[5] merc-c.[5] **NAT-M. Nux-v.** par.[5] phos.[5] rhod.[5] **Seneg.** sep.[5] **Sil. Stann. SULPH. Zinc.**
ALLGEMEINES; Z; Morgens, 5 Uhr - 9 Uhr; agg.

VORMITTAGS: bar-c.[5] mag-c.[5] phos.[5] sars.[5] seneg.[5] **STANN.** sul-ac.[5]
ALLGEMEINES; Z; Vormittags, 9 Uhr - 12 Uhr; agg.

NACHMITTAGS: **Alum.**[5] am-m.[5] lyc.[5] petr.[5] phos.[5] zinc.[5]

ABENDS: **Alum.**[5] **Apisin.**[5] **Calc.** carb-an.[5] **Carb-v.**[5] **CAUST.** cimic. croto-t. ferr.[5] graph.[5] hep.[5] ign.[5] iod.[1] kali-bi. naja **Nux-v.** par.[5] petr.[5] **PHOS. Rhus-t.** sel.[5] **Spong.**[5] sulph. teucr.[5] **Thuj.**[5] **Zinc.**
ALLGEMEINES; Z; Abends, 18 Uhr - 21 Uhr; agg.

NACHTS: acon.[5] **ANT-T.** bar-c.[5] **Calc. Carb-an.**[5] carb-v.[5] caust.[5] **Kali-c.** lyc.[5] nit-ac.[5] **Phos. Puls. Rumx. Sulph.**

MODALITÄTEN

ALLGEMEINE Arzneien: **ACON.**[5] agar.[5] alum.[5] am-c.[5] am-m.[5] ambr.[5] anac.[5] ang.[5] ant-c.[5] ant-t.[5] arg.[5] arn.[5] **Ars.**[5] asar.[5] aur.[5] bar-c.[5] bell.[5] bor.[5] bov.[5] **BROM.**[5] bry.[5] calad.[5] calc.[5] camph.[5] canth.[5] caps.[5] carb-an.[5] **CARB-V.**[5] **CAUST.**[5] **Cham.**[5] chel.[5] chin.[5] cic.[5] cina[5] coc-c.[36] cocc.[5] coff.[5] colch.[5] con.[5] cupr.[5] dig.[5] **DROS.**[5] dulc.[5] euph.[5] ferr.[5] graph.[5] guai.[5] hell.[5] **HEP.**[5] hyos.[5] ign.[5] **IOD.**[5] ip.[5] kali-bi.[111] kali-c.[5] kali-n.[5] kreos.[5] **Lach.**[5] laur.[5] led.[5] lyc.[5] mag-c.[5] mag-m.[5] **Mang.**[5] meny.[5] merc.[5] mez.[5] mosch.[5] mur-ac.[5] nat-c.[5] nat-m.[5] **Nit-ac.**[5] nux-m.[5] **NUX-V.**[5] olnd.[5] op.[5] **Par.**[5] petr.[5] ph-ac.[5] **PHOS.**[5] plat.[5] plb.[5] **Puls.**[5] rhod.[5] rhus-t.[5] **Rumx.**[111] ruta[5] sabad.[5] sabin.[5] samb.[5] sars.[5] **Seneg.**[5] sep.[5] sil.[5] spig.[5] **SPONG.**[5] squil.[5] **Stann.**[5] staph.[5] stram.[5] stront-c.[5] sul-ac.[5] **Sulph.**[5] tarax.[5] teucr.[5] thuj.[5] verat.[5] verb.[5] zinc.[5]

ARSENHALTIGE Dämpfe, durch: **Kali-bi.**[111]

ATMEN agg., tiefes: meny.[5]
ALLGEMEINES; M; Einatmen; agg.;

BERÜHRUNG agg.: **ACON. BELL. Caust.** chin-s. **Con. Crot-h. Graph. Hep.**[5] **LACH. PHOS.** seneg.[5] **SPONG.**
ALLGEMEINES; M; Berührung, Berührtwerden; agg.

DREHEN des Halses agg.: **Lach.**[5] **SPONG.**[5]

EINATMEN agg.: bell.[5] **Brom.**[58] **HEP.** hipp. lach.[5] ph-ac.[5]

HUSTEN agg.: **ACON.**[5] **Agar.**[5] **ALL-C.** am-c.[5] ambr.[5] anac.[1] ant-c.[5] **ARG. Arg-n. ARN.**[5] **Ars.** arum-t.[58] asaf.[137] aza.[192] **BELL.** bor.[5] **BROM. BRY.** bufo **Calc. Cann-s.**[36] carb-an. **Carb-v.**[5] **CAUST.** cham.[5] **Chel. Chin.**[5] chlor.[36] cina **Cist. COC-C.**[58] coff.[5] **DROS.**[5] **Gels.** grat.[111] **HEP.**[5] **IGN.**[5] iod. iris[36] **KALI-BI. KALI-C. Kali-i. Kreos. Lach.** laur.[5] lyc.[36] mag-c.[5] mag-m.[1] **Mang.** meph.[111] mez.[5] **Naja Nat-m. Nux-m. NUX-V. Osm.**[36] petr.[5] **PHOS.** plb.[5] **PULS.** pyrog.[58] **Rumx.** ruta[5] **Sang. SENEG.** sep.[5] sil.[1] **SPONG.**[5] **STANN. Staph.** stict.[111] **SULPH.** thyr.[111] zinc-i.[5]

LESEN, laut, agg.: nit-ac.[5]
ALLGEMEINES; M; Lesen; agg.;

LIEGEN agg.: bell.[5] carb-an.[5] **Kali-bi. Puls.** sang.[111] seneg. teucr.[5]

NASESCHNEUZEN agg.: **Caust.**
ALLGEMEINES; M; Naseschneuzen; agg.

NIESEN agg.: bor.[5]
ALLGEMEINES; M; Niesen; agg.

SINGEN agg.: **Arg.**[5] **ARG-N.** sang.[137] **SPONG.**[1] **Stann.**
ALLGEMEINES; M; Singen agg.

SPRECHEN agg.: all-c.[137] **Alumn. ARG.**[5] **Bell.** bry.[5] coc-c. **DROS. Hep. Kali-bi.** lach.[5] **Mang. Nat-m.** nit-ac.[5] **PHOS. Stann. Staph. Sulph. TARENT.**
ALLGEMEINES; M; Sprechen; agg.

TABAKRAUCHEN agg.: bry.[5]
ALLGEMEINES; M; Tabak; agg.

ORT

EPIGLOTTIS: **Acon.**[5] wye.
☞ *Luftwege*

KEHLKOPF: **ACON.**[5] **Aesc.**[25] **AGAR.**[5] agn.[5] **ALL-C. All-s.** aloe **Alum.**[1] alum-p.[58] alum-sil.[58] **Alumn.** am-br. **Am-c.** am-caust.[102] **Am-m. AMBR.**[5] anac.[1] anan. **Ang.**[5] **Ant-c.**[1] ant-s.[85] **ANT-T. Aphis. Apis**[34] **APISIN.**[5] aral.[111] aran.[111] **ARG.**[5] **ARG-N.**[5] **ARN.**[5] **ARS.**[5] ars-i.[25] ars-s-f.[58] **Arum-d.**[8] **Arum-t.**[25] asaf.[5] **Asar.**[5] asc-t. atro.[25] **Aur.**[5] aur-m-n.[36] bac.[56] bals-p.[25] bamb-a.[1184] bapt. **BAR-C.** bar-m.[58] **BELL.**[1] beryl.[119] bism.[5] bor.[5] bov.[5] **BROM.**[5] **BRY. Bufo** cact.[38] **Calad.**[5] **CALC.**[5] calc-ar. **Calc-f.** calc-i.[58] **CALC-P. CALC-S.**[58] calc-sil.[58] **Camph. Cann-s.**[5] **Canth. Caps. Carb-ac.**

KEHLKOPF (Forts.)
Carb-an.[5] **CARB-V.**[5] **CARBN-S.** card-m. **Carl.**[36] cast. **CAUST.**[1] **Cedr.**[25] ch-bd-B.[5] **CHAM.**[5] **CHEL.** **Chin.** chin-ar. chin-s. **Chlor.**[36] cic.[5] **Cimic.** **Cina**[1] **Cinnb.** **Cist.**[1125] **Clem.** cob.[36] **COC-C.**[58] coca[25] **Cocc.**[5] **Coff.** colch.[5] coloc.[1] **CON.** **Cop.** **Cor-r.** croc.[5] **CROT-C.** **Crot-h.** **Croto-t.**[5] cub.[85] **Cupr.**[5] cur. **Cycl.** **Dig.**[5] dios. dirc. **DROS.**[5] **Dulc.**[5] **Echi.** elaps ephe.[267] ery-a.[25] eup-per.[51] euph.[5] **EUPHR.** **Ferr.** ferr-i.[58] **Ferr-p.** **Fl-ac.** **Form.** **GELS.** **Glon.** gran.[1125] **Graph.** grat. **Hell.**[5] **HEP.**[5] hipp. **Hydr.** **Hydr-ac.** hydrog.[222] **HYOS.** **Iber.**[144] **IGN.** **IOD.** **IP.**[1] irid.[102] **Iris** kali-ar.[58] **KALI-BI.** **Kali-br.** **KALI-C.** **KALI-CHL.** **KALI-I.** kali-ma. **Kali-n.**[5] **Kali-p.** **Kali-s.**[58] kali-sil.[58] kalm. **Kreos.**[5] lac-ac. lac-c. **LACH.**[5] lachn.[25] **Lact.** **Laur.**[5] **LED.**[5] **Lob.** **LYC.**[1] m-art.[5] m-aust.[5] **Mag-c.** **Mag-m.**[1] mag-p.[111] mag-s. maia-l.[204] manc. **MANG.**[5] **Med.** **Meny.**[1] **Meph.** **MERC.**[5] **Merc-c.**[5] **Mez.**[5] **MOSCH.**[5] mur-ac.[5] myric. **NAJA** **Nat-ar.** **Nat-c.**[5] **NAT-M.** nat-s. nat-sel.[85] **Nicc.** **NIT-AC.** **Nux-m.** **NUX-V.**[5] oena. ol-an. **Ol-j.** **Olnd.**[5] **OP.** osm.[36] ox-ac.[58] ozone[36] **PAR.**[5] petr.[5] **Ph-ac.**[1] phel. **PHOS.** **Phyt.**[25] plan. **Plat.**[5] **Plb.**[5] plut-n.[222] por-m.[251] **Prun.** **Psor.** **PULS.**[5] ran-b.[5] rhod.[5] **RHUS-T.** **RUMX.**[25] **Ruta**[5] **Sabad.**[1125] **Sabin.**[5] **SAMB.** **SANG.**[8] **Sanguin-n.**[102] sanic. **Sars.** sec.[5] **Sel.**[102] **SENEG.**[5] **Sep.** **Sil.**[1] sol-n. spig.[1] **SPONG.**[1] **Squil.** **STANN.**[1] **STAPH.** **Stict.**[25] **Still.** **Stram.**[5] stront-c.[5] sul-ac.[5] **Sul-i.** **SULPH.**[1] **Syph.** tab. **Tarax.**[5] **Tarent.**[58] tax.[303] tell. tep. ter.[36] **Teucr.**[5] **THUJ.**[5] thyr.[137] tub. valer.[5] **VERAT.**[5] **Verb.**[5] **Vinc.** vip.[102] **ZINC.**[1] zinc-chr.[137] zinc-p.[58] zing.[36]
☞ *Luftwege*

Glottis: acon.[5] aur-i.[102] berb. calad.[36] caust.[5] cocc.[5] dulc.[171] euphr.[5] gels.[111] gran.[1125] hyos.[5] ip.[5] **KALI-I.** kali-p.[102] **Lach.**[5] laur.[5] lyc.[102] maia-l.[204] merc-n.[102] nux-m.[5] nux-v.[5] op.[5] ox-ac.[137] phos.[5] plb.[5] rhus-t.[5] ruta[5] sec.[5] sel.[137] seneg.[137] **Stram.**[5] thuj.

- **Stimmbänder**: acon.[5] **Caust.**[5] **COCC.**[5] **Euphr.**[5] **GELS.**[111] **HYOS.**[5] ip.[5] kali-i. **LACH.** **LAUR.**[5] **Nux-m.**[5] **Nux-v.**[5] **OP.**[5] ox-ac.[137] phos.[5] **Plb.**[5] **Rhus-t.**[5] ruta[5] **Sec.**[5] sel.[137] seneg.[137] **STRAM.**[5]

Knorpel, Beschwerden der: carb-v.[5] convo-d.[36] cupr.[36] iber.[36] nat-ar.[36] nat-m.[36] puls.[36] sars.[36] sil.[34]

- **Schildknorpel**: **Carb-v.**[5] sil.[36]

LUFTRÖHRE: **ACON.**[1] aesc. **Agar.**[5] alum.[1] alum-p.[58] alum-sil.[58] **Am-c.**[5] **Ambr.**[5] **Ammc.**[4] **Anac.** **Ang.** **Ant-c.**[5] **ANT-T.** apis[36] apisin.[5] aral.[111] **ARG.**[5] **Arg-n.** **ARN.**[5] **ARS.** **Ars-i.**[58] **ARUM-T.** **Asaf.** asar.[5] **Aur.**[5] **BAR-C.**[5] **Bell.**[5] bor.[5] **Bov.**[5] **BROM.**[5] **BRY.**[5] **CALC.** **Calc-s.** calc-sil.[58] **Camph.** **Cann-s.** **Canth.**[5] **Caps.**[5] **Carb-an.** **CARB-V.**[1] **Carbn-s.** **CAUST.** **Cham.**[1] chel.[5] **Chin.**[5] cic.[5] **Cina** **Cist.**[25] clem. **Coc-c.** cocc.[5] colch. coloc. **Con.** cupr.[5] **Dig.**[5] **DROS.**[5] **Dulc.** eup-per.[111] euph.[5] **Euphr.** **Ferr.** ferr-i. ferr-p. fl-ac.[5] gels.[36] **Graph.**[5] **HEP.**[5] **Hyos.**[5] ign.[5] **IOD.** **IP.** iris **KALI-BI.** **KALI-C.** **Kali-i.** **Kali-n.**[5] **Kreos.**[5] **Lach.**[5] lact. **Laur.**[5] **LED.**[1] **LYC.** m-art.[5] mag-c.[5] mag-m. **Mang.**[5] **Merc.** **Merc-c.** **Mez.**[1] **Mosch.**[5] mur-ac.[5] naja[25] nat-ar. nat-c.[5] **Nat-m.**[5] **NIT-AC.**[5] nux-m.[5] **NUX-V.**[1] op.[5] **Osm.** ox-ac. **Par.**[5] **Petr.** **PH-AC.** **PHOS.**[5] phyt.[25] plat.[5] **Plb.**[5] **Psor.** **PULS.**[5] rheum[5] rhod.[5] **Rhus-t.**[5] **RUMX.**[25] sabin.[5] **Samb.** **SANG.**[58] sanic. **Sars.**[5] sel.[5] **SENEG.**[5] **SEP.** **SIL.** **SPONG.**[5] **SQUIL.**[5] **STANN.**[1] **Staph.**[5] **Stict.**[8] **Still.** stront-c.[5] **Sul-ac.**[5] sul-i.[58] **SULPH.** tarent.[58] ter.[111] **Teucr.**[5] **THUJ.**[1] verat.[5] verb.[5] **Zinc.**[5] zinc-p.[58]
☞ *Luftwege*

Gabelung, Bifurkation: camph.[5] stann.[5]

LUFTWEGE, obere: acet-ac. **ACON.**[1] **Aesc.**[25] aeth. **AGAR.**[5] agav-t.[149] agn.[5] ail.[25] **ALL-C.** **All-s.** aloe **Alum.**[1] alum-p.[58] alum-sil.[58] **Alumn.** am-br. **Am-c.** am-caust.[102] am-i.[102] **Am-m.** **AMBR.**[5] **Ammc.**[4] ampe-qu.[25] **Amyg-am.**[36] **Anac.** anan. **Ang.**[5] **Ant-c.**[1] ant-s.[85] **ANT-T.** **Aphis.** **Apis**[34] **APISIN.**[5] aral.[111] aran.[111] aran-ix.[149] **ARG.** **ARG-N.**[5] **ARN.**[5] **ARS.**[5] **Ars-i.**[58] ars-s-f.[58] **Arum-d.**[8] **ARUM-T.** **Asaf.** **Asar.**[5] asc-t. atro.[25] **Aur.**[5] aur-ar.[58] aur-m. aur-m-n.[36] aur-s.[58] aza.[192] bac.[56] bals-p.[25] bamb-a.[1184] bapt. **BAR-C.** bar-m.[58] bar-s.[58] **BELL.**[1] bell-p.[119] benz.[102] beryl.[119] bism.[5] bol.[25] bor.[5] **Bov.**[5] **BROM.**[5] **BRY.** **Bufo** cact.[38] cahin. **Calad.**[5] **CALC.**[1] calc-ar. calc-caust. **Calc-f.** calc-i.[58] **CALC-P.** **CALC-S.**[58] calc-sil.[58] **Camph.** **Cann-s.**[5] **Canth.** **Caps.** **Carb-ac.** **Carb-an.**[1] **CARB-V.**[1] **CARBN-S.** card-b.[36] card-m. **Carl.**[36] cast. **CAUST.**[1] **Cedr.**[25] ch-bd-B.[5] **CHAM.**[5] **CHEL.** chen-a.[8] chim-m.[8] **Chin.** chin-ar. chin-s.[36] **Chlor.**[36] cic.[5] **Cimic.** **Cina**[1] **Cinnb.** **Cist.**[1125] **Clem.** cob.[36] **COC-C.**[58] coca[25] **Cocc.**[5] **Coff.** colch.[5] coloc.[1] **COM.** **CON.** **Cop.** **Cor-r.** cot.[36] croc.[5] **CROT-C.** **Crot-h.** **Croto-t.**[5] cub.[85] **Cupr.**[1] cur. curc.[192] **Cycl.** **Dig.**[5] dios.[25] dirc. dor.[144] **DROS.**[5] dubin.[102] **Dulc.**[5] **Echi.** elaps ephe.[267] epil.[36] ery-a.[25] eup-per.[51] euph.[5] **EUPHR.** eupi. fago.[36] **Ferr.** ferr-ar. ferr-i.[58] **Ferr-p.** **Fl-ac.** **Form.** **GELS.**[36] gink.[227] **Glon.** **Graph.** grat. gua.[102] **Guai.** gymn. **Ham.**[25] harp.[1184] **Hell.**[5] **HEP.**[5] hepat.[102] hip-ac.[149] hipp. **Hippoz.** hura **Hydr.** **Hydr-ac.** hydrog.[222] **HYOS.** **Iber.**[144] **IGN.** **Indg.** **IOD.** **IP.**[1] irid.[102] **Iris** just.[102] kali-ar.[58] **KALI-BI.**[58] **Kali-br.** **KALI-C.** **KALI-CHL.** **KALI-I.** kali-ma. **Kali-n.**[5] **Kali-p.** **Kali-s.**[58] kali-sil.[58] **Kalm.** **Kreos.**[5] lac-ac. lac-c. **LACH.**[5] lachn.[25] **Lact.** lappa[36] **Laur.**[5] lec. **LED.**[1] **Lem-m.**[102] lith-c. **Lob.** lob-s.[85] loxo-r.[240] **LYC.** lyss.[85] m-art.[5] m-aust.[5] **Mag-c.** **Mag-m.**[1] mag-p.[111] mag-s. manc. **MANG.**[5] **Med.** menth.[72] menthol[72] **Meny.**[1] **Meph.** **MERC.**[5] **Merc-c.**[5] **Merc-cy.** **Merc-i-r.** merc-n.[102] **Mez.**[1] morg.[136] morph.[102] **MOSCH.**[5] mur-ac.[5] myric. **NAJA** **Nat-ar.** **Nat-c.**[5] **NAT-M.** nat-p.[58] **Nat-s.** nat-sel.[85] **Nicc.** **NIT-AC.** **Nux-m.** **NUX-V.**[1] oena. ol-an. **Ol-j.** **Olnd.**[5] **OP.** **Osm.** ox-ac.[58] ozone[36] **PAR.**[5] **Petr.** **PH-AC.** phel. **PHOS.** **Phyt.**[25] **Pimp.**[1125] plan. **Plat.**[5] **Plb.**[5] plut-n.[222] por-m.[251] **Prun.** psil.[164] **Psor.** **PULS.**[5] pyrog.[58] ran-b.[5] rheum[5] rhod.[5] **RHUS-T.** rhus-v. **RUMX.**[25] **Ruta**[5] **Sabad.**[1125] sabal.[144] **Sabin.**[5] **SAMB.** **SANG.**[8] **Sanguin-n.**[102] sanic. sant.[25] **Sars.** sec.[5] **Sel.**[102] **SENEG.**[5] **SEP.** **SIL.** silphu.[25] sol-n.

spig.[1] **SPONG.**[1] **SQUIL.**[5] **STANN.**[1] **STAPH.** **Stict.**[8] **Still.**[25] **Stram.**[5] stront-c.[5] **Sul-ac.**[5] **Sul-i.** **SULPH.**[1] sumb. **Syph.** tab. **Tarax.**[5] **Tarent.**[58] tax.[303] tell. tep. ter.[36] **Teucr.**[5] **THUJ.**[1] thyr.[137] **Til.** tril-c.[36] tub. urt-u. ust. valer.[5] **VERAT.**[5] **Verb.**[5] **Vinc.** vip.[102] wye. xero.[102] **ZINC.**[1] zinc-chr.[137] zinc-p.[58] zing.[36] ziz.

CHARAKTERISTIKA EIGENTÜMLICHKEITEN

ABSONDERUNG:
☞ *Räuspern, Absonderung der Schleimhaut losräuspern • Schleim, Absonderung von*

ANHAFTUNG oder Verwachsung, Empfindung von:
☞ *Belag, Membran, Exsudat; Empfindung wie von einer Membran • Samt oder Daunen, Empfindung wie von*

APHTHEN, Luftröhre: apisin.[5] ars.[5] phos.[5]
☞ *O; Luftröhre*

AUSRÄUSPERN:
☞ *Räuspern, Absonderung der Schleimhaut losräuspern*

AUSSCHLÄGE, Bläschen, Rachen: ant-t. canth. jac.[102]
▤ *HAUT; C; Hautausschläge; Bläschen • ALLGEMEINES; C; Hautausschläge; Bläschen, auf Schleimhäuten*

BALL, Empfindung wie von einem: lach.[5]
☞ *Fremdkörper, Empfindung wie von einem* ▤ *ALLGEMEINES; C; Kugel, Empfindung wie von einer, innerlich*

BELAG, Membran, Exsudat:

allgemeine Rubriken:

- **Diphtherie**: apis[102] **Brom.**[102] bufo canth.[102] chlor.[102] diph.[102] **Hep.**[102] **Iod.**[137] **Kali-bi.**[102] lac-c.[102] **Lach.**[137] **Merc-cy.**[102] petr.[102] phos.[102] samb.[102] spong.[102]
☞ *Krupp; Diphtherie, membranöser Krupp, Kehlkopf*

Empfindung wie von einer Membran:
☞ *Fremdkörper, Empfindung wie von einem • Samt oder Daunen, Empfindung wie von*

- **Kehlkopf**: hydrog.[222] kali-c. lach.[5] phos.[122] thuj.[122]
☞ *O; Kehlkopf • Fremdkörper, Empfindung wie von einem; Kehlkopf • Haut im Kehlkopf, Empfindung wie von einer*

◦ **Membran** scheint sich im Kehlkopf umherzubewegen: **Kali-c.**
☞ *Bewegungen des Kehlkopfes, auf und ab • Fleischstückchen oder Haut, hängt lose im Kehlkopf, Empfindung ein • Haut im Kehlkopf, Empfindung wie von einer*

- **wie** eine abgerissene Membran: osm.[102]

falsche Membran: cub.[85]

BELEGT, Empfindung wie:
☞ *Samt oder Daunen, Empfindung wie von*

BEWEGUNGEN des Kehlkopfes, auf und ab: lach.[137] lyc. op. **Spong.**[5] stram.[36] sul-ac. sul-i.[137]
☞ *O; Kehlkopf • Belag, Membran, Exsudat; Empfindung wie von einer Membran; • Fleischstückchen oder Haut, hängt lose im Kehlkopf, Empfindung ein • Fremdkörper, Empfindung wie von einem; Kehlkopf • Haut im Kehlkopf, Empfindung wie von einer; Haut oder ein Stück Fleisch hängt lose im Kehlkopf, Empfindung*

Husten, beim: lach.[137]

BLATT verschließt die Trachea, Empfindung ein: ant-t.[36] mang.
☞ *O; Luftröhre • Fremdkörper, Empfindung wie von einem; Luftröhre • Ventil oder Klappe, Empfindung wie von einem* ▤ *ALLGEMEINES; C; Blatt, Ventil oder Stück Haut, Empfindung wie ein*

DAMPF:
☞ *Schwefeldämpfe, Empfindung wie durch*

DAUNENGEFÜHL:
☞ *Samt oder Daunen, Empfindung wie von*

DIPHTHERIE:
☞ *O; Kehlkopf • Belag, Membran; Diphtherie • Krupp; Diphtherie, membranöser Krupp, Kehlkopf*

DRUCK, Empfindung von: **Cham.**[36] chel.[25] cist.[25] ol-an.[111]

Kehlgrube:
▤ *INNERER HALS; C; Druck, Empfindung von; Suprasternalgrube, in der*

Kehlkopf: chel.[25] ol-an.[111]
☞ *O; Kehlkopf • Schmerz; drückender Schmerz; Kehlkopf*

Luftröhre: chel.[25] cist.[25]
☞ *O; Luftröhre • Schmerz; drückender Schmerz; Luftröhre*

EMPFINDLICHKEIT:
☞ *Schmerz; wund, Schmerz mit Empfindlichkeit wie*

Kehlkopf: **Acon.** ars. **BELL.** bor.[5] **Brom.**[5] bry.[5] **Calad.** calc. calc-p. canth.[5] carb-v. carbn-s. carl. **Caust.** cedr. cimic. con. cor-r. crot-h. fl-ac. foll.[149] **Graph.** **Hep.** ip. kali-bi. kali-br.[25] kali-chl.[58] lac-c. **LACH.** mang. merc-c.[5] **NAJA** nit-ac.[5] nux-m. nux-v. osm. ox-ac. **Phos.** pimp.[142] rumx. sang.[111] sil. **Spong.** stann. sul-ac. **Sulph.** syph.[137] vip.[111]
☞ *O; Kehlkopf • Reizung der Luftwege; Kehlkopf* ▤ *ALLGEMEINES; C; Empfindlichkeit*

- **morgens**: kali-bi.
☞ *Z; Morgens*

- **Berührung,** gegen: **ACON.** **Caust.** **Con.** crot-h. **Graph.** **Hep.** kali-chl.[58] **LACH.** **Naja** **PHOS.** **SPONG.**
☞ *M; Berührung agg. • Druck, gegen • Schmerz; Kehlkopf; Berührung, bei • Schmerz; wund, Schmerz mit Empfindlichkeit wie; Kehlkopf; Berührung, bei*

- **Druck,** gegen: **Ars.** bell.[58] foll.[149] **PHOS.**
☞ *Berührung, gegen*

◦ **geringsten,** gegen: bell.[58]

- **Klaviermusik,** gegen: **CALC.**

EMPFINDLICHKEIT (Forts.)

- **Luft,** gegen kalte: **ACON. Ars. Bell.** calc-p. **Carb-v.** carl. cimic. crot-h. fl-ac. **HEP.** ip. **Mang. Naja** nux-m. nux-v. osm. ox-ac. **Phos.** pimp.[142] **RUMX.** sil. spong. stann. sulph.

Luftröhre: hep. kali-bi.[111] **Lach.**[5] **Laur.**[5] nat-c.[5] phos.[5] rumx.
☞ O; Luftröhre • Reizung der Luftwege; Luftröhre ▤ ALLGEMEINES; C; Empfindlichkeit

- **Berührung,** gegen: **Hep.**
☞ M; Berührung agg.

- **Luft,** gegen kalte: **Rumx.**

EMPFINDUNGSLOSIGKEIT, Kehlkopf:
☞ O; Kehlkopf • Taubheit, Empfindung von; Kehlkopf

ENGE, Empfindung von: bar-c. carb-v. **Cocc.** graph. kali-bi. mez.[1] nat-m. phos.[1] teucr. verat. verb.
☞ Verengt, Empfindung wie • Zusammenschnüren, Empfindung von

Kehlkopf:
☞ O; Kehlkopf • Spannung, Empfindung von, Kehlkopf

ENTZÜNDUNG:
☞ Katarrh ▤ INNERER HALS; C; Entzündung, einfache, Halsweh

Epiglottis: all-c.[102] chlor.[102] hepat.[102] wye.[102]
☞ O; Epiglottis ▤ ALLGEMEINES; C; Entzündung

Kehlkopf: **ACON. Aesc.**[25] agav-t.[149] agri.[1125] **ALL-C.** allox.[149] alum.[5] am-br.[72] am-caust.[142] am-i.[102] am-m.[58] ampe-qu.[25] anag.[1125] **Ant-c.** ant-s.[102] ant-t. **Apis**[34] **Arg. ARG-N.** arist-cl.[149] arn.[5] **Ars.** ars-i.[25] arum-d.[25] **Arum-t.**[1125] atro.[25] aur.[102] aur-m. bals-p.[25] bar-c.[5] bar-m.[102] **BELL.** bell-p.[119] beryl.[119] **BROM.**[102] bry.[5] **Bufo** calad. **Calc.**[5] calc-f.[149] calc-i.[58] calc-s. cann-s.[5] canth.[102] caps.[5] carb-ac.[25] carb-an. **Carb-v.** carbn-s. card-b.[36] **Caust.**[5] cedr. **Cham. Chel.** chim.[1125] **Chin. Chlor.** cina[5] cinnb.[102] cist.[34] coc-c.[102] coca[25] con.[5] cot.[102] **Crot-c. Crot-h.** croto-t.[1125] cub.[102] cupr.[5] dig.[1125] **DROS.**[102] **Dulc.**[5] eucal.[1125] eup-per.[102] euph-cy.[1125] euphr.[5] ferr.[5] ferr-p. fl-ac.[102] **GELS.**[102] **Guai. HEP.**[102] hepat.[1125] hip-ac.[149] hydr.[1125] hydr-ac. hyos.[5] ign.[5] **Iod.**[102] **Ip.** irid.[102] just.[1125] **KALI-BI.** kali-br.[25] kali-c.[102] kali-chl.[58] kali-i.[102] **Kali-n.**[5] kreos.[102] **Lach.**[102] lachn.[25] **Lact.**[1125] **Led.**[5] lem-m.[1125] lyc.[5] mag-c.[5] **Malv.**[1125] **Mang.**[58] menth-pu.[142] menthol[72] **Merc.**[102] merc-c.[102] merc-i-f.[102] merc-i-r.[102] mez.[102] morg.[136] mosch.[5] myrrh.[1125] **Naja**[25] nat-c.[5] **Nat-m.**[5] nat-sel.[102] **Nit-ac.**[102] **Nux-v.**[5] ol-j.[25] osm.[142] **Par.**[5] petr.[5] ph-ac.[5] **PHOS.**[5] **Phyt.**[102] **Pimp.**[1125] **Pot-t.**[1125] **Puls. Rat.**[1125] **Rhus-t. RUMX. Sabad.**[1125] **Salv.**[1125] **Samb.**[5] **Sang.**[102] sanguin-n.[102] sel. seneg.[5] sep.[5] sil.[5] silphu.[25] sol-n.[1125] sol-t.[1125] spig.[5] **Spong.**[102] squil.[5] **Stann.**[5] staph.[5] stict.[25] **Still.** stram.[5] sul-i.[58] **Sulph.**[102] tab. teucr.[1125] thuj.[102] **Tus-fa.**[1125] verat.[5] verb.[5] verbe-o.[1125] viol-o.[102] wye.[1125] yuc.[1125] zinc.[5]
☞ O; Kehlkopf • Katarrh; Kehlkopf ▤ ALLGEMEINES; C; Entzündung

- **abends** agg.: **Cedr.** kali-bi. **Rhus-t.**
☞ Z; Abends

- **Erhitzung,** durch: **BROM. PULS.**
☞ Reizung der Luftwege; erhitzt, wenn

- **Masern,** bei: dros.[102] gels.[102] **Kali-bi.**[102] viol-o.[102]
▤ ALLGEMEINES; M; Masern; während Masern

- **Rednern,** bei: **ARUM-T. Carb-v. Still.**

- **Sängern,** bei: **Ant-t. Arg. ARG-N. Mang.**
☞ M; Singen agg.

- **Scharlach,** bei: brom.[102] spong.[102]

- **Schnupfen,** mit:
▤ NASE; C; Schnupfen; allgemeine Arzneien; Kehlkopfentzündung, mit

- **Stimme,** durch Anstrengen der: arum-t.[1125]

- **Urtikaria,** bei unterdrückter: **Ars.**
▤ ALLGEMEINES; M; Urtikaria, nach

- **Wetter,** bei nassem: **Kali-bi.** mang.[58]

- **Zimmer,** warmes, agg.: all-c.[58]

- **Schildknorpel,** während Husten: **Alum.**[5]
▤ ALLGEMEINES; C; Entzündung; Knorpel, Chondritis, Perichondritis

- **syphilitisch**: aur.[102] calc-f.[149] cinnb.[102] fl-ac.[102] **Hep.**[102] **Iod.**[102] kali-bi.[102] kali-i.[102] kreos.[102] lach.[102] **Merc.**[102] merc-c.[102] merc-i-f.[102] **Merc-i-r.**[102] mez.[102] **Nit-ac.**[102] phyt.[102] sang.[102] **Still.** sulph.[102] thuj.[102]
▤ ALLGEMEINES; C; Entzündung • ALLGEMEINES; C; Syphilis

◦ **Sekundär-Symptomen,** mit syphilitischen: merc.[102] merc-c.[102] nit-ac.[102]

◦ **Tertiär-Symptomen,** mit syphilitischen: **Aur.**[102] cinnb.[102] iod.[102] **Kali-bi.**[102] **Kali-i.**[102] lach.[102] **Merc-c.**[102] merc-i-f.[102] merc-i-r.[102] mez.[102] **Nit-ac.**[102] sang.[102] thuj.[102]

◦ **angeboren**: **Aur.**[102] fl-ac.[102] **Hep.**[102] kreos.[102] merc.[102] merc-i-f.[102] **Merc-i-r.**[102] **Nit-ac.**[102] **Phyt.**[102] sulph.[102] thuj.[102]

Luftröhre: **ACON.**[5] agav-t.[149] **Ant-t.** aran-ix.[149] **Ars.**[5] ars-i. **Bell.** beryl.[149] **BROM.**[5] bry. canth. **Carb-v.** cham. chin. con.[5] dig. **DROS.**[5] **Dulc. HEP.**[5] hepat.[1125] **Iod.** ip. **Kali-bi.** lob. **Mang.** morg.[136] **Nat-m.** nux-v. **PHOS.**[5] plut-n.[269] **Puls. Rumx.** sabad.[58] **Samb. Sang. SPONG.**[5] sul-i.[58] syc-co.[136] **Thuj.**[5] verat.
☞ O; Luftröhre • Katarrh; Luftröhre ▤ ALLGEMEINES; C; Entzündung

atrophischer Katarrh: am-m.[102] kali-bi.[102] kali-i.[102] lach.[102] mang.[102] phos.[102] sabal.[85] sang.[102]

- **Kehlkopf**: am-m.[102] **Kali-bi.**[102] kali-i.[102] lach.[102] mang.[102] phos.[102] sang.[102]
☞ O; Kehlkopf

chronisch, katarrhalisch, Kehlkopf: aesc.[25] am-br.[102] am-i.[102] ampe-qu.[25] ant-s.[102] ant-t.[102] **Arg.**[5] arg-n.[5] **ARS.**[5] ars-i.[25] arum-d.[25] arum-t.[25] bals-p.[25] bar-c.[102] bar-m.[102] bell-p.[119] beryl.[149] bry.[5] **CALC.**[5] calc-i.[102] carb-ac.[25] **CARB-V.**[5] **CAUST.**[5] cedr.[25] **Cist.**[1125] coc-c.[102] coca[25] cot.[102] dros.[5] dulc.[5] **Hep.**[5] hip-ac.[149] **IOD.**[5] irid.[102] kali-bi.[111] kali-br.[25] kali-c.[102] kali-i.[102] **Kreos.**[5] lach.[5] lachn.[25] led.[5] lyc.[5] **Mang.**[5] merc.[5] merc-c.[102] naja[25] nat-c.[5] nat-m.[5] nat-sel.[102] **Nit-ac.**[5] nux-v.[5] ol-j.[25] **Par.**[102] petr.[5] ph-ac.[5] **PHOS.**[5] phyt.[25] puls.[5] rhus-t.[102] sang.[25] sanguin-n.[102] **Sel.**[102] seneg.[5] sil.[5] silphu.[25] spong.[5] **Stann.**[5] staph.[5] stict.[25] still.[102] **SULPH.**[5] thuj.[102]
☞ O; Kehlkopf ▤ ALLGEMEINES; C; Entzündung; chronisch • ALLGEMEINES; C; Katarrh; chronisch

follikulär, Kehlkopf: aesc.[1125] arg-n.[102] arum-d.[25] coca[25] hep.[102] **Iod.**[102] kali-br.[25] kali-i.[102] sel.[102] **Sulph.**[102]
☞ *O; Kehlkopf*

gangränös, Kehlkopf: **Ars. Bell. Lach. Phos.**
☞ *O; Kehlkopf ▤ ALLGEMEINES; C; Entzündung; gangränös*

ödematös, Kehlkopf: apis[34] ars.[34] calc.[34] carb-v.[34] caust.[34] cist.[34] dros.[34] hep.[34] iod.[34] kreos.[34] led.[34] mang.[34] nit-ac.[34] phos.[34]
☞ *O; Kehlkopf*

plötzlich, Kehlkopf: bell.[58]
☞ *O; Kehlkopf ▤ ALLGEMEINES; C; Entzündung; plötzlich*

trocken, Kehlkopf: dubin.[1125]
☞ *O; Kehlkopf*

tuberkulös, Kehlkopf: arg.[149] beryl.[149]
☞ *O; Kehlkopf*

wiederkehrend, Kehlkopf: **Brom. Calc.**
☞ *O; Kehlkopf*

ERWEITERT, Luftröhre, Empfindung als ob: apis[36] cic.[5]
☞ *O; Luftröhre • Schwellung; Empfindung von*

EXKORIATION, Empfindung von:
☞ *Rauheit • Wundheit, Empfindung von • Schmerz; wund, Schmerz mit Empfindlichkeit wie*

FADEN zieht vom Kehlkopf nach hinten, Empfindung ein: calc-ar.[85]
☞ *O; Kehlkopf • Feder, Empfindung wie von einer, Kehlkopf • Fremdkörper, Empfindung wie von einem; Kehlkopf*

FARBE, rot, Kehlkopf: brom.[5] **Par.**[5]
☞ *O; Kehlkopf*

dunkelrot: **Brom.**[5]

Netzwerk, rotes: **Brom.**[5]

Streifen, rote: **Brom.**[5]

FEDER, Empfindung wie von einer, Kehlkopf: am-c.[171] **Dros.**[5] iod.[171]
☞ *O; Kehlkopf • Faden zieht vom Kehlkopf nach hinten, Empfindung ein • Fremdkörper, Empfindung wie von einem; Kehlkopf ▤ INNERER HALS; C; Federn, Empfindung wie von • HUSTEN; C; Überwältigender Husten, als würde der Kehlkopf von einer Feder gekitzelt, abends vor dem Schlafen*

FEUCHTIGKEIT, Empfindung wie von: pen.[85]

FISSUREN, Kehlkopf: bufo
☞ *O; Kehlkopf*

FLATTERN, Empfindung von, Kehlkopf: **Lach.**
☞ *O; Kehlkopf • Ventil oder Klappe, Empfindung wie von einem*

FLEISCHSTÜCKCHEN oder Haut, hängt lose im Kehlkopf, Empfindung ein: lach.[137] **Phos.** spong.[137]
☞ *O; Kehlkopf • Belag, Membran, Exsudat; Empfindung wie von einer Membran; • Bewegungen des Kehlkopfes, auf und ab*

FLÜSSIGKEITEN geraten in den Kehlkopf: **Acon.** anan. **Lach. Meph.**
☞ *O; Kehlkopf • Speisen geraten in den Kehlkopf*

FREMDKÖRPER, Empfindung wie von einem:
☞ *Ball, Empfindung wie von einem • Belag, Membran, Exsudat; Empfindung wie von einer Membran • Klumpen, Empfindung von einem • Pflock, Empfindung wie von einem • Schwammig, Empfindung wie • Ventil oder Klappe, Empfindung wie von einem • Weiches, Empfindung als sei dort etwas • Schmerz; Splitterschmerz*

Epiglottis: hepat.[102]
☞ *O; Epiglottis*

Kehlkopf: **Agar.** ant-c.[1] ant-t.[102] arg. arg-m. **BELL.** brom. **Bry. Calc-f.** cann-s.[5] caust. cic.[5] **Coc-c. Dros.** gink.[227] **Hep.** hydrog.[222] hyos.[5] iod.[1] ip.[137] kali-c.[137] **Lach.** lob. med. meph. **Nat-m.** op.[102] **Phos.** ptel. rumx. **Sang. Sil.** tarent. **Thuj.** tril-c.[36]
☞ *O; Kehlkopf • Belag, Membran, Exsudat; Empfindung wie von einer Membran; Kehlkopf • Bewegungen des Kehlkopfes, auf und ab • Faden zieht vom Kehlkopf nach hinten, Empfindung ein • Feder, Empfindung wie von einer, Kehlkopf • Gespannt, gestreckt, Empfindung wie, Kehlkopf; etwas • Haut im Kehlkopf, Empfindung wie von einer • Krümel im Kehlkopf, Empfindung wie von einem ▤ HUSTEN; M; Fremdkörper, durch Empfindung wie von einem; Kehlkopf, im*

- **morgens**: caust.
☞ *Z; Morgens*

- **Fieber,** während: ip.[137]

- **hinter** dem Kehlkopf: **Coc-c.**

Luftröhre: cann-s.[5] cic.[5] fl-ac.[5] hyos. **Kali-c. Lach.**[5] **Sang.** sin-n.
☞ *O; Luftröhre • Blatt verschließt die Trachea, Empfindung ein • Haar in der Luftröhre, Empfindung von einem ▤ HUSTEN; M; Fremdkörper, durch Empfindung wie von einem; Luftröhre, in der*

tropfen, als würde es in den Kehlkopf tropfen, beim Sprechen oder Schlucken: **Meph.**
☞ *O; Kehlkopf*

tropfen, als würde es in den Kehlkopf tropfen, beim Trinken oder Sprechen: ant-c.[5]
☞ *O; Kehlkopf ▤ ALLGEMEINES; C; Fremdkörper, Empfindung wie von einem*

GESCHWÜRE:

allgemeine Arzneien: ant-t.[58] arg.[5] arg-n.[5] ars.[5] ars-i.[111] aur-i.[102] bufo calc. carb-v. caust. cinnb. crot-h. dros.[5] hep.[5] hippoz. hydr.[58] iod.[102] kali-bi. kreos.[5] led.[5] lyc.[102] mang.[58] merc.[5] merc-n.[102] nit-ac. phos. sil.[5] spong. sulph.[5] syph.

- **Kehlkopf**: ant-t.[58] **Arg.**[5] arg-n.[5] **Ars.**[5] ars-i.[111] aur-i.[102] bufo **Calc. Carb-v. Caust. Cinnb.** crot-h. dros.[5] **Hep.**[5] **Hippoz.** hydr.[58] iod.[102] kali-bi. kreos.[5] led.[5] lyc.[102] mang.[58] merc.[5] merc-n.[102] **Nit-ac. Phos.** sil.[5] **Spong.** sulph.[5] **Syph.**
☞ *O; Kehlkopf*

- **Stimmbänder**: aur-i.[102] iod.[102] lyc.[102] merc-n.[102]
☞ *O; Kehlkopf; Glottis; Stimmbänder*

- **blutend,** Kehlkopf: ant-t.[58]
☞ *O; Kehlkopf*

Empfindung wie von, Luftröhre: phyt.[25]
☞ *O; Luftröhre • Schmerz; geschwürig, Schmerz wie; Luftröhre*

GESPANNT, gestreckt, Empfindung wie, Kehlkopf:
☞ *O; Kehlkopf*

Bersten, zum: lob-s.[85]

etwas: meny.[139]
☞ *Fremdkörper, Empfindung wie von einem; Kehlkopf*

GEWÜRGT, wie:
☞ *Zusammenschnüren, Empfindung von; Erstikken, wie zum*

GREIFT sich an den:

Kehlkopf, unwillkürlich, bei jedem Hustenstoß, Empfindung, als würde der Kehlkopf zerissen: acon.[137] all-c. ant-t.[137] arum-t.[137] asaf.[137] dros.[137] iod.[137] naja[137] phos.[137] spong.[137]
☞ *O; Kehlkopf •Hält sich den Kehlkopf; Husten, beim •Schmerz; Kehlkopf; Husten, beim; •Schmerz; gerissen, Schmerz, als würde; losgerissen, wie, beim Husten;* ▤ *ÄUßERER HALS; C; Greift sich an den Hals; Husten, während •HUSTEN; M; Springt auf und klammert sich an die Umstehenden, Kind, schreit heiser um Hilfe oder streckt sich nach hinten und fasst sich an den Kehlkopf*

- **Trinken,** beim: acon.[137]
☞ *M; Husten agg.*

Luftröhre, greift auf die: cina[5] iod.[171]
☞ *O; Luftröhre*

- **Husten,** beim: iod.[171]
☞ *M; Husten agg.*

HAAR in der Luftröhre, Empfindung von einem: naja sil.
☞ *O; Luftröhre •Fremdkörper, Empfindung wie von einem; Luftröhre* ▤ *ALLGEMEINES; C; Haargefühl, Empfindung, wie von einem Haar*

HÄLT sich den Kehlkopf:
☞ *O; Kehlkopf*

Husten, beim: **ACON.**[122] **ALL-C.** ant-t. **Bell. Dros. HEP.**[122] iod. lach. **Phos.**[193]
☞ *M; Husten agg. •Greift sich an den; Kehlkopf, unwillkürlich, bei jedem Hustenstoß, Empfindung, als würde der Kehlkopf zerissen •Schmerz; Kehlkopf; Husten, beim; •Schmerz; gerissen, Schmerz, als würde; losgerissen, wie, beim Husten;*

Schlucken, beim: dros.[193]

HAUT im Kehlkopf, Empfindung wie von einer: **Alum. Alumn.** caust. iod.[5] kali-c. kreos.[5] **Lach. Phos. Thuj.**
☞ *O; Kehlkopf •Belag, Membran, Exsudat; Empfindung wie von einer Membran; •Belag, Membran, Exsudat; Empfindung wie von einer Membran; •Fremdkörper, Empfindung wie von einem; Kehlkopf* ▤ *ALLGEMEINES; C; Blatt, Ventil oder Stück Haut, Empfindung wie ein*

Haut oder ein Stück Fleisch hängt lose im Kehlkopf, Empfindung: **Kreos.**[5] phos.[85]
☞ *Bewegungen des Kehlkopfes, auf und ab*

HEISERKEIT:
▤ *SPRECHEN STIMME; C; Stimme; heiser*

HINDERNIS, Empfindung wie von einem: arg.[5] chin.[5] gad.[36] irid.[222] iris[36] lach.[5] rhus-t.[5] verb.[5]
☞ *Verschlossen, nahezu •Verstopft, verschlossen, Empfindung wie*

Kehlkopf: arg.[5] chin.[5] irid.[222] **Lach.**[5] verb.[5]
☞ *O; Kehlkopf*

Luftröhre: rhus-t.[5]
☞ *O; Luftröhre*

HITZE, Empfindung von:

Kehlkopf: all-s. alumn. anan. **Ant-c.**[5] apisin.[5] apoc. apoc-a.[25] bals-p.[25] carbn-s. chel.[25] **IOD.** kali-bi. mag-m. naja phyt.
☞ *O; Kehlkopf •Schmerz; brennender Schmerz; Kehlkopf*

Luftröhre: cahin. chel. petr. phyt. rhus-t.[8]
☞ *O; Luftröhre •Luft in der Luftröhre, Empfindung von; heiß •Schmerz; brennender Schmerz; Luftröhre*

Dampf, wie durch, Kehlkopf: rhus-t.[5]
☞ *O; Kehlkopf*

HOCHRÄUSPERN von Schleim:
▤ *AUSWURF; C; Räuspern hochgebracht und entfernt werden, muss durch; Schleim*

JUCKEN: agar. alum-p.[58] am-c. ambr.[5] androc.[222] ant-t. apisin.[5] arg-n. ars-s-f.[58] bell. cact. calc. calc-f. carb-v. cham. cist. coff.[111] colch. con. dig. fl-ac. kali-bi. lach. laur. lyc. mag-m.[5] mang. nux-v.[5] ozone[227] phos.[5] puls. sil. zinc.[1]
☞ *Kitzeln in den Luftwegen •Krabbeln, Empfindung von •Kriebeln, Empfindung von*

erstreckt sich in die Bronchien: ozone[227]

Kehlgrube, unter der:
▤ *INNERER HALS; C; Jucken; Halsgrube; unter der*

Kehlkopf: alum-p.[58] am-c. ambr. androc.[222] ant-t. apisin.[5] **Arg-n.** ars-s-f.[58] bell. cact. **Calc.** calc-f. carb-v. cist. coff.[111] colch. con. dig. fl-ac. lach. laur. lyc. **Mag-m.**[5] mang. **Nux-v. Puls.** sil. zinc.[1]
☞ *O; Kehlkopf •Kitzeln in den Luftwegen; Kehlkopf •Kriebeln, Empfindung von •Kriebeln, Empfindung von; Kehlkopf*

- **nachts**: **Cist.**
☞ *Z; Nachts*

Luftröhre: **Agar. Ambr.**[5] apisin.[5] cham. **Cist.** colch. con. kali-bi. laur. **Nux-v.**[5] phos.[5] **PULS.**
☞ *O; Luftröhre •Kitzeln in den Luftwegen; Luftröhre*

- **Husten,** mit: ambr.[5] nux-v.[5] phos.[5]

KÄLTE:

allgemeine Rubriken:

- **Ausatmen,** beim: rhus-t.[1]
- **kalt** beim Einatmen, heiß beim Ausatmen: **Sulph.**

Kälte, Empfindung von:

- **Kehlkopf**: **Arg.**[8] arn.[5] ars.[5] **Brom.** bry.[5] camph. carb-an.[171] carb-v.[5] card-b.[85] chin. cist. cocci-s.[171] cor-r. hipp.[122] iod. lith-c. lyss.[85] m-aust.[5] merc.[5] mur-ac.[5] phos.[5] rhus-t. **Sulph.** verat.[5]
☞ *O; Kehlkopf*

  ◦ **Atmen,** beim: **Arg.**[5] **Arn.**[5] **Ars.**[5] **BROM. Bry.**[5] camph. carb-an.[171] **Carb-v.**[5] card-b.[85] chin. **Cist.** cocci-s.[171] cor-r. hipp.[122] iod. lith-c. lyss.[85] m-aust.[5] merc.[5] mur-ac.[5] phos.[5] **Rhus-t.** sulph. **Verat.**[5]
▤ *MUND; C; Kälte, objektive; Atem*

  ◦ **Rasieren** amel.: **Brom.**

  ◦ **eine** Stelle: arg.[8]

- **Luftröhre**: **Ars.**[5] **Sulph.**[5]
☞ *O; Luftröhre*

KATARRH: acon. aesc. all-c.[102] **All-s.** alum.[1] alum-p.[58] alum-sil.[58] alumn. am-br.[72] **Am-c.** am-caust.[36] **Am-m.** ambr.[1] ammc. anis. **ANT-T.** apis[102] arg.[102] arg-n. arn. **ARS.**[1] ars-i.[102] ars-s-f.[58] arum-t.[58] **Bad. Bar-c.** bar-m.[58] bar-s.[58] bell. **Brom.** bry.[102] **CALC.** calc-i.[58] **Calc-p. CALC-S.** calc-sil.[58] camph. cann-s. canth. carb-an. **CARB-V. Carbn-s. Caust. Cham.** chin. chin-ar. **Coc-c. Coff.**[1] **Colch.** con. conv.[102] cot.[102] croc. croto-t. cub.[102] dros. **Dulc.** eup-per.[102] euphr.[58] ferr. ferr-ar. ferr-i.[102] **Ferr-p.** gels. graph. **Hep. Hippoz. Hydr.** hyos. iber.[102] ign. iod. ip. **KALI-AR. KALI-BI. Kali-br. KALI-C.** kali-i.[58] kali-p. **Kali-s.** kali-sil.[58] kreos. lob. **Lyc. MANG.** med.[58] menthol[102] meph. **MERC.** naphtin.[102] **Nat-ar. Nat-m. NUX-M. NUX-V.** osm. par.[102] **Ph-ac.** phel. **Phos. Rhod.** rhus-t.[102] **Rumx.** samb.[102] **SANG. SENEG. Sil.** spig. **Spong. STANN.** stict.[102] sul-i.[58] **SULPH.** tab.[102] tarent. tub.[102] verat. verb.

☞ *Entzündung ▥ FIEBER, HITZE; C; Katarrhalisches Fieber • ALLGEMEINES; C; Katarrh*

abwechselnd mit Uterusbeschwerden: **Arg-n.**

☞ *A; Abwechselnd mit ▥ WEIBLICHE GENITALIEN; A; Abwechselnd mit*

morgens: nux-v.

☞ *Z; Morgens*

abends: carb-an.

☞ *Z; Abends*

nachts: carb-an. carb-v. spig.

☞ *Z; Nachts*

Winter, im: kali-bi.[58]

alten Menschen, bei: **Ammc. Ant-t. Ars. BAR-C. Hydr. SENEG.**

Masern, nach: **Carb-v.**

▥ *ALLGEMEINES; M; Masern; Beschwerden nach Masern • ALLGEMEINES; C; Katarrh; Masern, bei*

Schneeschmelze, während der: calc-p.[58]

▥ *ALLGEMEINES; M; Schnee agg.; Schneeschmelze, agg. bei*

Wetter:

- **nassem,** bei: **Calc.** calc-p.[58] dulc. **Kali-bi.**
- **Wetterwechsel,** vor: **Kali-bi.**

▥ *ALLGEMEINES; M; Wetter; Wetterwechsel; agg.*

Kehlkopf: **Acon.**[102] aesc. **All-c.**[102] alum-p.[58] alum-sil.[58] **Alumn.** am-br.[72] ant-t.[102] apis[102] arg.[102] **Arg-n.** ars.[58] ars-i.[102] **Arum-t.**[102] bar-m.[58] **Bell.**[102] **Brom.** bry.[102] **CALC.** calc-i.[58] **CALC-P. CALC-S.** calc-sil.[58] canth.[102] carb-v.[102] **Caust. Cham.** chin-ar. **COC-C. Con.** croc. cub.[102] dros.[102] **Dulc.**[102] eup-per.[102] euphr.[58] ferr-ar. **Ferr-p.**[102] **Hep.** hydr.[58] iod. kali-ar.[58] **Kali-bi.**[102] kali-c.[85] kali-i.[102] **Kali-s.** mang. menthol[102] merc. **Nat-m.** osm. **Ph-ac.** phos. rhus-t.[102] **RUMX. Samb.**[102] **SANG. Seneg. Sil. Spong.** stict.[102] sul-i.[58] **SULPH. Tarent.** tub.[102]

☞ *O; Kehlkopf • Entzündung; Kehlkopf*

Luftröhre: alum.[1] alum-p.[58] alum-sil.[58] **Ammc.** anis. **Ant-t.**[102] arg-n.[102] **Ars.** arum-t.[58] **Bar-c.** bar-m.[58] bar-s.[58] **Bry.**[102] calc. calc-i.[58] calc-s.[58] calc-sil.[58] cann-s. carb-v.[102] **Caust.**[102] chin. chin-ar. coc-c.[102] conv.[102] cot.[102] euphr.[58] ferr-ar. ferr-i.[102] hep.[102] hydr.[58] iber.[102] kali-ar.[58] **Kali-bi.** kali-i.[58] **Mang.**[102] merc. naphtin.[102] nat-m.[102] nux-m. nux-v.[102] par.[102] **Ph-ac. RUMX. SANG. SENEG.** sil.[102] **Stann.**[102] stict.[102] sul-i.[58] sulph.[102] tab.[102]

☞ *O; Luftröhre • Entzündung; Luftröhre*

chronisch, Kehlkopf: kali-c.[85]

☞ *O; Kehlkopf ▥ ALLGEMEINES; C; Katarrh; chronisch*

Ersticken, wie zum: am-caust.[36] ambr.[1] ars.[1] calc.[1] coff.[1] sang.[72] spong.[72]

- **Kehlkopf**: sang.[72] spong.[72]

☞ *O; Kehlkopf*

plötzlich: ARS.

KEIL im, als sei ein:

▥ *INNERER HALS; C; Druck, Empfindung von; Suprasternalgrube, in der • ALLGEMEINES; C; Pflock, Keil oder Nagel, Empfindung von einem*

KEINEN Kehlkopf, Empfindung, als hätte er: spong.

☞ *O; Kehlkopf*

KITZELN in den Luftwegen: acet-ac. **ACON.** aesc. aesc-g.[102] aeth. agar.[36] ail. all-c.[58] **Alum.** alum-sil.[58] **Alumn.** am-br.[25] am-c.[5] am-m.[5] **Ambr.**[5] aml-n.[25] ammc.[4] anac. androc.[222] ang. ant-s.[85] ant-t.[5] aphis. apis aral.[111] **Arg.** arg-n. arge-p.[264] **Arn.** ars. arum-t. **Asaf.** asar.[5] asc-c.[25] asc-t.[25] aspar. atro. aur-m. aur-m-n.[36] bac.[62] bad. bamb-a.[1184] bapt. bar-c. bar-m.[58] bell. bol.[25] bor. bov. **Brom. Bry.**[5] bufo cact. cadm.[149] cadm-s. cahin. **Calc.** calc-ar. **CALC-F.** calc-i.[58] calc-p. calc-sil.[58] cann-s.[5] canth. caps. carb-ac.[25] **Carb-an. Carb-v.**[5] carbn-s.[25] carl. casc. cassi-s.[192] **Caust. CHAM.**[5] chel. chin.[5] chin-s.[36] chlor. cimic. cimx. cina cinnb. cist.[25] citl-v.[197] clem. **Coc-c. Coca**[25] cocc.[122] cod.[25] colch. coloc. com.[25] **CON.** cop. cortico.[149] crot-c. crot-h. **Cupr.** curc.[192] cycl. daph. dig. dios.[25] **Dros.** dulc. euph. **Euphr.** eupi. **Ferr.** ferr-i. fl-ac. form.[111] gels.[25] glon. granit-m.[194] graph.[1] grat.[111] gymn.[25] ham.[25] helod-c.[205] hep. hepat.[25] hipp. hist.[119] hydr.[58] hydrog.[222] **HYOS.** iber.[25] ign.[5] ind. indg. inul. **Iod.**[1] **IP.**[5] irid.[222] iris iris-fl. **Kali-bi.** kali-br.[25] **KALI-C.**[5] kali-chl.[58] kali-i. kali-ma. kali-n. **Kali-p.**[58] kali-s. kali-sil.[58] kalm. knau.[33] kreos.[5] lac-c. lac-del.[204] **LACH.** lact. lappa[36] laur. led.[5] lob. lob-s.[85] **LYC.** mag-c. mag-m. mang. med. menthol[72] meny.[1] **Merc.**[5] merc-c. mez.[5] mur-ac. myric. nabal.[25] **Naja** nat-ar. nat-c.[1] **NAT-M.** nat-p. nat-s. nicc. nit-ac. **NUX-V.** oena. ol-an. ol-j.[25] olnd. onos. op. osm. ox-ac. par. petr.[1] **Ph-ac. Phos.** phys. phyt.[25] plan.[25] plat. plut-n.[222] por-m.[251] prun. psor. **Puls.**[36] rhod. **Rhus-t.** rumx. sabad. **Sabin.**[5] **SANG.** sanic. sant.[25] sarcol-ac.[119] sars. sel.[5] **Seneg. SEP. Sil.** sol-n.[25] spig.[5] spira. **Spong. Squil. Stann. STAPH.** stict.[8] still. sul-i.[58] sulph. sumb.[25] **Tab.** tanac.[25] tarax. tarent. tell. teucr. thuj. uva. verat.[137] vinc.[4] zinc. zinc-i.[137] zinc-p.[58] zing.

☞ *Jucken • Krabbeln, Empfindung von • Kriebeln, Empfindung von • Staub, Empfindung von ▥ INNERER HALS; C; Kitzeln im Hals; Halsgrube • INNERER HALS; C; Reizung, entzündliche; Halsgrube • HUSTEN; M; Kitzeln, durch; Hals, im*

KITZELN in den Luftwegen (Forts.)

links: nabal.[25]
☞ *S; Links*

tagsüber: coloc. **Euphr.** lyc. nat-m. staph.

- **nachts,** und: nat-m.

morgens: **Alumn.** arn. cahin. **Carb-v.** coloc. **IOD.** lyc. nat-c.[1] nat-m. **Op.** thuj.
☞ *Z; Morgens*

- **Aufstehen,** nach: alumn. **Arn.**
- **Erwachen,** beim: carb-v. nat-c.[1]
  - **nach**: **Carb-v.**

vormittags: calc-f.
☞ *Z; Vormittags*

nachmittags: arg-n. calc-f. coc-c. cod.[25] hep. naja nat-c.[1] ol-j.[25]
☞ *Z; Nachmittags*

- **14** Uhr: arg-n. **COC-C.**
- **15** Uhr: calc-f. hep. naja
  - **16** Uhr, bis: calc-f.

abends: alumn. **Bell.** bry. calc-p. **Caps. Carb-v.** chin. chin-s. cimic. cod.[25] coloc. graph. **LYC.** merc. nat-m. rhus-t. sang. sulph.
☞ *Z; Abends*

- **18** Uhr, Abhusten von Schleim, amel.: sulph.
- **Mitternacht,** bis: rhus-t.
- **Bett,** im: **Bell.** calc-p. **Caps.** graph. **SANG.**
- **Schlaf**:
  - **vor**: merc.
  - **Einschlafen,** beim: **Carb-v.** lyc.

nachts: agar.[36] am-c. arg-n. **Asaf. Bry. Calc.** chin-s.[36] coc-c. **Coloc. Cycl. Dros.** kali-bi. kali-c. lyc. mag-m. myric. nat-m. rhus-t. rumx. sanic. zinc.
☞ *Z; Nachts*

- **23.30 Uhr**: **COC-C.**

Mitternacht, nach: am-c. bufo cahin. chin-s. nat-m.

- **2** Uhr: nat-m.
- **3** Uhr: **Am-c. Bufo** cahin.

abhusten, kann nicht: ant-s.[85]

Blutgeschmack, mit: ham.

Einatmen, beim: bamb-a.[1184] brom. hipp. irid.[222]
☞ *M; Einatmen agg.*

Erwachen, beim: carb-v. ham.

Essen, beim: form.[111]

Freien, im: **Lach.** ox-ac. **PHOS.**

Gehen im Freien, beim: **Ox-ac.**

Husten agg.: zinc-i.[137]
☞ *M; Husten agg.*

Husten, mit: am-m.[5] bry.[5] kali-c.[5] lac-del.[204] lappa[36] ol-j.[25]

Kopfschmerz, während: asc-t.[25]

Liegen, beim:

- **agg.**: **HYOS.** kali-bi.[111] lac-c. ph-ac. phos. seneg.
☞ *M; Liegen agg.*
  - **links**: **Phos.**
- **amel.**: **Euphr. MANG.**

Rauchen, durch: atro. coloc.
☞ *M; Tabakrauchen agg.*

Sprechen:

- **beim**: **Alum. Alumn.** atro. **Hep. Kali-bi.** lac-c. lac-del.[204] **Phos.**
☞ *M; Sprechen agg.*
- **verhindert**: phos.[58]

Tabak, durch: acon.
ALLGEMEINES; M; Tabak; agg.

Tränenfluss, mit: cocc.[137]

Übelkeit, mit: asc-c.[25]

Zimmer, warmes, agg.: all-c. ambr. **Arn. Brom. Bry.** cortico.[149] dig. **DROS. IOD. Ip. Lyc.** mez. **Nat-c. PULS.** seneg. spong. sul-i.[58] sulph.
ALLGEMEINES; M; Zimmer, im; agg.; warmes Zimmer

Zugluft agg.: merc.

erstreckt sich:

- **abwärts**: ambr.[5]
- **Lungen** hinab, in die: verat.[137]
- **Ohr,** ins, beim Schlucken: petr.[1]

Kehlgrube: plut-n.[222]
INNERER HALS; C; Kitzeln im Hals; Halsgrube

- **nachts**: plut-n.[222]

Kehlkopf: **Acon. Aesc.** aeth. **Agar. ALL-C. Alum.** alum-sil.[58] **Alumn.** am-br. **Am-c. Am-m. Ambr.** anac. ang. ant-s.[85] ant-t. aphis. **Apis** aral.[111] **Arg. Arg-n. Arn. ARS.** asaf. asar.[5] aspar. aur-m. aur-m-n.[36] **Bad.** bapt. bar-c. bar-m.[58] **BELL.** bor. bov. **Brom. Bry.** bufo cact. cadm-s. **Calc.** calc-ar. **Calc-f.** calc-i.[58] **Calc-p.** calc-sil.[58] **Caps. Carb-ac. Carb-an. CARB-V.**[5] **Carbn-s.**[25] **Carl.** cassi-s.[192] **Caust. Cham. Chel.** chin.[5] chin-s. chlor. **Cimic.** cimx. cina cinnb. **Cist.** citl-v.[197] clem. **COC-C.** coca **Cocc.**[122] cod.[25] colch. coloc. com. **CON.** cop. **Crot-c. Crot-h. Cupr.** curc.[192] **Cycl.** daph. dig. dios. **DROS. Dulc.** euph. **Euphr.** ferr. ferr-i. fl-ac. glon. graph. gymn. ham.[25] **HEP.** hipp. hydr.[58] hydrog.[222] hyos. ign.[5] ind. inul. **IOD.**[1] **IP. Iris Kali-bi. KALI-C.** kali-chl.[58] **Kali-i.** kali-n. **Kali-p.** kali-sil.[58] kalm. kreos. lac-c. **LACH.** lact. lappa[36] laur. led. lob. **LYC. Mag-c.** mag-m. mang. meny.[1] **MERC.**[5] merc-c. mez. mur-ac. **Naja** nat-c. **NAT-M.** nat-p. nat-s. nicc. **Nit-ac. NUX-V.** oena. ol-an. olnd. onos. **OP.** ox-ac. par. **Ph-ac. PHOS.** phys. phyt. plan. por-m.[251] **Prun. Psor. PULS.**[36] rhod. **Rhus-t. RUMX. Sabin. SANG.** sant.[25] sarcol-ac.[119] **Sars. Seneg. Sep. Sil.** sol-n. spira. **SPONG. Squil. Stann. STAPH. Stict.** sul-i.[58] **Sulph.** sumb. tab. tanac.[25] tarax. **Tarent.** tell. thuj. uva. **Vinc.** zinc. zinc-p.[58] zing.
☞ *O; Kehlkopf • Jucken; Kehlkopf • Kriebeln, Empfindung von • Kriebeln, Empfindung von; Kehlkopf*

- **tagsüber,** nur: nat-m.
- **morgens**: iod.[1]
☞ *Z; Morgens*
- **abends**: sang.[8]
☞ *Z; Abends*
- **Einatmen** von kalter Luft, beim: all-c.[58]
- **Essen** amel.: carb-an.
- **Fieber,** während: **Cimx.**

- **Getränke,** warme, amel.: citl-v.[197]
  ALLGEMEINES; C; Speisen und Getränke; warme; Getränke; amel.
- **Husten,** mit: aur-m-n.[36] hydrog.[222] lappa[36]
  - **heftig,** trocken: aur-m-n.[36]
- **Liegen**:
  - **agg.**: carbn-s.[25]
    M; Liegen agg.
  - **amel.**: **Euphr. Mang.**
- **Mittagessen,** nach dem, amel.: citl-v.[197]
  ALLGEMEINES; M; Mittagessen; amel.
- **Tränenfluss,** mit: cocc.[122]
- **Schildknorpel**: **Puls.**[36]
  O; Kehlkopf; Knorpel, Beschwerden der; Schildknorpel

Luftröhre: **Acon.** aesc. **Agar.** ail. alum-sil.[58] am-br.[85] **Am-c.**[5] am-m. ambr.[72] ammc.[4] anac. ang. **Ant-t.**[5] **Arn.** ars. arum-t. asaf. aur-m. bar-c. bell. bol.[25] bov. brom. bry. **Calc.** calc-sil.[58] cann-s.[5] **Caps.** carb-ac. carb-an. **Carb-v.** **Carbn-s.** casc. caust. **Cham.**[5] chin. chin-s. cina cist. coc-c. coca[25] coloc. com. **Con.** cop. dig. dios.[25] dulc. **Euphr.** eupi. **Ferr.** ferr-i. gymn. hyos. indg. **IOD.** ip.[5] iris iris-fl. **Kali-bi.** **KALI-C.** **Kali-p.**[58] kali-sil.[58] **Kalm.** knau.[33] kreos.[5] lac-c. lach. lact. laur. **Led.**[5] mag-c. mag-m. **Med.** mez. nat-ar. nat-m. nat-s. nicc. nit-ac. **Nux-v.** ol-an. osm. ox-ac. petr. **PH-AC.** **Phos.** plat. prun. **Psor.** **PULS.** rhod. rhus-t. **RUMX.** sabin.[5] **SANG.** sanic. sant.[25] sel.[5] **Seneg.** **Sep.** sil. spig. **Spong.** squil. **STANN.** staph. **Stict.**[8] **Still.** sul-i.[58] sulph. tarent. teucr. thuj. verat. vinc.[4] zinc.
  O; Luftröhre • Jucken; Luftröhre
- **rechts**: Stict.[8]
  S; Rechts
- **Heiserkeit,** mit: ammc.[4] coca[25]
- **Husten,** mit: **Ant-t.**[5] **Cham.**[5] kreos.[5] sabin.[5]

heftig, Kehlkopf: aur-m-n.[36]
  O; Kehlkopf

Schleim, wie durch, Kehlkopf: ant-s.[85]
  O; Kehlkopf

KLUMPEN, Empfindung von einem:
  Fremdkörper, Empfindung wie von einem • Pflock, Empfindung wie von einem

Kehlgrube:
  INNERER HALS; C; Kloß, Klumpen, Pflock usw., Empfindung von einem; Halsgrube

Kehlkopf: ant-c.[5] carc.[193] caust.[5] **Coc-c.** **Kali-c.** lach. **Lob.** **Med.** **Nat-m.** ozone[227] sanic.[85] tax.[303] ust. vinc.[4]
  O; Kehlkopf • Pflock, Empfindung wie von einem; Kehlkopf
- **Schlucken,** beim: sanic.[85]
- **hinter** dem Kehlkopf, zwingt zum Schlucken: **Coc-c.** **Lach.** ozone[227] ust. vinc.[4]
  O; Kehlkopf INNERER HALS; C; Schluckdrang, Neigung zum ständigen Schlucken; Kloß im Hals, durch Empfindung von einem

KNACKEN, Knirschen im Kehlkopf: arn.[5]
  ALLGEMEINES; C; Knistern, Empfindung von

KNÖTCHEN, Stimmbändern, auf den: sel.[137]
  O; Kehlkopf; Glottis;

KONDYLOME, Kehlkopf: **Arg-n.** calc. hep. **Merc-c.** **Nit-ac.** **Thuj.**
  O; Kehlkopf • Polypen, Kehlkopf • Tumoren, gutartige, Kehlkopf

KRABBELN, Empfindung von:
  Jucken • Kitzeln in den Luftwegen • Kriebeln, Empfindung von ALLGEMEINES; C; Ameisenlaufen, Kribbeln

Kehlkopf: am-m. ant-t. **ARN.**[5] bov. bry. calc-s. **Caps.** **Carb-v.** **Caust.** colch. **CON.** **Dros.** graph. **Iod.** **KALI-C.** kreos. **Lach.** laur. **LED.**[5] lyc. mag-m. meny.[1] **NAT-M.** nit-ac. prun. **Psor.** rhus-t. **Sabin.** sang. sep. stann. staph. stram. sul-i.[58] **Sulph.**[5] **Thuj.** **Zinc.**[5]
  O; Kehlkopf • Kriebeln, Empfindung von • Kriebeln, Empfindung von; Kehlkopf
- **morgens**: iod.
  Z; Morgens
- **abends**: caps. carb-v.
  Z; Abends
  - **Liegen,** nach: caps.
    M; Liegen agg.
- **nachts**: lyc.
  Z; Nachts
- **Essen,** nach dem: nit-ac.
- **Husten,** durch: kreos.
  M; Husten agg.
- **Schlucken,** beim: staph.
- **Sitzen,** beim: **Psor.**

Luftröhre: **Am-c.**[5] anac. **ARN.**[5] bor.[5] bov.[5] calc.[5] **Caps.** **CARB-V.**[5] colch. **Dros.**[5] euph.[5] iod.[5] kali-c.[5] kreos.[5] **Lach.** **LED.**[5] lyc.[1] mag-m. nit-ac. nux-m. petr.[5] phos.[5] plat.[5] ruta **Seneg.** sep.[5] sil.[5] spong. **STANN.**[5] **Sulph.**[5] **THUJ.**[5]
  O; Luftröhre
- **abends,** Hinlegen, nach dem: caps.
- **2** Uhr, wacht davon auf: lyc.[1]
- **Husten,** durch: colch. mag-m.
  M; Husten agg.

KRAMPF, Stimmritze, Laryngismus stridulus: acet-ac.[142] **Acon.**[5] **Agar.** alum.[58] **Am-caust.**[144] **Ant-c.** **ANT-T.**[5] aran-ix.[149] **Ars.** ars-i. ***arum-d.***[85] arum-t.[102] arund.[85] **Asaf.** **BELL.**[54] beryl.[149] **Brom.**[54] calc.[5] **Calc-f.**[142] **Calc-i.**[102] calc-p.[54] carb-v.[58] cham.[5] **Chel.** chin.[102] chlf.[8] chlol.[46] **Chlor.** cic.[102] **Coff.** **Cor-r.**[85] crot-h. **Cupr.**[54] **Cupr-acet.**[102] dig. dios.[25] dros.[108] ferr.[5] **Formal.**[102] **GELS.**[54] gran.[102] guai. guare. hep.[5] ***hydr-ac.***[54] hyos.[5] ictod.[102] **IGN.**[54] **Iod.**[54] **Ip.**[54] kali-br. lac-ac. **Lach.**[54] laur.[54] lob.[85] **Mag-p.** **Mang.** med.[139] **Meny.**[5] ***meph.***[54] merc.[5] merc-c. **MOSCH.** naja **Nux-v.**[5] ol-an. **Op.** **Phos.**[54] phyt. plat. plb. puls.[5] **Samb.**[54] sang. sars. **Sil.** **Spong.** stram. **Stry.**[102] sul-i.[58] sulph. syc-co.[136] **Tab.** **Tarent.**[54] ter.[111] thuj. **Verat.** vesp.[102] visc.[111] zinc.[102]
  Krämpfe, Spasmen • Krupp • Zusammenschnüren, Empfindung von • Zusammenschnüren, Empfindung von; Ersticken, wie zum ATMUNG; C; Zischend-pfeifend, durch Kehlkopfkrampf

KRAMPF, Stimmritze, Laryngismus stridulus (Forts.)

abwechselnd mit Krampf der Finger und Zehen: asaf.
☞ *A; Abwechselnd mit*

nachts: **LACH.**[54] meph.[54] **Samb.**[54]
☞ *Z; Nachts*

Mitternacht:

- **gegen**:
  - **2** Uhr, bis: arum-d.[85]
  - **7** Uhr, bis, mit schwieriger Ausatmung: **Chlor.**
- **nach**: calc-f.[142] **Samb.**
  - **Erwachen** aus tiefem Schlaf, beim: **Samb.**

Ausatmen, beim: **Chel. Chlor. Samb.**[171]
ALLGEMEINES; M; Ausatmen; agg.

blassem Gesicht, mit: **Ip.**[5]

Einatmen, beim: **Brom.**[171] lach.[5]
☞ *M; Einatmen agg.*

Erkältung, bei: mosch.[58]
ALLGEMEINES; M; Kälte; Kaltwerden; agg.

Erregung, durch: **Chlor.**[54]
GEMÜT; M; Erregung; Beschwerden durch; Allgemeinsymptome

Gähnen, nach: med.[139]
ALLGEMEINES; M; Gähnen; agg. nach G.

Husten:

- **vor**: **Ip.**
ALLGEMEINES; M; Husten; vor
- **während**: chlor.[111] meph.[111]
☞ *M; Husten agg.*
- **ohne**: **Cupr.**[54]

Hysterie, bei, alle 5 Minuten ein Anfall: **Tarent.**[54]

Kindern, bei: **Bell.**[54] brom.[54] ign.[54] iod.[54] **Ip.**[54] laur.[54] **Meph.**[54] mosch.[54] phos.[54]
ALLGEMEINES; M; Kindern, Beschwerden bei

Neugeborenen, bei: samb.[122]

rotem Gesicht, mit: **Samb.**[5]

Schlaf:

- **Einschlafen,** beim: **Phos.**
- **während**: **Chlor.** cor-r.[85] lac-ac. **Lach.** spong. **Sulph.** thuj.
ALLGEMEINES; M; Schlaf; während
  - **Erwachen,** und nach dem: cor-r.[85]

Schlucken, beim: **Cupr.** merc-c.

starrende, hervorstehende Augen, blaues Gesicht, kalter Schweiß: chlor.[102] **Gels.**[54]

Zahnung, während der: calc-p.[54]
ALLGEMEINES; M; Zahnung, Beschwerden durch

Zimmer, warmes, agg.: **Iod.**

Diphtherie, bei: mosch.[102] samb.[102]

hartnäckig: chel.

plötzlich: **Samb.**[54]

KRÄMPFE, Spasmen:
☞ *Krampf, Stimmritze, Laryngismus stridulus*

Glottis:
☞ *O; Kehlkopf; Glottis •Krampf, Stimmritze, Laryngismus stridulus*

Stimmbänder: gran.[1125] ip.[137] maia-l.[204]
☞ *O; Kehlkopf; Glottis; Stimmbänder •Zusammenschnüren, Empfindung von*

KRATZEN, Empfindung von:
☞ *Rauheit •Reizung der Luftwege •Schwefeldämpfe, Empfindung wie durch*

Kehlkopf: acon. **Agar. Alum.**[5] alumn. am-c. anan. ant-c. arg-n. bov.[5] calc. canth.[5] carb-v. cist. coloc.[1] **Dros.**[5] gamb. **Graph.** hep.[5] ign. kali-c.[1] **Kali-n.**[5] **Kreos.**[5] **Laur.** led.[5] lyc. mag-c. mag-m. nat-m. nit-ac. **NUX-V.**[5] **Op.**[5] **Ph-ac.**[5] phos. psor. puls.[5] rhod.[5] rhus-t.[5] **Sabad.**[5] sel.[5] **Seneg.** spong.[5] stann.[1] staph.[5] verat. zinc.[1] zing.[36]
☞ *O; Kehlkopf •Rauch, Empfindung von, Kehlkopf*

- **2** Uhr, weckt ihn auf: lyc.
- **Einatmen** agg.: coloc.[1]
☞ *M; Einatmen agg.*
- **Erwachen,** beim: bov.[5]
- **Singen,** beim: agar.
☞ *M; Singen agg.*
- **Wind,** durch: kali-c.[1]

Luftröhre: agar.[5] alum.[5] ambr.[5] ant-c.[5] **Bov.**[5] canth.[5] carb-v.[5] caust.[5] germ.[222] **Graph.**[5] **Hep.**[5] kali-c.[5] kali-n.[5] kreos.[5] **Laur.**[5] led.[5] lyc.[5] mag-c.[5] mur-ac.[5] nat-m.[5] **Nit-ac.**[5] **Nux-v.**[5] puls.[5] rhus-t.[5] sel.[5] stann.[1] sulph.[5] verat.[5]
☞ *O; Luftröhre*

- **Auswurf** amel.: germ.[222]
ALLGEMEINES; M; Auswurf, Expektoration; amel.
- **Husten** agg.: germ.[222] kreos.[5]
☞ *M; Husten agg.*
- **Niesen** agg.: germ.[222]
☞ *M; Niesen agg.*

Sodbrennen, wie durch, Kehlkopf: zinc.[1]
☞ *O; Kehlkopf*

KREBS, Kehlkopf: arg-cy.[110] arg-n.[144] ars. ars-i.[102] bell.[102] carb-an.[102] clem.[102] con.[5] hydr.[102] iod.[5] kreos.[102] kres.[144] lach.[102] morph.[102] nit-ac. phos. phyt.[111] sang. thuj.
☞ *O; Kehlkopf* *ALLGEMEINES; C; Krebs und krebsartige Leiden*

KRIEBELN, Empfindung von:
☞ *Jucken •Jucken; Kehlkopf •Kitzeln in den Luftwegen •Kitzeln in den Luftwegen; Kehlkopf •Krabbeln, Empfindung von •Krabbeln, Empfindung von; Kehlkopf* *ALLGEMEINES; C; Prickeln, Empfindung von; Äußerlich*

Kehlkopf: **Agar.** bufo[111] **Calc. Caps. Iod.** lappa[36] **Mag-m.** sep.
☞ *O; Kehlkopf •Jucken; Kehlkopf •Kitzeln in den Luftwegen; Kehlkopf •Krabbeln, Empfindung von; Kehlkopf*

Luftröhre: ter.[111] vero-o.[232]
☞ *O; Luftröhre*

KRÜMEL im Kehlkopf, Empfindung wie von einem: **Bry. Coc-c.** dros.[111] **LACH.** lyc.[155] pall. plb. tril-c.[36]
☞ *O; Kehlkopf •Fremdkörper, Empfindung wie von einem; Kehlkopf* *INNERER HALS; C; Brotkrumen, Gefühl von einem •HUSTEN; M; Krümel, durch Empfindung wie von einem, im Kehlkopf*

KRUPP, Diphtherie: acet-ac.[36] **ACON.**[58] all-c. alum-sil.[72] alumn. am-br.[25] am-c. am-caust.[102] ammc.[102] anac. **Ant-t.**[5] apis apisin.[5] arn.[5] **Ars.**[5] **Ars-i.** arum-t. asaf. bar-c.[5] **Bell.**[5] benz.[102] **BROM.** bry.[5] bufo[111] **Calc. Calc-f.**[102] **Calc-i.**[102] **CALC-S. Canth. Carb-ac.**[25] **Carb-v.** caust. **Cham.**[5] chin.[5] **Chlor.** cina[5] con.[102] **Cupr.**[5] dros.[5] dulc.[5] euph.[5] ferr-p.[102] gels. **HEP.**[58] hyos.[5] ictod.[72] ign.[102] **Iod.** ip.[5] jab.[1125] **KALI-BI.** kali-br. **Kali-chl.** kali-i.[36] kali-m.[102] kali-ma. **Kali-n.**[102] **Kali-p.** kaol. lac-ac. lac-c. **Lach.**[5] **Lob.** lyc.[5] meph.[102] merc.[102] merc-cy. merc-i-f. merc-s.[111] mosch.[5] naja **Nat-m. Nit-ac.** nux-v.[5] petr.[102] ph-ac.[5] **PHOS.** plut-n.[269] **SAMB.**[5] **Sang.**[25] sanguin.[85] **Seneg.**[5] sep.[5] **SPONG.** stict.[25] **Still.** sul-ac.[36] thymu-v.[1125] verat.[5] **Verat-v.**[102] zinc.[36]

☞ *Krampf, Stimmritze, Laryngismus stridulus ▥ HUSTEN; C; Kruppartiger Husten*

nachts: SPONG.

☞ *Z; Nachts*

Mitternacht:

- **vor**: acon.[58] hep.[58] **SPONG.**
- **nach**: SPONG.

bohrt oder wirft den Kopf rückwärts ins Kissen: spong.[8]

▥ *ATMUNG; C; Asthma, asthmatische Atmung; Beugen; Kopf;*

Erhitzung, durch: **BROM.** calc-s.[58]

Essen, nach dem: anac.

Folgeerscheinungen: arn.[5] bell.[5] **Calc. Carb-v.** dros.[5] **Hep.**[5] **Phos.**[5]

Keuchhusten, bei: **BROM.**

☞ *M; Husten agg.*

Lähmung der Lungen, mit: **Ant-t.**[5] **Ars.**[5] mosch.[5]

Liegen agg.: **Hep.**

☞ *M; Liegen agg.*

Luft, nach Einwirkung von kalter trockener: **ACON. HEP.** kali-bi.

Schlaf, agg. nach: **LACH. Spong.**

▥ *ALLGEMEINES; M; Schlaf; nach Schlaf*

erstreckt sich:

- **Bronchien,** in die: brom.[58]
- **Hals**: BROM.
- **Luftröhre**: brom.[58] **Iod. KALI-BI. Kali-chl. Phos.**

☞ *O; Luftröhre*

anfallsweise: **Hep. Kali-br.**

drohender: **ACON.**[5] cham.[5] chin.[5] cina[5] **Dros.**[5] **HEP.**[5] hyos.[5] nux-v.[5] **Spong.**[5] verat.[5]

gangränös: apisin.[5] **Ars. Chin.**[5]

hartnäckig: **Ars.**[5] cham.[5] cupr.[5] lach.[5] mosch.[5] **Phos.**[5]

kardial:

▥ *HERZ KREISLAUF; O; Herz und Herzregion; Diphtherie, nach*

katarrhalisch: carb-ac.[25] sang.[25]

krampfhaft, spasmodisch: gels.[111] kali-br.[111] kali-i.[36] lob.[111] sang.[111] stict.[111]

membranöser Krupp: **Acet-ac.**[36] **ACON.**[5] alum-sil.[72] alumn. am-c. **Am-caust.**[102] ammc.[102] ant-t. **Apis Apisin.**[5] ars.[102] ars-i.[102] **Arum-t.** bar-c.[5] bell.[102] **BROM. BRY.**[5] calc-i.[102] **Carb-ac.** caust. **Cham.**[5] con.[102] cupr.[5] dros.[5] dulc.[5] euph.[5] ferr-p.[102] **Hep. Iod.**[5] **IP.**[5] **KALI-BI. Kali-br. Kali-chl. Kali-m.**[102] kali-ma. kali-n.[102] **Lac-c. Lach. Merc.**[102] **Merc-cy. Merc-i-f. Naja Nit-ac.** ph-ac.[5] **PHOS. SAMB.**[5] **Sang.** seneg.[5] sep.[5] **SPONG.**[5]

☞ *Belag, Membran, Exsudat; allgemeine Rubriken; Diphtherie*

- **Zylindern,** mit Abstoßung von: iod.[5] spong.[5]

wiederkehrend: **Calc. CALC-S. HEP. Lyc.**[5] **PHOS.**[5] plut-n.[269]

KURZATMIGKEIT, wird in der Luftröhre empfunden: aml-n.[25] kali-n.[5]

☞ *O; Luftröhre ▥ ATMUNG; C; Kurz*

LÄHMUNG:

Epiglottis: **Acon.**[5] gels. ox-ac.[102] seneg.[102]

☞ *O; Epiglottis*

Kehlkopf: acon.[5] **Alum.** am-c. arg.[58] bell.[102] both-l.[102] canth.[102] **CAUST.**[5] **Cina** cocain.[102] **Cocc.**[5] **Crot-h.** dulc.[171] euphr.[5] **Gels.**[111] **Hyos.**[5] ip.[5] kali-i.[111] kali-p.[102] **LACH.**[5] **Laur.**[5] **Naja** nux-m.[5] **Nux-v.**[5] **Op.**[5] ox-ac.[137] **Phos.**[5] **Plb.**[5] **Rhus-t.**[5] ruta[5] sec.[5] seneg.[137] **Stram.**[5]

☞ *O; Kehlkopf • Taubheit, Empfindung von; Kehlkopf*

- **Stimmbänder**: acon.[5] **Caust.**[5] **COCC.**[5] dulc.[171] **Euphr.**[5] **GELS.**[111] **HYOS.**[5] ip.[5] kali-i.[111] kali-p.[102] **Lach.**[5] **LAUR.**[5] **Nux-m.**[5] **Nux-v.**[5] **OP.**[5] ox-ac.[137] phos.[5] **Plb.**[5] **Rhus-t.**[5] ruta[5] **Sec.**[5] seneg.[137] **STRAM.**[5]

☞ *O; Kehlkopf; Glottis; Stimmbänder ▥ SPRECHEN STIMME; C; Sprache, Sprechen; Verlust der Sprache • SPRECHEN STIMME; C; Sprache, Sprechen; Verlust der Sprache; Lähmung der Sprachorgane, durch • SPRECHEN STIMME; C; Stimme; Verlust der Stimme, Stimmlosigkeit*

◦ **Kälte,** mit Empfindung von: dulc.[171]

Empfindung von Lähmung:

▥ *ALLGEMEINES; C; Lähmung; Empfindung von Lähmung*

- **Kehlkopf**: **Caust.**[5]

☞ *O; Kehlkopf*

- **Luftröhre**: still.[25]

☞ *O; Luftröhre • Taubheit, Empfindung von; Luftröhre*

LUFT in der Luftröhre, Empfindung von:

☞ *O; Luftröhre*

heiß: rhus-t.[137]

☞ *Hitze, Empfindung von; Luftröhre • Schmerz; brennender Schmerz; Luftröhre ▥ NASE; C; Hitze; in der Nase; ausgeatmete Luft fühlt sich heiß an • BRUST; C; Luft; heiße Luft einatmen, Empfindung, als würde man*

Wellen hindurchströmend, in: lyc.[1]

MEMBRAN:

☞ *Belag, Membran, Exsudat*

NEKROSE, Knorpel, Kehlkopf: **ARG.**[122] ars.[34] **Calc.** crot-h. dulc.[34] hep.[34] **Kali-bi.** lach.[34] merc.[34] rhus-t.[34] sil.[34] sulph.[34] x-ray[119]

☞ *O; Kehlkopf • O; Kehlkopf; Knorpel, Beschwerden der*

ÖDEM:
☞ *Schwellung; allgemeine Rubriken;*

Glottis, Stimmritze, der:
☞ *O; Kehlkopf; Glottis •Schwellung; allgemeine Rubriken; ödematös;*

Stimmbänder:
☞ *O; Kehlkopf; Glottis; Stimmbänder •Schwellung; allgemeine Rubriken; ödematös;*

PARAINFLUENZA:
☞ *Krupp*

PELZIGES Gefühl:
☞ *Samt oder Daunen, Empfindung wie von*

PFEIFEN, pfeifendes Geräusch: acon. arg-n. ars. bell. brom. **Calc.** carb-an.[5] **Cham.** chin. coloc.[1] hep. iod.[1] kreos. laur. lyc.[5] mag-m.[36] sabad. spong.[5]

morgens: coloc.[1]
☞ *Z; Morgens*

abends: **Calc.** carb-an.[5]
☞ *Z; Abends*

Einatmen, beim: coloc.[1]
☞ *M; Einatmen agg.*

Liegen:

- **Hinlegen,** nach dem: **Calc.** carb-an.[5]
☞ *M; Liegen agg.*

- **linke** Seite, auf die: arg-n.
☞ *M; Liegen agg.*

PFLOCK, Empfindung wie von einem:
☞ *Fremdkörper, Empfindung wie von einem •Klumpen, Empfindung von einem ▥ ALLGEMEINES; C; Pflock, Keil oder Nagel, Empfindung wie von einem*

Kehlkopf: anac.[5] **Ant-c.** arg. bar-c.[5] bell. **Calc.** caust.[111] dros. **Hep.** kali-c. **Lach. Lob.** nat-m.[1] phos.[137] sep. **SPONG.** sulph.
☞ *O; Kehlkopf •Klumpen, Empfindung von einem; Kehlkopf ▥ HUSTEN; M; Fremdkörper, durch Empfindung wie von einem; Kehlkopf, im*

Luftröhre: **Ant-c.**[5] **Bell.**[5] dros.[5] kali-c.[5] **Lach.** mang.[137] spong.[5] sulph.[5]
☞ *O; Luftröhre*

- **Luftröhre** verschließt, der die: mang.[137]

PHTHISE:
☞ *Tuberkulose*

POCHEN:
☞ *Pulsieren, Klopfen, Empfindung von, Kehlkopf •Schmerz; pulsierender Schmerz, Kehlkopf*

POLYPEN, Kehlkopf: arg.[214] **Arg-n.** ars.[111] berb. beryl.[149] calc. calc-f.[149] hep. kali-bi.[111] kali-br. lach.[34] merc.[34] nit-ac. phos.[5] psor.[102] **Sang. Sanguin-n.**[102] teucr.[5] **Thuj.**
☞ *O; Kehlkopf •Kondylome, Kehlkopf •Tumoren, gutartige, Kehlkopf ▥ ALLGEMEINES; C; Polypen*

Stimmbänder: berb. **Thuj.**
☞ *O; Kehlkopf; Glottis; Stimmbänder*

PRICKELN, Empfindung von:
☞ *Kriebeln, Empfindung von*

PSEUDOKRUPP:
☞ *Krampf, Stimmritze, Laryngismus stridulus*

PULSIEREN, Klopfen, Empfindung von, Kehlkopf: **All-c.** bufo[111] chel.[5] lach.[5]
☞ *O; Kehlkopf •Schmerz; pulsierender Schmerz, Kehlkopf ▥ ALLGEMEINES; C; Pulsieren, Empfindung von; Äußerlich*

QUETSCHUNG, Schmerz wie von einer:
☞ *Schmerz; gequetscht, Schmerz wie*

RASSELN, Schleimrasseln:

Kehlkopf: alum.[5] am-c. anac.[1] **Ant-t. Arg-n.** aur.[5] **BROM.** calc.[5] **Carb-an.**[5] carbn-s. **Caust.**[5] ch-bd-B.[5] **Con.** croto-t. dig.[5] dulc.[5] ferr-p. **Hep.**[5] hydr.[111] iod.[5] ip.[137] kali-bi. **KALI-C.**[5] kali-n.[5] lach.[5] laur.[5] **LYC.**[5] mag-c.[5] mag-m.[5] mez.[5] **Nat-c.**[5] **Nat-m.**[5] **Op.**[5] petr.[5] **PHOS.**[5] **Plat.**[5] **Puls.**[5] rhod.[5] sars.[5] **Seneg.**[5] **Sep.**[5] spong. **Stann.**[5] sul-ac. sulph.[5] **Thuj.**[5]
☞ *O; Kehlkopf*

- **Liegen** auf der Seite, beim: anac.[1]
☞ *M; Liegen agg.*

Luftröhre: acon. alum.[5] am-c. **Anac.**[85] **ANT-T.** bar-c. bell. calc.[5] carb-ac. carb-an. carb-v. carbn-o.[36] carbn-s.[58] caust. cham. chen-a.[85] chin.[5] cina[5] cupr.[5] euphr. ferr-p. **HEP.** hyos. iod.[5] **IP.** kali-bi.[58] kali-c.[1] **Kali-s.** lach.[5] **Laur. LYC.**[5] merc. morph.[144] nat-m. nit-ac. oena. op. ox-ac. petr. phos.[5] puls. samb. **Sep.**[5] sil. squil. **Stann.**[5] sul-ac. sulph.
☞ *O; Luftröhre ▥ ATMUNG; C; Rasselnd*

- **Ausatmen,** beim: **Calc.**[5]

- **Husten**:

◦ **vor**: kali-c.[1]

◦ **während**: sep.[5]
☞ *M; Husten agg.*

- **Liegen** auf linker Seite, beim: anac.[85]
☞ *M; Liegen agg.*

blutiger Schleim, Kehlkopf: anac.[5]
☞ *O; Kehlkopf*

RAUCH, Empfindung von, Kehlkopf: **ARS. BAR-C.** bell.[5] **Brom.** ign.[5] nat-ar.[58]
☞ *O; Kehlkopf •Kratzen, Empfindung von; Kehlkopf •Reizung der Luftwege; Kehlkopf •Schwefeldämpfe, Empfindung wie durch*

Schlaf, vor: **Ars.**
▥ *ALLGEMEINES; M; Schlaf; vor dem Schlafen*

Pech, oder: bar-c.[85]

RAUHEIT: **Agar.**[5] alum.[5] alumn. am-c.[1] am-m.[5] ambr.[5] anac. ant-c. apis apisin.[5] arg.[137] ars. ars-i. bar-c. bor.[1] bov. brom.[5] **Calc.** cann-s.[5] canth.[5] caps.[5] **Carb-an. CARB-V.**[5] cast. **Caust.**[5] cham.[5] chin.[1] cimic. cist.[25] coc-c. coff.[5] colch. con. cur. dig.[5] dros.[5] **Ferr.** ferr-ar. ferr-p. gels. graph.[5] **Hep.** hipp. hydr-ac. hyos.[5] ign.[5] iod.[5] ip.[1] kali-ar. **Kali-bi.** kali-c.[1] kali-i. kali-n.[5] kali-s.[58] kreos.[5] lach. lact. **Laur.**[5] led.[1] lyc.[1] mag-c.[5] mag-m. mag-s. **Mang.**[5] meny. merc. merc-s. mur-ac.[5] naja[25] nat-ar. nat-c.[5] nat-m.[5] nat-s. nicc. nit-ac.[5] nux-m.[5] nux-v.[5] ol-an. ox-ac. par.[5] **Ph-ac.** phel. **Phos.**[1] phyt. plb.[5] prun. puls.[5] rhod.[5] rhus-t. rumx.[25] sabad. sang. sars.[5] **Seneg.**[5] sep. **Sil.** spig.[5] spong. **Stann.**[5] staph. stront-c.[5] **Sul-ac.**[5] sul-i.[58] **Sulph.**[5] tarent.[137] tep. upa.[36] verat.[5] verb.[5] zinc.[1]
☞ *Kratzen, Empfindung von •Reizung der Luftwege •Wundheit, Empfindung von •Schmerz; roh, Schmerz wie roh in den Luftwegen •Schmerz; wund, Schmerz mit Empfindlichkeit wie*

morgens: bor.[1] calc. **Carb-an.** zinc.
☞ Z; Morgens

abends: cimic.
☞ Z; Abends

Essen, nach dem:

- **agg.**: anac. zinc.
- **amel.**: zinc.[1]

Gehen im Freien, nach: **Sil.**
ALLGEMEINES; M; Gehen; nach Gehen agg.; Freien, im

Husten, durch: anac.[1]
☞ M; Husten agg.

Reden agg.: am-c.[1] lyc.[1]
☞ M; Sprechen agg.

Wetter, bei nassem: phos.[1]

Kehlgrube:
INNERER HALS; C; Rauheit, Empfindung von; Halsgrube

Kehlkopf: **Alum.** alumn. am-m.[5] ambr.[5] apis apisin.[5] arg.[137] bar-c. bor.[5] **Brom.**[5] calc. **Cann-s.**[5] canth.[5] caps.[5] **Carb-an. CARB-V.** cast. **CAUST. Cham.**[5] chin.[1] cimic. cist.[25] coc-c. **Coff.** con. dig. **Dros.**[5] **Ferr.** ferr-p. graph. **Hep.** ign.[5] ip.[1] kali-bi. **Kali-c.**[1] kali-i. **Kali-n.**[5] kali-s.[58] kreos. **Lach. Laur.**[5] lyc. mag-m. mag-s. **MANG.** merc. naja[25] nat-ar. nat-s. nicc. **Nux-m.**[5] **NUX-V.** ol-an. par.[5] **PHOS. Plb.**[5] **PULS.**[5] rhod. **RHUS-T.** rumx.[25] sabad. sars. **Seneg. Sep. Sil.** spig.[5] **SPONG. STANN.** staph. stront-c.[5] sul-ac. sul-i.[58] **SULPH.**[5] tarent.[137] tep. verat.[5] **Verb.**[5] **ZINC.**[5]
☞ O; Kehlkopf • Schmerz; wund, Schmerz mit Empfindlichkeit wie; Kehlkopf

- **morgens**: **Calc.** coff. kali-bi.
☞ Z; Morgens

- **Abdecken,** beim: kali-c.[1]
- **Husten,** durch:
  - **agg.**: bar-c. carb-an. **Carb-v. Caust.** dig. **Hep. KALI-C.** kreos. **Mang. Nux-v. Phos.** sabad. **Seneg.** spong.
  ☞ M; Husten agg.
  - **amel.**: nicc. stann.
- **Sprechen,** nach: arg.[137] coc-c. lyc. nicc. staph. tarent.[137]
☞ M; Sprechen agg.

Luftröhre: agar.[5] alum.[5] am-c.[5] apis bar-c. **Cann-s.**[5] carb-an. carb-v.[5] **Caust.**[5] cist.[25] **Dig.**[5] **Dros.**[5] graph.[5] hep. **Hyos.**[5] **Iod.**[5] **Kali-c.**[5] kali-n.[5] **Kreos.**[5] **Laur.**[5] led.[1] mag-c.[5] **Mang.**[5] mur-ac.[5] naja[25] nat-c.[5] nat-m.[5] nit-ac.[5] nux-v.[5] **Par.**[5] **PHOS.**[5] phyt. **Plb.**[5] **Puls.**[5] rhod.[5] rhus-t. rumx.[25] sabad. sars.[5] **SENEG.**[5] sep. spong. **STANN.**[5] stront-c.[5] **Sul-ac.**[5] **Sulph.**[5] tarent. verb. **Zinc.**[5]
☞ O; Luftröhre • Schmerz; wund, Schmerz mit Empfindlichkeit wie; Luftröhre

RÄUSPERN, Absonderung im Kehlkopf losräuspern: **Aesc. Agar.** all-s. aloe alum. alum-sil.[58] **Alumn. Am-c.**[1] am-m. **AMBR.**[5] **Amyg-am.**[36] anac. ang.[5] **Ant-c.**[5] **ANT-T.** aphis. **Apis Arg. ARG-N.** arn.[5] **Ars.** asar.[5] aur.[5] aur-m-n.[36] bar-c. **BELL.** bism.[5] bor. bov. **BROM. Bry.** cahin. **Calc. Calc-f. Calc-p. Calc-s.** calc-sil.[58] camph. **Cann-s.** canth.[5] **Carb-an.**[5] **Carb-v. Carbn-s.** card-m. **Carl. CAUST. CHAM.** chel. chin.[5] chin-s. **Chlor.** cimic. **Cina**[5] cob-n.[144] **Coc-c.** cocc. colch. **Con.** croc.[5] croto-t. **Cycl. Dig. Dros.** dulc.[5] **Echi.** ephe.[267] **EUPHR.** ferr. ferr-i.[58] **Fl-ac.** gels.[111] gink.[227] graph. grat. **Hep.** hydr. hydr-ac. hyos.[5] **Iber.**[144] ign.[5] **Iod.**[1] ip. kali-ar. **Kali-bi. KALI-C.**[1] **Kali-i.** kali-n.[5] **Kali-p. Kali-s.** kali-sil.[58] kalm. **Kreos. Lach.** laur. led. lob. **LYC.**[5] lycpr.[102] m-art.[5] mag-c. mag-m. **Mang. Merc.** mez.[5] mur-ac. **Naja** nat-ar. **Nat-c.**[5] **Nat-m.** nat-s. nit-ac. nux-m. **NUX-V.** olnd.[5] op. paeon. **PAR.**[5] petr. **Ph-ac. PHOS.**[5] phyt. plat. plb.[5] por-m.[251] prun. **PULS.** ran-b.[5] rhod.[5] **RHUS-T. RUMX. Sabad.**[144] sabin.[5] samb.[5] **Sang.** sanic. sars.[5] **Sel.**[5] **Seneg. Sep. Sil.** spig.[5] **Spong. Stann.** staph.[5] stict.[111] sul-i.[58] **SULPH.** syph. **Tarax.**[5] **Tarent.** tax.[303] **Teucr.**[5] **Thuj.**[5] valer.[5] vichy-g.[36] vinc.[4] **Zinc.** zinc-p.[58]
☞ O; Kehlkopf • Schleim, Absonderung von AUSWURF; C; Räuspern hochgebracht und entfernt werden, muss durch; Schleim

tagsüber: arg.[58] **Caust.** con. **Stann.** vinc.[4]

morgens: **Cann-s. CAUST.** chin-s. **Cina** cob-n.[144] iod.[1] kali-bi. kali-c.[1] nat-m. **Op. Sel. Stann. Tarent.** vichy-g.[36]
☞ Z; Morgens

abends: **Arg. BROM.** bry. **Carb-v. CAUST.** chel. cimic. **Coc-c. Con.** grat. **Lyc.** nat-ar. **Rumx.** stann. **Tarent. Zinc.**
☞ Z; Abends

- **19** Uhr: bry. grat.

nachts: am-c.[1] **ANT-T. Cycl.** kali-s.[58] mag-c. **Merc. Rumx.**
☞ Z; Nachts

Eiscreme, nach: thuj.
ALLGEMEINES; C; Speisen und Getränke; Eiscreme; agg.

Essen, nach dem: bell. carb-v. dros.[58] **Graph.** hep. **Kali-bi.** kali-s. **Lyc. Nat-s.** nit-ac. nux-m. phos. plat. puls. sanic. **Sil.** thuj.

Lesen, durch lautes: **Arg. Seneg.**
☞ M; Lesen, laut, agg.

Liegen amel.: nat-c.

Sprechen, durch: **Mang. Stann.**
☞ M; Sprechen agg.

Wind, durch: kali-c.

blutig: **Sabad.**[5] **Sel.**[5]

plötzlich und sehr heftig: aur-m-n.[36]

unaufhörlich: brom.[58] lycpr.[102] **Phos.**[32] sabad.[144]

REIZUNG der Luftwege: acet-ac. **ACON.**[5] aesc. aether[36] **Agar.**[5] agn. all-c. all-s.[36] aloe **Alum.** alum-sil.[58] alumn. am-br. am-c. am-m. ambr.[122] ambro.[102] aml-n. **Anac.** anan. ang. ant-c. ant-t. aphis. apis arg. arg-n. arn. ars. arum-d.[25] asaf. asar. aspar. atro.[25] aza.[192] bals-p.[25] bapt. bar-c. bar-m. bell. bov. brom. bry. cahin. calad. **Calc.** calc-acet.[36] calc-p. calc-sil.[58] camph. cann-s.[36] canth. caps. carb-ac. carb-an. **Carb-v. Carbn-s.**[25] card-m. carl. **Caust. CHAM.** chel. chin. chin-s. **Chlor.**[36] cimic. cina cist. clem. coc-c. coca

REIZUNG der Luftwege (Forts.)
cocc. coff.[5] colch. coll. coloc. com. **Con.** cop. cor-r. croc. crot-c. crot-h. croto-t. cupr. dig. dios. dros.[58] echi. euph. euphr. ferr. ferr-i. ferr-p.[102] fl-ac. form. **Gels.** graph. grat. guai. guare. ham. hep. hydr-ac. hydrc.[36] hyos. hyper. ign. **IOD.** ip.[36] **KALI-BI. Kali-c. Kali-chl.**[58] kali-i. kali-ma.[72] kali-n. kali-p.[58] kali-s. kali-sil.[58] lac-ac. lac-c. **LACH.** lachn. laur. led. lith-c. lob. lyc. lycps.[36] mag-c. mag-m. mag-s. manc. mang. menth.[102] meny. merc. merc-c. merc-i-r. merc-s. mez. **Mosch.** mur-ac. myric. naja nat-ar.[58] nat-c. nat-m. nat-p. nat-s. nat-sil.[58] nicc. nit-ac. nux-m. **NUX-V.** olnd. op.[36] osm. ox-ac. ozone[36] petr. **Ph-ac. PHOS.** phys.[36] phyt. plan. plat. prun. psil.[164] psor. **Puls.** raph. rhod. rhus-t. rumx. sabad. sabin. sang. scroph-n.[36] seneg. **SEP.** sil. spig. spong. squil. **Stann.** staph. stict. still.[36] sul-ac. sul-i.[58] sulo-ac.[149] **Sulph.** sumb. syph.[102] tab. tarax. tarent. teucr. thuj. thymol.[119] thyr.[111] trif-p. trom. verat. verb. xero.[102] zinc. zinc-i.[5]
☞ *Kratzen, Empfindung von • Rauheit • Schwefeldämpfe, Empfindung wie durch • Schmerz; roh, Schmerz wie roh in den Luftwegen • Schmerz; wund, Schmerz mit Empfindlichkeit wie*

links: phys.[36]
☞ *S; Links*

morgens, nach dem Aufstehen: alum. alumn. nat-ar.[58]

nachmittags: bapt.
☞ *Z; Nachmittags*

abends: agn. am-c. chel. cimic. coff. dios. hyos. kali-c. sulph.
☞ *Z; Abends*

- **19.30 Uhr**: cimic.
- **Bett,** im: agn. am-c. coff. hyos. kali-c.

nachts, beim Erwachen: thuj.

erhitzt, wenn: **APIS**
☞ *Entzündung; Kehlkopf; Erhitzung, durch*

Husten agg.: acon.[5] agar.[5] all-s.[36] aza.[192] **Bell.** chlor.[36] cist. cocc. coff.[5] **Hep. IGN.** raph. squil. stict.[111] teucr. thyr.[111] zinc-i.[5]
☞ *M; Husten agg.* ▥ *HUSTEN; M; Husten agg.*

Luft, in kalter: acon. all-c. **Ars. Bell.** brom. bry. calc-p. **Carb-v.** caust. cimic. cupr. fl-ac. **HEP.** ip. **Kali-bi.** kali-c. kali-p. **Lach. Mang.** naja nux-v. osm. ox-ac. **PHOS. RUMX. Sil.** spong. sulph.

Kehlgrube:
▥ *INNERER HALS; C; Reizung, entzündliche; Halsgrube*

Kehlkopf: acet-ac. **ACON. Aesc. AGAR. Alum.** alum-sil.[58] **Alumn.** am-c. am-m. ambr.[122] anac. anan. ant-c. ant-t. **Aphis. Apis ARG. ARG-N. Arn.** ars. arum-d.[25] asar. atro.[25] aza.[192] bals-p.[25] bar-c. bar-m. **BELL.** bov. **Brom. BRY.** calad. **Calc. Calc-p.** calc-sil.[58] camph. canth. caps. carb-ac. **Carb-an. CARB-V. Carbn-s.**[25] card-m. **Carl. CAUST. Cham.** chel. chin. **Chlor.** cimic. cina **Cist. COC-C.** coca **Cocc.** coff. colch. coloc. **COM. Con.** cop. **Cor-r. CROT-C. Crot-h.** croto-t. **Cupr.** dig. dios. **DROS.** echi. **Euphr.** ferr. ferr-i. fl-ac. form. **Gels.** guai. guare. **Ham. HEP.** hydr-ac. **Hyos.** hyper. **IGN. IOD. Ip. KALI-BI. KALI-C. KALI-CHL.** kali-i. kali-ma.[72] **Kali-p. Kali-s.** kali-sil.[58] lac-ac. lac-c. **LACH.** lachn. laur. lith-c. **Lob. LYC.** mag-c. mag-m. manc. **MANG.** meny. **Merc.** merc-c. mez. mur-ac. myric. **NAJA** nat-c. **NAT-M.** nat-p. nat-sil.[58] nicc. nit-ac. nux-m. **Nux-v.** olnd. op. osm. ox-ac. ozone[36] **Ph-ac. PHOS. Phyt.** plan. psil.[164] **PULS. Rhus-t. Rumx.** sabad. sabin. **SANG. Seneg. Sep. Sil. SPONG. Squil. Stann. Staph. Sul-i.** sulo-ac.[149] **Sulph.** sumb. tab. tarax. **Tarent.** teucr. **Thuj.** thymol.[119] trom. verat. verb. **Zinc.**
☞ *O; Kehlkopf • Empfindlichkeit; Kehlkopf • Rauch, Empfindung von, Kehlkopf • Schwefeldämpfe, Empfindung wie durch*

- **morgens**:
☞ *Z; Morgens*
  - ◦ **Bett,** im: **Caust.**
  - ◦ **Erwachen,** beim: kali-bi. naja
- **nachmittags**: coca ferr-i. phos.
☞ *Z; Nachmittags*
  - ◦ **14** Uhr: coca
- **abends**:
☞ *Z; Abends*
  - ◦ **Bett,** im: coc-c. cocc. **Hyos.**
  - ◦ **Liegen,** beim: **Ign.**
☞ *M; Liegen agg.*
- **nachts**: **Ambr.**[122] **Kali-c.**
☞ *Z; Nachts*
- **Mitternacht,** vor: **Acon. Spong.**
- **Erhitzung,** durch: ant-c. **Brom. Carb-v. Puls.**
▥ *ALLGEMEINES; M; Erhitzung, Warmwerden; agg.*
- **Essen,** nach dem: nit-ac. **Rumx.** staph.
- **Fieberhitze,** während: hep.
- **Getränke,** warme, amel.: aza.[192]
▥ *ALLGEMEINES; C; Speisen und Getränke; warme; Getränke; amel.*
- **Husten,** durch: alum-sil.[58] aza.[192]
☞ *M; Husten agg.*
- **Leerschlucken,** beim: lyc. **Nat-m.** op.
- **Liegen** auf der Seite, beim Einschlafen: **Kali-c. Spong.**
▥ *ALLGEMEINES; M; Liegen; während; Seite, auf der • ALLGEMEINES; M; Schlaf; Einschlafen*
- **Luft,** in kalter: **ACON. Ars. BELL.** calc-p. **CARB-V.** cimic. crot-h. fl-ac. **Hep.** ip. **Kali-bi.** kali-p.[58] mang. **Naja Nux-m.** nux-v. osm. ox-ac. **PHOS. RUMX.** sil. spong. sulph.
- **Masern,** nach: dros.[58]
- **Schlaf,** im: **LACH. Phos. Spong.**
- **Sprechen,** beim: **Alumn. ARG. Bell. Caust. DROS. Hep. Kali-bi. Mang. Nat-m. PHOS.** psil.[164] **Rhus-t. Seneg. Spong. Sulph.**
☞ *M; Sprechen agg.*
- **Unterdrücken** des Hustens amel.: **Hyos.**
☞ *M; Husten agg.*
- **Wetter,** bei nassem: iod. **Kali-bi. Rhus-t.**
▥ *ALLGEMEINES; M; Wetter; nasses Wetter; agg.*
  - ◦ **warmem,** und: **Iod.**
▥ *ALLGEMEINES; M; Wetter; Wärme, feuchte, schwüle; agg.*

- **Zimmer,** warmes, agg.: iod.
- **Glottis,** Stimmbänder: ozone[36]
  ☞ O; Kehlkopf; Glottis • O; Kehlkopf; Glottis; Stimmbänder
- **oberer** Teil des Kehlkopfes: **Spong.**
- **wiederkehrend**: **Calc. CARB-V.**

Luftröhre: acet-ac. acon. aesc.[102] agar. alum. alum-sil.[58] ambro.[102] ang. ant-t. apis[102] **Arg. Arg-n. Arn. ARS.** asaf. bar-c. bar-m. bell. bov. brom.[102] **Bry. Calc.** calc-sil.[58] cann-s. carb-an. **CARB-V.** carbn-s. **Caust. Cham.** chin. cina **Coc-c.** cocc. colch. coloc. con. **Cor-r.** croc. dig. **DROS.** euph. ferr. ferr-i. ferr-p.[102] **Graph.** grat. hep. hydr-ac. hyos. ign. **Iod. IP. KALI-BI. KALI-C. Kali-i.** kali-n. **Kali-p.** kali-sil.[58] **Lach.**[102] laur. led. **LYC.** mag-c. **Mang.** menth.[102] **Merc-s.** mez. mur-ac. naja nat-ar. **Nat-m.** nicc. **Nit-ac.** nux-m. **NUX-V. Osm.**[102] **Petr. PHOS.** plat. prun. psor. **Puls.** rhod. **Rhus-t. Rumx.** sabin. **SANG.** seneg. **SEP. SIL.** spig. **SQUIL. STANN.** staph. **Stict.** still.[102] sul-i.[58] **SULPH.** syph.[102] teucr. **Thuj.** trif-p. verat. xero.[102] zinc.
☞ O; Luftröhre • Empfindlichkeit; Luftröhre

- **Husten,** durch: alum-sil.[58]
  ☞ M; Husten agg.

zusammenschnürend, Kehlkopf: carbn-s.[25]
☞ O; Kehlkopf

ROHEIT:
☞ Rauheit • Reizung der Luftwege • Schmerz; roh, Schmerz wie roh in den Luftwegen

RUCKEN, beim Trinken, Kehlkopf: nat-m.[1]
☞ Zuckender Schildknorpel; Schluckbewegung, wie bei, Adamsapfel

SAMT oder Daunen, Empfindung wie von: **Brom.**[58] calc. chen-a. cina coff.[5] **Dros. Hep. Ph-ac. PHOS.**[5] sabal.[144] sulph. teucr.[5]
☞ Belag, Membran, Exsudat; Empfindung wie von einer Membran

Kehlkopf: coff.[5] **Phos.**[5] sabal.[144]
☞ O; Kehlkopf

Luftröhre: teucr.[5]
☞ O; Luftröhre

ölig, Kehlkopf: sabal.[144]
☞ O; Kehlkopf

SANFTHEIT, Empfindung von: mez.[5]
▤ GESCHMACK; C; Süßlich; Hals, im

SCHLEIM, Absonderung von: acon. aesc. aeth. agar. agn.[5] alco.[36] all-c. **Alum.** alum-p.[58] alum-sil.[58] alumn. am-br. am-c. am-m.[5] **Ambr.**[5] ammc. amyg-am. anac.[5] anan. ang.[5] ant-c.[5] ant-t. **Arg.**[1] **Arg-n.** arn. **Ars.** ars-i. ars-s-f.[58] arum-d.[25] arum-t. asaf.[5] asar.[5] **AUR.** aur-ar.[58] aur-s.[58] bamb-a.[1184] **BAR-C.** bar-i.[58] bar-s.[58] bell. bism.[5] bor.[5] bov.[5] **Brom.** bry. bufo cahin. calc.[5] calc-i.[58] calc-p. **CALC-S.** calc-sil.[58] **Camph.** cann-s. canth.[5] caps. carb-an.[5] carb-v. carbn-s.[58] carl. **CAUST.** cham. chin. chin-s. cina cist. **Coc-c.** cocc. coff.[5] colch.[5] con.[5] croc.[5] croto-t. **Cupr.**[5] dig.[5] dros.[5] **Dulc.** echi. **Euphr. Ferr.** ferr-ar. ferr-i. ferr-p. form. fried.[14] gels. graph.[5] grat. guai.[5] harp.[1184] **Hep.** hydr.[58] hydr-ac.[36] **HYOS.** ign.[5] **IOD.**[1] iris kali-ar. **KALI-BI.** kali-br.[36] **Kali-c.** kali-chl.[58] kali-i. kali-n.[5] kali-p. kali-s. kali-sil.[58] kreos. lac-ac. lach. lar-ar.[251] laur. **LYC.** m-art.[5] mag-c.[5] mag-m.[5] **Mang.** med. merc.[5] merc-c.[5] merc-s. mez.[5] mill. mit.[85] mosch. naja nat-ar. nat-c.[5] **NAT-M.** nat-s. nit-ac.[1] nux-m.[5] **Nux-v.** ol-an. ol-j. olnd. op.[5] osm. ox-ac.[58] ozone[227] par. petr.[5] ph-ac.[5] phel. **PHOS.**[5] plat.[5] plb.[5] por-m.[251] psor. **Puls.** ran-b.[5] rhod.[5] rhus-t.[5] **Rumx.** ruta[5] sabad.[5] sabin.[5] samb. sang. sanic. sars.[5] sel.[5] senec. **SENEG.**[144] sep.[5] **Sil.** sol-n. spig.[5] **Spong.** squil.[5] **Stann.**[5] staph.[5] sul-ac. sul-i.[58] **Sulph.** tarax.[5] tarent.[58] teucr.[5] thuj.[5] tub.[111] valer.[5] verat.[5] verb.[5] vinc.[4] zinc.[5] zinc-p.[58]
☞ Räuspern, Absonderung der Schleimhaut losräuspern ▤ AUSWURF; C; Schleimig

Kehlkopf: acon. **Aesc.** agar. agn.[5] **All-c.** alum. alum-p.[58] alum-sil.[58] **Alumn.** am-br. am-c. am-m. **Ambr.** amyg-am. anan. **Ang.**[5] **ANT-T. Arg. ARG-N. Ars.** ars-i. ars-s-f.[58] arum-d.[25] **Arum-t.** asaf.[5] asar. **Aur.** aur-ar.[58] aur-s.[58] bamb-a.[1184] **Bar-c.** bell. bov.[5] **BROM. Bry.**[102] bufo **CALC.**[5] **Calc-p.** calc-sil.[58] **Camph. Canth. Carb-an.**[5] **Carb-v.** carbn-s.[58] carl. **Caust. Cham.** chin. chin-s. cina cist. **COC-C.** cocc. **Con.** croc.[5] **Croto-t. Cupr.**[5] **Dig. Dros.** echi. **Euphr. Ferr.** ferr-ar. ferr-i. ferr-p. **Form. Graph.** grat. harp.[1184] **Hep.** hydr.[58] hydr-ac.[36] **HYOS. IOD.**[1] iris **KALI-BI. KALI-C. Kali-chl.** kali-i. kali-n. **Kali-p. Kali-s.** kali-sil.[58] kreos. lac-ac. **Lach.** laur. **LYC.** m-art.[5] mag-m.[5] **Mang.** med.[85] **Merc.** mill. mosch. **Naja** nat-ar. **NAT-M.** nat-s. nux-m. **Nux-v.** ol-an. **Ol-j. Olnd.** op.[5] osm. ox-ac.[58] ozone[227] **Par. Ph-ac.** phel. **PHOS.** plb.[5] por-m.[251] psor. **Puls. RUMX. SAMB. Sang.** sanic. sars. **Sel. Seneg.** sep.[5] **Sil.** sol-n. spong.[58] **STANN. Staph.** sul-ac. sul-i.[58] sulph. **Tarent.** teucr.[5] **THUJ.** tub.[111] verat.[5] verb. **Zinc.** zinc-p.[58]
☞ O; Kehlkopf

- **morgens**: **Alumn.** am-m. cina dig. **Kali-bi. Mang. NAT-M. Nux-v. Ol-j. Olnd.** par. sars. **Sel. Seneg. Sil. Sulph.** tarent. **Thuj.**[122]
  ☞ Z; Morgens
  - **Aufstehen,** nach: **Cina Olnd.** sil.
  - **Erwachen,** beim: sars. sulph.
- **abends**: **Carb-v.** croto-t. hydr-ac.[36] iod.[1] **Puls. Rumx.** tarent. **Zinc.**
  ☞ Z; Abends
- **nachts**: ox-ac. **Puls. Rumx.** thuj.
  ☞ Z; Nachts
  - **Sprechen,** beim: ox-ac.
    ☞ M; Sprechen agg.
- **Bücken,** kommt herauf beim: **Arg.**
- **Essen,** nach dem: bell. caust. graph. hep. kali-bi. **Lyc. Nat-s.** nux-m. ol-an. **Olnd.** ph-ac. phos. puls. sanic. **Sil.** thuj. tub.[111]
  ▤ ALLGEMEINES; M; Essen; nach
- **Hustenanfall,** nach jedem: **Agar. COC-C.** kali-bi. **Nat-m. SENEG.** stann. sulph.
  ☞ M; Husten agg.
- **Lachen,** beim: **Arg.** kali-bi.
  ▤ ALLGEMEINES; M; Lachen agg.
- **Luft,** kalte, agg.: **Rumx.** seneg.

SCHLEIM, Absonderung von; **Kehlkopf** (Forts.)

- **Sprechen,** durch: kali-bi. ox-ac.[58]
  ☞ *M; Sprechen agg.*
- **Treppensteigen,** beim: arg.[1]
- **Überhitzung,** durch: **Brom.**

Luftröhre: aeth. agn. alum-sil.[58] **Am-c. Ambr.**[5] **Ammc. Ang. ANT-T. Arg. Ars.** ars-i. **ARUM-T.** asaf. **Aur.** aur-ar.[58] aur-s.[58] **BAR-C.** bar-i.[58] bar-s.[58] bell. **Bov.**[5] brom.[58] **Bry.** cahin. **CALC. Camph. Cann-s.** canth.[5] caps. carl. caust. **Cham.** chin. **Cina** coc-c. cocc. croc. croto-t. cupr. dig. **Dros.**[5] **Dulc.** euphr. ferr. ferr-ar. ferr-i. ferr-p. fried.[14] gels. graph.[5] **HEP.** hydr.[58] **Hyos. Iod.** iris **KALI-BI.** kali-s. kreos. lach. laur. **LYC.** m-art.[5] mag-m. **Merc.** merc-c.[5] mit.[85] naja **Nat-m. Nat-s. Nux-v. Olnd.** op.[5] osm. ox-ac. **Par. Ph-ac.** phel. **PHOS.** plb. **Puls.** rhod.[5] **Rumx. Samb. SANG.** senec. **Seneg. Sil.** spong.[58] **SQUIL. STANN. Staph.**[5] sul-i.[58] **Sulph.** tarent.[58] teucr. **THUJ.** verat.[5] verb.[5] vinc.[4] **Zinc.**[5]
☞ *O; Luftröhre*

- **morgens**: **Cann-s.** caust. olnd.
  ☞ *Z; Morgens*
- **vormittags**: **STANN.**
  ☞ *Z; Vormittags*
- **abends**: croto-t. **Puls.**
  ☞ *Z; Abends*
- **nachts**: **Puls.** thuj.
  ☞ *Z; Nachts*
- **abhusten,** lässt sich nur schwer: **Cann-s. Caust.** spong.[58]
- **auf- und absteigend, in der Luftröhre**: **Coc-c. Lach.**

blau, Kehlkopf: **Kali-bi.** nat-ar.
☞ *O; Kehlkopf ▮ ALLGEMEINES; C; Absonderungen; bläulich*

blutgestreift, Kehlkopf: am-c. anan. sol-n.
☞ *O; Kehlkopf*

blutig, Kehlkopf: anac.[5]
☞ *O; Kehlkopf*

fadenziehend, Kehlkopf: asaf.[5]
☞ *O; Kehlkopf*

grün, Kehlkopf: calc-sil.[58] **Hep.** par.
☞ *O; Kehlkopf*

klebrig, Kehlkopf: ars-s-f.[58] seneg.[144]
☞ *O; Kehlkopf*

milchig, Kehlkopf: kali-chl.[58]
☞ *O; Kehlkopf*

- **dick**: **KALI-CHL.**[58]

rasselnd, Kehlkopf: croto-t. sul-ac.
☞ *O; Kehlkopf*

- **abends**: croto-t.
  ☞ *Z; Abends*

reichlich, Kehlkopf: alumn. anan. calc-sil.[58] **Carb-v. Coc-c. Nat-m. RUMX. Seneg.**
☞ *O; Kehlkopf*

salzig, Kehlkopf: **Am-c.**
☞ *O; Kehlkopf*

schwer löslich, Kehlkopf: alum. alumn. **Aur.** bar-c. bov. **Calc. Canth.** carl. **Caust. Cham. Cina** coc-c.[58] cocc. croto-t. **Form. KALI-BI. Kali-c. Lyc. Mang.** mosch. naja nat-ar. **Nat-m. Nux-v.** ozone[227] **Par.** rumx. sars. **Seneg.** sep. **Sil.** spong.[58] staph. **Sulph. Tarent.**
☞ *O; Kehlkopf ▮ AUSWURF; C; Schwierig Auszuwerfen, löst sich nur schwer ab; klebt an Hals, Zähnen und Lippen fest*

zäh, Kehlkopf: med.[85]
☞ *O; Kehlkopf ▮ ALLGEMEINES; C; Absonderungen; zäh, schwierig abzulösen*

SCHLUCKSTÖRUNG:
☞ *Flüssigkeiten geraten in den Kehlkopf • Speisen geraten in den Kehlkopf*

SCHNURREN, Empfindung von, beim Husten: nat-c.[1]

SCHWÄCHE, Empfindung von: alumn.[137] bar-c.[137] calc.[58] canth.[5] caust.[5] gels.[137] lim-b-c.[204] plb.[137] sulph.[137]

Kehlkopf: **Canth.**[5] **Caust.**[5]
☞ *O; Kehlkopf*

SCHWAMMIG, Empfindung wie: brom.[5] spong.[5]
☞ *Fremdkörper, Empfindung wie von einem • Weiches, Empfindung als sei dort etwas*

SCHWEFELDÄMPFE, Empfindung wie durch: am-c. aml-n. **ARS.** asaf. bar-c.[58] **Brom. Bry.** calc. **Carb-v. Chin.** croc. ferr.[5] **IGN.** ip. kali-chl. **Lach. LYC. Mosch.**[5] par. **PULS.**[5]
☞ *Kratzen, Empfindung von • Rauch, Empfindung von, Kehlkopf • Reizung der Luftwege • Reizung der Luftwege; Kehlkopf*

Husten, während: brom. lyc. **Puls.**
☞ *M; Husten agg.*

Luftröhre: puls.[5]
☞ *O; Luftröhre*

SCHWELLUNG:

allgemeine Rubriken:

- **Epiglottis**: mur-ac.[36]
  ☞ *O; Epiglottis*
- **Kehlkopf**: anan. apis apisin.[102] arn. ars. arum-t. **BELL.** calad.[36] chel. chin. chin-s.[102] chlor.[102] coc-c. crot-h. **Hep.**[5] hippoz. ign. **Iod.** kali-i. lac-c. **Lach.** led.[137] loxo-r.[240] merc. merc-c.[102] ox-ac. piloc.[102] sang. sil.[36] spong. staph. stram. sul-ac.[36] sulph. ter.[144] tub.[85] vip.[102]
  ☞ *O; Kehlkopf ▮ ALLGEMEINES; C; Schwellung; allgemeine Arzneien*
  - **abends**: coc-c.
    ☞ *Z; Abends*
  - **Schlucken,** beim: sul-ac.[36]
  - **Kehlgrube**: **Hep.**[5]
  - **Knorpel**:
    ☞ *O; Kehlkopf; Knorpel, Beschwerden der*
    - **Epiglottis**: tub.[85]
    - **Schildknorpel**: sil.[36]
      ☞ *O; Kehlkopf; Knorpel, Beschwerden der; Schildknorpel*
  - **Stimmbänder**: apis apisin.[102] ars. arum-t. bell. calad.[36] chin. chin-s.[102] chlor.[102] crot-h. hippoz. ign. iod. kali-i. lach. merc. merc-c.[102] piloc.[102] sang. staph. stram. vip.[102]
    ☞ *O; Kehlkopf; Glottis; Stimmbänder*

- **ödematös**: apis[102] apisin.[102] ars. arum-t. bell. chin. chin-s.[102] chlor.[102] crot-h. hippoz. ign. iod. kali-i. lach. loxo-r.[240] merc. merc-c.[102] piloc.[102] samb.[171] sang. staph. stram. vip.[102]
  - **Glottis,** Stimmritze: **APIS**[102] apisin.[102] ars. arum-t. bell. chin. chin-s.[102] chlor.[102] **Crot-h.** hippoz. ign. iod. **KALI-I. Lach.** merc. merc-c.[102] piloc.[102] **Sang.** staph. **Stram. Vip.**[102]
    ☞ *O; Kehlkopf; Glottis*
    - **Scharlach,** bei: **Apis**[102] apisin.[102] chin-s.[102] merc-c.[102]
  - **Kehlkopf**: loxo-r.[240]
    ☞ *O; Kehlkopf*
  - **Stimmbänder**: **LACH.**
    ☞ *O; Kehlkopf; Glottis; Stimmbänder*

Empfindung von Schwellung: apisin.[5] caps.[5] carb-v. **Chel.** chin-s.[111] hep.[5] hydr-ac. iod.[5] ip. **Kali-bi.** kola[1184] **Lach.** laur.[5] merc-c.[5] ox-ac. ozone[227] **Sang.**[8] spong.[5] sulph.
☞ *Erweitert, Luftröhre, Empfindung als ob • Vergrößert, Empfindung wie* ▤ *ALLGEMEINES; C; Schwellung; Empfindung von Schwellung*

- **Kehlkopf**: **Apisin.**[5] caps.[5] hep.[5] iod.[5] laur.[5] merc-c.[5] **Spong.**[5]
  ☞ *O; Kehlkopf*

SCHWERE, Empfindung von: phos.[5]

SPALTUNG, Empfindung von: all-c.[111]
▤ *ALLGEMEINES; C; Spaltung, Empfindung von*

SPANNUNG, Empfindung von, Kehlkopf: ant-s.[85] buth-aust.[119] chin. **Chlor.**[36] **Cocc.** cop. iber.[25] **Iod. Kali-n.**[5] lach. manc. mez. naja spong.[5]
☞ *O; Kehlkopf • Zusammenschnüren, Empfindung von; Kehlkopf* ▤ *ALLGEMEINES; C; Spannung, Empfindung von*

abends: naja
☞ *Z; Abends*

Bett, im: naja

Menses, während: cop.

SPEISEN geraten in den Kehlkopf: acon. cann-s. caust.[137] gels. kali-bi. **Kali-c. Lach. Meph. Nat-m.**
☞ *O; Kehlkopf • Flüssigkeiten geraten in den Kehlkopf*

STAUB, Empfindung von: **Agar. Alumn. Am-c. ARS.** aur-m. bar-c.[58] **Bell. Brom. Calc.**[8] calc-s. **Chel.**[5] **Chin.** cina[5] **Coc-c.** crot-c. cycl. **DROS.** ferr-ma.[85] glon. **Hep.** ictod. **Ign.**[155] iod. **Ip.** kali-bi.[111] **LYC.** meph. nat-ar. **Nat-m.** ph-ac. pic-ac. plat.[111] **PULS.** rumx.[111] **SULPH.** teucr.[5]
☞ *Kitzeln in den Luftwegen* ▤ *ALLGEMEINES; C; Staub äußere Körperpartien bedeckt, Empfindung, als ob • ALLGEMEINES; C; Staub, Empfindung von, innerlich*

Luftröhre: **Calc.**[8] chel.[5] cina[5] ferr-ma.[85] ign.[155] kali-bi.[111] teucr.[5]
☞ *O; Luftröhre*

STIMME:
▤ *SPRECHEN STIMME; C; Stimme*

STÖßE, Empfindung wie durch:

Kehlkopf:
☞ *O; Kehlkopf*

- **Erwachen,** beim: manc.
- **Husten,** beim: sulph.[1]
  ☞ *M; Husten agg.*

Luftröhre: bry.[5] cina[5] **Spong.**
☞ *O; Luftröhre*

- **Husten,** beim: bry.[5] cina[5]
- **Schlaf,** im: spong.
  ▤ *BRUST; C; Schläge, Stöße, Empfindung wie; Schlaf, im*

STREIFEN, Empfindung wie von einem, Kehlkopf: caust.[137] olnd.[137]
☞ *O; Kehlkopf*

TAUBHEIT, Empfindung von:

Kehlkopf: **Kali-br.**
☞ *O; Kehlkopf • Lähmung; Kehlkopf*

Luftröhre: acon.[1] stict.[137]
☞ *O; Luftröhre • Lähmung; Empfindung von Lähmung; Luftröhre*

TROCKENHEIT, Empfindung von: acon. aesc. agar. all-s. alum.[5] alum-p.[58] am-br.[144] am-c. am-caust.[111] am-m. ant-c.[5] ant-t. apis apisin.[5] aran-ix.[149] arg.[5] **Ars.**[5] ars-i. ars-s-f.[58] atro. bell. bol.[25] bor.[5] brom. bry.[144] calc.[5] calc-ar. calc-f. calc-s. camph.[5] carb-an. carb-v. card-m. carl. **Caust.**[5] chin. cimic. cina[5] cist. clem. coc-c. colch. coloc. con. cop. crot-h. cub.[85] curc.[192] cycl. dros.[5] dubin.[102] erio.[36] ery-m.[25] euph.[5] ferr.[5] ferr-p. fl-ac. gels. gink.[227] graph.[58] hep.[5] hura hydr-ac. hydrc.[36] hyos.[144] iber.[25] ign.[5] iod.[5] ip. **Kali-ar.** kali-bi. kali-c. kali-chl. kali-i.[102] kali-s. kalm. lac-ac. lach. lachn. lact. laur. lem-m.[102] lob. **LYC.**[36] lyss.[85] mag-m. mang.[5] med. merc. merc-c.[5] mez.[5] naja[122] nat-ar. nat-c. nat-m.[5] neon[222] nicc. nit-ac.[5] nux-m. nux-v.[5] ol-an.[144] op.[5] osm. par.[5] petr.[5] phos.[5] phyt. plan. plut-n.[222] polyg. pop-c.[102] psil.[164] puls. rheum[5] rhod.[5] rhus-t. rhus-v. rumx.[58] sabad. sang.[137] sars. sec.[58] sel.[5] seneg.[5] sep. spong.[5] stann.[5] stict. still. stram. sul-ac.[5] sul-i.[58] sulph.[5] tarent.[58] tep. ter.[144] teucr.[5] thuj.[5] thyr.[137] verat. verat-v. verb. wye. zinc.[1] zinc-p.[58]

Epiglottis: lach. lyss.[85] wye.
☞ *O; Epiglottis*

Kehlkopf: acon. aesc. agar. all-s. **Alum.** alum-p.[58] am-c. am-caust.[111] am-m. ant-c.[5] ant-t. apis apisin.[5] **Arg.**[5] **Ars.**[5] ars-i. ars-s-f.[58] atro. **BELL.** bol.[25] bor.[5] **Bry. Calc.**[5] calc-ar. calc-f. carb-an. **Carb-v.** card-m. carl. **Caust.**[5] cimic. cina[5] cist. **Clem.** coc-c. colch. **CON. Cop. Crot-h.** cub.[85] curc.[192] cycl. **Dros.**[5] dubin.[102] ery-m.[25] euph.[5] ferr.[5] ferr-p. fl-ac. gels. graph.[58] **Hep.** hura hydr-ac. hyos. iber.[25] ign.[5] **Iod.** ip. kali-ar.[58] **Kali-bi. Kali-c.** kali-chl. kali-i.[102] **Kali-s.** kalm. lac-ac. **LACH.** lachn. laur. **Lem-m.**[102] **Lyc. Mag-m. Mang.**[5] med. **Merc.** merc-c. **Mez.**[5] naja[122] nat-ar. nat-c. **Nat-m.** nicc. nit-ac.[5] nux-m. **Nux-v.** ol-an.[144] **Op.**[5] osm. **Par.** petr. **PHOS. Phyt.** plan. plut-n.[222] polyg. pop-c.[102] psil.[164] **Puls.** rhod.[5] **Rhus-t.** rhus-v. rumx.[58] sabad. **Sang.**[137] sars. sel.[5] **SENEG. Sep. SPONG.**[5] stann. **Stict.** still. stram. sul-ac. **SULPH.**[5] tarent.[58] tep. ter. teucr.[5] **Thuj.**[5] thyr.[137] verat. verat-v. verb. **ZINC.**[5] zinc-p.[58]
☞ *O; Kehlkopf*

- **morgens**: iod. kali-c. **Nat-m. Nux-v.** par. phyt. sars. seneg. sep. **Zinc.**
  ☞ *Z; Morgens*
  - **5 Uhr**: kali-c.
  - **Erwachen,** beim: nat-m. **Par.** sars.

TROCKENHEIT, Empfindung von; **Kehlkopf** (Forts.)

- **vormittags**: seneg.
  ☞ *Z; Vormittags*
- **abends**: carb-v. curc.[192] phyt. **Rhus-t.** zinc.
  ☞ *Z; Abends*
- **nachts**: **Bell.** carb-v. curc.[192] graph.[58] hep. kali-c. lach. nat-m. **Phos. Sulph.**
  ☞ *Z; Nachts*
  - **2** Uhr - 3 Uhr: **Kali-c.**
- **Winter,** im: mez.
- **Erwachen,** beim: am-c. **Cist.** hep. kali-c. lach. nat-m. phos.
- **Essen,** nach dem:
  - **agg.**: zinc.[1]
  - **amel.**: zinc.[1]
- **Fieberhitze,** während: **Ars.** hep. nux-v. **Petr.** phos.
- **Freien,** im: **Mang.** nat-c.
- **Heuschnupfen,** bei: naja[122]
- **Husten,** beim: bell. osm. polyg.
  ☞ *M; Husten agg.*
- **Mittagessen,** vor dem: curc.[192]
- **Räuspern**:
  - **durch**: **Spong.**
  - **stetigem,** mit: am-m.
    ▤ *INNERER HALS; C; Räuspern; Räuspern, Neigung zum; Trockenheit, durch*
- **Sängern,** bei: sang.[137]
  ☞ *M; Singen agg.*
- **Schnupfen,** bei: nux-v.[5]
- **Schweiß,** während: **Ars.**[5] **Calc.**[5] **Caust.**[5] dros.[5] **Hep.**[5] mang.[5] mez.[5] op.[5] **Phos.**[5] sel.[5] **Spong.**[5] **Sulph.**[5] thuj.[5] **Zinc.**[5]
- **Trinken,** mit Abneigung gegen: **BELL.**
  ▤ *INNERER HALS; C; Trockenheit; allgemeine Arzneien; Durst; ohne*
- **stellenweise,** fleckweise: cimic. **Cist. CON.** crot-h. nat-m.[5]

Luftröhre: **ACON.** alum.[5] am-br.[144] aran-ix.[149] **Ars. Ars-i.** bell.[102] brom. bry.[144] calc-ar. camph.[5] carb-an. **Carb-v.** caust.[5] cina[5] clem. cycl. **Dros.**[5] fl-ac. **Hep.**[5] hyos.[144] **Iod.** kali-bi.[111] laur. **Lyc. Mang.**[5] **Merc.** merc-c.[5] **Mez.**[5] nat-ar.[111] nat-m. **Par.** petr.[5] **PHOS.**[5] phyt. **Puls.** rheum[5] rhod. rhus-t. **Rumx.**[102] sang.[111] seneg.[5] sep. **SPONG.**[5] stann.[5] sul-ac.[5] sulph.[5] tarent. ter.[144] **Teucr.**[5] verb. **Zinc.**[5]
☞ *O; Luftröhre*

- **morgens**: par. phyt. rhod.
  ☞ *Z; Morgens*
  - **Erwachen,** beim: **Par.**
- **Fieberhitze,** bei: **Petr.**[5]
- **Husten,** nach: **Dros.**[5]
  ☞ *M; Husten agg.*
- **Raum,** in geschlossenem: clem. **Puls.**
  ▤ *ALLGEMEINES; M; Zimmer, im; agg.; geschlossenes Zimmer*
- **Bifurcatio** tracheae: camph.[5] stann.[5]
  ☞ *O; Luftröhre; Gabelung, Bifurkation*

TUBERKULOSE:

Kehlkopf: **Agar.** am-c.[5] **Am-m.**[5] ambr.[5] anan. ant-c. **Arg. Arg-n.**[102] **Ars.**[5] ars-i. atro.[102] bac.[149] bals-p.[25] bapt.[102] brom.[102] bufo **Calc.** calc-i.[58] calc-p.[102] calc-s.[58] calc-sil.[58] canth.[102] carb-ac.[25] **Carb-an. CARB-V.**[5] **Carbn-s. CAUST.**[5] chaul.[1125] chr-o.[102] cist.[102] coca[25] **Con.**[5] cupr.[5] **Dros.** elaps ferr-p.[102] **Hep.** hyos.[1125] ign.[5] **Iod.** ip.[102] jab.[102] **Kali-bi.** kali-br.[25] kali-c.[102] **Kali-i.** kali-m.[102] **Kali-n.**[5] kreos. **Lach.** led. lob-e.[85] lyc.[102] **MANG.** merc. **Merc-i-r.** merc-n.[102] naja[102] nat-sel.[85] **Nit-ac. Nux-v.**[5] par.[5] **PHOS.**[5] puls.[5] rumx.[1125] **Sel. Seneg. Sil. SPONG. STANN.** sul-i.[58] sulph. tub.
☞ *O; Kehlkopf*

- **kurzer** hackender Husten und Stimmverlust: **STANN.**
- **Sängern** und Rednern, bei: **Ant-c. Arg.**
  ☞ *M; Singen agg.*

Luftröhre: acon.[5] **Am-c.**[5] arg.[5] arn.[5] **Ars. Calc. Carb-an. Carb-v. Caust.**[5] cham.[5] chin. coloc. **Con.**[5] cupr.[5] **Dros.** ferr.[5] **HEP.**[5] iod. **Kali-c.**[5] **Kali-n.**[5] **Laur.**[5] led.[5] lyc. **Mang.**[5] **Nat-m.**[5] **NIT-AC.**[5] **Nux-v.**[5] **Par. Phos.**[5] puls.[5] rhus-t.[5] **SENEG.**[5] spong. squil.[5] **STANN.**[5] **SULPH.**[5] teucr.[5] verat.[5]
☞ *O; Luftröhre*

drohende, Kehlkopf: carb-ac.[25]
☞ *O; Kehlkopf*

TUMOREN, gutartige, Kehlkopf: beryl.[149] calc-f.[149] caust.[102] kali-bi.[102] sang.[102] thuj.[102]
☞ *O; Kehlkopf •Kondylome, Kehlkopf •Polypen, Kehlkopf*

Papillom: beryl.[149] calc-f.[149]
▤ *ALLGEMEINES; C; Tumoren; Papillom*

UNEMPFINDLICHKEIT, Kehlkopf:
☞ *O; Kehlkopf •Taubheit, Empfindung von; Kehlkopf* ▤ *ALLGEMEINES; C; Empfindungslosigkeit*

VENTIL oder Klappe, Empfindung wie von einem: **Spong.**[5]
☞ *Blatt verschließt die Trachea, Empfindung ein •Flattern, Empfindung von, Kehlkopf •Fremdkörper, Empfindung wie von einem* ▤ *ALLGEMEINES; C; Blatt, Ventil oder Stück Haut, Empfindung wie ein*

VERDICKT:
☞ *Schwellung; allgemeine Rubriken*

VERENGT, Empfindung wie: alum.[5] bell.[5] cist.[137] cocc.[5] lach.[5] meny.[5] mez.[1] phos.[1] spong.[5] staph.[5]
☞ *Enge, Empfindung von •Zusammenschnüren, Empfindung von* ▤ *INNERER HALS; C; Eng, Empfindung wie zu •INNERER HALS; C; Zusammenschnürung*

Kehlkopf: alum.[5] cocc.[5] meny.[5] spong.[5]
☞ *O; Kehlkopf*

Luftröhre: bell.[5] cist.[137] cocc.[5] lach.[5] mez.[1] staph.[5]
☞ *O; Luftröhre*

VERGRÖßERT, Empfindung wie: hydr-ac.[111]
☞ *Schwellung; Empfindung von*

VERSCHLOSSEN, nahezu: calc-f. card-b.[36] tarax.[137]
☞ *Hindernis, Empfindung wie von einem •Verstopft, verschlossen, Empfindung wie*

Speichelfluss, mit: tarax.[137]

VERSCHLUCKT sich (im Kehlkopf): acon.[5] cann-s.[5] rhus-t.[5] verat.[5]
☞ *O; Kehlkopf*

VERSTOPFT, verschlossen, Empfindung wie: aur-m.[1] mang.[5] rhus-t. **Spong.**[5] **Verb.**[5]
☞ *Hindernis, Empfindung wie von einem •Verschlossen, nahezu*

VÖLLE, Empfindung von, Kehlkopf: cob. naja sang.[137]
☞ *O; Kehlkopf*

morgens: cob.
☞ *Z; Morgens*

abends: naja
☞ *Z; Abends*

Sängern, bei: sang.[137]
☞ *M; Singen agg.*

WEICHES, Empfindung, als sei dort etwas: **Dros.**[5]
☞ *Fremdkörper, Empfindung wie von einem •Schwammig, Empfindung wie*

WUNDHEIT, Empfindung von:
☞ *Rauheit •Schmerz; wundgescheuert, Schmerz wie, beim Husten*

Kehlkopf: **Alum.**[5] am-c.[5] anac.[5] ars.[5] bell.[5] bor.[5] bov.[5] **Brom.**[5] calc.[5] **Cann-s.**[5] **Carb-v.**[5] **CAUST.**[5] dig.[5] **Dros.**[5] **Hyos.**[5] **Kali-c.**[5] **Kali-n.**[5] **Laur.**[5] led.[5] mag-c.[5] mag-m.[5] **Mang.**[5] mur-ac.[5] nat-m.[5] nux-v.[5] **Par.**[5] **Ph-ac.**[5] **PHOS.**[5] **Plb.**[5] **Puls.**[5] rhod.[5] rhus-t.[5] **Seneg.**[5] sil.[5] spong.[5] **STANN.**[5] stront-c.[5] sul-ac.[5] **SULPH.**[5] verb.[5] **ZINC.**[5]
☞ *O; Kehlkopf*

WÜRGEN: cupr.[5] dros.[5] **Puls.**[5]

ZUCKEN, Schildknorpel:
☞ *O; Kehlkopf; Knorpel, Beschwerden der;*

Schluckbewegung, wie bei, Adamsapfel: stram.[85]
☞ *Rucken, beim Trinken, Kehlkopf*

Trinken, beim: nat-m.[36]

ZUSAMMENSCHNÜREN, Empfindung von: acon.[5] agar.[122] all-c. alum. alumn. am-c. am-caust.[144] aml-n.[25] ant-c. ant-t.[5] apis arg. arg-n. **Ars.**[36] arum-t.[137] asaf.[5] asar.[5] asc-t. aur.[5] bar-c. **BELL.** brom.[5] bry.[58] bufo **Calad.**[5] calc. calc-i.[58] camph. cann-s.[5] canth.[5] carb-an. carbn-s. card-b.[36] caust. cedr. cench. **Cham.** chel.[5] chin-s.[111] **Chlor.**[36] cina[5] cist.[102] coc-c. **Cocc.** coff. coloc. con.[5] cop.[144] cor-r. cot.[36] crot-c. crot-h. **Cupr.**[5] cyt-l.[144] dig.[1] dios. dros.[5] ery-a.[25] eug. euph. euphr. ferr. gels.[36] glon. gua.[102] harp.[1184] **Hell.**[5] hep. hydr-ac. hyos. iber.[25] ictod. ign. iod.[5] **Ip.**[5] ipom.[119] kali-bi.[58] kali-c. kali-cy.[85] kali-i.[58] kali-n. lach. laur.[5] lepro.[197] lob. loxo-r.[240] lycps.[25] lyss.[144] mag-c. manc. **MANG.** med.[58] meny.[5] meph.[102] merc-c.[5] mez. **Mosch.**[5] naja nat-ar.[36] nat-m. nit-ac.[5] **Nux-m.**[5] **Nux-v.**[5] oena. ol-an. osm.[111] ox-ac. ph-ac.[1] **Phos.**[5] phyt. plat.[36] **Plb.** psor. **Puls.**[5] rhus-t.[5] samb.[137] sang. **Sars.**[5] seneg. sep.[1] sil. **Spong.** stann. staph.[5] still. stram. sul-ac.[5] sul-i.[58] sulph. tarax.[5] tarent. thuj.[5] tub.[85] valer. verat.[5] xero.[102] zinc. zinc-p.[58]
☞ *Enge, Empfindung von •Krampf, Stimmritze, Laryngismus stridulus •Krämpfe, Spasmen; Stimmbänder •Verengt, Empfindung wie* ▥ *ALLGEMEINES; C; Zusammenschnüren, Empfindung von; Äußerlich*

nachts: chel.[25] **Phos.** puls. rhus-t.
☞ *Z; Nachts*

asthmatisch: aml-n.[25]
▥ *INNERER HALS; C; Zusammenschnürung; Asthma, bei •ATMUNG; C; Asthma, asthmatische Atmung; Begleitsymptome •BRUST; C; Zusammenschnüren, Spannung, Enge, Empfindung von; asthmatisch*

Erwachen, beim: rhus-t.

Liegen, im: **Kali-bi.** puls.
☞ *M; Liegen agg.* ▥ *INNERER HALS; C; Zusammenschnürung; Liegen •INNERER HALS; C; Zusammenschnürung; Liegen; agg.*

Kehlkopf: **ACON.**[5] **Agar.**[122] **All-c. Alum. Alumn.** am-c. am-caust.[144] **Ant-c. Ant-t.**[5] arg. arg-n. **Ars.** arum-t.[137] asaf.[5] **Asar.** asc-t. **Aur.**[5] bar-c. **BELL. Brom.** bufo **Calad.**[5] **Calc.** camph. canth.[5] **Carb-an.** carbn-s. caust. **Cedr.** cench. **Cham. Chel.** chin-s.[111] **Chlor. Cina**[5] **Cocc.** coff. coloc. con.[5] cop.[144] **Cor-r. Crot-c.** crot-h. **Cupr.** cyt-l.[144] dig. dios. **Dros.** ery-a.[25] eug. euph. euphr. ferr. **Gels. Glon.** gua.[102] **Hell.**[36] hep. hydr-ac.[102] **Hyos.** iber.[36] **Ign. IOD. IP. Kali-c.** kali-i.[58] kali-n. **Lach.** laur. lepro.[197] **Lob.** lycps.[25] lyss.[144] manc. **MANG.** med.[58] **Meny.**[85] meph.[102] **Merc-c.**[5] mez. **MOSCH.**[5] **Naja** nat-ar.[36] **Nat-m.** nit-ac. nux-m.[5] **NUX-V.** oena. ol-an. ox-ac. ph-ac. **PHOS. Phyt.** plat. **Plb.** psor. **PULS.** rhus-t.[5] samb.[137] sang. sars.[5] **Seneg.** sep. **Sil. Spong.** staph. still. **Stram.** sul-ac. sul-i.[58] **Sulph.** tarax.[5] **Tarent.** thuj. tub.[85] valer. **VERAT. Zinc.** zinc-p.[58]
☞ *O; Kehlkopf •Spannung, Empfindung von, Kehlkopf*

- **abends**: brom. ferr. hep. kali-c. lycps. naja nux-v. ol-an. spong. sulph.
  ☞ *Z; Abends*
  - **Bett,** im: ferr. naja
  - **Einschlafen,** beim: **Kali-c. Spong. Sulph.**
- **nachts**: acon.[5] **Phos.**
  ☞ *Z; Nachts*
- **Mitternacht,** vor: **Spong.**
- **Berührung,** durch: bell.
  ☞ *M; Berührung agg.*
- **Einatmen,** beim: hell.[36] **Hep.** meny.[85]
  ☞ *M; Einatmen agg.* ▥ *ATMUNG; C; Behinderte, erschwerte Atmung; Zusammenschnüren, durch Empfindung von; Kehlkopf, im*
- **Erwachen,** beim: kali-i.[58] **Lach.** manc. **Phos.** thuj.
  ▥ *ALLGEMEINES; M; Erwachen; agg.*
- **Essen,** nach dem: **Puls.**
- **Gehen** amel.: **DROS.**
  ▥ *GEMÜT; M; Gehen; amel.*
- **Husten,** während:
  - **agg.**: **Agar. Ars. Bell. Chel. COR-R. CUPR. DROS.** euphr. **HYOS.** ign. **Ip.** meny.[85] **Puls.** stram. **Sulph.** verat.
    ☞ *M; Husten agg.* ▥ *HUSTEN; M; Zusammenschnüren, durch; Kehlkopf, des*
  - **amel.**: asar.
- **Kratzen** im Gehörgang, durch: agar. **Carbn-s.** kali-c. lach. mang. psor. **Sil. Sulph. Tarent.**

ZUSAMMENSCHNÜREN, Empfindung von; **Kehlkopf** (Forts.)

- **Luft**:
  - **Freien,** im:
    - **agg.**: **Hep.** kali-c.
    - **amel.**: coloc.
  - **Zugluft** agg.: lyss.[144]
- **Schlaf**:
  - **Einschlafen,** beim: **Agar. Arg-n. KALI-C. LACH.** med.[58] **Phos. Spong. Sulph. Valer.**
    - **Liegen** auf der Seite, beim: **Arg-n. Kali-c. Spong.**
  - **während**: **Agar. Cench. Coff. Crot-h. Kali-c. Kali-i. LACH. Naja** nit-ac. **NUX-V. Sep. Sil. SPONG. Sulph. Valer.**
    - **Liegen** auf der Seite, beim: **Kali-c. Spong.**
- **Schlucken,** beim: **Dig. Staph.**
- **Schwindel,** mit: lycps.[25]
- **Singen** agg.: **AGAR.**[122]
  ☞ *M; Singen agg.*
- **Sitzen,** beim: **Spong.**
- **Sprechen,** beim: **Dros. Mang.** meph.[102]
  ☞ *M; Sprechen agg.*
- **Trinken**:
  - **beim**: acon.[5]
  - **nach**: **Ars.** meph.[102]
- **Zorn,** nach: sulph.
  ▤ *GEMÜT; M; Zorn, Beschwerden durch •ATMUNG; C; Atemnot, Dyspnoe, erschwerte Atmung; Zorn, nach*

- **Schildknorpel**: iber.[36] nat-ar.[36]
  ☞ *O; Kehlkopf; Knorpel, Beschwerden der; Schildknorpel*

Luftröhre: alum. **Ant-t.**[5] **ARS.** asar.[5] **Aur.**[5] bell. **Brom.** bry.[58] **Calad.** cann-s.[5] canth. **Cham.** chel.[5] cist.[102] cocc. cot.[36] dros.[5] gels.[36] gua.[102] harp.[1184] hydr-ac. ign. **Iod.**[5] **Ip.**[5] kali-bi.[58] **Lach. Laur.**[5] mag-c. **Mosch.**[5] nit-ac.[5] **NUX-V.**[5] osm.[111] ph-ac.[5] **Phos.** plat.[36] **PULS.**[5] **Rhus-t.**[5] sars. **Spong.** stann. staph.[5] verat. xero.[102]
☞ *O; Luftröhre*

- **abends,** Hinlegen, beim: **Ars.**
- **Schlucken** von Speisen, beim: gels.[36]
- **Bifurcatio** tracheae: cot.[36] kali-bi.[58] plat.[36]
  ☞ *O; Luftröhre; Gabelung, Bifurkation*

Band, wie durch ein, Luftröhre: chel.[5]
☞ *O; Luftröhre*

Ersticken, wie zum: **Cupr.**[5] **Dros.**[5] loxo-r.[240] sul-ac.[5]
☞ *Krampf, Stimmritze, Laryngismus stridulus* ▤ *ALLGEMEINES; C; Abgeschnürt, Empfindung wie*

krampfartig, spasmodisch: dig.[1]
☞ *O; Kehlkopf*

Krümelgefühl, Kehlkopf:
☞ *O; Kehlkopf •Krümel im Kehlkopf, Empfindung wie von einem*

schmerzhaft: brom.[5] iod.[5] phos.[5] staph.[5] thuj.[5]

- **Luftröhre**: staph.[5]
  ☞ *O; Luftröhre*

Schwefeldampf, wie durch, Kehlkopf: mosch.[58]
☞ *O; Kehlkopf*

ZUSAMMENZIEHUNG:
☞ *Zusammenschnüren, Empfindung von*

SCHMERZ, Kehlkopf und Luftröhre: acon. aesc. agar. ail.[25] all-c.[137] all-s. aloe alum.[5] alum-p.[58] alum-sil.[58] alumn. am-c.[5] am-caust.[102] am-m.[137] ambr.[5] amyg-am.[36] anac.[5] anan. ang. ant-c.[1] ant-s.[85] ant-t. aphis. apis apisin.[5] aral.[111] aran.[111] aran-ix.[149] arg. arg-n.[5] arn.[171] ars.[5] ars-i.[58] ars-s-f.[58] arum-d.[8] arum-t.[37] asaf.[137] asar.[137] asc-t.[111] atro.[25] aza.[192] bac.[56] bals-p.[25] bamb-a.[1184] bapt. bar-c.[5] bell.[5] bell-p.[256] benz.[102] bor.[5] bov.[5] brom.[144] bry.[5] bufo cact.[38] caj.[58] calad.[144] calc. calc-ar.[102] calc-caust. calc-i.[58] calc-p. calc-s. calc-sil.[58] camph.[5] cann-s.[5] canth.[5] caps.[5] carb-ac.[8] carb-an.[5] carb-v.[5] carbn-s. card-b.[36] card-m. carl.[36] cassi-s.[192] cast. caust.[5] cedr.[25] cham.[5] chel.[137] chen-a.[8] chim-m.[8] chin.[5] chin-ar. chin-s.[36] chlor. cic.[5] cina[5] **Cist.** clem.[144] cob.[144] coc-c. coff.[5] colch.[5] con.[5] convo-d.[36] cop. cor-r. croc. crot-c. crot-h.[36] croto-t.[5] cub.[85] cupr.[1] cur. cycl. der. dig. dirc. dor.[144] dros.[5] dulc. elaps ephe.[267] epil.[36] ery-a.[25] eup-per.[51] euph. euphr. eupi.[85] fago.[36] ferr.[5] ferr-ar. ferr-i. ferr-p.[809] fl-ac. gels.[36] glon.[137] graph.[5] grat. harp.[1184] hep.[5] hipp. hura hydr.[58] hydr-ac. hyos. ign. indg. iod.[1] ip.[137] iris[36] just.[102] kali-ar.[58] kali-bi.[111] kali-c.[5] kali-chl.[58] kali-cy. kali-i.[36] kali-ma. kali-n.[5] kali-p. kali-s. kola[1184] kreos.[137] lac-ac. lac-c. lach.[5] lachn.[25] lact. laur.[5] lec. led. lob. lob-s.[85] lyc. mag-c.[5] mag-m.[5] mag-p.[111] mag-s. manc. mang.[5] med. menth.[72] meny.[1] merc.[56] merc-c.[5] merc-cy. mez.[5] mosch. mur-ac.[5] myric. naja[137] nat-ar.[58] nat-c.[5] nat-m.[5] nat-p.[58] nicc. nit-ac.[5] nux-m.[5] nux-v.[5] oena. ol-an. olnd. osm.[111] ox-ac. ozone[36] par.[5] petr.[5] ph-ac.[5] phel. phos. phyt. plb.[5] plut-n.[222] psor. puls.[5] pyrog.[58] rauw.[119] rhod.[5] rhus-t.[137] rhus-v. rumx.[58] ruta[5] sabad.[5] samb. sang.[58] sanic.[85] sarr. sars.[1] scroph-n.[102] sec.[58] sel.[137] seneg.[122] sep.[5] sil.[5] spig.[1] spong.[5] stann.[5] staph. stict.[137] still.[25] stram. stront-c.[5] sul-ac.[5] sul-i.[58] sulph.[5] syph.[58] tab. tama.[197] tarax.[1] tarent. tax.[303] tell.[85] tep. ter.[144] teucr. thuj.[1] thyr.[102] til. tub. urt-u. verat.[137] vinc.[137] wye. zinc.[5] zinc-chr.[137] zinc-p.[58] zing.[102] ziz.

morgens: cassi-s.[192]
☞ Z; Morgens

mittags amel.: cassi-s.[192]

nachts: puls.
☞ Z; Nachts ▤ ALLGEMEINES; C; Schmerz; nachts

Ausatmen agg.: coc-c.[58]

Berührung, bei: sil.[1]
☞ M; Berührung agg. ▤ ALLGEMEINES; C; Schmerz; Berührung, durch

Gehen im Freiem, beim: ox-ac.
▤ ALLGEMEINES; M; Gehen; während Gehen agg.; Freien, im

Gurgeln, warm, **amel.**: cassi-s.[192]

Husten, während: am-c.[5] ambr.[5] anac.[5] ant-c.[5] arg.[5] arn.[5] bamb-a.[1184] bry.[5] calc.[5] camph.[36] **Carb-v.**[5] caust. cina coc-c.[58] grat.[111] hep.[5] ign.[5] iod. kali-c.[5] kreos.[5] lach. laur.[5] mag-c.[5] mag-m. mez.[5] nat-m.[5] nux-m.[5] petr.[5] phos.[5] pyrog. ruta[5] sep.[5] sil.[5] spong. stann. sulph. tarent. zinc.
☞ M; Husten agg.

Kälte agg.: cassi-s.[192]
▤ ALLGEMEINES; M; Kälte; agg. •ALLGEMEINES; C; Schmerz; Kälte; agg.

Liegen, beim: puls. seneg.
☞ M; Liegen agg.

Luft, kalte, **amel.**: puls.

Schlucken:

- **agg.**: brom. cassi-s.[192] iod.[1] mang.
- **amel.**: spig.[1]
- **verhindert** Schlucken: meny.[1]

Sprechen, beim: dros. kola[1184]
☞ M; Sprechen agg.

erstreckt sich:

- **Ohr**: arg. mang. nat-m.
  - ◦ **Schlucken,** beim: mang.
- **Rachen,** in den: dros.
- **Scheitel,** zum: arg.

Epiglottis: bell.[1] wye.
☞ O; Epiglottis

Kehlgrube:
▤ INNERER HALS; C; Schmerz; Halsgrube

Kehlkopf: **Acon.** aesc. agar. ail.[25] **ALL-C.**[137] all-s. aloe alum. alum-p.[58] alum-sil.[58] alumn. am-c. am-caust.[102] am-m.[137] ambr. anac. anan. ang.[5] ant-c. ant-s.[85] ant-t. aphis. apis apisin.[5] aran.[111] arg. arg-n. arn. ars. ars-i. ars-s-f.[58] arum-d.[8] **Arum-t.** asaf.[137] asar.[137] asc-t. atro.[25] bac.[56] bals-p.[25] bamb-a.[1184] bapt. bar-c. **BELL.** benz.[102] bor. bov.[5] **Brom.** bry. bufo cact.[38] caj.[58] calad.[144] **Calc.** calc-ar.[102] calc-caust. calc-i.[58] calc-p. calc-s. calc-sil.[58] cann-s. canth. caps. carb-ac.[8] carb-an. **Carb-v.** carbn-s. card-m. carl. cast. caust. cedr.[25] cham.[1] **Chel.**[137] chen-a.[8] chim-m.[8] chin. chin-ar. chin-s. chlor. cic. cina[1] **Cist.** clem.[144] cob.[144] coc-c. coff.[5] colch.[5] con. convo-d.[36] cop. croc. crot-c. crot-h. croto-t.[5] cupr. cur. cycl. der. dig. dirc. dor.[144] dros. dulc. elaps ephe.[267] epil.[36] ery-a.[25] eup-per.[51] euphr. eupi.[85] ferr. ferr-i. ferr-p.[809] fl-ac. gels. glon.[137] graph. grat. harp.[1184] **Hep.** hipp. hura hydr. hydr-ac. hyos.[5] ign. indg. **Iod.** ip.[137] iris[36] just.[102] kali-ar.[58] **Kali-bi.** kali-c.[5] kali-chl. kali-cy. kali-i. kali-ma. kali-n. kali-s. kreos.[137] lac-ac. lac-c. **LACH.** lachn.[25] lact. laur.[5] lec. led. lob. lob-s.[85] lyc.[1] mag-c.[5] mag-m. mag-p.[111] mag-s. manc. mang.[58] med.[85] menth.[85] meny.[1] merc.[56] merc-c. merc-cy. mez. mosch. mur-ac. myric. naja[137] nat-ar.[58] nat-c.[5] nat-m. nicc. nit-ac. nux-m. **Nux-v.**[5] oena. ol-an. olnd. osm. ox-ac. par.[5] ph-ac.[5] phel. **PHOS.** phyt. plb.[5] plut-n.[222] **Puls.**[5] pyrog.[58] rauw.[119] rhod.[5] rhus-t.[137] rhus-v. **Rumx.** ruta[1] sabad.[5] samb. sang. sanic.[85] sarr. sars.[36] sel.[137] seneg.[122] sep.[5] sil.[1] spig.[1] **SPONG.** stann. staph. stict.[137] still. stram. stront-c. sul-ac. sul-i.[58] sulph. syph.[58] tab. tama.[197] tarax.[1] tarent. tax.[303] tell.[85] tep. teucr. thuj.[5] til. tub. urt-u. verat.[137] vinc.[137] zinc. zinc-chr.[137] zinc-p.[58] zing.[102] ziz.
☞ O; Kehlkopf

- **links**: carb-ac.[8] caust.[137] **Crot-h.**[137] **Hep.**[137] **Lach.**[137] rhus-t.[137]
☞ S; Links
- **rechts**: agar.[137] cact.[38] kali-n.[137] lachn.[25] puls.[137] stann.[137] stict.[137]
☞ S; Rechts

Kehlkopf (Forts.)

- **morgens**: arg-n. calc. carb-an. carb-v.[1] carl. caust. chin-s. cob. ephe.[267] ferr.[36] iod. kali-bi. **Nux-v.** rhus-t. sep. sil. stann. sulph. zinc.
  ☞ Z; Morgens ▥ ALLGEMEINES; C; Schmerz; morgens
  - **Erwachen,** beim: ephe.[267] ferr.[36] kali-bi. rhus-t.
    ▥ ALLGEMEINES; C; Schmerz; morgens; Erwachen; beim
- **nachmittags**: am-m.
  ☞ Z; Nachmittags ▥ ALLGEMEINES; C; Schmerz; nachmittags
- **abends**: bor. carb-v. indg. kali-bi. **Nux-v.** phos. spong. syph.[58]
  ☞ Z; Abends ▥ ALLGEMEINES; C; Schmerz; abends
- **nachts**: anac. phos. puls.
  ☞ Z; Nachts
  - **Husten,** während: phos.
    ☞ M; Husten agg.
- **Abdecken** des Körpers, beim: hep.[58]
  ▥ ALLGEMEINES; M; Abdecken, Entblößen; agg. •ALLGEMEINES; C; Schmerz; Abdecken, durch
- **Abendessen,** nach dem: hep.
  ▥ ALLGEMEINES; C; Schmerz; Abendessen, nach dem
- **Atmen** agg.: **Bell. Carb-v. Hep.** kali-n.
- **Atmen,** beim: sil.
  ▥ ALLGEMEINES; M; Atmen; agg.
- **Auswurf** losgehustet wurde, Stelle, an der: cham.[1] cina[1] lyc.[1] nux-v.[1]
- **Berührung,** bei: acon. alum.[1] **Ant-t.** apis bapt. bar-c. **Bell.** brom. bry. carb-v.[58] caust. chin-s. cic. con. crot-h. epil.[36] graph. hep. lac-c. **LACH.** menth.[85] mez. nat-m.[1] nicc. **PHOS.** rumx.[58] **SPONG.** sul-ac. sulph. teucr. zinc.
  ☞ M; Berührung agg. •Empfindlichkeit; Kehlkopf; Berührung, gegen
- **Bett,** im: iod.[1]
  ▥ ALLGEMEINES; C; Schmerz; Bett, im
- **Beugen** des Kopfes, rückwärts:
  - **agg.**: **Bell.** bry. **LACH. Rumx.** sil.
    ▥ ALLGEMEINES; M; Beugen, Neigen, Krümmen; agg.; rückwärts; Kopf
  - **amel.**: hep.[137]
    ▥ ALLGEMEINES; M; Beugen, Neigen, Krümmen; amel.; rückwärts, nach hinten; Kopf
- **Bewegung,** bei: **Bell.** hura spong.
  - **Kopfes,** des: bell.[58] hura
- **Bücken** agg.: caust.[122]
  ▥ ALLGEMEINES; M; Bücken; agg.
- **Drehen** des Halses, beim: **Bell. Bry.** carb-v. lach. spong.
  ☞ M; Drehen des Halses agg.
- **Druck,** bei: **Ars.** card-m. chel.[137] **Hep. PHOS.** sanic.[85]
- **Einatmen,** beim: acon. brom. dros. hep. hipp. phos. rumx. sil.
  ☞ M; Einatmen agg.
  - **tief**: rumx.
    ☞ M; Atmen agg., tiefes ▥ ALLGEMEINES; C; Schmerz; Einatmen, bei tiefem
  - **verstärkt**: hep.
- **Erregung,** durch: cist.
  ▥ GEMÜT; M; Erregung; Beschwerden durch; Allgemeinsymptome •ALLGEMEINES; C; Schmerz; Erregung agg.
- **Erwachen,** beim: alum.
  ▥ ALLGEMEINES; C; Schmerz; Erwachen; agg.
- **Essen,** beim: rumx.
  ▥ ALLGEMEINES; M; Essen; während
- **Fieberhitze,** während: bell. hep. **Iod.** mosch. **NUX-V. Phos. PULS.**
  ▥ ALLGEMEINES; C; Schmerz; Fieber, während; Hitzestadium
- **Froststadium** im Fieber, während: bor.[5] **Hep.**[5]
- **Getränke,** kalte, agg.: calc. **Hep.**
  ▥ ALLGEMEINES; C; Speisen und Getränke; kalte; Getränke, kalte; agg.
- **Heben** eines Gewichts, beim: sil.
- **Heiserkeit,** mit: am-m.[137]
- **Husten,** beim:
  - **agg.**: **Acon. ALL-C.** aloe ambr. ant-t. arg. arg-n. arn.[58] ars. arum-t.[137] asaf.[137] **BELL.** bor. **Brom. Bry.** bufo **Calc.** cann-s.[36] caps. carb-an. **Carb-v. Caust.** cham. **Chel.** chin. chlor. cist. cob.[36] coc-c. dros. ferr-p.[809] fl-ac. gels. **Hep.** ign. iod. iris[36] **Kali-bi. Kali-c.** kali-i. kreos.[137] **Lach.** lachn.[36] mag-m.[1] med. mur-ac. naja[137] nat-m. nux-m. nux-v. **Osm.**[36] **Phos. Puls.** pyrog.[58] rauw.[119] rumx. sars. seneg. sep. sil.[1] **Spong.**[137] **Stann.** staph. sulph. tarax.[58] ziz.
    ☞ M; Husten agg.
    - **nachts**: phos.[1]
      ☞ Z; Nachts
    - **greift** sich an den Kehlkopf: **ACON. ALL-C.** ant-t. arum-t.[137] asaf.[137] **Bell. Dros. HEP.** iod. lach. naja[137] **Phos.** spong.[137]
      ☞ O; Kehlkopf •Greift sich an den; Kehlkopf, unwillkürlich, bei jedem Hustenstoß, Empfindung, als würde der Kehlkopf zerissen •Hält sich den Kehlkopf; Husten, beim •gerissen, Schmerz, als würde; losgerissen, wie, beim Husten; Kehlkopf ▥ ÄUßERER HALS; C; Greift sich an den Hals; Husten, während
  - **amel.**: asar.[137]
- **Klaviermusik,** durch: calc.[58]
  ▥ ALLGEMEINES; M; Musik; agg.; Klavierspielen
- **Lesen,** nach: euphr. nit-ac. **Spong.** stann.
  ☞ M; Lesen, laut, agg.
- **Luft**:
  - **Freien,** im, agg.: ox-ac.
  - **heiße,** kommt aus der Luftröhre: rhus-t.[137]
    ☞ O; Luftröhre
  - **kalter,** in: acon. calc-p. carb-v. **HEP.** nat-ar.[58] nat-m. nux-v. phos. rumx. **Sil.** sulph. tub.
- **Masern,** bei: **Carb-v.**[5]
- **Naseschneuzen,** beim: **Caust.**
  ☞ M; Naseschneuzen agg.
- **Niesen,** beim: aphis. bor. lob-s.[85] phos.
  ☞ M; Niesen agg.
- **Rauchen,** durch: bry. clem.[144] osm.
  ☞ M; Tabakrauchen agg.

- **Räuspern,** durch: agar. cann-s. canth. carb-v. kali-bi. rumx.
- **Schlucken**:
  - ◦ **agg.**: bapt. **Bell.** brom.[144] caj.[58] calc. card-m. chel. chin-s. dros. fl-ac. gels. hep. ign. kali-bi. kali-cy. kali-ma. lyc. mag-m. med.[85] **Merc-c.** merc-cy. ph-ac.[1] phos. **SPONG. Sul-ac.** tax.[303]
  - ◦ ◦ **Speise** eine wunde Stelle passiert, als ob die: **Kali-bi.**
  - ◦ **amel.**: tarax.[1]
- **Schnupfen,** bei: am-m. seneg.
- **Schweiß,** bei: acon.[5] apisin.[5] **Bell.**[5] bov.[5] con.[5] **Dros.**[5] **Hep.**[5] kali-c.[5] lach.[5] nux-v.[5] ph-ac.[5] **Phos.**[5] puls.[5] **Sep.**[5] spong.[5] **Sulph.**[5]
  ALLGEMEINES; C; Schmerz; Schweiß, während
- **Singen,** beim: **Acon.** alum. arg. arg-n. arn. arum-t. caps. chen-a.[8] cupr. dros. ferr-p. lach. rhus-t. sil.[1] **SPONG.**[1] stann. zinc.
  ☞ *M; Singen agg. •wund, Schmerz mit Empfindlichkeit wie; Kehlkopf; Sänger*
- **Sprechen**: acon. all-c.[137] alumn. am-c. apis arg. arg-n. ars. bamb-a.[1184] bapt. bell. bry. calad.[144] calc. carb-v. card-m. carl. coc-c. ferr. ferr-p.[809] harp.[1184] hep. kali-bi. merc-cy. nat-m. nicc. nit-ac. osm. phos. rhus-t.[137] rumx. sang. sel.[137] seneg.[122] spong. stann. staph. sul-ac. sulph. tarent.
  - ◦ **agg.**: **Acon.** all-c.[137] alumn. am-c. apis arg. arg-n. ars. bamb-a.[1184] bapt. **Bell.** bry. **CALAD.**[144] calc. carb-v. card-m. carl. coc-c. ferr. ferr-p.[809] harp.[1184] **Hep.** kali-bi. **Merc-cy.** nat-m. **NICC.** nit-ac. osm. **PHOS.** rumx. sang. seneg.[122] **SPONG.** stann. staph. sul-ac. sulph. tarent.
    ☞ *M; Sprechen agg.*
  - ◦ **amel.**: rhus-t.[137] sel.[137]
    ALLGEMEINES; M; Sprechen; amel.
- **Stelle,** an einer kleinen: eupi.[85] **Hep.** hyos.[5] **Lach.** nit-ac.[5] nux-v.[5]
  ALLGEMEINES; C; Schmerz; stellenweise
- **Wasser,** kaltes, amel.: cob.[144]
- **weist** Speisen und Getränke zurück, wegen wundschmerzhaftem Mund und Hals: arum-t.[56] merc.[56]
- **Zugluft** agg.: arg.
  ALLGEMEINES; M; Zugluft; agg. •ALLGEMEINES; C; Schmerz; Zugluft, durch
- **Zusammenschnüren,** mit Empfindung von: chel.[25]
- **erstreckt** sich:
  - ◦ **Abdomen**: ambr. crot-c.
  - ◦ **abwärts**: cham.[137] glon.[137] ip.[137] verat.[137]
    ALLGEMEINES; C; Schmerz; erstreckt sich; abwärts
  - ◦ **aufwärts**: stann.[137]
    ALLGEMEINES; C; Schmerz; erstreckt sich; aufwärts
  - ◦ **Brust**: carb-v.[58]
  - ◦ **Gaumen**: plut-n.[222]
  - ◦ **Kinn**: crot-h.[36]
  - ◦ **Nasenlöchern,** zu den: kali-bi.
  - ◦ **Ohren**: mang.[58] zinc-chr.[137]
  - ◦ ◦ **links**: zinc-chr.[137]
  - ◦ **Zähne**: crot-h.
- **Knorpel**:
  ☞ *O; Kehlkopf; Knorpel, Beschwerden der ALLGEMEINES; C; Schmerz; Knorpel*
  - ◦ **Ringknorpel,** rechts, erscheint plötzlich, vergeht plötzlich: **Tama.**[197]
    ☞ *S; Rechts ALLGEMEINES; C; Schmerz; beginnt plötzlich; hört plötzlich auf*
  - ◦ **Schildknorpel**: **Carb-v.**[36] convo-d.[36] cupr.[36] hep.[36] nat-m.[36] sars.[36] sil.[36]
    ☞ *O; Kehlkopf; Knorpel, Beschwerden der; Schildknorpel*
- **Rückseite,** posterior: nat-m.[5]

Luftröhre: **Acon.** aesc. agar. alum-p.[58] alum-sil.[100] am-c. ambr. anac. ant-c.[1] ant-t. apis aral.[111] arg. arg-n. arn. ars. ars-i. arum-t.[58] asaf. bar-c.[5] bell. bor.[5] bov.[5] brom. **BRY.** calad. calc. calc-s. calc-sil.[58] camph.[1] cann-s.[5] canth. caps. carb-an. carb-v.[5] carbn-s. caust. cham.[1] chel. chin.[5] cina **Cist.** clem. coc-c. coff. cor-r. dig. dros. eup-per.[111] euph. euphr. fago.[36] ferr. fl-ac. gels. graph. hep. ign. iod. ip. iris kali-bi.[102] kali-c. kali-chl.[58] kali-i. kali-n. kreos. lach. lact. laur. lyc. mag-c.[5] mag-s. manc. mang. menth.[72] merc-c. mez. myric. naja nat-c. nat-m. nat-p.[58] nit-ac.[5] nux-m.[5] nux-v. osm. ox-ac. par. petr. ph-ac. phos. phyt. plb.[5] psor. puls. rhus-t.[5] rumx. sang.[58] sanic.[85] sars. scroph-n.[102] seneg. sep. sil.[5] spong. stann. staph. still.[25] stram. stront-c.[5] sul-ac.[5] sulph. tep. ter.[111] thuj.[1] zinc.[5] zinc-p.[58]
☞ *O; Luftröhre*

- **morgens**: carb-an. mez.
  ☞ *Z; Morgens*
- **nachts**: calc. canth. sulph.
  ☞ *Z; Nachts*
- **Anstrengung,** bei geringster: manc.
  ALLGEMEINES; C; Schmerz; Anstrengung agg.
- **Atmen,** beim: ant-c.[1] thuj.
  ALLGEMEINES; M; Atmen; agg.
- **Berührung,** bei: alum-sil.[100] menth.[72]
  ☞ *M; Berührung agg.*
- **Bewegung,** bei: seneg.
- **Einatmen,** beim: **Bry.** caps. carb-v. **Caust. Chel. Hep. Kali-c.** laur. lyc. **Manc.** nat-m. psor.
  ☞ *M; Einatmen agg.*
- **Husten**:
  - ◦ **durch**: carb-an. laur. naja sanic.[85] staph.
    ☞ *M; Husten agg.*
  - ◦ **beim**: acon. am-c. ant-c.[5] arg. arg-n. arn. ars. arum-t.[58] bell. **BRY.** calc. camph. cann-s.[5] carb-v. **CAUST. Chel. Chin.**[5] cina cor-r. euphr. ferr. gels. graph. hep.[58] ign. iod. iris **KALI-BI. Kali-i.** kali-n. **Kreos.** laur. lyc.[36] mag-s. naja nat-c. nat-m. **Nux-v.** osm. ox-ac. ph-ac. **PHOS. Phyt.** plb.[5] psor. **Puls. Rumx. Sang.** sep. spong. stann. staph. **Sulph.** thuj.
    ☞ *M; Husten agg.*
  - ◦ ◦ **Streifen** hinab, in einem: **CAUST.**
- **Masern,** bei: **Carb-v.**[5]

Luftröhre; Husten (Forts.)
- **Räuspern,** beim: camph.[1]
- **Schlucken,** beim: puls. thuj.[1]
- **Sprechen,** beim: arg. bry. sang.[58]
  ☞ M; Sprechen agg.
- **Gabelung** der Luftröhre:
  ☞ O; Luftröhre; Gabelung, Bifurkation
  - **Husten,** beim: kali-bi.[102] scroph-n.[102]
    ☞ M; Husten agg.
  - **Sprechen** und Singen, beim: arg.
    ☞ M; Singen agg. • M; Sprechen agg.

Auswurf losgehustet wurde, als ob, Luftröhre: cham.[1] cina[1] lyc.[1] nux-v.[1]
☞ O; Luftröhre

berstender Schmerz: kali-ar.
▤ ALLGEMEINES; C; Schmerz; berstender, spaltender, auseinandertreibender Schmerz

bohrender Schmerz, **Kehlkopf**: coc-c.
☞ O; Kehlkopf ▤ ALLGEMEINES; C; Schmerz; bohrender Schmerz

brennender Schmerz: acon. aesc. ail.[25] alumn. am-caust.[102] **Am-m.**[137] ambr. **Amyg-am.**[36] ant-c. ant-t. aphis. apis apisin.[5] arg.[47] arg-n. **Ars.** ars-i. ars-s-f.[58] arum-t.[58] asaf. atro.[25] bals-p.[25] bamb-a.[1184] bar-c. bell. bov. brom. bry.[58] bufo calc-p. canth.[5] **Carb-v.**[58] carbn-s. caust. cham. chel. cina clem. coc-c. cub.[85] cur. cycl. dor.[144] dros. elaps ery-a.[25] euph. euphr. ferr. ferr-ar. ferr-i. ferr-p. gels. graph. hydr-ac. iod. ip. kali-bi. kali-i. kali-n. lac-ac. lach. lachn.[25] lact. **Lob.** lyc. mag-m. mag-s. mang. merc. merc-c. mez.[5] myric. nat-ar. nit-ac. nux-v.[58] oena. par. ph-ac. phos. phyt. plut-n.[222] **Puls.** pyrog. rhus-t. **Rumx.** sang. sec.[58] **Seneg.** sep. **Spong.** staph. stict. sulph. tab. tarent. tep. ter.[144] thuj. thyr.[102] urt-u. wye. zinc. zinc-p.[58] zing.[102]
▤ ALLGEMEINES; C; Schmerz; brennender Schmerz
- **nachts**: **Puls.**
  ☞ Z; Nachts
- **Ausatmen,** beim: coc-c.[58]
- **Husten,** während: ant-c. bamb-a.[1184] carb-v. **Caust.** cina coc-c.[58] iod. lach. mag-m. pyrog. **SPONG.** sulph. tarent. zinc.
  ☞ M; Husten agg.
- **Liegen,** beim: **Puls.** seneg.
  ☞ M; Liegen agg.
- **Luft,** kalte, amel.: **Puls.**
- **Epiglottis**: wye.
  ☞ O; Epiglottis
- **Kehlgrube**:
  ▤ INNERER HALS; C; Schmerz; brennender Schmerz; Halsgrube
- **Kehlkopf**: **ACON. Aesc.** ail.[25] **Alumn.** am-caust.[102] **Am-m.**[137] ambr. aphis. apis apisin.[5] arg.[47] **Arg-n. Ars.** ars-i. ars-s-f.[58] atro.[25] bals-p.[25] **Bell.** bov. brom. bry.[58] bufo **Calc-p. Canth. Carb-v.** carbn-s. **Caust. CHAM.** chel. **Clem.** coc-c. cur. dor.[144] dros. elaps ery-a.[25] ferr. ferr-i. ferr-p. **Gels. Graph. Hydr-ac. Iod.** ip. **Kali-bi. Kali-i.** kali-n. lac-ac. lachn.[25] **Lob.** mag-m. mag-s. mang.[58] **Merc. Mez.**[36] myric. **Nat-ar. NIT-AC.** oena. **Par. Ph-ac. Phos.** phyt. plut-n.[222] **Puls.** pyrog. **Rhus-t. Rumx.** sang.[102] **SENEG. SPONG.**[5] **Stict.** tab. **Tarent.** thuj. urt-u. zinc-p.[58] zing.[102]
  ☞ O; Kehlkopf • Hitze, Empfindung von; Kehlkopf
  - **rechts**: lachn.[25]
    ☞ S; Rechts
  - **nachmittags**: am-m.
    ☞ Z; Nachmittags
  - **nachts**: **Puls.**
    ☞ Z; Nachts
  - **Einatmen,** bei tiefem: **Rumx.**
    ☞ M; Atmen agg., tiefes
  - **Heiserkeit,** mit: am-m.[137]
  - **Husten,** während: ars. bell. bufo **Carb-v. Caust.** cham. **Chel.** coc-c. **Dros. Gels.** iod. mag-m. phos. pyrog. rumx. **Seneg.**
    ☞ M; Husten agg. ▤ HUSTEN; M; Schmerzen, Husten aufgrund von; Brennen; Kehlkopf, im
  - **Räuspern,** beim: **Canth. Kali-bi.**
  - **Schnupfen,** bei: am-m. **Seneg.**
  - **Sprechen,** nach: **Ferr. Kali-bi.** phos.[58]
    ☞ M; Sprechen agg.
  - **erstreckt** sich:
    - **Abdomen**: ambr.
    - **Nasenlöcher,** in die: **Kali-bi.**
    - **Ohren,** in die: mang.[58]
  - **zwischen** Schildknorpel und Zungenbein, essen amel.: mez.[36]
    ☞ O; Kehlkopf; Knorpel, Beschwerden der
- **Luftröhre**: **Acon. Ant-t. Ars.** ars-i. arum-t.[58] **Asaf.** bov. **Canth.**[5] **Carb-v. Caust. Cham.** clem. **Coc-c. Dros.** euph. euphr. ferr. gels. **Iod. Kali-bi.** kali-n. **Lach.** mag-s. mang. **Merc-c. Mez.**[5] myric. ph-ac. **Phos.** phyt. rumx.[58] **Sang. Seneg. Spong.** sulph. tep. ter.[144] thuj. zinc. zinc-p.[58]
  ☞ O; Luftröhre • Hitze, Empfindung von; Luftröhre • Luft in der Luftröhre, Empfindung von; heiß
  - **18 Uhr - 20 Uhr**: thuj.
  - **Bewegung,** bei: seneg.
  - **Husten,** mit: acon. ars. arum-t.[58] carb-v.[58] **Caust.** euphr. **Ferr.** gels. mag-s. phyt. **SPONG.**
    ▤ HUSTEN; M; Schmerzen, Husten aufgrund von; Brennen; Luftröhre, in der

drückender Schmerz:
▤ ALLGEMEINES; C; Schmerz; drückender Schmerz
- **Kehlgrube**:
  ▤ INNERER HALS; C; Schmerz; drückender Schmerz; Halsgrube
- **Kehlkopf**: acon. agar. alum. anac. ant-s.[85] bar-c.[5] bell.[1] caps.[5] carb-v.[36] **Caust. CHEL.** cic.[5] colch.[5] croto-t.[5] euphr. graph.[5] hep. **Iod.** kali-bi. lach.[5] lyc. mag-c.[5] **Mang.**[5] nat-m.[5] phos.[5] sep. **Spong.**[5] tarax.[1] tell.[85] thuj. **Zinc.**[5]
  ☞ O; Kehlkopf • Druck, Empfindung von; Kehlkopf
  - **morgens**: carb-v.[1] sep.
    ☞ Z; Morgens
  - **Abendessen,** nach dem: **Hep.**
  - **Naseschneuzen,** beim: **Caust.**
    ☞ M; Naseschneuzen agg.

◦ **Schlucken**:

◦ ◦ **agg.**: **Alum. Chel.** lyc.

◦ ◦ **amel.**: tarax.[1]

◦ **Singen,** beim: spong.[1]
☞ *M; Singen agg.*

◦ **Sprechen** agg.: **Kali-bi.**
☞ *M; Sprechen agg.*

◦ **erstreckt** sich nach innen: **Spong.**[5]
▤ *ALLGEMEINES; C; Schmerz; erstreckt sich; innen, nach*

◦ **Rückseite,** posterior: nat-m.[5]

◦ **Schildknorpel**: carb-v.[36]
☞ *O; Kehlkopf; Knorpel, Beschwerden der; Schildknorpel*

- **Luftröhre**: ant-c.[1] bar-c.[5] carb-v.[1] caust.[5] graph.[5] mag-c.[5] phos.[5] tax.[303] thuj.[5]
☞ *O; Luftröhre •Druck, Empfindung von; Luftröhre*

- **auseinanderdrückend,** Luftröhre: cic.[5]
☞ *O; Luftröhre* ▤ *ALLGEMEINES; C; Schmerz; berstender, spaltender, auseinandertreibender Schmerz*

durchbohrender Schmerz:
▤ *ALLGEMEINES; C; Schmerz; durchbohrender Schmerz*

- **Kehlkopf**: brom. cham. kali-c. nit-ac. phos.
☞ *O; Kehlkopf*

- **Luftröhre**: kali-c. nit-ac.
☞ *O; Luftröhre*

Fleck, ein, Luftröhre: nux-v.[5]
☞ *O; Luftröhre*

gequetscht, Schmerz wie: ruta[5]
▤ *ALLGEMEINES; C; Schmerz; zerquetscht, Schmerz wie*

gerissen, Schmerz, als würde:

- **losgerissen,** wie, beim Husten:

◦ **Kehlkopf**: **ALL-C. Calc.**
☞ *O; Kehlkopf •Greift sich an den; Kehlkopf, unwillkürlich, bei jedem Hustenstoß, Empfindung, als würde der Kehlkopf zerissen •Hält sich den Kehlkopf; Husten, beim •Kehlkopf; Husten, beim; agg.; greift sich an den Kehlkopf* ▤ *ÄUßERER HALS; C; Greift sich an den Hals; Husten, während •HUSTEN; C; Unfähig zu husten; Schmerzen, durch*

◦ **Luftröhre**: osm.[111] staph.[5]
☞ *O; Luftröhre*

- **Stücke** gerissen, wie in:

◦ **Kehlkopf**: staph.[5]
☞ *O; Kehlkopf*

◦ **Luftröhre**: staph.[5]
☞ *O; Luftröhre*

geschwürig, Schmerz wie:
▤ *ALLGEMEINES; C; Schmerz; geschwürartiger Schmerz*

- **Kehlkopf**: bell.[5] caps.[5] carb-v.[5] kali-bi.[111] nat-m.[5]
☞ *O; Kehlkopf*

- **Luftröhre**: carb-v.[5] kali-c.[5] **Lach.**[5]
☞ *O; Luftröhre •Geschwüre; Empfindung wie von, Luftröhre*

- **Schildknorpel,** während Husten: carb-v.[5]
☞ *O; Kehlkopf; Knorpel, Beschwerden der; Schildknorpel*

greifender, kneifender Schmerz, Kehlkopf: bell.[5]
☞ *O; Kehlkopf*

Husten, wie bei Reizung nach fortgesetztem, Luftröhre: carb-an.[1]
☞ *O; Luftröhre*

krampfartiger Schmerz: ter.[36]
☞ *O; Kehlkopf* ▤ *ALLGEMEINES; C; Schmerz; krampfartiger Schmerz*

lanzinierender Schmerz, Luftröhre: **lod.**
☞ *O; Luftröhre* ▤ *ALLGEMEINES; C; Schmerz; lanzinierender Schmerz*

Nagel im Kehlkopf, Schmerz wie von einem: spong.
☞ *O; Kehlkopf*

pulsierender Schmerz, Kehlkopf: lob-s.[85]
☞ *O; Kehlkopf •Pulsieren, Klopfen, Empfindung von, Kehlkopf* ▤ *ALLGEMEINES; C; Schmerz; pulsierender, pochender Schmerz*

reißender Schmerz:
▤ *ALLGEMEINES; C; Schmerz; reißender Schmerz*

- **Kehlkopf**: all-c. alum.[5] am-c.[5] am-m.[5] ambr.[5] anac.[5] anan. ars.[5] bell. bor. bov.[5] calc. canth.[5] caps.[5] carb-an.[5] carb-v.[5] **Caust.**[5] chin.[5] cist. coff.[5] dros.[5] ferr.[5] hep.[5] ign. kali-c.[5] kali-n.[5] kreos.[5] lac-ac. laur.[5] mag-c.[5] mag-m.[5] mang.[5] med. mur-ac.[5] nat-m.[5] nux-v.[5] par.[5] ph-ac.[5] **PHOS.** plb.[5] **Puls.**[5] rhod.[5] **Rhus-t.**[5] sabad.[5] seneg. sep.[5] sil.[5] spong.[5] **Stann.**[5] staph.
☞ *O; Kehlkopf*

◦ **abends**: bor.
☞ *Z; Abends*

◦ **Husten,** beim: **ALL-C. Bell.** bor. **Calc.** caust.[5] **Cist.** med. **Phos. Staph.**
☞ *M; Husten agg.*

◦ **Schlucken** agg.: ign.

- **Luftröhre**: bor.[5] stront-c.[5] sul-ac.[5] **Sulph.**[5] **Zinc.**[5]
☞ *O; Luftröhre*

roh, Schmerz wie roh in den Luftwegen: **Acon.** aesc. **Agar.** all-c. all-s. alum. alum-p.[58] alum-sil.[58] alumn. am-c. am-caust.[111] ambr. anac. anan. ang.[5] ant-c.[5] apis aral.[111] **ARG.** arg-n. arn. ars. ars-i.[58] ars-s-f.[58] arum-t.[111] asar. aza.[192] bar-c.[102] bell. benz.[102] bor.[5] bov.[5] brom. bry.[5] bufo calc. calc-p. calc-s. calc-sil.[58] cann-s.[5] carb-an. **Carb-v.** carbn-s. carl. cassi-s.[192] **Caust.** cham.[5] chin.[5] chin-ar. chlor. cist. cob.[144] **Coc-c.** coff. dig. dirc.[111] dros. dulc. eup-per.[111] ferr-p. fl-ac. gels. graph. grat.[111] hep.[58] hipp. hydr. hydr-ac. iod. ip. kali-ar.[58] kali-bi.[111] kali-c.[5] kali-i.[111] kali-ma. kali-n. kali-s. kreos. lac-ac. lach. lact. laur. lec. lyc. mag-c.[5] mag-m. mag-p.[111] mang. med. merc. **Mez.** naja nat-c. **Nat-m.** nit-ac. nux-m.[5] nux-v. ol-an. osm. ox-ac. ozone[36] par. petr. ph-ac. phel. **PHOS.** plb.[5] psor. puls. rhus-t.[5] rumx. ruta[5] samb. sang. sanic.[85] sars. seneg. sep.[5] sil.[5] spong.[58] stann. staph. stram. stront-c. sulph. tarent. tax.[303] ter.[111] tub. zinc. zinc-p.[58] ziz.
☞ *Rauheit •Reizung der Luftwege •wund, Schmerz mit Empfindlichkeit wie*

roh, Schmerz wie roh in den Luftwegen (Forts.)

- **Husten**:
  - **durch**: **Coc-c.** phos. stann.
    ☞ *M; Husten agg.*
  - **während**: ambr.[5] anac.[5] ant-c.[5] arg.[5] arn.[5] calc.[5] carb-v.[5] grat.[111] kali-c.[5] kreos.[5] laur.[5] mag-c.[5] mez.[5] nux-m.[5] petr.[5] **Phos.**[5] ruta[5] sep.[5] sil.[5]
    ☞ *M; Husten agg.*
- **Epiglottis**: bell.[1]
  ☞ *O; Epiglottis*
- **Kehlgrube**:
  INNERER HALS; C; Schmerz; roh, Schmerz wie; Halsgrube
- **Kehlkopf**: **Acon. Aesc. Agar. All-c. All-s. Alum.** alum-p.[58] alum-sil.[58] **Alumn.** am-c. am-caust.[111] **Ambr.** anac. anan. ang.[5] apis **ARG. ARG-N.** arn.[102] **ARS.** ars-i. ars-s-f.[58] arum-t.[111] asar. aza.[192] **Bar-c.**[102] **Bell.** benz.[102] bov. **BROM. Bry.** bufo **Calc.** calc-p. calc-sil.[58] **Cann-s. Carb-an. Carb-v.** carbn-s. carl. **Caust. CHAM.** chin. chin-ar. **Chlor. Cist.** cob.[144] **Coc-c. Coff.** dirc.[111] dros. dulc. eup-per.[102] **Gels.** graph. hep. hipp. **Hydr.** hydr-ac. **Iod.** kali-ar.[58] **Kali-bi.** kali-c. **KALI-I.** kali-ma. kali-n. **Kali-s.** kreos. lac-ac. **LACH.** lact. laur. lec. lyc. mag-m. mag-p.[111] **Mang.** med. **Merc. NAJA** nat-c.[5] **Nat-m. NUX-V.** ol-an. osm. ox-ac. **Ph-ac.** phel. **PHOS. Puls. Rhus-t. RUMX. Samb. Sang.** sars. **Seneg. Sep. Sil.** spong. **Stann. Staph.** stront-c. **SULPH. Tarent.** tax.[303] tub. **Zinc.** zinc-p.[58] ziz.
  ☞ *O; Kehlkopf*
  - **morgens**: calc. **Carb-an.** carl. **Caust.** cob. **Iod. Rhus-t. Sil. Stann. SULPH.** zinc.
    ☞ *Z; Morgens*
    - **Erwachen,** beim: rhus-t.
  - **abends**: **Carb-v. PHOS.**
    ☞ *Z; Abends*
  - **nachts**: anac.
    ☞ *Z; Nachts*
  - **Druck** agg.: tax.[303]
  - **Einatmen,** beim: **ACON.** brom. **HEP.** hipp. **PHOS. Rumx.** sil.
    ☞ *M; Einatmen agg.*
  - **Erwachen,** beim: alum.
  - **Getränke,** warme, amel.: aza.[192]
  - **Husten,** durch: **All-c. ARG. Arg-n. Ars.** aza.[192] **Bell. BROM.** bry. bufo carb-v. **CAUST.** cham. chlor. iod. **Kali-c.** mag-m. **Naja NUX-V.** osm. phos. **PULS. Rumx. Seneg.** sep. sil.[1] spong. **SULPH.** ziz.
    ☞ *M; Husten agg.*
  - **Luft,** in kalter: **ACON.** calc-p. **Carb-v. Nat-m. Nux-v. Phos. RUMX.** sil. **Sulph. Tub.**
  - **Rauchen,** durch: osm.
    ☞ *M; Tabakrauchen agg.*
  - **Räuspern,** durch: agar. **Cann-s. Carb-v. Rumx.**
  - **Schlucken,** beim: calc.
  - **Singen,** beim: arg. dros. **Stann.**
    ☞ *M; Singen agg.*
  - **Sprechen,** durch: **Alumn. ARG. Arg-n. Ars. Calc.** carl. coc-c. **Kali-bi. Nat-m. Rumx. Stann. Staph. TARENT.**
    ☞ *M; Sprechen agg.*
  - **Wasser,** kaltes, amel.: cob.[144]
- **Luftröhre**: **Acon. Agar.** alum-p.[58] alum-sil.[58] **Ambr. Anac.** ant-c.[5] aral.[111] **ARG.** arg-n. arn. ars-i.[58] bor.[5] bov.[5] bry.[5] **Calc. Calc-s.** calc-sil.[58] cann-s.[5] **Carb-an. Carb-v. Carbn-s. CAUST. Cham.**[5] chin.[5] **Coc-c.** coff. dig. eup-per.[111] fl-ac. gels. graph. hep.[58] **Iod. Ip.** kali-bi.[111] kali-c.[5] kali-i.[111] kreos. lact. laur. **LYC. Mang. Mez.** naja nat-c. **Nat-m.** nit-ac. **NUX-V.** osm. par. **Petr. PHOS.** plb.[5] psor. **Puls.** rhus-t.[5] **RUMX. Sang.** sanic.[85] **Sars. Seneg.** sep.[5] sil.[5] spong.[58] **STANN.** staph. **Stram. Sulph.** ter.[111] zinc. zinc-p.[58]
  ☞ *O; Luftröhre* *BRUST; C; Schmerz; wund und roh, Schmerz wie (auch Luftröhre und Bronchien)*
  - **morgens**: **Carb-an.**
    ☞ *Z; Morgens*
  - **nachts**: calc. sulph.
    ☞ *Z; Nachts*
  - **Einatmen,** beim: carb-v.
    ☞ *M; Einatmen agg.*
  - **Husten**:
    - **beim**: **Arg.** arg-n. arn. **Calc. Carb-v. Caust. Gels. Graph.** hep.[58] laur. naja nat-c. nux-v. **PHOS. Rumx.** stann. **Staph. Sulph.**
      ☞ *M; Husten agg.*
    - **durch**: carb-an. laur. naja sanic.[85] **Staph.**
      ☞ *M; Husten agg.*
  - **Schlucken,** beim: puls.
  - **Sprechen,** beim: **ARG.**
    ☞ *M; Sprechen agg.*
  - **Gabelung,** Sprechen und Singen, beim: **Arg.**
    ☞ *O; Luftröhre; Gabelung, Bifurkation*

schießender Schmerz:
☞ *stechender (scharf st.) Schmerz*

schießender Schmerz, Luftröhre: aesc.[111]
☞ *O; Luftröhre*

Schlag, Stoß, Schmerz wie durch einen:
- **Kehlkopf**: **Ruta**[5]
  ☞ *O; Kehlkopf*
- **Luftröhre**: bry.[5] cina[5]
  ☞ *O; Luftröhre*

schneidender Schmerz:
ALLGEMEINES; C; Schmerz; schneidender Schmerz
- **Kehlkopf**: all-c. **Arg.** bufo[111] canth. kali-n. manc. merc-c.[137] **Merc-cy.** nit-ac.[5] staph. sulph. thuj.[5] vinc.[137]
  ☞ *O; Kehlkopf*
  - **Husten,** beim: **ALL-C. Staph.** sulph.
    ☞ *M; Husten agg.*
  - **Schlucken,** beim: merc-cy.
- **Luftröhre**: arg.[5] camph.[5] canth.[5] iod.[5]
  ☞ *O; Luftröhre*

Splitterschmerz: arg-n.[5] hep.[5] nit-ac.[5]
☞ *Fremdkörper, Empfindung wie von einem* *ALLGEMEINES; C; Schmerz; Splitterschmerz*

stechender (fein st.) Schmerz, Kehlkopf: **Alumn.** am-c. bufo canth. cham. dirc. **Iod.** mang.[58] **NIT-AC. Seneg.**
☞ *O; Kehlkopf*

stechender (scharf st.) Schmerz:

- **Kehlgrube**:
▤ *INNERER HALS; C; Schmerz; stechender Schmerz; Halsgrube*

- **Kehlkopf**: acon. aloe am-m.[58] ang. aphis. aran.[111] **Arg.** arn.[58] asar. asc-t.[111] bac.[56] bar-c. bell. bor. **Brom.**[144] bufo **Calc.** calc-caust. canth. caps. caust.[5] **Cham.**[5] **Chel.**[25] chin. **Cist.** cob. coc-c. croc. cur. dig. dirc. dros. hep. hydr-ac. hyos. **Indg.** iod.[1] **Kali-c.** kali-i.[36] **Kali-s.** lach.[122] laur. led. **Mang.** meny.[1] merc-c. **Mez.**[5] mur-ac. naja nat-m. **Nit-ac.** olnd. ox-ac. **PHOS.**[1] **Puls.**[5] sars.[36] seneg. sil.[36] spig.[1] spong.[1] stann. sul-ac. sul-i.[58] sulph. syph.[58] **Thuj. Til.** zinc.
☞ *O; Kehlkopf* ▤ *ALLGEMEINES; C; Schmerz; stechender Schmerz*

◦ **abends**: indg. syph.[58]
☞ *Z; Abends*

◦ **nachts,** Husten, beim: phos.
☞ *Z; Nachts*

◦ **Abendessen,** nach dem: **Hep.**

◦ **Berührung,** bei: sil.[1]
☞ *M; Berührung agg.*

◦ **Einatmung,** bei verstärkter: hep.
☞ *M; Einatmen agg.*

◦ **Erregung,** durch: **Cist.**
▤ *GEMÜT; M; Erregung; Beschwerden durch; Allgemeinsymptome*

◦ **Freien,** im: ox-ac.

◦ **Gehen** im Freiem, beim: ox-ac.

◦ **Husten,** während: aloe arn.[58] bufo dros. kali-c. lach.[122] mur-ac. **Phos.**[1] sulph.
☞ *M; Husten agg.*

◦ ◦ **nachts**: phos.[1]
☞ *Z; Nachts*

◦ **Schlucken**: brom.[144]

◦ **Schlucken**:

◦ ◦ **agg.**: **Brom.** iod.[1] **MANG.**

◦ ◦ **amel.**: spig.[1]

◦ ◦ **verhindert**: meny.[1]

◦ **Zusammenschnüren,** mit Empfindung von: chel.[25]

◦ **erstreckt** sich:

◦ ◦ **Ohr**: arg. mang. nat-m.

◦ ◦ ◦ **Schlucken,** beim: **MANG.**

◦ ◦ **Rachen,** in den: dros.

◦ ◦ **Scheitel,** zum: arg.

◦ **Schildknorpel**: sars.[36] sil.[36]
☞ *O; Kehlkopf; Knorpel, Beschwerden der; Schildknorpel*

- **Luftröhre**: ant-c.[1] **Arg.** bar-c.[5] bell. bor.[5] **Canth.** caps.[5] ip.[5] kali-c.[5] lach. manc. merc-c.[5] **Nit-ac.**[5] phos.[5] **STANN. Thuj.**[1]
☞ *O; Luftröhre* ▤ *ALLGEMEINES; C; Schmerz; stechender Schmerz*

◦ **nachts**: canth.
☞ *Z; Nachts*

◦ **Anstrengung,** geringster, bei: manc.

◦ **Atmen,** beim: ant-c.[1] thuj.

◦ **Schlucken** agg.: thuj.[1]

- **drückend,** Kehlkopf: sars.[1]
☞ *O; Kehlkopf*

wund, Schmerz mit Empfindlichkeit wie: acon. agar.[5] all-s. alum. alum-p.[58] alum-sil.[100] am-c. am-m.[58] ambr. ang.[36] ant-c.[5] aphis. apis apisin.[5] aran-ix.[149] **Arg.**[5] arg-n. arn.[171] ars. ars-i.[58] ars-s-f.[58] arum-d.[8] arum-t. bamb-a.[1184] bapt. bar-c. **Bell.** bov.[36] brom.[5] **Bry.** bufo[111] cact.[38] calad. calc. **Calc-s. Cann-s.**[5] caps. carb-ac.[8] carb-an. **CARB-V. CARBN-S. Carl.**[36] cast. **Caust.** cedr.[25] cham. chel. chen-a.[8] chim-m.[8] chin.[5] chin-ar. chin-s. cic. cina cob.[36] con. cop. crot-h. cupr. dros. ephe.[267] epil.[36] eup-per.[51] fago.[36] ferr-p. fl-ac. gels. graph. hep.[58] ign. iod. iris kali-ar.[58] kali-bi. kali-c. kali-i. kali-p. kali-s. lac-c. lach. lachn.[36] lyc.[36] mag-m. med. merc.[56] mez. nat-ar. nat-c. nat-m. nat-p. nicc. nit-ac.[1] nux-m. **Nux-v.**[5] osm. ox-ac. **PHOS.** plb.[5] psor. puls. rhus-t.[5] rumx. ruta sang.[58] seneg. sep. sil. spig. spong. **STANN.** staph.[5] still.[25] sul-ac. sul-i.[58] **SULPH.** tax.[303] teucr. zinc. zinc-p.[58]
☞ *Empfindlichkeit • Rauheit • Reizung der Luftwege • roh, Schmerz wie roh in den Luftwegen* ▤ *ALLGEMEINES; C; Schmerz; wund und zerschlagen, Schmerz wie*

- **Kehlgrube**:
▤ *INNERER HALS; C; Schmerz; wund und zerschlagen, Schmerz mit Empfindlichkeit wie; Halsgrube*

- **Kehlkopf**: **ACON. Agar.**[5] all-s. alum. alum-p.[58] am-m.[58] **Ambr.** ang.[36] ant-c. aphis. apis **ARG. Arg-n.** arn. **Ars.** ars-i. ars-s-f.[58] **Arum-d.**[8] arum-t. bamb-a.[1184] bapt. bar-c. **BELL.** bov.[36] **Brom.** bry. cact.[38] calad. calc. **Calc-s. Cann-s.**[36] caps. carb-ac.[8] carb-an. **Carb-v. CARBN-S.** carl.[36] cast. **CAUST.** cedr.[25] chel.[36] chen-a.[8] chim-m.[8] **Chin.** chin-ar. chin-s. cic. cob.[36] **Con.** cop. crot-h. cupr. **DROS.** ephe.[267] epil.[36] eup-per.[51] ferr-p. fl-ac. gels. **Graph. Hep. Ign.** iod.[1] iris[36] kali-ar.[58] **Kali-bi.** kali-c. **Kali-i. Kali-s.** lac-c. **LACH.** lachn.[36] **Mag-m. Med.** merc.[56] **Mez.** nat-ar. **Nat-m. Nicc.** nit-ac.[1] **Nux-m.** nux-v.[5] osm.[36] ox-ac. **PHOS. Puls.** rhus-t. **Rumx. Ruta** sang. **Sep. Sil.**[1] **SPONG. STANN. Still.** sul-ac. sul-i.[58] **SULPH.** tax.[303] teucr. zinc. zinc-p.[58]
☞ *O; Kehlkopf • Rauheit; Kehlkopf*

◦ **links**: carb-ac.[8] tax.[303]
☞ *S; Links*

◦ ◦ **Druck** agg.: tax.[303]

◦ ◦ **Freien,** im: tax.[303]

◦ ◦ **erstreckt** sich zum linken Ohr, Schläfe und Scheitel: tax.[303]

◦ **rechts**: cact.[38]
☞ *S; Rechts*

◦ **morgens**: **Arg-n.** bry.[36] chin-s. ephe.[267] kali-bi.
☞ *Z; Morgens*

◦ ◦ **Erwachen,** beim: ephe.[267] kali-bi.

◦ **abends**: kali-bi. **Phos.**
☞ *Z; Abends*

wund, Schmerz mit Empfindlichkeit wie; **Kehlkopf** (Forts.)

- **Atmen,** beim: sil.
- **Berührung,** bei: **ACON.** alum. apis bapt. bar-c. **BELL.** brom. bry. carb-v.[58] **Caust.** chin-s. cic. **Con. Crot-h.** epil.[36] **Graph.** hep. lac-c. **LACH.** mez. **Nicc. PHOS.** rumx. **SPONG. Sul-ac.** sulph. teucr. zinc.
  ☞ *M; Berührung agg. • Empfindlichkeit; Kehlkopf; Berührung, gegen*
- **Bett,** im: iod.[1]
- **Drehen** des Kopfes, beim: **Carb-v.** lach. **Spong.**
  ☞ *M; Drehen des Halses agg.*
- **Einatmen,** beim: brom.[58] dros.
  ☞ *M; Einatmen agg.*
- **Husten,** beim: ambr. **ARG. BELL. Brom. Cann-s.**[36] **Caps.** carb-an. **Carb-v. Caust.** chin. cob.[36] **Dros.** fl-ac. ign. iris[36] kali-c. kali-i. lachn.[36] nat-m. **Nux-m.** osm.[36] **PHOS. Puls.** rumx. sep. **Stann.**
  ☞ *M; Husten agg.*
- **Sänger**: alum. **Arg-n.** arn. **ARUM-T.** caps. **Chen-a.**[8] cupr. ferr-p. **Lach. Rhus-t.** sil.[1] **Stann.** zinc.
  ☞ *M; Singen agg. • Kehlkopf; Singen, beim*
- **Schlucken,** beim: **BELL.** calc. chin-s. **DROS.** fl-ac. gels. mag-m. **SPONG.**
- **weist** Speisen und Getränke zurück, wegen Wundschmerzhaftigkeit in Mund und Hals: arum-t.[56] merc.[56]
- **stellenweise**: nux-v.[5]

- **Luftröhre**: alum-p.[58] alum-sil.[100] am-c. **Ambr.** ant-c.[5] apis apisin.[5] arg.[5] arg-n. arn.[171] ars-i.[58] **Bell. Brom.**[5] **Bry. Cann-s.**[5] carb-an. carb-v. carbn-s. **Caust.** cham. chel. **Chin.**[5] cina fago.[36] **Hep.** iod. iris kali-c. kali-i. lyc.[36] nat-c. **Nat-m.** nat-p. nux-v.[5] osm. **Phos.** plb.[5] psor. rhus-t.[5] **RUMX.** sang.[58] sep. **Sil.** stann. **Staph.**[5] still.[25] sulph. zinc. zinc-p.[58]
  ☞ *O; Luftröhre • Rauheit; Luftröhre*
  - **Berührung,** bei: alum-sil.[100]
    ☞ *M; Berührung agg.*
  - **Husten,** beim: am-c. ant-c.[5] **Arg-n. BRY.** cann-s.[5] **CAUST.** chel. chin.[5] cina hep.[58] iod. iris kali-i. lyc.[36] nux-v. osm. plb.[5] psor. **Rumx.** sep. **STANN.** sulph.
    ☞ *M; Husten agg.*
  - **stellenweise**: nux-v.[5]
- **Intubation,** wie nach, Kehlkopf: bamb-a.[1184]
  ☞ *O; Kehlkopf*

wundgescheuert, Schmerz wie, beim Husten: am-c.[5] arg.[5] bry.[5] carb-v.[5] hep.[5] ign.[5] kali-c.[5] nat-m.[5] sep.[5]
☞ *Wundheit, Empfindung von*

zerquetschender Schmerz, Kehlkopf: **Cham.**[5] nux-v.[5]
☞ *O; Kehlkopf* ▥ *ALLGEMEINES; C; Schmerz; klemmender, quetschender Schmerz*

zerreißend: all-c.[102]
▥ *ALLGEMEINES; C; Schmerz; berstender, spaltender, auseinandertreibender Schmerz*

ziehender Schmerz, Kehlkopf: bor.[5] calc-ar.[102] caust.[1] kali-c.[1] plut-n.[222] sulph.[1]
☞ *O; Kehlkopf* ▥ *ALLGEMEINES; C; Schmerz; ziehender Schmerz*

zusammengedrückt, Schmerz wie: acon. bufo[111] ol-an.[111]

zusammenziehender Schmerz: bell.[58] bell-p.[256] brom. dros. ign. **Iod.** ox-ac. ph-ac. spong. staph. stram. sul-ac. tab. thuj. verat.

- **Sprechen,** beim: dros.
  ☞ *M; Sprechen agg.*

zwängender Schmerz, Kehlkopf: apisin.[5] ign.[5]
☞ *O; Kehlkopf* ▥ *ALLGEMEINES; C; Schmerz; scharf, zwickend*

zwickender Schmerz, Schildknorpel: hep.[36]
☞ *O; Kehlkopf; Knorpel, Beschwerden der; Schildknorpel* ▥ *ALLGEMEINES; C; Schmerz; kneifender Schmerz*

ZEIT

MODALITÄTEN

CHARAKTERISTIKA EIGENTÜMLICHKEITEN

ZEIT

MORGENS: **Acon.** aloe alum.[5] am-m.[5] apisin.[5] arn.[5] ars.[1] aur.[5] bar-c.[5] **Bov.** **CALC.**[5] canth.[5] **Carb-an.** **CARB-V.**[5] **CAUST.** **Cina**[5] **Coff.** colch.[5] **Dig.** **IOD.**[1] **Kali-bi.** kali-c.[5] kreos.[5] **Lyc.** mag-m.[5] **Mang.** **Nat-m.** **Nux-v.**[5] par.[5] **PHOS.** rhod.[5] seneg.[5] sep.[5] **SULPH.** zinc.[5]

Bett, im: alum.[5] coff.[5] kali-bi.[111] par.[5]

VORMITTAGS: bar-c.[5] mag-c.[5] phos.[5] sars.[5] seneg.[5] stann.[5] sul-ac.[5]
ALLGEMEINES; Z; Vormittags, 9 Uhr - 12 Uhr; agg.

MITTAGS: sulph.[5]
ALLGEMEINES; Z; Mittag, 12 Uhr, gegen; agg.

NACHMITTAGS: alum.[5] **Am-m.** lyc.[5] petr.[5] phos.[5] zinc.[5]
ALLGEMEINES; Z; Nachmittags, 13 Uhr - 18 Uhr; agg.

ABENDS: alum.[5] calc.[5] carb-an.[5] **CARB-V.**[5] caust.[5] ferr.[5] graph.[5] hep.[5] ign.[5] iod.[5] kali-bi. **Lach.**[5] mag-c.[5] nux-v.[5] petr.[5] rumx.[111] sulph.[5] teucr.[5] thuj.[5]
ALLGEMEINES; Z; Abends, 18 Uhr - 21 Uhr; agg.

Bett, im: nux-v.[5]

NACHTS: arg.[5] bar-c.[5] calc.[5] calc-f. **Carb-an.** **Carb-v.** caust.[5] kali-bi. lyc.[5] naja nit-ac.[5] phos.[5] sil.[5] sumb.
ALLGEMEINES; Z; Nachts, 21 Uhr - 5 Uhr; agg.

PERIODISCH: carb-v.[5] cupr.[137] **Nux-v.** par.[5]
ALLGEMEINES; Z; Periodisch

MODALITÄTEN

ALTEN Menschen, bei: **Bar-c.**[54]

ANSTRENGEN der Stimme agg.: alum.[5] am-br.[111] ant-c.[111] arg.[5] arn.[5] arum-t.[111] camph.[5] **CARB-V.** lac-c.[111] rhus-t.[5]

AUSWURF von Schleim amel.: **Stann.**[5] zinc.[5]
ALLGEMEINES; M; Auswurf, Expektoration; amel.

DIPHTHERIE, nach: bell.[5] carb-v.[5] dros.[5] **HEP.**[5] **Phos.**[5]
ALLGEMEINES; M; Diphtherie, Beschwerden seit

EINATMEN von kalter, trockener Luft agg.: cupr.[5]
ALLGEMEINES; M; Einatmen; agg.;

ERHITZUNG, bei: **Ant-c.**[5] **Brom.**[58] **Phos.**[5]
ALLGEMEINES; M; Erhitzung, Warmwerden; agg.

ERWACHEN, beim: **Ail.**
ALLGEMEINES; M; Erwachen; agg.

FRÖSTELN, mit: **MERC.**[5] nat-c.[5] nux-v.[5]

GEHEN im Freien, beim: carb-v.[5] **Nux-m.**
☞ *Luft; agg.; ALLGEMEINES; M; Gehen; während Gehen agg.;*

Wind, gegen den: **NUX-M.**

GEMÜTSBEWEGUNGEN, nach: hyos.[5] laur.[137] puls.[5] staph.
GEMÜT; M; Gemütsbewegungen agg.; nach

HALSSCHMERZEN, mit: **Carb-v.**[5] **Hep.**[5] nit-ac.[5]

HUSTEN:

agg.: **Alum.**[5] **Am-c.**[5] ambr.[5] ant-t.[5] arg.[5] bell.[5] **Bry.**[5] calc.[5] caps.[5] **Carb-v.**[5] **CHAM.**[5] **DROS.**[5] **DULC.**[5] **Hep.**[5] kali-bi.[111] **Mang.**[5] **MERC.**[5] nat-c.[5] nat-m.[5] nit-ac.[5] **Nux-v.**[5] **PHOS.**[5] **Puls.**[5] **Rhus-t.**[5] **Samb.**[5] seneg.[5] **Sil.**[5] **Spong.**[5] **Sulph.**[5] thuj.[5]

amel.: mang.[137] **Stann.**
ALLGEMEINES; M; Husten; amel. nach

KÄLTE:

Erkältung: alum.[137] am-m.[5] bell.[5] bry.[5] **Carb-v.**[5] **Cham.**[5] **DULC.**[5] merc.[5] sulph.[5]

Kaltwerden: arn.[137] ip.[137] sel.[137] viol-o.[5]
ALLGEMEINES; M; Kälte; Kaltwerden; agg.

LESEN agg.: **Arg.**[5] **Verb.**[5]
ALLGEMEINES; M; Lesen; agg.

LUFT:

agg.:

- feuchte: **Carb-v.** hep.[5] mang.[5]

- frische, im Freien: bry. **Calc.**[5] carb-v.[5] coc-c. **MANG.** **Nux-m.**[5] osm. **Phos.**[5]
ALLGEMEINES; M; Luft; frische, im Freien; agg.

amel., frische: alum.[5]
ALLGEMEINES; M; Luft; frische, im Freien; amel.

MASERN:

während: cinnb.[111]
ALLGEMEINES; M; Masern; während Masern

nach: bell.[5] **Bry.** **CARB-V.**[5] cham.[5] **Dros.**[5] dulc.[5] sulph.[5]
ALLGEMEINES; M; Masern; Beschwerden nach Masern

MENSES:

während: lac-c.[137] plb.[5] syph.[137]
ALLGEMEINES; M; Menses; während

nach: stram.[5]
ALLGEMEINES; M; Menses; nach

NASESCHNEUZEN agg.: caust.[5]
ALLGEMEINES; M; Naseschneuzen; agg.

NASSWERDEN agg.: arn.[137] merc-i-r.

SCHLEIM, durch: ang.[1] **Bar-c.** mez.[5]

SCHNUPFEN:

nach: **CARB-V.**[5] **Caust.**[5] **DROS.**[5] **Mang.**[5] **Phos.**[5] rhus-t.[5] sil.[5] sulph.[5]

mit: **Ars.** ars-i.[137] bar-c.[5] **CARB-V.** **CAUST.** **CHAM.**[5] **DIG.**[5] **Dulc.**[5] euphr.[5] graph.[5] **Ign.**[5] **Kali-c.**[5] **Lach.**[5] **MERC.** **Nat-c.**[5] **Nit-ac.**[5] **Nux-v.**[5] **Petr.**[5] **PULS.**[5] **Rhus-t.**[5] samb.[5] **Sang.**[111] seneg.[137] **Sep.**[5] **SPIG.**[5] **Sulph.**[5] **Thuj.**[5]

SCHRECK, Furcht, nach: hyos.[5]
GEMÜT; M; Schreck oder Furcht, Beschwerden durch

SINGEN agg.: alum.[5] ant-c.[5] **Arg.**[5] **ARUM-T.** caps.[137] **CAUST.** cupr.[137] ferr-p.[111] **Graph.** hep.[137] **Mang.** phos. **SEL. Stann.**[5]
▤ *ALLGEMEINES; M; Singen agg.*

Beginn, zu: **Stann.**[5]

SPRECHEN agg.: **ARG. Carb-v. Coc-c.** daph.[111] merc-cy.[137] staph.[5]
▤ *ALLGEMEINES; M; Sprechen; agg.*

STURM, vor: agar.[5]
▤ *ALLGEMEINES; M; Wetter; windigem, stürmischem, bei;*

ÜBELKEIT, durch: phos.[5]

VERSTOPFUNG der Ohren, mit: **Meny.**[5] puls.[5]

WETTER, nasses, agg.: bar-c.[5] **Carb-v.** hep.[5] mang.[5] sulph.[5]
▤ *ALLGEMEINES; M; Wetter; nasses Wetter;*

WIND agg.: hep.[102] **NUX-M.**

ZIMMER, warmes, agg.: **BRY.**[5]
▤ *ALLGEMEINES; M; Zimmer, im; agg.;*

ZORN agg.: **Staph.**[54]
▤ *GEMÜT; M; Zorn, Beschwerden durch*

CHARAKTERISTIKA EIGENTÜMLICHKEITEN

APHONIE:
☞ *Stimme; Verlust der Stimme, Stimmlosigkeit*

SPRACHE, Sprechen:
▤ *GEMÜT; C; Sprechen, Reden*

beeinträchtigt:
☞ *schwierig*

behindert:
☞ *schwierig*

betrunken, berauscht, wie: amyg-am. androc.[222] carb-an. **Gels. HYOS.** lyc. meph. nat-m. **Nux-v.** vip.
▤ *ALLGEMEINES; C; Rausch, Berauschung, Empfindung von*

Brummeln: **Cocc.**[54] **Crot-h.**[184]

- Entfliehen, mit Drang aus dem Bett zu: **Crot-h.**[184]

einsilbig: ars. carc.[207] haliae-lc.[222] meli. merc. **Nux-v. Ph-ac.** sep.[109] **Sul-ac. Thuj.**
▤ *GEMÜT; C; Antwortet; allgemeine Arzneien; einsilbig*

hält plötzlich inne, oft: mag-c.[1]

hoch:
☞ *Stimme; höher*

kloßig: aesc-g. agar.[111] bac.[62] bapt.[137] bell.[58] botul.[102] **CANN-I.**[54] caust.[111] con.[5] **CROT-C.** dulc.[5] **GELS.**[54] **Glon. LACH.** lith-br.[85] **Mag-p.** mur-ac.[36] **Nat-c. Nat-m. NUX-V. Plat.** stram.[5] syph. tub. **Verat-v.**

- Konvulsionen, während: gels.[54]

- müde, wie: **CANN-I.**[54]

konvulsivisch, spasmodisch: merc.[36]

langsam: **Aesc-g.**[102] **Aeth.** agar.[54] agar-ph.[36] anac.[102] anh.[102] ant-c. **Arg-n.** ars. atro. bar-c.[102] bell. **Both-l. Bov.**[102] bufo[102] caj.[36] cann-i.[102] **Cann-s.**[102] carb-an. **Caust.**[30] cere-s.[102] chin-s. chlf.[36] cic.[102] cocc. cupr.[5] cypra-e.[227] gels.[102] germ.[222] haliae-lc.[222] **HELL.** hyos.[102] **Ign.**[102] **Kali-br.** kali-cy.[102] kali-p.[111] **LACH.** laur.[102] lyc.[5] mang.[102] mang-o.[102] **Merc.**[5] mez.[5] morph. mygal.[102] naja[102] nat-c. nat-m.[30] nux-m. olnd.[102] **Op.** ozone[227] petr. **Ph-ac. Phos.** phys. **Plb.** rhus-t. **Sec. Sep.**[54] **Stram.**[102] succ.[194] sulfon.[102] syph. **Thuj.**[54] vip.[102] zinc.[5]
☞ *schleppend* ▤ *GEMÜT; C; Antwortet; allgemeine Arzneien; langsam* • *GEMÜT; C; Langsamkeit*

- Sprechen- und Laufenlernen, langsames: **Agar.**[54]

- stößt einzelne Worte hervor, beim Versuch, sich auszudrücken, vergisst das Wesentliche: **Sep.**[54]

- sucht, als ob man nach Worten: **Thuj.**[54]

lispelnd: **Acon. Ars.** con. **Lach.** nat-c. **Nux-v. Verat.**

murmelnd: apisin.[5] arg-n.[54] bar-c.[54] bell.[10] lach.[10] nit-s-d.[54] nux-v.[10] ph-ac.[5] phos.[5] raph.[85] rhus-t.[5] sil.[5] stram.[5] sulph.[54] **Verat.**[54]
▤ *GEMÜT; C; Murmeln*

- nachts, bei Typhus: **Arg-n.**[54]

- alten Menschen, bei: **Bar-c.**[54]
☞ *M; Alten Menschen, bei*

- Lungenentzündung, bei: **Phos.**[54]

- Schlaf, im: **Apisin.**[5] nit-s-d.[54] ph-ac.[5] **Phos.**[5] raph.[85] **Rhus-t.**[5] **Sil.**[5] sulph.[54]

◦ **Froststadium** im Fieber, während: apisin.[5] ph-ac.[5] phos.[5] rhus-t.[5]

◦ **Gehirnbeschwerden** von Kindern, bei: **Sulph.**[54]
▤ *KOPF; O; Innerlich, innerer Kopf; Gehirn; Kindern, bei*

◦ **Typhoid,** bei: **Nit-s-d.**[54]

nachmittags sicherer als vormittags: anac.[36]

nasal:
☞ *Stimme; nasal*

ruckartig: agar.[5] bov.[5] caust.[137] mygal.[111] stram.[162]

Satz beenden, den:

- kann es nicht: ars.[5] **Cann-i.**[54] colch.[144] haliae-lc.[222] lach.[58] **Med.**[54] plut-n.[222] pop-c.[85] thuj.[54]
▤ *GEMÜT; C; Fehler, macht; Sprechen, beim* • *GEMÜT; C; Gedächtnis; Gedächtnisschwäche; sagen wollte, für das, was er* • *GEMÜT; C; Gedächtnis; Gedächtnisschwäche; Worte, für* • *GEMÜT; C; Vergesslich; Satz nicht zuendeführen, kann den* • *GEMÜT; C; Vergesslich; Worte beim Sprechen, vergisst*

- tut es nicht: cimic.[149]

schleppend: carb-an. gink.[227] tab.
☞ *langsam*

schmerzhaft: bell.[58]

Schreien wie ein Kind, heiseres:
☞ *Stimme; heiser* ▤ *GEMÜT; C; Schreien, Kreischen, Brüllen; Kind, wie ein*

schwach, matt:
☞ *Stimme; schwach*

Schwatzen: cocc.[5] con.[116] cortico.[119] dulc.[116] gels.[116] **Hyos.** lach.[58] lyc.[5] neon[222] plb. sel.[58] **Stram.**[54]

schwer: aran.[36]
MUND; C; Schwere, Empfindung von; Zunge •MUND; C; Schwere, Empfindung von; Zunge; Schwierigkeit, sie zu bewegen

schwierig: abel.[149] acon.[5] aegle.[192] aesc. aesc-g.[25] aeth.[36] **Agar.** alum.[5] am-c. ambr.[5] **Anac.** anan. ant-t. arg. arg-n. **Arn.**[5] ars. ars-i. ars-s-f.[58] art-v. asaf. aster. atro.[25] aur.[10] aur-ar.[58] aur-s.[58] **Bapt.** bar-acet.[36] bar-c. bar-m. bar-s.[58] **BELL.** bism.[5] **Bry.**[5] bufo cact. cadm-s. **Calc.**[5] calc-s.[58] calc-sil.[58] **Camph. CANN-S.**[5] **Canth.**[5] carb-an.[5] **Carb-v. Carbn-s. CAUST.**[5] cedr. **Cench.** chel. chin.[5] chlor. **Cic.**[5] cimic.[137] cocain.[102] **COCC.** colch. coll.[137] **Con.**[5] cop. cot.[102] **CROT-C. Crot-h.**[54] croto-t. **Cupr.** cupr-acet. cycl. cypr. cypra-e.[227] **Dig. Dulc. Euphr.**[5] falco-p.[265] **GELS.** germ.[222] **Glon. Graph.**[5] guai.[162] **Hep.**[5] hippoz. hydrc.[36] **HYOS. Ign.**[5] iod.[5] juni-v.[36] kali-bi.[111] **Kali-br.** kali-c.[5] kali-cy.[85] kali-i.[137] kali-p.[85] kola[1184] lac-c. **LACH. Laur.**[5] lol.[137] **Lyc.**[5] lyss. **M-aust.**[5] mag-c.[5] **Mag-p.** manc. medus.[102] mein.[9] **MERC.**[5] merc-c.[5] merc-meth.[36] **Mez.**[1] morph. mosch. **Mur-ac.**[36] mygal. naja[58] **Nat-c. NAT-M.** nat-p. nat-sil.[58] nicc. **Nux-m.**[5] **Nux-v.**[5] olnd.[5] **OP.**[5] petr.[1] **Ph-ac.**[5] **Phos.** plat-m.[36] **Plb.** prot.[136] ran-b.[36] **Rhus-t.**[5] **Ruta Sec.** sel. seneg. sep. sil.[5] spig.[5] **Spong. STANN.** staph.[5] **STRAM.** stry. sul-ac. sulph.[5] sumb.[36] tab. tarent.[192] tep.[36] thuj.[5] uran.[269] verat.[5] vip.[85] zinc.[5]
GEMÜT; C; Affektiertheit, gekünsteltes Benehmen; Gesten und Handlungen, in

<> **- Atemnot,** durch: mez.[1] **Ph-ac.**[5] ran-b.[36]
☞ Schwäche, durch; Brust, der

- Chorea, durch: **Agar.** art-v. **Asaf. Bufo CAUST.** cic. **Cupr. Cupr-acet. Mag-p. Morph.** mygal. sep. **Stram.** tarent.
☞ Krampf, durch ALLGEMEINES; C; Chorea

- Entzündung, bedingt durch: **ACON.**[5] alum.[5] ars.[5] **BELL.**[5] bry.[5] calc.[5] **Cann-s.**[5] canth.[5] **Dulc.**[5] hep.[5] **LACH.**[5] lyc.[5] **MERC.**[5] nat-m.[5] **Nux-v.**[5] sil.[5] staph.[5] **Sulph.**[5]

- Erwachen, beim: cot.[102]
☞ M; Erwachen, beim

- Essen, nach dem: am-c.[1]
ALLGEMEINES; M; Essen; nach

- Fieberhitze, bei: bell.[5]

- Gehen, beim: petr.[1]

- Krampf, durch: agar. arg-n. **BELL.**[5] **Canth.**[5] cic.[5] con.[5] crot-h.[54] cupr. cypr. **HYOS.**[5] lach.[5] laur.[5] lyc. lyss. **OP.**[5] ruta sec. **STRAM.** stry. **Verat.**[5]
☞ Chorea, durch

◦ **Hals,** im: **Arg-n.**[54] cupr. lyss. stry.

◦ **Zunge,** der: **Agar.** arg-n. cypr. lyc. **Ruta** sec. **Stram.**

- Lähmung, durch: acon.[5] aesc-g.[25] ars.[5] **Bell.**[5] calc.[5] canth.[5] carb-an.[5] **CAUST.**[5] chin.[5] **Dulc.**[5] **Euphr.**[5] graph.[5] hyos.[5] juni-v.[36] **Lach.**[5] laur.[5] mein.[9] **Nat-m.**[5] **Nux-m.**[5] nux-v.[5] op.[5] prot.[136] stann.[5] staph.[5] stram.[5] zinc.[5]
☞ Schwäche, durch; Sprachorgane, der MUND; C; Schwere, Empfindung von; Zunge; Schwierigkeit, sie zu bewegen

◦ **Halbseitenlähmung,** wie bei: juni-v.[36]

- Menses, während: **Cedr.**
☞ M; Menses; während

- Schmerzen, mit: aegle.[192] am-c. cann-s.[5] hep.[5] tarent.[192]

◦ **Hals,** im: aegle.[192] **Hep.**[5] tarent.[192]
☞ M; Halsschmerzen, mit

◦ **Rücken,** im: cann-s.[5]

- Schwäche, durch: am-c. glon. manc. nat-m. stann. vip.[85]
☞ Stimme; schwach

◦ **Brust,** der: **Stann.**
☞ Atemnot, durch

◦ **Halses,** des: **STANN.**

◦ **Sprachorgane,** der: am-c. **Glon. Nat-m.**
☞ Lähmung, durch

- Schwellung, durch:

◦ **Tonsillen,** der: aur.[10]

◦ **Zunge,** der: anan. ant-t. bapt. calc-s.[58] **DULC.** gels. kola[1184] lyc.[1] mez.[1] morph. phos.[58]
MUND; C; Bewegung, Bewegungen; schwierig, Zunge •MUND; C; Schwere, Empfindung von; Zunge; Schwierigkeit, sie zu bewegen

- schwere Zunge: **Anac. Ars. Carb-v. CROT-C. GELS. Glon. Lach. Mag-p.** mur-ac.[1] **Nat-c.** nicc.

- Spasmen:
☞ Krampf, durch

- Speichel:

◦ **Speichelfluss,** durch mangelnden: mez.[1]

◦ **zähklebrigen,** durch: arg.

- Steifheit der Zunge, durch: calc-s.[58]

- Typhoid, bei: agar. **Ars. Lach.**

- versucht, obgleich sie es: cimic.[137]

- Würgen, Zusammenschnürung des Halses, durch: manc.[54] naja[58] plat-m.[36]

◦ **Luftansammlung,** durch, steigt vom Magen auf: manc.[54]

- Zorn, durch: kali-p.[85]
☞ M; Zorn agg.

⊙ **- Namen** nicht aussprechen, kann:
GEMÜT; C; Fehler, macht; Sprechen, beim; Namen nicht aussprechen, kann

- unartikulierte Laute: anac. bell. **Dulc.** hyos. mur-ac.[36]

- Worte: art-v. cocc. lach. stram. **Thuj.**[5]

◦ **bestimmte**: **Lach.**

◦ **kann** nur einzelne Worte ausprechen, unter großer Anstrengung: art-v. cocc. **Stram.**

stockende Sprache: nit-ac.[10] sulph.[1]

stotternd: **Acon.** aesc.[111] **Aesc-g.**[102] agar.[102] agar-ph.[36] agav-t.[149] alco.[36] amyg-am.[36] anac.[5] anan. anh.[102] arg-n. **Arn.**[5] ars. ars-i. atro.[102] aur-m-n.[272] bar-c.[5] **BELL.**[5] benz-n. both-l.[5] **Bov.**[102] **Bufo Cann-i. Cann-s.**[102] carb-an.[36] **Carbn-s.** carc.[146] **CAUST.** cedr. cere-s.[102] cham. cic.[171] cocc.[5] con. cortico.[119] **Cupr.** dig.[122] dulc. dys-co.[136] **Euphr.**[122] gels.[111] **Glon.** hell. hep.[137] hyos.[137] ign.[5] iod. **Kali-br.** kali-cy.[102] lac-c.[137] **Lach.**[2] laur.[5] lith-c.[227] lyc. **Mag-c.**[137] **Mag-p.** maia-l.[204]

SPRACHE, Sprechen (Forts.)

MERC. morph.[36] mygal.[111] naja[102] narcot.[36] nat-acet.[36] nat-ar. **Nat-c.** nat-m.[5] nat-sal.[85] nitro-o.[36] nux-m.[102] **NUX-V.** oena.[36] olnd.[5] op.[1] oxyg.[233] ped.[36] **Phos.** phos-h.[85] **Plat.** plb. psor.[56] rauw.[144] ruta[85] **SEC.**[5] **Sel.** sep. sil.[809] sol-n.[36] sol-t.[85] sphing.[36] **Spig.**[5] staph.[193] **STRAM.** sul-i.[58] sulfon.[102] **Sulph.**[5] thuj.[36] tril-c.[36] verat. vip.[111]

<> - **Abdomen,** mit Beschwerden im: spig.[122]

- **Ärgernis,** Verdruss, durch: **Caust.**

☞ M; Zorn agg. ▥ GEMÜT; M; Zorn, Beschwerden durch

- **Asthma,** bei: **CAUST.**[185]

▥ ATMUNG; C; Asthma, asthmatische Atmung; Begleitsymptome

- **Erregung,** bei: **Agar.**[102] **Caust.** dig.[122] dys-co.[136] maia-l.[204]

☞ M; Gemütsbewegungen, nach • Fremden redet, wenn er mit ▥ GEMÜT; M; Erregung; Beschwerden durch; Allgemeinsymptome • GEMÜT; C; Erregung, erregbar; stottert, wenn er mit Fremden redet • INNERER HALS; C; Zusammenschnürung; Sprechen, beim

- **Fremden** redet, wenn er mit: dig.[122] staph.[193]

☞ Erregung, bei

- **Kindern,** bei: bell.[5] bov.[102] euphr.[5] merc.[5] **Sulph.**[5]

▥ ALLGEMEINES; M; Kindern, Beschwerden bei

- **Koitus,** nach: **Cedr.**

- **Konvulsionen,** während: stram.[54]

- **Schwindel,** mit: tril-c.[36]

- **Sprechen,** bei schnellem: lac-c.[137] maia-l.[204]

- **strengt** sich lange an, bevor er ein Wort herausbringen kann, mit verzerrtem Gesicht: **STRAM.**

- **Typhoid,** bei: **Arg-n. Lyc. Verat.**

- **Zahnung,** während der: stram.

▥ ALLGEMEINES; M; Zahnung, Beschwerden durch

◉ - **bestimmten** Buchstaben, bei: lach.[2]

- **einzelne** Wörter sind kein Problem: euphr.[122]

- **erste** Wörter normal, dann gehts nicht mehr: cic.[171]

- **erste** Wörter schwierig, dann flüssiges Sprechen: **Spig.**[5]

- **laut,** jedes Wort: hyos.[137]

- **letzte** Wörter des Satzes: lyc.

- **plötzlich**: mag-c.[137]

- **rollen** heraus und purzeln übereinander: hep.[137]

- **schnell,** und: maia-l.[204] **Merc.**

unbeholfen: **Nat-c.**[54] pall.[36]

unbeständig, wechselhaft: aether[36] agar.[60] cimic.[60] par.[36]

undeutlich: agar.[5] am-caust. apis bar-c. **BROM.** bry. bufo[144] **Calc.**[5] cann-s.[5] **Canth.**[5] caust. **Cocc.** crot-h.[36] gels.[111] **Glon.** hyos.[5] lach.[5] laur.[137] **Lyc. Merc.**[58] naja[102] nit-ac. nux-v.[137] olnd.[5] ozone[227] phos.[58] sec. seneg. stram.[5] uran.[269] verat.

☞ verschluckt die Wörter • Stimme; flüsternd • Stimme; gedämpft, erstickt • Stimme; leise • Stimme; schwach • Stimme; tonlos

🕘 - **morgens**: **Lyc.**

☞ Z; Morgens

<> - **Erregung,** durch: laur.[137]

☞ M; Gemütsbewegungen, nach ▥ GEMÜT; M; Erregung; Beschwerden durch; Allgemeinsymptome

- **Trockenheit,** durch:

◦ **Hals,** im: bry. merc.[58] seneg.

◦ **Mund,** im: lyc.[1]

unsicher: **Camph.**

unterbrochen: camph.

unverständlich: acon. amyg-am.[36] arn. ars. art-v. asaf. atro. bar-c.[1] **BELL.** bufo[116] calen.[36] cast. cham. chel. cocc.[5] coff.[5] euph. **Fl-ac.** graph.[1] **HYOS.** kali-c.[1] lach.[58] lyc.[1] **Merc.** mur-ac. naja nux-v.[36] **Ph-ac.** phos.[5] plb.[36] rhus-t. **Sec.** sep.[1] sil. sol-n.[1] **STRAM.** sul-ac.[36] tab. thuj. uran.[269] verat. **Verat-v.**[54] zinc.[1]

▥ GEMÜT; C; Antwortet; allgemeine Arzneien; unverständlich • GEMÜT; C; Murmeln • GEMÜT; C; Murmeln; unverständlich • GEMÜT; C; Sprechen, Reden; allgemeine Rubriken; irrational

🕘 - **abends,** nach dem Hinlegen: zinc.[36]

▥ ALLGEMEINES; M; Liegen; während; Hinlegen, unmittelbar nach

- **Mitternacht,** vor: nux-v.[36]

<> - **Augen,** mit offenen: **Verat-v.**[54]

- **Konvulsionen,** vor epileptischen: bufo[116]

- **Manie,** Wahnsinn, bei: sol-n.[1]

- **Schlaf,** im: arn. atro. bar-c.[1] cast. cham. graph.[1] kali-c.[1] lyc.[1] mur-ac. sep.[1] zinc.[1]

▥ GEMÜT; C; Sprechen, Reden; allgemeine Rubriken; Schlaf; im Schlaf

- **setzt** sich im Bett auf, mit kurzer zittriger Atmung, abends, nach dem Hinlegen: zinc.[54]

unzusammenhängend: absin. aether **Agar.** alco.[36] ambr.[111] amyg-am. **Anac.** anh.[119] **Apis**[54] **Arg-n.** ars.[36] ars-s-f.[58] **Atro.**[36] **Bapt.**[54] **Bell.**[1] **BRY.** buth-aust.[119] cact.[36] calad. **Camph. CANN-I.** carbn-s. cham. chel.[54] chlol. cimic.[54] coca[36] coff.[54] coloc.[5] **Crot-h.** cub. cupr. cupr-acet.[54] cur.[54] cycl. dulc. falco-p.[265] **Gels.** haliae-lc.[222] hep. hydr-ac. **HYOS.**[85] ign. kali-bi. kali-br. kali-c.[54] **Kali-p.**[54] **LACH.**[162] merc. merc-c.[5] merc-meth.[36] **Morph.** mosch.[5] nat-m.[122] **Nux-m.** nux-v.[54] onos.[111] op. par. past.[36] **Ph-ac. PHOS.** plb.[36] podo.[111] raja-s.[149] **RHUS-T.** sal-ac.[36] sel.[111] spig.[5] spig-m.[36] **STRAM.**[54] stry.[111] **Sulph.** tanac. teucr.[111] tub.[111] vip. visc. zinc.[85] zinc-p.[58]

▥ GEMÜT; C; Antwortet; allgemeine Arzneien; unzusammenhängend • GEMÜT; C; Antwortet; allgemeine Arzneien; zusammenhanglos • GEMÜT; C; Gedanken; zusammenhangslos; Sprechen, beim

🕘 - **abends**: bell.[36]

☞ Z; Abends

- **nachts**: bell.[1] gels. kali-bi. plb.[36]

☞ Z; Nachts

<> - **Angst,** bei, während Erysipel: **Chel.**[54]

▥ GEMÜT; M; Angst, Beängstigung, Beschwerden durch

- **Augen,** beim Schließen, nachdem zur Ruhe begeben: atro.[36]
- **Bronchitis,** bei: **Apis**[54]
- **Delirium,** im: **Cupr-acet.**[54] **STRAM.**[54]
  GEMÜT; C; Delirium; zusammenhangslos
- **Dösen,** nach: op.
  ALLGEMEINES; M; Dösen; agg.
- **Ehrgeiz,** durch enttäuschten: **Nux-v.**[54]
  GEMÜT; M; Enttäuschung, Beschwerden durch
- **enttäuschte** Liebe, durch: hyos.[85] **Lach.**[162] nat-m.[122]
  GEMÜT; M; Enttäuschung, Beschwerden durch •GEMÜT; M; Liebe, enttäuschte, unglückliche, Beschwerden durch
- **Epilepsie**:
  Konvulsionen
- **Erwachen,** beim: cact.[36] ign. op.
  M; Erwachen, beim
  - **nachts**: cact.[36]
- **glühender** Hitze und Frostschauern, bei: cur.[54]
- **Hysterie,** bei: **Kali-c.**[54]
- **Konvulsionen**:
  - **während**: cimic.[54] coff.[54]
  - **nach** epileptischen: ars.[36] plb.[36]
- **lächelnd,** halb: zinc.[85]
- **Manie,** Wahnsinn, bei: **Cupr-acet.**[54]
- **Schließen** der Augen, beim, nachdem man sich zur Ruhe begeben hat: atro.[36]
  ALLGEMEINES; M; Bett; agg.; Zubettgehen, beim •ALLGEMEINES; M; Schließen; Augen, der; agg.
- **schreit** mit hoher Stimme: stram.[54]
- **Schweißausbruch,** endet mit: **Cupr-acet.**[54]
- **Typhus,** bei: **BAPT.**[54] stram.[54]

verloren:
Verlust der Sprache •Stimme; Verlust der Stimme, Stimmlosigkeit GEMÜT; C; Sprachverlust, Aphasie

Verlust der Sprache: acon.[5] agar. agra.[102] alum. am-br.[25] am-c.[5] anac. **Ant-t.**[5] **Apis** arg.[54] **Arg-n.** arn.[5] **Ars. Bar-c. BELL.**[37] both-l.[102] **Bry.** bufo[54] cadm-s. **Calc.**[1] cann-s.[4] canth. **Caust.** chel.[54] chen-a.[137] chin. chin-ar.[54] **Cic.** cimic. cocc.[5] colch. **Con. Crot-c. Crot-h. Cupr.** cupr-acet.[8] **Dulc.**[5] euphr.[5] gels.[36] **Glon.** hep. hydr.[54] hydr-ac. **HYOS.**[5] hyper. ign.[5] ip.[5] **Kali-br.**[137] kali-c.[54] **Kali-chl.** kali-cy.[137] kali-n.[1] kali-p. **Lach.**[5] **LAUR.**[5] lyc.[5] m-art.[1] **Mag-c. Merc.** mosch. mur-ac.[8] naja[111] **NIT-AC. Nux-m.**[5] **Nux-v.**[5] oena. **Olnd.**[5] onos.[137] op. ph-ac.[5] **PHOS.**[5] **Plb.**[5] **Puls.**[54] rhus-t.[5] ruta[5] sec.[5] sep.[5] staph. **STRAM.**[5] stront-c. stry. sul-ac.[5] syph.[58] thuj. tub.[54] **VERAT.**[5] zinc.
Stimme; Verlust der Stimme, Stimmlosigkeit GEMÜT; C; Sprachverlust, Aphasie •GEMÜT; C; Sprechen, Reden; Abneigung gegen Reden, wortkarg, möchte still sein •KEHLKOPF LUFTRÖHRE; C; Lähmung; Kehlkopf; Stimmbänder

<> - **amnestisch,** Gedächtnislücken: kali-br.[137] plb.[137]
- **Angst,** durch: **Ign.**[54]
  GEMÜT; M; Angst, Beängstigung, Beschwerden durch
- **Apoplexie,** nach: **Bar-c.** bell.[37] crot-c. **Crot-h. Cupr-acet.**[8] **Ip. Laur. NUX-V.**[8]
- **Benommenheit,** mit: bufo[54] cann-s.[4]
- **dicker** Zunge, wegen: **Gels.**[36]
- **Erkrankung** der Zunge, ohne irgendeine: both-l.[102]
- **Exostose** des Schädels, mit: **Arg.**[54]
- **Fieber,** während: **Gels.**[54]
- **Fieber,** wie im: apis[137] ars.[137] op.[137] **Stram.**[137]
- **Kindheit,** in der: agra.[102]
- **Krämpfe,** Konvulsionen:
  - **bei** epileptischen: **Chin-ar.**[54]
  - **Hals,** im, durch: cupr.
- **Lähmung** der Sprachorgane, durch: acon.[5] **Anac. Cadm-s.** canth. **CAUST. COCC.**[5] **Crot-c.** crot-h. **Euphr.**[5] **Gels. Glon. HYOS.**[5] ip.[5] **Lach.**[5] **LAUR.**[5] **Mur-ac. Nux-m.**[5] nux-v.[5] **OP.**[5] **Plb.**[5] rhus-t.[5] ruta[5] sec.[5] staph. **STRAM.**[5]
  KEHLKOPF LUFTRÖHRE; C; Lähmung; Kehlkopf; Stimmbänder
- **Magenschmerzen,** mit: laur.[137]
- **Marasmus,** Verfall, bei allgemeinem: **Hydr.**[54]
- **Schreck,** Furcht, nach: hyos.
  M; Schreck, Furcht, nach •Stimme; Verlust der Stimme, Stimmlosigkeit; Schreck, Furcht, durch GEMÜT; M; Schreck oder Furcht, Beschwerden durch
- **Schweiß,** während: arn.[5] ars. **Bell.**[5] bry. calc. chin. **Ign.**[5] merc. **Mur-ac.**[8] **Ph-ac.**[5] **Phos.**[5] verat.[5]
- **Spasmen**:
  Krämpfe, Konvulsionen
- **sprechen,** kann nicht eine Silbe, obwohl sie sich anstrengt: calc.[1] cimic.
- **sprechen,** nach vielem: bell.[36]
  M; Sprechen agg.
- **Tabes** mesenterica, bei: **Tub.**[54]
- **Typhus,** bei: agar. **Apis Ars. Op. STRONT-C.**
- **Uterusverlagerung,** bei: **Nit-ac.**
- **Verdauungsstörungen,** bei: **CHEL.**[54]
- **Verletzung,** nach: puls.[54]
- **Wochenbettmanie,** bei: **Kali-c.**[54]
  ALLGEMEINES; M; Wehen, Entbindung; Wochenbett, im
- **Wundschmerz** bei lazerierter Zunge, durch: hyper.

verschluckt die Wörter: **Cic.** staph.
undeutlich

verzerrt: cupr-acet.[36] cupr-s.[36]

STIMME:

GEMÜT; C; Sprechen, Reden

anders: ox-ac.[137]

Bassstimme: brom.[102] camph.[102] carbn-s. **Caust.**[102] **DROS. Hydrog.**[222] kola[1184] laur. mag-s. phos.[102] pop-c.[102] sanguin-n.[102] stann.[102] sulph.[1] sumb. verb.[102]
tief

STIMME (Forts.)

bellend: bell. brom. **Canth.**[5] dros. hep.[58] lyc.[137] nit-ac. spong. stann. stram.

blökend: nux-m.

ermattet: cub.[85]

feiner als sonst: **Stram.**

flüsternd: acon.[38] **Alum-sil.**[8] am-caust. apis[37] ars. **Calc.** camph. carb-v.[110] **Caust.**[37] cupr.[137] dros.[37] **Ferr. Ign.**[1] iod. kali-br.[36] lim-b-c.[204] meli.[85] **Merc.** nit-ac. **NIT-S-D.**[1] ol-an.[111] phos.[111] phyt. pop-c.[85] puls.[5] pyrog.[56] rumx. stram. sul-ac. tab. thea[275] trif-p.[45] verat-v.[38] zinc-m.
☞ *Sprache, Sprechen; undeutlich •gedämpft, erstickt •leise •schwach •tonlos*

- Schlaf, im: pyrog.[56]

gebrochen (wie bei Stimmbruch): camph. choc.[222] iod. merc. phos. plb. tab.

- Versuch, hoch zu singen, bei dem: phos.
☞ *M; Singen agg.; Beginn, zu*

gedämpft, erstickt: gels. lach. lyc. rumx. sul-ac. sumb.
☞ *Sprache, Sprechen; undeutlich •flüsternd •leise •schwach •tonlos*

guttural: ars. gels.

heiser: abrot. acet-ac. achy.[149] **ACON.** acon-c.[36] aegle.[192] **Aesc.** agar. agav-t.[149] alco.[36] **ALL-C.**[111] aloe alth.[1125] **ALUM.** alum-p.[58] alum-sil.[58] alumn. am-br.[111] **Am-c. Am-caust.**[102] **Am-m. Ambr.** ammc.[4] ampe-qu.[85] amyg-am.[10] anac. anan. **Ang.**[1] **Ant-c. Ant-t.**[5] antipyrin.[102] aphis. **Apis Apisin.**[5] **ARG.** arg-i.[102] **ARG-N.**[5] arge-p.[264] arist-cl.[119] arn.[137] **Ars.**[1] ars-i.[137] ars-met. ars-s-f.[58] arum-d.[25] arum-i.[36] arum-m. **ARUM-T.** arund. asaf. asc-t.[102] **Asim.** atista[192] atro. aur. aur-ar.[58] aur-i.[58] aur-m. aur-s. aza.[192] bac.[56] bad. bamb-a.[1184] bapt. **Bar-c.**[5] bar-i.[58] bar-m. bar-s.[58] bart.[36] **BELL.** bell-p.[119] benz.[102] benz-ac.[102] berb. beryl.[119] bond.[36] bor.[46] bos-c.[1125] **Bov.** bran.[1125] **BROM. BRY.** bufo buni-o.[149] **Cact.** cahin. caj. **CALC.** calc-caust.[102] calc-f. **CALC-I.**[58] **Calc-p.**[111] **Calc-s.** calc-sil. calx-b.[194] **CAMPH.** cann-i. **Canth. CAPS.**[58] **Carb-an. CARB-V. Carbn-s.** carc.[207] card-b.[36] **Carl.** cassi-f.[192] cast. cath-a.[264] caul.[85] **CAUST.**[102] cench.[58] **CHAM.**[5] **Chel. Chin.** chin-ar.[54] chin-s.[36] **Chlor.** cic. cimic. cina cinch.[36] cinnb. citl-v.[197] clem. **Coc-c.** coca[102] cocc.[102] coch.[102] **Coff. Colch. Coll.** coloc. **Con.**[36] cop. corv-c.[258] croc.[5] **Crot-c. Crot-h. Croto-t.** cub. **CUPR.**[5] der. **DIG. Digin.**[36] dios. **DROS.**[5] dubin.[102] **Dulc.**[5] elaps eup-per.[102] **Euphr. Ferr.**[5] ferr-ar. **Ferr-i.** ferr-p.[122] ferr-pic.[102] form.[144] franz.[36] gamb.[36] gast.[36] **Gels.** gent-c.[36] gent-l.[36] gink.[227] gins. **Glyc-g.**[1125] **GRAPH.**[102] grat. haem. hall[36] **Ham.** helio.[142] helx.[110] **HEP.**[5] **Hippoz.** hydr. hydr-ac.[102] hydrc.[192] hydro-c.[2147] hydrog.[222] **Hyos.** hyper. ign.[102] ind. inul. **IOD. Ip.**[137] irid.[222] iris just.[77] kali-ar. **KALI-BI.** kali-br. **Kali-c.**[5] **Kali-chl.**[54] kali-chr.[102] kali-cy.[36] kali-hp.[45] **Kali-i.** kali-m.[61] **Kali-n.**[5] **Kali-p. Kali-s.** kali-sil.[58] kalm. kiss.[36] kreos.[85] **Lac-ac.**[111] lac-c.[193] **LACH.**[102] lachn.[25] lact. lap-laz.[227] lar-ar.[251] lat-h.[301] **Laur.** led. lepi.[36] **Lepro.**[197] linu-c.[36] linu-u.[1125] lipp.[36] lith-c.[227] lob. lob-s.[85] **Lyc.** lycpr.[72] lyss.[85] mag-c. **MAG-M.** mag-p.[102] mag-s. maland.[193] **Malv.**[1125] mand.[119] **MANG.**[5] mangi.[197] **Med.** mein.[9] menth.[36] **Meny.**[5] meph. **MERC.**[5] **Merc-c.** merc-cy.[137] merc-i-f. **Merc-i-r.** merc-s. merl. **Mez.** morph. **Mur-ac.**[5] murx. musa[197] **Naja** narcot.[36] nat-ar. **Nat-c.**[5] **NAT-M.** nat-p. nat-s.[137] nat-sal.[36] nat-sel.[102] nat-sil.[58] nicc. nicc-s.[102] **Nit-ac.**[102] **Nux-m.**[5] **NUX-V.**[5] oena. ol-an. ol-j.[25] olnd.[5] onos.[144] **Op.**[5] **Osm.** ox-ac.[102] oxyg.[85] ozone[227] **PAR.** paull-p.[36] ped.[36] pen.[102] peti.[36] **PETR.**[5] **Ph-ac.** phel. **PHOS.**[102] **Phyt.**[1125] pic-ac. **Pimp.**[1125] pin-s.[36] pitu-a.[164] plan. plat.[102] **Plb.**[5] polyg-a.[1125] **POP.**[122] pop-c.[102] prun. psor. ptel. **PULS.**[5] pyrog.[58] pyrus[36] ran-b.[8] raph. **Rhod.** rhus-g.[25] **Rhus-t.**[5] **Rhus-v. Rumx. Sabad.**[5] sac-alb.[36] sal-ac.[8] salin.[36] **Samb.**[5] samb-e.[1125] **Sang.**[111] sanguin-n.[102] sanic.[85] sarr. sars. scorp.[269] **Sec.**[54] **SEL.** senec.[193] **Seneg. SEP. SIL.**[102] sin-n.[36] sol-n. sol-t-ae. **Spig. SPONG. STANN. Staph.**[54] stict.[102] **Still.**[144] **STRAM.** stront-c.[36] stry.[36] **Sul-ac. Sul-i.**[58] **Sulph.**[5] sumb. syph.[137] tab.[102] tama.[197] **Tarax.**[1] tarent. tarent-c.[192] tart-ac.[36] tax.[303] **TELL.**[85] tep. ter.[102] term-a.[192] tet.[36] **Teucr.**[197] thea thlaspi[45] **Thuj.** til. tong.[36] **Trif-p.**[102] trom. tub.[144] **TUS-FA.**[1125] upa. **VERAT.**[37] verat-v.[102] **Verb.**[5] vero-o.[1125] vesp. vinc. viol-o.[102] voes.[36] wye.[72] x-ray[119] xan. **ZINC.** zinc-p.[58] zing.
☞ *rauh •rauh, belegt*

- tagsüber: **Acon. Ars.** just.[77] tama.[197] tarent.

- morgens: **Acon.** aloe alum. alum-sil.[58] ant-t. **Apis** arn. ars.[1] arum-d.[36] arund. asim. bart.[36] benz-ac. **Bov. CALC.**[5] **CALC-P. Carb-an. Carb-v.**[5] carbn-s. cast. **CAUST.** cinnb. coc-c. coca **Coff.** colch. cop. cupr. **Dig.** dios. **Euphr.** ham. hep.[58] hydro-c.[2147] ind. **Iod.**[1] **Kali-bi.** kreos. lach. lat-h.[301] lob-s.[36] lyc. mag-m. **Mang.** mangi.[197] med.[193] **Musa**[197] naja **Nat-m.** nicc. **Nit-ac.** nux-v. ozone[227] par. **PHOS.**[111] plan. sars. **Sil.** stry.[36] sul-i.[58] **SULPH.** sumb.[36] **Tama.**[197] tell.[85] thlaspi[45] thuj. upa.
☞ *Z; Morgens*

◦ **7.30 Uhr**: ham.[36]

◦ **8 Uhr**: sumb.[36]

◦ **9 Uhr**: sumb.[36]

◦ **abends,** und: **Calc.**[5]

◦ **Aufstehen,** nach: **Carb-an. Ham.** ind. iod.[1] mag-m. phos.[111] plan.

◦ **Erwachen,** beim: aloe arum-d.[36] **Coff.** dig. **Ham.** ozone[227] **Par.** sars.
☞ *M; Erwachen, beim*

◦ **Menses,** während: cop.
☞ *M; Menses; während*

- vormittags: **Arum-t.**[102] benz-ac.[102] calc.[102] **Caust.**[102] eup-per.[102] hep.[102] lachn.[85] mag-c. **Mang.**[102] musa[197] nit-ac.[102] **Nux-v.**[102] sulph.[102] sumb.
☞ *Z; Vormittags*

◦ **10 Uhr,** nach: musa[197]

- mittags: carbn-s.
☞ *Z; Mittags*

- **nachmittags**: alum. **Am-m.** atista[192] brom. **Carb-v.**[102] chel. chin. coc-c. gamb.[36] kali-bi.[102] petr. phos.[102] **Rumx.**[102] sulph.
  ☞ *Z; Nachmittags*
  - **16** Uhr: chin.
  - **17** Uhr:
    - **gegen**: chel.
    - **nach**: atista[192]
  - **Husten,** während: gamb.[36]
    ☞ *M; Husten; agg.*
- **abends**:
  ☞ *Z; Abends*
  - **agg.**: **Alum.**[5] alum-p.[58] alumn.[1] arg. arum-i.[36] brom. **Calc.**[5] calc-f. calc-p. calc-s. **Carb-an. CARB-V. Carbn-s. CAUST.** cimic. cinnb. coc-c. coloc. croto-t. cupr. gast.[36] **Graph. Kali-bi.** lach. lact. lat-h.[301] mag-c. **Mang.** nicc. nux-v. ped.[36] **PHOS.** raph. **Rumx.** sep. sin-n.[36] stram. **Sulph.** tarent-c.[192] thuj.
    - **Sonnenuntergang,** nach: stram.
    - **21** Uhr: arum-i.[36]
    - **Bett,** im: nux-v.
    - **Lesen,** nach: calc-f. cupr.
      ☞ *M; Lesen agg.*
  - **amel.**: calc-s.[36] tama.[197]
- **nachts**: alum. arg-n. calc. calc-f. calc-s. carb-an. cench.[58] cimic. coca[25] lachn.[36] lyc. naja spig. sumb.
  ☞ *Z; Nachts*
  - **22** Uhr: lachn.[36]
- **3** Uhr: coca[36]
- **kommt** und geht: hep.[102] puls.[5]
- **periodisch**: nicc. **Nux-v.** par.
  ☞ *Z; Periodisch*
  - **jährlich** zur selben Zeit: nicc.
- **Frühling,** im: all-c.

<> - **Anstrengung** agg.: arn.[137]
  ☞ *M; Anstrengen der Stimme agg.*
- **Anstrengung** der Stimme, durch:
  ☞ *Überanstrengung der Stimme, durch*
- **Aufstehen**:
  - **nach**: cimic. coca[36] ham. iod. phos.[5] plan. sol-t-ae. sumb.
  - **Bett,** aus dem, amel.: nux-v.
    ▥ *ALLGEMEINES; M; Aufstehen; amel.; Bett, aus dem*
- **Auswurf** amel.: chin-s.[36]
- **Bad,** nach kaltem: **Ant-c.**
  ☞ *M; Kälte; Kaltwerden*
- **Bewegung** amel.: lac-c.[193]
- **Bücken** agg.: caust.[137]
  ▥ *ALLGEMEINES; M; Bücken; agg.*
- **Diphtherie**:
  - **während**: **Chin-ar.**[54] **Kali-bi.**[54] **Kali-chl.**[54] **Lac-c.**[54] **Mur-ac.**[54] **Sal-ac.**[8] verat.[37]
  - **nach**: **Phos.**[54] **Phyt.**[8]
    ☞ *M; Diphtherie, nach*
- **Erhitzung,** durch: **Ant-c.**[5] brom.[137] **Phos.**[5]
  ☞ *M; Erhitzung, bei*
- **Erkältung**:
  - **durch**: arn.[137] ip.[137] kali-m.[61] sel.[137]
    ☞ *M; Kälte; Kaltwerden*
  - **agg. zum Ende**: ip.[102]
  - **Kaltwerden**: bry.[5] **Cham.**[5]
    ☞ *M; Kälte; Erkältung*
- **Erwachen,** beim: aloe coff. dig. iod. **Par.** plan. sars. sol-t-ae. tarent.
  ☞ *M; Erwachen, beim*
- **Essen**:
  - **agg.**: anac.
  - **amel.**: tarent.[192]
- **Fahren** oder Reiten im Freien, beim: osm.
  ☞ *M; Luft; agg.; frische, im Freien*
- **Froststadium** im Fieber, während: acon.[5] caust.[5] dros.[5] hep. nux-v.[5] phos.[5] puls.[5] **Sep.**[5]
- **Frühstück** amel.: aloe[36]
  ▥ *ALLGEMEINES; M; Frühstück; amel. nach*
- **Gehen** im Freien:
  ☞ *M; Luft; agg.; frische, im Freien*
  - **agg.**: acon.[102] arum-t.[102] bry. calc. calc-p. euphr.[102] hep.[102] nicc. **Nux-m.** osm.
    ☞ *M; Gehen im Freien, beim*
    - **Wind,** gegen den: acon.[102] arum-t.[102] **Euphr.**[102] hep.[102] **Nicc. NUX-M.**
      ☞ *M; Gehen im Freien, beim; Wind, gegen den •M; Wind agg.* ▥ *ALLGEMEINES; M; Gehen; während Gehen agg.; Wind, im*
  - **amel.**: alum.
    ☞ *M; Luft; amel., frische* ▥ *ALLGEMEINES; M; Gehen; amel.; während Gehen amel.; Freien, im*
- **Getränke**:
  - **kalte** agg.: mangi.[197]
  - **warme,** amel.: mangi.[197] tarent.[192]
- **Herzbeschwerden,** mit: coca[102] hydr-ac.[102] nux-m.[102] ox-ac.[102]
- **Herzbeschwerden,** mit: hydr-ac.[137] nux-m.[137] ox-ac.[137]
- **Heuschnupfen,** bei: carb-v.[193] ran-b.[8]
- **Hitze**:
  - **während**: **Hep. Puls.** sep. sulph.
  - **amel., Bettwärme**: coc-c.[36]
- **Husten,** während:
  - **agg.**: **Alum.**[5] **Am-c.**[5] arg.[149] calc.[5] **DULC.**[5] **Hep.**[5] hydrc.[192] **Mang.**[5] mangi.[197] **Merc.**[5] nat-c.[5] nat-m.[5] nit-ac.[5] peti.[36] **PHOS.**[5] seneg.[5] **Sil.**[5] **Sulph.**[36] thuj.[5]
    ☞ *M; Husten; agg.* ▥ *HUSTEN; C; Heiser klingender Husten*
  - **amel.**: bac.[56] mang.[137] **Stann.**
    ☞ *M; Husten; amel.*
- **Keuchhusten,** bei: viol-o.[102]
- **Kindern,** bei: **Cham.**[5]
- **Kitzeln** im Hals, mit: tarent.[192]
- **Kratzen** im Hals, durch: hall[36]
- **Krupp,** nach: **Carb-v. Lyc.**
  ▥ *ALLGEMEINES; M; Krupphusten, Beschwerden nach*

STIMME; heiser (Forts.)

- **Kummer,** durch: gels.[137]
  GEMÜT; M; Kummer, Sorgen, Besorgnis, Beschwerden durch
- **Lachen,** beim: calc-f.
  ALLGEMEINES; M; Lachen agg.
- **Lesen,** bei lautem: **Arg.**[5] **Calc-f.** cupr. gast.[36] med. menth.[36] naja sac-alb.[36] sel.[85] seneg. **Verb.**[5]
  M; Lesen agg. ALLGEMEINES; M; Lesen; agg.; lautes
- **Leukorrhö,** bei: con.[36] nat-s.[137]
- **Liegen** agg.: tarent-c.[192]
- **literarische** Tätigkeit amel.: nicc-s.[102]
  ALLGEMEINES; M; Literarische Arbeit amel.
- **Luft**:
  - **Freien,** im:
    - **agg.**: bry. **Calc.**[5] coc-c. **MANG. Nux-m. Phos.**[5]
      M; Luft; agg.; frische, im Freien
      - **Zimmer** kommend, aus dem warmen: **Coc-c.**
        M; Zimmer, warmes, agg.
    - **amel.**: calc-s.
      M; Luft; amel., frische
  - **kalter,** in: caust.[102] **Cupr. Hep. Nux-m.** thuj.
  - **trockener,** in: **Cupr.**
- **Masern,** nach: bell.[5] **Bry. Carb-v. Dros.** dulc.[8] maland.[193] sulph.
  M; Masern; nach
- **Menses**:
  - **agg.**:
    - **vor**: gels.[122] graph. helio.[142] lac-c.[122] mang. syph.
    - **während**: calc. gels.[102] **Graph.** helio.[142] lac-c.[137] spong. syph.[137]
      M; Menses; während
  - **amel. während**: senec.[171]
  - **unterdrückten,** bei: senec.[193]
- **Mittagessen,** nach amel.: mag-c.
  ALLGEMEINES; M; Mittagessen; amel.
- **nasswerden,** nach: arn.[137] merc-i-r. **Rhus-t.**
  M; Nasswerden agg.
- **nervöse** Aphonie mit Herzstörung: coca[102] hydr-ac.[102] nux-m.[102] ox-ac.[102]
- **Niesen** amel.: kreos.[85]
  ALLGEMEINES; M; Niesen; amel.
- **Pocken,** nach: maland.[193]
- **Rauchen** amel.: mang.[137]
  ALLGEMEINES; M; Tabak; amel.
- **Räuspern** amel.: aphis.[36]
- **Rednern,** bei:
  Überanstrengung der Stimme, durch
- **Rufen,** bei lautem: am-c.
- **Schleim** im Kehlkopf, durch: amyg-am.[10] ang.[1] aphis. **ARUM-T.**[22] **Bar-c. Calc-p.** camph. **Caust. Cham.** chin. hydrog.[222] **Kali-bi.** kali-s. **Mang. Phos. Psor. Rumx. SAMB. SEL. Stann. Staph.** stram. **Sulph.** tarax.[1] zinc.
  M; Schleim, durch
- **Schnupfen**:
  - **vor**: kali-c.[1]
  - **während**: acon. all-c.[102] alum. alum-p.[58] am-c.[1] am-m. **Ars.** ars-i.[137] ars-met. aza.[192] bar-c. **Benz-ac. Bry.** calc. **CARB-V.** carbn-s. **CAUST. Cham.**[5] **Dig.** dulc. eup-per. euphr.[5] ferr-p. gels.[25] graph. hep. ign.[5] ip.[58] **Kali-bi. Kali-c.**[5] **Kalm. Lach.**[5] **Mag-m.** mag-s. **MANG. MERC. Merc-i-r.** nat-ar. **Nat-c.** nat-m. **Nit-ac. Nux-v.**[5] ol-j.[25] osm.[102] **Petr.** phel. **PHOS.** pop-c.[102] **PULS.**[5] **Ran-b. Rhus-t.**[5] **Rumx.** samb.[5] **Sang.**[111] seneg.[137] **Sep. Spig. Spong.** sul-ac. sulph. tarent-c.[192] **Tell.** term-a.[192] thuj. trif-p.[102] verb.[102] zinc. zinc-p.[58]
    M; Schnupfen; mit
- **Schwäche** der Stimmbänder, durch: **Staph.**[54]
- **Singen**:
  - **agg.**: **AGAR.** alum. **Arg. Arg-n.** arn. **ARUM-T. Bry.** caps.[137] carb-v.[58] **Caust.** hep.[137] **Mang.** med.[102] menth.[85] **Nat-m.** nat-sel.[102] **Nit-ac.** osm. **SEL.** sep. spong.[102] **Stann.** wye.[102]
    M; Singen agg.
  - **amel.**: rhus-t.
  - **hoher** Töne verursacht Husten: arg-n.[193]
- **Sprechen**:
  - **agg.**: aegle.[192] **Alum.** alum-p.[58] alumn. am-c. ant-t. **ARG. ARG-N.** arn. **ARUM-T. Calc. CAPS. Carb-v. CAUST.** citl-v.[197] **Coc-c. Ferr.** hydro-c.[2147] **Kali-bi.** lach. **Mang.** mangi.[197] merc-cy.[137] morph. naja **Nat-m. Nit-ac.** ozone[227] **Ph-ac. Phos.** pitu-a.[164] psor. **RHUS-T.** sanic.[85] sel.[58] spong.[102] **Stann.** staph. stram. tama.[197] verb.[144] wye.[72]
    M; Sprechen agg.
    - **amel. sich nach einer Weile**: coc-c. mangi.[197] **Rhus-t.** sanic.[85] sel.[58]
    - **schmerzhaft**: merc-cy.[137]
  - **amel.**: ant-c.[137] caust.[137] graph.[137] tub.[111]
    ALLGEMEINES; M; Sprechen; amel.
  - **verhindert** das Sprechen:
    verhindert das Sprechen
- **Staub** agg.: brom.[58]
  ALLGEMEINES; M; Staub agg.
- **tief** unten im Kehlkopf: aloe[111]
- **Tonsillitis,** mit: arist-cl.[119] mein.[9]
- **Trockenheit** des Halses, nach: bell.[36] lachn.[25] plan.[36]
- **Überanstrengung** der Stimme, durch: acon. alum. **Arg. Arg-n.**[102] **Arn.** arum-d.[25] **ARUM-T. CAPS.** carb-v.[58] **CAUST. Coca**[102] coll. ferr-p. ferr-pic.[102] **Hep.**[102] iod.[102] **Kali-p.** lar-ar.[251] **Mang.** med.[102] merc.[102] merc-cy.[102] **Nat-m.** nat-sel.[102] **Phos. RHUS-T. Sel.** seneg. spong.[102] **Still.** sulph.[102] tab.[102] ter.[102]
  Verlust der Stimme, Stimmlosigkeit; übermäßigen Gebrauch der Stimme, durch
- **Überhitzung,** durch: **Ant-c.** ant-t.[102] **Brom.** haem. phos.[58]
  M; Erhitzung, bei
- **verhindert** das Sprechen: arum-t.[58] **Caust.** cupr. **Mag-m.** par. **PHOS.**
- **Verletzung,** nach: sec.[54]
- **wechselnd,** mal laut, mal schwach: ars.[1]

- **Weinen,** während: acon.[102] **BELL.** phos.[102] spong.[102]
- **Wetter**:
  - **heißem,** bei: pitu-a.[164]
    ALLGEMEINES; M; Wetter; heißes Wetter agg.
  - **kaltes,** durch: achy.[149] carb-v.[102] caust.[102] rumx.[102] sulph.[102]
  - **nassem,** feuchtem, bei: **Carb-v.** carbn-s. chlor. dulc. hep.[5] **Kali-bi.** mang. rumx. sil. sulph.
    ☞ *M; Luft; agg.; feuchte •M; Wetter, nasses, agg.*
    - **kalt,** und: **Carb-v. Dulc. Mang. Rumx. Sil.** sulph.
      ALLGEMEINES; M; Wetter; kaltes, feuchtes Wetter; agg.
  - **Wetterwechsel,** durch: phos.[58]
- **würgend**: iod.[137]
- **Zimmer,** warmes, agg.: alum. ant-c.[85] bry. iod. **Kali-s. Puls.**
  ☞ *M; Zimmer, warmes, agg.*
- **Zorn,** durch: **Staph.**[54]
  ☞ *M; Zorn agg.*
- **Zugluft** agg.: merc.
  ALLGEMEINES; M; Zugluft; agg.
- **anfallsweise**: **Gels.** par.
- **ängstlich**: graph.[36]
- **chronisch**: ampe-qu.[85] ant-c.[5] arg.[5] arg-n.[5] arum-d.[25] bar-c.[5] bell.[5] brom.[122] **Calc.**[5] caps.[58] **Carb-v.**[5] carc.[207] **Caust.**[5] cupr.[5] dros.[5] dulc.[5] graph.[102] helx.[110] **Hep.**[5] kali-bi.[58] kali-hp.[45] **Mang.**[5] merc.[5] **Mur-ac.**[5] **Petr.**[5] **Phos.**[5] phyt.[1125] plb.[5] rhus-g.[25] rhus-t.[5] **Sil.**[5] stann.[5] still.[144] **Sulph.**[5]
  - **Hautbeschwerden,** mit: graph.[102]
  - **Personen** mit Lymphdrüsentuberkulose in der Jugend: ampe-qu.[85]
- **hysterisch**: cocc.[102] **Gels.**[102] **Ign.**[102] nux-m.[102] plat.[102]
- **katarrhalisch**: ant-t.[5] arum-t.[144] bell.[5] calc.[5] caps.[5] **Carb-v.**[5] **Caust.**[5] **Cham.**[5] **Dros.**[5] **Dulc.**[5] hep.[5] mang.[5] **Merc.**[5] mur-ac.[36] nat-c.[5] **Nux-v.**[5] phos.[5] **Puls.**[5] **Rhus-t.**[5] sac-alb.[36] **Samb.**[5] sil.[5] **Sulph.**[5]
- **Magen** kommend, wie vom: lob-s.[85]
- **paretisch**: am-caust.[102] bell.[102] **Caust.**[102] **Gels.**[102] lach.[102] **Ox-ac.**[102] phos.[102] rumx.[102] sil.[102]
- **plötzlich**: abrot. **Bell. Buni-o.**[149] carb-v. corv-c.[258] gink.[227] mag-m. nux-m.[5] seneg. sep. **Spong.**
- **schmerzhaft**: all-c.[111] **Arg. BELL. Brom.** calc.[36] ferr-p.[122] **Iod. Kali-bi.** kali-br. lac-ac.[111] merc-cy.[137] **PHOS. Stann.** term-a.[192] tub.[144]
  - **Sprechen,** beim: merc-cy.[137]
    ☞ *M; Sprechen agg.*
- **schmerzlos**: **Ant-c.** bell.[102] **CALC.** calc-p.[111] **Calc-sil. CARB-V. Caust. Dig.** ferr.[5] ip.[137] op.[5] **Par. Phos.**
- **schwankend**:
  ☞ *kommt und geht*

höher: acon. all-c.[111] alumn. ars. **Bell.**[5] bry. cann-i. choc.[222] cupr. dros. pier-b.[233] **Rumx. Stann.**[5] **STRAM.**[137]
- **Räuspern,** nach: stram.
- **plötzlich**: stram.[137]

hohl: **Acon.** alum. alum-p.[58] ant-c. ant-t. **Ars. Arum-t.** bar-c.[5] bell. cahin. **Camph.**[5] canth. carb-v. **Caust.** cham. chin. cina[5] colch. croto-t. dig. **DROS.** euph.[5] hep. ign. **Ip. Kali-bi.** kreos. lach. **Led.** lyc. mag-s. nux-m.[5] op. par.[5] phos. plb. puls. **Samb. Sec.**[5] sil.[5] spig.[5] **SPONG. Stann.** staph. **Stram.**[5] **Thuj. VERAT.** verb.
- **Schnupfen,** bei: bar-c.[5]
  ☞ *M; Schnupfen; mit*

knarrend, quietschend: sec.[137]

krächzend: acon. ars.[5] chin.[5] cina[5] cupr.[5] cupr-acet.[8] irid.[222] kali-hp.[45] lac-ac. lach.[5] lar-ar.[251] ruta[5] **STRAM.** sul-ac.
GEMÜT; C; Krächzen, Quaken

kraftvoll: hydr-ac.

krähend: **Acon.** ars. chin. cina dros.[5] hep.[5] lach.[5] samb. **SPONG.** stram.[5]
ATMUNG; C; Rauh; krähend

kreischend: alum. **ARUM-T.** cupr. ozone[227] **Stram.**
☞ *weinerlich* *GEMÜT; C; Schreien, Kreischen, Brüllen •GEMÜT; C; Schreien, Kreischen, Brüllen*

kruppartig: **Acon. Ail. All-c.**[102] brom.[102] caust.[102] hep. kali-hp.[45] kali-s.[102] spong. sul-ac.

laut: arn.[54] ars. atro. aur. **Bell.**[54] calx-b.[194] cann-i. cham.[54] **Hyos.** lach. mosch. **Nux-m.**[809] op.[54] sep.[54] sil.[54] spong.[54] stram. sulph.[54] **Verat.**[809]
- **Schlaf,** im: **Arn.**[54] **Bell.**[54] nux-m.[137] **Sep.**[54] **Sil.**[54] spong.[54] **Sulph.**[54]
  GEMÜT; C; Sprechen, Reden; allgemeine Rubriken; Schlaf; im Schlaf
- **Typhoid,** bei: **Op.**[54]

leise: alumn. am-caust. **Ang.**[5] ant-c.[5] **Arn. Ars.** bell.[5] **Cact. Calc.** camph.[1] cann-i. cann-s.[5] **Canth.**[5] carb-an.[5] **Caust.**[5] cham.[5] chin.[5] croto-t. cymbo-ci.[2184] gels.[162] hep.[5] hydrog.[222] **IGN.**[1] ip.[54] irid.[222] laur.[5] lyc.[5] mang-acet.[72] mang-o.[72] mosch.[5] **NIT-S-D.**[1] nux-v.[5] op.[5] osm. ox-ac. ozone[227] par.[5] **Ph-ac.**[5] pier-b.[233] **PULS.**[5] sec.[5] **Spong.**[5] stann.[5] staph.[5] sul-ac. tab.[111] verat.[5] **Viol-o.**[54]
☞ *Sprache, Sprechen; undeutlich •flüsternd •gedämpft, erstickt •schwach •tonlos*
- **weich,** und: **Ang.**[5] **Ant-c.**[5] bell.[5] cann-s.[5] **Canth.**[5] carb-an.[5] caust.[5] **Cham.**[5] **Chin.**[5] **Hep.**[5] ign.[1] **IP.**[54] laur.[5] **Lyc.**[5] mosch.[5] nux-v.[5] op.[5] par.[5] **Puls.**[5] **Sec.**[5] **Spong.**[5] stann.[5] **Staph.**[5] tab.[111] **Verat.**[5] **Viol-o.**[54]

männlich, wird, bei Frauen: cortico.[149]

nasal: all-c. alum. aur. bar-m.[137] bell. bov. bry. **Caust.** cymbo-ci.[2184] ferr. **Fl-ac.** gels. gink.[227] **Iod.** ip.[102] **KALI-BI. Kali-i.** kali-n. **Lac-c.**[137] **Lach.** lap-laz.[227] lyc. mag-m.[1] mag-s. **Manc.** merc. **Mur-ac.**[8] nat-c. nat-m. nux-v.[1] ozone[227] petr.[5] ph-ac. **Phos.** plb. rumx. sang. sep. sil.[5] sin-n. spong. **Staph.**[137] sul-i.[111] sulph. sumb. teucr.[5] thuj.
- **morgens**: bov. sulph.
  ☞ *Z; Morgens*
- **abends**: sep. sumb.
  ☞ *Z; Abends*
- **katarrhalisch**: kali-i. mag-m.[1] ph-ac. staph.[5]

STIMME; nasal (Forts.)

- **Mund,** mit offenem: bar-m.[137] lac-c.[137]
- **Schnupfen,** bei: ip.[102] ozone[227]
  ☞ *M; Schnupfen; mit*
- **Tonsillen,** mit vergrößerten: staph.[137]

piepsend: bell. camph.[5] cupr.[5] phos.[5] **Spong.** stann.[5] stront-c.[5]

quietschend: ars. bell.[5] camph.[5] cann-s.[5] cupr.[5] lac-ac. **STRAM.**

rauh: acon. **All-s. Alum.** alum-p.[58] alum-sil.[58] am-c. ambr. ammc.[4] ant-c.[102] apis arg.[58] ars. ars-i. aur.[5] **Bar-c.** bar-i.[58] bar-s.[58] **BELL.** bor.[5] **Brom.** bry. cahin. **Calc.** calc-ar. canth. **Caps.**[5] **Carb-an.**[5] **CARB-V. Carbn-s. Caust. Cham. Chin.** chin-ar. chin-s.[111] **Coc-c. Coff.** coloc. croc.[5] crot-h.[36] croto-t. cub.[85] cupr. cycl. dig. dros. **Dulc.**[5] **Graph.** harp.[1184] hep. hydrog.[222] **HYOS. Iod.** kali-ar. **KALI-BI.** kali-c. kali-n. kali-sil.[58] kola[1184] kreos.[5] lach.[5] laur.[5] lyss.[85] mag-m. mag-s. **Mang. Meny. Merc.** merc-c. merc-i-r. mez. **Nat-c.**[5] nat-m. nit-ac. nux-m.[5] **Nux-v.** op. ox-ac. ozone[227] **Petr.**[5] ph-ac.[5] **PHOS.** plb. prun. **PULS. Rhus-t.**[5] **Samb.**[5] sars.[5] **Seneg. Sil. Spong.** stann.[5] staph.[5] stram. stront-c.[5] sul-ac.[5] sul-i.[58] **Sulph.** sumb. thuj. verat.[5] verb.[5] weil.[9] zinc. zinc-p.[58]
  ☞ *heiser • rauh, belegt*

- **morgens**: **Calc.** coc-c. coff. harp.[1184] **Mang.**
  ☞ *Z; Morgens*
- **vormittags**: sulph.
  ☞ *Z; Vormittags*
- **nachmittags**: alum. coc-c. sulph.[1]
  ☞ *Z; Nachmittags*
- **abends**: alum. coloc. kali-bi. sulph.
  ☞ *Z; Abends*
- **Luft**:
  - **Gehen** ins Freie, beim: **MANG.**
    ☞ *M; Luft; agg.; frische, im Freien*
  - **Luftzug** agg.: **Merc.**
- **Rauchen** amel.: **Mang.**
- **Sprechen,** durch: am-c. ant-c.[102] **Coc-c.**
  ☞ *M; Sprechen agg.*
- **Überbeanspruchung,** durch: ant-c.[102]
- **Zubettgehen,** vor dem: ox-ac.

rauh, belegt: **Acon.** agar.[5] aloe alum. alum-sil.[58] am-c.[5] **Am-m.** anac.[5] ant-c.[5] aran.[149] arg.[149] aur. **Bar-c.** bar-m.[54] bell. bell-p.[149] **Brom.** bry.[5] calc. **Calc-sil.** camph. carb-an.[5] carb-v.[58] **Caust.** cham.[5] **Chin. Coc-c.** croc. cupr.[5] **DROS.** echi. ephe.[267] gink.[227] graph. hep.[5] **Hyos.** irid.[222] kali-hp.[45] **Kali-n. Lac-c. Lyc.** lycpr.[102] mang. menth.[85] merc. merc-i-r. morph-s.[45] nat-m. nat-s. nit-ac.[5] nux-m.[5] nux-v.[5] onos. ozone[227] **PHOS.** pyrog.[58] rumx. sabad. sars.[5] **Sel.** sil. **Spong. Stann.** sulo-ac.[149] **Sulph.** verb.[5] xan.[85]
  ☞ *heiser • rauh*

- **morgens**: alum. **Sil.**
  ☞ *Z; Morgens*
  - **Erwachen,** beim: alum.
    ☞ *M; Erwachen, beim*
- **abends**: carb-v.[58]
  ☞ *Z; Abends*
- **Freien,** im: coc-c.
  ☞ *M; Luft; agg.; frische, im Freien*
- **Furcht,** mit: bar-m.[54]
  ☞ *M; Schreck, Furcht, nach*
- **Husten**:
  - **agg.**: arg.[149]
    ☞ *M; Husten; agg.*
  - **amel.**: ozone[227]
    ☞ *M; Husten; amel.*
- **Lesen,** durch lautes: menth.[85]
  ☞ *M; Lesen agg.*
- **Schleim,** durch zähen: ozone[227]
  ☞ *M; Schleim, durch*
- **Singen,** durch: menth.[85] ozone[227]
  ☞ *M; Singen agg.*
- **Sprechen** agg.: arg.[149]
  ☞ *M; Sprechen agg.*

resonanzlos: arum-t.[111] camph.[5] cann-s.[5] dros. graph. hep.[58] lach.[5] sil.[58] **Spong.**

- **abends**: **Spong.**
  ☞ *Z; Abends*
- **Singen,** beim: **Graph.**
  ☞ *M; Singen agg.*

schrill: acon.[137] cann-i.[116] cupr.[116] lyss.[85] samb.[137] spong.[137] stram.[116]

schwach: abrot. absin. acon. alum.[58] am-caust. amyg-am.[36] ang.[1] **Ant-c. ANT-T.** arg.[58] **Arg-n.** ars. ars-i. ars-s-f.[58] bar-c. bar-i.[58] bar-m.[54] bar-s.[58] **Bell. Brom. Calc. Calc-s. Camph.** cann-s.[5] **CANTH.** carb-an.[5] **Carb-v. Caust. Cham. CHIN.**[5] clem. coc-c. **Coca**[8] **Coll. Crot-h.** cupr. **Cycl.** daph.[111] dig. dros.[38] dubin.[102] **Ferr. Ferr-p. Gels.**[162] **HEP.** hydrog.[222] **Ign.** iod. kali-bi.[111] kali-br.[36] kali-i. lach. laur. lim-b-c.[204] **Lyc.** lyss.[85] manc.[54] mang.[144] **Naja** nat-ar. nat-c. **Nat-m.** nit-ac. **Nux-v.** op. osm. ox-ac. par. pen.[102] petr. **Ph-ac. Phos.** pier-b.[233] plb. pop-c.[72] prim-v.[72] prun. psil.[164] psor. **Puls.** pyrog.[58] **Rhus-t. Sec.** sel.[58] **Spong. STANN. STAPH. Stram.** stry. sul-ac. sul-i.[58] **Sulph.** tab. tax.[303] thuj. **VERAT.** weil.[9] zinc. zinc-p.[58]
  ☞ *Sprache, Sprechen; schwierig; Schwäche, durch • Sprache, Sprechen; undeutlich • flüsternd • gedämpft, erstickt • leise • tonlos*

- **abends** im Bett: phos.
  ☞ *Z; Abends • Z; Abends; Bett, im*
- **Fieberhitze,** während: **Hep.**
- **Furcht,** mit: bar-m.[54]
  ☞ *M; Schreck, Furcht, nach*
- **Kopfschmerz,** nach: gels.[162]
- **Menses,** während: plb.
  ☞ *M; Menses; während*
- **Sängern,** bei: alum.[58]
  ☞ *M; Singen agg.*
- **Sprechen,** nach: carb-v.[58] **Coc-c.** daph.[111] **Ph-ac.** psil.[164] **STANN.** sul-ac. **Sulph.**
  ☞ *M; Sprechen agg.*
- **Typhus,** nach: manc.[54]
- **Zorn,** nach: **Staph.**
  ☞ *M; Zorn agg.*

schwankend: seneg.[137]

tief: adam.[222] aegle.[192] am-caust. ambr. anac. ant-c. arn. **Arum-t.** aur-m. aza.[192] bar-c.[5] **Brom.** camph.[102] **CARB-V. Caust.**[102] cham.[5] **Chin.** chin-s. choc.[222] coc-c. **Colch.** dig. **DROS.** hep. hydrog.[222] iod. lac-ac. laur. mag-m. mag-s. nux-v. op. par. **Phos.** pop.[102] samb. sanguin-n.[102] spong. **Stann.** sulph. verat. **Verb.**[102]
☞ *Bassstimme*

- **morgens**: aza.[192]
☞ *Z; Morgens*

- **Essen,** nach dem: anac.

- **Husten** agg.: aza.[192]
☞ *M; Husten; agg.*

- **Luft**:
  - **feuchtkalter,** in: sulph.
  ☞ *M; Luft; agg.; feuchte*
  - **Freien,** im: coc-c.
  ☞ *M; Luft; agg.; frische, im Freien*

- **Schnupfen,** bei: bar-c.[5]
☞ *M; Schnupfen; mit*

- **posaunenartig**: verb.[102]

tonlos: agn. ambr. arg.[5] asaf.[5] **Calad.** carb-an. chin. cina[5] cupr.[5] **DROS.** hep. lyc.[5] lyss.[144] **Mang.**[5] nat-c. rhod. samb. spong. **STRAM.** sulph.[5] thuj. verat.[5]
☞ *Sprache, Sprechen; undeutlich • flüsternd • gedämpft, erstickt • leise • schwach*

Trompete, Posaune, wie eine: verb.[5]

unbewegte: **STRAM.**

undeutlich:
☞ *Sprache, Sprechen; undeutlich*

unterbrochen: **Alum. Ars.** camph.[5] **Cic.**[5] cupr.[5] dros. **Euphr.**[5] graph.[5] iod.[5] **Mag-c.**[5] merc.[5] phos.[5] plb.[5] **Spong.** tab.[111]
☞ *Verlust der Stimme, Stimmlosigkeit; vorübergehend, für eine weile • wechselnd*

verändert: bar-c.[58] bell. carbn-s. chlf. lyc. merc. murx. nat-m. tab.

Verlust der Stimme, Stimmlosigkeit: acal.[25] **Acon.**[36] adam.[222] aether[36] agar-ph.[36] ail. **Alum.** alum-p.[58] **ALUMN.** am-c.[36] **AM-CAUST.** am-m. ambr.[5] amyg-am.[10] anan. **ANT-C.**[58] **Ant-t.** apis[8] **ARG.**[5] **ARG-N.** arn.[5] **Ars.**[172] ars-i. ars-s-f.[58] arum-d.[25] **Arum-t.** arund. astac.[36] atro.[36] **Aur.**[5] bac.[62] **Bapt. Bar-c.**[58] bar-i.[58] bar-s.[58] **BELL.** both-l.[137] bov.[5] **BROM.** bry.[58] bufo[36] cahin. calad. calc.[5] calc-ar. calx-b.[194] camph. cann-i. **Cann-s.**[5] canth.[111] caps.[137] **Carb-ac. Carb-an. CARB-V.**[34] carbn-o.[36] **Carbn-s. CAUST.** cedr.[25] cham.[193] chin.[5] chin-s. chlf.[36] **Chlor.** choc.[222] cic.[5] **Cina** coca[102] cocain.[102] cocc.[102] coch.[85] cod.[36] colch.[5] con. cot.[36] croc.[36] **Crot-c.** crot-h.[54] croto-t. **Cupr.** cupr-acet.[36] dig. **Dros. Dulc.**[34] elaps ery-a.[25] **Euphr.**[5] **Ferr.**[54] ferr-ar. ferr-i. **Ferr-p.**[137] ferr-pic.[171] **Gels.**[85] glon.[111] graph.[111] haem. **Hep.**[34] hydr-ac.[102] **Hyos. Ign.** iod. iodof.[36] ip.[193] **Kali-ar.**[193] **Kali-bi.** kali-br.[36] **Kali-c.** kali-chl.[58] kali-chls.[85] kali-cy.[36] kali-hp.[45] **Kali-i.** kali-n. **Kali-p.**[58] kali-s. **Lac-ac.** lac-c.[111] lac-del.[204] **Lach. Laur.**[5] lepro.[197] linu-c.[36] lol.[36] lyc.[5] manc.[36] mang.[34] meny.[5] **Merc. Merc-c.** merc-d.[36] **Merc-i-f.** merc-meth.[36] **MEZ.**[5] mur-ac.[5] **Naja** nat-ar. nat-c. **Nat-m.** nat-p.[36] nicc. **Nit-ac. Nux-m.**[5] **Nux-v.** oena.[36] oeno.[36] ol-an. olnd.[5] **Op.**[5] ox-ac.[102] oxyg.[85] ozone[227] paeon. par. passi.[36] peti.[36] petr.[34] **PHOS. Phyt.**[137] **PLAT.** plb. pop.[85] pop-c.[102] ptel. **Puls.** pyrus rhus-g.[25] **Rhus-t.**[34] **Rumx.** ruta[5] **Sabad.**[5] samb.[5] **Sang.** sec.[5] **Sel.**[137] **Seneg.** sep. sil.[34] sol-t.[36] **Spong. Stann.**[137] staph.[58] still.[25] **STRAM.**[54] stry. sul-ac.[36] sul-i. **Sulph.**[34] syph.[56] tab.[36] tarent. tart-ac.[36] tep.[36] ter. **Trif-p.**[45] **Verat.** verat-v.[36] verb.[5] vesp. vip. visc.[36] xan.[85] zinc.[5] zinc-m.
☞ *Sprache, Sprechen; Verlust der Sprache* ▥ *GEMÜT; C; Sprachverlust, Aphasie •KEHLKOPF LUFTRÖHRE; C; Lähmung; Kehlkopf; Stimmbänder*

- **morgens**: ail. alum. **Brom. Carb-v. Caust.** dig. trif-p.[45]
☞ *Z; Morgens*
  - **Erwachen,** beim: **Ail.**
  ☞ *M; Erwachen, beim*

- **abends**: brom. **CARB-V. Phos.**
☞ *Z; Abends*

- **nachts**: am-c.[36] **Carb-an. Carb-v.** trif-p.[45]
☞ *Z; Nachts*

- **Mitternacht,** beim Erwachen: cot.[36]

- **periodisch**: gels.
☞ *Z; Periodisch*

- **Angst,** mit: **Ferr.**[54]
▥ *GEMÜT; M; Angst, Beängstigung, Beschwerden durch*

- **Anstrengung** der Stimme, bei: ant-c.[111] **CARB-V.** lac-c.[111]
☞ *M; Anstrengen der Stimme agg.*

- **Asthma,** bei: **Caust.**[185] seneg.[185]
▥ *ATMUNG; C; Asthma, asthmatische Atmung; Begleitsymptome*

- **Atmung,** mit erschwerter: cedr.[25]

- **Bewegung,** bei: ant-c.

- **Bluthusten,** Hämoptö, mit: acal.[25]

- **Entrüstung,** durch unterdrückte: staph.[58]
▥ *GEMÜT; M; Entrüstung, Empörung, Unwille, Beschwerden durch*

- **Epilepsie**:
☞ *Konvulsionen; vor epileptischen*

- **Erhitzung,** durch: **Ant-c.** haem.
☞ *M; Erhitzung, bei*

- **Erkältung**:
  - **chronische,** durch: alum.[137]
  ☞ *M; Kälte; Erkältung*
  - **Erkältung,** bei: apis[8] bell.[34] carb-v.[34] dulc.[34] ip.[193] seneg.[58] sulph.[34] xan.[25]
  ☞ *M; Kälte; Erkältung*
  - **Kälteeinwirkung,** bei: ant-c.[58] **Caust.** choc.[222] **Rumx.** xan.[85]
  ☞ *M; Kälte; Kaltwerden*

- **Erregung,** durch: **Ferr.**[54] lac-del.[204] merc.[36] **Stram.**[54]
☞ *M; Gemütsbewegungen, nach* ▥ *GEMÜT; M; Erregung; Beschwerden durch; Allgemeinsymptome*

STIMME; Verlust der Stimme, Stimmlosigkeit (Forts.)

- **Erwachen,** beim: nux-m. ptel.
  ☞ *M; Erwachen, beim*
- **Hautausschlägen,** nach: kali-ar.[193]
- **Herzerkrankung,** bei: coca[102] hydr-ac.[102] nux-m.[102] ox-ac.[102]
- **Herzklopfen,** bei: stram.[122]
- **Husten,** mit: bac.[62] cupr.[36] mang.[137]
- **Kältegefühl** im Hals, durch: nat-p.[36]
- **Konvulsionen**:
  - **vor** epileptischen: calc-ar.
  - **während**: dulc.[102] plb.[36] sul-ac.[36]
- **Kopfverletzungen,** durch: acon.[5] **Arn.**[5] bell.[5] hyos.[5]
  ▤ *ALLGEMEINES; M; Unfall, Beschwerden durch*
- **Kummer,** durch: cham.[193] ign.[193] peti.[36]
  ▤ *GEMÜT; M; Kummer, Sorgen, Besorgnis, Beschwerden durch*
- **Lähmung,** durch: alum.[58] bar-c.[58] bell.[102] both-l.[102] canth.[102] **CAUST.** cocain.[102] cocc.[102] dulc.[85] **Gels. Kali-p.**[58] **Lach.** merc. ox-ac.[102] **Plb.**
- **langes** Reden, durch: ferr-pic.[102] **Phos.**
  ☞ *M; Sprechen agg.* ▤ *ALLGEMEINES; M; Sprechen; agg.; lange Sprechen*
- **Lesen,** beim: plb.
  ☞ *M; Lesen agg.*
- **Luft**:
  - **feuchte,** agg.: **Chlor.**
    ☞ *M; Luft; agg.; feuchte*
  - **kalte,** agg.: carb-v. nux-m.[58] **Rumx.** sulph.
  - **warme,** amel.: seneg.
- **Menses**:
  - **vor**: gels.[102] graph.[102] syph.[56]
  - **während**: **Gels.**
    ☞ *M; Menses; während*
- **Mittagessen,** nach: plat.[36]
- **Nasenlöchern,** mit empfindlichen: **Ant-c.**[5]
- **Nervosität,** durch: ars.[172]
- **Sängern,** bei: arg.[58] **ARG-N.** arum-t.[111] bry.[58] **CAUST.** cupr.[137] ferr-pic.[171] graph.[111] mang.[137] sel.[137]
  ☞ *M; Singen agg.*
  - **periodisch**: cupr.[137]
    ☞ *Z; Periodisch*
- **Schleim** im Kehlkopf, durch: **Bar-c.**
  ☞ *M; Schleim, durch*
- **Schnupfen,** bei: pop-c.[102] puls.[5]
  ☞ *M; Schnupfen; mit*
- **Schreck,** Furcht, durch: **Acon. Gels.** hyos.[172] ign.[172] nux-m.[172] **Op.**
  ☞ *M; Schreck, Furcht, nach* • *Sprache, Sprechen; Verlust der Sprache; Schreck, Furcht, nach* ▤ *GEMÜT; M; Schreck oder Furcht, Beschwerden durch*
- **schwach,** wenn: acon.[36] canth.[111] xan.[85]
- **Trinken** von kaltem Wasser bei Überhitzung, durch: **Croto-t.**
- **Trockenheit** von Mund und Hals, durch: atro.[36]
- **Trunkenheit,** während: op.[5]
- **Überhitzung,** durch: brom.[58] phos.[58]
  ☞ *M; Erhitzung, bei*
- **übermäßigen** Gebrauch der Stimme, durch: alum.[58] arg.[137] **Arg-n.**[137] **Arum-t.**[137] caps.[137] **Caust. Ferr-p.**[137] **Graph.**[137] **Merc. RHUS-T.**[137] **Sel.**[137] **Seneg.** stann.[137]
  ☞ *heiser; Überanstrengung der Stimme, durch*
- **Wetter**:
  - **nassem,** bei: bar-c.[5] chlor.
    ☞ *M; Wetter, nasses, agg.*
  - **Wetterwechsel,** durch: phos.[58]
- **Wind,** durch: arum-t. hep.[111] nux-m.[111]
  ☞ *M; Wind agg.*
  - **Nordwest-Wind**: **Arum-t.** hep.[111] nux-m.[111]
- **Zimmer,** warmes, agg.: **Ant-c.** puls.
  ☞ *M; Zimmer, warmes, agg.*
- **Zorn,** nach: croc.[36] staph.
  ☞ *M; Zorn agg.*
- **Zungenbeschwerden,** ohne: both-l.[137]
- **chronisch**: carb-v.[34] caust.[34] dros.[34] dulc.[34] hep.[34] mang.[34] petr.[34] phos.[34] phyt.[137] rhus-t.[34] sil.[34] sulph.[34]
- **hysterisch**: gels.[85] **Hyos. Ign. Nux-m.** plat. sep. **Stram.**[54]
- **intermittierend,** bei Sängern: cupr.
- **mittlere** Tonlage, für die: arg.[5]
- **plötzlich**: alum. **Bell. CAUST.** nux-m.[5] seneg.[111]
- **schmerzlos**: ant-c.[58] **Phos.**
- **vorübergehend,** für eine weile: alum. choc.[222] dros. spong.
  ☞ *unterbrochen*

wechselnd: alumn. ant-c.[102] **Arg.**[102] **Ars. ARUM-T.**[22] bell.[102] carb-v.[102] caust.[102] choc.[222] con.[137] dros.[102] ferr.[137] graph.[137] kola[1184] lach.[102] mang.[137] rumx.[102] seneg.[137] sep.[137] spong.[137] stram.[137] tax.[303]
  ☞ *unterbrochen*
- **wechselt** ständig die Tonlage: ant-c.[102] arg.[102] **ARUM-T.**[22] bell.[102] carb-v.[102] caust.[102] con.[137] dros.[102] graph.[137] lach.[102] rumx.[102] sep.[137] spong.[137] stram.[137]

weich:
  ☞ *leise*

weinerlich: **Alum.** ambr. bor. carb-an. **Cina** ip. mang.[5] nux-v. plb. squil. stram. verat.
  ☞ *kreischend* ▤ *GEMÜT; C; Sprechen, Reden; allgemeine Rubriken; wimmernd* • *GEMÜT; C; Wimmern*
- **morgens**: **Bor.**
  ☞ *Z; Morgens*
- **Menses,** nach: stram.
  ☞ *M; Menses; nach*
- **Schlaf,** im: verat.

Wolle hindurch sprechen, als würde man durch: agn.[122]

zischend: bell. **Nux-v. Phos.** spong.[58]

zittrig: acon. agar. **Ars. Camph.** canth. **Cocc.** cupr. gels. **IGN.**[5] iod. kali-i. laur. **MERC.** mez. **Nux-m.** op. **Phos.** plb.[5] psor. tax.[303] xan.[85]

ABWECHSELNDE SYMPTOME

ZEIT

MODALITÄTEN

CHARAKTERISTIKA EIGENTÜMLICHKEITEN

ABWECHSELNDE SYMPTOME

ABWECHSELND mit Atemsymptomen, Beschwerden erscheinen: ant-t.[137] apis[193] ars.[193] **Calad.**[5] calc.[54] carc.[184] caust.[102] **Coloc.**[5] croto-t.[5] dulc.[5] graph.[5] **Hep. Ign.**[5] kali-ar.[193] **Kalm.** lach. mez. mut.[136] phenob.[149] **Psor.**[149] rat.[193] rhus-t.[5] syph.[36]
ALLGEMEINES; A; Abwechselnde, alternierende Zustände

Diarrhö, abwechselnd mit: **Rhus-t.**[5]
ALLGEMEINES; A; Abwechselnde, alternierende Zustände

Hautausschläge, abwechselnd mit: apis[193] **Calad.**[5] calc.[54] carc.[184] caust.[102] croto-t.[5] cupr.[210] dulc.[5] graph.[5] **Hep. Kalm.** lach. med.[212] mez. mut.[136] phenob.[149] **Psor.**[149] rat.[193] **Rhus-t.**[5] **Sulph.** syph.[36]
HAUT; A; Abwechselnd mit

Konvulsionen, abwechselnd mit: **Ign.**[5]
ALLGEMEINES; A; Abwechselnde, alternierende Zustände

ZEIT

MORGENS: acon.[5] **Am-m.**[5] **Ambr.**[5] **ANT-T.**[5] **Ars.**[5] **Bell.**[5] **Bry.**[5] **Calc. Carb-an.**[5] **Carb-v. Caust.**[1] cham.[5] chin.[5] **Coff.** coloc.[5] **CON.**[1] **Dig.** graph.[5] hyos.[5] **Kali-bi. KALI-C.** kali-n.[5] **Lach.** merc.[5] nat-c.[1] **NUX-V.**[5] **Phos.** puls.[5] rhod.[5] sars.[1] seneg.[5] **Sep. Sil.** squil.[5] **Staph.**[5] sul-ac.[5] sulph.[1] valer.[5] **Verat.**[5] zinc.[5]
ALLGEMEINES; Z; Morgens, 5 Uhr - 9 Uhr; agg.

Bett, im: ant-t.[5] carb-an.[5] con.[5]

VORMITTAGS: alum.[5] am-c.[5] ars.[5] bar-c.[5] calc.[5] chin.[5] ferr.[5] **Ip.** mag-c.[5] merc.[5] mur-ac.[5] nat-c.[5] nux-v.[5] phos.[5] sep.[5] zinc.[5]
ALLGEMEINES; Z; Vormittags, 9 Uhr - 12 Uhr; agg.

NACHMITTAGS: alum.[5] am-c.[5] am-m.[5] ant-c.[5] **Ars.**[5] asaf.[5] bar-c.[5] bell.[5] bov.[5] calad.[5] canth.[5] **Caps.**[5] **Carb-an.**[5] carb-v.[5] caust.[5] chel.[5] graph.[5] hyos.[5] ip.[5] lyc.[5] merc.[5] mur-ac.[5] **Nux-v.**[5] petr.[5] phos.[5] **Puls.**[5] **Rhus-t.** sabad.[5] sars.[5] sep.[5] staph.[5] **Sulph.** viol-t.[5] **Zinc.**[5]
ALLGEMEINES; Z; Nachmittags, 13 Uhr - 18 Uhr; agg.

ABENDS: alum.[5] ang.[5] ant-t.[5] **Ars.**[1] bell.[5] carb-an.[5] carb-v.[5] chin.[5] coff.[5] con.[5] cycl.[5] ferr.[5] **Graph.**[5] ign.[5] ip.[5] lach.[5] mag-c.[5] merc.[5] nat-c.[5] nat-m.[5] nux-m.[5] nux-v.[5] petr.[1] **Phos. PULS. Ran-b.** rhus-t.[5] sars.[1] sep.[5] sil.[5] **Stann.**[5] staph.[5] **Sulph.**[5] verb.[5] **Zinc.**
ALLGEMEINES; Z; Abends, 18 Uhr - 21 Uhr; agg.

17 Uhr - **19** Uhr: nat-m.[5]

Bett, im: **Ars.**[5] bell.[5] carb-an.[1] carb-v.[5] chin.[5] con.[5] ferr.[5] **Graph.**[5] lach.[5] merc.[5] nat-m.[5] nux-v.[5] sep.[5] verb.[5]

NACHTS: acon.[5] alum.[5] **AM-C.**[5] **Am-m.**[5] arg.[5] arn.[5] **ARS.**[5] asaf.[5] asar.[5] **Aur.** bell.[5] **Bry.**[5] **CALC.**[5] carb-an.[5] **CARB-V.**[5] **Cham.**[5] **Chin. Coloc.**[5] cupr.[5] **Dig. FERR.**[5] **Graph.**[5] **Guai. Hyos.**[5] **Ign.**[5] **IP.**[5] **Kali-bi.** kali-br.[111] **Kali-c. LACH. LYC. M-art.**[5] **Meph.** merc.[5] **Merc-c.**[5] nat-c.[5] nat-m.[1] **NUX-V.**[5] **Op.**[5] ox-ac.[137] **Petr.**[5] **PHOS.** plb.[5] podo. **PULS.**[5] ran-b.[5] ran-s.[5] **Rhus-t.** ruta[5] sabad.[5] **SAMB.** sang.[8] sel.[5] seneg.[5] **Sep. SIL.** spig.[5] **Spong. Stann. Sul-ac. SULPH. Thuj.** verat.[5] vib.[137]
ALLGEMEINES; Z; Nachts, 21 Uhr - 5 Uhr; agg.

MITTERNACHT:

vor: **Am-c.**[5] **Cann-s.**[5] nux-v.[5] **PULS.**[5] **Spong.**[5]
ALLGEMEINES; Z; Mitternacht; vor

gegen: **ARS.**[36] ferr.[137] samb.[5] spong.[5]
ALLGEMEINES; Z; Mitternacht; gegen

nach: acon.[5] **ARS.** bry.[5] bufo **Ferr. Ign.**[5] **Kali-bi.** m-art.[5] **NUX-V.**[5] **Op.**[5] **SAMB.** squil.[5]
ALLGEMEINES; Z; Mitternacht; nach

- **3** Uhr: bufo[111]

FRÜHLING, im: **Aur.**[5]

HERBST, im: **Aur.**[5]
ALLGEMEINES; Z; Herbst; agg.

WINTER, im: **Ant-t.**[5] **Carb-v.** nat-m.[137]
ALLGEMEINES; Z; Winter; agg.

PERIODISCH: Alum. Asaf. CACT. Cann-s.[5] **Carb-v. Chel. Chin.**[102] ign.[102] kali-c.[5] nat-s.[111]
ALLGEMEINES; Z; Periodisch

MODALITÄTEN

BEGLEITSYMPTOMEN, mit sonstigen: **Acon.**[5] alum.[5] am-c.[5] am-m.[5] anac.[5] ang.[5] ant-c.[5] ant-t.[5] arg.[5] arg-n.[137] arn.[5] **Ars.**[5] asaf.[5] asar.[5] aur.[5] bar-c.[5] bell.[5] bism.[5] bor.[5] bov.[5] **Bry.**[5] calad.[5] **Calc.**[5] camph.[5] canth.[5] caps.[5] carb-an.[5] **Carb-v.**[5] caust.[5] cham.[5] chel.[5] **Chin.**[5] cic.[5] cina[5] cocc.[5] coff.[5] colch.[5] coloc.[5] con.[5] croc.[5] **CUPR.**[5] cycl.[5] dig.[5] dros.[5] dulc.[5] euph.[5] euphr.[5] ferr.[5] graph.[5] guai.[5] hell.[5] hep.[5] hyos.[5] **Ign.**[5] iod.[5] **IP.**[5] just.[137] kali-c.[5] kali-n.[5] kreos.[5] lach.[5] laur.[5] led.[5] lyc.[5] m-arct.[5] m-art.[5] m-aust.[5] mag-c.[5] mang.[5] meny.[5] merc.[5] mez.[5] mosch.[5] mur-ac.[5] nat-c.[5] nat-m.[5] nat-s.[137] nit-ac.[5] **Nux-m.**[5] **Nux-v.**[5] olnd.[5] op.[5] par.[5] petr.[5] ph-ac.[5] **PHOS.**[5] plat.[5] plb.[5] **PULS.**[5] ran-b.[5] ran-s.[5] rheum[5] **Rhod.**[5] **Rhus-t.**[5] ruta[5] sabad.[5] sabin.[5] samb.[5] sars.[5] sec.[5] sel.[5] **Seneg.**[5] **SEP.**[5] sil.[5] **Spig.**[5] spong.[5] squil.[5] stann.[5] staph.[5] stram.[5] stront-c.[5] sul-ac.[5] **Sulph.**[5] tarax.[5] teucr.[5] thuj.[5] valer.[5] **Verat.**[5] verb.[5] viol-o.[5] viol-t.[5] zinc.[5]

ABENDESSEN, nach dem: **Ant-c.**[5]

ABWÄRTS Gehen agg.: **BOR.**
ALLGEMEINES; M; Abwärtsgehen, Hinabsteigen; agg.

ANHEBEN der Arme agg.: am-m.[137] ant-c.[5] **BERB.** chin.[5] **CUPR.**[5] kali-c.[5] lach.[137] led.[5] olnd.[5] pop.[111] puls.[5] **SPIG.** sulph.[5] tarent.[137]
ALLGEMEINES; M; Heben, Anheben; agg.;

ANLEHNEN, beim:

gegen etwas: **Apisin.**[5] sep.[5]
▤ *ALLGEMEINES; M; Anlehnen; gegen etwas; agg. beim Anlehnen*

hinten, nach: **Apisin.**[5] **Cupr.**[5]
▤ *ALLGEMEINES; M; Anlehnen; gegen etwas; agg. beim Anlehnen;*

ANSTRENGUNG, Betätigung agg.: am-c.[5] am-m.[5] **ARS.**[5] **Asaf.**[5] bell.[5] berb.[137] bor.[5] bov.[5] **Bry.**[5] **CALC. Camph.** con. **Dulc.**[5] **Kali-c. LACH. LYC.**[5] **NAT-M. Nat-s. Nit-ac.**[1] rhus-t.[5] sars.[5] **SIL.**[5] **Spig.**[137] **SPONG. Squil.**[5] tarent.[137]
☞ *Arbeit agg.* ▤ *ALLGEMEINES; M; Anstrengung, körperliche; agg., Anstrengung*

manuelle Tätigkeit: **Am-m.**[5] berb.[137] **Bov. LACH. NAT-M.**[5] **Sil.** spig.[137] tarent.[137]

ARBEIT agg.: **Bov. LYC.**[5] **NAT-M.**[5] **Nit-ac.**[1] sars.[5] **SIL.**[5]
☞ *Anstrengung, Betätigung agg. • Geistige Anstrengung agg.*

ARSENHALTIGE Dämpfe agg.: **Camph.**[5] cupr.[5] **HEP.**[5] **Ip.**[5] kali-bi.[111] merc.[5]

ATMEN:

agg.:

- **Ausatmung**: dros.[5] olnd.[5] staph.[5]
▤ *ALLGEMEINES; M; Atmen; agg. • ALLGEMEINES; M; Ausatmen; agg.*
- **Einatmung**: acon.[5] **Apisin.**[5] bry.[5] caps.[5] cham.[5] chin.[5] **Cina**[5] cocc.[5] ign.[5] **Ip.**[5] **Lob.**[111] mosch.[5] op.[5] ran-b.[5] rhus-t.[5] sabad.[5] sabin.[5] spig.[5] **Spong.**[5] squil.[5]
▤ *ALLGEMEINES; M; Atmen; agg.*
- **tief**: am-m.[5] ars.[5] bry.[5] calad.[5] canth.[5] kalm.[111] merc.[5] ran-s.[5] rhus-t.[5] thuj.[137]
▤ *ALLGEMEINES; M; Einatmen; agg.; tief Einatmen*

amel.:

- **tief**: caps.[137] chel.[5] chin.[5] **Cupr.**[5] osm.[111] **Stann.**[5]
▤ *ALLGEMEINES; M; Einatmen; amel.; tief Einatmen*
- **Ausatmung**: cina[5]
▤ *ALLGEMEINES; M; Ausatmen; amel.*

Atem an, hält den: spig.[5]
▤ *ALLGEMEINES; M; Atmen; anhalten, den Atem; agg.*

AUFRICHTEN amel.: **Ant-t.**[5] **Cann-s.**[5] chin.[5] **Hep.**[5] kali-c.[5] olnd.[5] puls.[5]

AUFSTEHEN agg.: **Acon.**[5] calc-p.[111] caps.[5] cina[5] hyos.[5] nux-v.[5] staph.[5]

AUFSTOßEN amel.: calc.[5] **CARB-V.** cast.[111] **CHEL.**[122] kali-c.[5] lach.[5] mosch.[137] puls.[5]
▤ *ALLGEMEINES; M; Aufstoßen; amel.*

AUSSCHWEIFUNG, nach: **Staph.**[5]
▤ *ALLGEMEINES; M; Ausschweifung, Schwelgerei; nach*

AUSWURF amel.: **ANT-T.** aral.[102] calad.[137] calc.[5] **Grin.** hyper. **Ip.** lach.[137] **Nux-v.**[5] **Phos.**[5] **Sep.** squil.[5] stann.[137] sulph.[1]
▤ *ALLGEMEINES; M; Auswurf, Expektoration; amel.*

AUSZIEHEN agg.: kali-bi.[111]
▤ *ALLGEMEINES; M; Ausziehen; agg.*

BEDECKEN, Zudecken, durch: cupr.[5] **Lach.**[5]
▤ *ALLGEMEINES; M; Bedecken, Zudecken; agg.*

BERGARBEITERN, bei: ars.[5] bell.[5] **CALC.**[5] chin.[5] **Hep.**[5] ip.[5] nux-v.[5] phos.[5] **SIL.**[5] **Sulph.**[5]

BERÜHRUNG agg.:
▤ *ALLGEMEINES; M; Berührung, Berührtwerden; agg.*

Epigastrium, am: arn.[5]

Hals oder Mund, an: apisin.[5] **BELL.**[5] **Hep.**[5] **LACH.**[5] **SPONG.**[5]
▤ *ALLGEMEINES; M; Berührung, Berührtwerden; agg.; Hals, am*

Nase, der: lach.[5]

BETT:

agg.:

- **Zubettgehen,** beim: **Nux-v.**[5]
- **im** Bett: **Ant-t. ARS.** bell.[1] **Carb-an.**[5] **Carb-v.** chin.[5] **Con.**[5] **Ferr. Graph.**[5] lach.[5] merc.[5] nat-m.[1] nux-v.[5] **Sep.** spig.[5] **Sulph.** verb.[5]
▤ *ALLGEMEINES; M; Bett; agg.; im*
- **Umdrehen** im, beim: spig.[5] **Sulph.**
▤ *ALLGEMEINES; M; Drehen; Bett, im*

amel.: kali-bi.[111] nux-v.[5]

- **im** Bett: nux-v.[5]
- **Umdrehen** im, beim: **Nux-v.**[5]
▤ *ALLGEMEINES; M; Drehen; amel.; Bett, Umdrehen im*
- **Warmwerden** im Bett, beim: kali-bi.[111]
▤ *ALLGEMEINES; M; Wärme; amel.; Bettwärme*

BEUGEN:

rückwärts: hep.[5] **Nit-ac.**[5]
▤ *ALLGEMEINES; M; Beugen, Neigen, Krümmen; agg.; rückwärts*

amel.:

- **rückwärts**: **Hep.**[137] lach.[137] **SPONG. Verat.**
▤ *ALLGEMEINES; M; Beugen, Neigen, Krümmen; amel.; rückwärts, nach hinten*
- **vorwärts**: **Kali-bi.**[111] sep.[5]
▤ *ALLGEMEINES; M; Beugen, Neigen, Krümmen; amel.; vorwärts*

BEWEGUNG:

agg.: agar.[5] am-m.[5] anac.[5] ang.[5] **Apisin.**[5] arn.[5] **Ars.**[5] bor.[5] **BRY.**[5] calc.[5] camph.[5] canth.[5] caps.[5] carb-v.[5] chin.[5] cocc.[5] colch.[5] **Con.**[5] ferr.[5] ferr-p.[111] gels.[111] graph.[5] ign.[5] **IP.**[5] lach. led.[5] lyc.[5] meph.[111] mur-ac.[5] nat-m. nit-ac.[122] nux-m.[5] **NUX-V.**[5] petr.[5] **Phos.**[5] plb.[5] puls.[5] rhus-t.[5] **Samb.**[5] seneg.[5] sep.[5] sil.[122] **Spig.**[5] spong.[5] **Stann.**[185] sulph. thuj.[5] **Verat.**[5] zinc.[5]

- **Beginn,** zu: thuj.[5]
▤ *ALLGEMEINES; M; Bewegung; Beginn der Bewegung, zu*
- **Arme,** der: **Am-m.**[5] ang.[5] camph.[5] led.[5] plb.[5] **Spig.**[5]
▤ *ALLGEMEINES; M; Bewegung; während; Arme, der*
- **Bedecken** des Mundes: lach.[5]
- **Kopfes,** des: gels.[111]
▤ *ALLGEMEINES; M; Bewegung; während; Kopfes, des*

amel.: arg-n.[111] bell.[5] brom.[5] **Caps.**[5] carb-v.[5] coff.[5] euph.[5] **FERR.** lob.[111] phos.[111] psor.[111] puls.[5] rhus-t.[5] samb.[5] seneg.[5] sil.[5] vib.[137]

- **sanfte**: carb-v.[5] psor.[111]

BLÄHUNGEN, Flatulenz:

durch: ars.[5] caps.[1] **CARB-V.** **Cham.**[5] chel.[5] **Chin.**[5] colch.[5] hep.[5] ign.[5] **Kali-c.**[5] kreos.[5] mez.[5] nat-c.[5] **NUX-V.**[5] **OP.**[5] osm.[111] phos.[5] **PULS.**[5] **Rhod.**[5] **Ruta**[5] **SULPH.**[5] **Thuj.**[5] verat.[5] **Zinc.**[5]

festsitzenden, mit: arg-n.[137] ars.[5] caps.[5] **CARB-V.** **Cham.**[5] **Chin.**[5] **Colch.**[5] hep.[5] lach.[5] mez.[5] nat-c.[5] **NUX-V.**[5] **Op.**[5] osm.[111] phos.[5] **PULS.**[5] **SULPH.**[5] verat.[5] **Zinc.**[5]

BLUTANDRANG zur Brust, mit: **ACON.**[5] am-c.[5] **Aur.**[5] **BELL.**[5] **Calc.**[5] carb-v.[5] cupr.[5] ferr.[5] **Merc.**[5] **Nux-m.**[5] **NUX-V.**[5] **PHOS.**[5] puls.[5] **Spong.**[5] **SULPH.**[5]

BÜCKEN:

agg.: alum.[5] am-c.[5] **Am-m.** arg.[5] bell.[5] **CALC.**[5] caust.[5] chin.[5] dig.[5] kali-c.[5] laur.[5] m-aust.[5] nit-ac.[137] olnd.[5] phos.[5] psor. seneg.[5] sil.[5] sulph.[5]
ALLGEMEINES; M; Bücken; agg.

amel., vorbeugen: **Ant-t.**[5] ars.[5] **Cann-s.**[5] **Colch.**[5] hell.[5] **Lach.**[5] **Nit-ac.**[5] **Spong.**[5]
ALLGEMEINES; M; Bücken; amel.

DREHEN, Herumdrehen, agg.:

Hals drehen, den: **BELL.**[5] **Hep.**[5] **SPONG.**[5]

Umdrehen im Bett: **ARS.** **Carb-v.**

DRUCK:

agg., Abdomen, auf das: **Cham.**[5]

amel.: asaf.[5] bry.[5] puls.[5]
ALLGEMEINES; M; Druck; amel.

Kleidung, Abneigung gegen Druck der: am-m.[5] **BRY.**[5] **Calc.**[5] carb-v.[5] **Caust.**[5] coff.[5] **HEP.**[5] kreos.[5] **Lach.**[5] **LYC.**[5] **NUX-V.**[5] sars.[5] **Spig.**[5] spong.[5] **SULPH.**[5]

DURST, während: lach.[5]

EINHÜLLEN, warm, agg.: ars.[5]

ENGE der Brust, mit: **ACON.**[5] all-c.[111] alum.[5] **Am-c.**[5] **Am-m.**[5] anac.[5] ant-c.[5] **Ant-t.**[5] **Apisin.**[5] arg.[5] **Arn.**[5] **ARS.**[5] **Asaf.**[5] **AUR.**[5] bell.[5] **Bism.**[5] bor.[5] **Bry.**[5] **Calc.**[5] camph.[5] cann-s.[5] canth.[5] **Caps.** carb-an.[5] **CARB-V.**[1] **Caust.**[5] cham.[5] **Chel.**[5] **Chin.**[5] **Cic.**[5] cina[5] **Cocc.**[5] coff.[5] colch.[5] **Coloc.**[5] **Con.**[5] **CUPR.**[5] **Dig.**[5] **Dros.**[5] **Euph.**[5] **FERR.**[5] **Ferr-ar.**[5] **Graph.**[5] **Hell.**[5] **Hyos.**[5] ign.[5] **IP.**[5] **KALI-C.**[5] **Kali-n.**[5] kreos.[5] **LACH.**[5] **Laur.**[5] **LED.**[5] lyc.[5] m-arct.[5] m-aust.[5] merc.[5] **Mez.**[5] **Mosch.**[5] mur-ac.[5] **Nat-c.**[5] **Nat-m.**[5] **Nit-ac.**[5] nux-m.[5] **NUX-V.**[5] **Olnd.**[5] **Op.**[5] **Petr.**[5] **PHOS.**[5] **PLAT.**[5] plb.[5] podo.[111] **PULS.**[5] **Ran-b.**[5] ran-s.[5] rheum[5] **Rhod.**[5] rhus-t.[5] ruta[5] sabad.[5] sabin.[5] **SAMB.**[5] sars.[5] sec.[5] **Seneg.**[5] **SEP.**[5] **SIL.**[5] **Spig.**[1] **SPONG.**[5] **Squil.**[5] **STANN.**[5] **Staph.**[5] stram.[5] stront-c.[5] **SULPH.**[5] teucr.[5] thuj.[5] valer.[5] **VERAT.**[5] viol-o.[5] zinc.[5]

ERBRECHEN:

agg.: asar.[5] **Bism.**[5] canth.[5] cic.[5] cocc.[5] lach.[5]

amel.: **Ars.**[5] **Ip.**[5] phos.[5]
ALLGEMEINES; M; Erbrechen; amel.

ERHITZUNG, durch: **Dig.**[5] kali-c.[137] lach.[5] mag-c.[5] mur-ac.[5] sil.[137] **THUJ.**[5]
ALLGEMEINES; M; Erhitzung, Warmwerden; agg.

ERWACHEN, beim: alum.[5] **Am-m.**[5] ant-c.[5] **Ant-t.**[5] bapt. bell.[5] bov.[5] bry.[5] **Cann-s.**[5] carb-an.[5] **Chin.** **Con.** **Hep.**[5] hyos.[5] **Ip.**[5] **Kali-bi.** **Kali-c.** led.[5] meph.[8] **Naja** nux-v.[5] **OP.** **Phos.** puls.[1] rad-br.[137] **Samb.**[5] **Sep.** sil.[1] spig.[5] **SPONG.**[54] squil.[5] syc-co.[136]
ALLGEMEINES; M; Erwachen; agg.

ESSEN:

agg.:

- **vor**: chin.[5] **Phos.**[5] sabad.[5]
  ALLGEMEINES; M; Essen; vor
- **während**: **Ars.**[5] **Calc.**[5] carb-v.[5] cocc.[5] cycl.[5] hep.[5] **LACH.**[5] **Mag-m.**[5] nat-c.[5] **Phos.**[5] samb.[5] sep.[5] sil.[5] teucr.[5]
  ALLGEMEINES; M; Essen; während
- **nach**: acon.[5] alum.[5] am-m.[5] **Ant-c.** arn.[5] ars.[5] **Asaf.**[5] bar-c.[5] **Bell.**[5] bor.[5] bov.[5] bry.[5] calad.[5] **Caps.**[5] **Carb-an.**[5] **Carb-v.**[5] cham.[5] chel.[5] **Chin.**[5] **Cocc.**[5] con.[5] **Cycl.**[5] ferr.[5] **Graph.**[5] hep.[5] **Hyos.**[5] **Ign.**[5] ip.[5] kali-bi.[111] **LACH.** **Lyc.**[5] **Mag-m.**[5] merc.[5] **Mez.**[5] nat-c.[5] nat-s.[111] **Nux-m.**[5] **Nux-v.**[5] par.[5] petr.[5] **PHOS.** **PULS.**[5] ran-b.[5] rhus-t.[1] ruta[5] samb.[5] sanic. **SARS.** sep.[5] **Sil.**[5] staph.[5] **SULPH.**[5] thuj.[5] verat.[5] viol-t.[5] **Zinc.** zinc-val.[137]
  ALLGEMEINES; M; Essen; nach

amel.: ambr.[5] **Graph.** laur.[5] lyc.[5] med.[111] rhus-t.[5] sabad.[5] **Spong.** staph.[5]

FAHREN:

agg.: sep.[5]

amel.: **Psor.**
ALLGEMEINES; M; Fahren im Wagen oder mit der Bahn; amel.

FASTEN agg.: **Staph.**[5]
ALLGEMEINES; M; Fasten (nüchterner Magen); agg.

FIEBER, Hitzestadium, während: **Acon.**[5] anac.[5] **Apisin.**[5] **Ars.**[5] bor.[5] **Bry.**[5] calc.[5] camph.[5] cocc.[5] ign.[5] **Lyc.**[5] **OP.** ph-ac.[1] phos.[5] puls.[5] **Ruta**[5]
ALLGEMEINES; M; Fieber; während

FRÜHSTÜCK, nach dem: cham.[5] valer.[5] zinc.[5]
ALLGEMEINES; M; Frühstück; nach

GÄHNEN:

agg.: brom.[137] cocc.[5] croc.[5] ign.[5] mag-c.[5] nux-v.[5]
ALLGEMEINES; M; Gähnen; agg. während Gähnen

amel.: coc-c.[111] cocain.[111] croc.[5] prun.[137] staph.[5]
ALLGEMEINES; M; Gähnen; amel., Gähnen

GEHEN:

agg.:

- **beim**: agar.[5] ang. apisin.[5] arg.[5] arg-n.[5] **Arn.**[5] **ARS.**[5] aur. bell.[1] bor.[5] **Brom.**[5] bry.[5] **CALC.**[1] **Caps.** **CARB-V.**[5] **Caust.** **Chin.** cina[5] cupr.[5] hell.[5] hyos.[5] **Ign.** kali-n.[5] **Lach.** **Led.**[5] lyc.[58] mag-c.[5] mag-m.[5] **Merc.** nat-m.[5] **Nit-ac.**[5] nux-m.[5] **Nux-v.**[5] olnd.[5] **Ph-ac.**[5] plat.[1] **Puls.** ran-b.[5] rhus-t.[5] sel.[5] seneg.[5] **SIL.**[1] spig.[5] **Squil.**[5] **STANN.** stront-c.[5] **SULPH.** tarax.[5] thuj.[36] valer.[5] viol-t.[5]

GEHEN:; **agg.**; **beim** (Forts.)

◦ **ebenem** Grund, auf: **Ran-b.**

ALLGEMEINES; M; Gehen; während Gehen agg.; unebenem Boden, auf

◦ **Freien,** im: **Carb-v.** cina[5] hell.[5] kali-n.[5] nux-m.[5] nux-v.[5] **Sel.**[5] tarax.[5]

☞ *Luft; agg.; frische, im Freien*

◦ **schnell**: **Ang.**[5] **Ars.**[5] **Aur.** bor.[5] **Brom.**[5] **Bry.**[5] **Caust.**[5] **CUPR.**[5] hyos.[5] ign.[5] **NAT-M.**[5] **Nit-ac.**[5] seneg.[5] **Sil.**[1] spig.[5] squil.[5]

◦ **Wind,** gegen den: **Cupr.**[5] nat-m.[111]

ALLGEMEINES; M; Gehen; während Gehen agg.; Wind, im

- **nach**: ferr.[5] puls.[5] rhus-t.[5] spong.[5] valer.[5]

ALLGEMEINES; M; Gehen; nach Gehen agg.

◦ **Freien,** im: ferr.[5] rhus-t.[5] spong.[5]

☞ *Luft; agg.; frische, im Freien* *ALLGEMEINES; M; Gehen; nach Gehen agg.; Freien, im*

amel.: bry.[5] carb-v.[5] **Ferr.** mosch.[5] nux-v.[5] puls.[5] rhus-t.[5] staph.[5] tarax.[5]

GEMÜT; M; Gehen; amel.

GEISTIGE Anstrengung **agg.:** acon.[5] **Bell.**[5] **COCC.**[5] **CUPR.**[5] m-art.[5] **Merc.**[5] **Nux-v.**[5] phos.[5] **PULS.**[5] **Sep. Sulph.**[5]

☞ *Arbeit agg.* *ALLGEMEINES; M; Geistige Anstrengung; agg.*

GEMÜTSBEWEGUNGEN, nach: **Acon.**[5] ambr. arg.[5] arg-n.[5] ars.[5] **CHAM.**[5] **Coff. IGN.**[5] nat-c.[137] **NUX-V.**[5] **Puls.**[54] **Staph.**[5] verat.[5]

GEMÜT; M; Gemütsbewegungen agg.; nach

GERÜCHE, starke, **agg.:** ars.[137] asar.[137] ph-ac.[5] **Phos.**[5] **Sang.**[8]

GESELLSCHAFT agg.: arg.[5] arg-n.[5]

GETRÄNKE, kalte:

agg.: ars.[5] meph.[54] phos.[137] thuj.[5]

☞ *Kälte; agg.* *ALLGEMEINES; C; Speisen und Getränke; kalte; Getränke, kalte;*

amel.: cupr.[5]

ALLGEMEINES; C; Speisen und Getränke; kalte; Getränke, kalte;

GEWICHT auf der Brust, wie von einem: **Asaf.**[5] **Cann-s.**[5] canth.[5] ign.[5] nux-m.[5] **Rheum**[5] sabad.[5] spig.[5] **Viol-o.**[5]

HALTEN der Seiten **amel.:** kali-bi.[111]

HEBEN, durch: **Bry.**[5] **Calc.**[5] **RHUS-T.**[5] **Sulph.**[5]

ALLGEMEINES; M; Heben, Überanstrengung von Muskeln und Sehnen; agg.

HERZKLOPFEN, bei: acon.[5] **Am-c.**[5] **Bry.**[5] chin.[137] manc.[111] merc-i-f.[137] nat-m.[5] **Nit-ac.**[5] **Phos.**[5] sep.[5] **SPIG.**[5] **SPONG.**[54] **Sulph.**[5] **Viol-o.**[5] **Zinc.**[5]

HITZE, mit: anac.[5] ant-t.[5] apisin.[5] bry.[5] kreos.[5] plat.[5] puls.[5] **Ruta**[5] stront-c.[5]

Gesicht, im: kreos.[5] puls.[5] **Stront-c.**[5]

HUSTEN:

vor: ant-t.[1] **Led.**[1]

ALLGEMEINES; M; Husten; vor

während: **Acon.**[5] adam.[222] am-m.[137] **Anac.**[5] ang.[5] **ANT-T. ARS.** asar.[5] bry.[5] **Calc.**[5] chin.[5] **CINA**[5] clem. cocc.[5] **Con.**[5] **CUPR.**[5] **DROS.**[5] **Dulc.**[5] hyos.[5] **IP.** kali-bi. **Kali-c.**[5] **Kreos.**[5] lach.[5] mag-m.[5] **Meph.** merc.[5] mez.[5] mosch.[5] **NUX-V.** petr.[1] phos.[5] **PULS.**[5] **Rhus-t.**[5] **Samb.**[5] **Sep.**[5] **Sil.** spig.[5] **Verat.**[5]

ALLGEMEINES; M; Husten; während

nach: **Ars. Cupr.**[5] ferr.[5] led.[137] merc.[5]

ALLGEMEINES; M; Husten; nach

amel.: **Ant-t.**[5] m-art.[5] **Nux-v.**[5]

ALLGEMEINES; M; Husten; amel. nach

KAFFEE agg.: **Bell.** caps.[5] **Cham.**[5] cocc.[5] ip.[5] nux-v.[5]

ALLGEMEINES; C; Speisen und Getränke; Kaffee;

KÄLTE:

agg.: **Act-sp.**[111] alum.[111] apis[31] **Arg-n.**[54] **Ars.**[5] bar-c.[5] bry.[5] **Calc.**[5] carb-v.[5] dig.[5] **Hep.**[5] hyper.[137] **Meph.**[54] petr.[5] phos.[137] puls.[5] stram.[5] syc-co.[136] thuj.[5]

ALLGEMEINES; M; Kälte; agg.

Erkältung, nach: **Acon.**[5] **Ant-t.**[5] apisin.[5] **Ars.**[5] **Bell.**[5] **Bry.**[5] **Camph.**[5] **Carb-v.**[5] cham.[5] chin.[5] **Cupr.**[5] cycl.[5] **DULC.**[5] graph.[5] **IP.**[5] lach.[5] nux-m.[5] **Nux-v.**[5] phos.[5] **Puls.** rhus-t.[5] **Samb.**[5] **SPONG. Staph.**[5]

Kaltwerden, durch: **MOSCH.**[5]

ALLGEMEINES; M; Kälte; Kaltwerden; agg.

KATARRH, durch: **ANT-T.**[5] **ARS.**[5] bar-c.[5] bell.[5] **Bry.**[5] calad.[137] **Calc.**[5] **Camph.**[5] caps.[137] **Carb-v.**[5] **CHIN.**[5] con.[5] **Cupr.**[5] **DULC.**[5] **Ferr.**[5] **Graph.**[5] hep.[5] **Ip.**[5] **Lach.**[5] merc.[5] **Nux-v.**[5] **Phos.**[5] **PULS.**[5] **Samb.**[5] **SENEG.**[5] **SEP.**[5] sil.[5] **STANN.**[5] **Sulph.**[5] zinc.[5]

KINDERN, bei: **ACON.**[5] **Ambr.**[5] **Ant-t.**[5] arn.[137] ars.[5] **BELL.**[5] bor.[137] **CALC.** calc-p. camph.[5] **CHAM.**[5] chin.[5] **Coff.**[5] cupr.[5] hep.[5] ign.[5] **IP.**[5] lach.[5] **LYC.**[5] mez.[137] **MOSCH.**[5] **NAT-S.** **Nux-m.**[5] **NUX-V.**[5] **OP.**[5] phos.[5] **PULS.** **SAMB.**[5] sanic.[111] stram.[5] sulph.[5] vib.[137]

ALLGEMEINES; M; Kindern, Beschwerden bei

KNIEN amel.: caust.[5]

ALLGEMEINES; M; Knien; amel.

KOITUS:

während: **Ambr. Asaf.**[5] cedr.[137] con.[5] cub.[111] dig.[137] kali-bi.[111] **Staph.**

ALLGEMEINES; M; Koitus; während

Verlangen nach: nat-c.[5]

KOPFSCHMERZ, während: arn.[5] ferr.[5] glon.[111]

KRÄNKUNG, nach: ars.[5] **IGN.**[5] **Ran-b.**[5] **Staph.**[5]

GEMÜT; M; Kränkung, Beleidigung, Verdruss, Beschwerden durch

KUMMER, nach: **Cham.**[5] laur.[5] mag-c.[5] nux-v.[5] petr.[5]

GEMÜT; M; Kummer, Sorgen, Besorgnis, Beschwerden durch

KUPFERDÄMPFE, durch: ars.[5] **Camph.**[5] **HEP.**[5] **Ip.**[5] merc.[5]

LACHEN agg.: cupr.[5] manc.[111]

ALLGEMEINES; M; Lachen agg.

LAUFEN oder Rennen, nach: **Bry.**[5] cupr.[5] hyos.[5] **Ign.**[5]

ALLGEMEINES; M; Laufen, Rennen; agg.

LESEN amel.: ferr.[5]

ALLGEMEINES; M; Lesen; amel.

LIEGEN:

agg.: absin. acet-ac. acon.[5] aeth. agar. alum. am-c.[5] am-m.[5] anac.[5] **Ant-t.** apis **Apisin.**[5] aral.[102] arg-n. ars. **Asaf.**[5] aur. bad.[25] bor.[5] bry.[5] cact. calc.[5] cann-i. **Cann-s.**[5] caps.[5] carb-an.[5] carb-v. cast. chin.[5] cist.[102] colch.[5] con.[1] cop. corv-c.[258] dig.[85] dros. dulc. eup-per. euphr.[36] ferr.[5] ferr-acet.[102] graph.[5] grin.[102] hep. hydr. hyper. ign.[5] ind. iod. ip.[5] kali-c.[5] kali-n. **LACH.**[102] lyc.[5] m-art.[5] m-aust.[5] mag-c. mangi.[197] med. merc. merc-pr-r.[102] naja nat-m.[212] **NUX-V.**[5] ol-an. **Olnd.**[5] phos. plb. podo.[111] ptel. puls.[5] ran-b.[5] rhus-t.[5] rumx.[111] sabad.[5] **Samb.**[171] sang.[111] scroph-n.[111] sel.[5] sep.[5] sil.[5] spig. **Spong.**[5] squil. stann.[5] sulph.[5] tarent. thuj.[5] verb.[5] visc.[102]

- **Bett,** im: ant-t.[5] **Ars.**[5] **Carb-an.**[5] chin.[5] **Con.**[5] ferr.[5] **Graph.**[5] lach.[5] merc.[5] nat-m.[5] **Nux-v.**[5] **Sep.**[5] spig.[5] sulph.[1] verb.[5]
  ALLGEMEINES; M; Liegen; während; Bett, im
- **Hinlegen,** beim: apisin.[5] **ARS.**[5] m-art.[5] m-aust.[5] podo.[111] **PULS.**[5] rhus-t.[5] squil.[5] **Thuj.**[5]
  ALLGEMEINES; M; Liegen; während; Hinlegen, unmittelbar nach
- **Kopf,** mit tief gelagertem: **Ant-t.**[5] **Apisin.**[5] **Ars.**[5] cann-i.[111] cann-s.[5] caps.[5] **Chin.**[5] **Colch.**[5] lach.[5] nux-v.[5] **PULS.**[5] **Spig.**[5]
  ALLGEMEINES; M; Liegen; während; Kopf, mit tief gelagertem
- **Rücken,** auf dem: aeth. nux-v.[5] **Plb.**[5] **Puls.**[5] **Sil. Sulph.**
  ALLGEMEINES; M; Liegen; während; Rücken, auf dem
- **Seite,** auf der: acon.[5] am-c.[5] am-m.[5] anac.[1] ant-t.[102] arg-n. bad.[25] bor.[5] bry.[5] calc.[5] carb-an.[5] ign.[5] ip.[5] kali-c.[5] lyc.[5] nux-v.[5] **Puls.** ran-b.[5] rumx.[111] sabad.[5] sang.[111] scroph-n.[111] sil.[5] spig.[5] spong.[5] stann.[5] sulph.[5]
  ALLGEMEINES; M; Liegen; während; Seite, auf der
  - **linker** Seite, **auf**: acon.[5] am-c.[5] anac.[5] ant-t.[5] bry.[5] carb-an.[5] ip.[5] lyc.[5] **PULS.**[5] rumx.[111] sulph.[111]
  - **rechter** Seite, **auf**: acon.[5] am-m.[5] anac.[5] **Bad.** bry.[5] carb-an.[5] kali-c.[5] **Nux-v.**[5] ran-b.[5] scroph-n.[111] **Sil.**[5] spig.[5] spong.[5] sulph.[5]

amel.: alum.[5] ant-t.[5] apisin.[5] arn.[5] bor.[5] bry.[5] cact.[102] calc-p.[111] cann-s.[5] canth.[5] caps.[5] cast. chin.[5] colch.[5] dig. ign.[5] ind. kali-bi.[111] kali-i. kali-n.[5] kalm. lach.[809] lyc.[5] lyss.[111] naja[137] **Nux-v.** ozone[227] phos.[185] psor.[111] puls.[5] sabad.[5] sang.[111] spig.[5] spong.[102] sulph.[5] sumb.

- **flach,** horizontale Lage: arn.[5] spong.[5]
  ALLGEMEINES; M; Liegen; amel.; während; flach, horizontal liegend
- **Kopf,** mit erhöhtem: **Ant-t.**[5] **Apisin.**[5] cann-s.[5] canth.[5] caps.[5] **Chin.**[5] **Kali-n.**[5] **Puls.**[5] **Spig.**[5]
  ALLGEMEINES; M; Liegen; amel.; während; Kopf ist dabei;
- **Rücken,** auf dem: bor.[5] bry.[5] ign.[5] puls.[5] sumb.
  ALLGEMEINES; M; Liegen; amel.; während; Rücken, auf dem
- **Seite,** auf der: alum.[5] ant-t.[5] colch.[5] lyc.[5] lyss.[111] naja[137] **Phos.**[185] sang.[111] spig.[5] sulph.[5]
  - **linker** Seite, **auf**: sulph.[5]
  - **rechter** Seite, **auf**: ant-t.[5] colch.[5] naja[137] **Spig.**

LOCKERN der Kleidung **amel.**: apisin.[5] caps.[5] nux-v.[5] sars.[5] **Stann.**[5]
ALLGEMEINES; M; Kleidung Lockern, lösen amel.

Hals, am: sars.[5]

LUFT:

agg.:

- **frische,** im Freien: **ARS.**[5] **Aur.**[5] calc.[5] **Carb-v.** caust.[1] cina[5] cocc.[5] ferr.[5] graph.[5] hell.[5] kali-n.[5] **Lyc.**[5] **Mag-m.**[5] nit-ac.[1] nux-m.[5] nux-v.[5] **Psor.**[58] puls.[5] rhus-t.[5] **Sel.**[5] seneg.[5] sep.[5] spong.[5] sulph.[5] tarax.[5] zinc.[1]
  ALLGEMEINES; M; Luft; frische, im Freien; agg.
- **kalte**: act-sp.[111] adam.[222] alum.[111] **Arg-n.**[54] **Ars.**[5] bar-c.[5] **Bry.**[5] **Calc.**[5] carb-v.[5] dig.[5] **Hep.**[5] **Ign.**[5] **LOB. Nux-v.** petr.[5] puls.[5] syc-co.[136]
  ALLGEMEINES; M; Luft; kalte; agg.

amel., frische, im Freien: **Am-c.** anac.[5] ant-t.[137] **Apisin.**[5] arg.[5] arg-n.[5] **Bapt.** bell.[5] bufo[111] **Cann-s.**[5] **Caps.**[5] croc.[5] **Ip.**[5] plb.[5] **PULS.**
ALLGEMEINES; M; Luft; frische, im Freien; amel.

LUFTZUFÄCHELN amel.: apisin.[5] bapt.[111] cann-i.[111] chlor.[111] kali-n.[111] naja[111] sec.[111] zinc.[111]
ALLGEMEINES; M; Luftzufächeln; amel.

MATTIGKEIT, mit: ars.[5] phos.[5] spig.[5]

Röte, mit: phos.[5] spig.[5]

MENSES, zu Beginn der: **Asar.**[5]
ALLGEMEINES; M; Menses; Beginn, zu

MILCHSCHORF, nach: cupr.[5]

MILZ, bei Beschwerden der: **Am-m.**[5] **Apisin.**[5] **Arn.**[5] **Kali-c.**[5] rhod.[5] ruta[5]

MUNDÖFFNEN amel.: op.[5]
ALLGEMEINES; M; Öffnen; Mund, agg.

NÄSSE, Feuchtigkeit, agg.: **Act-sp.**[111] aran.[137] **Aur.** bar-c.[5] bry.[5] **Carb-v.** cupr.[5] **DULC.**[5] hyper.[102] kali-bi.[111] **NAT-S.** petr.[5] **Phos.**[5] puls.[5] sep.[5] syc-co.[136]

NIESEN, beim: ambro.[137] ars-i.[137] dros.[5] meph.[111] merc.[5] phos.[137] sec.[5] sil.[5] sulph.[5]

RAUCH agg.: aloe[36] ambr.[5] ant-c.[5] arg.[5] bry.[5] **IGN.**[5] ip.[5] lach.[5] **Puls.**[5] **Ruta**[5] **Sel.**[5] sep.[5] **Spig.**[5] spong.[5] stann.[5] staph.[5] sul-ac.[5] tarax.[1] verat.[5]
ALLGEMEINES; M; Rauch, Einatmen agg.

RAUCHEN agg.: puls.[5] spong.[5] staph.[5] tarax.[5]
ALLGEMEINES; M; Tabak; agg.

RÖTUNG der Zunge, mit: mosch.[5]

RUHE:

agg.: ars.[5] **Calc.**[5] **Caps.**[5] **Ferr.**[5] puls.[5] rhus-t.[5] samb.[5] seneg.[5] **Sep.**[5] **SIL.**[5]
ALLGEMEINES; M; Ruhen, Ausruhen; agg.

amel.: nux-v.[5] verat.[5]
ALLGEMEINES; M; Ruhen, Ausruhen; amel.

SCHAUKELN amel.: ars.[5] kali-c.[5] phos.[5] sec.[111]

SCHLAF:

Einschlafen, beim: ars.[5] bell.[5] bry.[5] carb-an.[5] gels.[111] kali-c.[5] manc.[111] merc.[5] merc-i-r.[111] nux-m.[5] nux-v.[5] petr.[5] **Puls.**[5] ran-b.[5]
ALLGEMEINES; M; Schlaf; Einschlafen

SCHLAF (Forts.)

während: **ACON.**[5] anac.[5] **Ant-t.** arn.[5] **Aur.**[137] bell.[1] **Brom.** calc.[1] camph.[5] **Carb-v.**[54] **Cham.**[5] chel.[5] **Chin.**[5] cocc.[5] con.[1] dig.[58] dulc.[5] graph.[5] **GRIN. Guai. Hep.**[5] **Hyos.**[1] **Ign. Kali-c. LACH. Lyc.** m-aust.[5] **Mur-ac.**[5] nux-v.[5] **OP.**[5] phos.[1] puls.[1] rheum[5] rhod.[5] rhus-t.[5] sabin.[5] **Samb.**[5] **Sil.**[5] spong.[5] **Stram.**[1] **Sulph.** tab.

ALLGEMEINES; M; Schlaf; während

nach: bry.[5] calad.[5] **Cann-s.**[5] chin.[5] **LACH.** m-art.[5] op.[5] samb.[5] sel.[5] **Sulph.**[5]

ALLGEMEINES; M; Schlaf; nach Schlaf

SCHLEIM, durch Ansammlung von: **ANT-T.**[5] **ARS.** asar.[1] aur.[1] bar-c.[5] bell.[5] bry.[5] calc.[5] camph.[5] **Carb-an.**[5] **Chin.**[5] cina[5] con.[5] cupr.[5] **Dulc.**[5] ferr.[5] graph.[5] **Hep.**[5] **Ip.**[5] lach.[5] **M-art.**[85] merc.[5] merc-c.[5] nux-v.[5] phos.[5] puls.[5] ruta[5] **SEL.**[5] **Seneg.**[5] sep.[5] sil.[5] spong.[5] **Sulph.**[5] **THUJ.**[5] zinc.[5]

SCHLUCKAUF, mit: puls.[5]

SCHLUCKEN agg.: anac.[137] ant-t.[5] **Bell.** cinnb.[111] dig.[5] lach.[5] **M-aust.**[5]

Speisen, von: **Lach.**[5]

SCHMERZEN, mit: acon.[137] agn.[5] am-c.[5] am-m.[5] anac.[5] ang.[5] ant-c.[5] ant-t.[5] apisin.[5] arg.[5] arn.[5] **ARS.**[5] asaf.[5] asar.[5] aur.[5] bac.[62] bar-c.[5] bell.[5] berb.[111] bism.[5] bor.[5] brom. bry.[5] cact.[111] calad.[5] calc.[5] camph.[5] cann-i.[25] cann-s.[5] canth.[5] caps.[122] carb-an.[5] carb-v.[5] caust.[5] cham.[5] chel.[5] chin.[5] cic.[5] cina[5] clem.[5] **Cocc.**[5] colch.[5] coloc.[5] con.[1] croc. cupr.[5] cycl.[5] dig.[85] dros.[5] dulc.[5] ferr.[5] glon.[111] graph.[5] guai.[5] hell.[5] hep.[5] hyos.[5] ign.[5] iod.[5] ip.[5] kali-bi.[111] kali-c.[5] kali-n.[5] kreos.[5] kres.[149] lach.[5] laur.[5] led.[5] lob.[111] lyc.[5] m-arct.[5] m-art.[5] m-aust.[5] mag-m.[5] meph.[111] merc.[5] merc-c.[5] mez.[5] mosch.[5] mur-ac.[5] myrt-c.[5] nat-c.[5] **NAT-M.**[5] nat-s.[111] nit-ac.[5] nux-m.[5] nux-v.[5] olnd.[5] op.[5] ox-ac. ozone[227] petr.[5] ph-ac.[5] phos.[5] plat.[5] plb.[5] **PULS.**[5] ran-b.[5] ran-s.[5] rheum[5] rhod.[5] rhus-t.[5] ruta[5] sabad.[5] sabin.[5] samb.[5] sars.[5] scroph-n.[36] sel.[5] **Sep.**[1] sil.[5] spig.[5] spong. squil.[5] stann.[5] staph.[5] stict.[25] stram.[5] sulph.[5] tarax.[5] teucr.[5] valer.[5] verat.[5] verb.[5] viol-o.[5] viol-t.[5] vip.[85] zinc.[5]

Abdomen, im: acon.[5] am-m.[5] apisin.[5] arn.[5] ars.[1] bry.[5] calc.[5] cann-i.[111] canth.[5] caps.[5] cham.[5] **Chin.**[5] **Cocc.**[5] coloc.[5] croc.[5] dros.[5] graph.[5] hell.[5] **IGN.**[5] kali-bi.[111] kali-c.[5] kreos.[5] lach.[5] laur.[5] led.[5] lyc.[1] merc.[5] mez.[5] mosch.[5] **Nux-v.**[5] phos.[5] puls.[5] ran-b.[5] rhod.[5] rhus-t.[5] ruta[5] sel.[5] sep.[1] sil.[5] spig.[5] stann.[5] staph.[5] valer.[5]

Brust, in der: **ACON.**[5] agn.[5] am-c.[5] am-m.[5] anac.[5] ang.[5] ant-c.[5] ant-t.[5] **Apisin.**[5] arg.[5] arn.[5] ars.[5] asaf.[5] asar.[5] aur.[5] bar-c.[5] **Bell.**[5] bism.[5] bor.[5] **BRY.**[5] **Calc.**[5] camph.[5] cann-s.[5] **Canth.**[5] caps.[5] carb-an.[5] **Carb-v.**[1] caust.[5] cham.[5] chel.[5] **Chin.**[5] cic.[5] cina[5] clem.[5] colch.[5] cupr.[5] cycl.[5] dros.[5] dulc.[5] graph.[5] guai.[5] hep.[5] hyos.[5] ign.[5] iod.[5] ip.[5] kali-bi.[111] kali-c.[5] kali-n.[5] kreos.[5] lach.[5] laur.[5] led.[5] lyc.[5] m-arct.[5] m-aust.[5] mag-m.[5] meph.[111] merc.[5] merc-c.[5] mez.[5] mosch.[5] mur-ac.[5] nat-c.[5] nat-m.[5] **Nit-ac.**[5] nux-m.[5] nux-v.[5] olnd.[5] op.[5] petr.[5] ph-ac.[5] phos.[5] plat.[5] plb.[5] puls.[5] ran-b.[5] ran-s.[5] rheum[5] **Rhod.**[5] rhus-t.[5] ruta[5] **Sabad.**[5] sabin.[5] samb.[5] sars.[5] sel.[5] **Sep.**[5] **Spig.**[5] **SQUIL.**[5] stann.[5] staph.[5] stram.[5] **SULPH.**[5] teucr.[5] valer.[5] verat.[5] verb.[5] viol-o.[5] viol-t.[5] **Zinc.**[5]

- Seiten: **ACON.**[5] **Bell.**[5] **BRY.**[5] **Dulc.**[5] **Kali-c.**[5] merc.[5] **Phos.**[5] sel.[5] **Squil.**[5]

Epigastrium, im: arn.[5] ars.[5] **Bry.**[5] **Calad.**[5] camph.[5] canth.[5] **Caust.**[5] **Cham.**[5] chin.[5] cic.[5] cina[5] **Cocc.**[5] ferr.[5] guai.[5] hell.[5] hyos.[5] ign.[5] **Kali-c.**[5] **M-aust.**[5] mosch.[5] **Nux-m.**[5] **NUX-V.**[5] olnd.[5] phos.[5] puls.[5] **Rhod.**[5] **RHUS-T.**[5] ruta[5] sabad.[5] samb.[5] spig.[5] **Stram.**[5] sulph.[5]

Rücken, im: acon.[137] am-m.[5] **Apisin.**[5] arg.[5] arn.[5] asar.[5] calc.[5] **Cann-s.**[5] canth.[5] carb-an.[5] kali-n.[5] kreos.[5] lach.[5] led.[5] lyc.[5] m-art.[5] m-aust.[5] merc.[5] myrt-c.[5] nux-v.[5] ox-ac.[111] petr.[5] puls.[5] ran-s.[5] rhus-t.[5] **Ruta**[5] **Sars.**[5] sel.[5] sep.[1] sil.[5] staph.[5] sulph.[5] **Tarax.**[5]

SCHNUPFEN:

nach: ant-t.[5] **Ars.**[5] **CAMPH.**[5] carb-v.[5] just.[137] sil.[137]

unterdrückten, durch: **Ars.**[5] **Bry.**[5] **Ip.**[5] **Nux-v.**[5] sil.[137]

ALLGEMEINES; M; Schnupfen; Unterdrückung agg.

SCHRECK, Furcht, nach: **ACON.**[5] **Anac.**[5] **Ant-t.**[5] arn.[5] ars.[5] cann-s.[5] **Cina**[5] colch.[5] croc.[5] **Cupr.**[5] ign.[5] kali-n.[5] lach.[5] lyc.[5] **Nit-ac.**[5] **Nux-v.**[5] op.[5] **Phos.**[5] **Plat.**[5] **PULS.**[5] rhus-t.[5] **Ruta**[5] sabad.[5] **Samb.**[54] **Sars.**[5] spig.[5] **Stann.**[5] staph.[5] **Thuj.**[5] valer.[5] **Verat.**[5] **Viol-o.**[5] viol-t.[5]

GEMÜT; M; Schreck oder Furcht, Beschwerden durch

SCHREIBEN amel.: **Ferr.**

ALLGEMEINES; M; Schreiben; amel.

SCHRITT, falscher, agg.: **Bry.**[5]

ALLGEMEINES; M; Auftreten agg.; Fehltritt

SCHWÄCHE, mit: ant-c.[5] **ARS.**[5] **BELL.**[5] canth.[5] carb-v.[5] cycl.[5] hep.[5] **Lach.**[5] laur.[5] **Olnd.**[5] **Ph-ac.**[5] **PHOS.**[5] **PLAT.**[5] stann.[5] sulph.[5] verat.[5] viol-o.[5]

SCHWEFEL, Sulfur:

Dämpfe, wie durch: am-c.[5] **ARS.**[5] brom.[5] bry.[5] calc.[5] camph.[5] **Chin.**[5] cina[5] croc.[5] **IGN.**[5] lach.[5] lyc.[5] par.[5] **PULS.**[5]

Missbrauch, nach: **Puls.**[5]

SCHWEINEFLEISCH, nach: ip.[5] puls.[5]

ALLGEMEINES; C; Speisen und Getränke; Schweinefleisch;

SCHWEISS:

agg.: acon.[5] **Ars.**[5] bell.[5] **Bry.**[5] **Cham.**[5] ign.[5] ip.[5] **Op.**[5] phos.[5] **Puls.**[5] **Rhus-t.**[5] sabad.[5] samb.[5] spong.[5] stram.[5] stront-c.[5] **Zinc.**[5]

ALLGEMEINES; M; Schweiß; während Schweißabsonderung

amel.: chel.[5]

ALLGEMEINES; M; Schweiß; amel.

mit: **ARS. Lach.** nux-v.[5] samb.[137]

SCHWINDEL, mit: cham.[5] cur.[111] kali-c.[137] **Phos.**[5] puls.[5]

SEELUFT, Meeresküste, amel.: brom.[5]

SITZEN:

agg.: ant-t.[5] ars.[5] aur.[5] **Caps.**[5] chin.[5] dig.[5] **Dros.**[5] euphr.[5] **Ferr.**[5] gins.[36] **Lach.**[5] meny.[5] nit-ac.[5] puls.[5] **Rhus-t.**[5] ruta[5] sabad.[5] **Samb.**[5] spong.[5] staph.[5] sulph.[1] tarax.[5] tarent.[111] verat.[5]

ALLGEMEINES; M; Sitzen; agg.

- gebeugt: chin.[5] dig.[5] rhus-t.[5]

ALLGEMEINES; M; Sitzen; agg.; gebeugt Sitzen

amel.: acon.[5] am-m.[5] **Ant-t.**[5] **Apisin.**[5] **Ars.**[5] asaf.[5] aur.[5] bor.[5] bry.[5] bufo carb-v.[5] cham.[5] ferr.[5] hyos.[5] iber.[111] lach.[5] lyc.[5] **Nux-v.**[5] phos.[5] **Puls.**[5] rhus-t.[5] **Samb.**[5] spong.[5] **Verat.**
ALLGEMEINES; M; Sitzen; amel.

- **aufrecht**: acon.[5] **Am-m.**[5] **ANT-T.**[5] ars.[5] asaf.[5] aur.[5] **Bry.**[5] bufo[111] carb-v.[5] cham.[5] ferr.[5] hyos.[5] lach.[5] lyc.[5] **Nux-v.**[5] phos.[5] puls.[5] rhus-t.[5] samb.[5] spong.[5]

◦ **vorgebeugt,** und: acon.[5] aur.[5] bufo[111] **Lach.**[5] spong.[5]

SPRECHEN:

agg.: bor.[5] **Bry.**[5] canth.[5] **Caust. Chin.**[5] **Dros.**[5] hyos.[5] kali-c.[5] lyc.[5] mez.[1] nux-v.[5] petr.[5] ph-ac.[5] rhus-t.[5] sil.[5] spig.[5] stram.[5] **SULPH.**[5] zinc.[5]
ALLGEMEINES; M; Sprechen; agg.

- **nachdrückliches**: petr.[5]
- **schnelles**: caust.[5] ph-ac.[5] sil.[5]

amel.: **Ferr.**
ALLGEMEINES; M; Sprechen; amel.

STAUB, durch: am-c.[5] **ARS.**[5] ars-i.[137] bell.[5] **CALC.**[5] **Chin.**[5] dulc.[137] **Hep.**[5] **Ictod.**[137] **Ign.**[5] ip.[5] merc.[5] nat-ar.[8] nux-v.[5] phos.[5] **Puls.**[5] **Rhus-t.**[5] sep.[5] **SIL.**[5] **Sulph.**[5]
ALLGEMEINES; M; Staub agg.

STEHEN:

agg.: olnd.[5] puls.[5] **Sep.**[5]

amel., aufrecht: **Cann-s.**[5]
ALLGEMEINES; M; Stehen; amel.; aufrecht Stehen

STEIGEN:

agg.: aesc.[111] **Am-c. Ang.**[5] apisin.[5] **ARS.** aur.[5] bar-c.[5] **Bor.** bry.[5] **CALC.** canth.[5] **CUPR.**[5] cyt-l.[119] **Euph.**[5] ferr.[5] graph.[5] hyos.[5] **Iod. Kali-c.**[5] kali-i.[111] kali-n.[5] kreos.[5] led.[5] **Lyc. Lycps.** m-arct.[5] mag-c. mag-m.[1] **MERC.**[5] **NIT-AC. Nux-v.**[5] ox-ac.[111] phos.[1] plan. ran-b.[5] **Rhus-t. Ruta Seneg.** sep.[5] **Spig.**[5] **SPONG.**[5] **Squil.**[5] **STANN.**[5] tax.[303] zinc.[5]
ALLGEMEINES; M; Steigen; agg.

- **Treppensteigen**: **Ang.**[5] apisin.[5] **Bry.**[5] hyos.[5] **Kreos.**[5] led.[5] m-arct.[5] nux-v.[5] ruta[5] spig.[5]

amel.: **Ran-b.**
ALLGEMEINES; M; Steigen; amel.

STRECKEN des Halses amel.: **Cann-s.**[5]

STUHLGANG:

agg.:
- **vor** und während: puls.[5] **Rhus-t.**[5]
- **nach**: calc.[5] caust.[5] con.[5] croto-t.[5]
- **Stuhldrang,** bei: bry.[5]

amel.: ictod.[5]
ALLGEMEINES; M; Stuhlgang; amel.; nach Stuhlgang

TABAK agg.: aloe[111] tarax.[5]
ALLGEMEINES; M; Tabak; agg.

TANZEN:

nach: bell.[5] **Spong.**
ALLGEMEINES; M; Tanzen; nach, agg.

abwechselnd mit Springen: bell.[5]

TINNITUS, mit: nux-v.[5] **Puls.**[5]

TRINKEN:

agg.: acon.[5] alum.[5] am-m.[137] **Anac.**[5] apisin.[5] arn.[5] bell.[5] **Brom.**[5] **Chin.**[5] cocc.[5] euphr.[5] hyos.[5] **Ign.**[5] kali-bi.[111] **Kali-c.** kali-n.[5] lach.[5] lim.[111] nat-m.[5] **NUX-V.**[5] phos.[5] puls.[5] rhus-t.[5] squil.[5] thuj.[5] verat.[5]

amel.: bry.[5] cupr.[5] mosch.[5] rhus-t.[5] spig.[5] tarax.[5]
ALLGEMEINES; M; Trinken; amel. nach

TROCKENHEIT der Nase, mit: canth.[5]

ÜBELKEIT, mit: alum.[5] canth.[5] ip.[137] kali-n.[102] lach.[5] rhus-t.[5] **Samb.**[5]

URINIEREN:

agg.:
- **während**: chel.[5] cimic.[111] con.[5] dulc.[5] laur.[5] sars.[5]
ALLGEMEINES; M; Urinieren; während U. agg.
- **nach**: lyc.[5]
ALLGEMEINES; M; Urinieren; nach U. agg.

amel.: nat-ar.[111]
ALLGEMEINES; M; Urinieren; amel. nach U.

VERLETZUNGEN, nach: petr.[5]
ALLGEMEINES; M; Unfall, Beschwerden durch

WÄRME amel.: bar-c.[5] kali-bi.[111]
ALLGEMEINES; M; Wärme; amel.

WEINEN, mit: **Cupr.**[5] ran-b.[5] rhus-t.[5] samb.[5]

WETTER, nasses, kaltes, agg.: **Act-sp.**[111] **Ant-t.**[5] bry.[5] carb-v.[5] hyper.[137] petr.[5] puls.[5]
ALLGEMEINES; M; Wetter; kaltes, feuchtes Wetter;

WIND agg.: **Ars. Calc.** nat-m.[111] plat.[5] rhus-t.[5] spong.[5]

Nordwind: **Spong.**[5]

WÜRGEN, Brechwürgen, mit: **Ip.**[5]

ZAHNUNG, während der: cham.[5] ign.[5] ip.[5] op.[5]
ALLGEMEINES; M; Zahnung, Beschwerden durch

ZIMMER, warmen, im: anac.[5] **Bell.**[5] bry.[5] **Calc.**[5] **Caps.**[5] **KALI-S. PULS.**[5] sec.[5] spig.[5] verb.[5]
ALLGEMEINES; M; Zimmer, im; agg.;

ZORN, durch: arn. **Ars. CHAM. Cupr.**[5] **Ign.**[5] **Ran-b.**[5] **STAPH.**[5]
GEMÜT; M; Zorn, Beschwerden durch

CHARAKTERISTIKA EIGENTÜMLICHKEITEN

ÄCHZEN, Stöhnen:
☞ *Stöhnend*

ANGEHALTEN, Atem wird plötzlich, wie durch Schreck; ant-t.[1] **Arg-n.** arn. ars. bor. **Brom.** bry. calad. **Calc.** carb-ac. **Caust.** cina gels. hep. kreos. **Led.**[122] lil-t. lyc. merc-c. nat-m. nit-ac. **Phos.** puls. sant. sars. **SIL.** spong. stry. sulph.
☞ *Unterbrochen, angehalten*

ANGEHALTEN, Atem wird plötzlich, wie durch Schreck (Forts.)

morgens: sars.
☞ *Z; Morgens*

nachts: SIL.
☞ *Z; Nachts*

Arbeiten, beim: sars.
☞ *M; Arbeit agg.*

Beugen, beim: **Calc.**

Fieber, während: **SIL.**

Husten:

- **vor**: ant-t.[1] bry.[1]
☞ *M; Husten; vor*

- **während**: bry. **Cina**
☞ *M; Husten; während*

- **nach**: arn. **Ars.** bry. hep. **Nat-m. Puls.**
☞ *M; Husten; nach*

Menses, vor: bor.

Schlaf, im: lyc.
☞ *M; Schlaf; während*

Stechen, durch:

- **Abdomen** zum Rücken, vom: **Calc.**

- **Hämorrhoiden,** in den: **SULPH.**

Tanzen, nach: **Spong.**
☞ *M; Tanzen; nach*

ÄNGSTLICH: abrot. **ACON.**[5] aeth. alumn. **Am-c. Anac.** ant-t. **Apis Apisin.**[5] arg-n.[5] **ARN.**[5] **ARS.**[5] aur-m. bar-c. **BAR-M. BELL.**[1] bov. **BRY.**[5] bufo cact.[111] calc. calc-ar. **Camph.** cann-s. caps.[5] **Carb-an.** carb-v.[5] carbn-s.[36] cench.[58] **Cham.**[5] **CHEL.**[1] chin-s. **Chlor.** cina cist. **Cocc. Coff.** colch. **Coloc.** croc.[5] **Crot-c. Crot-h.** □1 croto-t. cupr. **Dig.** ferr. gins. glon.[111] hell. **HEP.**[5] hydr-ac. **Hyos. Ign.**[5] **IP.**[5] kali-ar. kali-bi. kali-br.[36] **Kali-c.** kalm.[111] kreos. **Lach. Laur.** lob. loxo-r.[240] lyc.[5] m-arct.[5] m-art.[5] mang. marm-w.[194] merc.[5] mez. nat-c.[5] **NAT-M.**[137] nit-ac. nux-m. nux-v. olnd.[36] **Op.**[5] osm.[111] ph-ac. **PHOS.**[5] **PLAT.**[5] plb. pot-a.[5] **PRUN.**[171] psil.[164] **Psor. PULS.**[5] ran-b.[137] **Rhus-t.**[5] ruta[5] sabad. **Samb.**[5] sars. **SEC.**[5] spig. **SPONG.**[5] **SQUIL. STANN.** staph. **Stram.**[5] **Sulph.**[5] tab. ter. **Thuj.**[5] valer. verat. viol-o. viol-t.[5] vip.[111] zinc. zinc-p.[58]
☞ *Beschleunigt •Keuchen, schweratmiges •Keuchend* ▤ *GEMÜT; C; Angst; Atemnot, erschwerte Atmung, bei •GEMÜT; C; Angst; Atmen; •GEMÜT; C; Angst; Atmung;*

morgens: nat-c. **Phos.**
☞ *Z; Morgens*

- **Bett,** im: nat-c.
☞ *Z; Morgens; Bett, im •M; Bett; agg.; im Bett*

nachmittags: bell.
☞ *Z; Nachmittags*

abends: bar-c. cist. mez. **Phos.** psil.[164] stann.
☞ *Z; Abends*

- **Ameisenlaufen,** nach: cist.

Anstrengung amel.: nat-m.[137]
▤ *ALLGEMEINES; M; Anstrengung, körperliche; amel., Anstrengung*

Beklemmungsgefühl im Herzen, mit: bell.[1]

Druckgefühl auf der Brust, durch: olnd.[36]

Fieberhitze, während: puls.[5]
☞ *M; Fieber, Hitzestadium, während*

geistige Anstrengung agg.: phos.
☞ *M; Geistige Anstrengung agg.*

Konvulsionen, während: arn.[81] ars.[81] bell.[81] bry.[81] hep.[81] ip.[81] laur.[81] plat.[81] sec.[81]

Kopfschmerz, während: **NUX-M.**
☞ *M; Kopfschmerz, während*

Liegen, beim: aeth. apis **Puls.**

- **Rücken,** auf dem: aeth.
☞ *M; Liegen; agg.; Rücken, auf dem*

Pulsieren im Epigastrium, durch: chel.[1]

Säuglingen, bei: bell.[54]

Schweiß, während: acon.[5] **Ars.**[5] bell.[5] **Bry.**[5] **Cham.**[5] ign.[5] ip.[5] op.[5] phos.[5] **Puls.**[5] **Rhus-t.**[5] samb.[5] spong.[5] stram.[5]
☞ *M; Schweiss; agg.*

Seufzen und Gähnen, mit: **Prun.**[171]

Verletzung, nach: sec.[54]
☞ *M; Verletzungen, nach*

ASPHYXIE, Atemstillstand: **Acet-ac. ACON.**[5] am-c.[5] anac.[5] **Ant-c.**[5] **ANT-T.**[171] **Apisin.**[5] arn.[10] **ARS.**[5] asar.[5] atro.[25] **AUR.**[5] **BELL.**[5] bov.[5] **Brom.**[5] bry.[5] **Camph. CANN-S.**[5] carb-an.[5] **Carb-v.**[5] **Carbn-s.**[122] caust.[5] **Cham.**[5] **CHIN.**[137] **Chlor.** cimic.[25] coc-c.[171] cocc.[5] **Coch.**[8] **Coff.**[1] coffin.[1125] **Colch.**[5] coloc. con.[5] crot-h.[10] **Cupr.**[193] **Cycl.**[5] **Dig.**[5] ferr.[5] gels.[1088] **GRAPH.**[5] **Hell.**[5] **HEP.**[5] hydr-ac.[10] **Hyos.**[5] **Ign.**[5] **IP.**[5] kali-cy.[25] kali-n.[5] kreos.[5] **LACH.**[5] lat-m.[119] **Laur.**[5] **Led.**[5] **LOBIN.**[1125] loxo-r.[240] **M-arct.**[5] m-aust.[5] merc. merc-c.[5] **Mosch.**[5] nat-m.[5] nit-ac. nitro-o.[36] **Nux-m.**[5] **NUX-V.**[5] **OP.**[5] petr.[5] ph-ac. **Phos.**[5] **Plat.**[5] plb.[5] plut-n.[222] **PULS.**[5] rhus-t. sabad.[5] **SAMB.**[5] scol.[36] **Sec.**[5] **Sep.**[5] sil.[5] **Sin-n. Spig.**[5] **SPONG.**[5] stann.[5] staph.[5] stram. stry.[102] sul-h.[102] sulo-ac.[38] **SULPH.**[5] tab. upa.[102] **VERAT.**[5] verat-v.[1125] vip.[85]
☞ *Behinderte, erschwerte Atmung •Unterbrochen •Unterbrochen, angehalten; allgemeine Arzneien* ▤ *HUSTEN; M; Hochgenommen werden, Kind muss, wird blau im Gesicht, kann nicht ausatmen •ALLGEMEINES; C; Sterbende Säuglinge •KLINISCHES; C; Zyanose*

Alkohol, durch: **Carbn-s.**[122]
▤ *ALLGEMEINES; C; Speisen und Getränke; Alkohol, alkoholische Getränke; agg.*

Blitzschlag, nach: lach.[10] nux-v.
▤ *ALLGEMEINES; M; Blitzschlag, Beschwerden durch*

Blutung, nach: chin.[10] coch.[8]

- **Lungen,** der: coch.[8]

Blutverlust der Mutter, durch: chin.[137]

Cholera, bei: **Hydr-ac. Laur.**

erfrorenen Personen, bei: acon.[10] ars.[10] bry.[10] carb-v.[10]

ertrunkenen Personen, bei: **Ant-t.**[809] coff.[1] lach.[10]

Erwachen, beim: bry.[5] carb-an.[5] **Hep.**[5] hyos.[5] **Ip.**[5] puls.[5] **Samb.**[5] **Spong.**[5]
☞ *M; Erwachen, beim ▤ SCHLAF; C; Erwachen; Atem zu schöpfen, erwacht um*

Freude, durch übermäßige: coff.[54]

Gasvergiftung, durch: **LOBIN.**[1125]

gehängten, erwürgten Personen, bei: op.[10]

Husten, mit: **Anac.**[5] **Ars.**[5] **Carb-an.**[5] carb-v.[5] coc-c.[171] **Con.**[5] hep.[5] kali-cy.[25] nat-m.[5] **Petr.**[5] **Sil.**[5] **Sulph.**[5] tab.[85]

Kaltwerden, durch: acon.[809] ars.[809] carb-v.[809]

Kindern, bei: **OP.**[5]
☞ *M; Kindern, bei*

Kohlengas, Kohlenoxid, CO, durch: acon.[10] bell.[10] **Bov.**[5] carb-v. **Carbn-s.** op.[10]
▤ *ALLGEMEINES; M; Gas agg. •KLINISCHES; M; Arzneimittel-Missbrauch, Vergiftungen durch; Kohlenmonoxid*

Konvulsionen, Krämpfen, nach: cupr.[58]

Narkose, durch: **COFFIN.**[1125] **LOBIN.**[1125]

Neugeborenen, bei: acon. am-c.[5] **ANT-T. Arn.** ars.[54] atro.[25] **Bell. CAMPH.** chin. cimic.[25] crot-h.[111] **CUPR.**[193] hydr-ac.[111] hyos.[5] **LAUR. Op.** sec.[54] sul-h.[102] upa.[102] vip.[111]
▤ *ALLGEMEINES; M; Säuglinge, Krankheiten der •KLINISCHES; C; Zyanose; Neugeborenen, bei*

Pleuritits, bei: **Verat-v.**[1125]

Schlaf, im: **Hep.**[5] **Op.**[5] phos.[5] **Samb.**[5] spong.[5]
☞ *M; Schlaf; während*

Schmerz im Herzen, nach, durch Schreck oder Kummer: lach.[54]
☞ *M; Kummer, nach •M; Schreck, Furcht, nach ▤ GEMÜT; M; Schreck oder Furcht, Beschwerden durch •ALLGEMEINES; C; Schmerz; Schreck, Furcht, durch*

Schnupfen, bei: coff.[5] **Ip.**[5] **Samb.**[5]

Schwefeldämpfe, durch: **Brom.**[5]

Verletzungen, nach: arn.[10]
☞ *M; Verletzungen, nach*

ASTHMA, asthmatische Atmung: abel.[149] acetan.[85] **ACON.**[102] acon-f.[102] act-sp.[111] adam.[222] adon.[102] adren.[102] aesc.[1] aeth. **Agar.**[36] ail.[25] alco.[36] ald.[36] all-c.[54] all-s.[1125] aloe alth.[1125] alum. alum-p.[58] alum-sil.[58] alumn.[102] **AM-C.**[122] am-i.[54] am-m. **AMBR.**[102] ambro.[185] aml-n.[25] ammc.[54] amyg-am.[85] anac.[137] ang. anh.[149] anis. ant-ar.[122] ant-c.[5] ant-i.[85] **ANT-T.**[185] apis **Apisin.**[5] aral.[102] aran-ix.[149] arg.[149] arg-cy.[102] **ARG-N.**[137] arist-cl.[144] arn.[1125] **ARS.**[171] **ARS-I.** ars-s-f.[58] arum-d.[25] arum-dru.[85] arum-m.[85] arum-t.[137] **ASAF.**[137] **Asar.**[137] asc-i.[25] asc-t.[85] aster.[144] astra-e.[149] atro.[54] **Aur.**[58] aur-ar.[58] aur-i.[58] **Aur-m-n.**[272] aur-s.[58] **Ba-tn.**[136] bac.[162] bad. bapt.[102] **Bar-c.**[137] bar-i.[58] bar-m.[58] bar-s.[58] bcg[149] **Bell.** bell-p.[1125] benz-ac.[137] berb.[122] **Blatta**[123] blatta-a.[85] boerh.[1125] bomb-pr.[142] bor.[122] **Bov.**[8] brom.[8] **Bry.** buni-o.[149] **Cact.**[1125] **Calad.**[137] **CALC.**[137] calc-ar. calc-hp.[85] calc-i.[58] calc-l.[85] calc-s.[54] **Calc-sil.**[58] calth.[1125] camph.[5] cann-i.[25] **Cann-s.**[122] **Caps.**[137] carb-an.[122] **CARB-V.** carbn-s. carc.[259] card-b.[1125] card-m.[25] cast-eq.[122] caust.[185] cedr. cetr.[1125] cham.[137] chel.[1125] chen-a.[85] **Chin. Chin-ar.**[122] chin-s.[85] **Chlol.**[102] chlor.[137] chlorpr.[149] **Cic.** cimic.[102] **CINA**[85] cist.[137] coc-c.[54] **Coca**[122] cocain.[102] cocc.[137] coch.[85] **Coff.**[5] coffin.[25] **Colch.**[54] coll.[102] coloc. con. conv.[102] crat.[1125] croc. **Crot-h.** croto-t.[91] **CUPR.**[102] **Cupr-acet.**[102] cupr-ar.[102] **Cycl.**[5] cyt-l.[119] daph. der.[36] **DIG.**[1125] digin.[25] **Dros.**[102] **Dulc.** elmen[9] ephe.[1125] equis-a.[1125] **ERIO.**[85] **Eucal.**[25] eup-per. **Euph.**[54] euph-pi.[809] euphr. excr-can.[269] fel.[85] **Ferr.** ferr-acet.[10] **Ferr-ar.** ferr-i. ferr-p. form.[102] form-ac.[144] fuc.[1125] fum.[1125] gad.[85] galeo.[1125] gall-ac.[85] galv.[85] **Gels.**[1125] gins.[1125] glech.[1125] glon. glyc-g.[8] **Graph.**[122] grat. grin.[171] guai.[111] guare.[25] hed.[144] hedeo.[25] helod-c.[205] **Hep.**[122] **Hippoz.** hydr.[85] hydr-ac.[54] hydrc.[102] **Hyos.**[1125] hyper.[137] hyssop.[1125] iber.[85] ictod. **Ign.**[137] imp.[1125] **Iod.**[122] iodof.[102] **IP.**[1125] **JAB.**[1125] jatr-u.[85] junc.[85] juni-c.[1125] just.[137] **KALI-AR. Kali-bi.**[122] **Kali-br.**[54] **KALI-C.**[54] **Kali-chl.** kali-chls.[85] kali-cy.[85] kali-fcy.[187] **Kali-i.** kali-m.[102] **KALI-N. Kali-p.**[54] **Kali-s.** kali-s-chr.[85] kali-sil.[58] kalm.[28] **Kola**[102] **Kreos.**[5] kres.[149] lac-c.[102] lac-d.[85] lac-eq.[204] **Lach.**[185] lact.[85] **Laur.**[5] **Led.** lem-m.[85] levo.[149] lil-t.[185] lim-b-c.[204] linu-u.[85] lipp.[102] **LOB.**[102] lob-p.[85] lob-s.[5] **LYC.**[102] lycpr.[142] lycps.[102] m-arct.[5] m-art.[10] **M-AUST.**[5] mag-p.[54] magn-gl.[85] magn-gr.[102] manc. mang.[85] mang-acet.[72] marr.[1125] **Med.** melis.[1125] menth.[1125] menthol[72] meny. **Meph.**[122] merc.[142] merc-d.[36] merc-i-r.[85] merc-pr-r.[102] mez.[184] mill.[85] moni.[149] morg.[136] morg-g.[136] morph.[122] **Mosch.**[54] mut.[136] **Naja** napht.[102] **Naphtin.**[122] narc-ps.[1125] nat-ar.[8] **NAT-C.**[193] **NAT-M.**[104] nat-n.[102] nat-p. **NAT-S.**[809] nat-sil.[58] **NIT-AC.**[137] nuph.[85] **Nux-m.**[5] **Nux-v.**[122] oci-s.[119] oena.[1125] oeno.[102] ol-an.[137] ol-j.[85] onis.[102] **Op.** orig.[1125] osm.[85] ox-ac.[102] oxyg.[233] pall. par. pareir.[1125] parth.[197] passi.[102] **PECT.** petr. ph-ac. phel.[8] phenob.[149] phle.[102] **PHOS.**[137] phos-pchl.[85] **Phyt.** pimp.[1125] pitu-a.[164] plan-l.[1125] plat.[10] plb.[122] plb-i.[122] plut-n.[269] podo. poly-a.[1125] polyg.[1125] polyg-a.[1125] pop-c.[85] prim-v.[1125] pseuts-m.[255] **Psor.** ptel.[45] pulm-v.[102] **PULS.**[187] queb.[77] querc-r.[1125] **RAN-B.**[5] ran-s. raph. rat.[193] rhod. rhus-g.[25] **RHUS-T.**[185] rumx.[185] **RUTA**[5] **SABAD.** sabal.[85] sabin. **SAMB.**[137] samb-c.[85] **Sang.** sanguin-n.[85] sanic.[85] sars.[171] scorp.[269] scroph-n.[102] sec.[122] sel. **Seneg.**[10] **Sep.**[137] **SIL.** silphu.[25] sin-n.[54] sol-i.[110] solid.[102] **SPIG.**[5] **SPONG.**[54] **Squil.**[185] **STANN.**[137] **Staph.**[185] stict. **Still. STRAM.** stront-c. stroph.[1125] stry.[102] stry-n.[1125] succ.[194] **SUL-AC.**[5] sul-h.[85] **Sul-i.**[122] sulo-ac.[149] **SULPH.**[26] sumb. **Syc-co.**[136] syph.[111] tab. tax.[303] tela[102] ter.[102] tet.[102] teucr.[54] teucr-s.[1125] **Thuj.**[36] thymu.[102] thymu-v.[1125] thyreotr.[149] trach.[85] trif-p.[25] trio.[85] tub.[304] tub-a.[159] tus-fa.[1125] valer. vario.[36] **VERAT.**[54] verat-v.[102] verb.[102] vero-o.[1125] vib.[137] viol-o. viol-t. **Visc.**[137] wye.[85] xan.[85] zinc.[5] zinc-p.[58] zinc-val.[85] **Zing.**[102] ziz.[25]
☞ *Begleitsymptome •Atemnot, Dyspnoe, erschwerte Atmung •Giemend ▤ HUSTEN; C; Asthmatischer Husten •BRUST; C; Beklemmung •BRUST; C; Emphysem, Bronchiektase*

ASTHMA, asthmatische Atmung (Forts.)

abwechselnd mit:

- **Diarrhö,** nachts: **Kali-c.**
  ☞ *A; Abwechselnd mit • A; Abwechselnd mit; Diarrhö*
- **Erbrechen**: cupr.[102] ip.[102]
  ☞ *A; Abwechselnd mit*
  - **krampfartig**: cupr.[102] ip.[102]
- **Gicht**: benz-ac. lyc. **Sulph.**
  ☞ *A; Abwechselnd mit*
- **Hautausschläge**: apis[193] calad. calc.[54] carc.[184] caust.[102] croto-t.[1125] cupr.[210] dulc.[5] graph.[5] **Hep. Kalm.** lach. med.[212] mez. mut.[136] phenob.[149] **Psor.**[149] rat.[193] rhus-t. **Sulph.** syph.[36]
  ☞ *A; Abwechselnd mit • A; Abwechselnd mit; Hautausschläge ▥ HUSTEN; A; Abwechselnd mit; Hautausschläge • BRUST; A; Abwechselnd mit; Hautsymptomen • BRUST; C; Beklemmung; abwechselnd mit; Hautausschlägen • BRUST; C; Hautausschläge; Exanthem, flüchtiges; abwechselnd mit Asthma • EXTREMITÄTEN; C; Hautausschläge; Exanthem, flüchtiges; Arme; abwechselnd mit Asthma • EXTREMITÄTEN; C; Hautausschläge; Pickel; Arme; Unterarme; • HAUT; C; Hautausschläge; abwechselnd mit; Atemwegssymptomen • HAUT; C; Hautausschläge; Urtikaria (Nesselsucht); abwechselnd mit; Asthma*
  - **Urtikaria**: calad. croto-t.[1125]
    ▥ *EXTREMITÄTEN; C; Hautausschläge; Exanthem, flüchtiges; Arme; abwechselnd mit Asthma*
- **Kopfschmerz**: ang. glon. kali-br.
  ☞ *A; Abwechselnd mit ▥ KOPF; O; Innerlich, innerer Kopf; abwechselnd mit*
- **Schmerzen,** rheumatischen: dulc.[144] **Med.**[185]
  ☞ *A; Abwechselnd mit*

rechte Brustseite: aral.[25] carc.[119]

morgens: alum. am-c.[102] ant-t.[102] ars.[102] **Aur. Calc.** carb-an. **Carb-v.** carc.[146] **Coff. Con.** dig. grin.[102] kali-bi.[102] **KALI-C.**[102] **Meph.**[8] nat-s.[102] nux-v.[102] phos. pitu-a.[164] sep. **Verat.** zing.[102]
☞ *Z; Morgens*

- **Bett,** im: alum. con.
  ☞ *Z; Morgens; Bett, im • M; Bett; agg.; im Bett*
- **Erwachen,** beim: alum. am-c.[102] ant-t.[102] ars.[102] **Con.** grin.[102] kali-bi.[102] kali-c.[102] meph.[8] nat-s.[102] nux-v.[102] pitu-a.[164] sep. zing.[102]
  ☞ *M; Erwachen, beim*
  - **früh**: am-c.[102] ant-t.[102] **Ars.**[102] grin.[102] kali-bi.[102] **Kali-c.**[102] nat-s.[102] nux-v.[102] zing.[102]

vormittags:
☞ *Z; Vormittags*

- **10** Uhr: carc.[146] ferr.
  - **11** Uhr, bis: **Ferr.**

mittags: **Lob.**

nachmittags: apis[54] bell.[54] calad.[122] calc-s.[58] carb-v.[54]
☞ *Z; Nachmittags*

- **Mittagsschlaf**:
  - **während**: **Carb-v.**[54]
    ☞ *M; Schlaf; während*
  - **nach**: apis[54] calad.[122] calc-s.[58]
    ☞ *M; Schlaf; nach*

abends: am-c. aral. ars. bell. bry. **Cist.** con.[102] ferr. ferr-acet.[102] graph. grin.[102] lach.[102] med.[304] meph. merc-pr-r.[102] naja[102] nux-v. **Phos. PULS.**[102] samb.[102] sep. stann. **Sulph.**[102] **Zinc.**
☞ *Z; Abends*

- **21** Uhr: bry. med.[304]
  - **1** Uhr, bis: ***med.***[304]
- **Bett,** im: am-c. graph. sep.
  ☞ *Z; Abends; Bett, im • M; Bett; agg.; im Bett*
- **Hinlegen,** nach: aral. ars. **Cist.** con.[102] ferr-acet.[102] **Grin.**[102] lach.[102] **Meph.** merc-pr-r.[102] naja[102] puls.[102] **Samb.**[102] sulph.[102]

nachts: am-m. **Ant-t.** aral.[102] **Arg-n.**[54] **ARS.**[102] ars-i. ars-s-f.[58] arum-d.[36] aur. aur-ar.[58] **Brom.** bry. **Carb-v.** carc.[259] cham.[111] **CHEL. Chlol. Cist.**[102] coff. coloc. con.[102] daph. **Dig. Ferr.** ferr-acet.[102] ferr-ar. grin.[102] **Ip.** kali-ar. **Kali-c.** lach.[102] lim-b-c.[204] **Meph.**[122] merc-pr-r.[102] naja[102] nux-v. **Op.** pect.[102] phos. pitu-a.[164] **PULS.**[102] samb.[102] sang. **Sep.** stict.[58] stram.[122] **Sulph.**[102] **Syph. Thuj.** zinc. zinc-p.[58]
☞ *Z; Nachts*

- **22** Uhr: lim-b-c.[204] **Meph.**[122] stram.[122]
- **23** Uhr: ars-i. carc.[259] chel.
  - **2** Uhr, bis: **Ars-i.**
  - **Urinieren,** beim: chel.
    ☞ *M; Urinieren; agg.; während*
- **Aufsetzen,** muss sich: carc.[259] lim-b-c.[204] pitu-a.[164]
- **Hinlegen** agg.: **Aral.**[102] ars.[102] cist.[102] con.[102] ferr-acet.[102] **Grin.**[102] lach.[102] merc-pr-r.[102] naja[102] puls.[102] samb.[102] sulph.[102]
  ☞ *M; Liegen; agg.; Hinlegen, beim*

Mitternacht:

- **gegen**: **ARS.**[36] stram.[122]
  ☞ *Z; Mitternacht; gegen*
- **nach**: **ARS.** calc-ar. **Carb-v.** carc.[259] chin. cupr.[210] **Ferr.** ferr-ar. **Graph.** kali-ar. kali-bi. kali-c. kali-i. kali-n. **Lach.** med.[85] nat-s.[185] oxyg.[233] rumx. **SAMB.** stann. syph.[122]
  ☞ *Z; Mitternacht; nach*
  - **1** Uhr - 4 Uhr: syph.[122]
  - **2** Uhr: **ARS.** carc.[259] kali-ar. **Kali-bi.** kali-c. med.[85] oxyg.[233] **Rumx.**
    - **3** Uhr, bis: **KALI-AR. KALI-C.** oxyg.[233]
    - **4** Uhr, bis: med.[85]
  - **3** Uhr:
    - **agg. um**: **Chin. Cupr. KALI-C. KALI-N.** nat-s.[114]
      - **4** Uhr, bis: nat-s.[114]
    - **amel., nach**: carc.[259]
  - **4** Uhr: cupr.[210] nat-s.[185] stann.
    - **5** Uhr, bis: **Nat-s.** stann.
    - **6** Uhr, bis: nat-s.[185]
  - **5** Uhr: kali-i.
  - **muss** aus dem Bett springen: **ARS. Graph. SAMB.**

periodisch: all-s. **Alum.** ant-t. **ARS.**[36] **Asaf. Carb-v. Chel. Chin.**[102] chin-ar.[102] cist.[25] **Hydr-ac.** ign.[102] ip.[102] nux-v. parth.[197] **Phos. Plb. Seneg.** sulph. tab. thuj.
☞ *Z; Periodisch*

- **jede** halbe Stunde: ars.[36]

- **7** Tage, alle: chin.[102] ign.[102]
- **8** Tage, alle: sulph.

Frühling, im: aral.[102] lach.[185] med.[185] puls.[56] tub.[304]
☞ Z; Frühling, im

Sommer, im:
- **agg.**: arg-n.[137] ars.[137] carc.[304] syph.[102]
- **amel.**: carb-v.[54] med.[185]

Herbst, im: **Chin.** lach.[185] med.[185] puls.[56]
☞ Z; Herbst, im

Winter, im, winterliche Anfälle: **Carb-v.** nat-m.[137] **Nux-v.** parth.[197] phel.
☞ Z; Winter, im
- **Beginn,** zu: parth.[197]

Begleitsymptomen anderer Art, mit: **Acon.**[5] ambr.[102] ambro.[185] aml-n.[25] **Ant-t.**[5] **Apis** **Aral.**[102] **Arg-n.**[54] **ARS.**[809] **Ars-i.** arum-t.[137] **Atro.**[54] bac.[162] **Bad.** bell.[5] benz-ac.[137] berb.[122] bov.[8] **Bry.**[102] calc.[137] **CAMPH.**[5] caps.[137] **Carb-v.** carc.[259] **CAUST.**[185] **Cham.**[5] chin.[5] chin-ar.[122] chlol.[102] **Colch.**[54] cupr.[102] **Dig.**[54] dros.[102] **Dulc.** euph-pi.[809] **Euphr.** excr-can.[269] **Ferr.** gall-ac.[85] **Hydr-ac.**[102] **IOD.**[122] **Ip.**[5] just.[137] **KALI-C.**[54] kali-i. kali-m.[102] kali-n.[102] kali-p.[54] kali-s-chr.[85] kreos.[10] lac-d.[85] **Lach.**[5] laur.[5] linu-u.[85] **Lob.**[102] lyc.[102] m-art.[10] mag-p.[54] med.[146] meph.[122] morph.[122] **MOSCH.**[5] **Naja** napht.[102] nat-c.[193] nat-m.[104] **Nat-s.** nit-ac.[137] nux-m.[5] **Nux-v.** **OP.**[5] phle.[102] **Phos.**[54] plat.[10] plut-n.[269] psor. **PULS.**[54] queb.[77] **Rumx.**[54] **Sabad.** **Samb.**[5] **Sang.**[8] scorp.[269] seneg.[10] sep.[137] sil. **Sin-n.**[54] solid.[102] spong.[54] squil.[185] stict. **Stram.** sul-i.[122] sulph.[26] tab. tela[102] **Verat.**[54] verat-v.[102] zing.[102]

Abdecken:
- **agg.**: rumx.[185]
  ▤ ALLGEMEINES; M; Abdecken, Entblößen; agg.
- **Brust,** der, amel.: ferr.[85]
  ▤ ALLGEMEINES; M; Abdecken, Entblößen; amel.; Hals und Brust

Abendessen, nach dem: sanic.[85]
☞ M; Abendessen, nach dem

alten Menschen, bei: am-c.[122] am-i.[54] **Ambr.** **Ant-ar.**[122] ant-c.[54] ant-t.[54] apis[122] **ARS.** aur.[54] **Bar-c.** bar-m.[102] **Blatta**[122] calc.[122] calc-s.[54] camph.[54] carb-an.[122] **Carb-v.** caust.[54] chin.[54] coca[122] **Con.** dig.[122] graph.[122] hep.[122] ip.[54] **Kali-ar.**[122] **Kali-bi.**[122] **Kali-c.**[122] **Kali-p.**[122] lach.[54] lyc.[60] med.[185] naphtin.[122] nat-c.[122] nat-m.[122] **NAT-S.**[185] nux-v.[122] op.[54] phel. phos.[60] **Plb.**[122] **Plb-i.**[122] ptel.[54] pulm-v.[54] **Puls.**[122] sec.[122] seneg.[137] sep.[122] sil.[54] sulph. teucr.[54] verat.[122]

Ameisenlaufen, nach: cist.[102] lob.[102]

Angst, mit: **Arg-n.**[54] **Dig.**[54] ferr.[36] mosch.[102]
▤ GEMÜT; M; Angst, Beängstigung, Beschwerden durch
- **Gehen** agg.: ferr.[36]
  ☞ M; Gehen; agg.; beim

Anstrengung, nach: am-c.[36] ars.[171] carc.[259] nat-s.[85] tax.[303]
☞ M; Anstrengung, Betätigung agg.

Ärgernis, Verdruss, durch: ars. staph.[185]
☞ M; Zorn, durch ▤ GEMÜT; M; Zorn, Beschwerden durch

Aufstoßen:
- **agg.**: caps.[54]
  ▤ ALLGEMEINES; M; Aufstoßen; agg.
- **amel.**: carb-v. nux-v.
  ☞ M; Aufstoßen amel.
- **mit,** von Luft: ambr.[102]

Auswurf amel.: ant-t.[111] aral.[102] calad.[137] carc.[259] **Erio.**[85] grin.[111] hyper. **Ip.**[102] kali-bi.[102] nat-s.[85] **Pect.**[102] pitu-a.[164] sep.[111] stann.[137] **Zinc.**[102]
☞ M; Auswurf amel.
- **reichlicher**: nat-s.[85] pitu-a.[164]

Bett, im: cist.[25] pitu-a.[164]
☞ M; Bett; agg.; im Bett
- **kalte** Bettwäsche, durch die: pitu-a.[164]
  ☞ M; Kälte; agg.

Beugen:
- **Brust** vorwärts amel.: **Ars.**[36] blatta[162]
- **Kopf**:
  - **rückwärts** amel.: bell.[54] cham. **SPONG.** **Verat.**
    ☞ M; Beugen; amel.; rückwärts ▤ KEHLKOPF LUFTRÖHRE; C; Krupp; bohrt oder wirft den Kopf rückwärts ins Kissen • ALLGEMEINES; M; Beugen, Neigen, Krümmen; amel.; rückwärts, nach hinten; Kopf
  - **vorwärts,** wiegend:
    - **agg.**: kali-c.[102]
      ▤ ALLGEMEINES; M; Beugen, Neigen, Krümmen; agg.; vorwärts; Kopf
    - **amel.**: oci-s.[119]
      ☞ M; Schaukeln amel.

Bewegung:
- **agg.**: pitu-a.[164] pulm-v.[102]
- **amel., langsame**: puls.[56]
  ☞ M; Bewegung; amel. ▤ ALLGEMEINES; M; Bewegung; amel.; langsame Bewegung

Bindehautentzündung, bei: **Med.**[185]

Blähungen, durch: **Carb-v.** **Cham.** chel.[5] **Chin.** lac-d.[122] **Lyc.** mag-p. **Nux-v.** op. phos. **Sulph.** zinc.
☞ M; Blähungen, Flatulenz; durch

Blasenbeschwerden, bei: cann-s.[122]

Blaufärbung der Haut:
- **Arme**:
  ▤ EXTREMITÄTEN; C; Farbe, Verfärbung; blau; Arme; Asthma, bei
- **Gesichts,** des:
  ▤ GESICHT; C; Farbe, Verfärbung; bläulich; Asthma, bei

Brennen in Hals und Brust, mit: aral.[102]

Bronchitis, bei: acon.[102] all-s.[1125] alth.[1125] ant-t.[5] arn.[1125] **ARS.**[5] asar.[1125] bar-c.[5] bell.[5] bell-p.[1125] blatta-a.[102] **Bry.**[5] calad.[137] **Calc.**[5] **Camph.**[5] caps.[137] cetr.[1125] chel.[1125] **CHIN.**[5] con.[5] **Cupr.**[5] cupr-acet.[102] **Dros.**[1125] **DULC.**[5] **EPHE.**[1125] **Erio.**[102] eucal.[102] **Ferr.**[5] galeo.[1125] glech.[1125] **Graph.**[5] **Grin.**[102] hep.[5] hyos.[1125] imp.[1125] **Ip.**[1125] kali-i.[102] kali-m.[61] **Lach.**[5] **Lob.**[102] marr.[1125] merc.[5] nat-s.[102] nux-v.[5] onis.[102] parth.[197] **Phos.**[5] podo.[85] polyg.[1125] polyg-a.[1125] **PULS.**[5] querc-r.[1125] sabal.[102] **SENEG.**[5] **SEP.**[5] sil.[5] **STANN.**[5] stry-n.[1125] **Sulph.**[5] syc-co.[136] teucr-s.[1125] thymu-v.[1125] tus-fa.[1125] **Vero-o.**[1125] zinc.[5]
☞ M; Katarrh, durch • feucht • Rasselnd

ASTHMA, asthmatische Atmung (Forts.)

cholerischem Temperament, bei Personen mit: **Phos.**[54]

Diarrhö, nach: nat-s.[102]

Durst, kann aber nicht mal einen Schluck trinken, Übelkeit, Stechen und Brennen in der Brust, mit: kali-n.[102]
☞ *M; Durst, während •M; Übelkeit, mit*

Dysurie, mit nächtlicher: solid.[102]

Emphysem, mit, und Dilatation des Herzens: grin.[85]

Entbindung, seit der: hell.[304]

Erbrechen amel.: cupr.[102] nat-s.[193]
☞ *M; Erbrechen; amel.*

Erkältung, durch: acon. **Arg-n.**[54] ars. bor.[122] dulc. elmen[9] **Lob.** nat-s.[102] **Podo. Puls.** sil. **SPONG. Stann.** tub.[304]
☞ *M; Kälte; Erkältung, nach*

- **Sommer,** im: **Ars.**

- **erhitzt,** wenn: bor.[122] **Sil.**
▤ *ALLGEMEINES; M; Kälte; Kaltwerden; agg.; erhitzt, wenn*

Erregung, bei: acon.[102] ambr. aml-n.[102] **Asaf.**[102] chin-s.[102] coff.[102] **Cupr.**[102] grin.[102] hydrc.[102] **Ip.**[102] kali-p.[102] **Lob.**[102] **Mosch.**[102] nat-c.[137] nux-m.[102] **Nux-v.**[102] sumb.[102] tela[102] thymu.[102] **Valer.**[102] verat.[102]
☞ *M; Gemütsbewegungen, nach* ▤ *GEMÜT; M; Erregung; Beschwerden durch; Allgemeinsymptome*

- **sexueller** Erregung, bei: nat-c.[137]
▤ *ALLGEMEINES; M; Sexualität; Erregung, sexuelle, agg.*

Essen, nach dem:
☞ *M; Essen; agg.; nach*

- **agg.**: asaf.[137] asc-t.[85] aster.[144] cina[85] **Kali-p. Nux-v. Puls.**

  ◦ **Sättigung,** bis zur: asaf.[137]
▤ *ALLGEMEINES; M; Essen; nach; Sättigung, bis zur*

  ◦ **unverträgliche** Speisen, durch: cina[85]

- **amel.**: ambr. **Graph.**
☞ *M; Essen; amel.* ▤ *ALLGEMEINES; M; Essen; amel.; nach*

Fahren oder Reiten agg.: meph.

Federkissen, durch: mang-acet.[72]

Fieber, während: gels.[1125] mez.

- **intermittierendem** Fieber, bei: mez.

Fußschweiß, durch Unterdrückung von: ol-an.[102] sil.[171] sulph.[171]

Gallenblase, mit Beschwerden der: **Carb-v.**[185]

Gehen:

- **agg.**: agar.[36] thuj.[36]
☞ *M; Gehen; agg.; beim*

  ◦ **langsam**: agar.[36]

- **amel., langsam**: ferr.[171]
☞ *M; Gehen; amel.*

geistige Anstrengung, durch: kali-c.[110] sep.
☞ *M; Geistige Anstrengung agg.*

Gemütsbewegungen, durch: **Acon.** ambr. cham. **Coff.** cupr. **Gels. Ign.**[185] kali-br.[8] nux-v. pall. puls.[54] verat.
☞ *M; Gemütsbewegungen, nach*

- **Schock,** nach akutem: ign.[185]
▤ *GEMÜT; M; Schreck oder Furcht, Beschwerden durch; Schock, bei*

Gerüche, durch: ail.[25] asar.[137] blatta[162] sang.
☞ *M; Gerüche, starke, agg.*

- **Rosen,** durch: sang.

Gesichtsschmerz, mit, nachdem Exanthem im Gesicht verschwunden ist: **Dulc.**[8]

Getränke:

- **kalte,** agg.: meph.[54]
☞ *M; Getränke, kalte; agg.*

- **warme,** amel.: parth.[197]
☞ *M; Wärme amel.* ▤ *ALLGEMEINES; C; Speisen und Getränke; warme; Getränke; amel.*

Gewitter, bei: phos.[137] sep. **Sil.** syph.

Gicht, Rheumatismus, bei: led.[102] sulph.[102] **Visc.**[102]

Hämorrhoiden, mit: agar.[54] arg-n.[54] junc.[102] nux-v.[102] **Sulph.**[54]

Hausstaubmilbe, durch: aml-n.[102]

Hautausschlag, Exanthem, nach Unterdrückung von einem akuten:
☞ *Hautausschläge; Unterdrückung, nach;*

Hautausschläge:

- **mit**: ars.[185] ip.[137] **Kali-c.**[54] kali-i.[185] kalm.[28] linu-u.[85] rhus-t.[185]

- **Unterdrückung,** nach: acon. **Ammc.**[54] **Apis Ars.** calc.[184] **Carb-v.** cupr.[210] **Dulc.** elmen[9] **Ferr.** hep. **Ip.** med.[185] mez.[184] **PSOR.** ptel.[45] **PULS.** sec. **Sulph.** verat.[54]
▤ *HUSTEN; M; Gonorrhö, durch unterdrückte •HUSTEN; M; Krätze, nach Unterdrückung von •HAUT; C; Hautausschläge; unterdrückte Hautausschläge •ALLGEMEINES; M; Hautausschläge; agg., Unterdrückung von Hautausschlägen*

  ◦ **akutes** Exanthem: acon. **Apis Puls.**

Heiserkeit, mit: rhus-g.[25]

Hernie des Diaphragmas, bei: **Carb-v.**[185]

Herzasthma:
☞ *Herzbeschwerden, bei*

Herzbeschwerden, bei: acon.[76] **Acon-f.**[102] adon.[102] **Adren.**[102] am-c.[102] ambr.[85] ant-t.[185] apis[102] arn. ars.[102] ars-i.[102] aur.[58] **Cact.**[102] **Calc-ar.**[102] cann-i.[25] carb-v.[102] caust.[185] **Chin-ar.**[102] cimic.[102] coll.[102] conv.[102] **DIG.**[171] digin.[25] eucal.[25] **Glon.**[102] grin.[8] **Iber.**[102] jatr-u.[85] kali-n.[102] kalm.[102] kres.[149] lach.[102] laur.[102] lycps.[102] magn-gr.[102] naja[185] op.[102] ox-ac.[102] psor.[137] **QUEB.**[144] spig.[102] spong.[102] squil.[185] **STROPH.**[1125] sumb.[102] verat-v.[1125] visc.[102]
☞ *Atemnot, Dyspnoe, erschwerte Atmung; Herz; Herzbeschwerden, mit*

- **Endstadium,** im: **NAJA**[185]

- **fettige** Degeneration, durch: **ARN.** dig.[171] **Queb.**[144]

- **Harnwegsbeschwerden,** und: **CAUST.**[185]

- **Lungenödem,** bei: ant-t.[185]
▤ *HERZ KREISLAUF; M; Lungenbeschwerden, mit*

Herzklopfen, mit: arg-n.[76] ars.[102] cact.[102] eucal.[102] puls.[102] sep.[36]
☞ *M; Herzklopfen, bei*

Husten:
- **agg.**: bry.[5] **Euphr.**[5] **Kreos.**[5] **Meph.** nux-v.[58] **Squil.**[5]
- **nach**: carb-v.[103] phos.[85]
  ☞ *M; Husten; nach*
  - **Keuchhusten**: carb-v.[103]

Hydrothorax, mit: colch.[1]
Impfung, nach: thuj.
  ▤ *ALLGEMEINES; M; Impfung; nach*
Juckreiz, mit: calad.[137] cist.[137] sabad.[137]
Katzen, verursacht durch: succ.[194]
Kehlkopf, Krämpfe oder Schwäche der Epiglottis, durch: med.[102]
Kindern, bei: **Acon.** ambr. **Ant-t.**[5] ars.[5] bcg[149] **Bell.**[5] **Calc.**[5] camph.[5] **Carb-v.**[60] **CHAM.** chin.[5] **Coff.**[5] cupr.[5] form-ac.[144] graph.[127] **HED.**[144] hep.[5] ign.[5] **IP.** kali-br. kali-c.[185] kali-i. **KALI-N.**[185] **KALI-S.**[185] lach.[5] lyc.[5] **Mosch.** nat-m.[212] **NAT-S.** **Nux-m.**[5] nux-v. **Op.**[5] phos.[5] psor. **PULS.** **SAMB.** sanic.[111] sil.[58] stram. sulph. **Thuj.** tub-a.[159] vib.[137]
  ☞ *M; Kindern, bei*
- **Impfung,** nach: thuj.

Klimakterium:
- **im**: card-m.[25] sars.[122]
- **seit** dem: lach.[185]

Koitus:
- **während**: aeth. ambr.
  ☞ *M; Koitus; während*
- **nach**: **Asaf.** cedr. kali-bi.

Kolitis, bei: **Lyc.**[185]
Kopf-Knie-Stellung, mit: kali-c.[1]
Kopfschmerz, mit: card-m.[25] **Kali-c.**[54] menthol[72] stict.[171]
  ☞ *M; Kopfschmerz, während*
- **heftig**: stict.[171]
- **kongestiv**: menthol[72]

Kropf, bei: spong.[137]
  ▤ *ÄUßERER HALS; O; Schilddrüse*
Lachen agg.: ars.[54] aur.[54] cupr.[54]
  ☞ *M; Lachen agg.*
Leber, mit Beschwerden der: card-m.[25] chel.[1125]
Lesen amel.: ferr.[809]
  ☞ *M; Lesen amel.*
liebsten hat, in Gegenwart von Dingen oder Personen, die man am: nat-m.[189]

Liegen:
- **agg.**: aral.[36] ferr-acet.[102] samb.[171] ziz.[25]
  - **Kopf,** mit tief gelagertem: **Samb.**[171]
    ☞ *M; Liegen; agg.; Kopf, mit tief gelagertem*
- **amel.**:
  - **Arme** weit auseinandergespreizt: psor.[102]
    ▤ *ALLGEMEINES; M; Abspreizen der Extremitäten vom Körper; amel.*
  - **Gesicht,** auf dem, mit heraushängender Zunge: med.[102]
- **Ameisenlaufen,** nach: cist.[102]
- **Hinlegen,** beim, nachts: aral.[102]
  ☞ *M; Liegen; agg.; Hinlegen, beim*

Luft:
- **Bergluft** amel.: syph.[111]
  ▤ *ALLGEMEINES; M; Gebirge; amel. bei Aufenthalt in den Bergen*
- **Freien,** amel. im: **Am-c.** bry.[58] kali-s.[58] naphtin.[102] oxyg.[233] puls.[56] trif-p.[25]
  ☞ *M; Luft; amel., frische, im Freien*
- **kalte**:
  - **agg.**: act-sp.[111] **Arg-n.**[54] **Ars.**[5] aster.[144] bar-c.[5] dig.[5] **Lob.** **Nux-v.** petr. syc-co.[136]
    ☞ *M; Kälte; agg. •M; Luft; agg.; kalte*
  - **amel.**: am-c.[58] bry. **Carb-v.** **Cham.** **Merc.**
- **Seeluft**:
  - **amel.**: brom.[102] carc.[149] med.[185] syc-co.[136]
    ☞ *M; Seeluft, Meeresküste, amel. •Meer, Baden im Meer agg.*
  - **agg.**: tub.[304]
- **trockene** agg.: hep.[809]
- **warme,** agg.: aur.[58]

Luftzufächeln amel.: parth.[197]
  ☞ *M; Luftzufächeln amel.*
Magenbeschwerden, bei: arg-n.[102] **Bry.**[102] carb-v.[102] ip.[102] kali-m.[102] **Lob.**[102] lyc.[102] **Nux-v.**[102] puls.[102] sang.[102] verat-v.[102] zing.[102]
Magenbeschwerden, mit: nux-v.[122] sang.[122]
  ▤ *MAGEN; M; Atemwege, mit Beschwerden der*
Magenstörung, durch: nux-v.[58]
  ▤ *MAGEN; M; Atemwege, mit Beschwerden der*
Mahlzeit, nach jeder sättigenden: asaf.[58]
Masern, nach: brom. **Carb-v.**
  ▤ *ALLGEMEINES; M; Masern; Beschwerden nach Masern*
Meer, Baden im Meer agg.: kali-i.[185] med.[185]
  ☞ *Luft; Seeluft; •Seeleute, sobald sie an Land gehen*

Menses:
- **vor**: sulph.
- **während**: cupr.[102] iod.[102] kali-c. lach.[102] spong.[102]
  ▤ *ALLGEMEINES; M; Menses; während*
  - **Aussetzen** der Menses, beim, weckt sie aus dem Schlaf: cupr.[102] **Iod.**[102] **Lach.**[102] spong.[102]
- **nach**: spong.[54]
  ▤ *ALLGEMEINES; M; Menses; nach*
- **spärlichen,** bei: arg-n.[137]
- **Unterdrückung** der, nach: **Puls.** spong.
  ▤ *ALLGEMEINES; M; Menses; unterdrückt*

Mittagessen, nach dem: thuj.
  ▤ *ALLGEMEINES; M; Mittagessen; agg.*
müde, wenn: ars.[36]
Musik agg.: ambr.
  ▤ *ALLGEMEINES; M; Musik; agg.*
Muskelkrämpfen in verschiedenen Körperteilen, mit: cupr.[102] ip.[5]
Nase, bei verstopfter: lem-m.[85]
neuere, unkomplizierte Fälle: hydrc.[102]

Nieren, bei Beschwerden der: coc-c.[54] squil.[185]

Pferden, in der Nähe von: cast-eq.[122]

Prickeln am ganzen Körper, nach: lob.[102]

Quecksilber-Missbrauch, nach: aur.

Rauchen:

- **agg.**:
  - **während**: puls.[1]
    ☞ *M; Rauch agg.*
  - **nach**: asc-t.[85]
    ☞ *M; Rauch agg.*
- **amel.**: merc.[26]
  ALLGEMEINES; M; Tabak; amel.

Regen, nach dem Monsun-Regen: parth.[197]

Rheumatikern, bei: benz-ac.[85] visc.[137]

Schaukeln amel.: ars.[103] kali-c.
☞ *M; Schaukeln amel.*

Schlaf:

- **während** des Schlafs, setzt ein: **Acon.** am-c.[102] **Ars. Carb-v. Grin.**[102] **Hep. Kali-c.** lac-c.[102] **Lach.** meph. merc-pr-r.[102] nat-s. op. samb.[144] sep. **Sulph.**
  ☞ *M; Schlaf; während •Atemnot, Dyspnoe, erschwerte Atmung; Schlaf; Einschlafen, beim*
- **nach**: aral.[102] grin.[102] **Lach.**[102] samb.[102]
  ☞ *M; Schlaf; nach*
- **unmöglich,** da sonst die Atmung stockt: grin.[171]

Schlaflosigkeit, mit: chlol.[102]

Schluckauf, beginnt mit: cupr.
☞ *M; Schluckauf, mit*

Schnupfen, nach: aral.[102] ars.[137] just.[137] naja[102] nux-v.[102] pect.[102] sil.[137]
☞ *M; Schnupfen; nach*

- **Sommer,** im: ars.[137]
- **langwierigem** Schnupfen, nach: sil.[137]
  ☞ *M; Schnupfen; unterdrückten, durch*

Schreck, Furcht, nach: carc.[119] samb.[137]
☞ *M; Schreck, Furcht, nach GEMÜT; M; Schreck oder Furcht, Beschwerden durch*

Schreiben amel.: ferr.[809]
☞ *M; Schreiben amel.*

Schwangerschaft, während: carb-v.[185]

Schweiß:

- **amel.**: carc.[259]
  ☞ *M; Schweiss; amel.*
- **Fußschweiß,** durch Unterdrückung von: ol-an.[122]
  ALLGEMEINES; M; Schweiß; Unterdrückung der Schweißabsonderung, Folgen von; Fußschweiß

Schwindel, mit: kali-c.[137]
☞ *M; Schwindel, mit*

Seeleute, sobald sie an Land gehen: **BROM.**
☞ *Meer, Baden im Meer agg.*

Sitzen:

- **agg.**: ferr-acet.[102] laur.[102] psor.[102]
  ☞ *M; Sitzen; agg.*
  - **still**: ferr-acet.[102]
- **Aufsetzen** amel.: ant-t.[155] aral.[91] ars.[58] **Ars-i.**[8] bar-m.[58] **Brom.**[8] croto-t.[91] **Ferr.**[8] ferr-acet.[10] **Hep.**[103] ip.[91] kali-bi.[1101] kali-c.[56] **Kali-n.**[187] lach.[1057] lact.[85] meph.[8] parth.[197]

Speisen, warme, agg.: **Cham. Lob.**
ALLGEMEINES; C; Speisen und Getränke; warme; Speisen;

Sprechen:

- **agg.**: **Dros.** meph.[102]
  ☞ *M; Sprechen; agg.*
- **amel.**: carb-v.[54] ferr. med.[185]
  ☞ *M; Sprechen; amel.*

Staub, durch Inhalieren von: **Ars.**[54] bell.[54] **Calc.**[54] chin.[54] **Hep.**[54] ictod. lycpr.[142] nat-ar.[8] nux-v.[54] oxyg.[233] phos.[54] **SIL.**[54] sulph.[54]
☞ *M; Staub, durch*

- **Kohlenstaub**: **Nat-ar.**[8]

Staubmilben, durch:
☞ *Hausstaubmilbe, durch*

Stuhlgang amel.: ictod.
☞ *M; Stuhlgang; amel.*

Sturm, vor: caust.[102]
ALLGEMEINES; M; Wetter; windigem, stürmischem, bei; vor

sykotisch: med.[137] nat-s.[137] sil.[137]
ALLGEMEINES; C; Sykose, sykotische Konstitution

Tabak agg.: merc.[142]
☞ *M; Tabak agg.*

Träume, durch angsterregende: **NUX-V.**[54]

Treppensteigen, beim: cyt-l.[119]
☞ *M; Steigen; agg.; Treppensteigen*

Trinkern, bei: **Ars.**[54] meph.

Tuberkulose, Schwindsucht, bei: meph.[137]

Übelkeit, Magenschwäche, Schwindel, Erbrechen, kalte Knie: lob.[102]
☞ *M; Schwindel, mit •M; Übelkeit, mit MAGEN; M; Atemwege, mit Beschwerden der*

überhitzt, wenn: bry.[58] puls.[56]

Urämie, bei: solid.[137]

Urin übersättigt mit festen Bestandteilen: nat-n.[102]

Urinieren, beim: chel. dulc.[111]
☞ *M; Urinieren; agg.; während*

Urinieren, mit Hardrang und spärlicher Entleerung: sars.[171]

Urtikaria, durch: apis[137] puls.[137]

Verdauungsstörung, nach: sang.[137]

Verletzung der Wirbelsäule, nach: **Hyper.**
☞ *M; Verletzungen, nach*

Verzweiflung, Niedergeschlagenheit, glaubt, sterben zu müssen: **Ars.**[102] psor.[102]

Wasser, kaltes:

- **agg.**: **Meph.**
  ☞ *M; Kälte; agg. ALLGEMEINES; M; Wasser; kaltes agg.*
- **amel.**: cham.

Wassersucht der Brust, mit:
BRUST; C; Wassersucht, Brustwassersucht; Asthma, bei

Wein agg.: meph.[58]
ALLGEMEINES; C; Speisen und Getränke; Wein; agg.

Wetter:

- **Wetterwechsel,** bei: **Ars.** chel. dulc. ip.[58] pitu-a.[164]
  ALLGEMEINES; M; Wetter; Wetterwechsel; agg.
- **kaltem,** bei: acon.[85] ant-t.[110] apis[31] ars.[102] caust.[102] dulc. hyper.[137] med. nat-s. syc-co.[136]
  ☞ M; Kälte; agg.
  - **nass,** und: ant-t.[110] ars.[102] **DULC.** hyper.[137] **Med. Nat-s.** syc-co.[136]
    ☞ M; Nässe, Feuchtigkeit, agg. •M; Wetter, nasses, kaltes, agg.
  - **trocken,** und: acon.[85] caust.[102]
    ALLGEMEINES; M; Wetter; kaltes, trockenes Wetter; agg.
- **trockenem,** bei: acon.[102] caust.[102] cham.[137] hep.[102]
  ALLGEMEINES; M; Wetter; trockenes Wetter; agg.
- **warmem,** bei:
  - **amel.**: **Phel.**[8]
    ☞ M; Wärme amel.
  - **feucht,** nass, und: bar-c.[137] **Bell. Carb-v.** syph.[58]
    ☞ M; Nässe, Feuchtigkeit, agg. ALLGEMEINES; M; Wetter; Wärme, feuchte, schwüle; agg.
- **feuchtem,** nassem, bei:
  - **agg.**: ant-t.[110] **Aur.** carc.[146] **Chin.** con. **Dulc.** hyper.[102] ip.[58] kali-c.[58] lem-m.[85] **Nat-s.** sil. syc-co.[136] verat.
    ☞ M; Nässe, Feuchtigkeit, agg. ALLGEMEINES; M; Wetter; nasses Wetter; agg.
  - **amel.**: caust.[102] **Hep.**[809]
    ALLGEMEINES; M; Wetter; nasses Wetter; amel.

Wind, beim Gehen gegen den: cupr. nat-m.[111]
☞ M; Gehen; agg.; beim; •M; Wind agg. •Atemnot, Dyspnoe, erschwerte Atmung; Gehen; agg.; •Unterbrochen, angehalten; allgemeine Arzneien; Gehen, beim;

Zimmer:

- **geschlossenes** agg.: trif-p.[25]
- **warmes,** agg.: **Am-c.** bry. carb-v. just.[102] kali-s. lob.[122]
  ☞ M; Zimmer, warmen, im
  - **Eintreten,** beim, von draußen kommend: **Bry. Lob.**[122]

Zorn, nach: **Ars. CHAM.** nux-v.[102] pitu-a.[164]
☞ M; Zorn, durch

Zugluft agg.: **Sil.**
ALLGEMEINES; M; Zugluft; agg.

Zurücklehnen beim Sitzen, durch: psor.
☞ M; Anlehnen, beim; gegen etwas •M; Anlehnen, beim; hinten, nach

Zusammenschnüren, mit Empfindung von:

- **Brust,** in der:
  ☞ M; Enge der Brust, mit BRUST; C; Zusammenschnüren, Spannung, Enge, Empfindung von; asthmatisch
- **Hals,** im:
  INNERER HALS; C; Zusammenschnürung; Asthma, bei
- **Kehlkopf** und Luftröhre, in:
  KEHLKOPF LUFTRÖHRE; C; Zusammenschnüren, Empfindung von; asthmatisch

Zyanose, mit: ars.[102] cupr.[102] samb.[102]

Allergie, durch:
☞ Heuasthma

chronisch: am-c.[5] **Ant-c.**[5] aran-ix.[149] **Ars.**[5] **Calc.**[5] carb-v.[5] caust.[5] cupr.[5] ferr.[5] graph.[5] **Kali-c.**[5] lach.[5] lob.[25] lyc.[5] **Nit-ac.**[5] **Nux-v.**[5] phos.[5] sep.[5] sil.[5] stann.[5] **Sulph.**[5] zinc.[5]

feucht: acon.[102] ant-i.[102] **Ars.**[102] arum-d.[25] arum-t.[25] asc-i.[25] asc-t.[25] bry.[102] **Cann-i.**[102] coch.[102] cupr.[102] dig.[1125] **Dulc.**[102] eucal.[102] euph-pi.[102] grin.[102] hyper.[102] iod.[102] kali-bi.[102] **Nat-s.**[102] pect.[85] sabal.[102] samb.[102] **Seneg.**[102] silphu.[25] stann.[1] **Sulph.**[102] thuj.[102]
☞ Bronchitis, bei •Rasselnd

- **Kindern,** bei: **Nat-s.**[102] samb.[102] thuj.[102]
  ☞ M; Kindern, bei

Heuasthma: ail.[54] all-c.[54] ambro.[72] **ARAL.**[1125] **Ars. Ars-i.** arum-t.[122] **Bad.** bomb-pr.[142] camph.[54] **Carb-v.** carc.[304] caust.[185] chin-ar.[102] chlor.[137] cycl.[54] **Dulc.** eucal.[54] euph.[54] euph-pi.[85] **Euphr.** gall-ac.[85] **Gels.**[54] **Glyc-g.**[8] grin.[54] hydr-ac.[54] **IOD. Ip.**[102] kali-bi.[54] kali-fcy.[187] **Kali-i. Kali-p.**[54] kali-s-chr.[85] **Lach. Lob.**[102] lob-p.[85] med.[304] moni.[149] mosch.[54] **Naja** napht.[102] naphtin.[102] nat-m.[54] **Nat-s.** nuph.[85] **Nux-v.** ol-an.[137] **Op.** phle.[111] plb.[38] psor.[106] **Puls.**[187] **Sabad.** sang.[58] sep.[122] **Sil. Sin-n. Stict.** sul-i.[102] ter.[102] tub.[304]
NASE; C; Niesen; allgemeine Arzneien; Heuschnupfen, bei •NASE; C; Schnupfen; allgemeine Arzneien; jährlich, Heuschnupfen;

- **Niesen,** mit:
  ☞ M; Niesen, beim NASE; C; Niesen

hysterisch: ambr.[85] **Anac.**[137] ars.[54] asaf.[58] cocc.[137] ign.[137] lil-t.[185] lob.[137] **MOSCH. NUX-M. Nux-v.** phos. **PULS.** stann. stram. sulph. sumb.[85]
☞ nervös •Atemnot, Dyspnoe, erschwerte Atmung; hysterisch

- **Erregung,** durch: ars.[54]
  ☞ M; Gemütsbewegungen, nach GEMÜT; M; Erregung; Beschwerden durch; Allgemeinsymptome
- **Tränenfluss,** endet mit: anac.[137]

katarrhalisch: sabal.[85]

Kohlenstaub, durch, bei Bergleuten: card-m.[72] nat-ar. sulph.[137]

kongestiv: cact.[36]

konstitutionell: calc.[137] iod.[137] sulph.[137]

krampfartig:
☞ spasmodisch, krampfhaft

Müller, Asthma der:
KEHLKOPF LUFTRÖHRE; C; Krampf, Stimmritze, Laryngismus stridulus

nervös: acon.[102] ambr.[58] aml-n.[102] arg-n.[85] ars.[58] **Asaf.**[102] aur.[91] bar-c.[47] bell.[54] blatta[123] cact.[1125] **Cham.**[8] chin-s.[102] cina[102] coca[102] cocc.[54] coff.[102] con.[8] **Cupr.**[102] elmen[9] form.[102] grin.[102] **Hydr-ac.**[102] **Ip.**[102] kali-br.[54] kali-p.[58] kreos.[5] levo.[149] lob.[54] lyc.[85] mag-p.[8] melis.[1125] **Mosch.**[102] nux-m.[102] nux-v.[8] ol-an.[85] plat.[47] sil.[8] stram.[47] sumb.[102] syph.[54] tela[102] tet.[102] thymu.[102] thyreotr.[149] **Valer.**[85] verat.[102]
☞ hysterisch •Atemnot, Dyspnoe, erschwerte Atmung; nervös

ASTHMA, asthmatische Atmung (Forts.)

pituitär: sin-n.[85]

plötzliche Anfälle: cupr. ip. pitu-a.[164]

rezidivierend: am-c.[5] **Ant-c.**[5] **Ars.**[5] **Calc.**[5] carb-v.[5] caust.[5] cupr.[5] ferr.[5] graph.[5] **Kali-c.**[5] lach.[5] lyc.[5] **Med.**[148] **Nat-s.**[148] **Nit-ac.**[5] **Nux-v.**[5] phos.[5] sep.[5] sil.[5] stann.[5] **Sulph.**[5] zinc.[5]

spasmodisch, krampfhaft: agar.[111] ald.[36] am-c. ambr.[111] ang.[5] ant-c.[5] **Ant-t.** arg-n. **ARS. Asaf.** asc-t.[36] atro.[25] bapt.[111] **Bell.** bry.[5] **Cact.** camph.[5] cann-i.[111] caust. cham.[111] chin.[1] cic.[111] **Cocc.** coff. con. **Cupr.** der.[36] **Dros. Ferr.** ferr-p. **Gels. Graph.** guai.[111] **Hydr-ac. Hyos.** ign.[1] **IP. Kali-br. Kali-c. Lach.** laur. led. lil-t.[111] **LOB.** lyc.[5] **Mag-p. Meph.** merc. **Mez. Mosch.** nat-s.[111] nux-m.[111] **Nux-v.**[54] **Op.** ph-ac. phos. plat.[111] **Plb. Puls.** raph. rumx.[111] samb. **Sars. Sep. SPONG.** stann.[5] **Stram.** sulph. **Sumb. Tab. VALER.** verat.[1] **ZINC.** zinc-p.[58]

- **melancholischem** Temperament, bei, durch ängstliche Träume, als sei die Kleidung zu eng: **Nux-v.**[54]

splenogen: squil.[85]

thymogen: **ACON.**[5] am-c.[5] ambr.[5] **Ant-t.**[5] asaf.[5] aur.[5] **Bell.**[5] **Con.**[5] cupr.[5] ferr.[5] **Hep.**[5] ign.[5] **Ip.**[5] lach.[5] **MEPH.**[8] **Merc.**[5] phos.[5] **Seneg.**[5] **SPONG.**[5] **Verat.**[5] zinc.[5]

trocken: morg.[136] squil.[85]

ATEMNOT, Dyspnoe, erschwerte Atmung: abel.[149] abies-n.[102] abrot. absin. acet-ac.[162] **Achy.**[149] **Acon.**[137] **Acon-f.**[102] act-sp.[111] adam.[222] adon.[111] adren.[102] aegle-f.[192] aesc.[25] **Aeth. Agar.** agav-t.[149] agki-p.[1202] **Agn.** ail. **All-c.** all-s. allox.[119] aloe **Alum.** alum-p.[58] alum-sil.[58] alumn. am-acet.[5] am-br.[137] **Am-c.** am-caust.[54] am-m. **Ambr.**[5] ambro.[137] aml-n.[8] ammc. amyg-am.[36] **ANAC.**[5] androc.[222] ang. anh.[149] **Ant-ar. Ant-c.**[137] ant-o.[85] ant-s.[85] **ANT-T.**[5] **APIS Apisin.**[5] apoc. **Aral.**[102] aran.[137] arg.[5] **Arg-n.**[137] arge-p.[264] **ARN.**[137] **ARS.**[122] **Ars-i.**[137] ars-s-f.[58] arum-d.[25] arum-t. arund. **Asaf.**[137] **Asar.**[1] **Asc-t.** aspar. astac.[54] **Astra-e.**[149] atro.[25] **AUR.**[137] aur-ar.[58] aur-i.[58] aur-m.[58] aur-m-n.[272] aur-s.[58] **BAC.**[162] **Bad.** bamb-a.[1184] bapt.[111] **Bar-c.**[137] bar-i.[58] **Bar-m.** bar-s.[58] **BELL.**[137] bell-p.[256] **Benz-ac.** berb.[137] beryl.[149] **Bism.**[5] **Blatta**[193] bor.[137] **Bov.**[137] **Brom.**[137] bros-g.[259] **BRY.**[137] bufo buni-o.[149] buth-aust.[149] **CACT.** cadm.[149] cadm-s.[102] cahin.[102] caj.[102] **Calad. Calc.**[137] calc-acet.[1] **Calc-ar. Calc-f.** calc-hp.[47] calc-i.[58] **Calc-p. Calc-s.** calc-sil.[58] calx-b.[194] **Camph.**[137] cand-a.[239] cann-i.[111] **Cann-s.**[5] canth.[5] **Caps.** carb-ac.[85] **Carb-an.**[137] **CARB-V.**[137] **Carbn-o. Carbn-s.** carc.[304] card-m.[25] carl. **Cast. CAUST.** cean.[122] **Cedr. Cench. Cham. CHEL.**[122] chen-a.[54] **CHIN.**[137] **Chin-ar. Chin-s.**[36] chlf.[54] chlol.[25] **CHLOR.**[197] chloram.[149] chlorpr.[149] **Cic.**[137] cimic.[172] **Cimx. CINA**[5] cinnb.[111] cist.[137] cit-v.[36] clem.[137] cob-n.[102] **Coc-c. Coca COCC.**[137] coff.[5] **COLCH.**[5] coll.[102] **Coloc.**[137] com. **Con.**[137] **Conv.**[122] cop. cor-r. cortico.[149] cortiso.[149] corv-c.[258] crat.[137] **Croc. Crot-c. Crot-h. CROTO-T. Cub.**[111] **CUPR.**[111] **Cupr-acet.**[102] **CUPR-AR.** cupr-s. cur.[102] **Cycl.**[5] cymbo-ci.[2184] daph. **Dig.**[172] digin.[38] dios. dirc. dol. **Dros. Dulc.**[137] dys-co.[142] elaps equis. ery-a. eucal.[25] euon-a.[77] eup-per. eup-pur.[137] euph. **Euphr.** eupi.[85] falco-p.[265] **FERR. Ferr-ar. Ferr-i.** ferr-m. **Ferr-p.**[111] **Fl-ac. Formal.**[102] gamb.[111] **Gels.**[111] germ.[222] gins. **Glon.**[58] glyc.[102] **Graph.** grat. **Grin. Guai.** guare. ham. harp.[1184] hed.[144] hedeo.[25] **Hell.**[304] helod-c.[205] helon.[111] helx.[110] **HEP.**[137] hippoz. hura hydr. hydr-ac. hydrc. hydro-c.[2147] hydrog.[222] **Hyos.**[122] hyper. iber.[111] ictod.[137] **IGN.**[137] ignis[194] ind. indg. **Iod.** iodof.[8] **IP.**[137] irid.[222] **Iris** jab. jatr. jug-c. **Just.**[88] **KALI-AR. Kali-bi.** kali-br.[8] **KALI-C.**[137] **Kali-chl.** kali-cy.[25] **KALI-I. KALI-N.**[137] **Kali-p. Kali-s.** kali-sil.[58] **Kalm.** kola[1184] **Kreos.** kres.[149] kron.[9] kurch.[192] lac-c. lac-d.[58] lac-eq.[204] **LACH.**[137] lachn.[111] **Lact.** lat-h.[301] **Lat-m. Laur. LED.**[172] **Leon.**[1125] lepro.[197] **Lil-t.** lim.[111] **Lith-c. LOB.**[137] lob-c.[25] lob-p.[85] lob-s.[25] loxo-r.[240] **LYC.**[304] **Lycps. Lyss.**[111] **M-arct.**[5] m-art.[85] m-aust.[5] mag-c. mag-m.[5] mag-p.[102] mag-s.[119] magn-gr.[102] manc. mand.[144] mang. mang-acet.[1] mangi.[197] mant-r.[262] marm-w.[194] **Med.** meli.[122] meny.[5] **MEPH.**[8] **Merc.** merc-acet.[85] **MERC-C.**[5] merc-cy.[137] merc-i-f.[137] merc-i-r.[111] merc-pr-r.[102] **Merc-s.** merl. **Mez.**[1] mill. mit.[85] morg.[136] morg-g.[136] morph.[102] **Mosch.**[137] **Mur-ac.**[5] murx. mygal.[8] myric.[25] **NAJA**[85] **Naphtin.**[102] nat-acet. nat-ar.[137] **Nat-c.**[1] **Nat-m.**[137] **Nat-p.**[187] **NAT-S.** nat-sal.[171] **Nat-sil.**[58] nicc. nicot.[102] **Nit-ac.**[137] **NUX-M.**[5] **Nux-v.**[5] oena.[54] ol-an. ol-j. olnd. **OP.**[5] orig.[1125] orig-v.[1125] osm.[111] ovi-g-p.[85] **Ox-ac.** oxyg.[233] oxyu-s.[237] ozone[227] par. ped.[85] **Petr.**[137] **Ph-ac.** phel. **PHOS.**[137] **Phys. Phyt.**[25] pic-ac. pitu-a.[164] plan.[25] plan-m.[45] **Plat.**[5] **PLB.** plut-n.[222] podo.[111] pop.[111] por-m.[251] prot.[136] **Prun.**[122] pseuts-m.[255] psil.[164] **Psor.** ptel. pulm-v.[142] **PULS.**[185] pyrog.[58] **Queb.**[77] querc-r.[257] **RAN-B. Ran-s.**[5] raph. rat. rauw.[144] rheum[5] **RHOD.**[5] rhus-g.[25] **RHUS-T.**[137] rumx.[185] **RUTA**[137] sabad.[137] sabin.[137] **Samb.**[5] **Sang.**[25] sanic. sarcol-ac.[119] sarr. sars.[122] scol.[1142] scroph-n.[111] scut.[25] **SEC.**[5] **SEL.** senec.[171] **Seneg.**[185] **Sep.**[137] ser-ang.[102] sieg.[144] **SIL.**[137] silphu.[25] sol[236] sol-n.[102] solid.[137] spect.[271] **Spig.**[137] **SPONG.**[185] **SQUIL.**[5] **Stann. Staph.**[185] stict.[22] still.[25] **STRAM.**[172] **Stront-c. Stroph.**[137] stroph-s.[119] **STRY.**[36] stry-ar.[102] succ.[194] sul-ac.[162] sul-i.[58] sulo-ac.[36] **SULPH.**[122] **Sumb.**[111] syc-co.[136] syph.[137] **Tab.** tanac.[25] tarax.[5] **TARENT.** tax.[303] **Ter.** term-c.[192] teucr.[102] thea[275] ther. thlaspi[45] thuj.[137] til. triat.[223] trif-p.[144] trig-f-g.[1125] tril-c.[36] **Tub.**[304] tub-r.[149] tung.[252] tylo-i.[192] upa.[85] uran.[269] ust. valer.[137] vario.[122] **VERAT.** verat-v. verb.[5] **Vero-o.**[232] vesp. vib.[137] **VIOL-O.**[5] viol-t.[5] vip.[85] **Visc.**[102] weil.[9] xan.[85] **ZINC.**[1] **Zinc-p.**[58] zinc-val.[137] zing. ziz.[25]

☞ *Asthma, asthmatische Atmung • Behinderte, erschwerte Atmung • Kurz ▒ BRUST; C; Beklemmung • BRUST; C; Erstickende Empfindung • BRUST; C; Zusammenschnüren, Spannung, Enge, Empfindung von*

abwechselnd mit:

- **Husten**: ant-t.[137]
  ☞ *A; Abwechselnd mit ▤ HUSTEN; A; Abwechselnd mit*
- **Konvulsionen**: **Ign.**[5] plat.[54]
  ☞ *A; Abwechselnd mit • A; Abwechselnd mit; Konvulsionen*
- **Rasseln**: hyos.[1]
  ☞ *A; Abwechselnd mit*
- **Schmerzen** im Hypochondrium: **Zinc.**
  ☞ *A; Abwechselnd mit*
- **Sopor**: plb.
  ☞ *A; Abwechselnd mit*
- **Urtikaria**: **Calad.**
  ☞ *A; Abwechselnd mit*
- **Uterusblutung**: fl-ac.
  ☞ *A; Abwechselnd mit ▤ WEIBLICHE GENITALIEN; A; Abwechselnd mit*

rechte Brustseite: aral.[25] merl.[85] myric.[25]

tagsüber: **Chel.** irid.[222] **Sep.**[5] succ.[194]

morgens: alum. am-c.[102] **Am-m.**[5] **Ambr.**[5] **ANT-T.** ars.[102] aur. **Bell.** **Brom.** **Bry.**[5] **Calc.**[5] calc-p. **Carb-an.** carb-v.[1] **Caust.**[1] cham.[5] chel. chin.[5] coloc.[5] com. **CON.** **Dig.** euphr.[58] grin.[102] hyos.[5] **Kali-bi.**[102] **KALI-C.**[102] kali-chl. kali-i. **Lach.** led. lyc.[304] mag-s. merc. nat-c.[1] nat-s.[102] nit-ac.[1] **NUX-V.** **Phos.** puls. ran-b. rhod. **Sang.** seneg. **Sep.** **Sil.** **Staph.**[5] succ.[194] sulph. syc-co.[136] tung.[252] valer.[5] zinc.[102]
☞ *Z; Morgens • Behinderte, erschwerte Atmung; morgens*

- **früh**: am-c.[102] ant-t.[102] **Ars.**[102] grin.[102] kali-bi.[102] kali-c.[102] nat-s.[102] nux-v.[102] zinc.[102]
- **abends,** und: nux-v.[122]
- **Angstgefühl** in der Brust, durch: puls.
  ▤ *GEMÜT; M; Angst, Beängstigung, Beschwerden durch*
- **Anstrengung,** durch: lyc.
- **Aufstehen**:
  - ◦ **agg.**:
    ☞ *M; Aufstehen agg.*
  - ◦ ◦ **beim**: calc-p. **Kali-bi.**
  - ◦ ◦ **nach**: bell. carb-v.[1] caust.[1] dig. ran-b.
  - ◦ **amel.**: con.[1] led. puls. sulph.
    ☞ *M; Aufrichten amel.*
- **Auswurf** amel.: **Sep.**
  ☞ *M; Auswurf amel.*
- **Bett,** im: alum. ant-t. carb-an. com. con. led. mag-s. nat-c.[1] nux-v. puls. sulph.
  ☞ *Z; Morgens; Bett, im • M; Bett; agg.; im Bett • Behinderte, erschwerte Atmung; morgens; Bett, im*
- **Erwachen,** beim: con. kali-i. lyc.[304] nit-ac.[1] seneg. **Sep.** sil. syc-co.[136] tung.[252]
  ☞ *M; Erwachen, beim*
- **Frühstück**:
  - ◦ **agg. nach**: cham.[5] valer.[5]
    ☞ *M; Frühstück, nach dem*
  - ◦ **amel.**: sulph.[1]
- **Stehen,** beim: con.
  ☞ *M; Stehen; agg.*

vormittags: agar. alum. bry. chel. chin. chin-ar.[58] cocc. dios. ferr. hyper. iod. **Ip.** kali-n. mag-s. mit.[85] nat-ar. nat-c. **Nat-s.** ox-ac. squil. sulph. tarent. valer.
☞ *Z; Vormittags • Behinderte, erschwerte Atmung; vormittags*

- **8** Uhr: dios.
- **9** Uhr: chel. chin. chin-ar.[58] nat-ar. tarent. valer.
  - ◦ **Frühstück,** nach dem: valer.
    ☞ *M; Frühstück, nach dem*
- **10** Uhr: **Ferr.** iod.
- **11** Uhr: agar. mit.[85] squil.
- **Gehen**: cocc. ferr.
  ☞ *M; Gehen; agg.; beim*
  - ◦ **Freien,** im: ferr.
    ☞ *M; Gehen; agg.; beim; Freien, im*
- **Schreiben,** beim: mag-s.
- **Stehen,** beim: kali-n.
  ☞ *M; Stehen; agg.*

mittags: gels. hura
☞ *Behinderte, erschwerte Atmung; mittags*

nachmittags: act-sp.[102] all-s. alumn. am-c. ant-c.[5] **Ars.**[102] asaf.[5] aur.[102] bapt. bell. cact. cahin.[102] calad.[5] calc.[102] **Caps.**[5] **Carb-an.**[5] carb-v.[102] caust.[5] chel. dig. elaps **Fl-ac.** ign. ip.[5] **Lach.** lyc. mag-c. **Merc-s.** nat-m. nux-v.[5] op. ped.[85] petr.[5] phos. puls.[5] rhus-t.[5] sabad. **Samb.**[102] **Sang.** sars.[5] sep.[102] squil. staph.[5] **Sulph.** trif-p.[102] viol-t.[5] **Zinc.**[5]
☞ *Z; Nachmittags • Behinderte, erschwerte Atmung; nachmittags*

- **13** Uhr: cact. squil.
- **14** Uhr: chel.
- **15** Uhr, beim Laufen oder Rennen: am-c. lyc.
- **15.30 Uhr, im Sitzen**: mag-c.
- **16** Uhr: ped.[85] phos.
  - ◦ **18** Uhr, bis: ped.[85]
- **17** Uhr:
  - ◦ **19** Uhr, bis: nat-m.
  - ◦ **plötzlich**: ign.

abends:
☞ *Z; Abends*

- **agg.**: acon. aeth. agn. **All-c.** **Am-c.**[1] anac. androc.[222] ang.[5] ant-c.[5] ant-t. **ARS.** ars-s-f.[58] bapt. bell.[1] bor. bry. **Calc.**[5] **Calc-p.** calc-s. **Caps.**[5] carb-an. **Carb-v.** **Carbn-s.** cast. cench.[58] chel. **CHIN.** chin-ar. cist. clem. **Colch.**[5] coloc. **Con.** crot-h. **Cycl.**[5] dig. elaps **Ferr.** ferr-ar. ferr-p. **Fl-ac.** **Graph.** **Hell.** hyper. ip. **Kali-ar.** **Kali-c.** kali-s. **Lach.** **Lob.** **Lyc.**[5] m-aust.[5] mag-c. merc. merc-c.[5] mez. nat-c.[5] **Nat-m.** nat-p.[187] nat-s. nux-m. **Nux-v.** ox-ac. par. petr. **PHOS.** podo. **Psor.** **PULS.**[5] **RAN-B.**[5] raph. rhod. **Rhus-t.** sars.[5] **Sep.** sol[236] **Spong.**[5] **Stann.** sul-ac.[1] **SULPH.** verb. **Zinc.** zinc-p.[58]
  ☞ *Behinderte, erschwerte Atmung; abends*
  - ◦ **18** Uhr: bapt. mag-c. **RHUS-T.**
  - ◦ **18.30 Uhr**: chel.
  - ◦ **18** Uhr - **21** Uhr: cast.
  - ◦ **21** Uhr: androc.[222] bry.

ATEMNOT, Dyspnoe, erschwerte Atmung; **abends; agg.** (Forts.)

◦ **Bett**:

☞ *Z; Abends; Bett, im*

◦ ◦ **Bett** gehen, vor dem zu: sol[236]

◦ ◦ **im**: am-c.[1] ant-t. **Ars.** bell.[1] bor. carb-an. **Carb-v.** chin. **Cist.** con. crot-h. **Ferr. Graph.** merc. nat-m. **Nat-s.** par. **Phos.** podo. **Sep.** sul-ac.[1] **Sulph.** zinc.

☞ *M; Bett; agg.; im Bett • Behinderte, erschwerte Atmung; abends; Bett, im*

- **amel.**: chel. lyc.

◦ **Bett,** im: **Chel.**

☞ *M; Bett; amel.*

nachts: acon. alum. alum-p.[58] **AM-C.**[5] **Am-m.**[5] androc.[222] **Ant-t.** apis arg-n. arn.[5] **ARS. Ars-i.**[122] ars-s-f.[58] asaf.[5] asar. aspar. **Aur.** aur-ar.[58] aur-i.[58] aur-m. **Aur-s.**[58] bac.[162] bar-c. bar-i.[58] bar-s.[58] bell. berb. brom. **Bry.**[5] bufo cact. **CALC.**[5] calc-ar.[58] calc-i.[58] calc-s. cann-i. carb-ac. **Carb-v. CARBN-S.** cast. **Cench.** cham. chel. **Chin. Chin-ar.**[58] **Coca Colch. Coloc.**[5] con. **Croto-t.** cupr. daph. **Dig.** dys-co.[142] elaps **FERR.**[5] ferr-ar. **Ferr-i. Ferr-p. Graph. Guai. Ign.**[5] **Iod. IP. KALI-AR. Kali-bi. Kali-c.** kali-i. kali-p. kali-s. kurch.[192] **LACH.** lact. **Lob. Lyc. M-art.**[5] mag-s. med. merc. merc-pr-r.[1] morg.[136] **NAJA** nat-c. nat-m. nit-ac. **NUX-V.**[5] **Op.** ox-ac.[137] **Petr.**[5] ph-ac. **PHOS.** phys. plb. podo. **Psor. PULS.**[5] queb.[77] ran-b. ran-s. **Rhus-t. SAMB.** sang.[8] sel. seneg. **Sep.** sil.[5] spig.[5] **Spong.** squil. **Stann.** stict. stram.[122] **Sul-ac.** sul-i.[58] **SULPH.** tarent.[192] tax.[303] **Ter. Thuj. Tub.** valer. verat.[5] vib.[137] zinc. zinc-p.[58] zing.

☞ *Z; Nachts • Behinderte, erschwerte Atmung; nachts*

- **22** Uhr: ip. **Phos.** phys. stram.[122] valer.

◦ **10** Uhr, bis: ip.

- **23** Uhr: cact. colch. nat-m. spong.[58] **Squil.** tax.[303]

◦ **3** Uhr, bis: colch.

◦ ◦ **Herzklopfen,** bei: colch.

- **Bett,** im:

◦ **agg.**: apis **ARS.** calc-ar.[58] **Graph.** plb. spong.

☞ *M; Bett; agg.; im Bett*

◦ **amel.**: **Chel.**

☞ *M; Bett; amel.*

Mitternacht:

- **vor**: **Am-c.**[5] **Cann-s.**[5] coloc. nux-v.[5] **PULS.**[5] **Spong.**[5] **Squil.**

☞ *Z; Mitternacht; vor*

- **gegen**: **Acon. ARS.** calc. **Chin.** ferr.[137] puls. **Rhus-t.** samb.[137] stram.[122] sulph.[102]

☞ *Z; Mitternacht; gegen • Behinderte, erschwerte Atmung; Mitternacht*

- **nach**: acon.[5] am-c. ant-s.[85] ant-t. **ARS.** arund. bry.[5] bufo cann-i. cupr. **Dros. Ferr.**[5] **Graph. Ign.**[5] kali-ar. kali-bi. kali-c. kali-i. lil-t. lyc. m-art.[5] mangi.[197] med.[85] nat-m. **NUX-V.**[5] **Op.**[5] oxyg.[233] ptel. rumx. **SAMB.** sil.[1] **Spong.** squil. syph.

☞ *Z; Mitternacht; nach*

◦ **1** Uhr:

◦ ◦ **2** Uhr, bis: ars.[58] mangi.[197] **Spong.**

◦ ◦ **4** Uhr, bis: **Syph.**

◦ **2** Uhr: **ARS.** kali-ar. **Kali-bi.** kali-c. med.[85] oxyg.[233] rumx.

◦ ◦ **3** Uhr, bis: **KALI-AR. KALI-C.** oxyg.[233]

◦ **3** Uhr: am-c. **ANT-T.** bufo cupr. **KALI-C.** nat-m. **SAMB.**

◦ **4** Uhr: kali-bi. lil-t.

◦ **5** Uhr: kali-i. med.[85]

◦ **Erwachen,** beim: arund. cann-i. ptel. sil.[1] spong. squil.

☞ *M; Erwachen, beim*

◦ ◦ **1** Uhr: ptel. **Spong.** squil.

◦ **Herzklopfen,** mit: spong.[76]

☞ *M; Herzklopfen, bei*

periodisch: alum.[5] **Ars.** asaf.[5] **CACT.**[85] **Calc-p. Cann-s.**[5] carb-v.[5] chel.[5] chin.[137] colch. cub.[36] hedeo.[25] ign.[137] kali-c.[5] nat-s.[111] plb. sulph.

☞ *Z; Periodisch*

- **7** Tage, alle: chin.[137] ign.[137] sulph.

- **Ohnmacht,** kalter Schweiß im Gesicht, fehlender Puls: cact.[85]

☞ *M; Schweiss; mit*

Frühling amel.: **Aur.**[5]

☞ *Z; Frühling, im*

Sommer agg.: arg-n.[137] syph.[137]

Herbst, im: **Aur.**[5] chin.

☞ *Z; Herbst, im*

Winter agg.: carb-v.[5]

☞ *Z; Winter, im*

Abdecken:

- **agg.**: kali-bi.[111] rumx.[185]

- **Brust,** der, amel.: stann.[1]

Abendessen:

- **während**: ant-c.

- **nach**: alumn. ant-c. mag-m.[1] sanic.

☞ *M; Abendessen, nach dem*

Abort, bei: puls.[102]

Abspreizen der Arme amel.: lach.[137] laur.[137] nux-v.[137] **Psor.**[58] spig.[137] tarent.[137]

ALLGEMEINES; M; Abspreizen der Extremitäten vom Körper; amel.

alten Menschen, bei: ars.[122] **Bar-c.** carb-v.[122] **Chin.** kali-c.[122] phos.[122] **Seneg.**[122] sulph.[122]

Ameisenlaufen, nach: cist.[137] phos.[5]

- **Hals,** im: phos.[5]

Anämie, bei: bac.[62]

Aneurysma übt Druck auf den Nervus vagus und seine Äste aus: eucal.[25]

Angst, durch: acet-ac.[162] acon.[58] camph.[1] corv-c.[258] phos.[58] spong.[54]

GEMÜT; M; Angst, Beängstigung, Beschwerden durch • GEMÜT; C; Angst; Atmung; schwieriger, ängstlicher Atmung, mit • GEMÜT; C; Furcht; Atem, verschlägt den

- **Herzklopfen,** mit, erwacht nach Mitternacht: **SPONG.**[54]

☞ *M; Erwachen, beim • M; Herzklopfen, bei*

Anheben:

- **Arme,** der, agg.: am-m.[137] **BERB. CUPR.**[5] lach.[137] morg-g.[136] pop.[111] **SPIG.** tarent.[137]
  ☞ *M; Anheben der Arme agg. •Behinderte, erschwerte Atmung; Heben der Arme, beim*

Anstrengung, durch: am-c. am-m. ambr.[58] **Apis Arg-n. ARS.**[5] **Ars-i.** ars-s-f.[58] asaf. **Aur-m.** bell.[5] benz-ac. berb.[137] beryl.[119] bor. bov. brom. cadm.[149] **CALC.**[137] calc-p.[58] **Camph. Carb-v.** carbn-s. **Cench.** chlor.[102] cimic. **COCA** colch.[58] con.[137] crat.[110] **Dig.** dirc. **Dulc.**[5] **Ferr-m.** glon.[58] **Iod. IP.** irid.[222] **Kali-ar. Kali-c.**[137] **Kali-i.** kali-sil.[58] kalm.[58] kola[1184] **LACH. Laur. Led. LOB.**[25] **LYC. LYCPS.** mag-s.[119] **Mangi.**[197] med.[58] **Merc. NAT-M. Nat-s.**[137] **Nit-ac. Nux-m. Nux-v.** ox-ac. ozone[227] ph-ac. **Phos.** prun.[144] **Puls.** queb.[77] rat. **Rauw.**[144] rhus-t.[5] sars. sel.[58] sep. **Sil. Spig.**[137] **SPONG.** squil. **Stann. Staph.** stroph-s.[119] sul-i.[58] **Sulph.** sumb.[102] tarent.[137] ter. term-c.[192] tub. **Verat.**
  ☞ *M; Anstrengung, Betätigung agg. •Heben, beim*

- **Brust,** der: **Ars.**[5] **Bell.**[5]
- **geringste**: cadm.[149] calc.[137] con.[137] crat.[110] irid.[222] kali-c.[137] lob.[25] nat-s.[137] queb.[77]
  - **Herzerkrankung,** bei: crat.[110]
- **Händen** und Armen, mit: am-m. berb.[137] bov. **LACH. Nat-m. Nit-ac. Sil.** spig.[137] tarent.[137]
  ☞ *M; Anstrengung, Betätigung agg.; manuelle Tätigkeit •Handarbeit, bei*

Anziehen, beim: **STANN.**

Arbeit, während der: bov.[5] **LYC.**[5] **Nat-m.**[5] **Nit-ac.**[5] sars.[5] sep.[1] **SIL.**[5]
  ☞ *M; Anstrengung, Betätigung agg. •M; Arbeit agg.*

Ärgernis, nach: ars. **Cupr.** staph.[185]
  ☞ *M; Zorn, durch ▥ GEMÜT; M; Zorn, Beschwerden durch*

Athleten, bei alten: coca[102]
  ▥ ALLGEMEINES; M; Alten Menschen, Beschwerden bei; Athleten, in fortgeschrittenen Jahren

Atmen, Atemzüge:

- **aufhörend,** aussetzend: **Asar.**[5] **Seneg.**[5]
- **hält** den Atem an: spig.[5]
- **keinen** Atemzug mehr zustande, bringt: ant-t.[5] dros.[5] hyos.[5] sep.[5]

Atmung:

- **agg.**:
  - **Nase,** durch die: euph.[5] lach.[5] puls.[5]
  - **tiefes** Atmen: ars.[5] bry.[5] calad.[5] canth.[5] harp.[1184] kalm.[111] phos. ran-s.[5] rhus-t.[5] thuj.[137]
    ☞ *M; Atmen; agg.; tief*
- **amel.**:
  - **Bauchatmung**: **Bry.**[5] **Cann-s.**[5] **Cupr.**[5] **Spong.**[5]
  - **tiefes** Atmen: caps.[137] chin.[5] **Cupr.**[5] osm.[111] **Stann.**[5] sulph.[1]
    ☞ *M; Atmen; amel.; tief*

aufrecht Stehen, muss: cedr.
  ☞ *M; Stehen; amel., aufrecht •Beugen, beim; Körper, rückwärts;*

Aufstehen:

- **agg.**:
  - **beim**: acon.[5] calc-p.[111] caps.[5] cina[5] hyos.[5] laur. lyc. nat-c. nux-v.[5] querc-r.[257] staph.[5]
    ☞ *M; Aufstehen agg.*
    - **Aufsetzen** im Bett, beim: laur. lyc. nat-c.
  - **nach**: am-m.[5] **Coc-c.** graph.[5] irid.[222] verat.[5]
- **amel.**: **Hep.**[5] merc-pr-r.[1] olnd.
  ☞ *M; Aufrichten amel.*

Aufstoßen amel.: am-m.[1] ambr.[102] ant-t.[72] **Aur.** calc.[5] **CARB-V.** cast.[111] **CHEL.**[122] kali-c.[5] mosch.[137] **Nux-v.** puls.[5]
  ☞ *M; Aufstoßen amel. ▥ BRUST; C; Beklemmung; Aufstoßen amel.*

Ausatmen, beim: am-c. anac.[5] **Arg.** ars. **Calc.**[5] carb-an.[36] **Caust.** chin.[36] chin-s.[36] **CHLOR.**[85] cimic.[36] dros.[1] **Dulc.**[5] **Ip.** kali-i.[137] kreos.[36] **Med. Meph. Nat-m.**[5] olnd.[5] **Puls.**[5] **SAMB.** seneg. sep.[8] staph.[5] viol-o.[5]

- **abends**: chin-s.[36]
  ☞ *Z; Abends*
- **nachts,** beim Erwachen: carb-an.[36]
- **Einatmung,** nach voller: cimic.[36]
- **Gehen** agg.: chin.[36]
  ☞ *M; Gehen; agg.; beim*
- **Husten,** bei: meph.
  ☞ *M; Husten; während*
- **Kehlkopf,** mit Spasmus des: chlor.[85]

Auswurf:

- **amel.**: acon.[58] ail. **ANT-T.** aral.[137] aur.[1] blatta[193] calc.[5] eupi.[85] **Grin.** guai. hyper.[137] ip. lach.[137] manc. nit-ac. **Phos.**[5] **Sep.** squil.[5] sulph.[5] **Zinc.**
  ☞ *M; Auswurf amel.*
- **reichlichem,** bei zu: **Sep.**[5] **Stann.**[5]
- **unterdrücktem,** nach: **Carb-v.**[5] **Phos.**[5] **Sep.**

Baden, warmes, agg.: **Iod.** nit-ac.

Bedecken, beim: arg-n. cupr.[5] **Lach.**
  ☞ *M; Bedecken, Zudecken, durch*

- **Nase** oder Mund, von: **Arg-n.** cupr.[5] **Lach.**

Beine hängenlassen amel.: **Sul-ac.**
  ▥ ALLGEMEINES; M; Herunterhängenlassen der Glieder; amel.

Beklemmung, durch:
  ☞ *Behinderte, erschwerte Atmung; Beklemmung, durch*

Bergen, in den: mag-m.[1]
  ▥ ALLGEMEINES; M; Gebirge; agg., Höhenkrankheit

Berührung von Körperteilen, durch:

- **Abdomen**: stann.[5]
- **Epigastrium**: arn.[5]
  ☞ *M; Berührung agg.; Epigastrium, am*
- **Hals**: **BELL.**[5] **Hep.**[5] **Lach.**[5] **SPONG.**[5]
  ☞ *M; Berührung agg.; Hals oder Mund, an*
- **Kehlkopf**: apis bell. **LACH.**
- **Rücken**: adon.[111]

Beschwerden an Körperteilen, die nicht an der Atmung beteiligt sind, bei: puls.

ATEMNOT, Dyspnoe, erschwerte Atmung (Forts.)

Beugen, beim:

- **Arme**:
  - **hinten,** nach: **SULPH.**
  - **vorne,** nach: **Sulph.**[5]
- **Kopf,** rückwärts:
  - **agg.**: ars-i.[809] bell. cham. hep.[111]
    ☞ M; Beugen; rückwärts ▤ ALLGEMEINES; M; Beugen, Neigen, Krümmen; agg.; rückwärts; Kopf
  - **amel.**: **Hep.**[137] lach.[137] **Spong.**[137] verat.[137]
    ☞ M; Beugen; amel.; rückwärts
  - **steht** auf und beugt den Kopf rückwärts: hep.
- **Körper,** rückwärts:
  - **agg.**: apis cupr. hep.[5] **Nit-ac.**[5] psor.
    ☞ M; Beugen; rückwärts
  - **amel.**: calc.[102] cupr. fl-ac.
    ☞ M; Beugen; amel.; rückwärts •aufrecht Stehen, muss
- **Schultern** nach rückwärts amel.:
  ☞ Schulter nach hinten strecken amel. ▤ ALLGEMEINES; M; Beugen, Neigen, Krümmen; amel.; Gliedmaßen; Schultern, nach hinten
- **vorwärts**:
  - **agg.**: apis kurch.[192] mangi.[197] seneg. **Spig.**
  - **amel.**: **Arg-n.**[54] **Ars. Calc.**[5] **Cench.** coc-c. colch. hyos.[85] **Kali-bi. Kali-c. Lach.** mangi.[197] nat-m.[212] **Phos.**[5] sep.[5] **Spong.**

Beugen der Arme nach hinten, beim: **SULPH.**
☞ M; Beugen; rückwärts

Bewegung:

- **agg.**: agar.[5] **Am-c.**[5] am-m. anac.[5] **Apis Arg-n.** arn. **ARS.**[5] ars-i. aspar. **Aur.**[5] bapt. beryl.[119] bor.[5] **BRY.** cadm.[119] calc. cann-s. caps. **Carb-v.** chin.[5] cocc.[5] colch.[5] **CON.**[5] dig.[122] **Euph.**[5] euphr.[58] ferr. ferr-i. ferr-p.[111] gels.[111] graph. ign.[5] iod. ip. kali-ar. **Kali-c. Kali-i.** lach. **Led. Lob. Lyc.** meph.[111] merc.[137] mur-ac.[5] nat-m. **Nat-s.** nit-ac.[122] nux-m.[5] nux-v. ox-ac. petr.[5] **PHOS.**[5] plb.[5] prun.[122] psil.[164] puls. rhod. rhus-t. sabad. seneg.[5] **Sep.** sil.[122] **Spig. SPONG. STANN.**[185] sulph. **Tarent.** term-c.[192] thuj.[5] **Verat.**
  - **Beginn,** zu: thuj.[5]
    ☞ M; Bewegung; agg.; Beginn, zu
  - **Arme,** der: **Am-m. LACH.** nat-m. **Nit-ac.**[122] plb.[5] **Sil.**[122] spig. stann.[185] sulph.
    ☞ M; Bewegung; agg.; Arme, der
  - **Kopfes,** des: gels.[111]
    ☞ M; Bewegung; agg.; Kopfes, des
  - **langsame** Bewegung: **Sep.**
  - **schnelle** Bewegung: merc.[137]
- **amel.**: ant-t.[85] arg-n.[111] arge-p.[264] **Aur.** bell.[5] brom.[5] calc. carb-v.[5] coff.[5] euph.[5] **FERR.** lob.[137] nat-m. phos.[111] psor.[111] puls.[5] rhus-t.[5] samb.[5] seneg. sep.[102] sil. sulph. vib.[137]
  ☞ M; Bewegung; amel.
  - **langsame** Bewegung: carb-v.[5] psor.[111]
  - **schnelle** Bewegung: lob.[137] sep.[102]

Bier, nach: cocc.
▤ ALLGEMEINES; C; Speisen und Getränke; Bier; agg.

Blähungen, durch eingeklemmte: arg-n.[137] ars.[5] caps.[5] **CARB-V.** cast. cham. **Chin.**[5] **Colch.**[5] hep.[5] lac-d.[58] lach.[5] **Lyc.** mez.[5] nat-c.[5] **Nat-s. NUX-V.**[5] ol-an. **Op.**[5] osm.[111] phos.[5] **PULS.**[5] sang. **SULPH.**[5] verat.[5] **Zinc.**
☞ M; Blähungen, Flatulenz; festsitzenden, mit •Behinderte, erschwerte Atmung; Blähungen, durch

Blähungsabgang amel.: **Lyc.**[5]
▤ ALLGEMEINES; M; Blähungsabgang; amel.

Blutandrang im Abdomen, bei: rhod.[5]
▤ ABDOMEN; M; Atemwegsbeschwerden, mit

Bluthusten, Hämoptö, mit: arn.[137]

Bronchialbeschwerden, durch: asc-t.[25]

Brustbein, durch Druck auf das: all-s. bry. cann-s. ph-ac. phos. rhus-t. squil. thuj.

- **oberer** Teil: bry.

Bücken, beim: alum.[5] am-c.[5] **Am-m.** arg.[5] bell.[5] **CALC.**[5] caust. chin. dig. kali-c.[5] laur. mangi.[197] mez.[1] nit-ac.[137] olnd.[5] phos. psor.[111] seneg. sep. sil. sulph.
☞ M; Bücken; agg. •Behinderte, erschwerte Atmung; Bücken; agg. durch

Diarrhö amel.: merc-s.[85]
▤ ALLGEMEINES; M; Diarrhö; amel.

Drehen, beim:

- **Bett,** im: **ARS. Carb-v.** euph. spig.[122] **Sulph.**
  ☞ M; Bett; agg.; Umdrehen im, beim •M; Drehen, Herumdrehen, agg.; Umdrehen im Bett
  - **linke** Seite, auf die, amel. beim Aufsetzen: **Sulph.**
  - **rechte** Seite, auf die: euph.
    ▤ ALLGEMEINES; M; Drehen; rechts, nach
- **Kopfes,** des: **BELL.**[5] **Hep.**[5] **SPONG.**[5]
  ☞ M; Drehen, Herumdrehen, agg.; Hals drehen, den ▤ ALLGEMEINES; M; Drehen; Kopf, Drehen agg.

Druck:

- **agg.**:
  - **Hypogastrium,** auf das: **Cham.**[5]
    ☞ M; Druck; agg., Abdomen, auf das
  - **Wirbelsäule,** auf die: **Chin-s.**
    ▤ ALLGEMEINES; M; Druck; agg.; Wirbelsäule, auf die
- **amel.**: asaf.[5] bry.[5] puls.[5]
  ☞ M; Druck; amel.

Drücken im Magen, mit: kali-c.[1]
▤ MAGEN; M; Atemwege, mit Beschwerden der

Dunkeln, im: aeth. carb-v.[110]
▤ ALLGEMEINES; M; Dunkelheit; agg.

Durst, mit: lach.[5]
☞ M; Durst, während

Eile, wenn in: bac.[62] caust.
▤ GEMÜT; M; Eile, Hast, Beschwerden durch

Einatmen:

- **beim**: **Acon.** act-sp.[36] adam.[222] aegle-f.[192] ant-s.[85] apis[36] **Arg-n.** arn.[1] **Ars. Brom. Bry.**[5] cact.[102] calad. **Calc.** calc-acet.[1] camph.[1] caps.[5] **CAUST.** chel.[102] **Chin.**[36] chlor. cina[5] cocc.[5] coloc.[5] con.[36] corv-c.[258] crot-h.[137] croto-t.[5] euphr. **Ferr.** gins.[36] hep.[1] hydrog.[222] **Ign.** indg.[36] **Iod. IP.**[137] kali-c. kali-n.[137] led.[36] **LOB.**[137] mangi.[197] meph. merc.[36] mez.[137] mosch.[5] mur-ac.[36] nicot.[102] **Nux-m. Ox-ac.**[102] **Phos.** plb.[36] **Ran-b.**[5] rhus-t.[5] sabin.[5] **SAMB. Sep.**[5] sil.[36] spig.[5] **SPONG.**[137] squil.[5] staph.[1] sumb.[137] tax.[303] verat.[5] viol-o.[5] zinc.

◦ **abends** im Bett: con.[36]
☞ *Z; Abends; Bett, im*

◦ **Gehen** im Freiem, beim: **Merc.**[36]
☞ *M; Gehen; agg.; beim; Freien, im*

◦ **Husten,** nach: tax.[303]
☞ *M; Husten; nach*

◦ **Sitzen,** beim: chin.[36] gins.[36] indg.[36] led.[36]
☞ *M; Sitzen; agg.*

◦ ◦ **gebeugt,** nach vorn: chin.[36]
☞ *M; Sitzen; agg.; gebeugt* ▤ *ALLGEMEINES; M; Beugen, Neigen, Krümmen; agg.; vorwärts*

- **amel.**: **Colch.**[137] cupr.[137] **Ign.**[137] lach.[137] mygal.[8] **Spig.**[137] stann.[137] verb.[137]

- **Ausatmen** rasch, bei schwierigem Einatmen: chin. gels.[8] ign. **Kali-c.** meph. **Nux-m.** nux-v. **Sang.**
☞ *Beschleunigt; Ausatmung*

- **Ausatmen** schnell, bei langsamem Einatmen: stram.[137]

- **doppelt**: led.[137]

Emphysem, bei: am-c. sars.[137]

Epigastrium, durch Beklemmung im: ars.[5] chin.[137] cocc.[137] guai.[1] lach.[137] laur.[5] nat-m.[137] **Phos.**[137] rhus-t.[137] sulph.[5]

Erbrechen amel.: **Ars.**[5] **Mangi.**[197] phos.[5]
☞ *M; Erbrechen; amel.*

Erhitzung, Überhitzung:

- **bei**: **APIS** bry.[58] **Dig.**[5] kali-c.[137] lach.[5] lyc.[58] mag-c.[5] mur-ac.[5] **THUJ.**[5]
☞ *M; Erhitzung, durch*

- **nach**: sil.[137]
☞ *M; Erhitzung, durch*

Erkältung, nach: **Acon.**[5] **Ant-t.**[5] **Ars.**[5] **Bell.**[5] **Bry.**[5] **Camph.**[5] **Carb-v.**[5] carc.[304] cham.[5] chin.[5] cycl.[5] dulc. graph.[5] hell.[304] ip. **Kali-i.** lach.[5] lob.[25] lyc.[304] nux-m.[5] **Nux-v.**[5] puls. rhus-t.[5] **Samb.**[5] spong.[5] **Staph.**[5] tub.[304]
☞ *M; Kälte; Erkältung, nach*

Erregung agg.: **Acon.**[5] ambr. arg-n.[5] ars. aur-m-n.[272] **Cham.**[5] **Coc-c.** coff.[5] ferr. **Ign.**[5] **Nux-v.**[5] **Puls.** **Sep.** **Staph.**[5] verat.[5]
☞ *M; Gemütsbewegungen, nach •nervös* ▤ *GEMÜT; M; Erregung; Beschwerden durch; Allgemeinsymptome*

Erschütterung amel.: ovi-g-p.[85]
▤ *ALLGEMEINES; M; Erschütterung, Auftreten; amel.*

Erstickung, mit Gefühl von: lyss.[85] **Tarent.**[102]

Erwachen, beim: adam.[222] alum. am-c. ant-c.[5] ant-s.[85] **Ant-t.** **Apis** **Arg-n.** **Arn.** **Arum-t.** bad. bapt. bell. benz-ac. bry.[5] **Cadm-s.** calc. carb-an.[5] **Carb-v.** carbn-s.[58] carc.[304] **Cench.** **Chel.** **Chin.** **Con.**[5] crot-h. cur. **Dig.** dirc.[85] dros.[58] euphr. **Graph.** **GRIN.** guai. **Hep.** irid.[222] **Kali-bi.** **Kali-c.** **Kali-i.** **Lac-c.** **LACH.** lact. led.[5] med. meph.[111] **Naja** nit-ac.[1] **Nux-m.** nux-v. **OP.** ph-ac.[1] **Phos.** puls.[1] rhus-t. **Samb.** seneg. sep. sil. spong. squil.[5] sulph. syc-co.[136] tab. valer. vesp.
☞ *M; Erwachen, beim* ▤ *SCHLAF; C; Erwachen; Erstickungsgefühl, durch*

Essen:

- **vor**: chin.[5] sabad.[5]
☞ *M; Essen; agg.; vor*

- **beim**: **Ars.**[5] **Calc.**[5] cann-i.[85] carb-v.[5] cocc.[5] hep.[5] kali-c.[58] lach.[5] mag-m. **Phos.**[5] sep.[5] sil.[5]
☞ *M; Essen; agg.; während •Behinderte, erschwerte Atmung; Essen; während*

- **nach**: allox.[119] **Anac.** ant-ar. ant-c. apoc. arge-p.[264] arn.[5] ars. ars-s-f.[58] **Asaf.** asc-t. **Aur.** **Bell.**[5] bry.[5] calad. calc. caps.[5] carb-an. **Carb-v.** carbn-s.[58] cham. chel. chin. cocc.[5] con.[5] dig. ferr.[5] hep.[5] ign.[5] ignis[194] ip.[5] kali-bi.[111] kali-p. **LACH.** lob.[102] **Lyc.**[5] **Mag-m.** marm-w.[194] merc. **Mez.**[5] nat-c.[5] nat-m. nat-s.[111] **Nux-m.** **Nux-v.** petr.[5] **PHOS.** **PULS.** ran-b. rhus-t. ruta[5] sang. sanic. **SARS.** sep.[5] **Sil.**[5] **SULPH.**[5] syph. thuj.[5] verat.[5] viol-t. **Zinc.** zinc-p.[58] zinc-val.[137]
☞ *M; Essen; agg.; nach •Behinderte, erschwerte Atmung; Essen; nach*

- **amel.**: ambr.[5] cedr. **Graph.** iod. laur.[5] lyc.[5] med.[111] rhus-t.[5] sabad.[5] **Spong.** staph.[5]
☞ *M; Essen; amel.*

Fahren, beim: falco-p.[265] harp.[1184] sep.[5]
☞ *M; Fahren agg.*

Fahren, Reiten:

- **agg.**: bor.[5] falco-p.[265] graph.[5] lyc. sulph.[5]

- **amel.**: **Psor.**
☞ *M; Fahren amel.*

Fieber, bei: bapt.[25] calc-s.[54] stram.[54] thlaspi[45]

- **typhoid**: bapt.[25]

Flüssigkeitsansammlung in der Brust, durch: **AM-C.**[5] **ARS.**[5] **Carb-v.**[5] **NIT-AC.**[5] **Psor.**[5] **Seneg.**[5]

Froststadium im Fieber, während: ant-t.[5] **APIS** arg-n.[102] ars. bry. caps.[5] cimx. con.[5] gels. gins. guare. hep.[5] ign.[5] ip.[5] kali-c. mag-p.[102] mez. **Nat-m.** nux-m. nux-v. puls. seneg. sep.[1] **Thuj.** zinc.

Gähnen:

- **agg.**: brom.[137] cocc.[5] nux-v.[5]
☞ *M; Gähnen; agg.*

- **amel.**: coc-c.[111] croc. prun.[137] staph.[5]
☞ *M; Gähnen; amel.*

gastrische Störungen, bedingt durch: zing.[102]

Gehen:

- **agg.**: **Acon.**[102] agar. **Am-c.** am-m. ang. **Apis** apoc. arg-n.[5] arn.[5] **ARS.**[5] arund. aur. aur-ar.[58] aur-m.[58] aur-s.[58] bell. bor.[5] **Brom.**[5] bros-g.[259] bry.[5] **Cact.** **CALC.** **Calc-s.** **Caps.** **CARB-V.** cast. **Caust.** chel. chin.[5] chlor.[197] cina[5] clem. coc-c.[102] coca **Con.** conv.[122] cupr. **Dig.** glon.[58] graph. hell.[5] hyos.[5] **Ign.** ip.[102] **Kali-ar.** **Kali-c.** **Kali-i.** kali-n.[5] kali-s. **Lach.** lact. **Laur.** led. lil-t. lob. lyc.[58] lycps. mag-c. mag-m.[5] meli.[122] **Merc.** nat-c.[1] nat-m. **Nat-s.** **Nit-ac.**[5] nux-m.[5] nux-v.[5] olnd. ozone[227] petr. **Ph-ac.** phel**Phos.** plat. **Prun.**[36] psil.[164] **Psor.** **Puls.** ran-b. rhus-t. sel. seneg. **Sep.** **Sil.** spect.[271] spig.[5] squil.[5] **STANN.** stront-c. succ.[194] **SULPH.** tarax.[5] thuj. valer.[5] viol-t.[5] zinc.[1]
☞ *M; Gehen; agg.; beim*

ATEMNOT, Dyspnoe, erschwerte Atmung; **Gehen; agg.** (Forts.)

◦ **abwärts**:
☞ *M; Abwärts Gehen agg. •Behinderte, erschwerte Atmung; Abwärtsgehen, beim*

◦ **aufwärts**:
☞ *M; Steigen; agg. •Steigen, beim*

◦ **Beginn,** zu: petr. ph-ac. plat.[1]
▥ *ALLGEMEINES; M; Gehen; Beginn des Gehens agg., zu*

◦ **ebenem** Boden, auf, aber nicht beim Steigen: **Ran-b.**
☞ *M; Gehen; agg.; beim; ebenem Grund, auf •M; Steigen; amel.*

◦ **Freien,** im: **Am-m. Ars. Aur. Carb-v.** caust. cina[5] graph. hell.[5] kali-n.[5] **Lyc.** nit-ac.[1] nux-m.[5] nux-v.[5] psor.[58] tarax.[5] zinc.[1]
☞ *M; Gehen; agg.; beim; Freien, im*

◦ **Klettern** auf einen hohen Berg, wie beim: prun.[36]

◦ **schnell**: ang. **Ars.**[5] **Aur.** aur-m.[58] bor.[5] **Brom.**[5] bros-g.[259] **Caust. Cupr.** hyos.[5] ign. kali-ar.[58] **Kali-c. Lob.** lyc.[58] meli.[122] merc. **NAT-M. Nat-s. Nit-ac.**[5] **PHOS. PULS.** seneg. **Sil.** spig.[5] squil.[5] **Sulph.**
☞ *M; Gehen; agg.; beim; schnell*

◦ **unebenem** Boden, auf: clem.
▥ *ALLGEMEINES; M; Gehen; während Gehen agg.; unebenem Boden, auf*

◦ **Wind,** gegen den: **Calc.** coc-c.[102] **Cupr.** lyc. **Phos.** plat. psor. rhus-t. sel. seneg.[58]
☞ *M; Gehen; agg.; beim; Wind, gegen den •M; Wind agg. •Asthma, asthmatische Atmung; Wind, beim Gehen gegen den •Unterbrochen, angehalten; allgemeine Arzneien; Gehen, beim; gegen den Wind*

- **amel.**: brom. bry. carb-v.[111] carc.[304] **Dros. Ferr.** indg. meph.[8] mosch.[5] nicc. puls.[5] rhus-t.[5] sep. staph.[5] tarax.[5]
☞ *M; Gehen; amel.*

◦ **langsames** Umhergehen: **FERR.**

◦ **schnell**: **Sep.**
▥ *GEMÜT; M; Gehen; amel.; schnelles Gehen*

geistiger Anstrengung, bei: acon.[5] **Bell.**[5] **COCC.**[5] **CUPR.**[5] ferr. **Merc.**[5] **Nux-v.**[5] phos. **PULS.**[5] **Sep. Sulph.**[5]
☞ *M; Geistige Anstrengung agg.*

Gerüche, durch: ars.[137] ph-ac. **Phos.**[5] **Sang.**[8]
☞ *M; Gerüche, starke, agg.*

Geschwürigkeit, mit: kali-n.[137]

Gesellschaft, in: arg-n.[5]
☞ *M; Gesellschaft agg.*

Getränke:

- **agg.**:

◦ **kalte**: ars.[5] kali-c. meph.[137] thuj.[5]
☞ *M; Getränke, kalte; agg.*

◦ ◦ **Eiswasser**: meph.[137]

◦ ◦ **Erhitzung,** nach: **Kali-c.**
▥ *ALLGEMEINES; M; Kälte; Kaltwerden; agg.; erhitzt, wenn*

◦ **warme**: chlor.[197] lach.[58] phos.

- **amel.**:

◦ **kalte**: cham. cupr.[5] mangi.[197]
☞ *M; Getränke, kalte; amel.*

◦ **warme**: spong.[58]
☞ *M; Wärme amel.*

Gewitter, vor: sep. **Sil.** syph.

Hals, durch aufsteigende Empfindung im: cann-s.[5] **Cham.**[5]

Halten, mit den Händen:

- **Festhalten** amel., sich an etwas: graph.[137]

- **Seiten,** der, amel.: kali-bi.[111]
☞ *M; Halten der Seiten amel.*

Handarbeit, bei: am-m. **Bov. Lach. NAT-M.**[5] **Nit-ac. Sil.**
☞ *M; Anstrengung, Betätigung agg.; manuelle Tätigkeit •M; Arbeit agg. •Anstrengung, durch; Händen und Armen, mit ▥ ALLGEMEINES; M; Handarbeit agg.*

Hände, beim Gebrauch der: bov.[137]

Harnwegsbeschwerden, bei: cann-s.[58]

Hause zu gehen, mit Verlangen nach: **Psor.**[58]
▥ *GEMÜT; M; Heimweh, Beschwerden durch*

Hautausschläge:

- **mit**: **Apis** bar-c.[5]

◦ **Purpura**: **Bar-c.**[5]

- **Unterdrückung,** durch: **APIS**
☞ *Masern, durch unterdrückte*

Heben, beim: **Bry.**[5] **Calc.**[5] **RHUS-T.**[5] **Sulph.**[5]
☞ *M; Heben, durch •Anstrengung, durch*

Heben der Arme agg.:
☞ *M; Anheben der Arme agg. •Anheben; Arme, der, agg.*

Herz:

- **Herzbeschwerden,** mit: acon.[102] **Acon-f.**[102] adon.[102] **Adren.**[102] am-c.[58] ant-ar.[102] apis[102] apoc.[102] arn.[102] ars.[102] ars-i.[102] aur.[58] aur-i.[58] **Cact.**[102] **Calc-ar.**[102] cann-i.[25] carb-v.[102] **Chin-ar.**[102] chlol.[25] chlorpr.[149] cimic.[102] coll.[102] conv.[102] corv-c.[258] crat.[137] dig.[58] eucal.[25] **Glon.**[102] grin.[102] **Iber.**[102] iod.[102] **Kali-c.**[58] kali-n.[102] kalm.[102] lach.[102] laur. lycps. magn-gr.[102] mangi.[197] naja[58] op.[102] ox-ac.[58] **Queb.**[102] sarcol-ac.[119] spig.[102] spong.[102] stroph.[102] stry-ar.[102] sumb.[102] tanac.[25] tarent. visc.[102]
☞ *Asthma, asthmatische Atmung; Herzbeschwerden, bei*

◦ **Harnwegsbeschwerden,** und: dig.[58] **LAUR. Lycps.** sarcol-ac.[119]
▥ *BLASE; C; Urinieren, Entleerung der Harnblase; schwacher Strahl, langsame Entleerung; Atembeschwerden und Herzsymptomen, mit*

◦ **Hydroperikard**: ant-ar.[102] apis[102] apoc.[102] ars.[102] iod.[102] lach.[102]

◦ **Ovarialbeschwerden,** und: **TARENT.**

- **Schmerzen** im, bei: acon.[58] adon.[137] **Arg-n.** **Aur.** **Cact.** carb-v.[137] cimic. cinnb.[111] dig.[58] **Kalm.**[137] lac-d.[58] psil.[164] **Psor.** sep. **Spig.** **Spong.** stroph.[137] sumb.[137] **Tarent.** vip.[85]
  ☞ *Rheumatismus, bei; Herzrheuma* ▤ *HERZ KREISLAUF; C; Schmerz; Herz; Atmen; agg.;*

Herzklopfen, bei: acon.[5] **Am-c.**[5] ambr.[58] aml-n.[25] ars.[76] ars-i. asc-t.[25] atro.[25] **AUR.** aur-m-n.[36] bapt.[25] bell.[1] bell-p.[256] beryl.[149] brom. **Bry.**[5] buth-aust.[149] **Cact.** cadm-s. **Calc.** calc-ar. camph.[76] carb-ac.[85] **Carb-v.** caust.[1] cedr.[25] chin.[137] **Colch.** coll.[25] dig.[102] **Glon.**[102] glyc.[102] grat. harp.[1184] iber.[25] iod. kali-bi.[76] **Kali-c.** kalm.[76] lach. laur.[85] manc.[111] mangi.[197] merc-i-f.[137] naja[102] nat-m.[5] **Nit-ac.**[5] olnd.[102] ox-ac.[102] **Phos.**[5] plb. podo.[76] prun.[122] **Psor.** puls. sep. **SPIG.**[5] **Spong.** sulo-ac.[38] **Sulph.**[5] tab. **Verat.** verat-v. **Viol-o.**[5] **Zinc.**[5]
  ☞ *M; Herzklopfen, bei*

- **hörbar**: beryl.[149]

Hinlegen, kann sich nicht: bac.[77]

Hitze, mit: achy.[149] anac. ant-t.[5] **APIS** apisin.[5] arn. ars. bry.[5] **Cact.** carb-v. chel. cimx. cina cinnb. con. conv.[102] ferr.[85] **KALI-C.** kreos.[5] **Lach.** lyc.[1] nat-m. phos. plat.[5] puls.[5] **Ruta**[5] **Sep.** **Sil.** stront-c.[5] **Tub.** zinc.
  ☞ *M; Hitze, mit*

- **Brust,** der: **Apisin.**[5]

- **Gesicht,** im: kreos.[5] puls.[5] **Stront-c.**[5]
  ☞ *M; Hitze, mit; Gesicht, im*

- **Herzens,** des: **Ant-t.**[5]

- **Magengrube,** in der: bry.[5]
  ▤ *MAGEN; M; Atemwege, mit Beschwerden der*

Husten:

- **vor**: ant-t.[137] caust.[1] led.[5] lyc.[1]
  ☞ *M; Husten; vor*

- **nach**: adam.[222] ars.[5] ferr.[5] merc.[5]
  ☞ *M; Husten; nach*

- **bei**: acon. adam.[222] all-s. **ALUM.** alum-sil.[58] am-c. am-m. **Ambr.**[5] anac. **ANT-T.**[5] **Apisin.**[5] aral. arg-n.[54] **ARN.**[5] **ARS.** **Ars-i.** asar.[5] aspar. bamb-a.[1184] bar-c. bar-m. **Bell.** brom. **Bry.**[5] calad. calc. calc-p. calc-s. calc-sil.[58] carb-an.[1] **Carb-v.**[5] carbn-s.[58] **Caust.** cench.[58] **Chin.**[5] chin-ar. **Cina** coc-c. **Cocc.**[5] con. cor-r. **CUPR.**[5] dig. dol. **DROS.** eup-per. **Euphr.**[5] **Ferr.** ferr-ar. ferr-p. germ.[222] guai. helod-c.[205] **Hep.** hydr-ac. ign. **IP.**[5] just.[137] kali-ar. **Kali-bi.** kali-c. kali-n.[1] **Kali-s.** kali-sil.[58] **Kreos.** lac-c. **Lach.** lachn.[111] lact. laur. **Led.**[5] lob. **Lyc.** m-arct.[5] m-art.[5] m-aust.[5] **Meph.**[111] merc. merc-cy.[137] mez. mosch.[5] mur-ac. naja[137] nat-m. **Nat-s.** nicc. nit-ac. **NUX-M.**[5] **NUX-V.**[5] **OP.** ozone[227] petr.[5] phel. **PHOS.**[5] **PULS.**[5] **Rhus-t.**[5] **Samb.**[5] **Sep.**[5] **Sil.** **Spig.**[5] spong. **Squil.**[5] **STANN.** sul-ac. sulph. tarent.[137] thea[275] tub.[111] tylo-i.[192] **VERAT.**[5] viol-o. visc.[119] zinc. zing.
  ☞ *Behinderte, erschwerte Atmung; Husten, beim*
  - ◦ **erfolglos**: **Carb-v.**[5] **Phos.**[5] **Sep.**[5]
  - ◦ **trocken**: **Ant-t.**[5] **CUPR.**[5] **IP.**[5] **Nux-v.**[5] **Rhus-t.**[5]

- **Trinken,** oder beim: anac.[137]

- **Verlangen** nach, mit: aml-n.[25]

Hydrothorax, durch: **Am-c.**[5] **Apisin.**[5] **Colch.**[5] **Hell.**[5] lyc.[58]

Juckreiz, mit: sabad.[137]

Kaffee:

- **durch**: **Bell.** caps.[122] **Cham.** cocc.[5] dig. ip.[5] nux-v.[5]
  ☞ *M; Kaffee agg.* •*Behinderte, erschwerte Atmung; Kaffee, nach*

- **amel.**: **Ars.**[5]
  ▤ *ALLGEMEINES; C; Speisen und Getränke; Kaffee; amel.*

Katarrh, bei: **ANT-T.**[5] **ARS.**[5] **Camph.**[5] **Carb-v.**[5] eup-per.[25] graph.[5] **Ip.**[5] lach.[5] lycps.[25] **Nux-v.**[5] phyt.[25] **Puls.**[5] **Samb.**[5]
  ☞ *M; Katarrh, durch*

Kehlgrube:

- **Kitzeln** in der, durch: sil.[1]

- **Klumpen** in der, durch: lob.

- **wird** empfunden in der: am-m.[111] apis[111] cann-i.[111] caust.[111] cocc.[111] lyc.[111] spong.[111]

- **Zusammenschnüren,** durch Empfindung von: cocc.

keuchend:
  ☞ *Keuchend*

Kindern, bei: **ACON.**[5] **Ambr.** **Ant-t.**[5] ars.[5] **BELL.**[5] bor.[137] **CALC.** calc-p.[137] camph.[5] **CHAM.**[5] chin.[5] **Coff.**[5] cupr.[5] hep.[5] ign.[5] **IP.**[5] lach.[5] **LYC.**[5] med.[58] **MOSCH.**[5] **NAT-S.** **Nux-m.**[5] **NUX-V.**[5] **Op.**[5] phos.[5] **Puls.** **SAMB.**[5] stram.[5] sulph.[5]
  ☞ *M; Kindern, bei*

- **hochgehoben** werden, wenn sie: bor.[137] calc-p.[137]

Kleidung:

- **agg.**: am-m.[5] ars. aur-m.[58] **BRY.**[5] **Calc.**[5] carb-v.[5] **Caust.**[5] chel.[137] coff.[5] **HEP.**[5] kreos.[5] lach.[5] **LYC.**[5] **NUX-V.**[1] **Sars.**[5] **Spig.**[5] spong.[5] **SULPH.**[5]
  - ◦ **enge,** um die Taille: nux-v.[1]
  - ◦ **warme**: **Ars.**

- **Lockern** der Kleidung amel.: apisin.[5] caps.[5] nux-v.[5] sars.[5] **Stann.**[5]
  ☞ *M; Lockern der Kleidung amel.*

Klimakterium, im: **Phys.**[54] sars.[54] valer.[46]

Knien amel.: caust.[5]
  ☞ *M; Knien amel.*

Koitus:

- **während**: aeth. **Ambr.** arund. asaf. cedr.[137] con. cub.[111] dig.[137] kali-bi.[111] sep. **Staph.**
  ☞ *M; Koitus; während*

- **gegen** Ende: **Staph.**
  ☞ *M; Koitus; während*

- **nach**: ambr.[58] arund.[85] asaf.[58] **Cedr.** **Dig.** ph-ac.[5] **Sep.**[5]

- **Verlangen** nach, mit: nat-c.[5]
  ☞ *M; Koitus; Verlangen nach*

Kolik agg.: arg-n.[137] berb.[137] **Coloc.**[5] mez.[5]

Konvulsionen, Krämpfen:

- **nach**: sulph.[1]

- **tetanisch**: mill.

- **vor**: am-br.[137] **Plat.**[86]
  - ◦ **epileptische**: am-br.[137]

ATEMNOT, Dyspnoe, erschwerte Atmung; **Konvulsionen,** Krämpfe (Forts.)

- **während**: ant-t.[81] ars.[54] bry.[5] caust.[54] chin-s.[54] con.[1] cupr.[54] glon.[58] hydr-ac.[54] hyos.[54] ip.[5] laur.[54] **Lyss.** nux-v.[5] oena.[54] **Op.** plat.[54] puls.[5] stry. sulph.[1] tanac. verat.[5]
  ☞ *Behinderte, erschwerte Atmung; Zusammenschnüren, durch Empfindung von; Brust, in der •Behinderte, erschwerte Atmung; konvulsivisch, spasmodisch*
  - **Kehlkopf,** mit Krämpfen des:
    ▥ *KEHLKOPF LUFTRÖHRE; C; Krämpfe, Spasmen*

Kopfschmerz, mit: arn.[5] carc.[304]
☞ *M; Kopfschmerz, während*

Kränkung, nach: ars.[5] **IGN.**[5] puls. **Ran-b.**[5] **Staph.**[5]
☞ *M; Kränkung, nach* ▥ *GEMÜT; M; Kränkung, Beleidigung, Verdruss, Beschwerden durch*

Kummer, durch: **Cham.**[5] laur.[5] mag-c.[5] nux-v.[5] petr.[5]
☞ *M; Kummer, nach*

Kyphose, Morbus Scheuermann, bei: acon.[137] ant-c.[137] asaf.[137] aur.[137] bar-c.[137] bell.[137] bry.[137] calc.[137] camph.[137] cic.[137] clem.[137] coloc.[137] dulc.[137] hep.[137] ip.[137] rhus-t.[137] ruta[137] sabin.[137] sep.[137] sil.[137] staph.[137] sulph.[137] thuj.[137]

Lachen, beim: **Ars.** aur. **Bry.** cupr. lach. lyc. manc.[111] plb.
☞ *M; Lachen agg.*

Leber, durch Schmerzen der: acon. card-m.[25] con. lob.[25]

Lesen, beim:

- **agg.**: hell. kola[1184] nit-ac.[137] ph-ac.[5] plan.[25]
  ☞ *Sprechen; agg.; während und nach* ▥ *ALLGEMEINES; M; Lesen; agg.*
- **amel.**: ferr.
  ☞ *M; Lesen amel.*

Liebe, durch enttäuschte: **Ph-ac.**[54]
▥ *GEMÜT; M; Enttäuschung, Beschwerden durch •GEMÜT; M; Liebe, enttäuschte, unglückliche, Beschwerden durch*

Liegen:

- **agg.**: abies-n.[102] absin. acet-ac. acon.[5] act-sp.[102] aeth. alum. alum-p.[58] am-c.[5] anac.[5] **Ant-ar.** ant-c.[85] **Ant-t.**[102] **APIS** apisin.[5] apoc. aral.[102] **ARS. Ars-i.** ars-s-f.[58] asaf. **Aur.** aur-ar.[58] aur-s.[58] bad. **Bapt.** bar-c. bar-m. bell.[5] bor.[5] brom. bry.[5] bufo cact. cahin.[102] **Calc.**[5] calc-s. cann-i. **Cann-s.** caps.[5] carb-ac.[85] carb-an.[5] **CARB-V. Carbn-s.** cast. caust. cedr. cench. cham. **Chin.** chin-ar. cist. cob-n.[102] colch. **Con.**[5] cop. **Croto-t. DIG.**[58] dros.[58] eup-per. euph. euphr.[5] **Ferr.**[5] **Ferr-ar.** ferr-p. **Fl-ac. GRAPH.**[5] grin.[102] **Ham.** hell. **Hep.** hydr. hyper. iber.[111] ind. iod. **Ip.**[5] **Kali-ar. Kali-bi. KALI-C.**[5] **Kali-n.** kali-s. kali-sil.[58] kurch.[192] lac-c. lach.[5] **Lact.**[122] **LOB. Lyc.**[5] lyss.[85] mangi.[197] med. **Meph. Merc.** merc-pr-r.[1] **Naja** nat-m.[212] nux-v.[5] ol-an. olnd. phel. **PHOS. Plb.** podo.[111] ptel. **Puls.** queb.[77] ran-b.[5] rhus-t.[5] rumx.[111] sabad.[5] **Samb.** sang.[111] sars. scroph-n.[111] sel.[5] **Seneg. Sep.**[5] **Sil.**[5] **Spig.**[5] **Spong.**[5] squil. **Stann.**[5] still.[25] stry-ar.[102] **Sulph.**[5] syph. tarax. tarent. ter. thuj.[5] **TUB.** verb.[5] visc.[102] zinc. zing.
  ☞ *Behinderte, erschwerte Atmung; Liegen, beim; agg.*
  - **Bett,** im: ant-t.[5] **Ars.**[5] **Carb-an.**[5] chin.[5] **Con.**[5] ferr.[5] **Graph.**[5] lach.[5] merc.[5] merc-pr-r.[1] nat-m.[5] nux-v.[5] **Sep.**[5] spig.[5] sulph.[5] verb.[5]
    ☞ *M; Bett; agg.; im Bett •M; Liegen; agg.; Bett, im*
  - **Hinlegen**: apisin.[5] **ARS.**[5] nat-m.[1] podo.[111] puls.[5] rhus-t.[5] squil.[5] **Thuj.**[5]
    ☞ *M; Liegen; agg.; Hinlegen, beim*
  - **Kopf,** mit tief gelagertem: ant-t.[5] **APIS Ars.**[5] **CACT.** cann-i.[111] caps.[5] **Carb-v. Chin.** colch. cop. eup-per. **Hep. KALI-C.** kali-n. puls. rumx. **Spig. Spong.**
    ☞ *M; Liegen; agg.; Kopf, mit tief gelagertem*
  - **Lungenödem,** bei: dig.[58]
  - **Rücken,** auf dem: acet-ac. aeth. alum. **Ars. Aur.** cast. **Hyper. Iod. LYC.** mangi.[197] med. nat-m. nux-v.[5] ol-an. **Phos.** ptel. **Puls.** sang.[36] **Sil. Spig. Sulph.**
    ☞ *M; Liegen; agg.; Rücken, auf dem •Behinderte, erschwerte Atmung; Liegen, beim; agg.; Rücken, auf dem*
  - **Seite,** auf der: absin. acon.[5] am-c.[5] anac.[5] ant-t.[102] apis **Ars.** bad. bor.[5] bry.[5] calc.[5] cann-i. carb-an.[5] cast. hydr. ind. ip.[5] kali-c.[5] lyc.[5] med. merc. naja nat-m.[212] phos. plb. **Puls.** ran-b.[5] rumx.[111] sabad.[5] sang.[111] scroph-n.[111] sil.[5] spig.[5] spong.[5] squil. stann.[5] sulph.[5] tarent. visc.[102]
    ☞ *M; Liegen; agg.; Seite, auf der*
    - **erkrankter** Seite, auf: bor.[5] calc.[5] lyc.[5] sabad.[5] sulph.[5]
    - **gesunder** Seite, auf: stann.[5]
    - **linker** Seite, auf: absin. acon.[5] am-c.[5] anac.[5] **Apis** bry.[5] cann-i. carb-an.[5] **Hydr.** ind. ip.[5] **Kali-c.** lyc.[5] med. merc. naja nat-m.[212] **Phos.** plb. **Puls.** rumx.[111] **Spig.** sulph.[111] **Tarent. Visc.**
      ☞ *M; Liegen; agg.; Seite, auf der; linker Seite, auf •Behinderte, erschwerte Atmung; Liegen, beim; agg.; Seite, auf der; linker Seite, auf*
    - **rechter** Seite, auf: acon.[5] anac.[5] ant-t.[102] bad. carb-an.[5] cast. kali-c.[5] ran-b.[5] scroph-n.[111] **Sil.**[5] spig.[5] spong.[5] squil. sulph.[5] visc.[102]
      ☞ *M; Liegen; agg.; Seite, auf der; rechter Seite, auf*
      - **Einschlafen,** beim: bad.
  - **vergrößerte** Tonsillen, durch: bar-c.
- **amel.**: alum. ant-t.[72] arn.[5] bor.[5] bry.[5] cact.[102] **Calc-p.** cann-s.[5] caps.[5] cast. **Chel.** chin.[5] colch.[5] **Dig. Euphr.**[58] **Hell.** ign.[5] ind. kali-bi.[111] kali-c.[111] kali-i. kali-n.[5] kalm. lach.[809] **Laur.** lyc.[5] lyss.[111] med. naja[137] nat-s. **Nux-v.** ozone[227] phos.[185] **PSOR.** puls.[5] sabad.[111] sang.[111] spig.[102] spong.[102] succ.[194] sulph.[5] sumb.[111] ter.[137]
  - **abgespreizten** Armen, mit: **Psor.**
  - **flach,** horizontal: arn.[5] spong.[5]
    ☞ *M; Liegen; amel.; flach, horizontale Lage*
  - **Gesicht,** auf dem, mit heraushängender Zunge: med.[102]
  - **Knie** und Ellbogen, auf: med.
  - **Kopf,** mit erhöhtem: cann-s.[5] caps.[5] **Chin.**[5] **Kali-n.**[5] lach.[809] **Puls.**[5] **Spig.**[5]
    ☞ *M; Liegen; amel.; Kopf, mit erhöhtem*

◦ **Rücken,** auf dem: bor.[5] bry.[5] **CACT.** dig. ign.[5] ind. kali-i. **Kalm.** nux-v. puls.[5] sumb.[111]
☞ *M; Liegen; amel.; Rücken, auf dem •Behinderte, erschwerte Atmung; Liegen, beim; amel. Rükken, auf dem*

◦ **Schultern,** mit erhöhten: **CACT.**
☞ *Schulter nach hinten strecken amel.*

◦ **Seite,** auf der: alum. ant-t.[72] cact.[102] cast. colch.[5] lach.[809] lyc.[5] lyss.[111] naja[137] ozone[227] **Phos.**[185] sang.[111] spig.[102] spong.[102] sulph.[5]
☞ *M; Liegen; amel.; Seite, auf der*

◦ ◦ **linker** Seite, auf: cast. lach.[809] sulph.[5]
☞ *M; Liegen; amel.; Seite, auf der; linker Seite, auf*

◦ ◦ ◦ **Kopf,** mit erhöhtem: lach.[809]

◦ ◦ **rechter** Seite, auf: ant-t.[72] cact.[102] colch.[5] naja[137] phos.[185] **Spig.**[102] spong.[102]
☞ *M; Liegen; amel.; Seite, auf der; rechter Seite, auf*

◦ ◦ ◦ **Kopf,** mit erhöhtem: cact.[102] spig.[102] spong.[102]
☞ *M; Liegen; amel.; Kopf, mit erhöhtem*

- **unmöglich**: acon. **Ant-t. APIS Apoc. ARS. Aur.** bar-m. bor. brom. bufo **Cact.** cand-a.[239] cann-s. chin. **Croto-t.** eup-per.[122] **Hep. Kali-c. Lac-c. Lach. Lyc. Merc.** naja[58] **Nux-v. Puls. Seneg. Sep.** stann. staph. **Sulph. Tab. Ter. Tub.** ziz.[25]

Lippen, mit Rötung der: spig.[5]

Luft:

- **feuchte,** agg.: aur.[137] bar-c.[5] cupr.[5] **Dulc.**[5] kali-bi.[111] **Nat-s.**[137]
☞ *M; Nässe, Feuchtigkeit, agg.*

- **frische,** im Freien:

◦ **agg.**: **ARS.**[5] **Aur.**[5] **Bor.** calc.[5] carb-v.[5] caust. cocc.[5] crot-c. **Lyc.**[5] **Mag-m.**[5] nit-ac.[5] nux-v.[5] phys. plat. **Psor.** rhus-t. sel. seneg. sep.[5] sulph. zinc.[5]
☞ *M; Luft; agg.; frische, im Freien*

◦ **amel.**: alum. **Am-c.** anac.[5] ant-t.[137] **APIS** arg-n.[5] ars-i. bapt. bell. **Bry.** bufo[111] **Cact.** calc.[102] cann-s.[58] carbn-s.[58] chel. **Chin-ar.** cist. croc.[5] dig. fl-ac. **Gels. Ip. Kali-i. Kali-s.** kola[1184] **Lach.** lil-t. **Mangi.**[197] **NAT-M.** nux-v. plb.[5] **PULS.** stram. **SULPH.** trif-p.[144] **Tub.**
☞ *M; Luft; amel., frische, im Freien •offen, offene; Türen und Fenstern, verlangt nach offenen* ▤ *ALLGEMEINES; C; Luft; frische Luft, im Freien; Verlangen nach frischer Luft*

- **kalte**:

◦ **agg.**: act-sp.[111] all-c.[58] alum.[111] apis **Ars.** aur. bar-c.[5] bry.[5] **Calc.**[5] carb-v.[5] dig.[5] graph. harp.[1184] **Hep.**[5] **LOB. Lyc. Merc.** nux-v. petr. puls. sel. seneg. **Spong.** sulph. syc-co.[136]
☞ *M; Kälte; agg. •M; Luft; agg.; kalte*

◦ **amel.**: **Am-c. Arg-n.** bell. **Bry. Carb-v. Carbn-s.** cham. cist. lac-c. **Op. Puls.** ust.

- **Keller-, Gewölbe-Luft etc. agg.**: **Sep.**[5]
▤ *ALLGEMEINES; M; Gewölbe, Keller agg.*

Luftzufächeln:

- **agg., über dem Kopf**: mangi.[197]
▤ *ALLGEMEINES; M; Luftzufächeln; agg.*

- **verlangt** danach: ant-t. apis ars.[193] bapt.[111] cann-i.[111] **CARB-V.** chin. chlor.[111] **Ferr.** kali-n.[111] lac-d.[58] lach.[102] **Med.** naja[111] sec.[111] sulph. tab.[58] zinc.[111]
☞ *M; Luftzufächeln amel.*

◦ **langsam** und aus Distanz: lach.[102]

Lungen nicht ausdehnen, kann die: asaf.[5] bry.[5] cina[5] **Croto-t.** harp.[1184] laur.[5] prun.[137] syph.[36]
☞ *Tiefe Atmung; Verlangen, tief zu atmen*

Lungenentzündung, bei: acon.[10] **ANT-T.**[54] camph.[54] **Chel.**[54] grin.[54] iod.[54] **Kali-n.**[54] **Kreos.**[54] **Lyc.**[54] **Phos.**[54] sang.[25]

- **alten** Menschen, bei: **CAMPH.**[54]

- **chronisch**: **Grin.**[54]

- **Pleuropneumonie**: **PHOS.**[54]

Lungenödem, bei: **AM-C. Carbn-s. Ferr-i.**

Magen:

- **Druck** im, mit: acon.[137]
▤ *MAGEN; M; Atemwege, mit Beschwerden der*

- **Magenstörungen,** bei: nux-v.[58] sang.[58]
▤ *MAGEN; M; Atemwege, mit Beschwerden der*

Masern, durch unterdrückte: **Brom.**[5] **CHAM. PULS. Zinc.**
☞ *Hautausschläge; Unterdrückung, durch* ▤ *ALLGEMEINES; M; Masern; Exanthem tritt zurück, kommt nicht heraus*

Meer, am amel.: brom.[5]
☞ *M; Seeluft, Meeresküste, amel.*

Menses:

- **agg.**:

◦ **vor**: bor. brom. **Buni-o.**[149] **Cupr. Kali-c.**[5] nat-m.[5] **Nat-s.** ph-ac.[5] phos.[5] pitu-a.[164] puls.[58] **Sulph.** thuj.[5] **ZINC.**

◦ **während**: cact. **Calc.** chin. cocc. **Coloc.** graph. ign. **Iod.** ip. kali-c. **Lach.** laur. lyc. plat. puls. sep. **SPONG.** sulph. zinc.

◦ **nach**: am-c.[137] ferr. **Nat-m. Puls.**

◦ **unterdrückten,** bei: chen-a.[54] phos.[5] **PULS. Spong.**[5]

- **amel. während**: puls.[58] senec.[171]
▤ *ALLGEMEINES; M; Menses; amel.; während*

Metrorrhagie:

- **bei**: fl-ac.[137]
▤ *ALLGEMEINES; M; Metrorrhagie, Beschwerden durch*

- **unterdrückter,** bei: fl-ac.

Milz, bei Beschwerden der: arn.[5] cean.[122] ruta[5]
☞ *M; Milz, bei Beschwerden der*

- **Vergrößerung**: cean.[122]

Mittagessen:

- **während**: mag-m.[1]

- **nach**: **Chel.** mag-m.[1] nat-m. **Nux-v. Puls.** sars.

Mund:

- **Nähe** des Mundes kommt, wenn etwas in die: arg-n.[5] cupr.[5] lach.[5]

- **offener** amel.: op.[5]
☞ *M; Mundöffnen amel.*

Musik, durch: ambr.[58]

Myokard, durch Erkrankung des: sarcol-ac.[102]
▤ *HERZ KREISLAUF; O; Herz und Herzregion; Myokard*

ATEMNOT, Dyspnoe, erschwerte Atmung (Forts.)

Nase:

- **atmet** durch die: euph.[5] lach.[5] puls.[5]
- **empfunden,** wird in der Nase: ars.[111] euphr.[111] hell.[111] kreos.[111] lach.[111] merc.[111] phos.[111] puls.[111] sabad.[137]
  - **Jucken,** nach: sabad.[137]
- **trockener** Nase, bei: canth.[5]
  ☞ *M; Trockenheit der Nase, mit*

Nasenbluten, mit: acon.[111] bell.[111] bry.[111] carb-v.[111] ip.[111] phos.[111] puls.[111] spong.[111] sulph.[111]

Nasswerden, durch: **Phos.**[5] sep.[5]
☞ *M; Nässe, Feuchtigkeit, agg.*

Niedergeschlagen, zu Boden geschlagen wurde, nachdem man: petr.[137]

Niesen:

- **agg.**: naja[137] phos.[137]
  ▤ *ALLGEMEINES; M; Niesen; agg.*
- **amel.**: naja[85] sul-ac.[162]
  ▤ *ALLGEMEINES; M; Niesen; amel.*
- **mit**: ambro.[137] ars-i.[137] dros.[5] meph.[111] merc.[5] phos.[137] sec.[5] sil.[5] sulph.[5]
  ☞ *M; Niesen, beim*

Ödem, Wassersucht, bei: eup-pur.[137]

offen, offene:

- **Fenster,** sitzt am offenen: **Cann-s. Chel.** squil.[8]
- **Mund,** offener, beim Einatmen: **Acon.**[5] **Bell.**[5] **Op.**[5] **Squil.**[5]
- **Türen** und Fenstern, verlangt nach offenen: aml-n.[8] **APIS Arg-n.** ars.[38] ars-i.[809] aspar. bapt. bov.[36] calc-hp.[47] **Cann-s. Carb-v.** carbn-s.[122] **Chel.** chin-ar. chin-s.[36] cist. cit-v.[36] **Dig.** digin.[38] **Ip.** just.[88] **LACH. Nat-s.** plb. psor.[56] **PULS.** sil.[8] **STRAM.**[8] stry.[36] **SULPH. TUB.**[122]
  ☞ *Luft; frische, im Freien; amel.* ▤ *ALLGEMEINES; C; Luft; frische Luft, im Freien; Verlangen nach frischer Luft*

Ohrgeräuschen, mit: nux-v.[5] **Puls.**[5]
☞ *M; Tinnitus, mit*

Pferden, bei: rhus-g.[25] silphu.[25]

Prickeln am Körper, mit: lob.[137]

Rauchen, durch: aloe[111] puls.[5] spong.[5] staph.[5] tarax.[5]
☞ *M; Rauch agg.*

Reiten agg.: **Meph.**
▤ *ALLGEMEINES; M; Reiten; agg.*

Rennen:

- **nach**: bor. carc.[140] coca[25] cymbo-ci.[2184] hyos. ozone[227] rauw.[119] **Sil.**
  ☞ *M; Laufen oder Rennen, nach*
  - **kurze** Strecke: cymbo-ci.[2184] ozone[227] rauw.[119]
- **amel., langsame Bewegung agg.**: **Sep.**
  ▤ *ALLGEMEINES; M; Bewegung; während; langsamer Bewegung, bei*

Rheumatismus, bei:

- **entzündlich**: benz-ac.[58]
- **Herzrheuma**: **Abrot.** aur. **Cact.** cimic. **Kalm. Psor.** sep. **Spong.**
  ☞ *Herz; Schmerzen im, bei*

Rücken, Berührung des, agg.: adon.[111]

Ruhe, durch:

- **agg.**: ars.[5] **Calc.**[5] caps.[5] ferr.[5] puls.[5] rhus-t.[5] samb.[5] seneg.[5] **Sep.**[5] **SIL.**[5]
  ☞ *M; Ruhe; agg.*
- **amel.**: nux-v.[5] verat.[5]
  ☞ *M; Ruhe; amel.*

Ruhelosigkeit, mit: apis[111] astac.[54] kali-br.[8]

- **Arme** umher, wirft die: **Kali-br.**[8]

Samenerguss, nach: **Phos. STAPH.**

Sauna, in der: ***med.***[304]

Schaukeln amel.: ars.[5] kali-c.[137] phos.[5] sec.[111]
☞ *M; Schaukeln amel.*

Schlaf:

- **Einschlafen,** beim: am-c. ars.[5] **Arum-t.** bad. bapt. bell.[5] bry. cadm-s.[102] carb-an.[5] **Carb-v. Carbn-s. Cench. Crot-h. Cur.**[102] dig. gels.[111] **Graph. Grin.** hep. kali-c.[5] kali-i.[102] **Lac-c. LACH.** manc.[111] merc.[5] merc-i-r.[111] **Merc-pr-r.**[102] morph.[102] naja[102] nux-m. **OP.** petr.[5] phos. ran-b.[5] **Samb.**[102] **Spong.** stict.[22] stront-c.[102] sulph. tab. teucr.[102] valer.
  ☞ *M; Schlaf; Einschlafen, beim • Asthma, asthmatische Atmung; Schlaf; während des Schlafs, setzt ein • Unterbrochen, angehalten; allgemeine Arzneien; Schlaf; Einschlafen, beim* ▤ *INNERER HALS; C; Zusammenschnürung; Einschlafen, beim • BRUST; C; Beklemmung; Schlaf; Einschlafen, beim*
  - **Liegen** auf rechter Seite, beim: **Bad.**
    ☞ *M; Liegen; agg.; Seite, auf der; rechter Seite, auf*
- **während**: acon. agar. anac.[5] ant-t.[5] arn.[5] bapt.[102] bell. brom.[5] calc.[1] camph.[5] **Carb-v. Cench.** cham. chel.[5] chin.[5] cocc.[5] con. dig. dulc.[5] graph.[5] **Grin.** guai. hep. hyos.[1] ign. **Kali-bi. Kali-c. LACH. Lact. Lyc.** manc. meph. merc. nux-v. **Op.** phos.[1] puls.[5] pyrog.[58] rheum[5] rhod.[5] rhus-t. samb. sep. spong.[102] stram.[1] **Sulph.** tab.[111]
  ☞ *M; Schlaf; während*
  - **geweckt** werden, um nicht zu ersticken, muss: **OP.** sulph.
- **nach**: alum. apis bell. bry.[5] cedr. chin.[5] lac-c. **LACH.** nit-ac. op.[5] **Phos.** samb.[5] sel.[5] **Sep. SPONG. Sulph.**[5]
  ☞ *M; Schlaf; nach*
- **amel. nach**: tarent.[192]
  ▤ *ALLGEMEINES; M; Schlaf; amel.; nach Schlaf*

Schleim, durch:

- **Bronchien,** in den: merc-c.[5] nat-m.[1] **SEL.**[5] **Seneg.**[5] **THUJ.**[5]
  ☞ *M; Schleim, durch Ansammlung von*
- **Brust,** in der: agav-t.[149] **ANT-T.**[5] ars.[5] bar-c.[5] bell.[5] bry.[5] calc.[5] camph.[5] **Carb-an.**[5] chin.[5] cina[5] con.[5] cupr.[5] **Dulc.**[5] ferr.[5] graph.[5] **Hep.**[5] **Ip.**[5] lach.[5] lat-h.[301] m-art.[5] merc.[5] nux-v.[5] phos.[5] puls.[5] **Seneg.**[5] sep.[5] sil.[5] **Sulph.**[5] thuj.[5] zinc.[5]
  ☞ *M; Schleim, durch Ansammlung von*
- **Hals,** im: asar.[5] aur.[5] puls.[5] spong.[5]
  ☞ *M; Schleim, durch Ansammlung von*

- **Kehlkopf,** im: **Chin.**[5] cupr.[5] puls.[5]
  ☞ *M; Schleim, durch Ansammlung von*
- **Luftröhre,** in der: alum. ammc. **ANT-T. ARS.** asar.[1] aur.[1] bov. **Cact.** camph. chin.[5] cina cupr.[5] **HIPPOZ. Ip. M-art.**[85] ruta[5] sang.[85] sel. **Thuj.**[5] verat.[1]
  ☞ *M; Schleim, durch Ansammlung von*

Schließen der Augen, beim: carb-an. **Carb-v.**
▤ *ALLGEMEINES; M; Schließen; Augen, der; agg.*

Schluckauf, mit:
☞ *M; Schluckauf, mit ▤ MAGEN; C; Schluckauf, Schlucksen; Atembeklemmung, mit*

Schlucken, beim: ant-t.[5] atro. **Bell. BROM. Calc.** chen-a. cinnb.[111] **Cupr.** dig.[5] **M-aust.**[5] thuj.
☞ *M; Schlucken agg. • Behinderte, erschwerte Atmung; Schlucken, beim*

Schmerzen, bei:
☞ *Behinderte, erschwerte Atmung; Schmerzen, durch*

Schnupfen:
- **mit**: ars.[137] ars-i.[137] calc.[137] euph.[54] ip.[137] kali-i.[137] m-arct.[5] m-aust.[5] mang-acet.[1] nat-m.[36] **Nit-ac.**[36] phos.[137] **Rhus-t.**[5] sep.[5] sulph.[137]
  ◦ **Stockschnupfen**: m-arct.[5]
- **nach**: ant-t.[5] **Ars.**[5] **CAMPH.**[5] carb-v.[5] mangi.[197]
  ☞ *M; Schnupfen; nach*
- **unterdrückten,** durch: **Ars.**[5]
  ☞ *M; Schnupfen; unterdrückten, durch*

Schreck, Furcht, nach: **ACON.**[5] **Anac.**[5] **Ant-t.**[5] arn.[5] ars.[5] cann-s.[5] cimic.[172] **Cina**[5] colch.[5] croc.[5] **Cupr.** dig.[172] glon.[54] hep.[172] ign.[5] kali-n.[5] lach.[5] led.[172] lyc.[5] **Nit-ac.**[5] **Nux-v.**[5] op.[5] **Phos.**[5] **Plat.**[5] **PULS.**[5] rhus-t.[5] **Ruta**[5] sabad.[5] **Samb.**[54] **Sars.**[5] spig.[5] spong.[172] **Stann.**[5] staph.[5] stram.[172] **Thuj.**[5] valer.[5] **Verat.**[5] **Viol-o.**[5] viol-t.[5]
☞ *M; Schreck, Furcht, nach ▤ GEMÜT; M; Schreck oder Furcht, Beschwerden durch*
- **Gesicht,** mit aufgedunsenem, bläulichem: **Samb.**[54]

Schreiben, beim:
- **agg.**: aspar. dig. kali-c.[1]
  ▤ *ALLGEMEINES; M; Schreiben; agg.*
- **amel.**: **Ferr.**
  ☞ *M; Schreiben amel.*

Schulter nach hinten strecken amel.: am-c. ars. **Calc.** calc-acet.[102] sulph.[122]
☞ *Liegen; amel.;*

Schwäche, Hinfälligkeit im Abdomen, mit: acet-ac.[102]
▤ *ABDOMEN; M; Atemwegsbeschwerden, mit*

Schwäche, mit: act-sp. am-caust.[54] ant-c.[5] ars. **BELL.**[5] canth.[5] carb-v.[5] chlf.[54] cic.[36] cycl.[5] hep.[5] kali-cy.[25] lach. laur.[5] **Olnd.**[5] **Ph-ac.**[5] **PHOS.**[5] **PLAT.** sep.[1] stann. sulph.[5] term-c.[192] verat.[5] viol-o.[5]
☞ *M; Schwäche, mit*
- **Atmungsorgane,** der: act-sp. **Canth.**[5] carb-v.[5] cic.[36] **Cycl.**[5] **Ph-ac.**[5] plat. **STANN.**
- **Verletzung,** nach: am-caust.[54] chlf.[54]
  ☞ *M; Verletzungen, nach*

Schwangerschaft, während: apoc.[102] laur.[85] lyc.[102] nux-v.[102] puls.[102] **Viol-o.**[102]

Schweinefleisch, nach: ip.[5] nat-c. puls.[5]
☞ *M; Schweinefleisch, nach*

Schweiß:
- **amel.**: chel.[5]
  ☞ *M; Schweiss; amel.*
- **mit**: anac. **Ant-t.** apis **ARS.** arund. **CARB-V.** eup-per. **Lach.** lyc. mang. mangi.[197] meny.[36] nux-v. psor.[36] querc-r.[257] samb.[137] **Sep.** sil. **Sulph.** thuj. tub.[36] verat.
  ☞ *M; Schweiss; mit ▤ SCHWEISS; M; Atemnot, bei • SCHWEISS; C; Reichlich; Atemnot, mit*
  ◦ **ängstliches** Gesicht und Schlaflosigkeit: eup-per.
  ◦ **chronisch**: tub.[36]

Schwellung, Auftreibung, bei:
- **Abdomens,** des, mit Spannung: caps.[1] **Carb-v.**[5] caust.[1] **Iod.**[1] mag-m.[1] mez.[1] **Rhod.**[5] **Zinc.**[5]
  ☞ *Behinderte, erschwerte Atmung; Abdomen, durch unangenehme Empfindung im ▤ ABDOMEN; M; Atemwegsbeschwerden, mit*
- **Hals,** im: verat.[5]

Schwere in der linken, durch: ferr.

Schwindel, mit: cham.[5] cur.[111] kali-c.[137] **Phos.**[5] puls.[5]
☞ *M; Schwindel, mit*

Schwindsucht, bei:
☞ *Tuberkulose der Lungen, bei*

Seufzen, mit: cocc.[5]

Singen, beim: am-c.[5] arg. harp.[1184] sulph.[5]
▤ *ALLGEMEINES; M; Singen agg.*

Sitzen:
- **agg.**: alum. alumn. anac. ant-t.[5] ars.[5] ars-i.[809] aur.[5] calc. carb-v. caust. cedr. chin.[5] **Croto-t.** dig. dros. euphr. **Ferr.** gins. indg. ip.[58] **Lach. Laur.** led. **Lyc.** mag-c.[1] meny.[5] mez.[1] nat-s. nicc. nit-ac.[5] petr. **Phos. Psor.** puls.[5] rhus-t. ruta[5] sabad.[5] samb.[5] sep. spong.[5] staph.[5] sulph.[5] tarent.[111] verat.
  ☞ *M; Sitzen; agg.*
  ◦ **aufrecht**: ip.[58]
  ◦ **gebeugt**:
  ☞ *M; Sitzen; agg.; gebeugt*
  ◦ ◦ **rückwärts,** nach: psor.
  ☞ *M; Beugen; rückwärts*
  ◦ ◦ **vorwärts,** nach: **Ars.**[5] chin.[5] dig. rhus-t. sep. **Sulph.**[5]
  ▤ *ALLGEMEINES; M; Beugen, Neigen, Krümmen; agg.; vorwärts*
- **amel.**: acon.[137] acon-f.[102] **Ant-t.**[5] **Apis** apoc. **Ars.**[5] asaf.[5] aspar. aur.[5] bac.[162] bar-m. bor.[5] bufo cact.[58] cand-a.[239] cann-s. caps.[1] carb-v.[5] carc.[304] cham.[5] chin-ar. chlor.[197] coc-c. **Croto-t.** dig.[102] ferr.[5] hep. hyos.[5] iber.[111] ip.[58] **Kali-c.** lach. laur. lyc. mangi.[197] meph.[8] merc.[102] merc-pr-r.[102] nat-c. nat-s.[102] nat-sal.[171] nux-v.[5] phos.[5] **Puls.**[5] queb.[77] rhus-t.[5] **Samb.**[5] seneg. spig. spong. sulph. ter. **Verat.** xan.[85]
  ☞ *M; Sitzen; amel.*
  ◦ **aufrecht**: acon.[137] ant-t.[5] ars.[5] asaf.[5] bar-m. bor.[5] cact.[58] caps.[1] carb-v.[5] cham.[5] chlor.[197] ferr.[5] hyos.[5] ip.[58] **KALI-C. Lach. Laur. Lyc.**

ATEMNOT, Dyspnoe, erschwerte Atmung; **Sitzen; amel; aufrecht** (Forts.) mangi.[197] meph.[8] nat-c. nat-sal.[171] phos.[5] puls.[5] queb.[77] rhus-t.[5] samb.[5] **Seneg.** sulph. **Ter.**

◦ **halb** sitzend amel.: spig.

◦ **Kopf** vorwärts, auf die Knie gebeugt amel.: coc-c. **KALI-C.**

◦ **vorwärts** gebeugt: acon.[5] ant-t.[85] **Ars.** aur.[5] bufo chin-ar. iber.[111] kali-c.[58] **LACH.** mangi.[197] **Spong.**

- **muss** sitzen und den Körper zurückbeugen: hep.[5] mangi.[197]
  ☞ *M; Beugen; amel.; rückwärts*

Sodbrennen, durch: lyc.[1]

Sonne agg.: puls.[185]
  ▥ *ALLGEMEINES; M; Sonne; agg.*

Spannung, durch:

- **Brust,** in der: **Calc.**[5] cann-s.[5] **Cic.**[5] cocc.[5] colch.[5] **Con.**[5] **Euph.**[5] merc.[5] mur-ac.[5] **Nat-c.**[5] **Puls.**[5] rhus-t.[5] **Sep.**[5] staph.[5]
  ☞ *M; Enge der Brust, mit*

- **Hypochondrium,** im: ign.[5] **Puls.**[5] **Staph.**[5]

- **Hypogastrium,** im: **Ars.**[5] bell.[5] **Caps.**[5] **Ferr.**[5] **Sulph.**[5]

- **Magengrube,** in der: **Cupr.**[5] phos.[1]
  ▥ *MAGEN; M; Atemwege, mit Beschwerden der*

Speisen:

- **agg.**:

◦ **kalte**: ars.[111]
  ▥ *ALLGEMEINES; C; Speisen und Getränke; kalte; Speisen, kalte; agg.*

◦ **warme**: **Lob.**

- **amel., warme**: spong.[58]
  ☞ *M; Wärme amel.* ▥ *ALLGEMEINES; C; Speisen und Getränke; warme; Speisen; amel.*

Sprechen:

- **agg.**:
  ☞ *M; Sprechen; agg.*

◦ **während** und nach: apoc. **Ars.** bor.[5] bry. canth.[5] **Caust.** cench.[58] coca[111] **Dros.** hyos.[5] irid.[222] **Kali-c.**[5] **LACH.** laur. lyc.[5] meph. mez.[5] **Nat-acet.** nit-ac.[36] petr. **PH-AC.**[5] plan.[25] rhus-t.[5] **Sil.**[5] **Spig. SPONG.** stram.[5] **SULPH.** thuj.[137] zinc.[5]
  ☞ *Lesen, beim; agg.* •*Behinderte, erschwerte Atmung; Sprechen, beim* •*Unterbrochen, angehalten; allgemeine Arzneien; Sprechen, beim*

◦ ◦ **lautes**: petr. ph-ac.[5]

◦ ◦ **schnelles**: caust. ph-ac.[5] sil.[5]
  ☞ *M; Sprechen; agg.; schnelles*

- **amel.**: **Ferr.**
  ☞ *M; Sprechen; amel.*

- **unmöglich**: **Ph-ac.**[5]

Staub, durch: am-c.[5] **ARS.**[5] ars-i.[137] aur-m. bell.[5] **Brom. Calc.**[5] **Chin.**[5] cycl. dulc.[137] **Hep.**[5] **Ictod.**[137] **Ign.**[5] ip.[5] merc.[5] nat-ar.[137] nux-v.[5] phos.[5] **Puls.**[5] sep.[5] **Sil.**[5] sulph.[5] trif-p.[144]
  ☞ *M; Staub, durch*

- **Steinschleifer**: ars.[5] bell.[5] **CALC.**[5] chin.[5] **Hep.**[5] ip.[5] nux-v.[5] phos.[5] **SIL.**[5] **Sulph.**[5]
  ☞ *M; Bergarbeitern, bei*

Stehen:

- **agg.**: aur-m. cina kali-n. merc-acet.[85] nux-m. olnd.[5] phel. puls.[5] **Sep.**
  ☞ *M; Stehen; agg.*

◦ **Druck** im unteren Brustbein, mit: merc-acet.[85]

◦ **Wasser,** im: nux-m.

- **amel.**: ars.[5] ars-i.[809] bapt.[111] cann-i.[137] cann-s.[137] sil.[111] spig.[111]

◦ **ruhiges**: ars.[5]

- **Atmen** nur im Stehen möglich: cann-s.

Steigen, beim: acet-ac. aesc.[111] agn. aloe **Am-c.** ang. **Apis Arg-n. ARS. Ars-i.** ars-s-f.[58] arund. aspar. aur. aur-ar.[58] aur-i.[58] **Aur-m.** aur-s.[58] bac.[62] bar-c. bar-i.[58] bar-m.[58] berb. **Bor. Brom.** bros-g.[259] bufo **Cact. CALC. CALC-AR.** calc-i.[58] calc-p.[58] calc-s. calc-sil.[58] cann-i. canth. **Caps. Carb-ac.** carbn-s. carl. cast. chin-ar.[102] cist. clem. coc-c.[58] **COCA** croto-t. cupr. dirc. **Elaps Euph.**[5] ferr.[58] germ.[222] glon.[58] graph. grat. helx.[110] hyos. iber.[25] **Iod. IP.** irid.[222] kali-ar.[58] **Kali-c.**[5] kali-i.[111] kali-n. **Kali-p.** led. lil-t. **Lob. Lyc. Lycps.** mag-m.[1] mangi.[197] **MERC.** nat-ar. **NAT-M. Nat-s. NIT-AC.** nux-v. ol-an. ox-ac.[111] petr. **Pic-ac. Plb.** puls. ran-b. rat. **Rhus-t. Ruta Sars. Seneg.** sep. spig. **Spong.** squil. **STANN.**[5] stroph.[85] sul-i.[58] sulph. tab. ther. thuj. til. zinc.
  ☞ *M; Steigen; agg.* •*Keuchend; Treppensteigen, beim* ▥ *BRUST; C; Beklemmung; Steigen, beim*

- **Kopfschmerz,** mit: irid.[222]
  ☞ *M; Kopfschmerz, während*

Stimulantien agg.: lach.
  ▥ *ALLGEMEINES; C; Speisen und Getränke; Stimulantien; agg.*

Stößen im Herzen, mit Empfindung von: **Zinc.**[5]

Stuhlgang:

- **agg.**:

◦ **vor**: ictod. nat-s.[111] **Rhus-t.**[5]

◦ **während**: **Alumn. Ars.**[5] **Calc.** gamb.[111] nat-m.[5] **Puls.**[5] **Rhus-t.** sulph.[5]

◦ **nach**: calc.[5] caust. con.[5] croto-t. kali-c.[1] rhus-t. sep.[1]
  ☞ *M; Stuhlgang; agg.; nach*

◦ ◦ **blutigem** Stuhl, nach: kali-c.[1]

- **amel.**: ictod.
  ☞ *M; Stuhlgang; amel.*

- **Stuhldrang,** bei: bry.[5]
  ☞ *M; Stuhlgang; agg.; Stuhldrang, bei*

Sturz, durch einen: petr.[137]

Süßigkeiten amel.: seneg.[185] spong.[185]
  ▥ *ALLGEMEINES; C; Speisen und Getränke; Süßigkeiten; amel.*

Tanzen:

- **agg.**: bell.[5] spong.[5]
  ☞ *M; Tanzen; nach* ▥ *ALLGEMEINES; M; Tanzen; agg.*

- **agg. nicht, langsame Bewegung agg.** : **Sep.**[8]
  ▥ *ALLGEMEINES; M; Bewegung; während; langsamer Bewegung, bei*

Taschentuch in die Nähe des Mundes kommt, wenn ein: am-c.[1] **Arg-n.** cupr.[1] **Lach.**

Tee agg.: mangi.[197]
▤ *ALLGEMEINES; C; Speisen und Getränke; Tee; agg.*

Temperaturwechsel, durch: ars.[5]
▤ *ALLGEMEINES; M; Wechsel, Veränderung; agg.; Temperaturwechsel*

Träume:

- **während**: **Op.**[5] sang. zinc.[1]
▤ *GEMÜT; C; Träume; Ersticken, vom*

- **schreckenerregenden,** nach: **Chel.** graph.[1] **Nux-v.**[3091]
☞ *M; Schreck, Furcht, nach* ▤ *GEMÜT; M; Schreck oder Furcht, Beschwerden durch*

Trinken:

- **beim**: acon.[5] **Anac.**[5] apisin.[5] **Arg-n.** arn.[5] bell. brom.[5] **Chin.**[5] **Cimx.** cocc.[5] euphr.[5] hyos.[5] kali-bi.[111] **Kali-c.** kali-n.[5] lim.[111] meph. nat-m. nux-v.[5] phos.[5] plb. rhus-t.[5] squil.[5] thuj. verat.[5]
☞ *M; Trinken; agg.* ▤ *INNERER HALS; C; Zusammenschnürung; Trinken, beim*

◦ **geringe** Mengen, selbst: anac.[5] apisin.[5] kali-n.[5] squil.[5]

- **nach**: anac.[5] **Brom.**[5] nat-m.[5] nux-v. thuj.
☞ *M; Trinken; agg.* ▤ *ALLGEMEINES; M; Trinken; nach*

- **schwierig**: squil.[58]

Trinkern, bei: coca[102]

Tuberkulose der Lungen, bei: calc-hp.[25] carb-v.[137] ip.[137] phos.[137]

Übelkeit, mit: alum.[5] canth.[5] carbn-s.[25] ip.[137] kali-n.[137] lach.[5] rhus-t.[5] **Samb.**[5]
☞ *M; Übelkeit, mit*

überfüllten Räumen, in: **Arg.** arg-n.[137] lil-t.[122]
▤ *ALLGEMEINES; M; Menschenmengen agg.* •*ALLGEMEINES; M; Zimmer, im; agg.; überfülltes Zimmer*

Urämie, bei: queb.[102] solid.[137]

Urinieren:

- **agg.**: chel.[5] cimic.[111] dulc.[5]
☞ *M; Urinieren; agg.; während*

- **amel.**: nat-ar.[111]
☞ *M; Urinieren; amel.*

- **Urindrang,** mit: **Bry.**[5] squil.[5]

Uterusverlagerung, durch: nit-ac.[137]

vergrößerte Tonsillen, durch: bar-c.

Verletzung, durch: petr.[5]
☞ *M; Verletzungen, nach*

Völle, bei Empfindung von:

- **Abdomen,** im: lob.[25] **STAPH.**[5] **THUJ.**[5]
▤ *ABDOMEN; M; Atemwegsbeschwerden, mit*

- **Brust,** in der: harp.[1184]

- **Magen,** im: aesc.[25]
▤ *MAGEN; M; Atemwege, mit Beschwerden der*

warm einhüllen **agg.**: ars.[5]
☞ *M; Einhüllen, warm, agg.*

Wärme:

- **agg.**: **Mang.**[5] **Plat.**[5] puls.[58]
▤ *ALLGEMEINES; M; Wärme; agg.*

◦ **Bettwärme**: puls.[58]

- **amel.**: bar-c.[5] kali-bi.[111]
☞ *M; Wärme amel.*

◦ **Bettwärme**: kali-bi.[111]
☞ *M; Bett; amel.; Warmwerden im Bett, beim*

Warmwerden agg.: cortiso.[149] **Euph.**[5]

Wasser, beim Stehen im: **Nux-m.**
▤ *ALLGEMEINES; M; Wasser; Waten im W.*

Wegstrecken der Arme **amel.**: psor.[102]
▤ *ALLGEMEINES; M; Strecken, Recken; amel.*

Wehe, bei jeder: **Acon.**[54] ant-t.[54] **Ars.**[5] berb.[111] cact.[111] carb-v.[5] **Cham.**[5] chin-s.[54] con.[5] glon.[111] lach.[5] lob.[111] lyc.[5] **Nat-m.**[5] nat-s.[111] nux-v.[5] plb.[5] **Puls.**[54] **Sep.**[5] sil.[5] staph.[5]

Wehen, Entbindung, während: hyos.[122]
☞ *M; Wehen, Entbindung, während*

Weinen, mit:
☞ *M; Weinen, mit* ▤ *GEMÜT; C; Weinen, tränenreiche Stimmung; allgemeine Arzneien; Atmung, mit erschwerter*

Wetter:

- **Gewitter**:
☞ *Gewitter, vor*

- **kaltem,** bei: act-sp.[111] apis arg-n.[137] ars. bry.[5] carb-v.[5] dulc. mang. petr.[5] puls.[5] sil. syc-co.[136]
☞ *M; Kälte; agg.* •*M; Luft; agg.; kalte*

◦ **feuchtem,** nassem, bei: **Act-sp.**[111] **ARS.** bry.[5] carb-v.[5] **Dulc. Mang.** petr.[5] puls.[5] **Sil.** syc-co.[136]
☞ *M; Nässe, Feuchtigkeit, agg.* •*M; Wetter, nasses, kaltes, agg.*

- **nassem,** bei: am-c. aran.[137] ars-i.[809] bar-c.[137] bell.[58] chin. cupr.[111] ip.[58] kali-c.[58] **NAT-S.**
☞ *M; Nässe, Feuchtigkeit, agg.*

◦ **warm,** und: bell.[58]

- **nebligem,** bei: harp.[1184]
▤ *ALLGEMEINES; M; Wetter; Nebel agg.*

- **stürmischem**:

◦ **vor**: mand.[144]

◦ **während**: **Ars. Nat-s. Sep.**
☞ *M; Wind agg.* ▤ *ALLGEMEINES; M; Wetter; windigem, stürmischem, bei; während*

- **Wetterwechsel,** durch: chel. ip. mangi.[197]

- **windigem,** bei: ars. calc. plat.[5] rhus-t.[5]
☞ *M; Wind agg.*

Zahnung, während der: cham.[5] ign.[5] ip.[5] op.[5]
☞ *M; Zahnung, während der* ▤ *ZÄHNE; M; Atemwege, mit Beschwerden der*

Zimmer:

- **geschlossenen,** im: iodof.[8] mangi.[197]
▤ *ALLGEMEINES; M; Zimmer, im; agg.; geschlossenes Zimmer*

- **Klimaanlage,** mit: mangi.[197]

- **warmes,** agg.: am-c. anac.[5] ant-c.[58] ant-t. **APIS Arg-n.** ars. ars-i.[809] aur-m.[58] **Bell.**[5] bry. **Calc.**[5] **Carb-v. Carbn-s.** chlor. cortiso.[149] fl-ac. harp.[1184] hed.[144] **Iod.** ip. **Kali-i. KALI-S.** kreos. lach.[58] **Lil-t.** lob.[122] **Lyc. PULS.** sec.[5] sep.[102] sil.[58] spig.[5] **SULPH.** thuj. tub. verb.[5]
☞ *M; Zimmer, warmen, im*

◦ **Eintreten** in warmes Zimmer von draußen, beim: **Bry.** lob.[122]

◦ **wird** totenbleich und muss sich ganz ruhig verhalten: **Am-c.**

ATEMNOT, Dyspnoe, erschwerte Atmung (Forts.)

Zorn, nach: arn.[137] ars. **CHAM. Cupr.**[54] **Ign.**[5] ran-b.[5] **Rhus-t.** staph.
☞ M; Zorn, durch ▥ KEHLKOPF LUFTRÖHRE; C; Zusammenschnüren, Empfindung von; Kehlkopf; Zorn, nach

- **Kindern,** bei: arn.[137]
☞ M; Kindern, bei

Zunge, mit Rötung der: mosch.[5]
☞ M; Rötung der Zunge, mit

Zusammenschnüren, bei Empfindung von:
☞ Behinderte, erschwerte Atmung; Zusammenschnüren, durch Empfindung von

- **Brust**:
☞ Behinderte, erschwerte Atmung; Zusammenschnüren, durch Empfindung von; Brust, in der

- **Kehlkopf**:
☞ Behinderte, erschwerte Atmung; Zusammenschnüren, durch Empfindung von; Kehlkopf, im

- **Luftröhre,** in der: harp.[1184]

- **Magen**:
☞ Behinderte, erschwerte Atmung; Zusammenschnüren, durch Empfindung von; Magen ▥ MAGEN; M; Atemwege, mit Beschwerden der

anfallsweise: cub.[36] ip.[1] **Sep.**[5]

angefüllt mit Wasser, als sei die Brust: ozone[227]

Atemzug der letzte sein würde, als ob der nächste: apis bell.[5] helon.[111]
☞ Behinderte, erschwerte Atmung; Luftmangel, wie durch

Bauch kommend, wie aus dem: bry.[111] nat-s.[111]

feststeckt, als ob der Atem in der Magengrube: prun.[85]
▥ MAGEN; M; Atemwege, mit Beschwerden der

Fremdkörper, wie durch einen: ant-t.[102] cann-s.[5] chel.[5] cic.[5] lach.[5] sil.[102] stann.[5]

- **Brust,** in der: chel.[5]

- **Hals,** im: cann-s.[5] cic.[5] **Lach.**[5] stann.[5]

◦ **nach** oben steigt, der im Hals: cann-s.[5] stann.[5]

häufig, Mitternacht, nach, bis 4 Uhr: **SAMB.**

hysterisch: **Acon.**[5] **Arg-n.**[137] ars. asaf. aur.[5] **Bell.**[5] caust.[5] cham.[5] **Coff.**[5] con.[5] cupr.[5] gels. **Ign.** ip.[5] lach.[5] **Lob.** mosch. **Nux-m.**[5] **NUX-V.**[5] phos.[5] **Puls.**[5] stann.[5] **Stram.**[5] sulph.[5] valer.[137]
☞ Asthma, asthmatische Atmung; hysterisch

krampfhaft, spasmodisch: asaf. caust. **Chlor. Cupr.**[54] ip.[1] **Laur.** plan-m.[45] plb. **Puls.** queb.[77] **Sars.**[122] valer.[137]

- **Furcht,** durch: **Cupr.**[54]
☞ M; Schreck, Furcht, nach ▥ GEMÜT; M; Schreck oder Furcht, Beschwerden durch

Magen kommend, wie aus dem: caps.[1]

nervös: ambr.[102] **Arg-n.**[102] ars.[102] asaf.[102] **Caj.**[102] carb-an.[137] cortiso.[149] lob.[137] **Mosch.**[102] nux-m.[102] puls.[102] **Valer.**[102] viol-o.[102]
☞ Asthma, asthmatische Atmung; nervös •Erregung agg.

plötzlich: cupr.[111] **Gels.** graph. ign. iod. kola[1184] laur.[85] **Sulph.**

- **17** Uhr: ign.

Rauch, wie durch: bar-c. **Brom.** cocc. nat-ar. ozone[227]

Schwäche, wie durch: cycl.[5]

Schwamm, wie durch einen: am-acet.[5] brom.[5] phos.[5] phyt.[111] spong.[5]

Schwefeldämpfe einatmen, als würde man: am-c.[5] **ARS.**[5] brom. bry.[5] calc.[5] **Camph.**[5] canth. **Chin.**[5] cina[5] croc. **IGN.**[5] kali-chl. lach.[5] **LYC.** meph. **Mosch.** par.[5] **PULS.** sulph.

spasmodisch, spastisch:
☞ krampfhaft, spasmodisch

Staub, wie durch: **IP.**[5]

- **Luftröhre,** in der: **IP.**[5]

Watte oder ein Tuch Atmen, als würde man durch:
☞ Schwamm, wie durch einen

AUSATMUNG, ungenügende:

Druck auf das Brustbein, bei vorgebeugtem Sitzen, durch: chin.[36]
☞ M; Sitzen; agg.; gebeugt

Lungenbläschen kaum zur Hälfte entleert: **Chlor.**[36]

AUSGIEBIGES Einatmen: cina[36]

AUSSETZEND, intermittierend: acon.[116] acon-f.[85] am-c.[116] ang. **ANT-T.**[36] antipyrin.[102] atro.[85] bell.[1] calad. camph.[5] cann-i.[25] carb-ac. carb-an. **Carb-v.**[111] carbn-h. **Carbn-o.**[111] cass.[36] **Cham.** chlol.[36] cina coc-c. coca[122] cocain.[111] cocc.[85] **Colch.** crot-h.[116] **Cupr.**[116] cupr-ar.[116] **Dig.**[116] ephin.[1125] **Grin.**[102] **Hydr-ac.**[116] ign. iod.[116] ip.[116] kali-cy.[102] lach.[116] laur.[5] led.[116] lob.[116] **Morph.**[102] **NIT-AC.** nux-v.[116] olnd.[116] **Op.** parth.[77] plb. **Saroth.**[102] spong.[116] stry. sul-ac.[5] sulph.[5] ter. vanad.[122] **Verat.**
☞ Spastisch •Unregelmäßig

nachts: bell.
☞ Z; Nachts

Mitternacht, beim Erwachen: cann-i.

Einatmung, während Schlaf: ant-t.[36]
☞ M; Schlaf; während

Erwachen, beim: cann-i.[25]
☞ M; Erwachen, beim

Hinlegen agg.: ant-t.
☞ M; Liegen; agg.; Hinlegen, beim

Schlaf, im: **Ant-t.** bell.[1] op.
☞ M; Schlaf; während

BAUCHATMUNG: am-m. **ANT-T.** arg-n. **Aur-m.** bry. choc.[222] **Ferr.** kali-cy.[25] kali-i.[36] **Mur-ac. Phos. Spong. Stram.** ter. thuj.

BEHINDERTE, erschwerte Atmung: **Abrot.** acon.[5] agn.[5] all-c.[111] aloe alum.[5] am-c.[5] am-m.[5] amyg-am.[36] **Anac.**[5] anan. ang.[5] ant-c.[5] ant-s.[85] ant-t.[5] apis apisin.[5] aral.[25] arg. arg-n.[137] arn.[5] **ARS.**[5] ars-h. asaf.[5] asar.[1] asc-t.[25] astac.[36] **AUR.**[1] aur-m. bac.[85] bad.[25] bapt.[25] bar-c.[5] bar-i.[111] **BELL.**[5] berb. bism.[5] bor.[5] **Bov.**[5] brom.[5] **Bry.**[5] bufo **Cact.** cactin.[809] calad.[5] calc.[5] calc-p. **Camph.**[5] camph-br.[25] cand-a.[239] cann-i.[111] cann-s.[5] canth.[5] caps.[1] carb-an.[1] **CARB-V.**[1] carbn-s.[25] cass.[36] cath-a.[264] caust.[5] cham.[5] chel.[5] chin.[5] chin-s. chlor.[36] cic.[5] cimic.[76] cimx. **CINA**[5] clem.[5] **Cocc.**[5] coff.[5] colch.[5] coloc.[5] con.[1] corv-c.[258] **Croc.**[5] crot-c. crot-h. cub. **Cupr.**[5] cupr-acet. cupr-s. cycl.[5] dig.[85] dios. dol. dros.[5] **Dulc.**[5] euph.[5] euphr.[5] ferr.[5] ferr-ar.[5] gink.[227] glon.[111]

GRAPH.[5] grat. guai.[5] ham.[25] **Hell.**[5] hep.[5] hura hydr-ac. hyos.[5] iber.[25] **Ign.**[5] **Iod.**[5] ip.[5] kali-bi.[111] kali-c.[1] kali-cy.[25] kali-n.[8] kalm.[111] kreos. kres.[149] kurch.[192] lac-eq.[204] **Lach.**[5] lap-laz.[227] lar-ar.[251] lat-m.[809] laur.[5] **Led.**[5] lob. **LYC.**[1] lycps.[25] m-arct.[5] m-art.[5] m-aust.[5] mag-m.[1] med.[139] meny.[122] meph.[111] **Merc.**[5] **Merc-c.**[5] merc-i-f. mez. mosch.[5] mur-ac.[5] myrt-c.[5] naja nat-c.[5] nat-m.[1] nat-s.[111] nicc. **NIT-AC.**[5] **Nux-m.**[5] nux-v.[5] **Ol-an.** olnd.[5] **Op.**[5] osm.[111] ox-ac. ozone[227] paeon.[111] petr.[1] ph-ac.[1] **PHOS.**[1] pic-ac. pitu-a.[164] **Plat.**[5] plb.[5] **Podo.**[111] pop.[111] prun.[137] **Psor.** puls.[5] querc-r.[257] ran-b.[5] ran-s.[5] rheum[5] rhod. rhus-t.[5] rumx. ruta[5] sabad.[5] sabin.[5] sac-l.[55] **Samb.**[5] sant. sars.[5] sec.[5] sel.[5] seneg.[5] **SEP.**[1] **Sil.** spect.[271] spig.[5] **Spong.** squil.[1] **Stann.** staph. stict.[25] stram.[5] stront-c.[5] sul-ac. **SULPH.** sumb. tarax.[5] teucr.[5] **Thuj.** tril-c.[36] tub.[193] valer.[5] **Verat.**[5] verb. vesp. viol-o.[5] viol-t.[5] vip.[85] **ZINC.**[5] zing.[111]

☞ *Asphyxie, Atemstillstand • Atemnot, Dyspnoe, erschwerte Atmung • Unterbrochen • Unterbrochen, angehalten; allgemeine Arzneien ▤ BRUST; C; Beklemmung*

morgens: ant-s.[85] ant-t. bufo sars.[1]

☞ *Z; Morgens • Atemnot, Dyspnoe, erschwerte Atmung; morgens*

- **Bett,** im: ant-t.

☞ *Z; Morgens; Bett, im • M; Bett; agg.; im Bett • Atemnot, Dyspnoe, erschwerte Atmung; morgens; Bett, im*

vormittags: nat-m. phos.

☞ *Z; Vormittags • Atemnot, Dyspnoe, erschwerte Atmung; vormittags*

mittags: hura

☞ *Atemnot, Dyspnoe, erschwerte Atmung; mittags*

nachmittags: nux-v.

☞ *Z; Nachmittags • Atemnot, Dyspnoe, erschwerte Atmung; nachmittags*

abends: ant-t. chel.[25] dig. lach. sars.[1]

☞ *Z; Abends • Atemnot, Dyspnoe, erschwerte Atmung; abends; agg.*

- **Bett,** im: **Ant-t.** chel.[25]

☞ *Z; Abends; Bett, im • M; Bett; agg.; im Bett • Atemnot, Dyspnoe, erschwerte Atmung; abends; agg.; Bett;*

- **Essen,** nach dem: lach.

☞ *M; Essen; agg.; nach*

nachts: guai. **Kali-c.** sel. stann. **Sulph.**

☞ *Z; Nachts • Atemnot, Dyspnoe, erschwerte Atmung; nachts*

- **Schlaf,** im: **Guai.**

☞ *M; Schlaf; während*

Mitternacht: ign.

☞ *Atemnot, Dyspnoe, erschwerte Atmung; Mitternacht; gegen*

Abdomen, durch unangenehme Empfindung im: ars.[1] lyc.[5] merc-c.[5] op.[5]

☞ *Atemnot, Dyspnoe, erschwerte Atmung; Schwellung, Auftreibung, bei; Abdomens, des, mit Spannung ▤ ABDOMEN; M; Atemwegsbeschwerden, mit*

Abwärtsgehen, beim: **BOR.**

☞ *M; Abwärts Gehen agg.*

Angst, bei: acon.[1] **Anac.**[5] ant-t.[5] arn.[5] ars.[1] cann-s.[5] croc.[5] ferr.[5] kali-n.[5] lyc.[5] **Nit-ac.**[5] **Nux-v.**[5] **Phos.**[5] **Plat.**[5] puls.[5] rhus-t.[5] ruta[5] sabad.[5] **Sars.**[5] **Stann.**[5] stram.[5] **Thuj.**[5] valer.[5] verat.[1] viol-o.[5] viol-t.[5]

▤ *GEMÜT; M; Angst, Beängstigung, Beschwerden durch • GEMÜT; C; Angst; Atmen; verhindert*

- **Brust,** in der: **Phos.**[5]

- **Magengrube,** in der: cann-s.[5] ferr.[5] sabad.[5] **STRAM.**[5]

▤ *MAGEN; M; Angst, mit • MAGEN; M; Atemwege, mit Beschwerden der*

Ausatmung: **CHLOR.**[36]

Behinderung, Hindernis, durch:

- **Epigastrium,** im: guai.[5] lach.[5] nat-m.[5] sulph.[5]

- **Luftröhre,** in der: **Cann-s.**[5] spong.[5]

Beklemmung, durch:

- **Abdomen,** im: mez.[5]

▤ *ABDOMEN; M; Atemwegsbeschwerden, mit*

- **Brust,** in der: **Acon.**[5] all-c.[111] **Am-m.**[5] anac.[5] arg.[5] **Arn.**[5] asaf.[5] astac.[36] bell.[5] camph.[5] cann-s.[5] caust.[5] cham.[5] chel.[5] chin.[5] **Cic.**[5] cina[5] cocc.[5] coff.[5] dros.[5] **Ferr-ar.**[5] ign.[5] laur.[5] merc.[5] nux-m.[5] nux-v.[5] olnd.[5] **Puls.**[5] **Ran-b.**[5] ran-s.[5] rheum[5] rhus-t.[5] ruta[5] sabad.[5] samb.[5] sars.[5] seneg.[5] spig.[5] squil.[5] **Staph.**[5] stram.[5] teucr.[5] tril-c.[36] valer.[5] **Verat.**[5] viol-o.[5]

☞ *M; Enge der Brust, mit*

◦ **Last,** wie durch eine schwere: **Nux-m.**[5] rheum[5] sabad.[5] spig.[5] viol-o.[5]

- **drückend,** am Körper: ruta[5]

- **Epigastrium,** im: arn.[5] bry.[5] calad.[5] camph.[5] cham.[5] **Chin.** cic.[5] cocc.[5] guai.[1] hell.[5] hyos.[5] ign.[5] lac-eq.[204] mosch.[5] **Nux-v.**[5] olnd.[5] **Rhus-t.**[5] samb.[5]

- **Hals,** im: olnd.[5]

- **Herz,** im: bell.[1] med.[139]

- **Hinterkopf,** im: kali-n.[1]

- **Hypogastrium,** im: staph.[5]

- **Kleidung,** durch die: nux-m.[5]

- **Schulterblättern** ausgehend, von den: rhus-t.[5] sep.[5]

◦ **anlehnt,** wenn man sich irgendwo: sep.[5]

☞ *M; Anlehnen, beim; gegen etwas*

Blähungen, durch: ars.[5] caps.[5] **CARB-V.** **Cham.**[5] chin.[5] colch.[5] hep.[5] ign.[5] **Kali-c.**[5] kreos.[5] mez.[5] nat-c.[5] **NUX-V.**[5] ol-an. **OP.**[5] osm.[111] phos.[5] puls.[5] **Rhod.**[5] **SULPH.**[5] **Thuj.**[5] verat.[5] **Zinc.**[5]

☞ *M; Blähungen, Flatulenz; durch • Atemnot, Dyspnoe, erschwerte Atmung; Blähungen, durch eingeklemmte*

- **Hypogastrium,** im: **Caps.**[5] cham.[5] **Colch.**[5] **IGN.**[5] kreos.[5] mez.[5]

Blutandrang zur Brust, bei: **ACON.**[5] am-c.[5] **Aur.**[5] **BELL.**[5] **Calc.**[5] carb-v.[5] cupr.[5] ferr.[5] **Merc.**[5] **Nux-m.**[5] nux-v.[5] **PHOS.**[5] puls.[5] **Spong.**[5] **SULPH.**[5]

☞ *M; Blutandrang zur Brust, mit*

BEHINDERTE, erschwerte Atmung (Forts.)

Bücken:

- **agg. durch**: **Calc.** sil.
  ☞ *M; Bücken; agg. •Atemnot, Dyspnoe, erschwerte Atmung; Bücken, beim*
- **amel.**: ars.[5] **Nit-ac.**[5] petr.[1]
  ☞ *M; Bücken; amel., vorbeugen*

Dämpfe, durch:

- **Arsendämpfe**: **Camph.**[5] cupr.[5] **HEP.**[5] **Ip.**[5] kali-bi.[111] merc.[5]
  ☞ *M; Arsenhaltige Dämpfe agg.*
- **Kupferdämpfe**: ars.[5] **Camph.**[5] **HEP.**[5] **Ip.**[5] merc.[5]
  ☞ *M; Kupferdämpfe, durch*

Denken an vergangene Probleme, beim: sep.[1]

drängend, pressend, Magengrube: calad.[8]
☞ *M; Druck; agg., Abdomen, auf das ▥ MAGEN; M; Atemwege, mit Beschwerden der*

Dumpfheit im Kopf, mit Empfindung von: sep.[5]

Einatmung erschwert: **Acon.**[36] brom.[36] **Cann-i.**[36] **Chin.**[36] ham.[36] **Ign.**[36] mez.[36] nat-m.[36] stram.[36]

- **Schlaf** agg.: **Acon.**[36]

Einschlafen, beim: bad.[25]

Erbrechen, bei: asar.[5] cocc.[5]
☞ *M; Erbrechen; agg.*

Erschöpfung, durch: ars.[5]

Essen:

- **nach**: cham.
  ☞ *M; Essen; agg.; nach •Atemnot, Dyspnoe, erschwerte Atmung; Essen; nach*
- **während**: mag-m.
  ☞ *M; Essen; agg.; während •Atemnot, Dyspnoe, erschwerte Atmung; Essen; beim*

Fettleibigkeit, dicken Bauch, durch: **Iod.**[5]
▥ *ABDOMEN; M; Atemwegsbeschwerden, mit*

Gemütsbewegungen, durch: **Acon.**[5] arg-n.[5] ars.[5] **CHAM.**[5] coff.[5] **IGN.**[5] **NUX-V.**[5] **Puls.**[54] **Staph.**[5] verat.[5]
☞ *M; Gemütsbewegungen, nach*

Heben der Arme, beim: ant-c.[5] berb. chin.[5] **CUPR.**[5] kali-c.[5] led.[5] olnd.[5] pop.[111] puls.[5] spig.[5] sulph.[5]
☞ *M; Anheben der Arme agg. •Atemnot, Dyspnoe, erschwerte Atmung; Anheben; Arme, der, agg.*

- **Kopf,** über den:
  - **agg.**: **Cupr.**[5]
  - **amel.**: chin.[5] kali-c.[5] olnd.[5] puls.[5]

Heiserkeit, mit: carb-v.[5] merc.[5] **Sil.**[5]

Hitze, mit innerer: **Anac.**[5]

Husten, beim: ant-t.[5] ars.[5] bry.[5] cocc.[5] **Cupr.**[5] cupr-s. dig. **Dros.**[5] ferr. ign. **Ip.**[5] merc.[5] mez.[5] **Nux-m.** nux-v.[5] petr.[5] phos.[5] rhus-t.[5] sep.[5] sil. spig.[5] squil. **Verat.**[5]
☞ *M; Husten; während •Atemnot, Dyspnoe, erschwerte Atmung; Husten; bei*

- **trocken,** ohne Auswurf: ant-t.[5] **Cupr.**[5] **Ip.**[5] **Nux-v.**[5] **Rhus-t.**[5] sep.[5]

Kaffee, nach: **Cham.**
☞ *M; Kaffee agg. •Atemnot, Dyspnoe, erschwerte Atmung; Kaffee; durch*

Kehlkopf, durch Verengung im: meny.[5] sabad.[5] **SPONG.**[5]

Kitzeln, durch:

- **Hals,** im: **Brom.**[5]
- **Luftröhre,** in der: rhus-t.[5]

Klingeln in den Ohren, mit: **Phos.**[5]

Krampf in der Brust, durch:
☞ *Zusammenschnüren, durch Empfindung von; Brust, in der*

Kratzen im Hals, durch: sabad.[5]

Krupp, bei: spong.[5]

Leere, mit Empfindung von:

- **Brust,** in der: stann.[5]
- **Magengrube,** in der: stann.[5]
  ▥ *MAGEN; M; Atemwege, mit Beschwerden der*

Liegen, beim:

- **agg.**: bad.[25] dig.[85] ham.[25] ol-an. puls. **Samb.** sil. sulph.
  ☞ *Atemnot, Dyspnoe, erschwerte Atmung; Liegen; agg.*
  - **Rücken,** auf dem: ol-an. sil. **Sulph.**
    ☞ *M; Liegen; agg.; Rücken, auf dem •Atemnot, Dyspnoe, erschwerte Atmung; Liegen; agg.; Rücken, auf dem*
  - **Seite,** auf der:
    ☞ *M; Liegen; agg.; Seite, auf der*
    - **linker** Seite, auf: **Puls.**
      ☞ *M; Liegen; agg.; Seite, auf der; linker Seite, auf •Atemnot, Dyspnoe, erschwerte Atmung; Liegen; agg.; Seite, auf der; linker Seite, auf*
    - **rechter** Seite, auf: bad.[25]
      ☞ *M; Liegen; agg.; Seite, auf der; rechter Seite, auf*
- **amel. Rücken, auf dem**: sumb.
  ☞ *M; Liegen; amel.; Rücken, auf dem •Atemnot, Dyspnoe, erschwerte Atmung; Liegen; amel.; Rücken, auf dem*

Mattigkeit, bei: cycl.[5]

Nachsinnen, beim: nux-v.[5] phos.[5]
▥ *GEMÜT; M; Nachsinnen, tiefes, agg.*

Pfeifen in der Trachea, mit: **Cann-s.**[5]

pulsierend, pochend:

- **Brust,** in der: asaf.[5]
- **Magengrube,** in der: chel.[5] nux-v.[5]
  ▥ *MAGEN; M; Atemwege, mit Beschwerden der*
- **Tonsillen,** in den: **Am-m.**[5]

Reizung im Kehlkopf, durch: apisin.[5]

Schleim, durch:
☞ *M; Schleim, durch Ansammlung von •Atemnot, Dyspnoe, erschwerte Atmung; Schleim, durch*

Schlucken, beim: **BROM.**
☞ *M; Schlucken agg. •Atemnot, Dyspnoe, erschwerte Atmung; Schlucken, beim*

Schmerzen, durch:

- **Abdomen,** im: acon.[5] am-m.[5] apisin.[5] arn.[5] ars.[5] bry.[5] calc.[5] cann-i.[111] caps.[5] cham.[5] **Chin.**[5] **Cocc.**[5] coloc.[5] con.[1] croc.[5] dros.[5] graph.[5] hell.[5] **IGN.**[5] kali-bi.[111] kali-c.[5] kreos.[5] lach.[5] laur.[5] led.[5] lyc.[5] merc.[5] mez.[5] mosch.[5] **Nux-v.**[5] phos.[5] puls.[5] ran-b.[5] rhod.[5] rhus-t.[5] ruta[5] sel.[5] sep.[5] sil.[5] spig.[5] stann.[5] staph.[5] valer.[5]
  ☞ *M; Schmerzen, mit; Abdomen, im ▥ ABDOMEN; M; Atemwegsbeschwerden, mit*
  ◦ **drückend**:
  ◦ ◦ **Hypochondrium**: **Rhod.**[5]
  ◦ ◦ **zusammendrückend,** Hypogastrium: staph.[5]
  ◦ **Hypochondrium**: ars.[5] **Cham.**[5] chin.[5] **COCC.**[5] dros.[5] hell.[5] ign.[5] lach.[5] led.[5] **NUX-V.**[5] puls.[5] **Staph.**[5] **Valer.**[5]
  ◦ **Hypogastrium**: arn.[5] ars.[5] bry.[5] **IGN.**[5] led.[5] mez.[5] puls.[5] rhus-t.[5] spig.[5]
  ◦ **klemmend,** zwickend, Hypogastrium: am-m.[5] **Coloc.**[5] **Lyc.**[5] rhus-t.[5] spig.[5]
  ◦ **krampfartig,** Hypogastrium: led.[5]
  ◦ **Leber**: acon.[5] **Bry.**[5] con.[1] laur.[5] **Nux-v.**[5] ran-b.[5] sep.[5]
  ◦ ◦ **Fahren,** beim: sep.[5]
  ☞ *M; Fahren agg.*
  ◦ **Milz**: **Am-m.**[5] **Apisin.**[5] ruta[5]
  ☞ *M; Milz, bei Beschwerden der*
  ◦ **Oberbauch**: ars.[5] **Cocc.**[5] hell.[5] puls.[5] sep.[5] staph.[5] valer.[5]
  ◦ **quetschend,** Seite, links: merc.[5]
  ◦ **schneidend,** Hypogastrium: **Cham.**[5] puls.[5]
  ◦ **Seiten**: merc.[5] **Sel.**[5]
  ◦ **stechend**:
  ◦ ◦ **Hypochondrium**: **Kali-c.**[5]
  ◦ ◦ **Hypogastrium**: croc.[5] dros.[5] kreos.[5] mosch.[5] nux-v.[5] puls.[5] ruta[5] **Sep.**[5] sil.[5]
  ◦ ◦ **Milz**: **Am-m.**[5] **Arn.**[5] **Kali-c.**[5] rhod.[5]
  ☞ *M; Milz, bei Beschwerden der*
  ◦ ◦ **Seiten**: calc.[5] graph.[5]
- **Brust,** in der: **ACON.**[5] agn.[5] am-c.[5] am-m.[5] anac.[5] ang.[5] ant-c.[5] ant-t.[5] **Apisin.**[5] arg.[5] arn.[5] ars.[5] asaf.[5] asar.[5] aur.[5] bac.[62] bar-c.[5] **Bell.**[5] bism.[5] bor.[5] brom. **Bry.**[5] **Calc.**[5] camph.[5] **Cann-i.**[25] cann-s.[5] canth.[5] caps.[5] carb-an.[5] carb-v.[5] caust.[5] cham.[5] chel.[5] **Chin.**[5] cic.[5] cina[5] clem.[5] colch.[5] croc. cupr.[5] cycl.[5] dig.[85] dros.[5] dulc.[5] graph.[5] guai.[5] hep.[5] hyos.[5] ign.[5] iod.[5] ip.[5] kali-bi.[111] kali-c.[5] kali-n.[5] kreos.[5] kres.[149] lach.[5] laur.[5] led.[5] lyc.[5] m-arct.[5] m-aust.[5] mag-m.[5] meph.[111] merc.[5] merc-c.[5] mez.[5] mosch.[5] mur-ac.[5] nat-c.[5] nat-m.[5] **Nit-ac.**[5] nux-m.[5] nux-v.[5] olnd.[5] op.[5] ox-ac. ozone[227] petr.[5] ph-ac.[5] phos.[5] plat.[5] plb.[5] puls.[5] ran-b.[5] ran-s.[5] rheum[5] **Rhod.**[5] rhus-t.[5] ruta[5] **Sabad.**[5] sabin.[5] samb.[5] sars.[5] sel.[5] **Sep.**[5] **Spig.**[5] spong. **SQUIL.**[5] stann.[5] staph.[5] stict.[25] stram.[5] sulph.[5] teucr.[5] valer.[5] verat.[5] verb.[5] viol-o.[5] viol-t.[5] vip.[85] **Zinc.**[5]
  ☞ *M; Schmerzen, mit; Brust, in der •schießend •Sticheln, Stechen, durch; Brust, in der ▥ BRUST; C; Schmerz; Ausatmen, beim; agg. •BRUST; C; Schmerz; drückender Schmerz; Brustbein; hinter dem Brustbein;*
  ◦ **Achseln**: graph.[5] sulph.[5]
  ◦ **brennend**: **Bism.**[5] **Phos.**[5] **Plat.**[5] ran-b.[5]
  ◦ **drückend**: am-m.[5] anac.[5] **Ang.**[5] **Ant-t.**[5] apisin.[5] arg.[5] arn.[5] ars.[5] **Asaf.**[5] bell.[5] bor.[5] **Bry.**[5] camph.[5] cann-s.[5] caust.[5] cham.[5] chel.[5] chin.[5] cic.[5] **Colch.**[5] ign.[5] kreos.[5] laur.[5] m-arct.[5] mosch.[5] nux-m.[5] nux-v.[5] olnd.[5] ph-ac.[5] ran-b.[5] ran-s.[5] rheum[5] **Rhod.**[5] ruta[5] sabad.[5] **Samb.**[5] spig.[5] staph.[5] stram.[5] teucr.[5] **Valer.**[5] verat.[5] viol-o.[5] **Zinc.**[5]
  ◦ ◦ **Gewicht,** wie von einem: **Asaf.**[5] **Cann-s.**[5] ign.[5] nux-m.[5] **Rheum**[5] sabad.[5] spig.[5] **Viol-o.**[5]
  ☞ *M; Gewicht auf der Brust, wie von einem*
  ◦ **geschwürartig**: staph.[5]
  ▥ *ALLGEMEINES; C; Schmerz; geschwürartiger Schmerz*
  ◦ **Herzregion**: bac.[62] cann-i.[25] kres.[149] laur.[5] nux-v.[5] puls.[5] vip.[85]
  ◦ **kneifend**: **Spig.**[5]
  ◦ **kochend**: canth.[5]
  ◦ **krampfartig**: ars.[5] **Asaf.**[5] **Bell.**[5] **BRY.**[5] **Carb-v.**[5] **Caust.**[5] cic.[5] **Cina**[5] **Cupr.**[5] guai.[5] **Hyos.**[5] **Ip.**[5] **Kali-c.**[5] kali-n.[5] merc-c.[5] mosch.[5] op.[5] petr.[5] **Phos.**[5] plb.[5] **Puls.**[5] **Samb.**[5] **Sars.**[5] **Sep.**[5] stram.[5] **Sulph.**[5] **Verat.**[5] **Zinc.**[5]
  ◦ ◦ **Bronchien**: bell.[5]
  ◦ ◦ **Muskeln**: **Cic.**[5] **Stram.**[5]
  ◦ **nagend**: **Ran-s.**[5]
  ◦ **reißend**: cycl.[5]
  ◦ **Rippen,** unterhalb der: sep.[5]
  ◦ **schießend**: canth. nux-m. **Ox-ac.**
  ☞ *•Sticheln, Stechen, durch; Brust, in der •Zusammenschnüren, durch Empfindung von; Brust, in der ▥ MAGEN; C; Schmerz; Schmerzen, mit; Brust, in der •BRUST; C; Schmerz; Ausatmen, beim; agg.*
  ◦ **Seiten**: **Acon.**[5] **Bell.**[5] **Bry.**[5] **Dulc.**[5] **Kali-c.**[5] merc.[5] **Phos.**[5] sel.[5] **Squil.**[5]
  ☞ *M; Schmerzen, mit; Brust, in der; Seiten*
  ◦ **stechend**: acon.[5] ang.[5] arg.[5] asaf.[5] asar.[5] aur.[5] **BOR.**[5] bry.[5] calc.[5] canth.[5] caps.[5] carb-v.[5] chin.[5] cycl.[5] dros.[5] **Kali-n.**[5] kreos.[5] laur.[5] m-aust.[5] mag-m.[5] merc.[5] mosch.[5] nux-m.[5] plb.[5] ran-b.[5] **Ruta**[5] **Sel.**[5] **Spig.**[5] **Squil.**[5] **Stann.**[5] staph.[5] verat.[5] verb.[5] viol-t.[5]
  ◦ ◦ **Herz**: **Mag-m.**[5]
  ◦ **Stöße**: cann-s.[5]
  ◦ **wund,** zerschlagen: **Cham.**[5] kreos.[5] nux-v.[5]
  ◦ **zerrender** Schmerz: nux-v.[5]
  ◦ **zerschlagen,** wie: nux-v.[5]
  ◦ **ziehender** Schmerz: nux-v.[5]
  ◦ **Zwerchfell**: ip. spig.
  ◦ **zwickend**: cycl.[5]
  ▥ *ALLGEMEINES; C; Schmerz; scharf, zwickend*
- **Epigastrium**:
  ☞ *M; Schmerzen, mit; Epigastrium, im •Magen, im*
- **Hals,** im, drängend, pressend: olnd.[5]
- **Herz,** im: apisin.[5] arg-n.[76] ars.[76] cact.[76] **Cactin.**[809] cham.[5] cimic.[76] **LAT-M.**[809] laur.[5] mag-m.[76] nux-v.[5] puls.[5]
  ◦ **stechend**: apisin.[5] cham.[5] mag-m.[76] puls.[5]

BEHINDERTE, erschwerte Atmung; **Schmerzen,** durch (Forts.)
- **Kehlkopf,** stechend: laur.[5]
- **Kopf,** im: arn.[5] ferr.[5] glon.[111] pitu-a.[164] sep.[1]
  ☞ M; Kopfschmerz, während ▤ KOPF; O; Innerlich, innerer Kopf; Erstickungsgefühl, mit
- **Magen,** im: arg.[137] arg-n.[137] arn.[5] ars.[5] bry.[5] calad.[5] camph.[5] cann-i.[111] cann-s.[5] **Caps.**[5] carbn-s.[25] caust.[5] **Cham.**[5] chel.[25] chin.[5] cic.[5] cina[5] **Cocc.**[5] ferr.[5] guai.[5] hell.[5] hyos.[5] ign.[5] kali-c.[5] kali-n.[5] m-aust.[5] mosch.[5] nux-m.[5] **NUX-V.**[5] olnd.[5] **Phos.**[5] puls.[5] rhod.[5] **RHUS-T.**[5] ruta[5] sabad.[5] **Samb.**[5] sep.[5] spig.[5] stann.[5] **Stram.**[5] sulph.[5]
  ▤ MAGEN; M; Atemwege, mit Beschwerden der
  - ◦ **drängend,** pressend, Magengrube: arn.[5] ars.[5] bry.[5] **Calad.**[5] camph.[5] **Caust.**[5] cham.[5] chin.[5] cic.[5] cocc.[5] hell.[5] hyos.[5] ign.[5] mosch.[5] nux-v.[5] olnd.[5] **Rhod.**[5] **RHUS-T.**[5] samb.[5]
    ☞ M; Schmerzen, mit; Epigastrium, im
  - ◦ **greifend,** kneifend: guai.[5] **Phos.**[5]
  - ◦ **Krämpfe**: guai.[5] sep.[5] sulph.[5]
    - ◦ ◦ **Magengrube**: guai.[5] sulph.[5]
      ☞ M; Schmerzen, mit; Epigastrium, im
  - ◦ **Magengrube**: arn.[5] cina[5] **Cocc.**[5] hell.[5] **M-aust.**[5] **Nux-m.**[5] nux-v.[5] puls.[5] **Rhus-t.**[5] ruta[5] sabad.[5]
    ☞ M; Schmerzen, mit; Epigastrium, im
  - ◦ **stechend**: bry.[5] cham.[5] chin.[5] kali-c.[5] kali-n.[5] phos.[5] spig.[5]
    - ◦ ◦ **Magengrube**: **Bry.**[5] **Cham.**[5] chin.[5] **Kali-c.**[5] phos.[5] spig.[5]
      ☞ M; Schmerzen, mit; Epigastrium, im
  - ◦ **wühlend,** Magengrube: chin.[5]
    ☞ M; Schmerzen, mit; Epigastrium, im
- **nachts**: **Nat-m.**[5]
- **Nacken,** im: lyc.[5]
- **Nieren,** stechend: cycl.[5]
- **Rektum,** im: nux-v.[5]
- **Rücken,** im: acon.[137] am-m.[5] **Apisin.**[5] arg.[5] arn.[5] asar.[26] calc.[5] **Cann-s.**[5] carb-an.[5] kali-n.[5] kreos.[5] lach.[5] led.[5] lyc.[5] m-art.[5] m-aust.[5] merc.[5] myrt-c.[5] nux-v.[5] ox-ac.[111] petr.[5] puls.[5] ran-s.[5] rhus-t.[5] **Ruta**[5] **Sars.**[5] sel.[5] sep.[5] sil.[5] sulph.[5] **Tarax.**[5]
  ☞ M; Schmerzen, mit; Rücken, im
  - ◦ **drängend,** pressend, Schulterblattregion: rhus-t.[5]
  - ◦ **Lumbalregion**: **Asar.**[5] **NUX-V.**[5] **Puls.**[5] ran-s.[5] ruta[5] **Sel.**[5] **Tarax.**[5]
  - ◦ **Lumbosakralregion**: asar.[26] puls.[5] sel.[5]
    - ◦ ◦ **Menses,** vor: asar.[26]
  - ◦ **Schläge,** Stöße, Lumbalregion: m-art.[5]
    ▤ ALLGEMEINES; C; Schmerz; Stöße oder Schläge, Schmerz wie
  - ◦ **stechend**:
    - ◦ ◦ **Lumbalregion**: arn.[5] **Carb-an.**[5] m-aust.[5] merc.[5] nux-v.[5] **Puls.**[5] **Tarax.**[5]
    - ◦ ◦ **Schulterblätter**: **Am-m.**[5] **Cann-s.**[5] **Kali-n.**[5] kreos.[5] **Myrt-c.**[5] puls.[5] sars.[5] sep.[5] sil.[5]
  - ◦ **ziehend,** Schulterblatt: rhus-t.[5] ruta[5]
  - ◦ **ziehend,** zerrend, Schulterblattregion: rhus-t.[5] ruta[5]
- **Schultern**: graph.[5] sulph.[5]
- **Stiche** irgendwo: kali-n.[171]
- **Uterus,** drängend, zerrend: **Sep.**[5]
- **Zunge,** krampfartig: bor.[5]

Schwellung, bei:
- **Empfindung** von Schwellung in Körperteilen:
  - ◦ **Hals**: **Am-m.**[5]
  - ◦ **Magengrube**: rhus-t.[5]
    ▤ MAGEN; M; Atemwege, mit Beschwerden der
- **Fußgelenk**: hep.[137]
- **Hals**: **Bell.**[5] **Merc.**[5] **Merc-c.**[5] verat.[5]
- **Hypochondrium**: **Cham.**[5] **Ign.**[5]
- **Hypogastrium**: bry.[5] prun.[4]
- **Tonsillen**: bar-i.[111]
- **Zunge**: **Apisin.**[5] **Dulc.**[5]

Schwere, durch Empfindung von:
- **Brust,** in der: am-m.[5] bor.[5] cann-s.[5] ign.[5] iod.[5] **Kreos.**[5] phos.[5] **Plat.**[5] **Rhus-t.**[5]
- **Herz,** im: croc.[5]
- **Hypogastrium,** im, wie von einem Stein: nux-v.[5]

Schwermut, bei: ant-c. caust.[5] lach. laur. **Lyc.**[54] sac-l.[55] sep. tub.[193]

Sprechen, beim: **Caust.**
☞ M; Sprechen; agg. •Atemnot, Dyspnoe, erschwerte Atmung; Sprechen; agg.; •Unterbrochen, angehalten; allgemeine Arzneien; Sprechen, beim

Sticheln, Stechen, durch:
- **Abdomen,** im: calc.[1] mez.[1]
  ▤ ABDOMEN; M; Atemwegsbeschwerden, mit
- **Blase,** in der: aur.[5]
- **Brust,** in der: **ACON.**[5] aloe ang.[5] arg. arn. asaf.[5] asar.[1] aur.[1] berb. **Bry.** canth.[5] caps.[1] carb-an.[1] carb-v.[1] chin.[1] chin-s. **Cycl.**[5] dros.[1] graph.[1] kali-n.[8] **Kreos.** laur.[5] lyc.[1] merc.[5] mez. nat-m.[1] nit-ac.[1] nux-m.[5] ph-ac.[1] plb.[5] ran-b.[5] rhod. ruta[5] spig.[5] squil.[1] stann. staph.[5] sul-ac. thuj. verat.[5] verb. viol-o.[5]
  ☞ Schmerzen, durch; Brust, in der •Schmerzen, durch; Brust, in der; schießend •Zusammenschnüren, durch Empfindung von; Brust, in der ▤ MAGEN; C; Schmerz; Schmerzen, mit; Brust, in der •BRUST; C; Schmerz; Ausatmen, beim; agg.
- **Brustbein,** im: nat-m.[1] phos.[1]
- **Cervikalregion,** in der: sep.[1]
- **Epigastrium,** im: chin.[5] phos.[5] spig.[5]
- **Herz,** im: bac.[85] **Cact. Calc.** calc-p. cham.[5] mag-m.[1] meny.[122] merc-i-f. **Naja Petr.**[30] staph. vip.[85]
  ▤ HERZ KREISLAUF; C; Schmerz; stechender Schmerz; Herz; Atmen, beim •HERZ KREISLAUF; C; Schmerz; stechender Schmerz; Herz; Ausatmen, beim •HERZ KREISLAUF; C; Schmerz; stechender Schmerz; Herz; Einatmen;
- **Hinterkopf,** im: nit-ac.[1]
- **Hypochondrium,** im: arn.[1] kali-c.[1]
  - ◦ **Epigastrium,** und: kali-c.[1]
- **Hypogastrium,** im: croc.[5] dros.[5] mosch.[5] nux-v.[5] puls.[5] ruta[5]

- **Kehlkopf,** im: laur.[5]
- **Leber,** in der: nat-m.[1]
- **Milz,** in der: arn.[5]
  ☞ *M; Milz, bei Beschwerden der*
- **Nierenregion,** in der: cycl.[5]
- **Rektum,** im: sulph.[5]
- **Rücken,** im: cann-s.[1] mez.[1] nux-v.[5] puls.[5] tarax.[5]
- **Schulter,** in der: graph.[5] laur.[5]
- **Schulterblätter**:
  - **unter** den: sulph.[1]
  - **zwischen** den: nit-ac.[1]
- **Seite,** in der rechten: graph.[5]

Stoßen, durch Empfindung von:
- **Abdomen,** im: calc.[5]
  ABDOMEN; M; Atemwegsbeschwerden, mit
- **Brust,** in der: cann-s.[5]
- **linke** Seite, zum Herzen: **Sulph.**

Träume, durch angsterregende:
☞ *Atemnot, Dyspnoe, erschwerte Atmung; Träume; schreckenerregenden, nach*

Trockenheit in, durch:
- **Bronchien**: merc.[5] merc-c.[5] **Phos.**[5]
- **Hals**: petr.[5]
- **Nase**: canth.[5]
  ☞ *M; Trockenheit der Nase, mit*

Übelkeit, mit: cham.[5] dig.[5] olnd.[5] petr.[5] rhus-t.[5] samb.[5] stram.[5] thuj.[5]

Unbeweglichkeit der Brust, durch Empfindung von: kreos.[5]

Völle, durch Empfindung von:
- **Abdomen**: cann-s.[5] caps.[5] cham.[5] chin.[5] m-aust.[5] phos.[5] puls.[58] staph.[5] thuj.[5]
  ABDOMEN; M; Atemwegsbeschwerden, mit
  - **Hypochondrium**: staph.[5] thuj.[5]
  - **Hypogastrium**: cann-s.[5] caps.[5] cham.[5] **Chin.**[5] m-aust.[5] phos.[5]
- **Brust**: **Acon.**[5] ant-c.[5] **Apisin.**[5] **Caps.**[5] lach.[5] **Mez.**[5] nux-m.[5] **Puls.**[5] ran-b.[5] ruta[5] **Seneg.**[5] sep.[5] verat.[5]
- **Körper,** im gesamten: ruta[5]
- **Magen**: **CHIN.**[5] **COCC.**[5] laur.[5] **Nux-m.**[5] staph.[5] thuj.[5]
  MAGEN; M; Atemwege, mit Beschwerden der
  - **Magengrube**: staph.[5] thuj.[5]

Wallungen im Hypogastrium, durch: rhod.[5]

Wärme im Epigastrium, mit Empfindung von: bry.[5]

Wehe, bei jeder: **LOB.** sep.[1]
- **Hypochondrium,** im rechten: sep.[1]

Weinen:
- **agg.**: **Cupr.**[5] ran-b.[5] rhus-t.[5] samb.[5]
  ALLGEMEINES; M; Weinen; agg.
- **amel.**: anac.[5]
  ALLGEMEINES; M; Weinen; amel.
- **mit**:
  ☞ *M; Weinen, mit* *GEMÜT; C; Weinen, tränenreiche Stimmung; allgemeine Arzneien; Atmung, mit erschwerter*

Wühlen im Epigastrium, bei Empfindung von: chin.[1]

Würgen in der Speiseröhre, durch: **Cimx.**

Zittern in der Brust, durch: ang.[5]

Zorn, durch:
☞ *M; Zorn, durch •Atemnot, Dyspnoe, erschwerte Atmung; Zorn, nach*

Zusammenschnüren, durch Empfindung von:
- **Abdomen,** im: kali-bi.[111]
  ABDOMEN; M; Atemwegsbeschwerden, mit
- **Brust,** in der: **ACON.**[5] alum.[5] **Am-c.**[5] **Am-m.**[5] anac.[5] ant-c.[5] **Ant-t.**[5] **Apisin.**[5] arn.[5] **ARS.**[5] **Asaf.**[5] **AUR.**[5] bell. **Bism.**[5] bor.[5] brom. bry.[5] **CACT. Calc.**[5] camph.[5] cann-s.[5] canth.[5] **Caps.** carb-an.[5] **CARB-V.**[5] **Caust.**[5] cham.[5] **Chel.** chin.[5] cic. cina[5] **Cocc.**[5] coff.[5] colch.[5] **Coloc.**[5] **Con.**[5] **CUPR.**[5] **Cupr-acet. Dig.**[5] **Dros.**[5] **Euph.**[5] **FERR.**[5] gink.[227] **Graph.**[5] **Hell.**[5] **Hyos.**[5] ign.[5] **IP.**[5] **KALI-C.**[5] **Kali-n.**[5] kreos.[5] kurch.[192] **LACH.**[5] lar-ar.[251] **Laur.**[5] **LED.**[5] lyc.[5] lycps.[25] m-arct.[5] m-aust.[5] merc.[5] **Mez.**[5] **Mosch.**[5] nat-c.[5] **Nat-m.**[5] **Nit-ac.**[5] nux-m.[5] **NUX-V.**[5] **Olnd.**[5] **Op.**[5] **Petr.**[5] **PHOS.**[5] **PLAT.**[5] plb.[5] podo.[111] **PULS.**[5] ran-b.[5] rheum[5] **Rhod.**[5] rhus-t.[5] ruta[5] sabad.[5] sabin.[5] **SAMB.**[5] sars.[5] sec.[5] **Seneg.**[5] sep.[5] **SIL.**[5] **Spig.**[5] **SPONG.**[5] **Squil.**[5] **STANN.**[5] staph.[5] stram.[5] stront-c.[5] **SULPH.**[5] teucr.[5] thuj.[5] **VERAT.**[5] viol-o.[5] zinc.[5]
  ☞ *M; Enge der Brust, mit •Atemnot, Dyspnoe, erschwerte Atmung; Konvulsionen, Krämpfen; während •Schmerzen, durch; Brust, in der; schießend •Sticheln, Stechen, durch; Brust, in der •konvulsivisch, spasmodisch* *MAGEN; C; Schmerz; Schmerzen, mit; Brust, in der*
- **Hals**: **Apisin.**[5] **Asar.**[5] **Aur.**[5] **Camph.**[5] **Canth.**[5] cath-a.[264] cham.[5] **Cocc.**[5] con.[5] **Hell.**[5] hep.[5] **Hyos.**[5] ign.[5] **Ip.**[5] lac-eq.[204] lach.[5] merc-c.[5] **NUX-V.**[5] **PULS.**[5] querc-r.[257] rhus-t.[5] **Sars.**[5] **VERAT.**[5]
  - **Kehlgrube**: **Cham.**[5] cocc.[5] ign.[5] lach.[5] **Rhus-t.**[5]
- **Hypochondrium,** im: staph.[1] thuj.[5]
- **Kehlkopf,** im: **APIS** bell. cocc. **CROT-H.** hell. iber.[25] ip.[36] **LACH.** ox-ac.[58] sars. spong.
  KEHLKOPF LUFTRÖHRE; C; Zusammenschnüren, Empfindung von; Kehlkopf; Einatmen, beim
- **Luftröhre**: canth.[5] **Coff.**[5] ip.[5] **Nux-v.**[5] petr. **Sulph.**[5]
- **Magen**: anan. cupr.[5] **Guai.**[1] ign.[5] kali-n.[5] staph.[5] sulph.[5] thuj.[5]
  MAGEN; M; Atemwege, mit Beschwerden der
  - **Magengrube**: **Cupr.**[5] ign.[5] kali-n.[5] staph.[5] sulph.[5] thuj.[5]
  - **Magenregion**: guai.[1]
- **Nase**: **Hell.**[5]
- **Zwerchfell**: cact.[58]

Zusammenziehung:
☞ *Zusammenschnüren, durch Empfindung von*

Gewicht auf der Brust, wie durch ein: cann-i.[111] gink.[227] ign.[5] rheum[5] sabad.[5]

konvulsivisch, spasmodisch: asaf.[5] cupr.[5] guai.[5] hyos. **Ip.**[5] petr.[1] plb.[5] sars.[5] stram.
☞ *Atemnot, Dyspnoe, erschwerte Atmung; Konvulsionen, Krämpfen; während •Zusammenschnüren, durch Empfindung von; Brust, in der* *MAGEN; C; Schmerz; Schmerzen, mit; Brust, in der*

BEHINDERTE, erschwerte Atmung (Forts.)

Luftmangel, wie durch: ars.[5] bell.[5] carb-v.[5] chin.[5] cycl.[5] **Iod.**[5] **Ip.**[5] lyc.[5] merc.[5] nit-ac.[5] sep.[5] stram.[5]
☞ *Atemnot, Dyspnoe, erschwerte Atmung; Atemzug der letzte sein würde, als ob der nächste*

Magen kommend, wie aus dem: caps.[5] nux-v.[5] rhus-t.[5] thuj.[5] valer.[5] zing.[111]

Pflock im Hals, wie durch einen: **Spong.**[5]
ALLGEMEINES; C; Pflock, Keil oder Nagel, Empfindung von einem

Schläge: petr.[5]

schmerzhaft: acon.[5] agn.[5] am-c.[5] amyg-am.[36] ant-c.[5] arg.[5] arg-n.[5] arn.[5] **ARS.**[1] asar.[5] asc-t.[25] bac.[62] bar-c.[5] bell.[5] berb. bor.[5] brom. **BRY.**[5] cact.[111] calad.[5] calc.[5] camph.[5] cann-i.[25] cann-s.[5] caps.[5] carb-an.[5] carb-v.[1] carbn-s.[25] caust.[5] cham.[5] chel.[25] chin.[5] cic.[5] cina[5] clem.[5] **Cocc.**[5] colch. con.[1] corv-c.[258] croc.[5] **Cupr.**[5] cycl.[5] dig.[85] dios. dros.[5] dulc.[5] ferr.[5] glon.[111] graph.[5] guai.[5] hell.[5] hep.[5] hyos.[5] ign.[5] iod.[5] ip. kali-bi.[111] kali-c.[5] kali-n.[5] kalm.[111] kreos.[5] kres.[149] lach.[5] laur.[5] led.[5] lob. lyc.[1] meph.[111] merc.[5] mez.[5] mosch.[5] mur-ac.[5] nat-c.[5] **NAT-M.**[1] nat-s.[111] nit-ac.[5] nux-m.[5] nux-v.[5] olnd.[5] ox-ac.[111] ozone[227] petr.[5] phos.[5] pitu-a.[164] plat.[5] plb.[5] prun.[137] **Puls.**[5] ran-b.[5] ran-s.[5] rhod.[5] rhus-t.[5] ruta[5] sabad.[5] sabin.[5] samb.[5] sel.[5] **Sep.**[1] sil.[5] spig.[5] spong. squil.[5] stann.[5] staph.[5] stict.[25] stram.[5] sulph.[5] tarax.[5] valer.[5] verat.[5] verb. vip.[85]

- **nachts,** wie durch ein Blutgeschwür: nat-m.[1]

- **Heben** des Arms, beim: berb.
☞ *M; Anheben der Arme agg.*

BEKLEMMUNG:
BRUST; C; Beklemmung

BESCHLEUNIGT: absin. acet-ac. **Achy.**[149] **ACON.**[5] **Acon-f.**[102] aesc. **Agar. Ail.** alco.[36] alum.[5] alumn. am-c. ambr.[5] aml-n. ammc.[4] amyg-am.[10] anac.[5] **ANT-T.** anthr. apis **Apisin.**[5] **Apoc.** aral.[102] arg.[122] **Arg-n. Arn. ARS.**[5] ars-i. **Asaf.** asar.[5] **Aspar. Aur.** aur-ar.[58] aur-i.[58] aur-s.[58] **Bac.**[62] bar-c. bar-i.[58] bar-m. **BELL.**[5] beryl.[149] bor. bov.[5] **Brom. BRY. Calc.**[5] calc-i.[58] **Calc-p.** calc-sil.[58] **Camph.** cann-i. cann-s. **Canth.** carb-ac. **CARB-V.**[5] carbn-o.[36] carbn-s. cast. caust.[5] **Cedr.** cere-b.[36] **Cham.**[1] **CHEL. Chin.** chin-ar. **Chin-s.** chlor. cic.[5] cimic. **Cina** clem. **Coc-c. Coca** cocc. coch.[8] coff. **Colch.** coloc.[1] con. **Cop.** corv-c.[258] crot-h. cub. **CUPR.**[5] cupr-acet.[102] cur.[102] cycl. cyt-l.[119] **Dig.** dros. dulc. euph.[5] euphr.[5] ferr.[5] **Ferr-p.**[102] **GELS.**[36] **Glon.** guai.[5] hell. **HEP.**[5] hippoz.[102] hydr. hydr-ac. **Hyos.** iber.[36] **Ign.**[5] **Iod. IP.**[5] kali-ar. **Kali-bi.** kali-br.[25] kali-c. kali-chl.[58] kali-cy.[36] **Kali-i.** kali-n. kreos.[5] lach.[5] **Lact.** lat-m.[119] laur. **LED.**[5] lob-p.[102] loxo-r.[240] **LYC.**[5] lycps. lyss. m-arct.[5] m-aust.[5] mag-c.[5] mag-p.[102] manc.[36] meny.[1] **Merc.** merc-c. merc-cy.[102] **Merc-s.** mez. mit.[25] mosch.[5] **Mur-ac.** naja nat-ar. nat-c. **Nat-m.**[36] nat-s.[102] nat-sil.[58] nit-ac.[5] nit-s-d.[102] **Nux-m. Nux-v.**[5] oena.[54] **Op.**[36] ox-ac. par.[36] petr.[1] ph-ac.[5] **PHOS.**[5] **Phyt. Plan.** plat.[5] plb. plut-n.[222] prun.[102] **Puls.**[5] ran-b.[5] rhod. **Rhus-t.**[5] rumx.[10] ruta[5] sabad.[5] sabin.[5] **SAMB.**[5] **Sang.** sars.[5] scroph-n.[36] sec.[5] sel. **Seneg.**[5] **SEP.**[5] **Sil.** spig.[5] spig-m.[250] spong. **Squil.**[5] stann. staph.[5] **Stram.** stry.[102] sul-ac. sul-i.[58] **SULPH.**[1] tab. tarent. thuj. tub. **Verat. Verat-v. Vesp.** vinc. viol-o.[5] zinc.[5] zinc-p.[58]
☞ *Ängstlich • Keuchen, schweratmiges • Keuchend*

morgens: **ARG.**[122] asaf.
☞ *Z; Morgens*

vormittags, 11 Uhr: iber.[36] mit.[36]
☞ *Z; Vormittags*

abends: merc-c. petr.[1] stann.
☞ *Z; Abends*

nachts: apis spong. thuj.
☞ *Z; Nachts*

angesprochen wird, amel. wenn man: tub.[85]

Angst, während: ammc.[4] ars. nux-v. seneg.
GEMÜT; M; Angst, Beängstigung, Beschwerden durch

Aufstehen vom Sitzen, beim: agar.

Ausatmung: carbn-o.[36] cere-b.[36] cham.[1] **Chin.** ign.[5] stram.
☞ *Atemnot, Dyspnoe, erschwerte Atmung; Einatmen; Ausatmen rasch, bei schwierigem Einatmen*

Betätigung, bei: lycps.

Bett legt, wenn man sich ins, zu Beginn: sulph.[1]
☞ *M; Liegen; agg.; Bett, im • M; Liegen; agg.; Hinlegen, beim*

Einatmung: **Acon.**[5] alco.[36] cham.[1] gels.[36] ign.[5] **Ip.**[5] kali-cy.[36] manc.[36] nat-m.[36] op.[36] par.[36] sars.[36] scroph-n.[36] seneg.[36]

- **Brustschmerzen,** bei: scroph-n.[36]
☞ *M; Schmerzen, mit; Brust, in der*

- **Mittagessen,** nach: sars.[36]

Epigastrium, durch Drücken und Stechen im: coloc.[1]

Erwachen, beim: **Cimic.**
☞ *M; Erwachen, beim*

Froststadium im Fieber, während: acon.[5] ars.[5] bell.[5] carb-v.[5] cupr.[5] ign.[5] ip.[5] lyc.[5] nux-v.[5] phos.[5] puls.[5] rhus-t.[5] sep.[5] sulph.[5] zinc.[5]

Gehen, beim: nit-s-d.[102]
☞ *M; Gehen; agg.; beim*

geistige Anstrengung, durch: **Plan.**
☞ *M; Geistige Anstrengung agg.*

gestört wird, wenn man: ant-t.[58]

Hinlegen, beim: ant-t. carb-v. corv-c.[258] tarent.
☞ *M; Liegen; agg.; Hinlegen, beim*

Husten:

- **durch**: beryl.[149]

- **Hustenanfällen,** bei: **DROS.** rumx.[10]
☞ *M; Husten; während*

Koma, im: stram.

Konvulsionen, während: oena.[54]

Kopfschmerz, während: **NUX-M.**
☞ *M; Kopfschmerz, während*

Schlaf:

- **Einschlafen,** beim: **Hydr-ac.**

- **während**: chel. cocc. con. merc.
☞ *M; Schlaf; während*

Stehen, im: nat-m.
☞ *M; Stehen; agg.*

Steigen, beim: lycps.
☞ *M; Steigen; agg.*

Trinken, beim: nat-m.
☞ *M; Trinken; agg.*

BLASENDE Atmung: chin.[5] lach.[111] **Op.**[54] **Phos.**[54] stram.[36]
☞ *Stertorös (z.B. bei Koma, Apoplexie)*

Ausatmung: chin.[5] stram.[36]

- **Schlaf,** im: **Chin.**[5]
☞ *M; Schlaf; während*

CHEYNE-STOKES Atmung:
☞ *Aussetzend, intermittierend*

DOPPELTE Einatmung mit Schluchzen: led.[102]

DYSPNÖ:
☞ *Atemnot, Dyspnoe, erschwerte Atmung*

EINATMUNG:

in doppelten Rucken, während Schlaf: acon.[5]

Nase, durch die, Ausatmung durch den Mund, beim Liegen auf dem Rücken: chlol.[85]

EMPHYSEM:
▥ *BRUST; C; Emphysem, Bronchiektase*

ERSTICKEND:
☞ *Atemnot, Dyspnoe, erschwerte Atmung*

ERSTICKUNG, wie bei:
☞ *Asphyxie, Atemstillstand*

FAGOTT, zwei Töne aus der Tiefe des Halses, wie von einem Fagott, abends im Bett, beim ruhigen Einatmen: arg.[36]

FLACH:
☞ *Oberflächlich*

GEHEMMT:
☞ *Behinderte, erschwerte Atmung*

GERÄUSCHVOLL:
☞ *Laut*

GESCHWÄCHT:
☞ *Atemnot, Dyspnoe, erschwerte Atmung; Schwäche, mit*

GIEMEND: acon.[5] adam.[222] agar.[5] ail. aloe[36] **Alum.** alum-p.[58] alum-sil.[58] **Am-c. Ambr.** anac.[5] ang.[5] **Ant-t.**[102] **Apoc.** aral. arg.[5] arg-n. arn.[5] **ARS. Ars-i.** ars-s-f.[58] **Asaf.**[5] **Astra-e.**[149] **Aur.**[5] **Bac.**[62] **BELL.**[5] bov.[5] **Brom.** bry.[5] buni-o.[149] calad.[5] calc. calc-s. calx-b.[194] camph.[5] **Cann-s. Caps.** carb-an.[5] **CARB-V.** carbn-s. card-m.[102] caust.[5] **CHAM.**[5] **CHIN.**[5] **Chin-ar.** chlol. chloram.[149] **Cic.**[5] **Cina Cocc.**[5] coloc.[5] con.[5] croc.[5] croto-t. **Cupr.** cycl.[36] **Dig.**[5] dol. **Dros.** dulc.[5] erio.[102] euphr.[5] ferr. ferr-i. **Fl-ac.** form.[111] graph. **Grin.**[102] hell.[5] helo.[264] helod-c.[205] hep. hydr-ac. hydrog.[222] **Hyos.**[5] ign.[5] **Iod.** iodof.[102] **IP.** just.[102] **Kali-ar. Kali-bi. KALI-C. Kali-i.**[111] kali-m.[61] kali-n.[5] **Kali-s.** kreos.[5] lac-eq.[204] **Lach.** laur.[5] **Led.**[5] lim-b-c.[204] lob.[102] **Lyc. Lycps.** m-art.[5] m-aust.[5] manc. merc. mez.[5] mosch.[5] mur-ac.[5] murx. naja nat-c.[36] **Nat-m.**[1] **Nat-n.**[111] **Nat-s.** neon[222] **Nit-ac. Nux-m.** nux-v. op.[5] ox-ac. par.[5] ph-ac.[5] phos. **Plb.**[5] prun.[102] **Puls.**[5] pyrog.[58] ran-b.[5] ran-s.[5] **Rhod.**[5] rhus-t.[5] ruta[5] sabad. sabin.[5] **Samb.**[5] sang. sanic. sars.[5] **SENEG.** sep. **Sil.**[5] sol[236] **SPONG.**[5] squil. stann. staph.[5] stram.[5] sul-ac.[5] sul-i.[58] sulo-ac.[149] sulph. syc-co.[136] **Syph.** teucr.[5] **Thuj.**[5] tung.[252] **Verat.**[5] vero-o.[232] **Visc.**[111] **Zinc.**[5]
☞ *Asthma, asthmatische Atmung*

tagsüber: **Lyc.**

nachmittags: fl-ac.
☞ *Z; Nachmittags*

abends: ars. lycps. murx. nat-m.
☞ *Z; Abends*

- **Bett,** im: nat-m.
☞ *Z; Abends; Bett, im • M; Bett; agg.; im Bett*

- **Hinlegen,** beim: **Ars.**
☞ *M; Liegen; agg.; Hinlegen, beim*

nachts: kali-bi. lim-b-c.[204] nat-m.[1]
☞ *Z; Nachts*

- **Bett,** im: nat-m.[1]
☞ *M; Bett; agg.; im Bett*

Mitternacht, nach: **Samb.** syc-co.[136]
☞ *Z; Mitternacht; nach*

Anstrengung, bei: vero-o.[232]
☞ *M; Anstrengung, Betätigung agg.*

Aufsetzen, beim: nat-c.

Ausatmung: **Lyc.** nat-m. pyrog.[58] **Sep.** sol[236]

Auswurf amel.: ip.
☞ *M; Auswurf amel.*

Einatmung: aloe[36] **Alum. Caps. Chin. Kali-c.** mur-ac.[36] sol[236] spong.

- **abends,** nach Rauchen: aloe[36]

Erkältung, durch: carb-v.[58]
☞ *M; Kälte; Erkältung, nach*

Erwachen, beim: hydrog.[222] syc-co.[136]
☞ *M; Erwachen, beim*

Essen, beim oder nach dem: sanic.[85]
☞ *M; Essen; agg.; während • M; Essen; agg.; nach*

Froststadium im Fieber, während: calad.[5]

Gehen, beim: prun.[102]
☞ *M; Gehen; agg.; beim*

Lagewechsel amel. nicht: chloram.[149]
▥ *ALLGEMEINES; M; Wechsel, Veränderung; Lagewechsel amel. nicht*

Rauchen, beim: kali-bi.
☞ *M; Rauch agg.*

Schlaf, im: arn.[5] m-aust.[5] nux-v. rhus-t.[5] sabin.[5]
☞ *M; Schlaf; während*

Schreck, Furcht, durch: samb.[54]
☞ *M; Schreck, Furcht, nach* ▥ *GEMÜT; M; Schreck oder Furcht, Beschwerden durch*

Zimmer, warmes, agg.: **Kali-s.**
☞ *M; Zimmer, warmen, im*

HÄLT den Atem an: asaf.[5] bell.[5] **Brom.**[5] chin.[5] cic.[5] coff.[5] cupr.[210] dros.[5] lap-laz.[227] mez.[5] mosch.[5] op.[5] puls.[5] ruta[5] zinc.[5]

Brennen in der Kehlgrube, durch: lap-laz.[227]

Zorn, durch: cupr.[210]
☞ *M; Zorn, durch*

HASTIG:
☞ *Beschleunigt*

HEFTIGE Ausatmung: acon.[5] bell. **Caps.**[5] chin. ign. spong.[5] stram.
☞ *Kräftig; Ausatmung • Laut; Ausatmung*

HEISER: acet-ac.[102] nat-m.[36]

Ausatmung: nat-m.[36]

HEIßER Atem:

allgemeine Arzneien: **ACON.**[5] aeth. agar. anac. **Ant-c.** apis **Ars.** asaf. asar.[1] bad. **Bell.** calc. calc-p. camph. cann-s. **CARBN-S. Cham.**[5] chel. coc-c. coff. **Ferr.** kali-br. mag-m.[1] **Mang.** med. merl.[85] mez. naja **Nat-m. Nux-v.**[5] **Phos.** plat.[5] ptel. raph. **RHUS-T.**[5] **Rhus-v. SABAD.**[5] squil. **Stront-c.**[5] **Sulph.** sumb. trif-p.[137] zinc.[5]
▤ *NASE; C; Hitze; in der Nase; Atem fühlt sich heiß an • NASE; C; Hitze; in der Nase; ausgeatmete Luft fühlt sich heiß an • MUND; C; Wärme, Hitze; Atem, mit heißem*

- **morgens,** beim Erwachen: bad. rhus-t. sulph.

◦ **nachmittags**: **Bad. Rhus-t.**
☞ *Z; Nachmittags*

- **abends**: mang. sumb.
☞ *Z; Abends*

- **Fieber,** während: zinc.

- **Froststadium** im Fieber, während: acon.[5] anac. camph. cham. **RHUS-T.** sabad.[5] **Zinc.**[5]

- **Gliedern,** mit kalten: cham.

- **Lippen,** schmerzhaft an den: merl.[85]

- **Schnupfen,** bei: mag-m.[1]

- **Schweiß,** während: **Cham.**[5] **Rhus-t.**[5] sabad.[5] stront-c.[5] **Zinc.**[5]
☞ *M; Schweiss; agg.*

Empfindung von: rad-br.[137]

HOHLE Ausatmung: sul-ac.[36]

HÜPFENDE Einatmung: alco.[36]

HYSTERISCH:
☞ *Spastisch*

KALTER Atem:
▤ *MUND; C; Kälte, objektive; Atem*

KEUCHEND: acon. aloe[36] alum.[5] aml-n.[111] amyg-am.[36] anac. ant-ar.[111] **Ant-t. Apoc.** arg-n. **Arn. Ars.**[5] bar-c.[5] bell.[5] bry.[137] bufo calad. calc. calc-p.[111] calx-b.[194] camph. **Carb-an.** caul. cham. chin. chlor. **Cina Cocc.** con. cop. cor-r.[111] cupr.[5] **Dig.**[5] dros.[5] ferr. graph.[5] grin.[111] hell.[5] hyos.[137] ign.[5] **Ip.** jatr. kali-bi. kali-c.[5] kreos.[5] laur. **Lob.**[111] **Lyc.** m-aust.[5] merc.[5] mur-ac.[5] naja[111] **Nit-ac.**[137] **Nux-m.** nux-v.[5] op. **PHOS.**[1] **Phyt.** plan.[25] plb. prun. puls.[5] rad-br.[137] rhus-t.[5] sabin.[5] **Samb.**[5] sec. senn.[144] **Sil.**[1] **Spong.** squil.[5] stann.[5] stram. sulph.[5] tama.[197] **Tarent.** tax.[303] **VERAT-V.** vip.[111] zinc.[5]
☞ *Ängstlich • Beschleunigt • Keuchen, schweratmiges*

Anstrengung, durch geringste: plan.[25]

Arbeit, bei der: nit-ac.[1]
☞ *M; Anstrengung, Betätigung agg. • M; Arbeit agg.*

Ausatmung: **M-aust.**[5] rhus-t.[5]

Bewegung, bei: tarent.

Bücken, beim: nit-ac.[137]
☞ *M; Bücken; agg.*

Einatmung, abends, nach Rauchen: aloe[36]
☞ *M; Rauch agg.*

Erwachen, beim: kali-bi. rad-br.[137] sil.[1]
☞ *M; Erwachen, beim*

- **schnell**: sil.[1]
☞ *M; Gehen; agg.; beim; schnell*

Lesen, beim: nit-ac.[137]

rennen:

- **wenigem,** nach: tama.[197]
☞ *M; Laufen oder Rennen, nach*

- **schnellem,** wie nach: hyos.[137]

Treppensteigen, beim: **CALC.** phos.[1] plan. tax.[303]
☞ *M; Steigen; agg.; Treppensteigen • Atemnot, Dyspnoe, erschwerte Atmung; Steigen, beim*

KNARREND:
☞ *Rauh; krähend*

KONVULSIVISCH, spasmodisch:
☞ *Spastisch*

KRÄCHZEND: bell-p.[256] cham. lach.

KRÄFTIG: aether[36] asc-t.[36] bell. brom.[36] cann-s. caps. card-b.[36] cham. chin. ferr-m.[36] gels. hydr-ac. ign. ox-ac. stram.
☞ *Laut*

Ausatmung: aether[36] bell. caps. card-b.[36] cham. **Chin.** ferr-m.[36] **Gels.** ign. **Ox-ac.** stram.
☞ *Heftige Ausatmung • Laut; Ausatmung*

Einatmung: asc-t.[36] **Brom.**[36]
☞ *Laut; Einatmung*

KRÄFTIGE Ausatmung:
☞ *Heftige Ausatmung*

KRAMPFARTIG:
☞ *Spastisch*

KRUPPARTIGE Ausatmung: apis[36]
☞ *Rauh; krähend*

KURZ: acon.[5] **Agar.**[5] alum.[5] **AM-C.**[5] **Anac.**[5] apisin.[5] ars.[5] ars-s-f.[58] **Aur.**[5] aur-ar.[58] aur-i.[58] aur-s.[58] bar-c.[5] bar-i.[58] **Bell.**[5] bor.[5] **Bov.**[5] bry.[5] cact.[36] **Calc.**[5] calc-i.[58] calc-sil.[58] camph.[1] **CARB-V.**[5] cast-eq.[36] **Caust.**[5] cham.[5] cina[5] cocc.[5] coloc.[5] **Con.**[5] dig.[5] **Euph.**[5] ferr.[5] gels.[36] guai.[5] **Hep.**[5] iber.[111] ign.[5] ip.[5] kali-c.[5] lob.[36] **LYC.**[5] m-aust.[175] mag-c.[5] mag-m.[5] mang.[5] **MERC.**[5] mez.[5] nat-c.[5] **NAT-M.**[5] **Nit-ac.**[5] nux-v.[5] op.[5] **Ph-ac.**[5] **Phos.**[5] phyt.[36] **Plat.**[5] **Psor.**[175] puls.[5] rhod.[5] rhus-t.[5] samb.[5] sars.[5] **Seneg.**[5] **SEP.**[5] **SIL.**[5] **SULPH.**[5] verat.[5] **Zinc.**[5]
☞ *Atemnot, Dyspnoe, erschwerte Atmung* ▤ *KEHLKOPF LUFTRÖHRE; C; Kurzatmigkeit, wird in der Luftröhre empfunden*

Ausatmung: camph.[36] cast-eq.[36]

- **Schlaf,** im: camph.[36]

Einatmung: ars-s-f.[58] aur-ar.[58] aur-i.[58] aur-s.[58] bar-i.[58] cact.[36] calc-i.[58] calc-sil.[58] camph.[36] gels.[36] lob.[36] **Op.** phos.[36] phyt.[36]

- **Schlaf,** im: camph.[36]
☞ *M; Schlaf; während*

Essen, nach dem: ars.[5] puls.[5] zinc.[5]
☞ *M; Essen; agg.; nach*

Fieber, während: acon.[5] anac.[5] apisin.[5] ars.[5] bry.[5] calc.[5] camph.[5] cocc.[5] ign.[5] kali-c.[5] lyc.[5] phos.[5] puls.[5] sep.[5] **Zinc.**[5]

- **Hitzestadium**: **Acon.**[5] anac.[5] **Apisin.**[5] **Ars.**[5] **Bry.**[5] calc.[5] camph.[5] cocc.[5] ign.[5] **Lyc.**[5] phos.[5] puls.[5]
☞ *M; Fieber, Hitzestadium, während*

Freien, im: psor.[175]
☞ *M; Luft; agg.; frische, im Freien*

Konvulsionen, während: ars.[54] carb-v.[54]

Liegen amel.: psor.[175]

Schlaf, im: **Acon.**[5] **Cham.**[5] rhus-t.[5] samb.[5]
☞ *M; Schlaf; während*

Schlucken, mit unwillkürlichem: m-aust.[175]

Schweiß, während: acon.[5] **Anac.**[5] **Ars.**[5] bry.[5] cina[5] ferr.[5] iber.[111] ign.[5] **Ip.**[5] kali-c.[5] lyc.[5] **Mang.**[5] nat-c.[5] **Nux-v.**[5] op.[5] **Phos.**[5] puls.[5] **Rhus-t.**[5] samb.[5] **Sep.**[5] **Sulph.**[5] verat.[5] **Zinc.**[5]

Luftröhre, in der:
KEHLKOPF LUFTRÖHRE; C; Kurzatmigkeit, wird in der Luftröhre empfunden

oberflächlich, und:
☞ *Oberflächlich; kurz, und*

LÄHMUNG:
BRUST; C; Lähmung; allgemeine Arzneien;

LANG (lange, tiefe, seufzende Atemzüge): ant-t. brom.[36] carbn-s.[36] cham. chin-s.[36] **Chlor.**[36] cupr-ar.[36] cyt-l.[36] hydr-ac.[36] hydrc.[36] kali-cy.[36] lil-t.[137] lob. **Op.** phos.[36] phys.[36] sul-ac.[36]
☞ *Seufzend • Tiefe Atmung; allgemeine Arzneien*

Ausatmung: carbn-s.[36] chlor.[36] cyt-l.[36] kali-cy.[36] phos.[36] sul-ac.[36]
☞ *Seufzend*

Einatmung: brom.[36] chin-s.[36] cupr-ar.[36] hydr-ac.[36] hydrc.[36] phys.[36]

- **Essen,** beim: chin-s.[36]
☞ *M; Essen; agg.; während*

LANGSAM: **Acon.** aether[36] agar.[5] alco.[36] am-c.[102] amyg-am.[10] ant-c.[5] ant-t. **Apis** apisin.[5] arn. ars. **Asaf.** **Astra-e.**[149] aur.[5] **BELL.**[1] benz-d.[102] bor. **Brom.** **Bry.**[5] cact.[102] calc.[5] **Camph.**[54] cann-i. **Caps.**[5] carbn-s.[36] cass.[36] **Cast.**[36] cham.[5] chin.[5] chin-s. chlol. choc.[222] cic. cinch.[36] clem. **Cocc.** coff.[5] **Colch.** **Coloc.** con.[36] cop. croc.[5] **Crot-c.** crot-h. croto-t. cub.[85] cupr. **Dig.** **Dios.** dros. ferr.[5] gad.[102] **Gels.** germ.[222] **Glon.** **Hell.**[5] **Hep.** **Hydr-ac.** **HYOS.**[5] **Hyper.** **Ign.** **Ip.**[5] jab.[102] juni-v.[36] kali-c.[5] kali-cy.[36] kreos.[5] **Lach.** **Laur.** lob. **Lob-p.**[102] lyc.[54] m-art.[5] **M-aust.**[5] merc.[5] **Merc-c.** mez.[1] morph. mosch.[5] mur-ac.[5] naja[111] nat-c.[5] nit-ac. nux-m.[54] **Nux-v.** oena. **Olnd.**[5] **OP.**[5] ox-ac. ozone[85] par.[5] phase.[102] phos. **Phyt.** piloc.[102] plat. plb. puls.[5] ran-b.[5] ran-s.[5] rhus-t.[5] ruta[5] sang.[111] sars.[5] sec. seneg.[5] sep. sil.[5] solin.[85] **Spong.**[5] squil.[5] stann.[5] staph.[5] stram. sul-ac. sulph.[5] tab. tax.[303] thuj.[5] verat-v. zinc.[5]
☞ *Nicht wahrnehmbar*

abwechselnd mit:

- **Erstickungsgefühl**: cocc.
☞ *A; Abwechselnd mit*

- **kurzem** Atem im Schlaf: ign.
☞ *A; Abwechselnd mit*

morgens: **Lach.** merc.
☞ *Z; Morgens*

abends, in Ruhelage, agg.: con. ferr.

nachts: coloc. **Lach.**
☞ *Z; Nachts*

Ausatmung: alco.[36] ant-t. apis **Arn.** bor. cham.[5] chin. hell.[5] ign. **Ip.**[5] juni-v.[36] kali-cy.[36] lob. **M-aust.**[5] **Op.** **Sep.** squil.[5]

- **Schlaf,** im: chin. ign.
☞ *M; Schlaf; während*

Einatmung: aether[36] carbn-s.[36] cast.[36] cham. chin. con.[36] ferr.[5] **Ign.** **M-aust.**[5] olnd.[5] op.[5] squil.[5] staph.[5] stram.

- **abends** im Bett: con.[36]
☞ *Z; Abends • Z; Abends; Bett, im*

Froststadium im Fieber, während: bell.[5] caps.[5] hell.[5] ign.[5] op.[5] spong.[5]

Gehen amel.: **Ferr.**
☞ *M; Gehen; amel.*

Gehirnerschütterung, durch: hell.[8]
KOPF; O; Innerlich, innerer Kopf; Gehirn; Verletzungen, nach • ALLGEMEINES; M; Erschütterung; agg.

Herzklopfen, bei: bell.[1]
☞ *M; Herzklopfen, bei*

Husten, beim: clem.
☞ *M; Husten; während*

Konvulsionen, während: **OP.**

Schlaf, im: acon. chin. **OP.**
☞ *M; Schlaf; während*

Verlangsamung im umgekehrten Verhältnis zur Beschleunigung des Pulses: solin.[85]

Verletzung, nach: camph.[54] nux-m.[54]
☞ *M; Verletzungen, nach*

Wehen, Entbindung, während: lyc.[54]
☞ *M; Wehen, Entbindung, während*

LAUT: **Achy.**[149] acon.[86] adam.[222] agar. alum. am-c. ambr.[5] ant-s. ant-t. aral.[25] **Arn.**[1] ars.[86] asar.[5] bell.[1] bov. **Brom.** bry.[5] bufo[111] calad.[5] **CALC.**[1] camph.[5] cann-s.[5] **Caps.**[5] **Carb-v.** carbn-h.[36] carbn-s. **CHAM.**[5] **CHIN.**[5] chin-s.[36] **Chlor.** **Cina**[5] cocc.[5] **Colch.** coloc.[5] con. **Cor-r.** cub.[85] cupr. curc.[192] dros.[5] dulc.[5] **Ferr.**[5] ferr-m. gamb. graph.[5] guare. hell.[36] **Hep.** hydr-ac. **Hyos.** **Ign.**[5] iod.[5] **KALI-BI.** **Kali-c.**[5] kali-cy.[36] **Kalm.** **LACH.**[86] laur.[5] lob-s.[25] lyc.[5] m-art.[5] m-aust.[5] mag-s. meph. merc. merc-c.[5] morph. mosch.[86] mur-ac.[5] nat-m. **Nat-s.** nit-ac.[5] nux-v.[122] **Op.**[36] petr.[5] **PHOS.**[86] plb.[5] plut-n.[222] **Puls.** rheum[5] **Rhus-t.** sabad.[5] sabin.[5] **SAMB.**[5] **Seneg.** sep.[1] sil.[5] **SPONG.**[86] squil.[5] stann.[5] **Stram.** sul-ac. **SULPH.**[5] thuj.[5] **VERAT.** verat-v.[86]
☞ *Kräftig*

vormittags: hell.
☞ *Z; Vormittags*

Mitternacht, beim Erwachen: ant-s.

Ausatmung: adam.[222] ant-t. bell.[1] chin-s.[36] kali-cy.[36] mag-s. meph. **Nux-v.** op.
☞ *Heftige Ausatmung • Kräftig; Ausatmung*

Einatmung: ant-s.[85] **Bell.** caps. carbn-h.[36] cham. **Chin.** cina coloc. hell.[36] hyos. **Ign.** mag-s. **Nux-v.** op.[36] puls. rheum sep.[1]
☞ *Kräftig; Einatmung*

- **Anstrengung,** Geräusch wie durch: op.[36]

LAUT (Forts.)

Froststadium im Fieber, während: **Calad.**[5] cham.[5] chin.[5] cina[5] ign.[5] kali-c.[5] nux-v.[5] phos.[5] samb.[5] spong.[5] sulph.[5] thuj.[5]

Gehen, beim, durch die Nase: calc.[1]
☞ *M; Gehen; agg.; beim*

Konvulsionen:

- **vor**: **Acon.**[86] **Ars.**[86] **Lach.**[86] mosch.[86] **Phos.**[86] **Spong.**[86] verat-v.[86]

- **Glottiskrampf,** wie durch: kalm.

Krampf der Glottis, wie durch:
☞ *Konvulsionen; Glottiskrampf, wie durch*

Liegen auf rechter Seite, beim: sulph.
☞ *M; Liegen; agg.; Seite, auf der;* ▤ *ALLGEMEINES; M; Liegen; während; Seite, auf der;*

offenem Mund, mit: acon. **Squil.**[5]

Schlaf, im: arn.[1] carb-v. cham. ign. nux-v.[122] **PULS.** rheum

- **Nase,** durch die: arn.[1]

Sitzen, bei ruhigem: **Ferr.**

anfallsweise: plb.

musikalisch klingend: aral.[25]

METALLROHR, klingt wie beim Atmen durch ein: merc-c.[111] sumb.[36]
▤ *ALLGEMEINES; C; Metallröhre, wie durch eine*

NICHT wahrnehmbar: acon. amyg-am. **Ars.** bac.[62] benz-ac. carb-ac. caust.[1] chlor. cic. **Cocc.** gels. hydr-ac. m-art.[5] merc. morph. naja nux-v. op. petr. stram.[54] verat.[1]
☞ *Langsam • Unterbrochen, angehalten; allgemeine Arzneien*

Schlaf, im: caust.[1]
☞ *M; Schlaf; während*

Wehen, Entbindung, während: stram.[54]
☞ *M; Wehen, Entbindung, während*

OBERFLÄCHLICH: acon.[175] am-c.[175] anh.[149] ant-t.[175] apis[175] apoc.[175] aral.[175] ars.[175] **Bell.**[175] calc.[175] cann-s.[5] canth.[5] carb-v.[175] **Chin.** cob-n.[119] cupr.[175] cupr-acet.[175] cur.[175] ferr-p.[175] gels.[111] gink.[227] haliae-lc.[222] hep.[5] hippoz.[175] ign.[5] kali-bi.[175] lach.[175] **Laur.**[137] lob.[175] lob-p.[102] loxo-r.[240] lyc.[175] mag-p.[175] merc.[175] merc-cy.[175] mez.[5] naja[111] nat-s.[175] nit-ac.[5] **Nux-m.** nux-v.[175] olnd.[5] op.[5] ox-ac.[175] ph-ac.[175] **PHOS.**[175] prun.[175] psil.[164] puls. seneg.[175] sil.[175] spong.[175] stann.[175] sul-ac.[175] sulph.[5] verat.[5] **Viol-o.**[5]

kurz, und: acon.[175] am-c.[175] **ANT-T.**[175] apis[175] **APOC.**[175] aral.[175] **ARS.**[175] bell.[175] calc.[175] carb-v.[175] cupr.[175] cupr-acet.[175] cur.[175] ferr-p.[175] hippoz.[175] kali-bi.[175] lach.[175] lob.[175] lyc.[175] mag-p.[175] merc.[175] merc-cy.[175] nat-s.[175] nux-v.[175] ox-ac.[175] ph-ac.[175] **PHOS.**[175] prun.[175] seneg.[175] sil.[175] **SPONG.**[175] stann.[175] sul-ac.[175]

PFEIFEND: acet-ac. acon.[5] aeth. aloe alum. am-c.[5] **Ambr.** ant-ar.[111] **Ant-c.**[5] **Ant-t.** aral.[25] arg-n. **Ars.**[1] arund. asar.[1] aur.[137] bell. benz-ac. **BROM.**[5] bry.[5] bufo cact.[111] calad.[5] **Calc.** cand-a.[239] **Cann-s.**[5] **Carb-v.** carbn-s. card-b.[36] caust.[5] **CHAM.**[5] chel.[5] **CHIN.** chin-ar. **Cina**[5] **Cocc.**[5] coloc.[36] croto-t. **Cupr.**[5] dros.[5] graph.[1] **HEP.**[5] **Iod.** ip.[5] kali-ar. **KALI-C.**[5] kali-i.[137] kali-s. kali-sil.[58] kreos.[5] **Lach.**[5] laur. lob.[111] **Lyc.** mag-m.[5] **Manc.** nat-m.[36] nit-ac. nux-v.[5] osm. **PHOS.**[5] plb.[5] plut-n.[269] psor. **Puls.**[5] rhus-t.[5] **Sabad.**[5] **SAMB.**[172] sang. seneg.[137] sep.[1] **Sil.** **SPONG.**[5] stann. stram.[5] sul-ac. sul-i. **SULPH.**[5] **Thuj.**[5]
☞ *Zischend-pfeifend, durch Kehlkopfkrampf*

morgens: Lach.
☞ *Z; Morgens*

abends: ars.[1] **Calc.** carb-v. psor.
☞ *Z; Abends*

- **nach** dem Hinlegen: ars.[1] **Calc.**

nachts, 3 Uhr, im Schlaf: sulph.
☞ *Z; Nachts*

Ausatmung: nat-m. nux-v.[36]

- **Nase,** durch die: nux-v.[36]

Einatmung: aral. cand-a.[239] card-b.[36] cina coloc.[36] croto-t. graph.[1] **Kali-c.** nat-m.[36] nit-ac. sulph.[36]

- **Steigen** agg.: sulph.[36]
☞ *M; Steigen; agg.*

Erwachen, beim: psor.
☞ *M; Erwachen, beim*

Furcht, durch: samb.[172]
☞ *M; Schreck, Furcht, nach* ▤ *GEMÜT; M; Schreck oder Furcht, Beschwerden durch*

Husten, bei:

- **Beginn,** zu: asar.[1]

- **während**: acon.[5] dros.[5] **Kali-c.**[5] kreos.[5] lyc. mag-m.[5] **Samb.**[5]
☞ *M; Husten; während*

Keuchhusten, bei: **Brom.** **Carb-v.** **Cupr.** **Hep.** samb. spong.

Liegen, beim: aeth. arg-n. **Calc.**

- **linker** Seite, auf: arg-n.
☞ *M; Liegen; agg.; Seite, auf der; linker Seite, auf*

- **Rücken,** auf dem: aeth.
☞ *M; Liegen; agg.; Rücken, auf dem*

Schlaf, im: chel. sulph.

Steigen agg.: sulph.

PFEIFIG, nahe linkem Schlüsselbein, zu Beginn: sumb.[36]

PUSTEND:
☞ *Stertorös (z.B. bei Koma, Apoplexie)*

QUIETSCHEN, Knarren in der Brust: calc-p.[111]

RASCH:
☞ *Beschleunigt*

RASPELND: brom.[58]

RASSELND: acet-ac. **Acon.** agar. **All-c.** all-s.[102] alum. alum-p.[58] alum-sil.[58] **Am-c.**[137] am-caust.[102] **Am-m.** **AMBR.**[5] **Ammc.** **Anac.**[1] anan. ang.[1] ant-ar.[111] ant-c.[5] ant-o. **ANT-T.**[137] **Apis** **APOC.** arg.[5] arg-n. arn.[5] **ARS.**[8] **Ars-i.** ars-s-f.[58] **Art-v.** arum-d.[25] arum-t.[25] asaf. asar.[5] **Asc-t.** aur.[5] **Bac.**[62] bals-p.[102] **Bar-c.** bar-i.[58] **Bar-m.** **Bar-s.**[58] **BELL.**[1] bell-p.[256] bism.[5] bor.[5] bov.[5] **Brom.** bry. bufo **CACT.** **Calc.** calc-acet.[102] calc-i.[58] **Calc-p.** **Calc-s.** calc-sil.[58] **Camph.**[5] cann-i.[102] **Cann-s.** canth.[5] carb-ac.[111] **Carb-an.**[1] **Carb-v.**[137] **Carbn-h.** carbn-o.[36]

carbn-s. **CAUST.**[137] **Cham.**[5] **Chel.** chen-a.[85] **Chin.**[1] **Chin-ar.** chin-s. chlor. cic. **Cina** cist.[111] cob-n.[119] **Coc-c.** cocc.[5] cod.[5] colch.[5] con.[1] cop. croc.[5] croto-t. cub. **CUPR.**[137] dig. **Dros.**[1] **DULC.** eucal.[111] **Euphr.** **Ferr.**[5] ferr-ar. ferr-i. ferr-p. fl-ac.[5] glon.[36] **Graph.** grin.[111] guai.[5] haliae-lc.[222] **HEP.**[137] **HIPPOZ.** hydr.[25] hydr-ac.[54] **Hyos.**[5] ign.[5] **Iod.** **IP.**[137] jug-c.[25] kali-ar. **Kali-bi.** **KALI-C.**[122] **Kali-chl.** kali-i. kali-m.[102] kali-n.[36] kali-p. **KALI-S.**[137] kali-sil.[58] kola[1184] **Lach.**[5] lact. laur. led.[5] lob.[137] **LYC.**[5] lyss. m-art.[5] mag-c.[5] **Mag-m.**[5] **Manc.** med.[58] meph.[102] merc. **Merc-c.**[5] mez.[5] morph. mosch. **Mur-ac.**[8] nat-c. **Nat-m.** **Nat-s.**[122] **Nit-ac.** **Nux-m.**[5] **NUX-V.** oena.[102] olnd.[5] **Op.**[5] ox-ac. **PAR.**[5] petr. **Ph-ac.** phel.[111] **PHOS.**[137] phyt. pix.[102] **Plat.**[5] plb. podo.[85] **PULS.** **Pyrog.** **Ran-b.** rhod.[5] **RHUS-T.**[5] rumx. **Ruta**[5] sabad.[5] sabin.[5] samb.[5] **Sang.** sanic. sant. sars. sel. senec. **SENEG.**[137] **Sep.**[137] **Sil.** spig.[5] **SPONG.**[5] squil.[1] **Stann.** staph.[5] **Stram.** stry. sul-ac.[1] **Sul-i.**[58] **Sulph.**[137] syph. tab. **Tarax.**[5] tarent-c.[192] **Teucr.**[5] thuj.[5] **Tub.**[137] valer.[5] **Verat.**[5] verb.[5] **Zinc.** **Zinc-p.**[58] zing.

☞ *Asthma, asthmatische Atmung; Bronchitis, bei •Asthma, asthmatische Atmung; feucht* ▤ *KEHLKOPF LUFTRÖHRE; C; Rasseln, Schleimrasseln; Luftröhre •HUSTEN; C; Rasselnder Husten •BRUST; C; Schleim in der Brust; Bronchien*

morgens: agar. thuj.[36]
☞ *Z; Morgens*

- **Erwachen,** nach: thuj.[36]
☞ *M; Erwachen, beim*

abends:
☞ *Z; Abends*

- **Bett,** im: carb-an.[1] petr. sul-ac.[1]
☞ *Z; Abends; Bett, im •M; Bett; agg.; im Bett*

- **Hinlegen**: con.[1]
☞ *M; Liegen; agg.; Hinlegen, beim*

Tag und Nacht: **CACT.**

Mitternacht:

- **vor**: **Stram.**
☞ *Z; Mitternacht; vor*

- **nach**: **Nat-s.**[102]
☞ *Z; Mitternacht; nach*

alten Menschen, bei: **Ammc.** **Ars.**[8] **Bar-c.** carb-v.[47] **HIPPOZ.** **Kali-bi.** kali-c.[122] **Lyc.** nat-s.[122] **Seneg.**
▤ *HUSTEN; M; Alten Menschen, bei •HUSTEN; C; Rasselnder Husten; alten Menschen, bei*

Ausatmung: arum-d.[25] calc. chin.[36]

- **Gehen** agg.: chin.[36]
☞ *M; Gehen; agg.; beim*

Auswurf:

- **vor**: sep.[1]

- **amel.**: sulph.[1]
☞ *M; Auswurf amel.*

- **ohne**: am-c.[137] **Ant-t.**[137] carb-v.[137] caust.[137] hep.[137] ip.[137] lob.[137] phos.[137] sep.[137] sulph.[137] tub.[137] verat.[5]

- **wenig,** mit: ant-t.[72]

Einatmung: carbn-o.[36]

Erwachen, beim: bov.[5] spig.[5]
☞ *M; Erwachen, beim*

Essen, beim oder nach dem: sanic.[85]
☞ *M; Essen; agg.; während •M; Essen; agg.; nach*

Fieberhitze, bei: op.[5]
☞ *M; Fieber, Hitzestadium, während*

Froststadium im Fieber, während: chin.[5] cupr.[5] hep.[5] lyc.[5] nux-m.[5] stram.[5]

Gehen, beim: ang. cina
☞ *M; Gehen; agg.; beim*

- **Freien,** im: ang. cina
☞ *M; Gehen; agg.; beim; Freien, im* ▤ *ALLGEMEINES; M; Gehen; während Gehen agg.; Freien, im*

Getränke, kalte, agg.: phos.[137]
☞ *M; Getränke, kalte; agg.*

Husten:

- **vor**: dros.[1] sep.[1]
☞ *M; Husten; vor*

- **während**:
☞ *M; Husten; während* ▤ *HUSTEN; C; Rasselnder Husten*

- **nach**: ant-t.[8] carb-v.[8] **Mur-ac.**[8]
☞ *M; Husten; nach*

Husten amel.: squil.[1]
☞ *M; Husten; amel.*

Konvulsionen, bei: art-v.[85] tab.

Liegen agg.: agar. anac.[1] **CACT.** calc. kali-c. puls.[58]

- **Rücken,** auf dem: agar. kali-c.
☞ *M; Liegen; agg.; Rücken, auf dem*

- **Seite,** auf der: anac.[1]
☞ *M; Liegen; agg.; Seite, auf der*

Säuglingen, bei: ant-t.[54]

Schlaf, im: bell.[1] con.[1] **Hep.** lach.[5] op.[5] stram. tab.
☞ *M; Schlaf; während*

Schweiß, während: ant-t.[5] **Cham.**[5] ferr.[5] hyos.[5] ip.[5] **Lyc.**[5] op.[5] stram.[5]

Sitzen, aufrecht, amel.: nat-c.
☞ *M; Sitzen; amel.*

Sprechen, nach: **Mur-ac.**[8]
☞ *M; Sprechen; agg.*

Trinken, nach: **Mur-ac.**[8]
☞ *M; Trinken; agg.*

Verletzung, nach: carb-v.[54] hydr-ac.[54] nux-m.[54]
☞ *M; Verletzungen, nach*

Brustbein, unter dem: cob-n.[119] sanic.[85]

oberer Teil der Brust: meph.[102]

feines Rasseln: ip.[137]

grobes Rasseln: **Ant-t.**[58] cupr.[137] kali-s.[137]

loses Rasseln: seneg.[137]

RAUH: am-c. **Ant-t.** brom. **BRY.** chin.[5] chlor.[36] con. cor-r. cupr. gels. **Hep.** iod. **Kali-bi.** kaol. lac-ac. lac-c. mosch.[54] nit-ac. plb. samb.[5] sang. spong. stann. verat.

krähend: **BRY.** **Chin.**[5] **Chlor.**[36] cor-r.[85] **Cupr.** **Gels.** mosch.[54] **SAMB.**[5] **SPONG.** stann. verat.
☞ *Kruppartige Ausatmung* ▤ *SPRECHEN STIMME; C; Stimme; krähend*

RAUH; krähend (Forts.)

- **Angst,** bei: **Mosch.**[54]
  ▤ *GEMÜT; M; Angst, Beängstigung, Beschwerden durch*
- **Einatmung**: **CHLOR.**[36] cor-r.[85]
  ☞ *M; Atmen; agg.; Einatmung*
- **Husten,** mit: chin.[5] samb.[5]

sägend: **Ant-t. BROM. Con. IOD. Kaol.** lac-ac. lac-c. samb.[102] **Sang. SPONG.**
☞ *Schnarchende Atmung*

- **Hustenanfällen,** zwischen: **Spong.**

RUCKWEISE: acon.[5] ang.[5] ant-t.[5] arn.[54] ars. asar.[5] bell.[5] **Cact. Calad.**[36] crot-h. cub.[36] **Cupr.** gels. **Ign.**[137] **Iod.** laur.[5] led.[5] merc. nat-hchls.[36] nicc. op. ox-ac. tab.[111] ter.[36]

Ausatmung: ars.

Einatmung: acon.[36] ang.[5] ant-t.[36] asar.[5] calad.[36] led. nat-hchls.[36] **OX-AC.** tab.[111] ter.[36]

- **Schlaf,** im: ant-t.[36]
  ☞ *M; Schlaf; während* ▤ *ALLGEMEINES; C; Rukken; Schlaf; während*
- **Meckern** einer Ziege, wie das: acon.[36]
- **zwei** deutlichen Ansätzen, mit: acon.[5] ang.[5] ant-t.[5] asar.[5] led. tab.[111]

Säuglingen, bei: arn.[54]

RUHIG: ign.[5] viol-o.[5]

SÄGEND:
☞ *Rauh; sägend*

SCHLUCHZEND: acon.[5] aeth. agar.[5] **Agn.**[5] alum.[5] am-c.[5] **AM-M.**[5] ambr.[5] anac.[5] ang.[5] ant-c.[5] arg.[5] arn.[5] ars.[122] asaf.[36] asar.[5] **Aur.**[122] bar-c.[5] **BELL.**[5] **Bism.**[5] bor.[5] bov.[5] **Bry.**[5] **Calc.** camph.[122] **Cann-s.**[5] canth.[5] **Carb-an.**[5] carb-v.[5] caust.[5] cham.[122] chel.[5] cic.[5] cina[5] **COCC.**[26] coff.[5] colch.[5] coloc.[5] con.[5] **CUPR.**[122] **Cupr-acet. CYCL.**[5] dig.[5] dros.[5] dulc.[5] euph.[5] euphr.[5] gels. **Graph.**[5] **Guare.** hep.[5] **HYOS.**[5] **IGN.**[122] **Iod.**[5] ip.[5] kali-c.[5] lach.[5] laur.[122] **Led. Lyc.**[122] m-art.[5] mag-c.[5] **Mag-m.**[5] **Mag-p.** meny.[5] **Merc.**[5] **Merc-c.**[5] mur-ac.[5] nat-c.[5] nat-m.[5] nit-ac.[5] nux-m.[5] **NUX-V.**[5] op.[5] par.[5] petr.[5] **Phos.**[122] plb.[5] **PULS.**[5] ran-b.[5] ran-s. rhus-t.[5] **Ruta**[5] sabad.[5] samb.[5] sars.[5] **SEC.**[122] **SEL.**[5] **Sep.**[5] sil.[5] **Spong.**[5] stann.[5] staph.[5] **STRAM.**[26] stront-c.[5] sul-ac.[5] **Sulph.**[122] tarax.[5] teucr.[5] ther. thuj.[5] **Verat.**[5] **Verb.**[5] zinc.[5]
☞ *Seufzend* ▤ *GEMÜT; C; Seufzen •GEMÜT; C; Weinen, tränenreiche Stimmung; allgemeine Arzneien; •GEMÜT; C; Weinen, tränenreiche Stimmung; allgemeine Arzneien;*

morgens: acon.[5] verat.[5]
☞ *Z; Morgens*

vormittags: am-c.[5] ars.[5] bar-c.[5] mag-c.[5] merc.[5] mur-ac.[5] nux-v.[5] phos.[5] zinc.[5]
☞ *Z; Vormittags*

nachmittags: alum.[5] am-c.[5] am-m.[5] ars.[5] bar-c.[5] bov.[5] canth.[5] carb-v.[5] graph.[5] hyos.[5] lyc.[5] merc.[5] mur-ac.[5] nux-v.[5] phos.[5] sep.[5] staph.[5] sulph.[5] zinc.[5]
☞ *Z; Nachmittags*

abends: alum.[5] coff.[5] graph.[5] ign.[5] lach.[5] mag-c.[5] nat-c.[5] petr.[5] sars.[5] sep.[5] sil.[5] staph.[5] sulph.[5] zinc.[5]
☞ *Z; Abends*

nachts: bell.[5] carb-an.[5] **Hyos.**[5] **Merc-c.**[5] puls.[5] sul-ac.[5]
☞ *Z; Nachts*

Aufstoßen, nach: **Agar.**[5] alum.[5] bry.[5] cocc.[5] cycl.[5] rhus-t.[5] sep.[5]

- **erfolglosem**: cocc.[5]

Bewegung, nach: carb-v.[5]
▤ *ALLGEMEINES; M; Bewegung; nach*

Blähungen, durch: **Ruta**[5]
☞ *M; Blähungen, Flatulenz; durch*

Einatmung: asaf.[36] euphr.[36]

- **Aufsetzen** im Bett, beim: euphr.[36]

Erbrechen:

- **vor**: cupr.[5]
  ▤ *ALLGEMEINES; M; Erbrechen; agg. vor Erbrechen*
- **nach**: **Bism.**[5]
  ☞ *M; Erbrechen; agg.* ▤ *ALLGEMEINES; M; Erbrechen; agg. nach Erbrechen*

Erkältung, durch: phos.[5]
☞ *M; Kälte; Erkältung, nach*

Essen:

- **vor**: **Phos.**[5]
  ☞ *M; Essen; agg.; vor*
- **während**: cycl.[5] **Mag-m.**[5] nat-c.[5] samb.[5] teucr.[5]
  ☞ *M; Essen; agg.; während*
- **nach**: acon.[5] alum.[5] am-m.[5] arn.[5] bar-c.[5] bor.[5] bov.[5] **Carb-an.**[5] carb-v.[5] **Cocc.**[5] con.[5] **Cycl.**[5] **Graph.**[5] hep.[5] **Hyos.**[5] **Ign.**[5] lyc.[5] **Mag-m.**[5] merc.[5] nux-v.[5] par.[5] phos.[5] samb.[5] sars.[5] sep.[5] staph.[5] thuj.[5] zinc.[5]
  ☞ *M; Essen; agg.; nach*

Fieber, nach: lach.[5]

Frühstück, nach dem: zinc.[5]
☞ *M; Frühstück, nach dem*

Gähnen, während und nach: mag-c.[5]
☞ *M; Gähnen; agg.* ▤ *ALLGEMEINES; M; Gähnen; agg. nach G.*

Hinlegen, beim: euphr.[36]
☞ *M; Liegen; agg.; Hinlegen, beim*

Husten, bei: ang.[5] lach.[5] **Puls.**[5]
☞ *M; Husten; während*

Konvulsionen, vor: **CUPR.**[5]

Menses:

- **während**: cocc.[26] ign.[26]
- **nach**: stram.[26]

Rauchen, beim: ambr.[5] ant-c.[5] arg.[5] **IGN.**[5] ip.[5] lach.[5] **Puls.**[5] **Ruta**[5] **Sel.**[5] sep.[5] stann.[5] staph.[5] sul-ac.[5] verat.[5]
☞ *M; Rauch agg.*

Schlaf, im: **AUR. Calc.** camph.[5] ip.[5] **Merc-c.**[5] nat-m.[5] nit-ac.[5] op.[5] puls.[5]
▤ *GEMÜT; C; Weinen, tränenreiche Stimmung; allgemeine Arzneien; Schlaf;*

Schwangerschaft, während: **Puls.**[5]

Tee, nach: lach.[5]

Trinken, nach: alum.[5] **Ign.**[5] lach.[5] puls.[5] thuj.[5]
☞ *M; Trinken; agg.*

- **Wasser**: alum.[5] ign.[5] thuj.[5]

anfallsweise: **Mag-p.**

heftig: **Am-m.**[5] cic.[5] **Lyc.**[5] **Nux-v.**[5] **Puls.**[5] stront-c.[5] teucr.[5] verat.[5]

laut: cic.[5]

schmerzhaft: **Am-m.**[5] bor.[5] carb-v.[5] hyos.[5] **Mag-m.**[5] nat-c.[5] stront-c.[5] sulph.[5] teucr.[5]

spasmodisch, bei Säuglingen oder Kleinkindern: ars.[122] aur.[122] camph.[122] cham.[122] cupr.[122] ign.[122] laur.[122] lyc.[122] nux-v.[5] phos.[122] **Puls.**[5] ran-b.[5] **SEC.**[122] sulph.[122] teucr.[5] **Verat.**[5]

teilweise: arn.[5]

SCHMERZHAFT: Acon.[5] aesc. aeth.[31] apis aran-ix.[149] **Arn.**[5] ars.[1] asc-t. bell.[58] brom. **Bry.** but-ac.[119] chin.[36] cimx. coff. croto-t. dig.[85] guai.[5] iod.[139] iodof.[36] jug-c. kali-n.[36] kaol.[45] led. lob-c.[85] **Mez.**[5] nit-ac. ol-j. phos. plb. plect.[36] **RAN-B.** sang. viol-o. zing.
BRUST; C; Schmerz; Atmen, beim;

morgens: phos.
☞ Z; Morgens ▥ ALLGEMEINES; C; Schmerz; morgens

nachts: dig.[85] sang.
☞ Z; Nachts ▥ ALLGEMEINES; C; Schmerz; nachts

Einatmen, beim: aesc. chin.[36] kali-n.[36] lob-c.[85] plect.[36]
☞ M; Atmen; agg.; Einatmung

Hinlegen, beim: dig.[85]
☞ M; Liegen; agg.; Hinlegen, beim

geschwürig, als ob, Lungen: iod.[139]

SCHNAPPT nach Luft: acet-ac. **Acon. Am-c. Ant-t. APIS Apoc. Arg-n. Ars.** ars-h. **Brom.** bry. camph.[54] canth. carb-an. carb-v.[137] cast. caust.[137] cench.[58] chin.[5] chin-s. **Chlor. Cic.**[149] cina[5] coc-c. **Coff. Colch. Coloc.** cor-r. cub. cupr.[5] **Dig. Dros.**[5] dulc.[5] ferr.[81] gels. **Hell.** hip-ac.[149] **Hydr-ac.**[81] hydrc. hyos.[5] **Hyper. Ip.**[137] kali-n.[137] lach. lat-m. **Laur.**[137] lob.[137] **LYC.** lyss.[85] **Med.** meph.[137] merc. **Mosch. Naja** nicc. op. **Phos.** phyt. puls. samb. **Spong. Stram.** stry. sul-ac. syc-co.[136] **Tab.** tarent. tax.[303] thuj. verat.[5] vip.[36]
☞ Ängstlich • Beschleunigt • Keuchend

morgens, 5 Uhr: tarent.
☞ Z; Morgens

nachmittags: nicc.
☞ Z; Nachmittags

nachts: chin-s. lach.
☞ Z; Nachts

- **2** Uhr, mit Husten: chin-s.

Blutung, bei: ip.[137]

Chorea, bei: laur.[137]
▥ ALLGEMEINES; C; Chorea

Dösen, beim: naja
▥ ALLGEMEINES; M; Dösen; agg.

Duschen, während: tax.[303]

Einatmung, Ausatmung, lang und langsam: **Ant-t. Op.**

Herzbeschwerden, bei: laur.[58]

Herzklopfen, bei: spong.[76]
☞ M; Herzklopfen, bei

Husten:

- **vor**: ant-t. **Brom.** bry. coc-c.
☞ M; Husten; vor

- **während**: **Ant-t.** chin.[5] **CINA**[5] **Cor-r. Cupr.**[5] **DROS.**[5] **Dulc.**[5] hyos.[5] sul-ac. **Verat.**[5]
☞ M; Husten; während

Konvulsionen, Spasmen:

- **vor**: laur.[81]

- **vor,** während oder nach: caust.[137] laur.[81]

- **während**: brom.[81] bry.[81] cic.[149] dros.[81] ferr.[81] hydr-ac.[81] ip.[81] laur.[81]

- **nach**: laur.[81]

Liegen amel.: laur.[58]

Säuglingen, bei: ant-t.[54] camph.[54] laur.[54]

Schlaf, im: dig.[58]
☞ M; Schlaf; während

Sprechen, beim: cench.[58]
☞ M; Sprechen; agg.

SCHNARCHENDE Atmung: acon. aeth. alum.[5] amyg-am. **Anac.**[5] **ANT-T.**[5] apis arge-p.[264] arn. ars. bapt. bar-c.[5] bar-i.[111] bell.[5] benz-ac. **Brom.** bros-g.[259] calc.[5] **Camph.**[5] caps.[1] carb-v.[5] **Carl. CHAM.**[1] chel. **CHIN.**[102] chin-s.[111] chlol.[111] **Cic. Cocc.**[5] con. cund. **Cupr.** cycl. dros.[5] dulc.[5] fl-ac. glon. **Graph.**[5] guare.[36] **HEP.**[5] hippoz.[193] hydr-ac. **HYOS.**[5] **Ign.**[5] kali-bi. kali-c.[1] kali-chl. kali-s.[137] **LAC-C. Lach. Laur.**[102] lem-m.[193] lyc. **M-art.**[1] mag-acet.[111] mag-c.[5] mag-m.[5] merc.[5] merc-c.[111] mez.[137] **Mur-ac.**[5] **Nat-m.**[5] nit-ac. nux-m. **Nux-v.**[5] **OP.**[102] **Petr.**[5] **Puls.**[193] rat. rheum[1] **Rhus-t.** sabad. sabin.[5] samb.[172] sec. sep.[5] **Sil.**[102] squil.[5] stann. **STRAM.**[102] stry. **SULPH.**[5] sumb. teucr. tub.[102] zinc.[102]
☞ Rauh; sägend • Stertorös (z.B. bei Koma, Apoplexie)

morgens, im Schlaf: m-art.[1] petr.

Mittagsschlaf, beim: alum.

abends im Bett: sil.
☞ Z; Abends • Z; Abends; Bett, im

Mitternacht: mur-ac. nux-v.

Ausatmung: ant-t.[36] arn. camph. chin. **Nux-v. Op.**

Bewusstlosigkeit:
☞ Ohnmacht, bei

Delirium, nach: sec.

Einatmung: alum.[5] bell.[1] calc.[5] camph.[5] caps.[1] cham.[1] chin.[1] chlol.[111] dros.[5] dulc.[5] hyos.[1] ign.[1] kali-c.[5] laur.[5] lem-m.[77] m-art.[1] mag-acet.[111] mag-m.[5] nux-v.[5] **OP.**[5] petr.[5] puls.[5] rheum[1] sabin.[5] sep.[5] sulph.[5]

- **Mitternacht**: **Nux-v.**[36]

- **Schlaf,** im: alum.[5] bell.[1] calc.[5] camph.[5] caps.[1] cham.[1] chin.[1] chlol.[111] dros.[5] dulc.[5] hyos.[1] ign.[1] kali-c.[5] laur.[5] lem-m.[77] m-art.[1] mag-acet.[111] mag-m.[5] **Nux-v.**[5] **Op.**[5] petr.[5] puls.[5] rheum[1] sabin.[5] sep.[5] sulph.[5]
☞ Schlaf, im

Empfindungslosigkeit, mit: **Op.**

Fieberhitze, während: apis con. ign. laur. **OP.**
☞ M; Fieber, Hitzestadium, während

Froststadium im Fieber, während: **Chin.** laur. **OP.**

Furcht, durch: samb.[172]
☞ M; Schreck, Furcht, nach ▥ GEMÜT; M; Schreck oder Furcht, Beschwerden durch

SCHNARCHENDE Atmung (Forts.)

Husten, bei: chin.[5] hyos.[5] squil.[5]

Katarrh, durch chronischen: hippoz.[193]

☞ *M; Katarrh, durch*

Kindern, bei: chin.[102] mez.[137]

☞ *M; Kindern, bei*

Konvulsionen, nach: puls.[193]

Liegen auf dem Rücken, beim: dros. dulc. kali-c. mag-c. sulph.

☞ *M; Liegen; agg.; Rücken, auf dem*

Nase, durch die: puls.[1]

Ohnmacht, bei: stram.

Polypenresektion, nach: kali-s.[137]

▤ *ALLGEMEINES; M; Adenotomie, Beschwerden nach*

Schlaf, im:

☞ *Einatmung; Schlaf, im*

- **Froststadium** im Fieber, während: bell.[5] camph.[5] **Op.**[5] stram.[5]

☞ *M; Schlaf; während*

- **ruhelosem,** bei: chin.[102] laur.[102] **Op.**[102] sil.[102] stram.[102] tub.[102] **Zinc.**[102]

- **Schweiß,** während: anac.[5] **Chin.**[5] graph.[5] hyos.[5] ign.[5] **Mur-ac.**[5] nux-v.[5] **Op.**[5] **Sil.**[5] stram.[5]

☞ *M; Schlaf; während*

- **tiefem** oder komatösem Schlaf, während: op.[193]

Verstopfung der Nase, durch: lem-m.[193]

Wachzustand, im: chel. sumb.

SCHNELL:

☞ *Beschleunigt*

SCHNIEFENDE Ausatmung: sabad.[36]

SCHRILL: bell.[137] gels.[137] ign.[137] mosch.[137] sumb.[36]

Einatmung, bei beginnender, unter linkem Schlüsselbein: sumb.[36]

SCHWACHE: aether[36] alco.[36] **Canth.**[5] chin.[5] clem.[36] laur.[5] **Olnd.**[5] op.[5] stram.[5] tanac.[36] verat.[5] viol-o.[5]

Ausatmung: alco.[36] clem.[36]

Einatmung: aether[36] tanac.[36]

Kälte, während: stram.[5]

☞ *M; Kälte; agg.*

SCHWER:

☞ *Atemnot, Dyspnoe, erschwerte Atmung*

SCHWERFÄLLIG:

☞ *Atemnot, Dyspnoe, erschwerte Atmung*

SEUFZEND: **Acon.**[5] agar. ail.[102] am-c. aml-n.[111] anac. **Ant-c.** apis apoc. **Arg.** **Arg-n.** **Ars.**[36] ars-s-f.[58] asaf.[36] **Aspar.** aur.[137] **AUR-M-N.**[272] bell. **Bor.** bov.[5] **BRY.**[5] cact.[102] **CALAD.** **Calc.**[137] **CALC-P.** calc-sil.[58] **Camph.**[54] caps.[5] carb-ac.[102] carb-an. **CARB-V.** carc.[119] **Caust.** **Cench.**[58] cere-b.[102] **Cham.** chin.[5] chin-s.[36] chlol.[36] **Cimic.** cina[5] cocc. colch.[5] **Corn-f.**[45] cortico.[119] cupr. **DIG.** eup-pur. **Euph.**[5] **Ferr-m.** foll.[149] **Gels.** germ.[222] **Glon.** goss.[122] gran.[102] graph.[5] haliae-lc.[222] **Hell.**[304] hura hydr-ac.[268] hydrog.[222] **IGN.**[171] iod.[5] **IP.**[5] jab.[102] kali-c.[5] lac-ac. lach. lact. laur.[5] led.[137] lil-t. **Lyc.** lycps. **Lyss.** **M-aust.**[5] **Merc-c.** morph. **Mur-ac.**[8] naphtin.[102] nat-ar. nat-c.[5] nat-p. nit-ac. nux-m. nux-v. **OP.**[5] phase.[102] **Phos.** phys.[137] **Phyt.**[36] piloc.[102] plb.[85] plut-n.[222] podo. prun. **Puls.**[1] ran-b.[58] ran-s. sang. **SEC.** **SEL.** **Sil.**[5] **Spong.** squil.[5] stann.[5] **STRAM.**[5] stry.[36] sulfon.[102] sulph. tab. taosc.[270] tarent. tax.[303] teucr.[5] ther.[58] thlaspi[45] verat.[5] verat-v. vip.

☞ *Lang (lange, tiefe, seufzende Atemzüge) • Lang (lange, tiefe, seufzende Atemzüge); Ausatmung • Schluchzend • Tiefe Atmung; allgemeine Arzneien • Tiefe Atmung; Verlangen, tief zu atmen* ▤ *GEMÜT; C; Seufzen*

morgens: sang.

☞ *Z; Morgens*

vormittags, 9.30 Uhr: hura

nachmittags: ant-c. hydr-ac.[268]

☞ *Z; Nachmittags*

abends: chin. lycps.

☞ *Z; Abends*

- **19** Uhr: lycps.

nachts: bry. ign.

☞ *Z; Nachts*

- **2** Uhr: ign.

Ausatmung: chin-s.[36] chlol.[36] phys.[36]

- **unterbrochen**: chin-s.[36]

Auswurf, ohne: verat.[5]

Bewusstlosigkeit, bei: glon.

Einatmung: ars.[36] asaf.[36] phyt.[36] stry.[36]

☞ *Unwillkürliche Einatmung*

Essen:

- **während**: teucr.[5]

☞ *M; Essen; agg.; während*

- **nach**: **Ant-c.**

☞ *M; Essen; agg.; nach*

Froststadium im Fieber, während: acon.[5] bry.[5] caps.[5] cocc.[5] ign.[5] **Ip.**[5] op.[5] sil.[5]

Husten, nach: led.[137]

☞ *M; Husten; nach*

Konvulsionen:

- **vor**: plb.[85]

- **nach**: **Cocc.**

Kopfschmerz, während: tax.[303]

☞ *M; Kopfschmerz, während*

Leukorrhö, bei: phys.[137]

Menses, während: nat-p.

Mittagessen, nach dem: arg-n.

Schlaf, im: anac. **Aur.**[137] calc.[137] camph. cimic. cortico.[119] hell.[304] op.[5] puls.[1] stram.[5] **Sulph.**

☞ *M; Schlaf; während*

- **beschleunigt** beim Erwachen: cimic.

Schweiß, während: bry.[5]

Steigen, beim: ther.[58]

☞ *M; Steigen; agg.*

typhoidem Fieber, bei, stoßweise, seufzend: calad.

Verletzung, nach: camph.[54]

☞ *M; Verletzungen, nach*

Wehen, Entbindung, während: bry.[54]

☞ *M; Wehen, Entbindung, während*

Zusammenschnüren des Herzens, durch Empfindung von: carc.[119] ign.[171]

konvulsivisch, spasmodisch: aml-n.[111] plut-n.[222]

SPASTISCH: acon.[172] amyg-am.[10] **Ang.**[5] ars. arund. astra-e.[149] bell.[36] brom. **Cor-r. Cupr.** elaps[85] **Gels.** hydr-ac. **Ign. Ip.** kali-c. kali-cy. **Led.**[5] lob.[25] m-arct.[5] **Mag-p.** mez. mill. mosch. mur-ac. nat-m. oena. op. **Ox-ac.** phos. plb. puls. pyrus **Samb.** stann. stram.[36] stry.[36] sulph. tab. **VALER. Verat.** verat-v.

☞ *Aussetzend, intermittierend • Unregelmäßig*

abends: stann.

☞ *Z; Abends*

nachts: nat-m.

☞ *Z; Nachts*

Ausatmung: bell.[36] stram.[36]

Einatmung: led.[36] stry.[36]

Furcht, durch: acon.[172]

☞ *M; Schreck, Furcht, nach ▤ GEMÜT; M; Schreck oder Furcht, Beschwerden durch*

Säuglingen, bei: bell.[54]

STERTORÖS (z.B. bei Koma, Apoplexie): absin. acon. adam.[222] **AM-C.** am-caust.[4] amyg-am.[54] anac. ang.[5] **Ant-t.**[81] **Apis Arn. Ars.** asaf.[5] bell.[81] brom. bry.[102] bufo **Camph.**[81] cann-i. **Carb-ac.** carb-an. cham. chel.[111] chen-a. **Chin.**[5] chlol.[54] cic. cocc. crot-c.[72] crot-h.[36] cupr. cyt-l.[36] euph.[1020] euph-l.[102] ferr-m. **Gels. Glon.** hell.[47] **Hippoz.**[102] hydr-ac. hyos.[8] ign.[85] kali-bi. **Lach. Laur.**[81] led.[5] lob-p.[102] **Lyc.**[5] merl. naja[36] nat-m.[1] nat-sal.[102] **Nit-ac.** nit-s-d.[111] **Nux-m. Nux-v. Oena.** olnd. **OP.** petr. phase.[102] phos. piloc.[102] plb. **Puls.** sabad. sarr. sec.[8] sium[36] **Spong.** stann. **Stram.**[5] sul-ac. sulfon.[72] tab. tanac.[36] tax.[36] tell.[809] ter. trion.[72] verat-v.[36] visc.[36] zinc.[25]

☞ *Blasende Atmung • Schnarchende Atmung*

abends im Bett: carb-an.

☞ *Z; Abends; Bett, im*

Ausatmung, im Schlaf: **Chin.**[36]

Bewusstlosigkeit, bei, mit unwillkürlichem Stuhl und Urin: amyg-am.[54] **Op.**[54]

blasender Ausatmung, mit: bufo chel.[111] chen-a.[111] **Chin.**[5] chlol.[54] **Lach.** lyc.[5] naja[111] **Nux-v. Op.** plb. stram.[5] tab.

Einatmung: op.[36]

Gehirnerschütterung, bei: hyos.[8]

▤ *KOPF; O; Innerlich, innerer Kopf; Gehirn; Verletzungen, nach*

Konvulsionen:

- **während**: ant-t.[81] bell.[81] camph.[81] laur.[81] op.[54]
- **nach**: **Oena. OP.**

Liegen auf der betroffenen Seite, beim: anac.

☞ *M; Liegen; agg.; Seite, auf der*

Schlaf, im: **Brom. Chin.**[809] ign.[85] laur.[102] nux-v. **OP.** puls.

☞ *M; Schlaf; während*

Stupor und Aufschreien, wie durch plötzlichen Schmerz: **APIS**

unwillkürlichem Stuhl und Urin, mit: amyg-am.

Verletzungen, nach: **OP.**[809]

☞ *M; Verletzungen, nach*

Wehen, Entbindung, während: sec.[8]

☞ *M; Wehen, Entbindung, während*

Rasseln, als ob eine Kugel lose in der Luftröhre rollt: chen-a.[85]

STÖHNEND: **Acon.**[5] aeth. **Ant-t. Ars. Bell.**[1] **Bry.**[5] **Calad.**[5] carb-v.[58] **Cham.**[5] chin-s.[36] cina **Cocc.**[5] coff. **Colch.** con.[1] **Cupr.**[5] **Graph.**[5] **Hydr-ac.**[36] ign.[5] **Ip.**[5] kali-c. kali-cy.[36] **Lach.** laur. **Lyss.** m-art.[5] **Mur-ac. Nux-v.**[5] **Op.** phos. phyt. plb. **Puls.** rhus-t. sec. sel. spong. **Squil.**[5] **Stram.**[5] stry.[36] tab.

▤ *GEMÜT; C; Stöhnen, Ächzen, Wehklagen, Wimmern*

Ausatmen, beim: bell.[1] chin-s.[36] hydr-ac.[36] kali-cy.[36] stry.[36]

☞ *M; Atmen; agg.; Ausatmung*

- **abends**: chin-s.[36]

☞ *Z; Abends*

TIEFE Atmung:

allgemeine Arzneien: **Acon.** aether[36] **Agar.**[36] **Ail.** alumn. am-c.[5] am-m. ambr.[1] **Ant-c.**[1] ant-t. **ARG-N.** arn. ars. asaf.[36] **AUR.** bar-c. bar-m. bell.[1] bor. bov. **Brom.**[36] **BRY.**[5] **Cact. Calc.**[36] calc-p. calc-sil.[58] **Camph.** cann-i. cann-s. **CAPS.**[5] carb-ac.[25] carb-v. carbn-h.[36] carbn-s.[36] **Cast. Caust.** cere-b.[36] cham. chel. chin. chin-ar. chlor.[36] choc.[222] cic. cimx. clem.[36] coc-c.[36] coca[137] cocc.[5] colch. cot.[36] croc. croto-t. **Cupr. Dig.**[36] dros. ery-a.[36] euon. **Euph.**[1] euphr. eupi. fago.[36] ferr.[36] fl-ac. foll.[149] gamb. get.[36] gink.[227] gins.[36] glon.[36] ham.[25] hell.[5] **HEP. Hydr-ac.** hydrc.[36] hyos.[36] ictod. **IGN. Ind.** iod.[36] **IP.**[5] kali-ar. kali-c. kali-chl.[58] kali-i.[36] kali-n.[1] kreos.[36] **LACH.** lachn. lact. laur. lil-t.[137] lob.[36] **Lyc. M-aust.**[5] mag-c.[1] manc.[36] merc. mez. morph. mosch.[5] **Mur-ac.** naja[36] nat-ar. nat-c. nat-m. **NAT-S. Nat-sil.**[58] nicc. nux-m.[5] nux-v. **Olnd.**[5] **OP.**[5] ox-ac.[36] par.[5] ph-ac.[5] **PHOS.**[5] phys.[36] **Plat.**[122] plb.[5] podo. prun. puls.[5] **RAN-B.**[5] ran-s.[5] **Rhus-t.**[1] rumx.[36] sabad.[36] sabin.[5] sang.[36] sars. **Sec. SEL.**[5] seneg.[5] sep. **SIL.**[5] spect.[271] spig. spong. squil. stann. **Stram.**[5] stry. sul-ac. sulo-ac.[36] **Sulph.** tab.[36] ther. thuj. **Zinc.**

☞ *Lang (lange, tiefe, seufzende Atemzüge) • Seufzend*

- **abends**: eupi. **Ran-b.**

☞ *Z; Abends*

- **Mitternacht,** beim Erwachen: cann-i.
- **Bauch** heraus, aus dem: alumn. cann-s.
- **Beklemmung** im Epigastrium, durch: bell.[1]
- **Essen,** nach dem: ant-c.[1] hep.[5] rhus-t.[1] sars.

☞ *M; Essen; agg.; nach*

- **Fieber,** während: ph-ac.[1]
  - **Hitzestadium**: ph-ac.[1]

☞ *M; Fieber, Hitzestadium, während*

- **Froststadium** im Fieber, während: bry.[5] caps.[5] cimx. ip.[5] **Ph-ac.**[5]
- **Gehen,** beim: bell.[1]

☞ *M; Gehen; agg.; beim*

- **Herzregion,** durch Schweregefühl in der: croc.
- **hysterischen** Frauen, bei: plat.[122]
- **langsam,** keuchend: sep.
- **Laufen** oder Rennen, nach: **Hep.**

☞ *M; Laufen oder Rennen, nach*

TIEFE Atmung; **allgemeine** Arzneien (Forts.)

- **Liegen**:
  - **beim**: **Ind.**
    ☞ *M; Liegen; agg.; Hinlegen, beim*
  - **linker** Seite agg. **auf**: ind.
    ☞ *M; Liegen; agg.; Seite, auf der; linker Seite, auf*
  - **Rücken,** auf dem, amel.: ind.
    ☞ *M; Liegen; amel.; Rücken, auf dem*
- **Menses,** vor: sulph.
- **Mittagessen,** vor dem: chin. rhus-t.
- **Schlaf,** im: ign.
  ☞ *M; Schlaf; während*
- **Schreiben,** beim: fl-ac.
- **Schweiß,** während: **Bry.**[5] ip.[5] **Op.**[5] **Ph-ac.**[5] **Phos.**[5] ran-b.[5] **Sel.**[5] sil.[5] stram.[5]
- **Sitzen,** beim: cic. lach.
  ☞ *M; Sitzen; agg.*
- **Verletzung,** nach: hep.[54]
  ☞ *M; Verletzungen, nach*
- **Wehen,** Entbindung, während: ign.[54]
  ☞ *M; Wehen, Entbindung, während*

Ausatmung, tiefe: brom.[36] cere-b.[36] clem.[36]
- **morgens,** beim Aufstehen: clem.[36]
- **Sitzen,** beim: brom.[36]
  ☞ *M; Sitzen; agg.*

Einatmung, tiefe: aether[36] **Agar.**[36] asaf.[36] **Brom.**[36] calc.[36] carbn-h.[36] carbn-s.[36] cere-b.[36] chlor.[36] cic.[36] **Cimx.**[36] coc-c.[36] cot.[36] **Dig.**[36] ery-a.[36] fago.[36] ferr.[36] fl-ac.[36] get.[36] gins.[36] **Glon.**[36] hell.[36] hydrc.[36] hyos.[36] ign.[36] iod.[36] kali-i.[36] kreos.[36] lob.[36] manc.[36] naja[36] nux-m.[36] op.[36] ox-ac.[36] par.[36] phos.[36] phys.[36] ran-s.[36] rumx.[36] sabad.[36] sang.[36] sulo-ac.[36] sulph.[36] tab.[36]
- **morgens**: agar.[36]
  ☞ *Z; Morgens*
- **vormittags,** beim Schreiben: fl-ac.[36]
- **nachmittags**: sang.[36]
  ☞ *Z; Nachmittags*
- **Blähungen,** bei festsitzenden: get.[36]
  ☞ *M; Blähungen, Flatulenz; festsitzenden, mit*
- **Enge,** der Brust, bei: gins.[36]
  ☞ *M; Enge der Brust, mit*
- **Gehen,** beim: agar.[36] cic.[36] coc-c.[36] hell.[36]
  ☞ *M; Gehen; agg.; beim*
  - **Freien,** im: hell.[36]
    ☞ *M; Gehen; agg.; beim; Freien, im*
- **Ohnmachtsschwäche,** bei: fl-ac.[36]
- **Sitzen,** beim: agar.[36] cic.[36] gins.[36]
  ☞ *M; Sitzen; agg.*

unmöglich: alumn. ambr.[1] ant-c. **ARS.** ars-i.[809] **Aur.** aur-m-n.[272] bry. calc-p. **Cocc. Croto-t.** dig. euph.[1] euphr. ferr. gink.[227] ham.[25] kali-n.[1] lach.[111] **Lob.** morph. plat. sep.[1] sil.[1] stann. stry.[85] sulph.

Verlangen, tief zu atmen: acet-ac. achy.[149] acon. adon.[72] agar.[5] agki-p.[1202] alum. alum-p.[58] alumn. am-br. aml-n.[25] androc.[222] anh.[119] ant-c.[116] apisin.[5] arg-n.[137] asaf.[8] **Aur.**[137] **Aur-m-n.**[272] bapt. **Bor.**[5] brom. **BRY.**[85] **CACT. CALC. Calc-p.** camph.[116] cann-i.[116] **Caps. Carb-ac. Carb-v. CARC.**[149] **Card-m. Caust.** cedr.[25] **Chin.** cimx. citl-v.[197] coca cocc.[111] **Croc.**[5] **CROTO-T.**[137] **Cupr.**[5] cypra-e.[227] **Dig.** euon. eup-per. eup-pur.[25] fago.[25] germ.[222] gink.[227] **Glon.** haliae-lc.[222] harp.[1184] hell.[5] hep.[1] hydr. **Hydr-ac.**[111] iber.[25] ictod. **IGN. Ind.** ip.[5] irid.[222] kali-bi.[111] kali-c.[1] kali-n.[5] kola[1184] **Kreos. LACH.**[137] **Lact.** lat-h.[301] laur.[5] lil-t.[25] lob.[111] **Lyc.** m-arct.[5] m-aust.[5] mag-p.[111] med.[8] **Merc.** mez. mosch. nat-m.[1] **NAT-S.** neon[222] nicot.[38] **NUX-M.** op.[5] ozone[227] **Par.** ph-ac.[5] **Phos.** plan.[25] plan-m.[45] **Plat.**[5] podo. por-m.[251] prun.[137] rad-br.[137] ran-b. rauw.[119] rhus-t.[54] sabin.[5] samb. **Sang. SEL. Seneg.** sep. sil.[5] squil.[1] stann. stram. stroph-s.[119] succ.[194] sulfa.[119] sulo-ac.[36] **SULPH.** tab.[111] tanac.[25] tax.[303] ther. tub.[85] verb. xan.[171]
☞ *Atemnot, Dyspnoe, erschwerte Atmung; Lungen nicht ausdehnen, kann die •Seufzend ▯ GEMÜT; C; Seufzen*
- **Beklemmung,** durch:
  - **Brust,** der: carc.[149]
    ☞ *M; Enge der Brust, mit*
  - **Magens,** des: nat-m.[1]
- **Fieberhitze,** während: bor.[5] ph-ac.[5]
  ☞ *M; Fieber, Hitzestadium, während*
- **Froststadium** im Fieber, während: cimx.
- **Hitze** des Kopfes, bei: kola[1184]
  ☞ *M; Hitze, mit*
- **Liegen,** beim: **Ind.**
- **Mittagessen,** nach dem: hep.[1]
- **Schmerzen,** bei: xan.[171]
- **Schweiß,** bei: por-m.[251]
- **beständig**: iber.[25]
- **Erleichterung,** ohne: fago.[25] iber.[25] tanac.[25]
- **häufig** und lang: bry.[85] cedr.[25] lil-t.[25] plan.[25] rhus-t.[54]
- **kann** nicht tief genug atmen: aur.[137] croto-t.[137] lach.[137] prun.[137] rad-br.[137]
- **konvulsivisch,** spasmodisch: aml-n.[25]

UNGLEICH:
☞ *Aussetzend, intermittierend*

UNREGELMÄßIG: absin. acet-ac. acon.[86] **AIL.** ambr. anac. **ANG.**[5] **Ant-t.**[5] arn. **Ars.** ars-i. asar.[5] aur. aur-ar.[58] aur-i.[58] aur-s.[58] **BELL.**[86] cadm-s. calad. **Camph.** canth. carb-v.[122] **Cham.** chin.[5] chin-s. chlf.[36] cic. **Cina**[5] clem. coca **Cocc.**[5] coff.[5] **Colch.** crat.[102] **Crot-h. CUPR.**[5] cupr-s. **DIG.** dros. gels. grin.[122] hell.[102] hippoz. hydr-ac.[54] hyos. **Ign.**[86] **Iod.** iodof.[85] ip.[5] ipom.[119] kalam.[122] kali-cy.[122] laur. led. lyss.[85] m-arct.[5] merc. merc-c.[5] mez.[5] **MORPH.** mosch.[5] nicc. **Nux-v.**[86] olnd. **OP.**[86] phos. plb. psil.[164] **Puls.**[5] ruta[5] sec.[5] **Sep.**[5] sol-t-ae. spong.[86] stram. **Stry.** sul-ac. **Sul-i.**[58] sulph.[137] tab. tarent.[86] tax. ter. tril.[72] valer.[122] verat.[5] verat-v. zinc. **Zinc-p.**[58]
☞ *Aussetzend, intermittierend •Spastisch*

Froststadium im Fieber, während: ang.[5] bell.[5] cina[5] cupr.[5] ign.[5] mosch.[5] op.[5] puls.[5]

Husten, während: clem. cupr-s.
☞ *M; Husten; während*

Konvulsionen:
- **vor**: acon.[86] bell.[86] **Ign.**[86] nux-v.[86] **Op.**[86] spong.[86] **Tarent.**[86]
- **während**: hydr-ac.[54]

Schlaf, im: **Ant-t.**[5] cadm-s. **Ign.**
☞ *M; Schlaf; während*

Stehen, beim: arn.
☞ *M; Stehen; agg.*

Trinken, beim: anac.
☞ *M; Trinken; agg.*

mal langsam, dann wieder schnell: acon. bell. carb-v.[122] chlf.[36] **Grin.**[122] **Ign.** kalam.[122] kali-cy.[122] nux-v. op. spong.

UNTERBROCHEN: acon.[5] ang.[5] **Ant-t.**[5] ars. cham.[5] chin-s.[36] cic.[5] **Cina**[5] cupr.[5] ign.[5] laur.[5] led. m-arct.[5] op.[5] puls.[5]
☞ *Asphyxie, Atemstillstand • Behinderte, erschwerte Atmung • Unterbrochen, angehalten*

Ausatmung: ars. chin-s.[36]

Einatmung: CINA Led.

Schlaf, im: **Ant-t.**[5]
☞ *M; Schlaf; während*

UNTERBROCHEN, angehalten:
☞ *Unterbrochen*

allgemeine Arzneien: acet-ac. acon. **Alum.**[5] alum-p.[58] alum-sil.[58] am-c. am-m. **Anac.**[137] **Ang.**[5] ant-t.[111] apis aral. arg-n. arn.[137] ars. bac.[162] bad. bapt.[111] bar-c. bell. bor. bov.[102] brom. **BRY.**[111] **Cact.** cadm-s. cahin. calad. **Calc.** calc-p.[122] **Camph.** cann-s. canth. caps.[122] carb-an.[5] carb-v. carbn-s. cast. **Caust.** cench. **Cham.** chin. **Cic.** cimx. **Cina** cinnb. clem. coc-c. coca[137] cocc. coff. con. cop. cor-r. crot-c. **CUPR.**[81] cur.[111] dig. dios. dol. dros.[58] euph.[5] euphr. ferr. ferr-ar. gels.[111] graph.[58] grin. guai. hell. helon.[137] hep.[5] hydr-ac.[111] hyos. **Ign.** iod. iodof.[36] ip. kali-bi. kali-c. kali-chl. kali-cy.[85] kali-i.[111] kali-n. kalm.[111] kreos. lac-c. **Lach.** lact. **Lat-m.** **Laur.**[5] **Led.** lob. loxo-r.[240] **LYC.** lyss.[85] mag-c. **Mag-m.**[5] merc. merc-c. merc-i-r.[111] merc-pr-r.[1] mez.[1] **Mosch.** mur-ac. naja naphtin.[72] nat-c. nat-m. nat-s. nicc. nit-ac. **Nux-m.** nux-v.[1] oena. **OP.**[81] petr.[1] phel. **Phos.**[5] plan. plat. plb.[122] plut-n.[222] prun.[111] psor. **Puls.**[122] ran-b.[111] ran-s.[5] rhus-t. rumx.[137] **Ruta SAMB.** sang. sant. sarr. **Sars.** sep. **SIL.** spig. spong.[111] squil. **Stann.**[54] staph. stram. stry. sul-ac. **SULPH.** tab. tanac. tarax.[1] ter. thea ther. **Thuj.** upa.[85] **Verat.** verb. zinc. ziz.
☞ *Angehalten, wird plötzlich, wie durch Schreck • Asphyxie, Atemstillstand • Behinderte, erschwerte Atmung • Nicht wahrnehmbar*

- **morgens**: lyc.
  ☞ *Z; Morgens*
- **vormittags,** durch Stiche in der Seite: stann.
  ☞ *Z; Vormittags*
- **nachmittags**: cham. dios. kreos. thuj.
  ☞ *Z; Nachmittags*
  - **15** Uhr, durch Stiche unter dem rechten Schulterblatt: kreos.
  - **16** Uhr: dios.
- **abends,** durch Greifen, Kneifen, in der Leistengegend: nat-m. nicc. plan.
  ☞ *Z; Abends*
- **nachts**: bac.[162] guai. **Kali-c. LYC.** nat-m. ruta samb.
  ☞ *Z; Nachts*
  - **Husten,** während: nat-m.
    ☞ *M; Husten; während*
- **Mitternacht**: cinnb.
- **anstößt,** wenn man irgendwo: petr.[1]
- **Bücken,** beim: psor. sil.
  ☞ *M; Bücken; agg.*
- **Fieber,** während: ruta
- **Gehen,** beim: am-m. **Calc. Caust.** cham. **Chin.** ign. nat-c. **Nit-ac.** plat. sep. thuj.
  ☞ *M; Gehen; agg.; beim*
  - **gegen** den Wind: **Calc.** plat.
    ☞ *M; Gehen; agg.; beim; Wind, gegen den • M; Wind agg. • Asthma, asthmatische Atmung; Wind, beim Gehen gegen den • Atemnot, Dyspnoe, erschwerte Atmung; Gehen; agg.; Wind, gegen den*
- **gehoben** wird, wenn das Kind aus der Wiege: calc-p.[122]
  ☞ *M; Kindern, bei*
- **Hautausschläge,** durch unterdrückte: **Ars. Sulph.**
- **Husten**:
  - **vor**: led.[1]
    ☞ *M; Husten; vor*
  - **während**: acet-ac. **Acon. ALUM.** alum-p.[58] alum-sil.[58] am-c. am-m.[137] **Anac.**[5] **ANT-T.** aral. arg-n. arn. **ARS.** bar-c. **Bell.** brom. bry. cahin. calad. **Calc.**[5] canth. carb-an. carb-v. caust. **CINA** clem. coc-c. cocc. con. cop. **Cor-r. CUPR.** dol. **DROS.** euphr. ferr. ferr-ar. guai. hep. hyos. iod. **IP.** kali-bi. kali-c. kali-chl. kali-n. **Kreos.** lach. lact. led. lob. **Lyc.** merc. mosch. mur-ac. naphtin.[72] nat-m. nat-s. nicc. nit-ac. **Nux-m. NUX-V.** op. petr.[1] phel. phos. puls. rhus-t. **Samb.** sang. sarr. **Sep. Sil.** spig. spong. squil. staph. sul-ac. sulph. verat. zinc. ziz.
    ☞ *M; Husten; während* ▥ *HUSTEN; C; Erstickungsgefühl, Husten mit*
- **Konvulsionen,** während: **Cic. Cina** coff. cupr.[81] op.[81] **Sant.** sars. **Stry.**
- **Liegen,** beim:
  - **agg.**: apis **Bor.** dros.[58] nat-m. **Puls.** sil.
    - **Rücken,** auf dem: sil.
      ☞ *M; Liegen; agg.; Rücken, auf dem*
  - **amel.**: **Psor.**
- **Luft**:
  - **Freien,** im: caust.[1]
    ☞ *M; Luft; agg.; frische, im Freien*
  - **frischer,** an: **PSOR.**
  - **heiße,** wie durch: arg-n.[137]
- **Rauchen,** durch: tarax.[1]
  ☞ *M; Rauch agg.*
- **Reiben** amel.: mur-ac.
  ▥ *ALLGEMEINES; M; Reiben; amel.*

UNTERBROCHEN, angehalten; **allgemeine** Arzneien (Forts.)

- **Schlaf**:
  - **Einschlafen,** beim: **Am-c.**[111] ant-t.[111] bad. bapt.[111] bry.[111] cadm-s.[102] carb-an.[111] carb-v. cench. cur.[111] dig.[111] **Gels.**[111] graph.[58] **GRIN.** hydr-ac.[111] kali-i.[111] lac-c.[111] **LACH.**[111] merc-i-r.[111] merc-pr-r.[1] **Op.** ran-b.[111] samb.[102] **Spong.**[111] **Sulph.**[111]
    ☞ *Atemnot, Dyspnoe, erschwerte Atmung; Schlaf; Einschlafen, beim* ▥ *INNERER HALS; C; Zusammenschnürung; Einschlafen, beim*
    - **Halsbeschwerden,** bei: lac-c.[111] **LACH.**[111]
    - **Herzbeschwerden,** mit: **AM-C.**[111] dig.[111] gels.[111] hydr-ac.[111] **Lach.**[111] spong.[111]
    - **Kehlkopfbeschwerden,** bei: **LACH.**[111] spong.[111]
    - **Liegen** auf rechter Seite, beim: bad.
      ☞ *M; Liegen; agg.; Seite, auf der; rechter Seite, auf*
    - **Typhoid,** bei: bapt.[111] bry.[111] lach.[111]
  - **während**: am-c. cadm-s. **Carb-v. CENCH.** dig. **GRIN.** guai. **Hep.**[5] **Kali-c. Lac-c. LACH.** lyc. **OP.** phos.[5] samb. **Sulph.**
    ☞ *M; Schlaf; während*
- **Schlucken,** beim: anac.[137]
  ☞ *M; Schlucken agg.*
- **Schmerzen,** mit:
  - **durch**:
    ▥ *RÜCKEN; C; Schmerz; Dorsalregion; Atmen; hindert am* • *RÜCKEN; C; Schmerz; Dorsalregion; Einatmen, beim*
    - **Kreuz,** im, drückender Schmerz: caps.[122]
      ☞ *M; Schmerzen, mit; Rücken, im*
  - **während**: ars.[122] kalm.[111] nat-m.[122] nux-v.[1] plb.[122] prun.[111] puls.[122] ran-s.[5] sep.[122] sulph.[122] upa.[85]
    - **Lunge,** bei Stechen durch die rechte: upa.[85]
- **Sitzen,** beim: **Caust.** nat-s. psor.
- **Sprechen,** beim: **Caust.** mez.[1] plan. **Sulph.**
  ☞ *M; Sprechen; agg.* • *Atemnot, Dyspnoe, erschwerte Atmung; Sprechen; agg.; während und nach* • *Behinderte, erschwerte Atmung; Sprechen, beim*
- **Stehen,** im: nux-m. sep.
  - **Wasser,** im: nux-m.
- **Stuhlgang,** während: **Alum.**[5] carb-an.[5]
  ▥ *ALLGEMEINES; M; Stuhlgang; während Stuhlgang*
- **Sturz** oder wenn er irgendwo angestoßen ist, durch: petr.[1]
- **Treppensteigen,** beim: mag-c. nit-ac. thuj.
  ☞ *M; Steigen; agg.; Treppensteigen*
- **Trinken,** durch: am-m.[137] anac. **Cimx.**
  ☞ *M; Trinken; agg.*
- **Umdrehen** im Bett, beim: carb-v.
  ☞ *M; Bett; agg.; Umdrehen im, beim* • *M; Drehen, Herumdrehen, agg.; Umdrehen im Bett*
- **Wehen,** Entbindung, während: stann.[54]
  ☞ *M; Wehen, Entbindung, während*
- **Zorn,** durch, bei Kindern: arn.[137]
  ☞ *M; Kindern, bei* • *M; Zorn, durch*
- **Zusammenschnüren,** durch:
  - **Brust,** der: carb-v.[1] hell. sep. spig.[1]
    ☞ *M; Enge der Brust, mit*
  - **Kehlkopf**:
    ▥ *KEHLKOPF LUFTRÖHRE; C; Zusammenschnüren, Empfindung von; Kehlkopf; Einatmen, beim*
- **vergisst** zu atmen: plut-n.[222]

Verlangen, die Luft anzuhalten: calc.[1] cham. plat.[54]
- **plötzlich**:
  - **Kindern,** bei: cham.
    ☞ *M; Kindern, bei*
  - **Konvulsionen,** während: plat.[54]

UNTERDRÜCKT: cupr.[5]

UNWILLKÜRLICHE Einatmung: cupr-ar.[36]
☞ *Seufzend; Einatmung*

VERSTÄRKT:
☞ *Beschleunigt*

VOLL:
☞ *Tiefe Atmung; allgemeine Arzneien*

WATTE, wie durch:
☞ *Atemnot, Dyspnoe, erschwerte Atmung; Schwamm, wie durch einen*

ZISCHEND: arg-n.[5] bros-g.[259] calc.[5] led.[5] m-arct.[5] m-aust.[5] stram.[36] tanac.[36]
- **Ausatmung**: stram.[36] tanac.[36]

ZISCHEND-PFEIFEND, durch Kehlkopfkrampf: am-caust. ars.[31] **BELL.** calc.[31] **Chlor. GELS. IGN.** kali-bi.[8] **Lach.** laur. **Meph.** merc-i-f.[31] merc-i-r.[31] **MOSCH.** nit-ac. **Nux-v. Op.**[36] phos.[31] plb. **Samb. Sang.** sarr. spong.[31] stram.[31] ulm.[31] verat.
☞ *Pfeifend* ▥ *KEHLKOPF LUFTRÖHRE; C; Krampf, Stimmritze, Laryngismus stridulus*
- **abends,** beim Einschlafen: **PHOS.**
- **Diphtherie,** bei: **KALI-BI.**[8]
- **Einatmung**: op.[36]

ZITTRIG: **Ant-t.** m-aust.[85] zinc.[1]

ABWECHSELNDE SYMPTOME

ZEIT

MODALITÄTEN

ORT

CHARAKTERISTIKA EIGENTÜMLICHKEITEN

ABWECHSELNDE SYMPTOME

ABWECHSELND mit Husten, Beschwerden erscheinen: ant-t. ars. croto-t. mez. sulph.
ALLGEMEINES; A; Abwechselnde, alternierende Zustände

Hautausschlägen, abwechselnd mit: ars. **Croto-t.** mez. **Psor. Sulph.**
ATMUNG; C; Asthma, asthmatische Atmung; abwechselnd mit; Hautausschläge •BRUST; A; Abwechselnd mit; Hautsymptomen •BRUST; C; Hautausschläge; Exanthem, flüchtiges; abwechselnd mit Asthma •HAUT; A; Abwechselnd mit

ZEIT

TAGSÜBER: **Alum.**[1] **Am-c.**[5] ang.[5] **Arg.**[5] arn.[5] **Ars.**[137] **Calc.**[5] **Cham.**[137] cic.[5] **Cocc.**[5] coloc. **EUPHR.**[5] **Ferr.**[5] **Hep.**[137] kali-c.[5] kali-n.[5] **LACH.**[5] led.[5] lyc. m-aust.[5] **Merc.**[137] nat-m. **Nit-ac.**[5] phos.[5] **Puls.**[5] rhod.[5] sabad. **Sil.**[137] stann.[5] staph.[1] **Sulph.**[137] **Thuj.**[5]
☞ Periodisch; tagsüber ▤ ALLGEMEINES; Z; Tagsüber; agg.

TAG und Nacht: acon. alum.[5] am-c.[5] ang.[5] ant-t.[5] arg.[5] arn.[5] ars-i. asaf.[5] **Bell.**[5] **BISM. Calc.** caps.[5] carb-an. caust. cocc.[5] colch.[5] cupr. **Euph.** euphr.[5] **Graph.**[5] guai.[5] indg. kali-bi. **Kali-c.** kali-m.[58] kali-n. led.[5] **Lyc.** m-aust.[5] mang.[5] nat-c. **Nat-m.** op.[5] petr.[5] **Phos.**[5] **Puls.** rhod.[5] rhus-t.[5] sil. **SPONG. Squil.**[5] stann.[5] stict. **Stront-c.**[5] **SULPH.** zinc-p.[58]

MORGENS:

agg.: acal.[102] acon. adam.[222] **Agar.** agn. ail. all-c. all-s. **ALUM.**[102] alum-p.[58] alum-sil.[58] alumn. am-br.[162] am-c. **Am-m.**[5] ambr.[102] anac. ang. ant-c. ant-t. apoc. apoc-a.[25] aq-mar.[149] aran-s.[192] arg. arge-p.[264] arn. **ARS.**[102] **Ars-i. ARS-S-F.**[58] arum-d. arum-t. asc-t.[111] aster. aur. aur-ar.[58] aur-s.[58] aza.[192] ba-tn.[136] bac.[226] bad. bar-c. bar-i.[58] bar-m. bar-s.[58] bell. bor.[111] bov.[111] brom. **Bry.**[102] bufo[111] calad. **CALC.** calc-i.[58] **Calc-p. Calc-s.** calc-sil.[58] calx-b.[194] canth. **Carb-an.** carb-v. carbn-s. carc.[193] cassi-s.[192] **Caust.** cedr. **Cham.**[5] **Chel. CHIN. Chin-ar.** chin-s. cina[111] **Coc-c.** coca cod. colch. con. cop. cor-r. cortico.[119] croto-t. cupr.[102] cur. dig. dios. dirc. dros. dulc. elaps[111] erig. eup-per.[111] **EUPHR. Ferr.** ferr-ar. ferr-i. ferr-m. ferr-p.[137] graph. grat. gymn. ham. **Hep.**[1] hydrog.[222] hyper. **Ign.** indg. **IOD.**[5] **IP.**[5] irid.[222] iris **KALI-AR. KALI-BI. KALI-C.**[102] kali-i. kali-n. kali-p. **Kali-s.** kali-sil.[58] kola[1184] kreos. lach. lachn. laur. **Led. LYC.** m-art.[5] mag-c. **Mag-s.** mang. meny. **Meph.** merc.[111] mez.[5] mill. morg.[136] morg-g.[136] **MOSCH.** mur-ac. mygal.[192] **Myrt-c.**[5] naja nat-ar. nat-c. **NAT-M.**[111] nat-p. nat-s. nat-sil.[58] **Nit-ac.** nux-m. **NUX-V.** ol-an. ol-j. op. osm. ox-ac. **Par.** petr. **Ph-ac.** phel.[102] **PHOS.** phyt. plb. psil.[164] **Psor.** ptel.[25] **PULS.**[102] pyrus **Rhod.**[5] **RHUS-T. RUMX.** sabad.[5] sang. sanic.[85] sars. **Sel.**[5] seneg. **SEP.**[111] **Sil.** spect.[271] spig. spong. **SQUIL. STANN.**[5] staph. stict.[102] stram.[111] sul-ac.[1] **Sul-i.**[58] **SULPH.** sumb. syc-co.[136] syph. tab. tarent. tell. **THUJ.** tub.[193] tung.[252] uro-h.[264] **Verat.**[111] vib. zinc. zinc-p.[58] zing.
ALLGEMEINES; Z; Morgens, 5 Uhr - 9 Uhr; agg.

- **6** Uhr: **Alum.** arum-t. bac.[62] calc-p. **Cedr. Coc-c.** mez.[5] petr. syc-co.[136]
  - **7** Uhr, bis: arum-t. calc-p. **Coc-c.** mez.
  - **8** Uhr oder 9 Uhr, bis: **Cedr.**
  - **9** Uhr, bis: mez.[5]
  - **18** Uhr, bis: calc-p.
- **7** Uhr: coc-c. dig. sil.
  - **10** Uhr, bis: sil.
- **8** Uhr: dios. ham. ol-an. sil.
  - **9** Uhr, bis: sil.
- **9** Uhr:
  - **bis**: sep.
  - **17** Uhr, bis: merc.[122]
  - **18** Uhr, bis: merc.[122]
- **abends,** und: **Acon.** alum.[111] asc-t.[111] bor.[111] bov.[111] bufo[111] **Calc. Carb-v. Caust.** cina[111] ferr.[111] ferr-p.[137] ign.[111] **Lyc.** merc.[111] nat-m.[111] **Phos.** rhus-t.[111] sep.[111] sil.[111] stram.[111] verat.[111]
- **nachts,** und: **Caust.** tub.[193]
  ☞ C; Anhaltender Husten; tagsüber; nachts, und
- **früh**: **Am-br.**[102] **Am-c.**[102] **Ars.**[102] cassi-s.[192] caust.[102] cupr.[102] hep.[102] **Kali-c.**[102] **Nux-v.**[102] phel.[102] puls.[102] sulph.[102] tarent.[192]
- **Sonnenaufgang,** vor: lyc.[5]
- **Dämmerung** amel.: syph.
  ALLGEMEINES; M; Licht; amel.; Zwielicht, in der Dämmerung
- **Anziehen,** beim: carc.[193] seneg.
- **Aufstehen**:
  - **beim,** dauert bis er sich wieder hinlegt: euphr. thuj. tub.[193]
    ☞ C; Trockener Husten; tagsüber; Hinlegen amel.
  - **nach**: agn. ail. all-s. alum. alumn. am-br. ang. ant-c. arg. arn. **Ars. Bac.**[56] bar-c. bar-s.[58] bor. bov. brom. bry. calc. calc-sil.[58] canth. carb-an. carb-v. **Chel.** chin. chin-s. **CINA** coc-c. cortico.[119] dig. **Euphr. FERR.** ferr-ar. ferr-p. grat. indg. lach. lyc. **Nat-m.** nat-s. nit-ac. nux-v. osm. par. **PHOS.** plb. psil.[164] psor. sep. **Sil. Spong.** staph. sulph. thuj. tub.[193]
    - **abends** nach dem Hinlegen, und: agn. **Brom. Lach.** lyc. nit-ac. **Psor.** thuj. tub.[193]
      ☞ C; Quälender Husten; morgens und abends, beim Einschlafen
- **Baden,** nach: calc-s.
- **Bett,** im: am-c. aster. bry. **Caust.** coc-c. ferr. kali-n. **NUX-V. Phos.** rhus-t.
  ☞ Erwachen, und beim
- **Einschlafen,** beim: lyc.

MORGENS; agg; Erwachen, und beim (Forts.)

- **Erwachen,** und beim: agar. ail. alum.[102] am-br.[162] ambr.[102] arn. aur. bac.[226] **Bry.**[102] calc-sil.[5] calx-b.[194] carb-v. **Caust. Chel. Coc-c.** cod. ferr. hep.[1] hydrog.[222] **Ign. KALI-BI.** mag-s. morg-g.[136] **NUX-V.** phos. plb. **Psor.** rhus-t. **RUMX. SIL.** spect.[271] sul-ac.[1] sulph. tarent. thuj. tung.[252]
  ☞ Bett, im •C; Heftiger Husten; Erwachen, beim ▒ AUSWURF; M; Aufsetzen, muss sich nachts, um etwas hochzubringen
- **Freien,** amel. im: mygal.[192]
- **Schmerzen,** mit, von Mitte des Brustbeins hindurch zum Rücken: kali-bi.[85]

amel.: agar. coc-c. germ.[222] grat. myrt-c.[171] puls.[193] rhus-t.[193] sabad.[193]
▒ ALLGEMEINES; Z; Morgens, 5 Uhr - 9 Uhr; amel.

- **abends,** und: myrt-c.[171]
- **Aufstehen,** nach: puls.[193] rhus-t.[193] sabad.[193]
- **Erwachen,** beim: germ.[222]
  ▒ ALLGEMEINES; M; Erwachen; amel.

VORMITTAGS: agar. alum. **Am-c.**[5] **Am-m.** ars-h. **Bell.** bry. camph. chin-s. coc-c. cortico.[149] corv-c.[258] dios. dros. glon. grat. hell. kali-c. kali-sil.[58] lach. lact. mag-c. merc. nat-ar. **Nat-c.**[5] nat-m. raph. rhus-t. sabad. sars. seneg. sep. sil. stann. staph. sul-ac. sulph. tarent. zing.
▒ ALLGEMEINES; Z; Vormittags, 9 Uhr - 12 Uhr; agg.

9 Uhr: ars-h. merc. sep. staph. tarent.
- **10** Uhr, **bis**: ars-h.
- **mittags, bis**: staph.
- **17** Uhr oder 18 Uhr, **bis**: merc.

10 Uhr:
- **mittags,** bis: coc-c. cortico.[149] corv-c.[258] nat-m.
- **Roheit** in den Luftwegen im Liegen, durch: coc-c.

11 Uhr: lach. nat-m. raph. rhus-t.
- **Blutwallung** zur Brust, durch: raph.
- **trockener** Husten, durch Kitzeln hinter oberer Hälfte des Brustbeins, bei vorgebeugtem Sitzen: **Rhus-t.**

Erwachen:
- **beim**: dios. nat-m.
- **nach**: rhus-t.

MITTAGS: agar. arg-n. arund. bell. euphr. mang. naja sil. staph. sulph.
▒ ALLGEMEINES; Z; Mittag, 12 Uhr, gegen; agg.

Liegen amel.: **MANG.**

Schlaf, im: euphr.

NACHMITTAGS: agar. all-c. alum. alum-p.[58] am-c. am-m. anac.[1] ang. ant-t. anth. arn. **Ars.** ars-i.[809] ars-s-f.[58] asaf. astac. bad.[102] bapt. **Bell.** bov. **BRY.**[5] calc. calc-f. calc-p. calc-s. caps. cench. **Chel.** chin.[5] chin-ar. coc-c. coca cupr. dios. dol. fago. ferr-i. gamb. hep. hip-ac.[119] kali-ar. kali-bi. kali-c. laur. lyc. mag-c. mang. mangi.[197] mez. mosch. mur-ac. naja[111] nat-ar. nat-c. nat-m. nat-p. nat-s. nat-sil.[58] nux-m. **Nux-v.**[5] ol-an. phel. phos. sal-ac. **Sang.** sol-t-ae. stann. staph. **SULPH.** tarent-c.[192] thuj. zinc. zinc-p.[58]
▒ ALLGEMEINES; Z; Nachmittags, 13 Uhr - 18 Uhr; agg.

13 Uhr: ars. hep. nat-s.
- **1** Uhr, bis: hep.
- **14** Uhr, bis: ars.

13.30 Uhr: phel.

14 Uhr: ars-i.[809] chin.[5] coca dios. laur. ol-an. tarent-c.[192]
- **16** Uhr, **bis**: tarent-c.[192]

15 Uhr: ang. bell. calc-f. cench.[58] hep. lyc. phel. sal-ac.
- **16** Uhr, **bis**: calc-f. lyc.
- **17** Uhr, **bis**: sal-ac.
- **22** Uhr, **bis**: bell.
- **Schlafengehen,** bis zum: cench.[58]

16 Uhr: calc-f. cench. **Chel.** chin.[5] coca dol. kali-bi. lyc. mang. naja[111] phel.
- **18** Uhr, **bis**: lyc.
- **20** Uhr, **bis**: **Lyc.** phel.
- **morgens,** bis: dol.
- **Schlafengehen,** bis zum: **Mang.**

17 Uhr: caps. cupr. mang. nat-m. sol-t-ae.
- **21** Uhr, **bis**: caps.

abends, bis: nux-m.

Mitternacht, bis: bell. sulph.

<> **Baden,** nach: calc-s.

Mittagsschlaf, seit dem:
☞ M; Mittagessen; nach; Mittagsschlaf, beim •C; Trockener Husten; tagsüber; Hinlegen amel.

Zimmer, warmes, agg.: bad.[102]

ABENDS: acal.[102] acet-ac. acon. agar.[102] **Agn.** ail. **All-c. Alum.**[5] alum-p.[58] **Alum-sil.**[58] alumn. am-br. am-c. **Am-m. Ambr.** anac. anan. ant-c. ant-t. apis **APISIN.**[5] apoc. aral.[102] arg-n. arn. **ARS.** ars-i. ars-s-f.[58] arum-d. arund. aspar. aur. aza.[192] bac.[62] bad. **Bar-c.** bar-i.[58] bar-m. bar-s.[58] **Bell.** bism. **Bor.** bov. **Brom.** brucel.[241] bry. cahin. **CALC.** calc-i.[58] calc-s. calc-sil.[58] **CAPS.**[85] carb-an. **CARB-V.** carbn-s. carc.[138] cassi-s.[192] **Caust. Cham.**[58] chel. chin. **Chin-ar.** chin-s. chlor. cimic. cina cinnb. coc-c. coca cocc. **Cod.**[102] coff. **Colch.**[102] coloc. com. con. cop. croto-t.[102] cub. cycl.[102] dios. dol. **DROS.**[102] eug. **Eup-per.** eup-pur. euphr. **Ferr.** ferr-ar. ferr-i. ferr-p. **Fl-ac.** germ.[222] **Graph.** grat. gymn. **HEP.** hip-ac.[119] hydr-ac. **Hyos.** hyper. **IGN.** indg. iod. **IP.** irid.[222] iris-foe. kali-ar. kali-bi. kali-br.[102] **KALI-C.** kali-i. kali-p. **Kali-s.** kali-sil.[58] kalm. **Kreos.** lach. lact. laur. led. lith-c. **LYC.** lycps. **M-arct.**[5] **M-art.**[5] mag-c. **Mag-m.** mag-s. mangi.[197] menth.[102] meph.[102] **MERC. Merc-c.**[5] merc-i-r. **Mez.** mosch. mur-ac. naja nat-ar. **Nat-c. Nat-m.** nat-p. nat-sil.[58] nicc. **NIT-AC.** nux-m. **NUX-V.** oci-s.[119] ol-an. olnd. op.[102] ox-ac. **Par.** passi.[102] **PETR.** ph-ac. phel. **PHOS.** phys. phyt. plut-n.[222] prun. **Psor. PULS.** ran-b. raph. rheum rhod. **RHUS-T.** rumx. ruta **Sabad.**[5] **Samb.**[102] **Sang. Sanic.**[102] sant.[102] **Sec.**[5] sel.[5] **Seneg. SEP. Sil. Sin-n.** sol-t-ae. spira. spong. **Squil.**[5] **STANN.** staph. stict. still. stront-c. sul-ac. sul-i.[58] **SULPH.** sumb. tab. tarent. **Teucr.** thuj. tub.[102] tung.[252] upa. **VERAT.** verat-v. **Verb.** zinc. zinc-p.[58] zing. ziz.[25]
▒ ALLGEMEINES; Z; Abends, 18 Uhr - 21 Uhr; agg.

18 Uhr: am-m. chel. con. hyper. ip. nat-m. phys. **Rhus-t.** sulph. sumb.
- **19** Uhr, bis: ip.
- **22** Uhr, bis: hyper.

18.15 Uhr: ol-an.

18.30 Uhr: dios.

19 Uhr:
- **gegen**: bry. cahin. cimic. com. grat. **Ip.** iris-foe. rumx. sin-n. spira.
  - **1** Uhr, bis: **Cahin.**
  - **20** Uhr:
    - **oder**: sin-n.
    - **bis**: sin-n.
- **nach**: ip. rumx.

19.30 Uhr: cimic. raph.

20 Uhr: carc.[138] dios. nat-m. plut-n.[222] sep.
- **21** Uhr, bis: plut-n.[222] **Sep.**
- **23** Uhr, bis: carc.[138] nat-m.

20.30 Uhr: coca

21 Uhr: apis brucel.[241] cham.[58] dios. kali-c. lyc. **Sil.**
- **22** Uhr, bis: brucel.[241]
- **Mitternacht,** bis: cham.[58]
- **4** Uhr, bis: **Apis**
- **morgens,** bis: **Kali-c.**
- **Fieber,** mit, dann brennende Hitze des Kopfes, Krämpfe in den Unterschenkeln und Füßen, Händen und Armen und schneller Puls: lyc.

Mitternacht:
- **zunehmend** bis Mitternacht: hep.[5] mez.[5]
- **bis**: arn. **Bar-c.** bell. carb-v. **Caust.** ferr. **HEP.** led. mag-m. merc. mez. nit-ac. nux-v. **PHOS. Puls. Rhus-t. Sep.** spong. stann. sul-ac. sulph. verat. zinc.
  - **nach**: mag-m.

Sonnenuntergang bis Sonnenaufgang: aur.

Ausgehen, beim: naja

Bett, im: acon. agn. **ALUMN. Am-c.** am-m. anac. ant-t. **ARS. Ars-s-f.**[58] bac.[62] bell. bor. **Calc.** calc-sil.[58] **Caps.** carb-an. **Carb-v. Caust.** coca cocc. coff. **CON.** croto-t.[102] dol. **Dros.**[102] ferr. ferr-ar. graph. **HEP.** hyos. **IGN.** indg. ip. kali-ar. **Kali-c.** kali-p. **Kali-s. Kreos. Lach.** lact. **LYC.** mag-c. mag-s. **MERC.** naja nat-c. **NAT-M.** nat-p. nicc. **Nit-ac. Nux-m. Nux-v.** par. petr. ph-ac. **Phos.** phyt. **Puls.** rhus-t. ruta **SEP. Sil. Stann.** staph. still. **SULPH.** teucr. thuj. verat. verb.
- **Kopf** das Kissen berührt, sobald der: croto-t.[102] dros.[102]
- **Menses,** vor: sulph.

Schlaf:
- **Einschlafen,** beim: carb-v.[1] **Con. Hep.** ign. **LYC.**
  ALLGEMEINES; M; Schlaf; Einschlafen
- **ersten** Schlaf, im: acon.[102] agar.[102] aral.[102] carb-an. **Caust.** cham.[102] cycl.[102] dol.[85] **Lach.**[102] nit-ac.[102] petr. sulph.[102] tub.[102] verb.[102]
  - **Kinder,** anhaltender Kitzelhusten, ohne zu Erwachen: **Acon.**[102] agar.[102] **Aral.**[102] **Cham.**[102] cycl.[102] lach.[102] nit-ac.[102] sulph.[102] tub.[102] verb.[102]

übelriechendem Atem oder schlechtem Gechmack, mit: caps.[85]

NACHTS:

ALLGEMEINES; Z; Nachts, 21 Uhr - 5 Uhr; agg.

agg.: **ACON.** aeth. **Agar.** alum. alum-p.[58] **Alum-sil.**[58] **AM-BR.**[193] **AM-C.**[193] **Am-m. AMBR. ANAC.** anan. **Ant-t.**[5] apis apoc. aral.[193] **Arg-n.** arge-p.[264] arist-cl.[144] **Arn.**[5] **ARS. ARS-S-F.**[58] **Arum-d. Asaf.** asar. **Aur.** aur-ar.[58] aur-m. aur-s. **Bac.**[62] bad. bamb-a.[1184] **BAR-C.** bar-m. bar-s.[58] **BELL.** bism. bor. **BRY.**[5] cact. **Calad.**[5] **CALC.** calc-f. calc-s. **Calc-sil.**[58] calx-b.[194] **CAPS.**[5] **Carb-an. Carb-v.**[5] **CARBN-S.** card-m. cast. cath-a.[264] **Caust.**[144] cench. **CHAM. Chel. Chin. Chin-ar.** chin-s. chlor.[197] choc.[222] cimic. cina **Coc-c.** cocc. cod.[25] **Coff. Colch.** coloc. com. **CON.**[5] cor-r. cortico.[119] corv-c.[258] croto-t. **Cupr.** cupr-s.[142] cur. **Cycl.**[102] dig. **Dros.** dulc. erig. eug. eup-per. **Ferr.**[5] ferr-ar. **Ferr-p.** gaert.[136] gamb. gels. **GRAPH. Grat.** guai. hed.[144] **Hep.**[122] hydr.[25] hydrc.[192] hydrog.[222] **HYOS. Ign.** indg. iod.[144] **Ip.** iris-foe. **Just.**[144] **KALI-AR.** kali-bi. kali-br. **KALI-C.**[193] kali-i.[111] kali-n. kali-p. **KALI-S.** kali-sil.[58] kalm. knau.[33] **Kreos.** lac-ac. **LACH.** lachn. laur.[5] **Led.**[5] lepi. lob.[25] **LYC. M-arct. M-art.**[5] **M-aust.**[5] **Mag-c. Mag-m.** mag-p. mag-s. **Manc.** med.[58] meph.[54] **MERC.** merc-c. **Mez.** morg-g.[136] mur-ac. myric.[25] naja **Nat-ar. Nat-c. Nat-m.** nat-p. nat-s. **Nat-sil.**[58] nicc. **Nit-ac. NUX-V.**[5] oena. ol-an. ol-j. op. par. passi.[102] **PETR.**[5] phel. **PHOS. Phyt.** plut-n.[269] prun-v.[102] psor. **PULS.** puls-n.[25] **Rhod.**[5] **RHUS-T.**[5] **Rumx.** ruta **Sabad.** samb. **Sang.** sant.[102] sarcol-ac.[119] senec. seneg. **SEP. SIL.** sol-t-ae. spig. spong. **Squil. STANN.**[5] **STAPH.**[5] stict. **Stront-c.** sul-ac. **SULPH.** syc-co.[136] **Syph.** tab. tarent. tarent-c.[77] tela[192] thea[192] ther. thuj. trif-p.[102] uro-h.[264] **Verat. Verb.** vib. vinc. **Zinc.** zinc-o.[45] zinc-p.[58] zing. ziz.
- **4** Uhr, bis: **Apis** nicc. sil.
- **nur** nachts: **Ambr. Caust.** meph.[54] merc.
- **2** Stunden nach Einschlafen: **Aral.**[162]
- **Aufstehen,** nach: sulph.
- **erwacht** durch Husten: am-br.[193] am-c.[193] am-m. aral.[193] arist-cl.[144] bac.[62] **Bell. Calc.** calx-b.[194] **Caust.**[144] choc.[222] coc-c. cocc. coff. corv-c.[258] dros.[58] hed.[144] hep. **HYOS.** iod.[144] **KALI-C.**[193] kali-n. lach. mag-m. nit-ac. phos. **Puls.** ruta sang. **SEP.** sil. squil. stront-c. **SULPH.** syc-co.[136] zing.
  - **1** Uhr: coc-c.
  - **2** Uhr: arist-cl.[144] cocc. **Dros. Kali-c.** kali-n. syc-co.[136]
  - **3** Uhr: am-br.[193] am-c.[193] caust.[144] dros.[58] hed.[144] iod.[144] kali-c.[193] kali-n.
    - **4** Uhr, bis: am-c.[193] kali-c.[193]
  - **4** Uhr: choc.[222] nit-ac. syc-co.[136]
  - **2** Stunden nach Einschlafen: aral.[193]
- **Froststadium** im Fieber, während: **Trif-p.**[102]
- **Kindern,** bei: sant.[102]
- **Schlaf,** während, ohne Aufzuwachen, besonders Kinder: cycl.[102]
- **Schließen** der Augen, beim: **Hep.**[122]
  ALLGEMEINES; M; Schließen; Augen, der; agg.

NACHTS; agg. (Forts.)

- **Schweiß,** mit: chin. dig. eug. kali-bi. lyc. **Merc.** nat-c. nit-ac. psor. sulph.
- **Tuberkulose** der Lungen, bei: cod.[25]
- **Wetter,** bei kaltem: thea[192]

amel.: ferr-p.[102]
ALLGEMEINES; Z; Nachts, 21 Uhr - 5 Uhr; amel.

MITTERNACHT:

vor: acon.[58] alum. alum-p.[58] ant-t. apis aral. **Arg-n.** arn. ars. bar-c. bar-m. bell. brom. cact.[162] calad. calc. **CARB-V.** carbn-s. caust. coc-c. cortico.[119] cupr. dios. ferr. ferr-ar. graph. hep. irid.[222] kali-c. lach. led. **Lyc. M-arct.**[5] **M-art.**[5] mag-c. mag-m. mez. mosch. mur-ac. nat-m. **Nit-ac.** nux-v. osm. **Phos.** puls. **RHUS-T.** rumx. sabad. samb.[102] **Sep.**[5] sol-t-ae. spong. squil. **STANN.** staph. sul-ac. sulph. verat. zinc.
ALLGEMEINES; Z; Mitternacht; vor

- **21** Uhr - 23 Uhr: acon.[58]
- **22** Uhr: ant-t. **Bell.** calad. cortico.[119] cupr. dios. hep. lach. nat-m.
  - **Mitternacht,** bis: cortico.[119]
  - **13** Uhr, bis: **Ant-t.** calad. cupr. hep. lach.
- **22.30 Uhr**: carbn-s. sol-t-ae.
- **23** Uhr: **Ant-t.** aral. **Bell.** cact.[162] cupr. hep. irid.[222] lach. rhus-t. **Rumx.** squil. verat.
  - **3** Uhr, bis: squil.
  - **Mitternacht,** bis: hep.
  - **1** Uhr, bis: cupr.
- **23.30 Uhr**: **COC-C.**

gegen: am-c. ant-t. apis aral.[137] arg-n. ars. bar-c. bell. bry. calc.[1] caust. **Cham.** chin. cocc. coff. dig. dros. grat. hep. kali-c. kali-n. lach.[137] lyc. mag-m. manc. mez. mosch. naja nit-ac. nux-v. phos. puls. rhus-t. ruta samb. sep. **Sulph.** zing.
ALLGEMEINES; Z; Mitternacht; gegen

nach: **Acon.** am-br.[102] **Am-c.** am-m. anac. ant-c. ant-t. arist-cl.[119] **Ars.** ars-i. arum-d. arum-t. asc-t. bapt. bar-c. **Bell.** bry. bufo cahin. **Calc.**[122] calc-i.[58] caust. cham. chin. chin-ar. chin-s. choc.[222] coc-c. cocc. coff. cupr. dig. **DROS.** eup-per. glon. grat. hep. **Hyos.** iod. **Kali-ar.** kali-bi. kali-c. kali-i. kali-n. kali-p. **Led.**[5] lyc. **M-art.**[5] mag-c. mag-m. mang. mangi.[197] merc. mez. mur-ac. nat-m. nat-s. nicc. nit-ac.[22] **NUX-V.** op. oxyg.[233] petr. ph-ac. phel.[102] phos. ratt-n.[204] **Rhus-t.** rumx. samb. sep. spong. squil. stict. sulph. syc-co.[136] thuj. zing.
ALLGEMEINES; Z; Mitternacht; nach

- **1** Uhr: bufo coc-c. rumx. sulph. zing.
  - **2** Uhr, bis: rumx. zing.
  - **4** Uhr, bis: bufo
- **2** Uhr:
  - **bis**: sulph. syc-co.[136]
  - **gegen**: **Am-c.**[809] am-m. ant-t. arist-cl.[119] **Ars.** caust. chin. chin-s. coc-c. cocc. **Dros.** eup-per. glon. **KALI-AR.** kali-bi. **Kali-c.**[85] kali-n. kali-p. mangi.[197] merc. nat-m. op. oxyg.[233] petr. phos. rumx. sulph. syc-co.[136]
    - **2.30 Uhr, und**: kali-p.
    - **3** Uhr, oder: ant-t. ars. **Kali-c.** merc.
    - **3** Uhr, bis: **Am-c.**[809] **Kali-bi. Mangi.**[197] oxyg.[233] syc-co.[136]
    - **3.30 Uhr, bis**: coc-c.
    - **4** Uhr, bis: arist-cl.[119] eup-per. kali-c.[85]
    - **5** Uhr, bis: am-c.[85] rumx.
- **3** Uhr:
  - **bis**: acon.
  - **gegen**: am-br.[102] **Am-c.** ant-t. **Ars.** bapt. bufo cahin. chin. cupr. **KALI-AR. KALI-C.** kali-n. lyc. mag-c. mur-ac. nux-v. op. ratt-n.[204] rhus-t. rumx.[110] sep.[122] sulph.[1] thuj.
    - **4** Uhr, bis: **Am-c. Bufo** cahin. **Kali-c.** lyc. op. rhus-t. rumx.[110] sep.[122]
- **4** Uhr:
  - **bis**: nicc. syc-co.[136]
  - **gegen**: **Anac.** ant-t. asc-t. chin. choc.[222] kali-c. lyc. nat-s. **NIT-AC.**[22] nux-v. petr. phos.
- **5** Uhr: ant-c. arum-t. **Kali-c.** kali-i. rumx. syc-co.[136]
  - **6** Uhr, bis: kali-i. syc-co.[136]
  - **mittags,** bis: kali-c.
- **5.30 Uhr**: ars.
- **morgens,** bis: nux-v. sep. stict.
  - **Dämmerung,** bis zur: **NUX-V.**

amel.: brom. rhus-t.
ALLGEMEINES; Z; Mitternacht; amel. nach

FRÜHLING, im: ambr. **Cina Gels.** kreos. lac-ac. verat.
ALLGEMEINES; Z; Frühling; agg.

SOMMER, im: sang.[8]
ALLGEMEINES; Z; Sommer; agg.

HERBST, im: all-c.[85] caps. **Cina** coc-c.[193] **Iod.** kreos. lac-ac. verat.
ALLGEMEINES; Z; Herbst; agg.

Frühling, und: cina kreos. lac-ac.
ALLGEMEINES; Z; Herbst und Frühling agg.

WINTER, im: acon. aloe[102] **Ant-s.**[102] ant-t.[137] ars.[1] bry.[102] cham. **Coc-c.** dulc. eupi. ip.[102] kali-bi.[58] kali-c.[5] kali-m.[137] **Kreos.** lip.[85] mati.[102] nat-m.[137] **Nit-ac.** nux-m.[5] **Petr.**[5] plan. **Psor.**[102] **Rumx. Stann.** staph.
ALLGEMEINES; Z; Winter; agg.

abwechselnd mit Ischialgie im Sommer: staph.
A; Abwechselnd mit •A; Abwechselnd mit; Ischias, im Sommer

alten Menschen, bei:
M; Alten Menschen, bei; Winter, im

Frauen, bei: lip.[85]

Hautausschläge, durch unterdrückte: psor.[102]

PERIODISCH: acon. am-acet.[5] am-c.[5] am-m.[58] ambr.[5] anac. arn.[5] ars. atro. aur. bell.[5] carb-v.[5] cina[102] coc-c. **Cocc.** colch. con.[5] cupr.[5] dros. euphr.[5] hep.[5] ip.[5] kali-c.[5] lach. lact. lyc. mag-m.[5] merc. mur-ac.[5] nicc.[111] **Nux-v.** par.[5] phos.[5] sabad. sep. squil.[5] stann.[5] staph.[5] stram. sul-ac.[5] sulph.[5] verat.[5] verb.[5]
C; Anfälle, anfallsweise •C; Krampfhafter, spasmodischer Husten •C; Serien, tritt auf in ALLGEMEINES; Z; Periodisch

tagsüber: anac. kali-c.[5] lyc. sabad.
☞ *Tagsüber*

morgens: stram.

abends, Sonnenuntergang bis -aufgang: aur.

Nacht, in der: acon. cocc. merc.

- **jede** Nacht:
  - **2. Nacht**: merc.
  - **4. Nacht**: cocc.[5]
    - **Mitternacht** bis 2 Uhr: **Cocc.**[5]
- **Mitternacht**:
  - **gegen**: cocc.
  - **nach**: acon. cocc.
    - **jede** halbe Stunde: acon.
    - **2** Uhr: cocc.

Tag, jeden:

- **2. Tag**: **Anac.** lyc. **Nux-v.** sep.
- **3. Tag**: anac. lyc.

Winter, im: am-c.[5]

Stunden:

- **3** Stunden, alle: anac. dros.
- **jeden** Tag zur selben: kali-c.[5] lyc. sabad.

Jahr, jedes: nicc.[111]

Frühling und Herbst: cina[102]

Sprechen oder Rauchen, durch: atro.

MODALITÄTEN

ALLGEMEINE Arzneien: acon.[5] all-c.[1125] alth.[1125] **Alum.**[5] **Am-c.**[5] **Am-m.**[5] ambr.[5] **Ant-t.**[5] **Ars.**[5] arum-m.[1125] arum-t.[1125] asar.[5] aven.[1125] **BELL.**[5] bran.[1125] calc.[5] cann-s.[5] canth.[5] **Caps.**[5] carb-an.[5] carb-v.[5] card-b.[1125] card-m.[1125] cast-v.[1125] caust.[5] **Cetr.**[1125] **Cham.**[5] chel.[1125] chin.[5] cina[5] cocc.[5] coloc.[5] **CON.**[5] dig.[5] dros.[5] **Dulc.**[5] **Eucal.**[1125] eup-c.[1125] **Eup-per.**[1125] euph.[5] ferr.[5] **Foen.**[1125] fum.[1125] **Galeo.**[1125] gels.[1125] glech.[1125] **Glyc-g.**[1125] **Graph.**[5] **HEP.**[5] hepat.[1125] ign.[5] ilx-a.[1125] **Inul.**[1125] **Iod.**[5] ip.[5] juni-c.[1125] **KALI-C.**[5] lachn.[1125] led.[5] **Lyc.**[5] m-arct.[5] **Malv.**[1125] mang.[5] marr.[1125] meny.[5] merc.[5] mill.[1125] mur-ac.[5] myos-a.[1125] nat-c.[5] nat-m.[5] nit-ac.[5] nux-m.[5] **Nux-v.**[5] op.[5] orig.[1125] **Petr.**[5] ph-ac.[5] **PHOS.**[5] pice-e.[1125] pimp-a.[1125] plan-l.[1125] plb.[5] polyg.[1125] **Prim-v.**[1125] puls.[5] pyre-p.[1125] ran-b.[5] rhus-t.[5] rubu-f.[1125] ruta[5] sabad.[1125] sabal.[1125] samb.[1125] samb-e.[1125] sapo.[1125] scolo-v.[1125] **Sep.**[5] **SIL.**[5] spig.[5] spong.[5] squil.[5] staph.[5] stront-c.[5] sul-ac.[5] **SULPH.**[5] tarax.[5] teucr-s.[1125] til.[1125] trif-p.[1125] trig-f-g.[1125] tritic.[1125] **TUS-FA.**[1125] **Verb.**[1125] vero-o.[1125] **Viol-o.**[1125]

BEGLEITSYMPTOME bei Husten, und: **Acon.**[5] alum.[5] am-c.[5] am-m.[5] ambr.[5] anac.[5] ang.[5] ant-c.[5] ant-t.[5] arg.[5] **Arn.**[5] **Ars.**[5] asaf.[5] asar.[5] aur.[5] bar-c.[5] **BELL.**[5] bism.[5] bor.[5] **BRY.**[5] calad.[5] **Calc.**[5] camph.[5] canth.[5] **Caps.**[5] carb-an.[5] **Carb-v.**[5] caust.[5] cham.[5] chel.[5] **Chin.**[5] **Cina**[5] cocc.[5] coff.[5] colch.[5] coloc.[5] con.[5] croc.[5] cupr.[5] dig.[5] **DROS.**[5] dulc.[5] euph.[5] euphr.[5] ferr.[5] **Fl-ac.**[5] graph.[5] guai.[5] hell.[5] **Hep.**[5] hyos.[5] ign.[5] iod.[5] **IP.**[5] kali-c.[5] kali-n.[5] kreos.[5] lach.[5] laur.[5] led.[5] lyc.[5] mag-m.[5] mang.[5] meny.[5] merc.[5] mez.[5] mosch.[5] mur-ac.[5] nat-c.[5] **Nat-m.**[5] nit-ac.[5] nux-m.[5] **NUX-V.**[5] olnd.[5] op.[5] par.[5] petr.[5] ph-ac.[5] **PHOS.**[5] plb.[5] **PULS.**[5] rhod.[5] **Rhus-t.**[5] ruta[5] sabad.[5] sabin.[5] samb.[5] sars.[5] sec.[5] sel.[5] seneg.[5] **SEP.**[5] sil.[5] spig.[5] spong.[5] **Squil.**[5] stann.[5] staph.[5] stront-c.[5] sul-ac.[5] **Sulph.**[5] teucr.[5] thuj.[5] valer.[5] **Verat.**[5] verb.[5]

ABDECKEN oder Ausziehen agg.: adam.[222] ars. atista[192] aza.[192] bar-c. carc.[119] chel. cortiso.[119] **HEP.**[5] **Kali-bi.** nux-v. **RHUS-T.**[5] **RUMX.** sil. squil.[58]
☞ *Bedecken, Zudecken •Bedecken, Zudecken; vollständiges Zudecken, von Körper und Kopf, amel. •Kälte; Kaltwerden;* ▤ *ALLGEMEINES; M; Abdecken, Entblößen; agg. •ALLGEMEINES; M; Ausziehen; agg.*

einzelne Körperteile: hep.[5] rhus-t.[5]
▤ *ALLGEMEINES; M; Abdecken, Entblößen; agg.; einzelne Teile*

Füße oder Kopf: **SIL.**
▤ *ALLGEMEINES; M; Abdecken, Entblößen; agg.; Füße, der*

Hände: bar-c. **HEP. RHUS-T.** sil.
▤ *ALLGEMEINES; M; Abdecken, Entblößen; agg.; Hände, der*

ABENDESSEN:

während: carb-v.

nach: mangi.[197] nat-ar.
☞ *Speisen; agg.*

ABMAGERUNG, bei:
▤ *ALLGEMEINES; C; Abmagerung; allgemeine Arzneien;*

ABWÄRTS Gehen, beim: lyc.
▤ *ALLGEMEINES; M; Abwärtsgehen, Hinabsteigen; agg.*

ALKOHOLISCHE Getränke, durch: arn. ferr. ign. lach. led. **Spong.** stann. stram. zinc.
☞ *Bier; agg. •Trinkern, bei •Völlerei, nach •Wein; agg. •Weinbrand* ▤ *ALLGEMEINES; C; Speisen und Getränke; Alkohol, alkoholische Getränke;*

ALTEN Menschen, bei: alum. alumn. **Am-c. Ambr. Ammc.** ant-c. ant-i.[193] **Ant-t. Bar-c.** bar-m.[102] **Bor.**[36] calc.[122] camph. **Carb-v.**[102] con. dulc.[171] hep.[122] hydr. hyos. ichth.[102] iod.[8] ip. kali-bi.[122] kali-c.[122] kali-s.[122] kreos. **Lyc.**[122] med.[122] myrt-c.[102] nat-s.[122] **Psor.** rhus-t.[102] sal-ac.[85] sang.[85] **Seneg.** sil.[102] **Stict.**[102] sulph.[122]
☞ *C; Krampfhafter, spasmodischer Husten; alten Menschen, bei •C; Rasselnder Husten; alten Menschen, bei* ▤ *ATMUNG; C; Rasselnd; alten Menschen, bei •BRUST; C; Katarrh, Lungen; alten Menschen, bei*

nachts: hyos. sal-ac.[85]

Winter, im: am-c. ichth.[102] **Kreos.** psor.

ANGEFÜLLT im Hals, durch Empfindung wie: apis ars. sil.

ANGESPROCHEN wird, wenn man: ars.
☞ *Erregung, durch*

ANKLEIDEN agg.: carc.[119]

ANSTRENGUNG:

agg.: acon.[5] ail. arn. ars-i. **Bar-c. Brom. Bry.**[5] camph. carb-v. cocc. cortiso.[149] **Dulc.**[5] **Ferr.** hydr-ac.[268] iod. **Ip.**[5] **Kali-c.** kreos.[5] kurch.[192] led. **Lyc. Manc.** merc. mur-ac. naja nat-ar. **Nat-m. Nux-v. Ox-ac.** phos. pier-b.[233] **PULS.** rhus-t.[5] sil. spong. **Squil.**[5] stann.[5] sulph. verat.
☞ *Handarbeit, durch • Heben, schweres • Laufen, Rennen agg. • Treppensteigen, beim* ▤ *ALLGEMEINES; M; Anstrengung, körperliche; agg., Anstrengung*

- **heftige**: **Brom.** carb-v. **Ferr.** kurch.[192] ox-ac. **PULS.** stann.[5] verat.

amel.: rad-br.[137] stront-c.[137]
▤ *ALLGEMEINES; M; Anstrengung, körperliche; amel., Anstrengung*

geistige, durch:
☞ *Geistige; Anstrengung, durch*

ANWENDUNGEN, warme, amel.: ars.[137] hep.[137] lyc.[137] nux-v.[137] phos.[137] rhus-t.[137] rumx.[137] sil.[137]

ÄRGER, Kummer, Verdruss: ign. ph-ac.
☞ *Erregung, durch • Kummer • Zorn, durch* ▤ *GEMÜT; M; Kränkung, Beleidigung, Verdruss, Beschwerden durch*

ÄRGERNIS, nach: acon. ant-t. arn.[5] ars. bry. **CHAM.** chin. **Cina IGN.** iod. **Nat-m.** nux-v. ph-ac. sep. **STAPH.** verat.
☞ *Erregung, durch • Zorn, durch* ▤ *GEMÜT; M; Zorn, Beschwerden durch*

ATEM:

Anhalten, beim: bry.[5] **Kali-n.**[5] nit-ac.[1] prun.
▤ *ALLGEMEINES; M; Atmen; anhalten, den Atem; agg.*

Mangel an:
☞ *Atmen*

ATEMWEGE, durch Reizung der: **ACON.** aesc-g. **Agar.** agn. all-c. all-s. aloe[111] **Alth.**[1125] alum. alum-p.[58] alumn. am-br.[111] am-c.[5] am-m.[5] ambr.[5] aml-n. **Anac.**[5] ang. ant-c.[5] ant-o. ant-t. aphis. apis apisin.[5] arg. arg-n. arge-p.[264] arn.[5] ars.[5] ars-h. ars-i. asaf. asar.[5] asc-t.[25] aspar. bapt. bar-c. bar-i.[58] bar-m. bar-s.[58] bell. bor.[5] bov. brom.[5] bry. cahin. calad.[5] **Calc.** calc-f. calc-i.[58] camph. cann-s. canth. caps. carb-ac.[25] carb-an. **Carb-v.** carbn-s. card-m. carn-g.[264] cast-v.[1125] **Caust.** cench. **CHAM.** chel. chin. chin-ar. chin-s. chlor. cimic. cina clem. coc-c. coca cocc.[5] **Coff.**[5] colch. coll. coloc. con. cortiso.[149] croc.[5] crot-h. croto-t. cub. cupr. cypra-e.[227] dig. dios. dros. dubin. eup-per.[85] euph.[5] euphr. ferr. ferr-ar. ferr-i. ferr-ma. ferr-p. form. **Gels.** graph. grat. guai. guare.[25] hep. hydr-ac. hydrc.[192] **HYOS.** hyper. ign. ind. inul.[1125] **IOD.** ip.[5] iris[111] just.[1125] kali-ar. kali-bi.[111] kali-c. kali-chl.[58] kali-i. kali-n. kali-p. kali-sil.[58] knau.[33] kola[1184] kreos.[5] kron.[9] lac-ac. lac-c. lach.[5] lachn.[25] **Lact.**[1125] laur. led. lith-c.[25] lob. loxo-r.[205] lyc. lycpr. lycps.[25] m-arct.[5] mag-c. mag-m.[5] mag-s. manc. mang. mant-r.[262] meny. meph.[45] merc. merc-c.[5] merc-i-r. mez. mosch. mur-ac. myric. myrt-c. naja[111] nat-ar. nat-c. nat-m. nat-p. nat-s.[111] nat-sil.[58] nicc. nit-ac. nux-m. **NUX-V.** ol-j. olnd.[5] osm. ox-ac. par.[5] petr. ph-ac.[5] phos. phyt. pier-b.[233] pitu-a.[164] plan. prun. psor. puls. **Puls-n.** raph. rhod. rhus-t. rumx. sabad.[5] sabin.[5] sang. sanic. sars.[5] seneg.[5] **SEP.** sil. spig. spong. squil. stann. staph. stict. stront-c.[5] sul-ac.[5] sul-i.[58] sulo-ac.[117] **Sulph.** sumb. tab. tarax. tarent.[192] tarent-c.[192] **Teucr.**[5] thuj. thymol.[119] **Thymu-v.**[1125] trif-p. trom. tub-a.[142] vanad.[102] verat.[5] verb.[5] vero-o.[232] wye.[102] zinc. zinc-p.[58]
☞ *Kitzeln, durch • Kitzeln, Kribbeln, durch • Kratzen, durch Empfindung von • Rauheit, durch Empfindung von • Roheit, durch Empfindung von • Scharren, durch Empfindung von*

rechts: kali-n.[36]

morgens nach dem Aufstehen: alumn.

vormittags: mag-c.[1]

nachmittags: bapt.

abends: agn. am-c. chel. cimic. coff. dios. kali-c. mant-r.[262] petr.[1] sulph.

- **19.30 Uhr**: cimic.

- **Bett,** im: agn. am-c. coff. kali-c.

nachts: kola[1184] thuj.

- **Erwachen,** beim: thuj.

Husten agg.:
☞ *Husten agg.*

Gaumen, erstreckt sich in den: dig.[1]

Bronchien: aesc-g. **Anac.** arg. asc-t.[25] bry. carbn-s. cham.[36] chlor. cocc. con. cub. **Dros.** dubin. ind. ip. **Kali-bi.** kali-n. knau.[33] **Lach.** loxo-r.[205] **Lyc.** m-arct.[85] phyt. **Sang.** spong. squil. trif-p. verat. **Vero-o.**[232]

Brust, in der: **Anac.** ant-o. arn. ars. ars-h. **Bell. Bov.**[5] **Calc. Carb-v.** carbn-s. **Cham.**[36] colch. **Con.**[5] dros. **Euph.**[5] **Ferr-p.** graph. grat. guai. guare. **Iod.**[5] kali-n. kreos. m-arct. mag-c. **Merc.**[5] mez. mur-ac. myrt-c. nat-c. nat-p. nux-m. ol-j. osm. petr. **Ph-ac. PHOS.** puls. **Rhus-t.**[5] **Sang.** sanic. **SEP.** spong. **STANN.** sul-ac. thuj. **Verat.**[5] zinc.
☞ *Jucken, durch; Brust, in der • Kitzeln, durch; Brust, in der • Kribbeln, Kriebeln, durch; Brust, in der*

- **Fleck,** ein trockener: carb-an.[1]

- **oberer** Teil: ars-h. carb-v. cham.[36] myrt-c. nux-m. ol-j.

- **unterer** Teil: kreos.

Epigastrium, im: bar-c. **BELL.**[5] **Bor. BRY.** calad.[5] cann-s. cench. cham. guai. **Hep.** ign. **Kali-bi.**[111] **Lach.** merc. nat-m. nit-ac. nux-v. ph-ac. phos.[5] **PULS.** raph. sang.[111] **SEP.** sul-ac.[5]
☞ *O; Magen, Empfindung, als käme der H. vom*

Epiglottis, der: dros.[108] wye.[102]

Hals, im: am-br.[25] am-m.[5] **Ambr.**[5] anac.[5] ant-t.[5] apis asar.[5] bell. bov.[5] bry.[5] **Calad.**[5] **Calc.**[5] cann-s. carb-ac.[25] carb-an.[5] carb-v.[5] card-m. caust.[5]

cham. cocc.[5] coff.[5] **Coloc.**[5] **Con.**[5] croc. dros.[5] graph.[5] guare.[25] hep.[5] hydrc.[192] ign. iod. kreos. lac-c. lach.[5] lachn.[25] laur.[5] lith-c.[25] lycps.[25] mag-c. mag-m.[5] mang.[5] **Merc.**[5] mez.[5] **Nat-m.** nux-v.[5] par.[5] petr.[5] ph-ac. pitu-a.[164] puls.[5] rhod.[5] rhus-t. rumx. sabad.[5] sang. sars.[5] sep.[5] sil. squil. stront-c.[5] sul-ac.[5] sulph.[5] tarent.[192] tarent-c.[192] thymol.[119]
☞ *Jucken, durch; Hals, im •Kitzeln, durch; Hals, im •Kribbeln, Kriebeln, durch; Hals, im*

- **links**: pitu-a.[164]
- **Kehlgrube**: **Apis** bell. **Cann-s.** card-m. **Cham.** croc. **IGN.** iod. kreos. lac-c. mag-c. nat-m. ph-ac. rhus-t. **RUMX. SANG. Sil.** squil. thymol.[119]
☞ *Jucken, durch; Hals, im; Kehlgrube •Kitzeln, durch; Hals, im; Halsgrube •Kribbeln, Kriebeln, durch; Hals, im; Kehlgrube ▥ INNERER HALS; C; Reizung, entzündliche; Halsgrube*

Hypochondrium: thuj.[5]

Kehlkopf:

- **im**: **Acon.**[5] **AGAR. ALL-C. Alum.** alum-p.[58] alumn. **Am-c.**[5] am-m. ambr. anac. ang.[5] ant-c. ant-t. apis **Apisin.**[5] **Arg. Arg-n. Arn.**[5] ars. ars-i. asaf. **Asar.**[5] asc-t.[85] bar-c. bar-i.[58] bar-m. bar-s.[58] **BELL.**[5] bor.[5] bov. **Brom. Bry. Calad. Calc.** calc-f. calc-i.[58] camph. canth. caps. carb-ac. **Carb-an. Carb-v.** carbn-s. card-m. **Caust. CHAM.** chel.[5] chin. chin-ar. chlor.[111] cimic. cina **COC-C.** coca **Cocc.** coff. colch. **Coloc. CON.**[5] cortiso.[149] crot-h. **Cupr.** dig. dios. **DROS.** euph. **Euphr.** ferr. ferr-i. ferr-p.[58] form. **Gels.** graph. guare. **HEP.** hydr-ac. hyos. hyper. **IGN. Iod. IP.**[5] iris[111] **Kali-ar. Kali-bi.**[111] **KALI-C.** kali-chl. kali-i. kali-p. kali-sil.[58] kreos.[5] kron.[9] lac-ac. lac-c. **LACH.** lachn. laur. lith-c. **Lyc.** mag-c. mag-m.[5] manc. mang. meny. **MERC.**[5] **Merc-c.**[5] mez. mur-ac. myric. **Naja** nat-ar. nat-c. **NAT-M.** nat-p. nat-s.[111] nat-sil.[58] nicc. nit-ac. **NUX-V. Olnd.**[5] osm. par.[5] **Petr. Ph-ac. PHOS. Phyt.** plan. prun.[111] **Psor. PULS. Rhus-t. Rumx.** sabad. sabin. sang. **Seneg. Sep. Sil. SPONG.**[5] **Squil.**[5] stann.[5] **Staph.** stront-c. sul-i. **SULPH.** sumb. tab. tarax. teucr. thuj. trom. tub-a.[142] verat. verb. zinc. zinc-p.[58]
☞ *Jucken, durch; Kehlkopf, im •Kitzeln, durch; Kehlkopf, im •Kribbeln, Kriebeln, durch; Kehlkopf, im •Salz; Pfeffer und Salz im Kehlkopf, mit Empfindung wie durch*
  - ◦ **rechts**: iris[111] stann.[5]
  - ◦ **morgens**: **Sil.**
  - ◦ **nachmittags**: coca ferr-i. phos.
  - ◦ ◦ **14** Uhr: coca
  - ◦ **abends,** im Bett: coc-c. cocc. ign.
  - ◦ ◦ **Liegen,** beim: **Ign.**
  - ◦ **Mitternacht,** vor: **Spong.**
  - ◦ **Essen,** beim: **Rumx.**
  - ◦ **Schlaf,** im ersten, beim Liegen auf der Seite: **Kali-c. Spong.**
  - ◦ **Stelle,** an einer kleinen: apisin.[5] con.[5]
  - ◦ **erstreckt** sich in die Lungen: ip.[5]
  - ◦ **hinten**: apisin.[5] bell.[5]
  - ◦ **oberer** Teil: acon.[5] ip.[5]
  - ◦ **Schilddrüse,** im Bereich der: spong.[5] squil.[5]
  - ◦ **unterer** Teil: ang.[5]
  - ◦ **als** wären Flüssigkeiten beim Schlucken in die "falsche Bahn" geraten: **LACH.**
  - ◦ **heftig**: chel.[5]
  - ◦ **unerträglich**: kali-bi.[111]
- **Kehlkopf,** wie von einem trockenen Fleck im: cimic. **CON.** crot-h. hyos.[137] lith-c.[111] nat-m.[1]
☞ *Trockenheit der Atemwege, durch; Kehlkopf, im*
- **über** dem: **Calad.**[5]
- **unter** dem Kehlkopf: **Carb-v.**[5]

Leber, in der: eup-per.[85]

Luftröhre, in der: acon. agar. alum. alum-p.[58] **Am-c.**[5] anac.[5] ang. ant-c.[5] ant-t. apisin.[5] **Arg.** arg-n. **ARN.**[5] **ARS.**[5] ars-i. asaf. bar-c. bar-i.[58] bar-m. bar-s.[58] **Bell.** bor.[5] **Bov.** brom.[5] **Bry. Calc.** calc-i.[58] **Cann-s.** carb-an. **Carb-v.** carbn-s. **Caust. Cham.** chin. chin-ar. cina **Coc-c. Cocc.**[5] colch. coloc. **Con. Croc.**[5] dig. **DROS. EUPH.**[5] **Ferr. Ferr-ar.** ferr-i. ferr-ma. **Ferr-p.** graph. grat. hep. hydr-ac. hyos. ign. **Iod. Ip.**[5] **Kali-ar.** kali-bi.[111] **KALI-C.** kali-chl.[58] **Kali-i.** kali-n. kali-p. kali-sil.[58] knau.[33] kreos.[5] lach.[5] laur. led. **LYC.** m-arct.[5] mag-c. mag-m.[5] **Mang. Merc.** mez. mur-ac. naja[111] nat-ar. **Nat-m.** nicc. **Nit-ac.** nux-m. nux-v. olnd.[5] **Petr.** ph-ac.[5] **PHOS.** plan. prun. psor. **Puls.** rhod. **RHUS-T. Rumx. Sabin.**[5] **Seneg.**[5] **SEP. SIL.** spig. **Spong.** squil. **STANN.** staph. **Stict. Stront-c.**[5] sul-i.[58] **SULPH. Teucr.**[5] **Thuj.** trif-p. **VERAT.**[5] **Verb.**[5] zinc. zinc-p.[58]
☞ *Jucken, durch; Luftröhre, in der •Kitzeln, durch; Luftröhre, in der •Kribbeln, Kriebeln, durch; Luftröhre, in der*

- **Bifurcatio** tracheae, an der: kali-bi.[111]

Lungen, in den: carb-an. dios. lach. lycps. nux-m.

- **rechts**: carb-an. nux-m.
- **20** Uhr: dios.

Magenmundes kommend, aus Region des: bar-c.

Rachen, im: aloe[111] dios. lycpr. mag-s. **Mez.** sul-ac.

Schilddrüse, Region der: iod.[5] mag-c.

Tonsillen, in den: am-br.[111] kali-bi.[111] nux-v.[5]

Uvula, durch verlängerte:
☞ *Verlängerte Uvula, durch*

ATMEN:

agg.: acon. adam.[222] aesc. am-c. am-m. apis arg-n.[137] arn. **Ars.** ars-i.[809] arum-d.[25] asar. bell. bism. brom. bry. calc.[5] **Carb-an.** chin. chin-ar. cina coc-c. con. cor-r. croc.[5] crot-h. cupr.[5] dig. dros. dulc. euphr. ferr. ferr-ar. ferr-p. germ.[222] graph.[5] hep. iod. ip. kali-ar. kali-bi. kali-c. kali-chl.[58] kali-n.[1] kali-p. lac-c. lach. lec. lyc. mag-m. mang. meny. merc. mez. mur-ac. naja nat-ar. nat-m.[5] **Nit-ac.** olnd.[5] ozone[227] ph-ac. **Phos.** plb. puls. rhus-t. rumx. sabad. samb. scroph-n.[144] seneg. sep. serp. **Sil.** squil. stann. stict.[137] stram. sulph. verat.[5] verb.[5] zinc. ziz.
☞ *Atmung, agg. nach •Ausatmen, beim •Einatmen, beim ▥ ALLGEMEINES; M; Atmen; agg.*

- **Mund,** durch den: germ.[222]

ATMEN; agg. (Forts.)

- **tief** Atmen: **Acon.** adam.[222] **Aesc.** am-c. am-m. apis arg-n.[137] arn. ars. ars-i.[809] arum-d.[25] asar. **BELL.** bism. **Brom. BRY.** calc.[5] carb-an. chin. chin-ar. cina coc-c. **CON. Cor-r.** croc.[5] crot-h. **Cupr.**[5] dig. dros. **Dulc.** euphr. **Ferr.** ferr-ar. ferr-p. **Graph.**[5] **Hep. Iod.** ip. kali-ar. **Kali-bi. KALI-C.** kali-chl.[58] kali-n.[1] kali-p. **Lac-c.** lach. lec. **Lyc.** mag-m. mang. meny. **Merc.** mez. mur-ac. naja nat-ar. **Nat-m.**[5] nit-ac. olnd.[5] ozone[227] ph-ac. phos. plb. **Puls. Rhus-t. Rumx.** sabad. samb. scroph-n.[144] seneg. sep. serp. sil. **Squil.** stann. stict.[137] stram. **Sulph.** verat.[5] verb.[5] zinc. ziz.
  ALLGEMEINES; M; Einatmen; agg.; tief Einatmen
  - **morgens** nach dem Hinlegen: **IP.**

amel.:
- **Nase,** durch die: germ.[222]
- **tief** Atmen: lach. **Puls. Verb.**
  ALLGEMEINES; M; Einatmen; amel.; tief Einatmen

Mangel an Atem, Ateminsuffizienz: am-c. **Ars. Aur.** aur-m. bry.[5] cina **Cocc.**[5] coloc.[1] con. **Cur.** dros. euph.[5] euphr. ferr. guai. **Hep.**[5] ign. iod.[5] **Ip. Led.**[5] **Lyc.**[5] **Nux-v.**[5] op. spig.
- **nachts**: aur. coloc.[1]

unregelmäßiges Atmen, durch: **RUMX.**
  ALLGEMEINES; M; Atmen; agg.; unregelmäßiges

ATMUNG, agg. nach: sil.[5]
  ☞ *Atmen; agg. •Ausatmen, beim •Einatmen, beim*

AUFSETZEN, muss sich: **Agar. Ant-t.** aral. **Ars.** arum-t.[22] **Bry.** caust. chin-s. choc.[222] **Coc-c.** colch. **CON.** croto-t. **Dros.**[102] eupi. **Ferr.** ferr-ar. gamb. hep. **Hyos.**[5] **Iod. Kali-bi.** kali-i.[111] kreos. lach. mag-m. mag-s. mang.[5] meph.[72] nat-s. nicc.[85] phel.[102] **PHOS.** plan. **PULS. Sang. Seneg. Sep.** spong.[8] staph. stict.[85] sul-i.[58] tarent.[111]
  ☞ *Liegen; agg. •Menses; agg.; •C; Anfälle, anfallsweise; Aufsetzen amel. •C; Anhaltender Husten; Liegen; •C; Durchrüttelnd; Aufsetzen amel. •C; Hohl klingender Husten; Aufsetzen amel. •C; Kurzer Husten; Aufsetzen amel. •C; Trockener Husten; Sitzen, beim;*

Abhusten, und, danach hat er Ruhe: **CON.**

Arme auf die Oberschenkel legen, oder die, beim Husten: nicc.[85]

Husten anfängt, sobald der: ars. **Bry.** caust. **Coc-c.** colch. **CON.** hep. lach. plan.

Kind muss beim Husten hochgenommen werden, fällt sonst in Konvulsionen: nicc.[85]

Kopf mit beiden Händen halten, und den: nicc.[85]

Lungenentzündung, bei: spong.[8]

vorgebeugt, sitzt:
  ☞ *Liegen unmöglich, muss vorgebeugt sitzen*

AUFSTEHEN:

vor: ail. **NUX-V.**

beim:
- **agg.**: acon. alum.[5] alumn. ang. arg-n. arn.[5] ars. bar-c. benz-ac. bov. bry. calc.[5] calc-s. canth. carb-an. carb-v. chel. chin-s. cina cocc. con. dig. elaps[111] eup-per.[111] euph. euphr. **Ferr.** ferr-ar. ferr-p. grat. ign. indg. **Lach.** mag-c. mag-s. nat-s. nit-ac. nux-v.[5] osm. ox-ac. par. phos. plb. puls.[5] sep. staph. stram. sul-ac. sulph. tarent. thuj. verat.
  - **Bett,** aus dem: acon. alum.[5] arn.[5] ars. bar-c. bry. calc.[5] calc-s. canth. carb-an. carb-v. chel. cocc. con. elaps[111] eup-per.[111] **Euphr.** ferr-p. ign. **LACH.** mag-s. nat-s. nux-v.[5] phos. plb. puls.[5] sep. sul-ac. tarent. thuj. verat.
  - **Bücken,** vom: phos.
- **amel.**: kali-c.[144] mag-c. mag-s. rhus-t.

Aufsteigen im Hals, durch Empfindung von: cham.[5] mur-ac.[5]

AUFSTOßEN:

durch: bar-c. caps.[102] lac-ac. sol-t-ae. staph.
  ☞ *Sodbrennen, durch*

agg.: **Ambr.**[137] bar-c.[5] carb-v.[137] lob.[137] staph.[5]
  ALLGEMEINES; M; Aufstoßen; agg.

amel.: ambr.[102] ang.[102] ant-t.[85] **SANG.**
  ALLGEMEINES; M; Aufstoßen; amel.

mit: **Ambr.**[5] kali-bi.[137] lob.[137] staph.[5] **Sul-ac.**[5] verat.[5]
  MAGEN; C; Aufstoßen; allgemeine Arzneien; Husten, nach

AUSATMEN, beim: acon. cann-i. cann-s. canth.[5] **Carb-v. Caust.** dros. iod. kreos. lach. merc. nux-v. ph-ac. staph.
  ☞ *Atmen; agg. •Atmung, agg. nach* *ALLGEMEINES; M; Ausatmen; agg.*

AUSSPÜLEN des Mundes, beim:

agg.: **Coc-c.**
  ☞ *Zähneputzen, beim*

amel., kalt: coc-c.[137]

AUSWURF:

agg.: coc-c.[137] tarent.[137]
  ALLGEMEINES; M; Auswurf, Expektoration; während

amel.: ail. alum. alumn. ant-t.[137] apis[137] **Apisin.**[5] aral.[137] bell. calc. carb-an. caust. chin.[111] cist.[137] coc-c.[137] grin.[137] **Guai. Hep.** hydrog.[222] **Iod. Ip.** kali-bi.[137] kali-c.[111] kali-n. kreos. **Lach.** lob. meli. mez. **Phos.** phyt. plan. psil.[164] **Sang. Sep.** stann.[137] sul-i.[58] sulph. zinc.
  ALLGEMEINES; M; Auswurf, Expektoration; amel.
- **gelber,** nur: hydrog.[222]

AUSZIEHEN:
  ☞ *Abdecken oder Ausziehen agg.*

BADEN:

agg.: ant-c. ars. bor. **Calc.** calc-f. **Calc-s.** carc.[193] **Caust.** dulc. lach. mag-m.[5] **Nit-ac.** nux-m. **Psor. RHUS-T.** sep. stram. sul-ac. sulph. verat. zinc.
  ALLGEMEINES; M; Baden, Waschen; agg.
- **kalt**: bor. psor.
  ALLGEMEINES; M; Baden, Waschen; agg.; kaltes
- **Meer,** im: mag-m.[5]
  ALLGEMEINES; M; Baden, Waschen; agg.; Meer, im

amel.: ant-c.[5] bor. calc.[5] hed.[119] zinc.[5]
  ALLGEMEINES; M; Baden, Waschen; amel.
- **Brust,** mit kaltem Wasser: bor.
- **kalt**: hed.[119]
  ALLGEMEINES; M; Baden, Waschen; amel.; kaltes

BEDECKEN, Zudecken:
☞ *Abdecken oder Ausziehen agg. •Kälte; Kaltwerden;*

Kopf mit Bettzeug bedecken **amel.**: hep.[102] rhus-t.[102] **Rumx.**[102]
▤ *ALLGEMEINES; M; Einhüllen, Bedecken; amel.; Kopfes, des*

Mund bedecken **amel.**: rumx.[102]
▤ *ALLGEMEINES; M; Bedecken, Zudecken; Mund, amel.*

vollständiges Zudecken, von Körper und Kopf, **amel.**: rumx.[102]
☞ *Abdecken oder Ausziehen agg.*

BEIßEN, Ätzen, durch Empfindung von:
☞ *Schmerzen, Husten aufgrund von; Brennen*

BEKLEMMUNG, durch:

Brust, in der: am-c.[5] ars.[5] cocc.[5] con.[5] graph.[5] grat.[111] lyc.[1] rhod.[5] rhus-t.[5] thuj.[1] verat.[5]

- **links,** und Hypochondrium: thuj.[1]

Epigastrium, im: kali-bi.

Kehlkopf, im: irid.[222]

BERÜHRUNG von Körperteilen, bei: agar. arg-n. arn.[5] bell.[137] brom.[137] carbn-s. chin. ferr-p. kali-c. lach.[5] mang. merc.[5] phos.[1] psor. rumx.[102] sil. staph. stram. sulph. tarent.

Gehörgang: **Agar. Arg-n. Carbn-s.** kali-c. lach. mang. **Psor.** sil. **Sulph.** tarent.

Halsgrube: **Lach.**[5] rumx.[102]
▤ *ALLGEMEINES; M; Berührung, Berührtwerden; agg.; Hals, am*

Kehlkopf, leichte Berührung **agg.**: **Bell.** chin. ferr-p. **LACH. Rumx.** staph. stram.
☞ *Druck, durch; Kehlkopf, durch Druck auf den*

Nacken, Hals: bell.[137] brom.[137] **Lach.**[137]

Speicheldrüsen, mit etwas Wollenem: merc.[5]

Tonsillen: phos.[1]

BETT, im:
☞ *Liegen; agg.;*

Aufstehen aus dem Bett, beim:
☞ *Aufstehen; beim; agg.;* ▤ *ALLGEMEINES; M; Aufstehen; agg.; Liegen, vom*

Lagewechsel, durch:
☞ *Lagewechsel im Bett, durch; agg.*

warm wird, wenn man im:

- **agg. oder löst Husten aus**: ant-t. apisin.[5] brom. **CAUST. Cham.** coc-c.[58] dros. led. m-arct.[5] merc. naja nat-m. **NUX-M.** nux-v. **PULS. Rhus-t.**[5] **Verat.**

◦ **abends**: nux-m.

- **amel.**: arg-n.[137] cham. **Kali-bi.**
▤ *ALLGEMEINES; M; Erhitzung, Warmwerden; amel. •ALLGEMEINES; M; Wärme; amel.; Bettwärme*

BEUGEN:

agg.: all-s.[36] arg.[149] beryl.[144] bry. cassi-s.[192] caust. cupr. dig. ferr-p.[8] hep. kali-bi. kali-c.[5] lach.[103] lyc. psor. rumx. sil. spig.[8] spong.

- **Kopf,** den: **All-s.**[36] beryl.[144] bry. cupr. ferr-p.[8] hep. kali-bi. lach.[103] lyc. psor. rumx. sil. spong.

◦ **rückwärts**: beryl.[144] **Bry.** cupr. hep. kali-bi. lach.[103] lyc. psor. **Rumx. Sil.** spong.
▤ *ALLGEMEINES; M; Beugen, Neigen, Krümmen; agg.; rückwärts; Kopf*

◦ **vorwärts**: ferr-p.[8]
▤ *ALLGEMEINES; M; Beugen, Neigen, Krümmen; agg.; vorwärts; Kopf*

- **links,** nach: kali-c.[5]

- **rückwärts**: beryl.[119] cassi-s.[192] cupr.[5]
▤ *ALLGEMEINES; M; Beugen, Neigen, Krümmen; agg.; rückwärts*

- **vorwärts**: **CAUST.** dig. spig.[8]
☞ *Bücken, beim* ▤ *ALLGEMEINES; M; Beugen, Neigen, Krümmen; agg.; vorwärts*

amel.: eup-per. hyos.[58] iod.[137] kali-c.[102] spong. stann.[126]

- **vorwärts**: eup-per. hyos.[58] kali-c.[102] **Spong.** stann.[126]
▤ *ALLGEMEINES; M; Beugen, Neigen, Krümmen; amel.; vorwärts*

Kopf rückwärts beugen, muss den: apis[38]

Zusammenkrümmen, muss sich: agar. choc.[222] hydrog.[222] **Kali-bi.**[809] penic.[149] pneu.[149] ther.

BEWEGUNG:

agg.: adam.[222] anac. arn. **Ars.** ars-i. bar-c. **Bell.**[58] brom. **Bry.** bufo **Calc.** calc-f. **Carb-v.** carbn-o. chel.[5] **Chin.** chin-ar. choc.[222] cina coc-c. cocc. cur. dros. eup-per. **FERR.** ferr-ar. ferr-i.[58] form. hep.[5] iod. ip. irid.[222] kali-ar. kali-bi. **Kali-c.** kali-n. kreos. lach. laur. led. lob. lyc. mag-p.[111] mang. merc. mez. mosch. mur-ac. nat-m. nat-s. nit-ac. **NUX-V.** osm. ox-ac.[111] **Phos.** plan. psor. **Puls.** pyrog. rumx.[58] **Seneg.** sep. **Sil.** spong. squil. **Stann.** staph. sul-ac. **Verat.**[102] zinc.

- **13** Uhr: nat-s.

- **16** Uhr: calc-f. kali-bi.

- **Beginn,** zu: nit-ac. plan. sil.
▤ *ALLGEMEINES; M; Bewegung; Beginn der Bewegung, zu*

- **Arme,** der: ars. calc. **Ferr.** kali-c. led. lyc. **NAT-M.** nux-v.
☞ *Heben der Arme; agg. •Strecken, Dehnen; Arme ausstrecken, beim* ▤ *ALLGEMEINES; M; Bewegung; während; Arme, der*

- **Brust,** der: anac. bar-c. **CHIN.** cocc. dros. **Lach.** mang. merc. mur-ac. nat-m. **NUX-V. Phos.** sil. **STANN.**

- **Kopfes,** des, nach hinten oder zur Seite: bell.[58]
▤ *ALLGEMEINES; M; Bewegung; während; Kopfes, des*

- **schnelle**: **Nat-m.** puls.
▤ *ALLGEMEINES; M; Bewegung; während; schnelle Bewegung*

amel.: ambr. arg.[58] arg-n. ars. ars-i.[809] caps. coc-c. dros. dulc. euph. euphr. grat. hyos. irid.[222] **Kali-i.** mag-c. mag-m. nux-v. ph-ac. phos. psor. puls. **Rhus-t.**[5] sabad. samb. sep. sil. stann. sulph. verb. zinc. zinc-p.[58]

BEWUSSTLOSIGKEIT, nach: **CINA**[54]
BEWUSSTSEINSVERLUST, mit: cadm-s. cina **Cupr.**
BIER:
agg.: mez. nux-v. rhus-t. spong.
☞ *Alkoholische Getränke, durch ▤ ALLGEMEINES; C; Speisen und Getränke; Bier; agg.*
amel.: thuj.[36]
▤ *ALLGEMEINES; C; Speisen und Getränke; Bier; amel.*
BLÄHUNGSABGANG amel.: rumx.[85] **SANG.**
▤ *ALLGEMEINES; M; Blähungsabgang; amel.*
BLUTBEIMENGUNG, Hämoptoe: calc-f.[119]
BLUTWALLUNG zur Brust, durch: aloe raph.
11 Uhr: raph.
BODEN, zwingt ihn auf den: ip.[5]
BRENNEN in der Brust, durch:
☞ *Schmerzen, Husten aufgrund von; Brennen;*
BRONCHIALBESCHWERDEN, durch:
☞ *Atemwege, durch Reizung der; Bronchien*
BROT, durch: kali-c. ph-ac.
☞ *Speisen; agg. •C; Anfälle, anfallsweise; Brot oder Kuchen essen, durch ▤ ALLGEMEINES; C; Speisen und Getränke; Brot;*
Schwarzbrot: ph-ac.
BRUSTBEIN, Empfindung von Völle unter dem, agg.: kali-n.[5]
BÜCKEN, beim: all-s. arg. arg-n. arn. bar-c. **CAUST.** chel. dig. ferr-p.[85] **Hep.** kali-c. laur. lyc. phos. **Sel.**[5] seneg. sil. **Spig.** spong. staph. verat.
☞ *Beugen; agg.; ▤ ALLGEMEINES; M; Bücken; agg.*
CHININ-MISSBRAUCH, durch: arn.[5] ferr.[5]
DAMPF, wie durch: brom.[137] lyc.[137]
☞ *Rauch; Empfindung von, durch, in der Lufröhre*

DÄMPFE ranzigen Fettes, wie bei Reizung durch: hep.
DAUNEN, durch Empfindung von, in der Kehlgrube: **Am-c.**[5] **Ars.**[5] **Bell.**[5] calc. cina **Mez.**[5] **Ph-ac. Sulph.**
☞ *Fremdkörper, durch Empfindung wie von einem; Feder oder Gerstengranne, Kehlkopf •Kitzeln, durch; Hals, im; •C; Überwältigender Husten, als würde der Kehlkopf von einer Feder gekitzelt, abends vor dem Schlafen ▤ INNERER HALS; C; Federn, Empfindung wie von*
DENKEN daran agg.: bar-c. nux-v. **Ox-ac.**
DIARRHÖ:
agg. nach: abrot.[102]
amel.: bufo hydrog.[222] petr.[193] sang.[8]
▤ *ALLGEMEINES; M; Diarrhö; amel.*
endet mit, und Erbrechen: euph-l.[102]
mit: **Cham.**[5] **Merc.**[5] **Puls.**[5] rumx.[85] sang.[58] **Sulph.**[5] verb.[85]
DREHEN, beim:
Bett, im:
☞ *Lagewechsel im Bett, durch; agg.; Drehen auf die Seite, durch ▤ ALLGEMEINES; M; Drehen; Bett, im*
Kopf, den, agg.: spong.
▤ *ALLGEMEINES; M; Drehen; Kopf, Drehen agg.*

DRUCK, durch:
Abdomen, auf das, amel.: con.[137]
Brust:
- **Brust,** auf die, amel.: conv.[2191] **Hep.**[5] phos.[5] **Sep.**[5]
▤ *ALLGEMEINES; M; Druck; amel.*
- **Empfindung** von Druck in der Brust, durch: iod. op.
Epigastrium, auf das, amel.: croc.[137] dros.[137]
Kehlgrube, auf die: rumx.
Kehlkopf, durch Druck auf den: apis **Bell. Chin.** cina crot-h. ferr. **LACH.** rumx. tarax. tell.
☞ *Berührung von Körperteilen, bei; Kehlkopf, leichte Berührung agg.*
- **Empfindung** von Druck oder Rauheit, durch, woraus allmählich ein Kitzeln wird: tell.
Luftröhre, auf die: bell. hydr. **Lach.** rumx.
Magen, auf den: calad.
Schilddrüse, Kropf, auf: psor.
▤ *ÄUßERER HALS; O; Schilddrüse*
Schläfe, auf die, amel.: petr.[137]
DRÜCKENDEN Schmerz im Kehlkopf, durch:
☞ *Schmerzen, Husten aufgrund von; Drücken;*
EINATMEN, beim: **Acet-ac.**[102] acon.[137] all-c.[111] apis asaf. asar. bamb-a.[1184] **Bell.** benz-ac. **Brom.** bry.[102] **Calc. Camph.**[5] carc.[193] chlor. cina cist.[122] coff. con. cor-r. croc. **Cupr.**[5] dig. dulc. graph. **Hep.** iod.[102] ip. irid.[222] **Kali-bi.**[85] lach. mag-m. menth. **Meny.**[5] meph. merc-i-f. nat-m.[102] nat-s. olnd. op. **Phos.**[102] plb. prun. **Puls. RUMX. Spong.**[102] squil. staph.[5] **Stict.**[137] sulph.[5] tarent-c.[192] ter. verb.
☞ *Atmen; agg. •Atmung, agg. nach*
Atemzug, bei jedem: acon.[137] kali-bi.[85] stict.[137]
Luft, von kalter: camph.[5]
▤ *ALLGEMEINES; M; Einatmen; agg.; kalte Luft*
schnell: irid.[222]
tief:
☞ *Atmen; agg.; tief Atmen*
EINZIEHEN des Abdomens, durch: **DROS.**[5]
EISCREME, amel. erst, dann aber agg. : ars-h.
☞ *Speisen; agg.; ▤ ALLGEMEINES; C; Speisen und Getränke; Eiscreme;*
EISKALTE Luft in den Atemwegen, Empfindung von, durch: **Cor-r.**
ENTBINDUNG, nach der: acon.[5] arn.[5] dulc.[5] kali-c. puls.[5] rhus-t. sulph.[5]
▤ *ALLGEMEINES; M; Wehen, Entbindung; Wochenbett, im*
schwieriger Entbindung oder Abort, nach, Rükkenschmerz und Schweiß, mit: kali-c.
▤ *ALLGEMEINES; M; Abort, Beschwerden nach*
ENTKRÄFTUNG, mit:
☞ *C; Erschöpfender Husten*
ENTRÜSTUNG, durch: **Staph.**[54]
☞ *Erregung, durch ▤ GEMÜT; M; Entrüstung, Empörung, Unwille, Beschwerden durch*
EPIGLOTTISREIZUNG, durch: **DROS.**[193] wye.[193]
ERBRECHEN, mit:
▤ *MAGEN; C; Erbrechen; allgemeine Arzneien;*

ERHITZT, wenn sich der Körper: acon. all-c.[111] ant-c. **Brom. Bry.** carb-v. carc.[154] caust. **Coc-c. Dig.** dros.[5] iod. kali-c. lach.[5] lachn.[25] laur.[5] mag-c. mur-ac.[5] nat-c.[5] **NUX-M.**[5] nux-v. **PULS. Rhus-t.**[5] seneg.[5] sil. **THUJ.**[5] verat.[5] zinc.
☞ *Warmwerden; beim* ▤ *ALLGEMEINES; M; Erhitzung, Warmwerden; agg.*

ERREGUNG, durch: acon. ambr.[58] ant-t. ars. asar. bry. bufo caps.[137] **Cham. Cist.** con. cor-r.[102] cortiso.[119] dig. dros. hyos. ign.[102] lach. lob. mag-c. nux-v. op. ph-ac. rhus-t. **SPONG.** squil.[85] tarent.[102] verb.[137]
☞ *Angesprochen wird, wenn man •Ärger, Kummer, Verdruss •Ärgernis, nach •Entrüstung, durch •Furcht agg. •Kummer •Lachen agg. •Lamentieren, durch •Musik agg. •Probleme, Schwierigkeiten, durch •Reizung, durch •Schreck, Furcht, durch •Trost, Zuspruch agg. •Überraschung, freudige, agg. •Zorn, durch •C; Reflexhusten, z.B. bei organischen Herzkrankheiten (sympathisch bedingt)* ▤ *GEMÜT; M; Erregung; Beschwerden durch; •ALLGEMEINES; M; Erregung; agg.*

ERSCHÜTTERT den ganzen Körper: agar.[137] ther.[85]
▤ *ALLGEMEINES; C; Rucken; Husten, bei*

ERSTICKUNG, mit Gefühl von, vom Rachen bis zur Gabelung der Luftröhre: syph.

ERSTICKUNGSGEFÜHL im Hals, durch: lach.
☞ *Zusammenschnüren, durch; Hals, im* ▤ *INNERER HALS; C; Zusammenschnürung; Husten;*

ERWACHEN, beim: acon. ail. alum.[5] ambr. apis **Aral.** arg-n. arum-t. bamb-a.[1184] bell. calc. carb-v. caust. **Chel. Chin.** cina **COC-C.** cocc.[5] cod. coff. cortico.[149] crot-h. dig. euphr. ferr. ferr-p. **Hep.**[5] hyos.[5] **Ign.**[5] irid.[222] **Kali-bi.** kali-c.[5] kali-n. kreos. lac-c. **LACH.** lachn. lyc.[85] mag-m.[5] mag-s. mangi.[197] morg-g.[136] nat-ar. nit-ac. **NUX-V.**[5] ph-ac. phos. psor. puls. **RHUS-T.**[5] rumx. **Sang.** sanic. sep. sil. sol-t-ae. spong. squil. stram. stront-c.[5] sul-ac. sulph. syc-co.[136] tarent. thuj.
☞ *Schlaf; nach* ▤ *ALLGEMEINES; M; Erwachen; agg.*

ESSEN:

vor: bufo[111]
▤ *ALLGEMEINES; M; Essen; vor*

Beginn zu essen, beim: seneg.[110]
▤ *ALLGEMEINES; M; Essen; Beginn, zu*

während: acon. aeth. agar. all-s. **Alum-sil.**[58] am-m.[5] ambr. **Anac.**[102] ant-ar.[102] **Ant-t.** arg-n.[5] arn. **Ars.** ars-s-f.[58] bac.[226] bar-c. bell. bism.[102] brom. **Bry.** bufo **Calc.** calc-f. caps. **Carb-v.**[1] carbn-s. carc.[193] caust. cham. **Chin.** chin-ar.[58] **Coc-c.** cocc.[5] cor-r. **Cupr. Cur.** dig. dros. euphr. **Ferr.** ferr-ar. ferr-ma. ferr-p. **Hep.** hyos. **Ip. KALI-BI.** kali-c. kali-chl.[58] kali-p. kali-s. kali-sil.[58] lac-c. lach. laur. lyc. mag-c. mag-m. med. **Mez.** mosch. myos. nat-m. nit-ac. nux-m. **NUX-V.** op. ph-ac. phos. plut-n.[222] **Puls.**[5] rhus-t. **Rumx.** ruta sang. **Sep.** sil. **Spong.**[102] squil. staph. sulph. tarax. tax.[102] tela[192] ter. **Thuj.** verat. zinc.
▤ *ALLGEMEINES; M; Essen; während*

- **Erbrechen,** bis zum: **Mez.**
- **Erbrechen,** mit, und Schmerz im Hinterkopf: anac.[102]
- **gewürzte** Speisen, durch:
  ☞ *Gewürze, starke gewürzte Speisen agg.*
- **hastiges** Essen, durch: sil.
- **Sättigung,** durch Essen bis zur: carb-v.[1]
  ▤ *ALLGEMEINES; M; Essen; nach; Sättigung, bis zur*

nach: **Am-m.**[5] anac.[5] **Ant-t.**[5] **Bell.**[5] **BRY.**[5] cham.[5] chin.[5] dig.[5] **FERR.**[5] hep.[5] **Mez.**[5] nux-m.[5] nux-v.[5] op.[5] puls.[5] ruta[5] sep.[5] sil.[5] staph.[5] thuj.[5] zinc.[5]
▤ *ALLGEMEINES; M; Essen; nach*

amel.: all-s. am-c. ammc. anac. carb-an. cupr.[5] **Euphr. Ferr.**[5] ferr-m. hydrog.[222] kali-c. rad-br.[137] sin-n. **SPONG.** tab.
☞ *Fasten, durch •Hunger; durch*

- **feste** Speisen: cupr.[5]

ESSIG, nach: alum. ant-c. **Sep.**[5] **Sulph.**[5]
☞ *Reizende Dinge wie Salz, Wein, Pfeffer, Essig, lösen sofort Husten aus •Saure Speisen, durch •Säuren agg.* ▤ *ALLGEMEINES; C; Speisen und Getränke; Essig;*

FASTEN, durch: kali-c. mag-c.[193] mag-m. staph.[5]
☞ *Essen; amel. •Hunger; durch •Speisen; agg.* ▤ *ALLGEMEINES; M; Fasten (nüchterner Magen); agg.*

FEDER verursacht, wie durch eine:
☞ *Kitzeln, durch; Luftröhre, in der; •C; Staub, wie durch* ▤ *INNERER HALS; C; Federn, Empfindung wie von*

FEDERSTAUB, durch: bell.[5] hep.[5] ph-ac.[5]
▤ *ALLGEMEINES; M; Federbett agg.*

FESTE Speisen, durch: cupr.[5]
☞ *Speisen; agg.*

FESTSITZT, durch etwas, das im Kehlkopf: staph.[1]
☞ *Fremdkörper, durch Empfindung wie von einem; Kehlkopf, im •Pflock, durch Empfindung wie von einem; Kehlkopf, im*

FEUCHTIGKEIT, Nässe, agg.: bry.
☞ *Kellerluft, durch*

FEUER, beim Sehen ins: **Ant-c. Stram.**

FIEBER:

vor: eup-per. puls.[5] rhus-t. samb.
▤ *ALLGEMEINES; M; Fieber; vor*

- **intermittierendem,** vor, in Anfällen: eup-per. **Rhus-t.** samb.

während: **ACON.** alum. alum-sil.[58] anac. ang. ant-c. ant-t. **Apis** arg. **Arn. ARS.** ars-i. bapt. **Bell.** bism. brom. **Bry. CALC.** calc-sil.[58] carb-v. caust. cham. **Chin. Chin-ar.** cic. cimx. cina coff. **CON.**[5] cub. cupr. dig. dros. dulc. eup-per. **Ferr.** ferr-ar. ferr-i. ferr-p. guai.[58] hep. **Hyos.** ign. iod. **IP. Kali-ar. KALI-C.** kali-p. **Kali-s.** kali-sil.[58] kreos. lach. lyc. **NAT-M.** nit-ac.[58] nux-m. **NUX-V.** op. petr. ph-ac. **PHOS.** plat. podo. puls. rhus-t. ruta **SABAD.** samb. sang. senec.[10] seneg. sep. sil. spig. spong. squil. staph. sul-ac. sul-i.[58] sulph. tarent. thuj. **Tub.** verat. verb.
▤ *ALLGEMEINES; M; Fieber; während*

- **abends**: **Con.**[5]
- **hektischem,** bei: bov. eup-per. nit-ac.[58] nux-v. **Phos.** puls. senec.[10] sil. **Stann.**
- **remittierendem,** bei: podo.

nach: ant-c. con. hyos. nat-m. puls.[5] tela[192]

- **intermittierendem,** nach: nat-m.
- **Scharlach,** bei: ant-c. con. hyos.

amel.: ol-j.[85]

Unterdrückung von Intermittens, durch: eup-per.

FISCH, durch: **Lach.**[5]
☞ *Speisen; agg.* ▤ *ALLGEMEINES; C; Speisen und Getränke; Fisch;*

FISTELOPERATION, durch: berb.[102] calc-p.[102] sil.[102]
☞ *Verletzungen, durch* ▤ *ALLGEMEINES; M; Operationen, Beschwerden durch •ALLGEMEINES; C; Fisteln; Operation, nach*

FLEISCH, nach: **Staph.**
☞ *Speisen; agg.* ▤ *ALLGEMEINES; C; Speisen und Getränke; Fleisch;*

FLÜSSIGKEITEN:

Schlucken in die falsche Bahn geraten, wenn Flüssigkeiten beim: lach.[137]

Verlust von Körperflüssigkeiten, durch: **Chin.** cina **Con.**[5] ferr. ph-ac. staph.
▤ *ALLGEMEINES; M; Körpersäften, Verlust von; agg.*

FLÜSSIGKEITEN:

hintere Mundpartie berühren, wenn Flüssigkeiten die: am-c.

Schlucken von, beim, nachts: sul-ac.

FORTGESETZTES Husten agg.:
☞ *Husten agg.*

FRAUEN, besonders bei:
☞ *C; Krampfhafter, spasmodischer Husten; Frauen, besonders bei*

FREMDE Personen erblickt, wenn das Kind: ambr. **Ars.** bar-c. caust.[5] phos.
☞ *Gesellschaft agg. •Personen, andere Menschen; Raum betreten, agg. wenn andere Personen den •C; Nervöser Husten; irgendjemand den Raum betritt, wenn* ▤ *GEMÜT; C; Furcht; Fremden, vor*

FREMDKÖRPER, durch Empfindung wie von einem:

Feder oder Gerstengranne, Kehlkopf: iod.[171] rumx.
☞ *Daunen, durch Empfindung von, in der Kehlgrube •C; Überwältigender Husten, als würde der Kehlkopf von einer Feder gekitzelt, abends vor dem Schlafen* ▤ *INNERER HALS; C; Federn, Empfindung wie von •INNERER HALS; C; Schmerz; Splitter, Schmerz wie von einem; Gerstengrannen im Rachen, wie durch*

Kehlkopf, im: am-caust. **Arg. BELL.** brom. **Dros. Hep.** iod.[171] **Lach.** lob. **Phos.** ptel. **Rumx. Sil.**
☞ *Festsitzt, durch etwas, das im Kehlkopf •Pflock, durch Empfindung wie von einem; Kehlkopf, im* ▤ *KEHLKOPF LUFTRÖHRE; C; Fremdkörper, Empfindung wie von einem; Kehlkopf •KEHLKOPF LUFTRÖHRE; C; Pflock, Empfindung wie von einem; Kehlkopf*

Luftröhre, in der: hyos. **Kali-c. SANG.** sin-n. staph.[1] ter.[111]
☞ *Haar, durch Empfindung wie von einem; Luftröhre, in der •Pflock, durch Empfindung wie von einem; Luftröhre auf- und nieder bewegt, der sich in der* ▤ *KEHLKOPF LUFTRÖHRE; C; Fremdkörper, Empfindung wie von einem; Luftröhre*

Rachen, im: lat-h.[301] lob.[25]
☞ *Kloßgefühl im Hals, durch*

FREUDE, durch:
☞ *Überraschung, freudige, agg.*

FROSTSTADIUM:

vor: apis eup-per. mag-c.[58] **RHUS-T.** rumx. **Samb. Tub.**

während: acon.[5] apis **Ars.**[5] bell.[5] bor. **Bry.**[5] calc. calc-p. calc-sil.[102] carb-v.[5] cham.[5] **Chin.**[5] **Chin-ar.** cimx. **Con.**[5] cupr.[5] **Ferr.** hep.[5] **Hyos.**[5] ip.[5] kali-ar. kali-c.[5] kali-p. kreos.[5] lach.[5] lyc.[5] mez.[5] nat-c. nat-p. nat-sil.[58] nux-m.[5] nux-v.[5] ph-ac.[5] **PHOS.**[5] **Psor.**[111] **Puls.**[5] **RHUS-T.**[5] **Rumx. SABAD.**[5] **Sep.**[5] sil.[5] spong.[5] sulph.[5] thuj.[5] **Tub. Verat.**[5]

- **Auswurf**:
▤ *ALLGEMEINES; M; Auswurf, Expektoration; während*

◦ **mit**: **Ars.**[5] bry.[5] **CALC.** chin.[5] kali-c.[5] kreos.[5] lach.[5] lyc.[5] nux-m.[5] nux-v.[5] ph-ac.[5] **Phos.**[5] psor.[111] **Puls.**[5] **Rhus-t.**[5] **Sabad.**[5] sep.[5] sil.[5] spong.[5] sulph.[5] thuj.[5]

◦ **ohne**: **Acon.**[5] ars.[5] bell.[5] bry.[5] carb-v.[5] cham.[5] chin.[5] hep.[5] hyos.[5] **Ip.**[5] kali-c.[5] lach.[5] nux-m.[5] nux-v.[5] **Phos.**[5] puls.[5] rhus-t.[5] sabad.[5] sep.[5] **Spong.**[5] sulph.[5]

nach: apis cimx. guare.[36] nux-m. ph-ac. phos. **Samb.**

FRÜHSTÜCK:

vor: alumn. kali-c. murx. seneg. sulph.
▤ *ALLGEMEINES; M; Frühstück; vor*

während: **Alum.**[5] alumn. kola[1184] seneg.

amel.: alumn. aspar. bar-c. coc-c. kali-c. lach. murx.
▤ *ALLGEMEINES; M; Frühstück; amel. nach*

FURCHT agg.: acon.[54]
☞ *Erregung, durch •Schreck, Furcht, durch*

FÜRCHTET den Husten, drückt ihn solang wie nur möglich weg, Kind mit Bronchitis: phos.

GÄHNEN:

durch: arn. asaf. **Bell.**[8] carc.[119] cina mur-ac. nat-s.[85] nux-v. puls. staph.
▤ *ALLGEMEINES; M; Gähnen; agg. während Gähnen*

und Husten, nacheinander:
▤ *SCHLAF; C; Gähnen; allgemeine Arzneien; abwechselnd mit;*

GEHEN:

agg.:

- **während**: acon. alum. ang. **ARS.** bell.[5] **Calc.** carb-v.[5] cassi-s.[192] cench. cina cist. coca cortiso.[119] dig. **FERR.** ferr-ar. ferr-p.[58] hep. hydr-ac.[268] iod. ip.[5] **Kali-n.**[5] lach.[5] lyc. mag-m. mang. merc. mez. nat-ar. **NAT-M.** nux-v. osm. ox-ac. ph-ac. phos. puls. rhus-t. rumx. **Seneg.** sep. sil. spig. squil. stann. staph. stram. stront-c. sul-ac. sulph. **Thuj.** verat.

◦ **Luft**:

◦ ◦ **frischer,** in, im Freien: acon. alum. ang. **ARS.** carb-v. cina dig. ferr. ferr-ar. **Ip.**[5] **KALI-N.**[5] **Lach.**[5] lyc. mag-m. nux-v. osm. ox-ac. ph-ac. **PHOS. Rhus-t. Seneg.** sep. spig. staph. stram. sul-ac. **Sulph.**

◦ ◦ **kalter,** in: **Ars.** cist. ip. **Kali-n. PHOS. RUMX. Seneg.** spig. **Sul-ac.** verat.

◦ **schnell** gehen: carb-v.[5] cench. coca hydr-ac.[268] merc. nat-m. **Puls. Seneg.** sep. sil. squil. stann.

- **nach**: ferr.[5] **Ip.**[5] sep.[5]
▤ *ALLGEMEINES; M; Gehen; nach Gehen agg.*

◦ **schnell** gehen: sep.[5]

amel.: ars-i.[809] astac. **Dros.**[137] grat. ign. phos.
▥ *GEMÜT; M; Gehen; amel.*

- **schnell** gehen: dros.[137]
▥ *GEMÜT; M; Gehen; amel.; schnelles Gehen*

kann nicht, ohne zu husten: stann.[137]

GEIGESPIELEN, beim:
☞ *Musik agg.; Geigespielen, beim*

GEISTIGE:

Anstrengung, durch: ambr.[58] arn. **Ars.** asar. cina cist. cocc. colch. ign. m-art.[5] **NUX-V.**[5]
▥ *ALLGEMEINES; M; Geistige Anstrengung; agg.*

Beschwerden durch: acon.[5] ant-t.[5] arg-n.[5] arn.[5] ars.[5] asar.[5] bry.[5] bufo[111] caps.[5] cham.[5] chin.[5] cina[5] cist.[111] ign.[5] **Lach.**[5] nat-m.[5] **Nux-v.**[5] op.[5] rhus-t.[5] **Spong.**[5] staph.[5] verat.[5]

Symptome:

- **vor**: cina[5] **Rhus-t.**[5]

- **während**: asar.[5] kali-c.[5] nat-m.[5]

- **nach**: asar.[5] cic.[5]

GERÄUSCH, Lärm, **agg.:** arg-n.[102] arn. ph-ac. tarent.[137]
▥ *ALLGEMEINES; M; Geräusch, Lärm; agg.*

hohe Töne: arg-n.[102]

GERÜCHE, durch starke: gink.[227] irid.[222] merc-i-f.[137] **Phos.** sul-ac.

GESCHWÜRE tief in der Trachea, wie durch: stann.[1]

GESELLSCHAFT agg.: **Ambr.** ars.[137] bar-c. foll.[149] nit-ac.[304]
☞ *Fremde Personen erblickt, wenn das Kind • Personen, andere Menschen; Raum betreten, agg. wenn andere Personen den • C; Nervöser Husten; irgendjemand den Raum betritt, wenn*

GETRÄNKE:

kalte:

- **agg.**: acon.[122] adam.[222] am-c.[5] **Am-m.**[5] ant-c. ant-t. aran-s.[192] **ARS. Bar-c.** bry.[58] calc.[5] calc-p.[111] calc-sil.[58] **Carb-v.** coc-c.[137] dig. dros.[58] ferr-p.[809] germ.[222] hep. hydr-ac.[268] kali-ar. kali-c. lyc. manc.[137] **Merc. Ph-ac. Phos.** psil.[164] **PSOR.** puls.[5] rhus-t.[5] rumx. **Sil. Spong.**[137] **Squil.** staph. stram.[5] sul-ac.[5] tarent-c.[192] **Thuj. Tub.** verat.[5]
▥ *ALLGEMEINES; C; Speisen und Getränke; kalte; Getränke, kalte; agg.*

◦ **Eiswasser**: acon.[122]

◦ **Milch**: ant-t. spong.[137]
▥ *ALLGEMEINES; C; Speisen und Getränke; Milch; agg.; kalte*

◦ **überhitzt,** wenn: bry.[58]

◦ **Wasser**: calc.[5] rhus-t.[5] stram.[5] sul-ac.[5] verat.[5]

- **amel.**: adam.[222] am-caust. bor. brom. caps. **CAUST.** cina[111] **Coc-c. CUPR.** euphr. glon. iod. ip. irid.[222] kali-c. kali-s. kreos.[168] onos. **Op.** phos.[102] sulph. tab.[102] tub.[186] verat.
☞ *C; Intermittierend; Getränke, kalte, amel.* ▥ *ALLGEMEINES; C; Speisen und Getränke; kalte; Getränke, kalte; amel.*

warme:

- **agg.**: ambr. ant-t. caps. **Coc-c.** ign. kreos.[168] lach.[58] laur. mez. phos. **Stann.**
☞ *Tee agg.; heißer* ▥ *ALLGEMEINES; C; Speisen und Getränke; warme; Getränke; agg.*

- **amel.**: alum. **ARS. Bry.** cassi-s.[192] eupi. germ.[222] **LYC. NUX-V. RHUS-T. SIL. Spong.** thea[192] verat.
▥ *ALLGEMEINES; C; Speisen und Getränke; warme; Getränke; amel.*

GEWITTER:
☞ *Sturm, vor; Gewitter, vor*

GEWÜRZE, starke gewürzte Speisen **agg.:** alum.[193] stann.[5] sulph. thuj.[5]
☞ *Pfeffer, durch • Reizende Dinge wie Salz, Wein, Pfeffer, Essig, lösen sofort Husten aus* ▥ *ALLGEMEINES; C; Speisen und Getränke; Gewürze, Pikantes, gut gewürzte Speisen;*

GICHTANFALL, vor einem: led.

GONORRHÖ, durch unterdrückte: benz-ac. **Med.** sel. **Thuj.**
☞ *Krätze, nach Unterdrückung von* ▥ *ATMUNG; C; Asthma, asthmatische Atmung; Hautausschläge; • HAUT; C; Hautausschläge; abwechselnd mit; • ALLGEMEINES; C; Gonorrhö; unterdrückte Gonorrhö*

GREIFT sich beim Husten an:

Brust:
☞ *Hände; fasst mit den Händen; Brust, legt beide Hände auf die, beim Husten*

Genitalien:
☞ *Hände; fasst mit den Händen; Hoden, legt die Hände auf die* ▥ *MÄNNLICHE GENITALIEN; C; Anfassen, Spielen mit den Genitalien; Husten, bei • WEIBLICHE GENITALIEN; C; Fasst sich an die Genitalien; Husten oder Krämpfen, bei*

Hals:
☞ *Hände; Hals, legt die Hände an den, was amel.* ▥ *ÄUßERER HALS; C; Greift sich an den Hals; Husten, während*

Kehlkopf:
☞ *Springt auf und klammert sich an die Umstehenden, Kind, schreit heiser um Hilfe oder streckt sich nach hinten und fasst sich an den Kehlkopf* ▥ *KEHLKOPF LUFTRÖHRE; C; Greift sich an den; Kehlkopf, unwillkürlich, bei jedem Hustenstoß, Empfindung, als würde der Kehlkopf zerissen*

GRIPPE, Influenza:

während: all-c.[102] **Erio.**[102] hyos.[102] **Kali-bi.**[102] kali-s.[102] **Kreos.**[102] **Pix.**[102] **Sang.**[102] seneg.[102] stann.[102] stry.[102]

- **Kindern,** bei: kali-s.[102]

nach: am-c.[193] atro.[25] bac.[62] bry.[193] erio.[85] kreos.[102] sang.[85] stict.[85] stry.[85]

Empfindung wie durch Grippe, mit: ozone[227]
▥ *ALLGEMEINES; C; Grippe, Empfindung wie bei*

GROßEN schlanken tuberkulösen Personen, bei: phos.

HAAR, durch Empfindung wie von einem:

Luftröhre, in der: sil.
☞ *Fremdkörper, durch Empfindung wie von einem; Luftröhre, in der*

Zunge, auf der: **SIL.**[5]

HALSENTZÜNDUNG, Angina, nach: ip.[5]

HÄLT den Brustkorb mit den Händen:
☞ *Hände; fasst mit den Händen;*

HÄMORRHOIDEN, nach Verschwinden, Unterdrückung von: berb. carb-v.[5] euphr. lyc.[5] lycps.[122] mill.[8] **Nux-v.**[5] phos.[5] sulph.
▤ ALLGEMEINES; M; Hämorrhoiden, Beschwerden durch unterdrückte

HANDARBEIT, durch: led. nat-m.
☞ Anstrengung; agg.

HÄNDE:

fasst mit den Händen:

- **Abdomen,** legt die Hände auf das, was amel.: arum-t.[22] carb-an.[1] con. phos.[1]
▤ ABDOMEN; C; Hand auf den Bauch zu legen, Impuls; Husten, beim

- **Brust,** legt beide Hände auf die, beim Husten: **ARN.** boerh.[192] **Bor. BRY.** caps.[102] cimic. cina[102] **Croc.**[5] **DROS. Eup-per.** gink.[227] kali-c.[144] kreos. lact.[102] merc. nat-m. **Nat-s. Phos.** ran-b.[58] seneg.[144] **Sep.** stict.[144]
▤ BRUST; C; Schmerz; Druck; amel. •BRUST; C; Schmerz; wund und zerschlagen, Schmerz mit Empfindlichkeit wie; hält die Brust mit den Händen, beim Husten •RÜCKEN; C; Hält sich die Seiten beim Husten

- **Hoden,** legt die Hände auf die: zinc.[1]
▤ MÄNNLICHE GENITALIEN; C; Anfassen, Spielen mit den Genitalien; Husten, bei

- **Hypochondrium,** legt die Hände auf das: dros.[1]

- **Kehlkopf,** legt die Hände an den: acon.[58] **ALL-C.**[122]

- **Kopf,** legt beide Hände an den, beim Husten: **BRY.**[122] caps.[103] nicc.[85] **NUX-V.**[122] sulph.[122]

- **Magen,** legt die Hände auf den: croc. **DROS.** lach.[5] phos.[1] rumx.[122]

◦ **Magengrube**:

◦ ◦ **agg.**: phos.[1]

◦ ◦ **amel.**: **Croc. Dros.** rumx.[122]

- **Oberschenkel,** legt die Hände auf die: nicc.[137]

Hals, legt die Hände an den, was amel.: guare.[36]
▤ ÄUẞERER HALS; C; Greift sich an den Hals; Husten, während

Kniend auf die Hände gestützt amel.: eup-per.[85]

HAUS, im: cench.[58]
☞ Zimmer, im; agg.;

HAUTAUSSCHLÄGE, durch Unterdrückung: croto-t.[193] dulc. led.[137] psor.[102] puls.[137]
☞ Unterdrückungen agg. ▤ ALLGEMEINES; M; Hautausschläge; agg., Unterdrückung von Hautausschlägen

HEBEN der Arme:

agg.: **Bry. Ferr.** lyc. ol-j. tub.[111]
☞ Bewegung; agg.; Arme, der •Strecken, Dehnen; Arme ausstrecken, beim ▤ ALLGEMEINES; M; Heben, Anheben; agg.; Arme, der

amel.: hyos.[5] puls.[5]

HEBEN, schweres: ambr.
☞ Anstrengung; agg. ▤ ALLGEMEINES; M; Heben, Überanstrengung von Muskeln und Sehnen; agg.

HERAUSSTRECKEN der Zunge, durch: lyc.

HERZBESCHWERDEN, bei: adon.[111] arn.[5] aur-m.[58] both-a.[3070] cact.[58] coll.[25] dig.[5] guai.[5] hydr-ac.[102] **LACH. Laur.**[85] lyc.[102] lycps.[111] **NAJA** nux-v.[5] ox-ac.[58] phos.[5] spong.[5] **Tab.**
☞ Spannung in der Brust, durch ▤ HERZ KREISLAUF; O; Herz und Herzregion; Diphtherie, nach

Herzklappenerkrankung: laur.[85]
▤ HERZ KREISLAUF; O; Herz und Herzregion; Herzklappen

HEULEN, Jammern, beim: acon. ars. cina

HINTEREINANDER, mehrere Hustenstöße in Folge:
☞ C; Anfälle, anfallsweise; Hustenstöße, Anzahl und CHARAKTERISTIKA;

HITZE:

vor: samb.[102]

während: **Acon.**[5] apisin.[5] **Arn.**[5] **Bry.**[5] **Ip.**[5] **Nux-v.**[5] **Puls.**[5] **Sabad.**[5] **Squil.**[5]

nach: bell.

Bronchien, in den: aether[36]

Empfindung von Hitze, mit:

- **Bronchien,** in den: aether eup-per.

- **Brust,** in der: carb-v.

- **Luftröhre,** in der: chel.[5]

Kopfes, des, mit:
▤ KOPF; C; Hitze; Husten, während

Körpers, des: acon.[5] **Ip.**[5]

HOCHGENOMMEN werden, Kind muss, wird blau im Gesicht, kann nicht ausatmen: meph.
▤ ATMUNG; C; Asphyxie, Atemstillstand

HUNGER:

durch: kali-c. mag-c. mag-m.
☞ Essen; amel. •Fasten, durch •Speisen; amel., warme ▤ ALLGEMEINES; M; Hunger agg.

heftigem, bei: nux-v. sul-ac.

HUSTEN agg.: acon.[5] agar.[5] **Bell.** cist. cocc. coff.[5] **Hep. IGN.**[5] **M-arct.**[5] puls.[5] raph. squil. stict.[111] **Teucr.**[5] thyr.[111] zinc-i.[5]
☞ C; Anhaltender Husten •C; Hartnäckig anhaltender Husten ▤ KEHLKOPF LUFTRÖHRE; C; Reizung der Luftwege; Husten agg.

Keuchhusten, nach: **Puls.**[5]

Schluchzen, endet mit: ign.[85]

Zurückhalten des Hustens amel.: ign.[5]

IMPFUNG, nach: **Thuj.**
▤ ALLGEMEINES; M; Impfung; nach

INNEHALTEN, Husten lässt ihn: choc.[222] coff.

JUCKEN, durch:

Brust, in der: agar. ambr. ars. bamb-a.[1184] carb-v. coc-c. con. iod. kali-bi. kali-c. mag-m. mez. **Nux-v.** ph-ac. **Phos.**[5] polyg. puls. sep. spig. stann.
☞ Atemwege, durch Reizung der; Brust, in der •Kitzeln, durch; Brust, in der •Kribbeln, Kriebeln, durch; Brust, in der

Hals, im: bamb-a.[1184] lat-h.[301] nux-v.[5] phos.[5] puls.[5] rumx.[58] spig.[5]
☞ Atemwege, durch Reizung der; Hals, im •Kitzeln, durch; Hals, im •Kribbeln, Kriebeln, durch; Hals, im

- **Kehlgrube**: lat-h.[301] phos.[5] **Rumx.**[58]
☞ Atemwege, durch Reizung der; Hals, im; Kehlgrube •Kitzeln, durch; Hals, im; Halsgrube •Kribbeln, Kriebeln, durch; Hals, im; Kehlgrube

Kehlkopf, im: ambr. ant-t. ars-s-f.[58] bac.[56] bamb-a.[1184] bell. cact. **Calc.** calc-f. carb-v. **Con.** dig. lach. lat-h.[301] laur. lyc.[5] mang. **Nux-v.** ozone[227] puls. sil. tung.[209]

☞ *Atemwege, durch Reizung der; Kehlkopf; im •Kitzeln, durch; Kehlkopf, im •Kribbeln, Kriebeln, durch; Kehlkopf, im*

- **Getränke,** warme, amel.: bamb-a.[1184]
- **Liegen** auf dem Rücken agg.: bamb-a.[1184]

Luftröhre, in der: cham. con. kali-bi. laur. **Nux-v.** puls.

☞ *Atemwege, durch Reizung der; Luftröhre, in der •Kitzeln, durch; Luftröhre, in der •Kribbeln, Kriebeln, durch; Luftröhre, in der*

Nase, in der: kali-n.[5]

KAFFEE:

agg.: caps. caust. cham. cocc. hep.[5] ign. kali-bi.[111] nux-v. sul-ac.

▤ *ALLGEMEINES; C; Speisen und Getränke; Kaffee; agg.*

Geruch von:

- **agg.**: sul-ac.

▤ *ALLGEMEINES; C; Speisen und Getränke; Kaffee; agg.; Geruch von*

- **amel.**: tax.[303]

KÄLTE:

Erkältung, durch: acon.[5] bell.[5] **Bry.**[5] calc.[5] **CARB-V.**[5] caust.[5] cham.[5] chin.[5] cupr.[5] **Dros.**[5] **Dulc.**[5] **Hep.**[5] hyos.[5] **Ip.**[5] **Nat-c.**[5] **Nux-m.**[5] **Nux-v.**[5] **Op.**[5] petr.[5] phos.[5] puls.[5] **Rhus-t.**[5] **SEP.**[5] serp.[45] sil.[5]

Gehen aus dem Warmen in die Kälte, beim: **Acon.** **Carb-v.** naja[36] nat-c. **Nux-v.** **Phos.** **RUMX.** **Sang.** sep. trif-p.[102]

☞ *Temperatur, durch Wechsel der •Zimmer, im; amel., warmes ▤ ALLGEMEINES; M; Wechsel, Veränderung; agg.; Temperaturwechsel;*

jeglichen Kälteeinfluss, durch: mang.[137] sang.[137]

Kaltwerden:

- **agg.**: acon.[5] arn. **ARS.** ars-s-f.[58] **Bad.** bar-c. **Bell.**[5] bor.[5] **Bry.** bufo **Calc.** **Calc-p.** **Carb-v.** carbn-s. **Caust.** **Cham.**[5] **Con.** **Dulc.** ferr. **HEP.** irid.[222] kali-ar. **Kali-bi.** **KALI-C.** **Lach.** lycps.[111] menth.[85] **Mosch.** mur-ac. nat-c.[5] nit-ac.[5] **NUX-M.**[5] **NUX-V.** **PHOS.** psil.[164] **PSOR.** **PULS.**[5] **RHUS-T.** **RUMX.** **Sabad.** **Sang.** **SEP.**[5] **SIL.** **Spong.**[5] **Squil.** **Staph.** sul-ac. **Sulph.** thuj. **TUB.**

☞ *Abdecken oder Ausziehen agg. •Nasswerden, durch ▤ ALLGEMEINES; M; Kälte; Kaltwerden; agg.*

◦ **Arm** oder Hand: ars. bar-c. calc. **Con.** ferr. **HEP.** kali-c. **RHUS-T.** **Sil.** sulph.

☞ *Abdecken oder Ausziehen agg. •Abdecken oder Ausziehen agg.; Hände*

◦ **einzelne** Teile: bar-c. **HEP.** **RHUS-T.** sil.

▤ *ALLGEMEINES; M; Kälte; Kaltwerden; agg.; agg., Körperteils, eines*

◦ **Füße**: **Bar-c.** **Bufo** **Sil.** sulph.

◦ **Wasser,** im: **Nux-m.**[5] rhus-t.[5]

- **amel.**: sul-i.[58]

☞ *Bedecken, Zudecken ▤ ALLGEMEINES; M; Kälte; Kaltwerden; amel.*

KARDIAL bedingt:

☞ *Herzbeschwerden, bei*

KARTOFFELN agg.: alum.

☞ *Speisen; agg. ▤ ALLGEMEINES; C; Speisen und Getränke; Kartoffeln;*

KATARRH, mit: achy.[149] **ACON.**[5] adam.[222] ail.[111] am-m.[102] ant-t.[36] arn.[5] **Ars.**[5] arum-d.[5] asc-t.[111] **BELL.**[5] calc.[5] **Caps.**[5] **Carb-v.**[5] caust.[5] **CHAM.**[5] chin.[5] cimic.[111] cina[5] **DROS.**[5] **Dulc.**[5] eup-per.[111] euph.[5] hydr.[102] hydr-ac.[268] hyos.[5] ign.[5] ingluv.[5] **Ip.**[5] kreos.[102] lach.[5] **MERC.**[5] **NUX-V.**[5] ph-ac.[5] **Phos.**[5] pop-c.[102] **PULS.**[5] **RHUS-T.**[5] rumx.[111] senec.[111] sep.[5] sil.[5] spig.[102] **Squil.**[102] stann.[5] staph.[5] **Stict.**[102] **Sulph.**[5] tril.[111] verat.[5] **Verb.**[5]

retronasal: hydr.[102] pop-c.[102] spig.[102]

KEHLKOPF:

Berührung:

☞ *Berührung von Körperteilen, bei; Kehlkopf, leichte Berührung agg.*

durchbohrenden Schmerzen im, mit: acon.[5]

Kitzeln im, mit:

☞ *Kitzeln, durch; Kehlkopf, im*

Krämpfen des, mit: cupr.[5]

Prickeln, Sticheln im, mit: bufo[111]

wie aus dem Kehlkopf kommend: acon.[102] aesc.[25] **Ambr.**[102] arum-d.[25] asar.[102] asc-t.[25] bad.[25] bapt.[25] **Bell.**[102] **Brom.**[102] caps.[102] carb-v.[102] carbn-s.[25] **Caust.**[102] chel.[25] cina[102] coc-c.[25] cod.[25] coff.[5] com.[25] **Cor-r.**[102] **Cupr.**[102] **Dros.**[102] ery-a.[25] gels.[102] **Hep.**[102] hydr-ac.[102] **Hyos.**[102] **Ign.**[102] ip.[102] iris[25] kali-br.[102] kali-m.[102] lach.[102] lachn.[25] lob.[25] med.[102] merc.[102] myric.[25] **Nit-ac.**[102] nux-v.[102] **Phos.**[102] puls.[102] **Rumx.**[102] **Sant.**[102] **Spong.**[102] sulph.[102] tarent.[102] ter.[102] verat.[102] viol-o.[102]

☞ *O; Hals oder Kehlkopf ausgehend, vom*

KELLER-, Gewölbe-Luft agg.:

☞ *Kellerluft, durch ▤ ALLGEMEINES; M; Gewölbe, Keller agg.*

KELLERLUFT, durch: ant-t. nux-m. **Sep.** stram.

☞ *Feuchtigkeit, Nässe, agg. ▤ ALLGEMEINES; M; Gewölbe, Keller agg.*

KEUCHHUSTEN, nach, durch geringsten Kälteeinfluss: caust.[102] per.[193] sang.[102]

KIRCHENLUFT agg.:

☞ *Kellerluft, durch*

KITZELN, durch: acon. adam.[222] aesc. agar. ail. all-c. aloe alum.[5] alum-sil.[58] alumn. am-br. am-c.[5] am-m. **Ambr.**[5] anac. anan. ang. ant-c.[102] ant-t. anth. apis **Apisin.**[5] **Aral.**[102] arg. arg-n.[5] **Arn.** ars. ars-i.[58] arum-t. asaf. asar.[5] aspar. astac. aur-m. bac.[62] bad. bapt.[25] bar-c. bar-i.[58] bar-s.[58] bell. bell-p.[256] bism.[5] bol.[25] bor.[5] bov. brom. **Bry.** bufo cact. cadm-s. cahin. calad.[5] calc. calc-acet.[36] calc-f. calc-i.[58] calx-b.[194] cann-s. canth.[5] caps. carb-ac. carb-an.[5] carb-v. carbn-s. carc.[119] carl. casc. caust. **Cham.** chel. chin. chin-s. chlor. cimic.[102] cimx. cina cinnb. cist. citl-v.[197] coc-c. coca cocc. coch.[102] cod.[36] coff.[5] colch.[5] coloc. com. **Con.** cop. cortico.[119] crot-c. crot-h. croto-t. cupr. cycl.[36] dig. dios.[25] **Dros.**[5] dulc. ephe.[267]

KITZELN, durch (Forts.)
ery-a.[102] eup-per. **Euph.** euphr. eupi. falco-p.[265] ferr. ferr-acet.[102] ferr-ar. ferr-i. gels.[25] gink.[227] glon. graph.[58] grat.[111] guai.[5] gymn. ham.[10] hep.[111] hepat.[102] hist.[119] hydr. hydr-ac. hydrc.[192] hydro-c.[2147] hydrog.[222] hyos. iber.[25] ign. indg. inul. iod. ip.[5] irid.[222] iris iris-foe. kali-bi. **Kali-c.** kali-n.[1] kali-p. kali-s. kali-sil.[58] knau.[33] kola[1184] kreos. lac-c. lach. lact. **Laur.** led. lith-c.[227] lob.[102] lob-s. **Lyc.**[5] m-art.[5] mag-c. mag-m. mag-s. mang.[171] med. meli.[102] menth.[102] menthol[102] **MERC.** merc-c. mez. mur-ac. myric.[25] myrt-c. naja nat-ar. **Nat-c.** nat-m. nat-p. nat-s. neon[222] nicc. nit-ac. nux-m.[5] **Nux-v.** ol-an. ol-j.[25] olnd.[5] onos. op. osm. ox-ac. oxyg.[85] par. petr. ph-ac. **PHOS.** phyt.[111] plan. plat. plut-n.[222] polyg.[111] polyg-a.[1125] por-m.[251] prun.[144] psor. puls. rad-br.[102] rat. rhod. **Rhus-t.** rumx. sabad.[5] **Sabin.** sang. sanic. sant.[36] sars.[5] scorp.[269] **Seneg. Sep.** sil. sol-n.[25] spig. spira. spong. squil. **Stann.** staph. stict. still. sul-ac.[5] sulph. sumb.[25] tab. tarax. tarent. tax.[303] tell. tep. teucr. thea[275] thuj. til. tub.[85] uran.[269] verat. verat-v. verb. vinc. wye.[102] zinc. zing.
☞ *Atemwege, durch Reizung der •Kitzeln, Kribbeln, durch •C; Staub, wie durch*

Bronchien, in den: **Ant-t.** arg. bar-c. cop. dios. ip. kali-bi. kali-n. merc. mez.[5] phos. rhus-t. sep. stict. tarent. tax.[303] **Verat.** verat-v.

Brust, in der: acon.[5] am-br.[102] **Ambr.**[102] **Ant-c.**[102] apis[102] arn. ars.[5] bar-c. bell.[5] bor. bov. brom.[102] bry. cact.[25] **Calc.**[102] caps.[102] **Carb-an.** carb-v.[5] **Caust.**[102] **Cham.** chin.[5] cist.[58] coc-c. **Cocc.**[5] colch.[5] **Con.** cop.[36] dros.[5] eup-per. euph. ferr-acet.[102] graph. grat.[111] guai.[5] **Ign.** iod. ip.[102] irid.[222] **Kali-bi.** kali-c.[5] kali-n. kali-s. kreos. lach. mag-c.[5] menth.[102] **Merc.** mez.[5] **Mur-ac.**[8] myrt-c. nat-c. nat-m. nat-p. nux-m.[5] **Nux-v.** ol-j.[25] **Osm.**[102] par.[102] petr.[5] **PH-AC. PHOS.** polyg. **Puls.**[5] rad-br.[102] **Rhus-t.**[5] rumx.[111] sang.[102] sanic.[85] sars. sep. **Sil.**[102] spong.[5] **Squil.**[5] **STANN.** sul-ac. sulph. tarent.[36] tell. thuj.[5] **Verat.** verat-v. verb. zinc.
☞ *Atemwege, durch Reizung der; Brust, in der •Jucken, durch; Brust, in der •Kribbeln, Kriebeln, durch; Brust, in der*

- **links**: chin.[5] rumx.[111]
- **oberen Teil, im**: merc. polyg. zinc.
- **rechts**: kali-c.[5]

Brustbein, hinter dem: ang.[5] caust.[5] con.[5] hydrog.[222] iris[111] mang.[171] med.[171] oxyg.[85] polyg.[111] rhus-t.[5] **Rumx.**[111] sanic.[144] verat.[5] zinc.[1]
▤ *BRUST; C; Kitzeln, Empfindung von; Brustbein, hinter dem*

Epigastrium, im: bar-c. bell. bism.[5] **Bry.**[5] calad.[5] con.[5] **Guai.**[5] hep. **Ign.**[5] **LACH.**[5] lob.[111] lyc.[5] **Nat-m. Nit-ac. Ph-ac. Phos.** rumx.[111] sang. sep.[5] sulph.[5] tarax. thuj. verat.[5]

Epiglottis, in der: dros.[108] wye.[85]

Fauces: aloe carb-ac. **Gels.** lact. til.

Gabelung der Luftröhre, in der: ars.[5] **Bell.**[5] **IOD.**[5] kali-bi. **PH-AC. Sil.**[5]

Gaumen, im: carbn-s.[25] cham.[1] dig.[1] lach.[5] **NUX-V.**[5] phos.[1]

Hals, im: **ACON.**[5] adam.[222] agar.[5] alum.[5] am-br.[25] **Am-c.**[5] **Am-m.**[5] **AMBR.**[5] anac.[5] ang.[5] ant-t.[5] apis apisin.[5] **Aral.**[102] arg-n.[5] **Arn.**[5] **ARS.**[5] arum-t.[111] aspar. bapt.[25] **BELL.** bor.[5] **Bov.**[5] brom.[5] **BRY.**[5] calad.[5] **CALC.**[5] cann-s. **Caps.**[102] carb-ac.[25] carb-an.[5] carc.[119] **Caust. CHAM. CHIN.**[5] cimic.[102] cina[5] cinnb. coc-c.[111] cocc. cod.[36] **Colch.**[5] coloc. com.[25] **CON.**[122] cortico.[119] crot-h. dios.[25] **Dros.**[5] **Euph.**[5] ferr.[5] gels.[25] gink.[227] gymn.[25] **Hep.**[111] hepat.[102] hydrc.[192] hydro-c.[2147] hydrog.[222] **Hyos.**[5] iber.[25] **IGN.** inul. iod. **IP.**[5] irid.[222] kali-bi.[111] **Kali-c.**[5] knau.[33] kreos.[5] lac-c. **LACH.** lact.[102] **Laur.**[5] lith-c. **Lob.**[102] **Lyc.**[5] m-art.[5] **Mag-c.**[5] **Mag-m.**[5] meli.[102] menthol[102] **Merc.**[5] nat-c. **NAT-M.** neon[222] nux-v.[5] olnd.[5] ox-ac.[144] oxyg.[85] **Petr.**[5] **Ph-ac.**[5] **Phos.**[111] phyt.[111] prun.[111] **PULS.** rhod.[5] **Rhus-t. Rumx.**[111] sang. sars.[5] scorp.[269] **Seneg.**[5] **Sep.**[5] **Sil.**[5] sol-n.[25] squil. **STANN.**[5] **STAPH.**[5] sul-ac.[5] sulph.[5] sumb.[25] tarax. teucr.[5] thuj.[5] tub.[85] wye.[102] **Zinc.**[5]
☞ *Atemwege, durch Reizung der; Hals, im •Jucken, durch; Hals, im •Kribbeln, Kriebeln, durch; Hals, im ▤ KEHLKOPF LUFTRÖHRE; C; Kitzeln in den Luftwegen*

- **Halsgrube**: am-br.[25] **Apis** apisin.[5] arum-t.[111] aspar. bapt.[25] bell. brom.[5] cann-s. carc.[119] **Caust. CHAM.** chin.[5] cinnb. coc-c.[111] cocc. cod.[36] coloc. com.[25] **Con.** cortico.[119] crot-h. dios.[25] gels.[25] gymn.[25] hep.[111] **Hydrog.**[222] iber.[25] **Ign. Inul. Iod.** ip.[5] kali-bi.[111] knau.[33] lac-c. lach. lith-c. mag-m.[5] nat-c. nat-m. oxyg.[85] petr.[5] **Ph-ac.**[5] phos.[111] puls. rhus-t. **RUMX.**[111] **SANG. Sep.**[5] **Sil.**[5] sol-n.[25] squil. sul-ac.[5] sulph.[5] sumb.[25] tarax. tub.[85]
☞ *Atemwege, durch Reizung der; Hals, im; Kehlgrube •Daunen, durch Empfindung von, in der Kehlgrube •Jucken, durch; Hals, im; Kehlgrube*
  - ◦ **erstreckt** sich aufwärts: coc-c.[111]
  - ◦ **tiefer** und tiefer rutschend: **Apisin.**[5] ip.[5] rumx.[111] sil.[5]
- **links**: bell.[5] **Con.**[5] hep.[5]
- **rechts**: bapt.[111] dios.[111]

Kehlkopf, im: **Acon. Aesc. Agar.**[1] **ALL-C.** alum. alum-sil.[58] **Alumn.** am-br.[144] **Am-c. Am-m. Ambr.** anac. **Anan.** ang. ant-t. anth. apis **Arg. Arg-n. Arn. ARS.** ars-i.[58] **Asaf.** asar.[5] aspar. astac. aur-m. bac.[62] **Bad.** bapt.[111] bar-c. bar-i.[58] bar-s.[58] **BELL.**[5] bell-p.[256] bor. bov. **Brom. Bry.** bufo cact. cadm-s. cahin. calad. **Calc.** calc-acet.[36] **CALC-F.** calc-i.[58] calx-b.[194] canth.[5] **Caps. Carb-ac. Carb-an.**[1] **Carb-v. Carbn-s.** carl. **Caust. Cham. Chel.** chlor. cimic. cimx. **Cina**[5] cinnb. **Cist.** citl-v.[197] **COC-C.** cocc. coch.[102] cod.[10] coff.[5] colch. coloc. **CON.** cop. **CROT-C.** crot-h. croto-t. **Cupr. Cycl.**[36] dig. dios.[111] **DROS. Dulc.** ephe.[267] ery-a.[102] euph. **Euphr.** eupi. falco-p.[265] ferr.[5] ferr-ar. glon. graph. ham.[10] **Hep.**[1] hist.[119] hydr. hydr-ac. **Hyos. Ign. IOD.**[1] **IP. Iris Iris-foe. Kali-bi. Kali-c.** kali-n. kali-p. kali-s. kali-sil.[58] kola[1184] kreos. **Lac-c.**[8] **LACH.** lact. laur. led. lob. lob-s. **LYC.**[122] mag-c. mag-m. mang. menthol[102] merc. merc-c.

mez. mur-ac. myric.[25] naja nat-ar. nat-c. **NAT-M.** nat-p. nat-s. nicc. **Nit-ac. NUX-V.** olnd. onos. op. osm. ox-ac. oxyg.[55] par. **Ph-ac. PHOS.**[1] **Phyt.** plan. por-m.[251] **Prun. Psor. PULS.** rat. rhus-t. **Rumx.** sabad.[5] **Sabin. Sang.** sant.[36] sars. **Seneg. Sep. Sil.** sol-n. spira. **SPONG. Squil.** stann. **STAPH. Stict.** sulph. sumb. tab. tarax.[5] tarent. tep. teucr.[5] thuj. til. verb. **Vinc.** zinc. zing.

☞ *Atemwege, durch Reizung der; Kehlkopf; im •Jucken, durch; Kehlkopf, im •Kribbeln, Kriebeln, durch; Kehlkopf, im •C; Hackender Husten; Kitzel im Kehlkopf, durch*

- **morgens**: alumn. arn. iod.[1] op.
  - **Aufstehen,** nach: alumn. arn. **Op.**
- **nachmittags**: anth. arg-n. coc-c. mag-c. naja
  - **14** Uhr: arg-n. **COC-C.**
- **abends**: ambr. carb-an.[1] **Carb-v.** cimic. graph. **LYC.**[122] nat-m.
- **nachts**: agar.[1] bufo coc-c. **Cycl.**[36] **Dros.** hep.[1] oxyg.[55] phos.[1] sant.[36]
  - **23.30 Uhr**: **COC-C.**
  - **2** Uhr: hep.[1] oxyg.[55] phos.[1]
    - **3** Uhr, bis: oxyg.[55]
  - **3** Uhr - 4 Uhr: **Bufo**
- **Daunen,** wie durch: calc. **Ph-ac.** sulph.
- **Gehörgang** berührt wird, wenn der: lach.[58]
- **Liegen,** beim:
  - **agg.**: am-br.[144] bell-p.[256] **DROS.** lac-c.[8]
  - **amel., Rücken, auf dem**: oxyg.[55]
- **links**: bell.[5] **Con.**[5] hep.[5]
- **rechts**: bapt.[111] dios.[111]
- **Sprechen agg.**: lac-c.[8]
- **Stelle,** an kleiner: apis cimic. con.
- **erstreckt** sich:
  - **Brust**: sil.
  - **Mitte** des Brustbeins: rumx.

Luftröhre, in der: **Acon.** agar. ail. am-m. anac. ang. **Ant-t. Arn.** ars. arum-t. asaf. aur-m. bar-c. bar-i.[58] bar-s.[58] bell. bol.[25] bov. **Brom.** bry. **Calc. Caps.** carb-ac. **Carbn-s.** casc. caust. cham. chin. chin-s. cina coc-c. coloc. com. con. cop. dig. dios.[25] dulc. euph. **Euphr. Ferr.** ferr-ar. ferr-i. graph.[58] gymn. hyos. indg. **IOD.** iris iris-foe. **Kali-bi. KALI-C.** kali-n.[1] kali-p. kali-s. kali-sil.[58] knau.[33] kreos. lac-c. lach. lact. laur. lith-c.[227] mag-c. mag-m. med. **Merc.** mez. nat-ar. nat-m. nicc. nit-ac. **NUX-V.** ol-an. ox-ac. petr. **PH-AC. Phos.** plat. prun.[144] **Psor. Puls.** rhod. rhus-t. rumx. sabin. **SANG.** sanic. **Seneg. Sep. SIL.** spig. squil. **Stann.** staph. stict. **Still.** sulph. tarent. teucr. thea[275] thuj. uran.[269] verat. zinc.

☞ *Atemwege, durch Reizung der; Luftröhre, in der •Jucken, durch; Luftröhre, in der •Kribbeln, Kriebeln, durch; Luftröhre, in der*

- **Feder,** wie mit einer: prun.[144]

Magen, im:

☞ *Epigastrium, im*

Präkordialregion: bar-c. verat.

Rachen, im: anac. arg-n. ars. carbn-s. cham. coc-c. coca hydr-ac. lact. mag-s. olnd. plut-n.[222] sil.

- **nachts**: anac. mag-s. **Sil.**

Schildknorpel, im: squil.[36]

Tonsillen, unter den: **Am-br.**

Tuberkulose, bei: **Dros.**[1125]

KITZELNDES Kribbeln, durch:

☞ *Atemwege, durch Reizung der •Kitzeln, durch •Kribbeln, Kriebeln, durch*

Brust, in der: sep. squil.

Hals, im: arum-t.[25]

☞ *Kribbeln, Kriebeln, durch; Hals, im; Kehlgrube*

Kehlkopf, im: **Agar.** bufo[111] caps. **Iod.** mag-m. sep.

Luftröhre, in der: hydr-ac. stann.

Zunge, auf der: lach.[5]

KLAVIER:

☞ *Musik agg.; Klavierspielen, beim*

KLEIDUNG, enge, agg.: stann.

KLIMAKTERIUM, im: sang.[102]

KLOẞGEFÜHL im Hals, durch: **Bell.** calc. coc-c. lach. ozone[227]

☞ *Fremdkörper, durch Empfindung wie von einem; Rachen, im*

KNIE, mit Hochrucken der: ther.[85]

▤ *ALLGEMEINES; C; Rucken; Husten, bei*

KNIEN, mit Gesicht ins Kissen amel.: eup-per.

KOHLEGAS, Kohlenmonoxid, CO, durch:

☞ *C; Kohlenrauch, wie durch*

KOITUS, nach: tarent.

▤ *ALLGEMEINES; M; Koitus; nach*

KONVULSIONEN, Krämpfe:

☞ *Konvulsionen, Spasmen*

KONVULSIONEN, Spasmen:

vor: **Bell.**[86] cina[86] **Cupr.** hyos.[85] ign.[58] **Ip.** just.[137] **Stram.**[86] **Verat.**[54]

während: ars. **Bell.** brom. calc. **Cham. Cina** croc. **CUPR. Dros. Hyos.** ign.[54] kali-c.[5] lach.[111] led. **Meph.** phos.[81] **Stram.** stront-c.[5] sulph. verat.

nach: **Dros.**[5]

endet mit: cina[102]

KOPFSCHMERZ:

amel.: coloc.

mit:

▤ *KOPF; C; Schmerz, Kopfschmerz; Husten; agg.*

KRABBELN:

☞ *Kribbeln, Kriebeln, durch*

KRÄMPFE in der Brust, durch: bell. **Samb.**[5]

KRÄNKUNG:

☞ *Ärger, Kummer, Verdruss*

KRÄTZE, nach Unterdrückung von: psor.

☞ *Gonorrhö, durch unterdrückte* ▤ *ATMUNG; C; Asthma, asthmatische Atmung; Hautausschläge; •HAUT; C; Hautausschläge; abwechselnd mit;*

KRATZEN, durch Empfindung von: acon. agar. agn.[5] alum. alumn. am-c. am-m.[5] ambr.[1] ang. arg-n. arn. bart. bry.[5] carb-v.[1] carbn-s.[25] caust.[5] cimx. coca[111] con.[5] croc.[5] cycl.[5] dig. dios.[111] dros.[5] ferr.[5] hep.[5] iris[111] kali-bi.[111] kali-c. kali-n.[5] kreos. lappa[111] mag-m.[1] nat-c.[1] nux-m. olnd.[5] petr.[5] phos.[1] phyt.[111] psor. puls. rhus-t.[5] sabad.[5] sil. stann.[5] staph. stict.[111] sul-ac.[5] thuj.[5] til.[111] verat.[5] zing.
☞ *Atemwege, durch Reizung der •Rauheit, durch Empfindung von •Roheit, durch Empfindung von •Scharren, durch Empfindung von*

Brust, in der: bry.[5] kreos.[5] **Puls.**[5]

Hals, im: acon.[5] agar.[5] agn.[5] ambr.[1] carb-v.[1] carbn-s.[25] caust.[5] coca[111] croc.[5] dios.[111] dros.[5] ferr.[5] hep.[5] iris[111] kali-bi.[111] kali-n.[5] kreos.[5] lappa[111] mag-m.[1] olnd.[5] petr.[5] phos.[1] phyt.[111] rhus-t.[5] sabad.[5] stann.[5] stict.[111] sul-ac.[5] thuj.[5] til.[111] verat.[5]

- **links**: **Caust.**[5] coca[111] hep.[5] kali-n.[5] olnd.[5] phyt.[111] rhus-t.[5] sul-ac.[5] thuj.[5] til.[111] verat.[5]

- **rechts**: agar.[5] dios.[111] dros.[5] ferr.[5] iris[111] lappa[111] stann.[5] stict.[111]

Kehlkopf, im: **Acon.** alum. alumn. **Am-c.** am-m.[5] ang. arg-n. arn. bart. con.[5] dig. kreos. mag-m. nux-m. petr. **Phos.** psor. puls. sabad. sil. staph. sul-ac. zing.

Luftröhre, in der: acon. agar. bry.[5] cimx. cycl.[5] dig. kreos. puls.

KRIBBELN, Kriebeln, **durch:** aeth. am-m.[1] anac. ant-t. apis arn. atha.[36] bry. cahin. calc-p. carb-v. caust. chin. colch. con. dros. euph.[1] eupi. germ.[222] iod. kali-c. kreos. lach. lact. led. mag-m.[1] nux-m. prun. **Psor.** rhus-t. sabin. sang.[36] sep.[5] squil. stann. stict. sulph.
☞ *Kitzeln, Kribbeln, durch*

abends, im Bett: kreos.

nachts: aeth.

Mitternacht, vor: apis

Atemwegen, in den: aeth.

Bronchien, in den: eupi. kreos.

Brust, in der: cahin. caust. con. kreos. nux-m. rhus-t. sep.[5] squil.
☞ *Atemwege, durch Reizung der; Brust, in der •Jucken, durch; Brust, in der •Kitzeln, durch; Brust, in der*

Getränke, warme, amel.: germ.[222]

Hals, im: am-m.[1] apis bry. carb-v.[1] euph.[1] **Kali-c.** kreos. **Lach.** mag-m. prun. sang.[36] stann.
☞ *Atemwege, durch Reizung der; Hals, im •Jucken, durch; Hals, im •Kitzeln, durch; Hals, im*

- **Kehlgrube**: apis kreos. mag-m. **SANG.**[36]
☞ *Atemwege, durch Reizung der; Hals, im; Kehlgrube •Jucken, durch; Hals, im; Kehlgrube •Kitzeln, Kribbeln, durch; Hals, im*

◦ **erstreckt** sich in Nähe des Brustbeins: **Sang.**[36]

Kehlkopf, im: am-m. ant-t. bry. calc-p. carb-v. **Caust.** colch. **CON. Dros.** euph. iod. **KALI-C.** kreos. lach. lact. led. mag-m. nux-m. prun. **Psor.** rhus-t. **Sabin.** sang. stann. stict. sulph.
☞ *Atemwege, durch Reizung der; Kehlkopf; im •Jucken, durch; Kehlkopf, im •Kitzeln, durch; Kehlkopf, im •C; Hackender Husten; Krabbeln im Kehlkopf, durch*

Liegen, beim: germ.[222]

Luftröhre, in der: anac. arn. carb-v. caust. kreos. mag-m.[1] prun. rhus-t.
☞ *Atemwege, durch Reizung der; Luftröhre, in der •Jucken, durch; Luftröhre, in der •Kitzeln, durch; Luftröhre, in der*

KROPF agg.: ars-i.[111] brom.[5] iod.[5] kali-i.[111] spong.[5]

KRÜMEL, durch Empfindung wie von einem, im Kehlkopf: **Bry.** calx-b.[194] **Coc-c.** dros.[111] **LACH.** lyc.[155] pall. plb. tril-c.[36]
▥ *KEHLKOPF LUFTRÖHRE; C; Krümel im Kehlkopf, Empfindung wie von einem*

KUMMER, durch: arn. asar. **Cham.** ph-ac. phos.
☞ *Ärger, Kummer, Verdruss •Erregung, durch ▥ GEMÜT; M; Kummer, Sorgen, Besorgnis, Beschwerden durch*

LACHEN agg.: **Arg. Arg-n.** ars. ars-i.[809] bac.[226] bry. calc.[5] calx-b.[194] carc.[119] **CHIN.** citl-v.[197] con. cortiso.[149] cupr. cur. dros. dulc. gink.[227] hyos. kali-c. lach. mang. merc-i-f. mur-ac. nit-ac. ol-j. **Petr. PHOS.**[5] raph.[85] rhus-t. **Sanic.** sil. sin-n. spong.[5] **Stann.** staph. sulph.[809] tell.[85] zinc.
☞ *Erregung, durch ▥ ALLGEMEINES; M; Lachen agg.*

LAGEWECHSEL im Bett, durch:

agg.: am-m. ars. con. **KREOS.**
▥ *ALLGEMEINES; M; Wechsel, Veränderung; agg.; Lagewechsel*

- **Drehen** auf die Seite, durch: am-m.

amel.: ars. bor. ign. kali-c. lyc. phos. rumx. sep. sulph. thuj.
▥ *ALLGEMEINES; M; Wechsel, Veränderung; amel., Lagewechsel*

- **linker** auf rechte Seite, von: ars. kali-c. lyc. **Phos. Rumx. Sep. Sulph. Thuj.**
☞ *Liegen; agg.; Seite, auf der; linker Seite, auf; ▥ AUSWURF; M; Drehen von der linken zur rechten Seite, leichter nach •ALLGEMEINES; M; Drehen; amel.; links nach rechts, von*

LAKTATION:
☞ *Stillen, Stillzeit*

LAMENTIEREN, durch: arn.[102]
☞ *Erregung, durch*

LANGES Aufbleiben, spät ins Bett gehen, durch: ambr.[5]

LAUFEN, Rennen agg.: cina iod. merc. seneg. sil. stann. sul-ac.
☞ *Anstrengung; agg. ▥ ALLGEMEINES; M; Laufen, Rennen; agg.*

LEBERBESCHWERDEN, durch: aesc.[137] am-m.[102] card-m.[25] podo.[111] sang.[25]

LESEN agg.: alum.[102] **Ambr.** anac.[102] arg.[102] arg-n.[102] arum-t.[102] carb-v.[102] caust.[102] cimic.[102] cina coll.[102] con.[102] dros. hep.[102] hyos.[102] irid.[102] lach.[102] mag-p.[111] mang. menth.[85] meph. nit-ac. **NUX-V.** par. phos. rumx.[102] sil.[102] spong.[102] stann. sulph.[102] tub. verb.
▥ *ALLGEMEINES; M; Lesen; agg.*

laut: alum.[102] **Ambr.** anac.[102] **Arg.**[102] **Arg-n.**[102] arum-t.[102] carb-v.[102] **Caust.**[102] cimic.[102] cina coll.[102] **Con.**[102] **Dros. Hep.**[102] **Hyos.**[102] irid.[102] lach.[102] mag-p.[111] **Mang.** menth.[85] meph. nit-ac. **Nux-v.** par. **PHOS. Rumx.**[102] sil.[102] **Spong.**[102] **Stann.** sulph.[102] **Tub.** verb.
☞ *Singen agg. •Sprechen, durch ▥ ALLGEMEINES; M; Lesen; agg.; lautes*

- **abends**: **Phos.**

LEUCHTENDE, glänzende Gegenstände, durch Anblick von: stram.

LICHT sieht, wenn man ins: stram.[36]

LIEGEN:

agg.: acon.[5] aeth. agar. agn. all-c.[58] alum. alum-sil.[58] alumn. am-br.[25] am-c. **Am-m.**[5] **Ambr.**[5] anac. ant-ar.[102] ant-t. **APIS Apisin.**[5] aral. arg.[102] arg-n. **Arn. Ars. Ars-s-f.**[58] arum-d. bac.[162] bamb-a.[1184] bar-c. bell. benz-ac.[111] bor. **Bry.** cact. calc.[5] calc-f.[119] calc-p. calc-s. calc-sil.[58] caps. carb-an. **Carb-v.** carbn-s. **CAUST.** cham. chin. chlor.[197] cina cinnb. **Coc-c.**[8] coca cocc. coch.[102] coff. colch. **CON.** corn. croc.[102] **Croto-t.** dol. **Dros.**[102] **Dulc.** ephe.[267] erig. eup-per. euph.[110] euphr.[5] eupi. ferr.[5] ferr-ar. ferr-p. gamb. graph. guat.[119] **Hep. HYOS.** ign.[5] indg. inul.[102] **Iod.**[5] ip. kali-ar. kali-bi. kali-br. **Kali-c.** kali-n. kali-p. **Kali-s.** kali-sil.[58] kola[1184] **KREOS.**[5] lac-c. **Lach.** lachn. lact. **Laur.** lith-c. **Lyc. M-arct.**[5] m-art.[5] mag-c. mag-m. mag-p. mag-s. mang. med. **Meph.** merc. **MEZ.** morg-g.[136] myric.[25] nat-c. nat-m. nat-s. nicc. nit-ac.[5] nux-v. ol-j. oxyg.[85] **Par.**[5] **Petr.**[1] ph-ac. **Phos.** phyt. plan. plb. plut-n.[222] **Prun.**[102] psor.[111] ptel.[102] **PULS.**[162] pyrog. rad-br.[137] rauw.[119] rhod. **Rhus-t. RUMX.** ruta[5] **SABAD.**[5] samb. **SANG.** sanic. **Seneg.**[5] **Sep. Sil. Spong.** squil. stann. staph.[137] stict. still. stroph.[85] sul-i.[58] **Sulph.** syph. tarent.[192] ter. **Teucr.**[5] thea[192] thuj. tub. **Verb.**[5] vesp. vip. visc.[119] zinc.

☞ *Aufsetzen, muss sich • Rückzug, zur Ruhe begeben agg. • Ruhe, Ausruhen; agg. • Stehen; amel.*

- **tagsüber** amel.: **Dros.** nit-ac. sep.
  ALLGEMEINES; Z; Tagsüber; amel.
- **mittags** amel.: **MANG.**
- **nachmittags**: calc-p. laur.
  - **14** Uhr: laur.
  - **15** Uhr: calc-p.
- **abends**:
  - **agg.**: alum. **ARS. Bell.** bor. bry. carb-an. carbn-s. **CON. DROS.** graph. ign. kali-ar. **KALI-C.** lach. lact. mez. nat-m. nicc. nux-v. petr. **Ph-ac. Psor. PULS.** rumx. **SANG. Seneg. SEP. Sil.** staph. stict. **Sulph.** teucr. thuj.
  - **amel.**: am-m.
  - **setzt** sich auf: **ARS. CON. PULS. SANG. SEP.**
- **nachts**: all-c.[58] am-m. arg.[102] **Ars.** arum-d. **Bell.** bor. caps. **Carb-an.** carbn-s. **Con.** dol. **DROS. Dulc.** gamb. kali-bi. kali-br. **KALI-C. Laur.** lyc. **Meph.** nat-s. nit-ac. ol-j. petr.[1] **Ph-ac. Phyt. PULS.** rhus-t. **RUMX. SANG.** sanic. **SEP.** sil. sulph. **Thuj.** verb.[102] zinc.
  - **Erwachen,** beim: sanic.
  - **Schlaf** amel.: dulc. kali-bi.
  - **sobald** der Kopf das Kissen berührt: caps. **Con. DROS.**
- **Mitternacht**:
  - **vor**: **Aral. Spong.**
  - **gegen,** weckt ihn: **APIS**
  - **nach**: nux-v.
- **Bett,** im: agn. **Alumn.** am-br.[25] am-c. am-m. anac. ant-t. aral. arg-n. **Ars.** bry. cact. calc. **Caps.** caust.[5] cham. coc-c. coca coff. **CON. Croto-t.** dol. **Dros.** euphr. ferr.[5] ferr-ar. ferr-p. hep. **Hyos.** ign. indg. iod. ip. **Kali-c.** kali-n. kali-s. **Kreos.**[5] lach. lachn. lact. lyc. **M-arct.**[5] mag-c. mag-m. mag-s. meph. merc.[5] mez. morg-g.[136] myric.[25] nat-c. nat-m. nit-ac. nux-v. petr.[5] **PHOS.** psor. **Puls. Rhus-t.** ruta[5] sabad. samb. sang. **Sep. Sil.** squil. staph.[5] **Still. SULPH.** tarent.[192] **Verb.**[5]
  ☞ *Bett, im* *ALLGEMEINES; M; Bett; agg.; im • ALLGEMEINES; M; Liegen; während; Bett, im*
  - **setzt** sich auf oder schläft im Stuhl, wegen Erstickungsgefühl: croto-t.
- **Hinlegen,** gleich nach dem: ambr.[5] arg-n. **Ars.** bry.[5] calc.[5] caps. carb-v.[5] caust.[5] con. **Dros.** ephe.[267] euphr.[5] hyos. ign.[5] kali-c.[5] laur. **Lyc.**[5] nit-ac.[5] **Nux-v.**[5] petr.[1] phyt. psor.[111] puls. rhus-t.[5] **Rumx.**[111] ruta[5] sabad. sang. staph.[5] teucr.[5] verb.[5]
  ALLGEMEINES; M; Liegen; während; Hinlegen, unmittelbar nach
- **Kopf,** mit tief gelagertem: am-m. **Bry.** carb-v. **CHIN.** hyos. puls. rumx. samb. sang. spong.
  ALLGEMEINES; M; Liegen; während; Kopf, mit tief gelagertem
- **lange** in der gleichen Lage, wenn: coc-c.[8] ph-ac.
  ALLGEMEINES; M; Liegen; während; einer Stellung gelegen hat, wenn man lange in
- **nur** im Liegen: **Caust.** con.
  - **Hinlegen,** anfangs beim, musste sich hinsetzen und abhusten, hatte danach Ruhe: **CON.**
- **Rücken,** auf dem: agar. am-c.[5] **Am-m. Ars.** bac.[162] bamb-a.[1184] croto-t. eup-per. **Iod.**[5] kali-bi. kali-c.[5] **Nat-m.** nat-s. **Nux-v. PHOS.**[5] **Plb.**[5] rhod. rhus-t. sep.[122] sil. spong.
  ALLGEMEINES; M; Liegen; während; Rücken, auf dem
- **Seite,** auf der: **Acon.**[5] alum. alum-sil.[58] am-c. am-m.[5] apis arg-n. ars. bar-c. benz-ac.[111] bry. calc.[5] carb-an. chin. cina dros.[102] erig. eup-per. guat.[119] ip. kali-bi. kali-c. kreos.[5] lyc. merc. oxyg.[85] par.[5] phos. plb. ptel.[102] puls.[162] rhus-t. rumx. sabad.[5] seneg.[5] sep. sil. **Spong. Stann.** staph.[137] sulph. syph. thuj. tub.
  ALLGEMEINES; M; Liegen; während; Seite, auf der
  - **linker** Seite, auf: **Acon.**[5] am-c. apis arg-n. ars. **Bar-c.** bry. calc.[5] chin. dros.[102] eup-per. ip. kali-bi. **Kali-c.** kreos.[5] lyc. merc. **Par.**[5] **Phos.** ptel.[102] puls. rhus-t. **Rumx. Seneg. Sep.** stann.[102] **Sulph. Thuj.**
    - **Drehen** auf die rechte Seite amel.: ars. kali-c. **Phos. Rumx. Sep. Sulph. Thuj.**
      ☞ *Lagewechsel im Bett, durch; amel.; linker auf rechte Seite, von* *AUSWURF; M; Drehen von der linken zur rechten Seite, leichter nach*
  - **rechter** Seite, auf: **Acon.**[5] alum. alum-sil.[58] **Am-m.**[5] benz-ac.[111] **Carb-an. Cina** guat.[119] ip. kali-c. kreos.[5] lyc. **MERC.** phos. plb. **Puls.**[162] sabad.[5] seneg.[5] sil. **Spong. STANN.** staph.[137] syph. tub.
    - **nachts**: **Carb-an.**
  - **schmerzhafter** Seite, auf: acon.
    ALLGEMEINES; C; Schmerz; Liegen; agg.; Seite, auf erkrankter

LIEGEN (Forts.)

amel.: acon. aloe alum. am-c. am-m. ant-t.[102] arg. bar-c. bry. calc. calc-p.[102] carb-v. cassi-s.[192] caust. chin. coca eup-per. **EUPHR. Ferr. Hydr.** indg. kali-bi. lyc. **MANG.** med. nit-ac. oxyg.[85] ozone[227] phos.[85] podo. rhus-t. rumx. sep. sin-n. squil. sulph. syph. **Tama.**[197] **Thuj.**[193] verat. zinc.

☞ *Ruhe, Ausruhen; amel. •Stehen; agg.*

- **Bauch,** auf dem: aloe alum. am-c. bar-c. calc. caust. eup-per. **Med.** phos. podo. rhus-t. syph.

ALLGEMEINES; M; Liegen; amel.; während; Bauch, auf dem

- **Gesicht,** auf dem: **Med.**

ALLGEMEINES; M; Liegen; amel.; während; Gesicht, auf dem

- **Händen** und Knien, auf: eup-per.

ALLGEMEINES; M; Liegen; amel.; während; Händen und Knien, auf

- **Kopf,** mit erhöhtem: **Carb-v. CHIN.** rumx. sep.

- **Magen,** auf dem:

☞ *Bauch, auf dem*

- **Rücken,** auf dem: **Acon.** bry. **Lyc. Mang.** oxyg.[85] phos.

ALLGEMEINES; M; Liegen; amel.; während; Rücken, auf dem

◦ **amel. als auf der Seite, agg. beim Liegen auf linker Seite**: **Phos.**

- **Seite,** auf rechter: ant-t.[102] phos.[85] thuj.[193]

ALLGEMEINES; M; Liegen; amel.; während; Seite, auf der;

LIEGEN unmöglich, muss vorgebeugt sitzen: iod.

☞ *Sitzen; amel.;*

LUFT:

☞ *Wind, im*

Abendluft, in der: merc.[5]

Einwirkung von Luft, durch, Herausstrecken der Hand unter der Bettdecke genügt bereits: bar-c.[102] hep.[102] rhus-t.[102]

feuchte, agg.: ant-t. bar-c. bar-s.[58] calc. calc-sil.[58] carb-an. carb-v. chin. cur. dulc. iod. lach. mag-c. mang.[58] merc. mosch. mur-ac. nat-s.[193] nit-ac. nux-m. phyt. rhus-t. sep.[122] sil. sul-ac. sulph. verat. zinc.

- **feucht-kalte**: ant-t. bar-c. bar-s.[58] **Calc.** calc-sil.[58] carb-an. carb-v. **Chin.** cur. **DULC. Iod. Lach.** mag-c. mang.[58] merc. mosch. mur-ac. **Nit-ac.** nux-m. phyt. rhus-t. **Sep.**[122] sil. sul-ac. **Sulph.** verat. zinc.

Freien, im, frische Luft:

- **agg.**: **Acon.** all-s. alum. ang. aphis. **ARS.** ars-s-f.[58] atista[192] bar-c. bar-s.[58] bry. **Calc.**[5] carb-v. cham. cina cocc. **Coff.** con. cor-r.[111] cortiso.[119] cycl. dig.[5] dulc.[5] euphr. ferr. ferr-ar. **Hep.** hydrc.[192] ip. kali-bi. kali-c.[5] **KALI-N. Lach.** lyc. **M-arct.**[5] mag-m.[1] mosch. **Naja** nit-ac. nux-v. osm. ox-ac. ph-ac. **PHOS.** phyt. psil.[164] **Rhus-t. RUMX.** sang. **Seneg.**[5] sep. sil. spig. squil. staph. stram. **Sul-ac. Sulph.** tarent-c.[192] trif-p.[102]

ALLGEMEINES; M; Luft; frische, im Freien; agg.

- **amel.**: aesc.[168] **All-c.** ambr. ant-c. anth. apis **Arg. Arg-n.** bac.[162] boerh.[192] bov. **Brom. BRY.** calc-s. cench. chel. **COC-C.** cycl. dros. **Dulc.**[8] hed.[119] **IOD. Kali-s.** kola[1184] **Lil-t. MAG-P. Nat-s.** nux-v. **PULS.** pyrog. rad-br.[137] rauw.[119] sanic. sul-i.[58] sulph. visc.[119]

☞ *Zimmer, im; agg.; warmes* *ALLGEMEINES; M; Luft; frische, im Freien; amel.*

kalte:

- **agg.**: acon. adam.[222] agn. **ALL-C.** all-s. alum. alum-p.[58] alum-sil.[58] am-c.[102] am-m. aphis. **ARS.** ars-s-f.[58] aur. aur-ar.[58] aur-s.[58] **Bad. Bar-c.** bar-s.[58] **Bell.**[5] beryl.[119] bov. **Brom. BRY.**[5] **Calc.** calc-sil.[102] **Carb-an. CARB-V.**[5] carbn-s. carc.[119] **CAUST.** cham. chin.[5] cimic. cina cist. **Coca** cocc. coff. **Con.** cor-r.[111] cortico.[119] cub. **Cupr.** cur. cycl. dulc. **Ferr. Ferr-ar.** ferr-p. **HEP. HYOS.** hyper. **Ip.**[5] irid.[222] **Kali-ar. Kali-bi. Kali-c.** kali-i. **KALI-N.** kali-p. lac-ac. lac-d.[58] **Lach.** lyc. **Menth.**[102] mez. mosch. mur-ac.[5] naja nat-s. nit-ac. nux-m. **NUX-V.** osm. **Ph-ac.**[5] **PHOS. Phyt.** plan. plut-n.[222] rauw.[119] **Rhus-t. RUMX.** sabad. samb. sang. **Seneg. Sep. Sil.** sin-n. spig. **Spong.**[5] squil. staph. stram. **Sul-ac. Sulph.**[809] thea[192] trif-p.[102] tub.[104] verat. verat-v.

☞ *C; Trockener Husten; Luft; kalter, in* *ALLGEMEINES; M; Kälte; agg. •ALLGEMEINES; M; Luft; kalte; agg.*

- **amel.**: calc-s. **Coc-c.** irid.[222] kali-s.

☞ *Wetter; frostiges amel.* *ALLGEMEINES; M; Luft; kalte; amel.*

Luftveränderung, bei: cor-r.[85]

Nachtluft, durch: calc-p. **Hep. Merc.** phos. spig. sul-ac. sulph. trif-p.

ALLGEMEINES; M; Luft; Nachtluft, agg.

Raumluft agg.: brom. nat-ar.

trockene agg.: acon. bell.[5] brom. caps. caust. cham. crot-h. hep. kreos.[5] laur.[5] mosch.[5] nux-m. phos. rumx. samb. sep. spong. stram.[5] sulph.[809] verb.[5]

☞ *kalte •C; Trockener Husten; Luft; kalter, in;*

- **kalte**: **ACON.** brom. caps. cham. crot-h. **HEP.** nux-m. **Phos.** rumx. samb. **Spong.**

warme:

- **agg.**: am-c.[144] ant-c.[5] iod.[5] kali-s.[102]

ALLGEMEINES; M; Luft; warme; agg.

- **amel.**: rumx.[193] seneg.[193]

ALLGEMEINES; M; Luft; warme; amel.

LUNGENENTZÜNDUNG, nach: bals-p.[25]

ALLGEMEINES; M; Lungenentzündung, nach

MAMMA, mit Kälte der linken: nat-c.[137]

MASERN:

während: **Acon.**[5] all-c.[102] calc.[102] cham.[5] **Coff.**[5] **Cop.** cupr. **Dros.**[5] dulc.[102] eup-per. euphr.[102] ip.[102] kali-bi.[102] **Puls.**[102] sang.[102] spong. squil. stict.[102]

ALLGEMEINES; M; Masern; während Masern

- **tagsüber**: cupr.

☞ *Z; Tagsüber*

- **Exanthems** amel., Ausbruch des: cupr.

ALLGEMEINES; M; Hautausschläge; amel.

nach: am-c.[5] ant-c. **Arn.** bell.[5] bry. **Calc.** camph. **Carb-v.** **Cham.**[5] chel. chin. cina[5] coff. **Con.**[5] cop. cupr. **DROS.** dulc. erio.[85] **Eup-per.** euphr.[5] gels. hep. **Hyos.** **Ign.**[5] ip.[5] kali-bi.[111] **Kali-c.** kali-s.[102] kreos.[102] merc.[5] murx. **Nat-c.** **Nux-v.**[5] **PULS.** sang.[111] squil. stict. **Sulph.** tub-a.[85]
☞ C; Trockener Husten; Masern, nach ▤ ALLGEMEINES; M; Masern; Beschwerden nach Masern

MASTURBATION, durch: **Con.**[5]
▤ ALLGEMEINES; M; Masturbation, Beschwerden durch

MENSES:

agg.:

- **vor**: alet.[111] **Arg-n.** dig.[5] **Graph.** hyos. lac-c. phos.[5] plat. senec.[111] **Sulph.** zinc.
  - ◦ **tagsüber**: graph. sulph. zinc.
    ☞ Z; Tagsüber
  - ◦ **morgens**: graph. **ZINC.**
  - ◦ ◦ **früh**: graph.
  - ◦ **abends**: **Sulph.** zinc.
  - ◦ ◦ **Bett,** im, Aufsitzen amel.: **Sulph.**
    ☞ Aufsetzen, muss sich
- **Beginn** der, zu: **Phos.** senec.[111]
  ▤ ALLGEMEINES; M; Menses; Beginn, zu
- **während**: am-m. aran-s.[192] atro. bry. cact. **Calc-p.** cast. cham. coff. cop. cub. cur. eucal-t.[102] **Graph.** hyos. iod. kali-n.[1] lac-c. lachn. nat-m. phos. plat.[5] puls.[5] rhod. senec. **Sep.** sulph. thuj. **Zinc.**
  ▤ ALLGEMEINES; M; Menses; während
  - ◦ **morgens**: cop.
  - ◦ **Abend,** jeden: **Sulph.**
  - ◦ **rauhen** Hals, durch: cast.
  - ◦ **Schnupfen,** mit: cub. **Graph.**

amel.:

- **vor** und während: graph.[5]
  ▤ ALLGEMEINES; M; Menses; amel.; vor
- **während**: alet.[144] senec.[137]
  ▤ ALLGEMEINES; M; Menses; amel.; während

unterdrückte, durch: bell.[5] calen.[102] dig.[137] mill. **Puls.**[5] senec.[111] sulph.[5] tub.[58]
▤ ALLGEMEINES; M; Menses; unterdrückt

MILCH agg.: ambr. ant-c. ant-t. brom. kali-c. spong. sul-ac. zinc.
▤ ALLGEMEINES; C; Speisen und Getränke; Milch;

MILZ, bei Beschwerden der: card-m. squil.[137]

MITTAGESSEN:

vor: arg-n.

nach: aeth. agar. anac. arg-n. bar-c. bry. calc-f. carb-v. coc-c. ferr. hep. kali-bi. lach. mur-ac. nux-m.[122] phos. puls. sil. staph. sulph. syph. tab. tax. thuj. zinc.
▤ ALLGEMEINES; M; Mittagessen; agg.

- **Mittagsschlaf,** beim: puls. staph.

MONDPHASEN:

Neumond, bei: sabad.[5] sil.[5]
▤ ALLGEMEINES; M; Mond; agg.; Neumond

Vollmond, bei: kali-n.[5] sabad.[5]
▤ ALLGEMEINES; M; Mond; agg.; Vollmond

MÜDIGKEIT agg.: stict.[137]

MUSIK agg.: **AMBR.** **Calc.**[5] cham. kali-c. kreos. ph-ac. rhus-t.[5]
☞ Erregung, durch ▤ ALLGEMEINES; M; Musik; agg.

Blasinstrumente spielen, durch: rhus-t.[5]

Geigespielen, beim: calc.[5] kali-c.
▤ ALLGEMEINES; M; Musik; agg.; Geige

Klavierspielen, beim: ambr. **CALC.** cham. kali-c. kreos. ph-ac.
▤ ALLGEMEINES; M; Musik; agg.; Klavierspielen

- **jeder** angeschlagene Ton schien im Kehlkopf zu vibrieren: **Calc.**

NACHDENKEN, durch:
☞ Geistige; Anstrengung, durch ▤ GEMÜT; M; Nachsinnen, tiefes, agg.

NACKEN, Hals:

geschwollenem, mit: ars.[5]

Schmerzen im, mit brechenden: bell.[5]

NADELARTIGEM Stechen, durch Empfindung von:
☞ Schmerzen, Husten aufgrund von; Sticheln

NASENABSONDERUNG, durch: agar.[5] kali-bi.[36] lach.[5] sil.[5]

NASESCHNEUZEN agg.: arn.[5]
▤ ALLGEMEINES; M; Naseschneuzen; agg.

NASSWERDEN, durch: ant-c. calc. **Calc-s.** **DULC.** lach. nit-ac. **Nux-m.**[5] psor. **Puls.**[193] rhus-t. sep. sil.[193] sulph. tub.[193]
☞ Kälte; Kaltwerden; ▤ ALLGEMEINES; M; Nasswerden; agg.

Füße: nux-m.[5] puls.[193] sil.[193] tub.[193]
▤ ALLGEMEINES; M; Nasswerden; agg.; Füße

NEBEL agg.:
☞ Wetter; nebligem, bei

NIESEN:

agg.:

- **durch**: cina[5] seneg.
  ▤ ALLGEMEINES; M; Niesen; agg.
- **nach**: ip.[5]
  ▤ ALLGEMEINES; M; Niesen; agg.

amel.: osm.
▤ ALLGEMEINES; M; Niesen; amel.

endet mit: **AGAR.** **Arg-n.** bad. **Bell.** bry. caps. **Carb-v.**[2] cina[5] hep. ip.[5] **Just.**[102] lyc. nat-m.[5] psor. **Rumx.**[22] seneg. **Squil.** stict.[85] **Sulph.**
▤ NASE; C; Niesen; allgemeine Arzneien; Husten;

mit: **Agar.**[137] all-c. alum. anac. ant-t. aspar. bad. **BELL.**[5] **Bry.** carb-an. **Carb-v.**[122] chel.[5] chin. **Cina** **Con.** cortiso.[119] eup-per. **Hep.**[5] iod. just.[102] kali-c. kreos. kurch.[192] lach.[5] lob. lyc.[5] merc. **Nat-m.** nit-ac. **Nux-v.**[5] ol-j.[25] osm. ozone[85] psil.[164] psor.[137] **Rumx.**[22] sabad.[5] sal-ac. seneg.[5] sep. sil. **Squil.** staph. **Sulph.** tarent.[192] tela[192]
☞ C; Anfälle, anfallsweise; Niesen, mit •C; Trockener Husten; Niesen, und

OBST agg.: arg. mag-m.
☞ Speisen; agg. ▤ ALLGEMEINES; C; Speisen und Getränke; Obst;

OBSTIPATION, bei: con.[137] graph.[137] nat-c.[5] sep.[1]

OHREN, mit Beschwerden der:
☞ *Berührung von Körperteilen, bei; Gehörgang*

PERSONEN, andere Menschen:

Annäherung oder Vorbeigehen von Personen agg.: carb-v.

Anwesenheit vieler Personen agg.: **Ambr.**

Raum betreten, agg. wenn andere Personen den: phos.
☞ *Fremde Personen erblickt, wenn das Kind • Gesellschaft agg. • C; Nervöser Husten; irgendjemand den Raum betritt, wenn*

PFEFFER, durch: alum. cina
☞ *Gewürze, starke gewürzte Speisen agg. • Reizende Dinge wie Salz, Wein, Pfeffer, Essig, lösen sofort Husten aus* ▥ *ALLGEMEINES; C; Speisen und Getränke; Chilipfeffer, grün oder rot, agg. • ALLGEMEINES; C; Speisen und Getränke; Pfeffer;*

PFLOCK, durch Empfindung wie von einem:

Kehlkopf, im: spong.
☞ *Festsitzt, durch etwas, das im Kehlkopf • Fremdkörper, durch Empfindung wie von einem; Kehlkopf, im*

Luftröhre auf- und nieder bewegt, der sich in der: **Calc.**
☞ *Fremdkörper, durch Empfindung wie von einem; Luftröhre, in der*

PLEURITIS, bei: acon. **Ars.** bry. ip. **Lyc. Sulph.** ziz.[25]
☞ *C; Schmerzhafter Husten*

POCKEN, Variola:

während: plat.

nach: calc.

PRICKELN, durch:
☞ *Kitzeln, Kribbeln, durch*

PROBLEME, Schwierigkeiten, durch: ambr.[5]
☞ *Erregung, durch* ▥ *GEMÜT; M; Hindernis, widrige Umstände, allgemeine Schwierigkeiten*

PRODROMALSYMPTOM, als: absin.[137] rhus-t.[137] sabad.[137] samb.[137] tub.[137]

PUTZEN der Zähne:
☞ *Zähneputzen, beim*

RACHEN, ausgehend vom: stict.[111]

RASIEREN, durch: carc.[193] cortiso.[119]
▥ *ALLGEMEINES; M; Rasieren; agg.*

RAUCH:

Empfindung von, durch, in der Lufröhre: **Ars.** bry. euphr.[5] nat-ar. olnd.[5] ozone[227]
☞ *Dampf, wie durch*

Rauch jeglicher Art agg.: beryl.[119] calx-b.[194] euphr. kola[1184] menth. menthol[102] merc.[102] staph.[85]
▥ *ALLGEMEINES; M; Rauch, Einatmen agg.*

RAUCHEN:

agg.: **Acon.** agar. all-s. arg-n. atro. beryl.[144] brom. bry. **Calc.**[5] carb-an. cham. chlor.[197] clem. coc-c. coca cocc. **Coloc. Dros. Euphr.** ferr. **Hell.**[5] hep. hydrog.[222] ign. **Iod.**[5] lac-ac. lach. **M-arct.**[5] mag-c. menth. merc.[102] nux-v. osm. petr. psil.[164] **Puls.**[5] rad-br.[137] spig. spong. stann-i.[102] staph. sul-ac. sul-i.[58] taosc.[270] tarent. tarent-c.[192] thuj.
▥ *ALLGEMEINES; M; Tabak; agg.*

- **abends**: arg-n. coloc. thuj.

- **Mittagessen,** nach: acon. bry. coc-c. dros. **Lach.** petr.

amel.: **Arg-n.**[137] euph.[137] hep.[137] ign.[137] merc.[137] sep.[137] tarent.
▥ *ALLGEMEINES; M; Tabak; amel.*

- **nachts**: tarent.

RAUHEIT, durch Empfindung von:
☞ *Atemwege, durch Reizung der • Kratzen, durch Empfindung von • Roheit, durch Empfindung von • Scharren, durch Empfindung von*

Brust, in der: arn.[5] carb-v.[5] kali-c.[5] kreos.[5] lyc.[5] nat-c.[5] nux-m.[5] sep.[5]

Gaumen, im: calc.[1]

Hals, im: bry.[5] carbn-s.[25] coc-c.[111] **DROS.**[162] gels.[25] kreos.[5] laur.[5] **Nux-v.**[5] phos.[1] plb.[5] rhod.[5] rhus-t.[5] sabad.[5] sars.[5] seneg.[5] stront-c.[5]

Kehlkopf, im: **Alum.** ang. aur-m. bar-c. **Bry.** carb-an. **Carb-v.** carbn-s. cast. **Caust.** coloc. con. dig. graph. **Kali-c.** kali-i. kalm. kreos. **Lach.** laur. mang. nat-s. **NUX-V.** ol-an. plb. **Puls.** rhod. **Rhus-t.** sabad. sars. **Seneg. Spong.** stront-c. **Sulph.** verat-v.

Luftröhre, in der: bar-c. cann-i.[25] carb-an. dig. kreos. laur. sabad.

RÄUSPERN agg.: am-m. ambr. arg.[202] arg-n.[137] coc-c.[137] eug. lat-m.[119] nux-v.[137] sil.[137]

Würgen und Erbrechen, beim Ausräuspern von Schleim, am morgen: ambr.

REDNERN, bei: coll.[137]
☞ *Sprechen, durch*

REIBEN amel., sanftes: tylo-i.[192]
▥ *ALLGEMEINES; M; Reiben; amel.;*

REIßEN, durch Empfindung von, Herzregion:
▥ *HERZ KREISLAUF; C; Schmerz; reißender Schmerz;*

REITEN: staph. sul-ac. sulph.

REIZENDE Dinge wie Salz, Wein, Pfeffer, Essig, lösen sofort Husten aus: alum. sulph.[193]
☞ *Essig, nach • Gewürze, starke gewürzte Speisen agg. • Pfeffer, durch • Salz; Speisen, durch salzige • Saure Speisen, durch • Wein; agg.* ▥ *ALLGEMEINES; C; Speisen und Getränke; Essig;*

REIZUNG der Atemwege, durch:
☞ *Atemwege, durch Reizung der*

ROHEIT, durch Empfindung von:
☞ *Atemwege, durch Reizung der • Kratzen, durch Empfindung von • Rauheit, durch Empfindung von • Scharren, durch Empfindung von*

Brustbein, hinter dem: kali-n.[1]

Hals, im: arum-d.[25] arum-t.[25] coc-c.[25] naja[25]

Kehlkopf, im: acon. **Alum.** ambr. bar-c. brom. **Bry.** carbn-s.[58] cast. **Coc-c.** dulc. **Hep.** kali-i. laur. **NUX-V.** ol-an. **PHOS. RUMX.** sang. **Sil. SULPH.**

ROTEM Gesicht, mit:
▥ *GESICHT; C; Farbe, Verfärbung; rot;*

RÜCKZUG, zur Ruhe begeben agg.: am-m.[5] ars.[5] calc.[5] dros.[5] ferr.[5] ip.[5] lyc.[5] seneg.[5] sep.[5] sil.[5]
☞ *Liegen; agg. • Ruhe, Ausruhen; agg.* ▥ *ALLGEMEINES; M; Bett; agg.;*

RUHE, Ausruhen:

agg.: ambr.[5] apisin.[5] ars.[5] caps.[5] **Dros.**[5] dulc.[5] euphr.[5] ferr.[5] hyos.[5] mag-c.[5] mag-m.[5] nit-ac.[304] nux-v.[5] ph-ac.[5] phos.[5] **PULS.**[5] **Rhus-t.**[5] sabad.[5] samb.[5] seneg.[5] sep.[5] stann.[5] sulph.[5] verb.[5] zinc.[5]

☞ *Liegen; agg. •Rückzug, zur Ruhe begeben agg.* ▤ *ALLGEMEINES; M; Ruhen, Ausruhen; agg.*

amel.: boerh.[192] eup-per.[102] knau.[33] mygal.[192] nicc.[102] psor.[111]

☞ *Liegen; amel.* ▤ *ALLGEMEINES; M; Ruhen, Ausruhen; amel.*

- **Händen** auf den Oberschenkeln, mit den: nicc.[102]
- **Händen** und Füßen gestützt, auf: eup-per.[102]

SALZ:

Pfeffer und Salz im Kehlkopf, mit Empfindung wie durch: crot-h.

☞ *Atemwege, durch Reizung der; Kehlkopf; im*

Rachen, wie durch Salz im: cann-s.[5]

Speisen, durch salzige: alum. **Con.** lach. nat-m.[38]

☞ *Reizende Dinge wie Salz, Wein, Pfeffer, Essig, lösen sofort Husten aus* ▤ *ALLGEMEINES; C; Speisen und Getränke; Salz oder salzige Speisen; agg.*

SALZSÄURE, durch: **Mez.**[5]

SAURE Speisen, durch: alum.[137] ant-c. brom. con.[1] lach. nat-m. **Nux-v.**[5] **Sep.**[5] **Sulph.**[5]

☞ *Essig, nach •Reizende Dinge wie Salz, Wein, Pfeffer, Essig, lösen sofort Husten aus •Säuren agg.* ▤ *ALLGEMEINES; C; Speisen und Getränke; saure Dinge;*

SÄUREN agg.: alum.[193] ant-c. brom. **Con.** lach. mez. nat-m. nux-v. sep. sil. sulph.

☞ *Essig, nach •Saure Speisen, durch*

SCHARF gewürzte Speisen, durch:

☞ *Gewürze, starke gewürzte Speisen agg.*

SCHARFER Flüssigkeit, die aus den Choanen läuft, durch Empfindung von: kali-bi.

SCHARLACH, nach: **Am-c.**[5] ant-c. **Con.**[5] **Hyos.**[5]

▤ *ALLGEMEINES; M; Scharlach, Folgekrankheiten nach*

SCHARREN, durch Empfindung von: aesc. aloe alum. **Alumn.** am-c.[5] ambr. ang. arg. arg-n. aur-m-n. bar-c. bell. bor. bov. brom. bry. cahin. calc. camph. cann-i.[85] carb-v. carbn-s.[25] card-m. **Caust.** cham. chel.[25] chin-s. cimx. coc-c. coff. colch. con. croc. cycl. dig. dros. eup-per. **Euphr.** eupi. graph.[5] grat. **Hep.**[1] hydr-ac. kali-bi. kali-c. kalm. kreos.[5] laur. led. lyc. mag-c. mag-m. mang. merc. naja nat-c. nat-m. nicc. nit-ac. **Nux-v.**[5] ol-an. op. osm. paeon. petr. ph-ac. phyt.[111] plan. plat. prun. puls. rhod. ruta sabad. samb. **Sel.** seneg. sep. sil. sin-n. spong. **STANN.**[1] staph. sul-ac.[5] syph. ter. thuj. til. upa. zing.

☞ *Atemwege, durch Reizung der •Kratzen, durch Empfindung von •Rauheit, durch Empfindung von •Roheit, durch Empfindung von*

abends: bry. rhod. stann.[1]

- **Hinlegen,** nach: bry.

nachts: calc. cham. nat-m. rhod.

- **Erwachen,** beim: calc.

Brust, in der: alumn.[85] arg. bry. con. kali-bi. kreos. **Puls.** ruta staph. **Thuj.**

- **Auswurf,** mit profusem: alumn.[85]
- **oberen** Teil, im: ruta

Brustbein, unter dem: cann-i.[85]

Fauces: **DROS.**

Hals, im: am-c.[5] bry.[5] carbn-s.[25] chel.[25] graph.[5] kreos.[5] **Nux-v.**[5] phyt.[111] puls.[5] sabad.[5] sul-ac.[5]

Kehlkopf, im: aesc. aloe alum. **Alumn. Am-c.** ambr. ang. arg-n. aur-m-n. bar-c. **Bell.** bor. bov. **BROM. Bry.** cahin. camph. **CARB-V. Carbn-s.** card-m. **Caust.** chel. chin-s. **Coc-c.** colch. **Con.** croc. **Cycl.**[8] dig. **DROS.** graph. **HEP.** hydr-ac. kali-bi. kalm. kreos. laur. led. mag-c. mag-m. mang. naja nit-ac. **NUX-V.** ol-an. op. osm. paeon. petr. ph-ac. phyt. plat. prun. **PULS. Sabad. SEL. Seneg.** sil. sin-n. syph. ter. thuj. til. upa.

Luftröhre, in der: bry. cycl. **Puls.** sabad. thuj.

Rachen, im: arg-n. cycl. graph.[1] hep.[1] kali-bi.

SCHLAF:

vor: **Agn.**[5] **Coc-c.** lyc. merc. **SULPH.** tarent-c.[102]

▤ *ALLGEMEINES; M; Schlaf; vor dem Schlafen*

Einschlafen, beim: **Agar.** agn. apisin.[5] aral.[22] arg-n. arn. brom. carb-an.[5] **Carb-v.** coff.[5] **Con.** guare. **Hep.** ign. iodof.[36] **Kali-c. LACH. LYC.** m-arct.[5] mag-s. med. merc. nit-ac. nux-v.[5] **Phos.** psor. puls.[5] sep. spong. **SULPH.**

- **Liegen** auf der Seite, beim: **Arg-n.** kali-c. **Lyc. Psor. Spong.**
- **trockenem** Husten, bei: mag-s.

während: **Acon. Agar.** alum. **Apis** apisin.[5] aral. **Arn.** ars. arum-d.[25] arum-t. bac.[56] **Bell. CALC.** carb-an. carb-v.[58] carbn-s. caust. **CHAM.** chlor.[197] cina coc-c. cocc. coff. **Con. Cycl.**[137] daph. dros. germ.[222] graph. hep. hipp. **Hyos.** ip.[31] kali-c. kali-n. kreos. **LACH.** lachn.[111] lyc. lycps.[137] m-arct.[5] m-art.[5] m-aust.[5] mag-m. mag-s. med. **MERC.** murx. nat-c.[5] **Nit-ac.** op. **Petr.** phos. ratt-n.[204] rhod. **Rhus-t.** samb. sang. **Sep.** sil. sol-t-ae. squil. stram. stront-c. **Sulph.** syc-co.[136] tub. **Verb.** zinc. zing.

☞ *C; Bellender Husten; Schlaf, im •C; Erstickungsgefühl, Husten mit; Schlaf, im •C; Trockener Husten; Schlaf; während* ▤ *ALLGEMEINES; M; Schlaf; während*

- **nachts,** ohne zu erwachen, besonders Kinder: cycl.[102]
- **1. Stunde nach dem Einschlafen**: **Aral.**[122] arn. calc.
- **Auffahren,** Hochfahren im Schlaf, beim: apis cina hep.
- **erwacht** durch den Husten: acon. **Agar.** alum. **Apis Aral.** arn. **Ars. Bac.**[56] bell. calc. carb-v.[58] carbn-s. **CAUST.** cham. **Coc-c.** cocc. coff. con. daph. dros. germ.[222] graph. hep. hipp. **Hyos.** kali-c. kali-n. **Lach.** mag-m. med. merc. nit-ac. op. **Petr. PHOS.** ratt-n.[204] rhod. **Rhus-t. Sang. Sep. Sil.** sol-t-ae. squil. stront-c. **SULPH.** syc-co.[136] verb. zinc. zing.
- **stört** nicht den Schlaf: arn.[137] bac.[137] cham.[137] cycl.[137] lach.[137] lycps.[137] nit-ac.[137] verb.[137]

nach: acon.[5] aeth.[111] ambr.[5] **Apis** apisin.[5] **Aral.** bell.[111] calc.[5] **Caust.** chin.[5] cina[5] coc-c.[111] dig.[5] euphr.[5] hydrc.[192] ign.[5] ip.[111] **Kali-bi.** kreos.[5] **LACH.** lachn. lyc.[5] morg-g.[136] nit-ac. nux-v.[5] ph-ac.[5] **Puls.**[5] rhus-t.[5] **SAMB.**[171] **Sep.** spong.[5] squil.[5] stram.[5] sul-ac.[5] sulph. syc-co.[136] verat.[111]
☞ *Erwachen, beim* ▤ *ALLGEMEINES; M; Schlaf; nach Schlaf*

amel.: germ.[222]

stört den Schlaf: **Acon.**[102] **Agar.** alum. am-m.[102] ars.[102] bism.[1] calad. caust.[102] con.[102] germ.[222] hep.[102] hyos.[137] kali-c.[102] kali-n.[36] **Lach.**[10] lact.[10] lyc.[10] mag-s.[36] mez. mur-ac.[10] nat-c.[10] nat-m.[10] **Nit-ac.**[10] nux-v. ol-j. phos. puls.[137] rhod. rhus-t. samb.[137] sang. **Sep.**[1] **Sil.**[10] spong. squil. stict. sul-ac.[10] **SULPH.** syc-co.[136] syph. zinc.
☞ *C; Erschöpfender Husten; nachts; Schlaf, stört den • C; Trockener Husten; Schlaf; stört den*

- **Mitternacht,** nach: samb.[137]

verhindert Schlaf: am-m. anac.[1] apis bell.[58] bism.[5] calad. carb-v. caust.[1] daph. helx.[110] hyos.[5] kali-bi. kali-c. kali-cy. kola[1184] laur. **LYC.** nux-v.[5] phos. **PULS. Rhus-t. Rumx.**[102] sabad.[5] sang. **SEP.** stict. sulph.[1] tarent-c.[77] teucr.[5] tub.[85] zinc.

SCHLEIM, durch:

Brust, in der: ant-t. aral.[111] arg. ars. arum-t. asar. bamb-a.[1184] bar-c. **Calc.** caust. cham. **Chin.**[5] cina coc-c.[111] **Euphr.**[5] graph. guare. iod. ip. **KALI-BI.** kali-n. kreos. maia-l.[204] med. nat-m. plb. **PULS.** sep. **Spong. STANN.** sulph.

- **oben** in der Brust: maia-l.[204] plb.

Choanen, in den: calc.[5] **Nit-ac.**[5] **Thuj.**[5]

Empfindung von Schleim, Luftröhre: ant-s.[36] kali-c. **STANN.**

Hals, im: am-br.[25] arum-t.[111] asar.[5] caust.[5] cham.[5] cocc.[5] con.[5] **Euph.**[5] graph.[5] kreos.[5] laur.[5] mang.[5] rhod.[5] seneg.[5] sep.[5]

Kehlkopf, im: aesc. am-br. am-c. am-caust. arg. arg-n. arum-d.[25] **Arum-t.** asaf. asar. atro. bamb-a.[1184] brom. caust. cham. chin-s. cina coc-c. cocc. croto-t. **Cupr.** dig. dros.[58] dulc. euphr. grat. hyos. irid.[222] **KALI-BI.** kreos. **LACH.** laur. mang. **Nux-v.** osm. ozone[227] par. phel. plan. pyrog.[58] raph. seneg. **Stann.** stram. zinc.

Luftröhre, in der: arg. **Arum-t.** caust. cham. cina coc-c. croto-t. **Cupr.**[5] dulc. euphr. gels. hyos. **Nux-v.** phos.[5] seneg. **Spong.** squil. **STANN.**

- **auf- oder absteigenden, wie durch**: coc-c.

SCHLUCKEN:

agg.: acon.[5] **Aesc. BROM.** caust. choc.[222] **Cupr.** eug. kali-ma. lyc. lyss. **Nat-m.** op. phos. puls. spig.[5] spong.[102] sul-ac.

- **Leerschlucken**: caust. lyc. **Nat-m.** op. spong.[102]

- **verschluckt,** wenn er sich: acon.[5] spig.[5]

amel.: apis bell. eug. hydrog.[222] spong. verat.[5]

- **Leerschlucken**: bell.

SCHMERZEN, Husten aufgrund von:

Brennen:

- **Brust,** in der: am-c. **Carb-v.**[5] caust. coc-c. culx.[58] euph. iod.[46] led. mag-m. ph-ac. phos.[5]
▤ *BRUST; C; Schmerz; brennender Schmerz; Husten; während*

- **Kehlgrube,** in der: ars.

- **Kehlkopf,** im: acon. aphis. arg-n. ars. bell. bov. brom. bufo **Caust.** mag-s. ph-ac. phos. phyt. seneg. **Spong.** stict. tarent. urt-u. zing.
▤ *KEHLKOPF LUFTRÖHRE; C; Schmerz; brennender Schmerz; Kehlkopf; Husten, während*

- **Luftröhre,** in der: acon. ars. euph.
▤ *KEHLKOPF LUFTRÖHRE; C; Schmerz; brennender Schmerz; Luftröhre; Husten, mit*

Brust, in der: ran-b.[5]

Drücken:

- **Brust,** in der: iod.[5]

- **Kehlkopf,** im: agar.

entfernten Partien, in, und übelriechender Atem: caps.[102]

Hals, im: **Bell.**[5] nux-v.[5]

- **Kehlgrube**: nux-v.[5]

Kehlkopf, im: acon. ang. arg. arum-d.[25] bac.[56] bry. calad. caust. chin-s. euphr. ferr. grat. hep. iod. kali-c. lachn.[25] rumx.[10] sars. **Spong. Stann.**
▤ *ALLGEMEINES; M; Schmerzen agg. andere Beschwerden*

krampfartigen, greifenden Schmerz im Abdomen, durch: ozone[227]

Luftröhre, in der: acon. ang. arg. bry. calad. euph. grat. hep. indg. ip. sars. **Spong.** stann.

Magen, im: calc.[1]

Mamma, unter der linken, erstreckt sich zum linken Schulterblatt: com.[102]

Reißen:

- **Brust,** in der: bor.[5]

- **Hals,** im: carc.[119]

schneidendem Schmerz:
☞ *Stechen wie duch Nadeln im Kehlkopf, oder brennendes Kitzeln*

- **erkrankten** Teilen, in: arg.[5] gins.[45] **Kali-n.**[5] nat-m.[5] verat.[5]
▤ *ALLGEMEINES; C; Schmerz; Körperteile, betroffene; erkrankte Teile*

- **Kehlkopf,** im: ang. **Arg.**

- **Schilddrüse,** in der: arg-n.

Stechen:

- **Brust,** in der: acon. aether[36] ars.[1] bry. nit-ac. nux-v.
▤ *BRUST; C; Schmerz; stechender (scharf st., schießender usw.) Schmerz; Husten, während*

- **Epigastrium,** im: rhus-t.

- **Epiglottis,** in der: caps.[8]

- **Hals,** im: caps.[122] cham.[5] cist.[25] lyc.[1] phos.[1]

- **Kehlkopf,** im: acon. apis **Arg.**[36] bufo cham. **Cist.** hydr-ac. indg. kali-c. naja ox-ac. sol-t-ae. stann.

◦ **abends**: bufo

- **Luftröhre,** in der: **Arg.** lach. stann.
- **Rachen,** im: caps.[1]
- **Schläfen,** in den: cina[5]

Stechen wie duch Nadeln im Kehlkopf, oder brennendes Kitzeln: **Agar.** aphis. bufo
☞ schneidendem Schmerz

Sticheln:
- **Brust,** in der: **Acon.**[5] am-m.[5] ant-c.[5] **Arn.**[5] ars.[5] aur.[5] **Bell.**[5] bor.[5] **Bry.**[5] **Cann-s.**[5] carb-an.[5] carb-v.[5] **Chin.**[5] coff.[5] con.[5] **Dros.**[5] iod. kali-bi.[111] **Kali-c.**[5]
- **Epigastrium,** im: ars.[5] **Bry.**[5] phos.[5] sulph.[5]
- **Hals,** im: **Cham.**[5] stann.[5]
- **Kehlkopf,** im: bapt.[111] bufo kali-n.[5] lyc. mur-ac. **Phos.** sars.[5] **Sil.**
  - **1** Uhr - 4 Uhr: bufo
- **Tonsillen,** in den: stann.[36]

Wundheit in den Bronchien, **nachts agg.**: tarent.[36]

SCHNARCHEN, mit: ant-t. arg. bell. caust. ip. nat-c. nat-m. nux-v. puls. sep.

SCHNEELUFT, durch, bei Kindern: sep.

SCHNEIDEN, durch:
☞ Schmerzen, Husten aufgrund von; schneidendem Schmerz

SCHNUPFEN, mit:
▤ NASE; C; Schnupfen; allgemeine Arzneien;

SCHRECK, Furcht, durch: acon.[5] bell. cina[5] ign. rhus-t. samb. stram.
☞ Erregung, durch •Furcht agg. ▤ GEMÜT; M; Schreck oder Furcht, Beschwerden durch

zornig wird, bevor er: acon.[5]

SCHREIBEN, beim: ambr.[171] cina
▤ ALLGEMEINES; M; Schreiben; agg.

SCHREIEN:
☞ C; Keuchhusten, Pertussis; Weinen, mit

SCHÜLERN, Studenten, bei: nux-v.

SCHÜTTELT sich, beim Husten: **Anac.**[5] **ANT-C.**[5] **Bell.**[5] hyos.[5] ign.[5] **IP.**[5] lac-c.[26] **LED.**[5] lyc.[5] **M-arct.**[5] m-art.[5] **Merc.**[5] nit-ac.[5] **Olnd.**[5] osm.[171] oxyg.[85] phos.[5] **PULS.**[5] rhus-t.[5] seneg.[5] sil.[5] stann.[5]

SCHWÄCHE in der Brust, **durch:** stann.[5]

SCHWANGERSCHAFT, während: acon.[102] apoc.[111] bac.[62] bell.[5] bry.[85] calc. **Caust.** cham.[5] **Con.** cor-r.[102] dros.[5] ferr-p.[85] glon.[102] hyos.[5] ip. kali-bi.[193] **Kali-br.**[8] nat-m.[8] **NUX-M.**[5] nux-v.[102] phos. **Puls.** sabin. sep. vib.

morgens: **Bry.**[85]

nachts: **Con.**

SCHWEFELDÄMPFE oder Rauch, Empfindung wie durch: am-c. aml-n. **ARS.**[1] asaf. **Brom.** bry. calc. **Carb-v. Chin.** cina **IGN.** ip. kali-chl. **Lach. LYC.** mosch. **Par. PULS.**

abends vor dem Schlafen: ars.[1]

SCHWEISS:

mit: **Ars.**[5] bry.[5] sabad.[5]
▤ SCHWEISS; M; Husten; durch

nach: sil.[5]
▤ ALLGEMEINES; M; Schweiß; nach Schweißabsonderung

SCHWELLUNG, durch:

Empfindung von Schwellung, durch:
- **Hals,** im: ars.[5] caps.[5] lach.[5] **Puls.**[5]
- **Kehlkopf,** im: ars. ox-ac.

Kehlkopf, im: **Kali-i.**

SEELUFT, durch:
☞ Wind, im; Seewind, an der Küste

SINGEN agg.: alum. **Arg. Arg-n.** arge-p.[264] carc.[140] **Dros.** ferr-p.[111] hyos. kali-bi.[137] mang. meph. **Phos.** rhus-t. rumx. sil. spong. **Stann.** stram.
☞ Lesen agg.; laut ▤ ALLGEMEINES; M; Singen agg.

Heben der Stimme, Singen hoher Töne, durch: **Arg-n.**

SITZEN:

agg.: agar. aloe alum. ars-i.[809] astac. coc-c. coca euphr. ferr. guai. hell. kali-c. mag-c. mag-m. mur-ac. nat-c. nat-m. nat-p. ph-ac. **Phos.**[5] puls. **Rhus-t.** sabad. **Seneg.** sep. spig. spong. stann. zinc. zinc-p.[58]
▤ ALLGEMEINES; M; Sitzen; agg.
- **aufrechtes**: kali-c. nat-m. spong.
  ▤ ALLGEMEINES; M; Sitzen; agg.; aufrecht Sitzen
- **Aufsetzen**:
  ☞ Aufstehen; beim; agg.
- **gebeugtes**: rhus-t. spig. stann.
  ▤ ALLGEMEINES; M; Sitzen; agg.; gebeugt Sitzen
- **lange** in der gleichen Haltung: coc-c. ph-ac.
- **ruhiges**: coca rhus-t.
  - **nachmittags**: coca

amel.:
▤ ALLGEMEINES; M; Sitzen; amel.
- **aufrechtes**: ant-t.
  ▤ ALLGEMEINES; M; Sitzen; amel.; aufrecht Sitzen
- **gebeugtes**: choc.[222] iod. pop-c.[102]
  ☞ Liegen unmöglich, muss vorgebeugt sitzen ▤ ALLGEMEINES; M; Sitzen; amel.; gebeugt Sitzen
- **ruhiges**: verat.

SODBRENNEN, durch: carbn-s. choc.[222] staph.[1]
☞ Aufstoßen; durch

SONNENHITZE:

agg.: **Ant-c.**[8] coca mygal.[192]
▤ ALLGEMEINES; M; Sonne; agg. •ALLGEMEINES; M; Wärme; agg.; Sonnenhitze, durch

amel.: iod.[38]
▤ ALLGEMEINES; M; Sonne; amel.

SPANNUNG in der Brust, **durch:** ars. kali-n.[5] phos.[5] rhus-t.[5] thuj.
☞ Herzbeschwerden, bei

SPEICHEL, durch:

Ansammlung von, **agg.**: am-m.[102] nat-m.[5] valer.[5]

Kehlkopf läuft, der in den: agar.[1] spig.[1]

SPEISEN:

agg.:

☞ *Abendessen; nach • Brot, durch • Fasten, durch • Feste Speisen, durch • Fisch, durch • Fleisch, nach • Kartoffeln agg. • Obst agg. • kalte • Süßigkeiten; agg. • Zucker; agg.*

- **fette**: ip.[5] mag-m. puls.[137]
  ▥ *ALLGEMEINES; C; Speisen und Getränke; Fett, fettige Speisen; agg.*
- **kalte**: am-m. **Carb-v.** dros. **Hep.** lyc. mag-c. **Ph-ac.** rhus-t. **Sil.** thuj. verat.
  ☞ *Speiseeis, amel. zuerst, agg. dann •* ▥ *ALLGEMEINES; C; Speisen und Getränke; kalte; Speisen, kalte; agg.*
- **warme**: **Bar-c. Coc-c. Kali-c.** laur. lyc.[5] **Mez. Puls.**
  ▥ *ALLGEMEINES; C; Speisen und Getränke; warme; Speisen; agg.*

amel., warme: lyc.[5] nux-v.[5] **Spong.** tarent.[192]
☞ *Hunger; durch • Süßigkeiten; amel.* ▥ *ALLGEMEINES; C; Speisen und Getränke; warme; Speisen;*

SPIRITUOSEN, trinken von:
☞ *Alkoholische Getränke, durch*

SPRECHEN, durch: acon. alum. alum-p.[58] **Alumn.** am-m. **Ambr. Anac.**[5] ant-t. arg. **Arg-n.** arn. ars. ars-i.[58] atro. bac.[162] bar-c. bar-i.[58] bar-s.[58] **Bell.** brom. bry. calad. **Calc.**[122] **Calc-s.** calc-sil.[58] **Carb-v.** carbn-s. carc.[119] **Caust. CHAM.**[5] **Chin.** chin-ar. **Cimic.** cina coc-c. **Cocc.** con. crot-h. **Cupr.** dig. **DROS.** dulc. erig. **Euphr.** ferr. ferr-ar. ferr-i. ferr-p. hed.[119] **Hep.** hyos. ign. iod. ip. kali-bi. lac-c. **Lach.** mag-c. mag-m. mag-p. **Mang.** menth. meph. **Merc.** mez. mur-ac. myric. nat-m. nit-ac. ozone[227] par. ph-ac. **PHOS. Phyt.** psil.[164] **Psor.** puls. rauw.[119] rhus-t. **RUMX. SANIC. Sil.** sol[236] **Spong.** squil. **STANN.**[5] stram. sul-ac. sul-i.[58] sulph. sumb. **Tub.** uran.[269] verb.
☞ *Lesen agg.; laut • Rednern, bei • Stimme, durch übermäßigen Gebrauch der • C; Trockener Husten; Sprechen, beim* ▥ *ALLGEMEINES; M; Sprechen; agg.*

abends: psor.

nachts: puls.

hindert am Sprechen: **Am-m.** brom. calad. **Cimic. Cupr. Lach.** mag-p. **Merc. Rumx.**

laut: **Ambr. Arg-n. Coc-c.** mang. **Phos. Tub.**

SPRINGT auf und klammert sich an die Umstehenden, Kind, schreit heiser um Hilfe oder streckt sich nach hinten und fasst sich an den Kehlkopf: **Ant-t.**
▥ *KEHLKOPF LUFTRÖHRE; C; Greift sich an den; Kehlkopf, unwillkürlich, bei jedem Hustenstoß, Empfindung, als würde der Kehlkopf zerissen*

STAUB:

nach Einatmen: agar.[5] am-m.[5] anac.[5] **Ant-t.**[5] **Arg-cy.**[5] arg-n.[5] bell.[5] **Bry.**[5] calc.[5] carb-v.[5] cham.[5] chin.[5] dig.[5] ferr.[5] hep.[5] kali-bi.[111] kali-c.[5] lach.[5] laur.[5] mag-c.[5] nux-m.[5] **Nux-v.**[5] op.[5] **Phos.**[5] puls.[5] rhus-t.[5] ruta[5] sep.[5] sil.[5] staph.[5] sulph.[5] ter.[111] thuj.[5] **Zinc.**[5]
▥ *ALLGEMEINES; M; Staub agg.*

beim Einatmen: brom.[144] nat-m.[5]

STECHEN, durch:
☞ *Schmerzen, Husten aufgrund von; Stechen*

STEHEN:

agg.: acon. aloe astac.[102] euphr. ign. mag-s. nat-m. nat-s. sep. stann. stram.[5] sulph. zinc.
☞ *Liegen; amel.*

- **aufrecht,** gerade Stehen: acon. nat-m. stann. stram.[5]
  ▥ *ALLGEMEINES; M; Stehen; agg.; aufrecht Stehen*
- **Sitzen,** nach, und umgekehrt: aloe
- **still,** während Spaziergang: astac.[102] ign.
  ▥ *ALLGEMEINES; M; Stehen; agg.; Gehen, während*

amel.: mag-s.
☞ *Liegen; agg.*

STEIFHEIT des Körpers, mit: **Cina**[5] ip.[5] led.[5]

STICHELN, durch Empfindung von:
☞ *Schmerzen, Husten aufgrund von; Stechen wie duch Nadeln im Kehlkopf, oder brennendes Kitzeln*

STILLEN, Stillzeit:

während: chin.[5] ferr. stict.[85]
▥ *ALLGEMEINES; M; Stillen, Saugen an Mamillen, agg.*

nach langem: calc-p.[61]

STIMME, durch übermäßigen Gebrauch der: coll.[137]
☞ *Sprechen, durch*

STIMMLOSIGKEIT, Aphonie, mit: nat-ch.[102]

STIMULANTIEN:
☞ *Alkoholische Getränke, durch • Kaffee; agg. • Rauchen • Tee agg.*

STÖßEN, durch Empfindung wie von:
▥ *ALLGEMEINES; M; Stöße; agg.*

Brust, in der: nux-v.[5]

Herzen, im: nux-v.[5] phos.[1]

STRECKEN, Dehnen:

Arme ausstrecken, beim: lyc.
☞ *Bewegung; agg.; Arme, der • Heben der Arme; agg.* ▥ *ALLGEMEINES; M; Strecken, Recken; agg.*

gefolgt von: merc.

Halses, des: lyc.[1]

STÜHLE, häufige, amel.: bufo
▥ *ALLGEMEINES; M; Stuhlgang; amel.;*

STURM, vor: phos. sil.
☞ *Wetter; stürmischem, bei* ▥ *ALLGEMEINES; M; Wetter; windigem, stürmischem, bei;*

Gewitter, vor: phos. sil.

SÜßIGKEITEN:

agg.: bad.[111] med. spong. sulph.[8] zinc.
☞ *Speisen; agg. • Zucker; agg.*

amel.: psil.[164] seneg.[185] spong.[185] sulph.[137]
☞ *Speisen; amel., warme • Zucker; amel.* ▥ *ALLGEMEINES; C; Speisen und Getränke; Süßigkeiten; amel.*

TABAK, durch:
☞ *Rauchen; agg.*

TANZEN, nach: puls.
▥ ALLGEMEINES; M; Tanzen; nach, agg.

TAPETE, durch arsenhaltige: calc.[102]

TEE agg.: ferr. kali-i.[102] spong.
▥ ALLGEMEINES; C; Speisen und Getränke; Tee;

heißer: spong.
☞ Getränke; warme; agg.

TEMPERATUR, durch Wechsel der: acon.[809] aran-ix.[119] corv-c.[258] cur.[809] graph.[809] ichth.[809] kali-c.[137] **Lach.**[809] lact.[809] **Phos.**[137] polyg.[809] rumx.[137] seneg.[809] sep.[137] verb.[137]
☞ Kälte; Gehen aus dem Warmen in die Kälte, beim •Wetter; Wetterwechsel, bei •Zimmer, im; agg.; ▥ ALLGEMEINES; M; Wechsel, Veränderung; agg.;

TONSILLEN, bei vergrößerten: bar-c.[102] lach.[102]

TRÄUME agg.: arn.[5] mill.[5]

TREPPENSTEIGEN, beim: am-c.[31] arg. arg-n. **Ars.** bar-c. **Bry.** cench. iod. kali-ar.[58] **Kali-n.**[5] lyc. mag-c. mag-m. merc. nux-v. seneg. sep. spong. squil. stann. staph. zinc.
☞ Anstrengung; agg. ▥ ALLGEMEINES; M; Steigen; agg.

TRINKEN:

agg.: acon. am-caust. am-m. ant-t. arn. **ARS. BRY.**[5] calc. carb-v. **Chin. Cimx.** cina cocc. con. dig. **DROS.** ferr. ferr-ar. **HEP.**[5] hyos. kali-ar. kali-bi. kali-c. lac-c. **Lach.** laur. lyc. **Manc.** meph.[85] nat-m. nat-p. nux-m. nux-v. op. **Phos. PSOR.** rhus-t. sil. squil. staph. stram. sul-ac. tela[192] tell. verat.
☞ Wasser ▥ ALLGEMEINES; M; Trinken; beim

- **hastiges**: sil.
▥ ALLGEMEINES; M; Trinken; hastig

- **Würgen,** durch: meph.[85]

amel.: brom. bry. **Caust.** chlor.[197] **Coc-c. Cupr.**[5] euphr. hydrc.[192] hydrog.[222] iod. kali-c. lat-h.[301] mangi.[197] **Op. SPONG.** tarent.[192]
▥ ALLGEMEINES; M; Trinken; amel. nach

TRINKERN, bei: **Ars. Coc-c.** lach. **Stram.** sul-ac.[171]
☞ Alkoholische Getränke, durch

TROCKENHEIT der Atemwege, durch: ail.[25] ant-t. aran-s.[192] arg-n.[5] arum-t.[25] atro. bell.[5] benz-ac. bol.[25] bor.[5] bry.[5] calc. calc-p.[111] carb-an. carbn-o. caust.[5] cimic.[8] coc-c.[111] colch. con. cop. cortiso.[149] crot-h. cycl. dros. eug. gels.[25] hydro-c.[2147] hyos.[137] ip. kali-bi.[111] kali-c. kali-chl. kali-n.[5] kalm. kola[1184] lach. lachn. laur. lith-c.[111] mang. mang-acet.[1] med.[193] merc. mez. nat-m.[5] neon[222] nux-v. oxyg.[85] ozone[227] petr.[5] phyt. pitu-a.[164] plan. **Puls.** raph. rhus-t.[5] sang. seneg.[5] spong. squil.[5] stann. stann-i.[102] stram. sulph. tax.[303] thuj.[5] verat. verat-v.

Brust, in der: **Bell.**[5] benz-ac. kali-chl. lach. laur. merc. **Puls.**

Hals, im: ail.[25] aran-s.[192] arum-t.[25] bell.[5] bor.[5] bry.[5] calc-p.[111] carb-an.[5] caust.[5] cimic.[8] coc-c.[111] **DROS.** gels.[25] hydro-c.[2147] kali-bi.[111] kali-n.[5] mang-acet.[1] **Mez.** nat-m.[5] petr.[5] **Phyt.** pitu-a.[164] **Puls.**[5] rhus-t.[5] seneg.[5] squil.[5] stann.[5] stann-i.[102] tax.[303] thuj.[5]

- **stellenweise**: cimic.[8] stann-i.[102]

◦ **Zungengrund**: stann-i.[102]

Kehlkopf, im: ant-t. arg-n.[5] atro. bell. bol.[25] bry. **Calc.** carb-an. carbn-o. caust. cimic. colch. **Con.** cop. **Crot-h. Cycl.**[8] **Dros.** eug. hyos.[137] ip. **Kali-c.** kali-chl. kalm. lach. lachn. laur. lith-c.[111] **Mang.** med.[193] nat-m.[1] **Nux-v.** oxyg.[85] petr. phyt. plan. **Puls.** raph. rhus-t. **SANG.** seneg. spong. stann. stram. **Sulph.** verat. verat-v.
☞ Atemwege, durch Reizung der; Kehlkopf; Kehlkopf, wie von einem trockenen Fleck im

- **morgens**: phyt.

- **trockener** Fleck: cimic. **CON.** crot-h. hyos.[137] lith-c.[111] nat-m.[1]

Luftröhre, in der: carb-an. cycl. laur. ozone[227] **Puls.** stann.

Tonsillen: stann.[36]

TROST, Zuspruch agg.: ars.
☞ Erregung, durch ▥ GEMÜT; M; Trost, Zuspruch; agg.

TUBERKULÖSE, junge Patienten, mit anhaltendem, quälendem, nächtlichem Husten: dros.[102]

ÜBERHITZUNG:
☞ Erhitzt, wenn sich der Körper

ÜBERRASCHUNG, freudige, agg.: acon. merc.
☞ Erregung, durch ▥ GEMÜT; M; Überraschungen, Beschwerden durch •GEMÜT; M; Überraschungen, Beschwerden durch; angenehme

UNREGELMÄSSIGE Atmung, durch: rumx.[85]

UNTERDRÜCKUNGEN agg.: lach.[5] senec.[111]
☞ Hautausschläge, durch Unterdrückung

UNTERSTÜTZEN, muss:
☞ Hände; fasst mit den Händen;

URIN, mit spärlichem: juni-c.[102]

UTERUS kommend, wie vom: graph.[5] ign.[5]

UVULA, durch verlängerte:
☞ Verlängerte Uvula, durch

VERDAUUNGSSTÖRUNG, mit: lob.[102] syph.[102] tax.[102]

VERLÄNGERTE Uvula, durch: alum. bapt. bar-c.[102] brom. bry.[5] hyos. kali-c.[102] merc-i-r. nat-m.

morgens: brom.

VERLETZUNGEN, durch: arn.[102] mill.[102]
☞ Fisteloperation, durch ▥ ALLGEMEINES; M; Unfall, Beschwerden durch

VERSTOPFUNG, durch Empfindung von:

Brust, in der: guai.[5]

Hals, im: calc.[5]

Magengrube, in der: guai.[5]

VÖLLE in der Brust, durch Empfindung von: aml-n.[111] chin-ar. ph-ac.[1] sulph.

morgens: chin-ar. ph-ac.[1] sulph.

VÖLLEREI, nach: **Nux-v.** stram.
☞ Alkoholische Getränke, durch ▥ ALLGEMEINES; M; Ausschweifung, Schwelgerei; nach

WÄRME:

agg.:

- **Bettwärme**:
☞ *Bett, im; warm wird, wenn man im; agg. oder löst Husten aus*

- **Ofenwärme**: coc-c.
▥ *ALLGEMEINES; M; Wärme; agg.; Ofenwärme*

amel.: acon.[5] alum.[5] aral.[111] bad.[102] bell.[5] caust.[5] conv.[2191] cupr.[5] hep.[5] ip.[137] knau.[33] lyc.[5] lyss.[137] nux-v.[5] phos.[5] rumx.[111] sil. spong.[5] stict.[111]
▥ *ALLGEMEINES; M; Wärme; amel.*

- **Bauch** wärmen: sil.

- **Brust** wärmen: conv.[2191]

WARMWERDEN:

beim: **Ant-c.**[102] **Bry.**[102] carc.[119] caust. coc-c.[58] cortiso.[119] dros.[102] dulc.[102] hed.[119] ip.[102] laur. **Merc.**[102] nat-c.[102] nit-ac. nux-m. **Puls.** squil.[102]
☞ *Erhitzt, wenn sich der Körper*

Zimmer, im:
☞ *Zimmer, im; agg.; warmes*

WASCHEN, der Brust, mit kaltem Wasser, amel.: bor.[5]

WASSER:
☞ *Trinken; agg.*

Stehen in kaltem, durch: **Nux-m.**[5]

WECKT ihn:
☞ *Schlaf; stört den Schlaf*

WEIN:

agg.: acon. ant-c.[5] arn. bor. ferr. ign. lach. led. **Stann.** stram. **ZINC.**
☞ *Alkoholische Getränke, durch • Reizende Dinge wie Salz, Wein, Pfeffer, Essig, lösen sofort Husten aus* ▥ *ALLGEMEINES; C; Speisen und Getränke; Wein; agg.*

- **saurer**: ant-c.[5]
▥ *ALLGEMEINES; C; Speisen und Getränke; Wein; agg.; saurer*

amel.: sulph. thuj.[36]
▥ *ALLGEMEINES; C; Speisen und Getränke; Wein; amel.*

WEINBRAND: ferr.
☞ *Alkoholische Getränke, durch* ▥ *ALLGEMEINES; C; Speisen und Getränke; Weinbrand;*

WEINEN:

agg.: ant-t. **ARN.** ars. **Bell.** brom.[5] cham. cina dros. ferr. guare. **Hep.** lyc. phos. samb. sil. sulph. **Verat.**
▥ *ALLGEMEINES; M; Weinen; agg.*

vor: arn.[137] **Bell.**[137] **Bry.**[137] cina[137] hep.[137] **Phos.**[137]

nach: ant-t.[5] **ARN.**[5] **Bell.**[5] cham.[5] dros.[5] guare.[36] **Hep.**[5] lyc.[5] **Phos.**[5] **Verat.**[5]

WETTER:

feuchtem, nassem, bei: bar-c. calc. carb-v. cur. **Dulc.** iod. **Lach.**[5] **Mang.** nat-s. phyt. rhus-t. sep.[5] sil. spong. sulph.
▥ *ALLGEMEINES; M; Wetter; nasses Wetter; agg.*

frostiges amel.: spong.
☞ *Luft; kalte; amel.*

heißem, bei: lach.
▥ *ALLGEMEINES; M; Wetter; heißes Wetter agg.*

nebligem, bei: bac.[62] menth.[102] sep. spong.[137]
▥ *ALLGEMEINES; M; Wetter; Nebel agg.*

stürmischem, bei: mag-m. phos. **Rhod. Sep. Sil.** sulph.
☞ *Sturm, vor* ▥ *ALLGEMEINES; M; Wetter; windigem, stürmischem, bei; während*

trübem, bei: ant-t.[122]
▥ *ALLGEMEINES; M; Wetter; wolkiges Wetter; agg.*

warmem, bei:

- **agg.**: iod. kali-bi.[58]

- **feucht-warmem, bei**: iod.
▥ *ALLGEMEINES; M; Wetter; Wärme, feuchte, schwüle; agg.*

- **amel.**: thea[192]

Wetterwechsel, bei: **Dulc.** erio.[111] lach. lycps.[8] nit-ac. phos. rumx. sil. spong. verat. verb.
☞ *Temperatur, durch Wechsel der* ▥ *ALLGEMEINES; M; Wetter; Wetterwechsel; agg.*

WILLENSKRAFT, amel. durch: agar.[102]

WIND, im: **Acon.** caps. caust.[5] cham. coca cupr. euphr. **HEP.** lyc. lycps. mag-m. phos. rumx. samb.[5] sep. spong. stram.
☞ *Luft • Zugluft agg.*

kalter: acon. caust.[5] cham. coca cupr.[5] **HEP.** lyc. lycps. phos. rumx. samb.[5] spong.
▥ *ALLGEMEINES; M; Wetter; windigem, stürmischem, bei; während;*

- **Brust** weht, der auf die: **Phos. Rumx.**

- **trockener**: **ACON.** caust.[5] cham. cupr.[5] **HEP.** samb.[5] spong.
▥ *ALLGEMEINES; M; Wetter; windigem, stürmischem, bei; während; kaltem, bei; • ALLGEMEINES; M; Wetter; windigem, stürmischem, bei; während; trockener Wind*

Nordwind: **ACON.** caps. cham. cupr. **HEP.** samb.[5] sep. spong.
▥ *ALLGEMEINES; M; Wetter; windigem, stürmischem, bei; während;*

Ostwind: **ACON.** cham. cupr. **HEP.** samb. sep. spong.
▥ *ALLGEMEINES; M; Wetter; windigem, stürmischem, bei; während;*

scharfer: caps.

Seewind, an der Küste: **Cupr.** mag-m.
▥ *AUSWURF; M; Meer, nach einem Bad im • ALLGEMEINES; M; Luft; Seeluft, am Meer; agg. • ALLGEMEINES; M; Wetter; windigem, stürmischem, bei; während;*

Südwind: euphr.
▥ *ALLGEMEINES; M; Wetter; windigem, stürmischem, bei; während;*

Westwind: **HEP.**

WINDPOCKEN, nach: ant-c.

WÜRMER:

Empfindung, als krieche ein Wurm von der Magengrube in den Hals: zinc.

Wurmbeschwerden, bei: **Cina**[5] ter.[102]
▥ *ALLGEMEINES; M; Würmer agg., Beschwerden durch*

ZÄHNEPUTZEN, beim: carb-v.[5] coc-c. dig.[5] euphr.[5] sep.[5] staph.
☞ *Ausspülen des Mundes, beim; agg.* ▥ *ALLGEMEINES; M; Putzen der Zähne agg.*

ZAHNSCHMERZEN, bei: lyc.[137] **Sep.**[5]

ZAHNUNG, während der: acon.[102] bell.[5] calc. calc-p. **Cham.** cina cupr.[122] ferr-p.[102] hyos. **Ip.**[5] kali-br.[8] kreos. **NUX-V.**[5] podo. rhus-t.
▤ *ALLGEMEINES; M; Zahnung, Beschwerden durch*

ZIMMER, im:

agg.:

- **kaltes**: cortico.[119]
☞ *amel., warmes*

- **warmes**: acon. aesc.[168] **All-c.** am-c.[144] ambr. anan. ant-c. anth. **Apis** arg. arn. ars. ars-i.[58] bac.[162] bad.[10] bell.[5] bov. brom. **Bry.** bufo[111] carb-v. carc.[193] caust.[193] cham.[193] cob-n.[144] **COC-C.** com.[193] con. cor-r.[102] croc. cub. cupr. dig. **Dros. Dulc.** hed.[144] **Iod.**[144] **Ip.**[5] **Kali-c.**[5] kali-n.[5] **Kali-s.** lach. laur. **Lyc.** mag-c. mag-m. mag-p. med. merc.[193] mez. nat-ar. **Nat-c.** nat-m. nit-ac. nux-v. **Phos. PULS.** pyrog. ran-b.[193] rumx. sang.[193] sanic. **Seneg.** sep. sil.[5] spig. **Spong.** squil. sulph. tarent.[192] thyr.[137] **Tub. Verat.**[5] verat-v. verb.[5]
☞ *Haus, im •Luft; Freien, im, frische Luft; amel.* ▤ *ALLGEMEINES; M; Zimmer, im; agg.; warmes Zimmer*

◦ **Eintreten,** beim, aus frischer Luft: **Acon. All-c. ANT-C.** anth. bov. **Brom. Bry.** carb-v. carc.[140] caust.[193] cham. cob-n.[144] **Coc-c. Com.** con. cupr. dig. hed.[144] iod.[144] ip.[102] kali-n.[5] med. merc. **Nat-c. Nat-m. Nux-v. Puls.** ran-b.[193] rumx.[58] sep. squil. **Sulph.** thyr.[137] **Verat.**[5] verb.
☞ *Temperatur, durch Wechsel der •C; Trockener Husten; Zimmer; warmen, im •C; Trockener Husten; Zimmer; warmen, im; Eintreten in ein, beim*

◦ **Hinausgehen** in die kalte Luft, beim, oder umgekehrt, **agg.**: acon. all-c. carb-v. carc.[193] caust.[193] cham.[193] com.[193] cor-r.[102] **Ip.**[5] kali-c.[5] lach. merc.[193] nat-c. nux-v. **PHOS.** ran-b.[193] **Rumx.** sang.[193] sep. sil.[5] verat-v. verb.[5]
▤ *ALLGEMEINES; M; Wechsel, Veränderung; agg.; Temperaturwechsel; kalt zu warm, von*

amel., warmes: beryl.[119]
☞ *Kälte; Gehen aus dem Warmen in die Kälte, beim •agg.; kaltes* ▤ *ALLGEMEINES; M; Zimmer, im; amel.; warmes Zimmer*

ZORN, durch: acon. adam.[222] anac.[102] **Ant-t.**[102] **Arg.** arg-n. **Arn.** ars. bry. caps. **Cham. Cina**[8] **Coloc. Ign.** kali-f.[187] mand.[254] nux-v. sabad.[111] sep. spong.[5] **Staph.** verat.
☞ *Ärger, Kummer, Verdruss •Ärgernis, nach •Erregung, durch* ▤ *GEMÜT; M; Zorn, Beschwerden durch*

Kindern, bei: anac.[102] ant-t.[102]
▤ *ALLGEMEINES; M; Kindern, Beschwerden bei*

ZUCKEN in der Hüfte, mit: ars.[1]

ZUCKER:

agg.: tarent-c.[192] zinc.
☞ *Speisen; agg. •Süßigkeiten; agg.* ▤ *ALLGEMEINES; C; Speisen und Getränke; Zucker; agg.*

amel.: sulph.
☞ *Süßigkeiten; amel.*

Kehlkopf auflöst, Empfindung, als ob sich ein Stück Zucker im: aur-m.[123] bad.

ZUGLUFT agg.: **Acon. Calc.** caps. **Caust. Chin.** cortico.[119] kali-c.[162] **Ph-ac. Seneg.**[168] sep. silphu.[102] xan.[111]
☞ *Wind, im* ▤ *ALLGEMEINES; M; Zugluft; agg.*

ZUNGE herausstrecken agg.: lyc.[137]

ZUSAMMENKRÜMMEN:
☞ *Beugen; Zusammenkrümmen, muss sich*

ZUSAMMENSCHNÜREN, durch:

Anus, des: acon.[5]

Brust, der: aza.[192] carb-v. clem. **Cocc.**[5] dros. hydrc.[192] ip. mosch. samb. stram. sulph.
▤ *BRUST; C; Zusammenschnüren, Spannung, Enge, Empfindung von; Husten; bei*

Hals, im: aesc.[111] ars.[5] asar.[5] aza.[192] carb-an.[5] **Cocc.**[5] **Coff.**[5] **Ign.**[5] ip.[5] nit-ac.[5]
☞ *Erstickungsgefühl im Hals, durch* ▤ *INNERER HALS; C; Zusammenschnürung; Husten; während*

- **Kehlgrube**: aza.[192] ign.[5]
▤ *INNERER HALS; C; Zusammenschnürung; Kehlgrube; Husten, während*

Kehlkopf, des: **AGAR. Ant-t. Arg-n. Ars. Asc-t. Bell. Brom. Calc. Carb-an.** carbn-s. **Cham.** chlor. **Cocc.**[5] **Coff. Cor-r. CUPR. DIOS. Dros.** ery-a.[10] euph. **Gels. Hep.** hyos. ign. **Iod. Ip. Kali-c.** lac-ac.[144] **LACH. Laur. Lob. Mang. Meny.**[5] naja nit-ac. **PHOS. Puls. Sil. Spong.** stram. **Sulph.** verat.
▤ *KEHLKOPF LUFTRÖHRE; C; Zusammenschnüren, Empfindung von; Kehlkopf; Husten, während;*

- **nachts,** im Schlaf: **Agar. Lach. Nit-ac. Phos. Sulph.**

<> - **Essen,** beim: **Puls.**

- **Schlaf**:

◦ **Einschlafen**: agar. **Arg-n. LACH. Phos. Spong. Sulph.**

◦ **ersten** Schlaf, im, beim Liegen auf der Seite: **Kali-c. Phos. Spong.**

- **Tabak,** durch: lac-ac.[144]

Luftröhre, der: **Cocc.** harp.[1184] hydrc.[192] mosch. nux-v.[5] osm.[111] stann. staph.[1]

Magens, des: ferr.[5] guai.[5]

ORT

BAUCH, als käme der Husten aus dem: ant-c.[1] bry.[5] carb-v.[5] con.[5] **Dros.**[5] kali-bi.[111] phos.[5] rumx.[111] sep.[1] verat.[1]
☞ *Hypogastrium, als käme der Husten aus dem*

GASTRISCH bedingt: ant-c.[8] ars.[38] bor. carc.[210] card-m. ferr.[54] ip. kali-ar. lob. nux-v. ptel.[54] rumx.[51] sang.[72]

Erbrechen amel.: ferr.[54]

HALS oder Kehlkopf, ausgehend vom: **Acon.**[137] agar.[5] all-c.[36] aloe[36] ambr.[137] arn.[36] bry.[36] calc.[137] **Carb-v.**[36] caust.[5] **CHAM.**[137] coca[111] con.[137] dios.[111] dros.[5] dulc.[137] ery-a.[36] ferr.[5] graph.[36] hep.[5] iodof.[36] **IP.**[137] iris[111] kali-bi.[111] kali-c.[137] kali-n.[5] **Lach.**[137] lappa[111] lith-c.[137] lyc.[137] mez.[36] nat-ar.[36] nat-m.[36] nux-v.[36] ol-an.[111] petr.[5] phos.[5] phyt.[111] rheum[36] rhus-t.[5] **Rumx.**[137] sal-ac.[111] sang.[137] sep.[5] sil.[5] stann.[5] stict.[111] sul-ac.[5] sulph.[5] tell.[137] thuj.[137] til.[111] verat.[5] wild.[36]

☞ *M; Kehlkopf; wie aus dem Kehlkopf kommend*

links: **Caust.**[5] coca[111] **Hep.**[137] kali-n.[5] lach.[137] lith-c.[137] ol-an.[111] phyt.[111] rhus-t.[5] sal-ac.[111] tell.[137] thuj.[5] til.[111] verat.[5]

rechts: agar.[5] dios.[111] dros.[5] ferr.[5] iris[111] lappa[111] stann.[5] stict.[111]

morgens: lyc.[36] nat-m.[36] rheum[36]

vormittags: lyc.[36]

Niesen, während: mez.[36]

Strecken, Dehnen agg.: lyc.[137]

Halsgrube, aus der: hep.[5] kali-bi.[111] phos.[5] sep.[5] sulph.[5]

hinterer Bereich, posterior: dulc.[137]

trocken: iodof.[36] thuj.[137]

HYPOGASTRIUM, als käme der Husten aus dem: verat.[5]

☞ *Bauch, als käme der Husten aus dem*

MAGEN, Empfindung, als käme der H. vom: all-s. ant-c.[137] ant-t. arg-n.[137] bar-c.[111] bell. bism.[102] **BRY.** calad.[102] cann-s. carc.[119] cench.[58] cer-ox.[102] cham.[111] con.[111] dros.[137] ery-a. ery-m.[10] ferr.[111] guai.[111] hep.[111] ign.[111] ip.[5] kali-bi.[111] kali-chl.[111] kali-m.[61] lach. **Lob.**[102] lob-s.[85] merc. nat-m.[102] **NIT-AC.**[5] **Nux-v.** ph-ac.[111] phos.[5] plat.[111] puls. rumx.[137] **Sang.**[102] **SEP.** sul-ac.[171] sulph.[102] tax.[102] verat.[102]

☞ *M; Atemwege, durch Reizung der; Epigastrium, im • C; Trockener Husten; Magen ausgehend, wie vom*

Magenverstimmung durch fette Speisen, bei: ip.[5]

RÜCKEN, als käme der Husten vom: agar.[5] nux-m.[5] tell.[111]

SPINAL bedingt: agar.[5] nux-m.[137] tell.[137] **Zinc-p.**[58]

ZWERCHFELL, als käme der Husten vom: cench.[58]

CHARAKTERISTIKA EIGENTÜMLICHKEITEN

ABKLINGEN, langsames: ant-c.[5]

ALLERGISCHER Husten, wie: ozone[227]

ANFÄLLE, anfallsweise: acon. adam.[222] aeth. **Agar.** ail.[25] all-c. all-s. alum. alum-p.[58] alum-sil.[58] alumn. **Ambr.** anac. **Anan.** ang. **Ant-c.** ant-t. anth. apis aral. arg.[149] **Arg-n. Arn. Ars.** arum-t. asaf. astra-e.[149] atro.[25] aur. aur-m. aur-s. bac.[62] **Bad.** bamb-a.[1184] bar-c. **BELL.** brom. bry. cact. calad. **Calc.** calc-f. calc-hp.[25] calc-s.[58] calc-sil.[58] calx-b.[194] cand-a.[239] cann-s. **Caps. CARB-V. Carbn-h. Carbn-s. Caust. Cham. Chel. Chin.** chlor. choc.[222] cimx. **CINA** cinnb. **COC-C.** coca cocc. coff. **Con. Cor-r.**[85] croc. **Crot-c. CUPR.** cycl. dig. **DROS.** elaps **Euphr.** ferr. ferr-m. ferr-p. foll.[149] germ.[222] gins. graph.[58] grat. guare.[36] **HEP.** hydr-ac. **HYOS.** ign. indg. iod. **IP.** irid.[222] jatr. kali-bi. **Kali-br. Kali-c. Kali-chl.** kali-n. **Kali-p.** kali-s. kali-sil.[58] **Kreos.** lac-ac.[144] **Lach.** lact. laur. led. lith-c.[25] lob. lyc. m-aust.[85] **Mag-c. Mag-m.** mag-p. mang. **MEPH.** merc. merc-c. merc-i-r. merc-s. mez. morph. mosch. mur-ac. naja napht.[77] nat-ar. nat-m. nat-p. nat-s.[58] nicc.[144] nit-ac. **NUX-V.** ol-an. ol-j. op. ozone[227] parth.[197] ph-ac. phel. phos.[1] phyt. plb.[137] **Psor. PULS.** rhus-t. **RUMX.** sabad. sang. sarr. scorp.[269] **Seneg.**[122] **SEP.** sil. **Spong.** squil. **STANN.** staph. still. stram. **Sul-ac. Sul-i.**[58] **Sulph.** tama.[197] taosc.[270] **TARENT.** thea[192] thuj. trif-p.[102] uran.[269] vanad.[102] **VERAT.**[5] verat-v. vinc. x-ray[119] zinc. zinc-p.[58]

☞ *Z; Periodisch • Krampfhafter, spasmodischer Husten • Plötzlich auftretend • Serien, tritt auf in • Übermaß, im, exzessiv*

tagsüber:

☞ *Z; Tagsüber*

- **agg.**: **Agar. Euphr. Hep.** nit-ac. staph.
- **amel.**: bell. ign. lyc. spong.

ALLGEMEINES; Z; Tagsüber; amel.

morgens: **Agar.** ambr. **Ant-c.** bac.[62] calx-b.[194] carb-v. coc-c. dig. ferr. ferr-m. ferr-p. ign. iod. ip. kali-c. kreos. nat-ar. nat-m. nat-p. **Nux-v.** ol-an.[144] ol-j. parth.[197] ph-ac. puls. rumx. sang. squil. stram. sul-ac. sulph. thuj.

- **Aufstehen,** nach: **Ant-c.** bac.[62] ferr-p.
- **Bett,** im: coc-c. ferr. **NUX-V.**
- **Erwachen,** nach: **Agar. Ambr. RUMX.** thuj.
- **Essen** amel.: ferr.

vormittags: **Agar.** cact. coc-c. grat. ozone[227] sabad. **Sep.**

- **11** Uhr: ozone[227]

Mittag bis Mitternacht: mosch.

nachmittags: agar. all-c. bad. **Bell.** bry. caps. **Chel.** coca cupr. mosch. mur-ac. ol-an. phel.

- **13.30 Uhr**: phel.
- **14** Uhr: ol-an.
- **16** Uhr: **Chel.** coca
- **17** Uhr: caps. cupr.
  - **21** Uhr, bis: caps.

abends: all-c. anan. bad. bar-c. **Bell.** bry. calc. **Carb-v.** chel. chlor. **Coc-c.** coca cocc. ferr. grat. **Hep.** ign. indg. ip. lach. laur. led. mag-c. merc. mez. nat-ar. nat-m. nit-ac. **Nux-v.** ol-an. parth.[197] ph-ac. **Phos.** puls. rhus-t. **Sep.** sil. stann. still. stram. tarent. verat-v. zinc.

- **18.15 Uhr**: ol-an.
- **19** Uhr: grat.
- **Mitternacht,** bis: bar-c. carb-v. ferr. **Hep.** led. mag-c. mez. nit-ac. **Puls.** rhus-t. sep. stann. zinc.
- **Bett,** im: cocc. nat-m.
- **Hinlegen,** nach: **Nux-v.**
- **Wind,** kalter, agg.: coca

nachts: **Agar.** anac. anan. ant-t. apis aral. arg-n. arn.[58] aur. aur-m. aur-s. **BELL.** bry. calc. calc-f. **CARB-V. Chel.** chin. choc.[222] **Coc-c. Con.** cor-r. **Dros.** ferr. **HEP. Hyos.** ign. **Ip.** kali-br. kali-c. **Lach.** lyc. m-aust.[85] **Mag-c.** mag-m. **Meph. Merc.** merc-c. naja nicc.[144] **Op. Phos. Puls. RUMX.** sang. sil. **Spong.** squil. sulph. tarent. thuj. vinc.

Mitternacht:

- **vor**: ant-t. apis aral.[122] bell. coc-c. **Hep.** lach. mosch. mur-ac. rhus-t. **RUMX. Spong.** squil. sulph.

◦ **23** Uhr: ant-t. aral.[122] bell. lach. **RUMX.** spong. squil.

◦ ◦ **Hinlegen,** nach: **RUMX.**

◦ ◦ **Schlaf,** nach: **Aral.**[122] **Lach.**

◦ **23.30 Uhr**: **COC-C.**

◦ **Schlaf,** beim Einschlafen, auf der Seite: **Spong.**

◦ **Schlucken** des Schleims amel.: apis

- **gegen**: **Cham.** choc.[222] coc-c. dig. merc. mosch. naja phos. **Sulph.**

◦ **periodisch,** jede 2. Nacht, beim Einschlafen: merc.

◦ **Bett**:

◦ ◦ **Bett** gehen, vor dem zu: **Coc-c.**

◦ ◦ **Warmwerden** im, beim: **Coc-c.** naja

◦ **Trinken** amel.: choc.[222]

- **nach**: bell. bry.[1] coc-c. **Cocc.** dig. **DROS.** hyos. kali-c. squil.

◦ **2** Uhr: coc-c. **DROS.**

◦ ◦ **3.30 Uhr, und**: coc-c.

Aufsetzen amel.: cinnb. nicc.[144] phos.[1]

☞ *M; Aufsetzen, muss sich*

Brot oder Kuchen essen, durch: kali-n.

☞ *M; Brot, durch ▥ ALLGEMEINES; C; Speisen und Getränke; Kuchen; agg.*

Erstickungsanfall, mit plötzlichem, beim Schlukken: **BROM.**

Froststadium im Fieber, nach: phos.

Gehen in kühlem Wind, beim: coca

Hand auf die Magengrube legen amel.: **Croc.**

krampfhaftes Zucken des ganzen Körpers bei plötzlichen Anfällen: caps.

Kriebeln im Kehlkopf, durch: **Psor.**

Luft schnappen, beginnt mit nach: ant-t. cor-r.

Mittagessen, nach dem: aeth. calc-f. phos.

Mund ausspülen, mit kaltem Wasser, amel.: coc-c.

Niesen, mit: **AGAR.** carb-v. lyc.

☞ *M; Niesen; mit*

Rauchen, beim: all-s. lac-ac.[144]

Schleimauswurf, gefolgt von reichlichem: **Agar. Alumn. Anan. Arg-n. COC-C.** kali-bi. **Seneg.**[122] stann. sulph.

▥ AUSWURF; C; Reichlich; Hustenanfall, nach jedem

Sonne, beim Gehen in der heißen: coca

Tänenfluss bei jedem Anfall, mit reichlichem: arn.

Temperaturwechsel, bei: **Spong.**

CHARAKTERISTIK der Anfälle:

- **erster** Anfall ist am stärksten, die nachfolgenden werden immer schwächer: **Ant-c.**

- **rascher** Folge, in: **Agar.** ant-t. cina coff. **Cor-r. DROS.** hep. **Ip.** merc. sep. sulph.

harte Hustenanfälle, hören nicht auf, bis Massen von übelriechendem Sputum hochgebracht werden: carb-v.

Hustenstöße, Anzahl und CHARAKTERISTIKA:

- **1. Hustenstoß**: calc.[5]

- **2** Hustenstöße: adam.[222] agar. bamb-a.[1184] bell.[111] cocc. germ.[222] grat. laur. merc.[5] merc-s. **OP.**[5] phos. plb. puls. sul-ac. sulph.[5] thuj.

◦ **schnell** hintereinander folgende Hustenstöße: merc.[5] merc-s. sulph.[5]

- **2** oder 3 Hustenstöße: **Merc.**[137] phos.[5] plb.[137] puls.[137] stann.[137] sulph.[5] thuj.[137]

- **3** Hustenstöße: adam.[222] bell.[5] **Carb-v.**[5] **Cupr.**[111] phos. stann.[5] verat.[5]

◦ **4** Hustenstöße, oder: bell.[5] carb-v.[5] cupr.[111] stann.[5] verat.[5]

- **einige** Hustenstöße: bell. calc. laur.

- **erste** Hustenstoß ist der kräftigste, die nachfolgenden werden schwächer und schwächer: ant-c.[5]

- **kurze** Hustenstöße: alum. ant-t. asaf. bell. calc. carb-v. **Coc-c.** cocc. **Cor-r. Dros.** kali-bi. **Kali-c.** lact. squil. uran.[269]

- **lange** Hustenstöße: alum.[5] ambr. carb-v. chel.[5] **CUPR.** dros.[111] hyos.[5] ip. lob. rumx.[111] sep.[5]

- **vereinzelte** Hustenstöße: cor-r.[137]

Kribbeln:

☞ *Kriebeln im Kehlkopf, durch*

Maschinengewehr, hackend wie ein altes: cor-r.[85]

☞ *Maschinengewehr, hackend wie ein altes*

ununterbrochener Husten: **CUPR.**

ÄNGSTLICHER Husten: acon.[5] cina[5] coff.[5] rhus-t.[5]

ANHALTENDER Husten: acon. adam.[222] **Agar.** ail. **ALUM.** am-br.[102] am-c. aml-n.[25] anac. ant-s.[111] ant-t. apoc. arg-cy. **Arn. Ars.** arum-d.[5] atro.[25] **Bac.**[62] bell. benz-ac. **Bism.**[5] both-a.[3070] brom.[58] bry. calad. calc.[1] cann-s. carb-ac. **Carb-v.** carbn-s.[25] **CAUST.** cham.[5] **CHIN.** chlor. cimic. cimx. cina **Coff. Con.** cor-r. crot-h.[137] cub. **CUPR.**[5] cupr-s. dig.[45] dol. **DROS.** dulc.[5] elaps ephe.[267] euph. **Ferr.** ferr-p. guare. ham.[25] **Hep. HYOS.** hyper. **Ign. IP.**[5] kali-bi. kali-br.[8] kali-c.[111] kali-chl. kali-i. kali-ma. kali-n. kalm. kreos. lac-ac. **Lac-c.**[26] **Lach.** lact. laur. lob-s. **LYC.** m-arct. mang. med. merc. **Mez. Musa**[197] narc-ps.[102] **Nat-m.** nat-p. **Nux-v.**[137] **Ph-ac.** phel. phos. phyt. pix.[45] plan. podo. **Puls.**[193] puls-n.[5] **Rhus-t. RUMX. Samb.**[5] sang. **Seneg.** sep. sil.[5] silphu.[142] **SPONG. Squil. STANN.**[5] stict.[137] stront-c. **Sulph.**[5] tab. tanac.[25] thuj. trif-p.[5] tub-a.[72] verat.[137] **Verb.**[5] zinc.

☞ *M; Husten agg. • Hartnäckig anhaltender Husten ▥ AUSWURF; C; Anhaltend, beinahe den ganzen Tag über und abends*

ANHALTENDER Husten (Forts.)

tagsüber:

- **nachts,** und: bac.[62] ign. lyc. nat-m. phos. spong. squil.
  ☞ Z; Tag und Nacht •Z; Morgens; agg.; nachts, und
- **oder** nachts: **Squil.**

morgens: cupr-s. phel.

abends: acon. **Caust.** cub. **PULS.**[193]

- **Hinlegen,** nach: puls.[193]

nachts: am-br.[102] anac. calc.[1] **Con.** laur. lyc. med. **SEP.** stict. stront-c. zinc.

- **Einschlafen,** beim: med.
- **Erwachen,** beim: **SEP.**
- **Hinlegen,** beim: am-br.[102] **SEP.** zinc.

Erbrechen amel.: bac.[62] **Mez.**
ALLGEMEINES; M; Erbrechen; amel.

Erkältung, durch: bac.[62]

Liegen:

- **agg., Aufsetzen amel.**: **HYOS. Laur. PULS.** rhus-t. sang. **SEP.**
  ☞ M; Aufsetzen, muss sich
- **amel.**: mang.

Menses, vor: lac-c.[26]

Schlaf, verhindert: stict.[137]

Schwangerschaft, während: **Kali-br.**[8]

ANSTRENGENDER Husten: aspar. bell.[1] caust. **Chel.** cocc. croc. **Cupr.** ip. lach. led. nux-v. par. phos. puls.[54] rhod. rhus-t. sel. thuj.
☞ Beschwerlicher, ermüdender Husten •Schwierig, kaum hervorzubringender Husten

Flüstern, durch: **Puls.**[54]

schlecht gelaunten Kindern, bei: bell.[1]

ÄRGERLICHER Husten: **Cina**

ASTHMATISCHER Husten: **Acon.** ail.[111] **Alum.** alum-p.[58] alum-sil.[58] am-br.[111] **Am-c.** am-m. ambr. ambro.[102] anac. **ANT-C.**[5] **ANT-T.** aral. arg-n. arn. **ARS. Ars-i.** ars-s-f.[58] arum-d.[5] asaf. aspar. **Aur.**[5] bac.[149] bar-c. bar-i.[58] bar-m. bar-s.[58] **Bell.** benz-ac.[102] **Brom.** bry. calad. calc. calc-i.[58] calc-s. calc-sil.[58] cand-a.[239] carb-an. **Carb-v.** carbn-s. card-m.[111] caust. cham. **Chin.** chin-ar. chlor. cic. **CINA** coc-c. cocc. con. cor-r. croc. **Croto-t. CUPR.** dig. dol. **DROS.** dulc. **Euph.** euphr. ferr. ferr-ar. ferr-i. ferr-p. guai. helod-c.[205] **Hep.** hydrog.[222] hyos. ign. iod. **IP.** irid.[222] **Kali-ar. Kali-bi. Kali-c.** kali-chl. kali-n. kali-p. kali-sil.[58] **Kreos. Lach.** lact. laur. **Led.** lob. lyc. m-arct.[85] meph.[102] merc. mez. mosch. mur-ac. nat-m. nat-s. nicc. nit-ac. **Nux-m. NUX-V.** op. petr. phel. **Phos.** prun. psor. **Puls.** rhodi.[102] rhus-t. sabad. **Samb. Sang.** seneg.[102] **Sep. Sil.** spig. **Spong.** squil. stann. **Stram.** sul-ac. sul-i.[58] sulph. syc-co.[136] verat. viol-o. zinc. zing.
ATMUNG; C; Asthma, asthmatische Atmung •BRUST; C; Beklemmung

AUFREIBEND, quälend:
☞ Peinigend

BEKLEMMEND: ail. phel.

BELLENDER Husten: **ACON.** adam.[222] all-c. ambr.[102] ant-t. aur-m. bamb-a.[1184] **BELL.** bell-p.[256] brom. caps. **Caust.**[193] cimx. clem. cob-n.[119] **Coc-c.** cor-r. cub. **DROS. Dulc.**[8] gels.[111] germ.[222] **HEP.** hipp. hydrog.[222] iod.[102] **Kali-bi.** kali-br.[111] kali-chl.[58] lac-c. lact. lat-h.[301] lyc. lyss. mangi.[197] merc. mur-ac. **Nit-ac.** nux-m. ozone[227] phos. phyt. ratt-n.[204] **Rumx.** sin-n.[102] **SPONG.** stann. stict. **STRAM. Sulph.**[809] thea[275] thuj. uro-h.[264] verat.[54] verat-v.[137] verb.[5] visc.[119]
☞ Tiefsitzender Husten (von ganz tief unten kommend)

Tag und Nacht: **Spong.**
☞ Z; Tag und Nacht

morgens: kali-bi. thuj.

abends: **Nit-ac.**

nachts: bell. bell-p.[256] nit-ac. ratt-n.[204] thea[275]

- **23** Uhr, wacht plötzlich auf, Gesicht feuerrot, weint: bell.

Mitternacht, nach: **Rumx.**[22]

Atemzug, nach tiefem: **Dulc.**[8]

Aufstoßen, mit: verat-v.[137]

Getränke:

- **kalte** amel.: caust.[193] **Coc-c.** germ.[222]
- **warme,** amel.: germ.[222]

Schlaf, im: hipp. lyc. nit-ac.
☞ M; Schlaf; während

Hund, wie ein: bell. lyss.

laut: **ACON.** aur-m. kali-bi. lyc. stann. verat.[54]

- **Hysterie,** bei: verat.[54]

BERSTEN, quälend wie zum: aur.
ALLGEMEINES; C; Spaltung, Empfindung von

nachts: aur.

BERSTEN, quälender Husten wie zum: **Bry.**[5] caps.[5] **Lyc.**[5] merc.[5] nat-m.[5] **Nux-v.**[5] phos.[5] sulph.[5] zinc.[5]

BESCHWERLICHER, ermüdender Husten: form. tub.
☞ Anstrengender Husten •Schwierig, kaum hervorzubringender Husten

CHRONISCHER Husten: aesc.[111] **All-s.**[102] alumn. am-m.[5] **Ant-t.**[102] ars-i.[102] arum-d.[5] bac.[62] bar-c.[102] calc-i.[102] calc-p.[102] caust.[5] cham.[102] cimic.[111] **Cod.**[102] **Dros.**[102] dulc.[102] eup-per.[102] form.[111] ign.[5] kali-i.[111] kreos.[102] lappa[1125] laur.[102] lepro.[197] lob.[102] lyc.[5] mang.[102] merc.[102] naja[102] nat-m.[5] **Nit-ac.**[102] phel.[102] **Phos.**[1] phyt.[111] puls.[102] rumx.[102] **Sang.**[102] senec.[111] sil.[102] **Spong.**[102] squil.[102] stict.[102] sulph.[102]

alte Menschen, **morgens**: alumn.

Tuberkulose, bei Anlage zur: lappa[1125]

DUMPF, resonanzlos:
☞ Tonloser Husten; resonanzlos

DURCHRÜTTELND:
☞ Erschütternd

ENGER Husten: calc-s. **Caust.** cimx. **Con. Cupr. Form.** guai. **Hell. Mag-p.** merc. **Mosch. Myrt-c.** nat-ar. **PHOS. Puls.** spong.[137] stann.[137] stram. **Sulph.** zinc-o.[45] ziz.
☞ Erstickungsgefühl, Husten mit

tagsüber: nat-ar.
☞ Z; Tagsüber

abends: calc-s.

ERSCHÖPFENDER Husten: achy.[149] **Acon.**[102] adam.[222] ail. alum. am-br.[111] am-c.[102] **Am-m.**[5] anan. ang.[5] ant-t. arg. arg-n. arn.[5] **ARS.** ars-i. **Arum-t.**[102] bac.[56] bals-p.[102] bcg[149] **BELL.** benz-ac. **Brom.** bry.[102] bufo[111] calc.[102] **Camph. Carb-v. CAUST.** cham. chel. chin. chin-ar. chlor. **Coc-c. Cocc. Cod.**[102] coff. colch. coll.[102] con.[102] cor-r. **Croc. Cupr.** daph. dig. **Dros.** eucal.[102] eup-per. ferr. ferr-ar. ferr-p. graph. helod-c.[205] hep.[102] hydr-ac.[102] **Hyos.**[137] **Ign.**[102] iod. **Ip.** irid.[111] **Kali-ar.** kali-bi. kali-br.[102] kali-c. kali-s. **Kreos. Lach.** lact.[102] laur.[102] led.[5] lith-c.[111] **Lob.**[102] lyc. m-arct.[5] mag-m.[1] mag-s. **Menth.**[102] menthol[102] **Merc.** merc-c. myrt-c.[102] **Naja**[102] nat-ar. nat-c. nit-ac.[102] **Nux-v.** op.[102] ozone[227] par.[5] phel.[102] **Phos.** plb. psor.[102] **Puls.** rhod. **Rhus-t. Rumx. Sang.**[8] sarr. seneg. **SEP. Sil.** silphu.[102] spong. squil. **STANN.** stict. **Still.** stram. stry.[102] sul-ac. sul-i.[58] sulph. tarent. tax. tela[102] thuj. tub.[193] verat. zinc. zinc-p.[58]

☞ Peinigend • Quälender Husten

tagsüber: lyc.

☞ Z; Tagsüber

morgens: lyc. mag-s. rhod. squil. sulph. thuj.

- **Einschlafen,** beim: lyc.
- **Erwachen,** nach: mag-s. thuj.

mittags: arg-n.

abends: arg-n. ip. **Kali-c.** lyc. rhod. **Sil. Still.**

- **Einschlafen,** beim: lyc.

nachts: **Caust.** nat-c. **PULS.** rhod. tarent.

- **Aufsetzen** amel.: nat-c.
- **Bett,** im: **Caust.** tarent.
- **Schlaf,** stört den: **PULS.**

☞ M; Schlaf; stört den Schlaf

Schweiß, mit: hyos.[137]

ERSCHÜTTERND: adam.[222] **AGAR.** alum-sil.[58] alumn. am-m. anac. anan. ang. ant-c. apis[135] arg-n. **Arn.** ars. ars-s-f.[58] arum-t. aur. aur-s.[58] **BELL.** brom. **BRY.** calc. calc-ar. calc-s. calc-sil.[58] cann-i. **Caps. Carb-an. CARB-V. CAUST.** cench. **Chel.** chin. chin-s. **COC-C.** cocc. coll. **Con.** cop. croc. cupr. cur. daph. **Dulc.** eup-per.[58] germ.[222] graph. gymn. **Hyos. IGN. Ip.** iris-foe. kali-bi. **KALI-C.** kali-chl.[58] kali-n.[5] **Kali-p.** kali-s. kali-sil.[58] kreos. lac-c. **Lach. Lact.** led. lob.[25] **Lyc.**[1] mag-m. mag-s. mang.[5] **MERC.** merc-c. **Mez.** mur-ac. nat-ar. nat-c.[1] nat-m. nat-p. nicc. nit-ac. **NUX-V.** olnd. op. osm. petr.[1] ph-ac.[137] **PHOS.** psor.[58] **PULS.** rhod. **Rhus-t.** rob. rumx.[111] sang.[8] sarr. **Sec.** sel. **Seneg. Sep. Sil.** spig.

Spong. squil. **STANN.** staph. stict. sul-ac. **SULPH.** sumb. syph. tub.[58] **Verat.** zinc. zinc-p.[58]

☞ Peinigend • Quälender Husten

morgens: caust. **Chel.**

- **Erwachen,** beim: caust.

15 Uhr: cench.

abends: anan. cench. **Ip.** iris-foe. led. lyc.[1] nat-m. nit-ac. petr.[1] **Puls.** rhus-t. stict.

- **22** Uhr: nat-m.
- **Mitternacht,** bis: led. nit-ac. **Puls.** rhus-t.

nachts: agar. anan. aur. **BELL.** chin-s. **Hyos.** iris-foe. merc. nat-c.[1] nit-ac. stict.

Mitternacht, nach: hyos.

Aufsetzen amel.: arg-n. **HYOS. PULS.**

☞ M; Aufsetzen, muss sich

Einatmen, bei tiefem: con.

Wasser trinken amel.: **Op.**

ERSTICKUNGSGEFÜHL, Husten mit: acon. adam.[222] **Agar. ALUM.** am-br.[137] am-c.[122] am-m. ambr.[1] anac. anan. **Ant-t. Apis** apoc. aral. **Arg-n. Ars.** ars-i. ars-s-f.[58] astra-e.[149] aur.[5] bac.[85] bar-c. bar-i.[58] bar-s.[58] bell. bor.[137] **Brom. Bry.** calc.[5] calc-p.[102] **Carb-an. CARB-V.** carbn-s. **Caust. Cham.**[1] chel. **CHIN. Chin-ar. CINA** coc-c. cocc. coloc.[5] **Con.** crot-h. **CUPR. Cycl.** der. **DIOS.**[111] **DROS.** euph.[5] euphr. eupi. gink.[227] guai.[5] guare. **HEP.** hydr-ac. **HYOS.** ign. indg. **Iod. IP.** kali-ar. kali-bi. **Kali-c.** kali-i. kali-n.[5] kali-s. kali-sil.[58] kaol. kreos. **Lach.** lact. **Led.** lyc. **M-arct.**[5] mag-p. mang. meli.[36] meph. **Merc.** merc-c.[5] musa[197] nat-m. nit-ac.[5] **Nux-m. NUX-V. Op.** petr.[1] phel. plb.[5] psor.[111] **Puls.** rumx.[111] ruta **SAMB.**[171] **Sang.**[137] **Seneg.**[137] **Sep.** sil. **Spig.**[5] **Spong.** squil. **Stram.** sul-i.[58] **SULPH. Tab.** tarent.[58] tep. thuj. **Tub. Verat.**[5] zinc.

☞ Enger Husten • Würgender Husten ▥ ATMUNG; C; Unterbrochen, angehalten; allgemeine Arzneien;

tagsüber: anac.

☞ Z; Tagsüber

morgens: cina coc-c. kali-c.

- **5** Uhr: **Kali-c.**
- **Aufstehen,** nach: **CINA**
- **Hinlegen,** beim: coc-c.

mittags: **Arg-n.**

abends: am-m. **Carb-an.** cina indg. **Ip. Lach.** nat-m.

- **18** Uhr: am-m.
- **19** Uhr: **IP.**
- **Bett,** im: indg.

nachts: aral.[102] ars. bac.[85] bell. bry. carb-an. **Carb-v.** cham. **Chin.** coc-c. **Cupr. HEP.** indg. ip. lach.[193] lyc. petr.[1] ruta sil. thuj.

Mitternacht:

- **gegen**: cham. **Dros. Ruta SAMB.**
- **nach**: am-c.[122] ars.[1] bry.[1] chin. cupr.[122] **Kali-c. Samb.**
  - **2** Uhr bis 4 Uhr: chin.
  - **3** Uhr: am-c.[122] cupr.[122]
  - **5** Uhr: **Kali-c.**

Einatmen, durch: adam.[222] cina

erstreckt sich den Hals hinab: cina[137]

Essen und Trinken, nach: bry.

▥ ALLGEMEINES; M; Essen; nach; Trinken, und

Gehen, beim: ars.

Kind wird steif und blau im Gesicht: **Cupr. IP. Samb.**[171]

Liegen, beim:

- **agg.**: spong.
- **amel.**: calc-p.[102]

ERSTICKUNGSGEFÜHL, Husten mit (Forts.)

Scharlach, nach: cham.[1]

Schlaf, im: aral. carb-an. **LACH.**
☞ M; Schlaf; während

Schlucken, beim: **BROM.**

ERWÜRGEND:
☞ Erstickungsgefühl, Husten mit • Würgender Husten

EXPLOSIONSARTIGER heftiger Husten: adam.[222] **Caps.** dros.[102] lycpr.[102] **Osm.**[102] plut-n.[222] rumx. sil. stry.
☞ Harter Husten • Heftiger Husten • Krampfhafter, spasmodischer Husten

abends: sil.

Entweichen von stinkender, beißender Luft, mit: caps.

FEUCHT:
☞ Lose, locker

FLACHER Husten: calx-b.[194] tub.[187]

Einatmen, beim: calx-b.[194]

FLÜSTERND: card-b.

FORTGESETZTER Husten:
☞ Anhaltender Husten

GEDÄMPFTER Klang: sabad.[137]

GERÄUSCHLOS:
☞ Tonloser Husten

GEWALTSAMER, heftiger Husten: acon. alum. bad.[25] bry. cench.[58] chel.[25] con. hep. lyc. **Phos.** ruta
☞ Harter Husten • Heftiger Husten

abends und nachts: ruta

GIEMEND:
☞ Asthmatischer Husten

HACKENDER Husten: acet-ac.[58] acon. aesc. aeth. agar.[5] agn.[58] ail. **All-c. Aloe ALUM.**[5] alum-p.[58] alum-sil.[58] am-br. am-c. am-m.[5] am-t.[102] anac. ang. **Ant-c.** ant-t. apoc. arg.[5] arg-n. arn.[5] **ARS.**[5] **Ars-i.** ars-s-f.[58] arum-t. asaf. **Asar.**[102] asc-t.[85] aza.[192] bcg[149] bell.[5] benz-ac. **Bor.** both-a.[3070] bov. brom. **Bry.** bufo **Calc. Calc-f.** calc-p.[58] calc-s. calc-sil.[58] camph. cann-i. cann-s. **Canth.**[5] **Caps.**[5] **Carb-ac.** carb-an.[5] carb-v. carbn-s. carc.[227] caust.[5] cench. cham. **Chin.** chin-ar. cimic. **Cina**[5] clem. cob. coc-c. cocc. coff. colch.[5] coll.[111] coloc. com. **Con.**[5] cor-r.[111] cub.[36] cupr.[5] **Cupr-s.** cycl. dig. dios. **Dros.** dulc. ery-a.[111] eup-per. eup-pur. euph. eupi. ferr. ferr-i. ferr-p. gamb. gels. glyc.[77] graph.[5] grat. guare. ham.[111] hell. hep. hip-ac.[119] hydr-ac. hydrog.[222] **Hyos. Hyper. Ign.**[5] ip. irid.[222] iris jatr. **Kali-ar.** kali-bi. kali-br. kali-c. kali-chl.[58] **Kali-i.** kali-ma. kali-n.[5] kali-p. kali-s. kali-sil.[58] lac-c. **LACH.** lact. laur. lil-t. lob-s.[36] lyc. lycpr.[102] mag-c.[58] mag-s. mang.[5] merc. merc-i-f. mit.[85] mur-ac. naja **NAT-AR.** nat-c. **NAT-M.** nat-p. nat-s. nat-sil.[58] nicc. nit-ac. nux-v. oci-s.[119] ol-an. ol-j. ol-sant.[102] onos. op. osm. ox-ac. oxyg.[85] **Par.** parth.[197] petr. ph-ac.[54] **PHOS.**[5] phyt. plan. plb. podo. prun. **Psor.** ptel. puls. ran-s.[5] **Rhus-t. Rumx.** ruta sabad.[5] sabin.[5] sal-ac. **SANG.** sant.[5] sel.[58] senec. **Seneg. SEP. Sil.** sin-n. spira. spong. squil. **Stann.** staph. stict.[5] **Still.** stront-c.[5] sul-ac. sul-i.[58] **Sulph.**[5] **Sumb.** taosc.[270] tarax. ter. **Thuj.** til. trom. **TUB.** ust. valer. verat.[5] verat-v. vesp. wye.[85] xan.[85] zinc.[5] zinc-p.[58]
☞ Kurzer Husten • Maschinengewehr, hackend wie ein altes • Unwiderstehlich, kurz, hackend

tagsüber: **Calc.** com. gamb. nat-m. **Sumb.**
☞ Z; Tagsüber

morgens: all-c. ant-t. arg. arn. **Ars.** calc. chin. cina con. euph. ferr. iris kali-c. kali-i. lach. laur. mang. mit.[85] nat-sil.[58] nit-ac. ol-an. ox-ac. par. phos. sel.[58] sil. staph. sumb. thuj.

- **Aufstehen,** nach: arg. **Arn. Chin.** euph. **Ferr.** lach. nit-ac. ox-ac. par. staph. thuj.
- **Erwachen,** beim: phos. sil.
- **Schleim,** durch: laur.
- **Sprechen,** durch: sumb.

vormittags: am-m.

mittags: arg-n. naja

nachmittags: calc-f. calc-p. cench. kali-ar.[58] kali-c. laur. **SANG.**

- **14** Uhr: laur.
- **15** Uhr: calc-f. calc-p. cench.
  - **16** Uhr, bis: calc-f. calc-p. cench.

abends: alum. alum-p.[58] **Alum-sil.**[58] am-br. am-m. **Bor.** bry. caps. carb-an. coloc. com. eup-per. eup-pur. **IGN.** kali-ar.[58] kali-bi. lach. lact. lil-t. nit-ac. ol-an. phos. phyt. **Rhus-t.** rumx. **SANG. SEP.** sil. sin-n. stront-c. **Sulph.** sumb. zinc.

- **18** Uhr: sumb.
- **19** Uhr: com.
- **Bett,** im: bry. carb-an. **IGN.** lact. nit-ac. **Rhus-t. SEP. Sulph.**
- **Hinlegen,** nach:
  - **agg.**: caps. **IGN.** kali-bi. phyt. **Rhus-t.** rumx. **SANG. SEP.** sil.
  - **amel.**: am-m.
- **Rauchen,** durch: coloc.
- **Zimmer,** warmes, **agg.**: com.

nachts: aeth. asaf. asc-t.[85] calc. **Cina Con.** euph. graph. kali-bi. **Kali-c.** kali-sil.[58] mag-s. nat-m. phyt. senec. **Sil.** taosc.[270]

- **Tag,** und: euph.
☞ Z; Tag und Nacht
- **Erstickungsgefühl**: asaf.

Mitternacht, weckt ihn: ruta

Aufstehen, beim:

- **agg.**: benz-ac.
- **amel.**: rhus-t.

Bewegung, durch: osm. **Seneg.**

Einatmen, bei tiefem: nat-ar.

Einschlafen, beim: agar. arn. brom. hep. lach. lyc. nit-ac. sep. sulph.

enttäuschte Liebe, durch: **Ph-ac.**[54]
GEMÜT; M; Enttäuschung, Beschwerden durch • GEMÜT; M; Liebe, enttäuschte, unglückliche, Beschwerden durch

Erwachen, beim: arum-t. phos. sil.

Essen:

- **während**: nit-ac. sang.
- **nach**: anac. calc-f.[58] **Hep.**

Froststadium im Fieber, während: calc-p. tub.[58]

Gehen, bei schnellem: ang. seneg.

- **Freien,** im: ang.

Hinlegen, beim:

- **agg.**: **Ars. Bry. Con. HYOS. Ign. Lach.** nat-m. par. phos. rhus-t. **Rumx. SANG.** sep. sil. stann. sulph. vesp.

- **amel.**: sin-n.[171]

Hitze:

- **agg.**: hyper.

- **während**: tub.[58]

Kitzel im Kehlkopf, durch: acon. **ALL-C. Alum.** ang. **ARS.** bor. **Bry. Calc.** calc-f.[58] caps.[36] **Carb-an.** carb-v. caust. **COC-C.** colch. **Con.** dig. **DROS.** graph.[36] hyos. ip. kali-bi. kali-c. kali-n. lac-c. **LACH.** laur. lob-s.[36] lyc. **NAT-M.** nat-s. nit-ac. **PHOS.** phyt. psor. rhus-t. **Rumx.** sabin. **Sang. Seneg.** sep. sil. spira. spong. stict.[5] sumb. taosc.[270]

☞ *M; Kitzeln, durch; Kehlkopf, im*

- **abends**: **Caps.**[36] graph.[36] lob-s.[36] stict.[5]

Krabbeln im Kehlkopf, durch: carb-v. caust. colch. euph. lach. prun.

☞ *M; Kribbeln, Kriebeln, durch; Kehlkopf, im*

Luft:

- **frische,** im Freien:

◦ **agg.**: kali-c.[58] osm. **Seneg.** xan.[85]

◦ **amel.**: lil-t.

- **kalte** agg.: phyt.[58]

- **warme** agg.: hyper.[85]

Menses, zu Beginn der: phos.

Mittagessen, nach dem: agar. calc-f. **HEP.**

Rauchen, durch: clem. coc-c. coloc. hell. ign. lach. nux-v. petr.

Reiz im Kehlkopf, durch: hep. hydrog.[222] hyper. **Seneg. Sumb.** thuj. trom.

Roheit im Kehlkopf durch: alum. bry. **Caust. Coc-c. Dulc.** kali-bi. kali-i. laur. **Phos.** rumx. sil. stront-c. sulph.

Trockenheit im Kehlkopf, durch: carb-an. caust.[5] **CON. Dros.** kali-c. laur. mang. plan. **Puls. SANG. Seneg.** spong.

Wetter, bei nassem: calc-p.[58]

Kribbeln:

☞ *Krabbeln im Kehlkopf, durch*

nervös: asar.[102]

trocken: agar.[5] alum.[5] am-m.[5] arg.[5] **Arn.**[5] ars.[5] bell.[5] canth.[5] **Caps.**[5] carb-an.[5] caust.[5] cina[5] colch.[5] con.[5] graph.[5] **Ign.**[5] kali-n.[5] mang.[5] parth.[197] **Phos.**[5] ran-s.[5] sabad.[5] sabin.[5] stront-c.[5] sulph.[5] verat.[5] zinc.[5]

- **Raum,** geschlossener, agg.: parth.[197]

▥ *ALLGEMEINES; M; Zimmer, im; agg.; geschlossenes Zimmer*

HARTER Husten: all-s. alum.[58] alumn. apoc. ars. asc-t. aur-m. aur-s. bac.[8] **BELL. Bor.** calc. calc-i.[58] cann-i. caps. **Carb-v. Caust.** cench. chlor. choc.[222] chr-ac. cina **Coc-c.** coll. **Cupr.** eup-per. euphr.[58] eupi. germ.[222] guai.[58] gymn. hep.[111] **Kali-bi. KALI-C.** kali-chl.[58] kali-m.[61] **Lac-c. Lach.** laur. **Lyc.** naja **Nux-v.** osm. oxyg.[85] ph-ac.[111] **Phos. Phyt. Puls.** rhus-t. rumx.[58] sarr. sec. seneg. **Sep.** spong. squil.[58] **STANN.** stict. succ.[194] sul-i.[58] syc-co.[136] syph. tub.[102] verb.[111] ziz.

☞ *Explosionsartiger heftiger Husten •Gewaltsamer, heftiger Husten •Heftiger Husten*

morgens beim Erwachen: kali-bi.[58]

abends: apoc. caps. choc.[222] **Puls.**

nachts: apoc. ars. sul-i.[58] syph. tub.[102]

- **1** Uhr, nach: ars.

erwacht dadurch: germ.[222]

Lungenentzündung, nach: calc-i.[58]

Rauchen, beim: all-s. nux-v.

Schlaf, im: tub.[102]

Hustenanfälle hören nicht auf, bis Massen von übelriechendem Sputum herausgebracht werden: **Carb-v.**

HARTNÄCKIG anhaltender Husten: acon. am-caust. **Aran-ix.**[149] **BELL.** cact. calx-b.[194] croto-t. cub. **CUPR.** dios. **DROS.**[5] hydrog.[222] **HYOS.**[5] **Ign.**[5] **IP.**[5] jatr. kali-n. kurch.[192] lyc. mag-p. merc. mez. nat-m.[122] **Nux-v.** rumx. sang. **Spong.**[5] squil. tub.[122] wye.[85] zinc-o.[45]

☞ *M; Husten agg. •Anhaltender Husten*

Mitternacht, Liegen auf dem Rücken agg., auf der Seite amel.: **Nux-v.**

HEFTIGER Husten: acal.[85] adam.[222] **AGAR.** ail.[10] alum. alum-p.[58] alum-sil.[58] am-br.[10] am-c.[1] am-m.[1] ambr.[5] **Anac.** anan. ang. ant-o.[85] ant-t. apis arg.[5] arg-n. ars.[1] arum-d.[10] asc-t.[10] atro.[10] aur-m-n.[36] bad.[111] **BELL.**[1] **Bor.**[1] brom. bry. bufo **Calc.** calc-i.[58] camph. cann-s.[5] **Caps.**[5] carb-an. **CARB-V.** carbn-s.[10] **CAUST. Cham. Chel.** chin. **Cimx. Cina** clem. **COC-C. Cocc.**[5] coll.[10] **CON.** cop. cor-r.[85] **Croc.**[5] **CUPR. Cycl. DROS. Dulc.**[5] elaps **Eup-per. Euphr. Form.** gamb. gels. graph.[58] guare. gymn.[10] **HEP.** hydr-ac. **HYOS. IGN.** indg. iod.[58] **IP.** irid.[222] kali-bi. kali-br.[10] **KALI-C.** kali-chl. kali-sil.[58] knau.[33] **Kreos. LACH.** lact. **LED.**[5] lil-t.[10] lith-c. **Lob. Lyc.**[5] lycps. **Mag-c.** mag-p. manc. **Meph. Merc. MEZ.** mur-ac. **Nat-ar. Nat-c.** nat-p. nicc. nit-ac. **Nux-v.** ol-j. olnd. **Op.** ozone[36] par. petr. **PH-AC. PHOS.** phyt.[10] plat. **PULS.** rhod.[5] **Rhus-t.** rumx.[58] **Ruta**[5] sabad. sang. sel.[5] seneg. **SEP. Sil. Spig.**[5] **Spong. SQUIL. STANN.** staph. stict. stront-c. sulph. tarent.[192] ther. uro-h.[264] verat.[1] verb.[5] viol-o. **Zinc.** zinc-p.[58]

☞ *Explosionsartiger heftiger Husten •Gewaltsamer, heftiger Husten •Harter Husten*

tagsüber: **Agar.** alum.[1] **Euphr.**

☞ *Z; Tagsüber*

morgens: agar. ars.[1] bry. cina knau.[33] lach. mez. nux-v. **Puls.** rumx.[58] **SQUIL.** verat.[1]

- **früh,** im Bett: bry. **Mez. NUX-V.**

- **Aufstehen,** vor dem: **NUX-V.**

- **Erwachen,** beim: **Agar.** knau.[33] **LACH.**

mittags: bell.

HEFTIGER Husten (Forts.)

nachmittags: mur-ac. **Nat-c.**

abends: alum. am-m.[1] anac. bor.[1] **Calc.** con. indg. **Kali-c. Mez. Nat-c.** sep. verat.

- **Liegen,** nach: am-m.[1] **Kali-c. Mez. SEP.**

nachts: am-c.[1] arg-n. bell.[1] calc.[1] **CON.** cupr. **Cycl.** graph.[58] **Hep.** kali-c. **Merc.** mur-ac. nicc. petr. verat.[1]

- **3** Uhr: **KALI-C.** mur-ac.

Bewegung agg.: tarent.[192]
ALLGEMEINES; M; Bewegung; während; heftiger Bewegung, bei

Einatmen, beim: cor-r.[85]

Erwachen, beim: **Agar.** calc. carb-v. rhus-t.
Z; Morgens; agg.; Erwachen, und beim

Gähnen, beim: mur-ac.

konvulsives Rucken des Kopfes nach vorn und der Knie nach oben: ther.
ALLGEMEINES; C; Rucken; konvulsivisch, spasmodisch

Lachen, beim: mur-ac.

Liegen agg.: tarent.[192]

Lungenentzündung, nach: calc-i.[58]

Mittagessen, nach dem: anac. mur-ac.

Schlaf, im: apis cham. **Cycl. Sulph.**

Sitzen oder Liegen, im, nicht bei Bewegung: phos.

Sprechen, durch: mur-ac.

trocken, und, vor blutigem Auswurf: acal.[85]

ununterbrochen, bis Erbrechen erleichtert: **MEZ.**[122]

HEISER klingender Husten: **ACON.** agar. agn. **ALL-C.** aloe am-br.[111] am-p.[102] **AMBR.**[5] anan. ant-t. apis apoc. ars.[5] **Ars-i.**[111] arum-d.[5] **Arum-t.**[102] asaf. asc-t. bar-c.[58] bcg[149] **BELL.** bov. **BROM.** bry.[5] bufo calad. **Calc.** calc-s. calc-sil.[58] camph. cann-i. carb-an.[85] **CARB-V.** carbn-s. **CAUST.** cench. cham.[5] chel.[10] chin. cina coca[111] cop. croc.[5] cupr.[5] **DROS. Dulc. Eup-per.** euph.[102] euphr.[102] gels. get.[45] gins.[45] graph. **HEP.** hydr. ign. iod.[102] irid.[102] **KALI-BI. Kali-i.** kali-m.[122] kali-s. kreos. lac-ac. **Lac-c. Lach.** lachn.[111] laur. **Lyc. Mang.**[102] med.[102] meph.[45] merc. myrt-c.[102] naja nat-c. nat-m. nit-ac.[5] nux-v. **Phos.**[102] phyt. rhod.[5] **Rhus-t. Rumx.** sabad. **Samb.**[5] sang.[8] sec. **Sil. SPONG.**[5] **STANN.** sul-ac. tarent-c.[192] tela[192] uro-h.[264] verat. **Verb.**
Kratzender Husten • Kruppartiger Husten • Rauher Husten SPRECHEN STIMME; C; Stimme; heiser;

morgens: calc-sil.[58] carb-an. **Caust.** hep.

abends: **Caust.** cina hep.

- **Mitternacht,** bis: **HEP.**

nachts: dros. rumx. verb.

Mitternacht:

- **vor,** bellend, 23 Uhr: rumx.

- **gegen**: dros.

- **nach**: **DROS. Rumx.**[22]

erzeugt ein Schütteln des Gehirns, als sei es lokker: carb-an.[85]

Masern, bei: **DROS.**[809]

bellend, 2 Uhr - 5 Uhr: rumx.

HINTEREINANDER, Hustenstöße in Folge:
Anfälle, anfallsweise; Hustenstöße, Anzahl und CHARAKTERISTIKA;

HOHL klingender Husten: **Acon.** all-s. aloe[111] **Ambr.** anac. **Ant-t.** apis arge-p.[264] **BELL.** brom. bry. bufo calc.[5] **Carb-v.**[5] **CAUST.** chel. cina **Dig.** dros. **Euph.**[5] euphr. germ.[222] hep. **Ign. Ip.** jatr. **Kali-i.** kreos. lach. lact. **LED.**[5] **Mag-c.** med. meph. merc. merc-c. **Myrt-c.** nat-c. nat-m.[5] nat-p. nit-ac. nux-v. **Op.**[5] osm.[171] **Phos. SAMB.** sanic. sil. **Spig. SPONG.** stann.[5] stann-i.[102] **Staph.**[5] **Stram. VERAT. Verb.**

tagsüber: spong.
Z; Tagsüber

morgens: **Caust.** cina **Ign. Phos.**

- **Aufstehen,** nach: cina

- **Bett,** im: **Phos.**

- **Erwachen,** beim: **IGN.**

Mittag, gegen: sil.

abends: bry. **Caust. IGN.** lact. verat.

- **Mitternacht,** bis: bry. caust.

- **Hinlegen,** nach: lact.

nachts: acon. anac. ant-t. **Caust.** nat-c.[1] **Phos.** samb. spong. verb.

Aufsetzen amel.: med. nat-c. nit-ac. phos. sil.
M; Aufsetzen, muss sich

Bücken agg.: spig.

tief atmen amel.: **Verb.**

leeren Röhre, wie aus einer: osm.[171]
ALLGEMEINES; C; Leer oder hohl, Empfindung wie

HYSTERISCH:

Frauen: ambr.[185] cocc. der. **Gels. Ign. Kali-br.**[8] nux-m. plat. verat.
Krampfhafter, spasmodischer Husten; Frauen, besonders bei

Menses:

- **vor**: plat.

- **während**: hyos. plat.

Hustenanfall, dann Weinen, nachts: form.

INTERMITTIEREND: coc-c. irid.[222]

Getränke, kalte, amel.: **Coc-c.**
M; Getränke; kalte; amel.

KEUCHENDER Husten, wie durch Kurzatmigkeit: calad. **Dulc.** mur-ac. phos. rhus-t. sul-ac.

Schlaf, hindert am: calad.

hörbares Rumoren in der Brust von oben nach unten: mur-ac.

KEUCHHUSTEN, Pertussis: **Acon.**[54] adon.[1125] agar.[137] all-c. alth.[1125] alum.[102] alumn.[102] **Am-br.**[54] am-c.[102] am-m. am-pic.[102] **Ambr.**[102] ambro.[102] **Anac. Anan.** ang.[85] ant-c. **ANT-T.**[137] **Arg-n. ARN.**[5] **Ars.** ars-i.[58] ars-s-f.[58] arum-t. asaf. asar. aven.[1125] bad. **Bar-c.** bar-m. bar-s.[58] bcg[149] **BELL.**[5] **Brom.**[102] **Bry.** cact.[1125] **Calc.**[5]

Calc-p.[137] calth.[1125] caps.[102] **Carb-ac.**[102] **Carb-an.** **CARB-V.**[5] carbn-h.[85] **Carbn-s.** carc.[207] cast.[102] **Cast-v.** caul.[1125] **Caust.**[54] cer-ox.[102] cetr.[1125] **Cham.** **Chel.**[102] **Chin.** chlol. chlor. cic.[1125] **CINA**[5] **Coc-c.**[137] cocain.[102] **CON.**[1] **Cor-r.**[102] croc.[1125] **Crot-h.** **CUPR.**[5] **Cupr-acet.**[102] cupr-ar.[102] dig. dios.[111] **DIRC.**[171] **DROS.**[137] **Dulc.**[5] dys-co.[136] **Ephe.**[1125] erio.[102] ery-a.[1125] ery-m.[1125] eucal.[102] euph.[102] **Euphr.** **FERR.**[5] ferr-ar. **Ferr-p.** foen.[1125] **Formal.**[102] gaul.[1125] glyc-g. **Graph.** grin.[102] guare. **HEP.**[5] **Hippoz.**[102] hydr-ac.[54] **HYOS.** hyper. ictod.[77] ign.[54] ind.[102] indg.[171] iod.[102] **IP.**[102] **Just.**[102] **Kali-bi.**[102] kali-br.[54] **KALI-C.**[5] kali-chl. kali-i. **Kali-m.**[102] **Kali-p.**[54] **KALI-S.** kali-sil.[58] **Kreos.** **Lach.**[5] **Lact.**[85] laur. **Led.** **LOB.**[102] **Lyc.**[102] **Mag-m.** mag-p.[102] marr.[1125] **Meph.**[102] merc.[5] mese-c.[1125] **Mez.** mosch.[102] **Mur-ac.** naphtin.[102] narc-ps.[102] nat-c.[102] **Nat-m.** nicc. **Nit-ac.**[102] **NUX-V.**[5] oena.[1125] oeno.[102] ol-j.[102] op.[102] orig.[1125] osm.[137] oxyg.[85] par. passi.[102] per.[102] ph-ac.[137] phel. **Phos.**[137] pimp-a.[1125] plan-l.[1125] podo. **Prim-v.**[1125] **PULS.**[5] rhus-t. **Rumx.**[102] ruta sabad.[5] salx-a.[1125] **Samb.**[102] **Sang.**[8] sanguin-n.[102] sec. senec.[102] **Seneg.** **SEP.**[85] **Sil.** spig. **SPONG.** **Squil.** stann. stict. **Stram.**[54] sul-ac. **SULPH.** syph. **Tab.** tere-ch.[102] **THUJ.**[5] **Thymu.**[102] **THYMU-V.**[1125] tong.[102] **Trif-p.**[102] tub.[85] urt-u.[85] vac.[36] **VERAT.**[137] verat-v.[137] **Verb.**[1125] verbe-h.[85] verbe-o.[1125] **Viol-o.**[102] **Visc.** zinc. zinc-p.[58]

☞ *Krampfhafter, spasmodischer Husten • Kruppartiger Husten • Pertussis ▥ ALLGEMEINES; M; Keuchhusten, Beschwerden nach*

tagsüber: brom. cupr. **Euphr.**
☞ *Z; Tagsüber*

morgens: ant-c. **Calc.** cina mur-ac.[8] verat.

vormittags: sep.

nachmittags: lyc. mur-ac. sulph.

- **Mitternacht, bis**: sulph.

abends: ambr. arn. ars. bar-c. bell. bry. carb-v. chin. cina coc-c. dros. hep. hyper. ign. **Laur.** lyc. mez. mur-ac.[8] nat-m. puls. seneg. sep. spong. sul-ac. verat.

- **18** Uhr - 22 Uhr: hyper.
- **Mitternacht, bis**: arn. bar-c. carb-v. hep. mez. puls. sep. spong. sul-ac. verat.
- **nachts,** und: ars. bry.

nachts: ambr. anac. ant-t. arn. ars. bar-c. bell. bry. carb-v. **Cham.** chin. coc-c. cor-r. cupr. dros. dulc. **Hep.** hyos. meph. **Merc.** mez. mur-ac. nat-m. nit-ac. puls. samb. sang.[171] seneg. sep. sil. spong. stann. sul-ac. sulph. verat.

Mitternacht:
- **vor**: lyc. mur-ac. **Spong.**
- **nach**: acon. am-m. bell. chin. dros. **Hyos.** kali-bi.[111] **Kali-c.** samb.
  - **2** Uhr: dros.
  - **2** Uhr - 3 Uhr: kali-bi.[111] kali-c.[5]
  - **3** Uhr: **Kali-c.**

dauert 8 Wochen oder länger: sep.[85]

abgerissen, mit Empfindung, als sei etwas: osm.[137]

Atemnot, mit: am-c.[102] ambr.[102] **Ant-t.**[102] bell.[102] **Brom.**[102] **Carb-v.**[102] cina[102] cor-r.[102] **Cupr.**[102] **Dros.**[102] euph.[102] hep.[102] hippoz.[102] iod.[102] **Ip.**[102] kali-bi.[102] **Lob.**[102] **Meph.**[102] naphtin.[102] op.[102] **Samb.**[102] senec.[102] **Verat.**[102] **Viol-o.**[102]

Diarrhö, mit: ant-t.[102] **Cupr-ar.**[102] ip.[102] **Rumx.**[102] sang.[171] verat.[102]

Erbrechen:
- **feste** Speisen, nach Wiedererlangen des Bewusstseins: cupr.[102]
- **zäher,** fadenziehender Schleim: seneg.[171]

Erkältung, nach einer: dulc.[1]

Erkältung wieder, heftiger Husten kommt bei jeder: sang.[102]

Erschöpfung, kaltem Schweiß, fädigem Schleim, mit: verat.[171]

Erstickungsgefühl nach Husten, dann Erschöpfung: cor-r.[102]

Essen:
- **agg.**: ant-t.[171] bry.[58]
- **amel.**: anac.[5] spong.[5]

Folgeerscheinungen: Sang.[8]

frühem Alter, bereits in: carc.[140]

Geschwür unter der Zunge, mit: nit-ac.[102]

Heiserkeit, mit: dirc.[171] viol-o.[102]

Herpes facialis, mit: arn.[137]

Herz brechen, als würde das, nach Hustenanfall: arn.[58]

katarrhalische Phase: **ACON.**[5] ant-t.[5] carb-v.[5] **Dulc.**[5] ip.[5] nux-v.[5] puls.[5]
▥ *ALLGEMEINES; C; Katarrh*

Kind schreit vor dem Husten: arn.[102]

Kindern, insbesondere bei: carc.[119]

Kontraktion der Finger, mit krampfartiger: dros.[171]

Körper steif, rigide, Zyanose: am-c.[102] **Ant-t.**[102] carb-v.[102] cina[102] cor-r.[102] **Cupr.**[102] **Cupr-acet.**[102] iod.[102] **Ip.**[102] mag-p.[102] meph.[102] op.[102] samb.[102] **Verat.**[102]

krächzende Einatmung, ohne die: ambr.[102]

Krämpfen:
- **mit**: bell.[102] **Brom.**[54] **Calc.**[54] cina[102] con.[1] **Cupr.**[54] **Cupr-acet.**[102] **Hydr-ac.**[54] hyos.[102] **Ip.**[54] **KALI-BR.**[54] mag-p.[102] narc-ps.[102] verbe-h.[85]
- **Glottis,** der: cupr.[102] meph.[102] mosch.[102]

Menschenmengen agg.: ambr.[171]
▥ *ALLGEMEINES; M; Menschenmengen agg.*

Mondphasen:
- **Neumond,** bei: sabad.[5] sil.[5]
- **Vollmond,** bei: sabad.[5]

Nasenbluten, Blutung, mit: **Arn.**[102] bell.[102] cer-ox.[102] cor-r.[102] **Cupr.**[102] **Dros.**[102] **Ind.**[102] indg.[171] **Iod.**[102] ip.[102] merc.[102]

nervösen Personen, bei: **Kali-p.**[54]

Niesen, mit: cina[137]

Schnupfen, mit: alum.[102] lyc.[102] nat-c.[102]

Schreck, Furcht, nach: acon.[54] ign.[54] stram.[54]
GEMÜT; M; Schreck oder Furcht, Beschwerden durch

Weinen, herzerweichendes, nach jedem Anfall: arn.[122]

Weinen, mit: **Arn.**[102] bry.[102] **Caps.**[102] samb.[102]

Zorn, durch: ant-t.[5] **Caust.**[54]

Zusammenschnüren der Brust, mit:
BRUST; C; Zusammenschnüren, Spannung, Enge, Empfindung von; Husten; bei;

anfallsweise:

- **Angst,** nach: lact.[85]
GEMÜT; M; Angst, Beängstigung, Beschwerden durch

- **Tränenfluss,** mit: nat-m.[102]

- **weckt** das Kind um 6 - 7 Uhr, mit Erbrechen von fadenziehendem Schleim: coc-c.[102]

- **in** rascher Folge und heftig: dros.[102]

hartnäckig: calc-p.[137]

hereditär: carc.[207]

konvulsivisches Stadium: bell.[5] calc.[5] **Carb-v.**[5] **CINA**[5] coc-c.[137] cupr.[5] **DIOS.**[111] dros.[137] hep.[5] **Kali-c.**[5] merc.[5] nux-v.[5] puls.[5] verat.[5]

Maschinengewehr, schnell aufeinanderfolgende Hustenstöße, wie ein: cor-r.[102]

Stadium:

- **frühes** Stadium: **Acon.**[102] **Bell.**[102] carb-ac.[102] carb-v.[102] **Cast.**[102] chel.[102] **Cina**[102] coc-c.[102] cor-r.[102] cupr.[102] **Dros.**[102] hyos.[102] ip.[102] **Mag-p.**[102] meph.[102] naphtin.[102] narc-ps.[102] samb.[102] stann.[102] thymu.[102]

- **spätes** Stadium: **Ant-t.**[102] chin.[102] hep.[102] **Ip.**[102] puls.[102]

Temperaturabfall, Phase des: ant-t.[137] **Arn.**[5] carb-v.[5] dulc.[5] hep.[5] phos.[137] **PULS.**[5]

vernachlässigt, mit Komplikationen: verat.[137]

KITZELHUSTEN: acet-ac. **ACON.** alum. alumn. am-br.[144] am-c. am-m. **Ambr.** anac. androc.[222] ang. ant-t. apisin.[5] **Arg.** arg-n. arge-p.[264] **Arn.** ars.[137] arum-t. **Asaf.** atro. bac.[62] bamb-a.[1184] bar-c. bar-s.[58] **Bell.** bor.[5] bov. **Brom. Bry.** cahin. **Calc.** calc-p. calx-b.[194] cand-a.[239] canth. caps.[5] **Carb-an. Carb-v.** carc.[138] **Caust. CHAM.** chin. chin-ar. cimic. cina **Coc-c. Coca** cocc. colch. coloc. **CON.**[137] **CROT-C.** cupr. cypra-e.[227] dig. **DROS.** **Euphr.** ferr. ferr-ar. ferr-i.[58] **Ferr-p.** gink.[227] granit-m.[194] graph. ham. helx.[110] hep. hydr-ac.[111] **Hydrog.**[222] **HYOS. Ign.** inul. **Iod.** **IP. Iris Kali-bi. KALI-C.** kali-m.[122] kali-ma. kali-n. kali-p. kali-s. **LACH.** lact. laur. led. **LYC.** mag-c. mag-m. mand.[144] merc. morg.[136] morg-g.[136] mur-ac. myric. naja nat-c.[137] **NAT-M.**[1] nat-p. nit-ac. **NUX-V.** ol-an. ol-j. olnd. op.[137] ox-ac. oxyg.[55] petr. **Ph-ac. PHOS.**[54] plut-n.[222] prun. **Puls.**[137] **Rad-br.**[144] rauw.[144] **Rhus-t. RUMX.** sabad.[137] **Sabin.** salv.[102] **SANG.** sanic.[85] sars. scorp.[269] senec.[111] **Seneg. SEP.**[1] sil. **Spong. Squil.**[137] **Stann.** **STAPH.**[1] stict.[111] sulph. sumb. **Tab.** tarax.[5] teucr. **Thuj.**[36] tub.[85] tub-a.[72] verat. zinc. zinc-p.[58]
Kitzeln, durch Empfindung von

tagsüber: coloc. lyc. nat-m. staph.[1]
Z; Tagsüber

- **nachts,** und: nat-m.
Z; Tag und Nacht

morgens: alumn. arn. cahin. calx-b.[194] carb-v. coloc. lyc. morg-g.[136] nat-m. sumb. thuj.[36]

- **Aufstehen,** nach: alumn. **Arn.**

- **Erwachen**:

  - **beim**: calx-b.[194] thuj.[36]

  - **nach**: carb-v.

- **Gehen,** nach: morg-g.[136]

nachmittags, 15 Uhr: hep.

abends: alumn. calc-p. carb-v. chin. cimic. coloc. lyc. merc. nat-m. **Ph-ac.** rhus-t. sulph.

- **18** Uhr, Abhusten von Schleim amel.: sulph.

- **Mitternacht,** bis: rhus-t.

- **Bett,** im: calc-p.

- **Schlaf**:

  - **vor**: merc.

  - **Einschlafen,** beim: lyc.

nachts: am-br.[144] arg-n. **Asaf.** cahin. **Calc.** carc.[138] coc-c. **Coloc. Dros.** kali-bi. kali-c. lyc. morg-g.[136] myric. nat-m. oxyg.[55] rhus-t. rumx. sanic.[85] scorp.[269] sep.[1] zinc.

- **2** Uhr - 3 Uhr: oxyg.[55]

- **3** Uhr: am-br.[144] cahin.

- **Hinlegen,** beim: sanic.[85]

Atmung, bei tiefer: nat-m.[1] phos.[1]

Erwachen, beim: carb-v. ham. sanic.[85]

Freien, im: **Lach.** ox-ac. **PHOS.**

Gehen, beim: nat-m.[1]

Hinlegen, beim: calx-b.[194] morg-g.[136]

Rauchen, durch: atro. coloc.

Sprechen, beim: alumn. atro. **PH-AC.** phos.[54]

trocken, mit Fieber, aber kein Durst: ars.[137] con.[137] phos.[137] puls.[137] sabad.[137] squil.[137]

unablässig: nat-c.[137] op.[137]

KITZELN, durch Empfindung von: acet-ac. asaf. coloc. dros.
Kitzelhusten

KLAR:
Klingelnder Husten

KLINGELNDER Husten: acon. all-c. apis arn.[5] **Ars.** asaf. dol. **DROS. Kali-bi.** lac-c. spong. stram.

KLINGENDER Husten: kali-bi.

KOHLENRAUCH, wie durch: arn. **Puls.**

KONVULSIVISCH: bac.[149] cob-n.[119]

KRÄCHZENDER Husten: acon. ant-t. **Kali-c.**[5] lach. nit-ac. phos.[5] ruta **Spong.**

tagsüber: nit-ac.
Z; Tagsüber

KRÄHEND:
Kruppartiger Husten

KRAMPFHAFTER, spasmodischer Husten: acon. adam.[222] **AGAR.** ail.[25] **All-c.**[85] alum.[5] am-br.[102] am-caust. **AMBR.** anac. anag.[1125] **Anan.** anh.[149] ant-ar.[102] ant-c.[5] **ANT-T.**[5] apis

Aral.[54] **Arg-n.** arn.[5] **Ars.** ars-i. ars-s-f.[58] arum-t. asc-t. atro.[25] aur. aur-ar.[58] aur-i.[58] aur-s.[58] aza.[192] bac.[149] **Bad.** bar-c. bar-i.[58] bar-s.[58] **BELL.** beryl.[149] bor.[5] bov. brom. **BRY. Cact. Calc.** calc-f.[149] **Calc-i.**[58] calc-s. calc-sil.[58] **Caps.** carb-ac.[102] **Carb-an. CARB-V.** carbn-o. carbn-s. cast. cast-v.[142] **Caust.** cer-ox.[102] cetr.[1125] **Cham.**[5] **Chel. CHIN.** chin-ar. chlf. **Chlol. Chlor.** cimic. **CINA** citl-v.[197] cob-n.[144] **Coc-c. COCC.** coff. coll. coloc. com. **Con. COR-R.** croc.[5] **Crot-c.** croto-t.[102] **CUPR. Cupr-acet.**[102] cupr-s.[102] cur. **Dig. DROS. Dulc.** euph. euphr.[5] **FERR.** ferr-ar. ferr-i. ferr-m. ferr-p. foen.[1125] **Gels.** glyc.[102] guare.[25] **Hep.** hydr-ac. **HYOS. IGN.** indg. **Iod. IP. Just.**[102] kali-ar. kali-bi. **KALI-BR. Kali-c. Kali-chl.** kali-p. kali-sil.[58] **Kreos. LAC-AC.** lac-c. lach.[58] **LACT. Laur.**[102] **Led. Lob.** lyc. **M-arct.**[85] **M-ART.**[85] **Mag-c. Mag-m.** mag-p. meli. **Meph.**[8] **Merc.** merc-c. mez. mosch.[58] mur-ac. naphtin.[77] nat-ar. **Nat-m.**[1] nit-ac. nux-m.[102] **NUX-V.** oena. op. orig.[1125] osm. ped.[85] per.[102] petr. ph-ac. **PHOS. Plb.** podo.[25] **Psor. PULS.** rad-br.[102] **Rhus-t. RUMX.** sabad.[5] sal-ac. **Samb. Sang.** sant.[102] **SEP. Sil.** sol-c.[78] sol-n.[1125] spig.[5] **SPONG. Squil.** stann. staph. stict.[102] still. stram. stry. sul-ac. **Sul-i.**[58] sulo-ac.[149] **Sulph.** syc-co.[136] tab. **Tarent.** tein.[9] ther.[85] **Thuj. Thymu-v.**[1125] trif-p.[25] trinit.[102] **Verat.** verat-v. verb. vinc. **Viol-o.**[102] visc.[102] **Zinc.** zinc-p.[58]

☞ *Z; Periodisch • Anfälle, anfallsweise • Explosionsartiger heftiger Husten • Keuchhusten, Pertussis • Pertussis • Serien, tritt auf in* ▤ *BRUST; C; Konvulsionen, Spasmen; Bronchien*

tagsüber:

☞ *Z; Tagsüber*

- **nur**: **Agar.** staph.
- **amel.**: bell. euph. ign. lyc. spong.

▤ *ALLGEMEINES; Z; Tagsüber; amel.*

morgens: **Agar.** carb-v. dig. ferr. ferr-m. ferr-p. ign. iod. ip. kali-c. kreos. nat-ar. nat-m. ph-ac. puls. squil. stram. sulph. syc-co.[136] thuj.

- **Aufstehen,** nach: ferr-p.
- **Bett,** im: ferr.
- **Erwachen,** beim: **Agar.** thuj.
- **Essen** amel.: ferr. ferr-m.

vormittags: **Agar.** lact. sabad. sep.

Mittag, bis Mitternacht: mosch.

nachmittags: agar. all-c. bad. **BELL.** bry. mur-ac. zinc.

abends: all-c. aur. bad. bar-c. bell. bry. calc. **Carb-v.** carbn-o. **Coc-c. Ferr.** ign. **Ip.** lach. laur. led. mag-c. mag-m. merc. mez. nat-ar. nat-m. nit-ac. ph-ac. **Phos. Puls.** rhus-t. **SEP.** sil. stann. **STILL.** stram. tarent. verat-v. zinc.

- **Sonnenuntergang** bis Sonnenaufgang: aur.
- **Mitternacht,** bis: bar-c. carb-v. ferr. led. mag-c. mez. nit-ac. **Puls.** rhus-t. **Sep.** stann. zinc.

nachts: **Agar.** anac. apis aral.[54] arg-n. aur. aur-ar.[58] bad. **BELL. Bry.** calc. calc-f. carb-v.[58] cina **Coc-c.** coll. con. cor-r. cupr-s.[102] **DROS.** euph. **Ferr. Hep.** hyos. ign. **Ip.** kali-c. lyc. m-arct.[85] **Mag-c. Mag-m.** meph. merc. nat-m.[1] **Op.** petr. **Phos. Puls. Sang.** sil. spong. sulph. syc-co.[136] tarent. thuj. trif-p.[25] vinc.

- **Bett,** im: nat-m.[1]
- **Erwachen,** beim: thuj.

Mitternacht:

- **vor**: carbn-s. coc-c. mur-ac. rhus-t. sabad. **Spong.**
  - **22.30 Uhr**: carbn-s. **COC-C.**
- **gegen**: dig. mosch. **Sulph.**
  - **nachmittags,** bis: mosch. **Sulph.**
- **nach**: bell. cob-n.[144] dig. **Hyos. Kali-c.** m-art.[85] squil. syc-co.[136]
  - **2** Uhr: syc-co.[136]
  - **4** Uhr: syc-co.[136]

Sommerhitze amel.: ars.

▤ *ALLGEMEINES; Z; Sommer; amel.*

Herbst, im: all-c.[85] caps.

Winter, im: ars. psor.

alten Menschen, bei: **Ambr. Ip.**

☞ *M; Alten Menschen, bei*

Appetitlosigkeit, mit: podo.[25]

Auswurf amel.: calc-f.[149]

Berührung des Gehörgangs, bei: lach.[58]

Einatmen, tief, amel.: verb.

Erbrechen, mit: ant-t.[5] bry. carb-v. ferr. ip. puls.

Erwachen, beim: **Thuj.**

Essen:

- **agg.**: bry.[5] carb-v. cocc. **FERR.** hyos.
- **amel.**: **Ferr-m.**

Frauen, besonders bei: aur. **Cocc. Hyos. Ign.**

☞ *Hysterisch; Frauen*

Froststadium im Fieber, während: **Puls.**[5] sabad.[5]

Getränke, kalte, amel.: **Ip.**

Keuchhusten, nach: **SANG.**

Kitzeln im Kehlkopf, durch: am-br.[102]

kitzelnd, besonders Herzpatienten: laur.[102]

Liegen agg.: **COC-C. Con. Hyos.** meph. puls. **Sang.**

Menses, mit vikariierenden: **Dig.**[54]

Rauchen:

- **agg.**: lac-c.
- **amel.**: tarent.

Schlucken von Flüssigkeiten agg.: sul-ac.

Schreck, Furcht, durch: hyos.[54]

▤ *GEMÜT; M; Schreck oder Furcht, Beschwerden durch*

Sprechen, nach: dig.

Temperaturveränderung, bei: **Spong.**

Trinken, nach: **Bry. Ferr.**

tuberkulösen Mädchen, bei: meph.[8]

Zurechtweisung, nach: mosch.[58]

KRATZENDER Husten: ars.[58] calc. phos.[58] **SPONG.** stram. syph.[58]

☞ *Heiser klingender Husten • Kruppartiger Husten • Rauher Husten*

KREISCHEND, schrill, bei schmerzlosen Anfällen: stram. tab.[111]

☞ *Schrill klingender Husten*

KRUPPARTIGER Husten: **Acet-ac.**[102] **ACON.**[102] all-c.[58] alum-sil.[85] anac. ant-t. apis **Ars. Ars-i.** arum-d. aur-s.[272] **Bell. Brom.**[102] **Calc-s. Carb-ac.** cham. **Chin. Chlor. Cina** cinnb. coff.[102] cor-r. cub. cupr-acet.[85] cupr-s. diph.[85] dros.[102] euph.[5] euphr.[102] ferr-p.[85] **Gels.**[102] **HEP. Ign.**[85] **IOD.**[102] **Ip. KALI-BI.**[102] kali-br.[8] kali-i.[85] **Kali-m.**[102] kali-s.[58] kola[1184] kreos.[5] **Lac-c. LACH.**[102] lob.[85] merc-cy.[102] **Mosch.**[85] nit-ac.[102] oci-s.[119] **PHOS.**[102] **Phyt. Rumx. Ruta** sal-ac.[85] **SAMB. Sang.** sanguin.[85] sarcol-ac.[149] solid.[85] **SPONG.**[102] staph. stict.[102] **STRAM.** syc-co.[136]

☞ *Heiser klingender Husten • Keuchhusten, Pertussis • Kratzender Husten • Rauher Husten* ▥ *KEHLKOPF LUFTRÖHRE; C; Krupp*

morgens: **Calc-s.** hep.[85]

- **früh**: hep.[85]

abends: acon.[85] cinnb. hep.[58]

nachts: ars. carb-ac. **Hep. Ip.** kali-br.[8] kali-s.[58] phyt. sarcol-ac.[149] **Spong.**

Mitternacht:

- **vor**: spong.[58]

- **nach,** agg.: **Ars.**

Winter, im, abwechselnd mit Ischialgie im Sommer: staph.

☞ *A; Abwechselnd mit*

Angst, mit: **SPONG.**[54]

Ausatmen, beim: acon.

diphtherisch: acet-ac.[102] **Brom.**[102] hep.[102] **Iod.**[102] **Kali-bi.**[102] kali-m.[102] lach.[102] merc-cy.[102] phos.[102] samb.[102] spong.[102]

Erwachen, nur nach dem: **CALC-S.**

Essen, nach dem: anac.

Konvulsionen, während: **Lach.**[54]

Masern, bei: acon.[102] coff.[102] dros.[102] euphr.[102] gels.[102] **Hep.**[102] kali-bi.[102] **Spong.**[102] stict.[102]

Schlafsucht, schnarchende Atmung, Keuchen, offener Mund, Kopf nach hinten gebogen, Kind schreckt hoch, stößt um sich, sieht aus, als würde es ersticken, wird blau und schwarz im Gesicht, dann wieder Husten mit rasselnder Atmung, Erstickung und Lungenlähmung scheinen unvermeidbar: samb.

heftiger Krampfhusten, beginnt mit Schnappen nach Luft, dann wiederholte krähende Einatmung, bis das Gesicht schwarz oder purpurrot und der Patient erschöpft wird, agg. nachts und nach Essen: **Cor-r.**

KURZER Husten: **ACON. Aesc.** aeth. agar. **Alum.** alum-p.[58] am-br. am-c. anac. ang. ant-c. ant-t. **Apoc.** arg. arg-n. arn. **Ars.** ars-i.[25] asaf.[5] asar. aur. aur-ar.[58] aur-i.[58] aur-m. aur-m-n.[36] aur-s.[58] aza.[192] bac.[62] bals-p.[25] bar-c. **BELL.** berb. both-a.[3070] brom. **Bry.** cadm-s. **Calc.** calc-i.[58] calc-s. camph. canth. carb-ac. carb-an.[1] carb-v. carbn-o. carbn-s. carc.[227] card-m. casc. **CAUST.** cench.[58] **Chel. Chin.** chin-ar. chin-s. cimic. cina cinnb. cob. coc-c. coca cocc. **Cod. COFF. Colch.**[5] coll.[25] coloc. con. cop. croc.[162] **Cupr.**[5] cur. cycl.[1] dig. dros. dulc. ery-a.[25] eup-per. euph. eupi. **Ferr-i.** ferr-p. fl-ac. granit-m.[194] **Graph.** hep. hydr-ac. hyos. hyper. **IGN.** iod. ip. iris jatr. kali-ar. kali-bi. kali-c. kali-chl. kali-i. kali-ma. kali-n. **Kali-p.** kola[1184] kreos. lac-d. lac-del.[204] **Lach.** lachn. lact. **Laur.** led. lith-c.[227] lob. **Lyc.** m-arct.[5] mag-c.[1] mag-m.[1] menthol[72] **Merc. Mez.** mur-ac. naja nat-ar. nat-c. **Nat-m.**[1] nat-p. **Nit-ac. Nux-v.** oena. olnd. osm. paull. **Petr. Phos.** pin-s. **PLAT.**[5] **Plb.** podo. **Puls.**[5] **RHUS-T.** rumx. sabad. sang.[137] seneg. **SEP.** sin-n. spig. **Spong. Squil. STANN.** stict. **Still.** stront-c. **Sul-ac.** sul-i.[58] **Sulph.**[1] tab. tarent-c.[192] **Tell.** tep. ter. **Teucr.**[5] **Thuj.** trif-p.[25] tub.[137] verat-v. viol-o. zinc. zinc-p.[58] zing. ziz.

☞ *Hackender Husten • Maschinengewehr, hackend wie ein altes • Unwiderstehlich, kurz, hackend*

abwechselnd mit tiefem Husten: apoc.

☞ *A; Abwechselnd mit*

tagsüber: arg. kali-bi. mez. nat-c. phos.

☞ *Z; Tagsüber*

- **nachts,** und: mez.

☞ *Z; Tag und Nacht*

morgens: agar. am-br. arn. ars. croc. dig. kali-bi. lyc. nit-ac. thuj.

- **Aufstehen,** nach: am-br. arn.

- **Erwachen,** beim: dig.

- **Tee** trinken, nach: ars.

vormittags: agar. alum. coc-c. rhus-t.

- **11** Uhr: rhus-t.

nachmittags: anac. cench.[58] chin-s. laur. nat-m. rhus-t.

- **14** Uhr: laur.

- **16** Uhr: cench.[58]

- **17** Uhr: nat-m.

- **Mittagsschlaf,** nach: rhus-t.

▥ *ALLGEMEINES; M; Schlaf; nach Schlaf; Mittagsschlaf*

abends: alum. bar-c. **Bell.** carb-v. chel. cimic. **IGN.** kali-bi. lyc. phos. **Sep.** sulph. thuj.

- **Ausziehen,** beim: chel.

- **Bett,** im: lyc. **Sep.**

- **Rauchen** agg.: thuj.

- **Sitzen,** beim Schlafen im: sulph.

nachts: arg-n. bell. **Calc.** mez. rhus-t.

- **Bett,** im: arg-n. **Calc.**

Mitternacht:

- **vor**: **Rhus-t.**

◦ **erwacht** dadurch: **Rhus-t.**

◦ ◦ **23** Uhr: rhus-t.

- **nach**: acon. **Ars.**

Atmen, bei tiefem: **Aesc.**

Aufsetzen amel.: **Arg-n.** cinnb. nat-c.

☞ *M; Aufsetzen, muss sich*

Bewegung, bei: carbn-o.

Einatmen agg.: nat-ar.

Essen, nach dem: anac. caust. ter.

Freien, agg. im: ang. seneg. spig.

Gehen, bei schnellem: ang. seneg. sulph.[1]

▥ *ALLGEMEINES; M; Gehen; während Gehen agg.; schnellem Gehen, bei*

- **Freien,** im: ang. sulph.[1]

Kitzeln im Kehlkopf, durch: **Acon.** agar. **Ang.** carb-an.[1] cimic. croc.[162] graph. iris kali-bi. laur. led. mag-c.[1] mez. **Spong.**

Liegen nach dem Essen, beim: caust. ter.

Mittagessen, nach dem: agar.

Rauchen, beim: coca thuj.

Reiz im Kehlkopf, durch: am-c. seneg. spong.

Schlucken, durch: **Aesc.**

Sprechen, beim: ant-t.

häufig: aur-m-n.[36] fl-ac.

lang anhaltend: nat-m.[1]

LOSE, locker: acet-ac. acon. adam.[222] aesc.[25] agar. ail.[25] alum. alum-p.[58] am-c.[5] am-m. ambr. ammc. anac. ang.[5] ant-c.[5] ant-i.[193] ant-t. apis apoc. aral.[36] **Arg.**[5] arn.[5] **ARS. Ars-i.** ars-met. ars-s-f.[58] arum-d. arum-t. asaf.[5] aur.[5] aur-m. bad. bals-p.[25] bamb-a.[1184] bar-c.[5] bell. bism. bov. brom. bry. cact.[25] **Calc.** calc-s. cann-s.[5] canth.[5] caps.[5] carb-ac.[25] carb-an.[5] **Carb-v.** carbn-s. carl. cath-a.[264] caust. cench. cham. **Chel.** chin. chin-ar. chin-s. choc.[222] cic. cina **Coc-c.** cocc.[5] cod.[25] colch.[5] coloc. **Con.** croto-t. cub. cupr. cupr-n. dig. dros. **Dulc.** elaps erech.[25] eug. eup-per. euph. euphr.[5] eupi. ferr. ferr-ar. ferr-i. ferr-p. gamb.[36] graph. guai.[5] hep. hydr. hyos. ign. iod. ip. irid.[222] jab. kali-ar.[58] kali-c. kali-chl.[58] kali-n.[5] kali-p. kali-s. kreos. lach. lappa led.[5] lob.[122] lyc. **M-arct.**[5] mag-c. mag-m. mag-s. mang.[5] med.[193] meph. merc.[137] merc-c. merc-i-f. mez. morg.[136] mur-ac.[5] myrt-c.[25] nat-ar. nat-c.[5] nat-m. nat-p.[58] **NAT-S.** nat-sil.[58] nit-ac. nux-m. nux-v. ol-j. op.[5] par.[5] petr.[5] ph-ac. **Phos.** plb.[168] podo. prot.[136] psor. **PULS.** puls-n.[25] rheum[5] rhod.[5] rhus-t.[5] ruta **SABAD.** sac-alb. samb. sanic. sec. **Senec.** seneg. **Sep. Sil.** spira. spong. squil. **Stann.** staph. stict. still. stram. stront-c.[5] sul-ac.[5] sulph. taosc.[270] tarent.[58] tell. ter.[102] thuj. tril.[25] tub.[193] verat.[5] verat-v. zinc.

tagsüber:

☞ *Z; Tagsüber*

- **nachts,** und: dulc. sil.

☞ *Z; Tag und Nacht*

- **trocken** nachts: acon. alum.[5] am-c.[5] anac. ang.[5] ant-t.[5] arg.[5] arn.[5] ars. asaf.[5] bell.[5] bry. **Calc.** caps.[5] carb-an. caust. cham. chin. cocc.[5] colch.[5] con. euphr. **Graph.**[5] guai.[5] **Hep.** hyos. kali-ar.[58] kali-c. lach. **Lyc.** mag-c. mag-m. mang.[5] merc. nit-ac. nux-v. op.[5] petr.[5] phos. **Puls.** rhus-t.[5] **SABAD.** samb. sil. squil.[5] stann.[5] stict.[102] **Stront-c.**[5] **SULPH.** taosc.[270] verat. zinc.

☞ *Z; Tag und Nacht • Trockener Husten; nachts; locker tagsüber*

morgens: acon. **Agar. Alum.** alum-p.[58] am-c.[5] am-m.[5] ambr. ang.[5] ant-c. ant-t. aral.[36] arn.[5] ars.[5] aur.[5] bad. bar-c. bell.[5] brom.[5] **BRY. Calc.** caps.[5] carb-an.[5] **CARB-V. Carbn-s.** caust.[5] cench. cham. **Chel.** cina[5] coc-c. colch.[5] cupr. dig.[5] dros. euph. euphr.[5] ferr. **HEP.** hyos. ign.[5] ip. irid.[222] kali-c. kali-n.[5] kreos.[5] lach. led. lyc. mag-c. mag-m. mang.[5] meph. mez. morg.[136] mur-ac. nat-c.[5] nat-m. nat-p.[58] nat-s. nat-sil.[58] nit-ac. nux-v. par.[5] **Ph-ac. Phos. Psor. PULS.** rheum[5] rhod.[5] rhus-t. seneg. **SEP. Sil.** spong. **SQUIL. STANN.** staph.[5] stict.[102] stram. stront-c.[5] **SUL-AC. SULPH.** tarent.[58] verat.[5] zinc.

- **Aufstehen,** nach: aral.[36] irid.[222]

- **enger** Husten nachmittags: bad.

- **trocken** am Abend: acon. alum. alum-p.[58] **Am-c.**[5] am-m.[5] **Ambr. Ang.**[5] ant-c. ant-t. arn.[5] ars.[5] aur.[5] bar-c. bell.[5] brom.[5] **Bry. CALC.** caps.[5] carb-an.[5] **Carb-v.** caust.[5] cina[5] colch.[5] cupr. dig.[5] dros. euph. **Euphr.**[5] **Ferr. HEP. Hyos.** ign.[5] ip. kali-c. kali-n.[5] kreos.[5] lach. led. lyc. mag-c. mag-m. **Mang.**[5] mez. mur-ac. nat-c.[5] nat-m. nat-p.[58] nit-ac. nux-v. **Par.**[5] **Ph-ac. Phos. Puls.** rheum[5] rhod.[5] rhus-t. seneg. **Sep.** sil. spong. **SQUIL.** stann. staph.[5] stict.[102] stram. **Stront-c.**[5] **Sul-ac.** sulph. verat.[5] zinc.

☞ *Trockener Husten; abends; locker am Morgen*

vormittags: **STANN.**

nachmittags: am-m.

- **trocken** am Morgen: am-m.

☞ *Trockener Husten; morgens; locker; nachmittags*

abends: alum.[5] ant-c.[5] arg.[5] arn. ars.[5] aur.[5] bar-c.[5] bell.[5] bov. bry.[5] calc.[5] cann-s.[5] canth.[5] caust.[5] chin. cina croto-t. dig. eug. graph.[5] ign. iod. kali-c.[5] kali-n.[5] kreos.[5] lyc.[5] mur-ac.[5] nat-c.[5] nux-v. rhod.[5] rhus-t.[5] ruta[5] sep.[5] sil.[5] spira. stann.[5] staph.[5] sul-ac.[5] thuj.[5] verat.[5]

- **19** Uhr: spira.

- **trocken** am Morgen: alum.[5] ant-c.[5] arg.[5] arn. ars.[5] aur.[5] bar-c.[5] bell.[5] bov. bry.[5] calc.[5] cann-s.[5] canth.[5] caust.[5] chin. cina croto-t. dig. **Graph.**[5] ign. iod. kali-c.[5] kali-n.[5] kreos.[5] lyc.[5] mur-ac.[5] nat-c.[5] nux-v. rhod.[5] rhus-t.[5] **Ruta**[5] sep.[5] sil.[5] stann.[5] staph.[5] sul-ac.[5] thuj.[5] verat.[5]

☞ *Trockener Husten; morgens; locker; abends*

nachts: alum.[5] am-m. arn.[5] arum-d. calc. cath-a.[264] caust. eug. eup-per. euphr.[5] gamb.[36] led.[5] phos.[5] puls. rhod.[5] **Sep.** sil. staph. stict. sulph.[5]

- **Liegen,** beim: arum-d.

- **weniger** locker am Tage: stict.

☞ *Z; Tag und Nacht • Trockener Husten; tagsüber; locker nachts*

Mitternacht:

- **gegen**: phos. sep.

◦ **Aufsetzen** amel.: phos.

- **nach**: **Calc.** hep.

Auswurf:

- **mit**: ars.[137] bry.[137] **Calc.**[137] carb-v.[137] cham.[137] hep.[137] **Led.**[137] lyc.[137] merc.[137] nat-c.[137] par.[137] phos.[137] **Puls.**[137] **Sep.**[137] sil.[137] squil.[137] stann.[137] sul-ac.[137] sulph.[137]

◦ **tagsüber**: **Ars.**[137] calc.[137] **Cham.**[137] **Hep.**[137] **Merc.**[137] **Puls.**[137] **Sil.**[137] **Sulph.**[137]

☞ *Z; Tagsüber*

◦ **morgens**: bry.[137] **Carb-v.**[137] **Hep.**[137] nat-c.[137] **Par.**[137] **Phos.**[137] **Puls.**[137] **Sep.**[137] sil.[137] squil.[137] stann.[137] sul-ac.[137] sulph.[137]

◦ ◦ **9** Uhr - **11** Uhr: nat-c.[137]

◦ **nachts**: sep.[137]

LOSE, locker (Forts.)

- ohne: ammc. ant-i.[193] ant-t.[193] arn. arum-t. brom. **Caust. Con.** croto-t. dros. **Kali-s.** lach. **Lob.**[122] med.[193] **Phos. Sep.** stann. sulph. tub.[193]

Betätigung und warme Räume agg.: brom.

Essen:

- während: phos.[1]

- nach: bell. nux-m. **Phos.** sanic. sil. staph. thuj.

- trocken nach trinken: nux-m. staph.

Fieber, Apyrexie, in der: eup-per.

Fieber, während: alum. anac. apis **ARS.** ars-met. bell. bism. brom. bry. **CALC.** carb-v. **Chin.** cic. cub. dig. dros. dulc. ferr. iod. **KALI-C.** kreos. lyc. ph-ac. phos. puls. ruta seneg. sep. **Sil.** spong. squil. stann. staph. **Sulph.** thuj.

Frühstück, nach dem: coc-c.

Trinken von kaltem Wasser amel.: **Coc-c.**

Haut, die im Hals hängt, durch Empfindung von einer: alum.
ALLGEMEINES; C; Blatt, Ventil oder Stück Haut, Empfindung wie ein

Kitzeln tief in der Brust, durch: graph.

MASCHINENGEWEHR, hackend wie ein altes: cor-r.
☞ Anfälle, anfallsweise; Maschinengewehr, hakkend wie ein altes • Hackender Husten • Kurzer Husten • Unwiderstehlich, kurz, hackend

MESSINGARTIGTER Klang: ferr-p.[78] kali-bi.[72] **Kali-br.**[8] **Mangi.**[197] phos.[220]

morgens: **Mangi.**[197]

METALLISCH klingend: eupi. iod. **Kali-bi.** lac-c. med.[102] rumx. **SANG.**[809] spong.

Keuchen, beginnt mit, dann Flöten oder Pfeifen, wie durch eine Metallröhre: **SANG.**[809]
ALLGEMEINES; C; Metallröhre, wie durch eine

METASTATISCH, mit kruppartigem Klang: cupr.

NERVÖSER Husten: ambr.[5] asar.[102] aur. **CAPS.** caust.[137] cimic.[102] cina cocc. colch.[137] con.[5] cor-r. crot-h. cupr. **Dros.** eup-a.[25] **Hep.** hydr-ac. **Hyos. Ign. Kali-br.**[8] lach. med.[102] nux-m. nux-v. petr.[137] phel. phos. spig.[193] tann-ac.[102] verb.[137] **Zinc-p.**[58]

abends, Sonnenuntergang bis Sonnenaufgang, eigentümlich für Frauen: aur.

Nacht lang, die ganze: **Hep.**

Frauen:
☞ Hysterisch; Frauen

irgendjemand den Raum betritt, wenn: phos.
☞ M; Fremde Personen erblickt, wenn das Kind • M; Gesellschaft agg. • M; Personen, andere Menschen; Raum betreten, agg. wenn andere Personen den

Liegen, beim: **HYOS.**

Urin, mit herausspritzendem: colch.[137]

PEINIGEND: alum. alum-p.[58] am-c. anac. ang. arg.[58] arg-n. **ARS.** arum-t. asaf. **Bac.**[62] bar-c. bar-s.[58] **BELL.** benz-ac. berb. bor. brom. **Calc.** calc-caust.[5] cann-s. carb-an. carb-v. **CAUST.** chel. chin. cina **Cocc. Con.** cor-r. **Croc. Cupr.** daph. **DROS.** dulc. eup-per.[58] ferr-p. hep. hydr-ac. iod.[5] **IP. Kali-c.** kali-n. kreos. **Lach.** lact. led. lob. lyc.[5] mang.[5] meph.[45] merc. merc-c. **Mez.** mur-ac. naja[111] **Nat-ar.** nat-c. **Nat-m.** nit-ac. **Nux-v.** op. **Petr. Phos.** phyt. psor.[111] rhod. rhus-t. rumx. **Sang.** sel. sep. spig. spong.[58] **Squil. Stann.** sul-ac.[102] **Sulph.** ter.[111] verat.
☞ Durchrüttelnd • Erschöpfender Husten • Quälender Husten

PERTUSSIS:
☞ Keuchhusten, Pertussis • Krampfhafter, spasmodischer Husten

PFEIFENDER Husten: acon. ars. **Brom.**[5] carb-v. chlor. cina[5] croc.[102] dros.[5] euphr.[5] **Hep.** kali-bi. kali-c.[5] kali-i. kali-p. kreos. **Laur.** lyc. mag-m.[5] mur-ac.[5] phos.[5] pitu-a.[164] prun. rhus-t.[5] samb. **Sang.** seneg. **Spong.** sul-ac.[5] sulph.[5]

PLAGE, wird zur:
☞ Peinigend

PLÖTZLICH auftretend: **Agar.** alum. am-br. apoc. arg.[149] bac.[62] calad.[8] coloc. **Cupr.** germ.[222] **Ip.** kali-bi. kali-c. kali-p. lith-c.[227] naja **Sep. SQUIL.**
☞ Anfälle, anfallsweise

tagsüber: agar. coloc.
☞ Z; Tagsüber

morgens: am-br. **SQUIL.**

- Aufstehen, beim: am-br.

vormittags: agar.

abends: alum. **Am-br.** apoc.

- Sitzen, beim: alum.

nachts: apoc.

Reizung im Hals, durch: calad.[8]

QUÄLENDER Husten: agn. **Arum-t.** aspar. bac.[62] **Brom.** calx-b.[194] carc.[119] **CAUST.** iris **Lach.** lyc. meli. **Nit-ac. NUX-V. Sang. Seneg. Sep. Squil. Stann.**
☞ Durchrüttelnd • Erschöpfender Husten • Peinigend

tagsüber: lyc.
☞ Z; Tagsüber

morgens und abends, beim Einschlafen: agn. **Brom. Lach.** lyc. nit-ac.
☞ Z; Morgens; agg.; Aufstehen;

RASSELNDER Husten: alum. alum-p.[58] **Ammc.** anac. **Ang.**[5] **ANT-T.**[122] aral. **Arg. Arg-n.** arum-d. arund. **Bar-c.** bar-i.[58] bar-m. bar-s.[58] **Bell.** boerh.[192] brom. **Bry. Cact.** cahin. **Calc. Calc-s. Carb-an. Carb-v.**[122] **CAUST.**[122] **Cham. Chel.** chen-a.[54] **Cina** citl-v.[197] **Coc-c.** con. cupr. dig.[85] **Dulc.**[8] eug. ferr. ferr-p. gamb. helod-c.[205] **Hep. Hippoz. Hydr.** hydr-ac. **Iod. IP.** just.[144] **Kali-bi. Kali-chl.** kali-p. **KALI-S.**[122] **Lach. Lyc.** mangi.[197] med. meph. merc. merc-c. merc-i-f. merc-i-r. mur-ac. nat-c. **Nat-m. Nat-s.** nit-ac.[58] **Nux-v.** oena. **Op.** phos.[58] podo. **Puls.** rumx. samb. **Sang. Sanic.** sars. seneg. **SEP. Sil.**[122] **Squil. Stann.** stram. sul-ac. sul-i.[58] **Sulph.**[122] term-a.[192] teucr-s.[110] verat. verat-v.
ATMUNG; C; Rasselnd

tagsüber: **Arg.** ferr. nit-ac.[58]
☞ Z; Tagsüber

morgens: aral. hep. meph. stram.

abends: **Caust.**[122] **Sil.**[122]

nachts: anac. gamb.

alten Menschen, bei: **Ammc.** ant-t.[122] bar-c.[58] carb-v.[122] **HIPPOZ. Kali-bi. KALI-S.**[122] **Seneg.** sil.[122] sulph.[122]

☞ *M; Alten Menschen, bei ▥ ATMUNG; C; Rasselnd; alten Menschen, bei*

Auswurf, mit: chen-a.[54]

Essen:

- **während**: **Phos.**

- **nach**: hep.

Freien, amel. im: arg. **Kali-s.**

Heiserkeit:

- **mit**: **Kali-chl.**

- **ohne**: **KALI-S.**

Keuchen oder Pfeifen beim Husten, im Liegen auf dem Rücken oder einer Seite: med.

schüttelt den Körper: phos.[58]

anfallsweise: cina

RAUHER Husten: acon. am-m.[5] bell. bell-p.[119] **Brom.**[5] bros-g.[259] cann-i. carb-an. carb-v. card-b. caust.[5] cham. cop. dros.[58] dulc. **Eup-per.** eupi. **Hep.** hydr.[111] iod. ip. kali-c.[5] kola[1184] **Kreos.**[5] laur.[5] lyc. lycpr.[102] mag-m. meli. **Merc. Mur-ac.**[8] nat-c.[1] nat-m.[1] nit-ac. nux-v.[5] ozone[227] petr.[5] puls.[5] **Rhus-v.** rumx.[111] sabad.[5] sep. sil. tarent. ust. verb.[85]

☞ *Heiser klingender Husten • Kratzender Husten • Kruppartiger Husten*

nachts: bros-g.[259] **Cham.** lyc. nat-c.[1] **Nit-ac.**

Mitternacht: **Nit-ac.**

REFLEXHUSTEN:

☞ *Reflexhusten, z.B. bei organischen Herzkrankheiten (sympathisch bedingt)*

REFLEXHUSTEN, z.B. bei organischen Herzkrankheiten (sympathisch bedingt): ambr.[5] apisin.[5] arn.[193] aur-m.[193] cadm-s.[111] carb-v.[5] card-m. cer-ox.[85] cimic.[111] cina[5] dig.[193] dros. hydr-ac.[193] ign.[5] kali-bi.[111] kali-br.[111] **LACH.** laur.[193] lyc.[193] **NAJA** nat-m.[5] nux-v.[5] ox-ac.[193] phos.[5] plat.[5] plb.[5] prun-v.[85] sep.[5] spong.[102] sul-ac.[5] verb.[5]

☞ *M; Erregung, durch*

nachts: card-m.

REGELMÄßIGEN Abständen auftretender Husten, in, Intervalle so exakt wie die Uhr: nicc.

REIßENDEM Schmerz, Husten mit: all-c. astra-e.[149] **Bell.** bor. calc. med. oxyg.[85] phos. rhus-t.[137] senec.

nachts: **Bell.** senec.

Menses, während: senec.

REIZHUSTEN, Hüsteln durch steten Reiz: ant-o.[85] aran.[149] **Aran-ix.**[149] arg. bac.[62] chlor. clem. cocc. cod. coff. hippoz. ign. kali-c. lach. laur. ol-j. ozone[85] par.[5] ph-ac. phos. phyt. plan. teucr. tub.[85]

morgens nach dem Aufstehen: arg.

nachts: **Cod.** phos. tub.[85]

RESONANZ, mit: cor-r.[137] kali-bi.[137] **Stram.**[137] verb.[137]

☞ *Widerzuhallen, Husten scheint im Magen*

ROH, Empfindung wie: bell-p.[119]

RÖHRE hustet, klingt, als ob man in eine: osm.

SÄGENDER Klang: spong.[137]

SÄUREN verursacht, wie durch: thuj.[5]

SCHARFER Husten: arn. calc-s. germ.[222] staph.

abends: germ.[222]

Essen, nach dem: staph.

Getränke:

- **kalte** agg.: germ.[222]

- **warme,** amel.: germ.[222]

SCHMERZHAFTER Husten: **Acon.** adam.[222] **Agar. Ail. ALL-C.** am-br.[25] anis. ant-o. ant-t. apis arn.[5] arum-t.[111] bell.[5] **Beryl.**[119] bor.[5] brom. **BRY. Calad.**[5] calc-p.[111] **Caps.** carbn-s.[25] card-m.[25] **Caust.** chel.[25] chin. coc-c. cop. cor-r. crot-h.[111] dros.[5] elaps[111] eup-per.[111] ferr-p. gymn.[25] iod.[5] kali-bi.[111] kali-c.[5] kreos. lact. lar-ar.[251] lob.[111] med.[193] **Merc.** merc-c. nat-c. **Nat-m.**[137] nat-s. **NUX-V.**[137] phos.[5] **Puls.**[5] ran-b.[5] **Rhus-t.** rumx.[111] sang.[25] sap-sod.[45] scorp.[269] seneg.[5] spong.[137] **Squil.**[5] stann.[137] staph.[5] stict.[111] sulph.[137] tarent. thymu.[77] thyr.[102] ust. visc.[119]

☞ *M; Pleuritis, bei*

abends, im Bett: bry.

▥ *ALLGEMEINES; C; Schmerz; abends*

nachts: caust. **Rhus-t.**

▥ *ALLGEMEINES; C; Schmerz; nachts*

Mitternacht, erwacht vor: **Rhus-t.**

Freien, im: ferr-p.[809]

☞ *M; Luft; Freien, im, frische Luft; agg.*

SCHMERZLOSER Husten: mag-s.[119]

SCHNAUFEND: naja[111]

SCHNELLER Husten, bis der Patient in sich zusammensackt wie ein schlaffer Beutel: **Cor-r.**

SCHNURREND: nat-c.[1]

SCHRILL klingender Husten: ant-t. sol-t-ae. stram.

☞ *Kreischend, schrill, bei schmerzlosen Anfällen*

Erwachen, beim: sol-t-ae.

SCHWACH:

☞ *Tonloser Husten*

SCHWÄCHEND:

☞ *Erschöpfender Husten*

SCHWIERIG, kaum hervorzubringender Husten: ant-t. arg.[58] ars. brom. chin. chlor. cocc. dig. kali-br. lyc.[1]

☞ *Anstrengender Husten • Beschwerlicher, ermüdender Husten ▥ AUSWURF; C; Schwierig Auszuwerfen, löst sich nur schwer ab*

SERIEN, tritt auf in: phos. sumb.

☞ *Z; Periodisch • Anfälle, anfallsweise • Krampfhafter, spasmodischer Husten*

10 Uhr - **11** Uhr: sumb.

SONOR, tief tönend: **Apisin.**[5] **STRAM.**

☞ *Tiefklingender Husten*

SPASMODISCH:

☞ *Krampfhafter, spasmodischer Husten*

STARK:

☞ *Heftiger Husten*

STAUB, wie durch: agar. **Alumn. Am-c. ARS.** aur.[5] aur-m. **Bell. Brom.** brucel.[241] **Calc.** calc-s. caps.[102] **Carb-v.**[102] caust.[102] chel.[5] **Chin.** cina **Coc-c.** crot-c. cycl. **DROS.** euph-l.[102] ferr-ma. glon. **Hep.** ictod. **Ign.** iod. **Ip.** lac-c.[102] lach.[102] lact.[102] **LYC.** meph. nat-ar. nat-m.[102] nux-v.[102] par.[102] ph-ac. **Phos.**[5] pic-ac. pitu-a.[164] plat.[5] **PULS.** rad-br.[144] rumx.[111] sep.[102] **SULPH.** **Teucr.**[5]

☞ *M; Kitzeln, durch • Überwältigender Husten, als würde der Kehlkopf von einer Feder gekitzelt, abends vor dem Schlafen*

Hals, im: brucel.[241] ign. **Phos.**[5]

- **Halsgrube**: brucel.[241] **Ign.**

Luftröhre, in der: chel.[5] ferr-ma.

- **Brustbein,** und hinter dem, nicht amel. durch Husten: chel.[5]

STERTORÖS: cact.

nachts: cact.

STÖRENDER Husten: ant-t.

Tag und Nacht: ant-t.

☞ *Z; Tag und Nacht*

TIEF genug husten, als könne man nicht, um den Schleim zu lösen: ars. bell. beryl.[119] **CAUST.** dros. lach. med. **Mez.** rumx.

TIEFKLINGENDER Husten: aloe bac.[62] calx-b.[194] **Kali-bi.** mang. **STRAM. Verb.**

☞ *Sonor, tief tönend • Tiefsitzender Husten (von ganz tief unten kommend)*

nachts: verb.

TIEFSITZENDER Husten (von ganz tief unten kommend): adam.[222] ail. all-s. am-br. am-c.[5] **Am-m.**[5] **Ambr.** ammc. anac. ang. ant-c. arg.[58] **Ars.** ars-i. aza.[192] **Beryl.**[149] bufo **Carb-v.** chr-ac. **Dig.** dios. **DROS.** eug. graph.[5] guare. **HEP.** hydrog.[222] iod. ip.[5] kali-bi. **Kali-c. Kali-n.**[5] **Lach.**[5] lob. lycpr.[102] lycps. mag-m. **Mang.** med. meph. nat-ar. **Nux-v.** **Petr.**[5] phos. rumx.[111] **Sabad. Samb.** sanic. sel. sep. sil.[5] spong. squil. **STANN. Still.** tax.[85] **VERAT. Verb.**

☞ *Bellender Husten • Tiefklingender Husten*

morgens: ang. dios.

nachmittags und abends: am-br.

abends: eug. **VERAT.**

Mitternacht, nach: ars.

Einatmen:

- **agg.**: hep. ip. squil.[58] tax.[85]

- **tief,** amel.: **Verb.**

Liegen amel.: **MANG.** sep. squil.

tiefer unten, kommt dann von noch: ip.[5] lach.[5] rumx.[111] sil.[5]

TONLOSER Husten: asaf.[5] bry.[5] **Calad.**[5] card-b. cham.[5] cina cocc.[5] **Dros.**[5] iod.[5] sabad.[5]

resonanzlos: asaf.[5] bry.[5] cham.[5] cocc.[5] iod.[5] **Sabad.**[5]

TROCKENER Husten: abrot.[102] acal.[85] acet-ac. **ACON.** aesc. aeth. **Agar.** agn. ail. all-s. aloe **ALUM.**[1] alum-p.[58] alum-sil.[58] **Alumn.** am-br. **Am-c.**[5] **AM-M.** am-t.[102] **Ambr. Anac.** anag. anan. androc.[222] **Ang.**[5] **ANT-C.** ant-o.[85] ant-t.[5] anth. aphis. apis **Apisin.**[5] apoc. aral.[102] arg.[5] arg-cy. arg-n.[137] arge-p.[264] **ARN. ARS. ARS-I.** ars-s-f.[58] arum-t. arund. asaf.[5] asar. asc-i.[5] **Asc-t.**[85] asim. astra-e.[149] atro. aur.[5] aur-ar.[58] aur-i.[58] aur-m. aur-m-n. aur-s. aza.[192] bac.[62] bals-p. bamb-a.[1184] **Bar-c.**[58] bar-i.[58] **Bar-m.**[58] bar-s.[58] bcg[149] **BELL.** bell-p.[256] benz. benz-ac. berb. **Beryl.**[149] boerh.[192] bol.[5] **Bor. Bov. BROM.** bros-g.[259] **BRY. Bufo** cact. calad. **CALC.** calc-f. calc-hp.[111] **Calc-i.**[102] calc-p.[58] **CALC-S.** calc-sil.[58] calx-b.[194] camph. cand-a.[239] cann-i. cann-s.[5] **Canth.**[5] **CAPS.**[5] **Carb-ac. CARB-AN. CARB-V. Carbn-s.** carc.[227] card-m. carn-g.[264] casc. cassi-s.[192] cast. cath-a.[264] **CAUST.** cench. **CHAM. Chel. CHIN.** chin-ar. chlor.[102] choc.[222] chr-ac. cimic. cimx. **Cina** cinnb. clem. **Coc-c.** coca cocc.[5] coch.[102] cod. **COFF. Colch.**[5] **Coloc.** com. **Con.** cop. **Cor-r.**[102] corn. cortico.[119] **CROC.**[137] **Crot-c.** crot-h. croto-t. **CUPR.** cur. curc.[192] cycl. der. **DIG.** dios. **DROS. Dulc. Elaps** eug. eup-per. **Euph.** euph-cy.[1125] euphr.[58] eupi. falco-p.[265] **Ferr. Ferr-ar. Ferr-i.** ferr-ma. **Ferr-p.** fl-ac. **Form.** gamb. gels. germ.[222] get.[45] glyc.[102] graph. grat. **Guai.**[1] guare. guat.[119] gymn. ham. **Hell.** helx.[110] **HEP.** hip-ac.[149] hura hydr. hydr-ac. hydrc.[192] hydrog.[222] **HYOS. Hyper.** ichth.[77] **IGN. Indg.** inul. **IOD. IP.** irid.[222] iris iris-foe. just.[102] **Kali-ar.**[58] **Kali-bi. Kali-br. KALI-C.** kali-cy.[111] **Kali-i.** kali-m.[102] **Kali-n.**[5] **Kali-p.** kali-s. kali-sil.[58] knau.[33] **KREOS.**[5] kres.[149] kurch.[192] lac-ac. lac-c. lac-d. lac-del.[204] lac-eq.[204] lac-lox-a.[204] **LACH. Lachn.** lact. lap-laz.[227] lar-ar.[251] lat-h.[301] laur. lec. led. lil-t. **Linu-u.**[1125] lith-c. lob. lob-c.[85] lob-s.[85] **LYC.**[137] lycpr.[102] lycps.[102] **M-arct. M-art.**[5] m-aust.[5] mag-c. **Mag-m. Mag-p.** mag-s. **MANG.** mangi.[197] med.[85] meli. **Menth.**[102] menthol[72] meny.[1125] meph. **MERC. Merc-c.**[5] merc-i-r. **Mez.**[137] mit.[85] morg.[136] **Morph.**[102] **Mosch.** mur-ac.[5] murx. musa[197] mygal.[192] **Myrt-c.** naja **NAT-AR. Nat-c. NAT-M.** nat-p.[58] nat-s. nat-sil.[58] nicc. **Nit-ac. NUX-M. NUX-V.** ol-an. ol-j. olnd. onos.[102] **Op.**[5] osm. **Ox-ac.** oxyg.[85] oxyt.[85] ozone[119] **Par.**[5] parth.[197] ped.[85] **PETR. PH-AC.**[54] phel. **PHOS. Phyt.** pic-ac. pitu-a.[164] plan. **Plat. Plb.** plut-n.[222] podo. polyg. psil.[164] **Psor.** ptel. **PULS.** puls-n.[5] pyrus rad-br.[144] ran-s. rat. rheum[5] **Rhod. RHUS-T.**[5] **RUMX.** rumx-a.[142] **Ruta**[5] **Sabad. Sabin.**[85] sal-ac. salv.[102] **SAMB. Sang. Sanguin-n.**[102] sanic.[85] sant.[5] saroth.[144] sarr. sars. scol.[1142] scorp.[269] sel. senec.[58] **Seneg. SEP. SIL.** sin-n.[36] sol-t-ae. **SPIG.** spira. **SPONG.**[5] **Squil. Stann. Staph.**[5] stict.[137] still. stram. stront-c.[5] stry. succ.[194] **SUL-AC.** sul-i.[58] **SULPH.**[1] sumb. syph. tab. **Tama.**[197] taosc.[270] tarax. **Tarent.** tarent-c.[192] tela[192] tep. ter. term-a.[192] **Teucr.** thea **Thuj.** thymu.[77] thyr.[102] til. trif-p.[144] tril. trinit.[102] **TUB.** tub-r.[149] tung.[209] uran.[269] uro-h.[264] valer. vanad.[102] **VERAT.** verat-v. **Verb.**[5] viol-o. wye.[85] xan.[85] **Zinc.** zing. ziz.[111]

tagsüber: acon. **Alum.**[5] am-m. arn.[5] bar-c. bell. brom. calc. calc-p.[58] carb-an. caust. chel. cimic. coloc. con. eug. eup-per. euph. euphr.[5] gamb. graph. ign. **Kali-bi.** kali-c. kreos. laur. led.[5] lob-s.[85] lyc. m-aust.[5] mez. mosch. mur-ac. nat-ar.[58] nat-m. op. phos.[5] **Puls.** rhod.[5] **Sep.** sil. sol-t-ae. **SPONG.** staph. stict. stram. sulph.[5] verb. xan.[85]

☞ *Z; Tagsüber*

- **nachts,** und: acon. bell. brom. calc-p.[58] carb-an. cimic. **Euph.** ign. **Kali-c.** kreos. laur. lob-s.[85] **Lyc.** mez. mosch. mur-ac. **Nat-m. Spong.** stram. verb. xan.[85]
  ☞ Z; Tag und Nacht
- **Hinlegen** amel.: sep.
  ☞ Z; Morgens; agg.; Aufstehen; beim, dauert bis er sich wieder hinlegt
- **Menses,** vor: graph.
- **locker** nachts: alum.[5] am-m. arn.[5] calc. caust. eug. eup-per. euphr.[5] led.[5] m-aust.[5] phos.[5] puls. rhod.[5] **Sep.** sil. staph. stict. sulph.[5]
  ☞ Z; Tag und Nacht • Lose, locker; nachts; weniger locker am Tage

morgens: agar. **Alum.** alum-sil.[58] am-m. ang. ant-c. ant-t. arg. **Arn.** ars.[5] asc-t.[85] aur.[5] bamb-a.[1184] bar-c. bar-i.[58] bar-s.[58] bell.[5] boerh.[192] bor. bov. brom. bry.[5] calc.[5] cann-s.[5] canth.[5] carb-an. **Carb-v.** carbn-s. caust. chin. cina coc-c.[122] con. cop. cortico.[119] croto-t. cur. dig. dios. graph. grat. gymn. hep. hyper. ign. **IOD. Kali-c.**[5] kali-n.[5] knau.[33] kreos.[5] lec. lyc. mag-s. mit.[85] **Mosch.** mur-ac.[5] **NAT-AR.** nat-c.[5] nat-s. nux-v. ol-an. **Op.** plb. rhod. **Rhus-t.**[5] ruta[5] sang. sel.[58] sep.[5] sil. stann. staph.[5] sul-ac.[1] sul-i.[58] sulph. tab. tarent. thuj.[5] verat. zinc.

- **früh**: alum. am-m. ant-c. chin. graph. grat. lyc. nux-v. ol-an. op. rhod. stann. sul-ac. verat.
- **Aufstehen,** nach: alum. ang. arg. arn. bar-c. bor. bov. **Carb-an. Chin.** cortico.[119] dig. grat. nat-s. plb. sul-ac.[1]
- **Erwachen,** beim: boerh.[192] caust. ign. knau.[33] mag-s. sil.
- **Menses**:
  - **vor**: graph. **ZINC.**
  - **unterdrückten,** bei: **Cop.**
- **locker**:
  - **nachmittags**: am-m.
    ☞ Lose, locker; nachmittags; trocken am Morgen
  - **abends**: alum.[5] ant-c.[5] arg.[5] arn. ars.[5] aur.[5] bar-c.[5] bell.[5] bov. bry.[5] calc.[5] cann-s.[5] canth.[5] caust.[5] chin. cina croto-t. dig. **Graph.**[5] ign. iod. kali-c.[5] kali-n.[5] kreos.[5] lyc.[5] mur-ac.[5] nat-c.[5] nux-v. rhod.[5] rhus-t.[5] **Ruta**[5] sep.[5] sil.[5] stann.[5] staph.[5] sul-ac.[5] thuj.[5] verat.[5]
    ☞ Lose, locker; abends; trocken am Morgen

vormittags: agar. alum. **Am-m.** bros-g.[259] **Camph.** coc-c. rhus-t. sars. zing.

- **11** Uhr: **Rhus-t.**

mittags: arg-n. naja sulph.

nachmittags: aesc. am-m. anth. bov. calc-p. cench. **Chel.** kali-bi. mez. nat-c. nat-m. **Nux-m.** phel. **Sang.** sulph. thuj.

- **13** Uhr: aesc.
- **15** Uhr: calc-p.
- **16** Uhr: cench. **Chel.**
- **17** Uhr: bov. nat-m.
- **Gehen,** beim: **Thuj.**
- **Zimmer,** beim Eintreten in ein warmes: anth. nat-c.
  ALLGEMEINES; M; Zimmer, im; agg.; Eintreten in das Zimmer, beim

abends: acon. agn. aloe alum. alum-p.[58] alum-sil.[58] **Alumn.** am-br. am-c.[5] am-m.[5] ambr. **Ang.**[5] ant-c. ant-t. **Arg-n.** arn.[5] **Ars.**[5] arund. aur.[5] bals-p. bar-c. bar-s.[58] **Bell.**[5] bor. bov. **BROM.**[5] bry. **Calc.** cand-a.[239] **Caps.**[5] carb-an.[5] carb-v. caust.[5] chin. choc.[222] cimic. cina[5] coca colch.[5] com. **Con.** cop. cupr. dig.[5] dros. euph. euphr.[5] **Ferr.** ferr-ar. **Grat.** gymn. **HEP.** hyos. **IGN.**[5] indg. ip. kali-ar. kali-bi. **Kali-c.** kali-n.[5] kreos.[5] lach. lec. led. lith-c. **LYC.** m-art.[5] mag-c. **Mag-m.** mag-s. mang.[5] merc. merc-i-r. mez. mur-ac. nat-ar. nat-c.[5] nat-m. nat-p.[58] nicc. nit-ac. **Nux-m. Nux-v.** par.[5] petr.[1] **Ph-ac.** phel. **Phos.** phyt. psor. **PULS.** rheum[5] rhod.[5] **Rhus-t. Sang. Seneg. Sep.** sil. sol-t-ae. spira. spong. **Squil. Stann.** staph.[5] stict.[102] stram. stront-c.[5] sul-ac. **SULPH.** tab. tarent.[58] teucr. thuj. verat.[5] zinc. zing.

- **Sonnenuntergang** bis Sonnenaufgang: aur.
- **18** Uhr: am-m. **Con. Nat-m.**
- **19** Uhr: grat. spira.
- **Mitternacht,** bis: **Hep. Phos. Rhus-t.** sep. stann.
- **nachts,** und, kann weder schlafen noch sich hinlegen: stict.
- **Bett,** im: petr.[1] phos.[1] sep.[1] sulph.[1]
- **Einatmen** agg.: dig.
- **Einschlafen,** beim: **Hep. Sulph.**
- **Hinlegen**:
  - **agg.**: **Alumn. Bell.** bor. cand-a.[239] **Caps.** carb-v. ferr. indg. **KALI-C.** nat-m. nicc. **Nux-v. PH-AC. PULS. SANG. SEP. Stict. SULPH.** teucr.
  - **amel.**: am-m. zinc.
- **Rauchen,** durch: thuj.
- **warmes** Zimmer, beim Eintreten in ein: nat-c. **Puls.**
  ☞ Zimmer; warmen, im • Zimmer; warmen, im; Eintreten in ein, beim
- **locker** am Morgen: acon. alum. alum-p.[58] **Am-c.**[5] am-m.[5] **Ambr. Ang.**[5] ant-c. ant-t. arn.[5] ars.[5] aur.[5] bar-c. bell.[5] brom.[5] **Bry. CALC.** caps.[5] carb-an.[5] **Carb-v.** caust.[5] cina[5] colch.[5] cupr. dig.[5] dros. euph. **Euphr.**[5] **Ferr. HEP. Hyos.** ign.[5] ip. kali-c. kali-n.[5] kreos.[5] lach. led. lyc. m-art.[5] mag-c. mag-m. **Mang.**[5] mez. mur-ac. nat-c.[5] nat-m. nat-p.[58] nit-ac. nux-v. **Par.**[5] **Ph-ac. Phos. Puls.** rheum[5] rhod.[5] rhus-t. seneg. **Sep.** sil. spong. **SQUIL.** stann. staph.[5] stict.[102] stram. **Stront-c.**[5] **Sul-ac.** sulph. verat.[5] zinc.
  ☞ Lose, locker; morgens; trocken am Abend

nachts: **Acon.** agar. aloe **Alum.**[5] alum-p.[58] **Alum-sil.**[58] **AM-C.**[5] **Am-m.** anac. ang.[5] ant-t.[5] aral.[102] arg.[5] **Arg-n.** arn.[5] **ARS. Asaf.**[5] asc-t.[85] aur-ar.[58] aur-m. bar-c.[58] **BELL.**[5] boerh.[192] bros-g.[259] bry. calad. **CALC.** calc-s. calc-sil.[58] **Caps.**[5] **CARB-AN. Carb-v. Carbn-s.** card-m. cath-a.[264] caust. **Cham. Chel.** chin. chin-ar. chlor.[102] **Cimic.** coc-c. cocc.[5] colch.[5] coloc. **Con. Crot-c. Cupr.** curc.[192] **DROS. Euph. Euphr.** falco-p.[265] form. gamb. graph.[5] grat. guai.[5] **Hell. HEP.** hip-ac.[149] **HYOS. Ign. Ip.** irid.[222] **Kali-ar.** kali-br. **Kali-c.** kali-p. kali-sil.[58]

TROCKENER Husten; **nachts** (Forts.)
LACH. laur. lec. **Lyc.** lycpr.[102] **Mag-c. Mag-m.** mag-s. mang.[5] **Med. Merc. Mez.** musa[197] nat-ar. nat-m. nat-s. **Nit-ac. Nux-m. Nux-v.** ol-an. ol-j. op.[5] **Petr.**[5] **PHOS. Phyt. PULS.** rhod. **Rhus-t.**[5] **Rumx. Sabad.** samb. **Sang.** seneg. sep.[1] **Sil.** sol-t-ae. **SPONG.** squil.[5] stann.[5] **Stict.**[102] **Stront-c.**[5] **SULPH.** syph. tab. tarent. tub.[85] **Verat. Verb.**[5] wye.[85] zinc. **Zing.**

- **21.30 Uhr - 23 Uhr**: musa[197]
- **erst** trocken, dann reichlicher salziger Auswurf mit Schmerzen, als würde etwas vom Kehlkopf losgerissen: calc.
- **Aufsetzen** amel.: **HYOS. PULS.** sang.
- **Bewegung** agg.: bell. **Seneg.**
- **Einatmen** agg.: nat-ar.
- **Einschlafen,** beim: med.
- **erwacht** dadurch: graph. irid.[222] **Puls. Sil. SULPH.** zinc.[1]
- **Liegen** agg.: carb-an. **Con. Hyos.** kali-br. laur. ol-j. **Phyt. Puls. SULPH.** zinc.
  - **rechter** Seite, nur auf: carb-an.
- **Liegen** amel.: **Mang.**[162]
- **Rauchen** amel.: tarent.
- **locker** tagsüber: acon. alum.[5] am-c.[5] anac. ang.[5] ant-t.[5] arg.[5] arn.[5] ars. asaf.[5] bell.[5] bry. **Calc.** caps.[5] carb-an. caust. cham. chin. cocc.[5] colch.[5] con. euphr. **Graph.**[5] guai.[5] **Hep.** hyos. kali-ar.[58] kali-c. lach. **Lyc.** mag-c. mag-m. mang.[5] merc. nit-ac. nux-v. op.[5] petr.[5] phos. **Puls.** rhus-t.[5] **SABAD.** samb. sil. squil.[5] stann.[5] stict.[102] **Stront-c.**[5] **SULPH.** verat. zinc.
  ☞ Z; Tag und Nacht • Lose, locker; tagsüber; trokken nachts

Mitternacht:
- **vor**: acon.[58] arg-n. **CALC. Lyc. Nit-ac. Phos.**[122] rhus-t. sol-t-ae. spong.[58] squil.[58] **Stann.**
  - **22.30 Uhr**: sol-t-ae.
  - **23 Uhr**: squil.[58]
  - **Schlaf,** im: **Nit-ac. Rhus-t.**
- **gegen**: **Am-c.** aral.[102] grat. nicc. **Nux-v.** phos.
- **nach**: am-c. **Ars.** bell. **Calc.** hep. hyos. kali-c. lec. nicc. **NUX-V.** op. rumx. zing.
  - **1** Uhr - 2 Uhr: zing.
  - **2** Uhr: **Kali-c. Op. Rumx.**
  - **3** Uhr: **AM-C. Kali-c.** op.
  - **4** Uhr, bis: nicc.
  - **locker**: **Calc.** hep.
- **Morgendämmerung,** bis zur: **NUX-V.**
- **Liegen,** beim:
  - **Rücken,** auf dem: **Nux-v.**
  - **Seite,** auf der, amel.: **Nux-v.**

abgemagerten Knaben, bei: **LYC.**

abgezehrten Knaben, bei: lyc.[137]
GEMÜT; M; Kummer, Sorgen, Besorgnis, Beschwerden durch; untergräbt die Konstitution

anhaltend, beinahe: **ALUM. Arn. Bac.**[62] euph. **Ign.** med.[85] **Spong.**[5]

Anstrengung, durch heftige: **Ox-ac.**

Atemlosigkeit, mit plötzlicher: **Nux-m.**

Atemnot, wie durch, Tag und Nacht: euph.
☞ Z; Tag und Nacht

Aufstehen, beim: grat.

Ausatmen, nach jedem, mit Hitzewallung und Schweiß: carb-v.

Auswurf:
- **morgens,** nur: **Alum.** alum-sil.[58] **Am-c.** bell. **Bry. Calc. Carb-v.** coc-c. euph. **Ferr. Hep.** kali-c. led. lyc. m-art.[5] **Mag-c. Mang.** mur-ac. nat-c. **Nat-m.** nit-ac. nux-v. ph-ac. **Phos. PULS. Sep. Sil. SQUIL.** stann. **Sul-ac.**
  AUSWURF; Z; Morgens
- **räuspert** Auswurf hoch, später dann viel grünlicher Auswurf: kali-i.

Betätigung, bei jeder kleinen: oxyt.[85]

Bewegung, bei:
- **agg.**: bell. iod. seneg.
- **amel.**: kali-c. phos.

Blähungsabgang nach oben oder unten amel., muss sich dabei aufsetzen: **SANG.**

Blut:
- **Absonderung** von, mit: zinc.
- **endet** mit Abhusten von schwarzem Blut: elaps

Diarrhö, nach: abrot.[102]

Einatmen, beim: aesc. bell. brom. dig. ferr-p. **Hep.** lach. nat-ar. plb. rumx. sep. squil.
- **Schlaf,** im: sep.
- **tief**: aesc. **Brom.** dig. **Ferr-p. Hep.** nat-ar. plb. squil.

enttäuschte Liebe, durch: **Ph-ac.**[54]
GEMÜT; M; Enttäuschung, Beschwerden durch • GEMÜT; M; Liebe, enttäuschte, unglückliche, Beschwerden durch

Erbrechen, bis zum: mez.[137] stict.[137]

Erkältung, durch: am-t.[102] stict.[85]
- **hackend**: am-t.[102]

Erwachen, beim: **Agar.** bry. calc. caust. coc-c. dig. ign. mag-s. **Puls. Sang.** sil. sol-t-ae. **SULPH. Thuj.**

Essen:
- **agg.**: aeth. agar. all-s. ferr-ma. **Hyos. Kali-c.** nux-v. sang.[8] **Sep.** sulph. ter.
  - **nachts**: ter.
- **amel.**: **SPONG.**

Fieber:
- **während**: **ACON.** ang. ant-c. **Apis Arn. Ars.** bell. brom. **BRY.** calc. carb-v. caust. cham. chin. chin-ar. cina coff. **CON.** cupr. dros. hep. **Hyos.** ign. **IP. KALI-C.** kali-p. lach. lyc. **NAT-M.**[5] nit-ac. nux-m. **NUX-V.** op. petr. **PHOS.** plat. puls. rhus-t. **SABAD.** samb. sep. spig. spong. squil. staph. sul-ac. sulph. tarent. tela[192] verat. verb.
  - **Hitzestadium**: nat-m.[5]
- **Intermittierendem** Fieber, vor: eup-per. **Rhus-t. Tub.**

Froststadium im Fieber:

- **vor**: mag-c. **RHUS-T. Samb. Tub.**
- **während**: **Acon.**[5] ars.[5] bell.[5] bry.[5] carb-v.[5] cham.[5] chin.[5] **Ferr.** hep.[5] hyos.[5] **Ip.**[5] kali-c.[5] lach.[5] nux-m.[5] nux-v.[5] **Phos.**[5] puls.[5] **Rhus-t.** sabad.[5] sep.[5] **Spong.**[5] sulph.[5]
- **nach**: nux-m. samb.

Gehen agg.: alum.[1] phel. **Seneg.** sulph.[1] thuj. verat.

- **Luft**:

  ALLGEMEINES; M; Gehen; während Gehen agg.; Freien, im

  ◦ **frischer,** in, im Freien: alum.[1] sulph.[1]

  ◦ **kalter,** scharfer, in: verat.

Getränke:

- **amel., warme**: boerh.[192] cassi-s.[192]
- **kalte**:

  ◦ **agg.**: **Sil.** squil.[58]

  ◦ **amel.**: bros-g.[259]

Gonorrhö, nach unterdrückter: benz-ac. sel.

Hand auf die Magengrube legen amel.: arg-n.[137] croc.[137]

Kitzeln, durch:

- **Epiglottis**: wye.[85]
- **Halsgrube,** aus der: plut-n.[222]
- **Kehlkopf**: **Agar.** am-br.[102] **Am-m. Arg-n.** ars-s-f.[58] asaf. aur-m. aur-m-n. bar-c. **Bell.** bor.[1] bov. **Brom.** cact. calc-f. carb-ac. carb-an. **Caust.** cimic. coca colch. coloc. **CON. Crot-c.** cycl. falco-p.[265] hydr. hydr-ac. hyos.[85] iod. ip. iris iris-foe. kali-bi. **Kali-c. Lach. Lachn.** led. **LYC.** mag-c.[122] mang. mez. mur-ac.[1] **Nat-m.** nat-s. nit-ac. nux-v. **Op. Ox-ac.** ozone[119] phos.[1] **Phyt. Psor. PULS.** rat. rumx. sabin.[85] **Sang.** saroth.[144] scorp.[269] **Seneg. Sep.** teucr.[144] **Zinc.** zing.

krampfartig:

☞ *krampfhaft*

Kratzen, Scharren, durch:

- **Hals,** im: get.[45] graph.[1]
- **Kehlkopf,** im: alum. aur-m-n. **Bell.** bor.[1] bov. **BROM.** bry. chel. **Coc-c. Con.** dig. gamb. hep. hydr-ac. laur. led. mang. naja nit-ac. nux-v. op. osm. **PULS. Sabad.** seneg. til.

Leberstauung, durch: guat.[119]

Lesen, bei lautem: **Mang.** meph. **PHOS.**

Liegen:

- **agg.**: acon. alum. am-m. bry. carb-an. cinnb. **Con.** eup-per. hep.[85] **HYOS.** iod. ip. kali-bi. **Kali-br.** lyc. merc. nit-ac. nux-v. par. **Ph-ac.** phos. **PULS.** rhus-t. rumx. sabad. **Sang.** sep. sil. sulph. syph.[58] ter.

  ◦ **Rücken,** auf dem: am-m. iod. nux-v. **Phos.** rhus-t. sil.

  ◦ ◦ **Mitternacht**: **Nux-v.**

  ◦ **Seite,** auf der:

  ◦ ◦ **linker** Seite, auf: acon. bry. eup-per. kali-bi. par. **PHOS.** puls. rumx.

  ◦ ◦ **rechter** Seite, auf: acon. carb-an. ip. merc. phos. syph.[58]

- **amel.**: am-c. cassi-s.[192] germ.[222] **MANG.** nux-v. sep. zinc.

  ◦ **Rücken,** auf dem: **Mang.**

  ◦ **Seite,** auf der: **Nux-v.**

Luft:

- **frische,** im Freien:

  ◦ **agg.**: acon. **Coff.** con. kali-c. m-arct. **Seneg.** spig.

  ◦ ◦ **warmem** Zimmer kommend, aus: **Acon. Con.**

  ◦ **amel.**: iod. lil-t. musa[197]

- **kalter,** in: boerh.[192] crot-h. hep.[85] kali-c. phos. sang. **Seneg.** squil.[58]

  ☞ *M; Luft; kalte; agg.*

  ◦ **trockene**: crot-h.

  ☞ *M; Luft; trockene agg.*

Magen ausgehend, wie vom: **BRY. SEP.**

☞ *O; Magen, Empfindung, als käme der H. vom*

Masern, nach: cham. **Dros.** euphr.[58] hyos. ign. stict.[85]

☞ *M; Masern; nach*

Menarche, Mädchen zur Zeit der: tub.[58]

Menses:

- **vor**: graph. hyos. lac-c. plat. **Sulph. ZINC.**

  ◦ **morgens**: **ZINC.**

- **während**: **Bry.** cast. cop. cur. **Graph.** lac-c. phos. **ZINC.**

  ◦ **reichlichem** Schweiß, mit: graph.

- **unterdrückte,** durch: **Cop.**

Mittagessen, nach dem:

- **agg.**: aeth. agar. curc.[192] **Kali-bi.** lach. nux-v.
- **amel.**: bar-c.

  ALLGEMEINES; M; Mittagessen; amel.

Niesen, und: **Cina** kurch.[192]

☞ *M; Niesen; mit*

Rauch, durch Einatmen von: kali-bi.

Rauchen, durch: acon. all-s. atro. coc-c. coca hell. petr. succ.[194] thuj.

Reizung im Kehlkopf, durch: aphis. **Bar-m.**[58] bell. carb-ac. cimic. kali-i. lach. lith-c. lyc. **Rumx. Seneg.** sulph. tab. thuj. **Zinc.**

Schlaf:

- **während**: **CHAM.** coff. lach.[193] mag-s. **Nit-ac. Rhus-t.** sep. tub.[102]

  ☞ *M; Schlaf; während*

- **nach**: puls.
- **stört** den: alum. calad. caust.[1] germ.[222] **Kali-c.** nux-v. ol-j. phos. rhod. rhus-t. **Sang.** spong. squil. stict. stront-c.[144] sulph. syph. zinc.

  ☞ *M; Schlaf; stört den Schlaf*

Schleimrasseln, mit: dig.[85]

Schnupfen, bei: bell. dig. graph. merc. nat-c.[1] nat-m. nit-ac. sel. sep. tarent.[192]

NASE; C; Schnupfen; allgemeine Arzneien; Husten;

- **abends**: **Dig.**

Schweiß, während: mur-ac.[5]

Sitzen, beim:

- **agg.**: agar. aur-m-n.[36] lach. phos. rhus-t.
- **amel.**: arg-n. cinnb. **Sang.** stict.[144]

  ☞ *M; Aufsetzen, muss sich*

TROCKENER Husten (Forts.)

Sprechen, beim: atro. bell. cimic. crot-h. dig. **Hep. Hyos.** lach. **Mang.** pitu-a.[164] puls.[54] **Rumx.** stann.
☞ M; Sprechen, durch

- **Flüsterton,** im: **Puls.**[54]

Temperaturwechsel, durch: **Acon.**

Trinken:

- **agg.**: ars. hyos. kali-c. **Nux-m.** phos. staph.
  - **locker** nach Essen, und: nux-m. staph.
- **amel.**: brom. bry. **Caust. Coc-c.** iod. kali-c. musa[197] **Op. SPONG.** tarent.[192]

verstopft im Magen, durch Empfindung wie: guai.[1]

Wetter, bei feuchtem, nassem: calc-p.[58] cur.

Zimmer: alum.[1] anth. bry.[193] coc-c. com. nat-ar. nat-c.

- **warmen,** im: anth. bry.[193] coc-c. com. nat-ar. nat-c.
☞ M; Zimmer, im; agg.; warmes; Eintreten, beim, aus frischer Luft •abends; warmes Zimmer, beim Eintreten in ein
  - **Eintreten** in ein, beim: anth. **Bry.**[193] com. **Nat-c.**
☞ M; Zimmer, im; agg.; warmes; Eintreten, beim, aus frischer Luft •abends; warmes Zimmer, beim Eintreten in ein

Zucker amel.: musa[197]

Zusammenschnürung im Hals, durch: aesc.

chronischer trockener Husten:

- **morgens**: lyc.[1]
- **abgezehrten** Knaben, bei: **LYC.**
▤ GEMÜT; M; Kummer, Sorgen, Besorgnis, Beschwerden durch; untergräbt die Konstitution
- **skrofulösen** Kindern, bei: **BAR-M.**

hackend:
☞ Hackender Husten; trocken

heftig, vor blutigem Auswurf: acal.[85]

krampfhaft:

- **Schreck,** Furcht, durch: bell.[54] hyos.[54]
▤ GEMÜT; M; Schreck oder Furcht, Beschwerden durch
  - **nachts**: hyos.[54]
- **erschöpfend,** besonders bei Kindern, agg. beim Zubettgehen im kalten Zimmer, sowie abends, beim Hinlegen: sang.

schmerzhaft: cassi-s.[192] lob-c.[85] thymu.[77]

TROMPETENARTIG, Posaunenartig: **Verb.**[5]

ÜBERMAß, im, exzessiv: ip.[5]
☞ Anfälle, anfallsweise

ÜBERWÄLTIGENDER Husten, als würde der Kehlkopf von einer Feder gekitzelt, abends vor dem Schlafen: **LYC.**
☞ M; Daunen, durch Empfindung von, in der Kehlgrube •M; Fremdkörper, durch Empfindung wie von einem; Feder oder Gerstengranne, Kehlkopf •Staub, wie durch ▤ INNERER HALS; C; Federn, Empfindung wie von •INNERER HALS; C; Schmerz; Splitter, Schmerz wie von einem; •KEHLKOPF LUFTRÖHRE; C; Feder, Empfindung wie von einer, Kehlkopf

UNABLÄSSIG:
☞ Anhaltender Husten

UNAUFHÖRLICH:
☞ Anhaltender Husten

UNFÄHIG zu husten: ant-t. **Dros.** nat-s. ox-ac. sulph. tanac.[25]

Schmerzen, durch: dros. nat-s. ox-ac.
▤ KEHLKOPF LUFTRÖHRE; C; Schmerz; gerissen, Schmerz, als würde; losgerissen, wie, beim Husten;

- **Druck** der Hand auf die Magengrube amel.: **Dros.**
▤ ALLGEMEINES; C; Schmerz; Druck; amel.
- **Seite,** durch Schmerzen in der: ox-ac.

UNTERBROCHEN: agar. coff. kreos. sul-ac. thuj.

abends, Rauchen, durch: thuj.

Infiltration unten in der Brust, durch: kreos.
▤ ALLGEMEINES; C; Infiltration

Mittagessen, nach dem: agar.

UNUNTERDRÜCKBAR:

rohe Stelle tief in der Brust, durch: spong.[102]

plötzlich, heftig, abends, im Sitzen: alum.

UNWIDERSTEHLICH, kurz, hackend: osm.
☞ Hackender Husten •Kurzer Husten •Maschinengewehr, hackend wie ein altes

VERGEBLICHE Bemühung: kali-c.[137]

WIDERZUHALLEN, Husten scheint im Magen: cupr.
☞ Resonanz, mit

WÜRGEN:
▤ MAGEN; C; Würgen, Brechwürgen; Husten;

WÜRGEN, Brechwürgen:
▤ MAGEN; C; Würgen, Brechwürgen; Husten;

WÜRGENDER Husten: acon.[58] **Agar. ALUM.** ars. bell.[58] carb-v. cina **COC-C.** crot-h. dros. graph.[122] **Hep.** iod. **IP.** kali-ar. **Kali-bi. Kali-c. Lach.** lyc. lycps.[111] mag-p. maia-l.[204] meph.[36] merc. mez.[5] napht.[77] nat-m. nux-v.[5] phos.[5] **Puls.**[5] **Ruta Sep.** spong. sul-i.[58] sulo-ac.[102] **Sulph.** thea[275]
☞ Erstickungsgefühl, Husten mit ▤ BRUST; C; Erstickende Empfindung

morgens nach dem Aufstehen: **CINA**

abends: cina

nachts: carb-v. hep. ip. ruta thea[275]

Mitternacht, gegen: dros. **Ruta**

Einatmen, durch: cina

Liegen, beim: kali-c. lycps.[111]

- **Seite,** auf der: kali-c.

Tiefschlaf fällt, sobald man in: **LACH. Sulph.**

ZISCHENDER Husten: **Ant-t.** bros-g.[259] **Caust.** sang.[193] spong.[193]
☞ Zischlaut, wie ein

Heiserkeit, mit, fasst sich an den Kehlkopf, der berührungsempfindlich ist: **Ant-t.**

ZISCHLAUT, wie ein: kreos. prun. **Spong.**
☞ Zischender Husten

trocken, und, wie eine Säge durch Tannenholz: **Spong.**

ZITTERN oder Gefühl von Zittern, mit: am-c.[1] ant-t.[5] bell. **Cupr. Phos.** seneg.[1]

ZEIT

MODALITÄTEN

ORT

CHARAKTERISTIKA EIGENTÜMLICHKEITEN

ZEIT

TAGSÜBER, nur: acon. ail. alum. alum-sil.[58] **Alumn.** am-c. ambr.[5] anac. ang. ant-t. **Arg.** arn. **ARS.** asaf. **Bell.** bor. bry. **Calc.** caps. carb-an. carbn-s. **Caust. CHAM.** chin. cic. coc-c. cocc. colch. **Con.** dig. euphr. ferr. ferr-ar. ferr-p. **Graph.** guai. **HEP. Hyos.** kali-c. lach. **Lyc.** mag-c. mag-m. **Mang. MERC. Nit-ac. Nux-v.** op. petr. phos. **PULS.** rhus-t. **Sabad.** samb. sanic. **SIL.** squil. **Stann.** staph. **SULPH.** verat. zinc. zinc-p.[58]

MORGENS: acal. acon. **Agar.** ail. **Alum.** alum-p.[58] **Alum-sil.**[58] **Alumn. Am-c. Am-m.**[5] ambr. **Ang. Ant-c. Ant-t.** apis aral. arn. ars. ars-i.[58] arund. aur. aur-ar.[58] aur-i.[58] aur-s.[58] bac.[62] bamb-a.[1184] bar-c. bar-i.[58] bar-m. bar-s.[58] bell. bor. **BRY.** bufo calad.[5] **Calc.** calc-i.[58] calc-p. calc-s. **Calc-sil.**[58] canth.[5] caps. carb-ac. carb-an. **CARB-V. Carbn-s.** cassi-s.[192] **Caust. Cham.**[5] chin.[5] chin-s. cina cob. coc-c. coca colch. croto-t. cub. cupr. **Dig.** dios. dros. euph. **EUPHR.**[5] **Ferr.** ferr-ar. ferr-i. **Ferr-p. HEP.** hydrog.[222] hyos. **Ign.**[5] ind. iod. **IP.**[5] kali-ar. kali-c.[5] kali-chl.[58] kali-n.[5] **Kali-p.**[58] kali-s. kali-sil.[58] kola[1184] kreos. lac-ac. lach. **Led.**[5] lyc. m-art.[5] **Mag-c.** mag-m. mag-s.[36] **Mang.** meph. mez. mur-ac. **Musa**[197] mygal.[192] **Myrt-c.**[5] nat-ar. nat-c. **Nat-m. Nat-p.** nat-s. nat-sil.[58] **Nit-ac.** nux-m.[5] **Nux-v.**[5] **PAR. Ph-ac.** phel. **PHOS.** phyt. psor. **PULS.** rein.[36] rheum rhod.[5] **RHUS-T.**[5] sabad.[5] sanic. **Sel.**[5] seneg. **SEP. SIL.** sol-t-ae. spig.[5] spong. **SQUIL. Stann.** staph. stram.[36] **SUL-AC.** sul-i.[58] **SULPH.** syc-co.[136] thuj. tub.[85] tung.[252] **Verat.**[5] zinc. zinc-p.[58] zing.
HUSTEN; C; Trockener Husten; Auswurf; •ALLGEMEINES; Z; Morgens, 5 Uhr - 9 Uhr; agg.

8 Uhr - **9** Uhr: sil.

8.30 Uhr: spong.

9 Uhr: cob. phyt.

früh: cassi-s.[192]

nur:
HUSTEN; C; Trockener Husten; Auswurf; morgens, nur

Aufstehen:

- **beim**: calc-s.[36] ferr. **Phos. PULS.**

- **nach**: chin-s. coca mag-m. **Puls.** sep. sulph.

Baden, nach: calc-s.

Bett, im: **Calc.** nit-ac.

Erwachen, nach: **Agar.** aur. carb-v. hydrog.[222] lyc. psor. **Sulph.** thuj. tung.[252]

VORMITTAGS: alum.[5] bell.[5] bry. calc-s. chin-s. coc-c. iris lyc. oena. **Sil. STANN.** sulph. zinc.
ALLGEMEINES; Z; Vormittags, 9 Uhr - 12 Uhr; agg.

10 Uhr: iris

MITTAGS: bell. calc-s. sil.
ALLGEMEINES; Z; Mittag, 12 Uhr, gegen; agg.

15 Uhr, bis: calc-s.

NACHMITTAGS: alum. am-m. anac. ars. **Bad.** caust. chin. chin-s.[36] clem. coc-c. eucal. hydr. kali-bi.[36] lyc. mag-c. mill. naja nux-v. op. phos.
ALLGEMEINES; Z; Nachmittags, 13 Uhr - 18 Uhr; agg.

16 Uhr: kali-bi.[36] op.

17 Uhr: caust. hydr. mag-c.

Freien, im: chin-s.[36]

ABENDS: agn. all-c. alum. alum-sil.[58] **Alumn.** ambr.[85] ant-c. **Arg. Arn.** ars. aur. aur-ar.[58] aur-s.[58] bar-c. bar-i.[58] bar-s.[58] **Bell.** bor. bry. bufo calc. cann-s. canth. carbn-s. cassi-s.[192] **Caust.** cench.[58] chin. chin-s. **Cina** coc-c. croto-t. cub. dig. **Graph.** hydr. hydr-ac. **Ign.** iod. kali-ar. kali-c. kali-n.[1] kali-s. **Kalm.** kreos. lach. **Lyc.** mur-ac. naja nat-ar. nat-c. nat-m. nat-sil.[58] nux-m. nux-v. oena. phos.[5] psor. rhod. rhus-t. **Ruta** sep. sil. stann. **Staph.**[5] sul-ac. sul-i.[58] sulph. thuj. verat.
ALLGEMEINES; Z; Abends, 18 Uhr - 21 Uhr; agg.

Bett, im: calc. **Nux-m.** sep.

- **warm** wird, wenn der Körper: **Nux-m.**

Hinlegen, nach: graph. kali-n.[1] psor. sep.
ALLGEMEINES; M; Liegen; während; Hinlegen, unmittelbar nach

NACHTS: alum. alum-sil.[58] am-m. **Ant-t.**[5] arn. ars. **BELL.**[5] calc. calc-s. carb-v. carbn-s. **Caust.** chin-s. coc-c. cycl. dulc. euphr. ferr. ferr-ar. gamb. hep. kali-c. kali-s. led. lyc. m-aust. meli. mez. nat-m.[5] phos. puls. pyrog. raph. rhod. rhus-t. sabad. sang.[8] **SEP.** sil. **Staph.** sulph.
ALLGEMEINES; Z; Nachts, 21 Uhr - 5 Uhr; agg.

Bett, im: sulph.

MITTERNACHT:

vor, beim Zubettgehen: **Sep.**

nach: ant-t.[36] caust.[36] **Led.**
ALLGEMEINES; Z; Mitternacht; nach

- **2** Uhr: ant-t.[36] caust.[36]

- **3** Uhr, oder: ant-t.[36]

MODALITÄTEN

ALTEN Menschen, bei:
☞ C; Reichlich; alten Menschen, bei •C; Schleimig; alten Menschen, bei

AUFSETZEN im Bett, beim: **Phos.**

muss sich aufsetzen, nachts, um etwas hochzubringen: ferr.
☞ C; Schwierig Auszuwerfen, löst sich nur schwer ab HUSTEN; Z; Morgens; agg.;

BETT, im: am-c. **Calc.** ferr. **Phos.** sep.

DREHEN von der linken zur rechten Seite, leichter nach: ars. kali-c. lyc. **Phos. Rumx. Sep. Sulph. Thuj.**
HUSTEN; M; Lagewechsel im Bett, durch; amel.; •HUSTEN; M; Liegen; agg.; •ALLGEMEINES; M; Drehen; amel.;

ERBRECHEN, kann keinen Auswurf herausbringen, ohne zu: dig.[85] lil-t.[25]

ERWACHEN, beim: ferr.[36] ph-ac.[36]

ESSEN, nach dem: bell. **Lyc.** nux-m. **Phos.** sanic. sep.[5] sil. staph. thuj.
ALLGEMEINES; M; Essen; nach

FLÜSSIGKEITEN die hintere Mundhöhle erreichen, wenn: am-caust.

FROSTSTADIUM im Fieber, während: **Ars.**[5] bry.[5] **Calc.**[5] chin.[5] kali-c.[5] kreos.[5] **Lyc.**[5] ph-ac.[5] **Phos.**[5] **Puls.**[5] **Sep.**[5] sil.[5] sulph.[5] thuj.[5]

FRÜHSTÜCK, nach dem: sep.

GEHEN:

während: cham. merc. nat-m. nux-v.[5] sul-ac. tub.[36] zinc.

nach: ferr.
ALLGEMEINES; M; Gehen; nach Gehen agg.

HAUS, im: calc-s.

HUSTENSTOß leichter ab, löst sich nach jedem weiteren: aspar.
☞ *C; Leicht abzuhusten, löst sich leicht • C; Reichlich; Hustenanfall, nach jedem*

LIEGEN, einfacher im: thuj.[5]

LUFT:

frische, im Freien:

- **agg.**: chin-s. cob. **Lach.** merc. nux-v. **Sac-alb.** sep.
ALLGEMEINES; M; Luft; frische, im Freien; agg.
  - **Gehen** im Freien, beim: merc. nux-v. **Sac-alb.**
- **amel.**: arg-n. calc-s. mygal.[192]
ALLGEMEINES; M; Luft; frische, im Freien; amel.

kalte:

- **agg.**: **Lach.** lycps. plan.
ALLGEMEINES; M; Kälte; agg. • ALLGEMEINES; M; Luft; kalte; agg.
  - **Wind**: lycps.
ALLGEMEINES; M; Wetter; windigem, stürmischem, bei; während; kaltem, bei
- **amel.**: calc-s.
ALLGEMEINES; M; Kälte; amel.

MEER, nach einem Bad im: mag-m.
HUSTEN; M; Wind, im; Seewind, an der Küste

MITTAGESSEN, nach dem: alumn.
ALLGEMEINES; M; Mittagessen; agg.

TRINKEN:

agg.:
☞ *Flüssigkeiten die hintere Mundhöhle erreichen, wenn* ▥ *ALLGEMEINES; M; Trinken; beim*

amel.: am-caust.[36]
ALLGEMEINES; M; Trinken; amel. nach

WETTERWECHSEL zu kalt, bei: lycps.[36]
ALLGEMEINES; M; Wetter; Wetterwechsel;

ORT

BRONCHIEN, aus den: cann-s.[36] chin-s.[36] gast.[36] hydrc.[36] ip.[36] lyc.[36] upa.[36]

morgens: ip.[36] lyc.[36]

KOPF kommend, wie aus dem: dios.[36]

CHARAKTERISTIKA
EIGENTÜMLICHKEITEN

ANHAFTEND:
☞ *Fädig, dicke Fäden • Klebrig • Zäh*

ANHAFTEND:
☞ *Klebrig*

ANHALTEND, beinahe den ganzen Tag über und abends: **Arg.** pix.[45] **SQUIL.**
HUSTEN; C; Anhaltender Husten

ASCHEFARBEN:
☞ *Farbe; aschenfarbene Flecke*

BAUMWOLLE, wie: aq-mar.[85] bac.[62]

BINDFÄDEN, wie: chr-ac.[144] croc.[102]

BITTER:
☞ *Geschmack; bitter*

BLÄSCHENBILDUNG:
☞ *Schaumig*

BLASEN, voller Luftblasen, morgens, im Freien: cob.[36]

BLASS:
☞ *Farbe; blass*

BLAU und weiß, abwechselnd:
☞ *Farbe; blau und weiß, abwechselnd*

BLÄULICH:
☞ *Farbe; bläulich*

BLUTHUSTEN, Hämoptö:
☞ *Blutig, Hämoptoe* ▥ *BRUST; C; Hämoptoe, Blutabsonderung*

BLUTIG, Hämoptoe: aca-m.[1125] **ACAL.**[102] acet-ac. **ACON.**[102] adam.[222] aesc. agn.[5] ail. alco.[36] all-s.[102] aloe alum. alum-p.[58] alum-sil.[58] alumn.[144] am-br. **AM-C.** am-caust.[36] am-m. ambr. anac. **Anan.** anis. ant-c. ant-s. ant-t.[5] anth.[1030] **Apis** apoc.[25] **Aran.**[102] **Arg-n.** **ARN.**[5] **ARS.** ars-i.[58] **Ars-s-f.**[58] arum-m. asar.[5] asc-i.[25] aspar. aur. aur-ar.[58] aur-i.[58] aur-m. aur-s.[58] **BAC.**[62] bad. bamb-a.[1184] bapt.[111] **Bell.** beryl.[149] bism. bond.[36] **Bor.** both-l.[36] bov. brom.[5] **BRY.**[102] bufo[111] **Cact.** cadm.[149] **Calc.** calc-ar.[102] calc-hp.[25] calc-i.[58] calc-s. **Calc-sil.**[58] **CANN-S.**[5] **Canth.** caps. carb-ac.[111] carb-an.[5] **Carb-v.**[5] carbn-h. carbn-o. **Carbn-s.** carc.[207] **Card-m.** casc. cast-v.[1125] caust. **Cench.** cetr.[85] **Cham.**[5] chel. **CHIN.** chin-ar. chlor. cina cist. clem. cob. coc-c. coca[25] cocc. coff.[5] coll. **Con.** cop. cor-r.[102] **CROC.** crot-c. **CROT-H.** **Croto-t.**[102] cub. **Cupr.** cur. daph. der. **Dig.**[85] dios. **DROS.** **Dulc.** dys-co.[136] elaps **Equis-a.**[1125] erech.[142] ergot.[25] **Erig.**[25] eug. euphr. **FERR.**[144] ferr-acet.[102] **Ferr-ar.** **Ferr-i.** **FERR-P.**[809] fic.[77] fic-v.[102] fl-ac. gamb. gels.[111] ger.[102] geum[1125] glech.[1125] graph.[5] guai. guare.[36] **Ham.**[102] hell. helx.[72] hep. hippoz. hura **Hydr.**[1125] hydr-ac. **HYOS.** hyper. ign.[5] ind.[36] indg.[36] iod. **IP.**[102] jug-c. juni-c.[25] just.[77] kali-ar. **Kali-bi.** kali-br.[25] kali-c. kali-chl.[58] kali-i. kali-ma. kali-n. kali-p. kali-s. kali-sil.[58] **Kreos.**[5] lach.[5] lachn. **LAUR.**[5] **LED.**[5] **Lyc.** lycps.[102] lysim.[1125] m-art.[5]

m-aust.[5] **Mag-c.** mag-m. manc. **Mang.** mangi.[197] mati.[102] med.[193] meli.[1125] **Merc.**[5] merc-c. methyl.[110] **Mez.**[5] **Mill.**[102] mur-ac.[8] myos-a.[1125] myrt-c.[25] naja[85] **Nat-ar.** nat-c.[5] **Nat-m.** nat-p. nat-s.[58] nat-sil.[58] **NIT-AC.**[102] **Nux-m.** nux-v.[102] oena. ol-j.[25] **OP.** ozone[227] paull-p.[36] pen.[36] ph-ac.[5] phel.[144] **PHOS.**[5] piloc.[102] pix.[45] plat.[5] **Plb.**[5] pot-a.[1125] **Pot-t.**[1125] psor.[111] **PULS.**[5] pyrog.[58] querc-r.[1125] ran-b.[5] **RHUS-T.**[5] ros-d.[1125] ruta **SABAD. SABIN.**[5] sal-ac. salx-a.[1125] samb.[5] sang.[25] sani-eu.[1125] sarr. sars.[5] scorp.[269] **SEC. Sel.** senec.[25] seneg.[5] **Sep. Sil.** sol[236] sol-m. sol-t-ae. spong. **Squil.**[5] **STANN.**[5] staph. stict. stram.[5] stront-c.[5] stroph.[85] **Sul-ac.**[58] **Sul-i.**[58] sulo-ac.[149] **SULPH.**[5] sym-r.[1125] **Symph.**[1125] tab.[36] tarax.[5] tarent.[192] tein.[9] **Ter.** thea[36] thuj. trad.[1125] **Tril.**[102] tub.[193] urt-u.[25] ust.[56] vario.[122] verat. verat-v.[25] verb.[5] vero-o.[1125] **Zinc.** zinc-p.[58]

☞ *Räuspern hochgebracht und entfernt werden, muss durch; Schleim; • Schaumig; enthält Blut und Schleim* ▤ *BRUST; C; Hämoptoe, Blutabsonderung*

tagsüber: tarent.[192]

morgens: acal. acon. aesc. ail. alum. ant-c. bell. cob.[144] cupr. **Ferr.** ind.[36] ip. laur. merc. mez. nit-ac. nux-v. ozone[227] ph-ac. scorp.[269] sel. sep. sil.[1] sol-t-ae. sul-ac. zinc.[36]

- **Aufstehen,** beim: aesc. **Ferr.**
- **Bett,** im: nit-ac. **NUX-V.**
- **Gehen,** beim: zinc.[36]
- **Hinlegen,** beim: merc.
- **Husten,** beim: bell. scorp.[269] sep. sil.[1]
- **Menses,** während: **ZINC.**

mittags: sil.

nachmittags: alum. clem. kali-n.[1] lyc. mag-c. mez. mill. nux-v.

- **13** Uhr: clem.
- **14** Uhr: nux-v.
- **16** Uhr: mill.
- **17** Uhr: mag-c.

abends: acal.[25] cub. nat-c. sep. sol[236]

- **Hinlegen,** nach: sep.
- **Husten,** beim: nat-c. sep.[1]

nachts: arn. ars. **Ferr.** mez. phel.[144] puls. rhus-t. sulph.

periodisch: kreos.[102]

Anstrengung, nach: coca[25] ip. mill. urt-u.[25]

- **Lungen,** nach Anstrengung der: urt-u.[25]

Arbeiten, beim: merc.

Atmung, durch heftige Anstrengung bei der: **Sec.**

Erektion, nach einer heftigen: nat-m.

Erregung, durch: **ACON.**[54]

▤ *GEMÜT; M; Erregung; Beschwerden durch; Allgemeinsymptome*

Essen, nach dem: sep.

Fieberhitze, während: **Arn.**[5] **Ars.**[5]

Gehen, beim: cham. merc. sul-ac. zinc.

Herzbeschwerden, mit: aur-i.[58] cact.[102] lycps.[102]

- **Herzklappenerkrankung**: cact.[102] lycps.[102]

▤ *HERZ KREISLAUF; O; Herz und Herzregion; Herzklappen*

Herzklappenerkrankungen, bei: cact.[102] lycps.[102]

▤ *HERZ KREISLAUF; O; Herz und Herzregion; Herzklappen*

Husten:

- **beim**: acal.[102] **Acon.**[102] alco.[36] anac.[36] con.[36] crot-h.[36] ferr.[36] **Ferr-acet.**[102] ferr-p.[102] guare.[36] ip.[36] kali-c.[36] **Led.**[36] nux-m.[36] phos.[102] thea[36]
  - **Keuchhusten**: con.[36] guare.[36]
- **ohne** zu husten, oder bei Bemühung dazu: **Acon.**[102] **Ham.**[102] mill.[102] **Sul-ac.**[102]

Jucken im Hals, nach: am-m.[36]

Klimakterium, im: cact.[103] lach.[102] **Sang.**[54] **Sul-ac.**[54]

Kopfschmerz, mit: ham.[25]

Laktation:

☞ *Stillens, während des*

Meer, nach einem Bad im: mag-m.[1]

Menses:

- **vor**: nat-m.[26] **Phos.**[5] **ZINC.**
- **während**: iod. kali-n.[1] nat-m. **Phos.** sep. **ZINC.**

▤ *ALLGEMEINES; M; Menses; während*

- **unterdrückten,** bei: acon. bell.[5] **Carb-v. Dig.** ham.[58] **Led. Lyc. NUX-V. Phos.** puls. senec.[58] sulph. ust.[56]

▤ *ALLGEMEINES; M; Menses; unterdrückt*

Räuspern, beim: am-c.

☞ *Räuspern, beim*

Räuspern, beim: calc.[111] cham. ferr. hyper. kali-n. **Nit-ac.**

☞ *Räuspern, beim*

sprechen, nach: hura

▤ *ALLGEMEINES; M; Sprechen; agg.*

Stillens, während des: **Ferr.**

Sturz, nach einem: **Ferr-p. Mill.**

Trinken, nach: calc.

▤ *ALLGEMEINES; M; Trinken; nach*

Trinkern, bei: hyos.[193] **Led.**[193] nux-v.[193] **Op.**[193]

venae sectio, nach: am-caust.[36]

▤ *ALLGEMEINES; M; Venenresektion, Beschwerden durch*

Verlust von Körperflüssigkeiten, Blutungen, nach: ars.[5] brom.[5] bry.[5] calc.[5] carb-v.[5] **Chin.**[5] con.[5] dros.[5] ferr.[5] hep.[5] kali-c.[5] led.[5] lyc.[5] nat-c.[5] nit-ac.[5] ph-ac.[5] phos.[5] plb.[5] puls.[5] rhus-t.[5] samb.[5] sep.[5] sil.[5] stann.[5] sulph.[5]

▤ *ALLGEMEINES; M; Körpersäften, Verlust von; agg.*

Vollmond, bei: kali-n.[1]

▤ *ALLGEMEINES; M; Mond; agg.; Vollmond*

Wein, nach: acon.[122]

▤ *ALLGEMEINES; C; Speisen und Getränke; Wein; agg.*

Wochenbettfieber, bei: ham.[102]

▤ *ALLGEMEINES; M; Wehen, Entbindung; Wochenbett, im*

blass: am-c. arn. ars. bell. bor. **Bry.** calc. canth. carb-an. carb-v. chin. dig. dros. dulc. ferr. graph. **Hyos.** ip. kali-n. kreos. laur. led. mag-m. **Mang.** merc. nat-c. nux-m. phos. puls. rhus-t. sabad. sabin. sec. sep. sil. sulph. zinc.

BLUTIG, Hämoptoe (Forts.)

bläulich: con.[5]
▤ *ALLGEMEINES; C; Absonderungen; bläulich*

blutgestreift: **Acon.** alum. **Am-c.** anac. ant-c. **Arg-n.** **Arn.** **ARS.** bac.[62] bapt.[111] **Beryl.**[149] bism. **Bor.** **BRY.** bufo[111] **Cact.** cadm.[149] calc. **Caust.** **Chel.** **Chin.** cina cocc. con. crot-h. cub. cupr. daph. dig. dros. dulc. dys-co.[136] erig. eug. euphr. **FERR.** **Ferr-ar.** **Ferr-p.**[111] hep. hyos. iod. **Ip.** kali-bi. kali-c. kreos. lach. lachn. **Laur.** led.[5] **Lyc.** mag-m. med.[193] merc. **Merc-c.** methyl.[110] **Mez.**[5] nat-c.[5] **Nat-m.** nit-ac. nux-m. **Op.** paull-p.[36] **Phos.** pix.[45] psor.[111] puls. **Sabin.** sang. sec. **Sel.** senec. seneg. sep. sil. spong. squil. sul-ac. ter. tub.[193] **Zinc.** zinc-p.[58]

braun: **BRY.** **Calc.** **CARB-V.** con. puls. **Rhus-t.** sil.

chronisch: senec.[25] sul-ac.

dick: **Arn.**[5] asar.[5] carb-v.[5] croc.[5] cupr. dig.[5] ferr.[5] graph.[5] kreos.[5] lach.[5] nux-m.[5] **Nux-v.**[5] plat.[5] puls.[5]

dunkel: acal. acon. **Am-c.** am-m. **Ant-c.** **Arn.** **Asar.** bell. **Bism.** **Bry.** **Cact.** **Canth.** carb-v. caust.[5] cench. **CHAM.** **Chin.** coc-c. cocc.[5] coll. con. **CROC.** croto-t.[102] cupr. dig. dros. **Elaps** erig. ferr. ferr-p. graph.[5] ham. ign.[5] kali-c.[5] kali-i. kali-n. **Kreos.** lach.[5] led. **Lyc.** **Mag-c.** mag-m. merc. **Mur-ac.**[8] **Nit-ac.** **Nux-m.** **NUX-V.** **Ph-ac.** **Phos.** plat. **Puls.** sec.[5] **Sel.** **Sep.** sil.[5] stict. stram.[5] sul-ac. sulph.

dünn: acal.[25] carb-an.[5] carb-v.[5] dig.[85] ferr. ferr-p.[809] **Gels.**[111] graph.[5] kreos.[5] laur.[5] merc.[5] nux-m. puls.[5] **SABIN.**[5] sec.[5] stram.[5] sul-ac.[58]

dünnes Blut morgens, geronnenes dunkles Blut abends: acal.[85]

eitrig: arg-n. **Calc.**[5] **Carb-v.**[5] chin. con.[5] kali-c.[5] kreos.[5] lyc.[5] **Nit-ac.**[5] **Phos.**[5] sil.[5] sulph.

Fäden von Blut, gemischt mit weißem Auswurf: aur-m.

fadenziehend: Croc.

geronnen:
☞ *klumpig, geronnen; allgemeine Arzneien*

geronnen, ist nicht:
☞ *klumpig, geronnen; gerinnt nicht*

gesprenkelt: am-c.[5] laur.[5] sulph.[5]

hellrot: acal. **ACON.** am-c. ant-t.[5] aran.[102] **ARN.**[5] **Ars.**[5] **BELL.** bor.[5] bry. cact.[102] **Calc.** canth. carb-an. **Carb-v.** cench. chin. cob. dig. **DROS.**[5] **DULC.** ferr. ferr-acet.[102] ferr-p. ger.[102] graph.[5] **HYOS.** **Ip.** **Kali-bi.** **Kali-n.**[5] kreos.[5] laur. **LED.**[5] m-aust.[5] mag-m.[5] **Merc.** methyl.[110] mill. nat-c.[5] nit-ac.[102] nux-m. nux-v. ph-ac.[5] **Phos.** pix.[45] puls. **RHUS-T.**[5] **SABAD.**[5] **SABIN.** scorp.[269] **Sec.** **Sel.**[5] sep. sil. stram.[5] stront-c.[5] tril.[102] **Zinc.** zinc-p.[58]

klebrig:
☞ *klebrig, zäh*

klebrig, zäh: agn.[5] cann-s.[5] **CROC.** **Cupr.** mag-c. ph-ac.[5] phos.[5] plat.[5] ran-b.[5] rhus-t.[5] samb.[5] sec. seneg.[5] squil.[5] vario.[122]

klumpig: bac.[62] mag-c.[1]

klumpig, geronnen:

- **allgemeine** Arzneien: acon.[5] alumn.[144] **ARN.**[5] ars.[58] bell.[5] **Bry.**[5] canth.[5] carb-ac.[111] caust.[5] **CHAM.**[5] **Chin.**[5] con.[5] croc.[5] **Dros.**[5] elaps[144] **Ferr.**[5] **Hyos.**[5] ign.[5] **Ip.**[5] kali-bi.[58] kreos.[5] mag-m.[5] merc.[5] **Nit-ac.**[5] nux-v.[5] ph-ac.[5] plat.[5] **Puls.**[5] **RHUS-T.**[5] **Sabin.**[5] sec.[5] sep.[5] spong.[5] stram.[5] stront-c.[5] sulph.[5]
  - ◦ **morgens**: alumn.[144]
- **gerinnt** nicht: alum. ant-t. bov. bry. dulc. m-aust.[5] mag-m.[5] naja[85] ph-ac. **Phos.** sec. stram. stront-c.[5] sulph.

leberfarben: puls.[1]

nicht geronnen:
☞ *klumpig, geronnen; gerinnt nicht*

reines Blut, bei Lungenentzündung: ferr-p.[102]

rezidivierend: ars.[5] nux-v.[5] sulph.[5]

sauer: sulph.[5] tarax.[5]
▤ *ALLGEMEINES; C; Absonderungen; sauer*

scharf: **Am-c.** **Ars.** **Canth.** **Carb-v.**[5] hep. **KALI-C.** **Kali-n.** rhus-t. **Sars.**[5] **SIL.** sul-ac. **Sulph.**[5] zinc.

schaumig, schaumbildend: acon.[5] **ARN.**[5] ars.[5] **DROS.**[5] **Ferr.**[5] hep.[5] **Led.**[5] **Op.**[5] phos.[5] sil.[5]
▤ *ALLGEMEINES; C; Absonderungen; schaumig; blutig*

schwarz: **Am-c.**[5] **Arn.**[5] ars.[58] bism. **Bry.**[5] canth. chin. croc. crot-c. dig. **Dros.**[5] **ELAPS** kali-bi. **Kali-c.**[5] **Led.**[5] **Lyc.**[5] **Mag-c.**[5] **Nit-ac.** **Nux-v.**[5] **Ph-ac.**[5] **Puls.**[5] **Sec.**[5] **Sep.**[5] **Sul-ac.**[5] zinc.

tuberkulös: acal.[102] **Acon.**[102] all-s.[102] calc-ar.[102] erig.[25] ferr.[102] **Ferr-acet.**[102] ferr-p.[102] **Ham.**[102] **Ip.**[102] mill.[102] nit-ac.[102] nux-v.[102] **Phos.**[102] piloc.[102] sang.[25] senec.[25] tril.[102]

übelriechend: bell.[5] bry.[5] carb-ac.[111] **Carb-v.**[5] caust.[5] cham.[5] croc.[5] ign.[5] kali-c.[5] kreos.[5] merc.[5] phos.[5] plat.[5] sabad.[5] sabin.[5] sec.[5] sil.[5] **Stann.**[5]

vikariierend: bry.[102] ferr.[144] ham.[102] phos.[102]

zäh:
☞ *klebrig, zäh*

BORKEN werden alle paar Wochen ausgehustet: ferr.

BRENNEN, mit Empfindung von: ictod.[111]
☞ *Heiß, brennend • Scharf*

DICHT:
☞ *Kompakt*

DICK: **Acon.**[5] agar. aloe **Alumn.** **Am-m.**[5] ambr. ant-c.[5] **Ant-t.**[5] apoc.[25] aq-pet.[36] **Arg.**[149] **ARG-N.** **Ars.** ars-s-f.[58] arum-d.[25] arum-i.[36] arum-t.[25] asaf.[5] astra-e.[149] atra-r.[156] atro. aur-m. aza.[192] bac.[56] bad.[25] bals-p.[25] bar-c.[5] bell.[5] bor.[5] brom.[58] bry. **Cact.** **Calc.**[1] calc-s. calc-sil.[58] carb-ac. carb-an. carb-v.[5] cassi-s.[192] **Caust.** cere-s.[36] chel.[25] chlor. choc.[222] **Cist.** citl-v.[197] cob. **Coc-c.** cot.[36] **Cycl.** dig.[5] **Dulc.** erio.[36] ery-a. eucal. eupi. ferr. ferr-ar. ferr-i. ferr-p. ferul.[36] franz.[36] glon. graph.[5] grin.[58] ham. **HEP.** hepat.[25] hura **HYDR.** hydrog.[222] iber.[25] iod.[1] ip. **KALI-BI.** kali-c.[58] kali-chl. kali-hp.[25] kali-i.[58] kali-m.[102] kali-p. kali-s.[58] kalm. **Kreos.** kurch.[192] **Lac-c.** lat-m.[119] laur. lept.[36] lob-s.[25] **Lyc.** mag-m. mang.[5] menth.[85] **Merc.**[5] merc-i-r. mur-ac.[5] mygal.[192] naja nat-c.[5]

nat-p.[184] nat-s.[58] nit-ac.[5] oena. ol-j. op. ox-ac. oxyg.[85] phos. **Phyt.** pic-ac.[25] psil.[164] **Puls.** pyrog. raph. rumx.[58] **Ruta**[5] sabad.[5] sac-alb.[36] sang. sanguin-n.[85] sars.[5] sel.[5] senec. seneg. **Sep. SIL.** sol-n.[25] **Spong.**[5] squil. **Stann. Staph.**[5] stram. sulph. syph. tarent. thea[192] thuj. **TUB.**[184] tung.[252] ust. vario.[102] zinc.
☞ *Klebrig • Zäh*

morgens: agar. arg.[149] cere-s.[36] franz.[36] lyc. menth.[85] nat-p.[184] **Phos. Puls.** sanguin-n.[85] **Sil. STANN.** sulph. tarent. thuj. tub.[184]

- **Aufstehen,** nach: **Phos.** puls. sulph.
- **Erwachen,** nach: lyc.

nachmittags: eucal. kurch.[192]

abends: kreos. kurch.[192] sulph.

nachts: calc.[1] **Cycl.** lyc. sac-alb.

Luft, in kalter: sac-alb.[36]

schmerzhaft: cassi-s.[192]

weiß: kali-m.[102]

DUNKEL:
☞ *Farbe; dunkel*

DÜNN: acon.[111] all-s. am-c. ant-c. ars.[58] arum-d.[25] bry. canth.[58] cedr.[36] colch. cupr. daph. dig.[85] dios.[25] **Ferr.** gels.[111] iber.[36] jab.[102] kali-n. mag-c. mein.[9] sac-alb.[36] sul-ac.[58] tarent-c.[192]
☞ *Wässrig*

Abendessen, nach dem: iber.[36]

Gehen im Freiem, beim: sac-alb.[36]

EITRIG: acet-ac. acon. agar. ail. all-s. am-c. ammc.[102] **Anac.** anan. anis. **Ant-t.** arg. **Arn. Ars.** ars-i. **Ars-s-f.**[58] arum-d.[25] asaf. asc-t.[102] aur. aur-ar.[58] **Aur-s.**[58] **Bac.**[102] bad.[25] **Bals-p.**[102] bar-c. bar-i.[58] bar-s.[58] **Bell.**[5] blatta[193] brom. bry. bufo cadm.[149] **CALC.** calc-i.[58] calc-p.[102] **Calc-s. Calc-sil.**[102] **Carb-an. Carb-v.**[5] **Carbn-s.** cham. **CHIN. Chin-ar.** cic. **Cimx.** cina cocc. **Cod. CON. Cop.**[1125] cupr. **Dig. DROS.**[5] dulc. erech.[25] **Ery-a.**[102] eucal.[102] **FERR.**[36] ferr-ar. ferr-i. ferr-p. gall-ac.[85] gels. graph. grin.[58] **Guai.**[5] **Hep.**[5] hepat.[102] **Hydr.**[102] hyos. ign. iod. ip. kali-ar. kali-bi. **Kali-br.**[8] **KALI-C.** kali-i. **Kali-n. Kali-p. Kali-s. Kali-sil.**[58] kalm. **Kreos.** lach. laur.[102] **Led.**[5] **LYC.** mag-c.[36] mag-m. **Merc.** myos.[102] myrt-c.[102] **NAT-AR. Nat-c.** nat-m. nat-p. nat-s.[58] **Nat-sil.**[58] **Nit-ac.** nux-m. nux-v. oena.[36] op. oxyg.[85] **Ph-ac. PHOS. Pix.**[102] **Plb.** psor. ptel.[25] **Puls.** pyrog.[58] **Rhus-t. Ruta**[5] sabin. samb. sang. sanguin-n.[102] scol.[1142] sec. senec.[25] **SEP. SIL.** sol[236] sol-n.[102] squil.[102] **STANN.**[5] **STAPH.**[5] stront-c. **Sul-i.**[58] **SULPH.**[5] syph. ter.[102] tril. tub.[193] verat. vichy-g.[36] zinc. zinc-s.
☞ *Eitrige Masse, wie dünner Teig*

morgens: ferr.[36] mag-c.[36]

- **Erwachen,** beim: ferr.[36]

vormittags: oena.[36]

abends: sol[236]

alten Menschen, bei: nat-s.[58]

Tabak agg.: ferr.[36]

Tuberkulose der Lungen, bei: ptel.[25] senec.[25]

Weinbrand agg.: ferr.[36]
▤ *ALLGEMEINES; C; Speisen und Getränke; Weinbrand; agg.*

EITRIGE Masse, wie dünner Teig: phos.
☞ *Eitrig • Fliegt aus dem Mund, beim Husten • Teig, fällt auseinander wie dünner Teig, beim Auftropfen auf harte, glatte Oberfläche*

EIWEIßARTIG: agav-t.[149] **Arn.** carbn-h. linu-c.[36] lipp.[36] **NAT-M. Nat-s.** sang.[8] visc.[119]

EPITHEL, wie: chin-s.
☞ *Schleimhaut, sieht aus wie Massen von*

FADENZIEHEND: aesc. agar. alum. **ALUMN.** am-br.[85] **Arg.** ars-i. arum-i. asaf. calc-s.[36] canth.[85] **Caust.** chin-s. cimic. cob-n.[119] **Coc-c.** ery-a. ferr. hydr. iber. **KALI-BI. Lach.** lob. mag-m. **Mangi.**[197] musa[197] ol-j.[25] **Phos.** phyt.[36] pix.[45] rumx. ruta **SANG.** sanic. seneg. stict. **Teucr.**[197]
☞ *Fädig, dicke Fäden • Klebrig* ▤ *ALLGEMEINES; C; Absonderungen; fadenziehend*

vormittags: calc-s.[36] phyt.[36]

FÄDIG, dicke Fäden: all-s. alumn. apis **Coc-c.** dig.[809] hydr.[168] ip. **KALI-BI. Lach.** lob. med. **Merc. Nat-s.** rumx.[58] sang.[58] **Seneg.** stict. viol-o.
☞ *Fadenziehend • Klebrig*

Speisen, warme, amel.: hydr.[168]
▤ *ALLGEMEINES; C; Speisen und Getränke; warme; Speisen;*

FARBE:

aschenfarbene Flecke: arund.

blass: kali-bi.[36] lycps. neon[222]

- **Beklemmung** in der Magengrube, nach: **Kali-bi.**[36]

blau und weiß, abwechselnd: arund.

bläulich: am-c.[144] ambr.[5] arund.[85] brom. coc-c. **Dig.**[5] **Kali-bi. Kali-c.**[5] laur.[5] nat-ar. **Nux-v.**[5] plb.[5] sulph.[36]
▤ *ALLGEMEINES; C; Absonderungen; bläulich*

- **abwechselnd,** und weiß: arund.[85]
- **nachts** im Bett: sulph.[36]
- **grau**: coc-c.

bräunlich: agar. **Ars.** arum-i.[36] bamb-a.[1184] bism.[5] **Bry.**[5] **Calc.**[5] caps. **Carb-an.**[1] **Carb-v.** con.[5] hura[36] hyos. lyc. mag-c.[36] nit-ac.[5] **Phos.** puls. rhus-t.[5] **Sil.**[5] spect.[271] thuj.[5]
☞ *rostig • Ziegelmehl, wie* ▤ *ALLGEMEINES; C; Absonderungen; bräunlich*

- **morgens**: agar.[36]
- **10** Uhr, beim Sitzen: mag-c.[36]
- **gelb**: lyc.
- **Kakao,** wie: hura[36]
- **Klumpen**: agar. phos. **Thuj.**[5]
- **schaumig**: carb-an.[1]

dunkel: aq-pet.[36] **Ars.** bism. **Carb-an.** cench.[58] cupr. hydrog.[222] kali-bi. kurch.[192] med. naja[36] nux-m. oena. sul-ac.[36] sul-i.[58]
☞ *schwärzlich*

- **morgens**: naja[36]

gelb: **Acon.** ail. aloe alum. alum-p.[58] **Alum-sil.**[58] alumn.[58] am-c. **Am-m.** ambr. ammc.[58] anac. anan. **Ang.** ant-c. apoc.[25] aq-pet.[36] arg. **Arg-n. Ars. Ars-i. Ars-s-f.**[58] arum-d.[25] arum-m. arum-t. asc-t. astac. aur. aur-ar.[58] aur-i.[58] aur-m. aur-s. aza.[192] **Bad.** bals-p.[25] bamb-a.[1184] bar-c. bar-i.[58] bar-m. bar-s.[58] bell. bell-p.[256] bism. blatta[193] bor. bov. brom. **BRY.**[5]

FARBE; gelb (Forts.)
bufo **Cact.** cadm.[119] **CALC.** calc-i.[58] **CALC-P. CALC-S.** calc-sil.[58] cann-s. **Canth.** carb-an.[5] **Carb-v.**[5] carbn-s. cassi-s.[192] caust. cench. cham. chlol. cic. cist. **Coc-c.** coca coloc. con. cop. cub. cupr. cur. curc.[192] daph. dig.[85] **Dros.** eug. eupi. ferr. ferr-ar. ferr-i. **Ferr-p.** ferul.[36] franz.[36] gels.[36] graph. grin.[58] ham. hed.[119] **HEP.** hura **HYDR.** hydr-ac. hydrog.[222] **Ign.** iod. ip. irid.[222] just.[144] kali-ar. **Kali-bi. Kali-c. Kali-chl. Kali-i.**[111] **Kali-p. Kali-s.** kali-sil.[58] kola[1184] **Kreos.** lac-ac. lach. lat-m.[119] linu-c. **LYC.**[36] mag-c. mag-m. **Mang.** mangi.[197] med. **Merc.** merc-i-f. **Merc-i-r. Mez.**[5] mur-ac. **Musa**[197] mygal.[192] **Nat-ar. Nat-c.** nat-m. **Nat-p.** nat-s.[58] nat-sil.[58] neon[222] **Nit-ac.** nux-v. oena. **Ol-j.** op. ox-ac. oxyg.[85] ozone[227] par. paull-p.[36] **Petr. Ph-ac.**[5] **PHOS.**[5] phyt. plb. **Psor. PULS.** pyrog. querc-r.[257] rumx. **Ruta** sabad. sabin.[5] sac-alb.[36] samb. sang. sanguin-n.[85] **Sanic.** sel. senec. seneg. **SEP.**[5] **SIL.** sol-n.[25] spect.[271] spig. **Spong. STANN. Staph.** stront-c.[5] sul-ac. **Sul-i.**[58] **SULPH.**[5] syph. **Tama.**[197] tarent. **Teucr.**[197] **THUJ.**[5] **TUB.**[85] tung.[252] **Verat.**[5] visc.[119] **Zinc.** zinc-p.[58]

- **morgens**: ail. aur. bamb-a.[1184] **Calc. Calc-p.** cench. curc.[192] franz.[36] **Kali-bi.** lyc. mag-c. mang. **Ph-ac. Phos. PULS. Sil. STANN.** tarent. tub.[85]
  - **7** Uhr - **10** Uhr: sil.
  - **Erwachen,** beim: aur.
- **vormittags**: staph.
- **12** Uhr - **15** Uhr: calc-s.
- **nachmittags**: anac. calc-s.
- **abends**: dig.[85]
- **nachts**: lyc.[36] staph.
- **Druck** auf die Luftröhre **amel.**: tama.[197]
- **Luft,** in kalter: sac-alb.[36]
- **Tee,** heißer, amel.: tama.[197]
  ALLGEMEINES; C; Speisen und Getränke; Tee; amel.
- **bräunlich**: sep.[122]
- **orangefarben**: hydrog.[222] **Kali-c.** phos. puls.
  ALLGEMEINES; C; Absonderungen; orange-gelb
- **safranfarben**: aq-pet.[36]
- **schmerzhaft**: cassi-s.[192]
- **weißlich**: **Carb-an.**[5] **Carb-v.**[5] **Lyc.**[36] mangi.[197] ph-ac.[5] **Phos.**[5] sep.[5] stront-c.[5] **SULPH.**[5]
  - **morgens**: lyc.[36]
- **zitronengelb**: **Kali-c.**[5] **Lyc.**[5] phos. puls.

gräulich: alum-sil.[102] am-p.[102] **AMBR.** anac. ant-s.[102] aran-ix.[149] **ARG.**[149] **Ars.** arum-t. bac.[62] benz-ac.[102] bufo cahin. **Calc.** calc-i.[102] calc-p.[102] calen.[102] cann-s.[102] **Carb-an.**[5] **Carb-v.**[102] chel. chin. **Cina** citl-v.[197] coc-c. cop. cortiso.[119] cur. dig. dros. dulc.[102] eupi. ferr-acet.[102] ferr-i.[58] gast.[36] ham. iod. **Kali-bi.** kali-c. **Kali-i.**[102] kali-m.[102] kali-s.[102] kalm. **Kreos.** lac-ac. lac-del.[204] lach. **LYC.**[36] mag-m. **Mang.**[5] med. merc-c. nat-ar.[36] nat-c.[102] nat-m. **Nat-s.**[102] **Nux-v. Par.**[102] petr. **Phos.**[36] pip-n.[36] psil.[164] psor.[102] **Puls.**[102] rhus-t. **Seneg. Sep.** sol-t-ae. spong.[102] **STANN.** sulo-ac.[149] sulph.[102] syph. tab. tep. **Thuj.** visc.[119]
- **morgens**: arg.[149] lyc.[36] nat-ar.[36]
- **abends**: lyc.[36]
- **Aufstehen,** nach: phos.[36]

grünlich: agav-t.[149] ail.[25] am-p.[102] anan. **Arg. Arn. ARS.** ars-i.[58] arum-t. asaf. atra-r.[156] aur. aur-s.[58] bals-p.[25] bamb-a.[1184] benz-ac. blatta[85] bor. bov. bry. bufo cahin. **Calc.** calc-i.[58] **Calc-s. CALC-SIL.** calen.[72] **CANN-S.**[5] **Carb-an. CARB-V.**[54] **CARBN-S.** cassi-f.[192] choc.[222] citl-v.[197] cob-n.[119] coc-c. colch. **Coloc. Cop. Crot-c.** cub.[54] cur. dig. **Dros.**[5] **Dulc.** eupi. **FERR.** ferr-acet.[102] **Ferr-ar.** ferr-i. **Ferr-p.** grin.[58] ham. hyos. **Iod.**[5] kali-ar. **Kali-bi.**[111] kali-c. **KALI-I.** kali-p. **Kali-s.** kali-sil.[58] kola[1184] **Kreos.**[54] lat-h.[301] **LED.**[5] lith-c.[227] **LYC.**[54] m-aust.[5] **Mag-c.**[5] **Mang.**[54] med. **MERC. Merc-i-f. Merc-i-r.**[54] **Nat-c.** nat-m. nat-p. **NAT-S.** nat-sil.[58] neon[222] nit-ac.[54] nux-v. oena. ol-j.[54] ox-ac. **PAR. Petr. PHOS.** plb. psil.[164] **PSOR.**[54] **PULS.**[5] raph. rhus-t. **Sep. Sil.** sol[236] spect.[271] **STANN.**[5] **Sul-i.**[58] **SULPH.** syph.[54] tama.[197] taosc.[270] term-a.[192] **THUJ.**[5] **Tub.** x-ray[119] zinc. **Zinc-p.**[58]
- **morgens**: ars. crot-c. **Ferr. Lyc.** mang. nat-m. **Nit-ac. Par. Psor. Sil. Stann.**
  - **7** Uhr - **10** Uhr: sil.
  - **Erwachen,** beim: ferr. **Psor.**
  - **Hinlegen,** beim: **Psor.**[36]
- **abends**: psor. sol[236]
  - **Hinlegen,** beim: **Psor.**
- **gelb**: agav-t.[149] ars-i.[58] **Calc-sil.**[58] carb-v.[54] cassi-f.[192] cub.[54] kali-bi.[111] **Kreos.**[54] **Lyc.**[54] mang.[54] **Merc-i-r.**[54] **Nit-ac.**[54] **Ol-j.**[54] **Psor.**[54] puls.[5] stann.[5] **Syph.**[54] taosc.[270]

leberfarben: graph.[102] lyc.[102] puls. sep.[102] stann.[102]

rosa: carbn-h.[36]

rostig: **Acon.** arn. **Ars.** atro. **BRY.** canth.[58] carb-v.[5] dig.[54] ferr-p.[102] **LYC. Phos.** pyrog. **Rhus-t. Sang. Squil.**
  bräunlich • Ziegelmehl, wie
- **Menses,** bei vikariierenden: **Dig.**[54]

rötlich:
  Blutig, Hämoptoe

Sahne, wie: adam.[222] ambr. bals-p.[102] haliae-lc.[222]
- **gelblich** weiß: ambr.

schieferfarben: kali-bi. nat-ar.

schmutziges Aussehen: calc. nit-ac.[58]
  Staub vermengt, sieht aus wie mit

schwärzlich: arn. aster. bell. **Chin.** cur. dig.[54] **Elaps** hydr-ac. **Kali-bi.** kali-c.[5] led.[1] **Lyc.**[36] **Nux-v.** ox-ac. phos.[5] puls.
  dunkel
- **Tag** und Nacht: lyc.[36]
- **Menses,** mit vikariierenden: **Dig.**[54]
- **gelb**: hydr-ac.
- **Klumpen,** im Zentrum: arn. ox-ac.
- **schwärzlichen** Körnern, mit: chin.

weiß: **Acon. Agar.** ail. alum. alum-p.[58] alum-sil.[58] **Alumn. Am-br.** am-c. am-m. ambr. ant-t. **Apis** apoc. aran-ix.[149] **Arg.** arg-n. arn. **Ars.** arum-d.[25] arum-t.[25] arund. asaf. aur-m. bac.[62] bamb-a.[1184] bar-c. bell.[1] **Bor.** bov. brom.[58] bry. cadm.[119] caj.[25] **Calc.** calc-s. calc-sil.[58] canna[36] caps. carb-ac. carb-an. **Carb-v.**[36] **Caust.** cench. chin. chin-ar. chin-s. chlor. cina cob. **Coc-c.** coca[25] cop.[144] croto-t. cupr. cur. dulc. erio.[36] eucal.[102] ferr. ferr-ar. ferr-i. ferr-p. fl-ac. gad.[36] graph.[58] helo.[264] hydr.[25] hydrog.[222] hyper. **Iod.** ip. irid.[222] **Kali-bi. KALI-CHL.** kali-i. kali-m.[102] kali-p. kali-s.[58] **Kreos. Lac-c.** laur. **LYC.** manc. **Med.** meph.[8] merc-i-r. mez. **Musa**[197] naja[111] **NAT-M.** nat-s. nicc. oena. ol-j. onos. ox-ac. oxyg.[85] par. petr. ph-ac. **PHOS.** phys.[36] pic-ac.[25] pip-n.[36] plumbg.[36] **Puls.** puls-n. querc-r.[257] raph. rhus-t. rumx.[58] sac-alb.[36] sang. **Sel.** senec. **SENEG. SEP.**[36] sil. spect.[271] **Spong. Squil.**[102] **Stann. Sulph.**[36] syph. **Tama.**[197] tarent. tarent-c.[192] tell. term-a.[192] teucr.[197] thuj.

☞ *Milchig*

- **tagsüber**: **Arg. Stann.**
- **morgens**: **Agar. Alumn.** canna[36] carb-v.[36] **KALI-BI. Nat-m. Phos.** puls. **Sulph.**
  - **Erwachen,** nach: carb-v.[36]
- **abends**: **Arg-n.** calc-s. croto-t.
- **nachts**: sep.
- <> **Essen,** nach dem: sil.
- **Freien,** im: sac-alb.[36] sep.[36]
- **Getränke,** warme, agg.: term-a.[192]

  ALLGEMEINES; C; Speisen und Getränke; warme; Getränke; agg.
- ◉ **dick**: kali-m.[102] nat-m.[58]
- **eiweißartig**: **Agar.** alum. **ALUMN.** am-c. am-m. ant-t. **Apis ARG.** arn. **Ars.** asaf. **Bar-c.** bor. bov. bry. calc-s. **Caust.** chin. **COC-C.** coca[25] cur. eucal.[102] **Ferr.** hydrog.[222] ip. **Kali-bi.** kali-m.[102] **Laur. Med.** meph.[8] **Mez. NAT-M. Nat-s.** petr. **Ph-ac. PHOS. Sel. SENEG. Sil.** squil.[102] **Stann.** sulph.[36]
  - **nachts,** nach Husten, im Bett: sulph.[36]
- **undurchsichtig,** opak: chin-s. **KALI-CHL.**

  ☞ *Undurchsichtig, trübe*

Ziegelmehl, wie: bry. **Phos.** rhus-t.

☞ *bräunlich • rostig*

FÄZES, wie: merc.[5]

FEHLT, kein Auswurf: bac.[8] bell-p.[119]

FEST:

☞ *Kompakt*

FETTIG: Mag-m.[5] phos.[5]

☞ *Öliges Aussehen und Konsistenz*

FLIEGT aus dem Mund, beim Husten: **Bad.**[102] **Chel.** kali-c. kali-chl.[111] mangi.[197]

☞ *Eitrige Masse, wie dünner Teig • Teig, fällt auseinander wie dünner Teig, beim Auftropfen auf harte, glatte Oberfläche* *MUND; C; Schleim (Schleimabsonderung, Schleimbelag); allgemeine Arzneien;*

Nasenlöchern, und aus den: bad.[102]

FLOCKEN: agar.[5] ail. phos. stann.[5] **Sulph.**[5]

FLOCKIG:

☞ *Flocken*

FRESSEND: iod.

ALLGEMEINES; C; Absonderungen; ätzend, scharf

FRÜH: alum.[5] **Am-c.**[5] ars.[5] bor.[5] **Calc.**[5] **Carb-an.**[5] **Euph.**[5] **Hep.**[5] iod.[5] **Kali-c.**[5] **Lyc.**[5] mag-c.[5] **Mang.**[5] **Nat-c.**[5] **Ph-ac.**[5] phos.[5] **Sep.**[5] **Sul-ac.**[5]

GALLE, sieht aus wie: bar-c. dig. puls. samb.

☞ *Geschmack; bitter*

GELATINE, wie: acon.[5] agar. aloe[111] **Alumn. ARG.**[149] **Arg-n.** arn. bar-c. bry. **Cact.** chin. chin-s. coc-c.[58] cortiso.[119] cupr. cur. dig. **Ferr.** hyper.[111] kreos. **Laur.**[85] lyc.[5] med. **SAMB.** sel.[5] **Sil.** sulph.[36] viol-o.

☞ *Klebrig • Öliges Aussehen und Konsistenz* *ALLGEMEINES; C; Absonderungen; gelatineartig*

morgens: arg.[149] sulph.[36]

blutigen Stippchen, mit: laur.[85]

GELBLICH:

☞ *Farbe; gelb*

GELEEARTIG:

☞ *Gelatine, wie*

GERONNEN:

☞ *Dick*

GERUCH:

Eier, wie faule: con.[36] eupi.[36] sep.[36]

faulig:

☞ *übelriechend*

fötid: arn. ars. bals-p.[25] bell. bor.[102] bry. **Calc. Caps.**[102] carb-ac. carb-v. cocc. cop. euphr.[102] ferr.[85] **Guai.** kali-c.[102] kali-hp.[25] kali-p. led. lyc. mag-c. mangi.[197] nat-c. nit-ac. ph-ac. **Phel.**[102] phos. **Pix.**[102] psor.[102] puls. sac-alb. **Sang.** sep. sil. stann. sulph. thuj.

kadaverartig: canth.[58]

Katarrh, wie alter: **Bell. Ign. Sulph.** zinc.

Knoblauch, wie: ars. calag.[122] petr.[5]

Kräuter, wie: gels.[36] ph-ac.[1]

milchig: aur. dros.[5] phos. sep. spong.[5]

- **frisch**: dros.[5] spong.[5]

modrig, muffig, schimmlig: **BOR.**[36] jug-c.

ALLGEMEINES; C; Absonderungen; modrig, muffig, schimmlig

- **abends**: **BOR.**[36]

sauer: **Bor.**[5] calc. cham. dulc. hell.[5] kali-n.[1] merc. nit-ac. **Nux-v.**[5] sul-ac. sulph.

süßlich: squil.

übelriechend: all-s. alum. alum-sil.[58] **Arn. ARS.** ars-i.[58] ars-s-f.[58] asaf. asar. aur. aur-ar.[58] aur-i.[58] aur-s.[58] bell. **BOR.** bry. **CALC.** calc-i.[58] calc-sil.[58] **Caps. Carb-an.** carb-v. carbn-s. caust. cham. chin. chin-ar. cinnb.[111] citl-v.[197] con. cop. **Cupr.**[36] dig. dirc. dros. euphr.[102] eupi. fago. ferr.[36] ferr-ar. ferr-i. ferr-p. graph. **GUAI.** hep. hura ign. iod.[36] **KALI-C.**[5] kali-i. **Kali-p.** kalm.[36] kreos. lach.[5] **LED.**[5] lipp.[36] **LYC.** m-aust.[5] mag-c. mag-m. merc. **NAT-AR. NAT-C.** nat-m.[36] **Nat-p. Nat-sil.**[58] **Nit-ac.** nux-v. **Ph-ac. PHEL. Pix.**[193] **Psor.** puls. pyrog. **Rhus-t.** sabin. sac-alb. **SANG.** seneg. **Sep. SIL.**[5] **Squil.**[5] **STANN. Sul-i.**[58] **SULPH.**[5] thuj. tub.[56] zinc.[1]

ALLGEMEINES; C; Absonderungen; übelriechend, stinkend

- **morgens**: cupr.[36] ferr.[36] nat-m.[36]
- **10 Uhr**: iod.[36]

Veilchen, nach: phos. puls. valer.[5]

verbrannt: cycl. dros. nux-v. puls. ran-b. sabad. squil. sulph.

verbrannt, wie:
☞ *verbrannt*

Waschleder, wie: arn.[5]

GERUCHLOS: arg.[5] calc.[5]

GESCHMACK:

abstoßend:
☞ *Übelkeit erregend*

bitter: acon. ail. arn. **Ars.** atha.[36] bry. calc. canth. **CHAM.** chin. chin-ar. **Cist.** citl-v.[197] coloc. con. **Dros.** ign. irid.[222] kali-ar. kali-bi. kali-c. kali-n.[102] kres.[149] **Lyc.**[5] med. **Merc.** nat-ar. **Nat-c.**[5] nat-m. **Nit-ac.** **Nux-v.** paull-p.[36] **PULS.** sabad. **Sep.** stann. sulph. thuj.[5] **Verat.**
☞ *Galle, sieht aus wie* ▤ *ALLGEMEINES; C; Absonderungen; bitter schmeckend*

Brühe, wie: iod.[5]

Eier, wie:

- **Eigelb**: **Kali-c.**[5] **Ph-ac.**[5] **Phos.**[5] **Sep.**[5] staph. **Sulph.**[5] thuj.

- **faule**: acon. arn. carb-v. con. eupi. graph. hep. merc. mez. mur-ac. ph-ac. phos. sep. stann. sulph.

- **rohe**: **Psor.**[5]

Eisen, wie: calc.[5] cupr.[5] sulph.[5]

Erbsen, wie rohe: **Puls.**[5] zinc.

erdig, wie Erde: **Ars.**[5] cann-s.[5] caps. chin. ferr. **Hep.**[5] ign. mang. merc. nux-m. nux-v.[5] **Phos.**[5] **Puls.**[5] **Stront-c.**[5]

fad, schal: alum. am-m. anac. **Ant-c.** ant-t. arg. arn. ars. aur. aur-s. bell. **Bry.** **Calc.** cann-s.[36] caps. **Chin.** chin-ar. cop. cupr.[122] euphr.[5] **Ign.** ip. kali-ar. kali-c. kali-n.[5] kreos. **Lyc.** nat-ar. nat-c. nat-m. nat-p. nat-s. op. oxyg.[85] **Par.** petr. ph-ac. phos. puls. rhus-t. sabad. sabin. sep. stann. **Staph.** sulph. thuj.

- **abends**: cann-s.[36]

faulig: acon. all-s. alum. alum-p.[58] **Arn.** **Ars.** ars-i. bell. bov. bry. **Calc.** carb-an. **CARB-V.**[5] carbn-s. **Caust.**[5] **Cham.** cocc. con. cupr. curc.[192] dig. dros. dulc. ferr. ferr-ar.[58] ferr-i. ferr-p. **Graph.**[5] ham. hep. iod. ip. **Kali-ar.** **Kali-c.**[5] kali-p.[58] kalm. kreos. lach. led. lyc. merc. **Nat-ar.** **Nat-c.** nat-p. nat-sil.[58] nit-ac. nux-v. ph-ac. **Phos.**[5] **Puls.** **Rhus-t.**[5] samb. **Sang.**[111] sarr. **Sep.**[5] sil. **STANN.**[5] staph. sulph. thuj.[5] verat. zinc. zinc-p.[58]

fettig: alum. **Asaf.** **CAUST.** cham. fl-ac. kali-c. lyc. **Mag-m.** mang. merc-c. **Mur-ac.**[8] petr. phos. **PULS.** rhus-t. sabad.[5] sabin.[5] sarr. **Sil.** thuj.

Fisch, wie: acon.

Fleisch, wie:

- **Fleischbrühe,** wie: iod.

- **verdorbenes**: ars. aur.[5] bell. bry. carb-v. dulc. **Kali-c.**[5] lach. nit-ac. **Phos.**[5] puls. rhus-t.

gallig: puls.

Gegessene, wie das:
☞ *Speisen, wie die gegessenen*

Harz, wie: thuj.[5]

Hering, wie: anac. nux-m.

Holz, wie: ars. ign. stram. sulph.[5]

- **vermodertes**: sulph.[5]

Käse, wie: aur. chin. kali-c. lyc. phos. thuj.[5] zinc.

- **alter** Käse: **Chin.** **Kali-c.** **Lyc.** phos. **Thuj.** zinc.

- **verdorbener**: aur. kali-c. phos. thuj.[5] zinc.

Katarrh, wie alter: **BELL.**[5] **Ign.** mez. nux-v. phos.[5] **PULS.** sabin. **SULPH.**[5] zinc.

Kohl, wie gekochter: sulph.

Kot, wie: merc.[5]
☞ *Mist, Dung, wie*

Krabbenbrühe, wie: puls.[36]

Kräuter, wie: bor.[102] calad. gels. **Nux-v.** **Ph-ac.** puls. sars. stann. verat.

Kreide, wie: am-c.[5] ign. nux-v.

Kupfer, wie: cupr. kali-c. lach. nat-m.

Lakritz, wie: coc-c.[25]

Leder, wie Juchtenleder: arn.

Mandeln, wie süße: caust. coff.[5] dig.

- **Nüsse,** oder: coff.[5]

Mehl, wie: lach.[5]

mehlig: lach.

metallisch: agn. alum. am-c.[5] bism.[5] **Calc.** cench. cocc. coloc.[5] **Cupr.** **Ferr.** hep. **Ip.** kali-bi. kali-c. kreos. lach. merc.[5] merc-c.[5] nat-c. nat-m. nux-v. plb.[111] ran-b. **Rhus-t.** sars. seneg. sulph. zinc.
▤ *ALLGEMEINES; C; Absonderungen; metallisch schmeckend*

Milch, wie: ars.[5] phos. sulph.[5]

Mist, Dung, **wie**: calc.[5] carb-an.[5] cham.[5] sep.[5] verat.[5]
☞ *Kot, wie* ▤ *GESCHMACK; C; Dünger, wie • GESCHMACK; C; Kot, wie • GESCHMACK; C; Mist, Dung, wie*

modrig, muffig, schimmlig: **BOR.**[36] led. lyc. mag-c.[5] merc. ph-ac. rhus-t. teucr. thuj.

- **abends**: **BOR.**[36]

Obst, streng wie unreifes: alum.[5] apisin.[5] ars.[5] caps.[5] euph.[5] lach.[5] mur-ac.[5] sabad.[5]

ölig: alum.[5] ambr.[5] **Asaf.**[5] bar-c.[5] bry.[5] carb-v.[5] **Caust.**[5] cham.[5] euph.[5] fl-ac.[5] ign.[5] ip.[5] kali-c.[5] laur.[5] **Lyc.**[5] mag-m.[5] mang.[5] merc.[5] merc-c.[5] mur-ac.[5] petr.[5] ph-ac.[5] phos.[5] **Puls.**[5] rhod.[5] **Rhus-t.**[5] sabad.[5] sabin.[5] **Sil.**[5] thuj.[5] valer.[5]

ölig, schmeckt: caust.[5] mang.[5] ph-ac.[5] **Sil.**[5]

Orangen, wie: phos.

Pech, wie: canth.[5]

Pfeffer, wie: acon. ars. mez. sabad. sulph.

Pfirsichkerne, wie: laur.

ranzig: alum. ambr. asaf. bar-c. bry. caust. cham. euph.[5] ip. lach. merc. mur-ac. nux-v. petr. phos. puls. rhod.[5] thuj.

rauchig: bry. nux-v. puls. rhus-t. sep.

rostig: aq-mar.[149]

Saft aus alter Tabakspfeife, **wie**: puls.[36]

salzig: acon. agar. alum. am-c. **Ambr.**[36] ang. ant-t. aral. **ARS.** ars-i. aza.[192] **Bar-c.**[5] bell. bov. **CALC.**[5] **Cann-s.** **Carb-v.** carbn-s. **Chin.** chin-ar. coc-c. **Cocc.**[5] coloc. con. cop. **Dros.**[5] euph. **Graph.** hyos. **Iod.**[5] kali-bi. kali-c.[5] **Kali-i.**[102] kali-p. kalm. lac-ac. lach. lepi. **LYC.** macrin.[36] **Mag-c.** mag-m. **Merc.** **Merc-c.** mez. musa[197] **NAT-C.**[5] **Nat-m.** nat-p. nat-sil.[58] **Nit-ac.**[5] **Nux-m.** nux-v. ol-j.[25] **Ph-ac.**[36] **PHOS.**[36] plan. psor. **PULS.**[36] raph. rhus-t. sac-alb. samb. **SEP.**[1] **Sil.**[5] spect.[271] spong. squil.[102] **STANN.**[5] staph. stram.[5] sul-ac. **Sulph.**[5] tarax. tarent. ther. tub.[36] verat. wies.
▥ *ALLGEMEINES; C; Absonderungen; salzig schmeckend*

- **morgens**: **Ph-ac.**[36] puls.[36] sep.[1]
  ◦ **abends,** und: sep.[1]
- **Husten,** beim: ambr.[36]
- **Räuspern,** wie durch: phos.[36]

sauer: **Ambr.**[122] ang. ant-t. arn.[5] ars. **Bell.** bor.[5] bry. **CALC.** cann-s. carb-an. carb-v. cham. chin. coc-c. con. croto-t. dros. dulc.[5] ferr. graph. hell.[5] hep.[36] hyos. ign. iod. ip. iris[102] kali-ar. **Kali-c.** kali-n. lach. laur. lyc. mag-c.[36] mag-m. mag-s. meph.[8] **Merc.** nat-c. nat-m. nit-ac. **NUX-V.** petr. ph-ac. **PHOS.** plan. plb. **Puls.** rhus-t. sabin. sep. spong. stann. sul-ac. **Sulph.** tarax. verat. zinc.[102]
▥ *ALLGEMEINES; C; Absonderungen; sauer*

- **tagsüber**: mag-c.[36]
- **nachts**: hep.[36]

schlecht: **ARS.**[5] carb-an. **Iod.**[5] kali-c.[5] lach.[36] lycps. nat-m.[1] puls. sep. **Stann.**[5]

- **abends**: lach.[36]

Schnupfen, wie alter: ign.[5] nux-v.[5] puls.[5] sabin.[5]

Schwefel, wie: cocc. nux-v. ph-ac. phos. plb. sulph.

Seetang, wie: spong.

seifig: bar-c. bry.[5] caust.[102] dulc. iod. merc.

Speisen, wie die gegessenen: am-c.[5] ant-c.[5] ant-t.[5] bell.[5] bry.[5] carb-v.[5] chin.[5] cocc.[5] con.[5] hep.[5] ign.[5] lyc.[5] mag-m.[5] nux-v.[5] **Phos.**[5] puls.[5] rhus-t.[5] sil.[5] sulph.[5] teucr.[5] thuj.[5]

süßlich: acon.[5] alum. alum-p.[58] am-c. anac. ant-s. ant-t. apis ars. ars-i. asar. astac. aur. aur-ar.[58] beryl.[119] **CALC.**[36] calc-s. calx-b.[194] cann-s.[36] canth. carb-an. chin. cob. coc-c. **Cocc.**[5] cop. **Dig.** dirc. ferr. ferr-ar. **Hep.**[5] hepat.[102] iod. ip. iris[36] kali-ar. kali-bi. **Kali-c.** kali-n.[1] kali-p. kreos. lach.[5] laur.[36] lyc. lycps. mag-c.[36] mag-m. merc. mez. **Nux-v.**[5] **PHOS.** **Plb.** ptel. **Puls.** **Rhus-t.**[5] **Sabad.** **Samb.**[5] sanguin-n.[102] **Sanic.** sel. senec. **Sep.**[5] **Squil.** **STANN.** sul-ac. sul-i.[58] sulph. sumb. term-a.[192] thuj.[5] tub.[36] zinc. zinc-p.[58]
☞ *Sirup, wie* ▥ *ALLGEMEINES; C; Absonderungen; süßlich schmeckend*

- **10** Uhr: iris[36]
- **14** Uhr: laur.[36]
- **17** Uhr: mag-c.[36]
- **abends**: **Calc.**[36] cann-s.[36]
- ◉ **salzig**: acon.[5]

Tabaksaft, wie: **Puls.**

Talg, wie: valer.[5]

Teer, wie: canth.[5] con.

tintenartig: **Calc.**[5] **Fl-ac.**[5]

Ton, wie: cann-s. chin. phos. puls.

übel: arn.[5] **Ars.**[5] bell.[5] carb-v.[5] cham.[5] con.[5] cupr.[5] ferr.[5] **Graph.**[5] lach.[5] **PULS.**[5] sep.[5] **Stann.**[5]

Übelkeit erregend: **Ars.** asaf. bry. calc. canth. carb-an. chin. cina coc-c. cocc. cop. dig. **Dros.** ferr. ferr-ar. iod. **Ip.** kali-ar. kali-c. led. **Merc.** nat-m. nit-ac. nux-v. phos. psor. **PULS.** sabad. **Samb.**[5] sel. sep. sil. squil. **Stann.** sulph. tarent. zinc.

Urin, wie: graph. phos. seneg.

verbrannt: ang. bry. dros. nux-v. **Puls.** rhus-t. squil. sulph. zinc.

verbrannt, wie:
☞ *verbrannt*

Wasser, wie verdorbenes: acon.[5]

wässrig, fad: aur-s.[36]

Wein, wie: bell. bry.

Zucker, wie: calc.[5] lyc.[5] sep.[5]

Zwiebeln, wie: ars. **Asaf.** mag-m. petr. sul-ac. sulph.

GESCHMACKLOS: **Am-m.**[5] arg.[5] calc.[5] cina[5] dulc.[5] kreos.[5] par.[5]

GLASIG:
☞ *Schleimig; durchscheinend • Transparent*

GLASIG, wie Eiweiß:
☞ *Farbe; weiß;*

GLITSCHIG:
☞ *Schleimig*

GRANULIERT (kleine Kügelchen): agar. arg-n.[5] **Bad.** **Calc.** **Chin.** hyper. **Kali-bi.** lach. lyc. mang. mez. nit-ac.[5] **Phos.** **Rhus-t.**[5] sel. sep. **Sil.** spong. **Stann.**[5] thuj.
☞ *Zylinder*

morgens 3 Uhr - 4 Uhr oder 4 Uhr - 23 Uhr: lyc.

Niesen, beim: mez.

◉ **übelriechend**: Sil.

GRÄULICH:
☞ *Farbe; gräulich*

GRÜNLICH:
☞ *Farbe; grünlich*

GUMMILÖSUNG, wie: raph.[36]

HART: agar. am-m. ant-c. bry. calad. **Con.** dig. digin.[36] fago. hep.[5] iod. kali-bi. kali-c. kreos. lach. mang. **NAT-C.** nat-s. ox-ac. phos. sanic.[85] sep. **Sil.** **Spong.** **Stann.** staph. sul-i. sulph.[36] thuj.
☞ *Klebrig • Zäh*

Räuspern, nach: sulph.[36]

HARZIG:
☞ *Klebrig*

HAUFEN, Massen: ars. **Bac.**[62] coc-c. kali-n. sin-n.
☞ *Masse, als eine große • Reichlich*

große:
☞ *Masse, als eine große*

HÄUFIGE Expektoration: agar. alum.[5] am-c.[5] **Asar.**[5] bar-c.[5] **Bism.**[5] bry.[5] **Calc.**[5] caust.[5] chen-a. cic.[5] cina coloc.[5] daph. dros.[5] **DULC.**[5] euph.[5] **Euphr.** ferr.[5] graph.[5] **Guai.**[5] **Hep.**[5] **Iod.**[5] kali-c.[5] **Kali-n.**[5] lact. **Laur.**[5] **LED.**[5] **LYC.**[5] mand.[119] ph-ac.[5] **PHOS.**[5] **Plb.**[5] **PULS.**[5] **Ruta**[5] **SAMB.**[5] **Seneg.** **SEP.**[5] **Sil.**[5] **SQUIL.**[5] **STANN.**[5] stront-c.[5] **SULPH.**[5] verat.
☞ *Leicht abzuhusten, löst sich leicht • Räuspern hochgebracht und entfernt werden, muss durch; Schleim*

HAUT, wie abgestorbene: merc-c.
☞ *Schleimhaut, sieht aus wie Massen von*

HEIß, brennend: asar.[5] mosch.[5] sabad.[5] sil.[5]
☞ *Brennen, mit Empfindung von • Warm*

KALT:
☞ *Kühl, kalt*

KÄSE, sieht aus wie: bry.[36] chin. fago. ferr-i.[171] lyc. pimp.[36] puls. sal-ac. sanic.[111]
▤ *INNERER HALS; C; Räuspern; Räuspern, Neigung zum;*

groß, versinkt, wenn in Wasser gegeben: sanic.[85]

Mengen, große: sanic.[111]

KITZELND: caust.[5]

KLEBRIG: acet-ac. acon. **Agar.** agav-t.[149] agn. ail. **All-c.** all-s. aloe alum.[85] alum-p.[58] alum-sil.[58] alumn.[10] **Am-br.** am-m. **Ambr.** ammc.[102] anac.[36] ant-c. ant-o.[85] ant-s.[102] ant-t. aq-pet.[36] aral.[102] **ARG.**[149] **ARG-N.** **ARS.**[36] ars-i. ars-s-f.[58] arum-i.[36] asaf.[5] asar. asc-t.[102] aspar. atha.[36] atro.[25] aur. **Bad.** bals-p.[102] bapt.[25] **Bar-c.** bar-i.[58] bar-m.[102] bar-s.[58] bell. blatta[193] bor. **Bov.** **Bry.**[36] bufo **Cact.** caj.[25] **Calc.** calc-i.[58] calc-s. calc-sil.[58] **Cann-s.** canth. carb-ac. **Carb-v.** **Carbn-s.** card-m.[25] cassi-f.[192] **Caust.** **Cham.** chin. chin-ar. chin-s.[36] chlor.[36] cimic. cist.[25] cob. **COC-C.** coca cocc.[5] colch. croto-t.[36] **Cupr.** dig. digin.[36] **Dulc.** eucal.[102] **Euphr.** ferr. ferr-ar. **Ferr-i.** ferr-p. graph. **Grin.**[1125] hell. **HEP.** hepat.[25] **HYDR.** hyper. iber. indg. **Iod.** jug-c. just.[144] kali-ar. **KALI-BI.** **KALI-C.**[5] kali-m.[102] kali-n.[36] kali-p. kali-s. **Kali-sil.**[58] knau.[33] kreos. lac-ac. **Lac-c.** lach. lat-h.[301] laur.[102] lept.[36] lob.[25] lyc. m-art.[5] mag-c. mag-m. mang. **Mangi.**[197] med. merc. **Merc-c.** merc-s. **Mez.** morph.[102] musa[197] myric.[25] myrt-c.[102] naja[36] naphtin.[102] **Nat-ar.** nat-c. nat-m. nat-p. nat-s.[102] nat-sil.[58] **Nit-ac.** **Nux-v.** oena. ol-j.[111] **Olnd.** onos. op.[36] osm.[111] **Paeon.** **Par.** parth.[197] petr. ph-ac. **PHOS.** **Phyt.** plb. psil.[164] **Psor.** **PULS.** **Pyrog.** querc-r.[257] quill.[102] raph.[36] rhus-t. **Rumx.** ruta sabad. sabin. **SAMB.** sang. sanguin-n.[102] sec. **SENEG.** **Sep.** **SIL.**[5] silphu.[102] spig. **Spong.** squil. **STANN.** **Staph.** sul-ac.[36] **Sul-i.**[58] **Sulph.**[809] sumb.[25] syc-co.[136] **Tama.**[197] tep. teucr.[197] thuj.[36] tong.[36] tub.[85] ust. uva.[36] verat. visc.[119] wies.[36] x-ray[119] **Zinc.** zinc-p.[58] zinc-s.[45]
☞ *Dick • Fadenziehend • Fädig, dicke Fäden • Gelatine, wie • Hart • Öliges Aussehen und Konsistenz • Teigig • Zäh*

morgens: arg.[149] bry.[36] sul-ac.[36] thuj.[36]

nachmittags: anac.[36] ars.[36] naja[36]

Husten, während: op.[36] wies.[36]

ziehen, lässt sich in die Länge: chin-s.[36]

KLUMPIG: acon. agar. ail. aloe am-m. arg-n. **Arn.** **Ars.** astra-e.[149] bamb-a.[1184] bor. bry. calad. **CALC-S.** carb-ac. carb-v. cetr. chel. citl-v.[197] cob. coc-c. coca colch. coll. dig. **Hep.** indg. kali-ar. kali-bi. **Kali-c.** kreos. lac-d. lach. lyc. mang. menth. **Musa**[197] nat-ar. nat-m. ol-an.[111] osm.[36] ox-ac. oxyg.[85] par. phos. pimp.[36] plb.[5] puls. sanic.[85] **Sel.** **SIL.** sin-n. sol-t-ae. **Spong.**[5] stann.[5] sulph. thuj. verat. wies.

morgens: carb-ac. cob. lyc. mang. nat-ar. sanic.[85]

- 9 Uhr: cob.

abends: kreos.

Husten, nach: osm.[36]

◉ **Pfropfen** eines Furunkels, wie der: menth.

rauchfarbene Klumpen, blutstreifig: kali-c.

zottig, zerklüftet: sanic.[85]

KNORPEL, wie gekochter: sanic.[85]

KOMPAKT: clem.[36] kali-bi.[36] kali-c.[36] lyc.[36] mang.[36] ol-an.[36] wies.[36]

morgens: lyc.[36]

Frühstück, nach dem: ol-an.[36]

◉ **Leder,** wie: kali-c.[36]

KRÜMELIG: ox-ac.

KUGEL, fühlt sich an wie eine runde, und schießt in den Mund: syph.

KUGELIGE Klumpen: agar.[5] **Arg-n.** calad.[5] cob-n.[119] **Coc-c.** croc.[5] kali-c.[5] **KALI-CHLS.**[137] kola[1184] kreos.[5] lyc. **Mang.**[5] med. ph-ac. rhus-t.[5] sanic.[85] **Sil.** squil. **STANN.** sulph. **Thuj.**[5]

bitter, grün: med.

klein: **Agar.**[5] calad.[5] **Kali-c.**[5] kreos.[5] **Mang.**[5] ph-ac. **Rhus-t.**[5] **Thuj.**[5]

- eiweißartig: ph-ac.
▤ *ALLGEMEINES; C; Absonderungen; eiweißartig*

KUGELN, geformt wie: agar. **Alumn.** am-m.[102] ant-t.[102] arg.[102] **Bad.**[102] calad. calc.[102] calc-f.[102] **Chel.**[102] chin-b. citl-v.[197] coc-c. **Kali-c.**[102] mang.[102] rhus-t.[102] sel. sil. **STANN.** thuj.

KÜHL, kalt: aq-mar.[149] asaf.[5] **Bry.**[5] calad. cann-s. caust.[5] **Cor-r.** irid.[222] **Kali-c.**[5] lach. merc. nit-ac. nux-v. **Phos.** rhus-t. sac-alb. sin-a.[111] sulph. **Verat.**[5]

LEICHT abzuhusten, löst sich leicht: acon. ail. ant-t. **ARG.**[144] arund. atra-r.[156] aur. aza.[192] bac.[8] carb-v.[102] cimic. **Coc-c.**[36] coloc. dig. digin.[36] dol. dulc. ephe.[267] erio.[102] euphr. hep. iod. ip. kali-bi. kali-s.[102] kalm. kreos. lach. lact. lipp.[36] m-art.[85] mag-m. mang. meli. musa[197] **Nat-s.**[102] oena. phel.[144] pitu-a.[164] plb. **Puls.** ruta sanic.[85] **Sil.**[36] squil.[102] **STANN.** staph. sulph. tell. tub.[36] verat. zinc-o.[45]
☞ *M; Hustenstoß leichter ab, löst sich nach jedem weiteren • Häufige Expektoration • Räuspern hochgebracht und entfernt werden, muss durch; Schleim*

tagsüber: ail. **Arg.** coc-c. dig. sil. staph.

morgens: arg.[102] arund. coc-c.[36] dig.[36] m-art.[85] mang. phel.[144] sil.[36]

- reichlich, und: arg.[102]

abends: **Arg.** dig. digin.[36]

nachts: meli.

Bewegung, bei: ip.

Bücken, beim: arg.[144]

Erwachen, beim: meli.

◉ **eitrig**: bac.[8]

LEIMIG:
☞ *Klebrig*

MASSE, als eine große: kali-bi.[111]
☞ *Haufen, Massen*

MILCHIG: am-c. **Ars.** aur. carb-v. ferr. **KALI-CHL.** phos. plumbg.[36] puls. **Sep. Sil. Sulph.** zinc.
☞ *Farbe; weiß*

MUND füllend, jedesmal den: cupr-n.[36]

ÖLIGES Aussehen und Konsistenz: petr.
☞ *Fettig • Gelatine, wie • Klebrig*

PFLAUMENSAFT, wie: **Ars.** carb-v.[110] dig.[5] phos.[5]

PHOSPHORESZIEREND: phos.
☞ *Verbrannt, wie, wenn auf dem Boden eingetrocknet*

RÄUSPERN hochgebracht und entfernt werden, muss durch:

käsige Klumpen:
▤ *INNERER HALS; C; Räuspern; Räuspern, Neigung zum; käsige Klümpchen hoch, räuspert*

Schleim: agar. ail.[25] all-c. **Alum.** am-c. am-m. ant-c. **Ant-t.** aphis. arum-d.[25] arum-t.[25] bad.[25] bism. caj.[25] calc. caps. carb-ac.[25] carb-an. **Carb-v. Caust. Cham.** chel.[25] cina cist.[25] coca[25] con. croc. croto-t. dros. **EUPHR.** ferr. ferr-i. ferr-ma. gels. hep. hepat.[25] hydr.[25] hyper. iber.[25] iod. **Kali-bi.** kali-c. kali-n. lach. lam. laur. lil-t.[25] lith-c.[25] lob.[25] **Lyc.** meph. myric.[25] naja **Nat-m. Nux-v.** ol-an. osm. ox-ac. **Par.** petr. ph-ac. **Phos. Plat.** plb. ptel.[25] rhod. rhus-t. **RUMX. Sel. Seneg. Sep. Sil. Stann.** sulph.[1] tama.[197] tarax. thuj. verat-v.[25]
☞ *Häufige Expektoration • Leicht abzuhusten, löst sich leicht* ▤ *INNERER HALS; C; Räuspern; Räuspern, Neigung zum • MAGEN; C; Würgen, Brechwürgen; Ausräuspern von Schleim aus dem Rachen, beim • KEHLKOPF LUFTRÖHRE; C; Räuspern, Absonderung der Schleimhaut losräuspern*

- **morgens**: ant-t. **Nat-m. Sel.**
- **Essen,** bis nach dem: iber.[25]
- **Freien,** im: carb-ac.[25]
- **Sprechen** agg.: **Tama.**[197]
- **blutig**: am-c. bad.[25] cham. ferr. gels. hyper. kali-n. verat-v.[25]
☞ *Blutig, Hämoptoe • Schleimig; blutig*

◦ **wässrig**: **GELS.**

schwer auszuräuspern: kali-bi.[111] kali-n.[5]

REICHLICH: **Acon.**[5] agar. agn.[5] ail. alet.[45] all-s.[102] **Alth.**[1125] alum. alum-p.[58] alum-sil.[58] **Alumn. Am-c.**[5] **Am-m.**[102] **Ambr.**[5] **AMMC. Anac.**[5] anan. ang.[5] ant-ar.[102] ant-c. **ANT-T.**[144] **ARG.**[58] arg-n. arn.[5] **ARS.**[5] **Ars-i.**[102] ars-s-f.[58] arum-d.[25] asaf.[5] asar. asc-t.[102] aspar. **BAC.**[142] bals-p.[102] bar-c. bar-m. **Bell.**[5] **BISM.**[5] bor.[5] **Bry.**[5] **CACT.** cadm.[119] **Calad.**[5] **CALC.**[5] calc-p. **CALC-S. Calc-sil.**[102] **Cann-s.**[5] canth.[102] **Caps.**[5] carb-ac. carb-an.[5] **Carb-v.**[5] carbn-s. **Caust.**[5] cean.[102] **Cham.**[5] **Chel. Chin.** chin-ar. cic. **Cina**[5] cob. **COC-C.** cod. con.[5] cop. cupr.[5] cupr-acet.[36] cycl. daph. dig. dios. **Dros. DULC.**[5] eucal.[102] eup-per.[36] **Euph. EUPHR. Ferr.** ferr-acet.[102] **Ferr-ar. Ferr-i.** ferr-p. gall-ac.[85] gast.[36] graph. grin.[102] **Guai.**[5] **HEP.** hepat.[102] hippoz. hydr. **Hyos.**[5] ign.[5] indg. **Iod.**[5] **Ip.**[102] jab.[102] kali-ar. **Kali-bi. Kali-br.**[8] **KALI-C.** kali-i. kali-n.[36] kali-sil.[58] **Kreos.** kron.[9] lach.[5] **Laur. Led.**[5] lob. **LYC. M-art.**[5] m-aust.[5] mag-c.[5] mag-m.[5] mang.[5] med.[58] mein.[9] **MERC.**[122] merc-c.[5] merc-i-f. merc-i-r. myos.[102] myric. myrt-c.[102] myrt-ch.[102] nat-ar.[102] nat-c.[5] nat-m.[5] nat-s.[102] **NUX-V.**[5] oci-s.[119] oena. ol-car.[142] **Op.**[5] oxyg.[85] par.[5] petr.[5] **Ph-ac.**[5] phel.[102] **PHOS.** phyt. piloc.[102] **Pix.**[111] **Plb.**[5] psil.[164] **Psor. PULS.** rheum[5] rhod.[5] **RHUS-T.**[5] **Rumx. RUTA**[5] sabad.[5] sabin.[5] **Samb.** sang.[111] sanic. sec.[5] sel.[5] **Senec. Seneg.**[122] **SEP. SIL.**[5] silphu.[102] sin-n.[36] **Spig.**[5] spong.[5] **SQUIL. STANN.**[5] **Staph.**[5] stict. stram.[5] stront-c.[5] sul-ac. **Sul-i.**[58] sulo-ac.[102] **SULPH.**[5] taosc.[270] tax.[303] ter. term-a.[192] **THUJ.**[5] trif-p. tril. uran. **Verat.**[5] **Verb.**[5] viol-o. wies. zinc. zing.
☞ *Haufen, Massen*

tagsüber: cic. **Sil.**

morgens: agar. **Alum.** arg.[58] calc. **Calc-s. Carb-v.** cob. **Coc-c.** dig. euph. euphr. kali-bi. **Ph-ac. Phos.** psor. sanic. squil. **Stann.**

- **9** Uhr: cob.

abends: **Carb-v.** graph.

- **Hinlegen,** beim: graph.

nachts: carb-v. **Kali-bi.**

alten Menschen, bei: **Ammc. Ant-t. Ars. BAR-C.** kreos. lyc.[122] **Seneg.**[58]
☞ *Schleimig; alten Menschen, bei*

Bewegung, bei: **Ferr.**

Erbrechen, bei: eup-per.[36]

Husten, ohne: phos.[1]

Hustenanfall, nach jedem: **Agar. Alumn. Anan. Arg-n. COC-C.** kali-bi. **Seneg.**[122] stann. sulph.
☞ *M; Hustenstoß leichter ab, löst sich nach jedem weiteren* ▤ *HUSTEN; C; Anfälle, anfallsweise; Schleimauswurf, gefolgt von reichlichem*

Mahlzeiten, nach: sanic.

Schnupfen, bei: euphr.[58]

Übelkeit, bei: phos.[1]

Zimmer, warmes, agg.: **Kali-c.**
▤ *ALLGEMEINES; M; Zimmer, im; agg.; warmes Zimmer*

chronisch: **Ars.**[5] bry.[5] **Calc.**[5] **CARB-V.**[5] **Caust.**[5] **Dulc.**[5] iod.[5] lach.[5] lyc.[5] mang.[5] nat-c.[5] nat-m.[5] petr.[5] ph-ac.[5] **Phos.**[5] **Sil.**[5] **Stann.**[5] staph.[5] **SULPH.**[5]

Schwall, in einem: ant-t.[144] **EUPHR.** lyc. **Phos.** rumx.

ROSTIG:
☞ *Farbe; rostig*

RÖTLICH:
☞ *Blutig, Hämoptoe*

SAHNE, wie:
☞ *Farbe; Sahne, wie*

SCHARF: **Alum.** **Alum-sil.**[58] am-c. **Am-m.** anac. **Ars.** asaf.[5] aur.[5] bell.[5] carb-an.[102] carb-v. **Caust.** cham. coc-c. con. ferr. fl-ac.[5] ign. iod. kreos. lach. laur.[5] lyc. mag-m. **Merc.** mez. nat-c.[5] nat-m. nat-p.[171] nit-ac. nux-v. phos. **Puls.** rhus-t. sep. **Sil.** spig. squil. staph.[5] sul-ac. sulph. thuj.[5] verat.[5]

☞ *Brennen, mit Empfindung von ▤ ALLGEMEINES; C; Absonderungen; ätzend, scharf*

SCHAUMIG: **Acon.** alet. all-c. am-c. ant-t. **Apis** aq-pet.[36] aral. arg-n. **Arn.** **ARS.** ars-s-f.[58] asc-t. atro. bac.[56] bamb-a.[1184] bapt.[111] bell.[5] bry.[5] bufo cadm.[119] calc. canth. cench. chen-a.[36] chlor. citl-v.[197] cob. cortico.[119] cot.[36] cub. daph.[85] dios. dros. eucal. **Ferr.** ferr-p. fl-ac. gad.[36] gast.[36] hep. hura[111] hydrog.[222] iber.[111] iod.[5] ip.[5] jab.[102] **Kali-i.** kali-p. lach. led. linu-c.[36] mangi.[197] merc-k-i.[85] mill. musa[197] nat-m. neon[222] **Nux-v.**[5] oena. **Op.** paull-p.[36] pect.[102] petr.[8] **Phos.** plb. **Puls.** rumx. sec. sil. stict. stram. sul-ac.[5] sulph. tanac.[36] ter. thuj. uran. urt-u. verat-v.[25] zinc. zinc-p.[58]

☞ *Seifenschaum, wie ▤ ALLGEMEINES; C; Absonderungen; schaumig*

morgens: cub. dios. sulph. thuj.

- **8** Uhr: dios.
- **9** Uhr: cub.

enthält Blut und Schleim: op.

☞ *Blutig, Hämoptoe • Schleimig ▤ ALLGEMEINES; C; Absonderungen; schaumig; blutig*

gelb: chen-a.[36] daph.[85] **Hura**[111] linu-c.[36] merc-k-i.[85] **Petr.**[8]

Wasser: **Arn.**[809]

SCHIEFERFARBEN:

☞ *Farbe; schieferfarben*

SCHLEIMHAUT, sieht aus wie Massen von: alum-sil.[58] am-caust.[36] **Brom.** **Calc-acet.**[85] chin-s. hep. iod.[5] ip.[108] **Kali-bi.** kali-n.[1] **Merc-c.** ozone[227] **SPONG.**

☞ *Epithel, wie • Haut, wie abgestorbene • Zylinder*

SCHLEIMIG: acet-ac.[36] acon.[5] adam.[222] aesc. aeth. **Agar.** agn.[5] ail. **All-c.** all-s. aloe alum. alum-p.[58] **Alumn.**[36] am-c. am-caust.[36] **Am-m.**[5] **Ambr.**[5] **Ammc.** anac. ang.[5] **Ant-c.**[5] **Ant-t.**[5] apis apisin.[5] apoc.[25] aral. aran. **ARG.**[5] **ARG-N.** arn. **ARS.**[5] ars-i.[58] ars-s-f.[58] arum-d.[25] **Arum-t.** asaf.[36] **Asar.**[5] aspar. atro. aur. aur-ar.[58] aur-i.[58] aur-m.[111] bac.[149] bad. **BAR-C.** bar-i.[58] **BAR-M.** bar-s.[58] **BELL.**[5] benz-ac. bism.[5] **Bor.**[5] bov. **BRY.**[5] bufo[111] **Cact.** calad.[5] **CALC.** calc-i.[58] **Calc-s.** cann-s.[5] **Canth.**[5] **Caps.** carb-ac. carb-an. **CARB-V.**[5] carbn-chl.[36] **Carbn-s.** card-m. carl.[36] **CAUST.**[5] cham.[5] chel. **CHIN.**[5] **CHIN-AR.** chin-s. chlor.[36] choc.[222] cimic. cimx. **Cina**[5] cob. **COC-C.** coca cocc.[5] cod. coll. coloc.[5] con. cop. corn. croc. crot-h.[36] croto-t. cub. cupr. cycl. daph. der. dig. **Dirc.** dor. **DROS.**[5] **DULC.** erech.[25] erio.[36] ery-a. eug. **EUPHR.** eupi. ferr.[5] ferr-ar. ferr-i. ferr-p. fl-ac. franz.[36] gamb. gast.[36] gels. **Graph.** guai. guare.[25] ham. **HEP.** hipp. hydr.[36] hydr-ac.[36] hydrog.[222] **Hyos.**[5] hyper.[36] iber. ign. indg. **Iod.**[5] ip. iris jug-c.[25] kali-ar. **KALI-BI.**[111] **Kali-c.** **Kali-chl.** **Kali-i.** kali-m.[2086] kali-n. kali-p. **Kali-s.** kali-sil.[58] kiss.[36] kreos.[5] kron.[9] lac-ac. lac-d. **LACH.** lachn. lact. laur.[5] linu-c.[36] lith-c.[25] **LOB.** **Lob-s.** **LYC.**[5] m-art.[5] m-aust.[5] mag-c. mag-m. mag-s. manc. mand.[119] **Mang.** **Med.** menth.[36] **MERC.** merc-c. merc-i-r.[36] **Mez.**[5] mur-ac. naja nat-ar. **Nat-c.** **NAT-M.** nat-p. **Nat-s.** nicc. **NIT-AC.**[58] **Nux-m.** **Nux-v.**[5] oena. ol-an.[36] ol-j. olnd.[5] op.[5] opun-v.[36] osm.[36] ox-ac. ozone[227] **PAR.**[5] **Petr.** **Ph-ac.**[5] phel. **PHOS.**[5] phys. phyt. pimp.[36] plan. plb.[5] **PSOR.**[111] **PULS.**[5] puls-n.[25] querc-r.[257] raph. rat. rheum[36] rhod. rhus-t.[5] rumx. ruta[5] sabad. sabin. samb.[5] **SANG.** scol.[1142] sec. sedi.[36] sel. **Senec.** **SENEG.**[5] **SEP.**[5] **SIL.**[5] sin-n. sol-t-ae.[36] spig. **Spong.**[5] **SQUIL.**[5] **STANN.** **Staph.**[5] stict. stram.[36] sul-ac. sul-i.[58] sulo-ac.[149] **SULPH.**[5] syph.[58] tab. tarax. tarent.[192] tep.[36] ter. thea[192] **THUJ.**[5] trif-p.[36] trinit.[102] tung.[209] upa.[36] uran. ust. verat.[5] vichy-g.[36] vinc. visc.[119] wies.[36] xan. **Zinc.**[5] **Zinc-p.**[58]

☞ *Schaumig; enthält Blut und Schleim ▤ KEHLKOPF LUFTRÖHRE; C; Schleim, Absonderung von • BRUST; C; Schleim in der Brust; Bronchien*

tagsüber: **Ars.** calc-s. **Caust.** mag-s. **Spig.**

morgens: **Agar.** **All-s.** alum. am-c.[1] am-m. ant-c. **Ant-t.** aral. aran. bac.[62] bell. bor. **Calc.** carbn-chl.[36] chel. chin-s. cimx. cob. dig. ferr. fl-ac. franz.[36] hipp. iod.[1] ip. **Kali-i.** lyc. mag-m. **Mang.** menth.[36] mur-ac. nat-m. ol-j. ph-ac.[1] **Phos.** phyt. puls. rheum[36] sel. sil. spong. squil.[36] **Stann.** sul-ac.[1] **SULPH.** tab. thuj. vichy-g.[36]

- **8** Uhr - **9** Uhr: sil.
- **8.30 Uhr**: spong.
- **9** Uhr: cob. phyt.
- **Aufstehen,** nach: chin-s. iod.[1] mag-m. sulph.
- **Bett,** im: ferr.
- **Erwachen,** nach: sulph. thuj.
- **Husten,** während: sulph.[36]

vormittags: calc-s. chin-s. coc-c. iris lyc. **STANN.** sulph. zinc.

- **10** Uhr: iris

nachmittags: am-m. **Bad.** caust. chin-s.[36] hydr.[36] mag-c. opun-v.[36]

- **16** Uhr: opun-v.[36]
- **17** Uhr: caust. hydr. mag-c.
- **17.30 Uhr**: hydr.[36]

abends: agn. all-c. **Calc.** chin-s. croto-t. dig.[85] hydr-ac.[36] naja nat-m. sulph.

nachts: agar. bell. calc. cycl. hep. kali-c.[1] op. phos. sep. sil. sol-t-ae.[36] sulph.

- **2** Uhr: phos.
- **3** Uhr: op.
- **Husten,** während: sol-t-ae.[36]

alten Menschen, bei: **Ammc.**

☞ *Reichlich; alten Menschen, bei*

Bett, im: am-c.[36]

Essen, nach dem: sil.[36] thuj.[36]

Freien, agg. im: cob.[36]

Gehen, beim: nat-m.[36]

Husten, während: nat-m.[36] nit-ac.[36] osm.[36] phos.[36] sol-t-ae.[36] sulph.[36]

Mittagessen, nach: alumn.[36]

Räuspern, nach: **EUPHR.**[36] ol-an.[36] par.[36]

Schaudern, während: hyper.[36]

Trinken, beim: am-caust.[36]

Wetter, bei kaltem: **Ammc.**

bitter: **Puls.**[5]

blutig: **Acon.** adam.[222] ail. alum. alum-p.[58] **AM-C.** anac. ant-t. **Apis Arg-n. ARN. ARS.** ars-i.[58] aur-m.[111] **Bell.**[5] bism. **BOR.**[5] **BRY.**[5] bufo[111] cact. **Calc. Calc-s.** card-m. **Caust.**[5] **Chin.**[5] cina cob. coll. con. crot-h.[36] cupr. daph. dig. **Dros. Dulc.** erech.[25] eug. euphr. **FERR.** ferr-i. fl-ac. **GELS.** guare.[25] hep. iod. **IP.** kali-ar. **Kali-bi.** kali-c. **Lach.** lachn. **LAUR.** lyc. mag-m. manc. med. **Merc. Merc-c. Mez.**[5] **Nat-m.** nit-ac.[58] nux-m. ol-j. **Op.**[5] **PHOS.** sabin. **SEC.** sel. senec. **Sep.**[5] sil. spong. **Squil.**[5] stict. sul-ac. sulo-ac.[149] **Zinc.**[5]

☞ Räuspern hochgebracht und entfernt werden, muss durch; Schleim; blutig

dick: **Ambr.**[5]

durchscheinend: **ARS.**[5] **Chin.**[5] **Ferr.**[5] **Laur.**[5] seneg.[5] **Sil.**[5]

eitrig: bac.[149]

gelb: ang.[5] **Bism.**[5] **Bry.**[5] dros.[5] plb.[5] **PULS.**[5] **Ruta**[5] **Staph.**[5] **Verat.**[5]

gräulich: ambr.[5]

grün: psor.[111] thuj.[5]

Klumpen: **Calad.**[5] plb.[5]

milchig: **Sep.**[5]

Pfropfen: trinit.[102]

rot: apisin.[5] kali-bi.[111]

schwärzlich: lyc.[5] thuj.[5]

trocken: bry.[5] plb.[5]

weiß: **Acon.**[5] **Am-m.**[5] ambr.[5] arg.[5] cina[5] kali-m.[2086] **Kreos.**[5] **Lyc.**[5] par.[5] **Phos.**[5] rhus-t.[5] sep.[5] sil.[5] spong.[5] **Squil.**[5] sulph.[5] tarent.[192]

zäh: agn.[5] ant-c.[5] **ANT-T.**[5] **Ars.**[5] bell.[5] bry.[5] **CANN-S.**[5] canth.[5] carb-v.[5] caust.[5] **CHAM.**[5] chin.[5] chlor.[36] cocc.[5] iod.[5] **KALI-BI.**[111] laur.[5] m-art.[5] nux-v.[5] olnd.[5] **PAR.**[5] **Ph-ac.**[5] **Phos.**[5] plb.[5] puls.[5] **Ruta**[5] **Samb.**[5] **Seneg.**[5] sep.[5] **Spong.**[5] squil.[5] **Staph.**[5] verat.[5] **Zinc.**[5]

▤ ALLGEMEINES; C; Absonderungen; zäh, schwierig abzulösen

SCHLUCKEN, muss das gelöste Sputum Schlukken, kann es nicht auswerfen: ambr. **Arn.** calad. **Cann-s. CAUST.** choc.[222] chr-ac. coca[36] **CON.** dig. dros. eug. gels. iod. **Kali-c. KALI-S.** lach. lyc. **Mur-ac.**[8] **Nux-m.** osm. rumx. sang.[137] **SENEG. Sep. SPONG. Staph.** zinc. zinc-chr.[137] zing.

23 Uhr: coca[36]

SCHLÜPFT zurück oder muss geschluckt werden:

☞ Schlucken, muss das gelöste Sputum Schlukken, kann es nicht auswerfen

SCHMERZHAFT: ars. cub. elaps iod.[5] lach.[5] lyc.[5] merc-c. nat-m.[5] psil.[164] zinc.[5]

Herzen kommend, wie vom: elaps

SCHMUTZIGES Aussehen:

☞ Farbe; schmutziges Aussehen

SCHWÄRZLICH:

☞ Farbe; schwärzlich

SCHWER (hohes Gewicht): bac.[62] oena.[36]

sinkt in Wasser: bac.[62]

SCHWIERIG Auszuwerfen, löst sich nur schwer ab: abies-n.[1125] agn. ail. **All-s.** alum. alum-p.[58] alumn.[58] am-c.[58] ambr.[5] **Ammc.** ang. ange-a.[1125] **Ant-t.**[122] apis aq-pet.[36] aral. **Arn.**[5] **Ars.** ars-i.[58] arum-t.[25] arund. asc-t. aspar. atro. aur. aur-i.[58] aur-s.[58] ba-tn.[136] bac.[62] **Bar-c.**[122] bar-i.[58] bar-s.[58] bell-p.[1125] beryl.[149] bor. **Bov. Brom.** bry. cact.[10] **Calc.** calc-p.[58] calx-b.[194] camph. cann-s. **Canth.**[5] **Carb-v.**[5] **CAUST.**[5] **Cetr.**[1125] cham. **Chel.** chin. chin-ar. chin-s. chlor. cina **Coc-c.** coca con. cop. cor-r. crot-h. croto-t.[36] cub. **Cupr.** curc.[192] der. dig.[54] dros. **Dulc. Eucal.**[1125] **Euphr.**[5] ferr. ferr-ar. ferr-i. ferr-p. foen.[1125] gels.[111] **Glyc-g.**[1125] grin.[144] **Hep.** hydrc. hydrog.[222] hyos. ign. **Iod. IP.** irid.[222] jatr. kali-ar. **Kali-bi. Kali-c.**[5] kali-m.[61] **Kali-s.** knau.[33] kreos. **LACH.**[5] lob. lob-s.[85] **Lyc.**[5] lycps.[25] mag-c. mag-m. mang. med. menth-pu.[1125] mor-n.[1125] mosch.[58] mur-ac.[5] myric.[25] nat-ar. neon[222] **Nit-ac.** nux-m. **NUX-V.**[5] oena. op. osm. ox-ac. **Par.**[5] paull-p.[36] **Phos.** phys.[10] pimp-a.[1125] plan. plb. **Prim-v.**[1125] psil.[164] **Psor. PULS.** quill.[102] rat. rubu-f.[1125] **Rumx.** sapin.[36] **Sapo.**[1125] sat-h.[1125] **SENEG. Sep.**[5] spong.[5] **Squil. Stann.**[5] **Staph.**[5] stram. stront-c.[5] succ.[194] sul-ac. sul-i.[58] **Sulph.**[809] tarent. term-c.[192] **Thuj.**[5] **Thymu.**[1125] thyr.[102] tub-r.[149] **Verb.**[1125] vichy-g.[36] **Viol-o.**[1125] zinc. zinc-p.[58]

☞ M; Aufsetzen, muss sich nachts, um etwas hochzubringen • Spärlich ▤ HUSTEN; C; Schwierig, kaum hervorzubringender Husten

nachmittags: chin. chin-s.

2 Uhr: chin-s.

alten Menschen, bei: **Ammc.** ant-t.[122] arum-t.[25] bar-c.[122] caust.[122]

Drehen auf die rechte Seite amel.:

☞ M; Drehen von der linken zur rechten Seite, leichter nach

Getränke, warme, amel.: irid.[222]

▤ ALLGEMEINES; C; Speisen und Getränke; warme; Getränke;

Kindern, bei: arum-t.[25]

▤ ALLGEMEINES; M; Kindern, Beschwerden bei

Liegen auf dem Rücken, beim: irid.[222]

▤ ALLGEMEINES; M; Liegen; während; Rücken, auf dem

Menses, bei vikariierenden: **Dig.**[54]

Schlucken, muss ihn:

☞ Schlucken, muss das gelöste Sputum Schlukken, kann es nicht auswerfen

Zunge hoch, bringt Sputum nur bis zur Z., muss dann abgewischt werden: apis

SCHWIERIG Auszuwerfen (Forts.)

klebt an Hals, Zähnen und Lippen fest: **KALI-BI.** myric.[25]
▤ *KEHLKOPF LUFTRÖHRE; C; Schleim, Absonderung von; schwerlöslich, Kehlkopf*

locker, obgleich: ambr.[5] **Arn.**[5] **Caust.**[5] kali-c.[5] **Sep.**[5]

SCHWIMMT, wenn in Flüssigkeit gebracht: calc.[111]

SEIFE, wie: arg-n. ph-ac.

SEIFENSCHAUM, wie: kali-i. kali-p.
☞ *Schaumig*

SELTEN: acon.[5] alum.[5] arn.[5] bell.[5] caps.[5] ign.[5]

SERÖS: sulph.[36]

SIRUP, wie: carb-an.
☞ *Geschmack; süßlich*

SPÄRLICH: acon. agar.[5] ail.[36] alum.[102] alumn. am-c.[5] am-m.[102] **Ant-t.**[5] apis apoc. ars. asc-t.[102] aur-s.[58] bac.[62] bar-s.[58] brom. bry.[102] calc-s. carb-ac.[25] **Caust.**[102] cham. cimic.[102] clem. coc-c.[25] cot.[36] cupr. curc.[192] dig. **Dulc.**[5] ery-a. **Ferr.** ferr-p. ign.[102] ip.[5] kali-bi. kali-c.[102] lach. lipp.[36] lyc.[36] lycps.[25] mez.[1] morph.[102] mygal.[192] nit-ac.[102] **Nux-v.**[102] op. paeon. **PHOS.** phyt. **Puls.** rumx. samb. sang. **Sep.**[5] sil. spong. squil.[102] **STANN.** stict. tarent. term-a.[192] thyr.[102] tub-r.[149] zinc.[102]
☞ *Schwierig Auszuwerfen, löst sich nur schwer ab*

tagsüber: ail.[36]

morgens: bac.[62]

Einschlafen, beim: lyc.[36]

Rasseln, trotz starkem: am-c.[5] **Ant-t.**[5] ip.[5]

SPEICHEL, wie: ars. astac. cann-i.[36] eug. med. merc. mez. thuj.[36]

morgens: thuj.[36]

SPURRINNE im Wasser, wie eine: calc.[5]

STÄRKE, wie: **Agar. Arg.**[102] arg-n.[5] arn.[5] ars.[5] bar-c. cact. chin.[5] coca[36] **Dig.** ferr.[5] laur. nat-ar. **Phyt. Sel.** seneg.[5] **Sil.**[5] sulph.
☞ *Teigig*

morgens nach dem Aufstehen: coca[36]

gekochte: arg.[102]

STAUB vermengt, sieht aus wie mit: ambr.[5] kreos.[5] nux-v.[5] phos.
☞ *Farbe; schmutziges Aussehen*

STOCKEND: Sep.[5] **Zinc.**[5]

STÜCKEN, in: alum. aq-pet.[36] nit-ac. rhus-t. sep.

TEIG, fällt auseinander wie dünner Teig, beim Auftropfen auf harte, glatte Oberfläche: phos.
☞ *Eitrige Masse, wie dünner Teig • Fliegt aus dem Mund, beim Husten*

TEIGIG: kali-bi.
☞ *Klebrig • Stärke, wie* ▤ *ALLGEMEINES; C; Absonderungen; kremig, teigig*

TEILCHEN:
☞ *Stücken, in*

TRANSPARENT: agar. alum. alumn. am-c. am-m. ant-t. **Apis** aq-pet.[36] **ARG.** arn. **Ars.** asaf. bamb-a.[1184] **Bar-c.** bor. bry. bufo[111] calc-s.[36] **Caust.** chin. coca[25] **Ferr.** hydrog.[222] **Kali-bi.** kola[1184] kreos. laur. **Med. Mez. NAT-M.** petr. **Ph-ac. PHOS.** pitu-a.[164] puls. **Sel.**[36] senec. **SENEG. Sil. Stann.** sulph.

morgens: **Sel.**[36]

nachts: calc-s.[36]

TUBERKEL: hep. mag-c. **Phos. Sil. Spong.**

braun: phos.

übelriechend: mag-c. phos. sil.

verkalkte: sars.

ÜBELKEITSERREGEND: coc-c.[36] cop.[36] dros.[36] ferr.[36] nux-v.[36] puls.[36]
▤ *MAGEN; C; Übelkeit; Auswurf, nach*

morgens: dros.[36] ferr.[36] puls.[36]

UNANGENEHM: lycps.[36]

UNDURCHSICHTIG, trübe: aq-pet.[36] chin-s. **KALI-CHL.** lat-h.[301]
☞ *Farbe; weiß;*

UNMÖGLICH:
☞ *Schwierig Auszuwerfen, löst sich nur schwer ab*

UNTERDRÜCKT, bei Bronchialbeschwerden: bals-p.[25]

VERBRANNT, wie, wenn auf dem Boden eingetrocknet: **Phos.**
☞ *Phosphoreszierend*

VERKLUMPT: cob-n.[119] dig.[54] sanic.[85]

Menses, mit vikariierenden: **Dig.**[54]

VERMEHRT:
☞ *Reichlich*

WARM: aral.[36]
☞ *Heiß, brennend*

WÄSSRIG: acon. acon-l.[36] agar. am-c. am-m. ang. **Ant-ar.**[102] aq-mar.[149] aq-pet.[36] arg. **Ars.** bell. bov. bry.[102] calc.[5] calc-f.[119] canth.[58] caps.[5] carb-an. **Carb-v.** cham. chin. croc.[102] cupr.[5] **Daph.** euphr. ferr. ferr-p.[102] **Graph.** grin.[102] guai. helo.[264] hydrog.[222] ign.[5] jac-c. **Kali-i.**[102] **Kali-s. Lach.** lyc. **Mag-c.** mag-m. **Merc.** mez. mur-ac. nat-c. nat-m.[5] nit-ac.[58] nux-v. oena.[102] op. par.[5] phos. phys. piloc.[102] plb. puls. ran-s. rumx. sac-alb. sep. silphu.[102] squil. **Stann.** sul-ac. sulph. tanac.[102] tarent.[192] thuj.[36] tub.[85]
☞ *Dünn*

morgens: helo.[264] thuj.[36]

WEIß:
☞ *Farbe; weiß*

ZÄH: acon. aesc. agn. **All-c. Alumn.** ambr. anac. ant-c. **Ant-t. Ars.** ars-i. atro. aur. aur-ar.[58] aur-i.[58] bamb-a.[1184] bell. blatta[193] bov. **Bry. CALC. Cann-s.** canth. **Carb-an.** carb-v. carl. cassi-f.[192] **Caust.** cham. cist. cob. **Coc-c.** cupr. **Dulc.** euphr. **HEP.** indg. **Iod.** iris **KALI-BI.** kali-c. kali-sil.[58] **Lac-c.** mag-c. mag-m. mang. merc-i-r. mez. neon[222] nux-m. nux-v. ozone[227] par. petr. ph-ac. phos. phyt. puls. puls-n.[36] **Rumx.** ruta samb. **Sang.**[8] sanic.[85] sars. seneg. **Sep.** sil. spong. squil. **STANN.** staph. sul-i.[58] syc-co.[136] tarent. thuj.[36] vanad.[36] verat. vinc. xan.[25] **Zinc.**
☞ *Dick • Hart • Klebrig*

morgens: calc. **Cann-s.** kali-bi. petr. **Phos.** phyt. sanic.[85] sars. **Sil.**

- **9** Uhr: phyt.

- **Bett,** im: calc.

Essen, nach dem: thuj.[36]

ZITRONENFARBIG:
☞ *Farbe; gelb;*

ZUSAMMENHÄNGEND:
☞ *Klebrig*

ZYLINDER: ip.[108]
☞ *Granuliert (kleine Kügelchen) •Schleimhaut, sieht aus wie Massen von*

ABWECHSELNDE SYMPTOME

SEITEN

ZEIT

MODALITÄTEN

ORT

CHARAKTERISTIKA EIGENTÜMLICHKEITEN

SCHMERZ

ABWECHSELNDE SYMPTOME

ABWECHSELND mit Brustsymptomen, Beschwerden erscheinen : aesc. ars. **Cact.**[137] **Calad.** **Calc.** chel.[5] cic.[137] crot-h. **Glon.** iod.[137] kali-c.[137] lachn.[36] lil-t.[137] lyc.[1] merc-i-f.[137] rad-br.[137] **Ran-b.**[5] **Seneg.** tab.[111] verat. zinc.[1]
▤ *ALLGEMEINES; A; Abwechselnde, alternierende Zustände*

Augensymptomen, abwechselnd mit: ars.
▤ *AUGEN; A; Abwechselnd mit*

Diarrhö und Bronchitis:
☞ *C; Entzündung; Bronchien, Bronchitis; abwechselnd mit;* ▤ *ALLGEMEINES; A; Abwechselnde, alternierende Zustände*

Hautsymptomen, abwechselnd mit: crot-h.
☞ *C; Beklemmung; abwechselnd mit; Hautausschlägen • C; Hautausschläge; Exanthem, flüchtiges; abwechselnd mit Asthma* ▤ *ATMUNG; C; Asthma, asthmatische Atmung; abwechselnd mit; Hautausschläge • HUSTEN; A; Abwechselnd mit; Hautausschläge • HAUT; A; Abwechselnd mit • HAUT; C; Hautausschläge; abwechselnd mit; Atemwegssymptomen*

Kopfschmerz, abwechselnd mit: amylam.[137] chel.[5] glon. nux-m.[137] stroph.[137] tab.[137]
☞ *C; Beklemmung; abwechselnd mit; Kopfschmerz* ▤ *KOPF; O; Innerlich, innerer Kopf; abwechselnd mit*

Rektalsymptomen, abwechselnd mit: calc-p. **SIL.** verat.
▤ *REKTUM; A; Abwechselnd mit*

Schmerzen in anderen Körperteilen**,** abwechselnd mit:
▤ *ALLGEMEINES; A; Abwechselnde, alternierende Zustände*

- **Abdomen,** im: merc-i-f.[137] rad-br.[137] zinc.[1]
☞ *C; Zusammenschnüren, Spannung, Enge, Empfindung von; abwechselnd mit; Schmerzen im Abdomen • C; Schmerz; abwechselnd mit; Schmerzen im; Abdomen* ▤ *ABDOMEN; A; Abwechselnd mit • ABDOMEN; A; Abwechselnd mit; Brustsymptomen*

- **Uterus,** im: conv.[111]
▤ *WEIBLICHE GENITALIEN; A; Abwechselnd mit • HERZ KREISLAUF; C; Schmerz; Herz; abwechselnd mit; Schmerzen im;*

SEITEN

ABWECHSELNDE Seiten: agar.[137] apisin.[5] arn.[137] calc.[5] cimic.[111] dulc.[137] gnaph.[111] graph.[137] lyc.[137] mang.[5] mosch.[137] **PHOS.**[137] plb.[5] puls.[137] ran-b.[137] rumx.[111] thuj.[5]
▤ *ALLGEMEINES; S; Abwechselnde Seiten*

LINKS: abrot. **ACON.**[5] act-sp.[111] **Aesc.**[25] aeth.[36] **Agar.**[5] agn.[5] ail.[25] all-c. aloe **Alum.** alumn. **AM-C.**[1] am-i.[304] **AM-M.**[1] **Ambr.** aml-n.[111] ammc.[4] amyg-am.[10] **Anac.** ang.[1] anis. ant-c.[1] **Ant-t.**[5] **Apis** **Apisin.**[5] apoc. **Arg.**[1] arg-m.[137] **Arg-n.**[5] arist-cl.[119] arist-m.[36] **Arn.**[5] **ARS.**[1] ars-h. **ARUM-T.** arund. **Asaf.** **Asar.** **Asc-t.**[8] aspar. **Aster.** aur.[1] aur-m.[36] aur-m-n.[36] bac.[62] bad.[25] bamb-a.[38] bapt. bar-c.[5] **BELL.** benz-ac. berb.[36] **Bism.** **BOR.** bov.[5] **BROM.**[5] **BRY.** bufo **Cact.**[8] cahin. calad.[5] **CALC.**[1] **Calc-p.** camph.[5] cann-i.[137] **CANN-S.**[5] **Canth.**[5] **Caps.**[5] carb-ac.[25] **Carb-an.**[5] **Carb-v.**[1] **Carbn-s.** **Card-m.** **Carl.** cassi-s.[192] **Caust.**[1] cench.[58] **Cham.**[5] **CHEL.**[1] **Chen-a.** **Chin.**[5] **Chin-ar.** **Chin-s.** choc.[222] cic.[1] **Cimic.**[25] **Cina**[1] cinnb.[111] cist.[36] clem.[5] coc-c.[36] **Cocc.**[1] cod.[25] **Colch.** **Coloc.** com.[8] **CON.**[36] conv.[25] cop. cor-r.[111] cot.[36] **Croc.** **Crot-c.** crot-h. **Croto-t.** cupr.[1] cupr-acet. cupr-ar.[25] **Cur.** cycl.[1] **Dig.** **DIOS.**[25] dirc.[85] dros.[5] **Dulc.**[1] **Echi.** **Elaps** equis. euon.[36] **Eup-per.** **EUPH.**[5] euphr.[36] **Eupi.** **Fago.**[25] falco-p.[265] ferr. ferr-i.[36] ferr-ma. ferr-p.[8] **FL-AC.**[5] **Form.**[25] gall-ac.[25] gels.[25] germ.[222] glon.[137] **Graph.**[1] grat.[36] **Guai.**[5] guare.[25] gymn.[25] hall[36] ham.[36] harp.[1184] hell.[5] **Hep.**[5] hipp. hura hydr. hydr-ac.[268] hyos.[1] hyper.[36] **Ign.**[5] ignis[194] ind.[36] indg.[36] **Iod.**[1] ip.[5] irid.[222] iris[25] jatr.[36] kali-ar. kali-bi. **KALI-C.**[1] **Kali-i.** **Kali-n.**[1] **Kali-p.** kiss.[36] kola[1184] **Kreos.**[5] lac-c. lac-del.[204] **LACH.**[5] lachn.[25] **Lact.** **LAUR.**[5] led.[5] **Lil-t.** lipp.[1025] lith-c. lob.[25] lob-c.[25] lob-e.[85] **Lob-s.**[102] loxo-r.[205] **LYC.**[1] lycps.[25] lyss. **M-arct.**[5] m-art.[5] **M-aust.**[5] **Mag-c.**[1] mag-m.[1] mag-p.[111] manc. **Mang.**[5] mang-acet.[1] **Mangi.**[197] marm-w.[194] med. menth-pu.[85] **Meny.**[1] **Merc.**[5] **Merc-c.** merc-i-f. merc-i-r.[36] **Mez.** mosch.[5] mur-ac.[1] murx. myos.[85] myric. myris.[5] **Myrt-c.**[25] **Naja** nat-ar. nat-c.[1] nat-h.[36] **NAT-M.**[1] nat-p. **Nat-s.**[36] nat-sil.[58] neon[222] **Nicc.** **NIT-AC.**[1] nux-m.[5] **NUX-V.**[5] oena. ol-j.[25] **OLND.**[5] op.[5] **OX-AC.** ozone[227] paeon.[102] pall. par.[5] paull-p.[36] **Petr.**[1] **Ph-ac.**[1] **Phel.**[36] **PHOS.**[1] phyt.[25] pitu-a.[164] pix.[102] plan.[25] **Plat.** **Plb.**[5] polyg.[25] prun.[111] psil.[164] psor. ptel.[25] puls.[1] puls-n.[25] pyrog.[137] **RAN-B.**[5] **Ran-s.** raph. rat. rauw.[119] rheum[1] **Rhod.**[5] **RHUS-T.**[1] **RUMX.** **Ruta**[1] sabad.[5] **Sabin.**[5] sac-l.[55] samb.[1] **Sang.**[8] **Sars.** **Sel.**[5] senec.[137] **SENEG.**[5] **SEP.**[1] **SIL.**[36] sol-n.[102] sphing.[36] **SPIG.**[1] **Spong.**[1] squil.[5] **STANN.**[1] **Staph.**[1] stict.[25] stram. strep-s.[197] **Stront-c.** stroph.[137] stry.[36] **Sul-ac.**[1] **SULPH.**[1] sumb.[25] tab. **Tarax.**[1] tarent. tax.[303] tela[192] tell.[36] tep. **Teucr.**[5] **Ther.** thlaspi[137] **Thuj.**[1] til. trom. tub.[36] upa. uran.[269] urt-u. **Ust.** **Valer.**[5] verat.[1] verat-v.[36] **Verb.**[1] **Viol-t.**[5] vip. visc.[25] xan.[25] **ZINC.**[1] zing. ziz.[25]
▤ *ALLGEMEINES; S; Links*

rechts, nach: aesc.[111] apisin.[5] calc.[5] chel.[5] crot-h.[111] ign.[5] kali-bi.[111] kreos.[5] lil-t.[111] lyc.[5] nat-c.[5] phos.[5] phyt.[111] plb.[5] zinc.[5]

RECHTS: abrot. **Acon.**[5] act-sp.[111] adam.[222] **Aesc.** aeth. **Agar.** **Agn.** all-s.[36] aloe alum.[1] alumn. **AM-C.**[1] am-m.[1] **Ambr.** ammc.[4] **Anac.** ang.[1] ant-c.[1] ant-t.[5] apis apisin.[5] **Arg.**[1] **Arg-n.**[5] **ARN.**[5] **ARS.**[1] **Asaf.**[5] **Asar.** **Aur.**[1] aur-m.[36] aur-m-n.[36] bac.[62] bad.[25] bar-c.[5] **BELL.**[1] berb. **Bism.** **BOR.**[5] bov.[5] **Brach.**[111] **BROM.**[5] bruc. **BRY.**[5] **Cact.**[8] cahin. calad.[5] **CALC.** camph.[5] **Cann-s.** **Canth.** caps.[5] **CARB-AN.**[1] **Carb-v.** carbn-s.[25] **Card-m.** cast. **Caust.** cench.[5] cham.[5] **CHEL.**[25] **Chen-a.** **Chin.**[5] chin-s.

RECHTS (Forts.)
choc.[222] cic.[5] **Cimic.**[137] cina[1] clem.[5] coc-c.[36] **Cocc. Colch.**[5] **COLOC.**[1] **Com.**[25] **CON.** croc.[5] **Crot-c. Crot-h.**[8] croto-t. cupr.[1] cycl.[5] **Dig.**[1] dios.[25] dros.[5] **Dulc. Elaps** euph.[5] eupi.[85] fago.[25] ferr-i.[58] ferr-p.[8] **Fl-ac.**[8] form.[25] gall-ac.[25] gamb.[36] gels.[25] germ.[222] gran.[111] **Graph.**[137] grat.[36] guai.[5] guare.[25] haliae-lc.[222] helo.[111] **Hep.**[5] hydr.[137] **Hyos.**[1] hyper.[8] **Ign.** indg.[36] **IOD.**[1] ip.[5] irid.[222] jatr.[36] **Kali-bi. KALI-C.**[1] **KALI-I.** kali-n.[1] kali-p. kreos.[5] lac-leo.[204] **LACH.**[5] lachn.[25] laur.[5] led.[1] lepi.[36] lil-t.[36] lob.[111] lob-e.[85] lob-s.[85] **LYC.**[1] lycps.[25] m-arct.[5] **M-art.**[5] m-aust.[5] mag-c.[1] **Mag-m.**[1] mang.[5] med. meny.[1] **Merc.**[5] **Merc-c.** merc-i-f. merc-i-r.[137] **Mez.** mosch.[5] **MUR-AC.**[1] murx. naja **Nat-c.**[1] **Nat-m.**[1] neon[222] nicc. **Nit-ac.**[1] nux-m.[5] nux-v.[5] olnd.[5] **Op.**[5] ox-ac.[111] ozone[227] paeon.[137] pall.[36] par.[5] petr.[1] ph-ac.[1] **PHEL. PHOS.**[5] **Phyt.**[25] plat.[1] plb.[5] plut-n.[222] psil.[164] psor.[36] ptel.[25] **PULS.**[1] **RAN-B.**[5] ran-s.[5] **Raph.** rheum[5] rhus-t.[1] rumx.[25] ruta[1] sabad.[5] sabin.[5] **Sang.**[36] **Sars.** seneg.[5] **SEP.**[5] **SIL.**[1] **Spig.**[85] spong.[5] **Squil.**[5] stann.[1] **Staph.**[1] **Stront-c.** stry. sul-ac.[1] **SULPH.**[1] sumb.[25] tab.[36] **Tarax.**[1] tep.[36] teucr.[5] thlaspi[122] **THUJ.**[1] upa.[85] ust.[137] valer.[5] **Verat.**[1] verat-v.[8] viol-t.[5] vip.[36] xan.[85] **Zinc.**[1] ziz.[25]
ALLGEMEINES; S; Rechts

ZEIT

MORGENS: agar.[5] **Alum. Am-m.**[5] ang.[1] ant-c.[1] ant-t.[5] apisin.[5] arg. arn.[5] bamb-a.[1184] bov.[5] brom. **Bry.** calad.[5] calc.[1] canth.[5] **Carb-an. CARB-V.**[1] caust.[5] cham.[5] chel.[5] chin.[1] cina[5] coff.[5] colch.[5] con.[1] croc.[5] cycl.[5] dig.[1] elaps euphr.[5] fago. gall-ac.[25] **GRAPH.** hep.[5] ign. **Kali-bi. KALI-C.**[1] kali-n.[1] kreos.[5] lact. led.[5] **Lil-t. Lyc.**[5] m-arct.[5] m-art.[5] m-aust.[5] mag-m.[5] mang.[5] merc.[54] merc-c.[5] mez.[5] naja nat-c.[1] **Nat-m.**[1] **Nat-s.** nit-ac.[1] nux-m.[5] **Nux-v.**[5] ozone[227] petr.[1] phel. **PHOS.** plb.[36] podo. **Puls. Ran-b.**[5] ran-s.[5] rheum[5] **Rhus-t. Rumx. Sang.** sars.[1] sel.[5] **Seneg.**[5] **SEP.** sil.[1] **SPIG. Squil.**[5] stann.[5] **Staph.**[5] stram.[5] sul-ac.[1] **Sulph.**[1] tarax.[5] **Tarent. Thuj.**[5] verat.[5] verb.[5] zinc.[1]
ALLGEMEINES; Z; Morgens, 5 Uhr - 9 Uhr; agg.

Bett, im: ant-t.[5] carb-an.[5] con.[5] kali-bi.[111] lact. phel. plb.[36] **Rhus-t.** sil.[1]

VORMITTAGS: acon.[5] agar. alum.[1] am-m. anac.[5] bamb-a.[1184] **Bry. Canth.**[5] carb-an.[5] caust.[5] cham. coc-c. coloc. gels.[111] kali-c.[1] laur.[5] mang.[5] merc.[5] nat-m.[1] nit-ac.[1] nux-m.[5] par.[5] petr.[5] phos.[5] **Ran-b.** sabad.[5] sep.[5] stann.[1] sul-ac.[5] sulph.[5] thuj. zinc.[5]
ALLGEMEINES; Z; Vormittags, 9 Uhr - 12 Uhr; agg.

NACHMITTAGS:

agg.: alum.[1] am-c.[5] **Am-m.** ant-c.[5] asaf.[5] bar-c. bov.[5] calc.[5] canth.[5] chel.[5] colch.[5] coloc. croto-t. elaps euphr.[5] ferr-i.[36] gamb. gels. ign.[5] kali-bi. kali-c.[5] kali-n.[1] laur.[5] led. **Lyc.**[5] m-aust.[5] mag-c.[1] meny.[5] mur-ac.[5] nat-c.[5] nat-m.[1] nicc. nux-m.[5] nux-v.[5] ol-an. petr.[1] ph-ac.[1] phos.[5] phyt.[111] plb.[5] puls.[5] **Ran-b.**[5] rhod.[5] rhus-t.[5] sang.[36] sars.[5] seneg.[5] sep.[5] sil.[5] spig.[5] staph.[1] sulph. valer.[5] viol-t.[5] zinc.[5]
ALLGEMEINES; Z; Nachmittags, 13 Uhr - 18 Uhr; agg.

amel.: phyt.[111] rhus-t.[5]
ALLGEMEINES; Z; Nachmittags, 13 Uhr - 18 Uhr; amel.

ABENDS: acon.[5] **Agar.** alum.[1] am-c.[5] am-m.[1] ang.[5] ant-t.[5] arg.[5] arn.[5] **Ars.** bad.[25] bamb-a.[1184] bar-c.[1] bell.[5] brom. **Bry.** bufo cact. cahin. calad.[5] calc.[5] canth.[5] **Carb-an. Carb-v. Caust.** cench.[58] chel.[5] chin.[5] coc-c. cocc.[5] colch.[5] **Coloc. Con.** cycl.[5] dig.[5] dios. dulc.[5] ferr.[5] ferr-i.[36] gamb. **Graph.** hell.[5] **Hep.** hura hyos.[5] hyper. ign.[5] ip.[5] kali-bi. **KALI-C. Kali-i.** kali-n.[1] lach.[5] laur.[5] led.[5] **Lyc.**[1] lyss. m-arct.[5] m-aust.[5] **Mag-c.** mag-m.[5] mang.[5] mang-acet.[1] merc.[5] mez.[5] mur-ac.[1] murx. naja[36] nat-c.[1] **Nat-m.** nat-p. nicc. nit-ac.[1] **Nux-m.**[5] nux-v.[5] par.[5] petr.[1] ph-ac.[1] **PHOS.** plb.[5] **PULS.**[1] **Ran-b. RAN-S.**[5] rhus-t.[5] rumx. sabad.[5] sabin.[5] sars.[1] **Sel.**[5] **Seneg. SEP.** sil.[5] spig.[1] **Stann.** stront-c.[5] sul-ac.[1] **SULPH.**[1] tab. thuj.[5] valer.[5] **Verb.**[5] **Zinc.**
ALLGEMEINES; Z; Abends, 18 Uhr - 21 Uhr; agg.

NACHTS: **Agar.**[5] **ALUM.**[1] **Am-c.**[1] am-m.[5] **Ambr.**[5] anac.[5] ant-t.[5] **Apis Apisin.**[5] **Arg. ARG-N.**[36] **ARS.**[5] asaf. **Aster. Aur.** aur-m. bamb-a.[1184] bar-c.[1] **Benz-ac.** bor.[1] **Bry.** bufo[137] **CALC.** canth.[5] **Caust.** cench.[58] **CHAM.**[5] **Chel. CHIN.**[1] coc-c. colch. **CON.** dig.[5] **Dulc.**[5] **Ferr. Graph.**[1] **Ign.**[5] **Iod.** kali-bi. **Kali-c.**[1] **Kali-n.**[5] kola[1184] **Lach. Lil-t. LYC.** m-arct.[5] m-art.[5] mag-m.[1] **Merc.**[5] **Merc-c.**[5] **Mez. Mur-ac.**[5] **Nat-c.**[1] nat-m.[5] **Nit-ac.**[1] nux-m. **Nux-v. Op. Ox-ac.** petr.[1] ph-ac.[1] **Phos.** plb. **PULS.**[5] **Ran-b. Ran-s.**[5] **Rhus-t. Ruta**[5] **Sabad.**[5] sars.[1] sec.[5] sel.[5] **Seneg.**[5] **Sep. Sil.**[1] **Spong.**[5] stram.[5] stront-c.[5] **SULPH.**[1] **Syph. Tab.**[36] viol-t.[5] zinc.[5]
ALLGEMEINES; Z; Nachts, 21 Uhr - 5 Uhr; agg.

MITTERNACHT:

vor: led.[5] puls.[5] rhus-t.[5] spong.[5]
ALLGEMEINES; Z; Mitternacht; vor

nach: ambr.[5] **Kali-c.**[5] **Nux-v.**[5] phyt.[111] ran-s.[5]
ALLGEMEINES; Z; Mitternacht; nach

ALLMÄHLICH zunehmend und nachlassend: mur-ac.[5]

PERIODISCH: chel.[5] colch.[5] merc.[5]
ALLGEMEINES; Z; Periodisch

MODALITÄTEN

ABORT, nach: sec.[5]
ALLGEMEINES; M; Abort, Beschwerden nach

ABSTILLEN, nach dem: puls.[5]
ALLGEMEINES; M; Abstillen, Beschwerden durch

ALTEN Menschen, bei: **ACON.**[5] all-c.[137] ant-c.[137] **Ant-t.** **Ars.** aur.[5] **BAR-C.** **Bell.**[5] **Carb-v.**[58] cham.[5] **CHIN.**[54] con.[5] **CRAT.**[1125] **Ferr-p.**[54] gels.[111] ip.[5] **Kali-c.**[122] kreos.[137] **LACH.**[5] lob.[137] **Lyc.** **Merc.**[5] **Nat-s.** **Nux-v.**[54] **Phos.** **SENEG.** **Sil.**[5] verat.[5]

ANGESPROCHEN, wenn: **Camph.**

ANGST agg.: **Spig.**[5]
GEMÜT; M; Angst, Beängstigung, Beschwerden durch

ANHEBEN der Arme agg.: **Acon.**[5] anac.[5] ang.[5] ant-c.[1] bor.[5] bry.[5] caps.[1] chin.[5] **Cupr.**[5] ferr.[5] kali-bi.[111] kali-c.[1] led.[5] plb.[5] puls.[5] **Ran-b.** **Spig.** **Sulph.** tarent. tell.[137] thuj.[5]
ALLGEMEINES; M; Heben, Anheben; agg.;

ANLEHNEN, beim:

Arm an etwas: arg.[5]

hinten, nach: glon.[111] staph.[5]
ALLGEMEINES; M; Anlehnen; gegen etwas; agg. beim Anlehnen;

Rücken anlehnen: staph.[5]
ALLGEMEINES; M; Anlehnen; gegen etwas; agg. beim Anlehnen

vorne, nach, auf die Arme gestützt: sul-ac.[5]
ALLGEMEINES; M; Anlehnen; gegen etwas; agg. beim Anlehnen;

ANSTRENGUNG, nach: **Alum.**[5] am-c.[5] am-m.[36] **ARG.** **ASAF.** **AUR.** **Bor.** bry. **CACT.** **CALC.** **Caust.**[5] **Chel.**[809] cina[5] con.[111] ferr.[58] gels.[111] **IOD.**[76] kali-bi.[111] **Kali-c.**[809] **LACH.** **Laur.** **Lil-t.** **Lyc.** meny.[137] **Merc.** **Nat-ar.** **Nit-ac.** nux-v.[5] **Podo.** rauw.[119] **Rhus-t.** **SPONG.** **Stram.** stroph.[137] tab.[102] **Verat.**
ALLGEMEINES; M; Anstrengung, körperliche; agg., Anstrengung

Augen, der: cina[5]
ALLGEMEINES; M; Anstrengung der Augen, bei
•ALLGEMEINES; M; Anstrengung, körperliche; agg., Anstrengung; Augen, der

ANWENDUNGEN, warme, amel.: bar-c.[5]
☞ *Wärme; agg.* *ALLGEMEINES; M; Anwendungen; warme;*

ARSENHALTIGE Dämpfe, durch: camph.[5] ip.[5] nux-v.[5]

ATMEN:

agg.:

- **während**: **ACON.**[5] adam.[222] aesc. aeth. agar. agn.[5] all-c. allox.[119] aloe[36] alum. alum-p.[58] alum-sil.[58] alumn. am-c.[5] am-m. ambr.[5] ammc.[4] anac.[1] ang.[1] ant-c.[1] ant-t.[36] arg.[1] arg-m. arn.[5] ars. asaf.[8] asar.[1] asc-t.[36] aspar. aster. aur. aur-ar.[58] aur-m.[36] aur-s.[58] bad.[25] bamb-a.[1184] bapt. bar-c. bell.[22] benz-ac. berb. beryl.[119] bism.[5] bor. both-a.[3070] bov. brom. bros-g.[259] **BRY.**[5] bufo cact.[8] calad. **CALC.**[1] calc-p. calc-s.[58] calc-sil.[58] camph.[5] **Canth.**[5] caps.[1] carb-an. carb-v. carbn-s.[58] card-m. carl.[36] cassi-s.[192] caust.[1] cench.[58] cham. chel.[25] chin. chin-ar. chin-s. chlor.[102] cic. cimic.[8] cina[5] cinnb. clem. cob. coc-c.[58] cocc.[5] colch. coloc.[1] com. con.[1] croc.[5] crot-c.[36] crot-h. croto-t. cupr. cupr-ar. cycl.[36] dros.[1] dulc. elaps euon. eup-per.[5] euphr.[1] fago.[25] ferr. ferr-i. ferr-m. ferr-ma. ferr-p.[8] fl-ac.[5] form. gall-ac.[36] gamb. gels.[25] germ.[222] get.[45] gink.[227] graph.[1] grat.[36] guai. guare.[25] gymn.[25] ham. hell. hep.[85] hydr. hyos.[5] ign. inul. iod.[1] iris[25] jatr. kali-ar. kali-bi.[58] **Kali-c.** kali-n.[1] kali-p. kali-sil.[58] kalm. kola[1184] kreos.[5] kurch.[192] lac-lup.[204] lact. lang.[9] lar-ar.[251] lat-h.[301] laur.[5] led.[36] lipp.[1025] lob.[5] lob-c.[85] lob-s.[85] loxo-r.[205] lyc. lycps.[25] lyss. mag-c.[5] mag-m.[1] mag-p.[111] manc. mang.[5] mang-acet.[1] meny. meph.[36] merc.[5] merc-c. merc-s. merl. mez.[1] mosch. **Mur-ac.**[1] **Myrt-c.**[171] naja[36] nat-ar. nat-c.[1] **Nat-m.**[5] nat-n.[111] nat-p. nat-s.[36] neon[222] nicc. **Nit-ac.** nux-m.[5] nux-v. oci-s.[119] oena. ol-j.[25] olnd.[5] op.[5] osm.[36] pall. par.[5] ped.[36] ph-ac.[1] phos.[1] phyt. pitu-a.[164] plat. plb.[5] plut-n.[222] podo. psor. **PULS.**[5] ran-b. ran-s. raph. **Rhus-t.**[1] rumx. ruta[5] **Sabad.**[5] sabin.[5] samb. sang. sars.[5] seneg.[5] **SEP.**[1] sil.[1] spig.[1] spong. squil.[1] **Stann.** staph.[5] stront-c.[10] stroph-s.[119] stry. sul-ac.[1] sulph.[5] sumb.[25] tab. tarax. tarent. tarent-c.[192] tax.[303] tela[192] teucr.[5] thea[192] thuj.[1] tril.[45] tub.[184] tung.[252] uran-n.[5] valer.[5] verat.[1] verb.[5] viol-o. viol-t.[5] xan.[85] zinc. zinc-p.[58] zing. ziz.[25]
ALLGEMEINES; M; Atmen; agg.

◦ **Ausatmung**: agn.[5] am-c.[1] ambr.[5] anac.[1] ang.[5] **Ant-c.** arg.[5] ars.[1] aur.[1] bell.[5] bry.[5] carb-v.[1] **Caust.**[1] cham.[5] chel.[5] chin.[1] cic.[5] cina[5] clem.[1] **Colch.** croto-t.[5] dulc.[5] ign.[5] iod.[1] kreos.[5] laur.[5] led.[5] mag-p.[111] mang.[5] mang-acet.[1] meny.[5] mur-ac.[1] nat-c.[5] **Olnd.**[5] ph-ac.[1] **Puls.**[5] ruta[1] sabad.[5] **Sep.**[1] **Spig.**[5] squil.[1] stann.[1] **Staph.**[5] tarax.[1] **Viol-t.**[5] zinc.[1]

◦ **Einatmung**: **ACON.**[5] aesc. agar.[1] aloe[36] alum. alumn. am-c.[5] anac.[1] ang.[1] **Arg.**[1] **Arn.**[5] **Ars.** **ASAF.** **Asar.**[1] **Asc-t.** aspar. **Aur.** aur-ar.[58] aur-m.[36] aur-s.[58] **Bad.** bamb-a.[1184] bapt. **Bar-c.** bell.[5] **BOR.** both-a.[3070] bov.[5] **BRY.**[5] **CALC.** **Calc-p.** calc-s.[58] **Camph.** canth.[5] **Caps.**[1] carb-an.[5] carb-v.[1] carbn-s.[58] **Card-m.** caust.[5] **Cham.** **CHEL.** **Chin.**[1] cic.[5] cimic.[8] cina[5] clem.[5] cob. cocc.[5] **Colch.**[5] coloc.[5] **Con.** croc.[5] croto-t. cycl.[36] **Dros.** dulc.[1] **Eup-per.** euphr.[1] fago.[25] ferr. ferr-p.[8] graph.[1] grat.[36] **Guai.**[5] **Guare.** hell.[5] **Hyos.** ign. iod.[1] kali-bi.[58] **KALI-C.** **Kali-n.**[1] kola[1184] **Kreos.**[5] **Laur.** led.[1] **Lob.**[5] **Lyc.** lyss. **Mag-c.** mag-m.[1] **MENY.**[1] meph.[36] **Merc.** **Merc-c.** **Mez.**[1] mur-ac.[1] **Naja**[36] nat-ar. nat-c.[1] **NAT-M.** nat-s.[36] nicc. nit-ac.[1] **Nux-m.** olnd.[5] op.[5] pall. par.[5] ph-ac.[1] **Phos.** plat.[1] plb.[5] puls.[5] **Ran-b.**[5] raph. **RHUS-T.**[1] **RUMX.** ruta[5] **Sabad.**[5] **Sabin.**[5] sang. sars.[5] **Seneg.**[5] sep.[1] **Sil.**[1] **SPIG.** **Spong.**[1] **SQUIL.**[1] stann.[1] stront-c.[5] sul-ac.[1] **SULPH.** sumb.[25] tarax.[5] teucr.[5] thuj.[1] tub.[184] uran-n.[5] **VALER.**[5] verat.[5] verb.[5] viol-t.[5] xan.[85] zinc.[1] ziz.[25]

◦ **tiefes** Atmen: **ACON.**[5] aesc. aeth. agar. **Agn.**[5] **All-c.** allox.[119] aloe[36] **Ant-c.** arg.[1] arg-m. **Arn.**[5] asaf.[5] asar.[1] aur. aur-m.[36] **Bad.** bapt. bar-c. benz-ac. **Berb.** **BOR.**[1] both-a.[3070] bov. brom. **BRY.**[5] **Calc.**[5] **Calc-p.** canth.[5] caps.[1] carb-an. carb-v. carbn-s. card-m. **CAUST.** **Cham.** **Chel.** **Chin.** cina[5] cob. con.[1] crot-c.[36] croto-t. **Cupr.** cycl. dros.[1] eup-per.[5] **Ferr.** ferr-p.[8] fl-ac.[5] form. graph. grat.[36] **Guai.** hell. ign.[5] iod.[1] **Kali-bi.**[58] **KALI-C.** **Kali-n.**[1] kali-sil.[58] **Kreos.**[36] laur.[5] led.[36] lob.[5] **Lyc.** mag-m.[5] mag-p.[111] mang-acet.[1] merc.[5] merc-c.[5] **Mez.** **Mur-ac.** myrt-c.[171] naja[36] nat-ar.[58] nat-c.[1]

ATMEN; agg.; während; tiefes (Forts.)
NAT-M. nat-n.[111] nat-s.[58] nit-ac. nux-m.[5] nux-v. **Oena. Olnd.**[5] pall.[36] **Ph-ac. Phos.**[5] phyt. **Plat. Plb.**[5] psor. **Puls.**[5] **RAN-B.** ran-s. raph. **RHUS-T.**[5] **RUMX. Sabad.**[5] **Sabin.**[5] **Sang.**[36] seneg.[5] sep.[1] **Sil. SPIG. Spong. Stann. Sulph.**[5] sumb. tab. thuj. tub.[85] uran-n.[5] valer.[5] zinc. zinc-p.[58] zing. ziz.[25]

- **Atem** anhalten: cact.[85] dros.[5] led.[5] meny.[5] merc.[5] spig.[5]
  ALLGEMEINES; M; Atmen; anhalten, den Atem; agg.
- **Atemnot,** erschwerter Atmung, mit: **Nux-v.**[5]
- **außer** beim: dros.[5] led.[5] meny.[5] merc.[5] merc-c.[5] spig.[5] **Sulph.**[5]

amel.: arg-m.[137] asaf.[5] aur.[5] aza.[192] bor.[5] carb-v. chel.[137] cina[5] conv.[2191] dig.[5] hyos.[5] ign.[5] kali-bi.[111] merc.[5] seneg.[5] stann.[5] sulph. tab. tarax. tax.[303] verat.[5] verb.[5]
ALLGEMEINES; M; Atmen; amel.

- **tiefes** Atmen: arg-m.[137] aur.[5] cann-i.[25] chel.[137] dig.[5] hyos.[5] **Ign.** seneg.[5] stann.[5] tab.[111] **Verat.**[5] verb.[5]
  ALLGEMEINES; M; Einatmen; amel.; tief Einatmen

AUFRICHTEN:

agg.: **Acon.**[5] arg.[5] **Bry.**[5] calad.[5] canth.[5] cic.[5] **Colch.**[5] dig.[5] ign.[5] ran-b.[5] stann.[5] staph.[5] zinc.[1]
☞ *Aufstehen; agg.; beim;*

amel.: alum.[5] ang.[5] asaf.[5] bry.[5] chin.[5] dig.[5] lach.[5] mang.[5] olnd.[5] puls.[5] spig.[5]

AUFRICHTEN, beim: acon.[5] nat-m.[5] **Nit-ac.**[5]

AUFSTEHEN:

agg.:

- **beim**: ant-c.[5] ars.[5] bell.[5] brom.[5] bry.[76] cact. calad.[5] calc-p.[111] con.[5] ferr-i. gels. kali-c. kali-n.[5] lach. mag-m.[5] merc-c.[5] nat-c. phos.[1] plat.[5] ran-b.[5] sil.[5] stann.[5] staph.[5] sulph.[5] verat.[5]
  - **Bett,** aus dem: ant-c.[5] ars.[5] calad.[5] merc-c.[5] plat.[5] ran-b.[5] stann.[5] staph.[5] **Verat.**[5]
    ☞ *Aufrichten; agg. •nach*
  - **Sitzen,** vom: brom.[5] calc-p.[111] kali-c. kali-n.[5] mag-m.[5] nat-c. **PHOS.** sil.[5]
- **nach**: am-m.[5] nux-v.[5] olnd.[5] puls.[5] **Ran-b.**[5] rhus-t.[5] spig.[5]
  ☞ *beim; Bett, aus dem*

amel.: alum.[5] ars.[5] canth.[5] carb-an.[5] dig.[5] dulc.[5] glon. kali-c. mang.[5] mur-ac.[5] nux-v.[5] puls.[5] ran-b.[5] rhus-t.[5] stront-c.[5]

AUFSTOßEN:

agg.: agar.[58] **Canth.**[5] cocc.[5] kali-c.[1] nit-ac.[1] par.[5] phos.[5] rhus-t.[5] staph.[5] zinc.[5]
ALLGEMEINES; M; Aufstoßen; agg.

amel.: aloe[111] **Am-m.** ambr.[1] aml-n.[111] asaf.[5] **Aur.**[5] bar-c.[5] canth.[5] **CARB-V.** gels.[111] kali-c.[1] **Lach. LYC.** lycps.[111] mosch.[111] nux-v.[5] petr.[1] **Phos. Sep.**[1] thuj.[5] zinc.[1]
ALLGEMEINES; M; Aufstoßen; amel.

AUFTRETEN, kräftiges, agg.: ptel.[25] rat.[137] seneg.[5]
ALLGEMEINES; M; Erschütterung, Auftreten; agg.

AUSATMEN amel.: cina[5] merc.[5] tarax.[5]

AUSWURF:

nach: **Calad.**[5] cist.[58] kreos.[5] ruta[137] **STANN. Zinc.**[5]
ALLGEMEINES; M; Auswurf, Expektoration; nach

amel.: **Asaf. Bry.**[5] **Calc.**[1] **Ip. Kali-n.**[5] **Nit-ac.**[5] **Sep.**[5] **Zinc.**[5]
ALLGEMEINES; M; Auswurf, Expektoration; amel.

BEACHTUNG agg.: nat-c.[5]

BERGARBEITERN, bei: **Calc.**[5] lyc.[5] nat-c.[5] nit-ac.[5] ph-ac.[5] puls.[5] **Sil.**[102] sulph.[5]

Kraftlosigkeit, mit: sil.[102]

BERÜHRUNG:

agg.: acon.[5] agn.[5] **Alum.**[5] am-c.[1] am-m.[5] arg.[5] **ARN.** ars-i.[137] bar-c.[5] bor.[1] bry.[5] **CALC.** canth.[5] caps.[1] carb-v.[1] **CAST-EQ.**[36] cham.[5] chel.[111] **CHIN.** cocc.[5] **Colch.**[5] **CON.** crot-h.[36] **CROTO-T.** cupr.[5] dros.[5] dulc.[5] graph.[1] **Hep.**[1] iod.[5] kali-bi.[111] **Kali-c. LACH.**[5] **Led.** lyc.[36] merc.[5] **Nat-m.**[1] nux-m.[5] nux-v.[5] par.[5] **Ph-ac. Phos.**[1] plb.[5] psor. **RAN-B.**[5] rhod.[5] **Rhus-t.** ruta[1] sabin.[5] sars.[5] **Seneg.**[5] sep.[5] spig.[5] staph.[1] stront-c.[5] sulph.[1] tarent. verat.[1] zinc.[1]
ALLGEMEINES; M; Berührung, Berührtwerden; agg.

- **links**: **Nat-m.**[5]

amel.: mur-ac.[5]
ALLGEMEINES; M; Berührung, Berührtwerden; amel.

BETT, im, amel.: arg.[5] lat-m.[111]

BEUGEN:

agg.:

- **rückwärts**: am-c.[5] ars.[137] bry.[137] **Calc.**[137] caps.[137] carb-v.[137] **Chel.**[137] con.[137] cupr.[137] kali-bi.[137] kali-i.[137] lil-t.[137] **Merc.**[137] nat-m.[137] **Nit-ac.**[5] phos.[137] puls.[5] rhod.[5] sep.[137] spig.[137] **Sulph.**[137] teucr.[5] ther.[137]
  ALLGEMEINES; M; Beugen, Neigen, Krümmen; agg.; rückwärts
- **Seite,** zur: acon. ars.[137] bry.[137] **CALC.**[5] canth.[5] carb-v.[137] chel.[137] cocc.[5] dulc.[137] guai.[137] kali-bi.[137] kali-n.[137] lil-t.[137] lyc.[137] mur-ac.[137] nat-m.[137] nit-ac.[137] phel.[137] phys.[137] phyt.[137] rhus-t.[137] sep.[137] spig.[137] staph.[5] sul-ac.[137] sulph.[137] ther.[137]
  ALLGEMEINES; M; Beugen, Neigen, Krümmen; agg.; seitwärts

amel.:

- **rückwärts**: acon.[5] canth.[5] caust.[5] fl-ac. nux-v.[5] phos.[5] puls.[5]
  ALLGEMEINES; M; Beugen, Neigen, Krümmen; amel.; rückwärts, nach hinten
- **vorwärts**: asc-t.[111] colch.[5] kali-bi.[111] lach.[5] ran-b.[5] spig.[5] teucr.[5]

BEWEGUNG:

agg.: **ACON.**[5] agar.[5] agn.[5] alum.[1] **Am-c.** am-m. anac.[5] ang.[5] ant-c.[5] ant-t.[5] arg.[5] **ARN.**[5] **Ars.**[5] asc-t. **Aur.** aur-m.[36] **Bad.** bapt. **BELL.** bor.[5] bov.[5] **BRY.**[36] **CACT. CALC.**[1] camph.[5] canth.[5] caps.[1] carb-an.[5] **Carb-v.** caust.[1] cham.[5] **CHEL.**[25] chin.[1] **Cocc.**[5] **Colch.**[5] **Con.** cycl.[5]

DIG. Eup-per. euphr.[5] **Ferr.** gamb. **Glon. GRAPH.**[5] hall[36] **Hep. Hyos.** ign.[5] iod.[5] **Ip.**[137] kali-bi.[22] kali-c.[5] **Kali-n.**[1] kreos.[5] **Laur. Led.** lyc.[5] m-arct.[5] m-aust.[5] mag-m.[5] manc. mang.[5] med.[58] meny.[1] meph.[36] **Merc.** mez.[1] **Mur-ac.**[1] **Naja** nat-c.[1] **Nat-m.**[1] **Nit-ac.** nux-m.[5] **NUX-V.**[5] op.[5] ox-ac. ph-ac.[1] **PHOS.**[1] phyt. plb.[5] **PSOR.** puls.[1] **RAN-B.**[5] rhod.[5] rhus-t. ruta[5] sabad. sabin.[5] samb.[5] sars.[5] **Seneg. SEP.**[1] **Sil. SPIG. Spong. Squil. Stann. Staph.**[5] stront-c.[5] **Sulph.**[5] sumb.[25] tela[192] thuj.[5] tub.[85] **Verat.**[5] viol-t.[5] zinc.[1]

- **Arme,** der: **Acon.**[5] **Anac.**[5] **Ang.**[5] ant-c.[5] **Asc-t.** bor.[5] **Bry. Camph.** carb-an.[5] **Dig. Led.**[1] m-arct.[5] **Nux-m.**[36] phos.[1] plb.[5] **Puls. Ran-b.**[5] **Seneg. SULPH.** sumb.[25] thuj.[5] viol-t.[5]
  ALLGEMEINES; M; Bewegung; während; Arme, der
- **Fötus,** des: **Sulph.**

amel.: **Arg.** arn.[5] ars.[137] **Aur.** bell.[5] bor.[5] caust.[5] cham.[5] cina[5] colch.[137] cycl.[5] **Dros. Euph.**[5] gels.[111] glon. indg. **Kali-c.** kali-n.[5] lob. **Mag-m.**[5] meny.[5] mez.[5] mur-ac.[5] nat-c.[1] nux-m.[137] ph-ac.[5] phos.[1] plb.[5] puls.[5] pyrog.[111] **RHUS-T.** sabad.[5] **Seneg.** sep.[1] teucr.[5]

BIER, nach: sep.[5]
ALLGEMEINES; C; Speisen und Getränke; Bier;

BLÄHUNGEN, Flatulenz:

agg.: **Carb-v.**[1] **Cocc.**[5] **Ign.**[5] **Kali-c.**[5] nux-m.[5] **NUX-V.** rheum[5]
ALLGEMEINES; M; Blähungsabgang; agg.

amel.: bry.[5] caust.[5] kali-c.[5] mur-ac.[5] ph-ac.[1] sep.[5] spig.[5] stram.[5] verat.[5]
ALLGEMEINES; M; Blähungsabgang; amel.

BÜCKEN:

agg.: acon.[5] agar.[5] **Alum.**[5] **AM-C.** am-m.[5] ang.[5] **Arg.**[5] arn.[5] ars.[5] asaf.[5] bor.[5] bov.[5] bry.[5] calc.[111] canth.[5] caps.[5] carb-v.[1] card-m. chin.[5] cocc.[5] coloc.[5] cycl.[5] **Dig.**[1] dros.[5] fago.[25] ferr-p.[111] glon. hell.[5] ign.[5] laur.[5] led.[5] **Lil-t. Lith-c.** lyc. mang.[5] merc.[5] mez.[1] **Nat-c.** nat-m.[111] nat-s. nit-ac.[1] nux-v.[5] olnd.[5] ph-ac.[1] phos.[1] psor.[111] puls.[5] **Ran-b.** rhod.[5] rhus-t.[5] **Seneg.** sep. **SIL.**[5] **Spig.**[5] spong.[5] squil.[5] stann.[1] staph.[1] **Sul-ac.** thyr.[137] valer.[5] viol-t.[5] zinc.[5]
ALLGEMEINES; M; Bücken; agg.

amel.: ars.[5] chin.[1] **Hyos.**[5] ign.[5] **Nit-ac.**[5] petr.[1] ran-b.[5] sars.[5] spig.[5] valer.[5]
ALLGEMEINES; M; Bücken; amel.

DENKEN, daran: bad.[111] **Bar-c.**[5] cact.[111] **Gels.** ign.[5] **Lycps. Ox-ac.**

DREHEN:

agg.:
- **Arme**: spig.[5]
  ALLGEMEINES; M; Drehen; Arme Drehen agg.
- **Kopf**: bapt.[111]
  ALLGEMEINES; M; Drehen; Kopf, Drehen agg.
- **Körper**: euph.[1] ran-b.[5] rhod.[5] spig.[5]
  - **rechts,** nach: spig.[5]
    ALLGEMEINES; M; Drehen; rechts, nach
- **Umdrehen**: **Acon.**[5] am-m.[5] **Canth.**[5] caps.[5] carb-v.[5] kali-bi.[111] kreos.[5] **Lyc.** nux-v.[5] **RAN-B.** staph.[5] **SULPH.**

amel., Umdrehen: graph.[5]

DRUCK:

agg.: ail.[111] am-c.[1] am-m.[5] ang.[5] ant-c.[5] arn.[5] asc-t.[25] aur-m. bov. **Bry.**[5] calc.[1] cast-eq. caust.[5] cham.[5] **CHIN.**[36] **Cina**[5] con.[5] **Dros.**[5] ferr-p.[111] gran.[102] helon.[85] **LACH.** laps.[122] mag-p.[111] meli. meny.[5] merc-c. merc-i-f. mez.[1] **Mosch.**[5] nux-m.[5] nux-v.[5] olnd.[5] ozone[227] petr.[58] ph-ac.[1] plb.[5] ran-b.[5] ran-s.[5] **Ruta**[5] seneg.[5] sep. spong.[5] staph.[5] sul-ac.[1] **Sulph.**[5] tarax.[5] tarent. tax.[303] valer.[5] viol-t.[5] vip.[85]
ALLGEMEINES; M; Druck; agg.
- **Bauch,** auf den: **Cham.**[5]
- **Kleidung,** der: ail.[111] arn.[5] **Caust.**[5] **Con. LACH.** mag-p.[111] nux-v.[5] ran-b.[5] spong.[5] vip.[111]
  ALLGEMEINES; M; Druck; agg.; Kleidung, durch die

amel.: **ARN.** asaf.[5] aur.[5] aur-m. **Bor.**[5] **BRY.** bufo[111] caust.[137] chin.[1] cimic. cina[5] **DROS.** dulc.[1] graph.[1] ign.[5] kreos.[5] laur.[111] meny.[5] mosch.[5] **Nat-m. Nat-s.** plb.[5] **Puls. Sep.** tarent.[192] tela[192] verat.[5] verb.[1]
ALLGEMEINES; M; Druck; amel.

DRUCK im Abdomen, mit: asaf.[5]

DRÜCKEN der Arme gegen den Körper agg.: psor. spig.[5]
ALLGEMEINES; M; Arme vom Körper abspreizen amel.

EINATMEN amel.: arg-m.[137] cann-i.[25] cina[5] colch.[5] merc.[5] nat-c.[1] tarax.[5] thuj.[111]
ALLGEMEINES; M; Einatmen; amel.

EINATMEN kalter Luft, beim: scroph-n.[111]
ALLGEMEINES; M; Einatmen; agg.;

ENTZÜNDUNG, nach: **Seneg.**[5]
ALLGEMEINES; M; Entzündung, nach

ERBRECHEN:

vor: **Cupr.**[5]
ALLGEMEINES; M; Erbrechen; agg. vor Erbrechen

während: ars.[5] mosch.[5]
ALLGEMEINES; M; Erbrechen; agg. während Erbrechen

ERSCHÖPFUNG, durch: lyc.[5]

ERWACHEN, beim: agar.[5] **Alum.** alum-p.[58] am-m.[5] ant-c.[1] arn.[5] **Ars. Benz-ac.** both-a.[3070] **Calc. Cann-i.** canth.[5] **Carb-an. CARB-V.** chin.[5] chin-s. colch.[5] **Con.** cycl.[5] dig.[1] euphr.[5] fago. **Graph.** haliae-lc.[222] hep.[5] ign.[5] iris[111] kali-bi. **Kali-c.**[1] **KALI-I.** kali-n.[1] kreos.[5] **LACH.** lil-t.[25] **Merc.** mez.[5] **NAJA Nat-m.** nit-ac.[1] **Nux-m.** ph-ac.[1] **PHOS.** puls.[5] rad-br.[111] ran-b.[5] rhus-t.[5] sabad.[5] sec.[5] **Seneg. Sep. Sil. SPONG.** squil.[5] staph.[5] **SULPH. Tarent.** thuj. zinc.[1]
☞ *Schlaf; agg.;* *ALLGEMEINES; M; Erwachen; agg.*

ESSEN:

agg.:
☞ *Mittagessen; nach*
- **vor**: mez.[5]
  ALLGEMEINES; M; Essen; vor
- **während**: anac.[1] **Arn.**[5] bov.[5] chin.[5] **Cocc.**[54] ign.[5] led.[5] mag-m.[5] olnd.[5] phos.[5]
  ALLGEMEINES; M; Essen; während
  - **schnellem,** bei: led.[5]

ESSEN; agg. Forts.)

- **nach**: **Acon.** alum.[1] alum-p.[58] am-m.[5] ambr.[5] ant-c.[5] **Arg-n.**[193] arn.[5] **Asaf.** aspar. **Aur.**[5] bad.[111] bell.[5] **Bov.** bry.[5] bufo **CALC. Camph.**[5] canth.[5] caps.[5] **Carb-an. Caust.** cham.[5] **Chin.**[5] cinnb. cocc.[5] con.[1] ferr.[5] hyos.[1] **Ign. Kali-bi. Kali-c.** lach.[5] laur.[5] **Lil-t. LYC.** mag-c.[5] manc. meny.[5] merc.[5] **Nat-c. Nat-m.** nat-p. nat-s. **Nit-ac. Nux-v.** olnd.[137] petr.[1] **Phos.**[1] **PULS.** ran-b.[5] **Rhus-t.** rumx.[102] ruta[5] **Sep. Sil.**[1] spig.[5] **Sulph.**[5] sumb.[25] thuj.[5] valer.[5] **Verat.**[5] viol-t.[5] **Zinc.**
  ▥ *ALLGEMEINES; M; Essen; nach*

amel.: bry.[5] nat-c.[1] rhus-t.[5] sabad.[5]

FAHREN agg.: cocain.[111] dig. phos.[5]

FEHLTRITT, durch: bry.[5] puls.[5] seneg.[5] spig.[5]
▥ *ALLGEMEINES; M; Auftreten agg.; Fehltritt*

FIEBER:

vor: acon.[5] **Chin.**[5] **IP.**[5] nux-v.[5] **Puls.**[5] rhus-t.[5] spig.[5]
▥ *ALLGEMEINES; M; Fieber; vor*

während: **Acon.**[5] ail.[25] alum.[5] am-c.[5] am-m.[5] anac.[5] ant-c. apisin.[5] arn.[5] **ARS.**[1] bell.[1] bor.[5] **BOV.** brom.[5] **BRY.** calad.[5] **CALC.**[5] canth. caps. carb-v.[5] cham.[5] chin.[5] chin-s. cimx. cina[5] colch.[5] daph. eup-per. ign.[5] **Ip. KALI-C.**[5] kalm. lach.[5] med. merc.[5] merl. mez.[1] **Nat-m.**[5] **NIT-AC.**[5] nux-m.[5] nux-v.[5] ol-j. petr.[5] ph-ac.[5] phos.[5] **PULS.** rhus-t.[5] rumx. sabad. sang.[85] **Sars.**[5] seneg. **Sep.**[5] sil.[1] spig.[5] spong.[5] sulph.[5] tab.[111] tarent. zinc.[1]
▥ *ALLGEMEINES; M; Fieber; während*

- **Froststadium** im Fieber: **Acon.**[5] am-c.[5] am-m.[5] anac.[5] apisin.[5] arn.[5] **ARS.**[5] bor.[5] bov.[5] brom.[5] **BRY.** calad.[5] **Calc.** cann-s.[5] **Carb-v.**[5] cham.[5] **CHIN.**[5] cina[5] **Eup-per. Ip. KALI-C.**[5] **Lach.**[5] lyc.[5] **Merc. Mez.** nat-m.[5] nux-m.[5] **NUX-V. Petr.**[5] ph-ac.[5] **Phos.**[5] **Puls.**[5] **Rhus-t.** sars.[5] sep.[5] sil.[1] spig.[5] spong.[5] sulph.[5] tab.[111] tarent. thuj.[5]

- **Hitzestadium**: acon.[5] caps.[5] chin.[5] ip.[5] nux-v.[5] puls.[5] rhus-t.[5]

FLÜSSIGKEITSVERLUST, durch: Chin.[5] squil.[5]
▥ *ALLGEMEINES; M; Körpersäften, Verlust von; agg.*

GÄHNEN agg.: alum.[5] am-c.[5] aur.[5] bell.[1] **Bor.** canth.[5] croc.[5] gall-ac.[36] graph.[1] hep.[1] ign.[5] mag-c. mur-ac.[1] nat-s. olnd.[5] phel. phos.[5] sang. sulph.[5]
▥ *ALLGEMEINES; M; Gähnen; agg. während Gähnen*

GEHEN:

agg.:

- **Beginn, zu**: ferr.[5] ph-ac.[1] puls.[5]
  ▥ *ALLGEMEINES; M; Gehen; Beginn des Gehens agg., zu*

- **beim**: acon.[5] agar.[1] allox.[119] alum.[1] am-c. am-m.[1] ambr.[5] ang.[1] ant-c.[1] arg.[5] arg-n. arn.[1] aur-m-n.[36] bell.[5] bor.[5] **Brom. BRY.**[5] bufo **Cact.** calc.[1] **Camph.** caps.[1] caust. cham. chel.[25] chin.[5] **Cic.** cocc.[5] coff.[5] colch. **Con. Cycl.**[36] **Dig.** euph.[1] fago.[25] **Ferr.** germ.[222] hep.[5] ign.[5] kali-bi.[111] **Kali-c.**[1] **Kali-i.** kali-n.[1] lact.[36] led.[1] lob.[102] **Lyc.**[1] **Lyss.** m-arct.[5] mag-m. mag-s. merc. merc-i-r.[36] merl. mez.[5] **Nat-m.** nit-ac.[1] nux-m. **NUX-V.**[5] olnd.[5] ox-ac. ozone[227] paeon.[36] ph-ac.[1] phos. phyt.[111] plat. psor.[137] puls. **RAN-B. Rhus-t.** ruta sars.[1] sel.[5] seneg.[5] **Sep.** spig.[5] spong.[1] squil.[5] stann.[1] **Staph.** sul-ac.[1] **Sulph.**[1] tarax.[5] tarent. thuj.[1] valer.[5] **Verat. Viol-t.** zinc.[1]

  ◦ **Freien, im**: am-m.[1] ambr.[5] bry.[5] chel.[5] chin.[5] coff.[5] lyc.[1] m-arct.[5] mez.[5] nat-m.[1] nux-m.[5] **Nux-v.**[5] **RAN-B. Rhus-t. Sep.** spig.[1] spong.[5] staph.[5] sulph.[5] zinc.[1]

  ◦ **langsam**: **Nit-ac.**

  ◦ **schnell**: ang.[1] bell.[5] chin.[5] euph.[5] nit-ac.[1] **Puls.** seneg.[5] **SEP. Spig.** squil.[5]

- **nach**: ferr.[5] led.[5] nux-v.[5] puls.[5] **Rhus-t.** sabad.[5] spig.[5] sulph.[5] valer.[5]
  ▥ *ALLGEMEINES; M; Gehen; nach Gehen agg.*

  ◦ **Freien, im**: ferr.[5] led.[5] nux-v.[5] **Rhus-t.**[5] sabad.[5] sulph.[5]
  ☞ *Luft; agg.; frische, im Freien* ▥ *ALLGEMEINES; M; Gehen; nach Gehen agg.; Freien, im*

amel.: alum. arg.[5] bor.[5] **Chin.** cic.[5] colch.[5] dros.[5] elaps[36] **Ferr.** gels.[137] glon. lob.[54] mag-p.[111] mez.[1] mosch.[5] nat-m. pall.[36] **Ph-ac.** phyt.[111] plb.[5] **Puls.** ran-b.[5] **Rhus-t.** ruta[5] **Seneg.**[58] sep.[5] **Staph.**[5] tarax.[5] teucr.[5] tub.[184]
▥ *GEMÜT; M; Gehen; amel.*

- **langsam**: bor.[5]

GEHIRNERMÜDUNG, nach: ph-ac.[102]

GEISTIGE Anstrengung agg.: cham. cocc.[137] colch.[5] **Ign.** nat-c.[5] **Nat-m. Nux-v. SEP.**[5] **Staph.**[5]
▥ *ALLGEMEINES; M; Geistige Anstrengung; agg.*

GEMÜTSBEWEGUNGEN, durch: Acon.[5] **Ambr. Aml-n.** anac.[102] arg.[5] **ARG-N.**[54] **Asaf. Aur.**[5] **Bad. Bell. Bry.**[5] **Cact.**[54] **Calc-ar.**[54] **CHAM.**[5] **Cocc.**[54] **Coff.**[5] **Cupr. Dig.**[54] gels.[102] iod.[102] ip.[5] **Kali-p.**[54] kreos.[5] lach.[5] **LIL-T. Lith-c. Mosch.**[54] **Nat-m. Nit-ac.**[5] **Nux-v.**[54] **Ph-ac.**[54] **PHOS.** phyt.[58] **Plat.**[54] **Podo. Puls. Sep.**[54] stann. stram. thuj.[111]
☞ *Zorn, durch* ▥ *GEMÜT; M; Gemütsbewegungen agg.; nach*

GERÄUCHERTE Speisen agg.: Calc.[5] sil.[5]
▥ *ALLGEMEINES; C; Speisen und Getränke; Geräuchertes;*

GERINGFÜGIGE Ursachen, durch: Calc-ar.[102] chin.[137] meny.[137] nat-c.[5]

GETRÄNKE, kalte, agg.: phos.[137] rhus-t.[5] staph.[5] **THUJ.**[5]
▥ *ALLGEMEINES; C; Speisen und Getränke; kalte;*

HALTEN der Brust amel.: BRY. Cupr.[5] **DROS. Eup-per. Nat-s. Phos. Sep.**

HÄNDE in kaltes Wasser stecken agg.: Tarent.

HAUTAUSSCHLAG, durch unterdrückten: hep.[102]
▥ *ALLGEMEINES; M; Hautausschläge; agg., Unterdrückung von Hautausschlägen*

HEBEN agg.: Alum.[1] bar-c.[5] brom. **CAUST.** gamb.[111] **Kali-c.**[36] kali-n.[5] lyc.[5] nat-m.[111] phos. sul-ac.[1] **Sulph.** zinc.[1]
▥ *ALLGEMEINES; M; Heben, Überanstrengung von Muskeln und Sehnen; agg.*

HERZSCHLAG, bei jedem: calc.[1] dig.[1] nux-v.[111] **SPIG.** zinc.[8]

HUNGER, bei: **Kali-c.** rhus-t.[5] spig.[5]

HUSTEN:

agg.:

- **während**: **ACON.**[5] adam.[222] agar.[5] ail.[10] alum.[5] alum-p.[58] alum-sil.[58] **Am-c.**[5] am-m.[5] **Ambr.** **Anac.** **Ang.**[5] **Ant-c.** ant-o.[85] ant-s.[111] ant-t.[54] **APIS** apisin.[5] **Arg.** **ARN.**[5] **Ars.**[5] ars-i.[58] ars-s-f.[58] arum-t.[58] aur.[5] bar-c.[5] **BELL.** berb. **BOR.** **BRY.**[5] **Bufo** **Calad.**[5] **CALC.**[5] **Calc-p.** cann-s. canth.[5] **Caps.**[5] carb-an.[5] **CARB-V.**[5] **Carbn-s.** **CARD-M.** **CAUST.** **Cham.**[5] **Chel.** **CHIN.**[5] chlor. **Cina**[5] clem. **Coc-c.** cocc.[5] **Coff.** **Colch.**[5] **Con.** crot-h. cupr. **Cur.** **Dig.**[1] dios.[111] **DROS.**[5] dulc. elaps[36] **Eup-per.** eupi. **Ferr.**[5] ferr-ar. **Ferr-m.** ferr-p.[8] **Gels.** **Graph.** guare.[10] **Hep.**[5] hip-ac.[119] **IOD.** **Ip.**[5] **Kali-bi.** **KALI-C.**[5] **KALI-N.** kali-sil.[58] **Kreos.** **Lach.** lachn.[10] **Lact.** **LED.**[5] lil-t.[111] **LYC.** m-arct.[5] m-art.[5] mag-c.[5] **Mag-m.** **Mag-s.** mang.[5] meph. **MERC.**[5] mez.[1] mosch. **Mur-ac.** **Myrt-c.**[5] **Nat-c.** **NAT-M.**[1] **Nat-s.** **Nit-ac.**[1] nux-m.[5] **Nux-v.** ol-j.[10] ox-ac. petr. **Ph-ac.**[5] **PHOS.** **Phyt.** plb.[5] **Psor.** **PULS.**[5] **RAN-B.** raph.[36] **RHUS-T.**[5] **Rumx.** **Ruta**[5] **Sabad.**[5] sabin.[5] **Samb.**[5] sanic. sec.[5] **Sel.**[5] senec.[10] **SENEG.** **SEP.**[1] **Sil.**[1] spig.[5] **SPONG.**[5] **SQUIL.**[5] **STANN.** **Staph.**[5] stram.[5] stront-c.[5] **SULPH.** syph. tarent. thuj.[5] tub.[85] **Verat.**[5] **Zinc.** zinc-p.[58] ziz.[10]
  ▤ *ALLGEMEINES; M; Husten; während*
- **nach**: ant-s.[111] aur.[111] **Carb-v.** cina[5] **Ferr.** **Mur-ac.**[5] rhus-t.[5] sep. spig.[5] **Stann.** zinc.
  ▤ *ALLGEMEINES; M; Husten; nach*

amel.: con.[5]
▤ *ALLGEMEINES; M; Husten; amel. nach*

KÄLTE:

Aufenthalt in, durch: act-sp.[137] apisin.[5] **Calc-p.**[137] **Kali-c.** nux-m.[5] petr.[102] **Ph-ac.** **PHOS.** **RAN-B.** **Rhus-t.**[5] **SABAD.**[5] sabal.[137]

Einwirkung von Schnee, Eis usw.: ant-c.[5] dros.[5] iod.[5] laur.[5] puls.[5] seneg.[5] verat.[5] verb.[5]

Erkältung, durch: **ACON.**[5] **Bell.**[5] **Bry.**[5] camph.[5] **Carb-v.**[5] **Cham.**[5] **DULC.**[5] ip.[5] lepro.[197] merc.[5] **Nux-v.**[5] **Phos.**[5] **Puls.**[5] rhus-t.[5] serp.[45] **Sulph.**[5] tril.[45]

Kaltwerden, durch: bar-c.[5] **Mosch.**[5] sabal.[137]
▤ *ALLGEMEINES; M; Kälte; Kaltwerden; agg.*

KIRCHE, in der: ars.[5] carb-an.[5] **Puls.**[5]

KLEIDUNG agg.: ail. arn.[5] **ARS.** **CAUST.** **CHEL.** graph.[1] **Kali-bi.** **LACH.** lact. **Lycps.** mag-p.[111] **Merc.** naja[58] nux-v.[5] ran-b.[5] spong.[5] vip.[111]
☞ *C; Beklemmung; Kleidung agg.*

KOITUS, nach: am-c.[5] asaf.[5] sec.[137] **Staph.**[5]
▤ *ALLGEMEINES; M; Koitus; nach*

KOLIK, bei: plb.[5]

KONVULSIONEN, vor: absin.[111] **Acon.**[81] ars.[5] **Calc-ar.** **Cupr.** ferr.[5] **Glon.** **Lach.** **Phos.**[86]

KOPFSCHMERZ, vor: merc-i-f.[137] plat.[5]

KRÄMPFEN in der Brust, mit: sulph.[5]

KREUZEN der Arme agg.: staph.[5]

KUPFERDÄMPFE, durch: camph.[5] ip.[5] merc.[5] nux-v.[5]

LACHEN agg.: acon.[5] bor.[5] **BRY.** laur.[5] lyc.[5] mez.[5] mur-ac.[1] nicc. plat.[1] **Plb.**[5] psor. stann.[5]
▤ *ALLGEMEINES; M; Lachen agg.*

LAUFEN, Rennen **agg.**: bry.[5] cina[5] nux-v.[5] plb.[5] seneg.[5] **Sil.**[5]
▤ *ALLGEMEINES; M; Laufen, Rennen; agg.*

LESEN **agg.**: calc. chin.[5] cocc.[5] euph.[1] nat-m.[5] puls.[5]
▤ *ALLGEMEINES; M; Lesen; agg.*

laut: cocc.[5] nat-m.[5] **Puls.**[5]
☞ *Sprechen agg.; lautes* ▤ *ALLGEMEINES; M; Lesen; agg.; lautes*

LIEGEN:

agg.: acon.[5] agar.[58] alum.[5] am-c.[1] am-m.[5] ambr.[5] ang.[5] ant-c.[5] ant-t.[5] arg. arn.[5] **Ars.** **Asaf.**[5] atista[192] **Aur.** bad.[25] bar-c.[5] bell. bor.[5] brom.[111] bry. **Cact.** cahin. calad. calc. camph.[5] canth.[5] caps.[1] carb-v.[5] cench.[58] cham.[5] chel.[5] **CHIN.**[1] chin-s. cinnb.[111] clem.[5] coc-c. **Colch.** con.[1] croto-t.[5] curc.[192] dig.[5] dros.[5] **Ferr.** gels. **Glon.** **Graph.** hell.[5] ign.[5] ip.[5] kali-ar. kali-bi. kali-c.[1] **Kali-n.**[1] kalm.[58] kola[1184] kreos.[5] **Lach.** laur.[5] led.[5] lil-t. lyc. lycps.[36] m-art.[5] mag-m.[5] mag-p.[111] med. meny.[5] merc.[5] merc-i-f.[137] myric. naja nat-c.[1] **Nat-m.** nit-ac.[1] **NUX-V.**[5] **Olnd.** **Ox-ac.**[111] par.[5] phel.[36] **Phos.** phyt. plat. psor. ptel.[25] **PULS.** ran-b.[58] rhod.[5] **Rhus-t.**[85] **Rumx.** sabad.[5] sel.[36] **Seneg.** **Sep.** sil.[1] sol[236] **Spig.** **SPONG.** squil.[5] **Stann.** stram.[5] **SULPH.** tab. tarax.[5] thyr.[111] valer.[5] verb.[5] **Viol-t.**[5] visc.[25] zinc-i.[137]

- **Bett,** im: ambr.[5] ang.[5] calc.[5] cham.[5] chin.[5] colch.[5] ferr.[5] ign.[5] kali-bi.[111] **Kali-c.**[5] kali-n.[5] led.[5] lyc.[5] mag-m.[5] nit-ac.[1] nux-v.[5] phos.[5] puls.[5] **Rhus-t.**[5] seneg.[5] **Sep.**[5] sil.[5] spong.[5] squil.[5] stram.[5] **Sulph.**[5] valer.[5] verb.[5]
  ▤ *ALLGEMEINES; M; Bett; agg.; im •ALLGEMEINES; M; Liegen; während; Bett, im*
- **erkrankten** Teil, auf dem: **BELL.** dros.[5] ign.[5] **Kali-c.** nat-c.[1] **Nux-v.** **Phos.**[5] rhus-t.[5] **Rumx.** sabad.[5] stann. tarax.[5]
- **gekrümmt**: **Dig.**[5] rhod.[5]
  ▤ *ALLGEMEINES; M; Liegen; während; gekrümmt*
- **Hinlegen,** nach dem: ang.[5] ant-t.[5] hell.[5] ign.[5] kali-bi.[111] m-art.[5] nux-v.[5] ox-ac.[111] par.[5] puls.[5] rhus-t.[5] sabad.[5] stann.[5] **Verb.**[5]
  ▤ *ALLGEMEINES; M; Liegen; während; Hinlegen, unmittelbar nach*
- **Kopf,** mit tief liegendem: cinnb.[111] **SPONG.**
  ▤ *ALLGEMEINES; M; Liegen; während; Kopf, mit tief gelagertem*
- **Rücken,** auf dem: alum.[5] **Ars.** asaf.[5] aur.[5] chin.[1] kali-c.[1] merc-i-f.[137] nux-v.[5] **Rumx.** sep.[5] **Sulph.** thyr.[111]
  ▤ *ALLGEMEINES; M; Liegen; während; Rücken, auf dem*
- **Seite,** auf der: acon.[5] agar.[58] alum.[5] alumn. am-c. am-m.[5] ambr.[5] ammc. ang.[5] ant-c.[5] arg.[5] arg-n. arge-p.[264] arn.[5] asc-t.[8] bad.[25] bamb-a.[1184] bar-c.[5] bell. bor.[5] both-a.[3070] brom.[111] bry. cact. cahin. calad. calc.[5] camph.[5] cann-i.[25] canth.[5] caps.[1] cench.[58] cham.[5] chin.[5] chin-s. cinnb.[111] clem.[5] colch. con.[5] corn. crot-h. croto-t.[5] curc.[192] daph. dig.[5] dios. eup-per. ferr-p.[8] gels. glon. graph.[1] harp.[1184]

LIEGEN; agg.; Seite, auf der (Forts.)

hydrog.[222] iber. ign.[5] ip.[5] kali-ar. kali-c. kali-n.[1] kalm.[58] kola[1184] kreos.[5] lac-c. lac-del.[204] lach.[111] laur.[5] lil-t.[36] lyc. lycps.[36] mag-m.[5] mag-p.[111] magn-gr.[144] med. merc.[5] myric. naja nat-c.[1] nat-m.[5] nat-p. nux-v.[5] **Phos.**[809] phys. phyt. plat. plb. psor. puls.[5] ran-b.[58] rhus-t.[85] ros-d.[305] rumx. sabad.[5] saroth.[144] sarr. seneg.[5] sep.[5] sil.[1] sol[236] spig.[5] spong. stann. sulph.[5] tab. tarax.[5] tarent.[58] tell. thea[102] thuj.[54] viol-t.[5] visc.[25] zinc-i.[137]
ALLGEMEINES; M; Liegen; während; Seite, auf der

- **linker** Seite, auf: **ACON.**[5] **Am-c.**[5] ang.[5] ant-c.[5] **Bar-c.**[5] brom.[5] bry.[5] **CACT.** cahin. calad. calc.[5] **Camph.** canth.[5] chin.[5] cinnb.[111] clem.[5] **Colch.** croto-t.[5] **Dig.** glon. **Graph.** ip.[5] **Kali-ar. Kali-c.**[1] kali-n.[5] **Kalm. Lach. Lil-t. LYC.**[1] mag-p.[111] med. myric. **Naja Nat-c.**[5] **NAT-M. PHOS. PSOR. PULS. Rumx.** seneg.[5] sep.[5] **Sil.**[1] **SPIG. Stann.**[5] sulph.[5] **Tab.** visc.[25] zinc-i.[137]
- **rechter** Seite, auf: **Acon.** alum.[5] arg.[5] bad.[25] **Bor.** brom.[111] chin-s.[111] ip.[5] **Kali-c.** kali-n.[1] kalm.[58] lach.[111] **Lil-t.** lyc. **Lycps.**[36] mag-m.[5] **MERC.** phyt. plat. puls.[5] **Rumx. Seneg.** spig.[5] stann.[5]
- **schmerzhafter** Seite, auf: bor.[5] **Calc.**[5] caps.[1] ign.[5] kali-c.[5] laur.[5] nat-c.[1] **Nux-v. Ran-b. Rumx. Sabad.**[5] spong.[5] tarax.[5]
- **schmerzloser** Seite, auf: ambr.[5] arn.[5] bry.[5] cham.[5] ign.[5] nux-v.[5] puls.[5] **Stann.**[5]

amel.: acon.[5] alum.[5] ambr. arg.[5] arn.[5] bani-c.[204] bor.[137] bry.[5] cact. calad. calc-p.[111] canth.[5] cench.[58] cham.[5] ferr. glon. graph.[5] ign.[5] iod.[5] kali-c. kalm. kola[1184] lac-c.[102] lach.[5] lil-t. merc.[58] naja[36] nat-c.[137] nat-m.[5] nux-v.[5] olnd.[5] par.[5] phos. plat. psor. puls.[1] sabad.[111] spig. spong. stann. **Sulph.** tab. **Verat.**[5] zinc.[5]

- **Kopf,** mit erhöhtem: glon.[111]
ALLGEMEINES; M; Liegen; amel.; während; Kopf ist dabei;
- **Rücken,** auf dem: **Acon.**[5] arn.[5] bor.[137] **BRY.**[5] **Ign.**[5] **Kalm.** par.[5] **Phos. Puls.**[5] sabad.[5] sulph.
ALLGEMEINES; M; Liegen; amel.; während; Rücken, auf dem
- **Seite,** auf der: alum.[5] ambr.[1] arn.[5] bani-c.[204] bry.[5] calad. cench.[58] cham.[5] glon. graph.[5] ign.[5] kali-c. lac-c.[102] lach.[5] merc.[58] naja[36] nat-c.[137] nat-m.[5] nux-v.[5] **PHOS.** psor. puls.[1] sabad.[111] spig.[5] spong. tab.
  - **rechter** Seite, auf: glon. graph.[5] **Kali-c. Lach. Naja** nat-c.[137] nat-m.[5] **PHOS. PSOR.** sabad.[111] **SPIG. Tab.**
  - **schmerzhafter** Seite, auf: **Ambr.** arn.[5] **BRY.** calad. cham.[5] ign.[5] naja[36] **Nux-v. Puls.**[1]
  - **schmerzloser** Seite, auf: ign.[5] **Nux-v.**[5]

LUFT:

agg.:

- **Brust** berührt, wenn sie: ph-ac.[5]
- **frische,** im Freien: am-m.[5] ambr.[5] bry.[5] caust.[1] chin.[5] cocc.[5] coff.[5] con.[5] euph.[5] ferr.[5] graph.[5] ign.[5] led.[5] **Lyc. Mag-m.**[5] mang.[5] merc.[5] mez.[5] nat-m.[1] nux-m.[5] nux-v.[5] ran-b.[5] **Rhus-t.**[5] sabad.[5] sars.[5] seneg.[5] sep.[5] spig.[5] stann.[5] staph.[5] stront-c.[5] sulph.[5]
ALLGEMEINES; M; Luft; frische, im Freien; agg.
- **kalte**: **Acon.**[5] act-sp.[137] bar-c.[5] bell.[5] **Bry.**[5] **Calc-p.**[137] **Carb-v.**[5] cocc.[5] hep.[5] **Kali-c.** nux-m.[5] **Petr.**[5] **Ph-ac. PHOS.** phyt.[111] **RAN-B.** rhus-t.[5] sabad.[5] **Spong.**[5]
ALLGEMEINES; M; Kälte; agg. •*ALLGEMEINES; M; Luft; kalte; agg.*
- **Keller-, Gewölbeluft**: ars.[5]
ALLGEMEINES; M; Gewölbe, Keller agg.

amel.:

- **frische,** im Freien: anac. bry.[5] kali-n.[1] **NAT-M.** pall.[36] **PULS. Seneg.**[5] sul-ac.[1]
ALLGEMEINES; M; Luft; frische, im Freien; amel.
- **warme**: **Carb-v.**[5] sil.[5]
ALLGEMEINES; M; Luft; warme; amel.

MASERN, während: **Ant-t.**[102] bell.[102] **Bry.**[102] calc.[102] chel.[102] ferr-p.[102] iod.[102] **Ip.** kali-bi.[102] kali-c.[102] **Phos.**[102] rumx.[102] sil.[102] sin-a.[1125] sin-n.[1125] **Stict.**[102] sulph.[102] verat-v.[102] viol-o.[102]
ALLGEMEINES; M; Masern; während Masern

hartnäckig, anhaltend: calc.[102] iod.[102] kali-c.[102] sil.[102] sulph.[102]

MENSES:

vor: alum.[5] ambr.[5] aster.[85] **Bamb-a.**[1184] **Bar-c.**[5] bell.[5] bor.[5] bry.[5] **Cact.**[26] **CALC.** carb-v.[5] **Carc.**[304] cham.[5] cimic.[111] **Cocc.**[5] **CON. CUPR.**[5] cycl. foll.[162] granit-m.[194] graph. haliae-lc.[222] helon.[26] **Iod.** irid.[222] **Kali-c. Kali-chl.**[111] kali-s.[58] kola[1184] **Lac-c.** lac-h.[233] **Lach.**[5] laur.[5] lith-c. lyc.[5] med.[102] murx. **Nat-m.** nit-ac.[148] nux-v. ol-an.[111] ox-ac.[148] ozone[227] ph-ac.[5] **Phos.**[5] phyt.[111] **Pitu-a.**[164] **Puls.**[26] rhus-t.[5] ros-d.[305] sac-alb.[210] sang.[26] **Sep.** sol[236] spig.[5] **SPONG.**[26] **SULPH.** thuj.[54] tril.[111] **TUB. ZINC.**

während: all-s.[88] am-c.[5] am-m.[5] **Arg-n.**[58] ars.[5] arum-t.[58] **Bell.** bor. bry.[102] calc. cann-s.[5] canth.[102] carb-an.[5] caust.[1] **Cham. Chin.**[5] **Cocc. Coff.**[5] **Con.**[1] **Croc. Cupr.**[5] dulc. eupi.[85] **Graph.** grat. **Helon.** hep.[137] **Ign.**[5] kali-c.[102] kali-chl.[111] kali-n. kreos.[5] **Lac-c.** laur.[5] lil-t.[111] lith-c. mag-c.[102] mang.[5] med.[137] **Merc.** mosch.[5] **Murx.**[102] nat-c.[5] **Phos.** phys.[137] **Phyt.** plat.[5] **Puls.** sang. **Sep. Spong.**[5] syph.[137] thuj.[8] **Tub.** vib.[111] **ZINC.**
ALLGEMEINES; M; Menses; während

nach: am-c.[5] ars.[5] bor.[5] carb-an.[5] cycl. **Ign.**[5] iod.[5] **Lach.**[5] **Lith-c.** nat-p. plat.[5] thuj.[36]
ALLGEMEINES; M; Menses; nach

MITTAGESSEN:

während: agar. bor.[1] bry. calc.[5] canth. carbn-s. chin.[5] croto-t.[5] hep.[5] ign.[5] meny.[1] **Phos.**[1] **Puls.** rat. sil.[1] sulph.[5] zinc.[1]
ALLGEMEINES; M; Mittagessen; agg.

nach: arg.[5] bell.[5] glon.[111] kali-bi.[111] nat-m.[5] nit-ac.[5] nux-v.[5]
☞ *Essen; agg.* *ALLGEMEINES; M; Mittagessen; agg.*

MUSIK agg.: carb-an.[5] nux-v.[5] **Staph.**[5]
ALLGEMEINES; M; Musik; agg.

NASENBLUTEN:

agg.: carb-v.[5]

amel.: brom.[5] carb-v.[111]
ALLGEMEINES; M; Nasenbluten amel.

NASESCHNEUZEN, beim: kali-n.[5] sumb.
ALLGEMEINES; M; Naseschneuzen; agg.

NASSWERDEN der Füße, durch: nux-m.[5]
ALLGEMEINES; M; Nasswerden; agg.;

NIESEN:

agg.: acon.[5] agar.[5] ant-t.[5] bell.[5] **Bor.**[5] **BRY.** cina[5] crot-h. **DROS.** hydr.[111] kali-bi.[111] **MERC.** mez.[5] phos.[1] **Rhus-t.**[5] sec.[5] **Seneg.**[5] sil.[1] sulph.[5] thuj.
ALLGEMEINES; M; Niesen; agg.

amel.: seneg.[5]
ALLGEMEINES; M; Niesen; amel.

ÖFFNEN der Augen agg.: carb-an.[5]
ALLGEMEINES; M; Öffnen; Augen, der;

OPERATIONEN, nach: abrot.[102] berb.[102] calc-p.[102] sil.[102]
ALLGEMEINES; M; Operationen, Beschwerden durch

Fisteloperation, nach: abrot.[137] berb.[102] calc-p.[102] sil.[102]
ALLGEMEINES; C; Fisteln; Operation, nach

Hydrothorax, Empyem, wegen: abrot.[102]
ALLGEMEINES; M; Operationen, Beschwerden durch; Brust • ALLGEMEINES; M; Operationen, Beschwerden durch; tiefere Gewebeschichten

POCKEN, bei: acon.[102] **Ant-t.**[102] bry.[102] **Phos.**[102] sulph.[102] verat-v.[102]

QUETSCHUNGEN, nach: **ARN.**[5] puls.[5] **Rhus-t.**[5] ruta[5]

RAUCHEN agg.: cic.[1] cycl.[5] ign.[5] phos.[5] **Seneg.** spong.[5] staph.[5] thuj.[5]
ALLGEMEINES; M; Tabak; agg.

REIBEN amel.: acon.[5] anac.[1] calc.[5] lil-t.[137] mur-ac.[1] rad-br.[102]
ALLGEMEINES; M; Reiben; amel.

REITEN, beim: graph.[5] nat-c. valer.[5]
ALLGEMEINES; M; Reiten; agg.

RHEUMATISMUS, nach: **ACON.**[5] **Ars.**[5] bell.[5] bry.[5] carb-v.[5] **Caust.**[5] **Cham.**[5] **Chin.**[5] coff.[5] **Hep.**[5] **Ign.**[5] **Lach.**[5] **Merc.**[5] nux-v.[5] phos.[5] **PULS.**[5] sil.[5] **Sulph.**[5]

RUHE:

agg.: arg.[5] arn.[5] aur-m-n.[36] bell.[5] **Calc.**[5] caps.[5] cham.[5] chin.[5] cycl.[5] **Euph.**[5] ferr.[5] **Kali-c.**[5] m-aust.[5] meny.[5] nat-m.[5] par.[5] ph-ac.[5] puls.[5] **RHUS-T.**[5] ruta[5] samb.[5] **SENEG.**[2] **Sep.**[5] stann.[5]
ALLGEMEINES; M; Ruhen, Ausruhen; agg.

amel.: acon.[5] arn.[5] **Bry.**[5] chin.[5] meny.[5] nux-v.[5] sabin.[5] squil.[5] staph.[5] sul-ac.[5]
ALLGEMEINES; M; Ruhen, Ausruhen; amel.

SÄUREN agg.: **Bell.**[5]

SCHLAF:

agg.:

- **Einschlafen,** beim: am-m.[5] anac.[5] ars.[5] **Carb-v.** colch.[5] dig.[5] mez.[5] **Nux-m.** phos.[5] ran-b.[5] **SULPH.**
ALLGEMEINES; M; Schlaf; Einschlafen

- **während**: **Calc.**[1] camph.[5] cupr. **LACH.** **Ph-ac.**[5] **Ran-b.**[5]
ALLGEMEINES; M; Schlaf; während

- **nach**: acon.[5] ambr.[5] bry.[5] calad. calc.[5] chin.[5] clem. cocc.[5] euphr.[5] ign.[5] **Kali-c.**[5] m-art.[5] nux-m.[5] nux-v.[5] op.[5] rheum[5] sabad.[5] staph.[5]
☞ *Erwachen, beim* *GEMÜT; M; Erwachen; beim*

◦ **Mittagsschlaf**: staph.[5]

- **Auffahren,** Hochfahren aus dem Schlaf, beim: nat-m.[5] ph-ac.[5]

amel.: nat-c.[5]

SCHLUCHZEN, Stöhnen, nach: am-m.[5] teucr.[5]

SCHLUCKAUF, durch: agar. am-m.[5] stront-c.[5] teucr.[5]
ALLGEMEINES; M; Schluckauf agg.

SCHLUCKEN agg.: all-c. alum.[5] **Calc-p.** dios.[111] kali-bi.[111] **Kali-c.**[1]

SCHNUPFEN, bei: **Acon.**[5] am-m.[5] anac.[5] ant-t.[5] **ARS.**[5] bell.[5] bor.[5] bov.[5] **BRY.**[5] **Carb-v.**[5] **Caust.**[5] **Cham.**[5] cina[5] **IP.**[5] kali-c.[5] kreos.[5] lach.[5] **Merc.**[5] mez.[5] **NUX-V.**[5] ph-ac.[5] phos.[5] **PULS.**[5] **Rhus-t.**[5] **Sang.**[111] seneg.[5] sil.[5] **SULPH.**[5] zinc.[5]

SCHRECK, Furcht, nach: **ACON.** camph.[5] cham.[5] **Cupr.**[5] dig.[137] ign.[5] kali-c.[5] **Nat-m.** **Op.**[5] **Verat.**[5]
GEMÜT; M; Schreck oder Furcht, Beschwerden durch

SCHREIBEN agg.: asaf.[5] chin.[5] cocc.[5] mag-s. nat-c.[5] ran-b. **Rumx.** valer.[5]
ALLGEMEINES; M; Schreiben; agg.

SCHWEFEL-MISSBRAUCH, durch: **Puls.**[5]

SCHWEIß:

amel.: ant-t.[5] canth.[5] cham.[5] chel.[5] nux-v.[5] puls.[5] **Sulph.**[5]
ALLGEMEINES; M; Schweiß; amel.

reichlichem, mit: bry.[5] **CHIN.**[5] **MERC.**[5] samb.[5] **Sulph.**[5]

SINGEN agg.: **Am-c.**[5] carb-an.[5] carb-v.[5] **Phos.**[5] **Puls.**[5] **STANN.** **Sulph.**[5]
ALLGEMEINES; M; Singen agg.

SITZEN:

agg.: acon.[5] agar.[1] alum. am-c.[36] am-m. anac.[1] **Ang.** ant-t.[5] arg.[1] ars.[5] **ASAF.** bell.[5] bor.[1] **Bry.** calc.[5] calc-f.[119] **Caps.** carb-an.[5] **Carb-v.**[5] **Caust.** chel. **Chin.** cina[5] colch.[5] coloc.[1] **Con.** cycl.[5] dig.[5] dros.[5] dulc.[1] euph.[1] **Ferr.** graph.[1] **Indg.** kali-c.[1] kali-i. led.[1] mag-c.[1] **Mag-m.**[5] mang.[5] meny.[1] merc.[5] mez.[1] mur-ac.[1] **Nat-c.**[1] **Nat-s.**[36] nit-ac. paeon. **Petr.** **Ph-ac.** **PHOS.**[1] puls.[5] rhod.[5] **RHUS-T.**[1] ruta[5] sabad.[5] sars.[5] **SENEG.** **Sep.**[5] **Sil.**[5] **SPIG.**[1] spong.[1] stann.[1] **Staph.**[5] **Sulph.**[5] tarax.[5] teucr.[5] thuj.[5] valer.[5] viol-t.[5]
ALLGEMEINES; M; Sitzen; agg.

- **gebeugtes**: am-m. anac.[1] ang.[5] arg.[1] calc-f.[119] **Chin.**[1] **Dig.**[5] dulc.[1] meny.[1] rhod.[5] **Rhus-t.**[1] spig.[1] spong.[1]
ALLGEMEINES; M; Sitzen; agg.; gebeugt Sitzen

amel.: acon.[5] alum.[5] am-m.[5] ang.[5] asaf.[5] bry.[5] caps.[5] chel. colch.[5] dig.[1] glon.[111] iber.[25] kalm. nux-m.[5] nux-v.[5] spig.[1] still.[25] sulph.[1]
ALLGEMEINES; M; Sitzen; amel.

- **aufrechtes**: ang.[5] asaf.[5] **BRY.** **Kalm.**

SONNE amel.: iod.[5]
▥ *ALLGEMEINES; M; Sonne; amel.*

SPEISEN, warme, agg.: **Carb-v.**[5] euph.[5]
☞ *Wärme; agg.* ▥ *ALLGEMEINES; C; Speisen und Getränke; warme;*

SPRECHEN agg.: alum.[5] **Arg.**[58] bell.[5] **BOR. Bry.**[5] **CALC.**[5] **CANN-S.**[5] **Canth.**[54] carb-an.[1] carb-v.[5] chel.[5] **Chin.** cocc.[5] **Hep.** ign.[5] **KALI-C. Kali-n.** led.[5] lyc.[5] mur-ac.[1] **Nat-m. Ph-ac.** phos.[5] plat.[5] **Puls.**[5] ran-b.[5] **RHUS-T.**[5] seneg.[137] spong.[5] **STANN.** stram.[1] sul-ac.[5] **SULPH.**[5] tab. tax.[303]
▥ *ALLGEMEINES; M; Sprechen; agg.*

lautes: alum.[5] bor.[5] **Calc.**[5] **Carb-v.**[5] chel.[5] **Hep.**[5] **KALI-C.**[1] lyc.[5] mur-ac.[5] nat-m.[5] **Ph-ac.**[5] **Phos.**[5] **Stann.**[5] sul-ac.[5]
☞ *Lesen agg.; laut*

STEHEN:

agg.: agar.[5] am-m.[1] aur-m. aur-m-n.[36] bov. calc. carb-an.[5] carc.[138] con.[1] euph.[1] kali-n.[1] mag-c.[1] **Nat-m. Nat-s.** plb. sil.[5] spig.[1] stann.[5] sulph.[5] tung.[252] zinc.[5]

amel.: **Chin.** cic.[5] ruta[5] tarax.[5]

STEIGEN agg.: **ACON.** am-c.[5] ang.[5] **ARS. AUR. AUR-M. Bar-c.** bell. bor. bry. bufo cact. **CALC.** carb-an. cham.[5] con. conv.[111] dig.[5] graph. hyos. kali-bi. kali-i.[111] kalm.[111] lac-c. lac-d.[137] lyc.[5] nat-c.[5] nat-m.[5] nit-ac.[5] **NUX-V.**[5] ox-ac.[111] ph-ac.[5] phos. plb.[5] ran-b. rat. rhus-t.[5] ros-d.[305] ruta[1] sep.[5] spig.[5] spong.[5] staph.[5] sulph. tab.[111] **Thuj.**[5] **Zinc.**[5]
▥ *ALLGEMEINES; M; Steigen; agg.*

Treppensteigen: acon.[5] **ARS. AUR. AUR-M. BELL.** bor. **CALC.** dig.[5] **LAC-C.** lac-d.[137] **Lyc. Nat-c. NIT-AC. NUX-V.**[5] ox-ac.[111] **Ph-ac. PHOS.** plb.[5] rhus-t.[5] **Ruta**[1] spig.[5] spong.[5] **Staph. SULPH. Thuj.**[5]

STILLEN:

während: ant-t.[137] arn.[31] bor.[1] bry.[5] **Calc.** cast-eq.[36] cham.[137] **CROTO-T. Ferr.**[5] graph.[5] lac-c.[137] lil-t.[111] **Merc-c. Nux-v.** phel. **Phyt. Puls.**[1] rhus-t.[85] sang. **SIL.** sulph.
▥ *ALLGEMEINES; M; Stillen, Saugen an Mamillen, agg.*

- **anderen** Seite, Beschwerden auf der: **Bor.**

nach: bor.[5]
▥ *ALLGEMEINES; M; Stillen, Saugen an Mamillen, agg.*

STRECKEN des Körpers:

agg.: cocc.[137] lyc.[5] nit-ac.[1] staph.[5]
▥ *ALLGEMEINES; M; Strecken, Recken; agg.*

amel.: ferr-p.[111] puls.[5]
▥ *ALLGEMEINES; M; Strecken, Recken; amel.*

STUHLGANG:

vor: ant-t.[5] asaf.[5] coloc.[5] petr.[5] spig.[1]

während: **Ant-t.** chin-s.[111] con.[137] cycl.[5] ferr.[5] **Rheum**[5] spig.[1] **Sulph.**
▥ *ALLGEMEINES; M; Stuhlgang; während Stuhlgang*

nach: ant-t.[5] **ARS.** calc.[1] **CAUST. CON.** crat.[137] sil.[5]
▥ *ALLGEMEINES; M; Stuhlgang; nach Stuhlgang*

TRÄUMEN, beim: merc.[5] rad-br.[111] **Sulph.**[809]

TRINKEN:

agg.:

- **beim**: chin.[1] con.[137] cupr.[137] thuj.[5] **Verat.**[1]
▥ *ALLGEMEINES; M; Trinken; beim*

- **nach**: ant-t.[5] **Arn.**[5] chin.[1] cocc.[5] **CON. Cupr.**[5] nat-m.[5] nux-v.[5] **Thuj.**[5] **VERAT.**[1]
▥ *ALLGEMEINES; M; Trinken; nach*

amel.: bry.[5] ferr.[5] **Phos.**
▥ *ALLGEMEINES; M; Trinken; amel. nach*

ÜBELKEIT, mit: agar.[5] bell.[5] sul-ac.[5] **Thuj.**[5]

ÜBERHEBEN, durch: **Rhus-t.**[5] **Sulph.**[5]

URINIEREN amel.: lil-t.[111] **Lith-c.** nat-ar.[111] **Nat-m.**
▥ *ALLGEMEINES; M; Urinieren; amel. nach U.*

VENENRESEKTION, nach: **Chin.**[5] **Squil.**[5]
▥ *ALLGEMEINES; M; Venenresektion, Beschwerden durch*

VERDAUUNG, während der: **LYC.**[5] **Sep.**
▥ *ALLGEMEINES; M; Verdauungsvorgang agg.*

VERLETZUNGEN, nach: apisin.[5] **ARN.**[5] carb-an.[5] **Con.**[5] puls.[5] rhus-t.[5] **Ruta**[5]
▥ *ALLGEMEINES; M; Unfall, Beschwerden durch*

WÄRME:

agg.: ars-i.[58] bar-c.[5] **BRY.**[5] **Carb-v.**[5] cham.[5] coc-c.[36] euph.[5] graph.[5] **Lach.**[58] led.[5] m-arct.[5] mag-s. **Mez.** nat-m. puls.[5] rhus-t.[5] rhus-v. **Sulph.**[5] ter.[36]
▥ *ALLGEMEINES; M; Wärme; agg.*

- **Bettwärme**: cham.[5] led.[5] m-arct.[5] puls.[5] rhus-t.[5] rhus-v.
▥ *ALLGEMEINES; M; Wärme; agg.; Bettwärme*

amel.: bar-c.[1] kali-bi.[111] lat-m.[111] meli.[111] tarent.[192]
▥ *ALLGEMEINES; M; Wärme; amel.*

WASCHEN:

agg.: sabal.[137] **Tarent. Thuj.**[5]

amel.: bor.[1] iod. sulph.[5]

- **kalt**: bor.[1] sulph.[5]
▥ *ALLGEMEINES; M; Kälte; amel.*

WASSER, kaltes, amel.: bor.[5]
▥ *ALLGEMEINES; M; Kälte; amel.*

WEHEN, Entbindung:

Wochenbett, im: **ARN.**[5] **BELL.**[5] bry.[5] **Calc.**[5] **Carb-an.**[5] carb-v.[5] caust.[5] **Cham.**[5] con.[5] graph.[5] **Ign.**[5] lyc.[5] merc.[5] nux-v.[5] **Phos.**[5] **Puls.**[5] sep.[5] **SIL.**[5] **SULPH.**[5]
▥ *ALLGEMEINES; M; Wehen, Entbindung; Wochenbett, im*

während: arn.[5] **BELL.**[5] bry.[5] calc.[5] carb-an.[5] carb-v.[5] con.[5] graph.[5] merc.[5] **Phos.**[5] puls.[5] **SIL.**[5] sulph.[5]
▥ *ALLGEMEINES; M; Wehen, Entbindung; während*

WEIN:

agg.: ant-c.[5] **Bor. Nux-v.** ran-b.[5]
▥ *ALLGEMEINES; C; Speisen und Getränke; Wein; agg.*

amel.: **Acon.**[5]
▥ *ALLGEMEINES; C; Speisen und Getränke; Wein; amel.*

WEINEN amel.: **Anac.**[54]
▥ *ALLGEMEINES; M; Weinen; amel.*

WETTER, feuchtes agg.: **Carb-v.**[5] **Kali-c. NAT-S.** phyt.[58]

ZIMMER, im:

agg.: alum. anac. apis ars-i.[58] bry.[5] coc-c.[36] cortico.[149] croc.[5] hydrog.[222] lach. laur.[5] mag-p.[111] mag-s. mez. nat-m. puls. **Rhod.**[5] **Seneg.**[5] sil. spig.[5] sul-ac.[1] **Sulph.** verb.[5]

- **warmen,** im: **BRY.**[5]

☞ *Wärme; agg.* ▤ *ALLGEMEINES; M; Zimmer, im; agg.; warmes Zimmer*

amel.: bry.[5] cham.[5] nux-v.[5]

ZORN, durch: agar.[5] anac.[5] arg.[5] arg-n.[58] **Aur-m.**[54] caust.[54] **CHAM.**[5] **Cupr.**[5] lith-c.[137] lyc.[5] **Nat-m.**[193] **Nux-v.** **Phos.** **SEP.**[193] **Staph.**[5] thuj.[5] **Verat.**[5]

☞ *Gemütsbewegungen, durch* ▤ *GEMÜT; M; Zorn, Beschwerden durch*

ORT

ACHSELN: agn.[5] am-c.[5] am-m.[5] anac.[5] ant-t.[5] arg.[5] arn.[5] **Ars.**[5] asaf.[5] **Asar.**[5] aur.[5] **Bar-c.** bell.[5] bor.[5] **Bov.** brach.[111] brom.[5] **BRY.** cact.[111] **Calc.**[5] calc-p.[137] canth.[5] caps.[1] **Carb-an.**[5] **CARB-V.**[5] caust.[5] cham.[5] chel.[5] chin.[5] **Clem.**[5] cocc.[5] colch.[5] **Coloc.**[5] **Con.**[5] cor-r.[111] cupr.[5] dig.[5] dios.[111] dros.[5] **DULC.** fago.[111] form.[111] gels.[111] gran.[111] **Graph.** grat.[111] guai.[5] **HEP.** iod.[5] **KALI-C.**[111] **Lac-c.**[8] lach.[5] laur.[5] lil-t. **Lyc.**[1] mag-c.[5] mag-m.[5] **Mang.**[5] meny.[5] **MERC.** merc-c.[5] mez.[5] myrt-c.[111] nat-c.[5] **Nat-m.**[5] **Nat-s.** **NIT-AC.** olnd.[5] ozone[227] **Petr.**[5] ph-ac.[5] **Phos.**[5] plat.[5] plb.[5] prun. puls.[5] ran-s.[5] raph.[111] **RHOD.** **RHUS-T.**[85] ruta[5] sabad.[5] sabin.[5] sang.[111] **SEL.**[122] seneg.[5] **SEP.** **SIL.** spig.[5] spong.[5] **Squil.**[5] stann.[5] staph.[5] sul-ac.[5] **SULPH.**[5] **Tell.** teucr.[5] **Thuj.**[122] valer.[5] verat.[5] viol-t.[5] zinc.[1]

links: am-c.[5] am-m.[5] ant-t.[5] asaf.[5] asar.[5] cact.[111] calc.[5] chel.[5] coloc.[5] con.[5] cor-r.[111] **DIOS.**[111] dros.[5] **Fago.**[111] **Form.**[111] lil-t.[111] **Mang.**[5] merc-c.[5] myrt-c.[111] nat-s.[111] olnd.[5] plat.[5] prun.[111] sabin.[5] sang.[111] seneg.[5] **Sep.**[5] **Spig.**[5] **Spong.**[5] stann.[5] **Sul-ac.**[5] tell.[111] valer.[5] zinc.[5]

☞ *S; Links*

rechts: agn.[5] **Arg.**[5] arn.[5] ars.[5] bar-c.[5] **Brach.**[111] brom.[5] bry.[5] carb-an.[5] carb-v.[5] cham.[5] clem.[5] gels.[111] gran.[111] grat.[111] guai.[5] kali-c.[5] lach.[5] laur.[5] lyc.[5] mag-c.[5] **Mag-m.**[5] meny.[5] mez.[5] **Nit-ac.**[5] ph-ac.[5] ran-s.[5] **Raph.**[111] ruta[5] sil.[5] staph.[5] **SULPH.**[5] **THUJ.**[5] verat.[5] viol-t.[5]

☞ *S; Rechts*

BRONCHIEN: **All-c.** **Alumn.**[10] am-c.[10] **Ant-c.** **Ant-s.**[36] **ANT-T.**[8] aral.[25] **ARS.**[31] asar.[5] **Asc-t.**[8] **Bell.**[31] **BRY.**[10] calad.[5] calc-hp.[111] **Camph.** **Canth.**[102] **Caps.**[5] carb-ac.[36] **Cham.**[31] **Chel.**[8] **Chin.**[5] chin-s.[36] chlor.[8] **Cocc.**[5] **Con.**[8] dig.[36] diph.[102] **DROS.**[31] erio.[25] **Eup-per.**[36] ferr.[5] **Hell.**[5] hydr.[25] ign.[5] **IP.**[5] **Kali-bi.**[8] **Kali-c.**[5] kali-i.[36] **Kreos.**[8] **Lach.**[5] laur.[5] mag-c.[5] mang.[5] **Mosch.**[5] nat-c.[5] nux-m.[5] **Nux-v.**[8] osm.[36] petr.[5] **Ph-ac.**[36] **PHOS.**[8] phyt.[36] **Plb.** **PULS.**[8] **Rhus-t.** sabad.[5] **SAMB.**[1125] **SANG.**[8] sars.[5] **SENEG.**[1125] **SIL.**[8] **Spig.**[5] **SPONG.**[37] staph.[5] stram.[5] tax.[102] **Verat.**[8]

BRUSTBEIN: acon.[1] aesc.[25] agar.[1] ail.[25] aloe[111] alum.[1] am-c.[1] anac.[1] anan.[111] ang.[1] **Ant-t.** apisin.[5] arag.[102] aral.[25] arg.[1] arg-n.[5] **Arn.** **ARS.** ars-s-f.[8] asaf.[5] **AUR.** aur-ar.[58] aur-s.[58] bamb-a.[38] **Bell.**[1] bism.[1] bor.[1] bov.[5] **BRY.** **Cact.** **Calc.** **Calc-p.** **Camph.**[1] cann-s.[5] **Canth.** caps.[5] carb-v.[1] carc.[138] card-m.[102] cassi-f.[192] cast.[10] **CAUST.**[1] cham.[1] chel.[25] **Chin.**[1] choc.[222] cic.[1] cimic. cina cinnb.[36] coc-c. cocc. **CON.**[1] cop. cortico.[119] croc.[5] **Cycl.** **Dig.** dros.[5] **Dulc.**[1] eup-per.[8] euph.[1] **Euphr.** eupi. **Ferr.**[36] gamb. **GRAPH.** harp.[1184] hep.[5] iber.[25] indg.[36] iod.[1] iris[45] **Kali-bi.** kali-c.[1] **Kali-i.** kali-n.[1] kola[1184] **Kreos.** **Lach.** lact. lat-m.[111] laur.[5] led.[5] **Lyc.** mag-c.[5] mag-m.[1] **Manc.** mang.[5] meny.[1] **Merc.** merc-c. merc-s.[137] mez.[1] mur-ac.[1] naja nat-c.[1] **Nat-m.** nat-s.[111] nit-ac.[5] **Olnd.**[5] op.[5] **Osm.** ox-ac.[58] petr.[1] ph-ac.[1] **PHOS.**[1] plan.[25] plat.[1] plb.[5] prun-p.[36] psil.[164] psor. ptel.[25] **Puls.**[1] **RAN-B.** **Ran-s.** rheum[1] **Rhus-t.** rumx.[8] **Ruta**[1] **Sabin.**[5] samb.[1] sang.[25] sanguin-n.[85] sars.[5] sec.[5] **Seneg.** **Sep.**[5] **Sil.** spig.[1] stann.[1] staph.[1] stram.[1] stront-c. sul-ac.[1] **SULPH.**[1] tab.[36] tarax.[1] tax.[303] **Ter.** thlaspi[27] **Thuj.** thyr.[111] til-c.[253] tril.[45] verat.[1] vinc.[4] viol-t.[5] zinc.[1]

HAUT, äußerlich: **ACON.**[5] agar.[5] alum.[5] **Am-c.**[5] am-m.[5] ambr.[5] anac.[5] **Ang.**[5] ant-c.[5] ant-t.[5] **Apisin.**[5] arg.[5] **ARN.**[5] **ARS.**[5] asaf.[5] asar.[5] aur.[5] bar-c.[5] **Bell.** **Bism.**[5] **Bor.**[5] bov.[5] **Bry.**[5] calad.[5] **Calc.**[5] **Camph.**[5] cann-s.[5] canth.[5] caps.[5] carb-an.[5] carb-v.[5] **Caust.**[5] cham.[5] chel.[5] **Chin.**[5] **CIC.**[5] cina[5] clem.[5] cocc.[5] colch.[5] **Coloc.**[5] **Con.**[5] croc.[5] **Cupr.**[5] **Dig.**[5] **Dros.**[5] **Dulc.**[5] **Euph.** euphr.[5] ferr.[5] ferr-p.[111] graph.[5] guai.[5] hell.[5] hep.[5] hyos.[5] ign.[5] **Iod.**[5] ip.[5] kali-bi.[111] kali-c.[5] kali-n.[5] kreos.[5] lach.[5] **Laur.**[5] **Led.**[5] **Lyc.**[5] m-arct.[5] **M-art.**[5] m-aust.[5] mag-c.[5] mag-m.[5] **Mang.**[5] meny.[5] merc.[5] **Merc-c.**[5] **Mez.**[5] **Mosch.**[5] **Mur-ac.** **Nat-c.**[5] nat-m.[5] nit-ac.[5] nux-m.[5] **NUX-V.**[5] **Olnd.**[5] op.[5] par.[5] petr.[5] ph-ac.[5] **PHOS.**[5] **Plat.**[5] plb.[5] **Puls.**[5] **RAN-B.**[5] **RAN-S.**[5] **Rheum**[5] **Rhod.**[5] **Rhus-t.**[5] **Ruta**[5] sabad.[5] sabin.[5] samb.[5] **Sars.**[5] sec.[5] sel.[5] **Seneg.** sep.[5] **Sil.**[5] **SPIG.**[5] spong.[5] squil.[5] **STANN.**[5] **Staph.**[5] **STRAM.**[5] **Stront-c.**[5] sul-ac.[5] **SULPH.**[5] **Tarax.**[5] teucr.[5] thuj.[5] valer.[5] **Verat.**[5] **Verb.**[5] **Viol-t.**[5] **Zinc.**[5]

INNERLICH: **Acon.**[5] agar.[5] agn.[5] alum.[5] am-c.[5] am-m.[5] ambr.[5] anac.[5] ang.[5] ant-c.[5] **ANT-T.**[5] arg.[5] **Arn.**[5] **ARS.** asaf.[5] asar.[5] aur.[5] bar-c.[5] **Bell.**[5] bism.[5] bor.[5] bov.[5] **Brom.**[5] **BRY.**[5] bufo[111] buth-aust.[149] calad.[5] **Calc.**[5] camph.[5] cann-s.[5] canth.[5] caps.[5] carb-an.[5] **Carb-v.**[5] **Caust.**[5] **Cham.**[5] chel.[5] chin.[5] cic.[5] cina[5] clem.[5] **Cocc.**[5] coff.[5] colch.[5] coloc.[5] con.[5] croc.[5] cupr.[5] cycl.[5] dig.[5] dros.[5] **Dulc.**[5] euph.[5] euphr.[5] ferr.[5] graph.[5] guai.[5] hell.[5] hep.[5] hyos.[5] ign.[5] iod.[5] ip.[5] **KALI-BI.**[111] **Kali-c.**[5] **Kali-n.**[5] kreos.[5] lach.[5] laur.[5] led.[5] **LYC.**[5] m-arct.[5] m-art.[5] m-aust.[5] mag-c.[5] mag-m.[5] mang.[5] meny.[5] merc.[5] mez.[5] mur-ac.[5] nat-c.[5] nat-m.[5] nit-ac.[5] nux-m.[5] **Nux-v.**[5] olnd.[5] op.[5] par.[5] petr.[5] ph-ac.[5] **PHOS.**[5] plat.[5] plb.[5] **PULS.**[5] **Ran-b.**[5] ran-s.[5] rheum[5] rhod.[5] **Rhus-t.**[5] **Ruta**[5] sabad.[5] sabin.[5] samb.[5] sars.[5] sec.[5] sel.[5] **SENEG.**[5] **Sep.**[5] sil.[5] **SPIG.**[5] spong.[5] squil.[5] **STANN.**[5] staph.[5]

INNERLICH (Forts.) stram.[5] stront-c.[5] sul-ac.[5] **SULPH.**[5] tarax.[5] teucr.[5] thuj.[5] valer.[5] verat.[5] **VERAT-V.**[111] verb.[5] viol-o.[5] viol-t.[5] **Zinc.**[5]

EXTREMITÄTEN; C; Schmerz; rheumatischer Schmerz, Rheumatismus;

INTERKOSTALMUSKELN: acon.[5] aesc.[137] aml-n.[137] aran.[111] arn.[5] ars.[5] **Asc-t.**[36] aster.[111] bell.[5] **Bor.**[5] bry.[5] canth.[5] chel.[5] **Cimic.**[102] coc-c. kreos. mag-c.[137] mag-p.[111] **Mez.** mur-ac.[5] nat-m.[5] nux-v.[5] par.[5] phos.[5] puls.[5] **Ran-b.**[102] rhod.[5] rhus-t.[5] **Seneg.**[5] sil.[137] spig.[5] staph.[5] tarax.[5] teucr.[5] thuj.[137] verb.[5] zinc.[5]

LUNGEN: abies-c.[36] abies-n.[72] **ACON.**[5] **Agar.** agav-a.[1125] **Am-c.**[5] anac.[5] ange-a.[1125] **Ant-ar.**[102] **Ant-c.**[5] ant-i.[102] ant-s.[102] **ANT-T.**[5] **Arn.**[5] **ARS.**[5] **Ars-i.**[809] arum-t.[58] asc-t.[25] aur.[5] bac.[62] **BAR-C. Bell.**[5] **BRY.**[5] bufo[111] **CALC.**[5] calc-s.[58] calc-sil.[58] **Camph.**[5] **Cann-s.**[5] **Canth.**[5] caps.[5] **CARB-V.**[5] cetr.[1125] cham.[5] **CHEL. CHIN.**[5] coff.[5] **Con.**[5] corv-c.[258] **Dig.** dros.[5] dulc.[5] **Elaps Euph.**[5] **Ferr.**[5] foen.[1125] gall-ac.[36] **Gels.** glyc-g.[1125] **Graph.**[5] guai.[5] **HEP.**[5] **Hyos.**[5] iber.[1125] ign.[5] ind. **Iod. IP.**[5] juni-c.[1125] **KALI-C.** kali-hp.[25] **Kali-i. Kali-n.**[5] **Kreos. LACH.**[5] lam.[1125] **Laur.**[5] **Led.**[5] linu-u.[1125] **LOB. LYC.**[5] lycps.[25] meny.[1125] **MERC.**[5] **Mez.**[5] **Mill.**[8] mur-ac.[5] myric.[137] myrt-c.[85] **Nat-m.**[5] **Nat-s.** nig-s.[1125] **Nit-ac.**[5] nux-m.[5] **Nux-v.**[5] nym-a.[1125] **OP.**[5] orig.[1125] ox-ac. ozone[227] **Ph-ac.**[5] phel.[102] **PHOS. Plb.**[5] **PULS.**[5] pyrog.[58] ran-b.[102] **RHUS-T.**[5] rumx. salv.[45] **Samb.**[5] **Sang.**[8] **Sec.**[5] **SENEG. SEP. SIL.** spong.[5] **SQUIL.**[5] **Stann. Stram.**[5] **Sul-ac.** sul-i.[58] **SULPH.**[5] **Ter.** ther. **Thuj.**[5] **Tub. Verat.**[5] **VERAT-V.**

Apex: ars.[5] arum-t.[111] **Bac.**[62] bar-c.[5] cetr.[1125] elaps guai.[5] myric.[137] phos.[5] puls.[5] rumx.[102] ther.

LYMPHDRÜSEN, **Achselhöhle:** am-c.[5] am-m.[5] arg.[5] arg-n.[5] ars.[5] asar.[1] **BAR-C.** bell.[5] **CALC.**[5] canth.[5] **CARB-AN.** clem.[5] cocc.[5] colch.[5] coloc.[5] cupr.[1] **HEP.**[5] **IOD. Kali-c.** lyc.[5] meny.[5] nat-m.[5] **NIT-AC.** ph-ac.[5] phos.[5] **Rhus-t.**[5] ruta[5] **SIL.**[1] **Staph.**[5] sul-ac.[5] **Sulph.**[5] teucr.[5]

ALLGEMEINES; O; Drüsen; Lymphdrüsen

abwechselnde Seiten: colch.[5]

MAMMAE: acet-ac.[88] achy.[149] **Acon.**[5] act-sp.[111] adam.[222] aesc. aeth.[36] agar.[1] agn.[5] all-s.[36] **Alum.**[5] **Am-c.** am-m.[1] ambr.[5] amyg-am.[10] anac.[36] anan. ant-c. ant-t.[36] **APIS APISIN.**[5] arg.[5] arg-m.[137] **Arg-n.**[5] arge-p.[264] **ARIST-CL.**[119] **ARN.**[5] **ARS.**[5] **Ars-i.**[58] arum-t. arund.[8] asaf. asc-t.[25] **Aster.**[54] **Aur.**[5] aur-m-n.[36] aur-s.[36] bac.[62] **Bamb-a.**[38] bapt. bar-c.[5] **Bar-i.**[111] **BELL.**[1] **Bell-p.** benz-ac. berb.[36] bism.[1] **Bor.**[1] bov.[5] **Brom.**[36] **BRY.**[5] **BUFO**[58] cadm-s. **CALC. Calc-f.**[111] **Calc-i.**[58] **Calc-p.** calc-sil.[58] **Calen.**[8] **CAMPH.**[5] **Cann-s.**[5] canth.[5] **CARB-AN.**[5] **Carb-v.**[1] **Carbn-s.**[36] carc.[85] **Card-m.** carl.[36] cast.[31] cast-eq.[36] **Caust.**[1] cean.[111] cench.[58] **CHAM.**[5] chel.[5] **Chim.**[25] chin.[1] chin-ar. chin-s. choc.[222] cic.[5] **Cimic.**[25] **Cist.**[36] **Clem.**[1] coc-c.[36] **Cocc. Colch. COLOC.**[5] com.[36] **CON.**[5] corv-c.[258] cot.[36] croc.[5] crot-c.[36] **Crot-h. Croto-t. Cund.**[8] **Cupr.** cur. cycl.[36] **Dig.**[5] **Dulc.**[5] euon.[36] eup-a.[102] eupi.[36] fago.[25] falco-p.[265] ferr.[5] ferr-i.[36] ferr-ma.[36] fl-ac.[5] foll.[1125] form.[25] **Gali.**[102] gamb.[36] gels.[36] germ.[222] glon.[137] granit-m.[194] **GRAPH.**[5] grat.[36] **Guai.** haliae-lc.[222] hall[36] ham. hell.[45] **Helon.**[54] **HEP. Hydr.**[54] hydr-ac.[268] hydrog.[222] hyos.[5] hyper.[36] ign. indg.[36] **IOD.** irid.[85] kali-bi. **Kali-c.**[1] **Kali-chl.**[111] **KALI-I.** kali-m.[61] kali-n.[1] **Kali-p.** kali-s.[58] kola[1184] **KREOS.**[5] **Lac-ac. LAC-C.** lac-h.[233] **Lach. Lap-a.** lappa[137] lat-h.[301] laur.[5] led.[1] lepi.[36] **Lil-t.** lith-c.[102] lob.[36] **Lyc.** m-arct.[5] m-aust.[5] mag-c.[1] mag-m. mang.[5] mang-acet.[1] **Med. MERC.**[5] merc-c.[5] **Merc-i-f.** merc-i-r.[85] **Mez.**[1] mill. mosch. mur-ac.[1] **Murx.**[34] naja nat-c.[1] **NAT-M.**[5] nat-s.[36] neon[222] nicc. **Nit-ac.**[1] **Nux-m.** nux-v.[1] oci.[36] ol-an.[36] olnd.[5] **Onos.**[122] op.[5] orig.[36] **Ox-ac.** ozone[227] paeon.[36] par.[5] paull-p.[36] petr.[5] **Ph-ac.**[1] **Phel.**[111] **PHOS.**[1] **PHYT.**[25] **Pitu-a.**[164] plan.[102] plat. **PLB.**[5] **Plb-i.**[102] plut-n.[222] polyg.[102] **Psor.**[8] **PULS.**[1] pyrog.[102] rad-br.[102] ran-b. **Ran-s.** rat. rheum[1] **Rhus-t.**[5] ros-d.[305] rumx. ruta[5] sabad.[5] sabal.[85] **Sabin.**[5] sac-alb. sac-l.[55] samb.[5] **Sang.**[8] sars.[5] **Scirr.**[102] **Scroph-n.**[102] **Sec.** sel.[5] senec.[137] **Sep. SIL.**[5] sol[236] sol-a.[36] spig.[1] **Spong.**[5] stann.[1] staph.[5] stram.[36] stroph.[137] **Sul-i.**[111] **SULPH.** sumb. syph. tab.[36] tarent-c. tax.[303] tell.[36] thlaspi[122] **THUJ.**[5] til. tub. urt-u.[36] ust. verat.[1] verat-v.[36] verb.[1] visc.[111] **Zinc.**[1]

C; Atrophie; Mammae •C; Empfindlichkeit der Brust; Mammae •C; Geschwüre; allgemeine Arzneien; •C; Geschwüre; allgemeine Arzneien; •C; Klein; Mammae, unentwickelt •C; Krebs, Karzinom; Mammae •C; Risse, Fissuren; Mammae •C; Schwellung; allgemeine Arzneien;

links: ant-t.[5] **Arum-t.** arund. **Aster.** berb.[36] **Bor.** calc.[5] **Calc-p. Caust.**[1] cimic.[25] cist.[36] com.[36] **CON.**[36] cot.[36] croc.[102] falco-p.[265] fl-ac.[5] germ.[222] glon.[137] graph.[85] grat.[36] hall[36] hydr-ac.[268] **Kali-c.** kali-n.[1] **Lach.** laur. **Lil-t. Lyc.** mag-c.[1] mez.[5] mosch. mur-ac.[1] nat-c.[1] **Phel.**[36] **PHOS.**[54] pitu-a.[164] plb.[36] rumx. sabad.[5] **SIL.**[36] stann.[1] stroph.[137] sulph.[137] sumb. thlaspi[137] ust. visc.[111] zinc.[36]

S; Links

rechts: act-sp.[111] adam.[222] am-m.[1] apisin.[5] bell.[5] bor.[5] calc.[1] carb-an.[1] caust.[137] **Chel. Cimic.**[137] **CON.** eupi.[85] gamb.[36] germ.[222] **Graph.**[137] grat.[36] **Kali-bi.** laur.[137] lil-t.[137] lob.[111] merc.[5] merc-c.[5] merc-i-r.[137] murx.[111] **PHEL.** phos.[1] plb.[36] **Sang.**[36] **SIL.**[36] ust.[137] zinc.

S; Rechts

Menses:

- **vor**: alum.[5] **Bar-c.**[5] bell.[5] bry.[5] **CALC.** carb-v.[5] **Carc.**[304] cham.[5] **Cocc.**[5] **CON.** cycl.[111] irid.[222] **Kali-chl.**[111] kali-s.[58] kola[1184] **Lac-c.** lac-h.[233] lith-c.[227] lyc.[5] med.[102] murx. ol-an.[111] **Phos.**[5] phyt.[111] **Puls.** rhus-t.[5] ros-d.[305] sang. sol[236] spong.[26] **TUB. Zinc.**[5]

M; Menses; vor

- **nach,** mit milchiger Absonderung: cycl.[102]

M; Menses; nach

Brustwarzen: acon.[5] aesc.[137] **Agar.** ant-t.[36] arg-n.[36] **ARN.**[5] **Ars.**[102] arund.[8] asc-t.[25] aur.[5] aur-m-n.[36] **Aur-s.**[102] **BAPT. Bell.**[1] **Berb.** bism.[1] **Bor. Bry.** bufo[137] **Calc.**[1] **Calc-p. Calen.**[8] **Camph.** cann-s.[5] canth.[5] **Carb-an.** carbn-s.[36] **Cast.**[31] **CAST-EQ.**[36] **CAUST. CHAM.**[5] chel.[36] cic.[5]

cimic.[111] coc-c.[36] cocc.[1] **Con.**[5] cot.[36] **CROTO-T.** cycl.[36] dulc. euon.[36] **Eup-a.**[102] fago.[36] falco-p.[265] ferr-ma.[36] **FL-AC.** form.[25] gels.[111] **GRAPH.**[5] hall[36] **Ham. Helon.**[54] **Hep.**[102] **Hydr.** hyper.[36] ign.[5] **Kali-bi.** kali-c.[5] **Lac-c. LACH.** lappa[137] lil-t.[111] lob-e.[85] **LYC.**[5] m-arct.[5] m-aust.[5] mang.[5] mang-acet.[1] med. **MERC.**[5] **MERC-C.**[5] mez.[36] **Mill. Mur-ac.**[1] nat-m.[5] nat-s.[36] neon[222] **Nit-ac. Nux-v.**[5] ol-an.[36] onos. orig.[36] **Paeon.**[36] par.[5] **Petr.**[5] **Phel.**[36] **Phos. PHYT.** plan.[137] plb.[5] psor. **PULS.**[1] pyrog.[102] ran-s.[5] **RAT.**[102] **Rheum** rhus-t.[36] rumx.[137] sabad.[5] sabin.[5] **Sang.**[8] sars.[5] sel.[5] senec.[137] **Sep.**[5] **Sil.** spig.[1] stann.[1] **Staph.**[5] **SULPH.**[5] tell.[36] thuj.[5] verb.[1] zinc.[1]

- **links**: **Asc-t.** aur-m-n.[36] berb. bism.[1] coc-c.[36] euon.[36] nat-s.[36] pyrog.[137] rhus-t.[36] rumx.[137] sabin.[36] senec.[137] zinc.[36]
  ☞ *S; Links*
- **Stillen,** beim: cast-eq.[36] **CROTO-T. Phyt.** puls.[31] **SIL.**[8]
  ☞ *M; Stillen; während*
- **unter** der linken: asc-t.[137] rumx.[137]
  ◦ **Herzklopfen,** mit: asc-t.[137]

hinter den: am-m.[5] ant-t.[5] lob.[111]

unterhalb der: **Cimic.**[111] con.[5] kali-c.[5] lach.[5] mez.[5] **Phos.**[5] **Ust.**[111] visc.[111]

MITTE der Brust: acon.[5] agar. **Alum.** am-c.[1] **Am-m.** asaf. asar.[5] **Bry.**[5] calc.[137] chin.[5] croto-t. dulc.[5] **Graph.** hyper. iod.[1] kali-bi.[137] **Kali-c.** kali-n. laur. lith-c. **Lyc.** mag-c.[1] ol-an. par.[5] ph-ac.[1] **PHEL.**[111] **Phos.** plb.[5] **Ran-b.**[58] raph. samb. sars. seneg. **SEP.**[5] squil.[5]

OBERER Teil der Brust: acon.[5] agn.[5] alum.[5] ambr.[5] **Anac.**[5] ang.[5] ant-c.[5] apis[111] arg.[5] **Ars.**[1] asaf.[5] aur.[5] bar-c.[5] **Bell.**[5] bry.[5] **CALC.**[5] canth.[5] carb-v.[5] caust.[5] cham.[5] **Chel.** chin.[5] cic.[5] cina[5] coc-c.[111] cocc.[5] colch.[5] con.[1] cycl.[5] dulc.[5] elaps[36] graph.[1] guai.[5] hyos.[1] **IOD.**[5] kali-c.[5] laur.[5] lyc.[5] m-arct.[5] **MANG.**[5] meny.[5] merc.[5] merc-c.[5] mez.[5] nat-m.[5] nit-ac.[1] olnd.[5] petr.[5] ph-ac.[5] **Phos.**[1] **Plat.**[1] plb.[5] puls.[137] ran-b.[5] rhus-t.[5] ruta[5] sars.[5] scroph-n.[85] seneg.[5] **Sep.**[1] sil.[1] spig.[1] **STANN.**[1] staph.[5] sul-ac.[1] **Sulph.**[1] tarax.[5] ther.[102] thuj.[5] tub.[111] verat.[5] viol-t.[5] zinc.[5]

RIPPEN, falsche, Rand: **Agar.** apisin.[5] arg.[5] arg-m.[137] arg-n.[137] bamb-a.[1184] benz-ac.[137] berb.[137] calc. **Chel.** cimic.[25] hep. lac-leo.[204] mur-ac.[1] nat-s.[111] plb. **RAN-B. SEP. Sulph.** zinc-i.[137]

RIPPENKNORPEL: apisin.[5] **Arg.** arg-n.[5] bell. chin.[1] cimic. mag-c.[137] nat-s.[111] ox-ac.[137] plat. psil.[164] staph.[1] thuj.[111]

SCHLÜSSELBEINE, unterhalb der: ant-c.[1] **Calc-p.** coc-c. **PULS.** rumx.[58] zinc.[1]

SEITEN: abrot. **ACON.**[5] act-sp.[111] aesc.[25] aeth. **Agar.** ail.[25] all-c. aloe **Alum.** alumn. **Am-c.**[5] **Am-m.** **Ambr.**[5] ammc.[4] **Anac.** ang.[1] anis. ant-c.[1] ant-t.[36] **Apis** apisin.[5] **Arg.**[1] arg-m. **Arg-n.** **ARN.**[5] **Ars.**[1] arum-t.[58] asaf.[5] asar.[1] asc-t.[25] aur.[1] aur-m.[36] aur-s.[58] bac.[62] **Bad.**[25] bamb-a.[38] **Bar-c.** bell.[5] benz-ac. berb. bism.[1] **Bor.**[5] bov.[5] brom.[5] **BRY.**[5] cact. cahin. calad.[5] **Calc.**[1] calc-p. camph.[5] cann-i.[137] **Cann-s.**[5] **Canth.**[5] **Caps.**[1] carb-an.[5] **Carb-v.**[1] carbn-s.[25] **CARD-M.**[25] **CAUST.**[1] cedr. **Cham. Chel.**[1] chen-a.[54] **Chin.** chin-s. choc.[222] cic.[1] cimic.[8] cina[1] clem. **Cocc.** colch.[5] **Coloc.** com.[25] **CON.** cop. croc.[5] crot-h. croto-t. **Cupr.**[1] cupr-ar.[25] cur. cycl.[1] dig.[1] dios.[25] **Dulc.**[5] elaps eup-per. euph.[1] eupi. fago.[25] falco-p.[265] ferr.[5] ferr-ma. ferr-p.[8] fl-ac. form.[25] gall-ac.[25] gels.[25] germ.[222] gnaph.[111] graph.[1] grat. **Guai.**[5] guare.[25] harp.[1184] hell.[5] hep.[1] hura hydr. hydr-ac. **Hyos.**[5] hyper.[36] ign.[5] indg. iod.[1] ip.[5] irid.[222] jatr.[36] **Kali-bi. KALI-C.**[1] **Kali-i.** kali-n.[5] **Kali-p.** kali-sil.[58] kreos.[5] lac-c. **Lach.** lachn.[25] lact. laur.[5] led.[1] lil-t.[25] lob.[25] lob-s.[25] **LYC.**[1] lyss. m-arct.[5] m-aust.[5] mag-c.[1] mag-m.[1] mag-p.[111] mag-s. manc. mang.[5] mang-acet.[1] **Mangi.**[197] med. **Meny.**[1] **Merc.**[5] merc-c.[5] merc-i-f. mez.[5] **Mosch.**[5] mur-ac.[1] myrt-c.[25] naja[3] nat-ar. nat-c.[1] **NAT-M.**[1] nat-p. **Nat-s.**[36] neon[222] nicc. nit-ac.[1] **Nux-v.**[5] ol-j.[25] olnd.[5] op.[5] **Ox-ac.** paeon. pall. par.[5] petr.[1] ph-ac.[1] **PHOS.**[1] phyt.[25] pix.[111] plan.[25] **Plat.**[1] **Plb.**[5] polyg.[25] psil.[164] psor. ptel.[25] **PULS.**[1] **RAN-B.** ran-s.[5] rheum[137] rhod. **Rhus-t.**[1] **Rumx.**[25] ruta[1] **Sabad.**[5] sabin.[5] samb.[1] sang.[8] sars.[1] **Sel.**[5] seneg.[5] **Sep.**[1] **Sil.**[1] spig.[1] **Spong.**[1] **SQUIL.**[1] stann.[1] staph.[1] stront-c. stry.[36] sul-ac.[1] **SULPH.**[1] sumb.[25] **Tab. Tarax.**[1] tarent. teucr.[5] ther. thuj.[1] trom. valer.[5] verat.[1] verb.[1] viol-t.[5] xan.[25] **Zinc.**[1] zing.

links: abrot. **ACON.**[5] act-sp.[111] **Aesc.**[25] **Agar.** ail.[25] all-c. aloe **Alum.** alumn. **AM-C.**[1] **Am-m.**[1] **Ambr.** ammc.[4] **Anac.** ang.[1] anis. ant-c.[1] ant-t.[36] **Apis** **Apisin.**[5] **Arg.**[1] arg-m.[137] **Arn. ARS.**[1] arum-t.[58] **Asaf. Asar. Asc-t.** aur.[1] aur-m.[36] bac.[62] bad.[25] bamb-a.[38] bar-c.[5] **BELL.** benz-ac. berb. **Bism. BOR.** bov.[5] **BROM.**[5] **BRY.** cact. cahin. calad.[5] **Calc. Calc-p.** camph.[5] cann-i.[137] **CANN-S.**[5] **Canth.**[5] caps.[5] **Carb-an.**[5] **Carb-v.** **Carbn-s. Card-m. Caust.** cham. **CHEL.**[1] **Chen-a. Chin. Chin-s.** choc.[222] cic.[5] **Cimic.**[25] **Cina** clem. **Cocc. Colch. Coloc.** com.[25] con.[1] **Croc.** crot-h. **Croto-t.** cupr.[1] cupr-ar.[25] cycl.[1] **Dig.** dios.[25] **Dulc.**[1] **Elaps Eup-per. Euph.** **Eupi.** fago.[25] ferr. ferr-ma. ferr-p.[8] fl-ac. form.[25] gall-ac.[25] gels.[25] germ.[222] graph.[1] grat. **Guai.**[5] guare.[25] hell.[5] **Hep.** hydr. hydr-ac.[268] hyos.[1] hyper.[36] **Ign.** indg.[137] **Iod.**[1] ip.[5] irid.[222] jatr.[36] kali-bi. **KALI-C. Kali-i. Kali-n.**[1] **Kreos.** lac-c. **LACH.**[5] lachn.[25] **Lact.** laur.[5] **Lil-t.** lob.[25] lob-s.[25] **LYC.**[1] m-arct.[5] m-aust.[5] **Mag-c.**[1] mag-m.[1] mag-p.[111] manc. **Mang. Mangi.**[197] meny.[1] **Merc.**[5] **Merc-c.** merc-i-f. **Mez.** mosch.[5] mur-ac.[1] **Myrt-c.**[25] **Naja** nat-c.[1] **NAT-M.**[1] nat-p. **Nat-s.**[36] neon[222] **Nit-ac.**[1] ol-j.[25] **OLND.**[5] op.[5] **Ox-ac.** paeon.[137] pall. par.[5] **Petr.**[1] ph-ac.[1] **PHOS.**[1] phyt.[25] pix.[111] plan.[25] **Plat.** plb.[5] polyg.[25] psil.[164] psor. ptel.[25] puls.[1] **RAN-B.**[5] **Ran-s.** rhod. rhus-t.[1] **RUMX. Ruta**[1] sabad.[5] sabin.[5] samb.[1] **Sang.**[8] **Sars. Sel.**[5] **SENEG. SEP.**[1] **Sil.**[1] **SPIG.**[1] **Spong.**[1] squil.[5] **STANN.**[1] **Staph.**[1] **Stront-c.** stry.[36] **Sul-ac.**[1] **SULPH.** sumb.[25] tarax.[1] tarent. **Teucr.**[5] **Ther.** **Thuj.** trom. **Valer.**[5] verat.[1] verb.[5] **Viol-t.**[5] xan.[25] **ZINC.**[1] zing.
☞ *S; Links*

rechts: **Acon.**[5] alum.[5] am-c.[5] am-m.[5] ambr.[5] ant-c.[5] arg.[5] arn.[5] ars.[5] **Asaf.**[5] asar.[5] bell.[5] bor.[5] **Bry.**[5] canth.[5] carb-an.[5] carb-v.[5] caust.[5] **Chin.**[5] cina[5]

SEITEN; rechts (Forts.)
clem.[5] cocc.[5] colch.[5] coloc.[5] con.[1] croc.[5] dig.[5] dulc.[5] graph.[5] hyos.[1] ign.[5] iod.[5] kali-c.[5] kali-n.[5] lach.[5] laur.[5] mag-c.[5] mag-m.[5] meny.[5] merc.[5] mez.[5] nat-m.[5] nit-ac.[5] op.[5] par.[5] ph-ac.[5] phos.[1] plb.[5] ran-b.[5] ran-s.[5] rhus-t.[5] ruta[5] sabad.[5] sars.[5] **SEP.**[5] sil.[5] **Spig.**[5] spong.[5] squil.[5] stann.[5] staph.[5] sul-ac.[5] sulph.[5] **Tarax.**[5] teucr.[5] thuj.[5] **Verat.**[5] viol-t.[5] zinc.[5]
☞ *S; Rechts*

TIEF sitzend: all-c.[111] amyg-am.[10] arn.[5] bar-c.[5] bry.[5] bufo[111] dig.[5] dros.[5] eup-per.[111] gels.[111] kali-c.[5] kreos.[5] mez.[5] **Ran-b.**[102]

UNTERER Teil der Brust: acon.[5] aesc. **Agar.** agn.[5] aloe alum.[1] **Am-c.**[5] am-m. ambr.[1] ammc.[4] anac.[5] arg.[5] arg-n. **Arn.**[5] ars.[5] asaf.[5] asar.[1] asc-t.[5] aur.[5] bell.[5] bism.[5] bov.[5] bry.[5] calc.[1] calc-p.[54] **Cann-s.**[5] canth.[5] carb-ac.[111] carb-an.[5] **Carb-v.**[5] carbn-s.[58] **Caust.**[1] cham.[5] **CHEL.**[5] chen-a. **CHIN.**[5] cic.[5] coc-c. cocc.[5] colch.[5] croc.[5] **Cupr.**[5] dig.[1] **Dros.** dulc.[5] euph.[1] **Gels.**[58] guai.[5] hell.[1] hep.[5] hyos.[1] kali-bi. **KALI-C.**[1] kali-n.[5] kreos.[5] lach. lact. laur.[5] led.[5] lyc. m-aust.[5] mag-c.[1] mang.[5] med. **Merc.**[5] merc-c.[5] **Mez.**[5] **Mosch.**[5] mur-ac.[5] **Nat-c.**[1] nat-m.[1] **NAT-S.** nit-ac.[1] olnd.[5] op.[5] **Ox-ac.** par.[5] petr.[5] **PH-AC.**[1] **PHOS.**[1] **Plat.**[137] plb.[5] **PULS.** **Ran-b.** rheum[5] rhus-t.[5] ruta[1] sabad.[5] **SABIN.**[5] samb.[1] sang. sars.[5] **Seneg.**[5] **Sep.**[1] sil.[5] **Spig.**[5] **SQUIL.**[1] stann.[5] staph.[5] stront-c.[5] stry. **Sulph.** tarax.[5] teucr.[5] thuj.[5] **Valer.**[5] verat.[1] verb.[5] viol-t.[5] **Zinc.**[1]

CHARAKTERISTIKA
EIGENTÜMLICHKEITEN

ABGEZOGEN, Empfindung wie, Pleura: elaps[85]
☞ *Rauheit, beim Husten*

ABMAGERUNG: ars.[36] **Bac.**[62] calc-p.[58] kali-i. lyc. nat-m. petr.[5] phos.[58] senec.[111] sulph.[58] tub.[193]
☞ *Atrophie* ▤ *ALLGEMEINES; C; Abmagerung; allgemeine Arzneien*

Mammae:
☞ *O; Mammae • Atrophie; Mammae*

Musculus pectoralis: ars.[36]

Schlüsselbeine:

- **um** die: **Lyc.** **Nat-m.**
- **unterhalb**: tub.[193]

ABSONDERUNG, Brustwarze, aus der: carc.[207] graph.[31] ham.[111] kali-cy.[110] lyc.[36] med.[85] phel. phos. phyt. plb.[5] **Puls.**[5] sel.[5] sep.[5] sil.[5] sulph.[5] thlaspi[111] ziz.[111]

Blut: kali-cy.[110] sil.[8]

- **reines** Blut, jedesmal beim Stillen: **SIL.**[8]
☞ *O; Mammae; Brustwarzen; Stillen, beim*

blutiges Wasser: carc.[207] ham.[111] kali-cy.[110] **LYC.**[5] **Phyt.** sel.[5] sep.[5] sil.[5] **Sulph.**[5]

dicke, klebrige Flüssigkeit: graph.[31]
▤ *ALLGEMEINES; C; Absonderungen; dick*

dunkelbraun, beim Baden: kali-cy.[110]
▤ *ALLGEMEINES; C; Absonderungen; bräunlich*

gummiartige Absonderung, trocknet auf der Öffnung ein, blutet beim Abzupfen: med.[85]

Milch:
☞ *Milch, Muttermilch; nichtschwangeren Frauen, bei*

milchartig, rechts: thlaspi[111]
▤ *ALLGEMEINES; C; Absonderungen; milchig*

wässrig, Berührung agg.: lyc.[36]

ABSTEHEND, Brustwarzen: lach.[137]

ABSZESS:
☞ *Entzündung*

allgemeine Rubriken:
☞ *Entzündung*

- **Achselhöhle,** Schweißdrüsenabszess: am-c. **Apis** ars. bell. bov.[5] bufo cadm-s. **Calc.** calc-s. calc-sil.[58] cedr. **Coloc.**[5] **Crot-h.**[8] elaps[142] **HEP.** irid.[102] jug-r.[102] kali-bi. kali-c. kali-p.[58] kali-sil.[58] lac-c. **Lyc.**[5] **MERC.** **Merc-i-r.** nat-m. **Nat-s.** nat-sal.[85] **NIT-AC.** petr. ph-ac. **Phos.**[137] plut-n.[222] prun. **RHUS-T.**[85] **Sep.** **SIL.** **Sulph.** tarent-c.[85] thuj.[36]
☞ *O; Achseln*
  - **rechts**: **Crot-h.**[8] lyc.[5] plut-n.[222] thuj.[36]
  ☞ *S; Rechts*
  - **Entbindung,** nach der: rhus-t.[85]
  ☞ *M; Wehen, Entbindung; Wochenbett, im* ▤ *ALLGEMEINES; M; Wehen, Entbindung; Wochenbett, im*
- **Lungen**: acon.[102] ars-i.[111] bac.[149] bapt.[1125] bell.[102] bry.[5] **CALC.** calc-s.[111] calc-sil.[58] caps.[5] carb-v.[5] **Chin.**[85] chin-ar.[102] **Crot-h.** dros.[5] **HEP.** **Hippoz.** hyos.[5] iod.[5] **Kali-c.** kali-n. kali-p. kali-sil.[58] kreos.[5] **Lach.** **Led.** **Lyc.** **Mang.** **Merc.** nit-ac.[1] nux-m.[5] phel.[111] **PHOS.** **Plb.** **Psor.** **Puls.** pyrog.[58] sang.[111] sep. **SIL.** sul-ac. **Sulph.** ter.[111] **Tub.**
☞ *O; Lungen • Gangrän, Lunge • Pyothorax*
  - **links**: **Calc.**
  ☞ *S; Links*
  - **Durst,** mit: nit-ac.[1]
  - **karzinomatösen** Affektionen, bei: bapt.[1125]
  - **Trinkern,** bei: chin.[85]
- **Mammae**: acet-ac.[137] apis **Ars.**[5] **Bell.** **Bry.** bufo **Calen.**[85] **Camph.** cast-eq. cham. **Cist.** con.[58] **Crot-h.** croto-t.[54] graph. **HEP.** kreos. **Lach.** **MERC.** nat-m.[5] paeon.[110] **PHOS.**[36] **PHYT.** plb.[5] sars. **SIL.** **SULPH.** tarent-c.
☞ *O; Mammae • Entzündung; Mammae, Mastitis*
  - **links**: phos.[36] plb.[36]
  ☞ *O; Mammae; links*
  - **rechts**: plb.[36]
  ☞ *O; Mammae; rechts*
  - **Brustwarzen**: cast-eq. cham. **Merc.** nat-m.[5] plb.[5] **Sil.**
  ☞ *O; Mammae; Brustwarzen*
  - **drohend,** in alten Narben: acet-ac.[137] **Croto-t.**[54] **GRAPH.** **PHYT.**
  ▤ *HAUT; C; Narben*
- **Narben**:
☞ *Narben; eiternd*

Empfindung wie von einem Abszess:

- **Mammae**: clem.[36] crot-c.[36] sep.[36] sil.[36]
  ☞ *O; Mammae*
  - **rechts**: **SIL.**[36]
    ☞ *O; Mammae; rechts*
  - **Berührung,** bei: clem.[36]
    ☞ *M; Berührung; agg.*
  - **Brustwarzen**: sep.[36]
    ☞ *O; Mammae; Brustwarzen*
- **Muskeln,** zwischen linkem Pectoralis major und minor: med.[85]

AMEISENLAUFEN, Krabbeln, Sticheln usw.: **Acon.**[5] agar.[58] alum. am-m.[1] ant-t.[36] arn.[5] **Ars.**[5] arund. bac.[62] berb. bry.[193] cadm-s. cahin. calc. cand-a.[239] canth.[5] **Carl.** chin. cocc.[1] colch.[5] coloc. con. cycl. dros.[1] eupi.[85] guai.[85] hyper.[36] ignis[194] kalm.[137] kreos.[5] laur.[5] m-aust.[5] mag-m. mang. mez.[5] nux-m.[5] nux-v.[5] olnd.[5] ph-ac.[5] phos. **Ran-s.** **Rhus-t.**[5] sabin.[5] **Seneg.** **Sep.** spig.[1] spong.[1] squil.[5] **Stann.**[5] **Sulph.**[5] thuj.[1] urt-u.
☞ *Jucken • Kitzeln, Empfindung von • Kribbeln, Prikkeln, Sticheln, Empfindung von ▤ ALLGEMEINES; C; Ameisenlaufen, Kribbeln*

Eintreten ins Haus, beim: phos.

Schlucken amel.: cand-a.[239]

Speisen, warme, agg.: **Mez.**
☞ *M; Speisen, warme, agg.*

Zimmer, warmes, agg.: **Mez.**
☞ *M; Zimmer, im; agg.; warmen, im*

Achselhöhle: berb. **Bry.**[193] cocc.[1] con. mang.[5] mez.[5]

- **erstreckt** sich zu den Hüften: bry.[193]

Brustbein: **Ran-s.**
☞ *O; Brustbein*

Interkostalmuskeln, links: dros.[1]
☞ *O; Interkostalmuskeln*

Lunge, linke, von unten nach oben: bac.[62]
☞ *O; Lungen*

Lymphdrüsen, Achselhöhle: canth.[5]
☞ *O; Lymphdrüsen, Achselhöhle*

Mammae: ant-t.[36] calc. con. guai.[85] hyper.[36] laur.[5] mang. ran-s. sabin.[5]
☞ *O; Mammae*

- **links**: ant-t.[36]
  ☞ *O; Mammae; links*
- **rechts,** erstreckt sich zur Medianlinie: hyper.[36]
  ☞ *O; Mammae; rechts*
- **Brustwarzen**: hyper.[36] sabin.[5]
  ☞ *O; Mammae; Brustwarzen*
- **kalt**: guai.[85]

Schlüsselbeinregion: alum. arund. mez.

Seite, Rippen, links: am-m.[1] spong.[1]
☞ *O; Seiten; links*

ANGEFÜLLT, Empfindung wie:
☞ *Völle, Empfindung von*

ANGST, wird in der Brust empfunden: **ACON.**[60] acon-f. aeth.[54] agar. aloe[4] alum. alum-p.[58] am-c. ambr. aml-n. ammc.[4] anac.[60] anag. androc.[222] anh.[119] **Ant-c.** ant-s.[85] ant-t.[5] apis **Apisin.**[5] aq-des.[275] arg-n. arn. **ARS.** **Ars-i.** ars-s-f.[58] arund. asaf. astac.[54] aster. **AUR.** aur-ar.[58] aur-i.[58] **Aur-m.**[54] aur-m-n.[272] aur-s.[58] bamb-a.[1184] bar-c. bell. bor. bov. brom. **BRY.**[54] **Cact.**[111] **CALC.**[1] calc-i.[58] calc-p.[111] calc-s.[58] calx-b.[194] **Camph.**[5] cann-i.[25] cann-s. canth. caps. carb-an. **Carb-v.** carbn-o. carbn-s. carl. caust. **Cench.** cham.[5] **Chel.** chin. chin-ar. chin-s. cic. cimic.[25] cina cinnam. coca[25] **Cocc.**[5] coff. **Colch.** con. cop. croc. crot-c. croto-t. cund. cupr. **Cupr-acet.** cupr-s. cycl.[5] **Dig.** echi. elaps euon. ferr. ferr-ar. ferr-i. ferr-m.[54] ferr-p. gels. gink.[227] glon. gran. **Graph.** guai. **Guare.** hed.[119] hell. helo.[111] **Hep.**[30] hydr. hydr-ac.[54] hyos. hyper. iber.[25] ign. iod. **Ip.** jab. **Kali-ar.** kali-bi.[111] kali-c. kali-chl.[58] kali-cy. kali-n. kali-p.[58] **Kali-s.** kalm. **Kreos.** lach.[54] lachn.[85] lact. lat-m.[111] laur. led.[5] **Lob.** **Lyc.**[54] m-arct.[5] **M-aust.**[5] marm-w.[194] meny. **MERC.** merc-c. mez. mill.[54] mosch.[102] naja[54] **Nat-ar.** **Nat-c.** nat-m. nat-p. nat-s. **Nit-ac.** **NUX-V.**[5] ol-an.[122] olnd. op.[54] ox-ac. parth.[197] petr. ph-ac. **PHOS.**[54] plat. **Plb.** prun. psil.[164] **Psor.** **PULS.** pyrog.[58] **Ran-b.**[54] rheum[5] **RHUS-T.**[5] sabad. salx-n. **SAMB.**[5] scol.[36] sec. seneg. sep.[1] sil. sol-n.[25] spect.[271] **Spig.**[54] **Spong.**[5] stann. staph. stict. stram. sul-i.[58] **Sulph.** tab. tama.[197] tarent. tax.[303] teucr. **Ther.** thuj. thyr.[102] valer. vanad.[102] **Verat.**[5] verat-v.[25] viol-o. viol-t.[5] vip. **Zinc.** zinc-p.[58]
☞ *Besorgnis, nervöse Anspannung in der Brust ▤ GEMÜT; C; Angst; Brust, wird empfunden in der • ALLGEMEINES; C; Angst, wird im Körper empfunden*

morgens: alum. bry. carb-an. hyper. kali-p.[58] puls.
☞ *Z; Morgens*

- **4** oder 5 Uhr: alum.

vormittags: ol-an.
☞ *Z; Vormittags*

abends:
☞ *Z; Abends*

- **agg.**: anag. bor. chel. kali-c. kali-p. **Phos.** psil.[164] **PULS.** seneg. stann.
  - **Ausziehen,** beim: chel.
  - **Bett,** im: anag. bor.
- **amel.**: **Zinc.**

nachts: **Ars.** aster. ign. kali-c. lyc. **PULS.** **Ran-b.** sulph.
☞ *Z; Nachts*

- **2** Uhr: kali-c.

Anstrengung, durch: ferr.
☞ *M; Anstrengung, nach*

Aufrichten amel.: chin.

Aufstehen, beim: cact.[111] kali-bi.[111]

Beugen vorwärts amel.: **Colch.**

Bewegung amel.: seneg.
☞ *M; Bewegung; amel.*

Druck auf die linke Seite agg.: plb.

Druck, durch: cann-i.[25] iber.[25] vanad.[102]

Einatmen, nach tiefem: chel. nat-m.

Erguss, bei serösem: **Ran-b.**[54]

Erregung agg.: **PHOS.**
☞ *M; Gemütsbewegungen, durch ▤ GEMÜT; M; Erregung; Beschwerden durch; Allgemeinsymptome*

ANGST, wird in der Brust empfunden (Forts.)

Essen, nach dem: caps. carb-an.
☞ M; Essen; agg.; nach

Freie, treibt ihn ins: anac. cann-i.[25]

Frühstück, nach dem: valer.

Gastralgie, mit: **Lyc.**[54]

Gehen, beim: meny.
☞ M; Gehen; agg.; beim

Husten, beim: arund.

Klavierspielen, beim: **Nat-c.**
ALLGEMEINES; M; Musik; agg.; Klavierspielen

Liegen, beim: **Cench. Graph.** puls. sulph. **Tarent.**

- **linker** Seite, auf: **PULS.**
☞ M; Liegen; agg.; Seite, auf der; linker Seite, auf

- **Rücken,** auf dem: **Sulph.**
☞ M; Liegen; agg.; Rücken, auf dem

Magenbeschwerden, mit: mosch.[102]
MAGEN; M; Angst, mit

Schaudern, mit: ol-an.[122]

Sitzen, beim: chin. cupr. kali-c.
☞ M; Sitzen; agg.

- **gebeugt**: chin.
☞ M; Sitzen; agg.; gebeugtes

Stehen, beim: meny.
☞ M; Stehen; agg.

Stößen, mit dumpfen, von der Hinterwand nach zwischen den Schulterblättern: calc.[54]

Stuhlgang, nach: calc.[1] **Caust.** cund.
☞ M; Stuhlgang; nach

Treppensteigen, beim: hyos.
☞ M; Steigen agg.; Treppensteigen

erstreckt sich zum Kopf: acon.[60]

Brustbein: anac.[60] bry.[54]
☞ O; Brustbein

- **Region** des, als könne er nicht im Zimmer bleiben und ins Frei müsse, um sich dort zu betätigen: anac.[60]

Mammae: aq-des.[275] phos.[54]

- **unter** der linken, Zittern, Herzklopfen, bitteres Aufstoßen: **PHOS.**[54]
☞ O; Mammae; links

Last, wie von einer schweren: aeth.[54]

Reißen, beim Heben des Armes zum Kopf: spig.[54]

ANHAFTUNG, Verwachsung, Empfindung von: abrot.[102] ail.[25] arn. aur. aur-m. bry. cadm-s.[85] carb-an.[102] coloc. dig. euph.[85] graph. hep.[102] kali-c. kali-n.[5] **Merc. Mez.**[5] nux-v. par. petr. phos.[5] **Plb.** puls. **Ran-b.**[102] **RHUS-T.** seneg.[5] **Sep. Sulph.**[102] **Thuj.**[5] verb.

Lungen: cadm-s.[85] **Euph.**[85] kali-n.[5] **Mez.**[5] seneg.[5] **Thuj.**[5]
☞ O; Lungen

- **Brust,** an der: cadm-s.[85]

- **Lappen,** links: euph.[85]

Pleura: abrot.[102] carb-an.[102] hep.[102] ran-b.[102] sulph.[102]

APHTHEN an den Brustwarzen, blutende: **Bor.**
☞ Hämoptoe, Blutabsonderung; Brustwarzen

ARHYTHMIE:
HERZ KREISLAUF; C; Herzklopfen; unregelmäßig

ATELEKTASE:

allgemeine Arzneien: **ANT-T.** bell-p.[119] **CALC.**[809] **Calc-p.**[809] **Hyos.** loxo-r.[240] stry-p.[102] sulph.[85]

Empfindung von, linke Lunge: med.[85]

ATROPHIE:
☞ Abmagerung

Mammae: agav-t.[149] anac.[193] anan. ars. ars-i.[102] bac.[62] bar-c.[137] cench.[58] **Cham.**[5] **Chim.**[85] **COFF. CON.** dulc.[193] fago.[111] ferr.[5] frag.[36] hall[36] **IOD. KALI-I. Kreos.**[137] lac-c.[85] **Lac-d.**[122] lach.[95] **Nat-m. Nit-ac. Nux-m. Onos.**[122] **Plb.** sabal.[111] sac-alb. sars. **Sec.** sil.[5]
☞ O; Mammae

- **Knoten,** mit harten kleinen schmerzhaften: kreos.[137]

- **Ovarialbeschwerden,** mit: bar-c.[137]

- **stillenden** Müttern, bei: lac-c.[85]

- **Brustwarzen**: **Iod.** sars.
☞ O; Mammae; Brustwarzen

- **schnell** fortschreitend: chim.[85]

ÄTZENDES Nagen, Achselhöhle:
☞ Schmerz; nagender Schmerz;

AUFSTEIGEN, Empfindung von: adam.[222] asaf.[5] bor.[5] caust.[5] glon.[85] ign.[85] nat-c.[5] phel.[111] podo.[111] **Rheum**[137] spong.[5] stann.[5] tax.[303] ter.[111] valer.[5]

AUFWALLUNG des Blutes:
☞ Blutwallungen; allgemeine Arzneien

AUSDEHNEN, Empfindung, als könnten sich die Lungen nicht: abies-n.[36] **Acon.**[8] ail.[25] asaf.[5] berb.[54] bry.[5] calc.[1] **Carl.**[36] chr-ac.[8] chr-o.[36] cina[5] coloc.[1] con.[5] crot-h.[8] croto-t.[5] dig.[47] dios.[102] hell.[36] hydr-ac.[36] kurch.[192] laur.[5] magn-gl.[36] magn-gr.[72] mez.[1] mosch.[5] nat-m.[8] stry-p.[123] tril-c.[36]
☞ Zusammenschnüren, Spannung, Enge, Empfindung von; Einatmen, beim

AUSDEHNUNG, Empfindung von: adam.[222] asaf.[8] asar.[5] bani-c.[204] bry.[5] carb-ac.[25] cere-b.[85] corv-c.[258] lim-b-c.[204] **Olnd.**[5] por-m.[251]
HERZ KREISLAUF; C; Erweiterung, Dilatation; Empfindung von

Blutgefäße: asaf.[8]

Bronchien: lim-b-c.[204]
☞ O; Bronchien

leicht ausdehnen, lässt sich: bani-c.[204] carb-ac.[25]

BAND, Empfindung wie von einem:
☞ Zusammenschnüren, Spannung, Enge, Empfindung von; Reifen oder Gürtel, wie von einem

BEBEN:
☞ Flattern, Beben, Empfindung von

BEKLEMMUNG: Absin. acet-ac.[36] achy.[149] **ACON.** acon-c.[36] acon-f.[36] aconin.[36] act-sp.[111] adam.[222] adon.[72] adren.[102] **Aesc.** aeth. aether[36] **Agar.**[8] agki-p.[1202] agn.[5] **Ail.**[36] **All-c.** all-s. allox.[149] aloe[36] **Alum.**[5] alum-p.[58] alum-sil.[58] **Alumn. AM-C.**[5] am-caust.[36] **Am-m.**[1] **AMBR.**[5] aml-n.[86] ammc.[4] amyg-am.[36] **Anac.**[54] androc.[222] **Ang.**[5] **Ant-c.** ant-o.[85] ant-s.[85] **Ant-t.**[36] **APIS Apisin.**[5] **APOC.**[10] arag.[102] aral.[111] aran. aran-ix.[119] arg.[5] **Arg-n. ARN.**[5] **ARS.**[1] **ARS-I.** ars-met. ars-s-f.[58] arund. **Asaf.**[5] asar.[5] asc-t. aspar.

astac.[36] **AUR.**[5] aur-ar.[58] aur-i.[58] aur-m. aur-s.[58] bac.[62] **Bapt.** bar-c. bar-i.[58] bar-m. bar-s.[58] bcg[149] **BELL.**[5] benz-ac. berb. bism.[5] bor. both-a.[3070] **Bov.**[111] brach. brom.[26] bros-g.[259] **BRY.** bufo **CACT.** cadm-s. cahin. **Calad.** **CALC.** **Calc-ar.** calc-f.[119] calc-i.[58] **Calc-s.** calc-sil.[58] calx-b.[194] **CAMPH.**[5] cann-i.[58] **Cann-s.**[76] **Canth.**[5] caps.[5] carb-ac. carb-an. **CARB-V.**[5] carbn-o.[36] **CARBN-S.** carc.[154] card-m. **Carl.** caul. **Caust.**[36] **Cedr.**[25] cench.[122] cere-b.[102] **Cham.**[1] **CHEL.**[25] **CHIN.**[5] **Chin-ar.** **CHIN-S.** chlf. chlol.[25] chlor. chlorpr.[149] **Cic.**[5] cimic. **Cimx.** **Cina**[5] cinnb. **Clem.** coc-c. coca[102] **COCC.**[5] cod.[25] **Coff.**[5] **COLCH.**[5] coll. **Coloc.** com.[25] **Con.**[1] conv.[2191] cop. cor-r. corn. cortico.[149] cot.[36] crat.[102] **Croc.**[5] **CROT-C.** **Crot-h.**[36] **Croto-t.** **CUPR.**[172] cupr-acet.[45] **Cupr-ar.**[25] cupr-n.[36] **Cupr-s.** curc.[192] **CYCL.**[54] cypra-e.[227] daph. **Dig.**[54] dios.[102] dor. **Dros.** **Dulc.**[5] **Elaps** ephe.[267] erio.[36] euon. **Eup-per.** euph. euphr.[5] eupi.[85] fago. falco-p.[265] **FERR.**[36] **FERR-AR.** ferr-i. ferr-m. ferr-p. **Fl-ac.** form-ac.[192] gamb. **Gels.** gins. **Glon.** gran.[102] **GRAPH.**[1] grat.[111] **Guai.**[5] guare.[36] haem.[102] haliae-lc.[222] **Ham.**[25] harp.[1184] hedeo.[25] hell.[5] helo. **Hep.** hist.[119] hura[36] hydr-ac. hydrc. hydrog.[222] hyos.[1] hyosin.[137] hyper. iber.[25] **IGN.**[5] ignis[194] indg.[36] **Iod.** iodof.[85] **IP.**[5] jab. jug-c.[25] jug-r. **KALI-AR.** **KALI-BI.** kali-br. **KALI-C.**[5] kali-chl. kali-cy.[85] **Kali-i.** kali-m.[137] **Kali-n.**[1] kali-p. **Kali-s.** kali-sil.[58] kali-tel.[36] **Kalm.** **Kreos.**[5] lac-ac. lac-c.[56] lac-d.[58] **Lach.** lachn.[25] **Lact.** lap-laz.[227] lar-ar.[251] lat-h.[301] lat-m.[111] laur.[5] led.[5] lil-t.[111] lith-c. **Lob.**[102] lob-c.[8] lob-p.[85] lob-s.[102] **LYC.**[5] lycpr.[100] lycps.[25] lyss. m-arct.[5] m-art.[5] m-aust.[5] **Mag-c.** **Mag-m.** mag-s. magn-gr.[193] **Manc.** mang.[36] marm-w.[194] med. meli. meny. meph.[8] **Merc.**[5] merc-c. merc-i-f. merc-i-r.[111] merl. **Mez.**[1] mill. morg-g.[136] morph.[36] **Mosch.**[86] mur-ac.[1] **Mygal.** myrt-c.[10] **Naja** nat-ar.[58] nat-c.[1] **Nat-m.**[1] nat-n.[111] nat-p. **NAT-S.** nat-sil.[58] **Nicc.** nicot.[85] **Nit-ac.**[58] **NUX-M.** **NUX-V.**[5] ol-an. ol-j.[25] **Olnd.** onos. **Op.** osm.[111] ox-ac. ozone[227] paeon. par.[5] **Petr.** ph-ac.[1] phel. **PHOS.** phys.[122] **Phyt.** pier-b.[233] plan. **Plat.**[36] plb.[5] plut-n.[222] podo. por-m.[251] prim-v.[102] **Prun.** prun-p.[36] **Psor.** ptel.[36] **PULS.**[1] pyrog.[58] queb.[77] **RAN-B.**[5] ran-s.[5] raph. rheum rhod. **RHUS-T.** rumx. ruta[5] sabad.[5] sabin. **Samb.**[1] **Sang.** sanic.[85] sapo.[102] saroth.[144] sarr. sars.[1] scroph-n.[102] scut.[36] **Sec.**[5] **SEL.** semp.[25] **SENEG.** **SEP.**[1] **Sil.**[36] sin-n.[36] sol[236] **SPIG.**[1] **Spong.** **Squil.**[5] **Stann.**[1] staph.[1] stict. still.[25] **Stram.** stront-c. stry. sul-ac.[5] sul-i.[58] sulo-ac.[149] **SULPH.**[5] sumb.[25] syph. **Tab.**[36] tanac.[25] **Tarax.**[5] **Tarent.** tarent-c.[192] tax.[303] tell.[36] ter. tere-ch.[149] teucr.[5] thea[36] thlaspi[27] **Thuj.**[1] thyr.[102] til. trif-p.[25] trinit.[72] **TUB.**[86] tung.[252] uran.[269] **VALER.**[5] vanad.[102] **VERAT.**[5] verat-v.[25] verb.[85] vesp. viol-o.[5] viol-t.[5] vip. visc.[102] xan.[25] **Zinc.**[1] **Zinc-p.**[58] ziz.[10]

☞ *Gewicht •Schwere, Empfindung von ▤ ATMUNG; C; Asthma, asthmatische Atmung •ATMUNG; C; Atemnot, Dyspnoe, erschwerte Atmung •ATMUNG; C; Behinderte, erschwerte Atmung •HUSTEN; C; Asthmatischer Husten*

abwechselnd mit:

- **Hautausschlägen**: calad. kalm. rhus-t.
  ☞ *A; Abwechselnd mit •A; Abwechselnd mit; Hautsymptomen ▤ ATMUNG; C; Asthma, asthmatische Atmung; abwechselnd mit; Hautausschläge •HAUT; A; Abwechselnd mit*
- **Herzklopfen** nach dem Essen: alum.
  ☞ *A; Abwechselnd mit ▤ HERZ KREISLAUF; A; Abwechselnd mit*
- **Konvulsionen**: ign.[81]
  ☞ *A; Abwechselnd mit*
- **Kopfschmerz**: glon.
  ☞ *A; Abwechselnd mit •A; Abwechselnd mit; Kopfschmerz*
- **Rückenschmerzen**: sil.[1]
  ☞ *A; Abwechselnd mit ▤ RÜCKEN; A; Abwechselnd mit*
- **Urtikaria**: **Calad.**
  ☞ *A; Abwechselnd mit*

tagsüber: phos.[36] tax.[36]
☞ *Z; Tagsüber*

morgens: **Alum.** am-m. ant-c.[1] **Ars.** asaf. bapt. bry. calc.[1] calc-s. carb-v. cham.[36] chel. chin.[1] clem. graph. **Ip.** lyc. mang. marm-w.[194] meli.[36] nat-c.[1] **Nat-s.** nit-ac. **Nux-v.** **Phos.** plb. **Psor.** **Puls.** rhod. sars. **SEP.** sul-ac. **Sulph.** verat. zinc.
☞ *Z; Morgens*

- **Aufstehen, beim**: calc.[1] clem. graph. puls. verat.
  ☞ *M; Aufrichten; agg.*

vormittags: bry. calc.[1] cham. coc-c. **Ip.** sulph. tarent.[36] thuj.
☞ *Z; Vormittags*

- **9** Uhr: sulph. tarent.[36]
  ◦ **15** Uhr, bis: sulph.
- **10** oder **11** Uhr: cham.
- **Sprechen, beim**: bry. coc-c.
  ☞ *M; Sprechen agg.*

nachmittags: agar. alum. am-c.[58] arn. asc-t.[36] both-a.[139] bufo calad. caust. chel. chin. coloc. gels. lyc. med. nat-m.[1] nicc. petr.[1] ph-ac. plan. seneg. staph.[1] sulph. thuj.
☞ *Z; Nachmittags; agg.*

- **14** Uhr: chin. sulph.
- **15** Uhr: am-c.[58] arn.
- **16** Uhr: plan.
- **17** Uhr: med.
- **18** Uhr: chel.
- **Schlaf, nach**: calad.
  ☞ *M; Schlaf; agg.; nach; Mittagsschlaf ▤ ALLGEMEINES; M; Schlaf; nach Schlaf; Mittagsschlaf*

abends: **All-c.** am-caust.[36] am-m. apis ars. bor. **Bry.** chel. chin. clem. **Coloc.** croto-t. **Elaps** ferr. ferr-ar. hura hyper. lact. lyc.[1] **Mag-c.** mur-ac. nat-c.[1] nat-m. nat-s. nux-m. nux-v.[36] **Phos.** **PULS.** ran-b. rhod. sars.[1] seneg. **SEP.** **Stann.** stront-c. sulph. **Zinc.**
☞ *Z; Abends*

- **21** Uhr: hura
- **Sonnenuntergang, nach**: nat-s.
- **Bett, im**: **Apis** bor. chel. **Chin.** **Sep.** zinc.
- **Gehen, beim**: nux-v.[36]
  ☞ *M; Gehen; agg.; beim*

BEKLEMMUNG (Forts.)

nachts: **Alum.** alum-p.[58] am-m. ambr. **Apis** ars-met. **Aur.** aur-m. aur-s.[58] bar-c.[1] berb. **Bry. Calc.** chin. **Coca Coloc.** gamb. **Lact.** lyc. mag-m. nat-c.[1] nat-s. nit-ac. nux-m. **Nux-v.** ol-j. **Op.** petr. ph-ac. **Phos.** queb.[77] **Rhus-t.** ruta sars.[1] sin-n. sulph. tarent.[36]
☞ *Z; Nachts*

- **Bett,** im: am-m. **Nux-v.**
- **Einschlafen,** beim: **Nux-m.**
☞ *M; Schlaf; agg.; Einschlafen, beim*
- **Froststadium** im Fieber, während: ol-j.
☞ *M; Fieber; während; Froststadium im Fieber*
- **Husten,** beim: bar-c.[1]
- **Träumen,** beim: mag-m.
☞ *M; Träumen, beim*

Mitternacht:
- **vor**: **Coloc.** grat.
☞ *Z; Mitternacht; vor*
- **gegen**: cinnb. ign. **Lach.** op.
  ◦ **Erwachen,** beim: cinnb. op.
  ☞ *M; Erwachen, beim*
- **nach**:
☞ *Z; Mitternacht; nach*
  ◦ **2** Uhr: am-c. **Kali-bi.** lach.
  ◦ **3** Uhr: **Am-c.**[122] am-m. ant-t.
  ◦ **4** Uhr: chel. lil-t.

<> **Angst,** mit: **Acon.**[5] ambr.[76] **Arn.**[5] **Bry.**[5] cham.[36] **Cina**[5] **Colch.**[5] **Dig.**[54] **Ferr.**[5] hura[36] laur.[36] **Op.**[5] ph-ac.[54] **PHOS.**[36] **Plat.**[36] **Psor.**[54] **Puls.**[5] **Rhus-t.**[5] **Spig.**[5] **Squil.**[5] tab.[54] tax.[303] verat-v.[25] **Viol-o.**[5]
- **Missgeschick,** wie durch: hura[36]
- **treibt** ihn von einem Ort zum andern: **Tab.**[54]
- **Übel,** wie bei drohendem: cham.[36]

Anheben der Arme agg.: morg-g.[136] tarent.
☞ *M; Anheben der Arme agg.*

Anlehnen, beim:
☞ *Beugen; agg.;*

Anstrengung, durch: nat-ar.[58] pier-b.[233]
☞ *M; Anstrengung, nach*

Atmung:
- **agg.**: agn. chel. dulc. ferr. haliae-lc.[222] kali-c. kali-n. lar-ar.[251] **Lyc.** nat-ar.[58] plb. **Sil.** squil.
  ◦ **tief**: agn. **Lyc.** nat-ar.[58] plb.
  ☞ *M; Atmen; agg.; während; tief*
- **amel.**: op. tab.
☞ *M; Atmen; amel.*

Aufrichten, nach, aus gebeugter Haltung: nat-m.

aufsetzen, muss sich: sulph.[1]
☞ *M; Sitzen; amel.; aufrechtes*

Aufstehen:
- **agg. nach**: am-m.
☞ *M; Aufstehen; agg.; nach*
- **amel.**: kali-bi. nux-v. olnd.
☞ *M; Aufstehen; amel.*
  ◦ **Bett,** aus dem, und Umhergehen: kali-bi.
  ▤ *ALLGEMEINES; M; Aufstehen; amel.; Bett, aus dem*

Aufstoßen amel.: **Am-m. CARB-V.** grat. **Lach. LYC. Phos.**
☞ *M; Aufstoßen; amel.* • *Schmerz; drückender Schmerz; Seiten;* ▤ *ATMUNG; C; Atemnot, Dyspnoe, erschwerte Atmung; Aufstoßen amel.*

Auftreibung, mit: cann-i.[111] euph.[5]

Ausatmen, beim:
- **agg.**: am-c. anac.[1] chel. cina
☞ *M; Atmen; agg.; während; Ausatmung*
- **amel.**: staph. tung.[252]
☞ *M; Ausatmen amel.* ▤ *ALLGEMEINES; M; Ausatmen; amel.*

Auswurf amel.: **Asaf.** calc. **Manc.** nit-ac.[58]
☞ *M; Auswurf; amel.*

Bett, im: **Alum.** am-c. **Phos.**

Beugen:
- **agg.**:
  ◦ **Arms,** des: **SULPH.**
  ◦ **hinten,** nach: fl-ac.
  ☞ *M; Beugen; agg.; rückwärts*
  ◦ **Kopf,** agg.: **ALUM.**
- **amel.**:
  ◦ **rückwärts**: fl-ac.
  ☞ *M; Beugen; amel.; rückwärts*
  ◦ **vorwärts**: **Colch.**

Bewegung, bei:
☞ *M; Bewegung; agg.*
- **agg.**: acon. am-m. ars. aur-ar.[58] bapt. carl. led. nat-m. plb. puls. **Stann.** sulph. tarent.
☞ *M; Bewegung; agg.*
  ◦ **Arms,** des: am-m.
  ☞ *M; Bewegung; agg.; Arme, der*
  ◦ **schnell**: **ACON. ARS.** aur-ar.[58] **Puls.**
- **amel.**: **Seneg.**
☞ *M; Bewegung; amel.*

Blähungen, durch: phos.[1]
☞ *M; Blähungen, Flatulenz; agg.*

Blähungsabgang amel.: bry. ol-an. ph-ac.[1]
☞ *M; Blähungen, Flatulenz; amel.*

Bücken, beim: alum. am-m. cop. mez.[1] **Samb.**
☞ *M; Bücken; agg.*

Denken daran agg.: gels. ox-ac.[58]
☞ *M; Denken, daran*

Druck mit der Hand amel.: agki-p.[1202] sep.
☞ *M; Druck; amel.*

Einatmung:
- **agg.**:
  ◦ **während**: asc-t. carl.[36] cina croto-t. ferr. ferr-m. graph.[1] grat. ign.[193] lob-c.[85] nat-ar. **Phos. SPIG.** tung.[252] zinc.[1]
  ☞ *M; Atmen; agg.; während; Einatmung*
  ◦ **nach**: zinc.[1]
- **amel. während**: acon. **Chel.** chin. tax.[303]
☞ *M; Einatmen amel.*
  ◦ **tief**: tax.[303]
  ☞ *M; Atmen; amel.; tiefes Atmen*
- **Bedürfnis** nach tiefer: achy.[149] agki-p.[1202] carc.[154] ign.[154] xan.[25]

Eiswasser agg.: meph.[8]

Erbrechen:

- **agg.**: ferr.[36]
  ☞ *M; Erbrechen; während*
- **amel., grün**: **Cocc.**

Erwachen, beim: **Alum.** ant-c. **Ars. Carb-v.** chin. **Cinnb. Con.** kali-bi. **KALI-I. Lach. Lact. Nat-s. Nux-m.** op. phos. sep. sil.[36] tarent.
☞ *M; Erwachen, beim*

Essen:

- **agg.**:
  - **während**: cann-i.[25] elaps[36]
    ☞ *M; Essen; agg.; während*
  - **nach**: alum.[1] aran. ars. ars-s-f.[58] asaf. both-a.[139] bov.[122] calad. **Caust.** chin. chin-s. chlol. cinnb. coloc. con.[1] elaps ip. lyc. **Mag-m.** nat-c. nat-s. **Nux-v.** ran-b. **Rhus-t.** ruta sars. sil.[1] stry. **Sulph.** thuj. **Verat.** viol-t. **Zinc.**
    ☞ *M; Essen; agg.; nach*
- **amel. nach**: ambr.
  ☞ *M; Essen; amel.*

Fieber:

- **vor**: **IP.**[5]
  ☞ *M; Fieber; vor*
- **während**: **Apis** ars. **BOV.** cact. carb-v. cimic. elaps guare.[36] **Ip. KALI-C.** lach. **Nat-m.** plan. puls. sep.
  ☞ *M; Fieber; während*

Freien, im:

- **agg.**: am-m.[58] carbn-s. **Lyc.** nux-v. **Psor.** seneg.
  ☞ *M; Luft; agg.; frische, im Freien*
- **amel.**: anac. **CANN-I.**[36] chel. **Nat-m. PULS.** sep.
  ☞ *M; Luft; amel.; frische, im Freien •Gehen; agg.; während;*

Froststadium im Fieber, während: **APIS** ars. **Bry.** cimx. daph. **Eup-per.** gels. **Ip. Kali-c.** lach. merl. **Mez.** nat-m. **Puls.** sep.
☞ *M; Fieber; während; Froststadium im Fieber*

Furcht, durch: acon.[172] cupr.[172] op.[172] **Rhus-t.**[54] **Verat.**[54]
☞ *M; Schreck, Furcht, nach ▤ GEMÜT; M; Schreck oder Furcht, Beschwerden durch*

Fußmarsch, wie nach langem: nux-v.[36]

Gähnen:

- **agg.**: sulph.
  ☞ *M; Gähnen agg.*
- **amel.**: croc.
  ▤ *ALLGEMEINES; M; Gähnen; amel., Gähnen*

Gehen:

- **agg.**:
  ☞ *M; Gehen; agg.; beim*
  - **Beginn,** zu: ph-ac.[1]
    ☞ *M; Gehen; agg.; Beginn, zu*
  - **während**: agar.[1] alum. am-c. am-m. aml-n. ang. **ARS.** ars-s-f.[58] aur. aur-ar.[58] bry. bufo cact. calc.[1] carb-an. chel. clem. colch. dig. **Kali-c.** lach. lact. led. lyc.[1] mag-s. mang. naja nat-m.[1] nit-ac.[1] nux-m. olnd. paeon. ph-ac. phos. puls. ran-b. ruta seneg. **Sep.** sil. spig. staph. sulph. thuj. verat.[1] zinc.[1]
    ☞ *M; Gehen; agg.; beim*
    - **Luft**:
      - **Freien,** im: am-c. am-m. **Aur.** calc.[1] lact. lyc.[1] **Phos.** spig.[1] zinc.[1]
        ☞ *M; Gehen; agg.; beim; Freien, im*
      - **kalter,** in: **Lyc.** nux-m.
        ☞ *M; Luft; agg.; kalte •Freien, im; amel. •Kaltwerden, durch, nach Sitzen in kalter Luft*
    - **schnell**: ang. **ARS.** nat-m.[1] nit-ac.[1] **Puls.** ruta **Spig.**
      ☞ *M; Gehen; agg.; beim; schnell*
  - **nach**: **Calc.** nux-m. **PHOS.**
    ☞ *M; Gehen; agg.; nach*
- **amel. während**: alum. anac. gins. lob.[102] lyc. staph.
  ☞ *M; Gehen; amel.*
  - **Freien,** im: **Alum.** anac. **Lyc.**
    ☞ *M; Luft; amel.; frische, im Freien*
  - **schnell**: lob.[102]
    ☞ *M; Gehen; agg.; beim; schnell*

Gespräch, Unterhaltung, durch: **Ambr.**
▤ *ALLGEMEINES; M; Gespräch, Unterhaltung; agg.*

Hängenlassen der Beine amel.: **Sul-ac.**
▤ *ALLGEMEINES; M; Herunterhängenlassen der Glieder; amel.*

Herzbeschwerden, bei: ambr.[76] cann-s.[76] caust.[76] cedr.[25] semp.[25] sin-n.[36] spig.[76]

- **Herzklopfen,** bei: cedr.[25]

Herzklopfen, mit: ambr.[1] cann-s.[76] caust.[76] cedr.[25] coca[102] ephe.[267] grat.[111] hyos.[1] iber.[25] kali-n.[1] lar-ar.[251] phos.[1] sep.[1] spig.[1] tax.[303]

Hitze, mit: lachn.[25] ol-j.[25]

Husten:

- **beim**: ail.[10] am-c. apoc.[10] **Ars.** ars-s-f.[58] aur. bapt. chel.[10] cocc. **DROS.** gels.[10] guare.[10] **Kali-bi.** kali-n.[5] lachn.[10] myrt-c.[10] nat-m.[1] **Nit-ac. PHOS. Psor. Seneg. Sil. Stann. SULPH.** tarent. **Verat.** zinc.[5] ziz.[10]
  ☞ *M; Husten; agg.; während*
- **nach**: ars. cocc.
  ☞ *M; Husten; agg.; nach*
- **Verlangen** zu husten, mit: am-c.[1]

Kaltwerden, durch, nach Sitzen in kalter Luft: **Petr.**
☞ *M; Kälte; Erkältung, durch •M; Sitzen; agg. •Gehen; agg.;*

Kleidung agg.: **ARS.** aur-m. bov. **CHEL. Chin.**[36] gran.[102] **LACH.** meli. **Merc-c.** mez.[1] phos. **Sep.** tarent.
☞ *M; Druck; agg.; Kleidung, der •M; Kleidung agg.*

Klimakterium, im: phys.[122]

Koitus, nach: tax.[36]
☞ *M; Koitus, nach*

Konvulsionen:

- **vor**: **Acon.**[81] aml-n.[86] apis[86] ars.[86] **Bell.**[81] cact.[86] cupr.[86] ferr.[86] **Ign.**[81] kali-c.[86] **Lach.**[86] **Mosch.**[86] nux-m.[86] nux-v.[86] **Phos.**[86] **Puls.**[86] sep.[86] stram.[86] **Sulph.**[86] tub.[86] **Verat.**[86]
  ☞ *M; Konvulsionen, vor*
- **während**: hyos.[54] ign.[81]
- **nach**: ign.[81]

Kopfschmerz, mit: sep.[1]

BEKLEMMUNG (Forts.)

Lachen: plb.
☞ *M; Lachen agg.*

Liegen, beim:

- **agg.**: alum. am-c. ambr. asaf. aur-ar.[58] bar-c. both-a.[3070] cact. **Chin. Colch.** corn. fl-ac. **Graph.** kali-c. magn-gr.[193] naja nat-m.[1] ol-j.[85] **Olnd.** phel. **Phos.** puls. queb.[77] sabad. **Sep. Spong. Stann.** sulph.[144] tarent.[58] thuj. verb.[85]
☞ *M; Liegen; agg.*

◦ **erkrankter** Seite, **auf**: phel.
☞ *M; Liegen; agg.; erkrankten Teil, auf dem*

◦ **Hinlegen,** beim: nat-m.[1]
☞ *M; Liegen; agg.; Hinlegen, nach dem*

◦ **Kopf,** mit tief gelagertem: **Chin. SPONG.**
☞ *M; Liegen; agg.; Kopf, mit tief liegendem*

◦ **Rücken,** auf dem: alum. am-c. chin.
☞ *M; Liegen; agg.; Rücken, auf dem*

◦ **Seite,** auf der:

◦ ◦ **linker** Seite, **auf**: both-a.[3070] **Cact.** corn. magn-gr.[193] naja **Puls.** tarent.[58]
☞ *M; Liegen; agg.; Seite, auf der; linker Seite, auf*

◦ ◦ **rechter** Seite, auf: kali-c.
☞ *M; Liegen; agg.; Seite, auf der; rechter Seite, auf*

- **amel.**: alum. laur.[58] **Nat-s.** zinc.

Menschenmenge, in einer: arg-n.[102]
▥ *ALLGEMEINES; M; Menschenmengen agg.*

Menses:

- **vor**: bor. brom.[26] bry.[26] **Lach.**
☞ *M; Menses; vor*

- **Einsetzen** der, beim: phos.

- **während**: bov.[122] sulph.[36]
☞ *M; Menses; während*

◦ **spät**: **Sulph.**[36]

Mittagessen:

- **während**: **Mag-m.**[1]
☞ *M; Mittagessen; während*

- **nach**: **Phos.** stram. tax.[36]
☞ *M; Mittagessen; während*

Nachrichten, wie durch unangenehme: phos.[36]

Niesen, beim: sil. sulph.
☞ *M; Niesen; agg.*

Rauchen, beim: asc-t. sep.[36] tax.[303]
☞ *M; Rauchen agg.*

Ruhe, während: seneg.[2]
☞ *M; Ruhe; agg.*

Schlaf:

- **vor**: berb.
▥ *ALLGEMEINES; M; Schlaf; vor dem Schlafen*

- **Einschlafen,** beim: nit-ac.[36] **Nux-m.**
☞ *M; Schlaf; agg.; Einschlafen, beim* ▥ *ATMUNG; C; Atemnot, Dyspnoe, erschwerte Atmung; Schlaf; Einschlafen, beim*

- **während**: all-s. graph.[1] **LACH.** lact. nux-m. pyrog.[58] ran-b.[5]
☞ *M; Schlaf; agg.; während*

- **stört** den: seneg.[36] tax.[303]

Schmerzen, bei:

- **Hals,** im, brennend: conv.[2191]

- **Herzen,** im: ars.[76] cann-i.[76] spig.[76] viol-t.[76]

- **Magen,** im: graph.[36]

Schnupfen, bei: **ARS.**[5] berb. bov.[5] **Bry.**[5] **Calc. Carb-v.** graph. **IP.**[5] kali-c.[5] lyc.[1] nat-c.[36] **Nux-v.**[5] phos.[5] sulph.[5]
☞ *M; Schnupfen, mit*

Schreiben, beim: alum.
☞ *M; Schreiben agg.*

Schultern nach hinten ziehen amel.: **CALC.** sulph.[122]

Schwäche der Brust, mit: cycl.[221]

Schweiß, während: acon.[5] **Ars.**[5] **Bell.**[5] **Bry.**[5] **Cham.**[5] ign.[5] lachn.[25] **Merc.**[5] **Nux-v.**[5] op.[5] phos.[5] psor. puls.[5] **Rhus-t.**[5] sabad.[5] samb.[5] sep. **Sulph.**[5] thuj.[5] **Verat.**[5]

Schwermut, bei: caust.[76]

Seufzen, mit: cedr.[25] tax.[303]

Sitzen:

- **agg.**: acon. agar. alum. anac. calad. carb-an. cham. cic. coloc.[1] crot-h.[36] croto-t. dig. kali-c. kali-n.[1] laur.[58] mang. mez.[1] nat-m.[1] **Nat-s.** phos.[1] psor. sabad. staph.
☞ *M; Sitzen; agg.*

◦ **aufrechtes,** nach gebeugtem Sitzen: nat-m.[1]

◦ **Bewegung,** nach: acon.

◦ **gebeugt**: alum. coloc.[1] dig.

- **amel.**: alum. tarent.[36]
☞ *M; Sitzen; amel.*

Speisen, trockene, agg.: bov.[111]
▥ *ALLGEMEINES; C; Speisen und Getränke; trockene Speisen; agg.*

Sprechen:

- **während**: ambr. **DROS.** lach. nat-m.[1] stram.
☞ *M; Sprechen agg.*

- **anhaltendes,** durch: **Chin.**
☞ *M; Sprechen agg.*

Stehen, im: am-m. mang. olnd. phel. sep.
☞ *M; Stehen; agg.*

- **unterer** Teil der Brust: am-m.

Steigen, beim: **ACON.** agn. am-c.[102] apis **ARS.** ars-s-f.[58] bar-c. bufo cact. **CALC.** cann-i. coca[36] **Elaps** gran. grat. lyc. ol-an. ran-b. **Seneg.** sulph. til.
☞ *M; Steigen agg.* ▥ *ATMUNG; C; Atemnot, Dyspnoe, erschwerte Atmung; Steigen, beim*

- **Anhöhe,** auf eine: coca[36]

Stöhnen, mit: cedr.[25]

Stuhlgang, nach: calc. **CAUST.** sil.
☞ *M; Stuhlgang; nach*

Tanzen amel.: caust.
▥ *ALLGEMEINES; M; Tanzen; amel.*

Trinken, beim: cimx. **Verat.**
☞ *M; Trinken; agg.; beim*

Übelkeit, mit: ferr.[36] verat-v.[25]
☞ *M; Übelkeit, mit*

umdrehen im Bett agg.: **Calc.**
☞ *M; Drehen; agg.; Umdrehen*

Unruhe in den Därmen, mit: tax.[303]

Wehen, Entbindung, während: **Chin-s.**
☞ *M; Wehen, Entbindung; während*

Wein:

- **agg.**: meph.[8] tax.[303]
☞ *M; Wein; agg.*

- **amel.**: acon.
☞ *M; Wein; amel.*

Weinen amel.: **Anac.**[54] cycl.[54]
☞ *M; Weinen amel.*

- **Menses,** bei Unterdrückung der: **Cycl.**[54]

Wetter:

- **feucht-warmem, bei**: sep.[36]
☞ *M; Luft; amel.; warme •M; Wetter, feuchtes agg.*
▯ *ALLGEMEINES; M; Wetter; heißes Wetter agg.*

- **feuchtem,** nassem, bei: **Dulc. Kali-c. Nat-s.**[58]
☞ *M; Wetter, feuchtes agg.*

- **stürmischem,** bei: **ARS.**
▯ *ALLGEMEINES; M; Wetter; windigem, stürmischem, bei; während*

- **Wetterwechsel** zur Kälte, bei: **ARS.** phos.[58]
☞ *M; Kälte; Aufenthalt in, durch*

Zahnschmerzen, bei: mang.[36]

Zimmer, warmes, agg.: alum. anac. **APIS** ars-i. nat-m.
☞ *M; Zimmer, im; agg.; warmen, im*

Zittern, mit: scroph-n.[102]

Zorn, nach: **Staph.**
☞ *M; Zorn, durch*

erstreckt sich:

- **aufwärts**: nat-m.[5]

- **außen,** nach: ang.[5] arg.[5] **Asaf.**[5] bell.[5] bry.[5] cina[5] dulc.[5] led.[5] nux-m.[5] seneg.[5] tarax.[5] valer.[5] zinc.[5]

- **innen,** nach: acon.[5] ang.[5] apisin.[5] cann-s.[5] chin.[5] cocc.[5] ign.[5] laur.[5] nux-m.[5] nux-v.[5] op.[5] rhus-t.[5]

- **Schulterblatt,** unter dem, links: plut-n.[222]

Bronchien: ail.[36] ant-t.[36] astac.[36] caust.[36]
☞ *O; Bronchien*

- **Essen,** nach dem: caust.[36]
☞ *M; Essen; agg.; nach*

Brustbein: agar.[8] am-c. arag.[102] arg.[5] arg-n. ars.[1] asaf.[5] aur.[91] bcg[149] bell.[5] bry. calc. con. cortico.[149] cot.[36] curc.[192] cypra-e.[227] harp.[1184] indg.[36] lac-ac. lac-c.[56] meph.[8] merc.[5] nicot.[85] ph-ac.[1] **Phos.** prun-p.[36] ran-s. rhus-t. samb.[1] **Sep.**[5] **Sulph.**[5] tab.[36] tax.[303] tere-ch.[149] thlaspi[27] zinc.[1]
☞ *O; Brustbein*

- **nachmittags**: tab.[36]
☞ *Z; Nachmittags; agg.*

- **nachts**: am-c.
☞ *Z; Nachts*

- **Essen,** nach dem: con. lac-ac.
☞ *M; Essen; agg.; nach*

- **Herzklopfen,** bei: curc.[192]

- **hinter** dem: agar.[8] aur.[91] cortico.[149] cot.[36] harp.[1184] indg.[36] lac-c.[56] **Meph.**[8] nicot.[85] ph-ac.[1] prun-p.[36] samb.[1] tax.[303] tere-ch.[149] thlaspi[27] zinc.[1]

◦ **Steigen** agg.: aur.[91]
☞ *M; Steigen agg.*

- **Schwertfortsatz,** um den: arag.[102]

Mammae: tab.[36]
☞ *O; Mammae*

oberer Teil der Brust: hyos.[1] phos.[1] stann.[1]
☞ *O; Oberer Teil der Brust*

Seiten, Rippen: acon. am-m.[1] arg.[1] asaf. aur.[5] both-a.[3070] bry. calc. carb-v.[5] caust. chin.[5] con.[1] croto-t. euph. graph.[1] lil-t.[111] lob-s.[102] mag-s. mur-ac. **Ox-ac.** par.[5] plb.[5] samb. seneg. staph.[1] sul-ac.[5] sumb.[25] thuj.[1] uran.[269]
☞ *O; Seiten*

- **links**: am-m.[1] arg.[1] both-a.[3070] calc. croto-t. graph.[1] lil-t.[111] lob-s.[102] samb. seneg. sumb.[25] thuj.[1] uran.[269]
☞ *O; Seiten; links*

- **rechts**: acon. **Bry.** con.[1] euph. mur-ac. staph.[1]
☞ *S; Rechts •O; Seiten; links*

- **abends,** im Liegen: calc.

- **freien** Rippen, unter den, links: lob-s.[102]
☞ *O; Seiten; links*

- **obere,** rechts: con.[1]
☞ *O; Oberer Teil der Brust •O; Seiten; links •O; Seiten; rechts*

unterer Teil der Brust: agar.[5] agn.[5] alum.[5] arn.[5] asaf.[5] asar.[5] bism.[5] chin.[5] chlol.[25] cic.[5] croc.[5] ham.[25] hyos.[5] kreos.[5] laur.[5] lil-t.[25] lob-c.[8] lob-s.[85] nux-v.[102] plb.[5] puls.[1] **Ran-b.**[5] rhus-t.[5] ruta[5] sabad.[5] seneg.[5] teucr.[5] valer.[5] viol-t.[5] **Zinc.**[5]
☞ *O; Unterer Teil der Brust*

- **Luft** nicht dorthin gelange, als ob die: lob-c.[8] lob-s.[85]

anfallsweise: mur-ac.[1] sep.[1]

aufsteigt, wie durch Etwas, das im Hals: stann.[1]

Blähungen, wie durch: cham.[1] con.[1] nat-c.[1]

- **Oberbauch,** im: cham.[1]

dumpf, wie durch einen Pflock oder stumpfen Gegenstand: **Am-c.**[5] ang.[5] asar.[5] aur.[5] cina[5] cocc.[5] lyc.[5] **Ran-s.**[5] scut.[36]
☞ *Druck auf der Brust, Empfindung von •Pflock, Empfindung wie von einem* ▯ *ALLGEMEINES; C; Pflock, Keil oder Nagel, Empfindung von einem*

- **links**: asar.[5]
☞ *S; Links*

- **rechts**: lyc.[5]
☞ *S; Rechts*

- **abends**: scut.[36]
☞ *Z; Abends*

Gewicht oder eine Last, wie durch ein:
☞

Gewicht, wie durch ein, Apex, Lungen: **Cupr-acet.**[45]

krampfartig, spasmodisch: cann-i.[58] queb.[77]

plötzlich: sanic.[85]

Rucken, ein: mez.[1]

schmerzhaft: ambr.[5] cedr.[25] chel.[25] com.[25] hist.[119] jug-c.[25] nat-m.[1]

BELAG überzogen, wie mit einem: ant-t. bar-c. brom.[137] caust. lyc.[5] **Nat-m.** sang.[111]
☞ *Mehliger Belag auf den Brustwarzen • Samt in der Brust, Empfindung wie von*

Brustwarzen:
☞ *O; Mammae; Brustwarzen • Mehliger Belag auf den Brustwarzen*

BERSTEN, Platzen:
☞ *Blasen, Empfindung wie von; berstend • Völle, Empfindung von • Schmerz; berstender Schmerz*

BESORGNIS, nervöse Anspannung in der Brust: ant-t. aur. both-a.[139] carl. meny. mez. nat-m. ph-ac. plat. plb. rhus-t.
☞ *Angst, wird in der Brust empfunden ▥ GEMÜT; C; Angst; Brust, wird empfunden in der*

BETÄUBT, wie eingeschlafen:
☞ *Taubheit, Empfindung von*

BEWEGUNG, Empfindung von:
☞ *Lebendigem, Empfindung von etwas • Springen, Empfindung von*

Lungen, wellenartig: dulc.[85]
☞ *O; Lungen*

BIBBERN:
☞ *Zittern*

BLASEN, Empfindung wie von:

berstend: rheum[1] **Sulph.**[5]
☞ *Blubbern, Wallen oder feinem Pochen, Empfindung von*

drücken nach außen, Mammae: lact.[36]

BLUBBERN, Wallen oder feinem Pochen, Empfindung von: bell.[31] bros-g.[259] colch. irid.[222] lachn.[36] lyc.[123] merc.[137] rheum[85] sep.[1] tell.[36]
☞ *Blasen, Empfindung wie von; berstend • Blutwallungen; Empfindung von • Glucksen (klopfendes Spannen), Empfindung von; Klopfen, Pochen, Empfindung von feinem ▥ ALLGEMEINES; C; Blubbern, Wallen, feinem Pochen, Empfindung von*

links: sep.[1]
☞ *S; Links*

Liegen agg.: bros-g.[259]
☞ *M; Liegen; agg.*

Achseln: colch.

Lunge, rechts: tell.[36]
☞ *O; Lungen*

Musculus pectoralis, rechts: rheum[85]

BLUT in den Mammae: sel.[36]

BLUTANDRANG zur Brust, Kongestion: **ACON.**[137] adren.[72] aloe alum. alum-sil.[58] **Am-c.** ammc. ant-s.[8] anth.[1030] **Apis**[137] apisin.[5] arg-n. **Arn.** **Ars.**[5] ars-h.[8] asaf. asar.[5] **AUR.**[54] aur-i.[58] aur-m. aur-s.[58] **BELL.**[5] both-l.[72] brom. **BRY.**[5] **CACT.** **Calc.**[102] calc-f.[149] calx-b.[194] **CAMPH.** **Carb-v.**[102] carbn-s.[25] cham.[1] **Chin.** chlor. cimic. **Coc-c.** **Cocc.**[85] conv.[72] **Cupr.**[5] **Cycl.**[5] cyt-l.[119] **DIG.**[72] elaps **Ferr.**[102] ferr-i.[58] ferr-p.[78] gad.[72] **Gels.**[8] **Glon.** **Graph.** guai.[5] hydr-ac.[102] **Hyos.**[5] hyper. ign. **Iod.** **IP.** jug-c.[25] kali-br.[25] **Kali-c.** kali-chl. kali-n. lac-ac.[38] **LACH.** lact. laur.[5] lepi.[36] lil-t. lob.[85] loxo-r.[240] **Lyc.**[5] lyss. mag-m. maia-l.[204] meli.[36] **Merc.** merc-c.[5] merl. **Mill.** naja[58] nat-m. **Nit-ac.**[5] nux-m. **NUX-V.**[102] oci.[36] ol-an. **Op.** pall. **PHOS.**[102] plan.[25] plb.[5] **PULS.**[8] ran-b.[5] rat. **Rhod.**[5] **RHUS-T.**[5] sabad.[5] sang.[122] sarr. sec. **Seneg.** **SEP.** **Sil.**[5] spect.[271] **SPONG.** squil. **Stront-c.**[171] succ.[194] sulfon.[72] **SULPH.**[102] sumb.[25] tax.[303] **TER.** **Thuj.**[76] upa.[102] verat.[54] **Verat-v.**
☞ *Blutwallungen; allgemeine Arzneien • Hitze; wallend • Völle, Empfindung von*

abwechselnd mit Blutandrang zum Kopf: **Glon.**
☞ *A; Abwechselnd mit ▥ KOPF; O; Innerlich, innerer Kopf; abwechselnd mit • KOPF; C; Blutandrang zum Kopf; allgemeine Arzneien; abwechselnd mit;*

links: sumb.[25]
☞ *S; Links*

rechts: anth.[1030]
☞ *S; Rechts*

morgens: carb-v.[1] elaps pall. phos.[1] sulph.[1]
☞ *Z; Morgens*

- **Erwachen,** beim: carb-v.[1] phos.[1] sulph.[1]
☞ *M; Erwachen, beim*

nachmittags: seneg.
☞ *Z; Nachmittags; agg.*

nachts: **Ferr.** nit-ac.[1] **Puls.**
☞ *Z; Nachts*

Angst, mit: cocc.[85]

Anstrengung, nach: **Spong.**
☞ *M; Anstrengung, nach*

Bewegung, nach: **Spong.**
▥ *ALLGEMEINES; M; Bewegung; nach*

Druck amel.: calc-f.[119]
☞ *M; Druck; amel.*

Erregung, durch: **Phos.**
☞ *M; Gemütsbewegungen, durch ▥ GEMÜT; M; Erregung; Beschwerden durch; Allgemeinsymptome*

Erwachen, beim: **LACH.**
☞ *M; Erwachen, beim*

Frösteln, mit: lil-t.[25]

Gehen im Freien, beim: mag-m. **Phos.**
☞ *M; Gehen; agg.; beim; ▥ ALLGEMEINES; M; Gehen; während Gehen agg.; Freien, im*

Herzklopfen, bei: thuj.[76]

Hinlegen unmöglich: **CACT.**

Hitze, mit: lil-t.[25] **Nit-ac.**[5] plan.[25]

Kälte des Körpers, mit: carb-v.[1]

kalter Luft, bei Einwirkung von: cimic. **Phos.**
☞ *M; Luft; agg.; kalte*

Klimakterium, im: arg-n. **LACH.** **Sang.**[122]
☞ *Hitze; wallend ▥ BLUT; C; Blutandrang, Kongestion; allgemeine Arzneien; Klimakterium, im*

Meer, beim Baden im: **Mag-m.**
▥ *ALLGEMEINES; M; Baden, Waschen; agg.; Meer, im*

Menses:

- **vor**: chin.[26] kali-c. sang.[26]
☞ *M; Menses; vor*

- **während**: glon.
☞ *M; Menses; während*

- **unterdrückten,** bei: acon.[102] calc.[102] sep.[102]

- **verspäteten,** bei: graph. nux-m. **Puls.**

Schlaf, im: mill. puls.
☞ *M; Schlaf; agg.; während*

Schreiben, nach dem: am-c.
☞ *M; Schreiben agg.*

Schwäche, mit:

- **Herzschwäche**: dig.[171]

- **Übelkeit,** und: **Spong.**
☞ *M; Übelkeit, mit*

Schwangerschaft, während: **Glon. Nat-m. Sep.**

Schweiß, während: acon.[5] apisin.[5] **Bell.**[5] bry.[5] **Chin.**[5] **Nux-v.**[5] phos.[5] puls.[5] rhus-t.[5] **Sep.**[5] **Sulph.**[5]

Übelkeit, mit: **Spong.**
☞ *M; Übelkeit, mit*

Urindrang nicht nachgegeben wird, wenn dem: **LIL-T.**

Uterusblutung, nach: **AUR-M. Chin. Phos.**

Wehen, Entbindung, während: aur.[54] nux-v.[54] verat.[54]
☞ *M; Wehen, Entbindung; während*

erstreckt sich zum Kopf: **Glon.** lyss. mill. sulph.

Lungenlappen, linker oberer: ant-s.[102]
☞ *O; Lungen •O; Oberer Teil der Brust*

Mammae: acon.[137] apis[137] calc-f.[149] ferr.[137] lepi.[36] oci.[36] phos.[137] tax.[303]
☞ *O; Mammae*

- **links,** morgens beim Aufstehen: tax.[303]
☞ *O; Mammae; links*

- **Menses,** vor: calc-f.[149]
☞ *O; Mammae; Menses; vor*

oberer Teil der Brust: carbn-s.[25]
☞ *O; Oberer Teil der Brust*

passiv: **Ant-s.**[8] carb-v.[102] dig.[72] ferr.[102] ferr-p.[78] gels.[8] hydr-ac.[102] lac-ac.[38] nux-v.[102] phos.[102] **Puls.**[8] **Sulph.**[102]

stillstehen, als würde das Blut: lob.[85] **Sabad.**[5] **Seneg.**

BLUTABSONDERUNG, Hämoptoe: **ACAL.**[102] **Acet-ac. ACON. All-s.**[102] aloe **Alum.** alum-sil.[58] am-c. **Anan. Ant-t. Apoc. Aran.** arg-n.[122] **ARN. ARS.** ars-s-f.[58] aspar. aur-m-n. **Bell.** bell-p.[1125] brom. **Bry.** bufo[137] **CACT. Calc.** calc-hp.[72] **Calc-p.** calc-s. calc-sil.[58] canth. carb-an. carb-v. carbn-s. **Card-m.** casc. caust. cham. **CHEL. CHIN.** chin-ar. chin-s. chlor. cinnam.[102] **Coc-c. Colch. Coll.** con. **Cop.** crat.[137] **Croc.** crot-h.[102] cupr. cupr-s. **Dig.** dros. dulc. elaps[184] erech.[102] ergot.[72] **Erig.**[54] **FERR. Ferr-acet.**[102] **FERR-AR. Ferr-i.** ferr-p.[102] fic.[97] fic-v.[72] gall-ac.[93] gelin.[102] **Ger.**[102] graph. **HAM.**[54] **Hydr-m.**[102] hyos. **Iod.**[171] **IP.** jug-c.[171] **Just.**[144] kali-ar. kali-bi. **Kali-c. Kali-chl. Kali-i.** kali-n. kali-p. kali-s. kali-sil.[58] **Kreos.**[137] **Lach.**[102] **Lam.**[102] **Led.** loxo-r.[240] lyc.[36] **Lycps.**[137] mag-c. mag-m. mang. mangi.[72] mati.[72] med.[85] meli. merc. **Merc-c.**[85] mez.[102] **MILL.**[102] **Nat-ar.** nat-n.[102] **NIT-AC. Nux-m. Nux-v.**[102] ol-j. op. oxyu-s.[237] **Ph-ac. Phos.** phyt.[111] **Plb. POLYG-A.**[1125] psor. **Puls.** rhus-a.[100] **Rhus-t. Sabin. Sang.**[8] sanguis.[72] sani-eu.[1125] sarr. **SEC.** sel.[5] **Senec.** sep. sil. solid.[72] **STANN.** staph. **Stram.** stront-c. stroph.[102] **Sul-ac.** sulph. tab. **Ter.**[54] tril.[102] tub.[56] **Urt-u.** ust. vanad.[72] verat.[111] **Verat-v.**[102] vinc.[93] visc.[1125] zinc.[54]
▤ *AUSWURF; C; Blutig, Hämoptoe*

abwechselnd mit Rheumatismus: led.
☞ *A; Abwechselnd mit •A; Abwechselnd mit; Rheumatismus*

rechts: elaps[171]
☞ *S; Rechts*

Alkohol, Whisky, nach: merc. puls.
▤ *ALLGEMEINES; C; Speisen und Getränke; Whisky; agg.*

Anstrengung, nach: acon. **Arn.** coc-c.[58] ferr. ip. **Mill.** puls. **Rhus-t. Urt-u.** verat.[111]
☞ *M; Anstrengung, nach*

Atemnot, mit: arn.[137]

Entbindung, nach der: **Acon. Arn. Chin.** hyos. ip. lach.[102] **Puls.** sulph. tril.
☞ *M; Wehen, Entbindung; Wochenbett, im* ▤ *ALLGEMEINES; M; Wehen, Entbindung; Wochenbett, im*

Erregung, nach: rhus-t.[58]
☞ *M; Gemütsbewegungen, durch* ▤ *GEMÜT; M; Erregung; Beschwerden durch; Allgemeinsymptome*

Fieber:

- **Wechselfieber,** bei: arg-n.[122]

- **Wochenbettfieber,** bei: ham.[102]

Gehen amel., langsames: **Ferr.**
☞ *M; Gehen; amel.; langsam*

Gemütsbewegungen, durch: **Acon.**[54] **Ter.**[54]
☞ *M; Gemütsbewegungen, durch*

Hämorrhoidalblutung, nach Unterdrückung von: acon. **Carb-v. Led. Lyc.** mez.[102] mill.[137] **NUX-V.** phos. **Sulph.**
▤ *ALLGEMEINES; M; Hämorrhoiden, Beschwerden durch unterdrückte*

Herzklappenerkrankung, bei: crat.[137] lycps.[137]
▤ *HERZ KREISLAUF; O; Herz und Herzregion; Herzklappen*

Herzklopfen, mit: mill.[137]

Hitze in der Brust, mit: psor.[137]

Keuchhusten, bei: con.[1]

Klimakterium, im: **Sang.**[8] sul-ac.[58]

Konvulsionen:

- **nach**: dros.[137]

- **mit**: hyos.[137]

Lungenentzündung, Folge von: calc-s. **Sul-ac.**

Masturbation, durch: ferr.[137]
▤ *ALLGEMEINES; M; Masturbation, Beschwerden durch*

Menses:

- **unterdrückten,** nach: **Acon.** ars. **Bell. Bry.** con. **Dig.** ferr. graph. ham. mill. **Phos. PULS. Sang. Senec.** sep. sulph. ust.
▤ *ALLGEMEINES; M; Menses; unterdrückt*

- **vor**: **Dig. Puls.**[26]
☞ *M; Menses; vor*

stillenden Müttern, bei: **Chin.**

Trinkern, bei: ars. hyos. **Led.**[102] **NUX-V.** op.

Vollmond, bei: kali-n.[1]
▤ *ALLGEMEINES; M; Mond; agg.; Vollmond*

Wein, nach: acon.
☞ *M; Wein; agg.*

BLUTABSONDERUNG, Hämoptoe (Forts.)

Zorn, durch: **Nux-v.**
☞ *M; Zorn, durch*

Brustwarzen, Blutabsonderung aus den: bufo[137] **Ham. Lyc.**[36] med.[85] **Merc.** merc-c.[85] phyt.[111] sel.[5] **Sep.** sil.[5] **Sulph.**
☞ *O; Mammae; Brustwarzen •Aphthen an den Brustwarzen, blutende*

- **Aphthen,** durch:
☞ *Aphthen an den Brustwarzen, blutende*

- **Berührung** agg.: lyc.[36]
☞ *M; Berührung; agg.*

- **Saugen,** durch starkes: lyc.[122]

- **stillen,** bei dem Versuch zu: merc-c.[85]
☞ *O; Mammae; Brustwarzen; Stillen, beim*

Thymusdrüse: loxo-r.[240]

geronnen: acal. acon. **Arn. Bell.** brom. bry. canth. carb-an. caust. **CHAM. Chin.** coc-c.[58] coll. con. **Croc.** crot-h.[102] dros. **Elaps**[184] erig. **Ferr.** ham. **Hyos. Ip.** kali-n. kreos. mag-c. mag-m. **Merc. Nit-ac.** nux-v. ph-ac. **Puls. RHUS-T. Sabin.** sec. sep. stram. stront-c. sul-ac.[102]

- **braun**: bry. rhus-t.

- **dunkel**: arn. coc-c.[58] coll. ham. mag-c. puls.

- **schwarz**: elaps[184] kreos.

heißes Blut: acon. **Bell.** mill. psor.

intermittierend: kreos.[137]

passiv: **Erig.**[54] **Ham.**[54] mangi.[72] rhus-a.[100]

schaumig: acon. **Arn.** dros. ferr. ip. **Led.** mill. op. ph-ac. **Phos.** sec. **Sil.**

schwarz: ars.[58] elaps[137]

- **wässrig**: elaps[137]

tuberkulös: acal.[102] ferr-p.[102] mill.[102] nux-v.[102] tril.[102]

BLUTHUSTEN, Hämoptoe:
☞ *Blutabsonderung, Hämoptoe* ▥ *AUSWURF; C; Blutig, Hämoptoe*

BLUTWALLUNGEN:

allgemeine Arzneien: acon. aloe[4] alum. alum-sil.[58] **AML-N.** anac. aur. aur-s.[58] bov. calc-ar.[58] carb-an.[58] **Carb-v.**[1] cham.[5] chel. chlor. cocc.[5] colch. dig.[5] elaps **Ferr. GLON.** graph.[76] indg. iod. kali-c. **Kali-n.**[5] **LACH.** lachn. **Lil-t.** mag-m. **Merc.** merl. **Mill.** nat-m. **Nit-ac. Nux-v.** ol-an. ol-j.[25] ph-ac. **PHOS.** phyt. plb.[5] rhod. **Seneg. SEP.**[1] sil. spig.[5] spong. **SULPH.**[5] **Thuj.**
☞ *Blutandrang zur Brust, Kongestion •Hitze; wallend •Völle, Empfindung von* ▥ *HERZ KREISLAUF; C; Brausen, Herz*

- **links**: sep.[1]
☞ *S; Links*

- **morgens**: kali-c.[1] nux-v. sep.[1]
☞ *Z; Morgens*

◦ **Erwachen,** beim: kali-c.[1]
☞ *M; Erwachen, beim*

- **abends**: carb-v. kali-c.
☞ *Z; Abends*

- **Anstrengung,** durch geringste: **SPONG.**
☞ *M; Anstrengung, nach*

- **Bewegung,** bei: **Spong.**
☞ *M; Bewegung; agg.*

- **Blähungen,** durch eingeklemmte: carb-v.[1]
☞ *M; Blähungen, Flatulenz; agg.*

- **Erregung,** durch: phos.[58]
☞ *M; Gemütsbewegungen, durch* ▥ *GEMÜT; M; Erregung; Beschwerden durch; Allgemeinsymptome*

- **Erwartungsspannung,** durch: phos.[58]
▥ *GEMÜT; M; Erwarten eines Ereignisses (Erwartungsspannung), Beschwerden durch*

- **Herzklopfen,** bei: phos.[76]

- **Menses,** während: **Merl.**
☞ *M; Menses; während*

- **Sorgen,** durch: phos.[58]
▥ *GEMÜT; M; Sorgen; agg.*

- **erstreckt** sich zum Kopf: mill.[58]

Empfindung wie Blutwallungen lil-t.[25]
☞ *Blubbern, Wallen oder feinem Pochen, Empfindung von*

BRONCHIEKTASEN:
☞ *Emphysem, Bronchiektase*

BRONCHITIS:
☞ *Entzündung; Bronchien, Bronchitis*

BRUSTWARZEN, strömt aus den: cycl.[137]

DAMPF in, Empfindung von: merc.[137] mosch.[36]
☞ *Rauch in der Brust, Empfindung wie durch*

Schwefeldämpfe: mosch.[36]

DECKT die Mammae frei:
☞ *Entblößt ständig die Mammae*

DEFORMIERT, verunstaltet:

Brust: nat-m.[1]

Brustwarzen: merc.
☞ *O; Mammae; Brustwarzen*

DEGENERATION:
▥ *HERZ KREISLAUF; C; Degeneration, fettige; Herz*

DREHEN, Umdrehen, Empfindung von:

umdreht, als ob sich etwas: cact. **Camph.** chim. crot-h. laur.[76] stram.

DREHEN, Winden: ph-ac.[137] seneg.[5]
▥ *HERZ KREISLAUF; C; Herzklopfen •HERZ KREISLAUF; C; Zittern; Herz*

DRUCK auf der Brust, Empfindung von: ammc.[4] asaf.
☞ *Beklemmung; dumpf, wie durch einen Pflock oder stumpfen Gegenstand*

Interkostalmuskeln, von innen nach außen, agg. beim Einatmen und bei Auswurf: **ASAF.**
☞ *M; Atmen; agg.; während;*

DRUCK der Kleidung agg.:
☞ *M; Kleidung agg.*

DÜNN, Empfindung, als seien die Brustwände: pin-s.[85]

DURCHBOHRT, Empfindung wie:

Schwertfortsatz zum Rücken: **Cupr.**[58]

DYSPNÖ:
▥ *ATMUNG; C; Atemnot, Dyspnoe, erschwerte Atmung*

EINGEDRÜCKT, Empfindung, als sei der Brustkorb: ammc.[4] coc-c.[102] kreos.[102] laur.[85] seneg.[5]

Herzen, zum: coc-c.[102]

Lungen gegen die Wirbelsäule: laur.[85] seneg.[5]
☞ *Gedrängt, als würden die Lungen nach hinten zur Wirbelsäule •Gezogen, Empfindung wie; rückwärts, Lungen; Rücken, zum •Lungen berühren den Rücken beim Husten, Empfindung, die •Nah am Rücken, Empfindung, das Brustbein sei zu*

EINGESCHLAGEN, Empfindung, als wären die Rippen: ph-ac.[1]
☞ *Schmerz; geschlagen, geprügelt, Schmerz wie*

EINGEZOGENE Brustwarzen: apis[31] **Con.**[8] graph.[5] nat-s.[111] phyt.[111] **SARS.**[809]
☞ *Einziehung der Brustwarzen*

EINZIEHUNG der Brustwarzen: **Ars-i.**[8] **Aster.**[54] cadm.[110] carb-an. carc.[207] **Chim.**[54] con. croto-t.[5] cund. graph.[5] hydr.[8] lach.[8] lap-a.[102] lob-e.[85] nat-s.[111] **Nux-m.** phyt.[111] puls.[58] **SARS.**[137] scirr.[110] **Sil.** thuj.[5] tub.[36]
☞ *Eingezogene Brustwarzen ▥ ALLGEMEINES; C; Einziehung, Retraktion, von weichen Körperpartien*

links: lob-e.[85]
☞ *O; Mammae; Brustwarzen; links*

Dysmenorrhö, bei: sars.[137]

EISENSTANGE, Empfindung wie von einer:

Mitte der Brust, erstreckt sich über die: haem. kali-bi.[111] vichy-g.[2]
▥ *MAGEN; C; Balken, Empfindung wie von einem •MAGEN; C; Hart, Empfindung wie, über dem Magen*

eiserner Reifen, rings um die Brust, wie ein: arg-n.
☞ *Zusammenschnüren, Spannung, Enge, Empfindung von; Reifen oder Gürtel, wie von einem*

EITERUNG:
☞ *Abszess; allgemeine Rubriken*

EKCHYMOSE, subkutane Blutung:

Lungen: carbn-s.[25]
☞ *O; Lungen*

Thymusdrüse: loxo-r.[240]

EMBOLUS: crot-h.[144] lach.[144] naja[144]

EMPFINDLICHKEIT der Brust: achy.[149] am-c.[5] **Ang.**[5] **Apisin.**[5] asc-t.[111] aur-s.[85] bry.[5] **Calc.**[26] cann-s.[5] canth.[5] carc.[187] cath-a.[264] cham.[102] chin.[5] clem.[5] coc-c.[36] corv-c.[258] dulc.[102] falco-p.[265] foll.[149] graph.[5] hall[36] helon.[111] hep.[5] hydr-ac.[268] kali-bi.[111] kali-c.[5] kola[1184] lac-c.[111] laur.[5] lith-c.[227] med.[304] mosch.[5] naja[111] nat-c.[5] nat-m.[5] nit-ac. nux-v.[5] ozone[227] ph-ac. phos.[5] **Ran-b.**[5] **Ran-s.**[5] rheum[5] **Rhus-t.**[5] ruta[5] sang.[111] **Seneg.**[5] stront-c.[5] stroph-s.[119] sul-ac.[36] sulph.[36] syph.[85] thuj.[36] zinc.[36]
☞ *Schmerz; wund und zerschlagen, Schmerz mit Empfindlichkeit wie ▥ ALLGEMEINES; C; Empfindlichkeit*

Achselhöhlen: kali-c.[1] nit-ac. sul-ac.

Haut, äußerlich: am-c.[5] ang.[5] cann-s.[5] canth.[5] nat-c.[5] nux-v.[5] **Ran-b.**[5] **Ran-s.**[5] seneg.[5] stront-c.[5] sulph.[5]
☞ *O; Haut, äußerlich*

Mammae: achy.[149] aur-s.[85] **Bry.**[5] calc.[26] carc.[187] cath-a.[264] cham.[102] clem.[5] coc-c.[36] corv-c.[258] falco-p.[265] foll.[149] **Graph.**[5] hall[36] helon.[111] hep.[5] hydr-ac.[268] kali-bi.[111] kali-c.[5] kola[1184] lac-c.[111] laur.[5] lith-c.[227] med.[304] nat-m.[5] nux-v.[5] ozone[227] **Phos.**[5] rheum[5] sang.[111] sulph.[36] syph.[85] thuj.[36] zinc.[36]
☞ *O; Mammae*

- **links**: falco-p.[265]
☞ *O; Mammae; links*

- **nachts**: hall[36]

<> - **Berührung** agg.: achy.[149] aur-s.[85] hall[36]
☞ *M; Berührung; agg.*

- **Bewegung** agg.: hall[36]
☞ *M; Bewegung; agg.*

- **Menses**:

◦ **vor**: **Calc.**[26] carc.[187] med.[304]
☞ *O; Mammae; Menses; vor*

◦ **nach**: thuj.[36]
☞ *M; Menses; nach*

- **Brustwarzen**: coc-c.[36] falco-p.[265] **Graph.**[5] helon.[111] hydr-ac.[268] kali-bi.[111] kali-c.[5] kola[1184] lac-c.[111] med.[304] nux-v.[5] ozone[227] rheum[5] sang.[111] sulph.[36] zinc.[36]
☞ *O; Mammae; Brustwarzen*

◦ **links**: coc-c.[36] falco-p.[265] zinc.[36]
☞ *O; Mammae; Brustwarzen; links*

◦ **rechten,** unterhalb der: ozone[227]
☞ *S; Rechts*

Schwertfortsatz und Nabel, zwischen: sul-ac.[36]

unterer Teil der Brust: nat-c.[1]
☞ *O; Unterer Teil der Brust*

Berührung, gegen geringste: ang.[85] stroph-s.[119]
▥ *ALLGEMEINES; C; Berührung; empfindlich gegen*

Luft, gegen kalte: dulc.[102] **Ph-ac.**
☞ *Luft; empfindlich gegen*

EMPFINDUNGSLOSIGKEIT:
☞ *Taubheit, Empfindung von*

Brustwarzen: sars.
☞ *O; Mammae; Brustwarzen •Taubheit, Empfindung von; Mammae; Brustwarzen*

Haut, äußerlich: rhus-t.[5]
☞ *O; Haut, äußerlich*

EMPHYSEM, Bronchiektase: absin.[36] acet-ac.[102] agar.[100] agarin.[100] agav-t.[149] alco.[10] all-s.[102] alumn.[102] **AM-C.** aml-n.[46] **ANT-AR.**[102] ant-s.[144] **ANT-T.** apom.[36] arg-n.[10] **Ars.** ars-i.[100] astra-e.[149] aur.[58] **Bac.**[102] **Bals-p.**[102] bani-c.[1237] bar-c.[47] **Bell.** benz-ac.[102] benz-n.[36] beryl.[149] blatta-a.[93] **Brom.** bry.[102] **Calc.**[102] calc-f.[149] **Calc-p.**[102] calc-s.[85] **Camph.** **Carb-v.** carbn-o.[36] carbn-s. chin.[102] chin-ar.[54] **Chlol.**[46] **Chlor.** chlorpr.[149] **Coca**[8] con.[38] **Conv.**[25] cop.[137] cortico.[149] crat.[1125] crot-h.[8] cupr. cupr-ar.[72] cur. **Dig.** dros. dulc.[46] **Ephe.**[1125] eucal.[77] ferr-i.[102] glon.[25] grat.[1125] **Grin.**[1125] hall[102] hed.[149] helia.[1125] **HEP.** hist.[149] ichth.[51] iod.[36] **Ip.** kali-bi.[47] kali-c.[85] kali-i.[1102] kreos.[102] kres.[149] lac-d. **LACH.** led.[85] leon.[142] lepro.[197] **LOB.**[137] **Lyc.**[37] malv.[1125] marr.[1125] med.[8] **Merc.** morg.[136] myos.[102] myrt-c.[102] myrt-ch.[102] naphtin.[72] **Nat-m.** nit-ac. nux-v.[102] op. per.[149] **Phel.** **Phos.** plb.[38] pneu.[149] poly-a.[1125] psor.[149] puls.[46] queb.[72] sang.[102] saroth.[25] sars. **Sec.**[56] seneg. sep. **Sil.**[54] silphu.[142] spong.[102] stann.[46] stry.[85] sulo-ac.[149] sulph. tell.[149] ter. thal.[149] **Trig-f-g.**[1125] tub.[102] tub-r.[149] **Verat.**[8]
▥ *ATMUNG; C; Asthma, asthmatische Atmung*

EMPHYSEM, Bronchiektase (Forts.)

alten Menschen, **bei**: led.[85] lob.[137]
☞ M; Alten Menschen, bei

Essen oder Liegen **agg.**: ant-ar.[102]
☞ M; Liegen; agg.

EMPYEM: apis arn.[102] **ARS. Ars-i.** bell.[37] **Calc. CALC-S.** carb-an.[72] **Carb-v. Carbn-s. Chin. Chin-ar.** dig. echi.[102] ferr. **Hep.** iod. ip.[102] **Kali-c. KALI-S. Lach.** lyc. **MERC. Nat-ar.** nat-s.[102] **Nit-ac. Phos.** pyrog.[188] **Sep. SIL.** staphycoc.[77] **SULPH.** teucr-sc.[1125] tub.[56]

ENG:

allgemeine Arzneien: phos.[58] tub.[56]

Empfindung wie zu: agar.[5] ammc.[4] asar.[5] aur.[5] bell.[5] bry.[5] cact.[111] calc.[5] **Caust.**[5] cina[5] cypra-e.[227] **Euph.**[5] hell.[5] ign.[5] **Kali-c. Mez.**[5] nat-m.[5] olnd.[5] **Petr.**[5] **Phos.** puls.[5] rad-br.[144] ran-b.[5] **Seneg.**[5] spig.[5] squil.[5] **Sulph.**[5]
☞ Klein; Empfindung wie zu klein, Brust

ENTBLÖßT ständig die Mammae: camph.[8]
▥ GEMÜT; C; Nackt sein, möchte; entblößt ständig die Brust, bei Wochenbettmanie

ENTWICKELT, mangelhaft: sulph.[127]
▥ ALLGEMEINES; C; Entwicklungsstörung, Verzögerung

ENTZÜNDUNG:
☞ Abszess • Abszess; allgemeine Rubriken • Katarrh, Lungen

Arterien: ars.[102] carb-v.[102] echi.[102] **Kali-i.**[102] lach.[102] sec.[102]
▥ ALLGEMEINES; C; Entzündung

Bronchien, Bronchitis: abrom-aug.[97] acal.[97] **Acet-ac.**[8] **Acon.**[31] aegle.[192] **AESC.** aether[102] ail.[25] **All-c.**[137] all-s.[1125] **Alth.**[1125] **Alum.**[8] alum-sil.[58] **Alumn.**[10] am-c. **Am-caust.**[10] am-i.[193] **Am-m.**[54] am-p.[10] ammc.[85] ampe-qu.[25] ange-a.[1125] ant-ar.[102] **Ant-c.**[137] ant-i.[25] ant-s.[54] **ANT-T.**[137] **Apis** apoc.[1125] aral.[25] arist-cl.[149] **Arn.**[31] **ARS.**[137] ars-i. asaf.[144] asc-c.[25] **Asc-t.**[8] **Aur-m.** aven.[1125] ba-sv.[136] bac.[102] bals-p.[25] bamb-a.[1184] bar-c.[37] bar-i.[58] **BAR-M.** bar-s.[58] bcg[149] **Bell.**[31] bell-p.[119] **Benz-ac.** beryl.[142] blatta[77] bond.[36] **Brom.**[72] brucel.[241] **BRY.**[122] **Cact.**[54] cadm.[149] **Calc.**[31] calc-acet.[102] calc-hp.[111] calc-i.[51] calc-sil.[58] calth.[1125] **Camph. Cann-s.** canth.[102] **Caps.**[5] carb-ac.[46] carb-an.[54] **Carb-v.** carbn-o.[36] **Carbn-s.** carc.[187] card-b.[1125] card-m. care-a.[1125] carn-g.[264] **Caust.** cean.[25] cetr.[8] **Cham.**[31] **Chel.**[8] **Chin.**[5] chlol. chlor.[8] **Cina**[31] **Cist. Coc-c.**[8] colch.[102] coll.[85] con.[5] cop. cortico.[149] cuc-p.[1125] cupr-acet.[8] dig. diph.[102] diphtox.[72] **DROS. Dulc.** emb.[97] erig.[25] erio.[25] **Eucal.**[102] **Eup-per.**[1125] eup-pur.[25] euphr. excr-can.[269] ferr.[5] **Ferr-i. FERR-P.**[102] **Foen.**[1125] gaert.[136] **Galeo.**[1125] **Gels.** glyc-g.[1125] **Grin.**[1125] **Guai.** hell.[304] helo.[264] helod-c.[205] **HEP.**[122] hern-g.[1125] **Hippoz.** hydr. **Hyos.**[37] iber.[25] ichth.[102] ign.[5] imp.[1125] **Inul.**[1125] **Iod.**[8] **IP.** jab.[1125] just.[142] kali-ar. **Kali-bi.**[8] kali-br.[8] **Kali-c.**[122] **Kali-chl.** kali-fcy.[25] kali-hp.[25] kali-i.[36] kali-m.[144] kali-p. kali-s.[102] kali-sil.[58] kola[1184] **Kreos.**[137] **Lach.**[8] linu-c.[1125] **Linu-u.**[1125] lip.[72] **Lob.**[25] **LYC.** mag-c.[5] **Malv.**[1125] mang.[137] marr.[72] med.[304] **Merc.**[36] merc-c.[102] merl.[1125] mill.[1125] morg.[136] myos.[25] **Myrrh.**[1125] **Naja** naphtin.[85] narc-ps.[85] nat-ar.[72] nat-c.[5] nat-h.[149] nat-i.[72] **Nat-m.**[8] **NAT-S.**[122] nat-sal.[171] **Nit-ac.**[37] nit-m-ac.[36] **Nux-v.** oena.[1125] orig-v.[1125] osm.[36] par.[1125] petr.[5] **Ph-ac.**[36] **PHOS.**[122] pice-e.[1125] piloc.[102] **Pimp.**[1125] **Pimp-a.**[1125] **Pin-s.**[1125] pix.[72] **Plb.** plut-n.[269] **Prim-v.**[1125] prun-v.[72] **Psor.** pul-o.[1125] **PULS.**[122] quill.[1125] rat.[1125] **Rhus-t.** rubu-f.[1125] **Rumx.**[54] sabad.[5] sabal.[93] **SAMB.**[1125] **SANG.**[8] **Sanguin-n.**[102] sani-eu.[1125] santa.[1125] **Sapo.**[1125] sarcol-ac.[149] scolo-v.[1125] sec.[102] **SENEC.**[171] **Seneg.**[137] **Sep.**[20] **SIL.**[122] silphu.[25] sin-a.[1125] sin-n.[1125] sol-n.[102] sol-t.[1125] solid.[102] solin.[72] **Spig.**[5] **SPONG.**[37] **Squil.**[8] **STANN.**[46] stann-i.[100] staph.[5] **Stict.**[102] still.[25] stram.[5] stry.[102] sul-ac.[36] sul-i.[58] sulo-ac.[149] **Sulph.**[122] syc-co.[136] tax.[102] **Ter.**[85] thal.[144] thuj.[102] thymu.[1125] **THYMU-V.**[1125] til.[1125] trif-a.[1125] trif-p.[1125] tril.[25] trop.[1125] tub.[56] tub-a.[85] **Tus-fa.**[1125] uran. **Verat.**[8] verat-v.[102] verb. **Viol-o.**[1125] zinc.[102]
☞ O; Bronchien ▥ ALLGEMEINES; C; Entzündung • ALLGEMEINES; C; Entzündung; Innerlich

- **abwechselnd** mit:
  - **Diarrhö**: **Seneg.**
    ☞ A; Abwechselnd mit • Katarrh, Lungen; abwechselnd mit Diarrhoe
  - **Rheumatismus**: brucel.[241]
    ☞ A; Abwechselnd mit • A; Abwechselnd mit; Rheumatismus
- **Winter,** jeden:
  ☞ chronisch
- **alten** Menschen, **bei**: all-c.[137] **Am-c.** ammc.[85] ant-c.[137] ant-t.[137] ars.[137] bac.[102] bry.[122] **Camph. Carb-v. Dros.** eucal.[102] hep.[122] **HIPPOZ. Hydr.** ichth.[102] **Kali-c.**[122] kreos.[137] **Lyc.** nat-s.[122] **Nux-v. Phos.**[122] puls.[122] seneg.[137] sil.[122] sulph.[122]
  ☞ M; Alten Menschen, bei
- **Angst,** mit: **Cact.**[54]
- **Asthma,** bei: excr-can.[269]
  ▥ ATMUNG; C; Asthma, asthmatische Atmung; Begleitsymptome
- **Erkältung,** bei jeder: mang.[137] med.[304]
- **Grippe,** durch: sarcol-ac.[149] tub-a.[85]
- **Husten,** mit: **Kali-c.**[5]
- **Kindern,** bei: acon.[31] am-i.[193] ant-ar.[102] ant-t.[31] arn.[31] ars.[31] bell.[31] calc.[31] cham.[31] cina[31] dros.[31] **Dulc.** ferr-p.[102] hep.[31] **IP. KALI-C.** lyc.[31] nat-ar.[72] nux-v.[31] phos.[31] puls.[31] sil.[31] sulph.[31] ter.[85] tub-a.[102]
  ▥ ALLGEMEINES; M; Kindern, Beschwerden bei
  - **schläfrig**: ter.[85]
- **Masern,** durch: tub-a.[85]
  ☞ M; Masern, während ▥ ALLGEMEINES; M; Masern; Beschwerden nach Masern
- **Menses,** amel. während: senec.[171]
  ▥ ALLGEMEINES; M; Menses; amel.; während
- **Schnupfen,** beginnt als: bry.[58]
- **Zahnung,** während der: kreos.[168]
  ▥ ALLGEMEINES; M; Zahnung, Beschwerden durch

innerlich: **Brom.**[5] **Carb-v.**[5] dulc.[5] **Kali-c.**[5] **Kali-n.**[5] **LYC.**[5] phos.[5]
☞ O; Innerlich ▥ ALLGEMEINES; C; Entzündung • ALLGEMEINES; C; Entzündung; Innerlich

Lungen, Pneumonie: **ACON.**[5] aegle.[192] aesc.[102] **Agar. All-c.** am-c.[5] am-i.[102] anac.[5] ant-ar.[102] **Ant-c.** ant-i.[102] ant-s.[102] **ANT-T.** anth.[1030] **Apis** apom.[102] **Arg-n. Arn.**[809] **ARS.**[5] **Ars-i.**[102] ars-s-f.[58] arum-t.[58] asaf. asar.[1125] asc-t.[171] aur.[5] aur-m. ba-tn.[136] bac.[62] **Bad.** bar-c.[5] bar-i.[58] bcg[149] **Bell.**[5] **Benz-ac.** beryl.[119] both-l.[3070] **Brom. BRY. Cact.** cadm.[119] **Calc.** calc-f.[149] calc-s.[58] calc-sil.[58] **Camph. Cann-s.**[5] **Canth.**[5] caps. carb-ac.[102] **Carb-an.**[171] **CARB-V.**[58] carbn-o.[36] **Carbn-s.** carc.[193] card-b.[1125] cham.[5] **CHEL. Chin. Chinin.**[1125] **Chlor.** cina[184] coff.[5] coffin.[102] **Con.** cop. corn. corv-c.[258] crat.[1125] crot-h. **Cupr. Dig.** dros.[5] dulc. **Elaps** eup-c.[1125] **Eup-per.**[1125] **Ferr. Ferr-ar. Ferr-i. FERR-P.**[809] **Gels.**[111] glyc.[102] graph.[5] grin.[1125] **HEP. Hippoz. Hyos.**[5] hyper.[85] ign.[5] **Ilx-a.**[1125] **Iod. Ip.** kali-ar. **Kali-bi. Kali-br. Kali-c. Kali-chl.** kali-hp.[25] **Kali-i.** kali-m.[102] **Kali-n.**[5] **Kali-p. Kali-s.**[102] knau.[33] **Kreos.** lac-del.[204] **Lach. Lachn. Laur.**[5] led.[5] **LOB. LYC.**[5] lycps. **MERC.**[5] merc-cy.[102] **Mill.** mur-ac.[102] myos.[85] myrt-c.[85] nat-ar.[58] **Nat-m.**[5] **Nat-s. Nit-ac.** nux-v. op. ox-ac. **Ph-ac.**[5] **PHOS.** phys.[85] plb.[36] plut-n.[222] pneu.[102] podo.[85] poly-a.[1125] **Psor. PULS.**[5] pyrog.[102] ran-b.[111] **RHUS-T.** rumx. **Sabad. Samb.**[1125] **Sang.**[171] sec.[58] senec.[102] **SENEG. SEP. Sil.**[102] sin-a.[1125] sin-n.[1125] sol-t.[1125] solin.[72] spig. spong. **SQUIL.**[58] stann.[5] stann-i.[102] **Stram.** stroph.[85] stry.[102] sul-ac.[5] sul-i.[58] **SULPH.** syc-co.[136] **Ter.** tub.[102] tub-a.[102] **Tub-k.**[102] urt-u.[85] **Verat.**[5] **VERAT-V.**[171] x-ray[119]
☞ *O; Lungen • Resorption bei Pneumonie, langsame • Tuberkulose, Lungen; eitrig und geschwürig* ▥ *ALLGEMEINES; C; Entzündung • ALLGEMEINES; C; Entzündung; Innerlich*

- **links**: **Acon.** anth.[1030] arn.[809] asc-t.[171] **Calc.** chel. ferr-p.[809] **Lach.** myos.[85] myrt-c.[85] **Nat-s. Ox-ac.** phos. phys.[85] **Sang.** sulph. tub.[184] tub-a.[102]
  ☞ *S; Links*
- **rechts**: **Bell. Brom. BRY.** calc. **Carb-an. Chel.** elaps iod.[171] **Kali-c.** kali-i. **Lyc. Merc. Phos. Sang.** squil. stram. tub.[184] tub-a.[102]
  ☞ *S; Rechts*
- **Abkühlung** bei Überhitzung, durch: med.[304] ran-b.[58]
- **Aconit-Missbrauch, nach**: **Bry.** sulph.
- **alten** Menschen, bei: **ACON.**[5] ant-ar.[102] **Ant-t.**[102] ars.[5] **Bell.**[5] **Bry. Carb-v.**[58] cham.[5] chel.[122] **Dig. Ferr. Ferr-p.**[111] gels.[111] **Hyos.** ip.[5] **Kali-c.**[122] lach.[122] lyc.[122] **Merc.**[5] **Nat-s. Nit-ac. Nux-v. Op.** phos.[122] **Seneg.** sulph.[122] verat.[5]
  ☞ *M; Alten Menschen, bei*
- **Blutung,** nach: **Chin. Ph-ac.** squil.[58]
- **eitrigem** Auswurf, mit: bell.[5] carb-an.[171] chin.[5] dros.[5] dulc.[5] ferr.[5] **Hep.**[5] hyos.[5] **Lach.**[5] laur.[5] led.[5] **Lyc.**[5] merc.[5] ph-ac.[5] **Phos.**[5] puls.[5] **Sulph.**[5]
- **Erbrechen,** mit: apom.[102]
  ☞ *M; Erbrechen; während*
- **Gewebszerstörung,** Höhlen, mit: carb-an.[171]
- **Grippe,** bei: ant-ar.[102] dig.[1125] glyc.[102]
- **Hämorrhoiden,** mit: hyper.[85]
- **Herzschwäche,** mit: camph.[1125] crat.[1125]
- **Hypochondrie,** bei: **Nux-v.**[54]
- **intermittierendem** Fieber, nach Unterdrückung von: eup-per.
- **Kindern,** bei: acon. ant-t. bell.[31] bry. calc.[31] carc.[193] ferr-p. hep.[31] ip. kali-br.[8] kali-c. lob. lyc. merc. nux-v. op. phos. sulph.[31] tub.[102]
  ◦ **Kleinkinder**: **Acon. Ant-t. Bry.** carc.[193] **Ferr-p. IP. Kali-br.**[8] **Kali-c. Lob. Lyc. Merc. Nux-v.** op. **Phos.** tub.[102]
- **Liegen**:
  ◦ **agg.**:
    ☞ *M; Liegen; agg.*
  ◦ ◦ **Seite,** auf rechter: **Kali-c.** merc.[58]
    ☞ *M; Liegen; agg.; Seite, auf der; rechter Seite, auf*
  ◦ **amel.**:
  ◦ ◦ **Rücken,** auf dem: acon. phos. sulph.
    ☞ *M; Liegen; amel.; Rücken, auf dem*
  ◦ ◦ **Seite,** auf rechter: merc.[58]
    ☞ *M; Liegen; amel.; Seite, auf der; rechter Seite, auf*
  ◦ **Rücken,** liegt auf dem, mit zurückgeworfenem Kopf: phos.
    ☞ *M; Liegen; agg.; Rücken, auf dem*
- **Liegen,** muss auf dem Rücken: acon. **Cact.** sulph.
  ☞ *M; Liegen; amel.; Rücken, auf dem*
- **Lungeninfarkte**: tub.[102]
- **Masern,** nach: **Kali-c.**
  ▥ *ALLGEMEINES; M; Masern; Beschwerden nach Masern*
- **Menses**:
  ◦ **vor**: senec.[102]
    ☞ *M; Menses; vor*
  ◦ **unterdrückte,** durch: **PULS.**
- **roten** Wange, mit einer: phos.[103]
- **Schwäche,** durch Flüssigkeitsverlust: **Chin.**
  ☞ *M; Flüssigkeitsverlust, durch*
- **Stauungslunge,** rostfarbenes, übelriechendes Sputum: **Sang.**[171] verat-v.[171]
- **Trinkern,** bei: ant-t.[58] **Hyos. Kali-br.** merc.[168] **Nux-v. Op.** rhus-t.[168]
- **Wetter,** bei kaltem: bac.[62]
  ☞ *M; Kälte; Aufenthalt in, durch*
- **Oberlappen**:
  ☞ *O; Oberer Teil der Brust*
  ◦ **links**: **Acon.** ferr-p.[809] myrt-c.[85] phys.[85] tub-a.[102]
    ☞ *S; Links*
  ◦ **rechts**: **CALC. Chel.** tub-a.[102]
    ☞ *S; Rechts*
- **Pleuropneumonie**: **ANT-T. Asaf. BRY. Calc. Camph. Caps.** carbn-o.[36] **Chin. Dulc. Ferr. Hep. Iod. Kali-i. Lach. PHOS.** plb.[36] ran-b.[111] **Rhus-t. Seneg. Sulph.** tub.[102]
- **Unterlappen**:
  ☞ *O; Unterer Teil der Brust*
  ◦ **links**: arn.[809] asc-t.[171] **Chel.** myos.[85] **Nat-s.** ox-ac.[85] sulph. tub.[184]
    ☞ *S; Links*
  ◦ **rechts**: brom.[171] iod.[171] **Kali-c. Merc. Phos.**
    ☞ *S; Rechts*

ENTZÜNDUNG; Lungen, Pneumonie (Forts.)

- **Anfangsstadium**: **ACON.**[5] **BRY.**[5] chin.[5] lach.[5] lyc.[5] **Phos.**[5] sil.[5] **Sulph.**[5]
- **Hepatisation**: ant-t.[102] **Bry.**[102] **Iod.**[102] kali-i.[102] kali-m.[102] **Phos.**[102] sang.[102] sulph.[102]
  ☞ *Hepatisation der Lungen*
- **Kongestion**: **Acon.**[102] aesc.[102] bell.[102] bry.[102] **Ferr-p.**[102] **Iod.**[102] lac-del.[204] sang.[102] **Verat-v.**[102]
- **Lösung,** gelbe Hepatisation: ant-s.[102] **Ant-t.**[102] ars.[102] ars-i.[102] carb-v.[102] **Hep.**[102] iod.[102] **Kali-i.**[102] kali-s.[102] **Lyc.**[102] nat-s.[102] **Phos.**[102] **Sang.**[102] sil.[102] stann-i.[102] **Sulph.**[102]
- **rote** Hepatisation: ant-ar.[102] **Ant-t.**[102] **Ferr-p.**[102] lach.[5] lyc.[5] **Phos.**[5] **SULPH.**[5]

Lymphdrüsen, Achselhöhle: acon-l.[102] **Aster.**[102] **Bar-c.**[102] bell.[102] calc.[102] carb-an.[102] **Con.**[102] elaps[85] graph.[102] **Hep.**[5] jug-c.[142] jug-r.[102] **Lac-ac.**[102] merc.[58] nat-s.[102] **NIT-AC.** petr. phos. phyt.[102] raph.[102] rhus-t.[102] sil.[102] sulph.[5] urt-u.[1125]
  ☞ *O; Lymphdrüsen, Achselhöhle • Schwellung; allgemeine Arzneien; Lymphdrüsen; ▤ ALLGEMEINES; C; Entzündung • ALLGEMEINES; C; Entzündung; Drüsen, Adenitis • ALLGEMEINES; C; Entzündung; Lymphangitis*

Mammae, Mastitis: acet-ac.[88] achy.[149] **Acon.**[5] acon-l.[85] anan. ant-t.[102] **Apis** **ARN.** ars.[102] **BELL.**[5] bell-p.[1125] **BRY.**[5] bufo **Cact.** cadm-s. calc.[5] calen.[1125] **CAMPH.**[5] cann-s. **Carb-an.**[5] **Carb-v.**[58] **Carbn-s.** carc.[193] **Card-m.** **Cham.**[102] **Cist.** clem. **Con.**[85] crot-h.[85] **Croto-t.**[34] cur. dulc.[58] eup-a.[142] ferr.[5] ferr-p.[102] fl-ac. foll.[149] galeg.[102] graph.[5] helon.[102] **HEP.** kali-m.[144] **Lac-c.**[111] **Lach.** laur.[5] **Lyc.**[5] med.[193] meli.[1125] **Merc.**[5] merc-i-f.[142] op.[5] petr.[58] **Phel.**[111] **PHOS.** **PHYT.** pic-ac. plan.[102] plb. **Puls.**[5] rhus-t. sabad.[102] sabal.[85] samb.[5] sep.[5] **SIL.** **SULPH.**[5] trig-f-g.[1125] ust. verat-v.[54] verb.[77] x-ray[119]
  ☞ *O; Mammae • Abszess; allgemeine Rubriken; Mammae • Schwellung; allgemeine Arzneien; Mammae ▤ ALLGEMEINES; C; Entzündung*

- **links**: calc.[36] cist.[58] phos.[36]
  ☞ *O; Mammae; links*
- **rechts**: merc-i-f.[142]
  ☞ *O; Mammae; rechts*
- **Erregung**:
  - **durch**: phyt.[58]
    ☞ *M; Gemütsbewegungen, durch ▤ GEMÜT; M; Erregung; Beschwerden durch; Allgemeinsymptome*
  - **mit**: **Verat-v.**[54]
- **Erschütterung** agg.: calc.[102]
- **Erysipel,** während: phos.[36] sulph.[36]
- **Luft,** empfindlich gegen kalte: cist.[102]
  ☞ *M; Kälte; Aufenthalt in, durch • M; Luft; agg.; kalte*
- **Nasswerden,** durch: phyt.[58]
  ▤ *ALLGEMEINES; M; Nasswerden; agg.*
- **Parotitis,** nach: carb-v.[58]
- **Prellung,** Stoß, Quetschung, durch: **Arn.**
  ☞ *M; Quetschungen, nach*
- **Schwangerschaft,** während der, schmerzhaft: **Bell.**[102] **Bry.**[102] con.[85]
- **Verdickung** der Milch, mit: bry.[193]
- **Verletzung,** durch: arn.[102]
  ☞ *M; Verletzungen, nach*
- **Wehen,** Entbindung, während oder nach: arn.[5] **BELL.**[5] bry.[5] calc.[5] carb-an.[5] carb-v.[5] con.[5] graph.[5] merc.[5] **Phos.**[5] puls.[5] **SIL.**[5] sulph.[5]
  ☞ *M; Wehen, Entbindung; Wochenbett, im • M; Wehen, Entbindung; während*
- **Brustwarzen**: acon.[5] arn. **Bell.**[5] **Bry.**[5] **Cadm-s.** **Calc.**[5] cann-s. carb-an.[5] **Cham.**[102] croto-t.[34] eup-a.[142] graph.[5] helon.[102] lyc.[5] med.[193] petr.[58] **Phos.** **Phyt.**[102] pic-ac. **Puls.**[5] sep.[5] **Sil.** **Sulph.**[5]
  ☞ *O; Mammae; Brustwarzen • Wundheit; Mammae; Brustwarzen*
  - **empfindlich** gegen Berührung: **Cham.**[102] helon.[102] **Phyt.**[102]

Pleura, Pleuritis: abrot.[137] achy.[149] **ACON.** aconin.[100] act-sp.[8] aesc.[102] am-acet.[10] am-caust.[10] am-m.[3020] ange-a.[1125] ant-ar.[72] ant-t. **Apis** apoc.[3020] **Arg-n.** **Arn.** **Ars.**[102] ars-i.[102] ars-s-f.[58] arum-t. asc-c.[85] asc-i.[25] asc-t.[8] aur-m.[10] bac.[62] bad. bcg[149] **Bell.** boerh.[1125] **Bor.** **BRY.**[102] **Cact.** **Calc.** calc-f.[149] calc-i.[58] calc-m.[72] camph. **Cann-s.** **Canth.** caps.[1125] **CARB-AN.**[122] **Carb-v.** **Carbn-s.** card-m. caust.[5] cham.[5] **Chel.** chin. chlor.[8] cic.[149] cimic.[25] cob-n.[149] **Colch.** colchin.[100] crot-h.[8] croto-t.[1125] cupr.[102] **Dig.** dros.[160] **Dulc.** eberth.[149] erio.[102] eup-per.[1125] fagu.[36] ferr.[137] **Ferr-m.**[54] **Ferr-p.** form.[102] **Gaul.**[1125] grin.[1125] **Guai.**[144] **Hep.**[102] hip-ac.[149] hyos.[10] ilx-a.[25] **Iod.**[102] iodof.[102] jab.[171] just.[97] **Kali-ar.** **Kali-c.**[102] **Kali-chl.** **Kali-i.** kali-n.[171] kali-p. **Kali-s.** knau.[33] **Lach.**[5] **Laur.**[122] led.[102] lob.[85] lob-c.[72] lob-p.[72] lyc.[8] med.[1101] **Merc.** merc-c.[102] merc-d.[137] methyl.[85] morbill.[149] morg.[136] mosch.[102] **Mur-ac.** nat-m. nat-s.[102] nat-s-c.[72] **Nit-ac.** nux-v.[5] ol-j.[25] op.[102] paro-i.[149] **Phos.**[122] psor.[149] puls.[5] pyrog.[56] queb.[85] **Ran-b.** rat.[85] rhod.[102] rhus-t. sabad.[137] samb.[20] **Sang.** sarcol-ac.[149] **SENEG.** sep. sil.[122] sin-n.[8] spig.[102] spong.[20] **Squil.**[111] **Stann.**[47] sul-ac. sul-i.[58] **SULPH.**[47] syc-co.[136] symph.[25] tere-ch.[149] thal.[149] thyr.[85] tub.[184] tub-a.[85] tub-m.[149] tub-r.[149] tus-fa.[1125] urea[85] urt-u.[85] v-a-b.[149] verat.[5] verat-v.[8] zing.[8] ziz.[85]
  ▤ *ALLGEMEINES; C; Entzündung • ALLGEMEINES; C; Entzündung; Innerlich*

- **links**: ant-ar.[72] **Arg-n.**[54] asc-c.[85] **Asc-t.**[8] cic.[149] kali-c.[8] **Kali-i.** squil.[111] stann.[47] sulph.[47] tub.[184]
  ☞ *S; Links*
- **rechts**: bell.[58] bor. **Bry.** chel.[58] ferr-p.[58] **Hep.**[54] hip-ac.[149] **Kali-c.**[54] seneg.[85] verat-v.[8]
  ☞ *S; Rechts*
- **Abkühlung** bei Überhitzung, durch: ran-b.[58]
- **alten** Menschen, bei: carb-an.[122] **Kali-c.**[122] **Nit-ac.** phos.[122] sil.[122]
  ☞ *M; Alten Menschen, bei*
- **Atmen,** tief, agg.: guai.[137]
  ☞ *M; Atmen; agg.; während; tief*
- **Exsudation**: abrot.[137] ferr.[137] seneg.[137]
- **Magenbeschwerden,** mit: hyos.[10]

- **Nephritis,** bei: ars.[102] **Merc-c.**[102]
- **Ödem,** Wassersucht, mit: apoc.[3020]
- **Schwäche,** mit lähmungsartiger: sabad.[137]
- **Trinkern,** bei: laur.[122]
- **Tuberkulose,** bei: **Arg-n.** ars-i.[102] bac.[62] bry.[102] **Calc.** dros.[160] guai.[144] hep.[102] **Iod.**[102] iodof.[102] kali-c.[102] **Seneg.** tub.[184]

asthenisch, Pleura: zing.[8]

Blutüberfülle, Kongestion, mit, Mammae: foll.[149]

chronisch:

ALLGEMEINES; C; Entzündung; chronisch

- **Bronchien**: acal.[97] **Acet-ac.**[8] alum.[8] alumn.[10] am-c.[10] **Am-caust.**[10] am-i.[93] **Am-m.**[54] am-p.[10] ammc.[8] ampe-qu.[25] ant-ar.[102] ant-i.[25] ant-s.[54] ant-t.[8] aral.[1125] ars.[46] ars-i.[72] arum-m.[1125] asc-t.[25] **Bac.**[102] **Bals-p.**[25] bar-c.[37] **Bar-m.**[102] bar-s.[58] blatta[77] bond.[36] bry.[10] **Cact.**[8] calc.[51] calc-i.[51] calc-sil.[58] **Canth.**[102] carb-ac.[46] carb-an.[54] **Carb-v.**[8] cean.[25] **CETR.**[1125] chel.[102] chin.[54] chlor.[8] **Coc-c.**[8] **Con.**[8] cop.[72] cortico.[149] **Cupr-acet.**[8] dig.[72] diph.[149] diphtox.[72] dros.[58] dulc.[54] **Ephe.**[1125] **Equis-a.**[1125] erig.[25] erio.[25] eucal.[77] eup-c.[1125] grin.[8] **Hep.**[54] hepat.[1125] hippoz.[171] hydr.[25] hyos.[37] hyssop.[1125] ichth.[102] iod.[8] **Ip.**[102] kali-bi.[8] kali-br.[54] **Kali-c.**[8] kali-fcy.[25] kali-hp.[25] kali-i.[100] kali-s.[102] **Kali-sil.**[58] **Kreos.**[8] **Lach.**[8] **Lact.**[1125] laur.[1125] lip.[72] **Lob.**[1125] lyc.[8] marr.[72] merc.[36] morg.[136] myos.[25] myos-a.[1125] **Myrt-c.**[1125] nat-ar.[51] nat-c.[54] nat-i.[72] **Nat-m.**[8] nat-s.[8] **Nat-sal.**[171] nit-ac.[37] nux-v.[8] **Phos.**[8] pix.[72] poly-a.[1125] prun-v.[72] **Puls.**[8] **Rumx.**[54] sabal.[93] **Sang.**[8] sec.[102] **SENEG.**[1125] sep.[20] **Sil.**[8] silphu.[25] **SQUIL.**[8] stann.[46] stann-i.[100] stram.[187] stry.[102] sulo-ac.[149] **Sulph.**[8] syc-co.[136] tax.[102] ter.[46] **Teucr-s.**[1125] teucr-sc.[1125] tril.[25] trop.[1125] tub.[85] verat.[37] vero-o.[1125]
  ☞ *O; Bronchien*
- **Lungen**: carc.[193] kali-hp.[25] sang.[25]
  ☞ *O; Lungen*
- **Mammae**: carc.[193] fl-ac.
  ☞ *O; Mammae*
- **Pleura**: **Am-caust.**[10] ars-i.[102] **Hep.**[102] **Iod.**[102] kali-i.[102] squil.[102] **Sulph.**[102]

eitrig:

- **Pleura**: nat-s-c.[102] pyrog.[149]

exsudativ, Pleura: **Asc-t.**[1125] bell-p.[1125] croto-t.[1125] jug-c.[1125] jug-r.[1125] phase.[1125] **SQUIL.**[1125]

Fäulnis, mit, Lungen: ars.[102] mur-ac.[102]

fibrinös, Bronchien: brom.[72] bry.[102] **Calc-acet.**[102] **Iod.**[100] kali-bi.[85] kali-m.[144] phos.[102]

fötid, Bronchien: asaf.[144] **Bals-p.**[144] caps.[144] carb-v.[144] cop.[1125] **Myrt-c.**[1125] nit-ac.[144] **Phel.**[1125] pix.[144] sang.[144] sul-i.[144] sulph.[144] teucr-sc.[1125]

gangränös, Lungen:

☞ *Gangrän, Lunge* *ALLGEMEINES; C; Entzündung; gangränös*

interkurrent, Pleura: bac.[62]

kapillär, Bronchien: acon.[58] alum-sil.[72] am-c.[102] am-i.[102] ant-ar.[78] ant-t.[8] ars.[102] asc-t.[8] bac.[77] bell.[102] beryl.[149] bry.[37] calc.[102] camph.[102] **Carb-v.**[102] **Chel.**[54] cina[51] coll.[85] cupr-acet.[102] emb.[97] eup-per.[58] **Ferr-p.**[100] hep.[47] ip.[47] **Kali-bi.**[8] **Kali-br.**[8] kali-c.[47] kali-i.[72] **Lach.**[8] lob.[51] lyc.[8] med.[56] nat-h.[149] nit-ac.[102] petr.[51] **Ph-ac.**[36] phos.[8] rumx.[58] samb.[46] **Seneg.**[102] **Sol-n.**[102] spong.[37] squil.[25] sulph.[102] ter.[8] tub.[149] tub-a.[149] **Verat.**[8]

- **abends**: ph-ac.[36]
  ☞ *Z; Abends*
- **Angst,** mit: **Chel.**[54]
- **Kindern,** bei: **Asc-t.**[8] cina[51] ip.[47] kali-c.[47] squil.[25] **Ter.**[8]

katarrhalisch, Lungen: **ANT-T.**[5] **Ars.**[5] bar-c.[5] camph.[5] carb-v.[5] chin.[5] graph.[5] **Ip.**[5] lach.[5] **Op.**[5] puls.[5] samb.[5] squil.[171]

kortikal, Pleura: cob-n.[149]

kruppös:

- **Lungen**: **Acon.**[102] agar.[102] am-i.[102] ant-ar.[102] ant-i.[102] ant-s.[102] **Ant-t.**[102] apom.[102] arn.[102] ars.[102] **Bell.**[102] brom.[58] **Bry.**[102] camph.[102] carb-ac.[102] carb-v.[102] **Chel.**[102] chin.[102] coffin.[102] dig.[102] **Ferr-p.**[102] gels.[102] hep.[102] **Iod.**[102] ip.[102] kali-bi.[102] **Kali-c.**[102] kali-i.[102] lach.[102] **Lyc.**[102] **Merc.**[102] mill.[102] nat-s.[102] nit-ac.[102] op.[102] ox-ac.[102] **Phos.**[102] pneu.[102] pyrog.[102] ran-b.[102] rhus-t.[102] **Sang.**[102] seneg.[102] squil.[102] stroph.[102] stry.[102] **Sulph.**[102] tub.[102] verat.[102] **Verat-v.**[102]
  ☞ *O; Lungen*
- **Pleura**: **Bry.**[1125] verat-v.[1125]

nervöse: bry.[5] **Chin.**[5] **Hyos.**[5] laur.[5] puls.[5] **Rhus-t.**[5] stram.[5] verat.[5]

phlegmonös, Bronchien: chlor.[36]

post operativ, Bronchien: aether[102]

rezidivierend:

- **Bronchien**: bcg[149] carc.[187] excr-can.[269] med.[304]
  ☞ *O; Bronchien*
- **Lungen**: bac.[62] med.[304]
  ☞ *O; Lungen*
- **Pleura**: guai.[137]

rheumatisch: acon.[102] adon.[102] ant-t. **Arn.** ars. aur. aur-m. aven.[102] bell.[102] benz-ac.[36] beryl.[149] bry. cact. colch.[102] colchin.[100] conv.[100] dig. dulc. eucal.[1125] eup-per.[1125] guai.[144] hir.[149] hyos. iber.[149] iod.[809] kali-c.[102] kali-i.[47] kali-n. kalm. lach. lith-c.[100] magn-gr.[142] med.[56] nat-i.[102] nux-v. phos.[47] phyt.[103] plat. ran-b.[102] rhod.[102] rhus-t.[102] sabad. sang.[122] spig. spong. sulph. sumb. verat. verat-v.[54] visc.[111]

- **Lungen**: **Eucal.**[1125] **EUP-PER.**[1125]
  ☞ *O; Lungen*
- **Pleura**: acon.[102] **Ant-t.** **Arn.** **BRY.** **Dulc.** guai.[144] iod.[809] nux-v. ran-b.[102] rhod.[102] rhus-t.[102] sabad. **Sulph.**

sykotische Pneumonie: **NAT-S.**

ALLGEMEINES; C; Sykose, sykotische Konstitution

syphilitische Pneumonie: sang.[25]

ALLGEMEINES; C; Syphilis

ENTZÜNDUNG (Forts.)

toxisch:

- **Bronchien**: am-c.[102] ant-t.[102] bry.[102] colch.[102] diph.[102] **Merc-c.**[102]
  ☞ *O; Bronchien*

trocken, Pleura: **Asc-t.**[1125] **Guai.**[1125]

tuberkulös, Pleura: **ABROT.**[1125]

typhoid, Lungen: acon.[5] **ANT-T. ARN.**[5] **ARS.**[5] **Bad.** bell.[5] **Benz-ac. BRY.** cann-s.[5] chin.[5] **Hyos.** ip.[5] lach.[5] lachn.[85] **Laur. LYC.** merc.[5] merc-cy.[102] nat-m.[5] **Nit-ac.** nux-v.[5] **OP.**[5] **PHOS.** puls.[5] **Rhus-t. Sang. Stram.**[5] **SULPH. Ter.** tub.[184] **VERAT.**[5]

vernachlässigte:

- **Bronchien**: **Bamb-a.**[1184]
  ☞ *O; Bronchien*

- **Lungen**: **Am-c.**[5] ant-i.[102] ant-s.[102] **Ant-t.**[102] ars.[5] ars-i.[102] aur.[5] bry.[102] calc.[5] calc-s.[58] **Carb-v.**[102] chin.[102] hep.[5] kali-c.[5] kali-i.[102] kali-n.[5] **Lach.**[5] **Lob. LYC.** nit-ac.[5] **Phos.** plb.[102] pyrog.[137] **Sang. Sep. SIL.** stann.[5] sul-ac.[5] sul-i.[137] **SULPH.**
  ☞ *O; Lungen • Schmerz; Lungenentzündung, nach*

- **Pleura**: **ARS. Ars-i.** bac.[62] **Calc.** camph. canth. **Carb-v.** chin. ferr. **Hep. Iod.** lach. lyc. **Nat-m. Seneg. Sep. Sil.** sul-i.[58] **SULPH.**

zerebralen Symptomen, mit, Lungen: acon.[5] arn.[137] bell.[5] bry.[5] cann-s.[5] canth.[5] hyos.[5] lach.[5] merc.[5] nux-v.[5] phos.[5] puls.[5] rhus-t.[5] stram.[5] sulph.[5]

ERMATTUNG, müdes Gefühl: alum.[5] am-c.[5] bell.[5] calc.[5] carb-v.[5] cocc.[5] kali-bi.[36] nat-m.[5] nux-v.[5] **Ph-ac.**[5] phos.[5] **Plat.**[5] **Ran-s.**[5] **Stann.**[5] **Sulph.**[5]

ERSCHLAFFUNG:

Schleimhaut: carbn-chl.[36]
  ▤ *ALLGEMEINES; C; Erschlaffung*

Empfindung von Erschlaffung: lact.[85]

ERSCHÜTTERUNG der Brust:

Husten, während: acon.[38] ant-t.[54] apis[3087] ars.[85] aur.[5] bell. bry.[111] calc-ar. cench. cimx.[8] crot-h.[111] **Dros.**[8] gels.[111] hyos. kali-n.[111] **Lact. Led.**[5] lil-t.[111] mag-s. mez.[1] phos.[111] plb.[5] **RHUS-T.**[5] sarr.[8] seneg.[8]
  ☞ *M; Husten; agg.; während*

Mammae, über den: cocc.[137] guai.[137]
  ☞ *O; Mammae*

Schaudern, mit: mez.[1]

ERSTICKENDE Beklemmung: aloe[36] aml-n.[8] ant-c.[1] apis[8] aran.[36] bar-c.[1] citl-v.[197] corn.[25] gamb.[111] kola[1184] lil-t.[111] sumb.[25]
  ☞ *Zusammenschnüren, Spannung, Enge, Empfindung von ▤ ATMUNG; C; Atemnot, Dyspnoe, erschwerte Atmung • HUSTEN; C; Würgender Husten*

links: sumb.[25]
  ☞ *S; Links*

nachts: kola[1184]

Ruhelosigkeit, mit: kola[1184]

oberer Teil der Brust: corn.[25]
  ☞ *O; Oberer Teil der Brust*

ERSTICKUNG, Empfindung von: bad.[25] citl-v.[197] fago.[25] kali-hp.[45] lil-t.[25] podo.[25] ptel.[25] samb.[54] stront-c.[5] sulo-ac.[149] sulph.[5] visc.[25]

nachts, beim Hinlegen: podo.[25]

<> **Druck** in der Brust, mit: ptel.[25]

Einschlafen, beim: bad.[25]

Liegen, beim: bad.[25] kali-hp.[45] visc.[25]

- **linker** Seite, auf: visc.[25]
  ☞ *M; Liegen; agg.; Seite, auf der; linker Seite, auf*

- **rechter** Seite, auf: bad.[25]
  ☞ *M; Liegen; agg.; Seite, auf der; rechter Seite, auf*

Ohnmacht, mit: citl-v.[197]

Seufzen amel.: lil-t.[25]

ERYSIPEL der Mammae: acon.[5] anan. **APIS Arn.**[5] **Bell. Bry.**[5] cadm-s. camph.[102] **Carb-an.**[5] **Carb-v. Carbn-s. Cham.** coll. graph. **PHOS.**[5] plan. **Sulph.**

bläulich: **Carb-an.**[5]

EXOSTOSE:
  ▤ *ALLGEMEINES; C; Exostose*

Brustbein: merc-c.[137]
  ☞ *O; Brustbein*

Rippen: calc-f.[58] merc-c.

EXPLOSIONSARTIGE Empfindung, Spasmus: choc.[222]

FADEN, Empfindung wie von einem:

gezogen, wie durch die Mammae: choc.[222]
  ▤ *ALLGEMEINES; C; Faden, Gefühl wie von einem*

warmer Faden, rechts, erstreckt sich bis hinter die Brustwarze: tax.[303]

FALLEN, Empfindung von:

etwas fällt:

- **herunterfällt** in der Brust, als ob etwas: bry.[111] nux-v.[5]
  ☞ *Harten Gegenstand, Empfindung von einem; fällt in der Brust herab, nach Husten • Lose, locker, Empfindung, als sei etwas*

- **in** die Brust fällt, als ob etwas Hartes: bar-c.[5]

- **vorwärts** in der Brust, beim Umdrehen im Bett: bar-c. sulph.

herausfällt, als ob etwas: nux-v.[5] **Sulph.**[5]

Mammae fällt, als ob etwas von den: hall[36]

Tropfen:
  ☞ *Wasser in der Brust, Empfindung von ▤ HERZ KREISLAUF; C; Wasser, Empfindung wie von; kaltes; Wassertropfen*

- **Brust,** fallen in der: thuj.
  ☞ *Wasser in der Brust, Empfindung von; Tropfen fallen herab, Brustinnenseite*

FARBE:

blau: ars. both-l.[36] carb-an.[58] carbn-o.[36] cupr. lach. morph.[36] phos. thuj.[5]
  ☞ *Zyanose*

- **Bronchien**: both-l.[36]
  ☞ *O; Bronchien*

- **Lymphdrüsen,** Achseln: carb-an.[58]
  ☞ *O; Achseln • O; Lymphdrüsen, Achselhöhle*

- **Mammae,** wenn geschwürig: **Lach.** phos.
  ☞ *O; Mammae*
- **Schlüsselbein,** Umgebung des: **Ars. Cupr.** lach. **Thuj.**[5]

bläulich-rot, Mammae: **Apisin.**[5] kreos. **Lach.** tax.[303]

braun, Flecke: cadm-s. **CARB-V.** guare.[25] hydr-ac.[8] **Lyc.** lycpr. **Mez.** ozone[227] **Petr. Phos. SEP.** sulph.[1] thuj.[5]
  ☞ *Flecke; Leberflecke*
- **Achseln**: guare.[25] ozone[227] thuj.[5]
  ☞ *O; Achseln*
- **Mammae**: cadm-s. carb-v. lyc. lycpr. **Sep.**
  ☞ *O; Mammae*
- **juckend**: lyc. sulph.[1]
  ◦ **abends**: sulph.[1]
  ☞ *Z; Abends*

dunkle Flecke: phos.

Flecke: am-c. am-m. ars. **Bell.** carb-v. cinnb. cocc. crot-c. **Crot-h.** ery-a. ip. **Lach. LED.** lyc. **Mag-c.** mez. nat-s.[111] **Nit-ac.**[1] ozone[227] **PHOS.** phyt. ran-s.[5] sabad. sars.[5] seneg.[102] **Sep.** squil. sul-ac. sulph. vip.
- **Ekchymose**: **Lach.** phos. **Sul-ac.**
- **juckend**: nit-ac.[1]
- **Kriechen,** mit Empfindung von: ran-s.[5]
- **Leberflecke**: **LYC.**
  ☞ *braun, Flecke*
- **Sommersprossen**: nit-ac.

gelb: ars. carb-v. chel.[5] chlor. kali-c.[1] lyc.[5] manc. merc.[5] mez. phos. sep. sulph. tab. **Thuj.**
- **Mammae**: ars. carb-v. chel.[5] chlor. kali-c.[1] lyc. manc. merc.[5] phos. sep. sulph. tab. thuj.
  ☞ *O; Mammae*
  ◦ **Flecke**: **Ars.** carb-v. chel.[5] chlor. kali-c.[1] lyc. manc. merc.[5] **Phos. Sep.** sulph. tab.
- **Flecke**: ars. chel.[5] lyc.[5] merc.[5] mez. **Phos.** sulph.
  ◦ **abends,** juckend: sulph.
  ☞ *Z; Abends*
  ◦ **dunkel,** werden: mez.

kupferfarben: stram.

livid, fahl: ars. plb.
- **Mamma,** rechts: plb.
  ☞ *O; Mammae; rechts*

marmorierte Flecke: **CROT-H. LACH.** naja vip.

purpurfarben, Mammae: phyt.[102]

rosa Flecke: colch.[102]
  ▤ *ALLGEMEINES; C; Farbe, Verfärbung; rosa Flekken*

rot, gerötet: adam.[222] agar.[8] am-c. am-m.[1] ant-c. apis arn. aster. aur. bar-c. bell.[72] canth.[5] carb-v.[5] cast-eq.[102] chel.[5] chin-s. chlol. cinnb. cocc. colch. con.[36] fl-ac.[8] **Graph.** guai.[137] hydr-ac.[268] iod. ip.[5] kali-ar. **Lac-c.** lach.[5] led. lyc.[5] mag-c. manc. merc. mez. morg.[136] phos. plb.[36] psor.[8] puls. raph. rhus-t. rhus-v. sabad. sil. squil.[5] stram. sulph. tab. tarax. vesp.
- **Mammae**: agar.[8] am-c. bell.[72] cast-eq.[102] cocc. colch. con.[36] fl-ac.[8] hydr-ac.[268] led. phos. plb.[36] psor.[8] rhus-t. sabad. sulph.[36]
  ☞ *O; Mammae*
  ◦ **rechts,** in Streifen, erstreckt sich zum Arm: plb.[36]
  ☞ *O; Mammae; rechts*
  ◦ **Brustwarzen**: agar.[8] bell.[72] cast-eq.[102] **Colch. Fl-ac.**[8] psor.[8] sulph.[36]
  ◦ ◦ **rechts,** abends: fl-ac.[36]
  ☞ *S; Rechts*
  ◦ ◦ **Erysipel,** während: **Sulph.**[36]
  ◦ ◦ **Schwangerschaft,** während: agar.[8] cast-eq.[8] fl-ac.[8] **Psor.**[8]
  ◦ ◦ ◦ **rechts**: **Fl-ac.**[8]
  ☞ *S; Rechts*
  ◦ ◦ **Hof**: cast-eq.[102]
  ◦ **Reiben,** beim: con.[36]
  ◦ **Flecke**: hydr-ac.[268]
- **brennend**: am-m.[1] mez.[1]
- **erythematös**: **Apis**
- **Flecke**: adam.[222] am-m.[1] ant-c. arn. **Bell.** carb-v.[5] chel.[5] cinnb. cocc. guai.[137] **Ip.**[5] lach.[5] led. lyc.[5] mag-c. manc. **Merc.** mez. phos.[5] puls. raph. sabad. sil. squil.[5] sulph.[137] tab.
- **große,** entzündete Flecke: apis chlol. cinnb.
  ▤ *HAUT; C; Hautausschläge; Flecken, größere, entzündliche; rot*
- **juckend**: am-m.[1]
- **kupferrot**: stram.
- **Punkte**: sabad.[5]
- **Streifen,** Mammae: bell.[72] phos. rhus-t. sulph.
  ◦ **Brustwarzen** ausgehend, von den, bei Entzündung der Mammae: bell.[72]
  ☞ *O; Mammae; Brustwarzen*

schwarz:
- **Hautporen**: **Dros.**[5]
- **marmoriert**: vip.

weiße Flecken: nux-v.[137] ozone[227]
- **Achseln**: ozone[227]
  ☞ *O; Achseln*
- **Brustwarze,** mitte der: nux-v.[137]
  ☞ *O; Mammae; Brustwarzen*

FASTEN, Nüchternheit, Empfindung von, in der Brust: plat.[5]
  ☞ *Hunger, Empfindung von, in der Brust*

FEDERN und Blättern auf der Brust, Empfindung von: lim-b-c.[204]

FEHLENDER Schwertfortsatz: syph.[193]

FETTIG, wie: nux-m.[111]

FEUCHTIGKEIT in den Achselhöhlen: **Carb-v. Sulph.**
  ☞ *O; Achseln • Schweiß; Achselhöhlen*

FEUCHTIGKEIT in den Bronchien, Empfindung von, wie bei beginnendem Schnupfen, erstreckt sich abwärts: pen.[36]

FIBROMATOSE, Brustwand: **Morg. Syc-co.**[136]

FISSUREN, Schrunden:
  ☞ *Risse, Fissuren*

FISTELN:

Achselhöhlen: **Calc. Sulph.**
  ☞ *O; Achseln* ▤ *ALLGEMEINES; C; Fisteln*

Mammae: **Caust. Hep. Merc. Phos. Phyt. SIL.**
  ☞ *O; Mammae* ▤ *ALLGEMEINES; C; Fisteln*

FLACHE Rippen: **BAC.**[62]

FLATTERN, Beben, Empfindung von: absin.[102] acon. **Alumn. Ambr.** aml-n. **Apisin.**[5] apoc. arg.[58] **Arg-n. Arn.** ars.[137] ars-i. asaf. atro.[25] aur. aur-ar.[58] **Aur-m.** aur-s. bad.[25] **Bry.** bufo[137] **Cact.** calad. **Calc.** calc-s. carb-v. **Cench.** chin.[137] cic.[137] cimic.[102] cinnb.[137] conv.[102] crot-h.[102] cupr-ar. daph. **Dig.** eup-pur.[25] falco-p.[265] ferr.[102] form. gels. germ.[222] glon.[58] hydr-ac. iber.[25] ign.[85] ignis[194] irid.[222] **Kali-bi. Kali-br.** kali-hp.[45] **Kali-i. Kali-p. Kalm.** lac-c. **Lach. Laur.** lec. lil-t. **Lith-c.**[137] lyss. marm-w.[194] **Med.** mosch. naja **NAT-M.** nat-p.[137] **NAT-S.** nux-m.[5] **Nux-v.**[5] **Ox-ac. PH-AC.** phase.[102] phos.[5] phys.[122] **Pic-ac.** plut-n.[222] pyrog.[102] rat. **Rhus-t. Samb. Sep. Spig.** stroph.[137] stry. sul-ac.[102] sulph. sumb. tarent.[137] thea tung.[252] verat-v.[25] zing.
☞ *Zittern*

abwechselnd mit schmerzhafter Empfindlichkeit: aur-s.
☞ *A; Abwechselnd mit*

morgens: naja stry.
☞ *Z; Morgens*

nachmittags:
☞ *Z; Nachmittags; agg.*

- **Anstrengung,** nach schneller: sumb.
☞ *M; Anstrengung, nach*

- **Kopfschmerz,** während: form. sumb.

abends: pic-ac.
☞ *Z; Abends*

nachts: lil-t. marm-w.[194] naja
☞ *Z; Nachts*

- **erwacht** dadurch: **Lil-t.**

Ärgernis, nach: lith-c.[137]
☞ *M; Zorn, durch ▯ GEMÜT; M; Zorn, Beschwerden durch*

Atmen, beim: germ.[222]

Bewegung, nach plötzlicher oder heftiger: dig.[122]
▯ ALLGEMEINES; M; Bewegung; während; heftiger Bewegung, bei • ALLGEMEINES; M; Bewegung; während; plötzlicher Bewegung, bei

Blutandrang zum Kopf, dann: cinnb.[137]

Denken daran, beim: **Arg-n.**
☞ *M; Denken, daran*

Eile, Hast, bei: **NAT-M.**[54]
▯ GEMÜT; M; Eile, Hast, Beschwerden durch

Erregung, nach geringster: **Aml-n. LIL-T. Lith-c.**
☞ *M; Gemütsbewegungen, durch • M; Geringfügige Ursachen, durch ▯ GEMÜT; M; Erregung; Beschwerden durch; Allgemeinsymptome • HERZ KREISLAUF; C; Herzklopfen; Erregung, nach*

Erwachen, beim: **Kali-i.** naja
☞ *M; Erwachen, beim*

Freien, amel. im: **NAT-M. NAT-S.**
☞ *M; Luft; amel.; frische, im Freien*

Heben der Arme, beim: dig. **Sulph.**
☞ *M; Anheben der Arme agg.*

Liegen, beim: alumn. daph. dig. gels. marm-w.[194] **NAT-M.** spig.

- **linker** Seite, auf: **Daph. Dig. Gels. Nat-m.** spig.
☞ *M; Liegen; agg.; Seite, auf der; linker Seite, auf ▯ ALLGEMEINES; M; Liegen; während; Seite, auf der; linker Seite, auf*

- **rechter** Seite, auf: **Alumn.**
☞ *M; Liegen; agg.; Seite, auf der; rechter Seite, auf*

Menses, nach: dig.[58] nat-p.[137] spig.
☞ *M; Menses; nach*

Mittagessen, nach: **Sep.**
☞ *M; Mittagessen; während*

Ohnmacht, nach: asaf. **Calc. Gels. Lil-t. Mosch. NAT-M. NAT-S.** ph-ac. stry.
▯ ALLGEMEINES; M; Ohnmacht, nach

Ruhe, in: **LIL-T.**
☞ *M; Ruhe; agg.*

Schreiben, beim: naja
☞ *M; Schreiben agg.*

Sitzen, im: **Asaf.**

Treppensteigen, beim: **Bry. CALC.**
☞ *M; Steigen agg.; Treppensteigen*

erstreckt sich:

- **Hals,** zum: **Phys.**[122]
- **Kopf,** zum: phys.[137]
- **Körper,** über den gesamten: phys.[137]

Mammae: plut-n.[222]

Luft, wie durch: bufo[137]

FLECKEN:

braun:
☞ *Farbe; braun, Flecke*

dunkel:
☞ *Farbe; dunkle Flecke*

farbige:
☞ *Farbe; Flecke*

gelb:
☞ *Farbe; gelb; Flecke*

juckend: hydr-ac. lyc. sulph.

marmoriert:
☞ *Farbe; marmorierte Flecke*

rosa:
☞ *Farbe; rosa Flecke*

rot:
☞ *Farbe; rot, gerötet; Flecke*

schwarz marmoriert:
☞ *Farbe; schwarz; marmoriert*

umschriebene, bleiben nach der Entzündung bestehen: seneg.[102]

weiß:
☞ *Farbe; weiße Flecken*

FLOHSTICHE, Empfindung wie durch, linke Mamma, Kratzen amel.: am-m.[36]
☞ *O; Mammae; links*

FLUKTUATION, Empfindung von: plb.
☞ *Wellenbewegung in den Lungen, Empfindung von ▯ HERZ KREISLAUF; C; Wellenbewegung des Herzens, Empfindung von*

FLÜSSIGKEIT durch eine enge Öffnung läuft, Empfindung, als ob, beim Umdrehen im Bett: ign.[139]

FORMVERÄNDERUNG, Mammae: carc.[207]

FREMDKÖRPER, Empfindung wie von einem: ambr.[5] atista[192] bar-c.[5] brom.[5] chel.[5] cic.[5] fl-ac.[5] germ.[222] haem.[4] hyos.[36] nat-m.[1] nicot.[85] plb.[54] thlaspi[29] zinc.[1]
ALLGEMEINES; C; Fremdkörper, Empfindung wie von einem

Brustbein, hinter dem: nat-m.[1] nicot.[85] plb.[54] thlaspi[29]
Klumpen, Empfindung von einem; Brustbein; hinter dem

herausdrängend, Brustwarze, rechts: germ.[222]

fällt herab, ein trockener: bar-c.[5]

rollt hoch und runter: atista[192]
ALLGEMEINES; C; Rollen, Empfindung von

Steigen, beim: zinc.[1]

weich: **Brom.**[5]

FRESSEN:

Fressen, Empfindung von: bell.[5] mez.[5] par.[5] ruta[5] spong.[5]
Schmerz; aufgeschürft, Schmerz wie

- **Achseln**: mez.[5]

Nagen in der Achsel: mez.[1]

FROST beginnt in der Brust:
FROST; E; Ausgehend von (Körperteile, von denen der Frost ausgeht, in denen er beginnt); Brust

FRÖSTELN, Empfindung von: alum.[1] **Apisin.**[5] arn.[5] **Ars.** bamb-a.[1184] brom.[5] bry.[5] **Calc.**[5] camph.[5] carb-an.[5] chin. cic.[5] cimic.[111] cocc. dig.[5] elaps[111] graph.[5] guai. helo.[111] kali-bi.[58] kali-c.[5] **Lach.**[5] lil-t.[111] mez.[1] **NAT-C. Nat-m.**[5] nux-m.[5] nux-v.[1] **Olnd.**[5] par.[5] **Petr.** pic-ac.[111] plat. plut-n.[222] **Ran-b.**[5] rhus-t.[5] ruta[1] sec.[5] spig.[5] spong.[5] staph.[1] sulph.[5] verat.[5] zinc.[5]
Kälte • Kälteschauer • Schaudern, Empfindung von

links: nat-c. nat-m.
S; Links

abends: **Ars.**
Z; Abends

Gehen im Freien, beim: chin. **Ran-b.**
M; Gehen; agg.; beim;

Hautausschlägen, mit: staph.[1]

Luft, in kalter, obwohl warm angezogen: ran-b.
M; Kälte; Aufenthalt in, durch • M; Luft; agg.; kalte

Stuhlgang, nach: plat.
M; Stuhlgang; nach

Brustbein: alum.[1]
O; Brustbein

Haut, äußerlich: **Calc.**[5] dig.[5] nat-m.[5] par.[5] ran-b.[5] spig.[5] spong.[5]
O; Haut, äußerlich

Mammae, Schaudern in den: **Bry.**[5] cimic.[111] **Cocc.** dig.[5] **Guai.** nux-v.[1] petr.
O; Mammae • Kälte; Mammae

Seiten, freie Rippen: spong.[5]
O; Seiten

FURCHT:
Angst, wird in der Brust empfunden • Besorgnis, nervöse Anspannung in der Brust

FURUNKEL:
Hautausschläge; Furunkel

GALAKTORRHÖ:
Milch, Muttermilch; fließt von selbst

GANGRÄN, Lunge: arn.[5] **ARS.** bufo[58] canth.[58] caps.[5] carb-ac. **Carb-an. Carb-v. Chin.** crot-h. dulc.[102] eucal.[102] helia.[1125] hep.[5] **KREOS. Lach.** lyc.[5] lyss. **Myrt-c.**[1125] osm. **Phos. Plb.** sec. sil.[5] sul-ac. tarent. terebe.[5]
Abszess; allgemeine Rubriken;

GÄRUNG in der Brust, Empfindung von: **Phos.**[5]

GEBROCHEN, Empfindung, als wären Knochen: kali-bi.[111] naja[111]

GEDRÄNGT, als würden die Lungen nach hinten zur Wirbelsäule: seneg.[5]
Eingedrückt, Empfindung, als sei der Brustkorb; Lungen gegen die Wirbelsäule • Gezogen, Empfindung wie; rückwärts, Lungen; • Nah am Rükken, Empfindung, das Brustbein sei zu ALLGEMEINES; C; Drängen, Zwängen, Empfindung von

GEDRÜCKT, Empfindung als würde die Brust: led.[76] rhus-t.[5] seneg.[85]

Lungen, nach hinten zur Wirbelsäule: seneg.[85]
O; Lungen

GERÄUSCHE:

Brummen, Grollen: aur.[1] calad.[5] coloc.[5]

Gurgeln: cina[36] cocc.[85] ind. indg.[36] kali-c.[5] lac-del.[204] **Lyc.**[5] **Mur-ac.** nat-m. ol-an.[111] psor.[54] ruta[5] sep.[36]

- **Atmen,** beim: cina cocc.[85] ind. indg.[36] kali-c.[5] lac-del.[204] mur-ac. ol-an.[111] ruta[5]

- **Husten,** beim: **CINA**[5]

- **erstreckt** sich abwärts, nach Husten: cina[36]

- **Seite,** Rippen, rechts: nat-m.

keuchend:
ATMUNG; C; Giemend

Knacken: am-c. arn.[5] calc-p.[85] irid.[222] mag-c.[1] nat-c.[1] nat-m. **Phos.**[5] rheum[1] spig.[111] sulph. wild.[36]

- **Brustbein**: am-c. calc-p.[85] irid.[222] nat-m. sulph. wild.[36]
O; Brustbein

◦ **Beugen** rückwärts, beim: am-c.
M; Beugen; agg.; rückwärts

◦ **Bewegung,** bei: irid.[222] nat-m. sulph.
M; Bewegung; agg.

- **Musculus** pectoralis: rheum[1]

- **Rippen,** bei Bewegung: irid.[222]

Knirschen:
ATMUNG; C; Quietschen, Knarren in der Brust

Knistern: **Arn.**[5] **Rheum**[5] **Sabin.**[5]

- **Haut,** äußerlich: **Rheum**[5]
O; Haut, äußerlich

Krächzen:
ATMUNG; C; Krächzend

Krähen:
ATMUNG; C; Rauh; krähend

Murren, Grollen: cocc.[5]

Rasseln:
ATMUNG; C; Rasselnd

GERÄUSCHE; Rumoren (Forts.)

Rumoren: cocc.[8] mur-ac.[5] nat-m.[5]

- **links**: **Cocc.**[8]
  ☞ *S; Links*
- **Husten,** bei: **Mur-ac.**[5]
- **erstreckt** sich abwärts: **Mur-ac.**[5]

schnappend, rechte Lunge, bei tiefer Einatmung: podo.[25]

Schnurren: **Ant-t.**[54] glon. plb.[54] psor.[54] pyrog.[58] sulph.[5]

GESCHWÜRE:

allgemeine Arzneien: arn.[102] **Ars.**[102] ars-s-f.[58] aster.[102] aur-s.[102] bor. calc. calc-hp.[25] calc-ox.[102] calc-p. calc-sil.[58] calen.[102] carb-an.[102] carb-v.[102] cast.[31] cast-eq. caust.[102] cham.[5] chin. clem.[1] com.[25] con.[102] croto-t.[102] cund.[102] eup-a.[102] gali.[102] ger.[102] graph.[102] ham.[102] **Hep.** hipp.[102] kali-c. kali-n. knau.[33] kreos.[5] **Lach.**[5] led. lyc. mang.[58] merc.[5] **Mez.**[34] nit-ac. paeon.[110] phel.[102] phos.[102] phyt.[25] puls.[5] rat.[102] ruta sep.[102] **Sil.** stann. sul-ac. sul-i.[58] **Sulph.** thuj.[5] tub.

- **Achselhöhle**: bor. **Carb-an.**[5] con.[58]
  ☞ *O; Achseln*
- **Brustbein**:
  ☞ *O; Brustbein*
  - **Schlüsselbein,** und über dem: **Calc-p.**
- **Lungen**: **CALC.** calc-hp.[25] carb-an.[102] carb-v. chin. **KALI-C.** kali-n. knau.[33] **Led. Lyc.** mang.[58] **Nit-ac. PHOS.** puls. ruta sep. **SIL.** stann. **Sul-ac.** sul-i.[58] **Sulph. Tub.**
  ☞ *O; Lungen*
  - **Lungenentzündung,** nach: calc-hp.[25]
    ALLGEMEINES; M; Lungenentzündung, nach
- **Mammae**: arn.[102] ars.[102] ars-s-f.[58] aster.[102] aur-s.[102] bor. **Calc.** calc-ox.[102] calc-sil.[58] calen.[102] carb-v.[102] cast.[31] cast-eq. caust.[102] cham.[5] clem.[1] com. con.[102] croto-t.[102] cund.[102] eup-a.[102] gali.[102] ger.[102] graph.[102] ham.[102] **Hep.** hipp.[102] kreos.[5] **Merc.**[5] paeon.[110] phel.[102] **PHOS.**[102] **PHYT.** puls.[5] rat.[102] sep.[102] **SIL.** sulph. thuj.[5]
  ☞ *O; Mammae*
  - **rechts**: **Com.**
    ☞ *O; Mammae; rechts*
  - **Abszess,** an der Seite eines alten: paeon.[110]
  - **Brustwarzen**: **Arn.**[102] ars.[102] **Aur-s.**[102] **Calc.** calc-ox.[102] calen.[102] carb-v.[102] **Cast.**[31] **CAST-EQ.** caust.[102] **Cham.**[5] **Con.**[102] **Croto-t.**[102] **Cund.**[102] **Eup-a.**[102] gali.[102] ger.[102] **Graph.**[102] ham.[102] hep.[102] hipp.[102] **MERC.**[5] **Paeon.**[102] **Phel.**[102] phos.[102] **Phyt.**[102] puls.[5] **Rat.**[102] **Sep.**[102] **Sil.** sulph. thuj.[5]
    ☞ *O; Mammae; Brustwarzen*
    - **hängen** nur noch an dünnen Fäden: cast.[31]
- **abschälend,** Mamma, rechts: com.[25]
  ☞ *O; Mammae; rechts*
- **Fisteln,** Mammae: phyt.[25]
  ALLGEMEINES; C; Fisteln; Geschwüre mit Fistelbildung, auf der Haut
- **krebsartig,** Mammae: calc-sil.[58] clem.[1]
- **phagedänisch**: mez.[34] sulph.[34]
  ALLGEMEINES; C; Phagedänisch (ins Gewebe eindringende, fressende Prozesse)
- **schmerzlos,** alt: cund.[25]
- **serpiginös,** Mammae: bor.
- **Szirrus,** wie, stechend, brennend, Mammae, riecht nach altem Käse: **HEP.**

Empfindung wie durch Geschwüre:

- **Brustbein,** unter dem: psor.[102]
- **Mammae**: merc.[85]
  ☞ *O; Mammae •Schmerz; geschwürartiger Schmerz; Mammae*

GETRENNT, abgetrennt, Empfindung als wären Teile:

gewaltsam voneinander getrennt, als seien die Lungen: elaps[137]
ALLGEMEINES; C; Abgetrennt, Partien fühlen sich an wie •ALLGEMEINES; C; Drängen, Zwängen, Empfindung von

Körper, vom, Mammae: plut-n.[222]
ALLGEMEINES; C; Abgetrennt, Partien fühlen sich an wie

GEWICHT:
☞ *Beklemmung*

Gewicht fällt von der Brust ins Abdomen, Empfindung ein: nat-h.

GEWÖLBT, Brust nach außen, konvex: lim-b-c.[204]

GEZOGEN, Empfindung wie:

abwärts:

- **Lungen**: am-c.[31]
  ☞ *O; Lungen*

rückwärts, Lungen: ind. laur.[5] seneg.[5] syph.[85]

- **Rücken,** zum: ind. seneg.[5] syph.[85]
  ☞ *Eingedrückt, Empfindung, als sei der Brustkorb; Lungen gegen die Wirbelsäule •Gedrängt, als würden die Lungen nach hinten zur Wirbelsäule •Nah am Rücken, Empfindung, das Brustbein sei zu •Schmerz; ziehender Schmerz; erstreckt sich; innen, nach •Schmerz; ziehender Schmerz; erstreckt sich; vorn nach hinten, von*
  - **Brustwirbeln,** zu den: syph.[85]

GICHT: abrot.[100] adon.[111] ars.[5] aspar.[8] aur. bell.[5] benz-ac. cact.[102] calc. calc-i.[111] carb-v. caust. colch. conv.[102] cupr.[102] ferr-p.[111] hep.[5] iod.[5] kalm. lach.[5] led. lyc. lycps.[111] nat-m.[5] phos.[5] puls. spong. stroph.[111] thyr.[111]

GLUCKSEN (klopfendes Spannen), Empfindung von:

Geräusch:
☞ *Geräusche; Gurgeln*

Klopfen, Pochen, Empfindung von feinem: bell. cact.[111] cina[5] croto-t. puls.[111] rhus-t. sep.[10]
☞ *Blubbern, Wallen oder feinem Pochen, Empfindung von* *ALLGEMEINES; C; Glucksen (feines Klopfen, Spannen), Mucken, Empfindung von*

- **links**: sep.[10]
  ☞ *S; Links*
- **Husten,** bei: **Cina**[5]
  ☞ *M; Husten; agg.; während*
- **Mammae**: croto-t.
  ☞ *O; Mammae*

GRANULOM, Lunge: beryl.[119]

GREIFEN, Packen:
☞ *Schmerz; klemmender, kolikartiger Schmerz •Schmerz; quetschender Schmerz ▤ HERZ KREISLAUF; C; Zusammenschnüren, Spannung, Enge, Empfindung von; gepackt, ergriffen, Empfindung wie, Herz*

GREIFEN, Packen, Raffen, Empfindung von: arg-n.[5] samb. seneg.[5] stront-c.
☞ *Schmerz; krallender Schmerz*

links: seneg.[5]
☞ *S; Links*

GROß:
☞ *Hypertrophie •Schwellung; Empfindung von Schwellung •Vergrößert, Empfindung wie •Vergrößert, Hypertrophie; Empfindung von •Völle, Empfindung von*

HAARAUSFALL, Achselhöhlen: thal-s.[85]
☞ *O; Achseln ▤ ALLGEMEINES; C; Ausfallen der Haare*

HALTEN, muss beim Husten die Brust mit der Hand:
☞ *Schmerz; wund und zerschlagen, Schmerz mit Empfindlichkeit wie; ▤ HUSTEN; M; Hände; fasst mit den Händen;*

HÄMMERN, Empfindung von: aur.[123] **Phos.**[5]
☞ *Schmerz; hämmernder Schmerz*

HÄMOPTOE, Bluthusten:
☞ *Blutabsonderung, Hämoptoe*

HÄRTE:

Mammae:
☞ *O; Mammae •Verhärtung; Mammae*

Musculus pectoralis: nux-v.[36] tab.[36]

Empfindung von Härte:

- **äußerlich**: ferr-p.[111]
☞ *O; Haut, äußerlich*

- **Lunge** und Leber, rechts: abies-c.[36]
☞ *O; Lungen ▤ ABDOMEN; O; Leber, und Region der; Lungen, mit Symptomen der*

HARTEN Gegenstand, Empfindung von einem:

fällt in der Brust herab, nach Husten: bar-c.[1]
☞ *M; Husten; agg.; nach •Fallen, Empfindung von; etwas fällt; herunterfällt in der Brust, als ob etwas •Lose, locker, Empfindung, als sei etwas; Husten, beim*

HAUTAUSSCHLÄGE: adam.[222] aegle.[192] aeth. agar. ail.[58] all-s.[102] alum. **Alumn.** am-c. am-m.[5] amph.[36] anac. ant-c.[1] ant-t. apis aq-des.[275] arg-n.[36] arge-p.[264] arn.[5] **ARS.** ars-s-f.[58] arund. asar. aster.[102] aur. bac.[62] **Bar-c.** bar-s.[58] bell.[5] bell-p.[256] berb. bor.[1] bov. brom. bry. bufo[58] cadm-s. **Calad. Calc.** calc-s. calc-sil.[58] camph. cann-s.[36] **Canth. CARB-AN. Carb-v. Carbn-s.** carc.[187] card-m.[102] cassi-f.[192] cath-a.[264] **Caust.**[1] chel. chin. chlor. cic. **Cinnb.** cist. cocc. con.[1] corn.[25] cortiso.[119] crot-c. cund. cupr. cycl. dol.[122] dulc. dys-co.[136] elaps ephe.[267] eryth.[102] euon. falco-p.[265] ferr. fl-ac. gaert.[136] germ.[222] gins. **GRAPH.** grat. haliae-lc.[222] **Hep.**[5] hip-ac.[149] hippoz. hura hydr. hydr-ac. hydrc. hyper. iod. ip. jug-c.[102] jug-r. kali-ar. kali-bi. kali-br.[102] **Kali-c. Kali-i.** kali-s. kreos. lac-c. lach. lap-laz.[227] lat-h.[301] **Led.**[5] **Lyc.**[5] m-art.[5] mag-c.[1] **Mag-m.** mang. medus.[102] merc. **Merc-c.** merc-i-f. mez. **Morg.**[136] nat-ar. nat-c. nat-f.[119] nat-m. nat-p. **Nat-s.** nicc. nit-ac. **PETR.** ph-ac. **Phos.** pip-n.[85] pitu-a.[164] plb. por-m.[251] prot.[136] **PSOR.** puls. rad-br.[144] ran-b.[122] raph.[36] rhus-t. sanic.[85] sars. sec.[5] sel. **Sep.** sil.[1] spect.[271] squil. staph. stram. stront-c. sul-i.[58] **SULPH.** syc-co.[136] **Syph.** tab. tell. ter. thea[275] thuj.[58] tub.[85] urt-u. ust. valer. verat. viol-t. vip. zinc. zinc-p.[58]
▤ *HAUT; C; Hautausschläge*

Frühling, jeden: **Nat-s.**
▤ *HAUT; C; Hautausschläge; Frühling, im*

Baden agg.: aegle.[192]
☞ *M; Waschen; agg.*

Heu, durch: **Graph.**[162]

Kleidung agg.: aegle.[192]
☞ *M; Kleidung agg.*

Menses, vor: **Sulph.**[5]
☞ *M; Menses; vor ▤ HAUT; C; Hautausschläge; Menses; vor*

Sonne agg.: aegle.[192]
▤ *HAUT; C; Hautausschläge; Sonne, durch •ALLGEMEINES; M; Sonne; agg.*

Achselhöhlen: brom. calc. **Carb-an.**[5] elaps **Hep.** jug-r. lac-c.[111] lyc. **Merc.** nat-f.[119] **Nat-m.**[5] nicc. nit-ac.[5] petr. phos.[5] psor. **Rhus-t. Sep. Sulph.** thuj.
☞ *O; Achseln*

Brustbein:
☞ *O; Brustbein*

- **Ausziehen** agg.: carc.[193]
▤ *ALLGEMEINES; M; Ausziehen; agg.*

- **Schwertfortsatz**: card-m.[102]

Mammae: agar.[5] all-s.[102] arge-p.[264] ars.[5] aster. bufo[58] **Caust.** falco-p.[265] graph. grat. hep. kali-c.[1] lach.[85] lat-h.[301] led. lyc. nat-m.[5] petr.[58] phos.[5] pip-n.[85] psor. rhus-t. staph. sulph.[5] tab. tell. valer.
☞ *O; Mammae*

- **Menses,** während: all-s.[102]
☞ *M; Menses; während ▤ HAUT; C; Hautausschläge; Menses; während*

- **Reiben,** durch: kali-c.[1]

- **Brustwarzen**: agar.[5] caust. falco-p.[265] **Graph.** lach.[85] petr.[58] psor. rhus-t. sulph.[5] tell.
☞ *O; Mammae; Brustwarzen*

abblätternd, schorfig:

- **Achselhöhlen**: **Nat-m.**[5]

- **Brustwarzen**: **Lyc. Petr.**
☞ *O; Mammae; Brustwarzen*

abschälend, Mammae: kali-c. **Kreos.** petr.

abschuppend: **Led.** mag-c.[1] mez. puls.[5] sulph.

- **Brustwarzen**: **Puls.**[5]
☞ *O; Mammae; Brustwarzen*

Akne:
☞ *Pickel, Blütchen; Akne*

- **Achselhöhlen**: carb-v.[102]
▤ *HAUT; C; Hautausschläge; Akne*

Bläschen: aeth. alum. am-m.[5] arund. bell.[5] calc. calc-s. camph. carbn-s. caust.[1] **Graph. Hep.**[5] kali-i. **Led.**[5] medus.[102] **Merc.** morg.[136] ran-b.[122] raph.[36] rhus-t. sep. stram. sulph.
▤ *HAUT; C; Hautausschläge; Bläschen*

HAUTAUSSCHLÄGE; Bläschen (Forts.)

- **Mammae**: aeth. caust.[122] graph. raph.[36]
  ☞ O; Mammae
  - **Brustwarzen**: **CAUST.**[122] **Graph.**
    ☞ O; Mammae; Brustwarzen
- **blau**: ran-b.[122]
- **juckend,** wässrig, Mammae: raph.[36]
- **schmerzhaft**: alum. caust.[1]
  - **brennend**: alum.

Blasen:
▥ HAUT; C; Hautausschläge; Blasen

- **Mammae**: bufo[58]
  ☞ O; Mammae
- **Blutblasen**: **Ars.**
  ▥ HAUT; C; Hautausschläge; Blasen; Blut, gefüllt mit

blau: ran-b.[58]

brennend: aegle.[192] alum. ars. bov. **Cic.** grat. merc. mez. phos. **Rhus-t.**

- **Achselhöhlen**: **Merc.** phos.[1]
  - **Kratzen,** nach: phos.[1]
- **Mammae**: ars. grat. phos. rhus-t.
  ☞ O; Mammae
  - **Kratzen,** nach: grat.

Ekzem: anac. ars.[5] arund.[102] **Calc.** calc-s. carb-an.[5] **Carb-v.** carc.[304] caust.[5] cycl. dulc.[5] elaps[85] **GRAPH.** hep. jug-r. kali-s. lyc.[5] merc. morg.[136] nat-m. **Petr. PSOR.** sars.[5] sep.[1] staph.[5] **SULPH.**[5] thea[275]

- **Achselhöhlen**: **Carb-an.**[5] carc.[304] elaps[85] **Hep.** jug-r. **LYC.**[5] merc. **Nat-m.** petr. **PSOR.** sep.[1] thea[275]
  - **links**: sep.[1]
    ☞ S; Links
- **Brustbein**: carc.[207]
  ☞ O; Brustbein
- **Mammae**: anac. **Caust.**[5] dulc.[5] graph. morg.[136] sars.[5] sulph.[5]
  ☞ O; Mammae
  - **Brustwarzen**: **Graph.** morg.[136] sars.[5] sulph.[5]
    ☞ O; Mammae; Brustwarzen
    - **links**: morg.[136]
      ☞ O; Mammae; Brustwarzen; links
- **nässend,** Achselhöhlen: sep.[1]
- **schorfig,** Achselhöhle: thea[275]

Exanthem, flüchtiges: ail.[58] **Am-c.** ant-t. apis **Bry.** calad. **Calc.** calc-s. camph. caust. **CHEL.** corn. cortiso.[119] cupr. eryth.[102] ferr. hep. **Ip.** lach. lat-h.[301] **LED.** merc. mez. plb. sel. **Sil.**[1] spect.[271] **Staph.** stram. **Sulph.** syph. ter. valer.
☞ Urtikaria

- **abwechselnd** mit Asthma: **Calad.**
  ☞ A; Abwechselnd mit • A; Abwechselnd mit; Hautsymptomen ▥ ATMUNG; C; Asthma, asthmatische Atmung; abwechselnd mit; Hautausschläge • HUSTEN; A; Abwechselnd mit; Hautausschläge
- **Wärme** agg.: stram.
  ☞ M; Wärme; agg.
- **Achselhöhlen**: **Hep. Sulph.**
- **Schwertfortsatz**: cortiso.[119]
- **juckend**: calad. caust. sil.[1] staph.
- **rot**: am-c. calc. **Camph. CHEL.** corn. eryth.[102] lat-h.[301] sel. spect.[271] staph. stram. sulph.
  - **juckender** Hautausschlag über der Lebergegion: **Sel.**
- **weißlich,** bei Typhus: **Apis** valer.

feucht:

- **Achselhöhlen**: brom. carb-an.[5] carb-v. jug-r. nat-m. **Sep.** sulph.
- **juckend,** Mamillen: **Sulph.**

Flecke, große, entzündliche: bry. merc. nat-c. petr. sars.
▥ HAUT; C; Hautausschläge; Flecken, größere, entzündliche

- **Achselhöhlen**: bry. merc. petr.

fleckig papulös: eryth.[142]

Furunkel: aegle.[192] am-c. **Arn.**[5] bell-p.[256] bor. chin. graph.[5] **Hep. KALI-I.** lach. lyc. mag-c. mag-m.[1] merc. nat-s. petr.[1] ph-ac.[5] phos. prot.[136] **PSOR.**[111] sep. sil. **SULPH.** thuj.

- **Achselhöhlen**: aegle.[192] bell-p.[256] **BOR. HEP. Lyc. Merc. Nat-s.** petr.[1] **Ph-ac.**[5] **Phos.** prot.[136] psor.[111] sep. **Sil. Sulph.** thuj.
  - **links**: bor. lyc. **Phos. Sep.**
    ☞ S; Links
  - **rechts**: aegle.[192] thuj.
    ☞ S; Rechts
- **Mammae**: chin. mag-c. phos.
  ☞ O; Mammae
- **blutig,** Achselhöhlen: bell-p.[256]
- **klein,** schmerzhaft, Achselhöhlen: petr.[1] sep.
- **reißend,** Achselhöhlen: petr.[1]
- **wiederkehrend,** Achselhöhlen: lyc.

gelbe, schuppende, juckende Flecken: kali-c.

granuliert: thea[192]

Herpes: **ARS.** aster.[102] calc.[5] carb-an. caust. dol.[122] **Dulc.**[137] dys-co.[136] elaps **Fl-ac.**[5] gaert.[136] **Graph. Hep.** lac-c. lach. lyc. mag-c. mez. nat-m. **PETR.** phos.[5] psor. rhus-t. sep.[5] **Staph.**[5] syc-co.[136] **Syph.** thuj.[58]

- **Achselhöhlen**: calc.[5] **Carb-an.** dol.[85] elaps graph.[58] **Lac-c. Lyc.** mez. **Nat-m. Rhus-t. SEP.**[5]
- **Mammae**: ars. **Caust.** dulc.[137] graph. **Lach.** petr. psor. staph.
  ☞ O; Mammae
  - **stillenden** Frauen, bei: dulc.[137]
    ▥ HAUT; C; Hautausschläge; stillenden Frauen, bei
  - **Brustwarzen**: **CAUST.**
    ☞ O; Mammae; Brustwarzen
- **circinatus,** Brustbein: gaert.[136]
- **Herpes** zoster: aster.[102] dol.[122] **Graph. Lach. Mez. Rhus-t.** staph.[5] thuj.[58]
  - **Achselhöhlen**: dol.[122]

Intertrigo, unter den Mammae: morg.[136] syc-co.[136]

juckend: aegle.[192] amph.[36] aq-des.[275] arund.[102] cann-s. elaps **Graph.** hep. kali-c. lap-laz.[227] led. **Morg.** petr.[58] phos.[1] psor. **Rhus-t.**[36] sanic.[85] staph. stram. tab. urt-u.

- **Achselhöhlen**: elaps **Hep.** phos.[1] **Psor.**
- **Mammae**: kali-c. petr.[58] rhus-t.[36] staph. tab.
  ☞ *O; Mammae*
  ◦ **Hitze,** durch: staph.
  ◦ **Brustwarzen**: petr.[58]
  ☞ *O; Mammae; Brustwarzen*

Knötchen: **Bar-c. Carb-an.** hippoz. hydr. **Merc-c.** nat-c.[1] **Nat-s.**

Krusten, Borken: anac. ars. **Fl-ac.**[5] **Hep.** jug-r. **Mez.** nat-m. **Nat-s.**
- **Achselhöhlen**: anac. jug-r. **NAT-M.**
- **Brustwarzen**: fl-ac.[5]
  ☞ *O; Mammae; Brustwarzen* • *Schorf, Brustwarzen*

mehlig, Mammae: petr.
- **Brustwarzen**: **Petr.**
  ☞ *O; Mammae; Brustwarzen*

miliar: am-c.[5] amph.[36] ant-c.[5] ant-t. bry.[5] **Calad.**[5] **Canth.**[5] cupr.[5] hydrc. lach.[5] **Led.** merc.[5] mez. sep.[5] sil.[5] staph. stram.[5] valer.[5] verat.[5]
- **Mammae**: ant-t. led. staph.
  ☞ *O; Mammae*

papulös wie Gänsehaut: hip-ac.[102]

Pickel, Blütchen: agar. alum. am-c. am-m. amph.[36] **Ant-c.**[1] ant-t. apis aq-des.[275] arg-n.[36] **Ars.** arund. aur.[5] bac.[62] bar-c. bell.[1] berb. bor.[1] bov. bry. calc. cann-s.[36] canth. carc.[187] cath-a.[264] chin. cinnb. **Cist.** cocc. con.[1] cund. dulc. ephe.[267] falco-p.[265] fl-ac. gins. **Graph.**[5] haliae-lc.[222] **Hep.** hip-ac.[149] hura hyper. iod. kali-ar. **Kali-c. Lach.** lat-h.[301] led. mag-m. mez. nat-ar. nat-c. nat-p. ph-ac. phos. pitu-a.[164] plb. por-m.[251] psor.[36] puls. rad-br.[144] **Rhus-t.** sep. squil. staph. stram. stront-c. tab. valer. verat. zinc. zinc-p.[58]
- **Achselhöhlen**: cocc. phos.
- **Mammae**: agar. bell.[1] cann-s.[36] falco-p.[265] graph.[5] hep. psor.[36]
  ☞ *O; Mammae*
  ◦ **Brustwarzen**: agar. cann-s.[36] falco-p.[265] **Graph.**[5]
  ☞ *O; Mammae; Brustwarzen*
- **Akne**: amph.[36] bac.[62] bar-c. carc.[187] cath-a.[264] pitu-a.[164]
  ☞ *Akne* ▤ *HAUT; C; Hautausschläge; Akne*
  ◦ **zusammenfließend**: pitu-a.[164]
- **bluten** leicht: **Cist.**
  ▤ *HAUT; C; Hautausschläge; blutend; Kratzen, nach*
- **eiternd,** Mamillen: cann-s.[36]
- **entzündet**: por-m.[251] sep.
- **erhaben**: valer.
- **flach,** werden: rhus-t.
- **hart**: alum. bov. valer.
  ◦ **Haut,** unter der: alum.
- **juckend**: ant-c.[1] arg-n.[36] bell.[1] cann-s. dulc. gins. iod.[1] mag-m. nat-c. tab.
  ◦ **Mammae**: bell.[1]
  ☞ *O; Mammae*
- **rot**: am-c. ant-t. apis arund. bac.[62] bov. cocc. haliae-lc.[222] iod. **Mez.** ph-ac. plb. stram. zinc.
  ◦ **abends**: ph-ac.
  ☞ *Z; Abends*
  ◦ **flechtenartig,** lichenoid:
  ◦ ◦ **Lichen** ruber, wie: bac.[62]
  ◦ ◦ **Lichen** simplex, wie: ant-t.
- **schmerzhaft**: agar. bov. cist. con.[1] hep. staph.
  ◦ **Berührung,** bei: con.[1]
  ☞ *M; Berührung; agg.*
  ◦ **brennend**: agar. bov. staph.
  ◦ **stichelnd,** Mammae: hep.
- **schmerzlos**: cund.
- **spitz,** mit weißen, halbdurchsichtigen Bläschen darauf: bry.
- **weiß**: bor.[1] valer.
  ◦ **rotem** Hof, mit: bor.[1]
  ▤ *HAUT; C; Hautausschläge; Hof, mit*

Pityriasis: sep.[142]

Pusteln: agar. alum.[5] **Ant-t. Ars.** arund. asar. aur. bar-c. bar-s.[58] **Calc.** cassi-f.[192] chel. chlor. cocc. crot-c. euon. falco-p.[265] fl-ac. graph. **Hep.** hydr. **Hydrc.** kali-bi. kali-s. **Led.**[5] mag-m. merc-c. morg.[136] petr. **Psor. Rhus-t. Sil.** stront-c. viol-t.
- **Achselhöhlen**: crot-c. viol-t.
- **Brustbein**: cassi-f.[192]
  ☞ *O; Brustbein*
- **Mammae**: euon. falco-p.[265] hep.
  ☞ *O; Mammae*

Risse, Achselhöhlen: **Hep.**
▤ *HAUT; C; Risse, tiefe*

Roseola, nach Quecksilbermissbrauch: **Kali-i.**

rot: adam.[222] cassi-f.[192] mag-c.[1] **Merc.** merc-i-f. nat-s.[58] phos.[36] staph. stram. thea[192] ust. valer. vip.
- **Brustbein**: cassi-f.[192]
  ☞ *O; Brustbein*
- **Mammae**: phos.[36] staph.
  ☞ *O; Mammae*
- **Flecken**:
  ☞ *Farbe; rot, gerötet; Flecke*
- **kupferrot**: merc. stram.

Scharlachausschlag: corn.[25]

schmerzhaft: cassi-f.[192] falco-p.[265] hep. lyc. merc. ph-ac.
- **Achselhöhlen**: **Merc.**
- **Brustbein**: cassi-f.[192]
  ☞ *O; Brustbein*
- **Mammae**: falco-p.[265] hep. lyc. ph-ac.
  ☞ *O; Mammae*
  ◦ **Berührung,** bei: falco-p.[265] hep. ph-ac.

Schorf, Brustwarzen: **Lyc.**[5]
☞ *Krusten, Borken; Brustwarzen*

schuppend, kleieartig, zwischen den Mammae: aster.

schuppig:
- **Achselhöhlen**: jug-r.
- **Mammae**: lyc. petr.[5]
  ☞ *O; Mammae*
  ◦ **Brustwarzen**: **Lyc.**
  ☞ *O; Mammae; Brustwarzen*

stichelnd, Mammae: hep.

trocken: **Carb-v.** hep. **Petr. PSOR. Sep. Sulph.**

- **Achselhöhlen**: **Hep.**

Tuberkel: am-c. caust. mang. nicc. nit-ac. phos.

- **Achselhöhlen**: nit-ac. phos.

Urtikaria: **Calad.** hydrc. sars. sulph. tub.[85] urt-u.

☞ *Exanthem, flüchtiges*

HEPATISATION der Lungen: **Ant-t.**[5] bac.[62] **Brom.** bry.[58] **Cact.** calc.[58] calc-s. **Camph. Chel.** ferr. **Hep.**[5] **Iod. Kali-c. Kali-chl. Kali-i.** kali-p. **Lach. Lob. Lyc.** merc. **Myrt-c. Nit-ac.**[5] **Nux-v.** op. **PHOS. Sang.**[25] **Seneg.**[5] **Spong.**[5] **SULPH. Ter. Tub.**

☞ *Entzündung, Lungen; Hepatisation*

links: **Lach. Lyc. Myrt-c.** phos. **Sulph.**

☞ *S; Links*

rechts: chel. **Kali-c. KALI-I. Phos.**

☞ *S; Rechts*

- **rechts,** Oberlappen: **Chel.**

☞ *O; Oberer Teil der Brust*

Liegen:

- **agg.**:

☞ *M; Liegen; agg.*

◦ **Rücken,** auf dem: **Phos.**

☞ *M; Liegen; agg.; Rücken, auf dem*

◦ **Seite,** auf der:

◦ ◦ **linker** Seite, auf: **PHOS.**

☞ *M; Liegen; agg.; Seite, auf der; linker Seite, auf*

◦ ◦ **rechter** Seite, auf: kali-c. **Merc.**

☞ *M; Liegen; agg.; Seite, auf der; rechter Seite, auf*

- **amel.,** Seite, auf der: **PHOS.**

☞ *M; Liegen; amel.; Seite, auf der*

rot oder grau: sang.[25]

HERABHÄNGENDE Brustwarzen, Mamillae: cast-eq.[137]

HERVORSTEHENDE Rippen: **Spig.**[5]

HERZGERÄUSCHE:

▤ *HERZ KREISLAUF; C; Geräusche; Herzgeräusche*

HITZE: acet-ac.[102] **ACON.** aesc. ail.[25] all-c. aloe[4] alum. alum-p.[58] alum-sil.[58] am-c. am-m.[5] anac. ant-c. **Ant-t.**[37] **Apis Apisin.**[5] aral.[102] arg.[5] arg-n. arge-p.[264] **Arn.**[5] **Ars.**[5] ars-h. ars-i.[58] arum-i.[36] arund. asaf. aster. atro.[25] aur. aur-ar.[58] aur-m-n. aur-s.[58] bamb-a.[1184] bar-m. **BELL.** bell-p.[256] benz-ac.[137] bism. bond.[36] bor. both-a.[3070] bov.[10] brom.[5] **BRY.**[5] buth-aust.[144] cact.[58] **Calc.**[1] calc-ar.[58] **Calc-p.**[36] calc-s.[58] cann-s.[5] canth.[5] carb-an.[1] carb-v.[5] carbn-s. cast.[36] caust. cham.[5] chel.[36] chin. chlol. chlor.[36] **Cic.**[1] cinnb.[36] cist.[102] clem. coc-c. cocain.[111] cocc.[5] cop. corv-c.[258] croc. croto-t. cupr. dig. dros. **Elaps**[102] eup-per.[36] euph.[85] falco-p.[265] **Ferr.** ferr-ar. ferr-i. ferr-p. gink.[227] glon. grat. hell.[1] helo.[102] **Hep.** hura hyos. hyper. iod.[137] **Kali-c.**[5] kali-chl.[58] kali-m.[137] kali-n.[137] kreos.[137] **Lach.** lachn.[85] lact. lat-m.[119] laur.[137] **Lil-t.** lith-c.[102] lob-s.[85] **Lyc.**[5] lycps.[25] lyss. m-arct.[5] m-aust.[5] mag-m.[102] manc. mang.[5] **Med.**[56] meny. merc.[137] merl. mez.[102] mill. myris.[102] naja[85] nat-m. nit-ac. nux-m. **NUX-V.**[5] ol-an.[85] ol-j.[25] **Op.** osm. paeon. petr. **PHOS.**[58] phyt.[58] plan.[25] plat.[5] plb. plut-n.[222] polyg.[137] prim-v.[102] psil.[164] **Psor.**[137] **Puls.**[1] ran-s. raph. rat. rhod. **Rhus-t.** rumx. ruta sabad. samb. **Sang.**[137] sanguin-n.[85] **Sars.**[5] sel. **Seneg. Sep.**[122] sil.[1] spig.[5] **Spong. Stann.**[1] sul-i.[58] **SULPH.** tarent.[137] tax.[303] tep. thuj. **Tub.**[137] ust. verat.[5] verat-v.[111] vip.[85] wye.[102] yohim.[85] zinc.[102]

☞ *Wärme, Empfindung von •Schmerz; brennender Schmerz*

abwechselnd mit Schmerz an der Innenseite des Oberschenkels: coc-c.

☞ *A; Abwechselnd mit*

links: lycps.[25] med. ol-j.[25]

☞ *S; Links*

- **Gehen** in der Sonne, beim, rechts kalt: **Med.**

- **erstreckt** sich zum Rücken: ol-j.[25]

rechts: lycps.[25]

☞ *S; Rechts*

morgens beim Erwachen: apis bamb-a.[1184] nat-m. sulph.

nachmittags:

☞ *Z; Nachmittags; agg.*

- **13** Uhr:

◦ **15** Uhr, bis: plan.

◦ **Steigen** auf eine Anhöhe, beim: clem.

☞ *M; Steigen agg.*

- **14** Uhr: hura

- **14.30 Uhr**: laur.

- **Gehen,** beim: thuj.

☞ *M; Gehen; agg.; beim*

- **Mittagsschlaf,** nach: clem.

☞ *M; Schlaf; agg.; nach; Mittagsschlaf*

abends: arge-p.[264] mang. puls.[1]

☞ *Z; Abends*

nachts: ant-c. arg-n. carb-an.[1] sars.[1]

☞ *Z; Nachts*

Aufrichten vom Bücken, beim: rhus-t.

Auswurf:

- **amel.**: cham.

☞ *M; Auswurf; amel.*

- **blutigem,** mit: psor.[137]

Beklemmung, mit: lachn.[25]

Bett, im: sars.

Bewegung, bei: **Spong.**

☞ *M; Bewegung; agg.*

Blutandrang zur Brust, bei: plan.[25]

Eile, Hast, bei: tax.[303]

▤ *GEMÜT; M; Eile, Hast, Beschwerden durch*

Einatmen, beim: laur.[137]

☞ *M; Atmen; agg.; während;*

Essen, nach dem: clem. sel.

☞ *M; Essen; agg.; nach*

Fieberhitze, während: am-m.[5]

☞ *M; Fieber; während; Froststadium im Fieber*

Froststadium im Fieber, während: sars.[5] sil.[1]
☞ *M; Fieber; während; Froststadium im Fieber*

Gehen, beim: med. naja rhus-t. stann.[1]

- **Freien,** im:
☞ *M; Gehen; agg.; beim; Freien, im*

◦ **während**: rhus-t.

◦ **nach**: stann.[1]

- **Sonne,** in der: med.

Händen, mit eiskalten: thuj.[137]

Husten agg.: iod.[137] phos.[137] seneg.[137] spong.[137] thuj.[137]

Magen, mit Kälte im: polyg.[137]

Nasenbluten, mit: thuj.[137]

Rauchen agg.: cic.[1] spong.
☞ *M; Rauchen agg.*

Schlaf, im: arg-n.
☞ *M; Schlaf; agg.; während*

Schweiß, mit: lachn.[25]

Sprechen agg.: phos.
☞ *M; Sprechen agg.*

- **aufgeregtes**: phos.
☞ *M; Gemütsbewegungen, durch ▥ GEMÜT; M; Erregung; Beschwerden durch; Allgemeinsymptome*

Urindrang nicht nachgegeben wird, wenn dem: lil-t.

erstreckt sich aufwärts: caust. phos.[5] plat.[5] **Sulph.** thuj.

Achselhöhlen: aur.

Bronchien: chel.[36] chlor.[36] **Eup-per.**[36] phyt.[36]
☞ *O; Bronchien*

Brustbein: ant-t.[37] arum-i.[36] bell.[8] bell-p.[256] bond.[36] cast.[36] cinnb.[36] kali-n.[36] lach.[5] phos.[36] sang.[72] sanguin-n.[85]
☞ *O; Brustbein*

- **erstreckt** sich:

◦ **Nacken,** Hals, zum: bell-p.[256]

◦ **Rücken,** zum: bell-p.[256]

- **hinter** dem: ant-t.[37] arum-i.[36] bond.[36] cast.[36] cinnb.[36] kali-n.[36] lach.[5] phos.[36] sang.[72] sanguin-n.[85]

Haut, äußerlich: apisin.[5] bamb-a.[1184] **Bism.**[5] cham.[5] cic.[5] dig. mang.[5] phos. puls.[5] **Sars.**[5] thuj.
☞ *O; Haut, äußerlich*

- **unter** der Haut: bamb-a.[1184]

Lungen: corv-c.[258]
☞ *O; Lungen*

Mammae: calc.[1] calc-p.[36] cann-s.[5] med.[56] phos.[137] phyt.[58] plut-n.[222] sulph.[36]
☞ *O; Mammae ▥ FIEBER, HITZE; C; Stillfieber (stillende Frauen)*

- **rechts**: calc.[1]
☞ *O; Mammae; rechts*

- **Erysipel,** während: **Sulph.**[36]

- **Brustwarzen**: phos.[137] plut-n.[222]
☞ *O; Mammae; Brustwarzen*

oberer Teil der Brust: nit-ac.[1]
☞ *O; Oberer Teil der Brust*

unterer Teil der Brust: calc-p.[54] hell.[1]
☞ *O; Unterer Teil der Brust*

brennende Hitze: apis paeon. puls.[1] raph. **Sulph.**

Eisen, wie ein heißes, mit Gewicht auf der Brust: naja[85]

glühende: bell. lach. **Spong.**

heiße Speisen geschluckt, als hätte er, Brustmitte: euph.[85]

Jucken, mit: cic.[1]

Nadeln, wie durch glühend heiße: ol-an.[85]

strömend und wallend, zum Kopf aufsteigend: lachn.[85]

wallend: acon. aloe[4] alum. am-m.[5] arg-n. bamb-a.[1184] bism. buth-aust.[144] cact.[58] calc-s.[58] clem. **Coc-c. Cupr. Ferr.** gink.[227] **Glon.** kali-chl.[58] kali-n.[137] lact. **Lil-t.** lyss. merc.[58] mill. nit-ac. nux-v.[5] ol-an. **Phos.** plb. psil.[164] rhod. **SENEG. Sep.**[122] **Spong. SULPH. Thuj.** yohim.[85]
☞ *Blutandrang zur Brust, Kongestion •Blutandrang zur Brust, Kongestion; Klimakterium, im •Blutwallungen; allgemeine Arzneien*

- **Fieberhitze,** während: am-m.[5] **Nux-v.**[5]
☞ *M; Fieber; während; Froststadium im Fieber*

- **Klimakterium,** im:
☞ *Blutandrang zur Brust, Kongestion; Klimakterium, im*

- **erstreckt** sich:

◦ **aufwärts**: phos.[58]

◦ **Gesicht,** in das: bamb-a.[1184] **SULPH.**

◦ **Kopf,** zum: acon. gink.[227] glon. **Lil-t.** lyss. mill. **Phos.** sep.[122] sulph.

Wasser, wie durch heißes: acon. hep. kreos.[137] merc.[137] sang.[137]

- **Lungen** gegossen wird, das in die: acon. **Hep.**

HOCHGEZOGEN, Empfindung, als würden die Mammae: ol-an.[171]
▥ *ALLGEMEINES; C; Gezogen, Empfindung wie; aufwärts*

HOHL:
☞ *Leere, Empfindung von*

HÜHNERBRUST:
☞ *Vorstehen; Brustbein*

HUNGER, Empfindung von, in der Brust: spig.[5]
☞ *Fasten, Nüchternheit, Empfindung von, in der Brust*

HYPERÄMIE:
☞ *Blutandrang zur Brust, Kongestion*

HYPERTROPHIE:
☞ *Schwellung; allgemeine Arzneien •Vergrößert, Hypertrophie; allgemeine Arzneien ▥ HERZ KREISLAUF; C; Erweiterung, Dilatation; allgemeine Arzneien*

Lymphdrüsen:

- **Achselhöhle**: phyt.[25] tanac.[25]
▥ *ALLGEMEINES; C; Hypertrophie*

◦ **links**: tanac.[25]
☞ *S; Links ▥ ALLGEMEINES; C; Hypertrophie*

- **mediastinal**: bcg[149]
▥ *ALLGEMEINES; C; Hypertrophie*

HYPERTROPHIE (Forts.)

Mammae: bac.[62] **Calc.** chim.[102] chlorpr.[149] **Con.** cortico.[149] hydrog.[222] iod.[34] nat-m.[30] nit-ac.[34] nux-v.[30] **Phyt.** plut-n.[269] sang.[8] sil.[137] sulph.[137] thiop.[149]

☞ *O; Mammae ▤ ALLGEMEINES; C; Hypertrophie*

- **rechts**: plut-n.[269]
- **Klimakterium,** im: sang.[8] sil.[137] sulph.[137]
- **Männern,** bei, Gynäkomastie: chlorpr.[149] cortico.[149] thiop.[149]
- **Pubertät,** bei zu frühem Einsetzen der: bac.[62]

Empfindung von Hypertrophie:

- **Mammae**: sep.[85]

☞ *O; Mammae*

schmerzhaft, Mammae, im Klimakterium: sang.[102]

JUCKEN: agar.[1] agn. **Alum.**[1] alum-p.[58] alumn. am-m.[1] **Ambr.**[5] anac. anag. androc.[222] ang.[1] **ANT-C.**[1] ant-t.[36] apisin.[5] arg-n.[36] arge-p.[264] arn.[5] ars. ars-i. arund.[102] asar.[1] aster. aur.[5] bamb-a.[1184] bar-c. bar-s.[58] bell.[5] berb. bomb-chr.[36] bor. **Bov.** brom. bufo[111] cact. **Calc.** calc-p. calc-s.[58] cann-s.[36] **CANTH.**[5] caps. carb-an.[5] carb-v.[5] carbn-s. carn-g.[264] cast.[102] cast-eq. caust. chel.[36] chin. cic.[1] clem. coc-c.[102] cocc.[5] con. cop. corn. corv-c.[258] croto-t.[102] cycl.[36] dig. dios. dulc.[8] elaps fago.[36] falco-p.[265] ferr-ma.[36] fl-ac.[36] form.[25] graph.[5] grat. ham. hep.[137] hipp. hura **IOD.**[5] ip.[102] irid.[222] itu[36] jug-r. kali-ar. kali-bi. kali-br. kali-c.[36] kali-n. kali-p. kali-s. lat-h.[301] laur. **Led.**[5] lepi.[36] lith-c. **Lyc.** m-arct.[5] m-aust.[5] mag-c. mag-m. maia-l.[204] manc. mang.[5] mant-r.[262] meny.[5] merc-i-f. **Mez.** nat-c. nat-f.[119] nat-m.[1] nat-n. nat-s.[36] nicc. nit-ac.[5] nux-v.[5] onos. op. orig.[85] orig-v.[25] ozone[227] petr. ph-ac.[1] phel. **Phos.**[1] phyt. plb. prot.[136] psor.[137] puls.[1] ran-s.[5] rhus-t.[1] rhus-v. sabad.[5] sabin.[137] sang.[8] sars. scol.[1142] sep.[1] sil.[5] spig.[5] spong.[1] squil.[1] stann.[5] staph.[1] stram.[5] stront-c. sul-i.[58] **SULPH.** tarent. tax.[303] thuj. **Til.** **Urt-u.** valer.[5] **Verat.**[5] viol-o.[5] viol-t.[5] zinc.

☞ *Ameisenlaufen, Krabbeln, Sticheln usw. •Kribbeln, Prickeln, Sticheln, Empfindung von*

morgens: brom. rhus-t.

☞ *Z; Morgens*

- **Bett,** im: rhus-t.

☞ *Z; Morgens; Bett, im*

nachmittags: nicc.

☞ *Z; Nachmittags; agg.*

abends: am-m.[1] cact. carn-g.[264] chin. fl-ac. mez. puls. rhus-v. stront-c. **Sulph.**

☞ *Z; Abends*

- **Bettwärme** agg.: puls. rhus-v.

☞ *M; Wärme; agg.; Bettwärme*

- **Gehen,** beim: fl-ac.

☞ *M; Gehen; agg.; beim*

nachts: ant-c.[1] lith-c.

☞ *Z; Nachts*

Freien, im: nat-m.[1]

☞ *M; Luft; agg.; frische, im Freien*

Husten, während: ambr.[5]

☞ *M; Husten; agg.; während*

Kratzen:

- **agg.**: con.
- **amel.**: alum.[1] lat-h.[301] nicc. phos.[1]
- **kehrt** wieder nach: berb. bov. chin. grat. mez. squil.[1]

Warmwerden, beim: bov. cocc.

erstreckt sich in die Choanen: coc-c.[102] con.[102] iod.[102] **Ip.**[102] puls.[102]

Achselhöhlen: agn. **Anac.** androc.[222] arg-n. asar.[1] aster. berb. calc-p. **Carb-an.**[5] **Carb-v.** **Carbn-s.** caust. cocc. con. cop. cycl.[36] dig. elaps falco-p.[265] form. graph.[5] grat. ham. **Hep.** hura jug-r. kali-bi.[111] kali-c. kali-n. mag-c. maia-l.[204] nat-f.[119] nat-m. **Nit-ac.** ozone[227] **Phos.** prot.[136] sang. **Sep.**[5] spig. spong.[1] squil.[1] stann. **Staph.**[5] **SULPH.** valer.[5] viol-o.[5] viol-t.

- **links**: maia-l.[204] nat-f.[119]

☞ *S; Links*

- **morgens**: form.

☞ *Z; Morgens*

- **erhitzt,** wenn sich der Körper: arg-n. **Hep.**

▤ *ALLGEMEINES; M; Erhitzung, Warmwerden; agg.*

- **Menses,** vor: sang.

☞ *M; Menses; vor*

- **Schweiß** agg.: jug-r.
- **Sitzen,** beim: spong.[1]
- **unter** den: asar.[1] cycl.[36]

Brustbein: alum.[1] puls.[1] sep.[1] staph.[1]

☞ *O; Brustbein*

- **Rippenknorpeln,** zwischen den: staph.[1]

innerlich: ambr.[5] bufo[111] carb-v.[5] lyc.[58] meny.[5] phos.[5] spig.[5]

☞ *O; Innerlich ▤ ALLGEMEINES; C; Jucken, Kitzeln, Empfindung von; innerlich*

Lymphdrüsen, Achselhöhle: cocc.[5]

☞ *O; Lymphdrüsen, Achselhöhle ▤ ALLGEMEINES; C; Jucken, Kitzeln, Empfindung von; Drüsen*

Mammae: agar. **Alum.**[5] alum-p.[58] anac. anag. ang. ant-c. ant-t.[36] arg-n.[36] arge-p.[264] arn. ars.[102] arund.[102] bar-c. bar-s.[58] berb. bov. calc. calc-s.[58] cann-s.[36] canth. carb-v. carbn-s. cast.[102] cast-eq. **Caust.** chel.[36] **CON.**[5] corv-c.[258] croto-t.[102] **Dulc.**[8] fago.[36] ferr-ma.[36] fl-ac.[36] form.[25] graph. hep.[137] hipp. irid.[222] itu[36] jug-r. **Kali-c.**[36] led. lepi.[36] lyc.[102] m-arct.[5] m-aust.[5] mang.[5] mant-r.[262] mez. nat-m. nat-s.[36] nicc. nux-v.[5] onos. orig.[85] orig-v.[25] ozone[227] petr. ph-ac. phel. **Phos.** plb. psor.[137] puls.[1] ran-s.[5] rhus-t.[36] sabad.[5] sabin.[102] sars. scol.[1142] sep.[36] sil.[102] spong. squil. stann. staph. sulph. tarent. zinc.

☞ *O; Mammae*

- **Brustwarzen**: agar. anag. ant-t.[36] arg-n.[36] **Ars.**[102] arund.[102] cann-s.[36] cast.[102] chel.[36] **Con.**[5] **Croto-t.**[102] fago.[36] ferr-ma.[36] fl-ac.[36] form.[25] **Graph.** hep.[137] itu[36] kali-c.[36] lepi.[36] lyc.[102] m-arct.[5] m-aust.[5] mang.[5] mant-r.[262] nat-s.[36] onos. orig.[85] **Petr.** psor.[137] puls.[1] rhus-t.[36] sabad.[5] sabin.[102] sars. scol.[1142] **Sep.**[36] sil.[102] stann. **Sulph.** tarent. zinc.

☞ *O; Mammae; Brustwarzen*

◦ **links**: arg-n.[36] nat-s.[36] rhus-t.[36] sep.[36]
☞ *O; Mammae; Brustwarzen; links*

◦ ◦ **Hinlegen,** nach: rhus-t.[36]
☞ *M; Liegen; agg.; Hinlegen, nach dem*

◦ **rechts**: ant-t.[36] chel.[36] fago.[36] fl-ac.[36] form.[25]
☞ *S; Rechts*

◦ ◦ **abends**: fl-ac.[36]
☞ *Z; Abends*

◦ ◦ **Kratzen** amel.: chel.[36]

◦ **morgens**: itu[36]
☞ *Z; Morgens*

◦ **Brustwarze,** um die: psor.[137]

◦ **Kratzen** amel.: ferr-ma.[36]

◦ **Menses,** während: hep.[137]
☞ *M; Menses; während*

◦ **stellenweise**: kali-c.[36]

- **zwischen** den: irid.[222] ozone[227] ph-ac. puls.[1]

Schlüsselbeinregion: grat. nicc.

- **Kratzen** amel.: grat.

Seiten, Rippen: alum.[5] arn.[5] canth.[5] cic.[5] nit-ac.[5] ph-ac.[1] spong.[5] squil.[5]
☞ *O; Seiten*

beißendes Jucken: **Laur.** nicc. spong.

- **Kälte** agg.: nicc.

Brennen, dann: agar.[1] calc-s.[58]

Flöhe, wie durch: alum. cact. led. nat-c.

fressend, ätzendes, Seiten, Rippen: ph-ac.[1]

Kribbeln, und: con.

lustvolles, Brustwarzen: sabin.[137]

stechendes: caps. con.[1] staph.

stellenweise: aster. nit-ac.

KÄLTE: abies-c.[102] acon.[137] aesc. agar. alum.[5] am-br. am-c. **Am-m.**[102] ambr. **Apis** apisin.[5] arn. **ARS.** ars-s-f.[58] bamb-a.[1184] berb. bor. bov.[5] brom. **Bry.**[5] bufo cact. **Calc.**[5] **Camph.** caps. **Carb-an.** carb-v.[5] carbn-s. caust. cench.[58] chel.[809] chin.[102] chin-s. choc.[222] cic. cimic. cist. cocc. coff.[5] con.[5] cor-r. corn.[102] corn-a.[77] culx. cupr-acet. dig.[5] **Elaps** falco-p.[265] ferr-ma. glon. graph. guai.[5] helo.[85] hydr. ign. kali-bi. **Kali-c.**[5] kali-chl.[58] kali-n. **Lach.**[5] lact. **Lil-t.** lith-c. lyc. lyss. m-aust.[85] med. merc. merc-c.[5] merl. mill. nat-c.[102] nat-m.[5] nat-p. nux-m.[5] nux-v.[5] **Olnd. Par.**[5] petr. **Ph-ac.** phos. pic-ac.[111] plut-n.[222] pyrog. **Ran-b.** raph. rhus-t. ruta sabad. sap-sod.[45] sec.[5] sep. sol-o.[85] **Spig.**[5] spong.[5] sul-ac. sul-i.[137] **SULPH.** tep. thuj.[122] verat. **Zinc.**[5]
☞ *Frösteln, Empfindung von*

rechts: med. **Sulph.**
☞ *S; Rechts*

abends, 22 Uhr: cench.[58]

Atmen, beim: arn. **Brom.** camph. chin. **Cist.** m-aust.[85] **Rhus-t.** sulph.

Auswurf, nach: **Zinc.**
☞ *M; Auswurf; nach*

Bettwärme amel.: nat-c.
☞ *M; Bett, im, amel. • M; Wärme; amel.*

Einatmen kalter Luft agg.: **Cor-r.** lith-c. **RAN-B.**
☞ *M; Einatmen kalter Luft, beim • M; Kälte; Aufenthalt in, durch • M; Luft; agg.; kalte*

einhüllen, muss die Brust: bor. nux-v. **Ph-ac.**

Froststadium im Fieber, während: **Caps.**
☞ *M; Fieber; während; Froststadium im Fieber*

Gehen im Freien, beim: **RAN-B.**
☞ *M; Gehen; agg.; beim;*

Husten, beim: med.[137]

Schmerz sitzt, an der Stelle, wo der: **Cact.**

Trinken, nach: **Elaps** sol-o.[85]

Wind:

- **Brust,** auf der, durch: chin-s. **Ph-ac.** phos.

- **wie** durch: corn-a.[77]

erstreckt sich zum Kopf: **Glon.** lyss. mill. sulph.

Achseln: agar. lact.

Brustbein: apis **Camph.** cupr-acet. **RAN-B.**
☞ *O; Brustbein*

Haut, äußerlich: **Calc.**[5] **Dig.**[5] **Merc-c.**[5] nat-m.[5] par.[5] **RAN-B.** spong.[5]
☞ *O; Haut, äußerlich*

innerlich: am-br. **ARS.** choc.[222] elaps helo.[85] plut-n.[222] **Sulph.** zinc.[5]
☞ *O; Innerlich*

- **Husten,** mit: zinc.[5]

Mammae: chin.[102] chin-s. cimic. **Cocc.** con.[5] **Dig.**[5] guai.[5] **Med.** nat-c.[102] nux-v.[5] rhus-t.
☞ *O; Mammae • Frösteln, Empfindung von; Mammae, Schaudern in den*

- **links**: nat-c.[102]
☞ *O; Mammae; links*

- **Region** der: chin-s.

Mitte der Brust: raph.
☞ *O; Mitte der Brust*

Seiten, Rippen: berb. ferr-ma. merc. nat-c.[102] nat-m. olnd. sulph.
☞ *O; Seiten*

- **links**: ferr-ma. nat-c.[102] nat-m.
☞ *O; Seiten; links*

◦ **Husten,** mit: nat-c.[102]

- **rechts**: berb. merc. sulph.
☞ *S; Rechts • O; Seiten; links*

Wasser, als ob kaltes W. vom Schlüsselbein hinabläuft zu den Zehen: **Caust.**
☞ *O; Schlüsselbeine, unterhalb der*

Eis, wie voller: corn-a.[77] elaps sulph.

- **Eiswasser** durch eine zylindrische Röhre steigt und fällt, als ob: elaps

- **Klumpen,** rechte Rippen: sulph.
☞ *O; Seiten; links*

eisige Kälte:

- **Schreck,** Furcht, durch: verat.[54]
☞ *M; Schreck, Furcht, nach ▮ GEMÜT; M; Schreck oder Furcht, Beschwerden durch*

- **Mammae**:
☞ *O; Mammae*

◦ **Menses,** vor: med.[102]
☞ *O; Mammae; Menses; vor*

◦ **Brustwarzen**: med.
☞ *O; Mammae; Brustwarzen*

Wasser beim Trinken die Brust hinabläuft, Empfindung, als ob kaltes: verat.

KÄLTESCHAUER: acon.[5] carb-an.[5] chin.[5] cina[5] cocc.[5] **Dig.**[5] guai.[5] hep.[5] kali-n.[5] **MENY.**[5] **NUX-V.**[5] ozone[227] **Plat.**[5] ruta[5] spig.[5] staph.[5]
☞ *Frösteln, Empfindung von •Schaudern, Empfindung von*

Mammae:
☞ *O; Mammae •Frösteln, Empfindung von; Mammae, Schaudern in den*

KAPPILARNETZ: carb-v.
☞ *Petechien ▥ HERZ KREISLAUF; C; Krampfadern, Varizen; netzartig in der Haut •HAUT; C; Netzförmige Venenzeichnung, Adernetz*

KARIES, Nekrose: ars-s-f.[8] **Con.** iodof.[38] sil.

Brustbein: ars-s-f.[8] con.
☞ *O; Brustbein*

Schlüsselbeine: iodof.[38] sil.

KATARRH, Lungen: **Acon.** agar.[58] alco.[36] alth.[1125] alum.[1] alumn.[58] am-c.[58] am-m.[58] **Ammc.** anet-g.[1125] ant-ar.[85] **Ant-c.** ant-s.[102] **ANT-T.** ap-g.[1125] **Apis Arn. ARS.** ars-i. ars-s-f.[58] asc-i.[25] aur.[1] **Aur-m.** bac.[62] bals-p.[25] **BAR-C.** bar-i.[58] **BAR-M.** bar-s.[58] benz-ac. bos-c.[1125] brom.[58] **BRY. CACT. CALC.** calc-i.[58] **Calc-s.** calc-sil.[58] cann-s.[58] canth. caps.[1125] carb-ac.[25] carb-v. carbn-s. **Caust.** chel.[36] chin. chlor.[36] choc.[222] cist.[58] **Coc-c.** conch.[36] cop. crot-h.[36] **Dros. DULC.** dys-co.[136] erio.[36] **Eucal.**[1125] falco-p.[265] ferr. ferr-ar. ferr-i. **Ferr-p.** gaert.[136] **Glech.**[1125] **Guai. HEP.** hepat.[25] **Hippoz. Hydr.** hydr-ac.[268] **Hyos.**[5] hyper.[36] ilx-a.[25] **Iod. Kali-ar. KALI-BI.** kali-br.[25] **Kali-c. KALI-CHL.** kali-hp.[25] kali-i.[58] kali-p. **KALI-S. Kali-sil.**[58] knau.[33] **Kreos.** lac-d. **Lach. Lact. LYC.** marr.[1125] **MERC.** merl.[1125] mill.[1125] mit.[25] myos.[25] narc-ps.[77] **Nat-m. Nat-s. NUX-V.** oena.[1125] ol-j.[25] **Petr.**[36] ph-ac.[58] phel. **PHOS.**[36] phys.[25] phyt.[25] pimp.[1125] plect.[36] plut-n.[222] podo.[85] **Polyg-a.**[1125] **Psor.** ptel.[25] **PULS. Rhus-t.** rubu-f.[1125] **Rumx. Samb. SANG.** sant.[25] sel.[58] **Senec. SENEG.**[1125] sep.[58] **SIL.** silphu.[25] sin-n. **Spong.** squil.[58] **STANN.**[1] stict.[25] sul-ac.[1] sul-i.[58] **SULPH.** symph.[1125] tarax.[1] **Ter.** teucr-s.[1125] thuj.[58] **Tub. Verb.**[5] vero-o.[1125]
☞ *Entzündung ▥ FIEBER, HITZE; C; Katarrhalisches Fieber •ALLGEMEINES; C; Katarrh*

abwechselnd mit Diarrhoe: ammc.[10] kali-bi.[58] seneg.
☞ *A; Abwechselnd mit •Entzündung; Bronchien, Bronchitis; abwechselnd mit;*

morgens: aur.[1] sul-ac.[1]
☞ *Z; Morgens*

Winter, im: kali-bi.[58]

alten Menschen, bei: **Ammc. Ant-t.** bals-p.[25] **BAR-C. Chin.** hydr.[58] **Nat-s.** phel. **SENEG. Tub.**
☞ *M; Alten Menschen, bei ▥ HUSTEN; M; Alten Menschen, bei*

Fieber, mit hektischem: ptel.[25]

Koma, mit: **Ant-t.**[54]

Sprechen agg.: phys.[25]
☞ *M; Sprechen agg.*

Zahnung, während der: podo.[85]

Bronchien: alco.[36] chel.[36] chlor.[36] conch.[36] crot-h.[36] erio.[36] hyper.[36] knau.[33] petr.[36] **Phos.**[36] plect.[36]
☞ *O; Bronchien*

- **morgens** amel.: crot-h.[36]
▥ *ALLGEMEINES; Z; Morgens, 5 Uhr - 9 Uhr; amel.*

- **abends**: crot-h.[36]
☞ *Z; Abends*

- **nachts**: crot-h.[36] plect.[36]
☞ *Z; Nachts*

- **Nebel,** durch nächtlichen: hyper.[36]
▥ *ALLGEMEINES; M; Wetter; Nebel agg.*

chronisch: bals-p.[25] phys.[25] **Seneg.**[1125] stann.[1] symph.[1125] tarax.[1]
▥ *ALLGEMEINES; C; Katarrh; chronisch*

KAVERNEN: teucr-s.[110]

KELOIDE:
☞ *Narben*

KEUCHEN:
▥ *ATMUNG; C; Giemend*

KITZELN, Empfindung von: **Am-c.**[1102] ang.[36] bar-c.[5] bry.[100] bufo[111] **Calc.** cham.[1] chin.[5] chin-s.[38] cist.[58] coc-c. **Con.**[5] eupi.[85] germ.[222] graph.[1] **Hydrog.**[222] ign. **Iod.**[5] irid.[222] kali-bi.[111] kali-c.[5] **Lach.** laur.[36] lyc.[58] merc. mez. mur-ac. myrt-c.[25] nux-m.[5] oxyg.[85] **Ph-ac. Phos.** puls. **Rhus-t. RUMX.** sabin.[5] sep.[5] **Stann.**[5] still.[36] sul-ac. sulph.[36] verat. verb. vinc.[4] visc.[102] zinc.
☞ *Ameisenlaufen, Krabbeln, Sticheln usw. •Kribbeln, Prickeln, Sticheln, Empfindung von*

links: chin.[5] chin-s.[36]
☞ *S; Links*

rechts: kali-c.[5]
☞ *S; Rechts*

Bett, beim Gehen ins, morgens beim Aufstehen agg.: still.[36]
☞ *M; Aufrichten; agg.*

Husten, bei: **Iod.**[5]

Brustbein, hinter dem: am-c.[1102] ang.[36] bry.[100] **Cham.**[1] chin-s.[38] germ.[222] oxyg.[85]
▥ *HUSTEN; M; Kitzeln, durch; Brustbein, hinter dem*

Mammae: sabin.[5] sep.[5]
☞ *O; Mammae*

Feder, wie von einer: laur.[36]

KLEIN:

Empfindung wie zu klein, Brust: abies-c.[36] both-a.[3070] cact.[54] eup-per.[137] iber.[144] ign. lach.[85]
☞ *Eng; Empfindung wie zu ▥ ALLGEMEINES; C; Kleiner, Empfindung wie geschrumpft*

- **Lunge,** rechts, und Leber: abies-c.[36]
☞ *O; Lungen*

- **Herz** nicht genügend Raum zum Schlagen, als hätte das: both-a.[3070] **CACT.**[54] eup-per.[137] iber.[144] lach.[85]

Mammae, unentwickelt: cham.[5] iod.[137] lyc.[137] nux-m.[5] onos.[137] sabal.[162] sil.[137] syph.[137]
☞ *O; Mammae*

- **eine** kleiner als die andere: **SABAL.**[162]

KLOPFEN:
☞ *Schläge, Stöße, Empfindung wie •Zucken, Rukken*

KLOPFEN, Pochen, ein feines:

Empfindung von, Haut, äußerlich: **Rheum**[5]

KLUMPEN, Empfindung von einem: abies-n.[137] agar.[5] alum.[5] **Am-m.**[5] ambr. anac.[5] **Ars.**[5] asaf.[5] aur.[111] bamb-a.[1184] bell.[85] calc.[5] cast.[111] chin.[85] choc.[222] cic. cot.[36] cupr.[5] echi.[122] falco-p.[265] gels.[111] germ.[222] hydr-ac.[111] irid.[222] **Kali-m.**[137] kola[1184] lac-c.[54] lec. led.[137] lil-t.[137] lyc.[137] nat-c.[5] nat-p.[111] nux-m.[5] **PHOS.**[137] **Puls.** **Ran-s.**[111] raph. rhus-t.[5] sil.[111] spig.[5] stict.[111] stroph-s.[119] **Sulph.** tarax.[5] thlaspi[111] tung.[209] zinc.[5]
☞ *Knoten • Kugel, Empfindung wie von einer • Pflock, Empfindung wie von einem ▒ ALLGEMEINES; C; Klumpen, Empfindung von einem*

Erwachen, beim: germ.[222]
☞ *M; Erwachen, beim*

Brustbein:
☞ *O; Brustbein*

- **hinter** dem: aur.[111] bell.[5] chin.[5] choc.[222] cot.[36] echi.[122] gels.[111] kola[1184] lec. led.[137] lyc.[137] **Phos.**[137] puls.[5] ran-s.[111] sil.[111] thlaspi[111]
☞ *Fremdkörper, Empfindung wie von einem; Brustbein, hinter dem*
  ◦ **Speise** festsitzt, als ob: led.[137] lyc.[137]
- **links** vom, schiebt dort alles fort: bamb-a.[1184]
- **Mitte**: **Chin.**[85] **Puls.** stroph-s.[119]
  ◦ **Essen,** nach dem: chin.[85]
  ☞ *M; Essen; agg.; nach*
- **Schwertfortsatz**: germ.[222]
  ◦ **Atmung,** mit erschwerter: germ.[222]
  ☞ *M; Atmen; agg.; Atemnot, erschwerter Atmung, mit*
  ◦ **Sitzen** amel.: germ.[222]
  ☞ *M; Sitzen; amel.*

Lunge, in der, den er abhusten will: abies-n.[137]
☞ *O; Lungen*

Mammae:
☞ *O; Mammae*

- **in** den: ambr. bell.[85] cic. irid.[222] lac-c.[54] sulph.
☞ *Knoten; Mammae • Verhärtung; Mammae*
- **zwischen** den: raph.

auf und ab bewegt, der sich beim Leerschlucken: lil-t.[137]

KNACKEN:
☞ *Geräusche; Knacken*

KNOTEN:
☞ *Klumpen, Empfindung von einem*

Achselhöhlen: calc-p.[137] lyc.[1] mag-c. nit-ac.[5] **Petr.**[5] phos.[5]
☞ *O; Achseln*

Haut, äußerlich: cann-s.[5] **Caust.**[5] mang.[5]
☞ *O; Haut, äußerlich*

Mammae: **ARS.**[5] ars-i.[137] arum-t. **Aster.** aur.[58] bar-c.[137] **Bell.**[102] **Bell-p.** berb-a.[102] **Brom.**[102] **Bry.** **Bufo** calc.[102] calc-f. **Calc-i.**[58] calc-p. calen.[85] **CARB-AN.** **Carb-v.** carc.[207] **Cham.**[122] **Chim.** chin. **Clem.**[5] **COLOC.**[5] **CON.**[103] croc.[5] croto-t.[137] cund. cupr.[210] dulc. ferr-i.[102] fl-ac. foll.[193] gali.[1125] gnaph.[102] **Graph.** hecla.[102] **Hydr.**[102] **Iod.**[102] kali-c.[5] kali-m.[137] kreos. **Lac-c.** lac-h.[233] lach.[102] lap-a.[142] **Lyc.** mang. **Merc-i-f.**[137] murx.[102] **Nit-ac.** orig.[1125] **PHOS.**[5] **PHYT.** pitu-a.[164] plb-i.[102] psor.[102] **Puls.** ruta sabin.[102] sanguin.[102] scirr.[72] scroph-n.[85] sep.[116] **SIL.** squil.[102] **SULPH.**[5] thuj.[102] **Thyr.**[102] tub.[102]
☞ *O; Mammae • Klumpen, Empfindung von einem; Mammae; in den • Verhärtung; Mammae*

- **links**: **Arum-t.** **Calc-p.** **Lyc.** pitu-a.[164] **Sil.**[103]
☞ *O; Mammae; links*
  ◦ **schmerzhaft**: **Pitu-a.**[164]
- **rechts**: **Con.**[103] **Pitu-a.**[164] **Sil.**
☞ *O; Mammae; rechts*
  ◦ **Feige,** groß wie eine, rot und fühlt sich heiß an: pitu-a.[164]
- **Achselhöhlen,** mit Knoten in den: merc-i-f.[137]
- **Berührung** agg.: ars-i.[137]
☞ *M; Berührung; agg.*
- **Erregung,** durch: phyt.[58]
☞ *M; Gemütsbewegungen, durch ▒ GEMÜT; M; Erregung; Beschwerden durch; Allgemeinsymptome*
- **Gemütsbewegung,** durch jede: phyt.[58]
☞ *M; Gemütsbewegungen, durch*
- **Mädchen,** Pubertät, vor der: puls.[137]
- **Menses**:
  ◦ **vor**: lac-h.[233]
  ☞ *O; Mammae; Menses; vor*
  ◦ **während**: **Lac-c.**
  ☞ *M; Menses; während*
- **Neugeborenen,** bei: cham.[122]
- **Pubertät,** vor der: puls.[58]
- **Schwangerschaft,** während: **Fl-ac.**
- **Wetter,** bei kaltem, nassem: phyt.[58]
☞ *M; Kälte; Aufenthalt in, durch • M; Wetter, feuchtes agg.*
- **Haut,** äußerlich: iod.[102]
☞ *O; Haut, äußerlich*

Schlüsselbeine: **Calc.**[5] **Caust.**[5] **Fl-ac.**[5] **Sil.**[5] **Sulph.**[5]

Schwertfortsatz, um den: verb.[85]

alte, Mammae: chim.[137]

braun, Achselhöhle: **Thuj.**[5]

empfindlich: calc-i.[58] cann-s.[5] **CARB-AN.** caust. mang.
- **Mammae,** Bewegung des Arms agg.: calc-i.[58]
☞ *O; Mammae*

hart, fest:
- **Mammae**: calc-f.[102]
☞ *O; Mammae*
- **bläulich,** Achselhöhle: calc-p.[137]

purpurfarben, Mammae: **Carb-an.**

schmerzhaft, Mammae bzw. Brust: bar-c.[137] phos.[58] tub.[304]
- **fettleibigen** alten Männern, bei: bar-c.[137]
☞ *M; Alten Menschen, bei ▒ ALLGEMEINES; M; Alten Menschen, Beschwerden bei; Männer*

trockene schwarze Punkte auf der Spitze, Mammae: **Iod.**

Walnuss, groß wie eine, Brust von Männern, in der: bar-c.[137] calc-p.[137]

weich, empfindlich, Mammae: kali-m.[137] puls.[137]

KOLLABIERT oder gelähmt, als sei die linke Lunge: med.[85]

KONVULSIONEN, Spasmen, Muskelkrämpfe: acon. agar. alum.[5] am-c. ang. anh.[149] ant-t.[5] arg. **Arg-n.**[54] **ARS. ASAF.** asar.[5] **Bell.** bell-p.[149] bov. **Bry.**[5] calad.[5] **Calc.** camph.[5] cann-i.[36] **Cann-s.** canth.[5] **Caust.**[5] **Cham.**[5] chel. chin. chin-s.[111] chlor. choc.[222] **Cic.** cina **Cocc.** coff.[5] **Colch.** corv-c.[258] **CUPR.** cupr-acet.[102] dig.[5] dros.[5] **Elat. Ferr.** ferr-ar. ferr-p. **Gels. Graph.** guai.[36] ham.[36] hell.[5] hist.[119] **Hydr-ac.**[102] **Hyos. Ip.**[5] ipom.[119] **Kali-c.** kali-n.[5] kali-p. **Lach.**[5] lact. lat-m.[119] **Laur.**[5] led. lob. **Lyc.** lycps.[36] mag-m.[5] mag-p. mangi.[197] **Merc.** merc-n. **Mez. Mosch. Nat-s.** nit-ac. **Nux-m.**[5] **Nux-v.**[5] oena.[102] **Op.** petr.[5] **Ph-ac.**[5] **Phos.** phys.[36] plb.[5] prot.[136] **Puls.**[5] rhus-t.[5] **Samb.**[5] **Sang.** sars.[5] sec.[36] sep. sil.[5] **Sol-c.**[102] spig. spong.[5] staph. **Stram.** stront-c.[5] stry.[36] sul-ac. **Sulph.** tarent. thuj.[5] **Verat.**[5] verat-v.[36] **Vip.**[111] **Zinc.** zinc-p.[58]

☞ *Krampf • Zusammenschnüren, Spannung, Enge, Empfindung von; krampfartig, spasmodisch • Schmerz; spasmodischer Schmerz • Zucken, Empfindung von • Zucken der Muskeln*

nachts: ars. phos. sep.

☞ *Z; Nachts*

- **Erwachen,** beim: **Ars.**

☞ *M; Erwachen, beim*

Atmung, blockieren die: stram.

Betätigung, agg.: ferr.

☞ *M; Anstrengung, nach*

Erkältung, durch: mosch.[58]

☞ *M; Kälte; Kaltwerden, durch*

Gehen agg.: ferr.

☞ *M; Gehen; agg.; beim*

Hitze und Kongestion, mit: puls.

Husten, beim: agar. am-c. ars. bell.[102] chlor. cina cupr. **Cupr-acet.**[102] hydr-ac.[102] kali-c. lach. merc. mosch. oena.[102] sep. **Sulph.**

☞ *M; Husten; agg.; während*

Kolik, bei: **Cupr. Sep.** verat.

☞ *M; Kolik, bei*

Menses:

- **vor**: bov. cocc.[26] cupr.[26] **Lach.**

☞ *M; Menses; vor*

- **während**: **Chin. Cocc.**

☞ *M; Menses; während*

vorwärtsbeugen, muss sich: hyos. ph-ac.

Bronchien: ant-t.[5] ars.[5] asar.[5] bell.[5] calad.[5] camph.[5] canth.[5] cham.[5] chin-s.[111] **Cocc.**[5] dros.[5] **Hell.**[5] hist.[119] **IP.**[5] **Lach.**[5] lat-m.[119] laur.[5] **Mosch.**[5] nux-m.[5] nux-v.[5] ph-ac.[5] plb.[5] **Puls.**[5] rhus-t.[5] **Samb.**[5] sars.[5] sil.[5] spong.[5] verat.[5]

☞ *O; Bronchien ▮ HUSTEN; C; Krampfhafter, spasmodischer Husten*

hysterisch: ars. **ASAF.** bell. cic. **Cocc.** ipom.[119] **Mosch. Stram.** zinc.

Interkostalmuskeln, rechts: lycps.[36]

☞ *O; Interkostalmuskeln*

- **Erwachen,** beim: lycps.[36]

☞ *M; Erwachen, beim*

- **Liegen** auf rechter Seite, beim: lycps.[36]

☞ *M; Liegen; agg.; Seite, auf der; rechter Seite, auf*

KONVULSIVISCH, spasmodische Bewegungen in der Brust: arn.

KRABBELN:

☞ *Ameisenlaufen, Krabbeln, Sticheln usw.*

KRAMPF, schmerzhafter Brustkrampf**:** acon.[5] alum.[1] alumn. anan. ang.[5] arg.[5] arg-n. ars.[5] arum-t. **Asaf.**[5] **Bell.**[5] bov. **BRY.**[5] bufo[111] cact.[137] calc.[1] **Camph.**[5] **Carb-v.**[5] **Caust.**[5] cham.[5] chlor.[36] cic.[1] cina[5] **COCC.**[5] coff. **Colch.**[5] com. con.[1125] **CUPR.**[5] dig.[5] dulc.[5] **Ferr.** graph. ham. **Hep.**[5] hura **Hyos.**[137] **Ign.**[5] iod. **IP.**[5] kali-bi. **KALI-C.** kali-i. lach.[26] lact. laur. lil-t.[111] **Lyc.**[1] manc.[111] **Merc.**[5] merc-c.[5] **Mez.**[5] **MOSCH.**[5] myric. nat-ar. nat-m. **NIT-AC.**[5] nux-m.[5] **Nux-v.**[5] **Petr.**[1] ph-ac.[5] **Phos.**[1] **Plat.** plb. ptel.[36] **PULS.**[5] rad-br.[137] **Rhus-t.**[5] sang. **Sars.** sec. **Sep.**[5] stann.[1] **Staph.**[5] **Stram.**[5] **SULPH.** tab.[137] tarent. teucr.[5] thuj. **Verat.**[5] vip.[137] **ZINC.**

☞ *Konvulsionen, Spasmen • Schmerz; krampfartiger Schmerz*

abends: phos. sulph.

☞ *Z; Abends*

- **Fahren** oder Reiten, beim: phos.

☞ *M; Fahren agg.*

- **Zimmer,** warmes, agg.: sulph.

☞ *M; Zimmer, im; agg.; warmen, im*

nachts: alum.[1] lyc.[1] nat-ar. phos.[1] sep.[1]

☞ *Z; Nachts*

- **1.30 Uhr**: nat-ar. sep.[1]

Anstrengung, nach: plb.

☞ *M; Anstrengung, nach*

Ärgernis agg.: thuj.[111]

☞ *M; Zorn, durch ▮ GEMÜT; M; Zorn, Beschwerden durch*

Aufstoßen, beim: dig.

☞ *M; Aufstoßen; agg.*

Bewegung agg.: ferr. sulph.

☞ *M; Bewegung; agg.*

Bücken amel.: petr.[1]

☞ *M; Bücken; amel.*

Erwachen, beim: alum.[1]

☞ *M; Erwachen, beim*

Essen, nach dem: ham. nat-m. petr.[1]

☞ *M; Essen; agg.; nach*

- **Schweinefleisch,** nach: ham.

▮ *ALLGEMEINES; C; Speisen und Getränke; Schweinefleisch; agg.; Geruch von*

Fieberhitze, während: **Ars.**[5] puls.[5]

☞ *M; Fieber; während; Froststadium im Fieber*

Freien, im: iod.

☞ *M; Luft; agg.; frische, im Freien*

Froststadium im Fieber, während: ars.[1]

☞ *M; Fieber; während; Froststadium im Fieber*

Gehen, beim: **Ferr.**

Hinlegen amel.: sulph.

Husten, beim: **Kali-c.** laur.

krümmt sich: hyos.[137]

Menses:

- **vor**: **CUPR.**[5] lach.[26] puls.[5]
  ☞ *M; Menses; vor*
- **während**: **Cocc.**
  ☞ *M; Menses; während*

Schweiß, während: ars.[5]

Zimmer, warmes, agg.: **Sulph.**
☞ *M; Zimmer, im; agg.; warmen, im*

Achseln: com. hura iod.

Bronchien: chlor.[36]
☞ *O; Bronchien*

Haut, äußerlich: **Acon.**[5] **Ang.**[5] arg.[5] calc.[5] **Camph.**[5] cham.[5] **CIC.**[5] cina[5] dig.[5] dulc.[5] mez.[5] nit-ac.[5] **Plat.**[5] puls.[5] sep.[5] **STRAM.**[5] teucr.[5] **Verat.**[5]
☞ *O; Haut, äußerlich*

Lungen: arum-t. con.[1125] mosch. thuj. zinc.
☞ *O; Lungen*

- **Erwachen,** nach: arum-t.
- **Trinken** von kaltem Wasser, beim: thuj.

Mammae: bufo[111] lil-t.[111] merc-c.[5] plat.
☞ *O; Mammae*

- **links**: lil-t.[111]
  ☞ *O; Mammae; links*
- **rechts**: merc-c.[5]
  ☞ *O; Mammae; rechts*
- **allmählich** zunehmend und nachlassend: plat.
  ☞ *Z; Allmählich zunehmend und nachlassend*

Muskeln: calc.[1] cic.[1]

hysterisch: **Cocc.**[5] **Mosch.**[5] **Stram.**[5]

KRATZEN, Empfindung von: **Ang.**[5] arg.[5] **Ruta**[5] **Staph.**[5]

Husten, beim: **Ang.**[5] ruta[5] staph.[5]
☞ *M; Husten; agg.; während*

KREBS, Karzinom:

☞ *Tumoren, Geschwülste* ▥ *ALLGEMEINES; C; Krebs und krebsartige Leiden*

Achseln: **Ars.**[5] **Aster.**
☞ *O; Achseln*

Brustbein: ars-s-r.[110] sulph.
☞ *O; Brustbein*

Lungen: acal.[110] aran.[110] arg.[110] **Ars-i.**[809] bry.[110] cob-m.[110] guai.[110] methyl.[110] phos.[110] ther.[110]
☞ *O; Lungen*

- **Arthritis,** mit: guai.[110]
- **Bluthusten,** Haemoptö, mit: acal.[110] aran.[110]

Mammae: acon.[110] alum-sil.[110] alumn. **Apis Apisin.**[5] arg.[149] **Arg-n.** arn.[110] **ARS.**[42] **Ars-i.** ars-s-f.[58] **Aster.**[54] **Aur-ar.** aur-m-n. **Bad.** bapt.[102] bar-i.[54] **Bell.**[42] **Bell-p. Brom.** bry.[42] **BUFO** cadm.[110] calc. calc-f.[54] calc-i.[102] calc-ox.[31] calc-p. calc-sil.[58] calen.[110] **Carb-ac. CARB-AN.**[110] carb-v. carbn-s. carc.[102] caust. cham.[5] **Chim.**[25] cic.[102] cist. **Clem.**[137] coloc. **CON.**[54] cory.[54] **Cund.**[54] cupr.[5] elaps[110] ferr.[5] ferr-i.[58] form-ac.[102] formal.[110] fuli.[142] **Gali.**[102] **GRAPH. HEP.**[42] hippoz.[110] ho.[102] **Hydr.**[54] iod.[110] kali-c. kali-chl.[54] **Kali-i.**[102] kali-m.[122] **KREOS.**[5] lac-c.[110] lac-h.[233] **Lach.**[5] lap-a.[102] lob-e.[85] **Lyc.** med.[54] **MERC. Merc-i-f.** naja[110] nat-cac.[102] nat-m.[54] **Nit-ac.** nux-v.[42] ol-an. **Ox-ac. Ph-ac.**[5] **Phos.**[42] **Phyt.**[54] pic-ac.[122] plb.[110] plb-i.[102] **Psor.** puls.[5] rhus-t.[5] ruta[85] sabin.[5] **Sang.** sars.[85] scirr.[85] scroph-n.[102] semp.[102] **Sep. SIL.**[5] staph.[54] sul-i.[58] **SULPH.**[5] syc-co.[136] tarent-c.[102] **Thuj.**[54] tub. zinc.[5]
☞ *O; Mammae • Tumoren, Geschwülste; Mammae*

- **links**: clem.[58]
  ☞ *O; Mammae; links*
- **rechts**: ferr-i.[58]
  ☞ *O; Mammae; rechts*
- **alte** Frauen, oder nach Überschreiten der Lebensmitte: carb-an.[110] con.[54] phyt.[54]
  ☞ *M; Alten Menschen, bei*
- **Impfung,** nach: thuj.[54]
- **Kachexie**: cory.[54]
- **lymphatisches** Temperament, schlaff mit rotem Gesicht: aster.[54]
- **Mastektomie** der anderen befallenen Mamma, nach: lac-c.[110]
- **Metastasen,** zerebrale: ars.[42] bell.[42] bry.[42] hep.[42] phos.[42]
  ▥ *ALLGEMEINES; C; Metastasierung (Übergang einer Krankheit auf ein anderes Organ oder Organsystem)*
- **Narben,** in alten: carb-an.[184] **GRAPH.** phyt.[137]
  ▥ *ALLGEMEINES; C; Krebs und krebsartige Leiden; Narben, in alten*
- **Prellung,** Quetschung, durch: arn.[110] **Bell-p.** calen.[110] carb-an.[110] **Con.**
  - **Gangrän,** mit: carb-an.[110]
- **Rissen** in den Mundwinkeln, mit: cund.[54] hydr.[54]
- **Stichen** in Schultern und Uterus, mit: clem.[137]
- **vorausgegangener** Metastastasierung, nach: scroph-n.[102]
  ▥ *ALLGEMEINES; C; Metastasierung (Übergang einer Krankheit auf ein anderes Organ oder Organsystem)*
- **letzte** Stadien: carb-an.[110]

bläulich, Mammae: lach.[85]

blutend, Mammae: bell.[110] elaps[110] ho.[102] kreos.[102] lach.[102] **Phos.**[102] plb.[110] sang.[102] thuj.[102]

- **dunkle** dicke Klumpen: elaps[110]
- **hellrot**: bell.[110]
- **reichlich,** mit Serum und Blut: plb.[110]

Epitheliom: **Arg-n. Ars. Ars-i.** brom. **BUFO** calc. calc-p. **Clem. CON. Hydr. Kreos. Lach.** merc. **Merc-i-f. Phos. Phyt. Sep. Sil.** sulph. thuj.

Fibrom, Mammae: calc-f.[149]

Fungus hämatodes, Blutschwamm:

- **Mammae**: **CARB-AN.**[5] **THUJ.**[5]
  ☞ *O; Mammae*
- **Schlüsselbeine**: sep.

Geschwüren, mit kleinen, Mammae: alum-sil.[110]

geschwürig, Mammae:

- **Mastektomie** der anderen Mamma, nach: lac-c.[110]
- **Operation,** Bestrahlung, nach: hippoz.[110]
- **Verhärtung,** Lymphdrüsen der Achseln, vergrößert: alum-sil.[110]
  ▥ *ALLGEMEINES; C; Krebs und krebsartige Leiden; Drüsen • ALLGEMEINES; C; Verhärtungen, Indurationen; karzinomatös*

KREBS, Karzinom; **geschwürig,** Mammae (Forts.)

- **schmerzhaft**: cadm.[110] hippoz.[110] lap-a.[110] phyt.[110]
- **tuberkulös**: bell-p.[110]

hart, Mammae:

- **Käse,** wie: phyt.[54]
- **knotig** an, fühlt sich: calc-f.[54]
- **steinhart**: bar-i.[54] con.[54]
  ALLGEMEINES; C; Verhärtungen, Indurationen; karzinomatös

induriert, Mammae: alum-sil.[110]

juckend, Mammae: sil.[137]

melanotisch, Mammae: graph.[122] kali-m.[122] pic-ac.[122]

purpurfarben, Mammae: phyt.[54]

schmerzhaft, Mammae: aster.[54] con.[54] hydr.[54] lap-a.[110] ol-an.[110] phyt.[54]

- **nachts**: Aster.
  ☞ Z; Nachts
- **brennend,** stechend: lap-a.[110] ol-an.[110]
  - **Nadeln,** wie durch glühendheiße: ol-an.[110]
- **lanzinierend**: aster.[54] hydr.[54]
  - **Verdauungsbeschwerden** und eingekerbter Zunge, mit: hydr.[54]
- **stechend,** wie Dolchstöße: con.[54]

Szirrhus, Mammae: **APISIN.**[5] ars.[5] aur-m-n.[85] **BELL.**[5] **BRY.**[5] **CARB-AN.**[5] **CHAM.**[5] chim.[25] **CLEM.**[5] **CON.**[5] cund.[102] **GRAPH.**[5] hep.[5] hydr.[102] kreos.[5] lach.[5] lap-a.[102] ph-ac.[5] phos.[5] phyt.[102] **PULS.**[5] **RHUS-T.**[5] **SABIN.**[5] sars.[85] **Scirr.**[102] **SIL.**[5] **SULPH.**[5] tarent-c.[102] thuj.[5]

- **offen**: **APISIN.**[5] **ARS.**[5] **BELL.**[5] **CLEM.**[5] **CON.**[5] **HEP.**[5] **KREOS.**[5] **LACH.**[5] **PH-AC.**[5] **PHOS.**[5] **RHUS-T.**[5] **SIL.**[5] **SULPH.**[5] **THUJ.**[5]

weich und empfindlich, Mammae: kali-chl.[54]

- **belegter** Zunge, mit weiß: kali-chl.[54]

KRIBBELN, Prickeln, Sticheln, Empfindung von: acon.[102] agar.[1] anh.[149] aran-ix.[149] arg.[149] arg-n.[5] ars. ars-s-f.[102] bufo[111] cadm-s. **Calc.**[1] calc-f.[149] choc.[222] cimic.[111] colch. falco-p.[265] mez.[1] neon[222] plat.[1] plb. puls. ran-b. ran-s.[5] **Rhus-t.** sabin.[36] seneg. spong. stann.
☞ Ameisenlaufen, Krabbeln, Sticheln usw. • Jukken • Kitzeln, Empfindung von ▒ ALLGEMEINES; C; Prickeln, Empfindung von; Innerlich

Beugen vorwärts, beim: calc-f.[149]

Husten, nach: acon.[102]
☞ M; Husten; agg.; nach

Sitzen, beim: calc-f.[149]
☞ M; Sitzen; agg.

Achselhöhlen: mez.[1]

Mammae: arg-n.[5] cimic.[111] falco-p.[265] neon[222] sabin.[36]
☞ O; Mammae

- **links**: falco-p.[265]
  ☞ O; Mammae; links
- **Brustwarzen**: neon[222] sabin.[36]
  ☞ O; Mammae; Brustwarzen
  - **rechts**: neon[222]
    ☞ S; Rechts

Muskeln: calc.[1]

Nadeln, wie durch: ars-s-f.[102]

KUGEL, Empfindung wie von einer:
☞ Klumpen, Empfindung von einem ▒ ALLGEMEINES; C; Kugel, Empfindung wie von einer, innerlich

Mamma, unter der linken: hura
☞ O; Mammae; links

Rippen entlang rollt, die an den, hin und her: cupr.[137]
▒ ALLGEMEINES; C; Rollen, Empfindung von

KÜHLE, Empfindung von angenehmer, in der Brust: ruta[5]

KUMMER, wie in der Brust sitzend: bani-c.[1237] kola[1184]
▒ GEMÜT; M; Kummer, Sorgen, Besorgnis, Beschwerden durch

KURZ, Empfindung wie zu: nux-v.[5] sars.[85]
▒ ALLGEMEINES; C; Kurz, Empfindung wie zu

LÄHMIGKEIT:

Musculus pectoralis: bapt.[36] lil-t.[36]
☞ Lähmung; allgemeine Arzneien; Muskeln, pektoral, von oben sich erstreckend

- **Kopfbewegung,** bei: bapt.[36]
  ▒ ALLGEMEINES; M; Bewegung; während; Kopfes, des

LÄHMUNG:

allgemeine Arzneien:
☞ Unbeweglich • Schmerz; lähmungsartiger Schmerz

- **Lungen**: acon.[5] am-c.[5] **Am-m.** **Ant-ar.**[102] ant-c.[5] **ANT-T.** arg.[58] **Arg-n.** arn.[102] **Ars.** ars-i. asc-t.[36] aur.[5] bac.[102] **BAR-C.** bar-i.[58] bell.[5] bry.[5] bufo[111] **Calc.** **Camph.**[5] **CARB-V.** cham.[5] **CHIN.** coff.[5] con.[5] cupr. cur.[78] diph.[102] dros.[5] dulc.[171] **Gels.** **Graph.**[5] **Grin.**[102] hep.[5] hydr-ac. **Hyos.**[5] ign.[5] **Iod.** **IP.**[5] kali-i.[137] **LACH.**[5] **Laur.** lob.[111] **Lob-p.**[102] **LYC.** merc.[5] merc-cy.[102] morph.[102] **Mosch.** mur-ac.[5] **Nux-v.**[5] **OP.** **PHOS.** plb.[5] **Puls.**[5] rhus-t.[5] **Samb.**[5] **Sec.**[5] senec. seneg.[5] solin.[102] spong.[5] **Stann.** sulph.[5] verat.[5] verat-v.[111]
  ☞ O; Lungen
  - **links**: asc-t.[36]
    ☞ S; Links
  - **alten** Menschen, bei: **Ant-t.** **Ars.** aur.[5] **BAR-C.** **Carb-v.** **CHIN.** con.[5] **LACH.**[5] lyc. **Op.** phos. verat.[5]
    ☞ M; Alten Menschen, bei
  - **Blutandrang,** durch: **ACON.**[5] **Ars.** aur.[5] **Bell.**[5] **Bry.**[5] cham.[5] **CHIN.**[5] **IP.**[5] nux-v.[5] op.[5] **PHOS.**[5] **SAMB.**[5] spong.[5] sulph.[5] **VERAT-V.**[111]
  - **Kälte,** mit Empfindung von: dulc.[171]
  - **katarrhalische** Zustände, durch: **ANT-T.**[5] **Ars.**[5] **Camph.**[5] carb-v.[5] **Chin.**[5] dros.[5] graph.[5] hep.[5] **Ip.**[5] merc.[5] phos.[5] puls.[5] samb.[5] spong.[5] sulph.[5] verat.[5]
  - **Kindern,** bei: **ACON.**[5] **ANT-T.**[5] bell.[5] cham.[5] hep.[5] ip.[5] merc.[5] **SAMB.**[5] sulph.[5]
  - **Scharlach,** bei: **Calc.**
- **Muskeln,** pektoral, von oben sich erstreckend: bar-acet.[36]
  ☞ Lähmigkeit; Musculus pectoralis

Empfindung von Lähmung: acon-f.[102] apisin.[5] lob. lob-p.[85] med.[85] nux-v.[5]
▒ ALLGEMEINES; C; Lähmung; Empfindung von Lähmung

- **links**: med.[85]
  ☞ S; Links

LEBENDIGEM, Empfindung von etwas: cast-eq.[8] colch. **CROC.**[102] cycl.[8] lach.[85] led. sep.[54]
☞ Bewegung, Empfindung von •Springen, Empfindung von ▥ ALLGEMEINES; C; Lebendigem, Empfindung von etwas, innerlich

rechts: croc.[102]
☞ S; Rechts

abends: colch.
☞ Z; Abends

- **Essen,** nach dem: colch.
☞ M; Essen; agg.; nach

Mamma, rechts: croc.[102]
☞ O; Mammae; rechts

LEERE, Empfindung von: all-s. anis. ars.[171] aspar. atista[192] bar-m.[111] bor. bov. **Calad.** cand-a.[239] carb-an.[137] chin. chr.[85] chr-ac.[5] chr-o.[85] cinch.[36] **Cocc.**[1] con. croc.[5] croto-t. cub.[36] falco-p.[265] ferr-ma. gels.[58] graph.[5] **Guare.** ictod.[5] **Ign. Kali-c.** kali-sil.[58] kola[1184] lach.[58] lil-t.[25] med. **Myrt-c.**[5] naja[137] nat-p. nat-s.[58] nux-m.[5] **Olnd.**[102] ph-ac.[102] **Phos.**[5] phyt. plat. rhus-t. ruta[137] sars. **Sep. STANN.** sulph. tab.[111] vinc. zinc.
▥ ALLGEMEINES; C; Leer oder hohl, Empfindung wie

links: cocc.[1] naja[137]
☞ S; Links

morgens: atista[192]
☞ Z; Morgens

nachts: **Sep.**
☞ Z; Nachts

Atmen, beim: kola[1184]

Aufstoßen amel.: atista[192]
☞ M; Aufstoßen; amel.

Auswurf, nach: calad. ruta[137] **Stann. Zinc.**
☞ M; Auswurf; nach

Einatmen, beim: nat-s.[58]
☞ M; Atmen; agg.; während;

Essen, nach dem: nat-p. olnd.[137]
☞ M; Essen; agg.; nach

Herzklopfen, mit: olnd.[102]

Husten:

- **während**: **Calad.**[5] **Phos.**[5] **Sep. Stann.** sulph. zinc.[5]
☞ M; Husten; agg.; während

- **nach**: anis. kali-c. nat-s. sep. stann. zinc.
☞ M; Husten; agg.; nach

singen, wenn man anfängt zu: cub.[36] **Stann.**
☞ M; Singen agg.

Brustbein, hinter dem: zinc.

Mammae, nach dem Stillen: **Bor.**
☞ O; Mammae

Seiten, Rippen:
☞ O; Seiten

- **links**: gels.[58] naja[58]
☞ O; Seiten; links

- **Mittlerer** Teil, rechts: sep.[171]
☞ O; Seiten; links •O; Seiten; rechts

- **untere,** links: gels.[58]
☞ O; Seiten; links •O; Unterer Teil der Brust

hohl und ausgedehnt, wie, Atmen geschieht besonders leicht: cinch.[36]

ohnmachtsartige Schwäche: sulph.

LEICHTIGKEIT, Empfindung von, Brustkorb: ang.[8] bani-c.[204] carb-ac.[25] coca[25] fago.[72] graph.[5] guare.[25] por-m.[251] stann.[5]

LÖFFLER Syndrom, eosinophiles Lungeninfiltrat: cina[184]

LOSE, locker, Empfindung, als sei etwas: ambr.[5] aur.[1] **Bry.**[5] crot-h.[111] dig.[85] **Kali-n.**[1] mez.[5] nux-v.[5] phos.[5] psor.[111] rhus-t.[1] squil.[1] **Sulph.**[5]
☞ Fallen, Empfindung von; etwas fällt; ▥ ALLGEMEINES; C; Locker, lose, Empfindung wie

Husten, beim: kali-n.[1] nux-v.[102]
☞ Harten Gegenstand, Empfindung von einem; fällt in der Brust herab, nach Husten

Fleisch: squil.[1]

LUFT:

aus den Brustwarzen strömt, Empfindung, als ob Luft: cycl.

durch die Mammae strömt, Empfindung, als ob Luft: cycl.[36]

empfindlich gegen: cact. chlor.[137] **Ph-ac.** rumx.[137]
☞ Empfindlichkeit der Brust; Luft, gegen kalte

- **Schlüsselbeinen,** an den: chlor.[137] rumx.[137]

- **kalte** Luft, Mammae: cact.

heiße Luft einatmen, Empfindung, als würde man: absin.[36] adam.[222] ail.[25] trif-p.[25]
▥ KEHLKOPF LUFTRÖHRE; C; Luft in der Luftröhre, Empfindung von; heiß

zuviel Luft in die Brust, Empfindung, als ströme: chlor.[137] sabin.[137] ther.[137]
☞ Offen, Empfindung wie •Wind hineinrauscht, Empfindung als ob

LUFTBLASE:
☞ Blasen, Empfindung wie von

LUNGEN berühren den Rücken beim Husten, Empfindung, die: sulph.[1]
☞ Eingedrückt, Empfindung, als sei der Brustkorb; Lungen gegen die Wirbelsäule

LUNGENENTZÜNDUNG:
☞ Entzündung; Lungen, Pneumonie

LUNGENÖDEM:
☞ Ödem, Lungenödem

MASTODYNIE:
☞ Schmerz; Mammae

MEHLIGER Belag auf den Brustwarzen: petr.[1]
☞ Belag überzogen, wie mit einem

MELANCHOLIE:
☞ Schwermut, Traurigkeit, wird in der Brust empfunden

MILCH, Muttermilch:

Fließen der Milch amel.: cycl.[36]

Fließen, Empfindung von:
☞ einschießt, Empfindung, als ob Milch

Jungen, bei: merc.[137]

Kind verweigert Muttermilch:
▥ ALLGEMEINES; C; Speisen und Getränke; Milch; Abneigung gegen Milch;

Manie, bei: bell.[137] stram.[137]

Menses:
- **vor**: cycl. **Tub.**
  ☞ *M; Menses; vor*
- **während**: calc.[137] calc-p.[102] merc. pall.[102] **Puls. Tub.**
  ☞ *M; Menses; während*
- **anstelle** der: merc.[102] rhus-t.[5]
- **fehlenden,** bei: bell.[137] bry.[137] calc.[137] lyc.[137] phos.[137] puls.[137] rhus-t.[137] sabin.[137] stram.[137]
  ▤ *GEMÜT; M; Menses; unterdrückte, durch*
- **unterdrückten,** bei: **Chin.** cycl. lyc. **Merc.** phos. puls. rhus-t. **Tub.** urt-u.[111]

Metastasierung, Milch versiegt und Beschwerden setzen ein: agar.
▤ *ALLGEMEINES; C; Metastasierung (Übergang einer Krankheit auf ein anderes Organ oder Organsystem); Unterdrückung der Milch, durch*

Muttermilch agg.:

nichtschwangeren Frauen, bei: ars. **Asaf.** bamb-a.[1184] bell. bor. bry.[5] calc.[5] chim.[193] **Cycl.** kola[1184] lac-c.[102] lac-d.[144] lyc. medus.[85] **Merc.**[193] phos. pip-n.[144] **PULS.** rhus-t. ric.[85] sabin.[5] stram.[1] thlaspi[111] **Tub. Urt-u.**
- **Pubertät,** in der: merc.[193] pip-n.[144] **Puls.**
  ▤ *ALLGEMEINES; M; Pubertät; während • ALLGEMEINES; M; Pubertät; während; Mädchen, bei*

Pubertät, in der: pip-m.[142]

Stauung, bei gleichzeitigen Gemütsbeschwerden: bell.[5] stram.[5]

◉ **Abstillen**:
- **allgemeine** Arzneien: **BELL.**[8] bry.[5] carb-an.[8] frag.[8] lac-c.[108] lac-d.[8] puls.[8] urt-u.[8] vinc.[8]
- **Beschwerden** durch:
  ▤ *ALLGEMEINES; M; Abstillen, Beschwerden durch*

Arznei, riecht wie: acet-ac.[36]

beeinträchtige Qualität:
- **Erkältung,** durch: acon.[5] **Bell.**[5] **Cham.**[5] **Dulc.**[5] merc.[5] **Sulph.**[5]
  ☞ *M; Kälte; Erkältung, durch*
- **Frauen,** bei robusten: **Acon.**[5] bell.[5] **BRY.**[5] **Cham.**[5] merc.[5]
- **Gemütsbewegungen,** durch: acon.[5] bell.[5] **Bry.**[5] **CHAM.**[5] **Coff.**[5]
  ☞ *M; Gemütsbewegungen, durch*

bitter: **Phos.**[5] **Rheum**[5] samb.[5] **Sulph.**[5]
▤ *ALLGEMEINES; C; Absonderungen; bitter schmeckend*

bläulich: acet-ac.[36] lach.[85] nux-v.[5] **Puls.**[5]
▤ *ALLGEMEINES; C; Absonderungen; bläulich*
- **dünn**: lach.[85]

Blut, gemischt mit: bufo **Cham.** hep. **Lyc. Merc. Sep. Sulph.**

blutig: apis[22] **Apisin.**[5] bufo **Cham.** ip.[5] **Phyt.**
▤ *ALLGEMEINES; C; Absonderungen; blutig, blutstreifig*

dick und schmeckt schlecht: **Bor. Kali-bi.** lyc. **Phyt.**

dünnflüssig, wässrig: acet-ac. calc. **Calc-p.** carb-an. cham. **Con.** cycl.[5] iod. **Lach.** lyc. merc. nux-v. plb. puls. sanic.[85] **Sil. Tub.**
- **blau,** und: acet-ac. **Calc. Lach.** lyc. puls.
- **salzig,** und: carb-an.
- **wässrig,** und: **Calc. Con. Iod. Plb. Puls. Tub.**
  ◦ **lange** nach dem Abstillen: **Con.**
  ☞ *M; Abstillen, nach dem*

einschießt, Empfindung, als ob Milch: conv.[38] dict.[111] kreos.[5] nux-v.[36] puls.[5] uro-h.[264]
- **Brustwarzen,** wie nach Entbindung: nux-v.[36]
  ☞ *O; Mammae; Brustwarzen*

eitrig: **Cham.**[5]

fehlerhaft:
☞ *schlecht*

fehlt, bleibt aus: acon.[5] **Agn.**[102] alf.[102] **Anet-g.**[1125] apis arn.[5] **Asaf.** bac.[62] **Bell.**[5] bor. **Bry.**[5] **CALC.** calc-sil.[58] carb-an. card-m. **Caru.**[1125] **Caust.**[137] cetr.[1125] cham.[5] chel.[5] chin.[5] cocc.[5] **Coff.**[5] dict.[1125] dulc. **Foen.**[1125] **Form.** frag.[102] galeg.[85] **Ign.** iod.[5] **Jab.**[1125] kali-i.[111] **Lac-c. Lac-d.** lach. **LACT.**[137] **Lec.**[137] medus.[102] merc. merc-c.[5] **Mill. Nig-s.**[1125] nux-m.[5] nux-v. orig.[1125] ph-ac.[5] phos.[5] phyt.[58] piloc.[102] **Pimp-a.**[1125] plb.[5] poly-a.[1125] puls. rheum rhus-t.[5] **Ric.**[10] sabal.[85] samb. **Sec.** sep.[5] sil.[5] spira.[102] stict.[10] sulph. **Thyr.**[102] **Urt-u.** ust. x-ray[102] yohim.[102] **ZINC.**
☞ *versiegt*
- **Fieber,** bei: **Acon.**[5] arn.[5] bell.[5] bry.[5] **Coff.**[5] rhus-t.[5]
- **Kummer,** durch: **Caust.**[54]
- **Nachtwachen,** durch: caust.[137]
- **Schwermut,** bei: agn.[102]

Fettmangel: acet-ac.[36]

fließt nicht, vorhandene Milch: acon.[5] arn.[5] **Bell.**[5] **Bry.**[5] calc.[5] cham.[5] coff.[5] **Dulc.**[5] merc.[5] **Puls.**[5] rhus-t.[5] sulph.[5]

fließt von selbst: acon. ant-t. **BELL.**[5] **Bor. BRY.**[5] **CALC.**[36] cham. chin. **Con.** dict.[111] **Iod. Kali-i.** kreos. lac-c. **Lach.** lact.[142] **Lyc.** nux-v. parth.[142] **Phos.** phyt.[102] pip-n.[102] **Puls.** rhod.[5] **RHUS-T.**[5] **Sil.** spira.[142] stann. staph. stram.[5] ust.

<> - **Kindern,** bei: calc.[36]

gelb: phyt. **Rheum**[5]

geronnen: bor.[36] phyt.[58]
▤ *ALLGEMEINES; C; Absonderungen; geronnen*

giftig:
☞ *toxisch*

Kaseinmangel: acet-ac.[36]

käsig: **Bor. Cham. Phyt.**

klumpig: nux-v.[137]

mangelhaft: acet-ac.[36]

neutral: calc-p.[36]

salzig: calc-p.[36]
▤ *ALLGEMEINES; C; Absonderungen; salzig schmeckend*

sauer: acet-ac.[36] calc-p.[111] sanic.[85]

schlecht: acet-ac. **AETH.**[111] bell.[5] **Bor.** bufo **CALC.** calc-p. carb-an. **CHAM.** cina croto-t. ip.[5] lach. lec.[102] **Merc.** nat-m.[58] nux-v. op. ph-ac.[5] puls. rheum[5] samb.[5] **Sil.**[5] stann. sulph.[5]

toxisch: bor.[85] crot-h.[36] lach.[85] valer.[85]
- **geronnen**: bor.[85] lach.[85] valer.[85]

transparent: acet-ac.[36]

übelriechend, Grün: asaf.[142]

▤ *ALLGEMEINES; C; Absonderungen; übelriechend, stinkend*

unterdrückt: acon.[5] agar. **Agn.** ampe-qu.[25] aur. aur-i.[58] aur-s.[58] **Bell.**[5] **BRY. CALC.**[5] calc-sil.[58] camph-br.[102] **Carb-v. CAUST.**[5] **Cham.** chel.[5] chim. chion.[144] cimic.[58] **Dulc.**[5] frag.[36] **Hyos.** ign.[36] **Iod. Lac-c.**[111] lac-d. **Lach. Merc.** merc-c.[36] mill.[137] phos.[5] phyt.[102] **PULS.**[5] **Rhus-t.**[5] ric.[25] **Sec. Sil.** sul-i.[58] **Sulph. Urt-u.**[5] verat. **Zinc.**[5]

- **geschwächten** Frauen, bei: calc.[5] caust.[5] puls.[5] rhus-t.[5]

- **Zorn,** durch: **Cham.**

☞ *M; Zorn, durch*

veränderlich, von alkalisch zu neutral: calc-p.[36]

verändert, hat sich: bell.[137] merc.[137]

vermehrt, zu reichlich: **Acon.**[5] anan. arund.[85] asaf. **BELL.**[5] **Bor. BRY.**[5] **CALC.**[5] cham.[102] chim.[102] chin.[193] chlorpr.[149] con.[5] erig.[102] iod. jab.[85] kali-i.[111] lac-c.[111] lact.[36] **Medus.**[102] nux-v. parth.[102] phos.[5] phyt.[111] pip-m.[102] pitu-a.[164] pitu-p.[119] **PULS.**[5] rheum[5] **Rhus-t.**[5] ric.[102] sabal.[102] **Sabin.**[137] **SALV.**[1125] **Sec.**[102] sin-a.[85] **Sol-o.**[102] spira.[36] **Stram.**[5] uran.[85] urt-u.[111] ust.[102] yohim.[102]

- **linke** Mamma: spira.[36]

☞ *O; Mammae; links*

- **Drücken** der Mammae, beim: pitu-a.[164]

- **Schweiß,** während: acon.[5] **Bell.**[5] **Bry.**[5] calc.[5] chin.[5] con.[5] phos.[5] **Puls.**[5] rhus-t.[5] stram.[5]

- **Schwermut,** mit: chin.[193]

versiegt: acet-ac.[88] agar. **AGN.**[5] alf.[102] **Arn. Asaf.** aur. aur-s.[58] **Bell.**[5] **BRY.**[5] **CALC.**[5] **Camph. Caust.**[85] **CHAM.**[5] **Chel.** chin.[5] **Chion.** coff. **Dulc.**[5] ephe.[267] **Form.**[809] galeg.[142] hecla. **Ign.**[5] **Lac-c. Lac-d.** lac-h.[233] lyc. medus.[102] merc. mill. naja[36] nat-m.[58] ph-ac. **Phel.** phos. phyt. **Plan. Plb. PULS.**[5] **RHUS-T.**[5] sabal.[85] samb.[5] **Sec.** sep.[5] sulph. thyr.[85] **Tub. URT-U. Ust. Verat-v. Zinc.**[5]

☞ *fehlt, bleibt aus*

- **Erkältung,** durch: dulc. **Puls.**

☞ *M; Kälte; Erkältung, durch*

- **Ermüdung,** Nachtwachen, durch: caust.[122]

- **Erregung,** nach: caust.

☞ *M; Gemütsbewegungen, durch* ▤ *GEMÜT; M; Erregung; Beschwerden durch; Allgemeinsymptome*

- **Fieberhitze,** bei: **Rhus-t.**[5]

☞ *M; Fieber; während; Froststadium im Fieber*

- **Gehirnbeschwerden,** mit: **Agar.**

- **Menses,** bei Wiedereinsetzen der: thyr.[85]

- **Schlaf,** nach langem: caust.[85]

☞ *M; Schlaf; agg.; nach* ▤ *ALLGEMEINES; M; Schlaf; nach Schlaf; ausgedehntem, langem Schlaf, nach*

- **Schweiß,** während: agn.[5] bry.[5] **Calc.**[5] cham.[5] chin.[5] **Dulc.**[5] ign.[5] puls.[5] rhus-t.[5] **Sep.**[5] zinc.[5]

- **Wöchnerinnen,** bei: agn.[85]

- **Zorn,** nach: cham.[193]

☞ *M; Zorn, durch*

wässrig: **Bell.**[5] **Calc.**[5] cham.[5] **Merc.**[5] sulph.[5]

zäh, fadenziehend: bor. kali-ar.[85] **Kali-bi.**[85] kali-c. **Phyt.**

▤ *ALLGEMEINES; C; Absonderungen; fadenziehend*

- **wässrig,** und: kali-bi.[85]

MUTTERMILCH:

☞ *Milch, Muttermilch*

NAH am Rücken, Empfindung, das Brustbein sei zu: cina[85]

☞ *Eingedrückt, Empfindung, als sei der Brustkorb; Lungen gegen die Wirbelsäule • Gedrängt, als würden die Lungen nach hinten zur Wirbelsäule • Gezogen, Empfindung wie; rückwärts, Lungen;*

NARBEN:

alte, Mammae: apis[3070] ars.[3070] carb-an. **GRAPH. Phyt. Sil.**[111]

▤ *HAUT; C; Narben*

eiternd: **SIL.**

▤ *HAUT; C; Narben*

NASSE Kleidung, Empfindung wie durch, Brust: ran-b.[8]

NIETE oder Schrotkugel, Empfindung von einer, im Bereich der Mammae: lil-t.

ÖDEM, Lungenödem: **Am-c.** am-i.[102] ant-ar.[122] **ANT-T.**[102] **Apis** apoc. **ARS.** ars-i.[111] aspar. **Aur-i.** beryl.[119] cadm-s.[111] cann-s.[102] **Carb-v.** chel. coch. colch. cortico.[119] crot-h. croto-t. **Dig. Hyos. Ip.** jab.[54] kali-c. **Kali-i. Kali-p.** kres.[144] **LACH.** lat-m.[119] **Lyc. MERC-S. Nat-m. Phos.**[102] piloc.[102] plb.[5] pulm-v.[102] puls. rhus-t.[137] **Sang.**[102] senec.[102] seneg. squil.[102] stront-c.[5] stroph.[102] sulph. thal.[144] tub.[102] verat.

☞ *Schwellung; allgemeine Arzneien • Wassersucht, Brustwassersucht*

Scharlach, bei: **Ant-t.**[102] cann-s.[102] phos.[102] squil.[102]

Trinkern, bei: crot-h.

◉ **plötzlich**: rhus-t.[137]

OFFEN, Empfindung wie: lim-b-c.[204] paull.[193] paull-p.[36] tax.[303]

☞ *Luft; zuviel Luft in die Brust, Empfindung, als ströme • Wind hineinrauscht, Empfindung als ob*

OFFEN, Foramen ovale: calc-p.[72] lach.[37]

PANNICULITIS, Brustwand: ba-tn.[136] morg-g.[136] prot.[136]

PERKUSSION, erträgt keine: alum-sil.[102] myos.[102]

PETECHIEN: ars. cop. stram.

☞ *Kappilarnetz* ▤ *HAUT; C; Netzförmige Venenzeichnung, Adernetz*

purpurfarben: ars.

☞ *Purpura*

sternförmig: stram.

PFLOCK, Empfindung wie von einem: anac. aur. caust.[137] **COC-C. Lyc.**[137] **Ran-s.**[5] spig.[5] **Verat.**[137]

☞ *Beklemmung; dumpf, wie durch einen Pflock oder stumpfen Gegenstand • Klumpen, Empfindung von einem* ▤ *ALLGEMEINES; C; Pflock, Keil oder Nagel, Empfindung von einem*

Rippen zwängt, der sich zwischen die: ran-s.[5]

▤ *ALLGEMEINES; C; Drängen, Zwängen, Empfindung von*

PHTHISIS pulmonalis:
☞ *Tuberkulose, Lungen*

PLEURASCHWARTE: bry.[5] hep.[5] iod.[5] kali-i.[111] lyc.[5] phos.[5] sulph.[5] tub.[111]

PLEURITITS:
☞ *Entzündung; Pleura, Pleuritis*

PNEUMOTHORAX: arn.[8] chlorpr.[149]

Verletzungen, nach: **Arn.**[8]
☞ *M; Verletzungen, nach • Verletzungen; Lungen, der*

POCHEN:
☞ *Pulsieren, Empfindung von*

PRICKELN:
☞ *Kribbeln, Prickeln, Sticheln, Empfindung von*

PULS:
▥ *HERZ KREISLAUF; C; Puls*

PULSIEREN, Empfindung von: acon.[5] agar. alum.[1] am-m. aml-n.[25] anac.[5] ang.[1] ars. ars-h. ars-met. **ASAF.** asar.[137] **Aster.** bapt.[111] **Bar-c.**[5] **BELL.**[1] berb. bor. bov.[5] bry. **Cact.** calad.[5] **Calc. Calc-p.** calc-s.[58] cann-i.[137] cann-s.[137] **Caps. Carb-v.**[5] caust. cedr.[25] cench.[58] **Cham.**[5] chel.[5] chin.[1] cina cinnb. clem.[5] coc-c.[111] cocc.[1] **Coff.**[5] colch.[5] croto-t.[137] **Dig.**[1] dulc. fl-ac.[5] gels.[137] glon. graph.[1] hed.[119] hell.[5] hura **Hydr.** hydrog.[222] ign.[137] indg.[137] iod.[5] kali-bi.[111] **Kali-c.** kali-n.[1] kali-p. kreos. lach. lact. lat-h.[301] lepi.[36] lil-t.[111] lith-c.[25] **Lyc.**[5] lycps.[36] m-aust.[5] mag-c.[1] mag-m. mag-s. manc. mang. mang-acet.[1] meny.[1] merc. myrt-c. naja[111] nat-c.[1] nat-m. nat-s. nit-ac.[1] nux-m. nux-v.[5] olnd.[5] paeon.[137] par.[5] **Phos.**[1] plat. plb.[5] polyg.[25] **Puls.**[5] ran-b.[5] rhod. rhus-t. rumx.[25] ruta[1] sabin. sang.[111] scut.[25] sec.[5] semp.[25] **SENEG. Sep.**[1] **Sil. Spig.** spong. staph. stict.[85] stront-c.[144] stroph-s.[119] sulph. tarent. tax.[303] thuj.[1] trom. verat.[5] verat-v.[25] visc.[119] **Zinc.**[5]
☞ *Schmerz; pulsierender Schmerz* ▥ *ALLGEMEINES; C; Pulsieren, Empfindung von; Innerlich*

morgens: am-m. **Cact.**
☞ *Z; Morgens*

abends:
☞ *Z; Abends*

- **Bett,** im: mang-acet.[1]
- **Hinlegen,** nach dem: lyc.

nachts: **Aster. PULS.** sulph.
☞ *Z; Nachts*

- **Erwachen,** beim: **SULPH.**
☞ *M; Erwachen, beim*
- **Schlaf,** unterbricht den: **PULS.**

Atem anhalten amel.: sulph.[1]
▥ *ALLGEMEINES; M; Atmen; anhalten, den Atem; amel.*

Bewegung agg.: **Glon.** phos.
☞ *M; Bewegung; agg.*

Erwachen, beim: sulph.[1]
☞ *M; Erwachen, beim*

Essen:

- **während**: meny.[1]
☞ *M; Essen; agg.; während*
- **nach**: am-m. asaf.
☞ *M; Essen; agg.; nach*

Gehen, bei schnellem: nit-ac.[1]
☞ *M; Gehen; agg.; beim;* ▥ *ALLGEMEINES; M; Gehen; während Gehen agg.; schnellem Gehen, bei*

Husten, beim: manc.
☞ *M; Husten; agg.; während*

Schreiben, beim: mag-s.
☞ *M; Schreiben agg.*

Sprechen, beim: manc.
☞ *M; Sprechen agg.*

Stehen, beim: am-m.
☞ *M; Stehen; agg.*

Wein amel.: nit-ac.[1]
☞ *M; Wein; amel.*

Achselhöhlen: am-m. cocc.[1] dulc. iod.[5] lyc.[5] puls.[5] spong. zinc.[5]

Brustbein: ang.[1] ars-met. bell.[1] chin.[1] **Lach.** nat-c.[1] plat. **Sil.** stict.[85] sulph.
☞ *O; Brustbein*

- **rechts,** erstreckt sich zum Abdomen: stict.[85]
☞ *S; Rechts*
- **hinter** dem Brustbein: bell.[1]
- **Rippenknorpel**: plat.
☞ *O; Rippenknorpel*

Mammae: bor. cench.[58] lat-h.[301] zinc.[5]
☞ *O; Mammae*

- **rechts**: lat-h.[301]
- **Brustwarzen**: zinc.[5]
☞ *O; Mammae; Brustwarzen*

Rippen: kali-c.[1] puls.

- **falsche**: puls.
☞ *O; Rippen, falsche, Rand*

Schlüsselbeinregion: berb. bry. **Kali-c. Myrt-c.** nit-ac.[1] rhod.

- **nachts**: nit-ac.[1]
☞ *Z; Nachts*

Seiten: am-m.[1] asar.[137] cann-i.[137] cann-s.[137] chel.[5] croto-t.[137] dig.[1] gels.[137] graph.[1] ign.[137] indg.[137] lepi.[36] mag-c.[1] meny.[1] nat-c.[1] nux-v.[5] paeon.[137] phos.[1] sep.[1] sulph.[1] thuj.[1] zinc.[1]
☞ *O; Seiten*

- **links**: am-m.[1] cann-i.[137] cann-s.[137] gels.[137] graph.[1] mag-c.[1] meny.[1] nat-c.[1] sep.[1] sulph.[1] thuj.[1] zinc.[1]
☞ *O; Seiten; links*
  - **abends**: mag-c.[1]
  ☞ *Z; Abends*
  - **knackend,** knisternd: sulph.[1]
- **rechts**: asar.[137] chel.[5] croto-t.[137] dig.[1] ign.[137] indg.[137] lepi.[36] paeon.[137] phos.[1]
☞ *S; Rechts • O; Seiten; links*
- **unten** rechts: phos.[1]
☞ *O; Seiten; links • O; Seiten; rechts • O; Unterer Teil der Brust*

vorderer Teil der Brust: kali-n.[1]

wandernd: coc-c.[111]

zitternd: ars. calc. kreos. **Nat-s. Rhus-t.** sabin. **Spig.** staph.

feines Pulsieren: bell.[1] cina kali-c. lyc.[1] nat-m. ruta[1]

PURPURA: kali-i. phos.
☞ Petechien; purpurfarben

PYOTHORAX: merc.[58]
☞ Abszess; allgemeine Rubriken;

RASSELN in der Brust:
▤ ATMUNG; C; Rasselnd

RAUCH in der Brust, Empfindung wie durch: ars. **Bar-c.** brom. bry. cocc.[102] **Nat-ar.**
☞ Dampf in, Empfindung von

RAUHEIT, beim Husten: adam.[222] **Alum.**[5] calc.[5] carb-v.[5] kali-c.[5] lyc.[5] nat-c.[5] nux-m.[5] **Nux-v.**[5] **PHOS.**[5] sep.[5] sulph.[5] zinc.[5]
☞ Abgezogen, Empfindung wie, Pleura • Schmerz; wund und zerschlagen, Schmerz mit Empfindlichkeit wie;

RAUM in der Brust, Empfindung als sei kein:
☞ Klein; Empfindung wie zu klein, Brust;

REIBEN:

Brust, Neigung zum Reiben der: phos.[5]

Mammae, Bedürfnis zum Reiben der: choc.[222]

REIBEN, Empfindung, als würden die Rippen:

gegen das Herz: cann-s.[5]

gegeneinander: ign.[5]
▤ ALLGEMEINES; C; Reiben, Empfindung von; Gegeneinanderreiben

REIZUNG der Atemwege:
▤ KEHLKOPF LUFTRÖHRE; C; Reizung der Luftwege

RESORPTION bei Pneumonie, langsame: ant-i.[102]
☞ Entzündung; Lungen, Pneumonie

RISSE, Fissuren:

äußerlich: graph.[5] rheum[5] **Sulph.**[5]
☞ O; Haut, äußerlich ▤ HAUT; C; Risse, tiefe

Mammae: aesc.[137] anan.[102] arn. aur.[5] aur-s.[102] calc.[137] calen.[8] cast-eq.[36] **Caust.**[137] cham.[102] croto-t.[102] cur. fl-ac. graph. ham.[102] hydr. lyc. merc.[102] merc-c. mill. nit-ac.[58] paeon.[102] petr.[5] phel.[102] phos.[102] phyt. rat.[102] sarr.[36] sars.[137] sep.[31] sil. **Sulph.**
☞ O; Mammae ▤ HAUT; C; Risse, tiefe

- **Brustwarzen**: aesc.[137] anan.[102] arn. aur.[5] aur-s.[102] calc.[137] **Calen.**[8] **CAST-EQ.**[36] **CAUST.**[137] cham.[102] **Croto-t.**[102] cur. **Fl-ac. GRAPH.** ham.[102] **Hydr. Lyc.** merc.[102] **Merc-c. Mill.** nit-ac.[58] **Paeon.**[102] **Petr.**[5] **Phel.**[102] phos.[102] **PHYT. RAT.**[102] sarr.[36] sars.[137] **Sep.**[31] **Sil. Sulph.**
☞ O; Mammae; Brustwarzen

◦ **Herpes** darum, mit: caust.[137]

◦ **Stillen,** durch: cast-eq.[36] graph.[102] phyt.[193] rat.[102] sep.[102]
☞ O; Mammae; Brustwarzen; Stillen, beim

◦ **schmerzhaft**: aur-s.[102] graph. phyt.

◦ **tief**: sep.[31]

ROHEIT des Brustbeins: hell.[1]
☞ Schmerz; wund und zerschlagen, Schmerz mit Empfindlichkeit wie;

RÖTE:
☞ Farbe; rot, gerötet

RUPTUR, Empfindung von, in der Präkordialregion: guare.[36]
▤ HERZ KREISLAUF; C; Wundheit, Verletztheit, Empfindung von, Herz • HERZ KREISLAUF; C; Schmerz; reißender Schmerz;

SAMT in der Brust, Empfindung wie von: ant-t.
☞ Belag überzogen, wie mit einem

SARCOIDOSE, pulmonale: beryl.[149] nat-ar.[187]

SCHAUDERN, Empfindung von: acon.[5] agar.[137] aur. berb.[54] calc-f.[149] dig.[85] gels.[111] guai.[58] lith-c.[54]
☞ Frösteln, Empfindung von • Kälteschauer

rechts: aur. gels.[111]
☞ S; Rechts

Gähnen, beim: aur.
☞ M; Gähnen agg.

Mammae: dig.[85] guai.[58]
☞ O; Mammae

SCHAUKELN in der Brust, Empfindung von:
▤ HERZ KREISLAUF; C; Wellenbewegung des Herzens, Empfindung von

SCHLAFF, Mammae: bell. calc.[22] cham. **CON.** hall[36] hydr.[111] **IOD.** kali-i.[111] kreos.[5] nit-ac.[5] nux-m.[5] onos.[122] verat-v.[54]
▤ ALLGEMEINES; C; Schlaffes Gefühl

Menses, außer während: con.

SCHLÄGE, Stöße, Empfindung wie: acon.[5] agar. alum. ang.[5] ant-t.[5] **Arn.**[1] aur.[5] bry.[5] bufo calc. cann-s.[5] cham.[5] clem. **CON.**[1] croc. dros.[5] **Dulc.**[5] **Graph.** hep.[5] hydrog.[222] ind. lach. **Led.**[5] lith-c. **LYC.** lyss. m-arct.[5] m-art.[5] mang. mang-acet.[76] meny. **Mur-ac.**[5] myrt-c. nux-v.[111] ol-an. olnd.[5] paraf.[77] phos.[1] phyt. **Plat.** prun.[122] rhus-t. ruta sec. seneg. sep.[5] sil.[1] spong. **Sulph.**[1] zinc.
☞ Zucken, Rucken

links: mang-acet.[76] sil.[1] sulph.[1]
☞ S; Links

- **erstreckt** sich abwärts: mang-acet.[76]

Husten, beim: con.[1] **Hep.**[5] **LYC.** m-art.[5] **Seneg. Sep.**[5]

Schlaf, im: **Lach.** spong.
☞ M; Schlaf; agg.; während ▤ KEHLKOPF LUFTRÖHRE; C; Stöße, Empfindung wie durch; Luftröhre; Schlaf, im

synchron mit dem Puls: calc. nux-v.[111]
☞ M; Herzschlag, bei jedem

Haut, äußerlich: ang.[5] dros.[5] m-art.[5] olnd.[5]
☞ O; Haut, äußerlich

Stromstöße, wie:
▤ ALLGEMEINES; C; Schlag, Stoß, Empfindung wie durch; Stromstoß, wie elektrischer Schlag

- **Achselhöhle,** in die linke: paraf.[77]

- **Brustwarzen**: bry.[5]
☞ O; Mammae; Brustwarzen

SCHLEIM in der Brust: all-u.[1125] alumn.[36] ant-s.[36] ars.[5] arum-m.[1125] arund.[36] asc-c.[36] astac.[36] bapt.[36] **Bar-c.**[5] benz-ac.[36] bry.[36] **Calc.**[5] carb-v.[5] caust.[1] chim.[1125] cinch.[36] croto-t.[36] gaul.[1125] hell.[36] hydr.[36] hyper.[1125] **Iod.**[5] iris[36] jab.[36] kali-bi.[36] kali-i.[36] levi-o.[1125] **Lob.**[1125] **Lyc.**[5] **Marr.**[1125] mit.[36] myrrh.[1125] op.[36] orig.[1125] **Phel.**[1125] **Phos.**[5] phyt.[36] pice-e.[1125] piloc.[36]

SCHLEIM in der Brust (Forts.)
Pimp-a.[1125] pin-s.[36] plan.[1125] plan-l.[1125] **PSOR.**[5] puls.[1125] sang.[36] senec.[36] **Seneg.**[5] stann.[5] sulph.[5] teucr.[1125] **Thuj.**[5] thymu.[1125] thymu-v.[1125] til.[1125] trig-f-g.[1125] tritic.[1125] urt-u.[1125] verb.[1125] **Vero-o.**[1125] vinc.[1125] **VIOL-O.**[1125] wies.[36] **Zinc.**[5]

rechts: caust.[1]
☞ *S; Rechts*

Bronchien: alumn.[36] **Ant-s.**[36] arund.[36] **Asc-c.**[36] astac.[36] bapt.[36] benz-ac.[36] bry.[36] cinch.[36] croto-t.[36] hell.[36] hydr.[36] iris[36] jab.[36] kali-bi.[36] kali-i.[36] mit.[36] op.[36] phos.[36] phyt.[36] piloc.[36] pin-s.[36] sang.[36] senec.[36] wies.[36]
☞ *O; Bronchien ▪ ATMUNG; C; Rasselnd •AUSWURF; C; Schleimig*

- **vormittags**: hell.[36]
☞ *Z; Vormittags*

SCHNUR, Empfindung wie von einer: apisin.[5] lepi.[36]

gespannte, eine:

- **Mamma,** rechts: lepi.[36]
☞ *O; Mammae; rechts •Zusammenschnüren, Spannung, Enge, Empfindung von; Mammae; unter der rechten*

SCHNUR in der rechten Mamma, Empfindung wie von einer: sumb.[85]
☞ *O; Mammae; rechts*

SCHNURREN:

Geräusch:
☞ *Geräusche; Schnurren*

SCHROTKUGEL, im Bereich der Mammae:
☞ *Niete oder Schrotkugel, Empfindung von einer, im Bereich der Mammae*

SCHRUMPFEN der Mammae:
☞ *Atrophie; Mammae*

SCHWÄCHE: acet-ac.[137] acetan.[102] acon.[5] adon.[102] adonin.[102] adren.[102] aether[102] agar.[5] agarin.[102] ail. alco.[102] aloe alum. alum-sil.[58] alumn.[102] am-c.[5] am-m. ambr.[1] aml-n.[102] ammc. amyg-am.[36] ant-c.[111] **ANT-T.** apoc.[102] aran-ix.[119] **ARG. Arg-n.**[5] arn.[5] **Ars.**[5] **Ars-i.** ars-s-f.[58] asc-t. astra-e.[149] atista[192] atro.[25] aur.[1] aur-ar.[58] aur-m.[58] ba-sv.[142] bac.[62] bapt. bell.[5] bell-p.[119] **Benz-ac.** bor. brom.[5] bufo[111] cact.[54] cadm-s. **Calc.** calc-s. calc-sil.[58] camph.[5] cann-s.[5] canth.[54] carb-an. **CARB-V. Carbn-s.** card-m.[1125] carl. cench.[58] cetr.[1125] cham.[1] chel.[58] chin.[5] chin-ar. cinnam.[1125] clem.[36] coc-c. cocain.[102] cocc. cod.[36] coff.[1125] coffin.[102] colch.[5] coll.[102] con. conv.[102] cortico.[149] corv-c.[258] crat.[102] croc.[5] crot-h.[111] cycl. **Dig.**[45] dig-l.[1125] digin.[102] echi.[1125] falco-p.[265] gala.[142] gels. gent-l.[1125] glech.[1125] glon.[102] graph. grin.[1125] hell.[5] helo.[111] **Hep.** hura[144] hyos.[5] hyper.[111] iber.[102] **Ign.**[5] indg.[36] iod.[54] kali-ar. kali-bi.[54] kali-br.[36] **Kali-c.**[1] kali-fcy.[111] kali-hp.[45] kali-i. kali-m.[61] kali-p.[58] kali-s. kali-sil.[58] kalm.[76] kola[1184] lac-lup.[204] lach.[5] lact.[36] **LAUR.** lil-t.[102] lith-c.[76] lob.[102] lycps.[25] lyss. manc. mang. menth.[1125] merc.[5] merc-i-r. mosch.[54] naja[102] nat-m.[111] nat-s.[85] nit-ac. nux-v. ol-j.[10] olnd.[102] op.[5] ox-ac.[102] parth.[110] peri.[102] petr.[5] **Ph-ac. Phos.**[5] phyt.[111] piloc.[102] plan.[25] **Plat.** plb.[36] prim-v.[1125] prot.[136] prun.[1125] prun-v.[102] **Psor.** puls.[5] pyrog.[56] **RAN-S.** raph. **Rhus-t. Ruta**[5] sac-alb.[102] **Sang.**[111] sarcol-ac.[149] saroth.[102] sars.[1125] scut.[85] sel.[85] **SENEG.**[5] sep. ser-ang.[102] **Sil.**[1] spig.[5] **Spong.** squil.[58] **STANN. Staph.** stroph.[102] stry-s.[102] **Sul-ac.** sul-i.[58] **Sulph.** sumb.[111] tab.[102] tarax.[5] tax.[303] thuj.[5] thyr.[102] til. valer.[102] verat.[5] vip.[111] zinc.[1]

rechts: bac.[62]
☞ *S; Rechts*

morgens beim Erwachen: **CARB-V.** dig. merc-i-r.

- **dauert** bis 15 Uhr an: merc-i-r.

abends: ran-s. sulph.
☞ *Z; Abends*

- **Liegen,** beim: **Sulph.**

Anstrengung, nach: aloe **SPONG.**
☞ *M; Anstrengung, nach*

Atmen, bei tiefem: carb-v. **Plat.**
☞ *M; Atmen; agg.; während;*

Auffahren, Hochfahren, durch: seneg.[111]

Auswurf, nach: **STANN.**
☞ *M; Auswurf; nach*

Beugen vorwärts **amel.**: nux-v.

Diarrhö, nach: hura[144]

Erwachen:
☞ *M; Erwachen, beim*

- **agg.**: **CARB-V.**
☞ *M; Erwachen, beim*

- **amel.**: ph-ac.[137]

Essen, beim: carb-an.
☞ *M; Essen; agg.; während*

Gehen, beim:

- **agg.**: kali-c. lact.[36] **Lyss.** nat-m.[1] **Rhus-t.**
☞ *M; Gehen; agg.; beim*

◦ **Freien,** im, während oder nach: lact.[36] nat-m.[1] **Rhus-t.**
☞ *M; Gehen; agg.; beim; Freien, im •M; Gehen; agg.; nach •M; Gehen; agg.; nach; Freien, im*

◦ **schnell**: **Kali-c.**
☞ *M; Gehen; agg.; beim; schnell*

◦ **Sonne,** in der: nat-m.[1]

- **amel.**: **Ph-ac.**
☞ *M; Gehen; amel.*

Händen halten, vor Schwäche, muss die Brust mit den: nat-s.[85]
☞ *M; Halten der Brust amel. •M; Husten; agg.; während*

Herzklopfen, mit: olnd.[102]

Husten:

- **durch**: carb-v.[58] graph. **Nit-ac.** ol-j.[10] **Ph-ac. Psor. Rhus-t.**[5] **Ruta**[5] sel.[85] sep. **STANN.** thuj.[5]
☞ *M; Husten; agg.; während*

- **Menses,** vor: graph.
☞ *M; Menses; vor*

- **verhindert**: **Stann.**

Lesen agg.: cocc. sulph.
☞ *M; Lesen agg.*

- **laut**: cocc. **Sulph.**
☞ *M; Lesen agg.; laut*

Liegen, beim:
- **agg., Seite, auf der**: **Sulph.**
- **amel.**: alum.

Menses:
- **vor**: spig.[5]
  ☞ *M; Menses; vor*
- **nach**: am-c.[5] carb-an.[5]
  ☞ *M; Menses; nach*

Schwäche in den Oberschenkeln, mit: tax.[303]

Singen:
- **Beginn,** zu: **STANN.**
  ☞ *M; Singen agg.*
- **beim**: carb-v. stann.[137] sulph.
  ☞ *M; Singen agg.*

Sitzen, lange, agg.: dig. **Ph-ac.**
☞ *M; Sitzen; agg.*

Sonne, in der: nat-m.[111]

Sprechen, beim: arg.[58] calc. **Canth.**[54] cench.[58] dig.[45] gels. kali-c.[1] laur. **Ph-ac.** plb.[36] rhus-t. sil.[1] **STANN.** sul-ac. **Sulph.**
☞ *M; Sprechen agg.*
- **laut**: calc. gels. kali-c.[1] **Laur. SULPH.**
  ☞ *M; Denken, daran • M; Sprechen agg. • M; Sprechen agg.; lautes*

Sprechen, hindert am: **Calc.** dig. **Hep.** ph-ac. rhus-t. **Stann.** sul-ac. **Sulph.**

Wehen, Entbindung:
- **während**: stann.[54]
  ☞ *M; Wehen, Entbindung; während*
- **Wochenbett,** im: stann.[54]
  ☞ *M; Wehen, Entbindung; Wochenbett, im* ▤ *ALLGEMEINES; M; Wehen, Entbindung; Wochenbett, im*

erstreckt sich über den ganzen Körper: seneg.[5]

Brustbein: zinc.[1]
☞ *O; Brustbein*

allmählich fortschreitend, Hitze: hyos.[5]

lähmungsartig: arg.[58]

SCHWEIß: Agar.[1] all-c. aloe ambr.[5] anac. ant-t.[36] anthro.[10] apis aq-mar.[149] **ARG.** arg-n.[36] arn. arum-i.[36] asar. ba-tn.[136] bac.[62] bamb-a.[1184] bar-c. bell. benz. **BOV.**[38] bros-g.[259] bry. bufo[111] cadm-s.[56] **CALC.**[46] calc-p.[58] calc-sil.[58] camph. cand-a.[239] canth. caps.[1] carb-ac. carb-an. carb-v. carbn-s. cass.[36] cath-a.[264] **Cedr. Chel.** chin. chin-hydr.[10] chloram.[149] cimx. cina[1] **COCC.**[8] coloc.[36] con.[5] **Crot-c.**[2016] cub.[85] cur. cypra-e.[227] dig.[37] dros. dulc. **EUPHR.** fago.[144] gaert.[136] germ.[222] glon.[8] graph. gymn. haliae-lc.[222] hed.[144] hep. hydr. hydrc.[85] hyos. iod.[122] ip. kali-c. **KALI-N.** kali-p.[137] kali-s. kola[1184] kreos.[36] lac-c. lac-cpr.[261] lac-lox-a.[204] lach. lappa[25] laur. lil-t. **Lyc.** m-arct.[5] m-aust.[5] merc.[38] merc-c. nat-m. nat-s.[137] neon[222] nit-ac.[72] nux-m. nux-v. op. oro-ac.[232] osm.[102] ox-ac. ozone[227] **Petr.**[1] **Ph-ac.**[1] **PHOS.** pier-b.[233] pitu-a.[164] plb. prot.[149] psil.[164] psor.[56] puls.[5] rhod. rhus-t. ros-d.[305] ruta[5] sabad. sal-ac.[38] sanic. sec. **SEL.** seneg.[58] **Sep.**[171] sil. sol[236] spig. squil.[5] stach.[85] stann.[54] staph.[5] stram. stront-n.[85] **Stry.**[36] sul-ac. sulph.[73] tab.[36] tax.[303] tell. thuj. tub.[304] verat. viol-t. zinc.[1]

tagsüber: petr.
☞ *Z; Tagsüber*

morgens: bamb-a.[1184] bov. **Cocc.** graph. kali-n. sep. tub.[304]
☞ *Z; Morgens*
- **4** Uhr: sep.
- **5** Uhr - **6** Uhr: bov.
- **Erwachen,** beim: tub.[304]

vormittags: arg-n.
☞ *Z; Vormittags*

abends, beim Gehen: chel. chin. sabad.
- **17** Uhr - **21** Uhr: chel.

nachts: agar. anac. arg. arg-n.[36] bamb-a.[1184] bar-c. bell. **Calc.** canth. cypra-e.[227] euphr. gaert.[136] germ.[222] haliae-lc.[222] kali-c.[5] nit-ac. ros-d.[305] **Sep.** sil. stach.[85] stann. sulph.[5]
☞ *Z; Nachts*
- **Erwachen,** beim: canth.
  ☞ *M; Erwachen, beim*
- **Schlaf**: euphr.

Mitternacht:
- **gegen**: nat-m. ph-ac.[1]
- **nach**: lyc.[1]
  ☞ *Z; Mitternacht; nach*

Frösteln, während: sep.

Gehen, bei schnellem: nit-ac.[1]
☞ *M; Gehen; agg.; beim;*

Koitus, nach: agar.
☞ *M; Koitus, nach*

Kopfschmerz, während: ozone[227]

Menses, während: **Bell.** kreos.
☞ *M; Menses; während* ▤ *SCHWEISS; M; Menses; während*

Achselhöhlen: **All-c.** aloe anthro.[10] apis aq-mar.[149] arn. **Asar.**[5] ba-tn.[136] bac.[62] **Bov. BRY.** cadm-s.[56] **Calc.** cand-a.[239] caps.[1] carb-ac. carb-an. **CARB-V.**[5] carbn-s. cass.[36] cath-a.[264] **CEDR.** chel. chloram.[149] con.[5] **Cur.** cypra-e.[227] **DULC.** fago.[144] gymn. hed.[144] **Hep. Hydr.** hyos. iod.[65] **KALI-C.**[111] kali-p. **Kali-s.** kola[1184] **Lac-c.**[8] lac-cpr.[261] lac-lox-a.[204] lach. lappa[25] laur. lil-t. lyc. merc.[38] merc-c. **Nat-m.** nat-s.[137] neon[222] **Nit-ac.** nux-m. nux-v. oro-ac.[232] osm. ox-ac. ozone[227] **Petr.**[102] **Phos.**[5] pier-b.[233] pitu-a.[164] prot.[149] psil.[164] psor.[56] **RHOD.** sabad. sanic. **SEL.**[122] **SEP. SIL.** sol[236] **Squil.**[5] stram. sul-ac. **SULPH.**[111] tab. **Tell. Thuj.**[122] tub. verat. viol-t. zinc.[1]
☞ *O; Achseln • Feuchtigkeit in den Achselhöhlen*
- **rechts**: lac-lox-a.[204]
  ☞ *S; Rechts*
- **tagsüber**: dulc.
  ☞ *Z; Tagsüber*
- **abends**: sabad. sol[236]
  ☞ *Z; Abends*
  ◦ **20** Uhr: sol[236]
- **nachts**: kali-c.[111] sulph.[111]
  ☞ *Z; Nachts*
- **Fieberhitze,** während: zinc.[1]
  ☞ *M; Fieber; während; Froststadium im Fieber*

SCHWEIß; Achselhöhlen (Forts.)

- **Froststadium** im Fieber, während: tab.[111]
  ☞ M; Fieber; während; Froststadium im Fieber
- **Kälte,** während: tab.
- **Luft,** in kalter: bov.
  ☞ M; Kälte; Aufenthalt in, durch •M; Luft; agg.; kalte
- **Menses,** während: pitu-a.[164]
  ☞ M; Menses; während
- **nervös,** wenn: am-i.[304]
- **Rauchen** agg.: onos.[304]
- **weißgrauen** Ablagerungen im Haar, mit: sel.[122] thuj.[122]
- **Füße,** und: petr.[102]

Brustbein: **GRAPH.**
☞ O; Brustbein

- **morgens**: **GRAPH.**
  ☞ Z; Morgens

Mammae: agar. arg. arn. bar-c. bov. calc. cocc. graph. hep. kali-c. kali-n. lyc. nux-m. plb. rhus-t. sel. sep. sil. stann. sulph.
☞ O; Mammae

- **morgens**: bov. cocc. graph. kali-n.
  ☞ Z; Morgens
- **nachts**: agar. bar-c. calc. kali-c. lyc. sil. stann. sulph.
  ☞ Z; Nachts

nur auf Abdomen und Brust: arg. **COCC.**[54] **PHOS.**[54] **SEL.**[54]

ätzend, Achselhöhlen: iod.[65] kola[1184] psor.[65] sanic. sep.[65] sil.[65]
☞ Wundheit; Achselhöhlen ▥ ALLGEMEINES; C; Absonderungen; ätzend, scharf

- **frisst** Löcher in die Bettwäsche: iod.[65] psor.[65] sep.[65] sil.[65]

braun, Achselhöhlen: **Lac-c.** thuj.
▥ ALLGEMEINES; C; Absonderungen; bräunlich

gelb, Achselhöhlen: lac-c.

kalt: agar. bros-g.[259] **Camph.** canth. cocc. cub.[85] hep. lappa[111] lyc. merc. **Merc-c.**[5] petr. seneg.[58] **Sep.** stann.

- **nachts**: bros-g.[259]
  ☞ Z; Nachts
- **Fieber,** während: cub.[85]
  ☞ M; Fieber; während
- **Achselhöhlen**: lappa[111]

ölig: **Arg.**

orangefarben, hell, Achselhöhlen: lac-c.[55]

reichlich: agar.[1] ant-t.[36] arum-i.[36] bov.[38] cadm-s.[56] calc.[46] chin-hydr.[10] cina[1] **Cocc.**[8] coloc.[36] crot-c.[2016] dig.[37] **Glon.**[8] hydrc.[85] kreos.[36] lach.[47] petr.[1] prot.[149] sal-ac.[38] sanic. sel. **Sep.**[171] stach.[85] stann.[54] stront-n.[85] stry.[36] sulph.[73] tab.[36] thuj.[1]

- **Achselhöhlen**: bov.[38] cadm-s.[56] petr.[1] prot.[149] **Sanic.** sel. sep.[171] sulph.[73] thuj.[1]

rot: arn. carb-v. dulc. lach. nux-m. nux-v. thuj.

- **Achselhöhlen**: arn. **Carb-v.** dulc. **LACH. NUX-M.** nux-v. thuj.

übelriechend: apis aq-mar.[149] **Arn.** asar. bov.[5] carb-ac. carb-v.[5] cass.[36] con.[5] dulc.[22] euphr.[58] fago.[144] graph. hep. hydr. iod.[122] kali-p.[137] lac-c.[8] lac-cpr.[261] lach. lappa[25] **LYC.** merc.[38] merc-c. nat-s.[137] nit-ac.[72] nux-m. oro-ac.[232] osm.[102] ozone[227] petr. phos. psor.[56] rhod. ros-d.[305] **SEL. Sep.** sil. stram. sulph. tax.[303] tell. thuj.[22] tub.[85]

- **Achselhöhlen**: apis aq-mar.[149] asar.[5] bov.[5] carb-ac. carb-v.[5] cass.[36] con.[5] **Dulc.**[22] fago.[144] **HEP. Hydr.** iod.[122] kali-p. **Lac-c.**[8] lac-cpr.[261] lach. lappa[25] **Lyc.** merc.[38] merc-c. nat-s.[137] **NIT-AC.**[72] **Nux-m.** oro-ac.[232] osm. ozone[227] **PETR.** phos. psor.[56] **Rhod.** ros-d.[305] **Sel. Sep. SIL.** stram. **SULPH.** tax.[303] **Tell. Thuj.**[22] tub.[85]
  - **nachts**: nit-ac.[72]
    ☞ Z; Nachts
  - **Menses**:
    - **während**: stram. tell.
      ☞ M; Menses; während
    - **zwischen** den: sep.
- **Knoblauch,** riecht nach, Achselhöhlen: **Bov. Kali-p. Lach.** osm.[102] ozone[227] **SULPH. Tell.**
  - **abends** und nachts agg.: osm.[102]
- **moschusartig,** Achselhöhlen: con.[5]
- **sauer** riechend, Achselhöhlen: asar.
- **Zwiebeln,** wie, Achselhöhlen: bov.[5] kali-p.[137]

übelriechend, zwischen den Mammae: **Nux-m.**

Urin, wie alter, Achselhöhlen: pier-b.[233]

SCHWELLUNG:

allgemeine Arzneien: acet-ac.[102] acon.[47] acon-l.[36] aesc. aeth.[102] all-s.[85] alum.[5] alum-sil.[110] am-c. am-m. anan.[102] anthr. apis apisin.[5] aq-des.[275] arg-n.[5] arge-p.[264] arn.[5] ars. ars-i. asaf. aster.[85] aur. aur-i.[58] aur-s. bamb-a.[1184] bar-c. bar-i.[58] bar-s.[58] bell. bell-p.[102] bism.[36] brom. bry. bufo buni-o.[149] cadm-s.[111] calc.[8] cand-a.[239] cann-s.[5] canth.[102] carb-an. carb-v.[5] carc.[187] cast-eq.[36] cath-a.[264] cedr.[25] cham. chin.[5] cist.[111] clem. cocc.[5] coloc.[1] con. cortiso.[144] corv-c.[258] crot-c.[36] crot-h.[36] croto-t. cund.[8] cupr. cur. cycl. dig.[5] **Dulc.**[137] elmen[9] eupi.[85] falco-p.[265] ferr.[5] fl-ac. foll.[162] gink.[227] goss.[93] granit-m.[194] graph. helon. hep.[5] hydrog.[222] iod.[5] irid.[222] kali-bi. kali-c.[102] kali-i.[111] kali-m.[61] kali-n.[5] kali-p. kali-s. kali-sil.[58] kola[1184] lac-ac.[137] lac-c. lac-h.[233] lach. lap-laz.[227] lappa[25] lil-t.[198] lyc. lyss. mag-c.[102] med.[85] meli.[1125] melis.[1125] menth.[1125] merc. merc-c.[5] merc-i-r. merl.[102] mez.[5] murx.[102] naja nat-c. nat-m.[198] nat-s. nat-sil.[58] nit-ac.[5] nux-v. oci.[137] onos. orig.[85] ozone[227] ped.[85] petr.[5] ph-ac. phos. phyt.[8] pip-n.[85] pitu-a.[164] plb.[5] plut-n.[269] psor. puls.[37] ran-b.[58] rat. rhus-t.[5] ros-d.[305] ruta[5] sabad.[5] sabal.[137] sabin.[5] sac-alb.[210] samb. sang.[137] saroth.[144] sep.[1] **Sil.**[36] sol[236] sol-a.[36] sol-o.[36] spig.[5] spong.[5] staph.[198] stront-c.[144] sul-ac.[5] sul-i.[58] **Sulph.**[1] syc-co.[136] tanac.[25] tarent. tell.[85] thuj. tub. urt-u.[36] vesp.[102] vip.[36] wild.[9] zinc.[171]
☞ Hypertrophie • Ödem, Lungenödem • Vergrößert, Hypertrophie; allgemeine Arzneien • Wassersucht, Brustwassersucht ▥ ALLGEMEINES; C; Schwellung; allgemeine Arzneien

- **Achselhöhlen**: bell.[5] **Carb-an.**[5] **Clem.**[5] **Coloc.**[5] **Hep.**[5] iod.[5] **Kali-c.**[5] **Lyc.**[5] merc-c.[5] nat-c.[5] nat-m.[1] nit-ac.[5] petr.[5] **Phos.**[5] sep.[5] **Sil.**[5] sul-ac.[5] **SULPH.**[5] thuj.[5]
  ☞ *Tumoren, Geschwülste; Achselhöhle*
- ◦ **Kratzen,** nach: nat-m.[1]
- **Haut,** äußerlich: bry.[5] calc.[5] cann-s.[5] dulc.[5] iod.[5] kali-n.[5] mez.[5] nat-c.[5] rhus-t.[5] sep.[5] **Sil.**[5] **Sulph.**[5]
  ☞ *O; Haut, äußerlich*
- **Knochen**: **Lach.**[5] **Puls.**[5]
- **Lymphdrüsen**: aesc. aeth. alum-sil.[110] am-c. am-m. anan. anthr. ars. ars-i.[58] aster.[102] aur. aur-i.[58] aur-s.[58] bar-c. bar-i.[58] bar-s.[58] bell.[28] brom. cadm-s. calc. cand-a.[239] carb-an. carc.[207] cath-a.[264] chin.[5] clem. coloc.[1] con. corv-c.[258] crot-h.[36] goss.[93] hep.[5] iod. kali-bi. kali-c. kali-p. kali-sil.[58] lac-ac.[137] lac-c.[85] lach. lap-laz.[227] lappa[25] lyc. merc. merc-c.[72] merc-i-r. nat-c. nat-m.[1] nat-s. nat-sil.[58] nit-ac. ozone[227] petr. ph-ac. phos. phyt. puls. rhus-t.[5] sep.[1] sil. staph. stront-c.[144] sul-ac. sul-i.[58] sulph.[1] syc-co.[136] tanac.[25] tarent.[192] tell.[85] vesp.[102] wild.[9]
- ◦ **Achselhöhlen**: aesc. aeth. alum-sil.[110] am-c. **AM-M.** anan. anthr. **Ars.** ars-i.[58] aster.[102] **Aur.** aur-i.[58] **Aur-s.**[58] **BAR-C.** bar-i.[58] bar-s.[58] **Bell.**[28] brom. cadm-s. calc. cand-a.[239] **Carb-an.** carc.[207] **Chin.**[5] **Clem.** **Coloc.**[1] **Con.** corv-c.[258] crot-h.[36] goss.[93] **HEP.**[5] **Iod.** **Kali-bi.** **KALI-C.** kali-p. kali-sil.[58] lac-ac.[137] lac-c.[85] **LACH.** lap-laz.[227] lappa[25] **Lyc.** **MERC.** **Merc-i-r.** **Nat-c.** **Nat-m.**[1] **Nat-s.** nat-sil.[58] **NIT-AC.** ozone[227] petr. **Ph-ac.** **PHOS.** **Phyt.** **Puls.** **RHUS-T.**[5] **Sep.**[1] **SIL.** **Staph.** stront-c.[144] sul-ac. sul-i.[58] **Sulph.**[1] syc-co.[136] tanac.[25] tarent.[192] tell.[85] vesp.[102] wild.[9]
  ☞ *Entzündung; Lymphdrüsen, Achselhöhle • Tumoren, Geschwülste; Achselhöhle • Verhärtung; Lymphdrüsen, Achselhöhle* ▥ *EXTREMITÄTEN; C; Schmerz; Arme; geschwollenen Achseldrüsen, mit*
- ◦ ◦ **links**: tanac.[25]
  ☞ *S; Links*
- ◦ ◦ **rechts**: nat-m.[1]
  ☞ *S; Rechts*
- ◦ ◦ **nachts**: aster.[102]
  ☞ *Z; Nachts*
- ◦ ◦ **Mammae,** mit Schmerz in den: lac-ac.[137]
- ◦ ◦ **Menses**:
- ◦ ◦ ◦ **vor**: aur.
  ☞ *M; Menses; vor*
- ◦ ◦ ◦ **während**: bell.[28] lac-c.[85]
  ☞ *M; Menses; während*
- ◦ ◦ ◦ **nach**: ozone[227]
  ☞ *M; Menses; nach*
- ◦ ◦ **Wetter,** bei nassem: aster.[102]
  ☞ *M; Wetter, feuchtes agg.*
- **Mammae**: acet-ac.[102] acon.[31] acon-l.[36] aeth.[102] all-s.[85] alum.[5] anan.[102] apis **Apisin.**[5] aq-des.[275] arg-n.[5] arge-p.[264] **Arn.**[5] ars-i. asaf. **Aster.**[85] aur-s. **Bamb-a.**[1184] **Bell.**[5] bell-p.[102] bism.[36] brom. **BRY.**[5] bufo cadm-s.[110] **CALC.**[1] canth.[102] **Carb-an.** carb-v.[5] carc.[187] cast-eq.[36] cedr.[25] **Cham.** cist.[111] **Clem.** cocc.[5] **Con.** cortiso.[144] corv-c.[258] **Croto-t.** cund.[8] **Cupr.** cur. cycl. **Dig.**[5] **Dulc.**[137] elmen[9] eupi.[85] falco-p.[265] ferr.[5] fl-ac. foll.[162] gink.[227] granit-m.[194] **Graph.** **Helon.** **Hep.**[5] hydrog.[222] irid.[222] kali-c.[102] kali-i.[111] kali-m.[61] kali-s. kola[1184] **Lac-c.** lac-h.[233] **Lach.** lil-t.[198] lyc. lyss. mag-c.[102] med.[85] meli.[1125] melis.[1125] menth.[1125] **Merc.** merc-c.[5] merl.[102] murx.[102] naja nat-c. nat-m.[198] nux-v. oci.[137] onos. orig.[36] ped.[85] **PHOS.** **Phyt.** pip-n.[85] pitu-a.[164] plb.[5] plut-n.[269] psor. **PULS.**[5] rat. **Rhus-t.**[5] ros-d.[305] ruta[5] sabad.[5] sabal.[137] **Sabin.**[5] sac-alb.[210] samb. sang.[137] saroth.[144] **SIL.**[36] sol[236] sol-a.[36] sol-o.[36] spig.[5] spong.[5] staph.[198] **SULPH.** tarent. thuj. tub. urt-u.[36] vip.[36] **Zinc.**[171]
  ☞ *O; Mammae • Entzündung; Mammae, Mastitis*
- ◦ **links**: cist.[111] med.[85]
  ☞ *O; Mammae; links*
- ◦ **rechts**: calc.[36] plut-n.[269] **SIL.**[36] vip.[36]
  ☞ *O; Mammae; rechts*
- ◦ **Abstillen, nach dem**: all-s.[85] med.[85] puls.[137]
  ☞ *M; Abstillen, nach dem*
- ◦ **Bad,** kaltes, agg.: sabal.[137]
  ☞ *M; Kälte; Aufenthalt in, durch • M; Waschen; agg.*
- ◦ **Fieber,** nach: arn.[5] bry.[5] puls.[5]
- ◦ **Hautausschlägen,** bei: phos.[36]
- ◦ **Kindern,** bei: acon.[31] **ARN.**[5] bell.[5] bry.[5] calc.[31] **Cham.**[5] hep.[5] sil.[5]
- ◦ **Klimakterium,** im: sang.[137]
- ◦ **Leukorrhö,** mit: dulc.[137]
- ◦ **Menses**:
- ◦ ◦ **vor**: alum.[5] aq-des.[275] aster.[85] **Bamb-a.**[1184] bell.[5] **Calc.** carb-v.[5] carc.[187] cham.[5] **Cocc.**[5] con. foll.[162] granit-m.[194] kali-c. kali-s. kola[1184] **Lac-c.** lac-h.[233] lil-t.[198] med.[198] murx. nat-m.[198] nux-v.[198] **Phos.**[5] phyt.[198] **Puls.**[5] rhus-t.[5] ros-d.[305] sac-alb.[210] sol[236] staph.[198] thuj.[198] **Tub.** zinc.[5]
  ☞ *O; Mammae; Menses; vor • Schwere, Empfindung von; Mammae; Menses; vor*
- ◦ ◦ **Beginn,** zu: irid.[222]
- ◦ ◦ **während**: all-s.[88] arge-p.[264] bry.[102] calc. canth.[102] **Cham.** **Con.** dulc. graph.[102] helon. kali-c.[102] lac-c. mag-c.[102] merc.[102] **Murx.**[102] **Phyt.**[102] **Puls.**[102] sang.[102] thuj. **Tub.** zinc.[171]
  ☞ *M; Menses; während*
- ◦ ◦ **nach**: cycl.[137]
  ☞ *M; Menses; nach*
- ◦ ◦ ◦ **Milchabsonderung,** mit: cycl.[137]
  ☞ *Milchsekretion, mit*
- ◦ ◦ **anstelle** der: dulc.[137] rat.
- ◦ **Milch,** mit:
  ☞ *Milchsekretion, mit*
- ◦ **Milchsekretion,** mit: **Asaf.** **Cycl.** meli.[1125] melis.[1125] menth.[1125] sol-o.[36] **Tub.** **Urt-u.**[36]
  ☞ *Menses; nach;*
- ◦ **Narben**: **Graph.** phyt. **SIL.**
  ▥ *HAUT; C; Narben*
- ◦ **Neuralgie** des Uterus, bei jedem Anfall von: nux-v.
- ◦ **Schweiß,** während: bry.[5] calc.[5] cham.[5] **Puls.**[5] sil.[5]

SCHWELLUNG; allgemeine Arzneien; **Mammae** (Forts.)

◦ **sexueller** Erregung, bei: cedr.[25]
GEMÜT; M; Erregung; Beschwerden durch; sexuelle •ALLGEMEINES; M; Sexualität; Erregung, sexuelle, agg.

◦ **Stillen,** beim: puls.[1]
☞ *M; Stillen; während*

◦ **Verletzung,** nach: elmen[9]
☞ *M; Verletzungen, nach*

◦ **Brustdrüsen**: calc.[1]

◦ **Brustwarzen**: bism.[36] calc.[1] **Cham.** cund.[8] fl-ac. **Lach.** lyc. **Merc.** **MERC-C.**[5] orig.[36] phos. puls.[5] sil.[36] sulph.
☞ *O; Mammae; Brustwarzen*

◦ ◦ **links**: bism.[36]
☞ *O; Mammae; Brustwarzen; links*

◦ ◦ **rechts**: **Fl-ac.** **SIL.**[36] sulph.
☞ *S; Rechts*

◦ ◦ ◦ **morgens**: fl-ac. sulph.
☞ *Z; Morgens*

◦ ◦ **um** die Brustwarzen: cund.[8] merc-c.[5]

◦ **Leistendrüsen,** mit Schwellung der: oci.[137]

- **Muskeln,** pektoral: ran-b.[58]
- **Schlüsselbeine**: crot-c.[36] **Fl-ac.**[5] phos.
- **Schwertfortsatz**: sac-alb.
- **bläulich,** Mammae: **Apisin.**[5]
- **eiternd,** Lymphdrüsen, Achselhöhlen: cadm-s.[111] coloc.[1] **Hep.**[5] lappa[25] sep.[1] sulph.[1]
- **hart,** Lymphdrüsen, Achselhöhlen: aster.[85]
- **heiß,** Mammae: acon.[47] bell. bry. **Calc.**[8] **Merc.** **Phos.** phyt.[8] puls.[37]

◦ **Entbindung,** nach der: **Phyt.**[8]

- **juckend,** Brustwarzen, mit Schmerzen in den Mammae: orig.[85]
- **ödematös**:

◦ **Achselhöhlen**: buni-o.[149]

◦ **Mammae**: arg-n.[5]
☞ *O; Mammae*

- **schmerzhaft**:

◦ **Mammae**: aeth.[102] all-s.[142] gink.[227] med.[304] **Pitu-a.**[164] rhus-t.[85] urt-u.[142]
☞ *O; Mammae •Schmerz; Mammae; links; geschwollen, hart*

◦ **lanzinierend,** Mammae: aeth.[102]

- **schmerzlos,** Lymphdrüsen, Achselhöhlen: **Lach.**
- **skrofulös,** Mammae: elmen[9]

Empfindung von Schwellung:
☞ *Vergrößert, Empfindung wie •Vergrößert, Hypertrophie; Empfindung von ALLGEMEINES; C; Schwellung; Empfindung von Schwellung*

- **Achselhöhlen**: benz-ac. chim-m.[102]
- **Haut,** äußerlich: phos.[5]
☞ *O; Haut, äußerlich*
- **Lymphdrüsen,** Achselhöhle: benz-ac.
☞ *O; Lymphdrüsen, Achselhöhle*
- **Mammae**:
☞ *O; Mammae •Vergrößert, Empfindung wie; Mammae*
- **tief** sitzend: bufo[111]
☞ *O; Tief sitzend*

SCHWERE, Empfindung von: acon.[5] ail.[25] allox.[119] alum.[5] am-c.[5] **Am-m.**[5] apisin.[5] apoc-a.[36] arag.[102] arg-n.[5] ars.[5] aur.[5] bar-c.[5] bell.[5] bor.[5] bov.[5] bry.[58] bufo[111] calad.[5] calc.[5] calc-f.[119] cast.[10] cist.[25] clem.[5] coca[25] cortiso.[149] corv-c.[258] cupr.[1] cupr-acet.[45] cypra-e.[227] erio.[25] eup-per.[36] gamb.[111] gels.[111] granit-m.[194] guare.[25] hall[36] hyos.[5] iber.[25] iod.[5] kali-n.[5] **Kreos.**[5] lac-c.[111] **LACH.**[5] laur.[5] lil-t.[36] lith-c.[227] loxo-r.[205] lyc.[5] mag-c.[5] mag-m.[5] mosch.[5] naja[111] nux-m.[5] **Nux-v.**[5] olnd.[5] ox-ac.[119] petr.[5] **Phos.**[5] phyt.[111] pip-m.[36] plat.[5] plut-n.[222] prun.[111] prun-p.[36] ptel.[25] **PULS.**[5] rheum[5] rhod.[5] **Rhus-t.**[5] sabad.[5] **Samb.**[5] sang.[25] sep.[5] sil.[5] **Squil.**[5] staph.[5] stront-c.[5] **Sulph.**[5] tax.[303] tela[192] thuj.[36] verat-v.[25] zinc.[5]
☞ *Beklemmung*

Erstickungsgefühl, mit: ptel.[25]

Essen, beim: mag-m.[5]
☞ *M; Essen; agg.; während*

Husten, bei: calad.[5]

Menses:

- **amel.**: allox.[119] calc-f.[119]
- **vor**: bor.[5]
☞ *M; Menses; vor*

Brustbein: ail.[25] arag.[102] cast.[10] cortiso.[149] erio.[25] eup-per.[36] iber.[25] pip-m.[36] prun-p.[36]
☞ *O; Brustbein*

- **Kopfschmerz,** während: ail.[25]
- **hinter** dem: cortiso.[149] erio.[25] eup-per.[36] iber.[25] pip-m.[36] prun-p.[36]
- **Schwertfortsatz**: arag.[102]
- **unter** dem: cast.[10]

Lungen: corv-c.[258] cupr-acet.[45]
☞ *O; Lungen*

- **Apex**: cupr-acet.[45]
☞ *O; Lungen; Apex*

Lymphdrüsen, Achselhöhle: cupr.[1]
☞ *O; Lymphdrüsen, Achselhöhle*

Mammae: **Bry.**[58] calc.[5] clem.[5] granit-m.[194] hall[36] hyos.[5] **Iod.**[5] lac-c.[111] lil-t.[36] ox-ac.[119] phyt.[111] plut-n.[222] tax.[303] thuj.[36]
☞ *O; Mammae*

- **links**: lil-t.[36]
☞ *O; Mammae; links*
- **Berührung** agg.: hall[36]
☞ *M; Berührung; agg.*
- **Bewegung** agg.: hall[36]
☞ *M; Bewegung; agg.*
- **Menses**:

◦ **vor**: bry.[58] granit-m.[194]
☞ *O; Mammae; Menses; vor •Schwellung; allgemeine Arzneien; Mammae; Menses; vor*

◦ **nach**: thuj.[36]
☞ *M; Menses; nach*

◦ **verspäteten,** bei: thuj.[36]

unterer Teil der Brust: kreos.[5] rhus-t.[5]
☞ *O; Unterer Teil der Brust*

SCHWERMUT, Traurigkeit, wird in der Brust empfunden: arge-p.[264] **Aur.**[54] calc.[5] hydr-ac.[268] lyc.[54]
GEMÜT; C; Schwermut, Traurigkeit, Niedergeschlagenheit

schmerzhaft: **Lyc.**[54]

SCIRRHUS der Mammae:
☞ *Krebs, Karzinom; Szirrhus, Mammae*

SKLEROSE, Herzkranzgefäße: verat.[1125]

SPANNUNG, Empfindung von: agar.[5] am-m.[5] arg.[5] arg-n.[5] arn.[5] ars.[5] asaf.[5] aur. bamb-a.[1184] **Bell.**[5] bry.[5] **Calc.**[5] cann-s.[5] carc.[207] caust.[5] cham.[5] chel.[36] chin.[5] cic.[5] cocc.[5] **Colch.**[5] **Con.**[5] cupr.[210] cycl.[36] dig.[5] dros.[5] dulc.[5] **Euph.**[5] ferr.[5] graph.[5] ign.[5] **Iod.**[5] kali-bi.[36] kali-c.[1] kali-n.[5] kola[1184] lyc. mag-m.[5] merc.[5] **Mez.**[5] mosch.[5] **Mur-ac.**[5] **Nat-c.**[5] **Nat-m.**[1] **Nux-v.**[5] oci.[144] olnd.[5] **Op.**[5] ozone[227] **Phos.**[5] plut-n.[269] **PULS.**[1] rheum[5] rhod.[5] **RHUS-T.**[5] ros-d.[305] ruta[5] sabin.[5] **Sars.**[5] seneg.[5] sep.[5] **Spig.**[1] squil.[5] **STANN.**[5] staph.[5] stront-c.[5] sul-ac.[5] **SULPH.** tarax.[5] teucr.[5] thuj.[5] **Verb.**[5] **Zinc.**[1]
☞ *Zusammenschnüren, Spannung, Enge, Empfindung von*

Husten, während: kali-n.[5] phos.[5] **Rhus-t.**[5] stann.[5] sulph.[5]
☞ *M; Husten; agg.; während*

Achselhöhlen: arg-n.[5] aur. spig.[1] teucr.[5] zinc.[5]

Brustbein: sabin.[5] zinc.[1]
☞ *O; Brustbein*

Haut, äußerlich: agar.[5] am-m.[5] arn.[5] asaf.[5] calc.[5] cham.[5] chin.[5] colch.[5] dig.[5] dros.[5] dulc.[5] **Euph.**[5] ferr.[5] ign.[5] **Iod.**[5] kali-n.[5] lyc.[5] mag-m.[5] merc.[5] **Mez.**[5] mosch.[5] **Mur-ac.**[5] **Nat-c.**[5] nat-m.[5] nux-v.[5] olnd.[5] phos.[5] rhod.[5] rhus-t.[5] sabin.[5] **Sars.**[5] spig.[5] squil.[5] **STANN.**[5] stront-c.[5] thuj.[5] **Verb.**[5] **Zinc.**[5]
☞ *O; Haut, äußerlich*

Mammae: **Bamb-a.**[1184] **Bry.**[5] carc.[207] cupr.[210] cycl.[36] kola[1184] oci.[144] ozone[227] phos.[5] plut-n.[269] puls.[1] ros-d.[305] **Thuj.**[5]
☞ *O; Mammae*

- **Milchfluss** amel.: cycl.[36]

- **heftig,** Menses, vor: **Bamb-a.**[1184] **Carc.**[304] cupr.[210] kola[1184] ozone[227] ros-d.[305]
☞ *O; Mammae; Menses; vor*

Muskeln, pektoral: bry.[36] chel.[36] chin.[36] dros.[36] euph.[36] kali-bi.[36] mez.[36] nat-m.[36] rhod.[36] sulph.[36]

- **links,** erstreckt sich zum Hals: chel.[36]
☞ *S; Links*

- **rechts**: euph.[36]
☞ *S; Rechts*

◦ **Drehen** des Oberkörpers nach rechts, beim: euph.[36]
☞ *M; Drehen; agg.; Körper •M; Drehen; agg.; Körper; rechts, nach*

- **vormittags**: nat-m.[36]
☞ *Z; Vormittags*

- **Atmen,** bei tiefem: sulph.[36]
☞ *M; Atmen; agg.; während; tief*

- **Ausstrecken** der Arme, beim: mez.[36]

Rippen, falsche: sulph.
☞ *O; Rippen, falsche, Rand*

Schlüsselbeine: **Lyc.** nat-m.[1] **Zinc.**

- **links**: zinc.
☞ *S; Links*

- **unterhalb**: **Lyc.**

Seiten, nachts: kali-c.[1]
☞ *O; Seiten*

SPASMEN:
☞ *Konvulsionen, Spasmen*

SPRINGEN, Empfindung von: agar.[38] arg-n.[187] aur.[8] **Cic.**[36] **CROC.**[5] iod.[187] kola[1184] merc-i-f.[8] tarent.[36] thyr.[56]
☞ *Bewegung, Empfindung von •Lebendigem, Empfindung von etwas* *ALLGEMEINES; C; Hüpfen, Empfindung von, innerlich*

STAUB, Empfindung von: chel.[25]

STECKEN geblieben, Empfindung als sei etwas: **Bry.**[5] guai.[5] sulph.[5]

STEIFHEIT: aur-m.[137] bamb-a.[1184] bell.[5] con.[1] helo.[77] ign.[5] lyc.[1] nux-v.[36] ox-ac.[137] **Phos.**[137] **Puls.**[5] thuj.[5]
☞ *Unbeweglich* *ALLGEMEINES; C; Steifheit, Rigidität*

Achselhöhlen: bell.[5]

Brustbein: con.[1]
☞ *O; Brustbein*

Haut, äußerlich: puls.[5]
☞ *O; Haut, äußerlich*

Musculus pectoralis: lyc.[1] nux-v.[36] puls.[1]

- **morgens** nach dem Aufstehen, beim tiefen Atmen: puls.[1]

STENOKARDIE:
HERZ KREISLAUF; C; Angina pectoris, Stenokardie

STENOSE:
☞ *Zusammenschnüren, Spannung, Enge, Empfindung von*

Lungen: queb.[102]
☞ *O; Lungen •Zusammenschnüren, Spannung, Enge, Empfindung von; Lungen*

STILLEN:
☞ *Milch, Muttermilch*

STOCKEN, Stagnation, Empfindung von:

allgemein, Blutzirkulation: **Lob.**
HERZ KREISLAUF; C; Stehenbleibt, Empfindung, als ob das Herz; aufgehört hätte zu schlagen, Empfindung, als ob es

Empfindung von: aur.[5] colch.[8] lyc.[137] sabad.[137] seneg.[5] zinc.[137]

- **Lungen**: **Seneg.**[5]
☞ *O; Lungen*

STÖßE:
☞ *Schmerz; stechender (scharf st., schießender usw.) Schmerz*

SYNKOPE:
GEMÜT; C; Bewusstlosigkeit; allgemeine Arzneien;

TACHYKARDIE:
▒ *HERZ KREISLAUF; C; Puls; schnell, beschleunigt, jagend, unzählbar*

TAUBHEIT, Empfindung von: aral.[25] bor.[5] bufo[111] cann-s.[5] carbn-h.[5] chel. cupr.[5] cupr-ar. cur. ferr. **Glon.**[137] graph. kalm.[137] lat-m.[111] merc. nux-m.[5] physal.[111] plb. rhus-t. sars. stict.[137] tanac.[25] tela[192] urt-u.
☞ *Empfindungslosigkeit*

erstreckt sich den linken Arm hinab: glon.[137]

Achselhöhlen: cann-s.[5]

Bronchien: aral.[25]
☞ *O; Bronchien*

Lunge, rechts: tanac.[25]
☞ *O; Lungen*

Mammae: bor.[5] graph. sars.
☞ *O; Mammae*

- **Stillen** schwierig: bor.[5]
- **Brustwarzen**: sars.
☞ *O; Mammae; Brustwarzen • Empfindungslosigkeit; Brustwarzen*

Schlüsselbeine: ferr.

Seiten, Rippen: chel. cupr.[5] cupr-ar. cur. graph.[1] plb. tela[192]
☞ *O; Seiten*

- **links**: cupr.[5] cupr-ar. **Cur.** plb.
☞ *O; Seiten; links*
- **rechts**: chel. tela[192]
☞ *S; Rechts • O; Seiten; links*

TROCKENHEIT: acon.[58] **Alum.**[5] bell.[5] camph.[1] canth.[5] cast-eq. chel.[5] con.[1] cortico.[149] **Ferr.** hep. hydro-c.[2147] hydrog.[222] kali-bi.[36] kali-c.[58] kali-chl. **Lach.** **Merc.** naja[137] osm. phos.[137] phyt.[36] **Puls.** sang.[58] stann.[5] stram. zinc.
▒ *ALLGEMEINES; C; Trockenheit, Empfindung von; innerlich*

links: naja[137]

Husten, mit: phos.[137]

Zimmer, warmes, agg.: cortico.[149] hydrog.[222]
☞ *M; Zimmer, im; agg.; warmen, im*

Achselhöhlen: hep.
☞ *O; Achseln*

Bronchien: camph.[1] kali-bi.[36] phyt.[36]
☞ *O; Bronchien*

- **morgens** beim Erwachen: kali-bi.[36]

Brustwarzen: cast-eq.
☞ *O; Mammae; Brustwarzen*

TRÖPFELN, Empfindung von: thuj.[5]
☞ *Wasser in der Brust, Empfindung von • Wasser in der Brust, Empfindung von; Tropfen fallen herab, Brustinnenseite* ▒ *ALLGEMEINES; C; Tropfenfallen, Empfindung von*

TROPFEN:
☞ *Fallen, Empfindung von; Tropfen*

TUBERKEL:
☞ *Tumoren, Geschwülste*

Pleura: tub-r.[175]

grobe: guare.[36]

TUBERKULOSE, Lungen: abrot.[1125] acal.[102] **Acet-ac.** acon.[5] aesc. aethi-a.[77] **AGAR.** agarin.[102] agav-t.[149] **All-s.**[102] alumn.[58] **Am-c.**[5] am-m.[5] ant-ar.[102] ant-c. ant-i.[25] ant-t. aq-mar.[149] arg.[58] arg-n.[5] arist-cl.[119] arn.[5] **Ars.**[122] **Ars-i.** ars-s-f.[58] arum-t.[58] asaf.[54] asc-t.[1125] atro.[102] aur.[102] aur-ar.[102] aur-m. aur-m-n.[85] **BAC.**[62] bals-p.[72] **Bapt.**[102] bar-c. **Bar-m.** bell.[5] berb.[58] beryl.[149] beta.[102] betin.[102] blatta[102] **Brom.**[5] bry. **Bufo** cact. calad.[5] calag.[102] **CALC.**[122] calc-ar.[102] calc-f.[102] calc-hp.[25] **Calc-i.**[102] **CALC-P.** **Calc-s.** **Calc-sil.**[58] calo.[102] cann-s.[36] **Carb-an.**[102] **CARB-V.** **Carbn-s.** carc.[207] card-m. care-a.[1125] **Caust.** cetr.[8] cham. **CHIN.** **Chin-ar.**[102] chin-s.[102] chinin.[1125] chlol.[36] chlor. **Cimic.** coc-c. cod.[102] **CON.**[5] **Crot-h.**[102] **Cupr.**[37] cupr-ar.[102] dig.[5] dips-s.[1125] **Dros.** **Dulc.** **Elaps** **Equis-a.**[1125] erig.[25] erio.[102] eucal.[77] euon. eupi.[111] **Ferr.**[5] ferr-acet.[102] **Ferr-ar.**[102] **Ferr-i.** ferr-m.[102] **Ferr-p.** fil.[72] fl-ac.[102] form.[102] form-ac.[77] **Galeo.**[1125] gall-ac.[85] gamb.[72] **Glech.**[1125] **Graph.** **Guai.** guare.[36] **Ham.**[54] helx.[110] **HEP.**[5] hippoz. hydr.[8] hydrc.[102] hyos. hyosin.[102] ichth.[102] **Inul.**[1125] **IOD.** **Iodof.**[100] **Ip.**[8] jug-c.[25] just.[77] kali-ar. **Kali-bi.**[8] **KALI-C.** kali-chl. kali-i.[102] kali-m.[61] **Kali-n.**[137] **Kali-p.** **KALI-S.** kali-sil.[58] **Kreos.**[111] lac-c.[102] **Lac-d.** **Lach.** lachn.[102] laur.[5] lec.[102] **Led.** lepro.[197] lipp.[85] lob. **LYC.**[122] lycps. mag-c.[58] malar.[77] mang.[102] mang-acet.[1] marr.[1125] **Med.** **Merc.** merc-c. merc-i-r.[102] mill. **Myos-a.**[1125] myris.[25] **Myrt-c.**[102] naphtin.[72] nat-ar.[58] nat-c.[5] **Nat-cac.**[102] **Nat-m.** nat-p. **Nat-s.** **Nat-sel.**[102] **Nit-ac.** nux-m. nux-v.[5] **Ol-j.**[102] orig.[1125] ox-ac. **Petr.** **Ph-ac.**[5] phel. **PHOS.** phyt. piloc.[102] pineal.[102] **Plan-l.**[1125] **Plb.** polyg.[102] polyg-a.[72] prun-c.[25] **PSOR.** ptel.[8] pul-o.[1125] **PULS.** pyrog. rhus-t.[5] **Rumx.** **RUTA** **Salv.**[100] **SAMB.**[5] **Sang.** sanguis.[1125] scolo-v.[1125] sec.[102] sel.[5] **SENEC.** **Seneg.** **SEP.** **SIL.** silpho.[72] solid.[1125] **SPONG.**[5] **STANN.**[5] stann-i.[85] staph. stel.[1125] stict.[102] still.[102] stry-n.[1125] succ.[102] sul-ac.[5] sul-i.[58] sulo-ac.[149] **SULPH.** tarent. tarent-c.[58] teucr.[72] **Teucr-s.**[1125] teucr-sc.[1125] thea[102] **THER.** thuj.[102] **Trig-f-g.**[1125] **Tril.**[102] **TUB.**[122] tub-a.[77] tub-r.[149] **Tus-fa.**[1125] uran-n.[25] urea[102] urt-u.[1125] vac.[85] vanad.[102] verb.[85] vero-o.[1125] **ZINC.**[5] zinc-p.[58]
▒ *KLINISCHES; C; Tuberkulose*

Abmagerung, mit: jug-c.[25] senec.[25]
▒ *ALLGEMEINES; C; Abmagerung; allgemeine Arzneien*

alten Menschen, bei: **Nat-s.**
☞ *M; Alten Menschen, bei*

Augen, mit Entzündung der: puls.[5]
▒ *AUGEN; M; Lungen, mit Beschwerden der*

Ausscheidungen, durch unterdrückte: bufo[58]

Bluthusten, Hämoptö, mit: helx.[110]

Blutung, nach: **Chin.** ferr.[85]

Diarrhö, durch unterdrückte: ph-ac.[58]
▒ *ALLGEMEINES; M; Diarrhö; agg., unterdrückte*

Fieber, mit: acon.[102] all-s.[102] ars.[102] ars-i.[102] **Bapt.**[102] calc-hp.[25] calc-i.[102] chin.[102] **Chin-ar.**[102] chin-s.[102] **Ferr-p.**[102] iod.[102] lyc.[102] nit-ac.[102] **Phel.**[1125] phos.[102] sang.[102] sil.[102] stann.[102]

Gelbsucht, mit: ferr.[5]

Gonorrhö, nach unterdrückter: **SEP.**[122]
▤ *ALLGEMEINES; C; Gonorrhö; unterdrückte Gonorrhö*

Herzbeschwerden, mit: puls.[5]

Kindern, bei, ohne Fieber: fil.[72]

Konvulsionen, bei unterdrückten epileptischen: bufo[58]

Liegen auf der Seite agg.: calc.

Quecksilber-Missbrauch, nach: calc.[5] **Carb-v.**[5] chin.[5] dulc.[5] **Guai.**[5] **HEP.**[5] **Lach.**[5] lyc.[5] **NIT-AC.**[5] sil.[5] **Sulph.**[5]

Schweiß, mit: ars.[5] bry.[5] calc.[5] carb-v.[5] chin.[5] eupi.[111] ferr.[5] hep.[5] myos-a.[1125] ph-ac.[5] phel.[1125] phos.[5] piloc.[102] samb.[5] sep.[5] sil.[5] stann.[5] sulph.[5]

- **nachts**: myos-a.[1125] **Phel.**[1125]
☞ *Z; Nachts*

Spulwürmern, mit: ferr.[5]

stillenden Frauen, bei: **Kali-c.**

Verletzung der Brust, nach: mill.[102] **Ruta**
☞ *M; Verletzungen, nach*

Wetter, bei kaltem, nassem: **Dulc.**
☞ *M; Wetter, feuchtes agg.* ▤ *ALLGEMEINES; M; Wetter; kaltes, feuchtes Wetter; agg.*

rechter Mittellappen: phel.[102]

Spitze der Lunge, Apex: **Bac.**[62] ther.[102] tub.[103]
☞ *O; Lungen; Apex*

- **links**: ther.[102] tub.[103]
☞ *S; Links*

akut: ant-t.[102] **Ars. Bry.** calc.[102] calc-i.[102] **Chin. Cimic. Dros.**[5] **Dulc. Ferr.**[5] ferr-acet.[102] ferr-m.[102] **FERR-P.**[102] **Hep. Iod.**[102] **Kali-chl.** kali-n. kali-p. **Kreos.** lach. **Laur.**[5] led.[5] **LYC.**[5] **Med.** merc.[5] nat-m. ph-ac.[5] **Phos.** piloc.[102] **PULS. Sang.**[102] **SENEC. SIL.** solid.[1125] stann. **Sulph. THER.** tub.[102]
☞ *floride*

- **akute** Verschlimmerung in allen Stadien: ferr-p.[102] **Kali-n.**

- **Menses,** durch Unterdrückung der: **SENEC.**

Anfangsstadium: acal.[102] **Acet-ac. Agar.** ars.[5] **Ars-i.**[102] **Bry.** cact. **CALC.** calc-hp.[25] calc-i.[102] **CALC-P. Carb-v.** carbn-s.[25] chin.[5] dig.[5] **Dros.**[102] **Dulc.** erig.[25] **Ferr.** ferr-p. **HEP.** iod.[102] **KALI-C.** kali-i.[102] **KALI-P. Lach.** lachn.[102] **LYC. Lycps.** mang.[102] **MED. Merc.**[5] myrt-c.[102] **Nat-s.** ol-j.[102] petr. **PHOS.** polyg.[102] **PSOR. PULS. Rumx. Sang.** sec.[102] **SENEC. Seneg.**[5] **Sep.**[5] **SIL. STANN.** still.[25] succ.[102] **Sulph. Ther.** thuj. tril.[102] **TUB.** vanad.[102] zinc.[5]

Bergleute, durch Kohlenstaub: calc.[85] carbn-s. nat-ar.[58]

drohend, bevorstehend: ars.[122] calc.[122] lyc.[122] mag-c.[58] tub.[122]

eitrig und geschwürig: am-c.[5] arn.[5] **Ars. Ars-i.** bell.[5] **Brom.**[5] bry. **CALC. Carb-an. Carb-v. Carbn-s.** chin. con.[5] **Dros.** dulc.[111] ferr.[5] guai. **Hep.** hyos. **IOD. KALI-C. Kali-n. Kali-p.** kreos.[111] **Lach.** laur.[5] led. **LYC. Merc.** nat-c.[5] nat-m. **Nit-ac.** nux-m. ph-ac.[5] **PHOS. Plb. Psor. Puls.** rhus-t.[5] ruta samb.[5] **SEP.**[5] **Sil. SPONG.**[5] **STANN.**[5] **Sulph.** zinc.[5]
☞ *Entzündung; Lungen, Pneumonie*

Endstadium: am-c.[58] ars. bac.[62] bry. **CALC.** calc-hp.[25] **CARB-V. Chin. Dros. Euon.** kali-n. **LACH.** led. lob. **LYC. Phel. Phos. Psor. PULS. Pyrog. SANG.** senec.[25] **Seneg. TARENT.**

fibroid: agav-t.[149] bry.[102] calc.[102] sang.[102] **Sil.**[102]
▤ *ALLGEMEINES; C; Tumoren; Fibrom*

floride: **Dig.**[8] **Ferr.** ferr-p.[8] med. **Merc-c.**[8] nat-p. **Puls. Sang. THER.**
☞ *akut*

fortgeschritten, spät: ant-t.[110]

geschwürig:
☞ *eitrig und geschwürig*

knotig: **BRY.**[5] kreos.[5] puls.[5] **Spong.**[5]

maligne, fortschreitend: acon.[5] **AM-C.**[5] arn.[5] ars.[5] bell.[5] **Calc.**[5] **Carb-v.**[5] dulc.[5] ferr.[5] **HEP.**[5] hyos.[5] **Kali-c.**[5] kali-n.[5] **Lyc.**[5] merc.[5] **Nit-ac.**[5] **PHOS.**[5] **SPONG.**[5] stann.[5] sul-ac.[5] **SULPH.**[5]

nervös: bell.[5] con.[5] lyc.[5] ph-ac.[5]

progredient:
☞ *maligne, fortschreitend*

Schleimauswurf, mit: **Ant-t.**[5] **Dulc.**[5] kali-c.[5] kreos.[5] nit-ac.[5] **Phos.**[5] **Puls.**[5] seneg.[5] sep.[5] **STANN.**[5]

schleimig: **Aesc. ANT-C. ANT-T. Bar-m.** caust. **Coc-c. Dulc. EUON. Ferr. FERR-P. Guai.**[58] **HEP. Kali-c. KALI-CHL. KALI-I. Kreos. Lach. LYC. MED. Merc. Merc-c.** mill. **Nat-s. PHOS. PSOR. Puls. SANG. SENEC. Seneg. Sil. STANN. Sulph. THER.**

skrofulös: jug-c.[25] still.[25]

Steinschleifer, Steinhauer: **CALC.**[5] **Hep.**[5] lach.[5] lyc.[5] puls.[137] **Sil.** sulph.[5]

sykotisch: ars. asaf.[54] **AUR. Aur-m.** bar-c. bry. **CALC. Carb-an.** carb-v. **Caust.** cham. chin. **Dulc. Ferr-p. Lach. LYC. MED. NAT-S. NIT-AC. Phyt. Puls.** sep. **Sil.** staph. sulph. **Ther. THUJ.**
▤ *ALLGEMEINES; C; Sykose, sykotische Konstitution*

- **Druck** in den interkostalen Muskeln, von innen nach außen, agg. beim Einatmen und bei Auswurf: **ASAF.**[54]
☞ *M; Atmen; agg.; während; Einatmung*

syphilitisch: **Ars.**[102] aur.[102] **Carb-an.**[102] fl-ac.[102] hydrc.[102] **Kali-i.**[102] merc-i-r.[102] still.[102] thuj.[102]
▤ *ALLGEMEINES; C; Syphilis*

wiederkehrend: ferr-p.[137] kali-n.[137]

TUMOREN, Geschwülste: arist-cl.[149] arn.[137] ars-i.[102] aster.[102] ba-tn.[136] bar-c. bell.[102] berb-a.[102] beryl.[119] brom.[102] bry.[102] calc.[34] calc-f.[149] calc-i.[58] calc-p. calen.[102] carb-an.[193] carb-v.[34] carc.[207] cham.[102] chim.[102] cist.[144] clem.[102] con.[42] cund. ferr-i.[102] fl-ac.[144] gnaph.[102] goss.[102] graph.[102] hecla.[102] hep.[34] hydr.[102] iod.[102] kali-i. lach. lap-a.[102] lyc.[102] merc.[34] merc-i-f.[102] merl.[102] murx.[102] nit-ac.[102] petr. phase.[85] phos. phyt. plb-i.[102] psor.[102] puls.[102] sabin.[102] sang. scirr.[102] scroph-n.[102] sec. sil. skook.[85] sulo-ac.[149] sulph.[34] tell.[85] tep.[85] thuj.[102] thyr.[102] tub.[102]
☞ *Krebs, Karzinom • Tuberkel • Warzen* ▤ *ALLGEMEINES; C; Tumoren*

TUMOREN (Forts.)

Achselhöhle: ars-i. **Bar-c.** calc-p.[137] petr. tell.[85]
☞ *O; Achseln • Schwellung; allgemeine Arzneien; Achselhöhlen • Schwellung; allgemeine Arzneien; Lymphdrüsen; • Verhärtung; Lymphdrüsen, Achselhöhle*

Blutgefäße: calc-f.[102]

Mammae: arist-cl.[149] arn.[137] ars-i.[102] **Aster.**[102] **Bell.**[102] berb-a.[102] **Brom.**[102] bry.[102] calc.[34] **Calc-f.**[102] calc-i.[58] **Calc-p.**[36] calen.[102] **Carb-an.**[193] carb-v.[34] cham.[102] **Chim.**[102] cist.[144] clem.[102] **CON.**[122] **Cund.** ferr-i.[102] fl-ac.[144] gnaph.[102] goss.[102] **Graph.**[102] hecla.[102] hep.[34] **Hydr.**[102] **Iod.**[102] kali-i. **Lach.** lap-a.[102] lyc.[102] merc.[34] **Merc-i-f.**[102] murx.[102] nit-ac.[102] phase.[85] **Phos. Phyt. Plb-i.**[102] psor.[102] **Puls.**[102] sabin.[102] sang. **Scirr.**[102] **Scroph-n.**[102] sec. **Sil.** skook.[85] sulph.[34] tep.[85] thuj.[102] **Thyr.** tub.[102]
☞ *O; Mammae • Krebs, Karzinom; Mammae*

- **links**: brom.[102] calc-p.[36] skook.[85]
☞ *O; Mammae; links*

- **Klimakterium,** im: **Con.**[122]

- **Milch,** mit: chim.[102]

- **Schweiß** und Magenbeschwerden, mit warmem: merc-i-f.[102]

- **Schwellung** der Achseldrüsen, mit: goss.[102]

- **Verletzung,** durch: arn.[137]
☞ *M; Verletzungen, nach* ▥ *ALLGEMEINES; C; Tumoren; Verletzungen, nach*

- **Brustwarzen**: carb-an.[193]
☞ *O; Mammae; Brustwarzen*

Granulom, Lungen: beryl.[119]

Lipom, falsche Rippen: ba-tn.[136] carc.[207]
▥ *ALLGEMEINES; C; Tumoren; Lipom, Fettgeschwulst*

- **links,** benigne: carc.[207]
☞ *S; Links*

Mammafibromatose: calc-f.[149] con.[42] fl-ac.[144] **Thyr.**[102]
▥ *ALLGEMEINES; C; Tumoren; Fibrom*

schmerzhaft, Mammae: berb-a.[102] brom.[102] chim.[102]
▥ *ALLGEMEINES; C; Tumoren; schmerzhaft, sehr*

Walnuss, wie eine, in linker männlicher Brust: calc-p.
☞ *O; Mammae; links*

Zysten, Achselhöhle: bar-c.
▥ *ALLGEMEINES; C; Tumoren; zystisch, Steatom*

ÜBELKEIT, wird in der Brust empfunden: acon. anac. ant-t.[5] arg. asaf. bry. cadm-s. calc. **Calen.**[72] cham.[5] **Croc.** glon. lach. mang. **Merc.** nux-v.[5] par. ph-ac. puls.[1] **RHUS-T.**[5] sec. staph.
▥ *MAGEN; C; Übelkeit*

ÜBERANSTRENGUNG:

äußerlich: ran-b.[5]
☞ *O; Haut, äußerlich*

ÜBERKREUZT, Empfindung, als sei etwas:

Rippen: merc-c.[5]

tief sitzend: kreos.[5]
☞ *O; Tief sitzend*

UNBEWEGLICH: ant-t.[8] bamb-a.[1184] bry.[1096] nux-v.[36] op.[36] **PHOS.**
☞ *Lähmung; allgemeine Arzneien • Steifheit*

rechts: **Ant-t.**[8]

UNRUHE in der Brust: acon.[5] anac.[5] arg-n.[5] ars. atista[192] bamb-a.[1184] **Bell.**[5] carb-ac.[25] chel.[5] chin.[5] coll.[25] dig.[5] fl-ac.[5] irid.[222] kali-bi.[111] kali-hp.[45] kola[1184] kres.[149] led.[5] lycps.[168] lyss. m-aust.[5] mez.[5] mit.[36] morg.[136] morg-g.[136] naja[111] petr. ptel.[25] rhus-t.[172] seneg. spig.[5] **Staph.**[5] still.[36] stram.[5] sumb.[25] tarent-c.[192] thuj.
▥ *ALLGEMEINES; C; Ruhelosigkeit, körperliche*

Aktivität in der ganzen Brust, durch Herzschläge: lycps.[168]

Blutung der Lungen, bei: coll.[25]

VERGRÖßERT, Empfindung wie: acon.[5] adam.[222] alum.[5] ang.[5] arn.[5] ars.[5] asaf.[5] aur.[5] bell.[5] benz-ac.[111] berb.[36] bov.[5] brom.[5] bufo[8] cact.[111] calc-p.[137] caps.[5] cench.[85] cic.[5] cimic.[47] conv.[111] cycl.[36] dig.[5] eup-per.[111] glon.[111] grin.[111] hist.[149] iod.[171] kali-i.[36] kalm.[111] lach.[5] lil-t.[111] lycps.[111] med.[56] merc.[5] morg-g.[136] naja[111] onos.[111] phos.[5] phyt.[54] plb.[5] pyrog.[56] rhus-t.[5] sabin.[5] sang.[171] sep.[137] spig.[5] spong.[5] squil.[5] stront-c.[5] stroph.[102] stroph-s.[149] sulph.[5] thlaspi[47] verat-v.[111] x-ray[56] zinc.[5]
☞ *Schwellung; Empfindung von Schwellung • Vergrößert, Hypertrophie; Empfindung von*

Mammae: adam.[222] benz-ac.[111] berb.[36] calc-p.[137] cycl.[36] lach.[5] onos.[111] **Sabin.**[5] sang.[171] sep.[137] zinc.[5]
☞ *O; Mammae*

- **links**: berb.[36]
☞ *O; Mammae; links*

- **Milchfluss** amel.: cycl.[36]

- **Brustwarzen**: onos.[111]
☞ *O; Mammae; Brustwarzen*

VERGRÖßERT, Hypertrophie:

allgemeine Arzneien: apoc.[58] ars. asaf.[137] aster. bell. benz-ac. cadm-s. carb-v.[111] cench.[58] croto-t.[137] cycl.[36] ignis[194] **LACH.** lil-t. olnd.[5] petr. rhus-t. sabin.[5] thuj.[137] vip.[85] zinc.[36]
☞ *Hypertrophie • Schwellung; allgemeine Arzneien*

- **Beklemmung,** mit:
☞ *Beklemmung; Auftreibung, mit*

- **Konvulsionen,** während: ars.

- **Mammae**: aster. cycl.[36] olnd.[5] sabin.[5] zinc.[36]
☞ *O; Mammae*

◦ **links**: cycl.[36] zinc.[36]
☞ *O; Mammae; links*

◦ ◦ **Milchfluss** amel.: cycl.[36]

- **Venen**: vip.[85]
▥ *HERZ KREISLAUF; C; Aneurysma; Arterien; Aorta*

Empfindung von: alum.[1] **Ars.** asar.[5] brom. bry. cadm-s. caps. chin. coca olnd. sil. stann. tarent. ter.[102] thuj. zinc.
☞ *Schwellung; Empfindung von Schwellung • Vergrößert, Empfindung wie*

- **Atmen,** beim: bry.

- **Husten,** durch: tarent.
☞ *M; Husten; agg.; während*

VERHÄRTUNG:

Lungen:
☞ *O; Lungen • Hepatisation der Lungen*

Lymphdrüsen, Achselhöhle: am-c. bufo calc. **CARB-AN.** clem. hep.[58] **IOD. Kali-c.** lac-c. nat-c.[58] plut-n.[222] **SIL.** wild.[9]
☞ *O; Lymphdrüsen, Achselhöhle • Schwellung; allgemeine Arzneien; Lymphdrüsen; • Tumoren, Geschwülste; Achselhöhle*

- **rechts**: plut-n.[222]

Mammae: acon.[31] agar.[5] agn.[5] alum-sil.[110] alumn. ambr.[5] anan.[102] apis arist-cl.[119] arn.[5] ars.[5] **Aster. Aur.**[5] aur-s.[142] bar-c.[85] **Bar-i.**[111] **Bell.**[5] bell-p. bond.[36] **BRY.** bufo **Calc. Calc-f.**[111] calc-i.[58] calc-p.[36] **CARB-AN.**[809] **Carb-v.**[5] **Carbn-s.** carc.[85] **CHAM.**[5] chim.[111] **Cist.**[36] **Clem.** coloc. **CON.**[5] **Crot-h. Croto-t. Cupr.** cycl.[36] dulc.[5] fago.[25] **Graph.**[5] hep.[31] **Hydr. Iod.** kali-c.[5] **Kali-chl.**[111] **Kreos. Lac-c.** lac-h.[233] **Lap-a.**[102] lepi.[36] **Lyc.**[5] mang.[5] **Merc.** nat-m.[5] **Nit-ac.**[5] petr.[5] **PHOS.**[5] **Phyt.** plb.[36] **Plb-i.**[102] puls. **Rhus-t.**[5] ruta sang. scroph-n.[142] **Sep. SIL.**[31] **Spong.**[36] **Sul-i.**[111] **SULPH.** tep.[36] **Thuj.**[5] tub. ust. vip.
☞ *O; Mammae • Klumpen, Empfindung von einem; Mammae; in den • Knoten; Mammae*

- **links**: arist-cl.[119] calc-p.[36] cist.[36] lyc.[5] **SIL.** spong.[36]
☞ *O; Mammae; links*

◦ **abends,** morgens amel.: spong.[36]
☞ *Z; Abends*

- **rechts**: **Arn.** carb-an.[102] **CON. Phyt.** plb.[36] sil.[36] tep.[36] vip.
☞ *O; Mammae; rechts*

- **Abszess,** nach: **Con. Graph.**
ALLGEMEINES; M; Abszess, Eiterung, Folgen von

- **Erysipel,** während: **Sulph.**[36]

- **Geschwüre** über der gesamten Oberfläche, periodische Schmerzen: alum-sil.[110]

- **Kindern,** bei: acon.[31] arn.[31] bell.[31] bry.[31] calc.[31] cham.[5] hep.[31] sil.[31]

- **Menses**:

◦ **vor**: bry.[58] **Con.** lac-c. lac-h.[233] sang. spong.[26]
☞ *O; Mammae; Menses; vor*

◦ **während**: carb-an. con.
☞ *M; Menses; während*

◦ **fehlenden,** bei: dulc.[137]
GEMÜT; M; Menses; unterdrückte, durch

- **Milchbildung,** bei unterdrückter: agn.[5] bell.[5] cham.[5] **Dulc.**[5] rhus-t.[5]

- **Milchfluss** amel.: cycl.[36]

- **Narben,** in: **GRAPH.** phyt.[58]
HAUT; C; Narben

- **Prellung,** Quetschung, nach: **Bell-p.** carb-an.[809] **Con.**

- **Verletzungen,** Schlägen, nach: arn.[5] carb-an.[5] **Con.**[5]
☞ *M; Verletzungen, nach ALLGEMEINES; C; Verhärtungen, Indurationen; Verletzung, nach*

- **Brustwarzen**: agar.[5] **Bry. Calc. Carb-an.** graph.[5] **Merc.** sulph. thuj.[5]
☞ *O; Mammae; Brustwarzen*

knotig, Mammae: nit-ac.[1]

schmerzhaft bei Berührung, Mammae: carb-an.[1] con.[1]

steinhart, Mammae, nach Entbindung: phyt.[85]

VERLETZUNGEN:

Lungen, der: mill.[8]
☞ *O; Lungen • Pneumothorax; Verletzungen, nach*

Mammae, der: acon.[102] **Arn.**[809] ars-i.[809] **Bell-p.**[809] calen.[809] carb-an.[809] **CON.**[809] **Cund.**[809] elmen[9] hyper.[102] kali-chl.[809] phos.[809] ruta[809] scirr.[102] ulm.[809]
☞ *O; Mammae ALLGEMEINES; C; Verletzungen (Sturz, Prellung, Quetschung, Schlag etc.)*

VERSTOPFT, Empfindung wie:
HERZ KREISLAUF; C; Stehenbleibt, Empfindung, als ob das Herz; aufgehört hätte zu schlagen, Empfindung, als ob es

Atemwege, gesamte: ambro.[102]

VIBRIEREN, Empfindung von: plut-n.[222]

VÖLLE, Empfindung von: **ACON.** aesc. agar. **Ail.** alumn. aml-n.[25] anac.[1] ang.[1] ant-c. ant-s.[36] ant-t.[36] **APIS Apisin.**[5] apoc.[58] arg. arg-n. **Arn.**[5] **Ars.** arum-t. **Asaf. Aspar.** aster. **Aur.**[5] aur-m. bamb-a.[1184] **Bar-c.** bar-s.[58] bell. benz-ac. bov. brom. bry. bufo **Cact.**[54] cadm-s. calc. calc-ar. calc-hp.[168] calc-p. **Canth. Caps.** carb-an. **Carb-v. Carbn-s.** carl. caust. cench.[58] chel.[5] chin. chlol.[137] choc.[222] **Cist.** clem. coca cod.[25] **Coff.** colch. coll.[102] con. conv.[102] cop. croc. **Croto-t. Cub.** cycl. **Dig.**[5] dulc. echi. ery-a. eug. eupi. **Ferr.** ferr-ar. **Ferr-p.** fl-ac. **Gels.** gent-l. **Glon.** glyc.[102] **Grin.**[102] guare.[25] **Hydr.** hydr-ac.[268] iber.[25] ign. irid.[222] **Kali-bi.** kali-c. kali-n. kreos.[36] lac-c. lac-d.[85] **LACH.** lachn.[85] lact. lang.[9] lil-t. **Lob. Lyc.** lycps. med. merc. mez.[5] mosch. naja[111] **Nat-ar.** nat-m. nat-p. nat-s. **Nit-ac. Nux-m.** nux-v. oxyg.[85] ph-ac. **PHOS.**[58] phyt. plat.[5] plut-n.[222] **Puls.**[1] pyrog. **Rhus-t.**[5] rumx. ruta sabal.[111] sabin.[5] sac-alb. sang. sec. sel.[5] sep. spect.[271] spig.[102] spong.[5] stict.[85] stroph.[102] stroph-s.[119] sul-ac. **SULPH.** sumb. tax. ter. verat.[1] verat-v.[137] zinc.
☞ *Blutandrang zur Brust, Kongestion • Blutwallungen; allgemeine Arzneien*

morgens: calc.[1] con. cycl. lyc. ph-ac.[1] **Sulph.**
☞ *Z; Morgens*

- **Erwachen**: ph-ac.[1]
☞ *M; Erwachen, beim*

- **Rauchen,** nach: cycl.
☞ *M; Rauchen agg.*

vormittags:
☞ *Z; Vormittags*

- **Gehen,** beim: acon.
☞ *M; Gehen; agg.; beim*

- **Schreiben,** beim: fl-ac.
☞ *M; Schreiben agg.*

mittags: lyc.[1]

nachmittags: alumn. coca
☞ *Z; Nachmittags; agg.*

abends: alumn. **Carb-v.** eupi. lact. nat-s. phos. **PULS. Sulph.**
☞ *Z; Abends*

-**17** Uhr: phos.

- **Bett,** im: **Nat-s.** sulph.

- **Essen,** nach: alumn.
☞ *M; Essen; agg.; nach*

- **Schlaf,** verhindert: puls.[58]

Anstrengung, bei: nat-ar.
☞ *M; Anstrengung, nach*

Aufstoßen, durch unvollständiges: ang.[1]
☞ *M; Aufstoßen; agg.*

Auswurf amel.: **Ail.** calc.[1]
☞ *M; Auswurf; amel.*

Beugen, Neigen, beim: stroph-s.[119]

Einatmen, bei tiefem: kali-n. **Kreos.**[36] nat-ar. sulph.
☞ *M; Atmen; agg.; während;*

Erwachen: con. ph-ac.
☞ *M; Erwachen, beim*

Essen, nach: ant-c. caps. con.[5] **Lyc.** phos.[58]
☞ *M; Essen; agg.; nach*

Freien, im: lyc.
☞ *M; Luft; agg.; frische, im Freien*

Gehen, beim: ferr. verat.[1]

harte Masse, wie durch eine: stict.[85]

Husten, beim: aml-n.[25] sabin.[5]

Kaffee, nach: **Canth.**
▤ *ALLGEMEINES; C; Speisen und Getränke; Kaffee; agg.*

Menses, vor: brom. **SULPH.**
☞ *M; Menses; vor*

Schwäche oder Dilatation des Herzens, bei: chlol.[137]

Sitzen, beim: anac.[1] **Caps.**

Treppensteigen, beim: bar-c.
☞ *M; Steigen agg.; Treppensteigen*

Urindrang unterdrückt wird, wenn: **LIL-T.**

Wehen, Entbindung, während: cact.[54]
☞ *M; Wehen, Entbindung; während*

Bronchien: **Ant-s.**[36] ant-t.[36]
☞ *O; Bronchien*

- **Erwachen,** beim: ant-s.[36]
☞ *M; Erwachen, beim*

Brustbein:
☞ *O; Brustbein*

- **hinter** dem: nat-ar.[8]

- **unter** dem: iber.[25] rhus-t.[5]

Mammae: bell. **Bry.** calc. **Calc-p.** choc.[222] clem. con. cycl. **Dulc.** irid.[222] **Kali-c. Lac-c.** lact. merc. nux-v. phos.[58] **Phyt.** plut-n.[269] sabal.[111] sabin.[5] sec. **Sep.** spect.[271] zinc.
☞ *O; Mammae*

- **Menses**:

◦ **vor**: irid.[222]
☞ *O; Mammae; Menses; vor*

◦ **während**: **Con.**
☞ *M; Menses; während*

- **Brustwarzen**: sabin.[5]
☞ *O; Mammae; Brustwarzen*

unterer Teil der Brust: puls.[1]
☞ *O; Unterer Teil der Brust*

Milch, wie voll mit, Mammae: carb-an. choc.[222] hydr-ac.[268] plut-n.[222] **Sep.**

vollgestopft, wie: **Phos.**[5] plat.[5] spong.[5]
▤ *ALLGEMEINES; C; Zugestopft, Empfindung wie*

VORFALLEN, Empfindung von: sulph.[5]

VORSTEHEN:

Brustbein: **Bac.**[62] iris[111] kali-c.[5]
☞ *O; Brustbein*

Mamma, rechts, länglich, Arm strecken oder Körper zu einer Seite drehen agg.: arg-n.[36]
☞ *O; Mammae; rechts*

Rippen, rechts: nat-m.[1]

WÄRME, Empfindung von: acon.[5] alum.[5] ant-ar.[111] ant-t.[5] arg-n.[5] **Arn.**[5] **Ars.**[5] asc-t.[36] bar-m.[111] bell.[5] bell-p.[256] **Bry.**[5] calag.[111] cann-s. **Caust.**[5] chin-s.[111] coff.[5] croc. cub.[4] dig.[5] euph.[5] falco-p.[265] ferr.[5] hell. **Iod.**[5] kali-c.[5] kalm.[85] lact. **Mang.**[5] merc.[5] mur-ac.[5] nat-m.[5] **NUX-V.**[5] ol-an. phos.[5] **Plat.**[5] rhod. rhus-t.[5] sars.[5] **SULPH.**[5] ter.[48] verat.[1] visc.[111]
☞ *Hitze • Schmerz; brennender Schmerz*

Froststadium im Fieber, während: sars.[5]
☞ *M; Fieber; während; Froststadium im Fieber*

Husten, bei: **Arn.**[5]

Haut, äußerlich: nux-v.[5] rhus-t.[5]
☞ *O; Haut, äußerlich*

unangenehm: alum.[5] euph.[5] **Mang.**[5] nat-m.[5]

WARZEN: aur.[83] calc.[83] cast-eq.[102] germ.[222] morg-g.[136] nit-ac. sep.[5] tax.[303] thuj.[5]
☞ *Tumoren, Geschwülste*

links: tax.[303]
☞ *S; Links*

Achselhöhle, unter der linken: tax.[303]
☞ *O; Achseln*

Brustbein: nit-ac.
☞ *O; Brustbein*

Mammae: cast-eq.[102] germ.[222] morg-g.[136] sep.[5] thuj.[5]
☞ *O; Mammae*

- **rechts,** mit käsiger Absonderung: germ.[222]
☞ *O; Mammae; rechts*

- **Brustwarzen**: morg-g.[136] sep.[5] thuj.[5]
☞ *O; Mammae; Brustwarzen*

WASSER in der Brust, Empfindung von: acon. bov.[111] bufo[111] cann-s.[85] caust.[137] cic. corv-c.[258] crot-c. elaps hep. hist.[144] m-art.[5] nux-m.[5] ozone[227] sang.[8] sumb.[85] x-ray[65]
☞ *Fallen, Empfindung von; Tropfen • Tröpfeln, Empfindung von*

Bronchien: ozone[227]
☞ *O; Bronchien*

heißes: **ACON.** cann-s.[85] cic. **Hep.** sang.[8]

- **erstreckt** sich zum Abdomen: sang.[8]

- **Brust** gegossen, wird über die: cann-s.[85]

kaltes:

- **Eiswasser,** steigt und fällt durch eine zylindrische Öffnung in der linken Lunge: elaps
▤ *ALLGEMEINES; C; Aufsteigt und Hinabfällt, Empfindung als ob etwas*

- **läuft** vom Schlüsselbein in einer dünnen Linie zu den Zehen: caust.[137]

kochendes, wird in die Brust gegossen: **ACON.** m-art.[5]
▤ *HERZ KREISLAUF; C; Kochen, Empfindung von, Herzregion*

Schwamm, als seien die Lungen ein: corv-c.[258]

Tropfen fallen herab, Brustinnenseite: x-ray[65]
☞ *Fallen, Empfindung von; Tropfen; Brust, fallen in der • Tröpfeln, Empfindung von*

WASSERSUCHT, Brustwassersucht: acet-ac. acon.[5] **Adon.**[102] **AM-C.**[5] **Ambr.**[5] ampe-qu.[25] ant-ar.[102] ant-s.[142] **Ant-t. APIS APISIN.**[5] **APOC.** apoc-a.[25] arn.[5] **ARS.**[5] **Ars-i.**[102] ars-s-f.[58] **Asaf.** asc-c.[25] asc-t.[137] **Aspar.** aur.[5] **Aur-m.** bac.[62] baros.[25] bor.[809] **BRY.** cact.[58] **Calc.**[5] **Canth.** caps.[5] **CARB-V.**[5] **Carbn-s.** chim.[25] **Chin.**[5] chin-ar. cholin.[102] coffin.[102] **COLCH.**[5] coll.[25] coloc.[5] **Con.**[5] conv.[85] **Crot-h. DIG.**[5] digin.[25] **Dulc.** elat.[54] equis.[25] eup-pur.[25] ferr.[5] ferr-m. **Fl-ac. HELL.**[76] hep.[5] iber.[25] **Iod. Ip.**[5] jab.[171] juni-c.[25] **Kali-ar.** kali-br.[85] **KALI-C. Kali-i.** kali-sil.[58] **Lach. Lact.** lappa[25] **Led.**[5] loxo-r.[240] **LYC. Merc. MERC-S.** methyl.[85] mez. mur-ac. **Nat-m. NIT-AC.**[5] **Op.**[5] phase.[102] phos.[5] piloc.[102] prun.[171] **Psor.** ptel.[25] **Ran-b.** rat. rhus-t.[5] sabad.[5] **Sang.** sars.[5] senec.[25] **SENEG.**[5] **Sep.**[5] **Sil. SPIG. Squil. Stann.**[5] sul-i.[58] **Sulph.** sumb.[25] **Ter.** teucr.[5] tub.[85] uran.[269] uran-n. verat.[5] visc.[102] **Zinc.**
☞ *Ödem, Lungenödem •Schwellung; allgemeine Arzneien ▤ HERZ KREISLAUF; C; Schwäche; Herz •EXTREMITÄTEN; C; Schwellung; allgemeine Arzneien;*

links: visc.[102]
☞ *S; Links*

Asthma, bei: psor.
▤ ATMUNG; C; Asthma, asthmatische Atmung; Begleitsymptome

Herzbeschwerden, bei organischen: **Apoc.** hell.[76] spig.
▤ HERZ KREISLAUF; C; Organische Beschwerden, Herz

Husten, mit: **AM-C.**[5] **APISIN.**[5] **ARS.**[5] **COLCH.**[5] **HELL.**[5] **NIT-AC.**[5]

Liegen, kann nur liegen auf der:

- **erkrankten** Seite: **Ars.**
- **rechten** Seite, mit tiefliegendem Kopf: **Spig.**

Schwellung der Haut, mit ödematöser: phos.[5]

chronisch: bac.[62]

WEICH, Mammae: plut-n.[222]

WEIN, agg.: bor.

WELLENBEWEGUNG in den Lungen, Empfindung von: dulc.[85]
☞ *Fluktuation, Empfindung von*

WIND hineinrauscht, Empfindung als ob: sabin.[5]
☞ *Luft; zuviel Luft in die Brust, Empfindung, als ströme •Offen, Empfindung wie*

WUNDHEIT: alumn. anan. arg-n. arn.[5] ars. aur. bell.[5] calc.[5] calc-p. calc-sil.[58] carb-an.[5] carb-v.[5] cast-eq. caust.[5] cham.[5] con. croto-t. dulc. fl-ac. graph. ham. hell. hyper. ign.[5] kola[1184] lil-t.[111] lyc.[5] mang.[5] merc.[5] mez. mill.[1125] nit-ac. nux-v.[5] ol-j.[25] petr.[5] phos. phyt. psor.[111] puls.[5] sang. sanic. sep. sil.[5] staph.[5] **Sulph.**[5] teucr.[5] zinc.

links, erstreckt sich zum Rücken: ol-j.[25]
☞ *S; Links*

Achselhöhlen: ars. aur. **Carb-an.**[5] **Carb-v.**[5] con. **Graph.** kola[1184] **Mang.**[5] mez. sanic. **Sep. SULPH.**[5] teucr.[5] zinc.
☞ *O; Achseln •Schweiß; ätzend, Achselhöhlen*

Mammae:
☞ *O; Mammae*

- **Reiben,** durch: con.[1]
- **Brustwarzen**: alumn. anan. arg-n. **ARN.**[5] **Calc.**[5] calc-p. calc-sil.[58] cast-eq. **CAUST.**[5] **CHAM.**[5] croto-t. dulc. **FL-AC. GRAPH.**[5] **Ham. Hell.** hyper. ign.[5] lil-t.[111] **Lyc.**[5] **Merc.**[5] mill.[1125] **Nit-ac.** nux-v.[5] petr.[5] phos. **PHYT.** psor.[111] **Puls.**[5] **Sang. Sep.**[5] **Sil.**[5] **Staph.**[5] **SULPH.**[5] zinc.
☞ *O; Mammae; Brustwarzen •Entzündung; Mammae, Mastitis; Brustwarzen*

Entbindung, nach der: **ARN.**[5] **Calc.**[5] caust.[5] **Cham.**[5] graph.[5] **Ign.**[5] lyc.[5] merc.[5] nux-v.[5] **Puls.**[5] sep.[5] sil.[5] **SULPH.**[5]
☞ *M; Wehen, Entbindung; Wochenbett, im ▤ ALLGEMEINES; M; Wehen, Entbindung; Wochenbett, im*

ZERQUETSCHT, Empfindung wie:
☞ *Schmerz; zermalmender Schmerz*

links: anac.[5]
☞ *S; Links*

Brustbein: kreos.[85]
☞ *O; Brustbein*

ZIRKULATION:

allgemeine Arzneien:
▤ BLUT; C; Zirkulation, Blutkreislauf

Stockung:

- **Allgemeines**: jatr-u.[36]
- **Empfindung** von Stocken der Zirkulation:
☞ *Blutandrang zur Brust, Kongestion; stillstehen, als würde das Blut*

ZITTERN: absin. aeth. agar. ambr. ang.[1] apis **Arg. Arg-n. Ars.** ars-i. aur. aur-ar.[58] aur-s.[58] bad.[25] bell.[1] benz-ac. both-a.[3070] bov. bros-g.[259] bufo **Calc.** calc-i.[58] calc-p. **Camph.** cann-s.[5] carb-an.[1] **Carb-v.** chin-ar. chin-s. **CIC.** cina cinnb. **Cocc.**[5] colch.[5] crot-h. cupr. cupr-ar.[102] dig. falco-p.[265] fl-ac.[5] glon. helo. **Iod.**[5] kali-bi. kali-c. kali-n. **Kalm.** kreos.[5] lac-ac.[111] lac-c. lach. lachn. lact. lappa[111] lil-t. lith-c.[8] manc. merc.[5] merc-c.[5] mosch. nat-m. nat-p. nat-s.[111] nicc. nit-ac. nux-m.[54] op. **Phos.** phys. plat.[5] **Puls.**[5] rhus-t. ruta[1] **Sabin.**[85] scroph-n.[111] seneg. sep.[1] sol[29] **SPIG. Staph.** stict.[111] stram. stront-c. sulph. tab. tarent. thea ther. thuj.[5] verat.[5] zinc.
☞ *Flattern, Empfindung von ▤ ALLGEMEINES; C; Zittern; Empfindung von Zittern*

Mittag, gegen: sulph.

Armbewegung, bei: **Spig.**
☞ *M; Bewegung; agg.; Arme, der*

Einatmen, beim: ang.[1]
☞ *M; Atmen; agg.; während;*

Frösteln, bei: phos.

Husten, beim: rhus-t.

Mittagessen, nach dem: zinc.
☞ *M; Mittagessen; während*

Weinen, wie durch: stront-c.

innerlich: cann-s.[5]
☞ *O; Innerlich*

Lungen: sabin.[85]
☞ *O; Lungen*

schmerzhaft: benz-ac.

ZUCKEN der Muskeln: acon.[5] aesc. agar. aloe[111] anac. ant-t.[5] arg. arn.[5] ars.[5] asar.[5] bamb-a.[1184] bell.[5] bry.[5] calc.[1] camph.[137] cann-s.[5] canth.[5] carb-v.[5] cast-eq.[36] chel.[5] chin.[5] cic.[1] cina[8] coloc. con.[5] croc.[5] crot-h.[111] croto-t.[5] dros.[1] dulc. falco-p.[265] fl-ac.[5] kali-c. lil-t.[111] lith-c.[111] lyc. **Mez.**[1] nat-c.[1] nat-m. nux-v.[5] olnd.[5] plat.[1] plb.[5] puls.[5] seneg. sep. spig.[5] squil.[5] stann. stram.[5] sulph.[1] tarax.[5] thuj.[5] **Valer.**[5] viol-t.[5] zinc.[5]
☞ *Konvulsionen,Spasmen, Muskelkrämpfe • Zucken, Empfindung von ▤ ALLGEMEINES; C; Zuckungen*

Achselhöhle, Rand hinten: arg.

Haut, äußerlich: asar.[5] chin.[5] olnd.[5] puls.[5] spig.[5] stram.[5] **Tarax.**[5] viol-t.[5]
☞ *O; Haut, äußerlich*

Mammae: cast-eq.[36] sulph.[1]
☞ *O; Mammae*

Muskeln: agar. anac. asar.[1] chin.[1] cina[8] coloc. dros.[1] dulc. kali-c. lyc. mez.[1] nat-c.[1] nat-m. olnd.[5] plat.[1] puls.[5] seneg. sep. spig.[1] stann. tarax.[1]

anfallsweise, Mammae, reiben amel.: cast-eq.[36]

brennend, Muskeln: nat-c.[1]

ZUCKEN, Empfindung von: acon.[5] **Agar.**[5] am-c.[1] anac.[5] **Ang.**[5] arg. arn.[5] calc.[5] calc-p. cann-s.[5] cast-eq.[144] cimic.[144] cina clem.[5] **CON.**[5] croc.[5] dulc.[5] fl-ac. lyc. m-arct.[5] mang.[5] merc.[5] mur-ac.[5] nat-c.[5] nat-m. nux-m.[5] nux-v. plat.[5] plb.[5] rhus-t.[5] sil.[5] spong. squil. stann.[5] stront-c.[144] sumb. tarent. tax.[303] **Valer.**[5]
☞ *Konvulsionen,Spasmen, Muskelkrämpfe •Schläge, Stöße, Empfindung wie •Zucken der Muskeln •Schmerz; zuckender Schmerz*

nachts: am-c.[1]
☞ *Z; Nachts ▤ ALLGEMEINES; C; Rucken; nachts*

Atmen, beim: lyc.

Bewegen der Arme, beim: anac.
☞ *M; Bewegung; agg.; Arme, der*

Einschlafen, beim: stront-c.[144]

Konvulsionen, während: cimic.[144]

Achselhöhlen: dulc.[5] valer.[5]

Brustbein, hinter dem: tax.[303]

Haut, äußerlich: agar.[5] anac.[5] nat-c.[5] plat.[5] rhus-t.[5] stann.[5]
☞ *O; Haut, äußerlich*

Mammae: cast-eq.[144] croc.
☞ *O; Mammae*

Muskeln: stann.[5]
▤ *ALLGEMEINES; C; Rucken; Muskeln*

ZUGESTOPFT, Empfindung wie: ambr.[137] kali-bi.[137] lach.[137] med.[137]
▤ *ALLGEMEINES; C; Zugestopft, Empfindung wie*

Watte, wie mit, Lungen: kali-bi.[137] med.[137]

ZUSAMMENGEDRÜCKT, Empfindung wie: abies-n.[72] acon.[36] all-s.[54] ang.[36] bapt.[54] bufo[36] carb-ac.[8] carb-v.[36] cina[85] coloc.[85] dig.[102] euon.[85] kali-c.[85] lact.[36] lil-t.[25] lipp.[36] olnd.[36] phos.[36] puls.[54] thuj.[36] vanad.[72]
☞ *Schmerz; drückender Schmerz*

rechts: ang.[36]
☞ *S; Rechts*

Flüstern, durch: **Puls.**[54]

Lachen, beim: thuj.[36]
☞ *M; Lachen agg.*

Sitzen, bei gebeugtem: lact.[36]
☞ *M; Sitzen; agg.; gebeugtes*

Lungen: abies-n.[72] bapt.[54] cina[85] dig.[102] lipp.[36]
☞ *O; Lungen*

ZUSAMMENGERAFFT, Empfindung wie:

oben gezogen, als würde die Brust nach: meny.[5] samb.[5] stront-c.[5]

zusammengezogen, wie: puls.[5]

ZUSAMMENSCHNÜREN, Spannung, Enge, Empfindung von: abel.[149] abies-n.[36] **ACON.**[5] adam.[222] adon.[23] adren.[102] **Aesc.** aeth.[122] aether[36] **Agar.** ail.[25] **All-c.** aloe[111] **Alum.**[1] alum-p.[58] alum-sil.[58] alumn. am-br.[25] am-c. **Am-m.**[1] am-p.[72] **Ambr.**[5] ambro.[72] aml-n. anac.[5] anag.[36] androc.[222] **Ang.**[31] anh.[119] ant-c.[5] ant-o.[85] ant-s.[36] **Ant-t.**[5] anth. ap-g.[142] apis **Apisin.**[5] apoc. arag.[72] aral. arg.[5] arg-cy.[142] **Arg-n.** arge-p.[264] **ARN. ARS. Ars-h. Ars-i.**[10] ars-s-f.[58] **Asaf. Asar.** asc-t.[25] aspar. atro.[25] **AUR.** aur-ar.[58] **AUR-I.**[58] **Aur-m. Aur-m-n.**[272] aur-s.[58] bac.[62] bamb-a.[1184] **Bapt. Bar-c.**[5] bar-i.[58] bar-s.[58] **BELL.** bell-p.[256] berb. beryl.[119] bism.[1] **Bor. Bov.**[5] **BROM.**[5] bros-g.[259] **BRY.** bufo buni-o.[149] buth-aust.[144] **CACT.**[25] **Cadm-s.**[111] cahin. **Calad.**[5] **CALC.** calc-ar. calc-f.[149] calc-i.[58] **Calc-p.**[36] calc-s. calc-sil.[58] **Camph.** cand-a.[239] cann-i. **Cann-s.** canth.[5] **CAPS.**[1] **Carb-ac.**[111] **Carb-an.**[1] **CARB-V. Carbn-o. CARBN-S.**[25] carc.[304] carl. cast.[111] **CAUST.** cench.[58] **Cham.**[5] **CHEL.**[25] chin.[5] chin-ar. chin-s.[111] chlol. **Chlor.** choc.[222] **CIC. Cimx.** cina[1] cinnb. clem. **Coc-c.** coca[25] **Cocc.**[137] coff.[5] **COLCH. Coloc. CON.** cop. corv-c.[258] cot.[36] croc.[5] **Crot-c.** crot-h. **Croto-t.** cund. **Cupr.**[1] cupr-acet.[36] cupr-ar.[8] cupr-s. cycl. cyt-l.[119] **Dig.**[85] dios. **Dros. Dulc.** dys-co.[136] elaps elmen[9] eucal.[111] euon. **Euph.**[1] euphr.[5] eupi. falco-p.[265] **FERR.**[5] ferr-ar. ferr-i. ferr-p. foll.[149] form. fried.[14] gamb. **Gels.**[25] germ.[222] gins. **Glon.** glyc.[77] **GRAPH.**[137] guai.[5] guare.[25] haem.[36] haliae-lc.[222] ham. hecla.[149] hed.[119] **Hell.** helon.[137] **Hep.**[1] hist.[119] hydr. hydr-ac.[268] hydrc.[8] hydrog.[222] **Hyos.**[122] **Hyper.** iber.[25] ictod. **IGN. Iod.**[5] iodof.[102] **Ip.**[5] irid.[222] iris jatr. jug-c. just.[97] **Kali-ar. Kali-bi.**[111] **Kali-c.**[5] **Kali-chl.** kali-chls.[94] kali-i. **Kali-n.** kali-p. kali-s. kali-sil.[58] kola[1184] kreos.[5] kurch.[192] lac-ac. lac-c. lac-lox-a.[204] **LACH.**[22] **Lact.** lang.[9] lap-laz.[227] lappa[111] lar-ar.[251] lat-h.[301] lat-m.[111] **LAUR.**[5] lec. **LED.** lepi.[36] lil-t.[36] linu-u.[1125] lith-c.[227] **LOB.** lob-p.[85] **LYC. Lycps.**[25] lyss.[85] **M-art.**[5] **Mag-c.**[5] **Mag-m.**[1] **Mag-p.** magn-gr.[85] **Manc.** mand.[144] mang. med.[85] **Meny.**[1] **Merc.**[5] **Merc-c.** merc-i-r. merl. **Mez.** morg-g.[136] morph. **MOSCH.**[5] mur-ac.[1] myric. myrt-c. **Naja**[122] **Nat-ar. Nat-c. NAT-M.** nat-n.[111] nat-p. nat-s.[111] nat-sil.[58] neon[222] nig-s.[1125] **Nit-ac.**[5] nit-s-d.[54] **Nux-m. NUX-V.**[5] ol-an. olnd. **Op.**[5] osm. ox-ac. oxyg.[85] ozone[227] **Par.**[5] pect.[72] pen.[36] petr.[5] ph-ac.[5] phel. **PHOS.** phys. phyt. pic-ac. pitu-p.[119] **PLAT.**[137] **Plb.**[5] podo. prot.[136] prun.[111] psil.[164] psor. ptel.[102] **PULS.**[5] queb.[72] querc-r.[257] rad-br.[85] **Ran-b.** ran-s.[5] raph. rat. ratt-n.[204] rauw.[119] **Rheum**[5]

Rhod.[5] **RHUS-T.** **Ruta**[5] sabad.[5] sabin.[5] samb.[5] sang. sanguin-n.[85] sap-sod.[45] **Sars.**[1] scorp.[269] sec.[5] sel.[5] **SENEG.** **SEP.**[1] **SIL.** silphu.[25] sol[236] sol-n.[36] **Spig.**[1] **Spong.** **SQUIL.**[5] **STANN.**[137] **Staph.**[1] **Stram.** stront-c. stry. sul-ac.[1] **Sul-i.**[58] sulo-ac.[149] **SULPH.** sumb.[137] **Tab.**[111] tarax. tarent. tela[192] ter. teucr.[5] thea thuj. **Thyr.**[72] tub.[85] tung.[252] upa. uran.[269] uran-n.[25] vanad.[102] **VERAT.** verat-v. verb. **Viol-o.**[5] viol-t.[5] visc.[102] xan.[102] **ZINC.**[5] zinc-p.[58]

☞ *Erstickende Empfindung •Spannung, Empfindung von •Stenose •Schmerz; zusammenschnürender Schmerz ▤ ATMUNG; C; Atemnot, Dyspnoe, erschwerte Atmung •ALLGEMEINES; C; Spannung, Empfindung von •ALLGEMEINES; C; Zusammenschnüren, Empfindung von; Äußerlich*

abwechselnd mit:

- **Auftreibung** des Abdomens: lyc.[1]
  ▤ *ABDOMEN; A; Abwechselnd mit •ABDOMEN; A; Abwechselnd mit; Brustsymptomen*
- **Erweiterung,** plötzlich: sars.
  ☞ *A; Abwechselnd mit*
- **Nachlassen,** Befreiung: **Cact.**[137] iod.[137] lil-t.[137]
  ☞ *A; Abwechselnd mit*
- **Schmerzen** im Abdomen: **Calc.**
  ☞ *A; Abwechselnd mit; Schmerzen in anderen Körperteilen; Abdomen, im*
- **Ziehen** in Hinterkopf und Nacken: kali-n.[1]
  ☞ *A; Abwechselnd mit*

tagsüber: mez. phos.
☞ *Z; Tagsüber*

morgens: **Arg-n.** calc. carb-v. con.[1] cycl. dig.[1] kali-c.[1] kali-n.[1] lyc. nat-m. phos. **Puls.** sars. sep. sulph.
☞ *Z; Morgens*

- **Erwachen,** beim: con.[1] dig.[1] sep.
  ☞ *M; Erwachen, beim*
- **Fasten,** Nüchternheit, bei: sulph.
  ☞ *M; Hunger, bei* ▤ *ALLGEMEINES; M; Fasten (nüchterner Magen); agg.*
- **Liegen,** im: kali-n.[1]

vormittags: kali-n.[1]
☞ *Z; Vormittags*

mittags: agar.

nachmittags: bapt. eupi. kali-n.[1] lac-c. mag-c. nat-m. petr. ph-ac.[1] sulph.
☞ *Z; Nachmittags; agg.*

abends: **Ars.** bell. **Bry.** calc-p. carb-v. **Carbn-s.**[58] hyper. kali-n.[1] lyc.[1] mag-c.[1] phos.[1] **Puls.** ran-b.[58] raph. rhus-t. sep.[1] sol[236] **Stann.** sulph. verb. **Zinc.**
☞ *Z; Abends*

- **Bett**:
  - **Bett** gehen, vor dem zu: sol[236]
  - **im**: **Ars.** bell. verb.

nachts: alum. androc.[222] aral. **Bry.** calc.[1] coloc. **Ferr.** kali-n. kola[1184] **Lach.** lact.[171] **Mez.** myric. nux-v. **Puls.** seneg. sep. sil. stram. **Tab.**
☞ *Z; Nachts*

- **Bett,** im: **Ferr.** **Nux-v.**

Abendessen agg., nach: mag-m.[1] mez.

Abkühlung, durch: mosch. **Phos.**
☞ *M; Kälte; Kaltwerden, durch*

Angst, mit quälender: adren.[102] buth-aust.[149]
▤ *GEMÜT; M; Angst, qualvolle, Beschwerden durch*

Anstrengung, durch: **Ars.** **Calc.** ferr. haliae-lc.[222] **Nat-m.** nux-v. **Spong.** **Verat.**
☞ *M; Anstrengung, nach*

Anwendungen, warme, amel.: kola[1184]
☞ *M; Wärme; amel.*

Arme:

- **Arme** zusammenbringen vor der Brust, durch: **Sulph.**
  ☞ *M; Anheben der Arme agg.*
- **Ausstrecken** der, durch: mez.[1]

asthmatisch: aml-n.[25] ang. atro.[25] cact.[111] cadm-s.[111] carc.[304] coff. kali-chl.[111] **Led.** mez. naja[122] nux-v. sulph. zinc.[111]
▤ *KEHLKOPF LUFTRÖHRE; C; Zusammenschnüren, Empfindung von; asthmatisch*

- **abends**: naja[122]
  ☞ *Z; Abends*

Atemanhalten, beim: spig.[76]
☞ *M; Atmen; agg.; Atem anhalten*

Atmen:

- **amel., tief**: hydr-ac.[268]
  ☞ *M; Atmen; amel.; tiefes Atmen*
- **tief,** muss, um die Lungen zu weiten: xan.[102]
- **während**: bor.[1]

Atmen, bei tiefem:

- **agg.**: agar. aspar. **Caust.** cham. **Cic.** **Coc-c.** dulc. euon. **Ferr.** ham. kali-bi. kali-n. lact. lyc. mag-m. mosch. nat-c. nat-m.[1] nux-v. **Puls.** sang. seneg. stry. **Sulph.** tab. tarax. thuj.
  ☞ *M; Atmen; agg.; während; tief*
- **amel.**: sulph.
  ☞ *M; Atmen; amel.; tiefes Atmen*

Aufrichten:

- **agg.**: sars.
  ☞ *M; Aufrichten, beim*
- **amel.**: mez.

Aufsetzen, muss sich: dig.[1]
☞ *M; Sitzen; amel.; aufrechtes*

Aufstoßen amel.: lyc.[1] mag-c.[1]
☞ *M; Aufstoßen; amel.*

Ausatmen, beim: bor. **Caust.** chel. **Kali-c.**
☞ *M; Atmen; agg.; während;*

Auswurf amel.: **Calc.** **Manc.**
☞ *M; Auswurf; amel.*

Baden, kaltes, agg.: nux-m.
☞ *M; Waschen; agg.*

Berührung agg.: arn. cupr.
☞ *M; Berührung; agg.*

Bettdecken agg.: **Ferr.**
▤ *ALLGEMEINES; M; Bedecken, Zudecken; agg.*

Bettwärme amel.: lat-m.[111] phos.
☞ *M; Bett, im, amel. •M; Wärme; amel.* ▤ *ALLGEMEINES; M; Wärme; amel.; Bettwärme*

ZUSAMMENSCHNÜREN, Spannung, Enge, Empfindung von (Forts.)

Beugen:

- **agg.**:
  - **rückwärts**: nit-ac.
    ☞ M; Beugen; agg.; rückwärts
  - **vorwärts**: dig.
- **amel. rückwärts**: caust.
  ☞ M; Beugen; amel.; rückwärts

Bewegung:

- **agg.**: agar. ang. **Ars.** caps.[1] **Ferr. Ip.**[137] **Led.** lyc. nux-m.[36] **Spong. Verat.**
  ☞ M; Bewegung; agg.
- **amel.**: **Seneg.**
  ☞ M; Bewegung; amel.

Blähungen, durch: lyc.[1] **NUX-V.** sil.
☞ M; Blähungen, Flatulenz; agg.

Bücken, beim: alum. laur. merc. mez. seneg.
☞ M; Bücken; agg.

Einatmen, beim: agar. asaf.[8] aspar. beryl.[119] cham. chel. con. dros. kurch.[192] lar-ar.[251] mez. raph. sabad. seneg. spig.[76] **Sulph.** sumb.[25] tela[192] tung.[252]
☞ M; Atmen; agg.; während; •Ausdehnen, Empfindung, als könnten sich die Lungen nicht

- **tief**: spig.[76]
  ☞ M; Atmen; agg.; während; tief

Einschlafen, beim: bry. **Graph. Lach.**
☞ M; Schlaf; agg.; Einschlafen, beim

Erbrechen:

- **vor**: **Cupr.**
  ☞ M; Erbrechen; vor
- **nach**: verat-v.
  ▥ ALLGEMEINES; M; Erbrechen; agg. nach Erbrechen

Erwachen:

- **beim**: alum. carb-v.[111] cocc.[162] dig. **Graph.** hydrog.[222] **LACH. Lact.** lap-laz.[227] seneg. sep.
  ☞ M; Erwachen, beim
  - **Keuchen,** mit: hydrog.[222]
- **nach**: dig. psor.

Essen, nach dem:
☞ M; Essen; agg.; nach

- **agg.**: arn. asaf.[5] carb-an. con.[5] cupr. hep. lyc.[5] nux-v.[5] petr.[5] phel. phos.[5] **Puls.** sil.[1] sulph.[5] viol-t.[5]
- **amel.**: sulph.
  ☞ M; Essen; amel.

Fieber, während: acon.[5] anac.[5] apisin.[5] ars.[5] bov.[5] bry.[5] calc.[5] carb-v.[5] ip.[5] merc.[5] petr.[5] sep.[5]
☞ M; Fieber; während

- **Fieberhitze,** während: acon.[5] anac.[5] apisin.[5] **Ars.**[5] bov.[5] **Bry.**[5] calc.[5] **Carb-v.**[5] ip.[5] merc.[5] **Petr.**[5] sep.[5]
  ☞ M; Fieber; während; Froststadium im Fieber

Froststadium im Fieber, während: **Ars. Cimx.** cina[5] **Kali-c. Lach.**[5] mez.[1] **NUX-V. Phos. Puls.**[5]
☞ M; Fieber; während; Froststadium im Fieber

Frühstück, nach dem: agar. ozone[227] sulph.
▥ ALLGEMEINES; M; Frühstück; nach

Furcht, mit: alum.[54]
☞ M; Schreck, Furcht, nach

Fußschweiß, nach unterdrücktem: **SIL.**

Gehen, Laufen:

- **während**: am-c. **Anac.** ang. **ARS.** calc. **Dig.** ferr. **Jug-c. Kali-c.**[1] led. lith-c.[25] **Lyc.**[1] mag-c.[1] mez.[111] nit-ac.[1] nux-v. ozone[227] puls. sil.[1] sulph.[111] tung.[252] **Verat.** zinc.[1]
  ☞ M; Gehen; agg.; beim
  - **Freien,** im: am-c. **Calc.** lith-c. lyc.[1] mez.[111] sulph.[111] zinc.[1]
    ☞ M; Gehen; agg.; beim; Freien, im
  - **Frühstück,** nach dem: lith-c.[25]
  - **schnell**: kali-c.[1] **Puls.**
    ☞ M; Gehen; agg.; beim; schnell
- **amel. während**: alum. arge-p.[264] chel. dros. ferr. lob.[171] ozone[227] puls.
  ☞ M; Gehen; amel.
  - **Freien,** im: alum. chel. dros. ozone[227] **Puls.**
    ☞ M; Luft; amel.; frische, im Freien ▥ ALLGEMEINES; M; Gehen; amel.; während Gehen amel.; Freien, im
  - **schnell**: lob.[171]
- **aufrecht** gehen, kann nicht: lil-t.[137]
  ▥ ALLGEMEINES; C; Aufrecht zu halten, Schwierigkeit sich

Handarbeit, durch: **Calc.**
▥ ALLGEMEINES; M; Handarbeit agg.

Herzerkrankung, akutem Rheumatismus, bei: **Asaf.** cact.
▥ HERZ KREISLAUF; M; Rheumatismus •HERZ KREISLAUF; M; Rheumatismus; präventiv, bei akutem

Herzklopfen, bei: chel.[76] tab.[76]

hörbarem Herzschlag, mit: myric.[25]

Husten:

- **bei**: adam.[222] **Am-c.**[5] anac.[5] **Ant-t.**[5] **ARS.**[5] ars-i.[10] asc-t.[25] bell.[5] **Bry.**[5] calc. **Carb-v.**[5] caust. **Cham.** chel.[25] cimx. clem. **Cocc.**[5] **Con. Cupr.** dig.[5] **Dros.**[5] euph.[5] ferr.[5] **Form.** germ.[222] graph.[5] **Guai.**[5] guare.[36] **Hell.** iod.[5] **Ip.**[5] kali-bi.[111] led.[5] lyc. m-art.[5] **Mag-p.** merc. mosch. mur-ac. **Myrt-c.** nat-m.[5] **PHOS. Puls. Rhod.**[5] rhus-t.[5] samb. seneg.[5] **Sep.**[5] spong. squil.[5] stram. **Sulph.** verat.[5] zinc.[5]
  ▥ HUSTEN; M; Zusammenschnüren, durch; Brust, der
  - **Keuchhusten,** bei: **Caust.** mur-ac. spong.
  - **Krampfhusten,** bei: **Mosch.**
- **amel.**: con.[137]
  ☞ M; Husten; amel.
- **Hustenreiz,** durch: **Sep.**

Hydrothorax, bei: **Apis** apoc. **Asaf.** colch. lact. merc. psor. **Spig.** stann.

hysterischem Anfall, nach: **Kali-c.**[54]

Koitus, nach: asaf.[5] **Staph.**[5]
☞ M; Koitus, nach

Konvulsionen, vor: **Cupr.**[86] **Lach.**[86]
☞ M; Konvulsionen, vor

Liegen, beim:

- **agg.**: aral. caps. lach. lycps. myric. nat-m. nux-v. verb.[85]
  ☞ M; Liegen; agg.

◦ **Seite,** auf der:

◦ ◦ **linker** Seite, auf: myric.
☞ *M; Liegen; agg.; Seite, auf der; linker Seite, auf*

◦ ◦ **rechter** Seite, auf: **Lycps.**
☞ *M; Liegen; agg.; Seite, auf der; rechter Seite, auf*

◦ **stillem** Liegen, bei: caps.

- **amel.**: **Calc-p.** ferr.

◦ **Kopf,** mit hochgelagertem: **Ferr.**
☞ *M; Liegen; amel.; Kopf, mit erhöhtem*

- **Kopf** in Tieflage ist unmöglich, mit: nit-ac.[1]
☞ *M; Liegen; agg.; Kopf, mit tief liegendem*

Luft, kalte, agg.: bry. **Phos.** sabad.
☞ *M; Kälte; Aufenthalt in, durch •M; Luft; agg.; kalte*

Menses:

- **vor**: phos.
☞ *M; Menses; vor*

- **während**: am-c.[5] graph.[5] **Ign.**[5] sep.
☞ *M; Menses; während*

- **unterdrückte,** durch: **Cupr.**[5]

Mittagessen, nach dem: am-m.[1] carbn-s. hep. phel.
☞ *M; Mittagessen; während*

Niesen, beim: phos.[1]
☞ *M; Niesen; agg.*

rennt, wenn man eine kurze Strecke: rauw.[119]
☞ *M; Laufen, Rennen agg.*

Ruhe, wenn in: sil.[1]
☞ *M; Ruhe; agg.*

Ruhelosigkeit, mit: kola[1184]

Schlucken, beim: **Kali-c.**
☞ *M; Schlucken agg.*

Schmerzen, mit:

- **Herzen,** im, mit: acon.[76]

- **Lumbalregion,** in der: lyc.[1]

Schweiß:

- **während**: nux-v.[5]

- **amel.**: sulph.
☞ *M; Schweiß; amel.* ▥ *SCHWEISS; C; Reichlich; Herzsymptomen, mit Linderung der •ALLGEMEINES; M; Schweiß; amel.*

Schwermut, mit: corv-c.[258]

Schwindel, mit: acon.[5] laur.[5]

Sitzen:

- **agg.**: agar. alum. ars. lact.[4] mag-c.[1] mez. nit-ac.
☞ *M; Sitzen; agg.*

◦ **gebeugt**: alum. lact.[4]
☞ *M; Sitzen; agg.; gebeugtes*

- **amel.**: germ.[222] lach. nux-v.
☞ *M; Sitzen; amel.*

◦ **gebeugt**: lach.

Sprechen:

- **nach**: **Hep.**
☞ *M; Sprechen agg.*

- **verhindert** sprechen: ars.[1] **Cact.**

Stehen, beim:

- **agg.**: am-m.[1] kali-n.[1] spig.[1] verat.
☞ *M; Stehen; agg.*

- **amel.**: mez.
☞ *M; Stehen; amel.*

Steigen, beim: ang. **ARS. CALC.** led. **Mag-c.** nux-v.
☞ *M; Steigen agg.*

Strecken, beim: lact.[85] nat-m.
☞ *M; Strecken des Körpers; agg.*

- **Gähnen** amel. das Zusammenpressen im Bereich der unteren Brust: lact.[85]

Stuhlgang:

- **während**: coloc.
☞ *M; Stuhlgang; während*

- **nach**: calc.[5] caust.[5] sil.[5]
☞ *M; Stuhlgang; nach*

Trinken, nach:

- **agg.**: **Cupr.**
☞ *M; Trinken; agg.; nach*

- **amel., Wasser**: phos.[137]
☞ *M; Trinken; amel.*

Wehen, Entbindung, während: hyos.[122]
☞ *M; Wehen, Entbindung; während*

Weinen amel.: anac. cand-a.[239]
☞ *M; Weinen amel.*

Zorn, durch: **Cupr.**
☞ *M; Zorn, durch*

zurückziehen der Schultern amel.: **CALC.** sulph.[122]

erstreckt sich zum linken Arm: morg-g.[136]

Achseln: chel.[25]

Bronchien: ant-s.[36] **Chel.**[36] pen.[36] pitu-p.[119]
☞ *O; Bronchien*

Brustbein: acon. agar.[5] **Ap-g.**[142] arg-cy.[142] bell-p.[256] bov.[5] bry.[5] **Cact.** cann-s. cast.[111] choc.[222] croc.[5] cupr.[58] dig.[5] germ.[222] iber.[25] led. lith-c.[227] lob. mur-ac.[1] nit-s-d.[54] nux-m. op. oxyg.[85] **Phos.** puls.[1] rhus-t. sabin. sap-sod.[45] staph.[1] sulo-ac.[149] sulph. zinc.
☞ *O; Brustbein*

- **Atmung,** behindert die: bell-p.[256] mur-ac.[1]

- **Bewegung,** bei: **CACT.** op.
☞ *M; Bewegung; agg.*

- **Essen,** beim: led.
☞ *M; Essen; agg.; während*

- **Gehen,** nach: **Nit-s-d.**[54]
☞ *M; Gehen; agg.; nach*

- **Husten,** beim: ap-g.[142] **PHOS.**

- **Schultern** nach vorn bringen agg.: oxyg.[85]

- **Mitte**: sap-sod.[45]

- **Schwertfortsatz**: cupr.[58] germ.[222]

- **unter** dem Brustbein: iber.[25]

Lungen: asar. bac.[62] dig.[85] laur.[1125] queb.[72]
☞ *O; Lungen •Stenose; Lungen*

- **Apex,** rechter: bac.[62]
☞ *O; Lungen; Apex*

Mammae: alum.[1] am-m.[1] bor. calc-p.[36] lil-t.[36] sang. stram. verat.
☞ *O; Mammae*

ZUSAMMENSCHNÜREN, Spannung, Enge, Empfindung von; **Mammae; links** (Forts.)

- **links**: bor. lil-t.[36]
  ☞ *O; Mammae; links*
  - **stillt,** wenn sie rechts: **Bor.**
    ☞ *M; Stillen; während; anderen Seite, Beschwerden auf der*
- **atmen,** will tief, was agg.: sang.
  ☞ *M; Atmen; agg.; während; tief*
- **unter** der rechten: alum.[1] am-m.[1]
  ☞ *O; Mammae; rechts • Schnur, Empfindung wie von einer; gespannte, eine; Mamma, rechts*

Mitte: graph.[1] led. lob. lyc.[1] mag-c. ol-an.
☞ *O; Mitte der Brust*

- **abends,** 18 Uhr: mag-c.
- **Einatmen,** beim: graph.[1]
  ☞ *M; Atmen; agg.; während; Einatmung*
- **Gehen** im Freien, beim: lyc.[1]
  ☞ *M; Gehen; agg.; beim; Freien, im*

oberer Teil der Brust: ang.[31] carb-an.[1] cham. nit-ac.[1] phos.[1] rhus-t. spig.[1] stann.[1] tab.[8]
☞ *O; Oberer Teil der Brust*

- **links**: phos.[1]
  ☞ *S; Links*

Schlüsselbein, linkes: zinc.[1]

Seiten, Rippen: **Acon.** aeth. ail.[25] aloe[111] alum. am-m.[137] asar. aur.[5] bell. carb-v.[1] cina[1] cocc. colch. dig.[1] dys-co.[136] euph.[1] germ.[222] graph.[137] kali-bi.[111] kali-n. lil-t. lyc.[1] mag-m.[1] meny.[1] mez. myric. nat-m.[1] nit-ac. pect.[72] plat. puls.[1] sep.[1] sil.[1] spig.[1] sul-ac.[1] sulph.[1] sumb.[137] thuj. zinc.
☞ *O; Seiten*

- **einseitig**: cocc. zinc.
- **links**: ail.[25] dig.[1] germ.[222] graph.[137] lyc.[137] nat-m.[1] plat.[1] sep.[1] sil.[1] sul-ac.[1] sumb.[137] zinc.[1]
  ☞ *O; Seiten; links*
  - **Aufrichten,** beim: dig.[1]
    ☞ *M; Aufrichten, beim*
  - **stellenweise**: germ.[222]
    ☞ *O; Seiten; links*
- **rechts**: aloe[111] am-m.[137] cina[1] cocc. germ.[222] kali-bi.[111] lyc.[1] mag-m.[1] nat-m.[1] pect.[72] puls.[1] sulph.[1] zinc.
  ☞ *S; Rechts • O; Seiten; links*
  - **Reiben** amel.: germ.[222]
    ☞ *M; Reiben amel.*
- **vormittags**: nat-m.[1]
  ☞ *Z; Vormittags*
- **Drehen** des Körpers, beim: euph.[1] nat-m.[1]
  ☞ *M; Drehen; agg.; Körper*
  - **rechts,** nach: euph.[1]
- **Einatmen,** beim: lyc.[1]
  ☞ *M; Atmen; agg.; während; Einatmung*
- **Hinlegen** agg.: lil-t. plat.
  ☞ *M; Liegen; agg.; Hinlegen, nach dem*
- **Sitzen,** beim: nit-ac.
  ☞ *M; Sitzen; agg.*
- **freie** Rippen: dys-co.[136]

unterer Teil der Brust: aesc. agar. am-m. asc-t.[5] bry. **CACT.** calc.[1] carb-ac.[111] chel.[5] chlor. **Dros.** dys-co.[136] **Gels. Ham.** lact. lil-t. lycps. med.[85] **Nux-v.** phos.[1] **Puls. Ran-b.** sep.[1] **Spig. Sulph.** thuj.
☞ *O; Unterer Teil der Brust* ▮ *ABDOMEN; C; Zusammenschnüren, Empfindung von; Hypochondrium*

- **Liegen** auf rechter Seite agg.: lycps.
  ☞ *M; Liegen; agg.; Seite, auf der; rechter Seite, auf* ▮ *ALLGEMEINES; M; Liegen; während; Seite, auf der; rechter Seite, auf*

anfallsweise: sep.[1] tab.[111]

Draht, wie mit einem, Lungen: asar. dig.[85]

geschnürt, wie zu Bündeln, Lungen: dig.[85]

heiß: bism.[1]

intermittierend: guare.[25]

Kappe, wie eine: zinc.[137]

Kettenhemd, wie von einem: chel.

krampfartig, spasmodisch: acon.[5] am-c. ambr.[5] **ASAF. Aur.** aur-s.[58] bac.[62] **BELL.** calc. carb-v. carbn-s. **Caust. Cham.**[5] chin.[5] coff.[5] **CUPR.**[54] ferr.[5] glon. **Hep.**[1] **IGN. IP.**[5] **KALI-C.**[5] kali-p. lact. laur.[5] **Led.**[5] lyss.[85] **Merc.**[5] **MOSCH.**[5] nat-m. **Nux-v.**[5] **OP.**[5] ph-ac.[5] **Phos. Plb.**[5] **PULS.**[5] **SAMB.**[5] **Sars.**[5] **Sec.**[5] **Sep. Spong. Sulph.** verat. **Zinc.**[5]
☞ *Konvulsionen, Spasmen, Muskelkrämpfe • Krampf, schmerzhafter Brustkrampf*

- **Furcht,** durch: **Cupr.**[54]
  ☞ *M; Schreck, Furcht, nach* ▮ *GEMÜT; M; Schreck oder Furcht, Beschwerden durch*
- **sprechen,** nach: hep.[1]
  ☞ *M; Sprechen agg.*
- **Zorn,** durch: **Cupr.**[54]
  ☞ *M; Zorn, durch*
- **erstreckt** sich zum Hals: bac.[62]

Reifen oder Gürtel, wie von einem: **ACON.** aeth.[122] agar. **Aml-n. Anac.**[5] anag.[36] ant-c.[5] arag.[72] **Arg-n. Ars.** bell.[5] bry. buth-aust.[144] **CACT.**[25] chlor. cocc.[137] cupr.[137] eucal.[111] helon.[137] ign.[137] kola[1184] lach.[22] lat-h.[301] led. lepi.[36] **Lob. Lyc.** mag-c.[5] magn-gr.[85] mand.[144] nat-m.[5] nit-ac.[5] **Nux-v.**[5] op. **PHOS.** pic-ac. plat.[137] **Puls.**[5] sabad.[5] sabin.[5] scorp.[269] sil. stann.[137] sulph.[137] thuj. uran.[269] zinc.[1] zinc-p.[58]
☞ *Eisenstange, Empfindung wie von einer; eiserner Reifen, rings um die Brust, wie ein*

- **Gähnen,** beim: stann.[137]
- **Gehen,** beim: cocc.[36]
- **unterer** Teil der Brust: agar. chlor. cocc.[137] cupr.[137] **Plat.**[137] thuj.
  ☞ *O; Unterer Teil der Brust*
- **drückend**: scorp.[269]
- **Eisen,** aus: cact.[25] kola[1184] **Lach.**[22]
- **eng,** straff: lepi.[36]
  ☞ *Schmerz; klemmender, kolikartiger Schmerz • Schmerz; quetschender Schmerz* ▮ *HERZ KREISLAUF; C; Zusammenschnüren, Spannung, Enge, Empfindung von; gepackt, ergriffen, Empfindung wie, Herz*
- **heißer** Reifen, wie ein: eucal.[111]

Rüstung, wie durch eine: **CACT. Crot-c.**

schmerzhaft: ail.[25] am-br.[25] ant-o.[85] asc-t.[25] bism.[1] carbn-s.[25] chel.[25] cupr.[1] dig.[1] gels.[25] lycps.[25] mag-m.[1] sars.[1] spig.[1] **Sulph. Verat.**

- **brennend**: bism.[1] mag-m.[1]

- **stechend**: ant-o.[85] spig.[1]

Schnur, wie von einer, Brustmitte: led.

Schwefel, wie durch: kali-chl.[58] kali-chls.[94]

spasmodisch:

☞ *krampfartig, spasmodisch*

stellenweise: arge-p.[264] germ.[222] thuj.[5]

ZUSAMMENZIEHUNG: **Acon.**[5] **Alum.**[5] ang.[5] arn.[5] **Ars.**[5] **Asaf.**[5] aur.[5] bism.[5] bor.[5] bry.[5] calc.[5] canth.[5] **Carb-v.**[5] caust.[5] cham.[5] chin.[5] cimic.[36] cina[5] cocc.[5] **Coloc.**[5] **CUPR.**[5] dig.[5] **Dros.**[5] **Ferr.**[5] hell.[5] **Hep.**[5] ign.[5] **Ip.**[5] kali-c.[5] **Kali-n.**[5] keroso.[36] **Kreos.**[5] led.[5] lyc.[36] m-arct.[5] mag-c.[5] mag-m.[5] mang.[5] meny.[5] merc.[5] merc-c.[5] mez.[5] **Mosch.**[5] nat-m.[5] nit-ac.[5] nux-m.[5] nux-v.[5] op.[5] ph-ac.[5] phos.[5] **Plat.**[5] plb.[36] puls.[5] ran-s.[5] rheum[5] **Rhod.**[5] rhus-t.[5] samb.[5] sars.[5] seneg.[5] **Spig.**[5] stann.[5] staph.[5] stram.[5] stront-c.[5] stry.[36] **Sulph.**[5] tab.[36] ter.[36] **Verat.**[5]

☞ *Schmerz; zusammenziehender Schmerz ▤ ALLGEMEINES; C; Strikturen, Stenosen, Zusammenziehungen; allgemeine Arzneien*

Bronchien, nach voller Einatmung: cimic.[36]

☞ *O; Bronchien*

Haut, äußerlich: **ARN.**[5] bry.[5] **Coloc.**[5] **Cupr.**[5] **Dig.**[5] led.[5] mez.[5] nux-m.[5] nux-v.[5] op.[5] plat.[5] rhod.[5] rhus-t.[5] spig.[5] stram.[5] **Sulph.**[5] verat.[5]

☞ *O; Haut, äußerlich*

Musculus pectoralis: keroso.[36] lyc.[36] op.[36] plb.[36] stry.[36] tab.[36] ter.[36] verat.[1]

- **links,** krampfhaft: verat.[1]

☞ *S; Links*

- **Heben** des Arms, beim: plb.[36]

☞ *M; Anheben der Arme agg.*

- **krampfartig,** spasmodisch: stry.[36] ter.[36]

ZYANOSE der Brust: **Ant-t.** ars.[187] beryl.[149] **Bor.** carb-an. **Carb-v.**[187] cupr.[187] **Dig. Ip. LACH. LAUR.** lob.[187] ox-ac.[187]

☞ *Farbe; blau ▤ KLINISCHES; C; Zyanose*

Schlüsselbeinregion:

☞ *Farbe; blau; Schlüsselbein, Umgebung des*

SCHMERZ, Brustschmerzen:

abel.[149] abies-c.[102] abies-n.[102] abrom-aug.[171] abrot. acal.[102] **Acet-ac.** achy.[149] **Acon.**[5] aconin.[102] act-sp.[111] adam.[222] adon.[102] adren.[102] aegle.[192] aegle-f.[192] **Aesc.** aeth. **Agar.** agki-p.[1202] agn. ail. alco.[36] alet.[45] all-c. all-s.[36] allox.[119] aloe[111] alum.[137] alum-p.[58] alum-sil.[58] alumn. am-br.[25] **AM-C.** am-caust.[51] am-i.[304] am-m. am-n.[111] ambr. **AML-N.** ammc.[4] ampe-qu.[72] amyg-am.[36] amyg-p.[36] amylam.[137] anac.[1] anag. anan. androc.[222] ang.[1] anh.[149] anis. **ANT-C.** ant-o.[85] ant-s.[111] **Ant-t.** ap-g.[102] **APIS** apisin.[5] apoc. aq-mar.[156] arag.[102] aral.[85] aran.[111] aran-ix.[149] **Arg.** arg-m.[137] **Arg-n.** arge-p.[264] arist-cl.[119] arist-m.[36] **ARN. ARS.** ars-h. ars-i.[58] ars-met. ars-s-f.[58] arum-d.[25] arum-t. arund. asaf. asar. asc-t.[25] aspar. asper.[102] astac. aster.[102] atista[192] **AUR.** aur-ar.[58] aur-i.[58] **AUR-M.** aur-m-n.[36] aur-s.[58] aza.[192] ba-sv.[136] bac.[62] bad.[25] bamb-a.[1184] bani-c.[204] bapt. bar-c.[5] bar-i.[58] **Bar-m.** bar-s.[58] bcg[149] **BELL.** bell-p.[149] benz-ac. berb. beryl.[119] **Bism.** blatta blatta-a.[85] boerh.[192] **Bor.** both-a.[3070] both-l.[3070] bov. brach. brom. bros-g.[259] bruc. brucel.[241] **BRY.** bufo[111] bufo-s.[102] buni-o.[149] buth-aust.[144] **CACT.** cadm.[119] **Cadm-s.**[102] cahin. calad. calam-a.[1125] **CALC.** calc-acet.[1] calc-ar. calc-f.[144] calc-i.[58] **CALC-P. CALC-S.** calc-sil.[58] calen.[102] calx-b.[194] camph.[36] cand-a.[239] cann-i.[36] cann-s. **Canth. Caps.** carb-ac. **Carb-an. Carb-v.** carbn-h. carbn-o. carbn-s. carc.[304] **Card-m.** carl.[36] carn-g.[264] cass.[36] cassi-f.[192] cassi-s.[192] cast.[36] cast-eq. cath-a.[264] caul. **CAUST.** cean.[85] cedr. cench.[58] cere-b.[102] cere-s. **Cham. Chel.** chen-a. chim.[102] chin. chin-ar. chin-b.[85] chin-s. chlor.[102] chlorpr.[149] choc.[222] cic.[5] **Cimic.** cimx. cina cinch.[85] cinnb.[38] **Cist.**[102] citl-v.[197] clem.[5] cob. cob-n.[119] coc-c.[36] coca cocc. coch.[102] cod.[25] coff. colch.[137] coll. **Coloc.** com.[111] con.[1] conv.[2191] cop. cor-r. corn. corn-f.[45] cortico.[119] corv-c.[258] cot.[36] crat.[102] croc.[5] **Crot-c.** crot-h. croto-t. cub. cund. **Cupr.** cupr-acet. cupr-ar.[25] cupr-s. cur.[38] curc.[192] cycl. cymbo-ci.[2184] cypra-e.[227] cyt-l.[119] daph.[102] **Dig.** digin.[36] dios. dirc.[85] dol. dor. **Dros.**[5] **Dulc.**[1] dys-co.[136] echi. elaps[144] elat.[54] ems[9] ephe.[267] equis. erech.[25] erio.[102] eug. euon.[36] eup-a.[102] eup-per. euph. euph-a.[36] euphr.[1] eupi.[36] fago.[36] falco-p.[265] **Ferr.** ferr-acet.[102] **Ferr-ar.** ferr-i.[36] ferr-m. ferr-ma. ferr-p. ferr-s.[85] ferr-t.[102] fl-ac. foll.[1125] form.[36] franz.[36] gad.[102] gall-ac.[36] gamb. gast.[36] gaul.[1125] gels.[36] germ.[222] get.[45] gink.[227] gins.[45] glon.[111] glyc.[102] gnaph. gran. granit-m.[194] **Graph.** grat.[36] guai.[5] guare.[25] guat.[119] gymn.[25] haem.[111] haliae-lc.[222] hall[36] ham. harp.[1184] **Hecla.** hed.[144] hell. helo. helon.[85] **Hep.** hip-ac.[119] hipp. hist.[119] hura **Hydr.** hydr-ac. hydrc.[192] hydro-c.[2147] hydrog.[222] hyos. hyosin.[137] hyper. iber.[102] ictod. ign.[137] ignis[194] ilx-a.[1125] ind. indg. inul.[102] **Iod.** iodof. ip.[5] irid.[222] iris jab. jac. jac-c. jatr.[36] jug-c. jug-r. just.[144] kali-ar. kali-bi.[111] kali-br. **Kali-c.** kali-chl.[58] kali-cy.[85] kali-hp.[45] **Kali-i.** kali-m.[61] kali-n.[1] kali-p. kali-s. kali-sil.[58] **Kalm.** kaol.[45] kiss.[36] knau.[33] kola[1184] kreos. kres.[149] lac-ac.[137] lac-c.[137] lac-d.[144] lac-del.[204] lac-eq.[204] lac-h.[233]

Schmerz (Forts.)

lac-leo.[204] lac-lox-a.[204] lac-lup.[204] **Lach.** lachn.[85] **Lact.** lang.[9] lap-a. lap-laz.[227] lappa[137] laps.[122] lar-ar.[251] lat-h.[301] lat-m. **Laur.** lec. **Led.**[5] leon.[1125] lepi.[102] lept.[25] lil-t.[111] lipp.[36] lith-c.[227] **Lob.** lob-c.[85] lob-e.[85] lob-p.[85] lob-s.[85] loxo-r.[205] **Lyc.** lycpr.[102] lycps.[85] lyss. m-arct.[5] m-art.[5] m-aust.[5] macrin.[85] mag-c. mag-m.[137] **Mag-p.**[111] mag-s. magn-gr.[102] manc. mand.[119] mang.[36] mang-acet.[1] mangi.[197] mant-r.[262] marm-w.[194] med. meli. menth-pu.[85] menthol[102] meny.[1] meph. **Merc.** merc-acet.[85] merc-c. merc-i-f. merc-i-r.[36] merc-s. merl. **Mez.** mill. mim-p.[233] mit.[25] morg.[136] morg-g.[136] morph.[102] **MOSCH.**[5] **Mur-ac.** murx. musa[197] mygal.[25] myos.[102] myric. myris.[5] **Myrt-c. Naja** nat-ar. nat-c.[137] nat-h.[85] nat-m. nat-n. nat-p. nat-s. nat-sil.[58] neon[222] nicc. nit-ac.[1] nit-s-d.[102] **Nux-m. Nux-v.** oci.[102] oci-s.[119] oena. ol-an.[36] ol-j. olnd. onos. op.[5] opun-v.[36] orig.[102] osm. ovi-g-p.[102] **OX-AC.** oxyg.[85] ozone[227] paeon.[102] pall.[36] par. paraf.[102] paull-p.[36] pect.[72] ped.[36] peti.[72] petr.[1] **Ph-ac.** phase.[72] phel.[36] **PHOS.**[137] phys. **Phyt.** pic-ac. pier-b.[233] pip-n.[102] pitu-a.[164] pix.[85] plan.[25] plat. plb. plb-i.[102] plect.[36] plut-n.[222] pneu.[102] podo.[85] polyg.[137] pop-c.[72] por-m.[251] prim-v.[102] prot.[136] prun.[102] prun-p.[102] pseuts-m.[255] psil.[164] **Psor.** ptel.[25] **Puls.** puls-n.[25] pyrog.[137] pyrus quas.[142] querc-r.[257] rad-br.[137] **RAN-B. Ran-s.** raph. rat. rauw.[144] rham-cal.[102] rheum rhod.[36] rhus-t. rhus-v. rob.[85] ros-d.[305] rub-t.[25] **Rumx.** ruta[5] sabad.[5] sabal.[137] sabin. sac-alb. sac-l.[55] salv.[45] samb.[1] **Sang.** sanguin-n.[102] sanic.[85] sap-sod.[45] sapin.[36] sarcol-ac.[149] saroth.[1125] sarr. **Sars.** scol.[1142] scolo-v.[1125] scorp.[269] scroph-n.[111] scut.[25] sec. **Sel.** senec.[10] **SENEG. Sep. Sil.** sin-n. sol[236] sol-a.[36] sol-n.[102] sol-t-ae.[36] spect.[271] sphing.[36] **SPIG.** spira.[36] spirae.[137] **SPONG. Squil. STANN.** staph.[1] stict.[102] still. **Stram.** strep-s.[197] stront-c.[5] stront-n.[137] stroph.[85] stroph-s.[119] stry. stry-p.[102] succ.[194] sul-ac.[1] sul-i.[58] sulfa.[119] sulo-ac.[85] **Sulph.** sumb. syc-co.[136] symph. syph.[102] **Tab.** tama.[197] tanac.[25] taosc.[270] tarax.[5] **Tarent.** tarent-c.[192] tax.[303] tax-br.[255] tela[192] tell.[137] tep. ter.[36] term-a.[192] teucr.[5] thal.[144] thea[192] **Ther.** thlaspi[122] thuj.[5] thyr.[102] til. til-c.[253] tril.[102] trom. tub.[304] tub-k.[85] tub-m.[109] tung.[209] tylo-i.[192] upa. uran.[269] uran-n.[25] uro-h.[264] urt-u. ust.[54] valer. vanad.[102] vario.[193] **Verat.** verat-v. verb.[5] vero-o.[232] vesp. vinc. viol-o.[5] viol-t. vip. visc.[25] wye.[85] x-ray[119] xan.[85] **Zinc.** zinc-chr.[137] zinc-i.[137] zinc-m. zinc-o.[45] zinc-p.[58] zinc-s. zinc-val.[54] zing. ziz.[36]

abwechselnd mit:

- **Allgemeinsymptomen**: **Ran-b.**[5]
  ☞ *A; Abwechselnd mit*
- **Auftreibung** des Abdomens: lyc.[1]
  ABDOMEN; A; Abwechselnd mit •ABDOMEN; A; Abwechselnd mit; Brustsymptomen
- **Hämorrhoiden**: coll.[25]
  ☞ *A; Abwechselnd mit*
- **Rheumatismus**: abrot.[58]
  ☞ *A; Abwechselnd mit •A; Abwechselnd mit; Rheumatismus*
- **Schmerzen** im:
  - **Abdomen**: aesc. rad-br.[137] **Ran-b.** zinc.[58]
    ☞ *A; Abwechselnd mit; Schmerzen in anderen Körperteilen; Abdomen, im ABDOMEN; C; Schmerz; abwechselnd mit; Beengung der Brust •ABDOMEN; C; Schmerz; abwechselnd mit; Schmerzen, mit; Brust, in der*
  - **Kopf**: chel.[5]
    ☞ *A; Abwechselnd mit •A; Abwechselnd mit; Kopfschmerz*
  - **Magen**: **Caust.**
    ☞ *A; Abwechselnd mit •A; Abwechselnd mit; Schmerzen in anderen Körperteilen; Magen, im*

links: anac.[5] cassi-s.[192] cic.[149] cina citl-v.[197] cupr.[5] fago.[25] graph. laur.[36] lob-c.[25] seneg.[5] spong.[5] upa.
☞ *S; Links*

- **stehen** oder gehen **amel.**: cic.[149]
  ☞ *M; Gehen; amel. •M; Stehen; amel.*

rechts: acon. arn.[5] bov. chlor.[102] coloc.[1] mur-ac. rumx.[111] sulph. verat. x-ray[119]
☞ *S; Rechts*

- **Einatmen,** tief, **agg.**: chlor.[102]

morgens: acon. alum.[1] am-c.[1] am-m. ang.[36] ant-c.[1] aq-mar.[156] ars-s-f.[58] bamb-a.[1184] bor. bov. **Bry.** calad. calc.[137] carb-v.[1] cassi-s.[192] caust. chel. chin. colch. con. corn. crot-h. cupr.[1] ferr-p. gall-ac.[36] hep. kali-bi. kali-c. kali-n.[1] lact. lyc. mag-s. mang. merc. merc-c. mur-ac. naja nat-ar. nat-c.[1] nat-s. nit-ac. ox-ac. ozone[227] phel. phos. puls. **Ran-b.** rhus-t. rumx. sang. sars.[1] seneg. sep. sil.[1] **Squil.** staph.[36] sulph. thuj. zinc.
☞ *Z; Morgens ALLGEMEINES; C; Schmerz; morgens*

- **5** Uhr: ars-s-f.[58] kali-c.
  - **Husten,** während: kali-c.
    ☞ *M; Husten; agg.; während*
- **8** Uhr: naja
- **Aufstehen**:
  - **beim**: ran-b.
    ☞ *M; Aufrichten; agg. ALLGEMEINES; C; Schmerz; morgens; Aufstehen; beim*
  - **nach**: lact.
    ☞ *M; Aufrichten; agg. ALLGEMEINES; C; Schmerz; morgens; Aufstehen; nach*
- **Bett,** im: ang.[36] colch. lact. mag-s. phel. rhus-t. **Rumx.** seneg. sil.[1] staph.[36] sulph.
  ☞ *Z; Morgens; Bett, im ALLGEMEINES; C; Schmerz; morgens; Bett, im*
  - **Bewegung,** bei: staph.[36]
    ☞ *M; Bewegung; agg.*
- **Bewegung,** bei: kali-c.
  ☞ *M; Bewegung; agg.*
- **Erwachen,** beim: ant-c.[1] aq-mar.[156] cupr.[1] ozone[227] seneg. sulph.
  ☞ *M; Erwachen, beim ALLGEMEINES; C; Schmerz; morgens; Erwachen; beim*
- **Essen,** nach dem: sulph.
  ☞ *M; Essen; agg.; nach*

vormittags: aesc. agar. alum.[1] am-m. bros-g.[259] bry. cact.[58] caust. cham. chel. coloc. kali-cy. lac-lup.[204] mag-s. mang-acet.[1] nit-ac.[1] puls. **Ran-b.** stann.[1] tarent.[192]
☞ Z; Vormittags ▤ ALLGEMEINES; C; Schmerz; vormittags

- **9** Uhr **agg.**: chel. tarent.[192]
- **10** Uhr: aesc. cham. kali-cy.
  ◦ **11** Uhr, bis: aesc.
- **11** Uhr: cact.[58] cham. lac-lup.[204]

mittags: agar. bry. dig. naja
▤ ALLGEMEINES; C; Schmerz; mittags

- **Gehen,** beim: bry.
☞ M; Gehen; agg.; beim

nachmittags: alum. am-m. asc-t. bad. bar-c. canth. chel. coloc. elaps eupi. fago. gamb. hura iod. kali-bi. kali-n. led. lyc. merc-s. nat-m. nicc. ol-an. op. rhus-t. sang. sapin.[36] sars. sulph. tarent.
☞ Z; Nachmittags; agg. ▤ ALLGEMEINES; C; Schmerz; nachmittags

- **13** Uhr: sars.
- **14** Uhr: alum. chel. elaps rhus-t.
- **15** Uhr: hura nat-m. ol-an.
- **16** Uhr: asc-t. merc-s.
  ◦ **17** Uhr, bis, rechte Seite: merc-s.
- **Einatmen,** bei tiefem: sang.
☞ M; Atmen; agg.; während; tief ▤ ALLGEMEINES; C; Schmerz; Einatmen, bei tiefem
- **Gähnen,** beim: sang.
☞ M; Gähnen agg.
- **Gehen,** beim: sulph.
☞ M; Gehen; agg.; beim
- **sprechen,** nach: lyc.
☞ M; Sprechen agg.

abends: acon. alum. am-m. ambr. ant-t. ars. bad. bar-c. bar-s.[58] bell. benz-ac. boerh.[192] bry. cahin. calad. calc. canth. cassi-s.[192] chel. chlorpr.[149] coc-c. coloc. con.[1] dig. dios. euphr. gall-ac.[36] gamb. graph.[1] hyper. kali-bi. **KALI-C.** kali-i. kali-n. kreos. lyc.[1] lyss. mag-c. mez. mur-ac. murx. naja[36] nat-c. nat-m.[1] nat-p. nicc. nit-ac. nux-m. ol-an. ol-j. olnd. **Phos.** puls. **Ran-b.** ran-s. rumx. seneg. sep. spig.[1] sulph. tab. thuj. verat. verb. zinc. zinc-p.[58] zing.
☞ Z; Abends ▤ ALLGEMEINES; C; Schmerz; abends

- **17** Uhr: hyper.
- **18** Uhr: bry. phos. puls.
  ◦ **dauert** bis zum Zubettgehen: phos.
- **19** Uhr: ol-j. zing.
- **20** Uhr: am-m. canth. kali-n.
▤ ALLGEMEINES; C; Schmerz; abends; 20 Uhr
- **21** Uhr: lyss.
- **Atmen** **agg.**, **tief**: ran-b.
☞ M; Atmen; agg.; während; tief
- **Bett,** im: bell. benz-ac. cahin. con.[1] **Kali-c.** nat-c. nat-p. nit-ac. ran-b. sep.
- **Liegen** **agg.**: cahin. kali-c.
☞ M; Liegen; agg.
  ◦ **linker** Seite, **auf**: cahin.
☞ M; Liegen; agg.; Seite, auf der; linker Seite, auf

nachts: **ALUM.** alum-p.[58] alum-sil.[58] am-c.[1] am-m. ant-t. apis arg-n. **ARS.** asaf. bamb-a.[1184] bor.[1] cact.[58] calc. carb-v. **Caust.** cench.[58] chel. chin.[1] chlor.[197] chlorpr.[149] con. graph.[1] harp.[1184] ip. kali-c.[1] lach. **Lyc.** mag-s. merc. merc-c. nit-ac. nux-m. **Nux-v.** ph-ac.[1] phos. ran-b. ran-s. rhod. rhus-t. sabad. sars.[1] sel.[36] seneg. sil. sin-n. syph. zinc.
☞ Z; Nachts ▤ ALLGEMEINES; C; Schmerz; nachts

- **22.30 Uhr**: cench.[58]
▤ ALLGEMEINES; C; Schmerz; nachts; 22.30 Uhr
- **23** Uhr: cact.[58]
▤ ALLGEMEINES; C; Schmerz; nachts; 23 Uhr
- **Bett,** im: phos.
- **Beugen** **nach rechts, beim**: rhod.
- **Einschlafen,** beim: **Nux-m.**
☞ M; Schlaf; agg.; Einschlafen, beim
- **Erwachen,** beim: seneg.
☞ M; Erwachen, beim
- **Freie,** beim Gehen ins: am-m.
☞ M; Luft; agg.; frische, im Freien
- **Husten,** während: alum. calc. carb-v. nit-ac. nux-v.
☞ M; Husten; agg.; während
- **Liegen** **agg.**: alum. chin.[1] sel.[36]
☞ M; Liegen; agg.
  ◦ **Rücken,** auf dem: alum. chin.[1]
☞ M; Liegen; agg.; Rücken, auf dem

Mitternacht:

- **gegen**: curc.[192]
▤ ALLGEMEINES; C; Schmerz; Mitternacht; gegen
- **nach**: ars. asc-t. chlorpr.[149] lachn.[54] rhus-t.
☞ Z; Mitternacht; nach ▤ ALLGEMEINES; C; Schmerz; Mitternacht; nach
  ◦ **1** Uhr - 2 Uhr: chlorpr.[149]
  ◦ **2** Uhr: lachn.[54]
  ◦ **4** Uhr: asc-t.
  ◦ **morgens,** bis: ars.

periodisch: acon. aloe carbn-s.[25] dig.[85] gels.[36]
☞ Z; Periodisch ▤ ALLGEMEINES; C; Schmerz; periodisch

Herbst, im: kali-c.

Winter, kehrt wieder jeden: **Arg-m. Kalm.**

<> **Abdecken** **amel.**: ferr.[137] sars.[137]
▤ ALLGEMEINES; M; Abdecken, Entblößen; amel.; Hals und Brust

Abendessen:

- **agg.**: am-c.[1] lyc.[1]
▤ ALLGEMEINES; C; Schmerz; Abendessen, nach dem
- **amel.**: phos.

Ammoniakdämpfe **amel.**: naja[36]

Angst, mit: chel.[25] kola[1184]

Anheben des Arms **agg.**: ang. ant-c.[1] berb. bor. ol-j. puls. **Ran-b.** rhus-t. sel. sep. spig. **Sulph.** tarent. tell.[137] thuj.
☞ M; Anheben der Arme agg.

Anlehnen, beim:

- **Stuhl,** gegen einen: kali-p.[58]
  ☞ *M; Anlehnen, beim; hinten, nach •M; Anlehnen, beim; Rücken anlehnen*
- **vorn,** nach, **agg.**: sumb.[25]
  ☞ *M; Anlehnen, beim; vorne, nach, auf die Arme gestützt ▤ ALLGEMEINES; M; Anlehnen; vorn, nach; agg.*

Anstrengung, bei: alum. ang. ant-c. boerh.[192] bor. caust. dys-co.[136] ferr. laur. led. mangi.[197] plb. prot.[136] ran-b. rauw.[119]
☞ *M; Anstrengung, nach ▤ ALLGEMEINES; C; Schmerz; Anstrengung agg.*

- **Arme,** der, **bei**: ang. ant-c. led.
  ☞ *Bewegung; agg.; Arme, der ▤ ALLGEMEINES; C; Schmerz; Anstrengung agg.; Arme, der*
- **geistige**:
  ☞ *M; Geistige Anstrengung agg. •geistige Anstrengung, durch*

Anwendungen, heiße, **amel.**: phos.[137]

Anziehen der Stiefel, beim: arg-n.[137]

Ärger, durch: phos.
☞ *M; Zorn, durch ▤ GEMÜT; M; Zorn, Beschwerden durch*

Arme in der Nähe der Brust:

- **agg.**: psor.
  ☞ *M; Drücken der Arme gegen den Körper agg.*
- **amel.**: lac-ac.

Asthma, bei: aral.[102] kali-n.[102]
▤ *ATMUNG; C; Asthma, asthmatische Atmung; Begleitsymptome*

Atmen, beim:

- **agg.**: acon. aesc. aeth. agar. all-c. allox.[119] aloe am-c. am-m.[102] **Anac.** ant-c.[1] ant-t.[36] arg. arg-m. arn. ars-s-f.[58] asar.[1] aur. bapt. bar-c. bell.[22] bell-p.[119] benz-ac. berb. **Beryl.**[149] **BOR.** bov. brom. **BRY.** cact.[137] **Calc.** calc-p. calc-sil.[58] cann-s. caps.[1] carb-an. carb-v. carbn-s. card-m. caust. cench.[58] **Cham.** chel. chin. chlor.[102] cob. colch. coloc. crot-c.[36] croto-t. cupr. cycl. **Dig.** dros.[1] elaps eup-per.[5] euph. eupi.[85] ferr.[122] ferr-p.[58] fl-ac. form. **Gels.**[122] graph. guai. guare.[36] hell. hep. hydr-ac.[36] iod.[1] **Kali-bi. KALI-C.** kali-chl.[58] kali-n. **Kali-p.** kali-sil.[58] **Kalm.** kaol.[45] **Kreos.** lac-eq.[204] led.[36] lob.[5] **Lyc.** mag-c. **Manc.** mang-acet.[1] med.[58] menthol[102] meny. merc. merc-c. merc-s. mez.[36] mur-ac. myrt-c.[171] naja[36] nat-c.[1] nat-m. nat-p. nat-s.[58] neon[222] nicc. nit-ac. nux-m. nux-v. olnd. ox-ac. ozone[227] pall. ph-ac. phos. **Phyt.** pier-b.[233] plat. plut-n.[222] psil.[164] **PSOR.** ptel.[25] puls. ran-b. ran-s. raph. rhus-t. rumx. sabad. sabin.[85] sang. seneg. **Sep.** sil.[1] **Spig.** spong. squil. **Stann.** sulph. sumb. tab. thuj. uran-n.[5] valer. verat. verb. zinc. zinc-p.[58] zing. ziz.[25]
  ▤ *ATMUNG; C; Schmerzhaft*
  - **Anhalten** des Atems, **beim**: cact.[137] merc.
    ☞ *M; Atmen; agg.; Atem anhalten*
  - **tief** Atmen: acon. aesc. aeth. agar. all-c. allox.[119] aloe ant-c.[1] ant-t.[36] arg. arg-m. arn. asar.[1] aur. bapt. bar-c. bell.[22] benz-ac. **Berb. Bor.** bov. brom. **BRY. Calc. Calc-p.** calc-sil.[58] caps.[1] carb-an. carb-v. carbn-s. card-m. **Caust.** cench.[58] cham. chel. chin. chlor.[102] cob. crot-c.[36] croto-t. cupr. cycl. dros.[1] eup-per.[5] ferr-p.[58] fl-ac. form. graph. **Guai.** hell. iod.[1] **Kali-bi. KALI-C. Kali-n.** kali-sil.[58] led.[36] lob.[5] lyc. mang-acet.[1] merc-c. mez.[36] mur-ac. myrt-c.[171] naja[36] **NAT-M.** nat-p. nat-s.[58] nit-ac. nux-v. olnd. pall. ph-ac. **Phos.** phyt. plat. plut-n.[222] puls. **RAN-B.** ran-s. raph. rhus-t. rumx. sabin.[85] **Sang.** seneg. sep. sil.[1] **Spong. Stann.** sulph. sumb. thuj. uran-n.[5] valer. zinc. zinc-p.[58] zing. ziz.[25]
    ☞ *M; Atmen; agg.; während; tief*
- **amel.**: chel.[137] hydr-ac.[268] ign. kali-bi.[111] seneg. verb.
  ☞ *M; Atmen; amel.*
  - **tief** Atmen: chel.[137] hydr-ac.[268]
    ☞ *M; Atmen; amel.; tiefes Atmen*
- **erschwerter** Atmung, **mit**: blatta-a.[85]
  ☞ *M; Atmen; agg.; Atemnot, erschwerter Atmung, mit*

Aufrichten agg.: nicc.

Aufrichten, beim: acon. aloe nicc.
☞ *M; Aufrichten, beim*

Aufstehen, Aufrichten:

- **beim**: agar. aloe chin-s. lach. nat-c.[1] ran-b. thea[192]
  - **Bücken,** vom: aloe nat-c.[1]
  - **Liegen,** vom: thea[192]
- **nach**: agar. aloe kali-c. lact. nat-c. nicc. sil.
  ☞ *M; Aufstehen; agg.; nach*
  - **Bücken,** vom:
    - **agg.**: aloe nicc.
    - **amel.**: kali-c.
      ☞ *M; Aufstehen; amel. •M; Bücken; amel.*
  - **Sitzen,** vom: kali-c. nat-c. sil.
    ☞ *M; Aufstehen; agg.; beim; Sitzen, vom*
- **aufsetzt,** wenn man sich im Bett: am-c. ph-ac. **PHOS.**
  ☞ *M; Aufrichten; agg. ▤ ALLGEMEINES; M; Aufstehen; agg.; Liegen, vom*

Aufstoßen:

- **agg.**: cocc. merc.[809] phos. staph.
  ☞ *M; Aufstoßen; agg.*
- **amel.**: ambr.[1] ang.[193] bar-c. canth.[137] gels.[111] kali-c.[1] lach.[137] lyc.[1] phos.[193] sang.[193] sep.[1] zinc.[1]
  ☞ *M; Aufstoßen; amel. ▤ ALLGEMEINES; C; Schmerz; Aufstoßen amel.*

Auftreten, beim: ptel.[25]
☞ *M; Auftreten, kräftiges, agg.*

Ausatmen, beim:

- **agg.**: ant-c. calc.[1] chin. clem.[1] coc-c.[58] colch. coloc.[1] croto-t. mang-acet.[1] neon[222] **Puls.**[5] ruta[1] sang.[25] spig. spong. staph. tarax. **Viol-o.** zinc.
  ☞ *M; Atmen; agg.; während; Ausatmung ▤ ATMUNG; C; Behinderte, erschwerte Atmung; Schmerzen, durch; Brust, in der •ATMUNG; C; Behinderte, erschwerte Atmung; Schmerzen, durch; Brust, in der; schießend •ATMUNG; C; Behinderte, erschwerte Atmung; Sticheln, Stechen, durch; Brust, in der •ALLGEMEINES; M; Ausatmen; agg.*
- **muss** ausatmen: chin.[1]

Auswurf:

- **agg.**:
  ▤ *ALLGEMEINES; M; Auswurf, Expektoration; während*
  - **vor**: lyc.[1]
  - **während**: asaf. lyc. puls. zinc.
  - **nach**: cist.[58]
    ☞ *M; Auswurf; nach*
- **amel.**: chel. euon. kali-n. mag-s.
  ☞ *M; Auswurf; amel.*

Bedecken des Kopfes mit der Bettdecke amel.: hep.[102] rhus-t.[102] rumx.[102]
▤ *ALLGEMEINES; M; Einhüllen, Bedecken; amel.; Kopfes, des*

Beklemmung, durch: sanic.[85]

Berührung agg.: am-c. aq-mar.[156] arg. arg-n. arn. bor.[1] bry. calc.[1] calc-p.[58] canth. chel.[111] chin. cist. colch. con. corv-c.[258] crot-h.[36] croto-t. dros. irid.[222] kali-c. led. lyc. mag-c.[1] mang-acet.[1] mangi.[197] med. nat-c.[1] nat-m. nux-m.[36] nux-v. ped.[85] **Phos.**[1] psor. **Ran-b.** rhod.[36] ruta[1] sabin.[85] sang.[122] seneg.[58] sep.[111] staph.[1] stroph-s.[119] sulph.[1] tarent.[111] zinc.
☞ *M; Berührung; agg.* ▤ *ALLGEMEINES; C; Schmerz; Berührung, durch*

- **Wirbelsäule**: tarent.[111]

Beschäftigung amel.: mangi.[197]

Betätigung, agg.: colch. lob.
☞ *M; Anstrengung, nach*

Bett, im: iod.[1]
▤ *ALLGEMEINES; C; Schmerz; Bett, im*

Beugen:

- **agg.**:
  - **rückwärts**: agar. ars.[137] bry.[137] **Calc.**[137] caps.[137] carb-v.[137] cassi-s.[192] **Chel.**[137] con.[137] cupr.[137] kali-bi.[137] kali-i.[137] lil-t.[137] **Merc.**[137] mez.[1] nat-m.[137] phos.[137] rhod. sep.[137] spig.[137] **Sulph.**[137] ther.[137]
    ☞ *M; Beugen; agg.; rückwärts*
  - **seitwärts**: acon.[137] ars.[137] bor.[36] bry.[137] carb-v.[137] chel.[137] dulc.[137] guai.[137] kali-bi.[137] kali-n.[137] lil-t.[137] lyc.[137] mur-ac.[137] nat-m.[137] nit-ac.[137] phel.[137] phys.[137] phyt.[137] rhod. rhus-t.[137] sep.[137] spig.[137] sul-ac.[137] sulph.[137] ther.[137]
    ☞ *M; Beugen; agg.; Seite, zur*
    - **links, nach**: bry.[137] kali-n.[137] lil-t.[137] **Lyc.**[137] mur-ac.[137] nat-m.[137] phys.[137] rhus-t.[137] spig.[137] sul-ac.[137] ther.[137]
    - **rechts, nach**: acon.[137] ars.[137] bor.[36] **Carb-v.**[137] **Chel.**[137] dulc.[137] guai.[137] kali-bi.[137] nit-ac.[137] phel.[137] phyt.[137] rhod. sep.[137] **Sulph.**[137]
      ▤ *ALLGEMEINES; M; Beugen, Neigen, Krümmen; agg.; rechts, nach*
  - **vorwärts**: aloe alum. alumn. ant-t.[36] arg. arg-m. boerh.[192] bor.[1] brom. chin.[1] fago.[25] germ.[222] lact.[111] mang. nat-m. seneg. stann.[1] sulph.[102]
    ▤ *ALLGEMEINES; M; Beugen, Neigen, Krümmen; agg.; vorwärts*
    - **Kopf**: alum. ant-t.[36] chin.[1]
      ▤ *ALLGEMEINES; M; Beugen, Neigen, Krümmen; agg.; vorwärts; Kopf*
- **amel.**:
  - **links,** nach: naja[36]
  - **rückwärts**: fl-ac.[137]
    ☞ *M; Beugen; amel.; rückwärts*
  - **vorwärts**: **Asc-t.** cassi-s.[192] chel. chin. chin-s. hyos.[102] mag-c.[1] **PULS.**
- **muss** sich Beugen: sars.

Bewegung:

- **agg.**: abrot. aloe[36] alum.[1] ang.[85] **Arn.** ars.[102] ars-s-f.[58] asc-t. aur-m. bad. bapt. **BELL.** beryl.[149] **BRY.**[36] **CALC.** camph. caps. carb-an. carbn-s. card-m. caust. cench.[58] **Chel.** chin. chin-s. **Cimic.** colch.[36] crot-h. equis. gamb. **Graph.** guai. **Hep.** hyos. jug-r.[102] kali-bi.[22] kali-c. kali-n.[1] kali-p. **Kalm.** lac-ac. lac-lup.[204] **Laur.** lyc. mag-c. manc. meny. meph.[36] **Merc.** mez.[1] mur-ac.[1] **Naja** nat-c.[1] nat-m.[36] nit-ac.[1] nux-m.[36] **Nux-v.** ol-j. ox-ac. **Phos.** plect.[36] psil.[164] psor. puls.[1] **Ran-b.**[144] rhus-t.[193] sabad. sars. sec. seneg. sep.[1] sil.[1] **SPIG. Squil.** staph. stront-c. sulph. sumb. tela[192] thuj. tub.[85] viol-t. zinc.[1]
  ☞ *M; Bewegung; agg.* ▤ *ALLGEMEINES; C; Schmerz; Bewegung; agg.*
  - **Arme,** der: aloe[36] ang.[85] asc-t. camph. carb-an. card-m. caust. cench.[58] kali-bi.[22] mez.[1] nat-c.[1] **Nux-m.**[36] ran-b.[144] rhus-t.[193] **Seneg.** sulph. sumb.
    ☞ *M; Bewegung; agg.; Arme, der •Anstrengung, bei; Arme, der, bei •Kreuzen der Arme, beim*
  - **bestimmte** Bewegungen: sep.[1]
  - **Brust,** der: colch.[36]
  - **Hände,** der: bry.[36]
  - **Kopfes,** des: **Guai.**
  - **Rumpfes,** des: nat-m.[36] plect.[36]
- **amel.**: con. dros.[1] euph. ign.[102] indg. kali-c. lob. phos. puls.[102] rhod.[58] rhus-t. **Seneg.** tab.
  ☞ *M; Bewegung; amel.* ▤ *ALLGEMEINES; C; Schmerz; Bewegung; amel.*

Blähungen:

- **Abgang** amel.: ph-ac.[1] stram.[193]
  ☞ *M; Blähungen, Flatulenz; amel.*
- **eingeklemmte,** durch: carb-v.[1] verat.[1]
  ☞ *M; Blähungen, Flatulenz; agg.*

Bücken:

- **agg.**: alum. am-c. ars. asc-t. card-m. caust.[1] chel. fago. lyc. mang. merc. merl. mez. nat-s. nit-ac.[1] phos.[1] ran-b. rhod. **Seneg.** sep. zinc.
  ☞ *M; Bücken; agg.* ▤ *ALLGEMEINES; C; Schmerz; Bücken, nach*
- **amel.**: petr.[1]
  ☞ *M; Bücken; amel.*

Druck:

- **agg.**: ail.[111] am-c.[1] ang. ant-c. aq-mar.[156] arn. ars.[102] asc-t.[25] bar-c. benz-ac. boerh.[192] **Bry.**[36] caust.[36] cench.[58] chel.[25] coch.[102] croto-t. dros. jug-c.[25] lach.[111] meny. merc-i-f. nat-m.[1] nat-p. nux-m.[36] nux-v.[102] **Phos.**[1] ran-b. sapin.[36] sec.[122] seneg. stann.[1] sul-ac. tarax. tarent.[137] tarent-c.[192] ziz.[25]
  ☞ *M; Druck; agg.* ▤ *ALLGEMEINES; C; Schmerz; Druck; agg.*

Druck; agg. (Forts.)

◦ **Kleidung,** der: ail.[111] benz-ac. lach.[111] ran-b.
☞ *M; Druck; agg.; Kleidung, der • M; Kleidung agg.*

◦ **Wirbelsäule,** auf die: sec.[122] tarent.[137]
☞ *M; Druck; agg.* ▯ *ALLGEMEINES; M; Druck; agg.; Wirbelsäule, auf die*

- **amel.**: **ARN.** asaf. **Bor. BRY.** caust.[137] cimic. conv.[2191] **DROS.** dulc.[1] **Eup-per.** kreos. lac-lup.[204] merc. naja[36] nat-m. **Nat-s. Phos.** ran-b. **Sep.** tarent.[192] tung.[209]
☞ *M; Druck; amel.* ▯ *HUSTEN; M; Hände; fasst mit den Händen; Brust, legt beide Hände auf die, beim Husten • ALLGEMEINES; C; Schmerz; Druck; amel.*

Einatmen:

- **agg.**: **ACON.** aesc. aeth. agar. all-c. allox.[119] aloe alum. alum-p.[58] alum-sil.[58] alumn. am-m. anac.[1] ant-c.[1] ant-t.[36] arg. arg-m. arn. **Ars.** asaf. asar.[1] asc-t.[36] aspar. aster. aur. aur-ar.[58] aur-m. aur-s.[58] bamb-a.[1184] bapt. bar-c. bell.[22] benz-ac. berb. **BOR.** bov. brom. bros-g.[259] **BRY.** calad. **CALC.** calc-p. calc-s.[58] calc-sil.[58] camph. canth. caps.[1] carb-an. carb-v. carbn-s. card-m. cassi-s.[192] caust. cench.[58] **Cham. Chel.** chin. chlor.[102] cimic.[25] cina cinnb. clem. cob. cocc. colch. coloc. com. con.[1] crot-c.[36] croto-t. cupr. cupr-ar. cycl. dros.[1] euon. eup-per.[5] ferr. ferr-i. ferr-p.[58] fl-ac. form. gall-ac.[36] germ.[222] graph. grat. guai. guare.[25] hell. hep.[85] hydr. hyos. inul. iod.[1] iris jatr. **Kali-ar.** kali-bi. kali-c. kali-n.[1] kali-p. kali-sil.[58] kola[1184] **Kreos.** lac-lup.[204] lact. lang.[9] laur. led.[36] lob.[5] **Lyc.** lycps.[25] lyss. mag-c. mang-acet.[1] meph.[36] **Merc.** merc-c. merc-s. mez.[36] mur-ac. myrt-c.[171] **Naja**[36] nat-ar. nat-m. nat-p. nat-s.[58] nicc. nit-ac. **Nux-m.** nux-v. olnd. op. pall. ph-ac. **Phos.** phyt. pitu-a.[164] plat. plb. plut-n.[222] podo. **Psor.** puls. **Ran-b.** ran-s. raph. rhus-t. rumx. sabad. sabin.[85] samb. sang. **Seneg.** sep. **Sil.**[1] **Spig.** spong. **SQUIL.** stann. stront-c. stroph-s.[119] sul-ac. sulph. sumb. tarax. tarent. tarent-c.[192] thuj. uran-n.[5] valer. viol-t. zinc. zinc-p.[58] zing. ziz.[25]
☞ *M; Atmen; agg.; während; Einatmung*

◦ **tief**: acon. aesc. aeth. agar. all-c. allox.[119] aloe ant-c.[1] ant-t.[36] arg. arg-m. arn. asar.[1] aur. bapt. bar-c. bell.[22] benz-ac. **Berb. Bor.** bov. brom. **BRY. Calc. Calc-p.** calc-sil.[58] caps.[1] carb-an. carb-v. carbn-s. card-m. **Caust.** cench.[58] cham. chel. chin. chlor.[102] cob. com. crot-c.[36] croto-t. cupr. cycl. dros.[1] eup-per.[5] ferr-p.[58] fl-ac. form. graph. **Guai.** hell. iod.[1] **Kali-bi. KALI-C. Kali-n.** kali-sil.[58] led.[36] lob.[5] lyc. mang-acet.[1] merc-c. mez.[36] mur-ac. myrt-c.[171] naja[36] **NAT-M.** nat-p. nat-s.[58] nit-ac. nux-v. olnd. pall. ph-ac. **Phos.** phyt. plat. puls. **RAN-B.** ran-s. raph. rhus-t. rumx. sabin.[85] **Sang.** seneg. sep. sil.[1] **Spong. Stann.** sulph. sumb. thuj. uran-n.[5] valer. zinc. zinc-p.[58] zing. ziz.[25]
☞ *M; Atmen; agg.; während; tief • M; Atmen; agg.; während; tief*

◦ ◦ **Menses,** vor: puls.
☞ *M; Menses; vor*

◦ ◦ **Sitzen,** beim: chin. mez.[36]
☞ *M; Sitzen; agg.*

- **amel.**: aza.[192] ign. merc. tarent-c.[192] thuj.[111]
☞ *M; Einatmen amel.*

◦ **tief**: aza.[192] ign.
☞ *M; Atmen; amel.; tiefes Atmen*

Entbindung, nach der: caul.[54]
☞ *M; Wehen, Entbindung; Wochenbett, im* ▯ *ALLGEMEINES; M; Wehen, Entbindung; Wochenbett, im*

Erbrechen amel.: cocc.[137] mangi.[197]
▯ *ALLGEMEINES; M; Erbrechen; amel.*

- **grün**: cocc.[137]

Erregung agg.: stann. stram. stroph-s.[119]
☞ *M; Gemütsbewegungen, durch* ▯ *GEMÜT; M; Erregung; Beschwerden durch; Allgemeinsymptome • ALLGEMEINES; C; Schmerz; Erregung agg.*

Erschütterung agg.: alum.[58] **Bell.**[58]

erstreckt sich: carb-v.[1]

Erwachen, beim: carb-ac.[25] graph. kali-bi. lachn.[25] merc-i-r. **Phos.** seneg. thuj.
☞ *M; Erwachen, beim* ▯ *ALLGEMEINES; C; Schmerz; Erwachen; agg.*

Erwartungsspannung, durch: stroph-s.[119]
▯ *GEMÜT; M; Erwarten eines Ereignisses (Erwartungsspannung), Beschwerden durch*

Essen:

- **agg.**:
▯ *ALLGEMEINES; C; Schmerz; Essen; während*

◦ **während**: alum.[1] ars.[1] bov. kali-bi. led. nit-ac.[1] ol-an.
☞ *M; Essen; agg.; während*

◦ **nach**: agar.[1] alum. alum-p.[58] anac.[85] anag. arg-n. asaf. aspar. bov. caust. chin. cimic. con. **Kali-c.** laur. mez. nat-c.[1] nux-v. petr.[1] phos.[1] ran-b.[122] rumx.[102] sulph. sumb. thuj. verat. zinc.
☞ *M; Essen; agg.; nach* ▯ *ALLGEMEINES; C; Schmerz; Essen; nach*

- **amel.**:
☞ *M; Essen; amel.*

◦ **während**: anac.[193] bism.[193] ferr.[193] spong.[193]
☞ *M; Essen; agg.; während* ▯ *ALLGEMEINES; M; Essen; amel.; während*

◦ **nach**: chel. nat-c.[1] rhod.
▯ *ALLGEMEINES; M; Essen; amel.; nach*

Fahren, beim:

- **offenen** Wagen, im: guai.[58]
☞ *M; Luft; agg.; frische, im Freien*

- **Wagen** oder Bahn, in: alum. dig. zinc.
☞ *M; Fahren agg. • Seiten; Fahren im Wagen, beim*

Fasten, durch: **Iod.**
☞ *M; Hunger, bei* ▯ *ALLGEMEINES; C; Schmerz; Fasten, beim*

Fieber:

- **vor**: **Puls.**[5]
☞ *M; Fieber; vor*

- **während**: acon. bry. kali-c. nux-v. ziz.[25]
☞ *M; Fieber; während* ▯ *ALLGEMEINES; C; Schmerz; Fieber, während*

Fieberhitze, während: **ANT-C.** ars. bov.[5] **Bry.**[5] canth. caps. carb-v. cina **Guare.** kali-c. **Kalm.** merc.[5] nux-v. sang.[85]
☞ *M; Fieber; während; Froststadium im Fieber* ▥ *ALLGEMEINES; C; Schmerz; Fieber, während; Hitzestadium*

Fisteloperation, nach: abrot.[137] berb.[137] calc-p.[137] sil.[137]
☞ *M; Operationen, nach; Fisteloperation, nach*

Frösteln, bei: eupi. sep.

Froststadium im Fieber:

- **vor**: ars. plan.
- **während**: **Acon.**[5] ail.[25] am-c.[5] arn.[5] **ARS.**[5] bell.[1] bor.[5] bov.[5] brom.[5] **BRY.** calad.[5] calc.[5] cham.[5] **Chin.**[5] **Chin-s.** eup-per. **Ip.**[5] **KALI-C.** lach. med. merc.[5] **Mez.**[5] nux-m.[5] nux-v.[5] ph-ac.[5] phos.[5] **Puls.**[5] **Rhus-t.** rumx. **Sabad.** seneg. sep.[5] sil.[5] spig.[5] sulph.[5]
☞ *M; Fieber; während; Froststadium im Fieber* ▥ *ALLGEMEINES; C; Schmerz; Froststadium im Fieber, während*
- **nach**: acon. iod.

Gähnen, beim: aur. bell. **Bor.** canth.[5] gall-ac.[36] graph.[137] hep. iod.[809] mag-c. myrt-c.[171] nat-s. phel. sang. sulph.[137]
☞ *M; Gähnen agg.*

Gehen:

- **agg.**: agar. allox.[119] alum. am-c. am-m.[1] asaf. bell. bell-p.[119] brom. **Bry.** bufo cact. calc. camph. card-m. caust. cham. chel.[25] chin. cimic. cinnb. cocc. colch. coloc. con. dig. elaps[36] fago.[25] graph.[1] hep. kali-i. kali-n.[1] kali-p.[58] lact. led.[1] lyc. lyss.[85] mag-s. merc. merc-i-r. merl. nat-m. olnd. ox-ac. **RAN-B.** rhod. rhus-t. sars. seneg. spig. spong. stann. stront-c. sul-ac. sulph. tarax. tarent. **Viol-t.** zinc.
☞ *M; Gehen; agg.; beim* ▥ *ALLGEMEINES; C; Schmerz; Gehen; agg.*
  - **anziehen, und**: alum.
  - **Freien, im**: am-m.[1] caust. graph.[1] lyc. merc. ran-b. sulph. zinc.
  ☞ *M; Gehen; agg.; beim; Freien, im*
  - **schnell**: alum. brom. chel.[25] chin. rhod. seneg. sulph.
  ☞ *M; Gehen; agg.; beim; schnell*
- **amel.**: alum. bor. **Chin.** dros. elaps[36] lob.[102] mez.[1] nat-m. pall. ph-ac. **Seneg.**
☞ *M; Gehen; amel.* ▥ *ALLGEMEINES; C; Schmerz; Gehen; amel.*
  - **Freien, im**: mez.[1] nat-m. pall. seneg.[58]
  ☞ *M; Luft; amel.; frische, im Freien*
  - **langsam**: bor.
  ☞ *M; Gehen; amel.; langsam*
  - **schnell**: lob.[102]
  ▥ *GEMÜT; M; Gehen; amel.; schnelles Gehen*

geistige Anstrengung, **durch**: cham. sep.
☞ *M; Geistige Anstrengung agg.* ▥ *ALLGEMEINES; C; Schmerz; geistige Anstrengung agg.*

Getränke:

- **kalte**:
  - **agg.**: **Carb-v.** nit-ac. phos.[137] **Psor.** staph. tarent.[192] thuj.
  ☞ *M; Getränke, kalte, agg.*
  - **amel.**: caust.[193] cupr.[193] phos.[193] tab.[102] tung.[209]
  ▥ *ALLGEMEINES; C; Speisen und Getränke; kalte; Getränke, kalte; amel.*
- **warme, amel.**: aq-mar.[156] spong.[193] tarent.[192]
☞ *M; Wärme; amel.* ▥ *ALLGEMEINES; C; Speisen und Getränke; warme; Getränke; amel.*

Gewicht der Jacke, durch das: gast.[36]

Gewitter, bei: rhod.[58]
▥ *ALLGEMEINES; C; Schmerz; Gewitter, vor oder während*

Hände auf der Brust **amel.**: arn. bor. **Bry.** caps.[193] cimic. cina[193] dros. eup-per. kreos. lact.[193] merc. nat-m. nat-s. phos. sanic.[85] sep. tarent.[192]

Hängenlassen der Beine **amel.**: sul-ac.[137]
▥ *ALLGEMEINES; M; Herunterhängenlassen der Glieder; amel.*

Heben agg.: alum.[31] bar-c. brom.[111] gamb.[111] kali-c.[1] nat-m.[111] phos. **Psor. Sulph.** zinc.[1]
☞ *M; Heben agg.*

Herpes zoster, nach: alum-p.[58] cimic.[144] **Mez.** morg.[102] morph.[102] prun.[85] **Ran-b.** sul-ac.[144] thal.[144] vario.[193] zinc.[111]
▥ *ALLGEMEINES; C; Schmerz; Herpes; zoster, nach*

Herzklopfen, bei:
▥ *HERZ KREISLAUF; C; Herzklopfen; schmerzhaft* • *ALLGEMEINES; C; Schmerz; Herzklopfen, mit*

Hocke, in der, **agg.**: cadm-s.[137]
▥ *ALLGEMEINES; M; Hocken agg.*

Husten:

- **während**: **Acon.** aeth. agar. ail. alet.[45] alum. alum-p.[58] alum-sil.[58] alumn.[58] am-c.[5] am-m. **Ambr. Anac.** anis. ant-c. ant-o.[85] ant-t. apis apisin.[5] arg. arn. **Ars.**[5] ars-i.[58] ars-s-f.[58] arum-t. asaf. asc-t.[36] aur. aur-ar.[58] aur-i.[58] aur-s.[58] **BELL.** bell-p.[119] berb. bism. boerh.[192] **BOR.** brom. **BRY.** bufo cact. **Calc.**[5] calc-i.[58] calc-p. calc-sil.[58] **Camph.** cann-s. canth. caps. carb-an.[5] **CARB-V.**[5] carbn-s.[58] card-m. cassi-s.[192] **CAUST. Cham.** chel. **Chin.** chin-ar. chin-s. cina cinch.[85] clem. coc-c.[36] coff. colch. **Con.** corn. crot-h. croto-t. cupr. cur. **Dig.**[1] **DROS.** dulc. elaps eup-per. eupi. ferr. ferr-ar. ferr-i. ferr-m. ferr-p. gall-ac.[85] gels. graph. grat. guai. guare.[10] hep.[5] hip-ac.[149] iod. ip. just.[144] kali-ar. kali-bi. kali-c. kali-i. **KALI-N.** kali-p. kali-sil.[58] kreos.[5] lac-del.[204] lach.[5] lachn.[10] lact. lar-ar.[251] laur. **LED.**[5] **LYC.** mag-c. **Mag-m.** mag-s. mang.[5] **Mangi.**[197] med. meph. **Merc.** mez. mosch. mur-ac. myric. myrt-c.[10] naja nat-ar. nat-c. **Nat-m.** nat-n. nat-p. **Nat-s.** nat-sil.[58] nicc. nit-ac.[5] nux-m. nux-v. ol-j.[25] ox-ac. petr. ph-ac. **PHOS.**[5] **Phyt.** psor. **PULS.**[5] pyrog.[58] ran-b. raph.[36] **Rhus-t.**[5] rumx. ruta sabad. samb. **Sang.** sanic. sap-sod.[45] sec. **Sel.**[5] senec.[10] **SENEG. Sep. Sil.**[1] spig. **SPONG. SQUIL.**[5] **STANN.** staph.[5] stram. stront-c. succ.[194] sul-i.[58] **SULPH.**[5] syph. tama.[197] tarent. tell.[85] term-a.[192] thea[192] thuj. tub.[85] tylo-i.[192] upa. **Verat. Zinc.** zinc-p.[58] zing. ziz.[10]
☞ *M; Husten; agg.; während*
  - **anfallsweise**: mag-m.
  - **häufig**: anis.
  - **trockener** Husten: bry. cassi-s.[192] caust. iod. kali-c. mag-m. spong.

Husten (Forts.)

- **nach**: acon. ail.[10] alum. alum-p.[58] alum-sil.[58] am-c. ambr. amyg-am.[54] ant-s.[111] apis arg. arn. ars. ars-s-f.[58] aur.[111] bamb-a.[1184] bar-c. bell. berb. bor. brom. bry. calc. calc-s. carb-v. carbn-s. caust. chin. chlor. cina cocc. colch. cop. cur. dig. dros. eug. eup-per. ferr. ferr-ar. ferr-m. ferr-p. gall-ac.[36] gamb. gels. graph. guare. hep. hydr. ip. kali-bi. kali-m.[122] kali-n. kreos. lach. lact. lec. lyc. mag-c. mag-m.[1] mag-s. meph. merc. mez. mur-ac. nat-ar. nat-c. nat-m. nat-s. nat-sil.[58] nit-ac. nux-m. nux-v. ol-j. oxyg.[85] phos. psor. ran-b. rat. rhus-t.[5] rumx. sanic. senec.[10] seneg. sep. sil. spig.[5] spong. stann. staph. stram. stront-c. sulph. syph. thuj. verat. zinc. zinc-p.[58]
  ☞ *M; Husten; agg.; nach*
- **Hustenreiz,** mit: sil.

Keuchen, mit: germ.[222]

Kirchenglocken, beim Hören von: lyss.[137]

Kleidung, agg.: ars.[137] **Caust.**[137] chel.[137] **Lach.**[137] ozone[227]
  ☞ *M; Kleidung agg.*

Kopfschmerz, mit: lith-c.[25]
  ▥ *ALLGEMEINES; C; Schmerz; Kopfschmerz, während*

Kreuzen der Arme, beim: ang.[1] staph.[36]
  ☞ *M; Kreuzen der Arme agg. •Bewegung; agg.;*

Lachen, beim: acon. bry.[137] laur. lyc.[54] mez. mur-ac.[54] nicc. plat.[54] plb.[54] psor. stann.[54] tub.[85]
  ☞ *M; Lachen agg.*

Laufen, Rennen agg.: bor. lyc. stroph-s.[119]
  ☞ *M; Laufen, Rennen agg.*

Lesen, beim: euph. stann.
  ☞ *M; Lesen agg.*

Liegen, beim:

- **agg.**: acon. agar. alum. alumn. am-c. ambr. ant-t. asaf. asc-t.[8] bell. bor. bry. cahin. calad. calc.[102] canth. caps. caust. cench.[58] chel. chin. cinch.[85] coc-c. con.[1] ferr-p.[8] harp.[1184] hydr. kali-c. kali-n. kali-p.[58] kalm. lyc. merc. naja nux-v. phos.[809] phyt. psor. ptel.[25] puls. ran-b. rumx. sabad. seneg. sep.[102] spig. stann. sulph.
  ☞ *M; Liegen; agg.* ▥ *ALLGEMEINES; C; Schmerz; Liegen; agg.*
  - **Bauch,** auf dem: asc-t.[137]
  - **Hinlegen,** beim, nachts: calc.[102] sep.[102]
    ☞ *M; Liegen; agg.; Hinlegen, nach dem*
  - **Rücken,** auf dem: alum. kali-c.[1] kali-p.[58] rumx. sulph.
    ☞ *M; Liegen; agg.; Rücken, auf dem*
  - **Seite,** auf der: acon. agar. am-c. ambr. ant-t. asaf. asc-t.[8] bell. bor. bry. cahin. calad. calc. **Canth.** cench.[58] chel. chin. cinch.[85] coc-c. con.[1] ferr-p.[8] harp.[1184] **Hydr.** kali-c. kali-n. kalm. lyc. merc. naja nux-v. phos.[809] phyt. psor. ptel.[25] puls. ran-b. rumx. sabad. seneg. spig. stann.
    - **erkrankter** Seite, auf: **Ant-t. Bell. Calc.** kali-c. nux-v.[102] phos.[102] sabad. stann.[102]
      ☞ *M; Liegen; agg.; erkrankten Teil, auf dem* ▥ *ALLGEMEINES; C; Schmerz; Liegen; agg.; Seite, auf erkrankter*
    - **gesunder** Seite, auf: ambr. **PULS.** stann.
    - **linker** Seite, auf: **Agar.** am-c. asc-t.[8] cahin. calad. calc. harp.[1184] kalm. lyc.[1] **Naja PHOS. SPIG.** stann.
      ☞ *M; Liegen; agg.; Seite, auf der; linker Seite, auf*
    - **rechter** Seite, auf: **Bor.** cench.[58] ferr-p.[8] **Kali-c.** lyc. **MERC.** phos.[809] phyt. rumx. **Seneg.**
      ☞ *M; Liegen; agg.; Seite, auf der; rechter Seite, auf*
      - **nachts**: cench.[58]
        ☞ *Z; Nachts*
      - **Einatmen,** bei tiefem: ferr-p.[8]
        ☞ *M; Atmen; agg.; während; tief*
    - **schmerzhafter** Seite, auf: am-c. **BELL.** bry. kali-c.[144] **Nux-v. Ran-b.** rumx. stann.
      ☞ *M; Liegen; agg.; erkrankten Teil, auf dem •M; Liegen; agg.; Seite, auf der; schmerzhafter Seite, auf* ▥ *ALLGEMEINES; C; Schmerz; Liegen; agg.; Seite, auf erkrankter*
- **amel.**: acon. alum. ambr. bor.[137] bry. cact. calad. calc-p.[193] ferr.[193] gall-ac.[36] graph. kali-c. lac-ac. mang.[5] naja nat-c. nux-v. ox-ac. phos. plat. psor.[102] puls.[1] spig. stann. sulph.[137]
  ▥ *ALLGEMEINES; C; Schmerz; Liegen; amel.*
  - **Arme** in Brustnähe: lac-ac.
  - **Bauch,** auf dem: **Bry.**
  - **Gesicht,** auf dem: bry.
  - **Rücken,** auf dem: **Acon.** ambr. bor.[137] bry. **Cact. Phos.** plat. sulph.[137]
    ☞ *M; Liegen; amel.; Rücken, auf dem*
  - **Seite,** auf der: alum. ambr. bry. calad. kali-c. naja nux-v. puls.[1] spig. stann.
    ☞ *M; Liegen; amel.; Seite, auf der*
    - **erkrankter** Seite, auf: bry. calad.
      ☞ *M; Liegen; agg.; erkrankten Teil, auf dem*
    - **rechter** Seite, auf: **Kali-c. Naja SPIG.**
      ☞ *M; Liegen; amel.; Seite, auf der; rechter Seite, auf*
    - **schmerzhafter** Seite, auf: **Ambr. BRY.** calad. naja[36] **Nux-v.** puls.[1] stann.
      ☞ *M; Liegen; amel.; Seite, auf der; schmerzhafter Seite, auf*

Luft:

- **frische**:
  - **agg.**: caust.[1] mez.[111] spig. sulph.[111]
    ☞ *M; Luft; agg.; frische, im Freien*
  - **amel.**: anac.[102] nat-m. puls.[102] sang.[8] sul-ac.[1]
    ☞ *M; Luft; amel.; frische, im Freien* ▥ *ALLGEMEINES; C; Schmerz; Luft; Freien, amel. im*
- **kalte**:
  - **agg.**: act-sp.[137] apis **Calc-p.**[137] kali-c. petr.[137] **Ph-ac.** phos. prot.[136] ran-b.[58]
    ☞ *M; Kälte; Aufenthalt in, durch •M; Luft; agg.; kalte* ▥ *ALLGEMEINES; C; Schmerz; Luft; kalte agg.*
  - **amel.**: ferr.[137]

Lungenentzündung, nach: am-c. **Ars. Lach. LYC. PHOS. SULPH.**
  ☞ *M; Entzündung, nach •Entzündung; vernachlässigte; Lungen*

Menses:
- **vor**: bamb-a.[1184] bor.[26] carc.[207] caul.[26] cupr.[26] kali-c. kali-chl.[111] lach.[26] puls. tub.[111] zinc.
  ☞ *M; Menses; vor*
- **während**: bor. cocc. croc. dig.[54] eupi.[85] **Graph.** kali-n. phos. puls. sep. zinc.
  ☞ *M; Menses; während* ▥ *ALLGEMEINES; C; Schmerz; Menses; während*
  - **vikariierend**: **Dig.**[54]
- **unterdrückten,** bei: cupr.[102]
  ▥ *ALLGEMEINES; C; Schmerz; Menses; unterdrückte, durch*

Mittagessen, nach dem: agar. bry. canth. carbn-s. caust.[1] cimic. lob. meny.[1] mez. nat-c. nat-p. rat. sulph. zinc.
☞ *M; Mittagessen; während*

Nasenbluten:
- **nach**: calc.[8]
  ☞ *M; Nasenbluten; agg.*
- **amel.**: brom.[111] carb-v.[111]
  ☞ *M; Nasenbluten; amel.*

Naseschneuzen, beim: chel. sumb.
☞ *M; Naseschneuzen, beim*

Niesen:
- **agg.**: acon. ant-t.[36] **Bor. BRY.** carb-ac.[809] carbn-s. **Caust. Chel.** coc-c. crot-h. **Dros.** hydr.[111] iod.[809] lact. meph.[85] **Merc.** mez. ol-an. rhus-t. seneg. sil.[1] tama.[197] thuj.
  ☞ *M; Niesen; agg.*
- **amel.**: seneg.[111]

Operation, nach: abrot.[102]
☞ *M; Operationen, nach* ▥ *ALLGEMEINES; M; Operationen, Beschwerden durch; Brust* • *ALLGEMEINES; C; Schmerz; Operationen, nach*

Perkussion agg.: chin. seneg.

Pleuritis, nach: carb-an.[122]

Rauchen agg.: merc. **Seneg.**
☞ *M; Rauchen agg.*

Räuspern:
- **während**: calc. camph.[1] kali-n.[1] plb. rumx. spig.
- **nach**: asaf. spig.[1]

Räuspern, beim: spig.

Räuspern, nach:
☞ *Räuspern; nach*

Reiben:
- **nach**: ant-c.[1]
- **amel.**: calc. harp.[1184] **Phos.** tarent-c.[192]
  ☞ *M; Reiben amel.* ▥ *ALLGEMEINES; C; Schmerz; Reiben; amel.*

Reiten, beim: nat-c. ol-j.
☞ *M; Reiten, beim* • *Seiten; Reiten, beim*

Ruhe, durch: aur-m-n.[36] boerh.[192] bry.[102]
☞ *M; Ruhe; agg.*

salzige Speisen, durch: nit-ac.[1]
▥ *ALLGEMEINES; C; Speisen und Getränke; Salz oder salzige Speisen; agg.*

Schlaf:
- **vor** dem Einschlafen: carb-v. sulph.
- **Einschlafen**: carb-v.
  ☞ *M; Schlaf; agg.; Einschlafen, beim* ▥ *ALLGEMEINES; C; Schmerz; Schlaf; Einschlafen*
- **während**: bell.[1] cupr. **Ran-b.**[5]
  ☞ *M; Schlaf; agg.; während* ▥ *ALLGEMEINES; C; Schmerz; Schlaf; während*
- **nach**: nux-m.
  ☞ *M; Schlaf; agg.; nach*
- **amel.**: tarent.[192]
  ☞ *M; Schlaf; amel.*
- **Erwachen** aus dem, beim: nit-ac.[1]
  ☞ *M; Erwachen, beim*

Schluckauf, während: am-m. stront-c.
☞ *M; Schluckauf, durch*

Schlucken agg.: all-c. alum. **Calc-p.** lyss.[144]
☞ *M; Schlucken agg.* ▥ *MAGEN; C; Zusammenschnürung, Empfindung von; Magenmund, Kardia; Schlucken, beim* • *MAGEN; C; Schmerz; Schlukken, beim; Magengrube, in der*

Schmerzen, mit:
- **Leber,** in der: card-m.[58]
- **Schulterblättern,** zwischen den: chin.[137]

Schnupfen, bei: **Acon.**[5] ant-t.[5] bell.[5] bor.[5] **BRY.**[5] carb-v.[5] **Caust.**[5] cina[5] kali-c.[5] kreos.[5] lach.[5] meph. **Merc.**[5] mez.[5] **Nux-v.**[5] ph-ac.[5] **Puls.**[5] **Rhus-t.**[5] **Sang.**[111] seneg.[5] sep. sil.[5] **SULPH.**[5] zinc.[5]
☞ *M; Schnupfen, mit*

Schreiben, beim: bry.[36] carb-an. mag-s. ran-b. rumx. spig.
☞ *M; Schreiben agg.*

Schweiß, während: acon.[5] apisin.[5] **Ars.**[5] **Bell.**[5] bov.[5] **Bry.**[5] calad.[5] calc.[5] **Cham.**[5] chin.[5] dulc.[5] ip.[5] **Kali-c.**[5] lyc.[5] mez.[5] nux-v.[5] phos.[5] rhus-t.[5] sabad.[5] **Sep.**[5] spig.[5] **Sulph.**[5]
▥ *ALLGEMEINES; C; Schmerz; Schweiß, während*

Schwindel, bei: sars.[5] spig.[5]

Singen agg.: am-c. arg. asc-t.[36]
☞ *M; Singen agg.*

Sitzen:
- **agg.**: agar. alum. alumn. am-m. anac.[1] bell. bor.[1] **Bry.** cact. calc-f.[119] **Caps.** chel. chin.[1] **Con.** dig. dros.[36] dulc.[36] graph. indg. kali-i. kali-p.[58] lac-lox-a.[204] mag-c. meny.[1] mez. nat-s. paeon. ph-ac.[1] **Phos.** rhus-t. **SENEG.** spong. stann.[1] staph.
  ☞ *M; Sitzen; agg.* ▥ *ALLGEMEINES; C; Schmerz; Sitzen agg.*
  - **gebeugt**: am-m. bor.[1] calc-f.[119] chel. chin.[1] dig. dulc.[36] lac-lox-a.[204] meny.[1] rhus-t.
    ☞ *M; Sitzen; agg.; gebeugtes*
- **amel.**: alum. am-m. asaf. bry.[5] calx-b.[194] chel. cinch.[85] croto-t.[102] dros.[102] hep.[102] hyos.[102] nat-c. nat-s. phel.[102] puls.[102] sang.[102]
  ☞ *M; Sitzen; amel.*
  - **aufrecht**: bry.[5] nat-c. nat-s.
    ☞ *M; Sitzen; amel.; aufrechtes*

Sonne agg.: mangi.[197]

Spannung beim Atmen, durch die: mur-ac.

Speisen, warme, amel.: chel.[58] sulph.
☞ *M; Wärme; amel.* ▥ *ALLGEMEINES; C; Speisen und Getränke; warme; Speisen;*

Spinalirritation, durch: agar.[102] ran-b.[102]

Sprechen:
- **beim**: alum.[58] am-c. asc-t.[36] **BOR.** cann-s. carb-an. hep.[102] **KALI-C.** kali-n. lyc. **Nat-m.** prun. puls. rhus-t. seneg.[137] **Stann.** stram. tab.
  ☞ *M; Sprechen agg.*
  - **aufgeregtem,** bei: nat-m. stann. stram.
    ☞ *M; Gemütsbewegungen, durch ▤ GEMÜT; M; Erregung; Beschwerden durch; Allgemeinsymptome*
- **nach**: arg. calc. nat-m.[1]
  ☞ *M; Sprechen agg.*

Stehen:
- **während**:
  - **agg.**: aur-m. bov. calc. lac-lox-a.[204] nat-m. **Nat-s.** ran-b. spig.[1] stann. zinc.
    ☞ *M; Stehen; agg.*
  - **amel.**: **Chin.** cinch.[85] graph.
    ☞ *M; Stehen; amel.*
- **nach**: nat-m.[1]
  ☞ *M; Stehen; agg.*

Steigen, beim: acon. arg-n. ars.[102] bor. cact. crot-h. graph. kali-bi. ran-b. rat. ruta[1] sep.[102] staph. stram.
☞ *M; Steigen agg.*

Stiefel anziehen: arg-n.

Stillen, zwischen dem: phel.[102]

Strecken des Arms, beim:
- **agg.**: arg-n.[36] berb. boerh.[192] **Ran-b.**
- **amel.**: berb. puls.[1]

Stuhlgang:
- **vor**: spig.[5]
  ☞ *M; Stuhlgang; vor*
- **während**: spig.[5]
  ☞ *M; Stuhlgang; während ▤ ALLGEMEINES; C; Schmerz; Stuhlgang; während*
- **nach**: agar.
  ☞ *M; Stuhlgang; nach ▤ ALLGEMEINES; C; Schmerz; Stuhlgang; nach*

synchron mit dem Puls: iod.[1] spig.[85]
☞ *M; Herzschlag, bei jedem*

Tanzen amel.: caust.[137]
▤ ALLGEMEINES; M; Tanzen; amel.

Temperaturwechsel, nach: acon.
▤ ALLGEMEINES; M; Wechsel, Veränderung; agg.; Temperaturwechsel

Tragen schwerer Lasten, durch: alum.

Treppabgehen, beim: alum.

Trinken:
- **agg.**: chin.[5] nit-ac.[1] thuj.[5] verat.[5]
  ☞ *M; Trinken; agg.; beim*
- **amel.**: raph.[85]
  ☞ *M; Trinken; amel.*

Tuberkulose, bei: acon.[102] **Bry.**[102] calc.[102] cimic.[102] guai.[102] **Kali-c.**[102] myrt-c.[102] phos.[102] pix.[102]

Übelkeit:
- **mit**: croc.[193]
  ☞ *M; Übelkeit, mit*
- **nach**: med.[139]

Überanstrengung, Heben, durch: alum.[1] dulc.[28] kali-c.[36]
☞ *M; Heben agg.*

Umdrehen, Drehen, beim:
- **Bett,** im: alum. caust. kali-bi.[111] kreos.[111] ran-b. thuj.
  ☞ *M; Drehen; agg.; Umdrehen ▤ ALLGEMEINES; M; Drehen; Bett, im*
- **links,** nach: iber.[85] kali-bi.[111]

Urindrang, mit: card-m.[102]

Urinieren:
- **agg.**: clem.[5]
- **amel.**: lil-t.[111]
  ☞ *M; Urinieren amel.*
- **unterdrückt** wird, wenn der Urindrang: **LIL-T.**

Verletzungen, nach: ruta[137]
☞ *M; Verletzungen, nach ▤ ALLGEMEINES; C; Schmerz; Verletzung, durch*

Wärme:
- **agg., Bettwärme**: rhus-v.
  ☞ *M; Wärme; agg.; Bettwärme*
- **amel.**: **Ars.** bar-c.[1] caust. cimic.[144] harp.[1184] hep.[102] **PHOS.** rhus-t.[102] rumx.[102]
  ☞ *M; Wärme; amel. ▤ ALLGEMEINES; C; Schmerz; Wärme amel.*

Waschen, kaltes amel.: bor.[137]
☞ *M; Waschen; amel.; kalt*

Wein, nach: bor.
☞ *M; Wein; agg.*

Wetter:
- **feuchtem,** nassem, bei: **Cupr.** cur. **Kali-c.** lac-d.[58] med.[58] **Nat-c.**[8] **NAT-S. Ran-b.** rhus-t.[102] **Sil.** spig.[102]
  ☞ *M; Wetter, feuchtes agg. ▤ ALLGEMEINES; M; Wetter; nasses Wetter; agg. • ALLGEMEINES; C; Schmerz; Wetter; nasses agg.*
- **kaltem,** bei: petr.[102] phos.[102]
  ☞ *M; Kälte; Aufenthalt in, durch*
- **warmes,** amel.: tarent.[192]
  ☞ *M; Wärme; amel.*
- **Wetterwechsel,** bei: **RAN-B.**

Zimmer, warmes, agg.: mag-s. sil.
☞ *M; Zimmer, im; agg.; warmen, im*

Zorn, nach: arg-n.[58] caust.
☞ *M; Zorn, durch ▤ ALLGEMEINES; C; Schmerz; Zorn, durch*

Zugluft agg.: tarent.[192]
▤ ALLGEMEINES; M; Zugluft; agg. • ALLGEMEINES; C; Schmerz; Zugluft, durch

zurückziehen der Schultern amel.: aster. calc.[137] caust.[193] mez.[193]
▤ ALLGEMEINES; M; Beugen, Neigen, Krümmen; amel.; Gliedmaßen;

➡ **erstreckt** sich:
- **Abdomen**: berb. corn. stann.[1]
  - **Unterbauch**: corn.
- **abwärts**: agn.[137] alumn. am-c.[1] berb. bor.[5] corn. dulc.[137] kali-bi.[137] kali-c.[137] laur.[137] nit-ac.[137] phos.[137] puls.[137] sang.[137] sep.[137] squil.[137] zinc.[137]
  ▤ ALLGEMEINES; C; Schmerz; erstreckt sich; abwärts

◦ **links**: **Kali-c.**[137] laur.[137] phos.[137] puls.[137] squil.[137] zinc.[137]
☞ *S; Links*

◦ **rechts**: bor.[5] dulc.[137] nit-ac.[137] sang.[137] sep.[137]
☞ *S; Rechts*

◦ **Ausatmen, beim**: am-c.[1]
☞ *M; Atmen; agg.; während; Ausatmung*

◦ **Stehen, beim**: am-c.[1]
☞ *M; Stehen; agg.*

- **Achselhöhle, zur**: aur.[1] bell.[5] carb-an.[5] kali-c.[5] kali-n.[5] seneg.[5] thuj.[5]

◦ **rechts**: carb-an.[5]
☞ *S; Rechts*

- **Arme**: act-sp.[111] alum.[5] aster. bar-c.[5] bry.[137] calc-ar.[58] carb-ac.[111] carb-v.[5] com. dig.[5] dios.[111] franz.[36] glon.[111] hell.[5] kali-i.[111] kreos.[5] lat-m.[111] led.[36] mangi.[197] nat-m.[5] phos.[5] phys.[111] phyt.[111] plat.[5] plb.[5] spig.[58] tarent.

◦ **links**: franz.[36] hell.[5] mangi.[197] spig.[58] tarent.
☞ *S; Links*

◦ **rechts**: kreos.[5] mangi.[197] phos.[5] phyt.[111] plb.[5]
☞ *S; Rechts*

◦ **Oberarme**: led.[36]

- **aufwärts**: am-m.[5] arg.[36] arn.[5] ars.[5] bov.[5] brom.[102] calc.[137] carb-v.[137] caust.[137] coc-c.[111] gamb. graph.[137] ign.[137] kali-c.[5] lach.[5] laur.[5] lil-t.[137] lob. mang-acet.[1] med.[111] mur-ac.[5] nat-c. petr.[137] plat.[5] sep.[5] spig.[137] squil.[5] stann.[5] stront-c. sulph. thuj.[5] zinc.[5]
▥ *ALLGEMEINES; C; Schmerz; erstreckt sich; aufwärts*

◦ **links**: am-m.[5] bov.[5] calc.[137] carb-v.[137] coc-c.[111] graph.[137] ign.[137] kali-c.[5] laur.[5] lil-t.[137] med.[111] sep.[5] spig.[137] squil.[5] stann.[5] zinc.[5]
☞ *S; Links*

◦ ◦ **rechts, nach**: calc.[137] carb-v.[137] graph.[137] ign.[137] lil-t.[137]

◦ **rechts**: arn.[5] lach.[5] petr.[137] plat.[5] thuj.[5]
☞ *S; Rechts*

◦ ◦ **links, nach**: petr.[137]

- **außen, nach**: arg.[5] asaf. bell. bry.[5] canth.[5] carb-v.[5] chin.[1] colch.[5] cycl.[111] dulc. gels.[111] lith-c.[25] mez.[111] mur-ac.[5] nit-ac.[5] **Ol-an.**[111] sabad.[5] seneg. spig. spong.[5] staph.[5] thuj. valer.[5] zinc.
▥ *ALLGEMEINES; C; Schmerz; erstreckt sich; außen, nach*

- **Brust, durch die**: cann-i.[85]

- **Ellbogen, rechts**: thuj.[5]

- **Epigastrium**: caust.[5] ox-ac.[137] thuj.[5]

- **Gesicht**: sulph.

- **Hals, zum**: anac. ant-t. apisin.[5] bell.[5] bufo[58] calc.[5] calc-p. kali-n. laur.[137] merc. phos.[5] **Plb.**[5] sabad. sulph.[137] ther. thuj. zinc.[5]

◦ **Halsgrube**: thuj.

- **Herz**: agar.[111] nat-m.[111] sulph.[5]

- **hinten, nach, und wieder zurück**: acon.[5] aml-n.[111] apis ars.[5] bov.[5] carb-v.[5] chel.[5] cinnb.[111] com.[111] gels.[111] guai.[5] hyper.[111] kali-p.[111] laur. lil-t.[111] merc.[5] merc-c.[5] nit-ac.[5] nux-v.[5] phel.[111] phyt.[111] rhod.[5] rhus-t.[5] sep.[5] sil.[5] spig.[5] sul-ac.[5] ther. thuj.[5]
☞ *stechender (scharf st., schießender usw.) Schmerz; erstreckt sich; Rücken*

◦ **links**: bov.[5] cinnb.[111] com.[111] gels.[111] kali-p.[111] lil-t.[111] rhod.[5] rhus-t.[5] spig.[5] sul-ac.[5] ther. thuj.[5]
☞ *S; Links*

◦ **rechts**: acon.[5] ars.[5] carb-v.[5] chel.[5] guai.[5] merc.[5] merc-c.[5] nit-ac.[5] nux-v.[5] phel.[111] phyt.[111] sep.[5]
☞ *S; Rechts*

◦ **18 Uhr**: laur.

◦ **Rippen entlang, die**:

◦ ◦ **links**: aml-n.[111] sil.[5]
☞ *S; Links*

◦ ◦ **rechts**: hyper.[111]
☞ *S; Rechts*

- **Hypochondrium, links**: rhod.[2]

- **innen, nach**: ammc.[4] bell.[1] berb. bor.[58] cham.[1] chin.[1] nat-m.[5] rhus-t.[5] tarax.
▥ *ALLGEMEINES; C; Schmerz; erstreckt sich; innen, nach*

◦ **Einatmen, beim**: tarax.
☞ *M; Atmen; agg.; während; Einatmung*

- **Kopf**: lycpr.[102] med.[139]

- **Leber**: calc-p. ran-b.[85] upa.[102]

- **Leisten**: plat.

- **Lumbalregion**: acon.[5] dulc.[5] thuj.[5]

- **Magen**: amyg-am.[8] caust. ox-ac. thuj.[5]

- **Mund**: ph-ac. phos.[111]

◦ **Schnupfen, bei**: ph-ac. phos.[111]
☞ *M; Schnupfen, mit*

- **Nabel**: agar.[111] bry.[5] chel. mag-c.[111]

- **Nacken, zum**: calc.[5] dios.[111] mur-ac.[5] spig.[58] sulph.[5] ther.[111] zinc.

◦ **links**: spig.[58] zinc.
☞ *S; Links*

- **Nase**: iod.[5]

- **Ohr, rechts**: bamb-a.[1184]

- **querüber**: caust.[137] nat-m.[1] nit-ac.[1] nux-v.[5] thuj.[137]
▥ *ALLGEMEINES; C; Schmerz; erstreckt sich; querüber*

- **Rücken**:
☞ *stechender (scharf st., schießender usw.) Schmerz; erstreckt sich; Rücken*

- **Schulter, zur**: alum.[1] ant-o.[85] ant-t.[5] bar-c. card-m. hydr.[102] kola[1184] ox-ac. sang. spig.[58] squil.[5] ther. verat.

◦ **links**: hydr.[102] kola[1184]
☞ *S; Links*

- **Schulterblatt, zum**: acon.[5] bry. calc. chel.[5] ferr. gels.[111] hep. lact.[171] lil-t.[111] lyc.[5] nat-m. nit-ac.[5] nux-v.[5] ox-ac. phos.[5] seneg.[5] spig.[5] sul-ac.[5] sulph.[1] ther.[111]

◦ **links**: gels.[111] lil-t.[111] lyc.[5] spig.[5] sul-ac.[5] sulph.[1]
☞ *S; Links*

◦ **rechts**: acon.[5] nit-ac.[5] phos.[5]
☞ *S; Rechts*

◦ **zwischen die Schulterblätter**: calc.

- **Seite zu Seite, von**: gnaph.

- **über die Brust**: kali-c.

- **Unterkiefer**: apis

- **verschiedene Richtungen, in**: thuj.[137]

erstreckt sich (Forts.)

- **vorn,** nach: acon.[137] agar.[5] bar-c.[137] berb.[137] bor.[137] **BRY.**[137] cast.[137] coloc.[137] **Kali-c.**[137] kali-n.[137] lac-c.[137] merc.[137] naja[137] phos.[137] psor.[137] rat.[137] **Sep.**[137] sulph.[137] thuj.[137] zinc.[137]
  ALLGEMEINES; C; Schmerz; erstreckt sich; vorn, nach
  - **links**: agar.[137] bar-c.[137] **Bry.**[137] lac-c.[137] naja[137] phos.[137] **Sulph.**[137] thuj.[137] zinc.[137]
    S; Links
  - **rechts**: acon.[137] agar.[5] coloc.[137] merc.[137]
    S; Rechts
- **vorn** nach hinten, **von**: aster.
  ALLGEMEINES; C; Schmerz; erstreckt sich; hinten, nach

Achselhöhle: aeth.[85] agar. **Agn.**[5] alum. am-c.[5] am-m.[5] anac.[1] androc.[222] ang.[1] ant-c.[1] ant-t.[5] arg.[1] arg-n.[36] arn.[5] ars.[5] asaf.[5] asar.[5] astac. aur.[5] aur-m-n.[36] bar-c.[5] bell. bell-p.[256] berb. bor. bov.[5] brach. brom. bry. bufo[111] cact.[111] **Calc.** calc-p. camph.[1] canth. caps.[1] **Carb-an.**[5] carb-v. caust. cench.[58] cham.[5] chel. chin.[1] cic.[1] **Clem.**[5] cocc.[1] colch. coloc.[5] com. con.[5] cop. cor-r.[111] **Crot-c.** cupr.[5] dig. dios.[25] dros. dulc. elaps euon. fago.[111] form.[111] gamb. gels.[111] gran.[111] graph. grat.[111] guai.[5] hep.[1] hura ind. iod.[5] **Jug-c.** jug-r. kali-bi. kali-c.[1] kalm. knau.[33] kola[1184] lac-ac. lach.[5] lact. lat-m.[137] laur. led. lil-t.[111] lob-s.[85] lyc.[1] lycps.[25] mag-c.[1] mag-m.[5] mag-s. mang. mang-acet.[1] meny. merc.[5] merc-c.[5] mez.[58] myris.[5] **Myrt-c.**[45] nat-ar. nat-c. nat-m.[1] nat-s. nit-ac.[5] nux-v. olnd. ozone[227] petr. ph-ac.[5] **Phos.**[1] phys. plat.[5] plb. prim-v.[102] prun.[111] psor. puls.[1] querc-r.[257] ran-b. ran-s.[5] raph.[111] rat. rhod.[5] rhus-t.[1] ruta sabad.[5] sabin.[5] samb.[1] sang. sel.[5] seneg.[5] **Sep.**[1] **Sil.**[1] spig.[1] spong. squil.[1] stann.[137] staph.[1] stront-c. sul-ac.[1] **Sulph.**[5] tab. tarent.[192] tax-br.[255] tell.[111] teucr.[5] thuj.[1] tub.[85] valer.[5] verat.[5] viol-t.[5] vip. zinc.
EXTREMITÄTEN; C; Schmerz; Arme; geschwollenen Achseldrüsen, mit

- **links**: am-c.[5] am-m.[5] ant-t.[5] asaf.[5] asar.[5] cact.[111] calc.[1] chel.[1] cocc.[1] coloc.[5] con.[5] cor-r.[111] **Dios.**[25] dros.[5] **Fago.**[111] **Form.**[111] led. lil-t.[111] lob-s.[85] **Mang.**[5] merc-c.[5] myris.[5] nat-s.[111] olnd.[5] plat.[5] prun.[111] sabin.[5] sang.[111] seneg.[5] **Sep.**[5] **Spig.**[5] **Spong.**[5] stann.[5] **Sul-ac.**[5] tell.[111] valer.[5] zinc.[5]
  S; Links
  - **erstreckt** sich:
    - **Arm** hinab, den: dios.[25] lob-s.[85]
    - **Schulter,** in die linke: lob-s.[85]
- **rechts**: agn.[5] **Arg.**[1] **Arg-n.**[5] arn.[5] ars.[5] aur-m-n.[36] bar-c.[5] **Brach.**[111] brom.[5] bry.[5] carb-an.[5] carb-v.[1] cham.[5] clem.[5] cocc.[1] crot-c. elaps gels.[111] gran.[111] grat.[111] guai.[5] jug-c.[25] kali-c.[1] lach.[5] laur.[5] lyc.[5] mag-c.[5] **Mag-m.**[5] meny.[5] mez.[5] **Nit-ac.**[5] ph-ac.[5] ran-s.[5] **Raph.**[111] ruta[5] sil.[1] stann.[1] staph.[1] sul-ac.[1] **Sulph.**[5] **Thuj.**[5] verat.[5] viol-t.[5]
  S; Rechts
  - **Ruhe,** während: aur-m-n.[36]
    M; Ruhe; agg.
  - **erstreckt** sich den Arm hinab: jug-c.[25]
  - **links,** nach: elaps
- **mittags**: bry.
- **abends**: hura rat. sep. stront-c. zinc.
  Z; Abends
- **nachts**: petr.[1]
  Z; Nachts
- **Bewegung**:
  - **agg.**: bell-p.[256] meny.[1] stann.[1] tarent.[192]
    M; Bewegung; agg.
    - **Arms,** des: meny.[1]
      M; Bewegung; agg.; Arme, der
  - **amel.**: dulc.[1]
    M; Bewegung; amel.
- **Druck** amel.: tarent.[192]
  M; Druck; amel.
- **Gehen** im Freien, beim: ant-c.[1]
  M; Gehen; agg.; beim; Freien, im
- **Heben,** beim: sul-ac.[1]
  M; Heben agg.
- **Heben** des Arms, beim: ant-c.[85] caps. kali-c.[1] mag-c.[1] tub.[85]
  M; Anheben der Arme agg.
- **Menses,** vor: **Calc.** sang.[137]
  M; Menses; vor
- **Ruhe,** während: aur-m-n.
  M; Ruhe; agg.
- **Schnupfen,** bei: am-m.[5]
  M; Schnupfen, mit
- **Schwellung,** mit oder ohne: jug-c.[102]
- **Sitzen,** im: aur-m-n. chel. nat-s. spong.[1]
- **Zucken** damit agg.: tarent.[192]
- **erstreckt** sich:
  - **Brust**: canth. caust.[1] cop. laur. mag-s. meny. zinc.[1]
  - **Ellenbogen**: thuj.
  - **Finger,** kleiner: nat-ar.[8]
    ALLGEMEINES; C; Schmerz; erstreckt sich; Fingern, zu den
  - **Handgelenk**: elaps
  - **Mammae**: caust.
  - **Oberarm**: arn. led. rhus-t. squil.[1] tax-br.[255]
    - **Heben,** beim: arn. rhus-t.
  - **Schulter**: phos.[1]
  - **Wirbelsäule** hinab, zu den untersten Rippen: guai.
- **Region** der Achselhöhle: anac.[1] arg-n.[36] aur-m-n.[36] bell. bor. brach. brom. calc. canth. caps.[1] carb-v. caust. colch. dig. dros. dulc. euon. gamb. jug-c. kali-bi. kali-c.[1] laur. lyc.[1] mang. mang-acet.[1] meny. mez.[58] nat-ar. nat-c. olnd. petr. plb. ran-b. rhus-t.[1] ruta sang. sep.[1] spig.[1] spong. squil.[1] stann.[137] tab. thuj.[1] zinc.
  - **links**: calc. dig. ruta sang. zinc.
    S; Links
  - **rechts**: bor. brom. carb-v. colch. nat-c.
    S; Rechts
  - **morgens**: ran-b.
    Z; Morgens
    - **Bewegung** agg.: ran-b.
      M; Bewegung; agg.

◦ **nachmittags**: bell. nat-c.[36]
☞ *Z; Nachmittags; agg.*

◦ ◦ **15** Uhr: bell.

◦ **Berührung,** bei: caps.[1] squil.[1]
☞ *M; Berührung; agg.*

◦ **Bewegung,** bei: mang.
☞ *M; Bewegung; agg.*

◦ **Druck** amel.: dros.
☞ *M; Druck; amel.*

◦ **Einatmen** agg.: ruta
☞ *M; Atmen; agg.; während; Einatmung*

◦ **Gehen,** beim: nat-c.

◦ **Heben** des Arms, beim: caps.[1]
☞ *M; Anheben der Arme agg.*

◦ **Husten,** beim: dros.

◦ **Liegen** auf schmerzhafter Seite, beim: nat-c.
☞ *M; Liegen; agg.; erkrankten Teil, auf dem •M; Liegen; agg.; Seite, auf der; schmerzhafter Seite, auf*

◦ **Reiben** amel.: anac.[1]
☞ *M; Reiben amel.*

◦ **Sitzen,** im: spong.

◦ **erstreckt** sich:

◦ ◦ **Arme** hinab: jug-c. mez.[58] **Nat-ar.**

◦ ◦ **Brustmuskeln**: **Brach.**

◦ ◦ **Hand**: arg-n.[36]

◦ ◦ **innen,** nach: thuj.[1]

◦ ◦ **Mammae**: caust.[5]

◦ **Haut,** äußerlich, rechts: aur-m-n.[36]
☞ *O; Haut, äußerlich*

◦ **unterhalb** der Achselhöhle: aur-m-n.[36] bell. canth. caust. euon. kali-c.[1] laur. lyc.[1] mang-acet.[1] petr. plb. stann.[137]

◦ ◦ **links**: aur-m-n.[36] euon. petr. stann.[137]
☞ *S; Links*

◦ ◦ **rechts**: plb.
☞ *S; Rechts*

◦ ◦ **abends**: bell.
☞ *Z; Abends*

◦ ◦ **Stehen,** im: plb.
☞ *M; Stehen; agg.*

Bronchien: ant-s.[36] aral.[25] asc-t.[36] camph.[36] carb-ac.[36] chin.[36] chin-s.[36] chlor.[36] dig.[36] eup-per.[36] grat.[36] osm.[36] sil.[36] **SPONG.**[36] wye.[85]
☞ *O; Bronchien*

- **morgens,** beim Husten: chin-s.[36]
- **Einatmen,** beim: osm.[36]
☞ *M; Atmen; agg.; während; Einatmung*
- **Husten,** beim: camph.[36] chin.[36]

Brustbein: achy.[149] acon.[1] adam.[222] aesc.[25] aeth. agar. agn. ail.[25] alco.[36] all-c. allox.[119] aloe[111] alum.[1] am-c.[1] am-caust.[51] aml-n.[36] anac.[1] anan.[111] ang.[85] ant-t.[36] ap-g.[102] apis apisin.[5] aq-mar.[149] arag.[102] aral.[25] arg. arg-n.[5] arn. ars.[1] ars-s-f.[58] asaf. asc-t.[72] astac. aster.[102] aur. aur-ar.[58] aur-m.[58] aur-m-n.[36] aur-s.[58] aza.[102] bamb-a.[1184] bapt. **Bell.** benz-ac. beryl.[119] bism. boerh.[192] bor.[1] bov. brom.[102] **Bry.** cact. cadm.[119] calc.[137] calc-p. calc-s. camph.[1] cann-i. cann-s.[5] canth. caps. carb-an. carb-v.[1] carbn-s.[25] carc.[193] card-m.[102] cath-a.[264] caust.[5] cean.[85] cench.[58] cere-b.[85] cham.[102] chel. chen-a.[54] chin.[1] chlorpr.[149] choc.[222] cic. cimic.[111] cimx. cina cinnb. clem. coc-c. cocc.[85] coloc.[1] con. conv.[2191] cop. cor-r. cortico.[119] crot-c. crot-h. croto-t. cund.[102] cycl.[1] daph. dig.[1] dios.[25] dros.[5] dulc.[1] echi. elaps[36] elat.[54] eup-per. euph.[1] euphr. eupi.[85] falco-p.[265] ferr.[36] **Ferr-ar.** fl-ac. gamb. gels. graph. grat. guai.[102] gymn. harp.[1184] hell.[1] hep. hura hydr-ac. hydrc.[192] hydrog.[222] hyos.[1] iber.[25] ictod. ignis[194] ind. indg. inul.[102] iod. **Jug-c.** jug-r.[102] kali-bi. kali-c.[1] kali-i. kali-m. kali-n. kalm. kola[1184] **Kreos.**[102] lac-lup.[204] lach. lact.[102] lar-ar.[251] lat-m.[111] laur. led. lob. lob-c.[85] loxo-r.[240] lyc. lycps.[85] lyss. mag-c.[137] mag-m.[1] mag-s. **Manc.** mang. mang-acet.[1] mangi.[197] menth-pu.[85] meny.[1] merc. merc-acet.[85] merc-c. merc-s.[137] mez.[1] morph.[102] mur-ac.[1] naja[85] nat-c.[1] nat-m. nat-s.[111] nit-ac. nit-s-d.[102] nux-v. olnd.[102] osm. ox-ac.[137] ozone[227] par. petr.[5] ph-ac. phel.[102] phos.[1] phyt. pitu-a.[164] pix.[85] plan.[25] plat. plb.[36] prun-p.[102] psil.[164] psor. ptel.[25] **Puls.**[28] pyrog.[58] ran-b. ran-s.[102] rat. rauw.[119] rheum[1] rhod.[36] rhus-t.[137] rhus-v. rumx.[8] **Ruta**[102] sabin.[5] samb.[1] sang. sanguin-n.[85] sars. sec.[5] seneg. sep.[1] sil.[1] sol-n.[25] spect.[271] spig.[1] squil. stann.[1] staph.[1] stict.[144] stram.[1] stront-c.[144] stroph-s.[119] succ.[194] sul-ac. sulph.[1] syph. tab.[111] tama.[197] tarax.[1] tax.[303] **Ter.**[85] thea[192] thlaspi[45] thuj.[111] thyr.[111] til-c.[253] tril.[102] tub.[304] uran.[269] verat.[1] verb. vinc.[4] viol-t. zinc.[1] zing.
☞ *O; Brustbein*

- **abwechselnd** mit Halsschmerzen: tab.[111]
☞ *A; Abwechselnd mit ▤ INNERER HALS; A; Abwechselnd mit*

- **links**: ind.[36] plan.[25] rheum[1]
☞ *S; Links*

- **rechts**: naja[85]
☞ *S; Rechts*

- **tagsüber**: calc-p. nux-v.
☞ *Z; Tagsüber ▤ ALLGEMEINES; C; Schmerz; tagsüber*

- **morgens**: led. lyc. nat-m. petr.[1] sars. sulph.
☞ *Z; Morgens*

- **nachmittags**: bor.[1] fl-ac. kali-i. lyc. nux-v. plb.
☞ *Z; Nachmittags; agg.*

◦ **16** Uhr: lyc.
▤ *ALLGEMEINES; C; Schmerz; nachmittags; 16 Uhr*

- **abends**: acon. alum.[1] bov. kali-c. lyc. mag-c. mur-ac.[1] nat-c.[1] sul-ac. thuj.
☞ *Z; Abends*

◦ **Bett,** im: nat-c.[1] sul-ac. thuj.

◦ **Einatmen,** beim: kali-c.
☞ *M; Atmen; agg.; während; Einatmung*

◦ **Sitzen,** im: mag-c.

- **nachts**: am-c.[1] chin. ferr. ozone[227] petr.[1] stram.
☞ *Z; Nachts*

◦ **Bett,** im: ferr. ozone[227]

◦ **Liegen** agg.: stram.
☞ *M; Liegen; agg.*

- **Mitternacht,** nach: merc-c.
☞ *Z; Mitternacht; nach*

Brustbein (Forts.)

<> - **Anstrengung** agg.: caust.
☞ *M; Anstrengung, nach*

- **Atemnot,** mit, bei aufrechtem Stehen: merc-acet.[85]
☞ *M; Stehen; agg. ▥ ALLGEMEINES; M; Stehen; agg.; aufrecht Stehen*

- **Atmen** agg.: arg.[1] arn. bamb-a.[1184] bapt. bry. caps. carb-v. caust. chin. cina hep. lyc. manc. nat-m. psor. rumx. sil.

◦ **tief**: arg.[1] arn. bamb-a.[1184] bapt. bry. caps. carb-v. caust. chin. cina hep. lyc. manc. nat-m. psor. rumx. sil.
☞ *M; Atmen; agg.; während; tief ▥ ALLGEMEINES; C; Schmerz; Einatmen, bei tiefem*

- **Atmung**: arg.[1] bor.[1] caps. caust. hep. lyc. manc. nat-m. psor.
☞ *Einatmen; agg.*

◦ **tief**: arg.[1] bor.[1] **Caust.** lyc. nat-m. psor.
☞ *M; Atmen; agg.; während; tief*

- **Aufstoßen**:

◦ **nach**: kali-c.[1] mag-m.[1]
☞ *M; Aufstoßen; agg.*

◦ **amel.**: petr.[1] phos.
☞ *M; Aufstoßen; amel.*

- **Ausatmen** agg.: anac.[1] caust.[1] tarax.[1]
☞ *M; Atmen; agg.; während; Ausatmung*

- **Berührung**:

◦ **agg.**: carb-v.[1] ignis[194] mur-ac.[1] ph-ac.[1] staph.[1] sulph.[1]
☞ *M; Berührung; agg.*

◦ **unerträglich,** ist: eupi.[85]

- **Beugen** vorwärts agg.: dig.[1]

- **Bewegung**:

◦ **agg.**: arg. **Bry.** carb-an. led. nat-m.[1] ph-ac.[1] ruta tarax.[1]
☞ *M; Bewegung; agg.*

◦ ◦ **Halses,** des: tarax.[1]

◦ ◦ **Kiefers,** des: tarax.[1]

◦ **amel.**: lyc. nat-c.[1] phos.[1]
☞ *M; Bewegung; amel.*

- **Bier,** durch: sep.
☞ *M; Bier, nach*

- **Blähungsabgang** amel.: stram.
☞ *M; Blähungen, Flatulenz; amel.*

- **Bücken,** beim: arg. carb-v.[1] dig.[1] **Kalm.** ph-ac.[1] ran-b. zinc.
☞ *M; Bücken; agg.*

- **Druck**:

◦ **agg.**: manc. ph-ac. plan.[25] ptel.[25] tax.[303]
☞ *M; Druck; agg.*

◦ **amel.**: chin.[1]
☞ *M; Druck; amel.*

- **Einatmen**:

◦ **agg.**: agar.[1] bor.[1] bry. caps. chel. euphr.[1] laur. phos.[1] sil.[1] thea[192]
☞ *M; Atmen; agg.; während; Einatmung • Atmung • hinter dem Brustbein; Einatmen, beim*

◦ ◦ **tief**: thea[192]
☞ *M; Atmen; agg.; während; tief*

◦ **amel.**: nat-c.[1]
☞ *M; Einatmen amel.*

- **Essen**:

◦ **während**: anac.[1] zinc.
☞ *M; Essen; agg.; während*

◦ **nach**: chin. con.[1] hyos.[1] **Jug-c.** verat. zinc.
☞ *M; Essen; agg.; nach*

- **Gähnen** agg.: bell.[1] mur-ac.[1]
☞ *M; Gähnen agg.*

- **Gehen,** beim: alum.[1] arn.[1] cic.[1] cinnb. coc-c. cocc.[85] hep. **Jug-c.** mag-c. psor. sulph.[1]

- **Gehens,** zu Beginn des: sulph.[1]
☞ *M; Gehen; agg.; Beginn, zu*

- **Heben** des Arms, beim: chin.
☞ *M; Anheben der Arme agg.*

- **Heben,** durch: caust. thea[192]
☞ *M; Heben agg.*

- **Husten** agg.: **Am-c.**[5] ars.[5] **BELL.**[5] **BRY. Caust.**[137] chel. **Chin.** con. cor-r. cortico.[149] elaps[36] ferr. **KALI-BI.** kali-c.[5] **Kali-i.** kali-n. **Kreos.** mez.[5] mur-ac. osm. ox-ac. petr.[5] ph-ac. **Phos. Phyt.** psor. rumx. **Sang.** sep.[5] sil.[5] staph. **Sulph.**[1] thuj.

- **Lachen** agg.: mur-ac.[1]
☞ *M; Lachen agg.*

- **Mittagessen,** nach dem: bor.[1] phos.[1] sil.[1]
☞ *M; Mittagessen; während*

- **Niesen** agg.: bry.
☞ *M; Niesen; agg.*

- **Rauchen,** nach: thuj.
☞ *M; Rauchen agg.*

- **Reiben,** nach: led.

- **Schreiben,** beim: asaf.
☞ *M; Schreiben agg.*

- **Sitzen,** beim: chin.[1] con. dulc.[1] euph.[1] indg. kali-i. kalm. rhus-t. seneg.
☞ *M; Sitzen; agg.*

◦ **gebeugt**: chin.[1] kalm. rhus-t.
☞ *M; Sitzen; agg.; gebeugtes*

- **Sprechen,** beim: alum. mur-ac.[1] stram.[1]
☞ *M; Sprechen agg.*

- **Stehen** agg.: camph.[1] con.[1] euph.[1] plb.
☞ *M; Stehen; agg.*

- **Steigen,** beim: **Jug-c.** ran-b. rat.
☞ *M; Steigen agg.*

◦ **Anhöhe,** auf eine: ran-b. rat.

- **Strecken,** Dehnen agg.: staph.
☞ *M; Strecken des Körpers; agg.*

- **Trinken,** beim: chin.[1] kali-c.[1] sep. verat.[1]
☞ *M; Trinken; agg.; beim*

- **Zimmer,** beim Eintreten aus dem Freien: sul-ac.[1]
☞ *M; Zimmer, im; agg. ▥ ALLGEMEINES; M; Zimmer, im; agg.; Eintreten in das Zimmer, beim*

➔ - **erstreckt** sich:

◦ **Abdomen**: stict.[137]

◦ **abwärts**: chel. squil.

◦ **Achselhöhle**: kali-n.

◦ **Arme**: ox-ac.[58] uran.[269]

◦ **aufwärts**: ars. carbn-s.

◦ **Brustwarzen**: ptel.[25]

◦ **Ellenbogen**: thuj.

◦ **Hals**: zinc.[111]

◦ **links**: psil.[164]

◦ **Lumbalregion**: zinc.[1]

◦ **Rücken**: chel.[25] chin.[1] con. dulc.[1] **Kali-bi. Kali-c.**[122] kali-i. laur. merc-s.[137] ox-ac. phyt.

◦ **Schlüsselbein,** linkes: phos.[1]

◦ **Schulterblätter**: elat.[54] lycps.[85] phos.

◦ ◦ **rechts**: elat.[54] phos.

◦ **Schultern**: kali-bi. kali-i. ox-ac.[58]

◦ ◦ **Husten,** während: kali-bi.

☞ *M; Husten; agg.; während*

◦ **Seite** entlang, **links**: bamb-a.[1184]

◦ **Wirbelsäule**: con.[137] dulc. elat.[54] stict.[137]

- **außen**: caust.[5]

☞ *O; Haut, äußerlich*

- **hinter** dem **Brustbein**: acon.[1] adam.[222] aesc.[25] **Agar.** alco.[36] all-c. allox.[119] alum.[1] am-c. am-caust.[51] aml-n.[36] anac.[1] ang.[85] ant-t.[36] ap-g.[102] arag.[102] aral.[25] **Arg-n.** ars.[38] asaf. **Asc-t.**[36] aster.[102] aur. aur-m.[58] aur-m-n.[36] aza.[102] bamb-a.[38] beryl.[119] brom.[102] **Bry. Cact.** cadm.[119] calc.[137] camph.[1] cann-i. carb-v.[58] carbn-s.[25] carc.[193] card-m.[102] **Caust.** cean.[85] cham.[1] **Chel.** chin. chlorpr.[149] **Cimx.** cina clem. coc-c. con. cortico.[119] cund.[102] daph. **Dios.**[25] dros.[5] dulc.[1] echi. **Eup-per.** euphr. ferr.[36] gels.[137] harp.[1184] hep. hydrc.[192] iber.[25] ind. inul.[102] iod. jug-r.[102] kali-bi. kali-c. kali-n. kalm. kola[1184] **Kreos.**[102] lach. lact.[102] lat-m.[111] led. lob. lob-c.[25] mag-s. manc. mang. mangi.[197] mez.[1] morph.[102] mur-ac.[1] nat-c.[1] nit-ac.[102] nit-s-d.[102] osm. ox-ac.[58] ph-ac.[1] phel.[102] **Phos.** pitu-a.[164] prun-p.[102] psor. puls.[28] pyrog.[58] **Ran-b.**[102] ran-s.[102] rhus-t.[137] **Rumx.**[8] ruta[102] samb.[1] **SANG.** sanguin-n.[85] **Seneg.** sep.[102] **Sil.**[1] spig.[102] staph. stict.[144] stront-c.[144] stroph-s.[119] sulph.[111] **Syph.** tama.[197] ter.[85] tril.[102] zinc.[1]

◦ **morgens**: nat-c.[1]

☞ *Z; Morgens*

◦ **nachts**: aur.[102] hydrc.[192] stront-c.[144]

☞ *Z; Nachts*

<> ◦ **Atmen agg.**: allox.[119] kali-c.[1] nat-c.[1] rumx.[8]

◦ ◦ **tief**: allox.[119] nat-c.[1]

☞ *M; Atmen; agg.; während; tief*

◦ **Aufstoßen,** nach: kali-c.[1]

☞ *M; Aufstoßen; agg.*

◦ **Bewegung agg.**: bry. seneg.

☞ *M; Bewegung; agg.*

◦ **Drehen** des Körpers, beim: eup-per.

☞ *M; Drehen; agg.; Körper*

◦ **Einatmen,** beim: **Chel.** eup-per. **Kali-c. Manc.** sil.[1]

☞ *M; Atmen; agg.; während; Einatmung •Einatmen; agg.*

◦ **Gehen,** bei schnellem: aur-m.[58] **SENEG.**

◦ **Getränke,** warme, **agg.**: ter.[85]

☞ *M; Wärme; agg.*

◦ **Husten agg.**: adam.[222] am-c. beryl.[119] brom.[102] **BRY.** cadm.[119] carc.[193] **CAUST. Chel.** chin. cina daph. **Euphr.** hep. hydrc.[192] iod. **Kali-bi.** kali-n. osm. **Phos.** psor. rumx.[8] **Sang.** staph. stict.[144]

◦ **Lachen agg.**: hydrc.[192]

☞ *M; Lachen agg.*

◦ **Schlucken,** beim: all-c. cann-i. phos.

☞ *M; Schlucken agg.*

◦ **Sitzen**:

◦ ◦ **agg.**: con.

☞ *M; Sitzen; agg.*

◦ ◦ **amel., aufrecht**: kalm.

☞ *M; Sitzen; amel.; aufrechtes*

◦ **Treppensteigen,** beim: aur. aur-m. stroph-s.[119]

☞ *M; Steigen agg.; Treppensteigen*

◦ **Trinken,** beim: kali-c.

☞ *M; Trinken; agg.; beim*

◦ **erstreckt** sich:

◦ ◦ **Achselhöhle**: kali-n.[137]

◦ ◦ **Mund**: cham.[1]

◦ ◦ **Rücken**: ang.[85] aur-m-n.[36] **Con. KALI-BI.** stict.

◦ ◦ ◦ **Gehen,** beim: aur-m-n.[36]

☞ *M; Gehen; agg.; beim*

◦ ◦ **Seiten**: rumx.[111] sulph.[111]

◦ **stellenweise**: anac.[1]

- **oberer** Teil: ars.[1] dios.[25] phos.[1] plat.[1] sep.[1] sil.[1] stann.[1] sulph.[1] tax.[303] til-c.[253]

☞ *O; Oberer Teil der Brust*

◦ **links**: phos.[1] sep.[1]

☞ *S; Links*

◦ **Husten**: sep.[1] sil.[1]

- **Rippenknorpel**: apisin.[5] arg. arg-n.[5] arn. asc-t.[72] bell. boerh.[192] calc-p. cere-b.[85] cham.[102] chen-a.[54] chin.[1] cimic.[111] cina conv.[2191] gels.[64] grat. guai.[102] kali-c.[1] loxo-r.[240] lyc. mag-c.[137] merc-c. nat-s.[111] olnd.[102] ox-ac.[137] ph-ac. pix.[85] plat. plb. psil.[164] ran-b. ruta[102] stann. staph.[1] sul-ac. sulph. thuj.[137]

☞ *O; Rippenknorpel •brennender Schmerz; Brustbein; Rippenknorpel; •schneidender (scharfer plötzlicher) Schmerz; Brustbein; Rippenknorpel der falschen Rippen •stechender (scharf st., schießender usw.) Schmerz; Brustbein; Rippenknorpel •Wehtun; Brustbein; Rippenknorpel der falschen Rippen •wund und zerschlagen, Schmerz mit Empfindlichkeit wie; Brustbein; Rippenknorpel ▤ ALLGEMEINES; C; Schmerz; Knorpel*

◦ **links**: conv.[2191]

☞ *S; Links*

◦ **rechts,** morgens: kali-c.[1]

☞ *S; Rechts*

◦ **morgens** im Bett: arg.

☞ *Z; Morgens; Bett, im*

<> ◦ **Ausatmen,** beim: bell.

☞ *M; Atmen; agg.; während; Ausatmung*

◦ **Bücken,** beim: staph.[1]

☞ *M; Bücken; agg.*

◦ **Druck agg.**: conv.[2191]

☞ *M; Druck; agg.*

◦ **Einatmen,** beim: cimic.

☞ *M; Atmen; agg.; während; Einatmung*

Brustbein; Rippenknorpel (Forts.)

◦ **3. Rippe links, an der**: pix.[85]

◦ **4. Rippe, an der**: psil.[164]

◦ **5. Rippe, an der**:

◦ ◦ **links**: ox-ac.[137]
☞ *S; Links*

◦ ◦ **rechts**: mag-c.[137] thuj.[137]
☞ *S; Rechts*

◦ **6. Rippe rechts, an der, erstreckt sich durch die Brust zur Spitze des rechten Schulterblattes**: chen-a.[54]

◦ **7. Rippe, an der**: ph-ac. sulph.

◦ ◦ **rechts**: ph-ac.
☞ *S; Rechts*

◦ **kurzen** Rippen, an den: apisin.[5] arg. arg-n.[5] arn. calc-p. cimic.[111] cina lyc. nat-s.[111] plat. ran-b. staph.[1] sul-ac. sulph.

◦ ◦ **Bücken,** beim: staph.[1]
☞ *M; Bücken; agg.*

◦ ◦ **Brustbein,** nahe dem: cina plat. sul-ac.
☞ *O; Brustbein*

◦ **zwischen**: staph.[1]

- **Schwertfortsatz**: am-c.[1] bamb-a.[1184] carb-v.[1] cic. gels. hydrc.[192] kali-c.[1] lob-c.[85] merc-acet.[85] nit-ac. plb.[36] psil.[164] rauw.[119] spig.[1] stann.[1] sulph.[1] thlaspi[45] thuj.[111]

<> ◦ **Anstrengung agg.**: rauw.[119]
☞ *M; Anstrengung, nach*

◦ **Bücken,** beim: carb-v.[1]
☞ *M; Bücken; agg.*

◦ **Druck,** bei: plb.[36]
☞ *M; Druck; agg.*

◦ **Einatmen,** beim: kali-c.[1]
☞ *M; Atmen; agg.; während; Einatmung*

◦ **Husten,** beim: am-c.[1] kali-c.[1]

◦ **Schlucken,** beim: kali-c.[1]
☞ *M; Schlucken agg.*

◦ **Stehen,** im: spig.[1]
☞ *M; Stehen; agg.*

- **stellenweise**: anac.[111] anan.[111] carb-v.[1] puls. ruta

Brustbein und rechter Brustwarze, zwischen: aur-m-n.[36]

Haut, äußerlich: acon.[5] agar. am-c.[5] am-m.[5] ambr.[5] anac.[5] ang.[5] ant-c.[5] apisin.[5] arn.[5] ars. asaf.[5] aur.[5] bar-c. bell.[5] bism.[5] bor.[5] bov.[5] bry.[5] cadm-s. calad.[5] calc.[5] camph.[5] cann-s.[5] canth.[5] caps.[5] caust.[5] chin.[5] cina[5] cocc.[5] colch.[5] con.[5] croc.[5] cupr.[5] dig. dros.[5] dulc.[5] euph.[5] graph.[5] guai.[5] hep.[5] hydr-ac.[268] iod.[5] kali-bi.[111] kali-n.[5] kreos.[5] laur.[5] led.[5] lyc.[5] mag-c.[5] mag-m.[5] mang.[5] merc.[5] mez.[5] **Mosch.**[5] mur-ac.[5] nat-c.[5] nat-m.[5] nit-ac.[5] nux-v.[5] olnd.[5] par.[5] ph-ac.[5] phos.[5] plat. plb.[5] puls.[5] **RAN-B.**[5] **Ran-s.**[5] rheum[5] rhod.[5] rhus-t.[5] **Ruta**[5] sabad.[5] sabin.[5] sars.[5] seneg.[5] sil.[5] spig.[5] spong.[5] squil.[5] **Stann.**[5] staph.[5] stront-c.[5] sul-ac.[5] sulph.[5] tarax.[5] teucr.[5] til-c.[253] verat.[5] verb.[5] viol-t.[5] zinc.[5]
☞ *O; Haut, äußerlich*

- **links**: hydr-ac.[268]

hinterer Teil der Brust, posterior: arg. asaf. bor. bov. bry. canth. cast. chin. fl-ac. kali-n. mang. nicc. rhus-t. sabin. stront-c. tarax. verat.

- **Einatmen,** bei tiefem: sabin.
☞ *M; Atmen; agg.; während; tief*

Knochen: chin.[5]
▥ *ALLGEMEINES; C; Schmerz; Knochen*

Lungen: abies-c.[102] abrom-aug.[171] acon.[102] agar.[102] ail.[76] am-c.[102] am-m.[102] ampe-qu.[102] anis. ant-s.[102] aral.[25] ars.[102] arum-t.[111] asc-t.[25] bac.[62] bamb-a.[38] bar-c.[5] bcg[149] berb.[102] bor.[102] bry. bufo[137] cact.[102] calc.[102] calc-p.[102] calc-s. calc-sil.[58] caps.[110] carb-v.[58] card-m.[102] cench.[58] chel.[102] chin.[102] chin-b.[85] cimic. com.[102] con. croto-t.[102] dios.[102] dol. echi. elaps[102] erio.[102] falco-p.[265] gall-ac.[36] gink.[227] guai.[5] guat.[119] hydr-ac.[268] iodof.[102] kali-c. kali-hp.[45] kaol.[45] lact.[45] lar-ar.[251] lob-c.[102] lob-s.[85] loxo-r.[205] **Lyc.**[102] lycps.[25] med.[85] merc.[102] merc-i-r.[76] myos.[102] myric.[137] myrt-c.[102] nat-s.[102] ox-ac.[76] ozone[227] paeon.[102] phel.[102] **PHOS.**[102] pix.[102] plut-n.[222] ptel.[25] puls.[102] ran-b.[102] rumx.[102] sang.[102] scroph-n.[85] sil.[102] spig.[102] squil.[102] stann.[102] stict.[102] **Sulph.**[102] syc-co.[62] ther.[102] **Tub.**[85] upa.[102] ust.[102] xan.[85]
☞ *O; Lungen*

- **links**: agar.[102] am-c.[1] ampe-qu.[102] arum-t. asc-t.[102] bac.[62] bamb-a.[38] calc-p.[102] chin.[102] cimic.[102] falco-p.[265] lob-c.[102] lob-s.[102] lyc.[102] merc-i-r.[76] myos.[102] nat-s.[102] ox-ac.[76] **PHOS.** plut-n.[222] rumx. scroph-n.[85] sil.[102] squil.[102] sulph. tub.[85]
☞ *S; Links*

◦ **abends** agg.: **Sulph.**
☞ *Z; Abends*

◦ **Epigastrium,** erstreckt sich zum: ox-ac.[76]

- **rechts**: am-m.[102] bac.[62] berb.[102] bry. cact.[102] card-m.[102] chel.[102] chin-b.[85] dios.[102] echi. **Elaps** erio.[102] falco-p.[265] gall-ac.[85] kali-c. lob-s.[85] loxo-r.[205] lyc.[102] merc.[102] myric.[85] rumx. sulph. upa.[85] xan.[85]
☞ *S; Rechts*

◦ **Aufstehen,** vor und nach: gall-ac.[36]
☞ *M; Aufstehen; agg.; nach*

◦ **Einatmen,** tief, agg.: gall-ac.[36] loxo-r.[205]
☞ *M; Atmen; agg.; während; tief*

◦ **Gähnen** agg.: gall-ac.[85]
☞ *M; Gähnen agg.*

◦ **Hinlegen** amel.: gall-ac.[36]

◦ **Husten** agg.: gall-ac.[36]

→ ◦ **erstreckt** sich zur Leber: upa.[85]
▥ *ABDOMEN; O; Leber, und Region der; Lungen, mit Symptomen der*

<> - **Atmen** agg.: kaol.[45]

- **Beugen** vorwärts, amel.: asc-t.[85]

- **Bewegen** und Drehen des Kopfes agg.: gall-ac.[36]
☞ *M; Drehen; agg.; Kopf*

- **Husten,** während: elaps[85]
☞ *M; Husten; agg.; während*

→ - **erstreckt** sich zum Nacken, rechte Schulter, Wirbelsäule: gall-ac.[36]

- **Apex**: abies-c.[102] acon.[102] am-c.[102] anis. ant-s.[102] ars.[102] arum-t.[111] bac.[62] bar-c.[5] bor.[102] calc.[102] calc-s. cimic. com.[102] con. croto-t.[102] dol. elaps[102] erio.[102] guai.[5] guat.[119] iodof.[102] kaol.[45] lob-c.[102] lycps.[25] med.[85] myric.[137] myrt-c.[102] paeon.[102] phel.[102] phos.[102] pix.[102] puls.[102] ran-b.[102] rumx.[102] sang.[102] sil.[102] spig.[102] stann.[102] stict.[102] sulph.[102] syc-co.[62] ther.[102] tub.[85] upa.[102] ust.[102]
  ☞ *O; Lungen; Apex*
  - **links**: acon.[102] am-c.[102] anis.[102] ant-s.[102] bac.[62] calc-s. **Con.** croto-t.[102] guai.[5] lob-c.[102] med.[85] myric.[137] myrt-c.[102] paeon.[102] phos.[102] pix.[102] puls.[102] ran-b.[102] rumx.[102] sang.[8] sil.[102] spig.[102] stann.[102] stict.[102] sulph.[102] ther.[102] tub.[85] ust.[102]
    ☞ *S; Links*
    - **erstreckt** sich zum Rücken: tub.[103]
    - **Milz,** und: tub.[85]
    - **Mitte,** und Bereich in der: acon.[102] am-c.[102] **Anis.**[102] ant-s.[102] croto-t.[102] **Lob-c.**[102] **Myrt-c.**[102] paeon.[102] phos.[102] **Pix.**[102] puls.[102] **Ran-b.**[102] rumx.[102] sil.[102] spig.[102] stann.[102] stict.[102] **Sulph.**[102] **Ther.**[102] tub.[102] ust.[102]
  - **rechts**: abies-c.[102] anis. **ARS.**[102] bac.[62] bar-c.[5] bor.[102] calc.[102] cimic. com.[102] croto-t.[102] elaps[102] erio.[102] iodof.[102] phel.[102] sang.[102] syc-co.[62] upa.[102]
    ☞ *S; Rechts*
    - **erstreckt** sich zur Basis: cimic.
    - **Mitte,** und Bereich in der: abies-c.[102] **Anis.** **Ars.**[102] bor.[102] **Calc.**[102] com.[102] croto-t.[102] **Elaps**[102] erio.[102] **Iodof.**[102] **Phel.**[102] sang.[102] upa.[102]
  - <> **Einatmen** agg.: cimic.
    ☞ *M; Atmen; agg.; während; Einatmung*
  - **Husten,** mit: guat.[119]
  - → **erstreckt** sich in Achselhöhle und Arm: tub.[85]
- **Basis**: asc-t.[25] cench.[58] chin-b.[85] hydr-ac.[268]
  - **rechts,** bei Husten: chin-b.[85]
    ☞ *S; Rechts*
- **Lappen**:
  - **Mittellappen**: lob-s.[85] myric.[85]
  - **Unterlappen**: chel.[25]
    ☞ *O; Unterer Teil der Brust*
- **Mediastinum,** posterior: ptel.[25]
- **Mitte,** links: ail.[76] plut-n.[222] rumx.
- **oben** links: am-c.[1] scroph-n.[85]
  ☞ *O; Oberer Teil der Brust*
  - → **erstreckt** sich zum Schultergelenk: am-c.[1]
- **Unterlappen**:
  ☞ *O; Unterer Teil der Brust*
  - **links**: agar.[102] ampe-qu.[102] asc-t.[102] calc-p.[102] cimic.[102] **Lob-s.**[102] lyc.[102] myos.[102] **Nat-s.**[102] **Ox-ac. PHOS. Rumx.**[102] sil.[102] squil.[102]
    ☞ *S; Links*
  - **rechts**: am-m.[102] berb.[102] bry.[102] cact.[102] card-m.[102] **Chel.**[102] dios.[102] kali-c.[102] lyc.[102] **Merc.**[102] xan.[85]
    ☞ *S; Rechts*

Lymphdrüsen, Achselhöhle: aeth.[85] am-c. am-m.[5] androc.[222] arg-n.[5] ars.[5] asar.[1] **BAR-C.** bell.[5] **Calc.**[5] canth.[5] **Carb-an.**[5] cath-a.[264] clem.[5] colch.[5] coloc.[5] cupr.[5] **Hep.**[5] **Iod.**[5] kali-c. lyc.[5] meny.[5] nat-m.[5] nit-ac.[5] ozone[227] ph-ac.[5] phos.[5] plut-n.[222] prun. **Rhus-t.**[5] ruta[5] **Sil.**[1] squil.[1] **Staph.**[5] sul-ac. **Sulph.** tarent.[192] teucr.[5] zinc.
☞ *O; Lymphdrüsen, Achselhöhle*
- **abwechselnde** Seiten: colch.[5]
- **Schwellung,** mit: aeth.[85]
- **Bereich** der: squil.[1] zinc.

Mammae: achy.[149] acon.[5] act-sp.[111] adam.[222] aesc. aeth. agar.[1] agki-p.[1202] all-c.[102] all-s.[36] allox.[119] aloe alum. am-c.[36] am-m.[5] ambr.[36] amyg-am.[36] anac.[36] anan. androc.[222] ant-c.[85] ant-t.[36] ap-g.[102] apis[36] apisin.[5] arg.[5] arg-m.[137] arg-n.[36] **ARIST-CL.**[119] **Arn.**[31] **Ars.**[102] ars-i.[58] arum-t. arund.[8] asaf. asc-t.[36] aster.[102] aur.[5] aur-m-n.[36] aur-s.[85] bac.[62] **Bamb-a.**[38] bapt. bar-c.[5] bar-i.[58] **BELL.**[1] benz-ac. berb. bism.[36] **Bor.** bov.[36] brom.[36] bros-g.[259] bruc. **Bry.**[36] **Bufo**[137] buth-aust.[144] cact.[36] cadm.[110] cadm-s.[110] calad. **Calc.**[1] calc-i.[58] calc-p. calc-sil.[58] calen.[102] camph.[36] cann-i.[36] **Cann-s.**[5] canth. **Carb-an.**[5] carb-v. carbn-s.[36] carc.[187] card-m. carl.[36] cast.[102] cast-eq. caul.[85] caust.[1] cean.[111] cedr.[25] cench.[58] **Cham.**[36] chel. chen-a.[36] **Chim.**[102] chin.[36] chin-ar. chin-s. choc.[222] cic.[5] cimic.[111] cist.[102] clem.[137] coc-c.[36] cocc.[1] colch. **Coloc.** com. **CON.** conv.[38] corv-c.[258] cot.[36] croc.[102] crot-c.[36] **Croto-t.** cupr.[5] cur. cycl.[36] cypra-e.[227] dig.[5] dios.[36] **Dulc.** euon.[36] eup-a.[102] eup-per. euph. eupi.[85] fago.[36] falco-p.[265] ferr.[5] ferr-i.[36] ferr-ma.[36] fl-ac.[36] foll.[1125] form.[36] gamb. gels.[111] germ.[222] glon.[137] granit-m.[194] graph. grat. guai.[5] haliae-lc.[222] hall[36] ham.[102] hell.[45] helon.[85] **Hep.**[5] hip-ac.[119] hura hydr.[102] hydr-ac.[268] hydrog.[222] hyper.[36] ign.[137] ind. indg.[36] inul.[36] iod.[36] iodof.[8] irid.[222] kali-bi.[137] kali-c. kali-chl.[111] kali-i. kali-n. kali-p. kali-s.[58] kali-sil.[58] kalm. kiss.[36] kola[1184] kreos.[36] **Lac-ac. Lac-c.** lac-del.[204] lac-eq.[204] lac-h.[233] lach.[36] lachn.[85] **Lap-a.** lappa[137] laps.[122] lat-h.[301] laur.[137] led.[1] lepi.[36] lil-t.[137] lipp.[36] lith-c.[102] lob.[36] lob-e.[85] lob-s.[85] lyc.[137] lycps.[25] macrin.[85] mag-c. mag-m. mag-s.[119] mang.[36] mang-acet.[1] mant-r.[262] med. **MERC.**[5] merc-c. merc-i-r.[137] merl.[102] mez.[36] mill. mim-p.[233] mit.[85] mosch. mur-ac.[1] murx. naja[111] nat-c.[1] nat-h.[85] nat-m.[137] nat-p. nat-s. neon[222] nicc. nit-ac.[5] nux-m.[5] nux-v.[36] oci.[102] oena.[85] ol-an.[111] olnd. onos.[102] op.[5] orig.[102] ox-ac.[148] ozone[227] paeon.[36] pall.[36] par. paraf.[102] paull-p.[36] ped.[36] petr.[58] **Ph-ac.**[36] **Phel.**[36] **Phos.**[5] **Phyt.**[111] pier-b.[233] pitu-a.[164] plan.[137] plat. plb.[5] **Plb-i.**[102] plut-n.[269] polyg.[102] prun.[102] psil.[164] psor. **Puls.**[31] pyrog.[102] rad-br.[137] ran-b. ran-s.[36] raph.[85] rat.[102] rauw.[119] rheum[1] rhod. **Rhus-t.** rob. ros-d.[305] rumx. ruta[5] sabad.[5] sabal.[137] sabin.[36] sac-alb.[210] sac-l.[55] samb.[5] **Sang.** sars.[5] sec. sel. senec.[137] seneg. sep.[111] **SIL.** sol[236] sol-a.[36] sol-t-ae.[36] spig.[1] spira.[36] spong. stann.[1] stram.[36] stroph.[137] stry. sulo-ac.[85] **Sulph.** sumb. symph. syph.[137] tab.[36] tarent-c. tax.[303] tell.[36] ter.[36] thlaspi[137] thuj.[36] til. tub.[193] tub-k.[85] uran.[269] uro-h.[264] urt-u.[137] ust.[137] verat.[1] verat-v.[36] verb.[1] visc.[111] zinc.[1] zinc-p.[58]
☞ *O; Mammae*

Mammae (Forts.)

- **abwechselnd** mit Zahnschmerzen: kali-c.[137]
  ☞ *A; Abwechselnd mit ▤ ZÄHNE; A; Abwechselnd mit*
- **abwechselnde** Seiten: puls.[137]
  ☞ *S; Abwechselnde Seiten*
- **links**: aeth.[36] agar.[36] alum.[36] ambr.[36] androc.[222] ant-t.[36] apis[36] arist-cl.[119] arum-t. arund.[85] aster.[36] berb.[36] bor. bov.[36] cact.[36] calc.[5] cast-eq.[36] caust.[137] chin-ar. cimic.[122] cist.[137] com.[137] con. cot.[36] croc.[102] cypra-e.[227] falco-p.[265] fl-ac.[5] gels.[36] germ.[222] glon.[137] graph.[137] grat. hall[36] hydr-ac.[268] indg.[36] iodof.[8] irid.[222] kali-n. kiss.[36] lac-del.[204] **Lach. Lil-t. Lyc.**[36] mag-c.[36] mosch.[137] nat-h.[36] ph-ac. **Phel.**[36] phos.[1] pitu-a.[164] plb.[36] rumx.[137] sabad.[5] sac-l.[55] sil. stroph.[137] sumb.[137] ust.[137] zinc.[36]
  ☞ *O; Mammae; links*
  - **rechts,** dann: plb.[36]
    ☞ *S; Links; rechts, nach*
  - **morgens**: alum.[36] zinc.[36]
    ☞ *Z; Morgens*
    - **9** Uhr: alum.[36]
  - **nachmittags**: aeth.[36]
    ☞ *Z; Nachmittags; agg.*
  - **nachts**:
    ☞ *Z; Nachts*
    - **agg.**: iodof.[8]
    - **amel.**: hydr-ac.[268]
  - **anderen** Mamma saugt, wenn das Kind an der: bor.[1]
    ☞ *M; Stillen; während; anderen Seite, Beschwerden auf der*
  - **Anheben** der Mamma amel., vorsichtiges: cact.[36]
  - **Berührung** agg.: cact.[36] cast-eq.[36]
    ☞ *M; Berührung; agg. •M; Berührung; agg.; links*
  - **Dysmenorrhö,** bei: caust.[137]
  - **Einatmen,** beim: plb.[36]
    ☞ *M; Atmen; agg.; während; Einatmung*
  - **Gehen** im Freiem, beim: germ.[222]
    ☞ *M; Gehen; agg.; beim; Freien, im*
  - **geschwollen,** hart: cist.[137]
    ☞ *Schwellung; allgemeine Arzneien; schmerzhaft; Mammae*
  - **Husten,** während: **Con.** mosch.[137]
    ☞ *M; Husten; agg.; während*
  - **Klimakterium,** im: **Cimic.**[122]
  - **leer** sind, sobald sie: bor.
  - **liegt,** wenn man darauf: phos.[1]
  - **Mahlzeiten,** nach: rumx.[137] stroph.[137]
  - **Menses**:
    - **während**: arum-t. graph.[137]
      ☞ *M; Menses; während*
    - **zwischen**: ust.[137]
  - **erstreckt** sich:
    - **außen,** nach: gels.[36]
    - **innen,** nach: aster.[36] phel.[36]
    - **Nabel**: agar.[36]
    - **Schulter,** beim Einatmen: mag-c.[36]
    - **Schulterblatt**: com.[137] lil-t.
    - **Unterarmknochen**: hydr-ac.[268]
  - **Kopf**: glon.[137]
  - **lateral**: germ.[222] irid.[222]
    - **Essen,** nach dem: irid.[222]
      ☞ *M; Essen; agg.; nach*
    - **Gehen** amel.: irid.[222]
      ☞ *M; Gehen; amel.*
    - **Rollen** der Schulter amel.: irid.[222]
  - **Region** der Mamma: grat. sil.
  - **stellenweise**: pitu-a.[164]
  - **unterhalb**:
    ☞ *Umgebung der Mammae, und; unter der Mamma; links*
- **rechts**: act-sp.[111] adam.[222] agki-p.[1202] all-s.[36] am-c.[1] ambr.[36] apisin.[5] bac.[62] bell.[5] bor.[5] calc.[193] carb-an.[5] cench.[58] choc.[222] colch.[193] con.[5] gamb.[36] germ.[222] grat.[36] **Ign.** indg.[36] irid.[222] kali-bi.[137] kreos.[36] lat-h.[301] lob-e.[85] merc.[137] mez.[36] murx.[111] **PHEL.** phos.[1] plb.[36] plut-n.[269] psil.[164] psor.[36] sang.[36] sep.[1] **SIL.**[137] stry. tab.[36] thlaspi[122] zinc.
  ☞ *O; Mammae; rechts*
  - **abwechselnd** mit Stichen tief in der Brust: gamb.[36]
    ☞ *A; Abwechselnd mit*
  - **links,** dann: choc.[222]
  - **nachmittags**: sang.[36]
    ☞ *Z; Nachmittags; agg.*
  - **nachts**: agki-p.[1202]
    ☞ *Z; Nachts*
  - **Beugen,** beim vorwärtsbeugen: grat.[36]
  - **Einatmen,** bei tiefem: grat.[36] sang.[36]
    ☞ *M; Atmen; agg.; während; tief*
  - **karzinomatösen** Affektionen, bei: lob-e.[85]
  - **Menses,** während: irid.[222]
    ☞ *M; Menses; während*
  - **Sitzen,** beim: indg.[36]
    ☞ *M; Sitzen; agg.*
  - **erstreckt** sich:
    - **außen,** nach: germ.[222] mez.[36]
    - **Schulterblatt**: merc.[137]
  - **unterhalb** der:
    ☞ *Umgebung der Mammae, und; unter der Mamma; rechts*
- **tagsüber**: con.[36]
  ☞ *Z; Tagsüber ▤ ALLGEMEINES; C; Schmerz; tagsüber*
- **morgens**: **Lil-t.** plb.[36] sang. zinc.
  ☞ *Z; Morgens*
  - **Bett,** im: plb.[36]
    ☞ *Z; Morgens; Bett, im*
- **nachmittags**: laur.[36] sang.[36]
  ☞ *Z; Nachmittags; agg.*
  - **14** Uhr: laur.[36]
- **abends**: **Con. Lac-c.**
  ☞ *Z; Abends*

- **nachts**: aster.[85] bufo[137] con. graph.
  ☞ *Z; Nachts*
  ◦ **Erwachen,** beim: graph.
  ☞ *M; Erwachen, beim*
- **periodisch**: foll.[1125] merc.[36]
  ☞ *Z; Periodisch*

<> - **Abwärtssteigen,** beim: bell. calc. carb-an. cast-eq.[36] **Hep. Lac-c.** lyc. nit-ac. phos. tub.[193]
  ▤ *ALLGEMEINES; M; Abwärtsgehen, Hinabsteigen; agg.*
- **Anheben,** beim:
  ◦ **Arm**: bry.
  ☞ *M; Anheben der Arme agg.*
  ◦ **Mamma**:
  ◦ ◦ **agg.**: spira.[36]
  ◦ ◦ **amel., vorsichtiges**: cact.[36]
- **Baden,** kaltes, agg.: sabal.[137]
  ☞ *M; Kälte; Aufenthalt in, durch • M; Waschen; agg.*
  ▤ *ALLGEMEINES; C; Schmerz; Baden; kaltes agg.*
- **Berührung**:
  ◦ **agg.**: achy.[149] am-c.[1] bell.[58] cast-eq.[36] con.[5] foll.[149] hep.[1] lob.[85] ros-d.[305] sep.[5]
  ☞ *M; Berührung; agg.*
  ◦ **amel.**: **CALC.**[36]
  ☞ *M; Berührung; amel.*
- **Betätigung** im Freien agg.: am-m.[36]
  ☞ *M; Anstrengung, nach • M; Luft; agg.; frische, im Freien*
- **Bett,** im: murx.[36]
- **Bewegung** agg.: aster.[85] germ.[222] hall[36] hep.[1] mag-s.[119] pitu-a.[164] sep.[36] sol-t-ae.[36] uro-h.[264]
  ☞ *M; Bewegung; agg.*
  ◦ **Arme,** der: hep.[1]
  ☞ *M; Bewegung; agg.; Arme, der*
  ◦ **unsanfte**: pitu-a.[164]
  ◦ **vorn,** nach: germ.[222]
- **Blutung,** bei uteriner, akute Schmerzen: iod.[54]
- **Drehen** des Oberkörpers, bei schnellem: arg-n.[54]
  ☞ *M; Drehen; agg.; Körper*
- **Druck**:
  ◦ **agg.**: brom.[102] plb. plut-n.[222] sabal.[144] tax.[303]
  ☞ *M; Druck; agg.*
  ◦ **amel.**: bor.[85] cimic.[137] con. phyt.[85]
  ☞ *M; Druck; amel.*
- **Dysmenorrhö,** bei: calc.[137] canth.[137] caust.[137] sars.[137]
  ◦ **Stillen,** beim: calc.[137]
  ☞ *M; Stillen; während*
- **Einatmen,** beim: con. pall. ped.[36] sumb.[85]
  ☞ *M; Atmen; agg.; während; Einatmung*
- **Entbindung,** nach der: **CAST-EQ.**[162] cimic.[102]
  ☞ *M; Wehen, Entbindung; Wochenbett, im*
- **Erschütterung** agg.: bell.[58] lac-c.[102]
  ◦ **Abend,** gegen: lac-c.[102]
  ☞ *Z; Abends*
- **Frost,** nach: ign. phyt.[58]
- **Gähnen** agg.: mag-c.[137]
  ☞ *M; Gähnen agg.*
- **Gehen** agg.: stram.[36]
  ☞ *M; Gehen; agg.; beim*
- **Gemütsbewegungen,** durch: phyt.[58] sac-l.[55]
  ☞ *M; Gemütsbewegungen, durch* ▤ *ALLGEMEINES; C; Schmerz; Erregung agg.*
- **Husten,** während: bor. con.
  ☞ *M; Husten; agg.; während*
- **Kaltwerden** agg.: sabal.[137] sep.[1]
  ☞ *M; Kälte; Kaltwerden, durch*
- **Kleinkinder**: cham.[137]
- **Klimakterium,** im: **Cimic.**[122] **Sang.**[122]
  ▤ *ALLGEMEINES; C; Schmerz; Klimakterium, im*
- **Lachen,** durch: laur.[54]
  ☞ *M; Lachen agg.*
- **Lagewechsel** amel.: lil-t.[36]
  ▤ *ALLGEMEINES; M; Wechsel, Veränderung; amel., Lagewechsel*
- **leer** sind, sobald sie: **Bor.**
- **Liegen,** beim: bell. lil-t.
  ◦ **linker** Seite, auf: lil-t.
  ☞ *M; Liegen; agg.; Seite, auf der; linker Seite, auf*
- **Lymphdrüsenschwellung,** mit, Achselhöhle: lac-ac.[102]
- **Mann,** bei einem: cast-eq.[36] kali-bi.[36]
- **Menses**:
  ☞ *wund und zerschlagen, Schmerz mit Empfindlichkeit wie; Mammae; Menses*
  ◦ **vor**: aster.[144] **Bar-c.**[5] bell.[5] bry.[102] **CALC.** calc-i.[58] canth.[102] carb-v.[5] carc.[187] choc.[222] **CON.**[148] cycl.[111] foll.[162] graph.[102] haliae-lc.[222] helon.[26] irid.[222] kali-c. kali-chl.[111] kali-s.[58] kola[1184] **Lac-c.** lac-eq.[204] lac-h.[233] lyc.[148] mag-c.[102] merc.[102] murx.[148] nat-m.[85] nit-ac.[148] nux-v. ol-an.[122] ox-ac.[148] ozone[227] **Phos.**[5] **Pitu-a.**[164] **Plut-n.**[269] puls. sac-alb.[210] sang. sep.[148] sol[236] spong. thuj.[54] **TUB.** uran.[269] **Zinc.**[5]
  ☞ *O; Mammae; Menses; vor*
  ◦ ◦ **Schwellung,** mit: con.[148] irid.[222] lyc.[148] murx.[148] nit-ac.[148] ox-ac.[148]
  ◦ **während**: all-s.[88] arum-t.[58] berb. bry.[102] cadm.[110] calc. canth.[102] **Con.**[1] dulc. graph.[1] grat. helon. hip-ac.[119] indg. kali-c.[102] kali-chl.[111] lac-c. mag-c.[102] med.[137] **Merc.** murx.[102] **Phel. Phos. Phyt.** puls.[102] sang. syph.[137] thuj.[8] tub.[85] **Tub-k.**[85] zinc.
  ☞ *M; Menses; während*
  ◦ **nach**: lach. plut-n.[222]
  ☞ *M; Menses; nach*
  ◦ **amel.**: allox.[119]
  ◦ **unterdrückten,** bei: dulc.[137] zinc.
- **Milchfluss**:
  ◦ **agg.**: kali-c.
  ◦ **amel.**: cycl.[36]
- **Niesen** agg.: hydr.[137] lob-s.[85]
  ☞ *M; Niesen; agg.*
- **Reiben**:
  ◦ **durch**: con.[1]
  ◦ **amel.**: rad-br.[137]
  ☞ *M; Reiben amel.*
  ◦ ◦ **kräftiges**: rad-br.[137]
  ▤ *ALLGEMEINES; M; Reiben; amel.; kräftiges Reiben*

Mammae (Forts.)

- **Schmerzen** in, mit:
  - ◦ **Oberschenkel,** Mitte der: hydr-ac.[268]
  - ◦ **Uterus**: sil.[137]
- **Schritt,** bei jedem: **Con.**
  ☞ *M; Auftreten, kräftiges, agg.*
- **Schwangerschaft,** während: bell.[102] bry.[102] calc-p. con.[102] puls.[102] **Sep.**
  - ◦ **entzündlich**: **Bell.**[102] **Bry.**[102]
- **Stillen**:
  - ◦ **agg.**: ant-t.[137] bor. bry.[137] calc. cham.[137] colch. **Croto-t.** lac-c.[137] lil-t.[137] phel. phyt.[25] **Puls. SIL.**
    ☞ *M; Stillen; während •wandernder Schmerz; Mammae; Kind saugt, während das*
  - ◦ ◦ **anderen,** in der: **Bor.**
  - ◦ ◦ **Milchgängen,** in den: **Phel.**
  - ◦ ◦ **wandernde** Schmerzen:
    ☞ *wandernder Schmerz; Mammae; Kind saugt, während das*
  - ◦ ◦ **erstreckt** sich zum Rücken: colch.
  - ◦ **amel.**: phel.[137]
- **Stützen** amel.: **Bry.**[102] **Lac-c.**[102] phyt.[102]
  ▤ *ALLGEMEINES; M; Stützen, Unterstützen von Körperteilen; amel.*
- **synchron** mit dem Herzschlag: choc.[222]
  ☞ *M; Herzschlag, bei jedem*
- **Treppensteigen,** Hinabgehen, **agg.**: bell. calc. carb-an. con. lac-c. lyc. nit-ac. phos.
  ☞ *M; Steigen agg.; Treppensteigen*
- **Urinieren** agg.: clem.[137]
- **wandernde** Schmerzen:
  ☞ *wandernder Schmerz; Mammae*
- ➡ **erstreckt** sich:
  - ◦ **Abdomen**: phel.[137] sang.[137]
  - ◦ **abwärts**: bufo[111]
  - ◦ **Achselhöhle**: brom.[102] lac-ac.[193]
  - ◦ **Arme**: aster.[137] lith-c.[137]
  - ◦ ◦ **Innenseite,** zu den Fingern: aster.[137]
  - ◦ ◦ **links,** zu den Fingern: aster.[137]
  - ◦ **außen,** nach: arg.[5] arg-m.[137] clem.[137] cycl.[111] gels.[36] grat.[137] mez.[1] **Ol-an.** phyt.[137]
    ▤ *ALLGEMEINES; C; Schmerz; erstreckt sich; außen, nach*
  - ◦ ◦ **Menses,** während: grat.[137]
    ☞ *M; Menses; während*
  - ◦ ◦ **Milchgänge** entlang, die: gels.[36]
  - ◦ **Außenseite** zu den Brustwarzen, von der: kreos.[36]
  - ◦ **Brustbein,** in die Nähe des: sang.[36]
  - ◦ **Brustwarze** abwärts, von der linken: asc-t.
  - ◦ **Darmbein**: camph.[1]
  - ◦ **Finger**: aster.[137] lith-c.[102]
    ▤ *ALLGEMEINES; C; Schmerz; erstreckt sich; Fingern, zu den*
  - ◦ **Hals**: mur-ac.[111]
  - ◦ **Hand**: lac-ac.[102]
  - ◦ **hinten,** nach, im Sitzen, Strecken des Körpers agg.: thuj.[36]
  - ◦ **innen,** nach: aster.[85]
  - ◦ **Kopf**: lac-ac.[137]
  - ◦ **Lendenregion,** nach Hinlegen auf die linke Seite: lil-t.[36]
  - ◦ **Magen**: **Sang.**[36]
  - ◦ **Nabel**: agar.[111]
  - ◦ **Rücken**: colch. croc.[137] **CROTO-T.**[137] form.[137] laur.[137] lil-t.[137] **PHEL.** phyt.[103] plb. stry.[58] tell.[85] til.[137]
  - ◦ ◦ **links**: form.[137]
    ☞ *S; Links*
  - ◦ **Schulter**:
  - ◦ ◦ **rechts**: sang.[36]
    ☞ *S; Rechts*
  - ◦ ◦ **Nacken,** und: lil-t.[36]
  - ◦ ◦ **zwischen** den Schultern: phel.[137] sang.[137]
  - ◦ ◦ ◦ **links**: sang.[137]
    ☞ *S; Links*
  - ◦ **Schulterblatt**: aster.[102] com.[8] cot.[102] lil-t.[36]
  - ◦ ◦ **links,** beim Husten: com.[8]
    ☞ *S; Links*
  - ◦ ◦ **Liegen** auf schmerzhafter Seite **agg.**: lil-t.[36]
    ☞ *M; Liegen; agg.; erkrankten Teil, auf dem •M; Liegen; agg.; Seite, auf der; schmerzhafter Seite, auf*
  - ◦ **vorn,** nach: ol-an.[36]
  - ◦ ◦ **Stehen,** beim: ol-an.[36]
    ☞ *M; Stehen; agg.*
  - ◦ **Wirbelsäule**: lil-t.[36]
- **äußerlich**: med.[56]
  ☞ *O; Haut, äußerlich*
- **Brustwarzen**: acon.[5] agar.[1] alum. am-c.[36] amyg-am.[36] anac.[36] ant-t.[36] ap-g.[102] arg-n.[36] **Arn.**[31] ars.[102] arum-t. arund.[8] asaf. asc-t.[36] aster.[102] aur-m-n.[36] aur-s.[85] bapt. bell.[1] benz-ac. berb. bism.[36] bor. brom.[36] bry.[36] calc.[1] **Calc-p.** calen.[102] camph.[36] cann-i.[36] cann-s.[5] carb-an.[5] carbn-s.[36] card-m. cast.[102] cast-eq. caust.[1] **Cham.**[36] chel. chin.[36] cic.[5] cimic.[111] cist.[102] coc-c.[36] cocc.[1] colch. com. con. conv.[38] cot.[36] croto-t. cur. cycl.[36] dios.[36] dulc. euon.[36] eup-a.[102] fago.[36] falco-p.[265] ferr-i.[36] ferr-ma.[36] fl-ac.[36] form.[36] gels.[111] germ.[222] **Graph.** grat. hall[36] ham.[102] hell.[45] **Helon.**[85] hep.[5] hydr.[102] hydrog.[222] hyper.[36] ign.[137] inul.[36] iod.[36] irid.[222] kali-bi.[137] kali-i. kola[1184] **Lac-c.** lach.[36] lappa[137] laps.[122] led.[1] lob.[36] **Lyc.**[137] lycps.[25] mag-m. mang.[36] mang-acet.[1] mant-r.[262] med. **Merc.**[5] **Merc-c.** mez.[36] mill. mim-p.[233] mit.[85] mur-ac.[1] nat-m.[137] nat-s. neon[222] nit-ac.[5] **Nux-v.**[36] oci.[102] ol-an.[111] onos.[102] orig.[102] paeon.[36] pall.[36] par. paraf.[102] paull-p.[36] petr.[58] ph-ac.[36] phel.[36] phos.[5] phyt.[111] pier-b.[233] plan.[137] plb.[5] psor. **Puls.**[31] pyrog.[102] ran-b. ran-s.[36] rat.[102] rauw.[119] rheum[1] rhus-t. sabad.[5] sabin.[36] sac-l.[55] sang. sars.[5] senec.[137] seneg. sep.[111] sil. spig.[1] stann.[1] sulo-ac.[85] **Sulph.** sumb. tab.[36] tax.[303] tell.[36] ter.[36] thuj.[36] til. verat.[1] verat-v.[36] verb.[1] zinc.[1]
  ☞ *O; Mammae; Brustwarzen*

- **links**: agar.[36] am-c.[36] amyg-am.[36] asc-t.[25] aur-m-n.[36] bapt. berb. bism.[1] brom.[36] coc-c.[36] cot.[36] croto-t. cycl.[36] euon.[36] falco-p.[265] ferr-i.[36] form. hall[36] iod.[36] lach.[36] lob.[36] mez.[36] nat-s.[36] paull-p.[36] ph-ac.[36] ran-b. ran-s.[36] rhus-t. sabin.[36] sac-l.[55] senec.[137] sil. tell.[36] til. verat-v.[36] zinc.[36]
  ☞ *O; Mammae; Brustwarzen; links*
  - **nachmittags**: ferr-i.[36] verat-v.[36]
    ☞ *Z; Nachmittags; agg.*
  - **abends**: euon.[36] ferr-i.[36]
    ☞ *Z; Abends*
    - **Zubettgehen,** vor dem: euon.[36]
  - **Atmen,** beim, Sitzen **agg.**: am-c.[36]
    ☞ *M; Sitzen; agg.*
  - **Berührung,** bei: zinc.[36]
    ☞ *M; Berührung; agg. •M; Berührung; agg.; links*
  - **Gehen,** beim: cycl.[36]
    ☞ *M; Gehen; agg.; beim*
  - **Sitzen,** beim: nat-s.[36]
    ☞ *M; Sitzen; agg.*
  - **erstreckt** sich:
    - **abwärts**: asc-t.[25]
    - **Achselhöhle**: lob.[36]
    - **Brustbein**: bism.[36]
    - **Schulterblatt**: rhus-t. tell.[36]
    - **Seiten** der Brust, in die: brom.[36]
  - **Brustbein** hin, zum: bism.[1]
    ☞ *O; Brustbein*
  - **hinter** der Brustwarze: berb.
  - **Region** der Brustwarze: bism.[1]
  - **tief** sitzend: amyg-am.[10]
    ☞ *O; Tief sitzend*
  - **über** der Brustwarze, tief: amyg-am.[36]
    ☞ *O; Tief sitzend*
  - **unter** der Brustwarze: aur-m-n.[36]
- **rechts**: agar.[36] anac.[36] ant-t.[36] arg-n.[36] asc-t.[36] aur-m-n.[36] bell.[8] bor. bry.[36] carbn-s.[36] card-m. cham.[36] chel. chin.[36] coc-c.[36] con. conv.[38] dios.[36] fl-ac.[36] form.[36] germ.[222] grat. hydrog.[222] mag-m. mang.[36] mur-ac.[1] neon[222] pall.[36] phyt.[111] sang. sulph. sumb. tab.[36] zinc.[36]
  ☞ *S; Rechts*
  - **morgens**: sulph.
    ☞ *Z; Morgens*
  - **Ausatmen** **agg.**: bry.[36]
    ☞ *M; Atmen; agg.; während; Ausatmung*
  - **Einatmen,** tief, **agg.**: pall.[36]
    ☞ *M; Atmen; agg.; während; tief*
  - **Gehen,** beim: agar.[36]
    ☞ *M; Gehen; agg.; beim*
  - **Gehen** im Freien **amel.**: pall.[36]
    ☞ *M; Gehen; amel. •M; Luft; amel.; frische, im Freien*
  - **Härte** und Rötung, mit: neon[222]
  - **erstreckt** sich:
    - **außen,** nach: aur-m-n.[36] chin.[36] germ.[222]
    - **innen,** nach: pall.[36]
  - **links,** nach: card-m.
  - **unter** der Brustwarze: mur-ac.[1]
- **morgens**: ran-b. **Rhus-t.**
  ☞ *Z; Morgens*
- **11** Uhr: ferr-i.[36]
- **nachmittags**: ferr-i.[36]
  ☞ *Z; Nachmittags; agg.*
- **abends**: con. ferr-i.[36] phel.[36]
  ☞ *Z; Abends*
  - **Hinlegen,** nach: phel.[36]
    ☞ *M; Liegen; agg.; Hinlegen, nach dem*
- **Abstillen,** nach dem: dulc.
  ☞ *M; Abstillen, nach dem*
- **Atmen,** beim: sulph.
- **Berührung** **agg.**: calc.[1] cast-eq. con. croto-t. helon.[85] laps.[122] nux-v.[36] oci.[102] petr.[58] sep.[111] zinc.[1]
  ☞ *M; Berührung; agg.*
  - **geringste**: oci.[102]
  - **Kleidung,** der: calc.[1] cast-eq. con. croto-t. helon.[85] laps.[122] nux-v.[36] petr.[58] zinc.[1]
    ☞ *M; Druck; agg.; Kleidung, der •M; Kleidung agg.*
    ALLGEMEINES; M; Berührung, Berührtwerden; agg.; Kleidung, durch die
- **Bett,** im: con.[36] fago.[36]
- **Druck,** durch: tax.[303]
  ☞ *M; Druck; agg.*
- **Einatmen,** beim: con.[137] ign.[137] par. verb.
  ☞ *M; Atmen; agg.; während; Einatmung*
  - **tief**: con.[137] ign.[137]
    ☞ *M; Atmen; agg.; während; tief*
- **Entbindung,** nach der: ham.[102]
  ☞ *M; Wehen, Entbindung; Wochenbett, im*
- **Erwachen,** beim: irid.[222]
  ☞ *M; Erwachen, beim*
- **Erysipel,** während: sulph.[36]
- **Gehen,** beim: con. paeon.[36]
  ☞ *M; Gehen; agg.; beim*
- **Getränke,** warme, **agg.**: ter.[36]
- **Menses**:
  - **während**: helon.[54]
    ☞ *M; Menses; während*
  - **nach**: berb. thuj.
    ☞ *M; Menses; nach*
  - **verspäteten,** bei: thuj.[36]
- **Punkt** im Zentrum der Brustwarze, mit einem: nux-v.[85]
- **Schwangerschaft**:
  - **agg.**: ferr-i.[36] plan.[137]
  - **amel.**: fago.[36]
    ALLGEMEINES; M; Schwangerschaft; amel.
- **Sitzen,** beim: nat-s.
  ☞ *M; Sitzen; agg.*
- **Stillen**:
  - **beim**: arn.[31] bor.[85] cast-eq.[36] **CROTO-T. Merc-c. Nux-v.** phel.[85] **Phyt.** rhus-t.[85] sil.[193]
    ☞ *O; Mammae; Brustwarzen; Stillen, beim*
  - **zwischen** den Stillakten: phel.[102]
  - **danach**: sang. sulph.
    ☞ *M; Stillen; nach •O; Mammae; Brustwarzen; Stillen, beim*

Mammae; Brustwarzen (Forts.)

◦ **Zimmer,** warmes, agg.: coc-c.[36]
☞ *M; Zimmer, im; agg.; warmen, im*

➡ ◦ **erstreckt** sich:

◦ ◦ **außen,** nach: asaf. berb.[137] **Bry.**[137] cycl.[5] gels.[111] kali-bi.[137] lappa[137] lyc.[137] mez.[5] ol-an.[111] spig.[137] stann.[137]

◦ ◦ **Brust**: cann-i.[36] puls.[31]

◦ ◦ ◦ **Seiten,** in die: cann-i.[36]

◦ ◦ **innen,** nach: aster.[102]

◦ ◦ **Körper,** über den ganzen, beim Stillen: **Phyt.** puls.[102] sil.[102]
☞ *O; Mammae; Brustwarzen; Stillen, beim*

◦ ◦ **Nacken**: mur-ac.[1] puls.[31]

◦ ◦ **Rücken,** beim Stillen: croto-t.[102] puls.[31]
☞ *O; Mammae; Brustwarzen; Stillen, beim*

◦ ◦ ◦ **abwärts**: puls.[31]

◦ ◦ **Schulterblatt**: com. **Croto-t. Rhus-t.** tell.

◦ ◦ ◦ **Mann,** bei einem: tell.

◦ **Spitze** der Brustwarze: aur-s.[85] bism.[36] camph.[36] caust.[1] kali-i. spig.[1] verat.[1]

◦ ◦ **rechts,** erstreckt sich zum Becken: camph.[36]
☞ *S; Rechts*

◦ ◦ **Atmen** agg.: bism.[36]

◦ ◦ **Jucken,** endet mit: verat.[1]

◦ ◦ **Sitzen** amel., aufrechtes: spig.[1]
☞ *M; Sitzen; amel.; aufrechtes*

◦ ◦ **erstreckt** sich:

◦ ◦ ◦ **Nabel**: caust.[1]

◦ ◦ ◦ **Rücken**: kali-i.

◦ **über** der Brustwarze, links: **ARUM-T.** aur-m-n.[36] **SULPH.**
☞ *O; Mammae; Brustwarzen; links*

◦ **unter** der Brustwarze: bell.[1] calc.[1] **Cimic.**[111] hell.[45] led.[1] mur-ac.[1] spig.[1] stann.[1] verb.[1]

◦ ◦ **links**: hell.[45] verb.[1]
☞ *S; Links • O; Mammae; Brustwarzen; unter der linken*

◦ ◦ **rechts**: bell.[1] calc.[1] led.[1] mur-ac.[1] stann.[1]
☞ *S; Rechts*

◦ ◦ **erstreckt** sich:

◦ ◦ ◦ **Oberarm,** linker: spig.[1]

◦ ◦ ◦ **Schulterblatt,** linkes: spig.[1]

◦ **unterhalb** der Brustwarze: agar.[1] lycps.[25] mur-ac.[1]

◦ ◦ **links**: lycps.[25]
☞ *S; Links • O; Mammae; Brustwarzen; unter der linken*

- **tief** sitzend: **Chin.**[102] cimic.[102] puls.[102] **Ran-b.**[102] raph.[102] sumb.[102] ust.[102] zinc.[102]
☞ *O; Tief sitzend*

<> ◦ **Klimakterium,** im: cimic.[102]

- **Umgebung** der Mammae, und: aeth. aloe am-c. am-m.[5] ant-c.[85] ant-t.[5] ars.[137] arund. aster. berb. brom. bros-g.[259] bruc. bry. canth. carb-an. carb-v. cast. caul.[85] caust. cean.[111] chel. cimic. com.[111] con. cot.[102] crot-c.[36] eup-per. eupi.[85] gamb. graph.[137] grat.[58] hura hyper. irid.[222] kali-bi. kali-c. kali-n. kali-p. kalm. lac-ac. lach.[5] lachn.[85] laur.[137] lil-t.[137] lob.[111] lob-s.[85] mag-c. mag-m. merc.[5] merc-i-r.[137] mez.[1] mosch. mur-ac.[1] murx. nat-c.[1] nat-h.[85] nat-p. nat-s. neon[222] nicc. nit-ac.[1] ol-an. ozone[227] ph-ac.[1] phel. phos. plb. puls.[85] ran-b. ran-s. raph.[85] rhus-t. rob. rumx. sang.[137] sil. sol[236] stann. sulph. sumb. thlaspi[137] ust.[137] visc.[111] zinc.

◦ **links**: ant-t.[5]
☞ *O; Mammae; links*

◦ **rechts**: am-m.[5] lob.[111]
☞ *O; Mammae; rechts*

◦ **abends**: ran-s.
☞ *Z; Abends*

<> ◦ **Räuspern,** beim: nat-p.

◦ **Sitzen,** bei gebeugtem: rhus-t.
☞ *M; Sitzen; agg.; gebeugtes*

◦ **Achselhöhle,** nahe der, Senken des Gesichts agg.: sol[236]
☞ *O; Mammae; Menses; vor*

◦ **über** der Mamma, erstreckt sich zur Achselhöhle: irid.[222]

◦ **unter** den Mammae: am-m.[5] ant-t.[5] lob.[111] **Puls.**[85]

◦ **unter** der Mamma: aeth. aloe am-c. am-m. ant-c.[85] ars.[137] arund. aster. berb. brom. bros-g.[259] bruc. bry. canth. carb-an. carb-v. cast. caul.[85] caust. cean.[111] chel. **Cimic.** com.[111] con. cot.[102] crot-c.[36] eup-per. eupi.[85] gamb. graph.[137] grat.[58] hura hyper. kali-bi. kali-c. kali-n. kali-p. kalm. lach.[5] lachn.[85] laur.[137] lil-t.[137] lob-s.[85] mag-c. mag-m. merc.[5] merc-i-r.[137] mez.[5] mosch. mur-ac.[1] murx. nat-c.[1] nat-h.[85] neon[222] nicc. nit-ac.[1] ol-an. ozone[227] phel. **Phos.** plb. **PULS. Ran-b.** raph.[85] rob. rumx. sang.[137] sil. stann. sulph. sumb. thlaspi[137] ust.[137] visc.[111] zinc.

◦ ◦ **links**: am-c. ant-c.[85] arund. **Aster.** berb. bros-g.[259] bry. carb-v. caul.[85] caust.[1] cimic.[25] com.[111] con. cot.[102] graph.[85] kali-c. kali-n.[1] lach.[5] laur. lil-t.[111] lob-s.[85] mag-c. mez.[5] mur-ac.[1] nat-c.[1] nat-h.[85] nicc. ozone[227] phel. phos.[137] puls. rumx. stann. sulph.[137] sumb. thlaspi[137] ust. visc.[111] zinc.
☞ *O; Mammae; links*

◦ ◦ ◦ **Menses,** während: caust.[1]
☞ *M; Menses; während*

◦ ◦ ◦ **Reiben** amel.: caust.[1]
☞ *M; Reiben amel.*

◦ ◦ ◦ **Sitzen,** beim: mag-c.
☞ *M; Sitzen; agg.*

◦ ◦ ◦ **weckt** sie nachts: graph.[85]

◦ ◦ ◦ **erstreckt** sich:

◦ ◦ ◦ ◦ **aufwärts**: kali-c. stann.

◦ ◦ ◦ ◦ **Brustbein**: mag-c.[1]

◦ ◦ **rechts**: aeth. aloe am-m. bruc. carb-an.[1] cast. caust.[137] chel. **Cimic.**[137] eupi.[85] gamb. **Graph.**[137] hura kali-bi. kali-p. lachn.[85] laur.[137] lil-t.[137] mag-c.[1] mag-m. merc.[5] merc-i-r.[137] neon[222] nicc. phel. phos. plb. sulph.[1] ust.[137]
☞ *O; Mammae; rechts*

◦ ◦ ◦ **Husten,** beim: sulph.[1]

◦ ◦ ◦ **Menses,** während: am-m.
☞ *M; Menses; während*

◦ ◦ ◦ **erstreckt** sich:

◦ ◦ ◦ ◦ **abwärts**: mag-c.

◦ ◦ ◦ ◦ **Rücken**: kali-bi.

◦ ◦ ◦ ◦ **Schulter**: mag-c.[1]

◦ ◦ ◦ ◦ **Schulterblatt**: plb.

◦ ◦ **morgens**: plb.
☞ *Z; Morgens*

◦ ◦ ◦ **Aufstehen,** amel. nach dem: plb.
☞ *M; Aufrichten; amel. •M; Aufstehen; amel. ▤ ALLGEMEINES; C; Schmerz; morgens; Aufstehen; amel.*

◦ ◦ ◦ **Bett,** im: plb.
☞ *Z; Morgens; Bett, im*

◦ ◦ **nachmittags**: carb-an. kali-c. mag-c. sil.
☞ *Z; Nachmittags; agg.*

◦ ◦ ◦ **13** Uhr, beim Gähnen: mag-c.

◦ ◦ ◦ **14** Uhr, beim Ausatmen: sil.

◦ ◦ ◦ **Gehen** amel.: carb-an.
☞ *M; Gehen; amel.*

◦ ◦ ◦ **Heben,** nach: kali-c.
☞ *M; Heben agg.*

◦ ◦ ◦ **Sitzen,** beim: mag-c.
☞ *M; Sitzen; agg.*

◦ ◦ **nachts**: nit-ac.[1]
☞ *Z; Nachts*

◦ ◦ **Aufstehen,** beim: grat.[58] phos.

◦ ◦ ◦ **Sitz,** von einem: phos.
☞ *M; Aufstehen; agg.; beim; Sitzen, vom*

◦ ◦ **Bewegung** amel.: ars.[137]
☞ *M; Bewegung; amel.*

◦ ◦ **Einatmen,** beim: bry. mag-c.
☞ *M; Atmen; agg.; während; Einatmung*

◦ ◦ **Gähnen,** beim: mag-c.
☞ *M; Gähnen agg.*

◦ ◦ **Gehen,** beim: kali-n.

◦ ◦ **Husten,** während: mosch. sulph.
☞ *M; Husten; agg.; während*

◦ ◦ **Klimakterium,** im: **Cimic.**

◦ ◦ **Liegen** auf linker Seite, beim: phos.[1]
☞ *M; Liegen; agg.; Seite, auf der; linker Seite, auf*

◦ ◦ **Menses,** während: am-m. caust.
☞ *M; Menses; während*

◦ ◦ **Schwangerschaft,** während: **Cimic.**

◦ ◦ **Sitzen,** beim: am-m. carb-an.

◦ ◦ ◦ **gebeugt**: am-m.
☞ *M; Sitzen; agg.; gebeugtes*

◦ ◦ **erstreckt** sich:

◦ ◦ ◦ **Finger**: aster.

◦ ◦ ◦ **Schulterblatt,** linkes: com.[111]

◦ **zwischen** den Mammae: mez.[1] ph-ac.[1]

- **Wehen** in die Mammae erstrecken, als würden sich die: lach.[36]

Mitte der Brust: acon.[5] agar. **Alum.** am-c. am-m. ant-c.[1] ars. asaf. asar.[5] bell. benz-ac. berb. bov. **Bry.** calc.[137] camph. carb-an.[1] carbn-s. cast-eq. cham. chin.[5] cina crot-h. croto-t. dros. dulc.[5] equis. eupi. gall-ac.[36] **Gamb. Graph.** grat. gymn. hyper. ignis[194] indg. iod.[1] jug-c. kali-bi.[137] kali-c.[1] kali-i. kali-n. kreos. lact. laur. lith-c. lyc. mag-c.[1] mag-s. mez. nat-m. nux-v. ol-an. olnd. ox-ac. pall. par.[5] ph-ac. **Phel.**[111] **Phos.** plb.[5] puls. ran-b. raph. rumx. sabad. samb. sars. seneg. **Sep. Spig.** squil.[5] succ.[194] sul-ac. **Sulph.** tell. thuj. verat. zinc.
☞ *O; Mitte der Brust*

- **nachmittags**: **Am-m.** croto-t. mag-c.[1] mag-s.
☞ *Z; Nachmittags; agg.*

- **abends**: ran-b.
☞ *Z; Abends*

- **Anheben** der Arme, beim: sep.
☞ *M; Anheben der Arme agg.*

- **Ärgernis,** nach: ph-ac.
☞ *M; Zorn, durch ▤ GEMÜT; M; Zorn, Beschwerden durch*

- **Ausatmen** agg.: cham. ph-ac.[1]
☞ *M; Atmen; agg.; während; Ausatmung*

- **Beugen** vorwärts, beim: pall.

- **Bewegung**:

◦ **agg.**: equis. nux-v. seneg. sulph.
☞ *M; Bewegung; agg.*

◦ **amel.**: seneg.
☞ *M; Bewegung; amel.*

- **Bücken,** beim: ph-ac.[1] zinc.
☞ *M; Bücken; agg.*

- **Druck**:

◦ **agg.**: am-c. ph-ac.[1]
☞ *M; Druck; agg.*

◦ **amel., der Hand**: **BRY.** kreos.
☞ *M; Druck; amel.*

- **Einatmen**:

◦ **beim**: alum. graph. kreos. sulph. thuj. zinc.
☞ *M; Atmen; agg.; während; Einatmung*

◦ ◦ **tief**: thuj.
☞ *M; Atmen; agg.; während; tief*

◦ **nach**: zinc.[1]

◦ **amel.**: seneg.
☞ *M; Einatmen amel.*

- **Essen,** beim: alum.

- **Frühstück,** nach dem: verat.

- **Gehen**:

◦ **agg.**: kali-i. kali-n. lyc.
☞ *M; Gehen; agg.; beim*

◦ ◦ **Freien,** im: lyc.
☞ *M; Gehen; agg.; beim; Freien, im*

◦ **amel.**: kali-i.
☞ *M; Gehen; amel.*

- **Husten,** nach: cina ph-ac.[1]
☞ *M; Husten; agg.; nach*

- **Menses,** während: kali-n.
☞ *M; Menses; während*

- **Mittagessen,** nach dem: kali-n.
☞ *M; Mittagessen; während*

- **Schreiben,** beim: ran-b.
☞ *M; Schreiben agg.*

Mitte der Brust (Forts.)

- **Sitzen** agg.: indg. pall. **Seneg.**
  ☞ *M; Sitzen; agg.*
- **Strecken** des Körpers, beim: eupi.
  ☞ *M; Strecken des Körpers; agg.*
- **Treppensteigen,** beim: graph.
  ☞ *M; Steigen agg.; Treppensteigen*

➡ - **erstreckt** sich:
  - ◦ **Abdomen**: berb. sulph.
  - ◦ **abwärts**: kali-c.[1]
  - ◦ **Hals**: mez.
  - ◦ **rechte** Seite: cham.[1]
  - ◦ **Rücken**: crot-h. ox-ac.
  - ◦ **Schulter,** zur: **Crot-h.**

Muskeln: achy.[149] acon.[5] aesc.[137] am-c.[102] aml-n.[137] ant-c.[1] aq-mar.[156] aran.[111] arist-m.[102] arn.[5] ars.[5] ars-s-f.[58] asc-t.[36] aster.[111] aur-m-n.[36] aza.[102] bell.[5] berb. bor.[1] bry. calc.[1] canth.[5] card-m. caust.[102] cere-b.[72] chel.[5] cimic.[102] coc-c. colch.[102] com.[25] echi. gaul.[102] gels.[25] guai.[102] hydr.[25] hyos.[5] kali-c.[102] kali-hp.[25] kreos. lat-h.[301] lycpr.[102] lycps.[36] mag-c.[137] mag-m. mag-p.[111] merc. mez.[5] morg-g.[136] mur-ac.[5] naja[85] nat-c.[36] nat-m.[5] nux-v.[5] ox-ac.[102] par.[5] phos.[1] phyt.[102] plat. puls.[5] puls-n.[25] ran-b.[58] rham-cal.[102] rhod.[5] rhus-t. rumx.[102] sang.[25] seneg.[5] sil.[137] sin-n.[102] spig.[5] sul-ac. syc-co.[136] tarax.[5] tarent.[192] teucr.[5] ther.[85] thuj.[137] tung.[209] verb.[5] zinc.[5]
  ▤ *ALLGEMEINES; C; Schmerz; Muskeln*

- **interkostal**: achy.[149] acon.[5] aesc.[137] **Am-c.**[102] aml-n.[137] aq-mar.[156] aran.[111] arist-m.[102] arn.[5] ars.[5] ars-s-f.[58] **Asc-t.**[36] aster.[111] aur-m-n.[36] aza.[102] bell.[5] bor.[5] bry.[5] canth.[5] caust.[102] chel.[5] cimic.[102] coc-c. **Colch.**[102] com.[25] echi.[102] gaul.[102] guai.[102] hydr.[25] **Kali-c.**[102] kali-hp.[25] kreos. lycps.[36] mag-c.[137] mag-m. mag-p.[111] mez.[5] morg-g.[136] mur-ac.[5] nat-m.[5] nux-v.[5] ox-ac.[102] par.[5] phos.[5] phyt.[102] plat. puls.[5] ran-b.[5] rham-cal.[102] rhod.[5] rhus-t.[5] rumx.[102] sang.[25] seneg.[5] sil.[137] sin-n.[102] spig.[5] sul-ac. syc-co.[136] tarax.[5] tarent.[192] teucr.[5] thuj.[137] tung.[209] verb.[5] zinc.[5]
  ☞ *O; Interkostalmuskeln*
  - ◦ **links,** dann rechts: coc-c.
    ☞ *S; Links; rechts, nach*
  - ◦ **morgens,** beim Aufstehen: aq-mar.[149]
  - <> ◦ **Bewegung** agg.: lycps.[36]
    ☞ *M; Bewegung; agg.*
  - ◦ **Druck** amel.: aq-mar.[156]
    ☞ *M; Druck; amel.*
  - ◦ **Einatmen,** tief, agg.: tarent.[192]
    ☞ *M; Atmen; agg.; während; tief*
  - ◦ **Liegen** auf rechter Seite agg.: lycps.[36]
    ☞ *M; Liegen; agg.; Seite, auf der; rechter Seite, auf*
  - ◦ **Sonnenhitze** agg.: tarent.[192]
    ▤ *ALLGEMEINES; M; Wärme; agg.; Sonnenhitze, durch*
  - ◦ **untere**: aq-mar.[156]
    ☞ *O; Unterer Teil der Brust*

- **pectoralis**: ant-c.[1] arist-m.[102] berb. bor.[1] **Bry.** card-m. cere-b.[72] echi. gels.[25] hyos.[5] lat-h.[301] lycpr.[102] merc. morg-g.[136] naja[85] nat-c.[36] phos.[1] puls-n.[25] ran-b.[58] rhus-t. ther.[85]
  - ◦ **links**: cere-b.[72] gels.[25] naja[85] puls-n.[25] ther.[85]
    ☞ *S; Links*
    - ◦ ◦ **periodisch**: gels.[25]
      ☞ *Z; Periodisch*
  - ◦ **rechts**: **Lycpr.**[102]
    ☞ *S; Rechts*
  - ◦ **Husten,** bei: hyos.[5]

Narben, alte: lar-ar.[251]
  ▤ *HAUT; C; Narben*

oberer Teil der Brust: am-c.[1] anis.[102] apis[111] bad.[25] bani-c.[204] calc.[137] caust.[54] coc-c.[111] elaps gall-ac.[36] gels.[25] get.[45] graph.[1] hyper.[8] ind. iod.[137] kali-i. lac-ac.[8] mang.[137] myrt-c.[102] ol-j.[25] pix.[102] plat.[1] ptel.[25] puls.[137] sang.[25] sanic.[85] scroph-n.[111] sep.[1] spig.[1] stann.[1] sul-ac.[1] sulph.[1] tarent.[192] tela[192] ther.[102]
  ☞ *O; Oberer Teil der Brust*

- **links**: get.[45] kali-i. ptel.[25] sep.[1] spig.[1] sul-ac.[1] tarent.[192]
  ☞ *S; Links*
  - ◦ **Einatmen** agg.: get.[45]
    ☞ *M; Atmen; agg.; während; Einatmung*
  - ◦ **Sitzen,** bei gebeugtem: kali-i.
    ☞ *M; Sitzen; agg.; gebeugtes*
- **rechts**: bani-c.[204] hyper.[8] lac-ac.[8]
  ☞ *S; Rechts*
- <> - **Atmen** agg.: bani-c.[204] caust.[54]
  - ◦ **tiefes,** Zorn, durch: caust.[54]
    ☞ *M; Zorn, durch*
- **Berührung,** bei: graph.[1]
  ☞ *M; Berührung; agg.*
- **Bewegung** agg.: tela[192]
  ☞ *M; Bewegung; agg.*
- **Druck**:
  - ◦ **agg.**: bani-c.[204]
    ☞ *M; Druck; agg.*
  - ◦ **amel.**: tela[192]
    ☞ *M; Druck; amel.*
- **Gähnen,** beim: graph.[1]
  ☞ *M; Gähnen agg.*
- **Husten,** beim: ol-j.[25]
- **Reiten**: graph.[1]
  ☞ *M; Fahren agg.*

➡ - **erstreckt** sich durch beide Lungenspitzen: elaps ind.
  - ◦ **Gehen** amel.: elaps
    ☞ *M; Gehen; amel.*

Pleura: abrot.[111] **Acon.**[5] ail.[25] apisin.[5] arg.[5] arg-n.[5] arn.[5] asc-t.[25] bad.[25] bamb-a.[1184] bry.[5] calam-a.[1125] card-m.[111] caul.[1125] chel.[5] chin.[5] cic.[149] cimic.[25] coc-c.[36] colch.[5] com.[25] dios.[25] dys-co.[136] **Gaul.**[1125] guai.[5] hydr.[25] ilx-a.[1125] kali-c.[5] kali-hp.[25] kalm.[111] lach.[5] lil-t.[111] lycps.[25] merc.[5] morg.[136] morg-g.[136] **Myrt-c.**[1125] nat-s.[111] nux-v.[5] ol-j.[111] phos.[5] pneu.[102] puls.[5] **Ran-b.**[5] rhus-t.[5] rumx.[111] sabad.[5] sang.[25] senec.[111] seneg.[5] sil.[5] spira.[36] squil.[5] stann.[5] sulph.[5] syc-co.[136] tab.[111] ther.[111] verat.[5] ziz.[25]

- **links**: ail.[25] apisin.[5] arg.[5] arg-n.[5] bad.[25] com.[25] nat-s.[111] phos.[5] rumx.[111] stann.[5] ther.[111]
  ☞ *S; Links*
- **rechts**: asc-t.[25] bad.[25] card-m.[111] chel.[5] kali-c.[5] merc.[5] ziz.[25]
  ☞ *S; Rechts*

<> - **Einatmen**:
  ◦ **agg.**: bad.[25] ziz.[25]
  ☞ *M; Atmen; agg.; während; Einatmung*
  ◦ ◦ **tief**: bad.[25]
  ☞ *M; Atmen; agg.; während; tief*
  ◦ **unmöglich**: chel.[25]
  ☞ *M; Atmen; agg.; während; Einatmung*
- **Husten** agg.: ziz.[25]
- **Muskeln**: cimic.[25] hydr.[25] kali-hp.[25] lycps.[25] sang.[25]

Rippen: achy.[149] acon.[5] adam.[222] aesc. agar. alum.[1] am-c.[102] aml-n.[137] amyg-p.[36] anac.[1] ant-o.[85] ant-s.[85] ant-t.[36] apis[137] apisin.[5] aq-mar.[149] aran.[111] arg.[102] arg-m.[137] arg-n.[137] arist-m.[102] arn. ars.[5] ars-s-f.[58] asc-t.[36] aster.[111] aur-m-n.[36] aza.[102] bamb-a.[1184] bell.[1] benz-ac.[137] berb.[137] bism.[1] bor.[5] bov. bry. calc. canth. caps.[1] carb-v.[111] carbn-s.[25] cast. caust. cham.[1] chel. chin.[1] choc.[222] cic.[1] cimic.[102] coc-c. colch.[102] com.[25] cupr.[1] dig.[1] echi.[102] eupi.[85] gaul.[102] graph.[1] grat. guai.[102] hep. hydr.[25] iris[36] kali-bi.[111] kali-c. kali-hp.[25] kali-i. kali-n. kalm.[85] kreos. kres.[149] lac-del.[204] lac-leo.[204] lar-ar.[251] led.[1] lob-s.[85] loxo-r.[240] lyc. lycps.[25] mag-c. mag-m. mag-p.[111] mang-acet.[1] med. meny.[1] meph. merc. merc-c. merl. mez.[5] morg-g.[136] mur-ac.[1] naja[137] nat-ar. nat-c.[36] nat-m. nat-s.[111] nit-ac.[1] nux-v.[5] ox-ac.[102] ozone[227] par.[102] petr.[5] ph-ac. phase.[72] phos.[5] phyt.[102] plat. plb. plut-n.[222] psor.[137] puls.[5] ran-b. rat.[137] rham-cal.[102] rhod.[5] rhus-t.[1] rumx.[102] ruta[1] samb.[1] sang.[25] sars.[1] seneg.[5] sep.[1] sil. sin-n.[102] spig.[1] squil.[1] stann.[1] staph.[1] stram. stroph.[85] sul-ac. sulph. syc-co.[136] tarax.[5] tarent. teucr.[5] ther.[102] thuj.[137] tung.[209] verat.[1] verb.[5] vip.[85] xan.[25] zinc.[1] zinc-i.[137]

- **links**: adam.[222] vip.[85]
  ☞ *S; Links*
  ◦ **Druck** agg.: vip.[85]
  ☞ *M; Druck; agg.*
- **rechts**: lac-del.[204] lac-leo.[204] mur-ac.[1] phase.[72] staph.[1]
  ☞ *S; Rechts*
  ◦ **links**, nach: lac-del.[204]
- **nachts**, nach dem Hinlegen: lob-s.[85]

<> - **Auftreten** agg.: rat.[137]
  ☞ *M; Auftreten, kräftiges, agg.*
- **Einatmen**, beim: caps.[1] lob-s.[85]
  ☞ *M; Atmen; agg.; während; Einatmung*
- **Husten**, während: lob-s.[85]
  ☞ *M; Husten; agg.; während*
- **Menses**, nach: bor.[5]
  ☞ *M; Menses; nach*
- **Stuhlgang**, vor: petr.[5]
  ☞ *M; Stuhlgang; vor*
- **Taubheitsgefühl** im Arm, mit: kalm.[85]
  ALLGEMEINES; C; Schmerz; Taubheitsgefühl, mit
- **umdrehen** im Bett agg.: lob-s.[85]
  ☞ *M; Drehen; agg.; Umdrehen*

➡ - **erstreckt** sich:
  ◦ **Arm**: par.[102]
  ◦ **aufwärts**: apis[137]
  ◦ **Brustbein**: nat-c.[1]
  ◦ **hinten**, nach: aml-n.[137] arg.[137]
- **3., rechts, Mitte, Druck agg.**: stroph.[85]
- **4., links**:
  ◦ **Stuhlgang**, vor und während: spig.[1]
  ☞ *M; Stuhlgang; vor •M; Stuhlgang; während*
  ◦ **unter** der: xan.[25]
- **7., rechts**: sang.[25]
- **kurze** Rippen: aesc. agar. alum.[1] amyg-p.[36] ant-t.[36] arg.[102] arg-m.[137] arg-n.[137] arn. bamb-a.[1184] benz-ac.[137] berb.[137] bov. bry. calc. canth. carbn-s.[25] cast. caust. cham.[1] chel. chin.[1] choc.[222] cic.[1] eupi.[85] hep. kali-c. kali-n. lac-leo.[204] lob-s.[85] lyc. mag-c. mag-m. mang-acet.[1] med. meny.[1] meph. merc. merl. mur-ac.[1] nat-ar. nat-c.[36] nat-m. ozone[227] ph-ac. plb. ran-b. samb.[1] sep.[1] sil. stram. sulph. tarent. ther.[102] verat.[1] zinc.[1] zinc-i.[137]
  ☞ *O; Rippen, falsche, Rand*
  ◦ **links**: arg.[102] cic.[1] med. meny.[1] mur-ac.[1] nat-c.[36] sil.[1]
  ☞ *S; Links*
  ◦ ◦ **Atmen**, beim: nat-c.[36]
  ◦ ◦ **Berührung**, bei: sil.[1]
  ☞ *M; Berührung; agg. •M; Berührung; agg.; links*
  ◦ ◦ **erstreckt** sich nach rechts: mur-ac.[1]
  ◦ **rechts**: aesc. agar. alum.[1] bamb-a.[1184] calc. carbn-s.[25] chel. choc.[222] kali-c. kali-n.[1] lac-leo.[204] lyc. mang-acet.[1] merl. sep.[1] verat.[1] zinc.[1]
  ☞ *S; Rechts*
  ◦ **morgens**: bov.
  ☞ *Z; Morgens*
  ◦ **nachmittags**: canth. stram.
  ☞ *Z; Nachmittags; agg.*
  ◦ **abends**: mag-m. zinc.[1]
  ☞ *Z; Abends*
  ◦ **nachts**, beim Einatmen: sil.

<> ◦ **Beugen** und Drehen agg.: ozone[227]
  ☞ *M; Drehen; agg.; Körper*
  ◦ **Bewegung**, bei: arn. meph.
  ☞ *M; Bewegung; agg.*
  ◦ **Bücken**, beim: ant-t.[36]
  ☞ *M; Bücken; agg.*
  ◦ **Drehen**, beim: plb.
  ◦ **Einatmen**, beim: arn. chin.[1] sulph.
  ☞ *M; Atmen; agg.; während; Einatmung*
  ◦ **Gehen**, beim: merc.
  ☞ *M; Gehen; agg.; beim*
  ◦ **Husten**, beim: bry. kali-n.[1]
  ◦ **Lachen**, beim: kali-n.
  ☞ *M; Lachen agg.*
  ◦ **Niesen**, beim: cast.
  ☞ *M; Niesen; agg.*
  ◦ **Sitzen**, im: agar. mag-c.
  ☞ *M; Sitzen; agg.*

◦ **Stelle,** an einer kleinen: ozone[227]
➡ ◦ **erstreckt** sich zum Mund: cham.[1]
◦ **freie** Rippen: arg-m.[137] arg-n.[137] benz-ac.[137] berb.[137] ph-ac. ther.[102] zinc-i.[137]
◦ ◦ **links**: arg-m.[137] arg-n.[137] ther.[102]
☞ *S; Links*
◦ ◦ **rechts**: berb.[137] ph-ac.
☞ *S; Rechts*
◦ **unter** den: amyg-p.[36] eupi.[85]
◦ ◦ **Mittagessen, beim**: amyg-p.[36]
☞ *M; Mittagessen; während*
- **unter** den: dig.[1] iris[36] sil.[1]
◦ **links**: iris[36]
☞ *S; Links*
- **vorne,** anterior: nit-ac.[1] verat.[1]
- **zwischen** den Schulterblättern:
☞ *Muskeln; interkostal*

Schlüsselbeine: acon. agar. ail. alumn. am-c.[5] am-m. ant-c.[1] ant-t.[36] apis apisin.[5] ars. arund. asaf.[5] asar.[5] aspar. aur.[5] aur-m. aur-m-n.[36] aur-s. bad.[25] bell. berb. bism.[1] brom. bry. calc. calc-p. caps. carb-ac. caust. cham. chel. chin-s. cina cinnb. coc-c. coca colch. com. con. crat.[102] crot-c. dros. dulc. ferr. ferr-m. gamb. grat. guai.[1] hydr. jatr. kali-bi. kali-c.[1] kali-n.[1] lac-c.[137] lach.[5] lachn.[85] led. lob-s.[85] lyc. mag-m.[1] manc. mang. meny. mez. myrt-c. naja nat-m. ol-an. paeon. pall. phos. phys. pic-ac. plat.[1] ptel. **Puls.**[5] rhod.[5] rhus-t. rumx.[58] ruta sabin. sang. sars.[1] spig.[1] squil.[1] stann. still. sulph. sumb. tarax.[1] tarent. tell. ther. tub.[85] zinc.[1]
- **links**: coc-c. lachn.[25]
☞ *S; Links*
◦ **Bewegung** agg.: coc-c.
☞ *M; Bewegung; agg.*
- **rechts**: lob-s.[85] tarax.[1]
☞ *S; Rechts*
<> - **Atmen,** beim: squil.[1]
- **Berührung** agg.: nat-m.[1]
☞ *M; Berührung; agg.*
- **Bewegen** des Kopfes, beim: am-m.
- **Einatmen,** beim: alumn. ant-c. dros. mez. rhus-t.
☞ *M; Atmen; agg.; während; Einatmung*
◦ **Erwachen** aus einem Alptraum, beim: rhus-t.
☞ *M; Erwachen, beim*
- **Erwachen,** beim: rhus-t. sang.
☞ *M; Erwachen, beim*
- **Gehen,** beim: paeon.
☞ *M; Gehen; agg.; beim*
- **Husten,** beim: apis apisin.[5]
- **Räuspern** agg.: rumx.[137]
- **Sitzen,** im: cham.
➡ - **erstreckt** sich:
◦ **Fingerspitzen**: caps.[1]
ALLGEMEINES; C; Schmerz; erstreckt sich; Fingern, zu den •ALLGEMEINES; C; Schmerz; erstreckt sich; Fingern, zu den; Fingerspitzen
◦ **Hals**: nat-m.[111] tub.[85]
◦ ◦ **Halsmuskeln**: nat-m.[111]
◦ **Handgelenk**: **Calc-p.**
◦ **Zähne**: mag-m.[1]

- **Schlüsselbeinregion**: ail. alumn. am-m. ant-c.[1] ant-t.[36] apis ars. arund. aspar. aur-m-n.[36] aur-s. bad.[25] bell. berb. brom. calc. calc-p. caps. carb-ac. caust. cham. **Chel.** cina coc-c. coca colch. com. con. crat.[102] dros. dulc. ferr. kali-bi. kali-c.[1] kali-n.[1] lachn.[85] led. lyc. mang. meny. mez. myrt-c. naja nat-m. phos. plat.[1] ptel. puls.[5] rumx.[58] sang. spig.[1] stann. sulph. tarent. tell. ther. tub.[85] zinc.[1]
◦ **links**: ant-t.[36] con. mang. meny. spig.
☞ *S; Links*
◦ ◦ **abwärts** zum Brustbein: con.
◦ **rechts**: berb. caust.
☞ *S; Rechts*
<> ◦ **Husten,** beim: apis
◦ **oberhalb** der: apis aur-m-n.[36] bad. con.
◦ ◦ **links**: aur-m-n.[36]
☞ *S; Links*
◦ **unter** der: ail. alumn. ant-c.[1] ars. arund. aur-s. bell. chel. cina coca colch. dulc. kali-c.[1] kali-n.[1] lachn.[85] lyc. mez. myrt-c. nat-m. rumx.[58] sang. spig.[1] sulph. ther. tub.[85]
◦ ◦ **links**: chel. colch. kali-c.[1] mez. myrt-c. sulph. ther. tub.[85]
☞ *S; Links*
◦ ◦ **rechts**: alumn. ars. bell. dulc. kali-c. lyc. nat-m.
☞ *S; Rechts*
◦ ◦ **morgens**: nat-m.
☞ *Z; Morgens*
◦ ◦ ◦ **4** Uhr: nat-m.
◦ ◦ **mittags**: coca
◦ ◦ **abends**: kali-c.[1]
☞ *Z; Abends*
◦ ◦ **Bewegung,** bei: lyc.
◦ ◦ **Druck** agg.: cina
☞ *M; Druck; agg.*
◦ ◦ **Einatmen,** beim: lyc.
☞ *M; Atmen; agg.; während; Einatmung*
◦ ◦ **Gehen,** beim: bell.
◦ ◦ **Husten,** beim: lyc.
◦ ◦ **erstreckt** sich:
◦ ◦ ◦ **aufwärts**: nat-m.
◦ ◦ ◦ **Brustbein**: ail.
◦ ◦ ◦ **Ellenbogen**: kali-n.[1]
◦ ◦ ◦ **Schulterblatt**: sulph. ther.
◦ ◦ ◦ **tief** innen, nach: mez.
◦ **unterhalb** der: ail. ant-c. arund. **Aspar.** bad.[25] berb. brom. **Calc. Calc-p.** carb-ac. chel. coc-c. coca com. con. crat.[102] dros. dulc. ferr. kali-c.[1] mez.[1] naja phos. plat.[1] ptel. puls.[5] rumx.[137] sang. spig. sulph. tarent. zinc.[1]
☞ *O; Schlüsselbeine, unterhalb der*
◦ ◦ **links**: coc-c. **Con.** crat.[102] mez.[1]
☞ *S; Links*
◦ ◦ **rechts**: bad.[25] com.
☞ *S; Rechts*
◦ ◦ **morgens**: **Sang.**
☞ *Z; Morgens*
◦ ◦ ◦ **Erwachen,** beim: **Sang.**
☞ *M; Erwachen, beim*

◦ ◦ **Atmen,** beim: ant-c.

◦ ◦ **Druck** amel.: dulc.

☞ *M; Druck; amel.*

◦ ◦ **Einatmen** agg.: dros. mez.[1]

☞ *M; Atmen; agg.; während; Einatmung*

◦ ◦ **erstreckt** sich zum Schulterblatt, beim Einatmen: dros.

Schwertfortsatz und Nabel, zwischen: thlaspi[45]

Seiten: abrot. **Acon.** act-sp.[111] aesc. aeth. agar. ail.[25] all-c. all-s. aloe alum.[1] alum-p.[58] alum-sil.[58] alumn. am-c. am-m. **Ambr.** ammc.[4] anac.[111] ang. anis. ant-c. ant-t.[36] apis apisin.[5] apoc. arg.[1] arg-m. **Arg-n.** arist-cl.[144] arist-m.[36] arn. ars.[1] ars-h. ars-i. ars-s-f.[58] arum-t. arund. asaf. asar. asc-t. aspar. aster. atista[192] aur. aur-ar.[58] aur-i.[58] aur-m. aur-m-n.[36] aur-s.[58] bac.[62] bad.[25] bamb-a.[1184] bar-c. bar-s.[58] bell. benz-ac. berb. bism.[1] blatta bor. bov. brom. **Bry.** bufo buni-o.[149] cact. cadm-s. cahin. calad. **Calc.** calc-p. calc-s. calc-sil.[58] calx-b.[194] camph. cann-s. canth. caps. carb-ac.[25] carb-an. **Carb-v.** carbn-s.[58] card-m. carl. cass.[36] cassi-f.[192] caust.[1] cedr. cench.[58] cham. **Chel.** chen-a. chim. chin. chin-ar. chin-s. choc.[222] cic.[1] cimic. cina clem. cob-n.[149] coc-c. **Cocc.** cod.[25] coff. colch. coloc. com. **Con.** cop. cor-r. croc. crot-c. crot-h. croto-t. **Cupr.** cupr-acet. cupr-ar.[25] cur. cycl. dig.[1] dios.[111] dirc.[85] dulc.[1] echi. elaps equis. euon. eup-per. euph.[1] euphr.[36] eupi. fago. falco-p.[265] ferr. ferr-ar. ferr-i. ferr-ma. ferr-p. fl-ac. form. gall-ac.[25] gamb. gels.[25] germ.[222] gnaph.[111] gran. graph. grat. guai. guare.[25] gymn.[25] ham.[36] harp.[1184] hell.[36] hep.[1] hip-ac.[119] hipp. hura hydr. hydr-ac.[268] hydrc. hyos.[1] hyper. ign.[5] ignis[194] ind. indg. iod. irid.[222] iris[25] jatr.[36] jug-c.[25] kali-ar. kali-bi.[111] **Kali-c.** kali-chl.[58] kali-i. kali-n. kali-p.[58] kali-sil.[58] kalm. kola[1184] kreos.[111] lac-ac. lac-c. lac-del.[204] lach. lachn. lact. laur. led. lil-t. lipp.[1025] lith-c.[227] lob.[111] lob-c.[85] lob-e.[85] lob-s.[25] loxo-r.[205] **LYC.** lycps.[25] lyss. mag-c.[1] mag-m. mag-p.[111] mag-s. manc. mang. mang-acet.[1] mangi.[197] marm-w.[194] med. menth-pu.[85] **Meny.**[1] merc. merc-c. merc-i-f. merc-i-r.[36] merl. mez. mosch.[137] mur-ac.[1] murx. myric. myris. myrt-c.[25] naja nat-ar. nat-c. **Nat-m.** nat-p. nat-s. nat-sil.[58] neon[222] nicc. nit-ac.[1] nux-m. **Nux-v.**[36] oci-s.[119] oena. ol-an. ol-j.[25] olnd. op. ox-ac. ozone[227] paeon. pall. par. petr.[1] ph-ac.[1] phel. phos. phys. phyt. pic-ac. pix.[111] plan.[25] plat.[1] plb.[111] polyg.[25] prun. psil.[164] psor. ptel.[25] **Puls.**[1] puls-n.[25] quas.[142] **RAN-B.** ran-s. raph. rat. rauw.[119] rheum[137] rhod.[111] rhus-t. **Rumx.** ruta[1] sabad. sabin. samb.[1] sang. sars.[1] scol.[1142] sel. seneg. sep. sil. sol-n.[102] spect.[271] sphing.[36] spig.[1] **Spong.** squil.[1] stann.[1] staph. stict.[25] still.[25] stram. strep-s.[197] stront-c. stroph.[85] stry. sul-ac. sul-i.[58] **SULPH.** sumb. tab. tarax. tarent. tela[192] tep. term-a.[192] teucr. thea[192] ther.[111] thuj. til. trom. tub.[36] tung.[209] upa.[85] uran.[269] uran-n.[25] urt-u. ust. valer. verat.[1] verat-v. verb.[1] viol-t.[36] vip. visc.[25] xan.[85] zinc.[1] zinc-p.[58] zing. ziz.[36]

☞ *O; Seiten*

- **abwechselnde** Seiten: agar.[137] apisin.[5] arn.[137] calc.[5] cimic.[111] dulc.[137] gnaph.[111] graph.[137] lyc.[137] mang.[5] mosch.[137] **PHOS.**[137] plb.[5] ran-b.[137] rumx.[111] thuj.[5]

☞ *S; Abwechselnde Seiten*

- **links**: acon. aesc.[111] aeth. agar. ail.[25] all-c. aloe alum. alumn. am-c.[1] am-m.[1] ambr. ammc.[4] anac.[1] ang.[1] anis.[111] ant-c. ant-t.[72] **Apisin.**[5] arg.[1] arg-m.[137] **Arg-n.** arist-cl.[144] arist-m.[36] arn. ars. ars-h. arum-t. arund. asc-t. aster. atista[192] aur.[1] aur-m-n.[36] bac.[62] bad. bamb-a.[1184] bar-c. bell.[1] benz-ac. berb. bor. bov. brom.[36] bry. buni-o.[149] cact. calad. calc.[5] calc-p. calx-b.[194] camph. cann-s. caps. carb-ac.[25] carb-an. carb-v. carbn-s.[25] card-m.[25] carl. cassi-f.[192] caust.[1] chel.[5] chin. chin-s. choc.[222] cic.[36] **Cimic.**[25] cina clem. cob-n.[149] cod.[25] colch. coloc. com.[25] con.[137] croc. crot-c. crot-h. croto-t. cupr. cupr-ar.[25] **Cur.** cycl.[1] dig.[36] dios.[25] dulc.[1] echi. elaps eup-per. euph. eupi. fago.[25] ferr. ferr-ma. fl-ac. form.[25] gall-ac.[36] gels.[111] germ.[222] graph. grat. guai. ham.[36] hell.[36] hep. hipp. hura hydr-ac.[268] hyper. ign.[5] ignis[194] ind. iod. irid.[222] iris[25] jatr.[36] jug-c.[25] kali-ar. kali-bi.[111] kali-c. kali-i. kali-n.[1] kali-p. kola[1184] kreos.[5] lac-c. lac-del.[204] **Lach.** lachn.[25] lact. laur. lil-t.[111] lipp.[1025] lob.[25] lob-c.[85] lob-s.[25] loxo-r.[205] lyc.[5] lycps.[25] lyss. mag-c.[1] mag-m. mag-p.[111] manc. mang-acet.[1] **Mangi.**[197] med. merc. merc-i-f. merc-i-r.[36] mez. mur-ac.[1] myric. myrt-c.[25] naja[36] nat-c.[5] **NAT-M.**[1] nat-p. **Nat-s.**[36] neon[222] nicc. nit-ac.[1] **Nux-v.** oena. ol-j.[25] olnd. **Ox-ac.** pall. petr.[1] ph-ac.[1] **PHOS.** pix.[111] plan. plat.[1] plb.[54] polyg.[25] psil.[164] psor. ptel.[25] puls-n.[25] **RAN-B.** ran-s. rat. rhod.[111] rhus-t. **Rumx.** ruta sabad. sabin. sang.[8] sars. seneg. sep.[1] sil.[1] sol-n.[102] spect.[271] sphing.[36] **Spig.**[102] spong.[36] stann.[1] staph. stict.[25] still.[25] stram. strep-s.[197] stront-c. stry.[36] sul-ac.[1] **Sulph.** sumb.[36] tarax. tarent.[192] thea[192] ther.[111] thuj. trom. tub.[36] tung.[209] uran.[269] uran-n.[25] ust. valer. verat. vip. visc.[25] xan.[25] zinc.[8] zing.

☞ *O; Seiten; links*

◦ **rechts,** dann: aesc.[111] agar. apisin.[5] calc.[5] carb-v. chel.[5] crot-h.[111] graph. ign.[5] kali-bi.[111] kreos.[5] lil-t.[111] lyc.[5] nat-c.[5] phos.[137] plb.[137] zinc.[137]

☞ *S; Links; rechts, nach • S; Rechts*

◦ **morgens**: thea[192]

☞ *Z; Morgens*

◦ **nachmittags**: ham.[36] hydr-ac.[268] naja[36]

☞ *Z; Nachmittags; agg.*

◦ **abends**: kali-n.[1] mur-ac.[1] nat-m.[1] nit-ac.[1] rhus-t. sul-ac.[1] zinc.[1]

☞ *Z; Abends*

◦ ◦ **Bett,** im: rhus-t.

◦ **22** Uhr: colch.

◦ **Atmen**:

◦ ◦ **agg.**: cob-n.[149] nat-c.[36] sulph.[36]

◦ ◦ **amel.**: atista[192]

☞ *M; Atmen; amel.*

◦ **Aufstehen, beim**: bamb-a.[1184]

◦ **Aufstützen** der Ellbogen **amel.**: tarent.[192]

Seiten; links (Forts.)

◦ **Auftreten,** beim: ptel.[25]
☞ *M; Auftreten, kräftiges, agg.*

◦ **Betätigung,** agg.: cassi-f.[192]
☞ *M; Anstrengung, nach*

◦ **Beugen,** beim:

◦ ◦ **links,** nach:

◦ ◦ ◦ **agg.**: calc.[1]

◦ ◦ ◦ **amel.**: tarent.[192]

◦ ◦ **vorwärts** amel.: asc-t.[25] bamb-a.[1184]

◦ **Bewegung**:

◦ ◦ **agg.**: calc.[1] sulph.[36] sumb.[36] zinc.[1]
☞ *M; Bewegung; agg.*

◦ ◦ ◦ **Arms,** des: sumb.[36] zinc.[1]
☞ *M; Bewegung; agg.; Arme, der*

◦ ◦ **amel.**: hydr-ac.[268] lipp.[1025]
☞ *M; Bewegung; amel.*

◦ **Bücken** agg.: fago.[25] stann.[1]
☞ *M; Bücken; agg.*

◦ **Druck**:

◦ ◦ **agg.**: ambr. jug-c.[25]
☞ *M; Druck; agg.*

◦ ◦ **amel., mit der Hand**: lob-c.[85]
☞ *M; Druck; amel.*

◦ **Einatmen**:

◦ ◦ **agg.**: ammc.[4] bamb-a.[1184] calc.[1] calc-p. cimic.[25] kali-n.[1] kola[1184] lipp.[1025] lyc.[1] mag-c. nit-ac.[1] ph-ac.[1] ruta sul-ac.[1] sulph. uran-n.[25]
☞ *M; Atmen; agg.; während; Einatmung*

◦ ◦ ◦ **tief**: lipp.[1025]
☞ *M; Atmen; agg.; während; tief*

◦ ◦ **unmöglich**: iris[25]
☞ *M; Atmen; agg.; während; Einatmung*

◦ **Fieber,** bei: buni-o.[149]

◦ **Froststadium** im Fieber, während: sil.[1]
☞ *M; Fieber; während; Froststadium im Fieber*

◦ **Gehen** agg.: fago.[25] merc-i-r.[36] nat-s.[36] sul-ac.[1]
☞ *M; Gehen; agg.; beim*

◦ **Herzentzündung,** bei rheumatischer: spig.[102]

◦ **Herzflattern,** mit: still.[25]

◦ **Herzschlag,** bei jedem: zinc.[8]
☞ *M; Herzschlag, bei jedem*

◦ **Husten** agg.: agar. bell.[1] caust.[1] crot-h. germ.[222] iod. kali-c. nit-ac.[1] ol-j.[25] ox-ac. sep.[1] sul-ac.[1]

◦ **Koitus,** nach: hydr-ac.[268]
☞ *M; Koitus, nach* ▤ *ALLGEMEINES; C; Schmerz; Koitus, nach*

◦ **Lachen,** durch: plb.[54]
☞ *M; Lachen agg.*

◦ **Liegen**:

◦ ◦ **agg.**: am-c. camph. irid.[222] kali-c.[1] lyc. nit-ac.[1] phos. rumx. seneg. sil.[1] stann. sulph.
☞ *M; Liegen; agg.*

◦ ◦ ◦ **Bett,** im: nit-ac.[1]
☞ *M; Liegen; agg.; Bett, im*

◦ ◦ ◦ **Rücken,** auf dem: sulph.
☞ *M; Liegen; agg.; Rücken, auf dem*

◦ ◦ ◦ **Seite,** auf der:

◦ ◦ ◦ ◦ **linker** Seite, auf: am-c. camph. kali-c.[1] lyc. phos. rumx. seneg. sil.[1] stann.
☞ *M; Liegen; agg.; Seite, auf der; linker Seite, auf*

◦ ◦ ◦ ◦ **schmerzhafter** Seite, auf: rumx.
☞ *M; Liegen; agg.; erkrankten Teil, auf dem •M; Liegen; agg.; Seite, auf der; schmerzhafter Seite, auf*

◦ ◦ **amel. rechter Seite, auf**: phos.
☞ *M; Liegen; amel.; Seite, auf der; rechter Seite, auf*

◦ **Ruhe** agg.: aur-m-n.[36]
☞ *M; Ruhe; agg.*

◦ **Schwäche,** mit: atista[192]

◦ **Sitzen** agg.: arg.[1] atista[192] lipp.[1025]
☞ *M; Sitzen; agg.*

◦ ◦ **gebeugt**: arg.[1]
☞ *M; Sitzen; agg.; gebeugtes*

◦ **Stehen,** im: mag-c.[1]
☞ *M; Stehen; agg.*

◦ **Tragen** einer Last, beim: kali-n.[1]

◦ **Übelkeit, mit, vor Kopfschmerz, Gähnen, Tränenfluss und Erbrechen**: ant-t.[72]
☞ *M; Erbrechen; vor •M; Kopfschmerz, vor •M; Übelkeit, mit*

◦ **erstreckt** sich:

◦ ◦ **Arm,** links: kola[1184]

◦ ◦ **aufwärts**: bar-c. stann.

◦ ◦ **Epigastrium,** ins untere: ox-ac.[137]

◦ ◦ **Hals**: calc. sulph. zinc.[111]

◦ ◦ **Hüfte**: cupr.

◦ ◦ **Leistenregion**: fl-ac.

◦ ◦ **Lendenregion**:
☞ *Leistenregion*

◦ ◦ **Mamille** zur Achsel, von der: lob.[25]

◦ ◦ **rechts**: aesc. asc-t.[25] bry. calc.[1] caust. chel.[25] kreos. myrt-c.[25] nat-c. rumx. sang.[25]

◦ ◦ ◦ **Einatmen,** beim: bry.
☞ *M; Atmen; agg.; während; Einatmung*

◦ ◦ **Rücken**: alumn. am-c.[1] lyc.[1] ol-j.[25] sul-ac.[1] sulph. ther.

◦ ◦ **Schlüsselbein**: lil-t.[25]

◦ ◦ **Schulter**: asc-t. calc.[111] calc-p. carb-v. graph. ign.[111] ignis[194] kali-bi.[111] lil-t.[111] mag-c. myrt-c.[25] nat-m. sang.[8] **Verat.**

◦ ◦ ◦ **rechts**: calc.[111] carb-v. graph. ign.[111] kali-bi.[111] lil-t.[111]
☞ *S; Links; rechts, nach •S; Rechts*

◦ ◦ **Schulterblatt**: anis.[111] caust. gels.[111] kali-c.[111] kali-p. lact. lil-t.[111] lyc.[111] mag-c.[1] nat-m. pix.[111] polyg.[25] rhod.[111] rhus-t.[111] sil.[111] spig.[111] sul-ac.[111] sulph. ther.[111]

◦ **Rippe,** zwischen 7. und 8.: hydr-ac.[268]
☞ *O; Seiten; links*

◦ **stellenweise**: **Mangi.**[197]
☞ *O; Seiten; links*

◦ **plötzlich**: bamb-a.[1184] kola[1184] spong.[36]

- **rechts**: abrot. acon. act-sp.[111] **Aesc.** agar. ail.[25] alum. alumn. am-c.[1] am-m. ambr. ammc.[4] anac. ang.[1] anis. ant-c.[1] ant-t.[36] apis apoc. arg.[1] arn.[137] ars.[111] arum-t. **Asaf.** asar. aspar. aur.[1] aur-m. bac.[62] bad.[25] bar-c. **BELL.** benz-ac. bism.[1] blatta bor. brom. **Bry.** bufo cact. cahin. calad. calc. cann-s. canth. carb-an. carb-v.[1] carbn-s.[25] card-m. **Caust.** cench.[58] cham. **CHEL.**[25] chen-a.[54] chim. chin. **Chin-ar.** chin-s. choc.[222] cic.[36] cimic.[25] coc-c. cocc. colch. coloc. com. con.[1] cop. croc. crot-h. cupr.[1] cupr-acet. dig.[1] dios.[25] dirc.[85] elaps equis. euon. euph. euphr.[36] fago.[25] ferr. ferr-i. ferr-p.[8] form. gall-ac.[25] gels.[25] graph.[1] guai.[111] guare.[25] gymn.[25] harp.[1184] hip-ac.[149] hydr.[137] hyos.[1] hyper.[36] **Iod.**[1] irid.[222] jatr.[36] kali-bi. **Kali-c.** kali-i. kali-n.[1] kreos.[111] lach.[137] lachn. lil-t.[36] lith-c.[227] lob.[111] lob-e.[85] **Lyc.**[1] lycps.[25] mag-m.[1] manc. mang. marm-w.[194] menth-pu.[85] meny.[1] merc. merc-c. merc-i-f. mez.[36] mur-ac.[1] murx. naja nat-ar. nat-c.[1] nat-m.[1] nat-p. nat-s.[36] nat-sil.[58] neon[222] nit-ac.[1] ol-j.[25] ozone[227] pall. petr.[1] ph-ac.[1] phos.[111] phyt.[111] plan.[25] plat.[1] plb.[111] psil.[164] psor. ptel.[25] puls.[5] quas.[142] ran-b. ran-s. raph. rauw.[119] rhus-t.[1] rumx.[25] ruta[1] **Sang.** sars. scol.[1142] sel. sep.[1] sil.[1] spong. squil. stann. staph.[1] strep-s.[197] **Stront-c.** sul-ac.[1] sul-i.[58] sulph. sumb.[25] tab. tarax. tarent. tela[192] tep. term-a.[192] teucr. thuj.[1] trom. upa.[85] urt-u. valer.[58] verat. verat-v. viol-t.[36] xan.[85] zinc.[1] zing. ziz.[36]
  ☞ *S; Rechts • O; Seiten; links*

◦ **abwechselnd** mit Stichen im Abdomen, rechts: zinc.[1]
  ☞ *A; Abwechselnd mit; Schmerzen in anderen Körperteilen; Abdomen, im*

◦ **morgens**: nit-ac.[1] tela[192]
  ☞ *Z; Morgens*

◦ **vormittags**: tela[192]
  ☞ *Z; Vormittags*

◦ **abends**: bad.[25] mez.[36]
  ☞ *Z; Abends*

◦ **nachts**: nit-ac.[1]
  ☞ *Z; Nachts*

◦ **Atmen agg.**: aesc. ol-j.[25]

◦ ◦ **unmöglich,** fast: ol-j.[25]

◦ **Atmen,** beim:

◦ ◦ **agg.**: aesc. ambr. ars.[1] bor. bry. calc. chin-s. cimic. mez. psor.

◦ ◦ **amel., tief**: tarax.
  ☞ *M; Atmen; amel.; tiefes Atmen*

◦ **Beugen,** beim:

◦ ◦ **links,** nach: petr.[1]

◦ ◦ **rechts,** nach: cocc. staph.[1]

◦ ◦ **vorwärts**: irid.[222]

◦ **Bewegung**:

◦ ◦ **agg.**: aur-m.[36] bad.[25] chel.[25] sul-ac.[1]
  ☞ *M; Bewegung; agg.*

◦ ◦ ◦ **Oberkörpers,** des: aur-m.[36]

◦ ◦ **amel.**: bor. graph.[1] nat-m.[1]
  ☞ *M; Bewegung; amel.*

◦ **Bücken,** beim: am-c.
  ☞ *M; Bücken; agg.*

◦ **Drehen** nach rechts, beim: zinc.[1]
  ☞ *M; Drehen; agg.; Körper • M; Drehen; agg.; Körper; rechts, nach*

◦ **Druck** mit der Hand **amel.**: tela[192]
  ☞ *M; Druck; amel.*

◦ **Einatmen agg.**: arg.[1] carb-v.[1] chel.[25] cimic.[25] fago.[25] ferr-p.[8] gels.[25] graph.[1] guare.[25] gymn.[25] lycps.[25] nat-s.[36] nit-ac.[1] ol-j.[25] plat.[1] sep.[1] sil.[1] ziz.[36]
  ☞ *M; Atmen; agg.; während; Einatmung*

◦ ◦ **tief**: chel.[25] ferr-p.[8] gels.[25] guare.[25] ol-j.[25] ziz.[36]
  ☞ *M; Atmen; agg.; während; tief*

◦ **Erwachen,** beim: menth-pu.[85]
  ☞ *M; Erwachen, beim*

◦ **Gehen,** beim: am-c.[1] nat-m.[1] sep.[1]

◦ **Heben** der Arme, beim: bor.
  ☞ *M; Anheben der Arme agg.*

◦ **Husten,** während: bor. cann-s. chel. colch. ferr-p.[8] hip-ac.[149] lachn. sep.[1] ziz.
  ☞ *M; Husten; agg.; während*

◦ **Liegen agg.**: acon. bor. calad. graph.[1] kali-c. kali-n.[1] ptel.[25] sulph.
  ☞ *M; Liegen; agg.*

◦ ◦ **Kopf,** mit tief gelagertem: kali-n.[1]
  ☞ *M; Liegen; agg.; Kopf, mit tief liegendem*

◦ ◦ **Rücken,** auf dem: sulph.
  ☞ *M; Liegen; agg.; Rücken, auf dem*

◦ ◦ **Seite,** auf der:

◦ ◦ ◦ **linker** Seite, auf: calad.
  ☞ *M; Liegen; agg.; Seite, auf der; linker Seite, auf*

◦ ◦ ◦ **rechter** Seite, auf: acon. bor. graph.[1] kali-c. kali-n.[1]
  ☞ *M; Liegen; agg.; Seite, auf der; rechter Seite, auf*

◦ **Mittagessen,** nach dem: zinc.[1]
  ☞ *M; Mittagessen; während*

◦ **Niesen** oder Gähnen, beim: bor.
  ☞ *M; Gähnen agg. • M; Niesen; agg.*

◦ **Rücken- und Schulterschmerzen, mit**: strep-s.[197]

◦ **Sitzen,** im: bry. mur-ac.[1]
  ☞ *M; Sitzen; agg.*

◦ **erstreckt** sich:

◦ ◦ **Abdomen**: dirc.[85] neon[222] rhus-t.[1]

◦ ◦ ◦ **links**: rhus-t.[1]

◦ ◦ ◦ **Schulter,** und linke: dirc.[85]

◦ ◦ **Arm**: hydr.[137] kreos.[137] lob.[137] phos.[137] phyt.[137] plb.[137] rauw.[119] sang.[137]

◦ ◦ ◦ **rechts**: hydr.[137] kreos.[137] lob.[137] phos.[137] phyt.[137] plb.[137] sang.[137]
  ☞ *S; Rechts*

◦ ◦ **Kiefer**: rauw.[119]

◦ ◦ **Leber**: kali-c.[1] upa.[85]

◦ ◦ **Leistenregion,** rechts: bor.

◦ ◦ **links**: acon.[137] agar. alum. aur-m. calc. lach.[137] lachn.[54] petr.[1] puls.[5]

◦ ◦ **Magen**: sulph.

◦ ◦ **Rücken**: ambr. calc. choc.[222] colch. hyper.[36] merc. nit-ac. phyt.[25] sil. tela[192]

◦ ◦ ◦ **Rippen,** um die: hyper.[36]

◦ ◦ **Schulter**: kreos.[111] lob.[111] phos.[111] phyt.[111] plb.[111] **Sang.** tela[192]

Seiten; rechts; erstreckt sich (Forts.)

◦ ◦ **Schulterblatt**: ars.[111] guai.[111] nit-ac. phos.[111] phyt. sulph. xan.[85]

◦ **tief** sitzend: chel.[25]
☞ O; Tief sitzend

- **morgens**: bov. brom. bry. chin-s. colch. con. elaps fago. ferr. fl-ac. gall-ac.[25] lil-t. lyc. mang-acet.[1] merc-c. nat-c. nat-s. nit-ac. nux-v. phel. puls. **Ran-b.** rumx. sang. sars. sel. sep. sil. sulph. sumb. thuj.
☞ Z; Morgens

◦ **Aufstehen,** nach: ran-b.
☞ M; Aufrichten; agg.

◦ **Bett,** im: colch. phel. rumx. sil.
☞ Z; Morgens; Bett, im

◦ **Einatmen** agg.: sumb.
☞ M; Atmen; agg.; während; Einatmung

- **vormittags**: am-m. bamb-a.[1184] bov. cham. coloc. hydr. nat-c.[36] ran-b.
☞ Z; Vormittags

◦ **11** Uhr: cham. hydr.

- **mittags**: naja rumx.

- **nachmittags**: alum.[1] bar-c. canth. chel. coloc. elaps form. kali-bi. led. lyc. nat-c.[36] nat-m. nicc. ol-an. rumx. sars. seneg.
☞ Z; Nachmittags; agg.

◦ **13** Uhr: nicc. sars.

◦ **14** Uhr: elaps

◦ **15** Uhr: nat-m. ol-an. rumx.

◦ **16** Uhr: **LYC.**
▤ ALLGEMEINES; C; Schmerz; nachmittags; 16 Uhr

◦ **Aufrichten** vom Bücken **agg.**: nicc.

- **abends**: ant-c.[1] bar-c.[1] calad. calc. caust.[1] cocc. dig. dios. euph. graph.[1] hyper. kali-c.[1] kali-n. lyc. mag-s. mang-acet.[1] mez. mur-ac. nat-c. nat-m. nat-p. nit-ac. ran-b. rhus-t. rumx. sars.[1] sel. **Seneg.** sulph. tarent. thuj. zinc.
☞ Z; Abends

◦ **20** Uhr: kali-n.

◦ **Bett,** im: calad. nat-c. nat-p. nit-ac. rhus-t. rumx.

◦ **Eintreten** ins Haus, beim: mag-s.

◦ **Froststadium** im Fieber, während: tarent.
☞ M; Fieber; während; Froststadium im Fieber

◦ **Liegen,** im: ant-c.[1]

◦ **Sitzen,** im: seneg.

- **nachts**: am-c. am-m. caust. **Chel.** chin.[1] colch. con. graph. iod. kali-c.[1] lyc. merc-i-f. myris. puls. rumx. sil.[1] sulph.
☞ Z; Nachts

◦ **22** Uhr: colch.

◦ **4** Uhr: chel.

◦ **Bett,** im: merc-i-f.

◦ **Erwachen,** beim: graph.
☞ M; Erwachen, beim

◦ **Freie,** beim Gehen ins: am-m.
☞ M; Luft; agg.; frische, im Freien

- **Angst,** mit: acon.[1]

- **Anlehnen,** beim:

◦ **Tisch,** auf dem: con.[1]

◦ **vorne,** nach: hell.
☞ M; Anlehnen, beim; vorne, nach, auf die Arme gestützt

- **Anstrengung** agg.: alum. am-m.[111] bor. calc.[111] ferr.
☞ M; Anstrengung, nach

- **Ärger,** durch: nat-m.[1] phos.
☞ M; Zorn, durch ▤ GEMÜT; M; Zorn, Beschwerden durch

- **Atmen,** beim: calc.[1] caps.[1] cic.[1] graph.[1] iod.[1] lyc.[1] meny.[1] nat-c.[1] nat-m.[1] phos.[1] sep.[1] spig.[1] zinc.[1]

- **Atmen,** beim: acon. aesc. all-c. aloe ant-c. arg.[1] arg-m. arn. ars.[1] aur. aur-s.[58] bad. bar-c. bor. **BRY.** bufo calc. calc-p. canth. caps. carb-an. carb-v. cham. **Chel.** chin. chin-s. clem. colch. crot-h. cycl. elaps ferr. ferr-p. fl-ac. form. graph. grat. guai. kali-c. kali-chl.[58] kali-n. kali-sil.[58] lyc. meny. mez. nat-m.[1] nicc. nit-ac. oena. olnd. ph-ac. phos. phyt. plat. **Puls.**[1] ran-b. rhus-t. rumx. seneg. sil. spong.[1] stann. sulph. sumb. thuj. verat.

◦ **tief**: **Acon.** all-c. aloe **Ant-c.** arg.[1] arg-m. **Arn.** ars.[1] aur. aur-s.[58] bad. bar-c. bor. **BRY.** bufo calc. calc-p. canth. caps. carb-an. carb-v. cham. chel. chin. chin-s. clem. colch. crot-h. cycl. elaps ferr. ferr-p. fl-ac. form. graph. grat. guai. **KALI-C. Kali-n.** kali-sil.[58] lyc. **Meny. Mez.** nicc. nit-ac. oena. olnd. ph-ac. phos. phyt. plat. ran-b. rhus-t. rumx. seneg. **Sil.** spong.[1] stann. sulph. sumb. thuj. verat.
☞ M; Atmen; agg.; während; tief

- **Aufrichten**:

◦ **beim**: am-c. arg-n.[122] kali-c.[1] nat-c. nicc. phos.[1] puls.

◦ ◦ **Bett,** im: am-c. arg-n.[122] nicc.
☞ M; Aufrichten; agg.

◦ ◦ **Bücken,** vom: kali-c.[1] nicc.

◦ ◦ **Sitz,** von einem: kali-c. nat-c. phos.[1]
☞ M; Aufstehen; agg.; beim; Sitzen, vom

◦ **amel. nach dem**: kali-c.
☞ M; Aufstehen; amel.

- **Aufrichten,** beim:

◦ **agg.**: dig. nit-ac.[1]

◦ **amel.**: kali-c.[1] nux-v. sep.

- **Auftreten,** beim: plat.[1]
☞ M; Auftreten, kräftiges, agg.

- **Ausatmen,** beim: ambr. ant-c. ars.[1] aur.[1] carb-v.[1] chin.[1] cina iod.[1] mang-acet.[1] mur-ac.[1] oci-s.[119] raph. sep.[1] sil.[1] spig. stann.[1] staph. tarax.[1] zinc.[1]
☞ M; Atmen; agg.; während; Ausatmung

- **Auswurf,** Expektoration, während: ang.
▤ ALLGEMEINES; M; Auswurf, Expektoration; während

- **Berührung,** bei: am-c. calc. carb-v.[1] chin.[1] con. crot-h. iod. kali-i. lac-ac. nux-v.[36] ph-ac.[1] phos.[1] ran-b. rhus-t. sulph.[1] tarent. verat.[1]
☞ M; Berührung; agg.

- **Beugen,** beim:

◦ **rechts,** nach: cocc.

◦ **rückwärts**: rhod. staph.[1]
☞ M; Beugen; agg.; rückwärts

◦ **vorwärts**: aloe alum. alumn. nat-m.[1]

- **Bewegung,** bei:
  ☞ *M; Bewegung; agg.*
  ◦ **agg.**: alum.[1] aster. bad. brom. **BRY.** calc. **CHEL.** dig.[1] gamb. graph. ham. hell. hyper. led.[1] lyc. nat-m.[1] phos. psor. **Ran-b.** sabad. sars. sulph. viol-t. zinc.
  ☞ *M; Bewegung; agg.*
  ◦ ◦ **Arms,** des: bry. dig.[1] ham. led.[1] nat-m.[1]
  ☞ *M; Bewegung; agg.; Arme, der*
  ◦ ◦ ◦ **Schmerz** in der entgegengesetzen Seite der Brust, erzeugt: dig.[1]
  ◦ ◦ **heftiger,** bei: alum.[1]
  ☞ *M; Bewegung; agg.*
  ◦ **amel.**: aur-m-n. euph. indg. kali-c. seneg. sep.[1]
  ☞ *M; Bewegung; amel.*
- **Bücken**:
  ◦ **beim**: am-c. lyc. mang. nit-ac.[1] sep.
  ☞ *M; Bücken; agg.*
  ◦ **nach**: nat-s.
  ☞ *M; Bücken; agg.*
  ◦ **amel.**: chin.[1] mag-c.[1]
  ☞ *M; Bücken; amel.*
- **Drehen,** Umdrehen **agg.**: brom. rumx.
  ◦ **links,** nach: rumx.
  ◦ **rechts,** nach: rumx.
- **Druck**:
  ◦ **agg.**: brom. mag-m.[1] mang-acet.[1] meny. merc-i-f. plat.[1] stroph.[85] sul-ac. tarax.
  ☞ *M; Druck; agg.*
  ◦ **amel.**: bor. **Bry.** chin.[1] cimic. dulc.[1] graph.[1] mag-c.[1] **Phos.** thuj.[1] verb.[1]
  ☞ *M; Druck; amel.*
- **Einatmen**:
  ◦ **agg.**: acon. aesc. agar. alum. arg. arn. ars. asc-t. aspar. aur.[1] aur-ar.[58] aur-s.[58] bad. bar-c. benz-ac. bor. bov. brom. **BRY.** calc. calc-s. canth. caps. carb-v. carbn-s. caust. cham. **CHEL.** chin-ar. cimic.[8] cocc. colch. con. ferr-ma. graph.[1] grat. iod.[1] **Kali-c.**[1] kali-n. led. lyc. lyss. meny.[1] merc-c. merl. mez. mur-ac.[1] nat-ar. nat-m. nat-s. nicc. oena. op. ph-ac.[1] phyt. plat.[1] plb. **Ran-b. RUMX.** ruta sabad. sang. sep. sil. spig.[1] spong. **SQUIL.**[1] sul-ac. sulph. sumb. tab. tarax. thuj.[1] viol-t. xan.[85]
  ☞ *M; Atmen; agg.; während; Einatmung*
  ◦ ◦ **tief**: arg. chin-ar. mez. oena. ph-ac.[1] phyt. spong. sumb. tab.
  ☞ *M; Atmen; agg.; während; tief*
  ◦ **amel., tief**: colch.
  ☞ *M; Atmen; amel.; tiefes Atmen •M; Einatmen amel.*
- **Erregung agg.**: phos.
  ☞ *M; Gemütsbewegungen, durch* ▥ *GEMÜT; M; Erregung; Beschwerden durch; Allgemeinsymptome*
- **Erschütterung,** bei: plat.[1]
- **Erwachen,** beim: **Arg-n.** graph.
  ☞ *M; Erwachen, beim*
- **Essen,** nach dem: arg-n. brom. caust. ran-b.[122] rat.
  ☞ *M; Essen; agg.; nach*
- **Fahren** im Wagen, beim: dig. rumx.
  ☞ *M; Fahren agg. •Fahren, beim; Wagen oder Bahn, in*
- **Froststadium** im Fieber, während: tarent.
  ☞ *M; Fieber; während; Froststadium im Fieber*
- **Gähnen agg.**: alumn. arg-n. arum-t. asaf. berb. bov. brom. cact. calc. caps. carb-v. card-m. chel. chen-a. chin. cimic. com. dulc.[1] gamb. graph. guai. hep.[1] indg. kali-c. kali-n. kali-p.[58] lact. laur. lyc. mang-acet.[1] meny.[1] mez. mur-ac.[1] nat-c. nat-m. nat-s. nit-ac.[1] ox-ac. par. sang. seneg. sil. spig.[1] spong. stann.[1] stront-c. sulph. thuj. valer. zinc.[1]
  ☞ *M; Gähnen agg.*
- **Gehen**:
  ◦ **agg.**: agar. am-c. ang.[1] aur-m-n.[36] brom. cact. camph. caps.[1] cham. cocc. colch. con.[1] dig. euph.[1] merl. nat-m. olnd. ox-ac. **RAN-B.** rhus-t. sars.[1] seneg. spig. spong.[1] stann.[1] sul-ac. sulph. tarax. tarent. thuj.[1] viol-t. zinc.
  ☞ *M; Gehen; agg.; beim*
  ◦ ◦ **abwechselnde** Seiten: aur-m-n.[36]
  ☞ *S; Abwechselnde Seiten*
  ◦ ◦ **Freien,** im: con.[1] euph.[1] sars.[1] stann.[1]
  ☞ *M; Gehen; agg.; beim; Freien, im*
  ◦ ◦ **schnell**: ang.[1]
  ☞ *M; Gehen; agg.; beim; schnell*
  ◦ **amel.**: euph.[1] kali-n.[1] nat-m.
  ☞ *M; Gehen; amel.*
  ◦ ◦ **Freien,** im: kali-n.[1]
  ☞ *M; Luft; amel.; frische, im Freien*
- **geistige** Anstrengung **agg.**: cham.
  ☞ *M; Geistige Anstrengung agg.*
- **Heben,** beim: alum.[1] arn. bar-c. brom. phos.
  ☞ *M; Heben agg.*
- **Heben** des Arms, beim: bor. nicc. ran-b.
  ☞ *M; Anheben der Arme agg.*
- **Herzklopfen,** bei: sep.
- **Hitze** amel.: phos.
- **Husten,** während: **Acon.**[5] am-m.[5] ambr.[5] apis **Arn.** ars. **Bell.** bor.[5] **BRY.** calc-s. caps. caust. **Chel.** chin.[5] coff. con. dios.[111] ferr.[5] hip-ac.[119] kali-bi.[111] kali-c. kali-n. lact. lyc. **MERC.** nat-s. **Phos.** psor. **Puls.** rhus-t. sabad. seneg. **Sep. SQUIL.** stram. **SULPH.** tarent. verat. xan.[85] zinc.
  ☞ *M; Husten; agg.; während*
- **Kratzen** amel.: plat.
  ▥ *ALLGEMEINES; M; Kratzen; amel.*
- **Lachen,** beim: acon. **BRY.** laur. nicc. plat.[1] psor.
  ☞ *M; Lachen agg.*
- **Lesen,** beim: euph.[1]
  ☞ *M; Lesen agg.*
- **Liegen**:
  ◦ **agg.**: am-c. bell. calad. calc. camph. caps.[1] cench.[58] con. eup-per. lyc. lycps. nat-c.[1] nux-v. phos.[809] phyt. **Puls.** ran-b. **Rumx.** seneg. stann. sulph.
  ☞ *M; Liegen; agg.*
  ◦ ◦ **Bett,** im: calad. calc. con.
  ☞ *M; Liegen; agg.; Bett, im*
  ◦ ◦ **Rücken,** auf dem: rumx. sulph.
  ☞ *M; Liegen; agg.; Rücken, auf dem*

Seiten; Liegen; agg. (Forts.)

◦ ◦ **Seite,** auf der:

◦ ◦ ◦ **linker** Seite, auf: am-c. camph. cench.[58] eup-per. **PHOS.** puls. rumx. seneg. stann.
☞ *M; Liegen; agg.; Seite, auf der; linker Seite, auf*

◦ ◦ ◦ **rechter** Seite, auf: lyc. lycps. phos.[809] phyt. rumx. seneg.
☞ *M; Liegen; agg.; Seite, auf der; rechter Seite, auf*

◦ ◦ ◦ **schmerzhafter** Seite, auf: **Bell.** caps.[1] nat-c.[1] **Nux-v. Ran-b. Rumx.**
☞ *M; Liegen; agg.; erkrankten Teil, auf dem •M; Liegen; agg.; Seite, auf der; schmerzhafter Seite, auf*

◦ **amel.**: **Ambr. Bry.** calad. cench.[58] **Kali-c.** merc.[809] phos. rumx.

◦ ◦ **Rücken,** auf dem: merc.[809] **Phos.**
☞ *M; Liegen; amel.; Rücken, auf dem*

◦ ◦ **Seite,** auf der:
☞ *M; Liegen; amel.; Seite, auf der*

◦ ◦ ◦ **linker** Seite, auf: rumx.

◦ ◦ ◦ **rechter** Seite, auf: cench.[58]
☞ *M; Liegen; amel.; Seite, auf der; rechter Seite, auf*

◦ ◦ ◦ **schmerzhafter** Seite, auf: **Ambr. Bry.** calad. **Kali-c.**
☞ *M; Liegen; amel.; Seite, auf der; schmerzhafter Seite, auf*

- **Luft**:

◦ **frische,** im Freien:

◦ ◦ **agg.**: am-m.
☞ *M; Luft; agg.; frische, im Freien*

◦ ◦ **amel.**: nat-m.
☞ *M; Luft; amel.; frische, im Freien*

◦ **kalte** agg.: kali-c.
☞ *M; Kälte; Aufenthalt in, durch •M; Luft; agg.; kalte*

- **Menses**:

◦ **vor**: puls.
☞ *M; Menses; vor*

◦ **während**: bor. croc. phos. puls. sul-ac.
☞ *M; Menses; während*

- **Mittagessen**:

◦ **während**: sil.[1]
☞ *M; Mittagessen; während*

◦ **nach**: agar. bry. canth. iod.[1] nat-p. rat. zinc.
☞ *M; Mittagessen; während*

- **Naseschneuzen,** beim: sumb.
☞ *M; Naseschneuzen, beim*

- **Niesen,** nach: bor. cina crot-h. merc. thuj.
☞ *M; Niesen; agg.*

- **Reiben**:

◦ **agg.**: mang-acet.[1]

◦ **amel.**: sep.[1]
☞ *M; Reiben amel.*

- **Reiten,** beim: nat-c.
☞ *M; Reiten, beim •Reiten, beim*

- **Schlaf**:

◦ **Bett** gehen, vor dem zu: sulph.

◦ **während**: cupr.
☞ *M; Schlaf; agg.; während*

- **Schreiben agg.**: fago. rumx.
☞ *M; Schreiben agg.*

- **Schreien,** durch: cupr.

- **Sitzen**:

◦ **agg.**: agar.[1] am-c. am-m. anac.[1] bry. chin.[1] dig. dulc.[1] euph.[1] graph.[1] indg. kali-c.[1] led.[1] mur-ac.[1] nat-s. nit-ac. paeon. ph-ac.[1] plan. rhus-t.[1] seneg. spig. spong.[1] staph.
☞ *M; Sitzen; agg.*

◦ ◦ **gebeugt**: agar.[1] am-c. anac.[1] dulc.[1] rhus-t.[1] spong.[1]
☞ *M; Sitzen; agg.; gebeugtes*

◦ **amel.**: calad. chel. ran-b.
☞ *M; Sitzen; amel.*

◦ ◦ **gebeugt**: **Chel. Ran-b.**

- **Sprechen,** beim: **BOR. Kali-n.** rhus-t. tab.
☞ *M; Sprechen agg.*

- **Stehen**:

◦ **agg.**: calc. euph.[1] **Nat-s.** sars.[1] stann. valer. zinc.
☞ *M; Stehen; agg.*

◦ **amel., ruhiges**: thuj.[1]
☞ *M; Stehen; amel.*

- **Strecken,** Dehnen:

◦ **agg.**: nit-ac.[1]
☞ *M; Strecken des Körpers; agg.*

◦ **amel.**: zinc.[1]
☞ *M; Strecken des Körpers; amel.*

- **Stuhlgang**:

◦ **vor**: calc-s.
☞ *M; Stuhlgang; vor*

◦ **amel. nach**: thuj.

- **synchron** mit dem Puls: dig.[1]
☞ *M; Herzschlag, bei jedem*

- **Treppensteigen,** beim: bor. kali-bi. staph. sulph.
☞ *M; Steigen agg.; Treppensteigen*

- **Waschen** mit kaltem Wasser amel.: bor.[1]
☞ *M; Waschen; amel.; kalt*

- **Wehen,** Entbindung, während, mit Stuhldrang: nux-v.[54]
☞ *M; Wehen, Entbindung; während* ▥ *ALLGEMEINES; C; Schmerz; Wehen, Entbindung, während*

- **Wein** agg.: **Bor.**
☞ *M; Wein; agg.*

- **Zimmer,** warmes, agg.: mag-s. nat-m.
☞ *M; Zimmer, im; agg.; warmen, im*

➡ - **erstreckt** sich:

◦ **Abdomen**: chel. nit-ac.[1]

◦ ◦ **Hypogastrium**: nit-ac.[1]

◦ **Achselhöhle**: card-m. meny.[1] sil.

◦ **Arme**: brom. nat-m.

◦ **aufwärts**: gamb. mang-acet.[1] mur-ac. nat-c. stann. stront-c.

◦ ◦ **abwärts,** und: mang-acet.[1]

◦ **außen,** nach: arg-n. asaf. dulc.[1] spong. valer. zinc.[1]

◦ **Brustbein**: laur.

◦ **Ellenbogen**: sil.

◦ **Finger**: com.
ALLGEMEINES; C; Schmerz; erstreckt sich; Fingern, zu den

◦ **Hals**: caps. mur-ac.[1]

◦ **Hypochondrium**: berb.

◦ **Hypogastrium**: stann.[1]

◦ **links** nach rechts, von: carb-v. graph.

◦ **Oberarm,** links: spig.[1]
EXTREMITÄTEN; C; Schmerz; reißender Schmerz; Arme; links

◦ **Präkordialregion**: chin.

◦ **Rücken**: alumn. arum-t. bov. chel. chen-a. guai. hep.[1] kali-c. kali-n. lyc. mez. nit-ac.[1] ox-ac. par. sil. zinc.

◦ ◦ **Liegen,** beim:

◦ ◦ ◦ **linker** Seite, auf **agg.**: kali-c.
☞ *M; Liegen; agg.; Seite, auf der; linker Seite, auf*

◦ ◦ ◦ **rechter** Seite, auf **amel.**: kali-c.
☞ *M; Liegen; amel.; Seite, auf der; rechter Seite, auf*

◦ **Sakralregion**: thuj.

◦ **Schulter**: cact. indg. kali-c. laur. nat-m. sang.

◦ ◦ **Schultergelenk**: cact.

◦ **Schulterblatt**: arum-t. brom. chel. chen-a. kali-p.[58] lact. nat-m. seneg. spig.[1] sulph.

◦ ◦ **links**: spig.[1]
☞ *S; Links*

◦ **Seite** zu Seite, von: cimic.

◦ **Submaxillardrüse,** Submandibulardrüse, zur: calc.

- **äußerlich**: am-m. nat-c. sul-ac. thuj.
☞ *O; Haut, äußerlich*

◦ **stellenweise**: am-m.

- **oberer** Teil der Brust: bad.[25] gels.[25] phos.[1]
☞ *O; Oberer Teil der Brust*

◦ **rechts**: bad.[25] gels.[25]
☞ *S; Rechts • O; Seiten; links*

- **Stelle,** an einer: anac.[111]

- **unterer** Bereich: aesc. aloe alumn. am-c. ammc.[4] arg. arg-n. bad. berb. bov. bry. calc-p. cann-s. canth. carb-an. carb-v. carbn-s.[58] card-m. caust.[1] cham. chel. chen-a. coc-c. colch. dig. eupi. ferr-p. gels. hyos.[1] kali-c. kali-n. lach. lact. led. lyc. mag-c.[1] mag-m. merc. nat-s. nit-ac.[1] ox-ac. ph-ac. phos. plan.[25] ptel.[25] rumx. sabad. samb.[1] sep. squil.[1] stry. sul-ac. tarax. thuj. verat.
☞ *O; Unterer Teil der Brust*

◦ **links**: aesc. arg. berb. bov. calc-p. canth. carbn-s.[58] caust.[1] cham. colch. eupi. gels. kali-c.[1] lact. mag-c.[1] nat-s. nit-ac.[1] ox-ac. plan.[25] ptel.[25] sabad. samb.[1] squil. stry. tarax.
☞ *O; Seiten; links*

◦ ◦ **Bewegung** des Arms, bei: caust.[1]
☞ *M; Bewegung; agg.; Arme, der*

◦ ◦ **Urinieren amel.**: aesc.
☞ *M; Urinieren amel.*

◦ ◦ **erstreckt** sich zum Rücken: carbn-s.[58]

◦ **rechts**: aesc. aloe alumn. ammc.[4] bad. bry. cann-s. canth. carb-v. card-m. chel. chen-a. dig. ferr-p. hyos.[1] kali-c. lach. lyc. mag-c.[1] mag-m. merc. ph-ac.[1] phos. ptel.[25] rumx. sep. sul-ac. thuj. verat.
☞ *S; Rechts • O; Seiten; links*

<> ◦ **morgens**: carb-an.

◦ **nachmittags**: gels.

◦ **abends**: coc-c. dig. mag-c.[1]

◦ **Ausatmen,** beim: squil.[1]
☞ *M; Atmen; agg.; während; Ausatmung*

◦ **Bewegung agg.**: bry. chel.
☞ *M; Bewegung; agg.*

◦ **Bücken,** beim: mag-c.[1]
☞ *M; Bücken; agg.*

◦ **Einatmen,** beim: ph-ac.[1]
☞ *M; Atmen; agg.; während; Einatmung*

◦ **Gehen amel.**: ph-ac.
☞ *M; Gehen; amel.*

◦ **Husten,** beim: chel.

◦ **Menses,** zu Beginn der: kali-n.

◦ **Sitzen,** im: ph-ac.[1]

◦ **Stehen,** im: mag-c.[1]
☞ *M; Stehen; agg.*

Stellen, an einzelnen: agar.[5] am-m. anac.[137] bufo[111] led. mang. nat-m.[5] ol-j.[137] pip-n.[102] psor.[111] ran-b.[102] seneg. thuj.[137] tub.[137] zinc.
ALLGEMEINES; C; Schmerz; stellenweise

<> - **sitzende** Lebensweise, durch: ran-b.[102]
ALLGEMEINES; M; Sitzende Lebensweise agg.

- **an** bestimmten: led.

tief sitzend: all-c.[137] arn.[137] bry.[137] chel.[25] dros.[137] eup-per.[137] kali-c.[137] kreos.[137] phos. ran-b.[5]
☞ *O; Tief sitzend* *ALLGEMEINES; C; Schmerz; tief sitzend*

unterer Teil der Brust: agar. aloe alum.[1] am-m. ambr. ammc.[4] arg. arg-n. arn. asar.[1] asc-t.[25] bism. bry. cact. caps.[122] carb-an.[111] carb-v. carbn-s. caust.[1] cench.[58] chel. chen-a. **Chin.** choc.[222] cob. coc-c. colch. croc. croto-t. dig.[1] euph.[1] fl-ac. hell.[1] hep. kali-bi. kali-c. kali-p.[58] kalm. lach. lact. lith-c. lyc. mag-c.[1] mang. med. meph.[36] merc-c. naja nat-ar.[58] nat-m.[1] nat-s. ol-j. ox-ac. ph-ac.[1] phos. **PULS.** quas.[102] ran-b.[58] rhod. rhus-t. ruta[1] sang. seneg. sep. stann. stry. sulph. tarent. teucr. valer. verat.[1] zinc.[1]
☞ *O; Unterer Teil der Brust*

- **links**: **Cact.** carb-v. carbn-s. caust.[1] cob. colch. **Kali-p.** lith-c. med.[85] meph.[36] nat-m.[1] **OX-AC. PHOS.** rhod. tarent. zinc.[1]
☞ *S; Links*

◦ **Essen amel.**: rhod.
☞ *M; Essen; amel.*

- **rechts**: **Ambr.** caps.[122] carb-an.[111] **Chel.** chen-a. croto-t. **Kali-c.** med. **Merc-c.** naja ph-ac.[1] quas.[102]
☞ *S; Rechts*

◦ **Husten,** beim: caps.[122]
☞ *M; Husten; agg.; während*

unterer Teil der Brust; rechts (Forts.)
◦ **erstreckt** sich zur Achselhöhle: carb-an.[111]
◦ **Interkostalmuskeln** über der Leber: quas.[102]
☞ *O; Interkostalmuskeln*
- **vormittags**: agar.
☞ *Z; Vormittags*
- **nachts,** beim Erwachen: ruta[1]
- **Atmen,** beim: kali-bi. lyc.
- **Ausatmen agg.**: verat.[1]
☞ *M; Atmen; agg.; während; Ausatmung*
- **Berührung,** bei: meph.[36]
☞ *M; Berührung; agg.*
- **Druck,** bei: meph.[36] ph-ac.[1]
☞ *M; Druck; agg.*
- **Einatmen agg.**: carbn-s. chel. cob. croto-t. meph.[36] naja sulph.
☞ *M; Atmen; agg.; während; Einatmung*
◦ **tief**: carbn-s. chel. cob. croto-t. meph.[36] naja
☞ *M; Atmen; agg.; während; tief*
- **Essen,** nach dem: arg-n.
☞ *M; Essen; agg.; nach*
- **Gehen**:
◦ **agg.**: bism. sep.
☞ *M; Gehen; agg.; beim*
◦ ◦ **erstreckt** sich querüber: bism.
◦ **amel.**: chin.
☞ *M; Gehen; amel.*
- **Husten,** beim: kali-p.[58] meph.[36]
- **Liegen,** im:
◦ **linker** Seite, auf agg.: **PHOS.**
☞ *M; Liegen; agg.; Seite, auf der; linker Seite, auf*
◦ **amel.**: ambr.[1] **Chel.** chin.
◦ ◦ **Rücken,** auf dem: ambr.
☞ *M; Liegen; amel.; Rücken, auf dem*
◦ ◦ **schmerzhafter** Seite, auf: ambr.[1]
☞ *M; Liegen; amel.; Seite, auf der; schmerzhafter Seite, auf*
- **Niesen,** beim: meph.[36]
☞ *M; Niesen; agg.*
- **Sitzen,** beim: **Chin.** seneg.
☞ *M; Sitzen; agg.*
- **erstreckt** sich:
◦ **Abdomen**: chel. kali-c.
◦ **Rücken**: carbn-s.
◦ **Schultern**: sang.

vorderer Teil der Brust, 8 Uhr: naja

Vorderseite: am-m. apis aster.[85] berb. bov. cann-s. canth. card-m. carl. caust. chel. cinnb. clem. colch. coloc. com. con. dulc. gamb. kali-bi. kali-c. kali-n. lyc. merc. mez. nat-c.[36] nicc. nit-ac. nux-m. ran-b. sarr. sep. sulph. ter. ther. zinc.
- **morgens**: am-m. nit-ac.[1]
☞ *Z; Morgens*
- **vormittags**: ran-b.
☞ *Z; Vormittags*
◦ **Schweiß,** während: ran-b.
- **nachmittags**: am-m. gamb.
☞ *Z; Nachmittags; agg.*
- **abends**: gamb. kali-c. nicc. zinc.
☞ *Z; Abends*
◦ **Einatmen,** beim: kali-c.
☞ *M; Atmen; agg.; während; Einatmung*
- **nachts**: caust.
☞ *Z; Nachts*
- **Mitternacht**: chel.
- **Atmen,** bei tiefem: gamb.
☞ *M; Atmen; agg.; während; tief* ▤ *ALLGEMEINES; C; Schmerz; Einatmen, bei tiefem*
- **Bücken agg.**: card-m. nit-ac.
☞ *M; Bücken; agg.*
- **Einatmen,** beim: canth. card-m. lyc.
☞ *M; Atmen; agg.; während; Einatmung*
- **Gehen,** beim: card-m.
- **Husten,** beim: lyc. merc.
- **Kratzen agg.**: cinnb.
▤ *ALLGEMEINES; M; Kratzen; agg.* •*ALLGEMEINES; C; Schmerz; Kratzen agg.*
- **Niesen,** beim: merc.
☞ *M; Niesen; agg.*
- **Sitzen amel.**: am-m.
☞ *M; Sitzen; amel.*
- **Stehen,** im: bov.
☞ *M; Stehen; agg.*

Zwerchfell:
▤ *ABDOMEN; C; Schmerz; Zwerchfell, Diaphragma*

abgebissen, Brustwarzen schmerzen wie: tab.[111]

Abszess, wie von einem tiefsitzenden: chel.[25]

anfallsweise auftretender Schmerz: cact.[58] caul. cot.[36] harp.[1184] kola[1184] laur. nat-m. nit-ac. **Ox-ac.** phos. plb. rauw.[119] rhus-t.[1] sac-l.[55] sep. stront-c. stry. thuj.[1]
- **Achselhöhle,** Bereich der: rhus-t.[1] thuj.[1]
- **Brustbein**: nat-m.
☞ *O; Brustbein*
- **Brustwarzen,** abends agg., tiefes Einatmen agg., Bücken agg.: cot.[36]
☞ *O; Mammae; Brustwarzen*
- **Seiten**: harp.[1184] **Ox-ac. Phos.**
☞ *O; Seiten*

anhaften, Schmerz, als würden die Lungen an den Rippen: **Kali-c.**

anhaltender, beständiger Schmerz: lac-c.[137] lyc.
- **Brustwarzen**: lac-c.[137]
☞ *O; Mammae; Brustwarzen*

aufgeschürft, Schmerz wie: bamb-a.[1184] **Ruta**[5]
☞ *Fressen; Fressen, Empfindung von*

aufsteigt, Schmerz, als ob etwas in die Brust: merc.[5] nux-v.[5] phos.[5] spig.[5] stann.[5] thuj.[5]
- **Schweiß,** bei: **Merc.**[5] nux-v.[5] phos.[5] spig.[5] thuj.[5]

beißender Schmerz: berb.[111] calc.[36] caust.[5] kali-c.[1] led.[5] nat-m.[1] ruta[1] tab.[36]
▤ *ALLGEMEINES; C; Schmerz; beißender Schmerz*
- **Achselhöhlen**: berb.[111] nat-m.[1] ruta[1]
- **Brustwarzen**: calc.[36] caust.[5] tab.[36]
☞ *O; Mammae; Brustwarzen*
◦ **rechts,** wie abgebissen: tab.[36]
☞ *S; Rechts*
- **Haut,** äußerlich: led.[5]
☞ *O; Haut, äußerlich*

berstender Schmerz: aesc.[102] am-c. aml-n.[102] arg-n. ars. asaf. aur.[102] **Aur-m.** bell.[102] brom.[137] **Bry.** bufo-s.[102] cact.[102] caps. carb-an. cench.[102] cham.[5] chen-a.[111] cina[5] coff. coll.[102] conv.[102] **Euph.**[5] glon.[102] glyc.[102] iber.[102] lach. lact. lil-t.[102] lyc. lyss. med. merc. mur-ac. nux-m.[76] ol-an. puls. pyrog.[102] **Rhus-t.**[5] sanic.[85] seneg. sil. spig.[102] spong.[85] stroph.[102] sulph. tarent.[36] thuj.[111] vanad.[102] zinc.
ALLGEMEINES; C; Schmerz; berstender, spaltender, auseinandertreibender Schmerz

- **nachts**: asaf. **Merc.**
  ☞ *Z; Nachts*
- **Auswurf,** bei: puls.
- **Beklemmung,** durch: sanic.[85]
- **Husten,** beim: ars. **Bry.** caps. **Cham.**[5] **LACT.** **Merc.** mur-ac. **Rhus-t.**[5] **Sulph.** zinc.
- **Niesen,** beim: ol-an. sil.
  ☞ *M; Niesen; agg.*
- **Schnupfen,** bei: cina[5] sil.[5]
  ☞ *M; Schnupfen, mit*
- **Steigen,** beim: arg-n.
  ☞ *M; Steigen agg.*
- **Schwertfortsatz**: thuj.[111]

Bett, Schmerz wie durch zu hartes: bor.[1]
ALLGEMEINES; C; Hart; Bett zu hart, Empfindung, als sei das

Blähung, Schmerz wie durch: dulc.[1] kali-c.[1] meny.[1] nit-ac.[1] rheum[1] zinc.[1]
- **Brustwarzen**: rheum[1]
  ☞ *O; Mammae; Brustwarzen*
- **Seiten**: meny.[1] nit-ac.[1]
  ☞ *O; Seiten*
  ◦ **unterer** Teil der Brust: nit-ac.[1]
  ☞ *O; Unterer Teil der Brust*

Blase, Schmerz wie durch eine, Seite, links: lac-del.[204]
☞ *O; Seiten; links*

Blut gewaltsam einströmt, Schmerz, als ob: zinc.[1]
ALLGEMEINES; C; Drängen, Zwängen, Empfindung von

Blutegel, wie durch, Brustwarze, rechts: coc-c.[36]

bohrender Schmerz: acon.[5] alum. ang.[36] arg.[1] asaf.[5] aur.[5] aur-m. aur-m-n.[36] berb.[111] **Bism.** **Brom.** bufo cina coc-c.[36] colch. cupr. dig.[36] ems[9] **Ferr.** indg.[36] kali-c. lob. mag-m.[1] med. meny.[5] merc-i-f. **Mur-ac.**[1] ph-ac.[1] plan. plb. psil.[164] psor. rhod. rhus-t. **Seneg.** sep.[5] sil. spig.[1] staph.[1] still.[25] tarax.[1] thuj.[1]
ALLGEMEINES; C; Schmerz; bohrender Schmerz

- **abends**: alum.
  ☞ *Z; Abends*
- **nachts** agg.: sil.
  ☞ *Z; Nachts*
- **Einatmen,** beim: alum.
  ☞ *M; Atmen; agg.; während; Einatmung*
- **Froststadium** im Fieber, während: med.
  ☞ *M; Fieber; während; Froststadium im Fieber*
- **Gehen** amel.: alum.
  ☞ *M; Gehen; amel.*
- **Spannung** beim Atmen, mit: mur-ac.
- **Achselhöhlen**: arg.[1] berb.[111] plb.
- **Haut,** äußerlich: tarax.[5]
  ☞ *O; Haut, äußerlich*
- **Mammae**: aur-m-n.[36] bufo indg.[36] plb. psil.[164]
  ☞ *O; Mammae*
  ◦ **rechts**: indg.[36] psil.[164]
  ☞ *O; Mammae; rechts*
  ◦ ◦ **Sitzen,** beim: indg.[36]
  ☞ *M; Sitzen; agg.*
  ◦ **erstreckt** sich zum Rücken: plb.
  ◦ ◦ **Druck** agg.: plb.
  ☞ *M; Druck; agg.*
  ◦ **Brustwarze,** über der linken: aur-m-n.[36]
  ☞ *O; Mammae; Brustwarzen • O; Mammae; Brustwarzen; links*
- **Pleura**: coc-c.[36]
- **Schlüsselbein,** rechts: tarax.[1]
- **Schwertfortsatz**: thuj.[1]
- **Seiten**: bism. colch. dig.[36] kali-c. merc-i-f. mur-ac.[1] ph-ac.[1] plan. rhus-t. seneg. spig.[1] staph.[1]
  ☞ *O; Seiten*
  ◦ **links**: colch. dig.[36] merc-i-f. ph-ac.[1] rhus-t. seneg. spig.[1]
  ☞ *O; Seiten; links*
  ◦ ◦ **abends,** im Bett: rhus-t.
  ◦ ◦ **22** Uhr agg.: colch.
  ◦ **rechts**: **Bism.** colch.
  ☞ *S; Rechts • O; Seiten; links*
  ◦ **Einatmen,** tief, amel.: colch.
  ☞ *M; Atmen; amel.; tiefes Atmen • M; Einatmen amel.*
- **anfallsweise**: plb.
- **Ziehen,** mit: colch.

brennender Schmerz: abrot. acet-ac. **Acon.** adam.[222] aegle.[192] aesc. aeth. agar. ail.[25] alco.[36] all-c.[58] alum.[1] alum-p.[58] alum-sil.[58] **Am-c.** am-caust.[51] am-m. ambr.[36] aml-n.[36] anan. ant-c. **Ant-t.**[36] **APIS** apisin.[5] aral.[102] arg. arg-n.[2] **ARN.**[5] **ARS.**[102] ars-i. ars-s-f.[58] arum-t. arund.[8] **Asaf.** asar.[5] asc-t.[36] aur. aur-i.[58] aur-m. aur-m-n.[36] aur-s.[58] bamb-a.[1184] bar-c. **Bell.**[8] bell-p. benz-ac. berb. beryl.[119] **Bism.**[5] bov. brom. bros-g.[259] **Bry.**[5] bufo **CALC.** **Calc-ar.** calc-i.[58] calc-p. calc-s. calc-sil.[58] cann-i. cann-s. **CANTH.**[5] caps.[110] **Carb-an.** **CARB-V.** **Carbn-s.**[58] carl. cast.[102] cast-eq. **Caust.** **CHAM.**[1] chel. chin-ar. chlor.[36] chlorpr.[149] **Cic.** cimic. cina cinnb. clem. coc-c. **COCC.**[1] colch.[5] coloc. com. con. **Cop.** croc.[5] **Crot-h.** croto-t.[102] cub. cund.[102] **Cupr.**[5] cycl. dig. dios.[25] **Dros.**[5] echi. **Euph.** euphr.[36] eupi.[102] ferr. fl-ac. gels. **Graph.** grat. guare.[54] hall[36] ham. hep.[5] hura **Hydr.** hydr-ac.[268] hydro-c.[2147] hyos.[137] hyper. ign. ind.[36] indg. iod. irid.[222] jug-r. kali-ar. **Kali-bi.** kali-br. **Kali-c.** kali-i. kali-n. kali-p. kali-s. kali-sil.[58] kalm.[137] kola[1184] **Kreos.** **Lach.** lact. lang.[9] lar-ar.[251] lat-h.[301] lat-m.[111] laur. **Led.** lob.[85] **LYC.** lyss. m-arct.[5] m-art.[5] mag-c. mag-m. mag-s. manc.

brennender Schmerz (Forts.)

Mang. mang-acet.[1] mangi.[197] **Med.**[56] **MERC.** merc-c.[5] **Merc-s.** mez.[1] mit.[25] mosch.[5] **Mur-ac.**[1] murx. musa[197] mygal.[25] myrt-c. naja[36] **Nat-ar.** nat-c.[5] nat-m. nat-p. nat-s. neon[222] nicc. nit-ac.[1] **Nux-m. Nux-v.**[5] ol-an. ol-j. onos.[102] op. orig.[102] ozone[227] pect.[72] petr.[102] **Ph-ac. Phos.** phyt. pitu-a.[164] **Plat.** polyg. prim-v.[102] prun. psor. **Puls.**[5] puls-n.[25] pyrog. ran-b. ran-s.[8] raph. rat. rheum[1] rhod.[5] rhus-t.[5] rumx. ruta **SABAD.** sabin. sac-l.[55] **Sang.** sanguin-n.[85] sec.[58] sel. senec.[137] **Seneg.** sep. **Sil.** spect.[271] spig. **Spong.** stann. stront-c. stry. sul-ac. sul-i.[58] **SULPH.** syph. tab. tama.[197] tarax.[1] tarent. tarent-c. **Ter.**[85] thuj. til-c.[253] ust.[36] verat. verat-v.[25] vero-o.[232] vip. visc.[119] wye.[85] **Zinc.** zinc-m. zinc-p.[58] zing.

☞ *Hitze •Wärme, Empfindung von •kochend, Schmerz wie* ▥ *ALLGEMEINES; C; Schmerz; brennender Schmerz*

- **morgens**: bamb-a.[1184] caust. kali-n.[1] zinc.
  ☞ *Z; Morgens*
- **vormittags**: mag-s.
  ☞ *Z; Vormittags*
- **abends**: bell. hyper. kali-n.[1] kreos. murx. nat-p. puls. verat. zinc.
  ☞ *Z; Abends*
  - **17** Uhr: hyper.
  - **18** Uhr: puls.
  - **Bett,** im: bell. nat-p.
- **nachts**: bamb-a.[1184] **Lach.**
  ☞ *Z; Nachts*
- **Mitternacht** bis morgens: **Ars.**
- **Asthma,** bei: aral.[102]
- **Atmen,** beim: guare.[54] hydr-ac.[36] kali-c. neon[222]
- **Ausatmen,** beim: coc-c.[58] neon[222]
  ☞ *M; Atmen; agg.; während; Ausatmung*
- **Auswurf** amel.: kali-n.
  ☞ *M; Auswurf; amel.*
- **Bewegung**:
  - **agg.**: crot-h.
    ☞ *M; Bewegung; agg.*
  - **amel.**: euph.
    ☞ *M; Bewegung; amel.*
- **Einatmen,** beim: adam.[222] asc-t.[36] **Laur.** pitu-a.[164] sep.
  ☞ *M; Atmen; agg.; während; Einatmung*
- **Gehen,** beim: am-m.[1] mag-s. sulph.
  ☞ *M; Gehen; agg.; beim*
  - **Freien,** im:
    ☞ *M; Gehen; agg.; beim; Freien, im*
    - **während**: am-m.[1]
    - **nach**: sulph.
      ☞ *M; Gehen; agg.; nach; Freien, im*
- **Hinlegen,** beim: puls.
  ☞ *M; Liegen; agg.; Hinlegen, nach dem*
- **Hitze** im Abdomen und Diarrhö, vorher: sang.[85]
  ▥ *ABDOMEN; M; Schmerzen, mit; Brust, in der*
- **Husten**:
  - **während**: agar. ail. am-c. ambr. **Ant-c.** arn.[5] **Ars.**[5] arum-t. bry. **Bufo** cann-s. **CARB-V.**[5] **Caust.** cina coc-c.[36] dig. ferr. gels. hep. **IOD.** kali-c. kali-n.[5] **Lach.** led. lyc. **Mag-m. Mag-s.** ol-j.[25] ph-ac. phos. phyt. **Puls.**[5] pyrog. raph.[36] rumx. **Seneg.** sep. **SPONG.** sulph. syph. zinc. zing.
    ☞ *M; Husten; agg.; während* ▥ *HUSTEN; M; Schmerzen, Husten aufgrund von; Brennen; Brust, in der*
    - **trockener** Husten: bry. **Caust. IOD. Kali-c. Mag-m. SPONG.**
  - **nach**: **Carb-v.** mag-s. **Seneg.**
    ☞ *M; Husten; agg.; nach*
- **Klimakterium,** im: sang.[102]
- **Menses**:
  - **vor**: **Zinc.**
    ☞ *M; Menses; vor*
  - **während**: eupi.[102]
    ☞ *M; Menses; während*
- **Mittagessen,** nach dem: agar.
  ☞ *M; Mittagessen; während*
- **salzige** Speisen, durch: nit-ac.[1]
- **Schlaf,** nach: nux-m.
  ☞ *M; Schlaf; agg.; nach*
- **Schnupfen,** bei: zinc.[5]
  ☞ *M; Schnupfen, mit*
- **Sitzen** agg.: phos.
  ☞ *M; Sitzen; agg.*
- **erstreckt** sich:
  - **aufwärts**: lob. **SULPH.**
  - **Gesicht**: **SULPH.**
  - **Hals**: **Ant-t.** bufo[58] calc-p. kali-n. **Merc.** sabad.
  - **Mund**: ph-ac. phos.[111]
    - **Schnupfen,** bei: ph-ac. phos.[111]
      ☞ *M; Schnupfen, mit*
  - **Ohr,** rechtes: bamb-a.[1184]
- **Achselhöhlen**: am-c. aur-m-n.[36] berb. calc-p. **Carb-v.** caust. cocc.[1] coloc. graph.[137] jug-r. kali-c. kola[1184] nat-m. ruta sep. spig. thuj. zinc.
  - **rechts**: aur-m-n.[36] cocc.[1] ruta
    ☞ *S; Rechts*
    - **Haut,** äußerlich: aur-m-n.[36]
      ☞ *O; Haut, äußerlich*
- **Bronchien**: aral.[25] chlor.[36] wye.[85]
  ☞ *O; Bronchien*
- **Brustbein**: acon. agar.[1] alco.[36] all-c.[58] am-caust.[51] aml-n.[36] ant-t.[36] aral.[102] ars. asaf. bamb-a.[1184] bell. beryl.[119] bov. canth. carb-v. cham.[1] chel. clem. coc-c. con.[1] cund.[102] dios.[25] echi. ferr. gels. hura ind.[36] **Kali-bi.** lach. lar-ar.[251] laur. mag-s. mang. mangi.[197] **Merc.** mez.[1] mur-ac. phos. puls.[1] rheum[1] rumx.[58] sang. sanguin-n.[85] seneg. sep. sulph. tama.[197] tarax.[1] ter.[85] zinc.
  ☞ *O; Brustbein*
  - **Ausatmen,** beim: tarax.[1]
    ☞ *M; Atmen; agg.; während; Ausatmung*
  - **Bier,** durch: sep.
    ☞ *M; Bier, nach*
  - **Husten,** nach: **Ferr.**
    ☞ *M; Husten; agg.; nach*

◦ **Mittagessen,** nach dem: phos.[1]
☞ *M; Mittagessen; während*

→ ◦ **erstreckt** sich:

◦ ◦ **Schlüsselbein,** links: phos.[1]

◦ ◦ **Schulter,** beim Husten: **Kali-bi.**

◦ **hinter** dem Brustbein: alco.[36] all-c.[58] am-caust.[51] aml-n.[36] ant-t.[36] aral.[25] ars.[38] bamb-a.[1184] beryl.[149] carb-v.[58] dios.[25]

◦ **oben,** Manubrium: dios.[25]

◦ **Rippenknorpel**: bell. gels.[64] ind.[36] rheum[1]
☞ *O; Rippenknorpel*

◦ ◦ **links**: ind.[36] rheum[1]
☞ *S; Links*

◦ ◦ **Ausatmen,** beim: bell.
☞ *M; Atmen; agg.; während; Ausatmung •Brustbein; Rippenknorpel*

◦ **Schwertfortsatz**: gels.

◦ **unter** dem Brustbein: **Acon.** aral.[102] **Ars. Asaf.** beryl.[119] **Carb-v. Cham.**[1] clem. coc-c. cund.[102] echi. **Lach.** mag-s. mang. **Mangi.**[197] mez.[1] **Phos.** rumx.[58] **Sang.** sanguin-n.[85] seneg. **Tama.**[197] ter.[85]

◦ ◦ **2 Uhr - 3 Uhr**: mangi.[197]

◦ ◦ **Bewegung,** bei: seneg.
☞ *M; Bewegung; agg.*

◦ ◦ **Erbrechen,** mit, morgens: mangi.[197]
☞ *M; Erbrechen; während*

◦ ◦ **Getränke**:

◦ ◦ ◦ **agg., warme**: ter.[85]
☞ *M; Wärme; agg.*

◦ ◦ ◦ **amel., kalte**: tama.[197]

◦ ◦ **Übelkeit,** mit: mangi.[197]
☞ *M; Übelkeit, mit*

◦ ◦ **erstreckt** sich zum Mund: cham.[1]

- **Haut,** äußerlich: agar. ambr. apisin.[5] ars. asaf.[5] asar.[5] bar-c. **Bell.** bism.[5] bov. calc.[5] canth.[5] caps.[5] cham.[5] cic.[5] colch.[5] croc.[5] dig. dros.[5] **Euph.** ferr.[5] **Iod.**[5] kali-n. laur.[5] led.[5] m-arct.[5] **M-art.**[5] mang.[5] merc-c.[5] **Mez.** mosch.[5] **Mur-ac.** nat-c.[5] nat-m. nux-v.[5] ph-ac. phos.[5] **Plat.** puls.[5] rheum[5] rhus-t.[5] sel.[5] **Seneg.** stront-c. sul-ac. **Sulph.** tarax.[5] til-c.[253] zinc.
☞ *O; Haut, äußerlich*

- **Lungen**: ail.[25] aral.[25] ars.[58] bufo[137] caps.[110] carb-v.[58] chel.[25] sulph.[58]
☞ *O; Lungen*

◦ **Unterlappen,** rechts: chel.[25]
☞ *O; Unterer Teil der Brust*

- **Mammae**: aesc. aeth. agar. ambr.[36] anan. ant-t.[36] **Apis APISIN.**[5] **Ars.**[102] arund.[8] bell.[8] benz-ac. bros-g.[259] **Bry.**[5] **Bufo** calc. **Calc-p.** carb-an. cast.[102] chin-ar. cic. **Cimic.** com. con. croto-t.[102] graph. hall[36] **Hep.**[5] indg. iod. lach. lat-h.[301] laur. led. lob.[85] **Lyc.** mag-c. med.[56] **Mez.**[1] mur-ac.[1] ol-an. onos.[102] orig.[102] petr.[102] **Phos. Phyt.** psor. puls.[5] rumx. sac-l.[55] sang. sel. senec.[137] sep. sil. sulph. tarent-c.
☞ *O; Mammae*

◦ **links**: ambr.[36] ant-t.[36] chin-ar. hall[36] indg.[36] lyc.[36] sac-l.[55]
☞ *O; Mammae; links*

◦ **rechts**: lat-h.[301]

<> ◦ **Berührung,** bei: lob.[85]
☞ *M; Berührung; agg.*

◦ **Menses,** während: indg.
☞ *M; Menses; während*

◦ **Reiben,** durch: con.[1]

◦ **Schwangerschaft,** während: **Calc-p.**

◦ **Brustwarzen**: **Agar. Ars.**[102] arund.[8] bell.[8] benz-ac. cast.[102] cic. con. **Croto-t.**[102] **Graph.** hall[36] **Lyc.** onos.[102] orig.[102] petr.[102] phos. psor. **Puls.**[5] sac-l.[55] sang. senec.[137] sep. **Sil. SULPH.**
☞ *O; Mammae; Brustwarzen*

◦ ◦ **links**: hall[36] sac-l.[55] senec.[137]
☞ *O; Mammae; Brustwarzen; links*

◦ ◦ ◦ **juckend,** Reiben amel.: hall[36]
☞ *M; Reiben amel.*

◦ ◦ **rechts**: bell.[8]
☞ *S; Rechts*

◦ ◦ **Stillen,** nach dem: sang. sulph.
☞ *M; Stillen; nach •O; Mammae; Brustwarzen; Stillen, beim*

◦ **Haut,** äußerlich: med.[56]
☞ *O; Haut, äußerlich*

◦ **unter** den Mammae: aeth. ars.[137] bros-g.[259] laur. mag-c. mur-ac.[1] phos. rumx.

◦ ◦ **links**: laur. mag-c. mur-ac.[1] rumx.
☞ *O; Mammae; links*

◦ ◦ ◦ **Sitzen,** beim: mag-c.
☞ *M; Sitzen; agg.*

◦ ◦ **rechts**: aeth. phos.
☞ *O; Mammae; rechts*

◦ ◦ **Bewegung** amel.: ars.[137]
☞ *M; Bewegung; amel.*

◦ **zwischen** den Mammae: mez.[1] sang.[8]

- **Mitte** der Brust: agar. **Ars.** carbn-s. cast-eq. **Dros.** graph. iod. kali-n. laur. mag-s. mez. ol-an. ph-ac. sul-ac. verat.
☞ *O; Mitte der Brust*

◦ **nachmittags**: mag-s.
☞ *Z; Nachmittags; agg.*

<> ◦ **Ärger,** nach: ph-ac.
☞ *M; Zorn, durch ▤ GEMÜT; M; Zorn, Beschwerden durch*

◦ **Einatmen,** beim: graph.
☞ *M; Atmen; agg.; während; Einatmung*

◦ **Frühstück,** nach dem: verat.

→ ◦ **erstreckt** sich zum Hals: mez.

- **Muskeln**:

◦ **interkostal**: coc-c. musa[197] plat.
☞ *O; Interkostalmuskeln*

◦ ◦ **5. Intercostalregion, links**: musa[197]
☞ *O; Interkostalmuskeln*

◦ **pektoral,** links: puls-n.[25]

- **oberer** Teil der Brust, **links**: sep.[1]
☞ *O; Oberer Teil der Brust*

- **Pleura**: bamb-a.[1184]

brennender Schmerz (Forts.)
- **Rippen**: coc-c. musa[197] ph-ac.[1] plat. sulph. thuj.
  - **kurze** Rippen: sulph. thuj.
    ☞ *O; Rippen, falsche, Rand* ▤ *RÜCKEN; C; Schmerz; wund und zerschlagen, Schmerz wie; Dorsalregion; Rippe, falsche, 12.*
- **Schlüsselbeine**: aur-m. berb. grat. rumx.[58] sang. sulph.
  - **unterhalb** der: rumx.[58] sang.
    ☞ *O; Schlüsselbeine, unterhalb der*
- **Seiten**: abrot. **Agar.** ail.[25] all-c. alum.[1] am-m. ars. asar. bar-c.[1] bell. bry. carb-an. carb-v. carbn-s. chel.[25] coloc. cycl. euph. fl-ac. graph.[1] grat. hydr-ac.[268] ind. iod.[1] kali-bi. kali-c.[1] laur. lyss. mang-acet.[1] mur-ac.[1] myrt-c. nat-c. nat-p. nicc. ol-j. ph-ac.[1] phos. prun. puls-n.[25] ran-b. raph. rumx. ruta[1] sabad. sabin. sang. seneg. stront-c. sul-ac. sulph. thuj. zinc.
    ☞ *O; Seiten*
  - **links**: all-c. **Ars.** bar-c. **Carb-v. Carbn-s.** cycl. **Euph.** fl-ac. graph.[1] grat. hydr-ac.[268] ind. laur. mang-acet.[1] myrt-c. nat-c. ol-j. ph-ac.[1] **PHOS.** puls-n.[25] **RAN-B. RUMX.** sabad. **Seneg.** stront-c. sul-ac. zinc.
    ☞ *O; Seiten; links*
    - **Kopfschmerz,** mit: hydr-ac.[268]
    - **Liegen** auf linker Seite, beim: seneg.
      ☞ *M; Liegen; agg.; Seite, auf der; linker Seite, auf*
    - **erstreckt** sich abwärts zur Leistenregion: fl-ac.
  - **rechts**: abrot. ail.[25] alum. ars. asar. **Bell. BRY.** carb-an. chel.[25] coloc. mur-ac.[1] nat-c.[1] nat-p. raph. rumx. ruta[1] **Sang.** sulph. zinc.
    ☞ *S; Rechts • O; Seiten; links*
  - **morgens**: nat-c.
    ☞ *Z; Morgens*
  - **nachmittags**: alum.[1] bar-c. seneg.
    ☞ *Z; Nachmittags; agg.*
  - **abends**: bar-c.[1] nat-p. rumx. **Seneg.**
    ☞ *Z; Abends*
    - **Bett,** im: nat-p. **Rumx.**
  - **Armbewegung** agg.: **Bry.**
    ☞ *M; Bewegung; agg.; Arme, der*
  - **Aufrichten,** beim:
    - **Bett,** im: nicc.
    - **Bücken,** vom: kali-c.[1]
  - **Ausatmen** agg.: mang-acet.[1]
    ☞ *M; Atmen; agg.; während; Ausatmung*
  - **Berührung** agg.: ph-ac.[1]
    ☞ *M; Berührung; agg.*
  - **Bewegung**:
    - **agg.**: mang-acet.[1]
      ☞ *M; Bewegung; agg.*
    - **amel.**: **Euph. Seneg.**
      ☞ *M; Bewegung; amel.*
  - **Druck** agg.: mang-acet.[1]
    ☞ *M; Druck; agg.*
  - **Einatmen,** beim: lyss. **Rumx.**
    ☞ *M; Atmen; agg.; während; Einatmung*
  - **Liegen,** beim: phos. **Rumx.** seneg.
    - **linker** Seite, auf:
      ☞ *M; Liegen; agg.; Seite, auf der; linker Seite, auf*
      - **agg.**: **Phos.** seneg.
        ☞ *M; Liegen; agg.; Seite, auf der; linker Seite, auf*
      - **amel.**: **Rumx.**
    - **rechter** Seite, agg. auf: **Rumx.** seneg.
      ☞ *M; Liegen; agg.; Seite, auf der; rechter Seite, auf • O; Seiten; links*
    - **Rücken,** auf dem: **Rumx.**
      ☞ *M; Liegen; agg.; Rücken, auf dem*
  - **Mittagessen,** nach dem: agar.
    ☞ *M; Mittagessen; während*
  - **Reiben** agg.: mang-acet.[1]
  - **Sitzen,** beim: ph-ac.[1] **Seneg.**
    ☞ *M; Sitzen; agg.*
  - **erstreckt** sich:
    - **aufwärts**: stront-c.
    - **Rücken**: zinc.
  - **Haut,** äußerlich: am-m. nat-c. sul-ac. thuj.
    ☞ *O; Haut, äußerlich*
    - **stellenweise**: am-m.
- **unterer** Teil der Brust: chel. mag-c.[1] phos.
  ☞ *O; Unterer Teil der Brust*
- **vorderer** Teil der Brust: **APIS** cinnb. kali-n. sulph.
  - **Kratzen** agg.: cinnb.
- **Alkohol,** wie durch: lar-ar.[251]
- **Eisen,** wie durch ein heißes: naja[36]
- **Flecken,** einzelne Stellen: agar.[5] **Am-m.** bufo[111] **Led.** mang. mur-ac.[36] nat-m.[5] ran-b.[102] seneg. zinc.
  - **sitzende** Lebensweise, durch: ran-b.[102]
  - **kleine**: ran-b.[102]
- **heißen** Dampf eingeatmet, als hätte man: ail.[25]
- **Stelle,** an umschriebener: **Led.**
- **Wasser,** wie durch kochendes: canth.[5]

chronischer Schmerz, Seiten: phos.[1]
▤ *ALLGEMEINES; C; Schmerz; chronisch*

drehender, windender Schmerz: ant-t.[85] carb-an.[1] elaps[144] lob.[36] nit-ac.[1] rob.[85] rumx.[111] seneg.[5] sulph.[5] tarax.[5] tarent.[111]
- **rechts**: rumx.[111]
  ☞ *S; Rechts*
- **Lungen**: elaps[144]
  ☞ *O; Lungen*

drückender Schmerz: **Abies-n.**[102] abrom-aug.[171] abrot.[102] acon. agar.[36] agn. **Ail. Alum.**[1] alum-p.[58] alum-sil.[58] am-c.[5] **Am-m.**[31] **AMBR.** ammc.[4] **Anac.** anag. ang.[1] ant-c.[1] ant-s.[36] ant-t. apis **Apisin.**[5] apoc.[58] **Arg.**[5] arg-n.[36] arn.[1] ars. ars-i. ars-s-f.[58] **ASAF.** asar.[1] astac. atista[192] **Aur.** aur-ar.[58] aur-m. aur-m-n.[36] aur-s.[58] bamb-a.[38] bani-c.[204] bar-c. bar-s.[58] **BELL.**[1] benz-ac. berb. bism.[1] **Bor.**[1] both-a.[3070] **Bov.** brom. **BRY.**[5] **Cact.** cahin. calad. **Calc.**[1] calc-i.[58] calc-p.[36] **Calc-sil.**[58] camph.[1] cann-i. cann-s.[5] canth. caps.[1] carb-ac. carb-an.[1] **Carb-v.**[1] **Carbn-s.** carc.[304] card-m. **Caust.**[1] cench.[58] cham.[1] **Chel. CHIN.**[1] chin-s. chlor. chlorpr.[149] **Cic.**[1] cimic.[144] **Cimx.** cina[5] **Cist.** clem.[1] coc-c. **Cocc.**[85] **COLCH.**[5] coll. **Coloc.**[1] com.[36] con. conv.[2191]

cop. cor-r. corn. corn-f.[45] cot.[36] croc.[5] croto-t. **Cupr.**[1] **Cur.** cycl. cymbo-ci.[2184] cyt-l.[119] **Dig.** dros.[1] **Dulc.**[1] eup-per. euph.[1] euphr. eupi.[85] falco-p.[265] ferr.[36] ferr-acet.[102] fl-ac. gamb. glon. graph.[1] grat. gymn. harp.[1184] **Hell.** helon.[171] hep. hist.[119] **Hydr-ac.**[268] hyos.[1] hyper.[36] iber.[25] ictod. **Ign.** **Iod.**[1] ip. jatr.[36] kali-bi. **KALI-C.**[1] kali-chl.[58] kali-i. **Kali-n.**[36] kali-sil.[58] kalm. knau.[33] kola[1184] **Kreos.** **Lac-d.** lac-lox-a.[204] **Lach.** lachn.[25] **Lact.** laur.[85] led.[1] lil-t.[25] lith-c. **Lob.**[102] **LYC.** lycps.[36] lyss. m-arct.[5] m-art.[5] **M-aust.**[5] **Mag-m.**[1] **Mag-s.** manc. mang-acet.[1] med.[85] meny.[1] **Merc.** merc-acet.[85] merc-c.[5] merl. **Mez.**[36] **Mill.** **Mosch.**[5] **Mur-ac.**[1] myrt-c.[25] nat-ar. **Nat-c.**[1] **Nat-m.**[1] **Nat-p.** **Nat-s.** nat-sil.[58] **Nicc.** nit-ac.[1] **NUX-M.**[5] **NUX-V.**[5] ol-an. olnd.[5] op. ozone[227] paeon. pall. par.[5] petr.[1] **Ph-ac.** phel. **PHOS.**[1] **PLAT.**[1] plb.[54] por-m.[251] prun.[102] prun-p.[102] psil.[164] psor.[111] ptel.[102] puls.[5] **Ran-b.** ran-s. raph. rheum[5] **Rhod.** rhus-t.[1] rumx. **Ruta** sabad.[5] sabin.[5] samb. sang.[8] sanguin-n.[102] **Sars.** scorp.[269] sec.[5] **SENEG.** **Sep.**[1] **Sil.**[1] sol-n.[25] **Spig.**[8] spong.[1] squil.[1] **STANN.**[1] **Staph.**[1] stict.[85] stram.[1] **Stront-c.**[144] succ.[194] **Sul-ac.** sul-i.[58] **SULPH.** syph. tab. **Tarax.**[1] tarent. tax.[303] tela[192] tell. ter. teucr.[5] **Thuj.**[1] til-c.[253] tril.[45] tub.[85] tung.[209] **VALER.** vanad.[102] **VERAT.**[1] verat-v.[102] verb.[1] vinc.[4] viol-o.[5] viol-t. vip. **ZINC.**[1] **Zinc-p.**[58] zing.
☞ *Zusammengedrückt, Empfindung wie •zermalmender Schmerz ▥ ALLGEMEINES; C; Schmerz; drückender Schmerz*

- **abwechselnd** mit Auftreibung des Abdomens: lyc.[1]
▥ *ABDOMEN; A; Abwechselnd mit •ABDOMEN; A; Abwechselnd mit; Brustsymptomen*
- **morgens**: ant-c.[1] cupr.[1] knau.[33] mag-s. phel. **Ran-b.** rhus-t. sars.[1] seneg. sil.[1] sulph.
☞ *Z; Morgens*
  - ◦ **Bett,** im: mag-s. phel. rhus-t. seneg. sil.[1] sulph.
☞ *Z; Morgens; Bett, im*
  - ◦ **Erwachen,** beim: ant-c.[1] cupr.[1] knau.[33]
☞ *M; Erwachen, beim*
- **vormittags**: alum.[1]
☞ *Z; Vormittags*
- **abends**: graph.[1] lyc.[1] nat-m.[1] **Ran-b.** sep. spig.[1]
☞ *Z; Abends*
  - ◦ **Bett,** im: sep.
- **nachts**: **ALUM.** chel. chin.[1] mag-s. nux-m. ph-ac.[1] sars.[1] seneg.
☞ *Z; Nachts*
  - ◦ **Einschlafen,** beim: **Nux-m.**
☞ *M; Schlaf; agg.; Einschlafen, beim*
  - ◦ **Liegen** auf dem Rücken, beim: alum. chin.[1]
☞ *M; Liegen; agg.; Rücken, auf dem*
- **Atmen,** bei tiefem: caps.[1] sep.[1]
☞ *M; Atmen; agg.; während; tief*
- **Aufstoßen** amel.: ambr.[1] kali-c.[1] lyc.[1] sep.[1] zinc.[1]
☞ *M; Aufstoßen; amel.*
- **Ausatmen,** beim: coloc.[1] ruta[1]
☞ *M; Atmen; agg.; während; Ausatmung*
- **Auswurf** amel.: mag-s.
☞ *M; Auswurf; amel.*
- **Berührung,** bei: mang-acet.[1] ruta[1]
☞ *M; Berührung; agg.*
- **Beugen,** Kopf vorwärts, agg.: alum. chin.[1]
- **Bewegung**:
  - ◦ **agg.**: sep.[1] tela[192]
☞ *M; Bewegung; agg.*
  - ◦ **amel.**: dros.[1] **Seneg.**
☞ *M; Bewegung; amel.*
- **Blähungsabgang** amel.: ph-ac.[1]
☞ *M; Blähungen, Flatulenz; amel.*
- **Bücken,** beim: caust.[1] **Ran-b.** sep.
☞ *M; Bücken; agg.*
- **Drehen,** beim: caps.
- **Einatmen**:
  - ◦ **agg.**: arg. asaf. aur-m. **Bor.** **Calc.** con.[1] kali-c. mez.[1] ran-b. ran-s. spong. stann.[1]
☞ *M; Atmen; agg.; während; Einatmung*
    - ◦ ◦ **tief**: arg. **KALI-C.** mez.[1] ran-s. **Spong.**
☞ *M; Atmen; agg.; während; tief*
  - ◦ **amel., tief**: **Ign.**
☞ *M; Atmen; amel.; tiefes Atmen •M; Einatmen amel.*
- **Essen**:
  - ◦ **während**: alum.[1] ars.[1]
☞ *M; Essen; agg.; während*
  - ◦ **nach**: agar.[1] anac.[85] caust.[5] con. nat-c.[1] phos.[1]
☞ *M; Essen; agg.; nach*
- **Freien,** im:
  - ◦ **agg.**: caust.[1]
☞ *M; Luft; agg.; frische, im Freien*
  - ◦ **amel.**: sul-ac.[1]
☞ *M; Luft; amel.; frische, im Freien*
- **Frost,** nach: **Iod.**
- **Gehen**:
  - ◦ **agg.**: caust. graph.[1]
☞ *M; Gehen; agg.; beim*
    - ◦ ◦ **Freien,** im: graph.[1]
☞ *M; Gehen; agg.; beim; Freien, im*
  - ◦ **amel.**: **Chin.** mez. **Seneg.**
☞ *M; Gehen; amel.*
- **Husten**:
  - ◦ **während**: alum. am-c. **Anac.** ars-i. aur.[5] bism. bor. **BRY.** **Calc.** canth. carb-v.[5] chin. **Con.** cupr. dig.[1] iod. **Kali-n.** mag-m. nicc. ph-ac. **Samb.**[5] sil.[1] squil. stann.[5] stront-c. **Sulph.** tell.[85]
☞ *M; Husten; agg.; während*
  - ◦ **nach**: mag-m.[1]
☞ *M; Husten; agg.; nach*
  - ◦ **Hustenreiz,** bei: sil.
- **Kopfschmerz,** mit: lith-c.[25]
- **Kratzen,** nach:
☞ *Räuspern, nach*
- **Lachen,** durch: plat.[54]
☞ *M; Lachen agg.*
- **Liegen**:
  - ◦ **agg.**: am-c.[1]
☞ *M; Liegen; agg.*
  - ◦ **amel.**: alum.
    - ◦ ◦ **Seite,** auf der: alum.
☞ *M; Liegen; amel.; Seite, auf der*

drückender Schmerz (Forts.)

- **Menses**:
  - **vor**: bor.[26] lach.[26]
    ☞ *M; Menses; vor*
  - **während**: cocc.
    ☞ *M; Menses; während*
  - **unterdrückte,** durch: **Cocc.**[5]
- **Mittagessen,** nach dem: caust.[1] meny.[1]
  ☞ *M; Mittagessen; während*
- **Niesen,** beim: sil.[1]
  ☞ *M; Niesen; agg.*
- **Operation,** nach: abrot.[102]
  ☞ *M; Operationen, nach*
- **Räuspern,** nach: spig.[1]
- **Schreiben,** beim: mag-s. ran-b.
  ☞ *M; Schreiben agg.*
- **Sitzen**:
  - **agg.**: anac.[1] bor.[1] cact. **Chin.**[1] dig. lac-lox-a.[204] mez. **Seneg.** stann.[1]
    ☞ *M; Sitzen; agg.*
    - **gebeugt**: bor.[1] chin.[1] **Dig.** lac-lox-a.[204]
  - **amel.**: alum.
    ☞ *M; Sitzen; amel.*
- **Sprechen**:
  - **beim**: stram.[1]
    ☞ *M; Sprechen agg.*
  - **nach**: nat-m.[1]
    ☞ *M; Sprechen agg.*
- **Stehen**:
  - **agg.**:
    - **während**: aur-m. lac-lox-a.[204] **Ran-b.** spig.
      ☞ *M; Stehen; agg.*
    - **nach**: nat-m.[1]
      ☞ *M; Stehen; agg.*
  - **amel.**: **Chin.**
    ☞ *M; Stehen; amel.*
- **Stellen,** an einzelnen: psor.[111]
- **Wetter,** bei feuchtem, nassem: **Cupr. Kali-c. Nat-s. Sil.**
  ☞ *M; Wetter, feuchtes agg.*
- **erstreckt** sich:
  - **abwärts**: phos.[1]
  - **außen,** nach: ang.[5] arg.[5] **Asaf.**[5] bell. bry.[5] cina[5] dulc. led.[5] lith-c.[25] nux-m.[5] seneg. tarax.[5] **VALER.** zinc.
  - **innen,** nach: ammc.[4] bell.[1] cann-s.[5] chin.[1] cocc.[5] coloc.[5] ign.[5] kreos.[5] laur.[5] nux-m.[5] nux-v.[5]
  - **Oberarme**: led.[36]
- **Achselhöhlen**: **Agn.** ang.[1] asaf.[5] asar.[1] astac. bry.[5] camph.[1] carb-v.[1] chel.[1] chin.[1] dros.[1] kali-c.[1] led. lyc.[1] mang-acet.[1] rhus-t.[1] sep.[1] sil.[1] spong.[1] squil.[1] staph.[1] teucr.[5] thuj.[1]
  - **links**: chel.[1] led.
    ☞ *S; Links*
  - **rechts**: **Agn.** carb-v.[1] sil.[1] staph.[1]
    ☞ *S; Rechts*
  - **Umgebung** der Achselhöhlen: kali-c.[1] lyc.[1] mang-acet.[1] rhus-t.[1] sep.[1] squil.[1] thuj.[1]
    - **unter** den: kali-c.[1] lyc.[1] mang-acet.[1]
- **Bronchien**: ant-s.[36] tax.[303]
  ☞ *O; Bronchien*
- **Brustbein**: acon. agar.[1] agn. alum.[1] am-c.[1] anac.[1] **Ant-t.** arg. arn.[1] **ARS.** asaf. astac. **AUR.** aur-ar.[58] **AUR-M.** aur-m-n.[36] aur-s.[58] bamb-a.[38] bell.[1] bor.[1] bov. brom. **Bry.** calc. **Calc-p.** camph.[1] canth. carb-v.[1] carc.[304] caust.[1] cench.[58] cham.[1] chel. chin.[1] cic.[1] coc-c. cocc. coloc.[1] con. conv.[2191] cop. croto-t. **Cycl.** dulc.[1] euph.[1] **Euphr.** eupi. falco-p.[265] **Ferr.**[36] fl-ac. gamb. gymn. harp.[1184] hep. hyos.[1] iber.[25] ictod. kali-c.[1] kali-i. kali-n.[36] kalm. **Kreos.** lact. laur. led. lyss. mag-m.[1] meny.[1] merc-acet.[85] mez.[1] mur-ac.[1] nat-c.[1] nat-m.[1] petr.[1] ph-ac.[1] **PHOS.**[1] plat.[1] prun-p.[102] psil.[164] ran-b. rheum[1] rhus-t. rumx. **Ruta** sabin.[85] samb.[1] sars. sec.[5] **Seneg.** sep.[1] sil.[1] sol-n.[25] spig.[1] stann.[1] staph.[1] stram.[1] stront-c.[144] succ.[194] sulph.[1] syph. tab. tarax.[1] ter. thuj. til-c.[253] tril.[45] verat.[1] vinc.[4] zinc.
  ☞ *O; Brustbein*
  - **morgens**: petr.[1]
    ☞ *Z; Morgens*
  - **nachmittags**: fl-ac. kali-i.
    ☞ *Z; Nachmittags; agg.*
  - **abends**: alum.[1] mur-ac.[1]
    ☞ *Z; Abends*
  - **nachts**: am-c.[1] petr.[1]
    ☞ *Z; Nachts*
  - **Atmen,** bei tiefem: arg.[1] bor.[1]
    ☞ *M; Atmen; agg.; während; tief*
  - **Aufstoßen** amel.: petr.[1]
    ☞ *M; Aufstoßen; amel.*
  - **Ausatmen,** beim: anac.[1] tarax.[1]
    ☞ *M; Atmen; agg.; während; Ausatmung*
  - **Bewegung** agg.: arg. led. nat-m.[1]
    ☞ *M; Bewegung; agg.*
  - **Bücken** agg.: arg. **Kalm.**
    ☞ *M; Bücken; agg.*
  - **Druck** amel.: chin.[1]
    ☞ *M; Druck; amel.*
  - **Dyspnö,** mit, bei aufrechtem Stehen: merc-acet.[85]
    ☞ *M; Stehen; agg.*
  - **Einatmen** agg.: agar.[1] bor.[1] tril.[45]
    ☞ *M; Atmen; agg.; während; Einatmung*
  - **Essen**:
    - **während**: anac.[1]
      ☞ *M; Essen; agg.; während*
    - **nach**: chin. con.[1] hyos.[1] verat. zinc.
      ☞ *M; Essen; agg.; nach*
  - **Gehen,** beim: alum.[1] arn.[1] cic.[1] coc-c. sulph.[1]
    ☞ *M; Gehen; agg.; beim*
  - **Gehen,** wenn man beginnt zu: sulph.[1]
    ☞ *M; Gehen; agg.; Beginn, zu*
  - **Heben** des Arms, beim: chin.
    ☞ *M; Anheben der Arme agg.*
  - **Mittagessen,** nach dem: bor.[1]
    ☞ *M; Mittagessen; während*
  - **Schreiben,** beim: asaf.
    ☞ *M; Schreiben agg.*

◦ **Sitzen,** beim: chin.[1] euph.[1] seneg.
☞ *M; Sitzen; agg.*

◦ ◦ **gebeugt**: chin.[1]
☞ *M; Sitzen; agg.; gebeugtes*

◦ **Sprechen,** beim: stram.[1]
☞ *M; Sprechen agg.*

◦ **Stehen,** im: camph.[1] con.[1] euph.[1]
☞ *M; Stehen; agg.*

◦ **Trinken,** nach: verat.[1]
☞ *M; Trinken; agg.; nach*

◦ **hinter** dem Brustbein: acon. alum.[1] **AUR. AUR-M.** aur-m-n.[36] bamb-a.[38] bry. camph.[1] caust.[1] cham.[1] **Chel.** con. dulc.[1] **Euphr.** ferr.[36] harp.[1184] hep. iber.[25] kali-c.[1] kali-n.[36] kalm. mez.[1] nat-c.[1] ph-ac.[1] **Phos.** prun-p.[102] rumx. samb.[1] stront-c.[144] **Syph.** ter.

◦ ◦ **morgens**: nat-c.[1]
☞ *Z; Morgens*

◦ ◦ **nachts**: stront-c.[144]
☞ *Z; Nachts*

◦ ◦ **Atmen**:

◦ ◦ ◦ **agg.**: kali-c.[1] nat-c.[1]

◦ ◦ ◦ ◦ **tiefes** Atmen: nat-c.[1]
☞ *M; Atmen; agg.; während; tief*

◦ ◦ ◦ **Atemnot,** mit: harp.[1184]
▤ *ATMUNG; C; Behinderte, erschwerte Atmung; Schmerzen, durch; Brust, in der*

◦ ◦ **Aufstoßen,** beim: kali-c.[1]
☞ *M; Aufstoßen; agg.*

◦ ◦ **Bewegen,** beim: bry.

◦ ◦ **Husten,** nach: **Euphr.** hep.
☞ *M; Husten; agg.; nach*

◦ ◦ **Sitzen**:

◦ ◦ ◦ **agg.**: con.
☞ *M; Sitzen; agg.*

◦ ◦ ◦ **aufrecht,** amel.: **Kalm.**
☞ *M; Sitzen; amel.; aufrechtes*

◦ ◦ **Steigen,** beim: **AUR. AUR-M.**
☞ *M; Steigen agg.*

◦ ◦ **erstreckt** sich in den Rücken, beim Gehen: aur-m-n.[36]

◦ **oben,** Manubrium: phos.[1] plat.[1] sep.[1] stann.[1] til-c.[253]

◦ ◦ **links**: phos.[1] sep.[1]
☞ *S; Links*

◦ **Rippenknorpel**: conv.[2191] kali-c.[1] psil.[164]
☞ *O; Rippenknorpel*

◦ ◦ **links**: conv.[2191]
☞ *S; Links*

◦ ◦ **rechts,** morgens: kali-c.[1]
☞ *S; Rechts*

◦ **Schwertfortsatz**: carb-v.[1] kali-c.[1] merc-acet.[85] spig.[1]

◦ ◦ **Bücken,** beim: carb-v.[1]
☞ *M; Bücken; agg.*

◦ ◦ **Einatmen,** beim: kali-c.[1]
☞ *M; Atmen; agg.; während; Einatmung*

◦ ◦ **Husten,** beim: kali-c.[1]

◦ ◦ **Schlucken,** beim: kali-c.[1]
☞ *M; Schlucken agg.*

◦ ◦ **Stehen,** im: spig.[1]
☞ *M; Stehen; agg.*

- **Brustbein** und rechter Brustwarze, zwischen: aur-m-n.[36]

- **Haut,** äußerlich: agar.[5] alum.[5] ambr.[5] anac.[5] ang.[5] arg.[5] arn.[5] **ARS.**[5] asaf.[5] aur.[5] bism.[5] bov.[5] bry.[5] camph.[5] canth.[5] carb-v.[5] chel.[5] chin.[5] cina[5] cocc.[5] cupr.[5] dros.[5] dulc.[5] euph.[5] hyos.[5] kali-n.[5] kreos.[5] **Laur.**[5] led.[5] **Lyc.**[5] mag-m.[5] meny.[5] mez.[5] nux-v.[5] olnd.[5] plb.[5] ran-b.[5] rheum[5] ruta[5] sabin.[5] sars.[5] spig.[5] squil.[5] stann.[5] staph.[5] stront-c.[5] **SULPH.**[5] tarax.[5] teucr.[5] valer.[5] verat.[5] verb.[5] zinc.[5]
☞ *O; Haut, äußerlich*

- **Lunge,** linke: bamb-a.[38]
☞ *O; Lungen*

- **Mammae**: agar.[36] am-m.[36] ambr. anac.[36] arg-n.[36] aur-m-n.[36] **Bell.**[1] berb. bism.[1] bry.[36] calc.[1] calc-p.[36] carb-v.[1] carbn-s. chel. com.[36] cot.[36] euph. eupi.[85] hydr-ac.[268] hyper.[36] lach. led.[1] mez.[36] mur-ac.[1] nat-s. par.[5] ph-ac. phos.[1] puls.[5] sabin.[5] sang.[8] spig.[8] stann.[1] sulph. thuj.[36] verb.[1] zinc.
☞ *O; Mammae*

◦ **links**: com.[36] cot.[36] hydr-ac.[268] ph-ac.
☞ *O; Mammae; links*

◦ **rechts**: phos.[1] zinc.
☞ *O; Mammae; rechts*

◦ **Betätigung** im Freien, bei: am-m.[36]
☞ *M; Anstrengung, nach • M; Luft; agg.; frische, im Freien*

◦ **Brustwarzen**: agar.[36] anac.[36] arg-n.[36] aur-m-n.[36] bell.[1] berb. bism.[1] bry.[36] calc.[1] hyper.[36] led.[1] mez.[36] mur-ac.[1] par.[5] spig.[8] stann.[1] thuj.[36] verb.[1]
☞ *O; Mammae; Brustwarzen*

◦ ◦ **links**: berb. bism.[1] mez.[36]
☞ *O; Mammae; Brustwarzen; links*

◦ ◦ ◦ **erstreckt** sich zum Brustbein: bism.[36]

◦ ◦ ◦ **hinter** der Brustwarze: berb.

◦ ◦ ◦ **Seite** des Sternum: bism.[1]

◦ ◦ **rechts**: agar.[36] anac.[36] arg-n.[36] aur-m-n.[36] bry.[36]
☞ *S; Rechts*

◦ ◦ ◦ **Ausatmen** agg.: bry.[36]
☞ *M; Atmen; agg.; während; Ausatmung*

◦ ◦ ◦ **Gehen,** beim: agar.[36]
☞ *M; Gehen; agg.; beim*

◦ ◦ ◦ **erstreckt** sich nach außen: aur-m-n.[36]

◦ ◦ **Menses,** nach: berb.
☞ *M; Menses; nach*

◦ ◦ **unter** der Brustwarze: bell.[1] calc.[1] led.[1] mur-ac.[1] spig.[8] stann.[1] verb.[1]

◦ ◦ ◦ **links**: verb.[1]
☞ *S; Links • O; Mammae; Brustwarzen; unter der linken*

◦ ◦ ◦ **rechts**: bell.[1] calc.[1] led.[1] mur-ac.[1] stann.[1]
☞ *S; Rechts*

◦ **Umgebung** der Mammae: carb-v.[1] chel. lach. nat-s. zinc.

◦ ◦ **unter** den Mammae: carb-v.[1] lach. zinc.

drückender Schmerz (Forts.)

- **Mitte** der Brust: agar. **Alum.** am-c.[1] am-m. asaf. camph. carb-an.[1] croto-t. **Gamb.** gymn. harp.[1184] hyper. iod.[1] **Kali-c.** lact. laur. lith-c. lyc. ph-ac.[1] **Phos.** puls. **Ran-b.** raph. sabad. samb. seneg. sep. **Spig.** succ.[194] tell. thuj.
  ☞ *O; Mitte der Brust*
- ◦ **nachmittags**: **Am-m.**
  ☞ *Z; Nachmittags; agg.*
- ◦ **abends**: ran-b.
  ☞ *Z; Abends*
- ◦ **Ausatmen** agg.: ph-ac.[1]
  ☞ *M; Atmen; agg.; während; Ausatmung*
- ◦ **Bücken,** beim: ph-ac.[1]
  ☞ *M; Bücken; agg.*
- ◦ **Druck** agg.: ph-ac.[1]
  ☞ *M; Druck; agg.*
- ◦ **Gehen** im Freien, beim: lyc.
  ☞ *M; Gehen; agg.; beim; Freien, im*
- ◦ **Husten** agg.: ph-ac.[1]
- ◦ **Sitzen,** im: seneg.
- **oberer** Teil der Brust: plat.[1] sang.[25] sep.[1] stann.[1]
  ☞ *O; Oberer Teil der Brust*
- ◦ **links**: sep.[1]
  ☞ *S; Links*
- **Rippen**: ant-s.[85] arg.[1] atista[192] bell.[1] cupr.[1] lyc.[1] nit-ac.[1] ruta[1] sep.[1] stann.[1] staph.[1] verat.[1]
- ◦ **6. Rippe**: bell.[1] ruta[1]
- ◦ **falsche**:
  ☞ *O; Rippen, falsche, Rand*
- ◦ ◦ **links**: lyc.[1] sep.[1]
  ☞ *S; Links*
- ◦ ◦ **rechts**: verat.[1]
  ☞ *S; Rechts*
- ◦ **Rippenknorpel,** beim Bücken: staph.[1]
  ☞ *O; Rippenknorpel*
- ◦ **Vorderseite**: nit-ac.[1] verat.[1]
- ◦ **zwischen** den: atista[192]
- **Schlüsselbeine**: ant-c.[1] asaf.[5] aur.[5] bism.[1] led. mag-m.[1] plat.[1] por-m.[251] puls. sars.[1] spig. zinc.[1]
- ◦ **erstreckt** sich zu den Zähnen: mag-m.[1]
- ◦ **unterhalb** der: ant-c.[1] plat.[1] por-m.[251] **Spig.** zinc.[1]
  ☞ *O; Schlüsselbeine, unterhalb der*
- **Seiten**: acon. alum.[1] am-m. **Ambr.** ammc.[4] anac. ang. ant-c.[1] ant-t.[72] arg.[1] arn. ars.[1] asaf. asar.[1] atista[192] aur.[1] aur-s.[58] bamb-a.[38] bani-c.[204] bell. benz-ac. bism.[1] brom.[36] cact. calad. calc. calc-p. caps.[1] carb-v.[1] carbn-s. **Caust.**[1] chel. chin. com. con.[1] **Cor-r.** croto-t. cupr.[1] cycl.[1] dig. dulc.[1] euph. ferr. graph.[1] grat. harp.[1184] hep. hyos.[1] ign. iod.[1] jatr.[36] **Kali-c.** kali-n. lact. **Lyc.**[1] mag-m. mang-acet.[1] **Meny.**[1] merc. mez. mur-ac.[1] nat-c.[36] nat-m.[1] nat-s.[36] nit-ac.[1] nux-v. paeon. pall. par. petr.[1] ph-ac. phel. phos.[1] plat.[1] plb.[54] psil.[164] ran-b. rhus-t.[1] sars.[1] seneg. sep.[1] sil. spong.[1] squil.[1] staph. sul-ac. sul-i.[58] sulph. tarax.[1] tarent. teucr. thuj. valer. verat.[1] verb.[1] viol-t. zinc.[1]
  ☞ *O; Seiten*
- ◦ **links**: acon. am-m.[1] ambr.[1] anac.[1] ang.[1] ant-t.[72] arg.[1] aur. bamb-a.[38] brom.[36] calad. carb-v. carbn-s. chel. croto-t. cycl.[1] dig. dulc. ferr. graph.[1] hep. ign. jatr.[36] kali-c.[1] lyc.[1] mag-m. merc. nat-c.[36] nat-m.[1] **Nat-s.**[36] nit-ac.[1] nux-v. pall. petr.[1] ph-ac.[1] plat.[1] plb.[54] psil.[164] ran-b. sil. spong. staph. sul-ac. sulph. tarent. verat.[1] zinc.[1]
  ☞ *O; Seiten; links*
- ◦ ◦ **Atmen** amel.: nat-c.[36]
  ☞ *M; Atmen; amel.*
- ◦ ◦ **Gehen,** beim: nat-s.[36]
  ☞ *M; Gehen; agg.; beim*
- ◦ ◦ **Übelkeit, mit, vor Kopfschmerz, Gähnen, Tränenfluss und Erbrechen**: ant-t.[72]
  ☞ *M; Erbrechen; vor •M; Kopfschmerz, vor •M; Übelkeit, mit*
- ◦ **rechts**: ammc.[4] **Anac.** ang.[1] ant-c.[1] arg.[1] ars.[1] **Asaf.** bani-c.[204] **Bell.** bism.[1] cact. calc.[1] **Carb-v.** caust. com. con.[1] cupr.[1] hyos.[1] jatr.[36] kali-c.[1] nit-ac.[1] ph-ac.[1] sep.[1] squil. tarax.[1] tarent. teucr. thuj. viol-t. zinc.[1]
  ☞ *S; Rechts •O; Seiten; links*
- ◦ ◦ **morgens**: nit-ac.[1]
  ☞ *Z; Morgens*
- ◦ ◦ **erstreckt** sich zur Leber: kali-c.[1]
- ◦ **morgens**: phel. ran-b. sil. thuj.
  ☞ *Z; Morgens*
- ◦ ◦ **Aufstehen,** nach: ran-b.
  ☞ *M; Aufrichten; agg.*
- ◦ ◦ **Bett,** im: phel. sil.
  ☞ *Z; Morgens; Bett, im*
- ◦ **vormittags**: ran-b.
  ☞ *Z; Vormittags*
- ◦ **abends**: ant-c.[1] caust.[1] dig. euph. kali-n. mang-acet.[1] ran-b. seneg. zinc.
  ☞ *Z; Abends*
- ◦ ◦ **20** Uhr: kali-n.
- ◦ ◦ **Liegen,** im: ant-c.[1]
- ◦ ◦ **Sitzen,** im: seneg.
- ◦ **nachts,** beim Gehen an die frische Luft: am-m.
- ◦ **Atmen,** beim: arg.[1] ars.[1] kali-c. ph-ac. spong.[1] thuj.
- ◦ ◦ **tief**: arg.[1] **KALI-C.** ph-ac. spong.[1] thuj.
  ☞ *M; Atmen; agg.; während; tief*
- ◦ **Aufstoßen**:
- ◦ ◦ **nach**: nit-ac.[1]
  ☞ *M; Aufstoßen; agg.*
- ◦ ◦ **amel.**: kali-c.[1] nux-v. sep.
  ☞ *M; Aufstoßen; amel. •Beklemmung; Aufstoßen amel.*
- ◦ **Ausatmen,** beim: ambr. aur.[1] tarax.[1] zinc.[1]
  ☞ *M; Atmen; agg.; während; Ausatmung*
- ◦ **Auswurf,** während: **Ang.**
- ◦ **Berührung,** bei: carb-v.[1]
  ☞ *M; Berührung; agg.*
- ◦ **Beugen,** rückwärts, agg.: atista[192]
  ☞ *M; Beugen; agg.; rückwärts*
- ◦ **Bewegung**:
- ◦ ◦ **heftige** agg.: alum.[1] dig.[1]
  ☞ *M; Bewegung; agg.*
- ◦ ◦ ◦ **Armbewegung,** bei: dig.[1]
  ☞ *M; Bewegung; agg.; Arme, der*
- ◦ ◦ **nach**: calc. viol-t.
- ◦ ◦ **amel.**: atista[192]
  ☞ *M; Bewegung; amel.*

◦ **Einatmen,** beim: arn. con. grat. iod.[1] kali-c.[1] meny.[1] mur-ac.[1] squil.[1]
☞ *M; Atmen; agg.; während; Einatmung*

◦ **Gehen**:

◦ ◦ **agg.**: ang.[1] cact.
☞ *M; Gehen; agg.; beim*

◦ ◦ ◦ **schnell**: ang.[1]
☞ *M; Gehen; agg.; beim; schnell*

◦ ◦ **amel.**: nat-m.
☞ *M; Gehen; amel.*

◦ **Husten,** beim: sul-i.[58]

◦ **Lachen** agg.: atista[192]
☞ *M; Lachen agg.*

◦ **lehnen** auf die Tischplatte, beim: con.[1]
☞ *M; Anlehnen, beim; vorne, nach, auf die Arme gestützt*

◦ **Liegen** agg.:
☞ *M; Liegen; agg.*

◦ ◦ **Bett,** im: calad. calc. con.
☞ *M; Liegen; agg.; Bett, im*

◦ ◦ **Rücken,** auf dem: atista[192]
☞ *M; Liegen; agg.; Rücken, auf dem*

◦ **liegt,** Seite auf der man: caps.[1]

◦ **Mittagessen,** nach dem: iod.[1]
☞ *M; Mittagessen; während*

◦ **Sitzen**:

◦ ◦ **agg.**: anac.[1] chin. dulc.[1] graph.[1] paeon. rhus-t.[1]
☞ *M; Sitzen; agg.*

◦ ◦ ◦ **gebeugt**: anac.[1] dulc.[1] rhus-t.[1]
☞ *M; Sitzen; agg.; gebeugtes*

◦ ◦ **amel.**: calad.
☞ *M; Sitzen; amel.*

◦ **Stehen,** beim: calc. **Valer.**
☞ *M; Stehen; agg.*

◦ **Stuhlgang,** amel. nach: thuj.

◦ **erstreckt** sich nach außen: **Asaf.** dulc.[1] **Valer.** zinc.[1]

◦ **unten** rechts: ammc.[4] hyos.[1]
☞ *O; Seiten; links • O; Seiten; rechts • O; Unterer Teil der Brust*

- **unterer** Teil der Brust: **Agar.** agn.[5] alum.[1] ammc.[4] arn. asaf.[5] asar.[1] bism. chin. cic.[5] croc.[5] dig.[1] euph.[1] hyos.[5] lact. laur.[5] m-aust.[5] med.[85] merc-c.[5] phos.[1] plb.[5] **Ran-b.**[58] ruta[1] sabad.[5] **Seneg.** teucr. valer. viol-t.[5] zinc.
☞ *O; Unterer Teil der Brust*

◦ **links**: med.[85]
☞ *S; Links*

◦ **nachts,** beim Erwachen: ruta[1]

- **vorne,** morgens: nit-ac.[1]

- **anfallsweise**: nat-m.[1] rhus-t.[1] thuj.[1]

◦ **Achselhöhle,** Bereich der: rhus-t.[1] thuj.[1]

- **anhaltend**: **Lyc.**

- **auseinanderdrückend**: **Euph.**[1]
▤ *ALLGEMEINES; C; Schmerz; berstender, spaltender, auseinandertreibender Schmerz*

◦ **unterer** Teil der Brust: euph.[1]
☞ *O; Unterer Teil der Brust*

- **Blähungen,** wie durch: meny.[1] zinc.[1]

◦ **Seiten**: meny.[1]
☞ *O; Seiten*

- **Brennen,** mit: chin.[1]

- **Brett,** wie durch ein, Mitte, in der: harp.[1184]
▤ *ALLGEMEINES; C; Brett, Empfindung wie von einem*

- **Finger,** wie ein, Seiten: phos.[1]

- **Gewicht,** wie durch ein: arg.[5] asaf. **Bry.**[5] laur.[5] **NUX-M.**[5] **NUX-V.**[5] olnd.[5] rheum[5] **Rhus-t.**[5] sabad.[5] **SAMB.** spig.[5] **Verat.**[5] viol-o.[5]

◦ **Mitte** der Brust: asaf. samb.
☞ *O; Mitte der Brust*

- **Holz,** wie ein Stück, links, beim Lachen: plb.[54]

- **intermittierend**:

◦ **Seiten**: zinc.[1]
☞ *O; Seiten*

◦ **regelmäßig,** Brustbein: dulc.[1] verat.[1]

◦ ◦ **hinter** dem Brustbein: dulc.[1]

- **Knopf,** wie ein, Rippen: lyc.[1]

- **Lungen** gegen die Wirbelsäule gedrückt, als würden die: abrom-aug.[171]
▤ *ALLGEMEINES; C; Drängen, Zwängen, Empfindung von*

- **Messerklinge,** wie eine scharfe, Mamma, links, beim Sitzen im Haus, Ausatmen agg., tiefes Einatmen amel.: com.[36]
☞ *O; Mammae; links*

- **Pflock,** wie durch einen: am-c.[5] anac.
▤ *ALLGEMEINES; C; Pflock, Keil oder Nagel, Empfindung von einem*

◦ **Haut,** äußerlich: **Am-c.**[5]
☞ *O; Haut, äußerlich*

◦ **Seiten**: **Anac.**
☞ *O; Seiten*

◦ ◦ **rechts**: **Anac.**
☞ *S; Rechts • O; Seiten; links*

- **pulsierend,** Seiten: asar.[1] verat.[1]

- **Schraubstock,** wie in einem: am-m.[31] helon.[171]

- **Stein,** wie ein: cocc.[85] cor-r.

- **wegdrückend**: euph.[5]

- **Wirbelsäule** drücken, als ob die Lungen gegen die: laur.[85]

dumpfer Schmerz: aesc.[76] agn.[5] ail.[76] **Apisin.**[5] asc-t.[25] cact.[76] carb-ac.[25] curc.[192] dios.[25] fago.[25] hist.[119] iber.[25] lil-t.[25] lob-c.[25] mang-acet.[1] naja[85] olnd.[5] pic-ac.[25] plan.[25] ptel.[25] sumb.[25] tanac.[25] tell.[76] verat-v.[25] zinc-o.[45]
▤ *ALLGEMEINES; C; Schmerz; dumpfer Schmerz*

- **links**: fago.[25] lob-c.[25]
☞ *S; Links*

- **Bewegung** des linken Arms agg.: sumb.[25]
☞ *M; Bewegung; agg.; Arme, der*

- **lehnen** nach vorn agg.: sumb.[25]
☞ *M; Anlehnen, beim; vorne, nach, auf die Arme gestützt*

dumpfer Schmerz (Forts.)

- **Brustbein**: lob-c.[25] mang-acet.[1] naja[85] plan.[25]
  ☞ *O; Brustbein*
  - **links**: plan.[25]
    ☞ *S; Links*
  - **rechts**: naja[85]
    ☞ *S; Rechts*
  - **unterhalb**: lob-c.[25]
- **Haut,** äußerlich: olnd.[5]
  ☞ *O; Haut, äußerlich*
- **Lungenbasis**: asc-t.[25]
  ☞ *O; Lungen*

durchstechender Schmerz:
ALLGEMEINES; C; Schmerz; durchbohrender Schmerz

- **Sitzen,** bei gebeugtem: calc-f.[119]
  ☞ *M; Sitzen; agg.; gebeugtes*

Eiter, Eiterung, Schmerz wie durch:

- **Mammae**: calc.[5] clem.[5] merc.[5] phos.[5] plb.[5]
  ☞ *O; Mammae*
- **tief** sitzend: **Phos. Ran-b.**[5]
  ☞ *O; Tief sitzend*

gebrochen, Schmerz, als seien die Rippen: agar.[137] caps.[137] kali-bi.[111] naja[137] petr.[137] psor.[137] sep.[111] stram.[137]
ALLGEMEINES; C; Schmerz; gebrochen oder als würde etwas brechen, Schmerz wie

gerissen, Schmerz als würde:

- **abgerissen,** wie: **Nux-v.**[5]
  ALLGEMEINES; C; Schmerz; gerissen, Schmerz wie; heraus- oder abgerissen, wie
  - **Achselhöhle**:
    ☞ *Verrenkung, Zerrung, Schmerz wie durch eine; Achselhöhlen*
- **herausgerissen,** als würden die Lungen, während Husten: elaps[85] **Nux-v.**[5]
  ALLGEMEINES; C; Schmerz; gerissen, Schmerz wie; heraus- oder abgerissen, wie

geschlagen, geprügelt, Schmerz wie: alum.[5] am-m.[5] **Arn.**[5] bar-c.[5] bry.[5] calad.[5] caust.[5] chin.[5] con.[5] ferr.[5] ign.[5] kali-c.[5] **Lyc.**[5] mag-c.[5] manc.[111] mang.[5] merc.[5] nat-c.[5] nat-m.[5] nit-ac.[5] nux-v.[5] ol-an.[111] ozone[227] ph-ac.[5] **Phos.**[5] **Ran-b.**[5] rheum[5] rhod.[5] sil.[5] spig.[5] **Stann.**[5] staph.[5] sul-ac.[5] sulph.[5] thuj.[5] zinc.[5]
☞ *Eingeschlagen, Empfindung, als wären die Rippen •wund und zerschlagen, Schmerz mit Empfindlichkeit wie*

- **morgens,** beim Erwachen: ozone[227]
- **Brustbein**: nat-m.[5]
  ☞ *O; Brustbein*
- **Haut,** äußerlich: lyc.[5] mag-c.[5] mang.[5] merc.[5] nat-c.[5] nat-m.[5] nit-ac.[5] ph-ac.[5] **Phos.**[5] **Rhod.**[5] sil.[5] stann.[5] sulph.[5]
  ☞ *O; Haut, äußerlich*
- **Lungen**: ozone[227]
  ☞ *O; Lungen*
- **Schlüsselbeine**: manc.[111]

geschwürartiger Schmerz: arg-n.[36] arn.[5] bry.[5] calc. **Carb-an.**[5] caust.[5] **DROS.**[5] eupi.[36] hall[36] hep.[5] kali-bi.[111] kali-c.[5] kreos. **Lach.**[5] lyc.[36] mag-m.[5] merc. **PHOS.**[5] psor.[111] **PULS.**[123] **Ran-b.**[5] ruta[5] sil.[5] spig. **Staph.**[1] sul-ac.[1] sulph.[5] teucr.[5] verat.[5]
ALLGEMEINES; C; Schmerz; geschwürartiger Schmerz

- **rechts**: arn.[5]
  ☞ *S; Rechts*
- **Husten,** beim: **CALC.**[5] hep.[5] **Kali-bi.**[111] kali-c.[5] lach.[5] mag-m. phos.[5] psor. **SIL.**[5] staph.[5] **Sulph.**[5]
- **erstreckt** sich aufwärts: calc.[5]
- **Achselhöhle**: sul-ac.[1]
  - **rechts**: sul-ac.[1]
    ☞ *S; Rechts*
- **Brustbein**: dros.[5] psor.[111] puls.[123] staph.[1]
  ☞ *O; Brustbein*
  - **unterhalb** vom Brustbein: dros.[5] psor.[111] puls.[123]
- **Haut,** äußerlich: bry.[5] caust.[5] mag-m.[5] **Puls.**[5] **RAN-B.**[5] verat.[5]
  ☞ *O; Haut, äußerlich*
- **Lymphdrüsen,** Achselhöhle: ruta[5] teucr.[5]
  ☞ *O; Lymphdrüsen, Achselhöhle*
- **Mammae**: arg-n.[36] **CALC.** hall[36]
  ☞ *O; Mammae •Geschwüre; Empfindung wie durch Geschwüre; Mammae*

gezogen, wie mit einem Faden zum Rücken, Mammae: croc.[102]
ALLGEMEINES; C; Faden, Gefühl wie von einem

grabender Schmerz: acon. berb.[111] bufo[111] cann-s. carb-an.[1] carbn-s. cina **DULC.** graph.[1] lach. led. mang. mang-acet.[1] meny. olnd. petr. seneg. stann.[1] stram. tarax.
ALLGEMEINES; C; Schmerz; bohrender Schmerz

- **nachts**: graph.[1]
  ☞ *Z; Nachts*
- **Bewegung** amel.: **Seneg.**
  ☞ *M; Bewegung; amel.*
- **erstreckt** sich zum Abdomen: stann.[1]
- **Achselhöhlen**: berb.[111]
- **Brustbein**: led.
  ☞ *O; Brustbein*
- **Mammae**: bufo[111]
  ☞ *O; Mammae*
- **Schlüsselbeine**: mang.
- **Seiten**: mang-acet.[1]
  ☞ *O; Seiten*

hämmernder Schmerz: manc.[36] **PHOS.**[5] thuj.[36]
☞ *Hämmern, Empfindung von* *ALLGEMEINES; C; Schmerz; hämmernder Schmerz*

Heben, Schmerz wie durch: plat.[1]

heftiger Schmerz: abrot.[76] ars.[76] chel.[25] corn-f.[45] crot-c.[2016] kalm.[76] lith-c.[76] zinc.[76]

hindurchschießender Schmerz:
☞ *stechender (scharf st., schießender usw.) Schmerz*

hindurchstechend:
☞ *stechender (scharf st., schießender usw.) Schmerz*

Husten verursacht, Schmerz wie durch, Rippen: arn.[5]

innen gezogen, Schmerz, als würden die Mammae nach: aster.[102]

intermittierender Schmerz:
ALLGEMEINES; C; Schmerz; intermittierend

- **Achselhöhle,** Region der: dulc. thuj.
- **Brustbein**: dulc.[1] verat.[1]
  O; Brustbein
  - **hinter** dem: dulc.[1]
- **Schlüsselbeine**: sabin.
- **Seiten**: zinc.[1]
  O; Seiten

Jucken, Schmerz mit: calc.[1] carbn-s.[36] chin.[1] dig.[1] hall[36] mang-acet.[1] spig.[1] stann.[1] staph.[1] ter.[36]

- **Achselhöhlen**: stann.[1] staph.[1]
- **Brustbein**: staph.[1]
  O; Brustbein
- **Brustwarzen**: carbn-s.[36] hall[36] mang-acet.[1]
  O; Mammae; Brustwarzen
  - **rechts**: carbn-s.[36]
    S; Rechts
  - **Reiben amel.**: hall[36]
    M; Reiben amel.
- **Schlüsselbeinen,** unter den: spig.[1]
- **Seiten**: chin.[1] dig.[1] spig.[1]
  O; Seiten

kalter Schmerz in der Brust, beim Husten: **Med.**

klemmender, kolikartiger Schmerz: acon. aesc. bor.[1] bov.[36] bry.[5] **Cact.** calc-ar.[58] cast. **Caul.** cina cocc. coloc.[1] cupr.[5] **Dig. Graph.** hydr-ac.[268] led. lil-t.[36] mag-m.[1] meny.[5] mur-ac. **Nit-ac.** pall. plat. puls.[1] samb.[5] sil.[5] spig. spong.[5] stront-c.[5] sulph. upa. verat. visc.[102] zinc.
Zusammenschnüren, Spannung, Enge, Empfindung von; Reifen oder Gürtel, wie von einem; eng, straff •quetschender Schmerz

- **links**: cina cupr.[5] graph. spong.[5] upa.
  S; Links
- **rechts**: acon. bov. coloc.[1] mur-ac. sulph. verat.
  S; Rechts
- **nachmittags**: sulph.
  Z; Nachmittags; agg.
  - **Gehen,** beim: sulph.
    M; Gehen; agg.; beim
- **Einatmen agg.**: cina mur-ac.
  M; Atmen; agg.; während; Einatmung
- **Husten,** beim: **Sulph.**
  M; Husten; agg.; während
- **Liegen** amel.: graph.
- **Menses,** während: **Cocc.**
  M; Menses; während
- **Sitzen,** beim: graph.
  M; Sitzen; agg.
- **Speisen,** warme, amel.: sulph.
  M; Wärme; amel.
- **Stehen** amel.: graph.
  M; Stehen; amel.

- **Brustbein**: bry.[5] cact. led. puls.[1]
  O; Brustbein
  - **hinter** dem: **Cact.** led.
- **Haut,** äußerlich: puls.[5]
  O; Haut, äußerlich
- **Mammae**: bor.[1] bov.[36] hydr-ac.[268] lil-t.[36]
  O; Mammae
  - **links**: bov.[36] hydr-ac.[268]
    O; Mammae; links
  - **erstreckt** sich:
    - **Lendengegend,** nach Hinlegen auf die linke Seite: lil-t.[36]
    - **Unterarmknochen**: hydr-ac.[268]
- **Seite,** rechte: mag-m.[1]

kneifender Schmerz: acon.[5] agar.[36] alum. ang.[1] ant-c.[1] arg.[1] bell. bism.[1] bor.[1] calc-p.[36] carb-an. carb-v. cina cupr. **Dulc.** graph.[1] ign.[5] ip. **Kali-c.**[1] lac-leo.[204] lact. lyss. mag-c.[1] mand.[119] mur-ac.[36] nux-v.[5] olnd.[5] par.[5] ph-ac.[36] **Phos.**[5] **PLAT.**[5] ran-s.[36] rhod.[5] samb.[1] **Seneg.** sil.[1] **Spig.**[5] spong. stann.[1] sulph.[36] ther.[85] thuj. tub. zinc.[1]
ALLGEMEINES; C; Schmerz; kneifender Schmerz

- **Einatmen agg.**: dulc.[1]
  M; Atmen; agg.; während; Einatmung
- **Achselhöhlen**: samb.[1]
- **Haut,** äußerlich: nux-v.[5] phos.[5] rhod.[5] samb.[5]
  O; Haut, äußerlich
- **M. pectoralis, links**: ther.[85]
- **Mammae**: agar.[36] calc-p.[36] ph-ac.[36] ran-s.[36]
  O; Mammae
  - **links,** erstreckt sich zum Nabel: agar.[36]
    O; Mammae; links
  - **Brustwarzen**: ph-ac.[36] ran-s.[36]
    O; Mammae; Brustwarzen
    - **links**: ph-ac.[36] ran-s.[36]
      O; Mammae; Brustwarzen; links
- **Rippen,** unter den falschen: mur-ac.[36]
  O; Rippen, falsche, Rand
  - **Blähungsabgang** amel.: mur-ac.[36]
    M; Blähungen, Flatulenz; amel.
- **Seite,** links, Sitzen, bei gebeugtem: arg.[1]

kochend, Schmerz wie: canth.[5]
brennender Schmerz ALLGEMEINES; C; Kochen, Empfindung von

krallender Schmerz: arg-n.[5] hydr-ac.[111] **SENEG.**[5] stront-c.[5]
Greifen, Packen, Raffen, Empfindung von ALLGEMEINES; C; Schmerz; greifender, krallender Schmerz

- **links**: seneg.[5]
  S; Links

krampfartiger Schmerz: aesc. allox.[119] am-c.[5] anh.[149] arg.[1] arn.[144] ars. aur.[144] bell.[1] bor.[5] bry. **Cact.** calc.[5] carb-an.[5] cham.[137] chin.[5] cina[5] **Cocc.** coff.[5] cupr.[102] dig.[1] dulc.[5] ems[9] **Ferr.**[5] glon.[144] ign.[5] iris[45] kali-c.[1] kola[1184] lach. lact. lar-ar.[251] lat-m.[144] laur. lil-t. marm-w.[194] meph.[122] mez.[5] mosch.[5] naja[144] nat-m.[5] nit-ac.[5] petr.[5] phos. plat.[137] ptel. **Puls.** rauw.[119] samb.[111] **Sang.** sep.[5] spect.[271] **Spong.**[54] stroph-s.[119] sulph.[5] sumb. tab.[144] tax.[303] tril.[45] verat.[5]
Krampf ALLGEMEINES; C; Schmerz; krampfartiger Schmerz

krampfartiger Schmerz (Forts.)

- **morgens,** 5 Uhr, bei Husten: kali-c.

- **vormittags,** 10 Uhr bis 11 Uhr: aesc.

- **nachts**: kali-c.[1] nit-ac.[1]
 ☞ *Z; Nachts*

- **Atmen,** tiefes, agg.: allox.[119]
 ☞ *M; Atmen; agg.; während; tief*

- **Aufstoßen** amel.: kali-c.[1]
 ☞ *M; Aufstoßen; amel.*

- **Bücken** amel.: petr.[1]
 ☞ *M; Bücken; amel.*

- **Essen,** nach dem: nat-m.[5] petr.[1]
 ☞ *M; Essen; agg.; nach*

- **Freien,** im, agg.: mez.[111] sulph.[111]
 ☞ *M; Luft; agg.; frische, im Freien*

- **Gehen** amel.: mez.[1]
 ☞ *M; Gehen; amel.*

◦ **Freien,** im: mez.[1]
 ☞ *M; Luft; amel.; frische, im Freien*

- **Husten,** bei: am-c.[5] bell. carb-an.[5] cina[5] ferr.[5] **Kali-c.**[5] laur. **Mosch.**[5] **Sulph.**[5] verat.[5]

- **Menses**:

◦ **während**: cham.[5] chin.[5] **Cocc. Coff.**[5] **Cupr.**[5] **Ign.**[5]
 ☞ *M; Menses; während*

◦ **unterdrückten,** bei: cupr.[102]

- **Naseschneuzen,** beim: sumb.
 ☞ *M; Naseschneuzen, beim*

- **Rennen** oder Laufen, nach: stroph-s.[119]
 ☞ *M; Laufen, Rennen agg.*

- **Schlaf,** im: bell.[1] nit-ac.[1]
 ☞ *M; Schlaf; agg.; während*

◦ **Erwachen,** durch: nit-ac.[1]
 ☞ *M; Erwachen, beim*

- **Sitzen,** im: mez.

- **Brustbein**: allox.[119] dig.[1] iris[45] phos. rauw.[119] tril.[45]
 ☞ *O; Brustbein*

◦ **Aufstoßen** amel.: phos.
 ☞ *M; Aufstoßen; amel.*

◦ **Beugen,** vorwärts, agg.: dig.[1]

◦ **hinter** dem Brustbein: **Allox.**[119]

◦ ◦ **Atmen,** tiefes, agg.: allox.[119]
 ☞ *M; Atmen; agg.; während; tief*

◦ **Mitte** des Brustbeins, erstreckt sich zur Magengrube, mit Erbrechen: **Iris**[45]
 ☞ *O; Mitte der Brust*

◦ **oben,** Manubrium: tril.[45]

◦ **Schwertfortsatz,** Anstrengung agg.: rauw.[119]

- **Haut,** äußerlich: calc.[5] dig.[5] dulc.[5] mez.[5] nit-ac.[5] **Plat.**[5] sep.[5]
 ☞ *O; Haut, äußerlich*

- **Mammae**: cham.[137] **Lil-t.** plat.[137]
 ☞ *O; Mammae*

◦ **Stillen,** beim: cham.[137]
 ☞ *M; Stillen; während*

- **Rippen**: dig.[1] iris[36] lar-ar.[251] petr.[5]

◦ **Stuhlgang,** vor: petr.[5]
 ☞ *M; Stuhlgang; vor*

◦ **unter** den Rippen: dig.[1] iris[36]

◦ ◦ **links**: iris[36]
 ☞ *S; Links*

- **Seiten**:
 ☞ *O; Seiten*

◦ **links**: arg.[1] plat.[1]
 ☞ *O; Seiten; links*

◦ **rechts**: marm-w.[194]
 ☞ *S; Rechts • O; Seiten; links*

kratzender Schmerz: anac.[5] arg.[1] caust.[1] kali-c.[1] mez.[1] puls.[5] sep.[5] sil.[1] staph.[5] sulo-ac.[149] thuj.[5]

- **Brustbein**: mez.[1]
 ☞ *O; Brustbein*

kratzig, Schmerz wie: led.[5]
 ▤ *ALLGEMEINES; C; Schmerz; bohrender Schmerz*

kriechender Schmerz: acon.[1] ph-ac.[1]

lähmungsartiger Schmerz: alum.[5] am-c. ferr-m. nux-v.[5]
 ☞ *Lähmung; allgemeine Arzneien* ▤ *ALLGEMEINES; C; Schmerz; lähmungsartig*

- **Achselhöhlen**: am-c.

- **Haut,** äußerlich: nux-v.[5]
 ☞ *O; Haut, äußerlich*

- **Schlüsselbeine**: ferr-m.

lanzinierend:
 ☞ *schneidender (scharfer plötzlicher) Schmerz* ▤ *ALLGEMEINES; C; Schmerz; lanzinierender Schmerz*

Laufen, Schmerz, als würde etwas, Mammae: laur.[5]

Nadeln, Schmerz wie durch: anac.[5] caust.[5] chel.[25] cic.[149] form.[25] hed.[119] iber.[85] stroph-s.[119] sumb.[25]

- **links,** stehen oder gehen amel.: cic.[149]
 ☞ *S; Links*

- **Drehen** auf die linke Seite, beim: iber.[85]

nagender Schmerz: acon. agn.[85] ail.[111] anan.[123] arg.[1] bell. berb.[111] bufo[111] calc. calc-p. **Colch.** irid.[85] lil-t. lyc.[5] mang. mez.[1] mosch. nat-m.[1] olnd. par. **Ran-s.**[5] **RUTA** spong.[5] stann. stroph-s.[119] stry.[36] sulph.[5]
 ▤ *ALLGEMEINES; C; Schmerz; nagender Schmerz*

- **Achselhöhlen**: agn.[5] bufo[111] mez.[1]

- **Brustbein**: bell. par.
 ☞ *O; Brustbein*

◦ **Rippenknorpel** der falschen Rippen: bell.
 ☞ *O; Rippen, falsche, Rand • O; Rippenknorpel*

- **Haut,** äußerlich: arg.[5] calc.[5] mang.[5] olnd.[5] par.[5] ruta[5] spong.[5]
 ☞ *O; Haut, äußerlich*

- **Mammae**: anan.[123] bufo[111] irid.[85]
 ☞ *O; Mammae*

- **Schlüsselbeine**: acon. mang.

- **Seiten**: arg.[1] calc. lil-t. olnd. ruta stann.
 ☞ *O; Seiten*

◦ **links**: arg.[1] calc. ruta[1] stann.
 ☞ *O; Seiten; links*

◦ **rechts**: ruta
 ☞ *S; Rechts • O; Seiten; links*

- **fressend,** Achselhöhle: agn.[85] mez.[1]
 ▤ *ALLGEMEINES; C; Schmerz; fressender Schmerz*

neuralgischer Schmerz: apis[34] aran.[111] arg.[102] arn.[5] ars.[34] asc-t.[111] bell.[34] bor.[34] bry.[5] buni-o.[149] cact.[1125] calc.[34] chel.[5] cimic.[111] con.[102] corn-f.[45] graph.[34] kalm.[85] mag-p.[111] mez.[1125] morg-g.[136] murx.[34] nat-ar.[8] nux-v.[5] par.[102] phos.[34] phyt.[25] plan.[137] prun.[85] puls.[102] ran-b.[5] rhod.[5] scolo-v.[1125] sul-ac.[144] sulph.[34] sumb.[137] syc-co.[136] thal.[144] zinc.[5]
▤ *HERZ KREISLAUF; C; Angina pectoris, Stenokardie; Pseudo-Angina pectoris •ALLGEMEINES; C; Schmerz; neuralgischer Schmerz*

<> - **Herpes** zoster, nach: cimic.[144] prun.[85] ran-b.[144] sul-ac.[144] thal.[144]

- **Achselhöhle,** erstreckt sich zum kleinen Finger: nat-ar.[8]

- **Interkostalmuskeln**: aran.[111] arn.[5] ars.[5] **Asc-t.**[111] bell.[5] bry.[5] chel.[5] cimic.[111] kalm.[85] mag-p.[111] **Mez.**[1125] morg-g.[136] nux-v.[5] par.[102] phos.[5] puls.[5] ran-b.[5] rhod.[5] syc-co.[136] zinc.[5]
☞ *O; Interkostalmuskeln*
  - **links,** erstreckt sich zum Arm: par.[102]
  ☞ *S; Links*
  - **Taubheitsgefühl** im Arm, mit: kalm.[85]

- **Mammae**: apis[34] ars.[34] bell.[34] bor.[34] calc.[34] con.[102] graph.[34] murx.[34] phos.[34] phyt.[25] plan.[137] puls.[102] sulph.[34] sumb.[137]
☞ *O; Mammae*
  - **links**: sumb.[137]
  ☞ *O; Mammae; links*
  - <> **Schwangerschaft,** während: **Con.**[102] plan.[137] puls.[102]
  - **Stillens,** während des: phyt.[25]
  ☞ *M; Stillen; während*
  - **Brustwarzen,** in der Schwangerschaft: plan.[137]
  ☞ *O; Mammae; Brustwarzen*

- **Rippen,** falsche, links: arg.[102]
☞ *O; Rippen, falsche, Rand*

Niete oder Kugel, Schmerz wie durch eine, Mammae, im Bereich der: lil-t.[137]

pickender Schmerz: ruta[1]
▤ *ALLGEMEINES; C; Schmerz; pickender Schmerz*

plötzlicher Schmerz: apis[76] mag-c. neon[222]

pulsierender Schmerz: am-m.[5] aran-ix.[149] arg. bell.[5] bov.[5] camph. **Caps.** **Carb-v.**[5] chin.[5] clem. cod.[25] com. dulc.[1] glon. graph. hydr-ac.[268] **Kali-c.** lat-h.[301] lith-c.[25] lob-s.[85] lyc.[1] lycps. mang.[5] nat-c.[5] nux-v. olnd.[5] phos.[5] ran-b.[5] rumx. sil.[5] spig. squil.[1] tarent. zinc.[1]
☞ *Pulsieren, Empfindung von* ▤ *ALLGEMEINES; C; Schmerz; pulsierender, pochender Schmerz*

<> - **Koitus,** nach: hydr-ac.[268]
☞ *M; Koitus, nach*

- **Achselhöhle**: dulc.[1] squil.[1] zinc.
  - **Achselhöhle,** Bereich der:
  ☞ *Lymphdrüsen, Achselhöhle*

- **Haut,** äußerlich: am-m.[5] bov.[5] chin.[5] hydr-ac.[268] nat-c.[5] olnd.[5] ran-b.[5] sil.[5]
☞ *O; Haut, äußerlich*
  - **links,** lateral: hydr-ac.[268]
  ☞ *S; Links*

- **Lymphdrüsen,** Achselhöhle: squil.[1] zinc.
☞ *O; Lymphdrüsen, Achselhöhle*

- **Mammae**: **Bell.**[5] lat-h.[301] lob-s.[85] **Phos.**[5] zinc.[1]
☞ *O; Mammae*
  - **rechts**: lat-h.[301]
  - **Brustwarzen**: zinc.[1]
  ☞ *O; Mammae; Brustwarzen*

- **Schlüsselbeinen,** unter den: lyc.[1]

- **Seite,** links, nachmittags: hydr-ac.[268]

quetschender Schmerz: **Acon.**[1] adon.[102] agar.[5] aml-n.[111] aran-ix.[149] arn.[5] ars.[102] **Asar.**[5] berb. bism.[5] bor. brom.[5] bry.[5] bufo[111] cact.[111] cadm-s.[102] calc-ar.[102] **Camph.**[5] cann-s.[5] canth.[5] carb-v.[5] caust.[5] cham.[5] chin.[5] cina clem.[5] coc-c.[102] colch.[5] con.[5] dig.[5] dros. dulc.[1] graph. hydr-ac.[111] hyos.[5] iod.[5] iodof.[102] kali-c.[5] kalm.[111] lach.[102] lact. laur.[102] lil-t.[111] lycps.[102] lyss.[85] mag-m.[5] mag-p.[102] magn-gr.[102] mang.[5] mangi.[197] merc.[5] nux-m.[5] nux-v.[5] ozone[227] **Ph-ac.** **Plat.** ptel.[102] ran-s.[5] seneg. spig. spong.[102] sulph.[5] tarent.[192] tax.[303] teucr. thuj. thyr.[102] tril.[45] verat. viol-t.[5]
☞ *Zusammenschnüren, Spannung, Enge, Empfindung von; Reifen oder Gürtel, wie von einem; eng, straff •klemmender, kolikartiger Schmerz* ▤ *ALLGEMEINES; C; Schmerz; klemmender, quetschender Schmerz*

- **Sprechen,** durch: tax.[303]
☞ *M; Sprechen agg.*

- **Achselhöhlen**: mang.[5]

- **Brustbein**:
☞ *O; Brustbein*
  - **Atmen** agg.: tril.[45]
  - **hinter** dem Brustbein: dulc.[1]

- **Brustwarzen**: ran-s.[5]
☞ *O; Mammae; Brustwarzen*

- **Interkostalmuskeln,** tief einatmen, Sonnenhitze agg.: tarent.[192]
☞ *O; Interkostalmuskeln*

- **Seiten**: mangi.[197]
☞ *O; Seiten*

Rauheit, Schmerz wie durch: am-c.[5] ars.[5] calc.[5] carb-v.[5] kreos.[5] lyc.[5] merc.[5] sep.[5] sulph.[5] zinc.[5]

reibender Schmerz, wie durch lockere Rippen: ign.[5]

reißender Schmerz: acon. aesc. aeth. agar. aloe alum. **Am-c.** am-m. ambr. anac. ant-t.[5] arg.[1] arg-n. ars. aur. aur-m. aur-m-n.[36] bamb-a.[1184] bar-c.[5] bell.[5] berb. bism.[1] bor.[5] brom. bry. bufo cact.[58] calc. calc-p.[36] camph.[36] cann-s. canth. caps. carb-an.[5] **Carb-v.** carbn-h. **Carbn-s.** caust. cere-b.[102] cham.[5] chel.[1] chin. chin-ar. chlor.[197] cic.[5] cimic.[102] **Clem.**[5] cocc. **COLCH.** con.[1] cortico.[119] croto-t. cub. cycl. daph.[102] dig. **Dulc.**[1] elaps[36] euph. eupi. ferr-m. ferr-ma. glon.[102] graph. grat.[36] guai.[5] hura hydr-ac. hyos. iber.[102] iod.[1] kali-bi. **Kali-c.** kali-i. kali-n.[1] kali-p. kali-sil.[58] kalm.[102] knau.[33] kola[1184] kreos.[5] lach.[5] lact. lat-m. laur. led.[5] lil-t.[111] lith-c.[227] lyc. mag-c. mag-p.[111] magn-gr.[102] menthol[102] merc.[5] merc-c. mez. mur-ac.[5] nat-c.[5] nat-m. nicc. nit-ac.[1] **NUX-V.**[5] ol-an.[36]

reißender Schmerz ()Forts.)
op.[5] osm. ox-ac.[58] paeon.[102] petr.[1] **PHOS.** phyt.[102] plb. psor. **Puls. Ran-b.**[5] rhod.[36] rhus-t. rumx. sabin. sang.[36] sars.[5] sel. seneg.[58] sep.[1] sil. **Spig.**[1] stann. stram.[5] stront-c.[5] sul-ac. sulph.[5] sumb. syph.[102] tab.[102] tarent.[36] teucr.[5] ther. thuj.[5] valer. verb.[5] **Zinc.**
ALLGEMEINES; C; Schmerz; reißender Schmerz

- **nachmittags**:
☞ Z; Nachmittags; agg.
  - ◦ **Einatmen,** bei tiefem: sang.
☞ M; Atmen; agg.; während; tief
  - ◦ **Gähnen,** beim: sang.
☞ M; Gähnen agg.
- **abends**: ambr. con.[1] kali-n.[1]
☞ Z; Abends
  - ◦ **Bett,** im: con.[1]
- **nachts**: am-c.[1] chlor.[197] nit-ac. sil.
☞ Z; Nachts
- **anfallsweise**: kola[1184]
- **Arm** benutzt, wenn man den:
  - ◦ **Ausstrecken** des Arms, beim: berb.
  - ◦ **bewegt** wird, wenn der Arm: carb-an.
  - ◦ **Kopf** gehoben wird, wenn der Arm zum: spig.
☞ M; Anheben der Arme agg.
- **Aufstoßen** amel.: sep.[1]
☞ M; Aufstoßen; amel.
- **Bewegung,** bei: aur-m. bry. nit-ac.[1]
- **Einatmen,** beim: aur-m. kali-n.[1] **Psor.**
☞ M; Atmen; agg.; während; Einatmung
  - ◦ **tief**: kali-n.[1]
☞ M; Atmen; agg.; während; tief
- **Freien,** im: caust.
☞ M; Luft; agg.; frische, im Freien
- **Heben,** beim: **Psor.**
☞ M; Heben agg.
- **Husten,** während: aeth. **Ambr.** bell.[5] bufo **Calc.** elaps eupi. kali-c. **Nat-m.** nit-ac. nux-v. phos.[58] psor. **Rhus-t.** seneg.[58]
☞ M; Husten; agg.; während
- **Liegen** auf der Seite, beim: con.
- **Menses,** vor: puls.[5]
☞ M; Menses; vor
- **Stehen,** im: spig.[1]
☞ M; Stehen; agg.
- **Trinken,** nach: nit-ac.
☞ M; Trinken; agg.; nach
- **erstreckt** sich nach innen: nat-m.[5]
- **Achselhöhle**: alum. arg-n. **ARS.** aur. bell. calc. canth. carb-v.[5] chel.[1] chin.[1] colch.[5] guai.[5] kali-bi. kali-c. knau.[33] lach.[5] lyc.[1] nat-m. petr.[1] psor. sabin. sulph.[5] thuj. zinc.
  - ◦ **nachts**: petr.[1]
☞ Z; Nachts
  - ◦ **Heben** des Arms, beim: kali-c.
☞ M; Anheben der Arme agg.
- **Brustbein**: aesc. aur. **Calc-p.** chin. cortico.[119] **Dig.** dulc.[1] elaps[36] grat. kali-i. **Lyc.** merc-c. osm. ox-ac.[58] phos. psor. rhod.[36]
☞ O; Brustbein
  - ◦ **Mitternacht,** nach: merc-c.
☞ Z; Mitternacht; nach
  - ◦ **Husten,** während: chin. cortico.[149] elaps[36] **Kali-i.** osm. ox-ac. **Phos.** psor.
☞ M; Husten; agg.; während
  - ◦ **erstreckt** sich zu den Armen: ox-ac.[58]
  - ◦ **Rippenknorpel** der falschen Rippen: grat. merc-c.
☞ O; Rippenknorpel
  - ◦ **unter** dem Brustbein: cortico.[119]
- **Haut,** äußerlich: am-c.[5] am-m.[5] ambr.[5] anac.[5] ant-t.[5] bar-c. **Bor.**[5] bry.[5] camph.[5] carb-v.[5] chel.[5] clem.[5] colch.[5] dig.[5] dulc.[5] iod.[5] kali-c.[5] lyc.[5] merc.[5] merc-c.[5] mur-ac.[5] nat-c.[5] nux-v.[5] ran-b.[5] rhod.[5] sabin.[5] sars.[5] spig.[5] stann.[5] **Stront-c.**[5] teucr.[5] zinc.[5]
☞ O; Haut, äußerlich
- **Lungenspitze,** rechts: elaps
☞ O; Lungen • O; Lungen; Apex
- **Mammae**: **Am-c.** am-m. aur-m-n.[36] bar-c.[5] **Bell.**[5] bism.[1] **Bry.** bufo calc-p.[36] camph.[36] **Carb-an.**[5] carb-v. cham.[5] chin-ar. colch. con.[36] croto-t. grat.[36] kali-c. **Lil-t.**[111] lith-c.[227] nux-v.[5] ol-an.[36] sang.[36] thuj.[5]
☞ O; Mammae
  - ◦ **rechts**: grat.[36] sang.[36]
☞ O; Mammae; rechts
    - ◦ ◦ **Einatmen,** bei tiefem: sang.[36]
☞ M; Atmen; agg.; während; tief
  - ◦ **Leukorrhö,** mit: **Bar-c.**[5]
  - ◦ **erstreckt** sich:
    - ◦ ◦ **Darmbein**: camph.[1]
    - ◦ ◦ **Rücken**: colch.
  - ◦ **Brustwarzen**: aur-m-n.[36] bism.[1] camph.[36] con.[36] lith-c.[227] **Nux-v.**[5]
☞ O; Mammae; Brustwarzen
    - ◦ ◦ **rechts**: camph.[36] lith-c.[227]
      - ◦ ◦ ◦ **erstreckt** sich in das Becken: camph.[36]
☞ S; Rechts
    - ◦ ◦ **Atmen** agg.: bism.[36]
    - ◦ ◦ **um** die linke Brustwarze: bism.[1]
☞ O; Mammae; Brustwarzen; links
    - ◦ ◦ **unter** der linken Brustwarze: aur-m-n.[36]
☞ O; Mammae; Brustwarzen; unter der linken
- **Muskeln**:
  - ◦ **interkostal**: aur-m-n.[36] **Sul-ac.** verb.[5]
☞ O; Interkostalmuskeln
  - ◦ **pektoral**: berb.
- **Rippen,** falsche: bism.[1] plb. sep.
☞ O; Rippen, falsche, Rand
- **Schlüsselbeinregion**: agar. am-m. brom. caps. cham. ferr-m. **Lyc.** stann.
- **Seiten**: **Acon.** am-c. ambr. anac. arg.[1] ars.[1] aur-m. berb. bry. cann-s. **Carb-v.** caust. chel.[1] **Cocc.** con.[1] dig. dulc.[1] elaps euph. ferr-ma. graph. grat. hydr-ac. iod.[1] kali-bi. kali-c.[1] kali-sil.[58] lact. laur. **Lyc.** mag-p.[111] nicc. plb. puls. sang. **Sel.** sep.[1] sil. spig.[1] sumb. zinc.
☞ O; Seiten

◦ **links**: am-c. **Ambr.** anac. berb. cann-s. **Carb-v.** chel.[1] **Dig.** dulc.[1] ferr-ma. graph. grat. kali-c.[1] mag-p.[111] sep.[1] sil. spig.[1] zinc.
☞ *O; Seiten; links*

◦ **rechts**: arg.[1] ars.[1] aur-m. **Bry.** caust. **Cocc.** con.[1] elaps iod.[1] kali-c.[1] lyc. plb. sang. sep. zinc.
☞ *S; Rechts • O; Seiten; links*

◦ ◦ **links,** dann: aur-m.

◦ **morgens**: sumb.
☞ *Z; Morgens*

◦ ◦ **Einatmen** agg.: sumb.
☞ *M; Atmen; agg.; während; Einatmung*

◦ **nachmittags**: nicc.
☞ *Z; Nachmittags; agg.*

◦ **abends**: kali-c.[1]
☞ *Z; Abends*

◦ **Atmen** agg.: bry. puls.

◦ **Atmen,** bei tiefem: spig.[1]
☞ *M; Atmen; agg.; während; tief*

◦ **Aufrichten,** beim: dig.

◦ **Bewegung,** bei: **Bry.**

◦ **Einatmen,** beim: ferr-ma. lyc. sang. spig.[1]
☞ *M; Atmen; agg.; während; Einatmung*

◦ **Naseschneuzen,** beim: sumb.
☞ *M; Naseschneuzen, beim*

◦ **Sitzen,** bei gebeugtem: anac.
☞ *M; Sitzen; agg.; gebeugtes*

◦ **Treppensteigen** agg.: kali-bi.
☞ *M; Steigen agg.; Treppensteigen*

◦ **erstreckt** sich nach links:

◦ ◦ **Oberarm**: spig.[1]
▤ *EXTREMITÄTEN; C; Taubheit, pelzige Empfindungslosigkeit; Arme*

◦ ◦ **Schulterblatt,** zum: spig.[1]

◦ **oben** links: sep.[1]
☞ *O; Oberer Teil der Brust • O; Seiten; links*

- **vorderer** Teil der Brust: berb. clem. kali-bi. mez.

- **feiner** Schmerz, Schlüsselbeinregion: agar.

- **krampfartig,** Seiten: con.[1]

- **lähmiger** Schmerz, Schlüsselbeinregion: ferr-m.

- **pulsierend**:

◦ **Achselhöhle**: lyc.[1]

rheumatischer Schmerz: **Abrot.**[58] **Acon.**[5] am-c. ambr. anac. ant-s.[85] ant-t. apis **Arg-n.** arn.[102] ars. aur.[58] aur-m. benz-ac. berb. **BRY. Cact.**[58] cadm-s. calc.[58] calc-p. carb-v. caust. **Chin. Cimic.**[25] cocc. **Colch.** com.[25] con. **Corn.** crot-h. dig. ferr-p.[58] gels.[137] guai.[58] hydr. iod.[1] kali-ar. kali-bi.[111] kali-c. **Kali-i. KALM. LAC-AC.** lac-d.[58] lach. led.[58] lith-c. lob-s.[85] lyc. lycps.[25] magn-gr.[144] med.[58] meph.[36] merc.[58] mez.[1] myrt-c.[45] naja **Nux-v.** ol-an.[36] ol-j.[36] **Phos.** phyt.[102] plb. puls.[5] **RAN-B.**[102] **Rhod. RHUS-T. Rumx.** sac-alb. sang.[36] sarcol-ac.[149] sep. **SPIG.** spong. sulph.[5] **Tarent.** verat.[5]
▤ *ALLGEMEINES; C; Schmerz; rheumatischer Schmerz*

- **rechts**: meph.[36]
☞ *S; Rechts*

- **Achselhöhle**: myrt-c.[45]

- **Interkostalmuskeln**: arn.[102] **Cimic.**[102] phyt.[102] **Ran-b.**[102] rhus-t.[102]
☞ *O; Interkostalmuskeln*

- **Pleura**: cimic.[25] com.[25] lycps.[25]

- **Schlüsselbeine**: **Calc-p. Colch.** lob-s.[85]

◦ **rechts**: lob-s.[85]
☞ *S; Rechts*

- **subkutane** Geschwürigkeit, wie durch: ran-b.[102]

rhytmischer Schmerz: am-m.[1] calc. chin.[1] cocc.

Rücken berührten, als ob die Lungen den: sulph.[5]

rupfender Schmerz: phos.[5]

scharfer Schmerz:
☞ *schneidender (scharfer plötzlicher) Schmerz*

scharfer Schmerz: arg-n.[5] con.[5] thuj.[5]
☞ *wund und zerschlagen, Schmerz mit Empfindlichkeit wie*

- **Achselhöhlen**: arg-n.[5] con.[5]

scharrender, kratzender Schmerz: carb-v.

scharrender Schmerz: led.[5] seneg.[137]
▤ *ALLGEMEINES; C; Schmerz; kratzender, schabender Schmerz*

- **Sprechen** agg.: seneg.[137]
☞ *M; Sprechen agg.*

schießender Schmerz:
☞ *stechender (scharf st., schießender usw.) Schmerz*

Schläge, Stöße, Schmerz wie durch: allox.[149] alum.[5] ant-c.[5] aur.[5] bor.[1] cadm-s.[111] cann-s.[5] chin.[5] **Cic.**[5] con.[5] dulc.[5] **Mang.**[5] merc.[5] mur-ac.[5] nat-m.[5] nux-m.[5] phos.[5] **Plat.**[5] sep.[5] sul-ac.[5] sulph.[5] zinc.[5]

schlagender Schmerz: cann-s.[5]

schnappend, Schmerz, als würde ein Faden reißen: podo.[85]
▤ *ALLGEMEINES; C; Schmerz; gebrochen oder als würde etwas brechen, Schmerz wie*

schneidender (scharfer plötzlicher) Schmerz: abel.[149] abies-n.[102] abrot. **Acon.** aesc. aeth.[85] agar. all-s. aloe alum. am-c. aml-n.[111] anac.[5] **Ang.**[1] ant-o.[85] **Ant-t. Apis** apisin.[5] apoc. arg. arg-n. arn.[111] **Ars.** ars-h. ars-i. ars-met. ars-s-f.[58] asar.[5] **Asc-t.**[36] aster.[85] **Aur.**[1] aur-i.[58] aur-m. aur-s.[85] bac.[62] **Bad.** bapt. **Bell.** benz-ac. berb. bor.[5] bov.[5] brom. **Bry.** bufo **Cact.** cadm.[119] cahin. calad.[5] **Calc.** calc-i.[58] **Calc-p.** calc-s. cann-i. cann-s.[58] carb-v. carbn-s.[58] cath-a.[264] caust. cedr. cere-b.[102] cham. chel. chin. chin-s. cimic. cinnb. **Colch.** coloc. com. con. croc. crot-c. cund. daph.[102] dig.[5] **Dios.** dirc.[85] dros.[5] dulc. elaps elat.[54] eupi.[85] falco-p.[265] ferr.[36] germ.[222] gins.[45] glon. guare. haliae-lc.[222] hell.[5] hura hyos. hyper.[8] iber.[25] ind. **Iod.** irid.[222] iris[36] jac-c. kali-ar. kali-bi.[111] **KALI-C.**[1] kali-chl.[58] kali-hp.[45] **Kali-i. Kali-n.** kali-p. kali-s. kalm.[102] kreos. lac-ac.[8] lac-c. lac-d. lac-lup.[204] lach. lachn.[85] lat-h.[301] lat-m.[102] laur. led. lepi.[36] lil-t. lith-c.[102] lob-s.[85] loxo-r.[205] **Lyc.**[1] m-art.[5] **Mag-c.**[1] mag-s. magn-gr.[102] manc. mang. mang-acet.[1] med.[139] menth-pu.[85] menthol[102] **Merc.** merc-i-r. mez. **Mur-ac.** myric. myrt-c.[5] naja nat-ar. nat-c.[1] **NAT-M.**[1] nat-n. nat-p. neon[222] nicc. nux-m.[5] nux-v. ol-an. olnd. ox-ac.

schneidender (scharfer plötzlicher) Schmerz (Forts.)
paeon.[102] par.[5] paull-p.[36] petr. ph-ac.[1] phos. phyt. pitu-a.[164] plat.[5] plb. plut-n.[222] polyg. psil.[164] **Psor. Puls. Ran-b.** raph. rat. rauw.[119] rheum[85] rhod. rhus-v. rob. **Rumx.** ruta[1] sabin. salv.[45] samb.[1] sang. sarr.[45] scroph-n.[111] seneg. sep.[5] sil. sol[236] sol-a.[36] spig.[1] spong. **Stann.**[1] staph.[5] stram. stry. sul-ac. sul-i.[58] **Sulph.** sumb. syph. tab. tarax. tarent. tell. ther. thuj. trom. upa.[85] verat. verb. viol-t.[5] xan.[85] zinc.[5] zinc-chr.[137] zinc-p.[58]
ALLGEMEINES; C; Schmerz; schneidender Schmerz

- **morgens**: ars-s-f.[58] caust. **KALI-C.**
  ☞ *Z; Morgens*
  ◦ **5** Uhr: ars-s-f.[58]
  ◦ **Bewegen,** beim: kali-c.
- **nachmittags**: bad.
  ☞ *Z; Nachmittags; agg.*
- **abends**: bad. cahin. **KALI-C.** kali-i. kali-n.[1] **Mag-c.** nicc. ol-an.
  ☞ *Z; Abends*
  ◦ **nach** dem Hinlegen: **KALI-C.**
  ☞ *M; Liegen; agg.; Hinlegen, nach dem*
- **nachts**: rhod. **Syph.**
  ☞ *Z; Nachts*
  ◦ **Beugen** nach rechts, beim: rhod.
- **Atmen,** beim: arg. ars-s-f.[58] bapt. **Colch.** guare.[36] raph.
- **Aufrichten** vom Bücken, beim: aloe
- **Beugen** vorwärts, beim:
  ◦ **agg.**: arg.
  ◦ **amel.**: asc-t.[144] chin-s.
- **Bewegung**:
  ◦ **agg.**: ars-s-f.[58] asc-t. bad. **BRY.** chin-s. lac-ac. ox-ac. ran-b.[58] sumb.
  ☞ *M; Bewegung; agg.*
  ◦ ◦ **Arme,** der: **Asc-t.** sumb.
  ☞ *M; Bewegung; agg.; Arme, der*
  ◦ **amel.**: phos.
  ☞ *M; Bewegung; amel.*
- **Blähung,** wie durch: dulc.[1] kali-c.[1]
- **Bücken,** beim: **Asc-t.**
  ☞ *M; Bücken; agg.*
- **Druck,** bei: ran-b.[58]
  ☞ *M; Druck; agg.*
- **Einatmen,** beim: **Asc-t.** aur. bapt. **BRY. Calc.** com. con. **Guare.** hell. kali-n.[1] naja phos. ran-b.[58] spong. stann.
  ☞ *M; Atmen; agg.; während; Einatmung*
  ◦ **tief**: bapt. com. kali-n.[1] naja spong.
  ☞ *M; Atmen; agg.; während; tief*
- **Essen,** nach dem: **Nux-v.** sumb.
  ☞ *M; Essen; agg.; nach*
- **Froststadium** im Fieber:
  ◦ **vor**: ars.
  ◦ **nach**: **ACON.**
- **Gehen,** beim:
  ◦ **amel.**: lat-h.[301]
  ◦ **Freien,** nach Gehen im: sulph.
  ☞ *M; Gehen; agg.; nach; Freien, im*
  ◦ **schnell**: alum.
- **Husten,** beim: **Bry.** calc. colch. **Kali-n.**[5] lachn. mag-c. mag-s. mang. **Nat-m.** nat-n. ox-ac. phos.[58] raph. **Sulph.**
- **Liegen,** beim:
  ◦ **Seite,** auf der, agg.:
  ◦ ◦ **linker** Seite, auf: **Phos.**
  ☞ *M; Liegen; agg.; Seite, auf der; linker Seite, auf*
  ◦ ◦ **rechter** Seite, auf: **Kali-c.**
  ☞ *M; Liegen; agg.; Seite, auf der; rechter Seite, auf*
  ◦ **amel., mit eng anliegenden Armen**: lac-ac.
- **Luft,** kalte, agg.: ran-b.[58]
  ☞ *M; Luft; agg.; kalte*
- **Rauchen,** beim: merc.
  ☞ *M; Rauchen agg.*
- **Sitzen**:
  ◦ **agg.**: chin. dros.[36]
  ☞ *M; Sitzen; agg.*
  ◦ ◦ **gebeugt**: chin.
  ☞ *M; Sitzen; agg.; gebeugtes*
  ◦ **amel.**: alum.
  ☞ *M; Sitzen; amel.*
- **erstreckt** sich:
  ◦ **Abdomen**: berb.
  ◦ **aufwärts**: stann.[1]
  ◦ **Halsgrube**: thuj.
  ◦ **Kopf**: med.[139]
  ◦ **Leber**: ran-b.[85] upa.[102]
  ◦ **Schulterblatt**: **NAT-M.**
  ◦ **Schultern**: ox-ac. **Verat.**
- **Achselhöhlen**: aeth.[85] ang.[1] crot-c. dios. elaps kali-c.[1] plut-n.[222] ruta[1] stann.[5] sul-ac. thuj.
  ◦ **rechts**: **Crot-c.** elaps kali-c.[1] plut-n.[222]
  ☞ *S; Rechts*
  ◦ ◦ **links,** nach: **Elaps**
  ◦ **Narbe** eines alten Abszesses, in der: thuj.
- **Brustbein**: arg. asc-t.[36] **Calc-p.** cann-i. cath-a.[264] cimic. dulc. elat.[54] kali-n. lac-lup.[204] manc. menth-pu.[85] nat-c.[1] petr. phos. rhus-v. sep.[5] stram. thuj.[5] verb.
  ☞ *O; Brustbein*
  ◦ **nachts,** beim Hinlegen: stram.
  ◦ **Bewegung** amel.: nat-c.[1]
  ☞ *M; Bewegung; amel.*
  ◦ **Blähungsabgang** amel.: stram.
  ☞ *M; Blähungen, Flatulenz; amel.*
  ◦ **Einatmen** amel.: nat-c.[1]
  ☞ *M; Einatmen amel.*
  ◦ **erstreckt** sich:
  ◦ ◦ **Schulterblatt,** rechtes: elat.[54] phos.
  ◦ ◦ **Wirbelsäule**: dulc. elat.[54]
  ◦ **hinter** dem Brustbein: asc-t.[36] cann-i. kali-n.
  ◦ ◦ **Husten,** während: kali-n.
  ☞ *M; Husten; agg.; während*
  ◦ ◦ **Schlucken,** beim: cann-i.
  ☞ *M; Schlucken agg.*
  ◦ **Mitte** des Brustbeins: menth-pu.[85]

◦ **Rippenknorpel** der falschen Rippen: arg. cimic.
☞ *O; Rippen, falsche, Rand •O; Rippenknorpel •Brustbein; Rippenknorpel*

◦ ◦ **Einatmen,** beim: cimic.
☞ *M; Atmen; agg.; während; Einatmung*

- **Haut,** äußerlich: ang.[5] cann-s.[5] dig.[5] dros.[5] hell.[5] nat-c.[5] staph.[5] stram.[5]
☞ *O; Haut, äußerlich*

- **Interkostalmuskeln**: ars-s-f.[58] asc-t.[36] bor. kreos. **Mez.**
☞ *O; Interkostalmuskeln •stechender (scharf st., schießender usw.) Schmerz; Muskeln; interkostal*

- **Lungen**:
☞ *O; Lungen*

◦ **links**: bac.[62] plut-n.[222] scroph-n.[85]
☞ *S; Links*

◦ **rechts**: kali-hp.[45] loxo-r.[205] salv.[45] sarr.[45]
☞ *S; Rechts*

◦ ◦ **Einatmen,** beim: loxo-r.[205]
☞ *M; Atmen; agg.; während; Einatmung*

◦ ◦ **erstreckt** sich zum Schulterblatt: sarr.[45]

◦ **oben** links: scroph-n.[85]
☞ *O; Oberer Teil der Brust*

◦ **Spitze,** Apex: elaps ind. salv.[45]
☞ *O; Lungen; Apex*

◦ ◦ **rechts,** erstreckt sich zum Rücken: salv.[45]
☞ *S; Rechts*

◦ ◦ **Gehen** amel.: elaps
☞ *M; Gehen; amel.*

- **Lymphdrüsenschwellung,** mit, Achselhöhle: aeth.[85]
☞ *O; Lymphdrüsen, Achselhöhle*

- **Mammae**: aeth.[85] am-c. aster.[85] aur-s.[85] bell. bor.[5] bry. bufo calc. calc-p. cham. chel. chin-s. **Colch.** com. eupi.[85] germ.[222] haliae-lc.[222] hura **Iod.** irid.[222] kali-hp.[45] kali-p. lach. lachn.[85] lat-h.[301] lepi.[36] lil-t. neon[222] olnd. paull-p.[36] phyt. pitu-a.[164] plut-n.[222] rauw.[119] rheum[85] rob. sabin. sil. sol[236] sol-a.[36] spig.[1] tell. thuj.
☞ *O; Mammae*

◦ **links**: com. irid.[222] **Lach. Lil-t.** sol[236]
☞ *O; Mammae; links*

◦ ◦ **Liegen** auf linker Seite agg.: sol[236]
☞ *M; Liegen; agg.; Seite, auf der; linker Seite, auf*

◦ ◦ **erstreckt** sich zum Schulterblatt: lil-t.

◦ **rechts**:
☞ *O; Mammae; rechts*

◦ ◦ **Autofahren,** beim: haliae-lc.[222]
☞ *M; Fahren agg.*

◦ ◦ **erstreckt** sich nach außen: germ.[222]

◦ **nachts**: aster.[85]
☞ *Z; Nachts*

◦ **Liegen** auf linker Seite, beim: lil-t.
☞ *M; Liegen; agg.; Seite, auf der; linker Seite, auf*

◦ **Menses,** vor: pitu-a.[164]
☞ *O; Mammae; Menses; vor*

◦ **Stillen,** beim: colch. **SIL.**
☞ *M; Stillen; während*

◦ ◦ **erstreckt** sich zum Rücken: colch.

◦ **erstreckt** sich zum Schulterblatt:

◦ ◦ **links,** beim Husten: com.[8]
☞ *S; Links*

◦ ◦ **Liegen** auf schmerzhafter Seite agg.: lil-t.[36]
☞ *M; Liegen; agg.; erkrankten Teil, auf dem •M; Liegen; agg.; Seite, auf der; schmerzhafter Seite, auf*

◦ **Brustwarzen**: aur-s.[85] germ.[222] kali-hp.[45] paull-p.[36] rauw.[119] spig.[1] tell. thuj.
☞ *O; Mammae; Brustwarzen*

◦ ◦ **links**: paull-p.[36] spig.[1]
☞ *O; Mammae; Brustwarzen; links*

◦ ◦ ◦ **unter** den Brustwarzen, erstreckt sich zum:

◦ ◦ ◦ ◦ **Oberarm,** linker: spig.[1]
☞ *O; Mammae; Brustwarzen; unter der linken*

◦ ◦ ◦ ◦ **Schulterblatt,** linkes: spig.[1]
☞ *O; Mammae; Brustwarzen; unter der linken*

◦ ◦ **rechts,** erstreckt sich zum:
☞ *S; Rechts*

◦ ◦ ◦ **außen,** nach: germ.[222]

◦ ◦ ◦ **hinten,** nach: kali-hp.[45]

◦ ◦ **Menses,** nach: thuj.
☞ *M; Menses; nach*

◦ ◦ **erstreckt** sich zum Schulterblatt, bei einem Mann: tell.

◦ ◦ **Spitze** der Brustwarze: aur-s.[85]

◦ **über** den Mammae, erstreckt sich zu den Achselhöhlen: irid.[222]

◦ **unter** den Mammae: bry. chel. eupi.[85] kali-p. lachn.[85] lat-h.[301] neon[222] rob.

◦ ◦ **links**: bry. lat-h.[301]
☞ *S; Links*

◦ ◦ **rechts**: **Chel.** eupi.[85] kali-p. lachn.[85] neon[222]
☞ *O; Mammae; rechts*

- **Mitte** der Brust: berb. mag-c.[1] sulph.
☞ *O; Mitte der Brust*

◦ **nachmittags**: mag-c.[1]
☞ *Z; Nachmittags; agg.*

◦ **erstreckt** sich zum Abdomen: berb. sulph.

- **oberer** Teil der Brust: elaps hyper.[8] ind. lac-ac.[8] lat-h.[301] scroph-n.[111]
☞ *O; Oberer Teil der Brust*

◦ **links**: lat-h.[301]

◦ **rechts**: hyper.[8] lac-ac.[8]
☞ *S; Rechts*

- **Rippen**: ant-o.[85] lob-s.[85] plut-n.[222] samb.[1] stann.[1] sulph.

◦ **falsche**: lob-s.[85] samb.[1] sulph.
☞ *O; Rippen, falsche, Rand*

◦ **Rippenrand,** entlang am: ant-o.[85]

- **Schlüsselbeine**: bad. calc-p. dulc. kali-c.[1] ruta sabin.[85]

◦ **oberhalb**: bad.

◦ **unterhalb**: dulc. kali-c.[1]
☞ *O; Schlüsselbeine, unterhalb der*

◦ ◦ **Druck** amel.: dulc.
☞ *M; Druck; amel.*

schneidender (scharfer plötzlicher) Schmerz (Forts.)

- **Seiten**: agar. all-s. ang. arg. ars-h. asc-t. aur.[1] bell. brom. cahin. calc. cann-s.[58] carbn-s.[58] cedr. chin-s. cimic. colch. **Con.** dirc.[85] dulc.[1] falco-p.[265] guare. hura iod. irid.[222] iris[36] kali-c.[1] kali-n. lac-c. lachn. laur. lil-t. lyc.[1] manc. mang-acet.[1] menth-pu.[85] nat-ar. nat-m.[1] neon[222] ox-ac. petr.[1] ph-ac.[1] plb. polyg. psil.[164] rauw.[119] rhod. rumx. sabin.[85] sang. sep. spig.[1] spong. stann. sumb. tab. tarent. thuj.[1] trom. upa.[85] verat. xan.[85]
  ☞ *O; Seiten*

◦ **links**: **Agar.** arg. ars-h. **Asc-t.** aur.[1] **Brom. Calc.** carbn-s.[58] colch. dulc. iris[36] kali-c.[1] lac-c. **Lil-t.** lyc. manc. **NAT-M. Ox-ac.** ph-ac.[1] polyg. psil.[164] rhod. rumx. spig.[1] spong. stann.[1] sumb. tarent. verat.
  ☞ *O; Seiten; links*

◦ ◦ **Husten,** beim: ox-ac.
  ☞ *M; Husten; agg.; während*

◦ ◦ **erstreckt** sich zum Schulterblatt: **NAT-M.**

◦ **rechts**: agar. aur.[1] bell. cahin. chin-s. colch. con. dirc.[85] falco-p.[265] guare. iod. irid.[222] lachn. lyc.[1] menth-pu.[85] neon[222] petr.[1] rauw.[119] sang. sep. stann. thuj.[1] trom. upa.[85] xan.[85]
  ☞ *S; Rechts • O; Seiten; links*

◦ ◦ **Beugen,** beim:

◦ ◦ ◦ **links,** nach: petr.[1]

◦ ◦ ◦ **vorwärts**: irid.[222]

◦ ◦ **Erwachen,** beim: menth-pu.[85]
  ☞ *M; Erwachen, beim*

◦ ◦ **Husten,** beim: colch. lachn.
  ☞ *M; Husten; agg.; während*

◦ ◦ **erstreckt** sich:

◦ ◦ ◦ **Abdomen**: dirc.[85] neon[222]

◦ ◦ ◦ ◦ **Schulter,** und linke: dirc.[85]

◦ ◦ ◦ **Arm**: rauw.[119]

◦ ◦ ◦ **Kiefer**: rauw.[119]

◦ ◦ ◦ **Leber**: upa.[85]

◦ ◦ **links,** nach: petr.[1]

◦ **mittags**: rumx.

◦ **abends**: mang-acet.[1]
  ☞ *Z; Abends*

◦ **Berührung** agg.: ph-ac.[1]
  ☞ *M; Berührung; agg.*

◦ **Beugen** rückwärts, beim: rhod.
  ☞ *M; Beugen; agg.; rückwärts*

◦ **Druck** amel.: dulc.[1] thuj.[1]
  ☞ *M; Druck; amel.*

◦ **Einatmen,** beim: arg. **Asc-t.** aur.[1] carbn-s.[58] con. ph-ac.[1] spong. sumb. tab. thuj.[1]
  ☞ *M; Atmen; agg.; während; Einatmung*

◦ ◦ **tief**: arg. ph-ac.[1] spong. sumb. tab.
  ☞ *M; Atmen; agg.; während; tief*

◦ **Gehen,** beim: stann. thuj.[1]

◦ **Husten,** beim: nat-m.[1]

◦ **Sitzen,** im: ph-ac.

◦ **Stehen**:

◦ ◦ **agg.**: stann.
  ☞ *M; Stehen; agg.*

◦ ◦ **Stillstehen** amel.: thuj.[1]
  ☞ *M; Stehen; amel.*

◦ **erstreckt** sich von Seite zu Seite: **Cimic.**

◦ **unterer** Teil der Brust, links, erstreckt sich zum Rücken: carbn-s.[58]
  ☞ *O; Seiten; links • O; Unterer Teil der Brust*

- **unterer** Teil der Brust: hell.[1] **Kali-c.** nat-ar.[58] **Ox-ac.** phos. stry.
  ☞ *O; Unterer Teil der Brust*

◦ **erstreckt** sich zum Abdomen: kali-c.

◦ **abwärts** drängendem Gefühl, mit: phos.

- **vorderer** Teil der Brust: colch. coloc. dulc.

- **reißend,** Seiten: stann.[1]

Schwamm in der Brust, Schmerz wie durch einen: bell.[5]

Sitzen, Schmerz wie durch zu langes: ph-ac.[1]

spasmodischer Schmerz: dig. stry.[36]
  ☞ *Konvulsionen, Spasmen*

- **Brustbein**: dig.
  ☞ *O; Brustbein*

Speise steckengeblieben sei, als ob, hinter Brustbein: all-c. **Led.**

Splitter, Schmerz wie durch einen: agar. **ARG-N.** nit-ac.[58]
  ALLGEMEINES; C; Schmerz; Splitterschmerz

- **Rippen,** falsche, rechts: **Agar.**
  ☞ *O; Rippen, falsche, Rand*

stechender (scharf st., schießender usw.) Schmerz: abies-n.[102] abrot. **ACON.** act-sp.[111] adam.[222] aegle-f.[192] aesc. aeth.[36] **Agar.**[1] **Ail.** all-c. all-s.[36] allox.[119] aloe **Alum.**[1] alum-p.[58] alum-sil.[58] alumn. **Am-c.**[36] am-i.[304] **Am-m.**[1] ambr.[36] aml-n.[111] ammc.[4] amyg-am.[36] amyg-p.[36] **Anac.**[1] anan. **Ang.**[1] **Ant-c.**[85] ant-o.[85] **Ant-t.**[36] **Apis** apisin.[5] apoc. aq-mar.[156] arg.[5] **Arg-n.**[36] arge-p.[264] **ARN. Ars.** ars-i.[58] ars-met. ars-s-f.[58] arum-t. arund. **Asaf. Asar. Asc-t.**[25] aspar. asper.[102] aster.[102] **Aur.** aur-ar.[58] aur-i.[58] **Aur-m.**[36] aur-m-n. aur-s.[58] aza.[192] bac.[62] bad.[25] bamb-a.[1184] bapt. bar-c. bar-i.[58] bar-s.[58] **Bell.**[5] bell-p.[149] benz-ac. berb. bism.[1] **BOR.** both-a.[3070] bov. brach. **Brom.**[36] bruc. **BRY.**[5] bufo buni-o.[149] **Cact.** cahin. calad. **CALC.**[1] calc-acet.[1] calc-ar. calc-f.[144] calc-i.[58] **Calc-p.**[36] calc-s. calc-sil.[58] **Camph.** cand-a.[239] cann-i.[36] **CANN-S.**[5] **CANTH. Caps.** carb-ac. **Carb-an. Carb-v.** carbn-s. carc.[138] **Card-m.** carl.[36] cassi-s.[192] cast. cast-eq. **Caust.**[1] cedr. cench.[58] cere-b.[102] **CHAM.**[36] **Chel.** chen-a. **CHIN.**[1] chin-ar. chin-s. choc.[222] cic.[1] cimic.[102] cina cinch.[85] cinnb. **Clem.**[137] cob. cob-n.[119] coc-c.[36] coca **Cocc.** cod.[25] coff. **COLCH.**[5] **Coloc.** com.[111] **Con.** cop. corn. croc.[5] crot-c. crot-h. croto-t. cupr. cupr-ar.[25] cur. curc.[192] **Cycl.**[1] cyt-l.[119] daph. dig.[1] dios. **Dros. Dulc.**[1] echi. elaps[102] elat.[54] ephe.[267] equis. euon.[36] **Eup-per.** euph.[1] euphr.[1] eupi.[85] fago.[36] falco-p.[265] **Ferr.** ferr-ar. ferr-i.[36] ferr-m. ferr-ma.[36] ferr-p. fl-ac. form.[36] gamb. gels.[36] germ.[222] gink.[227] glon.[1] gnaph. **Gran. Graph.** grat. **Guai.**[1] guare.[25] gymn.[25] hall[36] ham. harp.[1184] hed.[144] hell. helo. hep.[5] hipp. hist.[119] hura hydr. hydr-ac.[268] hydrc.[192] hydro-c.[2147] hydrog.[222] **Hyos.**[5] hyper.

iber.[25] **IGN.**[137] indg. inul.[102] **Iod.** iodof. **Ip.**[5] irid.[222] jab. jac-c. jug-r. just.[144] kali-ar. **Kali-bi.** **KALI-C.**[58] kali-chl.[58] kali-cy.[85] **Kali-i.** kali-m.[61] **Kali-n.**[102] **KALI-P. Kali-s.** kali-sil.[58] kalm. kiss.[36] kola[1184] **Kreos.**[36] lac-d.[144] lac-leo.[204] **Lach.**[36] lachn.[85] **Lact.** lap-a. lap-laz.[227] lar-ar.[251] lat-h.[301] lat-m.[102] **Laur. Led.** lepi.[102] lil-t. lipp.[36] lith-c. lob.[20] lob-c.[85] loxo-r.[205] **LYC.** lycps.[85] lyss. m-arct.[5] m-art.[5] m-aust.[5] **Mag-c.** mag-m. mag-s. manc. **Mang.**[36] mang-acet.[1] mangi.[197] mant-r.[262] marm-w.[194] med. menthol[72] **Meny.**[1] **Merc.**[809] **MERC-C.**[5] merc-i-f. merc-i-r.[36] merl. **Mez.** mill. mosch.[5] **Mur-ac.**[8] murx. myric. myrt-c.[171] naja **Nat-ar.** **Nat-c.**[1] **NAT-M.**[36] **Nat-n.** nat-p. nat-s. nat-sil.[58] **Nicc. Nit-ac.**[1] **NUX-M.** nux-v.[5] ol-an.[36] ol-j.[25] olnd. op. ox-ac.[58] ozone[227] **Paeon.**[36] pall.[36] **Par. PETR. Ph-ac.**[1] phel.[36] **PHOS.**[1] phyt. pic-ac. pier-b.[233] pitu-a.[164] plan.[25] **Plat. Plb.** plect.[36] polyg.[137] psil.[164] psor.[36] ptel.[25] **PULS.** querc-r.[257] **RAN-B. RAN-S.**[5] raph. rat. rauw.[144] rheum rhod.[5] **RHUS-T. Rhus-v.** ros-d.[305] **RUMX. RUTA Sabad.**[5] sabin. samb.[1] **Sang.**[25] **Sars.** scut.[25] sec. sel. **SENEG. SEP.**[36] **SIL.** sin-n. sphing.[36] **SPIG.**[1] spong.[1] **SQUIL. STANN.**[1] **Staph.**[1] **Stict.**[102] still. stram. **Stront-c.** stroph.[85] stry. **Sul-ac.** sul-i.[58] **SULPH.** sumb.[85] syph.[102] **Tab. Tarax.** tarent.[192] tarent-c.[192] tax.[303] tela[192] tep. ter.[36] teucr.[5] ther.[102] thlaspi[122] **THUJ.** til-c.[253] tril.[102] trom. tub.[85] ust. **Valer.**[5] verat.[1] verat-v. **Verb.** vinc. viol-o.[5] **Viol-t.** vip. visc.[25] xan.[85] **ZINC.** zinc-p.[58] zing. ziz.[36]

ALLGEMEINES; C; Schmerz; stechender Schmerz

- **morgens**: chin. hep. **Kali-bi.** mang. merc. ran-b. rhus-t. **Squil.** tarent.[192]
  ☞ Z; Morgens
  - **9** Uhr: tarent.[192]
  - **Aufstehen,** beim: ran-b.
    ☞ M; Aufrichten; agg.
- **vormittags**: caust. mang-acet.[1] nit-ac.[1] stann.[1]
  ☞ Z; Vormittags
- **mittags**: agar.
- **nachmittags**: alum.[1] chel. coloc. iod. sulph.
  ☞ Z; Nachmittags; agg.
  - **14** Uhr: chel.
- **abends**: benz-ac. bry. calad. canth. kali-bi. **Kali-i.** kali-n. **Mag-c.** nat-c. ran-s. rumx. verb.
  ☞ Z; Abends
  - **18** Uhr: bry.
  - **20** Uhr: canth.
  - **Bett,** im: benz-ac. nat-c.
- **nachts**: aegle-f.[192] alum. am-c. **Apis** bamb-a.[1184] **Ip.** **Lyc.** merc-c. nit-ac. phos. ran-s. **Rhus-t.** sabad. seneg. tub.[184]
  ☞ Z; Nachts
  - **Bett,** im: phos.
  - **Erwachen,** beim: seneg.
    ☞ M; Erwachen, beim
- **periodisch**: acon. aloe carbn-s.[25] dig.[85]
  ☞ Z; Periodisch
- **Herbst**: **Kali-c.**
- **Abendessen,** nach dem: am-c.[1] lyc.[1]
- **Angst,** mit: chel.[25]
- **Anheben** der Arme, beim: berb. bor. ol-j. puls. rhus-t. **Sulph.** thuj.
  ☞ M; Anheben der Arme agg.
- **Anlehnen** gegen die Stuhllehne, beim: kali-p.[58]
  ☞ M; Anlehnen, beim; hinten, nach • M; Anlehnen, beim; Rücken anlehnen
- **Anstrengung,** durch: alum. bor. caust. ferr. gink.[227] led.
  ☞ M; Anstrengung, nach
- **Atmen,** beim: acon. aesc. aeth. all-c. aloe am-c. **Anac.** ant-c.[1] arg. arn. asar.[1] **Aur.** bapt. benz-ac. berb. **BOR.** bov. brom. **BRY. Calc.** calc-p. cann-s. caps. carbn-s. card-m. caust. cham. **Chel.** chin. colch. **Coloc.** crot-c.[36] cupr. **Dros.**[1] elaps euph. ferr-p. gink.[227] guai. hell. **Hep. KALI-C.** kali-chl.[58] **Kali-n.** kali-p. **Kreos.** led.[36] **Lyc.** mag-c. mang-acet.[1] meny. merc.[809] merc-c. mez.[36] mur-ac. myrt-c.[171] naja[36] nat-c.[1] nat-m. nat-s.[58] nicc. nit-ac. **Nux-m.** nux-v. olnd. ox-ac. ozone[227] pall. ph-ac. phos. pier-b.[233] **Psor.** ptel.[25] puls. ran-b. raph. rhus-t. rumx. sabad. sabin.[85] seneg. **Sep.** sil.[1] **Spig. Spong. Squil. Stann.** sulph. tab. tax.[303] tub.[184] valer. verat. verb. zinc. zinc-p.[58] ziz.[25]
  - **tief**: **Acon.** aesc. aeth. **All-c.** ant-c.[1] arg. arn. asar.[1] aur. bapt. benz-ac. **Berb. BOR.** bov. brom. **BRY. Calc. Calc-p.** carbn-s. card-m. **Caust. Cham.** chel. crot-c.[36] **Cupr.** dros.[1] ferr-p. gink.[227] **Guai.** hell. **KALI-C. Kali-n.** led.[36] mang-acet.[1] merc.[809] merc-c. mez.[36] **Mur-ac.** myrt-c.[171] naja[36] **NAT-M.** nat-s.[58] nit-ac. nux-v. olnd. pall. **Phos. Puls. Ran-b.** raph. **Rhus-t. Rumx.** sabin.[85] sep. sil.[1] **Spong. Sulph.** tax.[303] valer. zinc. zinc-p.[58] ziz.[25]
    ☞ M; Atmen; agg.; während; tief
    - **Sitzen,** beim: mez.[36]
      ☞ M; Sitzen; agg.
- **Aufrichten** agg.: nicc.
- **Aufrichten** vom Bücken, beim: nat-c.[1]
- **Auftreten,** durch: ptel.[25]
  ☞ M; Auftreten, kräftiges, agg.
- **Ausatmen**:
  - **beim**: **Ant-c.** calc.[1] clem.[1] **Colch.** croto-t. mang-acet.[1] spong.
    ☞ M; Atmen; agg.; während; Ausatmung
  - **muss**: chin.[1]
- **Berührung,** bei: aq-mar.[156] phos. **RAN-B.** sabin.[85]
  ☞ M; Berührung; agg.
- **Bettwärme** agg.: rhus-v.
  ☞ M; Wärme; agg.; Bettwärme
- **Beugen,** beim:
  - **rückwärts**: agar. cassi-s.[192]
    ☞ M; Beugen; agg.; rückwärts
    - **vorn,** nach, oder: agar.
  - **seitwärts** agg.: acon.
    ☞ M; Beugen; agg.; Seite, zur
  - **vorwärts** amel.: cassi-s.[192] **Chel.** chin. sars.
    - **muss** sich Beugen, krümmen: sars.

stechender Schmerz (Forts.)

- **Bewegung**:
  - ◦ **agg.**: alum. aur-m. bad. **BRY. Calc.** camph. **Chel.** chin. colch.[36] guai.[58] hyos. kali-n.[1] meny. merc. mur-ac.[1] nit-ac. ox-ac. phos. puls.[1] **Ran-b.**[144] **SPIG. Sulph.** sumb. tub.[85]
    ☞ *M; Bewegung; agg.*
  - ◦ ◦ **Arme,** der: **Camph.** ran-b.[144] **Sulph.** sumb.
    ☞ *M; Bewegung; agg.; Arme, der*
  - ◦ ◦ **Brust,** der: colch.[36]
  - ◦ **amel.**: con. **Dros. Euph.** indg. **Kali-c.** phos. rhod.[58] **RHUS-T. Seneg.** tub.[184]
    ☞ *M; Bewegung; amel.*
- **Bücken,** beim: alum. am-c. ars. card-m. mang. merc. merl. nit-ac.[1] **Ran-b.** zinc.
  ☞ *M; Bücken; agg.*
- **Druck**:
  - ◦ **agg.**: aq-mar.[156] ran-b. tarent-c.[192]
    ☞ *M; Druck; agg.*
  - ◦ **amel.**: arn.[137] asaf. **Bor. BRY. DROS.** tarent.[192]
    ☞ *M; Druck; amel.*
- **Einatmen**:
  - ◦ **agg.**: **ACON.** alum. alum-p.[58] alum-sil.[58] am-m. **Arg. Ars.** asaf. **Asar. Aur.** aur-ar.[58] aur-m. aur-s.[58] bamb-a.[1184] bar-c. **BOR. BRY. Calc.** calc-p. calc-sil.[58] canth. carb-an. card-m. **Chel.** cimic.[25] clem. cob. coloc. **Con. Dros.** grat. guai. guare.[25] hep.[85] **Hyos. KALI-C.** kali-sil.[58] kola[1184] **Kreos. Lyc.** lyss. **Mag-c. Merc. Merc-c.** mez. myrt-c.[171] naja[85] **NAT-M.** nat-s. op. **Phos.** plat. **Ran-b.** rhus-t.[1] rumx.[144] seneg. sep. **Sil.** spong. **SQUIL.** stront-c. sulph. tarax. tarent-c.[192] tub.[184] valer.
    ☞ *M; Atmen; agg.; während; Einatmung*
  - ◦ ◦ **tief**:
    ☞ *M; Atmen; agg.; während; tief •Atmen, beim; tief*
  - ◦ **amel.**: aza.[192] tarent-c.[192]
    ☞ *M; Einatmen amel.*
  - ◦ ◦ **tief**: aza.[192]
    ☞ *M; Atmen; amel.; tiefes Atmen*
- **Essen**:
  - ◦ **während**: bov. hydrc.[192]
    ☞ *M; Essen; agg.; während*
  - ◦ **nach**: **Asaf.** bov. caust.[5] nat-c. ran-b.[122] sulph.
    ☞ *M; Essen; agg.; nach*
- **Fieber,** während: acon. **BRY. Kali-c.** nux-v. tub.[184] ziz.[25]
  ☞ *M; Fieber; während*
- **Frösteln,** während: eupi.
- **Froststadium** im Fieber, während: **Acon.**[5] am-c.[5] **BRY.** chin.[5] eup-per. kali-c. lach. **Nux-v.**[5] phos. puls.[5] **Rhus-t. Rumx.** sabad. sep.[5] sil.[5]
  ☞ *M; Fieber; während; Froststadium im Fieber*
- **Gähnen,** beim: aur. bell. **Bor.** mag-c. myrt-c.[171] nat-s. phel.
  ☞ *M; Gähnen agg.*
- **Gehen,** beim:
  ☞ *M; Gehen; agg.; beim*
  - ◦ **agg.**: allox.[119] am-c. **Asaf.** brom. caust. chin. cinnb. cocc. coloc. **Con.** hep. **Kali-i.** kali-n.[1] kali-p.[58] lyss.[85] merc. merc-i-r. olnd. ran-b. rhus-t. spong. sulph. zinc.
    ☞ *M; Gehen; agg.; beim*
  - ◦ ◦ **Freien,** im: caust. **Merc. Ran-b.** zinc.
    ☞ *M; Gehen; agg.; beim; Freien, im*
  - ◦ ◦ **schnell**: brom. chin. sulph.
    ☞ *M; Gehen; agg.; beim; schnell*
  - ◦ **amel. im Freien**: pall. **Seneg.**
    ☞ *M; Gehen; agg.; beim; Freien, im •M; Gehen; amel. •M; Luft; amel.; frische, im Freien*
- **geistige** Anstrengung, durch: sep.
  ☞ *M; Geistige Anstrengung agg.*
- **Gesicht** liegen, muss auf dem: bry.
- **Getränke**:
  - ◦ **kalte,** agg.: staph. tarent.[192] thuj.
    ☞ *M; Getränke, kalte, agg.*
  - ◦ **warme,** amel.: aq-mar.[156] tarent.[192]
    ☞ *M; Wärme; amel.*
- **Gewitter,** durch: rhod.[58]
- **Herzschlag,** bei jedem: calc.[1] calc-acet.[1]
  ☞ *M; Herzschlag, bei jedem*
- **Husten,** während: **ACON.**[5] aegle-f.[192] alum-sil.[58] am-c. am-m. **Ant-c.**[5] ant-o.[85] arg. **Arn. Ars.** ars-i.[58] ars-s-f.[58] **Asaf.** asc-t. aur. **BELL.** bell-p.[149] berb. **BOR. BRY.** cact. calc. calc-i.[58] **Calc-p.** cann-s. caps. carb-an. carb-v. card-m. cassi-s.[192] caust. **Chel. CHIN.**[5] chin-ar. cinch.[85] clem. **Coff.** con. **Corn.** crot-h. cupr. cur. **DROS.** dulc. eupi.[85] **Ferr.** ferr-ar. ferr-i. **Ferr-m.** ferr-p.[58] guai. **IOD.** just.[144] kali-ar. **Kali-bi. Kali-c. Kali-n.**[5] kali-p. kali-sil.[58] **Kreos. Lach.** lar-ar.[251] **Lyc. MERC.** mez. myric. **Myrt-c.**[5] **NAT-M.**[5] nat-s. nit-ac. nux-m. nux-v. petr. **Phos. Psor. Puls.** ran-b. **Rhus-t.**[5] rumx. ruta sabad. sel. **Seneg.**[5] **Sep.** sil. **SQUIL. Stann.** stront-c. sul-i.[58] **Sulph.** tub.[85] verat. zinc. zinc-p.[58] ziz.[25]
  ☞ *M; Husten; agg.; während* ▤ *HUSTEN; M; Schmerzen, Husten aufgrund von; Stechen; Brust, in der*
- **Kirchenglocken,** beim Hören von: lyss.[137]
- **Lachen,** beim: acon. mez. nicc. tub.[85]
  ☞ *M; Lachen agg.*
- **Laufen,** Rennen agg.: bor. lyc.
  ☞ *M; Laufen, Rennen agg.*
- **Lesen,** beim: euph.
  ☞ *M; Lesen agg.*
- **Liegen**:
  - ◦ **agg.**: acon. am-c. asaf. bor. bry. calad. calc. chel. cinch.[85] ferr-p.[8] kali-c. kali-n. kali-p.[58] phos. psor. ptel.[25] rumx. sabad. seneg. spig. stann. sulph.
    ☞ *M; Liegen; agg.*
  - ◦ ◦ **Rücken,** auf dem: kali-c.[1] kali-p.[58] rumx. sulph.
    ☞ *M; Liegen; agg.; Rücken, auf dem*
  - ◦ ◦ **Seite,** auf der: acon. am-c. bor. calad. calc. ferr-p.[8] kali-c. phos. rumx. sabad. seneg. spig. stann.
  - ◦ ◦ ◦ **erkrankter** Seite, auf: **Calc. Kali-c.** sabad.
    ☞ *M; Liegen; agg.; erkrankten Teil, auf dem*
  - ◦ ◦ ◦ **linker** Seite, auf: am-c. calad. **PHOS. SPIG. Stann.**
    ☞ *M; Liegen; agg.; Seite, auf der; linker Seite, auf*

◦ ◦ ◦ **rechter** Seite, auf: **Bor. Ferr-p.**[8] rumx. seneg.
☞ *M; Liegen; agg.; Seite, auf der; rechter Seite, auf*

◦ ◦ ◦ ◦ **Einatmen,** bei tiefem: ferr-p.[8]
☞ *M; Atmen; agg.; während; tief*

◦ ◦ ◦ **schmerzhafter** Seite, auf: am-c. stann.
☞ *M; Liegen; agg.; erkrankten Teil, auf dem •M; Liegen; agg.; Seite, auf der; schmerzhafter Seite, auf*

◦ ◦ ◦ **schmerzloser** Seite, auf: stann.

◦ **amel.**:

◦ ◦ **Gesicht,** auf dem: bry.

◦ ◦ **Seite**:

◦ ◦ ◦ **erkrankter** Seite, auf: **BRY.** calad.

◦ ◦ ◦ **rechts,** nur: **SPIG.**
☞ *M; Liegen; amel.; Seite, auf der; rechter Seite, auf*

◦ **Rücken** liegen, kann nur auf dem: **Acon. Bry. Phos.** plat.
☞ *M; Liegen; amel.; Rücken, auf dem*

◦ **unmöglich**: tub.[184]

- **Luft**:

◦ **Freien,** amel. im: sul-ac.[1]
☞ *M; Luft; amel.; frische, im Freien*

◦ **kalte,** agg.: **Kali-c.**
☞ *M; Kälte; Aufenthalt in, durch •M; Luft; agg.; kalte*

- **Menses**:

◦ **vor**: cupr.[26] **Kali-c.**
☞ *M; Menses; vor*

◦ **während**: am-m.[5] bor. **Croc.** eupi.[85] kali-n. kreos.[5] **Puls.**
☞ *M; Menses; während*

- **Mittagessen,** nach dem: carbn-s.
☞ *M; Mittagessen; während*

- **Niesen** agg.: acon. **Bor. Bry.** chel. **DROS. MERC.** rhus-t. tub.[184]
☞ *M; Niesen; agg.*

- **Pleuritits**:

◦ **während**: tub.[184]

◦ **nach**: **Carb-an.**[122] tub.[184]

- **Räuspern,** nach: asaf.

- **Reiben** amel.: calc. **Phos.** tarent-c.[192]
☞ *M; Reiben amel.*

- **Schlaf**:

◦ **amel.**: tarent.[192]
☞ *M; Schlaf; amel.*

◦ **Einschlafen,** beim: carb-v.
☞ *M; Schlaf; agg.; Einschlafen, beim*

- **Schluckauf,** während: am-m.
☞ *M; Schluckauf, durch*

- **Schnupfen,** bei: bor.[5] merc.[5]
☞ *M; Schnupfen, mit*

- **Schreiben,** beim: carb-an. rumx. spig.
☞ *M; Schreiben agg.*

- **Singen** agg.: am-c.
☞ *M; Singen agg.*

- **Sitzen**:

◦ **agg.**: agar. am-m. bor.[1] chel. chin.[1] **Con.** dros.[36] indg. kali-p.[58] phos. rhus-t.
☞ *M; Sitzen; agg.*

◦ ◦ **gebeugt**: am-m. bor.[1] chel. **Rhus-t.**
☞ *M; Sitzen; agg.; gebeugtes*

◦ **amel.**: aegle-f.[192] asaf. chel. cinch.[85] tub.[184]
☞ *M; Sitzen; amel.*

- **Sprechen,** beim: bor. cann-s. carb-an. rhus-t. tub.[184]
☞ *M; Sprechen agg.*

- **Stehen** amel.: cinch.[85]
☞ *M; Stehen; amel.*

- **synchron** mit dem Puls: spig.[85]
☞ *M; Herzschlag, bei jedem*

- **Treppabgehen,** beim: alum.

- **Treppensteigen,** beim: bor. rat. ruta[1] stram.
☞ *M; Steigen agg.; Treppensteigen*

- **Umdrehen,** beim: caust. phos. **RAN-B.** staph. tub.[184]

- **Urinieren,** beim: clem.[5]
▤ *ALLGEMEINES; M; Urinieren; während U. agg.*

- **Wetter**:

◦ **warmem** Wetter, amel. bei: tarent.[192]
☞ *M; Wärme; amel.*

◦ **Wetterwechsel,** durch: **RAN-B.**

- **Zorn,** nach: arg-n. caust.
☞ *M; Zorn, durch*

- **Zugluft** agg.: tarent.[192]

➡ - **erstreckt** sich:

◦ **Abdomen,** Hypogastrium: **Corn.**

◦ **abwärts**: alumn. berb. corn. ox-ac.[8]

◦ **Arm,** linker: spig.[58] tarent.

◦ **aufwärts**: gamb. lat-h.[301] mang-acet.[1] mur-ac. nat-c. stann. stront-c.

◦ **außen,** nach: arg.[5] ars-s-f.[1] **ASAF.**[5] bell. bry.[5] canth.[5] carb-v.[5] **Chin.**[5] colch.[5] mur-ac.[5] nit-ac.[5] sabad.[5] spig. spong.[5] thuj. valer.[5]

◦ **Brust,** durch die: cann-i.[85]

◦ **Hals**: anac. calc. ther.

◦ **innen,** nach: berb. bor.[58] tarax.

◦ ◦ **Einatmen,** beim: tarax.
☞ *M; Atmen; agg.; während; Einatmung*

◦ **Leber**: **Calc-p.**

◦ **Magen**: caust. ox-ac.

◦ **Nacken,** links: spig.[58] zinc.

◦ **Rücken**: acon.[5] agar. am-c.[5] ambr. aml-n.[111] **Anac.** ang.[5] **Ant-c.**[5] ant-o.[85] **Apis** ars.[5] **Asaf.** bell.[5] bor.[5] bov.[5] **Bry.** calc. **Canth.** carb-v.[5] carbn-s.[58] **Card-m.** caust. **Chel.**[5] **Chen-a.** chin.[5] cinnb.[111] cocc.[5] colch. com.[111] **Con. Corn.**[122] **Crot-c.** croto-t. cupr.[5] dulc.[8] **Ferr.**[5] gamb. gels.[111] glon.[1] guai.[5] hep. hyper.[111] **Kali-bi. Kali-c.** kali-i.[111] kali-n. kali-p.[111] kali-sil.[58] lach.[5] lact. laur. lil-t.[111] lyc. **Merc.**[5] merc-c.[5] mez. **Myrt-c.**[5] nat-m. nit-ac.[5] nux-v.[5] ol-an.[111] ol-j.[111] ozone[227] pall. **Phel.**[111] phos.[5] **Phyt.**[111] rhod.[5] rhus-t.[5] sabin.[5] **Seneg.**[5] **Sep.**[5] **SIL.**[5] spig.[5] staph.[58] sul-ac.[5] **SULPH.** tab. tarax.[5] ther. thuj.[5]
☞ *erstreckt sich; hinten, nach, und wieder zurück*

◦ ◦ **links**: bov.[5] cinnb.[111] com.[111] gels.[111] kali-p.[111] lil-t.[111] rhod.[5] rhus-t.[5] spig.[5] sul-ac.[5] **Ther.** thuj.[5]
☞ *S; Links*

stechender (scharf st., schießender usw.) Schmerz; **erstreckt** sich; **Rücken** (Forts.)

◦ ◦ **rechts**: acon.[5] ars.[5] carb-v.[5] chel.[5] guai.[5] merc.[5] merc-c.[5] nit-ac.[5] nux-v.[5] phel.[111] phyt.[111] sep.[5]
☞ *S; Rechts*

◦ ◦ **18** Uhr: laur.

◦ ◦ **Rippen** entlang, die:

◦ ◦ ◦ **links**: aml-n.[111] sil.[5]
☞ *S; Links*

◦ ◦ ◦ **rechts**: hyper.[111]
☞ *S; Rechts*

◦ **Schulter**: alum.[1] ant-o.[85] bar-c. **Card-m. Sang.** spig.[58] ther.

◦ **Schulterblätter**: acon. **Bry.** calc. **Chel.**[5] **Ferr. Hep.** lact.[171] nux-v.[5] ox-ac. phos.[5] seneg. **Sulph.**[1]

◦ ◦ **links**: sulph.[1]
☞ *S; Links*

◦ ◦ **zwischen**: calc.

◦ **Seite** zur andern, von einer: gnaph.

◦ **transversal**: nat-m.[1] nit-ac.[1]

◦ **vorn,** nach: agar. ox-ac.[8]

- **Achselhöhlen**: adam.[222] agar. alum. am-c.[5] anac.[1] ant-c.[1] ant-t.[36] arg.[1] arg-n. arn.[5] ars.[1] asaf. aur. aur-m-n. bell. berb. bor. brom. bry. calc. canth. carb-v. **Caust.** chel. cocc.[1] colch. con. cop. crot-c. dig. dros. elaps euon. gamb. graph. grat.[111] hep.[58] hura kali-bi. kali-c.[1] kalm. kola[1184] lach.[5] lact. lap-laz.[227] laur. led.[5] **Lyc.** mag-c.[1] mag-s. mang. mang-acet.[1] meny.[1] merc-c.[5] mez. nat-c. nat-m.[1] nat-s. olnd. petr. phos.[1] plb. puls.[1] querc-r.[257] rat. rhus-t.[5] ruta sang. sil. spig.[1] spong. squil.[1] stann.[137] **Staph.**[5] stront-c. sul-ac.[1] **Sulph.** tab. teucr.[5] thuj.[1] verat. viol-t.[5] zinc.

◦ **links**: ant-t.[36] aur-m-n.[36] calc.[1] cocc.[1]
☞ *S; Links*

◦ ◦ **unterhalb** der: aur-m-n.[36]

◦ **rechts**: arg.[1] aur-m-n.[36] **Crot-c.** laur. stann.[1]
☞ *S; Rechts*

◦ ◦ **Ruhe,** in: aur-m-n.[36]
☞ *M; Ruhe; agg.*

◦ **mittags**: bry.

◦ **abends**: hura rat. stront-c. zinc.
☞ *Z; Abends*

◦ **nachts**: petr.[1]
☞ *Z; Nachts*

◦ **Bewegung** agg.: meny.[1] stann.[1]
☞ *M; Bewegung; agg.*

◦ ◦ **Arms,** des: meny.[1]
☞ *M; Bewegung; agg.; Arme, der*

◦ **Gehen** im Freien, beim: ant-c.[1]
☞ *M; Gehen; agg.; beim; Freien, im*

◦ **Heben,** beim: sul-ac.[1]
☞ *M; Heben agg.*

◦ **Heben** des Arms, beim: kali-c.[1] mag-c.[1]
☞ *M; Anheben der Arme agg.*

◦ **Ruhe,** in: aur-m-n.
☞ *M; Ruhe; agg.*

◦ **Sitzen,** im: aur-m-n. chel. nat-s. spong.[1]

◦ **erstreckt** sich:

◦ ◦ **Brust**: canth. caust.[1] cop. laur. mag-s. meny. zinc.[1]

◦ ◦ **Mammae**: caust.

◦ ◦ **Oberarm**: adam.[222] squil.[1]

◦ ◦ **Schulter**: phos.[1]

◦ **Achselhöhle, Bereich der**: anac.[1] bell. bor. brom. calc. canth. carb-v. caust. colch. dig. dros. euon. gamb. kali-c.[1] laur. mang. mang-acet.[1] nat-c. olnd. petr. plb. ruta sang. spig.[1] spong. stann.[137] tab. thuj.[1] zinc.

◦ ◦ **links**: calc. dig. ruta sang. zinc.
☞ *S; Links*

◦ ◦ **rechts**: bor. brom. carb-v. colch. nat-c.
☞ *S; Rechts*

◦ ◦ **nachmittags, 15** Uhr: bell.

◦ ◦ **Bewegung,** bei: mang.
☞ *M; Bewegung; agg.*

◦ ◦ **Druck** amel.: dros.
☞ *M; Druck; amel.*

◦ ◦ **Einatmen agg.**: ruta
☞ *M; Atmen; agg.; während; Einatmung*

◦ ◦ **Gehen,** beim: nat-c.

◦ ◦ **Husten,** beim: dros.

◦ ◦ **Liegen** auf schmerzhafter Seite, beim: nat-c.
☞ *M; Liegen; agg.; erkrankten Teil, auf dem •M; Liegen; agg.; Seite, auf der; schmerzhafter Seite, auf*

◦ ◦ **Reiben** amel.: anac.[1]
☞ *M; Reiben amel.*

◦ ◦ **Sitzen,** im: spong.

◦ ◦ **erstreckt** sich nach innen: thuj.[1]

◦ ◦ **unterhalb** der Achselhöhle: bell. canth. **Caust.** euon. kali-c.[1] laur. mang-acet.[1] petr. plb. stann.[137]

◦ ◦ ◦ **links**: euon. petr. stann.[137]
☞ *S; Links*

◦ ◦ ◦ **rechts**: plb.
☞ *S; Rechts*

◦ ◦ ◦ **abends**: bell.
☞ *Z; Abends*

◦ ◦ ◦ **Stehen**: plb.
☞ *M; Stehen; agg.*

- **Brustbein**: acon. aesc. aeth. agar. alum.[1] am-c. ang.[1] arg.[1] **Arn. ARS.** ars-s-f.[58] aster.[85] aur. aur-ar.[58] aur-s.[58] bamb-a.[1184] bapt. **Bell.** bism. bor.[1] bov. **Bry.** cact. **Calc. Calc-p. Canth.** caps. carb-an. carb-v. carbn-s.[25] **CAUST.**[5] cham. chel. **Chin.**[1] cina cinnb. cocc.[85] **CON. Crot-c.** crot-h. cycl.[1] **Dulc.**[1] euph.[1] euphr.[1] eupi.[85] ferr. gamb. gink.[227] graph. hep. hydr-ac. hydrog.[222] iber.[25] indg. **Kali-bi.** kali-c.[1] **Kali-i.** kali-n. kola[1184] lact. laur. led. **Lyc.** lycps.[85] mag-c. mag-m.[1] **Manc.** mang. meny.[1] mur-ac.[1] nat-c.[1] **Nat-m.** nit-ac. nux-v. **Olnd.** ox-ac.[58] ozone[227] petr. ph-ac. **Phos.**[1] plat. plb. psil.[164] psor.[144] ptel.[25] puls. ran-b. rat. rheum **Rhus-t.** rumx. ruta **Sabin.**[5] sang.[25] sars. **Seneg.** sil.[1] spig.[1] squil. stann.[1] staph.[1] stront-c. sul-ac. **Sulph.**[1] tab. tarax. tax.[303] thlaspi[45] **Thuj.** til-c.[253] vinc. viol-t. zinc.[1]
☞ *O; Brustbein*

◦ **tagsüber**: **Calc-p.** nux-v.
☞ *Z; Tagsüber*

◦ **morgens**: led. lyc. nat-m. sars. sulph.
☞ *Z; Morgens*

◦ **nachmittags**: lyc. nux-v. plb.
☞ *Z; Nachmittags; agg.*

◦ ◦ **16** Uhr: lyc.

◦ **abends**: acon. bov. kali-c. lyc. mag-c. nat-c.[1] sul-ac. thuj.
☞ *Z; Abends*

◦ ◦ **Bett,** im: nat-c.[1] sul-ac. thuj.

◦ ◦ **Einatmen,** beim: kali-c.
☞ *M; Atmen; agg.; während; Einatmung*

◦ ◦ **Sitzen,** im: mag-c.

◦ **nachts** im Bett: ferr. ozone[227]

◦ **Anstrengung,** bei: **Caust.**
☞ *M; Anstrengung, nach*

◦ **Atmen** agg.: arg.[1] arn. bamb-a.[1184] bapt. bry. caps. carb-v. caust. chin. cina hep. lyc. **Manc. Nat-m.** psor. rumx. sil.

◦ ◦ **tief**: arg.[1] arn. bamb-a.[1184] bapt. **Bry.** caps. carb-v. **CAUST.** chin. cina hep. lyc. **Manc. Nat-m.** psor. rumx. sil.
☞ *M; Atmen; agg.; während; tief*

◦ **Atmen,** tiefes, agg.: bor.[1]

◦ **Aufstoßen**:

◦ ◦ **durch**: kali-c.[1]
☞ *M; Aufstoßen; agg.*

◦ ◦ **nach**: mag-m.[1]
☞ *M; Aufstoßen; agg.*

◦ **Ausatmen,** beim: caust.[1]
☞ *M; Atmen; agg.; während; Ausatmung*

◦ **Berührung** agg.: sulph.[1]
☞ *M; Berührung; agg.*

◦ **Betreten** eines Raumes, beim, aus dem Freien kommend: sul-ac.[1]
☞ *M; Zimmer, im; agg.*

◦ **Bewegung**:

◦ ◦ **agg.**: carb-an. ruta
☞ *M; Bewegung; agg.*

◦ ◦ **amel.**: lyc. phos.[1]
☞ *M; Bewegung; amel.*

◦ **Bücken,** beim: zinc.
☞ *M; Bücken; agg.*

◦ **Einatmen,** beim: euphr.[1] phos.[1] sil.[1]
☞ *M; Atmen; agg.; während; Einatmung*

◦ **Essen,** beim: zinc.
☞ *M; Essen; agg.; während*

◦ **Gähnen,** beim: bell.[1]
☞ *M; Gähnen agg.*

◦ **Gehen,** beim: arn. cinnb. cocc.[85] hep. mag-c. psor.

◦ **Heben,** durch: **CAUST.**
☞ *M; Heben agg.*

◦ **Husten,** beim: am-c. **Ars.** bell. **BRY.** con. petr. **Psor.** sil. sulph.[1]

◦ **Mittagessen,** nach dem: bor.[1] sil.[1]
☞ *M; Mittagessen; während*

◦ **Niesen** agg.: bry.
☞ *M; Niesen; agg.*

◦ **Schlucken** von Flüssigkeiten, beim: kali-c.[1]
☞ *M; Schlucken agg.*

◦ **Sitzen,** beim: **Con.** dulc.[1] euph.[1] **Indg.** kali-i. rhus-t.
☞ *M; Sitzen; agg.*

◦ ◦ **gebeugt**: **Rhus-t.**
☞ *M; Sitzen; agg.; gebeugtes*

◦ **Sprechen,** beim: alum.
☞ *M; Sprechen agg.*

◦ **Stehen,** im: euph.[1] plb.
☞ *M; Stehen; agg.*

◦ **Steigen** auf eine Anhöhe, beim: ran-b. rat.
☞ *M; Steigen agg.*

◦ **Trinken,** nach: chin.[1]
☞ *M; Trinken; agg.; nach*

◦ **erstreckt** sich:

◦ ◦ **abwärts**: chel. squil.

◦ ◦ **Achselhöhle**: kali-n.

◦ ◦ **aufwärts**: **Ars.** carbn-s.

◦ ◦ **Brustwarzen**: ptel.[25]

◦ ◦ **Ellenbogen**: thuj.

◦ ◦ **Lumbalregion**: zinc.[1]

◦ ◦ **Rücken**: chel.[25] chin.[1] **Con.** dulc.[1] **KALI-BI. Kali-i.** laur.

◦ ◦ **Schulterblätter**:

◦ ◦ ◦ **links**: lycps.[85]
☞ *S; Links*

◦ ◦ ◦ **rechts**: phos.
☞ *S; Rechts*

◦ ◦ **Schultern**: **Kali-i.** ox-ac.[58]

◦ **Haut,** äußerlich: **Caust.**[5]
☞ *O; Haut, äußerlich*

◦ **hinter** dem Brustbein: alum.[1] carbn-s.[25] euphr.[1] iber.[25] mur-ac.[1] psor.[144] tax.[303] zinc.[1]

◦ ◦ **Druck,** fester, amel.: tax.[303]
☞ *M; Druck; amel.* ▤ *ALLGEMEINES; M; Druck; amel.; fester*

◦ **Rippenknorpel**: bell. carbn-s.[25] chin.[1] cina plat. psil.[164] sang.[25] staph.[1] sul-ac.
☞ *O; Rippenknorpel • Brustbein; Rippenknorpel*

◦ ◦ **7. Rippe, der, rechts**: sang.[25]

◦ ◦ **falschen** Rippen, an den: carbn-s.[25] cina plat. staph.[1] sul-ac.

◦ ◦ ◦ **Bücken,** beim: staph.[1]
☞ *M; Bücken; agg.*

◦ ◦ **zwischen** den: staph.[1]

◦ **Schwertfortsatz**: stann.[1] sulph.[1] tax.[303]

◦ **Seite,** linke: bamb-a.[1184]

- **Haut,** äußerlich: **ACON.**[5] **Am-c.**[5] am-m.[5] ambr.[5] anac.[5] ang.[5] ant-c.[5] apisin.[5] **Arn.**[5] **Ars.**[5] asaf.[5] aur.[5] bell.[5] bism.[5] bor.[5] bov.[5] bry.[5] **Calc.**[5] camph.[5] cann-s.[5] canth.[5] caust.[5] **Chin.**[5] cina[5] cocc.[5] colch.[5] **Con.**[5] croc.[5] **Dros.**[5] dulc.[5] euph.[5] graph.[5] guai.[5] hep.[5] **Iod.**[5] kali-bi.[111] kali-n.[5] kreos.[5] laur.[5] led.[5] lyc.[5] m-arct.[5] **M-art.**[5] mag-c.[5] mag-m.[5] **Mang.**[5] merc.[5] merc-c.[5] mez.[5] mur-ac.[5] nat-m.[5] nit-ac.[5] **NUX-V.**[5] **Olnd.**[5] par.[5] ph-ac.[5] phos.[5] **Plat.**[5] plb.[5] puls.[5] ran-b.[5] **Ran-s.**[5] rheum[5] rhod.[5]

stechender (scharf st., schießender usw.) Schmerz; **Haut,** äußerlich (Forts.)
rhus-t.[5] ruta[5] sabad.[5] sabin.[5] sars.[5] seneg.[5] sil.[5] spig.[5] spong.[5] squil.[5] stann.[5] staph.[5] stront-c.[5] sul-ac.[5] **Sulph.**[5] tarax.[5] teucr.[5] verb.[5] **Viol-t.**[5] zinc.[5]
☞ *O; Haut, äußerlich*

- **Knochen**: **Ars.**[5]

- **Lungen,** Spitze, Apex: ars. cimic. elaps[102] lycps.[25] myrt-c.[171] ther.[102]
☞ *O; Lungen • O; Lungen; Apex*

◦ **links**: myrt-c.[171] ther.[102]
☞ *S; Links*

◦ **rechts**: **ARS.** cimic. elaps[102]
☞ *S; Rechts*

◦ ◦ **erstreckt** sich zur Lungenbasis: **Cimic.**

- **Lymphdrüsen,** Achselhöhle: canth.[5] hep.[58] lyc. meny.[5]
☞ *O; Lymphdrüsen, Achselhöhle*

- **Mammae**: act-sp.[111] adam.[222] aeth.[36] agar.[1] all-s.[36] allox.[119] aloe alum.[36] am-c.[36] am-i.[304] am-m. ambr.[36] amyg-am.[36] anan. ant-c.[85] ant-t.[36] **APIS Apisin.**[5] arg.[5] arg-n.[36] arund. asaf. asc-t.[25] aster.[102] aur-s.[58] bapt. bar-c. bar-i.[58] **Bell.**[5] berb. bism.[1] **Bor.** bov. brom.[36] bruc. **Bry.**[5] **Calc.**[1] calc-i.[58] calc-p.[36] calc-sil.[58] camph. cann-i.[36] cann-s.[5] canth. **CARB-AN.** carb-v. carbn-s.[36] card-m. carl.[36] cast. cast-eq. caust.[1] cench.[58] cham.[36] chel. chin.[1] choc.[222] cimic.[102] clem.[137] coc-c.[36] cocc.[1] **Colch.**[5] **CON.** cycl.[36] euon.[36] eupi.[85] fago.[36] falco-p.[265] ferr.[36] ferr-i.[36] ferr-ma.[36] form.[36] gamb. gels.[36] germ.[222] graph. grat. hall[36] **Hep.**[5] hydr-ac.[268] hydrog.[222] hyper. ign.[137] indg. iod. kali-bi. **Kali-c.** kali-i. kali-n. **Kali-p.** kali-sil.[58] kalm. kiss.[36] **Kreos.**[36] **Lach.**[36] lap-a. laur. lil-t. lipp.[36] **Lyc.** m-aust.[5] mag-c. mag-m. mang.[36] mang-acet.[1] merc.[5] mez. mur-ac.[1] murx. nat-c.[1] **NAT-M.**[137] nat-s. nicc. **Nit-ac.**[1] nux-v.[5] ol-an.[36] olnd. ozone[227] paeon.[36] pall.[36] par. ph-ac.[1] **Phel.**[36] **PHOS. Phyt.** pitu-a.[164] plat. **PLB.** polyg.[137] psor.[36] **Puls.** ran-b. ran-s.[5] rheum rhus-t. ros-d.[305] sabin. sang. **Sec. Sep.**[36] **SIL.** spig.[1] spong. stann. stry. sulph.[36] sumb.[85] tax.[303] ter.[36] thlaspi[122] thuj. verat.[1] verb. zinc.
☞ *O; Mammae*

◦ **links**: aeth.[36] alum.[36] am-i.[304] berb.[36] bor. calc.[36] **CON.**[36] germ.[222] grat.[36] hall[36] hydr-ac.[268] kali-n. kiss.[36] **Lach.** lil-t. mag-c.[36] phel.[36] pitu-a.[164] plb.[36] sang.[8] sil.[36] zinc.[36]
☞ *O; Mammae; links*

◦ ◦ **rechts,** dann: plb.[36]
☞ *S; Links; rechts, nach*

◦ ◦ **morgens**: zinc.[36]
☞ *Z; Morgens*

◦ ◦ **9** Uhr: alum.[36]

◦ ◦ **nachmittags**: aeth.[36]
☞ *Z; Nachmittags; agg.*

◦ ◦ **nachts** amel.: hydr-ac.[268]

◦ ◦ **Einatmen,** beim: plb.[36]
☞ *M; Atmen; agg.; während; Einatmung*

◦ ◦ **Gehen** im Freiem, beim: germ.[222]
☞ *M; Gehen; agg.; beim; Freien, im*

◦ ◦ **Kind** an der rechten Seite saugt, wenn das: bor.
☞ *M; Stillen; während; anderen Seite, Beschwerden auf der*

◦ ◦ **erstreckt** sich:

◦ ◦ ◦ **innen,** nach: **Phel.**[36]

◦ ◦ ◦ **Schulter,** beim Atmen: mag-c.[36]

◦ **rechts**: act-sp.[111] adam.[222] all-s.[36] ambr.[36] cench.[58] choc.[222] gamb.[36] grat.[36] kreos.[36] mez.[36] **PHEL.** plb.[36] psor.[36] **Sang.**[36] sep.[1] stry. thlaspi[122]
☞ *O; Mammae; rechts*

◦ ◦ **abwechselnd** mit tiefen Stichen in der Brust: gamb.[36]
☞ *A; Abwechselnd mit*

◦ ◦ **links,** dann: choc.[222]

◦ ◦ **Beugen** vorwärts, beim: grat.[36]

◦ ◦ **erstreckt** sich nach außen: mez.[36]

◦ **tagsüber**: con.[36]
☞ *Z; Tagsüber*

◦ **morgens**: plb.[36] sang. zinc.
☞ *Z; Morgens*

◦ ◦ **Bett,** im: plb.[36]
☞ *Z; Morgens; Bett, im*

◦ **14** Uhr: laur.[36]

◦ **nachts**: **Con.** graph.
☞ *Z; Nachts*

◦ ◦ **Erwachen,** beim: graph.
☞ *M; Erwachen, beim*

<> ◦ **Bett,** im: murx.[36]

◦ **Druck** amel.: **Con.**
☞ *M; Druck; amel.*

◦ **Dysmenorrhö,** bei: calc.[137] caust.[137]

◦ ◦ **Stillen,** beim: calc.[137]
☞ *M; Stillen; während*

◦ **Einatmen,** beim: con. pall. sumb.[85]
☞ *M; Atmen; agg.; während; Einatmung*

◦ **Husten,** während: bor. con. sep.[5]
☞ *M; Husten; agg.; während*

◦ **Kaltwerden,** durch: sep.[1]
☞ *M; Kälte; Kaltwerden, durch*

◦ **Lachen,** durch: laur.[54]
☞ *M; Lachen agg.*

◦ **Mann,** bei einem: kali-bi.[36]

◦ **Menses**:

◦ ◦ **während**: berb. con.[1] grat.
☞ *M; Menses; während*

◦ ◦ **nach**: **Lach.**
☞ *M; Menses; nach*

◦ ◦ **amel. während**: allox.[119]

◦ **Milchfluss,** beim:

◦ ◦ **agg.**: **Kali-c.**

◦ ◦ **amel.**: cycl.[36]

◦ **Stillen,** beim: **Calc. SIL.**
☞ *M; Stillen; während*

◦ **Wehen,** Entbindung, während: cimic.[102]
☞ *M; Wehen, Entbindung; während*

➡ ◦ **erstreckt** sich:

◦ ◦ **Achselhöhle**: brom.[102]

◦ ◦ **außen,** nach: arg.[5] gels.[36] mez.[1] ol-an.

◦ ◦ ◦ **links**: gels.[36]

☞ *S; Links*

◦ ◦ ◦ **Milchgänge,** entlang der: gels.[36]

◦ ◦ **Brustwarze** nach unten, von der linken: **Asc-t.**

☞ *O; Mammae; Brustwarzen; links*

◦ ◦ **Rücken**: **PHEL.** stry.

◦ ◦ **Schulterblatt**: aster.[102]

◦ ◦ **vorne,** nach, im Stehen: ol-an.[36]

◦ **Brustwarzen**: agar.[1] am-c.[36] amyg-am.[36] ant-t.[36] arg-n.[36] **Asaf.** asc-t.[25] aur-s.[58] bapt. **Berb.** bism.[1] **Bor.** brom.[36] bry.[5] calc.[1] **Camph.** cann-i.[36] cann-s.[5] carbn-s.[36] card-m. cast-eq. caust.[1] cham.[36] chel. chin.[1] coc-c.[36] cocc.[1] **Con.** cycl.[36] euon.[36] fago.[36] falco-p.[265] ferr-i.[36] ferr-ma.[36] form.[36] grat. hall[36] hydrog.[222] ign.[137] **Kali-bi.** kali-i. lach.[36] **Lyc.** m-aust.[5] mag-m. mang.[36] mang-acet.[1] merc.[5] **Mur-ac.**[1] nat-m.[137] nat-s. ol-an.[36] paeon.[36] pall.[36] par. phel.[36] ran-b. **Rheum** rhus-t. sabin. sang. sep.[36] **Sil.** spig.[1] **Sulph.**[36] tax.[303] ter.[36] thuj. verat.[1] verb. zinc.

☞ *O; Mammae; Brustwarzen*

◦ ◦ **links**: agar.[36] am-c.[36] amyg-am.[36] **Asc-t.**[25] bapt. berb. brom.[36] coc-c.[36] cycl.[36] euon.[36] form. lach.[36] nat-s.[36] ran-b. rhus-t. sabin. **Sil.**

☞ *O; Mammae; Brustwarzen; links*

◦ ◦ ◦ **Atmen,** beim, Sitzen **agg.**: am-c.[36]

☞ *M; Sitzen; agg.*

◦ ◦ ◦ **Gehen,** beim: cycl.[36]

☞ *M; Gehen; agg.; beim*

◦ ◦ ◦ **Sitzen,** beim: nat-s.[36]

☞ *M; Sitzen; agg.*

◦ ◦ ◦ **erstreckt** sich:

◦ ◦ ◦ ◦ **abwärts**: asc-t.[25]

◦ ◦ ◦ ◦ **Schulterblatt**: rhus-t.

◦ ◦ ◦ ◦ **Seiten** der Brust: brom.[36]

◦ ◦ ◦ **tief** sitzend: amyg-am.[10]

☞ *O; Tief sitzend*

◦ ◦ ◦ **über** der Brustwarze, tief innen: amyg-am.[36]

☞ *O; Tief sitzend*

◦ ◦ **rechts**: ant-t.[36] arg-n.[36] **Bor.** carbn-s.[36] card-m. cham.[36] chel. chin.[36] con. form.[36] grat. hydrog.[222] mag-m. mang.[36] mur-ac.[36] pall.[36] sang. zinc.

☞ *S; Rechts*

◦ ◦ ◦ **Einatmen,** tief, **agg.**: pall.[36]

☞ *M; Atmen; agg.; während; tief*

◦ ◦ ◦ **Gehen** im Freien **amel.**: pall.[36]

☞ *M; Gehen; amel.* •*M; Luft; amel.; frische, im Freien*

◦ ◦ ◦ **erstreckt** sich:

◦ ◦ ◦ ◦ **außen,** nach: chin.[36]

◦ ◦ ◦ ◦ **innen,** nach: pall.[36]

◦ ◦ ◦ ◦ **links,** nach: card-m.

◦ ◦ **morgens**: ran-b. rhus-t.

☞ *Z; Morgens*

◦ ◦ **11 Uhr**: ferr-i.[36]

◦ ◦ **nachmittags**: ferr-i.[36]

☞ *Z; Nachmittags; agg.*

◦ ◦ **abends**: ferr-i.[36] phel.[36]

☞ *Z; Abends*

◦ ◦ ◦ **Hinlegen,** nach: phel.[36]

☞ *M; Liegen; agg.; Hinlegen, nach dem*

◦ ◦ **Bett,** im: con.[36] fago.[36]

◦ ◦ **Druck**:

◦ ◦ ◦ **agg.**: ferr-i.[36]

☞ *M; Druck; agg.*

◦ ◦ ◦ **amel.**: fago.[36]

☞ *M; Druck; amel.*

◦ ◦ **Einatmen,** beim: con.[137] ign.[137] par. verb.

☞ *M; Atmen; agg.; während; Einatmung*

◦ ◦ ◦ **tief**: con.[137] ign.[137]

☞ *M; Atmen; agg.; während; tief*

◦ ◦ **Erysipel,** während: **Sulph.**[36]

◦ ◦ **Gehen,** beim: con. **Cycl.**[36] paeon.[36]

☞ *M; Gehen; agg.; beim*

◦ ◦ **Getränk,** nach warmem: ter.[36]

☞ *M; Wärme; agg.*

◦ ◦ **Menses,** nach: thuj.

☞ *M; Menses; nach*

◦ ◦ **Sitzen,** beim: nat-s.

☞ *M; Sitzen; agg.*

◦ ◦ **Zimmer,** warmes, **agg.**: coc-c.[36]

☞ *M; Zimmer, im; agg.; warmen, im*

◦ ◦ **erstreckt** sich:

◦ ◦ ◦ **außen,** nach: **Asaf.**

◦ ◦ ◦ **Seiten** der Brust: cann-i.[36]

◦ ◦ **Umgebung** der Brustwarzen: bism.[1] bor. caust.[1] chin.[1] kali-i. spig.[1] tax.[303] verat.[1]

◦ ◦ ◦ **Jucken,** endet mit: verat.[1]

◦ ◦ ◦ **Sitzen** amel., aufrecht: spig.[1]

☞ *M; Sitzen; amel.; aufrechtes*

◦ ◦ ◦ **erstreckt** sich:

◦ ◦ ◦ ◦ **Nabel**: caust.[1]

◦ ◦ ◦ ◦ **Rücken**: **Kali-i.** tax.[303]

◦ ◦ **unter** den Brustwarzen: agar.[1] mur-ac.[1]

◦ **Umgebung** der Mammae: aloe am-c. am-m. ant-c.[85] arund. berb. brom. bruc. bry. canth. carb-an. carb-v. cast. caust. chel. eupi.[85] gamb. grat.[58] hyper. kali-bi. kali-c. kali-n. kalm. lach. laur. mag-c. mag-m. mez. mur-ac. murx. nat-c.[1] nicc. nit-ac.[1] ol-an. ozone[227] ph-ac.[1] phel. phos. plb. sil. stann. sulph. zinc.

◦ ◦ **links**: grat. sil.

☞ *O; Mammae; links*

◦ ◦ **unter** den Mammae: aloe am-c. am-m. ant-c.[85] arund. berb. brom. bruc. bry. canth. carb-an. carb-v. cast. caust. chel. eupi.[85] gamb. grat.[58] hyper. kali-bi. kali-c. kali-n. kalm. lach. laur. mag-c. mag-m. mez. mur-ac. murx. nat-c.[1] nicc. nit-ac.[1] ol-an. ozone[227] **Phel.** phos. plb. sil. stann. sulph. zinc.

◦ ◦ ◦ **links**: am-c. ant-c.[85] arund. berb. bry. carb-v. **Caust.**[1] **Kali-c.** kali-n.[1] laur. mag-c.[1] mez. mur-ac. nat-c.[1] nicc. ozone[227] phel. stann. zinc.

☞ *O; Mammae; links*

stechender (scharf st., schießender usw.) Schmerz; **Mammae; Umgebung** der Mammae; **unter** den Mammae; **links** (Forts.)

◦ ◦ ◦ ◦ **Menses,** während: caust.[1]
☞ *M; Menses; während*

◦ ◦ ◦ ◦ **Reiben** amel.: caust.[1]
☞ *M; Reiben amel.*

◦ ◦ ◦ ◦ **erstreckt** sich:

◦ ◦ ◦ ◦ ◦ **Brustbein**: mag-c.[1]

◦ ◦ ◦ ◦ ◦ **aufwärts**: kali-c. stann.

◦ ◦ ◦ ◦ **unter** den Mammae: ant-c.[85]

◦ ◦ ◦ **rechts**: aloe am-m. bruc. carb-an.[1] cast. chel. eupi.[85] gamb. **Kali-bi.** mag-c.[1] mag-m. nicc. **Phel.** plb. sulph.[1]
☞ *O; Mammae; rechts*

◦ ◦ ◦ ◦ **Husten,** beim: sulph.[1]

◦ ◦ ◦ ◦ **Menses,** während: am-m.
☞ *M; Menses; während*

◦ ◦ ◦ ◦ **erstreckt** sich:

◦ ◦ ◦ ◦ ◦ **Rücken**: **Kali-bi.**

◦ ◦ ◦ ◦ ◦ **abwärts**: mag-c.

◦ ◦ ◦ ◦ ◦ **Schulterblatt**: plb.

◦ ◦ ◦ ◦ ◦ **Schulter**: mag-c.[1]

◦ ◦ ◦ **morgens**: plb.
☞ *Z; Morgens*

◦ ◦ ◦ ◦ **Aufstehen,** amel. nach dem: plb.
☞ *M; Aufrichten; amel. •M; Aufstehen; amel.*

◦ ◦ ◦ ◦ **Bett,** im: plb.
☞ *Z; Morgens; Bett, im*

◦ ◦ ◦ **nachmittags**: carb-an. kali-c. mag-c. sil.
☞ *Z; Nachmittags; agg.*

◦ ◦ ◦ ◦ **13** Uhr, beim Gähnen: mag-c.

◦ ◦ ◦ ◦ **14** Uhr, beim Ausatmen: sil.

◦ ◦ ◦ ◦ **Gehen** amel.: carb-an.
☞ *M; Gehen; amel.*

◦ ◦ ◦ ◦ **Heben,** nach: kali-c.
☞ *M; Heben agg.*

◦ ◦ ◦ ◦ **Sitzen,** beim: mag-c.
☞ *M; Sitzen; agg.*

◦ ◦ ◦ **nachts**: nit-ac.[1]
☞ *Z; Nachts*

◦ ◦ ◦ **Aufstehen,** beim: grat.[58] phos.

◦ ◦ ◦ ◦ **Sitz,** von einem: phos.
☞ *M; Aufstehen; agg.; beim; Sitzen, vom*

◦ ◦ ◦ **Einatmen,** beim: bry. mag-c.

◦ ◦ ◦ **Gähnen,** beim: mag-c.
☞ *M; Gähnen agg.*

◦ ◦ ◦ **Gehen,** beim: kali-n.

◦ ◦ ◦ **Husten,** beim: sulph.

◦ ◦ ◦ **Menses,** während: am-m. caust.
☞ *M; Menses; während*

◦ ◦ ◦ **Sitzen,** beim: am-m. carb-an.

◦ ◦ ◦ ◦ **gebeugt**: am-m.
☞ *M; Sitzen; agg.; gebeugtes*

◦ ◦ **zwischen** den: ph-ac.[1]

- **Mediastium,** hinteres: ptel.[25]

- **Mitte** der Brust: acon.[5] agar. alum. **Am-m.** ant-c.[1] asar.[5] benz-ac. bov. **Bry.**[5] cham. chin.[5] croto-t. eupi. graph. grat. hyper. indg. iod. **Kali-i.** kali-n. **Kreos. Lyc.** mag-c.[1] nat-m. nux-v. olnd. ox-ac. pall. par.[5] phos. plb.[5] ran-b.[58] rumx. sars. seneg. **Sep.**[5] squil.[5] tub.[184] zinc.
☞ *O; Mitte der Brust*

◦ **nachmittags**: croto-t. mag-c.[1]
☞ *Z; Nachmittags; agg.*

<> ◦ **Ausatmen,** beim: cham.
☞ *M; Atmen; agg.; während; Ausatmung*

◦ **Beugen** vorwärts, beim: pall.

◦ **Bewegung** agg.: nux-v. tub.[184]
☞ *M; Bewegung; agg.*

◦ **Bücken,** beim: zinc.
☞ *M; Bücken; agg.*

◦ **Einatmen**:

◦ ◦ **agg.**:
☞ *M; Atmen; agg.; während; Einatmung*

◦ ◦ ◦ **während**: **Alum. Kreos.** tub.[184] zinc.

◦ ◦ ◦ **nach**: zinc.[1]

◦ ◦ **amel.**: seneg.
☞ *M; Einatmen amel.*

◦ **Gehen**:

◦ ◦ **agg.**: kali-i. kali-n.
☞ *M; Gehen; agg.; beim*

◦ ◦ **amel.**: kali-i. tub.[184]
☞ *M; Gehen; amel.*

◦ **Menses,** während: kali-n.
☞ *M; Menses; während*

◦ **Mittagessen,** nach dem: kali-n.
☞ *M; Mittagessen; während*

◦ **Sitzen,** beim: indg. pall.
☞ *M; Sitzen; agg.*

◦ **Steigen,** beim: graph.
☞ *M; Steigen agg.*

◦ **Strecken** des Körpers, beim: eupi.
☞ *M; Strecken des Körpers; agg.*

➡ ◦ **erstreckt** sich:

◦ ◦ **rechte** Seite: cham.[1]

◦ ◦ **Rücken**: ox-ac.

- **Muskeln**: bor.[5] calc.[1] canth.[5] chel.[25] coc-c. harp.[1184] kreos. mag-m. mez. mur-ac.[5] ran-b. seneg.[5] spig.[5] tarax.[5] teucr.[5]

◦ **interkostal**: **Bor.**[5] canth.[5] coc-c. harp.[1184] kreos. mag-m. **Mez.** mur-ac.[5] **Ran-b. Seneg.**[5] spig.[5] tarax.[5] teucr.[5]
☞ *O; Interkostalmuskeln •schneidender (scharfer plötzlicher) Schmerz; Interkostalmuskeln*

◦ ◦ **links,** dann rechts: coc-c.
☞ *S; Links; rechts, nach*

- **oberer** Teil der Brust: anac.[5] caust.[54] merc-c.[5] tela[192] tub.[184]
☞ *O; Oberer Teil der Brust*

<> ◦ **Anheben** des Arms **agg.**: tub.[184]
☞ *M; Anheben der Arme agg.*

◦ **Bewegung** agg., **Druck amel.**: tela[192] tub.[184]
☞ *M; Bewegung; agg. •M; Bewegung; amel. •M; Druck; amel.*

◦ **Einatmen** agg.: caust.[54] tub.[184]
☞ *M; Atmen; agg.; während; Einatmung*

◦ ◦ **tief,** aus Ärger: caust.[54]
☞ *M; Zorn, durch*

◦ **Gehen** amel.: tub.[184]
☞ *M; Gehen; amel.*

◦ **Husten** agg.: tub.[184]

◦ **Sprechen** agg.: tub.[184]
☞ *M; Sprechen agg.*

➡ ◦ **erstreckt** sich zu den Schultern: tub.[184]

- **Rippen**: aesc. agar. alum.[1] anac.[1] ant-t.[36] bamb-a.[1184] bism.[1] bor.[5] bov. bry. calc. canth. carbn-s.[25] cast. chel.[25] chin.[1] choc.[222] cimic.[25] coc-c. cycl.[1] harp.[1184] hep. kali-c. kali-i. kali-n. kreos. lac-leo.[204] led.[1] mag-c. mag-m. mang-acet.[1] meny.[1] merc. merl. mez. mur-ac.[1] nat-c.[36] plb. ran-b. rhus-t.[1] sang. sars.[1] seneg.[5] sil. spig.[5] squil.[1] stann.[1] staph.[1] stram. sulph. tarax. tax.[303] teucr.[5] verat. visc.[25] zinc.[1]

◦ **links**: mur-ac.[1] sil.[1] tax.[303]
☞ *S; Links*

◦ **rechts**: lac-leo.[204] mur-ac.[1] staph.[1] tax.[303]
☞ *S; Rechts*

◦ **Beugen** vorwärts, beim: cycl.[1]

➡ ◦ **erstreckt** sich zum Brustbein: nat-c.[1]

◦ **falsche**: aesc. agar. alum.[1] anac.[1] ant-t.[36] bamb-a.[1184] bism.[1] bov. bry. calc. canth. carbn-s.[25] cast. chel.[25] chin.[1] choc.[222] cimic.[25] harp.[1184] hep. kali-c. kali-i. kali-n. lac-leo.[204] mag-c. mag-m. mang-acet.[1] meny.[1] merc. merl. mur-ac.[1] nat-c.[36] plb. ran-b. rhus-t.[1] sang. sil. squil.[1] stram. sulph. tarax. verat. visc.[25] zinc.[1]
☞ *O; Rippen, falsche, Rand*

◦ ◦ **links**: **Agar.** anac.[1] canth. carbn-s.[25] chel.[25] cimic.[25] meny.[1] mur-ac.[1] nat-c.[36] **Ran-b.** sang. sil.[1] tarax. visc.[25] zinc.[1]
☞ *S; Links*

◦ ◦ ◦ **Atmen,** beim: nat-c.[36]

◦ ◦ ◦ **erstreckt** sich nach rechts: mur-ac.[1]

◦ ◦ **rechts**: aesc. agar. alum.[1] bamb-a.[1184] calc. choc.[222] kali-c. kali-n.[1] lac-leo.[204] mang-acet.[1] merl. verat. zinc.[1]
☞ *S; Rechts*

◦ ◦ **morgens**: bov.
☞ *Z; Morgens*

◦ ◦ **nachmittags**: canth. stram.
☞ *Z; Nachmittags; agg.*

◦ ◦ **abends**: mag-m. zinc.[1]
☞ *Z; Abends*

◦ ◦ **nachts,** beim Einatmen: sil.

◦ ◦ **Bücken,** beim: ant-t.[36]
☞ *M; Bücken; agg.*

◦ ◦ **Drehen,** beim: plb.

◦ ◦ **Einatmen,** beim: chin.[1]
☞ *M; Atmen; agg.; während; Einatmung*

◦ ◦ **Gehen,** beim: merc.
☞ *M; Gehen; agg.; beim*

◦ ◦ **Husten,** beim: bry. kali-n.[1]

◦ ◦ **Lachen,** beim: kali-n.
☞ *M; Lachen agg.*

◦ ◦ **Niesen,** beim: cast.
☞ *M; Niesen; agg.*

◦ ◦ **Sitzen,** beim: agar. mag-c.
☞ *M; Sitzen; agg.*

◦ **unterhalb,** links: sil.[1]

◦ **zwischen** den Schulterblättern:
☞ *Muskeln; interkostal*

- **Rückseite,** posterior: arg. asaf. bor. bov. bry. canth. cast. chin. fl-ac. kali-n. mang. nicc. rhus-t. sabin. stront-c. tarax. tub.[184] verat.

<> ◦ **Einatmen,** bei tiefem: sabin. tub.[184]
☞ *M; Atmen; agg.; während; tief*

- **Schlüsselbeine**: ail. alumn. am-m. ant-c.[1] ant-t.[36] ars. arund. aur-s. bad.[25] bell. berb. bry. caust. chel. cina coca colch. con. dulc. guai.[1] kali-c.[1] kali-n.[1] lachn.[85] lyc. mang. meny. mez. myrt-c. nat-m. ol-an. paeon. pall. phos.[1] puls.[137] sabin. sang. sars.[5] spig.[1] squil.[1] stann. sulph. tarax.[1] tax.[303] ther. tub.[85] zinc.

◦ **nachmittags**: tax.[303]
☞ *Z; Nachmittags; agg.*

<> ◦ **Atmen,** beim: squil.[1]

◦ **Bewegung**:

◦ ◦ **agg., Kopfes, des**: am-m.
☞ *M; Bewegung; agg.*

◦ ◦ **amel.**: tax.[303]
☞ *M; Bewegung; amel.*

◦ **Einatmen,** beim: alumn.
☞ *M; Atmen; agg.; während; Einatmung*

◦ **Freien,** amel. im: tax.[303]
☞ *M; Luft; amel.; frische, im Freien*

◦ **Gehen,** beim: paeon.
☞ *M; Gehen; agg.; beim*

◦ **pulsierend**: berb.

➡ ◦ **erstreckt** sich zu Herz und Rücken: spig.[102]

◦ **Schlüsselbeinregion**: ail. alumn. ant-c.[1] ant-t.[36] ars. arund. aur-s. bad.[25] bell. berb. caust. chel. cina coca colch. con. dulc. kali-c.[1] kali-n.[1] lachn.[85] lyc. mang. meny. mez. myrt-c. nat-m. sang. spig.[1] sulph. tax.[303] ther. tub.[85]

◦ ◦ **links**: ant-t.[36] con. lachn.[25] mang. meny. spig.
☞ *S; Links*

◦ ◦ ◦ **erstreckt** sich abwärts zum Brustbein: con.

◦ ◦ **rechts**: berb. caust.
☞ *S; Rechts*

◦ ◦ **unterhalb**: **Ail.** alumn. ant-c.[1] ars. arund. aur-s. bad.[25] bell. chel. cina coca colch. **Dulc.** kali-c.[1] kali-n.[1] lachn.[85] lyc. mez. myrt-c. nat-m. sang. spig.[1] sulph. tax.[303] ther. tub.[85]

◦ ◦ ◦ **links**: chel. colch. kali-c.[1] mez. **Myrt-c. Sulph. Ther.** tub.[85]
☞ *S; Links*

◦ ◦ ◦ **rechts**: alumn. **ARS.** bad.[25] bell. **Dulc.** kali-c. **Lyc.** nat-m.
☞ *S; Rechts*

◦ ◦ ◦ **morgens**: nat-m.
☞ *Z; Morgens*

◦ ◦ ◦ ◦ **4** Uhr: nat-m.

◦ ◦ ◦ **mittags**: coca

stechender (scharf st., schießender usw.) Schmerz; **Schlüsselbeine; Schlüsselbeinregion; unterhalb** (Forts.)

◦ ◦ ◦ **abends**: kali-c.[1]
☞ *Z; Abends*

◦ ◦ ◦ **Bewegen,** beim: lyc.

◦ ◦ ◦ **Druck** agg.: cina
☞ *M; Druck; agg.*

◦ ◦ ◦ **Einatmen,** beim: lyc.
☞ *M; Atmen; agg.; während; Einatmung*

◦ ◦ ◦ **Gehen,** beim: bell.

◦ ◦ ◦ **Husten,** beim: lyc.

◦ ◦ ◦ **erstreckt** sich:

◦ ◦ ◦ ◦ **abwärts**: tax.[303]

◦ ◦ ◦ ◦ **aufwärts**: nat-m.

◦ ◦ ◦ ◦ **Brustbein**: **Ail.**

◦ ◦ ◦ ◦ **Ellenbogen**: kali-n.[1]

◦ ◦ ◦ ◦ **Schulterblatt**: **SULPH.** ther.

◦ ◦ ◦ ◦ **tief** nach innen: mez.

- **Schwertfortsatz** und Nabel, zwischen: thlaspi[45]

- **Seiten**: abrot. **Acon.** act-sp.[111] aesc. aeth. agar.[1] all-c. aloe **Alum.** alumn. **Am-c.** am-i.[304] **Am-m.** ambr. ammc.[4] anac.[1] ang. ant-c. ant-t. **Apis** apisin.[5] apoc. **Arg.** arg-n. **Arn.** **Ars.**[1] ars-s-f.[1] arum-t. asaf.[5] asar. asc-t. aspar. aur. aur-ar.[58] aur-m.[36] aur-m-n.[36] aur-s.[58] bac.[62] **Bad.** bamb-a.[1184] **Bar-c.** bell. benz-ac. berb. **Bor.** bov. brom. **BRY.** bufo cahin. calad. **Calc.** calc-p. calc-sil.[58] camph. **Cann-s.** **Canth.** caps. carb-an. carb-v. carbn-s.[25] **CARD-M.** carl. cassi-s.[192] **CAUST.** cedr. **Cham.** **Chel.** chen-a. **Chin.**[1] chin-s. choc.[222] cic.[1] cimic. cina clem. coc-c. cocc. cod.[25] coff. colch. **Coloc.** **Con.**[1] cop. croc. crot-c. crot-h. croto-t. **Cupr.** cupr-ar.[25] cur. curc.[192] cycl. dig. **Dulc.**[36] echi. elaps equis. euon. euph.[1] euphr.[36] eupi. fago.[25] falco-p.[265] ferr. ferr-p. fl-ac. form. gamb. gels. gink.[227] gran. graph. grat. **Guai.** guare.[25] gymn.[25] hell. hep. hipp. hura **Hyos.**[5] hyper. ign.[5] indg. iod.[1] ip.[5] irid.[222] kali-ar. **Kali-bi.** **KALI-C.** **Kali-i.** kali-n. **Kali-p.** kali-sil.[58] **Kalm.** kola[1184] kreos.[5] **Lach.** lachn.[25] lact. laur. led. lil-t.[25] lipp.[1025] lob-c.[85] loxo-r.[205] lyc. lyss. m-arct.[5] m-aust.[5] mag-c.[1] mag-m. mag-s. manc. mang. mang-acet.[1] **Mangi.**[197] med. **Meny.** **Merc.** merc-c. merc-i-f. merc-i-r.[36] merl. mez. **Mosch.**[5] mur-ac.[1] murx. myrt-c.[25] naja nat-c. **NAT-M.**[1] nat-p. **Nat-s.** nat-sil.[58] nicc. nit-ac.[1] nux-v. ol-an. ol-j.[25] olnd. op. ox-ac. ozone[227] pall. par.[5] petr.[1] ph-ac. **Phos.** phyt. pic-ac. plan.[25] plat. **Plb.** polyg.[25] psor. ptel.[25] **Puls.** **RAN-B.**[122] ran-s. rat. **Rhus-t.** rumx. ruta **Sabad.** sabin. samb.[1] sang. sars.[1] **Sel.** seneg. **Sep.** sil. sphing.[36] spig. **Spong.**[1] **SQUIL.**[1] stann. staph. stry. sul-ac. **Sulph.** sumb.[36] **Tab.** **Tarax.** tarent.[192] tax.[303] tep. teucr.[5] ther. thuj. trom. tub.[184] ust. valer.[5] verat. verat-v. verb.[5] viol-t. visc.[25] xan.[85] **Zinc.** zinc-p.[58] zing. ziz.[36]
☞ *O; Seiten*

◦ **links**: **Acon.**[5] **Aesc.** aeth. agar. all-c. aloe **Alum.** alumn. **Am-c.**[1] am-i.[304] am-m. ammc.[4] anac.[1] ant-c. ant-t. **Apis** **Apisin.**[5] arg.[1] **Arn.** **Ars.** asaf.[5] asc-t. bac.[62] bad. bamb-a.[1184] bar-c. bell.[1] berb. bor. bov. **BRY.** calad. **Calc.**[1] **Calc-p.** camph. **CANN-S.**[5] canth.[5] caps. carbn-s.[25] card-m.[25] **Carl.** **Caust.**[1] chel.[25] **Chin.** **Chin-s.** choc.[222] cic.[5] cimic.[25] **Cina** clem. cocc.[5] cod.[25] colch.[5] **Coloc.** **Croc.** **Crot-c.** crot-h. **Croto-t.** cupr. cupr-ar.[25] cycl.[36] **Dulc.** **Echi.** **Elaps** **Euph.** **Eupi.** fago.[25] fl-ac. form.[25] graph. **Guai.**[5] hell. **Hep.** hipp. hura hyper. **Ign.** iod. ip.[5] irid.[222] kali-ar. **KALI-C.** kali-i. **Kali-n.**[1] kola[1184] kreos. **Lach.** lachn.[25] lact. laur.[5] lil-t.[25] lipp.[1025] lob-c.[85] loxo-r.[205] **LYC.**[1] lyss. m-arct.[5] **Mag-c.**[1] mag-m. **Mang.** meny.[5] **Merc.** **Merc-c.**[5] merc-i-r.[36] **Mez.** mosch.[5] mur-ac.[1] **Myrt-c.**[25] **Naja** nat-c. **Nat-m.**[1] nat-p. **Nat-s.** **Nicc.** **Nit-ac.**[1] ol-j.[25] **OLND.**[5] **Ox-ac.** par.[5] ph-ac.[1] **PHOS.** plan.[25] **Plat.** plb. polyg.[25] psor. ptel.[25] puls.[5] **Ran-b.** **Ran-s.** rat. rhus-t.[5] **RUMX.** ruta sabad. sabin. samb.[5] sang. sars. **Sel.**[5] **SENEG.** **SEP.**[1] sil.[1] sphing.[36] **Spig.** spong. squil.[5] **STANN.**[1] staph. stry.[36] **Sul-ac.**[1] **SULPH.** sumb.[36] tarax. tarent.[192] tax.[303] **Ther.** **Thuj.** trom. tub.[184] **Ust.** **Valer.**[5] verat.[1] verb.[5] viol-t.[5] visc.[25] **ZINC.**[8] zing.
☞ *O; Seiten; links*

◦ ◦ **abends**: kali-n.[1] mur-ac.[1] nat-m.[1] nit-ac.[1] sul-ac.[1] zinc.[1]
☞ *Z; Abends*

◦ ◦ **Aufstehen,** beim: bamb-a.[1184]

◦ ◦ **Auftreten,** durch: ptel.[25]
☞ *M; Auftreten, kräftiges, agg.*

◦ ◦ **Beugen,** beim:

◦ ◦ ◦ **links,** nach:

◦ ◦ ◦ ◦ **agg.**: calc.[1]

◦ ◦ ◦ ◦ **amel.**: tarent.[192]

◦ ◦ ◦ **vorwärts** amel.: bamb-a.[1184]

◦ ◦ **Bewegung**:

◦ ◦ ◦ **agg.**: calc.[1] **Sulph.** sumb.[36] tub.[184] zinc.[1]
☞ *M; Bewegung; agg.*

◦ ◦ ◦ ◦ **Arms,** des: sumb.[36] zinc.[1]
☞ *M; Bewegung; agg.; Arme, der*

◦ ◦ ◦ **amel.**: lipp.[1025]
☞ *M; Bewegung; amel.*

◦ ◦ **Bücken,** beim: stann.[1]
☞ *M; Bücken; agg.*

◦ ◦ **Druck** mit der Hand **amel.**: lob-c.[85]
☞ *M; Druck; amel.*

◦ ◦ **Einatmen,** beim: ammc.[4] bamb-a.[1184] calc.[1] calc-p. cimic.[25] cycl.[36] kali-n.[1] kola[1184] lipp.[1025] lyc.[1] mag-c. nit-ac.[1] ph-ac.[1] ruta sul-ac.[1] **SULPH.** tax.[303] tub.[184]
☞ *M; Atmen; agg.; während; Einatmung*

◦ ◦ ◦ **tief**: lipp.[1025]
☞ *M; Atmen; agg.; während; tief*

◦ ◦ **Ellbogen** aufstützen **amel.**: tarent.[192]

◦ ◦ **Erschütterung** agg.: loxo-r.[205]

◦ ◦ **Froststadium** im Fieber, während: sil.[1]
☞ *M; Fieber; während; Froststadium im Fieber*

◦ ◦ **Gehen,** beim: loxo-r.[205] merc-i-r.[36] sul-ac.[1]

◦ ◦ **Herzschlag,** bei jedem: zinc.[8]
☞ *M; Herzschlag, bei jedem*

◦ ◦ **Husten,** während: agar. bell.[1] caust.[1] crot-h. iod. kali-c. nit-ac.[1] sep.[1] sul-ac.[1] tub.[184]
☞ *M; Husten; agg.; während*

◦ ◦ **Liegen**:

◦ ◦ ◦ **agg.**: am-c. camph. irid.[222] kali-c.[1] lyc. nit-ac.[1] phos. rumx. sil.[1] stann. sulph. tub.[184]
☞ *M; Liegen; agg.*

◦ ◦ ◦ ◦ **Bett,** im: irid.[222] nit-ac.[1]
☞ *M; Liegen; agg.; Bett, im*

◦ ◦ ◦ ◦ **linker** Seite, auf: am-c. camph. kali-c.[1] **Lyc. Phos. Rumx.** sil.[1] **Stann.**
☞ *M; Liegen; agg.; Seite, auf der; linker Seite, auf*

◦ ◦ ◦ ◦ **Rücken,** auf dem: **Sulph.**
☞ *M; Liegen; agg.; Rücken, auf dem*

◦ ◦ ◦ **amel. rechter Seite, auf**: **PHOS.**
☞ *M; Liegen; amel.; Seite, auf der; rechter Seite, auf • O; Seiten; links*

◦ ◦ **plötzlich**: bamb-a.[1184] kola[1184]

◦ ◦ **Sitzen**:

◦ ◦ ◦ **agg.**: arg.[1] lipp.[1025]
☞ *M; Sitzen; agg.*

◦ ◦ ◦ ◦ **gebeugt**: arg.[1]
☞ *M; Sitzen; agg.; gebeugtes*

◦ ◦ ◦ **amel., still**: loxo-r.[205]
☞ *M; Sitzen; amel.*

◦ ◦ **Stehen,** im: mag-c.[1]
☞ *M; Stehen; agg.*

◦ ◦ **Tragen** einer Last, beim: kali-n.[1]

◦ ◦ **erstreckt** sich:

◦ ◦ ◦ **Abdomen**: tub.[184]

◦ ◦ ◦ **Arm,** linker: kola[1184]

◦ ◦ ◦ **aufwärts**: bar-c. stann.

◦ ◦ ◦ **Brustwarze**: tax.[303]

◦ ◦ ◦ **Hals**: calc.

◦ ◦ ◦ **Hüfte**: cupr.

◦ ◦ ◦ **Leistenregion**: fl-ac.

◦ ◦ ◦ **rechts**: **Aesc.** asc-t.[25] bry. calc.[1] **Caust.** chel.[25] cycl.[8] **Kreos.** myrt-c.[25] nat-c. rumx. sang.[25]
☞ *O; Seiten; links*

◦ ◦ ◦ ◦ **Einatmen,** beim: **Bry.**
☞ *M; Atmen; agg.; während; Einatmung*

◦ ◦ ◦ **Rücken**: alumn. am-c.[1] lyc.[1] sul-ac.[1] **SULPH. Ther.**

◦ ◦ ◦ **Schulter**: asc-t. calc-p. mag-c. myrt-c.[25] nat-m. sang.

◦ ◦ ◦ **Schulterblatt**: caust. **Lact.** mag-c.[1] **Nat-m.** polyg.[25] **SULPH.**

◦ **rechts**: abrot. acon. act-sp.[111] aesc. **Agar.** alum. alumn. **AM-C.**[1] am-m. ambr. ant-c.[5] apis apisin.[5] apoc. **Arg.**[1] arn.[5] **ARS.**[1] ars-s-f.[1] arum-t. asaf.[5] **Asar.** aspar. aur-m.[36] bad.[25] **Bell.** benz-ac. **BOR. BROM.**[5] **BRY.** bufo cahin. calad. calc. cann-s. **Canth. Carb-an.**[5] **Carb-v.**[1] carbn-s.[25] card-m. cassi-s.[192] cham. **CHEL.**[25] **Chen-a. Chin.** chin-s. choc.[222] cimic. cina[5] coc-c. cocc.[5] **Colch.** cop. croc. curc.[192] dig.[1] **Dulc.**[5] elaps[102] equis. euon. euph. euphr.[36] fago.[25] ferr. ferr-p.[8] form. graph.[1] guare.[25] gymn.[25] hyos.[5] hyper.[36] ign.[5] kali-bi. **KALI-C. Kali-i.** kali-n.[1] kreos.[5] lachn.[25] laur.[5] **Lyc.** m-aust.[5] mag-m. manc. mang. meny. **Merc.**[809] **Merc-c.** merc-i-f. **Mez.** mosch.[5] mur-ac.[1] murx. naja nat-c. **Nat-m.**[1] nat-s.[36] nat-sil.[58] **Nit-ac.**[1] ol-j.[25] op.[5] ozone[227] pall. par.[5] petr.[1] ph-ac.[1] **Phos.**[5] phyt. plan.[25] plat.[1] plb.[5] psor. ptel.[25] **RAN-B.**[5] ran-s. rhus-t.[1] rumx.[25] ruta[5] sabad.[5] **Sang.**[36] **Sars. Sep.**[1] **Sil.**[1] spig.[5] spong. squil.[5] **Staph.**[1] sul-ac.[1] **Sulph.** tab. tarax. tep. teucr.[5] verat. verat-v. viol-t.[5] xan.[85] **Zinc.**[1] zing. ziz.[36]
☞ *S; Rechts • O; Seiten; links*

◦ ◦ **abwechselnd** mit Stichen rechts im Abdomen: zinc.[1]
☞ *A; Abwechselnd mit; Schmerzen in anderen Körperteilen; Abdomen, im • O; Seiten; links*

◦ ◦ **abends**: bad.[25]
☞ *Z; Abends*

◦ ◦ **nachts**: nit-ac.[1]
☞ *Z; Nachts*

◦ ◦ **Atmen**:

◦ ◦ ◦ **agg.**: aesc. ambr. ars.[1] **BOR. BRY.** calc. chin-s. **Cimic. Mez.** psor.

◦ ◦ ◦ **tief** Atmen amel.: tarax.
☞ *M; Atmen; amel.; tiefes Atmen*

◦ ◦ **Beugen,** Neigen des Körpers, beim:

◦ ◦ ◦ **links,** nach: petr.[1]

◦ ◦ ◦ **rechts,** nach: staph.[1]
☞ *O; Seiten; links*

◦ ◦ **Bewegung** agg.: aur-m.[36] bad.[25] chel.[25]
☞ *M; Bewegung; agg.*

◦ ◦ ◦ **Oberkörpers,** des: aur-m.[36]

◦ ◦ **Bücken,** beim: **AM-C.**
☞ *M; Bücken; agg.*

◦ ◦ **Drehen** nach rechts, beim: zinc.[1]
☞ *M; Drehen; agg.; Körper • M; Drehen; agg.; Körper; rechts, nach • O; Seiten; links*

◦ ◦ **Druck**:

◦ ◦ ◦ **agg.**: sul-ac.[1]
☞ *M; Druck; agg.*

◦ ◦ ◦ **amel.**: **Bor.** graph.[1] nat-m.[1]
☞ *M; Druck; amel.*

◦ ◦ **Einatmen,** beim: arg.[1] carb-v.[1] fago.[25] ferr-p.[8] graph.[1] guare.[25] gymn.[25] nat-s.[36] nit-ac.[1] ol-j.[25] plat.[1] sep.[1] sil.[1] ziz.[36]
☞ *M; Atmen; agg.; während; Einatmung*

◦ ◦ ◦ **tief**: ferr-p.[8] guare.[25] ol-j.[25] ziz.[36]
☞ *M; Atmen; agg.; während; tief*

◦ ◦ **Gehen,** beim: am-c.[1] nat-m.[1] sep.[1]

◦ ◦ **Heben** der Arme, beim: bor.
☞ *M; Anheben der Arme agg.*

◦ ◦ **Husten,** beim: **BOR.** cann-s. chel. ferr-p.[8] sep.[1] ziz.

◦ ◦ **Liegen,** beim: acon. bor. calad. graph.[1] kali-c. kali-n.[1] merc.[809] ptel.[25] sulph.

◦ ◦ ◦ **Kopf,** mit tief gelagertem: kali-n.[1]
☞ *M; Liegen; agg.; Kopf, mit tief liegendem*

◦ ◦ ◦ **Rücken,** auf dem: **Sulph.**
☞ *M; Liegen; agg.; Rücken, auf dem • Liegen, beim; agg.; Rücken, auf dem*

stechender (scharf st., schießender usw.) Schmerz; **Seiten; rechts; Liegen,** beim (Forts.)

◦ ◦ ◦ **Seite,** auf der:
☞ *M; Liegen; amel.; Seite, auf der*

◦ ◦ ◦ ◦ **links**: calad.
☞ *M; Liegen; agg.; Seite, auf der; linker Seite, auf*

◦ ◦ ◦ ◦ **rechts**: **Acon. Bor.** graph.[1] **Kali-c.** kali-n.[1] merc.[809]
☞ *M; Liegen; agg.; Seite, auf der; rechter Seite, auf • O; Seiten; links*

◦ ◦ **Mittagessen,** nach dem: zinc.[1]
☞ *M; Mittagessen; während*

◦ ◦ **Niesen** oder Gähnen, beim: bor.
☞ *M; Gähnen agg. • M; Niesen; agg.*

◦ ◦ **Sitzen,** beim: bry. mur-ac.[1]
☞ *M; Sitzen; agg.*

◦ ◦ **erstreckt** sich:

◦ ◦ ◦ **Abdomen,** links: rhus-t.[1]

◦ ◦ ◦ **Leistenregion,** rechts: bor.
☞ *O; Seiten; links*

◦ ◦ ◦ **links**: agar. alum. calc. petr.[1]

◦ ◦ ◦ **Magen**: sulph.

◦ ◦ ◦ **Rücken**: ambr. calc. choc.[222] colch. hyper.[36] merc. nit-ac. **Sil.**

◦ ◦ ◦ ◦ **Rippen,** um die: hyper.[36]

◦ ◦ ◦ **Schulterblatt**: **Nit-ac.** phyt. **SULPH.** xan.[85]

◦ **morgens**: bov. brom. **Bry.** colch. con. ferr. lyc. mang-acet.[1] merc-c. nat-s. nit-ac. puls. **Rumx.** sang. sars. sel. sep. sulph.
☞ *Z; Morgens*

◦ **vormittags**: am-m. bamb-a.[1184] bov. cham. coloc. nat-c.[36] **Ran-b.**
☞ *Z; Vormittags*

◦ ◦ **11** Uhr: cham.

◦ **mittags**: naja

◦ **nachmittags**: bar-c. canth. chel. coloc. elaps kali-bi. led. lyc. nat-c.[36] nat-m. nicc. ol-an. rumx. sars.
☞ *Z; Nachmittags; agg.*

◦ ◦ **13** Uhr: sars.

◦ ◦ **14** Uhr: elaps

◦ ◦ **15** Uhr: nat-m. ol-an. rumx.

◦ ◦ **Aufrichten** vom Bücken **agg.**: nicc.

◦ **abends**: bar-c. calad. calc. cocc. graph.[1] hyper. kali-n. lyc. mag-s. mur-ac. nat-c. nat-m. nit-ac. ran-b. sars.[1] **Sel.** seneg. sulph. thuj. zinc.
☞ *Z; Abends*

◦ ◦ **Bett,** im: calad. nat-c. nit-ac.

◦ ◦ **Eintreten** ins Haus, beim: mag-s.

◦ **nachts**: am-c. **Caust.** chel. chin.[1] **CON.** curc.[192] graph. kali-c.[1] **LYC. Puls. Rumx.** sil.[1] **Sulph.**
☞ *Z; Nachts*

◦ ◦ **4** Uhr: chel.

◦ ◦ **Erwachen,** beim: graph.
☞ *M; Erwachen, beim*

<> ◦ **Angst,** mit: acon.[1]

◦ **Anheben** des Armes, beim: bor. nicc. ran-b.
☞ *M; Anheben der Arme agg.*

◦ **Anstrengung,** bei: alum. **Bor.** ferr.
☞ *M; Anstrengung, nach*

◦ **Ärgernis** agg.: nat-m.[1] **Phos.**
☞ *M; Zorn, durch ■ GEMÜT; M; Zorn, Beschwerden durch*

◦ **Atmen** agg.: calc.[1] caps.[1] cic.[1] curc.[192] graph.[1] lyc.[1] meny.[1] nat-c.[1] phos.[1] zinc.[1]

◦ **Atmen,** bei tiefem: **Acon.** all-c. aloe ant-c. arg. **Arn.** ars.[1] aur. aur-s.[58] **Bad.** bar-c. bor. **Bry.** bufo **Calc.** calc-p. canth. caps. carb-an. carb-v. cham. **Chel. Chin.** chin-s. clem. **Colch. Crot-h.** cycl. **Elaps** fl-ac. form. graph. grat. **Guai. Kali-c. Kali-n.** kali-sil.[58] lyc. **Meny. Mez. Nicc.** nit-ac. olnd. **Ph-ac.** plat. **Ran-b.** rhus-t. **RUMX.** seneg. **Sil.** stann. **Sulph.** thuj. verat.
☞ *M; Atmen; agg.; während; tief • Einatmen, beim*

◦ **Aufrichten,** Aufstehen:

◦ ◦ **agg.**:

◦ ◦ ◦ **Bett,** im: am-c. arg-n.[122]

◦ ◦ ◦ **Bücken,** vom: kali-c.[1]

◦ ◦ ◦ **Sitz,** von einem: kali-c. nat-c. phos.[1]
☞ *M; Aufstehen; agg.; beim; Sitzen, vom*

◦ ◦ **amel. nach**: kali-c.
☞ *M; Aufstehen; amel.*

◦ **Aufstützen** auf den Tisch, beim: con.[1]
☞ *M; Anlehnen, beim; vorne, nach, auf die Arme gestützt*

◦ **Ausatmen,** beim: ant-c. ars.[1] chin.[1] cina iod.[1] mang-acet.[1] mur-ac.[1] sep.[1] sil.[1] spig. stann.[1] staph. zinc.
☞ *M; Atmen; agg.; während; Ausatmung*

◦ **Berührung** agg.: chin.[1] crot-h. phos.[1] ran-b.[122]
☞ *M; Berührung; agg.*

◦ **Beugen,** beim:

◦ ◦ **rückwärts**: staph.[1]
☞ *M; Beugen; agg.; rückwärts*

◦ ◦ **vorwärts** agg.: aloe

◦ **Bewegung**:

◦ ◦ **agg.**: alum. **Bad. BRY.** calc.[1] caust.[1] **Chel.** chin.[1] gamb. graph. hyper. led.[1] lyc. mang-acet.[1] meny. ox-ac. phos. **Ran-b. RUMX.** sabad. sars. **Sulph.**
☞ *M; Bewegung; agg.*

◦ ◦ ◦ **Arms,** des: led.[1]
☞ *M; Bewegung; agg.; Arme, der*

◦ ◦ **amel.**: euph. indg. **Kali-c. Seneg.**
☞ *M; Bewegung; amel.*

◦ **Bücken**:

◦ ◦ **agg.**:

◦ ◦ ◦ **beim**: **Am-c.** lyc. mang. nit-ac.[1]
☞ *M; Bücken; agg.*

◦ ◦ ◦ **nach**: nat-s.
☞ *M; Bücken; agg.*

◦ ◦ **amel.**: chin.[1] mag-c.[1]
☞ *M; Bücken; amel.*

◦ **Druck**:

◦ ◦ **agg.**: dulc.[36] meny. merc-i-f. sul-ac. tarax.
☞ *M; Druck; agg.*

◦ ◦ **amel.**: chin.[1] graph.[1] mag-c.[1] verb.[1]
☞ *M; Druck; amel.*

◦ **Einatmen,** beim: **Acon.** agar. alum. **Arg. Ars.** aspar. aur. **Bad. Bar-c. Bor.** bov. **BRY. Calc.** canth. carb-v. caust. cham. **Chel.** cocc. colch. con. cycl.[36] gink.[227] graph.[1] iod.[1] **KALI-C.** kali-n. led. **Lyc.** lyss. meny.[1] **Merc-c.** merl. **NAT-M.** nat-s. nicc. op. plb. **Ran-b. RUMX.** ruta sabad. sep. sil. **Spig.** spong.[1] **SQUIL.** sul-ac. **SULPH.** tarax. viol-t.
☞ *M; Atmen; agg.; während; Einatmung •Atmen, bei tiefem*

◦ **Erregung** agg.: phos.
☞ *M; Gemütsbewegungen, durch ▥ GEMÜT; M; Erregung; Beschwerden durch; Allgemeinsymptome*

◦ **Essen,** nach dem: caust. ran-b.[122] rat.
☞ *M; Essen; agg.; nach*

◦ **Fahren** im Wagen, beim: dig. **Rumx.**
☞ *M; Fahren agg.*

◦ **Gähnen,** beim: nat-s.
☞ *M; Gähnen agg.*

◦ **Gehen,** beim:
☞ *M; Gehen; agg.; beim*

◦ ◦ **agg.**: agar. am-c. aur-m-n.[36] **Brom. Camph.** caps.[1] cham. cocc. colch. con.[1] dig. euph.[1] merl. nat-m. olnd. ox-ac. **RAN-B.** rhus-t. sars.[1] seneg. spig. spong.[1] stann.[1] sul-ac. **Sulph.** tarax. tarent. **Viol-t.** zinc.
☞ *M; Gehen; agg.; beim*

◦ ◦ ◦ **abwechselnde** Seite: aur-m-n.[36]
☞ *S; Abwechselnde Seiten*

◦ ◦ ◦ **Freien,** im: con.[1] euph.[1] sars.[1] stann.[1]
☞ *M; Gehen; agg.; beim; Freien, im*

◦ ◦ **amel.**: euph.[1] kali-n.[1]
☞ *M; Gehen; amel.*

◦ ◦ ◦ **Freien,** im: kali-n.[1]
☞ *M; Luft; amel.; frische, im Freien*

◦ **geistige** Anstrengung, durch: cham.
☞ *M; Geistige Anstrengung agg.*

◦ **Heben,** beim: bar-c. phos.
☞ *M; Heben agg.*

◦ **Hitze** amel.: **Phos.**

◦ **Husten,** während: acon. ant-t. **Arn. Ars.** aur. **Bor. BRY.** cann-s. **Caps.** carb-an.[5] **CARD-M.** caust. **Chel.** chin. clem. coff. **Con.** crot-h. cur. dulc. ferr-p. **Kali-c.** kali-n. **Lyc. MERC.** nat-s. phos. **Puls.** rhus-t. rumx. sabad. seneg. **Sep.** squil. **Stann. Sulph.** zinc.
☞ *M; Husten; agg.; während*

◦ **Kratzen** amel.: plat.

◦ **Lachen,** beim: acon. laur. nicc.
☞ *M; Lachen agg.*

◦ **Lesen,** beim: euph.[1]
☞ *M; Lesen agg.*

◦ **Liegen,** beim:

◦ ◦ **agg.**: am-c. camph. lyc. nat-c.[1] **Puls. Rumx. Seneg.** stann. sulph.
☞ *M; Liegen; agg.*

◦ ◦ ◦ **Rücken,** auf dem: **Sulph.**
☞ *M; Liegen; agg.; Rücken, auf dem •rechts; Liegen, beim; Rücken, auf dem*

◦ ◦ ◦ **Seite,** auf der:

◦ ◦ ◦ ◦ **linker** Seite, auf: am-c. camph. **Stann.**
☞ *M; Liegen; agg.; Seite, auf der; linker Seite, auf*

◦ ◦ ◦ ◦ **rechter** Seite, auf: lyc. **Rumx.**
☞ *M; Liegen; agg.; Seite, auf der; rechter Seite, auf •O; Seiten; links*

◦ ◦ ◦ ◦ **schmerzhafter** Seite, auf: nat-c.[1]
☞ *M; Liegen; agg.; erkrankten Teil, auf dem •M; Liegen; agg.; Seite, auf der; schmerzhafter Seite, auf*

◦ ◦ **amel., Seite, auf der**:
☞ *M; Liegen; amel.; Seite, auf der*

◦ ◦ ◦ **linker** Seite, auf: curc.[192] **Rumx.**

◦ ◦ ◦ **schmerzhafter** Seite, auf: **BRY.** calad.
☞ *M; Liegen; amel.; Seite, auf der; schmerzhafter Seite, auf*

◦ **Luft,** kalte, agg.: **Kali-c.**
☞ *M; Kälte; Aufenthalt in, durch •M; Luft; agg.; kalte*

◦ **Menses**:

◦ ◦ **vor**: puls.
☞ *M; Menses; vor*

◦ ◦ **während**: bor. **Croc.** phos. sul-ac.
☞ *M; Menses; während*

◦ **Mittagessen**:

◦ ◦ **während**: sil.[1]
☞ *M; Mittagessen; während*

◦ ◦ **nach**: bry. canth. rat. zinc.
☞ *M; Mittagessen; während*

◦ **Niesen,** während und nach: bor. crot-h. **Merc.** thuj.
☞ *M; Niesen; agg.*

◦ **Reiten,** beim: nat-c.
☞ *M; Reiten, beim*

◦ **Schlaf**:

◦ ◦ **vor**: sulph.

◦ ◦ **während**: cupr.
☞ *M; Schlaf; agg.; während*

◦ **Schreiben,** beim: **Rumx.**
☞ *M; Schreiben agg.*

◦ **Schreien,** durch: cupr.

◦ **Sitzen,** beim: agar.[1] am-m. bry. chin. dig. dulc.[36] euph.[1] indg. kali-c.[1] led.[1] mur-ac.[1] nat-s. **Seneg.** spong.[1] staph.
☞ *M; Sitzen; agg.*

◦ ◦ **gebeugt**: agar.[1] spong.[1]
☞ *M; Sitzen; agg.; gebeugtes*

◦ **Sprechen,** beim: **BOR. Kali-n.** rhus-t. tab.
☞ *M; Sprechen agg.*

◦ **Stehen,** beim: euph.[1] **Nat-s.** sars.[1] zinc.
☞ *M; Stehen; agg.*

◦ **Strecken,** beim:

◦ ◦ **agg.**: nit-ac.[1]
☞ *M; Strecken des Körpers; agg.*

◦ ◦ **amel.**: zinc.[1]
☞ *M; Strecken des Körpers; amel.*

◦ **synchron** mit dem Puls: dig.[1]
☞ *M; Herzschlag, bei jedem*

◦ **Treppensteigen,** beim: bor. **Staph. Sulph.**
☞ *M; Steigen agg.; Treppensteigen*

◦ **Waschen** mit kaltem Wasser amel.: bor.[1]
☞ *M; Waschen; amel.; kalt*

◦ **Wein,** nach: bor.
☞ *M; Wein; agg.*

stechender (scharf st., schießender usw.) Schmerz; **Seiten** (Forts.)

◦ **erstreckt** sich:

◦ ◦ **Abdomen,** ins untere: nit-ac.[1]

◦ ◦ **Armen,** zu den: brom. mangi.[197] nat-m.

◦ ◦ ◦ **rechts**: mangi.[197]
☞ S; Rechts • O; Seiten; links

◦ ◦ ◦ ◦ **links,** dann: mangi.[197]

◦ ◦ **aufwärts**: gamb. mang-acet.[1] mur-ac. nat-c. stann.

◦ ◦ ◦ **abwärts,** und: mang-acet.[1]

◦ ◦ **außen,** nach: **Arg-n.** asaf. spong.

◦ ◦ **Brustbein**: laur.

◦ ◦ **Ellenbogen**: sil.

◦ ◦ **Hypochondrium**: berb.

◦ ◦ **Präkordialregion**: chin.

◦ ◦ **Rücken**: alumn. arum-t. bov. chel. **Chen-a.** guai. hep.[1] **Kali-c.** kali-n. lyc. mez. nit-ac.[1] ox-ac. par. sil.

◦ ◦ ◦ **Liegen,** beim:

◦ ◦ ◦ ◦ **linker** Seite agg. auf: **Kali-c.**
☞ M; Liegen; agg.; Seite, auf der; linker Seite, auf

◦ ◦ ◦ ◦ **rechter** Seite, amel. auf: **Kali-c.**
☞ M; Liegen; amel.; Seite, auf der; rechter Seite, auf • O; Seiten; links

◦ ◦ **Sakralregion**: thuj.

◦ ◦ **Schulterblatt**: arum-t. **Chel. Chen-a.** lact. **Nat-m.** seneg. **SULPH.**

◦ ◦ **Schultern**: indg. **Kali-c.** nat-m. **Sang.**

◦ ◦ **Submaxillar-, Submandibulardrüse**: calc.

◦ **oberer** Teil der Brust: irid.[222] kali-i. phos.[1] ptel.[25] sul-ac.[1] tarent.[192]
☞ O; Oberer Teil der Brust

◦ ◦ **links**: kali-i. ptel.[25] sul-ac.[1] tarent.[192]
☞ O; Seiten; links

◦ ◦ ◦ **Sitzen,** bei gebeugtem: kali-i.
☞ M; Sitzen; agg.; gebeugtes

◦ ◦ **Essen,** nach dem: irid.[222]

◦ **unterer** Teil der Brust: aesc. aloe alumn. am-c. arg. arg-n. bad. berb. bov. bry. calc-p. cann-s. canth. carb-an. carb-v. card-m. cham. chel. chen-a. coc-c. colch. dig. eupi. ferr-p. gels. kali-c. kali-n. lach. lact. led. lyc. mag-c.[1] mag-m. merc. nat-s. nit-ac.[1] ox-ac. ph-ac. phos. plan.[25] rumx. sabad. samb.[1] sep. squil.[1] stry. sul-ac. tarax. thuj. verat.
☞ O; Unterer Teil der Brust

◦ ◦ **links**: aesc. arg. berb. bov. **Calc-p.** canth. cham. **Colch.** eupi. gels. kali-c.[1] **Lact.** mag-c.[1] **Nat-s.** nit-ac.[1] ox-ac. plan.[25] sabad. samb.[1] squil. stry. tarax.
☞ O; Seiten; links

◦ ◦ ◦ **Urinieren** amel.: aesc.
☞ M; Urinieren amel.

◦ ◦ **rechts**: aesc. aloe alumn. bad. bry. **Cann-s. Canth.** carb-v. **Card-m. CHEL. Chen-a.** dig. ferr-p. **KALI-C. Lach.** lyc. mag-c.[1] mag-m. **Merc.** ph-ac.[1] **Phos.** rumx. sep. sul-ac. **Thuj.** verat.
☞ S; Rechts • O; Seiten; links

◦ ◦ **morgens**: carb-an.
☞ Z; Morgens

◦ ◦ **nachmittags**: gels.
☞ Z; Nachmittags; agg.

◦ ◦ **abends**: coc-c. dig. mag-c.[1]
☞ Z; Abends

◦ ◦ **Ausatmen,** beim: squil.[1]
☞ M; Atmen; agg.; während; Ausatmung

◦ ◦ **Bewegung** agg.: **BRY. Chel.**
☞ M; Bewegung; agg.

◦ ◦ **Bücken,** beim: mag-c.[1]
☞ M; Bücken; agg.

◦ ◦ **Einatmen,** beim: ph-ac.[1]
☞ M; Atmen; agg.; während; Einatmung

◦ ◦ **Gehen** amel.: ph-ac.
☞ M; Gehen; amel.

◦ ◦ **Husten,** beim: **Chel.**

◦ ◦ **Menses,** zu Beginn der: kali-n.

◦ ◦ **Sitzen,** im: ph-ac.[1]

◦ ◦ **Stehen,** im: mag-c.[1]
☞ M; Stehen; agg.

- **unterer** Teil der Brust: agar. aloe **Arn.**[5] bry. **Cann-s.**[5] caps.[122] carbn-s. **Chel.** chen-a. cob. coc-c. croto-t. hep. kali-bi. **KALM.** kreos.[5] lach. lyc. med. mosch.[5] **Naja** ox-ac. sang. seneg. sulph. tub.[184] valer.
☞ O; Unterer Teil der Brust

◦ **links**: carbn-s. cob. **OX-AC.** tub.[184]
☞ S; Links

◦ ◦ **Gehen** amel.: tub.[184]
☞ M; Gehen; amel.

◦ **rechts**: caps.[122] **Chel. Chen-a.** croto-t. med.
☞ S; Rechts

◦ ◦ **Husten,** beim: caps.[122]
☞ M; Husten; agg.; während

◦ **vormittags**: agar.
☞ Z; Vormittags

◦ **Atmen,** beim: kali-bi. lyc.

◦ **Einatmen,** bei tiefem: cob. croto-t. tub.[184]
☞ M; Atmen; agg.; während; tief

◦ **erstreckt** sich:

◦ ◦ **Abdomen**: **Chel.** tub.[184]

◦ ◦ **Rücken**: **Carbn-s.**

◦ ◦ **Schultern**: sang. tub.[184]

- **vorderer** Teil der Brust: am-m. aster.[85] bov. cann-s. **Canth.** card-m. caust. gamb. kali-c. kali-n. lyc. **MERC.** nicc. nit-ac. ran-b. sep. tax.[303] ter. ther. zinc.

◦ **morgens**: am-m.
☞ Z; Morgens

◦ **vormittags**: **Ran-b.**
☞ Z; Vormittags

◦ ◦ **Schweiß,** während: ran-b.

◦ **nachmittags**: am-m. gamb.
☞ Z; Nachmittags; agg.

◦ **abends**: gamb. kali-c. nicc. zinc.
☞ Z; Abends

◦ ◦ **Einatmen,** beim: kali-c.
☞ M; Atmen; agg.; während; Einatmung

◦ **nachts**: caust.
☞ Z; Nachts

◦ **Atmen,** bei tiefem: gamb.
☞ *M; Atmen; agg.; während; tief*

◦ **Bücken agg.**: card-m. nit-ac.
☞ *M; Bücken; agg.*

◦ **Einatmen,** beim: canth. **Card-m. Lyc.**
☞ *M; Atmen; agg.; während; Einatmung*

◦ **Gehen,** beim: card-m.

◦ **Husten,** beim: lyc. **MERC.**

◦ **Niesen,** beim: **Merc.**
☞ *M; Niesen; agg.*

◦ **Sitzen amel.**: am-m.
☞ *M; Sitzen; amel.*

◦ **Stehen,** im: bov.
☞ *M; Stehen; agg.*

- **anfallsweise**: nat-m.[1]

- **Blähungen,** wie durch, Seiten: nit-ac.[1]

◦ **unterer** Teil der Brust: nit-ac.[1]
☞ *O; Unterer Teil der Brust*

- **bohrend**: meny.[1] spong.[1]

- **brennend**: **All-c.** alum.[1] anan. **Ars.** bar-c. **Carb-an. Carbn-s. Cina Croto-t.** kali-n.[102] **Mur-ac.**[8] sang.[137]

◦ **Asthmaanfall,** bei: kali-n.[102]

- **chronisch,** Seiten: phos.[1]

- **intermittierend**:

◦ **Achselhöhle,** Bereich der: thuj.

◦ **Schlüsselbeine**: sabin.

- **juckend**: calc.[1] carbn-s.[36] chin.[1] dig.[1] mang-acet.[1] spig.[1] stann.[1] staph.[1]

◦ **Achselhöhle**: stann.[1] staph.[1]

◦ **Brustbein**: staph.[1]
☞ *O; Brustbein*

◦ **Brustwarzen**: carbn-s.[36] mang-acet.[1]
☞ *O; Mammae; Brustwarzen*

◦ ◦ **rechts**: carbn-s.[36]
☞ *S; Rechts*

◦ **Schlüsselbeinen,** unter den: spig.[1]

◦ **Seiten**: chin.[1] dig.[1] spig.[1]
☞ *O; Seiten*

- **Messer,** wie mit einem, Brustbein: gink.[227] tab.[111]

- **Nadeln,** wie:

◦ **erstreckt** sich nach außen: ars-s-f.[1]

◦ **Mamma,** rechts: adam.[222]
☞ *O; Mammae; rechts*

- **Nagel,** wie von einem, tief in der rechten Seite der Brust: **Chel.**[111]

- **pulsierend**:

◦ **Schlüsselbeinen,** unter den: lyc.

◦ **Seiten**: anac.[1] con.[1] dulc.[36] lyc.[1] verat.[1]
☞ *O; Seiten*

◦ ◦ **links**: anac.[1] verat.[1]
☞ *O; Seiten; links*

- **reißend**:

◦ **Schlüsselbeine**: am-m.

◦ **Seiten**: led.[1] nat-m.[1]
☞ *O; Seiten*

- **rhythmisch**: am-m.[1] **Calc.** chin.[1] cocc.

- **Schnur,** wie von einer durchziehenden: nat-m.[36]

- **wandernd**: acon. carbn-s. **Ferr. Kali-c.**[58] **PULS.** sang.[8] **Sulph.**

- **wellenartig,** falsche Rippen: bamb-a.[1184]

- **ziehend,** Seiten: mang-acet.[1] spong.[1]

- **zuckend**: calc.[1] chel.

◦ **Schlüsselbeine**: chel.

Stiche:

- **Einatmen agg.**: stroph-s.[119]
☞ *M; Atmen; agg.; während; Einatmung*

- **Gehen,** beim: bell-p.[119]

- **Husten,** beim: bell-p.[119]

- **Menses,** vor: bor.[26]
☞ *M; Menses; vor*

- **Achselhöhle,** Bereich der, nachmittags: nat-c.[36]

- **Lungen,** wie durch die Rippen verursacht: kali-c.[137]
☞ *O; Lungen*

- **Lymphdrüsen,** Achselhöhle: canth.[5] meny.[5]
☞ *O; Lymphdrüsen, Achselhöhle*

- **Rippen,** falsche: agar. cic.[1] **SEP.**
☞ *O; Rippen, falsche, Rand*

◦ **links**: cic.[1]
☞ *S; Links*

◦ **rechts**: agar.
☞ *S; Rechts*

Stiche, fein stechender Schmerz: amyg-p.[36] apisin.[5] bell.[1] bism. cast-eq. colch.[58] gels.[111] hyper.[111] ign. laur. lyc. lyss. mang. mang-acet.[1] mur-ac. nat-c.[1] nat-m. **Phos.** plb. rumx.[25] sabin. seneg.[5] spong.[76] sulph.

- **Froststadium** im Fieber, während: bell.[1]
☞ *M; Fieber; während; Froststadium im Fieber*

- **erstreckt** sich zum Schulterblatt: seneg.[5]

- **Mammae**: **Apisin.**[5] bism. cast-eq. gels.[111] ign. lyc. mang. mur-ac. sabin. sulph.
☞ *O; Mammae*

◦ **Brustwarzen**: bism. cast-eq. ign. lyc. mang. mur-ac. sabin. sulph.
☞ *O; Mammae; Brustwarzen*

- **Rippen,** unter den falschen, wie durch einen spitzen Gegenstand, beim Essen: amyg-p.[36]
☞ *O; Rippen, falsche, Rand*

- **Seite,** linke: rumx.[25]

stichelnd, piekender Schmerz, äußerlich, Haut: cic.[5]

stoßend:
☞ *stechender (scharf st., schießender usw.) Schmerz* ▤ *ALLGEMEINES; C; Schmerz; Stöße oder Schläge, Schmerz wie*

Sturz, Schmerz wie von einem, oberer Teil der Brust: sulph.[1]

undulierend: anac.[1] bamb-a.[1184] dig. **Dulc.** glon.[111] harp.[1184] spig. teucr.[5] zinc-i.[137]
▤ *ALLGEMEINES; C; Schmerz; wellenartiger Schmerz*

- **Rippen,** falsche: bamb-a.[1184] zinc-i.[137]
☞ *O; Rippen, falsche, Rand*

unerträglicher Schmerz, Mammae, zwischen den Stillzeiten: phel.[102]
▤ *ALLGEMEINES; C; Schmerz; unerträglicher Schmerz*

Verrenkung, Zerrung, Schmerz wie durch: agar. ant-t. **Arn.**[5] aur.[5] aur-m. bell.[5] caps.[5] caust.[1] cocc.[5] dros.[1] dulc.[1] kali-bi.[111] **Kalm.** lyc.[1] petr.[1] plat.[5] puls.[5] rhod.[5] rumx. spig.[1] sulph.[1] tell.[137] **Teucr.**[5] thuj.[1]
▤ *ALLGEMEINES; C; Schmerz; verrenkt, verstaucht, gezerrt, Schmerz wie*

- **Stehen,** im: aur-m.
☞ *M; Stehen; agg.*

- **tiefes** Atmen **agg.**: agar. **Arn.**
☞ *M; Atmen; agg.; während; tief*

- **Achselhöhlen**: dros.[1] kali-bi.[111]

- **Brustbein**: rumx.
☞ *O; Brustbein*

- **Haut,** äußerlich: **Arn.**[5] cocc.[5]
☞ *O; Haut, äußerlich*

- **Seiten**:
☞ *O; Seiten*

◦ **links**: caust.[1] lyc.[1] spig.[1]
☞ *O; Seiten; links*

◦ **oben** links: spig.[1]
☞ *O; Oberer Teil der Brust • O; Seiten; links*

◦ **unten** links, bei Armbewegung: caust.[1]
☞ *O; Seiten; links • O; Unterer Teil der Brust*

wandernder Schmerz: acon.[5] agar.[5] **All-c.** aloe[111] alum.[137] arg-n.[137] ars-h. aur. aur-m-n.[36] bell.[137] benz-ac.[76] bufo[111] **Cact.** caust.[137] cinnb.[38] colch.[137] cur.[38] dig.[111] **Ferr.** hydr.[36] **Kali-c.**[58] kalm. **Lyc.**[137] lyss. mag-m.[137] mangi.[197] merc.[137] nat-c.[137] **Ol-j.** phos.[137] **Puls. Seneg.** sin-n. **Tarent.** tub.[184] ust.[54] x-ray[119]
▤ *ALLGEMEINES; C; Schmerz; wandernder Schmerz*

- **rechts**: x-ray[119]
☞ *S; Rechts*

- **Druck** amel.: caust.[137]
☞ *M; Druck; amel.*

- **Ruhe,** während: aur-m-n.[36]
☞ *M; Ruhe; agg.*

- **Mammae**: **Puls.**
☞ *O; Mammae*

◦ **Kind** saugt, während das: **Puls.**
☞ *M; Stillen; während • Mammae; Stillen; agg.*

Wehtun: acon. adon.[111] aesc.[25] agar. **Ail.**[25] alum. alum-p.[58] am-c. ambr. aml-n.[137] ant-c. apis[36] arg.[137] arg-n. **Arn.** ars.[1] arum-d.[25] **Asaf.** asc-t.[25] aur-m. aur-s. bapt. **Bell.** berb. bism. bor. bov.[5] brom. **Bry.** bufo cact. calc. **Calc-p.** cann-i. cann-s. caps. carb-ac. **Carb-an. Carb-v.** carbn-s. carl.[36] caust. cham. chel. chin. chin-ar. chin-s. choc.[222] cic.[36] cimic.[25] **Clem. Coc-c.** coca colch. coloc. con. cop. corv-c.[258] cot.[36] croc. crot-h. croto-t. cupr-ar. cupr-s. curc.[192] cycl.[5] dig. dios. dros. eup-per. eupi. fago. ferr. ferr-p.[111] fl-ac. gall-ac.[25] germ.[222] glon. graph. ham. hydr-ac. hydrc. ignis[194] ind. iod. irid.[222] jatr. kali-bi. kali-c. kali-n. kali-p. kreos. lac-c.[111] lac-leo.[204] lach. **Lact.** lat-m.[137] led.[5] lil-t. lith-c. **Lyc.** lycps. mag-m. manc.[137] mang. meny.[85] merc. merc-c. merc-i-f. merc-i-r. mez. mosch. mur-ac. myrt-c.[25] naja nat-m. nat-p. nit-ac. nux-m. nux-v. oena. ol-j.[25] op. ozone[227] pall. phel.[137] **Phos.** phys. **Phyt.** plan.[25] plect.[36] plut-n.[222] psil.[164] psor. ptel.[25] puls. puls-n.[25] pyrog.[58] pyrus **Ran-b.** raph. rauw.[119] rheum[36] rhod. rhus-t. **Rumx.** sabin.[36] samb. sang. sapin.[36] sars. **Seneg.** sep. spig. spong.[5] stann. staph. stict. stram.[36] stront-c. stroph.[137] stroph-s.[119] sul-i.[58] sulph. sumb. tab.[137] tarent. thuj. verat-v.[36] vesp. zinc. zinc-p.[58]

- **morgens**: lact. naja seneg. sulph.
☞ *Z; Morgens*

◦ **8** Uhr: naja

◦ **Bett,** im: lact.
☞ *Z; Morgens; Bett, im*

◦ **Erwachen,** beim: **Seneg.**
☞ *M; Erwachen, beim*

◦ **Essen,** nach dem: sulph.
☞ *M; Essen; agg.; nach*

- **vormittags**: puls.
☞ *Z; Vormittags*

- **mittags,** beim Gehen: bry.

- **nachmittags**: kali-n. sapin.[36]
☞ *Z; Nachmittags; agg.*

- **abends**: coloc. naja[36] nux-m. ran-b. sulph.
☞ *Z; Abends*

◦ **tiefes** Atmen **agg.**: ran-b.
☞ *M; Atmen; agg.; während; tief*

- **nachts**: ran-b. seneg.
☞ *Z; Nachts*

◦ **Erwachen,** beim: **Seneg.**
☞ *M; Erwachen, beim*

- **Anstrengung,** nach: rauw.[119]
☞ *M; Anstrengung, nach*

- **Atemanhalten,** beim: merc.
☞ *M; Atmen; agg.; Atem anhalten*

- **Aufrichten** agg.: acon.
☞ *M; Aufrichten, beim*

- **Aufstehen,** beim: agar. chin-s. **Lach.**

- **Aufstoßen** amel.: lyc.
☞ *M; Aufstoßen; amel.*

- **Auswurf**: asaf.

- **Berührung,** bei: dros.

- **Beugen** vorwärts agg.: germ.[222]

- **Bewegung**:

◦ **agg.**: bapt. bry. carb-an. germ.[222] sep. stront-c.
☞ *M; Bewegung; agg.*

◦ ◦ **Arme,** der, Schmerz im vorderen Teil der Brust: carb-an.
☞ *M; Bewegung; agg.; Arme, der*

◦ ◦ **vorn,** nach: germ.[222]

◦ **amel.**: **Seneg.**
☞ *M; Bewegung; amel.*

- **Einatmen**:

◦ **agg.**: bapt. calc. germ.[222] jatr.
☞ *M; Atmen; agg.; während; Einatmung*

◦ **amel.**: merc.
☞ *M; Einatmen amel.*

- **Essen,** nach dem: alum. nux-v.
  ☞ *M; Essen; agg.; nach*
- **Gehen,** beim: bell. bufo **Cact.** stront-c.
- **Husten,** beim: chin. kali-c. mag-m. mang. phyt. raph. samb. stront-c.
  ☞ *M; Husten; agg.; während*
- **Lesen,** beim: stann.
  ☞ *M; Lesen agg.*
- **Mittagessen,** nach dem: meny.[85] sulph.
  ☞ *M; Mittagessen; während*
- **Räuspern,** beim: spig.
- **Räuspern,** nach: spig.
- **Sitzen,** im: bell. con.
- **Sprechen,** bei aufgeregtem: **Nat-m.** stann. stram.
  ☞ *M; Gemütsbewegungen, durch •M; Sprechen agg. ▤ GEMÜT; M; Erregung; Beschwerden durch; Allgemeinsymptome*
- **Stehen,** im: nat-m.
  ☞ *M; Stehen; agg.*
- **Steigen** agg.: cact.
  ☞ *M; Steigen agg.*
- **umdrehen** im Bett agg.: irid.[222]
  ☞ *M; Drehen; agg.; Umdrehen*
- **Achselhöhle**: asaf. bry. chel. dios. ind. lat-m.[137] phys. staph. thuj.
- **anfallsweise,** beim Husten: mag-m.
- **Brustbein**: ail.[25] ars.[1] **BRY.** manc.[137] plan.[25] ptel.[25] pyrog.[58] rumx.[137] staph. stroph-s.[119]
  ☞ *O; Brustbein*
  - ◦ **Druck** agg.: plan.[25] ptel.[25]
    ☞ *M; Druck; agg.*
  - ◦ **hinter** dem Brustbein: manc.[137] pyrog.[58] **Rumx.**[137] stroph-s.[119]
  - ◦ **Rippenknorpel** der falschen Rippen: staph.
    ☞ *O; Rippen, falsche, Rand •O; Rippenknorpel •Brustbein; Rippenknorpel*
- **Lungen,** erstreckt sich zum **Nacken, rechte Schulter, Wirbelsäule**: gall-ac.[36]
  ☞ *O; Lungen*
- **Mammae**: apis[36] berb. bor. bov.[5] carb-v. cimic.[25] con. cot.[36] eup-per. eupi. germ.[222] lac-c.[111] lil-t. mosch. phel.[137] plut-n.[222] rheum[36] rhus-t. sabin.[36] stram.[36] verat-v.[36] zinc.
  ☞ *O; Mammae*
  - ◦ **links**: apis[36] bor. germ.[222] lil-t. mosch.
    ☞ *O; Mammae; links*
    - ◦ ◦ **leer** sind, wenn sie: **Bor.**
    - ◦ ◦ **lateral**: germ.[222]
  - ◦ **rechts**: germ.[222] zinc.
    ☞ *O; Mammae; rechts*
  - ◦ **Gehen** agg.: stram.[36]
    ☞ *M; Gehen; agg.; beim*
  - ◦ **Stillen** amel.: phel.[137]
  - ◦ **Brustwarzen,** im Bereich der: cot.[36] rheum[36] sabin.[36] verat-v.[36]
    ☞ *O; Mammae; Brustwarzen*
    - ◦ ◦ **links**: cot.[36] sabin.[36] verat-v.[36]
      ☞ *O; Mammae; links •O; Mammae; Brustwarzen; links*
  - ◦ **Umgebung** der Mammae: berb. carb-v. cimic.[25] eup-per. plut-n.[222] rhus-t.
    - ◦ ◦ **Sitzen,** bei gebeugtem: rhus-t.
      ☞ *M; Sitzen; agg.; gebeugtes*
    - ◦ ◦ **unterhalb** der Mammae: carb-v. cimic.[25] eup-per. plut-n.[222]
      - ◦ ◦ ◦ **links**: cimic.[25]
        ☞ *O; Mammae; links*
      - ◦ ◦ ◦ **rechts**: plut-n.[222]
- **Mitte** der Brust: am-c. crot-h. gall-ac.[36] lith-c. sars. seneg.
  ☞ *O; Mitte der Brust*
  - ◦ **Bewegung** amel.: seneg.
    ☞ *M; Bewegung; amel.*
  - ◦ **Druck,** bei: am-c.
    ☞ *M; Druck; agg.*
  - ◦ **erstreckt** sich zum Rücken: **Crot-h.**
- **oberer** Teil der Brust: gall-ac.[36]
  ☞ *O; Oberer Teil der Brust*
- **Rippen**:
  - ◦ **entlang,** nach hinten: aml-n.[137] arg.[137]
  - ◦ **falsche**: lac-leo.[204] ozone[227]
    ☞ *O; Rippen, falsche, Rand*
    - ◦ ◦ **Beugen** und Drehen agg.: ozone[227]
      ☞ *M; Drehen; agg.; Körper*
    - ◦ ◦ **Stelle,** an einer kleinen: ozone[227]
- **Schlüsselbeine**: ail. ant-c. carb-ac. coca dros. jatr. mag-m. mez. naja rhus-t. sulph.
  - ◦ **Einatmen,** beim: dros. rhus-t.
    ☞ *M; Atmen; agg.; während; Einatmung*
    - ◦ ◦ **Erwachen** aus einem Alptraum, beim: rhus-t.
      ☞ *M; Erwachen, beim*
  - ◦ **unterhalb** der: **Ail.** ant-c. carb-ac. coca dros. mez. naja sulph.
    ☞ *O; Schlüsselbeine, unterhalb der*
    - ◦ ◦ **Atmen,** beim: ant-c.
    - ◦ ◦ **Einatmen** agg.: dros. mez.
      ☞ *M; Atmen; agg.; während; Einatmung*
    - ◦ ◦ **erstreckt** sich zum Schulterblatt, beim Einatmen: dros.
- **Seiten**: am-c. apis **Arg-n.** berb. bism. brom. bry. caps. carb-ac.[25] carb-an. carb-v. caust. chin. chin-ar. choc.[222] cic.[36] cimic.[25] clem. cop. dig. dios.[25] eup-per. fago. ferr. fl-ac. gall-ac.[25] germ.[222] graph. ham. hydrc. ignis[194] iod. jatr.[36] kali-bi. kali-p. lil-t. merc-i-f. mez. mur-ac. myrt-c.[25] naja[36] nit-ac. nux-m. oena. op. pall. phyt. psil.[164] rhus-t. rumx. seneg. sep. sulph. sumb. tarent. zinc.
  ☞ *O; Seiten*
  - ◦ **links**: **Apis** berb. carb-ac.[25] carb-an. cic.[36] cimic.[25] clem. eup-per. fago.[25] gall-ac.[36] germ.[222] ham.[36] ignis[194] iod. kali-p. mez. myrt-c.[25] naja[36] oena. psil.[164] rhus-t. **Rumx. Seneg.** sep. sumb. tarent. zinc.
    ☞ *O; Seiten; links*
    - ◦ ◦ **nachmittags**: ham.[36] naja[36]
      ☞ *Z; Nachmittags; agg.*
    - ◦ ◦ **Bücken** agg.: fago.[25]
      ☞ *M; Bücken; agg.*
    - ◦ ◦ **Gehen** agg.: fago.[25]
      ☞ *M; Gehen; agg.; beim*

Wehtun; Seiten; links (Forts.)

◦ ◦ **Husten** agg.: germ.[222]

◦ ◦ **erstreckt** sich zum Schulterblatt: kali-p.

◦ **rechts**: bism. caust. chin-ar. choc.[222] cic.[36] dig. dios.[25] fago. gall-ac.[25] jatr.[36] merc-i-f. phyt.[25]
☞ *S; Rechts •O; Seiten; links*

◦ ◦ **erstreckt** sich in den Rücken: phyt.[25]

◦ **morgens**: fago. gall-ac.[25] nit-ac.
☞ *Z; Morgens*

◦ **abends**: sulph.
☞ *Z; Abends*

◦ **nachts**: iod. merc-i-f.
☞ *Z; Nachts*

◦ ◦ **Bett,** im: merc-i-f.

◦ **Drehen** des Brustkorbs, beim: brom.

◦ **Einatmen,** bei tiefem: chin-ar. mez. **Oena.** phyt.
☞ *M; Atmen; agg.; während; tief*

◦ **Erwachen,** beim: **Arg-n.**
☞ *M; Erwachen, beim*

◦ **Gebrauch** der Arme, bei: ham.

◦ **Gehen,** beim: brom.

◦ **Liegen,** beim: caps. eup-per. phyt.

◦ ◦ **linker** Seite, auf: eup-per.
☞ *M; Liegen; agg.; Seite, auf der; linker Seite, auf*

◦ ◦ **rechter** Seite, auf: phyt.
☞ *M; Liegen; agg.; Seite, auf der; rechter Seite, auf •O; Seiten; links*

◦ **Steigen** agg.: kali-bi.
☞ *M; Steigen agg.*

◦ **erstreckt** sich:

◦ ◦ **links** nach rechts, von: carb-v. graph.

◦ ◦ **Schulterblatt**: kali-p.[58]

- **unterer** Teil der Brust: arg-n. **Chin.** choc.[222] croc. fl-ac. kali-bi. seneg. sep. **Sulph.**
☞ *O; Unterer Teil der Brust*

◦ **Einatmen,** beim: **Sulph.**
☞ *M; Atmen; agg.; während; Einatmung*

◦ **Essen,** nach dem: arg-n.
☞ *M; Essen; agg.; nach*

◦ **Gehen** amel.: chin.
☞ *M; Gehen; amel.*

◦ **Liegen** amel.: **Chin.**

◦ **Sitzen,** beim: **Chin.** seneg.
☞ *M; Sitzen; agg.*

- **vorderer** Teil der Brust, 8 Uhr: naja

weiche Substanz unter dem Brustbein, Schmerz wie durch eine: brom.[5]

wellenartiger Schmerz:
☞ *undulierend*

wühlender Schmerz: arn.[5] cann-s.[5] cina[5] coc-c.[111] **Dulc.**[5] ferr.[5] **Graph.**[5] led.[5] olnd.[5] petr.[5] stann.[5]
▤ *ALLGEMEINES; C; Schmerz; bohrender Schmerz*

- **Haut,** äußerlich: led.[5] olnd.[5]
☞ *O; Haut, äußerlich*

wund und roh, Schmerz wie (auch Luftröhre und Bronchien): abrot.[122] acon. **Aesc. Agar.** all-c.[58] alum. alum-p.[58] alum-sil.[58] alumn.[58] am-c. am-m. **Ambr. Anac.**[1] anan. ant-c. ant-t. apis aral.[25] **ARG. Arn. Ars.**[5] ars-i.[58] arum-t.[58] aur.[5] bell.[5] berb. bor. bov.[5] **Bry.**[5] **Calc.** calc-i.[58] calc-s. calc-sil.[58] cann-s. **Carb-v.**[5] carbn-s.[58] **CAUST.** cham. chin. **Chin-ar.** chin-s. **Cist.** clem. **Coc-c.** cocc.[5] colch.[5] **Cop.** dig. **Eup-per.**[102] ferr-p.[102] fl-ac.[5] gamb. **Gels. Graph.** grat. hell.[5] **Hydr.** iod.[1] **Ip.** kali-bi.[137] kali-c. kali-chl.[111] kali-i. kali-n.[1] kali-sil.[58] kreos. lach. **Laur.** led. **LYC.** mag-c. mag-m. mag-p.[111] mag-s. meph. merc. **Mez.**[5] mur-ac.[5] murx. naja nat-ar. nat-c.[1] **Nat-m.** nat-p. nat-s. neon[222] **Nit-ac.** nux-m. **NUX-V.** ol-j.[8] **Petr. PHOS. Phyt.** pop-c.[72] psor. **Puls.** rhus-t.[5] **Rumx.**[111] ruta **Sang.**[8] sanic. sel.[36] senec.[10] seneg.[5] sep.[5] sil. spig. **Spong. STANN. Staph. Sulph.** syph.[58] tax.[303] teucr.[5] thuj. zinc.[5] zinc-p.[58]
▤ *KEHLKOPF LUFTRÖHRE; C; Schmerz; roh, Schmerz wie roh in den Luftwegen; Luftröhre*

- **morgens**: bor. caust. nat-c. sulph.
☞ *Z; Morgens*

◦ **Erwachen,** beim: sulph.
☞ *M; Erwachen, beim*

- **nachmittags,** Sprechen, nach: lyc.

- **abends**: am-m. **Ars.** calc. murx. nat-c.[1]
☞ *Z; Abends*

◦ **20** Uhr: am-m.

- **nachts**: alum. calc. carb-v. nit-ac. nux-v. sel.[36] zinc.
☞ *Z; Nachts*

◦ **Hinlegen,** beim: sel.[36]
☞ *M; Liegen; agg.; Hinlegen, nach dem*

◦ **Husten,** während: alum. **Calc.** carb-v. nit-ac. nux-v.
☞ *M; Husten; agg.; während*

- **Auswurf,** nach: cist.[58]
☞ *M; Auswurf; nach*

- **Einatmen,** beim: **Acon.** anac.[1] **Calc.** carb-v.[58]
☞ *M; Atmen; agg.; während; Einatmung*

- **Essen** amel.: nat-c.[1]
☞ *M; Essen; amel.*

- **Gehen,** nach: calc.
☞ *M; Gehen; agg.; nach*

- **Husten**:

◦ **beim**: alum. alum-p.[58] alum-sil.[58] alumn.[58] ambr. anac. ant-c. **Arg.** arn. **Ars.** arum-t.[58] **Calc. Carb-v.** carbn-s.[58] **Caust.** chin-s. **Coc-c. Graph.** grat. ip. kali-c. kali-sil.[58] kreos. lach. laur. mag-c. mag-m. mag-s. meph. merc. mez. nat-c. **Nat-m.** nat-p. nat-s. neon[222] nit-ac. nux-m. nux-v. petr. **Phos. Rumx.** ruta sanic. senec.[10] **Sep.** sil. spig. **Spong. Stann. Staph.** sulph. tax.[303] thuj. zinc. zinc-p.[58]
☞ *M; Husten; agg.; während*

◦ **nach**: **Arn. Carb-v.** lach. lyc. **Nat-m. Phos.** sep. spong. **Stann.** staph. zinc.
☞ *M; Husten; agg.; nach*

- **Liegen,** beim:

◦ **agg.**: coc-c.
☞ *M; Liegen; agg.*

◦ **amel.**: nat-c.

- **Luft,** kalte, agg.: apis **PHOS.**
☞ *M; Kälte; Aufenthalt in, durch •M; Luft; agg.; kalte*

- **Mittagessen,** nach dem: nat-c.
  ☞ *M; Mittagessen; während*
- **Räuspern,** beim: rumx.
- **Schnupfen,** bei: carb-v.[5] kreos. meph. sep. sulph.
  ☞ *M; Schnupfen, mit*
- **Singen,** beim: **Arg.**
  ☞ *M; Singen agg.*
- **Sprechen,** nach: **Arg. Calc.**
  ☞ *M; Sprechen agg.*
- **Temperaturwechsel,** nach: **Acon.**
- **Achselhöhle**: **Ars.**[5] aur.[5] carb-v.[5] mez.[5] sep.[5] teucr.[5] zinc.[5]
- **Brustbein,** hinter dem: aral.[25] iod.[1] kali-bi.[137] kali-n.[1]
  ☞ *O; Brustbein*
- **Schlüsselbeinen,** unter den: rumx.[111]

wund und zerschlagen, Schmerz mit Empfindlichkeit wie: abrot.[36] achy.[149] acon.[1] aesc. agar.[1] ail.[10] all-s.[36] aloe alum. alum-p.[58] alum-sil.[58] alumn. **Am-c. Am-m.** ambr. ampe-qu.[72] amyg-am.[8] anac.[1] ang.[5] ant-c. ant-s.[111] ant-t. ap-g.[102] **APIS** apisin.[5] arag.[102] aral.[85] **Arg.** arg-n. arge-p.[264] arist-m.[36] **ARN.**[5] **Ars.** ars-s-f.[58] arum-t. arund. asc-t.[25] aster.[102] aur.[5] aur-m.[36] aur-s.[36] bac.[62] **Bad.** bamb-a.[1184] bapt. bar-c.[5] bar-s.[58] bell. benz-ac. berb. boerh.[192] bor.[5] brach. brom. **BRY.**[102] bufo[111] cact. cadm-s.[110] calad. **CALC.**[1] calc-ar. calc-i.[58] calc-p. calc-s.[58] calc-sil.[58] calen.[102] camph. cann-i.[25] cann-s.[36] canth.[137] caps. carb-ac.[36] carb-an. **CARB-V. Carbn-s.** carc.[187] cast-eq. **CAUST.** cean.[85] cench. **Cham. CHEL. CHIN.**[1] **Chin-ar.**[58] chin-s.[36] chlor. choc.[222] **Cic.** cimic.[25] cimx. **Cina** cinnb. cist.[102] clem.[137] **Coc-c.** cocc. cod.[36] colch. com.[36] con. **Cop.** corn. crot-c.[36] crot-h. croto-t. cupr-acet. **Cur.** cycl.[111] cyt-l.[119] **Dig.**[36] dios. dor. dros. dulc. echi. elaps eug. **Euon.** eup-a.[102] **Eup-per.** eupi.[85] fago.[25] falco-p.[265] **Ferr.**[36] ferr-ar. ferr-i. ferr-m. ferr-p. fl-ac. form. gall-ac.[36] gamb. **Gels.** germ.[222] gink.[227] granit-m.[194] graph. grat.[36] **Guai.** guare. haem.[111] haliae-lc.[222] **Ham.** harp.[1184] hell. helon.[85] **HEP.**[102] hip-ac.[119] hist.[119] **Hydr.** hydr-ac.[268] **Hyos.**[5] ign.[5] ignis[194] iod. ip.[5] irid.[222] iris jatr.[36] kali-ar. **KALI-BI. Kali-c.**[102] **Kali-chl.**[111] kali-i. kali-m.[122] kali-n.[5] kali-p. kali-s. kali-sil.[58] kaol.[45] kola[1184] **Kreos.** lac-ac.[137] lac-c.[137] **Lac-d. Lach.**[5] lact. laps.[122] lat-h.[301] laur. lec. **LED.** lept.[25] lil-t.[36] lith-c. lob. loxo-r.[240] **Lyc.** lycps.[111] lyss. macrin.[85] **Mag-c.**[137] **Mag-m.**[1] manc. mang. med. meny.[1] meph. **Merc.** merc-i-r.[85] **Mez.**[5] mill. mim-p.[233] mosch. **Mur-ac.**[1] murx.[137] naja nat-ar. **Nat-c.**[1] **Nat-m.** nat-p. nat-s. nat-sil.[58] neon[222] nicc. **Nit-ac. Nux-m.** nux-v.[36] oci.[102] ol-an.[122] ol-j. olnd. onos. orig.[102] osm. ox-ac.[148] oxyg.[85] ozone[227] pall.[36] paraf.[102] **Petr.** ph-ac. phase.[72] phel. **PHOS.** phys. **Phyt.** pier-b.[233] plat.[5] plb.[102] psil.[164] psor. ptel.[111] **PULS.**[102] pyrog.[137] rad-br.[137] **RAN-B. RAN-S.** rat.[102] rheum[5] rhod. **Rhus-t.**[85] ros-d.[305] rumx. ruta[5] sabal.[137] sabin. sac-l.[55] samb.[5] sang.[8] sanic.[85] sap-sod.[45] sapin.[36] sarr. sars.[137] sec.[5] senec.[10] **SENEG. SEP. Sil.** sol[236] sol-n.[102] spect.[271] spig.[5] **Spong.** squil.[58] **STANN. Staph.** still. stram. stront-c. stry.[36] succ.[194] sul-ac. sulo-ac.[85] **Sulph.** sumb. symph. syph.[137] tab.[36] tama.[197] tarent.[192] tax.[303] teucr.[5] thuj. thyr.[111] tub.[137] urt-u. valer.[5] **Verat.**[5] viol-t.[5] **Zinc.**[1] zinc-p.[58] ziz.[25]
  ☞ *Empfindlichkeit der Brust •geschlagen, geprügelt, Schmerz wie •scharfer Schmerz ▤ ALLGEMEINES; C; Schmerz; wund und zerschlagen, Schmerz wie*

- **morgens**: alum.[1] am-c.[1] ang.[1] bamb-a.[1184] calad. corn. crot-h. gall-ac.[36] mur-ac. nat-ar. ozone[227] seneg. staph. sulph. thuj.
  ☞ *Z; Morgens*
  - **Erwachen,** beim: ozone[227]
    ☞ *M; Erwachen, beim*
  - **Essen,** nach dem: sulph.
    ☞ *M; Essen; agg.; nach*
- **vormittags**: alum. **Bry.**
  ☞ *Z; Vormittags*
- **nachmittags**: alum.[1] nicc.
  ☞ *Z; Nachmittags; agg.*
- **abends**: coc-c. dig. **Kali-i.** lyss. mur-ac. murx. nat-m. ran-b.
  ☞ *Z; Abends*
- **Abendessen,** amel. nach dem: phos.
- **Anstrengung,** Heben, durch: alum.[1] dulc.[28] **Kali-c.**[36]
  ☞ *M; Heben agg.*
- **Atmen,** beim: **ARN. Calc.** eup-per. **Kali-c.** kaol.[45] lob. nit-ac. psil.[164]
- **Aufstoßen**:
  - **agg. durch**: phos.
    ☞ *M; Aufstoßen; agg.*
  - **amel.**: ambr.[1]
    ☞ *M; Aufstoßen; amel.*
- **Auswurf**:
  - **während**: lyc. zinc.
  - **nach**: cist.[137]
    ☞ *M; Auswurf; nach*
- **Berührung,** durch: am-c. arg. arg-n. **ARN.** bry. **CALC.** calc-p. canth. chel.[111] **CHIN.** cist. colch. con. croto-t. **Kali-c.** lat-h.[301] **Led.** lyc. mag-c.[1] med. nat-c.[1] nat-m. nux-m.[36] nux-v. phos.[1] psor. **RAN-B.** sang.[122] **Seneg.** tax.[303] zinc.
  ☞ *M; Berührung; agg.*
- **Betätigung,** bei: colch. lob.
  ☞ *M; Anstrengung, nach*
- **Bett,** im: iod.[1]
- **Beugen** vorwärts, beim: fago.[25] mang. seneg.
- **Bewegung,** bei:
  ☞ *M; Bewegung; agg.*
  - **agg.**: alum. ang.[85] **Arn.** bry.[36] mag-c. meph.[36] nat-c.[1] nux-m.[36] ol-j. **Phos. Ran-b. Seneg.** squil.[58] staph. thuj.
    ☞ *M; Bewegung; agg.*
    - **Arme,** der: ang.[85] nat-c.[1] nux-m.[36] **Seneg.**
      ☞ *M; Bewegung; agg.; Arme, der*
    - **Hände,** der: bry.[36]
  - **amel.**: tab.
    ☞ *M; Bewegung; amel.*
- **Bücken,** beim: phos.[1] seneg.
  ☞ *M; Bücken; agg.*

wund und zerschlagen, Schmerz mit Empfindlichkeit wie (Forts.)

- **Drücken,** beim:
  - **agg.**: ang. **ARN.** asc-t.[25] **Bar-c.** bry.[36] caust.[36] chel.[25] **Croto-t.** dros. nat-m.[1] nux-m.[36] phos.[1] sapin.[36] ziz.[25]
  - **amel.**: **Bry. Dros. Eup-per. Nat-m. Nat-s.**
- **Einatmen,** beim: aesc. aloe anac.[1] **BRY. CALC.** calc-s.[58] **Camph.** cinnb. **Eup-per.** ferr. ferr-i. gall-ac.[36] hydr. iod. kali-bi.[58] kali-c. meph.[36] nat-ar. nat-m. nit-ac. nux-m. ran-b. sang. seneg. sil.[1] stann.
  ☞ *M; Atmen; agg.; während; Einatmung*
  - **tief**: aesc. aloe eup-per. ferr. ferr-i. gall-ac.[36] hydr. iod. kali-bi.[58] kali-c. meph.[36] nat-ar. **Ran-b.** sang. **Stann.**
    ☞ *M; Atmen; agg.; während; tief*
- **Erwachen,** beim: carb-ac.[25] merc-i-r.
  ☞ *M; Erwachen, beim*
- **Essen,** beim: nit-ac.[1]
- **Fahren,** beim: zinc.
  ☞ *M; Fahren agg.*
- **Froststadium** im Fieber, während: ail.[25] lach.
  ☞ *M; Fieber; während; Froststadium im Fieber*
- **Gähnen,** beim: gall-ac.[36]
  ☞ *M; Gähnen agg.*
- **Gehen**:
  - **agg.**: fago.[25]
    ☞ *M; Gehen; agg.; beim*
  - **amel. im Freien**: nat-m.
    ☞ *M; Gehen; amel. •M; Luft; amel.; frische, im Freien*
- **hält** die Brust mit den Händen, beim Husten: **ARN.** bor. **BRY.** cimic. **DROS. Eup-per.** kreos. merc. nat-m. **Nat-s. Phos. Sep.**
  ☞ *M; Halten der Brust amel. •M; Husten; agg.; während* ▤ *HUSTEN; M; Hände; fasst mit den Händen; Brust, legt beide Hände auf die, beim Husten*
- **Heben,** beim: alum.[31] kali-c.[1]
  ☞ *M; Heben agg.*
- **Husten,** durch: acon. ail.[10] alum. alum-p.[58] alum-sil.[58] **Am-c.**[5] ambr. **Amyg-am.**[54] ant-s.[111] **APIS** arg. **ARN.** ars. ars-s-f.[58] aur.[111] bamb-a.[1184] bar-c. **Bell.** berb. bor. brom. **BRY. Calc.** calc-s. **CARB-V. Carbn-s. Caust.** chin. chlor. cina cocc. colch. **Cop. Cur. Dig.**[5] **DROS.** eug. **Eup-per. Ferr.** ferr-ar. **Ferr-m.** ferr-p. gall-ac.[36] gamb. **Gels.** gink.[227] graph. guare. **Hep.**[5] hydr. **Ip.**[5] **Kali-bi.** kali-m.[122] **Kali-n.**[5] **Kreos.** lach. lact. lec. **Lyc.**[5] mag-c. **Mag-m.** meph. **Merc.**[5] mez. mur-ac. nat-ar. **Nat-c. Nat-m. Nat-s.** nat-sil.[58] **Nit-ac.** nux-m. **Nux-v.** ol-j. oxyg.[85] **PHOS.** psor. **RAN-B.** rat. **Rhus-t.**[5] rumx. sanic. senec.[10] **SENEG.** sep. **Sil.** spig.[5] **SPONG. STANN. Staph.** stram. stront-c. **Sulph.** syph. tama.[197] thuj. **Verat.**[5] zinc. zinc-p.[58]
  ☞ *M; Husten; agg.; während • Rauheit, beim Husten*
- **Keuchen,** mit: germ.[222]
- **Kleidung** auf der Haut der Brust, durch: ozone[227]
  ☞ *M; Druck; agg.; Kleidung, der •M; Kleidung agg.*
- **Kreuzen** der Arme, beim: ang.[1]
  ☞ *M; Kreuzen der Arme agg.*
- **Liegen**:
  - **agg.**: **CHIN.**
    ☞ *M; Liegen; agg.*
  - **amel.**: alum.
- **Luft**:
  - **Freien,** im, agg.: spig.
    ☞ *M; Luft; agg.; frische, im Freien*
  - **kalte, agg.**: ph-ac.[137]
    ☞ *M; Kälte; Aufenthalt in, durch •M; Luft; agg.; kalte*
- **Menses**:
  - **vor**: carc.[207]
    ☞ *M; Menses; vor*
  - **vor** und **während**: **ZINC.**
    ☞ *M; Menses; vor •M; Menses; während*
  - **während**: arge-p.[264] eupi.[85]
    ☞ *M; Menses; während*
- **Niesen,** beim: carbn-s. lact. mez. **Seneg.** tama.[197]
  ☞ *M; Niesen; agg.*
- **Perkussion** agg.: **CHIN.** seneg.
- **Räuspern,** beim: **Calc.**
- **Reiben,** nach: ant-c.[1]
- **Schnupfen,** bei: carb-v.[5] mez.[5]
  ☞ *M; Schnupfen, mit*
- **Schulterblättern,** mit Schmerz zwischen den: chin.[137]
- **Sitzen,** beim:
  - **aufrecht** amel.: **BRY.** nat-c. **Nat-s.**
    ☞ *M; Sitzen; amel.; aufrechtes*
  - **gebeugt,** gekrümmt: meny.[1]
    ☞ *M; Sitzen; agg.; gebeugtes*
- **Sprechen,** beim: alum. **Kali-c.** lyc. puls.
  ☞ *M; Sprechen agg.*
- **Strecken** der Arme, beim: arg-n.[36]
- **Trinken,** nach: nit-ac.[1]
  ☞ *M; Trinken; agg.; nach*
- **Umdrehen** im Bett, beim: alum. **RAN-B.**
  ☞ *M; Drehen; agg.; Umdrehen*
- **Wetter,** bei feuchtem: cur.
  ☞ *M; Wetter, feuchtes agg.*
- **erstreckt** sich zum Magen: amyg-am.[8]
- **Achselhöhlen**: ant-c.[85] ars. brach. caps. **Carb-v.** dios. form. kali-c. lac-ac. lat-h.[301] **Mez.** nux-v. ran-s. ruta[5] sep. sul-ac. tarent.[192] teucr.[5] **Zinc.**[5]
  - **links**: lat-h.[301]
  - **abends**: sep.
    ☞ *Z; Abends*
  - **Heben** des Arms, beim: ant-c.[85] caps.
- **Bronchien**: carb-ac.[36] chin-s.[36] dig.[36] eup-per.[36] grat.[36] osm.[36] sil.[36]
  ☞ *O; Bronchien*
  - **morgens,** beim Husten: chin-s.[36]
  - **Einatmen,** beim: osm.[36]
    ☞ *M; Atmen; agg.; während; Einatmung*

- **Brustbein**: acon.[1] am-c. anac.[1] arag.[102] aral.[85] arg. arn. benz-ac. boerh.[192] bry. **Calc-p.** cann-s. cean.[85] chel. chin.[1] choc.[222] cic. cimx. cina con.[1] cop. dros. eup-per. hell.[1] ignis[194] iod. kola[1184] **Kreos.** led. loxo-r.[240] lyc. mez. mur-ac.[1] naja nat-c.[1] nat-m.[1] nit-ac. **Osm.** ph-ac. plb. psil.[164] psor. ptel.[111] puls.[28] **Ran-b.** ran-s.[137] rumx. sabin. sars. staph. stront-c. sul-ac. sulph. tax.[303] thyr.[111] zinc.
  ☞ *O; Brustbein •Roheit des Brustbeins*

<> ◦ **Berührung,** bei: cann-s. cimx. cop. ignis[194] mur-ac. ph-ac. psor. **Ran-b.** stront-c. sul-ac.
  ☞ *M; Berührung; agg.*

◦ **Bewegung** amel.: nat-c.[1]
  ☞ *M; Bewegung; amel.*

◦ **Einatmen** amel.: nat-c.[1]
  ☞ *M; Einatmen amel.*

◦ **Gähnen** agg.: mur-ac.[1]
  ☞ *M; Gähnen agg.*

◦ **Gehen,** beim: **Cic.**
  ☞ *M; Gehen; agg.; beim*

◦ **Hand** auf dem Brustbein amel.: tax.[303]

◦ **Husten,** während: **Mur-ac.**
  ☞ *M; Husten; agg.; während*

◦ **Lachen** agg.: mur-ac.[1]
  ☞ *M; Lachen agg.*

◦ **Sprechen** agg.: mur-ac.[1] tax.[303]
  ☞ *M; Sprechen agg.*

◦ **Steigen,** beim: ran-b.
  ☞ *M; Steigen agg.*

◦ **hinter** dem Brustbein: anac.[10] aral.[85] bry.[5] cean.[85] **Chel.**[36] **Eup-per.**[8] puls.[28] ran-s.[137] **RUMX.**[8] staph.[10]

◦ ◦ **Atmen,** beim: rumx.[8]

◦ ◦ **Husten,** beim: **Rumx.**[8]

◦ **Rippenknorpel**: arg. **Arn.** boerh.[192] calc-p. chin.[1] loxo-r.[240] lyc. ph-ac. plb. **RAN-B.** staph. sulph.
  ☞ *O; Rippenknorpel •Brustbein; Rippenknorpel*

◦ ◦ **morgens** im Bett: arg.
  ☞ *Z; Morgens; Bett, im*

◦ ◦ **7. Rippe, an der**: ph-ac. sulph.

◦ ◦ ◦ **rechts**: ph-ac.
  ☞ *S; Rechts*

◦ ◦ **falschen** Rippen, an den: arg. **Arn.** calc-p. **Lyc.** **RAN-B.** staph. sulph.

◦ **Schwertfortsatz**: **Cic.** **Nit-ac.** psil.[164]

◦ **unter** dem Brustbein: am-c. anac.[1] arag.[102] bry. chel. cina con.[1] **Eup-per.** iod. kola[1184] osm. psor. ran-s.[137] rumx. staph.[1]

◦ ◦ **Drehen** des Körpers, beim: **Eup-per.**
  ☞ *M; Drehen; agg.; Körper*

◦ ◦ **Einatmen,** beim: **Eup-per.**
  ☞ *M; Atmen; agg.; während; Einatmung*

◦ ◦ **Husten,** beim: am-c. **BRY.** chel. cina iod. osm. psor. **Rumx.** staph.[1]

◦ ◦ **stellenweise**: anac.[1]

- **Haut,** äußerlich: am-m.[5] ambr.[5] **Ang.**[5] ant-c.[5] **Apisin.**[5] **Arn.**[5] bar-c.[5] bry.[5] calad.[5] chin.[5] **Cic.**[5] **Dros.**[5] hep.[5] ign.[5] lach.[5] mez.[5] nux-v.[5] **Phos.**[5] puls.[5] **RAN-B.**[5] rheum[5] sep.[5] spig.[5] staph.[5] verat.[5]
  ☞ *O; Haut, äußerlich*

- **Lungen**: gall-ac.[36] gink.[227] kaol.[45] ozone[227]
  ☞ *O; Lungen*

◦ **rechts,** vor und nach dem Aufstehen: gall-ac.[36]
  ☞ *S; Rechts*

◦ **Spitze,** Apex: kaol.[45]
  ☞ *O; Lungen; Apex*

- **Lymphdrüsen,** Achselhöhle: ruta[5] tarent.[192] teucr.[5]
  ☞ *O; Lymphdrüsen, Achselhöhle*

- **Mammae**: achy.[149] all-s.[36] alum. am-m. ambr. ant-c. ap-g.[102] apis arg-n. **Arn.**[31] arum-t. **Aster.**[102] aur.[5] aur-s.[36] bac.[62] bapt. **Bell.** bor.[102] **Bry.**[102] cadm-s.[110] calad. **Calc.**[1] calc-i.[58] **Calc-p.** calen.[102] cann-s.[36] canth.[137] carb-an. carc.[187] cast-eq. caust. **CHAM.** cic. cimic.[25] cist.[102] clem.[137] colch. com.[36] **Con.** crot-c.[36] croto-t. cycl.[111] dulc. eup-a.[102] falco-p.[265] ferr.[36] fl-ac. germ.[222] granit-m.[194] graph. grat.[36] haliae-lc.[222] ham. hell. **Helon.**[85] **Hep.**[102] hip-ac.[119] hydr.[102] hydr-ac.[268] **Iod.** irid.[222] kali-c.[102] kali-chl.[111] kali-s. lac-ac.[137] **LAC-C.**[102] lach. laps.[122] lat-h.[301] lyc. macrin.[85] mag-c.[137] med. **Merc.** merc-i-r.[85] mill. mim-p.[233] mosch. **Murx.**[137] nat-m. neon[222] nit-ac. nux-v.[36] oci.[102] ol-an.[122] onos. orig.[102] ox-ac.[148] paraf.[102] petr.[58] phel. **Phos.** **Phyt.** pier-b.[233] plb.[102] **Puls.**[102] pyrog.[137] rad-br.[137] **Ran-s.** rat.[102] rhod. rhus-t.[85] ros-d.[305] sabal.[137] sac-l.[55] sang.[8] sars.[137] seneg. sep. **SIL.** sol[236] spong. sulo-ac.[85] sulph. symph. syph.[137] tab.[36] tax.[303] thuj. tub.[137] **Zinc.**[1] zinc-p.[58]
  ☞ *O; Mammae*

◦ **links**: arum-t. tax.[303]
  ☞ *O; Mammae; links*

◦ ◦ **Menses,** während: arum-t.
  ☞ *M; Menses; während*

◦ **rechts**: bac.[62] grat.[36] irid.[222] tab.[36]
  ☞ *O; Mammae; rechts*

◦ ◦ **Einatmen,** beim: grat.[36]
  ☞ *M; Atmen; agg.; während; Einatmung*

◦ **nachmittags**: sang.[36]
  ☞ *Z; Nachmittags; agg.*

<> ◦ **Bad,** kaltes, agg.: sabal.[137]
  ☞ *M; Kälte; Aufenthalt in, durch •M; Waschen; agg.*

◦ **Bewegung** agg.: sep.[36]
  ☞ *M; Bewegung; agg.*

◦ **Dysmenorrhö,** bei: canth.[137] sars.[137]

◦ **Erregung,** durch: sac-l.[55]
  ☞ *M; Gemütsbewegungen, durch ▤ GEMÜT; M; Erregung; Beschwerden durch; Allgemeinsymptome*

◦ **Frost,** nach: phyt.[58]

◦ **Gähnen** agg.: mag-c.[137]
  ☞ *M; Gähnen agg.*

◦ **Kindern,** bei kleinen: cham.[137]

◦ **Klimakterium,** im: sang.[137]

◦ **Lymphdrüsen,** mit Schwellung der, Achselhöhlen: lac-ac.[137]

wund und zerschlagen, Schmerz mit Empfindlichkeit wie; **Mammae** (Forts.)

◦ **Menses**:
☞ *Mammae; Menses*

◦ ◦ **vor**: **Calc.** carc.[187] **CON.**[148] cycl.[111] haliae-lc.[222] helon.[26] irid.[222] kali-chl.[111] kali-s. **Lac-c.** lat-h.[301] lyc.[148] murx.[148] nit-ac.[148] ol-an.[122] ox-ac.[148] **Puls.** ros-d.[305] sang. sol[236] spong. **Tub.**
☞ *O; Mammae; Menses; vor*

◦ ◦ ◦ **Schwellung** der Mammae, und: con.[148] lyc.[148] murx.[148] nit-ac.[148] ox-ac.[148]

◦ ◦ **Beginn** der Menses, zu: tub.[137]

◦ ◦ **während**: arum-t.[58] bry.[102] calc. canth.[102] **Con.** dulc. graph.[102] **Helon.** hip-ac.[119] kali-c.[102] **Lac-c.** mag-c.[102] med.[137] merc.[102] **Murx.**[137] **Phyt. Puls.**[102] sang.[102] syph.[137] thuj. **Zinc.**
☞ *M; Menses; während*

◦ ◦ ◦ **oder** zu anderem Zeitpunkt: med.[137] murx.[137] syph.[137]

◦ ◦ **abwesenden** Menses, bei: dulc.[137] zinc.[137]
▤ *GEMÜT; M; Menses; unterdrückte, durch*

◦ **Niesen,** agg.: hydr.[137]
☞ *M; Niesen; agg.*

◦ **Reiben,** festes, amel.: rad-br.[137]
☞ *M; Reiben amel.*

◦ **Schmerz** in der Mitte der Oberschenkel, mit: hydr-ac.[268]

◦ **Schwangerschaft,** während: **Calc-p.**

◦ **Stillen** amel.: phel.[137]

◦ **Treppen** auf- oder abgehen agg.: **BELL.** calc. carb-an. **Con. LAC-C.** lyc. **Nit-ac.** phos. ros-d.[305]
☞ *M; Steigen agg.; Treppensteigen* ▤ *ALLGEMEINES; M; Gehen; während Gehen agg.; Treppabgehen, beim*

◦ **Urinieren** agg.: clem.[137]

◦ **Brustwarzen**: **Alum.** ap-g.[102] arg-n. **ARN.**[31] **BAPT.** bor.[102] calc.[1] **Calc-p.** calen.[102] cann-s.[36] cast-eq. **CAUST. Cham.** cist.[102] colch. **Con. CROTO-T.** dulc. **Eup-a.**[102] falco-p.[265] **FL-AC. Graph. Ham.** helon.[85] **Hep.**[102] hydr.[102] irid.[222] lac-c.[102] **LACH.** laps.[122] lat-h.[301] **Lyc.** med. **Merc.** mill. mim-p.[233] neon[222] **Nit-ac.** nux-v.[36] oci.[102] orig.[102] paraf.[102] petr.[58] **Phel.** phos. **Phyt.** pier-b.[233] pyrog.[137] **Rat.**[102] rhus-t.[85] sang.[8] seneg. **Sep. Sil.** sulo-ac.[85] **SULPH.** zinc.[1]
☞ *O; Mammae; Brustwarzen*

◦ ◦ **links,** bei Berührung: zinc.[36]
☞ *M; Berührung; agg.; links • O; Mammae; Brustwarzen; links*

◦ ◦ **rechts**: sulph. zinc.[36]
☞ *S; Rechts*

◦ ◦ ◦ **morgens**: sulph.
☞ *Z; Morgens*

◦ ◦ **Abstillen,** nach dem: dulc.
☞ *M; Abstillen, nach dem*

◦ ◦ **Berührung** der Kleidung agg.: calc.[1] **CAST-EQ. Con. CROTO-T.** helon.[85] laps.[122] nux-v.[36] petr.[58] zinc.[1]
☞ *M; Berührung; agg. • M; Druck; agg.; Kleidung, der • M; Kleidung agg.*

◦ ◦ **Blasenentzündung,** mit: neon[222]

◦ ◦ **Erwachen,** beim: irid.[222]
☞ *M; Erwachen, beim*

◦ ◦ **Menses,** während: **Helon.**
☞ *M; Menses; während*

◦ ◦ **Punkt** in der Mitte der Brustwarze, mit einem: nux-v.[85]

◦ ◦ **Stillen,** während: arn.[31] cast-eq.[36] croto-t.[102] rhus-t.[85]
☞ *O; Mammae; Brustwarzen; Stillen, beim*

◦ ◦ **unter** der Brustwarze: sang.[8]

◦ **seitlich,** lateral, nahe Achselhöhle, senken des Gesichts **agg.**: sol[236]
☞ *O; Mammae; Menses; vor*

◦ **unter** den Mammae: am-m. caust. cimic.[25] crot-c.[36] sang.[137]

- **Mitte** der Brust: am-c.[1] ignis[194] **Sep.**
☞ *O; Mitte der Brust*

- **oberer** Teil der Brust: apis[111] coc-c.[111] elaps[36] sanic.[85] sep.[1] sulph.[1]
☞ *O; Oberer Teil der Brust*

◦ **links**: sep.[1]
☞ *S; Links*

- **Rippen**: arn. bry.[5] calc. carb-v.[111] caust. chel. chin.[1] eupi.[85] hep. loxo-r.[240] lyc. med. meph. nat-ar. nat-m. nit-ac.[1] ph-ac. phase.[72] ran-b. spect.[271] spig.[1] succ.[194] sulph. tarent.

◦ **links**: succ.[194]

◦ **rechts**: phase.[72]
☞ *S; Rechts*

◦ **Husten,** während: arn.[5] **Bry.**[5]
☞ *M; Husten; agg.; während*

◦ **4. links, Stuhlgang, vor und während**: spig.[1]

◦ **kurze** Rippen: arn. calc. caust. **Chel.** eupi.[85] hep. **Lyc.** med. meph. nat-ar. nat-m. **Ph-ac. RAN-B.** spect.[271] **Sulph. Tarent.**
☞ *O; Rippen, falsche, Rand*

◦ ◦ **links**: med.
☞ *S; Links*

◦ ◦ **rechts**: **Chel.** lyc.
☞ *S; Rechts*

◦ ◦ **Bewegung,** bei: **Arn.** meph.
☞ *M; Bewegung; agg.*

◦ ◦ **Einatmen,** beim: **Arn.** sulph.
☞ *M; Atmen; agg.; während; Einatmung*

◦ ◦ **12., rechts**: **Ph-ac.**

◦ ◦ **unter** den kurzen Rippen: eupi.[85] spect.[271]

◦ **vorderer** Teil: nit-ac.[1]

- **Schlüsselbeine**: alumn. am-m. apis **Calc-p.** coc-c. con. ferr. lach.[5] lyc. manc. nat-m. phos. phys. puls. still. sumb.

◦ **links,** Bewegung **agg.**: coc-c.
☞ *S; Links*

◦ **oberhalb**: **APIS Con.**

◦ **unterhalb**: coc-c. **Ferr.** phos. **PULS.**
☞ *O; Schlüsselbeine, unterhalb der*

- **Seiten**: acon.[5] aesc. agar. alum. am-c. am-m. arg-n. arist-m.[36] **Arn.** arum-t.[58] arund. bar-c. bar-s.[58] calc. calc-p. **Carb-v.** caust. chel. **Chin.** cimic.[25] **CON.** cupr-acet. elaps eup-per. fago.[25] iod. irid.[222] kali-i. lac-ac. lac-c. laur. lil-t.[36] mag-m.[1] merc. mur-ac. nat-ar. nat-c.[54] nat-m.[1] nit-ac.[1] nux-v.[36] ph-ac. phos. psil.[164] **Puls. Ran-b.** rhus-t. rumx. seneg. sol-n.[102] spig.[102] stram. sulph. tarent. thuj.[1] urt-u. verat.[1] zinc.[1]
  ☞ *O; Seiten*
  - **links**: agar. **Am-m. Arg-n.** arist-m.[36] arum-t.[58] arund. bar-c. calc. calc-p. chel. cimic.[25] **Eup-per.** fago.[25] lac-c. laur. merc. mur-ac. nat-m. phos. psil.[164] ran-b. **Rumx.** sol-n.[102] spig.[102] stram. sulph.[36] zinc.
    ☞ *O; Seiten; links*
    - **rechts,** dann: agar.
      ☞ *S; Links; rechts, nach •O; Seiten; links*
    - **Atmen** **agg.**: sulph.[36]
    - **Bewegung** **agg.**: sulph.[36]
      ☞ *M; Bewegung; agg.*
    - **Herzentzündung,** Karditis, bei rheumatischer: spig.[102]
    - **Liegen** auf schmerzhafter Seite, beim: **Rumx.**
      ☞ *M; Liegen; agg.; erkrankten Teil, auf dem •M; Liegen; agg.; Seite, auf der; schmerzhafter Seite, auf*
  - **rechts**: **Aesc.** am-m. **Caust. CHEL.** con. cupr-acet. elaps irid.[222] lil-t.[36] nat-ar. nat-c.[54] ph-ac. rhus-t. sulph. thuj.[1] urt-u. zinc.[1]
    ☞ *S; Rechts •O; Seiten; links*
    - **Atmen,** beim: **Aesc.**
  - **morgens**: ran-b.
    ☞ *Z; Morgens*
  - **abends**: **Ran-b.** seneg. tarent.
    ☞ *Z; Abends*
    - **Froststadium** im Fieber, während: tarent.
      ☞ *M; Fieber; während; Froststadium im Fieber*
  - **Atmen,** beim: iod.[1] nat-m.[1]
  - **Berührung,** bei: am-c. calc. carb-v. **CON.** iod. kali-i. lac-ac. nux-v.[36] **Ph-ac. RAN-B. Rhus-t.** sulph. tarent. verat.[1]
    ☞ *M; Berührung; agg.*
  - **Beugen,** beim: alum. nat-m.[1]
  - **Bücken,** beim: nit-ac.[1]
    ☞ *M; Bücken; agg.*
  - **Drehen** nach links, beim: **Rumx.**
  - **Druck,** bei: mag-m.[1]
    ☞ *M; Druck; agg.*
  - **Einatmen,** beim: nat-ar.
    ☞ *M; Atmen; agg.; während; Einatmung*
  - **Froststadium** im Fieber, während: tarent.
    ☞ *M; Fieber; während; Froststadium im Fieber*
  - **Liegen** auf linker Seite, beim: **Puls. Rumx.**
    ☞ *M; Liegen; agg.; Seite, auf der; linker Seite, auf*
  - **Strecken,** Dehnen, beim: nit-ac.[1]
    ☞ *M; Strecken des Körpers; agg.*
  - **erstreckt** sich zur Schulter: laur.
- **unterer** Teil der Brust: am-m. caust.[1] med.[85] meph. nat-m.[1] zinc.[1]
  ☞ *O; Unterer Teil der Brust*
  - **links**: caust.[1] med.[85] nat-m.[1] zinc.[1]
    ☞ *S; Links*
- **vorderer** Teil der Brust: con. merc. nux-m. sarr.
- **Abschürfung,** wie durch: hyos.[5] lach.[5] mez.[5]
- **beständig,** Brustwarzen: lac-c.[137]
- **Husten,** wie während, Rippen: arn.[5]
- **Liegen** auf etwas Hartem, wie durch, Haut, äußerlich: bor.[5]
- **Menses,** wie vor, Mammae: sol[236]
- **pochend**:
  ☞ *Pulsieren, mit*
- **Pulsieren,** mit: agar.[1] com.[36]
  - **Mammae,** **Sitzen im Haus und Ausatmen agg., Gehen und tief Einatmen amel.**: com.[36]
    ☞ *O; Mammae*

zermalmender Schmerz:
  ☞ *Zerquetscht, Empfindung wie •drückender Schmerz ▤ ALLGEMEINES; C; Schmerz; zerquetscht, Schmerz wie*
- **links**: anac.[5]
  ☞ *S; Links*
- **Sternum,** hinter dem, beim Steigen: **AUR. AUR-M.** stroph-s.[119]

zerrend ziehender Schmerz:
- **links**: laur.[36]
  ☞ *S; Links*
- **Husten,** während: caps.[5]
  ☞ *M; Husten; agg.; während*
- **Mamma,** links, erstreckt sich nach innen: aster.[36]
  ☞ *O; Mammae; links*

zerrender Schmerz:
- **Lungen**: am-c.[5]
  ☞ *O; Lungen*

zerschlagen, wie wund und:
  ☞ *wund und zerschlagen, Schmerz mit Empfindlichkeit wie*

zerschmetternder Schmerz: ant-o.[85] carb-an.[5] kali-c.[5] kreos.[5] led.[5] lyc.[5] mang.[5] nit-ac.[5] puls.[5] rhus-t.[5] seneg. squil.[5] sulph.[5]
- **Husten,** während: ant-o.[85] carb-an.[5] kali-c.[5] kreos.[5] mang.[5] nit-ac.[5] puls.[5] **Rhus-t.**[5] squil.[5] sulph.[5]
  ☞ *M; Husten; agg.; während*

zerstoßen, Schmerz wie: ant-c.[5] **Arn.**[5]

ziehender Schmerz: abrot. acon.[5] agar. alum. am-c. **Anac.** ang.[36] apis apisin.[5] arg. arn. asaf.[5] asar. aster.[102] aur.[1] aur-m. aur-m-n.[36] bell.[36] berb. **Bor.** brom. bry. bufo[111] cact. **Cadm-s.** cahin. calad. calc. calc-ar.[111] camph. cann-s.[5] canth. **Caps.**[1] **Carb-v.** card-m. carl.[36] cedr.[25] cench.[58] **Cham.**[5] chel. **Chin.**[1] choc.[222] cic. clem. coc-c.[36] cocc. cod. coloc. com. con.[1] croc.[5] croto-t. cupr.[5] dig.[1] dulc. elaps euon.[36] eupi.[36] **Ferr.** ferr-m. guai. harp.[1184] iod.[1] kali-bi.[111] **Kali-c.**[1] kreos.[36] lach. lact. led. lil-t.[36] lob.[36] lyc. lyss.[85] m-art.[5] m-aust.[5] mang. mang-acet.[1] med. meny.[1] merc. **Mur-ac.**[1] naja nat-c.[36] nat-m.[111] nat-s. nit-ac.[1] nux-m.[5] **NUX-V.**[5] olnd. op.[5] par.[5] petr.[1] phos. phyt.[102] plat. plb. plect.[36] psil.[164] **Puls.**[102] ran-s.[5] raph. rhus-t. ruta sang. sars.[1] **Seneg.** sep.[1] sil.[102] spig.[5] spong.[1] squil. **Stann.**[1] stront-c. sul-ac. sulph.[36] sumb. tarax.[1] tax.[303] tell.[36] thuj. til. verat. zinc. zing.
  ▤ *ALLGEMEINES; C; Schmerz; ziehender Schmerz*

ziehender Schmerz (Forts.)

- **morgens**: lact. nat-c.[1]
  ☞ *Z; Morgens*
  - **Aufstehen, agg. nach dem**: lact.
    ☞ *M; Aufrichten; agg.*
  - **Bett,** im: lact.
    ☞ *Z; Morgens; Bett, im*
- **nachmittags**: chel.
  ☞ *Z; Nachmittags; agg.*
- **abends**: cahin. con.[1] nat-c.[1] zing.
  ☞ *Z; Abends*
  - **19** Uhr **agg.**: zing.
  - **Bett,** im: cahin. con.[1]
  - **Liegen** auf **linker Seite, beim**: cahin.
    ☞ *M; Liegen; agg.; Seite, auf der; linker Seite, auf*
- **Beugen** vorwärts und nach rechts, beim: bor.[36]
- **Bewegung,** durch: abrot. psil.[164] seneg.
- **Einatmen,** beim: calad. **Camph.** lact. led.[1] raph. stann. zing.
  ☞ *M; Atmen; agg.; während; Einatmung*
  - **tief**: zing.
    ☞ *M; Atmen; agg.; während; tief*
- **Frösteln,** bei: sep.
- **Gehen,** beim:
  - **agg.**: lact. led.[1] seneg.
    ☞ *M; Gehen; agg.; beim*
    - **schnell**: seneg.
  - **amel.**: **Chin.**
    ☞ *M; Gehen; amel.*
- **Husten,** beim: caps. croto-t. dig. merc.
- **Liegen** auf der Seite, beim: cench.[58] con.[1]
  - **rechts,** nachts: cench.[58]
    ☞ *M; Liegen; agg.; Seite, auf der; rechter Seite, auf*
- **Menses,** während: **Sep.**
  ☞ *M; Menses; während*
- **Sitzen,** beim: **Chin.**
  ☞ *M; Sitzen; agg.*
- **Stehen,** beim:
  - **agg.**: calc. spig.
    ☞ *M; Stehen; agg.*
  - **amel.**: **Chin.**
    ☞ *M; Stehen; amel.*
- **synchron** mit dem Puls: iod.[1]
  ☞ *M; Herzschlag, bei jedem*
- **erstreckt** sich:
  - **abwärts**: am-c.[1]
    - **Ausatmen,** beim: am-c.[1]
      ☞ *M; Atmen; agg.; während; Ausatmung*
    - **Stehen,** beim: am-c.[1]
      ☞ *M; Stehen; agg.*
  - **Achselhöhle**: aur.[1] seneg.
  - **Arm**: **Aster.** com.
  - **aufwärts**: lach. mang.
  - **durch** die Brust: kali-c.
  - **Herz**: agar.[111] nat-m.[111]
  - **innen,** nach: cham.[1]
    ☞ *Gezogen, Empfindung wie; rückwärts, Lungen; Rücken, zum •vorn nach hinten, von*
  - **Leistenregion**: plat.
  - **Lenden**:
    ☞ *Leistenregion*
  - **Nabel**: chel.
  - **Unterkiefer**: apis
  - **vor** und zurück: apis
  - **vorn** nach hinten, von: **Aster.**
    ☞ *Gezogen, Empfindung wie; rückwärts, Lungen; Rücken, zum •innen, nach*
- **Achselhöhlen**: am-c. arn. **Bell.** cact. carb-v.[1] chin.[1] coloc. com. elaps guai. led. lil-t.[111] mang-acet.[1] nat-s. rhus-t. seneg. sil.[1] thuj.
  - **links**: lil-t.[111]
    ☞ *S; Links*
  - **rechts**: carb-v.[1]
    ☞ *S; Rechts*
  - **erstreckt** sich:
    - **Ellenbogen**: thuj.
    - **Handgelenk**: elaps
    - **Oberarm**: arn. led. rhus-t.
      - **Heben,** beim: arn. rhus-t.
    - **Wirbelsäule** herab, zu den untersten Rippen: guai.
- **Brustbein**: chin.[1] dig.[1] dulc. nit-ac. puls.[1] stann. tax.[303]
  ☞ *O; Brustbein*
  - **hinter** dem Brustbein: chin.[1] tax.[303]
  - **Rippenknorpel**: stann.
    ☞ *O; Rippenknorpel*
- **Haut,** äußerlich: acon.[5] asaf.[5] bry. cadm-s. cupr.[5] kreos.[5] nux-v.[5] puls.[5] ran-s.[5] rhus-t.[5] spig.[5] tarax.[5]
  ☞ *O; Haut, äußerlich*
- **Lymphdrüsen,** Achselhöhle: sil.[1]
  ☞ *O; Lymphdrüsen, Achselhöhle*
- **Mammae**: aster.[102] bell.[36] bor. bufo[111] carb-v. carl.[36] cham.[5] choc.[222] coc-c.[36] croto-t. euon.[36] eupi.[36] harp.[1184] kreos.[36] **Lil-t.**[36] lob.[36] mur-ac.[1] nux-v.[5] phyt.[102] plb. puls.[102] rhus-t. sil.[102] stann.[1] sumb. tell.[36] til. zinc.
  ☞ *O; Mammae*
  - **links,** wenn das Kind rechts saugt: **Bor.**
    ☞ *O; Mammae; links*
  - **synchron** mit dem Herzschlag: choc.[222]
    ☞ *M; Herzschlag, bei jedem*
  - **erstreckt** sich:
    - **abwärts**: bufo[111]
    - **Außenseite** zur Brustwarze, von der: kreos.[36]
    - **innen,** nach: aster.[85]
    - **Schultern** und Nacken: lil-t.[36]
  - **Brustwarzen**: aster.[102] bell.[36] coc-c.[36] croto-t. euon.[36] harp.[1184] lob.[36] mur-ac.[1] **Nux-v.**[5] phyt.[102] puls.[102] rhus-t. sil.[102] sumb. tell.[36] til. zinc.
    ☞ *O; Mammae; Brustwarzen*

◦ ◦ **links**: croto-t. euon.[36] harp.[1184] lob.[36] tell.[36] til. zinc.
☞ *O; Mammae; Brustwarzen; links*

◦ ◦ ◦ **abends** vor dem Zubettgehen: euon.[36]

◦ ◦ ◦ **erstreckt** sich:

◦ ◦ ◦ ◦ **Achselhöhlen**: lob.[36]

◦ ◦ ◦ ◦ **Schulterblatt**: tell.[36]

◦ ◦ **rechts**: bell.[36] coc-c.[36] mur-ac.[1] sumb.
☞ *S; Rechts*

◦ ◦ ◦ **unterhalb** der Brustwarzen: mur-ac.[1]

◦ ◦ **morgens**: **Rhus-t.**
☞ *Z; Morgens*

◦ ◦ **erstreckt** sich:

◦ ◦ ◦ **innen,** nach: aster.[102]

◦ ◦ ◦ **Nacken**: mur-ac.[1]

◦ ◦ ◦ **Rücken,** beim Stillen: croto-t.[102]
☞ *O; Mammae; Brustwarzen; Stillen, beim*

◦ ◦ ◦ **Schulterblatt**: rhus-t.

◦ ◦ ◦ **über** den ganzen Körper, beim Stillen: phyt.[102] puls.[102] sil.[102]
☞ *O; Mammae; Brustwarzen; Stillen, beim*

◦ **unter** der linken Mamma: stann.[1]
☞ *O; Mammae; links*

- **Mitte** der Brust, erstreckt sich abwärts: kali-c.[1]
☞ *O; Mitte der Brust*

- **Muskeln,** pektoral: berb. card-m. nat-c.[36]

- **oberer** Teil der Brust: sep.[1]
☞ *O; Oberer Teil der Brust*

- **Rippen**: cupr.[1] sep.[1] stann.[1] tax.[303]

◦ **kurze,** rechts: sep.[1]
☞ *O; Rippen, falsche, Rand*

◦ **unterhalb,** rechts: tax.[303]

- **Schlüsselbeine**: aur-m-n.[36] brom. caps.[1] chel. coc-c. com. led. sars.[1] stann. tarax.[1] zinc.

◦ **erstreckt** sich zu den Fingerspitzen: caps.[1]
▥ *ALLGEMEINES; C; Schmerz; erstreckt sich; Fingern, zu den; Fingerspitzen*

◦ **Schlüsselbeinregion**: aur-m-n.[36] brom. chel. coc-c. com. led. stann. zinc.

◦ ◦ **oberhalb**: aur-m-n.[36]

◦ ◦ **unterhalb**: brom. chel. coc-c. com. zinc.
☞ *O; Schlüsselbeine, unterhalb der*

◦ ◦ ◦ **links**: coc-c.
☞ *S; Links*

◦ ◦ ◦ **rechts**: com.
☞ *S; Rechts*

- **Seiten**: agar. alum. anac. asar. aur-m. bell. berb. bor. brom. bry. cact. cadm-s. calad. calc. **Caps.**[1] card-m. cench.[58] cham. chel.[25] chin.[1] cic. clem. cocc. com. dig. dulc. kali-bi.[111] led. lil-t. lob.[25] mang. med. meny.[1] mur-ac.[1] nit-ac. nux-v. petr.[1] phos. puls.[1] rhus-t.[1] ruta sang. seneg. sep.[1] sil. spong.[1] stann.[1] stront-c. sul-ac. sumb.[25] thuj. zinc.[1]
☞ *O; Seiten*

◦ **links**: anac. brom. cact. calad. **Calc.** card-m. cic. clem. dulc. lil-t.[25] lob.[25] mang. med. petr.[1] phos. ruta[1] stann.[1] sul-ac.[1] zinc.[1]
☞ *O; Seiten; links*

◦ ◦ **erstreckt** sich:

◦ ◦ ◦ **Brustwarze** zur Achselhöhle: lob.[25]

◦ ◦ ◦ **Schlüsselbeine**: lil-t.[25]

◦ **rechts**: asar. **Bell.** bor. cench.[58] cham. chel.[25] cocc. com. dig. kali-bi.[111] meny.[1] mur-ac.[1] ruta sang. **Stront-c.** sul-ac. sumb.[25] thuj.
☞ *S; Rechts • O; Seiten; links*

◦ ◦ **Beugen** nach rechts, beim: cocc.
☞ *O; Seiten; links*

◦ **morgens**: lil-t. nux-v. sang.
☞ *Z; Morgens*

◦ **nachmittags**: alum.
☞ *Z; Nachmittags; agg.*

◦ **abends**: seneg.
☞ *Z; Abends*

◦ **Atmen,** beim: puls.[1]

◦ **Bewegung** amel.: sep.[1]
☞ *M; Bewegung; amel.*

◦ **Gehen,** beim: cocc.

◦ **Husten,** beim: caps.[1]

◦ **Reiben** amel.: sep.[1]
☞ *M; Reiben amel.*

◦ **Sitzen,** im: chin.[1] nit-ac.

◦ **erstreckt** sich:

◦ ◦ **Abdomen**: chel.

◦ ◦ **Achselhöhle**: card-m. meny.[1] sil.

◦ ◦ **Finger**: com.

◦ ◦ **Hypogastrium**: stann.[1]

◦ ◦ **Nacken**: caps. mur-ac.[1]

◦ ◦ **Rücken**: chel. zinc.

◦ ◦ **Schulterblatt**: brom.

◦ ◦ **Schultergelenk**: cact.

◦ ◦ **Submaxillardrüse,** Submandibulardrüse: **Calc.**

- **unterer** Teil der Brust: arg. chel. mang. verat.
☞ *O; Unterer Teil der Brust*

- **vorderer** Teil der Brust: berb. card-m. carl. chel. com. dulc. nat-c.[36] tax.[303]

◦ **Mitternacht**: chel.

- **anfallsweise**: nit-ac. stront-c.

- **Blutegel,** wie durch einen, Brustwarze, rechts: coc-c.[36]

- **Faden,** wie mit einem, Brustwarzen, beim Stillen: **CROTO-T.**
☞ *O; Mammae; Brustwarzen; Stillen, beim*

- **krampfartig**: nit-ac.[1]

- **lähmungsartig,** Achselhöhle: am-c.

zuckender Schmerz: calc-ar. calc-p. carb-v. con. croc.[102] fl-ac. kali-cy.[85] lac-c. spig.[1] valer.[58]
☞ *Zucken, Rucken* ▥ *ALLGEMEINES; C; Schmerz; zuckender, ruckender Schmerz*

- **Mamma,** links: croc.[102]
☞ *O; Mammae • O; Mammae; links*

- **gezogen,** wie von einem Faden nach hinten, linke Mamma: croc.[102]
☞ *O; Mammae; links*

zusammendrückender Schmerz:

- **Haut,** äußerlich: kreos.[5] rhus-t.[5]
☞ *O; Haut, äußerlich*

- **Mammae,** erstreckt sich nach hinten, im Sitzen, agg. durch Strecken des Körpers: thuj.[36]
☞ *O; Mammae*

zusammenschnürender Schmerz: aesc.[25] aml-n.[25] aran-ix.[149] bamb-a.[38] cadm.[149] cupr-ar.[25] hist.[119] lil-t.[76] lycps.[25] nat-m.[1] ptel.[25] rauw.[119]
☞ *Zusammenschnüren, Spannung, Enge, Empfindung von*

- **Brustbein,** hinter dem, Husten agg.: cadm.[149]

zusammenschraubender Schmerz: glon.[85] sulph.[1]
▤ *ALLGEMEINES; C; Schmerz; zusammengeschraubt, Schmerz wie*

zusammenziehender Schmerz: adam.[222] am-c.[5] am-m.[5] bor.[5] cham.[5] chin.[1] dig.[1] dros.[5] glon.[76] kali-n.[5] mag-m.[1] mang-acet.[1] mez.[1] neon[222] nit-ac.[1] spong.[76] stann.[1] sulph.[5] thuj.[5] verat.[1]
☞ *Zusammenziehung*

- **Husten,** während: am-c.[5] **DROS.**[5] kali-n.[5] sulph.[5]
☞ *M; Husten; agg.; während*

- **Brustbein**: dig.[1]
☞ *O; Brustbein*

- **Mammae**: bor.[5] neon[222] thuj.[5]
☞ *O; Mammae*

◦ **Brustwarze,** rechts, mit Härte und Rötung: neon[222]

zwickender Schmerz, Mammae: cast.[36] germ.[222]
▤ *ALLGEMEINES; C; Schmerz; scharf, zwickend*

SCHMERZ

ABWECHSELNDE SYMPTOME

ABWECHSELND mit Symptomen von Herz, Kreislauf, Beschwerden erscheinen: acon.[5] agar.[809] amylam.[137] aur-m.[58] bell.[5] **Benz-ac.** **COLL.** conv.[111] ferr.[5] **Glon.**[36] hist.[119] **Kalm.** **Lil-t.** magn-gr.[85] merc-i-f.[137] nat-p. nux-m.[137] phyt.[102] rhus-t.[5] spig.[1] stroph.[111] tab.[137]
ALLGEMEINES; A; Abwechselnde, alternierende Zustände

Abdomen, abwechselnd mit Beschwerden im: merc-i-f.[137]
ABDOMEN; A; Abwechselnd mit

Hämorrhoiden, abwechselnd mit: coll.[102]
ALLGEMEINES; A; Abwechselnde, alternierende Zustände

Kopf, abwechselnd mit Beschwerden des: amylam.[137] glon.[111] nux-m.[137] stroph.[137] tab.[137]
KOPF; O; Innerlich, innerer Kopf; abwechselnd mit

Schmerz in anderen Teilen**,** abwechselnd mit: acon.[5] amylam.[137] conv.[111] glon.[111] merc-i-f.[137] nat-p. nux-m.[137] stroph.[137] tab.[137]
ALLGEMEINES; A; Abwechselnde, alternierende Zustände •ALLGEMEINES; C; Schmerz; abwechselnd mit; Herzsymptomen

SEITEN

LINKS: ARS.[5]
BRUST; S; Links

RECHTS: bor.[137] ox-ac.[137] **PHOS.**[5] **Phyt.**[137]
BRUST; S; Rechts

ZEIT

MORGENS: agar.[5] alum.[5] arg.[5] arn.[5] **Ars.**[5] asar.[5] both-a.[3070] calc.[5] **Canth.**[5] **Carb-an.**[5] caust.[1] chin.[5] chin-s.[58] **Graph.**[5] ign.[5] **Kali-c.**[5] **KALI-N.**[5] **Lith-c.** lyc.[5] **Mez.**[5] **Nat-m.** nux-v.[5] **OLND.**[5] petr.[5] **PHOS.**[5] puls.[5] **RAN-B.**[5] **Sars.**[5] sep.[1] **SPIG.**[5] teucr.[5] **THUJ.**[5] **ZINC.**[5]
ALLGEMEINES; Z; Morgens, 5 Uhr - 9 Uhr; agg.

MITTAGS: agar. sulph.[36]
ALLGEMEINES; Z; Mittag, 12 Uhr, gegen; agg.

NACHMITTAGS: chin-s.[36] kali-n.[1] podo.[111] sep.[36] thuj.[5] zinc.[5]
ALLGEMEINES; Z; Nachmittags, 13 Uhr - 18 Uhr; agg.

ABENDS: **Agar.**[5] alum.[5] **Arg.**[5] arn.[5] **Ars.**[5] asar.[5] bamb-a.[1184] brom. calc.[5] canth.[5] **Carb-an.**[5] **CAUST.**[5] cench.[58] chin.[5] **Cinnb. Dulc. Graph.**[5] **Ign.**[5] **Kali-c.**[5] kali-n.[5] **Lyc.**[5] **Mez.**[5] **Mur-ac. Nat-c. Nat-m. Nux-v.** olnd.[5] petr.[1] **PHOS.**[5] **PULS.**[5] ran-b.[5] rhus-t.[36] sars.[1] sep.[5] spig.[5] **Sulph.** teucr.[5] **Thuj.**[5] **Zinc.**[5]
ALLGEMEINES; Z; Abends, 18 Uhr - 21 Uhr; agg.

NACHTS: am-c.[5] **ARG-N. ARS.**[1] asaf. bor.[5] bry.[5] **CALC.**[5] carb-an.[5] cench.[58] coc-c. colch. com.[36] **Dulc.**[5] hep.[5] kali-n.[5] mag-c.[5] **Merc.**[5] mur-ac.[5] **Nat-c.**[5] nat-m.[5] nit-ac.[1] **Phos.**[5] plb. ran-s.[5] sabin.[5] sep.[1] sil.[5] **Sulph.**
ALLGEMEINES; Z; Nachts, 21 Uhr - 5 Uhr; agg.

MODALITÄTEN

ALTEN Menschen, bei: am-caust.[54] arn.[54] ars.[54] ars-i.[54] cact.[54] chin.[54] chin-ar.[54] con.[54] cupr.[60] dig.[54] ferr-p.[54] lach.[54] lat-m.[54] nux-v.[54] visc.[54]
BRUST; M; Alten Menschen, bei

ANGST, mit: **ACON.**[5] **Ang.**[5] **Ant-t.**[5] arn.[137] **ARS. AUR.** brom.[137] **CALC.** carb-v. **CHIN.**[5] **CRAT.**[137] **Cupr.**[5] **DIG.** gels.[111] ign.[111] ip. **LYC.**[5] m-arct.[5] m-art.[5] m-aust.[5] meny.[137] merc-c.[5] naja[137] **NAT-C.**[5] ol-an.[137] ox-ac.[111] **PHOS.**[5] **PLAT.**[5] **PULS.**[5] **Ruta**[5] **SPIG.**[5] stroph.[137] **Sul-ac.**[5] **SULPH.**[5] sumb.[137] ther.[137] **Thuj.**[5] valer.[137] **VERAT.**[5] viol-o.[5]

Schlimmes geschehen, als werde etwas: meny.[137]

ANSTRENGUNG, nach: adon.[1125] **Brom.** bry. **CACT.** chin-ar. con.[111] crat.[85] **Lil-t.** meny. **Nit-ac.** stroph.[137] tab.[102] verat-v.[25] zinc-i.[137]
ALLGEMEINES; M; Anstrengung, körperliche; agg., Anstrengung

ANUS abwischen agg.: apis[111]
ALLGEMEINES; M; Wischen, über Körperteile; agg.

AUFSTEHEN, beim: zinc.[1]

BEUGEN, Neigen:

agg., vorwärts: lith-c.[25]
ALLGEMEINES; M; Beugen, Neigen, Krümmen; agg.; vorwärts

amel., zusammenkrümmen: anac.[111] lil-t.[25]
ALLGEMEINES; M; Beugen, Neigen, Krümmen; amel.; Zusammenkrümmen amel.

BÜCKEN, beim: calc.[111] nat-m.[111] thyr.[137]
BRUST; M; Bücken; agg.

CHOLERA, bei: tab.[76]

ERWACHEN, beim: agar. **Benz-ac.** chin.[5] iris[111] kali-bi. **LACH.** lil-t.[25] lycps.[25] **Merc. Nat-m.** rad-br.[111] **SPONG.**
BRUST; M; Erwachen, beim •ALLGEMEINES; M; Erwachen; agg.

ESSEN:

vor und **während**: lith-c.[25]
BRUST; M; Essen; agg.; vor •ALLGEMEINES; M; Essen; während

nach: aspar. bad.[111] **Lil-t. LYC. Phos.** sumb.[25]
BRUST; M; Essen; agg.; nach

FETTLEIBIGKEIT, bei: adon.[1125] **Crat.**[1125] **Fuc.**[1125]
ALLGEMEINES; C; Fettleibigkeit

FROSTSTADIUM im Fieber, während: acon.[5] ars.[5] bov.[5] brom.[5] bry.[5] **Calc.**[5] cann-s.[5] **CHIN.**[5] hydr.[76] kali-c.[5] lyc.[5] **NAT-M.** puls.[5] rhus-t.[5] sars.[5] spig.[5] thuj.[5]

GEHEN, beim: verat-v.[25]

GEMÜTSBEWEGUNGEN, durch: aml-n.[25] **Bad. Cact.**[54] **Calc-ar.**[54] **Coff. Dig.**[54] lith-c.[8] **PHOS.**[54] **Plat.**[54] thuj.[111]
BRUST; M; Gemütsbewegungen, durch

HÄMORRHOIDEN, mit: cact.[102] **Coll.**[102] dig.[102]

HÄNDE in kaltes Wasser stecken agg.: **Tarent.**
ALLGEMEINES; M; Nasswerden; agg.;

HYPOGASTRIUM, mit Beschwerden im: conv.[1125]

INFEKTIONSKRANKHEITEN, nach: adon.[1125] hyosin.[137] led.[193] lyc.[193] med.[193] **Naja**[72]
ALLGEMEINES; M; Infektionskrankheiten, Beschwerden seit

Nephritis: adon.[137]

Streptokokkeninfektion: led.[193] lyc.[193] med.[193]

JUNGEN Menschen, bei: aur.[137] conv.[1125]

KLIMAKTERIUM, im: ars.[122] aur-m.[122] crat.[1125] dig.[122] **Sang.**[122] spong.[122]

LEBERSYMPTOMEN, mit: agar.[137] aur.[137] cact.[137] calc.[137] card-m.[1125] dig.[137] mag-m.[137] myric.[137]

LIEGEN, beim:

agg.: **Agar.**[58] alum.[111] arg-n. bad. bamb-a.[1184] bar-c. brom. **Cact.** camph. cench.[58] cinnb.[111] colch. crot-h. cyt-l.[119] dig. **Glon.** kali-ar. kali-c.[1] kali-n. kalm.[58] kola[1184] **Lach.** lil-t.[25] lyc. med. merc.[137] merc-i-f.[137] myric.[25] naja **Nat-m. NUX-V. Ox-ac.**[144] phos. plat. psor. **PULS.** sep. **Spig. SPONG. SULPH.** tab. tell. thyr.[111] zinc-i.[137]

- **Seite,** auf der: alum.[137] bar-c. brom. camph. cench.[111] cinnb.[111] colch. kali-ar. kali-c.[1] kalm.[58] lach. **Lil-t.** lyc. lycps.[25] naja nat-m. **Phos.** psor. puls. sep. spig. zinc-i.[137]
ALLGEMEINES; M; Liegen; während; Seite, auf der

◦ **linker** Seite, auf: **Bar-c.**[102] brom. **Camph.** cinnb.[111] **Colch. Kali-ar.** kali-c.[1] **Lach. Lyc. Naja NAT-M. PHOS. PSOR. PULS.** sep. **SPIG.** zinc-i.[137]

◦ **rechter** Seite, auf: alum.[111] bad. brom.[111] kali-n. kalm.[58] lach.[111] lycps.[25] plat.

amel.: graph.[111] ign.[111] kalm. **Lach. Laur.** lil-t. mag-m.[5] nat-c.[137] nat-m.[111] **Phos. Psor.** sabad.[111] tab.

LUNGENBESCHWERDEN, mit: ars-i.[137] phos.[137]

MAGENBESCHWERDEN, mit: chlol.[137] levi-o.[1125]

NEURALGIE, mit: spig.[102]

NIKOTIN, durch: agn.[137] cact.[102] hyosin.[102]

OPERATION, nach: squil.[1125]
BLASE; C; Lähmung, vollständige Blasenlähmung; allgemeine Arzneien; •ALLGEMEINES; M; Operationen, Beschwerden durch

RHEUMATISMUS: Acon.[5] adon.[137] ars.[5] aur.[5] **Caust.**[5] **Kalm. LACH.**[5] puls.[5] **Spig.**[85]
☞ *C; Rheumatismus, Metastase zum Herzen*

präventiv, bei akutem: benz-ac.[144]

SEUFZEN amel.: lil-t.[25]

SITZEN, stilles amel.: lil-t.[25] rumx.[25]
BRUST; M; Sitzen; amel.

STEHEN, beim: aur-m-n.[36] lil-t.[25]
BRUST; M; Stehen; agg.

TÄTIG sein amel.: lil-t.[25]

TREPPENSTEIGEN, beim: **ARS. AUR. AUR-M. CALC.** lac-d.[137] **NIT-AC.** sumb.[25]
ALLGEMEINES; M; Steigen; agg.

ÜBERHEBEN, durch: **Caust.**
☞ *C; Hypertrophie, Herz; allgemeine Arzneien; •C; Überanstrengt, Herz, durch heftige körperliche Anstrengung* *ALLGEMEINES; M; Heben, Überanstrengung von Muskeln und Sehnen; agg.*

URINIEREN:

reichlichem, mit: lycps.[85]

UTERUS, mit Beschwerden des: conv.[85]

VERDAUUNGSSTÖRUNG, mit, bei Herzfunktionsstörungen älterer Menschen: crat.[51]
☞ *Alten Menschen, bei*

WEHEN, Entbindung, während: dig.[54] verat-v.[54]
ALLGEMEINES; M; Wehen, Entbindung; während

ZORN agg.: cupr.[137]
GEMÜT; M; Zorn, Beschwerden durch •BRUST; M; Zorn, durch

ORT

BLUTGEFÄßE: abies-c.[111] acon.[1] adon.[102] alco.[36] am-c.[5] aml-n.[102] ant-c. ant-t.[5] apis[137] aran-ix.[149] **Arn.**[5] ars.[5] aur.[5] **Bell.**[5] bell-p.[85] bor.[5] bry.[5] cact.[102] calc.[5] calc-ar.[111] calc-hp.[85] camph.[5] carb-an.[5] **CARB-V.**[5] caust.[5] chin.[5] chin-s.[102] clem.[5] cocc.[5] coff.[5] cortico.[149] crat.[102] croc.[5] crot-h.[111] cupr.[5] cycl.[5] ferr.[5] ferr-p.[111] **Fl-ac.**[5] form.[111] gels.[111] glon.[111] graph.[5] **Ham.**[111] hydr.[111] hydr-ac.[137] **Hyos.**[5] iod.[54] kali-bi.[54] kalm.[54] kreos.[5] **Lach.**[54] lyc.[5] med.[137] merc.[5] nat-m.[5] nat-p.[137] nit-ac.[5] nux-v.[5] ol-an.[111] op.[5] ox-ac.[102] petr.[5] ph-ac.[5] phel.[36] **Phos.**[5] pip-n.[111] plat.[5] plb.[5] **PULS.**[5] pyrog.[137] rhus-t.[5] sang.[137] **Sec.**[5] seneg.[5] sep.[5] sil.[5] sin-n.[36] spong.[36] staph.[5] stront-c.[5] sul-ac.[5] sulph.[5] sumb.[36] syph.[137] tab.[111] **Thuj.**[5] tril.[137] vario.[137] verat.[54] vinc.[36] vip.[137] visc.[111] zinc.[54]

Aorta: adon.[102] aml-n.[102] aran-ix.[149] cact.[102] cortico.[149] crat.[102] iod.[54] kali-bi.[54] kalm.[54] lach.[54] ox-ac.[102] zinc.[54]

Arterien: acon.[1] aml-n.[111] coff.[5] ferr.[5] ferr-p.[111] gels.[111] glon.[111] lach.[5] ol-an.[111] sec.[5] seneg.[5]

organisch, große Blutgefäße: alco.[36]

HERZ und Herzregion: abies-n.[102] **Abrot.** absin. acet-ac. achy.[149] **ACON. ADON.**[25] **Adren.**[102] **Aesc.**[25] **Aeth. Agar.**[5] **Ail.** allox.[149] aloe[36] **Alum. Am-c.**[5] am-m.[5] am-n.[111] **Ambr. Aml-n.**[25] amylam.[137] **Anac.**[5] anan. ang.[5] **Anh.**[149] ant-ar.[72] ant-c.[5] **ANT-T.**[5] **APIS APISIN.**[5] apoc. aran-ix.[119] **Arg.**[5] **ARG-N.**[2] **Arn. ARS. ARS-I.**[58] ars-met. **Ars-s-f.**[58] **Asaf.** asar.[5] asc-t.[36] **Aspar.**[8] **AUR.**[1] aur-ar.[58] **AUR-I. AUR-M.**[36] aur-s.[58] **Bad.**[25] bamb-a.[38] bapt.

Bar-c.[5] bar-m.[54] **BELL.** bell-p.[119] **Benz-ac.** berb. beryl.[149] bism. bor.[5] both-a.[3070] **Bov.** **Brom.** **BRY.**[5] **Bufo** **CACT.**[8] cadm-i.[110] cadm-s. calad.[5] **CALC.**[1] calc-acet.[1] **Calc-ar.**[58] calc-f.[102] **Calc-i.**[58] **Calc-p.** **CAMPH.** **Cann-i.**[25] **Cann-s.** **Canth.** caps.[5] **Carb-an.** **CARB-V.** **Carbn-s.**[58] carc.[119] card-m. carl. **CAUST.** cedr.[25] **CENCH.** **CERE-B.** **CHAM.**[1] cheir.[1125] **Chel.**[5] chen-a.[85] **Chin.** chin-ar.[58] **Chin-s.** chlol.[25] chlor. choc.[222] chr-ac.[5] chr-o.[85] **CIC.** **Cimic.**[45] cinnb.[38] **Clem.** coc-c.[8] coca[25] **Cocain.**[102] **Cocc.**[5] cod.[25] **COFF.**[1125] **Colch.**[5] colchin.[100] **Coll.** **Coloc.**[36] com.[25] **CON.** conch.[5] **CONV.**[25] corn-f.[45] **CRAT.**[102] **Croc.** **Crot-c.** **Crot-h.** croto-t.[5] cund. **Cupr.**[5] cupr-ar.[25] cur.[38] **CYCL.**[5] cyt-l.[119] **Daph.** **DIG.**[5] **Digin.**[36] dios.[25] dros.[137] dulc.[5] eberth.[149] elaps **Euon.** **Eup-per.** euph.[5] euphr.[5] eupi.[102] fago.[25] **Ferr.** **Ferr-i.**[58] **Ferr-p.**[54] **Fl-ac.**[5] form.[25] fuc.[1125] gala.[72] **Gels.** geum[1125] **GLON.** glyc.[102] gran. **Graph.**[1] grat. grin.[102] guai.[54] **Haem.**[102] **Ham.** harp.[1184] hed.[119] hell.[5] **Helo.** **Hep.** hist.[119] hura[111] **Hydr.**[36] **Hydr-ac.**[54] hydro-c.[2147] hyos.[5] hyosin.[137] hyper. **Iber.**[8] **IGN.** ind.[111] **IOD.** iodof. **IP.** jac-c. jatr.[54] **KALI-AR.** **Kali-bi.**[36] **KALI-C.** **Kali-chl.**[58] kali-cy.[85] kali-fcy.[111] **Kali-i.** kali-m.[61] **Kali-n.** **Kali-p.**[58] **KALM.**[58] **Kola**[1184] **Kreos.** kres.[149] lac-ac. **Lac-d.** **LACH.**[5] lachn.[25] **Lact.** lap-laz.[227] **LAT-M.** **Laur.**[5] **Led.** lepi.[102] lept.[54] levi-o.[1125] **LIL-T.**[111] **LITH-C.**[25] **LOB.**[25] loxo-r.[240] **LYC.**[1] **Lycps.**[25] **Lyss.**[8] m-arct.[5] m-aust.[5] **Mag-c.** **MAG-M.**[1] mag-p. magn-gr.[85] manc. mand.[119] **Mang.**[5] med.[56] menthol[72] **MENY.**[1] **Merc.** **Merc-c.**[5] merc-i-f.[8] merc-i-r.[8] **Mez.**[5] mit.[36] morg-g.[136] **Mosch.**[5] **Mur-ac.**[1] myric.[25] **NAJA**[25] **Nat-c.**[1] **NAT-M.**[1] nat-n.[93] **Nat-p.** **Nat-s.** **NIT-AC.**[1] **NUX-M.**[54] **NUX-V.**[5] ol-an. ol-j.[25] **Olnd.**[1125] onon.[1125] **OP.** **Ox-ac.**[8] ozone[227] **Paeon.** pall.[36] par.[5] **PETR.** **Ph-ac.**[1] **Phase.**[102] phel.[111] **PHOS.** **Phys.**[102] **Phyt.**[111] plan.[25] **PLAT.**[5] **Plb.**[5] podo.[10] polyg.[25] por-m.[251] **Prim-v.**[102] **Prun.** psil.[164] **PSOR.** ptel.[25] **PULS.**[5] pyrog.[56] rad-br.[137] **Ran-b.** **Ran-s.** **Rauw.**[144] rheum[5] rhod.[5] **RHUS-T.**[5] rob.[85] ros-d.[305] rumx.[25] ruta[5] sabad.[5] sabin.[5] sac-alb. salx-n. **Samb.**[5] **Sang.** sarcol-ac.[102] **Saroth.**[25] sars.[5] sat-h.[1125] scol.[36] scroph-n.[1125] scut.[25] **SEC.**[5] sel.[5] **Seneg.** **Sep.**[1] sil.[1] sin-n. **SPIG.** spirae.[137] **SPONG.**[5] **Squil.**[1125] stann.[5] **STAPH.** stict. stram.[5] stront-c.[5] stront-n.[137] **STROPH.**[1125] stroph-s.[119] stry-n.[1125] **Sul-ac.**[5] sul-i.[58] **SULPH.**[1] sumb.[25] syph. **Tab.**[36] tarax.[5] **Tarent.**[36] tax.[303] ter. **Thea**[1] **THER.** thlaspi[47] thuj.[1] **Thyr.**[56] tub.[85] **Ust.**[54] valer.[5] vanad.[72] **Verat.**[5] **Verat-v.**[111] **Verb.**[5] vesp. viol-o.[5] **Viol-t.**[5] vip.[36] visc.[102] **Zinc.**[1] zinc-chr.[137] zinc-i.[137] zinc-p.[58]

☞ *C; Geräusche; Herzgeräusche • C; Geräusche; Herzgeräusche; • C; Neurose; Herz* ▤ *BLUT; C; Zirkulation, Blutkreislauf*

Diphtherie, nach: **Spong.**

▤ *HUSTEN; M; Herzbeschwerden, bei*

Apex: apis[137] apisin.[5] brom.[5] cact.[76] chin-s.[36] cimic.[111] cycl.[5] kali-bi.[111] lac-d.[122] lil-t.[102] lycps.[111] nat-m.[5] sulph.[5] zinc-chr.[137]

Endokard: **Abrot.**[58] **ACON.** **ARS.**[58] **AUR.** **Aur-m.** **Benz-ac.**[36] **Bry.** **Cact.** cocc.[54] **Colch.** **Crot-h.** **DIG.**[1125] gels.[137] **Kali-c.** **KALM.** **LACH.** **Led.** **LITH-C.** magn-gr.[102] **NAJA** **Phos.** phyt. **Rhus-t.** **Sang.** **SPIG.** **Spong.** vip.[36] visc.[111] zinc-i.[137]

Herzklappen: **Adon.**[137] **Bar-c.**[137] **Cact.**[102] calc.[137] **CHEL.**[54] **Crat.**[102] **Kali-c.**[76] laur.[85] **Lith-c.**[54] **Lycps.**[102] psor.[137] **Puls.**[137] **SPONG.**[809] **Stroph.**[137] stroph-s.[119] **Tarent.**[137] zinc-i.[137]

☞ *C; Geräusche; Herzgeräusche*

- **Mitralklappe**: adon.[137] cact.[137] laur.[137] psor.[137] stroph.[137] stroph-s.[119]

☞ *C; Geräusche; Herzgeräusche*

Myokard: beryl.[149] eberth.[149] **Iber.**[100]

Perikard, Herzbeutel: **ACON.** ant-ar.[102] **Apisin.**[5] **ARS.** **Asc-t.** **Bry.** **COLCH.** **Kali-c.** **Kalm.** naja[51] **SPIG.** **Spong.** squil.[5]

unterhalb der Herzregion: absin.[111] apisin.[5] calad.[5] chel.[5] cimic.[111] com.[111] croc.[5] euphr.[5] eupi.[111] hura[111] nat-m.[5] **Phos.**[5] sang.[111] spig.[5] sulph.[5] thuj.[5] zinc.[5]

CHARAKTERISTIKA EIGENTÜMLICHKEITEN

ABLAGERUNGEN an den Herzklappen: **Spong.**

☞ *O; Herz und Herzregion; Herzklappen*

ABLAGERUNGEN, Endokard: calc-f.[193]

☞ *O; Herz und Herzregion; Endokard*

ABSZESS, Eiterung, Blutgefäße: ant-t.[5] **Ars.**[5] kreos.[5] **Lach.**[5] **Lyc.**[5] **Puls.**[5] **Sil.**[5] sulph.[5]

▤ *ALLGEMEINES; C; Abszesse, Eiterung; allgemeine Arzneien*

AGITATIO, Herz und Umgebung: phyt.[111]

AMEISENLAUFEN, Kribbeln, Herzregion: canth.[5] kalm.[137] nux-v.[5] spig.[1]

☞ *O; Herz und Herzregion •Kribbeln, Prickeln, Empfindung von* ▤ *ALLGEMEINES; C; Ameisenlaufen, Kribbeln*

ANEURYSMA: acet-ac.[34] achy.[149] acon.[102] am-m.[10] ambr.[54] arn.[54] ars.[54] ars-i.[102] aspar.[54] aur.[137] aur-m.[54] ba-sv.[102] bar-c.[102] **Bar-m.**[54] bell.[31] bry.[34] cact.[34] calc.[54] calc-f.[149] calc-p.[102] calc-s.[122] cann-s.[54] carb-an.[193] carb-v.[31] caust.[54] chlf.[54] chlorpr.[149] con.[34] crat.[102] cub.[36] dig.[34] eucal.[54] ferr.[54] ferr-p.[54] fl-ac.[102] gall-ac.[137] gels.[54] glon.[102] graph.[34] guai.[54] hir.[149] ign.[809] iod.[102] kali-c.[54] kali-i.[54] kalm.[102] lach.[102] lact.[34] lith-c.[102] **Lyc.** lycps.[54] magn-gr.[85] morph.[102] **Nat-i.**[102] nat-m.[34] nux-v.[31] phos.[31] plat.[54] plb.[137] plumbg.[102] puls.[102] ran-s.[54] rauw.[149] rhus-t.[34] rob.[36] ruta[34] sec.[137] sil.[34] spig.[102] spong.[54] sulph.[34] syph.[187] thuj.[137] tub.[102] **Verat-v.**[102] zinc.[34]

☞ *Arterien; •Herz*

Anastomose, durch: acet-ac.[34] acon.[34] bell.[34] cact.[34] dig.[34] phos.[34] rhus-t.[34] sulph.[34] thuj.[137]

Schmerzen, mit: gall-ac.[137] sec.[137]

ANEURYSMA (Forts.)

Arterien: achy.[149] acon.[102] am-m.[10] ars.[34] ars-i.[102] bar-c.[102] bar-m.[54] bell.[31] cact.[54] calc.[54] calc-f.[149] calc-p.[102] carb-v.[34] chlf.[54] chlorpr.[149] crat.[102] dig.[34] glon.[102] graph.[34] hir.[149] ign.[809] iod.[102] kali-i.[54] kalm.[102] lach.[102] lith-c.[102] lyc. lycps.[54] magn-gr.[85] morph.[102] nat-i.[102] nat-m.[34] plumbg.[102] puls.[102] ran-s.[54] rauw.[149] rhus-t.[34] spig.[102] spong.[54] sulph.[34] verat-v.[102] zinc.[34]

- **Aorta**: achy.[149] acon.[102] am-m.[10] ars.[34] ars-i.[102] bar-c.[102] bar-m.[54] cact.[54] calc.[54] calc-f.[149] calc-p.[102] carb-v.[34] chlf.[54] chlorpr.[149] crat.[102] dig.[34] glon.[102] graph.[34] hir.[149] ign.[809] iod.[102] kali-i.[54] kalm.[102] lach.[102] lith-c.[102] lyc. lycps.[54] magn-gr.[85] morph.[102] nat-i.[102] nat-m.[34] plumbg.[102] puls.[102] ran-s.[54] rauw.[149] rhus-t.[34] spig.[102] spong.[54] sulph.[34] verat-v.[102] zinc.[34]
  ☞ *•Zusammenschnüren, Spannung, Enge, Empfindung von; Blutgefäße; Aorta ▤ ABDOMEN; C; Aneurysma •BRUST; C; Vergrößert, Hypertrophie; allgemeine Arzneien; Venen*

Herz: acon.[54] am-m.[10] ambr.[54] arn.[54] ars.[54] **Ars-i.**[102] aspar.[54] aur-m.[54] **Bar-c.** bar-m.[54] bell.[54] **CACT.**[54] calc. calc-f.[102] calc-p.[102] cann-s.[54] carb-an.[193] **Carb-v.** caust.[54] dig.[54] eucal.[54] ferr.[54] ferr-p.[54] fl-ac.[102] gels.[54] glon.[102] graph.[54] guai.[54] iod.[54] kali-c.[54] kali-i.[54] kalm.[102] **LACH.**[54] lith-c.[102] **Lyc.** lycps. magn-gr.[85] morph.[102] nat-m.[54] phos.[54] plat.[54] plb.[54] puls.[54] ran-s. rhus-t.[5] spig.[54] spong. sulph.[54] syph.[187] thuj.[54] tub.[102] verat-v.[54] zinc.[54]
  ☞ *O; Herz und Herzregion◦*

- **Arterien**: acon.[54] am-m.[10] ambr.[54] arn.[54] ars.[54] ars-i.[102] aspar.[54] aur-m.[54] **Bar-c.** bar-m.[54] bell.[54] cact.[54] **Calc.** calc-f.[102] calc-p.[102] cann-s.[54] carb-an.[193] carb-v. caust.[54] dig.[54] eucal.[54] ferr.[54] ferr-p.[54] fl-ac.[54] gels.[54] glon.[102] graph.[54] guai.[54] iod.[54] kali-c.[54] kali-i.[54] kalm.[102] lach.[54] lith-c.[102] **Lyc.** lycps. morph.[102] nat-m.[54] phos.[54] plat.[54] plb.[54] puls.[54] ran-s. spig.[54] **Spong.** sulph.[54] thuj.[54] verat-v.[54] zinc.[54]

- **Kapillaren**: **Calc-f.**[102] fl-ac.[102] tub.[102]

Kapillaren: **Calc-f.**[102] fl-ac.[102] tub.[102]

Venen: carb-v.[31] nux-v.[31] phos.[31] sulph.[31]

Empfindung von, Herz: cub.[36] rob.[36]

kleine, überall am Körper: plb.[137]

ANGEBORENE Beschwerden, Herz: bani-c.[1237]

ANGINA pectoris, Stenokardie: acet-ac. **Acon.** aconin.[102] adon.[1125] adren.[102] agar.[137] **AM-C.** **Aml-n.** anac. ang. anh.[149] **APIS** apoc.[144] aran-ix.[149] arg-cy.[102] **ARG-N.**[102] **ARN.**[102] **ARS.**[1] ars-i.[102] asar.[1125] **Asim.**[85] **AUR.** **AUR-M.** bell.[1125] bell-p.[119] beryl.[149] bism.[102] bry.[102] **CACT.**[102] calc-f.[102] calc-hp.[102] camph.[102] carb-an.[102] **Carb-v.**[85] card-b.[1125] carn-g.[264] caust.[102] cere-b.[102] **Chel.** chen-am.[1125] chim-m.[85] **CHIN-AR.** **Chin-s.** chlol.[85] chlor.[111] chr-ac. chr-o.[85] cic.[119] **Cimic.**[102] coca **Cocain.**[102] coff.[102] conv.[171] **Crat.**[102] croc.[1125] crot-h.[102] **Cupr.**[102] **Cupr-acet.**[102] **Cupr-ar.** **Dig.** **Dios.** dros.[1125] foll.[1201] glon.[111] grin.[1125] **Haem.**[102] **Hep.** **Hydr-ac.**[102] hydro-c.[149] iber.[1125] ip. **Jug-c.** **Kali-c.** kali-i.[102] kali-p. **Kalm.**[102] kola[1184] **Lach.**[5] lact. **LAT-M.** **Laur.** leon.[1125] lil-t.[102] lith-c.[102] lob.[102] **Lyc.** **Mag-p.** magn-gr.[102] mand.[149] mangi.[197] melis.[1125] mez.[5] morg.[136] morph.[102] **Mosch.**[102] **NAJA** **Nat-i.**[102] nat-n.[111] nat-ns.[102] **Nux-v.**[102] olnd.[102] **OX-AC.** petr. **PHOS.** phyt. pip-n.[102] plb.[5] pot-a.[1125] prot.[136] prun.[102] **RHUS-T.** ruta[1125] sac-l.[85] **Samb.** samb-c.[85] saroth.[144] scol.[102] **SEC.**[122] sep. **SPIG.**[102] **SPONG.** **Squil.**[171] staph.[102] stict.[85] **Stram.** stront-c.[102] stront-i.[102] **Stroph.**[1125] stry.[102] sulo-ac.[149] sulph.[5] sumb.[197] **TAB.**[111] **Tarent.**[102] thea[144] **Ther.** thyr.[102] **Verat.** verat-v.[102] wies.[85] zinc.[5] zinc-val.[93]
  ☞ *Degeneration, fettige; Herz •Infarkt*

nachts agg.: arg-n.[102] saroth.[144]
  ☞ *Z; Nachts ▤ BRUST; Z; Nachts*

- **3 Uhr - 4 Uhr**: saroth.[144]

Winter, jeden: mez.[5]

Getränke, warme, amel.: spig.[102]
  ▤ BRUST; M; Wärme; amel. •ALLGEMEINES; C; Speisen und Getränke; warme; Getränke;

Herzerkrankung, durch organische: **Ars-i.**[102] **Cact.**[102] calc-f.[102] crat.[102] kalm.[102] nat-i.[102] tab.[102]
  ☞ *Organische Beschwerden, Herz*

Herzklopfen, mit: tab.[76]

Husten, beim: ars.[5] chlor.[111] lach.[5] sulph.[5]
  ▤ BRUST; M; Husten; agg.; während

Kaffeemissbrauch, durch: coff.[102]
  ▤ ALLGEMEINES; C; Speisen und Getränke; Kaffee; agg.;

kniet, Körper dabei rückwärts gestreckt: nux-v.[137]
  ▤ BRUST; M; Beugen; amel.; rückwärts

muskuläre Ursache: cupr.[102] hydr-ac.[102]

Nitrolingual-Kapseln, Beschwerdebild wie bei Indikation von: squil.[185]

Puls unregelmäßig und schnell: conv.[171]

Rheumatismus, durch: cimic.[102] lith-c.[102]
  ▤ BRUST; M; Rheumatismus, nach

Schmerzen, mit:

- **Arm,** im rechten: lil-t.[102]
- **Ellenbogen** und linken Arm, im: arn.[102]
- **Nacken** und Hinterkopf, im: ars.[102]

Stehen amel.: ars.[1]
  ▤ BRUST; M; Stehen; amel.

Stimulantienmissbrauch, durch: nux-v.[102] spig.[102]
  ▤ ALLGEMEINES; C; Speisen und Getränke; Stimulantien; agg.

Tabak, durch: kalm.[102] lil-t.[102] nux-v.[102] spig.[102] staph.[102] tab.[102]

Trinken agg.: ars.[1]
  ▤ BRUST; M; Trinken; agg.; beim

Überlastung, Überheben, durch: **Arn.**[102] carb-an.[102] caust.[102]
  ▤ BRUST; M; Heben agg. •BRUST; M; Überheben, durch

Urinieren, mit reichlichem: squil.[171]
  ☞ *M; Urinieren; reichlichem, mit*

Pseudo-Angina pectoris: aconin.[102] cact.[102] **Lil-t.**[102] **Mosch.**[102] nux-v.[102] tarent.[102]
  ☞ *Schmerz; neuralgischer Schmerz, Herz ▤ BRUST; C; Schmerz; neuralgischer Schmerz*

schmerzhaft, äußerst: agar.[137]

ANGST, Empfindung von, Herzregion: **ACON.**[36] **Aeth.** agar. alum. alum-p.[58] am-c. **Ambr. Aml-n.** anac.[5] anh.[119] **ANT-T.** apis **Arg-n.** arn. **ARS. Ars-i.** aster. **AUR.** aur-ar.[58] aur-i.[58] **Aur-m.**[54] bar-c. **BELL.** bov. **Brom.** bry.[54] **Cact.**[809] **Calc.**[102] calc-i.[58] calc-s.[58] **CAMPH.** cann-s. **Canth. CARB-V. Carbn-o. Carbn-s.** carl. **Caust. CENCH. CHAM.**[5] chel.[25] chin. chin-ar. chin-s. cic. cimic.[25] cina coca[25] **Cocc.**[54] **Coff.** colch. **Con.** croc. **Crot-c. Cupr. CYCL.**[5] **Dig.** echi. elaps **Euon. Ferr. Ferr-i.** ferr-m.[54] ferr-p. **Gels. Glon.** gran. graph. hed.[119] hell. helo.[111] hep.[30] hydr. hydr-ac.[54] hyos. **IGN. Iod. IP.** kali-bi. kali-c. kali-chl.[58] **KALM. Kreos. Lach.**[54] lachn.[85] **Lact.** lat-m.[111] led.[5] lith-c.[227] lob. **Lyc.** m-aust.[5] **MENY. Merc.**[76] **Merc-c.** mez. mill.[54] mosch.[54] **Naja**[54] nat-m. nat-s. nit-ac. **NUX-V.**[5] olnd. op.[54] ox-ac. petr. **PHOS. Plat. Plb.**[54] **Prun.** psil.[164] **Psor. PULS.** pyrog.[58] ran-b. rheum[5] **Rhus-t.**[10] sabad. salx-n. scol.[36] scorp.[269] sec. sep.[1] sil. sol-n.[25] **Spig. Spong.** stann. stict. stram. sulph.[36] **Tab. Tarent.** tax.[303] **THER.** thuj. **Verat. Viol-t.**[85] vip.[85]
☞ *O; Herz und Herzregion • Angst, qualvoll, Herz und Herzregion • Herzklopfen; Hysterie, bei • Neurose; Herz ▥ GEMÜT; C; Angst; Brust, wird empfunden in der; • MAGEN; C; Angst, wird im Magen empfunden • ALLGEMEINES; C; Angst, wird im Körper empfunden*

linken Seite, nur auf der: phos.[60]
☞ *S; Links*

morgens: alum. aster. kali-c.
☞ *Z; Morgens ▥ BRUST; Z; Morgens*

- **2** Uhr: **Kali-c.**
- **4** Uhr - 5 Uhr: **Alum.**
- **Aufstehen,** amel. nach dem: alum.
▥ *BRUST; M; Aufrichten; amel. • BRUST; M; Aufstehen; amel.*

Mittag, gegen: sulph.[36]
☞ *Z; Mittags*

nachmittags: canth. rhus-t.
☞ *Z; Nachmittags ▥ BRUST; Z; Nachmittags; agg.*

abends: bell. brom. cench.[58] **Puls.**
☞ *Z; Abends ▥ BRUST; Z; Abends*

nachts: alum. **ARS.** aster. calc. cann-s. cench.[58] kali-bi. kali-c. lyc. plb. rhus-t. thuj. viol-t.
☞ *Z; Nachts ▥ BRUST; Z; Nachts*

- **23** Uhr, nach dem Hinlegen: kali-bi.
▥ *ALLGEMEINES; M; Liegen; während; Hinlegen, unmittelbar nach*
- **2** Uhr: **Kali-c.**
- **4** Uhr: alum.
- **Bett,** im: cann-s. thuj. viol-t.
- **Übelkeit,** bei: plb.
▥ *BRUST; M; Übelkeit, mit*

periodisch, jeden Tag zur selben Stunde: vip.[85]
▥ *BRUST; Z; Periodisch*

Abendessen, nach dem: bell.

Anblick bestimmter Farben, beim: **Tarent.**

Anstrengung, nach: **Lyc.**
☞ *M; Anstrengung, nach ▥ BRUST; M; Anstrengung, nach*

Ärgernis, nach: lyc.
☞ *M; Zorn agg. ▥ GEMÜT; M; Zorn, Beschwerden durch*

Aufstehen und Gehen **amel.**: glon.
▥ *BRUST; M; Aufstehen; amel. • BRUST; M; Gehen; amel.*

Auswurf amel., reichlicher: **Ip.**
▥ *BRUST; M; Auswurf; amel.*

Bewegung, Umherlaufen:
- **agg.**: **Dig.**
- **amel.**: **Aur.** caust. op.
▥ *BRUST; M; Bewegung; amel.*

Blutung, bei uteriner: plb.[54]
☞ *M; Uterus, mit Beschwerden des*

Denken daran agg.: bar-c. ox-ac.
▥ *BRUST; M; Denken, daran*

Eile, bei: **NAT-M.**[54] tax.[303]
▥ *GEMÜT; M; Eile, Hast, Beschwerden durch*

Endokarditis, bei: cocc.[54]
☞ *O; Herz und Herzregion; Endokard*

Epilepsie:
☞ *Konvulsionen, während*

Furcht, mit: rhus-t.[10]
▥ *BRUST; M; Schreck, Furcht, nach*

Gehen amel.: **Caust.** cina glon. spong.
▥ *BRUST; M; Gehen; amel.*

- **Freien,** im: cina spong.
▥ *BRUST; M; Luft; amel.; frische, im Freien • ALLGEMEINES; M; Gehen; amel.; während Gehen amel.; Freien, im*

Herzklopfen, mit: chel.[25] coca[25] merc.[76]

Herzschlag, durch: **Aur-m.**[54] cocc.[54]
- **unregelmäßig,** beim Essen: **Cocc.**[54]
▥ *BRUST; M; Essen; agg.; während*

Herzschmerzen, mit: cact.[809] mill.[54] **Op.**[54]
▥ *GEMÜT; C; Angst; Brust, wird empfunden in der; Herzregion;*

Hitze, während: calc.[102]
▥ *BRUST; M; Fieber; während; Froststadium im Fieber*

Konvulsionen, während: hydr-ac.[54] lyc.
- **epileptischen**: **Lyc.**

Kopfschmerz:
- **vor**: plat.
▥ *BRUST; M; Kopfschmerz, vor*
- **nach**: sep.[1]

Kummer, durch: **Naja**[54]

Liegen, beim: bell. cench.[58] glon. nat-m. phos. spig. viol-t.[85]
- **linker** Seite, auf agg.: bell. glon. **Nat-m. Phos. Spig.**
☞ *M; Liegen, beim; agg.; Seite, auf der; linker Seite, auf ▥ BRUST; M; Liegen; agg.; Seite, auf der; linker Seite, auf • ALLGEMEINES; M; Liegen; während; Seite, auf der; linker Seite, auf*

Menses, während: bell.
▥ *BRUST; M; Menses; während*

Mittagessen, nach: arg-n. bell. glon.
▥ *BRUST; M; Mittagessen; während*
- **Zurücklehnen** im Stuhl, beim: glon.
▥ *BRUST; M; Anlehnen, beim; Rücken anlehnen*

ANGST, Empfindung von, Herzregion (Forts.)

Nerven- oder Muskelkraft, mit geschwächter: **Mosch.**[54]

rheumatischen Beschwerden, bei: **Lach.**[54]

☞ *M; Rheumatismus* ▥ *BRUST; M; Rheumatismus, nach*

Schnupfen, bei: anac.[5]

▥ *BRUST; M; Schnupfen, mit*

Sitzen, beim: acon.[36] agar. **Caust.** kali-c.

▥ *BRUST; M; Sitzen; agg.*

- **Bewegung,** nach: **Acon.**[36]

▥ *ALLGEMEINES; M; Bewegung; nach*

Strecken des Körpers nach körperlicher Anstrengung, beim: lyc.

☞ *M; Anstrengung, nach* ▥ *BRUST; M; Anstrengung, nach •BRUST; M; Strecken des Körpers; agg.*

Stuhlgang, während: **Rheum**[5]

▥ *BRUST; M; Stuhlgang; während*

anfallsweise, Herzgegend: arg-n. **KALM.** lach. verat.

☞ *Herzklopfen; anfallsweise*

Gewicht, wie von einem, Herzgegend: **Lach.**[54]

unerträglich, fast, Herzgegend, bei Herzkrankheit: **Ferr-m.**[54]

ANGST, qualvoll, Herz und Herzregion: arn.[5] **Ars.**[5] aur.[76] bani-c.[1237] cann-s.[5] cic.[149] nit-ac.[76] puls.[76] rhus-t.[5] sabad.[5] tarent.[36]

☞ *Angst, Empfindung von, Herzregion* ▥ *GEMÜT; C; Angst; Brust, wird empfunden in der •MAGEN; C; Angst, wird im Magen empfunden*

Furcht, mit zittriger: aur.[76]

▥ *BRUST; M; Schreck, Furcht, nach*

Herzklopfen beim Steigen, mit: nit-ac.[76]

☞ *M; Treppensteigen, beim* ▥ *BRUST; M; Steigen agg.*

Neuralgie des Uterus, bei: tarent.[36]

☞ *M; Neuralgie, mit •M; Uterus, mit Beschwerden des*

ANHAFTUNG, Verwachsung, Empfindung von, Herz: graph. phos.[5]

☞ *O; Herz und Herzregion*

Perikard, Herzbeutel: **Graph.**

☞ *O; Herz und Herzregion; Perikard, Herzbeutel*

ANSTRENGUNG, Empfindung von, Herz: ant-t.[5]

☞ *Wundheit, Verletztheit, Empfindung von, Herz*

APOPLEXIE:

▥ *KLINISCHES; C; Apoplexie*

ARTERIOSKLEROSE: adren.[72] alch-v.[1125] **ALL-S.**[1125] **ALL-U.**[1125] alum.[10] **Am-i.**[102] am-van.[102] aml-n.[116] ant-ar.[102] arg-n.[144] **Arn.**[5] ars.[102] **Ars-i.**[102] **Aur.**[5] aur-br.[116] **Aur-i.**[102] aur-m-n.[102] **Bar-c.**[102] bar-i.[116] bar-m.[102] bell-p.[149] benz-ac.[116] betul.[1125] cact.[102] **Calc.**[5] calc-ar.[111] calc-f.[102] calcul-r.[116] card-m.[102] chin-s.[102] chlol.[122] con.[102] **Crat.**[1125] **Cupr.**[102] dig.[34] echi.[1125] equis-a.[1125] ergot.[102] feld.[1139] ferr.[34] fl-ac.[5] form.[111] form-ac.[116] **Fuc.**[1125] gink.[142] gins.[1125] **Glon.**[102] hed.[149] hyper.[144] imp.[1125] iod.[5] jug-r.[1125] juni-c.[1125] kali-c.[34] **Kali-i.**[102] kali-sal.[102] kres.[149] lach.[102] lith-c.[102] mag-f.[144] mand.[149] marr.[1125] melis.[1125] mill.[1125] myrrh.[1125] naja[144] **Nat-i.**[102] nit-ac.[116] olnd.[1125] orthos.[1125] phos. pimp.[1125] **Plb.**[5] **Plb-i.**[85] **Polyg-a.** queb.[1125] rad-br.[144] rauw.[144] rhus-t.[34] saroth.[102] **Sec.**[5] sed-ac.[1125] sil.[144] solid.[116] stront-c.[5] **Stront-i.**[102] stroph.[102] sulph.[34] sumb.[102] **Tab.**[111] thiosin.[102] thlaspi[116] thyr.[102] valer.[1125] **Vanad.**[102] verat.[1125] viol-t.[1125] **VISC.**[1125] yohim.[1125] zinc-p.[116]

▥ *BLUT; C; Cholesterin, erhöhter Wert •KLINISCHES; C; Hypertonie, erhöhter Blutdruck*

ATHEROM:

☞ *Schwellung; Blutgefäße;*

ATONIE, Blutgefäße: **Mill.**[58]

ATROPHIE, Herz: calc-acet.[38] lach.[38] nat-m.[38] op.[38] plb.[38] sulph.[38]

☞ *O; Herz und Herzregion*

AUFGEHÄNGT, Empfindung wie, Herz:

Faden, an einem: dig.[85] kali-c.[76] lach.[102]

☞ *Faden, Empfindung wie von einem; aufgehängt, als sei das Herz an einem Faden* ▥ *ALLGEMEINES; C; Herabhängt oder lose ist, Empfindung, als ob etwas*

Rippen, an den linken: kali-c.

AUFSTEIGENDE Empfindung, Herz: adam.[222] asaf.[5] caust.[5] glon.[85] ign.[85] nat-c.[5] phel.[111] podo.[111] spong.[5] stann.[5] tax.[303] ter.[111] valer.[5]

☞ *O; Herz und Herzregion •Hochsteigen, aufsteigen, Empfindung, als würde das Herz*

Gesicht, zum: adam.[222]

Hals, zum: asaf.[5] glon.[85] ign.[85] nat-c.[5] phel.[111] podo.[111] stann.[5] ter.[111] valer.[5]

☞ *Hochsteigen, aufsteigen, Empfindung, als würde das Herz; Hals, zum*

AUFTREIBUNG, Erweiterung:

☞ *Erweiterung, Auftreibung*

AUSDEHNUNG, Erweiterung:

Ausdehnung, Empfindung von, Herz: asaf.[76] lim-b-c.[204]

☞ *O; Herz und Herzregion •Schwellung; Empfindung von, Herz*

plötzlich, Arterien: acon.[36]

BALL, Empfindung wie von einem, Herz: lil-t.[137]

☞ *O; Herz und Herzregion •Harter Gegenstand, Empfindung das Herz ist ein •Klumpen, Empfindung wie von einem, Herz* ▥ *ALLGEMEINES; C; Kugel, Empfindung wie von einer, innerlich*

BEFÜRCHTUNG, ungutes Gefühl, Herzregion: ant-t. **Aur.** carl. meny. mez. plat. plb. **Rhus-t.**

☞ *O; Herz und Herzregion* ▥ *GEMÜT; C; Angst; Brust, wird empfunden in der; •MAGEN; C; Bangigkeit, Besorgnis, wird im Magen gespürt*

BEKLEMMUNG, Empfindung von, Herz: **Acon.** adam.[222] **Adon.**[102] **Adren.**[102] **Aesc.**[102] **Agar.**[36] all-s.[1125] alum.[85] am-c. **Ambr. Aml-n.** anac. ant-s.[85] ant-t. **Apis** aran-ix.[119] arg-n.[5] arn.[5] **ARS. Ars-i.** arund. aspar.[102] **AUR.** aur-ar.[58] **AUR-I.**[58] **AUR-M.** bapt. bcg[149] bell.[36] bor.[5] bov.[5] **Brom.** bry. bufo **CACT.**[1125] calc.[5] **Calc-ar.** calc-f.[119] **Camph.**[102] cann-i. cann-s. canth.[5] carb-an.[5] **Carb-v.** card-m. **Caust.** cench.[122] cere-b.[102] cham. chel.[25] **Chin.** chlol.[25] cimic. clem. coff.[5] colch. coll. con.[5] cot.[102] **Crat.**[102] croc. cupr. cupr-ar.[25] cycl.[5]

Dig. dios.[102] erio.[36] eup-per. fago. falco-p.[265] ferr.[102] **Gels.** **Glon.**[122] graph.[1] grat.[111] haem.[102] hell. helo. **Hydr-ac.**[102] hyos. hyosin.[137] **Iber.**[102] ign.[102] ignis[194] **Iod.** **IP.** jug-c.[25] kali-ar. kali-bi.[111] **Kali-c.** kali-i. kali-tel.[36] kalm. **Lach.** lat-m.[111] **Laur.** led.[5] **Lil-t.** lith-c.[111] lob.[25] lyc.[1125] **Lycps.** mag-m. magn-gr.[102] med. meny.[102] **Merc.** merc-c. merc-i-r.[111] mez. mosch.[5] **Naja** **Nat-ar.** nat-c. nat-m.[5] nat-n.[111] **Nat-s.** **Nux-m.** **Nux-v.** ol-j. op. ox-ac. ozone[227] **Phos.** plat.[5] plb. prim-v.[102] prun. psor. **PULS.** pyrog.[58] ran-b.[58] rhus-t.[5] rumx. samb.[5] sang.[111] sapo.[102] sarr. sec.[5] seneg.[5] sil.[1] sin-n. **SPIG.** spong. stict. stram. stront-c.[5] sulph.[5] sumb. **Tab.** **Tarent.**[36] tarent-c.[192] tax.[303] ter. **Thea**[102] thuj. thyr.[102] tub.[111] vanad.[102] verat.[5] verat-v.[102] viol-t. vip. visc.[102] zinc.[5]
☞ *O; Herz und Herzregion*

abwechselnd mit Übelkeit: bell.[36]
☞ *A; Abwechselnd mit*

morgens: graph.[1] kalm. nat-s. ozone[227] **Tarent.**
☞ *Z; Morgens* ▤ *BRUST; Z; Morgens*

nachmittags: bapt.
☞ *Z; Nachmittags* ▤ *BRUST; Z; Nachmittags; agg.*

abends: brom. bufo cact. kalm. **PULS.** ran-b.[58]
☞ *Z; Abends* ▤ *BRUST; Z; Abends*

nachts: **Aur.** colch. kali-c. tarent.[36]
☞ *Z; Nachts* ▤ *BRUST; Z; Nachts*

Anstrengung, bei geringster: **Brom.** **Laur.** **Nat-ar.**
☞ *M; Anstrengung, nach* ▤ *BRUST; M; Anstrengung, nach*

Atmung, bei tiefer: aur-m. nat-ar. rumx.
▤ *BRUST; M; Atmen; agg.; während;*

Bewegung, bei: bufo coll. eup-per.
▤ *BRUST; M; Bewegung; agg.*

Blähungen, Flatulenz, bei: **All-s.**[1125] alum.[85] cact.[1125] lyc.[1125]

Denken daran agg.: **Gels.**
▤ *BRUST; M; Denken, daran*

Ermattung, Abgespanntheit, bei: ozone[227]

Essen, nach: bufo
☞ *M; Essen; nach*

Gehen amel.: colch.
▤ *BRUST; M; Gehen; amel.*

Hitze im Kopf, mit: glon.[122]

Liegen, beim:

- **agg.**: aran-ix.[119] colch. lach. naja spig. spong.
☞ *M; Liegen, beim; agg.* ▤ *BRUST; M; Liegen; agg.*

  ◦ **Kopf,** mit tief liegendem: colch. **SPONG.**
▤ *BRUST; M; Liegen; agg.; Kopf, mit tief liegendem*

  ◦ **linker** Seite, auf: **Colch.** **Lach.** **Naja** **SPIG.**
☞ *M; Liegen, beim; agg.; Seite, auf der; linker Seite, auf* ▤ *BRUST; M; Liegen; agg.; Seite, auf der; linker Seite, auf*

- **amel.**: **Laur.** **Psor.**
☞ *M; Liegen, beim; amel.*

Melancholie, mit: aur. caust.

Schlaf amel.: tarent-c.[192]
▤ *BRUST; M; Schlaf; amel.*

Sitzen, beim: agar. **NAT-S.**

Stehen, im: prun.
☞ *M; Stehen, beim*

strecken der Arme amel.: tarent-c.[192]
▤ *ALLGEMEINES; M; Strecken, Recken; amel.*

Treppensteigen, beim: **AUR.** **AUR-M.**
☞ *M; Treppensteigen, beim* ▤ *BRUST; M; Steigen agg.; Treppensteigen*

unten gezogen, Empfindung, als würde es nach: thuj.

Zimmer, warmes, agg.: ars-i.[58]
▤ *BRUST; M; Zimmer, im; agg.; warmen, im*

verengt, als sei der Brustkorb: **Agar.**[36]

BESCHLEUNIGT, Zirkulation, Kreislauf: aether[36] all-c.[36] am-br.[36] ambr.[36] apoc-a.[25] ars-i.[25] arum-t.[25] asc-t.[25] atro.[25] aur-m-n.[36] bals-p.[25] bapt.[25] carbn-s.[25] cedr.[25] chel.[25] chim.[25] clem.[36] cod.[36] cupr-ar.[25] eaux[36] gast.[36] glon.[36] hyos.[36] indg.[36] jab.[36] menth-pu.[36] mosch.[36] myric.[25] nux-m.[36] ol-j.[25] op.[36] petr.[36] phos.[36] ptel.[25] rumx.[25] sol-n.[25] sumb.[36] tarent.[36] zing.[36] ziz.[25]
☞ *Puls; schnell, beschleunigt, jagend, unzählbar*

abwechselnd mit Schwermut: tarent.[36]

nachts: menth-pu.[36]

Gehen im Freien, beim: ambr.[36] petr.[36]
▤ *ALLGEMEINES; M; Gehen; während Gehen agg.; Freien, im*

BEWEGUNG, Empfindung von:

Blutgefäße: pip-n.[111]

Herz: cact.[36] nat-m.[5] neon[222] sulph.[1] zinc.[1]
☞ *O; Herz und Herzregion*

- **erstreckt** sich aufwärts: neon[222]

- **Herzregion**: cact.[36] sulph.[1]

  ◦ **erstreckt** sich nach hinten, tagsüber agg.: cact.[36]

BEWUSSTE Wahrnehmung der Herztätigkeit: bamb-a.[1184] crot-h.[54] hydrog.[222] iber.[102] lac-lox-a.[204] nat-m.[56] pyrog.[56] stroph-s.[119] tax.[303]
▤ *ALLGEMEINES; C; Bewusst, ist sich des Körpers*

schlaffer Sack, als sei der Körper ein: lac-lox-a.[204]

BLÄSCHEN, Empfindung, Herz: **Aur.**[5]
☞ *O; Herz und Herzregion*

BLOCK, Herzblock: stront-c.[137]

BLUBBERN, Wallen, Empfindung von:
▤ *ALLGEMEINES; C; Blubbern, Wallen, feinem Pochen, Empfindung von*

Blutgefäße: aur.[5]

Herzregion: bell.[31] lachn.[36] lyc.[123] nat-p. ros-d.[305]
☞ *O; Herz und Herzregion*

- **ausgehend** vom Herzen durch die Arterien: nat-p.

BLUTANDRANG, Kongestion:
▤ *BLUT; C; Blutandrang; Kongestion*

Blutgefäße:

- **mechanische** Ursache, durch: bell-p.[102]

- **Kapillaren**: stry.[36]

- **Venen**: arist-cl.[119] bell-p.[102]

BLUTANDRANG, Kongestion (Forts.)

Herz: **ACON.**[54] **Am-c.**[5] **Asaf.** asar.[5] **Aur.**[5] **Calc.**[5] carb-v.[5] cham.[1] cupr.[5] cycl. cyt-l.[119] **Ferr.**[5] **Ferr-i.**[58] **GLON.** hyper. ign. **Kali-c.**[5] laur.[5] **Lil-t.** lyc.[5] merc-c.[5] nat-m.[5] **NIT-AC.**[1] **Nux-m.** nux-v.[5] phos.[1] **Puls.** rhod.[5] seneg.[5] sep.[5] sil.[5] stront-c.[171] **SULPH.**[5] thuj.[5]
☞ *O; Herz und Herzregion*

- **nachts**: nit-ac.[1] **Puls.**
☞ *Z; Nachts* ▤ *BRUST; Z; Nachts*

- **Gehen,** bei schnellem: nux-m.
▤ *BRUST; M; Gehen; agg.; beim; schnell*

- **Konvulsionen,** bei: **Glon.**

- **Menses,** nach: **Ign.**
▤ *BRUST; M; Menses; nach*

- **Verletzung,** nach: acon.[54]
▤ *BRUST; M; Verletzungen, nach*

BLUTDRUCK:

▤ *KLINISCHES; C; Hypertonie •Hypotonie*

BLUTGEFÄßE, pathologisch veränderte: acon.[5] **Bell.**[5] **Chin.**[5] **Ferr.**[5] **Glon.**[111] **Lach.**[5] nux-v.[5] **Puls.**[5] sep.[5] **SULPH.**[5]
☞ *Auftreibung, Erweiterung; Blutgefäße • Degeneration, Blutgefäße • Erweiterung; Kapillargefäße • Krampfadern, Varikose • Marmoriert; Netzwerk von Blutgefäßen •Verdickt, Blutgefäße*

BLUTUNG:

▤ *BLUT; C; Blutung*

Arterien: eucal.[25]

Endokarditis, bei: phos.[36]
☞ *O; Herz und Herzregion; Endokard*

Kapillaren: both-l.[36]

BLUTWALLUNGEN, Herz: carb-v.[5] cham.[5] graph.[76] nux-v.[5] ol-j.[25] sulph.[5]
☞ *O; Herz und Herzregion •Rauschen in Herzregion* ▤ *BLUT; C; Blutwallungen*

Bewegung agg.: graph.[76]
▤ *BRUST; M; Bewegung; agg.*

Frösteln, mit: ol-j.[25]

BRAUSEN, Herz: spig.[5]
▤ *BRUST; C; Blutwallungen; allgemeine Arzneien*

CHOREA cordis: tarent.[26]
▤ *ALLGEMEINES; C; Chorea*

DEGENERATION, fettige:

Blutgefäße: acon.[34] ars.[34] aur.[34] bor.[34] calc.[34] caust.[34] chin.[34] ferr.[34] nux-v.[34] phos.[34] puls.[34] sulph.[34]

Herz, Myodegeneratio cordis: adon.[102] **ARN. ARS. Ars-i. AUR. AUR-M. Bar-c.**[102] bell-p.[119] **CACT. Calc.** caps. carb-v.[5] cimic.[102] crat.[102] crot-h. cupr.[1] cupr-acet.[102] **Ferr.** fuc.[102] **Iod. KALI-C.** kali-fcy.[102] kali-p. kali-s.[58] **Kalm.** lac-d.[58] **Naja** ph-ac.[102] **PHOS.** phys.[102] **Phyt.** queb.[85] stroph.[102] stry-p.[102] vanad.[102]
☞ *Angina pectoris, Stenokardie •Reizbarkeit, mit nervöser •Infarkt •Thrombose; Koronarthrombose, Herzinfarkt* ▤ *KLINISCHES; C; Degeneration; fettige, von Organen*

- **Reizbarkeit,** mit nervöser: **AUR.**

DEKOMPENSATION, Herz: acon.[121] adon.[51] conv.[100] **Crat.**[100] grin.[1097] saroth.[72] stroph.[72] sumb.[197] visc.[122]
☞ *Hypertrophie, Herz; allgemeine Arzneien; •Schwäche; Herz •Schwäche; Herz; •Zusammenschnüren, Spannung, Enge, Empfindung von; Blutgefäße; •Zusammenschnüren, Spannung, Enge, Empfindung von; Herz;*

DICK, Blutgefäße: aur.[5]

DILATATION, Erweiterung:

allgemeine Arzneien:

▤ *BRUST; C; Hypertrophie*

- **Aorta**: kalm.[54] lach.[54]

- **Bronchien**:
▤ *BRUST; O; Bronchien •BRUST; C; Emphysem, Bronchiektase*

- **Herz**: adon.[102] **Alum.** am-c. **Ant-t. Apis** apoc.[1125] **Ars.**[5] ars-i.[102] asaf.[5] aur.[5] **Bar-c.**[5] **Brom.**[5] bufo[111] **CACT.**[76] calc.[5] calc-f.[102] carb-v.[110] chlol.[137] cimic.[102] coff. conv.[102] **Crat.**[102] cupr. **Dig.**[187] fl-ac.[102] gels.[102] glon.[111] grin.[137] hydr-ac. iber.[102] **Iod.** kali-bi.[102] **Kali-i.** kalm.[76] **Lach. Laur.** lil-t. **Lyc. Lycps.**[122] med.[111] merc-c.[5] **Naja Nat-m. Nux-v.** petr.[5] ph-ac. **Phase.**[102] **Phos.**[76] phys.[102] plb. prun.[102] prun-v.[85] **Psor. Puls.** queb.[77] sabin.[5] seneg.[5] **Spig.**[102] **Squil.**[1125] **Stroph.**[1125] tab.[102] tub.[102] verat-v.[102]
☞ *O; Herz und Herzregion •Hypertrophie, Herz; allgemeine Arzneien*

◦ **links**: cact.[76]
☞ *S; Links*

◦ **rechts**: phos.[76] prun-v.[85]
☞ *S; Rechts*

◦ **Anstrengung,** Überanstrengung, durch: tab.[102]
☞ *M; Anstrengung, nach* ▤ *BRUST; M; Anstrengung, nach*

◦ **Flimmern,** mit: dig.[187] lycps.[122]

◦ **Nierenschaden,** und: kali-bi.[102]

◦ **Schlaflosigkeit,** bei: tab.[102]

◦ **Schock,** durch: tab.[102]

◦ **Kapillargefäße**: **Calc-f.**[102] fl-ac.[102] tub.[102]

Empfindung von Erweiterung: ang.[85] asar.[5] bry.[5] cadm-s.[110] cench.[58] **Olnd.**[5]
▤ *BRUST; C; Ausdehnung, Empfindung von*

- **Herz**: ang.[85] cench.[58]
☞ *O; Herz und Herzregion •Hypertrophie, Herz; Empfindung von Vergrößerung*

◦ **Liegen** auf linker Seite amel.: ang.[85]

DREHEN, Empfindung von, Herz:
☞ *O; Herz und Herzregion •Wellenbewegung des Herzens, Empfindung von*

innen nach außen, von: ars.[5]

über dem Herzen dreht, als ob sich etwas: laur.[76]
☞ *O; Herz und Herzregion*

umdreht, als ob es sich: ant-t. apisin.[5] aur. bell.[5] **Cact.** calc.[5] camph.[5] crot-h.[85] lach.[5] laur.[5] lycps.[111] stram. tab.[111] tarent.[111]
☞ *Wellenbewegung des Herzens, Empfindung von •Wirbeln um das Herz, Empfindung von*

DREHT, Empfindung, als ob sich das Herz: ant-t.

DURCHBOHRT, durchstochen, Empfindung wie, Herz: cere-b.[102]
☞ *O; Herz und Herzregion*

ECCHYMOSIS, Endokard: vip.[36]
☞ *O; Herz und Herzregion; Endokard*

EILE, Hast, Empfindung von, Herzspitze: lil-t.[25] tax.[303]

EINGEFALLEN, Blutgefäße: pic-ac.[36]

ELASTIZITÄTSMANGEL, Blutgefäße: sumb.[36]

EMBOLIE: ham.[1125] kali-m.[85]

ENTZÜNDUNG:

Blutgefäße: achy.[149] **ACON.**[34] adon.[102] adren.[102] ant-ar.[102] **Ant-t.**[5] apis[102] **Apisin.**[5] **ARN.**[34] **ARS.**[34] ars-i.[102] aur.[102] aur-ar.[102] **BAR-C.**[144] bell.[34] bry.[34] bufo[58] cact.[102] calc.[34] calc-f.[149] carb-v.[85] **Cham.**[5] chin.[34] chin-s.[102] chlorpr.[149] cob-n.[149] con.[34] cortico.[149] crat.[102] **Cupr.**[102] echi.[102] eucal.[85] glon.[102] **HAM.**[111] hep.[34] hist.[149] **Kali-c. Kali-i.**[102] kreos. kres.[149] lach.[34] lyc.[34] melis.[1125] merc.[34] **Nat-i.**[102] nux-v.[34] phos.[34] **Puls.**[34] rhus-t.[34] ruta[34] sec.[102] sep.[5] **Sil.**[34] spig.[102] staphycoc.[77] stroph.[102] sulfa.[149] **SULPH.**[34] thuj.[34] tub.[102] **VIP.**[111] zinc.

☞ Krampfadern, Varizen; entzündet ▤ ALLGEMEINES; M; Venenresektion, Beschwerden durch •ALLGEMEINES; C; Entzündung •ALLGEMEINES; C; Entzündung; Innerlich

- **Fieber,** während: **Ant-t.**[5] **Lach.**[5]
- **Aorta,** Aortitis: achy.[149] acon.[102] adon.[102] adren.[102] ant-ar.[102] apis[102] arn.[102] ars.[102] ars-i.[102] aur.[102] aur-ar.[102] bar-c.[144] cact.[102] calc-f.[149] carb-v.[85] chin-s.[102] cob-n.[149] cortico.[149] crat.[102] cupr.[102] eucal.[85] glon.[102] kali-i.[102] kres.[149] lyc.[102] merc.[102] nat-i.[102] puls.[102] ruta[102] spig.[102] stroph.[102] tub.[102]
  - ◦ **syphilitisch**: calc-f.[149] cob-n.[149]

    ▤ ALLGEMEINES; C; Syphilis
- **Arterien**: acon.[34] arn.[34] ars.[34] bell.[34] bry.[34] **Calc.**[34] chin.[34] cob-n.[149] con.[34] echi.[102] hep.[34] hist.[149] **Kali-i.**[102] lach.[34] lyc.[34] melis.[1125] merc.[34] **Nat-i.**[102] nux-v.[34] phos.[34] puls.[34] rhus-t.[34] ruta[34] sec.[102] sil.[34] sulfa.[149] sulph.[34] thuj.[34]
  - ◦ **Verletzungen,** Verband, durch: acon.[34] arn.[34] bell.[34] bry.[34] hep.[34] rhus-t.[34]
  - ◦ **syphilitische** Affektionen: cob-n.[149]

    ▤ ALLGEMEINES; C; Syphilis
- **Phlebitis,** Venenentzündung im Wochenbett:

  ▤ EXTREMITÄTEN; C; Phlegmasia alba dolens

Herz, Karditis: abrot. acet-ac. achy.[149] **Acon.**[102] adon.[102] aesc.[54] agar.[10] anac.[102] ant-ar.[102] ant-c.[102] ant-t. apis[102] apisin.[5] apoc. ars. ars-i. ars-s-f.[58] asar.[149] asc-t. **AUR.**[187] aur-i.[102] aur-m. aven.[102] bell.[102] benz-ac.[36] beryl.[149] bism. **Brom.**[5] **BRY.**[102] **Cact.** calc. calc-f.[102] calc-s.[72] **Cann-s.**[72] canth.[102] **Carb-v.**[54] **Carbn-s. Caust.**[54] cham.[37] chel.[37] chin-ar.[102] chin-s.[102] chlol.[54] chlor. chlorpr.[149] cimic. cob-n.[149] coc-c.[8] **Cocc. Colch.**[102] colchin.[102] conv.[1125] crat.[102] crot-h.[102] cupr-acet.[37] cupr-ar.[114] **Dig.** diph.[149] eberth.[149] ferr. ferr-p.[72] fil.[20] franc.[72] gala.[72] gels.[144] glon.[195] hed.[144] hep.[37] hir.[149] hist.[149] hoit.[149] hydr.[36] hyos. iber.[100] iod.[100] kali-ar. kali-bi.[75] kali-c.[102] kali-chl. kali-i. kali-m.[72] kali-n. **Kalm.**[102] kres.[149] **Lach. Led.** lept.[54] lith-c.[100] lycps.[85] magn-gr.[102] mand.[149] mang.[5] med.[56] merc.[102] merc-c.[102] merc-cy.[54] morg.[149] **Naja**[51] nat-i.[102] nat-m.[102] nat-n.[93] ox-ac. pareir.[8] paro-i.[149] phase.[102] **Phos.**[47] phyt. pineal.[102] plat. plb. prim-v.[1125] **Psor.**[56] **Puls.**[37] raja-s.[149] rheum[5] rhus-t.[102] sang.[122] saroth.[49] sep. **SPIG.**[102] spong. squil.[102] staphycoc.[149] strept.[149] stroph.[93] sulo-ac.[149] sulph.[102] sumb.[54] tab.[102] tarent. tere-ch.[149] toxo.[149] verat. **Verat-v.**[54] vip.[102] visc.[111] x-ray[119] zinc.[49] zinc-i.[137]

☞ O; Herz und Herzregion ▤ ALLGEMEINES; C; Entzündung •ALLGEMEINES; C; Entzündung; Innerlich

- **Liegen** auf der Seite unmöglich: **Cact.**
- **liegen,** muss auf dem Rücken, mit erhöhtem Kopf: **Acon.**

  ▤ BRUST; M; Liegen; amel.; Rücken, auf dem
- **Nephritis,** bei: aesc.[54] **Apis** apoc. **Ars.** asc-t. cact.[58] cann-s. colch. **Dig.** kali-n. phos.
- **Arterien**: sulo-ac.[149]
- **Endokard,** Endokarditis: **Abrot. Acet-ac. ACON. Adon.**[25] agar.[10] **ARS.** ars-i. **AUR.** aur-i.[58] **Aur-m.** aven.[102] bell.[102] benz-ac.[36] bism. **Bry. Cact. Calc.** chel.[37] chin-s.[102] **Cimic.**[54] coc-c. cocc. **Colch.** colchin.[100] **Conv.**[1125] crat.[1125] crot-h.[102] cupr-acet.[37] cupr-ar.[114] **DIG.**[1125] diph.[149] ferr. **Ferr-p.**[114] hir.[149] hyos. iber.[1125] **Iod.** kali-ar. **Kali-c. Kali-i.**[47] kali-n. **KALM. Lach.** led. **Lept.**[54] lith-c.[100] **Lycps.**[1125] magn-gr.[102] med.[56] merc-cy.[54] **Naja** nat-i.[102] nat-m. ox-ac. pareir.[8] **Phos.** phyt. plat. plb. rhus-t.[102] sang.[122] **Sep. SPIG. Spong. Squil.**[49] staphycoc.[77] strept.[149] sumb. tab.[102] tarent. verat. **Verat-v.**[54] vip.[102] visc.[111] zinc.[49] zinc-i.[137]

  ☞ O; Herz und Herzregion; Endokard •Schmerz; rheumatischer Schmerz, Herz, Endokarditis lenta
  - ◦ **Menses,** bei spärlichen: nat-m.

    ☞ Gicht, Herz; metastatische Verlagerung aufs Herz •Rheumatismus, Metastase zum Herzen
  - ◦ **Schmerz** und große Angst: **Aur. Kalm.**

    ☞ M; Angst, mit
- **Herzmuskel,** Myokarditis: achy.[149] **Acon.**[54] **Adon.**[100] ant-ar.[72] apis[72] apoc.[1125] ars.[100] ars-i.[54] asar.[149] aur.[102] beryl.[149] bry.[114] **Cact.**[54] **Carb-v.**[54] caust.[54] chin-ar.[102] chlorpr.[149] **Crat.**[72] **Dig.**[54] diph.[149] eberth.[149] gala.[72] gels.[144] glon.[54] hed.[144] hoit.[149] **Iber.**[149] iod.[72] kali-bi.[75] kres.[149] **Lach.**[54] mand.[149] morg.[149] naja[100] paro-i.[149] **Phos.**[47] pineal.[102] prim-v.[1125] psor.[54] raja-s.[149] saroth.[25] **SPIG.**[54] stroph.[102] sulo-ac.[149] sulph.[54] sumb.[54] toxo.[149] verat-v.[54] **Vip.**[102]

  ☞ O; Herz und Herzregion; Myokard
  - ◦ **alten** Menschen, bei: asar.[149] iber.[149]

    ☞ M; Alten Menschen, bei
- **Klappen**: achy.[149]

  ☞ O; Herz und Herzregion; Herzklappen
- **Perikarditis,** Herzbeutel: achy.[149] **ACON.**[102] adon.[102] agar.[10] anac.[102] ant-ar.[102] ant-c.[102] **Ant-t. Apis**[102] **Apisin.**[5] apoc. **ARS. Ars-i.** ars-s-f.[58] **Asc-t.** aur.[187] aur-i.[102] bell.[102] **Bry.**[102] **Cact.** calc-f.[102] calc-s.[72] cann-s.[72] **Canth.**[102] cham.[37] **Chlol.**[54] chlor. **Cimic.** cob-n.[149] coc-c.[8] **Colch.**[102] colchin.[102] **Crat.**[102] **Dig.** eberth.[149] ferr-p.[72] fil.[20] franc.[72] glon.[195] hep.[37] hist.[149] hoit.[149] hydr.[36] iber.[100] **Iod.**[100] kali-ar. **Kali-c.**[102] kali-chl. **Kali-i.** kali-m.[72] **Kalm.**[102] **Lach.** lycps.[85] magn-gr.[102] **Merc.**[102] merc-c.[102] naja[51] nat-m.[102] nat-n.[93] ox-ac. paro-i.[149] phase.[102] plat. **PSOR.**[56] puls.[37] raja-s.[149] rhus-t.[102] saroth.[49] **SPIG.**[102] **Spong.** squil.[102] staphycoc.[149] stroph.[93] **SULPH.**[102] tere-ch.[149] **Verat. Verat-v.**[54] x-ray[119]

  ☞ O; Herz und Herzregion; Perikard, Herzbeutel

◦ **Liegen** amel.: **Psor.**

☞ *M; Liegen, beim; amel.*

◦ **Verschwinden** von Symptomen in den Extremitäten, bei: colch.[85]

◦ **chronisch**: apis[102] **Aur-i.**[102] calc-f.[102] kali-c.[102] spig.[102] squil.[102] sulph.[102]

ALLGEMEINES; C; Entzündung; chronisch

◦ **rheumatisch**: acon.[102] anac.[102] bry.[102] colch.[102] colchin.[102] crat.[102] franc.[72] **Iod.**[100] kalm.[102] naja[51] psor.[56] rhus-t.[102] **Spig.**[102] verat-v.[54]

☞ *M; Rheumatismus*

◦ **trocken**: achy.[149] colch.[149]

atheromatös, Aorta: calc-f.[149] cortico.[149]

chronisch, Aorta: adon.[102] **Adren.**[102] **Ant-ar.**[102] arn.[102] **Ars-i.**[102] aur.[102] aur-ar.[102] **Cact.**[102] chin-s.[102] crat.[102] cupr.[102] glon.[102] kali-i.[102] lyc.[102] merc.[102] **Nat-i.**[102] **Puls.**[102] ruta[102] spig.[102] stroph.[102]

ALLGEMEINES; C; Entzündung •ALLGEMEINES; C; Entzündung; chronisch

diffus, Arterien: acon.[34] arn.[34] ars.[34] bell.[34] chin.[34] hep.[34] lyc.[34] merc.[34] rhus-t.[34] sil.[34] thuj.[34]

diphtherisch, Herzmuskel: gels.[144] naja[100]

☞ *O; Herz und Herzregion; Myokard*

Eiterung, mit, Endokard: cupr-ar.[114]

☞ *O; Herz und Herzregion; Endokard*

gangränös, Arterien: ars.[34] bell.[34] lach.[34] rhus-t.[34] sulph.[34]

ALLGEMEINES; C; Entzündung; gangränös

geschwürig, Aorta: acon.[102] ars.[102] chin-s.[102]

idiopathisch, Arterien: acon.[34] bell.[34] bry.[34] calc.[34] chin.[34] lach.[34] merc.[34] nux-v.[34] phos.[34] puls.[34] rhus-t.[34] ruta[34] sil.[34] sulph.[34] thuj.[34]

ALLGEMEINES; C; Entzündung

infektiös, Herzmuskel: eberth.[149]

☞ *O; Herz und Herzregion; Myokard*

maligne, Endokard: acon.[102] ars.[102] **Chin-s.**[102] crot-h.[102] lach.[102] vip.[102]

☞ *O; Herz und Herzregion; Endokard*

rheumatisch, Herz:

☞ *O; Herz und Herzregion •Rheumatismus, Metastase zum Herzen*

- **Endokard**: acon.[102] adon.[102] **Ars. AUR. Aur-m.** aven.[102] bell.[102] benz-ac.[36] **Bry.**[102] **Cact. Colch.**[102] colchin.[100] conv.[100] dig. hir.[149] **Hyos.** kali-c.[102] kali-i.[47] **Kali-n. KALM.**[122] **LACH. Lith-c.**[100] magn-gr.[142] med.[56] nat-i.[102] **Phos.** phyt.[103] plat. rhus-t.[102] sang.[122] **Spig. Spong. Sumb.** verat. verat-v.[54] visc.[111]

☞ *O; Herz und Herzregion; Endokard •Gicht, Herz •Schmerz; rheumatischer Schmerz, Herz, Endokarditis lenta*

◦ **Metastasen,** durch: kalm.[122] sang.[122]

☞ *O; Herz und Herzregion; Endokard •Gicht, Herz; metastatische Verlagerung aufs Herz •Rheumatismus, Metastase zum Herzen* *BRUST; M; Rheumatismus, nach •ALLGEMEINES; C; Metastasierung (Übergang einer Krankheit auf ein anderes Organ oder Organsystem)*

- **Herzmuskel,** Myokard: beryl.[149] iber.[149] phos.[47]

☞ *O; Herz und Herzregion; Myokard*

- **Perikard,** Herzbeutel: **Colch.**[1125] **Spig.**[1125]

☞ *O; Herz und Herzregion; Perikard, Herzbeutel*

septisch, Endokard: ars.[99] naja[111]

☞ *O; Herz und Herzregion; Endokard*

sklerosierend, Herzmuskel: beryl.[149] chlorpr.[149] iber.[149] kres.[149] mand.[149]

☞ *O; Herz und Herzregion; Myokard*

toxisch, Herzmuskel, Myokard: eberth.[149]

☞ *O; Herz und Herzregion; Myokard*

ERREGUNG, Blutgefäße, vaskulär: anthr.[36] chin-s.[36] com.[36] gels.[81] ox-ac.[36] sep.[36] verat-v.[81]

nachmittags, nach dem Schlaf: sep.[36]

☞ *Z; Nachmittags* *ALLGEMEINES; M; Schlaf; nach Schlaf; Mittagsschlaf*

Konvulsionen, während: gels.[81] verat-v.[81]

Arterien, der:

- **nachts**: com.[36]

☞ *Z; Nachts*

Wein, wie durch, Arterien: chin-s.[36]

ERSCHLAFFUNG, Blutgefäße: bell.[5]

ALLGEMEINES; C; Erschlaffung

ERSCHÖPFUNG des Herzens:

☞ *Hypertrophie, Herz; allgemeine Arzneien; •Überanstrengt, Herz, durch heftige körperliche Anstrengung*

ERSTICKUNG, Empfindung von, Herz: fago.[25] samb.[54] stront-c.[5] sulph.[5]

☞ *O; Herz und Herzregion*

Auftreibung des Abdomens, mit: fago.[25]

Schreck, Furcht, nach: samb.[54]

GEMÜT; M; Schreck oder Furcht, Beschwerden durch •BRUST; M; Schreck, Furcht, nach

ERWEITERUNG, Auftreibung:

Blutgefäße: acon.[5] aesc.[111] agar. alum.[5] alum-p.[58] alum-sil.[58] **Am-c.**[5] ambr.[5] ant-t.[5] apoc.[58] arg-n.[58] **ARN.**[3048] ars.[5] aur.[5] aur-i.[58] **Aur-m.**[122] aur-s.[58] **Bar-c.**[5] **Bar-m.** bar-s.[58] **BELL.**[36] bov.[5] bry.[5] cact.[58] calc.[5] calc-f. calc-sil.[58] **Camph.**[36] **Carb-v.**[3048] **Carbn-s.** caust.[5] celt.[36] **Chel.**[5] **CHIN.**[5] chin-ar. **Chin-s.** cic.[5] clem.[5] cocc.[5] coloc.[5] con.[5] **Croc.**[5] cycl.[5] dig.[36] **FERR.**[5] ferr-ar. ferr-i.[58] ferr-p. fl-ac.[5] **Graph.**[5] **Ham.** hep.[5] **HYOS.**[5] kreos.[5] **Lac-d.**[122] lach.[5] laur.[5] **Led. Lil-t.**[111] lyc.[5] m-arct.[5] m-aust.[5] mag-c.[5] meny.[5] merl. mill.[58] mosch.[5] nat-c.[5] nat-m.[5] nat-s.[58] nit-ac.[58] **Nux-v.**[5] olnd.[5] op.[5] **PH-AC.**[3048] **Phos.**[5] piloc.[36] **Plb. Podo. PULS.**[5] rheum[5] rhod.[5] rhus-t.[5] ruta[5] sabin.[58] sanguis.[102] sars.[5] sec. sel.[5] sep.[5] sil.[3048] spig.[3048] **SPONG.**[3048] **Staph.**[3048] stront-c.[5] sul-ac.[5] sul-i.[58] **SULPH.**[3048] **THUJ.**[5] vip. zinc.[5]

GESICHT; C; Erweiterung der Blutgefäße •EXTREMITÄTEN; C; Völle, Empfindung von; Venen •HAUT; C; Netzförmige Venenzeichnung, Adernetz

- **abends**: mill.[58] **PULS.**

☞ *Z; Abends*

- **Atonie,** durch: mill.[58]

- **Bewegung,** bei: spong.[1]

- **Fieber,** während: acon.[5] **Agar.** alum.[5] **Am-c.**[5] arn.[5] ars.[5] **Bar-c.**[5] **Bell.**[5] bry.[5] calc.[5] **Camph.**[5] chel.[5] **CHIN.**[5] **Chin-s.** cic.[5] cocc.[5] coloc.[5] con.[5] **Croc.**[5] cycl.[5] ferr.[5] **Graph.**[5] **HYOS.**[5] **Lach.**[5] **LED.** lyc.[5] m-arct.[5] m-aust.[5] meny.[5] mosch.[5] nat-m.[5] nux-v.[5] olnd.[5] **Op.**[5] ph-ac.[5] **Phos.**[5] **PULS.**[5] rhod.[5] rhus-t.[5] sars.[5] sep.[5] spong.[5] staph.[5] stront-c.[5] **Sulph.**[5] **Thuj.**[5] zinc.[5]
  ALLGEMEINES; M; Fieber; während
  - **Frost,** während: ars.[5] **Bell.**[5] calc.[5] **CHEL.**[5] **CHIN.**[5] ferr.[5] hyos.[5] lyc.[5] meny.[5] nux-v.[5] **PHOS.**[5] **Puls.**[5] sep.[5] sulph.[5] **Thuj.**[5]
  - **Hitze,** während: camph.[5] **CHIN.**[5] cocc.[5] **Croc.**[5] cycl.[5] m-arct.[5] **Puls.**[5] rhus-t.[5]
- **kalt** zu warm, bei Veränderung von: sulph.[58]
  ALLGEMEINES; M; Wechsel, Veränderung; agg.; Temperaturwechsel; kalt zu warm, von
- **Stehen** agg.: sulph.[58]
- **Arterien**: camph.[36] dig.[36]
- **oberflächlich**: bell.[36]

EXTRASYSTOLE: anh.[149] bell-p.[119] **CHININ.**[1125] colch.[149] **Conv.**[1125] cortico.[149] crat.[1125] dys-co.[136] hed.[149] hist.[149] hydr-ac.[268] hydro-c.[149] iber.[149] ipom.[149] palo.[149] penic.[149] perh.[149] saroth.[149] thiop.[149] thyreotr.[149] toxo.[149] trio.[149] visc.[149] x-ray[149]

Aufstoßen amel.: hydr-ac.[268]
M; Aufstoßen; amel.

FADEN, Empfindung wie von einem:

aufgehängt, als sei das Herz an einem Faden: aur.[5] kali-c.[137] lach.[5] lil-t.[122] lyc.[85] nux-m.[5] nux-v.[5] zinc.[5]
Aufgehängt, Empfindung wie, Herz; Faden, an einem ▯ ALLGEMEINES; C; Faden, Gefühl wie von einem

- **Rippe,** an einer linken freien: kali-c.[137]

Herz an einem Faden hängt, der bei jedem Herzschlag reißen könnte, als ob das: lach.[110]
Lose, Empfindung wie, Herz; losgerissen, als hätte es sich, und schaukelt an dünnem Faden hin und her

schwingt an einem Faden, Empfindung, das Herz: tub.[137]

FADENARTIG, Blutgefäße: chin-s.[102]

FALLEN, Empfindung, als ob Tropfen vom Herzen: cann-i.[76] cann-s. nux-m.[5]
O; Herz und Herzregion

FARBE, Verfärbung, Blutgefäße:

bläulich: am-c.[5] carb-an.[5] fl-ac.[5]

dunkel: carbn-h.[36]

FIBRINABLAGERUNGEN auf dem Endokard: calc-f.[102]
O; Herz und Herzregion; Endokard ▯ ALLGEMEINES; C; Tumoren; Fibrom

FLATTERN, Empfindung von, Herz: absin.[102] **Acon.**[102] aml-n.[171] apoc.[102] asaf.[102] atro.[25] bad.[25] **Cact.**[102] **Cimic.**[102] conv.[102] crot-h.[102] eup-pur.[25] ferr.[102] form.[25] galeo-c.[273] glon.[102] iber.[25] kali-hp.[45] **Kalm.**[102] lach.[102] lil-t.[25] lith-c.[171] med.[139] **Mosch.**[102] naja[25] **Nat-m.**[5] nux-m.[102] **Ph-ac.**[5] **Phase.**[102] **Phys.**[102] pyrog.[102] **Spig.**[102] sul-ac.[102] thea[102] verat-v.[25]
O; Herz und Herzregion • Zittern; Herz

Anstrengung agg.: kali-hp.[45]
M; Anstrengung, nach ▯ BRUST; M; Anstrengung, nach

aufsteigend, in den Hals:
▯ INNERER HALS; C; Herz in den Hals hüpft, Empfindung, als ob • INNERER HALS; C; Herzflattern

Erregung, durch: aml-n.[171] bad.[25] galeo-c.[273] lith-c.[171]
M; Gemütsbewegungen, durch ▯ GEMÜT; M; Erregung; Beschwerden durch; Allgemeinsymptome

- **geringster,** bei: bad.[25]
  ▯ GEMÜT; M; Erregung; Beschwerden durch; Allgemeinsymptome • BRUST; M; Geringfügige Ursachen, durch

Erwachen, beim: kali-hp.[45]
M; Erwachen, beim

FRÖSTELN, Herz: **Ars.**[5] brom.[5] carb-an.[5] graph.[5] helo.[111] kali-bi.[111] kali-c.[5] lach.[5] lil-t.[111] **Nat-m.**[5] nux-m.[5] olnd.[5] petr.[5] rhus-t.[5] ruta[5] sec.[5] spig.[5] sulph.[5] verat.[5] zinc.[5]
O; Herz und Herzregion

GEDRÜCKT, Empfindung wie, Herz: stroph.[137] thyr.[137]

GEHEMMT, stagnierend, Zirkulation, Kreislauf:
▯ BRUST; C; Zirkulation; Stockung

GERÄUSCHE:

Blasen, Herzregion: apis[76] lycps.[111] phos.[36]

- **synchron** mit der Systole: apis[76] **Phos.**[36]

Blasen, Herzspitze: ferr.[76]

Gluckern, Glucksen, Herz: bell.[1] lyc.[1]
O; Herz und Herzregion

Gurgeln, Herz: **Lyc.**[8] **Psor.**
O; Herz und Herzregion • Gurgeln, Empfindung von, Herz

- **Liegen,** im: **Psor.**

Herz kommend, wie vom: hydrog.[222]

Herzgeräusche: achy.[149] acon.[102] adon.[137] agar. **Aml-n.** ant-t.[85] **Apis**[76] apoc.[102] **Ars.**[5] **Ars-i.**[102] aspar. **Aur.**[102] aur-br.[102] aur-i.[102] **Aur-m.** bar-c.[137] benz-ac.[111] **CACT.**[137] **Calc.**[137] calc-f.[102] camph.[102] carb-ac. **Chel.** chin-ar. **Cocc.** **Colch.**[5] **COLL.** conv.[102] crat.[137] **Crot-h.** cupr.[5] cupr-s. cycl.[5] **DIG.**[5] **FERR.**[5] ferr-ar. ferr-i. gala.[102] gels.[111] **Glon.**[111] hep. **Hydr.** hydr-ac. hydro-c.[149] iber. **Iod.**[102] ip. kali-ar. kali-br. **Kali-c.**[137] **KALM.**[102] **Lach.**[102] laur.[137] **Lith-c.**[171] lob.[76] **Lyc.** **Lycps.**[111] mag-c.[5] **Merc.** merc-c.[5] mez.[5] mur-ac.[5] **NAJA**[102] nat-ar. nat-c.[5] **Nat-m.** **Nit-ac.** nux-m.[76] onos.[85] ox-ac.[102] **Phos.**[5] plb.[5] **Psor.**[137] puls.[137] queb.[77] **RHUS-T.**[102] sang.[102] ser-ang.[102] **SPIG.**[85] **SPONG.**[137] stann. stigm.[102] stram. stroph.[137] sulph.[5] **Sumb.** tab.[36] tarent.[137] thyr.[102] tub. verat.[5] verat-v.[111] visc.[102] zinc.[5] zinc-i.[137]
O; Herz und Herzregion • O; Herz und Herzregion; Herzklappen • O; Herz und Herzregion; Herzklappen; Mitralklappe • Schwäche; Herz; Mitralklappe

- **Infektionskrankheit,** nach: **Naja**[122]
- **Aortenklappe,** Stenose der: adon.[809] glon.[809] hydrc.[809] kalm.[809] **Rhus-t.**[809]
  Zusammenschnüren, Spannung, Enge, Empfindung von; Blutgefäße; Aorta

GERÄUSCHE; Herzgeräusche (Forts.)

- **Herzklappen**: achy.[149] acon.[102] **Adon.**[137] apis[76] apoc.[102] **Ars.**[102] ars-i.[102] aur.[102] aur-br.[102] aur-i.[102] **Bar-c.**[137] **Cact.**[137] calc.[137] calc-f.[102] camph.[102] colch.[58] **Conv.**[102] **Crat.**[137] **Dig.**[102] ferr.[76] gala.[102] **Glon.**[102] hydro-c.[149] **IOD.**[809] **Kali-c.**[137] kalm.[102] **LACH.**[809] laur.[137] lith-c.[171] lob.[76] **Lycps.**[102] **NAJA**[809] nux-m.[76] onos.[85] ox-ac.[102] phos.[102] plb.[102] psor.[137] **Puls.**[137] rhus-t.[102] sang.[102] ser-ang.[102] **Spig.**[85] **SPONG.**[809] stigm.[102] **Stroph.**[137] **Tarent.**[137] thyr.[102] visc.[102] zinc-i.[137]
  ☞ *O; Herz und Herzregion •O; Herz und Herzregion; Herzklappen*

<> ◦ **Ablagerungen,** durch fibroide: **IOD.**[809] **LACH.**[809] **NAJA**[809] phos.[809] **Puls.**[809] **Spig.**[809] **SPONG.**[809]

◦ **insuffizient**: adon.[171] cact.[137] crat.[137] kali-c.[137] spong.[137]

◦ **Insuffizienz,** bei: **ARS.**[809]

◦ **Mitral- und Trikuspidalinsuffizienz, Zurückströmen bei**: adon.[137] apoc.[102] cact.[137] gala.[102] laur.[137] psor.[137] ser-ang.[102] stroph.[137]
  ☞ *O; Herz und Herzregion; Herzklappen; Mitralklappe*

◦ **Rheumatismus** und harnsaurer Diathese, bei: lith-c.[171] spig.[85]
  ☞ *M; Rheumatismus*

- **tiefsitzend**: bar-c.[5] dig.[5] gels.[111] mez.[5]
  ▥ *BRUST; O; Tief sitzend*

◉ - **Blasen**: ars.[5] colch.[5] cupr.[5] dig.[5] ferr.[5] lycps.[111] merc-c.[5] nat-c.[5] phos.[5] plb.[5]

◦ **lautes** Blasen, Blasebalg, wie ein: phos.[809] **SPIG.**[809] **Spong.**[809]

- **Klingen**: dig.[5] plb.[5]

- **Knirschen,** Knarren: mag-c.[5]

- **rauh,** scharrend: plb.[5] zinc.[5]

- **Reiben**: benz-ac.[111] **LACH.**[809] mez.[5] mur-ac.[5] phos.[809] **SPIG.**[809]

- **Schnurren**: glon.[111] sulph.[5]

- **Schwirren**: cycl.[5] phos.[5]

- **systolisch,** Aorta: tab.[36]

Knacken, Herzregion: mag-c.[1] **Nat-c.**[1] spig.[111]
  ☞ *O; Herz und Herzregion*

- **Mittagessen,** nach: mag-c.[1]
  ▥ *BRUST; M; Mittagessen; während*

- **schmerzhaft**: nat-c.[1]

Sägen, Herz: lob.[76]

Schnurren, Herz: **Glon. Plb.**[54] **Psor.**[54] pyrog.[58] sulph.[5]
  ☞ *O; Herz und Herzregion •Schnurren, Empfindung von, Herzregion*

Summen, Herz: **Spig.**[5]

Surren, Schwirren, Herz: glon.[111] hydrog.[222] iod.[5] **Spig.**[5] sulph.[5] tab.[111]

- **Nerven** entzünden würden, als ob sich die: hydrog.[222]

Trommeln, Herz: lob-p.[111]

GESPANNT, Zirkulation, Kreislauf, warmen Zimmer, beim Sitzen im: chin-s.[36]

GESTRECKT, gedehnt, Empfindung wie, Herz: aur.[5]

GEWUNDEN, Blutgefäße: bell.[137] hydr-ac.[137]

GEZOGEN, Empfindung wie, Herz: carb-an.[5]

GEZOGEN, Empfindung wie nach unten, Herz: thuj.
  ☞ *O; Herz und Herzregion*

GICHT, Herz: abrot.[100] adon.[111] ars.[5] **Aspar.**[8] aur. bell.[5] **Benz-ac.** cact.[102] **Calc.** calc-i.[111] **Carb-v. Caust. Colch.**[102] conv.[102] cupr.[102] ferr-p.[111] hep.[5] iod.[5] **Kalm.**[102] lach.[5] **Led. LYC.** lycps.[111] nat-m.[5] phos.[5] **Puls. Spong.** stroph.[111] thyr.[111]
  ☞ *O; Herz und Herzregion •Entzündung; rheumatisch, Herz; •Schmerz; rheumatischer Schmerz, Herz, Endokarditis lenta*

metastatische Verlagerung aufs Herz: colch.[102] kalm.[102]
  ☞ *Entzündung; Herz, Karditis; Endokard, Endokarditis; •Entzündung; rheumatisch, Herz; Endokard; •Rheumatismus, Metastase zum Herzen ▥ ALLGEMEINES; C; Metastasierung (Übergang einer Krankheit auf ein anderes Organ oder Organsystem)*

GURGELN, Empfindung von, Herz: bell.[76] cact.[111] rhus-t.
  ☞ *O; Herz und Herzregion •Geräusche; Gurgeln, Herz ▥ ALLGEMEINES; C; Glucksen (feines Klopfen, Spannen), Mucken, Empfindung von*

Steigen, beim: bell.[76]
  ☞ *M; Treppensteigen, beim ▥ BRUST; M; Steigen agg.*

HALS aufsteigt, Empfindung, als ob das Herz zum:
  ☞ *Aufsteigende Empfindung, Herz; Hals, zum*

HÄLT die Hände aufs Herz: bufo[137] cupr.[137] hydr-ac.[137] laur.[5] lil-s.[137] naja[137] nat-m.[5] puls.[137] tarent.[137]

HÄNGT, als ob das Herz an einem Faden:
  ☞ *Aufgehängt, Empfindung wie, Herz; Faden, an einem*

HARTER Gegenstand, Empfindung das Herz ist ein: nat-c.
  ☞ *O; Herz und Herzregion •Ball, Empfindung wie von einem, Herz •Klumpen, Empfindung wie von einem, Herz*

HERUNTERFÄLLT, Empfindung, als ob das Herz: cench.[102] hyper.[137] laur.[137]

Abdomen, in das: cench.[102]

HERVORTRETENDE Venen, überall am Körper: carc.[207]

HERZ auf der rechten Seite wäre, Empfindung, als ob das:
  ☞ *Rechten Seite, Empfindung, als wäre das Herz auf der*

HERZKLOPFEN: abel.[149] **Abies-c.**[102] abies-n.[102] abrot.[137] absin.[102] **ACON.**[5] adam.[222] **Adon.**[144] aesc. **Aeth. AGAR.**[5] agarin.[102] agn.[137] ail.[76] aloe[111] alst-s.[85] **Alum.** alum-p.[58] alum-sil.[58] alumn. **Am-c. Am-m.**[5] am-val.[102] **AMBR. AML-N.** ammc.[102] anac.[102] anan. androc.[222] anemps.[102] **Ang.** ange-a.[1125] anis.[76] ant-c. **Ant-t.**[5] **Apis** apoc.[102] aran.[149] aran-ix.[149] aran-s. **Arg.** arg-m. **ARG-N.**[5] arge-p.[264] **Arn.**[5] **ARS. ARS-I. Ars-s-f.**[58] art-v.[54] **Asaf. Asar.**[5] asc-t. aspar.[8] asper.[1125] aster. atista[192] atro.[102] **AUR.** aur-ar.[58] aur-br.[85] aur-i.[58] **Aur-m.** aur-m-n.[272] aur-s.[58] aven.[85] aza.[192] **Bad.**[1] **Bamb-a.**[1184] bani-c.[204] bapt. **Bar-c.**[5] bar-i.[58]

Bar-m. **Bar-s.**[58] bart.[36] bcg[149] **BELL.**[5] bell-p.[256] benz-ac. berb. **Beryl.**[119] **BISM.**[5] boerh.[192] bor. bos-c.[1125] **Bov.**[137] **Brom.**[76] **BRY.**[5] bufo[111] but-ac.[119] **CACT.**[102] cadm-i.[110] **CADM-S.**[171] **CALC.**[5] **Calc-ar.** calc-f.[149] calc-i.[58] **Calc-p.**[144] calc-s. calc-sil.[58] **Camph.**[5] cand-a.[239] **Cann-i.** **CANN-S.** canth.[76] carb-ac.[102] **Carb-an.** **Carb-v.** carbn-o.[36] **Carbn-s.** carc.[119] carl. **CAUST.**[5] **Cedr.**[25] cench.[58] **Cham.** **Chel.** chim. **CHIN.** **Chin-ar.** **Chin-s.** **Chinid.**[102] chinin.[1125] chlorpr.[149] choc.[222] cic.[36] cimic.[102] cina[5] cinnb.[111] citl-v.[197] clem. cob-n.[149] coc-c. **Coca** **COCC.**[5] cod.[25] coff. **COLCH.** **Coll.**[102] **Coloc.**[5] com. **CON.** **Conv.**[102] cop. corn. corn-f.[45] cortico.[119] corv-c.[258] crat.[137] croc.[54] **Crot-c.** **Crot-h.**[111] croto-t. **Cupr.** cupr-ar.[25] cupr-s. cur.[144] curc.[192] **Cycl.**[5] cymbo-ci.[2184] cypra-e.[227] cyt-l.[149] daph.[85] **DIG.**[5] digin.[102] **Dios.** dirc.[85] dulc. dys-co.[136] **Elaps**[85] ephe.[267] **Eup-per.** eup-pur.[25] euphr. eupi. fago. falco-p.[265] **Ferr.**[5] **Ferr-ar.** **Ferr-i.** ferr-m. ferr-ma. **Ferr-p.** fl-ac.[5] foll.[1201] form. **Gels.**[102] germ.[222] gink.[227] gins. **GLON.**[137] goss.[85] gran. **Graph.** grat. **Guai.** ham.[111] harp.[1184] hed.[144] hell.[5] helo.[102] helon. **Hep.** hir.[144] **Hydr.** hydr-ac.[137] hydrc.[192] hydro-c.[149] **Hydrog.**[222] **Hyos.** hyosin.[137] hyper. **Iber.**[137] **IGN.** ignis[194] indg.[8] **IOD.** **Ip.**[5] ipom.[119] irid.[222] iris[111] jab.[137] jatr. **Kali-ar.** **Kali-bi.** kali-br.[8] **KALI-C.** **Kali-chl.** **Kali-fcy.**[102] **Kali-i.** kali-m.[85] **Kali-n.** **Kali-p.** **Kali-s.** kali-sil.[58] **KALM.** kola[1184] kreos.[5] kron.[9] lac-c.[54] lac-cpr.[261] **Lac-d.**[56] lac-lox-a.[204] **LACH.** lachn. lact. lap-laz.[227] lar-ar.[251] lat-h.[301] **Laur.** lav-v.[1125] **Lec.**[809] led. **Lil-t.**[111] lim-b-c.[204] lith-c.[111] **Lob.** **LYC.**[5] **Lycps.** lyss. m-arct.[5] m-art.[5] **M-aust.**[5] **Mag-c.** **Mag-m.**[36] mag-p.[137] mag-s.[119] maland.[56] **Manc.**[76] **Mang.** mang-acet.[76] mant-r.[262] marr.[1125] **Med.** **Meli.** meny.[137] **MERC.** **Merc-c.**[5] merc-cy.[25] merc-i-f. merc-pr-r.[1] **Merl.** mez.[5] **Mill.**[137] mit.[85] morg.[136] morg-g.[136] morph. **Mosch.**[137] **Mur-ac.**[5] murx. mygal.[8] myric.[171] **NAJA**[137] **NAT-AR.** **NAT-C.**[5] **NAT-M.**[5] **NAT-P.** nat-s.[111] nat-sil.[58] neon[222] **NIT-AC.**[5] **NUX-M.** **NUX-V.**[5] ol-an.[137] ol-j.[85] **Olnd.** onos.[111] **Op.**[5] osm. **Ox-ac.** ozone[227] **Par.** paraf.[102] parth.[197] **Petr.**[1] **PH-AC.**[122] **Phase.**[142] **PHOS.**[5] **Phys.** phyt.[111] pic-ac. piloc.[171] pimp.[1125] pip-m.[111] pip-n.[111] pitu-a.[164] plan.[144] **Plat.** **Plb.**[5] plut-n.[222] **Podo.** polyg.[25] por-m.[251] prot.[193] **Prun.** psil.[164] **Psor.** **PULS.** **Pyrog.**[102] rad-br.[111] **Rauw.**[144] rhod.[5] **Rhus-t.**[144] ros-d.[305] rumx. ruta[5] sabad.[5] sabin.[5] samb. sang.[36] sarcol-ac.[102] saroth.[111] sarr. **Sars.**[144] scut.[25] **SEC.** senec.[148] **Seneg.** **SEP.**[137] **Sil.**[76] sol-t-ae. spect.[271] **SPIG.**[5] spira.[85] spirae.[1125] **SPONG.**[5] squil. stann.[76] **STAPH.** stict.[111] still.[25] **Stram.** **Stront-c.**[5] stroph.[137] stry. stry-n.[1125] **Sul-ac.** **Sul-i.**[58] sulo-ac.[36] **SULPH.**[809] sumb.[137] syc-co.[142] **TAB.** tama.[197] tarax. tarent. tarent-c.[192] tart-ac.[60] tax.[303] tax-br.[255] tein.[9] tell.[85] tep. ter. term-c.[192] thea[144] **Ther.** **Thuj.**[5] **Thyr.**[137] til-c.[253] tril.[102] tril-c.[36] trinit.[102] tub.[58] upa.[102] uran.[269] uro-h.[264] ust.[102] valer.[102] **VERAT.**[5] **Verat-v.**[102] vero-o.[232] vesp. vib.[25] vib-p.[250] viol-o. **Viol-t.**[5] visc.[111] x-ray[119] yohim.[85] **ZINC.**[5] zinc-i.[137] **Zinc-p.**[58] zinc-s.
☞ *Pulsieren, Pochen, Empfindung von; Herz • Zittern; Herz ▤ BRUST; C; Drehen, Winden*

abwechselnd mit:

- **Blutandrang** zum Gehirn: **Glon.**[36]
  ☞ *A; Abwechselnd mit*
- **Fröhlichkeit**:
  ☞ *A; Abwechselnd mit ▤ GEMÜT; C; Fröhlich, ausgelassen, vergnügt, lebhaft; abwechselnd mit; Herzklopfen*
- **Hämorrhoiden**: coll.[102]
  ☞ *A; Abwechselnd mit • A; Abwechselnd mit; Hämorrhoiden*
- **Heiterkeit**: spig.[1]
  ☞ *A; Abwechselnd mit*
- **Menses,** mit unterdrückten: coll.[102]
  ☞ *A; Abwechselnd mit*
- **Schmerzen** in den Beinen: benz-ac.
  ☞ *A; Abwechselnd mit • A; Abwechselnd mit; Schmerz in anderen Teilen ▤ EXTREMITÄTEN; A; Abwechselnd mit*
- **Stimmlosigkeit,** Aphonie: ox-ac.
  ☞ *A; Abwechselnd mit*

tagsüber: **ACON.** **Iod.** rhus-t. sars.[76]

morgens: agar. alum. alum-p.[58] bar-c. calc-f.[149] **Carb-an.** caust. chel. chin-s. cob-n.[144] hep. **Hydr.** ign. kali-bi. kali-c.[1] **Kalm.** **LACH.** lyc.[111] **Lycps.** merc.[54] **Nat-m.** nux-v.[102] **PHOS.** podo. **Rhus-t.** **Sarr.** sep. sol-t-ae. **SPIG.** sulph. term-c.[192] thuj.[76] tub.[85] vib-p.[250]
☞ *Z; Morgens ▤ BRUST; Z; Morgens*

- **4** Uhr - **5** Uhr: lyc.[111]
- **7** Uhr: sol-t-ae.
- **Bett,** im: **Ign.** **Kali-c.**[809] **Rhus-t.**
  ▤ *BRUST; Z; Morgens; Bett, im*
- **Erwachen,** beim: agar. alum. alum-p.[58] calc-f.[149] **Carb-an.** chin-s. cob-n.[144] hep. kali-bi. kali-c.[1] **LACH.** merc.[54] **Nat-m.** nux-v.[102] phos. rhus-t. **Sep.** thuj.
  ☞ *M; Erwachen, beim*
  - **liegt** still mit geschlossenen Augen: carb-an.
  - **plötzlich**: **Kali-bi.**
  - **Verletzung,** nach: merc.[54]
    ▤ *BRUST; M; Verletzungen, nach*
- **Frühstück,** nach dem:
  - **agg.**: phos.
  - **amel.**: **Kali-c.**
- **Gehen,** beim: thuj.[76]
- **Kopfschmerz,** mit: nat-m.[76]

vormittags: chin. kali-c.[1] **Lach.** nat-m. sulph.
☞ *Z; Vormittags ▤ BRUST; Z; Vormittags*

- **9** Uhr: chin.

mittags: dig. mez. sol-t-ae. staph. sulph.
☞ *Z; Mittags*

- **Essen,** vor dem: mez.
  ☞ *M; Essen; vor und während*

nachmittags: agar. arg-n. bell. carc.[193] chel. chin-s. colch. croto-t. curc.[192] dig. euphr. form. gels. **Lyc.** lyss. phos.
☞ *Z; Nachmittags ▤ BRUST; Z; Nachmittags; agg.*

- **13** Uhr: chel.
- **14** Uhr - **18** Uhr: carc.[193]
- **15** Uhr - **17** Uhr: agar.

HERZKLOPFEN (Forts.)

abends: **Agar.** alum. alum-p.[58] ang.[85] arg-n. bamb-a.[1184] brom. bufo cact. calc. calc-ar.[58] canth. **Carb-an.** carb-v. **Carbn-s. Caust.** chel. cycl. dig. dulc. **Graph. Hep.** kali-n. **Kalm. Lec. Lyc. Lycps. Manc.** mez. murx. nat-c.[1] **Nat-m.** nit-ac. ox-ac. par. petr.[1] **PHOS.** ros-d.[305] sars.[1] sep. sil. **Sulph.** tab. thuj. tub.[58]
☞ *Z; Abends* ▥ *BRUST; Z; Abends*

- **20** Uhr: **Calc.**[162]
- **Bett,** im: ang.[85] **Arg-n.** bamb-a.[1184] calc. kali-n. **LYC.** nat-c.[1] **Nat-m. Nit-ac.** ox-ac. petr. **Phos.** ros-d.[305] sars.[1] **Sep. SULPH.**
- **Essen,** nach: tub.[58]
☞ *M; Essen; nach*
- **Hinlegen,** nach dem: nat-c.[1]
▥ *BRUST; M; Liegen; agg.; Hinlegen, nach dem*
- **Sitzen,** beim: petr.[1]

nachts: agar. alum. am-c. **Arg. ARG-N. Ars.** ars-s-f.[58] asaf. **Aur.** aur-ar.[58] **Aur-i.**[58] aur-s.[58] bamb-a.[1184] bani-c.[204] bar-c. bar-i.[58] **Bar-s.**[58] **Benz-ac.**[76] **Cact.**[76] **CALC.** calc-ar.[58] calc-i.[58] **Calc-s. Calc-sil.**[58] carb-ac.[85] coc-c. colch. cyt-l.[119] dig. **Dulc.** ferr. ferr-ar. **FERR-I.** ferr-p. harp.[1184] iber.[102] ign. **Iod.** kali-n.[85] kola[1184] lil-t.[102] lim-b-c.[204] **Lyc. Merc.** merc-c. morg.[136] morg-g.[136] mur-ac. nat-ar. nat-c.[76] nat-m.[111] nat-sil.[58] nit-ac. **Ox-ac.** petr. ph-ac. **Phos. PULS.** rhus-t. sep. sil. sol-t-ae. **Spig.** sul-i.[58] **Sulph. Tab.** thea tub.[85] **Verat.**
☞ *Z; Nachts* ▥ *BRUST; Z; Nachts*

- **23** Uhr - 3 Uhr: **Colch.**
- **Bett,** im: cact. calc-ar.[58] ferr. harp.[1184] **Iod. Ox-ac. Ph-ac. PULS. Rhus-t. Spig. SULPH.**
☞ *Schlaf; Einschlafen, beim*
- **Druck** in der Magengrube, **mit**: sulph.
▥ *MAGEN; M; Herzklopfen, mit*
- **Erwachen**:
▥ *SCHLAF; C; Erwachen; Herzklopfen, mit* • *BRUST; M; Erwachen, beim*
  - **jede** halbe Stunde: **Lyc.**
  - **weckt** ihn: kali-n.[85] lim-b-c.[204] morg-g.[136] nat-m.[111]
  ☞ *M; Erwachen, beim*
- **Gehen,** beim: cact.[76]
- **Liegen,** beim: benz-ac.[76] nat-c.[76]
☞ *M; Liegen, beim; agg.*
  - **Seite,** auf linker: nat-c.[76]
  ▥ *BRUST; M; Liegen; agg.; Seite, auf der; linker Seite, auf*

Mitternacht:
- **gegen**: bad. benz-ac. calc. kali-n.[1] spong.
  - **erwacht** dadurch: bad. benz-ac. calc. **SPONG.**
  ☞ *M; Erwachen, beim*
- **nach**: am-c.[58] ars. benz-ac. chin. iber.[102] kali-bi. lyc. nit-ac.[1] spig. spong.
▥ *BRUST; Z; Mitternacht; nach*
  - **1** Uhr - 2 Uhr: **SPONG.**
  - **2** Uhr: benz-ac. iber.[102] **Kali-bi.**
  - **3** Uhr: am-c.[58] **ARS.** chin. nit-ac.[1]
  - **4** Uhr - 5 Uhr: lyc.

6 bis 10 Schläge: nat-m.[1]

Abendessen, nach dem: cupr.[1] **Lyc. Ph-ac. PULS.** rumx. tub.[58]

Abort, bei drohendem: calc.[26]

Analfistel, bei: cact.[137]

Anämie:
- **durch**: ars.[102] **Chin.**[102] dig.[102] kali-c.[102] kali-fcy.[102] kron.[9] nat-m.[102] **Ph-ac.**[102] phos.[102] **Puls.**[102] spig.[102] verat.[76]
- **mit**: ferr.[8] nat-m.[8] puls.[8]

anderen Beschwerden, bei geringfügigen: anac.[47]
▥ *BRUST; M; Geringfügige Ursachen, durch* • *ALLGEMEINES; M; Beschwerden, geringfügige, agg.*

angesprochen, wenn: aur-m.[58] gels.[8]
▥ *BRUST; M; Angesprochen, wenn*
- **Verlust,** auf seinen: gels.[8]

Angst:
- **mit**: abel.[149] **ACON.**[5] adam.[222] aesc. agar. alum. alum-p.[58] **Am-c.** aml-n.[25] **Ang.**[5] **Ant-t.**[5] **Apis Arg. Arg-n. ARS.** aspar. **AUR.** aur-ar.[58] **Aur-i.**[58] **Aur-m.**[54] **Aur-m-n.**[272] aur-s.[58] aza.[192] bani-c.[204] bar-c. bar-s.[58] bell.[54] bell-p.[256] bor.[1] brom.[137] **Bry. Cact. CALC. Calc-p.**[54] calc-s. **Camph.** cann-i.[25] cann-s. carb-v. carbn-s. **Caust.** cench.[58] cham.[60] **Chel.**[54] **CHIN.**[5] **Chin-ar.** coca[25] **Cocc.**[54] **Coff. Colch.**[54] **CRAT.**[137] **Croc. Cupr.**[5] **DIG.** dys-co.[136] elaps ephe.[267] falco-p.[265] **Ferr.** ferr-ar. ferr-p. gels.[111] germ.[222] **Graph. Hep.** hydrog.[222] **Hyos.** ign.[111] **Iod.** ip. ipom.[119] kali-ar. **Kali-c. Kali-n. Kali-p.** kali-s. **Kalm. Lach.**[54] **Laur. Lil-t.** lith-c. **LYC.**[5] lyss.[54] m-arct.[5] m-art.[5] m-aust.[5] mag-m.[58] **Merc.** merc-c.[5] mez.[1] **Mosch.** naja[137] **Nat-ar. NAT-C.**[5] **NAT-M. Nat-p. Nit-ac.** nux-v. ol-an.[137] **Olnd. Op.** osm. ox-ac.[111] **PH-AC.** phase.[1125] **PHOS.**[54] **PLAT.**[54] **Plb. Psor. PULS.**[5] **Rhus-t. Ruta**[5] **Samb.** sars. **Sec. Sep.**[76] sil.[1] **SPIG.**[5] **Spong. Stram.** stroph.[137] **Sul-ac.**[5] **SULPH.**[54] sumb.[137] tart-ac.[60] tax-br.[255] **Thuj.**[5] tril-c.[36] valer.[137] **VERAT.**[5] viol-o.[5] **Viol-t. Zinc. Zinc-p.**[58]
☞ *M; Angst, mit*
  - **abends** und morgens: **PHOS.**[54]
  ☞ *Z; Morgens* • *Z; Abends*
  - **Erregung,** nach: **Plat.**[54]
  ☞ *M; Gemütsbewegungen, durch* ▥ *GEMÜT; M; Erregung; Beschwerden durch; Allgemeinsymptome*
  - **Fieber,** vor: acon.[5] chin.[5] puls.[5] spig.[5]
  ▥ *BRUST; M; Fieber; vor*
  - **geistige** Anstrengung agg.: aur-m.[54]
  ▥ *BRUST; M; Geistige Anstrengung agg.*
  - **Hydrops,** Hydroperikard, bei: **Colch.**[54]
  - **Kindern,** bei: **Calc-p.**[54]
  ☞ *M; Jungen Menschen, bei*
  - **krampfartigen** Schmerzen in der Präkordialregion, mit: **Lach.**[54]
  ▥ *BRUST; M; Krämpfen in der Brust, mit*
  - **plötzlich**: **Chel.**[54]
  - **schlafen,** kann nicht: **Sulph.**[54]
  - **Schwäche,** mit: **Calc-p.**[54]
  - **vergangene** Ereignisse, um: sep.[76]
  - **Zittern,** mit, durch schnelle Bewegung oder Erregung: **Cocc.**[54]
  ☞ *M; Gemütsbewegungen, durch* ▥ *GEMÜT; M; Erregung; Beschwerden durch; Allgemeinsymptome*
- **ohne**: ant-t.[5] carb-an.[5] ip.[5] sars.[76] **Sul-ac.**[5] sulph.[5] thuj.[5] **Zinc.**[5]

Anlehnen, beim:

- **vorn,** nach: ang.[85] sul-ac.
  ☞ *M; Beugen, Neigen; agg., vorwärts ▤ BRUST; M; Anlehnen, beim; vorne, nach, auf die Arme gestützt • ALLGEMEINES; M; Anlehnen; vorn, nach; agg.*
  ◦ **Aufstützen** auf die Arme, und beim: sul-ac.
  ▤ *BRUST; M; Anlehnen, beim; Arm an etwas*
- **Zurücklehnen,** beim: **Chin-ar. Lach.**
  ▤ *BRUST; M; Anlehnen, beim; hinten, nach*

Anordnungen, nach Geben von häuslichen: stann.[76]

Anstrengung:

- **agg.**: am-c. ambr.[58] **Apoc. ARG. ARG-N. Arn.**[102] **ARS. Ars-i.** ars-s-f.[58] **ASAF. AUR.** aur-ar.[58] aur-i.[58] **Aur-m.** aur-s.[58] **Bar-c.** bell.[102] bell-p.[256] bor.[102] **Bov.** brom.[102] **CACT. CALC. Calc-ar. Calc-sil.**[58] **Carb-an.** carb-v. carbn-s. caust.[102] **Chel.**[809] **CHIN.** chin-ar. **CHIN-S.** cimic.[102] coca[102] con.[111] conv.[102] cortico.[119] **DIG.**[102] ferr.[58] ferr-i.[58] ferr-p. glon.[58] gran. **Graph.** iber.[102] **IOD.**[76] **Kali-c.**[809] kali-i. kali-sil.[58] **Kalm.** lac-d.[58] **LACH. Laur.** lil-t.[137] **LYCPS.** mag-s.[119] **Med.**[139] meny.[137] **Merc. NAJA Nat-ar. NAT-M.**[102] **Nat-p. Nit-ac. Ph-ac. PHOS.** plan.[25] **Podo. PSOR. Puls. Rhus-t.** sarcol-ac.[102] saroth.[144] sars.[58] sil. **SPIG. Spong. Stann.**[85] **STAPH. Stram. Sul-i.**[58] **Sulph.** sumb. tax.[303] thyr.[102] vesp.
  ☞ *M; Anstrengung, nach ▤ BRUST; M; Anstrengung, nach*
  ◦ **Belastung** des Herzens, nach: **Arn.**[102] bor.[102] **Caust.**[102] coca[102]
  ◦ **geringste,** sogar die: **Aur-i.**[58] bell.[102] brom.[102] cimic.[102] coca[102] conv.[102] **Dig.**[102] **Ferr-i.**[58] **Iber.**[102] **Iod.**[102] kali-c.[809] med.[139] meny.[137] nat-m.[102] sarcol-ac.[102] stann.[85] **Thyr.**[102]
  ▤ *BRUST; M; Geringfügige Ursachen, durch*
  ◦ ◦ **bereits** bei Anweisungen bezüglich des Haushalts: stann.[85]
  ▤ *BRUST; M; Geringfügige Ursachen, durch*
  ◦ **heftige**: iod.[76]
  ◦ **Mittagessen,** nach: nit-ac.
  ▤ *BRUST; M; Mittagessen; während*
  ◦ **plötzliche**: **Arg. Arg-n.**
  ◦ **ungewohnte**: **Arg-n. Cact.** chel.
- **amel.**: kola[1184] mag-m.
  ▤ *ALLGEMEINES; M; Anstrengung, körperliche; amel., Anstrengung*

Aphthen, und: **Anis.**[8]

Ärger, durch: acon. agar. arg-n.[193] **Aur-m.** cham. coloc.[193] **Ign.** iod. lyc. **Nat-m.**[193] **Nux-v.** petr.[193] **Phos. SEP.**[193] staph.[193] verat.
  ☞ *M; Zorn agg. • Gemütsbewegungen, durch • Zorn, durch • Puls; schnell, beschleunigt, jagend, unzählbar; Ärgernis, nach ▤ GEMÜT; M; Zorn, Beschwerden durch*

Atem:

- **anhalten,** beim: cact.[85] spig.
  ▤ *BRUST; M; Atmen; agg.; Atem anhalten*
- **übelriechendem,** mit: spig.[137]
- **verschlägt** den: chin.[137] stroph.[137] zinc.[1]

Atmen:

- **Atmen,** tiefes:
  ◦ **agg.**: spig.[137] tub.[137]
  ▤ *BRUST; M; Atmen; agg.; während; tief*
  ◦ **amel.**: arg-m.[137] carb-v.
  ▤ *BRUST; M; Atmen; amel.; tiefes Atmen*
- **schwierig**:
  ▤ *ATMUNG; C; Atemnot, Dyspnoe, erschwerte Atmung; Herzklopfen, bei • BRUST; M; Atmen; agg.; Atemnot, erschwerter Atmung, mit*

Auffahren aus dem Schlaf, nach: petr.[1] ph-ac.[1]

Aufmerksamkeit auf irgendetwas gerichtet ist, wenn die: nat-c.
  ▤ *BRUST; M; Beachtung agg.*

Aufstehen:

- **Arme,** der: dig. **Spig. Sulph.**
  ▤ *BRUST; M; Anheben der Arme agg. • ALLGEMEINES; M; Heben, Anheben; agg.; Arme, der*
- **Kopf** aus dem Kissen: tub.[144]
  ▤ *ALLGEMEINES; M; Heben, Anheben; agg.; Kopfes, des*

Aufstehen, beim: ars. brom. **Bry.**[193] cact. colch. con. **Dig.**[193] ferr-i. kali-n.[1] lach. mag-m. phos. sulph.[1] verat-v.[76]
  ☞ *M; Aufstehen, beim*

- **Bett,** aus dem: ars. colch. **Con. Lach. PHOS.** sulph.[1] verat-v.[76]
  ▤ *BRUST; M; Aufrichten; agg. • ALLGEMEINES; M; Aufstehen; agg.; Liegen, vom*
- **Sitzen,** vom: brom. **Cact.** ferr-i. **Lach.** mag-m. **PHOS.**
  ▤ *BRUST; M; Aufstehen; agg.; beim; Sitzen, vom • ALLGEMEINES; M; Aufstehen; agg.; Sitzen, vom*

Aufstoßen:

- **agg.**: agar.[58] coloc.[1]
  ▤ *BRUST; M; Aufstoßen; agg.*
- **amel.**: aur. bar-c. **Carb-v.** morg-g.[136] mosch.[111]
  ▤ *BRUST; M; Aufstoßen; amel.*

Augenöffnen, beim: carb-an.
  ▤ *BRUST; M; Öffnen der Augen agg.*

Augenschließen amel.: carb-an.[137]
  ▤ *ALLGEMEINES; M; Schließen; Augen, der; amel.*

Ausdehnen der Brust, beim: chel.[137] lach.[148]

- **Enge,** mit: chel.[137]

Autofahren, beim: lat-h.[301]

Baden:

- **agg.**: am-c. bamb-a.[1184] iod. lach.
  ▤ *BRUST; M; Waschen; agg. • ALLGEMEINES; M; Baden, Waschen; agg.*
  ◦ **warm** Baden: bamb-a.[1184] **Iod. Lach.**
  ▤ *BRUST; M; Wärme; agg.*
- **amel., kalt**: **Iod.**
  ▤ *BRUST; M; Waschen; amel.; kalt • ALLGEMEINES; M; Baden, Waschen; amel.; kaltes*

Begeisterung, Überschwenglichkeit, nach: **Coff.**
  ☞ *Erregung, nach • Gemütsbewegungen, durch*

Begleiterscheinungen: anac.[111] ol-j.[85]

HERZKLOPFEN (Forts.)

Beugen vorwärts, beim:
☞ *M; Beugen, Neigen; agg., vorwärts*

- **agg.**: spig.[76]
☞ *M; Beugen, Neigen; agg., vorwärts*

- **Brust,** der: kalm. **SPIG.**

- **rückwärts,** oder, amel.: arn.[193]
▤ *BRUST; M; Beugen; amel.; rückwärts*

Bewegung:

- **agg.**: acon.[102] agar. **Am-c.** am-m. **Apoc. Arg-n. Arn.** ars.[58] aspar. **Aur.** aur-ar.[58] aur-i.[58] aur-m.[137] aur-m-n.[36] aur-s. bell.[102] bor. bov. brom. bry. cact.[102] **Calc.** calc-ar.[102] calc-sil.[58] camph. **CANN-S. Carb-v. Carbn-s.** chel. chin.[137] **Cimic.**[102] **Cocc. Con.** cortico.[149] **DIG.** dirc.[85] **Ferr.**[102] **Ferr-i.**[58] ferr-ma.[10] ferr-p. goss.[122] **Graph. Hyos.** iber. iod. jatr. kali-n.[36] kali-p. kalm. **Lach.** led. lil-t.[102] maland.[56] med. merc. **Naja Nat-m.**[1] **Nit-ac. PHOS. Prun.**[122] **PSOR.** puls. rhus-t. sabin. seneg. **Sil.** sol-t-ae. **SPIG.** spong. **Staph.**[76] **Stram.**[122] sul-i.[58] sulph. thuj. verat. verat-v.[76] zinc-s.
▤ *BRUST; M; Bewegung; agg.*

◦ **Arme,** der: **Acon.** am-m. bor. bry. camph. chel. **Dig.** ferr. ferr-ma.[10] led. **Naja** phos.[1] **Puls. Rhus-t.** seneg. **Spig.** spong. **SULPH.** thuj.
▤ *BRUST; M; Bewegung; agg.; Arme, der*

◦ ◦ **links**: phos.[1]

◦ **Beginn** der Bewegung, **zu**: cact.

◦ **geringste**: acon.[102] aur-m-n.[36] bell.[102] **Cact.**[102] **Calc-ar.**[102] calc-sil.[58] **Carb-v.** chin.[137] cimic.[102] **Con.** dig. ferr.[102] iber. **Lil-t.**[102] maland.[56] med. **Merc.** nat-m.[1] **Nit-ac. PHOS.** prun.[122] **SPIG.** staph.[76]
▤ *BRUST; M; Geringfügige Ursachen, durch*

◦ **jegliche**: chin.[137]

◦ **Kindsbewegungen,** durch die ersten: **Sulph.**
▤ *BRUST; M; Bewegung; agg.; Fötus, des*

◦ **plötzliche**: kali-n.[36] verat-v.[76]

◦ **schnelle** oder heftige: **Cocc. Sil. Spig.**

◦ **Sprechen,** mit Unfähigkeit zu: **Stram.**[122]

- **amel.**: **Arg. Arg-n.** ferr. gels.[111] glon. lob.[137] mag-m. morg-g.[136] nux-m.[137] par. phos. puls. **Rhus-t.**
▤ *BRUST; M; Bewegung; amel.*

◦ **langsame**: ferr. puls.

- **muss** sich bewegen: ferr.

Bier, nach: sumb.
▤ *BRUST; M; Bier, nach* • *ALLGEMEINES; C; Speisen und Getränke; Bier; agg.*

Blähungen, Flatulenz:

- **durch**: nat-m.[1]
▤ *BRUST; M; Blähungen, Flatulenz; agg.*

- **mit**: abies-c.[102] **Arg-n.**[102] cact.[102] carb-v.[102] coca[111] coll.[111] ham.[111] lyc.[58] lycps.[111] **Nux-v.**[102] phase.[142]

- **amel.**: abies-c.[102] aloe[809] carb-v.[193] morg-g.[136]
▤ *BRUST; M; Blähungen, Flatulenz; amel.*

Blutandrang zum Kopf: aml-n.[25] arn.[10] **Aur.**[8] **Bapt.**[54] bart.[36] **Bell.**[54] bov.[36] chin.[10] coff.[46] hyosin.[137] indg.[8] morph.[85] saroth.[111]

Bluthusten, Hämoptö, mit: mill.[137]

Blutung, bei uteriner: apoc.[54] croc.[54]
☞ *M; Uterus, mit Beschwerden des*

Brennen am Herzen, mit: kali-c.[102]

Bücken, beim: ang. cact. **Cann-s. Nat-c. Spig.**[102] **Sul-ac.** thyr.[137]
☞ *M; Bücken, beim*

- **vorn,** nach: spig.[102]
☞ *M; Beugen, Neigen; agg., vorwärts* ▤ *BRUST; M; Bücken; agg.*

Choralmelodie in der Kirche, durch: carb-an.[137]

dehnt die Brust aus: lach.[148] olnd.[76]
☞ *Einatmen, bei tiefem*

Denken:

- **beim** daran: alum.[54] alumn. ambr.[144] **Arg-n. Aur-m.** bad.[111] **Bar-c.** cact.[111] calc-p.[144] **Gels.** ign.[111] **Lycps. Ox-ac.** sumb.
▤ *BRUST; M; Denken, daran*

- **Fehler,** über die eigenen: iod.

Druck mit der Hand amel.: **Arg-n.** cand-a.[239]
▤ *BRUST; M; Druck; amel.* • *ALLGEMEINES; M; Auflegen der Hand auf die kranke Stelle; amel.* • *ALLGEMEINES; M; Druck; amel.*

Dyspepsie, bei: abies-c.[102] **Abies-n.**[102] arg-n.[102] cact.[102] **Carb-v.**[102] **Chin.**[102] coca[102] coff.[102] coll.[102] dios.[102] hydr-ac.[102] lyc.[102] **Nux-v.**[102] **Puls.**[102] sep.[102] spig.[102] tab.[102]

Einatmen, bei tiefem: asaf. cact.[8] kalm. **SPIG.** tub.[85]
☞ *dehnt die Brust aus* ▤ *BRUST; M; Atmen; agg.; während;*

Entspannung und Gähnen, nach: lyc.[1]
▤ *ALLGEMEINES; M; Gähnen; agg. nach G.*

Epilepsie:
☞ *Konvulsionen*

Erbrechen:

- **vor**: sang.[8]
▤ *BRUST; M; Erbrechen; vor* • *ALLGEMEINES; M; Erbrechen; agg. vor Erbrechen*

- **mit**:
▤ *MAGEN; C; Erbrechen; allgemeine Arzneien; Herzklopfen, mit* • *BRUST; M; Erbrechen; während*

Erregung, nach: alumn. **Ambr.** aml-n.[193] **ARG-N. Ars. Ars-i. Asaf. Aur. Aur-m.** aur-s.[58] **Bad. Bell.** brom.[58] **Cact.** calc. **Calc-ar. Chim.** chin-ar. **Cocc. Coff. Crot-h. Dig.** dys-co.[136] ferr. gels.[144] glon.[58] hed.[144] iod.[144] **Kali-p.** kali-sil.[58] lac-d.[58] lach. **LIL-T.**[193] lith-c. **Lycps. Naja** nat-m. neon[222] **Nit-ac. Nux-v.** ozone[227] **Ph-ac. PHOS. Plat. Podo.** prot.[193] **Puls.** seneg. **Sep.** sumb.[144] tab.[144] verat.[144]
☞ *M; Gemütsbewegungen, durch* • *Begeisterung, Überschwenglichkeit, nach* • *Gemütsbewegungen, durch* ▤ *GEMÜT; M; Erregung; Beschwerden durch; Allgemeinsymptome* • *BRUST; C; Flattern, Empfindung von; Erregung, nach geringster*

- **plötzlicher,** nach: alumn. **Cact. Lach. Nux-v.**

Erwachen, beim: acon. agar. alst-s.[85] **Alum.** alum-p.[58] anan. androc.[222] aran-s. **Ars. Benz-ac.** bufo **Calc. Cann-i. Carb-an.** chin.[5] chin-s. colch. con. cymbo-ci.[2184] cypra-e.[227] dig. dios. eupi. harp.[1184] hep. hydro-c.[2147] ign. iris[111] kali-bi. kali-c.[122] kali-i. kali-n.[1] **LACH.** lil-t.[25] mag-s.[144] merc. **NAJA** nat-c.[1] **Nat-m.**

nit-ac. **Ox-ac.** petr. ph-ac.[122] **PHOS.** plat. plut-n.[222] por-m.[251] rad-br.[111] rhus-t. sec. **Sep.** **Sil.** spong. staph. sulph. thuj. zinc.[1] zinc-p.[58]
☞ *M; Erwachen, beim ▤ SCHLAF; C; Erwachen; Herzklopfen, mit*

- **Auffahren** aus einem Traum, beim: dig. eupi. mag-s.[144] merc. plut-n.[222] rad-br.[111] rhus-t. sil. **Sulph.** zinc.[1]
▤ *BRUST; M; Träumen, beim*

- **Liegen** auf linker Seite, durch: chin-s.
▤ *BRUST; M; Liegen; agg.; Seite, auf der; linker Seite, auf*

- **Menses,** vor: alum.
▤ *BRUST; M; Menses; vor*

Erwartungsspannung, bei: aur-m-n.[272] dys-co.[136] mosch.[1] ozone[227] stroph.[144]
▤ *GEMÜT; M; Erwarten eines Ereignisses (Erwartungsspannung), Beschwerden durch*

Essen:

- **nach**: **Abies-c.** **Acon.** alum. alum-p.[58] am-m. **Arg-n.**[193] aspar. bad.[111] **Bov.** bufo but-ac.[149] **CALC.** calc-sil.[58] **Camph.** **Carb-an.** **Carb-v.** coc-c. cop. croto-t. cupr. hep. **Ign.** **Iod.**[193] kali-c. lil-t.[102] **LYC.** manc. merc. **Nat-c.** **Nat-m.** nat-p. nat-sil.[58] **Nit-ac.** **Nux-v.** phos. plb. psor. **PULS.** rhus-t.[193] rumx.[144] **Sep.** sil. sulph. thuj.
☞ *M; Essen; nach • Verdauung, während der • Puls; schnell, beschleunigt, jagend, unzählbar; Essen; agg.*

- **amel.**: ign.[58] nat-c.[58] sep.[58] sulph.[58]
▤ *BRUST; M; Essen; amel.*

Fahren in einem Wagen:

- **agg.**: **Arg-n.** aur. bar-c.[76] cact.[102]
▤ *BRUST; M; Fahren agg. • ALLGEMEINES; M; Fahren im Wagen oder mit der Bahn; während Fahren*

- **amel.**: **Nit-ac.** **Rhus-t.**
▤ *ALLGEMEINES; M; Fahren im Wagen oder mit der Bahn; amel.*

Festhalten, muss sich an etwas: sil.[76]

Fieber:

- **vor**: **Chin.**[5] nux-v.[5] puls.[5] rhus-t.[5]
▤ *BRUST; M; Fieber; vor*

- **während**: **Acon.**[5] aesc. agar.[58] alum.[5] **ARS.**[5] bar-c. **CALC.**[5] **Cocc.** colch.[5] crot-h. gels.[58] ign.[5] merc.[5] **Mur-ac.**[8] **NIT-AC.**[5] phos. **PULS.** **Sars.**[5] **Sep.**[5] spig.[76] sulph.[5]
▤ *BRUST; M; Fieber; während*

◦ **Hitzestadium**: acon.[5] alum.[5] **Ars.**[5] **Calc.**[5] **Colch.**[5] ign.[5] **Merc.**[5] **Nit-ac.**[5] **Sars.**[5] **SEP.**[5] **Sulph.**[5]

Flüssigkeitsverlust, durch: chin.[76] ferr.[85]
▤ *BRUST; M; Flüssigkeitsverlust, durch*

Frau, beim Anblick einer: **Puls.**

Frauen, beleibte, im Klimakterium, durch geringste emotionale Erregung: calc-ar.[102]
☞ *M; Gemütsbewegungen, durch • M; Klimakterium, im ▤ BRUST; M; Geringfügige Ursachen, durch*

Freien, im: ambr.[102] caust.
▤ *BRUST; M; Luft; agg.; frische, im Freien*

Freude, nach: **Bad.** **Coff.** puls.

Froststadium:

- **vor**: **CHIN.**

- **während**: acon.[5] ars.[5] bov.[5] brom.[5] bry.[5] calc.[5] cann-s.[5] **CHIN.**[5] gels. kali-c.[5] lil-t. lyc.[5] **Merc.** nat-m.[5] ph-ac. phos. puls.[5] rhus-t.[5] sars.[5] sep. spig.[5] sulph. thuj.[5]
☞ *M; Froststadium im Fieber, während ▤ BRUST; M; Fieber; während; Froststadium im Fieber*

- **nach**: lil-t.[111]

Füßen, mit kalten: kali-chl.[85]

Fußschweiß, nach unterdrücktem: **Ars.** **Sil.**

Gähnen, mit: calc.[193]

Gehen, beim:

- **agg.**: acon. ambr. **Apoc.** arg-n. aur. aur-ar.[58] aur-i.[58] **AUR-M.** aur-s.[58] bar-c.[76] brom. bufo **Cact.** calc. camph.[76] chel. chin.[137] cyt-l.[119] dig. euphr. ferr. ferr-p. glon.[58] **Iod.** **Kali-i.** kalm. lyc. merc. **NAJA** nat-m. nit-ac. nux-v. ph-ac. phos. plat. psor.[137] puls. seneg. **Sep.** spig.[137] spong.[76] **Staph.**[76] sulph. thuj.
▤ *BRUST; M; Gehen; agg.; beim*

◦ **Erwachen,** nach: camph.[76] spong.[76]
☞ *M; Erwachen, beim ▤ BRUST; M; Gehen; agg.; nach*

◦ **Essen,** nach: phos.
☞ *M; Essen; nach ▤ BRUST; M; Gehen; agg.; nach*

◦ **Freien,** im: ambr. chel. lyc. **Nux-v.** plat. **Sep.** sulph. thuj.
▤ *BRUST; M; Gehen; agg.; beim; Freien, im*

◦ **langsam**: **Nit-ac.**
▤ *BRUST; M; Gehen; agg.; beim; langsam*

◦ **Mittagsruhe,** nach der: staph.[76]

◦ **schnell**: **AUR-M.** bufo euphr. ferr. ferr-p. **IOD.** kalm. **Nat-m.** **Ph-ac.** **Phos.** **Puls.** **SEP.** thuj.
▤ *BRUST; M; Gehen; agg.; beim; schnell*

- **amel.**: **Arg-n.** arge-p.[264] **Ferr.** gels.[137] glon. **Mag-m.** **Nux-m.** puls. **Rhus-t.** sep.
▤ *GEMÜT; M; Gehen; amel. • BRUST; M; Gehen; amel.*

◦ **langsam**: **Ferr.** **Puls.**
▤ *BRUST; M; Gehen; amel.; langsam*

◦ **schnell**: **Arg-n.** **Sep.**
▤ *GEMÜT; M; Gehen; amel.; schnelles Gehen*

◦ **weite** Strecken im Freien: **Sep.**
▤ *BRUST; M; Luft; amel.; frische, im Freien*

geistige Anstrengung agg.: **Ambr.** aur-m.[58] **Cact.** **Calc-ar.** coca[102] cocc.[137] cod. **Ign.** **Iod.** kalm. nat-c. **Nux-v.** **Plat.** **Podo.** **Staph.** **Sulph.**
▤ *BRUST; M; Geistige Anstrengung agg.*

Gemütsbewegungen, durch: **Acon.**[102] am-val.[102] ambr.[102] aml-n.[25] anac.[102] arg-n.[54] **Aur.**[54] bad.[54] cact.[102] **Calc-ar.**[122] cham.[102] **Coff.**[137] dig.[54] gels.[102] hydr-ac.[102] **Ign.**[102] iod.[102] **Kali-p.**[54] lach.[102] lith-c.[122] **Mosch.**[102] nux-m.[102] nux-v.[54] op.[102] phos.[54] phys.[54] plat.[102] sep.[54] spira.[85] tarent.[102]
☞ *M; Gemütsbewegungen, durch • Ärger, durch • Begeisterung, Überschwenglichkeit, nach • Erregung, nach • Schreck, Furcht, nach • unerwiderte Zuneigung, durch • Zorn, durch*

- **angenehme**: bad.[54] calc-ar.[54] coff.[137] **Dig.**[54] **NUX-V.**[54] **Sep.**[54]

HERZKLOPFEN; Gemütsbewegungen, durch (Forts.)

- **geringste**: calc-ar.[122] lith-c.[122]
  BRUST; M; Geringfügige Ursachen, durch
- **Hyperämie** des Gehirns, mit: **Phos.**[54]
- **Klimakterium,** im: **Phys.**[54]
  ☞ M; Klimakterium, im

Geräusch, durch jedes fremde: agar. **Nat-c. NAT-M. Nat-p.**[58] nat-s.
ALLGEMEINES; M; Geräusch, Lärm; agg.

Gesellschaft, in: plat.

Gesicht, mit kaltem: **Camph.**[54]

Getränke:

- **agg.**:
  ◦ **kalte**: ars.[122] thuj.
  BRUST; M; Getränke, kalte, agg.
  ◦ **warme**: lach.[58] plut-n.[222]
  BRUST; M; Wärme; agg.
- **amel., warme**: nux-m. **Spig.**[7]
  BRUST; M; Wärme; amel. •ALLGEMEINES; C; Speisen und Getränke; warme; Getränke; amel.

geweckt wird, wenn man plötzlich: chin-s.

Gewitter, bei: **Nat-p. Phos.**

Gewürzen, Gewürztem, nach: nux-v.[76]
ALLGEMEINES; C; Speisen und Getränke; Gewürze, Pikantes, gut gewürzte Speisen; agg.

hält sich den linken Arm: aur.[137]

hält sich den rechten Arm: aur.[137]

Hände in kaltem Wasser, durch Waschen der: tarent.[137]
☞ M; Hände in kaltes Wasser stecken agg. BRUST; M; Hände in kaltes Wasser stecken agg. •BRUST; M; Waschen; agg.

Hautausschlag, nach unterdrücktem: **Ars. Calc.**
BRUST; M; Hautausschlag, durch unterdrückten

Herpes, nach unterdrücktem: ars.[76]
BRUST; M; Hautausschlag, durch unterdrückten

Herztätigkeit, mit angestrengter, hallt im Kopf wieder: aur.[102] bell.[102] **Glon.**[102] spig.[102] spong.[102]

Hitze:

- **Gesicht,** im: chin.[76]
- **Hitzewallungen,** mit: **Calc.**[8] calc-f.[103] **Glon.**[54] iod.[8] kali-c.[187] lac-d.[56]
- **Kopf,** im:
  KOPF; C; Hitze; Herzklopfen, bei

Hitzegefühl, mit unangenehmem: ant-t.[102] calc.[102] kali-c.[102] petr.[102]

Hochziehen der Brust und Zurückwerfen des rechten Arms, beim: ferr-ma.

Hunger, bei: **Kali-c.**
BRUST; M; Hunger, bei •ALLGEMEINES; M; Hunger agg.

Husten:

- **agg.**: calc.[137] iber.[137] nat-m.[137] ol-j.[137] puls.[137] sulph.[137]
- **während**: agar. am-c.[5] aml-n.[148] arn.[5] **Ars.**[5] atro.[25] **CALC.**[5] calc-p. **Carb-v.**[5] cupr. iber.[102] kali-n. **Nat-m.** ol-j.[85] psor. **Puls.** sec.[5] stram. **Sulph.** tub.[85] x-ray[119]
  BRUST; M; Husten; agg.; während

Hyperthyreose, bei: dys-co.[136]

Hypertrophie des Herzens, bei: arg-n.[58] arn.[51] ars.[46] ars-i.[25] aur.[1102] aur-br.[85] brom.[85] cact.[1066] hep.[46] iod.[85] kali-bi.[58] kali-m.[85] lac-d.[56] lyc.[85] lycps.[85] naja[10] nat-m.[114] rhus-t.[1102] tab.[1060]

Hysterie, bei: agn.[102] art-v.[54] bar-c. **Cedr. Gels. Mosch. Nat-m. Nux-m.** sumb.[137]
☞ Angst, Empfindung von, Herzregion

jungen Mädchen, bei: aur-m-n.[102]
☞ M; Jungen Menschen, bei

jungen Menschen, die zu schnell wachsen, bei: phos.[76]
☞ M; Jungen Menschen, bei

Kaffee, nach: ange-a.[1125] bart. cypra-e.[227] lac-cpr.[261] **NUX-V.** ox-ac.[58] por-m.[251]
ALLGEMEINES; C; Speisen und Getränke; Kaffee; agg.

Kaltwerden, Abkühlung, durch: **Acon.**
BRUST; M; Kälte; Kaltwerden, durch

Kindern, die zu schnell gewachsen sind, bei: ph-ac.[102]
☞ M; Jungen Menschen, bei ALLGEMEINES; M; Kindern, Beschwerden bei

Klimakterium, im: agar.[1125] **Aml-n.**[102] **Calc-ar.**[102] cocc.[122] **Crot-h.** ferr.[102] glon.[102] **Kali-br.**[8] **LACH.** phys.[122] sep.[102] **Sumb.**[122] **Tab.** thyr.[122] tril.[102] valer.[102]
☞ M; Klimakterium, im

Knien, beim: **Sep.**
ALLGEMEINES; M; Knien; agg.

Koitus:

- **während**: agar.[137] **Calc.** croto-t. **Lyc. Ph-ac. PHOS. Visc.**
  ☞ Sexualität; Erregung, bei ALLGEMEINES; M; Koitus; während
- **nach**: am-c. ambr.[144] **Dig.** sec.[137] **Sep.**
  BRUST; M; Koitus, nach

Kolik, mit: plb.
BRUST; M; Kolik, bei

Konvulsionen:

- **vor**: absin.[111] acon.[86] aml-n.[86] ars. calc. calc-ar. **Cupr.** ferr.[5] gels.[86] **Glon.** kali-p.[86] **Lach. Mosch.**[86] **Naja**[86] nat-m.[116] nux-v.[86] **Phos.**[86] puls.[86] sep.[86] spig.[86] **Sulph.**[86] **Verat.**[86]
  BRUST; M; Konvulsionen, vor
  ◦ **epileptischen**: absin.[111] ars. **Calc. Calc-ar.** cupr. ferr.[5] **Lach.** nat-m.[116]
- **während**: acon.[81] am-c.[81] ambr.[81] ars.[81] asaf.[81] aur.[81] bar-c.[81] bell.[81] bry.[81] calc.[81] calc-ar.[102] cann-i.[81] carb-an.[81] caust.[81] cocc.[81] colch.[81] cycl.[81] glon.[54] graph.[81] iod.[81] kali-p.[54] lach.[81] lyc.[81] merc.[81] nat-m.[81] nit-ac.[81] nux-m.[81] nux-v.[81] olnd.[81] phos.[81] plat.[81] puls.[81] sep.[81] spig.[81] staph.[81] sulph.[81] verat.[81] verat-v.[54]
- **nach**: kali-p.[122]

Kopfschmerz:

- **während**: aeth. **Am-c.**[54] arg-n. bamb-a.[1184] **Bell.**[5] **Bov.**[5] brom. bufo cact.[102] calc-ar.[137] carbn-o.[36] hep.[1] iber.[25] lach.[111] lith-c.[193] naja[25] nat-m.[76] plb. polyg.[25] sil.[1] **Spig.** tarent.[111] tarent-c.[192]
  ◦ **pulsierender**: bamb-a.[1184]
- **nach**: cimic.

Kränkung, durch: **Puls.**[54]
▤ *GEMÜT; M; Kränkung, Beleidigung, Verdruss, Beschwerden durch*

Kropf, bei: acon.[1125] conv.[1125] crat.[1125] **LYCPS.**[1125] phos.[137] piloc.[171]
▤ *ÄUßERER HALS; O; Schilddrüse*

Kummer, durch: **Dig. Ign.**[102] **Kali-p.**[54] nux-m. **Op. Ph-ac.**

Lachen, beim: iber.[54]
▤ *BRUST; M; Lachen agg.*

Leere in der Brust, mit: olnd.[102]

Leukorrhoe, durch unterdrückte: asaf.[76]

Liebe, durch enttäuschte: cact.[137] ign.[137] **Nat-m.**[137] ph-ac.[137]
▤ *GEMÜT; M; Enttäuschung, Beschwerden durch* • *GEMÜT; M; Liebe, enttäuschte, unglückliche, Beschwerden durch*

Liegen, beim:

- **agg.**: agar.[58] alum.[137] alumn. ammc. ang. aran-ix.[144] arg-m. arg-n. arge-p.[264] **Ars.** asaf. aur. bad. bamb-a.[1184] bar-c.[102] **Benz-ac.** brom.[111] bry. **Cact.** cann-i.[25] carc.[138] cench.[58] chel. chin. chin-s. cinnb.[111] clem. coc-c. conv.[171] corv-c.[258] croto-t. cur. cypra-e.[227] daph.[85] dig. ephe.[267] **Ferr. Glon.** graph. grat. harp.[1184] hir.[144] hydr. hydrog.[222] kali-ar. kali-c. kali-n. kalm.[58] kola[1184] lac-c. **Lach.** lil-t. lyc. lycps. merc.[137] merc-i-f.[137] myric. naja nat-c. **Nat-m.** nat-p. **NUX-V. Ox-ac.**[144] ph-ac. phos. phys. pitu-a.[164] plat. plb. psor. **PULS.** rauw.[144] **Rhus-t.**[85] ros-d.[305] saroth.[144] sarr. sep. **Spig.** spong. **SULPH.** tab. thea[102] thuj.[54] thyr.[111] tub. viol-t. zinc-i.[137]
☞ *M; Liegen, beim; agg.* ▤ *BRUST; M; Liegen; agg.*

◦ **Hinlegen,** unmittelbar nach: aran-ix.[144] ox-ac.[144]
▤ *BRUST; M; Liegen; agg.; Hinlegen, nach dem*

◦ **lange** in gleicher Lage liegt, wenn er: alumn.

◦ **Mittagessen,** nach: croto-t. **NUX-V.**
▤ *BRUST; M; Mittagessen; während*

◦ **Rücken,** auf dem: agar.[58] ammc. **Arg-m. Ars.** asaf. aur. **Cact. Kali-n. Lach.** merc-i-f.[137] pitu-a.[164] thyr.[111]
▤ *BRUST; M; Liegen; agg.; Rücken, auf dem*

◦ **Seite,** auf der: agar.[58] alum.[137] alumn. ammc. ang. arg-n. arge-p.[264] bad. bamb-a.[1184] bar-c.[102] brom.[111] bry. cact. cann-i.[25] chin. chin-s. cinnb.[111] clem. daph.[85] dig. glon. graph. harp.[1184] **Hydr.** hydrog.[222] kali-ar. kali-c. kali-n. kalm.[58] lac-c. lach.[111] **Lil-t.** lyc. myric. naja **Nat-c.** nat-m. nat-p. **Phos.** phys. plat. plb. psor. puls. rhus-t.[85] ros-d.[305] saroth.[144] sarr. sep. spig. spong. tab. thea[102] thuj.[54] tub. viol-t. zinc-i.[137]
☞ *M; Liegen, beim; agg.; Seite, auf der*

◦ ◦ **linker** Seite, auf: agar.[58] ammc. ang. bamb-a.[1184] **Bar-c.**[102] brom. bry. **CACT.** cann-i.[25] chin. chin-s. cinnb.[111] clem. daph.[85] dig. glon. **Graph.** harp.[1184] hydrog.[222] **Kali-ar.** kali-c. **Kalm. Lac-c. Lach. Lil-t. Lyc.** myric. **Naja Nat-c. NAT-M.** nat-p. **PHOS.** phys. plb. **PSOR. PULS.** rhus-t.[85] ros-d.[305] saroth.[144] **Sarr.** sep. **Spig. Tab.** thea[102] thuj.[54] zinc-i.[137]
☞ *M; Liegen, beim; agg.; Seite, auf der; linker Seite, auf* ▤ *BRUST; M; Liegen; agg.; Seite, auf der; linker Seite, auf*

◦ ◦ ◦ **Denken** daran agg.: bar-c.[102]
▤ *BRUST; M; Denken, daran*

◦ ◦ ◦ **hörbares** Klopfen: thuj.[54]

◦ ◦ **rechter** Seite, auf: alum.[137] **Alumn. Arg-n.** arge-p.[264] bad. bamb-a.[1184] brom.[111] kali-n. kalm.[58] lach.[111] **Lil-t.** plat. spong.
☞ *M; Liegen, beim; agg.; Seite, auf der; rechter Seite, auf* ▤ *BRUST; M; Liegen; agg.; Seite, auf der; rechter Seite, auf*

- **amel.**: arg-n.[184] bani-c.[204] carb-an.[76] **Colch.** glon. graph.[111] ign.[111] kalm. lac-c.[102] **Lach. Laur.** lil-t. mag-m.[5] nat-c.[137] nat-m.[111] **Phos. Psor.** sabad.[111] tab. verat.[76] verat-v.[76]
☞ *M; Liegen, beim; amel.*

◦ **Rücken,** auf dem: **Kalm. Lil-t.**
▤ *BRUST; M; Liegen; amel.; Rücken, auf dem*

◦ **ruhiges,** mit geschlossenen Augen: carb-an.[76]

◦ **Seite,** auf der:
▤ *BRUST; M; Liegen; amel.; Seite, auf der*

◦ ◦ **linker** Seite, auf: arg-n.[184] ign.[111] mag-m.[5]

◦ ◦ **rechter** Seite, auf: bani-c.[204] glon. graph.[111] lac-c.[102] **Lach.** nat-c.[137] nat-m.[111] **PHOS. PSOR.** sabad.[111] **Tab.**
▤ *BRUST; M; Liegen; amel.; Seite, auf der; rechter Seite, auf*

Magenbeschwerden, mit: abies-c.[102] **Arg-n.**[102] **Cact.**[102] **Carb-v.**[102] hydr-ac.[102] lyc.[102] nat-c.[193] **Nat-m.**[102] **Nux-v.**[102] **Puls.**[102] sep.[102] **Spig.**[102] tab.[102]

Masturbation, nach: **Dig. Ferr. Ph-ac.**
▤ *ALLGEMEINES; M; Masturbation, Beschwerden durch*

Menses:

- **Beginn,** zu: cact.[76] iod.[5] lyc.[5]
▤ *ALLGEMEINES; M; Menses; Beginn, zu*

- **vor**: alum. ambr.[5] **Cact.** cimic.[111] crot-h.[102] **CUPR.**[5] eupi. ign. **Iod. Kali-c.**[5] lach.[5] laur.[5] lith-c.[111] lyc.[5] **Nat-m.** ph-ac.[5] **Puls.**[5] **Sep. SPONG.**[26] tril.[111] zinc.
▤ *BRUST; M; Menses; vor*

◦ **Erstickungsanfällen,** mit: **Spong.**[26]

- **während**: agar. alum. am-c.[5] **Arg.** arg-n.[58] ars.[5] aur. aur-ar.[58] aur-s.[58] bell.[5] **Bov.** bufo **Cact.** cann-s.[5] carb-an.[5] carc.[304] chin.[5] **Con.**[5] **Croc.** crot-h.[102] cupr. **Cycl.**[8] graph.[5] **Ign.** iod. kali-n. kola[1184] laur.[5] lil-t.[111] lith-c.[111] mang.[5] merl. mosch.[5] nat-c.[5] **Nat-m.** nat-p. **Nit-ac. Phos.** phys.[137] plat.[5] puls.[5] rhus-t. sep. **Sil. Spig. Spong.**[5] sul-i.[58] **Sulph. Tab.** thuj. vib.[111]
▤ *BRUST; M; Menses; während*

- **nach**: agar. alum-p.[58] ars.[5] **Ign.**[5] iod. lach.[5] lith-c.[111] **Nat-m.** nit-ac. plat.[5] seneg.
▤ *BRUST; M; Menses; nach*

- **amel. während**: eupi.
▤ *ALLGEMEINES; M; Menses; amel.; während*

- **unterdrückten** M., bei: **Acon.** asaf.[76] bell. **Cact.** calc. chin. coff. **Cycl.**[8] **Lil-t. Lyc.** merc. nat-m. nux-v. phos. **Puls.** rhus-t. sep. **Verat.**
▤ *ALLGEMEINES; M; Menses; unterdrückt*

Metastasen, durch: abrot.[137] aur.[137] cact.[137] colch.[137] dig.[137] iod.[137] kalm.[137] lach.[137] naja[137] **Phos.**[137] spig.[137] spong.[137] sulph.[137]
▤ *ALLGEMEINES; C; Metastasierung (Übergang einer Krankheit auf ein anderes Organ oder Organsystem)*

HERZKLOPFEN (Forts.)

Metrorrhagie, bei: apoc.[102]

Mittagessen, nach dem: calc. chin. croto-t. hep. ign. phos. **Puls.** sil. stram. sulph.

☞ *Verdauung, während der ▥ BRUST; M; Mittagessen; während*

Mundgeruch, mit fauligem: spig.[137]

Musikhören, beim: **Ambr.** carb-v. kreos.[36] **Staph.** sulph.

▥ *BRUST; M; Musik agg.*

Nachdenken, durch: **Ign.**[54]

Nasenbluten, mit: agn.[102] cact.[111] **Graph.**

nervöse Beschwerden, durch: adon.[144] atro.[102] cact.[102] **Coff.**[102] glon.[102] hydr-ac.[102] hyos.[102] ign.[102] kali-c.[102] kali-p.[102] lav-v.[1125] lil-t.[102] **Lycps.**[102] mag-p.[102] **Mosch.**[102] **Naja**[102] pimp.[1125] ruta[1125] sep.[102] spig.[102] **Sumb.**[102]

☞ *Nervöse Beschwerden*

nimmt den Herzschlag wahr: arg-n.[193]

Ohnmacht:

- **mit**:

▥ *ALLGEMEINES; C; Ohnmachtsgefühl, Ohnmachtsschwäche, Ohnmacht; Herzklopfen; während*

- **nach**:

▥ *BRUST; C; Flattern, Empfindung von; Ohnmacht, nach • ALLGEMEINES; M; Ohnmacht, nach*

Plazentaretention, bei: croc.[54]

Predigen agg.: naja[137]

Pubertät, in der: aur.[137]

☞ *M; Jungen Menschen, bei ▥ ALLGEMEINES; M; Pubertät; während*

Puls:

- **langsamem,** mit: lyc.[193] verat.[193]
- **nicht** synchron mit dem: spig.[58]
- **schnellem,** mit sehr: olnd.[193] thyr.[193]
- **unregelmäßigem,** mit: cact.[193] dig.[193]
- **unterdrücktem,** mit: puls.[76]
- **weichem,** mit: iber.[193]
- **zusammengezogenem,** intermittierendem, mit: sec.[76]

Pulsation durch den Körper, mit: sabad.[137] tell.[76]

Rauchern, bei: lycps.[193] tax.[303]

☞ *M; Nikotin, durch ▥ BRUST; M; Rauchen agg.*

rotem Gesicht, mit: agar.[76] aur.[102] bell.[102] chin.[76] glon.[102]

Ruhe:

- **agg.**: cyt-l.[119] lil-t.[193] **Mag-m.**[193] thuj.[76]

▥ *BRUST; M; Ruhe; agg.*

- **amel.**: arn.[76] carb-an.[76] verat.[76] verat-v.[76]

▥ *BRUST; M; Ruhe; amel.*

Samenergüssen, nach: **Asaf.**

☞ *M; Samenergüsse agg.*

Schlaf:

- **Einschlafen,** beim: alst-s.[85] androc.[222] **Calc. Carb-v.** colch. lach.[58] **Nat-m.** phos. ros-d.[305] sil. **SULPH.**

☞ *nachts; Bett, im ▥ BRUST; M; Schlaf; agg.; Einschlafen, beim • ALLGEMEINES; M; Schlaf; Einschlafen*

- **während**: aesc.[58] alst-s.[102] am-c. **Aur.** aur-m-n.[85] **Calc.**[1] camph.[5] **Cann-i.** ferr-i. iber.[102] kali-bi. kalm. **Merc. Merc-c.** morg-g.[136] **Nat-c. Ph-ac.**[5] phos.[102] **Sep.** spong.[102] sulph. zinc.

▥ *BRUST; M; Schlaf; agg.; während • ALLGEMEINES; M; Schlaf; während*

◦ **Nickerchen,** bei einem: calc.[1]

- **nach**: lach.[58]

▥ *BRUST; M; Schlaf; agg.; nach*

Schlaflosigkeit, mit: cimic.[102] coca[102] **Ign.**[102] spig.[102]

Schläfrigkeit, mit: acon.[1] cimic.[193]

schlechte Nachrichten, durch: kali-p.[58]

▥ *GEMÜT; M; Schreckliche Dinge, traurige Geschichten berühren tief*

Schlucken, beim: sol-t-ae.

▥ *BRUST; M; Schlucken agg.*

Schmerzen, während: acon.[193] agar.[76] ail.[76] arn.[76] ars.[102] bov. bufo cact.[102] caust.[102] cham.[102] cimic. coff.[102] conv.[85] corn-f.[45] crat.[193] glon. hep. hydr-ac.[102] ign. kali-bi. kali-c.[76] kalm.[76] lach.[137] laur.[102] lil-t.[76] lob.[76] mag-m.[102] naja[102] nit-ac.[58] nux-v. paraf.[102] phyt.[76] rhus-t.[76] spig.[102] spong.[102] tub.[36] viol-t.[76]

- **Extremitäten,** in den: kalm.[76]

◦ **Armen,** in den:

▥ *EXTREMITÄTEN; C; Schmerz; Arme; Herzklopfen, bei*

- **Gesicht,** im: spig.[102]
- **Magen,** im: paraf.[102]

☞ *M; Magenbeschwerden, mit ▥ MAGEN; M; Herzklopfen, mit*

- **Ort** wechseln, die den: lach.[137]
- **präkordial**: **Acon.**[102] **Ars.**[102] **Cact.**[102] caust.[102] cham.[102] **Coff.**[102] corn-f.[45] **Hydr-ac.**[102] laur.[102] mag-m.[102] naja[102] **Spig.**[102] spong.[102]
- **Rückenschmerzen,** bei: tub.[36]
- **schießen** den linken Arm hinab: cact.[102]
- **Schulter,** linke: acon.[193] crat.[193]
- **Uterusregion**: conv.[85]

☞ *M; Uterus, mit Beschwerden des*

Schnupfen, bei: anac.[102]

▥ *BRUST; M; Schnupfen, mit*

Schnupfen, mit: anac.[137]

▥ *BRUST; M; Schnupfen, mit*

Schreck, Furcht, nach: **ACON. Aur-m.** cact. cham.[172] **Coff.** dig.[137] gels.[172] hep.[172] lac-cpr.[261] mag-m.[172] mosch.[172] **Nat-m.** nux-m. **Op.** phos.[172] **Puls.** stram. tama.[197] verat.

☞ *Gemütsbewegungen, durch ▥ GEMÜT; M; Schreck oder Furcht, Beschwerden durch • BRUST; M; Schreck, Furcht, nach*

Schreiben, beim: ferr-p. nat-c. upa.

▥ *BRUST; M; Schreiben agg. • ALLGEMEINES; M; Schreiben; agg.*

schüttelt den Körper: apis[137] arn.[137] bell-p.[256] mur-ac.[137] nat-m.[137] rhus-t.[137] seneg.[5]

- **Sitzen,** beim: bell-p.[256]

▥ *BRUST; M; Sitzen; agg.*

Schwäche, mit: anis.[76] beryl.[119] coca[102] dig.[102] hydr.[137] **Lec.**[809] manc.[76] olnd.[102] sang.[76]

- **Aphthen,** und: anis.[76]
- **Beine,** der: beryl.[119]
- **Brust,** Leeregefühl in der: olnd.[102]
- **Erbrechen,** vor: sang.[76]
  BRUST; M; Erbrechen; vor
- **Herzschwäche**: coca[102] dig.[102]

Schwangerschaft, während: **Arg.**[8] **Con. Laur. LIL-T. Nat-m. Sep.** sulph.[122] vib.[25] vib-p.[250]

- **Kindsbewegungen,** durch erste: **Sulph.**[122]
  BRUST; M; Bewegung; agg.; Fötus, des

Schweiß:

- **während**: acon.[5] agar. am-c.[137] ars. boerh.[192] calc.[5] caust.[1] hep.[5] ign.[5] jab.[137] **Lach.** lyc.[5] **Merc.**[5] ph-ac.[5] phos.[5] **Rhus-t.**[5] sars.[5] **Sep.**[5] spig.[5] spong.[137] sulph.[5] tab.[137] verat.[137]
  SCHWEISS; M; Herzklopfen, bei
  - **kalter** Schweiß: am-c.[137]
- **Unterdrückung** von Fußschweiß, nach: ars.[76]
  ALLGEMEINES; M; Schweiß; Unterdrückung der Schweißabsonderung, Folgen von; Fußschweiß

Schwermut, Traurigkeit, wie durch: nux-m.[137]

Schwindel, mit: lap-laz.[227]
SCHWINDEL; M; Herzklopfen, mit; Herzen, vom

Seufzen amel.: **ARG.**

Sexualität:

- **Erregung,** bei: lil-t.[58] **Ph-ac.**
  Koitus; während *GEMÜT; M; Erregung; Beschwerden durch; sexuelle •ALLGEMEINES; M; Sexualität; Erregung, sexuelle, agg.*
- **Exzessen,** nach sexuellen: coca[102] sec.[137]
  ALLGEMEINES; M; Sexualität; Exzessen, nach sexuellen

Sicht, mit getrübter: puls.[76]

Singen in der Kirche, beim: carb-an.
BRUST; M; Singen agg.

Sitzen, beim:
BRUST; M; Sitzen; agg.

- **agg.**: agar. **Ang. ASAF. Aspar.** benz-ac. **Carb-v.** colch. coloc. dig. **Ferr.** ferr-p. gins. kalm.[102] **Lach. Mag-m. Nat-c.**[1] phos. **Rhus-t.**[76] **Sil.**[76] **SPIG.**[1]
  BRUST; M; Sitzen; agg. •ALLGEMEINES; M; Sitzen; agg.
  - **Aufsetzen,** beim: **Colch. Phos.**
  - **Essen,** nach: **Phos.**
    M; Essen; nach
  - **Festhalten,** muss sich an etwas: sil.[76]
  - **gebeugt**: ang. dig. kalm.[102] **Rhus-t.** spig.[1]
    BRUST; M; Sitzen; agg.; gebeugtes
    - **vorn,** nach: kalm.[102]
      M; Beugen, Neigen; agg., vorwärts
  - **stillem** Sitzen, bei: rhus-t.[76]
- **amel.**: ang.[85] ars.[193] asaf. cact. iber.[25] kalm. **Lach.** still.[25]
  BRUST; M; Sitzen; amel. •ALLGEMEINES; M; Sitzen; amel.
  - **aufrecht**: kalm.
    BRUST; M; Sitzen; amel.; aufrechtes
  - **Aufsetzen**: ang.[85] asaf. **Cact. Lach.**
    BRUST; M; Sitzen; amel.; aufrechtes
  - **stilles** Sitzen: iber.[25] still.[25]
    M; Sitzen, stilles amel.

Sonnenhitze agg.: coff.[137]
ALLGEMEINES; M; Sonne; agg. •ALLGEMEINES; M; Wärme; agg.; Sonnenhitze, durch

Speisen, heiße, agg.: plut-n.[222]

Sprechen, beim:

- **vor,** in der Öffentlichkeit: plat.[1]
- **beim**: cortico.[119] **NAJA Puls.** rumx.
  BRUST; M; Sprechen agg.
- **unmöglich**: naja[137]

Sprechen, unfähig zu: **NAJA**

Stehen, beim: agar. alumn. aur-m-n. cact. dig. **Ferr.** kali-n. **Lach. Nat-m.** sil.
M; Stehen, beim

- **lange**: alumn.

stehen bleiben, muss: aur.[137]

Steigen auf einen Hügel, beim: sulph.[76]

Strecken, Dehnen, beim: cocc.[137] phos.[1]
BRUST; M; Strecken des Körpers; agg. •ALLGEMEINES; M; Strecken, Recken; agg.

- **Arme**: cocc.[137]

Stuhlgang:

- **vor**: ant-t.[5]
  BRUST; M; Stuhlgang; vor
- **während**: **Ant-t.**[137] chin-s.[111] cycl. ferr.[5] nit-ac. petr. **Sulph.**
  BRUST; M; Stuhlgang; während •ALLGEMEINES; M; Stuhlgang; während Stuhlgang
  - **Diarrhö**: ant-t.[137]
- **nach**: **Agar.** ant-t.[5] **ARS. Caust.**[5] **CON.** crat.[137] grat.
  BRUST; M; Stuhlgang; nach •ALLGEMEINES; M; Stuhlgang; nach Stuhlgang

Suppe, warme, agg.: **Lach.** phos. puls.
BRUST; M; Wärme; agg. •ALLGEMEINES; C; Speisen und Getränke; Suppe; agg.

Tabak, durch: acon. agar.[102] agn.[137] ars.[102] cact.[102] **Gels.**[102] **Nux-v.** phos. spong. stroph.[102] thuj.
M; Nikotin, durch

Taubheitsgefühl den Arm entlang, mit: iber.[25] lach.[85]

Tee trinken, durch: agar.[36] arg-n.[193] lac-lox-a.[204]
ALLGEMEINES; C; Speisen und Getränke; Tee; agg.

Tinnitus, Schwermut, Anorexie und Beklemmung der Brust, bei: coca[102]

Tränenfluss, mit: am-c.[76]

Träumen, beim: acon.[102] alum.[102] am-c.[102] bani-c.[204] **Cact.**[102] cymbo-ci.[2184] **Iod.**[102] lil-t.[102] lycps.[102] rhus-t.[102] sep.[102] **Sulph.**[809]
BRUST; M; Träumen, beim

HERZKLOPFEN; Treppensteigen, beim (Forts.)

Treppensteigen, beim: ang. arg-n. **ARS.** aspar. **Aur-m. Aur-s.**[58] bar-m.[58] bell. berb. bov. **Bry.** bufo **Cact. CALC.** calc-s. coca[85] **Croc.** croto-t. cur.[144] dig. **Ferr-i.** glon.[58] helon. hydrog.[222] **Iber.**[144] **Iod. Kali-p. Lyc. Lycps. Naja Nat-ar. Nat-c. NAT-M. NIT-AC. Ph-ac. PHOS.** plan.[144] plat. plb. **Puls.** rumx.[144] sabin. spong. **SULPH.** tab. ter. thea **Thuj.** verat.
☞ *M; Treppensteigen, beim* ▤ *BRUST; M; Steigen agg.; Treppensteigen*

Trinken, nach: benz-ac. **CON.** senec.[148]
▤ *BRUST; M; Trinken; agg.; nach*

Übelkeit, mit: agar.[5] alum.[31] **Arg.**[54] arg-n.[58] bamb-a.[1184] bar-c.[1] bov.[36] brom.[58] bufo[54] cupr-ar.[25] **Glon.**[8] iber.[8] **Kali-br.**[8] kali-c.[1] **Mygal.**[8] nit-ac.[1] nux-v.[85] olnd.[193] phos.[10] sil.[1] **Thuj.**[5]
▤ *BRUST; M; Übelkeit, mit*

- **ohnmachtsartig,** mit Neigung zum Erbrechen: arg-n.[58]

Überraschung, nach: **Coff.** ferr.[5]
▤ *GEMÜT; M; Überraschungen, Beschwerden durch*

Umdrehen im Bett, beim: alumn. cact.[8] **Dig. Ferr-i. Lach. Lyc. Manc. Naja Phos. SULPH.**
▤ *BRUST; M; Drehen; agg.; Umdrehen •ALLGEMEINES; M; Drehen; Bett, im*

- **rechts,** nach: **ALUMN.**
▤ *ALLGEMEINES; M; Drehen; rechts, nach*

unerwiderte Zuneigung, durch: **Cact. Ign. NAT-M. Ph-ac.**
☞ *Gemütsbewegungen, durch* ▤ *GEMÜT; M; Liebe, enttäuschte, unglückliche, Beschwerden durch*

unterdrücktem Fußschweiß, nach:
☞ *Fußschweiß, nach unterdrücktem*

Urina spastica, bei: coff.[1073]

Urinieren:

- **nach**: androc.[222]
▤ *ALLGEMEINES; M; Urinieren; nach U. agg.*

- **Beschwerden** beim Urinieren, mit: laur.[137]

- **reichlichem,** mit: coff.[102]
☞ *M; Urinieren; reichlichem, mit*

- **spärlichem,** mit: apis[137]
▤ *ALLGEMEINES; M; Urinieren; während U. agg.; spärlichem Urin, bei*

Uteruserkrankung, bei: conv.[102] lil-t.[102]
☞ *M; Uterus, mit Beschwerden des*

Verdauung, während der: **LYC.** morg-g.[136] **Sep.**
☞ *Essen; nach •Mittagessen, nach dem* ▤ *BRUST; M; Verdauung, während der*

Verdauungsstörung, bei:
☞ *Magenbeschwerden, mit*

Völle im Hypochondrium, mit: but-ac.[119]
▤ *ABDOMEN; O; Hypochondrium; Herzbeschwerden, mit*

Wärme agg.: mag-s.[119]
▤ *BRUST; M; Wärme; agg. •ALLGEMEINES; M; Wärme; agg.*

Waschen der Hände in kaltem Wasser, durch: **Tarent.**
☞ *M; Hände in kaltes Wasser stecken agg.* ▤ *BRUST; M; Hände in kaltes Wasser stecken agg. •BRUST; M; Waschen; agg.*

Wehen, während der: aur.[54] puls.[8]

Wein, durch: **Naja Nux-v.** tax.[303]
▤ *BRUST; M; Wein; agg. •ALLGEMEINES; C; Speisen und Getränke; Wein; agg.*

wundschmerzhaftigkeit des Uterus, mit: conv.[102]
☞ *M; Uterus, mit Beschwerden des*

Würgen im Hals, mit: iber.[102] lach.[102] naja[102]

Würmer, durch: spig.
▤ *ALLGEMEINES; M; Parasiten, Beschwerden durch •ALLGEMEINES; M; Würmer agg., Beschwerden durch*

Zimmer, warmes, agg.: **Lach.** puls.
▤ *BRUST; M; Zimmer, im; agg.; warmen, im •ALLGEMEINES; M; Zimmer, im; agg.; warmes Zimmer*

Zittern, mit: acon.[1] alst-s.[85] alum.[5] apis[137] arn.[137] ars.[193] asaf.[102] benz-ac.[54] cact.[193] calc-ar.[54] coff.[137] elaps[85] gels.[193] glon.[111] graph.[5] lach.[102] lyc.[5] mur-ac.[137] nat-m.[5] rhod.[5] rhus-t.[137] seneg.[5] sulph.[102] thyr.[111]

- **Blutgefäßen,** in den: alst-s.[85]

- **Gliedmaßen,** von: coff.[137]

- **Hände,** der: elaps[85] thyr.[111]

- **Körpers,** des ganzen: apis[137] arn.[137] glon.[111] graph.[5] lyc.[5] mur-ac.[137] nat-m.[5] rhod.[5] rhus-t.[137]

Zorn, durch: arn. **Aur-m.**[54] falco-p.[265] **Phos.** sep. staph. verat.[144]
☞ *M; Zorn agg. •Ärger, durch •Gemütsbewegungen, durch*

Zubettgehen, beim: fago. kalm.[58] sol-t-ae. upa.
▤ *ALLGEMEINES; M; Bett; agg.; Zubettgehen, beim*

Zusammenschnürung der Brust, mit: **Cadm-s.**[171] **Kali-chl.**[171] term-c.[192]
☞ *schmerzhaft*

erstreckt sich:

- **Epigastrium**: aran-ix.[144]

- **Gesicht**: mur-ac.[137]

- **Hals**: bad.[137] gink.[227]

- **hinauf** bis zum Hals: graph. kalm.[58] kola[1184] **Nat-m.** phys.[137] **Spong.** stroph.[144] uran.[269]
▤ *INNERER HALS; C; Herz in den Hals hüpft, Empfindung, als ob*

- **Hinterkopf**: sep.[137]

- **Kopf**: bar-c.[85] phys.[137] **Sang.**[144]

- **Körper,** über den ganzen: bell.[137] ferr.[137] gink.[227] **Glon.**[137] graph.[58] **Kali-c.**[137] lach.[137] nat-m.[137] neon[222]

- **Ohr**: glon.[137] pyrog.[137] thyr.[137]

andauernd, beständig: calc.[137] carb-v.[137] crat.[137] sars.[144] sulph.[137]

anfallsweise: **Acon.** ars.[58] **Aur.** bar-c.[137] cann-i.[137] chinid.[102] chinin.[1125] cob-n.[144] dig.[1125] kali-c.[76] **Lach. Lyc.**[162] **Mag-p.** mang.[137] merc-i-f. nat-m.[36] nit-ac.[1] **Nux-v.** olnd.[1125] phos.[1] pitu-a.[164] **Plb.** psil.[164] **Puls.**[76] sec.[1125] **Spig.**[36]
☞ *Angst, Empfindung von, Herzregion; anfallsweise, Herzgegend*

- **Beängstigung** und Verdunklung der Sicht, mit: puls.[76]
▤ *GEMÜT; M; Angst, qualvolle, Beschwerden durch*

- **Tachykardie**: chinid.[102] **Chinin.**[1125] dig.[1125] **Olnd.**[1125] pitu-a.[164] sec.[1125]

blubbernd: **Bell.**[10]

chronisch: naja[58] stroph.[137]

- **nervös**: naja[58]
  ☞ *Nervöse Beschwerden*

dumpf schlagend:
  ☞ *hämmernd*

erstickend: calc-ar.[137]

Frauen, nervös, mit kleinem Puls, durch unterdrückten Ausfluss: **ASAF.**[58]
  ☞ *Nervöse Beschwerden*

gluckernd: bell.[8]
  ▤ *ALLGEMEINES; C; Glucksen (feines Klopfen, Spannen), Mucken, Empfindung von*

hämmernd: aur.[137] iod.[137] rhod.[137] spong.[137] thyr.[137] zinc.[137]

hart: sep.[137] spong.[137] zinc.[137]

- **1. Schlag**: sep.[137] zinc.[137]

- **gelegentlich**: sep.[137]

heftig:
  ☞ *tumultartig, heftig*

hörbar: absin.[102] aesc.[137] agar. am-c. androc.[222] **ANG.**[5] apis arn.[5] **Ars.** ars-i.[137] aspar.[4] bamb-a.[1184] bapt.[111] bell. **Bism.**[5] bufo[111] **Calc. Camph.**[5] carc.[119] chin.[5] coca[85] colch. **Cupr.**[5] **Dig.**[5] ferr-p.[111] glon.[58] **IOD.**[5] kali-chl.[111] kalm.[58] **Kola**[1184] lach.[58] lyc. merc-c.[5] myric.[171] naja[111] nat-m. nat-p.[111] ozone[227] pip-n.[111] plb.[5] plut-n.[222] por-m.[251] puls.[5] pyrog.[58] **SABAD.**[5] **Sec.**[5] sep. sil.[5] **Spig.**[5] **SULPH.**[5] thuj. zinc.[5] zinc-p.[58]

- **nachts**: am-c. **Ars.** colch.
  ☞ *Z; Nachts* ▤ *BRUST; Z; Nachts*

- **erstreckt** sich zu den Extremitäten: aesc.[137]

- **Rücken,** wird gehört im: absin.[102]

intermittierend: aur.[76] sec.[76]

konvulsivisch, spasmodisch: **Iod.**[5] merc-c.[5] **Nux-v.** plb.[5] **Sec.**[5] zinc.[1]

kräftig: agar.[76] ars.[76] hydr-ac.[137] por-m.[251] puls.[76] rhod.[137] verat.[76]

- **gelegentlich**: hydr-ac.[137]

periodisch: aesc. chel.[137] colch. thuj.

plötzlich: alst-s.[85] anan. ant-t.[5] aur.[5] **Bar-c.** calc.[5] caust.[5] chin-s.[137] con. dios. kali-bi. lith-c.[111] lyc.[1] **Mang.** merc. merc-pr-r.[1] mosch.[137] psil.[164] sec. **Stry.** zinc.[5]

- **Erwachen,** beim: alst-s.[85] anan. chin-s.[137] con. dios. **Kali-bi. Merc.** sec.

rheumatisch: dig.[102]
  ☞ *M; Rheumatismus*

rollender Empfindung unter den Rippen, mit: cob-n.[149]

schmerzhaft: agar.[1] boerh.[192] cann-i.[25] cedr.[25] chel.[25] cimic.[25] mag-m.[137] sep. **Spig. Spong.**[137] sumb.[25] zinc.[1]
  ☞ *Zusammenschnürung der Brust, mit*

schnurrend, schwirrend: phos.[5] plb.[5] spig.[5]

Schreck, wie durch: nux-m.[137]
  ▤ *GEMÜT; M; Schreck oder Furcht, Beschwerden durch*

sichtbar: agar.[5] am-m.[5] androc.[222] **Ant-t.**[5] **Ars.** aspar.[8] **Aur.** aur-s.[58] **Bar-c.**[5] bell.[5] bov. calc.[5] camph.[5] cann-s. **CARB-V. Carbn-s.** carc.[119] chel. citl-v.[197] coloc.[5] com. con.[1] **Cycl.**[5] dig.[5] dulc. glon.[137] **Graph.** hell.[5] iber.[137] **Iod. Kalm. Lach. Lyc.**[5] mag-p.[137] mez.[5] mur-ac.[5] naja[137] nat-m.[5] nat-s.[111] nit-ac.[5] petr.[1] phyt.[111] pip-n.[111] plb.[5] **PULS.** rhod.[5] rhus-t.[144] sabin.[5] sec.[5] sep.[137] **SPIG.**[5] **Staph. SULPH.**[5] **Thuj.**[5] verat.[5]

- **Herzspitze** klopft sichtbar durch die Kleidung: mag-p.[137]

steif, Empfindung wie: aur-m.[137]

tumultartig, heftig: abies-c.[102] absin.[102] acon.[5] aesc. **Aeth.** agar.[5] aloe[111] alum. alum-p.[58] alumn. **Am-c.** ambr. **Aml-n.** ammc.[102] androc.[222] anemps.[102] **Ang. Ant-c.** ant-t.[5] **Apis** aran-ix.[149] arg-n.[5] arn.[5] **Ars.** ars-i. **Ars-s-f.**[58] asaf. aspar.[85] **Aur.**[5] aur-ar.[58] **AUR-I.**[58] **Aur-m.** aur-m-n.[36] aur-s.[58] bad.[1] bamb-a.[1184] bapt. **Bar-c.**[5] bar-i.[58] bar-s.[58] bell.[54] bism.[5] bov.[5] brom.[76] bry.[5] **Cact.**[102] **Calc.**[5] **Calc-ar.** camph.[5] cann-i. cann-s.[5] canth.[76] carb-ac.[102] **Carb-v. Carbn-s.** carc.[119] chel.[5] **Chin. Chin-ar.** choc.[222] cic.[36] cimic.[102] coc-c. **Coca** cod.[25] coff. **Colch.** con.[5] conv.[102] cop. **Crat.**[137] **Croto-t.** cupr. cupr-s. **Cycl.**[5] **DIG.** dulc.[5] falco-p.[265] **Ferr-m.** gels.[102] glon.[111] goss.[85] grat. **Guai.** hell. helo.[102] hep. hydrog.[222] hyos. iber.[102] ignis[194] **IOD.** kali-ar. kali-bi.[111] **KALI-C.** kali-chl. **Kali-i. Kali-n. Kali-p.** kali-s. **Kalm. Kola**[1184] kreos.[5] lac-c.[54] **Lach.** lachn. lar-ar.[251] **Lil-t.**[111] **Lob. Lyc.**[5] **Lycps. Lyss. M-aust.**[5] mag-m.[36] merc-cy.[25] merc-pr-r.[1] morph. mur-ac.[5] **Naja** nat-ar. **Nat-c.**[5] **NAT-M.** neon[222] **Nux-m. Nux-v.**[5] **Olnd.** op.[5] ox-ac. **Phos.**[5] phys. **Plat.** plb.[5] prun. **PULS.** pyrog.[102] rhod.[5] rhus-t. rumx. sabin.[5] sang.[36] sec. seneg. **Sep.**[5] sil.[76] **Spig.**[5] spong.[5] **Staph.** stram. stront-c.[5] stry. sulo-ac.[36] **Sulph.** tab. **Tarent.** tax.[303] tein.[9] tell.[85] thea[144] **Thuj.**[5] upa.[102] uran.[269] **Verat.**[76] **Verat-v.**[102] vero-o.[232] vesp. viol-o. **Viol-t.**[5] visc.[111] yohim.[85] zinc.[5]

- **Beklemmung,** mit: tax.[303]

- **Erregung** und freudvollen Gemütsbewegungen, bei: bad.[1]
  ☞ *M; Gemütsbewegungen, durch* ▤ *GEMÜT; M; Erregung; Beschwerden durch; Allgemeinsymptome*

- **Erregung,** und geistige: asaf.
  ▤ *GEMÜT; M; Erregung; Beschwerden durch; Allgemeinsymptome*

- **Ohnmacht,** mit: verat.[76]

- **Schreck,** Furcht, durch: bell.[54] **Lac-c.**[54]
  ▤ *GEMÜT; M; Schreck oder Furcht, Beschwerden durch • BRUST; M; Schreck, Furcht, nach*

- **Druck,** mit Empfindung von, im Stehen: aur-m-n.[36]
  ☞ *M; Stehen, beim*

- **einzelne** Schläge: aur.[5] lil-t.[111] visc.[111]

- **sprengt** die Brust, Empfindung es: merc-pr-r.[1]

unregelmäßig: acon.[187] adam.[222] agar.[76] alum. **ARS.** asper.[1125] aur.[76] aur-m.[58] aur-m-n.[36] cact.[1125] cadm-i.[110] **Chel.** chinid.[1125] cimic.[1125] **Cocc.** coff.[76] conv.[1125] cyt-l.[149] hydro-c.[149] kali-c.[58] kola[1184] lar-ar.[251] **Lyc.**[162] **Mang.** marr.[1125] merc. nat-m.[1] nit-ac. nux-v.[1125] **Ox-ac.** ozone[227] **Sang. STRY-N.**[1125] sumb.[144] tab.[137] **Zinc.**[5]
  ☞ *Puls; unregelmäßig*

HERZKLOPFEN; unregelmäßig (Forts.)

- **dauernd**: cact.[1125] marr.[1125]
- **völlig**: Chinid.[1125]

vehement:
☞ *tumultartig, heftig*

Wasser befinden, als würde es sich in: bov.[137] sumb.[137]

wellenartig: Viol-t.[5]

zittrig: agar.[5] ambr.[5] ang.[5] **ANT-T.**[5] arg-n.[5] **ARS.**[5] asaf.[5] aur.[5] aur-ar.[58] bell.[5] bov.[5] bufo[111] **CALC.**[5] camph.[5] **CIC.**[8] cina[5] cocc.[5] colch.[5] con.[5] crot-h.[111] **Cupr.**[5] **Cycl.**[5] dig.[5] fl-ac.[5] gels.[111] hell.[5] hyos.[5] iod.[5] kali-bi.[111] **Kali-c.**[5] kreos.[5] **Lach.**[5] lil-t.[111] lith-c.[111] lyc.[1] **Mang. Merc.**[5] **Merc-c.**[5] mez.[5] **Nat-m.**[5] nit-ac.[5] nux-m.[5] **Olnd.**[5] phos.[5] **PLAT.**[5] **Plb.** rhus-t.[5] ruta[5] **Sabin.**[5] sep.[5] sil.[5] **SPIG.**[5] **Stram.**[5] tab.[111] verat.[5] zinc.[5]
☞ *Zittern; Herz*

HITZE, Empfindung von:

Blutgefäße: acon.[144] agar.[144] am-m.[58] aran.[144] **ARS. Aur.** aur-ar.[58] benz-ac.[122] **Bry. Calc. Hyos.** lach.[144] med. naja[144] nat-m. nit-ac. op. **RHUS-T.** staph.[144] **Sulph.** syph.[111] **Verat.** xan.[85]

Herzregion: **Acon.**[5] **Ant-t.**[85] arg.[5] arn.[5] ars. aur.[5] bell.[5] benz-ac.[137] brom.[5] bry.[5] buth-aust.[119] cact.[58] **Calc.**[5] **Cann-s.** canth.[5] carb-v.[5] caust.[5] cic.[5] cocain.[111] cocc.[5] croc.[137] ferr.[5] **GLON.** kali-c.[5] lach.[5] lachn.[85] lat-m.[119] lyc.[5] lyss. m-aust.[5] med.[85] merc.[5] merl. mill.[58] naja nit-ac.[5] nux-m. nux-v.[5] op. **Phos.**[5] plan. plb. **Puls.**[5] rhod.[5] rhus-t.[5] sabad. **Sep.**[5] sil. **Spig.**[5] **Spong.** sul-i. **Sulph.**[5] tarent.[137] verat.[5] **Verat-v.**[111] yohim.[85]
☞ *O; Herz und Herzregion*

- **abends**: naja
☞ *Z; Abends* ▮ *BRUST; Z; Abends*
- **Erwachen,** beim: benz-ac.[137]
☞ *M; Erwachen, beim*
- **erstreckt** sich:
  - **aufwärts**: ant-t.[85] croc.[137]
    - **Atmung,** behindert die: croc.[137]
  - **Kopf,** steigt auf bis zum: **GLON.** lachn.[85]
  - **Körper,** über den: ars. **Nux-m.**
  - **Rücken,** zum, und hinunter zum linken Arm: med.[85]

Feuer, wie, Herzregion: kali-c.[137] op.[137] tarent.[137]

Wallungen, Hitzewallungen, Herzregion: ars. cact.[58] carb-v. **GLON.** lyc. merl. mill.[58] nit-ac. **Nux-m. PHOS.** plb. sep. sil. **Sulph.** yohim.[85]

HOCHSTEIGEN, aufsteigen, Empfindung, als würde das Herz: caust.[137] coloc.[137] glon.[137] phyt.[137] pneu.[137] podo.[137] spong.[137] valer.[137]
☞ *Aufsteigende Empfindung, Herz* ▮ *ALLGEMEINES; C; Hochgehoben, Gefühl wie*

Hals, zum: caust.[137] glon.[137] phyt.[137] pneu.[137]
☞ *Aufsteigende Empfindung, Herz; Hals, zum*

HOLZ zwischen Herz und Lungen genagelt sei, Empfindung, als ob: buth-aust.[119]

HÜPFEN, Springen, Empfindung von, Herz: arg-n.[187] aur.[8] iod.[187] kola[1184] merc-i-f.[8] tarent.[36] thyr.[56]
☞ *O; Herz und Herzregion* ▮ *ALLGEMEINES; C; Hüpfen, Empfindung von, innerlich*

Position heraus, aus der normalen: **Arg-n.**[187] iod.[187] kola[1184] merc-i-f.[8] tarent.[36]

HYPERTONIE:
▮ *KLINISCHES; C; Hypertonie*

HYPERTROPHIE, Herz:

allgemeine Arzneien: **ACON.** adon.[137] alco.[10] am-m.[10] **Aml-n. Arn.**[102] **Ars.**[8] aspar. **AUR. AUR-I. Aur-m.** bell.[102] **Brom.**[137] **CACT.**[8] calc. camph.[5] **Cann-s.**[5] **Caust.** cench.[58] cere-b.[102] chin-s.[10] chlol.[85] choc.[222] cimic.[58] **Colch.**[5] **Conv.**[25] **Crat.**[102] cupr.[46] **Dig.**[1125] **Ferr. Glon. Graph. Hep. Iber. Iod.**[8] kali-bi. **KALI-C. KALM.**[1125] kres.[149] lac-d.[56] **Lach.**[8] lil-t.[102] **LITH-C. Lyc. Lycps.**[1125] morg-g.[136] **Naja Nat-m.** nux-v. **Phos.**[8] phyt.[102] plb.[8] prun.[171] **Puls.**[85] queb.[77] **Rhus-t.** ruta[5] **Spig. SPONG.**[102] staph. stroph.[1125] tab.[102] thyr.[137] toxo.[149] verat.[1125] **Verat-v.**[102] visc.[102]
☞ *O; Herz und Herzregion •Dilatation, Erweiterung; allgemeine Arzneien; Herz* ▮ *ALLGEMEINES; C; Hypertrophie*

- **Arteriosklerose,** bei: **DIG.**[1125]
- **Athleten,** bei, unkompliziert: arn.[102] brom.[102] caust.[102] **Rhus-t.**[102] thyr.[137]
- **Blutandrang,** mit: **DIG.**[1125] **Lycps.**[1125]
- **Emphysem,** mit: **DIG.**[1125] **Lycps.**[1125]
- **Furcht,** mit: **ACON.**[22]
- **Herzklopfen,** mit: brom.[137]
- **Hypertonie,** mit: kalm.[1125]
- **Ruhelosigkeit,** mit: **ACON.**[22]
- **Schlaflosigkeit,** bei: **ACON.**[22]
- **Taubheit** und Kribbeln von linkem Arm und Finger: **ACON. RHUS-T.**
☞ *Schmerz; stechender Schmerz; Herz; Taubheit und Lähmigkeit des linkens Arms, mit* ▮ *EXTREMITÄTEN; C; Taubheit, pelzige Empfindungslosigkeit; Arme; links; Herzerkrankung, bei*
- **Überanstrengung,** durch: arn.[102] brom.[102] **Calc. Caust. Kali-c. RHUS-T.** tab.[102]
☞ *M; Überheben, durch •Überanstrengt, Herz, durch heftige körperliche Anstrengung*
- **Herzkammern**:
  - **links**: alco.[10] ars.[38] cact.[8] chin-s.[10] conv.[25] cupr.[46] dig.[46] **Iod.**[8] kres.[149] lac-d.[56] **Lach.**[8] **Phos.**[8] plb.[8] tab.[1060] toxo.[149]
  ☞ *S; Links*
  - **rechts**: **Ars.**[8] **Cact.**[8] dig.[8] puls.[85] rhus-t.[46] spong.[102]
  ☞ *S; Rechts*
    - **Asthma,** bei: spong.[102]
    ▮ *ATMUNG; C; Asthma, asthmatische Atmung; Begleitsymptome*
- **kompensatorisch**: adon.[137] kalm.[1125] **STROPH.**[1125] verat.[1125]
☞ *Dekompensation, Herz*
- **schiebt** sich gegen den Rücken, muss sich nach oben und unten ausdehnen: choc.[222]

Empfindung von Vergrößerung: acon.[5] choc.[222] stroph-s.[119]
☞ *O; Herz und Herzregion •Erweiterung, Dilatation; Empfindung von; Herz*

- **Rippen** drängen will, als ob es durch die, Liegen auf linkerSeite amel.: choc.[222]
▮ *ALLGEMEINES; M; Liegen; amel.; während; Seite, auf der;*

HYPOTONIE:

▥ *KLINISCHES; C; Hypotonie*

INFARKT: ba-sv.[136] **LAT-M.**[116] mand.[149] prot.[136]

☞ *Angina pectoris, Stenokardie • Degeneration, fettige; Herz • Thrombose; Koronarthrombose, Herzinfarkt*

INTERMITTIEREND, aussetzend, Zirkulation, Kreislauf: carb-ac.[25] plan.[25] ptel.[25] tril.[25]

☞ *Puls; intermittierend*

JUCKEN:

Blutgefäße: ambr.[5] graph.[5]

Herzregion: aur.[5]

☞ *O; Herz und Herzregion*

KÄLTE:

Blutgefäße:

▥ *BLUT; C; Kälte*

Herzregion: **ACON.**[137] alum.[5] arn. ars.[137] bov.[5] calc.[102] camph.[5] **Carb-an.**[137] cic. graph. **Helo. Kali-bi.** kali-c.[5] **Kali-chl. Kali-n.** lil-t. **Nat-m.**[85] nux-m.[5] olnd.[5] **Petr.** pyrog. rhus-t.[137] sec.[5] spig.[5] spong.[5] sul-i.[137] **Verat.**[102]

☞ *O; Herz und Herzregion*

- **Gänsehaut,** mit: carb-an.[137]

- **geistiger** Anstrengung, bei: **Nat-m.**

▥ *BRUST; M; Geistige Anstrengung agg.*

- **Zittern** des Herzens, mit: nat-m.[85]

eisige, Herzregion: arn. camph. kali-c. kali-chl.[58] nat-m. olnd. petr. ros-d.[305]

- **Frost,** während: arn. camph. kali-c. kali-chl.[58] **NAT-M.** olnd. petr.

☞ *M; Froststadium im Fieber, während*

Stein auf dem Herz, Empfindung wie ein kalter: petr.[85]

KAPPE auf dem Herzen, Empfindung von einer: zinc.[5]

KITZELN, Empfindung von, Herz:

☞ *O; Herz und Herzregion*

am Herzen: visc.[111]

Umgebung: visc.[102]

KLEINE Blutgefäße betroffen: pic-ac.[36]

KLUMPEN, Empfindung wie von einem, Herz: agar.[5] ambr.[5] asaf.[5] calc.[5] hydr-ac.[111] lil-t.[111] nat-p.[111] rhus-t.[5] spig.[5] tung.[209]

☞ *O; Herz und Herzregion • Ball, Empfindung wie von einem, Herz • Harter Gegenstand, Empfindung das Herz ist ein*

KOCHEN, Empfindung von, Herzregion: glon.[137] lachn.[25]

▥ *BRUST; C; Wasser in der Brust, Empfindung von; kochendes, wird in die Brust gegossen • ALLGEMEINES; C; Kochen, Empfindung von*

KRAMPFADERN, Varizen: acet-ac.[102] acon.[54] adon.[102] aesc. alum.[10] alum-sil.[58] **Alumn. Am-c.**[10] **AMBR.**[5] anac. ang.[10] ant-c.[34] **Ant-t.** apis **Arg-n.** arist-cl.[149] **ARN.**[149] **ARS.** ars-s-f.[58] asaf. aur.[102] **Bar-c.**[10] **Bell.**[85] bell-p.[72] **Berb.**[122] brom. bruc.[10] **Bry.**[10] **CALC. Calc-f.**[149] **Calc-i.**[102] calc-p. calc-s.[58] calen.[85] camph.[10] caps.[10] **Carb-an. CARB-V.** carbn-s.[58] carc.[193] card-b.[85] **Card-m. Caust.** cean.[1125] cecr.[149] cham.[10] chel.[10] **CHIN.**[5] chin-s.[102] cic.[10] cinnb. clem. clem-vit.[102] coll.[102] coloc. con.[10] conv.[102] **Croc.**[10] **Crot-h.** croto-t.[116] cub.[36] cycl.[10] des-ac.[149] **Dig.**[102] **FERR.** ferr-ar. ferr-p.[122] fil.[1125] **FL-AC.** form.[193] form-ac.[116] **Graph.** grat.[10] grin. **HAM.** hecla.[149] **Hep.**[10] hydr. hydr-ac. **HYOS.**[5] ign.[10] kali-ar.[85] kali-c. kali-n.[10] kali-s. **Kreos.** lac-c.[85] **Lach.** lept.[102] loxo-r.[240] **LYC. LYCPS. Lysim.**[1125] m-arct.[10] **M-AUST.**[10] mag-c. mag-f.[144] mand.[144] mangi.[102] meli.[144] meny.[10] merc. merc-cy.[85] mez. mill. morg.[136] mosch.[10] **Mur-ac.**[10] **Nat-m.** nit-s-d.[111] **Nux-v.**[10] olnd.[10] op.[10] orig.[1125] ox-ac. **Paeon.** parat.[149] petr.[54] ph-ac.[10] phel.[1125] phos.[10] plat. **Plb.**[10] **Podo.**[102] polyg.[102] polyg-pe.[142] psor.[56] **PULS.** pyrar.[77] pyrog. raja-s.[149] **Ran-s.**[54] rhod.[10] **Rhus-t.** rib-ac.[149] ruta[102] sabad. sabin. sang. sanguis.[102] sars. scirr.[85] sec. **Sep.**[10] sil.[5] sol-n.[85] **Spig.** spong.[10] **Staph.**[102] stel.[102] stront-br.[85] stront-c.[102] sul-ac. **SULPH.** sym-r.[1125] syph. thuj. tril.[1125] verb.[102] **Vip.**[111] visc.[1125] **Zinc.**

▥ *ALLGEMEINES; C; Blutüberfülle, Plethora • ALLGEMEINES; C; Farbe, Verfärbung; Röte;*

Druck agg.: ham.[58]

Erschütterung agg.: ham.[58]

jungen Menschen, bei: ferr-p.[122]

Menses, während: **Ambr.**[5] **Hyos.**[5]

Schwangerschaft, während: acon.[54] apis[54] **Arn.**[54] ars.[54] bell.[85] bell-p.[72] calc.[102] **Carb-v.**[5] **Caust.**[54] **FERR. Fl-ac.**[54] **Graph.**[54] **Ham.**[8] **LACH.**[54] **Lyc. Lycps.** m-aust.[5] **Mill. Nux-v.**[54] psor.[56] **PULS.** sep.[220] sulph.[54] **Zinc.**

Stehen agg.: sulph.[58]

☞ *geschwollen*

Trunksucht, durch: crot-h.[54]

▥ *ALLGEMEINES; C; Speisen und Getränke; Alkohol, alkoholische Getränke; agg.*

bersten, als wollten sie: vip.[122]

☞ *Völle, Empfindung von; Blutgefäße*

blau: **Carb-v. Lycps. Mur-ac.**[10] **PULS.**[54]

blutend: alumn.[58] kali-c.[5]

- **Urinieren,** beim: **Kali-c.**[5]

▥ *ALLGEMEINES; M; Urinieren; während U. agg.*

Brennen, Empfindung von: **Apis ARS. Calc.**

- **nachts**: **ARS.**

☞ *Z; Nachts*

entzündet: arn. **Ars. Calc. Ham.** kreos. lyc. **Lycps.** merc.[102] nux-v.[5] **Puls.** ruta[102] sil. spig. sulph. thuj.[5] vip.[122] zinc.

☞ *Entzündung; Blutgefäße* ▥ *EXTREMITÄTEN; C; Entzündung; Blutgefäße*

geschwollen: **Apis Berb.**[122] chin-s.[102] **Puls.**

☞ *Stehen agg. • Schwellung; Blutgefäße* ▥ *ALLGEMEINES; C; Blutüberfülle, Plethora*

geschwürig werdend: **Aesc.** alumn.[58] anac. ant-t. arist-cl.[149] arn.[149] **Ars. Calc.** calc-f.[149] **Carb-v. Card-m. CAUST.** cecr.[149] **Cham.**[10] cinnb. clem-vit.[102] crot-h. croto-t.[116] des-ac.[149] **Fl-ac. Graph.** grin. **Ham.** hydr. hydr-ac. kali-s. kreos. **LACH. LYC.** merc. mez. **Nat-m.** parat.[149] phel.[1125] **PULS.** pyrog. raja-s.[149] **Rhus-t.** rib-ac.[149] sars. sec. **SIL.**[5] sul-ac. **Sulph.** syph. thuj. **Zinc.**

▥ *HAUT; C; Geschwüre; Varizen, geschwürige*

gestaut:
☞ *Völle, Empfindung von; Blutgefäße*

Jucken: ant-t.[5] ars.[5] berb.[10] bruc.[10] **Caps.**[10] **Carb-v.**[5] caust.[10] **Graph.** lach.[10] m-aust.[10] nux-v.[10] phos.[5] plb.[10] puls.[10] **Sep.**[10] sil.[10] sul-ac.[10] **Sulph.**[10] **Zinc.**[5]

- **Menses,** während: phos.[5]

netzartig in der Haut: berb. **Calc. Carb-v. Caust.** clem. **Crot-h. Lach.** loxo-r.[240] lyc. nat-m. ox-ac. plat. sabad. thuj.
▤ *BRUST; C; Kappilarnetz •HAUT; C; Netzförmige Venenzeichnung, Adernetz*

Pickeln, bedeckt mit: **Graph.**

platzen leicht: mill.[58]

pulsierend: **Asaf.**

purpurfarben: aesc.[102]

Risse: vip.[111]

schmerzhaft: alum.[10] am-c.[10] ang.[10] ant-t.[5] apis ars.[10] bar-c.[10] **Brom.** calc.[5] **Caust.**[10] graph.[5] grat.[10] **Ham.** hep.[10] ign.[10] kali-c. kali-n.[10] lach.[5] **Lyc.** m-arct.[10] merc.[10] **Mill.** mur-ac.[10] nat-m.[10] nux-v.[10] petr.[54] phos.[10] **PULS.** rhus-t.[10] sang. sil.[10] sul-ac.[10] sulph.[10] thuj.[5] vip.[122] zinc.[5]

- **fein**: alum.[10] **Ant-t.**[54] **Ars.**[10] bar-c.[10] **Caust.**[10] graph.[5] grat.[10] kali-c. **Kali-n.**[10] lyc. merc.[10] nat-m.[10] nux-v.[10] phos.[10] **Sil.**[10] sul-ac.[10] sulph.[10]

- **geschwürig**: ant-t.[5] **Lach.**[5]

- **schießend**: ant-t.[85]

- **stechend**: **Apis** graph. **Ham. PULS.**

- **Wundheit**: am-c.[10] ang.[10] bar-c.[10] **Caust.**[10] graph. grat.[10] **HAM.**[122] hep.[10] ign.[10] **Kali-c.**[10] kali-n.[10] m-arct.[10] merc.[10] mur-ac.[10] nat-m.[10] **Nux-v.**[10] **Phos.**[10] puls. rhus-t.[10] sil.[10] sul-ac.[10] **Sulph.**[10] vip.[122]

Stase:
▤ *BLUT; C; Stocken, Stagnation, Empfindung von; Stocken, Stagnation, Empfindung von*

Zusammenschnürung, mit Empfindung von: ang.[54]

KRAMPFZUSTAND, schmerzhaft, Herz:
☞ *O; Herz und Herzregion*

allgemeine Arzneien: acon.[5] anan. **Ars.** bry. com.[111] cupr. kali-bi. **Kali-c. LACH. LACT.**[111] manc.[111] mez. myric. nux-m.[5] ptel.[111] sep. tarent. thuj. zinc.

- **Musik,** durch sanfte: thuj.
▤ *BRUST; M; Musik agg.*

Herzregion, beim Beugen nach vorn: ptel.[36]

KRÄMPFE, Muskelkrämpfe, Spasmen:

Blutgefäße: **COFF.**[1125] sec.[144]

Herz: **Agar.** anh.[149] **Arg.** calc. chin.[36] **Cupr. Gels. Lach.** mag-p. nux-m.[5] **Nux-v.** phys.[36] thuj.[2130]
☞ *O; Herz und Herzregion •Zusammenschnüren, Spannung, Enge, Empfindung von; Herz*

- **Frost,** während: calc. nux-v.
☞ *M; Froststadium im Fieber, während* ▤ *BRUST; M; Fieber; während; Froststadium im Fieber*

- **Liegen** auf dem Rücken **agg.**: arg.
▤ *BRUST; M; Liegen; agg.; Rücken, auf dem*

- **Musik,** durch sanfte: thuj.[2130]
▤ *BRUST; M; Musik agg.*

- **Ganglien**: phys.[36]
▤ *ALLGEMEINES; C; Tumoren; Ganglion*

KREBS:

Blutgefäße: bell-p.[110]

Herz: crat.[110]
☞ *O; Herz und Herzregion*

KRIBBELN, Prickeln, Empfindung von:

Blutgefäße: **Ham.**[111] merc.[5]
▤ *ALLGEMEINES; C; Prickeln, Empfindung von; Innerlich*

Herzregion: anh.[149] aran-ix.[149]
☞ *O; Herz und Herzregion* ▤ *ALLGEMEINES; C; Prickeln, Empfindung von; Innerlich*

LÄHMIGKEIT, Empfindung von, **Herz:** phyt.[111]
☞ *O; Herz und Herzregion •Lähmung; Herz*

LÄHMUNG:

Blutgefäße: alumn.[58]

Herz: acon. **Ant-t.** ars. ars-i. **Bell. Bufo CAMPH.**[1125] cann-i. **CARB-V.** chlor. cimic. **COFF.**[1125] **Crot-h. Cupr. Dig.** dulc.[171] **Gels. Hydr-ac. Iod.** jatr-u.[85] **LACH.** lob-p.[85] **NAJA OP.** ox-ac. **Phos. Plb.** sang. sumb. tub.[85] verat. verat-v.
☞ *O; Herz und Herzregion •Lähmigkeit, Empfindung von, Herz*

- **Cholera,** bei: **CAMPH.**[1125]
☞ *M; Cholera, bei*

LEBENDIGEM, Empfindung wie von etwas, **Herz:** cast-eq.[8] **Cycl.**[8] sep.[54]
☞ *O; Herz und Herzregion* ▤ *ALLGEMEINES; C; Lebendigem, Empfindung von etwas, innerlich*

Herzregion: cast-eq.[8]

LEERE, Empfindung von, **Herz:** bar-m.[111] chr.[85] chr-ac.[5] chr-o.[111] cocc. con. croc.[5] gels.[58] graph. lach.[58] lil-t.[25] med. naja nux-m.[111] olnd.[5] stann.[144] sulph. tab.[111]
☞ *O; Herz und Herzregion •Vakuum, als schlüge das Herz in einem* ▤ *GEMÜT; C; Wahnideen (Einbildungen, Halluzinationen, Sinnestäuschungen); Körper, Körperteile; •ALLGEMEINES; C; Leer oder hohl, Empfindung wie*

Herzregion, in der: chr.[85] chr-o.[111] con. graph. naja nux-m.[111] stann.[144] sulph.

LEICHT, Empfindung wie, **Herz:** graph.[5]
☞ *O; Herz und Herzregion*

LOSE, Empfindung wie, **Herz:** aur.[137] crot-h.[111] dig.[85]
☞ *O; Herz und Herzregion* ▤ *ALLGEMEINES; C; Locker, lose, Empfindung wie*

Gehen, beim: aur.[137]

◉ **losgerissen,** als hätte es sich, und schaukelt an dünnem Faden hin und her: dig.[85]
☞ *Faden, Empfindung wie von einem; Herz an einem Faden hängt, der bei jedem Herzschlag reißen könnte, als ob das*

MARMORIERT durch die Haut scheinend, Blutgefäße: ant-t.[5] ars.[5] bell.[5] calc.[5] carb-v.[5] caust.[5] clem.[5] crot-h.[111] ferr-p.[111] graph.[5] hydr.[111] kreos.[5] lach.[5] lyc.[5] merc.[5] nat-m.[5] nit-ac.[5] nux-v.[5] petr.[5] phos.[5] plat.[5] puls.[5] rhus-t.[5] sep.[5] sil.[5] staph.[5] sul-ac.[5] sulph.[5] thuj.[5]

Netzwerk von Blutgefäßen: ant-t.[5] **Ars.**[5] bell.[5] calc.[5] **Carb-v.**[5] **CAUST.**[5] clem.[5] crot-h.[111] ferr-p.[111] graph.[5] hydr.[111] kreos.[5] lach.[5] **LYC.**[5] merc.[5] nat-m.[5] nit-ac.[5] nux-v.[5] petr.[5] **Phos.**[5] **PLAT.**[5] puls.[5] rhus-t.[5] **Sep.**[5] sil.[5] staph.[5] sul-ac.[5] sulph.[5] **THUJ.**[5]

METASTASIERUNG:

Herzen, zum:
☞ *Rheumatismus, Metastase zum Herzen*

gichtig:
☞ *Gicht, Herz; metastatische Verlagerung aufs Herz*

MÜDIGKEIT, Ermattung, Herzregion: kali-bi.[36]
☞ *O; Herz und Herzregion*

NEKROSE, Blutgefäße: loxo-r.[240]

NERVÖSE Beschwerden: **Acon.**[1125] adon.[144] adren.[102] **ASAF.**[58] atro.[102] cact.[102] **Coff.**[102] **CONV.**[1125] gels.[1125] glon.[102] hydr-ac.[102] hyos.[102] **Iber.**[102] ign.[102] kali-c.[102] kali-p.[102] lav-v.[1125] **Lil-t.**[102] lith-c.[102] **Lycps.**[102] mag-p.[102] **Mosch.**[102] **Naja**[58] piloc.[102] pimp.[1125] ruta[1125] sep.[102] **Spig.**[102] **Sumb.**[102] tab.[102] **Valer.**[102] viol-t.[1125]

Klimakterium, im: **CONV.**[1125]
☞ *M; Klimakterium, im*

NEUROSE:

Blutgefäße: aeth.[1125]

Herz: **Acon.**[102] adren.[102] agarin.[102] allox.[149] ars.[102] **Aur.**[37] **Aur-m.**[8] bell-p.[119] cact.[1125] calad.[102] **Calc.**[8] cham.[102] chin.[102] chlol.[8] cic.[119] cimic.[102] **Coff.**[102] coll.[102] conv.[102] crat.[160] dig.[102] ferr.[102] **Gels.**[46] **Hyper.**[1125] **Iber.**[102] **Ign.**[102] influ.[56] ip.[1125] **Kali-br.**[8] kali-cy.[25] **Kalm.**[102] lach.[102] **Lil-t.**[102] lyc.[102] lycps.[102] melis.[1125] **Mosch.**[102] nep.[149] nux-v.[102] passi.[1125] phos.[102] pitu-p.[149] plat.[149] pneu.[149] prun.[102] rosm.[1125] saroth.[102] scarl.[149] scut.[102] sep.[102] **Spig.**[102] staph.[102] stroph.[102] stry.[25] sulfonam.[149] sumb.[197] **Tab.**[102] tub-m.[149] verat.[102] zinc.
☞ *O; Herz und Herzregion •Angst, Empfindung von, Herzregion*

- **Drängen,** Drücken auf das Brustbein, mit: conv.[1125]
- **funktioneller** Herzstörung, mit: **Cact.**[54]
- **Grippe,** durch: iber.[102] saroth.[102]
- **Hämorrhoiden,** durch unterdrückte: coll.[102]
  ▥ *ALLGEMEINES; M; Hämorrhoiden, Beschwerden durch unterdrückte*
- **Scharlach,** durch: lach.[102]
- **Schlaflosigkeit,** mit: **Cact.**[1125]
- **Spinalirritation,** durch: **Kali-br.**[8]
- **Tabak,** durch: agarin.[102] ars.[102] calad.[102] **Conv.**[102] dig.[102] **Kalm.**[102] lyc.[102] nux-v.[102] **Phos.**[102] **Spig.**[102] staph.[102] **Stroph.**[102] tab.[102] verat.[102]
  ▥ *ALLGEMEINES; M; Tabak; agg.*
- **Tee,** Kaffee, durch: agarin.[102]
- **Utero-ovarieller Erkrankung, bei**: cimic.[102] **Kali-br.**[8] lil-t.[102]
- **hysterisch**: gels.[46]

ORGANISCHE Beschwerden, Herz: **Apis**[54] **Apoc.** **Ars-i.**[102] **Cact.**[102] calc-f.[102] crat.[102] hell.[76] kalm.[102] nat-i.[102] rhus-t.[76] spig. tab.[102]

PEITSCHENSCHNUR, wie eine, Blutgefäße: calc-hp.[137]

PFLOCK, Empfindung wie durch einen, Herz: ran-s.[5] spig.[5]
☞ *O; Herz und Herzregion* ▥ *ALLGEMEINES; C; Pflock, Keil oder Nagel, Empfindung von einem*

POCHEN in Blutgefäßen:
☞ *Pulsieren, Pochen, Empfindung von; Blutgefäße*

POLYPEN, Herz: ant-c.[38] calc. cann-s.[10] lach.[5] staph.[5] tell.[38]
▥ *ALLGEMEINES; C; Polypen*

PULS:
☞ *Pulsieren, Pochen, Empfindung von; Blutgefäße*

abdrückbar:
☞ *weich*

abnorm: **ACON.** agar. agn. am-c. am-m. ambr. ang.[5] ant-c. **Ant-t.** arg. **Arg-n.** **Arn.** **ARS.** **ARS-I.** asaf. asar. aur. bar-c. **BELL.** bism. bor. bov. **Bry.** **Cact.**[111] calad. calc. **Camph.** cann-s. canth. caps. carb-an. **Carb-v.** **Carbn-s.** caust. cham. chel. **Chin.** chin-s.[111] cic. cina cocc. colch. coloc. **Con.** croc. **CUPR.** **DIG.** dulc. ferr. **Gels.** **Glon.** graph. guai. hell. **Hep.** **HYOS.** ign. **IOD.** ip. **Kali-c.** kali-n. kalm.[111] **KREOS.** **LACH.** **Laur.** led. lyc. m-art.[5] mang. **Meli.**[111] meny. **Merc.** mez. mosch. mur-ac. nat-m. nit-ac. nux-m. nux-v. olnd. **OP.** par. petr. **PH-AC.** **PHOS.** plat. plb. puls. pyrog.[111] ran-b. ran-s. rheum rhod. **RHUS-T.** sabad. sabin. samb. sang.[111] **Sec.** seneg. **Sep.** **SIL.** spig. spong. squil. stann. staph. **STRAM.** stront-c. sul-ac. **Sulph.** thuj. valer. **VERAT.** viol-o. viol-t. zinc.

beschleunigt:
☞ *schnell, beschleunigt, jagend, unzählbar*

bewusst, ist sich des Pulsschlags: ambr.[85]
▥ *ALLGEMEINES; C; Bewusst, ist sich des Körpers*

bigeminus, dikrot, doppelschlägig: acon.[5] agar. aml-n.[111] amyg-am.[111] anan.[54] apisin.[5] apoc.[111] **Arg-n.**[54] bell. cycl. ferr.[5] gels.[111] glon. iber.[111] **Kali-c.**[5] **Phos.** piloc.[36] plb. rhod.[5] **Stram.** zinc.[5] zinc-s.[36]

drahtig: acon.[137] amyg-am.[54] ars. benz-n.[36] bol.[36] cupr. cupr-acet.[36] dig. gels. **Glon.**[54] ham. iber.[36] kreos. **Lac-c.**[54] **Lycps.**[54] oena.[36] ox-ac. phos. phys. pyrog.[102] sec. tax.[36] ter.[54] zinc.
☞ *gespannt •zusammengezogen (klein und hart)*

erregt: ant-t. anth.[36] cyt-l.[36] dig.[5] iod. nat-c.[54] **Nux-v.** petr. plan.[25] plumbg.[36] sol-t-ae.[36]

- **nachts**: **Nat-c.**[54]
  ☞ *Z; Nachts*

fadenförmig: **Acon.**[54] agar-pa.[36] **Ail.**[111] alum. aml-n.[111] amyg-am.[36] **Apisin.**[5] arn. **Ars.** ars-s-f.[54] ars-s-r.[54] bell. camph. canth. carb-v. carbn-h.[36] chlf.[36] colch. cop.[36] crat.[116] **Crot-h.**[54] cupr.[54] dig. digin.[36] hell. **Hydr-ac.**[111] hyos. iod. jatr.[36] kali-bi. kali-n.[36] lach.[5] **LAT-M.**[122] merc-c.[5] merc-n.[36] morph.[36] naja

PULS; fadenförmig (Forts.)
nat-f.[119] olnd. op. ox-ac. petr. phos. phys.[36] phyt. **Plat.**[54] plb. ptel.[36] **Pyrog.**[111] raja-s.[149] rhus-t. sal-ac.[116] sant.[36] sec.[58] sol-t-ae.[36] solin.[36] **Spig.**[5] stram.[5] sul-ac.[36] sulph. tab.[111] tax.[36] **Ter.**[36] **VERAT.**[5] verat-v.[111] **Verb.**[54] vip.[36] **Zinc.**[54] zinc-m.[36]
☞ *schwach • weich • zusammengezogen (klein und hart)*

- **beschleunigt,** fadenförmig und: cupr.[54]
- **gespannt,** fadenförmig und: acon.[54]

febril: **Acon.** alum. alumn.[36] anthro.[54] **Ars. Bell.** bov. croc.[54] gins.[36] lac-ac. merc-c. mez. morph.[36] plb. sars. sec. **Stram. Sulph.**[54] thuj. vip.[36] weil.[9]

flatternd: acon.[58] apis **Arn. Ars.** cann-i.[58] carb-ac.[36] cench.[58] cimic.[58] coff.[58] colch. **Crot-h.** dig.[58] gels. gins.[36] juni-v.[36] **Kali-bi.** kali-n. morph.[36] **NUX-V.** op. ph-ac. **Phos.** ptel.[36] **Pyrog.**[58] **Sec.** stann. stram. sul-h.[36] thea[36] **Verat.**[54] zinc. zinc-m.[36]
☞ *wellenförmig*

- **Körper,** am ganzen: dig.[58]

fließend: ferr-p.[137] gels.[137] syph.[137] verat-v.[137]

gespannt: acon.[5] adren.[122] agro.[36] all-c. all-s.[36] am-c. **Am-m.** ammc.[54] **Ant-t.** aphis.[36] ars. atro.[36] **Bell.**[5] benz-n.[36] bism. **BRY.**[5] cact.[25] camph. cann-i. canth. cham. chel.[5] chin. clem. coca[36] coff-t.[36] colch. con. corn-f.[36] **Cupr.**[5] dig.[5] **DULC.**[5] ferr. hyos. kali-i. m-art.[5] merc-c.[5] **Mez.** morph.[36] nat-c. nit-ac. ox-ac. petr. plb. sabad. **SABIN.**[5] sang. sec. sol-t-ae.[36] spira.[36] squil.[5] stram.[5] til.[36] **Valer.**[5] verat.[36] verat-v. zinc.[5]
☞ *drahtig • hart • voll*

groß: **ACON.**[5] ant-t.[5] **APIS**[54] **Arn.**[5] asaf.[5] asar.[5] atro.[36] bar-c.[5] **BELL.**[76] bism.[5] **Bry.**[5] camph.[5] canth.[5] cench.[36] **Chel.**[5] chin.[5] chin-s.[36] colch.[5] coloc.[5] **CON.**[5] cupr.[5] cupr-acet.[36] dig.[5] dulc.[5] ferr.[5] ferr-p.[111] gels.[111] glon.[111] hell.[5] hep.[5] **Hyos.**[5] ign.[5] **IOD.**[5] ip.[54] jatr.[36] kali-cy.[36] **Kali-n.**[5] lach.[5] led.[5] lycps.[111] manc.[111] merc.[5] mez.[5] mosch.[5] mur-ac.[5] nat-m.[5] nat-p.[111] nux-v.[5] olnd.[5] op.[5] par.[5] petr.[5] ph-ac.[5] phos.[5] plb.[5] ran-b.[5] ran-s.[5] sabin.[5] samb.[5] sep.[5] sil.[5] spig.[5] spira.[36] spong.[5] **Stram.**[5] stry.[36] sul-ac.[36] sulph.[5] syph.[111] **Tab.**[54] verat.[5] verat-v.[111] viol-o.[5]

- **langsam,** groß und: bell.[76]

hart: **ACON.**[81] aesc. aeth.[102] aether[36] agar-cps.[36] agar-pa.[36] agro.[36] alco.[36] **All-c.** all-s.[54] am-c. am-caust.[36] am-m. **Aml-n.**[54] ammc.[54] **Amyg-am.**[36] anan.[54] ant-c. ant-m.[54] **Ant-t.**[54] **Apisin.**[5] **Arn.** ars. ars-h.[36] ars-i. ars-s-f.[36] arum-d.[36] asaf. asar. aster. atro.[36] aur.[137] bapt. **Bar-c.** bar-i.[58] bar-m. **BELL. Benz-ac. BERB.** bism. brom. **BRY. Cact.**[137] calad. calth.[36] camph. **Canth.** carb-ac.[36] carbn-s.[36] cent.[36] cham.[81] **CHEL. CHIN.**[5] chlor.[36] cimic. **Cina** clem.[5] cocc. coff. **Colch.**[5] **Coloc.**[5] con. cor-r. corn.[36] crot-h.[36] **Cupr. Cupr-acet.**[36] cupr-s.[54] cycl. cyna.[149] daph. **Dig.** digin.[36] **Dulc. FERR.**[54] gast.[36] gels. glon. gran.[36] **GRAPH.**[5] ham. hell. **HEP.**[5] **HYOS.** hyper.[36] iber.[36] **Ign.** indg.[36] iod. jatr.[36] kali-bi. **Kali-c.** kali-chl.[58] kali-i. **Kali-n. Kreos. Lach.**[137] laur.[5] **Led.** lil-t.[137] lyc. **Lycps.**[54] **Merc.** merc-c. merc-cy. merc-d.[36] **Merc-pr-r.**[36] mez. morph.[36] **Mosch.** mur-ac. nat-c.[36] nat-m. **Nit-ac.** nit-s-d.[36] nitro-o.[36] **Nux-v.** olnd. op. ox-ac. par. petr. ph-ac. phel. **Phos.** phyt. plb. plect.[36] plumbg.[36] puls.[5] ran-b.[54] ran-s. rauw.[119] sabin. samb. sang.[8] sec. seneg. **Sep.** serp.[36] **Sil.** sin-a.[36] sol-m.[36] sol-t-ae.[36] spig. spira.[36] **SPONG.**[5] squil. **STRAM. STRONT-C.**[5] stroph.[119] stroph-s.[119] **Stry.**[36] sul-h.[36] **Sulph.** tab.[137] tanac.[36] tarent. tep.[36] **Ter.** thuj.[36] til.[36] uva.[36] valer. verat. verat-v.[54] vinc.[36] viol-o. vip.[36] wies.[36] zinc.[137] zinc-m.[36] zing.[54]
☞ *gespannt • voll • zusammengezogen (klein und hart)*

- **morgens**: petr. phyt. zinc. zing.[36]
☞ *Z; Morgens*
  - **11** Uhr: zing.[36]
- **mittags**: ox-ac.
☞ *Z; Mittags*
- **abends**: all-c. **Bapt.** dulc. plb. plumbg.[36] ran-b.[54] zing.[54]
☞ *Z; Abends*
- **alten** Menschen, bei: **ANT-T.**[54]
- **Anstrengung,** nach plötzlicher: rauw.[119]
- **Blutung,** bei uteriner: ferr.[54]
- **Erregung,** bei: stroph-s.[119]
▤ *GEMÜT; M; Erregung; Beschwerden durch; Allgemeinsymptome*
- **Klettern,** nach: rauw.[119]
- **Konvulsionen,** während: acon.[81] aeth.[102] cham.[81]
  - **epileptischen**: aeth.[102]
- **Wehen,** Entbindung:
  - **während**: verat-v.[54]
☞ *M; Wehen, Entbindung, während*
  - **Wochenbett,** im: ferr.[54]
▤ *ALLGEMEINES; M; Wehen, Entbindung; Wochenbett, im*
- **einzelne** Schläge: aur.[137] cact.[137] lach.[137] lil-t.[137] zinc.[137]
- **langsam,** hart und: stroph-s.[119]
- **Schnur,** wie eine: tab.[137]

hörbar: **Ant-t.**[5] **Camph.**[5] con.[5] **Dig.**[5] hell.[5] iod.[5] kali-c.[5] kreos.[5] lycps.[51] merc.[5] op.[5] phos.[5] plb.[5] sep.[5] **SPIG.**[5] sulph.[5] **Thuj.**[5]

intermittierend: acet-ac. **Acon.**[5] **Aeth. Agar.**[54] agar-pa.[36] aloe alum. am-c. am-m. amyg-am.[54] **Ang.**[5] ant-t.[5] apis[85] apisin.[5] **Apoc.**[144] **Arg-n.** arn.[809] **Ars.** ars-h.[54] ars-i.[58] ars-s-f.[58] arum-t.[111] asaf. **Atro.**[54] **Aur.** bapt.[102] bell. benz-ac. benz-n.[36] bism. brom. **BRY.**[5] **Cact.**[111] calc-ar.[54] calth.[36] **Camph.** cann-i.[36] **Canth. Caps.** carb-ac. carb-an.[36] **Carb-v.** cass.[36] **Cedr.** chel.[54] **CHIN.** chin-s.[54] **Chlol.**[54] chlor.[36] cic-m.[36] cimic.[111] **Cimx.** cina[54] cinnb.[36] coca[54] coff. **Colch.**[5] **Con.** conv. **Crat.**[102] **Crot-h.**[116] cub.[36] cupr. cupr-acet.[36] daph. **DIG.**[54] digin.[36] digox.[36] dulc.[36] fago.[36] ferr. frag.[36] gast.[36] **Gels.**[116] glon. grat. **Hep.** hura[36] hydr-ac.[36] **Hyos.**[5] **Iber.**[54] ign. **Iod.** jatr.[36] juni-v.[36] kali-bi. **Kali-c.** kali-chl.[54] kali-cy.[25]

Kali-i. kali-p.[54] **Kalm.** keroso.[36] kola[1184] **Kreos.**[54] **Lach.**[5] lact.[144] lappa[36] **Laur. Lil-t.** lipp.[36] lob. **Lycps.** lyss.[54] mag-p.[111] meny.[5] **MERC. Merc-c.**[122] merc-cy.[58] merc-s.[36] meth-ae-ae.[36] mez. morph.[36] **Mur-ac.**[102] murx.[111] naja nat-ar. **NAT-M.**[102] **Nit-ac.**[116] nit-s-d.[54] nitro-o.[36] nux-m.[137] nux-v.[5] olnd. onos.[144] **OP.**[5] **Ox-ac.**[144] **PH-AC.**[5] phase.[85] **Phos.**[5] phys.[36] phyt. pip-n.[102] plan.[36] **Plb.** prun-c.[25] prun-v.[122] **Ptel.**[36] **Ran-s.**[54] **Rhus-t.** sabin. **Samb.** saroth.[144] scut.[36] **SEC. SEP.**[5] **Spig.**[54] staph.[5] **Stram. Stroph.**[102] stry.[36] sul-ac.[171] **Sulph.**[54] **Tab.**[122] **Tarent.**[54] ter.[111] thea thuj. trif-p.[36] trinit.[102] trom.[36] verat. **VERAT-V.**[122] vib.[54] vip.[36] xan.[85] **Zinc. Zinc-p.**[58]

☞ *unregelmäßig*

- **alten** Menschen, bei: bapt.[102] tab.[122]
- **denkt,** wenn er daran: ox-ac.[144]
- **Essen,** nach: nat-m.[5]
- **Konvulsionen,** während: chin-s.[54]
- **Liegen,** beim: nat-m.[102]
- **Menses,** vor: **Kali-c.**
- **Mittagessen,** nach: nat-m.[1]
- **Wehen,** Entbindung, während: chin-s.[54] dig.[54] kali-p.[54]

  ☞ *M; Wehen, Entbindung, während*
- **lange** Intervalle, erzeugen Todesfurcht: nux-m.[137]
- **setzt** aus, jeden:
  - ◦ **10. Schlag**:
  - ◦ ◦ **Anstrengung** oder Verärgerung, nach: gels.[116]

    ▥ *GEMÜT; M; Zorn, Beschwerden durch*
  - ◦ ◦ **30. Schlag, bis**: agar.[5] **Cina**[54] kali-chl.[54] lach.[5]
  - ◦ **2. Schlag**: **Dig.**[54] nat-m. ph-ac.[5] **Spig.**[54]
  - ◦ **3. Schlag**: apis[85] **Apisin.**[5] apoc.[144] **Arn.**[809] ars-h.[54] arum-t.[111] cimic.[111] crot-h.[116] dig.[102] iber.[144] kali-c.[116] **Mur-ac.**[102] **Nat-m.**[5] nit-ac.[54] onos.[144] phase.[85] sul-ac.[171] **Sulph.**[54] vib.[54]
  - ◦ ◦ **4. Schlag, oder**: apis[85] apoc.[144] **Cimic.**[111] iber.[144] onos.[144]
  - ◦ ◦ **5. Schlag, oder**: crot-h.[116] **Nit-ac.**[54]
  - ◦ ◦ **7. Schlag, oder**: dig.[102] **Mur-ac.**[102]
  - ◦ **4. Schlag**: **Apisin.**[5] **Calc-ar.**[54] cimic.[111] colch.[5] dig.[5] iber.[54] **NIT-AC.**[5] **Nux-v.**[5] **Sulph.**[54] tab.[111]
  - ◦ ◦ **5. Schlag, oder**: colch.[5] **Nux-v.**[5]
  - ◦ **40.- 60. Schlag**: agar.[54] ars-h.[54] cub.[36]
  - ◦ **5. Schlag**: ars-h.[54] **Chel.**[54] **Coca**[54] crot-h.[116] dig.[102] nit-ac.[116] **Nux-v.**[5]
  - ◦ **6. Schlag**: acon.[5] ars-h.[54] **Chel.**[54] dig.[102] **Mur-ac.**[102]
  - ◦ **7. Schlag**: dig.[102] **Mur-ac.**[102]

jagend:

☞ *schnell, beschleunigt, jagend, unzählbar*

klein: abrot.[76] acet-ac.[76] **ACON.** acon-s.[36] aeth.[102] aether[36] **Agar.** agar-pa.[36] agro.[36] ail.[36] alco.[36] ald.[36] alum. am-c.[5] am-caust.[36] ammc.[54] amyg-am.[36] ant-c. ant-m.[36] ant-s.[85] **Ant-t.** apis apoc.[58] **Arg-n.**[54] arn. **ARS.** ars-h.[36] **Ars-i.** ars-s-f.[36] arum-d.[36] **Asaf.**[5] asc-t.[36] aspar.[36] aster.[54] atro.[36] **Aur.** aur-ar.[58] **Aur-m. Aur-s.**[58] bar-c. bar-i.[58] bar-m. **Bell.** benz-ac. benz-n.[36] bism. bol-lu.[36] bry. caj.[36] calad. calc. calth.[36] **CAMPH.** cann-i. cann-s. canth. carb-ac. carb-an.[5] **CARB-V.** carbn-h.[36] catal.[36] **Cham. CHEL.**[5] **CHIN.**[5] **Chin-ar.**[54] chin-s.[54] **Chlor.**[36] cic. cimic.[25] **Cina**[5] clem.[5] coca[54] **Cocc.** cod.[36] coff.[54] **Colch. Coloc.**[5] **Con.** conin.[36] cop.[36] croc.[5] **Crot-h.**[54] croto-t.[36] cub.[36] cund. **CUPR.** cupr-ar.[54] cupr-s.[54] cyt-l.[36] delphin.[36] **DIG.** digin.[36] **Dulc.** euph-l.[36] ferr. ferr-m.[36] fl-ac.[36] frag.[36] gels. glon.[36] graph.[5] grat. **GUAI.** gymn.[36] haem.[36] **HELL.**[5] helo.[36] hippoz.[54] hydr-ac.[36] **Hyos.** iber.[36] ign. **Iod.** ip. juni-v.[36] kali-acet.[36] kali-bi. **Kali-br.**[54] **Kali-c.** kali-chl.[137] kali-cy.[36] kali-fcy.[36] kali-i. kali-n. **Kali-p.**[54] kali-s.[36] keroso.[36] **Kreos.** lac-ac. **Lach. LAUR.** led. lil-t.[36] **Lob.** lyc. **Lycps.**[54] m-art.[5] m-aust.[5] mang. meny. **Merc.** merc-br.[36] **Merc-c.**[5] merc-cy. merc-d.[36] merc-n.[36] **Merc-pr-r.**[36] merc-s.[54] meth-ae-ae.[36] **Mez.**[54] morph.[36] mosch.[5] **Mur-ac.** naja[111] narcot.[36] nat-br.[36] nat-m. nat-n.[36] nat-s.[36] **Nit-ac.**[5] nit-s-d.[36] **Nux-m.** nux-v. oena.[36] **Ol-j.**[54] olnd.[36] **Op.** ox-ac. past.[36] peti.[36] petr. **Ph-ac. Phos.** phys. phyt. pic-ac. **Plat.** plb. plumbg.[36] podo. prun.[36] prun-p.[122] ptel.[36] puls. pyrog.[102] ran-a.[36] ran-b. ran-s. **Raph.** rhod. rhus-t. ric.[36] rumx-a.[36] russ.[36] ruta[36] sabad. sal-ac.[54] **Samb. Sang.**[54] sarr.[36] **SEC.** seneg. serp.[36] **SIL.** silphu.[25] sol-n.[36] sol-t.[36] sol-t-ae.[36] solin.[36] spig. spirae.[36] spong.[5] squil. **STANN.**[5] staph. **STRAM.** stroph.[111] stry.[36] **Sul-ac. SULPH.**[5] tab.[111] tanac.[36] **Tarent.**[54] tax.[36] **Ter.** thea[36] thuj. til.[36] tub.[85] upa.[36] uva.[36] valer. **VERAT.** vesp.[54] viol-o. vip.[36] visc.[36] wies.[36] zinc. **Zinc-m.**[36] **Zinc-p.**[58] zinc-s.[36]

- **links**: kali-chl.[137]
- **Konvulsionen,** bei epileptischen: aeth.[102]

kräftig: achy.[149] acon. aegle.[192] aether[36] agar.[54] agar-pa.[36] alco.[36] aloe am-c. aml-n.[36] ammc.[85] amyg-am.[36] ant-n-l.[85] **Ant-t.**[5] apis apisin.[5] arn.[54] ars.[5] ars-h.[54] ars-i.[36] asar. aster.[144] atro.[25] **Aur.**[5] aza.[149] **BAR-C.**[5] **Bell.** bism.[5] **Bry.**[54] caj.[36] calc.[5] cann-i. canth.[5] carbn-s.[25] catal.[36] chel.[5] **Chin.**[5] chin-ar.[54] cinnb.[36] coca[36] con. croto-t. **Cupr.**[5] **DIG.**[58] dulc.[5] fago.[36] ferr-p.[58] gast.[36] gels.[54] germ.[222] gins.[36] glon.[54] hell.[5] hoit.[149] hydrc.[36] **HYOS.**[5] iber.[36] iod.[5] jatr.[36] **Kali-chl.**[54] kreos.[5] lach.[5] lappa[36] laur.[5] lycps.[36] m-arct.[5] **Merc.**[5] merc-c. merc-cy. merc-i-r.[36] mill. morph.[36] **Mur-ac.**[5] nat-s.[36] op. par.[36] paro-i.[149] petr.[5] **PH-AC.**[5] phos.[5] phys. **Puls.**[54] ran-b.[5] raph. rhod.[76] sabad. **SABIN.**[5] sang. sarr.[36] **Seneg.**[5] serp.[36] sium[36] sol-t-ae.[36] **SPIG.**[5] stram. stront-c.[5] stry.[36] **Sulph.**[5] tanac.[36] ter.[54] **Thuj.**[5] uva.[36] valer.[5] **Verat.**[5] verat-v.[54] **VIOL-O.**[5]

- **linke** Seite agg.: ammc.[85]
- **Konvulsionen,** während: arn.[54] bry.[54] gels.[54] glon.[54] puls.[54] verat-v.[54]
- **rheumatischer** Herzerkrankung, bei drohender: dig.[58]

kraftlos:

☞ *schwach*

PULS (Forts.)

krampfhaft: **Ang.**[5] arn.[5] ars. bism. carbn-s.[54] chin.[5] **COCC.**[5] cupr. cupr-acet.[36] **Dig.**[5] indg.[36] iod.[5] kali-bi.[111] merc. **Merc-c.**[5] nux-m. nux-v.[36] plb.[5] sabad. **Sec.**[5] sep. **Stram.**[54] zinc. zinc-s.[36]
☞ *zusammengezogen (klein und hart)*

langsam, Bradykardie: **Abies-n.**[102] acet-ac. achy.[149] **Acon.**[76] acon-c.[36] acon-f. acon-l.[36] adon.[102] adren.[102] aesc.[111] aeth. aether[36] **Agar.**[76] agar-cps.[36] agar-pa.[36] agn.[76] ail.[25] **All-c.**[76] aloe[76] alum.[193] am-caust.[36] aml-n.[36] **Amyg-am.** anan.[54] anh.[119] anil.[36] ant-c.[76] **Ant-t.** apisin.[5] apoc.[76] arg. arn. ars. ars-met.[54] ars-s-f.[54] asaf. asc-t.[54] **Aspar.** atro.[36] bapt.[76] bar-acet.[36] bar-i.[58] **Bell.**[76] benz-ac.[76] benz-n.[36] **BERB.**[76] both-l.[36] brom. cact.[102] cahin.[36] calc-hp.[25] **CAMPH.**[5] **CANN-I.**[76] **Cann-s. Canth.**[76] **Caps.**[76] carb-ac.[36] carbn-o.[36] carbn-s.[58] catal.[36] caust. cench.[36] **Chel.** chin.[102] **Chin-s.** chlol.[25] chlor.[36] chr-ac.[36] cic.[149] cimic.[149] cinnb. coca[36] coff.[85] coff-t.[36] coffin.[25] colch.[76] coloc.[76] **CON.**[5] croc.[1] **Crot-h.** cryp.[36] cub.[36] cund.[36] **CUPR.**[5] cupr-am-s.[36] cur.[122] cyt-l.[36] daph.[54] dat-f.[36] delphin.[36] **DIG.**[76] digin.[36] digox.[36] dirc.[36] dubin.[36] dulc. eryt-j.[36] esin.[102] euph-c.[36] eupi.[85] fago.[36] ferr. ferr-ma.[36] gast.[36] **GELS.**[76] gins.[36] glon. graph.[193] grat. ham. **HELL.** helo.[102] hep. hippoz.[54] home.[36] hydr.[111] hydr-ac. hyos.[76] iber.[25] ign.[76] iod.[102] iris jab.[36] jac-c.[36] jatr.[36] juni-v.[36] kali-bi. **Kali-br.**[54] **Kali-c.**[5] kali-chl. kali-cy.[36] kali-hp.[25] kali-i.[111] kali-n. kali-s.[36] **KALM.**[76] karw-h.[149] kola[1184] kreos. kres.[149] lach. lachn. lact.[36] lat-k.[36] lat-m.[36] **LAUR.** lil-t.[193] **Lob.** lon-x.[36] **Lup.**[36] lycpr.[102] **Lycps.**[111] mag-c.[5] mag-s.[10] **Manc.** mang.[5] mang-acet.[76] mec.[36] meny.[85] meph.[149] merc.[76] merc-c. merc-cy. merc-s.[54] meth-ae-ae.[36] mez.[76] mit.[36] **Morph.**[102] mosch. **Mur-ac.**[8] mygal.[8] myric.[36] **Myrt-c.**[111] **Naja**[137] narcot.[36] nat-ar. nat-c.[5] **Nat-m.**[5] nat-n.[116] nit-ac. nit-s-d.[36] nitro-o.[36] **Nux-m.** nux-v. oena.[36] ol-an.[36] olnd. **OP.**[76] ox-ac. par.[76] paull.[36] pen.[36] petr.[76] ph-ac. phel.[36] phos. phys.[36] phyt. pic-ac. pip-n.[111] pitu-p.[119] plb.[76] **Podo.** prop.[36] prun.[36] prun-c.[25] prun-p.[36] puls.[76] pyrog.[193] ran-b.[58] raph.[36] rauw.[119] rhod.[76] rhus-t.[5] ruta sabad.[144] salam-l.[23] samb.[76] **Sang.** sars.[76] **Sec.**[76] **SEP.** sil. sol-c.[77] sol-n.[36] solin.[36] spig.[76] spong. squil.[76] **STRAM.** stroph.[111] stroph-s.[119] stry.[36] succ.[194] sulo-ac.[36] sumb.[36] **Tab.**[76] tanac.[36] **Tarent.**[54] tax.[36] thea[36] ther.[137] thiop.[149] thuj.[76] thymol.[119] trif-p.[36] trinit.[102] trio.[149] upa.[36] uva.[36] valer. vario.[193] **VERAT.**[76] **VERAT-V.**[76] verb.[36] vip.[36] visc.[122] wies.[36] wye.[36] zinc. zing.[54]

- **abwechselnd** mit beschleunigtem Puls: bell.[5] chin.[102] cic.[149] cimic.[149] dig.[102] **Gels.**[102] iod.[102] **Morph.**[102] rhus-t.[5] stroph.[111]
☞ *A; Abwechselnd mit*

- **tagsüber**: dulc.[8] graph.[58] merc.[76] mez.[76] **Mur-ac.**[8] sep.

- **morgens**: arg. chin-s. grat. jac-c.[36] kali-n.[76] lycps.[36] myric.[36] olnd. petr. puls.[76] ran-b.[76] sars.[76] thuj.[76]
☞ *Z; Morgens*

- **vormittags**: cinnb. myric.[36]
☞ *Z; Vormittags*

- **nachmittags**: aloe[76] chin-s. gins.[36] myric.[36] ox-ac.
☞ *Z; Nachmittags*

- **abends**: ars. cund.[36] **Graph.** mez.[76] myric.[36] nat-ar. phyt. ran-b.[58]
☞ *Z; Abends*

- **nachts**: phys.[36]
☞ *Z; Nachts*

- **alten** Menschen, bei: gels.[111]
- **Angst** und Besorgnis, bei: acon.[76] lycpr.[102]
- **Erbrechen,** beim: squil.[1] verat-v.[58]
- **Erwachen,** beim: ther.[137]
- **Fieber,** bei: karw-h.[149] mygal.[8] pyrog.[56]
- **Frost,** während: meny.[85] mur-ac.[1]
- **Herzklopfen,** mit: eupi.[85]
- **Herzschlag,** bei kräftigem: verat-v.[137]
- **Hitze,** während: alum.[162] lil-t.[162] pyrog.[162]
- **Konvulsionen**:
  - **vor**: gels.[81]
  - **während**: gels.[54]
- **Kopfschmerz,** bei: croc.[1] gels.[64]
- **Lebererkrankung,** Hepatitis, bei: dig.[162]
- **Liegen,** im: dig.[1]
- **Masturbation,** durch: dig.[137]
- **Neuralgie,** bei: kalm.[137]
- **Pubertät,** in der: dig.[137]
- **rheumatischer** Herzerkrankung, bei drohender: dig.[58]
- **Ruhe,** während: dig.[76] petr.[76]
- **Schwangerschaft,** während: gels.[85]
- **Schwindel,** bei: ther.[102]
- **sexuelle** Exzesse, durch: dig.[137]
- **Verletzung,** nach: dig.[54] sec.[54]
- **Wehen,** Entbindung, während: dig.[54]
☞ *M; Wehen, Entbindung, während*

- **40** Schläge pro Minute, sinkt ab auf: cann-i.[137] cann-s.[137] naja[137] plb.[137]
- **beständig**: mang-acet.[76]
- **fadenförmig**: acon.[76]
- **hart,** langsam und: all-c.[76] plb.[76] squil.[137]
- **intermittierend**: benz-ac.[76] canth.[76] caps.[76] samb.[76] sec.[76]
- **klein**: agar.[76] dig.[76] hyos.[76] ign.[76] plb.[76] squil.[76]
- **kräftig**: spig.[76]
- **kraftlos**: bapt.[76]
- **langsamer** als der Herzschlag: agar. cann-s. **Dig.** dulc. hell. **Kali-i.**[111] **Kali-n.** kola[1184] kres.[149] laur. lycps.[111] nat-m.[5] sec. verat.
- **schnell,** oder zu, unverhältnismäßig, gemessen an der Körpertemperatur: alum.[193] graph.[193] lil-t.[193] pyrog.[193] vario.[193]
- **schwach**: agn.[76] benz-ac.[76] berb.[76] canth.[76] colch.[76] coloc.[76] gels.[76] kalm.[76] rhod.[76] thuj.[76] verat-v.[76]
- **unfühlbar,** beinahe: acon.[76] canth.[76]
- **ungewöhnlich** langsam: apoc.[76] cann-i.[76] dig.[76] plb.[76] tab.[76]
  - **Erbrechen,** zwischen Anfällen von: apoc.[76]

- **unregelmäßig**: agar.[76] dig.[76]
- **unterdrückbar**: sec.[76]
- **veränderlich**: plb.[76]
- **voll**: bell.[76] colch.[76] gels.[76] op.[76] par.[76] samb.[76]
  ◦ **Schnarchen, mit**: op.[76]
- **voll** und hüpfend: visc.[122]
- **wechselhaft,** unbeständig: ant-c.[76]
- **weich**: mang-acet.[76] verat.[76] verat-v.[76]
- **zusammengezogen**: plb.[76] sec.[76]

Leerschlucken, beim: alco.[36] camph. chin. ferr.[5] **Lach.**[54] petr. **Sec.**[54] **Verat.**[54]
☞ *unfühlbar; kaum fühlbar*

mühsam, schwerfällig: crot-h.[54] cupr. cupr-acet.[36] dig.[58] hydr.[36] iris kreos. merc. merc-c.[36] merc-i-f.[54] mit.[36] morph.[36] op. stram.

- **Bewegung,** durch geringste: dig.[58]

rasch:
☞ *schnell, beschleunigt, jagend, unzählbar*

reizbar: arg. ars. **Colch.**[5] dig. iod. kali-br. meny. ox-ac. stram. tab.

scharf: rhus-t.[137]

schnell, beschleunigt, jagend, unzählbar: abel.[149] abies-c.[25] **Abies-n.**[102] abrot.[36] acal.[122] acet-ac.[76] **ACON.**[137] acro-c-f.[2047] adon.[102] adren.[102] aesc.[76] **Aeth.** aether[36] **Agar.** agar-pa.[36] agar-se.[36] agki-p.[1202] **Agn.**[102] **Ail.** alco.[36] all-c.[76] aloe alum. alum-p.[58] alum-sil.[58] alumn.[36] am-be.[54] am-br.[36] am-c.[76] am-caust.[36] am-m. am-val.[102] ambr. **Aml-n.**[137] ammc.[54] amyg-am.[54] anac. anan.[54] **Ang.**[5] ant-ar.[36] ant-c. ant-m.[54] **Ant-t.**[76] anth.[36] anthro.[54] antipyrin.[102] aphis.[54] **APIS Apisin.**[5] apoc.[102] apom.[36] aq-pet.[36] aran-ix.[149] arg.[5] **Arg-n. ARN. ARS. Ars-h.**[54] **ARS-I.** ars-met.[54] ars-s-f.[54] arum-d.[36] arum-i.[36] arum-t.[54] **Arund.**[54] **Asaf.** asar.[76] asc-c.[54] asc-t.[36] asim.[36] aspar.[36] aster.[36] atha.[36] **Atro.**[36] **AUR.** aur-ar.[58] aur-i.[58] **Aur-m. AUR-S.**[58] aza.[149] **Bac.**[62] bamb-a.[1184] **Bapt.**[76] bar-acet.[36] bar-c. bar-i.[58] bar-m.[54] **BELL. Benz-ac.**[76] benz-n.[36] **BERB.** beryl.[119] bism. bor.[5] both-l.[36] bov. **Brom.**[5] **BRY.**[76] bux.[36] **Cact.**[58] cahin.[54] caj.[36] calad.[76] calc.[76] calc-ar.[58] calc-hp.[25] **Camph.** cann-i. cann-s.[5] **Canth.** caps.[76] **Carb-ac.**[36] **CARB-AN.**[5] carb-v.[5] carbn-h.[36] carbn-o.[36] carbn-s.[58] cary.[36] catal.[36] caust.[5] cedr. celt.[36] cench.[58] **Cham.**[76] chel.[76] **Chim.**[54] **CHIN.** chin-ar. chin-b.[54] **Chin-s. Chlol.**[54] chlor.[54] chloram.[149] chlorpr.[149] chr-ac.[54] chr-s.[102] cic.[36] cimic.[76] **Cina**[76] cinch.[36] cinnb.[58] clem. coc-c. coca[137] cocc. **Coch.**[54] cod.[36] coff.[76] coff-t.[36] coffin.[25] **Colch.**[76] **COLL. Coloc.** com.[36] **CON. Conv.**[102] convo-s.[119] cop.[54] corn.[36] corn-f.[25] **Crat.**[102] **CROC.**[5] **CROT-C. Crot-h.** croto-t. cub.[36] cund.[36] **CUPR.**[76] cupr-acet.[36] cupr-ar.[54] cupr-n.[36] cupr-s.[54] cur.[122] cycl.[76] cyna.[149] cyt-l.[119] daph.[54] dat-m.[36] **DIG.** digin.[36] digox.[36] diph.[102] dor.[25] dubin.[36] dulc.[5] dys-co.[142] **Echi.** equis.[36] erech.[36] erio.[36] ery-a.[36] esin.[102] eucal.[54] eup-pur.[76] euph. euphr.[36] fago.[36] fagu.[36] **Ferr.**[76] ferr-i.[36] ferr-m.[54] **FERR-P.** fl-ac. foll.[149] **Form.**[54] gad.[36] gamb.[36] gast.[36] **GELS.** gent-l.[36] gins.[36] **GLON.** glyc-g.[54] gran.[36] graph.[76] grat. **Guai.**[5] guat.[119] gymn.[36] hall[36] halo.[149] ham.[36] hed.[149] **Hell.**[76] **HEP.**[76] hipp. hippoz.[54] hist.[119] hoit.[149] hydr-ac.[268] hydrc.[36] **HYOS. Hyper.**[36] **Iber.**[36] ign. ignis[194] indg.[36] iod.[5] iodof.[56] **IP.**[76] iris[36] jab.[36] jatr.[36] jug-r.[36] just.[144] kali-ar.[36] kali-bi. kali-br.[8] **Kali-c.**[5] kali-chl. kali-cy.[25] kali-hp.[25] kali-i. **Kali-n.**[1] kali-ox.[36] **Kali-p.**[54] kalm.[102] keroso.[36] kola[1184] kreos.[76] kron.[9] **Lac-c.**[54] lac-del.[204] lac-eq.[204] **Lach.**[76] lachn.[76] lappa[36] lat-m.[102] **Laur. LED.** levo.[149] lil-s.[36] **Lil-t.**[102] linu-c.[36] lipp.[36] lith-c.[227] lob.[76] **Lyc. LYCPS.**[137] lyss.[54] m-arct.[5] m-aust.[5] **Mag-c.**[5] **Mag-m.** manc.[76] mang.[5] mang-acet.[76] med.[54] **Meny.**[5] **MERC.**[5] **MERC-C.** merc-cy. merc-d.[36] merc-i-f.[36] merc-pr-a.[36] merc-s.[36] merl.[54] meth-ae-ae.[36] methys.[149] **Mez.** mill.[76] mit.[36] mom-b.[36] **Morph.**[102] **MOSCH.**[5] **Mur-ac.** murx. mygal.[36] myric.[36] myrt-c.[25] **Naja**[58] narcot.[36] nat-ar. **Nat-c.**[5] nat-f.[119] **NAT-M.**[5] nat-p.[36] **Nat-s.** nat-sil.[58] nicc. **Nit-ac.** nit-s-d.[36] nitro-o.[36] **Nux-m. NUX-V.** oena.[36] **Ol-j.**[36] olnd. onop.[149] onos. **OP.** osm. ox-ac. ozone[227] par. petr. **PH-AC.**[76] phase.[102] phel. **PHOS.**[5] **Phys. Phyt.** pic-ac. pier-b.[233] piloc.[36] plan. **Plat.**[76] plat-m.[36] **Plb.** plect.[36] podo.[111] prun.[122] prun-c.[25] **Psor.**[54] **Ptel.**[36] **Puls.** pyre-p.[36] **PYROG.**[102] ran-b.[76] **Ran-s.**[76] raph. rham-f.[36] rheum[54] rhod. rhodi.[36] **RHUS-T.**[76] **Rhus-v.** ric.[36] **Rumx.**[54] rumx-a.[36] **Ruta**[76] sabad. sabin.[76] samb.[5] **Sang.**[76] sant.[36] sapin.[36] sarcol-ac.[149] saroth.[119] sarr.[36] sars.[5] scroph-n.[36] scut.[122] **SEC.**[54] **Sel.**[5] seneg. **Sep.** ser-ang.[102] sieg.[144] **SIL.** sin-n.[36] sol-n.[36] sol-t-ae.[36] solin.[36] **SPIG.** spig-m.[36] **SPONG.**[76] **STANN.**[5] staph. still.[54] **STRAM.** stront-c.[5] stroph.[102] stry.[36] stry-p.[102] sul-ac. sul-h.[36] sulfa.[119] sulo-ac.[149] **SULPH.** sumb.[36] **Tab.** tama.[197] tanac.[36] tarax.[36] **TARENT.**[36] tax.[36] **Tell.** tep.[36] **Teucr.**[5] thal.[149] thea[102] ther.[36] thiop.[149] thlaspi[54] **Thuj.**[5] thymol.[119] **Thyr.**[137] til.[36] tox-th.[36] triat.[223] trinit.[102] trom.[54] tub. tung.[252] upa.[36] urt-u.[36] ust.[102] vac.[36] **VALER.**[58] vario.[54] **Verat. VERAT-V.** vesp. viol-o.[54] **VIOL-T.**[5] vip.[36] vip-a.[149] visc.[122] wies.[36] xan.[36] **ZINC.** zinc-m.[36] **ZINC-P.**[58] zinc-s.[36]
☞ *Beschleunigt, Zirkulation, Kreislauf*

- **abwechselnd** mit langsamem Puls: cub.[36] morph.[102]
☞ *A; Abwechselnd mit*
- **tagsüber**: nat-ar. nat-m.
- **morgens**: agar.[5] ail. alum.[5] alumn.[36] **Ars.**[5] **Ars-met.**[54] asaf. atro.[36] calc.[5] **Canth.**[5] cedr. cench.[58] chin.[5] chin-s.[58] fago.[36] **Graph.**[5] ign.[5] **Kali-c.**[5] lyc.[5] merc-c. **Mez.**[5] mit.[36] myric.[36] nux-v.[5] oena.[36] onop.[149] ox-ac. phos.[5] phys. podo. sang. sulph. sumb.[36] ther.[36] thuj. upa.[36]
☞ *Z; Morgens*
  ◦ **Erwachen,** beim: alumn.[36]
  ◦ **langsam** am Tag und abends, doch: **Agar.**[5] alum.[5] **Ars.**[5] calc.[5] canth.[5] chin.[5] graph.[5] **Ign.**[5] **Kali-c.**[5] lyc.[5] **Mez.**[5] nux-v.[5] phos.[5]
☞ *Z; Abends*
- **vormittags**: aphis.[36] calc. chin. com.[36] kola[1184] lyc.[36] merc-s.[36] mez. nat-p.[36] oena.[36] op. plan. ptel.[36] trom.[54]
☞ *Z; Vormittags*

PULS; schnell (Forts.)

- **mittags**: mit.[36] oena.[36] ox-ac.[36]
  ☞ *Z; Mittags*
- **nachmittags**: agar.[54] bapt.[54] chel.[36] chin-s.[36] chr-ac.[54] ferr-i.[36] gels.[36] gins.[36] kali-chl.[36] kali-n.[5] lyc. merc-s.[36] nat-m.[36] oena.[36] phos.[36] phys.[36] phyt.[36] podo.[111] ptel.[36] sumb.[36] thuj.[5] zinc.[5]
  ☞ *Z; Nachmittags*
  - **langsam** am Morgen, doch: **Kali-n.**[5] thuj.[5] zinc.[5]
    ☞ *Z; Morgens*
- **abends**: acon. alum-sil.[58] am-caust.[36] anth.[36] anthro.[54] aphis.[54] **Arg.**[5] **Arg-n.** arn.[5] ars.[36] arum-i.[36] asar.[5] aster.[36] atha.[36] bry. caps.[76] **Carb-an.**[5] **CAUST.**[5] cench.[58] chel.[76] chin.[5] chin-s.[36] **Cinnb.** **Crot-h.** **Dulc.** euph. euphr.[36] **Ferr.** gent-l.[36] graph.[58] ham.[36] hell. hyper.[36] jug-r.[36] kali-c.[5] kali-n.[5] **Lach.** lob.[76] **Lyc.**[5] mez.[5] mill.[36] **Mur-ac.** murx. **Nat-c.** nat-sil.[58] **Nux-v.** oena.[36] olnd.[5] ox-ac.[36] petr.[5] **Ph-ac.** **Phos.**[5] plan. **Puls.**[5] ran-b.[5] rheum[54] sars.[5] sep.[5] **Sil.** spig.[5] sul-ac.[1] **Sulph.** sumb.[36] teucr.[5] **Thuj.**[5] **Tub.** upa.[36] **Zinc.**[5]
  ☞ *Z; Abends*
  - **Bett,** im: arg.[76] sul-ac.[1]
  - **Haut,** mit heißer: olnd.[76]
  - **langsam** am Morgen, doch: arg.[5] arn.[5] asar.[5] carb-an.[5] caust.[5] chin.[5] **Kali-c.**[5] **KALI-N.**[5] lyc.[5] mez.[5] **OLND.**[5] petr.[5] phos.[5] puls.[5] **RAN-B.**[5] **Sars.**[5] sep.[5] **SPIG.**[5] teucr.[5] **THUJ.**[5] **ZINC.**[5]
    ☞ *Z; Morgens*
- **nachts**: alum-sil.[58] am-c.[5] anthro.[36] ars.[76] arum-i.[36] aster.[36] benz-ac.[76] bor.[5] bry.[5] calc.[5] carb-an.[5] cinnb.[58] con.[36] dulc.[5] hep.[5] kali-bi.[76] kali-n.[5] mag-c.[5] merc.[5] mur-ac.[5] nat-c.[5] nat-m.[5] nat-sil.[58] nux-v.[36] phos.[5] plect.[36] ptel.[36] ran-s.[5] sabin.[5] sep.[5] sil.[5] sulph.[5]
  ☞ *Z; Nachts*
  - **langsam** tagsüber, doch: am-c.[5] bor.[5] **Bry.**[5] calc.[5] carb-an.[5] dulc.[5] hep.[5] kali-n.[5] mag-c.[5] **Merc.**[5] mur-ac.[5] nat-c.[5] nat-m.[5] phos.[5] ran-s.[5] sabin.[5] **SEP.**[5] sil.[5] sulph.[5]
- **Mitternacht,** nach: **Benz-ac.** hyper.[36] nat-sil.[58]
  - **2 Uhr,** bis: nat-sil.[58]
- **Abendessen,** nach dem: cupr.[1]
- **achtet,** wenn man auf den Puls: **Arg-n.**
- **Alkohol** agg.: rhus-t.[76] sul-ac.[76]
  ▤ *ALLGEMEINES; C; Speisen und Getränke; Alkohol, alkoholische Getränke; agg.*
- **Anämie,** bei: trinit.[102]
- **Angst,** durch: hydr-ac.[268]
  ▤ *GEMÜT; M; Angst, Beängstigung, Beschwerden durch*
- **Anstrengung,** durch: arg-n.[76] ferr.[76] iod.[76]
- **Anwendungen,** warme, agg.: sulph.
- **Ärgernis,** nach: acon. arg-n. **CHAM.** coloc. ign. **Nat-m.** **Nux-v.** **Petr.** **SEP.** **Staph.**
  ☞ *Herzklopfen; Ärger, durch* ▤ *GEMÜT; M; Zorn, Beschwerden durch*
- **Asthma,** bei: arg-n.[76]
  ▤ *ATMUNG; C; Asthma, asthmatische Atmung; Begleitsymptome*
- **Atem** anhalten, beim: cact.[58]
- **Aufstehen,** beim: **Bry.** **Dig.**
- **Bewegung,** bei:
  - **agg.**: alum-sil.[58] ant-t. arg-n.[76] **Arn.** bell.[58] **Bry.** **Dig.** digin.[36] fl-ac. **Gels.** glon.[36] **Graph.** **Iod.** lac-eq.[204] **Lycps.** **NAT-M.** **Nux-v.** ozone[227] petr. **Phos.** sep. staph. stram.
  - **amel.**: mag-m.[171]
- **Bier** agg.: rhus-t.[76]
- **Blutung,** bei uteriner: apoc.[54] carb-v.[54] pyrog.[54] sec.[54]
- **Denken** an vergangene Schwierigkeiten, beim: sep.
- **Erbrechen,** bei: ant-t.[36]
- **Erregung,** durch: anthro.[54] bar-m.[54] cahin.[54] con.[36] digox.[36] merc.[36]
  ▤ *GEMÜT; M; Erregung; Beschwerden durch; Allgemeinsymptome*
- **Essen**:
  - **agg.**: **Arg-n.** camph.[76] graph.[58] **Iod.** **LYC.** mez.[1] nat-m.[1] **Nux-v.** **Phos.** **Puls.** rhus-t. **Sulph.**
    ☞ *Herzklopfen; Essen; nach*
  - **amel.**: chin.[76]
- **Fieber,** ohne: acon.[1125]
- **Frost,** während: chin-s.[36] coloc.[36] croto-t.[36] gels.[36] zinc.[36]
- **Gehen,** durch: glon.[76]
- **Gemütsbewegungen** agg.: arg-n.[76] bell.[58] hydr-ac.[268] nux-v.[76]
  ▤ *GEMÜT; M; Gemütsbewegungen agg.; nach*
- **Gewürzen,** Gewürztem, nach: nux-v.[76]
  ▤ *ALLGEMEINES; C; Speisen und Getränke; Gewürze, Pikantes, gut gewürzte Speisen; agg.*
- **Hitze,** während: ruta[76] sec.[76]
- **Kaffee** agg.: nux-v.[76] rhus-t.[76]
- **Konvulsionen,** während: aeth.[102] chin-s.[54] lac-del.[204] oena.[36] op.[36] pyrog.[54] stry.[36] verat-v.[54]
- **Kopfschmerz,** während: bamb-a.[1184] corn-f.[25] dor.[25] gels.[25] kali-cy.[25] naja[58]
- **Lernen,** Studieren, durch zu langes: nux-v.[76]
- **Metrorrhagie,** bei: apoc.[102]
- **Rauchern,** bei: lycps.[72]
- **Ruhe,** während: **Mag-m.**
- **Ruhelosigkeit,** mit innerer: kola[1184]
- **Schmerzen,** bei: kalm.[102]
- **Sitzen,** beim: aspar.[36] gins.[36] indg.[36] **Mag-m.** nat-m.[36] oena.[36]
- **Stehen,** im: nat-m.[1]
- **Stuhlgang,** nach: **Agar.** **CON.** glon.[36]
- **Tabak,** durch, bei neurotischen jungen Männern: agn.[102]
- **Temperatur,** unverhältnismäßig, gemessen an der Körper: lil-t.[102] **Pyrog.**[102] thyr.[137]
- **Trinken,** nach: nat-m.[1]
- **Übelkeit,** mit: arg-n.[76]
- **Urin,** mit reichlichem: dig.[1]

- **Wehen,** Entbindung, während: chin-s.[54] verat-v.[54]
  ☞ *M; Wehen, Entbindung, während*
- **Wein agg.**: nux-m.[76] zinc.[76]
  ALLGEMEINES; C; Speisen und Getränke; Wein; agg.
- **dünn**: lachn.[76]
- **fadenförmig**: colch.[76]
- **groß,** schnell und: alum.[76] iod.[76] ip.[76] tab.[76]
- **hart,** schnell und: acon.[76] aeth.[76] am-c.[76] ant-t.[76] apis[76] arn.[76] bell.[76] bry.[76] calad.[76] canth.[76] chel.[76] chin.[76] cina[76] colch.[76] coloc.[76] cupr.[76] dig.[76] ferr.[76] graph.[76] hep.[76] hyos.[76] ign.[76] iod.[76] lachn.[76] mez.[76] nit-ac.[76] nux-v.[76] op.[76] phos.[76] ran-b.[76] sabin.[76] sang.[76] sil.[76] stram.[76] verat.[76]
  - **Atmung,** mit ängstlich unruhiger: op.[76]
- **intermittierend,** und: acon. agar. aloe alum. am-m. ars. **Aur.** bell. benz-ac. bism. bry.[76] cann-i. canth. chin. chin-s. colch. cupr. **Dig.** gels. glon. grat. hell.[76] hep.[76] hyos. ign. kali-chl. lach.[76] lob. merc-c. merc-cy. mez. mur-ac. nat-ar. nit-ac. nux-m. **Nux-v.** olnd. op. ox-ac. phos. phys. plb. sep. stram. **Sulph.** tab. verat-v. zinc.
  - **Blutandrang,** bei: bry.[76]
  - **Hydrozephalus,** bei: hell.[76]
- **klein,** schnell und: **ACON.** aeth. ail.[58] alum. ant-t.[76] apis arn. **ARS. Ars-i.** asaf. **Aur. Aur-m.** bell. benz-ac. bism. bry. cahin.[54] **Calc.**[5] **Camph.** canth. carb-v.[5] cham.[76] chel.[76] chin. cocc. colch. coloc. **Con.** croto-t. cupr.[76] **Dig.** ferr-m.[54] fl-ac. gels. glon. grat. guai.[76] **Hell.** hyos. ign. **Iod.** iodof.[56] ip.[76] kali-bi. kali-br.[8] kali-chl. kali-n.[1] kreos.[76] **Lach. LAUR.** led. lob. lyc. **Lycps. Merc-c.**[5] merc-cy. **Mur-ac.** nat-m. nit-ac. **Nux-m. NUX-V.** olnd. op. ox-ac. petr. **Phos.**[5] phyt. pic-ac. plat.[76] puls. ran-s. raph. rhod. rhus-t. **Samb.**[5] **SIL.** sol-t-ae.[36] **STANN.**[5] staph. **STRAM.** sul-ac. tab. valer.[58] **VERAT.** visc.[122] zinc.
  - **unregelmäßig,** schnell und: visc.[122]
- **kräftig**: acon. apis arn. ars. asar.[76] bapt.[76] bell. benz-ac.[76] caps.[76] chin. croto-t. gels. hyos. merc-c. merc-cy. op. ph-ac.[76] raph. stram.
  - **klein,** schnell und: acon. apis arn. ars. bell. chin. croto-t. gels. hyos. merc-c. merc-cy. op. raph. stram.
- **krampfhaft**: cann-i.[76]
- **langsam,** dann: bapt.[76]
- **regelmäßig**: acet-ac.[76]
- **schneller** als der Herzschlag: acon. arn. **Rhus-t. Spig.**
- **schwach,** schnell und: aesc.[76] ail.[76] ars.[5] cimic.[76] coff.[76] gels.[76] **Guai.**[5] iod.[5] ip.[76] **Kali-c.**[5] kreos.[76] lach.[76] lob.[76] manc.[76] mang.[5] merc.[5] nat-m.[5] ph-ac.[76] **Phos.**[5] rhus-t.[76]
  - **abends**: lob.[76]
    ☞ *Z; Abends*
- **schwer,** schnell und: aesc.[76]
- **tumultartig**: acon.[137] aml-n.[137] coca[137] lycps.[137]
  - **Schweiß,** mit: coca[137]
- **unfühlbar,** beinahe: ars.[76] cycl.[76] gels.[76] ox-ac.[76] rhus-t.[76]
- **unregelmäßig**: alum.[76] cimic.[76]
- **voll,** schnell und: acet-ac.[76] aesc.[76] all-c.[76] apis[76] arn.[76] bapt.[76] bell.[76] bry.[76] calc.[76] canth.[76] caps.[76] coloc.[76] dig.[76] eup-pur.[76] ferr.[76] graph.[76] hep.[76] hyos.[76] lach.[76] merc.[76] mez.[76] nux-v.[76] olnd.[76] phos.[76] ran-s.[76] spong.[76] stram.[76] sulph.[76]
- **weich**: aesc.[76] guai.[76] hell.[76] ip.[76] mang-acet.[76] ran-s.[76] rhus-t.[76]
- **zittrig**: calc.[76] plat.[76]
- **zusammengezogen,** schnell und: acet-ac.[76] acon.[76] ant-t.[76] mill.[76]

schnellend, hüpfend: **Acon.**[54] aether[36] alco.[36] ars. atro.[36] **Bell.**[54] benz-ac. camph. cann-i. canth. chin-s. chlor.[36] colch.[54] corn-f.[36] dulc.[54] eup-per. **Eup-pur.**[54] fago.[36] glon. iod. jatr.[36] kali-chl. lil-t. naja paro-i.[149] petr.[1] plan. raph. trif-p.[36] visc.[36]
- **Gehen,** beim: petr.[1]
- **Treppensteigen,** beim: petr.[1]

Schnur, wie eine:
  ☞ *hart*

Schuss, wie ein: ars-i.[102]

schwach: abrot.[76] acet-ac. **Acon.** acon-f.[36] **Adon.**[102] adren.[102] aesc. aeth. aether[36] agar.[5] agar-cps.[36] agar-em.[36] **Agarin.**[102] **AGN.**[5] ail.[102] ald.[36] aloe alum-p.[58] am-caust.[36] am-m. aml-n.[25] ampe-qu.[36] amyg-am.[36] **Ang.**[5] ant-ar.[102] ant-c.[5] ant-m.[54] ant-n-l.[85] ant-s.[85] **ANT-T.** anth.[36] apis apisin.[5] apoc.[54] apom.[36] **Arg-n.**[54] **Arn.**[54] **ARS.** ars-h.[36] **Ars-i.**[102] ars-s-f.[58] arum-d.[36] asaf. asc-c.[54] **Aspar.** aster.[54] **Atro.**[36] **AUR.** aur-ar.[58] aur-m.[58] **Aur-s.**[58] aza.[149] bapt. **BAR-C.**[5] bar-m.[102] bar-s.[58] bell. benz-ac.[54] **BERB.** bism.[5] **BRY.**[5] buth-aust.[119] **Cact.**[54] caj.[36] calad.[36] **CAMPH.**[54] cann-i. **CANN-S.**[5] **Canth. Caps.**[5] carb-ac.[54] carb-an. **CARB-V.**[54] carbn-chl.[36] carbn-o.[36] cass.[36] catal.[36] cedr. cench.[36] cham.[5] **Chel.**[5] chen-a.[36] **CHIN.**[54] **Chin-ar.** chin-s.[54] chlf.[54] chlol.[54] chlor.[36] **CIC.**[5] cimic.[76] **Cimx.** cinch.[36] coca[36] **Cocc.**[54] cod.[36] coff.[5] coff-t.[36] colch. coll.[102] **Coloc.**[5] con.[5] conin.[36] **Conv.**[102] crat.[102] **CROT-H.** croto-t. cub.[54] **Cupr. Cupr-acet.**[36] cupr-ar.[36] cycl. cyt-l.[36] **Dig.** digin.[36] digox.[36] dios.[54] diph.[102] dirc.[36] dor.[36] erio.[36] ery-a.[36] eryt-j.[36] fago.[36] fagu.[36] ferr.[36] **Ferr-m.** gast.[36] **GELS. Glon.** glyc-g.[54] **Guai.**[5] ham. hell. **Hep.**[5] **Hydr-ac.**[36] hydrc.[36] **Hyos.**[5] hyosin.[102] iber.[36] **Ign. Iod. Ip.**[54] iris jasm.[36] jatr.[36] juni-v.[36] kali-ar.[36] **Kali-bi. Kali-br. Kali-c.**[5] kali-chl.[102] kali-fcy.[25] **Kali-n.**[36] kali-ox.[36] kali-p.[54] kali-t.[36] **Kalm.** keroso.[36] **Kreos.**[54] lac-ac. **Lac-c.**[54] **LACH.** lact.[36] lat-k.[36] **LAT-M.**[122] **LAUR.** lil-t. lob. lyc.[5] **Lycps. Lyss.**[54] **Manc.** mang. mang-acet.[76] **Merc.**[54] **Merc-c. Merc-cy.** merc-i-f.[54] merc-n.[36] merc-pr-r.[36] merc-s.[36] meth-ae-ae.[36] mez. mom-b.[36] morph.[36] **Mosch.**[5] **MUR-AC.**[36] **NAJA** narcot.[36] nat-f.[119] **NAT-M.**[5] **Nit-ac.**[5] nit-s-d.[36] **Nux-m.**[5] nux-v. oena.[36] olnd. **OP.**[5] ox-ac.[36] past.[36] peti.[36] **PH-AC. Phase.**[102] **PHOS.**[5] phys.[25] phyt. **PLAT.**[5] plb. plumbg.[36] podo. polyp-p.[36] prop.[36]

PULS; schwach (Forts.)
prun-c.[25] psor.[54] **Puls.** pyre-p.[36] pyrog.[102] raja-s.[149] rhod. **Rhus-t.** rhus-v. ric.[36] rumx-a.[36] sabin.[36] sac-alb.[36] sal-ac.[54] salx-p.[36] **Sang.** sant.[36] sapin.[36] **Sapo.**[102] **Saroth.**[102] **Sec.**[54] seneg. **SEP.**[1] ser-ang.[102] sil.[5] silphu.[25] sol-t-ae.[36] solin.[36] **Spig.** spira.[36] spong.[54] **Staph. Still.**[36] **Stram.** stront-c.[5] stry.[58] **Sul-ac.**[5] sul-h.[36] sulo-ac.[36] **Sulph.**[54] sumb.[36] **Tab.**[54] tanac.[36] **Tarent.**[54] tart-ac.[36] tax.[36] ter.[36] tere-ch.[149] thea[36] **Thuj.**[76] thymol.[119] **Thyr.**[102] trif-p.[36] upa.[36] **Ust.**[54] uva.[36] **Valer.**[5] **Vario.**[54] **Verat.**[54] **Verat-v.** verb.[36] vesp.[36] vip.[111] vip-a.[149] visc.[102] xan.[36] **Zinc.**[5] **Zinc-m.**[36] zinc-p.[58] zinc-s.[36] zing.[36]
☞ *fadenförmig • weich*

- **tagsüber**: merc.[76]
- **morgens**: sep.[1] thuj.[76]
☞ *Z; Morgens*
- **Bewegung,** bei: bar-s.[58]
- **Blutung,** bei uteriner: apoc.[54] carb-v.[54] chin.[54] ip.[54] kreos.[54]
- **Konvulsionen,** während: chin-s.[54]
- **Kopfschmerz,** während: lach.[58] phys.[25]
- **Verletzung,** nach: arn.[54] merc.[54] tab.[54]
ALLGEMEINES; M; Unfall, Beschwerden durch
- **Wehen,** Entbindung, während: camph.[54] kali-p.[54] sec.[54] verat.[54]
☞ *M; Wehen, Entbindung, während*
- **Zittern** und Schwäche, mit: cimic.[76]
- **Brachialarterie**: ox-ac.[36]

schwer: com.[36] crot-c.[36] phos. stram. **Verat-v.**[54] yuc.[36]
- **nachts**: com.[36]
☞ *Z; Nachts*

spasmodisch:
☞ *krampfhaft*

Temperatur und Pulsfrequenz, Diskrepanz zwischen Körper: **Echi.**[809] kalm.[809] lil-t.[102] **PYROG.**[111] thyr.[137] verat-v.[809]

unfühlbar: **Acon.**[54] aeth.[85] agar.[1] agn.[36] am-c. aml-n.[36] amyg-am.[36] anil.[36] ant-t. apis **Apisin.**[5] **Arg-n.**[54] arn.[5] **Ars.**[5] ars-h.[54] ars-s-f.[54] bac.[62] bell. benz-ac. **Cact.** cadm-br.[36] **CAMPH.** cann-i. cann-s. **Canth.** caps.[54] **Carb-ac. CARB-V.** carbn-h.[36] carbn-o.[36] cass.[36] chel. chin.[54] chlol.[25] chlor.[36] cic. cic-m.[36] cit-l.[36] **COCC.**[5] coff-t.[36] **COLCH.** coloc. con.[1] conv.[2191] crot-h. cub.[85] **CUPR.** cupr-ar.[36] cyt-l.[119] dig.[122] digin.[36] dulc. ferr. gels. gins.[36] glon. guai. ham. hell. hep. **HYDR-AC.**[36] hydrc.[36] hyos. **IP.** kali-bi. kali-br.[25] kali-cy.[36] kalm. kreos. lach. laur. **Led.**[5] lob.[25] m-aust.[5] mand.[119] mang. med.[58] **Merc.** merc-c.[36] merc-cy.[25] morph.[36] **Mosch.**[5] **Naja** nit-s-d.[111] nux-v. oena.[36] olnd. **Op.** ox-ac. petr.[36] ph-ac.[54] phos. **Phyt.**[54] plat. plb. **Podo.** puls. rhus-t. ric.[36] **Sec.** seneg. **SIL.** sol-n.[36] sol-t.[36] spong. stann. stram. stry.[36] sul-ac.[36] sulph. tab. tax.[36] tere-ch.[149] thea[36] ther. thuj.[5] **VERAT.** verat-v.[25] vip.[36] zinc.
- **warmem** Körper, bei: merc.[76]
- **kaum** fühlbar: **ACON.**[54] aeth.[85] agar.[1] agn.[36] am-c. aml-n.[36] ant-t. **Apis Ars.**[5] bac.[62] bell. **CAMPH.** caps.[54] carbn-o.[36] cass.[36] chin.[54] chlor.[36] cic-m.[36] coff-t.[36] conv.[2191] crot-h. cub.[85] cyt-l.[119] **Dig.**[122] digin.[36] ferr. **GELS.** glon. ham. hell. hep. **Hydr-ac.**[36] hydrc.[36] **Ip.** kali-bi. **Lach. Laur.** mand.[119] mang. **Merc.** merc-c.[36] morph.[36] **Naja** nit-s-d.[111] nux-v. olnd. op. ox-ac. ph-ac.[54] phos. plb. **Podo. Puls. Rhus-t. Ric.**[36] seneg. sol-n.[36] sol-t.[36] **Spong. Stram.** sul-ac.[36] **Tab.** tere-ch.[149] thea[36] ther. **Verat.** vip.[36] zinc.
☞ *Leerschlucken, beim*
  - **Frost,** während: ars.[5]
  - **Hand** über den Kopf hält, wenn er die: conv.[2191]
  - **Konvulsionen,** während: nux-v. olnd.
  - **Liebe,** durch enttäuschte: **Ph-ac.**[54]
  GEMÜT; M; Enttäuschung, Beschwerden durch • GEMÜT; M; Liebe, enttäuschte, unglückliche, Beschwerden durch
  - **Säuglingen,** bei: acon.[54]
  - **Stupor,** bei: hep.
  - **vereinzelt,** bei Zusammenschnürung des Herzens: hydrc.[36]
  - **Wehen,** Entbindung, während: chin.[54]
  ☞ *M; Wehen, Entbindung, während*

unregelmäßig: acetan.[102] **Acon.** acon-c.[36] adam.[222] **Adon.**[111] **Adren.**[102] aeth.[85] **Agar.** agar-pa.[36] agarin.[102] ail.[25] aloe alum. alum-p.[58] am-caust.[36] aml-n. anac.[149] ang. anh.[149] anil.[36] **ANT-C.** ant-n-l.[85] ant-t. antipyrin.[102] apis[58] apoc. arg. **Arg-n. Arn. ARS.** ars-h.[54] **Ars-i.** ars-s-f.[58] arum-d.[36] **Asaf.** asar.[149] aspar. **Atro.**[36] **Aur.** aur-ar.[58] aur-m-n.[36] **Aur-s.**[58] bapt. bar-acet.[36] bar-c.[54] bar-m.[36] bell. bell-p.[119] benz-ac. benz-n.[36] bism. bol-lu.[36] **Bry.** bufo[111] **Cact.**[137] cael.[149] calc. calen.[54] camph. cann-i. cann-s.[5] canth. **Caps.** carb-ac. carb-an. **Carb-v.**[5] carbn-o.[36] caust.[1] cham. chel. **CHIN. Chin-ar.**[58] chin-s. **Chlol.**[54] chlor.[36] chlorpr.[149] chr-ac.[36] cimic. cimx. cina[137] cinch.[36] clem.[36] cod.[25] coff. coffin.[102] **Colch. Con. Conv.**[102] convo-s.[119] cor-r. cortico.[149] **Crat.**[102] **Crot-h.** cub.[36] cupr. cupr-acet.[36] cyt-l.[36] **DIG. Digin.**[36] digox.[36] dirc.[36] dulc. euph.[36] fago.[36] ferr.[5] ferr-p.[111] foll.[1201] form.[36] **Gels.** gins.[36] glon. guare.[36] ham. hed.[149] hell. **Hep.** hir.[149] hist.[149] home.[36] **Hydr-ac.**[81] **Hyos.** hyosin.[102] **Iber.**[144] **Ign.**[5] iod. jab.[102] jatr.[36] juni-v.[36] **Kali-bi.** kali-br.[8] **Kali-c.** kali-chl. kali-cy.[36] kali-fcy.[25] **Kali-i.** kali-n.[36] kali-p. kali-s.[36] **Kalm. Kola**[1184] **LACH.** lachn.[54] lat-m.[2020] **Laur. Lil-t.**[102] lob. lol.[36] **Lycps.**[36] m-art.[5] mag-p.[111] mag-s.[119] manc.[111] mang. meny. meph.[149] **Merc. Merc-c.** merc-cy. merc-i-f.[36] merc-s.[36] mez. mit.[85] morph.[36] **Mur-ac.**[5] myric.[54] **Naja** nat-ar. nat-f.[119] **NAT-M.** nat-n.[116] nat-s.[36] nicc.[36] **Nit-ac.** nit-s-d.[36] nux-m.[5] nux-v. oena.[36] **Olnd.** onop.[149] **Op.** ox-ac. ozone[227] penic.[149] **PH-AC. Phase.**[102] **Phos.** phys. **Phyt.** pic-ac.[36] piloc.[36] pip-n.[111] **Plan. Plb.** prun-c.[25] prun-v.[122] psor.[58] ptel.[36] puls.[5] **Pyrog.**[58] rauw.[119] **Rhus-t.** sabad. sabin. sac-alb.[36] **Samb. Sang.** sant.[36] **Saroth.**[102] scut.[25] **SEC.** seneg. **Sep.** ser-ang.[102] **Sil.** sol-n.[36] sol-t-ae.[36] **Spig.** spig-m.[36] **Squil.**[5] stann.[5] **Still.**[36]

STRAM. stroph.[111] stroph-s.[119] stry.[36] stry-ar.[102] stry-p.[102] sul-ac. sul-h.[36] sulfa.[149] sulo-ac. **Sulph.** **Sumb.**[111] **Tab.** tanac.[25] tarent.[36] tax.[36] thea thiop.[149] thuj. trach.[36] trif-p.[36] **Tub.**[122] uva.[36] valer. **Verat.** **VERAT-V.** vib.[54] vip.[111] vip-a.[149] visc.[119] wies.[36] xan.[36] yuc.[36] zinc. **Zinc-p.**[58]
☞ *Herzklopfen; unregelmäßig • intermittierend*

- **morgens**: caust.[1]
☞ *Z; Morgens*

- **Anstrengung,** bei leichter: **Arg-n.** dig.[58] iber.[144] meny. **Nat-m.**
- **Atmung,** mit erschwerter: tanac.[25]
- **Konvulsionen,** während: hydr-ac.[81]
- **Liegen,** beim:
  - **Hinlegen,** beim: lycps.[36] still.[36]
  - **linker** Seite, auf: **Nat-m.**[54]
  - **Rücken,** auf dem: arg-n.
- **Stuhlgang,** nach: **Agar.**
- **Wehen,** Entbindung, während: dig.[54]
☞ *M; Wehen, Entbindung, während*
- **Zangengeburt,** Beschwerden nach: cact.[137]
▥ *ALLGEMEINES; M; Wehen, Entbindung; Wochenbett, im; Zangengeburt, Beschwerden nach*
- **Zorn,** während: adam.[222]
▥ *GEMÜT; M; Zorn, Beschwerden durch*

- **langsam,** unregelmäßig und: acon. arn. ars. asaf. bell. camph. cann-i. chel. chin. cimic. colch. **DIG.** dulc. ham. hell. hyos. iod. **Kali-br.**[8] **KALM.** laur. lob. merc-c. merc-cy. mez. **Naja** nit-ac. nux-v. olnd. op. ox-ac. ph-ac. phys. phyt. plb. rhus-t. seneg. sul-ac. tab. verat. **VERAT-V.** zinc.
- **überspringt** jeden 4. Schlag: nit-ac.[58]

unverändert: agar.[5] agn.[5] **Alum.**[5] am-c.[5] am-m.[5] **Anac.**[5] **Ang.**[5] **Ant-c.**[5] arg.[5] **Asaf.**[5] canth.[5] **Caps.**[5] caust.[5] chel.[5] cic.[5] **Cina**[5] **Clem.**[5] cocc.[5] **Coff.**[5] colch.[5] coloc.[5] **CYCL.**[5] **Dros.**[5] dulc.[5] **Euph.**[5] **EUPHR.**[5] fl-ac.[5] graph.[5] hell.[5] ip.[5] kali-n.[5] lach.[5] laur.[5] led.[5] lyc.[5] **M-art.**[5] **MAG-C.**[5] mag-m.[5] mang.[5] meny.[5] mez.[5] mur-ac.[5] **NAT-C.**[5] nit-ac.[5] nux-m.[5] **Olnd.**[5] **Par.**[5] plat.[5] ran-b.[5] **Ran-s.**[5] **Rheum**[5] rhod.[5] **Ruta**[5] **Sec.**[5] sel.[5] sep.[5] spig.[5] spong.[5] squil.[5] stront-c.[5] sul-ac.[5] **Tarax.**[5] **Teucr.**[5] valer.[5] **Verb.**[5] viol-o.[5] viol-t.[5] zinc.[5]

voll: acet-ac. achy.[149] **ACON.**[137] aegle.[192] aesc. aeth.[85] aether[36] agar.[54] agar-pa.[36] agki-p.[1202] alco.[36] **All-c.** aloe **ALUM.**[5] alumn.[54] am-m.[102] **Aml-n.**[54] **Amyg-am.**[36] anan.[54] **ANT-T.** anth.[36] anthro.[54] antipyrin.[102] apis **Apisin.**[5] apoc. aq-pet.[36] **Arn.**[54] ars. ars-h.[36] ars-i. ars-met.[36] arum-d.[36] arum-t.[54] asaf. asar. asc-c.[54] asim.[36] atro.[36] **Aur.**[5] bapt. bar-c.[5] bar-i.[58] bar-m. **BELL.**[137] benz-ac. **BERB.** bism. brom. **BRY.**[137] **Cact.**[102] cahin.[36] caj.[36] **CALC.**[5] camph. **Canth.**[5] carb-ac.[36] carbn-o.[36] cedr. celt.[36] cent.[36] cham.[81] **CHEL.**[5] **Chin.** chin-ar.[54] chin-s. chlf.[36] chr-ac.[36] cic.[36] cimic. cocc.[85] coff. colch. coloc. com.[36] con. cor-r. cori-r.[36] crot-c.[36] crot-h. croto-t. cub.[36] **Cupr.**[5] cupr-acet.[36] cupr-s.[36] cycl. cyt-l.[36] daph. dat-f.[36] **DIG.** digin.[36] dirc.[36] dor.[36] **Dulc.** **Eup-per.** **Eup-pur.**[54] fago.[36] **FERR.**[54] **FERR-P.**[809] gast.[36] **GELS.**[137] gins.[36] **Glon.**[54] glyc-g.[54] **GRAPH.**[5] ham. hell. **Hep.** hydr-ac.[36] **HYOS.** iber.[36] ictod.[102] **Ign.**[122] iod. jac-c.[36] jug-r.[36] juni-v.[36] kali-bi. **Kali-c.** kali-chl.[137] kali-i. **KALI-N.**[5] kali-ox.[36] kreos.[5] lac-ac.[36] **Lach.** laur. **Led.** **Lil-t.**[102] linu-c.[36] lipp.[36] lyc. lycps.[102] menth.[36] **Merc.** merc-c. merc-cy. merc-pr-a.[36] merl.[54] **Mez.** mill. morph.[36] **MOSCH.**[5] mur-ac. myric.[36] **Naja** nat-ar.[36] nat-m. **Nat-n.**[116] nit-ac. nitro-o.[36] **Nux-v.** ol-an.[36] olnd. onos.[102] **Op.** ox-ac. par. **Petr.** **Ph-ac.** phel. **Phos.**[5] **Phys.**[102] phyt.[36] piloc.[36] plan. plb. plect.[36] puls.[54] ran-b. ran-s. raph.[36] rat.[36] rhus-t. sabad. **Sabin.** samb. sang. sarr. sars. scroph-n.[36] scut.[36] sec.[5] seneg. **Sep.**[54] **Sil.** sin-n.[36] sium[36] sol-n.[36] **Spig.** spira.[36] **Spong.**[5] **STRAM.**[5] stront-c. sul-ac. **Sulph.** sumb.[36] **Tab.** tanac.[36] tarax.[36] tarent. tep.[36] ter. thea[36] **Thuj.** til.[36] trif-p.[36] trom.[54] valer. **Verat.**[137] **Verat-v.**[54] vinc.[36] viol-o. vip.[36] visc.[36] yuc.[36] zinc. zing.[36]
☞ *gespannt • hart*

- **rechts**: kali-chl.[137]
- **morgens**: **Canth.**[54] jac-c.[36] phos. phyt. sep. zinc.
☞ *Z; Morgens*
- **vormittags**: nat-ar.[36] trom.[54] zing.[36]
☞ *Z; Vormittags*
- **nachmittags**: iod. nat-ar.[36] phyt.[36] zinc. zing.[36]
☞ *Z; Nachmittags*
- **abends**: acon. anth.[36] anthro.[54] hell. myric.[36] olnd. ran-b. scut.[36] seneg. sulph. thuj. zinc. zing.[36]
☞ *Z; Abends*
- **nachts**: com.[36] **Merc.** sep.[54]
☞ *Z; Nachts*
- **Blutung,** bei uteriner: bell.[54] ferr.[54]
- **Konvulsionen**:
  - **vor**: gels.[81]
  - **während**: acon.[81] arn.[54] bry.[54] cham.[81] gels.[54] glon.[54] puls.[54] verat-v.[54]
  - **nach**: bry.[81]
- **Wehen,** Entbindung:
  - **während**: verat-v.[54]
☞ *M; Wehen, Entbindung, während*
  - **Wochenbett,** im: ferr.[54]
▥ *ALLGEMEINES; M; Wehen, Entbindung; Wochenbett, im*
- **hart,** voll und: acon.[5] bar-c.[5] **Bell.**[5] canth.[5] chel.[5] cupr.[5] **Kali-n.**[5] **PHOS.**[5] stram.[5]
- **kräftig,** voll und: acon.[137] bell.[137] **Bry.**[137]
- **schwach,** voll und: **Ferr-p.**[137] gels.[137] verat.[137]

weich: acal.[102] acet-ac. **Acon.** aesc. aeth. aether[85] agar. agki-p.[1202] agn. ant-c. ant-s.[36] **ANT-T.** anth.[36] apis apoc. arn. **Ars.** ars-h.[54] arum-d.[36] aspar.[36] aster. atro.[36] **Aur.** bapt. bar-c. bar-m. **BELL.**[5] bism. bry. calc-ar.[122] calc-i.[36] camph. cann-i. cann-s. canth. **Carb-ac.** **CARB-V.** carbn-o.[36] carbn-s.[36] cham. chin. **Chlor.**[36] cic. cit-l.[36] cocc. coff.[102] **Colch.** con. conv. crot-h. cub.[54] **CUPR.** cupr-s.[54] cyt-l.[36] **DIG.** digin.[36] digox.[36] dulc. ery-a.[36] euph. ferr. ferr-m. **FERR-P.**[809] **Gels.** glon.[36] **Guai.** ham. hell. hep. hydr-ac. hyos. iber.[54] iod. ip. jal. jatr.[36] juni-v.[36] kali-bi. **Kali-c.** kali-chl. kali-cy.[36] kali-n.

PULS; weich (Forts.)
Kalm. kreos. lac-ac. **LACH.** lat-m.[149] laur. **Lob.** lyc. **Lycps.**[54] **Manc.**[54] mang. mang-acet.[76] **Merc.** merc-cy. mez. morph.[36] **MUR-AC. Naja** narcot.[36] nat-ar. **NAT-M.**[5] nat-n.[36] nitro-o.[36] nux-v. oena.[36] **Ol-j.**[54] olnd. **OP. Ox-ac.** ph-ac. **Phos.** phys. phyt. piloc.[36] **Plat.** plb. polyp-p.[36] puls. ran-s. rhod.[5] rhus-t. **Sang.** sant.[36] sec. seneg. **SEP.**[5] sil. sin-n. sol-n.[36] **Spig.** spirae.[36] **STRAM.** stry.[36] sul-ac. **Sulph.**[54] **Sumb.**[54] syph.[111] **Tab.** tarax.[36] **TER.** thuj. trio.[149] uva.[36] valer. **VERAT. Verat-v.** vip.[36] zinc. zinc-m.[36]
☞ *fadenförmig • schwach*

- **beständig**: mang-acet.[76]

wellenförmig: agar.[36] amyg-am.[36] **Ars.** camph. carb-ac.[36] carbn-o.[36] chlf.[36] crot-h. dig. digin.[36] gins.[36] iber.[36] op. plb.
☞ *flatternd*

zittrig: acon. ambr. **ANT-T.** apis[54] **Ars. Bell. CALC.** camph. cann-i. canth. carb-ac. **CIC.**[5] cina cinnb.[36] coc-c. colch.[54] crot-h. dig. fago.[36] gels. gins.[36] **Hell. Iber.**[36] iod. kali-c. **Kreos.** lach. merc.[76] merc-c. merc-s.[36] narc-po.[36] nat-m. nux-m. op. ox-ac. phos. plat.[54] plb. **Rhus-t.** ruta **Sabin. Sep. SPIG. Staph.** stram. sul-ac. valer.

- **nachts**: **Calc.** narc-po.[36]
☞ *Z; Nachts*
- **allein,** wenn: merc.[76]
▥ *GEMÜT; M; Alleinsein, agg. beim*
- **Essen,** nach: **Calc.**

zuckend, ruckend: acon. agar.[5] aml-n.[111] **Arn.**[5] ars.[5] arum-d.[5] aur. bar-c. calad.[5] canth.[5] con.[5] dig.[5] digin.[36] dulc. fago.[111] gins.[111] glon.[111] **IBER.**[36] jatr.[111] nat-m.[5] nat-p.[111] nux-v.[5] plb. thuj.[5]

zusammengezogen (klein und hart): acet-ac. acon. agar. ant-t. arn. ars. **Asaf.** aster. bell. bism. bor.[5] calc. calth.[36] cann-i. canth. chin.[5] cina colch. croto-t. cupr.[5] cupr-acet.[36] hyos. iod. **Kali-bi.**[76] **Kali-br.**[54] kali-s.[36] kiss.[36] lach.[5] laur. merc-cy. morph.[36] nit-ac. op. ox-ac. paeon.[36] petr. phos. plb. russ.[36] **Sec.** spira.[36] squil.[36] stann. stram.[36] stry.[36] sul-ac. **Tarent.**[54] vip.[36] zinc. zinc-m.[36]
☞ *drahtig • fadenförmig • hart • krampfhaft*

- **Nasenbluten,** bei: kali-bi.[76]

PULSIEREN, Pochen, Empfindung von:

Blutgefäße: **ACON.**[5] agar.[36] aloe[36] ammc.[36] **ANAC.**[3048] **ANT-T.**[5] **ARN.**[5] ars.[5] **Asaf.**[58] asar.[5] **Aur.**[5] **BELL.**[36] bov.[5] bry.[5] calad.[5] **CALC.**[36] cann-i.[36] **Canth.**[5] caps.[5] **Carb-an.**[5] carb-v.[3048] cent.[36] chel.[36] chin.[5] chin-s.[36] chlor.[36] **Clem.**[3048] **Coloc.**[3048] **Con.**[3048] cupr.[26] der.[36] **Fago.**[102] ferr.[3048] glon.[137] **Graph.**[5] **Hell.**[5] **HEP.**[3048] hyos.[36] **IGN.**[3048] **Iod.**[137] **KALI-C.**[3048] kali-n.[3048] **KREOS.**[3048] lil-s.[36] lil-t.[36] mag-m.[36] **MERC.**[5] nat-c.[3048] **Nat-m.**[3048] nit-ac.[5] nux-m.[36] **Nux-v.**[5] onis.[36] op.[5] ph-ac.[5] **Phos.**[5] plan.[36] **Plat.**[36] plb.[5] **PULS.**[3048] **Rhus-t.**[36] **SABAD.**[3048] **SABIN.**[3048] sars.[5] **Sel.**[5] **SEP.**[3048] **Sil.**[36] spira.[36] staph.[5] stram.[36] **STRONT-C.**[3048] sulph.[5] tax.[303] **THUJ.**[3048] **Zinc.**[5]
☞ *Puls* ▥ *ALLGEMEINES; C; Pulsieren, Empfindung von; Innerlich*

- **abends**: rhus-t.[36]
☞ *Z; Abends*
- **nachts**: nux-m.[36] plan.[25]
☞ *Z; Nachts*
- **Bett,** im: fago.[102]
- **Bewegung** agg.: puls.[36]
- **Erwachen,** beim: nat-m.[36]
- **Essen,** nach: sel.[5]
- **Hitze,** während: **Ars.**[5] calad.[5] chin.[5] op.[5]
- **Husten,** während: calc.[5]
- **Liegen,** bei ruhigem: coloc.[36]
- **Menses,** vor: cupr.[26] thuj.[26]
- **Schlaf**:
  - **vor**: sabad.[36]
  - **während**: nat-m.[5] phos.[5] sulph.[5] zinc.[5]
- **am** ganzen Körper und bis zu den Finger- und Zehenspitzen: kali-c.[85]
- **Arterien**: agar.[36] aloe[36] ammc.[36] asaf.[36] bell.[36] calc.[36] cent.[36] chel.[36] chin-s.[36] chlor.[36] der.[36] fago.[36] hyos.[36] kali-c.[36] lil-s.[36] lil-t.[36] mag-m.[36] onis.[36] plan.[36] sep.[36] spira.[36] **Stram.**[36]
▥ *ALLGEMEINES; C; Pulsieren, Empfindung von; Innerlich*
  - **morgens,** beim Erwachen: **Bell.**[36]
  ☞ *Z; Morgens*
  - **abends**: fago.[36] sep.[36]
  ☞ *Z; Abends*
    - **Bett,** im: **Sep.**[36]
  - **nachts**: ammc.[36] plan.[36]
  ☞ *Z; Nachts*
    - **Liegen,** beim: ammc.[36]
  - **Bett,** im, Aufsetzen amel.: fago.[36]
  - **Bier,** nach: chlor.[36]
  - **Hinlegen,** nach: fago.[36]
  - **hinsetzen** zum Abendessen, nach: chin-s.[36]
  - **Husten,** durch: **Calc.**[36]
- **große**: iod.[137]

Herz: acon.[5] aml-n.[25] ars.[5] **Bar-c.**[5] bov.[5] calad.[5] calc.[5] cedr.[25] clem.[5] colch.[5] croto-t.[5] fl-ac.[5] gels.[123] graph.[5] hell.[5] hydrog.[222] lil-t.[111] lith-c.[25] **Lyc.**[5] lycps.[36] m-aust.[5] naja[111] nat-m.[76] nux-v.[5] phos.[5] plb.[5] polyg.[25] rhus-t.[5] rumx.[25] scut.[25] sec.[5] semp.[25] **Sep.**[5] sil.[5] stroph-s.[119] sulph.[5] verat-v.[25] **Zinc.**[137]
☞ *O; Herz und Herzregion • Herzklopfen* ▥ *ALLGEMEINES; C; Pulsieren, Empfindung von; Innerlich*

- **morgens** im Bett: graph.[1]
☞ *Z; Morgens* ▥ *BRUST; Z; Morgens; Bett, im*
- **Angina** pectoris, bei: aml-n.[25]
- **Steigen** agg.: stroph-s.[119]
☞ *M; Treppensteigen, beim* ▥ *BRUST; M; Steigen agg.*
- **erstreckt** sich nach außen: acon.[5] lil-t.[111]
- **Herzregion,** Umgebung des Herzens: ars.[5] bar-c.[5] bov.[5] calad.[5] calc.[5] clem.[5] colch.[5] croto-t.[5] fl-ac.[5] graph.[5] hell.[5] lyc.[5] lycps.[36] naja[111] nux-v.[5] phos.[5] plb.[5] rhus-t.[5] sec.[5] sil.[5] sulph.[5] zinc.[5]
  - **15.15 Uhr**: lycps.[36]

1. Schlag, jeweils, Herz: zinc.[137]

10. Schlag setzt aus, jeder, Ohnmachtsschwäche, sinkt zurück, als würde er sterben, doch ohne Furcht: gels.[123]

kräftig, Aorta: plb.[36] sulph. tarent.
▥ ALLGEMEINES; C; Drängen, Zwängen, Empfindung von

- **schüttelt** das Abdomen: plb.[36]

schnell, Arterien: bell.[36] stram.[36]

sichtbares, Arterien: fago.[102]

QUÄLENDE Empfindung, Herzregion, beim laut Sprechen: **Camph.**[8]

RAUSCHEN in Herzregion: caust.[1]
☞ Blutwallungen, Herz

RECHTEN Seite, Empfindung, als wäre das Herz auf der: **Bor.**[10]

RHEUMATISCHE Beschwerden, Herz:
☞ Rheumatismus, Metastase zum Herzen

RHEUMATISMUS, Metastase zum Herzen: abrot.[58] **Acon.**[5] adon.[137] ars.[5] aur.[5] benz-ac.[102] **Bry.**[102] cact.[25] **Caust.**[5] cimic.[102] **Colch.**[102] ign.[102] **Kalm.**[102] **LACH.**[5] lith-c.[102] lycps.[85] magn-gr.[102] naja[102] phyt.[102] puls.[5] **Rhus-t.**[102] **Spig.**[102] verat-v.[102]
☞ M; Rheumatismus •Entzündung; Herz, Karditis; •Entzündung; rheumatisch, Herz •Entzündung; rheumatisch, Herz; •Gicht, Herz; metastatische Verlagerung aufs Herz ▥ ALLGEMEINES; C; Metastasierung (Übergang einer Krankheit auf ein anderes Organ oder Organsystem)

ROLLEN, Empfindung von, am Finger, beim Tasten der Arterien: arum-d.[36]
▥ ALLGEMEINES; C; Rollen, Empfindung von

RUCKEN, Empfindung von, Herz: acon.[5] agar. arg. **Arn.**[5] **Calc.** fl-ac. nat-m. **NUX-V.** plb.[5] sumb. tarent.
☞ O; Herz und Herzregion

abends: sumb.
☞ Z; Abends ▥ BRUST; Z; Abends

RUHELOSIGKEIT, Empfindung von, Herzregion: acon.[5] anac.[5] arg-n.[5] **Ars.** atista[192] chel.[5] dig.[5] fl-ac.[5] kali-bi.[111] kola[1184] kres.[149] lyss. mez.[5] mit.[36] morg.[136] morg-g.[136] naja[111] rhus-t.[172] stram.[5] sumb.[25] tarent-c.[192] uran.[269]
☞ O; Herz und Herzregion ▥ ALLGEMEINES; C; Ruhelosigkeit, körperliche

Schlaf amel.: tarent-c.[192]
▥ BRUST; M; Schlaf; amel.

Schnupfen, bei: anac.[5]
▥ BRUST; M; Schnupfen, mit

strecken der Arme amel.: tarent-c.[192]

SCHARREN im Herzen, Empfindung von: bufo[111]

SCHLÄGE, Schocks, Empfindung wie, Herzregion: **Agar.**[137] alum. ang.[5] ant-t.[5] arn.[1] **Aur.**[5] **Bufo Calc. Cann-s.**[5] **CON. Graph.** hydrog.[222] lach. **Lith-c.** lyss. mang. **Nux-v.** phos.[1] phyt. prun.[122] **Sep.**[137] **Sulph.**[5] **Zinc.**
☞ O; Herz und Herzregion

Aufstoßen agg.: agar.[137]
▥ BRUST; M; Aufstoßen; agg.

Frost, während: calc. nux-v.
☞ M; Froststadium im Fieber, während ▥ BRUST; M; Fieber; während; Froststadium im Fieber

Geräusch, durch: **Agar. Nux-v.**

Husten agg.: agar.[137]

Kummer, bei: hydrog.[222]

Liegen, beim: **Agar.**
☞ M; Liegen, beim; agg.

Mittagessen, nach: phos.[1]
▥ BRUST; M; Mittagessen; während

Schlaf, während: **Lach.**
▥ BRUST; M; Schlaf; agg.; während

erstreckt sich zum Abdomen und Kreuzbein: nux-v.

plötzlich, durch Geräusch: agar.[137]

Stromstöße, wie elektrische: graph. sep.[137]
☞ O; Herz und Herzregion ▥ ALLGEMEINES; C; Schlag, Stoß, Empfindung wie durch; Stromstoß, wie elektrischer Schlag

- **erstreckt** sich zum Hals, Vorderseite: graph.

SCHLAGEN, Klopfen:

Herzgegend, in der:
☞ O; Herz und Herzregion •Pulsieren, Pochen, Empfindung von; Herz; Herzregion, Umgebung des Herzens

Herzschlag:
☞ O; Herz und Herzregion •Herzklopfen

SCHNAPPEN, Blutgefäße: chin-s.[36]

SCHNELL, als ob zu, Zirkulation, Kreislauf: ars.[1] menth-pu.[85]

SCHNELL gewachsen, Empfindung wie zu, Herz: phos.[85]

SCHNURREN, Empfindung von, Herzregion: caust.[5] iod.[47] **Spig.**
☞ Geräusche; Schnurren, Herz

SCHUSS, Empfindung wie ein, rollt durch die Arterien: nat-p.
▥ ALLGEMEINES; C; Rollen, Empfindung von

SCHWÄCHE:

Aorta: adon.[102] aml-n.[102] aran-ix.[149] cact.[102] cortico.[149] iod.[54] kali-bi.[54] ox-ac.[102] zinc.[54]

- **Klappen**: cact.[102] iod.[54] kali-bi.[54]

Herz: acet-ac.[137] acetan.[102] acon.[5] adon.[1125] adonin.[102] adren.[102] aether[102] agarin.[102] **Alco.**[102] **Am-c.** am-m.[102] ambr.[1] aml-n.[102] amyg-am.[36] ant-c.[111] **Ant-t.**[102] apoc.[102] aran-ix.[119] arg-n.[5] arn.[5] ars.[102] ars-i.[137] atista[192] atro.[25] aur.[1] aur-m.[58] ba-sv.[142] bapt.[1125] bell.[5] bell-p.[119] benz-ac.[111] brom.[5] cact.[102] calc.[5] camph.[1125] cann-s.[5] carb-an.[111] carb-v.[5] card-m.[1125] cham.[1] chel.[58] cinnam.[1125] **Cocain.**[102] cocc.[5] coff.[1125] **COFFIN.**[1125] colch.[5] coll.[102] conv.[102] **CRAT.**[1125] croc.[5] crot-h.[111] **DIG.**[56] **DIG-L.**[1125] **Digin.**[102] echi.[1125] gala.[142] gels.[58] gent-l.[1125] **Glon.**[102] graph.[111] grin.[1125] hell.[5] helo.[111] hyos.[5] hyper.[111] iber.[102] ign.[102] **Kali-bi.**[111] kali-br.[36] kali-c.[76] kali-fcy.[111] kali-m.[61] **Kali-p.**[58] kalm.[76] kola[1184] lach.[102] lil-t.[102] lith-c.[102] lob.[111] lycps.[25] menth.[1125] merc.[37] mosch.[102] naja[102] nat-m.[5] nux-v. **Olnd.**[1125] op.[5] parth.[110] peri.[102] petr.[5] ph-ac.[5] phos.[5] **Phyt.**[111] piloc.[102] por-m.[251] **Prim-v.**[1125] prot.[136] prun.[1125] prun-v.[102] pyrog.[91] rhus-t.[5] sac-alb.[102] sang.[111] sarcol-ac.[149]

SCHWÄCHE; Herz (Forts.)
saroth.[102] sars.[1125] scut.[85] ser-ang.[102] spig.[102] spong.[76] **Squil.**[1125] stann.[5] **STROPH.**[1125] **Stry-s.**[102] sul-ac.[5] sulph.[5] sumb.[111] tab.[102] tarax.[5] thyr.[102] valer.[102] verat.[1125] vip.[111]
☞ O; Herz und Herzregion • Dekompensation, Herz • Koronarthrombose, Herzinfarkt ▥ BRUST; C; Wassersucht, Brustwassersucht

<> - **alten** Menschen, bei: **CRAT.**[1125]
☞ M; Alten Menschen, bei

- **Angst,** mit: lycps.[1125]
☞ M; Angst, mit
- **Aszites,** bei: adon.[1125] **Apoc.**[1125] **DIG.**[1125] **Squil.**[1125]
- **Auswurf,** nach: **Stann.**[5]
▥ BRUST; M; Auswurf; nach
- **Betreten** eines kühlen Zimmers, nach Gehen in der Sonne, beim: **RHUS-T.**
▥ BRUST; M; Zimmer, im; agg. • ALLGEMEINES; M; Zimmer, im; agg.; kaltes Zimmer, beim Eintreten
- **Frösteln,** mit: atro.[25]
- **geistige** Anstrengung, durch: **Mosch.**[54]
▥ BRUST; M; Geistige Anstrengung agg.
- **Gemütsbeschwerden,** durch: cact.[54] **Mosch.**[54] **Ph-ac.**[54]
☞ M; Gemütsbewegungen, durch

◦ **funktionalen** Störungen, mit: **Cact.**[54]

- **Grippe,** bei: camph.[1125] crat.[1125] iber.[102]
- **Hautwassersucht,** Anasarka, bei: adon.[1125] **Apoc.**[1125] **DIG.**[1125] **Squil.**[1125]
- **Infektionen,** nach: adon.[1125]
☞ M; Infektionskrankheiten, nach
- **Kälte** der Extremitäten, mit: lycps.[25]
- **Lesen,** bei lautem: cocc.[5]
▥ BRUST; M; Lesen agg.; laut
- **Liebe,** durch enttäuschte: **Ph-ac.**[54]
▥ GEMÜT; M; Enttäuschung, Beschwerden durch • GEMÜT; M; Liebe, enttäuschte, unglückliche, Beschwerden durch
- **Lungenbeschwerden,** nach chronischen: ars-i.[137]
☞ M; Lungenbeschwerden, mit
- **Menses,** nach: am-c.[111] carb-an.[111]
▥ BRUST; M; Menses; nach
- **Metrorrhagie,** bei: am-m.[102] dig.[102]
▥ ALLGEMEINES; M; Metrorrhagie, Beschwerden durch
- **Ödem,** Wassersucht, bei: **Acetan.**[102] **Adon.**[102] **Apoc.**[102] **Ars.**[102] ars-i.[102] cact.[102] coll.[102] **Conv.**[102] **Dig.**[102] iber.[102] lach.[102] lycps.[102] olnd.[102] saroth.[102] squil.[102] **Stroph.**[102]
- **Rauchen,** durch: scut.[85]
☞ M; Nikotin, durch ▥ BRUST; M; Rauchen agg.
- **Sepsis,** bei: cact.[56] dig.[56] pyrog.[56]
- **Singen,** beim: carb-v.[5] **Sulph.**[5]
▥ BRUST; M; Singen agg. • ALLGEMEINES; M; Singen agg.
- **Sinkgefühl,** Kälte und Dyspnoe, 15 Uhr: am-c.
- **Sprechen**: **CALC.**[5] **Ph-ac.**[5] rhus-t.[5] **Stann.**[5] sul-ac.[5] **SULPH.**[5]
▥ BRUST; M; Sprechen agg.

- **Koronarthrombose,** Herzinfarkt: aran-ix.[119] prot.[136] verat.[1125]
☞ Dekompensation, Herz • • Zusammenschnüren, Spannung, Enge, Empfindung von; Blutgefäße; Aorta • Zusammenschnüren, Spannung, Enge, Empfindung von; Herz; Blutgefäße
- **Mitralklappe**: gala.[142] kali-c.[76] kalm.[76] lith-c.[76] spong.[76]
☞ O; Herz und Herzregion; Herzklappen; Mitralklappe • Geräusche; Herzgeräusche
- **Myokard**: ba-sv.[142] bell-p.[119]
☞ O; Herz und Herzregion; Myokard
- **ausgetrocknet,** Empfindung wie, Herz: merc.[37]
- **Ermüdung,** Empfindung von, Herz: **NUX-V.** pyrog.[91]
- **Leben** verlöschen würde, als ob das, Herzregion: lil-t.[8]
- **nervöse,** Herz: adren.[102] cact.[102] **Iber.**[102] ign.[102] **Lil-t.**[102] lith-c.[102] **Mosch.**[102] **Naja**[102] piloc.[102] **Spig.**[102] tab.[102] **Valer.**[102]
☞ Nervöse Beschwerden

Empfindung von Schwäche, Herz: acon.[5] alum-p.[58] am-c.[5] ant-c.[5] ant-t.[5] apoc.[85] aran.[111] arg-n.[5] arn.[5] ars.[5] **Ars-i.** **Aur.** **Aur-m.** benz-ac.[111] brom.[5] calc.[5] calc-ar.[58] camph.[5] **Carb-v.**[5] cic.[5] colch.[5] croc.[5] crot-h.[111] **Dig.**[5] gels. glon.[111] hell.[5] helo.[111] **Kali-bi.**[111] kali-c.[1] lach.[110] lil-t.[111] lob. lycps.[111] **Merc.** **NAJA** nat-m.[5] nux-v.[5] olnd.[5] op.[5] petr.[1] **Ph-ac.** **Phyt.**[111] **PLAT.**[5] pyrog.[102] **Rhus-t.** **Sang.**[8] **Seneg.**[5] **STANN.**[5] stroph.[137] **Sul-ac.**[5] **Sulph.**[5] sumb. tab.[111] thuj. verat.[5] vip.[111] zinc-i.[137]

- **Hitzewallungen** die Wirbelsäule hinauf und Erröten des Gesichts: lach.[110]

SCHWEBEN, Empfindung als würde das Herz: bov.[76] **Bufo**[111] crot-c.[111] cub.[36] kali-i.[137] sumb.[137]
☞ Schwimmt in Wasser, Empfindung, das Herz

SCHWELLUNG:

Blutgefäße:
☞ Krampfadern, Varizen; geschwollen ▥ ALLGEMEINES; C; Blutüberfülle, Plethora

- **abends**: carb-v.[1]
☞ Z; Abends
- **Schweiß,** mit: am-c.[5] arn.[5] **Bell.**[5] **Camph.**[5] **Chin.**[5] cocc.[5] **Croc.**[5] cycl.[5] **Ferr.**[5] hyos.[5] lyc.[5] **Ph-ac.**[5] phos.[5] puls.[5] **Rhus-t.**[5] **Sep.**[5] staph.[5] sulph.[5] **Thuj.**[5]
- **Arterien** (Endothel, Atheromatose): agar. ant-c.[10] anthr.[54] arg-n.[58] **Bar-c.** **Bell.**[54] benz-ac.[116] brom.[116] cact.[85] **Calc.** carb-v. caust.[54] clem.[54] **Con.**[54] daph.[102] **GRAPH.** **Guare.**[54] **Hep.** kali-br.[54] **Kali-c.** kali-i.[116] lac-ac.[54] lach.[85] **Lob.** lyc. m-arct.[10] mez.[116] nat-c. **Nit-ac.**[54] **Ph-ac.**[54] **Phyt.**[54] plb.[58] rhus-t.[54] **Sabin.**[10] sil. spong.[10] staph.[85] **Sulph.**[10] thuj.[54] vanad.[85]
▥ ALLGEMEINES; C; Schwellung; allgemeine Arzneien • ALLGEMEINES; C; Tumoren; Atherom

◦ **Talgzyste,** alle 4 Wochen wiederkehrend: **Calc.**

Empfindung von Schwellung, Herz: acon.[5] alum.[5] ang.[5] arn.[5] ars.[5] asaf.[5] aur.[5] bapt.[122] bell.[5] bov.[5] brom.[5] bufo[111] cact.[111] caps.[5] cench.[122] cent.[122] cic.[5] cimic.[111] conv.[111] cot.[36] dig.[5] eup-per.[111] glon.[111] grin.[111] iod.[5] **Kali-i.**[122]

kalm.[111] **Lach.**[5] lil-t.[111] lycps.[111] med.[111] naja[111] nat-m.[5] petr.[5] phos.[5] phyt.[111] plb.[5] pyrog.[111] rhus-t.[5] rob.[122] sabin.[5] sep.[137] spig.[5] spong.[5] squil.[5] stront-c.[5] **Sulph.**[5] thea[122] thlaspi[111] verat-v.[111] zinc.[5]
☞ *O; Herz und Herzregion • Vergrößert, Empfindung wie, Herz ▥ GEMÜT; C; Wahnideen (Einbildungen, Halluzinationen, Sinnestäuschungen); Körper, Körperteile; Herz; • ALLGEMEINES; C; Schwellung; Empfindung von Schwellung*

- **abends,** beim Schlucken: cot.[36]
☞ *Z; Abends*

SCHWERE, Empfindung von:

Blutgefäße: merc.[5]

Herz:
☞ *O; Herz und Herzregion • Beklemmung, Empfindung von, Herz*

SCHWERMUT, Traurigkeit, Empfindung von, Herz: calc.[5]
☞ *O; Herz und Herzregion*

SCHWIMMT in Wasser, Empfindung, das Herz: bor. bov. **Bufo** cub.[36] sumb.
☞ *Schweben, Empfindung als würde das Herz ▥ ALLGEMEINES; C; Schwimmen; Empfindung von Schwimmen*

SCHWIRREN und Sausen:
☞ *Vibrieren, Empfindung von*

SINKEN, Empfindung von, im Herzen:
☞ *Schwäche; Herz*

SPANNUNG, Tonus, Arterien:

gesteigert, vermehrt: chlor.[36] chloram.[149] **Coff.**[36] feld.[1139] gels.[36]
▥ *ALLGEMEINES; C; Spannung, Empfindung von • KLINISCHES; C; Hypertonie, erhöhter Blutdruck*

unterschiedlich, ungleich: acon.[122]

vermindert: acon.[36] chlol.[36] gels.[36] iod.[36] mate[36] morph.[36] piloc.[36]
▥ *KLINISCHES; C; Hypotonie, niedriger Blutdruck*

STAGNATION, Stockung, Stauung, Empfindung von:

Herz: **Aur.**[5] colch.[8] lyc.[137] sabad.[137] zinc.[137]
☞ *O; Herz und Herzregion • Stehenbleibt, Empfindung, als ob das Herz; stehenbleiben wolle, Empfindung, als ob das Herz*

Kapillaren: xan.[102]

STEHENBLEIBT, Empfindung, als ob das Herz:

aufgehört hätte zu schlagen, Empfindung, als ob es: anh.[119] antipyrin.[102] **Arg.** arg-m.[137] **Arg-n.** arn.[111] aster. atista[192] **Aur.**[102] **Cact.** chin-ar. choc.[222] **CIC.** cimic.[102] **Conv.**[102] crat.[102] **DIG.** digin.[85] falco-p.[265] gels.[137] **Lach. Lil-t.**[102] lob.[102] **Lycps.** magn-gr.[102] **Phase.**[102] pyrus[77] **Rumx.**[137] **Sep.**[102] spig. tarent. trif-p.[102] vib.[137] zinc.
▥ *BRUST; C; Stocken, Stagnation, Empfindung von; allgemein, Blutzirkulation • BRUST; C; Verstopft, Empfindung wie*

- **Mittagessen,** nach: sep.
▥ *BRUST; M; Mittagessen; während*
- **plötzlich** wieder einsetzt, und als ob es: **Aur.**[102] conv.[102] lil-t.[102] sep.[102]
- **Schwangerschaft,** während: arg.
- **schweres** Klopfen, Pulsieren, dann: rumx.[137]
- **Zittern** und Klopfen, Einatmen amel.: arg-m.[137]
▥ *BRUST; M; Einatmen amel.*

stehenbleiben wolle, Empfindung, als ob das Herz: arn.[144] asar.[144] both-a.[3070] bros-g.[259] bry.[5] **Calc.**[162] chin-ar.[111] cimic.[111] cocain.[102] conv.[111] cyt-l.[119] dig.[102] gels.[25] lap-laz.[227] lil-t.[102] **LOB.** nux-m. onos. sep.[102] trif-p.[102] trif-r.[102] vib.[111]
☞ *Stagnation, Stockung, Stauung, Empfindung von; Herz*

- **bewegt,** wenn er sich nicht dauernd: **GELS.**[8]
- **Bewegung,** Umherlaufen, beim: cocain.[102] dig.[102]
  ◦ **still,** verhält sich daher: cocain.[102] **Dig.**[102]

STEIFHEIT, Empfindung von, Herz: aur-m.[137] con.[5] helo.[77] ign.[5] puls.[5] thuj.[5]
☞ *O; Herz und Herzregion • Steifheit des Herzens, Empfindung von*

STENOSE, Aorta:
☞ *Zusammenschnüren, Spannung, Enge, Empfindung von; Blutgefäße;*

STOCKEND, Zirkulation, Kreislauf:
▥ *BLUT; C; Stocken, Stagnation, Empfindung von; Stocken, Stagnation, Empfindung von*

STOßEN, Schieben, Empfindung von, während Herzklopfen: led.[76]

SUMMEN:
☞ *Vibrieren, Empfindung von*

TABAKHERZ: cact.[102] calad.[102] conv.[102] hyosin.[102] kalm.[102] phos.[102] verat.[102]
☞ *M; Nikotin, durch*

TAUBHEITSGEFÜHL:

Blutgefäße: aml-n.[36]

- **Arterien**: aml-n.[36]

Herz: bufo[111] kalm.[137] nux-m.[5]
☞ *O; Herz und Herzregion*

THROMBOSE:

Aorta: kalm.[76]

Koronarthrombose, Herzinfarkt: acon.[125] am-caust.[100] **Apis**[54] bell-p.[149] chlorpr.[149] hed.[119]
☞ *Degeneration, fettige; Herz • Infarkt*

Pulmonalarterie: queb.[72]

TONUS, Arterien: alco.[36] carbn-s.[36] vac.[36]

TRÄGE, Zirkulation, Kreislauf: acon.[36] aconin.[36] aeth.[102] aether[36] am-p.[36] bals-p.[25] calc.[102] **Calc-p.**[102] carb-ac.[36] carb-an.[102] **Carb-v.**[102] carbn-o.[36] carbn-s.[25] cimic.[102] cinnam.[102] cob-chl.[45] cod.[36] ergot.[36] ferr-p.[102] **Gels.**[102] jatr.[36] kali-bi.[36] kali-cy.[36] kron.[9] led.[102] lept.[25] melis.[1125] morg.[136] morph.[36] nat-m.[102] ox-ac.[36] **Rhus-t.**[102] sal-ac.[36] **SEC.**[1125] **Sil.**[102] sin-n.[36] sol-n.[25] verat-v.[25]
▥ *BLUT; C; Stocken, Stagnation, Empfindung von; Stocken, Stagnation, Empfindung von*

TUMOREN, Blutgefäße, Angiome, Hämangiome: abrot.[72] agar. ant-c.[10] ant-t. anthr.[54] arg-n.[58] **ARS.** bar-c. bell.[54] benz-ac.[116] brom.[116] cact.[85] **Calc.** calc-f.[144] **CARB-AN. Carb-v.** card-m.[187] caust.[54] clem.[54] con.[54] daph.[102] graph. guare.[54] hep. kali-br.[54] kali-c. kali-i.[116] **Kreos.** lac-ac.[54] **LACH.**[85] lob. **Lyc.** m-arct.[10] manc.[102] **Merc.** mez.[116] nat-c. **Nat-m. Nit-ac.**[54] nux-v. ph-ac.[54] **PHOS.** phyt.[54] plb.[58] **Puls. Rhus-t.**[54] sabin.[10] sep. **SIL.** spong.[10] staph.[85] **Sulph.**[10] **THUJ.**[54] vanad.[85]
▥ *ALLGEMEINES; C; Krebs und krebsartige Leiden; Hämangiom*

Eiterbildung, mit, Arterien: **Calc. Carb-v. Sulph.**[10]

ÜBELKEIT, Empfindung von, Herz: cann-s.[5] cham.[5] **Nux-v.**[5]
☞ *O; Herz und Herzregion*

ÜBERANSTRENGT, Herz, durch heftige körperliche Anstrengung: **Arn.** brom.[76] **Caust.** chin-ar.[137] **Nat-m.** prot.[136] **Rhus-t.** zinc-i.[137]
☞ *M; Anstrengung, nach •M; Überheben, durch •Hypertrophie, Herz; allgemeine Arzneien;*

UNREGELMÄßIG, Zirkulation, Kreislauf: am-m.[102] cur.[45] lachn.[25] myric.[25] plan.[25] tarent.[36] verat-v.[25]

UNSTETIGKEIT, Herz: tab.[137]

VARIZEN:
☞ *Krampfadern, Varzizen*

VAKUUM, als schlüge das Herz in einem: nux-m.[85]
☞ *Leere, Empfindung von, Herz*

VERDICKT, Blutgefäße: arn.[5] aur.[5] calc.[5] calc-ar.[111] cupr.[5] fl-ac.[5] form.[111] iod.[5] plb.[5] sec.[5] **SPONG.**[36] stront-c.[5] tab.[111] visc.[111]

VERGRÖßERT, Empfindung wie, Herz: acon.[5] alum.[5] ang.[5] arn.[5] ars.[5] asaf.[5] aur.[5] bell.[5] bov.[47] brom.[5] bufo[8] cact.[111] caps.[5] cench.[85] cic.[5] cimic.[47] conv.[111] dig.[5] eup-per.[111] glon.[111] grin.[111] hist.[149] iod.[171] kali-i.[36] kalm.[111] lach.[47] lil-t.[111] lycps.[111] med.[56] morg-g.[136] naja[111] phos.[5] phyt.[111] plb.[5] pyrog.[56] rhus-t.[5] spig.[5] spong.[5] squil.[5] stront-c.[5] stroph.[102] stroph-s.[149] **Sulph.**[5] thlaspi[47] verat-v.[111] x-ray[56] zinc.[5]
☞ *O; Herz und Herzregion •Schwellung; Empfindung von, Herz* ▤ *GEMÜT; C; Wahnideen (Einbildungen, Halluzinationen, Sinnestäuschungen); Körper, Körperteile;*

Bersten, zum: cench.[85] med.[56]

empfindlich oder wund, und: cimic.[47] thlaspi[47]

enorm, ausgeprägt: bov.[47]

Wasser versenkt, wie in: bufo[8]

zu groß für den Hohlraum in der Brust: lach.[47]

VERHÄRTUNG, Induration, Blutgefäße:

Aortenklappen, der: lith-c.[54]

hart, knotig: ham.[137] nux-v.[137]
▤ *ALLGEMEINES; C; Verhärtungen, Indurationen*

VERKNOTET, Empfindung, als sei das Herz: **Lach.**[102] lob.[111] tab.[111] tarent.[111]
▤ *ALLGEMEINES; C; Knoten, innerlich, Empfindung wie ein*

VIBRIEREN, Empfindung von:

Blutgefäße: phel.[137]

Herzregion: **Cycl.**[8]

VÖLLE, Empfindung von:

Blutgefäße: **Aesc.**[58] atro.[36] ham.[111] mill.[58] sang.[111]
☞ *Auftreibung, Erweiterung; Blutgefäße •Krampfadern, Varizen; bersten, als wollten sie •Arterien* ▤ *BLUT; C; Blutandrang, Kongestion; allgemeine Arzneien •EXTREMITÄTEN; C; Völle, Empfindung von; Venen •ALLGEMEINES; C; Blutüberfülle, Plethora*

- **Arterien**: atro.[36]

Herz: **Acon. Aesc.** aml-n.[102] ang.[111] ant-t.[5] arg. arg-n. **Asaf. AUR. AUR-M.** bamb-a.[1184] bell.[5] **Bov.** bufo **Cact.**[102] calc-hp.[168] caust. **Cench.** colch. coll.[102] conv.[102] cycl.[5] **Glon.** glyc.[102] harp.[1184] iber.[102] **LACH.** lact.[102] **Lil-t. Lycps.** med. naja[111] **Puls.** pyrog. sel.[5] sep. **Spig.**[102] spong.[58] stroph.[102] **SULPH.** verat-v.[137]
☞ *O; Herz und Herzregion*

- **abends**: **PULS.**
☞ *Z; Abends* ▤ *BRUST; Z; Abends*

- **nachts**: colch.
☞ *Z; Nachts* ▤ *BRUST; Z; Nachts*

◦ **Liegen** auf linker Seite, beim: colch.
☞ *M; Liegen, beim; agg.; Seite, auf der; linker Seite, auf* ▤ *BRUST; M; Liegen; agg.; Seite, auf der; linker Seite, auf*

- **Menses,** während: **Puls.**
▤ *BRUST; M; Menses; während*

- **Treppensteigen,** beim: **AUR.** aur-m.
☞ *M; Treppensteigen, beim* ▤ *BRUST; M; Steigen agg.; Treppensteigen*

VORHOFFLIMMERN, Herz: chinid.[102] dig.[102] ser-ang.[102] verat-v.[102]

WACKELT, als sei es lose, Herz: arn.[5] **Aur.**[5] **BELL.** crot-h.[111] gels.[111] lil-t.[111] plb.[5]
☞ *O; Herz und Herzregion*

WAHRNEHMUNG des Herzens, bewusste:
☞ *Bewusste Wahrnehmung der Herztätigkeit*

WÄRME, Empfindung von, Herz:
☞ *O; Herz und Herzregion*

im Herzen: phos.[102] verat.[1]

um das Herz: acon.[5] ant-ar.[111] **Ant-t.**[5] arg-n.[5] ars.[5] bar-m.[111] calag.[111] cann-s. chin-s.[111] croc. cub.[4] dig.[5] kali-c.[5] kalm.[85] merc.[5] mur-ac.[5] phos.[5] rhod. sulph.[5] ter.[48] **Verat.**[5] visc.[111]

WASSER, Empfindung wie von:

heißes, Blutgefäße:

- **in** den Blutgefäßen: syph.[137]

- **um** die, amel. durch beginnende Übelkeit: sin-n.[36]

kaltes:

- **Blutgefäße**: abies-c.[144] op.[5] verat.[54]
▤ *FROST; C; Blut ist kalt wie Eiswasser*

◦ **Wasser,** kaltes, in den Blutgefäßen, Empfindung wie, nach Verletzung: abies-c.[144] verat.[54]

- **Wassertropfen**:
▤ *BRUST; C; Fallen, Empfindung von; Tropfen*

◦ **tropfen** aus dem Herzen: cann-s. nux-m.[5]

◦ **tropfen** in das Herz: hist.[144]

Wasser befindet und dort schlägt, als ob es sich in:
☞ *Schweben, Empfindung als würde das Herz •Schwimmt in Wasser, Empfindung, das Herz*

WASSERSUCHT, Herz:
☞ *O; Herz und Herzregion*

Uterus, mit wundschmerzhafter Empfindlichkeit des: conv.[85]
☞ *M; Uterus, mit Beschwerden des*

Perikard, Herzbeutel: ant-ar.[102] **Apis Apoc. ARS.** ars-s-f.[58] asc-t.[137] aur.[58] **COLCH. DIG.** iod.[102] **Lach. LYC. Sulph. Zinc.**
☞ *O; Herz und Herzregion; Perikard, Herzbeutel*

WELLENBEWEGUNG des Herzens, Empfindung von: **Benz-ac.** merc-c.[5] rhod.[85] **Spig.** viol-t.[5]
☞ *Drehen, Empfindung von, Herz; umdreht, als ob es sich • Wirbeln um das Herz, Empfindung von ▤ BRUST; C; Fluktuation, Empfindung von*

warme: rhod.[85]

WIDERSTAND schlagen, als müsse das Herz gegen einen kräftigen: hed.[144]

WIRBELN um das Herz, Empfindung von: ant-t.[5] **Cact. Iod.** rhus-t.
☞ *Drehen, Empfindung von, Herz; umdreht, als ob es sich • Wellenbewegung des Herzens, Empfindung von*

WOGENDES Gefühl, Herz:
☞ *Wellenbewegung des Herzens, Empfindung von*

WUNDHEIT, Verletztheit, Empfindung von, Herz: cyt-l.[119]
☞ *Anstrengung, Empfindung von, Herz • Schmerz; reißender Schmerz; ▤ BRUST; C; Ruptur, Empfindung von, in der Präkordialregion*

ZITTERN:

Blutgefäße: phel.[36] vinc.[36]

- **Sitzen** und Stehen, beim, nach Mittagessen: phel.[36]

Herz: absin. aeth. agar. ambr. **Arg. Arg-n. Ars. Ars-i. Aur.** aur-ar.[58] aur-s.[58] bad.[25] bell.[1] benz-ac. bufo **CALC. Calc-i.**[58] **Camph.** chin-ar. **Chin-s. CIC.** cina cinnb. **Cocc.**[5] colch.[5] crot-h. **Cupr.** cupr-ar.[102] dig. fl-ac.[5] **Glon.** helo. **Iod.** kali-bi. kali-n. **Kalm.** kreos.[5] **Lach.** lachn. **LIL-T.** lith-c.[122] **Merc. Merc-c.**[5] **Mosch. Nat-m. Nat-p.** nit-ac. **NUX-M.**[137] op. **Phys. PLAT.**[5] **RHUS-T.**[5] **Sep.**[1] sol[29] **SPIG. Staph.** stram. **Tab. Tarent.** thea **Ther.** thuj. verat.[5]
☞ *O; Herz und Herzregion • Flattern, Empfindung von, Herz • Herzklopfen • Herzklopfen; zittrig ▤ BRUST; C; Drehen, Winden*

- **vormittags**: bell.[1]
☞ *Z; Vormittags ▤ BRUST; Z; Vormittags*

- **abends**:
☞ *Z; Abends ▤ BRUST; Z; Abends*

◦ **Bett,** im: cinnb.

◦ **Sitzen,** beim: dig.
▤ BRUST; M; Sitzen; agg.

- **nachts**: ambr. sep.[1] thuj.
☞ *Z; Nachts ▤ BRUST; Z; Nachts*

◦ **Bett,** im: thuj.

- **Druck,** bei: kali-bi.
▤ BRUST; M; Druck; agg.

- **Erregung,** durch: bad.[25] lith-c.[8] sol[29]
☞ *M; Gemütsbewegungen, durch ▤ GEMÜT; M; Erregung; Beschwerden durch; Allgemeinsymptome*

◦ **geringste**: bad.[25]
▤ BRUST; M; Geringfügige Ursachen, durch

- **Erwachen,** beim: agar. **Lach. Merc.**
☞ *M; Erwachen, beim*

- **Furcht,** durch: **Nux-m.**[54]
▤ GEMÜT; M; Schreck oder Furcht, Beschwerden durch • BRUST; M; Schreck, Furcht, nach

- **geistige** Unruhe, Erregung, durch: **Lith-c.**[122]

- **Liegen** agg.: camph. iod. tab.
☞ *M; Liegen, beim; agg. ▤ BRUST; M; Liegen; agg.*

◦ **linker** Seite, auf: **Camph. Tab.**
☞ *M; Liegen, beim; agg.; Seite, auf der; linker Seite, auf ▤ BRUST; M; Liegen; agg.; Seite, auf der; linker Seite, auf*

- **Menses,** nach: nat-p.
▤ BRUST; M; Menses; nach

- **Schwermut,** Traurigkeit, wie durch: nux-m.[137]

- **Schwindel,** bei: **Cocc.**[5]

- **Sitzen,** beim: iod.
▤ BRUST; M; Sitzen; agg.

- **Treppensteigen,** beim: **Nat-p.**
☞ *M; Treppensteigen, beim ▤ BRUST; M; Steigen agg.; Treppensteigen*

anfallsweise, Herz: nit-ac.

ZORN, bei: por-m.[251]

ZUCKEN, Herzregion: acon.[36] **Aesc. Arg.**[36] arn.[5] bell.[5] camph.[137] canth.[5] carb-v.[5] chin.[5] con.[5] croto-t.[5] fl-ac.[5] lil-t.[111] lith-c.[111] **Mez.**[5] nat-m.[1] nux-v.[5] plb.[5] stram.[5] thuj.[5] zinc.[5]
☞ *O; Herz und Herzregion ▤ ALLGEMEINES; C; Zuckungen*

Liegen auf dem Rücken, beim: **Arg.**
▤ BRUST; M; Liegen; agg.; Rücken, auf dem

konvulsivisch, Liegen auf dem Rücken agg.: **Arg.**[36]

langsam, Herzregion, zur Oberfläche der Brust: acon.[36]

ZUSAMMENGEDRÜCKT, Empfindung wie:

Herz: bufo[36] kali-c.[85] vanad.[72]
☞ *O; Herz und Herzregion*

Blut nicht genug Raum hätte, als ob, Aorta: vanad.[72]

ZUSAMMENSCHNÜREN, Spannung, Enge, Empfindung von:

Blutgefäße:
☞ *Krampfadern, Varizen; Zusammenschnürung, mit Empfindung von*

- **Aorta**: adon.[51] **Glon.**[23] **Hydrc.**[8] kalm.[809] **Rhus-t.**[809]
☞ *Aneurysma; Arterien; Aorta • Dekompensation, Herz • Schwäche; Herz; Koronarthrombose, Herzinfarkt • Herz; Blutgefäße ▤ ALLGEMEINES; C; Spannung, Empfindung von*

Herz: abel.[149] **Acon.**[102] adon.[102] aeth. agar. **Ail.** alum. alum-p.[58] aml-n.[102] ang. anh.[119] **Anth.** apis **Arn. ARS.**[102] **ARS-I.** asaf. asc-t. aur. aur-ar.[58] **Aur-i.**[58] bar-c.[5] berb. bor. **Brom.**[5] bry. bufo **CACT.**[22] cadm-s. calad.[5] calc. **Calc-ar.**[102] calc-f.[149] calc-i.[58] cann-i. cann-s. carbn-s.[58] carc.[207] **Caust.**[5] cench.[122] chlor. choc.[222] coc-c.[102] coca[111] cocc. colch.[102] con.[5] cund. cyt-l.[119] **Dig.** ferr. ferr-ar. ferr-i. ferr-p. foll.[149] glon.[111] graph. hecla.[149] hed.[119] hist.[119] hydr. hyos.[5] **Ign. IOD.** iodof.[102] **Kali-ar.** kali-bi. **Kali-c.**[102] kali-chl.[58] kali-p. kola[1184] kreos.[76] lac-ac. **Lach.** lat-m.[111] **Laur. LIL-T.** lyc. **Lycps.**[102] lyss. mag-p.[102] magn-gr.[102] mand.[119] merl. mosch.[171] mur-ac. **Naja**

ZUSAMMENSCHNÜREN, Spannung, Enge, Empfindung von; **Herz** (Forts.)

Nat-m. nat-n.[111] nit-ac.[1] **Nux-m.** nux-v. phos. phyt. plat.[5] **Plb.** plut-n.[222] prun.[111] ptel.[102] puls.[5] rad-br.[137] ran-s.[5] ratt-n.[204] rauw.[119] rhus-t. ros-d.[305] sabin.[5] samb. sec.[5] **Spig.** **Spong.**[102] squil.[102] stann.[5] sul-i.[58] sulph.[102] tab.[111] tarent. thuj.[5] thyr.[102] tub.[85] vanad.[102] verat.[111] visc.[102] zinc. zinc-p.[58]

☞ *O; Herz und Herzregion •Krämpfe, Spasmen; Herz ▥ ALLGEMEINES; C; Spannung, Empfindung von*

- **vormittags**: lycps.[36]
  ☞ *Z; Vormittags ▥ BRUST; Z; Vormittags*
- **nachts**: cyt-l.[119] **Lil-t.**
  ☞ *Z; Nachts ▥ BRUST; Z; Nachts*
  - **3** - 4 Uhr, Liegen auf der Seite, beim: cyt-l.[119]
    ☞ *M; Liegen, beim; agg.; Seite, auf der*
- **Anstrengung,** durch: asaf. bry.
  ☞ *M; Anstrengung, nach ▥ BRUST; M; Anstrengung, nach*
- **Beugen** der Brust, vorwärts, amel.: lac-ac. lil-t.
  ▥ ALLGEMEINES; M; Beugen, Neigen, Krümmen; amel.; vorwärts
- **Blutandrang** zum Kopf, mit: aml-n.[25]
- **Essen** agg.: alum. lil-t.[193]
  - **ein** wenig: lil-t.[193]
- **Gehen,** beim: cench.[122]
- **Gehen,** unfähig aufrecht zu: **Lil-t.**
- **Herzschlag** amel.: nit-ac.[1]
- **Konvulsionen,** vor epileptischen: **Calc-ar. Lach.**
  ▥ BRUST; M; Konvulsionen, vor
- **Kummer,** nach: **Ign.**
- **Menses,** vor: **Cact.**[26]
  ▥ BRUST; M; Menses; vor
- **Nasenbluten,** mit: verat.[111]
- **Stuhldrang,** mit: calc-ar.
- **Trinken** amel., Wasser: **Phos.**
  ▥ BRUST; M; Trinken; amel.
- **erstreckt** sich:
  - **Abdomen,** zum, links: cact.[122]
  - **Arm,** in den linken: foll.[149]
  - **Rücken**: **Lil-t.**
- **Blutgefäße**: squil.[102]
  ☞ *Dekompensation, Herz •Schwäche; Herz; Koronarthrombose, Herzinfarkt •Blutgefäße; Aorta*
- **hinten,** posterior: choc.[222]
- **tiefsitzend**: kreos.[76]
  ▥ BRUST; O; Tief sitzend
- **über** dem Herzen: ars.[5]

Band, wie durch ein eisernes, Herz: cact.[25]
☞ *O; Herz und Herzregion •gepackt, ergriffen, Empfindung wie, Herz*

gepackt, ergriffen, Empfindung wie, Herz: **Acon.**[102] adon.[102] aml-n.[102] arn. ars.[102] bor. **CACT.**[22] calc-ar.[102] carc.[207] coc-c.[102] colch.[102] foll.[149] **IOD.** iodof.[102] kali-c.[102] **Lach. Laur. LIL-T.** lycps.[102] mag-p.[102] magn-gr.[102] **Nux-m.** ptel.[102] ratt-n.[204] rhus-t. **Spig.** spong.[102] **Sulph.**[102] **Tarent.** thyr.[102] vanad.[102] visc.[102]

☞ *Band, wie durch ein eisernes, Herz •Schmerz; greifender Schmerz, Herz •Schmerz; quetschender Schmerz, Herz ▥ BRUST; C; Zusammenschnüren, Spannung, Enge, Empfindung von; Reifen oder Gürtel, wie von einem; eng, straff •ALLGEMEINES; C; Zusammenschnüren, Empfindung von; innerlich*

- **Seite,** und auf der rechten: bor.

Schwefel, wie durch, Herz: kali-chl.[58]
☞ *O; Herz und Herzregion*

ZUSAMMENZIEHUNG, Striktur, Stenose:

Blutgefäße: aml-n.[102] sec.[36]

Herzregion: ang.[5] arn.[36] **Calc.**[5] dig.[5] **Kali-c.**[5] nat-m.[5] nit-ac.[5] **Plat.**[5] sulph.[36]
☞ *O; Herz und Herzregion*

ZWICKEN, Empfindung von, Herz: arn.[5] hell.[5]

ZYANOSE:

▥ KLINISCHES; C; Zyanose

SCHMERZ:

Aorta: adren.[102] sarcol-ac.[149] stry.[102] tarent.[36]

Blutgefäße: agar. ars.[1] aur.[5] brom.[5] bry. calc.[5] calc-f.[149] carb-v.[5] card-b.[36] chel.[5] chin.[5] com.[111] fago.[36] **Ham.**[111] hyos. kali-bi.[111] lil-t.[111] med. nat-m. nit-ac. op. phos.[5] plb.[5] **Puls.**[5] rhus-t. sec.[5] sep.[5] sulph. syph.[111] thuj.[137] verat. vip.[111] xan.[111] zinc.[116]

- **nachts**: ars.[1]
  ☞ *Z; Nachts*

- **Arterien** entlang, an den, nachmittags, wenn er die Hände in kaltes Wasser taucht oder kalte Dinge anfasst: fago.[36]
  ☞ *Z; Nachmittags*

Feuer, wie, Blutgefäße: op.[5] rhus-t.[5]

Herz: abies-n.[102] **Abrot.** achy.[149] **ACON.**[36] aconin.[102] **Adon.**[102] adren.[102] aesc. aeth. **Agar.** ail.[76] allox.[149] aloe[36] alum.[111] alumn. am-c.[5] am-caust. am-m. am-n.[111] ambr.[85] **Aml-n.** amyg-p.[36] amylam.[137] anac. anan. ang.[5] anh.[149] ant-c.[5] ant-t.[5] apis[76] **APISIN.**[5] apoc. aq-des.[275] aran-ix.[149] arg. **ARG-N.**[2] **Arn.** **ARS.**[5] **Ars-i.** ars-met. ars-s-f.[58] arum-t. **Asaf.** asc-t.[36] aspar. asper.[102] aster. **AUR.**[85] aur-ar.[58] aur-i.[58] **Aur-m.**[36] aur-m-n. aur-s. bac.[56] bad.[137] bamb-a.[1184] bani-c.[1237] bapt.[137] bar-c.[5] bell.[5] bell-p.[149] **Benz-ac.** berb. bism.[102] bor.[137] both-a.[3070] both-l.[3070] bov. brach. **Brom.** brucel.[241] **Bry.**[5] bufo[8] bufo-s.[102] **CACT.** cadm.[119] cadm-s.[102] calad.[5] **Calc.** calc-acet.[36] **Calc-ar.** calc-f.[149] calc-i.[58] calc-p. **Camph.** **Cann-i.** cann-s.[5] canth.[5] caps. carb-ac. carb-an.[1] **Carb-v.**[5] carbn-o. carbn-s. carc.[138] card-m. carl. carn-g.[264] caust.[5] cedr.[25] **CENCH.**[58] **CERE-B.**[102] cere-s. **Cham.**[5] chel.[25] chen-a.[85] chin. chin-ar.[58] chin-s.[36] chlor. cic.[36] **Cimic.**[45] **Cina** cinnb. clem. cob-n.[149] coc-c. cocc. cod.[25] coff.[102] **Colch.**[5] coll.[137] coloc.[5] com.[25] con.[5] conv.[193] corn. corn-f.[45] corv-c.[258] crat.[111] croc.[5] **Crot-h.** croto-t. cund. **Cupr.**[76] cupr-ar.[25] cur.[111] curc.[192] cycl.[5] cymbo-ci.[2184] cyt-l.[119] **Daph.**[102] **Dig.**[5] digin.[36] dios. dros.[137] elaps[85] ems[9] erech.[25] eup-per. euph.[5] euphr. eupi.[102] fago. ferr. ferr-i. ferr-m. ferr-p.[111] ferr-s.[85] **Ferr-t.**[102] fl-ac.[5] form.[144] gels.[36] gins.[36] **Glon.** glyc.[102] **Graph.**[36] grat. guai. guat.[119] **Haem.**[102] ham.[111] harp.[1184] hed.[119] hell.[5] helo.[111] hep. hist.[119] hydr.[111] **Hydr-ac.**[268] hydro-c.[2147] hyos.[5] hyosin.[137] hyper. iber.[25] ign.[36] ind.[111] **Iod.** iodof. ip.[5] jab. jac-c. **KALI-AR.** **Kali-bi.** **Kali-c.**[37] **Kali-chl.** kali-cy.[85] kali-i.[111] kali-m.[61] kali-n.[139] kali-p. kali-s.[58] **KALM.** kola[1184] kreos.[102] kres.[149] lac-ac. lac-c.[85] lac-d.[122] lac-del.[204] lac-leo.[204] **LACH.**[5] lachn.[137] lact.[102] lap-laz.[227] lar-ar.[251] **Lat-m.** **Laur.**[36] led.[5] leon.[1125] lepi.[102] lept. **Lil-t.**[25] **LITH-C.** **Lob.**[102] lob-c.[8] lob-p.[85] lob-s. lyc.[1] **Lycps.**[36] **Lyss.** mag-c. mag-m. mag-p.[111] mag-s.[119] magn-gr.[102] manc. mand.[119] mang.[5] med.[304] menthol[102] meny.[85] meph.[122] **Merc.**[193] merc-c. merc-i-f. merc-i-r.[8] mez. mit.[36] morph.[36] mosch.[102] mur-ac.[36] myric. **Naja**[85] nat-ar. nat-c.[36] **Nat-m.** nat-n.[111] nat-p. nat-s. nat-sil.[58] nit-ac.[137] nux-m.[137] nux-v. oena. ol-an. ol-j.[25] olnd. onos. op.[36] opun-v.[36] ovi-g-p.[102] ox-ac.[8] ozone[227] **Paeon.**[85] pall.[36] par.[5] paull-p.[36] petr. ph-ac.[1] **Phos.**[102] phys.[137] phyt.[102] pip-n.[102] pitu-a.[164] plan.[25] plat. plb.[76] podo.[10] polyg.[111] por-m.[251] prun.[137] pseuts-m.[255] **Psor.** ptel.[25] **PULS.**[5] pyrog.[111] pyrus ran-b. ran-s.[5] raph. rat.[10] rauw.[119] rhod.[184] **RHUS-T.** rhus-v. rob.[85] rub-t.[25] rumx. ruta[5] sabad.[5] sabin. sac-alb. sac-l.[55] **Samb.** **Sang.**[111] sarcol-ac.[149] saroth.[1125] scorp.[269] scut.[36] **SEC.** seneg.[5] sep. sil.[5] sin-n. sol-n. sol-t-ae. **SPIG.**[1] spirae.[137] **Spong.**[5] squil.[137] stann. **Staph.** stict.[85] still.[25] stram. stront-c.[10] stront-n.[137] **Stroph.**[137] stry. sul-ac.[5] sul-i.[58] sulph. sumb.[25] syph.[102] **Tab.**[36] tarax. **Tarent.**[102] tax.[303] tell.[85] thea ther. thuj. thyr.[137] trom.[193] tung.[252] ust.[36] valer. vanad.[102] verat. verat-v.[25] verb.[5] vesp.[111] viol-o. viol-t.[76] vip.[85] visc.[111] xan.[85] zinc.[8] zinc-chr.[137] zinc-i.[137] zinc-m. zinc-p.[58] zinc-val.[54] zing.
  ☞ *O; Herz und Herzregion*

- **abwechselnd** mit:
  - **Hämorrhoiden**: coll.[137]
    ☞ *A; Abwechselnd mit •A; Abwechselnd mit; Hämorrhoiden*
  - **Rheumatismus**: aur-m.[58] **Benz-ac.** **Kalm.**
    ☞ *A; Abwechselnd mit •A; Abwechselnd mit; Schmerz in anderen Teilen •M; Rheumatismus ▤ BRUST; A; Abwechselnd mit; Rheumatismus*
  - **Schmerzen** im:
    - **Abdomen**: merc-i-f.[137]
      ☞ *A; Abwechselnd mit •A; Abwechselnd mit; Abdomen, Beschwerden im •A; Abwechselnd mit; Schmerz in anderen Teilen ▤ BRUST; A; Abwechselnd mit; Schmerzen in anderen Körperteilen; Abdomen, im*
    - **Arm,** im rechten: phyt.[102]
      ☞ *A; Abwechselnd mit •A; Abwechselnd mit; Schmerz in anderen Teilen*
    - **Gelenke**: nat-p.[137]
      ☞ *A; Abwechselnd mit •A; Abwechselnd mit; Schmerz in anderen Teilen*
    - **Kopf**: amylam.[137] glon.[111] nux-m.[137] stroph.[137] tab.[137]
      ☞ *A; Abwechselnd mit •A; Abwechselnd mit; Kopf, Beschwerden im •A; Abwechselnd mit; Schmerz in anderen Teilen ▤ BRUST; A; Abwechselnd mit; Kopfschmerz*
    - **Milz**: magn-gr.[85]
      ☞ *A; Abwechselnd mit •A; Abwechselnd mit; Schmerz in anderen Teilen*
    - **Uterus**: conv.[111] **Lil-t.**
      ☞ *A; Abwechselnd mit •A; Abwechselnd mit; Schmerz in anderen Teilen ▤ BRUST; A; Abwechselnd mit; Schmerzen in anderen Körperteilen; Uterus, im*
    - **Zähnen,** in den: hist.[119]
      ☞ *A; Abwechselnd mit •A; Abwechselnd mit; Schmerz in anderen Teilen ▤ ZÄHNE; A; Abwechselnd mit*
    - **Zehe,** große: nat-p.
      ☞ *A; Abwechselnd mit •A; Abwechselnd mit; Schmerz in anderen Teilen ▤ BRUST; A; Abwechselnd mit; Schmerzen in anderen Körperteilen; Zeh, im großen*

- **links** nach rechts: apisin.[5] kreos.[5] phos.[5] phyt.[111] plb.[5] zinc.[5]
  ▤ *BRUST; S; Links •BRUST; S; Links; rechts, nach*

- **rechts**: bor.[137] ox-ac.[137] **Phyt.**[137] sin-n.[85]
  ☞ *S; Rechts*

Herz (Forts.)

- **morgens**: both-a.[3070] calc-p. con. cund. dig. kola[1184] lith-c. mez. nat-m. nux-v. raph. tarent. zinc.[1]
  ☞ *Z; Morgens* ▤ *BRUST; Z; Morgens •ALLGEMEINES; C; Schmerz; morgens*
  - ◦ **4** Uhr - **6** Uhr: both-a.[3070]
  - ◦ **Aufstehen**:
  - ◦ ◦ **beim**: con.
    ☞ *M; Aufstehen, beim* ▤ *BRUST; M; Aufrichten; agg. •ALLGEMEINES; C; Schmerz; morgens; Aufstehen; beim*
  - ◦ ◦ **nach**: lith-c.[76] nux-v. zinc.[1]
    ▤ *BRUST; M; Aufrichten; agg. •BRUST; M; Aufstehen; agg.; nach •ALLGEMEINES; C; Schmerz; morgens; Aufstehen; nach*
  - ◦ **Bett,** im: nat-m.
    ▤ *BRUST; Z; Morgens; Bett, im •ALLGEMEINES; C; Schmerz; morgens; Bett, im*
  - ◦ **Beugen** über das Bett, beim: **Lith-c.**
  - ◦ **Erwachen**:
    ▤ *ALLGEMEINES; C; Schmerz; morgens; Erwachen; beim*
  - ◦ ◦ **beim**: **Tarent.**
    ☞ *M; Erwachen, beim*
  - ◦ ◦ **nach**: mez.
    ☞ *M; Erwachen, beim* ▤ *ALLGEMEINES; C; Schmerz; morgens; Erwachen; nach*
  - ◦ **Schokolade,** nach: raph.
    ▤ *ALLGEMEINES; C; Speisen und Getränke; Schokolade; agg.*
- **vormittags**: acon. bamb-a.[1184] coc-c. thuj.
  ☞ *Z; Vormittags* ▤ *BRUST; Z; Vormittags •ALLGEMEINES; C; Schmerz; vormittags*
- **mittags**: agar. verat-v.
  ☞ *Z; Mittags* ▤ *ALLGEMEINES; C; Schmerz; mittags*
- **nachmittags**: ars-met. bamb-a.[1184] euphr. sep. trom.[193]
  ☞ *Z; Nachmittags* ▤ *BRUST; Z; Nachmittags; agg. •ALLGEMEINES; C; Schmerz; nachmittags*
  - ◦ **16** Uhr: ars-met. trom.[193]
    ▤ *ALLGEMEINES; C; Schmerz; nachmittags; 16 Uhr*
- **abends**: bamb-a.[1184] cench.[58] cinnb. dios. kali-bi. lyss. mez. mur-ac.[1] nat-c. nat-m. ph-ac.[1] **PULS.** raph. rhus-t. sulph.[36] thuj. verb.
  ☞ *Z; Abends* ▤ *BRUST; Z; Abends •ALLGEMEINES; C; Schmerz; abends*
  - ◦ **Bett,** im: kali-bi. nat-m.
  - ◦ **Einschlafen,** beim: mez.
    ▤ *BRUST; M; Schlaf; agg.; Einschlafen, beim*
- **nachts**: agar. anac.[76] **Arg-n.** ars.[76] asaf. aur-m. cann-i. cench.[58] cimic.[144] coc-c. kola[1184] mag-m.[1] mand.[119] mez. **Naja** nat-m. nit-ac. plb.[76] sac-l.[55] sulph. tax.[303]
  ☞ *Z; Nachts* ▤ *BRUST; Z; Nachts •ALLGEMEINES; C; Schmerz; nachts*
  - ◦ **Einatmen,** beim: plb.[76]
    ▤ *BRUST; M; Atmen; agg.; während; Einatmung*
  - ◦ **Hinlegen**:
    ▤ *BRUST; M; Liegen; agg.; Hinlegen, nach dem*
  - ◦ ◦ **nach**: agar.
  - ◦ ◦ **Rücken,** auf dem: asaf.
    ▤ *BRUST; M; Liegen; agg.; Rücken, auf dem*
  - ◦ ◦ ◦ **Aufsetzen** amel.: asaf.
    ▤ *BRUST; M; Sitzen; amel.; aufrechtes*
- **Mitternacht,** nach:
  ▤ *BRUST; Z; Mitternacht; nach •ALLGEMEINES; C; Schmerz; Mitternacht; nach*
  - ◦ **1** Uhr - **5** Uhr: ars.[76]
  - ◦ **2** Uhr: carn-g.[264]
- **plötzlich,** kommt und geht: ozone[227]
  ▤ *ALLGEMEINES; C; Schmerz; beginnt plötzlich; hört plötzlich auf*
- **periodisch**: spig. tarent.[2020]
  ▤ *BRUST; Z; Periodisch •ALLGEMEINES; C; Schmerz; periodisch*
- **Abwischen** des Anus, beim: apis[111]
  ☞ *M; Anus abwischen agg.*
- **Aneurysma,** mit: cact.[102]
- **Angst,** mit:
  ☞ *M; Angst, mit* ▤ *GEMÜT; C; Angst; Schmerzen, durch; Herz und Herzregion, in*
- **Anstrengung** agg.: bry.[76] cact.[137] cere-s. **Dig. Lil-t.** med.[304] nit-ac.[137] stroph.[137] tab.[137]
  ☞ *M; Anstrengung, nach* ▤ *BRUST; M; Anstrengung, nach •ALLGEMEINES; C; Schmerz; Anstrengung agg.*
- **Atmen**:
  - ◦ **agg.**: arg-n. graph.[1] lat-m.[111]
  - ◦ ◦ **unmöglich,** ist beinahe: arg-n. lat-m.[111]
    ▤ *ATMUNG; C; Atemnot, Dyspnoe, erschwerte Atmung; Herz; Schmerzen im, bei*
  - ◦ **kurzem** Atem, mit: stroph.[137] thyr.[137]
- **Atmen** agg.: anac. calc. crot-h. lar-ar.[251] mag-m. rumx. spig. staph.
- **Aufrichten** schwierig: mur-ac.[1]
  ▤ *BRUST; M; Aufrichten, beim*
- **Aufstehen,** Aufrichten, beim:
  - ◦ **gebeugter** Haltung, aus: **Laur.**
  - ◦ **Sitzen,** vom: bry.[76] **Gels.**
    ☞ *M; Aufstehen, beim* ▤ *BRUST; M; Aufstehen; agg.; beim; Sitzen, vom*
- **Aufstoßen** amel.: fago.[144] thuj.[111]
  ▤ *BRUST; M; Aufstoßen; amel. •ALLGEMEINES; C; Schmerz; Aufstoßen amel.*
- **Augensymptomen,** mit: lith-c.[137] spig.[137] spirae.[137]
  ▤ *AUGEN; M; Herzbeschwerden, bei*
- **Ausatmen,** beim: croto-t. ign. phyt. zinc.[1]
  ▤ *BRUST; M; Atmen; agg.; während; Ausatmung •ALLGEMEINES; M; Ausatmen; agg.*
- **Berühren** der Wirbelsäule, beim: tarent.
- **Beugen** vorwärts, beim, im Sitzen: viol-t.[76]
  ☞ *M; Beugen, Neigen; agg., vorwärts* ▤ *BRUST; M; Sitzen; agg. •BRUST; M; Sitzen; agg.; gebeugtes*
- **Bewegung**:
  - ◦ **agg.**: ars.[76] aur-m. both-a.[3070] bry. **Cact.** cham. con.[1] corv-c.[258] dig.[137] eup-per. kali-i. lat-m.[119] lil-t. mag-m.[137] med.[58] naja[144] phyt. ran-b.[58] spig. sulph.
    ▤ *BRUST; M; Bewegung; agg.*
  - ◦ ◦ **geringste**: ars.[76]
  - ◦ **amel.**: aur.[137] caust.[137] colch.[137] gels.[137] glon.[137] **Mag-m.** rhus-t.[137]
    ▤ *BRUST; M; Bewegung; amel.*

- **Blase,** nach Schmerzen in der: lith-c.
- **Blutandrang** zum Kopf, mit: hyosin.[137]
- **Bücken,** beim: calc.[111] glon. **Lil-t. Lith-c.** nat-m.[111] olnd. spig.[122]
  ☞ M; Bücken, beim ▤ ALLGEMEINES; C; Schmerz; Bücken, nach
- **Drehen** auf die linke Seite, beim: iber.[102]
- **Druck** mit der Hand:
  - **agg.**: cact.[58]
    ▤ BRUST; M; Druck; agg.
  - **amel.**: aur-m. bufo[111] laur.[111] **Nat-m.** puls.[76]
    ▤ BRUST; M; Druck; amel.
- **Dysmenorrhö,** bei: crot-h.[137]
- **Einatmen**:
  - **agg.**: acon. aesc. agar.[76] anac.[76] aur-m. both-a.[3070] calc. calc-p. chel. con.[1] croto-t. fago.[36] laur.[36] mag-m.[1] mez. mur-ac. nat-c.[1] plb. ran-b. spig.[111] stront-c.[10] sulph.
    ▤ BRUST; M; Atmen; agg.; während; Einatmung
    - **tiefes** Einatmen: acon. aesc. agar.[76] aur-m. both-a.[3070] calc. con.[1] fago.[36] laur.[36] mez. mur-ac. ran-b. stront-c.[10] sulph.
      ▤ BRUST; M; Atmen; agg.; während; tief •ALLGEMEINES; C; Schmerz; Einatmen, bei tiefem
  - **amel., tief**: cann-i.[25] conv.[2191]
    ▤ BRUST; M; Atmen; amel.; tiefes Atmen •BRUST; M; Einatmen amel.
- **Entrüstung,** durch: **STAPH.**[54]
  ▤ GEMÜT; M; Entrüstung, Empörung, Unwille, Beschwerden durch
- **Epilepsie**:
  ☞ Konvulsionen; vor;
- **Erregung,** durch: anac.[1125] asaf.[1125] con.[1125] **Cupr. Dig.** leon.[1125] por-m.[251]
  ☞ M; Gemütsbewegungen, durch ▤ GEMÜT; M; Erregung; Beschwerden durch; Allgemeinsymptome •ALLGEMEINES; C; Schmerz; Erregung agg.
- **Erwachen,** nach: both-a.[3070] cann-i.[25] fago. lil-t.[25] **Tarent.**
  ☞ M; Erwachen, beim
- **Essen,** nach: aspar. erech.[25] **Kali-bi.** lil-t. lyc. manc. nat-m. stront-c.
  ☞ M; Essen; nach ▤ ALLGEMEINES; C; Schmerz; Essen; nach
- **Fahren,** beim: naja raph.
  ▤ BRUST; M; Fahren agg.
- **Frost,** während: **Calc.**
  ☞ M; Froststadium im Fieber, während ▤ BRUST; M; Fieber; während; Froststadium im Fieber •ALLGEMEINES; C; Schmerz; Froststadium im Fieber, während
- **Furcht,** mit: acon.[172] bell-p.[119] cact.[172] phos.[172]
  ▤ BRUST; M; Schreck, Furcht, nach
- **Fußschweiß,** Unterdrückung von, **agg.**: aur.[137] bar-c.[137]
- **Gähnen,** beim: merc-i-f.
  ▤ BRUST; M; Gähnen agg. •ALLGEMEINES; M; Gähnen; agg. während Gähnen
- **Gehen,** beim:
  - **agg.**: acon. allox.[149] arg-n. bry.[76] **Cact.** digin.[85] kali-i.[76] lyss. **Nat-m.** ox-ac. ozone[227] paeon.[85] ph-ac.[1] phyt.[144] **Ran-b.** rhus-t. seneg. spig. sulph.
    ▤ BRUST; M; Gehen; agg.; beim
    - **Freien,** im: nat-m.
      ▤ BRUST; M; Gehen; agg.; beim; Freien, im
  - **amel.**: cimic.[144] colch. lap-laz.[227] **Puls.** rhus-t.
    ▤ BRUST; M; Gehen; amel.
- **Gemütsbewegungen agg.**: phos.[111] thuj.[111]
  ☞ M; Gemütsbewegungen, durch ▤ ALLGEMEINES; C; Schmerz; Erregung agg.
- **Geräusch,** durch: agar.
  ▤ ALLGEMEINES; C; Schmerz; Geräusch, Lärm, agg.
- **Hämorrhoiden,** bei: aesc.[102]
  ☞ M; Hämorrhoiden, mit
- **Heben** der Arme, beim: bry.[5]
  ▤ BRUST; M; Anheben der Arme agg.
- **Heben** der Schultern amel.: acon.[76]
- **Herzklopfen,** bei: cann-i.[25] corn-f.[45] kali-c.[102] lil-t.[25] plb.
  ▤ ALLGEMEINES; C; Schmerz; Herzklopfen, mit
- **Herzschlag,** bei jedem: calc.[1] calc-acet.[1] dig. iber.[102] rhus-t. spig. zinc.
  ▤ BRUST; M; Herzschlag, bei jedem
- **Husten,** beim: agar.[76] aur.[137] bell-p.[119] chel.[25] mag-m.[111] mez. nat-m. phos.[137] stront-c.[10] tarent.
- **Jucken** der Füße, mit: magn-gr.[102]
- **Koitus,** nach: **Dig.**
  ▤ BRUST; M; Koitus, nach •ALLGEMEINES; C; Schmerz; Koitus, nach
- **Konvulsionen**:
  - **vor**: acon.[86] calc-ar. lyc. phos.[86]
    ▤ BRUST; M; Konvulsionen, vor
    - **epileptischen**: **Calc-ar. Lyc.**
  - **während**: cimic.[54] verat-v.[54]
    - **andauernd,** beständig: verat-v.[54]
- **Kopfschmerz**:
  - **vor**: merc-i-f.[137]
    ▤ BRUST; M; Kopfschmerz, vor
  - **mit**: crot-h.[137] lach.[137] naja[137]
    ▤ ALLGEMEINES; C; Schmerz; Kopfschmerz, während
- **Kropf,** bei: ars.[137] bufo[137] **Crot-h.**[137] lach.[137] lat-m.[137] lycps.[137] phos.[137] **Spong.**[137] thyr.[137]
- **Kummer,** durch: bani-c.[1237] **Gels.**[809] **Ign.**[809] lach.[58] sac-l.[55]
  ☞ wund und zerschlagen, Schmerz mit Empfindlichkeit wie; Herz; Kummer, nach
- **laut** angesprochen, wenn: **Camph.**
  ▤ BRUST; M; Angesprochen, wenn
- **Läuten** einer Kirchenglocke, durch das: lyss.
- **Lesen,** bei lautem: calc. nat-m.
  ▤ BRUST; M; Lesen agg.; laut •ALLGEMEINES; M; Lesen; agg.; lautes
- **Liebeskummer,** durch: cact.[137]

Herz (Forts.)

- **Liegen,** beim:
  - **agg.**: agar. alum.[111] arg-n. asaf. **Aur.** bad.[137] bar-c. brom.[137] cact. camph. cench.[111] colch. crot-h. dig. dios. hydro-c.[2147] iber. kali-ar. kali-bi. kali-c.[1] kali-n.[137] kalm.[85] kola[1184] lac-del.[204] lach. lil-t. lyc. magn-gr.[144] med. merc.[137] merc-i-f.[137] myric.[85] naja nat-m. nux-v.[137] ox-ac.[137] phos.[137] plat.[137] psor.[137] puls.[137] ran-b.[58] rumx. sep.[137] spig. **SPONG. Sulph.** tell. thyr.[137] verb. zinc-i.[137]
    ☞ M; Liegen, beim; agg. ▤ BRUST; M; Liegen; agg.
    - **Kopf,** mit tief liegendem: **SPONG.**
      ▤ BRUST; M; Liegen; agg.; Kopf, mit tief liegendem
    - **rechter** Seite, auf: alum.[111] arg-n. bad.[137] kali-n.[137] kalm.[137] lach.[111] lil-t. plat.[137] rumx.
      ☞ M; Liegen, beim; agg.; Seite, auf der; rechter Seite, auf ▤ BRUST; M; Liegen; agg.; Seite, auf der; rechter Seite, auf
    - **Rücken,** auf dem: asaf. merc-i-f.[137] rumx. sulph.
      ▤ BRUST; M; Liegen; agg.; Rücken, auf dem
    - **Seite,** auf der: bar-c. brom.[137] cact. camph. cench.[111] colch. crot-h. dig. dios. iber. kali-ar. kali-c.[1] kalm.[85] kola[1184] lac-del.[204] lach. lyc. magn-gr.[144] med. myric.[85] naja nat-m. phos.[137] psor.[137] puls.[137] ran-b.[58] sep.[137] spig. tell. zinc-i.[137]
      ☞ M; Liegen, beim; agg.; Seite, auf der
      - **linker** Seite, auf: bar-c. brom.[137] **Cact.** camph. colch. **Crot-h.** dig. dios. iber. **Kali-ar.** kali-c.[1] kalm.[85] kola[1184] lac-del.[204] **Lach.** lyc. magn-gr.[144] med. myric.[85] **Naja Nat-m. Phos.**[137] **Psor.**[137] puls.[137] ran-b.[58] sep.[137] **SPIG. Tell.** zinc-i.[137]
        ☞ M; Liegen, beim; agg.; Seite, auf der; linker Seite, auf ▤ BRUST; M; Liegen; agg.; Seite, auf der; linker Seite, auf
  - **amel.**: acon.[76] ars-met. cact. fago.[102] kalm.[137] kola[1184] lach.[137] laur.[137] lil-t.[137] naja nat-c.[137] phos.[137] psor. rumx. spig. spong. tab.[137] tell.[76]
    ☞ M; Liegen, beim; amel.
    - **Kopf,** mit erhöhtem: spig.
      ▤ BRUST; M; Liegen; amel.; Kopf, mit erhöhtem
    - **Rücken,** auf dem: acon.[76] **Cact.** fago.[102] kalm.[137] kola[1184] lil-t.[137] **Psor.** tell.[76]
    - **Seite,** auf der:
      ▤ BRUST; M; Liegen; amel.; Seite, auf der
      - **linker** Seite, auf: **Ars-met.** rumx.
      - **rechter** Seite, auf: lach.[137] **Naja** nat-c.[137] **Phos.**[137] **Psor.**[137] spig. **SPONG.** tab.[137]
        ▤ BRUST; M; Liegen; amel.; Seite, auf der; rechter Seite, auf
- **Masturbation,** agg. durch: bar-c.[137]
- **Menses**:
  - **vor**: **Cact.** crot-h.[102] eupi.[102] lach. lith-c.[102] sep.[102] spong.
    ▤ BRUST; M; Menses; vor
    - **Schmerzen** in der Blase, mit: lith-c.[102]
  - **während**: **Arg-n. Cact. Con.** eupi.[102] lith-c. **Puls.**
    ▤ BRUST; M; Menses; während
    - **schmerzhaften** M., bei: **CON.**
  - **nach**: **Lach. Lith-c.**
    ▤ BRUST; M; Menses; nach
  - **anstelle** der Menses: cham.
- **Mittagessen,** nach dem: sulph.[36]
  ▤ BRUST; M; Mittagessen; während
- **Nasenbluten,** mit: ind.[111]
- **Niesen,** agg.: agar.[76] bor.[137] dros.[137] merc.[137] mez.
  ▤ BRUST; M; Niesen; agg.
- **Ohnmacht,** mit: arn. vip.[85]
- **Ovar,** und im linken: ovi-g-p.[102]
- **Pseudo-Angina pectoris**: aconin.[102] cact.[102] **Lil-t.**[102] **Mosch.**[102] nux-v.[102] tarent.[102]
- **Pulsieren,** bei starkem: coc-c. crot-h.
- **Rauchen,** durch: conv.[193]
  ☞ M; Nikotin, durch ▤ BRUST; M; Rauchen agg. •ALLGEMEINES; M; Tabak; agg.
- **Reflex,** durch: asaf.[137] naja[137]
- **Reiben** amel.: lil-t.[137] mur-ac.[1]
  ▤ BRUST; M; Reiben amel. •ALLGEMEINES; M; Reiben; amel. •ALLGEMEINES; C; Schmerz; Reiben; amel.
- **Rekonvaleszenz,** in der: meph.[122]
- **Ruhe,** in: rauw.[119]
  ▤ BRUST; M; Ruhe; agg.
- **Schlaf,** während: aur-m.
  ▤ BRUST; M; Schlaf; agg.; während •ALLGEMEINES; C; Schmerz; Schlaf; während
- **Schluckauf,** durch: agar.[76]
  ▤ BRUST; M; Schluckauf, durch
- **Schmerzen** in anderen Teilen, mit:
  - **Abdomen**: merc-i-f.[85]
    ▤ ABDOMEN; M; Schmerzen, mit; Brust, in der
  - **Arm**:
    - **linker**: asc-t.[25] cimic.[25]
    - **rechter**: com.[25] fago.[25] iber.[25] phyt.[25] sumb.[25]
  - **Magen,** im: myric.[25]
    ☞ M; Magenbeschwerden, mit
- **Schokolade** agg.: raph.[111]
  ▤ ALLGEMEINES; C; Speisen und Getränke; Schokolade; agg.
- **Schwangerschaft,** während: thea[1]
- **Schweiß**:
  - **agg.**: kali-cy.[85]
  - **amel.**:
    ▤ BRUST; M; Schweiß; amel. •BRUST; C; Zusammenschnüren, Spannung, Enge, Empfindung von; Schweiss; amel. •SCHWEISS; C; Reichlich; Herzsymptomen, mit Linderung der
- **Sitzen,** beim:
  - **agg.**: acon.[5] calc-f.[144] **Mag-m.** rhus-t.
    ▤ BRUST; M; Sitzen; agg.
    - **aufrecht**: acon.[5]
    - **gebeugt**: calc-f.[144]
      ▤ BRUST; M; Sitzen; agg.; gebeugtes
  - **amel., vorgebeugt**: ars.[76]
- **Sodbrennen,** mit: fago.[25] rub-t.[25]
- **Sprechen** agg.: both-a.[3070] carb-an.[1]
  ▤ BRUST; M; Sprechen agg.
- **Stehen,** im: aur-m-n. carc.[138] tung.[252]
  ☞ M; Stehen, beim

- **Strecken,** Dehnen, **agg.**: spig.[122]
  BRUST; M; Strecken des Körpers; agg.
- **Stuhlgang**:
  - ◦ **vor**: asaf.[5]
    BRUST; M; Stuhlgang; vor
  - ◦ **während**: con.[137]
    BRUST; M; Stuhlgang; während
- **Symptome**:
  - ◦ **veränderliche**: lycps.[137]
  - ◦ **wenige,** nur: naja[137]
- **Tabak agg.**: cact.[137] hyosin.[137] spig.[85]
  ☞ *M; Nikotin, durch*
- **Taubheitsgefühl** und Lahmheit des linken Armes: rhus-t.
- **Treppabgehen,** beim: lac-c.[85]
  ALLGEMEINES; M; Abwärtsgehen, Hinabsteigen; agg.
- **Treppensteigen agg.**: ars.[137] aur. aur-m. calc.[137] **Crot-h.** lac-c.[85] lac-d.[137] nit-ac.[137] tab.[36]
  ☞ *M; Treppensteigen, beim* *BRUST; M; Steigen agg.; Treppensteigen*
  - ◦ **Treppabgehen,** und: lac-d.[137]
    BRUST; M; Steigen agg.; Treppensteigen • ALLGEMEINES; M; Gehen; während Gehen agg.; Treppabgehen, beim
- **Trinken agg.**: chin. con.[137] cupr.[137]
  BRUST; M; Trinken; agg.; beim
- **Übelkeit,** nach: med.[139]
- **Urinieren**:
  - ◦ **vor**: **Lith-c.**
  - ◦ **während**: aspar. **Lith-c.**
  - ◦ **amel. nach**: **Lith-c. Nat-m.**
    ☞ *M; Urinieren; amel.*
- **wandernde** Schmerzen:
  ☞ *wandernder Schmerz, Herz*
- **Wehen,** Entbindung, während: **Cimic.**
  ☞ *M; Wehen, Entbindung, während* *ALLGEMEINES; C; Schmerz; Wehen, Entbindung, während*
- **Wein, agg.**: glon.[137]
  ALLGEMEINES; C; Speisen und Getränke; Wein; agg.
- **Zorn,** durch: por-m.[251]
  ALLGEMEINES; C; Schmerz; Zorn, durch
- **Zubettgehen,** beim: coloc.[36]
- **Zurücklehnen agg.**: glon.[137]
  BRUST; M; Anlehnen, beim; hinten, nach
- **Zusammenkrümmen**:
  - ◦ **agg.**: **Lil-t. LITH-C.** spig.[122]
    ALLGEMEINES; M; Beugen, Neigen, Krümmen; agg.; Zusammenkrümmen amel.
  - ◦ **muss** sich: anac.[111] tell.[36] viol-t.
    ☞ *M; Beugen, Neigen; amel., zusammenkrümmen*
    - ◦ ◦ **Sitzen,** beim: viol-t.
      BRUST; M; Sitzen; agg.
- **erstreckt** sich:
  - ◦ **Abdomen**: cact.[58] kalm.[171]
    - ◦ ◦ **linke** Seite: cact.[58]
  - ◦ **abwärts**: ars.[5] carb-v.[5] ox-ac.[76] syph.[111]
    ALLGEMEINES; C; Schmerz; erstreckt sich; abwärts
  - ◦ **Achselhöhle**: brom.[85] cact.[58] carb-an.[5] ferr-i. kali-n.[5] **Lat-m.**[119] lil-t.[111] mur-ac.[1] seneg.[5] thyr.[137]
    - ◦ ◦ **links**: lat-m.[119]
    - ◦ ◦ **rechts**: carb-an.[5]
      BRUST; S; Rechts
    - ◦ ◦ **zurück** zum Herzen, und: cact.[58]
  - ◦ **Arme**: acon.[137] aloe[111] am-m.[5] apisin.[5] arn.[5] ars.[76] bor.[137] brom.[76] cact.[137] cench.[5] cimic.[76] cinnb.[111] dig.[137] ham.[76] helo.[111] iber.[144] kali-n.[137] kalm. lach.[137] lat-m.[137] lil-t.[85] lyc.[137] lycps.[111] med.[139] naja[144] nat-m.[5] ox-ac.[137] phos.[137] phyt.[76] puls.[137] rhod.[184] rhus-t.[137] sec.[58] spig. stict.[137] stroph.[137] tab.[137] tarent.[137] ther.[76] thyr.[137] visc.[111]
    - ◦ ◦ **links**: **Acon.**[137] arn.[76] ars.[76] brom.[76] cact.[137] cimic.[76] **Dig.**[137] iber.[144] **Kalm.** lach.[137] **Lat-m.**[137] lil-t.[137] naja[144] phos.[137] puls.[137] **RHUS-T.**[137] **SPIG.**[137] stroph.[137] tab.[137] **TARENT.**[137] ther.[76] thyr.[137] visc.[111]
    - ◦ ◦ **rechts**: aloe[111] apisin.[5] arn.[5] bor.[137] cench.[5] helo.[111] lil-t.[85] lycps.[111] ox-ac.[137] phyt.[76] rhod.[184] spig.
      BRUST; S; Rechts
    - ◦ ◦ **beide** Arme: lat-m.[111] sec.[58]
    - ◦ ◦ **Venen,** oberflächliche: ham.[76]
  - ◦ **aufwärts**: brom.[76] mag-p.[111] thyr.[111]
    ALLGEMEINES; C; Schmerz; erstreckt sich; aufwärts
  - ◦ **außen,** nach: clem.
    ALLGEMEINES; C; Schmerz; erstreckt sich; außen, nach
  - ◦ **Brust**: apis[76] chen-a.[85] menthol[72] ox-ac.[111]
    - ◦ ◦ **rechts**: apis[76] ox-ac.[111]
      BRUST; S; Rechts
    - ◦ ◦ **hindurch** zur Schulter und unter das rechte Schulterblatt: chen-a.[85]
  - ◦ **Brustbein**: **Spig.**
  - ◦ **Finger**: **Aur. Cocc. Cycl. Guai.** lat-m.
    ALLGEMEINES; C; Schmerz; erstreckt sich; Fingern, zu den
  - ◦ **Hand,** linke: **Acon.** am-m. arn.[111] ars.[111] **Aster. Aur.** bar-c.[111] brom.[111] **Cact.** chin-s.[111] **Cimic.** conv.[111] **Crot-h.** cur.[111] **Dig.** glon.[111] ham.[111] hydr.[111] iber.[85] **KALM.** lach.[111] **Lat-m.** lil-t.[111] magn-gr.[111] med.[111] **Naja Nux-v.** phos.[111] puls.[111] **Rhus-t. Spig.** sulph.[5] **Tab.** ther.
    EXTREMITÄTEN; C; Schmerz; Arme; links; Herzsymptomen, mit
  - ◦ **Hinterkopf**: ars.[76]
  - ◦ **Kopf**: cinnb.[111] glon.[137] lachn.[137] lil-t.[111] lith-c.[102] med.[111] nux-m.[137] phos.[137] sep.[137] spig.[111] spong.[137] stront-n.[137]
  - ◦ **links**: both-a.[3070]
  - ◦ **Lungen**:
    - ◦ ◦ **Lunge,** zur Mitte der linken: ail.[76]
    - ◦ ◦ **rechte** Lunge, unten: alumn.
  - ◦ **Magen**: lyc.

Herz; erstreckt sich (Forts.)

◦ **Nacken**:

◦ ◦ **Schulter,** und: fago.[137] hyosin.[137] **Naja** spig.[58]

◦ ◦ ◦ **linke** Schulter und Arm: hyosin.[137]

◦ ◦ ◦ **linker** Arm, und: fago.[137]

◦ **Nacken und Hals**: bad.[137] bell.[137] glon.[137] hyosin.[137] naja[137] phos.[137] phys.[137] spig.[137] spong.[137]

◦ **Ohren**: thyr.[137]

◦ **Ovarien**: thyr.[111]

◦ **Rücken,** zum: **Agar.** aloe am-c.[5] aml-n.[111] anac.[5] **Ars-i.** calc.[111] **CENCH.** cimic.[137] **Croto-t.** ferr-p.[111] glon. **Kali-c.** kali-i.[111] **Kalm.**[137] lach.[137] laur.[137] **Lil-t.** lycps.[111] mez.[137] mur-ac.[1] **Naja** polyg.[111] rhus-t.[137] rumx.[137] sil.[5] **Spig.**[102] **SULPH.** tab.[137] ther.[137] thuj.[137]

◦ ◦ **Rippen** entlang, die: aml-n.[111] sil.[5]

◦ ◦ **Schlüsselbeine,** Schulter: spig.[102]

◦ **Scheitel**: tab.[111]

◦ **Schulterblätter**: agar.[76] aloe am-n.[111] aml-n.[111] ars.[111] glon.[111] kali-c. kalm.[76] lach.[111] lil-t. naja paeon. rumx. spig.[85] sulph.[5] thuj.[111]

◦ ◦ **links**: agar.[76] aloe am-n.[111] ars.[111] glon.[111] kali-c. kalm.[76] lach.[111] **Lil-t.** **Naja** paeon. rumx. spig.[111] **Sulph.** thuj.[111]

◦ ◦ **rechts**: **Spig.**[85]

▤ *BRUST; S; Rechts*

◦ ◦ **Schulterblätter,** zwischen die: **Sulph.**[5]

◦ **Schultern**: acon.[102] arn.[102] asper.[102] bism.[102] cact.[102] cimic.[102] crot-h.[102] fago.[137] hyosin.[137] kalm.[102] lat-m.[102] lepi.[102] mand.[119] naja[102] ox-ac.[102] rhus-t.[102] spig.[102] tab.[102] ther.[85] thuj.[137] **Verat.**

◦ ◦ **links**: acon.[102] arn.[102] asper.[102] bism.[102] cact.[102] cimic.[102] crot-h.[102] fago.[137] hyosin.[137] kalm.[102] lat-m.[102] lepi.[102] mand.[119] naja[102] ox-ac.[102] rhus-t.[102] **Spig.**[102] tab.[102] ther.[85] thuj.[137]

◦ ◦ ◦ **Arm,** und: acon.[102] arn.[102] asper.[102] bism.[102] cact.[102] cimic.[102] crot-h.[102] fago.[137] hyosin.[137] kalm.[102] lat-m.[102] lepi.[102] mand.[119] naja[102] ox-ac.[102] rhus-t.[102] spig.[102] tab.[102] ther.[85] thuj.[137]

◦ ◦ ◦ ◦ **Fingern,** zu den: **Acon.**[102] arn.[102] asper.[102] bism.[102] **Cact.**[102] cimic.[102] crot-h.[102] **Kalm.**[102] **Lat-m.**[102] lepi.[102] mand.[119] naja[102] **Ox-ac.**[102] **Rhus-t.**[102] **Spig.**[102] tab.[102]

◦ **Unterarm,** links: am-m.[76]

◦ **Unterschenkel,** zum: alumn. cham.[5]

◦ ◦ **rechts**: alumn.

▤ *BRUST; S; Rechts*

◦ **vorn,** nach: ox-ac.[76]

▤ *ALLGEMEINES; C; Schmerz; erstreckt sich; vorn, nach*

\- **Basis**: agar.[76] lob.[102] syph.[56]

◦ **erstreckt** sich zur Spitze, Apex: syph.[56]

◦ ◦ **nachts**: syph.[56]

☞ *Z; Nachts* ▤ *BRUST; Z; Nachts*

\- **Spitze,** Apex: aesc.[25] agar.[8] am-c.[36] apis[137] asc-t.[25] aur-m.[36] brom.[76] bufo[8] cact.[76] chin-s.[36] curc.[192] cycl.[76] fago.[36] lac-d.[122] lil-t.[102] med.[102] merc.[193] nat-m.[5] sulph.[137] thuj.[193] zinc-chr.[137]

☞ *O; Herz und Herzregion; Apex*

◦ **erstreckt** sich:

◦ ◦ **Basis,** zur: am-c.[36] med.[102] merc.[193] thuj.[193]

◦ ◦ ◦ **nachts**: am-c.[36]

☞ *Z; Nachts* ▤ *BRUST; Z; Nachts*

◦ ◦ **Fingern,** zu den: cact.[76]

\- **Stelle,** an einer kleinen: kola[1184] scorp.[269]

▤ *ALLGEMEINES; C; Schmerz; stellenweise*

\- **Umgebung** des Herzens, Herzregion: achy.[149] **Acon.**[36] aesc. aeth. agar. allox.[149] aloe[36] am-c.[5] am-caust. am-m. ambr.[85] aml-n. anac. ant-t.[5] apis[76] apisin.[5] aran-ix.[149] arg. arg-n.[2] arn. ars.[5] ars-met. ars-s-f.[58] **ARUM-T.** asaf. asc-t.[36] aur.[85] aur-m.[36] bac.[56] bamb-a.[1184] bar-c.[5] bell.[5] bell-p.[149] **Benz-ac.** both-a.[3070] both-l.[3070] bov. brach. brom. brucel.[241] bry.[5] cact.[102] calc. calc-acet.[36] calc-ar.[85] calc-f.[149] calc-p. cann-i. cann-s.[5] canth.[5] carb-v.[5] carbn-o. carl. caust.[5] cere-b.[102] cham.[5] cic.[36] **Cimic.**[45] cinnb. clem. cob-n.[149] colch.[5] coloc.[5] con.[5] crot-h.[111] croto-t. cupr.[76] curc.[192] cycl.[5] daph.[102] dig.[5] digin.[36] dios. elaps[85] ems[9] eup-per. fago. ferr-p.[111] fl-ac.[5] gels.[36] gins.[36] glon.[102] **Graph.**[36] guat.[119] hist.[119] hydr-ac.[268] hyos.[5] iber.[25] ign.[36] iod. jab. kali-bi. kali-c.[37] kali-n.[139] kalm.[111] kreos.[102] kres.[149] lac-ac. lach.[5] **LAT-M.** laur.[36] led.[5] lil-t.[25] lith-c. lob-c.[8] lob-p.[85] lob-s. lyc.[1] lycps.[36] mag-c. mag-s.[119] magn-gr.[102] med.[58] menthol[102] meny.[85] merc-c. merc-i-f. mez. mit.[36] morph.[36] mur-ac.[36] myric. **Naja**[85] nat-c.[36] **Nat-m.** nux-v. onos. op.[36] ox-ac.[8] ozone[227] paeon.[85] pall.[36] paull-p.[36] phos.[102] phyt.[102] pitu-a.[164] plat. plb.[102] podo.[10] **PULS.**[5] pyrog.[111] ran-s.[5] rat.[10] rhus-t. rumx. ruta[5] samb. sang.[111] scut.[36] sec. seneg.[5] sin-n. sol-n. sol-t-ae. **Spig.**[1] **Spong.**[5] stann. stict.[85] stront-c.[10] stry. sul-ac.[5] sulph. syph.[102] tab.[36] tarent.[102] tell.[85] thea ther. thuj. tung.[252] ust.[36] verat. verat-v.[25] verb.[5] vesp.[111] xan.[85] zinc.[8] zinc-m.

◦ **links**: gins.[36]

☞ *S; Links*

◦ **morgens**: both-a.[3070] dios. fago. nat-m. zinc.[8]

☞ *Z; Morgens* ▤ *BRUST; Z; Morgens*

◦ ◦ **Aufstehen,** beim und nach: both-a.[3070] zinc.[8]

☞ *M; Aufstehen, beim* ▤ *BRUST; M; Aufrichten; agg.* • *BRUST; M; Aufstehen; agg.; nach* • *ALLGEMEINES; C; Schmerz; morgens; Aufstehen; beim und nach dem*

◦ **mittags**: gels.[36] sulph.[36]

☞ *Z; Mittags*

◦ ◦ **Fahren** oder Reiten, beim: gels.[36]

▤ *BRUST; M; Fahren agg.*

◦ **vormittags**: fago.

☞ *Z; Vormittags* ▤ *BRUST; Z; Vormittags*

◦ **nachmittags**: fago. lycps.[36] paull-p.[36]

☞ *Z; Nachmittags* ▤ *BRUST; Z; Nachmittags; agg.*

◦ ◦ **14** Uhr: paull-p.[36]

◦ ◦ **17** Uhr: lycps.[36]

◦ **abends**: fago. lycps.[36] nat-m. sulph. thuj.

☞ *Z; Abends* ▤ *BRUST; Z; Abends*

◦ ◦ **19.30 Uhr**: lycps.[36]

◦ ◦ **Bett,** im: **Nat-m.**

◦ **nachts**: hydr-ac.[268] pall.[36] tab.[36]
☞ *Z; Nachts* ▤ *BRUST; Z; Nachts*

◦ ◦ **2** Uhr: pall.[36]

<> ◦ **Angst,** mit: spong.[54]
☞ *M; Angst, mit*

◦ **Anstrengung** agg.: both-a.[3070]
☞ *M; Anstrengung, nach* ▤ *BRUST; M; Anstrengung, nach*

◦ ◦ **geringste**: both-a.[3070]
▤ *BRUST; M; Geringfügige Ursachen, durch*

◦ **Atmen,** beim: nux-v. rumx. stry.

◦ ◦ **schnell** und schwer: nux-v.
▤ *BRUST; M; Atmen; agg.; Atemnot, erschwerter Atmung, mit*

◦ ◦ **tiefem** Atmen, bei: rumx.
▤ *BRUST; M; Atmen; agg.; während; tief*

◦ **Atmen,** unterbricht das: bac.[56] calc. calc-p. dios.

◦ **Aufstehen** amel.: mur-ac.[36]
▤ *BRUST; M; Aufstehen; amel.*

◦ **Ausatmen,** beim: ign.[36]
▤ *BRUST; M; Atmen; agg.; während; Ausatmung*

◦ **Druck,** bei:

◦ ◦ **agg.**: acon.[36] curc.[192] pall.[36] zinc.[36]
▤ *BRUST; M; Druck; agg.*

◦ ◦ **amel., mit beiden Händen**: calc-f.[149]
▤ *BRUST; M; Druck; amel.*

◦ **Einatmen,** beim: aloe[36] aur-m.[36] both-a.[3070] calc-p. laur.[36] nat-c.[36] stront-c.[10] xan.[85]
▤ *BRUST; M; Atmen; agg.; während; Einatmung*

◦ ◦ **tiefes** Atmen: aloe[36] aur-m.[36] both-a.[3070] calc-p.
▤ *BRUST; M; Atmen; agg.; während; tief*

◦ **Erwachen,** beim: kali-bi.
☞ *M; Erwachen, beim*

◦ **Essen,** nach: meny.[85]
☞ *M; Essen; nach*

◦ **Fieberhitze,** während: spong.[5]
▤ *BRUST; M; Fieber; während; Froststadium im Fieber •ALLGEMEINES; C; Schmerz; Fieber, während •ALLGEMEINES; C; Schmerz; Fieber, während; Hitzestadium*

◦ **Frösteln,** mit: cact.[102] tarent.[102]

◦ **Gehen** agg.: both-a.[3070] hydr-ac.[268] paeon.[85]
▤ *BRUST; M; Gehen; agg.; beim*

◦ **Hinsetzen,** beim: hydr-ac.[268]

◦ **Husten,** während: agar. elaps
▤ *BRUST; M; Husten; agg.; während*

◦ **Liegen** agg., Seite, auf der:
☞ *M; Liegen, beim; agg.; Seite, auf der*

◦ ◦ **linker** Seite, auf: tell.[85]
☞ *M; Liegen, beim; agg.; Seite, auf der; linker Seite, auf* ▤ *BRUST; M; Liegen; agg.; Seite, auf der; linker Seite, auf*

◦ ◦ **rechter** Seite, auf: curc.[192]
☞ *M; Liegen, beim; agg.; Seite, auf der; rechter Seite, auf* ▤ *BRUST; M; Liegen; agg.; Seite, auf der; rechter Seite, auf*

◦ **Niesen** agg.: agar.
▤ *BRUST; M; Niesen; agg.*

◦ **schießender** Schmerz im Rücken, vorher, erstreckt sich zu Füßen und Armen: calc-ar.[85]

◦ **Schluckauf** agg.: agar.
▤ *BRUST; M; Schluckauf, durch*

◦ **Schlucken** agg.: bamb-a.[1184]
▤ *BRUST; M; Schlucken agg.*

◦ **Schreck,** Furcht, nach: bamb-a.[1184]
▤ *GEMÜT; M; Schreck oder Furcht, Beschwerden durch •BRUST; M; Schreck, Furcht, nach •ALLGEMEINES; C; Schmerz; Schreck, Furcht, durch*

◦ **Schwangerschaft,** während: cimic.[45]

◦ **Schweiß,** mit: kres.[149]

◦ **Schwindel,** mit: kres.[149]

◦ **spuckt** schwarzes Blut, wie durchs Herz verursacht: elaps[85]

◦ **Stehen,** im: tung.[252]
☞ *M; Stehen, beim*

◦ **Trinken,** nach: nat-m.
▤ *BRUST; M; Trinken; agg.; nach*

➜ ◦ **erstreckt** sich:

◦ ◦ **Arm,** linker: am-m. aur.[85] cact. kalm.[111] **LAT-M.** med.[58] ozone[227] rhus-t. spig.[1] ther.

◦ ◦ ◦ **Oberarm**: spig.[1]

◦ ◦ ◦ **Unterarm**: am-m. cact. rhus-t.

◦ ◦ **Arme**: brucel.[241] pitu-a.[164]

◦ ◦ ◦ **links**: pitu-a.[164]

◦ ◦ **Brustbein**: ox-ac.[8]

◦ ◦ **links** nach rechts, von: **Apis**[102] kreos.[102] phos.[102] **Phyt.**[102] plb.[102] zinc.[102]

◦ ◦ **Nacken,** linke Schulter und Arm, mit Angst und Furcht vor dem Tod: naja[85]

◦ ◦ **Schulter,** rechts: bell-p.[149]

◦ ◦ **Schulterblatt,** linkes: agar. spig.[1] thuj.

◦ **unterhalb**: apis[76] cupr.[76] lyc.[1]
☞ *O; Herz und Herzregion; unterhalb der Herzregion*

- **vertikal**: amyg-p.[36]

◉ **akuter,** heftiger Schmerz, Herzregion: aml-n. apis[76] bov. calc-p. dios. **Iod.** mez.

anfallsweise, Herz: cact.[58] kola[1184] **Laur.** rauw.[119] sac-l.[55]
☞ *O; Herz und Herzregion*

- **erstreckt** sich zum Rücken und zur Vorderseite: rauw.[119]

Auftreibung, Blähung, Schmerz wie durch, Herz: lyc.[5]

ausstrahlender Schmerz, Herz: acon.[5] agar.[5] apisin.[5] ars.[5] cimic.[111] dig.[5] **Glon.** kalm.[111] lach.[5] **Lat-m.**[111] lil-t.[111] naja[111] ox-ac.[111] phyt.[111] rhus-t.[5] spig.[5] tab.[111]
▤ *ALLGEMEINES; E; Ausbreitung, Ausstrahlen von Symptomen •ALLGEMEINES; C; Schmerz; ausstrahlender Schmerz*

berstender Schmerz:
▤ *ALLGEMEINES; C; Schmerz; berstender, spaltender, auseinandertreibender Schmerz*

- **Aorta**: tarent.[36]

- **Blutgefäße:** chel.[5] **Ham.**[111] kali-bi.[111] lil-t.[111] phos.[5] sep.[5] **Vip.**[111]

berstender Schmerz (Forts.)

- **Herz**: aesc.[102] am-c. aml-n.[102] arg-n.[111] asaf. aur.[102] bell.[102] bufo-s.[102] cact.[102] cench.[102] chen-a.[111] coll.[102] conv.[102] glon.[102] glyc.[102] iber.[102] lact.[102] lil-t.[102] lyss. med. nux-m.[76] pyrog.[102] spig.[102] stroph.[102] sulph.[102] vanad.[102]
  ☞ O; Herz und Herzregion
  - **nachts,** beim Liegen auf dem Rücken, amel. durch Aufsetzen: asaf.
    ☞ Z; Nachts
  - **voll,** wie zu: **Aesc.**[102] aml-n.[102] aur.[102] **Bell.**[102] bufo-s.[102] **Cact.**[102] cench.[102] coll.[102] conv.[102] **Glon.**[102] glyc.[102] iber.[102] lact.[102] **Lil-t.**[102] pyrog.[102] **Spig.**[102] stroph.[102] **Sulph.**[102] vanad.[102]

bohrender Schmerz, Herz: aur.[5] aur-m. **Cupr.** ems[9] rhod. **Seneg.** sep.[5] still.[25]
☞ O; Herz und Herzregion ▤ ALLGEMEINES; C; Schmerz; bohrender Schmerz

- **Druck** amel.: aur-m.
  ▤ BRUST; M; Druck; amel. •ALLGEMEINES; C; Schmerz; Druck; amel.

Brechen, Empfindung, als würde etwas, Herzregion: arn.[58] bell.[5]
▤ ALLGEMEINES; C; Schmerz; gebrochen oder als würde etwas brechen, Schmerz wie

- **Keuchhusten,** nach: arn.[58]

brennender Schmerz:

- **Blutgefäße**: agar. **ARS.**[5] **Aur. Bell.**[58] brom.[5] **Bry. Calc.**[3048] carb-v.[5] chin.[5] com.[111] **Hyos.** med. nat-m.[3048] nit-ac. **Op.**[3048] phos.[5] plb.[5] **RHUS-T.** sec.[5] **Sulph.** syph.[111] verat.[3048] xan.[111]
  - **nachts** bei häufigem Erwachen: **ARS.**[1]
    ☞ Z; Nachts
  - **Hitze,** während: **Ars.**[5]
  - **Schlaf,** während: **Ars.**[5]
  - **Schweiß,** mit: **Ars.**[5] bry.[5] hyos.[5] rhus-t.[5]
- **Herz**: acon. aesc. agar. ambr.[85] arg. arg-n.[2] arn. **Ars.** aur-m. bamb-a.[1184] bell. carb-v. **Carbn-s.**[58] carl. caust. cic. colch.[5] cupr.[5] eupi.[102] hydr. kali-c.[102] kali-i. lat-m.[111] lyss. m-arct.[5] med.[139] mit.[36] **Op.** ozone[227] plat. por-m.[251] **Puls.**[5] rumx. tarent. ust.[36] verat. verat-v.[54]
  ☞ O; Herz und Herzregion
  - **mittags**: agar.
    ☞ Z; Mittags
  - **Herzklopfen,** mit: kali-c.[102]
  - **Konvulsionen,** bei, andauernd: verat-v.[54]
  - **Menses,** während: eupi.[102]
    ▤ BRUST; M; Menses; während
  - **Weinen** amel.: por-m.[251]
    ▤ ALLGEMEINES; M; Weinen; amel.
  - **Zorn,** nach: por-m.[251]
  - ➡ **erstreckt** sich durch den Rücken, den linken Arm hinab: med.[139]
  - 🯅 **Herzregion**: acon. aesc. **Agar.** ambr.[85] arg. arg-n.[2] **Ars.** bell. **Carb-v. Carl. Caust. Cic. Kali-c.** lat-m.[111] m-arct.[5] med.[58] mit.[36] ozone[227] plat. **PULS.**[5] ust.[36] verat. **Verat-v.**
    - **Husten** agg.: agar.
    - **Niesen** agg.: agar.
      ▤ BRUST; M; Niesen; agg.
    - **Schluckauf** agg.: agar.
      ▤ BRUST; M; Schluckauf, durch
    - **erstreckt** sich:
      - **Arm,** linker: med.[58] ozone[227]
      - **Schulterblatt,** linkes: agar.

drehender, windender Schmerz, Herz: ant-t.[85] lob.[36] rob.[85] seneg.[5] tarent.[111]
☞ O; Herz und Herzregion

drückender Schmerz, Herz: acon. agar. am-i.[304] **Ambr.**[76] ant-t. **Arg-n. Arn. ARS.**[5] **Asaf. AUR.** aur-ar.[58] **AUR-M.** aur-m-n. bamb-a.[38] **Bell.**[36] both-a.[3070] bov. **Bry. CACT. Calc.** cann-i. carb-an. carb-v.[5] card-m. **Cench.** cham. chin-s. cimic.[144] coc-c. colch.[149] coll. con. conv.[2191] corn-f.[45] cycl. cymbo-ci.[2184] cyt-l.[119] **Eup-per. Glon. Graph.**[1] grat. harp.[1184] hist.[119] **Hydr-ac.** hyos. hyper. iod. kali-bi. kali-c. **Kalm.** kola[1184] **Lac-d.**[122] **LACH.** lap-laz.[227] led.[76] **Lil-t.**[25] lith-c. lyc.[1] **Lycps.**[36] lyss. m-arct.[5] manc. med.[304] nat-c. **Nat-m.** nat-s. nat-sil.[58] **Nux-v.** ol-an. olnd. ozone[227] pall. petr.[76] **Phos.** plb. **PULS. Rhus-t.**[60] ros-d.[305] sang. sec. **Seneg.** sep. sil. **Spig. Spong.** stict.[85] stram. stront-c. sulph. **Tarent.** tax.[303] thuj. vanad.[102] verat. vip. zinc. zing.
☞ O; Herz und Herzregion ▤ ALLGEMEINES; C; Schmerz; drückender Schmerz

- 🕘 **morgens**: **Lith-c.** nat-m.[1]
  ☞ Z; Morgens ▤ BRUST; Z; Morgens
- **vormittags**: thuj.
  ☞ Z; Vormittags ▤ BRUST; Z; Vormittags
- **abends**: nat-m. **PULS.** sulph. thuj.
  ☞ Z; Abends ▤ BRUST; Z; Abends
  - **Bett,** im: **Nat-m.**
- **nachts**: **Arg-n.** cann-i. coc-c.
  ☞ Z; Nachts ▤ BRUST; Z; Nachts
- **4 Uhr - 6 Uhr**: both-a.[3070]
- **erscheint** und verschwindet plötzlich: ozone[227]
- ◇ **Angst,** mit: kola[1184] rhus-t.[60]
  ☞ M; Angst, mit
  - **Reißen** in der Lumbalregion und Ruhelosigkeit, mit: rhus-t.[60]
- **Atmen**:
  - **agg.**: graph.[1]
  - **tief,** amel.: conv.[2191]
    ▤ BRUST; M; Atmen; amel.; tiefes Atmen
- **Druck** mit der Hand amel.: **Nat-m.**
  ▤ BRUST; M; Druck; amel.
- **Erwachen,** beim: both-a.[3070] lil-t.[25]
  ☞ M; Erwachen, beim ▤ ALLGEMEINES; C; Schmerz; Erwachen; agg.
- **Essen,** nach: **Kali-bi. Lil-t.** lyc.
  ☞ M; Essen; nach
- **Gehen,** beim:
  - **agg.**: arg-n. ozone[227] seneg.
    ▤ BRUST; M; Gehen; agg.; beim
  - **amel.**: cimic.[144] colch. puls.
    ▤ BRUST; M; Gehen; amel.
- **Liegen,** im: kali-bi.

- **Menses**:
  - **während**: **Arg-n.**
    - *▥ BRUST; M; Menses; während*
  - **unterdrückte,** durch: cham.
- **Stehen,** im: aur-m-n.
  - *☞ M; Stehen, beim*
- **Treppensteigen,** beim: **AUR. AUR-M.**
  - *☞ M; Treppensteigen, beim ▥ BRUST; M; Steigen agg.; Treppensteigen*
- **Urinieren**:
  - **während**: lith-c.
  - **nach** dem, amel.: **Nat-m.**
    - *☞ M; Urinieren; amel.*
- **erstreckt** sich:
  - **abwärts**: ars.[5] carb-v.[5]
  - **Achselhöhle,** zur:
    - **zurück** zum Herzen, und dann: cact.[58]
    - **links**: both-a.[3070]
- **Herzregion,** Umgebung des Herzens: am-i.[304] ambr.[76] bell.[36] colch.[149] led.[76] lyc.[1] lycps.[36] med.[304] petr.[76] stict.[85] tax.[303]
  - **19.30 Uhr**: lycps.[36]
  - **Herzklopfen,** bei: ambr.[76] led.[76] petr.[76]
  - **unterhalb**: lyc.[1]
    - *☞ O; Herz und Herzregion; unterhalb der Herzregion*
- **Stein,** wie durch einen: ros-d.[305]
- **sterben,** als würde er, Herz: lac-d.[122]

dumpfer Schmerz, Herzregion: aesc.[76] ail.[76] cact.[76] curc.[192] hist.[119] iber.[25] lil-t.[25] olnd.[76] tell.[76] verat-v.[25]
☞ O; Herz und Herzregion ▥ ALLGEMEINES; C; Schmerz; dumpfer Schmerz

durchdringender, durchbohrender Schmerz, Herz: anac.[76] cann-i.[76] iod.[5]
☞ O; Herz und Herzregion ▥ ALLGEMEINES; C; Schmerz; durchbohrender Schmerz

durchstechender Schmerz, Herz: agar.[8] aloe[36] aur.[5] aur-m.[36] bell-p.[119] both-a.[3070] bufo[8] cact.[139] calc-acet.[36] cann-i.[25] carb-v.[36] chin-s.[36] corv-c.[258] dig.[47] digin.[36] euphr.[36] fago.[36] graph.[36] ham.[111] hed.[119] hyos.[85] iber.[8] ign.[36] iodof.[85] kali-bi.[36] kali-c.[37] kali-i.[85] kali-n.[139] kreos.[36] laur.[36] lyss.[8] mag-s.[119] manc.[111] meny.[36] merc-i-f.[139] merc-i-r.[8] mur-ac.[36] nat-c.[36] nat-m.[38] opun-v.[36] paeon.[85] plat.[36] podo.[10] ran-s.[36] rat.[10] rhus-t.[10] rumx.[137] scut.[36] spig.[111] stront-c.[10] thuj.[36] verat-v.[111] verb.[10] vip.[36] zinc.[8]
☞ O; Herz und Herzregion

- **Bewegung** agg.: both-a.[3070] cact.[139] spig.[111]
  - *▥ BRUST; M; Bewegung; agg. •ALLGEMEINES; C; Schmerz; Bewegung; agg.*
- **Einatmen,** tief, agg.: both-a.[3070] fago.[36] laur.[36] stront-c.[10]
  - *▥ BRUST; M; Atmen; agg.; während; tief*
- **Gehen,** beim: digin.[85] kali-i.[85] paeon.[85]
  - *▥ BRUST; M; Gehen; agg.; beim*
- **Husten,** beim: bell-p.[119] stront-c.[10]
- **Sprechen** agg.: both-a.[3070]
  - *▥ BRUST; M; Sprechen agg.*
- **Herzregion,** Umgebung des Herzens: aloe[36] aur-m.[36] both-a.[3070] calc-acet.[36] carb-v.[36] dig.[47] digin.[36] graph.[36] ign.[36] kali-bi.[36] kali-c.[37] kali-n.[139] laur.[36] mag-s.[119] meny.[36] mur-ac.[36] nat-c.[36] paeon.[85] podo.[10] ran-s.[36] rat.[10] rhus-t.[10] rumx.[137] scut.[36] stront-c.[10] thuj.[36] verb.[10] zinc.[8]
  - **morgens,** oder nach dem Aufstehen: both-a.[3070] zinc.[8]
    - *☞ Z; Morgens •M; Aufstehen, beim*
  - **Anstrengung** agg.: both-a.[3070]
    - *☞ M; Anstrengung, nach ▥ BRUST; M; Anstrengung, nach*
    - **geringste**: both-a.[3070]
      - *▥ BRUST; M; Geringfügige Ursachen, durch*
  - **Aufstehen** amel.: mur-ac.[36]
    - *▥ BRUST; M; Aufstehen; amel.*
  - **Ausatmen,** beim: ign.[36]
    - *▥ BRUST; M; Atmen; agg.; während; Ausatmung*
  - **Einatmen** agg.: aloe[36] aur-m.[36] both-a.[3070] laur.[36] nat-c.[36] stront-c.[10]
    - *▥ BRUST; M; Atmen; agg.; während; Einatmung*
    - **tiefes** Einatmen: aloe[36] aur-m.[36] both-a.[3070]
      - *▥ BRUST; M; Atmen; agg.; während; tief*
  - **Gehen** agg.: both-a.[3070] paeon.[85]
    - *▥ BRUST; M; Gehen; agg.; beim*
- **Spitze,** Apex: agar.[8] aur-m.[36] bufo[8] chin-s.[36] fago.[36] nat-m.[38]
  - *☞ O; Herz und Herzregion; Apex*

geschlagen, Schmerz wie, Herzregion: ozone[227]
☞ O; Herz und Herzregion

grabender Schmerz, Herz: bufo[111]
☞ O; Herz und Herzregion ▥ ALLGEMEINES; C; Schmerz; bohrender Schmerz

greifender Schmerz, Herz: cact. calc-ar.[58] lil-t.[58] puls.[76] visc.[102]
☞ O; Herz und Herzregion •Zusammenschnüren, Spannung, Enge, Empfindung von; gepackt, ergriffen, Empfindung wie, Herz •quetschender Schmerz, Herz •Schraubstock, Schmerz, als sei das Herz in einem

heftiger Schmerz, Herz: abrot.[76] ars.[76] corn-f.[45] kalm.[76] lith-c.[76] scorp.[269] zinc.[76]
☞ O; Herz und Herzregion

- **morgens,** Beugen über das Bett, beim, nach dem Aufstehen: lith-c.[76]
  - *☞ Z; Morgens •M; Aufstehen, beim*

hysterisch bedingter Schmerz: zinc-val.[54]

knackender Schmerz, Herz: nat-c.[1]

kneifender Schmerz, Herz: kali-c.[1] lac-leo.[204] par.[5] ph-ac.[1] phos.[5] **Plat.**[5] ran-s.[5] sulph.[36]
☞ O; Herz und Herzregion ▥ ALLGEMEINES; C; Schmerz; kneifender Schmerz

- **abends**: sulph.[36]
  - *☞ Z; Abends ▥ BRUST; Z; Abends*

krallender Schmerz, Herz: hydr-ac.[111]
☞ O; Herz und Herzregion ▥ ALLGEMEINES; C; Schmerz; greifender, krallender Schmerz

krampfartiger Schmerz, Herz: **Anh.**[149] arn.[144] ars. aur.[144] **Bry.** glon.[144] kali-c.[76] kola[1184] **LACH.** lat-m.[144] laur. lil-t.[144] meph.[122] naja[144] ptel. spong.[54] tab.[144] tax.[303]
☞ O; Herz und Herzregion ▥ ALLGEMEINES; C; Schmerz; krampfartiger Schmerz

krampfartiger Schmerz (Forts.)

- **Anstrengung,** bei: bry.
  ☞ M; Anstrengung, nach ▤ BRUST; M; Anstrengung, nach
- **Einatmen,** tief, amel.: tax.[303]
  ▤ BRUST; M; Atmen; amel.; tiefes Atmen • BRUST; M; Einatmen amel.
- **Heben** des Arms, beim: bry.
  ▤ BRUST; M; Anheben der Arme agg.
- **Rekonvaleszenz,** in der: meph.[122]
- **Sprechen** agg.: tax.[303]
  ▤ BRUST; M; Sprechen agg.
- **erstreckt** sich zur linken Schulter: kola[1184]
- **Herzregion,** mit Angst: **Spong.**[54]

nagender Schmerz, Herz: nat-m.[5]
☞ O; Herz und Herzregion ▤ ALLGEMEINES; C; Schmerz; nagender Schmerz

neuralgischer Schmerz, Herz: cact.[1125] cimic.[54] corn-f.[45] scolo-v.[1125]
☞ O; Herz und Herzregion • Angina pectoris, Stenokardie; Pseudo-Angina pectoris ▤ ALLGEMEINES; C; Schmerz; neuralgischer Schmerz

- **Klimakterium,** im: **CACT.**[1125]
  ☞ M; Klimakterium, im ▤ ALLGEMEINES; C; Schmerz; Klimakterium, im
- **Konvulsionen,** während: cimic.[54]
- **Muskelschmerzen,** mit periodisch auftretenden: scolo-v.[1125]

packender Schmerz, Herz: chlor.[102] cimic.[111] puls.[5]

- **Herzregion**: chlor.[102]

plötzlicher Schmerz, Herz: apis[76] mag-c.
☞ O; Herz und Herzregion

pulsierender Schmerz, Herz: aran-ix.[149] arg. camph. clem. cod.[25] **Glon.** graph. **Kali-c.** lith-c.[25] lyc.[76] **Lycps. Nux-v.** rumx. sil. spig. tarent.
☞ O; Herz und Herzregion ▤ ALLGEMEINES; C; Schmerz; pulsierender, pochender Schmerz

quetschender Schmerz, Herz: acon.[5] adon.[102] agar.[5] aml-n.[111] **Arn.**[5] ars.[102] berb. bor. brom.[5] bufo[111] **Cact.**[111] cadm-s.[102] calc-ar.[102] cann-s.[5] carb-v.[5] **Caust.**[5] chin.[5] clem.[5] coc-c.[102] colch.[102] con.[5] dig.[5] hydr-ac.[111] iod.[5] iodof.[102] kali-c.[5] kalm.[111] lach.[102] laur.[102] **Lil-t.**[111] lycps.[102] lyss.[85] mag-m.[5] mag-p.[102] magn-gr.[102] merc.[5] nux-m.[5] ozone[227] ptel.[102] **Spig.** spong.[102] sulph.[5] tarent.[111] tax.[303] **Thyr.**[102] viol-t.[5]
☞ O; Herz und Herzregion • Zusammenschnüren, Spannung, Enge, Empfindung von; gepackt, ergriffen, Empfindung wie, Herz • greifender Schmerz, Herz • Schraubstock, Schmerz, als sei das Herz in einem ▤ ALLGEMEINES; C; Schmerz; klemmender, quetschender Schmerz

reißender Schmerz:

- **Aorta**: tarent.[36]
- **Herzregion**: am-c.[5] am-m.[58] ars.[102] bamb-a.[1184] bell.[5] **Cact.**[58] calc.[5] canth.[5] cere-b.[102] cimic.[102] clem. colch.[5] con.[5] croto-t. daph.[102] elaps[85] glon.[102] hyos. **Iber.**[102] **Kalm.**[102] kola[1184] lach.[111] **LAT-M.** lil-t.[102] lith-c.[102] **Lyc.**[1] mag-c. magn-gr.[102] menthol[102] nat-m.[5] **Ox-ac.**[102] paeon.[102] phyt.[102] rhus-t.[58] **Spig.**[1] syph.[102] tab.[102] **Ther.** thuj.
  ☞ O; Herz und Herzregion • Wundheit, Verletztheit, Empfindung von, Herz ▤ BRUST; C; Ruptur, Empfindung von, in der Präkordialregion • ALLGEMEINES; C; Schmerz; reißender Schmerz
  - **Husten,** während: elaps
    ▤ BRUST; M; Husten; agg.; während
  - **Schlucken** agg.: bamb-a.[1184]
    ▤ BRUST; M; Schlucken agg.
  - **Schreck,** Furcht, nach: bamb-a.[1184]
    ▤ GEMÜT; M; Schreck oder Furcht, Beschwerden durch • BRUST; M; Schreck, Furcht, nach
  - **spuckt** schwarzes Blut, wie durch Herzstörung verursacht: elaps[85]
  - **erstreckt** sich:
    - **Arm,** linker: am-m.[58] cact.[58] **Lat-m.** rhus-t.[58] spig.[1] **Ther.**
      - **Arm,** zum linken Oberarm: spig.[1]
      - **Unterarm**: am-m.[58] cact.[58] rhus-t.[58]
    - **Schulterblatt,** linkes: spig.[1] thuj.
- **pulsierend,** Herzregion: lyc.[1]
  ☞ O; Herz und Herzregion

rheumatischer Schmerz, Herz, Endokarditis lenta: **Abrot.**[58] acon. am-c. anac. ant-t. apis **Arg-n.** ars. **AUR.** aur-m. **Benz-ac.** bry.[58] **Cact.** calc.[58] **Cimic.** cocc. **Colch. Crot-h.** dig. gels.[137] guai.[58] **Kali-ar. Kali-c. Kalm. Lach. Led. LITH-C. Lycps.** magn-gr.[144] **NAJA** phyt. **Puls. Rhus-t.** sac-alb. **Sang.** sarcol-ac.[149] **Sep. SPIG. Spong.**
☞ O; Herz und Herzregion • O; Herz und Herzregion; Endokard • Entzündung; Herz, Karditis; Endokard, Endokarditis • Entzündung; rheumatisch, Herz; Endokard • Gicht, Herz ▤ ALLGEMEINES; C; Schmerz; rheumatischer Schmerz

- **Unterdrückung,** durch: **Abrot.**[58] aur.[58] bry.[58] cact.[58] kalm.[58] led.[58] rhus-t.[58]
  ☞ O; Herz und Herzregion; Endokard

ruckender Schmerz, Herz: calc-ar. carb-v. con. fl-ac. kali-cy.[85]
☞ O; Herz und Herzregion ▤ ALLGEMEINES; C; Schmerz; zuckender, ruckender Schmerz

- **Schweiß,** während: kali-cy.[85]
  ▤ ALLGEMEINES; C; Schmerz; Schweiß, während

Schläge, Stöße, Schmerz wie durch, Herzregion: allox.[149] **Alum.**[5] aur.[5] con.[5] **Mang.**[5] phos.[5] **Sep.**[5] **Sulph.**[5] **Zinc.**[5]
☞ O; Herz und Herzregion

schneidender Schmerz, Blutgefäße: calc.[5]
▤ ALLGEMEINES; C; Schmerz; schneidender Schmerz

schneidender Schmerz, Herz: abies-n.[102] abrot. acon.[86] **Aesc.** aml-n.[111] anac. apis apoc. **Arg-n. ARS. Ars-i.** ars-met. **Ars-s-f.**[58] asc-t.[36] aur. aur-m. aur-s.[58] bac.[56] bell.[102] bov.[5] brom. **Bry.** bufo[111] **Cact.** cadm.[119] calad.[5] calc. calc-p. cann-i.[102] caust.[102] cere-b.[102] chel. cimic.[102] cinnb. **Colch. Con. Croc.** cund. daph.[102] dig.[102] dios. **Glon.** iber.[25] **Iod.** jac-c. kali-bi.[111] **Kali-c.**[5] kali-i. kali-n. **Kalm.**[171] lac-ac. **Lac-d.**[122] lat-h.[301] **Lat-m.**[102] lepi.[102] lil-t.[102] lith-c.[102] magn-gr.[102] med.[139] menthol[102] merc-i-r.[76] myric. **Naja** nux-m.[5] **Ox-ac.**[8] paeon.[102] phos. phyt.[102] plb.[5] polyg.[111] sabin. sep. spig. sul-i.[58] **SULPH.** sumb.[25] syph. tab.[102] tarent. ther.[85] verat. xan.[85] zinc.[5] zinc-chr.[137]

☞ *O; Herz und Herzregion* ▤ *ALLGEMEINES; C; Schmerz; schneidender Schmerz*

- **morgens**: cund.
  ☞ *Z; Morgens* ▤ *BRUST; Z; Morgens*
- **nachmittags, 16** Uhr: ars-met.
  ☞ *Z; Nachmittags*
- **abends**: cinnb.
  ☞ *Z; Abends* ▤ *BRUST; Z; Abends*
- **Bewegung,** bei: **Cact.** med.[58]
  ▤ *BRUST; M; Bewegung; agg.*
- **Konvulsionen,** vor: acon.[86] **Phos.**[86]
  ▤ *BRUST; M; Konvulsionen, vor*
- **Menses,** während: **Con.**
  ▤ *BRUST; M; Menses; während* • *ALLGEMEINES; C; Schmerz; Menses; während*
- **Übelkeit,** nach: med.[139]
- **erstreckt** sich:
  - **Abdomen**: kalm.[171]
  - **Epigastrium**: ox-ac.[8]
  - **Kopf**: med.[139]
  - **Schulter** und linken Arm: ther.[85]
- **Herzregion**: anac. asc-t.[36] aur-m. bac.[56] **Brom.** calc. **Calc-p.** cinnb. **Dios.** lat-h.[301] myric. **Phos.** spig. verat. xan.[85]
  - **Atmen,** unterbricht das: bac.[56] **Calc. Calc-p. Dios.**
  - **Einatmen,** beim: lat-h.[301] xan.[85]
    ▤ *BRUST; M; Atmen; agg.; während; Einatmung*
  - **Gehen** amel.: lat-h.[301]
- **Spitze,** Apex: lac-d.[122] zinc-chr.[137]
  ☞ *O; Herz und Herzregion; Apex*

Schraubstock, Schmerz, als sei das Herz in einem: lil-t.[25]

☞ *greifender Schmerz, Herz* • *quetschender Schmerz, Herz*

stechender Schmerz:

- **Blutgefäße**: merc.[5]
- **Herz**: abies-n.[102] **Abrot. Acon.** aesc.[76] agar. allox.[149] aloe[111] alum.[5] alumn. am-c. aml-n.[36] amyg-p.[36] **Anac.** anan. ang.[5] ant-t.[5] **APIS**[111] apisin.[5] **Arg. Arn.** ars.[102] ars-met. ars-s-f.[58] asc-t.[85] aspar. asper.[102] aur. aur-ar.[58] aur-m. aur-s.[58] bamb-a.[1184] bell. benz-ac.[111] berb. bism.[102] both-a.[3070] brach. **BRY.** bufo **Cact.**[102] **Calc.** calc-ar. calc-f.[144] **Calc-p.** camph. cann-i. cann-s.[5] **Canth.** caps. carb-ac. carb-an.[1] carb-v. carbn-s. carc.[138] card-m. **CAUST.** cench.[58] cere-b.[102] **Cham. Chel.**[25] chin. chin-ar. cic.[5] **Cimic.**[144] **Clem.** coc-c. **Colch. Coloc.**[36] con.[1] croc.[5] crot-h.[102] croto-t. **Cupr. Cycl.**[76] cypra-e.[227] cyt-l.[119] daph. dig. dios. euph.[5] euphr. eupi.[102] fago. form.[144] gels. gink.[227] **Glon.** graph.[1] **Ham.** harp.[1184] hell.[304] helo. **Hep.** hist.[119] **Hydr.** hydro-c.[2147] hyos. iber.[102] **Ign.** iodof. jac-c. kali-bi. **Kali-c.** kali-chl.[58] kali-cy.[85] **Kali-i.** kali-m.[61] kali-n. kali-p. kali-s. **KALM.**[102] **Kola**[1184] **Kreos.** lac-d.[144] **LACH.** lachn.[25] lap-laz.[227] lat-m.[102] **Laur.** lepi.[102] lith-c. **Lyc.** lycps. **Lyss.** m-arct.[5] mag-c. **MAG-M.** manc. mang.[5] mant-r.[262] med.[102] menthol[72] **Meny.**[5] merc-i-f. merc-i-r. mez. **Mur-ac.**[1] myric. **NAJA**[102] nat-c. **Nat-m.**[5] nat-n.[111] nit-ac. nux-m.[5] nux-v. ol-j.[25] olnd.[76] op.[5] ox-ac.[8] ozone[227] paeon. par. **PETR.** ph-ac. phos. phyt.[111] pier-b.[233] plan.[25] plat. plb.[76] polyg.[25] **PSOR. Puls. Ran-b. Ran-s. Rauw.**[144] **Rhus-t.** rhus-v. ros-d.[305] rumx. sabad.[5] sabin. samb.[5] sang. scut.[25] sep. sin-n. spect.[271] **SPIG. SPONG. STAPH.** stroph.[85] **Sul-ac.**[5] **SULPH.** syph.[102] tab.[102] tarent. tax.[303] thuj. trom. uran.[269] valer. verat-v. **Verb.** viol-t. vip. **Zinc.** zinc-p.[58]
  ☞ *O; Herz und Herzregion* ▤ *ALLGEMEINES; C; Schmerz; stechender Schmerz*
  - **morgens**:
    ☞ *Z; Morgens* ▤ *BRUST; Z; Morgens*
    - **Aufstehen,** nach: nux-v. zinc.[1]
      ☞ *M; Aufstehen, beim* ▤ *BRUST; M; Aufrichten; agg.*
    - **Erwachen,** nach: mez.
      ☞ *M; Erwachen, beim*
  - **vormittags**: acon. bamb-a.[1184]
    ☞ *Z; Vormittags* ▤ *BRUST; Z; Vormittags*
  - **mittags**: verat-v.
    ☞ *Z; Mittags*
  - **nachmittags**: bamb-a.[1184] sep.
    ☞ *Z; Nachmittags* ▤ *BRUST; Z; Nachmittags; agg.*
  - **abends**: bamb-a.[1184] cench.[58] dios. harp.[1184] lyss. mez. mur-ac.[1] nat-c. rhus-t. sulph.[36] verb.
    ☞ *Z; Abends* ▤ *BRUST; Z; Abends*
    - **Einschlafen,** beim: harp.[1184] mez.
      ▤ *BRUST; M; Schlaf; agg.; Einschlafen, beim*
  - **nachts**: aur-m. cench.[58] cimic.[144] mag-m.[1] **Mez.** nit-ac. plb.[76] **Sulph.**
    ☞ *Z; Nachts* ▤ *BRUST; Z; Nachts*
    - **Einatmen,** beim: plb.[76]
      ▤ *BRUST; M; Atmen; agg.; während; Einatmung*
  - **periodisch**: **Spig.**
    ▤ *BRUST; Z; Periodisch*
  - **Abwischen** des Anus agg.: apis[111]
    ☞ *M; Anus abwischen agg.*
  - **Atmen,** beim: anac. **Calc.** harp.[1184] mag-m. **Spig. Staph.**
    ▤ *ATMUNG; C; Behinderte, erschwerte Atmung; Sticheln, Stechen, durch; Herz, im*
  - **Aufrichten** schwierig: mur-ac.[1]
    ▤ *BRUST; M; Aufrichten, beim*
  - **Aufstoßen** amel.: fago.[144]
    ▤ *BRUST; M; Aufstoßen; amel.*
  - **Ausatmen,** beim: croto-t. ign. zinc.[1]
    ▤ *ATMUNG; C; Behinderte, erschwerte Atmung; Sticheln, Stechen, durch; Herz, im* • *BRUST; M; Atmen; agg.; während; Ausatmung*
  - **Beklemmung** der Brust, mit: spig.[76]
  - **Beugen,** Neigen, beim:
    - **Beugen** vorwärts, im Sitzen, beim: viol-t.
      ☞ *M; Beugen, Neigen; agg., vorwärts*
    - **Zusammenkrümmen,** beim: anac.[111]

stechender Schmerz; **Herz** (Forts.)

◦ **Bewegung agg.**: aur-m. cham. con.[1] med.[58] **Ran-b. SPIG. Sulph.**
▤ *BRUST; M; Bewegung; agg.*

◦ **Bücken,** beim: glon.
☞ *M; Bücken, beim*

◦ **Drehen** auf linke Seite, beim: iber.[102]

◦ **Druck** mit der Hand amel.: aur-m. **Puls.**
▤ *BRUST; M; Druck; amel.*

◦ **Einatmen**:

◦ ◦ **agg.**: acon. aesc. agar. anac. aur-m. both-a.[3070] calc. **Calc-p. Chel.** con.[1] croto-t. hell.[304] laur. mag-m.[1] mez. mur-ac. nat-c.[1] plb. ran-b. sulph.
▤ *ATMUNG; C; Behinderte, erschwerte Atmung; Sticheln, Stechen, durch; Herz, im •BRUST; M; Atmen; agg.; während; Einatmung*

◦ ◦ ◦ **tiefes** Einatmen: **Acon.** aesc. agar. aur-m. both-a.[3070] **Calc.** con.[1] mez. **Mur-ac. Ran-b. Sulph.**
▤ *BRUST; M; Atmen; agg.; während; tief*

◦ ◦ **amel., tief**: cann-i.
▤ *BRUST; M; Atmen; amel.; tiefes Atmen •BRUST; M; Einatmen amel.*

◦ **Erwachen,** beim: fago.
☞ *M; Erwachen, beim*

◦ **Essen,** nach: aspar.
☞ *M; Essen; nach*

◦ **Gehen,** beim:

◦ ◦ **agg.**: acon. allox.[149] **Kali-i. Lyss.** nat-m.
▤ *BRUST; M; Gehen; agg.; beim*

◦ ◦ ◦ **Freien,** im: nat-m.
▤ *BRUST; M; Gehen; agg.; beim; Freien, im*

◦ ◦ **amel.**: puls. rhus-t.
▤ *BRUST; M; Gehen; amel.*

◦ **Glockenläuten,** bei: lyss.

◦ **Herzschlag,** bei jedem: dig. iber.[102] **Rhus-t. SPIG.** zinc.
▤ *BRUST; M; Herzschlag, bei jedem*

◦ **Husten,** durch: agar. chel.[25] mez. nat-m.
▤ *BRUST; M; Husten; agg.; während*

◦ **Kontraktion** des Herzens, bei jeder: iber.[144]

◦ **Lesen,** bei lautem: **Calc.** nat-m.
▤ *BRUST; M; Lesen agg.; laut*

◦ **Liegen,** beim:

◦ ◦ **agg.**: camph. hydro-c.[2147] kali-c.[1] kola[1184] lyc. rumx. sulph. verb.
☞ *M; Liegen, beim; agg.* ▤ *BRUST; M; Liegen; agg.*

◦ ◦ ◦ **Rücken,** auf dem: **Sulph.**
▤ *BRUST; M; Liegen; agg.; Rücken, auf dem*

◦ ◦ ◦ **Seite,** auf linker: camph. kali-c.[1] kola[1184] lyc.
☞ *M; Liegen, beim; agg.; Seite, auf der; linker Seite, auf* ▤ *BRUST; M; Liegen; agg.; Seite, auf der; linker Seite, auf*

◦ ◦ **amel.**: kola[1184] **Psor.**
☞ *M; Liegen, beim; amel.*

◦ ◦ ◦ **Rücken,** auf dem: kola[1184]
▤ *BRUST; M; Liegen; amel.; Rücken, auf dem*

◦ ◦ **Kopf,** kann nur mit erhöhtem liegen: **SPIG.**
▤ *BRUST; M; Liegen; amel.; Kopf, mit erhöhtem*

◦ ◦ **rechter** Seite liegen, kann nur auf: **SPIG.**

◦ **Menses,** während: **Con.** eupi.[102]
▤ *BRUST; M; Menses; während*

◦ **Mittagessen,** nach: sulph.[36]
▤ *BRUST; M; Mittagessen; während*

◦ **Niesen,** beim: mez.
▤ *BRUST; M; Niesen; agg.*

◦ **Ohnmacht,** mit: arn.

◦ **Reiben** amel.: mur-ac.[1]
▤ *BRUST; M; Reiben amel.*

◦ **Schlaf,** während: aur-m.
▤ *BRUST; M; Schlaf; agg.; während*

◦ **Schweiß,** während: kali-cy.[85]

◦ **Sitzen,** beim: calc-f.[144] mur-ac.[36] rhus-t.
▤ *BRUST; M; Sitzen; agg.*

◦ ◦ **gebeugt**: calc-f.[144]
▤ *BRUST; M; Sitzen; agg.; gebeugtes*

◦ **Sprechen,** beim: carb-an.[1]
▤ *BRUST; M; Sprechen agg.*

◦ **Stehen,** im: carc.[138]
☞ *M; Stehen, beim*

◦ **Taubheit** und Lähmigkeit des linkens Arms, mit: **Rhus-t.**
☞ *Hypertrophie, Herz; allgemeine Arzneien; Taubheit und Kribbeln von linkem Arm und Finger* ▤ *EXTREMITÄTEN; C; Taubheit, pelzige Empfindungslosigkeit; Arme; links; Herzerkrankung, bei*

◦ **Trinken,** nach: chin.
▤ *BRUST; M; Trinken; agg.; nach*

◦ **Völlegefühl,** mit: aesc.[76]

◦ **Zubettgehen,** beim: coloc.[36]

➡ ◦ **erstreckt** sich:

◦ ◦ **abwärts**: ox-ac.[76]

◦ ◦ **Achselhöhle**: mur-ac.[1]

◦ ◦ **außen,** nach: clem.

◦ ◦ **Brust,** über die ganze: menthol[72]

◦ ◦ **Finger,** kleiner, links: ros-d.[305]

◦ ◦ **Lunge,** rechte untere: alumn.

◦ ◦ **Magen**: lyc. ox-ac.[8]

◦ ◦ ◦ **Epigastrium**: ox-ac.[8]

◦ ◦ **Rücken,** zum: agar. am-c. **Anac. Glon. Kali-c.** mur-ac.[1]

◦ ◦ **Schulter** hinab, die linke, in Arm und Finger: **Acon.**[102] arn.[102] asper.[102] bism.[102] **Cact.**[102] cimic.[102] crot-h.[102] **Kalm.**[102] **Lat-m.**[102] lepi.[102] naja[102] **Ox-ac.**[102] **Rhus-t.**[102] **Spig.**[102] tab.[102]

◦ ◦ **Schulterblatt,** linkes: agar. **Kali-c. Kalm.** paeon. rumx. **SULPH.**

◦ ◦ **vertikal**: amyg-p.[36]

◦ ◦ **vorn,** nach: ox-ac.[76]

◦ **erstreckt** sich von der Basis zur Spitze, nachts: syph.[102]
☞ *Z; Nachts •O; Herz und Herzregion; Apex*

◦ **Nadeln,** wie mit, Herzregion: asc-t.[85]
☞ *O; Herz und Herzregion*

◦ **Spitze** des Herzens, Apex: cycl.[76] lac-d.[144] med.[102] nat-m.[5]
☞ *O; Herz und Herzregion; Apex*

◦ ◦ **ertreckt** sich zur Herzbasis: med.[102]

- **brennend** stechend, Herz: anan. **Mur-ac.**
  ☞ O; Herz und Herzregion ▤ ALLGEMEINES; C; Schmerz; brennender Schmerz
- **fliegende** Stiche, Herz: con.[36]
- **lanzinierend,** Herz, verhindert aufrechtes Sitzen und tiefes Atmen, Reiben **amel.**: acon.[36]
  ▤ ALLGEMEINES; C; Schmerz; lanzinierender Schmerz
- **Messer,** wie mit einem, Herz: lachn.[25] ol-j.[25]
- **Nadeln,** wie, Herz: asc-t.[36] bufo[111]

stichelnder Schmerz:

- **Herz**: apisin.[5] colch.[149] lyss. rumx.[111] spong.[76]
  ☞ O; Herz und Herzregion

verrenkt, Schmerz wie, Herz: ant-t. thuj.[1]
☞ O; Herz und Herzregion ▤ ALLGEMEINES; C; Schmerz; verrenkt, verstaucht, gezerrt, Schmerz wie

- **Herzregion**: thuj.[1]

wandernder Schmerz, Herz: **Aur.** benz-ac.[76] cinnb.[38] cur.[38] dig.[111] **Kalm. Puls. Ust.**[54]
☞ O; Herz und Herzregion ▤ ALLGEMEINES; C; Schmerz; wandernder Schmerz

- **Gelenk** zu Gelenk, von, setzt sich dann fest im Herzen: **Aur.**

Wehtun:

- **Aorta**: tarent.[36]
- **Herz**:
  ☞ O; Herz und Herzregion
  - **allgemeine** Arzneien: acon.[5] adon.[111] aesc.[25] agar. ail. ambr. aml-n. arg.[5] asaf.[5] asc-t.[25] aur-m. aur-s. bell.[5] bry.[5] **Cact.** calc.[5] carb-v.[5] caust.[5] coloc.[5] con. crot-h.[137] cupr-ar. curc.[192] cycl.[5] **Dig.** eup-per.[25] ferr-p.[111] fl-ac.[5] glon. ignis[194] kali-bi. **Lach.** led.[5] lith-c.[137] **Lycps. Merc.** merc-i-r. naja[111] **NAT-M. Nat-p. Nux-v. Phos.** phyt.[111] pyrog.[111] pyrus rhus-t.[5] rumx. sang.[111] seneg. spect.[271] spig.[5] spong.[5] stroph.[137] sulph.[5] tab.[137] tarent. verat-v. vesp.
    - **mittags**: agar.
      ☞ Z; Mittags
    - **abends**: kali-bi.
      ☞ Z; Abends ▤ BRUST; Z; Abends
      - **Bett,** im: kali-bi.
    - **Dysmenorrhö,** bei: crot-h.[137]
    - **Kopfschmerz,** mit: crot-h.[137]
    - **Stuhlgang,** vor: asaf.[5]
      ▤ BRUST; M; Stuhlgang; vor
    - **Spitze,** Apex: aesc.[25] asc-t.[25] curc.[192]
      ☞ O; Herz und Herzregion; Apex
  - **Herzregion,** Umgebung des Herzens: **Acon.**[36] kali-bi.[36] sulph.[36]
    - **Mittag,** gegen: sulph.[36]
      ☞ Z; Mittags

wühlender Schmerz, Herz: coc-c.[111]
☞ O; Herz und Herzregion ▤ ALLGEMEINES; C; Schmerz; bohrender Schmerz

wund und zerschlagen, Schmerz mit Empfindlichkeit wie:
▤ ALLGEMEINES; C; Schmerz; wund und zerschlagen, Schmerz wie

- **Blutgefäße**: ham.[111] puls.[5] sabad.[36]
  - **Arterien**: sabad.[36]
- **Herz**: acon.[36] apisin.[5] **Arn.** ars.[5] aur.[137] aur-m. bapt.[137] bar-c.[5] bell.[5] bor.[5] bry. **Cact.** calc-ar. cann-i.[25] cann-s.[5] **Cench.** cham.[5] cimic.[111] cinnb. coc-c. colch. **Crot-h.**[111] cyt-l.[119] elaps[111] eup-per. **Fl-ac.**[5] **Gels.**[111] haem.[111] hyos. ign.[5] iod.[5] kali-ar. kali-bi.[111] lach.[5] lap-laz.[227] laur.[5] lept. lil-t.[111] lith-c. lycps.[111] **Mag-c.** med. **Naja**[102] nat-m. nux-v.[5] ol-an.[111] ox-ac.[111] ozone[227] pall.[36] **Plat.**[5] puls. samb. sec. **Spig.** sul-ac.[5] tab. thuj. zinc.[36]
  ☞ O; Herz und Herzregion
  - **morgens,** im Bett: nat-m.
    ☞ Z; Morgens ▤ BRUST; Z; Morgens; Bett, im
  - **vormittags**: coc-c.
    ☞ Z; Vormittags ▤ BRUST; Z; Vormittags
  - **Bewegung agg.**: **Bry. Eup-per.**
    ▤ BRUST; M; Bewegung; agg.
  - **Bücken,** beim: **Lith-c.**
    ☞ M; Bücken, beim
  - **Einatmen,** tief, **amel.**: cann-i.[25]
    ▤ BRUST; M; Atmen; amel.; tiefes Atmen • BRUST; M; Einatmen amel.
  - **Fußschweiß,** agg. durch Unterdrückung von: aur.[137] bar-c.[137]
  - **Herzklopfen,** bei: bar-c.[76]
  - **Kummer,** nach: **Gels. Ign.**
    ☞ Herz; Kummer, durch
  - **Liegen** auf linker Seite, beim: bar-c. **Crot-h.** kali-ar. med.
    ☞ M; Liegen, beim; agg.; Seite, auf der; linker Seite, auf ▤ BRUST; M; Liegen; agg.; Seite, auf der; linker Seite, auf
  - **Pulsieren,** bei starkem: coc-c. **Crot-h.**
  - **Herzregion**: acon.[36] apisin.[5] **ARN.** ars.[5] **Aur-m.** bar-c.[5] bell.[5] cann-s.[5] cimic.[111] cinnb. colch. crot-h.[111] elaps[111] eup-per. fl-ac.[5] gels.[111] hyos. ign.[5] kali-bi.[111] lach.[5] **Lith-c.** ox-ac.[111] ozone[227] pall.[36] samb. sec. sul-ac.[5] tab. thuj. zinc.[36]
    - **Druck,** bei: acon.[36] pall.[36] zinc.[36]
      ▤ BRUST; M; Druck; agg.

- **plötzlicher** Schmerz, Herz: mag-c.

zermalmender, zerquetschender Schmerz, Herz: ars. carb-v. cham. nux-v.
☞ O; Herz und Herzregion

zerrender Schmerz, Herz: iber.[111] vip.[85]
☞ O; Herz und Herzregion

ziehender Schmerz:
▤ ALLGEMEINES; C; Schmerz; ziehender Schmerz

- **Blutgefäße**: arund.[36] aur.[5] fago.[36]
  - **Arterien**: arund.[36] fago.[36]
    - **Sitzen,** beim, vormittags: fago.[36]
      ☞ Z; Vormittags
- **Herz**: agar.[5] asaf.[5] aur.[5] aur-m. bell.[5] bufo[111] calc.[1] calc-ar.[111] cann-s.[5] **Canth.** card-m. cedr.[25] cod. croc.[5] **Ferr.** ferr-m. lyss.[85] meny.[85] naja[110] nat-m.[5] nux-m.[5] olnd. rhus-t.[5] **SPIG.**
  ☞ O; Herz und Herzregion

ziehender Schmerz; **Herz** (Forts.)

◦ **Herzregion**: calc.[1] meny.[85]

◦ ◦ **Essen,** nach: meny.[85]

☞ *M; Essen; nach*

◉ - **zusammengezogen,** als würden Herz und Ovar: **Naja**

▥ *ALLGEMEINES; C; Zusammengezogen, Körperteile scheinen wie*

zusammendrückender Schmerz, Herz: am-c.[111] arn.[5] **Puls.**[5]

☞ *O; Herz und Herzregion*

zusammenschnürender Schmerz, Herz: aesc.[25] aml-n.[25] cupr-ar.[25] lil-t.[76] lycps.[25] ptel.[25]

☞ *O; Herz und Herzregion*

zusammenziehender Schmerz, Herz: glon.[76] spong.[76]

☞ *O; Herz und Herzregion*

ORT

CHARAKTERISTIKA EIGENTÜMLICHKEITEN

ORT

GESCHWÜRIGE Oberflächen, durch: ger.[25]

INNERLICH: abrot.[116] **Acon.**[85] agar.[5] alum.[5] alumn.[54] am-c.[5] am-m.[5] ambr.[5] anac.[5] **Ant-c.**[5] arg.[5] **Arn.**[5] **Ars.**[5] asar.[5] bar-c.[5] **BELL.**[5] bism.[5] bor.[5] bov.[5] **Bry.**[5] **CALC.**[5] cann-s.[5] **CANTH.**[5] **Caps.**[5] carb-an.[5] **Carb-v.**[5] caust.[5] **Cham.**[5] **CHIN.**[5] cic.[5] cina[5] clem.[5] cocc.[5] coff.[5] colch.[5] coloc.[5] con.[5] **Croc.**[5] **Cupr.**[5] dig.[5] **Dros.**[5] dulc.[5] euphr.[5] **FERR.**[5] ferr-p.[85] graph.[5] ham.[58] hep.[5] **Hyos.**[5] hyper.[111] ign.[5] iod.[5] **IP.**[5] kali-c.[5] kali-n.[5] kreos.[5] lach.[5] laur.[5] **Led.**[5] **Lyc.**[5] m-arct.[5] m-art.[5] m-aust.[5] mag-c.[5] mag-m.[5] **MERC.**[5] mez.[5] mill.[85] mosch.[5] mur-ac.[5] nat-c.[5] nat-m.[5] **NIT-AC.**[5] nux-m.[5] **NUX-V.**[5] op.[5] par.[5] petr.[5] ph-ac.[5] **PHOS.**[5] plat.[5] plb.[5] **PULS.**[5] rhod.[5] **Rhus-t.**[5] ruta[5] sabad.[5] **Sabin.**[5] sars.[5] **Sec.**[5] sel.[5] **SEP.**[5] **Sil.**[5] squil.[5] stann.[5] staph.[5] **Stram.**[5] sul-ac.[5] sul-i.[58] **SULPH.**[5] tarax.[5] **Thlaspi**[111] thuj.[5] valer.[5] verat.[5] **Zinc.**[5]

KÖRPERÖFFNUNGEN, Blut kommt aus: anthr.[102] aran. ars-i.[58] **BOTH-L.** carc.[193] **Chin.** croc.[85] **Crot-c.**[809] **CROT-H.**[85] elaps ham.[85] **Ip.**[122] **Lach.** merc-cy.[102] **PHOS.** **Sul-ac.** zinc.[5]

ALLGEMEINES; O; Körperöffnungen, Beschwerden der oder an

Oberflächen, und: crot-h.[85]

heraushängend, in Fäden: croc.[85]

MUSKELN, Skelettmuskeln: loxo-r.[240]

PARENCHYM: alum-acet.[102]

SCHLEIMHÄUTE, Beschwerden der: ail.[111] aloe[111] alum.[5] am-c.[5] arg-n.[5] arn.[5] ars.[5] ars-i.[58] ars-s-f.[58] brom.[5] bry.[5] calc-sil.[58] carb-v.[5] ferr-p.[111] ham.[111] kreos.[5] merc.[5] mur-ac.[5] nit-ac.[5] nux-v.[5] phos.[5] puls.[5] **Senec.**[58] sul-ac.[5] ter.[102] thuj.[5]

ALLGEMEINES; O; Schleimhäute, Beschwerden der

STICHWUNDEN, durch: aran.[110]

CHARAKTERISTIKA EIGENTÜMLICHKEITEN

ANÄMIE:

KLINISCHES; C; Anämie

BESTANDTEILE, pathologische Veränderungen:

Albumin:
- **vermehrt**: sulph.[36]
- **verringert**: nat-m.[36] op.[36] sulph.[36]

amorphe Partikel, rötlich: chlol.[36]

Bestandteile vermehrt: op.[36]

Bicarbonat, verringert: chlor.[36]

Blutkörperchen:
- **Auflösung** von: sulph.[36]
- **elementare** Bestandteile fehlen: ferr.[36]
- **Eosinophilie**:
  - ☞ *Eosinophilie*
- **Erythrozyten**:
  - ◦ **blass**: nat-n.[36]
  - ◦ **Durchmesser** ist verdoppelt, im Verhältnis zu den Leukozyten: chlol.[36]
  - ◦ **gekerbt**: tab.[36]
  - ◦ **intensiv** gefärbt: ferr.[36]
  - ◦ **scharfe** Ränder: ferr.[36]
  - ◦ **vermehrt**: alco.[10] aran.[149] ars.[46] cob-n.[149] cortico.[149] cortiso.[149] parth.[77] phos.[102]
  - ◦ **verringerte** Anzahl: colch.[36] kres.[149] **Phos.**[36] tab.[36]
- **Hämoglobin** verringert: loxo-r.[240]
- **Leukozyten**:
  - ◦ **vermehrt**:
    - ◦ ◦ **Größe**: ferr.[36] nat-n.[36]
    - ◦ ◦ **Leukozytose,** Anzahl: antipyrin.[72] aran.[5] **Bar-i.**[72] bar-m.[102] bcg[149] beryl.[5] chlorpr.[149] hist.[119] iod.[72] lat-m.[149] loxo-p.[240] loxo-r.[240] nat-h.[85] nat-m.[72] nat-p.[85] plb.[1088] rad-br.[85] splen.[100] sulfa.[149] sulph.[36] ter.[144] toxo.[149] tub.[56]
  - ◦ **Verringerte**:
    - ◦ ◦ **Anzahl**: ferr.[36] kres.[149] loxo-r.[240] nat-n.[36]
    - ◦ ◦ **Größe**: ferr.[36]
- **Neutrophilie**: loxo-p.[240]
- **sondern** sich nicht ab: sulph.[36]
- **Thrombopenie**: asc-ac.[1125] loxo-r.[240]
- **vergrößert**: **Plb.**[36]
- **verringert**:
  - ◦ **Anzahl,** der : loxo-r.[240] petr.[36] sulph.[36]
  - ◦ **Größe,** der: colch.[36] nat-n.[36] op.[36] petr.[36] sulph.[36]

Chloride, verringert: chlor.[36]

Cholesterin:

☞ *Cholesterin; vermehrt*

feste Bestandteile:
- **vermehrt**: coff-t.[36]
- **verringert**: colch.[36] nat-n.[36] op.[36] sulph.[36]

Fett, Lipoide:
- **vermehrt**: coff-t.[36] sulph.[36]
- **verringert**: nat-n.[36] sulph.[36]

Fibrin:
- **verändert**: vip.[36]
- **vermehrt**: coff-t.[36] nat-n.[36] op.[36] sulph.[36]
- **verringert**: ant-t.[36] op.[36] sulph.[36]

Hämoglobin:
- **vermehrt**: cob-n.[149]
  - *KLINISCHES; C; Thalassämie*
- **verringert**: loxo-r.[240]

Kalium, vermehrt: loxo-r.[240]

BESTANDTEILE, pathologische Veränderungen; **Salze** (Forts.)

Kohlenmonoxid: :

- **vermehrt**: sulph.[36]
- **verringert**: sulph.[36]

Plasma, verringert: colch.[36]

Salze:

- **anorganische** Bestandteile vermehrt: nat-n.[36]
- **lösliche** Bestandteile vermehrt: nat-n.[36]
- **vermehrt**: nat-n.[36] op.[36]
- **verringert**: chlor.[36]

Sauerstoff:

- **vermehrt**: sulph.[36]
- **verringert**: sulph.[36]

Serum:

- **Blutsenkung,** langsame: nat-n.[36]
- **dunkel**: ferr.[36]
- **Gallenflüssigkeit,** enthält: astac.[36]
- **vermehrt**: nat-n.[36] op.[36] sulph.[36]
- **verringert**: sulph.[36]

Wasser, vermehrt: nat-n.[36] op.[36]

BILDUNG, Erneuerung des Blutes: ol-j.[25]

BLEIERNE Empfindung, Sitzen agg.: merc.[36]

BLUTANDRANG, Kongestion:

allgemeine Arzneien: abies-c.[25] abrot.[1125] absin.[85] **Acet-ac.**[54] acetan.[100] achy.[149] **ACON.**[5] act-sp.[54] adam.[222] **AESC.**[8] aesc-g.[25] **Aeth.**[10] aether[36] agar.[5] agav-a.[1125] agn.[5] ail.[25] alco.[10] alet. all-c.[58] **Aloe**[8] **Alum.**[1] alum-p.[58] alum-sil.[58] alumn. am-br.[8] **Am-c.**[1] am-m. **Ambr.**[5] **AML-N.**[102] ammc.[8] **Anac.** anan.[36] androc.[222] ang.[5] anh.[149] anis.[54] **Ant-c.**[1] ant-t.[5] **Anthr.**[54] antipyrin.[100] ap-g.[142] aphis.[8] **APIS**[144] **Apisin.**[5] apoc.[25] aq-mar.[149] aran.[149] aran-ix.[149] arg.[58] **Arg-n.**[47] arge-p.[264] arist-cl.[119] **ARN.**[5] **Ars.**[38] ars-h.[8] ars-i. ars-s-f.[58] art-v.[8] asaf. asper.[1125] aster.[142] atro.[8] **AUR.**[1] aur-ar.[58] aur-i.[58] **Aur-m.**[8] aur-s.[58] bac.[77] bad.[25] bamb-a.[1184] bapt.[25] **BAR-C.**[5] bar-i.[58] bar-m.[54] **BELL.**[5] bell-p.[102] benz-ac.[46] **Berb.**[102] berb-a.[102] bism.[38] bol.[8] **Bor.**[1] **Bov.**[5] brass.[102] brom.[5] **BRY.**[1] **Bufo** **Buni-o.**[149] **CACT.** calad.[5] calam-a.[1125] **CALC.**[5] calc-ar. calc-br.[85] calc-hp.[25] calc-i.[58] **Calc-p.** **Calc-s.** calc-sil.[58] calx-b.[194] **Camph.**[171] camph-br.[25] canch.[25] cann-i.[25] **CANN-S.** **Canth.**[47] canthin.[38] caps.[5] carb-ac.[25] **Carb-an.** **CARB-V.**[5] carbn-o.[36] **CARBN-S.** card-b.[1125] card-m.[8] care-a.[1125] cath-a.[264] **Caul.** **Caust.**[5] cean.[1125] **Cedr.**[25] cench.[58] cent.[36] **Cham.**[5] chel.[8] chelo.[102] **CHIN.**[5] chin-ar. **Chin-s.** chlol.[25] chlor.[54] choc.[222] chol.[102] cic.[54] cich.[1125] **Cimic.**[25] **Cinnb.** citl-v.[197] clem.[5] cob-n.[144] coc-c. coca[25] **Cocc.** cod.[38] **COFF.**[5] coffin.[25] colch.[38] **Coll.**[102] **Coloc.**[5] colocin.[36] **Con.**[5] conv. cop. cor-r. cori-r.[36] corn.[25] corn-f.[25] cortico.[119] cortiso.[149] **Croc.**[5] crot-h.[8] croto-t.[5] cub.[36] **CUPR.**[171] cupr-acet.[102] cur.[36] **CYCL.**[36] cypr.[122] der.[36] dig.[85] dor.[36] **Dulc.** elaps equis. equis-a.[1125] ergot.[25] erig.[100] ery-a.[72] eucal.[25] eug. euon-a.[102] eup-per.[25] eup-pur.[25] euphr.[5] fago.[25] falco-p.[265] **FERR.**[5] ferr-ar. **Ferr-i.** **Ferr-p.**[2086] **Ferr-py.**[102] **Ferr-s.**[54] **Fl-ac.** foll.[149] form. **Frax.**[102] gad.[102] gamb.[36] **GELS.**[8] germ.[222] **GLON.**[8] gonotox.[149] gran. **GRAPH.**[5] **Grat.**[36] gua.[25] guai.[5] guat.[149] gymn.[25] **Ham.**[8] hedeo.[25] **HELL.**[102] **Helon.**[72] **Hep.**[1] hepat.[1125] hippoz.[54] hir.[149] ho.[85] hura hydr. hydr-ac.[36] hydrog.[222] **HYOS.**[5] hyosin.[137] hyper. hypoth.[149] iber.[25] **Ign.** ind. indg. inul.[1125] **Iod.**[5] ip.[5] irid.[222] iris[102] **Jab.**[144] jatr. **Juni-v.**[102] kali-ar. **Kali-bi.**[38] **Kali-br.**[25] **KALI-C.** kali-chl.[8] kali-cy.[25] **Kali-i.**[36] kali-m.[61] kali-n.[5] kali-p. kali-s. kali-sil.[58] kalm. kiss.[9] **KREOS.**[5] lac-ac.[38] lac-c. **Lac-d.**[8] lac-del.[204] **LACH.**[47] lachn.[25] lact. lat-h.[301] **Laur.** lav-v.[1125] led. lept.[25] **Lil-t.** lina.[1125] lith-br.[25] lith-c.[8] lob.[38] lol.[1125] lon-c.[102] loxo-r.[240] **LYC.**[1] lycpr.[102] lycps.[25] lyss.[46] m-arct.[5] **M-AUST.**[85] **Mag-c.** **Mag-m.**[5] mag-p.[58] **Mag-s.** manc. mand.[144] **Mang.** med.[8] **MELI.** **MERC.**[5] merc-c.[5] merc-d.[102] merc-i-f. mez.[5] **Mill.**[8] mit.[25] morg.[136] morph. **MOSCH.** muc-u.[102] mur-ac. murx.[58] myric.[25] naja[58] nat-ar. **Nat-c.** nat-ch.[102] **Nat-m.**[5] nat-p. **Nat-s.**[8] nat-sil.[58] **Nit-ac.**[1] nit-m-ac.[102] nux-m.[5] **NUX-V.**[1] oci-c.[97] oci-s.[119] oena.[25] ol-an. **Ol-sant.**[102] **OP.**[102] orig-v.[1125] osm.[85] ox-ac.[36] paeon. pall. **Par.**[171] parth.[77] paull.[102] ped.[85] **PETR.**[5] **Ph-ac.**[46] phel. **PHOS.**[5] phys.[25] phyt.[25] **Pic-ac.**[25] pip-m.[36] plat.[5] **PLB.**[5] podo.[8] polyg. polym.[102] polyp-p.[54] pop.[1125] pop-c.[85] prim-v.[1125] psil.[164] **Psor.** ptel.[8] **PULS.**[1] pyrog.[58] quas.[102] raja-s.[149] **RAN-B.** raph. **Rauw.**[119] **Rheum**[1125] rhod. **RHUS-T.**[36] ros-d.[305] rosm.[1125] rumx. ruta[1125] sabad.[5] sabal.[102] **Sabin.**[85] sac-l.[45] sal-ac.[46] **Samb.**[5] **SANG.**[25] sanic.[85] sant.[25] saroth.[111] sarr.[102] **Sars.**[58] **SEC.** sel.[5] **Senec.**[8] **Seneg.** senn.[102] **SEP.**[1] **SIL.**[1] skook.[85] sol-n.[25] solid.[51] solin.[38] spect.[271] spig. spirae.[144] **SPONG.**[1] squil. **Stann.**[5] staph.[5] stel.[102] still.[102] **STRAM.**[38] **Stront-c.**[116] **Stront-i.**[116] stront-n.[85] stroph.[102] **Stry.**[25] succ.[194] **Sul-ac.**[1] sul-i.[58] sulfa.[149] **SULPH.**[5] syc-co.[136] syph. **Tab.** tanac.[38] tarax. tarent.[102] tell.[85] **Ter.**[8] term-c.[192] teucr-s.[1125] thea[36] ther.[171] thiop.[149] **Thuj.**[5] tril. trom. upa.[85] uran.[269] uran-n.[25] urt-u.[25] ust.[54] **Valer.**[36] **Verat.**[54] **Verat-v.**[25] verbe-o.[1125] vib.[102] **VIOL-O.**[5] viol-t. vip.[102] visc.[25] wild.[9] wye.[85] x-ray[56] xan.[122] yuc.[1125] **Zinc.**[110] zinc-p.[25] zing. ziz.[25]

☞ *Blutwallungen* ▥ *HERZ KREISLAUF; C; Völle, Empfindung von; Blutgefäße •EXTREMITÄTEN; C; Völle, Empfindung von; Venen •ALLGEMEINES; C; Blutüberfülle, Plethora •ALLGEMEINES; C; Hitze; Hitzewallungen •KLINISCHES; C; Hypertonie, erhöhter Blutdruck*

- **16** Uhr: **Nux-m.**[36]
- **Bewegung** agg.: cent.[36]
- **Blutung,** nach: mill.[58]
- **Fettleibigkeit,** durch: cocc.[1125]
- **Furcht,** durch: **Acon.**[58] ph-ac.[172]

  ▥ *GEMÜT; M; Schreck oder Furcht, Beschwerden durch*

- **Hitze**:
  - **während**: arn.[5] ars.[5] bell.[5] cocc.[5] ferr.[5] **Ph-ac.**[5] rhus-t.[5] **Sars.**[5] staph.[5]
  - **ohne**: carb-an.[102]

- **Husten,** während: **Arn.**[5] chin.[5]
  ALLGEMEINES; M; Husten; während
- **Kälte** der Beine, mit: **Bell.**[85] **Nat-m.**[85] **Stram.**[85]
- **Klimakterium,** im: acon.[102] **Aml-n.**[102] arg-n. **BELL.**[54] cact.[188] calc.[102] **Carb-v.**[122] croc.[122] cycl.[122] cypr.[122] **Glon.**[54] hep.[122] jab.[1125] **Kali-br.**[46] **LACH.**[54] **Mez.**[8] **Phys.**[122] **Sang.**[122] **Sep.**[122] stront-c.[47] **Sulph.**[102] **Ther.**[122] **Ust.**[102] xan.[122]
- **Menses,** während: calc.[5] ign.[5] merc.[5] plat.[36]
  ALLGEMEINES; M; Menses; während
- **Schlaf,** während: **Sep.**[5]
  ALLGEMEINES; M; Schlaf; während
- **Schwindel,** bei: **Acon.**[5]
- **Drüsen**: aur-i.[58] dig.[85] ferr-i.[58]
- **Innerlich**: **Aloe Apis** ars. aur-i.[58] bar-i.[58] **CACT.** calc-sil.[58] **Camph.** canth. **Colch.** conv. cupr. **Glon. Hell. MELI. Phos.** sars.[58] sep. **Verat.** verat-v.
- **Oberkörper,** vormittags, im Liegen: ox-ac.[36]
- **passiv**: tab.[36]
- **plötzlich**: acon.[5] bell.[5] cact.[58] glon.[111] verat-v.[111]

Empfindung von Blutandrang: **Arn.**[5] **Caul.**[54] chin.[5] coch.[123] crot-h.[54] elaps[85] ferr.[5] glon.[36] guai.[5] ign.[36] par.[5] ruta[5] sec.[5] sep.[36]
- **morgens**:
  - **4** Uhr: sep.[36]
  - **Erwachen,** beim: ign.[36]

BLUTUNG: abies-n.[85] abrot.[111] acal.[102] acet-ac. **Acon.**[5] adren.[102] **Agar.**[5] ail.[102] alet.[58] aln.[25] aloe **Alum.**[5] alum-acet.[102] alumn.[54] am-c.[5] am-caust.[144] am-m.[5] ambr.[5] **Ammc.**[54] amyg-am.[77] anac.[5] androc.[222] **Ant-c.**[5] ant-t.[5] anthr.[54] **Apis**[36] apoc.[58] **Aran.**[102] arg.[5] **Arg-n.**[5] **ARN.**[102] **Ars.**[5] ars-h.[36] ars-i.[58] ars-s-f.[58] arum-t.[116] **Asaf.**[5] asar.[5] asc-ac.[1125] aur.[85] aur-m.[85] bac.[162] bad.[102] bapt.[58] **Bar-c.**[5] bar-i.[58] bar-m. **BELL.**[5] bell-p.[144] benz-d.[85] benz-n.[36] berb.[10] bism.[5] bor.[5] **BOTH-L.**[36] **Bov.**[102] brom.[5] **Bry.**[5] bufo[54] **Cact.**[103] **CALC.**[5] calc-f.[116] calc-i.[58] calc-l.[116] calc-p.[116] **CALC-S.** calc-sil.[58] cann-s.[5] **CANTH.**[5] **Caps.**[5] carb-ac.[111] carb-an.[5] **CARB-V.**[5] carbn-h.[36] carbn-o.[36] **Carbn-s.**[58] carc.[193] card-m.[58] cary.[36] casc.[54] caul.[1125] caust.[5] cent-u.[1125] **Cham.**[5] **CHIN.**[85] chin-ar. chin-s.[10] chlol. chloram.[149] cic.[5] cina[5] **Cinnam.**[85] cinnb. cit-ac.[102] cit-l.[85] clem.[5] cob.[85] coc-c.[85] cocc.[5] **Coff.**[5] coff-t.[122] colch.[5] coll.[85] **Coloc.**[5] con.[5] cori-r.[54] cortico.[119] crat.[137] **Croc.**[102] crot-c. **CROT-H.**[111] **Cupr.**[5] cycl.[5] des-ac.[149] dig.[5] dor. **Dros.**[5] **Dulc.**[5] **Elaps Equis-a.**[1125] erech.[85] ergot.[102] **ERIG.** erod.[85] eucal.[25] euph-pi.[102] euphr.[5] eupi.[85] **FERR.**[102] **Ferr-ar. Ferr-i. Ferr-m.**[36] **Ferr-p.**[54] ferr-py.[102] ferr-s.[85] fic.[102] fic-v.[102] fl-ac.[5] gali.[1125] gall-ac.[102] gelin.[102] **Ger.**[25] ger-r.[1125] geum[1125] glon.[144] **Graph.**[5] **HAM.**[102] **HELL.**[54] helon.[137] hep.[5] hir.[85] hydr.[111] hydrin-m.[102] **Hydrin-s.**[102] **Hyos.**[102] hyper.[1125] ign.[102] **Iod.**[5] **IP.**[5] jug-c.[116] juni-c.[85] kali-c.[5] **Kali-chl.**[10] kali-i.[102] kali-n.[5] **Kali-p.**[54] **Kreos.**[5] **LACH.**[5] lachn.[54] lam.[1125] lat-m.[85] laur.[5] **Led.**[5] leon.[85] lepro.[197] lept.[137] loxo-r.[240] **Lyc.**[5] **Lycps.**[137] lythr-s.[1125] m-arct.[5] m-art.[5] m-aust.[5] mag-c.[5] mag-m.[5] mag-s.[10] mang.[85] mangi.[102] mati.[1125] med.[139] **MELI.** melis.[1125] menth.[1125] **MERC.**[102] **MERC-C.** merc-cy.[102] **Mez.**[5] **MILL.**[102] mosch.[5] mur-ac.[5] **MURX.**[54] naja[111] **Nat-acet.** nat-c.[5] **NAT-M.**[5] **Nat-n.**[116] **Nat-s.**[10] nat-sil.[102] **Nit-ac.**[54] nux-m.[5] **NUX-V.**[5] ol-an.[10] op.[5] par.[5] petr.[137] **Ph-ac.**[5] **PHOS.**[102] pitu-gl.[102] plan.[1125] plan-l.[1125] **Plat.**[5] plb.[5] **POLYG.**[1125] **Polyg-a.**[1125] polygo-o.[1125] **Pot-a.**[1125] **Pot-t.**[1125] prun.[10] **Psor. PULS.**[5] pyrog.[116] **Querc-r.**[1125] rad-br.[122] **Rat.**[102] rheum[10] rhod.[5] rhus-a.[85] rhus-g.[85] **Rhus-t.**[5] rhus-v.[10] ruta[5] sabad.[5] **SABIN.**[5] sal-ac.[116] salx-a.[1125] sang. sanguis.[102] sars.[5] scirr.[85] **SEC.**[76] sed-t.[102] sel.[5] **Senec.**[58] **SEP.**[5] **Sil.**[5] solid.[1125] squil.[5] stann.[5] staph.[5] stict.[102] **Stram.**[5] **Stront-c.**[102] **SUL-AC.**[5] sul-h.[36] sul-i.[58] sulfa.[149] **SULPH.**[102] **Symph.**[1125] syph.[122] tab.[36] tarax.[5] tarent.[36] **Ter.** thlaspi[26] thuj.[5] til.[102] **Tril.**[85] **Ulm.**[1125] urt-u.[85] ust.[102] valer.[5] verat.[5] vib.[1125] vinc.[10] vip.[10] vip-a.[149] **Visc.**[137] wies.[85] x-ray[119] xan.[102] xanth.[102] zinc.[5]
  ALLGEMEINES; M; Körpersäften, Verlust von; agg.; •ALLGEMEINES; M; Menses; nach •ALLGEMEINES; M; Metrorrhagie, Beschwerden durch •ALLGEMEINES; C; Absonderungen •ALLGEMEINES; C; Absonderungen; blutig, blutstreifig •KLINISCHES; C; Resorbierende Wirkung

Angst, ohne: ham.[102]

Anstrengung, nach: bell-p.[144] cinnam.[85] **Mill. NIT-AC.**[54]

Diphtherie, bei: bov.[1125]

Fahren im Wagen agg.: petr.[137]
  ALLGEMEINES; M; Fahren im Wagen oder mit der Bahn; während Fahren

Fieber, mit:
  FIEBER, HITZE; C; Continua febris, gleichbleibendes Fieber, Typhus, Fleckfieber; hämorrhagisch, mit Blutungen

Heben agg.: petr.[137]
  ALLGEMEINES; M; Heben, Überanstrengung von Muskeln und Sehnen; agg.

Herzsymptomen, mit: cact.[103] crat.[137] lycps.[137] sec.[76]

Hinfälligkeit, Schwäche im Magen, mit: tril.[85]

Klimakterium, im: equis-a.[1125] hyper.[1125] **Phos.**[122] **SEC.**[1125] **Vib.**[1125]

Neugeborene, bei der Geburt: chin.[85]

Ohnmachtsgefühl, Schwarzwerden vor Augen, Klingen in den Ohren, allgemeine Kälte, sogar Konvulsionen: **Chin.**[102] ferr.[102] phos.[102]

Operationen, nach, mit Kälte und Entkräftung: **Stront-c.**[102]

Schnupfen, bei: crot-h.[111] lach.[5]

Schwäche, mit ausgeprägter:
  ALLGEMEINES; C; Schwäche; Blutung, bei

Schwächegefühl im Magen, mit: tril.[171]

Sonnenstich, durch: euph-pi.[102]
  ALLGEMEINES; M; Sonne; agg.; Sonnenstich

Verletzungen, durch: aran.[102] **Arn.**[102] bac.[162] bov.[102] euph-pi.[102] ham.[102] **Mill.**[102] tril.[102]
  ALLGEMEINES; M; Unfall, Beschwerden durch
- **geringfügige** V., bereits durch: bac.[162]

hysterisch: bad.[102] croc.[102] hyos.[102] ign.[102] kali-i.[102] merc.[102] stict.[102] sulph.[102]

schmerzlos, kein Fieber: mill.[102]

BLUTVERGIFTUNG:
☞ *Sepsis, Blutvergiftung, Pyämie*

BLUTWALLUNGEN: abrot.[76] acet-ac.[58] **ACON.** aesc.[76] aloe[54] alum. alum-p.[58] alum-sil.[58] alumn.[36] **Am-c.**[5] **Am-m.**[54] **Ambr. Aml-n.**[111] anac.[76] androc.[222] ang. ant-c. ant-t. anthro.[54] apis apisin.[5] apoc.[111] arg.[5] **ARG-N. Arn.**[5] ars.[1] **Ars-i. Asar.**[36] **AUR.** aur-ar.[58] **Aur-i.**[58] aur-m-n.[272] aur-s.[58] bar-c.[54] bar-s.[58] **BELL.**[5] berb. bism.[5] bor.[5] **Bov. Bry. CALC.**[36] **Calc-ar.** calc-i.[58] calc-s. calc-sil.[58] cann-i. cann-s. carb-an. **Carb-v. CARBN-S. Caust.** cench.[58] **Cham.** chel.[54] chin.[76] chlor.[36] cina clem. cocc. coff. colch. coloc. **Con.** cop.[36] corn.[5] **Croc. Cupr.**[5] dig.[5] digin.[36] dulc. erig.[144] ery-m.[36] **FERR.**[5] ferr-ar. **Ferr-i.** ferr-p. fl-ac.[5] gast.[36] **Gels. GLON.**[111] **Graph.** guai. hell.[5] **Hep.** hydrog.[222] hyos. ign. imp.[36] **Iod.**[5] jab.[111] kali-bi.[76] kali-br.[111] **Kali-c.**[1] kali-n. kali-p. kali-s. kali-sil.[58] kiss. **KREOS.**[5] kres.[149] lac-ac.[111] **LACH.** lachn.[76] laur.[36] **Lil-t.** lipp.[36] **LYC.** m-arct.[5] m-aust.[5] mag-c. mag-m.[5] mag-s.[36] mang. **Meli. Merc.** merl. **Mill.**[122] mosch. mur-ac. nat-c. **Nat-m.**[1] nat-p. nit-ac.[5] **Nux-m. Nux-v.**[5] **Op.** ox-ac.[58] **Petr. PH-AC.**[54] **PHOS.**[5] piloc.[5] plat. plb.[76] **Puls.** ran-b. raph.[54] rhod. **Rhus-t.** sabad. sabin. **Samb.** sang.[111] **Sars.**[76] sec.[5] **Sel.**[5] **Seneg.** senn.[102] **Sep. Sil.**[1] **SPONG. Stann.** staph. **STRAM. Stront-c.**[5] stroph.[137] **Sul-ac.**[58] sul-i.[58] **SULPH.**[5] sumb.[36] tab. tell.[76] ter.[111] teucr. **Thuj.**[1] til.[36] uran-n.[111] ust.[111] valer.[5] **Verat.**[1] verat-v.[111] verb.[5] voes.[36] wies.[36]
☞ *Blutandrang, Kongestion; allgemeine Arzneien* ▤ *ALLGEMEINES; C; Hitze; Hitzewallungen*

morgens: am-c.[5] ang. calc.[1] graph. kali-c.[1] lyc. mag-c.[5] mag-s.[36] nat-m.[5] nux-v. sep.[5] sil.[5] sulph.[5]
▤ *ALLGEMEINES; Z; Morgens, 5 Uhr - 9 Uhr; agg.*

- **Aufstehen,** amel.: nux-v.
- **Erwachen,** beim: am-c.[5] calc.[1] graph. kali-c.[1] lyc. mag-c.[5] nat-m.[5] nux-v. sep.[5] sil.[5] sulph.[5]
▤ *ALLGEMEINES; M; Erwachen; agg.*
- **Schlaf**:
  ◦ **während**: ang.
  ◦ **unruhigem,** nach: calc.

abends: arn. **Asar.**[36] **Caust.** clem. dig. digin.[36] ign. kali-c.[1] lyc. **Merc.**[54] petr. phos. rhus-t. samb. sars.[1] sil. thuj.

- **Bett,** im: asar.[36]
- **Hinlegen,** nach: ign. samb. sars.[1] sil.
▤ *ALLGEMEINES; M; Liegen; während; Hinlegen, unmittelbar nach*
- **Pulsieren,** Pochen in Blutgefäßen, mit: thuj.[102]
- **sexueller** Erregung, bei: clem.
▤ *GEMÜT; M; Erregung; Beschwerden durch; sexuelle* •*ALLGEMEINES; M; Sexualität; Erregung, sexuelle, agg.*
- **Sitzen,** amel.: thuj.
▤ *ALLGEMEINES; M; Sitzen; amel.*

nachts: **Am-c.** arg-n. **Calc.**[36] **Carb-an. Carb-v.** hep. ign. iod. mag-c. **Merc.** mur-ac. **Nat-c.** nat-m. **Phos. Puls.** ran-b. raph.[54] senn.[102] **Sep. Sil. Sulph.**
▤ *SCHLAF; C; Schlaflosigkeit; allgemeine Arzneien; Blutwallungen, durch* •*ALLGEMEINES; C; Hitze; Hitzewallungen; nachts*

- **Bett,** treibt aus dem: iod.
- **Bier,** nach: sulph.
- **Menses,** während: **Calc.**[36]
▤ *ALLGEMEINES; M; Menses; während*

Angst, mit: **Acon.**[54] aloe[54] am-m.[54] **Bar-c.**[54] chel.[54] gast.[36]

Angst, mit quälender: plb.[76]
▤ *GEMÜT; M; Angst, qualvolle, Beschwerden durch*

Anstrengung, leichte, **agg.**: merc.[76]
▤ *ALLGEMEINES; M; Anstrengung, körperliche; agg., Anstrengung*

Ärgernis, nach: **Acon. CHAM.** coloc. ign. merc. **Petr. SEP.** staph.
☞ *Gemütsbewegungen, nach* ▤ *GEMÜT; M; Zorn, Beschwerden durch*

Atmung, mit erschwerter: acon.[76]

Bewegung agg.: graph.[76] iod. nat-c. nat-m.[1] thuj.[1]

Bier, nach: sulph.[36]
▤ *ALLGEMEINES; C; Speisen und Getränke; Bier; agg.*

Brennen, mit:
- **Händen,** in den: **SULPH.**[54]
- **Haut**: **Sang.**[54]

Durst, mit: arg.[5] sil.[1]
- **Wein,** durch wenig: sil.[1]

Erbrechen, nach: verat.[1]
▤ *ALLGEMEINES; M; Erbrechen; agg. nach Erbrechen*

Erregung, mit starker arterieller: verat-v.[76]

Erwachen, beim, durch ruhelosen Schlaf: calc.[36]
▤ *ALLGEMEINES; M; Erwachen; agg.*

Essen:
- **agg.**: alum.[36]
- **amel.**: alum. chin.

Frühstück, nach dem: laur.[36]
▤ *ALLGEMEINES; M; Frühstück; nach*

Gehen, beim:
- **agg. nach**: arg-n. berb. **Petr.**[54] plb.[76] sul-i.[58]
▤ *ALLGEMEINES; M; Gehen; nach Gehen agg.*
  ◦ **langem,** nach: **Arg-n.**
  ◦ **schnellem,** nach: plb.[76]
- **amel.**: mag-m.
▤ *GEMÜT; M; Gehen; amel.*

Gemütsbewegungen, nach: **Acon.** apis **Aur.** aur-m-n.[272] **Bell.** bry. calc. **CHAM.** coff. colch. **Coloc. Con.** cupr. **FERR. HYOS. IGN.** kali-c. **Kali-p. Lach.** lyc. mag-c. nat-m. **Nat-p. Nit-ac. Nux-v.** op. **Petr. Ph-ac. Phos.** plat. **PULS. Sep. Staph.** stram. sulph. teucr. thuj. verat.
☞ *Ärgernis, nach* •*Nervosität, durch* ▤ *GEMÜT; M; Gemütsbewegungen agg.; nach* •*GESICHT; C; Farbe, Verfärbung; rot; Erregung, durch*

Hervortreten der Venen, mit: abrot.[76] sars.[76]

Herzklopfen, mit: aesc.[76] chin.[76] kali-bi.[76] kali-c.[1] nux-v.[76] petr.[76] phos.[1] sul-ac.[58] tell.[76]

Hitzewallungen, mit: abrot.[76] petr.[76]

Husten, während: arn.[5] **Calc.**[5] chin.[5] mill.[76]
▤ *ALLGEMEINES; M; Husten; während*
- **Hämoptö,** bei: mill.[76]

Klimakterium, im:
ALLGEMEINES; C; Hitze; Hitzewallungen; Klimakterium, im

Koitus, nach: am-c. **Sep.**

Liegen, beim: bar-c. lachn.[76]

- **linker** Seite, auf: **Bar-c.**
ALLGEMEINES; M; Liegen; während; Seite, auf der; linker Seite, auf

Menses:

- **vor**: **Alumn. CUPR.**[5] merc. thuj.[26]

- **während**: **Calc. Merl.**
ALLGEMEINES; M; Menses; während

- **nach**: thuj.[8]
ALLGEMEINES; M; Menses; nach

Nervosität, durch: ambr. **Bell.** calc. ferr. kali-n. **Merc. Nit-ac. Ph-ac. Phos.** sep. sul-i.[58]
☞ *Gemütsbewegungen, nach*

Ohnmacht, mit: petr.[76]

Ruhe, während: kreos.[76]

Ruhelosigkeit, mit: aloe[54] ph-ac.[54]

Schlaf:

- **Einschlafen,** beim: petr. sep.[1]
ALLGEMEINES; M; Schlaf; Einschlafen

- **während**: wies.[36]
ALLGEMEINES; M; Schlaf; während

Schlaflosigkeit, bei:
SCHLAF; C; Schlaflosigkeit; allgemeine Arzneien; Blutwallungen, durch

Schweiß, mit kaltem: plb.[76]

Schwindel, bei: **Acon.**[5] am-c.[5] aml-n.[111] apisin.[5] apoc.[111] bell.[5] bism.[5] bor.[5] cupr.[5] dig.[5] ferr.[5] glon.[111] hell.[5] iod.[5] kreos.[5] kres.[149] lac-ac.[111] mag-m.[5] merc.[5] nat-c. nit-ac.[5] nux-v.[5] phos.[5] sang.[111] sec.[5] sulph.[5] uran-n.[111] verat-v.[111] verb.[5]

sinnliche Wahrnehmungen, durch: **Phos.**
GEMÜT; M; Sinneseindrücke, Beschwerden durch

Sitzen, beim: **Mag-m.**

Sonne, durch: sumb.[36]
ALLGEMEINES; M; Sonne; agg.

Speisen, warme, agg.: mag-c.
ALLGEMEINES; C; Speisen und Getränke; warme; Speisen;

Sprechen agg.: iod. nat-c.
ALLGEMEINES; M; Sprechen; agg.

Tabakrauchen, beim: phos.[1]
ALLGEMEINES; M; Tabak; agg.

Treppensteigen, beim: thuj.[1]
ALLGEMEINES; M; Steigen; agg.

unangenehme Nachrichten, durch: lach.
GEMÜT; M; Denken; unangenehme Dinge, an •GEMÜT; M; Neuigkeiten, Nachrichten agg.; schlechte

Wein, nach: sil.[1]
ALLGEMEINES; C; Speisen und Getränke; Wein; agg.

Widerspruch, durch: cop.[36]
GEMÜT; M; Widerspruch, Beschwerden durch

Zittern, mit: merc.[76]

erstreckt sich zum:

- **Abdomen**: laur.[36]

- **aufwärts**: alumn.[36] sul-ac.[36]

- **Rücken**: laur.[36]

alles im Körper bewegt, als ob sich: croc.

BRENNEN, Empfindung von: ars.[36] **Bry.**[36] verat.[36]

nachts, beim Erwachen: ars.[36]

CHOLESTERIN, erhöhter Wert: calc.[148] chlf.[8] cortiso.[119] dulc.[144] insulin[160] lyc.[148] mag-f.[149] perh.[149] sulph.[198] thyreotr.[149] tub.[304]
HERZ KREISLAUF; C; Arteriosklerose •KLINISCHES; C; Hypertonie, erhöhter Blutdruck

DETERIORATION:

allgemeine Arzneien: tab.[36]

Empfindung von: hell.[36]

DICK: agar.[5] bov.[5] carb-v.[10] cham.[5] chin.[5] **Croc.**[5] cupr.[5] **Ferr-m.**[36] kali-n.[10] kreos.[10] lach.[10] laur.[10] mag-c.[10] mag-s.[10] **Nux-m.**[5] plat.[10] **Puls.**[10] rhus-t.[5] sep.[5] sulph.[10]

DÜNN:

allgemeine Arzneien: ant-t.[36] benz-n.[36] both-l.[36] carb-v.[5] crot-h.[111] ferr.[58] ham.[111] lach.[5] laur.[5] nit-ac.[5] phos.[5] **Sec.**[5] sul-ac.[5] tab.[36] til.[102] ust.[111]

Empfindung: hell.[36]

ENTHÄLT (Bestandteile, pathologische Veränderungen):
☞ *Bestandteile, pathologische Veränderungen*

EOSINOPHILIE: bcg[149] loxo-p.[240] loxo-r.[240] musa[197] saroth.[144]

ERHÖHTE Cholesterinwerte:
☞ *Cholesterin, erhöhter Wert*

EXSUDAT, hämorrhagisches: anthr.[54] carc.[207]

FÄDIG, zäh: anthr.[54] apis[54] **CORI-R.**[54] **CROC.**[5] **Cupr.**[5] kali-chl.[10] kreos.[5] lach.[5] mag-c.[5] **Merc.**[5] naja[111] sec.[5] ust.[111] verat.[5]

FARBE:

blasses Blut: apis[36] **Arn.**[5] **BELL.**[5] carb-ac.[111] carb-an.[5] carb-v.[5] **DULC.**[5] ferr.[5] graph.[5] **HYOS.**[5] **Ip.**[5] kreos.[5] **Led.**[5] **Phos.**[5] **Rhus-t.**[5] sabad.[5] **SABIN.**[5] **Sec.**[5] sulph.[5] tarent.[36]

bräunlich: benz-n.[36] bry.[5] calc.[10] carb-v.[37] ferr.[58] puls.[10] rhus-t.[10] sul-h.[36]

dunkel: acon.[10] agar.[5] **Am-c.**[137] **Ant-c.**[10] anthr.[122] arn.[10] **Asar.**[5] bell.[10] **Bism.**[10] both-l.[171] bov.[5] bry.[10] canth.[10] **Carb-v.**[5] carbn-h.[36] carbn-o.[36] card-m.[111] cary.[36] caust.[5] **Cham.**[5] **Chin.**[5] cocc.[10] con.[10] **Crot-h.**[111] cupr.[10] cycl.[5] dig.[10] dros.[10] elaps[137] **Ferr.**[10] graph.[10] **Ham.**[111] helon.[137] kali-chl.[58] kali-n.[10] **Kreos.**[5] **Lach.**[5] led.[10] lyc.[10] mag-c.[10] merc.[5] naja[111] nit-ac.[5] **Nux-m.**[5] **NUX-V.**[5] **Ph-ac.**[5] phos.[10] plat.[10] **Puls.**[5] **Sec.**[5] sel.[10] **Sep.**[5] **Stram.**[5] sul-ac.[110] sulph.[10] **Thlaspi**[54] ust.[137] verat.[5] vip.[36]

- **dünn**: am-c.[137] carb-v.[5] crot-h.[111] ham.[111] lach.[5] nit-ac.[5] sec.[5] sul-ac.[110] ust.[137]

- **hellen** Streifen, gemischt mit: vip.[36]

farblos:
☞ *Wässrig*

gräulich: **Phos.**[36]

FARBE (Forts.)

hellrot: abrot.[111] **ACON.**[5] am-c.[10] ant-t.[10] **Arn.**[5] **Ars.**[10] bar-c.[10] **BELL.**[5] bor.[10] bov.[10] bry.[10] calc.[10] canth.[10] carb-an.[10] carb-v.[10] chin.[10] cinnam.[116] **Crot-h.**[116] dig.[10] dros.[10] **DULC.**[5] erech.[102] **Erig.**[111] **Ferr.**[5] **Ferr-p.**[54] **Graph.**[10] **Ham.**[54] **HYOS.**[5] **IP.**[5] kali-n.[5] **Kali-p.**[54] kreos.[10] laur.[137] **Led.**[137] **M-aust.**[10] mag-m.[10] meli.[111] **MILL.**[5] nat-c.[10] **Nat-m.**[54] nit-ac.[5] nux-m. **Phos.**[5] plb.[5] **Puls.**[10] **Rhus-t.**[5] sabad.[10] **SABIN.**[5] sang.[111] **Sec.**[5] **Sep.**[10] sil.[10] stram.[10] stront-c.[10] **Sulph.**[5] tril.[111] ust.[137] zinc.[10]

- **Klumpen,** mit:
  - **dunkel**: ferr.[5] sabin.[5] sang.[111] ust.[137]
  - **gelatineartig**: laur.[137]
- **schaumig**: led.[137]

schwarz: am-c.[10] arn.[10] ars.[58] asar.[10] bapt.[58] benz-d.[85] benz-n.[36] both-l.[36] canth.[10] carb-v.[10] **Chin.**[10] **Croc.**[10] **Crot-h.**[809] elaps[58] **Ferr.**[10] **Ferr-m.**[36] fl-ac.[5] ham.[58] kali-n.[10] kreos.[10] lach.[58] led.[58] **Mag-c.**[10] mag-m.[10] mag-s.[10] nat-c.[10] **Nat-m.**[10] nat-s.[10] nit-ac.[10] ol-an.[10] op.[36] **Puls.**[10] sec.[10] stram.[10] sulph.[10] vip.[85]

FAULIG: Kali-p.[58]

FERMENTATION: act-sp.[36]

FEUER, Empfindung wie: chin.[36] op.[36]

FLIEßT leicht: op.[36]

GERINNT nicht, Hämophilie: **Adren.**[116] ail.[102] alum.[102] alumn.[102] am-c. anthr. **Apis** aran.[54] **Arn.**[5] ars. ars-h.[102] **Asc-ac.**[1125] bell.[102] **BOTH-L.**[122] **Bov.**[102] **Cact.**[102] calc.[5] calc-l.[116] calc-p.[116] canth.[102] carb-an.[5] **Carb-v.** chin. chin-s.[102] chlol. chloram.[149] **Cinnam.**[102] cortico.[119] croc.[116] **CROT-C.** **Crot-h.**[102] dig. dor. **Elaps**[102] erech.[102] ergot.[102] **Erig.**[122] **FERR.**[54] ferr-m.[116] **Ferr-p.**[102] fic.[102] gall-ac.[102] **Ger.**[102] **Ham.**[111] **HIR.**[122] **Hydrin-m.**[102] **Ip.**[102] kali-c.[102] **Kali-p.** kreos.[5] **LACH.**[102] **LAT-M.**[122] led.[116] mati.[1125] meli.[102] merc.[116] merc-cy.[102] mill.[54] mur-ac.[102] nat-m. nat-n.[116] **Nat-s.**[111] **Nat-sil.**[116] **NIT-AC.** op.[102] ph-ac.[116] **PHOS.**[102] puls.[116] rad-br.[122] **Sabin.**[102] sanguis.[102] **Sec.**[102] sil.[5] stront-c.[58] **Sul-ac.**[102] sulph.[116] **Ter.**[102] thlaspi[102] til.[102] **Tril.**[102] ust.[102] verat.[102] vip.[111] visc.[137] x-ray[122] xanth.[102]

▤ *NASE; C; Nasenbluten; allgemeine Arzneien;* •*ALLGEMEINES; C; Wunden; blutend;*

dünn, dunkel: **Crot-h.**[102] elaps[102] **Lach.**[102] **Sec.**[102] sul-ac.[102]

intermittierend: phos.[102]

GERINNT schnell: calc.[102] chlol.[25] chloram.[149] dor.[25] loxo-p.[240] loxo-r.[240] pyrus[77] stront-c.[102] sulph.[36]

HARNSÄUREDIATHESE, Lithämie: adren.[56] agn.[10] agri.[1125] alco.[36] ant-c.[5] ap-g.[1125] **Apis**[54] aran.[111] arg-n.[85] arn.[5] aspar.[54] **Bar-m.**[72] bell.[102] **BENZ-AC.**[54] berb.[111] berb-a.[1125] bry.[5] calc.[5] calc-m.[36] **Calc-p.**[54] **Callun.**[1125] **Canth.**[102] **Caps.**[54] **Carbn-s.**[54] caust.[5] **Cham.**[54] chel.[36] chim.[54] chin.[5] chin-s.[111] chlf.[36] cimic.[36] clem.[1125] coc-c.[111] coff-t.[36] colch.[5] coloc.[5] cortico.[119] cortiso.[149] **Crot-h.**[54] dig.[36] dulc.[5] **Epig.**[102] fab.[93] form.[111] gins.[111] guai.[5] hedeo.[77] kali-c.[5] kali-i.[36] kali-m.[61] kalm.[111] led.[5] lith-be.[100] lith-c.[111] lob.[51] **Lyc.**[5] **Mag-c.**[54] med.[111] **Meny.**[54] mez.[5] mit.[36] nat-m.[36] nat-s.[111] nit-ac.[72] nux-v.[47] **Oci.**[100] **Onon.**[1125] oxyg.[85] **PAREIR.**[8] phase.[85] phos.[36] phyt.[25] pic-ac.[58] pipe.[85] plb.[36] **PULS.**[8] **Rhod.**[1125] rhus-t.[5] sabin.[54] samb-e.[1125] sang.[111] sars.[5] sep.[5] skook.[77] solid.[77] spirae.[1125] sulph.[5] ter.[111] thlaspi[77] thuj.[137] thymol.[85] thyr.[72] **Urt-u.**[1125] vinc.[1125]

▤ *URIN; C; Sediment; rot;* •*URIN; C; Sediment; Sand;*

HEFTIGE Zustände: mur-ac.[137]

HEIßE Empfindung: acon.[5] anac.[36] ars.[36] **Bell.**[5] bry.[36] carb-v.[36] chin.[36] com.[36] dulc.[5] med.[137] nat-m.[36] **Nit-ac.**[36] nux-v.[36] rhus-t.[36] sabin.[5] sec.[137] sin-n.[36] spong.[36] xan.[36]

10 Uhr: rhus-t.[36]

<> **Betätigung** agg.: com.[36]

Wein, nach: nat-m.[36]

▤ *ALLGEMEINES; C; Speisen und Getränke; Wein; agg.*

◉ **Wellen,** in: spong.[36]

HERVORSTRÖMEND:

allgemeine Arzneien: bell.[5] erig.[111] ip.[5] sabin.[5] tril.[111]

Empfindung als ob: ox-ac.[137]

HYPERÄMIE:

☞ *Blutandrang, Kongestion*

KÄLTE, Empfindung von: **ACON.**[3048] ant-t.[36] **ARS.**[3048] lyc.[3048] op.[36] plb.[36] **Rhus-t.**[3048] stry.[36] **VERAT.**[3048]

KLEBRIG: crot-h.[111] lach.[5]

zähklebrig: ferr-m.[36]

KLUMPEN: alum.[102] am-m.[10] androc.[222] anthr.[102] ars.[58] **Bell.**[5] bry.[10] calc.[5] canth.[10] carb-an.[10] caust.[10] **CHAM.**[5] **Chin.**[102] coc-c.[85] con.[10] croc.[8] crot-h.[85] elaps[102] erig.[102] **Ferr.**[5] ferr-p.[54] ham.[102] **Hyos.**[5] **Ign.**[5] **Ip.**[137] **Kali-chl.**[58] kali-n.[10] **Kali-p.**[54] lach.[102] mag-m.[10] mangi.[102] **Merc.**[102] merc-cy.[102] mur-ac.[102] **Nat-m.**[54] nat-s.[10] nit-ac.[5] nux-v.[10] ph-ac.[10] phos.[58] **PLAT.**[5] **Puls.**[102] rat.[102] **RHUS-T.**[5] rhus-v.[10] **Sabin.**[5] sec.[54] sep.[10] **Stram.**[5] stront-c.[10] sul-ac.[102] sulph.[5] ter.[102] **Thlaspi**[102] tril.[102] ust.[102] zinc.[10]

dunkel: alum.[102] androc.[222] anthr.[102] chin.[102] **CROC.**[54] **CROT-H.**[809] **Elaps**[102] ham.[102] kali-chl.[58] lach.[102] mangi.[102] merc.[102] merc-cy.[102] mur-ac.[102] plat.[102] **Puls.**[54] **Sec.**[54] **Sul-ac.**[102] ter.[102] **Thlaspi**[102] tril.[102]

- **venös**: ham.[102] mangi.[102]

fadenziehend: croc.[8] crot-h.[85]

gerinnt schnell: cham.[5] croc.[5] ip.[137] kali-chl.[111] merc.[5] nit-ac.[5] puls.[5] rhus-t.[5] sul-ac.[5]

große, schwarze: coc-c.[85]

Leber, wie: sabin.[5]

Stroh, wie verkohltes: **LACH.**[22]

teilweise flüssig: erig.[102] ferr.[5] plat.[5] puls.[102] rat.[102] **Sabin.**[102] ust.[102]

KOCHEN, Empfindung, als würde das Blut: anac.[36] cann-i.[36] elaps[36]
ALLGEMEINES; C; Kochen, Empfindung von

Fieber, während: cann-i.[36]

Widerspruch, durch: elaps[36]

LEUKÄMIE: acet-ac. acon.[54] **Aran.**[54] ars. **Ars-i.**[102] bar-i.[102] bar-m.[137] benz.[102] bry.[102] **Calc. Calc-p.** carb-v. **Carbn-s.** cean.[102] **CHIN.**[1125] chin-s.[102] coca[36] con.[102] cortiso.[119] crot-h. **Ferr-pic.**[102] ip. kali-hp.[102] **Kali-p.** merc.[102] **NAT-AR. Nat-m. Nat-p. NAT-S.**[102] nux-v. op.[36] phos.[102] **Pic-ac.** querc.[102] rad-br.[144] rib-ac.[149] saroth.[149] succ.[102] sul-ac.[184] sulfa.[149] sulph. syph.[111] thuj. tub.[122] **X-ray**[119]
KLINISCHES; C; Agranulozytose

splenogen: **Cean.**[102] nat-s.[102] querc.[102] succ.[102]

MELANOTISCH, venöses Blut scheint teilweise: sulph.[36]

MILCHSÄURE, Überschuss an: nat-p.[102] sarcol-ac.[149]
KLINISCHES; C; Azidose

PASSIVE Blutung, **Sickerblutung:** aln.[25] ars-h.[36] bov.[5] bufo[111] caps.[137] carb-v.[5] **Carbn-s.**[58] **Chin.**[5] crot-h.[111] ferr-p.[111] ham.[111] kreos.[137] mill.[137] ph-ac.[5] sec.[5] tarent.[36] ter.[111] ust.[111]

Schleim, vermischt mit: caps.[137]

PLASTIZITÄT gesteigert: canth.[36]

PULSIEREN, Klopfen im Gefäßsystem, mit Schweiß: **Acon.**[5] **Ars.**[5] **Bell.**[5] calc.[5] chin.[5] graph.[5] hep.[5] merc.[5] **Nux-v.**[5] op.[5] phos.[5] puls.[5] **Rhus-t.**[5] sabad.[5] **Sel.**[5] **Sep.**[5] sulph.[5] thuj.[5] zinc.[5]

QUECKSILBER im Blut, Empfindung wie: raph.[36]

ROSTIG aussehend: both-l.[36]

SCHARF, beißend: am-c.[10] ars.[10] bar-c.[10] bov.[10] canth.[10] carb-v.[10] graph.[10] hep.[10] **Kali-c.**[5] **Kali-n.**[5] rhus-t.[10] sars.[10] **Sil.**[5] sul-ac.[5] sulph.[5] zinc.[10]

SCHAUMIG: led.[137]

SEPSIS, Blutvergiftung, Pyämie: **Achy.**[149] **Acon.**[102] agar.[85] **Ail.**[122] am-c.[58] ant-t.[34] **Anthr.**[102] **Apis** apisin.[102] aq-mar.[72] arg.[149] arg-n. arist-cl.[144] **Arn.**[5] **ARS.**[5] ars-i.[102] arum-t.[116] asaf.[34] atro.[102] aur.[34] **Bapt.** bar-c.[34] bell.[102] bor-ac.[85] both-l.[102] **Bry.** bufo[116] **Calc.**[58] calc-ar.[122] calen.[102] **Carb-ac.**[102] **CARB-V.** cedr.[1125] **Cench.** cham.[34] **Chin. Chin-ar.**[102] **Chin-s.**[102] chlorpr.[149] colch.[116] con.[34] conch.[85] crot-c.[137] **CROT-H.** dor.[116] **ECHI.**[137] elaps[137] eucal.[77] **Ferr.** ferr-p.[116] gels.[116] graph.[34] gunp.[102] hell.[116] hep.[34] **Hippoz.** hydro-c.[149] hyos.[102] ign.[1125] iod.[34] **Ip.**[116] irid.[102] kali-bi.[54] kali-br.[8] **Kali-c.** kali-chl.[102] kali-ma.[102] **Kali-p.**[58] kreos.[116] **LACH.**[137] lat-h.[72] laur.[34] led.[34] lob-p.[85] lol.[1125] **Lyc.**[137] mag-c.[144] maland.[110] mang.[34] **Merc.**[102] merc-cy.[111] methyl.[102] mur-ac.[102] naja[116] **Nat-m.**[137] nat-s-c.[102] **Nit-ac.**[116] nux-v.[137] ol-j.[1125] op.[137] paro-i.[149] ph-ac.[116] **Phos.**[5] phyt.[116] pimp.[1125] **Puls.**[5] **PYROG.**[26] rad-br.[122] raja-s.[149] **Rhus-t.**[5] ruta[34] **Sal-ac.**[54] sarr.[110] **Sec.**[5] sep.[34] septi.[85] sieg.[144] sil.[102] staph.[34] staphycoc.[77] stram.[58] strept.[102] sul-ac.[116] sulfonam.[149] **Sulph.**[137] tarax.[116] tarent. tarent-c.[102] **Ter.**[111] trach.[85] vario.[137] **Verat.**[5] **Verat-v.**[111] **Vip.**[116] vita-a.[1125] zinc.[116]
Zersetzung *FIEBER, HITZE; C; Septisches Fieber • FIEBER, HITZE; C; Zymotisches Fieber (bei Eiterungen) • ALLGEMEINES; C; Infiltration*

Entbindung, nach der: **Arn.**[5] ars.[5] echi.[137] lach.[137] lyc.[137] ol-j.[1125] **Op.**[137] phos.[5] puls.[5] **Pyrog.**[137] **Rhus-t.**[5] **Sec.**[5] **Sulph.**[137] vita-a.[1125]
ALLGEMEINES; M; Wehen, Entbindung; Wochenbett, im

- **Lochien,** durch unterdrückte: lyc.[137] sulph.[137]

Pockenimpfung, nach: maland.[110] sarr.[110]
ALLGEMEINES; M; Impfung; nach; Pockenimpfung

Schwangerschaft, während: kali-chl.[102]

adynamisch: elaps[137] pyrog.[26]

SIEDENDE Empfindung, morgens beim Erwachen: aeth.[36]

STOCKEN, Stagnation, Empfindung von:

allgemeine Arzneien: carb-v.[137] chin.[5] ham.[137] puls.[137] sec.[5] sep.[137] sulph.[26]

Stocken, Stagnation des Blutflusses, Empfindung von: acon. **Aesc.**[58] alum-sil.[102] ambr.[5] arn.[102] bar-c. bell. bell-p.[149] bry. calc-f.[119] camph.[122] carb-an.[5] **Carb-v.** carl.[85] caust. croc. croto-t. cupr-s.[111] cur.[45] cypra-e.[227] dig. elaps[36] ergot.[36] gels. glon.[111] graph.[58] hep. ign. lach.[5] **Lyc.**[5] m-aust.[5] nat-m.[10] nit-ac.[1] nux-m.[5] nux-v. olnd. orig.[1125] **Pic-ac.** puls. rhod. **Sabad.** seneg. **Sep.**[137] stach.[1125] stry.[36] sulph. sumb. xan.[102] zinc.[26]
HERZ KREISLAUF; C; Träge, Zirkulation, Kreislauf

- **Frost,** während: ambr.[5] lyc.[5]
- **Gehen,** auf den Beinen sein, amel.: elaps[36]
- **Hitzewallungen,** mit: carl.[85]
- **Teile,** die vom Herzen am weitesten entfernt liegen: camph.[122]

STRÖMEN des Blutes, Empfindung von: alumn.[58] **Ox-ac.**
ALLGEMEINES; C; Wasser; innere Organe spritzt, als ob W. gegen;

THROMBI: carb-v.[5] kali-chl.[111] **Vip.**[111]

THROMBOSE: acetan.[85] am-c.[54] am-caust.[100] **Apis**[54] arn.[102] **Ars.**[8] **Both-l.**[122] calc-ar.[54] carb-v.[5] card-m.[137] cortico.[119] fl-ac.[137] **HAM.**[1125] **Kali-chl.**[111] kres.[149] lach.[102] mag-f.[149] **Nat-s.**[122] prot.[136] sec.[85] **Vip.**[111]
EXTREMITÄTEN; C; Phlegmasia alba dolens • EXTREMITÄTEN; C; Thrombose, Beine

Albuminurie, bei: **Calc-ar.**[54]

Feuchtigkeit agg.: **Nat-s.**[122]

hydrogenoider Konstitution, bei, mit Drüsenbeschwerden: **Nat-s.**[8]

Lungenentzündung, bei: am-c.[54]

Schlangenbissen, bei: am-caust.[100]

TIERGIFTE, Beschwerden durch:
ALLGEMEINES; C; Wunden; Bisse, Stiche;

TOSEN, Empfindung von: ph-ac.[36]

ÜBELRIECHEND: ars.[10] bapt.[58] **Bell.**[10] **Bry.**[10] **Carb-an.**[10] carb-v.[10] caust.[10] **Cham.**[10] chin.[10] **Croc.**[10] ign.[10] kali-c.[10] **Kali-p.**[122] merc.[10] mur-ac.[5] phos.[10] plat.[10] rheum[10] sabin.[10] sec.[5] sil.[10] sulph.[10]

UNRUHE, Empfindung von: ambr.[36] bry.[36] caust.[36] con.[36] croc.[36] iod.[137] lyc.[36] mag-c.[36] phos.[36] sabin.[38]
▤ *ALLGEMEINES; C; Ruhelosigkeit, körperliche*

abends: lyc.[36] phos.[36]

- **Bett,** im: phos.[36]

nachts: bry.[36] mag-c.[36]

<> **Essen,** nach: phos.[36]

Gehen im Freiem, beim: ambr.[36]

URÄMIE: **Ail.**[37] aloe[54] am-be.[25] am-c.[5] **Apisin.**[5] apoc.[102] ars.[5] asc-c.[25] aur-m.[54] bapt.[111] bell.[5] benz-ac.[58] berb.[58] botul.[149] calc.[56] camph.[1125] cann-i.[85] **Canth.**[5] carb-ac.[85] chlf.[88] cic.[5] **Cupr.**[37] cupr-acet.[85] cupr-ar.[111] dig.[58] eup-pur.[25] gels.[37] glon.[111] glyc-g.[85] graph.[28] **HELL.**[1125] hydr-ac.[111] **Hyos.**[5] iod.[54] jab.[171] kali-br.[102] lach.[122] lyc.[58] merc-n.[36] methyl.[85] **Morph.**[102] mosch.[88] oena.[1125] **Op.**[5] **Phos.**[37] **Pic-ac.**[102] piloc.[102] plb.[5] queb.[102] rham-cath.[1125] senec.[25] seneg.[137] ser-ang.[102] **Solid.**[1125] **Stram.**[5] sulfa.[119] **Ter.**[8] tub.[56] urea[85] urine[85] urt-u.[85] **Verat-v.**[111]
▤ *SCHLAF; C; Komatös; urämisch • KOPF; C; Blutandrang zum Kopf; allgemeine Arzneien; • NIEREN; C; Harnsperre, Anurie • ALLGEMEINES; C; Konvulsionen; urämisch bedingt*

Anurie, mit vollständiger:
▤ *NIEREN; C; Harnsperre, Anurie; Urämie bei vollständiger Anurie*

Herzerkrankung, bei: ser-ang.[102]

hysterisch: **Aloe**[54]

VERÄNDERTE Beschaffenheit: crot-h.[137] puls.[137] sec.[137]
☞ *Bestandteile, pathologische Veränderungen*

VERGIFTUNG, Blutvergiftung:
☞ *Sepsis, Blutvergiftung, Pyämie*

VIKARIIEREND: abrot.[116] acet-ac.[102] bry.[58] ham.[58] ip.[116] kali-c.[116] **Lach.**[54] **Phos.**[122] **Sec.**[58]
▤ *NASE; C; Nasenbluten; allgemeine Arzneien; • WEIBLICHE GENITALIEN; C; Menses; vikariierend • ALLGEMEINES; C; Absonderungen; vikariierend*

WÄSSRIG: alum.[10] am-c.[10] ant-t.[10] apis[36] arn.[5] bell.[5] **Berb.**[10] bor.[10] bov.[10] carb-v.[10] caust.[5] crot-h.[10] dulc.[10] **Ferr.**[10] **Graph.**[10] hir.[85] kali-c.[10] kreos.[10] lach.[137] lat-m.[85] laur.[10] mang.[85] nat-m.[85] nat-s.[10] nit-ac.[10] phos.[137] prun.[10] **Puls.**[5] rhus-t.[10] sabin.[5] sec.[10] stram.[10] sulph.[10]

gerinnen, will nicht: lach.[137] phos.[137]

Klumpen vermischt, mit: arn.[5] bell.[5] caust.[5] puls.[5] sabin.[5]

ZÄH:
☞ *Fädig, zäh • Klebrig; zähklebrig*

ZERSETZUNG: acet-ac.[102] ail.[102] am-c.[102] **Anthr.**[102] arn.[102] **Ars.**[102] ars-h.[102] **Bapt.**[102] carb-ac.[102] cic.[5] **Crot-h.**[102] dor.[25] **Echi.**[102] kreos.[102] **Lach.**[102] **Mur-ac.**[102] phos.[102] psor.[102] **Pyrog.**[102] **Rhus-t.**[102] sec.[5] tarent-c.[102] ter.[102] **Vip.**[10]
☞ *Sepsis, Blutvergiftung, Pyämie* ▤ *ALLGEMEINES; C; Infiltration*

schnell: acet-ac.[102] am-c.[102] anthr.[102] **Crot-h.**[102] lach.[102] ter.[102]

ZIRKULATION, Blutkreislauf:
▤ *HERZ KREISLAUF; O; Herz und Herzregion*

ZUSAMMENSETZUNG:
☞ *Bestandteile, pathologische Veränderungen*

ABWECHSELNDE SYMPTOME

SEITEN

ZEIT

MODALITÄTEN

ORT

CHARAKTERISTIKA EIGENTÜMLICHKEITEN

SCHMERZ, Rückenschmerzen

ABWECHSELNDE SYMPTOME

ABWECHSELND mit Rückensymptomen, Beschwerden erscheinen: acon.[137] **Aloe** alum. am-c. brom. bry.[5] canth.[5] cham. ign.[5] meli. sep.[137]
ALLGEMEINES; A; Abwechselnde, alternierende Zustände

SEITEN

ABWECHSELNDE Seiten: agar.[137] bell.[137] **Berb.**[137] calc.[137] calc-p.[137] kali-bi.[137] kalm.[137] neon[222] plan.[111] **Puls.**[137]
ALLGEMEINES; S; Abwechselnde Seiten

EINSEITIG: coloc.[137] **Guai.**[5] stict.[137]
ALLGEMEINES; S; Einseitig

LINKS: **Acon.**[1] adon.[111] aeth.[111] **Agar.**[1] agn.[5] ail.[25] **Alum.**[5] alumn. am-c.[5] am-m.[1] ambr.[5] **ANAC.** ang.[5] ant-c.[5] ant-t.[5] **Aphis.**[72] **Apisin.**[5] arg.[1] ars.[5] ars-i.[25] asaf.[5] aur.[5] aur-m-n.[36] bac.[56] **Bar-c.**[1] bell.[1] berb.[111] **Bism.**[5] **Bry.**[5] **Cact.** calc.[1] calc-f.[111] canth.[5] carb-an.[5] carb-v.[1] carbn-s. card-m. cassi-s.[192] **Caust.**[5] **Cench.**[58] cere-b.[85] chel.[5] chen-a.[5] **Chin.**[5] **Cimic.**[25] cina[5] citl-v.[197] cocc.[5] colch.[5] coloc.[5] com.[36] **Con.** conv.[2191] crat.[137] croc.[5] cund. cupr.[1] cupr-ar.[36] cycl.[36] dig.[5] dios.[25] **DROS.**[5] dulc.[1] echi.[111] equis.[111] euph.[1] euphr. eupi.[85] ferr.[5] fl-ac.[5] **GELS.**[36] germ.[222] **GLON.**[111] **Graph.**[1] grat. guai.[5] haliae-lc.[222] ham.[36] hell.[1] **Hep.**[5] hyper. **Ign.**[5] **Ind.**[36] indg.[36] iod.[5] **Kali-bi.** **Kali-c.**[1] kali-n.[1] **Kalm.**[54] kola[1184] **Kreos.** lac-ac. **Lac-c.**[55] lac-lox-a.[204] **Lach.**[5] lachn.[25] laur.[5] led.[5] lil-t. lob.[111] loxo-r.[205] lyc.[1] lycps.[25] m-art.[5] m-aust.[5] mag-m.[137] manc. **Mang.**[5] med. menis.[25] meny.[1] **Merc.** merc-f.[5] mez.[1] mill. mosch.[5] mur-ac.[1] myrt-c.[5] **Naja** nat-c.[1] nat-m.[1] nit-ac.[5] **Nux-v.**[5] ol-an.[36] olnd.[5] **Ox-ac.** paeon.[111] pall. **Par.**[5] petr.[1] ph-ac.[5] phel.[36] phos.[1] phyt.[25] plat.[1] plb.[5] polyg.[25] polyp-p.[111] prun.[111] psil.[164] **Psor.** ptel.[25] **Puls.**[5] **Ran-b.** ran-s.[5] rat. rhod.[5] rhus-t.[5] rumx.[36] **Ruta**[5] sabad.[5] **Sabin.**[5] samb.[5] sang.[8] sanic. sars.[5] **Seneg.**[5] **Sep.** **SIL.**[5] spig.[1] **Spong.**[5] **Squil.**[5] **Stann.**[1] staph.[5] stront-c.[5] sul-ac.[5] **SULPH.**[1] tab. tarax.[5] tarent. tell.[111] **Teucr.**[5] thuj.[1] uran-n.[8] **Valer.**[2] **Verat.**[5] verat-v.[111] verb.[5] viol-t.[5] xan. zinc.[1] zinc-chr.[111]
ALLGEMEINES; S; Links

RECHTS: acon.[5] adam.[222] **Aesc.** agar.[5] **All-c.** alum.[5] am-c.[5] am-m.[1] ambr.[5] anac.[5] ang.[5] ant-c.[5] ant-t.[5] apisin.[5] aquil.[102] arg.[5] **Arn.**[5] **Ars.**[5] **Asaf.** asar.[1] aur.[5] aur-m-n.[36] bad. bamb-a.[1184] bar-c.[1] bell.[1] berb.[36] bism.[1] bor.[1] bov.[5] **Bry.**[5] **CALC.**[1] calc-p.[111] calen.[36] cann-s. canth.[5] **Carb-ac.** **Carb-an.**[5] **Carb-v.** carc.[193] **Card-m.** caust.[1] **CHEL.** **CHEN-A.**[5] chin.[5] **CIC.**[1] cina[5] cocc.[5] colch.[5] **COLOC.**[1] com.[36] **Con.**[1] conv.[38] crot-c.[111] cupr.[1] cycl.[5] dig.[1] dios.[25] dros.[5] dulc.[1] elat.[54] **Euph.**[5] fago.[25] **FL-AC.**[5] graph.[5] **Guai.**[1] harp.[1184] hep.[1] hydr.[111] hydrc.[192] hydrog.[222] hyper.[111] iod.[5] jug-c.[25] kali-bi.[36] **Kali-c.**[1] kali-n.[1] kola[1184] kreos.[5] lac-leo.[204] lac-lup.[204] lach.[5] lachn.[54] **Laur.**[5] lith-c.[8] lob. lob-s.[25] **Lyc.**[1] **Lycps.**[36] lyss. **M-arct.**[5] m-aust.[5] mag-m.[1] mag-p.[111] **Med.** menth-pu.[36] meny.[1] meph.[8] merc.[5] merc-i-f. mez.[5] mur-ac.[1] musa[197] nat-c.[1] **Nat-m.**[1] nat-s.[111] neon[222] nit-ac.[1] **Nux-v.**[5] ol-an.[137] **Olnd.**[5] ozone[227] pall. petr.[5] **Phos.**[5] phyt.[25] plan.[25] plat.[1] **Plb.**[5] plut-n.[222] **Podo.** polyg-pe.[111] psil.[164] puls.[1] **Ran-b.**[5] ran-s.[5] rhod.[5] **Rhus-t.**[5] rumx.[38] **Ruta** sabad.[5] **Samb.**[1] sars.[1] seneg.[36] **Sep.**[1] **Sil.** spect.[271] spig.[1] spong.[5] stann.[1] staph.[1] stict.[25] sul-ac.[5] **Sulph.**[1] tab. tama.[197] **Tarax.**[5] tax.[303] tell.[26] teucr.[5] **Thuj.** verat. verb.[5] viol-t.[5] **ZINC.**[1] ziz.[25]
ALLGEMEINES; S; Rechts

ZEIT

MORGENS: aeth. **Agar.** all-s. aloe alum.[1] am-c.[5] am-m.[1] aml-n. anac.[1] **Ang.**[1] ant-c.[5] ant-t.[5] apis **Arg.** arg-n. ars.[1] asaf. aur.[5] bamb-a.[1184] bell.[1] bor.[5] bov.[5] bry.[5] bufo cact.[111] calad.[5] **Calc.**[1] calc-p. calx-b.[194] **Canth.** carb-v. **Carbn-s.** card-m.[111] caust.[1] cedr.[25] cham. **CHEL.** **Cimic.** cinnb. cob.[111] cocc.[5] **Dios.** **Dros.** dulc.[1] euph.[5] eupi. falco-p.[265] graph. haliae-lc.[222] harp.[1184] **Hep.**[5] hipp. hura hydrog.[222] **Ign.**[5] iris-fl.[111] **Kali-bi.** **Kali-c.** **Kali-n.**[1] kola[1184] lil-t. lyc. **M-art.**[5] m-aust.[5] mag-c.[1] mag-m.[1] mag-s. meny.[1] **Mez.** naja nat-c.[1] **Nat-m.**[1] nat-s.[58] **NUX-V.** ol-an.[111] ox-ac. ozone[227] **Petr.** **Ph-ac.**[5] **Phos.**[1] **Phyt.** plut-n.[222] psor. ptel.[25] **Puls.** **RAN-B.** rat. **Rhod.** **RHUS-T.** ruta[5] sanic.[85] sars.[1] **Sel.**[5] **Sep.** sil.[1] stann.[1] **Staph.**[1] **Stram.** stront-c.[5] **Stry.** **Sulph.** **Thuj.**[5] valer.[5] verat.[1] **Zinc.**
ALLGEMEINES; Z; Morgens, 5 Uhr - 9 Uhr; agg.

5 Uhr: haliae-lc.[222]

VORMITTAGS: alum.[5] am-m.[5] ars.[5] bamb-a.[1184] bor.[5] **Cham.** mag-c.[1] nat-c. phos.[5] sabad.[5] staph.[5] stront-c.[5] sulph.
ALLGEMEINES; Z; Vormittags, 9 Uhr - 12 Uhr; agg.

NACHMITTAGS: **Alum.**[1] am-c.[5] am-m.[5] ant-t.[5] bov.[5] bry.[5] canth.[5] caust. chel.[5] erig. fago. **Guai.**[5] haliae-lc.[222] hyos.[5] kali-bi.[111] kreos.[5] lach.[5] laur.[5] lyc. mag-c.[1] nat-m.[1] nicc. nux-v.[5] ozone[227] phos.[1] plb.[5] ptel. rumx. sabad.[5] **Sep.** stront-c.[5] stry. thuj.
ALLGEMEINES; Z; Nachmittags, 13 Uhr - 18 Uhr; agg.

17 Uhr: haliae-lc.[222]

ABENDS: acon. agar. alum.[1] alumn.[36] am-m. ang.[5] ant-c.[1] **Apis** **Ars.** bamb-a.[1184] bapt.[25] **Bar-c.**[5] bart.[36] bell.[1] bor.[5] bry.[5] calc. calc-s. canth.[5] carb-v.[1] **Caust.** cham. chel. cina[5] cob. coc-c. **Cocc.**[5] **Coloc.** **Dios.**[809] erig. **Ferr.** fl-ac. gels. graph.[1] **Guai.**[5] hura **Kali-bi.** kali-n.[1] **Kali-s.**

ABENDS (Forts.)
Kalm. Lach. lact. laur.[5] **Led.**[1] **Lyc.** lycps. m-aust.[5] mag-c.[1] mag-m. meny.[1] merc.[5] mez.[1] **Mur-ac.**[1] **Naja** nat-c.[1] nat-m.[5] **Nat-s.** nit-ac. nux-m.[5] **Nux-v.** olnd. petr.[1] ph-ac.[1] **Phos.**[5] phys. pic-ac. **PULS.** ran-b.[5] **Rhus-t.** rumx. sabad.[5] sarr. sars.[1] seneg.[5] **Sep.**[1] **Sil.**[1] spig.[5] **Stann.**[5] **Stront-c.**[5] stry. **SULPH.** tanac.[25] tarent.[36] **Thuj.**[809] valer.[5] verat.[1] **ZINC.** zing.
ALLGEMEINES; Z; Abends, 18 Uhr - 21 Uhr; agg.

NACHTS: abrot.[137] **Aesc.** agar. am-c.[5] **AM-M.**[5] ang.[5] apisin.[5] aquil.[102] **Arg-n. Ars.**[1] aur.[5] bar-c. bell.[5] **Berb.** berb-a.[149] bry.[5] **Calc.**[5] carb-an.[5] carb-v.[5] caust.[1] cench.[58] **Cham. Chin.** cinnb. coc-c. colch. **Dulc. Ferr.**[5] ferr-i. fl-ac. gels. guai.[5] harp.[1184] hell.[5] **Helon.** hep.[5] kali-bi.[58] **KALI-C. Kali-n.**[5] **Kalm. Kreos.**[5] **Lil-t. LYC.**[5] **Mag-c.**[1] mag-m.[1] mag-s. mang. **Merc. Mez.** morg.[136] **Naja Nat-ar. Nat-c. Nat-m.**[5] **Nat-s. Nit-ac. Nux-v.**[5] **Ph-ac. Phos.** podo.[25] **Puls.**[5] rhod. rhus-t. ruta[5] sang. sel.[5] senec. **SEP. SIL. Staph.**[1] stront-c.[5] **SULPH.** tarent. tell.[111] **Zinc.**
ALLGEMEINES; Z; Nachts, 21 Uhr - 5 Uhr; agg.

MITTERNACHT, nach: ang.[5] mag-s. staph.[5] sulph.[5]
ALLGEMEINES; Z; Mitternacht; nach

MODALITÄTEN

ALLGEMEINE Arzneien: **Acon.**[5] agar.[5] agn.[5] alum.[5] am-c.[5] am-m.[5] ambr.[5] anac.[5] **Ang.**[5] ant-c.[5] ant-t.[5] arg.[5] **ARN.**[5] **ARS.**[5] asaf.[5] asar.[5] aur.[5] bar-c.[5] **BELL.**[5] bism.[5] bor.[5] bov.[5] bry.[5] **CALC.**[5] camph.[5] cann-s.[5] canth.[5] caps.[5] carb-an.[5] **Carb-v.**[5] **CAUST.**[5] cham.[5] chel.[5] **Chin.**[5] cic.[5] cina[5] **COCC.**[5] coff.[5] colch.[5] coloc.[5] con.[5] croc.[5] cupr.[5] cycl.[5] dig.[5] dulc.[5] euphr.[5] ferr.[5] graph.[5] **Guai.**[5] hell.[5] hyos.[5] hyosin.[5] iod.[5] **Kali-c.**[5] kali-n.[5] kreos.[5] lach.[5] laur.[5] led.[5] **LYC.**[5] m-arct.[5] m-art.[5] m-aust.[5] mag-c.[5] mag-m.[5] mang.[5] meny.[5] **Merc.**[5] mosch.[5] mur-ac.[5] **Nat-c.**[5] **Nat-m.**[5] nit-ac.[5] nux-m.[5] **NUX-V.**[5] olnd.[5] op.[5] par.[5] **Petr.**[5] ph-ac.[5] phos.[5] plat.[5] plb.[5] **PULS.**[5] ran-b.[5] ran-s.[5] rheum[5] rhod.[5] **Rhus-t.**[5] **Ruta**[5] sabad.[5] sabin.[5] samb.[5] sars.[5] sec.[5] sel.[5] **SEP.**[5] **SIL.**[5] spig.[5] spong.[5] squil.[5] **Stann.**[5] staph.[5] stram.[5] stront-c.[5] sul-ac.[5] **SULPH.**[5] tarax.[5] teucr.[5] thuj.[5] valer.[5] **Verat.**[5] verb.[5] viol-t.[5] **Zinc.**[5]

ABWÄRTSGEHEN agg.: berb.[111]
ALLGEMEINES; M; Abwärtsgehen, Hinabsteigen; agg.

ANLEHNEN an etwas:

agg.: **AGAR.** hep.[1] **Plb. THER.**
ALLGEMEINES; M; Anlehnen; gegen etwas; agg. beim Anlehnen

amel.: carb-v.[5] eupi. kali-c.[5] lac-c. nat-m.[5] sabad.[5] zing.
☞ *Stützen des Rückens amel.* *ALLGEMEINES; M; Anlehnen; gegen etwas; amel. beim Anlehnen*

ANSTOßEN, mit dem Fuß irgendwo, agg.: **Sep.**
ALLGEMEINES; M; Anstoßen, irgendwo, agg.

ANSTRENGUNG agg.: **Agar.**[8] arg-n.[5] **Calc.**[137] cann-s.[5] caust.[111] cina[5] ferr.[5] kali-c.[5] lil-t.[111] ph-ac.[111] phys.[25] sec.[111] **Sep.**[137] verat.[111] zinc-ar.[137]
ALLGEMEINES; M; Anstrengung, körperliche; agg., Anstrengung

Arbeit, harte: ferr.[5] kali-c.[5]
☞ *Arbeiten, beim; agg., Handarbeit*

Augen, der: cina[5]
ALLGEMEINES; M; Anstrengung der Augen, bei
•ALLGEMEINES; M; Anstrengung, körperliche; agg., Anstrengung; Augen, der

ANZIEHEN der Beine **agg.:** cinnb.[111]
ALLGEMEINES; M; Zurückziehen, Anziehen von Gliedmaßen, Körperteilen; Hochziehen, Anziehen von Gliedmaßen;

ARBEITEN, beim:

agg., Handarbeit: **Agar.** asaf.[137] chel.[5] ferr.[5] **Kali-c.** nit-ac.[1] **Sulph.**
ALLGEMEINES; M; Handarbeit agg.

amel.: nat-m.[5]

ATMEN:

agg.: acon. **Aesc.** alum. alumn. **Am-m.**[5] arg.[1] arn. ars.[5] **Aur.** benz. berb. bry.[5] calc.[5] carb-an.[5] carb-v. **Caust.**[5] **Chel.** cinnb.[58] **COLOC. Con.**[5] **Cop.** croc.[5] dulc.[1] **Guai.** hep.[1] **Kali-c.** kali-n.[1] lob-s.[25] lyc.[5] **MERC.** mez.[5] nat-ar. nat-m.[1] nux-v.[5] plb. prun. **Psor. Puls.** ruta **Sang.**[8] sars.[1] **Sep. Spig.**[5] stann.[5] **Sulph.** verb.[5]
ALLGEMEINES; M; Atmen; agg.

- **tief**: acon. alum. arg.[5] aur. **Carb-an.**[5] cinnb.[58] coloc.[137] **Hep.**[1] kali-n.[1] lob-s.[25] nat-m.[1] sars.[1] sep. spig.[5] **Sulph.** verb.[5]
☞ *Einatmen, beim* *ALLGEMEINES; M; Einatmen; agg.; tief Einatmen*

amel., tief: **Lach.**[5] meny.[1] nat-m.[1]
ALLGEMEINES; M; Einatmen; amel.; tief Einatmen

AUFSTEHEN:

agg.:

- **nach**: carb-v.[5] ign.[5] petr.[5] staph.[5] **SULPH.**
- **Bett,** aus dem: ant-t.[5] bov.[5] calad.[5] calc.[5] hep.[5] ign.[5] meny.[5] nat-m.[5] **PHOS.**[5] ran-b.[5] sil.[5] **Sul-ac.**[5] thuj.[5] valer.[5]
☞ *Erheben agg.; Aufrichten agg.* *ALLGEMEINES; M; Aufstehen; agg.; Liegen, vom*
- **Sitzen,** vom: **AESC.**[25] **AGAR.** aloe[111] ant-c.[5] **Arg.**[5] **Ars. Bar-c.**[5] **BELL. BERB. CALC.** calc-p.[111] **Canth. CAUST.**[5] ferr.[5] **Kali-bi. Lach.**[102] **Led.**[5] **LYC.** m-aust.[5] **Petr. PHOS. Psor. PULS. RHUS-T. SIL. Staph.**[5] **SULPH.**[5] **Thuj. Verat. Zinc.**[1]
ALLGEMEINES; M; Aufstehen; agg.; Sitzen, vom

amel.:

- **nach**: ang.[5] ant-t.[5] arg.[5] chin.[5] nux-v.[5] puls.[5] staph.[5]
- **Aufrichten**: am-c.[5] ang.[1] bov.[5] chel.[5] nat-c.[1] nat-m.[1] nat-s.[58] puls.[5] staph.[1]

AUFSTOßEN:

agg.: sep.[5] zinc.[5]
ALLGEMEINES; M; Aufstoßen; agg.

amel.: alum.[5] apisin.[5] ars.[5] ign.[5] iod.[5] lyc.[5] nit-ac.[5] **Sep.** tub.[304] zinc.[5]
ALLGEMEINES; M; Aufstoßen; amel.

AUFTRETEN agg.: acon. berb. carb-ac. **Carb-an.** lyc.[5] phos.[5] seneg.[5] sep. spong.[1] **Sulph. THUJ.**
ALLGEMEINES; M; Erschütterung, Auftreten; agg.

Fehltritt: **Lyc.**[5] **Phos.**[5] **Sulph.**
ALLGEMEINES; M; Auftreten agg.; Fehltritt

AUSATMEN, beim: cina[5] colch.[5] **Sep.** spig.[1]

AUSZIEHEN, Entkleiden, nach dem: carc.[119] cocc.[5] **Nat-s.**
ALLGEMEINES; M; Ausziehen; agg.

BANDAGIEREN amel.: tril.[8]
ALLGEMEINES; M; Hochbinden oder Bandagieren amel.

BERÜHRUNG:

agg.: **Agar.**[5] alum.[1] am-m.[5] ars.[5] asar.[5] bell.[5] berb.[111] **Bry.**[8] calc.[1] **Carb-an. Chin.**[5] chin-s.[111] **Cimic.**[111] cist. cob.[111] **Colch.**[5] **Graph.** hyper.[111] **Kali-bi. Kali-c.**[1] kali-i.[111] kali-p.[111] lach.[5] lil-t.[111] **Lob.** mag-p.[111] merc.[5] nat-m.[5] nicc.[111] **Nux-v.**[5] **Phos.**[1] phys.[111] phyt.[111] **Plat.**[5] plb.[5] **Rhus-t.**[5] sec.[5] sep.[1] **SIL.** stram.[5] **Stront-c.**[5] sulph.[5] tarent.[58] ther.[111] valer.[5] zinc.[5] ziz.[111]
ALLGEMEINES; M; Berührung, Berührtwerden; agg.

amel.: calc.[5] cycl.[1] meny.[1] mur-ac.[5]
ALLGEMEINES; M; Berührung, Berührtwerden; amel.

BEUGEN, beim: acon. aeth. am-m. androc.[222] arg. asaf. aur. bad.[25] bar-c.[1] bell. boerh.[192] bry. cahin. calc.[5] calc-p. camph.[1] carb-v.[5] carl. cassi-f.[192] cassi-s.[192] caust.[5] chel. chen-v.[85] cic. cimic. cina cinnb. citl-v.[197] cocc. con.[5] corn.[25] cortiso.[149] crot-c.[36] cupr.[1] cycl.[1] cypra-e.[227] dicha.[144] dig.[1] dios. eug.[809] eupi. fl-ac. gels. germ.[222] gink.[227] graph. gua.[85] haliae-lc.[222] hep. hura hydrc.[192] hydrog.[222] ign.[137] kali-bi.[137] kali-c.[5] kali-p. lac-c. lac-leo.[204] lach.[5] lachn.[25] lam. laur. lith-c.[227] lob. loxo-r.[205] lyc. lyss. m-arct.[5] manc. mang. meny.[5] nat-ar.[58] nat-m.[5] nux-v.[5] peti. petr.[5] pic-ac. plat.[5] psor. puls. rad-br.[137] ran-a.[36] rhus-t.[1] sabad.[5] sabin. samb. sang. sanic.[111] sel. seneg.[5] sep.[5] sil.[5] stann. staph.[5] stroph-s.[119] sulph.[1] syph. tama.[197] tax.[303] thuj.[36] tylo-i.[192] uran.[269] valer. xan.[85]

amel.: acon. am-m. bry. caust.[5] cycl.[1] dicha.[144] gels. hura ign.[137] kali-bi.[111] lac-c. lac-leo.[204] lach.[5] laur. lith-c.[227] lyss. manc. meny.[5] nat-m.[5] petr.[5] psor. puls.[1] rhus-t.[5] sabad.[5] sabin.[5] seneg.[5] sep.[5] sil.[5] syph. tax.[303] xan.[85]

- **rückwärts**: acon. am-m. cycl.[1] hura ign.[137] **Lach.**[5] nat-m.[5] petr.[5] puls.[1] rhus-t.[5] sabad.[5] **Sabin.**[5] sil.[5]
ALLGEMEINES; M; Beugen, Neigen, Krümmen; amel.; rückwärts, nach hinten

- **vorwärts**: caust.[5] kali-bi.[111] meny.[5] psor. puls.[1] seneg.[5] sep.[5]
ALLGEMEINES; M; Beugen, Neigen, Krümmen; amel.; vorwärts

Arme nach hinten: carb-v.[5] caust.[1] sanic.[111] sulph.[5]

hinten, nach: aur. **Bad. Bar-c.**[1] **Calc. Chel.** con.[5] dig.[1] fl-ac.[5] kali-c.[5] **M-arct.**[5] **Mang.** nux-v.[5] **Plat.**[5] **Puls.** rhus-t.[1] sabin. sel.
ALLGEMEINES; M; Beugen, Neigen, Krümmen; agg.; rückwärts

Kopf rückwärts: caust.[1] dig.[1] kali-c.[5]
ALLGEMEINES; M; Beugen, Neigen, Krümmen; agg.; rückwärts;

vorn, nach: asaf.[5] chel.[5] **CIMIC.** haliae-lc.[222] kali-bi.[137] lac-c. lyss.[137] nux-v.[5] rad-br.[137] **Rhus-t.** tylo-i.[192]
ALLGEMEINES; M; Beugen, Neigen, Krümmen; agg.; vorwärts

- **rückwärts,** und: asaf.[5] **Chel.**[5] nux-v.[5]
ALLGEMEINES; M; Beugen, Neigen, Krümmen; agg.; rückwärts; vorwärts, und

BEWEGUNG:

agg.: aesc. ail. allox.[119] alum.[5] am-c.[5] ambr.[5] anac. androc.[222] ang.[5] ant-t.[36] apisin.[5] arg.[5] ba-sv.[136] beryl.[119] bry. bufo[111] calc.[5] calc-f.[122] camph.[1] canth.[5] caps. carb-an.[1] carb-v. **Caust.** cham.[5] chel.[5] **CHIN.**[5] **Cimic.**[111] cina[5] clem. cocc.[5] colch. **Coloc.**[5] **Con.** cupr-s. dig. dros.[5] **Dulc.**[5] fago.[25] ferr. glyc.[102] **Guai.**[5] haliae-lc.[222] hell.[5] hep.[5] ign.[5] ind. **Kali-bi.**[111] kali-c.[5] kali-p. kreos. lac-c.[102] lach. led. lyc. m-aust.[5] mag-m.[1] mang.[5] med.[193] mez.[5] morg.[136] naja nat-c.[5] neon[222] nit-ac.[5] **NUX-V.**[5] par. **Petr.**[5] **Phos.**[5] pitu-a.[164] psor.[111] puls. ran-b.[5] rauw.[119] rhus-t. ruta[5] samb.[5] sanic.[85] **Sars.**[5] sel.[5] seneg.[5] sep. sil. squil.[5] stann.[5] stram.[5] stront-c.[5] sul-ac.[5] **Sulph.**[1] syc-co.[136] tab. thuj.[5] uran.[269] **Verat.**[5] **Zinc.**

- **Arme,** der: ang.[5] apisin.[5] camph.[1] chel.[5] con.[1] ferr.[5] ign.[5] ruta[5] **Sil.**
ALLGEMEINES; M; Bewegung; während; Arme, der

- **Beginn,** zu: **CON.** dig. **Phos. RHUS-T.** sil.[5] tab. thuj.[5]
ALLGEMEINES; M; Bewegung; Beginn der Bewegung, zu

- **Füße,** der: thuj.[5]

- **jegliche,** des Körpers: caust.[5]

amel.: abrot.[137] aloe alum.[1] alumn. am-c. **Am-m.** ant-c.[5] arg.[137] aur. bar-c.[5] bry.[5] calc. calc-f. calx-b.[194] cassi-f.[192] caust.[5] chin.[5] cina[5] colch. coloc.[5] dios.[25] **DULC.**[58] euphr. **Fl-ac.** graph.[5] kali-bi.[58] **KALI-C.** kali-n.[5] kali-p.[58] **Kreos.** mag-m.[5] mez.[1] morg.[136] nat-c.[1] **Nat-s.**[58] nit-ac.[5] **NUX-M.** olnd.[5] ox-ac. **Ph-ac.** phos.[5] **PULS.** rat. rauw.[119] **RHOD. RHUS-T.** sabad.[5] samb. sanic.[85] **Staph.** stront-c. sul-ac.[5] **Sulph.** tab.[137] vib.

BLÄHUNGEN, durch: am-m.[5] calc.[1] carb-ac.[111] coc-c. kali-c. lyc. nat-c.[1]

eingeklemmte: am-m.[5]

BLÄHUNGSABGANG:

agg.: sabad.[5]
ALLGEMEINES; M; Blähungsabgang; agg.

amel.: canth.[5] kali-c.[5] phos.[5]
ALLGEMEINES; M; Blähungsabgang; amel.

BÜCKEN:

agg.:
☞ *während*

- **während**: **AESC. AGAR.**[1] **Alum.** am-c.[5] ang.[5] ant-c.[1] arg.[5] arn.[5] aur.[5] **Berb. Bor.**[5] bov.[5] **Bry.** bufo caj. canth. caps.[5] **Carb-v. Cham. CHEL.** cina[5] clem.[5] **Cocc.** con.[5] dig. dios. **Dulc.** graph.[5] hep.[1] hura hyos. jug-c.[25] kali-bi. **Kali-n.**[5] kreos.[5] lec. **LYC.**[5] m-art.[5] m-aust.[5] mang. **MENY.**[1] mur-ac.[5] nat-ar. **Nat-m.**

BÜCKEN; agg.; während (Forts.)

nux-v.[5] ol-an. par.[5] petr.[5] ph-ac. **Phos.** plb. **PULS.** rhod.[5] **Rhus-t. Ruta**[5] sabin.[5] samb.[5] sars.[1] **SEP. Sil.** staph.[1] **Stront-c.**[5] **SULPH. Thuj.**[1] **VERAT.**[1] verb.[5] **Zinc.**

ALLGEMEINES; M; Bücken; agg.

- **nach**: **Bov.**[5] **Caust.**[5]

ALLGEMEINES; M; Bücken; agg.

amel.: canth.[5] mag-c.[1] ph-ac.[1] puls.[5] **Sabin.**[5] sec.[5]

ALLGEMEINES; M; Bücken; amel.

DIARRHÖ, mit: bar-c.[137] ferr.[5] kali-i.[137] nux-v.[5] **PULS.**[5]

DREHEN, beim:

Kopf: alum.[36] **Bamb-a.**[1184] bell.[1] bov.[5] **Bry. Calc. Caust. Chel. Coloc.** dros.[5] **Dulc.** germ.[222] lachn.[25] merc. nat-m.[5] nux-v.[5] ozone[227] sars.[5] spong.[1] **Verat.**

ALLGEMEINES; M; Drehen; Kopf, Drehen agg.

Körper: **Dros.**[1] guai.[5] hep.[5] kali-bi.[111] **Nux-v.** stann.[5] staph.[5] thuj.[5] verat.[5]

Umdrehen im Bett: **Acon.**[5] **Bry. Hep.**[5] **NUX-V.** rhod.[5] **Staph. Sulph.**

ALLGEMEINES; M; Drehen; Bett, im

DRUCK:

agg.: acon. **Agar.**[5] arn.[5] ars.[5] bapt.[111] **Bell.** canth. chel.[25] **Chin.** chin-s. **CIMIC.**[111] ign.[5] kali-c.[137] lac-c.[137] lob.[111] lyc.[5] nux-v.[5] phos.[5] **Phys.**[137] **Plat.**[1] puls.[5] ruta[5] sec.[5] sep.[5] **SIL.**[1] stram.[137] sulph.[1] tarent.[58] tell.[111] ter.[111] **THER.**[111]

ALLGEMEINES; M; Druck; agg.

- **Brustkorb,** auf den: **Puls.**[5]

- **Kleidung,** durch enge: sep.[5]

ALLGEMEINES; M; Druck; agg.; Kleidung, durch die

amel.: allox.[119] aur.[1] **Bry.**[137] bufo[111] carb-ac. cimic. dig.[5] **Dulc.**[1] fl-ac. **KALI-C.**[5] kreos.[5] led.[5] mag-m.[1] meli.[111] merc.[5] **Nat-m.**[5] ol-an.[137] ph-ac.[1] **Phos.** plb. psor.[111] **Rhus-t.**[5] **Ruta**[1] sabad.[5] **SEP.** tarent.[192] tylo-i.[192] verat.[5] **Vib.** zinc.[5]

ALLGEMEINES; M; Druck; amel.

- **Bauch,** auf den: merc.[5]

☞ *Liegen; amel.*

EINATMEN, beim: acon.[5] alum.[5] ars.[5] aur. calc.[5] caps.[5] **CHEL. Chin.**[5] cina[5] **COLOC.** cycl.[1] dulc.[5] guai. kali-bi.[111] **Kali-c.**[122] laur.[5] led.[1] lyc.[1] merc.[5] mez.[5] mur-ac.[1] nat-c. ruta[5] sabin.[5] sars.[1] sep.[1] spig.[1] stann.[5] sulph.[5]

☞ *Atmen; agg.;*

EINZIEHEN der Körperpartie amel.: **Sabin.**[5]

ERBRECHEN:

beim: puls.[5]

nach: ars.[5]

ALLGEMEINES; M; Erbrechen; agg. nach Erbrechen

ERHEBEN agg.:

Aufrichten agg.: **Am-m.**[1] anac.[5] ant-t.[5] asar.[5] bell.[5] bov.[5] **Bry.**[5] calad.[5] **Calc.**[5] **Caust.**[5] cedr. cinnb. graph. **Hep.**[5] ign.[5] kali-bi.[111] laur.[5] **Lyc.** meny.[1] **Nat-m.** petr. ph-ac.[5] **PHOS.**[5] **Puls.**[5] ran-b.[5] rat. rhus-t.[5] sanic.[85] sars.[5] **Sil.**[5] **Sul-ac.**[5] sulph.[1] thuj.[5] valer.[5] verat.[5]

Heben der Arme agg.: anac.[5] **Ang. Con.**[5] ferr.[5] **Graph.** nat-m.[111] sanic.[85]

ALLGEMEINES; M; Heben, Anheben; agg.; Arme, der

ERWACHEN, beim: **AESC.** aeth.[37] alum. **Am-m.**[5] anac.[1] arg.[5] arg-n. berb. calc-f.[111] calc-p. carbn-s.[58] chel. colch. equis.[111] erig. falco-p.[265] grat. haliae-lc.[222] ham.[111] hep. hyper.[111] **Kali-bi.** kali-m.[111] kali-n.[1] kreos.[111] **Lach.** lim-b-c.[204] loxo-r.[205] lycps.[111] mag-m.[1] mag-s. **Manc.** merc.[111] merc-i-f.[111] myric. naja[85] ox-ac. plan. plut-n.[222] psor. ptel. puls-n. ran-b.[5] **Rhod.** ruta[5] **Sep.** sil.[1] spong.[111] staph.[5] sulph. thuj. verat. zinc.

ALLGEMEINES; M; Erwachen; agg.

ESSEN:

vor: am-c.[5]

ALLGEMEINES; M; Essen; vor

während: chin.[5] coc-c. hyper.[111] phel.[111]

☞ *Schlucken agg.* *ALLGEMEINES; M; Essen; während*

nach: **Agar.** alum.[5] ant-t.[5] **Arg-n.** bell.[5] bry.[5] cham.[5] chin.[5] cina[5] cob.[111] crot-c. gels.[111] kali-bi. **Kali-c.** nat-m.[5] **Nux-v.** phel.[111] phos.[5] **Ran-b.** sil.[5] sulph.[1]

ALLGEMEINES; M; Essen; nach

EXZESSE, Ausschweifungen, durch sexuelle: coloc.[5] croc.[137] kali-c.[5] **Nat-m. PH-AC. SEL.** sil.[5] **Sulph.** symph.[85]

ALLGEMEINES; M; Sexualität; Exzessen, nach sexuellen

FAHREN im Wagen agg.: calc.[5] calc-f.[137] fl-ac.[5] kali-c.[5] **NUX-M. Petr. Sil.**

FAHREN oder Reiten agg.: calc. calc-f.[137] carb-ac. fl-ac.[5] kali-c.[5] **NUX-M.** phyt.

FEHLTRITT, durch: podo. sulph.[5]

ALLGEMEINES; M; Auftreten agg.; Fehltritt

FIEBERHITZE, während: **Acon.**[5] **Arn.**[5] **Bry.**[5] caps.[5] cham.[5] cinnb.[111] **Coff.**[5] **Ign.**[5] kali-c.[5] nat-m.[5] phos.[5] **Rhus-t.**[5] sep.[5] sumb.[111]

FROSTSTADIUM im Fieber, vor: **PODO.**

GÄHNEN:

während: cocc.[137] nat-m.[137] nat-s. sabad.[5]

ALLGEMEINES; M; Gähnen; agg. während Gähnen

nach: am-m.[5] **Myrt-c.**[5]

ALLGEMEINES; M; Gähnen; agg. nach G.

GEHEN:

agg.:

- **während**: acon. **AESC. Agar.** alum.[5] alum-p.[58] am-c.[5] am-m.[5] ant-t.[5] arg.[5] arn.[5] **Asaf.** asar.[1] bamb-a.[1184] bapt.[25] bell.[5] berb. bor.[5] **Bry.** calc.[5] **Calc-p. Camph.**[1] **Canth. Carb-an.** cassi-s.[192] **Caust. Cham. Chel.** chin.[1] **Cocc.** coff.[5] **Colch. Coloc.**[1] con. dios.[25] **Dulc.**[5] euphr.[5] ferr.[5] **Graph.** grat. **Hep.**[5] hydr. hyos. ign.[5] **Kali-bi. KALI-C.**[1] **Kali-p.** kreos.[5] lyc. m-arct.[5] **Mag-m.**[1] **Meny. Merc.** mez.[5] **Mur-ac.** murx.[137] nat-ar.[58] nat-c. nat-m.[5] nat-s. nit-ac.[1] nux-v.[5] olnd.[5] **Petr.**[5] ph-ac. **Phos.**[5] plat. podo. **PSOR. RAN-B.** rat. **Rhus-t. Ruta**[5] sabad.[5] **Sars.**[5] **SEP.**[1] sil.[5] spig.[5] spong.[5] stront-c.[5] stry. **SULPH.**[1] tab. **Thuj.** verat.[1] **ZINC.**[1] zing.

◦ **Freien,** im: arn.[5] bor.[5] **Calc. Camph.** chin.[1] ign.[5] kali-c.[1] meny.[1] merc.[5] mur-ac.[5] nat-m.[5] nux-v.[5] sep.[1] sil.[5] verat.[5]

◦ **unebenem** Boden, auf: podo.

ALLGEMEINES; M; Gehen; während Gehen agg.; unebenem Boden, auf

- **nach,** im Freien: nat-c.[5] petr.[5] plat.[5] puls.[5] rhus-t.[5] ruta[5] verat.[5]
  ALLGEMEINES; M; Gehen; nach Gehen agg.; Freien, im

amel.: am-c.[1] am-m. ant-c.[5] **ARG. Arg-n.** bar-c. **Bell.** bry. cob. coloc.[1] **DULC.** ferr. gamb. gels.[137] haliae-lc.[222] **Hydr.** hydrc.[192] **Kali-c.** kali-n.[1] kreos.[5] mag-c.[1] mag-s. merc.[5] mur-ac.[5] murx.[137] nat-ar. nat-c.[5] nat-m.[5] **Nux-v. Ph-ac.** phos.[58] **Puls.** rad-br.[102] **RHUS-T. Ruta** sabad.[5] **SEP. Staph. Sulph.**[58] tab. thuj.[5] vib. **Zinc.**[5] zinc-p.[58]
  GEMÜT; M; Gehen; amel.

- **Freien,** im: sep.[1]
  ALLGEMEINES; M; Gehen; amel.; während Gehen amel.; Freien, im • ALLGEMEINES; M; Luft; frische, im Freien; amel.

- **gebeugt**: murx.[137] **Nux-v.**[5] **Sulph.**

- **langsam**: bell.[1] **PULS.**

GEMÜTSBEWEGUNGEN, durch: bar-c.[5] nux-v.[5]
  GEMÜT; M; Gemütsbewegungen agg.; nach

GETRAGENWERDEN amel.: calc-p.[111]

HÄMORRHOIDEN, vor dem Heraustreten von: alum.[1]

HÄNGENLASSEN der Arme agg.: ign.[5]

HEBEN agg.: ant-t.[137] arg-n.[5] **Bor. CALC. CALC-P.**[58] caust.[5] ferr.[5] hura[111] iod.[1] lil-t.[111] **LYC.**[122] **Mur-ac.**[5] nat-c.[1] nit-ac.[5] **Nux-v.**[5] **Olnd.**[5] ph-ac. **Phos.**[5] **RHUS-T.**[5] **Sang. Sep.**[122] **Sil.**[5] stann.[1] **Staph.** sulph.[111] **Valer.**[5]
  ALLGEMEINES; M; Heben, Überanstrengung von Muskeln und Sehnen; agg.

HERZSYMPTOMEN, mit: tab.[111]

HOCKEN, in die Hocke gehen amel.: **Acon.**[5]

HUSTEN agg.: **Acon.**[5] **Alum.**[1] **Am-c.**[5] am-m.[5] arn.[5] ars.[5] arund. **BELL. BRY. Calc. Caps.** carb-an. **Carb-v.**[5] **Caust.**[5] **Chel. Chin.**[5] cocc.[5] **Coff.**[5] ferr.[5] **Kali-bi.** kali-i.[111] kali-n.[1] **MERC. Myrt-c.**[5] nat-c.[5] nat-m.[58] **Nit-ac.** nux-v.[5] **Phos.**[5] psor.[111] **Puls.**[5] pyrog.[58] **Rhus-t. Sep.**[1] sil.[5] stram. **SULPH.**[5] **TELL.**

KÄLTE:

Erkältung, durch: **Arn.**[5] bar-c.[5] bry.[5] cham.[5] dig.[5] **DULC. Nit-ac.**[5] **Nux-v.**[5] puls.[5] **Sep.**[1] **Valer.**[5]

Kaltwerden, durch: **Calc.**[5] **Dulc. Phos.**[5]
  ALLGEMEINES; M; Kälte; Kaltwerden; agg.

KLEIDUNG agg.: harp.[1184]

KOITUS:

während: **Agar.** cob.[137] kali-bi.
  ALLGEMEINES; M; Koitus; während

nach: **Mag-m.**[5] merc.[137] nat-p.[137] nit-ac.[5]
  ALLGEMEINES; M; Koitus; nach

KOLIK, bei: am-c.[137] **Kali-c.**[5] sars.[137]

LACHEN agg.: **Camph.**[137] **CANN-I. Con.**[5] **Phos.** plb. **Tell.**
  ALLGEMEINES; M; Lachen agg.

LIEGEN:

agg.: act-sp. adam.[222] aeth.[111] agar. allox.[149] aloe[111] alum. am-c.[5] am-m. ang.[5] ant-t. ap-g. apis apisin.[5] arg.[5] ars. aur. bac.[56] bamb-a.[1184] bapt. bell.[1] berb. bry.[5] cact.[111] calc. carb-an. carb-v.[5] carbn-s. card-m.[111] cassi-s.[192] cham.[5] chin.[5] chr-o. cic.[5] cimic.[111] cina cocc.[5] coff. colch.[149] coloc. com.[36] conv.[2191] croc. cur. dulc.[111] euph.[5] euphr. ferr. form. gels.[111] graph.[1] guat.[119] harp.[1184] hep.[5] hyos. ign. irid.[222] iris-fl.[111] kali-bi. kali-c. kali-n.[5] kali-p. kalm. kola[1184] kreos.[5] lac-ac. lac-leo.[204] lil-t. loxo-r.[205] lyc. m-art.[5] mag-c.[5] mag-m. mag-s. mangi.[197] merc.[5] naja nat-c.[1] nat-m.[5] nat-s. nit-ac. nux-v.[5] ol-an.[111] ozone[227] petr.[5] ph-ac.[5] phos.[111] phyt.[25] pic-ac. plb. prun. psor. puls. raph. rat. rhod.[5] rhus-t.[5] ruta sang. **SEL.**[5] sep. sil.[5] sol[236] spig. stann.[1] staph. stram.[111] stront-c.[5] sulph. tab.[111] tama.[197] tarax.[5] tarent.[192] tell. thea[275] thuj.[5] tylo-i.[192] uran.[269] valer.[5] visc.[102] zinc.

- **Bett,** im: aeth.[111] allox.[149] **AM-M.** ang.[5] cact.[111] calc. carb-v.[5] card-m.[111] cina[5] cocc.[5] dulc.[111] euph.[5] hep.[5] ign.[5] iris-fl.[111] kali-c. kali-n.[5] **Kalm.** lil-t. lyc. m-art.[5] merc.[5] nat-m.[1] nat-s. **Nux-v.** ol-an.[111] **Petr.** phos.[111] puls.[5] rhod.[5] rhus-t.[5] **Ruta Sep. Staph.** stram.[111] **Sulph.** thuj.[5] valer.[5] zinc.
  ALLGEMEINES; M; Bett; agg.; im • ALLGEMEINES; M; Liegen; während; Bett, im

- **Hinlegen,** nach dem: **Nux-v. Phos.**[5] sulph.
  ALLGEMEINES; M; Liegen; während; Hinlegen, unmittelbar nach

- **Rücken,** auf dem: aloe[111] am-m. apisin.[5] **Ars. Bell.**[1] **Bry.** carb-an. **Chin.**[5] cimic.[111] **COLOC.** dulc.[1] euph.[5] graph. **Ign.**[5] **Kali-n. Lyc.** mag-s. **Nat-m. Nit-ac.**[1] prun. puls.[5] **RHUS-T.** sep. stront-c.[5] tylo-i.[192] zinc.[5]
  ALLGEMEINES; M; Liegen; während; Rücken, auf dem

- **Seite,** auf der: ars.[5] cina[1] colch.[149] conv.[2191] graph.[1] kali-n.[5] **Nat-s.** ph-ac.[5] puls. sep.[1] tama.[197]
  ALLGEMEINES; M; Liegen; während; Seite, auf der

  ◦ **links**: kali-n.[5] ph-ac.[5] sep.[5]

  ◦ **rechts**: ars.[5] cina[5] sep.[1]

amel.: adam.[222] aesc.[102] agar. am-m. ambr. asar.[5] bell. bry.[5] bufo calc-p. casc.[111] cassi-s.[192] chin. cob. cocc.[5] colch. equis. eupi.[102] gnaph.[102] guai.[5] haliae-lc.[222] hydrc.[192] hydrog.[222] ign. irid.[222] kali-c. kali-n.[5] kreos. lach. lat-h.[301] lyc. mag-m.[5] nat-c.[1] **Nat-m.** nat-s. nux-m.[5] nux-v. ozone[227] phos. puls. rhus-t. ruta[5] sanic.[111] sep. sil. stann. tama.[197] term-a.[192] ust. zinc.
  ☞ *Druck; amel.; Bauch, auf den*

- **harter** Unterlage, auf: mag-m.[5] **NAT-M. RHUS-T.** sanic.[111] **Sep.**

- **Rücken,** auf dem: ambr. casc.[111] **NAT-M.** puls. **RUTA** sanic.
  ALLGEMEINES; M; Liegen; amel.; während; Rücken, auf dem

- **Seite,** auf der: kali-n.[5] nat-c.[1] nat-s. ust.

LUFT, in kalter: **Bar-c. Nux-m. Rhus-t.**[5] sabad.[5]
  ALLGEMEINES; M; Luft; kalte;

MAGENBESCHWERDEN, mit: Arn.[5] bism.[5] bor.[5] nux-v.[5] puls.[5] tab.[111] **TEUCR.**

MASTURBATION agg.: abrot.[111] cob.[111] ph-ac.[5]
ALLGEMEINES; M; Masturbation, Beschwerden durch

MENSES:

vor: am-c. **Asar. Bar-c.**[5] **Berb. Brom.**[5] **Bry.**[5] **CALC.**[5] carb-v.[5] **Caust.** coloc.[5] dig.[5] eupi. **Hyos. Kali-n. Kreos. Lyc.**[5] **Mag-c.**[1] mosch.[5] **Nat-c. Nit-ac.**[26] **Nux-m. Nux-v. Ol-an.** ozone[227] **Phos.**[5] **Plat.**[5] **PULS. Spong. Vib.**

Beginn, zu: **Asar. Caust.** cic.[5] piloc.[137] thuj.[5]
ALLGEMEINES; M; Menses; Beginn, zu

während: acon. agar. aloe **AM-C.**[1] **Am-m.**[1] aquil.[102] **Arg-n.** ars.[1] bar-c.[5] **BELL.**[5] **Berb.** bor.[5] **BRY. CALC.**[5] **Calc-p.**[58] calc-s. **Carb-an. Carb-v.**[5] carbn-s. caul. **CAUST.** cench.[58] **CHAM.**[5] **Cic. CIMIC. Coc-c. Con. Croc.**[5] **Cycl.** eupi. ferr. **Ferr-p. Graph. Iod. Kali-c. Kali-n.**[1] **Kali-p. Kreos.**[5] **LACH.** lachn. laur.[5] **Lyc. Mag-c. Mag-m.** mag-s. med. mom-b.[72] **Nat-c.**[5] nat-p.[58] **Nit-ac. NUX-M. Nux-v.** ph-ac. **Phos.** phys. plat. prun. **PULS.** rat. **Sabin. Sars.**[5] sec.[5] **Senec. SEP. Sil.**[5] stram.[5] **SULPH.**[5] **Tarent. Thuj.** tub.[85] zinc.[5] zing.
ALLGEMEINES; M; Menses; während

nach: berb. bor.[5] calc-p. **Kali-c.** mag-c. puls.
ALLGEMEINES; M; Menses; nach

amel., aktives Fließen der: kali-bi.[111]

unterdrückten, bei: BELL. con.[1] **Kali-c.** phos.[1] **PULS.** senec.[111]
ALLGEMEINES; M; Menses; unterdrückt

NASESCHNEUZEN agg.: caust.[137] dig.[5]
ALLGEMEINES; M; Naseschneuzen; agg.

NIESEN:

agg.: am-m. arn.[1] ars.[5] arund. **Con.**[5] mag-c.[5] nux-v.[5] **Phos.**[5] **Sulph.**[1]
ALLGEMEINES; M; Niesen; agg.

amel.: calc.[137] mag-m.[5]
ALLGEMEINES; M; Niesen; amel.

REIBEN amel.: alum.[5] anac.[5] carb-an.[1] kali-c.[5] kali-n.[1] mang.[5] nat-s. **PHOS.** plb.[5] stann.[5] thuj.[1]
ALLGEMEINES; M; Reiben; amel.

RUHE:

agg.: agar.[5] **ALUM.**[1] am-c.[5] am-m.[5] bry.[5] **Calc.**[5] cina[5] cocc.[5] coloc.[5] **Con.**[5] **Dulc.**[5] euph.[5] guai.[5] hep.[5] kali-c.[5] kali-n.[5] kreos.[5] m-art.[5] m-aust.[5] mang.[5] **Meny.**[5] nux-m.[5] petr.[5] **Puls.**[5] rauw.[119] **Rhod. Rhus-t.**[5] **Samb.**[5] **Sel.**[5] **Sep.** sil.[5] spig.[5] **Staph.**[5] stront-c.[5]
ALLGEMEINES; M; Ruhen, Ausruhen; agg.

amel.: arn.[5] bry.[5] guai.[5] kali-c.[5] nux-v.[5] thuj.[5]
ALLGEMEINES; M; Ruhen, Ausruhen; amel.

SAMENERGUSS agg.: ant-c. bell.[5] cob. ham.[25] kali-br. **Merc. Nat-p.** ph-ac. phos. sars. **SEL. Staph.**

SAMENERGÜSSEN, nach: bell.[5] cob. ham.[25] phos. sars.
Samenerguss agg. *ALLGEMEINES; M; Samenergüsse; agg.*

SCHLAF:

Einschlafen: mag-m.[1]
ALLGEMEINES; M; Schlaf; Einschlafen

nach: am-m.[5] chin.[5] lach.[5] phos.[1]
ALLGEMEINES; M; Schlaf; nach Schlaf

SCHLUCKAUF agg.: teucr.[5]
ALLGEMEINES; M; Schluckauf agg.

SCHLUCKEN agg.: **Caust. Kali-c.** nat-m.[5] **Petr.** raph. **Rhus-t.**[5] sep.[5] thuj.[111]
Essen; während

SCHREIBEN agg.: carb-v.[5] laur. lyc. mur-ac.[1] ran-b. **Sep. ZINC.**[1]
ALLGEMEINES; M; Schreiben; agg.

SCHWANGERSCHAFT, während: Aesc.[102] calc-p.[111] **KALI-C. Mosch.**[5] **PULS.**[5] rhus-t.

SITZEN:

agg.:

- **während**: **AGAR.** aloe alum.[5] am-c.[5] **Am-m.** ambr.[5] ang.[5] ant-c.[1] **Ant-t.**[5] **Apis Arg. Arg-n.** asaf.[5] asar.[5] aur.[5] **Bar-c.**[1] **Bell. BERB.** bism.[5] bor.[5] bov.[5] **Bry. CALC.** canth.[5] **Carb-an. Carb-v. Caust.**[1] chel.[5] **Chin.**[5] **Cist.** cob-n.[5] cocc.[5] coff.[5] cycl.[5] dros.[5] dulc.[5] euph.[5] euphr.[5] ferr.[5] fl-ac.[5] **Graph.** hep.[5] hura **KALI-BI.** kali-c.[5] kali-n.[1] **Kreos. Lyc.** m-arct.[5] m-art.[5] mag-c.[5] mang.[5] **MENY.**[1] **Merc.** mur-ac.[5] nat-c.[1] nat-m.[5] nux-v.[5] olnd.[5] **Par. Petr.**[5] ph-ac.[1] **Phos.**[1] pic-ac. **PLAT. Puls.**[1] rhod.[5] **RHUS-T.**[5] **RUTA**[5] **Sabad.**[5] samb.[1] sanic.[85] **Sel.**[5] seneg.[5] **SEP. SIL.** spong.[1] staph.[1] stront-c.[5] sul-ac.[5] **SULPH. Thuj. VALER.** verb.[5] **ZINC.**
ALLGEMEINES; M; Sitzen; agg.
  - **aufrecht**: **Alum.**[5] lyc.[5] spong.[5]
  - **gebeugt**: bov.[5] chel.[5] dulc.[5] verb.[5]
  - **kalter** Unterlage, auf: dulc.[5]
    Kälte; Kaltwerden, durch
- **nach**: **AMBR. Caust.**[5] lach.[5] **Led.**[5] **Phos.**[5] **PULS. RHUS-T. Thuj.**
ALLGEMEINES; M; Sitzen; agg.
- **Hinsetzen**: valer.[5]
ALLGEMEINES; M; Sitzen; agg.; Hinsetzten, beim ersten Sitzen agg.

amel.: **Aesc.**[102] aeth. anac.[5] bor. bry.[137] caust. chel. kali-bi.[111] kali-m.[61] kali-p. lob.[111] lyc. mag-c. meny.[5] merc. mur-ac. nux-v. ph-ac.[1] plb. rad-br.[137] rhus-t.[5] staph.[1] sulph. thuj.[5] verat.[5] xan.[111]
ALLGEMEINES; M; Sitzen; amel.

- **aufrecht**: bry.[137] **NUX-V.** rad-br.[137] rhus-t.[5]
- **Bett,** im: lob.[111]
- **gebeugt**: anac.[5]
ALLGEMEINES; M; Sitzen; amel.; gebeugt Sitzen
- **Kissen,** auf einem: xan.[111]

SONNENSTRAHLUNG amel.: stront-c.[5]

SPRECHEN agg.: arn.[5] cann-s.[5] cocc.[5] iod.[137]
ALLGEMEINES; M; Sprechen; agg.

STEHEN:

agg.: **Agar.** am-c.[5] arg.[5] asar.[5] bell.[5] **Berb. Bry. But-ac.**[119] **Calc.** caps.[5] **Carb-an.** caust.[1] chin.[5] cocc. coff.[5] **CON.** dios.[111] **Ferr.**[54] ferr-p.[111] hep.[5] ign.[5] **Kali-c.** kali-m.[111] led.[5] **Lith-c. Lyc.** m-arct.[5] m-art.[5] mag-s. meny. merc.[5] mur-ac.[1] nat-m.[111] nit-ac.[5] olnd.[5] **PETR. Ph-ac. Phos.** phys.[111] plan.[25] podo. psor.[137] puls.[5] rheum[1] rhus-t.[1] **Ruta** samb.[1] sarcol-ac.[102] **Sep.** sil.[1] spig.[5] spong.[1] stann.[5] stry. sul-ac.[5] **SULPH.** tarax.[1] thuj.[1] tus-p. **VALER.** verat.[1] zinc.[1] zinc-ar.[137] zing.

- **aufrecht**: ign.[5] **Petr. Thuj.**[1]

amel.: arg.[5] **Arg-n. Bell.** berb. brucel.[241] calc.[5] dios.[111] kreos.[5] mill.[5] mur-ac.[5] nux-v.[5] petr.[5] rad-br.[137] ruta[5] thuj.[5]

- **gebeugt**: **Nux-v.**[5]

STEIGEN, beim: alum. ars.[137] carbn-s. hura[111] sanic.[111] sep.[5]
▤ *ALLGEMEINES; M; Steigen; agg.*

STELLUNG, in jeder: bell.[5] calc.[5] hep.[5] ox-ac.[111] phos.[5] sil.[5]

STILLEN, während: arn. **Cham.** phos.[5] **Puls.**
▤ *ALLGEMEINES; M; Stillen, Saugen an Mamillen, agg.*

STOß, nach einem: **Arn.**[5]

STRECKEN, Dehnen:

agg.:
▤ *ALLGEMEINES; M; Strecken, Recken; agg.*

- **Ausstrecken** der Arme agg.: sep.[5] sulph.[5]

- **Ausstrecken** der Extremitäten: bell.[5] bry.[5] bufo carb-ac. cob.[137] **Kali-bi.** lyc.[5] mag-c.[5] mag-m.[5] **Psor.**

amel.: adam.[222] allox.[119] alum.[5] germ.[222] nat-m.[5] sabin.[5] sulph.
▤ *ALLGEMEINES; M; Strecken, Recken; amel.*

STUHLGANG:

vor: agar.[5] **Ars.**[5] **Bar-c.**[5] berb. **Carb-v.** colch.[5] dulc.[5] ferr.[5] kali-n.[1] nat-c.[5] nat-m.[5] petr.[5] sep.[5] verat.[1]

während: **Aesc.**[25] **Agar.** alum.[5] am-m.[5] **Arg-n. Ars.**[5] **Calc.**[5] **CARB-AN.** cic.[5] **Coloc. FERR.**[5] kali-bi.[111] kreos.[5] lept.[111] **LYC. MERC-C.**[5] nicc. **NUX-V. Phos. Podo. PULS.**[5] rheum[5] ruta[5] squil. stann.[1] stront-c.[5] sulph. tab. **Trom.**
▤ *ALLGEMEINES; M; Stuhlgang; während Stuhlgang*

nach: aesc. alum.[5] bar-c.[137] berb. bry.[5] caps.[5] **Chin.** dig. dros.[5] euph.[137] fago.[25] **Ferr.** mag-m. nat-m. plat.[5] **Podo. Puls.** sulph.[5] tab.
▤ *ALLGEMEINES; M; Stuhlgang; nach Stuhlgang*

amel.: adon.[111] asaf.[5] bell.[5] cocain.[111] indg. kali-bi.[111] ox-ac. sulph.[5]
▤ *ALLGEMEINES; M; Stuhlgang; amel.; nach Stuhlgang*

STURM, vor: agar.[5]
▤ *ALLGEMEINES; M; Wetter; windigem, stürmischem, bei;*

STURZ, nach einem: arg.[5] **Arn.**[5] **HYPER. KALI-C.**[5] nat-s.[111] sul-ac.[5] xan.[111]
☞ *Verletzungen, durch*

STÜTZEN des Rückens amel.: nat-m.[5]
☞ *Anlehnen an etwas; amel.* ▤ *ALLGEMEINES; M; Stützen, Unterstützen von Körperteilen; amel.*

TRINKEN agg.: allox.[119] caps.[137] chin.[5]
▤ *ALLGEMEINES; M; Trinken; beim*

URINIEREN:

agg.: **Ant-c.**[5] arn. berb.[102] caps.[5] caust. con. croto-t.[5] **Graph.**[5] hep.[1] **Kali-bi.** nat-s. nit-ac.[5] **Nux-v.**[5] **Puls.**[5] rheum[5] rhus-t. sul-ac. **Sulph. Syph.** thuj.[5]

- **Zurückhalten** des Urins agg.: croto-t.[5] graph.[137]

amel.: **LYC.** nat-s.[137]
▤ *ALLGEMEINES; M; Urinieren; amel. nach U.*

VERHEBEN, durch: arn.[5] **CALC.**[5] calc-p.[111] caust.[5] chin.[5] cocc.[5] iod.[5] **Lyc.**[5] **Mur-ac.**[5] nit-ac.[5] nux-v.[5] **Olnd.**[5] phos.[5] **RHUS-T.**[5] sang.[111] stann.[5] sulph.[5] **Valer.**[5]

VERLETZUNGEN, durch: arg.[5] **Arn.**[5] **Bamb-a.**[1184] **HYPER. KALI-C.**[5] **Mez. Nat-s.** phys.[111] **Rhus-t.**[809] ruta[1] **SIL.** sul-ac.[5] **Thuj.**[58] xan.[111]
☞ *Sturz, nach einem •C; Verletzungen der Wirbelsäule* ▤ *ALLGEMEINES; M; Unfall, Beschwerden durch*

WÄRME:

agg.: **Kali-s. Petr.** phos.[5]
▤ *ALLGEMEINES; M; Wärme; agg.*

amel.: adam.[222] **Bamb-a.**[1184] **Calc-f.** caust. ozone[227] **RHUS-T.** sulph.[1] tylo-i.[192]
▤ *ALLGEMEINES; M; Wärme; amel.*

WARMWERDEN, durch Gehen: sil.[5]

WASCHEN, Nasswerden agg.: carb-v.[5] sulph.[5]
☞ *Wetter, nasses, agg.* ▤ *ALLGEMEINES; M; Nasswerden; agg.*

WEHEN, Entbindung:

während: **Bell.**[809] **Caust.**[54] **KALI-C.**[45] **Nux-v.**[5] **PETR. PULS.**[5]
▤ *ALLGEMEINES; M; Wehen, Entbindung; während*

nach: **Hyper.** kali-c.[102] nux-v.[5] **Phos.**[5] sulph.[54]
▤ *ALLGEMEINES; M; Wehen, Entbindung; Wochenbett, im*

- **schwieriger** Entbindung, nach: **Nux-v.**

WETTER, nasses, agg.: **Nux-m. RHOD.**[58] **RHUS-T.** sars.[5]
☞ *Waschen, Nasswerden agg.* ▤ *ALLGEMEINES; M; Wetter; nasses Wetter;*

kaltes: **Nux-m.**[5]
▤ *ALLGEMEINES; M; Wetter; kaltes, feuchtes Wetter; agg.*

WIND agg.: nat-c.[5]

ZORN, durch: **Coloc.**[54] nux-v.[1]
▤ *GEMÜT; M; Zorn, Beschwerden durch*

ZUGLUFT, durch: **CALC-P. Hep.** lach.[137] **Merc. Nux-v.** psor.[137] **RHUS-T.** sanic.[137] **Sil.** stront-c.[137] sumb.[111]
▤ *ALLGEMEINES; M; Zugluft; agg.*

ZURÜCKZIEHEN der Schultern:

agg.: **Bad.** cycl.[5]

amel.: cycl.[5]
▤ *ALLGEMEINES; M; Beugen, Neigen, Krümmen; amel.; Gliedmaßen;*

ORT

CERVIKALREGION: acon.[5] agar.[5] agn.[5] alum.[5] **Am-c.**[5] am-m.[5] ambr.[5] anac.[5] ang.[5] ant-c.[5] ant-t.[5] aran-ix.[149] arg.[5] arn.[5] ars.[5] asaf.[5] asar.[5] aur.[5] bani-c.[204] **BAR-C.**[5] **BELL.**[5] bor.[5] bov.[5] brach.[36] bry. **CALC.**[5] calc-f.[149] camph.[5] cann-i.[36] canth.[5] caps.[5] carb-an.[5] **Carb-v.**[5] **Caust.**[5] cham.[5] chin.[5] chin-s.[36] **Cimic.**[111]

CERVIKALREGION (Forts.)

cina[5] clem.[5] cocc.[5] colch.[36] coloc.[5] com.[36] con.[5] croc.[5] cupr.[5] cycl.[5] cymbo-ci.[2184] dig.[5] dros.[5] dulc.[5] euph.[5] ferr.[5] gels.[36] germ.[222] graph.[5] guai.[5] hell.[5] hep.[5] hura[36] hyos.[5] hyper.[36] ign.[5] iod.[5] ip.[5] iris[36] **Kali-c.**[5] kali-n.[5] **Lach.**[5] laur.[5] led.[5] **Lyc.**[5] m-art.[5] m-aust.[5] mag-c.[5] mag-m.[5] mang.[5] mant-r.[262] meny.[5] merc.[36] mit.[36] mosch.[5] **Nat-c.**[5] **NAT-M.**[5] **Nit-ac.**[5] nux-m.[5] **NUX-V.**[5] olnd.[5] op.[5] pall.[36] par.[5] **Petr.**[5] ph-ac.[5] **Phos.**[5] **Phyt.**[36] plat.[5] plb.[36] ptel.[36] **Puls.**[5] ran-b.[5] rheum[5] rhod.[5] **RHUS-T.**[5] ruta[5] sabad.[5] sabin.[5] samb.[5] sarr.[36] sars.[5] sec.[5] sel.[5] **SEP.**[36] **SIL.**[5] spig.[5] spong.[5] squil.[5] stann.[5] staph.[5] stront-c.[5] **SULPH.**[5] tama.[197] tarax.[5] thuj.[5] valer.[5] verat.[5] viol-o.[5] viol-t.[5] zinc.[5]

rechts: tama.[197]

☞ *S; Rechts*

Trapezius: gels.[36]

DORSALREGION: abies-c. abrot.[111] **Acon.**[5] aesc. aeth. **Agar.**[5] agn.[5] ail. all-s. allox.[119] aloe[28] **ALUM.**[5] alum-p.[58] alum-sil.[58] **Alumn. Am-c.**[1] **Am-m.**[1] **Ambr.**[5] aml-n.[111] **Anac.**[1] androc.[222] **Ang.**[1] **Ant-c.**[1] ant-s. **ANT-T.**[5] aphis.[31] **Apis Apisin.**[5] arg.[1] arg-n.[5] **ARN.**[5] **ARS.**[5] ars-met. arum-t. **Asaf.**[5] **Asar.**[5] asc-t.[36] **Aur.**[5] aur-m. aur-m-n.[36] bac.[56] bad.[25] **Bamb-a.**[1184] bapt.[111] **BAR-C.**[5] **BELL.**[1] bell-p.[256] berb.[36] beryl.[119] **Bism.**[5] bol. **Bor.**[1] **BOV.**[5] brom. **Bry.**[5] **Cact.** calad.[5] **CALC.**[1] calc-caust. calc-f.[111] **Calc-p. Calc-s.**[36] calen.[36] **Camph.**[1] **Cann-s. Canth.**[5] **Caps.**[1] carb-ac.[38] **CARB-AN.**[1] **CARB-V.**[1] carbn-s.[58] carc.[119] **Card-m.** carl. cassi-s.[192] **CAUST.**[1] cench.[58] cere-b.[36] **Cham.**[5] **Chel.**[5] chen-a.[5] **CHIN.**[1] chin-s.[36] choc.[222] **Cic.**[1] **CIMIC.**[25] cimx. cina[1] **Cist.** clem.[5] coc-c. cocain.[111] **COCC.**[5] **Coff.**[5] **Colch.**[5] **Coloc.** com.[36] **CON.**[5] cop.[36] cor-r. corn. cortiso.[119] crat.[137] **Croc.**[5] crot-c.[36] crot-h. cund. cupr.[1] cupr-ar.[36] cur. cycl.[5] cypra-e.[227] **Dig.**[1] dios.[25] **Dros.**[1] **Dulc.**[5] echi.[111] elat. ephe.[267] equis.[36] euon. euph.[1] **EUPHR.**[5] eupi. fago.[25] ferr.[5] ferr-m. fl-ac.[5] gels. **Gins.** glon.[58] gran. **Graph.**[1] grat. **GUAI.** ham.[36] harp.[1184] hell.[1] helon.[36] **Hep.** hura hydr. hydrog.[222] **Hyos.**[5] **Hyper.** ign.[5] ind.[36] indg.[36] iod.[1] **Ip.**[5] irid.[222] jatr.[111] jug-c.[25] **Kali-bi.** kali-br. **KALI-C.**[1] kali-i. kali-n.[1] kali-p. **Kalm.**[36] kola[1184] **Kreos.**[5] lac-ac.[8] lac-c.[55] **Lach.**[54] lachn.[25] lap-laz.[227] lar-ar.[251] lat-h.[301] laur.[5] **Led.**[5] **Lil-t.** lith-c.[8] lob. **LYC.**[1] lycps.[25] **M-arct.**[5] m-art.[5] **M-aust.**[5] **Mag-c.**[5] **Mag-m.**[5] mag-p.[111] mag-s. manc. mang.[5] mang-acet.[1] mant-r.[262] med. menth-pu.[36] meny.[1] meph.[111] **Merc.**[5] merc-c.[5] merc-cy.[111] merc-f.[5] merc-i-f.[58] mez.[1] **Mosch.**[5] **Mur-ac.**[5] myrt-c.[5] **Naja**[54] nat-ar. **Nat-c.**[1] **NAT-M.**[1] **Nat-s.** neon[222] nicc. **NIT-AC.**[1] **Nux-m.**[5] **NUX-V.**[5] oci.[5] ol-an.[36] **Olnd.**[5] **Op.**[5] osm.[111] ox-ac.[38] ozone[227] paeon. pall. **Par.**[5] **PETR.**[1] **Ph-ac.**[54] phel.[36] **Phos.**[54] **Phyt. PIC-AC.** plan.[25] **Plat.**[5] **Plb.**[5] plut-n.[222] podo.[25] polyg.[111] polyg-pe.[111] polyp-p.[111] prun. psil.[164] **Psor.** ptel.[25] **PULS.**[1] rad-br.[102] **Ran-b.**[5] ran-s.[5] raph. rat. rheum[5] **Rhod.**[5] **Rhus-t.**[5] rhus-v.[25] rob. rumx.[25] **RUTA**[5] **SABAD.**[5] **Sabin.**[5] **Samb.**[5] sang.[8] sanic. sarr.[45] **Sars.**[1] **SEC.**[5] sel.[5] **Seneg.**[5] **SEP.**[1] **SIL.**[1] spect.[271] **SPIG.**[1] **SPONG.**[5] **Squil.**[5] **STANN.**[1] **Staph.**[1] stict.[25] stram.[1] **Stront-c.**[5] **Stry. Sul-ac.**[1] sulo-ac.[1] **SULPH.**[1] **Syph.**[54] tab. tanac.[5] **Tarax.**[5] tarent. tax.[36] tell. ter. term-a.[192] teucr.[5] ther. thlaspi[102] **Thuj.**[5] tub.[56] uran.[269] valer.[5] **VERAT.**[5] verat-v.[111] verb. viol-t.[5] xan. **Zinc.**[1] zinc-chr.[111] zinc-p.[58] zing. ziz.[25]

Schulterblätter:

- **links**: aeth.[111] agar.[36] alum. am-m.[1] ambr. **ANAC.** ant-t.[5] **Aphis.**[72] arg.[1] aur.[5] aur-m-n.[36] bar-c.[1] bell.[1] berb.[111] bry.[5] calc-f.[111] card-m. caust.[137] chel.[8] chen-a.[5] cimic.[37] coloc. com.[36] dig. dios.[25] dulc.[1] echi.[111] equis.[111] euph.[1] euphr. fl-ac. grat. ham.[36] hell.[1] hyper.[137] kali-bi. kali-c.[1] **Kalm.**[54] lach.[5] led.[5] lil-t. mag-m.[137] med.[137] meny.[1] merc.[5] merc-f.[5] mez.[1] myrt-c.[5] naja[85] nat-c.[1] nat-m.[1] paeon.[111] par.[5] ph-ac.[5] phel.[36] phos.[5] plat.[5] polyg.[111] prun.[111] psil.[164] ptel.[25] **Ran-b.** rhus-t.[5] rumx.[36] ruta[5] sabin.[5] samb.[5] sanic. sep.[1] sil.[5] spig.[1] spong.[5] **Sulph.**[1] tell.[111] thuj.[5] verat-v.[111] zinc.[1]

  ☞ *S; Links*

  ◦ **Rand** des inneren Winkels: ran-b.[5]

  ◦ **Winkel** des Schulterblattes: bry.[5] chen-a.[5] cimic.[37]

- **rechts**: am-m.[1] anac.[5] arn.[5] ars.[5] **Asaf.** bamb-a.[1184] bar-c.[1] berb.[36] bry.[5] calc.[5] calen.[36] caust.[1] **CHEL. Chen-a.**[8] **Cic. COLOC.**[1] com.[36] crot-c.[111] cycl.[5] dulc.[1] fago.[25] hydr.[111] hyper.[111] jug-c. **Kali-c.**[1] kreos.[5] lach.[5] laur.[5] **Lyc.** lycps.[111] mag-m.[1] mag-p.[111] menth-pu.[36] meph.[111] merc.[5] merc-i-f. mez.[36] nat-c.[1] nat-m.[1] nat-s.[111] ol-an.[137] olnd.[5] pall. plat.[1] plb.[5] podo.[111] puls.[1] rumx.[38] ruta[1] samb.[1] sang.[8] sars.[1] spig.[1] spong.[5] staph. stict.[111] sulph.[1] **Tarax.** zinc.[1]

  ☞ *S; Rechts*

- **Region** der Schulterblätter: acon.[5] agar.[5] alum.[5] **Am-c.**[5] am-m.[5] ambr.[5] anac.[5] ang.[5] ant-c.[5] arg.[5] arn.[5] ars.[5] asaf.[5] asar.[5] aur.[5] bar-c.[5] bell.[5] bism.[5] bor.[5] bov.[5] bry.[5] calc.[5] camph.[5] canth.[5] caps.[5] carb-an.[5] carb-v.[5] **CAUST.**[5] cham.[5] **Chel.**[5] **CHIN.**[5] cic.[5] cina[5] cocc.[5] colch.[5] coloc.[5] con.[5] croc.[5] cupr.[5] cycl.[5] dig.[5] dros.[5] dulc.[5] ferr.[5] **Graph.**[5] guai.[5] hell.[5] hep.[5] hyos.[5] ign.[5] iod.[5] ip.[5] **Kali-c.**[5] **Kali-n.**[5] **KREOS.**[5] lach.[5] laur.[5] led.[5] lyc.[5] m-arct.[5] m-art.[5] m-aust.[5] mag-c.[5] mag-m.[5] mang.[5] meny.[5] **Merc.**[5] mez.[5] mosch.[5] mur-ac.[5] nat-c.[5] nat-m.[5] **Nit-ac.**[5] **Nux-v.**[5] olnd.[5] op.[5] par.[5] petr.[5] ph-ac.[5] phos.[5] plat.[5] **Plb.**[5] **Puls.**[5] ran-b.[5] ran-s.[5] rhod.[5] **RHUS-T.**[5] ruta[5] sabad.[5] sabin.[5] samb.[5] sars.[5] seneg.[5] **SEP.**[5] sil.[5] spig.[5] spong.[5] squil.[5] **Stann.**[5] staph.[5] stront-c.[5] sul-ac.[5] sulph.[5] tarax.[5] teucr.[5] thuj.[5] valer.[5] verat.[5] verb.[5] **Viol-t.**[5] zinc.[5]

LUMBALREGION: achy.[149] **ACON.** act-sp.[10] **AESC.**[25] aeth.[10] **AGAR.** alet.[88] **All-c.**[122] all-s. allox.[119] **Aloe ALUM.**[1] alum-p.[5] alum-sil.[58] **Alumn. Am-c.**[5] **AM-M.**[1] **AMBR.**[5] aml-n.[25] ammc.[4] **Anac.** anan. androc.[222] **Ang.**[5] **Ant-c.**[5] ant-s. **ANT-T.**[5] **Apis Apisin.**[5] apoc. aquil.[102] **ARG.**[1] **Arg-n.** arge-p.[264] **ARN. ARS. Ars-h.** ars-i. ars-met.[8] ars-s-f.[58] arund. **Asaf.** asar.[1] **AUR.** aur-ar.[58] **Aur-m.** aur-s.[58] **Bamb-a.**[1184] **Bapt.**[25] **BAR-C.**[1] bar-s.[58] bart.[36] **BELL.** benz-ac.

BERB. beryl.[119] **Bor.**[1] bov.[5] brach. **Brom.** **BRY.**[5] bufo[1] calad.[5] **CALC.**[1] **Calc-ar.** calc-caust. **Calc-f.** **Calc-p.** **CALC-S.** calc-sil.[58] calx-b.[194] **Camph.** cann-i. cann-s.[1] **CANTH.**[5] **CAPS.**[1] **Carb-ac.** **Carb-an.** **Carb-v.**[1] **Carbn-s.** **Carl.** cast. **Caul.**[25] **CAUST.**[1] cedr.[25] **Cham.**[1] **Chel.** **CHIN.**[1] **Chin-s.** choc.[222] cic.[36] **CIMIC.**[25] **Cimx.** **Cina** cinnb.[26] **Clem.** cob. **Coc-c.** **COCC.**[5] **Coff.**[5] **Colch.** **COLOC.** **Con.** conv.[38] cor-r. corn.[25] **Croc.**[5] crot-c.[111] **Crot-h.**[36] croto-t. cupr.[1] **Cupr-ar.** **Cur.** cycl.[1] dig.[1] dios.[25] **Dor.** dros.[1] **DULC.**[1] **Elaps** equis. erech.[25] erig.[25] ery-a.[25] euon.[36] **EUP-PER.** euph.[1] euphr.[5] eupi. fago.[25] **Ferr.**[5] **Ferr-p.** fl-ac. form. frax.[111] gamb. **GELS.** gink.[227] gnaph. gran.[111] granit-m.[194] **GRAPH.**[1] grat. **Guai.** guare. **Ham.**[25] ***harp.***[1184] **Hell.**[5] **Helon.**[25] **Hep.** hipp. **Hura** **Hydr.**[25] hydrc. hydrog.[222] **HYOS.**[5] **Hyper.** **Ign.**[5] indg. iod.[5] iodof.[36] **Ip.** irid.[111] **Iris**[36] iris-fl.[111] jatr. jug-c.[25] **Kali-bi.** kali-br. **KALI-C.**[1] kali-chl.[58] **Kali-i.**[8] kali-m.[61] **Kali-n.**[1] **Kali-p.** **Kali-sil.**[58] **Kalm.** kola[1184] **KREOS.**[5] **Lac-ac.** **LAC-C.** **LACH.**[5] lachn. lact. lappa[111] lat-h.[301] **Lath.**[72] laur.[5] **Lec.** **LED.**[1] **Lept.**[8] **Lil-t.**[25] lith-c.[111] lob.[25] lob-c.[8] loxo-r.[205] **LYC.**[1] **Lycps.** **Lyss.** m-art.[5] **M-aust.**[5] **Mag-c.**[1] **Mag-m.**[1] **Mag-p.** mag-s. manc. mang.[5] mant-r.[262] **Med.** **Meny.**[1] meph.[36] **Merc.**[5] **Merc-c.**[5] merc-i-f. merl. **Mez.**[1] mit.[25] **Morg.** morph. **Mosch.**[5] **Mur-ac.**[1] **Murx.** myric. myrt-c.[25] **Naja** **Nat-c.**[1] **NAT-M.** **Nat-p.**[58] **Nat-s.** nat-sil.[58] neon[222] **Nicc.** **NIT-AC.**[1] **NUX-M.**[5] **NUX-V.**[1] oci. ol-an. onos. **Op.** osm. **Ox-ac.** ozone[227] **Pall.** **PETR.**[1] **PH-AC.**[1] phel. **PHOS.**[1] phys.[25] **Phyt.**[25] **PIC-AC.**[25] pitu-a.[164] plan.[25] **Plat.**[1] **Plb.** plut-n.[222] **Podo.**[25] **Prun.** **PSOR.** ptel.[25] **PULS.**[1] puls-n.[25] querc-r.[257] **Ran-b.** **Ran-s.** raph. rat. rheum[5] **RHOD.** **RHUS-T.**[1] **Rhus-v.** rumx. **Ruta**[1] sabad.[5] **SABIN.** samb.[1] sang.[8] **Sanic.**[85] sarr. **Sars.** scler-a.[5] **Sec.**[5] **SEL.** **Senec.** seneg.[5] **SEP.**[1] **SIL.**[1] solid.[111] spig.[1] **Spong.** squil.[5] **Stann.**[5] **Staph.**[1] **Stram.** **STRONT-C.**[5] stroph-s.[119] **Stry.** **Sul-ac.**[1] sul-i.[58] **SULPH.**[1] **Sumb.**[25] tab. tanac.[25] **Tarax.**[5] **Tarent.** tarent-c.[102] tax.[303] tell. tep. **TER.** **Thuj.** **Tril.**[111] tylo-i.[192] uran.[269] urt-u.[111] ust.[25] vac.[36] **VALER.** **VARIO.** **VERAT.**[1] **VERAT-V.** vib. visc.[137] wist.[45] xanth.[5] **ZINC.**[1] **Zinc-ar.**[111] **Zinc-p.**[58] zing.[8] ziz.[25]

Wirbelsäule: acon. aesc. agar.[5] am-m.[5] arg.[5] aur.[5] bry.[5] cham. **Chel.**[5] con.[1] dig.[5] **Graph.** kreos.[5] mag-c.[1] mez.[5] mur-ac.[5] nux-m.[5] ph-ac.[5] **Phos.** pic-ac. prun.[111] puls.[1] **SIL.**[5] stann.[5] **THUJ.**[5] zinc.[5]
☞ *Wirbelsäule*

LYMPHDRÜSEN, Cervikalregion: aeth.[137] **Am-c.**[5] astac.[102] **BAR-C.** **Bell.**[5] canth.[5] **Dulc.**[5] **Iod.**[5] **Kali-c.**[5] **Lap-a.**[25] **Nit-ac.**[1] **Petr.** plb.[5] sars.[5] **SIL.**[5] sul-ac.[5] **SULPH.**[122] verat.[5]
▤ *ALLGEMEINES; O; Drüsen; Lymphdrüsen*

MUSKELN: aur.[36] chin.[37] hura[36] **Plb.**[54] sep.[36] sulph.[5]

SAKRALREGION: **Acon.**[5] **AESC.**[25] **AGAR.**[5] **Agn.**[5] allox.[119] **Aloe**[4] **ALUM.** **Am-c.** **Am-m.** ambr.[5] androc.[222] ang.[1] **Ant-c.** **ANT-T.** apisin.[5] **Arg.** **Arg-n.**[5] arge-p.[264] **Arn.**[5] **Ars.** asaf.[5] aster. bamb-a.[1184] bani-c.[204] **Bapt.** **BAR-C.** **Bell.** **BERB.** **Bor.**[5] bov.[5] **Bry.**[5] bufo cact.[111] **Calad.** **CALC.**[5] **Calc-p.** **Calc-s.** calc-sil.[58] cann-s.[5] canth.[5] **CARB-AN.** **Carb-v.**[5] carbn-s.[25] **Caust.**[5] **Cham.**[1] **Chel.** **CHIN.** chloram.[149] cic.[5] **Cimic.**[25] cist. cob. coc-c. cocc.[5] **Colch.**[5] **Coloc.**[5] com.[36] **CON.** cor-r. cortiso.[119] croc.[5] cupr.[5] dig. **Dios.**[25] dros.[5] **Dulc.** equis.[85] eup-pur.[25] **Ferr.** ferr-p.[111] **Fl-ac.** gamb. **GELS.** **GRAPH.**[5] haliae-lc.[222] **Helon.** **HEP.**[5] hura hydrog.[222] **Hyper.**[54] **Ign.**[5] iod.[1] irid.[122] jug-c.[25] **Kali-bi.** **KALI-C.**[1] kali-chl.[58] kali-i. kali-m.[137] kali-n. kali-sil.[58] kola[1184] **Kreos.**[5] **Lach.** **Laur.** **Led.**[5] **Lil-t.**[25] lim-b-c.[204] **Lith-c.** **Lob.**[8] **LYC.**[1] m-art.[85] mag-c.[1] mag-m.[36] mag-p.[111] mag-s. manc. **Med.**[58] meny.[5] **Merc.**[5] **Mez.** morg.[136] mosch.[5] **MUR-AC.**[1] murx. nat-ar. nat-c.[1] **NAT-M.** **Nat-s.** **NIT-AC.** **NUX-M.** **NUX-V.** ol-an. ol-j. ox-ac. ozone[85] **Par.**[5] petr.[1] **Ph-ac.**[5] phel. **PHOS.** **Phyt.**[25] pip-n.[111] plan.[25] **Plat.**[5] **Plb.** plut-n.[222] **Podo.**[25] psil.[164] ptel.[25] **PULS.**[5] rhod. **RHUS-T.**[5] rumx.[25] **Ruta**[1] sabin.[54] samb.[1] **Sanic.** **Sars.** **Sec.** senec. **SEP.**[1] **SIL.** spig.[5] spong.[1] **Staph.** stram. stront-c. **Sulph.**[1] syc-co.[136] tarax. tarent. tax-br.[255] **TELL.** ter. **Thuj.**[1] tril.[8] valer.[5] **Verat.** **Zinc.** zing.

Ileosakralgelenk: **AESC.** alum.[5] am-m.[5] **Ant-t.** arg.[5] **Arg-n.** **Bry.** **Calc-p.** cortiso.[119] mag-s.[119] rumx. sil.[5] tril.[8]
▤ *ALLGEMEINES; O; Gelenke*

STEIßBEIN: agar.[5] aloe[36] alum.[1] am-c.[1] ant-c.[5] **Ant-t.**[8] **APIS**[31] **Arn.**[102] **Ars.**[5] **Arum-t.**[58] ba-tn.[136] **Bell.**[1] bor.[5] **Bov.**[5] **Bry.** **Calc.**[5] **Calc-p.** **Cann-s.**[5] **Canth.**[5] **Carb-an.**[5] **Carb-v.**[1] carl.[36] **CAUST.**[5] chel.[111] chin.[1] **Cic.** **Cist.** colch. com.[36] dros.[5] **Fl-ac.** **Graph.**[5] grat.[36] hep.[5] hura[36] **HYPER.**[58] ign.[5] iod.[1] **Kali-bi.**[36] **Kali-i.** **KREOS.**[5] **Lach.** laur.[5] **Led.**[5] lil-t.[8] **Mag-c.**[8] **Mag-p.**[102] **Merc.**[5] **Mez.** mur-ac.[5] nat-c.[1] nat-m.[36] nat-s.[36] **Par.**[5] **Petr.**[1] ph-ac.[1] **PHOS.**[5] **Pic-ac.** **PLAT.**[36] plb.[5] **Rhus-t.**[1] **Ruta**[1] sanic.[85] **Sep.** **SIL.**[5] staph. **SULPH.** syph. **Tarent.** **Thuj.**[1] valer.[5] verat.[1] xan. **ZINC.**[1]

WIRBELSÄULE: acet-ac.[137] **ACON.** **AESC.** **Aeth.** **AGAR.**[5] ail.[25] **ALUM.** **Alum-p.**[58] **Alum-sil.**[58] am-c. am-m.[5] aml-n.[25] anac.[5] **Ang.**[5] **Ant-c.**[5] ant-s. ant-t.[5] apoc.[25] arg.[1] **Arg-n.**[58] **Arn.**[1] **ARS.** ars-met. arund. **Asaf.** **Atro.** aur.[5] bapt.[25] **Bar-c.**[5] **BELL.** **Benz-ac.** **BERB.** **BOL.** bor.[1] brach. bry.[5] bufo[111] cact. **Calc.**[1] calc-i.[54] **Calc-p.** camph. canch.[25] cann-s.[5] **Caps.**[1] **Carb-ac.** carb-an.[5] **Carb-v.** **Card-m.** **Caust.** cedr.[25] cham.[5] **CHEL.** chim.[25] **Chin.** chin-ar. **CHIN-S.** cic.[5] **CIMIC.** **Cina** cinnb. **Cocc.** **Colch.** coll.[25] **Coloc.** **Con.** corn-f.[25] **Crot-c.** crot-h. **Cupr.** cypr.[25] dig.[1] **Dios.** dros.[5] dubin.[1125] dulc.[1] **Elaps** erech.[25] erig.[25] euon. eup-pur.[25] euph.[1] fl-ac.[5] form.[25] gast.[9] **Gels.** gins. **Glon.** **GRAPH.** grat.[111] gua.[25] **Ham.** **Hell.** helo.[111] helon.[36] **Hep.**[1] hura hydr.[111] **Hyos.**[34] **HYPER.**[58] ign.[5] indg.[111] iod.[54] iodof.[36] irid.[222] iris[25] jatr. jug-c.[25] kali-bi.[8] kali-br.[25] **Kali-c.** kali-hp.[25] kali-i. **KALI-P.** **Kalm.** kreos.[5] **Lac-c.** lac-d.[58] **LACH.** land.[9] led.[1] **Lil-t.** **Lob.** **Lyc.**[1] **LYSS.** mag-c.[1] mag-m.[1] mag-p.[58] **Mang.** **Med.** **Meny.**[1] **Merc.** merc-c.[137] merc-i-f. **Mez.**[5] mit.[25] morg.[136] mosch.[5] mur-ac.[5] myric.[5] **Naja**[54] **Nat-ar.** **Nat-c.**

WIRBELSÄULE (Forts.)
NAT-M. NAT-P. NAT-S.[58] nicc. **Nit-ac. Nux-m. NUX-V. Ol-j.** olnd. op.[34] ox-ac. ozone[85] **PAR. PETR. Ph-ac.**[8] **PHOS.** phys.[25] **Phyt. Pic-ac.**[54] pitu-a.[164] plan. **Plat.**[1] plb.[5] plb-i.[102] plut-n.[222] podo.[25] polyg.[137] polyp-p.[5] prun.[111] psor. ptel.[25] **PULS.**[1] **Ran-b.** raph. **Rat.** rhod.[5] **RHUS-T.**[5] rumx. **RUTA**[1] sabad.[5] sabin.[5] samb.[1] **Sanic.** sarr. scut.[25] **SEC.**[5] senec.[25] **Sep. SIL.** spig.[1] spong.[5] squil.[5] stann.[5] **Staph.**[1] stict.[25] stram.[5] stry.[25] **SULPH. Sumb.** syph.[58] tab. tanac.[25] **Tarent.**[58] **TELL.** term-a.[192] **THER.**[8] thlaspi[25] **THUJ.**[5] tril.[25] tub.[36] urt-u.[25] vario.[137] **Verat.** verat-v.[25] verb.[1] vip.[137] **ZINC.**[1] zinc-p.[58]

Rückenmark: acet-ac.[137] acon.[5] aesc.[25] ail.[25] alum-sil.[102] aml-n.[25] apoc.[25] arg-n.[102] **Ars.**[34] aur.[102] bapt.[25] **Bell.** bol.[25] bry.[5] **Calc.**[5] canch.[25] carb-ac.[25] carb-v.[5] carbn-s.[102] caul.[25] caust.[5] chel.[25] chim.[25] chin.[5] **COCC.**[5] coll.[25] corn-f.[25] cypr.[25] dat-a.[25] dig.[5] dios.[25] **Dulc.**[5] erech.[25] erig.[25] form.[25] gast.[9] ham.[25] helo.[111] ign.[5] iris[25] jatr.[111] **LACH.**[5] land.[9] lept.[25] lil-t.[25] mit.[25] naja[102] nat-c.[5] nat-m.[5] **NUX-V.**[5] ph-ac.[5] **PHOS.**[5] phyt.[25] plb-i.[102] podo.[25] ptel.[25] puls.[5] rhus-t.[5] scut.[25] sec. senec.[25] **Sil.**[5] staph.[5] stict.[25] **Sulph.**[5] tanac.[25] thlaspi[25] tril.[25] urt-u.[25] verat.[5] visc.[25] xan.[25] zinc-p.[111]

- **Verletzungen,** nach: cic.[149]
☞ *M; Verletzungen, durch • C; Verletzungen der Wirbelsäule*

- **Hinterhörner**: aesc.[25] ail.[25] bapt.[25] bol.[25] canch.[25] carb-ac.[25] caul.[25] cedr.[25] chim.[25] cimic.[25] coll.[25] corn-f.[25] cypr.[25] dios.[25] erech.[25] erig.[25] ham.[25] iris[25] lept.[25] lil-t.[25] mit.[25] ptel.[25] scut.[25] senec.[25] stict.[25] thlaspi[25] tril.[25] urt-u.[25] xan.[25]

- **Vorderhörner**: apoc.[25] chel.[25] gels.[25] phys.[25] phyt.[25] podo.[25] tanac.[25] verat-v.[25]

CHARAKTERISTIKA EIGENTÜMLICHKEITEN

ABGESCHÜRFT, wie, Exkoriation:
☞ *Abschürfung, Empfindung von • Geschwüre • Roh, wund, Empfindung wie*

Cervikalregion: agn.[5] **Clem.**[5] nux-v.[5]

Sakralregion: led.[5]
☞ *O; Sakralregion*

Steißbein: arum-t.[58] led.[5]
☞ *O; Steißbein*

ABMAGERUNG: bac.[62] calc. cench.[58] iod. lyc. mag-c.[137] nat-m. nux-v.[137] phos.[58] plb. sanic. sars. sel. senec.[111] sulph.[58] tab. thuj.[26] verat.[122]
ALLGEMEINES; C; Abmagerung; allgemeine Arzneien

Cervikalregion: **Bac.**[62] **Calc.** cench.[58] iod. **Lyc.** mag-c.[137] **NAT-M.** phos.[58] **Sanic. Sars.** senec.[111] sulph.[58] verat.[122]
ÄUßERER HALS; C; Abmagerung

- **Keuchhusten,** bei: verat.[122]

Dorsalregion, Schulterblattmuskulatur: plb.
☞ *O; Muskeln*

Lumbalregion: plb. sel.
☞ *O; Lumbalregion*

ABSCHÜRFUNG, Empfindung von: spong.[5]
☞ *Abgeschürft, wie, Exkoriation • Roh, wund, Empfindung wie • Schmerz; geschwürartiger Schmerz • Schmerz; nagender Schmerz*

ABSZESS: arn. asaf.[54] calc.[58] calc-ar.[54] calc-hp.[25] calc-i.[54] calc-p. chin.[137] cupr. **Hep.** hippoz.[8] iod.[54] lach. lyc. mez. nat-m.[54] paeon. petr. **Ph-ac.** phos.[58] psor. sec. **Sil.**[5] staph.[5] sul-ac.[58] **Sulph.**[54] symph. syph. tarent.[58] **Tarent-c.**
☞ *Fisteln* *ALLGEMEINES; C; Abszesse, Eiterung; allgemeine Arzneien*

Cervikalregion: calc.[58] **Lach. Lyc. Petr.** ph-ac. phos.[58] psor. sec. sil. sul-ac.[58] **Tarent-c.**

- **Narben,** alte: **SIL.**
HAUT; C; Narben

Dorsalregion: staph.[5]
☞ *O; Dorsalregion*

Lumbalregion: **Calc-p. SIL.**[5]
☞ *O; Lumbalregion*

Psoasabszess: arn. **Asaf.**[54] **Calc-hp.**[25] chin.[137] **Cupr.** hippoz.[8] **Ph-ac. Sil.** staph. symph. syph.
☞ *O; Muskeln*

- **Anämie** und großer Schwäche, mit: calc-hp.[25]

Steißbein, unmittelbar unter dem: **Paeon.**
☞ *O; Steißbein*

Wirbelsäule: **Calc.**[5] calc-ar.[54] calc-i.[54] calc-p.[54] iod.[54] lach.[5] nat-m.[54] ph-ac.[54] phos.[54] **Sil.**[54] sulph.[54]
☞ *O; Wirbelsäule*

- **Spondylitis,** nach: **Calc-p.**[54] iod.[54] nat-m.[54] **Ph-ac.**[54] phos.[54] **Sil.**[54] **Sulph.**[54]

AMEISENLAUFEN, Kribbeln: **ACON.** aesc. **Agar.** agn. **All-c.** aloe[111] alum.[5] alum-sil.[58] anac. apoc. aran.[149] arg.[1] **Arn.**[5] **Ars.**[137] ars-met. arund. asaf. atro. bar-c. bell. berb. bor.[5] bov. brom.[5] bry.[5] bufo-s. canth. carc.[193] carl. caust.[5] **Cham.** chel.[5] chin.[1] **Cocc.** con. crot-h. croto-t. dulc.[5] euon. euph.[5] ferr.[5] graph.[137] hep.[1] hyper.[111] jatr.[111] kali-br.[85] kali-i.[111] kali-p. kalm.[111] lac-c.[137] **Lach.**[5] lact. lat-h.[301] laur. lyc. m-arct.[5] mag-c.[5] mag-s. manc. med.[137] meny. merc.[5] merc-c. mez.[5] nat-ar. **Nat-c.**[5] nat-m.[5] nux-m.[5] **Nux-v.**[137] **Osm.**[111] ox-ac. pall. **Ph-ac. PHOS.** phys.[102] plut-n.[222] puls.[5] ran-s.[5] rat. rhod.[5] rhus-t.[5] sabad.[5] sabin.[5] sal-ac. sars. **SEC.**[5] sep.[5] sil.[5] spong. stann. staph.[5] sulph.[5] tarax. thuj. verat.[5] **Viol-t.** zinc. zinc-p.[58]
☞ *Jucken • Kitzeln, Empfindung von • Prickeln, Empfindung von • Schmerz; kitzelnder Schmerz* *ALLGEMEINES; C; Ameisenlaufen, Kribbeln*

morgens: ars-met.
☞ *Z; Morgens*

nachmittags: asaf. mag-s.
☞ *Z; Nachmittags*

abends: **Lyc.** mag-s. osm.
☞ *Z; Abends*

nachts: bar-c. bov. zinc.
☞ *Z; Nachts*

erstreckt sich:
- **auf** und ab: **Crot-h. Lach.** manc.
  ☞ *Maus den Rücken hinaufläuft, Empfindung, als ob eine*
- **Extremitäten**: lat-h.[301] **PHOS.**
- **Fingern** und Zehen: sec.
- **Rücken** hinab: carl.

Cervikalregion: aran.[149] arund. **Carl.** dulc. lac-c. lach.[86] nux-v.[137] phos. plut-n.[222] sabin. **Sec.** spong.
- **Haus,** beim Eintreten in ein: phos.
- **Konvulsionen,** vor, erstreckt sich abwärts: **Lach.**[86]

Dorsalregion: **Acon.**[5] anac. arg.[1] **Arn.**[5] carl. caust.[5] dulc.[5] euph.[5] **Graph.**[5] hep.[1] lach.[5] laur. m-arct.[5] mag-c.[5] med.[137] mez.[5] nat-c.[5] osm.[111] **Ph-ac.**[5] plut-n.[222] ran-s.[5] rhod.[5] **Rhus-t.**[5] sabad.[5] sabin.[5] sars.[5] **SEC.**[5] **Sep.**[5] sil.[5] stann.[5] **Sulph.**[5] thuj.[5] viol-t. zinc.
  ☞ *O; Dorsalregion*
- **Schulterblätter**: **Anac.** arg.[1] carl. dulc.[5] euph.[5] hep.[1] lach.[5] laur. m-arct.[5] mag-c.[5] med.[137] mez.[5] osm.[111] **Ph-ac.**[5] sabad.[5] sec.[5] sil.[5] thuj.[5] **Viol-t.** zinc.
  ☞ *Laufen, Empfindung, als würde etwas, Schulterblätter*
  - **links**: arg.[1] euph.[5] med.[137] mez.[5] sil.[5]
    ☞ *O; Dorsalregion; Schulterblätter; links*
  - **rechts**: dulc.[5] hep.[1] lach.[5]
    ☞ *O; Dorsalregion; Schulterblätter; rechts*
    - **Urinieren,** beim: hep.[1]
      ☞ *M; Urinieren; agg.*
  - **zwischen** den: carl. laur. viol-t.

Lumbalregion: acon. alum.[5] alum-sil.[58] ars. arund. bufo-s. canth. croto-t. jatr.[111] meny. merc-c. **Ph-ac.**[5] puls.[5] sars.[5] sep.[5] stann. tarax. thuj.
  ☞ *O; Lumbalregion*
- **Sitzen,** im: canth.
- **erstreckt** sich:
  - **Gesicht**: arund.
  - **Schultern**: arund.

Sakrum: bor. chin.[1] croto-t. graph.[137] ph-ac. sars.
  ☞ *O; Sakralregion*

Steißbein: bor.[5]
  ☞ *O; Steißbein*

Wirbelsäule: **ACON. AGAR.** arn.[1] **Ars.** arund. con. kali-br.[85] kali-p. **Lach.** nat-c. nux-m.[5] phys.[102] rhus-t.[1] **Sal-ac.** sec.[5] thuj.[5]
  ☞ *O; Wirbelsäule*

anfallsweise, Lumbalregion: thuj.

kaltes: ars.[137] lac-c.[137]

ANÄMIE des Rückenmarks: agar.[102] ergot.[100] **Kali-p.**[54] lyc.[58] **Nux-v.**[8] **Phos.**[54] **Plumbg.**[102] sec.[38] sil.[114] stry-p.[72] tarent.[102]

ANFÄLLIG:
  ☞ *Schmerz; wund und zerschlagen, Schmerz wie*

ANGST, Empfindung von, Dorsalregion: **Ars.**[5] carb-an.[5]
  ▤ *ALLGEMEINES; C; Angst, wird im Körper empfunden*

ANKYLOSE:
  ☞ *Steifheit*

ATROPHIE:

Muskeln:
- **Latissimus** dorsi: plb.[36]
  ☞ *O; Muskeln*
- **fortschreitend,** progredient: ars.[102] carbn-s.[102] hyper.[102] kali-hp.[102] **PHOS.**[54] phys.[102] **Plb.**[54] sec.[102]
  ☞ *O; Muskeln*

Wirbelsäule: ars.[102] carbn-s.[102] hyper.[102] indg.[111] kali-hp.[102] phos.[54] phys.[102] plb.[54] sec.[102]
  ☞ *O; Wirbelsäule*

AUF- und ab Bewegung, wie dur ch Quecksilber im Rücken:
  ☞ *Quecksilber im Rückenmark auf- und absteigt, Empfindung als ob*

AUFGEDUNSEN, Nacken:
  ☞ *Schwellung; allgemeine Arzneien;*

AUFSTEIGT, Empfindung, als ob etwas, Dorsalregion, Schulterblätter: plb.[5]
  ☞ *Fremdkörper, Empfindung wie von einem*

AURA epileptica: ars.[10] calc-ar.[122] lach. sulph.[122]
- **kriecht** das Rückgrat hinab: **Lach.**
  ☞ *Kälte (Frost, und Empfindung von); Wirbelsäule; erstreckt sich; Körper, über den, wie eine epileptische Aura • Kälte (Frost, und Empfindung von); Eiseskälte; läuft den Rücken hinunter, vor epileptischem Anfall • Kälte (Frost, und Empfindung von); Wasser auf den Rücken gespritzt, als würde kaltes • allgemeine Arzneien; ausgehend vom Rükken*
- **Arm,** und im linken: **Calc-ar.**[122] sulph.[122]

AUSEINANDERFALLEN, Empfindung von: calc-p.[139] **Lyss.**[8] sec.[47] tril.[8]
  ☞ *Schwäche des Rückens*

Sakrum: calc-p.[139] sec.[47] tril.[8]
  ☞ *O; Sakralregion*
- **Ileosakralgelenk**: sec.[47] tril.[8]
  ☞ *O; Sakralregion; Ileosakralgelenk*
  - **Bandagieren,** straffes, amel.: tril.[8]
    ☞ *M; Bandagieren amel.*

AUSEINANDERGEDRÜCKT, Schulterblätter wie: sil.[5]
  ☞ *Beklemmung, Empfindung von, zwischen den Schulterblättern • Getrennt, Empfindung, als wären die Rückenwirbel voneinander; Dorsalregion*

BAND, Empfindung wie von einem:
  ☞ *Zusammenschnüren oder Bandgefühl, Empfindung von*

BEBEN, Empfindung von:
  ☞ *Flattern, Empfindung von • Rucken, Zucken • Zittern • Zucken*

Cervikalregion: **Ang.**
  ▤ *ALLGEMEINES; C; Beben*

Dorsalregion: ars.[5] asaf.[5] kali-c.[5] merc.[5] sil.[1] spig.[5] tarax.[5] tarent.[111]
  ☞ *O; Dorsalregion* ▤ *ALLGEMEINES; C; Beben*
- **Schulterblätter**: kali-c.[5] merc.[5] sil.[1] tarax.[5] tarent.[111]
  - **links**: kali-c.[5]
    ☞ *O; Dorsalregion; Schulterblätter; links*

BEHAARUNG:

allgemeine Arzneien: tub.[168]

bedeckt, gänzlich mit Haaren: irid.[222]

BEKLEMMUNG, Empfindung von, zwischen den Schulterblättern: petr.[1]

☞ *Auseinandergedrückt, Schulterblätter wie • Schmerz; drückender Schmerz;*

BERÜHRUNGSEMPFINDLICH, äußerst, Hyperästhesie:

☞ *Empfindlich, Wirbelsäule*

Druck erzeugt Schmerzen an entlegenen Stellen: tell.[171]

Haut: merc. petr. plat. tell.[171]

Wirbelsäule: dios.[25] med.[102] **Tarent-c.**[171]

☞ *O; Wirbelsäule*

- **Rückenmark**: med.[102]

☞ *O; Wirbelsäule; Rückenmark*

BEWEGEN, Empfindung, als würde sich etwas im Rücken:

☞ *Fremdkörper, Empfindung wie von einem*

Cervikalregion:

- **erstreckt** sich aufwärts zum Kopf: glon.

- **Nerven,** erstreckt sich aufwärts: glon.[85]

Sakralregion: cact.[111] cupr.[5] phos.[5]

☞ *O; Sakralregion*

◉ **klopfend,** Muskulatur, links: ars.[1]

konvulsivisch: **Mygal.**[8]

langsam: lac-del.[204]

wellenartig, Trapezius, rechts: sarr.[36]

☞ *O; Cervikalregion; Trapezius*

BLÄHUNGEN, Empfindung wie im Rücken sitzend: rhod.[85]

BLÄSCHEN:

☞ *Hautausschläge; Blasen*

BLÄULICH:

☞ *Farbe; bläulich*

BLUT:

Blutandrang, Stauung, Empfindung von, Dorsalregion: nux-v.[5]

☞ *Blutandrang, Kongestion; Dorsalregion*

Extravasat, Lumbalregion: crot-h.

☞ *Eckchymosen, Lumbalregion*

BLUTANDRANG, Kongestion:

☞ *Hitze; Wellen, Hitzewellen*

erstreckt sich zum Kopf: **Phos.**

🯅 **Cervikalregion**: bell. cact.[58] carbn-h. **GELS.** glon. ham.[25] iber.[25] **Kali-c.** tell.[102]

☞ *Blutwallung, im Nacken, erstreckt sich über den Scheitel zur Stirn, nachmittags, bei Bewegung • Hitze; Wellen, Hitzewellen; Cervikalregion*

Dorsalregion: nux-v.[5]

☞ *O; Dorsalregion • Blut; Blutandrang, Stauung, Empfindung von, Dorsalregion*

Lumbalregion: acon.[5] gels.[111] nux-m.[5]

☞ *O; Lumbalregion*

Wirbelsäule: am-br.[25] camph-br.[25] gels.[25] kali-br.[25] stry.[25] verat-v.[25]

☞ *O; Wirbelsäule*

BLUTWALLUNG, im Nacken, erstreckt sich über den Scheitel zur Stirn, nachmittags, bei Bewegung: mang.

☞ *Blutandrang, Kongestion; Cervikalregion • Hitze; Wellen, Hitzewellen;*

BOLZEN, Empfindung wie von einem:

☞ *Keil im Nacken, Empfindung wie von einem*

BRAUN:

☞ *Farbe; braun*

BREITER und kraftvoller, Empfindung, als sei der Rücken, und die Arme kürzer: choc.[222]

▤ *ALLGEMEINES; C; Kurz, Empfindung wie zu*

BRUMMEN, Murren, Grollen, Empfindung von:

☞ *Rumoren • Schmerz; brummender, summender Schmerz*

Dorsalregion, Schulterblätter: rhus-t.[5] tarax.[5]

Wirbelsäule: sulph.[1]

☞ *O; Wirbelsäule*

BUCKEL:

☞ *Verkrümmung der Wirbelsäule; allgemeine Arzneien;*

BÜCKEN, Empfindung wie nach langem:

Dorsalregion: puls.[5]

☞ *O; Dorsalregion*

Lumbalregion: kreos.[5] puls.[5] rhus-t.[5]

☞ *O; Lumbalregion*

DEGENERATION, Rückenmark: alum.[102] alum-sil.[102] arg-n.[102] aur.[102] bar-m.[102] carbn-s.[102] naja[102] ox-ac.[102] phys.[102] pic-ac.[102] plb.[102] **Plb-i.**[102] zinc.[102]

☞ *Karies, Nekrose der Wirbelsäule*

DEHNUNG, Empfindung von:

Cervikalregion: aran.[192]

Dorsalregion: nat-c.[5] nat-m.[5]

☞ *O; Dorsalregion*

Lumbalregion: chin.[5]

☞ *O; Lumbalregion*

DRÄNGEN, Empfindung von, in Richtung:

Lumbalregion: calc.[5] zinc.[5]

☞ *O; Lumbalregion*

Sakralregion: zinc.[5]

☞ *O; Sakralregion*

DRÜCKEN, Empfindung von:

☞ *Zusammendrücken, Empfindung von • Schmerz; drückender Schmerz*

Dorsalregion: acon.[5] agar.[5] aloe[111] alum.[5] am-c.[5] am-m.[5] anac.[5] **Ant-c.**[5] arg.[5] **Arn.**[5] asaf.[5] bell.[5] berb.[111] bism.[5] bry.[5] calc.[5] camph.[5] cann-s.[5] caps.[5] carb-an.[5] carb-v.[5] caust.[5] chel.[5] chin.[5] cocc.[5] colch.[5] coloc.[5] con.[5] cupr.[5] **Dulc.**[5] euphr.[5] graph.[5] ign.[5] kali-bi.[111] kali-c.[5] kali-n.[5] lach.[5] laur.[5] led.[5] lyc.[5] mag-m.[5] meny.[5] merc.[5] mur-ac.[5] naja[111] nat-c.[5] nat-m.[5] nit-ac.[5] nux-v.[5] olnd.[5] par.[5] petr.[5] ph-ac.[5] phos.[5] phyt.[111] plat.[5] psor.[111] puls.[5] ran-b.[5] ran-s.[5] rhod.[5] rhus-t.[5] ruta[5] sabin.[5] samb.[5] sars.[5] seneg.[5] **Sep.**[5] sil.[5] spong.[5] stann.[5] staph.[5] stront-c.[5] sulph.[5] tarax.[5] teucr.[5] thuj.[5] verat.[5] zinc.[5]

☞ *O; Dorsalregion*

- **erstreckt** sich nach innen: asaf.[5] laur.[5]

- **Schulterblätter**: agar.[5] anac.[5] arg.[5] arn.[5] asaf.[5] bell.[5] bism.[5] bry.[5] calc.[5] camph.[5] cann-s.[5] carb-an.[5] carb-v.[5] caust.[5] chel.[5] **Chin.**[5] cocc.[5]

colch.[5] con.[5] cupr.[5] graph.[5] kali-c.[5] lach.[5] laur.[5] lyc.[5] mag-m.[5] mur-ac.[5] naja[111] nat-c.[5] nat-m.[5] ph-ac.[5] phos.[5] phyt.[111] plat.[5] ran-b.[5] ran-s.[5] rhus-t.[5] ruta[5] sabin.[5] seneg.[5] sep.[5] sil.[5] stann.[5] staph.[5] stront-c.[5] sulph.[5] teucr.[5] verat.[5] zinc.[5]

◦ **links**: nat-m.[5] plat.[5] rhus-t.[5]
☞ *O; Dorsalregion; Schulterblätter; links*

◦ **rechts**: caust.[5] lyc.[5] mag-m.[5] nat-c.[5] ruta[5] zinc.[5]
☞ *O; Dorsalregion; Schulterblätter; rechts*

- **Wirbelsäule**: alum.[5]
☞ *O; Wirbelsäule*

Lumbalregion: acon.[5] am-c.[5] am-m.[5] ambr.[5] ang.[5] ant-t.[5] arge-p.[264] asaf.[5] aur.[5] bell.[5] **Bry.**[5] calc.[5] cann-s.[5] canth.[5] carb-an.[5] carb-v.[5] caust.[5] chel.[5] chin.[5] cina[5] coff.[5] **Dulc.**[5] euph.[5] graph.[5] hep.[5] hydr.[111] ign.[5] iod.[5] kali-c.[5] kali-n.[5] lach.[5] lyc.[5] mag-m.[5] meny.[5] merc.[5] mez.[5] mosch.[5] mur-ac.[5] nit-ac.[5] nux-m.[5] ol-an.[111] petr.[5] ph-ac.[5] phos.[5] plb.[5] prun.[111] puls.[5] rhod.[5] rhus-t.[5] ruta[5] sabad.[5] samb.[5] seneg.[5] **Sep.**[5] sil.[5] **Spong.**[5] stann.[5] staph.[5] stront-c.[5] **Sulph.**[5] tarax.[5] thuj.[5] valer.[5] verat.[5] zinc.[5]
☞ *O; Lumbalregion*

- **erstreckt** sich:

◦ **außen,** nach: am-m.[5] calc.[5] cina[5] dulc.[5] hydr.[111] nux-m.[5] ruta[5] tarax.[5]

◦ **innen,** nach: kali-c.[5]

- **Wirbelsäule**: am-m.[5] aur.[5] chel.[5] puls.[5]
☞ *O; Lumbalregion; Wirbelsäule*

Sakralregion: acon.[5] agar.[5] aloe[111] ambr.[5] ang.[5] apisin.[5] berb.[111] cann-s.[5] carb-v.[5] chin.[5] colch.[5] coloc.[5] hep.[5] hura[111] iod.[5] kali-bi.[111] lith-c.[111] meny.[5] merc.[5] mosch.[5] nat-m.[5] ol-an.[111] ph-ac.[5] phos.[5] puls.[5] ruta[5] sep.[5] spong.[5] tell.[111] thuj.[5] valer.[5]
☞ *O; Sakralregion*

Steißbein: cann-s.[5] iod.[5] valer.[5] zinc.[5]
☞ *O; Steißbein*

Wirbelsäule: arn.[5] asaf.[5] bell.[5] calc.[5] cann-s.[5] carb-v.[5] dulc.[5] graph.[5] led.[5] nux-v.[5] plat.[5] sabin.[5] samb.[5] sep.[5] spong.[5] staph.[5] zinc.[5]
☞ *O; Wirbelsäule*

Last, wie von einer, Lumbalregion: chin.[5]

Stein, wie von einem, Dorsalregion: coloc.[5] par.[5] sil.[5]

DÜNN und zu schwach, um den Kopf zu tragen, Hals ist zu: calc-p.[85]
☞ *Schlaff, Mangel an Festigkeit, Cervikalregion •Schwäche des Rückens; Cervikalregion ▤ KOPF; C; Hochhalten des Kopfes; kann Kopf nicht hochhalten*

ECKCHYMOSEN, Lumbalregion: merc-c. vip.
☞ *Blut; Extravasat, Lumbalregion*

EINGESCHLAFEN, Empfindung wie:
☞ *Taubheitsgefühl, pelzige Empfindung*

Cervikalregion: rhus-t.[5] spig.[1]

Dorsalregion: anac. arg.[5] calc.[5] con.[5] kreos.[5] merc.[5] phos.[5]
☞ *O; Dorsalregion*

- **Schulterblätter**: anac. arg.[5] calc.[5]

Lumbalregion: berb.[111] phos.[1]
☞ *O; Lumbalregion*

EINWÄRTS gebogen, wie, Schulterblätter: podo.[111]

EMPFINDLICH, Wirbelsäule: agar. ang.[5] ba-tn.[136] chin.[5] chin-s.[171] choc.[222] cimic.[111] cocc.[8] corv-c.[258] cupr.[5] fl-ac.[5] graph.[58] hyper.[111] irid.[222] kali-c.[5] kali-p.[111] kreos.[5] lac-d.[122] lach.[144] lat-h.[301] lil-t.[111] lob.[102] mag-p.[111] nat-c.[5] nat-m.[5] nux-v.[5] onos.[85] phos.[5] phys.[102] plb.[5] sil.[122] squil.[5] stry-p.[102] sulph.[5] tarent.[214] tell.[111] **THER.**[8] zinc.[1]
☞ *O; Wirbelsäule •Berührungsempfindlich, äußerst, Hyperästhesie ▤ ALLGEMEINES; C; Empfindlichkeit*

Berührung, gegen: **AGAR.**[8] **COCC.**[8] irid.[222] **KALI-C.**[8] lach.[144] onos.[85] **PHOS.**[54] tell.[85] zinc.[102]

- **Schwamm,** mit einem: agar.[8]
▤ *ALLGEMEINES; C; Berührung; empfindlich gegen*

◦ **heißen** Schwamm, mit einem: **Agar.**[8]

Druck, gegen: tarent.[214]

Erschütterung, des Bettes, gegen: graph.[58]

Frost, während: chin-s.[102]

Zugluft, gegen: **Sil.**[122]

Cervikalregion: agar.[58] chin-s.[171] cimic.[144] nux-v.[5] phys.[102] tell.[102]

- **Berührung** agg.: agar.[58] chin-s.[171] cimic.[144]

- **Luft,** kalte, agg.: chin-s.[102] phys.[102] tell.[102]

- **letzten** Nackenwirbel bis zum 5. Brustwirbel, vom: **Tell.**[22]

Dorsalregion: **Agar.**[58] ang.[5] chin.[5] choc.[222] cimic.[111] mag-p.[111] nat-c.[5] **Phos.**[5] squil.[5] stry-p.[102] sulph.[5] tell.[111]
☞ *O; Dorsalregion*

- **Schulterblätter**: sulph.[5]

- **Berührung** agg.: agar.[58] choc.[222]

Lumbalregion: agar. choc.[222] cimic.[111] kali-c.[5] lat-h.[301] lil-t.[111] nat-m.[5] plb.[5] squil.[5] zinc.[1]
☞ *O; Lumbalregion*

- **links,** gegen Berührung: zinc.[1]
☞ *S; Links*

- **Berührung** agg.: choc.[222] lat-h.[301]

- **Schwamm,** gegen heißen: **Agar.**

- **Haut,** äußerlich: lat-h.[301] squil.[5]

Sakralregion: lob.[102]
☞ *O; Sakralregion*

- **extrem,** gegen Berührung der Kleidung: lob.[102]

Steißbein: ba-tn.[136]
☞ *O; Steißbein*

EMPROSTHOTONUS, Beugekrampf nach vorn: **Bell.**[5] **Canth.** cocc.[36] coloc.[34] hydr-ac.[36] hyos.[34] ign.[34] **Ip.** lach. nux-m. plb.[36] plut-n.[222] sec.[36] stann.[34] stry.[36] tab.[36]
☞ *Hängeschultern •Krampf, Muskelkrämpfe, Spasmen; allgemeine Arzneien •Verkrümmung der Wirbelsäule; allgemeine Arzneien*

ENGE, Gefühl von: mag-c.[1]
☞ *Spannung, Empfindung von*

ENTZÜNDUNG:
☞ *Schwellung; allgemeine Arzneien*

Cervikalregion: acon-l.[102] ail.[102] am-c.[102] asaf.[54] asim.[102] astac.[102] bac.[102] bar-c.[5] bar-i.[102] bcg[149] bell.[102] brom.[102] calc.[187] calc-chln.[102] calc-f.[187] calc-i.[102] canth.[5] carb-ac.[102] carb-an.[102] caust.[102] cist.[102] crot-h.[102] dulc.[102] dys-co.[136] graph.[102] hecla.[102] hep.[102] iod.[102] kali-c.[5] kali-i.[102] kali-m.[102] lach.[102] lap-a.[102] mag-p.[102] merc.[102] merc-i-f.[102] merc-i-r.[102] mez.[54] nat-m.[54] nit-ac.[5] par. ph-ac.[8] phos.[54] plb.[5] rhus-t.[102] rhus-v.[102] salx-m.[142] sars.[5] sil.[54] spong.[102] still.[102] sul-ac.[5] sulph.[54] syc-co.[136] teucr.[197] verat.[5]
▥ *ALLGEMEINES; C; Entzündung •ALLGEMEINES; C; Entzündung; Äußerlich*

- **Lymphdrüsen**: acon-l.[102] ail.[102] **Am-c.**[102] asim.[102] astac.[102] bac.[102] **Bar-c.**[5] bar-i.[102] bcg[149] **Bell.**[102] **Brom.**[102] **Calc.** calc-chln.[102] calc-f.[102] calc-i.[102] canth.[5] carb-ac.[102] **Carb-an.**[102] caust.[102] **Cist.**[102] crot-h.[102] dulc.[102] graph.[102] hecla.[102] **Hep.**[102] iod.[102] **Kali-c.**[5] kali-i.[102] kali-m.[102] lach.[102] **Lap-a.**[102] mag-p.[102] merc.[102] **Merc-i-f.**[102] **Merc-i-r.**[102] **Nit-ac.**[5] plb.[5] rhus-t.[102] rhus-v.[102] salx-m.[142] sars.[5] sil.[102] spong.[102] **Still.**[102] sul-ac.[5] sulph.[102] **Teucr.**[197] verat.[5]
☞ *O; Lymphdrüsen, Cervikalregion •Schwellung; allgemeine Arzneien; Cervikalregion; Lymphdrüsen •Verhärtung, Induration; Lymphdrüsen, Cervikalregion* ▥ *ÄUßERER HALS; C; Entzündung; Lymphdrüsen •ALLGEMEINES; C; Entzündung; Drüsen, Adenitis •ALLGEMEINES; C; Entzündung; Lymphangitis*

◦ **Fieber,** mit:

◦ ◦ **Hautausschlag,** mit: asim.[102]

◦ ◦ **Scharlach,** bei: ail.[102] am-c.[102] asim.[102] **Bell.**[102] **Carb-ac.**[102] crot-h.[102] hep.[102] lach.[102] merc.[102] **Merc-i-r.**[102] **Rhus-t.**[102]

- **Wirbelsäule**: asaf.[54] calc.[187] calc-f.[187] dys-co.[136] mez.[54] nat-m.[54] **Ph-ac.**[8] phos.[54] sil.[54] sulph.[54] syc-co.[136]
☞ *O; Wirbelsäule*

◦ **Rückenmark**: syc-co.[136]
☞ *O; Wirbelsäule; Rückenmark*

Lumbalregion: ars.[5] beryl.[149] **Lath.**[111] merc.[5] **Rhus-t.**[5]
☞ *O; Lumbalregion* ▥ *ALLGEMEINES; C; Entzündung •ALLGEMEINES; C; Entzündung; Äußerlich*

Wirbelsäule: abrot.[162] acet-ac.[137] acon. aesc-g.[187] agar.[102] alum.[58] alum-m. alum-p.[58] apis arg.[149] arn.[34] ars.[102] asaf.[54] aur.[187] bar-m. bell. benz-ac. beryl.[149] bry. but-ac.[149] calc. calc-ar.[54] calc-f.[149] calc-i.[54] calc-p.[54] camph. canth. carb-v.[5] carc.[207] caust. cedr. chin.[5] cic. cimic. cocc. colch. con.[34] crot-h.[102] cupr. dig.[5] dulc. dys-co.[136] eberth.[149] gels. hura[142] hyos. hyper. ign.[5] iod.[54] ip. kali-i. lach. lath.[102] lyc. merc. mez.[54] morg.[136] nat-c.[5] nat-m. nat-s. nux-v. op. ox-ac.[102] par. perh.[149] ph-ac.[5] **Phos.**[34] phys. pic-ac. plb.[102] puls.[5] rhus-t. sec. sil. staph.[34] staphycoc.[149] stram.[34] stry.[102] stry-p.[102] sulph. syc-co.[136] tarent.[102] thal-s.[102] tub.[36] verat.[5] verat-v. visc.[149] zinc. zinc-p.[111]
☞ *O; Wirbelsäule •Spondylitis* ▥ *ALLGEMEINES; C; Entzündung •ALLGEMEINES; C; Entzündung; Äußerlich*

- **Rückenmark**: abrot.[162] acet-ac.[137] acon. agar.[102] alum.[58] **Alum-m.** alum-p.[58] **Apis** arn.[34] **Ars.**[102] bar-m. **Bell. Benz-ac.** bry. calc. camph. canth. carb-v.[5] caust. cedr. chin.[5] cic. cimic. cocc. colch. con.[34] crot-h.[102] cupr. dig.[5] **Dulc. GELS.** hura[142] hyos. hyper. ign.[5] ip. kali-i. **Lach.** lath.[102] lyc. merc. nat-c.[5] nat-m. **Nat-s. Nux-v. OP.** ox-ac.[102] **Par.** ph-ac.[5] **PHOS.**[34] phys. **Pic-ac. Plb.**[102] puls.[5] rhus-t. sec. sil. staph.[34] stram.[34] stry.[102] stry-p.[102] sulph. syc-co.[136] tarent.[102] thal-s.[102] tub.[36] verat.[5] verat-v. zinc. zinc-p.[111]
☞ *O; Wirbelsäule; Rückenmark* ▥ *FIEBER, HITZE; C; Zerebrospinales Fieber, Fleckfieber*

◦ **Fraktur,** durch: acon.[34] phos.[34]

◦ **Hautausschläge** nicht herauskommen, wenn: bry. dulc.

◦ **Luxation,** durch: acon.[34] arn.[34] hyos.[34] merc.[34] rhus-t.[34]

◦ **Schlag,** durch einen: arn.[34] merc.[34]

◦ **Stich,** durch einen: ars.[34] merc.[34] rhus-t.[34] staph.[34] stram.[34]

◦ **Sturz,** durch einen: arn.[34] merc.[34] op.[34] rhus-t.[34]
☞ *M; Sturz, nach einem*

◦ **Membranen,** Meningitis spinalis: **Acon. APIS BELL. Bry. Calc. Cic. Cimic.** cocc. crot-h. cupr. dulc. **GELS. Hyos.** hyper. **Ip.** kali-i. merc. **Nat-m. Nat-s.** nux-v. **Op.** ox-ac. **Plb. Rhus-t.** sec. tub.[36] verat-v. **Zinc.**

◦ ◦ **Erstickungsgefühl,** mit, agg. im warmen Zimmer: **APIS** op.

◦ ◦ **Quecksilber-Missbrauch, nach**: **Kali-i.**

◦ ◦ **Scharlach** oder Masern, bei, wenn das Exanthem nicht herauskommt: dulc.

◦ **chronisch**: **Ars.**[102] **Crot-h.**[102] lath.[102] **Ox-ac.**[102] **Plb.**[102] stry.[102] thal-s.[102]
▥ *ALLGEMEINES; C; Entzündung; chronisch*

◦ **plötzlich** nach Unterdrückung irgendeiner Erkrankung: abrot.[162]
▥ *ALLGEMEINES; C; Entzündung; plötzlich*

EPILEPTISCHE Aura, Kriechgefühl, Wirbelsäule hinab:
☞ *Krampf, Muskelkrämpfe, Spasmen; Aura epileptica*

ERMATTUNG, Abgespanntheit, Empfindung von:
☞ *Schwäche des Rückens*

Cervikalregion: aesc.[25] fago.[25]

Dorsalregion: ant-t.[5] bism.[5] cocc.[5] sabad.[5]
☞ *O; Dorsalregion*

Lumbalregion: aesc.[25]
☞ *O; Lumbalregion*

ERSCHAUDERN: caust.[5] cedr.[25] chel.[25] con.[5] mag-m.[1] mang-acet.[1] meny.[1] nit-ac.[137] ptel.[25] tub.[8]
☞ *Kälte (Frost, und Empfindung von) •Schaudern, Frösteln, Empfindung von*

erstreckt sich abwärts: chel.[25]

Cervikalregion: caust.[5] con.[5]
☞ *Schaudern, Frösteln, Empfindung von*

morgens, wie durch grauenvolle Geschichten: meny.[1]
▥ *GEMÜT; M; Schreckliche Dinge, traurige Geschichten berühren tief*

Sakralregion, während Stuhlgang: ptel.[25]
☞ *O; Sakralregion*

Wirbelsäule:
☞ *O; Wirbelsäule*

- **Hämaturie, bei**: nit-ac.[137]
- **erstreckt sich abwärts, vor Ohnmacht**: tub.[8]

ERSCHÜTTERUNG, Beschwerden durch:

Cervikalregion: mez.
☞ *Verletzungen der Wirbelsäule; Cervikalregion*

Wirbelsäule: **Arn.**[102] bell-p.[102] cic.[102] con.[102] **HYPER.** phys.[102] wild.[9]
☞ *O; Wirbelsäule • Verletzungen der Wirbelsäule*

ERWEICHUNG des Rückenmarks: agar.[1125] **ALUM.**[5] alum-sil.[102] am-m.[5] **Ambr.**[5] anac.[5] ang.[5] arg-n.[102] arn.[5] **Ars.**[5] **Aur.**[102] **Bar-c.**[5] bar-m.[102] **Bell.**[1125] **Bry.**[5] **CALC.**[5] camph.[5] carb-an.[5] **Carb-v.**[5] carbn-s.[102] **Caust.**[5] cham.[5] **Chin.**[5] chlorpr.[149] cob-n.[149] **Cocc.**[5] **Con.**[5] crot-h. cupr.[102] **Dig.**[5] dubin.[1125] ferr.[5] gast.[9] graph.[5] hell.[5] **Hep.**[5] hyper.[102] **Ign.**[5] kali-c.[5] kali-m.[61] **KALI-P.** kres.[149] **Lach.**[5] lath.[102] laur.[5] led.[5] **LYC.**[5] mag-p.[111] **Mang.**[58] meny.[1125] merc. naja[102] nat-c.[5] **NAT-M.**[5] **Nux-m.**[5] **NUX-V.**[5] op.[5] ox-ac.[111] **PH-AC.**[5] **Phos.** phys.[102] pic-ac.[111] plat.[5] **Plb.**[102] **PULS.**[5] **RHUS-T.**[5] **Ruta**[5] sars.[5] **Sec.**[1125] **Sep.**[5] **Sil.**[5] **STANN.**[5] **Staph.**[5] **Stram.**[5] stront-c.[5] **Stry-n.**[1125] sul-ac.[5] **SULPH.**[5] thuj.[5] torul.[1125] **Valer.**[5] verat.[5] zinc.[102]
☞ *Degeneration, Rückenmark • Karies, Nekrose der Wirbelsäule* ▤ *EXTREMITÄTEN; C; Ataxie*

ERYSIPEL: **Apis** graph. kali-i. **Merc.** ph-ac. **Rhus-t.**

Cervikalregion: graph. kali-i. ph-ac. rhus-t.
- **Gesicht, breitet sich aus zum**: rhus-t.

Dorsalregion, über die Schultern: **Apis**

Lumbalregion: **Merc.**
☞ *O; Lumbalregion*

EXOSTOSE, am Steißbein: rhus-t.
☞ *Tumoren, Gewächse; Knoten;* ▤ *ALLGEMEINES; C; Exostose*

FÄDEN, Empfindung von, erstreckt sich zu den Extremitäten: lach.[102]

FALTIGE Haut, Cervikalregion: sars.[137]

FARBE:

bläulich:
- **rechts**: vip.
  ☞ *S; Rechts*
- **Cervikalregion**: ars. **Lach.** **Rhus-t.**

braun: apis apisin.[5] caul.[137] lyc. petr. sanic.[137] sep.[5] thuj.
- **Cervikalregion**: apis apisin.[5] caul.[137] lyc.[5] petr. sanic.[137] sep. **Thuj.**[5]
- **Schultern, Flecken**:
  ▤ *EXTREMITÄTEN; C; Farbe, Verfärbung; braun; Arme; Schultern, Flecke*
- **fettig, und, Haut, Cervikalregion**: apis **Lyc.** **Petr.** sep. thuj.
- **Flecken**: **Sep.**[5] thuj.

Flecken: apisin.[5] calc. carb-v. cist. colch.[102] hyos. lach. **Lyc.** petr. sep.[5] sol[236] spong. sulph. sumb. zinc.
- **Menses, während**: sol[236]
  ☞ *M; Menses; während*
- **Cervikalregion**: **Apisin.**[5] **Carb-v.** hyos. petr.
- **Lumbalregion**: sep.[5]
- **Schulterblätter**: calc. cist. lach. sumb.

gelb, Cervikalregion: iod. **Lyc.**[5]
- **Flecken**: iod.

rosafarbene Flecken: colch.[102]
▤ *ALLGEMEINES; C; Farbe, Verfärbung; rosa Flekken*

rot:
- **Cervikalregion**: aml-n. **Bell.** carb-v. **Crot-h.** **Graph.**[137] iod. lac-d. lyc. merc. morg.[136] phos.[137] **Rhus-t.** sep. stann. verat.[137] vesp.
  ◦ **Flecken**: **Carb-v.** **Lyc.** morg.[136] sep. stann.
- **Flecken**: ant-c. bell. carb-v. cist. cocc. hydr-ac.[268] lach. lyc. morg.[136] sep. stann. vip.

weiße Flecken:
☞ *Vitiligo, Nacken und Rücken*

FESTIGKEIT, Empfindung von:

Lumbalregion: sep.[5]
☞ *O; Lumbalregion*

Sakrum: sep.[137]
☞ *O; Sakralregion*

FEUCHT, Fleck, Steißbein: graph.[5] led.[5]
☞ *O; Steißbein*

FEUCHTES Tuch, Empfindung wie durch ein:
☞ *Kleidung am Rücken feucht ist, Empfindung, als ob die • Nass, Empfindung, als sei die Kleidung am Rücken*

Lumbalregion, um die: lath.[137]
☞ *O; Lumbalregion*

Wirbelsäule: tub.[54]
☞ *O; Wirbelsäule*

FIBROMATOSE: ba-sv.[136] dys-co.[175] **Morg.** prot.[136] **Syc-co.**[136]

Cervikalregion: **Ba-sv.**[136] dys-co.[175] **Morg.** prot.[136] syc-co.[136]
▤ *ÄUßERER HALS; C; Fibrom*

Dorsalregion: dys-co.[175]
☞ *O; Dorsalregion*
- **Schulterblätter**: dys-co.[175]

FISTELN: ant-c.[5] asaf.[5] **Calc-p.** **Hep.** merc.[5] nit-ac.[5] **Ph-ac.**[5] **PHOS.** **SIL.**[5] **SULPH.**
☞ *Abszess* ▤ *ALLGEMEINES; C; Fisteln*

Dorsalregion: **Ant-c.**[5] **Asaf.**[5]
☞ *O; Dorsalregion*

Schulterblätter: nit-ac.[5] **Ph-ac.**[5] **Sil.**[5]

FLATTERN, Empfindung von:
☞ *Beben, Empfindung von • Rucken, Zucken • Zukken*

Lumbalregion: berb. chim.
☞ *O; Lumbalregion* ▤ *ALLGEMEINES; C; Flattern, Empfindung von*

Sacrum, allmählich aufsteigend zum Hinterkopf: ol-j.
☞ *O; Sakralregion* ▤ *ALLGEMEINES; C; Flattern, Empfindung von*

Schultern, zwischen den: **Cupr.**
▤ *ALLGEMEINES; C; Flattern, Empfindung von*

FLECKEN:
☞ *Farbe; Flecken*

FLIEßEN, Empfindung von, rechtes Schulterblatt: hep.[111]

FREMDKÖRPER, Empfindung wie von einem: lyc.[5]
☞ *Aufsteigt, Empfindung, als ob etwas, Dorsalregion, Schulterblätter •Bewegen, Empfindung, als würde sich etwas im Rücken •Holz über den Rükken gespannt, Empfindung, als sei •Keil im Nakken, Empfindung wie von einem •Klumpen, Empfindung von einem •Kugel in den Rücken drückt, Empfindung, als ob eine •Lebendigem, Empfindung wie von etwas, Dorsalregion; Schulterblätter •Rucken, Zucken; Lebendiges, wie etwas, Wirbelsäule •Stange im Rücken, Empfindung von einer •Schmerz; drückender Schmerz;*

FURUNKEL:
☞ *Hautausschläge; Furunkel*

GÄNSEHAUT, in Schüben: plut-n.[269]

GEBEUGT, Empfindung, als wäre der Rücken: mag-c.[8] por-m.[251] querc-r.[257]

Steißbein, zurückgebeugt: **Mag-c.**[8]
☞ *O; Steißbein*

GEGENEINANDERGLEITEN, Empfindung, als würden die Rückenwirbel: ant-t.[137] sanic.[85] sulph.[8]

Umdrehen im Bett, beim: sulph.[8]
☞ *M; Drehen, beim; Umdrehen im Bett*

Lumbalregion, beim Schaukeln auf dem Stuhl: sanic.[85]
☞ *O; Lumbalregion*

GEPACKT, Empfindung wie von einer Hand, Cervikalregion: glon.[85] grat.[137]
☞ *Zusammenschnüren oder Bandgefühl, Empfindung von; Cervikalregion •Schmerz; greifender Schmerz*

GEQUETSCHT, Empfindung wie: hell.[304]

GESCHWÜRE: ant-c.[5] arg-n. **Ars. CALC.**[5] calc-hp.[25] **Cist.**[25] crot-h. kali-bi. **Lyc.**[5] merc. **Merc-c.** mez.[34] paeon. **Sil.**[5] sulph.[34] zinc.
☞ *Abgeschürft, wie, Exkoriation*

Cervikalregion: **Calc.**[5] **SIL.**[5]

Dorsalregion: **Ant-c.**[5] **Ars.**[5] **Calc.**[5] kali-bi. **Lyc.**[5] merc. **Sil.**[5]
☞ *O; Dorsalregion*

- **Schulterblätter**: kali-bi. merc.

Lumbalregion, Wirbelsäule: **SIL.**[5]
☞ *O; Lumbalregion •O; Lumbalregion; Wirbelsäule*

Sakrum: **Arg-n. Ars.** crot-h. **Paeon. Zinc.**
☞ *O; Sakralregion*

Steißbein: paeon.
☞ *O; Steißbein*

Wirbelsäule: calc-hp.[25]
☞ *O; Wirbelsäule*

brennen wie Feuer, Sakrum: **Ars.**

phagedänisch: mez.[34] sulph.[34]
▤ *ALLGEMEINES; C; Phagedänisch (ins Gewebe eindringende, fressende Prozesse)*

skrofulös: cist.[25]

GESTOßEN, Empfindung wie, Lumbalregion: **Sep.**[5]

GESTRECKT, Empfindung wie: arg-n.[36] querc-r.[257] upa-a.[36]

Lumbalregion: arg-n.[36]
☞ *O; Lumbalregion*

Wirbelsäule: upa-a.[36]
☞ *O; Wirbelsäule*

GETRENNT, Empfindung, als wären die Rückenwirbel voneinander:

Dorsalregion: chel.[5]
☞ *O; Dorsalregion •Auseinandergedrückt, Schulterblätter wie* ▤ *ALLGEMEINES; C; Abgetrennt, Partien fühlen sich an wie*

Lumbalregion: agar.[5] berb.[111] calc-p.[111] chel.[5] sulph.[5] **Tril.**[111] verat.[5]
☞ *O; Lumbalregion* ▤ *ALLGEMEINES; C; Abgetrennt, Partien fühlen sich an wie*

Sakralregion: agar.[5] calc-p. sulph.[5]
☞ *O; Sakralregion* ▤ *ALLGEMEINES; C; Abgetrennt, Partien fühlen sich an wie*

- **Sakroiliakalgelenk**: calc-p.
☞ *O; Sakralregion; Ileosakralgelenk*

GEWEITET, Empfindung wie:
☞ *Schwellung; Empfindung von Schwellung*

GEWICHT durch die Lumbalregion, Empfindung von einem: gua.[85]
☞ *Schwere, Empfindung von, wie ein Gewicht; Lumbalregion*

GEWÖLBT, wie nach hinten, unterer Rücken: aur.[137]

GEZOGEN, nach hinten:

Halsmuskeln:
☞ *Verletzungen der Wirbelsäule; liegt auf dem Rükken, mit nach hinten ruckendem Kopf •Spannung, Empfindung von; Cervikalregion •Zurückziehen, spasmodisches; Cervikalregion, Kopf spasmodisch nach hinten gezogen* ▤ *KOPF; C; Gezogen, Kopf wird; hinten, nach*

Dorsalregion, Empfindung wie: lil-t.[111]

GLUCKERN, Empfindung von:

Dorsalregion: asaf.[5] lyc.[5] sep.[5] spig.[5] squil.[5] sulph.[5] tarax.[5]
☞ *O; Dorsalregion*

- **Schulterblätter**: asaf.[5] lyc.[5] spig.[5] squil.[5] sulph.[5] tarax.[5]

◦ **Froststadium** im Fieber, während: **Tarax.**[5]

Lumbalregion: ang.[5] lyc.[5] sep.[5]
☞ *O; Lumbalregion*

Sakralregion: aloe[111] arg.[5] kali-c.[5] valer.[5]
☞ *O; Sakralregion*

GLUCKSEN (feines Pochen), Empfindung von: berb. ip.[85] kali-c.[5] lyc.[1] petros. sep.[1] spig. squil. tarax.
▤ *ALLGEMEINES; C; Blubbern, Wallen, feinem Pochen, Empfindung von*

Dorsalregion:
☞ *O; Dorsalregion*

- **Schulterblätter**: berb. ip.[85] kali-c.[5] lyc. spig. squil. **Tarax.**

◦ **links**: spig.
☞ *O; Dorsalregion; Schulterblätter; links*

◦ **rechts**: **Tarax.**
☞ *O; Dorsalregion; Schulterblätter; rechts*

◦ **unter** den: ip.[85] lyc. squil.

◦ ◦ **links**: ip.[85]
☞ *S; Links*

Lumbalregion: berb. lyc.[1] sep.[1]
☞ *O; Lumbalregion*

- **Liegen** und Aufstehen vom Sitzen agg.: berb.
☞ *M; Aufstehen; agg.; Sitzen, vom*

HÄLT sich die Seiten beim Husten: dros.[85]
▤ *HUSTEN; M; Hände; fasst mit den Händen;*

HALTUNG, Lage, findet keine bequeme: bell.[5] phos.[5]
☞ *Unbehagen • Unruhe, Ruhelosigkeit*

HÄMANGIOM, Cervikalregion: thuj.

HÄNGESCHULTERN: am-m.[137] **Arg-n.**[5] aur.[184] bac.[162] **Calc.**[30] calc-p.[193] **Carb-v.**[5] cocc.[5] coff.[85] coloc.[5] con.[137] gels.[137] lac-lox-a.[204] lath.[137] **Lyc.**[30] **Mang.**[5] med.[122] mez.[5] nat-c.[122] nat-m.[137] nux-v.[122] op.[36] **PHOS.**[5] pier-b.[233] plut-n.[222] **Sil.**[30] **SULPH. Ter.**[116] **Tub.** verat.[5]
☞ *Emprosthotonus, Beugekrampf des Körpers nach vorn • Verkrümmung der Wirbelsäule; allgemeine Arzneien*

HÄRTE, Lymphdrüsen, Cervikalregion:
☞ *Verhärtung, Induration; Lymphdrüsen, Cervikalregion*

HAUTAUSSCHLÄGE: aegle.[192] aegle-f.[192] aeth. agar. ail.[58] all-s. alum. alum-p.[58] alum-sil.[58] am-c. am-m. amph.[36] anac. androc.[222] ant-c. ant-o.[85] ant-s.[122] ant-t. anthr. apis **Apisin.**[5] apoc. arg-n. arn. **Ars.**[5] ars-h. ars-i. ars-s-f.[58] arum-t. arund. asc-t. aster.[85] aur. aur-i.[58] aur-m-n. bar-c.[1] bar-m. bell. bell-p.[25] berb. bor. bry. calc. calc-caust. calc-p. calc-pic.[142] calc-s. calc-sil.[58] camph. cann-s.[1] carb-an. **Carb-v.**[1] carbn-s. carc.[154] cassi-s.[192] cath-a.[264] **Caust.**[1] cere-b.[85] cham. chel. chin. chin-ar. chlol. chlor. choc.[222] cic.[8] cina cinnb. cist. clem. cocc. coloc. com. con. cop. cortiso.[149] crot-h. croto-t. cupr-o.[192] cypr. dig. dulc. dys-co.[136] euon. euph.[5] fago. fl-ac. gaert.[136] gels. germ.[222] granit-m.[194] graph. haliae-lc.[222] hep.[5] hip-ac.[149] hura hydr. hydrc. hyos. hyper. indg. iod.[1] iris jug-c.[102] **Jug-r.** kali-ar. kali-bi. kali-br. kali-c. kali-i. kali-n. kali-p. kurch.[192] lac-ac. lac-d.[122] lac-eq.[204] lach. lap-laz.[227] lappa[54] led. **Lyc.** m-aust.[5] mag-c. mag-m.[1] mag-s. maland.[122] mang. meph. **Merc. MEZ.** mill. morg.[136] morph. mur-ac.[1] mygal.[192] naja nat-ar. nat-c. nat-h. nat-m.[58] nat-p. nat-s. nicc. **Nit-ac.** nux-m.[54] nux-v.[26] ozone[227] pall. parth.[197] ped.[102] **Petr.** ph-ac.[1] phos. phys. phyt. pic-ac.[137] pitu-a.[164] plut-n.[222] por-m.[251] prun. **PSOR.** puls.[1] puls-n. ran-b.[122] rat. rhod. **Rhus-t.** rhus-v. rumx. sanic.[85] sars. sec. sel. **Sep. Sil.**[1] sol[236] spig. **Squil.** staph.[5] stram.[36] sul-ac. sul-i.[137] **SULPH.** sumb. syc-co.[136] syph. tab. tarent.[192] tarent-c. tax.[303] tep. thea[192] thuj. til. trom. tub-r.[149] uran.[269] ust. valer. verb. vesp. vip. wies. zinc. zinc-acet. zinc-s. zing.
▤ *HAUT; C; Hautausschläge*

Cervikalregion: **Agar.** ail.[58] androc.[222] ant-c. ant-o.[85] ant-s.[122] **Ant-t.**[5] **Apisin.**[5] arn.[5] ars. bar-c.[5] bar-m. bell. berb. bor.[5] bry. calc.[5] calc-sil.[58] carb-v.[5] caust. cham. chel. cinnb.[85] **Clem.** gaert.[136] **Graph. Hep. Kali-bi.** kali-c.[5] kali-n.[5] lap-laz.[227] lappa[54] lyc. m-aust.[5] mang. mez.[58] **Morg.** nat-ar. nat-m. nat-s.[58] nux-v.[26] ped.[102] **Petr.** pic-ac.[142] psor. **Puls.**[5] rhus-t. sec. sep. **SIL.** staph. stram. sul-ac.[1] sul-i.[102] sulph. thuj.

- **links,** vor Menses: nat-s.[58]
☞ *S; Links* ▤ *HAUT; C; Hautausschläge; links*

- **Menses,** vor: carb-v.[5] nat-s.[58] nux-v.[26]
☞ *M; Menses; vor* ▤ *HAUT; C; Hautausschläge; Menses; vor*

- **Haaransatz**:
▤ *KOPF; C; Hautausschläge; Hinterkopf; Haarrand, am • HAUT; C; Hautausschläge; Körperteile; behaarte Bereiche*

Dorsalregion: alum.[5] am-c.[5] ant-c.[5] ars.[5] bar-c.[5] bell.[5] bry.[5] calc.[5] **Carb-v.**[5] carc.[119] **Caust.**[5] cere-b.[85] cic.[5] crot-h.[111] dig.[5] gels.[64] lach.[5] led.[5] lyc.[5] merc.[5] mez.[5] nat-m.[5] **Ph-ac.**[1] phos.[5] puls.[5] **Sep.**[5] squil.[5]
☞ *O; Dorsalregion*

- **Schulterblätter**: alum.[5] am-c.[5] ant-c.[5] **Ars.**[5] bell.[5] bry.[5] calc.[5] carb-v.[5] carc.[119] caust.[5] cere-b.[85] cic.[5] crot-h.[111] gels.[64] lach.[5] led.[5] lyc.[5] merc.[5] mez.[5] ph-ac.[1] **Phos.**[5] puls.[5] squil.[5]

◦ **links**: cere-b.[85] lach.[5]
☞ *O; Dorsalregion; Schulterblätter; links*

◦ **zwischen** den: carb-v.[5] carc.[119] gels.[64]

◦ ◦ **Ausziehen,** beim: carc.[119]
☞ *M; Ausziehen, Entkleiden, nach dem*

◦ ◦ **Menses,** vor: carb-v.[5]
☞ *M; Menses; vor* ▤ *HAUT; C; Hautausschläge; Menses; vor*

Lumbalregion: arund. calc.[5] nat-c.[5] rhus-t. sep.[5] thuj.[5]
☞ *O; Lumbalregion*

Sakralregion: jug-c.[102] merc.[5]
☞ *O; Sakralregion*

Steißbein: bor. graph. merc.
☞ *O; Steißbein*

Akne: amph. carb-v. cath-a.[264] jug-r. mag-s.[119] morg.[136] nit-ac.[162] **Pitu-a.**[164] rumx.[137] tub-r.[149]
☞ *Pickel* ▤ *HAUT; C; Hautausschläge; Akne*

- **Cervikalregion**: amph. jug-r. morg.[136] pitu-a.[164]

- **zusammenfließend**: pitu-a.[164]

beißend: bry. cham.[1]

- **Cervikalregion**: cham.[1]

Bläschen: am-c. am-m. ant-c. arn. ars.[5] bry. calc-caust. camph. caust.[1] cic.[8] cist. clem. crot-h. graph. hura kali-bi. **Kali-c. Lach.** mag-c. morg.[136] naja nat-c. nat-h. nat-m.[58] nat-p. nat-s. petr. ran-b.[122] rhus-t. **Sep.** stram.[36] vip. wies. zinc-s.
▤ *HAUT; C; Hautausschläge; Bläschen*

- **Hitze,** mit: stram.[36]

- **Cervikalregion**: calc-caust. camph. clem. mag-c. morg.[136] naja nat-h. nat-m.[58] nat-p. petr. zinc-s.

- **Schulterblätter**: am-c. am-m. ant-c. **Ars.**[5] caust. cic.[8] lach. vip.

- **Schultern,** zwischen den: crot-h. sep.

- **blau**: ran-b.[122]

- **jucken** beim Ausziehen, abends: nat-c. nat-s.

HAUTAUSSCHLÄGE; Bläschen (Forts.)

- **rot**:
  - **erhabenem** Grund, auf: kali-bi.
  - **Hof,** umgeben von rotem, zwischen den Schultern: crot-h.
    HAUT; C; Hautausschläge; Hof, mit
- **schmerzhaft**: caust.[1] cic.[8]
  - **rot,** Schulterblätter: **Cic.**[8]

Blasen:
HAUT; C; Hautausschläge; Blasen
- **Cervikalregion**: naja[85]
- **Dorsalregion**: caust.[5]
  O; Dorsalregion

blau: ran-b.[58]

brennend: am-m. cist. lac-d.[58] lyc.[1] rhus-t. til.
- **Kratzen,** nach: lac-d.[58] til.

Ekzem: anac. arn. aur-i.[58] carc.[207] caust.[5] lyc. merc. petr.[5] psor. sep.[5] **Sil.** sulph.[5]
- **Cervikalregion**: anac. aur-i.[58] caust.[5] **Lyc. Petr.**[5] psor. **Sep.**[5] **Sil.** sulph.[5]

erysipelartig:
Erysipel

Erythem, Cervikalregion: chlol. gels. hyos.

Exanthem: ant-c. bry. **Calc.** carc.[154] caust.[1] cham. chel. con. hydr. hyos. merc. mez. nat-ar. psor. sec. sol[236] stram. sulph. tab.
- **Cervikalregion**: ant-c. bry. calc. caust. **CHEL.** hydr. hyos. mez. nat-ar. sec. sulph.
  - **Fieberhitze,** während: **SULPH.**
    M; Fieberhitze, während
- **Lumbalregion**: cham.
  O; Lumbalregion
- **Schulterblättern,** zwischen den: carc.[154] caust.[1]
  - **Ausziehen** agg.: carc.[154]
    M; Ausziehen, Entkleiden, nach dem
- **erysipelartig,** Cervikalregion: hydr.
- **juckend,** Cervikalregion: calc. **Mez.**
- **miliar,** Cervikalregion: nat-ar.
- **purpurfarben,** Cervikalregion: hyos.
- **rot,** Cervikalregion: nat-ar.

fein: con. rhus-v.

feucht: arum-t. caust. **Clem.** graph. led. morg.[136] nat-m. nit-ac. pitu-a.[164] **Psor.**[122] tarent.[192]
- **Cervikalregion**: caust. **Clem.** morg.[136] pitu-a.[164]
- **Sakralregion**: graph. led.
  O; Sakralregion
- **Steißbein**: **Arum-t.** graph. led. nit-ac.
  O; Steißbein
- **gelb,** Cervikalregion, agg. rechte Seite: pitu-a.[164]
  HAUT; C; Hautausschläge; rechts

Fischschuppen, wie: ars-i. **Mez.**

Flecke, große entzündliche: aegle.[192] lach. mez. phos. zinc.
HAUT; C; Hautausschläge; Flecken, größere, entzündliche

fleckweise, in großen Flecken angeordnet: calc. kali-ar. mez. nux-m.[54]
- **Menses,** während: nux-m.[54]
  M; Menses; während

Flohstiche, wie: lap-laz.[227] phys.
HAUT; C; Hautausschläge; Bisse, wie kleine

Furunkel: aeth. am-c. am-m.[5] androc.[222] **APISIN.**[5] arn.[5] ars.[5] aster.[85] bell. bell-p.[25] berb. calc. calc-pic.[142] carb-an. cassi-s.[192] caust. coloc. **Crot-h.** cypr. dig. euph.[5] fl-ac.[5] graph. hep. indg. iod. iris kali-bi. **KALI-I.** kurch.[192] **Lach.** led. lyc. morg. mur-ac.[1] mygal.[192] nat-c.[5] nat-m.[1] nit-ac. parth.[197] petr. ph-ac. phos. **Phyt.** pic-ac.[137] plut-n.[222] psor. **Rhus-t.** rhus-v. sanic.[85] sec. sil. sul-ac. sul-i.[137] sulph. tarent.[58] tarent-c. **Thuj.** ust. zinc.[1]
- **Cervikalregion**: androc.[222] **Arn.**[5] aster.[85] bell-p.[25] **Calc.** carb-an. coloc. crot-h. cypr. dig. **Euph.**[5] **Graph. Hep.** indg. **KALI-I. Lach. Morg.** nat-c.[5] nat-m. **Nit-ac. Petr. Phos.** pic-ac.[137] plut-n.[222] **Psor.** rhus-v. sanic.[85] sec. **SIL.** sul-i.[137] **SULPH.** thuj. ust.
- **Dorsalregion**: am-c. am-m.[5] bell. caust.[5] graph.[5] hep.[5] iod. led. lyc. mur-ac.[5] nit-ac. sul-ac.[5] tarent-c. **Thuj.**[5] zinc.
  O; Dorsalregion
  - **Schulterblätter**: am-c. am-m.[5] bell. iod. led. lyc. **Nit-ac.** tarent-c. zinc.
    - **zwischen** den: iod. tarent-c. zinc.
- **Lumbalregion**: **Hep.** mygal.[192] psor. rhus-t. thuj.
  O; Lumbalregion
- **Sakralregion**: aeth. calc-pic.[142] thuj.
  O; Sakralregion
- **Blutbeulen**: **Carb-an. Caust. Graph.** hep. iris kali-bi. mur-ac.[1] nat-m.[1] sul-ac. thuj. zinc.[1]
  - **stechen** bei Berührung: mur-ac.[1]
- **gruppenweise** auftretend: berb.
- **juckend**: kurch.[192]
- **verhärtet,** Lumbalregion: mygal.[192]

granuliert: thea[192]

Herpes: all-s. apisin.[5] ars.[122] calc.[5] carb-an. caust. cere-b.[85] cist. clem. con. dys-co.[136] fl-ac.[5] graph.[5] hyos. kali-n. lac-d. lach. lyc. merc. nat-c. nat-m. petr. psor. rhus-t. sep. sulph.[5] syc-co.[136] tax.[303] thuj.[5] zinc.[5]
- **Cervikalregion**: **Apisin.**[5] ars. carb-an. **Caust.**[5] clem. **Con.** dys-co.[136] **Fl-ac.**[5] **Graph.**[5] hyos. kali-n. lac-d. **Lyc.** nat-m. **Petr.** psor. **Sep. Sulph.**[5] syc-co.[136] **Thuj.**[5]
  - **Menses,** während: graph.[5]
    M; Menses; während
- **Schulterblätter**: **Ars.**[5] **Calc.**[5]
- **feucht,** Cervikalregion: carb-an. caust. nat-m. sep.
- **Herpes** zoster, nach: ars.[122] **Cist. Lach. Merc.** rhus-t. tax.[303]
  - **Dorsalregion,** links: tax.[303]
  - **stechend,** brennend: ars.[122]
- **juckend**:
  - **Cervikalregion**: caust.
  - **Schulterblatt,** unter dem linken: cere-b.[85]
- **trocken,** Dorsalregion: **Ars.**[5] caust.[5] nat-m.[5] **Sep.**[5] zinc.[5]

Impetigo: maland.[122] **Nat-m. Petr.**

juckend: amph.[36] ars.[122] arund. bar-c. bar-m. **Bry.** calc. cann-s. carb-v.[1] **Caust.** cham. cocc. con.[1] fago. graph. lac-d.[122] led.[1] lyc. **Mez. Morg.**[136] nat-c.[1] nat-m.[58] ozone[227] puls. rat. rhus-t. rumx. sep. squil. staph. tab. tax.[303] thuj. til. zinc.

- **abends**: fago. rumx. sep.
  ☞ *Z; Abends*
  - **nachts,** und: **Sep.**
  - **Bett** Gehen, beim **zu**: rumx.

<> - **Kratzen,** nach: lac-d.[122] mez.

- **warmwerden** agg.: cocc.
- **Cervikalregion,** vor Menses: carb-v.[1]
- **Dorsalregion,** vor Menses: carb-v.[1]
  ☞ *O; Dorsalregion*
- **Lumbalregion**: arund. lyc.
  ☞ *O; Lumbalregion*
- **Steißbein**: **Graph.** led.[1] nat-c.[1]
  ☞ *O; Steißbein*
- **brennend,** nach Kratzen: lac-d.[122]
- **fleckförmig** angeordnet: tax.[303] zinc.

Karbunkel: **ANTHR.** ars. caust. **Crot-h.** hep. **Lach.** morg. rhus-t. **Sil.** sulph. tarent.

- **Cervikalregion**: **Anthr. Caust.** crot-h. **Hep. LACH. Morg.** rhus-t. **SIL.** sulph.
- **Dorsalregion**: **Hep. Lach.** tarent.
  ☞ *O; Dorsalregion*

Knötchen:

- **juckend**: sil.[1]
- **rot**: petr.
- **schmerzlos,** Cervikalregion: **Graph.** psor.

Krätze, wie: arg-n. bar-c. psor.
☞ *Prickly heat (Tropenkrankheit) • Prickeln, Empfindung von*

Krusten: arn. graph. hyos.[85] nat-m.

Maculae syphiliticae: syph.
ALLGEMEINES; C; Syphilis

masernartige Flecken: ars. cop. gels.[64] morph.

- **Cervikalregion**: ars. cop. morph.

miliar: ant-c.[5] ant-t. bry. caust.[5] **CHEL.** cocc. hydrc. mez.[5] nat-ar. ph-ac. prun. psor. sec. stram.[5] sumb. valer.

- **Cervikalregion**: caust.[5]
- **Dorsalregion**: ant-c.[5] caust.[5] stram.[5]
  ☞ *O; Dorsalregion*
  - **Schulterblätter**: ant-c.[5] caust.[5]

Nesselausschlag, wie:
☞ *Urtikaria*

Papeln: aegle-f.[192] hip-ac.[119]

Pickel: aegle-f.[192] agar. alum. alum-p.[58] am-c. am-m. ant-c. apoc. arg-n. arn.[5] ars-h. asc-t. bar-c.[1] bell.[5] berb. bor.[1] bry.[5] calc. calc-p. calc-sil.[58] cann-s. carb-an. carb-v.[1] cham. chel. chin. chlor. cic. cinnb. cist. clem. cocc. com. con. cortiso.[149] crot-h. croto-t. dig. fl-ac. gels. germ.[222] granit-m.[194] haliae-lc.[222] hep. hip-ac.[149] hura hyos. hyper. iod.[1] jug-r. kali-bi. **Kali-c.**[1] kali-n.[1] kali-p. lac-eq.[204] lach. led. lyc. mag-m. mag-s. meph. merc. mez.[1] mill. morg.[136] nat-ar. nat-c. **Nat-m.**[1] nicc. pall. petr. ph-ac.[1] por-m.[251] psor. **Puls.**[1] rat. rhus-t. rhus-v. rumx. sars. **Sel. Sep.**[5] sil. **Squil.** staph. stram.[5] sul-ac. sulph. tab. tarent. tep. thuj. til. trom. uran.[269] verb. vesp. zinc.[1] zing.
☞ *Akne*

- **abends**: cocc. fl-ac. ph-ac. rumx.
  ☞ *Z; Abends*
- **Kratzen,** nach: nat-c.[1] psor.
- **Cervikalregion**: agar. alum. am-c. arn.[5] bar-c.[1] bell.[5] berb. bor.[1] calc-p. calc-sil.[58] cann-s. carb-an. carb-v. cinnb. **Clem.** croto-t. **Gels.** haliae-lc.[222] hep. hyos. jug-r. kali-bi. kali-c.[1] kali-n.[1] lyc. meph. morg.[136] nat-ar. nat-c.[1] nat-m. nicc. pall. petr. ph-ac. psor. **Puls.** rhus-t. **Sil. Staph.** sul-ac. **Sulph.** tarent. thuj. til. trom. verb. zing.
  - **Kratzen**:
    - **durch**: nat-c.[1]
    - **beim**: carb-an. nicc. **Puls.**
  - **erstreckt** sich zur Kopfhaut: clem.
  - **tiefsitzend**: til.
- **Dorsalregion**: aegle-f.[192] am-m. ant-c. bar-c.[1] berb. **Cic. Cist.** com. con. crot-h. gels. lyc. mag-m. merc. mez.[1] ph-ac. puls. rat. squil. zinc.[1]
  ☞ *O; Dorsalregion*
  - **Schulterblätter**: aegle-f.[192] ant-c. bar-c.[1] berb. com. con. crot-h. gels. lyc. mag-m. merc. mez.[1] ph-ac. **Puls.** rat. squil. zinc.[1]
    - **zwischen** den: gels. lyc. mag-m. ph-ac. rat. squil. zinc.[1]
- **Lumbalregion**: apoc. ars-h. calc. chel. chin. clem. kali-c. lyc.[1] nat-c. nicc. sulph. tab.
  ☞ *O; Lumbalregion*
  - **Kratzen,** nach: chin. nicc.
- **abgeflacht,** Cervikalregion: rhus-t.
- **eiternd**: calc-p. chlor. kali-bi. nat-c.
  - **Cervikalregion**: calc-p. nat-c.
- **entzündet**: germ.[222] por-m.[251] sulph.
  - **Cervikalregion**: sulph.
  - **Lumbalregion**: sulph.
    ☞ *O; Lumbalregion*
- **feucht,** Cervikalregion: **Clem.**
- **hart,** Cervikalregion: croto-t.
- **heiß,** Cervikalregion: haliae-lc.[222]
- **juckend**: arg-n. asc-t. bar-c.[1] calc. cann-s. carb-an. carb-v.[1] croto-t. fl-ac. iod.[1] kali-c.[1] led. lyc. mag-m. mill. nat-m.[1] puls.[1] rat. rhus-t. sel. sil. staph. tab.
  - **abends,** im Bett: nat-m.[1]
  - **Cervikalregion**: bar-c.[1] kali-c.[1] puls.[1] **Sil. Staph.**
  - **Lumbalregion**: lyc. tab.
    ☞ *O; Lumbalregion*
- **nässend** beim Kratzen, Lumbalregion: sulph.
- **rot**: apoc. ph-ac.[1]
  - **Lumbalregion,** beim Kratzen, nachts, amel. morgens: apoc.
    ☞ *O; Lumbalregion*

HAUTAUSSCHLÄGE; Pickel (Forts.)

- **schmerzhaft**:
  - **Cervikalregion,** bei Berührung: haliae-lc.[222] hep. sulph.
  - **Lumbalregion**: lyc.[1]
    - ☞ *O; Lumbalregion*
  - **Schulterblätter**: aegle-f.[192]
  - **brennend**:
    - **Cervikalregion**: am-c. kali-n.[1]
    - **Lumbalregion**: lyc.
      - ☞ *O; Lumbalregion*
  - **wundschmerzhaft,** drückender Schmerz bei Berührung: zinc.
- **zusammenfließend,** Cervikalregion: tarent.

Prickly heat (Tropenkrankheit): **Apis**
- ☞ *Krätze, wie • Prickeln, Empfindung von*

Psoriasis, in großen Flecken auftretend: calc. kali-ar. **Mez.**

Purpura, Cervikalregion: ars.

Pusteln: agar. ant-c. ant-t. aur. aur-m-n. bell. berb. calc. calc-sil.[58] carc.[210] chin. chlor. clem. croto-t. dulc. jug-r.[144] kali-bi. kali-br. kali-n. **Lach.** morg.[136] nat-ar. nat-c. nat-m. petr. psor. rhod. sars. **Sep. Sil.** staph.[5] sulph. tab. thuj. zinc-acet. zinc-s.[111]

- **Cervikalregion**: ant-c. ant-t. aur. bell. calc-sil.[58] kali-n. morg.[136] nat-ar. nat-c. psor. sars. staph.[5] tab. thuj. zinc-acet. zinc-s.[111]
- **Lumbalregion**: calc. chlor. clem. nat-c.
  - ☞ *O; Lumbalregion*
- **empfindlich**: nat-c.
- **kuhpockenartig,** Cervikalregion: ant-t.
- **Pocken,** wie: ant-t. sil.
- **schmerzhaft**: ant-t. **SIL.**
- **schwarzen** Punkten, mit: kali-bi.

rot: aegle-f.[192] androc.[222] bell. **Bry.** calc. **CHEL.** cocc. rhus-t. spig. tab. thea[192] verb.

- **Schulterblätter**: aegle-f.[192]

schmerzend, intensiv: bry. spig.

schmerzhaft: aegle-f.[192] cist. hep. led.[1] lyc.[1] ph-ac. psor. spig. squil. verb.

- **Berührung,** bei: cist. hep. ph-ac. psor. spig. squil. verb.
  - ☞ *M; Berührung; agg.*
- **Cervikalregion**: lyc.[1]

Schorfe: ant-t. bor. graph. petr.[5] rhus-v. sil. tarent.[192]

- **Cervikalregion**: ant-t. **Petr.**[5]
- **Sakralregion**: **Sil.**
  - ☞ *O; Sakralregion*
- **Steißbein**: bor. **Graph. Sil.**
  - ☞ *O; Steißbein*
- **blutig**: rhus-v.

Schuppen: am-m. ars-i. graph. **Mez.** nat-m.[58] sil.

- **Dorsalregion, Schulterblatt, rechts**: am-m.
  - ▤ *HAUT; C; Hautausschläge; rechts*
- **weiß,** Cervikalregion: graph. nat-m.[58] **Sil.**

trocken:

- **Steißbein**: nat-c.[36]
  - ☞ *O; Steißbein*
  - **morgens** beim Aufstehen: nat-c.[36]
- **abschälend,** feine mehlige Schuppen, Cervikalregion: graph.

Tuberkel: am-c. am-m. ant-c. carb-an. caust. hep.[5] lyc. mag-m.[1] nicc. squil. zinc.

- **Cervikalregion**: ant-c. carb-an. caust. hep.[5] nicc. zinc.
- **Schultern,** zwischen den: mag-m.[1]

Urtikaria: apis apisin.[5] cann-s.[1] choc.[222] cupr-o.[192] lac-ac. lach. lyc. sil.[1] sulph.

- **Kratzen,** nach: lyc.
- **Cervikalregion**: apisin.[5] sil.[1]

HERNIE:
- ▤ *EXTREMITÄTEN; C; Schmerz; Beine;*

HERZSCHLAG wird im Rücken empfunden: absin.[137]
- ☞ *Pulsieren, Empfindung von; zwischen den Schulterblättern*

HITZE: acon.[5] aesc. **Agar.** alum.[5] **Alum-m.** alumn. aml-n. **Apis** apisin.[5] arg-n. arn. **Ars.** ars-i. arund. asaf. aur. aur-m-n.[36] aur-s. bamb-a.[1184] bapt.[25] bar-c.[5] berb. bol. bor. brom. bry. bufo[137] cact.[58] calc. calc-p. calc-s. camph.[137] cann-i.[85] carb-an. carb-v. carl. caust. cham. chel. chin. cic.[36] citl-v.[197] clem. cob-n.[119] **Coff.**[5] colch. coloc. com. con.[5] cycl. dig. **Dulc.** erech.[25] fago. fl-ac. gels. gink.[227] gins. **Glon.** graph. hell. helon. hep. hura hydr. hydrog.[222] hyos. ign. irid.[222] kali-c.[1] kalm. lac-c. lac-d.[58] lach. laur. **Led.** lil-t. lob-s.[25] **Lyc.** lycps.[85] m-arct.[5] m-aust.[5] mag-m.[137] mang. mang-acet.[1] **Med.** meny.[5] **Merc.** merc-i-f. merl. mur-ac. myric.[25] naja nat-c.[5] nat-m. neon[222] nit-ac. nux-v. ol-an. op. ovi-g-p.[85] par.[5] ph-ac. phel. **PHOS.** phys. **Pic-ac.** plat. plb. plut-n.[222] podo. puls.[1] querc-r.[257] raph. rhus-t. rhus-v. sarr. sars. sec.[137] sel. sep. **Sil.** sin-n. sol[236] sol-n. spig. stann. staph. **Sulph. Sumb.** tarent. tax.[303] thuj. tub.[85] ust.[137] verat.[5] verat-v. xero.[102] yohim.[85] **Zinc.** zinc-p.[58]
- ☞ *Wärme, Empfindung von • Schmerz; brennender Schmerz*

abwechselnd mit:

- **Frösteln**: cham.
  - ☞ *A; Abwechselnd mit*
- **Kälte**: carl. cham. verat.
  - ☞ *A; Abwechselnd mit*

morgens, beim Erwachen: con.

vormittags: hell.
- ☞ *Z; Vormittags*

nachmittags: phos.[1]
- ☞ *Z; Nachmittags*

abends: cham. ph-ac.[1] phys. verat.[1]
- ☞ *Z; Abends*

Bettwärme agg.: pic-ac.
- ☞ *M; Wärme; agg.*

Erregung, bei: pic-ac.
- ☞ *M; Gemütsbewegungen, durch* ▤ *GEMÜT; M; Erregung; Beschwerden durch; Allgemeinsymptome*

Essen, nach dem: staph.
☞ *M; Essen; nach*

Gehen, beim: chin.[1] merc. ph-ac. sil. sol-n. verat.
☞ *M; Gehen; agg.; während*

- **Freien,** im: chin.[1] merc. ph-ac. sil. sol-n.
☞ *M; Gehen; agg.; während; Freien, im ▤ ALLGEMEINES; M; Gehen; während Gehen agg.; Freien, im*

geistiger Anstrengung, bei: **Pic-ac. Sil.**

Koitus, nach: mag-m.[137] merc.[137]
☞ *M; Koitus; nach*

Kopfschmerz, während: erech.[25]

Lesen erregender Neuigkeiten, beim: **Gels.**

Menses, während: **Phos.**
☞ *M; Menses; während*

Sitzen, beim: mang-acet.[1] meny. phos.[1] **Zinc.**
☞ *M; Sitzen; agg.; während*

Wein, nach: gins. **Zinc.**
▤ *ALLGEMEINES; C; Speisen und Getränke; Wein; agg.*

➡ **aufwärts** strömend:
☞ *erstreckt sich; Rücken, über den;*

erstreckt sich:

- **auf** und ab: lac-d.[58]
- **Kopf**: phos.[81]
  - **Konvulsionen,** vor: phos.[81]
- **Rücken,** über den:
  - **abwärts**: calc-p.[137] coff. con. laur. **Nat-c.**[54] par. phys. sulph. **Sumb.**[54]
  - **aufwärts**: **Ars.** bapt.[137] cann-i. hyos. **Lyc. PHOS. Podo.** sarr. **Verat.**
    - **Blutung,** bei uteriner: phos.[54]
    - **Menses,** während: **Phos.**
    ☞ *M; Menses; während*
    - **Stuhlgang,** während: podo.
    ☞ *M; Stuhlgang; während*
- **Schulter** zur andern, von einer: lac-d.[122]

Cervikalregion: aesc. agar. aml-n. aur-m-n.[36] cact.[58] **Calc.** citl-v.[197] coloc. com. cycl. dig. fago. **Fl-ac. Glon.** hydr. ign.[5] kalm. lac-d.[58] **Lach.** lob-s.[25] med. merc-i-f. neon[222] **Nux-v.** ol-an. **Par.** phel. **Phos.** plut-n.[222] podo. rhus-t. sarr. **Sumb.** tarent.

- **links**: **Lac-d.**[58]
☞ *S; Links*
- **19** Uhr - 20 Uhr: fl-ac.
- **nachmittags**: com. sumb.
☞ *Z; Nachmittags*
  - **Händen,** mit kalten: sumb.
- **Sitzen,** beim: dig.
☞ *M; Sitzen; agg.; während*
- ➡ **erstreckt** sich:
  - **alle** Richtungen, in: rhus-t.
  - **Kopf** und Wangen: aur-m-n.[36]
  - **Rücken,** über den:
    - **abwärts**: glon. **Par.**
    - **aufwärts**: calc. **Fl-ac. Glon.**

Dorsalregion: acon.[5] alum.[5] apisin.[5] arg-n. arn.[5] bamb-a.[1184] bar-c.[5] camph. chel. chin.[5] coff.[5] con.[5] glon.[58] irid.[222] kali-c.[1] lyc. lycps.[85] m-arct.[5] **M-aust.**[5] meny.[5] merc. mur-ac. naja nat-c.[5] nat-m.[5] par.[5] ph-ac.[5] **Phos.**[36] **PIC-AC. Puls.**[1] spig.[5] staph.[5] tax.[303] verat.[5]
☞ *O; Dorsalregion*

- **links,** erstreckt sich zum äußeren Hals und Nacken: tax.[303]
☞ *S; Links*
- ➡ **erstreckt** sich:
  - **Cervikalregion**: bamb-a.[1184]
  - **Extremitäten**: **Camph.**
- **Schulterblätter**: arg-n. **Chel.** glon.[58] irid.[222] kali-c.[1] lyc. lycps.[85] mur-ac. naja phos.[36] pic-ac. puls.[1]
  - **Akromion**: phos.[36]
  - **rechte,** unter das: lycps.[85]
  - **zwischen** den: arg-n. glon.[58] kali-c.[1] **LYC. Naja Phos. Pic-ac.** puls.[1]

Haut, unter der: bamb-a.[1184]

Ileosakralgelenk: staph.[1]

Lumbalregion: ars-i. arund. aur. aur-s. bapt. **Berb.** calc-p. clem. colch. hura hyos. irid.[222] kalm. lac-c. **Nat-m.** nit-ac. **Nux-v. Phos. Pic-ac.** plb. querc-r.[257] raph. sarr. sel. sep. sulph. sumb.[25] thuj.
☞ *O; Lumbalregion*

- **Atemzug,** bei tiefem: sep.
☞ *M; Atmen; agg.; tief*
- **Essen,** nach dem: sel.
☞ *M; Essen; nach*
- **Fahren** in einem Wagen, nach dem: hura
☞ *M; Fahren im Wagen agg. • M; Fahren oder Reiten agg. ▤ ALLGEMEINES; M; Fahren im Wagen oder mit der Bahn; nach Fahren*
- **Freien,** im: hyos.
- **Gehen** im Zimmer, beim: hyos.
- **Mittagsschlaf,** nach: sel.
☞ *M; Schlaf; nach*
- **Sitzen,** beim: colch. hyos.
☞ *M; Sitzen; agg.; während*
- ➡ **erstreckt** sich:
  - **Gesicht**: arund.
  - **Rektum**: colch.
- **Haut,** äußerlich: clem.

Sakrum: hydrog.[222] ovi-g-p.[85] sars. sep. sulph.
☞ *O; Sakralregion*

Steißbein: agar. alum. arn. ars. bor. **Calc.** carb-an. carb-v. caust. chin. colch. graph. hep. ign. laur. led. merc. mur-ac. ph-ac. phos. plat. rhus-t. spig. staph. sulph. zinc.
☞ *O; Steißbein*

Wirbelsäule: **Alum. Ars.** bamb-a.[1184] bol. bry. cann-i.[85] carb-v. coloc. gink.[227] hyos. **Lyc. Med.** myric.[25] **Nat-m.** op. **Phos. Pic-ac.** plb. plut-n.[222] podo. sarr. **Sil.** sin-n. spig. **Sumb.**[137] verat-v. zinc.
☞ *O; Wirbelsäule*

- **Frost,** vor: myric.[25]
☞ *M; Froststadium im Fieber, vor*

HITZE; Wirbelsäule (Forts.)
- **erstreckt** sich:
  - **aufwärts**: **Ars. Lyc. Phos.** plut-n.[222] **Podo.** sarr. sumb.[137]
    - **Hals** und Ohr, zum: plut-n.[222]
  - **Kopf**: cann-i.[85]
- **stellenweise**: **Phos.**

ausstrahlend:
ALLGEMEINES; E; Ausbreitung, Ausstrahlen von Symptomen
- **Lumbalregion**: bapt.[122]
  O; Lumbalregion
- **Sakrum**: hydrog.[222]
  O; Sakralregion
- **Wellen,** Hitzewellen: bapt.[25]

Eisen, wie ein heißes: **Alum.**[5] bufo[137] camph.[137]

juckend, Cervikalregion: citl-v.[197]

kochendes Wasser, wie: ust.[137]
ALLGEMEINES; C; Kochen, Empfindung von

Wasser, wie strömend heißes:
- **Lumbalregion**: sumb.
  O; Lumbalregion
- **Wirbelsäule**: **Sumb.**
  O; Wirbelsäule

Wellen, Hitzewellen: **Acon.** aesc. ars. bamb-a.[1184] bapt.[25] bol. brom. calc-p. cic.[36] clem. dig. fl-ac. glon. hydr. lach. lil-t. lob-s.[25] lyc. **Mang.** med. merl. ph-ac. phos. podo. sarr. sol-n. spig. staph.[5] **SUMB.** tub.[85] yohim.[85]
Blutandrang, Kongestion
- **morgens**: lil-t.
  Z; Morgens
- **abends**: glon. ph-ac. podo. sol-n. spig.
  Z; Abends
  - **Abendessen,** nach dem: spig.
  - **Gehen,** bei anhaltendem: glon.
    M; Gehen; agg.; während
  - **Stuhlgang,** nach: **Podo.**
    M; Stuhlgang; nach
- **Stuhlgang**:
  - **während**: **Podo.**
    M; Stuhlgang; während
  - **nach**: **Podo.**
    M; Stuhlgang; nach
- **erstreckt** sich:
  - **Kopf**: tub.[85]
  - **Körper**: phos.[58] **SUMB.**
- **Cervikalregion**: aesc. fl-ac. hydr. **Lach.** lob-s.[25] **Med. PHOS.** podo. sarr.
  Blutandrang, Kongestion; Cervikalregion • Blutwallung, im Nacken, erstreckt sich über den Scheitel zur Stirn, nachmittags, bei Bewegung
- **Dorsalregion**: acon.[5] staph.[5]
  O; Dorsalregion
- **Lumbalregion**: calc-p. sumb.
  O; Lumbalregion
- **Wirbelsäule**: ars. **BOL.** lyc. sumb.
  O; Wirbelsäule
  - **strömt** die Wirbelsäule aufwärts zum Kopf: **Ars. Sumb.**
  - **erstreckt** sich aufwärts: **Lyc.**

HOLZ über den Rücken gespannt, Empfindung, als sei: nux-m.[137]
Fremdkörper, Empfindung wie von einem • Stange im Rücken, Empfindung von einer

HUSTEN aus dem Rücken kommt, Empfindung, als ob der:
HUSTEN; O; Rücken, als käme der Husten vom

JUCKEN: agar. agn.[5] ail. all-s. aloe **Alum.** alum-p.[58] alum-sil.[58] am-c.[1] am-m. ammc. amyg-p.[36] anac. ang.[5] **ANT-C.**[5] **Ant-t.**[5] apoc. arg. arg-n. arn. ars. ars-i. asaf. asc-t. aur. aur-s.[58] bamb-a.[1184] **Bar-c.** bar-s.[58] bell.[1] benz.[102] benz-ac. berb.[36] bol.[102] bor. bov. bufo[111] bufo-s. calc. calc-s. calc-sil.[58] cann-s.[5] canth.[5] carb-ac. carb-v.[1] carbn-s. carc.[138] cassi-s.[192] **CAUST.** cere-b.[142] chel.[111] chin.[36] chin-s. choc.[222] cist. clem. coc-c. cocc. com. con. corn. cortiso.[119] crot-h. cund. cycl. daph. dig. dios. dros.[36] dulc.[1] fago.[111] falco-p.[265] fl-ac. form.[25] gels. glon. **Graph.** grat. guai.[5] ham.[111] harp.[1184] hep. hip-ac.[119] hipp. hura hydr. hydr-ac. hydrog.[222] hyper. ign. iod. irid.[122] jug-c. kali-bi. **Kali-c.**[1] kali-n. kali-p. kali-sil.[58] lac-ac. lac-leo.[204] lach. lap-laz.[227] laur.[36] led.[5] **Lyc.** m-aust.[5] mag-c.[1] mag-m. mag-s. mang.[5] med. **Merc.** merc-c. merc-i-f. merc-i-r. **MEZ.** mill. morph. mosch. mur-ac.[5] myric. nat-ar. **Nat-c.**[36] nat-m. nat-p.[36] **Nat-s.** nat-sil.[58] neon[222] nicc. **NIT-AC.**[5] nux-v. ol-an. olnd.[5] osm. ox-ac. ozone[227] pall.[111] par.[5] ped.[85] petr. ph-ac. phel.[111] phos. phyt. pic-ac.[111] pier-b.[233] plb.[36] psil.[164] psor. **Puls.** raph. rat. rhod.[5] **Rhus-t.**[1] rhus-v. rumx. ruta[1] **Sars.**[5] sel.[5] seneg. **Sep.**[5] **Sil.** sol[236] spig.[36] spong. squil. staph. stront-c. succ.[194] sul-i.[58] **SULPH.**[5] tarent. tarent-c.[102] tell. ther. **Thuj.**[5] trom. tub-m.[151] verat.[5] viol-t. zinc. zinc-p.[58]
Ameisenlaufen, Kribbeln • Kitzeln, Empfindung von • Schmerz; kitzelnder Schmerz

rechts: neon[222]
S; Rechts

morgens: asc-t. falco-p.[265] kali-bi. kali-c.[1] lyc. pall. rhus-t.
Z; Morgens
- **6 Uhr - 10 Uhr**: kali-bi.
- **7 Uhr**: pall. rhus-t.
- **Bett,** im: rhus-t.
  M; Liegen; agg.; Bett, im

vormittags: fl-ac.
Z; Vormittags

nachmittags: fago. sars.
Z; Nachmittags

abends: calc. cocc. con. fago. falco-p.[265] fl-ac. hyper. kali-c.[1] lyc. mag-m. merc. mur-ac.[36] nat-c. nat-m. nat-s. osm. puls. rat. sol[236] sulph. thuj.
Z; Abends
- **Ausziehen,** beim: cocc. falco-p.[265] hyper. mag-m. nat-c. **Nat-s.** osm. puls.
  M; Ausziehen, Entkleiden, nach dem
- **Bett,** im: calc. lyc. merc. nat-m. sol[236]
  M; Liegen; agg.; Bett, im

nachts: agar. ail. apoc. ars. asc-t. fl-ac. mag-c. **Mez.** nat-ar. phos. rhus-v. sulph. zinc.[1]
☞ *Z; Nachts*

- **Bettwärme agg.**: nat-ar. rhus-v. sulph.
☞ *M; Wärme; agg.* ▤ *ALLGEMEINES; M; Wärme; agg.; Bettwärme*

- **Hinlegen,** beim: mag-c.
☞ *M; Liegen; agg.; Hinlegen, nach dem*

Ausziehen, beim: nat-s.[102]
☞ *M; Ausziehen, Entkleiden, nach dem*

Baden amel.: cassi-s.[192]

Bett, im, agg.: cassi-s.[192]
☞ *M; Liegen; agg.; Bett, im*

Frösteln, mit: lyc. spong.

Kratzen:

- **amel.**: lac-leo.[204] mag-c. mag-m. mez. nat-c. pall. rat. rhus-v. sol[236]

- **Schmerzen,** nach: kali-c.[1] nit-ac.

- **unverändert** durch: nat-c.[1]

- **wechselt** den Ort nach: mez. pall.

Luft:

- **Freien,** amel. im: cassi-s.[192]

- **kalte,** agg.: rhus-v.
☞ *M; Luft, in kalter*

Schweiß agg.: cassi-s.[192]

Sonnenhitze agg.: cassi-s.[192]
▤ *ALLGEMEINES; M; Sonne; agg.* •*ALLGEMEINES; M; Wärme; agg.; Sonnenhitze, durch*

Cervikalregion: agar. agn. ail. **ALUM. Alum-sil.**[58] am-m. ammc. anac. **Ant-c.** arg-n. ars. bamb-a.[1184] benz-ac. **Berb.** bufo[111] calc. carb-ac. carb-v. caust. con.[1] cycl. fl-ac. **Gels.** grat. hydr. hydr-ac. hyper. ign. jug-c. kali-bi. kali-n. lap-laz.[227] laur. lyc. mag-c. mag-m. mang. merc-i-r. mez. morph. myric. nat-ar. nat-c. **NAT-M.** nat-p. nat-s.[102] nicc.[102] nit-ac. ox-ac. ozone[227] pall. ped.[85] psor. **Puls.** rat. rhod.[5] **Rhus-t.** rumx. sars. sep. sil. squil. staph. stront-c. **SULPH.** tarent. ther. thuj. trom.

- **morgens**: bamb-a.[1184] fl-ac. nat-m. sulph. ther.
☞ *Z; Morgens*

◦ **Aufstehen,** nach: sulph.
☞ *M; Aufstehen; agg.; nach* •*M; Erheben agg.; Aufrichten agg.*

- **abends**: am-m. calc. carb-v. fl-ac. hyper. mag-c. mag-m. nat-s.[102] stront-c. sulph. ther. trom.
☞ *Z; Abends*

◦ **Ausziehen,** beim: am-m. hyper. nat-s.[102]
☞ *M; Ausziehen, Entkleiden, nach dem* ▤ *HAUT; C; Jucken; Ausziehen; agg.*

◦ **Bett**:

◦ ◦ **Bett** gehen, vor dem zu: mag-m.

◦ ◦ **im**: calc. sulph.
☞ *M; Liegen; agg.; Bett, im*

- **nachts**: ail. hydr. sulph.
☞ *Z; Nachts*

◦ **Bettwärme,** in der: **Sulph.**

- **Berührung,** bei: psor.
☞ *M; Berührung; agg.*

- **Gehen** im Freien, beim: berb. calc. nit-ac.
☞ *M; Gehen; agg.; während; Freien, im*

- **Kratzen**:

◦ **nach,** agg.: nat-m. ozone[227]

◦ **nicht** amel. durch: nicc.[102]

◦ **wechselt** den Ort nach Kratzen: sars.

- **Menses,** während: mag-c.
☞ *M; Menses; während*

- **erstreckt** sich in alle Richtungen, agg. durch Hitze, amel. durch Kälte: rhus-t.

Dorsalregion: agar.[5] agn.[5] all-s. alum. am-c.[5] am-m. anac.[5] **Ang.**[5] ant-c.[5] arg. arn. asaf. bamb-a.[1184] bar-c.[5] bell.[1] bol.[102] calc. calc-s. cann-s.[5] carc.[138] **Caust.** cere-b.[142] chin-s. choc.[222] cocc. com. cortiso.[119] crot-h. cund. dios. dulc.[1] fago.[111] fl-ac. form.[25] graph.[5] grat. **Guai.**[5] ham.[111] hipp. hydrog.[222] kali-c.[5] lap-laz.[227] laur. lyc.[5] m-aust.[5] mag-c. mag-m. mang.[5] merc.[5] merc-c.[5] merc-i-f. mez. mosch. mur-ac.[5] nat-c.[5] nat-m.[5] nit-ac.[5] nux-v.[5] olnd.[5] ozone[227] pall.[111] petr. phel.[111] psil.[164] puls.[5] rat. ruta[1] sars.[5] sel.[5] **Seneg. Sep.**[5] **Sil.** spig. spong.[5] stront-c. sulph. ther. thuj.[5] viol-t. zinc.
☞ *O; Dorsalregion*

- **morgens**: bamb-a.[1184]
☞ *Z; Morgens*

- **Schulterblätter**: all-s. alum. am-m. anac.[5] arg. arn. asaf. bar-c.[5] bell.[1] bol.[102] calc. calc-s. cann-s.[5] carc.[138] caust. cere-b.[142] chin-s. choc.[222] cocc. com. cortiso.[119] crot-h. cund. dios. dulc.[1] fago.[111] fl-ac. form.[25] grat. ham.[111] hipp. hydrog.[222] lap-laz.[227] laur. mag-c. mag-m. merc.[5] merc-i-f. mez. mosch. olnd.[5] ozone[227] pall.[111] petr. phel.[111] psil.[164] rat. ruta[1] seneg. sil. spig. stront-c. sulph. ther. viol-t. zinc.

◦ **links**: am-m.[5] bar-c.[5] caust.[137] cere-b.[142] fl-ac.[111] form.[25] grat.[111] ham.[111] phel.[111] psil.[164]
☞ *O; Dorsalregion; Schulterblätter; links*

◦ **rechts**: calc.[5] dios.[25] fago.[111] laur.[5] merc.[5] olnd.[5] ozone[227] pall.[111]
☞ *O; Dorsalregion; Schulterblätter; rechts*

◦ ◦ **Kratzen** amel. nicht: ozone[227]

◦ **Reiben** amel.: grat.
☞ *M; Reiben amel.*

◦ **stellenweise**: fl-ac.

◦ **Rand,** äußerer, rechts: dulc.[1]
☞ *O; Dorsalregion; Schulterblätter; rechts*

◦ **über** dem rechten, abends: dios.[25]

◦ **unterhalb** der: cere-b.[142] hydrog.[222]

◦ ◦ **links**: cere-b.[142]
☞ *S; Links*

◦ **Winkel,** innerer linker: carc.[138]

◦ **zwischen** den: all-s. alum. am-m. arg. bol.[102] calc. calc-s. carc.[119] caust. chin-s. choc.[222] cocc. cortiso.[119] dios. **Hipp.** lap-laz.[227] laur. mag-c. mag-m. mosch. rat. ruta[1] stront-c. sulph. **Zinc.**

◦ ◦ **abends**: dios. mag-m. zinc.
☞ *Z; Abends*

◦ ◦ **nachts**: am-m. cocc. sulph.
☞ *Z; Nachts*

◦ ◦ ◦ **Ausziehen,** beim: sulph.
☞ *M; Ausziehen, Entkleiden, nach dem*

JUCKEN; Dorsalregion; Schulterblätter; zwischen den (Forts.)

◦ ◦ **Ausziehen,** beim: carc.[119]
☞ *M; Ausziehen, Entkleiden, nach dem ▤ HAUT; C; Jucken; Ausziehen; agg.*

◦ ◦ **Kratzen**:

◦ ◦ ◦ **amel.**: mag-c.

◦ ◦ ◦ **brennt** nach: rat.

◦ ◦ **Unterarmen,** und an den: bol.[102]

Lumbalregion: alum.[1] **Bar-c. Berb.** bufo-s. carb-v. caust. chin. con. cortiso.[119] dig. fl-ac. hep. iod. irid.[222] kali-bi. kali-c. kali-n. lach. led. lyc. mag-c.[1] **Mag-m. Merc.** merc-c. mez. morph. **Nat-m.**[1] nicc. ol-an. ph-ac.[1] phyt. psor. **Puls.** sul-i.[58] **Sulph.**[5] tarent-c.[102]
☞ *O; Lumbalregion*

- **abends,** im Bett: nat-m.[1]
- **blutig** kratzen, muss: **Bar-c.**
- **Nierenregion**: tarent-c.[102]

Sakrum: agar. alum. berb.[36] bor. bov. canth.[5] carb-v.[5] chin.[5] dros.[5] fl-ac. graph. harp.[1184] irid.[122] kali-c.[1] laur. led. med. merc. par. ph-ac.[5] plb. spig.[5] verat.[5]
☞ *O; Sakralregion*

- **Gehen,** beim: merc.
☞ *M; Gehen; agg.; während*

Steißbein: agar.[36] alum. am-c.[1] bar-c. bor. **Bov.** carb-v.[1] chel.[111] chin.[36] con. dros.[36] fl-ac. **Graph.** laur.[36] led.[5] lyc. nat-c.[36] nat-p.[36] par.[5] petr. ph-ac.[1] plb.[36] spig.[36]
☞ *O; Steißbein*

- **abends** im Bett: carb-v.[1]
☞ *Z; Abends*

- **links**: agar.[36]
- **morgens** beim Aufstehen: nat-c.[36]
- **Bettwärme** agg.: **Petr.**
☞ *M; Wärme; agg.*

- **Kratzen** amel.: plb.[36] **Spig.**[36]
- **Menses,** während: dros. graph. ph-ac.
☞ *M; Menses; während*

- **Reiben** amel.: chin.[36] laur.[36]
☞ *M; Reiben amel.*

- **Sitzen,** beim: dros.[36]
☞ *M; Sitzen; agg.; während*

- **Lumbalregion**: ph-ac.[1]
☞ *O; Lumbalregion*

- **Steißbein**: ph-ac.[1]
☞ *O; Steißbein*

beißend, brennend: alum. anac. arn. carb-v.[1] caust. ph-ac. rhus-t.[1] squil.

- **Kratzen** amel.: anac.
- **Cervikalregion**: carb-v.[1] rhus-t.[1]
- **plötzlich,** amel. durch Kratzen: ph-ac.

brennend: agar. alum.[1] berb.[36] **Calc.** daph. fl-ac. kali-bi. kali-c.[1] mag-c.[1] merc. mez. nat-m. **Nux-v.** raph. spong. squil.

- **morgens** beim Anziehen: nux-v.
- **abends** beim Ausziehen: nux-v.
- **nachts**: nux-v. spong.
☞ *Z; Nachts*

- **Gehen** im Freiem, beim: merc.
☞ *M; Gehen; agg.; während; Freien, im*

- **Kratzen,** nach: alum. squil.
- **Cervikalregion**: berb. calc. **Kali-bi.** mag-c.[1]

◦ **Gehen** im Freiem, beim: berb. **Calc.**
☞ *M; Gehen; agg.; während; Freien, im*

◦ **Kratzen,** nach: mag-c.[1]

- **Lumbalregion**: alum.[1] mag-c.[1] nat-m.
☞ *O; Lumbalregion*

◦ **erstreckt** sich zum Abdomen und den Oberschenkeln: nat-m.

- **Sakrum**: berb.[36] kali-c.[1]
☞ *O; Sakralregion*

- **Steißbein**: fl-ac.
☞ *O; Steißbein*

KALKABLAGERUNGEN im Rückenmark: vario.[137]

KÄLTE (Frost, und Empfindung von): abies-c. acon.[5] adam.[222] aesc. agar.[111] all-c. alum.[1] alum-p.[58] alum-sil.[58] alumn.[58] am-br. am-c. **Am-m.** amyg-am.[36] amyg-p. anac. anag. androc.[222] ang. ange-s.[255] ant-c.[1] ant-t.[5] anth. aphis. apis apisin.[5] aran.[144] **Arg.** arg-n.[5] arn.[5] **Ars.** ars-s-f.[58] arum-t. **Asaf.** asar.[1] atro. aur. aur-ar.[58] aur-m-n. aur-s.[58] bamb-a.[1184] bapt.[111] bar-c. **Bell.**[5] benz-ac. berb.[168] beryl.[119] **BOL.** bor.[5] bov.[5] brom. brucel.[241] **Bry.**[5] buni-o.[149] **CACT.** calad. **Calc.**[5] calc-p. calc-s. calc-sil.[58] calen.[102] calx-b.[194] **Camph.** cann-i. **Canth.**[5] **CAPS.**[137] carb-an. carb-v. carbn-s. carl. cass.[36] cast.[102] caust. cedr. cench.[58] **Cham.** chel.[137] chin. **Chin-ar.** chin-s. chlf. choc.[222] chr-ac. cic. cimic. cina coc-c. cocc. cof f. colch. com. **Con.**[5] conv.[102] croc.[102] crot-c. **Croto-t.**[122] cupr. cycl. **Dig.**[5] dios.[25] **Dulc.** echi.[102] elaps[85] ephe.[267] erech.[25] **EUP-PER. EUP-PUR.** euph.[1] fago.[25] ferr. ferr-ar. ferr-p. ferul.[142] fl-ac. frax.[102] **Gels.** gink.[227] gins. glon.[111] graph.[1] grat. guai.[5] haem. haliae-lc.[222] **Ham.** harp.[1184] hell. helo.[102] hep. hipp. hydr.[111] hydrog.[222] **Hyos.** hyper. ign.[5] ip. iris iris-foe. jatr.[111] jug-c. kali-ar.[162] kali-bi.[58] kali-c.[5] kali-chl. kali-i. kali-n. kali-p. kali-s. kali-sil.[58] kalm. kola[1184] kreos.[5] lac-c.[193] **Lac-d. LACH.** lachn. lact. laur. **Led.** lept. **Lil-t.** lith-c.[227] **Lob.** lyc. m-aust.[5] mag-c.[5] mag-p.[102] mag-s.[54] mang.[5] med. menth-pu.[85] **Meny.** merc.[5] merc-c.[5] merc-i-r. merc-s. **Mez.**[5] mosch.[5] **Mur-ac.**[5] myric.[5] nat-ar. nat-c. **NAT-M. NAT-S.** nat-sil.[58] neon[222] nicc.[102] **Nit-ac.**[5] nit-s-d. nux-m. **Nux-v.**[5] ol-an. ol-j.[111] op.[5] ox-ac. ozone[227] petr. ph-ac.[5] **Phos.**[162] phys.[111] phyt.[111] pic-ac. plat.[1] plb.[111] plut-n.[222] podo. polyp-p.[5] psil.[164] psor.[111] ptel. **PULS.**[185] pyrog.[77] pyrus quas.[36] ran-b.[5] ran-s. **Raph.**[102] **Rhus-t.**[5] rhus-v.[25] rumx. ruta[5] sabad.[5] sabin.[5] samb. sang.[25] sanic. sarr. sars. **Sec.**[45] seneg. sep.[1] **SIL.** spect.[271] spig.[5] **Spong.** squil.[5] **Stann.**[1] staph.[5] **Stram.**[5] stront-c. stroph-s.[119] **Stry.**[111] **SULPH.** sumb. tab. tarent. tax.[303] thuj. trom. tub.[102] valer.[5] vario.[111] **VERAT.**[5] viol-t. zinc.
☞ *Erschaudern • Schaudern, Frösteln, Empfindung von*

links: canth.[5] plat.[5]
☞ *S; Links*

rechts: arg.[5] caust.[5] hydr.[111] phos.[5] sulph.[5]
☞ *S; Rechts*

morgens: arn. asaf. bry. con. ferr. kali-c. meny.[1] mez. nit-s-d. **NUX-V.** sumb.
☞ *Z; Morgens*
- **7** Uhr: ferr.
- **8.30 Uhr - 9 Uhr**: asaf.
- **Aufstehen,** beim: meny.[1]
☞ *M; Erheben agg.; Aufrichten agg.*
- **Erwachen,** beim: con.
☞ *M; Erwachen, beim*
- **Menses,** nach: kali-c.
☞ *M; Menses; nach*

vormittags: ang. asaf. berb. cham. con. graph.[1] hydr. lyc. mag-c.[1]
☞ *Z; Vormittags*
- **9** Uhr: mag-c.[1]
- **10** Uhr: con.
- **11** Uhr: cham.
- **Gehen,** beim:
  - **Freien,** im: hydr.
  ☞ *M; Gehen; agg.; während; Freien, im*
  - **Zimmer,** im: ang.

mittags: arg-n. rhus-t.

nachmittags: alum. apis asaf. carb-an.[1] cast. cic. cimic. **Cocc.** cycl. fago. guai. hyos. **Kali-ar.**[162] lyc. mag-c. nat-ar. nat-m.[1] nat-s. rumx. stram. thuj.
☞ *Z; Nachmittags*
- **17** Uhr: nat-m.[1]
☞ *Z; Nachmittags; 17 Uhr*
- **16** Uhr: mag-c.
- **15** Uhr: **Apis** lyc.
- **14** Uhr: cic. nat-s.
- **Mittagsschlaf,** nach: cycl.
☞ *M; Schlaf; nach*
- **Stuhlgang,** nach: fago.
☞ *M; Stuhlgang; nach*

abends: alum.[1] **Ars.** bapt. berb. caps. cast. cimic. **Cocc.** coff. **Dulc.** graph.[1] kali-c.[1] kali-n.[1] kreos. **Lyc.** **Mur-ac.** nat-c.[1] nat-m. nux-v. **PULS.** **Rhus-t.** sang. sep. **Stann.** **SULPH.** tab. thuj.
☞ *Z; Abends*
- **18** Uhr, im warmen Zimmer: lyc.
- **19** Uhr: cast. lyc.
- **Hinlegen,** nach: **Coff.** **Lyc.** nat-c.[1] **Nux-v.** sang.
☞ *M; Liegen; agg.; Hinlegen, nach dem*

nachts: adam.[222] androc.[222] **Ars.** arum-t. calc.[111] cast. cench.[58] chin. chin-ar. chin-s. coc-c. hyos.[85] kreos. lil-t. lyc. nat-ar. nat-m. phos.[162] **Puls.** stront-c. thuj.
☞ *Z; Nachts*
- **21** Uhr: cast. kreos.
- **22** Uhr: cench.[58]
- **Bett**:
  - **Zubettgehen,** beim: coc-c. lil-t. phos.[162]
  - **im**: adam.[222] calc.[111]
  ☞ *M; Liegen; agg.; Bett, im*

Anziehen, beim: anth.

Ärger, nach: nux-v.[1]
☞ *M; Zorn, durch* ▤ *GEMÜT; M; Zorn, Beschwerden durch*

Bedecken, Zudecken, warm, **agg.**: med.[102]
▤ *ALLGEMEINES; M; Bedecken, Zudecken; agg.*

Bewegung, bei: asaf. **Eup-pur.** phys. sulph. thuj.

Erwachen, beim: dig.
☞ *M; Erwachen, beim*

Essen:
- **während**: raph.
☞ *M; Essen; während*
- **nach**: crot-c. sil. staph.[1]
☞ *M; Essen; nach*

Fieberhitze, während: elaps[85] fago.[25] myric.[25] rhus-v.[25] sang.[25]
☞ *M; Fieberhitze, während*

Gehen, beim: asaf. chin. hyos. nit-s-d. squil.[1]
☞ *M; Gehen; agg.; während*
- **Freien,** im: chin.
☞ *M; Gehen; agg.; während; Freien, im*

Hinlegen **amel.**: cast. kali-n. sil.

Husten, **agg.**: carb-an.[137]
☞ *M; Husten agg.*

Kopfschmerz, während: berb.[102] erech.[25] lac-d.[85] mag-p.[2086]

Leberbeschwerden, bei: dios.[25]

Luft:
- **Freien,** im, **agg.**: acon. dulc. neon[222]
- **kalter,** in: alum-sil.[58] plut-n.[222] **Stront-c.**
☞ *M; Luft, in kalter*

Menses:
- **während**: bell. kreos. ozone[227]
☞ *M; Menses; während*
- **nach**: kali-c.
☞ *M; Menses; nach*

Mittagessen, nach: cedr. cycl.

Schwäche, mit: sumb.[25]

Sitzen, beim: brom.
☞ *M; Sitzen; agg.; während*

Stuhlgang:
- **vor**: **Ars.**[5]
☞ *M; Stuhlgang; vor*
- **während**: colch. **Trom.**
☞ *M; Stuhlgang; während*
- **nach**: fago. **Puls.** sumb.
☞ *M; Stuhlgang; nach*

Urinieren:
- **während**: caps.[5] nit-ac.[5] thuj.[5]
☞ *M; Urinieren; agg.* ▤ *ALLGEMEINES; M; Urinieren; während U. agg.*
- **nach**: **Sars.**
☞ *M; Urinieren; agg.* ▤ *ALLGEMEINES; M; Urinieren; nach U. agg.*

Wärme:
- **agg.**: apis jug-c.
☞ *M; Wärme; agg.*
  - **Ofenwärme**: jug-c.
- **amel.**: sulph.[1]
☞ *M; Wärme; amel.*

KÄLTE (Frost, und Empfindung von) (Forts.)

Wellen, Kältewellen: echi.[102] med.[102] rhus-t.[5]

Zimmer, gehen im warmen, agg.: squil.[1]

erstreckt sich:

- **Abdomen,** zum: cham.[1] **Croto-t. Phos. Sec. Spig.**
- **abwärts**: abies-c. acon. adam.[222] **AGAR. All-c.** alum. alum-sil.[58] alumn. anac. arg-n. ars. asaf. bar-c. bell. bor.[1] brom. bry. canth.[137] caps. carl. caust. cedr. chel. **CINA**[162] **Cocc.** coff. **Colch.** croc. **Croto-t.**[122] **Eup-per. Eup-pur.** ferr. gins. glon. ham. hep.[1] **Hyper.** iris lac-c.[193] lil-t. **Lob.** lyc. mag-c. mag-p.[102] med.[102] menth-pu.[85] mez.[1] ol-an. phos.[5] pic-ac. plut-n.[269] **PULS.** pyrus rumx. ruta sabad. **Samb.** sep. **Sil.** staph. **STRAM.** stry. tax.[303] valer.[137] vario. **Zinc.**
  FROST; E; Erstreckt sich; abwärts
  - **21** Uhr: all-c.
  - **22** Uhr: sep.
  - **Bewegung,** bei: rumx.
  - **Kopfschmerz,** bei: mez.[1]
  - **Beine**: acon. ferr. ham. tax.[303]
  - **Extremitäten**: eup-per.[58] gins.
  - **Füße**: croc.
- **Arme**: brucel.[241] gins. tax.[303] verat.
- **aufwärts**: aesc. am-m. ange-s.[255] arg-n. ars. bamb-a.[1184] bar-c. bol. **Calc-p.** carb-an.[1] choc.[222] **Cina Colch.** con. **Eup-per. Gels.** hyos. ip. kali-bi. kali-i. kali-p. kreos. **LACH.** lil-t.[111] mag-c. mag-p.[102] med.[102] merc-s. **Nat-s.** ol-an. ol-j.[111] ox-ac.[111] phos. phys. plut-n.[222] **Puls.** rhus-v. ruta sars. **SULPH.** thuj.[1] tub.[102]
  FROST; E; Erstreckt sich; aufwärts
  - **14** Uhr: nat-s.
  - **16** Uhr: mag-c.
  - **abends**: kali-p. sulph.[1]
    ☞ *Z; Abends*
  - **Bewegung,** durch: sulph. thuj.[1]
  - **Essen,** nach: arg-n.
    ☞ *M; Essen; nach*
  - **Luft** kommt, agg. wenn man aus der frischen: arg-n.
  - **Menses,** während: kreos.
    ☞ *M; Menses; während*
  - **Schaudern** nach Urinieren, mit: **Sars.**
  - **Zimmer,** beim Eintreten in ein kühles: plut-n.[222]
    ALLGEMEINES; M; Zimmer, im; agg.; kaltes Zimmer, beim Eintreten
- **Genitalien**: kola[1184]
- **Kopf**: **Phos.**
- **Körper,** über den ganzen: amyg-p. bell. **Lyc.**
  - **18.30 Uhr**: lyc.
- **Oberschenkel**: brucel.[241] menth-pu.[85]
- **auf** und ab, erstreckt sich: abies-c.[111] aesc. all-c. aphis. bapt. bell.[111] **CAPS.**[809] **EUP-PUR. GELS.** harp.[1184] hell. **Ip.** lach. mag-p.[2086] med. puls.[137] rumx. ruta **Sulph.**
  - **nachmittags**: rumx.
    ☞ *Z; Nachmittags*
  - **Kopfschmerz,** während: mag-p.[2086]

vom Rücken ausgehend:
  FROST; E; Ausgehend von (Körperteile, von denen der Frost ausgeht, in denen er beginnt); Rücken

Cervikalregion: androc.[222] berb.[168] **Calc.** calc-sil.[58] cann-i. carbn-s. cass.[36] chel. chin.[5] chin-s.[36] chr-ac. con.[111] **Dulc.** ferul.[142] fl-ac. harp.[1184] hep. iris-foe. kali-bi.[58] kali-c.[5] kali-chl. laur. lyc. meny.[5] merc. nat-s. op. phos.[5] plat.[5] plut-n.[222] psil.[164] ran-s. **SIL. Spong.** sulph.[5] thuj. valer.[5] zinc.
  KOPF; C; Kältegefühl, Frösteln; Hinterkopf •FROST; E; Ausgehend von (Körperteile, von denen der Frost ausgeht, in denen er beginnt); Cervikalregion
- **morgens**: ran-s.
  ☞ *Z; Morgens*
- **mittags**: harp.[1184]
- **abends**: dulc. **Spong.**
  ☞ *Z; Abends*
- **Zugluft,** empfindlich gegen: **Hep. Merc. Sil.**
  ☞ *M; Zugluft, durch •Luftzug; empfindlich gegen Luftzug •Schmerz; Cervikalregion; Zugluft, durch*
- **erstreckt** sich:
  - **Hinterkopf**: chel. plut-n.[222]
  - **Sacrum,** beim Hinlegen: thuj.
- **erstreckt** sich von der Cervikalregion:
  FROST; E; Ausgehend von (Körperteile, von denen der Frost ausgeht, in denen er beginnt); Rücken; Cervikalregion
- **Trapezius**: chin-s.[36]
  ☞ *O; Cervikalregion; Trapezius*

Dorsalregion: abies-c. acon.[5] adam.[222] agar. alum.[1] am-c. **Am-m.**[102] androc.[222] apisin.[5] arg. arg-n.[137] arn.[5] **Ars.**[5] aur. bamb-a.[1184] **BELL.**[5] beryl.[149] bol. **Bor.**[5] **Bov.**[5] calc.[5] **Camph.**[137] cann-i. canth.[5] caps. carb-v.[5] carl. cass.[36] **Caust.** cham.[5] chel. **Chin.**[5] chin-s. **Cocc.**[5] coff.[5] con.[5] **Croc.** dig.[5] dios.[25] dulc.[5] eup-per. **Guai.**[5] haem. helo.[102] hep. hydrog.[222] hyos.[137] ign.[5] iris-foe. kreos.[5] lac-d. lach.[5] lachn. laur.[5] led. **Lyc.**[5] m-aust.[5] mag-c.[5] med.[137] meny. merc.[5] mez.[5] mosch.[5] mur-ac.[5] nat-c. nat-m.[111] nux-v.[5] op.[5] ox-ac.[137] petr. ph-ac.[5] phos. phyt.[111] plat.[1] plb.[111] plut-n.[222] podo.[111] **Puls.** pyrog.[77] ran-b.[5] **Rhus-t. Ruta**[5] sabad.[5] sarr. **Sec.**[137] **Sep.**[1] **Sil.** spect.[271] spig.[5] **SPONG.**[5] squil.[5] **STANN.**[5] staph.[5] stram.[5] sulph. tab. thuj. verat.[5] viol-t.
  ☞ *O; Dorsalregion*
- **morgens**: bamb-a.[1184]
  ☞ *Z; Morgens*
- **Schulterblätter**: abies-c. acon.[5] adam.[222] agar. alum.[1] am-c. **Am-m.**[102] androc.[222] arg. arg-n.[137] aur. bamb-a.[1184] bol. camph.[137] cann-i. caps. carl. cass.[36] caust. cham.[5] chel. chin-s. croc. dios.[25] eup-per. helo.[102] hep. hyos.[137] kreos.[5] lac-d. lachn. led. m-aust.[5] med.[137] nat-c. nat-m.[111] ox-ac.[137] petr. phos. phyt.[111] plat.[1] plut-n.[222] podo.[111] puls. pyrog.[77] **Rhus-t.** sarr. sec.[137] sep.[1] sil. spect.[271] sulph. tab. viol-t.
  - **linkem,** beginnt in: dios.[25]
    ☞ *O; Dorsalregion; Schulterblätter; links*

◦ **erstreckt** sich abwärts: adam.[222]

◦ **unter** den Schulterblättern: agar. camph.[137] cass.[36]

◦ **unterer** Rand: plat.[1]

◦ **zwischen** den: abies-c. acon.[5] agar. **Am-c. Am-m.**[102] **Arg.** arg-n.[137] aur. bamb-a.[1184] **BOL.** cann-i. **CAPS.** carl. caust. cham.[5] chel. **Eup-per.** helo.[102] hep. hyos.[137] kreos.[5] lac-d. **Lachn.** led. med.[137] nat-c. nat-m.[111] ox-ac.[137] petr. plut-n.[222] podo.[111] **Puls.** pyrog.[77] **Rhus-t.** sarr. sec.[137] **Sep.**[1] **Sil.** spect.[271] sulph. tab. viol-t.

◦ ◦ **Husten,** bei: **Am-m.**

◦ ◦ **Jucken,** vor: am-m.[102]

◦ ◦ **erstreckt** sich aufwärts: ox-ac.[137] plut-n.[222] spect.[271]

◦ ◦ ◦ **Kopf,** steigt auf bis zum: plut-n.[222]

- **Wirbelsäule**: am-m. cham. haem. iris-foe. **Meny.** plut-n.[222]
  ☞ *O; Wirbelsäule*

Haut, äußerlich: caps.[54] coc-c. lyc.

<> - **Verletzung,** nach: caps.[54]
  ☞ *M; Verletzungen, durch*

Lumbalregion: agar.[102] asaf. bapt.[111] beryl.[119] **Bry.**[5] **Camph.** cann-i. canth.[5] **Carb-an.** carb-v. carbn-s. cham. chin. cupr. **Dulc.** eup-per.[102] **EUP-PUR.** gels.[111] hell. hydrog.[222] **HYOS.**[5] kreos.[5] **LACH.** laur.[5] led. **Lyc.**[5] mang.[5] med. merc.[5] **Merc-c.**[5] nat-m. nux-m. ox-ac. **Ph-ac.**[5] plut-n.[222] podo. psor.[111] **Puls. Rhus-t.**[5] sabad.[5] sabin.[5] **Sanic.**[162] sec.[45] spong. stann.[1] **STRONT-C.**[5] stroph-s.[119] stry.[111] **Sulph. Sumb.** tarent. vario.[111]
  ☞ *O; Lumbalregion*

- **rechte** Seite: **Med.**
  ☞ *S; Rechts*

- **morgens**: cham. **Sumb.**
  ☞ *Z; Morgens*

- **abends,** im Sitzen, agg.: canth.

- **nachts**: hell. nat-m. podo.
  ☞ *Z; Nachts*

◦ **Mittagessen,** beim: hell.

<> - **Bewegung** agg.: podo.

- **Gehen** agg.: **Camph.**
  ☞ *M; Gehen; agg.; während*

- **Husten,** bei: **Carb-an.**

- **Luftzug,** kalter, agg.: tarent.
  ☞ *M; Zugluft, durch • Luftzug; empfindlich gegen Luftzug*

- **Sitzen,** beim: chin.
  ☞ *M; Sitzen; agg.; während*

- **stellenweise**: canth.[5]

- **Stuhlgang**:

◦ **vor**: nux-m.
  ☞ *M; Stuhlgang; vor*

◦ **nach**: **Puls.**
  ☞ *M; Stuhlgang; nach*

- **Wärme** des Ofens:

◦ **amel.**: hell. plut-n.[222]
  ☞ *M; Wärme; amel.* ▤ *ALLGEMEINES; M; Wärme; amel.; Ofenwärme*

◦ ◦ **amel. nicht**: plut-n.[222]

→ - **erstreckt** sich:

◦ **Abdomen,** nach Urinieren: sulph.

◦ **Wirbelsäule** entlang: sec.[45]

- **erstreckt** sich von der Lumbalregion:
  ▤ *FROST; E; Ausgehend von (Körperteile, von denen der Frost ausgeht, in denen er beginnt); Rücken; Lumbalregion*

Sakralregion: aesc. arg. asaf. benz-ac. calc-sil.[58] **Dulc.** eup-pur. gels.[102] haliae-lc.[222] hyos. laur. lyc. ox-ac. plut-n.[222] ptel. **Puls. Sanic.** stront-c. sulph.
  ☞ *O; Sakralregion*

<> - **Frösteln**: lyc. **PULS.** sulph.

- **Froststadium** im Fieber, während: aesc. asaf. eup-pur. **Puls.** sulph.

- **Menses,** während: **Puls.**
  ☞ *M; Menses; während*

- **Stuhlgang,** während: ptel.
  ☞ *M; Stuhlgang; während*

- **warm** anzufassen, aber: haliae-lc.[222]

→ - **erstreckt** sich:

◦ **aufwärts**: **SULPH.**

◦ **Hinterkopf**: gels.[102]

Steißbein: agar.[36]
  ☞ *O; Steißbein*

Wirbelsäule: abies-c.[102] acon.[102] **Aesc.**[102] agar. am-m.[5] ant-t.[5] arg-n.[111] ars.[102] atro. bapt.[25] bol.[102] bry. calen.[102] canth. chlf. coc-c. conv.[102] **Crot-c.** dulc.[102] echi.[102] fago.[25] frax.[102] **Gels.**[102] gins. glon.[111] helo.[111] hydr.[111] **Hyos.** jatr.[111] jug-c. kali-n. lept. mag-p.[102] med.[102] meny. merc. **Mez.** mosch. myric.[5] nicc.[102] nux-v.[5] op. phys.[111] polyp-p.[5] raph.[102] ruta **Sanic.**[85] sec.[111] stry.[102] **Sumb.** tab. thuj. trom. tub.[102] zinc.[102]
  ☞ *O; Wirbelsäule*

<> - **Bewegung** amel.: sanic.[85]
  ☞ *M; Bewegung; amel.*

- **Fieber,** während: bol.[5]

- **Gehen,** beim: gins.

- **Luft,** beim Gehen in kühle: sanic.[85]

- **Stillsitzen,** beim: sanic.[85]

- **Stuhlgang,** während: trom.
  ☞ *M; Stuhlgang; während*

- **Wärme** amel.: sanic.[85]
  ☞ *M; Wärme; amel.*

- **Wellen,** Kältewellen: **Abies-c.**[102] **Acon.**[102] **Aesc.**[102] **Ars.**[102] bol.[102] calen.[102] conv.[102] dulc.[102] echi.[102] frax.[102] **Gels.**[102] helo.[102] **Mag-p.**[102] med.[102] raph.[102] stry.[102] tub.[102] **Zinc.**[102]

→ - **erstreckt** sich:

◦ **abwärts**: canth. **Ruta** stry.

◦ **Körper,** über den, wie eine epileptische Aura: agar. nicc.[102]
  ☞ *Eiseskälte; läuft den Rücken hinunter, vor epileptischem Anfall • Krampf, Muskelkrämpfe, Spasmen; Aura epileptica; kriecht das Rückgrat hinab*

- **Rückenmark**: helo.[111] jatr.[111]
  ☞ *O; Wirbelsäule; Rückenmark*

KÄLTE (Frost, und Empfindung von) (Forts.)

anfallsweise auftretende Kälte, erstreckt sich abwärts, Lumbalregion, zur: plut-n.[269]

angefächelt, wie, Lumbalregion: **Puls.**[162]
ALLGEMEINES; C; Fächeln, Zufächeln von Luft; Empfindung, als würde Luft zugefächelt

Eiseskälte: adam.[222] agar.[111] **Am-m.** aran.[144] arg. arg-n.[5] ars. cast.[102] chel.[137] cocc. gels.[58] lachn. mang.[5] phyt.[111] psil.[164] rhus-t.[5] stry.[111]

- **Frösteln,** mit Anfällen von: cast.[102]
- **Cervikalregion**: chel.[137]
- **Lumbalregion**: mang.[5] stry.[111]
  ☞ O; Lumbalregion
- **Schulterblätter**: agar. am-m. arg. lachn.
  ◦ **zwischen** den: agar. am-m. arg. **Lachn.**
- **läuft** den Rücken hinunter, vor epileptischem Anfall: agar.[111] **Ars.**
  ☞ Wirbelsäule; erstreckt sich; Körper, über den, wie eine epileptische Aura • Wasser auf den Rükken gespritzt, als würde kaltes • Krampf, Muskelkrämpfe, Spasmen; Aura epileptica; kriecht das Rückgrat hinab • Wasser, Empfindung von; Rükken gespritzt, als würde es auf den

Eiswürfel, wie durch, erstreckt sich aufwärts: ange-s.[255]

Hand zwischen den Schulterblättern, wie eine eiskalte: sep.[1]

Jucken, endet mit: **Am-m.**

kriechend, Cervikalregion: sil.

Luft, wie durch kalte: agar.[58] benz-ac. camph. caust. chel. coff. sep. stann.[1] sulph. sumb.

- **Cervikalregion,** erstreckt sich zum Hinterkopf: **CHEL.** sep.
- **Lumbalregion** streicht, die über die: stann.[1] **Sulph. Sumb.**
  ☞ Wind auf den Rücken bläst, Empfindung, als ob; Lumbalregion

nasse Kleider, wie durch:

- **Lumbalregion**: lyc.[5]
  ☞ O; Lumbalregion
- **Sakralregion**: haliae-lc.[222] sanic.[162]
  ☞ O; Sakralregion

plötzlich: croc.[137]

schmerzhaft: psil.[164]

stellenweise: agar.[58]

Wasser auf den Rücken gespritzt, als würde kaltes: abies-c. alum-sil.[58] alumn.[58] caps.[137] caust. croc.[102] lyc. **Phos.**[162] **PULS.**[185] vario.[111]
☞ Eiseskälte; läuft den Rücken hinunter, vor epileptischem Anfall • Krampf, Muskelkrämpfe, Spasmen; Aura epileptica; kriecht das Rückgrat hinab

- **Asthma,** bei: puls.[185]
  ATMUNG; C; Asthma, asthmatische Atmung; Begleitsymptome
- **Lumbalregion**: vario.[111]
  ☞ O; Lumbalregion
- **Schulterblättern,** zwischen den: abies-c.

Wasser, wie durch kaltes:

- **hinabgegossen** wird, das den Rücken: agar. alum-sil.[58] alumn. anac. ars. caust.[185] lil-t. **Lyc. PULS.** sabad. stram. vario. zinc.
- **hinunterrinnt,** das: ars. caps. caust.
  ALLGEMEINES; C; Tropfenfallen, Empfindung von

Wind, wie durch:

- **Cervikalregion**:
  ☞ Wind auf den Rücken bläst, Empfindung, als ob; Cervikalregion
- **Schulterblättern,** zwischen den: caust. hep. sulph.
  ☞ Wind auf den Rücken bläst, Empfindung, als ob; Schultern, zwischen den

KARBUNKEL:
☞ Hautausschläge; Karbunkel

KARIES, Nekrose der Wirbelsäule: ang.[34] arg.[102] ars.[34] aur.[102] **Bell.**[5] bufo[54] **CALC.**[5] calc-i.[102] **Calc-p.**[102] con.[102] cortiso.[144] dros.[193] hep.[34] **Iod.**[102] kali-i.[102] lach.[54] lyc.[34] merc.[34] merc-i-r.[102] nat-m.[102] **Ph-ac.**[54] **Phos.**[54] puls.[5] pyrog.[102] rhus-t.[34] **Sil.** stict.[102] still.[102] sulph.[54] **Syph.**[175] tub.[102] vitr.[102]
☞ Degeneration, Rückenmark • Erweichung des Rückenmarks • Tuberkulose • Verkrümmung der Wirbelsäule; allgemeine Arzneien

Bewegung agg.: syph.[175]

Skoliose, mit: **PH-AC.**[54] **Syph.**[54]

Cervikalregion: **PH-AC.**[54] **Phos.**[54] **Sil.**[54] syph.[175]

Dorsalregion: **Bufo**[54] **Calc.**[5] **Lach.**[54] **Ph-ac.**[54] **Phos.**[54] **Puls.**[5] **SULPH.**[54] **Syph.**[54]
☞ O; Dorsalregion

Lumbalregion: **Sil.**
☞ O; Lumbalregion

schmerzhaft: syph.[175]

- **Anwendungen,** kalte, amel.: syph.[175]

KEIL im Nacken, Empfindung wie von einem: cimic.
☞ Fremdkörper, Empfindung wie von einem ALLGEMEINES; C; Pflock, Keil oder Nagel, Empfindung von einem

erstreckt sich zum Scheitel, agg. bei jedem Herzschlag: cimic.

KEINE Wirbelsäule, Empfindung, als hätte er: mag-p.[85] psor.[111]

KITZELN, Empfindung von:
☞ Ameisenlaufen, Kribbeln • Jucken

Dorsalregion: arg.[5] dulc.[5] puls.[5]
☞ O; Dorsalregion

- **Schulterblätter**: arg.[5] dulc.[5]

Lumbalregion: kali-c.[5]
☞ O; Lumbalregion

KLEIDUNG am Rücken feucht ist, Empfindung, als ob die: bac.[85]
☞ Feuchtes Tuch, Empfindung wie durch ein • Nass, Empfindung, als sei die Kleidung am Rükken

KLOPFEN, Empfindung von feinem: aloe[36] asaf.[5] lyc.[5] m-arct.[5] rheum[1] sep.[5] spig.[5] **Squil.**[5] **Tarax.**[5]

Cervikalregion, Muskeln: rheum[1]
☞ O; Muskeln

Dorsalregion: asaf.[5] lyc.[5] m-arct.[5] sep.[5] spig.[5] **Squil.**[5] tarax.[5]
☞ O; Dorsalregion

- **Schulterblätter**: asaf.[5] m-arct.[5] spig.[5] **Squil.**[5] **Tarax.**[5]

Steißbein, periodisch: aloe[36]
☞ O; Steißbein

KLOPFEN, Stoßen, Empfindung: ruta[5]
▤ *ALLGEMEINES; C; Klopfen, Empfindung von*

KLUMPEN, Empfindung von einem: am-m. anac.[5] arn.[5] ars.[5] bamb-a.[1184] bani-c.[204] berb.[111] calc. cann-s.[5] carb-v.[5] chen-a.[5] chin.[111] cinnb.[111] cor-r.[111] dig.[5] equis.[111] harp.[1184] hydr.[111] kreos.[5] lach.[111] lith-c.[111] lob.[111] lyc.[111] mag-s.[102] mosch.[5] nux-v.[111] pall.[111] phos.[5] phyt.[111] plat.[111] prun.[111] rhod.[5] rhus-t.[111] sars.[111]
☞ *Fremdkörper, Empfindung wie von einem • Kugel in den Rücken drückt, Empfindung, als ob eine* ▤ *ALLGEMEINES; C; Klumpen, Empfindung von einem*

Zorn, durch: harp.[1184]

Cervikalregion: bani-c.[204]

Dorsalregion: am-m. arn.[5] ars.[5] calc. chen-a.[5] chin.[111] kreos.[5] lach.[111] lyc.[111] mag-s.[102] nux-v.[111] pall.[111] phos.[5] phyt.[111] plat.[111] prun.[111] rhus-t.[111]
☞ *O; Dorsalregion*

- **Schulterblätter**: am-m. arn.[5] ars.[5] calc. chen-a.[5] chin.[111] kreos.[5] lach.[111] lyc.[111] mag-s.[102] nux-v.[111] pall.[111] phos.[5] phyt.[111] plat.[111] prun.[111] rhus-t.[111]

◦ **links**: chen-a.[5] phos.[5] prun.[111] rhus-t.[5]
☞ *O; Dorsalregion; Schulterblätter; links*

◦ **rechts**: ars.[5] lach.[5]
☞ *O; Dorsalregion; Schulterblätter; rechts*

◦ **zwischen** den: arn.[5] calc. chin.[111] lach.[111] lyc.[111] mag-s.[102] nux-v.[111] pall.[111] phyt.[111] plat.[111] prun.[111] rhus-t.[111]

◦ ◦ **Reiben** amel.: mag-s.[102]
☞ *M; Reiben amel.*

Lumbalregion: anac.[5] cann-s.[5] carb-v.[5] cor-r.[111] equis.[111] hydr.[111] mosch.[5] rhod.[5]
☞ *O; Lumbalregion*

Sakralregion: bamb-a.[1184] cann-s.[5] carb-v.[5] cor-r.[111] lith-c.[111]
☞ *O; Sakralregion*

Wirbelsäule: anac.[5]
☞ *O; Wirbelsäule*

KNACKEN: adam.[222] agar. agn. aloe[102] alst-s.[111] anac. ang.[85] arge-p.[264] aur-m-n.[36] ba-sv.[136] bamb-a.[1184] calc.[5] calx-b.[194] chel.[25] chin. cocc.[5] cymbo-ci.[2184] haliae-lc.[222] irid.[222] kali-bi. kalm.[137] m-arct.[5] m-art.[5] nat-c.[102] nicc. nit-ac. nux-v. ol-an.[102] ozone[227] petr.[137] psor.[111] puls.[1] querc-r.[257] raph. rheum[1] rhus-t. sabad.[5] sec.[5] sep.[5] spect.[271] spong.[5] stann.[5] sulph.[1] ther.[8] thuj.[111] x-ray[102] zinc. zing.[111]
☞ *Knattern, Knistern, Cervikalregion*

Cervikalregion: adam.[222] **Agar.**[36] agn. aloe[102] alst-s.[111] anac. arge-p.[264] aur-m-n.[36] ba-sv.[136] bamb-a.[1184] **Calc.**[5] calx-b.[194] **Chel.**[25] chin. **Cocc.**[102] cymbo-ci.[2184] **M-arct.**[5] **M-art.**[5] **Nat-c.**[102] **Nicc.** nit-ac. nux-v. ol-an.[102] ozone[227] **Petr.**[137] psor.[111] puls. querc-r.[257] raph. rheum[1] sep.[5] spect.[271] spong. stann. **Sulph.**[1] ther.[8] thuj.[111] x-ray[102] zing.[111]

- **Aufrichten** vom Bücken, beim: nicc.
☞ *M; Bücken; agg.; während*

- **Beugen** des Kopfes, beim: aur-m-n.[36] sulph.[1]

◦ **rückwärts**: sulph.[1]
☞ *M; Beugen, beim; Kopf rückwärts*

- **Bewegen,** beim: adam.[222] aloe[102] chel.[25] **Cocc.**[102] **Nat-c.**[102] nicc.[102] ol-an.[102] petr.[137] thuj.[102]

- **Bücken,** beim: spong.
☞ *M; Bücken; agg.; während*

- **Drehen** des Kopfes, beim: cymbo-ci.[2184] ozone[227]
☞ *M; Drehen, beim; Kopf*

- **Kopfschmerz,** mit: arge-p.[264]

- **Schlucken** agg.: thuj.[111]
☞ *M; Schlucken agg.*

- **Atlasgelenk,** bei schneller Kopfbewegung: agar.[36]
▤ *ALLGEMEINES; M; Bewegung; während; Kopfes, des*

- **Muskeln**: rheum[1]
☞ *O; Muskeln*

Dorsalregion: anac. cocc.[5] kalm.[137] puls.[1] sabad.[5] sec.[5] sep.[5] spong.[5] stann.[5] sulph.[5] zinc.[137]
☞ *O; Dorsalregion*

- **12. Brustwirbel**: zinc.[137]

- **oberer** Teil: kalm.[137]

- **Schulterblätter**: anac. cocc.[5] puls.[1]

◦ **morgens**: puls.[1]
☞ *Z; Morgens*

◦ **Bewegung,** bei: puls.[1]

◦ **Heben** des Arms, beim: anac.

Lumbalregion: agar. calx-b.[194] **Rhus-t.** sec.[5] sep.[5] **Sulph.** zinc.
☞ *O; Lumbalregion*

- **Bücken,** beim: agar. rhus-t.

- **Gehen,** beim: **ZINC.**
☞ *M; Gehen; agg.; während*

- **erstreckt** sich zum Anus: sulph.

Sakralregion: sulph.[1]
☞ *O; Sakralregion*

Wirbelsäule: **Agar.** agn.[54] ang.[85] cocc. irid.[222] kali-bi. nat-c.[137] ol-an.[8] petr.[5] puls.[809] raph.[85] sec.[137] sep.[5] **Sulph.**[8]
☞ *O; Wirbelsäule*

- **Bewegung,** bei: **Agar.** cocc. irid.[222] kali-bi. petr.[5] puls.[809] sec.[137] sep.[5]

KNATTERN, Knistern, Cervikalregion: **M-arct.**[5] rheum[5]
☞ *Knacken • Knirschen* ▤ *ALLGEMEINES; C; Knistern, Empfindung von*

KNIRSCHEN: agn.[5] puls.[5]
☞ *Knattern, Knistern, Cervikalregion*

Cervikalregion: puls.[5]

Dorsalregion: agn.[5]
☞ *O; Dorsalregion*

KNOTEN:
☞ *Tumoren, Gewächse*

KÖRPERKRAFT, gesteigerte: mag-s.[119]

KRABBELN, wie Insekten, Empfindung von:
☞ *Ameisenlaufen, Kribbeln*

KRAMPF, Empfindung von schmerzhaftem: agar.[5] ang.[5] ant-c.[137] arg-n.[137] arn.[5] bell.[36] bry.[5] calc.[304] calc-p.[111] caust.[137] chel.[5] **Chin.**[137] cic.[5] cimic.[111] **Cocc.**[5] colch.[5] con.[5] dros.[5] **Euph.**[5] euphr.[5] ferr.[5] gels.[58] glon.[111] guare.[36] hydr-ac.[85] inul.[36] iod.[5] ip.[5] kali-bi.[111] kreos.[5] lach.[5] laur.[5] led.[137] lyc.[5] m-art.[5] mag-m.[137] mag-p.[137] naja nat-c.[5] nit-ac.[5] nux-v.[5] petr.[5] phos.[5] physal.[142] plat.[5] plb. rhus-t.[5] **Sep.**[5] sil.[5] spong.[5] thuj.[5] verat.[1] viol-t.[5]
☞ *Krämpfe, Muskelkrämpfe, Spasmen; allgemeine Arzneien •Zurückziehen, spasmodisches •Schmerz; krampfartiger Schmerz*

Aufstehen vom Sitzen, beim: led.[137]
☞ *M; Aufstehen; agg.; Sitzen, vom*

Drehen des Körpers, beim: **Dros.**[1]
☞ *M; Drehen, beim; Körper*

Gehen, beim: mag-m.[137]

Cervikalregion: bell.[5] calc-p.[111] **Cic.**[5] cimic.[111] glon.[111] guare.[36] hydr-ac.[85] inul.[36] kali-bi.[111] **Nux-v.**[5]

- **Furcht** oder Schreck, durch: carc.[304]

Dorsalregion: ang.[5] ant-c.[5] bell.[5] bry.[5] caust.[5] chel.[5] cocc.[5] con.[5] dros.[5] euph.[5] **EUPHR.**[5] ferr.[5] iod.[5] **Lach.**[5] laur.[5] lyc.[5] m-art.[5] nat-c.[5] nit-ac.[5] petr.[5] phos.[5] **Plat.**[5] **SEP.**[5] **Sil.**[5] viol-t.[5]
☞ *O; Dorsalregion*

- **Schulterblätter**: ant-c.[5] bry.[5] chel.[5] m-art.[5]

Lumbalregion: ant-c.[137] **Caust.**[137] **Chin.**[137] physal.[142]
☞ *O; Lumbalregion*

- **Gesäßbacken,** und: caust.[137]

Steißbein, Stehen oder Umhergehen amel.: bell.[36]
☞ *O; Steißbein*

Wirbelsäule: euph.[5]
☞ *O; Wirbelsäule*

gezogen, wie mit einer Zange, Musculi scaleni: inul.[36]
☞ *O; Muskeln*

KRÄMPFE, Muskelkrämpfe, Spasmen:

allgemeine Arzneien: acon. ang.[5] ant-c.[5] arge-p.[264] arn. **Ars.**[10] bell.[5] bry.[5] **Calc-p.** canth.[5] cath-a.[264] cham. chel.[5] cic.[5] cod.[25] **Crot-c.** cupr.[86] euph.[5] ferr.[5] hydr-ac.[86] indg.[111] iod.[5] ip.[5] **Lach.** laur.[5] lyc.[5] mag-m.[5] **Mygal. Nat-m.**[5] **Nat-s. Nux-v.**[5] oena. op.[5] **Phys.** pic-ac.[137] plb.[5] puls. sec.[137] sil.[5] stram. stry.[86] sul-ac.[5] sulph. syph. tab.
☞ *Emprosthotonus, Beugekrampf des Körpers nach vorn •Krampf, Empfindung von schmerzhaftem •Opisthotonus •Spannung, Empfindung von •Zusammenziehung, Empfindung von*

- **Berührung,** bei: acon.
☞ *M; Berührung; agg.*

- **Stillen,** beim: arn. **Cham. Puls.**
☞ *M; Stillen, während*

- **ausgehend** vom Rücken: ars.[10] indg.[111] pic-ac.[137] sulph.
☞ *Aura epileptica; kriecht das Rückgrat hinab*

◦ **Rückenmark,** zum: pic-ac.[137]

◦ **Schulterblätter,** zwischen die: indg.[111]

- **Cervikalregion**: ant-c.[5] nat-m.[5] nux-v.[5] op.[5]
☞ *Zurückziehen, spasmodisches; Cervikalregion, Kopf spasmodisch nach hinten gezogen* ▥ *ÄUßERER HALS; C; Konvulsionen, Spasmen; Seiten, an den*

- **Dorsalregion**: ang.[5] ant-c.[5] bell.[5] bry.[5] chel.[5] euph.[5] ferr.[5] iod.[5] laur.[5] **Lyc.**[5] nux-v.[5] op.[5]
☞ *O; Dorsalregion*

◦ **Schulterblätter**: ant-c.[5] bry.[5] chel.[5]

- **Lumbalregion**: bell.[5] **Mag-m.**[5] **Sil.**[5] sul-ac.[5]
☞ *O; Lumbalregion*

- **tonischer** Krampf:

◦ **Cervikalregion**: op.[5]

◦ **Dorsalregion**: **Ang.**[5] canth.[5] cham.[5] cic.[5] **Ip.**[5] nux-v.[5] op.[5] plb.[5]
☞ *O; Dorsalregion*

◦ ◦ **Beugen** vorwärts, beim: **Canth.**[5] **Ip.**[5]

KRATZEN, Empfindung von, Cervikalregion: ammc.[102]

KREBS, Cervikalregion:
☞ *Tumoren, Gewächse; maligne, Cervikalregion*

KRIBBELN:
☞ *Ameisenlaufen, Kribbeln*

KUGEL in den Rücken drückt, Empfindung, als ob eine: bell.[5] con.[85]
☞ *Fremdkörper, Empfindung wie von einem •Klumpen, Empfindung von einem*

KURZ, Empfindung wie zu:

Lumbalregion: **Sulph.**[5]
☞ *O; Lumbalregion*

Schulterblätter, Muskeln: sulph.[5]
☞ *O; Muskeln •Spannung, Empfindung von; Dorsalregion; Schulterblätter*

KURZE Rückenpartie:

Cervikalregion: alum.[137] bell.[137] cic.[137] cimic.[137] ign.[137] kali-bi.[193] nat-m.[137] syph.[137] tub.[137]

- **fetter** Nacken, bei Kindern: kali-bi.[193]
▥ *ALLGEMEINES; M; Kindern, Beschwerden bei*

KYPHOSE:
☞ *Verkrümmung der Wirbelsäule; allgemeine Arzneien*

LÄHMIGKEIT, müder Rücken: abrot.[36] aesc.[25] aesc-g.[25] agar.[5] alum.[5] ang.[8] ant-t.[8] apis[36] arn.[10] ars.[36] ars-i.[25] ars-met.[8] asar.[5] bad.[8] bapt.[8] bart.[36] berb.[111] bry.[36] calc-p.[36] carb-ac.[8] carbn-s.[25] caust.[8] cere-b.[36] cere-s.[36] chel.[25] **Chin.**[8] cimic.[25] cina[10] cocc.[5] coff.[5] com.[36] con.[5] cupr.[8] **Cupr-ar.**[8] dios.[25] dulc.[5] equis.[36] eup-pur.[8] ferr.[5] fl-ac.[8] gels.[25] **Helon.**[25] hep.[5] hydr.[25] **Hyper.**[10] **Ind.**[36] jug-c.[36] kali-br.[111] kali-c.[36] kali-n.[5] **Kali-p.**[8] **Kalm.**[8] kiss.[36] lach.[5] lept.[8] **Lyss.**[8] mag-m.[5] med.[139] meph.[85] mit.[25] nabal.[25] nat-c.[5] **Nat-m.**[5] nux-v.[5] onos.[85] par.[1] phos.[1] phys.[25] phyt.[25] plan.[25] plb.[36] polyg.[8] ptel.[25] puls-n.[36] rad-br.[72] ran-s.[5] rhus-t.[8] ruta[8] sang.[25] sanic.[85] sec.[56] sel.[5] sil.[8] spig.[5] sulph.[5] syph.[139] verat.[5] vib.[8] x-ray[56] zinc.[5] zing.[8]
☞ *Lähmung, Rückenmuskeln; Empfindung von Lähmung •Schmerz; lähmige Empfindung*

links: polyg.[25]
☞ *S; Links*

rechts: phyt.[25] ptel.[25]
☞ *S; Rechts*

Anstrengung, bereits durch leichte: phys.[25]
☞ *M; Anstrengung agg.*

Bewegung:

- **agg.**: carb-ac.[25] cimic.[25] plan.[25] polyg.[25]
  - **Kopfes,** des: carb-ac.[25] cimic.[25] plan.[25]
    - **Seite,** zur betroffenen: plan.[25]
- **amel.**: dios.[25]
  ☞ M; Bewegung; amel.

Hämorrhoiden, bei: aesc-g.[25]

Leukorrhö, mit: con.[5]

erstreckt sich in die Schultern: polyg.[25]

Cervikalregion: **Aesc.**[8] ars.[36] ars-i.[25] bad.[8] bapt.[8] carb-ac.[8] carbn-s.[25] chel.[25] cimic.[25] cina[10] com.[8] eup-pur.[8] gels.[25] hydr.[25] jug-c.[36] nabal.[25] nat-c.[1] par.[1] plan.[25] polyg.[25] ptel.[36] rad-br.[72] sang.[25] spig.[1] zinc.[137]
☞ Lähmung, Rückenmuskeln; Empfindung von Lähmung; Cervikalregion

Dorsalregion: agar.[5] **Alum.**[5] apis[36] asar.[5] berb.[111] cere-b.[36] cere-s.[36] **COCC.**[5] dulc.[5] equis.[36] ferr.[5] hep.[5] kali-br.[111] kali-c.[5] kali-n.[5] nat-c.[5] **Nat-m.**[5] **Nux-v.**[5] phos.[5] rhus-t.[5] sec.[56] sel.[5] **Sil.**[5] spig.[5] sulph.[5] **Verat.**[5] zinc.[5]
☞ O; Dorsalregion

- **Schulterblätter**: apis[36] cere-s.[36] sec.[56]
  - **rechts**: cere-s.[36]
    ☞ O; Dorsalregion; Schulterblätter; rechts

Lumbalregion: aesc.[25] ang.[8] **Arn.**[10] ars-met.[8] bart.[36] **Caust.**[8] cocc.[5] coff.[5] con.[5] cupr.[8] dulc.[5] helon.[25] hyper.[10] kali-c.[36] kiss.[36] lach.[5] **Lept.**[8] mag-m.[5] med.[139] **Nat-m.**[5] nux-v.[5] onos.[85] phos.[1] polyg.[8] ptel.[25] puls-n.[36] ran-s.[5] sel.[5] sil.[5] zinc.[5] zing.[8]
☞ O; Lumbalregion •Lähmung, Rückenmuskeln; Empfindung von Lähmung; Lumbalregion

- **rechts**: ars-met.[8]
  ☞ S; Rechts
- **abends**: bart.[36]
  ☞ Z; Abends
- **Froststadium** im Fieber, während: **Cocc.**[5]
- **Leukorrhö,** bei: con.[5]

Lumbosakralgelenk: helon.[10]

Sakrum: aesc.[25] **Ant-t.**[8] bry.[36] calc-p.[36] com.[36] helon.[25] med.[139] **Rhus-t.**[8] **Sil.**[8]
☞ O; Sakralregion •Lähmung, Rückenmuskeln; Empfindung von Lähmung; Sakrum

- **Ileosakralgelenk**: aesc.[25] bry.[36] com.[36]
  ☞ O; Sakralregion; Ileosakralgelenk
  - **Schwangerschaft,** während: aesc.[25]
    ☞ M; Schwangerschaft, während

LÄHMUNG, Rückenmuskeln:

allgemeine Arzneien: aesc. alum.[102] arg-n.[137] arn.[5] ars.[137] aur.[5] bar-acet.[102] bar-c.[5] bell.[1125] carb-an.[5] carb-v.[5] caust.[5] chel.[5] chin.[5] cocc.[5] con.[5] **Cupr.** dulc.[5] **Gels.**[102] graph.[5] hep.[5] ign.[5] ip.[5] kali-c.[5] karw-h.[149] lath.[102] **Led.**[102] lyc.[5] mang.[137] nat-c.[5] nat-m.[5] nux-v.[5] olnd.[1125] ox-ac.[102] petr.[5] phos.[5] pic-ac.[102] plb.[5] puls.[5] rhus-t.[5] ruta[5] sabad.[5] sabin.[5] sec.[102] sel.[5] sep.[5] sil.[5] sulfon.[85] sulph.[5] tarax.[5] verat.[5] vip.[137] xan.[102]
▤ ALLGEMEINES; C; Lähmung; allgemeine Arzneien

- **Cervikalregion**: cocc.[102] lyc.[1]
  ▤ KOPF; C; Hochhalten des Kopfes; kann Kopf nicht hochhalten
- **Lumbalregion**: **Arn.**[5] aur.[5] bar-c.[5] carb-v.[5] chel.[5] **Chin.**[5] **COCC.**[5] con.[5] dulc.[5] **Hep.**[5] **Ip.**[5] kali-c.[5] **Lyc.**[5] **NAT-M.**[5] **NUX-V.**[5] petr.[5] **Phos.**[5] plb.[5] **RHUS-T.**[5] ruta[5] sabad.[5] sabin.[5] **Sel.**[5] **Sep.**[5] sil.[5] tarax.[5] verat.[5]
  ☞ O; Lumbalregion
- **Wirbelsäule**: **AESC.** alum.[102] arg-n.[137] ars.[137] bar-acet.[102] bell.[1125] con.[5] gels.[102] karw-h.[149] lath.[102] led.[102] mang.[137] olnd.[1125] ox-ac.[102] phos.[58] pic-ac.[102] plb.[5] sec.[102] sulfon.[85] verat.[1125] vip.[137] xan.[102]
  ☞ O; Wirbelsäule ▤ ALLGEMEINES; C; Lähmung; allgemeine Arzneien; spastische Spinalparalyse
- **absteigend,** die Wirbelsäule: carb-an.[5] carb-v.[5] caust.[5] graph.[5] ign.[5] **Kali-c.**[5] lyc.[5] nat-c.[5] nat-m.[5] nux-v.[5] petr.[5] phos.[5] puls.[5] **Rhus-t.**[5] sep.[5] sil.[5] sulph.[5]
- **aufsteigend,** Wirbelsäule: alum.[102] arg-n.[137] ars.[137] bar-acet.[102] con.[5] gels.[102] karw-h.[149] lath.[102] led.[102] mang.[137] **Ox-ac.**[102] **Phos.**[102] pic-ac.[102] plb.[5] sec.[102] sulfon.[85] vip.[137]

Empfindung von Lähmung: agar.[1] alum.[5] ars.[5] berb.[111] bry.[5] cina[1] cocc.[171] con.[1] cupr.[5] kali-c.[5] kali-n.[5] lach.[5] mag-m.[1] meny.[1] nat-m.[1] phos. phys.[85] spig.[1] verat.[1] zinc.[5]
☞ Lähmigkeit, müder Rücken ▤ ALLGEMEINES; C; Lähmung; Empfindung von Lähmung

- **Cervikalregion**: cina[1] meny.[1] spig.[1] verat.[1]
  ☞ Lähmigkeit, müder Rücken; Cervikalregion
- **Lumbalregion**: agar.[1] alum.[5] ars.[5] berb.[111] bry.[5] cocc.[171] con.[1] cupr.[5] kali-c.[5] kali-n.[5] lach.[5] mag-m.[1] nat-m.[1] zinc.[5]
  ☞ O; Lumbalregion •Lähmigkeit, müder Rücken; Lumbalregion
- **Sakrum**: Phos.
  ☞ O; Sakralregion •Lähmigkeit, müder Rücken; Sakrum

LASTWAGEN- Eisenbahn-Fahren, Erschütterung der Wirbelsäule durch: bell-p.[102]

LAUFEN, Empfindung, als würde etwas, Schulterblätter:
☞ Ameisenlaufen, Kribbeln; Dorsalregion;

rechts: hep.[1]
☞ O; Dorsalregion; Schulterblätter; rechts

LEBENDIGEM, Empfindung wie von etwas, Dorsalregion: **Lach.**[5] m-art.[5] plb.[5]
▤ ALLGEMEINES; C; Lebendigem, Empfindung von etwas, innerlich

Schulterblätter: plb.[5]
☞ Fremdkörper, Empfindung wie von einem

- **rechts**: plb.[5]
  ☞ O; Dorsalregion; Schulterblätter; rechts

LOCH in der Seite, Empfindung von einem: stann.[85]

LOCKER, Empfindung, als sei etwas:

Cervikalregion: acon.[5]

Lumbalregion: rhus-t.[5]
☞ O; Lumbalregion

Wirbelkörper: calc.[137]

LOSGERISSEN, wie, Lumbalregion: kali-c.[5]
☞ Schmerz; reißender Schmerz;

LUFTZUG:

empfindlich gegen Luftzug:
☞ *Kälte (Frost, und Empfindung von); Cervikalregion; Zugluft, empfindlich gegen •Kälte (Frost, und Empfindung von); Lumbalregion; Luftzug, kalter, agg. •Schmerz; Cervikalregion; Zugluft, durch •Schmerz; wehtun, intensiver Schmerz; Cervikalregion;*

- **Cervikalregion**: **Hep.** kali-ar.[58] kola[1184] **Merc. Sil.**
- **Wirbelsäule**: **Sumb.**
☞ *O; Wirbelsäule*

Empfindung wie von einem Luftzug: ars.[81] hydrog.[222] sars.[193]
- **warmem,** ströme die Wirbelsäule hoch zum Kopf: **Ars.**[81] sars.[193]
◦ **Konvulsionen,** vor: ars.[81]

MAUS den Rücken hinaufläuft, Empfindung, als ob eine: bry.[5] **Sil.**[5] **Sulph.**[81]
☞ *Ameisenlaufen, Kribbeln; erstreckt sich; •Welle, den Rücken hinauf, Empfindung wie von einer*

Konvulsionen, vor: sulph.[81]

Dorsalregion: bry.[5]
☞ *O; Dorsalregion*

MORVAN Syndrom: alum.[117] aur-m.[72] bar-m.[72] kres.[149] lach.[85] lepro.[197] mand.[149] perh.[149] phos.[85] sec.[85] sel.[149] sil.[85] thuj.[85]

geschwürig: alum.[117]

MÜDIGKEIT, Empfindung von:
☞ *Schwäche des Rückens*

NADELN, Empfindung wie von feinen: agar.[137] caust.[5] cocc.[137]
☞ *Schmerz; brennender Schmerz; •Schmerz; stechender, schießender Schmerz; •Schmerz; stechender, schießender Schmerz;*

eisige: agar.[137] cocc.[137]
ALLGEMEINES; C; Eisige, eiskalte, Empfindung; Eisnadeln, wie

NARBEN, Cervikalregion, skrofulös: **Bac.**[62]
HAUT; C; Narben

NASS, Empfindung, als sei die Kleidung am Rükken: abies-c.[162] bac.[149] tub.[144]
☞ *Feuchtes Tuch, Empfindung wie durch ein •Kleidung am Rücken feucht ist, Empfindung, als ob die*

Dorsalregion: abies-c.[162] bac.[149]
☞ *O; Dorsalregion*

- **Schulterblättern,** zwischen den: abies-c.[162]

NESSELAUSSCHLAG:
☞ *Hautausschläge; Urtikaria*

NEUROSYPHILIS:
☞ *Erweichung des Rückenmarks*

OFFENER Rücken:
☞ *Spina bifida*

OPISTHOTONUS: **Absin.**[81] acon.[81] aesc-g.[25] aeth.[37] aether[36] agar. alco.[10] am-c.[10] am-caust.[4] am-m.[38] **Aml-n.**[8] amyg-am.[8] **ANG.**[37] anthr.[8] apis arg-n.[81] **Ars.**[1] art-v.[81] asaf.[1020] **BELL.**[81] berb. both-l. brach. brom.[38] bruc.[10] bry.[809] calc-p.[8] **Camph.**[54] **Canth.**[81] carb-an. **CHAM.**[5] **Chen-a.** **CIC.**[102] cimic.[809] **Cina**[81] cit-ac.[38] clem.[5] cocain.[38] **Cocc.**[5] con.[5] cori-r.[36] **CUPR.**[54] **Cupr-ar.** dig. gels.[58] glon.[58] hydr-ac.[81] **HYOS.**[81] hyper. **IGN.**[5] iod.[5] **Ip.**[5] jasm.[36] **Kali-br.**[8] **Lach.**[54] led. med. merc.[58] **Morph.** mosch.[81] nat-m.[91] nat-s. **Nicot.**[102] nux-m.[36] **NUX-V.**[36] oena. **OP.**[54] passi.[25] petr. phos. **Phyt.**[81] **Plat.**[54] plb.[36] rhus-r.[809] **Rhus-t.**[5] sant.[25] scroph-n.[36] **Sec.**[54] sium[36] **STANN.**[85] **STRAM.**[36] **STRY.**[36] **Tab.** ter. verat.[81] **Verat-v.**[137] vip-r.[34] **Zinc.** zinc-p.[58]
☞ *Krampf, Muskelkrämpfe, Spasmen; allgemeine Arzneien •Zurückziehen, spasmodisches; Cervikalregion, Kopf spasmodisch nach hinten gezogen KOPF; C; Bohrt den Kopf ins Kissen •KOPF; C; Gezogen, Kopf wird; hinten, nach*

abwechselnd mit:
- **Emprosthotonus**: canth.[5] stry.[36]
☞ *A; Abwechselnd mit*
- **Konvulsionen**: stram.[36]
☞ *A; Abwechselnd mit*

1 Uhr: nux-m.[36]

Berührung agg.: cic.[36] stry.[36]
☞ *M; Berührung; agg.*

Daumen, mit eingezogenen: stann.[85]

drehen zur Seite **amel.**: stry.[36]

Epilepsie:
☞ *Konvulsionen, während; epileptisch*

Erbrechen von Milch, beim: aeth.[37]
☞ *M; Erbrechen; beim •M; Erwachen, beim*

Erschütterung, durch: cic.[36]

Geräusch, Lärm, durch: cic.[36]

Koma, im: alco.[10]

Konvulsionen, während: absin.[81] acon.[81] am-c.[10] am-m.[38] amyg-am.[8] ang.[5] arg-n.[81] ars.[1] art-v.[81] bell.[81] bruc.[10] **Bry.**[809] **Calc-p.**[8] **Camph.**[8] canth.[81] cham.[5] **Cic.**[809] **Cimic.**[809] cina[81] cori-r.[36] cupr.[54] hydr-ac.[81] hyos.[81] ign.[5] **Ip.**[5] lach.[54] mosch.[81] **NUX-V.**[809] **Op.**[5] phyt.[81] plat.[54] plb.[36] **RHUS-R.**[809] rhus-t.[5] sec.[54] stann.[1] stram.[5] verat.[81] **Verat-v.**[809]
- **epileptisch**: ars.[1] stann.[1]
- **tetanisch**: amyg-am.[8] bruc.[10] cic.[1]
- **urämisch**: plb.[36]

Schlucken agg.: stry.[36]
☞ *M; Schlucken agg.*

Schwindel, mit: cic.[102]

Verletzung, durch äußere: ang.[37]
☞ *M; Verletzungen, durch*

Wasser, beim Trinken des ersten Tropfens: nux-v.[36]

zitternde Bewegung der Extremitäten, durch: op.[36]

Zucken, mit: stram.[36]

tetanisch, bei Säuglingen: camph.[54] op.[54]
KLINISCHES; C; Tetanus; Säuglingen, bei, traumatisch

OSTEOPOROSE:
☞ *Karies, Nekrose der Wirbelsäule*

PFLOCK, Empfindung wie von einem:
☞ *Schmerz; drückender Schmerz;*

Cervikalregion:
☞ *Keil im Nacken, Empfindung wie von einem*

PLEUROSTHOTONOS: acon.[34] bell.[34] bry.[34] hyos.[34] nux-v.[36] phos.[34] plb.[36] stann.[34] stram.[34]

POCHEN:
☞ *Pulsieren, Empfindung von*

POLYPEN: Con.
▤ *ALLGEMEINES; C; Polypen*

PRELLUNG der Wirbelsäule:
☞ *Verletzungen der Wirbelsäule*

PRICKELN, Empfindung von: acon. aesc. alum-sil.[58] apis apisin.[5] aur. aur-m. bamb-a.[1184] bor.[1] carb-an. carbn-o.[36] choc.[222] citl-v.[197] euph-a.[36] fl-ac.[5] lyc.[45] lycps.[36] maland.[56] med.[85] merc-c.[38] mez.[137] ox-ac. paeon.[38] ran-s.[5] sol-t-ae. taosc.[270] tub.[85] verat. verin.[36] wild.[36]
☞ *Ameisenlaufen, Kribbeln • Hautausschläge; Krätze, wie • Hautausschläge; Prickly heat (Tropenkrankheit)* ▤ *ALLGEMEINES; C; Prickeln, Empfindung von; Äußerlich*

morgens: bamb-a.[1184]
☞ *Z; Morgens*

nachts: taosc.[270]

Aufstehen, beim: euph-a.[36]

Bücken, beim: euph-a.[36]
☞ *M; Bücken; agg.; während*

Schlaf, im: sol-t-ae.

erstreckt sich zur Brust: bor.[1]

Cervikalregion: **Carb-an.** choc.[222] citl-v.[197] lyc.[45]

Dorsalregion: apisin.[5] carbn-o.[36] fl-ac.[5] mez. ran-s.[5]
☞ *O; Dorsalregion*

- **Schulterblätter**: fl-ac.[5] **Mez.**

Lumbalregion: alum-sil.[58]
☞ *O; Lumbalregion*

- **Anstrengung** agg.: alum-sil.[58]
☞ *M; Anstrengung agg.*

Sakrum: mez.[137]
☞ *O; Sakralregion*

PRICKELN, Sticheln:
☞ *Prickeln, Empfindung von*

PULSIEREN, Empfindung von:

Husten, während: tub.[85]
☞ *M; Husten agg.*

Gefühl von, zwischen den Schulterblättern: choc.[222]
☞ *Herzschlag wird im Rücken wahrgenommen*

PULSIEREN, Empfindung von: agar. aloe alum. am-c. am-m.[5] androc.[222] apis arg-n.[137] arge-p.[264] ars. asc-t. **BAR-C.** bar-s.[58] bell.[5] benz. berb. bry. calc-ar. calc-p. camph.[5] cann-i. cann-s.[1] canth.[5] caps. carbn-s. caust. cench.[58] chel.[5] chin.[5] cimic. cod.[25] colch. coloc. com.[36] con. cur. daph. dulc. elaps[36] eup-per. **Eup-pur.** ferr. ferr-ar. ferr-p.[111] glon. graph. hura[111] ign. iod. kali-bi.[111] **Kali-c.** kali-i. kali-n. lac-c. **Lach.** lat-h.[301] laur.[5] loxo-r.[205] lyc.[5] lyss. mag-s.[119] manc. med.[122] merc.[36] merc-i-f. mez.[5] **NAT-M.** nat-s. **Nit-ac.** nux-v. ol-an. op. par. ph-ac. **Phos.** pic-ac.[25] plan.[25] plb. puls.[5] pyrog.[137] ran-r.[85] raph. ruta[1] sabin. samb.[5] sars. sep. **Sil.** spig.[137] staph. sulph.[122] sumb. tab. ter. **Thuj.** verat-v. vib. zinc.
▤ *ALLGEMEINES; C; Pulsieren, Empfindung von; Äußerlich*

abwechselnd mit Schmerzen im Rücken: **Kali-c.**
☞ *A; Abwechselnd mit*

Bewegung:

- **agg.**: phos.
- **amel.**: bar-c.
☞ *M; Bewegung; amel.*

Gedanken auszudrücken, beim Versuch, einen: raph.

Gemütserregung, nach: bar-c.
☞ *M; Gemütsbewegungen, durch* ▤ *GEMÜT; M; Erregung; Beschwerden durch; Allgemeinsymptome*

Husten agg.: **Nit-ac.**
☞ *M; Husten agg.*

Sitzen, beim: calc-p. cur. thuj.
☞ *M; Sitzen; agg.; während*

Stuhlgang, nach: alum. caps.
☞ *M; Stuhlgang; nach*

erstreckt sich abwärts zur linkes Seite der Wirbelsäule: sumb.[25]

Cervikalregion: **APIS Bell.**[5] **Calc-p.** camph.[5] cann-s.[5] chel. cod.[25] con. cur. daph. elaps[36] **Eup-per.** ferr. ferr-p.[111] glon. kali-n.[1] lat-h.[301] laur.[5] loxo-r.[205] lyss. manc. nat-m. **Nat-s.** **Nit-ac.** op. **Phos.** plb. pyrog.[137] raph. spig.[137] staph. sulph. sumb. ter. **VERAT-V.**

- **links**: cod.[25]
☞ *S; Links*
- **Aufrichten** des Kopfes vom Bücken, beim: kali-n.[1]
- **Bewegung** agg.: **Ferr.** lat-h.[301]
- **Hinlegen,** beim: plb.
☞ *M; Liegen; agg.; Hinlegen, nach dem*
- **Kopf** nach hinten hält, amel. wenn man den: lyss. manc.
☞ *M; Beugen, beim; amel.; rückwärts*
- **Menses**:
  - **vor**: **Nit-ac.**
  ☞ *M; Menses; vor*
  - **während**: **Nit-ac. VERAT-V.**
  ☞ *M; Menses; während*
- **Schreiben** agg.: manc.
☞ *M; Schreiben agg.*
- **Sitzen,** beim: **Calc-p.**
☞ *M; Sitzen; agg.; während*
- **erstreckt** sich:
  - **Lumbalregion**: cur.
  - **Schulter,** zur: **APIS** con.
  - **Stirn**:
    - **Bewegen** oder Bücken, beim: ter.
    ☞ *M; Bücken; agg.; während*
    - **Hinterkopf,** und: chel.
- **Wirbelsäule**: kali-n.[1]
☞ *O; Wirbelsäule*

Dorsalregion: agar.[5] androc.[222] ars.[5] **BAR-C.** calc-p. canth.[5] carbn-s. cench.[58] chin.[5] cur. dulc. hura kali-bi.[111] kali-c.[5] kali-i. kali-n. lach. lyc.[5] merc.[36] merc-i-f. mez.[5] nat-m.[5] ph-ac. phos. plan.[25] puls.[5] ruta[5] samb.[5] sulph.[5] sumb. tab.[111] ter. thuj.[5] zinc.
☞ *O; Dorsalregion*

- **links**: dulc.[5]
☞ *S; Links*

PULSIEREN, Empfindung von; **Dorsalregion** (Forts.)

- **rechts**: canth.[5]
  ☞ *S; Rechts*
- **Schulterblätter**: androc.[222] bar-c. calc-p. cench.[58] hura kali-bi.[111] kali-c.[5] kali-i. kali-n. merc.[36] merc-i-f. mez.[5] nat-m.[5] ph-ac. phos. plan.[25] samb.[5] sulph.[5] sumb. tab.[111] ter. zinc.
  - **links**: bar-c.[5] cench.[58] kali-c.[5] zinc.
    ☞ *O; Dorsalregion; Schulterblätter; links*
  - **rechts**: merc-i-f.
    ☞ *O; Dorsalregion; Schulterblätter; rechts*
  - **Aufrichten** vom Bücken, beim: kali-n.
  - **Acromion**: merc.[36]
    - **links**: merc.[36]
      ☞ *O; Dorsalregion; Schulterblätter; links*
  - **unter** den Schulterblättern:
    - **links**: cench.[58] zinc.
      ☞ *S; Links*
    - **rechts**: merc-i-f.
      ☞ *S; Rechts*
  - **zwischen** den Schulterblättern: androc.[222] **Bar-c.** hura kali-i. merc-i-f. **Phos.** plan.[25] sumb. tab.[111] ter.
    - **erstreckt** sich zum rechten Arm: plan.[25]
- **Wirbelsäule**: agar.[5] dulc. **Lach.** merc-i-f.[111] **PHOS.** sumb.[111] thuj.[5]
  ☞ *O; Wirbelsäule*

Lumbalregion: alum. am-c. am-m.[5] ars. **BAR-C.** bar-s.[58] benz. **Bry.** cann-s.[1] **Caust.** chel.[5] cimic. colch. **Coloc.** graph. hura ign.[5] kali-c. **LAC-C. Lach.**[122] lat-h.[301] med.[122] **Nat-m. Nit-ac.** nux-v. pic-ac.[25] ruta[1] **SEP. SIL. Sulph.**[122] sumb. thuj. vib.
☞ *O; Lumbalregion*

- **abwechselnd** mit Schmerz: kali-c.
  ☞ *A; Abwechselnd mit*
- **abends,** nach dem Hinlegen: nat-m.
- **nachts**: ars.
  ☞ *Z; Nachts*
- **Bewegung** amel.: am-c. bar-c.
  ☞ *M; Bewegung; amel.*
- **Druck** amel.: lat-h.[301] ruta[1]
  ☞ *M; Druck; amel.*
- **Einatmen,** bei tiefem: benz.
  ☞ *M; Atmen; agg.; tief*
- **Fieber,** bei: hura
- **Froststadium** im Fieber, während: nux-v.
- **Menses,** vor: **Nit-ac.**
  ☞ *M; Menses; vor*
- **Sitzen,** im: colch.
- **Stehen** agg.: lat-h.[301]
- **Stuhlgang,** nach: alum.
  ☞ *M; Stuhlgang; nach*
- **Beckenkamm**: **Coloc.**

Sakralregion: arge-p.[264] **Bar-c.** berb. caust. graph. hura[111] ign. kali-c. lach. mag-s.[119] **NAT-M.** nit-ac. nux-v. ol-an. par.[5] sabin. sars. sep. **Sil. Tab.**
☞ *O; Sakralregion*

- **abends**: tab.
  ☞ *Z; Abends*
- **Sakroiliakalgelenk**: mag-s.[119]
  ☞ *O; Sakralregion; Ileosakralgelenk*

Steißbein: agar. com.[36] par.
☞ *O; Steißbein*

Wirbelsäule: agar. bar-c. carbn-s. cur. **LACH.** mez.[5] thuj.
☞ *O; Wirbelsäule*

QUECKSILBER im Rückenmark auf- und absteigt, Empfindung als ob: phos.[5]

REIZUNG der Wirbelsäule:
☞ *Schmerz; wund und zerschlagen, Schmerz wie;*

Rückenmark: con.[1125] dubin.[1125] ran-b.[1125]
☞ *O; Wirbelsäule; Rückenmark*

- **Schwäche,** mit allgemeiner: dubin.[1125]

RIGIDITÄT:
☞ *Steifheit*

ROH, wund, **Empfindung wie:** caust.[5] coloc.[5] lach.[5] manc.[111] nat-c.[5] plat.[5] ran-b.[5] thuj.[5]
☞ *Abgeschürft, wie, Exkoriation •Abschürfung, Empfindung von •Schmerz; geschwürartiger Schmerz •Schmerz; nagender Schmerz •Schmerz; wund und zerschlagen, Schmerz wie*

Dorsalregion, Schulterblätter: coloc.[5] lach.[5] plat.[5] ran-b.[5]

Lumbalregion: caust.[5] manc.[111] nat-c.[5]
☞ *O; Lumbalregion*

RÖTUNG:
☞ *Farbe; rot;*

RUCKEN, Zucken: aeth.[86] agar.[5] alum.[5] am-c.[1] ang.[5] arn. asar.[5] aur.[86] bell.[86] bry.[5] bufo[81] calc.[5] carb-an.[1] chin.[1] cic.[5] cina[5] cocc.[5] coloc.[86] con.[5] euph.[5] ferr.[5] laur.[5] m-art.[85] meny.[5] mez.[5] mosch.[5] nat-c.[5] nat-m.[5] nit-ac.[1] nux-v.[5] petr.[1] plat.[5] rhus-t.[5] sabad.[5] sep.[1] stann.[5] staph.[5] stram.[86] stry.[86] sulph.[5] tarax.[5]
☞ *Beben, Empfindung von •Flattern, Empfindung von •Zucken*

links: agar.[1]
☞ *S; Links*

nachts, im Schlaf: am-c.[1]
ALLGEMEINES; C; Rucken; nachts

Handarbeit, bei: nit-ac.[1]
☞ *M; Arbeiten, beim; agg., Handarbeit*

Dorsalregion: **Agar.**[5] alum.[5] ang.[5] bry.[5] **Chin.**[5] cina[5] **Cocc.**[5] laur.[5] m-art.[5] meny.[5] mez.[5] mosch.[5] nat-m.[5] plat.[5] sep.[1] stann.[5] tarax.[5]
☞ *O; Dorsalregion*

- **Schulterblätter**: plat.[5] sep.[1]

Halsmuskeln: aeth.[86] alum.[58] aur.[86] bell.[86] bufo[81] chin.[86] coloc.[86] nux-v.[86] sep. stram.[86] stry.[86] sulph.[86] tarax.[86]
☞ *O; Muskeln •Zucken; Cervikalregion* *ALLGEMEINES; C; Rucken; Muskeln*

- **Konvulsionen,** vor: aeth.[86] aur.[86] **Bell.**[86] **Bufo**[81] **Chin.**[86] coloc.[86] nux-v.[86] **Stram.**[86] **Stry.**[86] sulph.[86] tarax.[86]
  ALLGEMEINES; C; Rucken; Konvulsionen; vor
- **Schlaf,** im: alum.[58]
  ALLGEMEINES; C; Rucken; Schlaf; während

Lumbalregion: agar.[5] alum.[5] asar.[5] bry.[5] calc.[5] chin.[5] con.[5] euph.[5] ferr.[5] m-art.[5] nat-c.[5] nux-v.[5] petr.[5] rhus-t.[5] sulph.[1]
☞ *O; Lumbalregion*

Sakrum: chin.[1] cic.[5] petr.[1] rhus-t.[5] sulph.[5]
☞ *O; Sakralregion*

Steißbein:
☞ *O; Steißbein*

- **Menses,** während: cic.[85]
☞ *M; Menses; während ▥ ALLGEMEINES; C; Rukken; Menses; während*

- **erstreckt** sich zur Blase: carb-an.[1]

Lebendiges, wie etwas, Wirbelsäule: m-art.[85] sabad.[5]
☞ *Fremdkörper, Empfindung wie von einem ▥ ALLGEMEINES; C; Lebendigem, Empfindung von etwas, innerlich*

unwillkürlich, beim Drücken auf die Brustwirbel: arn.

RÜCKENMARKSBLUTUNG: acon.[102] **Arn.**[102] **Bell.**[102] lach.[102] nux-v.[102] sec.[102]

RUMOREN: hep.[1] rhus-t.[5] **Tarax.**[5]
☞ *Brummen, Murren, Grollen, Empfindung von*

Dorsalregion, Schulterblätter: rhus-t.[5] **Tarax.**[5]

SCHABEN, Scharren, Empfindung von, Dorsalregion: acon.[5] bry.[5] nux-m.[5] ran-s.[5] rhod.[5]

Schulterblätter: bry.[5] nux-m.[5] rhod.[5]

- **zwischen** den Schulterblättern: bry.[5]

SCHAUDERN, Frösteln, Empfindung von: acon.[5] agar. all-c. am-c.[5] anac. **Ang.**[5] ant-s.[85] apis ars. **ASAF.**[5] asar.[5] aur.[5] bar-acet. **Bell.**[5] bor.[5] **Bov.**[5] brucel.[241] bry.[5] calc. calc-caust. calx-b.[194] camph.[5] canth.[5] caps.[5] carb-an.[1] carb-v.[5] carl. cast. **Caust.**[5] cedr.[25] cham.[5] **CHEL.**[5] **Chin.**[5] clem. cocc.[5] coff.[5] coff-t. **Colch.**[5] coloc. con.[1] **CROC.**[5] croto-t. dig.[5] eup-per. gamb. gels. glon.[111] **Graph.**[5] guai.[5] hell.[5] hep.[5] hyos.[5] ign. jatr. kali-bi. kali-c.[5] lach.[5] led.[5] lyc. m-arct.[5] m-aust.[5] mag-c. mag-m. mag-s. mang.[5] meny.[5] merc.[5] **Mez.**[5] mosch.[5] nat-c.[5] nat-m.[5] nicc. **Nit-ac.**[5] nux-v.[5] osm. par.[5] petr. ph-ac.[5] phos.[5] plat.[5] plut-n.[269] puls. ran-b.[5] raph. rhod.[5] rhus-t.[5] rhus-v. rumx. ruta[5] sabad.[5] sabin.[5] sang. sec. seneg.[5] sep.[5] sil.[5] spig.[5] spong. **Stann.** staph.[5] stram. stront-c.[5] **Sulph.**[5] tax.[303] thuj.[5] trom. valer.[5] verat. verb.[85] **Zinc.**[5]
☞ *Erschaudern • Erschaudern; Cervikalregion • Kälte (Frost, und Empfindung von)*

morgens: apis cham. kali-c. meny. staph.

- **Aufstehen,** nach: staph.
☞ *M; Aufstehen; agg.; nach • M; Erheben agg.; Aufrichten agg.*

- **Bett,** im: kali-c.
☞ *M; Liegen; agg.; Bett, im*

vormittags: graph. mag-c.

nachmittags: carb-an.[1] guai.[1] mag-c.

abends: apis bry. canth. caps. cham. cocc. mag-m. mag-s. nat-m.[1] sang. verat.

- **Bett,** im: sang.
☞ *M; Liegen; agg.; Bett, im*

nachts: carb-v. raph.

- **Bett,** im: raph.
☞ *M; Liegen; agg.; Bett, im*

Fieberhitze, bei: **Coff.**[5]
☞ *M; Fieberhitze, während*

Hinlegen, beim: nat-c.
☞ *M; Liegen; agg.; Hinlegen, nach dem*

Ofenwärme amel.: nicc.
☞ *M; Wärme; amel.*

Seufzen amel.: tax.[303]

Stuhlgang, während: coloc. trom.
☞ *M; Stuhlgang; während*

Zimmer, im warmen: petr.
☞ *M; Wärme; agg.*

erstreckt sich:

- **Abdomen**: tax.[303]

- **Beinen,** zu den: tax.[303]

- **Fingern,** zu den: brucel.[241]

- **Gehirn,** ins: caust.[5]

- **herauf,** den Rücken: canth. carb-an.[1] dig. puls. rhus-v. verb.[85]

- **hinab,** den Rücken: agar. all-c. bry. calc-caust. chel. **Colch.** mag-c. plut-n.[269] rhus-v. tax.[303]

- **Körper,** über den: **Bov.**[5] **Croc.**[5]

- **Oberschenkel**: brucel.[241]

Cervikalregion: am-c.[5] bell.[5] caust.[5] cham.[5] con.[1] croc.[5] **Graph.**[5] staph.[5] valer.[5]

Dorsalregion: acon.[5] ang.[5] asaf.[5] asar.[5] aur.[5] **Bell.**[5] bor.[5] **Bov.**[5] bry.[5] camph.[5] canth.[5] caps.[5] carb-v.[5] **Caust.**[5] chel.[5] **Chin.**[5] **Cocc.**[5] **Coff.**[5] colch.[5] croc.[5] dig.[5] **Graph.**[5] **Guai.**[5] hell.[5] hep.[5] hyos.[5] kali-c.[5] lach.[5] led.[5] m-arct.[5] m-aust.[5] mang.[5] meny.[5] mez.[5] nat-c.[5] nat-m.[5] **Nit-ac.**[5] par.[5] ph-ac.[5] phos.[5] puls.[5] ran-b.[5] rhus-t.[5] **Ruta**[5] **SABAD.**[5] sabin.[5] seneg.[5] **SEP.**[5] sil.[5] spig.[5] stront-c.[5] sulph.[5] thuj.[5] **Zinc.**[5]
☞ *O; Dorsalregion*

- **Schulterblätter**: **Bell.**[5] bry.[5] **Nit-ac.**[5] ran-b.[5] **STRONT-C.**[5]

Lumbalregion: asaf.[5] coff-t. jatr. lyc. **Nit-ac.**[5] petr. puls. rhod.[5] stront-c.[5]
☞ *O; Lumbalregion*

- **Stuhlgang,** nach: **Puls.**
☞ *M; Stuhlgang; nach*

- **Zimmer,** warmes, agg.: petr.
☞ *M; Wärme; agg.*

Wirbelsäule hinab: ant-s.[85]
☞ *O; Wirbelsäule*

SCHIEFHALS:
▥ *ÄUßERER HALS; C; Torticollis, Schiefhals*

SCHLAFF, Mangel an Festigkeit, Cervikalregion: acon.[5] viol-t.[5]
☞ *Dünn und zu schwach, um den Kopf zu tragen, Hals ist zu • Schwäche des Rückens; Cervikalregion ▥ KOPF; C; Hochhalten des Kopfes; kann Kopf nicht hochhalten*

SCHLAG, wie durch einen:
☞ *Schmerz; Schlag, Schmerz wie durch einen*

SCHLÄGE, Stöße, Empfindung wie elektrische:
☞ Zucken; Stromstöße, wie ALLGEMEINES; C; Schlag, Stoß, Empfindung wie durch; Stromstoß, wie elektrischer Schlag

Cervikalregion: calc-p.[162] corn. hydrog.[222] **Manc.**

- **Erwachen,** beim: **Manc.**
☞ M; Erwachen, beim

Dorsalregion: anac.[1] bell. cic.
☞ O; Dorsalregion

- **Schulterblätter**:

◦ **links**: anac.[1] bell.[36]
☞ O; Dorsalregion; Schulterblätter; links

◦ ◦ **rechts,** nach: bell.[36]

◦ **zwischen** den Schulterblättern: bell.

Lumbalregion: agar.[36] caust.[36] euon.[36] plat.[1] rad-br.[85] stann.
☞ O; Lumbalregion

- **rechts,** über dem Darmbein: caust.[36]
☞ S; Rechts

- **erstreckt** sich:

◦ **aufwärts,** Wirbelsäule hoch, zur Schulterblattregion, im Zickzack: euon.[36]

◦ **unteren** Teil des Körpers, zum: agar.[36]

- **Darmbein,** links: stann.

- **Muskeln,** fortgesetzte Betätigung amel.: rad-br.[85]
☞ O; Muskeln

Sakrum: cupr. hell.[304]
☞ O; Sakralregion

Seite, linke: plat.[1]

Wirbelsäule entlang: agar. ang. cic. corn. kali-br.[187] lyc.[1] mez.[54] nux-v.[85]
☞ O; Wirbelsäule

- **erstreckt** sich zum Scheitel: lyc.[1]

SCHNUR zusammengebunden, Empfindung, als wäre die Wirbelsäule mit einer: calc-o-t.[102]

SCHNURREN, Empfindung von: sulph.[5]

SCHRAUBSTOCK, wie in einem:
☞ Schmerz; Schraubstock, Schmerz wie in einem

SCHWÄCHE, Ermüdung des Rückens: abies-c.[25] abrot.[111] acon.[5] **Aesc.**[25] **Aesc-g.**[25] aeth.[137] **Agar.**[5] all-c.[111] all-s. aloe alum. alum-p.[58] alum-sil.[58] alumn. am-c.[1] ambr. anan. ant-t.[809] apis apisin.[5] arg-n. arn. **ARS.** ars-met. ars-s-f.[58] arum-d.[25] asar.[1] aur. aur-ar.[58] aur-m. aur-s.[58] bac.[149] bamb-a.[1184] bapt.[102] bar-c. bar-s.[58] bell.[5] benz-ac. berb. **Brach.**[36] bry.[5] but-ac.[102] cact. calad.[5] **CALC.** calc-hp.[25] calc-o-t.[102] calc-p.[111] calc-s. **Calc-sil.**[58] calx-b.[194] camph. canth. caps.[1] carb-ac. carb-v.[5] **Carbn-s.** carl. **Casc.** cast. caul.[137] caust.[5] cere-b. chel. chen-v.[102] **Chin.**[102] chin-ar. chion.[77] **Cic.** cimic.[25] cina clem. **Cocc.** coloc. con. crot-h.[111] cupr.[5] cupr-ar. cur. dig.[5] dios. dulc.[5] ergot.[25] **Eup-per.** eup-pur.[111] eupi.[102] fago.[137] ferr-p. form.[45] **Gels.**[137] gins.[144] glon. glyc.[102] granit-m.[194] **GRAPH.**[5] gua.[102] guai. guare.[36] haliae-lc.[222] ham. harp.[1184] helo. helon. **Hep.** hura hydr. hydrc.[192] hydrog.[222] hyos.[137] ign.[102] ignis[194] irid.[222] iris iris-foe. jac.[102] kali-bi. kali-br.[111] **Kali-c.** kali-cy. kali-hp.[25] kali-i. **Kali-p.**[58] kali-s. kali-sil.[58] kalm. kreos.[5] **Lach.** laur. lec. led. lil-t. lith-c.[25] lob. lob-c.[25] lob-p.[85] lob-s.[25] lupin.[1125] lyc.[5] lycps. **Lyss.** mag-s.[102] manc. med. meph.[36] merc. merc-i-f. mit.[25] morph. mur-ac. **Murx.** naja **Nat-ar.** nat-c. nat-ch.[102] **NAT-M.** nat-p. nat-sil.[58] nicc.[111] nit-ac.[5] nux-m. **NUX-V.** nym. ol-j. olnd.[5] onos.[85] op.[5] ox-ac. ozone[85] pall. par. petr.[36] **PH-AC.**[5] **Phos.** phys. phyt. **Pic-ac.** plan. plat.[137] plb. plut-n.[222] podo. psil.[164] psor. ptel. **Puls.**[5] pyrog.[58] rad-br.[137] ran-b.[58] raph. **Rhus-t.** rhus-v. rumx. ruta sabad. sabin. sanic.[85] sapo.[102] sarr.[45] sars.[137] sec. **SEL.** senec. **SEP. Sil.** spig.[5] stann.[5] staph. stict.[85] stroph-s.[119] **Stry.**[102] succ.[194] sul-ac. sul-i. **SULPH.** sumb. tell. ther. thlaspi[137] thuj. tub.[85] uran.[269] vac.[36] verat. verat-v.[111] verin.[85] viol-o. **ZINC.** zinc-p.[58]
☞ Auseinanderfallen, Empfindung von •Schmerz; lähmige Empfindung

links: ant-t.[809] sulph.[1]
☞ S; Links

morgens: coloc. dios. nat-m. ox-ac. pall. petr.[1] sel.[58] ther.
☞ Z; Morgens

- **Aufstehen,** beim: nat-m.
☞ M; Erheben agg.; Aufrichten agg.

vormittags: calc-s.
☞ Z; Vormittags

nachmittags: stict.[85]
☞ Z; Nachmittags

abends: alumn.[36] nat-p.
☞ Z; Abends

nachts: petr.
☞ Z; Nachts

Anstrengung, durch: agar.[8] kali-c.[8] lach.[8] nat-m.[8] par.[8] phys.[25] sil.[8]
☞ M; Anstrengung agg.

- **geringe,** bereits durch: phys.[25]

Atmen, bei tiefem: carb-v.
☞ M; Atmen; agg. •M; Atmen; agg.; tief

Bewegung:

- **agg., der Arme**: clem. **Par. Sil.** sulph.[1]
☞ M; Bewegung; agg.; Arme, der

- **amel.**: ignis[194]
☞ M; Bewegung; amel.

Essen agg.: ant-t.[809] **Nat-m.**
☞ M; Essen; während

Fahren und Reiten, beim: calc-s.
☞ M; Fahren oder Reiten agg.

Gänsehaut, mit: psil.[164]

Gehen:

- **agg.**:
☞ M; Gehen; agg.; während

◦ **während**: **Graph.** sabad. sanic.[85] sep. **SULPH.**
☞ M; Gehen; agg.; während

◦ ◦ **Schnee,** auf: sanic.[85]

◦ **nach**: bapt. petr. succ.[194]

- **amel.**: **Hydr.** ignis[194]
☞ M; Gehen; amel.

geistiger Anstrengung, nach: **Calc. Pic-ac.**[54]

gleitet im Bett hinab: pic-ac.[58]

halten, kann den Körper nicht: **Bamb-a.**[1184] ox-ac.[137]

Hämorrhoiden, bei: aesc-g.[25]

Handarbeit, durch: **Lach. NAT-M. Sil.**
☞ M; Arbeiten, beim; agg., Handarbeit

Hinlegen:
☞ *M; Liegen; agg.; Hinlegen, nach dem*

- **agg.**: cic. phos.
- **amel.**: **Casc. Nat-m.** plut-n.[222]

Keuchhusten, bei: verat.[137]

Koitus, nach: calc.[58] nat-p.[137]
☞ *M; Koitus; nach*

Leukorrhö, bei: **Aesc.**[102] calc-o-t.[102] con.[58] **Eupi.**[102] graph. **Helon.**[102] kali-bi.[102] kreos.[102] mag-s.[102] **Murx.**[102] nat-ch.[102] **Nat-m.**[102] psor.[102] **Stann.**[102]
☞ *Lumbalregion; Leukorrhö, bei*

Samenerguss:

- **durch**: nat-p.[102] **SEL.**
  ☞ *M; Samenergüssen, nach*
  - **Zittern** in den Gliedmaßen, mit: nat-p.[102]
- **nach**: calc.[58]
  ☞ *M; Samenergüssen, nach*

Schreiben, beim: lyc.
☞ *M; Schreiben agg.*

sexuellen Exzessen, nach: agar. **Calc. Nat-m.** nat-p.[122] **NUX-V. PH-AC. Phos. SEL.**
☞ *M; Exzesse, Ausschweifungen, durch sexuelle*

Sitzen:

- **während**: agar. bar-c.[1] **CALC.** cic. **Graph.** irid.[222] kali-p.[58] **Lyss.** sul-ac.[58] **SULPH. ZINC.**
  ☞ *M; Sitzen; agg.; während*
  - **rutsch** den Stuhl hinab: calc.[58]
- **nach**: **Sil.**
  ☞ *M; Sitzen; agg.; nach*
- **unfähig** zu: pic-ac.[58]

Stehen ist fast unmöglich: alum-sil.[58] ox-ac.[137] plut-n.[222] sul-ac. verat.[137]

Stuhlgang, nach: sumb.
☞ *M; Stuhlgang; nach*

Typhus, nach: **SEL.**

Cervikalregion: abrot.[111] acon. **Aesc. Aeth.**[137] **Agar.** all-c.[111] aloe ant-t.[111] arg-n.[111] arn.[5] ars.[5] ars-met. bapt.[102] bry.[5] **Cact. Calc-p.**[111] calx-b.[194] caps.[1] carb-v.[5] caul.[137] caust.[5] cimic. **COCC.**[85] crot-h.[111] **Dig.**[5] eup-pur.[111] fago.[137] **Gels.** gins.[144] **Glon.** guare.[36] haliae-lc.[222] hyos.[137] **Kali-c.** kali-p.[58] **Lach.** lil-t.[111] lyc.[5] mur-ac.[1] nat-m.[5] nit-ac. nux-m.[137] op.[5] **Par.** petr. phos. pic-ac. **PLAT.**[137] psil.[164] sanic.[137] sapo.[102] sep.[137] **Sil.** spig.[5] **Stann.** staph. sulph.[137] uran.[269] **Verat.** verat-v.[111] viol-o. **Zinc.**
☞ *Dünn und zu schwach, um den Kopf zu tragen, Hals ist zu •Schlaff, Mangel an Festigkeit, Cervikalregion ▤ KOPF; C; Fallen des Kopfes; hinten, Kopf fällt nach •KOPF; C; Hochhalten des Kopfes; kann Kopf nicht hochhalten*

- **Benommenheit,** mit: hyos.[137] zinc.[137]
- **fällt** nach vorn: nux-m.[137]
- **Handarbeit,** bei: **Agar. Kali-c. Lach.** nit-ac. **Sil.** verat.
  ☞ *M; Arbeiten, beim; agg., Handarbeit*
- **Kopfschmerz,** mit: fago.[137]
- **Schreiben,** beim, oder bei beliebiger Anstrengung: **ZINC.**
  ☞ *M; Anstrengung agg. •M; Schreiben agg.*
- **Schwere** des Kopfes, mit: cocc.[85] uran.[269]

Dorsalregion: **Agar.** alum.[5] alumn. **Apisin.**[5] arn.[5] cocc.[137] **Hep.**[5] hura[111] kali-bi.[111] **Kali-c.**[5] kali-i.[137] lach.[5] naja[58] **Nat-m.**[5] nit-ac.[5] nux-v.[5] olnd.[5] **Petr.**[5] phos.[5] rad-br.[137] raph.[137] sarr.[45] sars.[137] **Sil.**[5] sul-ac.[137] sulph.[5] thlaspi[137] zinc.[5]
☞ *O; Dorsalregion*

- **Schulterblätter**: agar. alum.[5] alumn. apisin.[5] **Cocc.**[137] hura[111] kali-bi.[111] kali-i.[137] naja[58] nat-m.[5] rad-br.[137] raph.[137] sarr.[45] sars.[137] sul-ac.[137] sulph.[5] thlaspi[137]
  - **Bücken** amel.: alumn.
    ☞ *M; Bücken; amel.*
  - **unter** den Schulterblättern: sarr.[45]
  - **zwischen** den Schulterblättern: **Agar.** naja[58] sarr.
    - **Anlehnen** amel.: sarr.
      ☞ *M; Anlehnen an etwas; amel.*

Lumbalregion: acon.[5] **Aesc. Agar.** all-s. **Alum.** alum-p.[58] alumn. am-c.[1] ambr. **Arg-n.** arn. **ARS.** ars-s-f.[58] asar.[1] aur. aur-ar.[58] aur-m. aur-s.[58] bamb-a.[1184] bar-c. bar-s.[58] **Bell.**[5] benz-ac. berb. brach. **CALC.** calc-p.[111] **CALC-S.** calc-sil.[58] camph. canth. carb-ac. carbn-s. carl. caust.[5] cere-b. chel. chen-v.[102] cic. cimic. **Cina** clem. **COCC. Coloc.** con. cupr.[5] dios. dulc.[5] **Eup-per.** ferr-p. gels.[137] granit-m.[194] **Graph.**[1] ham. harp.[1184] **Helon. Hep.** hura hydr. hydrog.[222] iris-foe. **Kali-bi.** kali-br.[111] **Kali-c.** kali-cy. kali-i. kali-s. kali-sil.[58] kreos.[5] **Lach.** laur. **Lec. Led.** lil-t. lob-c.[25] lob-p.[85] lob-s.[25] **Lycps.** lyss. manc. meph.[36] **Merc.** merc-i-f. morph. **Mur-ac. Murx.** naja nat-c. **NAT-M.** nat-p. nat-sil.[58] nicc.[111] **Nux-m.**[111] nux-v. **Nym.** onos.[85] **Ox-ac. Pall. Petr.** ph-ac.[5] **Phos.** phys. phyt. **PIC-AC.** plan. plut-n.[222] **Psor.** ptel. **PULS.** raph. **RHUS-T. Rhus-v.** rumx. **Ruta** sabin. sanic.[85] **Sec. SEL.** senec. **SEP.**[1] **Sil.** spig.[5] stann.[5] stroph-s.[119] sul-ac. sul-i. **SULPH.** thuj. tub.[85] vac.[36] **Zinc. Zinc-p.**[58]
☞ *O; Lumbalregion*

- **morgens**: hura meph.[36] nat-m.[1] sanic.[85]
  ☞ *Z; Morgens*
  - **Aufstehen,** beim: nat-m.[1] sanic.[85]
    ☞ *M; Erheben agg.; Aufrichten agg.*
- **abends**: alum. alumn. **Coloc.** hura petr.[1] plut-n.[222]
  ☞ *Z; Abends*
- **Anstrengung,** nach: phys. plan.
  ☞ *M; Anstrengung agg.*
- **Aufstehen** vom Sitz, beim: phos.[1]
  ☞ *M; Aufstehen; agg.; Sitzen, vom*
- **Bewegung** agg.: pic-ac. **Sulph.**
- **Bücken,** beim: am-c.[1] bamb-a.[1184]
- **Ermattung,** Abgespanntheit, bei: lob-p.[85]
- **Essen** agg.: nat-m.
- **Fahren** und Reiten, beim: berb. cere-b.
  ☞ *M; Fahren oder Reiten agg.*
- **Fieber,** während: hura
- **Gehen,** beim: all-s. brach. camph. **COCC.** graph.[1] petr. sep.[1] **Zinc.**
  - **Beginn** des Gehens, zu: **Zinc.**
  - **Kind** lernt das Laufen nicht: all-s.
- **Hochreichen,** mit den Armen, agg.: zinc.[111]

SCHWÄCHE, Ermüdung des Rückens; **Lumbalregion** (Forts.)

- **Kälte,** mit: stroph-s.[119]
- **Leukorrhö,** bei: **Con. GRAPH.**
  ☞ *Leukorrhö, bei*
- **Liegen** auf dem Rücken:
  ◦ **agg.**: calc-s. nat-p. vac.[36]
  ◦ **amel.**: nat-m.
- **Samenergüssen,** nach: ham. **Nat-p.** phos.
  ☞ *M; Samenergüssen, nach*
- **Sitzen,** im: alum. canth. ferr-p. graph.[1] helon. hep. iris-foe. **Phos.** thuj. zinc.
- **Stehen,** im: **Chel. Cic. SULPH.**
- **Urinieren,** beim: puls.
  ☞ *M; Urinieren; agg.*
- **erstreckt** sich:
  ◦ **aufwärts**: nux-m.[111]
  ◦ **Körper,** um den: plan.[25]
- **Beckenkamm**: bell.[5]

Sakrum: abies-c.[25] aesc.[25] agar.[5] arg-n. ars. bry.[5] calad.[5] carb-v.[5] cimic.[25] coloc. gins.[144] graph.[5] helo. kalm. lith-c.[25] merc. nat-ar. nat-m. nux-m. ozone[85] petr.[1] **Phos.** pic-ac. puls.[5] **Sep.** sil. sulph. tub.[85] **Zinc.**
☞ *O; Sakralregion*

- **abends**: petr.[1]
  ☞ *Z; Abends*
- **nachts**: **Lith-c.**
  ☞ *Z; Nachts*
- **Gehen,** beim: sep.[1]
- **Sakralregion**: abies-c.[25] agar.[5] bry.[5] calad.[5] carb-v.[5] cimic.[25] graph.[5] lith-c.[25] ozone[85] puls.[5]
  ◦ **Schwäche,** mit allgemeiner: abies-c.[25]
- **Sakroiliakalgelenk**: aesc.[25] arg-n. **Sep.**
  ☞ *O; Sakralregion; Ileosakralgelenk*
  ◦ **Schwangerschaft,** während: aesc.[25]
  ☞ *M; Schwangerschaft, während*

Steißbein: brach.[36] petr.[36]
☞ *O; Steißbein*

- **abends**: petr.[36]
  ☞ *Z; Abends*
- **erstreckt** sich **aufwärts**: brach.[36]

Wirbelsäule: aesc.[137] bar-c.[5] calc-p.[111] chion.[77] hep.[5] lupin.[1125] nat-m.[5] nux-m.[5] phos.[5] sil.[5]
☞ *O; Wirbelsäule*

- **Rückenmark**: lupin.[1125]
  ☞ *O; Wirbelsäule; Rückenmark*

SCHWEIß: achy.[149] acon.[5] amyg-am.[36] **ANAC.**[5] ars. ars-s-f.[58] asaf. bac.[62] bufo[111] **Calc.**[5] calc-s. calc-sil.[58] camph. cann-s. card-m. casc. caust. chel. chim. chim-m.[8] **CHIN.**[5] **CHIN-S.** citl-v.[197] clem. coc-c.[36] coff.[5] colch. con.[137] corv-c.[258] cub.[85] dig. **Dulc.**[5] elaps ferr. fl-ac. germ.[222] guai.[5] haliae-lc.[222] hell.[5] hep.[5] hyos. ip.[5] kali-bi. kreos. lac-ac. lac-c. lach.[5] laur. **Led.**[5] **Lyc.**[5] m-art.[5] mag-c. mang.[85] med.[193] morph. mosch. **Mur-ac.**[5] musa[197] naja[137] nat-c. nat-p. nat-sil.[58] nit-ac. **NUX-V.**[5] ozone[227] par.[5] **Petr.**[5] **Ph-ac.** phel. **Phos.**[5] plan. **Puls.**[5] querc-r.[257] **Rhus-t.**[5] ros-d.[305] sabin.[5] samb. sanic.[56] **SEP.** sil. spig. stann.[5] stram.[5] **SULPH.**[5] tab. tax.[303] tub.[193]

tagsüber, beim Ruhen: petr.

morgens: chim. chim-m.[8]
☞ *Z; Morgens*

abends: mur-ac.[1]
☞ *Z; Abends*

nachts: anac. ars. bac.[62] calc. coc-c. coff. germ.[222] guai. haliae-lc.[222] lyc. ozone[227] querc-r.[257] ros-d.[305] **Sep.** sil.[1]
☞ *Z; Nachts*

Mitternacht, nach: **HEP.** petr. rhus-t.
☞ *Z; Mitternacht, nach*

- **3** Uhr: **RHUS-T.**
- **weckte** ihn um 4 Uhr: petr.

Bewegung, bei: **CHIN.**

Erwachen, beim: hep.
☞ *M; Erwachen, beim*

Essen, nach dem: card-m. par.
☞ *M; Essen; nach*

Froststadium im Fieber, während: cann-s.

Gehen, beim: **Caust.** lac-ac. lach. nat-c. nit-ac.[1] petr. phos. **Rhus-t. Sep.**
☞ *M; Gehen; agg.; während*

- **schnell**: nit-ac.[1]

Hitze, mit: musa[197]

Menses:

- **vor**: **Nit-ac.**
  ☞ *M; Menses; vor*
- **während**: **Kreos.**
  ☞ *M; Menses; während*

Samenergüssen, nach: sil.
☞ *M; Samenergüssen, nach*

Schlaf, im: tab.

Stuhlgang, beim Pressen zum: **Kali-bi.**

Cervikalregion: **Anac.** ars. bac.[226] **CALC.** calc-sil.[58] camph. cann-s. chel. **CHIN.** citl-v.[197] con.[137] corv-c.[258] elaps ferr. fl-ac. haliae-lc.[222] hell.[5] hyos.[5] lach. m-art.[5] mag-c. mang.[85] med.[193] mosch. **Nit-ac.** nux-v. **PH-AC.** phel. phos.[162] puls.[5] samb. sanic.[56] **Sep. Sil.** spig. **Stann.**[1] **SULPH.**[85] tub.[193]
▤ *KOPF; C; Schweiß, Kopfschweiß; Hinterkopf*

- **rechts**: citl-v.[197]
  ☞ *S; Rechts*
- **tagsüber**: ph-ac.
- **morgens**: nux-v. stann.[1] sulph.[1]
  ☞ *Z; Morgens*
- **abends**: fl-ac.
  ☞ *Z; Abends*
- **nachts**: **Calc.** haliae-lc.[222] mang.[85] **Sulph.** tub.[193]
  ☞ *Z; Nachts*
- **Gehen,** beim: camph.
- **Kopfbewegung,** bei: **CHIN.**
- **Menses,** vor: **Nit-ac.**
  ☞ *M; Menses; vor*
- **Schlaf**:
  ◦ **agg.**: bac.[226] **CALC. Lach.** med.[193] ph-ac. **Phos.**[162] sanic.[56]
  ▤ *KOPF; C; Schweiß, Kopfschweiß; Hinterkopf; Schlaf, während*
  ◦ **amel.**: samb.
- **nur** in Cervikalregion: sulph.[85]

Dorsalregion: **Anac.**[5] bac.[62] **Calc.**[5] **CHIN.**[85] coff.[5] **Dulc.**[5] guai.[5] hep.[5] ip.[5] lach.[5] led.[5] **Lyc.**[5] m-art.[5] **Mur-ac.**[5] nux-v.[5] par.[5] **Petr.**[5] **Ph-ac.**[5] phos.[5] puls.[5] **Rhus-t.**[5] sabin.[5] **Sep.**[5] stann.[5] stram.[5]
☞ *O; Dorsalregion*

- **Lungen,** im Bereich der: bac.[62]
- **Schulterblätter**: chin.[85] lach.[5]
  - **zwischen,** nachts, vor Juckreiz: chin.[85]

Lumbalregion: asaf. clem. hyos. naja[137] nit-ac. plan. **SIL.**
☞ *O; Lumbalregion*

- **nachts**: sil.
  ☞ *Z; Nachts*
- **Menses,** vor: **Nit-ac.**
  ☞ *M; Menses; vor*

Sakrum: bufo[111] plan.
☞ *O; Sakralregion*

Steißbein, nachts: coc-c.[36]
☞ *O; Steißbein*

kalter Schweiß: **Achy.**[149] acon.[5] chin.[5] citl-v.[197] colch. con.[137] cub.[85] ph-ac. plan. **Sep.** sulph.[5] tax.[303]

- **Fieber,** während: cub.[85]
- **Husten,** bei und nach: cub.
  ☞ *M; Husten agg.*
- **Cervikalregion**: con.[137] **Sulph.**[5]
  ▤ *KOPF; C; Schweiß, Kopfschweiß; kalt; klebrig, Hinterkopf*
- **Dorsalregion**: acon.[5] chin.[5]
  ☞ *O; Dorsalregion*
- **Lumbalregion**: plan. tax.[303]
  ☞ *O; Lumbalregion*
- **Sakrum**: plan.
  ☞ *O; Sakralregion*

SCHWELLUNG:

allgemeine Arzneien: aeth.[137] am-c.[5] am-m.[8] ant-c.[5] ant-o.[85] **Apis**[54] apisin.[5] arn.[5] ars.[5] ars-i.[25] astac.[102] aur-m.[111] bac.[56] bad.[25] bar-c. bar-i.[58] bar-m.[85] bell. berb.[111] buni-o.[149] calc.[5] calc-p.[58] carb-an. carb-v. caust.[1] cinnb.[171] cist.[25] coff.[5] con.[58] cupr-ar.[25] der. dor.[102] ferr.[85] form-ac.[192] frag.[102] graph.[58] hecla.[85] hell. hep.[5] iod. kali-bi.[111] kali-c. kali-p. lach.[111] lap-a.[25] lyc.[1] med.[85] merc.[58] merc-c.[5] mez.[5] mur-ac. nat-m.[5] nat-p. nit-ac.[1] nux-v.[1] op.[102] petr. ph-ac.[5] phos. phyt.[58] plb.[5] puls.[1] rhus-t.[5] sal-mar.[72] salx-m.[102] sel.[85] sep. sil.[5] spig. spong. staph.[5] still.[102] sulph.[5] sumb. syph.[58] term-a.[192] tub.[85] wye.[85]
☞ *Entzündung* ▤ *ALLGEMEINES; C; Schwellung; allgemeine Arzneien*

- **Cervikalregion**: aeth.[137] am-c.[5] am-m.[8] ant-o.[85] apis apisin.[5] ars.[5] ars-i.[25] astac.[102] bac.[56] bad.[25] **Bar-c.** bar-i.[58] bar-m.[85] **Bell.** berb.[111] buni-o.[149] calc.[1] calc-p.[58] carb-v. caust.[1] cinnb.[171] cist.[25] coff.[5] con.[58] cupr-ar.[25] der. ferr.[85] form-ac.[192] graph.[58] hecla.[85] hell. iod. kali-bi.[111] kali-p. lach.[111] lap-a.[25] lyc.[1] med.[85] merc.[58] **Merc-c.**[5] mez.[5] mur-ac. nat-p. nit-ac.[1] nux-v.[1] op.[102] petr. phos. phyt.[58] **PULS.**[5] sal-mar.[72] salx-m.[102] sep. sil. staph. still.[102] sulph.[122] sumb. syph.[58] tub.[85] wye.[85]
  - **einseitig**: lyc.[1]
    ☞ *S; Einseitig*
  - **rechts**: sil.[1]
    ☞ *S; Rechts*
  - **Husten,** während: ars.[5] **Coff.**[5] kali-bi.[111]
    ☞ *M; Husten agg.*
  - **Sprechen,** beim: iod.[137]
    ☞ *M; Sprechen agg.*
  - **7. Halswirbel**: calc.[1]
  - **Blutgefäße**: op.[102]
  - **Knochen**: **Calc.**[5]
  - **Lymphdrüsen**: aeth.[137] am-c.[5] ant-o.[85] ars-i.[25] astac.[102] **Bac.**[56] bad.[25] **BAR-C.** bar-i.[58] bar-m.[85] **Bell.** **Calc.** calc-p.[58] **Carb-v.** caust.[1] cinnb.[171] cist.[25] con.[58] cupr-ar.[25] ferr.[85] form-ac.[192] graph.[58] hecla.[85] **Hell.** iod. kali-p. lap-a.[25] merc.[58] mur-ac. nat-p. nit-ac.[1] **Petr.** phos. phyt.[58] sal-mar.[72] salx-m.[102] **Sil.** staph. still.[102] **SULPH.**[122] syph.[58] tub.[85] wye.[85]
    ☞ *O; Lymphdrüsen, Cervikalregion • Entzündung; Cervikalregion; Lymphdrüsen • Verhärtung, Induration; Lymphdrüsen, Cervikalregion* ▤ *ÄUßERER HALS; C; Schwellung; allgemeine Arzneien; Lymphdrüsen*
    - **Eiterung,** mit: cist.[25] lap-a.[25]
    - **Steifheit,** mit: cupr-ar.[25]
    - **um** den Hals wie eine Perlenschnur: aeth.[137]
  - **Sehnen,** mit Schmerz an der Hirnbasis: med.[85]
- **Dorsalregion**: am-m. ant-c.[5] berb.[111] **CALC.**[5] **Carb-an.** **Kali-c.** lyc. mez.[5] nat-m.[5] ph-ac.[5] puls.[5] rhus-t.[5] sil.[5] spig. spong. **Staph.**[5] sulph.[5] term-a.[192]
  ☞ *O; Dorsalregion*
  - **Schulterblätter**: **Nat-m.**[5] **Ph-ac.**[5] sulph.[5]
  - **Wirbelsäule**: **Ant-c.**[5] **Calc.**[5] **Puls.**[5] rhus-t.[5] **Sil.**[5] **Staph.**[5] term-a.[192]
    ☞ *O; Wirbelsäule*
- **Lumbalregion**: apis[54] apisin.[5] arn.[5] aur-m.[111] berb.[111] buni-o.[149] lyc.[1] plb.[5] **Rhus-t.**[5] sil.[5] staph.[5]
  ☞ *O; Lumbalregion*
  - **Nephritis,** bei akuter: apis[54]
  - **Wirbelsäule**: sil.[5]
    ☞ *O; Lumbalregion; Wirbelsäule*
- **Steißbein**: **Rhus-t.**[5]
  ☞ *O; Steißbein*
- **Wirbelsäule**: **PULS.**[5] **SIL.**[5] term-a.[192]
  ☞ *O; Wirbelsäule*
- **Fettgeschwulst,** Cervikalregion: am-m.[8]
- **harte** Schwellung: sel.[85]
- **knotig,** Dorsalregion: **Calc.**[5]
- **ödematös**:
  - **Cervikalregion**: buni-o.[149]
  - **Lumbalregion**: buni-o.[149]
    ☞ *O; Lumbalregion*
  - **Rückenmark**: **Calc.**[5] **Sil.**[5]
    ☞ *O; Wirbelsäule; Rückenmark*
- **schmerzhaft,** Cervikalregion: puls.[1] wye.[85]
  - **Lymphdrüsen**: wye.[85]
    ☞ *O; Lymphdrüsen, Cervikalregion*
- **skrofulös,** Lymphdrüsen: ars-i.[25] cist.[25] lap-a.[25]

SCHWELLUNG; allgemeine Arzneien (Forts.)

Empfindung von Schwellung:
ALLGEMEINES; C; Schwellung; Empfindung von Schwellung

- **Cervikalregion**: ptel.[25] sep.[5]
- **Dorsalregion**: berb.[111] mez.[5] sil.[5]
O; Dorsalregion
  - **Schulterblätter**: mez.[5] sil.[5]
- **Lumbalregion**: berb.[111] bufo[111] chin.[5] sil.[5]
O; Lumbalregion
- **Sakralregion**: hep.[5]
O; Sakralregion
- **Steißbein**: syph.[137]
O; Steißbein

SCHWERE, Empfindung von, wie ein Gewicht: achy.[149] aesc.[137] agar.[5] allox.[119] aloe **Am-m.**[102] ambr.[5] ammc.[4] anac.[102] androc.[222] ang.[85] ant-c. ant-t. apis[111] arg.[5] arg-n. arn. asar. bamb-a.[1184] **BAR-C.**[111] bar-s.[58] bell.[5] benz-ac.[102] **Berb. Bov.** bry.[5] calc.[137] calc-p. cann-i. caps.[1] carb-ac. carb-v.[5] carbn-s. chel. chin.[111] **CIMIC.** coc-c.[111] colch. coloc. con. corn. crot-c.[111] dios. elaps[54] equis. **Eup-pur.**[102] euphr.[5] falco-p.[265] ferr. gink.[227] gran.[111] guare.[36] **Helon.**[102] hura **Hydr.** ipom.[119] kali-c. kali-chl. kali-p. **Kreos.**[5] lach.[137] lil-t. lob.[137] mag-s. mang.[111] meny.[1] merc. nat-c.[1] **Nat-m.** nat-p. nat-s.[102] nux-v.[137] **Par.**[5] petr.[5] ph-ac. **Phos.** phyt. **Pic-ac.** pip-n.[111] pitu-a.[164] plb. puls.[1] querc-r.[257] rad-br.[85] rhod. **Rhus-t.** sabin.[5] samb. sapo.[111] sec. **Sep.** sil. skook.[85] sulph.[5] syph. tab. tub.[111] tung.[252] verat. vinc.[4] zing.

morgens: ang.[85] ant-t. euphr. petr.[1] phos.[1] pic-ac. sep. sulph.[1]
Z; Morgens

- **Aufstehen,** beim: ant-t. euphr. sulph.[1]
M; Erheben agg.; Aufrichten agg.
- **Bett,** im: ang.[85] ant-t. euphr. pic-ac. **Sep.** sulph.
M; Liegen; agg.; Bett, im
- **Erwachen**: phos.[1] pic-ac. **Sep.**
M; Erwachen, beim

vormittags: nat-c. sulph.
Z; Vormittags

- **Sitzen,** beim: nat-c.
M; Sitzen; agg.; während

nachts: carb-v.
Z; Nachts

Aufstehen agg.: ant-t.

Bewegung amel.: nat-c.[54] rhod.
M; Bewegung; amel.

Liegen, im: phos.

Cervikalregion: **Agar.** ang.[85] apis[111] asar. bamb-a.[1184] **Calc-p.** cann-i. caps.[1] carb-ac. carbn-s.[111] **Chel.** coloc.[5] falco-p.[265] gink.[227] guare.[36] ipom.[119] kali-c.[1] meny. **Nux-v. PAR. Petr. Phos.** pitu-a.[164] plb. querc-r.[257] rad-br.[85] **RHUS-T.** sabin.[111] samb. sep. tab. tub.[111] verat. vinc.[4]

- **morgens**: nux-v.
Z; Morgens
- **nachts** agg.: ipom.[119]
Z; Nachts
- **Gehen,** nach: **Rhus-t.**
ALLGEMEINES; M; Gehen; nach Gehen agg.
- **Liegen** agg.: ipom.[119]
- **Lymphdrüsen**: guare.[36]
O; Lymphdrüsen, Cervikalregion
- **Muskeln**: bamb-a.[1184]
O; Muskeln

Dorsalregion: **Ambr.**[5] ang.[85] calc.[137] carb-v.[5] carbn-s. chin.[111] gran.[111] kreos.[5] lach.[137] meny.[1] nux-v.[137] par.[5] petr.[5] phos.[5] phyt. puls.[1] rhus-t.[137] sabin.[5] sep.[5] sil. **Sulph.**[5] tung.[252]
O; Dorsalregion

- **Schulterblätter**: ang.[85] calc.[137] carbn-s. chin.[111] gran.[111] **Kreos.**[5] lach.[137] meny.[1] **Nux-v.**[137] phos.[5] phyt. puls.[1] rhus-t.[137] sil. tung.[252]
  - **unterhalb** der: puls.[1]
  - **zwischen** den: ang.[85] carbn-s. chin.[111] gran.[111] meny.[1] phos.[5] tung.[252]

Lumbalregion: achy.[149] agar.[5] ammc.[4] ant-t.[5] arg.[5] **Arg-n.** arn. **Bar-c.** bov. carb-ac. chin.[5] **CIMIC.**[137] colch. coloc. **Con.** corn. crot-c.[111] euphr.[5] gran.[111] **Hydr. Kali-c.** kali-p. **Lil-t.** mag-s. mang.[111] **Merc.** nat-c.[1] **Ph-ac. Phos. Phyt. PIC-AC. RHUS-T.** sabin.[5] sep.[5] sulph.[5] syph.
O; Lumbalregion • Gewicht durch die Lumbalregion, Empfindung von einem

- **Mitternacht**: **Pic-ac.**
- **Bewegung**:
  - **agg.**: **Phos. Pic-ac.**
  - **amel.**: nat-c.
M; Bewegung; amel.
- **Erwachen,** beim: **Pic-ac.**
M; Erwachen, beim
- **Liegen** auf linker Seite amel.: **Coloc.**
ALLGEMEINES; M; Liegen; amel.; während; Seite, auf der;
- **Menses**:
  - **vor**: bov.
M; Menses; vor
  - **während**: **Cimic. Kali-c.**
M; Menses; während
- **Sitzen,** im: nat-c.[1]
- **Umdrehen** im Bett agg.: **Corn.**
M; Drehen, beim; Umdrehen im Bett
- **erstreckt** sich abwärts in die Oberschenkel: cimic.[137]

Sakralregion: agar.[5] allox.[119] **Aloe Arg-n.** bar-c.[111] berb. bry.[5] carb-v.[5] **CHIN.** cimic. coc-c.[111] con. dios. **Ferr.** helon.[102] hura lob.[137] mag-s. **Phyt.** pip-n.[111] **Rhus-t. Sec. Sep.** skook.[85] zing.
O; Sakralregion

- **Gehen,** beim: arg-n.
- **Sitzen,** beim: allox.[119] aloe **Arg-n.** hura **RHUS-T.**
M; Sitzen; agg.; während
  - **Stellung** verbleibt, agg. wenn man in der gleichen: allox.[119]
M; Stellung, in jeder
- **Stehen** amel.: **Arg-n.**
M; Stehen; amel.

- **Stuhlgang**:
◦ **während**: **Arg-n.**
☞ *M; Stuhlgang; während*
◦ **nach**: bry.[5]
☞ *M; Stuhlgang; nach*
- **Genitalien,** und: lob.[137]

Steißbein: ant-c. **Ant-t. Arg-n.**
☞ *O; Steißbein*
- **Stehen** amel.: arg-n.
☞ *M; Stehen; amel.*
- **Stuhlgang, während**: arg-n.
☞ *M; Stuhlgang; während*

Wirbelsäule: aesc.[137] bamb-a.[1184]
☞ *O; Wirbelsäule*

Last, wie von einer, zwischen den Schulterblättern: **Carbn-s.** chin.[111] gran.[111] meny.[1]

zerrend, als würde ein Gewicht daran ziehen: **Ant-t.**
☞ *O; Steißbein*

SEHNENHÜPFEN: carb-v.[5] meny.[5] mez.[5]

SEITE gezogen, Empfindung wie zur, bei Halsschmerzen: lachn.[102]

SKLEROSE. Rückenmark:
- **Lateralsklerose**: **Arg-n.**[102] cob-n.[149] cupr.[102] hyper.[102] lath.[102] plb.[102]
- **Multiple** Sklerose:
▤ *KLINISCHES; C; Sklerose; Multiple Sklerose*

SKOLIOSE:
☞ *Verkrümmung der Wirbelsäule; allgemeine Arzneien*

SPANNUNG, Empfindung von: acon. aeth. **Agar.** aloe alum.[1] am-c.[5] am-m.[137] ambr. anac.[1] androc.[222] ang.[1] ant-c.[1] ant-s.[85] apis apisin.[5] aran-ix.[119] arg-n.[5] arge-p.[264] arn.[5] **Ars.**[111] asaf.[5] aur. aur-m. aur-m-n.[36] **Bamb-a.**[1184] bani-c.[204] bar-c. bar-s.[58] bell.[5] berb. bism.[1] bov. brom. bry. calc.[5] camph.[1] canth. caps.[1] carb-an.[5] carb-v.[5] carbn-s. carl. caust. chel.[25] chin. choc.[222] cic. cimic.[25] cinnb. clem. coc-c. colch. coloc. con. crot-c. crot-h.[111] cupr. cycl. cypra-e.[227] dig. dulc. elaps euph. fago.[25] falco-p.[265] ferr. gels.[111] germ.[222] gink.[227] glon. graph. haliae-lc.[222] harp.[1184] hell. hep. hydrog.[222] hyos. hyper. ign. ignis[194] iod. ip. kali-c.[1] kali-s. kali-sil.[58] kola[1184] kreos.[5] lac-c. lac-leo.[204] lach.[5] lap-laz.[227] lar-ar.[251] lat-h.[301] laur.[5] **Lil-t.** lim-b-c.[204] lith-c.[227] loxo-r.[205] **Lyc.** mag-c.[111] mag-m.[1] mag-s. mang.[5] mang-acet.[1] mant-r.[262] med. meny.[1] meph.[8] merc. merc-c. merl. mez. mosch.[5] mur-ac.[1] nat-c.[1] nat-m.[5] nat-s.[54] nat-sil.[58] neon[222] nicc. nit-ac. nux-m. nux-v. ol-an. olnd.[5] op. ozone[227] par. phos. pier-b.[233] plat. plb. plut-n.[222] por-m.[251] psor. **Puls.** querc-r.[257] rat. rheum rhod. rhus-t. sabin. samb.[1] sanic.[85] sars. sep. sil.[5] spong. staph.[1] stram. stront-c.[5] **Sulph.** sumb.[25] syph.[193] tarax. teucr.[5] thuj.[5] tub.[72] tung.[252] uran.[269] verat. verat-v. viol-o.[5] viol-t.[5] x-ray[119] zinc.
☞ *Enge, Gefühl von •Krampf, Muskelkrämpfe, Spasmen; allgemeine Arzneien •Steifheit •Zerren, Empfindung von •Zusammenziehung, Empfindung von ▤ ALLGEMEINES; C; Spannung, Empfindung von*

links: nat-m.[1] sulph.[1]
☞ *S; Links*

rechts: sep.
☞ *S; Rechts*

vormittags: bry. lac-leo.[204]
☞ *Z; Vormittags*

nachts: hep. nat-c.
☞ *Z; Nachts*
- **Drehen** des Körpers, beim: hep.
☞ *M; Drehen, beim; Körper*

Aufrichten, Strecken:
- **amel.**: nat-c.[1]
- **Versuch** sich zu konzentrieren, bei dem: bell.
☞ *M; Strecken, Dehnen; agg.; Ausstrecken der Extremitäten*

Bewegung:
- **agg.**: colch. nat-c. sulph.
◦ **Arms,** des: sulph.
☞ *M; Bewegung; agg.; Arme, der*
◦ **Rumpfes,** des, amel. durch Gehen am Abend: nat-c.
☞ *M; Gehen; amel.*
- **amel.**: am-m.
☞ *M; Bewegung; amel.*

Einatmen agg.: lyc.[1]
☞ *M; Einatmen, beim*

Kribbeln, mit: harp.[1184]

Liegen auf der anderen Seite agg.: sep.

Mittagessen:
- **vor**: nicc.
- **nach**: nat-c.

Sitzen, beim: am-m. nat-c.[1] sulph.
☞ *M; Sitzen; agg.; während*
- **gebeugt**: nat-c.[1] sulph.

Stehen, beim: ign.
☞ *M; Stehen; agg.*

erstreckt sich:
- **Anus,** im Liegen und Sitzen: nat-c.
- **Brust,** zur, Bücken agg.: chel.
- **Nacken**: lac-leo.[204] laur.

Cervikalregion: agar. aloe **ALUM.** am-c. am-m. anac. androc.[222] ant-c. ant-s.[85] **Apis** apisin.[5] arge-p.[264] arn.[5] aur. aur-m-n.[36] **Bamb-a.**[1184] bani-c.[204] **Bar-c.** bar-s.[58] **BELL.** berb. bism.[1] bov. **Bry. Calc.**[5] camph.[1] canth. carb-an. **Carb-v. Carbn-s. Caust.**[1] **Chel. Chin.**[5] choc.[222] **CIC.**[36] **CIMIC.** cinnb. colch. **Coloc.**[5] **CON.** crot-h.[36] cupr. dig. dulc. elaps euph. falco-p.[265] **Gels.** germ.[222] gink.[227] glon. graph. haliae-lc.[222] harp.[1184] **Hell. Hydrog.**[222] hyos. hyper. iod. ip. kali-c. kali-s. kola[1184] **LAC-C.** lac-leo.[204] lap-laz.[227] lar-ar.[251] laur.[5] lim-b-c.[204] loxo-r.[205] **Lyc. Mag-s.** mang-acet.[1] mant-r.[262] med. **Meny.**[1] meph.[8] mez. **Mosch.** mur-ac.[1] **Nat-c. Nat-m. Nat-s.**[54] nat-sil.[58] nicc. nit-ac. **Nux-m.** nux-v. **Ol-an.** par. pier-b.[233] **Plat.**[137] plb. plut-n.[222] por-m.[251] psor. **PULS.**[5] querc-r.[257] **Rat. Rhod. Rhus-t.** sanic.[85] sars. sep.[1] sil. **Spong. Staph.**[1] **Stram.** stront-c. **Sulph.** syph.[193] **Thuj.**[1] tub.[72] tung.[252] uran.[269] verat. verat-v. viol-o.[5] viol-t.[5] **Zinc.**[1]
☞ *Zurückziehen, spasmodisches; Cervikalregion, Kopf spasmodisch nach hinten gezogen ▤ ÄUßERER HALS; C; Spannung, Empfindung von; Seiten •ALLGEMEINES; C; Spannung, Empfindung von*

SPANNUNG, Empfindung von; **Cervikalregion** (Forts.)

- **links**: aur-m-n.[36] cic.[36] rat.
  ☞ *S; Links*
- **rechts**: caust.[1] meph.[8] zinc.[1]
  ☞ *S; Rechts*
- **morgens**: anac.[1] falco-p.[265] kola[1184] mag-s. sulph.
  ☞ *Z; Morgens*
  - **Aufstehen,** beim: mag-s.
    ☞ *M; Erheben agg.; Aufrichten agg.*
  - **Erwachen,** beim: anac.[1] falco-p.[265]
    ☞ *M; Erwachen, beim*
- **nachmittags**: alum.[1]
  ☞ *Z; Nachmittags*
- **abends**: am-m. nat-m. rat.
  ☞ *Z; Abends*
- **nachts,** Liegen auf der Seite, beim: staph.[1]
- **Mitternacht,** vor: **Sulph.**
- **Aufrichten,** bei schnellem: caust.[1]
- **Ausstrecken** amel.: sulph.
  ☞ *M; Strecken, Dehnen; amel.*
- **Beugen** des Kopfes nach rechts agg.: aur-m-n.[36]
- **Bewegung**:
  - **agg.**: bry. camph.[1] graph. kali-c. nat-c.[1] nicc. **Rhus-t.** sars. sulph.[1] thuj.[1]
    - **Kopfes,** des: nat-c.[1] sulph.[1] thuj.[1]
  - **amel.**: con. **Rhod. Rhus-t.**
    ☞ *M; Bewegung; amel.*
- **Bücken,** beim: am-c. ant-c. aur. **Canth.** kola[1184] lyc.[1]
- **Drehen** des Kopfes, beim: caust.[1] mur-ac.[1] spong. **Verat.**
  ☞ *M; Drehen, beim; Kopf*
- **Erwachen,** beim: anac. psor.
  ☞ *M; Erwachen, beim*
- **Gehen**:
  - **agg.**: lyc. meny.[1] nat-c.
    ☞ *M; Gehen; agg.; während*
    - **Freien,** im: **Lyc.** meny.[1]
      ☞ *M; Gehen; agg.; während; Freien, im*
  - **amel.**: mag-s. **Rhod. Rhus-t.** sulph.
    ☞ *M; Gehen; amel.*
- **Heben,** durch: sep.[1]
  ☞ *M; Heben agg.*
- **Kopfschmerz,** mit: hydrog.[222]
- **Luft,** in kalter, feuchter: **Nux-m.**
  ☞ *M; Luft, in kalter • M; Wetter, nasses, agg.; kaltes*
- **Menses,** vor: iod. **Nat-c.** nux-v.
  ☞ *M; Menses; vor*
- **Reizbarkeit,** mit, Meningitis spinalis: **Nat-s.**[54]
- **Ruhe** amel.: lar-ar.[251]
  ☞ *M; Ruhe; amel.*
- **Schlaf,** im: alum.
- **Schreiben,** beim: lyc.
  ☞ *M; Schreiben agg.*
- **Sitzen,** beim: harp.[1184] nat-c. sulph.[1]
  ☞ *M; Sitzen; agg.; während*
  - **gebeugt**: sulph.[1]
- **Stehen,** beim: rat.
  ☞ *M; Stehen; agg.*
- **Taubheitsgefühl,** mit: plat.[137]
- **Wärme** amel.: lar-ar.[251]
  ☞ *M; Wärme; amel.*
- **Warmwerden** amel.: mosch.
  ☞ *M; Wärme; amel.* ▤ *ALLGEMEINES; M; Erhitzung, Warmwerden; amel.*
- **erstreckt** sich:
  - **Auge**: sulph.[1]
  - **Hinterkopf**: harp.[1184]
  - **Sakralregion**: uran.[269]
  - **Schulter,** zur: falco-p.[265] kola[1184] sulph.[1]
    - **links**: kola[1184]
- **Muskeln** sind wie zu kurz: sanic.[85]
  ☞ *O; Muskeln*

Dorsalregion: acon.[5] agar.[5] alum.[1] **Am-c.**[1] am-m.[5] ambr.[5] anac.[1] ang.[1] ant-c.[1] ant-s.[85] arg-n.[5] asaf.[5] aur-m. bar-c.[5] bell.[5] berb.[111] bry.[5] carb-an.[1] caust. chel.[25] choc.[222] cic. cimic.[111] colch. **Coloc. CON.** crot-c. crot-h.[111] cypra-e.[227] fago.[25] ferr. gels.[111] harp.[1184] hep. kali-c.[1] kola[1184] kreos.[5] lac-leo.[204] lach.[5] lar-ar.[251] lat-h.[301] laur.[5] lim-b-c.[204] lith-c.[227] lyc. mag-m.[1] mag-s. mang.[5] mang-acet.[1] mant-r.[262] merc. merc-c. mez. mosch.[5] mur-ac.[1] nat-c. **NAT-M.**[5] nux-v. olnd.[5] op. ozone[227] phos. **Plat.**[5] plut-n.[222] **Puls.**[5] **Rhus-t.** sars.[5] sep.[1] sil. stront-c.[5] **Sulph.** tarax.[5] teucr.[5] **Zinc.**
  ☞ *O; Dorsalregion* ▤ *ALLGEMEINES; C; Spannung, Empfindung von*

- **links**: sep.[1]
  ☞ *S; Links*
- **Gehen** amel.: mag-s.
  ☞ *M; Gehen; amel.*
- **erstreckt** sich über die Schultern zur Brust: choc.[222]
- **Rippen**: ant-s.[85]
- **Schulterblätter**: acon.[5] alum.[1] am-c.[1] anac.[1] ant-c.[1] **BAR-C.**[5] **CARB-AN.**[1] caust. chel.[25] cic. cimic.[111] colch. **Coloc.** con. crot-h.[111] fago.[25] ferr. harp.[1184] hep. kali-c.[1] kola[1184] kreos.[5] lar-ar.[251] lith-c.[227] lyc. mag-m.[1] mang.[5] mang-acet.[1] merc. merc-c. **Mez.** mur-ac.[1] nat-c. **Nux-v.** op. ozone[227] phos. **Rhus-t.** sep.[1] sil. stront-c.[5] sulph. zinc.
  ☞ *Kurz, Empfindung wie zu; Schulterblätter, Muskeln*
  - **links**: harp.[1184]
  - **links,** unter Schulterblatt: fago.[25]
    ☞ *S; Links*
  - **rechts**: harp.[1184]
  - **abends**: sep.
    ☞ *Z; Abends*
  - **Bewegung,** bei: caust.[1]
  - **Drehen** des Kopfes, beim: caust. merc.
    ☞ *M; Drehen, beim; Kopf*

➡ ◦ **erstreckt** sich zum **Nacken**: harp.[1184] mang-acet.[1]

◦ **unter** den Schulterblättern: con. kali-c.[1] kola[1184] ozone[227] zinc.

◦ ◦ **links**: kola[1184]
☞ *S; Links*

◦ ◦ **Armheben,** beim: con.
☞ *M; Erheben agg.; Heben der Arme agg.*

◦ ◦ **Sitzen** agg.: ozone[227]

◦ **zwischen** den Schulterblättern: alum.[1] am-c.[1] anac.[1] ant-c.[1] carb-an.[1] chel.[25] **Colch.** fago.[25] ferr. **Hep.** lar-ar.[251] lith-c.[227] mag-m.[1] mur-ac.[1] **Nat-c.** **Nux-v.** ozone[227] phos. sep.[1] sulph. zinc.

◦ ◦ **Bewegung,** bei: ozone[227] sulph.

◦ ◦ **Bücken,** beim: ant-c.[1]

◦ ◦ **Gemütserregung,** nach: phos.
☞ *M; Gemütsbewegungen, durch ▥ GEMÜT; M; Erregung; Beschwerden durch; Allgemeinsymptome*

◦ ◦ **Liegen,** beim: sulph.

◦ ◦ **Menses,** während: am-c.[1]
☞ *M; Menses; während*

◦ ◦ **Reiben** amel.: carb-an.[1]
☞ *M; Reiben amel.*

◦ ◦ **Zurückziehen** der Schultern amel.: fago.[25]
☞ *M; Zurückziehen der Schultern; amel.*

◦ ◦ **erstreckt** sich:

◦ ◦ ◦ **Rücken** hinab: mag-m.[1]

◦ ◦ ◦ **Schulter,** zur: sulph.[1]

Lumbalregion: acon. **Agar.** **Am-c.**[5] am-m.[137] ambr. ars.[111] aur-m. **Bar-c.**[1] bar-s.[58] **BERB.** bov. brom. bry. caps.[1] carb-an.[5] **Carb-v.**[5] carbn-s. **Carl.** **Caust.**[5] **Chin.** clem. coc-c. **Colch.** cycl. cypra-e.[227] ign. lyc. mag-c.[111] mant-r.[262] merl. **Nat-m.** nit-ac. **Nux-v.** **Phos.** pier-b.[233] **Plat.** plut-n.[269] **Puls.** rheum sabin. samb.[5] sars.[1] sep. sil. stront-c.[5] **Sulph.** tarax.[5] thuj. verat. **Zinc.**
☞ *O; Lumbalregion ▥ ALLGEMEINES; C; Spannung, Empfindung von*

- **morgens,** im Bett: sulph.

◦ **4 Uhr,** beim Erwachen: sulph.

- **abends**: acon. agar. **Bar-c.**
☞ *Z; Abends*

◦ **Auftreten,** beim: acon.
☞ *M; Auftreten agg.*

◦ **Stehen,** im: agar.

<> - **Aufstehen,** beim: bar-c. sulph.
☞ *M; Erheben agg.; Aufrichten agg.*

- **Berührung** agg.: agar.
☞ *M; Berührung; agg.*

- **Beugen,** beim, rückwärts:

◦ **agg.**: bar-c.[1]
☞ *M; Beugen, beim; hinten, nach*

◦ **amel.**: acon.
☞ *M; Beugen, beim; amel.; rückwärts*

- **Bewegung,** bei: brom. sars.[1]

- **Bücken,** beim: bar-c.[1] sabin. **SULPH.**

- **Freien,** im: lyc.

- **Gehen,** beim: bry. lyc.

- **Sitzen,** im: zinc.

- **Stehen,** beim: agar. ign. lyc.

◦ **aufrecht**: ign.
☞ *M; Stehen; agg.; aufrecht*

- **Strecken** agg.: agar.

- **Stuhlgang,** nach: berb. plat.
☞ *M; Stuhlgang; nach*

- **Treppensteigen,** beim: carbn-s.
☞ *M; Steigen, beim*

➡ - **erstreckt** sich:

◦ **Hüfte,** linke: sars.[1]

◦ **Hypochondrium,** rechts: bar-c.[1]

Sakrum: **Bar-c.** bar-s.[58] berb. caps.[1] carbn-s. caust. nat-m.[5] neon[222] pier-b.[233] puls. samb.[1] sars. sil.[5] **Sulph.** tarax. thuj.[5] **Zinc.**
☞ *O; Sakralregion ▥ ALLGEMEINES; C; Spannung, Empfindung von*

- **abends**: bar-c.
☞ *Z; Abends*

- **Liegen,** beim: **Berb.**

- **Sitzen,** im: **Berb.** neon[222]

- **Steigen** agg.: carbn-s.
☞ *M; Steigen, beim*

- **Sakralregion**: nat-m.[5] sil.[5] thuj.[5]

Wirbelsäule: cimic.[25] gink.[227] nat-c.[5] nat-m.[86] plut-n.[222] zinc.[1]
☞ *O; Wirbelsäule*

- **links**: cimic.[25]
☞ *S; Links*

- **Beugen** vorwärts agg.: plut-n.[222]

- **Konvulsionen,** während: **Nat-m.**[86]

anfallsweise: nat-c.[1]

schmerzhaft: bamb-a.[1184] chel.[25] cimic.[25] fago.[25] ozone[227] sumb.[25]

- **Schulterblättern,** unter den: ozone[227]

SPASMEN:
☞ *Krampf, Muskelkrämpfe, Spasmen*

SPASMODISCHES Ziehen:
☞ *Zurückziehen, spasmodisches*

SPECKIG, Cervikalregion: thuj.[5]
☞ *Stiernacken, cervikale Fettpolster*

SPINA bifida: arn. ars. asaf. bac.[85] bar-c. bell.[54] bry.[5] **Calc.** calc-p. calc-s. calen.[54] cann-s.[54] carb-v. dulc. eup-per.[54] graph. hep. iod.[34] lach. lyc. merc. mez. nit-ac. phos. **Psor.** ruta **SIL.** staph. sulph. tub.[111]

SPONDYLITIS: carc.[207] mangi.[197] ph-ac.[137]
☞ *Entzündung; Wirbelsäule*

Cervikalregion: **Mangi.**[197] ph-ac.[137]

STANGE im Rücken, Empfindung von einer: ars. bamb-a.[1184] lach.
☞ *Fremdkörper, Empfindung wie von einem • Holz über den Rücken gespannt, Empfindung, als sei*

STAUUNG, Empfindung von:

Cervikalregion: **Lyc.**[5]

Lumbalregion: ign.[5]

STEIFHEIT: acon. adam.[222] adon.[137] aesc. **Agar.**[5] allox.[119] aloe[111] **Alum.**[5] alum-p.[58] **Alum-sil.**[58] am-c. am-i.[304] **Am-m.** ambr. **Anac.**[111] anan. androc.[222] **Ang.**[1125] ant-c. ant-t.[36] **Apis** apisin.[5] apoc.[58] aq-mar.[149] aran.[192] aran-ix.[149] arg. arg-n.[5] arge-p.[264] **Ars.**[1] ars-i.[25] ars-s-f.[58] arum-t. asaf.[137] asar. astac.[102] aur.[137] aur-m. aur-m-n.[272] **Aur-s.**[58] aza.[192] ba-sv.[136] bad. **Bamb-a.**[1184] **Bapt.** bar-acet. **Bar-c.** bar-s.[58] **Bell.**[111] bell-p.[256] **Benz-ac.** **BERB.** bol. **Bov.**[5] brach. brom. **Bry.** bufo but-ac.[149] buth-aust.[144] calad. **Calc.** calc-acet.[36] calc-caust.[36] calc-f.[103] calc-p. **Calc-s.**[36] **Calc-sil.**[58] calx-b.[194] camph. camph-br.[102] cand-a.[239] cann-i. canth. caps.[5] carb-ac.[25] **Carb-an.**[111] **Carb-v.**[111] carbn-s. **Carl.** cassi-f.[192] cast. caul.[85] **CAUST.** cedr. cham.[111] **Chel.** chin.[5] chin-ar. chin-b.[85] chlorpr.[149] choc.[222] **Cic.** **CIMIC.** cina[5] cinnb.[58] citl-v.[197] cob.[171] cocc.[5] colch. coloc. com. con. cop. cor-r. corv-c.[258] crot-h. cupr.[210] cupr-acet. cupr-ar. cupr-s. cur. curc.[192] cycl. cypra-e.[227] dicha.[144] dig. dios.[111] dros. dulc.[5] elaps[85] eup-pur. euph. eupi. fago. falco-p.[265] ferr. ferr-ar. ferr-i. ferr-p. fl-ac. form. gels.[111] get.[72] gink.[227] gins. glon. graph.[1] gua.[25] **Guai.**[111] guare.[36] haliae-lc.[222] ***harp.***[1184] hell.[1] helod-c.[205] **Helon.** hep. hura[36] hydr. hydrog.[222] hyos. hyper.[8] **Ign.**[111] ind. iris[36] jac. jug-c.[36] **Kali-ar.** kali-bi.[111] **Kali-c.**[111] kali-chl. kali-i. kali-n. **Kali-p.** **Kali-s.** kali-sil.[58] kalm. kreos.[137] kres.[149] lac-ac.[8] lac-c.[809] lac-cpr.[261] lac-leo.[204] lac-lup.[204] lacer.[36] **Lach.** lachn.[25] lap-a.[102] lat-h.[301] laur. **LED.** lim-b-c.[204] lith-c.[227] lob-c.[25] lob-s.[25] loxo-r.[205] **Lyc.** lycps.[25] lyss. mag-c. **Manc.** mang. mang-acet.[1] mangi.[197] mant-r.[262] med.[56] menth-pu.[85] menthol[102] meny. meph. merc. merc-cy.[25] merc-i-f. merc-i-r.[111] mez.[102] morg.[136] morph. mosch.[137] mur-ac. myric. nabal.[25] nat-ar. nat-c.[5] nat-m.[111] nat-p. nat-s. nat-sil.[58] neon[222] nicot.[72] **Nit-ac.** **NUX-V.**[111] ol-an. olnd.[5] op. ox-ac. ozone[227] pall. par. **Petr.**[36] ph-ac. **Phos.**[1] phys. **Phyt.**[25] pimp.[142] plan.[25] plan-m.[45] plat.[5] plb. plut-n.[222] podo. por-m.[251] **Prun.** psor. ptel. **Puls.**[8] rad-br.[102] rat. ratt-n.[204] rauw.[119] rheum[1] rhod. rhodi.[72] **RHUS-T.** rhus-v. ruta sang.[25] sanguin-n.[85] sanic.[137] sarcol-ac.[119] sec.[36] sel.[5] senec-j.[72] **SEP.**[36] **SIL.** sol-n.[25] spect.[271] spig. spong.[111] squil.[111] stann.[1] **Staph.**[111] stel.[72] stict.[102] **Stram.** **Stry.** sul-ac.[5] sulo-ac.[1] **SULPH.** syc-co.[136] syph. tab.[36] taosc.[270] tarent. tax.[303] tep. **Thuj.** trif-p.[72] trio.[25] tub.[193] tung.[252] uran.[269] uran-n.[25] uro-h.[264] urt-u.[111] valer.[111] vario.[36] verat.[5] vero-o.[232] vichy-g.[36] vinc.[4] visc.[119] x-ray[72] xan.[85] zinc.[5] zinc-p.[58] zing.

☞ *Spannung, Empfindung von* ▤ *ALLGEMEINES; C; Steifheit, Rigidität*

abwechselnde Seiten: citl-v.[197]

☞ *S; Abwechselnde Seiten*

einseitig: guai.[137]

☞ *S; Einseitig*

links: adon.[111]

☞ *S; Links*

- **rechts,** dann, und wieder links:

rechts nach links, von: lob-s.[85]

☞ *S; Rechts*

morgens: anac. ang. bamb-a.[1184] bar-c. calc. calc-s. carb-v. choc.[222] ferr-i. hydrog.[222] ign. lach. led. mag-c.[1] ox-ac. **Phyt.**[102] sanic.[85] **Sep.** staph. stry. sul-ac. **Zinc.**

☞ *Z; Morgens*

- **Aufstehen,** beim: bar-c. calc-s. **Carb-v.** ferr-i. ign. mag-c.[1] phyt.[102] staph. sul-ac.

☞ *M; Erheben agg.; Aufrichten agg.*

- **Bett,** im, amel. beim Aufstehen: anac.

☞ *M; Aufstehen; amel.; Aufrichten* ▤ *ALLGEMEINES; M; Aufstehen; amel.; Bett, aus dem*

- **Erwachen,** beim: bamb-a.[1184] calc. choc.[222] hydrog.[222] **Lach.** **Led.** **Sep.**

☞ *M; Erwachen, beim*

- **Strecken,** nach: sanic.[85]

mittags: valer.

abends: bar-c. dios. lyc. petr.

☞ *Z; Abends*

nachts: **Lyc.**

☞ *Z; Nachts*

Anstrengung, nach: calc-sil.[58] lyc.

☞ *M; Anstrengung agg.*

Aufstehen, beim: **Agar.** am-m. ambr. anac. ang.[1] bamb-a.[1184] bar-c. bell. berb. **Bry.** carl. cassi-f.[192] caust. cham. hydr. ind. led. lyc. med.[193] petr. puls. rhus-t. sil. sulph.

- **Bücken,** vom: bamb-a.[1184]

- **Sitz,** von einem: **Agar.** am-m. **AMBR.** anac. ang.[1] **Bar-c.** **BELL.** berb. bry. carl. **CAUST.** **Hydr.** ind. **Led.** **Lyc.** med.[193] **Petr.** **Puls.** **RHUS-T.** **Sil.** **Sulph.**

☞ *M; Aufstehen; agg.; Sitzen, vom*

Bett, agg. im: allox.[119]

Beugen rückwärts unmöglich: stram.[137]

Bewegung:

- **agg.**: acon. **Aesc.** allox.[119] anac. **Calc.** cocc. con. **Cupr-ar.** cupr-s. **Guai.** ind. led.[1] lob-s.[85] lyc. med.[193] rhus-t. uran.[269]

◦ **Beginn,** zu: **Aesc.** allox.[119] anac. con. cupr-s. ind. **Lyc.** med.[193] **RHUS-T.** uran.[269]

☞ *M; Bewegung; agg.; Beginn, zu*

◦ **Schultern,** der: cocc. guai.

- **amel.**: allox.[119] bamb-a.[1184] cassi-f.[192] dulc.[58] kali-p.[58] rauw.[119] **RHUS-T.** sanic.[85] sul-ac.

☞ *M; Bewegung; amel.*

◦ **fortgesetzte** Bewegung: cassi-f.[192]

Bücken: bamb-a.[1184] **Berb.** bov. caps. cic. kali-c. thuj.[1]

- **nach**: bov.

☞ *M; Bücken; agg.; nach*

- **langem,** wie nach: thuj.[1]

☞ *M; Bücken; agg.; nach* ▤ *ALLGEMEINES; M; Bücken; agg.; lange Bücken*

- **unmöglich**: bamb-a.[1184]

dreht den ganzen Körper, um sich umzusehen: sanic.[137]

▤ *ALLGEMEINES; M; Drehen; Umdrehen agg.*

Freien, agg. im: citl-v.[197]

Froststadium im Fieber, während: **Lyc.** **Nat-s.** **Tub.**

Gehen:

- **agg.**: aur. stry.

☞ *M; Gehen; agg.; während*

- **amel.**: bry. calc-s. cop. **RHUS-T.** sep. **Sulph.**

☞ *M; Gehen; amel.*

Gehen, muss eine Weile, bevor er sich Aufrichten kann: hydr.
☞ *M; Strecken, Dehnen; agg.; Ausstrecken der Extremitäten*

Kälte:

- **während**: bamb-a.[1184] calc-sil.[58]
☞ *M; Kälte; Kaltwerden, durch*

- **Erkältung,** wie durch: dulc.[58] sulph.[1]
☞ *M; Kälte; Erkältung, durch*

Liegen, beim: puls.

Menses, vor: mosch.[137] ozone[227]
☞ *M; Menses; vor*

Ruhe agg.: rauw.[119]
☞ *M; Ruhe; agg.*

Schreck, mit: ign.[54]

Schreiben, beim: laur.
☞ *M; Schreiben agg.*

Schweiß, bei: calc-sil.[58]

Sitzen:

- **nach**: am-m. **AMBR. Bar-c. Bell.** caust. cham. con. cupr-ar. ind. led. **Phos. RHUS-T. Sil. Sulph.**
☞ *M; Sitzen; agg.; nach*

- **gebeugt** Sitzen amel.: anac.
☞ *M; Sitzen; amel.; gebeugt*

Stehen: bry. sil.[1] stry.

- **aufrecht**: bry. sil.[1]
☞ *M; Stehen; agg.; aufrecht* ▥ *ALLGEMEINES; M; Stehen; agg.; aufrecht Stehen*

◦ **unmöglich**: sil.[1]

Steigen, beim: ars.[137]
☞ *M; Steigen, beim*

Strecken amel.: allox.[119] harp.[1184]
☞ *M; Strecken, Dehnen; amel.*

Stuhlgang, nach:
☞ *M; Stuhlgang; nach*

- **agg.**: ferr.[137] sep.

- **amel.**: asaf.[137]
☞ *M; Stuhlgang; amel.*

Umdrehen im Bett, beim: **Sulph.**
☞ *M; Drehen, beim; Umdrehen im Bett*

Wetter, bei nassem: colch.[149] **Phyt. RHUS-T.**
☞ *M; Wetter, nasses, agg.*

Zugluft, durch: citl-v.[197] **RHUS-T.**
☞ *M; Zugluft, durch*

Cervikalregion: **ACON.**[5] adam.[222] adon.[137] **Aesc. AGAR.**[137] allox.[149] **Alum.** alum-p.[58] **Alum-sil.**[58] am-c. am-i.[304] **Am-m. ANAC.** anan. androc.[222] **Ang.** ant-c. **Ant-t.**[36] **Apis** apisin.[5] aq-mar.[149] aran.[192] aran-ix.[149] **ARG.** arg-n.[5] arge-p.[264] **Ars.** ars-i.[25] ars-s-f.[58] arum-t. asar. astac.[102] **Aur. Aur-m-n.**[272] ba-sv.[136] bad. **Bamb-a.**[1184] **Bapt. BAR-C.** bar-s.[58] **BELL.**[1] bell-p.[256] berb. bov. brach. **Brom. Bry.** bufo buth-aust.[144] calad. **CALC** calc-acet.[36] calc-caust.[36] calc-f.[103] **Calc-p.** calc-s. **Calc-sil.**[58] calx-b.[194] camph. cand-a.[239] cann-i. **Canth.** caps.[1] carb-ac.[25] carb-an.[111] **CARB-V.**[5] carbn-s. cast. caul. **CAUST.**[137] **Cedr.** cham.[102] **CHEL. Chin.**[5] chin-ar. chin-b.[85] choc.[222] **CIC. CIMIC.** cinnb.[58] **Cocc.**[1] colch. **Coloc.** com. **Con.** cor-r. crot-h. cupr.[210] cupr-acet. cupr-ar. **Cur.** curc.[192] cycl. cypra-e.[227] dicha.[144] **Dig. Dros. Dulc.** elaps[85] eup-pur. **EUPH.** eupi. fago. falco-p.[265] **Ferr.** ferr-ar. ferr-i. ferr-p. **Fl-ac.** form. **Gels.**[85] get.[72] gink.[227] **Glon. Graph.**[1] **Guai.**[137] haliae-lc.[222] harp.[1184] **HELL.**[1] **Hep.** hura[36] hydrog.[222] hyos. **Hyper.**[8] **IGN.**[5] **IND.** iris[36] jug-c.[36] kali-ar.[58] **Kali-bi.**[137] **KALI-C. Kali-chl. Kali-i. Kali-n.** kali-p. **Kali-s.** kali-sil.[58] kalm. kreos.[137] **Lac-c.**[809] lac-cpr.[261] lac-leo.[204] lac-lup.[204] lacer.[36] **LACH. LACHN.** lap-a.[102] lat-h.[301] laur. **Led.** lim-b-c.[204] lob-c.[25] lob-s.[25] loxo-r.[205] **LYC.** lycps.[25] **Lyss. MAG-C. Manc. Mang.** mang-acet.[1] mangi.[197] mant-r.[262] med.[56] menthol[102] **MENY. Merc.** merc-i-f. merc-i-r.[111] **Mez.**[102] morph. mur-ac. myric. nabal.[25] nat-ar. **Nat-c. Nat-m.** nat-p. **Nat-s.** nat-sil.[58] neon[222] nicot.[72] **NIT-AC.**[5] **NUX-V.**[5] ol-an. ozone[227] pall. **Par. Petr.**[137] ph-ac. **PHOS.**[111] **Phys. Phyt.**[25] plan.[25] plan-m.[45] **PLAT.**[5] plb. plut-n.[222] **Podo.** por-m.[251] **Psor.** ptel. **Puls.** rad-br.[102] **Rat.** ratt-n.[204] rheum[102] **RHOD.** rhodi.[72] **RHUS-T. Rhus-v.** ruta **Sang.** sanguin-n.[85] sec.[36] **Sel.**[85] senec-j.[72] **SEP.**[5] **SIL.** sol-n.[25] spect.[271] **Spig. Spong.**[111] **Squil.**[111] stann.[1] **Staph.**[5] stel.[72] **Stict.**[137] stram. **Stry. Sulph.**[5] **Syph. Tab.**[36] taosc.[270] **Tarent.** tax.[303] tep. **Thuj.**[5] trif-p.[72] tub.[137] tung.[252] uran.[269] vario.[36] **Verat.** vichy-g.[36] vinc.[4] visc.[119] x-ray[72] xan.[85] **Zinc.** zinc-p.[58] zing.
▥ *ÄUßERER HALS; C; Steifheit, Empfindung von, Seiten*

- **abwechselnd** mit Zahnschmerzen: mang-acet.[1]
☞ *A; Abwechselnd mit* ▥ *ZÄHNE; A; Abwechselnd mit*

- **einseitig**: coloc.[137] guai.[137] lyc.[1] stict.[137]
☞ *S; Einseitig*

- **links**: adon.[137] ars-i.[25] bell.[137] carb-an.[111] chel.[137] coloc.[111] cupr.[210] glon.[137] guai.[137] kreos.[137] lob-s.[25] lyc.[137] lycps.[25] nat-m.[137] ratt-n.[204] sang.[25] sanguin-n.[85] spig.[137] squil.[111] zinc.[1]
☞ *S; Links*

◦ **Erwachen,** beim: ratt-n.[204]
☞ *M; Erwachen, beim*

◦ **Gähnen,** beim: nat-m.[137]
☞ *M; Gähnen; während*

◦ **Strecken** amel.: ratt-n.[204]
☞ *M; Strecken, Dehnen; amel.*

◦ **erstreckt** sich zu den Schläfen: spig.[137]

◦ **Wirbelsäule,** und: adon.[137]

- **rechts**: agar.[137] ant-t.[36] caust.[137] chel.[137] elaps[85] hydrog.[222] lac-lup.[204] lachn.[54] lat-h.[301] **Mangi.**[197] nat-m.[137] phyt.[25] plan.[25] plut-n.[222] spig.[137]
☞ *S; Rechts*

◦ **erstreckt** sich zu den Schläfen: chel.[137] spig.[137]

- **morgens**: alum.[1] anac. ang. arg. ars.[1] asar. bamb-a.[1184] bell.[1] bov. **Brom.** bufo **Calc. Chel.** dig. eupi. falco-p.[265] ferr. gels.[85] hell.[1] **Kali-c.** loxo-r.[205] lyss. manc. phyt. plut-n.[222] **Rhod.** ruta spig.[1] **Sulph. Zinc.**
☞ *Z; Morgens*

STEIFHEIT; Cervikalregion; morgens (Forts.)

◦ **Aufstehen**:

◦ ◦ **agg.**: bov. loxo-r.[205] rhod.

☞ *M; Erheben agg.; Aufrichten agg.*

◦ ◦ **amel.**: spig.[1]

☞ *M; Aufstehen; amel.; Aufrichten*

◦ **Erwachen, beim**: anac. arg. bamb-a.[1184] **Calc.** eupi. falco-p.[265] **Kali-c.** manc. **Phyt.** plut-n.[222] **Rhod.**

☞ *M; Erwachen, beim*

- **nachmittags**: bar-c. brom. ptel. thuj.

☞ *Z; Nachmittags*

◦ **Erwachen, beim**: bar-c.

☞ *M; Erwachen, beim* ▥ *ALLGEMEINES; M; Erwachen; agg.; Mittagsschlaf, aus dem*

- **abends**: acon. am-m. bamb-a.[1184] cast. cimic. meny. sel.

☞ *Z; Abends*

◦ **19 Uhr**: bamb-a.[1184]

- **nachts**: ars.[1] **Dulc.** gels. harp.[1184] kali-c. **PHYT.** spig.[1]

☞ *Z; Nachts*

◦ **3 Uhr - 4 Uhr**: spig.[1]

- **Mitternacht**: phyt.[25]

<> - **Bett, im, agg.**: allox.[149] phyt.[25]

☞ *M; Liegen; agg.; Bett, im*

- **Beugen agg., Kopf vorwärts**: kali-bi.[137]

☞ *M; Beugen, beim; vorn, nach*

- **Bewegung amel.**: alum.[1] caps.[1] ph-ac.[1] rat. tax.[303]

☞ *M; Bewegung; amel.*

◦ **heftige Bewegung**: rat.

- **Bücken, beim**: calc.[1]

- **Bügeln agg.**: bamb-a.[1184]

- **Drehen des Kopfes, beim**: alum. am-c. **Am-m.** anac. aur. **Bamb-a.**[1184] bell.[1] **Bry.** calad. **Calc. Chel. Coloc.** curc.[192] **Dulc.** kali-n. lac-cpr.[261] lac-leo.[204] lat-h.[301] ozone[227] par. rat. sec.[36] sel.[85] spong.[111] tab.[36] tarent. uran.[269]

☞ *M; Drehen, beim; Kopf*

◦ **links, nach**: alum. lac-leo.[204] uran.[269]

◦ **rechts, nach**: ozone[227] spong.[111] tab.[36]

◦ **schmerzhaften Seite, zur**: anac.

- **Erwachen, beim**: anac. falco-p.[265] graph.[1] kali-c. **Lach.** lim-b-c.[204] **Manc.** neon[222] phys. ratt-n.[204]

☞ *M; Erwachen, beim*

- **Essen, nach dem**: **Nux-v.**

☞ *M; Essen; nach*

- **feine Arbeit, durch**: tax.[303]

- **Fieber, während**:

◦ **Fieberhitze, während**: **Acon.**[5]

☞ *M; Fieberhitze, während*

◦ **intermittierend**: **Cocc.**

- **Gähnen, nach**: cocc.[1] nat-m.

☞ *M; Gähnen; nach*

- **Gehen im Freien, beim**: bamb-a.[1184] **Camph. Lyc.**

☞ *M; Gehen; agg.; während; Freien, im*

- **Gesichtsschmerzen, bei**: mez.[102]

- **Heben, durch**: **CALC.** lyc. **RHUS-T.** sep.[1]

☞ *M; Heben agg.* • *Verheben, leichtes*

- **Hochsehen, beim**: lob-s.[25]

- **Kälte**:

◦ **durch**: bamb-a.[1184] lac-cpr.[261]

◦ **Erkältung, nach**: calc.[1] **Dulc. Guai. Nit-ac. RHUS-T.**

☞ *M; Kälte; Erkältung, durch*

- **knackt bei Bewegung**: petr.[137]

- **Kopfbewegung agg.**: ars-i.[25] carb-ac.[25] plan.[25]

- **Kopfschmerz, während**: am-c. ant-c. arg. bamb-a.[1184] bar-c. **Bell.** bell-p.[256] **Calc.** caps. carbn-s. crot-h. cur. cycl. gels.[54] **Glon. Graph.** haliae-lc.[222] **Ign.** kali-c. kali-n. lac-c.[809] **Lach.** lat-h.[301] mag-c. merc-i-f. mur-ac. myric. nat-c. nat-m.[111] nat-sil.[58] ozone[227] ph-ac. phos.[111] sang. sanguin-n.[85] sep. sil. spig.[155] tarent. verat. visc.[119]

▥ *KOPF; O; Innerlich, innerer Kopf; steifem Nacken, mit*

◦ **Hinterkopf, im**: graph. spig.[155]

◦ **Stirn, in der**: bamb-a.[1184]

- **Liegen auf dem Rücken, beim**: spig.

☞ *M; Liegen; agg.; Rücken, auf dem*

- **Menses, während**: am-i.[304] **Bamb-a.**[1184] **Calc.**

☞ *M; Menses; während*

◦ **vor, und**: **Bamb-a.**[1184]

☞ *M; Menses; vor*

- **Ruhe, während**: ph-ac. rat. **Rhod. Rhus-t.**

☞ *M; Ruhe; agg.*

- **Schlaf, im**: **Alum.**

- **Schnupfen, bei**: ars. **Bell.** dulc. **LACH.** lachn. **Lyc. Nux-v. Rhus-t.** sulph.

- **Schweiß, während**: **Acon.**[5] bell.[5] **Calc.**[5] carb-v.[5] ign.[5] kali-c.[5] lyc.[5] nit-ac.[5] **Nux-v.**[5] puls.[5] **Rhus-t.**[5] **Sep.**[5] staph.[5] sulph.[5] thuj.[5]

- **Strecken amel.**: allox.[149] ratt-n.[204] tax.[303]

☞ *M; Strecken, Dehnen; amel.*

- **Stuhlgang, nach**: **Chin.**[5] **Puls.**

☞ *M; Stuhlgang; nach*

- **Urinieren amel.**: gels.[85]

☞ *M; Urinieren; amel.*

- **Wärme amel.**: **Bamb-a.**[1184]

☞ *M; Wärme; amel.*

- **Waschen agg.**: **Dulc. RHUS-T.**

- **Wetter**:

◦ **feuchtes, nasses, stürmisches, durch**: bamb-a.[1184]

☞ *M; Wetter, nasses, agg.* • *M; Wind agg.* ▥ *ALLGEMEINES; M; Wetter; windigem, stürmischem, bei; während*

◦ **Wetterwechsel, durch**: bamb-a.[1184]

- **Zugluft, durch**: **CALC-P. Cimic.** lac-cpr.[261] **RHUS-T.**

☞ *M; Zugluft, durch*

➡ - **erstreckt sich**:

◦ **Kopf, zum**: bamb-a.[1184]

◦ ◦ **rechts**: bamb-a.[1184]

☞ *S; Rechts*

◦ **Nase, zur**: lachn.[85]

◦ **Nierenregion, in die**: ozone[227]

◦ **rechten Arm hinab**: ratt-n.[204]

◦ **Rücken** hinab: anac.[137]
◦ **Schultern,** zu den: aran-ix.[149] rheum[102]
◦ ◦ **linken** Arm hinab, und den: rheum[102]
◦ **Trapezius,** zum: aran-ix.[149]
☞ *O; Cervikalregion; Trapezius*

- **Lymphdrüsen**: astac.[102] lap-a.[102]
☞ *O; Lymphdrüsen, Cervikalregion*

- **Muskeln**:
◦ **scaleni,** links, nachmittags, nach Fehltritt: vichy-g.[36]
☞ *O; Muskeln*
◦ **Trapezius**: hura[36] iris[36]
☞ *O; Cervikalregion; Trapezius • O; Muskeln*

Dorsalregion: acon.[5] agar.[5] allox.[119] alum.[5] anac.[5] androc.[222] **Ang.**[5] ars.[5] bamb-a.[1184] bar-c.[5] bell.[5] bell-p.[256] **BOV.**[5] **Bry.**[5] calc.[5] calc-s.[36] caps.[5] **CAUST.**[5] cocc.[5] curc.[192] **Guai.**[5] haliae-lc.[222] **Kali-c.**[5] lac-ac.[8] lat-h.[301] **Led.**[5] lith-c.[227] mant-r.[262] menth-pu.[85] nat-m.[5] neon[222] nit-ac.[5] **Nux-v.**[5] olnd.[5] **Petr.**[5] phos.[5] **Puls.**[5] sarcol-ac.[119] **SEP.**[5] **Sil.**[5] **Sul-ac.**[5] sulo-ac.[1] **SULPH.**[5] thuj.[5] uran.[269] uro-h.[264] **Verat.**[5] zinc.[1]
☞ *O; Dorsalregion*

- **einseitig**: guai.[5]
☞ *S; Einseitig*

- **nachts**: neon[222] zinc.[1]
☞ *Z; Nachts*

<> - **Bewegung,** bei: zinc.[1]

- **Stehen** agg.: sarcol-ac.[119]
☞ *M; Stehen; agg.*

- **Schulterblätter**: allox.[119] alum.[5] androc.[222] ang.[5] bell.[5] calc-s.[36] caust.[5] cocc.[5] curc.[192] kali-c.[5] lac-ac.[8] led.[5] menth-pu.[85] nat-m.[5] phos.[5] sarcol-ac.[119] sep.[5] sulo-ac.[1]
☞ *Unbeweglichkeit der Schulterblätter*
◦ **rechts**: menth-pu.[85]
☞ *O; Dorsalregion; Schulterblätter; rechts*
◦ **über** dem rechten: curc.[192]
◦ **zwischen** den Schulterblättern: allox.[119] alum.[5] **Ang.**[5] bell.[5] caust.[5] cocc.[5] **KALI-C.**[5] lac-ac.[8] led.[5] nat-m.[5] phos.[5] sarcol-ac.[119] **Sep.**[5] sulo-ac.[1]

Lumbalregion: **Acon.**[5] **AM-M.**[5] **AMBR.**[5] ang.[1125] apisin.[5] ars.[5] aur.[137] bamb-a.[1184] **BAR-C.**[5] bell.[5] **BRY.**[5] carb-an.[5] **Carb-v.**[5] **CAUST.**[5] chlorpr.[149] cob.[171] dulc.[5] gels.[111] gink.[227] guai.[5] haliae-lc.[222] helon.[25] ign.[5] kali-bi.[111] kali-c.[5] kres.[149] **LACH.**[5] laur.[5] led.[5] lim-b-c.[204] lyc.[5] mant-r.[262] morg.[136] nat-c.[5] nat-m.[1] nit-ac.[5] nux-v.[5] **Petr.**[1] prun.[111] **Puls.**[5] rheum[5] **RHUS-T.**[5] **Sel.**[5] **Sep.**[5] **SIL.**[5] staph.[5] sulph.[5] thuj.[5] trio.[25] uran.[269] uran-n.[25] uro-h.[264] urt-u.[111]
☞ *O; Lumbalregion*

- **links,** schmerzhaft: trio.[25]
☞ *S; Links*

- **morgens**: uro-h.[264]

- **abends**: petr.[1]

<> - **Erwachen,** beim: lim-b-c.[204]
☞ *M; Erwachen, beim*

- **Gehen** im Freien amel.: haliae-lc.[222]
☞ *M; Gehen; amel.; Freien, im*

- **Oberschenkel** nicht heben, kann: aur.[137]

- **Samenergüssen,** nach: cob.[171]
☞ *M; Samenergüssen, nach*

lumbosakrale Gelenkfuge: ambr.[111] anac.[111] arg-n.[111] ars.[111] **Bar-c.**[5] bell.[111] carb-an.[111] carb-v.[111] cham.[111] dios.[111] guai.[111] ign.[111] kali-c.[111] nat-m.[111] nit-ac.[111] nux-v.[111] petr.[111] pimp.[142] plut-n.[222] rhus-t.[111] staph.[111] valer.[111]

Muskeln:

- **Erektor** spinae, beim Aufstehen aus dem Bett, beim Husten: get.[36]
☞ *O; Muskeln*

- **Latissimus** dorsi, rechts, bei Bewegung: iris[36]
☞ *O; Muskeln*

Sakralregion: acon. aloe[111] am-m. ambr. apis arg-n.[5] bar-acet. **Bar-c. Berb. Bry. Caust.** helon.[25] **Lach.** laur. **Led. Lyc.** manc. meph. petr.[1] phos.[58] prun. puls. rheum[1] **Rhus-t.** sil. **Sulph.** thuj.
☞ *O; Sakralregion*

- **morgens**: thuj.
☞ *Z; Morgens*

- **abends**: bar-acet. petr.[1]
☞ *Z; Abends*

<> - **Aufstehen** von einem Sitz, beim: phos.[58]
☞ *M; Aufstehen; agg.; Sitzen, vom*

- **Betätigung,** nach: rhus-t.[58]

- **Bewegung,** zu Beginn der: **Lach.**
☞ *M; Bewegung; agg.; Beginn, zu*

- **Sitzen,** nach: ambr.
☞ *M; Sitzen; agg.; nach*

- **Stehen,** aufrechtes, unmöglich: rheum[1]
☞ *M; Stehen; agg.; aufrecht*

Steißbein: ars.[36] petr.[36]
☞ *O; Steißbein*

- **abends**: petr.[36]
☞ *Z; Abends*

- **erstreckt** sich durch die Wirbelsäule: ars.[36]

Brett, wie durch ein:
ALLGEMEINES; C; Brett, Empfindung wie von einem

- **Dorsalregion**: harp.[1184]

- **Lumbalregion**: harp.[1184]

Luftzug, wie von einem, Cervicalregion: ozone[227]

plötzlich, Cervicalregion: aran-ix.[149]

rheumatisch, Cervicalregion: caul.[85] stict.[102]

schmerzhaft: **Am-m.** ars.[1] aza.[192] **Bamb-a.**[1184] **Calc. CAUST.** chlorpr.[149] falco-p.[265] gink.[227] hell.[1] **Helon.** lachn.[25] **Manc. Nit-ac.** ozone[227] phos.[1] **Puls.**[8] **RHUS-T.** sang.[25] sanic.[137] sep.[36] sulo-ac.[1] tub.[193] uran.[269] **Vero-o.**[232] vinc.[4]

- **Cervikalregion**: gink.[227] hell.[1] lachn.[25] phos.[1] sang.[25] vinc.[4]

- **Lumbalregion**: chlorpr.[149] gink.[227] sep.[36]
☞ *O; Lumbalregion*

- **Brett,** wie durch ein: ozone[227] **Puls.**[8]
ALLGEMEINES; C; Brett, Empfindung wie von einem

- **krampfartig**: bamb-a.[1184] **Nit-ac.**

- **Stock,** wie ein: bamb-a.[1184]

spasmodisch, Cervikalregion: nat-c.[5] zinc.[5]

Stelle, an einer kleinen: menth-pu.[85]

tetanisch: merc-cy.[25]

STIERNACKEN, cervikale Fettpolster: cortico.[149]
☞ *Speckig, Cervikalregion*

STOCKUNG, Empfindung von, Wirbelsäule, unteres Ende: plut-n.[222]

STÖßE, Empfindung wie durch:
☞ *Schmerz; lanzinierender Schmerz •Schmerz; stechender, schießender Schmerz*

Dorsalregion: ang.[5] cic.[5] dig.[5] plat.[5] puls.[5] rhod.[5] stann.[5]
☞ *O; Dorsalregion*

- **Schulterblätter**: puls.[5]

Lumbalregion: samb.[5]
☞ *O; Lumbalregion*

Sakrum: samb.[1]
☞ *O; Sakralregion*

Wirbelsäule: dig.[1]
☞ *O; Wirbelsäule*

STRECKEN, Verlangen, die Lumbalregion zu: sil.[1]

STURZ, Empfindung wie durch einen:
☞ *Schmerz; wund und zerschlagen, Schmerz wie*

Dorsalregion: arn.[5] ruta[5]
☞ *O; Dorsalregion*

Lumbalregion: arn.[5] ruta[5]
☞ *O; Lumbalregion*

Sakralregion: croc.[5] ruta[5]
☞ *O; Sakralregion*

SUMMEN, Empfindung von: cand-a.[239] ferr.[54]

erstreckt sich den Rücken herab: cand-a.[239]

TABES Dorsalis:
☞ *Erweichung des Rückenmarks*

TAUBHEITSGEFÜHL, pelzige Empfindung: acon. **Agar.** alum. anac. apis[137] arg.[1] ars. bell.[5] berb. bry. calc.[5] **Calc-p.** carb-v. cast-eq. cham.[5] chel. **Cocc.** con. cupr-acet. cupr-ar. dig. frax.[111] gnaph.[111] graph.[137] helod-c.[205] hura hydrog.[222] kali-bi.[111] kali-br.[85] kali-n. lach.[5] lappa[111] loxo-r.[205] mag-m. merc.[5] merc-i-f.[111] nat-m. nux-m.[5] nux-v.[5] ox-ac. oxyt.[102] par. petr.[5] ph-ac.[5] phos.[5] phys.[137] plat.[36] pop-c.[111] rhus-t. sec.[5] sep.[137] sil. spig.[5] spong. sulph.[5] tell. thuj.[5] xan.[85] zinc.
☞ *Eingeschlafen, Empfindung wie*

Schlaf, nach einem Nickerchen: phos.[1]
☞ *M; Schlaf; nach*

erstreckt sich abwärts: phys.[137]

Cervikalregion: berb. bry.[111] cast-eq. **Chel.** dig. hura hydrog.[222] loxo-r.[205] merc-i-f. par. petr.[5] **Plat.** rhus-t. spig.[5] tell. xan.[85]

- **links,** erstreckt sich zum Oberarm: loxo-r.[205]
☞ *S; Links*

Dorsalregion: anac. arg.[1] bry.[137] calc.[5] merc.[5] merc-i-f.[111] phos.[5] **Plat.**[5] **Sec.**[5] **Sulph.**[5]
☞ *O; Dorsalregion*

- **Schulterblätter**: anac. arg.[1] bry.[137] merc-i-f.[111]

Lumbalregion: **ACON.** alum. apis[137] ars. bell.[5] **BERB.** bry. calc.[5] carb-v. cham.[5] con. cupr-acet. frax.[111] gnaph.[111] graph.[111] **Kali-bi.**[111] kali-n. lappa[111] mag-m. nat-m. nux-m.[5] nux-v.[5] phos.[5] **Plat.**[5] **Sil.** spong. zinc.
☞ *O; Lumbalregion*

- **Gefühllosigkeit**: acon. alum. **Ars.** bry. con. cupr-acet. kali-n. mag-m. nat-m. zinc.

◦ **morgens,** beim Aufstehen: **Nat-m.**

◦ **abends**: alum. mag-m.
☞ *Z; Abends*

◦ **erstreckt** sich zu den Beinen: **Acon.**

Sakrum: berb. **Calc-p. Graph.**[137] ox-ac. plat. spong.
☞ *O; Sakralregion*

- **Sitzen,** beim: plat.
☞ *M; Sitzen; agg.; während*

- **Beine,** und: **Calc-p.** graph.[137]

Steißbein: berb. **PLAT.**
☞ *O; Steißbein*

- **Menses,** während: plat.
☞ *M; Menses; während*

- **Sitzen,** beim: **PLAT.**
☞ *M; Sitzen; agg.; während*

Teil, auf dem man liegt: calc.

Schlag, wie nach einem, Steißbein: **PLAT.**[36]
☞ *O; Steißbein*

TORTICOLLIS, Schiefhals:
▤ *ÄUßERER HALS; C; Torticollis, Schiefhals*

TRÖPFELN, Empfindung von:
☞ *Wasser, Empfindung von; Wirbelsäule hinabtropfend*

TUBERKEL, nicht eiternd, rechtes Schulterblatt: am-m.
☞ *Tumoren, Gewächse; Knoten;*

TUBERKULOSE:
☞ *Karies, Nekrose der Wirbelsäule*

Rückenmark:
☞ *O; Wirbelsäule; Rückenmark •Erweichung des Rückenmarks*

Sakrum: tub.[175]
☞ *O; Sakralregion*

Wirbelsäule: ars-br.[77] aur.[137] bac.[162] calc-p.[137] iod.[137] merc-c.[137] ph-ac.[137] phos.[137] sil.[102] stann.[137] syph.[137] tub.[137] vitr.[142]
☞ *O; Wirbelsäule*

- **Wirbelentzündung,** tuberkulöse, M. Pott: aur.[137] bac.[162] calc-p.[137] iod.[137] merc-c.[137] ph-ac.[137] phos.[137] sil.[102] stann.[137] syph.[137] tub.[137] vitr.[142]

◦ **Liegt** auf dem Rücken, mit angezogenen Knien: merc-c.[137]

TUMOREN, Gewächse:
☞ *Warzen*

Cervikalregion: ba-tn.[136] bar-c. brom.[137] calc. calc-p. cist.[102] eupi.[85] kola[1184] syc-co.[136] thuj.
☞ *Verhärtung, Induration; Lymphdrüsen, Cervikalregion* ▤ *ALLGEMEINES; C; Tumoren*

Wirbelsäule: lach.[137] tarent.[137]
☞ *O; Wirbelsäule*

gestielt, bläulich, kirschgroß: **Con.** thuj.

Knochen, Exostosen: calc-f.[102]

Knoten:

- **Cervikalregion,** links: eupi.[85]
- **Sakralregion**: hep.[5]
  ☞ *O; Sakralregion •Exostose, am Steißbein*
- **Schulterblätter**: am-m.[5] crot-h.[111] dulc.[5] squil.[5] **Sulph.**[5]
  ☞ *Tuberkel, nicht eiternd, rechtes Schulterblatt*

Lipome, Hals: ba-tn.[136] **BAR-C.** calc. syc-co.[136] **Thuj.**

maligne, Cervikalregion: calc-p.

Myogelose, Cervikalregion: kola[1184]

Sarkom: **Bar-c.**

Zysten: bar-c.[5] brom.[137] calc.[5] phos.[137] syc-co.[136]
▥ *ALLGEMEINES; C; Tumoren; zystisch, Steatom*

- **Cervikalregion**: **Bar-c.**[5] brom.[137] **Calc.**[5]

UNBEHAGEN: choc.[222]
☞ *Haltung, Lage, findet keine bequeme •Unruhe, Ruhelosigkeit*

UNBEWEGLICHKEIT der Schulterblätter: ran-b.[58]
☞ *Steifheit; Dorsalregion;*

UNRUHE, Ruhelosigkeit: aeth.[137] bar-c. bell.[5] calc-f. carb-an.[1] cedr. chin-s. helon.[25] hydrc.[192] irid.[222] mit.[36] thuj.[111] trif-p.[25]
☞ *Haltung, Lage, findet keine bequeme •Unbehagen* ▥ *ALLGEMEINES; C; Ruhelosigkeit, körperliche*

Cervikalregion: aeth.[137] thuj.[1]

Lumbalregion: **Bar-c.** bell.[5] **Calc-f.** cedr. chin-s. helon.[25] mit.[36] thuj.[111] trif-p.[25]
☞ *O; Lumbalregion*

- **Blähungsabgang** amel.: **Bar-c.**
  ☞ *M; Blähungsabgang; amel.*
- **Gewicht,** mit Empfindung wie von einem: helon.[25]

VERDREHT:
☞ *Verkrümmung der Wirbelsäule; allgemeine Arzneien*

VERHÄRTUNG, Induration:

Lymphdrüsen, Cervikalregion: **BAC.**[8] hecla.[102] phyt.[25]
☞ *Entzündung; Cervikalregion; Lymphdrüsen •Schwellung; allgemeine Arzneien; Cervikalregion; •Tumoren, Gewächse; Cervikalregion*

- **rechts**: phyt.[25]
  ☞ *S; Rechts*

beweglich, Lymphdrüsen, Cervikalregion: bac.[8]

Grieß, wie, kleine Körnchen unter der Haut, Cervikalregion: plut-n.[222]

juckend, Lymphdrüsen, Cervikalregion: bac.[8]
▥ *ALLGEMEINES; C; Jucken, Kitzeln, Empfindung von; Drüsen*

perlschnurartig, wie Nüsse, Lymphdrüsen, Cervikalregion: bac.[8]

VERHEBEN, leichtes: arge-p.[264] bor. **CALC. GRAPH.** hydrog.[222] **LYC.** nat-c.[36] **Nux-v.** ph-ac. **RHUS-T.** sang. **Sep.**
☞ *Verletzungen der Wirbelsäule; Heben, durch •Steifheit; Cervikalregion; •Schmerz; Heben; •Schmerz; Lumbalregion; •Schmerz; Sakralregion;*

VERKRÜMMUNG der Wirbelsäule:

allgemeine Arzneien: acon.[5] aesc. agar.[5] am-c.[5] ant-c.[5] **Asaf.**[5] aur.[5] **Bac.**[62] **Bar-c.**[5] **Bar-m. BELL.**[5] bry.[5] bufo **CALC.**[5] **CALC-F.** calc-hp.[25] calc-i.[137] **Calc-p. CALC-S. Carb-v.** carbn-s. carc.[304] caust.[5] cic.[5] clem.[5] cocc.[5] coloc.[5] **Con.** dros.[108] dulc.[5] **Ferr.**[5] ferr-i.[8] get.[85] graph.[5] **Hep.**[5] iod.[5] ip.[5] lach.[5] **Lyc.** mang.[5] **Merc.**[5] **MERC-C.** mez.[5] nat-m.[5] **Nit-ac.**[5] nux-v.[5] op. petr.[5] **PH-AC.**[5] **Phos.**[5] plb.[5] psor. **PULS.**[5] rhod.[5] **RHUS-T.**[5] ruta[5] sabin.[5] **Sep.**[5] **SIL.** staph.[5] **SULPH.**[5] syph. tarent. ther.[111] **Thuj.**[5] tub.[212]
☞ *Emprosthotonus, Beugekrampf des Körpers nach vorn •Hängeschultern •Karies, Nekrose der Wirbelsäule*

- **Cervikalregion**: **Calc. Lyc.**[5] phos. **Puls.**[5] **Syph.**
- **Dorsalregion**: acon.[5] ant-c.[5] asaf.[5] aur.[5] bar-c.[5] bell.[5] **Bry.**[5] bufo **Calc.**[5] **Calc-s.** caust.[5] **Cic.**[5] clem.[5] **Cocc.**[5] coloc.[5] **Con.** dulc.[5] hep.[5] ip.[5] lach.[5] **Lyc.**[5] mang.[5] merc.[5] mez.[5] nux-v.[5] ph-ac.[5] phos.[5] plb.[5] **PULS.**[5] **Rhus-t.**[5] ruta[5] sabin.[5] sep.[5] **Sil.**[5] staph.[5] **Sulph.**[5] **Syph.** thuj.[5]
  ☞ *O; Dorsalregion*
- **Lumbalregion**: bac.[62] calc-s.[58] graph.[5]
  ☞ *O; Lumbalregion*
- **Kyphose,** Dorsalregion: acon.[5] ant-c.[5] asaf.[5] aur.[5] bar-c.[5] bell.[5] bry.[5] **CALC.**[5] caust.[5] cic.[5] clem.[5] coloc.[5] dulc.[5] hep.[5] ip.[5] lach.[5] lyc.[5] merc.[5] mez.[5] ph-ac.[5] phos.[5] plb.[5] puls.[5] rhus-t.[5] ruta[5] sabin.[5] sep.[5] sil.[5] staph.[5] **SULPH.**[5] thuj.[5]
- **liegt** auf dem Rücken mit angezogenen Knien: **MERC-C.**
- **Lordose,** Lumbalregion: bac.[62]
- **rechts,** nach: **Sil.**[5]
- **schmerzhaft**: **Aesc. LYC. SIL.**
- **Seite,** zur: calc.[34] lyc.[34] plb.[34] puls.[34] rhus-t.[34] sil.[58] sulph.[34]

innen gebogen, Empfindung wie nach: choc.[222]

VERKÜRZT:
☞ *Drücken, Zusammendrücken, Empfindung von •Spannung, Empfindung von*

VERLÄNGERT, Empfindung wie:

Cervikalregion: tax.[303]

Steißbein: xan.[111]
☞ *O; Steißbein*

VERLETZUNGEN der Wirbelsäule: **Apis Arn.**[809] bamb-a.[1184] bell.[137] bell-p.[122] bor.[122] **Calc.** calc-p.[185] carb-an. caust.[809] cic.[137] **Con.** dam.[85] graph.[122] **HYPER.** kali-bi.[111] kali-c.[193] **Led.** lyc.[122] mez. **NAT-S. Nit-ac.**[85] nux-v.[122] ph-ac.[122] **Rhus-t.**[809] **Ruta**[809] sang.[122] sep.[137] **Sil.** stann.[137] symph.[137] tell.[193] **Thuj.**[809] wild.[9] zinc.[137]
☞ *M;Verletzungen, durch•O; Wirbelsäule; Rückenmark; •Erschütterung, Beschwerden durch; Wirbelsäule* ▥ *ALLGEMEINES; M; Unfall, Beschwerden durch*

Heben, durch: bor.[122] **CALC. CALC-P.**[185] **GRAPH.**[122] **LYC.**[122] **Nux-v.**[122] ph-ac.[122] **RHUS-T.** sang.[122] **Sep.**[122]
☞ *M; Heben agg. •Verheben, leichtes •Schmerz; Heben; während*

liegt auf dem Rücken, wirft den Kopf nach hinten: **Hyper.**
☞ *Zurückziehen, spasmodisches; Cervikalregion, Kopf spasmodisch nach hinten gezogen*

VERLETZUNGEN der Wirbelsäule (Forts.)

Schmerzen, chronische:
☞ Schmerz; Verletzung, nach ▥ ALLGEMEINES; C; Schmerz; Verletzung, durch • ALLGEMEINES; C; Schmerz; chronisch

Schweiß an Händen und Füßen, mit reichlichem: nit-ac.[85]

Cervikalregion: **ARN.**[809] **HYPER.**[809] **Mez.**[809] **Rhus-t.**[809]
☞ Erschütterung, Beschwerden durch; Cervikalregion

Lumbalregion bleibt empfindlich gegen Erschütterung beim Gehen: **Thuj.**
☞ O; Lumbalregion • Schmerz; Lumbalregion; Verletzung, nach

Steißbein: bamb-a.[1184] bell-p.[122] **Carb-an.** caust.[809] **HYPER.** kali-bi.[111] **Mez.** ruta[809] **SIL.** thuj.[809]
☞ O; Steißbein

Schlag oder Stoß, durch: **Arn.** bamb-a.[1184] bell.[137] cic.[137] con.[58] **Hyper. Nit-ac. Sep.**[137] stann.[137]

Wunden: ruta[137] symph.[137]

VERRENKT, Empfindung wie:
☞ Schmerz; ausgerenkt, Schmerz wie • Schmerz; verrenkt, Schmerz wie

Cervikalregion: agar.[5] alum.[5] ambr.[5] ars.[5] asar.[36] bell.[102] caust.[102] chel.[5] cinnb.[111] coca[111] coloc.[5] dulc.[5] fago.[102] kali-n.[5] **Lachn.**[8] lyc.[5] nat-c.[5] nat-m.[5] nicc.[111] psor.[111] puls.[5] rhus-t.[5] sang.[111] sep.[5] sulph.[5] thuj.[5] zinc.[5]

Lendenwirbel, letzter: sanic.[102] sarr.[111]
☞ O; Lumbalregion

- **Liegen** auf rechter Seite amel.: sanic.[102]
▥ ALLGEMEINES; M; Liegen; amel.; während; Seite, auf der;

Sakralregion: nux-v.[5]
☞ O; Sakralregion

VERSCHOBEN, Empfindung, als wären Rückenwirbel: sanic.[111] sulph.[5]

VERSTAUCHUNG, Verrenkung: ang.[5] dios.[111] dulc.[5] sars.[5]
☞ Schmerz; zerreißender Schmerz, Lumbalregion

VITILIGO, Nacken und Rücken: **Pitu-a.**[164]

VÖLLE, Empfindung von:
☞ Blutandrang, Kongestion

WÄRME, Empfindung von:
☞ Hitze

Dorsalregion: carb-v.[5] coff.[5] hyos.[5] laur.[5] staph.[5]
☞ O; Dorsalregion

Wirbelsäule: carb-v.[5] myrt-c.[25]
☞ O; Wirbelsäule

WARZEN: bar-c.[58] nat-c.[83] nit-ac. pitu-a.[164] sil. thuj.
☞ Tumoren, Gewächse

Cervikalregion: nit-ac. pitu-a.[164] thuj.

kugelförmig, braun, Cervikalregion, rechts: pitu-a.[164]

WASSER, Empfindung von:

heißes Wasser läuft durch die Rückenwirbel: sumb.[25]

kochendes, den Rücken entlang: ust.[102]
▥ ALLGEMEINES; C; Kochen, Empfindung von

Rücken gespritzt, als würde es auf den: lyc.[85]
☞ Kälte (Frost, und Empfindung von); Eiseskälte; läuft den Rücken hinunter, vor epileptischem Anfall

Wirbelsäule hinabtropfend: abies-c.[144] irid.[222] m-art.[5] sumb.[102] vario.[149]

- **rechts**: irid.[222]
☞ S; Rechts

- **brennend**: m-art.[5]

- **kalt**: abies-c.[144] vario.[149]

WEICH, Empfindung wie, Dorsalregion: **Ars.**[5]
▥ ALLGEMEINES; C; Weich, Empfindung, als wären harte Partien

WELLE, den Rücken hinauf, Empfindung wie von einer: laur.
☞ Maus den Rücken hinaufläuft, Empfindung, als ob eine

WIND auf den Rücken bläst, Empfindung, als ob:

Cervikalregion: olnd.[111]

Lumbalregion: sulph.[137] **Sumb.**
☞ O; Lumbalregion • Kälte (Frost, und Empfindung von); Luft, wie durch kalte; Lumbalregion streicht, die über die

Schultern, zwischen den: caust. **Hep.** sulph.
☞ Kälte (Frost, und Empfindung von); Wind, wie durch; Schulterblättern, zwischen den

WIRBELKÖRPERNEKROSE:
☞ Karies, Nekrose der Wirbelsäule

WUNDEN:
☞ Verletzungen der Wirbelsäule; Wunden

ZERREN, Empfindung von:
☞ Spannung, Empfindung von

rechts, beim Heben des Arms: neon[222]
☞ S; Rechts

Muskeln: visc.[119]
☞ O; Muskeln

Steißbeinspitze, aufwärts: lil-t.[8]
☞ O; Steißbein ▥ ALLGEMEINES; C; Gezogen, Empfindung wie; aufwärts

ZITTERN: apis benz-ac. berb. carb-v. carc.[149] cimic.[25] **Cocc.**[5] coff.[5] eup-per. iod.[1] lil-t. merc. nicc.[111] oci. op.[5] phos.[5] sulph. tarax.[5] thuj.[111]
☞ Beben, Empfindung von

morgens: apis
☞ Z; Morgens

Fieber, während: **Eup-per.**

Cervikalregion: carb-v.[5]

Dorsalregion: cocc.[5] coff.[5] merc.[5] sulph. tarax.[5]
☞ O; Dorsalregion

- **Schulterblätter**: merc.[5] sulph. tarax.[5]

◦ **vormittags**: sulph.
☞ Z; Vormittags

Lumbalregion: benz-ac. berb. cimic. merc. nicc.[111] oci. op.[5] phos.[5] thuj.[111]
☞ O; Lumbalregion

Sakrum: cimic.[25]
☞ O; Sakralregion

Wirbelsäule: merc.[36] phos.[38]
☞ O; Wirbelsäule

anfallsweise: carb-v.

ZUCKEN: aeth. **Agar.** alum. am-c.[5] ang. arg.[5] arn. art-v.[81] asaf.[5] bapt.[36] brom.[36] bry. bufo calc.[5] calc-p. caps.[5] carb-an.[36] carb-v.[111] carc.[207] carl.[36] caust.[5] chel. chin.[5] cic. cina[5] coloc. con.[1] crot-h.[36] croto-t. dulc. hydr-ac.[111] jatr. kali-bi.[111] kali-c. lach. laur.[5] lyc. mag-c. mag-m. meny. merc. mez. morph. mygal. nat-c. nat-m.[5] nit-ac. nux-v. petr. ph-ac. phos. phys. plut-n.[222] puls.[5] ran-b. rat. rhus-t.[5] ruta[5] sep. spig.[5] squil. stann.[5] staph.[1] stry. sulph. sumb. tarax.[5] thuj. **Zinc.**
☞ *Beben, Empfindung von • Flattern, Empfindung von • Rucken, Zucken ▥ ALLGEMEINES; C; Zukkungen*

links: carb-v.[111]
☞ *S; Links*

rechts: calc. meny.[1]
☞ *S; Rechts*

Atmen, beim: alum. calc.

Konvulsionen, während: hydr-ac.[111]

Liegen auf dem Rücken, beim: agar.
☞ *M; Liegen; agg.; Rücken, auf dem*

Öffnen des Mundes, beim: stry.

Cervikalregion: aeth. agar.[102] ang.[5] arg.[5] arn. art-v.[81] asaf.[5] bufo caps.[5] caust. chin.[5] coloc. mag-c.[1] mag-m. nat-m. ph-ac. plut-n.[222] ran-b. rat. sep. sulph. **Tarax.**[5]
☞ *Rucken, Zucken; Halsmuskeln ▥ ÄUßERER HALS; C; Zucken; Seiten*

- **links**: plut-n.[222]
- **Heben** des Kopfes, beim: ph-ac.[1]
- **Konvulsionen,** während: art-v.[81]
- **Ruhe,** während: ph-ac.
☞ *M; Ruhe; agg.*
- **erstreckt** sich den Rücken hinab: mag-c.[1]

Dorsalregion: asaf.[5] calc. calc-p. kali-bi.[111] lyc. meny.[5] merc. mez. nat-c. nat-m.[5] nit-ac. phos. rhus-t. ruta[1] sep. spig.[5] squil. **Stry.** thuj.
☞ *O; Dorsalregion*

- **Handarbeit,** durch: nit-ac.
☞ *M; Arbeiten, beim; agg., Handarbeit*
- **Schulterblätter**: asaf.[5] calc. calc-p. kali-bi.[111] lyc. merc. mez. nat-c. nat-m.[5] phos. rhus-t. sep. spig.[5] squil. thuj.
- **unterer** Teil: ruta[1]

Lumbalregion: **Agar. Alum.** am-c.[5] bry. calc.[1] caust.[5] **Chin.**[5] **Coloc.** con.[1] crot-h.[36] croto-t. dulc. kali-c. lach. mag-c. meny. nat-c. petr. puls.[5] rat. rhus-t. ruta[5] staph.[5] sulph. sumb.
☞ *O; Lumbalregion*

- **13** Uhr: mag-c.
- **abends**: agar. sulph.
☞ *Z; Abends*
  - ◦ **Bett,** im: sulph.
  ☞ *M; Liegen; agg.; Bett, im*
- **Bewegung,** bei: petr.
- **Bücken,** beim: kali-c.
- **Gehen,** beim: rhus-t.
- **Heben,** nach: nat-c.
☞ *M; Heben agg.*
- **Liegen,** beim: bry.
- **Sitzen,** im: bry. meny.
- **erstreckt** sich zum Rektum: calc.[1]

Muskeln:
- **M. erector spinae**: carc.[207]
☞ *O; Muskeln*
- **M. latissimus dorsi, links**: bapt.[36] brom.[36]
☞ *O; Muskeln*

Sakrum: alum.[5] calc.[5] caust.[5] chin.[5] cic.[5] rhus-t.[5] staph.[1]
☞ *O; Sakralregion*

- **Sitzen,** im: staph.[1]

Steißbein: alum. carb-an.[36] carl.[36] caust.[5] **Cic.**
☞ *O; Steißbein*

- **Menses,** während: **Cic.**
☞ *M; Menses; während*
- **erstreckt** sich:
  - ◦ **Blase**: carb-an.[36] carl.[36]
  - ◦ **Vorhaut,** zur: carl.[36]

Wirbelsäule: bry.[5] carc.[207] ruta[5]
☞ *O; Wirbelsäule*

pulsierend, Lumbalregion: con.[1]

reißend, Cervikalregion, erstreckt sich zum Scheitel, beim Gehen: rat.

schmerzhaft, Steißbein: alum.
☞ *O; Steißbein*

Stromstöße, wie: **Ang. Nux-v.**
☞ *Schläge, Stöße, Empfindung wie elektrische*

ZURÜCKZIEHEN, spasmodisches:
☞ *Krampf, schmerzhafter • Zusammenziehung, Empfindung von*

Cervikalregion, Kopf spasmodisch nach hinten gebeugt: **Acon.** alum. am-acet.[5] ant-c. **Apis** arn.[1] asar.[5] **BELL.** bor.[58] calc. camph. cann-i. cedr. **Cham.** chin. **CIC. CIMIC. Cina** cocc.[5] colch.[5] **Cupr.** dig.[5] eup-per. eupi.[85] **Gels. Glon. Hell. Hep.** hyos. hyper. **Ign. Ip.** kreos. led.[5] **Lyc.** mag-c.[1] med.[193] meny. merc.[36] **Mez.** mur-ac. **Nat-m. Nat-s. Nux-v.** olnd.[5] **OP. Phel.** phos.[58] phyt.[58] plb.[58] ran-b.[137] rheum[5] rhod.[5] **Samb.** spig.[5] **Spong.**[5] staph. stram. **Tab.** tarent.[111] verat-v. viol-t.[5] **Zinc.**
☞ *Verletzungen der Wirbelsäule; liegt auf dem Rükken, mit nach hinten ruckendem Kopf • Krampf, Muskelkrämpfe, Spasmen; allgemeine Arzneien; Cervikalregion • Opisthotonus • Spannung, Empfindung von; Cervikalregion ▥ KOPF; C; Gezogen, Kopf wird; hinten, nach*

- **morgens**: apis cham. meny. staph.
☞ *Z; Morgens*
- **nachmittags**: mag-c.[1]
☞ *Z; Nachmittags*
- **abends**: ant-c.
☞ *Z; Abends*
- **Liegen**: ant-c.
- **Schlaf,** im: alum. arn.[1]
- **Stuhlgang,** während: phos.[58]
☞ *M; Stuhlgang; während*
- **Trapezius**: merc.[36]
☞ *O; Cervikalregion; Trapezius*

Lumbalregion: cocc.[5]
☞ *O; Lumbalregion*

Schultern, zwischen den, beim Gehen: calad.

rigide, Cervikalregion: ran-b.[137]

ZUSAMMENDRÜCKEN, Empfindung von: adam.[222] aeth.[137] arg-n.[5] bry.[5] caust.[137] euphr.[5] kali-n.[5] led.[5] petr.[5] thuj.[137]
☞ *Drücken, Empfindung von • Schmerz; drückender Schmerz*

Dorsalregion: aeth.[111] arg-n.[5] bry.[5] euphr.[5] kali-n.[5] led.[5] petr.[5]
☞ *O; Dorsalregion*

Lumbalregion: aeth.[137] caust.[137] thuj.[137]
☞ *O; Lumbalregion*

ZUSAMMENGESCHRAUBT, Empfindung wie, **Lumbalregion:** alum.[5] stront-c.[5] zinc.[5]
☞ *Schmerz; Schraubstock, Schmerz wie in einem;*

ZUSAMMENSCHNÜREN oder Bandgefühl, Empfindung von: acon.[58] agar. alum. am-m.[5] anac. ang.[5] apis arg-n.[5] arn.[5] asaf.[5] asar. aur.[193] bell. bor.[193] bry.[5] calc-p.[162] canth.[5] cench.[58] **Cham.**[5] chel.[137] cimic.[25] cina[5] clem.[193] **Cocc.** con.[5] dig.[5] **Dulc.**[1] gels.[85] glon. graph.[5] guai.[5] guare. iod.[5] kali-c.[5] kali-n.[5] kreos.[5] lach.[5] lyc.[5] mag-c.[5] mag-m. merc-cy.[111] mez.[5] nit-ac.[5] nux-m. nux-v.[5] phos.[5] puls.[1] ran-s.[5] rhus-t.[5] sabad.[5] sep.[5] spig.[5] spong.[137] viol-t.[5]
☞ *Schmerz; zusammenschnürender Schmerz* ▤ *ALLGEMEINES; C; Zusammenschnüren, Empfindung von; Äußerlich*

Cervikalregion: acon.[58] agar. apis asar. **Bell.** calc-p.[162] cench.[58] chel. dig.[5] dulc.[1] gels.[85] **Glon.** graph.[58] iod.[5] **Lach.** lyc.[5] **Nux-m.** sep. spig.[5] spong.[137]
☞ *Gepackt, Empfindung wie von einer Hand, Cervikalregion*

- **rechts**: gels.[85]
☞ *S; Rechts*

Dorsalregion: am-m.[5] ang.[5] arg-n.[5] arn.[5] asaf.[5] bry.[5] canth.[5] con.[5] graph.[5] guai.[5] kali-c.[5] kali-n.[5] kreos.[5] lach.[5] lyc.[5] mag-m. merc-cy.[111] mez.[5] nit-ac.[5] nux-v.[5] phos.[5] **Puls.**[5] ran-s.[5] rhus-t.[5] sabad.[5] sep.[5] viol-t.[5]
☞ *O; Dorsalregion*

- **Schulterblätter**: ang.[5] guai.[5] kreos.[5] lach.[5] lyc.[5] mag-m. merc-cy.[111] **Nux-v.**[5] phos.[5] ran-s.[5] rhus-t.[5] sep.[5] viol-t.[5]

∘ **zwischen** den: kreos.[5] merc-cy.[111] phos.[5] rhus-t.[5]

Lumbalregion: arg-n.[5] arn.[5] cina[5] mag-c.[5] puls.[1]
☞ *O; Lumbalregion*

Wirbelsäule: cham.[5]
☞ *O; Wirbelsäule*

Band, wie von einem engen:

- **Cervikalregion**: **Asar.**[5]

- **Lumbalregion**: arg-n.[5] arn.[5] cina[5] mag-c.[111] **PULS.**
☞ *O; Lumbalregion*

Seil, wie von einem, Cervicalregion: chel.[137] spong.[137]

ZUSAMMENZIEHUNG, Empfindung von: acon.[20] ars.[5] asaf.[5] asar.[1] bry.[5] bufo[111] cann-i.[25] cham.[5] chin.[5] cic.[8] cimic.[58] coch.[45] ferr.[5] ferr-ma.[20] fl-ac.[5] graph.[5] guai.[5] haliae-lc.[222] hell.[5] hura[36] hydr-ac.[137] hydrog.[222] iodof.[36] kali-bi.[111] kali-c.[5] lyc.[36] mag-m.[5] meny.[5] merc.[36] mez.[5] nicot.[72] nux-v.[5] op.[5] phys.[25] plb.[36] puls.[5] **Rhus-t.**[5] ruta[5] viol-t.[5]
☞ *Krampf, Muskelkrämpfe, Spasmen; allgemeine Arzneien • Spannung, Empfindung von • Zurückziehen, spasmodisches • Schmerz; beengt, Empfindung wie, über den Hüften • Schmerz; zusammenziehender Schmerz* ▤ *ALLGEMEINES; C; Strikturen, Stenosen, Zusammenziehungen; allgemeine Arzneien*

Liegen, beim: haliae-lc.[222]

Cervikalregion, Muskeln: acon.[20] asar.[1] cann-i.[25] chin.[37] **Cic.**[8] cimic.[58] ferr-ma.[20] iodof.[36] lyc.[36] merc.[36] nicot.[72] phys.[25] plb.[36]
☞ *O; Muskeln*

- **Trapezius,** beim Armheben: plb.[36]
☞ *O; Cervikalregion; Trapezius*

Dorsalregion: asaf.[5] bry.[5] cham.[5] chin.[5] ferr.[5] fl-ac.[5] **Graph.**[5] guai.[5] kali-bi.[111] kali-c.[5] mez.[5] nux-v.[5] op.[5] rhus-t.[5] viol-t.[5]
☞ *O; Dorsalregion*

- **Schulterblätter**: chin.[5] fl-ac.[5] graph.[5] guai.[5] **Rhus-t.**[5] viol-t.[5]

Lumbalregion: ars.[5] bufo[111] coch.[45] **Hell.**[5] **Kali-c.**[5] **Mag-m.**[5] meny.[5] mez.[5] **Nux-v.**[5] puls.[5] ruta[5]
☞ *O; Lumbalregion*

- **Darmbeinregion,** links: coch.[45]

Steißbein, rechts: hura[36]
☞ *O; Steißbein*

schnell, Cervikalregion: merc.[36]

Sehnen des Halses fühlen sich an wie zu kurz: hydrog.[222]
▤ *ALLGEMEINES; C; Kurz, Empfindung wie zu*

tetanisch, Cervikalregion: phys.[25]

SCHMERZ, Rückenschmerzen:

abies-c. abies-n.[72] abrot.[85] absin. acet-ac. achy.[149] acon. act-sp. adam.[222] adeps-s.[45] adon.[111] aegle.[192] aegle-f.[192] **AESC.** **Aeth.** **Agar.** agav-t.[149] agki-p.[1202] agn. agri.[1125] ail.[25] alet.[102] alf.[77] all-c.[122] all-s. allox.[149] aln.[102] aloe[4] alst-s. **ALUM.** alum-p.[58] alum-sil.[58] **Alumn.** am-be.[25] am-br.[25] am-c.[5] am-caust. **Am-m.** ambr. aml-n.[25] ammc.[4] amor-r.[149] amph.[36] amyg-p.[36] anac. anag. anan. androc.[222] **Ang.** ant-c. ant-o.[85] ant-s. ant-t.[5] anth. ap-g.[85] aphis.[31] **Apis** apisin.[5] apoc. apoc-a.[25] apom.[102] aq-des.[275] aq-mar.[149] aq-pet.[809] aquil.[102] aran.[149] aran-ix.[149] arbu.[72] **Arg.** **Arg-n.** arge-p.[264] **ARN.** ars. ars-h. ars-i.[25] ars-met. ars-s-f.[58] arum-d.[25] arum-i.[36] arum-t. arund. asaf. asar. asc-t. aspar. aster.[85] atista[192] **Atro.** **Aur.** aur-ar.[58] aur-i.[58] aur-m. aur-m-n.[36] aur-s. aven.[1125] aza.[192] ba-sv.[136] ba-tn.[136] bac.[56] bad.[25] bamb-a.[1184] bani-c.[204] bapt. bar-acet. **BAR-C.** bar-i.[58] bar-m. bar-s.[58] bart.[809] bcg[149] **BELL.** bell-p.[256] benz-ac. **Berb.** berb-a.[149] beryl.[119] **Bism.** blatta blatta-a.[142] boerh.[192] **Bol.** bor. both-a.[3070] bov. brach.[809] brom.[809] bros-g.[259] brucel.[241] **BRY.** bufo[111] bufo-s. buni-o.[149] but-ac.[119] buth-aust.[119] cact. cadm.[119] cadm-s.[137] caes.[102] cahin.[111] caj. calad.[809] **CALC.** calc-ar. calc-caust. calc-f.[111] calc-hp.[25] calc-i.[58] calc-o-t.[36] **CALC-P.** calc-s.[809] calc-sil.[58] calen.[111] calx-b.[194] **Camph.** camph-br.[102] cann-i. cann-s.[809] canth. **Caps.** carb-ac. **Carb-an.** **Carb-v.** **CARBN-S.** carc.[304] card-m. carl. casc. cass.[36] cassi-f.[192] cassi-s.[192] cast. cast-eq. cast-v.[72] cath-a.[264] **Caul.** **Caust.** cean.[1125] cedr.[25] cench.[58] cent.[85] **Cham.** **Chel.** chen-a.[8] chen-v. chin.[5] chin-ar.[58] **Chin-s.** chion.[809] chlol.[54] chlor. chloram.[149] chlorpr.[149] choc.[222] chr-ac.[8] chr-o.[809] cic.[1] **Cimic.** cimx.[809] cina cinch. cinnam. cinnb. cist. citl-v.[197] clem. cob. cob-n.[144] coc-c.[809] coca[111] cocain.[111] **Cocc.** cocci-s.[72] coch.[102] coch-o.[1125] cod.[25] coff.[5] **Colch.** **Coloc.** com. **Con.** conv.[2191] convo-d.[142] cop. cor-r. corn. corn-f.[45] cortico.[119] cortiso.[149] corv-c.[258] cot.[36] crat.[137] croc. crot-c.[36] **Crot-h.** croto-t. **Cub.** cund. cupr. cupr-acet.[45] cupr-ar.[25] cupr-s. cur. curc.[192] cycl.[8] cymbo-ci.[2184] cypra-e.[227] daph.[809] dat-a.[25] dicha.[144] dict.[102] dig.[1] dios.[809] dirc. dol. **Dor.** dros. dulc.[58] dys-co.[136] echi.[137] eich-c.[144] elaps elat. ephe.[267] equis.[111] erech.[45] erig.[809] ery-a.[25] ery-m.[25] eug. euon.[36] euon-a.[77] **EUP-PER.** **EUP-PUR.** **Euph.** euphr. eupi. excr-can.[269] fago.[25] falco-p.[265] fel.[72] **Ferr.** ferr-ar. ferr-i. ferr-m. ferr-ma. ferr-p. ferr-pic.[102] ferr-s. fl-ac. foll.[149] **Form.** frax.[111] gad. gaert.[136] galeg.[85] gall-ac.[25] gamb.[809] **Gels.** gent-l. germ.[222] get.[102] gink.[227] gins. glon.[809] glyc.[102] glyc-g. gnaph. goss.[51] gran.[809] granit-m.[194] **GRAPH.** grat. gua.[25] **GUAI.** guare. guat.[119] gymn. haliae-lc.[222] ham. ***harp.***[1184] hedeo.[25] hell.[809] helo.[809] helod-c.[205] **Helon.** **Hep.** hip-ac.[119] hipp.[809] hist.[119] hom.[72] hura **Hydr.** hydr-ac.[54] hydrc.[192] hydro-c.[2147] hydrog.[222] hymosa[102] hyos.[809] **Hyper.** ias.[45] **Ign.** ignis[194] ind. indg. inul. iod. iodof.[36] **IP.** **Ipom.** irid.[222] iris[809] iris-fl.[111] jac-c. jatr. joan.[102] jug-c. jug-r. junc.[85] kali-acet. kali-ar. **Kali-bi.** kali-br.[8] **KALI-C.** kali-chl.[58] kali-cy. kali-hp.[25] **Kali-i.** kali-m.[192] **Kali-n.** kali-ox.[36] kali-p. **Kali-s.** kali-sil.[58] **Kalm.** knau.[33] kola[1184] **Kreos.** lac-ac. **LAC-C.** lac-d.[122] lac-del.[204] lac-eq.[204] lac-leo.[204] lac-lox-a.[204] lac-lup.[204] lacer.[36] **Lach.** lachn. lact.[809] lam. lap-a. lap-laz.[227] lar-ar.[251] lat-h.[301] lat-m.[102] lath.[111] laur.[5] lec. **Led.** lepro.[197] lept. liatr.[102] lil-t.[25] lim-b-c.[204] linu-u.[1125] lith-be.[102] lith-c.[227] lith-m. **Lob.** lob-c.[25] lob-s.[85] loxo-r.[205] luna[809] **LYC.** lycpr.[102] lycps.[809] lyss. m-arct.[5] m-art.[5] m-aust.[5] macrin.[72] mag-c. **Mag-m.** mag-p.[809] mag-s.[809] maland.[56] malar.[122] manc. mand.[809] mang. mang-acet.[1] mangi.[197] mant-r.[262] marm-w.[194] **Med.** mel-c-s.[102] meli. menis.[25] menth.[85] menth-pu.[36] menthol[72] meny.[809] meph. **Merc.** **Merc-c.** merc-f.[5] merc-i-f. merc-i-r.[111] merl.[809] **Mez.** mill. mim-h.[36] mit.[25] mom-b.[72] morg.[136] morg-g.[136] morph. mosch.[5] **MUR-AC.** **Murx.**[809] musa[197] mut.[136] mygal.[25] myric.[809] myrt-c.[5] nabal.[25] **Naja** nat-ar. **Nat-c.** nat-ch.[122] nat-h. nat-hchls.[72] **NAT-M.** nat-p. **NAT-S.** nat-sil.[58] neon[222] nicc. nicc-s.[77] **Nit-ac.** nit-s-d.[26] nuph.[5] **NUX-M.** **NUX-V.** nym.[85] oci.[5] oena. ol-an.[809] ol-j. olnd. onos.[111] op. oreo.[102] osm. ost.[85] ovi-g-p.[102] ox-ac.[809] ozone[227] paeon. pall. **PAR.** passi.[77] per. peti. **Petr.** petros. ph-ac. phel.[111] **PHOS.** phys.[111] phyt. pic-ac.[809] pier-b.[233] piloc.[137] pin-s. pip-m. pipe.[102] pitu-a.[164] plan. plan-m.[45] plat.[5] **Plb.** plect. plut-n.[222] podo. polyg.[111] polyg-pe.[111] polyp-p.[111] por-m.[251] prot.[136] prun. psil.[164] **PSOR.** ptel.[111] **PULS.** puls-n. pyre-p.[1125] pyrog. querc-r.[257] rad-br.[809] ran-a.[36] **Ran-b.** ran-s.[5] raph. rat.[111] rauw.[119] rham-cal.[72] rheum[1] **Rhod.** **Rhus-r.** **RHUS-T.** rhus-v.[809] rob. rumx.[809] **Ruta** sabad.[5] sabal.[72] sabin.[5] sac-l.[111] samars.[809] **Samb.** sang.[8] sanic.[85] sant.[25] sarcol-ac.[102] sarr. sars.[1] schran-u.[88] scler-a.[5] scol.[77] scorp.[269] scut.[102] **Sec.** sel.[5] senec. senec-j.[85] seneg.[809] senn. **SEP.** sieg.[144] **SIL.** sin-a. sin-n. **Sol-n.** solid.[111] spect.[271] spig. spira.[72] spong.[809] squil.[5] stann.[1] **Staph.** stel.[102] stict. still.[809] stram. **Stront-c.** stroph.[809] stroph-s.[119] stry.[809] succ.[194] **Sul-ac.** sul-h. sul-i.[58] sulo-ac.[1] **SULPH.** sumb.[137] syc-co.[136] symph.[137] syph.[58] tab. tama.[197] tanac.[809] taosc.[270] tarax. tarent. tarent-c.[192] tax.[303] tax-br.[255] tela[192] tell.[809] tep. ter. term-a.[192] tet.[36] teucr. thea[275] ther.[102] thlaspi[111] thuj.[5] thymol.[119] thyr.[111] til. torul.[72] trif-p.[122] tril.[26] trio.[25] trom. tub.[304] tub-r.[149] tung.[252] tus-f.[85] tus-p. tylo-i.[192] upa.[809] uran.[269] uran-n.[8] uro-h.[264] ust. vac.[36] valer.[809] vario.[809] verat.[5] verat-n.[85] verat-v. verb.[1] vero-o.[232] vesp. vib.[809] vichy-g.[809] viol-o.[809] viol-t.[5] vip.[809] visc.[119] wist.[45] wye.[72] x-ray[119] xan.[809] xanth.[5] xero.[102] **Zinc.** zinc-ar.[137] zinc-chr.[111] zinc-p.[58] zinc-val.[102] zing. ziz.[111]

abwechselnd mit:

- **Abdomen,** Schmerzen im: cham.[102] **Lyc.**[102] morph.[102] puls.[102] samb.[102] vario.[102]
  ☞ *A; Abwechselnd mit ▤ ABDOMEN; A; Abwechselnd mit*
- **Hämorrhoiden**: aloe[122]
  ☞ *A; Abwechselnd mit*
- **Kopfschmerz**: acon.[137] aloe alum.[137] brom. ign.[137] meli. sep.[137]
  ☞ *A; Abwechselnd mit ▤ KOPF; O; Innerlich, innerer Kopf; abwechselnd mit*

abwechselnde Seiten: agar.[137] bamb-a.[1184] bell.[137] **Berb.**[137] calc.[137] calc-p.[137] hydrog.[222] kali-bi.[137] kalm.[137]
☞ *S; Abwechselnde Seiten*

einseitig: **Mangi.**[197]
☞ *S; Einseitig*

links: aur-m-n.[36] bell.[5] bism. carb-an. carb-v.[1] chloram.[149] cocc. con.[1] cund.[137] cupr.[1] dros.[137] eup-pur.[25] glon.[137] guai.[8] hydro-c.[2147] lyc.[1] mez. mur-ac.[1] nat-c.[137] nat-m.[1] neon[222] ox-ac.[137] petr.[1] plat.[1] rhod. sil.[137] stann.[1] stry. tarent. til.
☞ *S; Links*

- **Berührung** agg.: guai.[8]
☞ *M; Berührung; agg.*

- **rechts,** nach: bell.[5] cund.[137] dros.[137] glon.[137] nat-c.[137] ox-ac.[137] sil.[137]

rechts: arge-p.[264] asaf. bad. bar-c. bell.[1] benz-ac. blatta calc.[137] carb-v. cic.[137] cupr. dios. fl-ac.[137] lob-c.[85] lob-s.[85] lyc.[1] merc-i-f. plat.[1] sep. sil.[1] spect.[271] stann.[1] **Sulph.**[137] tax.[303] tell.[26] thuj.
☞ *S; Rechts*

- **links,** dann: lob-c.[85] lob-s.[85]

tagsüber: agar. **Camph.** nicc.
▯ *ALLGEMEINES; C; Schmerz; tagsüber*

morgens: aeth. **Agar.** all-s. am-m. ang. arg. arge-p.[264] aur. aur-s.[58] berb. bor. bry. calad. calc-p. calx-b.[194] canth. carb-v. carbn-s.[25] caust. cedr. cham. chel. chion.[809] cimic. cinnb. conv.[102] dios. dros. equis. eug. euph. eupi. falco-p.[265] graph. grat. harp.[1184] hep. hydrog.[222] ign. kali-bi. kali-c. kali-n. kola[1184] lac-c. lach. lim-b-c.[204] lyc. mag-c.[1] mag-m. mag-s. mez. myric. naja nat-c.[1] nat-m. nat-p. nit-ac.[1] **Nux-v.** ox-ac. ozone[227] petr. phyt. podo. ptel. puls. **Ran-b.** rat. rhod. ruta sel.[102] stann. **Staph.** stront-c. stry. sul-ac.[58] sulph. syc-co.[136] tama.[197] thea[275] thuj. tung.[252] uro-h.[264] verat. zinc.
☞ *Z; Morgens* ▯ *ALLGEMEINES; C; Schmerz; morgens*

- **Aufstehen**:

◦ **vor**: staph.[102]
▯ *ALLGEMEINES; C; Schmerz; morgens; Aufstehen; vor*

◦ **beim**: am-m. calad. caust. cedr. graph. harp.[1184] **Hep. Lyc. Nat-m.** nit-ac. ran-b. rat. stann. sul-ac.[58] sulph. syc-co.[136] tama.[197] thuj. verat.
☞ *M; Erheben agg.; Aufrichten agg.* ▯ *ALLGEMEINES; C; Schmerz; morgens; Aufstehen; beim*

◦ ◦ **Bewegung** amel.: rat.
☞ *M; Bewegung; amel.*

◦ **nach**: am-m. hep.
☞ *M; Aufstehen; agg.; nach* •*M; Erheben agg.; Aufrichten agg.* ▯ *ALLGEMEINES; C; Schmerz; morgens; Aufstehen; nach*

◦ **amel.**: **Lach.** nat-c.[1] nat-m.[1] nit-ac. rat.
☞ *M; Aufstehen; amel.; nach* •*M; Aufstehen; amel.; Aufrichten* ▯ *ALLGEMEINES; C; Schmerz; morgens; Aufstehen; amel.*

- **Bett,** im: ang. berb. carb-v. euph. hep. kali-n. mag-s. nat-m. nit-ac. **Petr.** puls. rat. rhod. **Ruta** staph. thea[275]
☞ *M; Liegen; agg.; Bett, im* ▯ *ALLGEMEINES; C; Schmerz; morgens; Bett, im*

◦ **Aufstehen,** amel. nach dem: nat-m.
☞ *M; Aufstehen; amel.; nach* •*M; Aufstehen; amel.; Aufrichten*

◦ **Beugen** vorwärts, beim: puls.

- **Bewegung** amel.: am-m.
☞ *M; Bewegung; amel.*

- **Erwachen,** und beim: aeth. **Agar.** arg. berb. calc-p. cham. chel. chion.[809] grat. kali-bi. kola[1184] lac-c. **Lach.** lim-b-c.[204] mag-m. mag-s. myric. nat-m. nit-ac.[1] ozone[227] ptel. ran-b. thea[275] tung.[252] uro-h.[264]
☞ *M; Erwachen, beim*

- **Koitus** in der Nacht, nach, Ruhe agg., Bewegung amel.: mag-m.
☞ *M; Bewegung; amel.*

vormittags: am-m. ars. bamb-a.[1184] **Cham.** equis. kali-bi. kola[1184] **Nat-m.** nat-s. ptel.
☞ *Z; Vormittags* ▯ *ALLGEMEINES; C; Schmerz; vormittags*

- **10** Uhr: am-m.

mittags: dios. eupi. rhus-t. sanic.[85]
▯ *ALLGEMEINES; C; Schmerz; mittags*

nachmittags: abrot. agar. bov. canth. caust. cham. chel. equis. glon. hyos. lyc. mag-c. mag-m. nicc. ozone[227] pall. phos.[1] plb. ptel. rumx. ruta **Sep.** stry. zing.
☞ *Z; Nachmittags* ▯ *ALLGEMEINES; C; Schmerz; nachmittags*

- **14.30 Uhr**: ozone[227]

- **16** Uhr: caust.
▯ *ALLGEMEINES; C; Schmerz; nachmittags; 16 Uhr*

- **Mittagsschlaf,** nach: phos.[1]
☞ *M; Schlaf; nach* ▯ *ALLGEMEINES; M; Schlaf; nach Schlaf; Mittagsschlaf* •*ALLGEMEINES; C; Schmerz; nachmittags; Mittagsschlaf; nach*

abends: acon. agar. alumn. am-m.[809] aq-pet.[809] **Ars.** ars-s-f.[58] bapt.[25] bar-c.[809] bart.[809] bor. brach.[809] bry.[809] **Calc-p.** calc-s.[809] cann-s.[809] carb-v. cham. chel. cist. cocc. coloc. cupr-ar. **Dios.**[809] erig.[809] ferr.[809] ferr-i. gels. glon.[809] graph.[1] hell.[809] helo.[809] hipp.[809] iris[809] kali-ar. kali-bi.[809] kali-m.[192] kali-n. **Kali-s. Kalm. Lach.** lact.[809] led. lil-t. luna[809] **Lyc.** lycps.[809] mag-c. mag-m. meny.[809] mez.[809] mur-ac.[809] myric.[809] **Naja** nat-ar. nat-c.[1] nat-m. nat-s. nit-ac. nux-m.[809] nux-v. ox-ac.[809] petr.[809] phys. pic-ac.[809] psor. puls.[809] rad-br.[809] **Rhus-t.** rumx.[809] ruta samars.[809] sarr. seneg.[809] **Sep.** sin-n. still.[809] stront-c. stroph.[809] stry.[809] **Sulph.** syph. tanac.[809] ter. thuj.[1] valer.[809] vario.[809] vib.[809] vichy-g.[809] viol-o.[809] xan.[809] zing.
☞ *Z; Abends* ▯ *ALLGEMEINES; C; Schmerz; abends*

- **Sonnenuntergang** bis Sonnenaufgang: **SYPH.**

- **Anstrengung,** amel. nach: ruta

- **Bett,** im: sulph.
☞ *M; Liegen; agg.; Bett, im*

- **Hinlegen,** nach: thuj.[1]
☞ *M; Liegen; agg.; Hinlegen, nach dem*

nachts: abrot.[137] acon. agar. aloe **Am-m.** ang. apis arg. **Arg-n. Ars.** ars-s-f.[58] **Berb.** berb-a.[149] *bry.* calc. calc-s. **Calc-sil.**[58] carb-an. carb-v. carbn-s. cath-a.[264] **Cham.** chel. cinnb. citl-v.[197] **Dulc. Ferr.** ferr-ar. ferr-i. ferr-p. harp.[1184] hell. **Helon.** hep. ign. **KALI-C.**[809] kali-i. kali-n. **Kalm. Kreos.** lil-t. lob-s.[25] loxo-r.[205] lyc. lycps. **Mag-c.** mag-m. mag-s. mang. **Merc. MERC-C.** mez.[102] morg.[136] **Naja Nat-ar. Nat-c. Nat-m.** nat-p. **Nat-s. Nit-ac. Nux-v.** ph-ac. phos. phys. phyt.[58] plb. podo. puls. rhod. sars. senec. **Sil.** staph.[1] **SULPH.** syc-co.[136] **SYPH.** tab. tama.[197] tarent.[192] visc.[102]
☞ Z; Nachts ▥ ALLGEMEINES; C; Schmerz; nachts

- **23** Uhr - 24 Uhr: am-m.
  - ◦ **Kopfschmerz,** mit: **Am-m.**
- **Bett,** im, agg. durch Bewegung: loxo-r.[205] mag-c.
- **Drehen,** Umdrehen, häufiges, amel.: nat-m.
- **Menses,** während: am-m.
  ☞ M; Menses; während
- **Schlaf,** nach: am-m.
  ☞ M; Schlaf; nach

Mitternacht:

- **vor**: kalm.
- **gegen**: caust.[1] chin-s. nat-c.
  ▥ ALLGEMEINES; C; Schmerz; Mitternacht; gegen
  - ◦ **erwacht** dadurch: **Chin-s.** nat-c.
- **nach**: ang.[5] calc-p. chel. harp.[1184] kali-c. kali-n. mag-s. nat-c. nit-ac. nux-v. ruta staph.[5]
  ☞ Z; Mitternacht, nach ▥ ALLGEMEINES; C; Schmerz; Mitternacht; nach
  - ◦ **3** Uhr: **KALI-C.** kali-n. nat-c. nux-v.
  - ◦ ◦ **4** Uhr, bis: nux-v.
  - ◦ ◦ **treibt** ihn aus dem Bett: **KALI-C.**
  - ◦ **4** Uhr: ang.[5] calc-p. chel. **Nux-v.** ruta staph.[5]
  - ◦ ◦ **Erwachen,** beim: calc-p. chel.
    ☞ M; Erwachen, beim
  - ◦ ◦ **treibt** ihn aus dem Bett: **Nux-v.**
  - ◦ **Einatmen** agg.: nit-ac.
    ☞ M; Einatmen, beim

beginnt, erscheint:

- **langsam,** und hört langsam auf: tarent.[192]
  ▥ ALLGEMEINES; C; Schmerz; beginnt allmählich; hört allmählich auf, und
- **plötzlich**:
  - ◦ **hört** allmählich auf: tama.[197]
    ▥ ALLGEMEINES; C; Schmerz; beginnt plötzlich; hört allmählich auf, und
  - ◦ **hört** plötzlich auf: **Mangi.**[197]
    ▥ ALLGEMEINES; C; Schmerz; beginnt plötzlich; hört plötzlich auf

periodisch: **Ars. Chin-s.** kali-s. phos.[1]
▥ ALLGEMEINES; C; Schmerz; periodisch

Sommer, im: lyc.[193]

Abendessen, nach dem: sulph.
▥ ALLGEMEINES; C; Schmerz; Abendessen, nach dem

Abort:

- **nach**: helon.[102] kali-c.[102]
- **drohendem,** bei: caul.[85]

Alles und Jegliches agg.: kali-c.[137] lach.[137] sep.[137]

Anheben, Heben, beim:

- **Arme,** der: **Graph.** nat-m.[111] rhus-t. sanic.[85] tama.[197] thuj.
  ☞ M; Erheben agg.; Heben der Arme agg.
  - ◦ **rechts**: tama.[197] thuj.
  - ◦ ◦ **Druck** amel.: tama.[197]
    ☞ M; Druck; amel.
- **Kopf** aus dem Kissen: x-ray[102]
- **Oberschenkel,** im Sitzen: agar.

anstößt, wenn man mit dem Fuß: sep.
☞ M; Anstoßen, mit dem Fuß irgendwo, agg.

Anstrengung, durch:

- **agg.**: **Agar.** asaf. **Berb.**[102] bry.[58] calc. calc-p. cann-s.[5] caust.[111] cocc.[102] ferr.[111] hyper.[102] kali-c.[36] kali-p.[102] lyc.[36] ox-ac. ph-ac.[111] ruta sec.[111] sep.[111] **Stry.** sulph. thymol.[85] verat.[111]
  ☞ M; Anstrengung agg. • Handarbeit, durch ▥ ALLGEMEINES; C; Schmerz; Anstrengung agg.
- **amel.**: ruta **Sep.**
  ▥ ALLGEMEINES; M; Anstrengung, körperliche; amel., Anstrengung

Anwendungen, warme, amel.: lat-h.[301] tarent.[192] uran.[269]
☞ M; Wärme; amel.

arbeiten, kann unmöglich: asaf.[137]

Atmen:

- **beim**: acon.[137] aesc. alum. alumn. **Am-m.** androc.[222] apis arn. asar. **Aur.** aur-ar.[58] aur-s.[58] bell-p.[119] berb. calc. cann-s. carb-an. carb-v. carbn-s. cath-a.[264] cham. chel. cimic.[25] cinnb. **COLOC.**[137] conv. **Cop.** cupr. cupr-ar. dig. dulc. harp.[1184] hydrc.[192] inul. kali-bi. **Kali-c.** kali-chl.[58] kali-n. kali-p. kali-s. kalm. led. lob. lob-s.[25] lyc. merc. mur-ac. nat-ar. nat-c. nat-m. nat-p. nux-v. par. petr. prun. **Psor.** ptel. puls. raph. ruta sabin. **Sang.**[8] sars.[1] seneg. **Sep.** spig.[54] stann. **Sulph.** thuj.
  ☞ M; Atmen; agg.
  - ◦ **tief**: acon.[137] cath-a.[264] coloc.[137] lob-s.[25] nat-c. sars.[1]
    ☞ M; Atmen; agg.; tief ▥ ALLGEMEINES; C; Schmerz; Einatmen, bei tiefem
- **erschwerter** Atmung, mit: asar.[137] cann-s. ozone[227]

aufrechte Haltung amel.: ozone[227]

Aufrichten des Rückens:

- **agg.**: aeth. agar. bufo calc. **Cann-i.** carb-ac. chel. harp.[1184] **Kali-bi.** kali-c. lac-lox-a.[204] lach. loxo-r.[205] mag-c. nat-c. **Nat-m.** nux-v. **Psor. Sep. Sulph. Thuj.**
  ☞ M; Strecken, Dehnen; agg.; Ausstrecken der Extremitäten • Aufstehen, Aufrichten; Sitzen, vom
- **amel.**: aeth.[137] agar.[111] bov. fl-ac.[111] harp.[1184] laur. loxo-r.[205] nat-m.[111] succ.[194] tarent.[192]
  ☞ Bücken; agg.

Aufstehen, Aufrichten:

- **amel.**: kali-c.[102] ruta[102] staph.[102]
  ☞ *M; Aufstehen; amel.; nach • Bücken; agg.* ▤ *ALLGEMEINES; C; Schmerz; Aufstehen; amel.*
- **Bücken,** vom: **Aesc.** agar. am-m. **Berb.** bism. chel. **Eupi.** kali-bi. lach. **Lyc.** med. mur-ac. **Nat-m.** ph-ac. **Phos.** ptel. **PULS. Rhus-t.** sars. **Sil. Sulph.** verat.[1] **Zinc.**
  ☞ *M; Bücken; agg.; während*
  - **langem,** nach: **Nat-m. PULS.**
    ▤ *ALLGEMEINES; M; Bücken; agg.; lange Bükken*
- **Liegen,** vom: excr-can.[269] plut-n.[269] uran.[269]
- **Sitzen,** vom: aesc. **AGAR.** alum. alum-p.[58] alum-sil.[58] am-c. ant-c. apis aran. arg-n. arge-p.[264] **Ars.** bamb-a.[1184] bell. **BERB.** bry. **Calc. Calc-s. Calc-sil.**[58] cann-i. **Canth.** carb-an. cassi-f.[192] **CAUST.** chel.[809] con. cortiso.[119] ferr. ferr-p. harp.[1184] iris **Kali-bi.** kali-p. **Lach.**[102] **Led.** lyc. **Mangi.**[197] **MERC.** merl. petr. **PHOS.** psor. ptel. **PULS.** rhod. **RHUS-T.** ruta sep. **Sil. Staph. SULPH.** syc-co.[136] tab. tama.[197] tell. thuj. tung.[252] tus-p. **Zinc. Zinc-p.**[58]
  ☞ *M; Aufstehen; agg.; Sitzen, vom • Aufrichten des Rückens; agg. • Sitzen; agg.; langes Sitzen*
  - **langem** Sitzen fast unmöglich, nach: **Aesc. Agar.** am-c. **Bell. Berb. Calc. Phos. PULS. RHUS-T.**

Aufstoßen:

- **agg.**: zinc.[111]
  ☞ *M; Aufstoßen; agg.*
- **amel.**: **Sep.** zinc.[137]
  ☞ *M; Aufstoßen; amel.* ▤ *ALLGEMEINES; C; Schmerz; Aufstoßen amel.*

Auftreten, beim: acon. carb-ac. carb-an. podo. sep. spong. sul-ac.[1] **Sulph. Ther. Thuj.**
  ☞ *M; Auftreten agg. • Erschütterung agg.*

- **Fehltritt,** bei einem: podo. **Sep. Sulph. Ther. Thuj.**
  ☞ *M; Auftreten agg.; Fehltritt*

Bad, warmes, amel.: adam.[222] **Bamb-a.**[1184]
  ☞ *M; Wärme; amel.* ▤ *ALLGEMEINES; C; Schmerz; Baden; warmes amel.*

Beine übereinanderschlagen agg.: rhus-t.[111]

Berührung agg.: acon.[139] agar.[36] aq-mar.[149] ars.[85] **Bry.**[8] calc. carb-an.[137] chel. cist.[137] ign.[8] lath.[85] mag-s.[149] merc. mur-ac. rhus-t.[8]
  ☞ *M; Berührung; agg.* ▤ *ALLGEMEINES; C; Schmerz; Berührung, durch*

Bett hüten, muss das: ars-s-f.

Beugen:
  ☞ *Bewegung; agg. • Bücken*

- **agg.**: agar.[58] arg. arge-p.[264] bar-c. beryl.[119] calc. calc-p. camph. chel. cimic. con. corn.[25] dios. eug.[809] gua.[85] harp.[1184] hydrc.[192] hydrog.[222] irid.[222] kali-c. kali-p. lam. mang. pic-ac. pier-b.[233] plat. puls. sabin.[85] sel. sep.[5] stann. tax.[303]
  - **rückwärts**: arg. bar-c. **Calc. Calc-p. Chel. Cimic.** con. dios. eug.[809] hydrog.[222] kali-c. kali-p. lam. mang. plat. puls. sabin.[85] sel. stann.
    ☞ *M; Beugen, beim; hinten, nach*
  - **Seite,** zur: corn.[25] tax.[303]
    ▤ *ALLGEMEINES; M; Beugen, Neigen, Krümmen; agg.; seitwärts*
    - **rechts,** nach: tax.[303]
      ▤ *ALLGEMEINES; M; Beugen, Neigen, Krümmen; agg.; rechts, nach*
  - **vorwärts**: beryl.[119] camph. corn.[25] gua.[85] harp.[1184] hydrc.[192] **Pic-ac.** pier-b.[233] sep.[5]
    - **Kopf**: beryl.[119]
      ▤ *ALLGEMEINES; M; Beugen, Neigen, Krümmen; agg.; vorwärts; Kopf*
    - **Sitzen,** beim: pic-ac.
      ☞ *M; Sitzen; agg.; während*
- **amel.**: acon. aeth. am-m. androc.[222] bell. caust. chel. chen-v.[85] cycl. cypra-e.[227] eug.[809] eupi. fl-ac. hura hydrc.[192] hydrog.[222] ign.[137] kali-c.[1] lach. lob.[102] meny. nat-ar. petr. ph-ac. psor. puls. rhus-t. sabad. sabin. sang. sanic.[85] sec. sep. sil. sulph.[1117] thuj. uran.[269]
  ☞ *M; Beugen, beim; amel.*
  - **Kopf**: sanic.[85]
  - **rückwärts**: acon. aeth. am-m. bell. chen-v.[85] cycl. cypra-e.[227] eupi. fl-ac. hura hydrc.[192] ign.[137] lach. petr. puls. rhus-t. sabad. sabin. sil.
    ☞ *M; Beugen, beim; amel.; rückwärts*
  - **vorwärts**: chel. eug.[809] hydrog.[222] kali-c.[1] lob.[102] meny. nat-ar. ph-ac. puls. sang. sec. sep. sulph.[1117] thuj. uran.[269]

Bewegen:

- **muss** sich: ox-ac.[111]
- **ständig,** im Bett, bewegt sich: phos. **Puls. RHUS-T.**

Bewegung:

- **agg.**: acon. **AESC. AGAR.** allox.[149] alum. alum-p.[58] am-c. am-m. ang. **Arn.** asar. bapt. **BELL.** berb-a.[149] beryl.[119] brom. **BRY.** bufo calc. calc-f.[122] calc-p. calc-s. calc-sil.[58] caps. **Carb-v.** carbn-s. **Caust.** cham. **Chel. Chin.** cimic.[25] cinnb. **Cocc. COLCH. Coloc.** con. corv-c.[258] **Croc.** cupr-ar. cupr-s. **Dig.** dios. equis. eupi. ferr. ferr-p. gent-l. germ.[222] **Graph.** gua.[85] **Guai.** ***harp.***[1184] hydrog.[222] ign. iris **Kali-bi.** kali-i. kali-p. **Kalm.** lac-c.[102] lach. **LED.** lob. lob-s.[25] loxo-r.[205] lyc. lycps.[25] mang. meph. **Merc.** mez. morg.[136] naja **Nat-c.** nat-p. nat-s. nat-sil.[58] nit-ac.[1] **NUX-V.** ox-ac. **Petr.** phel. **Phos. Phyt.**[25] **Pic-ac.** plan.[25] podo. **Psor.** ptel.[25] puls. **Ran-a.**[36] **Ran-b.** rauw.[119] **Rhus-t.** ruta samb. sanic.[85] **Sars.** sep. sil. stann. stram. stry. sul-ac. **SULPH.**[1] syc-co.[136] tab. **Tarent.** tell. uran.[269] visc.[119] **Zinc. Zinc-p.**[58] ziz.[25]
  ☞ *Beugen • Bücken • Gehen • Umdrehen, Drehen* ▤ *ALLGEMEINES; C; Schmerz; Bewegung; agg.*
  - **Beginn,** zu: beryl.[119] bry. calc-f.[122] **CAPS. Carb-v.** caust. **CON. FERR. Kali-p.** lac-c.[102] **LYC.** morg.[136] **Phos. PULS.** rauw.[119] **RHUS-T.** sanic.[85] sep. sil. syc-co.[136] tab. zinc.
    ☞ *M; Bewegung; agg.; Beginn, zu*
  - **Kopfes,** des: acon. bapt. cupr-ar.
  - **fortgesetzte**: berb-a.[149]
  - **Schultern,** der: cocc.

- **amel.**: abrot.[137] aesc. aloe alum. alum-p.[58] alumn. am-c. **Am-m.** arg.[137] arg-n.[102] arge-p.[264] aza.[192] bell. bry. calc-f. calc-p. cassi-f.[192] caust.[102] cina **Cob.**[102] colch. coloc. cupr. dios. **DULC.** ferr. fl-ac. graph. harp.[1184] **Helon.**[102] **Kali-c.** kali-i. kali-m.[102] kali-n. kali-p. **Kali-s.** kreos. lach. laur. lith-c.[227] **LYC.** mag-c. mag-m. mang. merc.[102] morg.[136] mur-ac. nat-ar. nat-c. **Nat-s.** nux-m. onos.[304] ox-ac. petr. **Ph-ac.** phos. pic-ac. **Puls.** rad-br.[102] rat. rauw.[119] **Rhod. RHUS-T.** samb. sanic.[85] **Sep.** sin-n. **Spig.** staph. stront-c. succ.[194] sulph. syc-co.[136] tab.[137] ust. vib.
  ☞ *M; Bewegung; amel.* ▤ *ALLGEMEINES; C; Schmerz; Bewegung; amel.*
  - **fortgesetzte**: cassi-f.[192]
  - **leichte**: bell. **Calc-f.** ferr. **Kali-p. PULS.**
- **amel. nicht**: **Lach. PULS.**

Blähungsabgang amel.: arg-n.[58] berb. canth.[111] coc-c. kali-c.[111] meny.[122] nicc.[111] phos.[111] pic-ac.[137] rad-br.[144] ruta

Blutung, bei uteriner: bell.[54] bry.[54] cimic.[54] phos.[54] tril.[54]
- **Lachen** oder Bewegung agg.: phos.[54]
  ☞ *M; Lachen agg.*
- **reichlichem** Blutfluss, mit: tril.[54]

Bücken:
  ☞ *Beugen • Bewegung; agg.*
- **agg.**: **Aesc. AGAR.**[1] **Alum. Alum-sil.**[58] amph.[36] arn. berb.[102] bism.[1] bor. bov. **Bry.** bufo caj. caps. **Carb-v. Cham. Chel.** clem. **Cocc.** con. corn. cortiso.[119] cycl.[809] daph. dig. dios. **Dulc.** excr-can.[269] gua.[102] hep. hura hyos. kali-bi. **Kali-c.** kali-n. kali-sil.[58] lec. lyc. mang. **Mangi.**[197] meny. nat-m. nux-v. ol-an. par. pic-ac. plb. puls. rhod. **Rhus-t.** ruta sabin. sars.[1] **SEP. Sil.** stront-c. sul-ac. **Sulph.**[1] tell. thuj.[1] verat.[1] **Zinc.**
  ☞ *M; Bücken; agg.; während • Aufrichten des Rükkens; amel. • Aufstehen, Aufrichten; amel.* ▤ *ALLGEMEINES; C; Schmerz; Bücken, nach*
  - **lange**: agar.[1] **NAT-M.**
    ▤ *ALLGEMEINES; M; Bücken; agg.; lange Bükken*
- **unmöglich**: bor.[137]

Dampf agg.: kali-bi.
  ▤ *ALLGEMEINES; M; Dampf, Wasserdampf; agg.*

Diarrhö:
- **dysenterischer,** bei: caps.[171] gua.[102] liatr.[102]
  ☞ *M; Diarrhö, mit*
- **nach**: bamb-a.[1184]

Druck:
- **agg.**: acon. aesc. agar. ang. aq-mar.[149] arn. ars.[111] bell.[137] berb.[58] canth. chel. chin-s. cimic.[111] cocc. **Colch.** coloc. croto-t. germ.[222] **Hep.** lac-c.[137] lach. mangi.[197] nat-m.[58] nux-m.[58] phos. plat. plb. ptel.[25] ruta sil.[111] sulph. tarent.[137] ther.[111] thuj. verb.
  ☞ *M; Druck; agg.* ▤ *ALLGEMEINES; C; Schmerz; Druck; agg.*
- **amel.**: aur. **Bry.**[137] camph. carb-ac. caust.[102] cimic. citl-v.[197] cortiso.[119] **Dulc.** fl-ac. **KALI-C.**[102] kali-p.[809] lat-h.[301] led. mag-m. meli.[111] **Nat-m.** ozone[227] ph-ac. phos.[111] phys.[809] plb. plut-n.[269] psor.[111] **Rhus-t.** ruta sabad.[111] **SEP.**[137] tarent.[809] verat. vib. zinc.[111]
  ☞ *M; Druck; amel. • Liegen; amel.; harter Unterlage, auf • Zurücklehnen gegen die Stuhllehne, beim; amel.* ▤ *ALLGEMEINES; C; Schmerz; Druck; amel.*
  - **Kissen,** durch ein: cortiso.[119]
  - **Stock,** mit einem: sep.[137]
  - **vorübergehend**: sep.
    ▤ *ALLGEMEINES; M; Druck; amel.; fester*
  - **Wehen,** Entbindung, während: caust.[102] **Kali-c.**[102]
    ☞ *M; Wehen, Entbindung; während*

Dysurie, bei: vesp.

Eisprung, Ovulation, agg.: granit-m.[194]
  ▤ *ALLGEMEINES; M; Eisprung, Ovulation, Beschwerden während*

Entkräftung, bei: berb.[137]

Erschütterung agg.: acon. **BELL.** berb.[58] **Carb-ac. Carb-an. GRAPH.** hydrog.[222] petr.[1] podo. seneg. **Sep. SIL.** sulph. **Tell.**[809] **Ther. Thuj.**
  ☞ *Auftreten, beim • Fahren, beim • Wirbelsäule; Erschütterung agg.*

Erwachen:
- **beim**: abrot. aesc. **Am-m.**[5] arg. arge-p.[264] berb. calc-p. chel. hep. hydrog.[222] **Lach.** loxo-r.[205] mag-m. mag-s. myric. ptel. puls. puls-n. rhod.
  ☞ *M; Erwachen, beim* ▤ *ALLGEMEINES; C; Schmerz; Erwachen; agg.*
- **nach**: carb-ac.[25] mag-s.

Essen:
- **agg.**:
  ▤ *ALLGEMEINES; C; Schmerz; Essen; während*
  - **während**: chin. coc-c. crot-c.
    ☞ *M; Essen; während*
  - **nach**: agar. am-m.[1] ant-t. arg-n.[193] bry. cham. chin.[809] chin-ar.[809] cina con.[809] crot-c.[809] **Daph.** gels.[809] hyper.[809] **Kali-c.** puls.[809] ran-b.[809] sulph.[809] teucr.[809]
    ☞ *M; Essen; nach* ▤ *ALLGEMEINES; C; Schmerz; Essen; nach*
- **amel.**: chel.[809] kali-n. ph-ac.[809]

Fahren, beim: calc. calc-f.[137] carb-ac. fl-ac. kali-c. lac-c. **NUX-M. Petr.** sep. sulph. ust.
  ☞ *M; Fahren im Wagen agg. • M; Fahren oder Reiten agg. • Erschütterung agg.*

Fasten, beim: kali-n.
  ▤ *ALLGEMEINES; M; Fasten (nüchterner Magen); agg. • ALLGEMEINES; C; Schmerz; Fasten, beim*

Fieber:
- **vor**: arn.[5] cina[5] **Ip.**[5] lach.[5] **Nux-v.**[5] puls.[5] rhus-t.[5] sabad.[5] verat.[5]
  ▤ *ALLGEMEINES; M; Fieber; vor*
- **während**: alst-s. **Arn.** ars. ars-s-f.[58] **Bell.** calc. **Caps.** carb-v. caust. chin. chin-s. cocc. eug. **Eup-per.** gels.[111] hyos. ign. kali-ar. kali-c. lach. laur. **Lyc.** med.[304] **Nat-m.** nat-s. **NUX-V. Puls. Rhus-t.** sulph. tela[192] ziz.
  ▤ *ALLGEMEINES; M; Fieber; während • ALLGEMEINES; C; Schmerz; Fieber, während*

Fieber, Apyrexie, während der: arn. ars. **Calc.** caps. cham. cina ign. **Nat-m.** nit-ac. nux-v. petr. samb. sep. sil. spig. stram. thuj. verat.

Frost:
- **vor**: **AESC.** aran. **Ars.** bry. carb-v. daph. **Dios.** **Eup-per.** eup-pur. **Ip.** **PODO.** rhus-t.
  ☞ *M; Froststadium im Fieber, vor*
- **während**: ant-t. apis **Arn.** **Ars.** ars-s-f.[58] **Bell.** **BOL.** buth-aust.[119] calc. **Caps.** carb-v. carbn-s. caust. **Cham.**[1] chin. chin-ar. **CHIN-S.** cocc.[5] elaps[54] elat. **Eup-per.** gamb. gels.[111] hep.[5] hyos. **Ign.**[5] **Ip.** lac-ac. lach. lyc.[1] mosch. myric. **Nat-m.** **NUX-V.** phos. podo. **Puls.** rhus-t.[5] sang. sep. sil.[1] sulph. verat. zinc. zinc-p.[58]
  ALLGEMEINES; C; Schmerz; Froststadium im Fieber, während
- ➡ ◦ **erstreckt** sich zum Hinterkopf und Scheitel: **PULS.**

Gähnen agg.: calc-p. harp.[1184] plat.
☞ *M; Gähnen; während*

Gehen:
☞ *Bewegung; agg.*
- **agg.**:
  ☞ *M; Gehen; agg.; während* *ALLGEMEINES; C; Schmerz; Gehen; agg.*
  - ◦ **während**: **AESC.** **Agar.** aloe[102] alum. alum-p.[58] **Alum-sil.**[58] am-c. am-m. amph.[36] ant-t.[5] arg-n. arn. **Asaf.** bapt.[25] bell. bor. **Bry.** calc. canth. carb-an. **Caust.** cham. **Chel.** **Cocc.** coff. coloc. con. dios. euphr. ferr. ferr-p. grat. hep. hyos. hyper. iris kali-bi. **KALI-C.**[1] kali-chl.[58] kali-p. lyc. **Mag-m.** meny. merc. mez. mur-ac. nat-ar. nat-c. nat-m.[58] nit-ac. nux-v. **Petr.**[8] phos. phyt. plat. podo. **Psor.** **RAN-B.** rhus-t. **Ruta** **Sars.** sep.[111] sil. spig. spong. stront-c. **Sulph.** tab. ter. **Thuj.** verat. zinc. zing.
    ☞ *M; Gehen; agg.; während*
    - ◦ ◦ **Freien,** im: arn. kali-c.[1] merc. nit-ac. sil. ter. **Zinc.**
      ☞ *M; Gehen; agg.; während; Freien, im*
    - ◦ ◦ **schnell**: sep.[111]
  - ◦ **nach**: alum. con.[809] **Nat-c.** **Phos.** plat. stry. zing.
- **amel.**: am-c. ant-c. ap-g. **ARG.**[102] **Arg-n.** arn. ars-met. asar. bamb-a.[1184] bar-c. **Bell.** beryl.[119] bry. calc-f. cann-i. cob. **DULC.** ferr. gamb. harp.[1184] kali-c. kali-n.[1] kali-s. kreos. mag-s. merc. nat-ar. nat-m. **Nux-v.** **Ph-ac.** phos. plut-n.[269] psor. **Puls.** rad-br.[102] **RHUS-T.** **Ruta** sarcol-ac.[144] **Sep.** staph. stront-c. sulph. tama.[197] tarent.[192] tell. ter. thuj. tung.[252] vib. **Zinc.** zinc-p.[58]
  ☞ *M; Gehen; amel.* *ALLGEMEINES; C; Schmerz; Gehen; amel.*
  - ◦ **Freien,** im: ter.
    ☞ *M; Gehen; amel.; Freien, im*
  - ◦ **gebeugt**: arg.[102] bamb-a.[1184] **Cann-i.** harp.[1184] **Kali-c.** plut-n.[269] psor. sarcol-ac.[144] **Sep.** **Sulph.** tama.[197]
    ☞ *M; Gehen; amel.; gebeugt*
  - ◦ **langsam**: **FERR.** **Puls.**
    ☞ *M; Gehen; amel.; langsam*
- **muss** gehen: nux-v.[58]
- **unmöglich**: phos.[1]

geistiger Anstrengung, bei: cham. con. kali-c.[110] nat-c. par.[58] pic-ac. sil. thymol.[85]
☞ *Cervikalregion; geistiger Anstrengung, bei •brennender Schmerz; geistiger Anstrengung, bei •brennender Schmerz; Dorsalregion; •brennender Schmerz; Wirbelsäule;* *ALLGEMEINES; M; Geistige Anstrengung; agg. •ALLGEMEINES; C; Schmerz; geistige Anstrengung agg.*

Gemütsbewegungen, durch: bar-c.[54] harp.[1184]
☞ *M; Gemütsbewegungen, durch* *ALLGEMEINES; C; Schmerz; Erregung agg.*

Geräusch, Lärm, agg.: ars. lyss. **THER.**
ALLGEMEINES; M; Geräusch, Lärm; agg. •ALLGEMEINES; C; Schmerz; Geräusch, Lärm, agg.
- **Wasser,** von fließendem: **Lyss.**
  ALLGEMEINES; M; Wasser; fließendem W. agg., Sehen oder Hören von

Getränke, warme, amel.: aza.[192]
☞ *M; Wärme; amel.* *ALLGEMEINES; C; Speisen und Getränke; warme; Getränke;*

Gewitter, agg. während: agar. rhod.
ALLGEMEINES; C; Schmerz; Gewitter, vor oder während

Hämorrhoiden:
- **Hervortreten,** bevor sie: alum.[1]
  ☞ *M; Hämorrhoiden, vor dem Heraustreten von*
- **mit**: aesc.[25] bell.[137] ham.[111] kali-c.[5]

Handarbeit, durch: **Sulph.**
☞ *M; Arbeiten, beim; agg., Handarbeit •Anstrengung, durch; agg.*

Heben:
- **während**: anag. ant-t.[137] bor. bry.[58] **CALC.** calc-p.[58] calc-s.[58] **GRAPH.** hura[185] irid.[222] **LYC.** med.[85] nat-m.[122] nit-ac.[185] **Nux-v.** ph-ac. **RHUS-T.** ruta[85] sang. **Sep.** staph.[185] sulph.[111]
  ☞ *M; Heben agg. •Verletzungen der Wirbelsäule; Heben, durch •Verheben, leichtes •Lumbalregion; Heben, beim •Sakralregion; Heben; durch*
- **nach**: bor.
  ☞ *M; Heben agg.*

Herpes zoster, nach: lach.
ALLGEMEINES; C; Schmerz; Herpes; zoster, nach

Herzklopfen, mit: tub.[137]
ALLGEMEINES; C; Schmerz; Herzklopfen, mit

Hitze, mit: **Arn.**[5] caps.[5] cham.[5] cob-n.[119] **Ign.**[5] lim-b-c.[204] nat-m.[5] rhus-t.[5]
☞ *M; Fieberhitze, während*

Hochreichen:
☞ *Anheben, Heben, beim; Arme, der*

Husten, beim: **Acon.** **Am-c.** arn. arund. **BELL.** bell-p.[119] **BRY.** **Calc.** calc-s. **Caps.** carb-an. chin. chin-s. chlor.[197] cocc. cor-r. harp.[1184] hydrog.[222] **Kali-bi.** kali-c. kali-n. kreos. mangi.[197] **Merc.** nat-c.[5] nat-m.[137] **Nit-ac.** ph-ac. phos. puls. pyrog.[58] rhus-t. rumx. seneg. **Sep.** stram. sulph. tell. tub.[85]
☞ *M; Husten agg.*

Kaffee agg.: **Cham.**
ALLGEMEINES; C; Speisen und Getränke; Kaffee; agg.

Kälte:

- **Erkältung,** durch: bry.[5] **Dulc.** mag-p. nit-ac. sars.
  ☞ M; Kälte; Erkältung, durch ▤ ALLGEMEINES; C; Schmerz; Kälte; Erkältung, nach
- **Kälteeinwirkung,** durch: acon.[102] **Bry.**[102] dulc. **Rhod.**[102] sulph.[102]
  ☞ M; Kälte; Kaltwerden, durch ▤ ALLGEMEINES; C; Schmerz; Kälte; agg.

Knien, beim: euphr. **Sep.**
▤ ALLGEMEINES; M; Knien; agg.

Koitus, nach:
☞ M; Koitus; nach

- **agg.**: cann-i. cob.[111] ferr.[137] kali-c.[102] mag-m. nat-m.[137] **NIT-AC. Sabal.** staph.[137] upa.[102]
  ▤ ALLGEMEINES; C; Schmerz; Koitus, nach
- **amel.**: haliae-lc.[222] zinc.[137]
  ▤ ALLGEMEINES; M; Koitus; amel. nach

Kolik, bei: sars.[137]
☞ M; Kolik, bei

Konvulsionen, bei: acon. cupr.[54]

Kopfschmerz, mit: ziz.[102]
▤ ALLGEMEINES; C; Schmerz; Kopfschmerz, während

Krabbeln, Kriechen, muss über den Boden: plut-n.[269]

Kummer, durch: **Naja**[54]
▤ GEMÜT; M; Kummer, Sorgen, Besorgnis, Beschwerden durch

Lachen agg.: **Camph.**[137] **CANN-I.** con.[137] phos. plb. tell.
☞ M; Lachen agg.

Lesen, beim: nat-c.

Leukorrhö:

- **amel.**: eupi.[137]
  ▤ ALLGEMEINES; M; Leukorrhö; amel.
- **bei**: **Aesc.**[102] alet.[137] calc-o-t.[102] **Eupi.**[102] gels.[85] graph.[102] **Helon.**[102] kali-bi.[102] kreos.[102] lyss.[85] mag-s.[102] med.[304] mur-ac.[58] **Murx.**[102] nat-ch.[102] **Nat-m.**[102] psor.[102] **Sep.**[5] **Stann.**[102]

Liegen:

- **agg.**: agar. am-m. ap-g. apis arg-n. **Arn.** ars. bamb-a.[1184] bar-c.[1] bell. bell-p.[111] **Berb.** beryl.[119] bry. calc. carb-an. **Chin.** cina colch. coloc. corv-c.[258] **Cur.** daph. dulc.[111] euph. euphr. excr-can.[269] **Ferr.** guat.[119] harp.[1184] hep. hyos. **Ign.** kali-c. kali-i. kali-n. kali-p. **Kreos.** lyc. mag-m. mag-s. mang.[111] mangi.[197] naja nat-c. nat-m. nat-s. nicc-s.[102] nit-ac. **Nux-v.** ph-ac. prun. psor. **Puls. Rhus-t.** samb.[111] sep. spig. stann. staph. tab. tarax. tell. uran.[269] ust. vib. zinc.
  ▤ ALLGEMEINES; C; Schmerz; Liegen; agg.
  - **Bauch,** auf dem: arg-n. bamb-a.[1184] bell-p.[111] tarax. ust.
  - **Kopfkissen,** auf einem: kali-n.[1]
  - **Rücken,** auf dem: am-m. ap-g. apis ars. bell. berb. bry. carb-an. **Chin.** cina **COLOC.** cur. euph. euphr. guat.[119] harp.[1184] hyos. ign. kali-n. kali-p. lyc. mag-s. mangi.[197] nat-m. **Nit-ac.** prun. psor. puls. sep. stann. staph. tell. zinc.
    ☞ M; Liegen; agg.; Rücken, auf dem
  - **Seite,** auf der: cina[1] guat.[119] ign. **Nat-s.** ph-ac. puls. staph. uran.[269]
    ☞ M; Liegen; agg.; Seite, auf der
    - **linker** Seite, auf: ph-ac. uran.[269]
      ☞ M; Liegen; agg.; Seite, auf der; links
    - **rechter** Seite, auf: guat.[119]
      ☞ M; Liegen; agg.; Seite, auf der; rechts
  - **still** Liegen, beim: colch. nat-c.
- **amel.**: acet-ac. adam.[222] aegle.[192] aesc.[102] agar. alum-sil.[58] am-m. ambr. ars. asar. aza.[192] bell. both-a.[3070] bry. bufo carb-v. casc.[111] chel.[54] chin. cob. colch. ephe.[267] equis. eupi.[102] gnaph.[102] hydrc.[192] ign. kali-c. kali-chl.[58] kali-n. kola[1184] lach. lyc. mag-c. mag-m.[111] nat-c. **Nat-m.** nat-s. nit-ac. **Nux-v. Phos. Psor.** puls. rhus-t. **Ruta** sanic.[111] sars. sel. sep. sil. stann. tama.[197] tarent.[192] uro-h.[264] ust. zinc.
  ▤ ALLGEMEINES; C; Schmerz; Liegen; amel.
  - **Bauch,** auf dem: **Acet-ac.** chel. mag-c. **Nit-ac.** sel.
  - **Gesicht,** auf dem: chel.[54]
  - **harter** Unterlage, auf: am-m. bell. eupi.[102] **Kali-c.** lyc. mag-m.[111] **NAT-M.** puls. **Rhus-t.** sanic.[111] **Sep.** stann.
    ☞ M; Liegen; amel.; harter Unterlage, auf • Druck; amel. • Zurücklehnen gegen die Stuhllehne, beim; amel. ▤ ALLGEMEINES; M; Liegen; amel.; während; Bett, im; hartem Bett, harter Unterlage, auf
  - **Kopfkissen,** auf einem: **Carb-v.** eupi.[184] nat-m.[58] sep.
  - **Rücken,** auf dem: aesc.[102] ambr. bufo casc.[111] chin. cob. colch. equis. gnaph.[102] ign. **Kali-c.** lach. **NAT-M.** nux-v. **Phos.** puls. **Rhus-t. RUTA** sanic. sep. sil.
    ☞ M; Liegen; amel.; Rücken, auf dem
  - **Seite,** auf der: hydrc.[192] kali-n. nat-c. nat-s. nux-v. **Puls.** tama.[197] ust. zinc.
    ☞ M; Liegen; amel.; Seite, auf der
    - **linker** Seite, auf: tama.[197]
    - **rechter** Seite, auf: kali-n. nat-s. ust.
- **Seite** liegen, muss auf der: nat-c.[1]
  ☞ M; Liegen; amel.; Seite, auf der

Luft:

- **frische,** im Freien:
  - **agg.**: merc. nux-v.
  - **amel.**: acon. nux-v. **Vib.**
    ▤ ALLGEMEINES; C; Schmerz; Luft; Freien, amel. im
- **kalte**:
  ☞ M; Luft, in kalter
  - **agg.**: acon.[193] agar. bamb-a.[1184] bar-c. bry.[193] **Dulc.** merc. nit-ac. **Nux-v.** rhod.[193] **Rhus-t.** sabad. sep. sulph.[193] thea[275]
    ☞ M; Luft, in kalter ▤ ALLGEMEINES; C; Schmerz; Luft; kalte agg.
  - **amel.**: **KALI-S.**

Luftzug, durch jeden: calc-p.[58] **Nux-v.** sumb.[111] verat.
☞ M; Zugluft, durch ▤ ALLGEMEINES; C; Schmerz; Zugluft, durch

Masturbation, nach: nux-v.[102] ph-ac.[102] staph.[102]
☞ M; Masturbation agg.

Meningitis, nach cerebro-spinaler: zinc-val.[25]

Menses:

- **vor**: acon. am-c. asar. bar-c. bar-s.[58] **Berb.** bor. brom. **Calc.** carb-an. carc.[304] **Caust.** cinnb. cocc. dig. eupi. **Gels.** granit-m.[194] harp.[1184] **Hydr.** hyos. hyper. **KALI-C. Kali-n. Kreos. Lach. Lyc. Mag-c.** mag-m. nit-ac. nit-s-d.[26] **Nux-m. Nux-v.** ol-an. ozone[227] phos. plat. **Podo. PULS.** ruta sang. sep.[809] **Spong.** uro-h.[264] **Ust. Vib.** xan.[198] zinc. zinc-p.[58]
  ☞ M; Menses; vor
  - **nachts** agg.: berb.
    ☞ Z; Nachts ▤ ALLGEMEINES; C; Schmerz; nachts; Menses, vor
- **Beginn,** zu: acon. aloe **Asar.** berb. caust. nit-ac. piloc.[137] thuj.[5]
  ☞ M; Menses; Beginn, zu
- **während**: acon. aegle.[192] agar. aloe **AM-C.**[5] **Am-m.**[1] arg-n. arn. ars.[1] ars-i. ars-s-f.[58] aza.[192] bar-c. bar-s.[58] **Bell.**[1] **Berb.** brom. **BRY. Calc. Calc-p.** calc-s. **Calc-sil.**[58] cann-i.[85] carb-v. carbn-s. caul. **CAUST.** cham. **Chel.** choc.[222] **Cimic. Coc-c.** con. croc. crot-h. cymbo-ci.[2184] eupi. ferr. ferr-ar. ferr-i. ferr-p. granit-m.[194] **Graph.** ham. **Hell. Hydr. Ign.** inul. **Iod.** kali-ar. **Kali-c.** kali-n. **Kali-p.** kali-s. **Kali-sil.**[58] **Kalm.** kreos. **Lac-c.** lac-d. **Lach.** lachn. lat-h.[301] **Lob. Lyc.** mag-c. **Mag-m.** mag-s. nat-c. nat-h. nat-p. nat-sil.[58] nicc. **Nit-ac. Nux-m.** nux-v. ol-an. **Phos.** phys. plat. podo. prun. **Puls.** rat. rhus-t. **Sabin.** sang. **Sars.** sec. seneg. **Sep.**[5] **Sil. SULPH.** tarent. **Thuj.** vib. xan. zinc. zing.
  ☞ M; Menses; während ▤ ALLGEMEINES; C; Schmerz; Menses; während
- **nach**: berb. bor. calc-p. kali-c. mag-c. puls. verat.
  ☞ M; Menses; nach
- **amel.**:
  - **während**: sanic.[85] senec.[137]
    ☞ M; Menses; während
  - **nach**: macrin.[85]
- **unterdrückten,** bei: **AESC.** am-c. apis **Bell. Cocc.** con.[1] graph. **Kali-c. Nux-m.** nux-v. podo. **PULS.** sang. **Sep. Sil.**
  ☞ M; Menses; unterdrückten, bei ▤ ALLGEMEINES; C; Schmerz; Menses; unterdrückte, durch

Mittagessen, nach dem: agar. cob. indg. phel. phos. rat. sep. sulph.
▤ ALLGEMEINES; M; Mittagessen; agg.

Mund öffnen **agg.**: stry.

Musik, durch: ambr. harp.[1184]
▤ ALLGEMEINES; M; Musik; agg.

Nähen, beim: iris sec.

Nierenbeschwerden, mit: cadm-s.[137] convo-d.[142] senec.[137] solid.[137]

Niesen:

- **vor**: anag.
- **beim**: arn. arund. harp.[1184] hydrog.[222] mangi.[197] **Sulph.**
  ☞ M; Niesen; agg.

Obstipation, bei: **Aesc.**[102] all-c.[122] euon.[102] **Ferr.**[102] kali-bi.[102] sulph.[102]

Reiben:

- **agg.**: mag-c.
  ▤ ALLGEMEINES; M; Reiben; agg. •ALLGEMEINES; C; Schmerz; Reiben; agg.
- **amel.**: aeth. harp.[1184] kali-n. lach. lil-t. mang-acet.[1] nat-m.[85] nat-s. **PHOS.** plb. puls. rhus-v. thuj.
  ☞ M; Reiben amel. ▤ ALLGEMEINES; C; Schmerz; Reiben; amel.

Reiten, beim: ars.
☞ M; Fahren oder Reiten agg. ▤ ALLGEMEINES; M; Reiten; agg.

Ringen, beim: symph.[137]

Ruhe:

- **agg.**: rauw.[119]
  ☞ M; Ruhe; agg. ▤ ALLGEMEINES; C; Schmerz; Ruhe; agg.
- **amel.**: cimic.[25]
  ☞ M; Ruhe; amel. ▤ ALLGEMEINES; C; Schmerz; Ruhe; amel.

Samenerguss:

- **nach**: ant-c. cob. kali-br. merc. ph-ac. phos. sars. **Staph.**
  ☞ M; Samenergüssen, nach
- **amel.**: zinc.[102]
  ▤ ALLGEMEINES; M; Samenergüsse; amel.

Säuren, nach: **Lach.**

Schaudern, während: arn.

Schlaf:

- **Einschlafen**: mag-m.
- **während**: am-c. **Am-m.** ars. kalm. lach. puls. zinc.[1]
  ▤ ALLGEMEINES; M; Schlaf; während •ALLGEMEINES; C; Schmerz; Schlaf; während
- **Tiefschlaf** fällt, nachdem man in: **Am-m.** kalm. **Lach.**

Schluckauf, mit: teucr.[102] upa.[809]
☞ M; Schluckauf agg.

Schlucken, beim: **Caust. Kali-c.** nit-ac.[1] petr. raph. **Rhus-t.**
☞ M; Schlucken agg.

Schnupfen, bei: kali-c.[5]

Schreiben agg.: laur. lyc. mur-ac. sep.
☞ M; Schreiben agg.

- **fortgesetztes**: lyc. mur-ac. sep.

Schwäche, mit: aesc.[102] casc.[111] eupi.[102] graph.[102] helon.[102] kali-bi.[102] kreos.[102] mag-s.[102] murx.[102] nat-ch.[102] nat-m.[102] ovi-g-p.[102] psor.[102] stann.[102] stroph-s.[119]
▤ ALLGEMEINES; C; Schmerz; Schwäche, mit

- **Leukorrhoe,** vor oder während: **Aesc.**[102] **Eupi.**[102] graph.[102] **Helon.**[102] kali-bi.[102] kreos.[102] mag-s.[102] **Murx.**[102] nat-ch.[102] **Nat-m.**[102] ovi-g-p.[102] psor.[102] **Stann.**[102]

Schwangerschaft, während: **Aesc.**[102] cocc.[102] kali-c.[102] phos.[58]
☞ M; Schwangerschaft, während

Schweiß:

- **während**: acon.[5] ant-t.[5] apisin.[5] **Arn.**[5] **Ars.**[5] **Bell.**[5] **Calc.**[5] carb-v. **Chin.**[5] cocc.[5] ign.[5] kali-c.[5] **Lyc.**[5] **MERC. Nat-m.**[5] **Nux-v.**[5] petr.[5] phos.[5] puls.[5] **Rhus-t.**[5] **Sep.**[5] sil.[5] **Sulph.**[5] thuj.[5] verat.[5] zinc.[5]
  ▤ ALLGEMEINES; C; Schmerz; Schweiß, während
- **unterdrückten,** durch: rhus-t.[58]
  ▤ ALLGEMEINES; M; Schweiß; Unterdrückung der Schweißabsonderung, Folgen von

Schwere des Kopfes, mit: apoc.[25]

Schwindel, nach: ign.[1]
▤ ALLGEMEINES; M; Schwindel agg.

sexuellen Exzessen, nach: ars. calc. carb-v. **Chin.** croc.[137] **Nat-m. Nat-p. NUX-V. PH-AC. Phos. Puls.** sel.[137] **Sep. STAPH. Sulph.** symph.[85] upa.[102]
☞ *M; Exzesse, Ausschweifungen, durch sexuelle*

Sitzen:

- **agg.**: adam.[222] **AGAR.** aloe alum.[102] alumn. am-m.[31] ambr. ang. **Ant-t.** apis **ARG.** arg-n. arge-p.[264] ars. asaf. asar. aspar. aza.[192] bamb-a.[1184] bar-c. bar-s.[58] bell.[102] **Berb.** beryl.[119] bism.[1] bor. **Bry. Calc.** calc-f. calc-sil.[58] **Cann-i.** carb-an. **Carb-v.** carbn-s. **Caust.**[1] cench.[58] cham. chel. chin. chin-s. cimx. cist. cob. cocc. coff. con. cortiso.[119] cupr-ar. cycl. cypra-e.[227] dros. dulc. ephe.[267] equis. euphr. ferr. ferr-p. fl-ac. harp.[1184] helon. hep. hura hydrc.[192] hyos. kali-bi. **Kali-c.** kali-chl.[58] kali-i. kali-n.[1] kali-p. kali-s. kali-sil.[58] kreos.[102] **Lac-c.**[102] **Lach.** lap-laz.[227] laur. **Led.** lith-c. lith-m. **Lyc.**[137] mag-c. mag-m. mangi.[197] meny. merc. mur-ac.[1] nat-ar. nat-c. nat-m. nat-p. **Nat-s.** nat-sil.[58] nicc. **Nux-v.** ol-an. ox-ac. pall. **Par. Ph-ac.** phel. **Phos.** pic-ac. plat.[1] plb. podo. **Prun. Puls.** ran-b. **Rhod. RHUS-T. Ruta** sabad. sec. **SEP.** sil. spong. stann. **Sulph.** tab. tarent.[192] ter. **Thuj.** tung.[252] uran.[269] ust. **VALER. ZINC. ZINC-P.**[58]
▤ *ALLGEMEINES; C; Schmerz; Sitzen agg.*
  - **Atemnot,** mit: lyc.
  - **aufrecht**: hydrc.[192] **KALI-C.** lyc.[137] spong. **SULPH.**
  - **gebeugt**: chel. chin-s. harp.[1184] kali-i. laur. mur-ac.[1] nat-c. phos. ran-b. sec. sep. thuj.
    - **Sitzen** amel., aufrecht: chel.
    ☞ *M; Sitzen; amel.; aufrecht*
  - **Hocken,** beim: cench.[58]
  - **langes** Sitzen: aloe asaf. bamb-a.[1184] berb. **Calc. Cupr-ar.** lap-laz.[227] **Led.** lith-c. lith-m. **Ph-ac. Phos. PULS. Rhod. Rhus-t.** thuj. valer.
  ☞ *Aufstehen, Aufrichten; Sitzen, vom*
- **amel.**: **Aesc.**[102] aeth. bell.[102] bor. caust. **Colch.**[102] corv-c.[258] harp.[1184] kali-c. mag-c. meny. mur-ac. mut.[136] nux-v.[102] plb. sars. sep.[102] sil.[102] staph. sulph. zing.[809]
☞ *M; Sitzen; amel.*
  - **gebeugt**: **KALI-C. SULPH.**
  ☞ *M; Sitzen; amel.; gebeugt*

Sprechen:

- **während**: cocc. nat-c.[1]
☞ *M; Sprechen agg.*
- **hindert** am: cann-i.

Stehen:

- **agg.**: **Aesc.**[102] **Agar.** agn. asar. bell.[102] berb. both-a.[3070] **Bry. Calc.** cann-i. caps. cath-a.[264] cocc. coff. **Con.** dios.[111] ephe.[267] excr-can.[269] harp.[1184] hep. hydrc.[192] ign. ind. kali-bi. kali-c. kali-m.[111] kali-p. **Kali-s.** lil-t. lith-c. lyc. meny. merc. mur-ac. mut.[136] nat-m.[111] nit-ac. nux-v.[102] petr. **Ph-ac. Phos.** phys.[111] plan. plb. podo. puls. rumx. **Ruta** sarcol-ac.[102] **Sep.** spong. stann. **SULPH.** tarent.[192] thuj. tus-p. uran.[269] **VALER.** verat. zinc. zinc-p.[58] zing.[809]
☞ *M; Stehen; agg.*
  - **gerade** Stehen: hydrc.[192]
  - **Seite** gelehnt, wenn zur: thuj.
- **amel.**: **Arg-n. Bell.** calc. caust.[102] mur-ac. sulph.[102] thuj.[111]
☞ *M; Stehen; amel.*
- **gerades** Stehen nach Sitzen fast unmöglich: **Thuj.**
☞ *M; Sitzen; agg.; nach •M; Stehen; agg.; aufrecht •Lumbalregion; Stehen; aufrecht Stehen unmöglich*
- **unmöglich**: petr.[1]

Stillen, beim: cham. croto-t. puls. **SIL.**
☞ *M; Stillen, während*

Stolpern:
☞ *Auftreten, beim; Fehltritt, bei einem*

Stuhlgang:

- **agg.**:
  - **vor**: agar.[5] bapt. cic. colch.[5] ferr.[5] kali-n. **Nux-v.** petr.[5] puls. verat.[1]
  ☞ *M; Stuhlgang; vor*
  - **während**: **Aesc.**[102] alum.[5] apis **Ars. Calc.**[5] caps.[102] carb-an. cic.[5] colch. coloc. cupr. cycl. **Dulc. FERR.**[5] ferr-ar. kali-i. **Lyc.** manc. **MERC-C.**[5] nicc. nux-v. phos. **Podo. PULS.** rheum squil. stront-c. sulph. tab. zing.
  ☞ *M; Stuhlgang; während*
    - **schwierigem** Stuhl, bei: puls.
  - **nach**: aesc. aloe alum. asaf. bamb-a.[1184] berb. caps. colch. dig. dros. **Ferr.**[137] gua.[85] mag-m. nat-m. podo. **Puls.** rheum tab.
  ☞ *M; Stuhlgang; nach*
    - **hartem** Stuhl, nach: ferr.[137]
  - **Stuhldrang,** bei: zing.
- **amel.**:
☞ *M; Stuhlgang; amel.*
  - **während**: nux-v. ox-ac. puls. verat.[5]
  - **nach**: corv-c.[258]

trägt, wenn man einen Korb: phos.

Trinken, beim: allox.[119] caps.[137] chin.
☞ *M; Trinken agg.*

Überanstrengung, nach: calc-s.[58] sanic.[85]

Umdrehen, Drehen:
☞ *Bewegung; agg.*

- **agg.**: acon. aegle.[192] **Agar.** alum-sil.[58] am-c.[1] am-m. bov. **Bry.** calad. caust. dios. excr-can.[269] germ.[222] harp.[1184] hep. ign. kali-bi. kali-c.[162] kali-n. kali-p. lachn. loxo-r.[205] mag-m. merc. nat-c. **Nux-v.** ozone[227] querc-r.[257] **Sanic.** sars. sep. sil. staph. succ.[194] sulph. thuj. verat. zinc.
  - **Bett,** im: acon. aegle.[192] am-c.[1] **Bry.**[137] calad. excr-can.[269] harp.[1184] hep. ign. kali-bi. kali-c.[162] kali-n. kali-p. loxo-r.[205] mag-m. merc. nat-c. **Nux-v.** sep. **Staph.** sulph. zinc.
  ☞ *M; Drehen, beim; Umdrehen im Bett*
    - **aufsetzen,** muss sich, um sich umzudrehen: bry.[137] harp.[1184] kali-c.[162] kali-p. **NUX-V.**
    ☞ *M; Sitzen; amel.; aufrecht*

Schmerz; umdrehen agg. (Forts.)

◦ **Kopf**: bry. **Caust.** germ.[222] lachn. mag-m. sanic. succ.[194]
☞ *M; Drehen, beim; Kopf*

◦ ◦ **links,** nach, Schmerzen im Musculus trapezius: bry.
☞ *O; Cervikalregion; Trapezius*

◦ ◦ **plötzliches**: mag-m.

◦ ◦ **rechts,** nach: germ.[222]
▤ *ALLGEMEINES; M; Drehen; rechts, nach*

◦ **Oberkörper**: ozone[227]
☞ *M; Drehen, beim; Körper*

- **amel.**: nat-m.

- **umdrehen,** muss sich: phos. **RHUS-T.**

Urindrang, bei: clem. eupi. **Lach.** nat-s.

Urinieren:

- **agg.**:

◦ **vor**: **Colch.**[5] graph. **Lyc.** nux-v.[5] puls.[5]
☞ *Lumbalregion; Urinieren; vor •Steißbein, Coccyx; Urinieren; vor •abwärtszerrender Schmerz; Lumbalregion; Urinieren; vor •schneidender Schmerz; Lumbalregion; Urinieren, vor ▤ NIEREN; C; Schmerz; Urinieren; agg.; vor*

◦ **während**: **Ant-c.** benz-ac.[58] graph.[5] **Ip. Kali-bi.** nat-s.[111] phos. **Sulph.**
☞ *M; Urinieren; agg. •Lumbalregion; Urinieren; während •Sakralregion; Urinieren; während •Steißbein, Coccyx; Urinieren; während ▤ NIEREN; C; Schmerz; Urinieren; agg.; während*

◦ ◦ **spärlichem** Urin, bei: benz-ac.[58]
▤ *ALLGEMEINES; M; Urinieren; während U. agg.; spärlichem Urin, bei*

◦ **nach**: caust. **Syph.**
☞ *M; Urinieren; agg. •Lumbalregion; Urinieren; nach ▤ NIEREN; C; Schmerz; Urinieren; agg.; nach*

- **amel. nach**: **LYC.** med.
☞ *M; Urinieren; amel.*

- **Zurückhalten** des Urins, beim: arn. con. graph.[137] **Nat-s.** rhus-t.
☞ *M; Urinieren; agg.; Zurückhalten des Urins agg.*

uterinen Ursprungs: cimic.[25] helon.[25] tanac.[25] tril.[25] visc.[102]

Verletzung, nach: **Bamb-a.**[1184] calc. **Con.** gels.[54] **HYPER. Kali-c.** lob-s.[25] **Nat-s.** rhus-t. **Thuj.**
☞ *M; Verletzungen, durch ▤ ALLGEMEINES; C; Schmerz; Verletzung, durch*

- **tiefe**: lob-s.[25]
☞ *M; Atmen; agg.; tief*

Völlegefühl, mit: bamb-a.[1184]

Wärme:

- **agg.**: **Guai.**[58] **Kali-s.**[102] lil-t. morg.[136] phyt.[58] puls.[102] sil. sulph. **Syc-co.**[136]
☞ *M; Wärme; agg.*

◦ **Bettwärme**: lil-t. phyt.[58] sulph.

- **amel.**: adam.[222] calc-f. caust. cinnb. corv-c.[258] harp.[1184] kola[1184] lith-c.[227] **Nux-v. RHUS-T.** rhus-v. syc-co.[136]
☞ *M; Wärme; amel. ▤ ALLGEMEINES; C; Schmerz; Wärme amel.*

◦ **Bettwärme**: rhus-v.
▤ *ALLGEMEINES; M; Wärme; amel.; Bettwärme*

◦ **Ofenwärme**: cinnb.

Waschen, kalt, amel.: vesp.

Wehen, Entbindung:

- **während**: arn.[54] **Bell.**[809] **Caust.**[54] **Cham.**[809] chlol.[54] cocc. **Coff.**[809] **Dict.**[809] **GELS. KALI-C. Nux-v.**[54] **Petr.** phos.[122] **PULS. Sep.**[809]
☞ *M; Wehen, Entbindung; während ▤ ALLGEMEINES; C; Schmerz; Wehen, Entbindung, während*

◦ **Halten** des Rückens amel.: **Caust.**[809]

- **nach**: hyper. kali-c.[102] sep.[54]
☞ *M; Wehen, Entbindung; nach ▤ ALLGEMEINES; M; Wehen, Entbindung; Wochenbett, im*

Wehen, Entbindung, während: bell.[102] coff.[102] nit-ac.[56]

Wetter:

- **feuchtem,** nassem, bei: **CALC.** calc-p.[58] **DULC.** med.[58] **Nux-m. Phyt. Rhod. RHUS-T.** sep. syc-co.[136]
☞ *M; Wetter, nasses, agg. ▤ ALLGEMEINES; C; Schmerz; Wetter; nasses agg.*

- **Kaltem,** beim Wechsel zum: **CALC-P. DULC. Rhod.**[122] **Rhus-t.**
▤ *ALLGEMEINES; M; Wetter; Wetterwechsel; agg. •ALLGEMEINES; C; Schmerz; Wetter; Wetterwechsel, durch*

Ziehen agg.: dios.

Zimmer, warmes, agg.: gels. **Kali-s.**
☞ *M; Wärme; agg. ▤ ALLGEMEINES; M; Zimmer, im; agg.; warmes Zimmer*

Zorn, Ärgernis, nach: harp.[1184] nux-v.
☞ *M; Zorn, durch ▤ GEMÜT; M; Zorn, Beschwerden durch*

Zurücklehnen gegen die Stuhllehne, beim:

- **agg.**: agar. hyos.[58] **Plb.**[137] **Ther.**
☞ *M; Anlehnen an etwas; agg. ▤ ALLGEMEINES; M; Anlehnen; gegen etwas; agg. beim Anlehnen; hinten, nach*

- **amel.**: eupi. ferr.[809] lac-c.[809] sarr. sep. zing.
☞ *M; Anlehnen an etwas; amel. •Druck; amel. •Liegen; amel.; harter Unterlage, auf*

Zurückwerfen der Schultern amel.: cycl.
☞ *M; Zurückziehen der Schultern; amel.*

Zurückziehen der Schultern, beim: ozone[227]
☞ *M; Zurückziehen der Schultern; agg.*

➡ **erstreckt** sich:

- **Abdomen**: cham. mom-b.[72] nat-c.[1] sep.[102] vario.[102] visc.[102]
☞ *Becken •Lumbalregion; erstreckt sich; Abdomen •krampfartiger Schmerz; Lumbalregion; erstreckt sich; •ziehender Schmerz; Lumbalregion; erstreckt sich; •ziehender Schmerz; Lumbalregion; erstreckt sich;*

- **abwärts**: acon. **Aeth.** agar.[137] alum. am-c. ars.[1] bry. chel. cimic. cina cocc. con.[1] cur. elaps ferr-s. **Glon.** kali-bi. **Kali-c.**[54] **Kalm.** lil-t. lob-c.[85] mag-c. mang. merc. nat-m. nat-s. nit-ac.[1] **Nux-m.** nux-v. ox-ac. paeon. phos.[111] phys. **Phyt. Pic-ac.** podo. psor. puls.[137] rat. sang. sep. stram.[137] tab.[137] tell.[137] thuj. ust. zing.
▤ *ALLGEMEINES; C; Schmerz; erstreckt sich; abwärts*

◦ **Wehen,** Entbindung, während: **Nux-v.**
☞ *M; Wehen, Entbindung; während*

◦ **Gesäß,** oberhalb, bei Uterusblutung: kali-c.[54]

- **Achselhöhle**: gua.[85]
- **Anus**: nat-c. phos.[111]
- **Arme**: ars.[111] berb.[111] **Calc.** calc-ar. carb-v.[1] nat-c.[1] nat-m. phos.[111]
  ◦ **Beine,** und: calc-ar.
  ◦ **Oberarm,** Mitte des, links: nat-m.
- **aufwärts**: agar. **Alum.** arn. ars.[1] aspar.[102] berb.[111] **Chin-s.** clem. **Cocc.** **Coloc.** corn. corv-c.[258] cycl. dirc. eup-pur.[25] **GELS.** kali-bi.[111] kali-c. kalm. kreos. **Lach.** led. lil-t.[137] mag-m. meny. nat-m. **NIT-AC.** nux-m. nux-v. ox-ac. **Petr.** **Phos.** **Phyt.** plb. podo. puls.[1] rad-br.[137] sep. sil. stann. staph.[1] sulph. ust. zinc-val.[26]
  ▥ *ALLGEMEINES; C; Schmerz; erstreckt sich; aufwärts*
  ◦ **Bücken,** beim: arn. **Sil.** sulph.
  ◦ **Hinlegen,** nach: mag-m.
  ☞ *M; Liegen; agg.; Hinlegen, nach dem*
  ◦ **Schritt,** bei jedem: sep.
  ☞ *M; Auftreten agg.*
  ◦ **Sitzen,** beim: meny.
  ☞ *M; Sitzen; agg.; während*
  ◦ **Stuhlgang,** während: phos. podo.
  ☞ *M; Stuhlgang; während*
  ◦ **Wehen,** während: **GELS.** **Petr.**
  ☞ *M; Wehen, Entbindung; während*
  ◦ **Zusammenziehen** des Afters, mit: **Coloc.**
➡ ◦ **abwärts,** und: berb.[111] kali-c.
  ◦ **den** Rücken hinauf, amel. durch Zurückziehen der Schultern: cycl.
  ◦ **fächerförmig** nach oben sich ausbreitend: **Lach.**
- **außen,** nach: stann.[1]
  ▥ *ALLGEMEINES; C; Schmerz; erstreckt sich; außen, nach*
- **Becken**: arg-n.[102] aur-m.[102] berb.[102] cham.[102] cimic.[102] **Eupi.** ham.[102] kali-c.[54] plan.[102] sep.[102] sil.[102] vario.[102] visc.[102]
  ☞ *Abdomen*
  ◦ **Wehen,** Entbindung, während: kali-c.[54]
  ☞ *M; Wehen, Entbindung; während*
- **Beinen,** zu den: aesc.[102] agar. ars. aur-m.[102] bapt.[102] bell. berb.[102] **Calc.** **Calc-ar.** camph. carb-ac.[102] cocc.[102] coloc.[102] cur.[102] ham.[102] helon.[102] **Kali-c.** kali-m.[102] lac-c.[102] lach. lob-c. lob-s.[85] mit.[36] ox-ac.[102] **Phos.** phyt.[102] **RHUS-T.** scol.[77] stel.[102] sulph.[5] tell.[102] uro-h.[264] xero.[102] zinc.[111]
- **Brust**: acon.[137] agar.[31] arn.[137] bar-c.[137] berb.[137] bor.[1] bry.[137] calc-p.[137] camph.[137] dios.[25] hydrog.[222] kali-c.[137] kali-n.[137] kali-p.[58] laur.[137] lyc.[137] merc.[137] mez.[137] nat-c.[1] petr.[137] plat.[137] samb.[137] sars. sep.[137] stict.[25] zinc.[137]
  ◦ **links**: bar-c.[137] **Bry.**[137] mez.[137] plat.[137] zinc.[137]
  ☞ *S; Links*
  ◦ **rechts**: acon.[137] calc-p.[137] kali-c.[137] lyc.[137] merc.[137] sep.[137]
- **Brustbein**: laur.
- **Cervikalregion**:
  ◦ **links**: carb-an.[111]
  ☞ *S; Links*
  ◦ **rechts**: calc-p.[111] graph.[111]
  ◦ ◦ **links,** nach: calc-p.[111]

- **Extremitäten**: ars. chel. hyper.[58] phos.
- **Fersen**: colch. **Sep.**
- **Füße**: alum.[111] berb.[111] bor. cob.[137] sep.
- **Genitalien**: kreos.[102] uro-h.[264]
- **Gesäßbacken**: helon.[137] kali-c.[54]
  ◦ **Wehen,** während: kali-c.[54]
- **Hals**: mag-m. nat-c. nat-s. sang.
  ◦ **Gehen,** beim: nat-s.
  ☞ *M; Gehen; agg.; während*
  ◦ **Hinlegen,** nach: mag-m.
  ☞ *M; Liegen; agg.; Hinlegen, nach dem*
➡ ◦ **Nacken,** abends nach hinlegen: nat-c.
- **Herz,** in Richtung: nat-m.
- **Hinterkopf**: chel.[25] **Gels.** gink.[227] ol-j.[137] **Puls.**
  ◦ **Scheitel,** und, bei Fieberfrost: **PULS.**
- **Hoden**: kreos.[137] sulph.
  ◦ **Gehen** oder Aufstehen vom Sitz agg.: sulph.
  ☞ *M; Aufstehen; agg.; Sitzen, vom •M; Gehen; agg.; während*
- **Hüften**: bell-p.[256] **Bol.** cimic. **Lach.** **Lyss.** mosch. nat-m. ozone[227] uro-h.[264]
  ◦ **rechts**: ozone[227]
- **Hypochondrium**:
  ◦ **links**: lyc.[1]
  ☞ *S; Links*
  ◦ **Liegen** oder Husten agg., Stehen oder Sitzen amel.: cinch.
  ☞ *M; Husten agg. •M; Sitzen; amel. •M; Stehen; amel.*
- **Knie**: arn. hydrog.[222] **Kali-c.**
  ☞ *Oberschenkel •Lumbalregion; erstreckt sich; Knie* ▥ *EXTREMITÄTEN; C; Schmerz; Beine; Nerven; Ischias*
- **Kopf**: **Calc.** **Chin-s.** hell. kalm. nat-m. ox-ac.[58] petr. phos. puls.[5] sep. sil.
  ◦ **Anstrengung,** nach: nat-m.
  ☞ *M; Anstrengung agg.*
  ◦ **Schritt,** bei jedem: sep.
  ☞ *M; Auftreten agg.*
  ◦ **Stuhlgang,** während: phos.
  ☞ *M; Stuhlgang; während*
- **Körper,** über den ganzen: berb.[102]
- **Leistenregion**: bell.[5] plat.[54] **Sabin.** **Sulph.** vib.[102]
  ◦ **Blutung,** bei uteriner: plat.[54]
  ◦ **Gehen** oder Aufstehen vom Sitz agg.: sulph.
  ☞ *M; Aufstehen; agg.; Sitzen, vom •M; Gehen; agg.; während*
  ◦ **Oberschenkel,** und: sabin.
- **linken** Seite, zur, beim Gehen: spig.
- **Lumbosakralregion** und Abdomen: caust.[1]
- **Lungen**: ozone[227]
- **Magen**: arn.[5] bell. berb.[137] bry. **CUPR.** dig.[5] glon.[111] hydr-ac.[111] kali-c.[5] lyc. nicc. nit-ac. polyg.[111] puls. rat.[111] rhod. stry.[111] sulph.[5] thuj.
  ◦ **Druck,** bei: **Bell.**
  ☞ *M; Druck; agg.*
  ◦ **Sitzen,** beim: bry. nicc.
  ☞ *M; Sitzen; agg.; während*
  ◦ **Magengrube,** beim Sitzen: nicc.

erstreckt sich; **Magen** (Forts.)

- **Oberschenkel**: bell.[54] berb.[111] bufo[102] carb-ac.[102] caust.[137] cham.[5] chin. cimic. hep.[137] **Kali-c.** **Lyc.** nit-ac. **Nux-v.** ox-ac. puls.[102] sabin.[102] sep. vib.[26]
  ☞ *Knie • lanzinierender Schmerz; Lumbalregion; erstreckt sich;*
  - **Wehen,** während: bell.[54]
- **Ohren**: gels.
- **Rektum,** Wehen, während: nux-v.[102]
- **Rippen**: alum.
- **Rücken** hinab: berb. cina mag-c.[1] mang. nat-s.
- **Sakrum**: calc-f.[58] con. gins. lyc.[1] phos.[137] sulph.[137] tep. zinc.[137]
  - **links**: phos.[137] sulph.[137] zinc.[137]
    ☞ *S; Links*
- **Schamregion**: aln.[102] bell.[102] sabin.[85] sep.[137] vib.[102] xan.[102]
  - **Amenorrhö,** bei: aln.[102]
- **Scheitel**: ars.[5] rhus-t.
- **Schläfen**: puls.[5]
- **Schulter**: alum. bamb-a.[1184] chel. chin. choc.[222] **Kalm.** lyc. ox-ac.
  - **links**: choc.[222]
    ☞ *S; Links*
  - **rechts**: alum.
  - **Erwachen,** beim: ox-ac.
    ☞ *M; Erwachen, beim*
- **Speiseröhre**: agar.[31]
- **Steißbein**: wye.[72]
  ☞ *O; Steißbein*
- **Unterschenkeln,** zu den: ars. bell. cham.[54] dulc.[58] lach. phos.
  - **Innenseite,** Wehen, während: cham.[54]
- **Uterus**: helon.[54] sep.[137] vib.[26]
  - **Blutung,** bei uteriner: helon.[54]
- **vorn,** nach: gua.[85]
  ▥ *ALLGEMEINES; C; Schmerz; erstreckt sich; vorn, nach*

Cervikalregion: abrot. **ACON.**[5] adam.[222] adon.[102] **Aesc.** **Aeth.** **Agar.**[36] agn.[5] ail. all-c.[102] all-s. allox.[149] aloe **Alum.**[5] alum-sil.[58] alumn. am-be.[25] **AM-C.** am-m.[1] ambr.[1] aml-n. ammc.[102] **Anac.**[1] androc.[222] ang. ant-c. ant-o.[85] ant-s. ant-t.[5] apis **Apisin.**[5] aq-mar.[149] aran.[149] arg. arg-n.[5] arge-p.[264] arn. **ARS.** ars-h. **Ars-i.**[25] arum-t.[36] asaf. **Asar.**[1] **Atro.** aur. aur-m. aur-m-n. aur-s. ba-sv.[136] bac.[62] bad. **Bamb-a.**[1184] bani-c.[204] bapt. bar-c.[5] bar-s.[58] bcg[149] **BELL.** benz-ac. berb. bism.[1] bor. bov. brach.[36] **Bry.**[5] bufo[111] buni-o.[149] buth-aust.[119] cact. **Calc.** calc-caust. calc-f.[149] **Calc-p.** calc-s.[111] calc-sil.[58] calx-b.[194] **Camph.** cann-i.[36] cann-s. canth. caps. carb-ac. carb-an. **Carb-v.** carbn-s. carc.[193] card-m. carl. cassi-f.[192] caul.[25] **CAUST.** cedr.[1125] cench.[58] cham.[102] **Chel.**[25] **Chin.** chin-ar. **Chin-s.**[184] **CIC.** **Cimic.**[8] cina **Cinnb.** citl-v.[197] clem. coc-c. coca[111] **Cocc.** cod.[25] colch.[36] **Coloc.** com.[36] **Con.** conv.[2191] corn-f.[102] cortico.[149] corv-c.[258] crot-c. crot-h. croto-t.[137] cund. cupr.[1] cupr-ar. cur. cycl.[1] cymbo-ci.[2184] **Daph.** dig.[1] dios. dol. **Dros.** **Dulc.**[1] dys-co.[136] echi. elaps[85] equis. ery-a.[25] ery-m.[25] eup-per. euph.[1] eupi. fago. falco-p.[265] fel.[72] ferr.[5] ferr-ar. ferr-ma. **Ferr-p.** ferr-pic.[102] **Fl-ac.** **Form.** gall-ac.[36] gamb. **GELS.**[184] germ.[222] gink.[227] gins. **Glon.** goss.[51] gran. **GRAPH.**[1] grat. gua.[25] **Guai.**[137] haliae-lc.[222] ham. harp.[1184] **Hell.** **Hep.**[137] hura[36] hydr.[25] hydr-ac.[54] **Hydrog.**[222] hyos. hyper. **Ign.** iod. iodof.[36] **Ip.**[58] irid.[222] jac-c. jug-c.[102] **Kali-ar.** **Kali-bi.** kali-br. kali-c. kali-cy. kali-i. **KALI-N.**[1] **Kali-p.** kali-s. kali-sil.[58] **Kalm.** kola[1184] lac-ac. **LAC-C.** lac-d.[122] lac-leo.[204] lac-lox-a.[204] lacer.[36] **Lach.** lachn.[137] lact. lap-laz.[227] lar-ar.[251] lat-h.[301] lat-m.[102] laur. lec. led. lil-t.[111] lim-b-c.[204] lith-c.[227] lob.[25] lob-s.[25] loxo-r.[205] **Lyc.** lycps.[25] **Lyss.**[85] mag-c. mag-m. **Mag-p.** mag-s. manc. mang. mang-acet.[1] mangi.[197] mant-r.[262] marm-w.[194] **Med.** menth.[85] menthol[72] meny.[72] meph.[8] **Merc.**[137] merc-c. merc-i-f.[111] merc-i-r.[111] merl. mez. mit.[36] morg-g.[136] **Mosch.** mur-ac.[36] myric. myrt-c.[25] nabal.[25] naja[54] nat-ar. nat-c. nat-ch.[122] **Nat-hchls.**[72] nat-m.[58] nat-p. **Nat-s.** nat-sil.[58] neon[222] nicc. nicc-s.[77] nit-ac.[1] **Nux-m.** nux-v.[137] ol-an.[111] olnd. onos. op.[5] **Oreo.**[102] ox-ac. ozone[227] pall.[36] **PAR.** petr. **PH-AC.** phel. **Phos.**[5] phys. **Phyt.**[36] pic-ac.[111] pin-s. pip-m. pitu-a.[164] plan. plat.[122] plb. plect. podo. prun.[111] psil.[164] psor. ptel.[36] **Puls.** querc-r.[257] rad-br.[137] **Ran-b.** raph. rat. rheum[1] **RHOD.** rhus-t. rhus-v.[25] rumx. ruta sabad. **Sabin.**[5] samb.[1] **Sang.**[25] sanic.[137] sarr.[36] sars.[137] scut.[102] sel.[102] senec. senn. sep.[1] **Sil.**[137] sol-n.[25] spect.[271] spig.[58] spong.[85] squil.[1] stann. staph.[1] stel.[102] stict.[137] stram. stront-c.[137] stroph.[137] stry. sul-ac.[1] sulph. syph.[85] **Tab.** tama.[197] taosc.[270] tarax.[1] tarent.[192] tarent-c.[192] tell. tep. ter. thea thuj. til. trif-p.[122] trio.[25] tub.[193] uran.[269] valer.[5] vario. verat. verat-n.[85] **Verat-v.**[137] verb.[5] vero-o.[232] vesp. vib.[102] viol-o. viol-t.[5] x-ray[102] xan.[85] **Zinc.**[137] zinc-p.[102] zinc-val.[102]

- **abwechselnd** mit Kopfschmerz: hyos.
  ☞ *A; Abwechselnd mit* ▥ *KOPF; O; Innerlich, innerer Kopf; abwechselnd mit*
- **abwechselnde** Seiten: calc-p.[137] **Puls.**[137]
  ☞ *S; Abwechselnde Seiten*
- **links**: agar.[111] androc.[222] ars-i.[25] asar.[1] aur-m-n.[36] bamb-a.[1184] carb-an.[5] citl-v.[197] **Con.** conv.[2191] elaps[85] fago.[25] haliae-lc.[222] hydrog.[222] lim-b-c.[204] loxo-r.[205] rat. sang.[25] sel.[85] sulph.[1] thuj.[1]
  ☞ *S; Links*
  - **rechts,** dann: androc.[222]
  - **Beugen** des Kopfes nach rechts, agg. beim: aur-m-n.[36]
  - **Bewegung,** leichte, Liegen auf der linken Seite und Heben des Kopfes **agg.**: conv.[2191]
    ☞ *M; Liegen; agg.; Seite, auf der; links*
  - **Ruhe** agg.: aur-m-n.[36]
    ☞ *M; Ruhe; agg.*

- **rechts**: bac.[62] bamb-a.[1184] calc-p.[111] carc.[193] cinnb. citl-v.[197] graph.[5] hydr-ac.[268] lac-leo.[204] meph.[8] mez. neon[222] nux-v.[111] ozone[227] plan.[25] psil.[164] ptel.[25] sulph.[1] tama.[197] zinc.[1]
  ☞ *S; Rechts*

◦ **Bewegung agg.**: carc.[193] cinnb. mez. ozone[227] tama.[197]

◦ ◦ **Drehen** des Kopfes, **beim**: carc.[193] cinnb. **Mez.** ozone[227]
  ☞ *M; Drehen, beim; Kopf*

◦ **erwacht** dadurch: citl-v.[197]

◦ **Fahren,** beim: hydr-ac.[268]

◦ **links,** nach: calc-p.[111]

- **tagsüber amel.**: bamb-a.[1184]
  ▤ *ALLGEMEINES; Z; Tagsüber; amel.*

- **morgens**: aloe alum. am-c. am-m.[1] aml-n. anac.[1] ant-c. arg. ars. asaf. bamb-a.[1184] bar-c. calc-caust. calx-b.[194] chel. cimic. dulc.[1] eupi. falco-p.[265] ferr-ma. ferr-p. gall-ac.[36] kali-bi. kali-c. kola[1184] loxo-r.[205] mangi.[197] nat-c. **Nux-v.** ph-ac. psor. **Rhod.** sars.[1] sel.[102] sil. spig. stann.[1] staph.[1] **Stram.** sulph. thuj. verat. **Zinc.**
  ☞ *Z; Morgens*

◦ **Aufstehen**:

◦ ◦ **agg.**: am-m.[1] calc-caust.
  ☞ *M; Erheben agg.; Aufrichten agg.*

◦ ◦ **amel.**: alum.[1]
  ☞ *M; Aufstehen; amel.; Aufrichten*

◦ **Bett,** im: stann.[1]
  ☞ *M; Liegen; agg.; Bett, im*

◦ **Beugen** des Kopfes vorwärts, **beim**: cimic.

◦ **Erwachen,** beim: aloe alum. anac.[1] arg. ars. asaf. falco-p.[265] kali-bi. kola[1184] loxo-r.[205] mangi.[197] ph-ac. psor. thuj. verat.
  ☞ *M; Erwachen, beim* ▤ *ALLGEMEINES; C; Schmerz; morgens; Erwachen; beim*

- **vormittags**: agar. bamb-a.[1184] stry.
  ☞ *Z; Vormittags*

- **mittags**: ptel.

- **nachmittags**: bamb-a.[1184] calc-p. chel. chin-s. fago. mag-c.[1] mag-p. nux-v. stry. thuj.
  ☞ *Z; Nachmittags*

◦ **16** Uhr: bamb-a.[1184] **Chin-s.**

- **abends**: alum. ant-c.[1] bov. brach. coc-c. dios. fl-ac. form. guai. **Kali-s.** lyc. mag-c. mang-acet.[1] nat-c.[1] nat-m. **Nux-v.** olnd. sep.[1] tarent-c.[192] thuj. zinc.
  ☞ *Z; Abends*

◦ **18** Uhr - **4** Uhr: guai.

◦ **Bett**:

◦ ◦ **Zubettgehen,** beim: alum.

◦ ◦ **im**: lyc.
  ☞ *M; Liegen; agg.; Bett, im*

◦ **Hochsehen,** beim: form.

- **nachts**: alum.[1] bamb-a.[1184] carb-an. caust.[1] glon. guai. harp.[1184] **Kalm.** lach. mang. merc-c. nat-m. nat-s. **Olnd. Puls.** rhod. sang. sil.[1] stann. sulph.[1] **Zinc.**
  ☞ *Z; Nachts*

- **Mitternacht**:

◦ **vor**: sulph.

◦ ◦ **Erwachen,** beim: sulph.
  ☞ *M; Erwachen, beim*

◦ **gegen**: harp.[1184] lach. mag-s.

- **beginnt** plötzlich, und hört plötzlich **auf**: mangi.[197]

- **periodisch**: **Chin-s.** colch. **Kali-s.**

<> - **Abdecken** amel.: sars.[137]

- **Abendessen,** amel. nach dem: lac-leo.[204] sep.

- **Angina,** bei: tub.[193]

- **Anstrengung** agg.: ant-c.[1] arg-n.[137] **Calc.**[137] lil-t.[137] **Sep.**[137]
  ☞ *M; Anstrengung agg.*

◦ **Arme,** der: ant-c.[1]
  ▤ *ALLGEMEINES; C; Schmerz; Anstrengung agg.; Arme, der*

- **Atmen,** bei tiefem: **Chel.**
  ☞ *M; Atmen; agg.; tief*

- **Aufrichten,** Anheben, beim:

◦ **Arme,** der: **Ang.** ant-c. **Graph.**
  ☞ *M; Erheben agg.; Heben der Arme agg.*

◦ **Kopfes,** des: ars. chel. senn.
  ☞ *Sehen, Blicken nach; beim* ▤ *ALLGEMEINES; M; Heben, Anheben; agg.; Kopfes, des*

◦ **Körpers,** des: caust.[5]

- **Aufstehen,** Aufrichten, beim:

◦ **Bett,** aus dem: cinnb.
  ☞ *M; Aufstehen; agg.; Bett, aus dem*

◦ **Bücken,** vom: nicc. spig.[1]

- **Berührung**:

◦ **agg.**: chin. lach.[137] menth.[85] nat-m. **Nux-v.** tell.[102]
  ☞ *M; Berührung; agg.*

◦ **amel.**: meny.[1]
  ☞ *M; Berührung; amel.*

- **Bett,** im: allox.[149]
  ☞ *M; Liegen; agg.; Bett, im* ▤ *ALLGEMEINES; C; Schmerz; Bett, im*

- **Beugen,** Neigen des Kopfes, beim:

◦ **agg.**:

◦ ◦ **links,** nach: lim-b-c.[204] par.

◦ ◦ **rechts,** nach: sulph.[1]

◦ ◦ **rückwärts**: bad. bell. cassi-f.[192] chel. cic. cinnb. cupr.[1] cycl.[1] dig.[1] hep. kali-c. lachn.[25] laur. lyc. valer.
  ☞ *M; Beugen, beim; hinten, nach* •*M; Beugen, beim; Kopf rückwärts*

◦ ◦ **vorwärts**: camph.[1] cimic.[111] citl-v.[197] germ.[222] gink.[227] graph. lith-c.[227] lyss.[137] rad-br.[137] rhus-t.[1] stann.
  ☞ *M; Beugen, beim; vorn, nach*

◦ **amel.**:
  ☞ *Beugen; amel.*

◦ ◦ **rückwärts**: cycl.[1] lac-c. lac-leo.[204] **Lyss.** manc. syph. xan.[85]
  ☞ *M; Beugen, beim; amel.; rückwärts* ▤ *ALLGEMEINES; M; Beugen, Neigen, Krümmen; amel.; rückwärts, nach hinten; Kopf*

◦ ◦ **vorwärts**: gels. laur. lith-c.[227] sanic.
  ☞ *M; Beugen, beim; amel.; vorwärts*

◦ **vorwärtsbeugen,** muss den Kopf: laur.

Cervikalregion (Forts.)

- **Bewegung**:
  - **agg.**: acon. aesc. agar. alum. am-m.[1] ang.[85] ars-i.[25] asaf. asar. aur-m.[122] bad. bamb-a.[1184] bapt. bell. brach. bry. camph.[1] cann-s. canth. caps. carb-v. chel. chin. cimic.[8] cocc. colch. coloc. cortico.[149] dig. dros. ferr.[85] form. gall-ac.[36] glon. guai. hyos. hyper. ign. ip. kali-bi. kali-c. kalm. lap-laz.[227] mang-acet.[1] merc. merc-i-f. mez.[1] nabal.[25] nat-c.[1] nat-s. nux-v. petr.[1] plan.[25] plb. podo. ran-b. rhus-t. sabad. samb.[1] sars.[1] spig.[58] stann.[1] stram. sulph. tarent. thuj.[1] vario. verat. verat-v.
    - **Arme,** der: ang.[85]
      ☞ *M; Bewegung; agg.; Arme, der*
    - **Hand,** der: cimic.[137]
    - **Kopfes,** des: acon. **Aesc. Agar. Alum.** am-m.[1] ars-i.[25] asaf. aur-m.[122] bad. bamb-a.[1184] bapt. **Bell.** brach. **Bry.** cann-s. canth. **Chel.** chin. cimic.[8] **Cocc.** colch. **Coloc.** cortico.[149] dig. **Dros.** ferr.[85] form. gall-ac.[36] glon. **Hyper.** ip. kali-bi. kali-c. kalm. lap-laz.[227] mang-acet.[1] merc. merc-i-f. mez.[1] nabal.[25] nat-c.[1] nat-s. nux-v. plan.[25] plb. podo. **Ran-b. Rhus-t.** sabad. samb.[1] sars.[1] stann.[1] stram. **Sulph. Tarent.** thuj.[1] verat-v.
      ☞ *Drehen, Umdrehen, beim; Kopf*
      - **Seite,** zu einer: **Agar.**
      - **vorwärts** und **rückwärts**: cocc.
        ☞ *M; Beugen, beim; vorn, nach; rückwärts, und*
  - **amel.**: alum. aur-m-n. bcg[149] colch.[149] gink.[227] spig.[1] sulph.
    ☞ *M; Bewegung; amel.*
    - **langsame,** fortgesetzte: bcg[149]
- **Bücken**:
  - **agg.**: agar. ant-c.[1] berb. canth. gran. graph. kali-bi. lac-ac. manc. nux-v. par. **Rhus-t.** spig. sulph.
    ☞ *M; Bücken; agg.; während*
  - **amel.**: meny.[72]
    ☞ *M; Bücken; amel.*
- **Denken** agg.: spig.[58]
- **Drehen,** Umdrehen, beim:
  - **Bett,** im: ozone[227]
    ☞ *M; Drehen, beim; Umdrehen im Bett*
  - **Kopf**: acon. agar. alum. alumn. am-c. am-m. ant-c. aq-mar.[149] aur-s. bamb-a.[1184] bcg[149] bell. **Bry. Calc.** canth. carbn-s. chel. chin.[1] coloc. crot-c.[36] dulc. eup-per. gall-ac.[36] germ.[222] gink.[227] graph. hyos. lachn.[25] lith-c.[227] nat-m. nat-s. ozone[227] plat. **Ran-b.** sanic. sep. spong. stram. tarent. tarent-c.[192] verat.
    ☞ *M; Drehen, beim; Kopf • Bewegung; agg.; Kopfes, des*
    - **links,** nach: **Alum. Ant-c.** bamb-a.[1184]
    - **rechts,** nach: bamb-a.[1184] bcg[149]
- **Druck** amel.: lac-leo.[204] lim-b-c.[204] psor.[111] tarent.[192] xan.[85] zinc.[5]
  ☞ *M; Druck; amel.*
- **Drüsen,** durch geschwollene: graph.[1] mur-ac.[36]
- **Erwachen**:
  - **beim**: germ.[222] neon[222] psor. thuj.
    ☞ *M; Erwachen, beim*
  - **erwacht** dadurch: citl-v.[197]
- **Essen,** nach dem: **Nux-v.** sep.[1] sulph.[1]
  ☞ *M; Essen; nach*
- **Fahren,** beim: form.
  ☞ *M; Fahren im Wagen agg. • M; Fahren oder Reiten agg.*
- **Fieber,** während: bry.[5] med.[304] rhus-t.[5] sol-n.[25]
  - **Fieberhitze,** während: **Bry.**[5] **Rhus-t.**[5]
    ☞ *M; Fieberhitze, während* ▥ *ALLGEMEINES; C; Schmerz; Fieber, während; Hitzestadium*
- **Froststadium** im Fieber, während: acon.[5] ail. ars-h.
- **Gähnen,** beim: arn.[1] cocc.[137] nat-s. plat.[122]
  ☞ *M; Gähnen; während*
- **Gehen**:
  - **während**: calc-p. camph.[1] con. meny.[1] ph-ac. rat. sep.[1] tab.
    ☞ *M; Gehen; agg.; während*
    - **Freien,** im: camph.[1] con. meny.[1] sep.[1]
      ☞ *M; Gehen; agg.; während; Freien, im*
  - **nach**: cur.
  - **amel.**: mag-s.
    ☞ *M; Gehen; amel.*
- **geistiger** Anstrengung, bei: par. zinc.[137]
  ☞ *geistiger Anstrengung, bei*
- **Getränke,** kalte, agg.: hydrog.[222]
  ▥ *ALLGEMEINES; C; Speisen und Getränke; kalte; Getränke, kalte; agg.*
- **Gurgeln** agg.: form.[137]
  ▥ *ALLGEMEINES; M; Gurgeln agg.*
- **Handarbeit** agg.: ant-c.
  ☞ *M; Arbeiten, beim; agg., Handarbeit*
- **Heben,** Anstrengung agg.: ang. arg-n.[5] calc.[5] lil-t.[111] sep.[5]
  ☞ *M; Anstrengung agg. • M; Heben agg.*
  - **Armheben,** durch: ang.
- **Husten** agg.: **Alum.**[1] **Bell. Caps.** ferr.[5] lact. merc.[5] **SULPH.**
  ☞ *M; Husten agg.*
- **Kälte**:
  - **agg.**: phos. vero-o.[232]
  - **Erkältung** im Freien, durch: phos.
    ☞ *M; Kälte; Erkältung, durch*
- **Kauen** agg.: form.[137] zinc.[5]
  ▥ *ALLGEMEINES; M; Beißen, Kauen; agg.*
- **Kleidung** agg.: caust.[137]
- **Klimakterium,** im: **Sang.**[122]
  ▥ *ALLGEMEINES; C; Schmerz; Klimakterium, im*
- **Konvulsionen,** während: hydr-ac.[54]
- **Kopfschmerz,** mit:
  ▥ *KOPF; C; Schmerz, Kopfschmerz; Schmerz in anderen Körperteilen, mit; Rücken; Cervikalregion*
- **Kratzen,** nach: mag-c.
- **Lesen,** beim: nat-c.
- **Liegen**:
  - **agg.**: calx-b.[194] caust.[1] dulc.[1] ferr. gink.[227] **Glon.** graph.[5] kali-i. lac-leo.[204] **Lyc.** spig.
    - **Rücken,** auf dem: dulc.[1] graph. lac-leo.[204] spig.
      ☞ *M; Liegen; agg.; Rücken, auf dem*

◦ ◦ **Seite,** auf der: ferr. graph.[5]
☞ *M; Liegen; agg.; Seite, auf der*

◦ ◦ ◦ **rechter** Seite, auf: ferr.
☞ *M; Liegen; agg.; Seite, auf der; rechts*

◦ **amel.**: hydrog.[222] marm-w.[194]

◦ ◦ **Seite,** auf schmerzhafter: hydrog.[222]
☞ *M; Liegen; amel.; Seite, auf der*

- **Luft**:

◦ **Freien,** im:

◦ ◦ **agg.**: laur.

◦ ◦ **amel.**: psor.

◦ **frische,** amel.: psor.

◦ **kalte,** feuchte, agg.: nux-m. **Ran-b.**
☞ *M; Luft, in kalter •M; Wetter, nasses, agg.; kaltes*

- **Menses**:

◦ **vor**: coloc.[5] hell.[304] nat-c. nux-v. sulph.
☞ *M; Menses; vor*

◦ **während**: am-m. **Calc.** hell.[304] mag-c. sulph.[5] tub.[85]
☞ *M; Menses; während*

- **Mittagessen,** nach dem: con.

- **Naseschneuzen,** beim: **Kali-bi.**
☞ *M; Naseschneuzen agg.*

- **Niesen,** beim:

◦ **agg.**: am-m. arn.[1] lyc. mag-c.
☞ *M; Niesen; agg.*

◦ **amel.**: calc.[137]
☞ *M; Niesen; amel.*

- **Räuspern** agg.: form.[137]

- **Schlaf**:

◦ **amel.**: calc.

◦ **verhindert** Schlaf: harp.[1184] sil.[1]

- **Schlucken,** beim:

◦ **agg.**: calc-p. colch. nat-c.[1] petr. sanic.[56] zinc.
☞ *M; Schlucken agg.*

◦ **amel.**: spong.

- **Schnupfen,** bei: **Am-m.**[5]

- **Schreiben,** beim: carb-an. irid.[222] lyc.[137] zinc.[1]
☞ *M; Schreiben agg.*

- **Schweiss**:

◦ **agg.**: **Acon.**[5] am-c.[5] graph.[5] mosch.[5] sabin.[5] sulph.[5]

◦ **amel.**: thuj.

- **Schwindel,** bei: alum.[5]

- **Sehen,** Blicken nach:

◦ **beim**: form.[111] **GRAPH.**
☞ *Aufrichten, Anheben, beim; Kopfes, des*

◦ **unten**: citl-v.[197]

- **Sitzen**:

◦ **agg.**: ant-c.[1] aur-m. lyc. lyss. meny.[72] nux-v. sulph.

◦ ◦ **gebeugt,** nach vorn: sulph.
▤ *ALLGEMEINES; M; Beugen, Neigen, Krümmen; agg.; vorwärts*

◦ **amel.**: rad-br.[137] tarax.[1]
☞ *M; Sitzen; amel.*

◦ ◦ **aufrecht**: rad-br.[137]
☞ *M; Sitzen; amel.; aufrecht*

- **Sprechen,** beim: arn.[5] **Calc.** sulph.
☞ *M; Sprechen agg.*

- **Stehen**:

◦ **agg.**: cham. tarax.[1]
☞ *M; Stehen; agg.*

◦ ◦ **Stellung,** in einer: cham.
☞ *M; Stellung, in jeder*

◦ **amel.**: rad-br.[137]
☞ *M; Stehen; amel.*

- **Strecken,** Dehnen:

◦ **agg.**: nat-s.
☞ *M; Strecken, Dehnen; agg.; Ausstrecken der Extremitäten*

◦ **amel.**: aeth.[85] allox.[149] sulph.
☞ *M; Strecken, Dehnen; amel.*

- **Stuhlgang,** amel. nach: asaf.
☞ *M; Stuhlgang; amel.*

- **Treppensteigen,** beim: meny.[72] ph-ac.
☞ *M; Steigen, beim*

- **Überheben,** nach: **Calc.**
☞ *M; Heben agg. •M; Verheben, durch*

- **Wärme** amel.: bamb-a.[1184] **Rhus-t.**
☞ *M; Wärme; amel.*

- **Wetter,** bei windigem: **Calc-p.**
☞ *M; Wind agg.*

- **Zimmer** agg.: caust.[1] kali-s. psor. ran-b.

◦ **Eintreten** aus frischer Luft, beim: ran-b.

◦ **warmes**: caust.[1] **Kali-s.** psor.
☞ *M; Wärme; agg.*

- **Zugluft,** durch: **CALC-P.** cimic. hep.[137] lach.[137] merc.[137] psor.[137] **RHUS-T.** sanic.[137] sil.[137] stront-c.[137]
☞ *M; Zugluft, durch •Kälte (Frost, und Empfindung von); Cervikalregion; Zugluft, empfindlich gegen •Luftzug; empfindlich gegen Luftzug •wehtun, intensiver Schmerz; Cervikalregion; Luftzug, durch geringsten*

◦ **geringste**: calc-p.
☞ *M; Zugluft, durch*

➡ - **erstreckt** sich:

◦ **abwärts**: acon.[5] ail.[111] am-c. asaf. bell.[5] carb-v.[5] chel.[5] coloc. dig.[5] ery-a.[25] hydrog.[222] kali-c.[5] kalm.[111] lil-t.[25] lyc.[5] mag-c.[5] nat-c. nat-m.[5] nux-v. pic-ac.[25] psor. rat. spong.

◦ **Arm**: all-c.[102] **Bry.**[102] cham.[102] cocc.[102] corn-f.[102] ferr-pic.[102] **Hyper.**[102] **Kalm. Lach.** lar-ar.[251] nat-m. **Nux-v.** par. plect. **Rhus-t.**[102] **Sulph.**[102] taosc.[270] ter.[102] **Verat.**[102]

◦ ◦ **links**: kalm. **Lach.** lar-ar.[251] par.

◦ ◦ **rechts**: ferr-pic.[102]

◦ **Arm** und Finger: ars.[809] form.[85] **Kalm.** nux-v. par.
▤ *ALLGEMEINES; C; Schmerz; erstreckt sich; Fingern, zu den*

◦ **aufwärts**: ambr.[1] aml-n. **Bamb-a.**[1184] berb. calc. cann-s. canth. chel.[25] dios. form. **GELS.** glon.[111] kalm.[111] lach. lob.[25] lyc. meny.[5] nat-m.[5] **Nat-s. Petr.** sang.[25] sep. **SIL.** stram. stront-c.[5] ter. **Verat-v.**

◦ ◦ **Spitze** des Kopfes: lach.

◦ **Augen**: bamb-a.[1184] gels. harp.[1184] hell.[304] lach.[111] lyc.[148] ozone[227] ph-ac.[111] pic-ac.[111] sang.[144] sel. **SIL.** sulph. thea

Cervikalregion; erstreckt sich; **Augen** (Forts.)

◦ ◦ **links**: bamb-a.[1184]

◦ ◦ **rechts**: bamb-a.[1184] harp.[1184] lyc.[148] ozone[227] sang.[144]

◦ ◦ **Ohr,** dann zum, wie durch ein Band um die Kopfmitte: ozone[227]

◦ **außen,** nach: bry.[5]

◦ **Brustbein**: kali-bi.[111]

◦ **Ellenbogen**: lyc.[1]

◦ **Epigastrium**: crot-c. kali-c.[111] rat.[111] thuj.[111]

◦ **Fingern**: par.[137]

◦ **Gehirn**: adam.[222] ferr. kalm. **Par.**

◦ ◦ **Hirnbasis**: adam.[222]

◦ **Gesicht**: kalm.[137] kola[1184] op.[5]

◦ **Hals**: chin. lach.[5] sanic.[56]

◦ **Handgelenke**: chel.

◦ **Hinterkopf**: am-i.[304] aml-n. bell.[102] bry.[102] calc. calc-p. chel. chin.[102] chin-s.[102] **Cinnb.** dulc. eup-per. **Ferr. GELS.** germ.[222] glon. guai.[1] harp.[1184] hell. kali-c. kalm. kola[1184] lat-m.[102] lyc.[1] nat-c. nat-m. **Nat-s.** nux-v.[102] ozone[227] petr. ph-ac.[1] **Phyt.** pin-s. puls.[102] **SIL.** spig.[1] tub.[58] uran.[269] valer. verat.[111] zinc-p.[102]

◦ ◦ **Berührung agg.**: germ.[222]
☞ *M; Berührung; agg.*

◦ ◦ **Heben** des Arms, **beim**: germ.[222]
☞ *M; Erheben agg.; Heben der Arme agg.*

◦ ◦ **Kopf nach hinten gebeugt wird, wenn der**: cinnb.

◦ ◦ **Menses,** vor und während: hell.[304]

◦ **Kehlkopf**: **CALC-P.**[193]

◦ **Kopf**: ambr.[1] apis asar. bamb-a.[1184] bar-c.[5] calc.[1] canth.[5] **Carb-v.** caust.[5] chel.[5] cimic.[111] crot-h.[111] dios. **Ferr.** fl-ac. gels. glon.[111] grat. guai.[5] haliae-lc.[222] harp.[1184] hell.[5] kali-c.[5] kalm. kola[1184] lach.[5] lachn.[85] mag-c.[304] mang.[5] med.[304] meny. nat-s. ozone[227] **Par. Puls. Sang.**[8] **SIL.** stront-c. syph.[85] valer.[5] verb.[5]

◦ ◦ **linke** Seite: ozone[227]

◦ ◦ **durch** den: fl-ac.

◦ ◦ **Schultern,** und: asar. dios.

◦ ◦ **über den ganzen**: carb-v. **GELS.** grat. haliae-lc.[222] kalm. lachn.[85] nat-s.

◦ **Lumbalregion**: stry. tep. verat.

◦ ◦ **Lumbosakralregion,** Stuhlentleerung, während: verat.

◦ **Nase**: kola[1184] lachn.[85]

◦ **Ohr**: apis bov. calc-p. cann-s. colch. elaps form.[111] gink.[227] lim-b-c.[204] lyss. stry.[36] thuj.

◦ ◦ **linke,** hinter das: apis form.[111] lim-b-c.[204]

◦ ◦ **rechte,** hinter das: elaps

◦ **Rücken** hinab: aeth. am-c. bamb-a.[1184] chel. cimic. **Cocc.** glon. graph. guai. **Kalm.** lar-ar.[251] lil-t. mag-c. med. mit.[85] nat-m. phyt. podo. psor. rat. rhod. sang. sep. stry. tell.[102] thuj. verat. xan.[102]

◦ ◦ **Mitte**: lar-ar.[251]

◦ ◦ **Stuhlgang,** während: verat.

◦ **Sakrum**: chel. guai. lyc. stry.

◦ **Scheitel**: adam.[222] **Bell.** berb. calc. calc-s.[111] carb-v. caust. **Chel. Cimic.** ferr. fl-ac. **GELS. Glon. Hell. Kalm.** lach.[5] lil-t.[111] puls. rat. rhus-t. **Sang.** sep. **SIL. Stram.** verat-v.

◦ ◦ **Nacken,** und, hin und her: **Chel.**

◦ **Schlüsselbeinen,** zu den: **Gels.** nat-s.

◦ **Schulterblättern,** zu den: ant-c.[1] bamb-a.[1184] hydrog.[222] ozone[227] xan.[85]

◦ ◦ **rechts**: bamb-a.[1184] xan.[85]

◦ ◦ **Drehen** des Kopfes **agg.**: ozone[227]
☞ *M; Drehen, beim; Kopf*

◦ **Schultern**: acon. alum. am-m. apis asar.[58] bamb-a.[1184] bor. bry.[111] calc-p. camph. caust. chel.[58] con.[1] crot-h. daph. dios. equis. falco-p.[265] gels. graph. gua.[25] hydr. ip.[58] kali-n.[1] kalm. lac-leo.[204] lach. laur. lyc. mez. mosch. nat-m. phos.[5] phyt. ran-b. sang. spect.[271] stry. taosc.[270] thuj. til. uran.[269] **Verat-v.**

◦ ◦ **links**: bor. bry.[111] ran-b.

◦ ◦ ◦ **Gehen,** beim: bor.
☞ *M; Gehen; agg.; während*

◦ ◦ ◦ **Schulterblatt,** und, beim Gehen im Freien: bor.

◦ ◦ **rechts**: **Acon.** alum. hydr. lac-leo.[204] lyc. spect.[271] uran.[269]

◦ ◦ ◦ **abends** nach Hinlegen: lyc.

◦ ◦ ◦ **Liegen,** beim: lac-leo.[204]

◦ ◦ **abends,** nach dem Hinlegen: lyc.

◦ ◦ **Bewegung,** bei: equis.

◦ ◦ **zwischen** die: am-m. **Apis** ip.[58]

◦ **Stirn**: chel.[111] daph. haliae-lc.[222] lat-h.[301] lyss.[85] merc-i-f.[111] mez. ozone[227] rat. sars. tub.[85]

◦ ◦ **rechts**: merc-i-f.[111]

◦ ◦ **Gehen,** beim: rat.
☞ *M; Gehen; agg.; während*

◦ ◦ **Augen,** über den: haliae-lc.[222]

◦ ◦ **Hinterkopf,** oder: chel.[111]

◦ **vorn,** nach: fago.[25]

◦ **Zähne**: ol-an.[111]
ZÄHNE; M; Schmerzen, mit; Cervikalregion, in der

- **Haut,** äußerlich: arn. aur-m-n. calc. colch. ign. mez. spong.[85]

- **Muskeln**: am-m.[1] bani-c.[204] brach.[36] cann-i.[36] caul.[25] chin-s.[36] colch.[36] com.[36] cymbo-ci.[2184] gels.[36] germ.[222] gink.[227] hura[36] hydr.[25] hyper.[36] mit.[36] pall.[36] phyt.[36] ptel.[36] sang.[25] sarr.[36] sep.[36] trif-p.[122]
☞ *O; Muskeln* *ALLGEMEINES; C; Schmerz; Muskeln*

◦ **Sehnen**: am-m.[1]
ALLGEMEINES; C; Schmerz; Sehnen

◦ **Sternocleidomastoideus**: caul.[25] trif-p.[122]

◦ ◦ **links**: caul.[25]

◦ **Trapezius**: bani-c.[204] brach.[36] cann-i.[36] chin-s.[36] colch.[36] com.[36] cymbo-ci.[2184] gels.[36] germ.[222] hura[36] hyper.[36] mit.[36] pall.[36] phyt.[36] ptel.[36] sarr.[36] sep.[36]
☞ *O; Cervikalregion; Trapezius*

◦ ◦ **links**: chin-s.[36] gels.[36] pall.[36]

◦ ◦ ◦ **Verlassen** eines warmen Zimmers, beim: gels.[36]

◦ ◦ ◦ **zu** lange darauf gelegen hätte, als ob er, Drehen des Kopfes nach links agg.: pall.[36]

◦ ◦ **rechts**:

☞ *S; Rechts*

◦ ◦ ◦ **morgens** beim Erwachen, waschen amel.: hyper.[36]

◦ ◦ ◦ **Zusammenziehung,** bei: phyt.[36]

◦ ◦ ◦ **erstreckt** sich aufwärts: sarr.[36]

◦ ◦ **Bewegung,** bei: com.[36] gels.[36]

◦ ◦ ◦ **Kopfes, des**: com.[36]

◦ ◦ **erstreckt** sich:

◦ ◦ ◦ **Hals**: germ.[222]

◦ ◦ ◦ **Schulter**: brach.[36] cymbo-ci.[2184]

- **Schulter,** und: croto-t.[137] gamb. guai.[137] lachn.[137] nux-v.[137] stict.[137] sulph.[137] verat-v.[137] zinc.[137]

◦ **rechts**: gamb. nux-v.[137] zinc.[137]

☞ *S; Rechts*

- **Wirbel**: aesc. agar.[36] ang. arn. arum-t.[36] **Bar-c.**[5] buni-o.[149] carb-ac. card-m. caust. chel.[25] chin-s.[184] cimic.[8] cina cinnb. cocc. coloc. con. dig.[1] dios. gels.[184] germ.[222] gins. ham. hell. hyper. lac-d.[122] lach. naja[54] nat-ar. nat-m.[58] nat-s. ox-ac. par. pitu-a.[164] plan. sep.[1] staph.[1] stram. sulph. tell.

☞ *O; Wirbelsäule*

◦ **nachts**: caust.

☞ *Z; Nachts*

◦ **4. Halswirbel**: lac-d.[122]

◦ **7. Halswirbel**: buni-o.[149] carb-ac. chin-s.[184] con. dig.[1] gels.[184] germ.[222] sep.[1] staph.[1]

◦ ◦ **erstreckt** sich zum Kopf: chin-s.[184] gels.[184]

◦ ◦ **Gelenk** zum 1. Brustwirbel: dig.[1] germ.[222] staph.[1]

◦ **Atlas**: agar.[36] arum-t.[36] chel.[25] nat-m.[58]

◦ ◦ **Gelenk**: agar.[36] arum-t.[36]

◦ ◦ ◦ **Region,** erstrecken sich nach rechts: arum-t.[36]

- **stellenweise**: kali-br. lyc. **Mangi.**[197]

Dorsalregion: abies-c. abrot.[111] acon.[38] aesc. aeth.[111] **Agar.**[36] ail. alet.[85] all-c. all-s. allox.[119] aloe[28] alum. alum-p.[58] alum-sil.[58] **Alumn.** am-c. am-m.[36] ambr. aml-n.[111] amyg-p.[36] anac.[1] androc.[222] ang.[85] ant-c.[1] ant-s. **Ant-t.**[111] aphis.[31] apis **Apisin.**[5] apoc.[36] apom.[102] aq-mar.[809] arg.[1] arg-n. arge-p.[264] arn.[36] **Ars.** ars-met. ars-s-f.[58] arum-d.[25] arum-i.[36] arum-t. arund. **Asaf.**[5] asar.[1] asc-t. aspar. **Aur.** aur-m. aur-m-n.[36] aur-s.[58] bac.[56] bad. **Bamb-a.**[1184] bar-c. **Bell.**[5] bell-p.[256] berb.[36] berb-a.[149] beryl.[119] bism.[1] blatta-a.[142] bol. bor. **BOV.** brach. brom. brucel.[241] **Bry.**[8] cact. cadm.[149] cahin. calad. **CALC.** calc-ar. calc-caust. calc-f.[111] **Calc-p.** calc-s. calc-sil.[58] calen.[36] camph. cann-i.[36] cann-s.[809] canth. caps.[1] carb-ac.[38] carb-an. carb-v. carbn-s. card-m. carl. cassi-f.[192] cassi-s.[192] cath-a.[264] **CAUST.** cedr. cench. cham.[36] chel. chen-a.[8] chen-v. chin.[1] chin-ar.[38] chin-s.[36] chion.[144] chloram.[149] chlorpr.[149] choc.[222] chr-ac.[8] chr-o.[36] cic.[1] **Cimic.**[37] cimx. cina[1] cinnb. cist. citl-v.[197] clem. cob. cob-n.[149] coc-c. cocain.[111] cocc. colch. coloc.[36] com.[36] con. conv.[38] cop. cor-r. corn. cortico.[119] cortiso.[149] cot.[36] crat.[137] croc.[5] crot-c.[36] crot-h. croto-t. cund. cupr.[1] cupr-ar.[36] cur. cycl.[36] daph. dig. dios.[36] dol. dros.[58] dulc.[1] echi.[137] eich-c.[144] elaps elat.[111] ephe.[267] equis.[111] erig. euon.[102] euon-a.[102] eup-per. euph.[1] euphr. eupi. excr-can.[269] fago.[25] ferr.[809] ferr-ar. ferr-i. ferr-m. ferr-ma. ferr-p. fl-ac. gels. gins. glon. glyc-g. gran. graph. grat. gua.[38] guai.[1] haliae-lc.[222] ham.[36] harp.[1184] hell. helon. hep. hipp.[809] hist.[119] hura hydr. hydrc.[36] hydrog.[222] **Hyos. Hyper.** ign. ignis[194] ind. indg. iod. iodof.[36] ip.[58] irid.[222] jatr.[111] jug-c.[25] kali-ar. kali-bi.[36] kali-br. **Kali-c.**[1] kali-chl.[58] kali-i.[111] kali-n.[1] kali-p. **Kali-s.** kali-sil.[58] **Kalm.**[54] kola[1184] **Kreos.** lac-ac. lac-c.[55] lac-del.[204] lac-leo.[204] lac-lox-a.[204] lac-lup.[204] lach. lachn. lact. lap-a. lap-laz.[227] lar-ar.[251] lat-h.[301] laur.[36] led. lil-t. lith-c.[227] lob. lob-c.[85] lob-s.[85] **Lyc.** lycps.[809] lyss. m-arct.[5] m-art.[56] m-aust.[73] mag-c. mag-m. mag-p.[111] mag-s. maland.[56] malar.[122] manc. mand.[197] mang. mang-acet.[1] mangi.[197] mant-r.[262] med.[304] menis.[25] menth-pu.[36] meny.[111] meph.[111] **Merc.**[38] merc-c. merc-f.[5] merc-i-f.[58] mez.[36] mill. mit.[85] morg.[136] morg-g.[136] mosch.[5] mur-ac.[1] musa[197] myric. myrt-c.[25] nabal.[25] **Naja**[85] nat-ar. nat-c.[1] **Nat-m.**[809] nat-p. **Nat-s.** nat-sil.[58] neon[222] nicc. **NIT-AC.**[111] **Nux-m.** nux-v. ol-an.[36] ol-j.[25] olnd. onos. op. ost.[85] ox-ac.[809] ozone[227] paeon.[111] pall. par. **PETR.** **Ph-ac.**[1] phel.[36] **Phos.** phys. phyt.[809] pic-ac. pitu-a.[164] plan.[111] plat.[1] plb.[36] podo.[171] polyg.[111] polyg-pe.[111] polyp-p.[111] prun. psil.[164] **Psor.** ptel.[25] **PULS.** rad-br.[102] **Ran-b.** ran-s.[5] raph. rat.[111] **Rhod.** rhus-t. rhus-v.[85] rob.[111] rumx.[38] ruta sabad. **Sabin.** samars.[809] samb.[1] sang.[8] sanic.[1072] sarr.[809] sars. scorp.[269] sec. senec. seneg. **Sep. Sil.**[36] sin-n.[8] sol-n. spect.[271] spig.[38] spong.[5] squil. stann.[1] staph.[1] stict.[25] stram. stront-c.[5] stroph-s.[119] stry. sul-ac. sul-i.[58] sulo-ac.[1] **SULPH.**[809] syc-co.[62] syph. tab. tama.[197] tanac.[25] tarax.[5] tarent. tax.[303] tela[192] tell. tep. ter.[137] term-a.[192] teucr. ther. thlaspi[111] thuj.[809] tub.[56] tub-r.[149] tung.[252] tylo-i.[192] uran.[269] uran-n.[8] valer. vario.[122] verat. verat-v.[111] verb. vesp. viol-t. xan. **Zinc.**[1] zinc-chr.[111] zinc-p.[58] zing.[809] ziz.[25]

☞ *O; Dorsalregion*

- **links**: citl-v.[197] cortiso.[149]

☞ *S; Links*

- **morgens**: calc-p. chion.[144] cortiso.[149] sep.[1]

☞ *Z; Morgens*

◦ **Erwachen,** beim: calc-p. chion.[144]

☞ *M; Erwachen, beim* ▤ *ALLGEMEINES; C; Schmerz; morgens; Erwachen; beim*

◦ ◦ **Betätigung** amel.: calc-p.

▤ *ALLGEMEINES; C; Schmerz; Betätigung amel.*

- **mittags**: bamb-a.[1184]

- **nachmittags**: calc-s. erig.

☞ *Z; Nachmittags*

Dorsalregion (Forts.)

- **abends**: aq-mar.[809] calc-s. cann-s.[809] erig. **Ferr.**[809] hipp.[809] lycps.[809] mez.[1] nat-m.[809] nat-s.[809] ox-ac.[809] phyt.[809] samars.[809] sarr.[809] sulph.[809] **Thuj.**[809] zing.[809]
  ☞ *Z; Abends*
- **nachts**: calc-p. morg.[136] zinc.[1]
  ☞ *Z; Nachts*
  ◦ **Morgen,** bereits gegen: calc-p.

<> - **Atmen**:
  ◦ **hindert** am: apis berb. **Bry.** chel.[25] cupr-ar.[25] phys. psor. sulph. thuj.
  ☞ *Einatmen, beim ▤ ATMUNG; C; Unterbrochen, angehalten; allgemeine Arzneien; Schmerzen, mit; durch*
  ◦ **tiefem,** bei: alum. aur. carb-an. cinnb.[58] kali-n. psor. sabin. spig. sulph.
  ☞ *M; Atmen; agg.; tief*
- **Auftreten,** festes, **agg.**: seneg. term-a.[192]
  ☞ *M; Auftreten agg.*
- **Beugen** agg.: aur. bad.[25] cimic. cortiso.[149] rhus-t.[58] term-a.[192]
  ◦ **hinten,** nach: aur. bad.[25]
  ☞ *M; Beugen, beim; hinten, nach*
  ◦ ◦ **Schultern, zurückziehen der**: bad.[25]
  ☞ *M; Zurückziehen der Schultern; agg.*
  ◦ **vorn,** nach: **CIMIC.** cortiso.[149] rhus-t.[58]
  ☞ *M; Beugen, beim; vorn, nach*
- **Bewegung**:
  ◦ **agg.**: agar. bry. cupr-ar. lob-c.[85] lob-s.[85] pitu-a.[164] podo.[25] psor. sang. term-a.[192] tub.[85] tub-r.[149] zinc.
  ◦ ◦ **Beginn,** zu: pitu-a.[164]
  ☞ *M; Bewegung; agg.; Beginn, zu*
  ◦ ◦ **Kopfes,** des: agar. sang.
  ◦ **amel.**: alum. cortiso.[149] mez.[1] rhod.[58] uran.[269]
  ☞ *M; Bewegung; amel.*
- **Bücken,** beim: arg.[1] cocc. conv.[2191] meny.[1]
- **Drehen** agg.: bry. ind. term-a.[192]
  ◦ **Kopfes,** des: **Bry.** ind.
  ☞ *M; Drehen, beim; Kopf*
- **Druck** amel.: cortiso.[149]
  ☞ *M; Druck; amel.*
- **Einatmen,** beim: bamb-a.[1184] bry. calc. **Chel.** cic.[36] lob-c.[85] lob-s.[85] mur-ac.[1]
  ☞ *M; Einatmen, beim •Atmen; hindert am ▤ ATMUNG; C; Unterbrochen, angehalten; allgemeine Arzneien; Schmerzen, mit; durch*
- **Erkältung,** durch: dig.[5] **Valer.**[5]
  ☞ *M; Kälte; Erkältung, durch*
- **Fahren** oder Reiten, beim: fl-ac. ind.
  ☞ *M; Fahren oder Reiten agg.*
- **Froststadium** im Fieber, während: **Chin-s.** med.[58] sang.
- **Gehen**:
  ◦ **während**: **Agar.** bell. coloc. nat-c. **Psor.** seneg. **Sulph.**
  ☞ *M; Gehen; agg.; während*
  ◦ **gebeugt** gehen, muss: cann-i.[58]
  ☞ *M; Gehen; amel.; gebeugt*
- **Handarbeit** oder Schreiben, durch: ran-b. sep.
  ☞ *M; Schreiben agg.*
- **Hitze,** mit: cob-n.[149]
  ☞ *M; Fieberhitze, während*
- **Husten,** beim: aq-mar.[149] calc. caps. **Kali-bi.** merc. sil. stram.
  ☞ *M; Husten agg.*
- **Kleidung,** durch enge: sep.[1]
- **Liegen**:
  ◦ **agg.**: lac-del.[204] lat-h.[301]
  ◦ ◦ **Rücken,** auf dem: lat-h.[301]
  ◦ **amel.**: bamb-a.[1184] conv.[2191] psor. term-a.[192]
  ◦ ◦ **Rücken,** auf dem: term-a.[192]
  ☞ *M; Liegen; amel.; Rücken, auf dem*
- **Reiben** amel.: phos.
  ☞ *M; Reiben amel.*
- **Schreiben** agg.: ptel.[25]
  ☞ *M; Schreiben agg.*
- **Schreiben,** beim: mur-ac. petr.
  ☞ *M; Schreiben agg.*
- **Sitzen**:
  ◦ **agg.**: **Arg.** bry. cortiso.[149] fl-ac. hura kali-c. lach. mang. ph-ac. **Phos.** rhus-t. tub.
  ◦ ◦ **Beugen rückwärts, amel., vorwärts agg.**: rhus-t.
  ☞ *M; Beugen, beim; vorn, nach*
  ◦ **amel.**: conv.[2191] term-a.[192]
  ☞ *M; Sitzen; amel.*
- **Stehen** agg.: conv.[2191]
  ☞ *M; Stehen; agg.*
- **Überheben,** durch: **Calc.**[5] lyc.[5] mur-ac.[5] **Olnd.**[5] **Rhus-t.**[5] **Valer.**[5]
  ☞ *M; Heben agg. •M; Verheben, durch*
- **Wehen,** Entbindung, während: petr.
  ☞ *M; Wehen, Entbindung; während*
- **Wetter,** bei nasskaltem: rhod.[58]
  ☞ *M; Wetter, nasses, agg.; kaltes ▤ ALLGEMEINES; C; Schmerz; Kälte; agg.; feuchte*

➡ - **erstreckt** sich:
  ◦ **abwärts**: ail.[111] coc-c.[111] dig.[5] nat-m.[5]
  ◦ **Anus**: nat-c.[5]
  ◦ **Arme**: bamb-a.[1184] calc. rhod.[58]
  ◦ ◦ **rechts**: bamb-a.[1184]
  ☞ *S; Rechts*
  ◦ ◦ **Beine,** und: **Calc.**
  ◦ **Augen**: chin.[5]
  ◦ **Brust**: ang.[5] berb.[10] bry.[5] kali-bi.[111] kali-c.[5] kali-n.[5] mez.[5] petr.[5] zinc.[5]
  ◦ ◦ **nach** vorn in die: ang.[5] kali-bi.[111] kali-c.[5] kali-n.[5] mez.[5] zinc.[5]
  ◦ **Brustbein**: **Kali-bi.** lac-c. laur.
  ◦ **Brustwarze,** links: **Asaf.**
  ◦ **Daumengelenk**: bamb-a.[1184]
  ◦ **Hand,** rechte: bamb-a.[1184]
  ◦ **Hinterkopf**: **Cocc.** ind. kali-c.[122] **Kalm.** petr. **Puls.**[5]
  ◦ ◦ **Wehen,** Entbindung, während: petr.
  ☞ *M; Wehen, Entbindung; während*
  ◦ **Hypochondrium**:

◦ ◦ **links**: canth.[5] ign.[5] jatr.[111] kali-bi.[111] lyc.[5] ost.[85] phos.[5]

◦ ◦ **rechts**: chel.[5] cocain.[111] kali-n.[5] merc.[5]

◦ **Ileosacralgelenk**: cortiso.[149]

◦ **Magen**: bell. bry. ignis[194] rhod.

◦ ◦ **Druck,** bei: bell.
☞ *M; Druck; agg.*

◦ ◦ **Magengrube,** Fundus: rhod.

◦ **Rippen**: asaf.

◦ **Schulterblätter**: med.[58]

◦ **Schultern**: bamb-a.[1184]

◦ **vorn,** nach, Zwischenrippenregion entlang: uran.[269]

- **Rippen,** freie: caust. kali-bi. lyss. merc. ph-ac. ran-b.

◦ **nahe** der: kali-bi. **LOB-S.**[809] lyss.

- **Schulterblätter**: abies-c. abrot.[111] acon.[38] aesc. aeth.[111] agar.[36] ail. alet.[85] all-c. all-s. allox.[119] aloe[28] alum. alum-p.[58] alum-sil.[58] alumn. am-c. am-m.[36] ambr. aml-n.[111] amyg-p.[36] anac.[1] androc.[222] ang.[85] ant-c.[1] ant-s. ant-t.[111] aphis.[31] apis apisin.[5] apoc.[36] apom.[102] aq-mar.[149] arg.[1] arg-n. arge-p.[264] arn.[36] ars. ars-met. ars-s-f.[58] arum-d.[25] arum-i.[36] arum-t. arund. asaf.[5] asar.[1] asc-t. **Aspar.** aur. aur-m-n.[36] bac.[56] bad. bamb-a.[1184] bar-c. bell.[5] berb.[36] bism.[1] blatta-a.[142] bol. bor. bov. brom. brucel.[241] bry.[8] cact. cadm.[149] cahin. calad. **Calc.** calc-ar. calc-caust. calc-f.[111] calc-p. calc-s. calc-sil.[58] calen.[36] camph. cann-i.[36] cann-s. canth. caps.[1] carb-ac.[38] carb-an. **Carb-v.** carbn-s. card-m. carl. cassi-f.[192] cassi-s.[192] caust. cedr. cench. cham.[36] **CHEL. Chen-a.**[8] chen-v. **Chin.**[1] chin-ar.[38] chin-s.[36] chloram.[149] choc.[222] chr-ac.[8] chr-o.[36] cic.[1] **Cimic.**[37] cimx. cina[1] cist. clem. cob. coc-c. cocc. colch. **Coloc.**[36] com.[36] con. conv.[38] cop. cor-r. corn. cot.[36] crat.[137] croc.[5] crot-c.[36] crot-h. croto-t. cund. cupr.[1] cupr-ar.[36] cur. cycl.[36] daph. **Dig.** dios.[36] dol. dros.[58] dulc.[1] echi.[137] elaps elat.[111] equis.[111] euon.[102] euon-a.[102] eup-per. euph.[1] euphr. eupi. excr-can.[269] fago.[25] ferr. ferr-ar. ferr-m. ferr-ma. ferr-p. fl-ac. gels. gins. glon. **Gran.** graph. grat. gua.[38] guai.[1] haliae-lc.[222] ham.[36] harp.[1184] hell. helon. hep. hura **Hydr.** hydrc.[36] hydrog.[222] hyos. hyper. ign. ind. indg. iod. iodof.[36] ip.[58] irid.[222] jug-c.[25] kali-ar. kali-bi.[36] kali-br. **Kali-c.**[1] **Kali-chl.** kali-i.[111] kali-n.[1] kali-p. kali-s. kali-sil.[58] kalm.[54] kola[1184] **Kreos.** lac-ac. lac-c.[55] lac-leo.[204] lac-lox-a.[204] lac-lup.[204] lach. lachn. lact. lap-a. lar-ar.[251] laur.[36] led. lil-t. lith-c.[227] lob. lob-s.[85] lyc. lycps.[36] lyss. mag-c. mag-m. mag-p.[111] mag-s. maland.[56] malar.[122] manc. mand.[197] mang. mang-acet.[1] mangi.[197] med.[304] menis.[25] menth-pu.[36] meny.[111] meph.[111] merc.[38] merc-c. merc-f.[5] merc-i-f.[58] **Mez.**[36] mill. mit.[85] morg-g.[136] mosch.[5] mur-ac.[1] musa[197] myric. myrt-c.[25] naja[85] nat-ar. nat-c.[1] nat-m.[8] nat-p. nat-s. nat-sil.[58] neon[222] nicc. nit-ac.[111] nux-m. **Nux-v.** ol-an.[36] ol-j.[25] olnd. op. ox-ac. ozone[227] paeon.[111] pall. par. petr. ph-ac.[1] phel.[36] phos. phys. **Phyt.** pic-ac. pitu-a.[164] plan.[111] plat.[1] plb.[36] podo.[171] polyg.[111] polyg-pe.[111] polyp-p.[111] prun. psil.[164] psor. ptel.[25] puls. rad-br.[102] **Ran-b.** ran-s.[5] raph. rat.[111] rhod. rhus-t. rhus-v.[85] rob.[111] rumx.[38] ruta sabad. sabin. samb.[1] sang.[8] sanic.[1072] sarr.[45] sars. scorp.[269] senec. seneg. **Sep.** sil.[36] sin-n.[8] sol-n. spect.[271] spig.[38] spong.[5] squil. stann.[1] staph.[1] stict.[25] stram. stront-c.[5] stroph-s.[119] sul-ac. sul-i.[58] sulo-ac.[1] sulph. syc-co.[62] syph. tab. tama.[197] tanac.[25] tarax.[5] **Tarent.** tax.[303] tela[192] **TELL.** tep. ter.[137] teucr. ther. thlaspi[111] thuj. tub.[56] tylo-i.[192] uran.[269] uran-n.[8] **Valer.** vario.[122] verat. verat-v.[111] verb. vesp. viol-t. xan. zinc.[1] zinc-chr.[111] zinc-p.[58] zing. ziz.[25]

◦ **abwechselnd** mit anderen Schmerzen: bry.[5]
☞ *A; Abwechselnd mit*

◦ **abwechselnde** Seiten: plan.[111]
☞ *S; Abwechselnde Seiten*

◦ **links**: aeth.[111] agar. ail.[25] aloe alum. am-m. ambr. anac. ant-t.[5] **Aphis.**[72] arg.[1] asaf. aur.[5] aur-m-n.[36] bac.[56] bar-c.[1] bell.[111] berb.[111] **Cact.** calc.[1] calc-f.[111] carb-v. card-m. cench.[58] chel.[36] cimic.[137] colch.[149] coloc. com. con. cund. dig. dios.[111] dulc.[1] echi.[111] equis.[111] euph.[1] euphr. eupi.[85] fl-ac. **Gels.** graph.[1] grat. haliae-lc.[222] hell.[1] hyper.[137] kali-bi.[111] kali-c.[1] kalm. kola[1184] lac-lox-a.[204] lachn.[25] led.[5] lil-t. mag-m.[137] manc. mang. med.[137] menis.[25] meny.[1] merc.[5] merc-c. merc-f.[5] mez. mill. morg-g.[136] naja[85] nat-c.[111] nat-m. nat-p. paeon.[111] pall. par.[5] ph-ac.[5] phos. phys.[25] phyt. polyg.[111] psil.[164] ptel.[25] ran-b.[5] rumx.[111] ruta[5] sabin.[5] samb.[5] sang. sanic.[85] sep. sil. spig.[1] spong.[5] **Squil.** stann.[1] sulph. syc-co.[62] tell.[111] teucr. thuj.[5] verat-v.[111] verb. zinc.
☞ *O; Dorsalregion; Schulterblätter; links*

◦ ◦ **abends**: alum.
☞ *Z; Abends*

◦ ◦ **nachts**: bar-c.
☞ *Z; Nachts*

◦ ◦ **Arm** nach hinten streckt, wenn man den: carb-v.
☞ *M; Beugen, beim; Arme nach hinten*

◦ ◦ **Atmen** oder Husten, beim: dulc.[1] sep.
☞ *M; Husten agg.*

◦ ◦ **Bewegung,** bei: colch.[149] hell.[1]

◦ ◦ **Einatmen** amel., tiefes, im Sitzen: meny.[1]
☞ *M; Atmen; amel., tief • M; Sitzen; agg.; während*

◦ ◦ **Erkältung,** nach: sep.[1]
☞ *M; Kälte; Erkältung, durch*

◦ ◦ **Erwachen,** agg. beim: colch.[149] grat. meny.[1] naja[85] zinc.
☞ *M; Erwachen, beim*

◦ ◦ **Fahren** oder Reiten, beim: agar.
☞ *M; Fahren oder Reiten agg.*

◦ ◦ **Liegen** agg.:

◦ ◦ ◦ **linken** Arm, auf dem: sulph.[1]

◦ ◦ ◦ **linker** Seite, auf: colch.[149]
☞ *M; Liegen; agg.; Seite, auf der; links*

◦ ◦ **Reiben** amel.: cench.[58]
☞ *M; Reiben amel.*

◦ ◦ **Ruhe,** während: am-m. kalm. manc. sep. verb.
☞ *M; Ruhe; agg.*

◦ ◦ **Sitzen,** beim: arg.[1] mang. sulph.
☞ *M; Sitzen; agg.; während*

Dorsalregion; Schulterblätter; links (Forts.)

◦ ◦ **erstreckt** sich:

◦ ◦ ◦ **Brust**: naja[85]

◦ ◦ ◦ **Hals**: zinc.

◦ ◦ ◦ **Schulter** und Mamma: grat.

◦ ◦ ◦ **Wirbelsäule,** über die: meny.[1]

◦ ◦ **rechts,** dann: bell.[111] cund. nat-c.[111]

◦ ◦ **Fleck,** ein: bar-c.[1] haliae-lc.[222]

◦ **rechts**: acon. **Aesc. Ail. All-c.** am-m. ambr. anac.[5] androc.[222] arn.[5] asaf. asc-t.[36] aur-m-n.[36] bamb-a.[1184] bar-c.[1] berb.[137] bism.[1] bor.[1] bry.[111] cahin. calc. calen.[111] cann-s. carb-v. caust.[1] **CHEL.** chen-a.[122] cic.[1] cocc. **COLOC.**[54] com.[111] con. conv. crot-c.[111] cund. cycl.[5] fago.[25] harp.[1184] hydrog.[222] hyper.[111] iod. jug-c. **Kali-c.**[122] kali-p. kola[1184] kreos.[5] lac-leo.[204] lac-lup.[204] lachn. laur. lob. lyc.[1] lycps.[111] lyss. mag-m.[1] mag-p.[111] maland.[56] menth-pu.[36] meph.[111] merc. merc-i-f. mez.[111] morg-g.[136] musa[197] nat-c.[1] nat-m.[1] nat-s.[111] nit-ac.[1] ol-an.[137] ozone[227] petr. phos. plat.[1] plb. podo.[111] puls.[1] ran-b. rumx.[137] ruta samb. sars.[1] seneg. **Sep.**[1] sil. spect.[271] spig.[1] spong.[5] staph.[111] sulph.[1] tarax. tell. verat. zinc.

☞ *O; Dorsalregion; Schulterblätter; rechts*

◦ ◦ **links,** dann: cocc. kali-p. tell.

◦ ◦ **4** Uhr, beim Erwachen: **Chel.**

◦ ◦ **Atmen,** beim: **Aesc. Chel.** kali-c. sars.[1]

☞ *M; Atmen; agg.*

◦ ◦ **Beugen,** beim:

◦ ◦ ◦ **Schultern** nach hinten, amel.: conv.

☞ *M; Zurückziehen der Schultern; amel.*

◦ ◦ ◦ **vorwärts** agg.: lob.

☞ *M; Beugen, beim; vorn, nach*

◦ ◦ **Bewegung** agg.: ail. calc. chel. con. fago.[25] petr. ruta

◦ ◦ ◦ **Arms,** des: ail. chel. con. fago.[25] ruta

☞ *M; Bewegung; agg.; Arme, der*

◦ ◦ ◦ ◦ **rechts**: **Chel.**

◦ ◦ **Bücken** agg.: jug-c.

☞ *M; Bücken; agg.; während*

◦ ◦ **Einatmen** agg.: am-m. chel. kali-c.[122] sars.[1] sep.[1]

☞ *M; Einatmen, beim*

◦ ◦ **Gehen** im Freien amel.: sep.[1]

☞ *M; Gehen; amel.; Freien, im*

◦ ◦ **Husten,** beim: sep.[1]

☞ *M; Husten agg.*

◦ ◦ **Liegen,** beim: **All-c.**

◦ ◦ **Mittagessen,** nach dem: nat-c.[1]

◦ ◦ **Sitzen** agg.: puls.[1]

◦ ◦ **Zorn,** durch: coloc.[54]

☞ *M; Zorn, durch*

◦ ◦ **erstreckt** sich:

◦ ◦ ◦ **Arm**: bamb-a.[1184]

◦ ◦ ◦ **Brust**: acon. chen-a.[122] kali-c.[1] merc.

◦ ◦ ◦ **Brustbein**: nat-c.[1]

◦ ◦ ◦ **Cervikalregion**: androc.[222]

◦ ◦ ◦ **Hals**: hydrog.[222]

◦ ◦ ◦ **Hand, rechte**: plat.[1]

◦ ◦ ◦ **Rippe, zur letzten falschen**: sep.[1]

◦ ◦ ◦ **Rücken** hinab: sep.[1]

◦ ◦ ◦ **Schulter**: **Chel.** lac-leo.[204] spect.[271]

◦ ◦ ◦ **Zeigefinger,** rechts: bamb-a.[1184]

◦ ◦ **Handgelenk,** und linkes: asc-t.[36]

◦ ◦ **Wirbelsäule** und Schulterblatt, zwischen: bamb-a.[1184] zinc.

◦ ◦ **Fleck,** ein: berb.[137] chel.[137] menth-pu.[36] musa[197]

◦ **morgens**: bamb-a.[1184] calc. **CHEL.** con.[1] hyper. kali-c. kali-p. **Mez.** nat-m. nat-s. ran-b. sil.[1]

☞ *Z; Morgens*

◦ ◦ **4** Uhr: **Chel.**

◦ ◦ **9** Uhr: calc.

◦ ◦ **Bett,** im: nat-m. nat-s.

☞ *M; Liegen; agg.; Bett, im*

◦ ◦ **Gehen** im Freien, beim: ran-b.

☞ *M; Gehen; agg.; während; Freien, im*

◦ **nachmittags**: mez. sep.[1] thuj.

☞ *Z; Nachmittags*

◦ **abends**: alum. bamb-a.[1184] canth. chel. kali-n. lyc. nat-p. nat-s.[58] olnd. ran-b. sep.[1] sulph.[1]

☞ *Z; Abends*

◦ **nachts**: bac.[56] kali-bi. med.[304] nat-m. nit-ac.[1] puls. sulph.

☞ *Z; Nachts*

◦ ◦ **Bett,** im: bac.[56] nat-m. sulph.

☞ *M; Liegen; agg.; Bett, im*

◦ **Atmen**:

◦ ◦ **agg.**: **Aesc.** alumn. am-m.[137] calc. hep.[1] nat-m.[1] sang.

☞ *M; Atmen; agg.*

◦ ◦ ◦ **tief**: hep.[1] nat-m.[1]

☞ *M; Atmen; agg.; tief*

◦ ◦ **hindert** am: calc. cann-s. kali-n. **Puls.** sulph.

◦ **Atmen,** beim: acon. guai.

☞ *M; Atmen; agg.*

◦ **Atmen,** muss tief: nat-m.[1]

☞ *M; Atmen; amel., tief*

◦ **Aufstehen** amel.: bamb-a.[1184] med.[304]

☞ *M; Aufstehen; amel.; nach*

◦ **Aufstoßen**:

◦ ◦ **agg.**: zinc.

☞ *M; Aufstoßen; agg.*

◦ ◦ **amel.**: zinc.[137]

☞ *M; Aufstoßen; amel.*

◦ **Beugen,** beim:

◦ ◦ **Arm**: carb-v. caust.[1] sulph.

◦ ◦ ◦ **Aufstützen** auf den Arm, beim: sulph.

☞ *M; Anlehnen an etwas; agg.*

◦ ◦ ◦ **hinten,** nach: caust.[1]

☞ *M; Beugen, beim; Arme nach hinten*

◦ ◦ **rückwärts**: aur. sep.

☞ *M; Beugen, beim; hinten, nach*

◦ ◦ **Schultern** nach hinten, amel.: conv.[2191]

☞ *M; Zurückziehen der Schultern; amel.*

◦ ◦ **vorwärts**: cassi-s.[192]

◦ **Bewegung**:

◦ ◦ **agg.**: ant-t. calc. camph.[1] caps.[1] caust.[1] chel. chin. cina[1] cocc. cupr. ferr.[85] hell. ign. ip. kali-c.[1] mag-m.[1] merc. mez. naja nat-s. petr. sulph. tarent. tax.[303] tela[192]

◦ ◦ ◦ **Arms,** des: camph.[1] caust.[1] chel. ign. mag-m.[1]
☞ *M; Bewegung; agg.; Arme, der*

◦ ◦ ◦ ◦ **rechts**: caust.[1]

◦ ◦ ◦ **Kopfes,** des: cupr. merc. nat-s.

◦ ◦ ◦ **Nacken,** des: ant-t.

◦ ◦ **amel.**: am-m. arge-p.[264] coloc. paeon. sabin. samb.
☞ *M; Bewegung; amel.*

◦ **Bücken,** beim: cham. sulph.

◦ **Drehen,** beim:

◦ ◦ **Kopf**: caust.[1] merc.
☞ *M; Drehen, beim; Kopf*

◦ ◦ ◦ **links,** nach: caust.[1]

◦ ◦ ◦ **rechts,** nach: caust.[1]

◦ ◦ **Körpers,** des: am-m. con.[1]
☞ *M; Drehen, beim; Körper*

◦ ◦ ◦ **links,** nach: am-m.

◦ **Druck**:

◦ ◦ **agg.**: **Chin.** sil.[1]
☞ *M; Druck; agg.*

◦ ◦ **amel.**: cassi-f.[192] cassi-s.[192] mag-m.[1] ol-an.[137] sep.[1]
☞ *M; Druck; amel.*

◦ **Einatmen,** beim: acon. chin. dulc. ferr-m. ferr-ma. kali-c. mill. sep.
☞ *M; Einatmen, beim*

◦ ◦ **tief**: acon.
☞ *M; Atmen; agg.; tief • M; Einatmen, beim* ▤ *ALLGEMEINES; C; Schmerz; Einatmen, bei tiefem*

◦ **Erwachen,** beim: nicc. rhod.
☞ *M; Erwachen, beim*

◦ **Essen,** beim: hyper.[111] phel.[111]
☞ *M; Essen; während*

◦ **Froststadium** im Fieber, während: bell.[5] chin.[5] kreos.[5] merc.[5] nux-v.[5] puls.[5] ran-b.[5] rhus-t. **SEP.**[5] sulph.[5] tarax.[5] zinc.[5]

◦ **Gähnen,** beim: nat-s.
☞ *M; Gähnen; während*

◦ **Gehen**:

◦ ◦ **agg.**: asaf. cassi-s.[192] coloc. **Kali-p.** nat-s. nit-ac.[1] sep.[1]
☞ *M; Gehen; agg.; während*

◦ ◦ ◦ **schnell**: sep.[1]

◦ ◦ **amel.**: bar-c. brucel.[241] sep.[1]
☞ *M; Gehen; amel.*

◦ ◦ ◦ **langsam**: sep.[1]
☞ *M; Gehen; amel.; langsam*

◦ **Greifen,** beim: berb.

◦ **Handarbeit,** bei: ferr.
☞ *M; Arbeiten, beim; agg., Handarbeit*

◦ **Heben,** beim: iod.[1] nux-v.[5] **Rhus-t.**[5]
☞ *M; Heben agg.*

◦ **Heben,** kann den Arm unmöglich zum Kopf: lyc.[1]
☞ *M; Erheben agg.; Heben der Arme agg.*

◦ **herabhängt,** wenn der Arm: ign.
☞ *M; Hängenlassen der Arme agg.*

◦ **Husten,** beim: cor-r. med. merc.[5] puls.[5] sep.[5] sil.[5] sulph.[5]
☞ *M; Husten agg.*

◦ **Kolik,** bei: am-c.[137]
☞ *M; Kolik, bei*

◦ **Liegen**:

◦ ◦ **agg.**: com.[111] graph.[1] nit-ac.[1] polyg.[111] sulph.[5]

◦ ◦ ◦ **Seite,** auf der man liegt: graph.[1]
☞ *M; Liegen; agg.; Seite, auf der*

◦ ◦ **amel.**: brucel.[241]

◦ ◦ **unmöglich,** darauf zu liegen: nit-ac.[1]

◦ **Luft**:

◦ ◦ **Freien,** agg. im: seneg.

◦ ◦ **kalte,** agg.: cassi-s.[192]
☞ *M; Luft, in kalter*

◦ **Menses**:

◦ ◦ **während**: dig.[54] phos.
☞ *M; Menses; während*

◦ ◦ ◦ **vikariierenden,** bei: **Dig.**[54]

◦ ◦ **nach**: bor.[5]
☞ *M; Menses; nach*

◦ **Nähen,** beim: ran-b.

◦ **Naseschneuzen,** beim: caust.[137] hep.
☞ *M; Naseschneuzen agg.*

◦ **Räuspern,** beim: caust.[1] hep.[1]

◦ **Reiben** amel.: phos.
☞ *M; Reiben amel.*

◦ **Schlucken,** beim: caust. kali-c.[137] rhus-t.[137]
☞ *M; Schlucken agg.*

◦ **Schreiben**:

◦ ◦ **fortgesetztem,** nach: mur-ac.
☞ *M; Schreiben agg.*

◦ ◦ **während**: carb-v. ran-b.
☞ *M; Schreiben agg.*

◦ **Schweiß,** während: am-m.[5] **Ars.**[5] bar-c.[5] bell.[5] **Calc.**[5] caust.[5] **Chin.**[5] kali-c.[5] **Merc.**[5] nat-c.[5] **Nux-v.**[5] **Rhus-t.**[5] **Sep.**[5] sil.[5] **Sulph.**[5]

◦ **Senken** der Schulter, beim: am-m.

◦ **Sitzen**:

◦ ◦ **agg.**: ant-c. bov. brucel.[241] colch. ind. kola[1184] mang. nat-s.[58] ph-ac. sep.[1]

◦ ◦ ◦ **gebeugt**: bov. ph-ac.

◦ ◦ **amel.**: cassi-s.[192]
☞ *M; Sitzen; amel.*

◦ **Sonnenwärme** amel.: cassi-s.[192]
▤ *ALLGEMEINES; M; Sonne; amel.*

◦ **Sprechen,** bei lautem: caust.
☞ *M; Sprechen agg.*

◦ **Stehen** amel.: brucel.[241]
☞ *M; Stehen; amel.*

◦ **Stillen,** beim: croto-t.
☞ *M; Stillen, während*

◦ **Trinken** agg.: allox.[149]
☞ *M; Trinken agg.*

◦ **Wärme** amel.: bac.[56]
☞ *M; Wärme; amel.*

Dorsalregion; Schulterblätter (Forts.)

➡ ◦ **erstreckt** sich:

◦ ◦ **Arm**: aeth. berb.[111] coc-c. kali-bi.[111] kalm.[111] psil.[164]

◦ ◦ ◦ **links**: kalm.[111] psil.[164]

◦ ◦ **aufwärts**: calc.[5]

◦ ◦ **Brust**: bar-c. camph.[1] kali-c. petr.[5] rad-br.[111] sars. sep.

◦ ◦ **Brustbein**: **Chel.**

◦ ◦ **Cervikalregion**: nat-c.[5]

◦ ◦ **Ellenbogen**: abrot.[111] berb.[111] coc-c.[111] lach.[5] lyc.[5] phos.[5] rhus-t.[5] sulph.[5]

◦ ◦ **Epigastrium**: bry.[137]

◦ ◦ **Hals**: mang-acet.[1] nat-c.[5]

◦ ◦ **Herz**: bry.[137] sulph.[137] thuj.

◦ ◦ **Hinterkopf**: grat. guai. petr.

◦ ◦ **Kopf**: lyc.[111]

◦ ◦ **Lumbalregion**: bor.[1]

◦ ◦ **Lumbosakralregion,** beim Fahren oder Reiten: kali-c.

◦ ◦ **Magen**: bor.[1] bry.[5]

◦ ◦ **Mammae**: grat.

◦ ◦ **Rippen**: asaf.

◦ ◦ **Rücken**: chel. stann.[1] verat.[1]

◦ ◦ ◦ **gesamten,** über den: verat.[1]

◦ ◦ **Sakrum**: calc-ar.[58] coc-c.

◦ ◦ **Schlüsselbein**: mag-m.[1]

◦ ◦ **Schultern**: ip.[58] kali-bi.[111] stann.[1] stict.[111] valer.

◦ ◦ ◦ **links**: kali-bi.[111]

◦ ◦ ◦ **rechts**: stict.[111]

◦ ◦ ◦ **Gesicht,** und: ip.[58] valer.

◦ ◦ **Seiten,** in die: anac.

◦ ◦ **vorn,** nach: acon.[5] aml-n.[111] ang.[5] arn.[5] bar-c.[5] bor.[5] bry.[5] camph.[5] caust.[5] chel.[5] dig.[5] dios.[111] grat.[111] kali-bi.[111] kali-c.[5] lac-c.[111] laur.[5] lyc.[5] mang.[5] petr.[5] phos.[137] psor.[111] ran-b.[137] rat.[111] sars.[5] sep.[5] sulph.[137] thuj.[5] zinc.[5]

◦ ◦ ◦ **links**: bar-c.[5] bry.[5] lac-c.[111] ran-b.[137] zinc.[5]

◦ ◦ ◦ **rechts**: acon.[5] ang.[5] kali-c.[5] lyc.[5] sep.[5]

◦ ◦ **Wirbelsäule**: mangi.[197]

🯅 ◦ **Acromion**: berb.[36] cham.[36] chin-s.[36] cycl.[36] mez.[36]

◦ ◦ **links,** Ausziehen des Mantels agg.: cycl.[36]
☞ *O; Dorsalregion; Schulterblätter; links*

◦ ◦ **rechts**: berb.[36] cham.[36] cycl.[36] mez.[36]
☞ *O; Dorsalregion; Schulterblätter; rechts*

◦ **hinter** den Schulterblättern: arum-i.[36] cimic.[36] coloc.[36] kali-c.[36] kreos.[36] ox-ac.[38] phyt.[36] ran-b.[36] stann.[36] tax.[36]

◦ ◦ **links**: arum-i.[36] coloc.[36] kali-c.[36] kreos.[36] ran-b.[36] stann.[36]
☞ *S; Links*

◦ ◦ ◦ **Atmen,** beim: kali-c.[36]
☞ *M; Atmen; agg.*

◦ ◦ **rechts**: cimic.[36]
☞ *S; Rechts*

◦ ◦ **Gehen,** beim: phyt.[36]
☞ *M; Gehen; agg.; während*

◦ ◦ **erstreckt** sich zu den Nieren: tax.[36]

◦ **Muskulatur** des Schulterblattes:

◦ ◦ **M. levator anguli scapulae, links, beim Gehen und Schreiben**: agar.
☞ *O; Dorsalregion; Schulterblätter; links •O; Dorsalregion; Schulterblätter; links; Winkel des Schulterblattes •O; Muskeln*

◦ ◦ **M. rhomboidei**: cham.[36] hydrc.[36] indg.[36]
☞ *O; Muskeln*

◦ ◦ ◦ **links**: indg.[36]
☞ *O; Dorsalregion; Schulterblätter; links*

◦ ◦ ◦ **Druck** agg.: hydrc.[36]
☞ *M; Druck; agg.*

◦ **Ränder** des Schulterblattes: alumn. anac.[1] ant-c.[1] asar.[1] aur. bar-c. carb-v. card-m. chel. chin.[1] cic.[1] dulc.[1] guai.[1] lob-s.[85] mur-ac.[1] nat-c.[1] plat.[1] ran-b. sang.[8] seneg. stann.[1] uran.[269] zinc.[1]

◦ ◦ **linkes** Schulterblatt: dulc. zinc.[1]
☞ *O; Dorsalregion; Schulterblätter; links •O; Dorsalregion; Schulterblätter; links; Rand des inneren Winkels*

◦ ◦ **lateral**: ant-c.[1] dulc.[1] mur-ac.[1] nat-c.[1] plat.[1] ran-b. seneg.

◦ ◦ ◦ **rechtes** Schulterblatt: dulc.[1] plat.[1]
☞ *O; Dorsalregion; Schulterblätter; rechts*

◦ ◦ ◦ **Bewegung** amel.: nat-c.[1]
☞ *M; Bewegung; amel.*

◦ ◦ ◦ **Nähen,** durch: ran-b.

◦ ◦ **medial**: alumn. anac.[1] asar.[1] aur. card-m. chel. chin.[1] cic.[1] guai.[1] lob-s.[85] nat-c. ran-b.[137] sang.[8] uran.[269]

◦ ◦ ◦ **linkes** Schulterblatt: ran-b.[137]
☞ *O; Dorsalregion; Schulterblätter; links •O; Dorsalregion; Schulterblätter; links; Rand des inneren Winkels*

◦ ◦ ◦ **rechtes** Schulterblatt: alumn. asar.[1] **Card-m. Chel.** guai.[1] lob-s.[85] nat-c. sang.[8]
☞ *O; Dorsalregion; Schulterblätter; rechts*

◦ ◦ ◦ **Beugen** agg., **rückwärts oder links, nach**: aur.
☞ *O; Dorsalregion; Schulterblätter; links •O; Dorsalregion; Schulterblätter; links; Rand des inneren Winkels*

◦ ◦ **oberer** Rand: bar-c. carb-v. chel. stann.[1]

◦ **über** den Schulterblättern:

◦ **unter** den Schulterblättern: abies-c. aesc. aeth.[111] agar. ail. all-c. all-s. allox.[119] aloe alumn. amyg-p.[36] anac.[1] ant-t.[111] aphis.[8] apis arn.[36] ars. arum-t. arund. asaf. asar. aur. bad. bamb-a.[1184] bell.[111] bism.[1] brom. bry. cact. **CALC.**[1] **Calc-p.** cann-i.[36] cann-s. canth. carbn-s. card-m. cedr. cench. chel. chen-a. chen-v. cimic. cimx. cist. cocc. coloc.[1] con. conv. corn. crat.[137] crot-h. cund. cupr.[1] cupr-ar. daph. dig. dios.[111] dol. echi.[137] **Elat.**[111] equis.[111] euphr. fl-ac. gels. guai. haliae-lc.[222] hell. hydr. hydrog.[222] hyper. ind. irid.[222] jug-c.[25] kali-bi. kali-c.[1] kali-n.[1] kola[1184] kreos. lac-ac. lac-c. lach.[111] laur. led. lob. lyc. lycps.[36] lyss. maland.[56] malar.[122] med. meny.[111] merc.[102] mez.[1] myric. myrt-c.[25] naja nat-ar. nat-c.[1] nat-m.[1] nat-s. neon[222] nit-ac.[111] nux-v. ol-an.[111]

ol-j. olnd. ox-ac. pall. par. ph-ac.[1] phos. phys. phyt. pic-ac. plb. podo. polyg.[25] polyg-pe.[111] polyp-p.[111] psil.[164] psor. **Puls. Ran-b.** rhod. rhus-t. rumx.[111] ruta sabin. samb.[1] sang. sarr.[45] seneg. sep. sil. stann. staph.[1] stict.[25] stroph-s.[119] sul-i.[58] **Sulph.**[1] tab. tama.[197] tanac.[25] tarent. ter.[137] thuj. uran-n.[85] vario.[122] verat. verat-v.[111] xan. zinc.[1] zinc-chr.[111] zing. ziz.[25]

◦ ◦ **links**: aeth.[111] agar. ail. alumn. anac.[1] ant-t.[111] aphis.[8] arund. bell.[1] bry. **Cact.** cann-i.[36] carbn-s. **Cench.** chen-v. **Cimic.** corn. crat.[137] **Crot-h.** cund. cupr.[1] cupr-ar. daph. dios.[111] dol. echi.[137] equis.[111] euphr. **GELS.** hydr. hyper. **Ind.**[36] irid.[222] kali-bi. kali-n.[1] **Kreos.** lac-ac. **Lac-c. Lach.** led. lob.[111] lyc. maland.[56] med. **Merc.** mez.[1] **Naja** nat-c.[1] nat-m.[1] nit-ac.[111] ol-an.[111] **Ox-ac.** par. phyt. polyp-p.[111] psil.[164] **Psor.** rumx.[111] sabin. sang. seneg. **Sep.** staph. stict. sulph. tab. tama.[197] tarent. thuj. uran-n.[85] verat-v.[111] xan. zinc. zinc-chr.[111]
☞ *S; Links*

◦ ◦ ◦ **rechts,** dann: psil.[164]

◦ ◦ ◦ **Atmen,** bei tiefem: kali-n.[1]
☞ *M; Atmen; agg.; tief*

◦ ◦ ◦ **Ausatmen** agg.: sep.
☞ *M; Ausatmen, beim*

◦ ◦ ◦ **Bewegung** agg.: kreos. **Psor.**

◦ ◦ ◦ **Druck** amel.: kreos.
☞ *M; Druck; amel.*

◦ ◦ ◦ **Einatmen** agg.: carbn-s. uran-n.[85]
☞ *M; Einatmen, beim*

◦ ◦ ◦ **Fahren** in einem Wagen, beim: kreos. phyt.
☞ *M; Fahren im Wagen agg. • M; Fahren oder Reiten agg.*

◦ ◦ ◦ ◦ **abends**: phyt.
☞ *Z; Abends*

◦ ◦ ◦ **Husten,** während: **Stict.** sulph.
☞ *M; Husten agg.*

◦ ◦ ◦ **Liegen** auf etwas Hartem, mit den Schultern, amel.: agar. kreos.
☞ *M; Liegen; amel.; harter Unterlage, auf*

◦ ◦ ◦ **Sitzen,** im:

◦ ◦ ◦ ◦ **abends** agg.: seneg. sulph.
☞ *Z; Abends*

◦ ◦ ◦ ◦ **gebeugt** amel.: merc.
☞ *M; Sitzen; amel.; gebeugt*

◦ ◦ ◦ **Zusammenziehen** der Schulterblätter, beim: nat-m.[1]

◦ ◦ ◦ **erstreckt** sich:

◦ ◦ ◦ ◦ **Brust**: lyc.

◦ ◦ ◦ ◦ **Herz,** durch das: bry. staph.

◦ ◦ **rechts**: **Abies-c.** aesc. **All-c.** arn.[36] asaf.[111] aur. bad. bamb-a.[1184] bell.[111] bry. calc.[1] cann-s. **Card-m. CHEL. CHEN-A.** coloc.[1] con.[1] conv. cupr.[1] dig. elat.[111] guai. haliae-lc.[222] hydrog.[222] ind. jug-c.[25] kali-bi. kali-c.[1] kali-n.[1] lac-c. lach.[111] lob. **Lycps.**[36] malar.[122] med. merc.[102] nat-m.[1] neon[222] nux-v. pall. phos. phys. **Pic-ac. Podo.** polyg.[25] polyg-pe.[111] rhod. **Ruta** samb.[1] seneg. sep.[1] staph.[1] stict.[25] tab. tama.[197] tanac.[25] thuj. vario.[122] zinc.[1] ziz.[25]
☞ *S; Rechts*

◦ ◦ ◦ **16 Uhr**: bamb-a.[1184]

◦ ◦ ◦ **Beschäftigung** amel.: tama.[197]

◦ ◦ ◦ **Beugen,** beim:

◦ ◦ ◦ ◦ **rückwärts**: tama.[197]
☞ *M; Beugen, beim; hinten, nach*

◦ ◦ ◦ ◦ **vorwärts**: **Lob.**

◦ ◦ ◦ **Einatmen,** beim: coloc.[1] guai.
☞ *M; Einatmen, beim*

◦ ◦ ◦ ◦ **tief**: guai.
☞ *M; Atmen; agg.; tief*

◦ ◦ ◦ **erwacht** dadurch: tama.[197]

◦ ◦ ◦ **Husten,** beim: seneg.
☞ *M; Husten agg.*

◦ ◦ ◦ **Liegen** agg.:

◦ ◦ ◦ ◦ **Rücken,** auf dem: tama.[197]
☞ *M; Liegen; agg.; Rücken, auf dem*

◦ ◦ ◦ ◦ **Seite,** auf rechter: tama.[197]
☞ *M; Liegen; agg.; Seite, auf der; rechts*

◦ ◦ ◦ **Sitzen**:

◦ ◦ ◦ ◦ **während**: samb.[1]
☞ *M; Sitzen; agg.; während*

◦ ◦ ◦ ◦ **nach**: **All-c.**
☞ *M; Sitzen; agg.; nach*

◦ ◦ ◦ **Unterstützung** amel.: tama.[197]
☞ *M; Stützen des Rückens amel.*

◦ ◦ ◦ **Zurückziehen** der Schultern nach hinten, beim: bad.
☞ *M; Zurückziehen der Schultern; agg.*

◦ ◦ ◦ **Fleck,** ein: **Tama.**[197]

◦ ◦ **morgens**: apis ox-ac.
☞ *Z; Morgens*

◦ ◦ **nachmittags**: cedr. kreos.
☞ *Z; Nachmittags*

◦ ◦ ◦ **15 Uhr**: kreos.

◦ ◦ **abends**: gels. seneg. sulph. tarent.
☞ *Z; Abends*

◦ ◦ ◦ **19 Uhr**: gels.

◦ ◦ **nachts**: kali-bi. tarent.
☞ *Z; Nachts*

◦ ◦ **Anheben** des Arms **agg.**: con. neon[222]
☞ *M; Erheben agg.; Heben der Arme agg.*

◦ ◦ **Ausatmen,** beim: sep.
☞ *M; Ausatmen, beim*

◦ ◦ **Bewegung**:

◦ ◦ ◦ **agg.**: apis chel. con. hell. led. stann. tarent.

◦ ◦ ◦ ◦ **Arme,** der: con. led.
☞ *M; Bewegung; agg.; Arme, der*

◦ ◦ ◦ **amel.**: olnd.
☞ *M; Bewegung; amel.*

◦ ◦ **Brennen,** in den Intervallen von anfallsweisem: plb.

◦ ◦ **Bücken,** beim: asaf. sulph.[1]
☞ *M; Bücken; agg.; während*

◦ ◦ **Einatmen** agg.: cupr.[1] guai. irid.[222] plb.
☞ *M; Einatmen, beim*

◦ ◦ ◦ **tief**: plb.
☞ *M; Atmen; agg.; tief*

◦ ◦ **Froststadium** im Fieber, während: sang.

Dorsalregion; Schulterblätter; unter den Schulterblättern (Forts.)

◦ ◦ **Gehen** agg.: cocc. sil.
☞ *M; Gehen; agg.; während*

◦ ◦ **Keuchen,** mit: ars.

◦ ◦ **Liegen** amel.: stroph-s.[119]

◦ ◦ **Nähen,** beim: ran-b.

◦ ◦ **Reiten,** beim: phyt.
☞ *M; Fahren oder Reiten agg.*

◦ ◦ **Ruhe,** während: con. sabin.
☞ *M; Ruhe; agg.*

◦ ◦ **Schreiben,** beim: ran-b.
☞ *M; Schreiben agg.*

◦ ◦ **Sitzen**:

◦ ◦ ◦ **agg.**: psor. samb. seneg. sep.[1] stroph-s.[119]

◦ ◦ ◦ **amel.**: neon[222]
☞ *M; Sitzen; amel.*

◦ ◦ **Stehen** agg.: cocc.
☞ *M; Stehen; agg.*

◦ ◦ **Strecken** amel.: neon[222]
☞ *M; Strecken, Dehnen; amel.*

◦ ◦ **erstreckt** sich:

◦ ◦ ◦ **Finger**: cimx.

◦ ◦ ◦ **Lumbalregion**: ox-ac.[58]

◦ ◦ ◦ **Schulter** und Arm: irid.[222]

◦ ◦ **Wirbelsäule** entlang: bamb-a.[1184]

◦ **Winkel**: acon.[38] agar.[36] alet.[85] aloe[28] alum. alumn. anac.[1] ang.[85] aphis.[31] apis apoc.[36] aq-mar.[149] arn.[36] asaf.[5] bell.[5] berb. brom. bry.[8] calc. calen.[36] carb-ac.[38] chel. chen-a.[8] chin-ar.[38] chin-s.[36] chr-ac.[8] chr-o.[36] cimic.[37] cimx. clem. coloc.[36] com.[36] conv.[38] cot.[36] cupr-ar.[36] dios.[36] elat.[111] ham.[36] iod. iodof.[36] kali-bi.[36] kali-n.[1] kalm.[54] kola[1184] lac-c.[55] lach. laur.[36] led. lith-c.[8] merc.[38] mez.[36] mur-ac.[1] naja[85] nat-c.[1] nat-m.[8] ol-an.[36] phel.[36] pitu-a.[164] plb.[36] podo.[171] polyg.[111] ran-b.[8] rhus-t. rumx.[38] ruta samb.[1] sang.[8] sanic.[1072] scorp.[269] seneg.[36] sil.[36] sin-n.[8] spig.[38] sulph. tub.[56] uran.[269] uran-n.[8] zinc.[8]

◦ ◦ **linkes** Schulterblatt: aphis.[85] brom. chel. chen-a.[5] chr-ac. chr-o.[36] cupr-ar.[102] naja[85] nat-c. **Ran-b.** ruta sang.[8] sanic.[85]
☞ *O; Dorsalregion; Schulterblätter; links •O; Dorsalregion; Schulterblätter; links; Winkel des Schulterblattes*

◦ ◦ ◦ **Beugen** des Kopfes rückwärts, beim: sanic.

◦ ◦ ◦ **innerer** Schulterblattwinkel: naja[85] sang.[8] sanic.[85]

◦ ◦ ◦ **Rand**: brom. sang.

◦ ◦ ◦ ◦ **Atmen** agg.: **Sang.**
☞ *M; Atmen; agg.*

◦ ◦ **rechtes** Schulterblatt:
☞ *O; Dorsalregion; Schulterblätter; rechts*

◦ ◦ ◦ **erstreckt** sich zur Mamma, Nähe Brustwarze: ang.[85] asaf.[5] bell.[5] bry.[5] elat.[111] kali-bi.[111] nat-m.[5] polyg.[111]

◦ ◦ ◦ **Schulterblattwinkel** und Wirbelsäule, zwischen: **Chen-a.**[122]

◦ ◦ **Husten** im Liegen, beim: scorp.[269]

◦ ◦ **über** dem Schulterblatt: alum. kali-bi. kola[1184]

◦ ◦ ◦ **links,** amel. durch Reiben: alum.
☞ *O; Dorsalregion; Schulterblätter; links •O; Dorsalregion; Schulterblätter; links; Winkel des Schulterblattes*

◦ ◦ **unter** dem Schulterblatt: anac.[1] ruta

◦ ◦ ◦ **rechts**: **CHEN-A.**[809]

◦ ◦ ◦ **innerer** Rand, und: anac.[1]

◦ ◦ **unterer** Schulterblattwinkel: acon.[38] agar.[36] alet.[85] aloe[28] alum. alumn. aphis.[31] apis apoc.[36] aq-mar.[149] arn.[36] berb. bry.[8] calc. calen.[36] carb-ac.[38] chel. chen-a.[8] chin-ar.[38] chin-s.[36] chr-ac.[8] cimic.[37] cimx. clem. coloc.[36] com.[36] conv.[38] cot.[36] cupr-ar.[36] dios.[36] ham.[36] kali-bi.[36] kali-n.[1] kalm.[54] lac-c.[55] lach. laur.[36] led. lith-c.[8] merc.[38] mez.[36] mur-ac.[1] nat-c.[1] nat-m.[8] ol-an.[36] phel.[36] pitu-a.[164] plb.[36] podo.[171] ran-b.[8] rhus-t. rumx.[38] samb.[1] sanic.[1072] seneg.[36] sil.[36] sin-n.[8] spig.[38] sulph. tub.[56] uran.[269] uran-n.[8] zinc.[8]

◦ ◦ ◦ **linkes** Schulterblatt: acon.[38] agar.[36] **Aphis.**[72] apoc.[36] arn.[38] bry.[36] chel.[8] chen-a.[85] cimic.[37] com.[36] cot.[36] cupr-ar.[36] dios.[36] ham.[36] kali-bi.[85] kali-n.[1] **Kalm.**[54] lac-c.[55] ol-an.[36] phel.[36] **Ran-b.**[8] rumx.[36] sanic.[1072] seneg.[36] sil.[36] sin-n.[8] uran-n.[8] zinc.[8]
☞ *O; Dorsalregion; Schulterblätter; links •O; Dorsalregion; Schulterblätter; links; Winkel des Schulterblattes*

◦ ◦ ◦ **rechtes** Schulterblatt: alet.[85] aloe[28] **Aphis.**[31] arn.[36] bry.[8] calen.[36] carb-ac.[38] **Chel.**[31] **Chen-a.**[8] chin-ar.[38] chin-s.[36] coloc.[36] com.[36] conv.[38] dios.[36] kali-bi.[36] kali-n.[36] laur.[36] lith-c.[8] merc.[38] mez.[36] mur-ac.[1] nat-c.[1] nat-m.[8] plb.[36] podo.[171] rhus-t.[36] rumx.[38] samb.[1] spig.[38] sulph.[36] tub.[56]
☞ *O; Dorsalregion; Schulterblätter; rechts*

◦ ◦ ◦ **morgens**: sulph.
☞ *Z; Morgens*

◦ ◦ ◦ **abends**: aq-mar.[149]
☞ *Z; Abends*

◦ ◦ ◦ **Atmen,** beim: alumn. aq-mar.[149] chel. clem. kali-n.[1]
☞ *M; Atmen; agg.*

◦ ◦ ◦ ◦ **tief**: kali-n.[1]
☞ *M; Atmen; agg.; tief*

◦ ◦ ◦ **Beugen,** rückwärts, amel.: lach.
☞ *M; Beugen, beim; amel.; rückwärts*

◦ ◦ ◦ **Bewegung**:

◦ ◦ ◦ ◦ **agg.**: cimx.

◦ ◦ ◦ ◦ **amel.**: alumn.
☞ *M; Bewegung; amel.*

◦ ◦ ◦ **Heben** der Schultern, beim: rhus-t.

◦ ◦ ◦ **Sitzen,** durch langes: lach.

◦ ◦ ◦ **erstreckt** sich durch die Brust: chel.

◦ **zwischen** den Schulterblättern: acon. aesc. aeth. **Agar.** ail. aloe alum. alum-sil.[58] alumn.[809] **Am-c.** am-m.[36] ambr. anac.[1] androc.[222] **Ang.** ant-s. ant-t.[36] apom.[102] arg.[1] arg-n. arn. **ARS.** ars-met. **Ars-s-f.**[58] arum-d.[25] arum-t. asaf. asc-t. aspar. bamb-a.[1184] bar-c. **Bell.** berb. bism.[5] bol. bor. bov. brucel.[241] **Bry.**

calad. **CALC.** calc-ar. calc-caust. calc-p. **Calc-s.** camph. cann-i.[36] cann-s. canth. caps.[1] carb-ac.[137] carb-an. carb-v. carbn-s. carl. caust. cham. **Chel.** **Chen-a.**[54] **Chin.**[1] chin-ar. chloram.[149] choc.[222] **Cimic.** cimx.[111] clem. cob. coc-c. cocc. colch. coloc.[1] com. **Con.** conv.[38] cop. crot-c.[36] croto-t. cupr. cur. dig. **Dros.**[58] dulc. echi. elaps euon-a.[102] **Eup-per.** eupi. excr-can.[269] **Ferr.** **Ferr-ar.** ferr-p. gins. glon. **Gran.** **Graph.** grat. gua.[38] **Guai.** hell. helon. **Hep.** hura hydrog.[222] hyper. ind. indg. ip.[58] jug-c.[72] **Kali-ar.** **Kali-bi.** kali-br. kali-c.[5] kali-chl.[58] kali-i.[111] kali-n.[1] **Kali-p.** kali-s. kali-sil.[58] **Kalm.** **Kreos.** lac-c. **Lach.** lap-a. lar-ar.[251] laur. led. lil-t. lith-c.[227] lob. lyc. lycps. lyss. mag-c. mag-m. mag-s. mang. **Med.**[304] meny.[85] merc. merc-i-f.[58] mez. mill. mit.[85] mur-ac. **Naja**[85] **Nat-ar.** nat-c. nat-m. nat-p. **NAT-S.** nat-sil.[58] neon[222] nicc. **NIT-AC.** **Nux-m.** **Nux-v.** ol-an. ol-j.[25] ox-ac. ozone[227] **Par.** petr. **Ph-ac.** phel.[111] **Phos.** pic-ac. plat.[111] plb. **Podo.** prun. psor. **Puls.** rad-br.[102] ran-b.[85] ran-s.[5] raph. rat.[111] rhod. **Rhus-t.** **Rhus-v.**[85] rob.[111] rumx. ruta sabad. sang. sanic.[85] sarr.[45] sars. senec. seneg. **Sep.** **Sil.**[1] sol-n. stann.[1] staph.[1] stict. stram. sul-ac. sulo-ac.[1] **Sulph.** syph. tab. tax.[303] tell. ter. ther. thlaspi[111] **Thuj.** tylo-i.[192] valer. **Verat.** viol-t. **Zinc.** zinc-chr.[111] zinc-p.[58] zing.

◦ ◦ **links**: zinc-chr.[111]

◦ ◦ **rechts**: ol-j.[25] tax.[303]
☞ *S; Rechts*

◦ ◦ **morgens**: aeth. anac.[1] ang. arg-n. brucel.[241] caust. kali-bi. naja[85] nat-c.[1] podo. psor. **RAN-B.** sanic.[85] staph.[1] tylo-i.[192]
☞ *Z; Morgens*

◦ ◦ ◦ **4** Uhr: caust.

◦ ◦ ◦ **Aufstehen,** beim: brucel.[241]
☞ *M; Erheben agg.; Aufrichten agg.*

◦ ◦ ◦ **Bett,** im: ang.
☞ *M; Liegen; agg.; Bett, im*

◦ ◦ ◦ **Erwachen,** beim: aeth. anac.[1] arg-n. kali-bi. naja[85] ran-b. sanic.[85]
☞ *M; Erwachen, beim*

◦ ◦ **vormittags**: alum.
☞ *Z; Vormittags*

◦ ◦ **nachmittags**: alum. bov. canth. caust. chel. ruta
☞ *Z; Nachmittags*

◦ ◦ ◦ **13** Uhr: chel.

◦ ◦ **Mitternacht,** nach: mag-s.
☞ *Z; Mitternacht, nach*

◦ ◦ **abends**: alumn.[809] bell. calc. cocc. ferr. kali-n. lac-c. lyc. nat-ar. sulph. thuj. zing.
☞ *Z; Abends*

◦ ◦ ◦ **18** Uhr: kali-n. zing.

◦ ◦ ◦ **Bett,** im: ferr. thuj.
☞ *M; Liegen; agg.; Bett, im*

◦ ◦ ◦ **Hinlegen**: calc. sulph.
☞ *M; Liegen; agg.; Hinlegen, nach dem*

◦ ◦ ◦ ◦ **abends,** Hinlegen, nach, mit Jucken und Stechen: calc.

◦ ◦ **nachts**: ang. carb-v. podo. rhus-t. sil. tab.
☞ *Z; Nachts*

◦ ◦ ◦ **Bett,** im: ang.
☞ *M; Liegen; agg.; Bett, im*

◦ ◦ **Sommer,** im: lyc.

◦ ◦ **Atmen**:

◦ ◦ ◦ **agg.**: acon. berb. caps.[1] carb-v. cop. **Guai.** kali-c. meny. nat-ar. nit-ac. nux-v. prun. psor. **Puls.** stann.
☞ *M; Atmen; agg.*

◦ ◦ ◦ ◦ **tief**: acon. meny. nat-ar. prun.
☞ *M; Atmen; agg.; tief*

◦ ◦ ◦ **verhindert** Atmen: calc.

◦ ◦ **Aufrichten**:

◦ ◦ ◦ **agg.**: coloc.
☞ *M; Strecken, Dehnen; agg.; Ausstrecken der Extremitäten*

◦ ◦ ◦ **amel.**: bov.

◦ ◦ **Aufstehen** agg.: carb-v. puls.

◦ ◦ ◦ **Bücken,** nach: puls.
☞ *M; Aufstehen; agg.; nach • M; Bücken; agg.; nach*

◦ ◦ **Aufstoßen**:

◦ ◦ ◦ **vor**: nit-ac.[1]

◦ ◦ ◦ **während**: sep.
☞ *M; Aufstoßen; agg.*

◦ ◦ **Auftreten,** bei festem: seneg.
☞ *M; Auftreten agg.*

◦ ◦ **Ausatmen** agg.: raph. sep.
☞ *M; Ausatmen, beim*

◦ ◦ **Beugen**:

◦ ◦ ◦ **agg.**:

◦ ◦ ◦ ◦ **rückwärts**: crot-c.[36] stann.
☞ *M; Beugen, beim; hinten, nach*

◦ ◦ ◦ ◦ **vorwärts**: cimic. lac-c. nat-ar.[58]
☞ *M; Beugen, beim; vorn, nach*

◦ ◦ ◦ **amel.**:
☞ *Beugen; amel.*

◦ ◦ ◦ ◦ **rückwärts**: sil.
☞ *M; Beugen, beim; amel.; rückwärts*

◦ ◦ ◦ ◦ **vorwärts**: nat-ar.
☞ *M; Beugen, beim; amel.; vorwärts*

◦ ◦ **Bewegung**:

◦ ◦ ◦ **agg.**: ang. arn. bry. **Calc.** canth. carb-an.[1] colch. dros.[1] ip. kali-bi. naja nux-v. ox-ac. petr. podo. puls. ran-b.[102] rhod. sil. stann.[1] sulph. tylo-i.[192] verat.[1]

◦ ◦ ◦ ◦ **Arme,** der: carb-an.[1] colch. naja sil.
☞ *M; Bewegung; agg.; Arme, der*

◦ ◦ ◦ ◦ **Kopfes,** des: nux-v. tylo-i.[192]

◦ ◦ ◦ ◦ **Rumpfes,** des: bry.

◦ ◦ ◦ **amel.**: calc. kali-c. laur. mag-m. mez. nicc. ph-ac. sulph.
☞ *M; Bewegung; amel.*

◦ ◦ **Bier** agg.: phos.

◦ ◦ **Bücken** agg.: bor. cham. nit-ac. nux-v. prun.
☞ *M; Bücken; agg.; während*

◦ ◦ **Drehen,** beim: calad. merc. neon[222] verat.

◦ ◦ ◦ **Kopf** nach rechts: neon[222]
☞ *M; Drehen, beim; Kopf*

◦ ◦ ◦ **Umgebung** der Schulterblätter: verat.

Dorsalregion; Schulterblätter; zwischen (Forts.)

◦ ◦ **Druck,** fester, agg.: choc.[222]
☞ *M; Druck; agg.* ▤ *ALLGEMEINES; M; Druck; agg.; fester*

◦ ◦ **Einatmen,** beim: berb. nat-ar. nat-c. puls.
☞ *M; Einatmen, beim*

◦ ◦ **Essen,** nach dem: **Arg-n.** phel.[111]
☞ *M; Essen; nach*

◦ ◦ **Froststadium** im Fieber, während: sang.

◦ ◦ **gebeugt** gehen, muss: coloc.[1]
☞ *M; Gehen; amel.; gebeugt*

◦ ◦ **Gehen**:

◦ ◦ ◦ **agg.**: bell. coc-c. coloc.[1] ferr. meny.[1] seneg.
☞ *M; Gehen; agg.; während*

◦ ◦ ◦ **amel.**: bry. ferr. puls.
☞ *M; Gehen; amel.*

◦ ◦ **geistiger** Anstrengung, bei: helon. pic-ac. sil.

◦ ◦ **Gesicht,** mit blassem: chen-a.[54]

◦ ◦ **Heben,** beim: stann.[1]
☞ *M; Heben agg.*

◦ ◦ **Hernie,** bei: excr-can.[269]

◦ ◦ **Husten,** während: calc. dros.[58] kali-bi. stram. sul-ac.
☞ *M; Husten agg.*

◦ ◦ **Kratzen,** nach: mag-c.

◦ ◦ **Liegen**:

◦ ◦ ◦ **agg.**: bry. kali-n. nat-m. ph-ac.

◦ ◦ ◦ ◦ **Rücken,** auf dem: kali-n.
☞ *M; Liegen; agg.; Rücken, auf dem*

◦ ◦ ◦ ◦ **Seite,** auf linker: ph-ac.
☞ *M; Liegen; agg.; Seite, auf der; links*

◦ ◦ ◦ **amel.**: ars. kali-n.

◦ ◦ ◦ ◦ **Seite,** auf rechter: kali-n.

◦ ◦ **Luft**:

◦ ◦ ◦ **frische,** im Freien, agg.: nat-c.

◦ ◦ ◦ **kalte** agg.: rhus-t.
☞ *M; Luft, in kalter*

◦ ◦ **Menses,** während: **Am-c.** sil.
☞ *M; Menses; während*

◦ ◦ **Mittagessen,** nach dem: indg. phel.

◦ ◦ **Reiben** amel.: carb-an. phos.
☞ *M; Reiben amel.*

◦ ◦ **Ruhe,** während: calc.
☞ *M; Ruhe; agg.*

◦ ◦ **Schlaf,** beim Erwachen aus dem: kali-n.[1]
☞ *M; Erwachen, beim*

◦ ◦ **Schlucken,** beim: **Rhus-t.** rhus-v.[85]
☞ *M; Schlucken agg.*

◦ ◦ **Schnüren** des Korsetts, beim: laur.

◦ ◦ **Sitzen**:

◦ ◦ ◦ **agg.**: bell. bov. bry. calc-caust. kali-c.[1] nat-m. ran-b.[58] thuj.[1] zinc.

◦ ◦ ◦ ◦ **gebeugt**: bov. ran-b.[58]

◦ ◦ ◦ **amel.**: cann-s. chel.
☞ *M; Sitzen; amel.*

◦ ◦ **Stehen,** beim: nicc. rumx.
☞ *M; Stehen; agg.*

◦ ◦ **Stuhlgang,** vor: verat.[1]
☞ *M; Stuhlgang; vor*

◦ ◦ **Taumeln** in der Stirn, mit: chen-a.[54]

◦ ◦ **Wachsein,** beim: med.[304] sil.[1] thuj.
☞ *M; Erwachen, beim*

◦ ◦ **Wärme** amel.: **Rhus-t.**
☞ *M; Wärme; amel.*

◦ ◦ **Warmwerden** agg.: lac-c.

◦ ◦ **Wein** agg.: ph-ac.

◦ ◦ **Wetter,** bei kaltem, feuchtem, nassem: **Nux-m.**
☞ *M; Wetter, nasses, agg.; kaltes*

◦ ◦ **Zurücklehnen** amel.: lac-c.
☞ *M; Anlehnen an etwas; amel.*

◦ ◦ **erstreckt** sich:

◦ ◦ ◦ **abwärts**: androc.[222] conv.[38] ip.[58] meny.[85] **Verat.**

◦ ◦ ◦ ◦ **aufwärts,** und, Wirbelsäule entlang: conv.[38]

◦ ◦ ◦ **Arme** hinab: echi.

◦ ◦ ◦ **außen,** nach: calc.[1]

◦ ◦ ◦ **Brust,** durch die: chen-a.[54]

◦ ◦ ◦ **Brustbein**: **Kali-bi.** lac-c.

◦ ◦ ◦ **Epigastrium**: kali-c.[5] rat.[111] thuj.[5]

◦ ◦ ◦ **Kopf,** über den, in die Schläfen: **Kalm.**

◦ ◦ ◦ **Leisten**:
☞ *Lumbalregion*

◦ ◦ ◦ **Lumbalregion**: dros.[1] ox-ac.

◦ ◦ ◦ **Magen**: bry.

◦ ◦ ◦ **Nacken**: nat-s. stict.

◦ ◦ ◦ **Rücken** hinab: kali-c.[1] merc.

◦ ◦ ◦ **Sakrum**: **Zinc.**

◦ ◦ ◦ **Schultern**: **Kalm.** valer.

◦ ◦ ◦ ◦ **Gesicht,** und: valer.

◦ ◦ ◦ **Unterarm**: gua.[38]

◦ ◦ **linkes** Schulterblatt, und Wirbelsäule: hydrog.[222] phos.

◦ ◦ ◦ **amel. durch Druck, Ruhe, Wärme, agg. Heben von Lasten, Arbeiten während Menses und Ärgernis**: phos.
☞ *M; Druck; amel. •M; Heben agg. •M; Wärme; amel. •M; Zorn, durch* ▤ *GEMÜT; M; Zorn, Beschwerden durch*

◦ ◦ **rechtes** Schulterblatt, und Wirbelsäule: chen-a.[54] neon[222] ozone[227]

◦ ◦ **stellenweise**: phos.[56] ran-b.[85]

- **Wirbelsäule**: acon. aesc. agar. ail. **ALUM.** am-c. ang. arg.[1] arn. ars-met. arund. asaf. aur-m-n.[36] bell. berb. berb-a.[149] bor. brach. cact. **Calc.**[1] cann-i. card-m. cassi-s.[192] **Chel.**[25] chin-s. chr-ac.[8] chr-o.[36] cimic.[25] cina cinnb. cocc. colch. coloc. com. cop.[36] crot-h. croto-t. cupr. dig. euon. gins. graph. hell. helon.[36] hura hyper. kali-bi. **Kalm.** lac-c. lach. lil-t.[25] lob. lob-s.[25] lyc. m-art.[56] m-aust.[73] mag-m. merc. mez. mur-ac. **Naja**[54] nat-c. nat-m. **NAT-S. Nux-m. Nux-v.** par. petr. **Ph-ac. Phos.** pic-ac. plat. plb. podo. psor. ran-b.[8] raph. **Ruta** sabin. sec. seneg. **Sep. SIL.** spig.[1] stann. staph.[1] tell. term-a.[192] ther. **Thuj. Verat.** verb.[1] zinc.
☞ *O; Wirbelsäule*

◦ **19.30 Uhr, beim Erwachen**: sep.
◦ ◦ **Schlaf,** aus kurzem: sep.
☞ *M; Erwachen, beim*
◦ **21** Uhr: hura
◦ **Bett**:
◦ ◦ **Zubettgehen,** beim: naja
◦ ◦ **im**: alum. kalm. sep.[1]
☞ *M; Liegen; agg.; Bett, im*
◦ **Liegen** agg.: alum. kalm. mag-m. naja sulph.
◦ **Menses,** während: kali-n.
◦ **Ruhe,** während: nux-m.
☞ *M; Ruhe; agg.*
- **nachts**: aesc. agar. am-c. **AM-M.** ang.[85] aquil.[102] arg-n. **Ars.** bamb-a.[1184] bapt. bar-c. berb-a.[149] bor.[1] bry. carbn-s. cench.[58] **Cham. Chin.** cinnb. coc-c. colch. croc. curc.[192] eupi. **Ferr.** ferr-i. fl-ac. kali-n. kalm. kola[1184] lac-ac. lac-lup.[204] laur. **Lil-t. Lyc.** mag-c.[1] mag-m. mag-s. morg.[136] naja **Nat-s.** nicc. nit-ac. nux-v. phos. podo. puls. rhus-t. sang. sars. senec. **Sep. Sil.** sin-n. staph.[1] **Sulph.**[1] zinc.
☞ *Z; Nachts*
◦ **rechts,** mit spärlichen Menses: aquil.[102]
☞ *S; Rechts*
◦ **22** Uhr: carbn-s.
◦ **Bett**:
◦ ◦ **Zubettgehen,** beim: bapt. sin-n.
◦ ◦ **im**: **AM-M.** bamb-a.[1184] croc. kalm. kola[1184] lac-ac. lil-t. **Naja** puls. zinc.
☞ *M; Liegen; agg.; Bett, im*
◦ ◦ **treibt** aus dem: mag-c.[1]
◦ ◦ **Umdrehen** im, beim: zinc.
◦ **Liegen** auf linker Seite, beim: bamb-a.[1184]
☞ *M; Liegen; agg.; Seite, auf der; links*
◦ **Menses,** während: aquil.[102]
☞ *M; Menses; während*
◦ **Schlaf,** im: **AM-M.**
- **Mitternacht**:
◦ **vor**: laur. rhus-t.
◦ **nach**: am-m. ang.[85] bamb-a.[1184] kali-c. kali-n. nat-s. nux-v. ruta staph.
☞ *Z; Mitternacht, nach*
◦ ◦ **1** Uhr - **4** Uhr: am-m.
◦ ◦ **2** Uhr: kali-n. nat-s.
◦ ◦ **3** Uhr: kali-c. kali-n. nux-v.
◦ ◦ ◦ **4** Uhr, oder: nux-v.
◦ ◦ ◦ **treibt** ihn aus dem Bett: **KALI-C.** kali-n.
◦ ◦ **4** Uhr: ang.[85] ruta staph.
◦ ◦ ◦ **erwacht** dadurch: staph.
- **periodisch**: ars.
<> - **Anheben,** Heben, beim:
◦ **Arme,** der: elaps
☞ *M; Erheben agg.; Heben der Arme agg.*
◦ **Oberschenkel,** der: agar. aur.
◦ ◦ **Sitzen,** beim: agar.
☞ *M; Sitzen; agg.; während*

- **Anlehnen**:
◦ **agg.**:
◦ ◦ **hinten,** nach, gegen die Stuhllehne: hep.[1] plb.
☞ *M; Anlehnen an etwas; agg.*
◦ ◦ **seitwärts**: staph.[1]
☞ *M; Anlehnen an etwas; agg.*
◦ ◦ **vorn,** nach: hura lac-c.
☞ *M; Anlehnen an etwas; agg. •M; Beugen, beim; vorn, nach •Beugen, beim; agg.; vorwärts*
◦ **amel.**:
◦ ◦ **gegen** etwas: eupi.[102] zing.
☞ *M; Anlehnen an etwas; amel.*
◦ ◦ **seitlich**: raph.
☞ *M; Anlehnen an etwas; amel.*
- **Anstrengung**:
◦ **agg.**: **Agar. Calc-p.** carb-an.[142] phys. zinc-ar.[137]
☞ *M; Anstrengung agg.*
◦ **amel.**: rad-br.[137]
- **Anwendungen,** warme, amel.: calc-f. caust. curc.[192] rhus-t.
☞ *M; Wärme; amel.*
- **Ärger,** nach: nux-v.
☞ *M; Zorn, durch* ▤ *GEMÜT; M; Zorn, Beschwerden durch*
- **Atmen** agg.: alum. am-c. ammc. arg.[1] arn. asar. aur. both-a.[3070] carb-an. carb-v. cinnb.[58] coloc. conv. cycl. dulc. kali-bi. **Kali-c.** kali-n.[1] merc. nat-m. phel. prun. puls. sang. sars. sep. **Sulph.**
☞ *M; Atmen; agg.*
◦ **Sitzen,** bei gebeugtem: dulc.
◦ **tief**: arn. asar. aur. cinnb.[58] conv. cycl. kali-n.[1] nat-m. phel. sang. sars. sep.
☞ *M; Atmen; agg.; tief*
- **Aufrichten**:
◦ **agg.**: carb-ac. cob.[137] kali-bi. nat-c. nat-m. **Sulph.**
☞ *M; Strecken, Dehnen; agg.; Ausstrecken der Extremitäten*
◦ **amel.**: nat-m.
◦ **unmöglich**: cob.[137]
☞ *M; Strecken, Dehnen; agg.; Ausstrecken der Extremitäten*
- **Aufstehen**:
◦ **amel.**: **Cob.** cycl.[8] ferr. plut-n.[222] ptel. **Ruta** sulph.
☞ *M; Aufstehen; amel.; nach*
◦ ◦ **Sitzen,** vom: cycl.[8]
▤ *ALLGEMEINES; M; Aufstehen; amel.; Sitzen, vom*
◦ **beginnt** zu Gehen, wenn man: loxo-r.[205] tab. zinc.
◦ **Bemühen** aufzustehen, mit wiederholtem: aesc.[137]
◦ **Bücken,** vom: am-m. berb. chel.[1] eupi.[85] kali-bi. **Lyc.** mur-ac. nat-m. ph-ac. **Phos.** sulph. verat.[1]
☞ *M; Bücken; agg.; während*
◦ **Hocke,** aus der: ph-ac.
▤ *ALLGEMEINES; M; Hocken agg.*
◦ **Liegen,** vom: loxo-r.[205]
☞ *M; Erheben agg.; Aufrichten agg.*

Lumbalregion (Forts.)

◦ **Sitzen,** vom: **AESC.** agar. am-c. am-m. ant-c. ant-t.[36] arg. **Arg-n.** ars. bar-c. bell.[1] **BERB.** brucel.[241] **CALC. Calc-s.** calc-sil.[58] canth. carb-an. **CAUST. Cham.** chel.[809] **Cob.** cycl. harp.[1184] hydr. **Iris** lac-eq.[204] **Lach. Led.** loxo-r.[205] **Lyc.** merl. nat-m. **Petr. PHOS.** ptel. **PULS. RHUS-T.** sep. **Sil. Staph. SULPH.** tab. **Thuj.** tus-p. uran.[269] verat. zinc.[1] zinc-p.[58]
☞ *M; Aufstehen; agg.; Sitzen, vom*

◦ ◦ **langem,** nach: am-c. brucel.[241] carb-an. thuj.
☞ *M; Sitzen; agg.; nach*

- **Auftreten,** beim: acon. berb. carb-ac. **Carb-an.** spong. **Sulph.** thuj.
☞ *M; Auftreten agg.*

- **Ausatmen,** beim: spig.[1] sulph.
☞ *M; Ausatmen, beim* ▤ *ALLGEMEINES; M; Ausatmen; agg.*

- **Auswirkung,** alles zeigt: kali-c.[137] sep.[137]

- **Bad,** warmes, amel.: bamb-a.[1184]
☞ *M; Wärme; amel.*

- **Berührung**:

◦ **agg.**: bry. calc.[1] cimic.[137] graph.[1] kali-c.[1] lil-t.[137] phos.[1] sep.[1] sil.[1]
☞ *M; Berührung; agg.*

◦ **amel.**: cycl.[1] meny.[1]
☞ *M; Berührung; amel.*

- **Betätigung**:

◦ **agg.**: brucel.[241] con.

◦ **amel., leichte**: sanic.[85]
▤ *ALLGEMEINES; C; Schmerz; Betätigung amel.*

- **Bett,** im: allox.[149] loxo-r.[205]
☞ *M; Liegen; agg.; Bett, im* ▤ *ALLGEMEINES; C; Schmerz; Bett, im*

- **Beugen,** beim:

◦ **agg.**:

◦ ◦ **links,** nach: plb.

◦ ◦ **rückwärts**: asaf. bar-c. cina con. kali-c. lac-leo.[204] **Mang.** nux-v. plat. puls. rhus-t.[1] sabin. sel. thuj.
☞ *M; Beugen, beim; hinten, nach*

◦ ◦ **vorwärts**: asaf. boerh.[192] chel. cocc. lac-c. loxo-r.[205] pic-ac. puls. ran-a.[36] stroph-s.[119] thuj.[36] tylo-i.[192]
☞ *M; Beugen, beim; vorn, nach •Anlehnen; agg.; vorn, nach*

◦ ◦ ◦ **Sitzen,** im: cocc. lac-c. pic-ac. puls. thuj.[36]
☞ *M; Sitzen; agg.; während*

◦ **amel.**:
☞ *Beugen; amel.*

◦ ◦ **rückwärts**: acon. am-m. fl-ac. hura puls.[1] sabad. sabin.
☞ *M; Beugen, beim; amel.; rückwärts*

◦ ◦ **vorwärts**: androc.[222] caust.[193] chel. psor.[193] puls.[1]
☞ *M; Beugen, beim; amel.; vorwärts*

◦ ◦ ◦ **Sitzen,** im: caust.[193] chel. psor.[193] puls.[1]
☞ *M; Sitzen; agg.; während*

- **Bewegung**:

◦ **agg.**:

◦ ◦ **während**: acon. **AESC. Agar.** alum.[1] am-c. ambr. anac.[102] androc.[222] ant-t.[36] arg.[1] **Arn.** asar. ba-sv.[136] bamb-a.[1184] brom. **BRY.** bufo[137] calc. calc-p. canth. caps. **Caust.** chel. **CHIN.** cimic. cocc. colch. **Coloc.** con.[102] conv.[38] croc. cupr-ar. curc.[192] dig. dulc. eup-per. glyc.[102] haliae-lc.[222] hydr. hydrog.[222] ign. iris kali-bi. kali-c. kali-i. kali-n. kalm. kreos. lach. led. **Lyc.**[137] lycps.[25] meph. mez.[1] morg.[136] nat-c. **Nat-s.** nit-ac. **NUX-V.** ox-ac. ozone[227] phos. phyt. pic-ac. pitu-a.[164] plan. plb. podo. **Psor.** ptel.[25] **Puls. Ran-b. RHUS-T.**[102] rumx. **Sars. Sep.** stann. sul-ac.[1] **SULPH.** tab. tep. thuj. tylo-i.[192] verat.[1] zinc. zinc-p.[58] ziz.[25]

◦ ◦ ◦ **Arme,** der: ant-t.[36] **Kreos.**
☞ *M; Bewegung; agg.; Arme, der*

◦ ◦ ◦ **Beginn,** zu: anac.[102] androc.[222] ba-sv.[136] con.[102] dig. glyc.[102] led. morg.[136] pitu-a.[164] rhus-t.[102] tab.
☞ *M; Bewegung; agg.; Beginn, zu*

◦ ◦ ◦ ◦ **Hinlegen** oder -setzen, nach: anac.[102] ba-sv.[136] con.[102] dig. glyc.[102] morg.[136] pitu-a.[164] **Rhus-t.**[102]
☞ *M; Liegen; agg.; Hinlegen, nach dem •M; Sitzen; agg.; nach*

◦ ◦ ◦ **Füße,** der: thuj.
☞ *M; Bewegung; agg.; Füße, der*

◦ ◦ ◦ ◦ **Stehen,** nach langem: thuj.

◦ ◦ ◦ **geringste** B., durch: bufo[137] lyc.[137]

◦ ◦ ◦ **plötzliche** B., durch: rumx.

◦ ◦ **nach**: **Rhus-t.**

◦ **amel.**: aesc. agar.[1] alum. am-c. androc.[222] asaf. aur. bry. calc. calc-caust. calc-f.[102] calx-b.[194] cob-n.[144] colch. cupr. dios. dulc. ferr. **Fl-ac.** graph. harp.[1184] ignis[194] indg. kali-c.[1] kali-n. kali-p. **Kreos.** lat-h.[301] morg.[136] nat-ar. nat-c.[1] nat-s. nux-m. nux-v. ox-ac. ozone[227] ph-ac. phos. plut-n.[222] podo. prun. puls. rat. **Rhod. RHUS-T.**[102] **Ruta Staph.** stront-c. sulph.[1] valer.[58] vib.
☞ *M; Bewegung; amel.*

◦ ◦ **fortgesetzte**: calc-f.[102] morg.[136] **Rhus-t.**[102]

◦ ◦ **leichte**: prun.

◦ **amel. nicht**: **Puls.**

◦ **muss** sich bewegen: mag-m.[1] ox-ac.[111]

- **Blähungen,** mit eingeklemmten: calc.[1] coc-c. kali-c. lyc. nat-c.[1] sil.
☞ *M; Blähungen, durch; eingeklemmte*

- **Blähungsabgang** amel.: am-m. bar-c. coc-c. kali-c. **LYC. Pic-ac. Ruta**
☞ *M; Blähungsabgang; amel.*

- **Blutung,** bei uteriner: iod.[54] phos.[54]

- **Bücken**:

◦ **agg.**: **Aesc. Agar.** alum. am-c. am-caust. ang. arn.[111] ars. aur-m. bor. bry. caj. **Cham. Chel.**[1] clem. colch. con. cur. cycl. dig. dios. **Dulc. Echi.** graph. haliae-lc.[222] harp.[1184] hep.[1] hura hyos. jug-c. kali-bi. kali-n. kreos. lac-ac. lec. lyc. mag-m. mang. meny.[1] nat-ar. nat-c. nat-m. nat-sil.[58] nux-v. ol-an. ozone[227] petr. plb. puls. rhod. ruta sabad. sabin. samb.[111] sars. **Sil.** staph.[1] **SULPH. Thuj.**[1] tus-p. verat.[1] wist.[45] zinc.[1]
☞ *M; Bücken; agg.; während*

◦ ◦ **Gartenarbeit,** nach: agar.
☞ *M; Arbeiten, beim; agg., Handarbeit*

◦ **amel.**: am-c.[1] chel. mag-c.[1] meny. ph-ac.[1] puls. sang. sec.[111]
☞ *M; Bücken; amel.*

- **Diarrhö,** mit: bar-c.[137] kali-i.[137]
  ☞ *M; Diarrhö, mit*
- **Druck**:
  ◦ **agg.**: acon. arg. canth. colch. cycl. graph. plat. plb. sulph.[1]
  ☞ *M; Druck; agg.*
  ◦ **amel.**: aesc. alum.[122] arg. aur.[1] carb-ac. dig. dulc. fl-ac. kali-c. led. mag-m.[1] **Nat-m.** ozone[227] ph-ac.[1] plb. **Rhus-t.** ruta sabad. **Sep.** term-a.[192] tylo-i.[192] verat. **Vib.**
  ☞ *M; Druck; amel.*
  ◦ ◦ **kurzzeitig**: dulc.
  ◦ **nicht** amel. **durch**: rad-br.[168]
- **Einatmen** agg.: alum. ammc.[4] aur. coloc. cycl.[1] dulc. spig.[1]
  ☞ *M; Einatmen, beim*
  ◦ **Sitzen,** bei gebeugtem: dulc.
- **Eisprung,** Ovulation, während: foll.[149]
  ▤ *ALLGEMEINES; M; Eisprung, Ovulation, Beschwerden während*
- **Erektion,** nach: mag-m.
  ◦ **heftig**: mag-m.
- **erhebt** sich mit Hilfe der Arme: bufo[137] hydr.[102]
- **Erkältung,** durch: ba-sv.[136] bamb-a.[1184] **DULC. Nit-ac. RHUS-T.** rhus-v.[25] uran.[269]
  ☞ *M; Kälte; Erkältung, durch*
- **Ermattung,** Ermüdung, bei: hep.[5] kali-c.[5] mur-ac.[5] petr.[5]
- **Erschütterung,** bei: carb-ac. cocc. podo. **Thuj.** zinc-ar.[137]
- **Erwachen,** beim: aesc.[111] aeth.[111] alum.[111] am-m.[5] anac.[111] arg.[5] arg-n.[111] berb. bry. calc-f.[111] calc-p.[111] carbn-s.[58] **Card-m.** chel.[111] colch. equis.[111] erig.[111] ham.[111] hyper.[111] kali-bi.[111] kali-m.[111] kreos.[111] loxo-r.[205] lycps.[111] mag-m.[111] merc.[111] merc-i-f.[111] myric.[111] naja[111] ox-ac.[111] plan.[111] psor.[111] ptel.[111] puls. puls-n. ran-b.[5] ruta[5] **Sep.** sil.[111] spong.[111] staph.[5] sulph.[111] verat.[111] zinc.[111]
  ☞ *M; Erwachen, beim*
- **Essen**:
  ◦ **während**: bry. coc-c.
  ☞ *M; Essen; während*
  ◦ **nach**: am-m.[1] bry. cina kali-bi. kali-c. ran-b.
  ☞ *M; Essen; nach*
- **Fahren** oder **Reiten agg.**: calc. carb-ac. sep. term-a.[192]
  ☞ *M; Fahren oder Reiten agg.*
- **Fehltritt** agg.: carb-ac. cocc. podo. thuj.
  ☞ *M; Fehltritt, durch*
- **Fieber**:
  ◦ **während**: **Acon.**[5] apisin.[5] arn.[5] **Ars.**[5] bry.[5] **Calc.**[5] **Caust.**[5] **Cham.**[5] chin.[5] cocc.[5] **Ign.**[5] kali-c.[5] lyc.[5] merc.[5] **Nat-m.**[5] **Nux-v.**[5] phos.[5] **Puls.**[5] **Rhus-t.**[5] ruta[5] **Sep.**[5] sil.[5] stront-c.[5] **Sulph.**[5] thea[192]
  ◦ ◦ **Hitzestadium**: kali-c.[5]
  ☞ *M; Fieberhitze, während* ▤ *ALLGEMEINES; C; Schmerz; Fieber, während; Hitzestadium*
  ◦ **nach**: kreos.[5]
- **Froststadium** im Fieber:
  ◦ **vor**: **AESC. Eup-pur. PODO.**
  ☞ *M; Froststadium im Fieber, vor*
  ◦ **während**: alum.[5] arn.[5] ars. bry.[5] **Calc.** caust.[5] cocc.[5] hep.[5] kali-c.[5] **Lach.**[5] **Lyc.**[5] nux-m.[5] **Nux-v.** ph-ac. phos. puls. rhus-t. sabad.[5] sep. sil. sulph.[5] verat.[5]
- **Furcht,** mit: cocc.[54]
- **Gähnen,** beim: am-m.[1]
  ☞ *M; Gähnen; während*
- **Gehen**:
  ◦ **agg.**:
  ☞ *M; Gehen; agg.; während*
  ◦ ◦ **Beginn,** zu: thuj. zinc.[1]
  ◦ ◦ **nach**: con.[1] grat. nat-c.[1] puls.[1]
  ◦ ◦ ◦ **kurzem,** nach: grat.
  ◦ ◦ **während**: acon. aegle-f.[192] **AESC.** aeth. **Agar.** alum. alum-p.[58] am-c. am-m. apoc. arg. arn. asar.[1] bapt. bor. brach. **Bry.** canth. **Carb-an.** caust. **Cham.** chel.[1] **Cocc.** coff. colch. coloc. con. dios. dros.[1] ferr. grat. hep. hyos. kali-bi. **Kali-c. Kali-i.** kali-n.[1] **Kali-s.** mag-c.[1] mag-m. meny. merc. mez. murx.[137] nat-ar. nat-c. nit-ac. nux-v. ol-j. onos. plat. podo. psor.[137] puls. **Ran-b.** ran-s. rhus-v. ruta sars. **SEP.**[1] spong. still.[25] stront-c. stroph-s.[119] stry. **Sulph.**[1] tab. **Thuj.** tub.[85] tus-p. ust. verat. vib. wist.[45] **Zinc.**[1] zing.
  ☞ *M; Gehen; agg.; während*
  ◦ ◦ ◦ **aufrecht** Gehen unmöglich: arg. kali-c. sep.[1]
  ◦ ◦ ◦ **Menses,** während: mag-m.
  ☞ *M; Menses; während*
  ◦ ◦ ◦ **schnell**: dros.[1]
  ◦ ◦ ◦ **Stock** gegen den Rücken drücken amel.: vib.
  ◦ ◦ ◦ **unebenem** Boden, auf: podo. **Thuj.**
  ☞ *M; Gehen; agg.; während; unebenem Boden, auf*
  ◦ **amel. während**: am-c.[1] ant-c. apoc. **ARG. Arg-n.** ars-met. asaf. aur. bar-c. bell.[1] bry. cob. dulc. ferr. gamb. kali-c. kali-n.[1] kali-p. kreos. mag-c.[1] mag-s. meli. merc. nat-ar. ozone[227] **Ph-ac.** phel. phos. puls. rad-br.[137] **Ruta** sabad. **SEP. Staph.** sulph. tab. thuj. vib. **Zinc.** zinc-p.[58]
  ☞ *M; Gehen; amel.*
  ◦ ◦ **fortgesetztem** Gehen, bei: zinc.
  ◦ ◦ **gebeugtem** Gehen, bei: sulph.
  ◦ ◦ **langsamem** Gehen, bei: bell.[1] **FERR. Puls.**
  ☞ *M; Gehen; amel.; langsam*
  ◦ **gebeugt** Gehen, muss: am-m. hydrc.[192] kali-c. murx.[137] sep.[1] **Sulph.**
  ☞ *M; Gehen; amel.; gebeugt*
- **Getränke,** warme, amel.: nux-v.[168]
  ☞ *M; Wärme; amel.*
- **Gewicht** im Becken, mit Empfindung wie von einem: gnaph.[102]
- **Hämorrhoiden,** bei: aesc.[111] ars-i.[137] bell.[111] ham.[111] nux-v.[111]

Lumbalregion (Forts.)

- **Heben,** beim: ant-t.[137] **Calc. Calc-p.** caust.[5] ferr.[5] hura[111] med. nat-c.[1] nit-ac. **Nux-v.** ph-ac. rhus-t.[58] **Sang.** sep.[1] **Staph.**
  ☞ *M; Heben agg. •Verheben, leichtes •Heben; während*
- **Hinlegen,** muss sich: sil.[1]
  ALLGEMEINES; C; Hinlegen; Neigung zum Hinlegen
- **Hochziehen** der Glieder agg.: arg.
  ALLGEMEINES; M; Zurückziehen, Anziehen von Gliedmaßen, Körperteilen; Hochziehen, Anziehen von Gliedmaßen; agg.
- **Husten,** beim: acon. **Am-c.** arn. arund. bell. bor. bry. calc. **Calc-s.** caps. carb-an.[137] **Kali-bi.** kali-n.[1] **Merc.**[5] nit-ac. ph-ac. **Puls.** pyrog. rhus-t. sep. sulph. tell.
  ☞ *M; Husten agg.*
- **Ischialgie,** bei: lach.[137] **Rhus-t.**[102]
- **Kissen** unter dem Rücken amel.: carb-v.[1]
- **Knie-Ellbogen-Lage amel.**: coloc.
- **Knien,** beim: allox.[149] euphr.
- **Koitus** agg.: agar.[58] cann-i. cob.[137] nit-ac.
  ☞ *M; Koitus; während*
- **Kopfschmerz,** mit: rad-br.[102]
- **Krankheitsgefühl** überall, mit: solid.[137]
- **Kränkung,** nach: nux-v.
  GEMÜT; M; Kränkung, Beleidigung, Verdruss, Beschwerden durch
- **Lachen** agg.: **CANN-I. Con. Phos.** plb. tell.
  ☞ *M; Lachen agg.*
- **Lage**:
  ◦ **falscher** Lage, beim Liegen in: zinc.[1]
  ☞ *M; Stellung, in jeder*
  ◦ **Lagewechsel** agg.: cassi-s.[192]
- **Leukorrhö**:
  ◦ **vor**: eupi.[102] kreos.[5]
  ◦ ◦ **amel. durch**: eupi.[102]
  ◦ **mit**: bar-c.[5] caust.[5] con.[5] eupi.[85] gels.[137] graph.[5] kali-bi.[111] **Kali-c.**[5] **Kali-n.**[5] kreos.[111] **Mag-m.**[5] nat-c.[5] syph.[193]
  ◦ ◦ **gussweiser** Abgang amel.: kreos.[111]
- **Liegen**:
  ◦ **agg.**: agar. am-m. aml-n. androc.[222] **Arn.** ars. bamb-a.[1184] bell.[102] **BERB.** bry. **Calc. Carb-an.** cham. chin. colch. coloc. cortiso.[149] ign. kali-c.[91] kali-i. kali-n. lac-d. lyc. mag-m. mag-s. murx.[102] nit-ac.[1] nux-v. ozone[227] prun. **Puls. RHUS-T.** ruta[58] sep.[1] sil.[1] stroph-s.[119] sulph. tab. tarent.[192] tylo-i.[192] vib. zinc.
  ◦ ◦ **Bauch,** auf dem: bamb-a.[1184]
  ◦ ◦ **Rücken,** auf dem: am-m. ars. bamb-a.[1184] bry. carb-an. **Chin. Coloc.** ign. kali-n. **Lyc.** mag-s. nit-ac.[1] prun. **RHUS-T.** sep. tylo-i.[192] zinc.
  ☞ *M; Liegen; agg.; Rücken, auf dem*
  ◦ ◦ **ruhig,** amel. durch Bewegung: colch.
  ☞ *M; Bewegung; amel.*
  ◦ ◦ **Seite,** auf der: agar. am-m. bamb-a.[1184] sep.[1] sulph. tarent.[192]
  ☞ *M; Liegen; agg.; Seite, auf der*
  ◦ ◦ ◦ **linker** Seite, auf: agar. bamb-a.[1184] **SULPH.**
  ☞ *M; Liegen; agg.; Seite, auf der; links*
  ◦ ◦ ◦ **rechter** Seite, auf: sep.[1]
  ☞ *M; Liegen; agg.; Seite, auf der; rechts*
  ◦ ◦ ◦ **schmerzhafter** Seite, auf: tarent.[192]
  ALLGEMEINES; C; Schmerz; Liegen; agg.; Seite, auf erkrankter
  ◦ **amel.**: ambr. bamb-a.[1184] boerh.[192] bry. cahin. cassi-s.[192] cench.[58] chel. **Cob.** colch. cop. euon.[102] gnaph.[102] haliae-lc.[222] hip-ac.[119] kali-c. kali-chl.[58] **Nat-m.** nat-s. nit-ac. nux-v. ozone[227] rhus-t. ruta sanic.[85] sars. sel. sep.[102] tela[192] zinc.
  ◦ ◦ **Bauch,** auf dem: chel. nit-ac. sel.
  ◦ ◦ **Rücken,** auf dem: ambr. cassi-s.[192] cob. colch. gnaph.[102] **Kali-c. Nat-m.** ozone[227] rhus-t. sanic.[85]
  ☞ *M; Liegen; amel.; Rücken, auf dem*
  ◦ ◦ ◦ **flach**: sanic.[85]
  ◦ ◦ ◦ **harter** Unterlage, auf: **NAT-M. RHUS-T.**
  ☞ *M; Liegen; amel.; harter Unterlage, auf* *ALLGEMEINES; M; Liegen; amel.; während; Bett, im; hartem Bett, harter Unterlage, auf*
  ◦ **gerade** Liegen, beim: boerh.[192]
  ◦ **Gesicht,** beim Liegen auf dem: chel.
  ◦ **rückwärtsgebeugtem** Liegen, bei: cahin.
  ☞ *M; Beugen, beim; hinten, nach*
  ◦ **Seite,** beim Liegen auf der: nat-s. zinc.
  ☞ *M; Liegen; agg.; Seite, auf der*
  ◦ ◦ **rechter** Seite, auf: nat-s.
  ☞ *M; Liegen; agg.; Seite, auf der; rechts*
- **Luft**:
  ◦ **frische,** im Freien, agg.: agar.[102] lyc.
  ◦ **kalte** agg.: **Bar-c. Nit-ac.** sep.
  ☞ *M; Luft, in kalter*
- **Luftzug,** Zugluft, agg.: med.[58] nux-v.
  ☞ *M; Zugluft, durch*
- **Masturbation,** durch: nux-v.[102]
  ☞ *M; Masturbation agg.*
- **Menses**:
  ◦ **vor**: acon. am-c. apis arum-d. **Asar.** bamb-a.[1184] **Bar-c.**[5] bar-s.[58] berb. **Brom.**[5] **Bry.**[5] **CALC.**[5] **Calc-p.** canth. carb-v.[5] **Caul.** caust. cimic. cinnb.[26] eupi. foll.[149] **Ham.** hyos. iod. **Kali-n.**[5] kreos. **Lyc.**[5] **Mag-c.** mosch.[5] nat-m. **Nit-ac.**[26] **Nux-m.**[5] ol-an. phos. **Pitu-a.**[164] **Plat.**[5] puls. sabin. **SEP. Spong. Sulph.** tril. ust. **Vib.**
  ☞ *M; Menses; vor*
  ◦ ◦ **Sitzen,** beim: mag-c.
  ☞ *M; Sitzen; agg.; während*
  ◦ **Beginn,** zu: acon. aloe **Asar.** bamb-a.[1184] berb. **Caust. Kali-s. LACH.** mag-c. **Nit-ac. Pitu-a.**[164] plut-n.[222] **Vib.**
  ☞ *M; Menses; Beginn, zu*
  ◦ ◦ **Rücken,** agg. beim Liegen auf dem: bamb-a.[1184]
  ☞ *M; Liegen; agg.; Rücken, auf dem*

◦ **während**: acon. agar. agki-p.[1202] aloe **AM-C.** **Am-m.** amor-r.[149] aquil.[102] aran.[149] arg. **Arg-n.** ars-i. bar-c. bar-s.[58] **BELL.**[5] **Bell-p.**[149] **Berb.** bor.[5] **Brom. Bry. CALC.**[5] calc-s. **Cann-i.** **Carb-an. Carb-v.**[5] carbn-s. carl. cast. caul. **Caust.** cench.[58] **CHAM.**[5] **CIMIC.** coc-c. **Cocc.** cop. croc.[5] cycl. eupi. ferr. ferr-i. **Ferr-p. Graph.**[1] guare. ham. **Helon.** hyos. ign. iod. **Kali-c.** kali-i. **Kali-n.**[5] **Kali-p. Kali-s. Kalm. Kreos.**[5] lac-ac. **LACH.** lachn. laur.[5] **Lyc. Mag-c. Mag-m.** mag-s. mang. med. mom-b.[72] **Nat-c.**[5] nat-p. **Nicc. Nit-ac. NUX-M. Nux-v.** ozone[227] **Phos.** plat. plb. prun. **PULS.** rat. sabin. sars.[5] sec.[5] senec. sep. stram.[5] sul-ac. sul-i.[58] **SULPH. Tarent. Thuj.** tub.[85] ust. **Xan.** zinc. zinc-p.[58] zing.
☞ *M; Menses; während*

◦ ◦ **Kitzeln,** nach: graph.[1]

◦ ◦ **Sitzen,** beim, amel. durch Gehen: mag-c.
☞ *M; Gehen; amel. •M; Sitzen; agg.; während*

◦ **Ende,** am: aran.[149]

◦ **nach**: berb. calc-p. eupi.[102] kali-n. mag-c. puls. **Sep.** ust.
☞ *M; Menses; nach*

◦ **an** Stelle der: **Spong.**

◦ **unterdrückten,** bei: con.[5] kali-c. **Nux-m.** phos.[1] **PULS.** sul-ac.
☞ *M; Menses; unterdrückten, bei*

- **Metrorrhagie,** bei: bry.[5]
ALLGEMEINES; M; Metrorrhagie, Beschwerden durch

- **Mittagessen,** nach dem: phos. sulph. zinc.[1]

- **Nähen,** beim: iris **Lac-c.**
ALLGEMEINES; M; Nähen; agg.

- **Naseschneuzen,** beim: calc-p. dig.
☞ *M; Naseschneuzen agg.*

- **Nasswerden,** durch: dulc. rhus-t.[58]
☞ *M; Waschen, Nasswerden agg.*

- **Nephritis,** bei akuter: apis[54]

- **Nierenerkrankung,** bei: calc-ar.[137] senec.[137] solid.[137] visc.[137]

- **Niesen,** beim: arund. **Con.** med.[304] **Sulph.**[1]
☞ *M; Niesen; agg.*

- **Obstipation,** bei: kali-bi. tep.

- **Operationen,** nach: berb.[102]
ALLGEMEINES; M; Operationen, Beschwerden durch •ALLGEMEINES; C; Schmerz; Operationen, nach

- **Reiben** amel.: kali-c. kali-n.[1] lil-t. nat-s. **PHOS.** plb. tarent.[192]
☞ *M; Reiben amel.*

- **Ruhe** amel.: curc.[192]
☞ *M; Ruhe; amel.*

- **Samenerguss,** nach: ham.[25] ust.[25]
☞ *M; Samenergüssen, nach*

- **Schlaf**:

◦ **vor**: nat-m.

◦ **Einschlafen,** beim: mag-m.[1]
☞ *M; Schlaf; Einschlafen*

◦ **während**: hydrc.[192] zinc.[1]

- **Schmerzen,** bei:

◦ **Abdomen,** im: neon[222]

◦ **Beinen,** in den: apoc-a.[25]

◦ **Hoden,** in den: caes.[102]

◦ **Scheitel** und Hinterkopf, in: rad-br.[137]

- **Schneesturm,** vor einem: ferr.

- **Schreiben,** beim: laur.
☞ *M; Schreiben agg.*

- **Schwangerschaft,** während: aran.[102] **Bell.**[102] **Kali-c.**[102] lyss. nux-v.[102] puls.[102] rhus-t.
☞ *M; Schwangerschaft, während*

- **Schweiß,** während: acon.[5] apisin.[5] arn.[5] **Ars.**[5] bar-c.[5] bry.[5] **Calc.**[5] **Caust.**[5] **Cham.**[5] chin.[5] **Cocc.**[5] ign.[5] kali-c.[5] **Kreos.**[5] lyc.[5] mag-m.[5] **Merc.**[5] nat-m.[5] **Nux-v.**[5] phos.[5] puls.[5] **Rhus-t.**[5] sabin.[5] **Sep.**[5] sil.[5] **Sulph.**[5] thuj.[5] verat.[5]

- **Schwimmen** amel.: ozone[227]

- **Schwindel,** mit: **Ambr.**[5]

- **Sitzen**:

◦ **agg.**: aegle-f.[192] **AGAR.** ambr. androc.[222] ang. **ARG. Arg-n.** asaf. asar. aur. aur-s.[58] bar-c. **BERB.** bor.[1] brucel.[241] **Bry. Calc.** calc-f. calc-s. canth. carb-an. **Carb-v.** carbn-s. caust.[1] cench.[58] chin-s. **Cimx. Cob.** cob-n.[144] coff. coloc. conv. cortiso.[149] dig. dulc. equis. euphr. **Ferr.**[54] harp.[1184] hep. hura hyos. ignis[194] kali-c. kali-chl.[58] kali-i. kali-n. kali-p. kali-s. lac-c. lat-h.[301] led. **Lyc.** mag-c.[1] mag-m. mag-s. meli. meny.[1] merc. mur-ac.[1] nat-ar. nat-c. **Nat-m.** nux-v. ol-an. ozone[227] pall. petr. ph-ac. phel. **Phos. Prun. Puls. Ran-b. Rhod. RHUS-T. Ruta** sabad. sanic.[85] sil.[1] spig.[1] stann. stront-c. sul-ac. **Sulph.**[1] tab. **Thuj.** uran.[269] **VALER. Zinc.**[1] zinc-ar.[137] zinc-p.[58] zing.

◦ ◦ **aufrecht**: conv. zing.

◦ ◦ **gebeugt**: chin-s. kali-i. **Lac-c.** phos.

◦ ◦ **Heben** des Oberschenkels, beim: agar.
☞ *M; Sitzen; agg.; während*

◦ ◦ **Hinsetzen**: zinc.[1]
☞ *M; Sitzen; agg.; Hinsetzen*

◦ ◦ **langes** Sitzen: harp.[1184] **Phos.** thuj.
☞ *M; Sitzen; agg.; nach*

◦ ◦ ◦ **Aufrichten,** kann sich nicht: thuj.
☞ *M; Stehen; agg.; aufrecht ALLGEMEINES; C; Aufrecht zu halten, Schwierigkeit sich*

◦ ◦ **Spaziergang,** nach: ruta

◦ ◦ **Stehen,** und, amel. durch Gehen: ruta
☞ *M; Gehen; amel.*

◦ **amel.**: aeth. bor. caust. chel. hydrc.[192] loxo-r.[205] mag-c. meny. mut.[136] ph-ac.[1] plb. ran-b. sars. staph.[1] stroph-s.[119]
☞ *M; Sitzen; amel.*

◦ ◦ **aufrecht**: hydrc.[192] loxo-r.[205]
☞ *M; Sitzen; amel.; aufrecht*

◦ ◦ **gebeugt**: chel. **Ran-b.**
☞ *M; Sitzen; amel.; gebeugt*

- **Stehen**:

◦ **agg.**: agar. allox.[149] berb. both-a.[3070] **Bry. But-ac.**[149] calx-b.[194] caps. **Carb-an.** coff. **Con. Ferr.**[54] haliae-lc.[222] **Kali-c.** kali-chl.[58] led. **Lyc.** mag-s. meny. merc. mur-ac.[1] mut.[136] ph-ac.[1] phos. plan. plb. podo. psor.[137] puls. rhus-t.[1] **Ruta**[1] samb.[1] sarcol-ac.[149] sep. stroph-s.[119] stry. sul-ac. **Sulph.** tarax. thuj. tus-p. **VALER.** verat.[1] vero-o.[232] zinc.[1] zinc-ar.[137] zing.
☞ *M; Stehen; agg.*

Lumbalregion; Stehen; agg. (Forts.)

◦ ◦ **gebeugt**: sulph.

◦ ◦ **seitwärts** gelehnt: thuj.

◦ **amel.**: **Arg-n.** berb. brucel.[241] kreos. meli. petr.
☞ *M; Stehen; amel.*

◦ ◦ **gerade,** aufgerichtet: petr.

◦ **aufrecht** Stehen unmöglich: agar.[1] **Bry.** caust.[1] cocc. hydrc.[192] mut.[136] **Petr.** phos. **Sulph.**
☞ *M; Stehen; agg.; aufrecht • Stehen; gerades Stehen nach Sitzen fast unmöglich*

- **Stillen,** beim: arn. cham. puls.
☞ *M; Stillen, während*

- **Strecken,** Dehnen:

◦ **agg.**: **Calc.**[1] mag-c.[36] mag-m.

◦ **amel.**: loxo-r.[205]
☞ *M; Strecken, Dehnen; amel.*

- **Stuhlgang**:

◦ **agg.**:

◦ ◦ **nach**: aesc. alum.[5] bar-c.[137] berb.[111] caps.[137] **Carb-v.** chin. colch. dig. dros. fago.[25] gall-ac.[25] lyss. mag-m. nat-m. plat.[5] **Podo.** puls.[5] sil. sulph.[5] tab.
☞ *M; Stuhlgang; nach*

◦ ◦ **Stuhldrang,** bei: bar-c.[8] colch. sin-a.

◦ ◦ **Stuhldrang,** Empfindung **wie**: rat.

◦ ◦ **vor**: **Bar-c.**[5] berb. carb-v. dulc.[5] kali-n.[1] nat-c. ox-ac. **Puls.** sep.[5] sulph.
☞ *M; Stuhlgang; vor*

◦ ◦ **während**: aesc.[25] agar. am-m.[5] **Arg-n.** ars.[5] bry. **Carb-an.** coloc. grat. kali-bi.[111] kreos.[5] lept.[111] lyc.[5] nicc. nux-v.[5] ox-ac. podo. polyg.[25] rheum ruta[5] spong. squil. stann.[1] stront-c. sulph. tab.
☞ *M; Stuhlgang; während*

◦ ◦ ◦ **hartem** Stuhl, **bei**: bry. stront-c.

◦ ◦ ◦ **weichem** Stuhl, **bei**: nicc. **Podo.** rheum tab.

◦ **amel.**:
☞ *M; Stuhlgang; amel.*

◦ ◦ **während**: indg.

◦ ◦ **nach**: indg. ox-ac.

- **Taubheitsgefühl** in der Lumbal- und Lumbosakralregion, mit: gnaph.[102]
▤ *ALLGEMEINES; C; Schmerz; Taubheitsgefühl, mit*

- **Treppensteigen,** beim: alum. carbn-s. tus-p.
☞ *M; Steigen, beim*

- **Überdehnung,** durch: med.[85] rhus-v.[25]

- **Umdrehen** agg.: alum. bor.[1] bov. **BRY.** dios. hep. kali-bi. kali-n. kola[1184] lil-t. mag-m. **Nux-v.** querc-r.[257] sars. sil. staph.[1] sulph. thuj. zinc.

◦ **Bett,** im: bor.[1] bry. dios. kali-n. lil-t. nux-v. staph.[1] zinc.
☞ *M; Drehen, beim; Umdrehen im Bett • M; Liegen; agg.; Bett, im*

◦ ◦ **Aufsetzen,** muss sich dazu: nux-v.

◦ ◦ **unmöglich,** fast: bor.[1] **BRY.** dios. kali-n. **Nux-v. Zinc.**

◦ **Gehen,** beim: hep.
☞ *M; Gehen; agg.; während*

◦ **plötzliches**: mag-m.

- **Urinieren**:

◦ **vor**: graph. kreos.[5] **Nat-s.**
☞ *Urinieren; agg.; vor*

◦ **während**: **Ant-c.**[5] berb.[102] phos. sulph. syph.
☞ *M; Urinieren; agg. • Urinieren; agg.; während*

◦ **nach**: caust. sul-ac. syph.
☞ *M; Urinieren; agg. • Urinieren; agg.; nach*

◦ ◦ **reichlich**: caust.

◦ **amel. nach**: **LYC. Med.** nat-s.[137]
☞ *M; Urinieren; amel.* ▤ *URIN; C; Vermehrte Menge; Schmerzen, bei; Rücken, im; was amel.*

◦ **häufigem,** mit: sep.[137]

◦ **Urindrang,** bei: lach.[5] nat-s. raph.

- **Verletzung,** nach: **AGAR.**[809] kali-c. nat-s.
☞ *M; Verletzungen, durch • Verletzungen der Wirbelsäule; Lumbalregion bleibt empfindlich gegen Erschütterung beim Gehen*

- **Wärme**:

◦ **agg.**: morg.[136]
☞ *M; Wärme; agg.*

◦ **amel.**: arge-p.[264] ba-sv.[136] bamb-a.[1184] **Calc-f.** caust. hydrog.[222] ozone[227] **Rhus-t.** tylo-i.[192]
☞ *M; Wärme; amel.*

◦ **amel. nicht**: rad-br.[168]

- **Waschen,** nach: aloe aml-n. calc-caust. equis. gamb. myric. podo. ptel. sulph.

- **Wehen,** Entbindung:

◦ **während**: caust. **Kali-c.**[45] **Puls.**[5]
☞ *M; Wehen, Entbindung; während*

◦ **nach**: kali-c.[111] nux-v.
☞ *M; Wehen, Entbindung; nach*

◦ ◦ **schwieriger** Entbindung, **nach**: nux-v.

- **Wetter**:

◦ **feuchtem,** nassem, bei:

◦ ◦ **agg.**: ba-sv.[136] **Calc. DULC. Ran-b. RHOD. Rhus-t.**
☞ *M; Wetter, nasses, agg.*

◦ ◦ **amel.**: allox.[119]
▤ *ALLGEMEINES; M; Wetter; nasses Wetter; amel.*

◦ **heißes,** amel.: allox.[149]

◦ **kaltes,** agg.: allox.[119]

- **Ziehen** agg.: dios.

- **Zimmer,** beim Eintreten in ein warmes: gels.
▤ *ALLGEMEINES; M; Zimmer, im; agg.; Eintreten in das Zimmer, beim*

➡ - **erstreckt** sich:

◦ **Abdomen**: androc.[222] bar-c.[1] **Berb.** bry. cham. cina[5] coc-c.[111] kali-c.[1] kreos. lac-lup.[204] lach. lil-t.[111] lyc.[5] mom-b.[36] nat-c.[5] ozone[227] puls.[5] ran-b. ruta[1] sabin.[5] sep.[5] sulph.[5] uran.[269] vib.
☞ *erstreckt sich; Abdomen*

◦ ◦ **Abort,** bei: vib.[102]

◦ ◦ **Bauchwand,** in die: cham.

◦ ◦ **rund** um das: **BERB.**

◦ ◦ **über** das Darmbein zu Ovarien und Uterus: vib.

◦ ◦ **Unterbauch**: ozone[227]

◦ ◦ **vorn,** oder nach: coc-c.[111] lil-t.[111] lyc.[5] nat-c.[5] puls.[5] sabin.[5] sep.[5] sulph.[5] vib.[111]

◦ **abwärts**: aloe bar-c.[1] caps.[1] cimic.[111] elaps hep. kali-bi.[111] kali-c. staph.

◦ ◦ **Bücken agg.**: staph.
☞ *M; Bücken; agg.; während*

◦ ◦ **aufwärts, und**: hep. **Kali-c.**

◦ ◦ ◦ **Gehen agg.**: hep.
☞ *M; Gehen; agg.; während*

◦ **Achselhöhle**: canth.

◦ **Arme**: alum. carb-v. kali-bi. rhod.

◦ ◦ **rechter Oberarm, linker Unterarm**: alum.

◦ **aufwärts**: alum. arn. ars. clem. coloc. dirc. joan.[102] kali-c.[1] kreos. lach. led. maland.[56] meny. nat-ar. nux-v. puls.[111] rad-br.[137] sil.

◦ ◦ **Bücken agg.**: arn. **Sil.**
☞ *M; Bücken; agg.; während*

◦ ◦ **Sitzen, beim**: meny.
☞ *M; Sitzen; agg.; während*

◦ ◦ **Ventilator, wie ein: Lach.**

◦ **außen, nach**: am-m.[1] ang. berb. calc.[5] ruta[5] zinc.[5]

◦ **Becken**: aloe androc.[222] berb. eupi.[102] tep.

◦ ◦ **hinterer** Teil und Oberschenkel: **BERB.**

◦ **Beine** hinab: aesc.[102] agar. aloe[102] am-c. androc.[222] aur.[102] bapt.[102] **Berb. Bor.**[1] bufo[102] carb-ac.[102] carb-v.[102] carl. caul.[102] cham.[102] cimic.[102] cinnb. cocc.[102] coloc. cur.[102] dios. dulc.[58] eupi. grat. ham.[102] helon.[102] hep. ign. irid.[222] kali-bi. **KALI-C.** kali-chl.[58] kali-m.[61] kola[1184] lac-c.[102] lach. lyc. lyss. nat-ar. nit-ac. nux-v.[102] ox-ac. ozone[227] ph-ac. phyt.[102] pic-ac. plat. sep. **Sil.** stann. stel.[102] stry. tarent. tell.[102] tep. tub.[144] xero.[102]
▤ *EXTREMITÄTEN; O; Beine; Schmerz in der Lumbalregion, mit*

◦ ◦ **Aufsetzen amel.**: kali-m.[61]
☞ *M; Sitzen; amel.; aufrecht*

◦ ◦ **Beugen** rückwärts und Aufrichten des Körpers, beim: carl.
☞ *M; Beugen, beim; hinten, nach*

◦ ◦ **Bewegung**:

◦ ◦ ◦ **agg.**: pic-ac.

◦ ◦ ◦ **amel.**: dulc.[58]
☞ *M; Bewegung; amel.*

◦ ◦ **Stuhlgang, während**: agar. grat.
☞ *M; Stuhlgang; während*

◦ ◦ **Wehen, Entbindung, während**: aloe[102] bufo[102] carb-v.[102] caul.[102] cham.[102] **Nux-v.**[102]
☞ *M; Wehen, Entbindung; während*

◦ ◦ **Waden, in die**: berb. ozone[227] ph-ac. tep.

◦ ◦ ◦ **kurz, als wären sie zu**: ozone[227]

◦ **Blase** und Leistenregion: bell.

◦ **Brust**: berb.[111] kali-c.[111] querc-r.[257] sulph.[5] zinc.[1]

◦ ◦ **links**: kali-c.[111] querc-r.[257]
☞ *S; Links*

◦ **Brustbein**: kali-bi.[111]

◦ **Cervikalregion**: alum.

◦ **Darmbein**: lob-s.[25]

◦ **diagonal**: sil.[111]
▤ *ALLGEMEINES; C; Schmerz; erstreckt sich; diagonal*

◦ **Epigastrium,** Bereich des: lyc.

◦ ◦ **nachts**: lyc.
☞ *Z; Nachts*

◦ **Extremitäten**: ign. kali-c.

◦ **Füße**: **Bor.** kali-chl.[58] kali-m.[111] lyc. lyss. sep. still.

◦ **Genitalien**: berb.[111] **Carl.** dros. erig. gran.[111] sars.[1]

◦ **Gesäßbacken, zu den**: aesc. cath-a.[264] **KALI-C.** thuj. thymol.[144]

◦ ◦ **morgens** beim Aufstehen: thuj.

◦ ◦ **3** Uhr: kali-c.

◦ ◦ **Gesäßmuskeln**: aesc.

◦ ◦ **Hüften, und**: kali-c.

◦ ◦ **Oberschenkel, und**: **KALI-C.**

◦ **Herz**: kali-c.[111]

◦ **Hinterbacken**:
☞ *Gesäßbacken, zu den*

◦ **Hinterkopf**: led.

◦ **Hoden**: abrot. erig. osm. sulph.

◦ ◦ **Husten, beim**: osm.
☞ *M; Husten agg.*

◦ **Hüften**: **Aesc.** am-c. **Am-m.** ars. **Bol. But-ac.**[149] carb-v. dios. euphr. **Ferr.**[54] gels. kali-bi. **Lach.** lap-laz.[227] lil-t. lyc.[1] mosch. nit-ac. **Nux-v.** pall. rhus-v. ruta[58] **Sep. Sil.** sulph.[111] thuj.

◦ ◦ **morgens** beim Aufstehen: euphr. thuj.

◦ ◦ **nachmittags** und abends: sep.

◦ ◦ **Beine, und**:
▤ *EXTREMITÄTEN; O; Beine; Schmerz in der Lumbalregion, mit*

◦ ◦ ◦ **nachmittags**: ars. dios.
☞ *Z; Nachmittags*

◦ ◦ ◦ **Menses, während**: nit-ac.
☞ *M; Menses; während*

◦ ◦ **Nabelregion, und, Reiben amel.**: lil-t.

◦ **Hypochondrium,** morgens beim Erwachen: kali-n.

◦ **Hypogastrium**: sang.[26]

◦ **innen, nach**: am-m.[1]
▤ *ALLGEMEINES; C; Schmerz; erstreckt sich; innen, nach*

◦ **Knie**: bamb-a.[1184] harp.[1184] hydrog.[222] loxo-r.[205] plb. psor. ruta[1] sulph.[1]
☞ *erstreckt sich; Knie*

◦ ◦ **Kniekehle**: loxo-r.[205]

◦ **Kniescheibe** und Rücken: tarent.

◦ **Körper**:

◦ ◦ **über** den ganzen: mez.

◦ ◦ **um** den Körper: acon. caust. cham. **Cimic.**

◦ **Kreis, im, zur Linea alba**: caust.
▤ *ALLGEMEINES; C; Schmerz; Kreis herum, geht im*

◦ **Leber**: lach.

Lumbalregion; erstreckt sich (Forts.)

◦ **Leistenregion**: **Bell.** coloc. kali-bi.[111] lact. phos.[137] plat. ran-b. sabin.[137] sul-ac. **Sulph.** vib.[137]

◦ ◦ **rechts**: ran-b.

◦ ◦ **abends**: lact.
☞ *Z; Abends*

◦ ◦ **Gehen,** beim: coloc.
☞ *M; Gehen; agg.; während*

◦ ◦ **Menses,** während: sulph.
☞ *M; Menses; während*

◦ ◦ **Urinieren,** nach: sul-ac.
☞ *M; Urinieren; agg.*

◦ ◦ **Beine** hinab, und die: plat.
▤ *EXTREMITÄTEN; O; Beine; Schmerz in der Lumbalregion, mit*

◦ **Lunge,** linke: sep.

◦ **Magen**: lyc.[5] nicc. nit-ac. puls. rat. sulph.[5] thuj.

◦ ◦ **Magengrube**: nicc. rat. thuj.

◦ **Nabel**: prun. rhus-v.

◦ **Nacken**: kali-bi.[111]

◦ **Nierenregion**: ferr-i.[36] ox-ac.[171] ozone[227]

◦ **Oberschenkel**: agar. am-m. androc.[222] ant-t.[5] bell. **BERB.** bry.[5] carb-ac. carb-an. cham.[1] cimic.[193] cinnb. **Coloc.** dulc. harp.[1184] hep. **Kali-bi. Kali-c.**[102] kreos. **Lyc.** nat-m. nit-ac.[54] nux-v. ox-ac.[111] phyt.[111] ruta[58] **Sang.**[8] sep. stann. sulph.[111] tell.[111] vib.[102] xanth.[5]

◦ ◦ **rechts**: tell.[111]

◦ ◦ **Abort,** Fehlgeburt, während: kali-c.[102] vib.[102]

◦ ◦ ◦ **Schwäche** des Rückens, mit, Bewegung agg., mit Schweiß: kali-c.[102]

◦ ◦ **Atemzug,** bei jedem: carb-an. nat-m.
☞ *M; Atmen; agg.*

◦ ◦ **Blutung,** bei uteriner: nit-ac.[54]

◦ ◦ **Stuhlgang,** während: stann.
☞ *M; Stuhlgang; während*

◦ ◦ **Wehen,** Entbindung, während: bell.
☞ *M; Wehen, Entbindung; während*

◦ ◦ **Hinterseite,** posterior: **BERB.**

◦ **Pektoralmuskeln** and Arme, nach Fahren: brach.

◦ **Penis**: dros.

◦ **Perineum**: canth.

◦ **Rektum**: aloe calc. coc-c. kreos. lach.[111] lyc. nat-c.[111] sulph.[111]

◦ ◦ **Vagina,** und, Stehen amel.: kreos.

◦ **Rippen**: caust.

◦ **Rücken**: chel.

◦ **Sakrum**: cimic. kali-bi. **Nux-m.**

◦ ◦ **Oberschenkel,** und: kali-bi.

◦ **Samenstränge**: abrot.[102] sars.

◦ ◦ **Samenerguss,** nach: sars.
☞ *M; Samenergüssen, nach*

◦ **Schamregion**: carl. kreos. mag-c. mom-b.[72] phos.[137] sabad.[102] **SABIN.**[102] vib.[102] xan.[102]

◦ ◦ **Abort,** bei, Bewegung agg., Blut teilweise klumpig: sabin.[102]

◦ ◦ **Leistenregion,** und: carl. kreos.

◦ **Scheitel**: phos.[5]

◦ **Schulterblätter**: ars. lyc.[111] mag-m.[111] nat-m.[5] phos. sep. sil. sulph. thuj.

◦ ◦ **rechts**: lyc.[111] mag-m.[111] nat-m.[5]
☞ *O; Dorsalregion; Schulterblätter; rechts*

◦ ◦ **zwischen** den Schulterblättern: ars. phos. sep. sil. thuj.

◦ **Schultern**: ars. indg. pitu-a.[164]

◦ **Seiten**: androc.[222] clem. nux-v. ox-ac.

◦ ◦ **rechts**:

◦ ◦ ◦ **Aufrichten** vom Bücken, nach: ox-ac.
☞ *M; Aufstehen; agg.; nach*

◦ ◦ ◦ **Schulter,** und rechte: clem.

◦ ◦ **Becken** und Zwerchfell: androc.[222]

◦ **Steißbein** entlang: carb-v.[1] equis. hura ozone[227] sulph. thuj.[36]
☞ *O; Steißbein*

◦ ◦ **Spitze** des Steißbein: thuj.[36]

◦ **transversal**: cupr.[1] nat-m.[1] sulph.[1]
▤ *ALLGEMEINES; C; Schmerz; erstreckt sich; querüber*

◦ **Urethra**: kali-bi.[111] lach.

◦ **Uterus**: elaps helon. **Nat-m.**

◦ **Vagina**: kreos.

◦ **vorn,** nach: **Berb.**[137] cham.[137] excr-can.[269] **Kali-c.**[137] kreos.[137] **SABIN.**[137] sep.[137] vib.[137]
▤ *ALLGEMEINES; C; Schmerz; erstreckt sich; vorn, nach*

◦ ◦ **Becken,** um das: sabin.[137] sep.[137] vib.[137]

◦ **Waden**: ozone[227] pitu-a.[164] tep. zinc.

◦ ◦ **Füße,** und, bei Bewegung: zinc.

◦ **Wirbelsäule**: euon. psil.[164]

◦ ◦ **Zickzack** zu den Schulterblättern hinauf, im: euon.

◦ **Zehen**: eupi.
▤ *ALLGEMEINES; C; Schmerz; erstreckt sich; Zehen, zu den*

\- **Darmbein**: agar. ars. bell. camph. carb-an.[1] cast. caust. dulc. eupi. form. hell. iris kali-bi. lil-t. phos.[1] ruta[1] staph. tarent. thuj. valer.
☞ *Darmbeinkamm*

◦ **Darmbeinkamm**: ars. bell. carb-an.[1] cast. caust. dulc. kali-bi. lil-t. phos.[1] staph. thuj. valer.
☞ ▤ *ABDOMEN; C; Schmerz; Leistenregion; Darmbeinregion; Darmbeinkamm*

◦ ◦ **links**: phos.[1]
☞ *S; Links*

◦ ◦ **rechts,** agg. morgens beim Hinsetzen, amel. Stehen und Gehen, erstreckt sich zu den Oberschenkeln: staph.
☞ *S; Rechts*

◦ ◦ **Bewegen** im Bett, beim: lil-t.

◦ ◦ **Sitzen** und Stehen, im: valer.

◦ **Muskelansätze**: camph. **Form. Tarent.**
☞ *O; Muskeln*

\- **Gesäß,** und: caust.[137]

\- **Muskeln,** linksseitige: ant-s.[85] pitu-a.[164]
☞ *O; Muskeln*

- **Rippen** und Darmbeinkamm, zwischen: caust. teucr.
- **Rippen,** unter den falschen: lyc.
- **Wirbelsäule,** lumbal: acon. adeps-s.[45] aesc. agar.[5] am-m.[5] arg.[5] arg-n. aur.[5] bar-c. bell. berb. bry. cact. **Calc. Calc-p.** carb-an. carb-v.[1] cham. **Chel.**[25] cimic.[25] colch. con.[1] dig.[5] graph. hep.[1] iodof.[85] jug-c.[25] kali-i. **Kalm.** kreos. lil-t. lyc. mag-c.[1] mag-m. med. mez.[5] mur-ac.[5] nat-s. nux-m.[5] ozone[227] ph-ac.[5] phos.[1] pic-ac. plat. plb. prun.[111] psor. puls.[1] sabin. sanic.[85] sarr. stann.[5] tab. thuj. verb.[1] zinc.[137]
  ☞ *O; Lumbalregion; Wirbelsäule*
  - **rechts**: ozone[227]
    ☞ *S; Rechts*
  - **vormittags**: bry.
    ☞ *Z; Vormittags*
  - **Anlehnen** gegen die Stuhllehne, beim: plb.
    ☞ *M; Anlehnen an etwas; agg.*
  - **Auftreten,** beim: berb. carb-an. thuj.
    ☞ *M; Auftreten agg.*
  - **Bewegung,** bei: lyc.
  - **Druck** agg.: chel.[25]
    ☞ *M; Druck; agg.*
  - **Menses** agg.: thuj.
  - **Sitzen,** bei gebeugtem: carb-v.[1]
  - **Stelle,** an einer kleinen: ozone[227]
  - **erstreckt** sich zum Hypogastrium: chel.[25]
  - **4. Lendenwirbel**: puls.[1]
  - **5. Lendenwirbel**: acon. adeps-s.[45] aesc. cham. con.[1] nat-s. pic-ac. plat. sanic.[85]
  - **oberer** Teil: cimic.[25]
- **stellenweise**: bar-c. hydrc.[192] mang-acet.[1] ph-ac. phos.[137] rhus-t.[1] zinc.
  ALLGEMEINES; C; Schmerz; stellenweise
  - **rechts**: hydrc.[192]
    ☞ *S; Rechts*

Lumbosakralregion: acon. adeps-s.[45] **AESC.** agar. agki-p.[1202] allox.[119] am-m. androc.[222] ant-o.[85] ant-t.[72] ars. asc-t. aspar. bol.[102] but-ac.[119] cahin.[111] calc. **Carb-ac.** carb-an. carbn-s. cham. chel. **Cimic.** colch. coloc. cycl. dios. gels. germ.[222] graph. ham.[111] harp.[1184] helon. hura ign. irid.[222] kali-c. kreos. lil-t. loxo-r.[205] lyc. mag-c.[1] med.[58] meli.[142] nat-p. nit-ac. nux-v. **ONOS.** phos. pitu-a.[164] **PULS.** sabad.[5] sabin. sep. sil. sulph. **Syc-co.** tama.[197] term-a.[192] thea[275] thymol.[119] tub.[85] tylo-i.[192] vib.
  ALLGEMEINES; C; Schmerz; Gelenke
- **links**: germ.[222] loxo-r.[205]
  ☞ *S; Links*
- **morgens**: carbn-s. ign.
  ☞ *Z; Morgens*
- **nachmittags**: tama.[197]
  ☞ *Z; Nachmittags*
- **nachts**: aesc. carb-ac.
  ☞ *Z; Nachts*
- **Aufstehen** agg.: allox.[119]
  ALLGEMEINES; C; Schmerz; Aufstehen; agg.
- **Bett,** agg. im: allox.[119]
- **Beugen** vorwärts agg.: tama.[197]
  ☞ *M; Beugen, beim; vorn, nach*
- **Bücken,** beim: **Aesc.**
- **Druck** amel.: tama.[197]
  ☞ *M; Druck; amel.*
- **Frauen,** bei: thymol.[119]
- **Frösteln,** mit: bol.[102]
- **Gehen**:
  - **agg.**: tub.[85]
    ☞ *M; Gehen; agg.; während*
  - **amel.**: allox.[119] loxo-r.[205]
    ☞ *M; Gehen; amel.*
- **Heben** einer zu schweren Last, wie durch, im Stehen und Gehen: phos.
- **Husten,** agg. beim: phos.
  ☞ *M; Husten agg.*
- **Kälte** agg.: thea[275]
- **Knien** agg.: allox.[119]
- **Koitus,** beim: agar.[58]
  ☞ *M; Koitus; während*
- **Liegen**:
  - **agg., Seite, auf der**: puls.
    ☞ *M; Liegen; agg.; Seite, auf der*
  - **amel.**: puls. term-a.[192]
    - **Rücken,** auf dem: puls.
      ☞ *M; Liegen; amel.; Rücken, auf dem*
- **Menses,** während: agar. agki-p.[1202] am-m. calc. cham. cimic. cycl. graph. kreos. lyc. nit-ac. puls. sulph. tub.[85]
  ☞ *M; Menses; während*
- **Sitzen** agg.: loxo-r.[205] tama.[197]
  - **langes** Sitzen: tama.[197]
- **Stehen** agg.: allox.[119] but-ac.[119] loxo-r.[205] phos.
  ☞ *M; Stehen; agg.*
  - **Gehen,** und: phos.
- **Stuhldrang,** mit: kreos. nux-v.
- **Umdrehen** im Bett, beim: sulph.
  ☞ *M; Drehen, beim; Umdrehen im Bett*
- **Unterstützung** amel.: tama.[197]
  ☞ *M; Stützen des Rückens amel.*
- **Wetter,** nasses, agg.: allox.[119]
  ☞ *M; Wetter, nasses, agg.*
- **erstreckt** sich:
  - **Beine** hinab: allox.[119] med.[58]
  - **Darmbein,** über das, endet mit Uteruskrampf: sep. vib.
  - **Gesäß,** Gesäßmuskeln: kali-c.
  - **Lenden- und Schamregion**: vib.
  - **Oberschenkel**: tylo-i.[192]
  - **Schambein**: sabin.
  - **Uterus**: helon.
- **Wirbelsäule**: ars. chel. lyc. mag-c.[1] nat-p.
  ☞ *O; Wirbelsäule*

Muskeln:

- **Psoas**: arg.[36] aur.[36] crot-c.[36]
  ☞ *O; Muskeln ▤ ALLGEMEINES; C; Schmerz; Muskeln*
  - **rechts**: arg.[36]
    ☞ *S; Rechts*
  - **Sehnen**: arg.[36] aur.[36]
    ☞ *O; Muskeln ▤ ALLGEMEINES; C; Schmerz; Sehnen*
- **spinale**: sanic.[85]
  ☞ *O; Muskeln ▤ ALLGEMEINES; C; Schmerz; Muskeln*

Rippen: bamb-a.[1184] kola[1184] lob-c.[85] lob-s.[25] por-m.[251]

- **Umdrehen** agg.: por-m.[251]
- **unter** den falschen: lob-c.[85] lob-s.[25]

Sakralregion: abrot.[102] absin. acon. act-sp. **AESC.** **AGAR.** agn. ail. all-c. all-s. allox.[142] aloe **Alum.** alum-p.[58] alum-sil.[58] am-be. am-c. am-m. ambr.[85] amor-r.[149] amyg-p.[36] anag. androc.[222] ang. ant-c. **ANT-T.** ap-g.[85] **Apis** aq-des.[275] aran.[149] **Arg.**[149] arg-n.[54] arge-p.[264] arn. **Ars.** ars-i. ars-s-f.[58] arum-d.[25] asaf. asar. aster. aur. aur-ar.[58] aur-i.[58] aur-s.[58] bad. bamb-a.[1184] **Bapt.** **Bar-c.** bar-i.[58] bar-s.[58] **Bell.** **BERB.** **Berb-a.**[149] bor. **Bry.** bufo bufo-s. **But-ac.**[149] calad. **CALC.** calc-ar. calc-i.[58] **Calc-p.** calc-s. calc-sil.[58] cann-s. canth. **Caps.** carb-ac. **Carb-an.** **Carb-v.**[54] carbn-s. carc.[149] cath-a.[264] caul. **Caust.** cench.[58] cham. chel. **Chin.** chin-ar. cic.[5] **Cimic.** **Cimx.** cina cinnb. cist. cob.[137] coc-c. cocc.[5] coff. colch. **Coloc.** com. con. conv.[85] cor-r. croc. cupr. cupr-ar.[25] curc.[192] dicha.[144] dig. **Dios.** dros.[5] **Dulc.** eug. eup-per. eup-pur.[25] eupi.[184] excr-can.[269] ferr. ferr-i. fl-ac. form. gamb. **GELS.** germ.[222] glon. **Graph.** grat.[58] gua.[85] guare. haliae-lc.[222] ham. hedeo.[25] **Helon.** **Hep.** hura hydrog.[222] hyos.[54] **Hyper.** **Ign.** indg. iod.[1] irid.[222] iris[25] jug-c.[25] jug-r. kali-ar. **Kali-bi.** **Kali-c.** kali-chl.[58] kali-i. kali-m.[137] kali-n. **Kali-p.** kali-s. kali-sil.[58] kola[1184] **Kreos.**[5] **Lac-c.** lac-d.[122] **Lach.** lachn. lact. lam. lap-laz.[227] lat-h.[301] **Laur.** lec. led. **Lept.** **Lil-t.** lim-b-c.[204] lith-c.[227] **Lob.** **LYC.** **Lyss.** m-arct.[139] mag-c.[1] mag-m. mag-s. maland.[56] manc.[111] **Med.** mel-c-s.[102] meli. meny. **Merc.** merc-c. merl. mez. mom-b.[85] mosch. **MUR-AC.**[1] murx.[137] naja nat-ar. nat-c. **Nat-m.** nat-p. **Nat-s.** nat-sil.[58] neon[222] nicc. **NIT-AC.** **NUX-M.** **Nux-v.** ol-an. ol-j. **ONOS.** op. ox-ac. ozone[85] pall. par.[5] petr. ph-ac.[5] phel. **Phos.**[54] phys. **Phyt.**[85] pic-ac. pitu-a.[164] plan.[25] plat. plb. plut-n.[269] **Podo.** prun. **Psor.** ptel.[25] **PULS.**[809] rad-br.[168] ran-b. ran-s. rat. rhod. **Rhus-t.** rumx.[25] **Ruta** sabad. sabin.[54] samb. sang. sanic.[85] sarr. sars. **Sec.** sel. senec. seneg. **SEP.** **Sil.** spig. spong. squil. staph. stram. stront-c. sul-h. sul-i.[58] **Sulph.** syph.[58] tab. tarax. tarent. **TELL.** ter. thea[275] **Thuj.** tril.[8] uran.[269] ust. valer. **VARIO.** verat. vesp.[122] vib.[102] visc.[102] xan.[85] zinc.[58] zinc-p.[58] zing.
☞ *O; Sakralregion*

- **abwechselnd** mit Schmerz im Hinterkopf: alum. carb-v.
  ☞ *A; Abwechselnd mit*
- **links,** erstrecken sich zum linken Hoden: thuj.
- **rechts**: arg.[149] lith-c.[25]
  ☞ *S; Rechts*
  - **Stelle,** eine: lith-c.[25]
- **tagsüber**: lil-t.
- **morgens**: all-s. ang. calad. carb-v. carbn-s. ign. kali-bi. kali-n. lac-c. lil-t. nat-m. petr. phos. ptel.[25] **Puls.** sel. **Staph.** sulph. thuj. verat.
  ☞ *Z; Morgens*
  - **Bett,** im: staph.
    ☞ *M; Liegen; agg.; Bett, im*
  - **Erwachen,** beim: carb-v. carbn-s. **Kali-bi.**
    ☞ *M; Erwachen, beim ▤ ALLGEMEINES; C; Schmerz; morgens; Erwachen; beim*
  - **Koitus,** beim: kali-bi.
    ☞ *M; Koitus; während*
- **nachmittags**: colch. lachn. lim-b-c.[204]
  ☞ *Z; Nachmittags*
  - **16** Uhr: lachn.
- **abends**:
  ☞ *Z; Abends*
  - **agg.**: agar. bar-c. canth. lac-c. led. lim-b-c.[204] naja nit-ac. puls. sep. ter.
    - **Zubettgehen,** nach dem: naja
  - **amel.**: lil-t.
- **nachts**: am-c. ang. arg-n. berb-a.[149] cath-a.[264] cench.[58] cham. chin. colch. kali-bi.[58] lach. lyc. mag-c.[1] mag-s. nat-s. nux-v. plut-n.[269] **Puls.** staph.
  ☞ *Z; Nachts*
  - **1** Uhr: staph.
  - **Bett**:
    - **im,** amel. durch Aufstehen und Umhergehen: ang.
      ☞ *M; Aufstehen; amel.; Aufrichten •M; Gehen; amel.*
    - **treibt** aus dem: mag-c.[1]
  - **erwacht** häufig dadurch: colch.
- **periodisch,** in das Becken, mit Schmerzen in Oberschenkeln und Armen: visc.[102]
- **Anstrengung,** bei: **Agar.**[122] rhus-t.[58]
  ☞ *M; Anstrengung agg.*
- **Atmen,** beim: berb. carb-an. carb-v. **MERC.** ruta sel. spig. sulph. tarax.
  ☞ *M; Atmen; agg.*
- **Aufstehen,** beim:
  - **Bücken,** vom: **Lyc.**[1] **Phos.** sars. verat.
  - **Sitzen,** vom: **AESC.**[25] ant-c. bar-c. **CALC.** **Caust.** con. ferr. irid.[222] jug-c.[25] **Kali-bi.** **Lac-c.** lat-h.[301] led.[58] **LYC.** petr. **Phos.** psor. **Puls.** rhod. **SIL.** **Staph.** **SULPH.** tell. thuj. verat. zinc.[58]
    ☞ *M; Aufstehen; agg.; Sitzen, vom*
- **Auftreten,** beim: acon. spong.[1]
  ☞ *M; Auftreten agg.*
- **Berührung** agg.: colch. lob.[137] sil.[1]
  ☞ *M; Berührung; agg.*
  - **Kleidung,** der: lob.
    ▤ ALLGEMEINES; M; Berührung, Berührtwerden; agg.; Kleidung, durch die
  - **leichte** Berührung: lob.[137]

- **Betätigung,** leichte, amel.: sanic.[85]
  ▤ ALLGEMEINES; C; Schmerz; Betätigung amel.
- **Bett,** im: visc.[102]
  ☞ M; Liegen; agg.; Bett, im ▤ ALLGEMEINES; C; Schmerz; Bett, im
- **Beugen**:
  ◦ **agg.**:
  ◦ ◦ **rückwärts**: bar-c. con. plat. **Puls.** rhus-t.
  ☞ M; Beugen, beim; hinten, nach
  ◦ ◦ **vorwärts**: samb.
  ☞ M; Beugen, beim; vorn, nach
  ◦ **amel.**:
  ☞ Beugen; amel.
  ◦ ◦ **rückwärts**: lac-c. puls.
  ☞ M; Beugen, beim; amel.; rückwärts
  ◦ ◦ **vorwärts**: dicha.[144] sang.
  ☞ M; Beugen, beim; amel.; vorwärts
- **Bewegung**:
  ◦ **agg.**: **Aesc. Agar.** caust. chel. **Chin.** colch. coloc. form. hura kali-bi. lil-t. lyc. phos. phys. phyt. plan.[25] psor. **PULS.** sanic.[85] sars. sec. tell.
  ◦ ◦ **Arms,** des: chel.
  ☞ M; Bewegung; agg.; Arme, der
  ◦ **amel.**: aloe ang. ap-g.[85] coloc. fl-ac. kali-bi.[58] kola[1184] **Lac-c. Lyc.** nat-c.[1] **NUX-M.** psor. **PULS. RHUS-T.** thea[275]
  ☞ M; Bewegung; amel.
  ◦ ◦ **leichte**: **PULS.**
- **Blähungsabgang** amel.: dicha.[144] meny.[122] **Pic-ac.**
  ☞ M; Blähungsabgang; amel.
- **Blutung,** bei uteriner: carb-v.[54]
- **Bücken,** beim: **AESC.** arg-n.[54] bor. bufo-s. jug-c.[25] kali-bi.[137] lac-c. lap-laz.[227] lyc. meny. nat-ar. ol-an. plb. puls.[809] ruta samb. sars. sulph. **Tell.** thuj. verat.
  ☞ M; Bücken; agg.; während
- **Bücken,** kann sich nicht: aesc. bor. lith-c.[227] puls.
- **Diarrhö,** bei: nux-v.[58]
  ☞ M; Diarrhö, mit
- **Drehen,** Umdrehen, beim:
  ◦ **Bett,** im: **Bry. Nux-v. Staph.**
  ☞ M; Drehen, beim; Umdrehen im Bett •M; Liegen; agg.; Bett, im
  ◦ **links,** nach, amel.: agar.
- **Druck**:
  ◦ **amel.**: allox.[119] colch. eupi.[184] germ.[222] kali-c. led. mag-m. plut-n.[269] **Sep.**
  ☞ M; Druck; amel.
  ◦ ◦ **kräftiger** Druck: plut-n.[269]
  ◦ **amel. nicht**: rad-br.[168]
- **Dysenterie,** bei: **Caps. Nux-v.**
- **Entbindung,** nach der: hyos.[54] hyper. nux-v.[137] phos.[54] sulph.
  ☞ M; Wehen, Entbindung; nach
  ◦ **Zangengeburt,** Saugglocke: **HYPER.**
  ▤ ALLGEMEINES; M; Wehen, Entbindung; Wochenbett, im; Zangengeburt, Beschwerden nach
- **Erkältung,** durch: **Dulc.** nit-ac.
  ☞ M; Kälte; Erkältung, durch
- **Fahren,** beim: irid.[222]
- **Fahren** im Wagen, beim: lac-c. **NUX-M.**
  ☞ M; Fahren im Wagen agg. •M; Fahren oder Reiten agg.
- **Fieberhitze,** während: chin.
  ☞ M; Fieberhitze, während ▤ ALLGEMEINES; C; Schmerz; Fieber, während; Hitzestadium
- **Froststadium** im Fieber, während: ars. gamb. hyos. **NUX-V.** psor. verat.
- **Gehen**:
  ◦ **agg.**:
  ☞ M; Gehen; agg.; während
  ◦ ◦ **während**: acon. **AESC. Agar.** asar. bell. bor. bry. calad. calc-p. colch. com. dios.[25] form. haliae-lc.[222] ham. kali-bi. **Kali-c.** meny.[137] nat-ar.[58] **Phos.** sabad. sars. spong. sulph. verat. zinc.
  ☞ M; Gehen; agg.; während
  ◦ ◦ ◦ **Auftreten** mit dem linken Fuß, beim: spong.
  ☞ M; Auftreten agg.
  ◦ ◦ ◦ **Freien,** im: agar.
  ☞ M; Gehen; agg.; während; Freien, im
  ◦ ◦ ◦ **schnell**: bell. bry.
  ◦ ◦ **nach**: nat-c.[1]
  ◦ **amel.**: aesc.[25] androc.[222] ang. arg. arg-n. bell. calc.[58] cench.[58] irid.[222] kali-bi. **Lyc.** merc. nat-ar. phos.[58] psor. puls. rhus-t.[58] ruta sep.[58] staph. sulph.[58] **Tell.** thuj. zinc.[58]
  ☞ M; Gehen; amel.
  ◦ ◦ **Freien,** im: ruta **Tell.**
  ☞ M; Gehen; amel.; Freien, im
  ◦ ◦ **langsam**: bell. kali-bi. **PULS.**
  ☞ M; Gehen; amel.; langsam
- **Hämorrhoiden,** mit: abrot.[102]
- **Heben**:
  ◦ **durch**: **Calc.** nat-c.[1] **Puls. Rhus-t. Sang.** staph.
  ☞ M; Heben agg. •Verheben, leichtes •Heben; während
  ◦ **beim**: anag. bry.
  ☞ M; Heben agg.
- **Heben** der Beine, beim: bry.
- **Husten,** beim: am-c. **Bry. Chel.** merc. nit-ac. phos. sulph. **Tell.**
  ☞ M; Husten agg.
- **Koitus** agg.: **Agar.** calc. **Calc-p. Kali-c.** nat-c. **Petr. Phos. SEP. SIL.** staph.
  ☞ M; Koitus; während
- **Lachen,** beim: **Tell.**
  ☞ M; Lachen agg.
- **Leukorrhö**:
  ◦ **agg.**: aesc.[137] grat.[58] psor.[137]
  ◦ **amel.**: murx.[137]
- **Liegen**:
  ◦ **agg.**: act-sp. agar. ap-g.[85] aq-des.[275] bapt. bell. **BERB.** chin. ign. irid.[222] kali-bi.[58] lyc. naja nat-s. nux-v. puls. rhus-t. tarax. tell. thuj. zing.
  ◦ ◦ **Rücken,** auf dem: bapt. bell. **Ign.** irid.[222] lyc. puls. rhus-t. **Tell.**
  ☞ M; Liegen; agg.; Rücken, auf dem
  ◦ ◦ ◦ **ruhiges** Liegen: rhus-t.

Sakralregion; Liegen; agg. (Forts.)

◦ ◦ **Seite,** auf der: act-sp. agar. **Nat-s.** puls.
☞ *M; Liegen; agg.; Seite, auf der*

◦ ◦ ◦ **rechter** Seite, auf: agar.
☞ *M; Liegen; agg.; Seite, auf der; rechts*

◦ **amel.**: **AGAR.** bapt. bry. calc-p. irid.[222] kali-c. kali-chl.[58] puls. sanic.[85]

◦ ◦ **gekrümmten** Körper, mit: bry.
☞ *M; Beugen, beim; amel.; vorwärts*

◦ ◦ **Gesicht,** auf dem: bapt.

◦ ◦ **Rücken,** auf dem: **Agar.** calc-p. puls. sanic.[85]
☞ *M; Liegen; amel.; Rücken, auf dem*

◦ ◦ ◦ **flach**: sanic.[85]

◦ ◦ **Seite,** auf der: irid.[222] **Puls.**
☞ *M; Liegen; amel.; Seite, auf der*

◦ **gezwungen** zu liegen: **AGAR.** calc-p. cimx.

◦ **kann** nicht aufstehen: **AGAR.** sil.

- **Massage** amel.: plut-n.[269]

- **Menses**:

◦ **vor**: am-c. bar-c. carb-an. caust. kali-n. lach. mag-c. nux-v. puls. sanic.[85] spong. **Vib.**
☞ *M; Menses; vor*

◦ **Beginn,** zu: asar.[137]
☞ *M; Menses; Beginn, zu*

◦ **während**: **Am-c. Am-m.** amor-r.[149] aran.[149] **Berb.** bor. calc. calc-p.[58] calc-s. carb-v. carbn-s. **Caust.** cench.[58] cham. cimic. con. ferr. **Kali-c.** kali-n. **Kali-p.** kreos. laur.[58] **Lob.** lyc. mag-c. mag-m. med.[85] mom-b.[85] **Nat-c.** nat-p. phos. pitu-a.[164] prun. **Puls.** rat. **Sabin.** sang. **Sars. Senec. Sulph.** thea[275] zinc. zing.
☞ *M; Menses; während*

◦ **Ende,** am: aran.[149]

◦ **anstelle** der: spong.[137]

◦ **unterdrückten,** bei: lob.[142]
☞ *M; Menses; unterdrückten, bei*

- **Naseschneuzen,** beim: arg-n.
☞ *M; Naseschneuzen agg.*

- **Niesen,** beim: arg-n.
☞ *M; Niesen; agg.*

- **Reiben** amel.: plut-n.[269] thuj.[1]
☞ *M; Reiben amel.*

- **Ruhe,** in:

◦ **agg.**: alum.[1]
☞ *M; Ruhe; agg.*

◦ **amel.**: sanic.[85]
☞ *M; Ruhe; amel.*

- **Samenerguss,** nach: amyg-p.[36] **Graph.**
☞ *M; Samenergüssen, nach*

◦ **Stuhlgang,** während: amyg-p.[36]
☞ *M; Stuhlgang; während*

- **schaukeln,** muss: hydrog.[222]

- **Schlaf,** Mittagsschlaf, amel.: plut-n.[269]

- **Schwäche,** mit: gua.[85]

- **Schwangerschaft,** während: kali-c. xan.[85]
☞ *M; Schwangerschaft, während*

- **Sitzen**:

◦ **agg.**: **AGAR.** aloe ang. ant-t. **Apis Arg. Arg-n.** asaf. asar. bar-c. **Bell. BERB.** bor. bufo calc.[58] carb-an.[111] caust. cist. cob. kali-bi. **Kreos. Lac-c. Lyc.** meny. merc. nat-ar. nat-c. nat-s. ol-an. phel. phos.[58] prun. **Puls. RHUS-T.** ruta sabad. sanic.[85] sep.[58] spig. spong.[1] staph.[1] sulph.[58] syph.[58] ter. **Thuj.**
☞ *M; Sitzen; agg.; während*

◦ ◦ **aufrecht**: lyc.

◦ **amel., Sonne, in der**: plut-n.[269]

◦ **gebeugt** sitzen, muss: lyc.
☞ *M; Beugen, beim; amel.; vorwärts • M; Sitzen; amel.; gebeugt*

- **Stehen**:

◦ **während**:
☞ *M; Stehen; agg.*

◦ ◦ **amel.**: **Arg-n.**[122] bell.
☞ *M; Stehen; amel.*

◦ ◦ **agg.**: **Agar.** androc.[222] **But-ac.**[149] **CON.** led. **Lil-t.** lim-b-c.[204] **Lith-c.** merc. petr.[137] **Phos.** plan.[25] puls. rhus-t. spong. verat.
☞ *M; Stehen; agg.*

◦ ◦ ◦ **gerade,** aufrecht: petr.[137]
☞ *M; Stehen; agg.; aufrecht*

◦ ◦ ◦ **lange**: lim-b-c.[204]

◦ **unmöglich**: petr.[1] thuj.[1]

◦ ◦ **aufrechtes**: thuj.[1]
☞ *M; Stehen; agg.; aufrecht*

- **Strecken,** Dehnen:

◦ **Bein** strecken **agg.**: bry.

◦ **amel.**: alum. germ.[222]
☞ *M; Strecken, Dehnen; amel.*

- **Stuhlgang**:

◦ **amel.**: berb. indg.
☞ *M; Stuhlgang; amel.*

◦ **nach**: aesc. coloc. **Podo.** tab.
☞ *M; Stuhlgang; nach*

◦ **Pressen,** beim: **Agar. Carb-an. Tell.**

◦ **Stuhldrang,** bei: am-be. lil-t. **Merc-c. NUX-V.**

◦ **vor**: berb. carb-v. **Dios.** kali-n. nat-c. sars. zing.
☞ *M; Stuhlgang; vor*

◦ **während**: aesc.[25] **Agar. Arg-n. CARB-AN.** coloc.[5] **Merc-c. NUX-V. Podo.** sars. **Tell.**
☞ *M; Stuhlgang; während*

- **Sturz,** durch einen: kali-c.
☞ *M; Sturz, nach einem*

- **Urinieren**:

◦ **während**: **Graph.** sulph.[137]
☞ *M; Urinieren; agg. • Urinieren; agg.; während*

◦ **Zurückhalten** des Urins, beim: **Nat-s.**
☞ *M; Urinieren; agg.; Zurückhalten des Urins agg.*

- **Verletzungen,** nach: **AGAR.**[809]
☞ *M; Verletzungen, durch*

- **Wärme**:

◦ **agg., Bettwärme**: coloc.
☞ *M; Wärme; agg.*

◦ **amel.**: plut-n.[269] sulph.
☞ *M; Wärme; amel.*

◦ ◦ **Sonnenwärme**: plut-n.[269]

- **Wetter**:
  ◦ **kaltes,** agg.: allox.[119]
  ◦ **nasses** agg.: allox.[142]
  ☞ *M; Wetter, nasses, agg.*
- **Zurücklehnen** gegen die Stuhllehne, beim: agar.
  ☞ *M; Anlehnen an etwas; agg.*
- **erstreckt** sich:
  ◦ **Anus**: asaf. uran.[269]
  ◦ **aufwärts**: vesp.[122]
  ◦ **Becken**: visc.[102]
  ◦ **Beine** hinab: **Agar.** arn. bamb-a.[1184] calc-ar. **CIMIC.** cimx. **Coloc.** conv.[102] **Graph. Lac-c. Lil-t.** lyc. **Med.** phyt.[85] **Pic-ac.** plat. plb. rhus-t. **Sep.**
  ◦ ◦ **Entbindung,** nach der: phyt.[85]
  ☞ *M; Wehen, Entbindung; nach*
  ◦ ◦ **Stuhlgang,** nach: rhus-t.
  ☞ *M; Stuhlgang; nach*
  ◦ **Darmbein**: thuj.[1]
  ◦ **Epigastrium**: puls.[5]
  ◦ **Füße**: ambr.[85] cob.[137] coloc. kali-m.[137] lyc. phyt.
  ◦ ◦ **außen** an den Schenkeln entlang: coloc. phyt.
  ◦ **Gesäßregion** und Hüften: excr-can.[269] kali-c.
  ◦ **Hinterkopf**: led. sil.[122]
  ◦ **Hüften**: **AESC.** arg-n. berb. but-ac.[149] cimic. cimx. coloc. **Lac-c.** pall. phyt. puls. rad-br.[168] **SEP.** sulph. thuj. ust.
  ◦ ◦ **Gehen,** beim: **Aesc.**[58]
  ◦ ◦ **rechts**: **Sulph.**
  ◦ ◦ **Becken,** und: arg-n.
  ◦ ◦ **Oberschenkel,** und: **Cimic. Lac-c. Sep.** thuj.
  ◦ ◦ ◦ **Sitzen,** beim: thuj.
  ☞ *M; Sitzen; agg.; während*
  ◦ ◦ ◦ **Wehen,** Entbindung, während: **Cimic.**
  ☞ *M; Wehen, Entbindung; während*
  ◦ **Ischiasnerv** entlang: coloc. thuj.
  ◦ ◦ **Steißbein** und Oberschenkel: thuj.
  ☞ *O; Steißbein*
  ◦ **Knie,** zum: plut-n.[269]
  ◦ **Leistenregion**: arn. plat.[102] puls.[102] **Sabin.** sep.[102] **SULPH.** vib.[102]
  ◦ ◦ **Menses,** während: arn. **Sabin. SULPH.**
  ◦ ◦ **Becken,** um das, vor und während Menses: plat.[102] puls.[102] sep.[102] vib.[102]
  ◦ **Lumbalregion**: kali-c.[1] mur-ac.[1]
  ◦ **Nieren**: eup-pur.[25]
  ◦ **Oberschenkel**: arn. berb. cham.[1] **Cimic.** colch.[137] **Coloc.** conv.[85] excr-can.[269] kali-c.[137] kreos. lyc.[122] nux-v. plut-n.[269] sabin.[54] **Sec. Sep. Sulph.**[54] **Tell.** thuj. vib.[102] visc.[25]
  ◦ ◦ **links**: kali-c.[137]
  ◦ ◦ **rechts**: colch.[137] tell.
  ◦ ◦ ◦ **pressen** zum Stuhlgang oder Husten agg.: **TELL.**
  ☞ *M; Husten agg.*
  ◦ ◦ **Entbindung,** nach der: sabin.[54] sulph.[54]
  ☞ *M; Wehen, Entbindung; nach*
  ◦ ◦ **Sitzen,** beim: thuj.
  ☞ *M; Sitzen; agg.; während*
  ◦ ◦ **Innenseite**: conv.[85] excr-can.[269] plut-n.[269]
  ◦ **Ovarialregion**: ust. xan.[198]
  ◦ ◦ **rechts**: xan.[198]
  ◦ **Schamregion**: arg. helon. **Laur.** mel-c-s.[102] mom-b.[85] **SABIN.**[85] **Sulph.**[54] vib.[171]
  ◦ ◦ **Blutung,** bei uteriner: sabin.[54]
  ◦ ◦ **Entbindung,** nach der: sabin.[54] sulph.[54]
  ☞ *M; Wehen, Entbindung; nach*
  ◦ ◦ **Wehen,** Entbindung, während: sabin.[54]
  ◦ ◦ **einem** Knochen zum andern, und von: sabin.[85]
  ◦ ◦ **um** den Körper, und: vib.[171]
  ◦ **Steißbein,** beim Sitzen: kreos.
  ☞ *O; Steißbein*
  ◦ **Uterus**: **Cham.** helon. nat-m.
  ◦ **Vagina**: kreos.[5]
  ◦ **vorn,** nach: **Arg.** cham.[54]
  ◦ ◦ **Wehen,** Entbindung, während: cham.[54]
  ◦ **Zeh,** großer: arn.
  ▤ *ALLGEMEINES; C; Schmerz; erstreckt sich; Zehen, zu den*
- **Hüften,** und: aesc. ail.
  ◦ **Gehen,** beim: aesc.
  ☞ *M; Gehen; agg.; während*
- **Wirbelsäule**: am-c. ang. arum-d.[25] berb. colch. kali-bi. lob. nat-ar. ozone[85] rhus-t. sarr. sep. sil. spong.
  ☞ *O; Wirbelsäule*
  ◦ **Bücken** oder Gehen agg.: nat-ar.
  ☞ *M; Bücken; agg.; während •M; Gehen; agg.; während*
  ◦ **Menses,** vor: spong.
  ☞ *M; Menses; vor*
  ◦ **Gelenken,** wie in den: ozone[85]

Sakroiliakalgelenk: **AESC.** allox.[119] **Ant-t.** apis **Arg-n.** bamb-a.[1184] bani-c.[204] **Bry. Calc-p.** chloram.[149] **Cimic.** coc-c. **Coloc.** com.[142] conv.[102] cortiso.[149] cupr-acet.[45] dios. equis.[85] ferr. gels. hep. jug-c. kola[1184] loxo-r.[205] m-art.[85] mag-s.[119] morg.[136] nat-p. ol-j. ozone[227] phos. pitu-a.[164] plb. podo.[25] psil.[164] rhus-t.[122] rumx. ruta[809] sabad. sang.[122] spong.[1] sulph. syc-co.[136] tax-br.[255] tell.[8] **Thuj.** tril.[102] verat.
☞ *O; Sakralregion; Ileosakralgelenk*
- **links**: cupr-acet.[45] loxo-r.[205] rhus-t.[122]
  ☞ *S; Links*
- **rechts**: chloram.[149] cortiso.[149] nat-p. ozone[227] psil.[164]
  ☞ *S; Rechts*
- **Bandagieren,** straffes, amel.: tril.[102]
  ☞ *M; Bandagieren amel.*
- **Beugen** vorwärts agg.: loxo-r.[205]
  ☞ *M; Beugen, beim; vorn, nach*
- **Bewegung,** schnelle, agg.: ozone[227]
  ▤ *ALLGEMEINES; M; Bewegung; während; schnelle Bewegung*
- **Bücken** agg.: cortiso.[149]
  ☞ *M; Bücken; agg.; während*

Sakralregion (Forts.)
- **Gehen,** beim: calc-p.
  ☞ *M; Gehen; agg.; während*
- **Hinlegen** amel.: cortiso.[149]
- **Klimakterium,** im: **Sang.**[122]
  ALLGEMEINES; C; Schmerz; Klimakterium, im
- **Menses**:
  ◦ **vor** und zu Beginn: pitu-a.[164]
  ☞ *M; Menses; vor • M; Menses; Beginn, zu*
  ◦ **während**: mag-s.[119] thuj.
  ☞ *M; Menses; während*
- **Sitzen,** beim:
  ◦ **agg.**: cortiso.[149]
  ◦ **amel.**: ozone[227]
  ☞ *M; Sitzen; amel.*
- **sitzen,** kann nicht: bamb-a.[1184]
- **Stehen,** im:
  ◦ **agg.**: spong.[1]
  ☞ *M; Stehen; agg.*
  ◦ **amel.**: cortiso.[149]
  ☞ *M; Stehen; amel.*
- **Verletzungen,** nach: **Ant-t.**[809] **Rhus-t.**[809] ruta[809]
  ☞ *M; Verletzungen, durch*
- **Wärme** amel.: bamb-a.[1184]
  ☞ *M; Wärme; amel.*
- **erstreckt** sich:
  ◦ **abwärts**: tax-br.[255]
  ◦ **Beckenregion**: ozone[227]
  ◦ **Fuß,** zum: bamb-a.[1184]
  ◦ **Ischiasnerv** entlang, bei Wehen: **Cimic.**
  ◦ **Kniekehle**: bamb-a.[1184]
  ◦ **Leistenregion**: **Thuj.**
  ◦ **Oberschenkel** hinab: conv.[102]
  ◦ **Unterschenkel**: conv.[72]
- **Wirbelsäule**: calc-p. rumx. thuj.
  ☞ *O; Wirbelsäule*
  ◦ **Menses,** während: thuj.
  ☞ *M; Menses; während*

Sakrum und Schambein, **zwischen**: ias.[45] sabin.[102]

Schultern, zwischen den: laur. mag-m.[1] ph-ac.
- **Ruhe,** während: laur.

Steißbein, Coccyx: aegle.[192] aesc. agar.[5] agn. all-s.[36] aloe alum.[1] alum-p.[58] alum-sil.[58] am-c.[5] **Am-m.** ant-c.[5] ant-t.[54] **APIS** arg. arg-n. arn.[5] ars.[5] ars-i. ars-s-f.[58] arum-t. asaf. ba-tn.[136] bamb-a.[1184] **Bell.** bell-p.[76] bor.[5] bov.[5] **Bry.** **Buni-o.**[149] **Calc.**[5] **Calc-caust.**[10] **Calc-p.** calc-s. calc-sil.[58] cann-i. **Cann-s.**[36] **Canth.** **Carb-an.** **Carb-v.**[5] **Carbn-s.** carl.[36] cast-eq. **CAUST.**[5] cench.[58] chin.[5] cic. cimic. **Cist.** colch. com.[36] **Con.** dios. dros. **Euph.** **Ferr-p.**[102] **Fl-ac.** **Gamb.** **Graph.**[5] grat.[36] hep.[5] **Hyper.** ign.[5] iod.[1] **Kali-bi.** **Kali-c.** kali-chl.[58] kali-i. **Kali-p.** kali-sil.[58] **KREOS.** lac-c.[102] **Lach.** lact. laur.[5] **Led.** lil-t. lob. **Mag-c.** **Mag-p.**[102] manc.[36] **Med.** **Merc.**[5] merc-i-r.[36] mez. mur-ac. musa[197] nat-m.[36] nat-s.[36] nicc. **Nit-ac.** nux-m. **Par.** passi.[77] **Petr.** ph-ac.[5] **PHOS.**[36] phys.[85] pic-ac.[36] pitu-a.[164] plat. plb.[5] raph.[36] **Rhus-t.**[5] **Ruta** sanic.[85] **Sep.** **Sil.** sin-a.[36] staph. sul-i.[58] sulph. syph. tarent. tet.[36] **Thuj.**[58] uran.[269] valer. verat. xan. **ZINC.** zinc-p.[58]
  ☞ *O; Steißbein*
- **links**: cann-s.[36]
  ☞ *S; Links*
- **morgens**:
  ☞ *Z; Morgens*
  ◦ **Berührung,** bei: alum.[36]
  ☞ *M; Berührung; agg.*
  ◦ **Erwachen,** beim: ars-s-f.[58] **Kali-bi.**
  ☞ *M; Erwachen, beim ALLGEMEINES; C; Schmerz; morgens; Erwachen; beim*
- **abends**: alum. **Apis** **Cast-eq.** **Caust.** graph. **Kali-bi.** tarent.[36]
  ☞ *Z; Abends*
- **Auffahren,** Hochfahren, lässt ihn: calc-p. mur-ac.
- **Aufstehen** von einem Sitz:
  ☞ *M; Aufstehen; agg.; Sitzen, vom ALLGEMEINES; C; Schmerz; Aufstehen; agg.; Sitzen, vom*
  ◦ **agg.**: aegle.[192] **Caust.** **Euph.** **Kali-bi.** **LACH.** **SIL.** **Sulph.**
  ◦ **amel.**: kreos.
  ☞ *M; Aufstehen; amel.; nach ALLGEMEINES; M; Aufstehen; amel.; Sitzen, vom*
- **Berührung,** bei: alum.[1] alum-p.[58] bell. **Calc-p.** **Carb-an.** cist. **Euph.** fl-ac. **Kali-bi.** lach. nat-m.[36] petr. phos.[36] **SIL.** xan.
  ☞ *M; Berührung; agg.*
- **Bett,** im: com.[36]
  ☞ *M; Liegen; agg.; Bett, im ALLGEMEINES; C; Schmerz; Bett, im*
- **Bewegung**:
  ◦ **bei**: **Caust.** euph. fl-ac. kali-bi. **Phos.** tarent.
  ◦ **verhindert**: lach. **Phos.**
- **Bücken,** beim: aegle.[192] sulph.
  ☞ *M; Bücken; agg.; während*
- **Druck**:
  ◦ **agg.**: **Arum-t.** **Calc-p.** **Carb-an.** **Carb-v.** **Euph.** fl-ac. **Kali-bi.** **Petr.** phos.[58] **SIL.**[36] tarent. xan.
  ☞ *M; Druck; agg.*
  ◦ **amel., auf das Abdomen**: merc.
  ☞ *M; Druck; amel.; Bauch, auf den*
- **Entbindung,** nach der: tarent.
  ☞ *M; Wehen, Entbindung; nach*
- **Fahren,** beim: nux-m. **Sil.**
  ☞ *M; Fahren im Wagen agg. • M; Fahren oder Reiten agg.*
  ◦ **langen** Fahrt, wie nach einer: **SIL.**
- **Gehen**:
  ◦ **agg.**: bry. **Kali-bi.**
  ☞ *M; Gehen; agg.; während*
  ◦ **amel.**: aegle.[192] bell.
  ☞ *M; Gehen; amel.*
  ◦ ◦ **langsam**: bell.
  ☞ *M; Gehen; amel.; langsam*
- **Koitus,** beim: kali-bi.
  ☞ *M; Koitus; während*

- **Liegen,** beim: am-m.[31] bell.[1] **Carb-an.** graph.[111]
  - **Rücken,** auf dem: **Bell.**[1] graph.[111]
    ☞ *M; Liegen; agg.; Rücken, auf dem*
- **Menses**:
  - **während**: bell. canth. carb-an. carb-v. **Caust.** cench.[58] **Cic. Cist.** graph. kali-c. kreos. merc. mur-ac. ph-ac. pitu-a.[164] thuj. zinc. zinc-p.[58]
    ☞ *M; Menses; während*
  - **anstelle** der: ars.[1]
  - **unterdrückten,** bei: bell. caust. kali-c. mag-c. merc. petr. phos. plat. ruta thuj. zinc.
    ☞ *M; Menses; unterdrückten, bei*
- **Metritis,** bei chronischer, heftig: **Ant-t.**[54]
- **Schlaf,** im: **Am-m.** uran.[269]
- **Schweiß,** während: arn.[5] **Ars.**[5] bor.[5] **Calc.**[5] carb-v.[5] caust.[5] chin.[5] graph.[5] **Hep.**[5] ign.[5] **Merc.**[5] ph-ac.[5] **Rhus-t.**[5] **Sulph.**[5]
- **Sitzen**:
  - **während**: **Am-m. Apis** arg-n. bell. **Carb-an. Cast-eq.** cench.[58] cist. dros. **KALI-BI.** kreos. **Lach.** led. musa[197] **Par. Petr.** plat. rhus-t. sil. syph. tarent. tet.[36] thuj. uran.[269] xan. zinc.
    ☞ *M; Sitzen; agg.; während*
    - **Hinlegen,** beim: kali-bi.[58]
      ☞ *M; Sitzen; agg.; Hinsetzen*
    - **Jucken,** bei: par.
  - **nach** Sitzen, kann nicht aufstehen: bell.
    ☞ *M; Sitzen; agg.; nach*
  - **amel.**: tarent.[36]
    ☞ *M; Sitzen; amel.*
  - **verhindert** Sitzen: cist.[137]
- **Stehen**:
  - **agg.**: thuj. verat.
    ☞ *M; Stehen; agg.*
    - **aufrecht**: thuj.
      ☞ *M; Stehen; agg.; aufrecht*
  - **amel.**: arg-n. bell. tarent.
    ☞ *M; Stehen; amel.*
  - **aufrecht** St. unmöglich: thuj.[1]
    ☞ *M; Stehen; agg.; aufrecht*
- **Strecken** amel.: alum.
  ☞ *M; Strecken, Dehnen; amel.*
- **Stuhlgang**:
  - **vor**: sep.
    ☞ *M; Stuhlgang; vor*
  - **während**: phos. sulph.[137]
    ☞ *M; Stuhlgang; während*
  - **nach**: euph.[137] grat.[36] sulph.
    ☞ *M; Stuhlgang; nach*
  - **Stuhldrang,** bei: sin-a.[36]
- **Urinieren**:
  - **vor**: kali-bi.
    ☞ *Urinieren; agg.; vor*
  - **während**: **Graph.** kali-bi.[137]
    ☞ *M; Urinieren; agg. •Urinieren; agg.; während*
  - **verhindert** das U.: thuj.
- **Verletzung,** durch: bamb-a.[1184] carb-an. hyper. mez. sil. thuj.[58]
  ☞ *M; Verletzungen, durch*
  - **Sturz,** durch einen: bamb-a.[1184] **HYPER. Mez. SIL.**
    ☞ *M; Sturz, nach einem*

➡ - **erstreckt** sich:
  - **abwärts**: hyper.[58]
  - **Anus**: carb-v.[1] thuj.
  - **Arme**: hyper.[137]
  - **aufwärts**: caust.[809] mur-ac.
  - **Blase**: carl.[36]
  - **Gehirnbasis**: phos.[58]
  - **Oberschenkel**: nat-s.[36] rhus-t.[5] thuj.
  - **Rektum** und Vagina: ars-s-f.[58] **Kreos.**
  - **Rücken** hinauf: mur-ac. phos.
  - **Sakrum**: ruta
  - **Scheitel,** während Stuhlgang: phos.[36]
  - **Urethra,** zur, beim Urinieren: **Kali-bi.**
  - **Vorhaut**: carl.[36]
  - **Wirbelsäule**:
    - **aufwärts**: euph.[137] hyper.[58] mur-ac.
      - **Stuhlgang,** nach: euph.[137]
        ☞ *M; Stuhlgang; nach*
    - **durch** die, zum Scheitel, bei Stuhlgang, zieht den Kopf nach hinten: euph.[137] **Phos.**

Wirbelsäule: acon. aesc.[25] **Aeth. AGAR.**[72] alum.[58] alum-p.[58] **Alum-sil.**[58] **Ang.**[85] ant-c. ant-s. ant-t.[5] aq-mar.[149] aran. arg.[5] arg-n. **Arn.**[137] ars. asaf. atro. aur. aur-ar.[58] aur-s. ba-sv.[136] bad.[25] bapt. bar-s.[58] **Bell.** benz-ac. **Berb.**[1125] berb-a.[144] brach. cact. **Calc.** calc-i.[58] calc-p.[58] calc-sil.[58] camph. cann-s.[5] **Caps.** carb-ac. carb-v.[1] card-m.[58] caul.[58] **Caust.** cedr.[25] cham. **CHEL.** chin.[137] chin-ar.[85] chin-s. cic.[5] **CIMIC.**[809] **Cina** cinnb. cob. **Cocc.** colch. coloc.[58] **Con. Crot-c.** crot-h.[137] cupr. cur. cycl. daph. dat-a.[25] dig.[1] dios. dros. dulc.[1] elaps eup-per. eup-pur.[25] euph.[1] euphr. ferr-i.[58] **Gels.**[137] gins. glon. graph. gua.[85] ***harp.***[1184] hell.[5] helon. hep. hura hydr.[137] hyper. ign.[5] iod. iodof.[36] jatr. kali-acet. kali-ar. kali-bi. kali-c. kali-hp.[25] kali-i. **Kali-p.** kali-sil.[58] **Kalm.** lac-ac. lac-c. lac-d.[58] lac-lup.[204] **Lach.** lachn. lact. lec. led.[1] **Lepro.**[197] lil-t.[58] lyc. lycps. lyss. mag-c.[1] mag-m. mag-p.[58] mang. med. meny.[1] meph. **Merc.** merc-i-f. mez. morg.[136] morph. mosch.[5] mur-ac. **Naja** nat-ar. nat-c. **NAT-M.** nat-p. nat-s.[58] nat-sil.[58] nicc. nit-ac.[58] **Nux-m. Nux-v.** oena. ol-j. olnd. ox-ac. ozone[227] par. peti. **Petr. Ph-ac. PHOS.** phys. phyt.[137] pic-ac.[54] plan. plat.[1] plb. podo. polyg.[137] **PULS.**[5] ran-b.[58] rat. rhod.[5] **RHUS-T.**[5] **RUTA**[1] sabad.[5] sabin.[5] samb.[1] sang. sanic.[85] sars. sec. senec-j.[85] sep. **SIL.** spig. spong. squil. stann.[5] staph.[1] stram.[137] stront-c. stry. sul-ac. sulph. sumb.[137] syph.[58] tanac. tarent.[58] **Tell.** term-a.[192] ther. thuj. upa.[102] ust. valer.[58] vario.[137] verat.[1] verat-v.[25] verb.[5] vib. xan. **ZINC.** zinc-p.[58] zinc-val.[25]
  ☞ *O; Wirbelsäule*
- **links**: acon.[1]
  ☞ *S; Links*
- **rechts**: ozone[227]
  ☞ *S; Rechts*

Wirbelsäule; morgens (Forts.)

- **morgens**: agar. aur. euphr. mag-m.[1] sulph.
  ☞ *Z; Morgens*
  - **Aufstehen,** nach: sulph.
    ☞ *M; Aufstehen; agg.; nach •M; Erheben agg.; Aufrichten agg.*
  - **Erwachen,** beim: euphr.
    ☞ *M; Erwachen, beim ▤ ALLGEMEINES; C; Schmerz; morgens; Erwachen; beim*
    - **Bewegung,** Umherbewegen, **amel.**: euphr.
      ☞ *M; Bewegung; amel.*
- **nachmittags**: stront-c.
  ☞ *Z; Nachmittags*
  - **Gehen,** beim: stront-c.
    ☞ *M; Gehen; agg.; während*
- **abends**: arg-n. kali-bi. mag-c.[1] mag-m. mez.
  ☞ *Z; Abends*
  - **Bett,** im: kali-bi. mag-m.
    ☞ *M; Liegen; agg.; Bett, im*
  - **Schwäche** der Extremitäten, **mit**: arg-n.
- **Mitternacht,** nach: ant-s.
  ☞ *Z; Mitternacht, nach*
- **Anlehnen** an der Stuhllehne **agg.**: agar. plb. ther.
  ☞ *M; Anlehnen an etwas; agg.*
- **Anstrengung,** bei: pic-ac.[58]
  ☞ *M; Anstrengung agg.*
- **Atmen** agg.: chel. dulc.[1] led. ruta
  ☞ *M; Atmen; agg.*
  - **tief**: **Chel.** led. **Ruta**
    ☞ *M; Atmen; agg.; tief*
- **Auftreten,** agg. beim: nux-v. ther.
- **Berührung** agg.: **Agar.**[72] calc-sil.[58] chin-ar.[85] **Cimic.**[809] iodof.[36] tarent.[58] zinc-p.[58]
  ☞ *M; Berührung; agg.*
- **Beugen** rückwärts, beim: **Calc. Chel.** dios. gua.[85] mang. peti.
  ☞ *M; Beugen, beim; hinten, nach*
- **Bewegung,** bei:
  - **agg.**: **Agar.** ang.[85] meph. **Merc.** ther.[58]
    - **Arme,** der: ang.[85]
      ☞ *M; Bewegung; agg.; Arme, der*
  - **amel.**: euphr. mag-m. morg.[136] **Ph-ac.**
    ☞ *M; Bewegung; amel.*
- **Bücken,** beim: **AGAR.**[122] zinc.
  ☞ *M; Bücken; agg.; während*
- **Druck**:
  - **agg.**: agar.[137] arn.[137] bell.[137] **Chin.**[137] kali-c.[137] **Phys.**[137] plat.[1] sep.[137] **SIL.**[137] stram.[137] tarent.[58] ther.[137]
    ☞ *M; Druck; agg.*
    - **leichter**: stram.[137]
  - **amel.**: verat.
    ☞ *M; Druck; amel.*
- **Einatmen** agg.: led.[1]
  ☞ *M; Einatmen, beim*
- **Erschütterung** agg.: acon. alum-sil.[58] **BELL. GRAPH.** lach. podo. sil. **Sulph. Ther. Thuj.**
  ☞ *Erschütterung agg.*
  - **Bettes,** des: bell. graph. lach. sil. ther. thuj.
- **Essen,** nach dem: **Agar. Kali-c.**
  ☞ *M; Essen; nach*
- **Fahren,** beim: alum-sil.[58] petr. ther.
  ☞ *M; Fahren im Wagen agg. •M; Fahren oder Reiten agg.*
  - **Stoß** beim Fahren in einem Wagen, wie durch: petr. **Ther.**
- **Fieber,** während: chin-s. cocc.
- **Gehen,** beim:
  ☞ *M; Gehen; agg.; während*
  - **agg.**: **Mur-ac.** nat-m.[58] par. **Ruta** sep. stront-c. verat.[1]
    ☞ *M; Gehen; agg.; während*
  - **amel.**: gels.[137] hydr.[137] **Ph-ac.** zinc. zinc-p.[58]
    ☞ *M; Gehen; amel.*
- **geistiger** Anstrengung, **bei**: pic-ac. sil.
- **Geräusch** agg.: ars. ther.[58]
- **Gewitter,** vor: agar. phos.
- **Husten,** während: **BELL.** nat-m.[58]
  ☞ *M; Husten agg.*
- **Hysterie,** bei: ther.[54]
- **Koitus,** nach: nit-ac.
  ☞ *M; Koitus; nach*
- **Konvulsionen,** nach: acon.
- **Kopfschmerz**:
  - **mit**: pic-ac.[102]
  - **nach**: kali-p.
- **Lernen,** Studium, **durch**: pic-ac.[54]
- **Liegen**:
  - **agg.**: lyc. mag-m.[1] nat-m.
    - **Rücken,** auf dem: mag-m.[1] **Nat-m.**
      ☞ *M; Liegen; agg.; Rücken, auf dem*
  - **amel.**:
    - **flach** auf dem Rücken, mit festem Druck: nat-m.
      ☞ *M; Liegen; amel.; Rücken, auf dem*
    - **harter** Unterlage, **auf**: nat-m.
      ☞ *M; Liegen; amel.; harter Unterlage, auf*
- **Luft,** kalte, **agg.**: ran-b.[58]
  ☞ *M; Luft, in kalter*
- **Menses,** während: thuj.
  ☞ *M; Menses; während*
- **Mittagessen,** nach dem: **Agar.** cob.
- **Nähmaschine,** durch Gebrauch der: nux-v.
- **Reiben** amel.: phos.
  ☞ *M; Reiben amel.*
- **Schlucken,** beim: caust. kali-c.
  ☞ *M; Schlucken agg.*
- **Sitzen,** beim:
  ☞ *M; Sitzen; agg.; während*
  - **agg.**: helon. **Ph-ac. Ruta**[1] spong. **Zinc.** zinc-p.[58]
    - **aufrechtem,** bei: spong.
    - **Bücken,** und beim: zinc.
  - **amel.**: mur-ac.
    ☞ *M; Sitzen; amel.*

- **Stehen,** beim:
  ☞ *M; Stehen; agg.*
  ◦ **agg.**: nit-ac. **Ph-ac.** zinc.[137]
  ☞ *M; Stehen; agg.*
  ◦ **amel.**: mur-ac.
  ☞ *M; Stehen; amel.*
- **Stimulantien,** durch: **Zinc.**
  ▤ *ALLGEMEINES; C; Speisen und Getränke; Stimulantien; agg.*
- **Strecken,** Dehnen, beim: med.
- **Stuhlgang,** während: **Phos.**
  ☞ *M; Stuhlgang; während* ▤ *ALLGEMEINES; C; Schmerz; Stuhlgang; während*
- **Sturz,** wie durch einen: ruta[1]
  ☞ *M; Sturz, nach einem*
- **Wärme** amel.: mag-p.[58]
  ☞ *M; Wärme; amel.*
- **Zorn,** durch: coloc.[58]
  ☞ *M; Zorn, durch* ▤ *ALLGEMEINES; C; Schmerz; Zorn, durch*
- **Zugluft** agg.: sumb.[137]
  ☞ *M; Zugluft, durch*

➡ - **erstreckt** sich:
  ◦ **Abdomen**: acon. meny.[1]
  ◦ **abwärts**: **BERB.** cina cob.[137] cur. cycl. glon. kalm.[58] lac-ac. lac-c. lil-t.[58] mang. nat-m. phys. ust.
  ◦ ◦ **Beine** hinab: cob.[137]
  ◦ ◦ **Gehirnbasis** zum Steißbein: lac-ac. lac-c.
  ☞ *O; Steißbein*
  ◦ ◦ **Schultern** vorziehen agg., zurückziehen amel.: cycl.
  ◦ **aufwärts**: agar. ars.[111] caust. cocc. eup-pur.[25] gels.[137] mag-m. nux-v. petr. phos. phyt.[137] sulph.
  ◦ ◦ **Bücken,** beim: sulph.
  ☞ *M; Bücken; agg.; während*
  ◦ ◦ **abwärts,** und: gels.[137] phyt.[137]
  ◦ **Beine**: agar.
  ◦ **Brust**: ferr-i.[58]
  ◦ **Darmbeinstachel,** zum vorderen oberen, links: dros.
  ◦ **Epigastrium**: nicc. rat. thuj.
  ◦ **Hinterkopf**: crot-h.[137] petr.[137] **Phos.** plb.
  ◦ **Lumbosakralregion,** abwärts in die Blasenregion: berb.
  ◦ **Magen**: thuj.
  ◦ **Sakrum**: gins.
  ◦ **Steißbein** zum Hinterkopf, zieht den Kopf nach hinten: **Phos.**
  ☞ *O; Steißbein*
- **Gelenke**: berb.[1125] cocc. staph.[1]
  ▤ *ALLGEMEINES; C; Schmerz; Gelenke*
  ◦ **Bewegung** agg.: cocc.
- **Seiten**: carb-v.[1]
- **stellenweise**: agar. nit-ac.[58] phos.
  ▤ *ALLGEMEINES; C; Schmerz; stellenweise*

abgehackt, Schmerz wie, Cervikalregion: **Acon.**[1]
▤ *ALLGEMEINES; C; Schmerz; hackender Schmerz, wie ein Beil*

abwärtsdrängender Schmerz, Sakralregion, Wehen, Entbindung, während: sec.[54]

abwärtszerrender Schmerz: agar.[36] alet.[111] androc.[222] ant-t.[8] apis aran.[102] arn. bar-c. bell.[102] calc. canth. carb-an.[1102] carb-v. coc-c. colch. con. ery-a. ferr. gels. graph. ham. helon. irid.[222] kali-c.[102] kali-chl. kreos.[5] mag-c. merl. myric. naja nat-p.[58] nux-v.[102] phos. pic-ac. plb. puls.[102] rhus-t.[102] sabin. sep. sul-ac.[5] sulph. ust. verat.[5] zinc.[36]
- **Bewegung,** bei: agar.
- **Uterusblutung,** bei, agg. durch Lachen oder Bewegung: phos.[54]
  ☞ *M; Lachen agg.*

➡ - **erstreckt** sich zum Gesäß: helon.[137]
- **Cervikalregion**: **Gels.** pic-ac.
- **Dorsalregion,** Schulterblätter: naja verat.[5]
  ◦ **zwischen** den Schulterblättern: naja
- **Lumbalregion**: alet.[111] apis aran.[102] arn. bar-c. bell.[102] calc. canth. coc-c. colch. **Con.** ery-a. **Ferr.** graph. **Ham.** irid.[111] kali-c.[102] kali-chl. kreos.[5] mag-c. merl. myric. nux-v.[102] phos. **Pic-ac.** plb. puls.[102] rhus-t.[102] **SABIN. Sep.** sul-ac.[5] sulph. ust. zinc.
  ☞ *O; Lumbalregion*
  ◦ **morgens**:
  ☞ *Z; Morgens*
  ◦ ◦ **Anstrengung,** bei: ust.
  ☞ *M; Anstrengung agg.*
  ◦ ◦ **Erwachen,** beim: myric.
  ☞ *M; Erwachen, beim*
  ◦ **Menses**:
  ◦ ◦ **vor**: canth. mag-c.
  ☞ *M; Menses; vor*
  ◦ ◦ ◦ **Sitzen,** beim: mag-c.
  ☞ *M; Sitzen; agg.; während*
  ◦ ◦ **während**: **Kali-c.** sulph. zinc.
  ☞ *M; Menses; während*
  ◦ ◦ **nach**: ust.
  ☞ *M; Menses; nach*
  ◦ **Schwangerschaft,** während: aran.[102] **Bell.**[102] **Kali-c.**[102] nux-v.[102] puls.[102] rhus-t.[102]
  ☞ *M; Schwangerschaft, während*
  ◦ **Urinieren**:
  ◦ ◦ **vor**: graph.
  ☞ *Urinieren; agg.; vor*
  ◦ ◦ **während**: sulph.
  ☞ *M; Urinieren; agg.*

➡ ◦ **erstreckt** sich:
  ◦ ◦ **Leistenregion,** Menses, während: **Sulph.**
  ◦ ◦ **Rektum,** zum: calc.
- **Sakrum**: androc.[222] **Carb-v.** helon. irid.[222] **Sep.** ust.
  ☞ *O; Sakralregion*
- **Steißbein**: **Ant-t.**[8] apis[31] carb-an.[1102] zinc.[36]
  ☞ *O; Steißbein*

abwärtszerrender Schmerz; **Wirbelsäule** (Forts.)

- **Wirbelsäule**: agar.[36]
  ☞ *O; Wirbelsäule*
- **Menses** ein, als setzten die, Lumbalregion: **Apis** sulph.

anfallsweise auftretender Schmerz: anac. asaf. bamb-a.[1184] cham.[58] chloram.[149] guai.[58] harp.[1184] kali-c.[58] kalm. lyc.[1] lyss. nat-c. nit-ac.[1] nux-v. pall. ph-ac. phos. plb. sep. sil.[1] stry. thuj.

- **Wehen,** während: cham.[58] kali-c.[58] **Nux-v. Sep.**
- **Cervikalregion**: anac. guai.[58] **Kalm.** nux-v. plb. sil. **Stry.**
- **Dorsalregion,** Schulterblätter: plb. sil.[1]
  ◦ **zwischen** den, agg. durch Bewegung: plb.
- **Lumbalregion**: bamb-a.[1184] chloram.[149] ph-ac. plb.
  ☞ *O; Lumbalregion*
- **Steißbein**: thuj.
  ☞ *O; Steißbein*

auseinanderfallen, Schmerz, als würde der Rükken: tril.[144]

ausgerenkt, Schmerz wie: agar. am-m.[36] ang. arg-n.[85] arn.[111] asar. bell. **Calc.**[8] calc-p. carbn-s. cinnb. coloc.[5] con. eup-per.[137] grat.[54] hep.[5] kali-c.[5] kali-i. lach.[137] lachn. lar-ar.[251] lyc.[38] merl.[123] mur-ac.[5] nat-m.[5] nux-v.[85] petr.[5] rhod.[85] ruta[1] sanic.[85] sep.[5] stann.[5] sulph. thuj.
☞ *Verrenkt, Empfindung wie •verrenkt, Schmerz wie* ▤ *ALLGEMEINES; C; Schmerz; ausgerenkt, Schmerz wie*

- **Wetter,** bei nassem: rhod.[85]
  ☞ *M; Wetter, nasses, agg.*
- **Cervikalregion**: **Agar.**[5] ang. arn.[111] asar. calc. cinnb. lachn. lyc.[38] merl.[123] nat-m.[5] sep.[5]
  ◦ **Drehen** des Kopfes, beim: calc. lachn.
  ☞ *M; Drehen, beim; Kopf*
  ◦ **Heben** des Arms, beim: **Ang.**
  ◦ **erstreckt** sich über Kopf und Schultern: asar.
- **Dorsalregion**: **Agar.**[5] am-m.[36] bell.[5] **CALC.**[5] coloc.[5] kali-c.[5] **Mur-ac.**[5] nux-v.[85] petr.[5] rhod.[5] stann.[5] sulph.[5] **Thuj.**
  ☞ *O; Dorsalregion*
  ◦ **Schulterblätter**: am-m.[36] coloc.[5] kali-c.[5] mur-ac.[5] nux-v.[85] petr.[5] rhod.[5] stann.[5] sulph.[5]
  ◦ ◦ **zwischen** den Schulterblättern: am-m.[36] nux-v.[85]
- **Lumbalregion**: **Agar.**[5] bell. **Calc.**[5] carbn-s. con. eup-per.[137] hep.[5] lach.[137] petr.[5] rhod.[5] sanic.[85] **Sep.**[5] sulph.[5]
  ☞ *O; Lumbalregion*
  ◦ **22** Uhr: carbn-s.
  ◦ **Betätigung,** bei: con.
  ◦ **5. Lendenwirbel**: sanic.[85]
- **Sakrum**: agar. arg-n.[85] calc-p. nux-v.
  ☞ *O; Sakralregion*
  ◦ **Sakroiliakalgelenk,** wie auseinandergetrennt: arg-n.[85] **Calc-p.**
  ☞ *O; Sakralregion; Ileosakralgelenk*
  ◦ ◦ **Gehen,** beim: **Calc-p.**
  ☞ *M; Gehen; agg.; während*
- **Steißbein**: agar. grat.[54] hep.[5] kali-i. ruta[1] sulph.
  ☞ *O; Steißbein*
  ◦ **Stuhlgang,** nach: grat.[54]
  ☞ *O; Steißbein*

ausstrahlender Schmerz: bapt.[137] berb.[137] cimic.[111] coc-c.[111] dios.[111] gels.[111] helon.[111] kali-c.[5] kreos.[5] lath.[111] laur.[137] nicc.[111] nux-v.[5] ox-ac.[111] plat.[5] ran-b.[58] sep.[137] sil.[5] vac.[36]
▤ *ALLGEMEINES; E; Ausbreitung, Ausstrahlen von Symptomen •ALLGEMEINES; C; Schmerz; ausstrahlender Schmerz*

- **Lumbalregion**: bapt.[137] berb.[137] cimic.[111] coc-c.[111] dios.[111] gels.[111] helon.[111] kali-c.[5] kreos.[5] lath.[111] laur.[137] nicc.[111] nux-v.[5] ox-ac.[111] plat.[5] sep.[137] sil.[5] vac.[36]
  ☞ *O; Lumbalregion*

beengt, Empfindung wie, über den Hüften: mag-c.[1]
☞ *Zusammenziehung, Empfindung von*

beißender Schmerz:
▤ *ALLGEMEINES; C; Schmerz; beißender Schmerz*

- **Cervikalregion**: mag-c.[5]
- **Dorsalregion**: m-aust.[5] stront-c.[5]
  ☞ *O; Dorsalregion*
  ◦ **Schulterblätter**: stront-c.[5]
- **Lumbalregion**: m-aust.[5]
  ☞ *O; Lumbalregion*
- **Sakralregion**: aloe[111] phel.[111]
  ☞ *O; Sakralregion*

berstender Schmerz:
▤ *ALLGEMEINES; C; Schmerz; berstender, spaltender, auseinandertreibender Schmerz*

- **Dorsalregion,** Schulterblätter: seneg.[5]
- **Schultern,** zwischen den: thyr.[111]

beständiger Schmerz: aesc.[25] ail.[25] aran.[45] but-ac.[119] carbn-s.[25] hip-ac.[119] iris[25] lil-t.[25] lycps.[25] pipe.[102] solid.[102]

Bett, Schmerz wie durch zu hartes: bar-c.[5] merc.[5]
▤ *ALLGEMEINES; C; Hart; Bett zu hart, Empfindung, als sei das*

- **Dorsalregion**: bar-c.[5]
  ☞ *O; Dorsalregion*
- **Lumbalregion**: merc.[5]
  ☞ *O; Lumbalregion*
- **Sakralregion**: merc.[5]
  ☞ *O; Sakralregion*

Blähungen, Schmerz wie durch eingeklemmte: am-m.[809] arg-n.[809] brom.[809] calad.[809] calc.[809] **Carb-v.**[809] caust.[809] chel.[809] chr-o.[809] cimx.[809] coc-c.[809] coch.[102] coloc.[809] daph.[809] gamb.[809] gran.[809] hell.[809] hyos.[809] kali-c.[809] kali-n.[809] lyc.[809] mag-p.[809] mag-s.[809] mand.[809] merl.[809] murx.[809] nat-c.[1] nat-m.[809] nat-s.[809] nux-v.[809] ol-an.[809] phos.[809] rad-br.[809] rhod.[809] rhus-v.[809] sil.[809] spong.[809] sulph.[809] vip.[809] **Zinc.**[809]

- **Sakralregion**: nat-c.[1]
  ☞ *O; Sakralregion*

blitzartiger Schmerz: arg-n.[5] cassi-s.[192] plb.[102] tylo-i.[192]

- **links**: cassi-s.[192]
  ☞ *S; Links*
- **Druck** amel.: cassi-s.[192]
  ☞ *M; Druck; amel.*
- **Ruhe** amel.: cassi-s.[192]
  ☞ *M; Ruhe; amel.*

- **Cervikalregion**: cassi-s.[192]
  ◦ **Bewegung** des Kopfes agg.: cassi-s.[192]
- **Dorsalregion**: cassi-s.[192]
  ☞ O; Dorsalregion
- **lumbosakrale** Gelenkfuge, erstreckt sich zum Oberschenkel: tylo-i.[192]

Blutandrang, durch, Cervicalregion: lycps.[25]

bohrender Schmerz: acon. agar. am-c.[5] ang. arn.[5] asaf. aur.[111] aur-m-n.[36] bar-c. berb.[111] **Bism.**[5] bor.[1] brom. bufo[111] calad. canth. carb-ac. cina[5] coc-c.[111] cocc.[5] coloc.[5] corn. dig. dulc.[5] form.[111] **Ham.** hell.[5] ign.[5] kola[1184] kreos.[5] lach.[137] laur.[5] led. **Lyc.** mag-m.[1] mag-p. manc.[111] mang.[5] meny.[85] merc.[5] mez.[5] naja nat-c.[1] nat-m.[5] paeon. par.[111] ph-ac. phel.[111] phos. psor. ruta[5] **Sep.**[5] spig.[1] spong.[111] stann.[5] sulph.[5] tarax.[5] thea[275] thuj.
ALLGEMEINES; C; Schmerz; bohrender Schmerz

- **Cervikalregion**: bar-c. cina[5] coloc.[5] form.[111] **Mag-p.** mang.[5] merc.[5] psor. sulph.[1] tarax.[5]
  ◦ **Essen,** agg. nach dem: sulph.[1]
  ☞ M; Essen; nach
- **Dorsalregion**: acon. aur.[111] aur-m-n.[36] berb.[111] **Bism.**[5] calad.[5] cocc.[5] corn. dig. laur.[5] lyc. mag-m.[1] meny.[85] mez.[5] naja nat-c.[1] paeon. par.[111] ph-ac. phos. psor. ruta[5] spig.[1] spong.[111] sulph.[5] thea[275] thuj.
  ☞ O; Dorsalregion
  ◦ **Schulterblätter**: acon. aur.[111] aur-m-n.[36] berb.[111] calad.[5] corn. dig. laur.[5] mag-m.[1] meny.[85] mez.[5] nat-c.[1] paeon. par.[111] ph-ac. psor. ruta[5] spig.[1] spong.[111] sulph.[5] thea[275] thuj.
  ◦ ◦ **links**: aur.[111] aur-m-n.[36] berb.[111] dig. meny.[85] nat-c. paeon.[111] par.[111] ph-ac.[5] ruta[5] spig.[1] spong.[111]
  ☞ O; Dorsalregion; Schulterblätter; links
  ◦ ◦ ◦ **erstreckt** sich über die Wirbelsäule: meny.[85]
  ◦ ◦ ◦ **Spitze** des Schulterblattes: nat-c.
  ◦ ◦ **rechts**: acon. nat-c.[1] sulph.[5]
  ☞ O; Dorsalregion; Schulterblätter; rechts
  ◦ ◦ ◦ **erstreckt** sich:
  ◦ ◦ ◦ ◦ **Brust,** vorderer Teil: acon.
  ◦ ◦ ◦ ◦ **Brustbein**: nat-c.[1]
  ◦ ◦ **Bewegung** amel.: paeon.
  ☞ M; Bewegung; amel.
  ◦ ◦ **Einatmen,** bei tiefem: acon.
  ☞ M; Atmen; agg.; tief
  ◦ ◦ **unterm** Schulterblatt, links: thea[275]
  ◦ ◦ **zwischen** den Schulterblättern: **Ph-ac.** psor. thuj.
  ◦ **Wirbelsäule**: acon.[111] **Lyc.** mez. naja phos. psor.
  ☞ O; Wirbelsäule
- **Lumbalregion**: acon.[5] agar. am-c.[5] asaf. bor.[1] bufo[111] calad.[5] canth. **Carb-ac.** coc-c.[111] dulc.[5] ign.[5] kreos.[5] lach.[137] ruta[5]
  ☞ O; Lumbalregion
  ◦ **links**: dulc.[5]
  ☞ S; Links
  ◦ **rechts**: **Carb-ac.**
  ☞ S; Rechts
  ◦ **Ischialgie**: lach.[137]
- **Sakralregion**: acon. arn.[5] calad. kola[1184] led. manc.[111] nat-m.[5]
  ☞ O; Sakralregion
- **Schultern,** zwischen den: laur. mag-m.[1] ph-ac.
  ◦ **Ruhe,** in: laur.
  ☞ M; Ruhe; agg.
- **Handbohrer,** wie mit einem: **Lyc.**
- **stellenweise**: thuj.

brennender Schmerz: acon. act-sp.[137] aesc. aeth. **Agar.**[5] aln.[102] aloe[4] **Alum.** alum-sil.[58] alumn.[137] am-c. ambr. aml-n.[25] ammc.[102] ant-o.[85] ant-s.[85] ant-t.[5] apis apisin.[5] arg. arn.[5] **ARS.**[5] ars-i.[137] ars-met. ars-s-f.[58] arund. asaf.[111] asar. aur. aur-m. aur-m-n. aur-s. bamb-a.[1184] **Bar-c.** bar-s.[58] bell. berb. **Bism.**[5] bor. bry. bufo[111] calc. calc-f.[102] cann-i.[137] cann-s.[5] canth. caps. **Carb-an.** carb-v. carbn-s.[58] carc.[304] card-m. carl. caust. cedr. cham. chel. chin.[5] chr-ac.[8] chr-o.[36] cist. clem. cocc.[137] colch. coloc. com.[111] con.[5] cop.[36] cund. cupr. cur. daph. dios. dulc. echi.[137] euphr. fago. ferr. fl-ac. gels. **Glon.** graph.[137] grat. gua.[25] guare. harp.[1184] helo.[72] helon. hyper. ign. iod. irid.[222] kali-ar.[58] kali-bi. kali-br. **Kali-c.** kali-chl.[58] kali-i. kali-n.[5] **Kali-p.** kali-s. kali-sil.[58] **Kalm.** kola[1184] **Kreos.**[137] lac-d.[122] **Lach.** lachn. laur. lil-t. lob.[25] **Lyc.**[102] lycps.[111] lyss. m-arct.[5] m-art.[56] m-aust.[5] mag-c. mag-m. mang. mang-acet.[1] **Med.** menth-pu.[36] meny.[5] **Merc.** merc-c. mez.[36] mit.[25] mur-ac. murx. musa[197] naja[54] nat-c.[1] nat-m. nat-p. nat-s. nat-sil.[58] nicc. **Nit-ac.** nux-m. **NUX-V.** olnd.[5] ox-ac. pall. par.[5] petr. ph-ac. phel. **PHOS.** phys.[111] phyt.[111] **Pic-ac.** plat.[5] **PLB.** plut-n.[222] podo. por-m.[251] **PULS.**[5] ran-b. rat. rheum[5] rhus-t. rhus-v. rob.[111] rumx. sabad. sabin. sanic.[85] sec. sel.[5] senec. seneg. **Sep.** sieg.[144] **Sil.** spect.[271] spig.[1] spong.[5] stann. staph. stront-c. sul-ac. **SULPH.**[1] tab. tarent. ter.[137] teucr. **Thuj.** tub.[304] uran.[269] ust.[102] verat. vesp. xero.[102] **Zinc.** zinc-p.[58] ziz.
☞ Hitze ALLGEMEINES; C; Schmerz; brennender Schmerz

- **morgens**: mag-m. nat-c. nux-v.[102] rat. zinc.
  ☞ Z; Morgens
  ◦ **3 Uhr - 4 Uhr**: nux-v.[102]
  ◦ **Aufstehen,** beim:
  ◦ ◦ **agg., Bewegung amel.**: rat.
  ☞ M; Bewegung; amel. • M; Erheben agg.; Aufrichten agg.
  ◦ ◦ **amel.**: nat-c.
  ☞ M; Aufstehen; amel.; nach • M; Aufstehen; amel.; Aufrichten
  ◦ **Koitus,** agg. Danach durch Ruhe, amel. durch Bewegung: mag-m.
  ☞ M; Bewegung; amel.
- **vormittags**: kali-bi.
  ☞ Z; Vormittags
- **mittags**: rhus-t.
- **nachts**: helon. **Ph-ac.**
  ☞ Z; Nachts

- **Berührung,** bei: carb-an.[137] cist.[137]
  ☞ *M; Berührung; agg.*
- **Bewegung** amel.: mag-m. **Pic-ac.** rat.
  ☞ *M; Bewegung; amel.*
- **Dampf,** Einwirkung von agg.: kali-bi.
- **Gehen** im Freien:
  ☞ *M; Gehen; agg.; während; Freien, im*
  ◦ **agg.**: arn. kali-c. **Sil.**
  ◦ **amel.**: kali-n.
  ☞ *M; Gehen; amel.; Freien, im*
- **geistiger** Anstrengung, bei: **Pic-ac.** sil.
  ☞ *geistiger Anstrengung, bei*
- **Koitus,** nach: **Mag-m.**
  ☞ *M; Koitus; nach*
- **Konvulsionen,** bei: cupr.[54]
- **Kratzen**:
  ◦ **agg. nach**: mag-c.
  ◦ **amel.**: rhus-v.
- **Kummer,** nach: naja
  GEMÜT; M; Kummer, Sorgen, Besorgnis, Beschwerden durch
- **Liegen,** beim: ars. kali-n.[1] **Lyc.**
  ◦ **Rücken,** auf dem: ars.
  ☞ *M; Liegen; agg.; Rücken, auf dem*
- **Menses,** vor: kreos.
  ☞ *M; Menses; vor*
- **Samenergüssen,** nach: **Merc.** phos.
  ☞ *M; Samenergüssen, nach*
- **Schlaf,** im: zinc.[1]
- **Sitzen,** beim: apis[137] ars. asar. bor. cist.[137] kali-n.[1] **ZINC.**
  ☞ *M; Sitzen; agg.; während*
- **Stuhlgang,** vor: agar.[5]
  ☞ *M; Stuhlgang; vor*
- **Warmwerden** agg.: sil.
- **erstreckt** sich zum Schambein, bei Amenorrhoe: aln.[102]
- **Cervikalregion**: alum-sil.[58] am-c. ammc.[102] ant-o.[85] **Apis** apisin.[5] arn. **Ars.** aur-m-n. **BAR-C.**[5] bell. **Calc.** carb-v. **Caust.** colch. fago. glon.[58] grat. gua.[25] ign. irid.[222] kali-bi. kali-br. kali-n. lach.[137] lil-t. lyc. lyss. mag-c. **Med. MERC.** mez. naja[54] nat-c. nat-m.[58] **Nat-s.** nicc. pall. petr. **PH-AC.** phel. **Phos.** plb. **Rhus-t.** spect.[271] spig.[58] stront-c. tab. vesp.
  ◦ **morgens**: am-c.
  ☞ *Z; Morgens*
  ◦ **nachmittags**: fago.
  ☞ *Z; Nachmittags*
  ◦ **abends**: mag-c.
  ☞ *Z; Abends*
  ◦ **Berührung,** bei: nat-m.
  ☞ *M; Berührung; agg.*
  ◦ **Bewegung,** bei:
  ◦ ◦ **agg., des Kopfes**: nat-s. plb.
  ◦ ◦ **amel.**: colch.[149]
  ☞ *M; Bewegung; amel.*
  ◦ **Drehen** des Kopfes, beim, wie verbrannt: calc.
  ☞ *M; Drehen, beim; Kopf*
  ◦ **Kratzen,** nach: mag-c.
  ◦ **Schlaf** amel.: **Calc.**
  ◦ **Schlucken,** beim: **Petr.**
  ☞ *M; Schlucken agg.*
  ◦ **stellenweise**: kali-br.
  ◦ **erstreckt** sich:
  ◦ ◦ **Hinterkopf**: **Calc.**
  ◦ ◦ **Rücken** hinab: **Med.**
  ◦ ◦ **Schlüsselbeine**: nat-s.
  ◦ ◦ **Schultern**: gua.[25] spect.[271]
  ◦ **Haut,** äußerlich: arn. aur-m-n. **Calc.** colch. ign. mez.
  ◦ **Wirbelsäule**: **Naja**[54] nat-m.[58]
  ☞ *O; Wirbelsäule*
  ◦ ◦ **Atlas**: nat-m.[58]
- **Dorsalregion**: acon. agar. alum. alum-sil.[58] alumn. am-c.[5] ambr. ant-t.[5] apisin.[5] arn.[5] **ARS.**[5] ars-met. asaf.[111] bamb-a.[1184] bar-c. berb.[36] **Bism.**[5] bry. calc. cann-s. caps. **CARB-AN.**[5] carb-v. carbn-s.[58] carc.[304] card-m. caust. cham.[5] chel. chin.[5] chr-ac.[8] chr-o.[36] com.[111] con.[5] cop.[36] cund. cur. dios. echi.[137] euphr. ferr. fl-ac. glon. graph. harp.[1184] helon. iod. irid.[222] kali-bi. kali-c.[1] kali-n.[5] kola[1184] lach. lachn. laur. lob. **Lyc.** lycps.[111] m-arct.[5] m-art.[56] mag-c. **Mag-m.** mang. med. menth-pu.[36] meny.[5] **Merc.** mez.[36] mur-ac. musa[197] naja[54] nat-c.[1] nat-m. nat-s. nit-ac.[5] **Nux-v.** olnd.[5] ox-ac. pall. par.[5] ph-ac. phos.[56] pic-ac. plat.[5] plb. **Puls.**[5] ran-b.[85] rheum[5] rob.[111] rumx. sabad. sabin.[5] sel.[5] senec. seneg. **SEP.** sil. spig.[5] spong.[5] stann.[1] staph. sul-ac.[1] **Sulph.** tab. teucr. **Thuj.** tub.[304] verat. **Zinc.**
  ☞ *O; Dorsalregion*
  ◦ **Näharbeit** oder Schreiben, durch: ran-b. **Sep.**
  ☞ *M; Schreiben agg.*
  ◦ **Schulterblätter**: acon. agar. alum. alum-sil.[58] alumn. ambr. **Ars.**[5] ars-met. asaf.[111] bamb-a.[1184] **BAR-C.** berb.[36] bry. calc. cann-s. **Carb-v.** carbn-s.[58] carc.[304] card-m. caust. chel. com.[111] cund. cur. echi.[137] euphr. ferr. fl-ac. glon. graph. harp.[1184] helon. iod. kali-bi. kali-c.[1] lachn. laur. lob. lyc. lycps.[111] mag-c. mag-m. mang. med. menth-pu.[36] **MERC.** mez.[36] mur-ac. musa[197] nat-c.[1] **Nat-m.** nat-s. **NUX-V.** ox-ac. pall. ph-ac. phos.[56] pic-ac. **PLB. PULS.**[5] ran-b.[85] rob.[111] rumx. sabad. sabin.[5] senec. seneg. **Sep. Sil.** stann.[1] staph. sul-ac.[1] **Sulph.** tab. teucr. **Thuj.** tub.[304] verat. **Zinc.**
  ◦ ◦ **links**: agar. alum. ambr. bar-c.[1] bry. card-m. com. cund. echi.[111] euphr. fl-ac. med.[137] mez.[1] nat-m. pall. sil. tab. teucr. zinc.
  ☞ *O; Dorsalregion; Schulterblätter; links*
  ◦ ◦ ◦ **nachts**: bar-c.
  ☞ *Z; Nachts*
  ◦ ◦ ◦ **Jucken,** mit, an einer Stelle rechts unterhalb davon: pall.
  ◦ ◦ ◦ **Levator** scapulae, beim Gehen und Schreiben: agar.
  ◦ ◦ ◦ **oberer** Schulterblattwinkel, amel. durch Reiben: **Alum.**
  ◦ ◦ ◦ **unter** dem Schulterblatt: bry. **Cund.** mez.[1] tab.
  ◦ ◦ ◦ **Stelle,** umschriebene: bar-c.[1]

◦ ◦ **rechts**: asaf.[111] bar-c. bry. cann-s. **Carb-v.** caust. com.[111] iod. lachn. laur. lob. **Lyc.** lycps.[111] menth-pu.[36] mez.[111] musa[197] nat-s.[111] pall. plb. seneg. staph. sulph. tab. verat. zinc.
☞ *O; Dorsalregion; Schulterblätter; rechts*

◦ ◦ ◦ **unter** dem **Schulterblatt**: bry. cann-s. lob. pall. staph. tab.

◦ ◦ ◦ **stellenweise**: menth-pu.[36] musa[197]

◦ ◦ **Gehen** amel.: bar-c.
☞ *M; Gehen; amel.*

◦ ◦ **Nähen,** beim: ran-b.

◦ ◦ **Schreiben,** beim: ran-b.
☞ *M; Schreiben agg.*

◦ ◦ **Acromion**: berb.[36] **Carb-v.** mez.[36]

◦ ◦ ◦ **rechts**: mez.[36]
☞ *O; Dorsalregion; Schulterblätter; rechts*

◦ ◦ **Ränder**:

◦ ◦ ◦ **lateral**: nat-c.[1] ran-b.

◦ ◦ ◦ ◦ **Bewegung** amel.: nat-c.[1]
☞ *M; Bewegung; amel.*

◦ ◦ ◦ ◦ **Nähen,** durch: ran-b.

◦ ◦ ◦ **oberer**: bar-c. carb-v. chel. stann.[1]

◦ ◦ **unter** dem **linken Schulterblatt**: echi.[137]

◦ ◦ **Winkel** der Schulterblätter:

◦ ◦ ◦ **oberer**: alum.

◦ ◦ ◦ **unterer**: plb. sulph.

◦ ◦ **zwischen** den Schulterblättern: acon. alum-sil.[58] alumn. ars-met. bamb-a.[1184] **Berb.** bry. calc. carbn-s.[58] carc.[304] chel. cur. ferr. glon. graph. helon. **KALI-BI.** kali-c.[1] **LYC.** mag-c. mag-m. **Med.** merc. nat-s. **Nux-v.** ox-ac. ph-ac. **PHOS.**[56] pic-ac. plb. ran-b.[85] rob.[111] rumx. sabad. senec. **Sil.** sul-ac.[1] **Sulph. Thuj. Zinc.**

◦ ◦ ◦ **13** Uhr: chel.

◦ ◦ ◦ **abends**:
☞ *Z; Abends*

◦ ◦ ◦ ◦ **Bett,** im: ferr.

◦ ◦ ◦ ◦ **Hinlegen,** beim: calc. sulph.
☞ *M; Liegen; agg.; Hinlegen, nach dem*

◦ ◦ ◦ **Sommer,** im: **Lyc.**

◦ ◦ ◦ **geistiger** Anstrengung, bei: helon. **Pic-ac. Sil.**
☞ *geistiger Anstrengung, bei*

◦ ◦ ◦ **Kratzen,** nach: mag-c.

◦ ◦ ◦ **Reiben** amel.: phos.
☞ *M; Reiben amel.*

◦ ◦ ◦ **Sitzen,** beim: thuj. **Zinc.**
☞ *M; Sitzen; agg.; während*

◦ ◦ ◦ **erstreckt** sich:

◦ ◦ ◦ ◦ **Nacken**: **Nat-s.**

◦ ◦ ◦ ◦ **Rücken** hinab: kali-c.[1] merc.

◦ ◦ ◦ **stellenweise**: **Phos.**[56] ran-b.[85]

◦ **Wirbelsäule**: ars-met. chr-ac.[8] chr-o.[36] cop.[36] **Graph.** helon.[36] lach. m-art.[56] **Naja**[54] pic-ac. ran-b.[8] sep. **Sil.**
☞ *O; Wirbelsäule*

- **Lumbalregion**: acon. act-sp.[137] aesc. aeth. agar.[5] alum.[58] alumn. am-c. aml-n.[25] ant-s.[85] apisin.[5] arg. ars. ars-i. arund. asar. aur. bamb-a.[1184] bar-c. bar-s.[58] bell. **Berb.** bor.[1] cann-i.[137] cann-s.[137] carb-an.[1] carb-v.[5] cedr. cham. chel. clem. **Coloc.** cupr. dios. graph.[137] guare. **Helon.** kali-bi. **Kali-c.** kali-p. kali-sil.[58] **Kalm.** kola[1184] **Kreos.** lac-d. **Lach.** lachn. lob.[25] lyc.[5] lyss. m-aust.[5] mag-c. **Mag-m.** mang-acet.[1] **Med. Merc-c.** mit.[25] mur-ac. murx. nat-c. nat-p. nat-sil.[58] **Nit-ac. Nux-v. Ph-ac. PHOS.**[137] phyt.[111] pic-ac. podo.[137] **Ran-b. Rhus-t.**[1] sanic.[85] **SEP.** sil. spig.[1] stann. staph.[5] sul-ac. sulph. **TER. Thuj.** verat. zinc. zinc-p.[58] ziz.
☞ *O; Lumbalregion* ▤ *NIEREN; C; Schmerz; brennender Schmerz*

◦ **links**: ant-s.[85]
☞ *S; Links*

◦ **morgens**: zinc.
☞ *Z; Morgens*

◦ **nachmittags**: mag-m.
☞ *Z; Nachmittags*

◦ **abends**: dios. mag-m. sulph.
☞ *Z; Abends*

◦ ◦ **17** Uhr: dios.
☞ *Z; Nachmittags; 17 Uhr*

◦ ◦ **Hinlegen,** nach: sulph.
☞ *M; Liegen; agg.; Hinlegen, nach dem*

◦ **nachts**: bar-c. kali-c. mag-m. **Phos.**
☞ *Z; Nachts*

◦ ◦ **3** Uhr: **Kali-c.**

◦ **Atmen,** bei tiefem: sep.
☞ *M; Atmen; agg.; tief*

◦ **Aufstehen** vom Sitzen, beim: arg. bar-c. berb.
☞ *M; Aufstehen; agg.; Sitzen, vom*

◦ **Betätigung,** leichte, amel.: sanic.[85]

◦ **Druck** oder Aufstehen, bei: arg.
☞ *M; Druck; agg.*

◦ **Gehen**:

◦ ◦ **agg.**: nux-v. **Ran-b.**

◦ ◦ **amel.**: bar-c.
☞ *M; Gehen; amel.*

◦ **Liegen,** beim: lac-d. sanic.[85]

◦ ◦ **flach** auf dem **Rücken, amel.**: sanic.[85]
☞ *M; Liegen; amel.; Rücken, auf dem*

◦ **Menses**:

◦ ◦ **vor**: kreos. **Phos.**[5]
☞ *M; Menses; vor*

◦ ◦ **während**: med. phos.
☞ *M; Menses; während*

◦ ◦ **verzögerten,** bei: phos.[1]

◦ **Schlaf,** im: zinc.

◦ **Schwangerschaft,** während: rhus-t.
☞ *M; Schwangerschaft, während*

◦ **Sitzen,** im: asar. bor.[1] sanic.[85]

brennender Schmerz; **Lumbalregion** (Forts.)

◦ **erstreckt** sich:

◦ ◦ **Abdomen,** über das: bar-c.

◦ ◦ **Brust**: berb.[137] sulph.[137]

◦ ◦ **Seite,** zur rechten, und rechten Schulter: clem.

◦ ◦ **Wirbelsäule** hoch, bis zwischen die Schulterblätter: ars. phos. sep. sil. thuj.

◦ **5. Lendenwirbel**: acon. aesc. cham. pic-ac. zinc.
☞ *O; Lumbalregion; Wirbelsäule*

◦ ◦ **nahe** beim: **Zinc.**

◦ **Muskeln,** linksseitige: ant-s.[85]
☞ *O; Muskeln*

◦ **Rippen,** bei den freien: kali-bi. lyss.

◦ **tief** sitzend: clem.
ALLGEMEINES; C; Schmerz; tief sitzend

◦ **Stelle,** umschriebene: bar-c. mang-acet.[1] **Ph-ac.** phos.[137] rhus-t.[1] zinc.

- **Sakralregion**: aloe[4] bamb-a.[1184] bor. carb-v. colch. coloc. **Ferr. Helon.** irid.[222] kreos.[137] lac-d.[122] lachn. med.[85] mur-ac. murx. nat-c.[1] ph-ac. phos. **Podo.** rhus-t. rumx. sabin. sanic.[85] sep. sil. staph.[1] sulph. tarent. ter.[137] thuj.
☞ *O; Sakralregion*

◦ **16** Uhr: lachn.

◦ **Betätigung,** leichte, amel.: sanic.[85]

◦ **Bettwärme** agg.: **Coloc.**
☞ *M; Wärme; agg.*

◦ **Blutung,** bei uteriner: carb-v.[54]

◦ **Liegen,** flach auf dem Rücken, amel.: sanic.[85]
☞ *M; Liegen; amel.; Rücken, auf dem*

◦ **Menses,** während: carb-v. ferr. med.[85]
☞ *M; Menses; während*

◦ **Sitzen,** beim: bor. sanic.[85]
☞ *M; Sitzen; agg.; während*

◦ **Stuhlgang**:

◦ ◦ **während**: coloc.[5]
☞ *M; Stuhlgang; während*

◦ ◦ **nach**: coloc.
☞ *M; Stuhlgang; nach*

◦ **Sakroiliakalgelenk**: rumx.
☞ *O; Sakralregion; Ileosakralgelenk*

- **Steißbein**: apis **Ars.**[5] canth. carb-an. carb-v. cist. colch. laur. mur-ac. **Phos.** staph. sulph.[1]
☞ *O; Steißbein*

◦ **abends**: apis
☞ *Z; Abends*

◦ **Berührung,** bei: **Carb-an.** cist.
☞ *M; Berührung; agg.*

◦ **Menses,** während: carb-v. mur-ac.
☞ *M; Menses; während*

◦ **Sitzen,** beim: **Apis** cist.
☞ *M; Sitzen; agg.; während*

◦ **erstreckt** sich die Wirbelsäule hinauf: mur-ac.

- **Wirbelsäule**: acon. **Agar.** alum.[58] alum-sil.[58] ant-t.[5] **ARS. Asaf.** bar-s.[58] **Bell.** bufo[111] cann-s.[5] cham. **Gels.** glon. helon. **Kalm. LACH.** lachn. **Lyc.** mag-m. **Med.** mur-ac.[58] **Nat-c. Nat-p.** nit-ac.[58] nux-v.[5] **Ph-ac. PHOS.** phys.[111] **Pic-ac.**[54] plb. plut-n.[222] puls. ran-b.[58] **SEC. Sep.** sil. **Thuj. Verat. Zinc.** zinc-p.[58]
☞ *O; Wirbelsäule*

◦ **nachts**: **Ph-ac.**
☞ *Z; Nachts*

◦ **Anstrengung** agg.: pic-ac.[58]
☞ *M; Anstrengung agg.*

◦ **Gehen** amel.: zinc.
☞ *M; Gehen; amel.*

◦ **geistiger** Anstrengung, bei: **Pic-ac. Sil.**
☞ *geistiger Anstrengung, bei*

◦ **kleiner** Stelle, an: agar.

◦ **Kopfschmerz,** mit: pic-ac.[102]

◦ **Lernen,** Studium, durch: **Pic-ac.**[54]

◦ **Liegen,** beim: **Lyc.**

◦ **Reiben** amel.: phos.
☞ *M; Reiben amel.*

◦ **schießend**: acon.

◦ **Sitzen,** beim: **ZINC.**
☞ *M; Sitzen; agg.; während*

◦ **erstreckt** sich aufwärts: plut-n.[222]

◦ **stellenweise**: agar. nit-ac.[58] **Phos.**

- **anfallsweise** bohrender Schmerz:

◦ **Cervikalregion**: plb.

◦ **Lumbalregion**: bamb-a.[1184]
☞ *O; Lumbalregion*

◦ **Schulterblättern,** zwischen den, Bewegung agg.: plb.

- **durchstechend,** Cervikalregion: apis
ALLGEMEINES; C; Schmerz; durchbohrender Schmerz

- **Eisen,** wie durch ein heißes: act-sp.[137] alum. alumn.[137] bufo[111] cann-i.[137] cann-s.[5] graph.[137]

◦ **Lumbalregion**: act-sp.[137] alum. alumn.[137] bufo[111] cann-i.[137] cann-s.[5] graph.[137]
☞ *O; Lumbalregion*

◦ ◦ **Wirbelsäule,** durch die: **Alum.** bufo[111] cann-s.[5]

- **juckend** und stechend, Cervikalregion: **Calc.**

- **juckend** und stechend, zwischen den Schulterblättern, abends: calc.

- **Kohlen,** wie durch glühende, zwischen den Schulterblättern: lyc.[102]

- **plötzlich,** heiße Nadel, wie durch eine: aeth.
☞ *Nadeln, Empfindung wie von feinen*

- **pulsierend,** zwischen den Schulterblättern: **Phos.**

- **Stechen,** mit:

◦ **Akromion,** rechts: berb.[36]

◦ **Sakralregion**: mur-ac.
☞ *O; Sakralregion*

- **Stechen,** mit feinem:

◦ **Cervikalregion**: glon.

◦ **Schulterblättern,** zwischen den: rumx. sabad.

- **Stechen,** mit, Wirbelsäule: mag-m. zinc.

◦ **Bewegung** amel.: mag-m.
☞ *M; Bewegung; amel.*

- **stellenweise**: agar.[102] nit-ac. **Ph-ac. PHOS.** ran-b.[102] sulph.[102] **Zinc.**

- **stichelnd,** Schulterblatt, links: fl-ac.
  ALLGEMEINES; C; Schmerz; stichelnder Schmerz, wie Nadelstiche
- **Tuch,** wie durch ein heißes, Lumbalregion: ars-i.[137]
- **Wellen**: por-m.[251]

brummender, summender Schmerz: alum.[1]
☞ Brummen, Murren, Grollen, Empfindung von

Bücken verursacht, Schmerz wie durch: agar.[1] bism.[1] chin.[1] dulc. graph.[1] puls.[1] sulph.[1] thuj.[1]
- **langem** Bücken, wie nach:
  - **Lumbalregion**: chin.[1] **DULC.** graph.[1]
    ☞ O; Lumbalregion
  - **Schulterblättern, zwischen den**: puls.[1]

chronischer Schmerz, Lumbalregion: aesc.[102] berb.[102] **Calc-f.**[102] **Morg. Rhus-t.**[102] sil.[102]
ALLGEMEINES; C; Schmerz; chronisch

drehender, windender Schmerz:
- **Stuhlgang,** vor: verat.[1]
  ☞ M; Stuhlgang; vor
- **Dorsalregion**: ang.[5] bar-c.[5] calc.[5] graph.[5] plb.[5] verat.[5]
  ☞ O; Dorsalregion
  - **Schulterblätter**: bar-c.[5]
- **Lumbalregion**: bar-c.[5] colch.[5] graph.[1] nux-v.[5] sulph.[5]
  ☞ O; Lumbalregion
- **Sakralregion**: nux-v.[5] plut-n.[269]
  ☞ O; Sakralregion
- **Steißbein**: alum.[5] caust.[5]
  ☞ O; Steißbein

drückender Schmerz: acon. adam.[222] **Aesc.**[102] aeth.[85] **Agar.** agn. ail. all-c. aloe alum.[122] am-br.[25] am-c.[1] am-m.[31] ambr. ammc.[4] anac.[1] anag. ang. ant-c.[1] ant-s. apis apisin.[5] aquil.[102] arg. arg-n. arn. ars. asaf. asar.[1] aur. aur-ar.[58] aur-m-n.[36] aur-s.[58] bamb-a.[1184] bar-c. **BELL.** benz-ac. berb. bism.[5] bor. brom. bry. calc. calc-p. calc-s. calc-sil.[58] calx-b.[194] camph. cann-i. cann-s.[85] canth. caps.[1] carb-ac.[25] carb-an. carb-v. carbn-s. card-m. carl.[36] cassi-s.[192] caust. **Chel. Chin.**[1] cimic. cinnb. clem. coc-c. cocc. coff.[5] colch.[5] coloc. con. conv.[2191] cor-r. croto-t. cupr.[1] cycl. cypra-e.[227] dig. **Dulc.**[1] elaps euph.[1] euphr.[5] fago.[25] ferr. ferr-p. fl-ac. form. gins. glon. graph. grat. gua.[25] guai.[1] harp.[1184] helon.[25] hep. hura hyper. ign. ind. indg. iod.[1] ip.[1] kali-bi. kali-br. **Kali-c.** kali-chl.[58] kali-i. kali-n.[1] kali-p. kali-sil.[58] kalm. kola[1184] kreos.[5] lac-d.[122] lach. lachn.[25] lap-laz.[227] lar-ar.[251] laur. led. lim-b-c.[204] lob. lyc. lyss. m-art.[5] m-aust.[5] mag-m.[36] mang. marm-w.[194] meny.[1] meph.[111] merc. merc-c. merl. mez.[1] mosch. **Mur-ac.**[1] nat-c.[1] nat-m. nat-s. nit-ac. **Nux-m. Nux-v.**[5] ol-an. olnd.[5] osm. pall. par. petr. ph-ac. **Phos.**[5] phys. phyt.[111] pitu-a.[164] plat.[5] plb. plut-n.[222] podo. por-m.[251] prun. psil.[164] **Psor.** puls. ran-b.[5] ran-s. rat. rheum[1] rhod.[5] rhus-t. rumx.[25] ruta sabin. **Samb.** sars.[5] sec. **Seneg. Sep.** sil.[1] spong. **Stann.** staph. stront-c. sulph. tarax. tax.[303] tell. ter. teucr.[5] **Thuj.**[1] uran.[269] ust. valer. verat. **Zinc.**[1] zinc-p.[58]
☞ Drücken, Empfindung von • Drücken, Zusammendrücken, Empfindung von ALLGEMEINES; C; Schmerz; drückender Schmerz

- **links**: aur-m-n.[36] mur-ac.[1] nat-m.[1]
  ☞ S; Links
- **rechts**: lyc.[1]
  ☞ S; Rechts
- **morgens**: nat-m. nit-ac.[1] petr.[1] verat.[1]
  ☞ Z; Morgens
  - **Bett,** im, amel. nach dem Aufstehen: nat-m.
    ☞ M; Aufstehen; amel.; Aufrichten
  - **Erwachen,** beim: nit-ac.[1]
    ☞ M; Erwachen, beim
- **vormittags**: nat-m.
  ☞ Z; Vormittags
- **Aufrichten** vom Bücken, beim: verat.[1]
- **Bewegung,** bei: **Zinc.**
- **Bücken,** beim: bor. sars.[1] verat.[1]
- **Froststadium** im Fieber, während: sil.[1]
- **Gehen**:
  - **agg.**: bor. **Caust.** kali-c.[1] mur-ac. **Psor.** zinc.[1]
    ☞ M; Gehen; agg.; während
    - **Freien,** im: kali-c.[1]
      ☞ M; Gehen; agg.; während; Freien, im
  - **amel.**: kali-n.[1] puls.
    ☞ M; Gehen; amel.
- **Hämorrhoiden** hervortreten, bevor die: alum.[1]
  ☞ M; Hämorrhoiden, vor dem Heraustreten von
- **Liegen** auf einem Kissen, beim:
  - **agg.**: kali-n.[1]
  - **amel.**: **Carb-v.**
- **Menses**:
  - **vor**: nux-m. podo.
    ☞ M; Menses; vor
  - **während**: agar. am-m.[1] **Nux-m.** phys.
    ☞ M; Menses; während
- **Schlucken,** beim: nit-ac.[1]
  ☞ M; Schlucken agg.
- **Sitzen**:
  - **agg.**: am-m.[31] bor. chel. cocc. kali-n.[1] mur-ac.[36] puls. thuj.[1]
    - **gebeugt,** amel. bei aufrechtem Sitzen: chel.
      ☞ M; Sitzen; amel.; aufrecht
  - **amel.**: mur-ac.
    ☞ M; Sitzen; amel.
- **Stehen**:
  - **agg.**: mur-ac.[36] nit-ac. puls.
    ☞ M; Stehen; agg.
  - **amel.**: mur-ac.
    ☞ M; Stehen; amel.
- **Stuhlgang,** bei schwierigem: **Puls.**
- **erstreckt** sich:
  - **abwärts**: adam.[222] nit-ac.[1]
  - **oben,** nach: puls.[1]
  - **Schultern,** in die: chel.

- **Cervikalregion**: aeth.[85] agar. agn. ambr.[1] **Anac.**[1] ant-s. **Ars.** asaf. asar.[1] aur-m-n.[36] **Bamb-a.**[1184] **Bar-c. BELL.** benz-ac. bism.[1] bry.[5] calx-b.[194] canth. caps. carb-ac.[25] **Carb-v.**card-m. **Chel.**[111] cimic. cinnb. **Cocc.** colch. **Coloc.** conv.[2191] croto-t. cupr.[1] cycl.[1] cypra-e.[227] dig.[1] dulc.[1] **Elaps** euph.[1] fago.[25] fl-ac. **Glon.** graph. grat. guai.[1] ip.[1] lac-d.[122] **Lach.** lar-ar.[251] **Laur.** lyc. lyss. marm-w.[194] meny.[1] meph.[111] merc. mez.[1] mosch. nat-c. **Nat-m. Nat-s.** nit-ac. nux-v.[5] ol-an. **PAR.** petr.[1] ph-ac.[1] **PHOS.**[5] **Phyt.**[111] pitu-a.[164] prun.[111] **Puls.** ran-b.[5] rheum[1] rhus-t.[1] **Sabin.**[5] samb. sars. sep.[1] sil. spong. stann.[5] **Staph.** sulph. tarax. thuj. uran.[269]
  - **links**: aur-m-n.[36]
    - ☞ *S; Links*
    - **Beugen** des Kopfes nach rechts agg.: aur-m-n.[36]
    - **Ruhe** agg.: aur-m-n.[36]
      - ☞ *M; Ruhe; agg.*
  - **morgens**: anac.[1] asaf. calx-b.[194] dulc.[1] sil.
    - ☞ *Z; Morgens*
    - **Erwachen,** beim: anac.[1] asaf.
      - ☞ *M; Erwachen, beim*
  - **abends**: fl-ac. sep.[1]
    - ☞ *Z; Abends*
  - **nachts**: sulph.[1]
    - ☞ *Z; Nachts*
  - **Aufstehen** aus dem Bett, beim: cinnb.
    - ☞ *M; Aufstehen; agg.; Bett, aus dem*
  - **Beugen** des Kopfes, beim:
    - **agg.**:
      - **rückwärts**: bell. cupr.[1] dig.[1]
        - ☞ *M; Beugen, beim; hinten, nach •M; Beugen, beim; Kopf rückwärts*
      - **vorwärts**: rhus-t.[1]
        - ☞ *M; Beugen, beim; vorn, nach*
    - **amel. rückwärts**: cycl.[1]
      - ☞ *M; Beugen, beim; amel.; rückwärts*
    - **Vorbeugen,** muss den Kopf: **Laur.**
      - ☞ *M; Beugen, beim; amel.; vorwärts*
  - **Bewegung** agg.: mez.[1] petr.[1]
    - **Kopfes,** des: mez.[1]
  - **Bücken,** beim: canth.
    - ☞ *M; Bücken; agg.; während*
  - **Drehen** des Kopfes, beim: canth. coloc. nat-s.
    - ☞ *M; Drehen, beim; Kopf*
  - **Freien,** im: **Laur.**
  - **Gehen** im Freien, beim: meny.[1] sep.[1]
    - ☞ *M; Gehen; agg.; während; Freien, im*
  - **Husten,** beim: **Bell. Caps.**
    - ☞ *M; Husten agg.*
  - **Liegen,** beim:
    - **agg.**: calx-b.[194] dulc.[1] **Glon. Lyc.**
      - **Rücken,** auf dem: dulc.[1]
        - ☞ *M; Liegen; agg.; Rücken, auf dem*
    - **amel.**: marm-w.[194]
  - **Schlucken,** beim: colch.
    - ☞ *M; Schlucken agg.*
  - **Sprechen,** beim: sulph.
    - ☞ *M; Sprechen agg.*
  - **erstreckt** sich:
    - **außen,** nach: bry.[5]
    - **Hinterkopf**: guai.[1] nat-c. nat-s. ph-ac.[1]
    - **Kopf,** zum: ambr.[1] grat.
    - **Mitte** des Rückens: lar-ar.[251]
    - **Schlüsselbein,** zum: nat-s.
    - **Schultern**: ip.[1]
    - **Stirn** oder Hinterkopf: chel.[111]
  - **Wirbelsäule**: lac-d.[122] pitu-a.[164] sep.[1]
    - ☞ *O; Wirbelsäule*
    - **4. Halswirbel**: **Lac-d.**[122]
    - **7. Halswirbel**: sep.[1]
  - **Stellen,** an kleinen: lyc.
- **Dorsalregion**: ail. am-c. ambr.[85] anac.[1] ant-c.[1] ant-s. apis apisin.[5] arg. arg-n. **ARN.** asaf.[5] asar.[1] aur.[5] aur-m-n.[36] bell.[1] bism.[5] bor.[1] brom. bry. calc. camph.[1] cann-s.[5] caps.[5] carb-an.[1] carb-v. card-m. cassi-s.[192] caust.[1] **Chel.** chin. coc-c. cocc. colch.[5] con.[1] cor-r. croto-t. cupr.[1] cycl.[5] cypra-e.[227] **Dulc.**[5] elaps euph.[5] euphr.[5] gins. graph. harp.[1184] hura ign.[5] ind. indg. kali-bi. kali-br. **Kali-c.** kali-n.[5] kalm. kola[1184] kreos.[5] lach. lachn.[25] lap-laz.[227] laur. led. lob. lyc. lyss. m-art.[5] mag-m.[1] meny.[5] merc.[5] mez. **Mur-ac.**[1] nat-c.[1] nat-m.[1] nat-s. nit-ac. nux-v. olnd.[5] petr. phos. phyt. plat.[1] prun. psil.[164] psor. puls.[5] ran-b.[5] ran-s.[5] rhod.[5] rhus-t. rumx.[25] ruta sabin.[5] **Samb.**[5] sars.[5] seneg. **Sep.**[1] sil.[1] spong.[5] stann.[1] staph.[1] sulph. **Tarax.**[5] tell. ter. teucr.[5] **Thuj.** verat.[5] zinc.[1]
  - ☞ *O; Dorsalregion*
  - **Einatmen** agg.: mur-ac.[1]
    - ☞ *M; Einatmen, beim*
  - **Schulterblätter**: am-c. ambr.[85] anac.[1] ant-c.[1] ant-s. apis apisin.[5] arg. arg-n. arn. asaf.[5] aur-m-n.[36] bell.[1] bism.[5] bor.[1] brom. bry. **Calc.** camph.[1] carb-an.[1] carb-v. card-m. cassi-s.[192] caust.[1] chel. **Chin.** coc-c. **Cocc.** colch.[5] con.[1] cor-r. croto-t. cupr.[1] cypra-e.[227] elaps graph. harp.[1184] hura ind. indg. kali-bi. kali-br. kali-c. kalm. kola[1184] kreos.[5] lach. lap-laz.[227] laur. led. lob. lyc. lyss. m-art.[5] mag-m.[1] mez. mur-ac.[1] nat-c.[1] nat-m.[1] nat-s. nit-ac. **Nux-v.** petr. phos. phyt. plat.[1] prun. psil.[164] psor. ran-b.[5] ran-s.[5] rhod.[5] rhus-t. ruta sabin.[5] seneg. sep.[1] sil.[1] stann.[1] staph.[1] sulph. tell. ter. thuj. verat.[5] zinc.[1]
    - **links**: aur-m-n.[36] phos. psil.[164]
      - ☞ *O; Dorsalregion; Schulterblätter; links*
    - **rechts**: aur-m-n.[36] bism.[1] bor.[1] **Chel.** kreos.[5] lyss. mag-m.[1] nat-c.[54] plat.[1] ruta[1]
      - ☞ *O; Dorsalregion; Schulterblätter; rechts*
      - **äußerer** Rand: plat.[1]
    - **morgens**: nat-m. nat-s. sil.[1]
      - ☞ *Z; Morgens*
      - **Bett,** im: nat-m. nat-s.
        - ☞ *M; Liegen; agg.; Bett, im*
    - **Beugen,** beim:
      - **nach** hinten, Oberarm und Kopf: caust.[1]
        - ☞ *M; Beugen, beim; Kopf rückwärts*
      - **vorwärts** agg.: cassi-s.[192]
        - ☞ *M; Beugen, beim; vorn, nach*

Bewegung agg.: camph.[1] caust.[1] mag-m.[1]

Arms, des: camph.[1] mag-m.[1]
☞ *M; Bewegung; agg.; Arme, der*

dreht, wenn man den Kopf nach links: caust.[1]
☞ *M; Drehen, beim; Kopf*

Druck amel.: mag-m.[1]
☞ *M; Druck; amel.*

Einatmen agg.: cassi-s.[192]
☞ *M; Einatmen, beim*

Gehen agg.: cassi-s.[192]
☞ *M; Gehen; agg.; während*

Sitzen:

agg.: ind.

amel.: cassi-s.[192]
☞ *M; Sitzen; amel.*

erstreckt sich:

Brustbein, zum: **Chel.**

Lumbalregion: bor.[1]

Lumbosakralregion, beim Fahren oder Reiten: kali-c.

Magen: bor.[1]

Sakrum, zum: coc-c.

Schlüsselbein: mag-m.[1]

Ränder:

lateral: ant-c.[1] mur-ac.[1] plat.[1]

medial: anac.[1]

Schulterblattwinkel: anac.[1] ruta

innerer Rand, und: anac.[1]

unter den Schulterblättern: anac.[1] apis bell.[1] brom. **CALC.** card-m. chel. con.[1] cupr.[1] ind. lap-laz.[227] lyc. lyss. nat-c.[1] nat-m.[1] nat-s. phos. rhus-t. ruta sep.[1] stann.[1] staph.[1] sulph. zinc.[1]

links: anac.[1] bell.[1] ind. lap-laz.[227] nat-c.[1] zinc.
☞ *O; Dorsalregion; Schulterblätter; links*

rechts: con.[1] cupr.[1] nat-m.[1] sep.[1] staph.[1] zinc.[1]
☞ *S; Rechts*

Armbewegung, bei: con.[1]
☞ *M; Bewegung; agg.; Arme, der*

Sitzen, im: sep.[1]

zwischen den Schulterblättern: am-c. ambr.[85] anac.[1] ant-s. arg-n. **Arn. BELL.** bism.[5] bry. **CALC.** carb-an.[1] carb-v. **Chin.** coc-c. **Cocc.** croto-t. elaps graph. hura indg. kali-bi. kali-br. kali-c. lach. laur. led. lob. lyss. **Nux-v.** petr. prun. psor. ran-s.[5] seneg. sep. sil.[1] stann.[1] ter. thuj.
☞ *Beklemmung, Empfindung von, zwischen den Schulterblättern*

morgens, beim Erwachen: anac.[1] arg-n.

Armbewegung, bei: carb-an.[1] sil.
☞ *M; Bewegung; agg.; Arme, der*

Aufstehen, beim: carb-v.

behindert die Atmung: **CALC.**

Bewegung, bei: **Calc.** stann.[1]

Erwachen, beim: sil.[1] thuj.
☞ *M; Erwachen, beim*

Gehen:

agg.: coc-c.
☞ *M; Gehen; agg.; während*

amel.: bry.
☞ *M; Gehen; amel.*

Menses, während: am-c.
☞ *M; Menses; während*

Sitzen, im: bell. bry.

Wirbelsäule: ail. asaf. aur-m-n.[36] **BELL.** cassi-s.[192] gins. mur-ac. sabin. sep. staph.[1] zinc.
☞ *O; Wirbelsäule*

Einatmen, beim: mur-ac.
☞ *M; Einatmen, beim*

- **Lumbalregion**: acon. aeth. agar. all-c. alum.[122] am-br.[25] am-c.[1] am-m.[1] ambr. ammc.[4] anag. ang. apis apisin.[5] aquil.[102] arg. arn. ars. asaf. aur. aur-ar.[58] aur-s.[58] **Bell.** berb. bor.[1] bry. **Calc.**[5] calc-p. calc-s. calc-sil.[58] calx-b.[194] **Camph.** cann-s.[5] canth. **Carb-an.**[1] **Carb-v.** carbn-s. **CAUST.**[1] chel.[1] chin.[1] cimic.[25] clem. coc-c. cocc. coff.[5] coloc. con. cycl. cypra-e.[227] dig. elaps euph.[1] ferr-p. form. graph. harp.[1184] helon.[25] **Kali-c.** kali-chl.[58] **Kali-i.** kali-n.[1] kali-sil.[58] kola[1184] kreos.[5] lach. **Led. Lyc.** m-aust.[5] mag-m.[1] mang. meny.[1] merl. mez.[1] **Mur-ac.**[1] nat-m. **Nit-ac. Nux-v.** ol-an. osm. ph-ac.[1] **Phos. Plat. Plb. PSOR. PULS.**[1] ran-s. rat. **Rhod.**[5] **Rhus-t.**[1] ruta[5] **SABIN.** samb.[1] **Sep.**[5] sil. **Spong.** stann. staph. **Stront-c. SULPH.** tarax. thuj.[1] verat.[1] **Zinc.**[1] zinc-p.[58]
☞ *O; Lumbalregion*

morgens: ang.[1] calx-b.[194] cocc. form. kali-c. mang. staph.
☞ *Z; Morgens*

4 Uhr, wacht dadurch auf: staph.

Aufstehen, amel. nach dem: ang.[1] cocc. form. staph.
☞ *M; Aufstehen; amel.; Aufrichten*

Bett, im: cocc.
☞ *M; Liegen; agg.; Bett, im*

Beugen nach links, beim: mang.

abends: meny.[1] puls.[1] zinc.[1]
☞ *Z; Abends*

nachts, zunehmend, rechts, bei spärlichen Menses: aquil.[102]
☞ *Z; Nachts*

Aufstehen, beim:

Bücken, beim: chel.[1]

Sitzen, im: zinc.[1]
☞ *M; Aufstehen; agg.; Sitzen, vom*

Auftreten, beim: acon.
☞ *M; Auftreten agg.*

Beugen des Körpers, rückwärts, beim: rhus-t.[1]
☞ *M; Beugen, beim; hinten, nach*

Bewegung, bei:

agg.: mez.[1] **PSOR.**

amel.: calx-b.[194]
☞ *M; Bewegung; amel.*

Blähungen, durch eingeklemmte: coc-c. **Kali-c. LYC.**
☞ *M; Blähungen, durch; eingeklemmte* ▤ *ABDOMEN; C; Blähungen, Flatulenz; eingeklemmt*

drückender Schmerz; **Lumbalregion** (Forts.)

◦ **Bücken,** beim: bor. chel.[1] clem. cycl. meny.[1] sabin. sulph. thuj.[1]

◦ **Drehen** des Körpers, **beim**: bor.[1]
☞ *M; Drehen, beim; Körper*

◦ **Druck**:

◦ ◦ **agg.**: cycl.
☞ *M; Druck; agg.*

◦ ◦ **amel.**: alum.[122]
☞ *M; Druck; amel.*

◦ **Essen,** beim: bry.
☞ *M; Essen; während*

◦ **Freien,** im: lyc.

◦ **Gähnen,** beim: am-m.[1]
☞ *M; Gähnen; während*

◦ **Gehen**:

◦ ◦ **agg.**:
☞ *M; Gehen; agg.; während*

◦ ◦ ◦ **während**: kali-n.[1]
☞ *M; Gehen; agg.; während*

◦ ◦ ◦ **nach**: puls.[1]

◦ ◦ **amel.**: am-c.[1] kali-n.[1] puls. sulph.
☞ *M; Gehen; amel.*

◦ **Gehen,** wenn man beginnt zu: zinc.[1]

◦ **Husten** agg.: kali-n.[1]
☞ *M; Husten agg.*

◦ **Menses,** während: am-m. **Carb-an.** carb-v. **Ferr-p.** harp.[1184] **Kali-c. Lach.** plat. plb. **PULS. SULPH.**
☞ *M; Menses; während*

◦ **Position,** durch Liegen in falscher: zinc.[1]
☞ *M; Stellung, in jeder*

◦ **Reiben** amel.: kali-n.[1]
☞ *M; Reiben amel.*

◦ **Schlaf,** vor: nat-m.

◦ **Sitzen,** im: ang. bor. carb-v. caust.[1] coloc. meny.[1] mur-ac.[1] puls. **RHUS-T.** sulph.[1]

◦ **Stehen,** im: caust.[1] mur-ac.[1] ph-ac.[1] puls. rhus-t.[1] samb.[1] sulph. tarax. verat.[1]

◦ ◦ **aufrecht** St. unmöglich: caust.[1]
☞ *M; Stehen; agg.; aufrecht*

◦ ◦ **gebeugt**: sulph.

◦ **Stuhlgang**:

◦ ◦ **vor**: berb. **Carb-v.**
☞ *M; Stuhlgang; vor*

◦ ◦ **während**: bry. spong.
☞ *M; Stuhlgang; während*

◦ ◦ ◦ **hartem** Stuhl, bei: bry.

◦ ◦ **nach**: dig.
☞ *M; Stuhlgang; nach*

◦ **Urinieren,** vor: graph.

➡ ◦ **erstreckt** sich:

◦ ◦ **aufwärts**: clem.

◦ ◦ **außen,** nach: am-m.[1] calc.[5] cann-s.[5] **Cocc.**[5] kreos.[5] ruta[5] zinc.[5]

◦ ◦ **Blase** und Leistenregion: bell.

◦ ◦ **Füße**: bor.

◦ ◦ **Hoden,** in die, beim Husten: osm.

◦ ◦ **Hüften**: lyc.[1]

◦ ◦ **innen,** nach: am-m.[1]

◦ ◦ **Leistenregion**: **SULPH.**

◦ ◦ **Steißbein**: carb-v.[1]
☞ *O; Steißbein*

◦ ◦ **untere** Extremitäten: berb.

◦ **4. Lendenwirbel**: puls.[1]
☞ *O; Lumbalregion; Wirbelsäule*

◦ **Beckenkamm**: carb-an.[1]

◦ **Rippen,** unter den freien: **LYC.**

- **Lumbosakralregion,** Gehen amel.: tax.[303]

- **Sakralregion**: acon. agar. **All-c.** aloe ang. arg. bell. **Berb.** bor. cann-s. **CARB-AN. Carb-v.** caust. chel. cimic.[25] **Ferr. Ign.** iod.[1] lim-b-c.[204] **Lyss.** mag-m.[36] meny. merc-c. merl. mosch. mur-ac.[1] **NUX-V.** phyt.[111] por-m.[251] **Puls.** rhus-t.[111] ruta sabin. samb. **Sec.** sep. spong. tarax. thuj.[1] verat. zinc.
☞ *O; Sakralregion*

◦ **abends**: lim-b-c.[204] **Puls.**
☞ *Z; Abends*

◦ **nachts**: ang.
☞ *Z; Nachts*

<> ◦ **abwärts** drückender Schmerz: bell. berb. merl. **NUX-V.** sec. **Sep.**

◦ **Aufrichten** vom Bücken, beim: mur-ac.[1]

◦ **Auftreten,** beim: acon. spong.[1]
☞ *M; Auftreten agg.*

◦ **bewegen,** muss sich: por-m.[251]

◦ **Bewegung** amel.: aloe
☞ *M; Bewegung; amel.*

◦ **Gehen,** beim: acon. spong.
☞ *M; Gehen; agg.; während*

◦ **Liegen,** im: **Berb.**

◦ **Menses,** während: ferr.
☞ *M; Menses; während*

◦ **Sitzen,** beim: agar. aloe **Berb.**
☞ *M; Sitzen; agg.; während*

◦ **Strecken,** muss den Arm: por-m.[251]

◦ **Stuhldrang,** bei: **Merc-c. NUX-V.**

◦ **Zurücklehnen** gegen einen Stuhl, beim: agar.
☞ *M; Anlehnen an etwas; agg.*

➡ ◦ **erstreckt** sich zum Darmbein: thuj.[1]

- **Steißbein**: aloe apis calc. calc-p. cann-i. **Cann-s. Carb-an. Carb-v.** carl.[36] chin. hep. iod.[1] kali-bi. merc. ph-ac. phos. **Sep.** valer. zinc.
☞ *O; Steißbein*

◦ **abends**: **Apis** kali-bi.
☞ *Z; Abends*

◦ **Sitzen,** beim: **Apis**
☞ *M; Sitzen; agg.; während*

- **Wirbelsäule**: benz-ac. kali-c. led. lyc. mur-ac.[36] phos. pitu-a.[164] plat. samb.[1] sep.[1] spong. verat.[1]
☞ *O; Wirbelsäule*

◦ **Druck** amel.: verat.
☞ *M; Druck; amel.*

◦ **Einatmen,** beim: led.
☞ *M; Einatmen, beim*

◦ **Gehen,** beim: mur-ac.[36] verat.[1]
☞ *M; Gehen; agg.; während*

◦ ◦ **Freien,** im: mur-ac.[36]
☞ *M; Gehen; agg.; während; Freien, im*

◦ **Schlucken,** beim: kali-c.
☞ *M; Schlucken agg.*

◦ **Sitzen** amel.: mur-ac. spong.
☞ *M; Sitzen; amel.*

◦ ◦ **aufrechtes**: spong.
☞ *M; Sitzen; amel.; aufrecht*

◦ **stehen,** amel. beim: mur-ac.
☞ *M; Stehen; agg. •M; Stehen; amel.*

- **bandagiert,** Schmerz drückt wie, Cervikalregion: asar.[1]
- **Blähungen,** Schmerz drückt wie durch, Dorsalregion: zinc.[1]
- **Daumen,** wie durch einen, Lumbalregion: meny.[1]
- **Faust,** Schmerz wie durch eine, Lumbal- oder Lumbosakralregion: lyc.
- **Finger,** Schmerz wie durch einen drückenden, Cervikalregion: meph.[111] rheum[1]
- **Finger,** Schmerz wie durch einen drückenden, Sakralregion: mosch.
- **Gewicht,** wie von einem: anac.[1] caps.[1] chin.[1] coloc. nux-v.[5] par. phos.[5] rhus-t.

◦ **Cervikalregion**: anac.[1] caps.[1] coloc. nux-v.[5] **PAR.** phos.[5] rhus-t.

◦ ◦ **Gehen,** nach: **RHUS-T.**

◦ **Lumbalregion**: chin.[1]
☞ *O; Lumbalregion*

- **heftig,** rechtes Schulterblatt: aur-m-n.[36]
- **intermittierend,** Cervikalregion: **Anac.** dulc.[1]
- **kneifend**: harp.[1184]
- **Kragen,** Schmerz wie durch engen, Cervikalregion: asar.[1]
- **lähmungsartig,** Lumbalregion: cocc. zinc.[1]
- **Menses** einsetzen wollten, Schmerz als ob die, Lumbalregion: **Apis Calc-p.** plut-n.[222]
- **Pflock,** wie durch einen: anac.[58] **Carb-v. Chin.**[5] cimic. kreos.[5] lach. phos. plat.[5] prun. rhus-t.[5]
☞ *Fremdkörper, Empfindung wie von einem* ▤ *ALLGEMEINES; C; Pflock, Keil oder Nagel, Empfindung von einem*

◦ **Cervikalregion,** erstreckt sich zum Scheitel, agg. bei jedem Herzschlag: **Cimic.**
▤ *KOPF; O; Innerlich, innerer Kopf; Scheitel*

◦ **Dorsalregion**: chin.[5] kreos.[5] phos. plat.[5] rhus-t.[5]
☞ *O; Dorsalregion*

◦ ◦ **Schulterblätter**: **Chin.**[5] kreos.[5] phos. rhus-t.[5]

◦ ◦ ◦ **links**: phos.
☞ *O; Dorsalregion; Schulterblätter; links*

◦ ◦ ◦ **rechts**: kreos.[5]
☞ *O; Dorsalregion; Schulterblätter; rechts*

◦ **Lumbalregion,** muss sich ein Kissen unterlegen: **Carb-v.**
☞ *O; Lumbalregion*

◦ **Wirbelsäule,** Mitte der: plat.
☞ *O; Wirbelsäule*

◦ **hineingestoßen** würde, als wenn mit einem Pflock, unter dem linken Schulterblatt, beim Bücken: prun.

- **pulsierend**: sil.
▤ *ALLGEMEINES; C; Schmerz; pulsierender, pochender Schmerz*
- **rheumatisch,** Schulterblättern, zwischen den: sil.[1]
- **scharfe** Spitze im Steißbein, wie eine: cann-s.[85]
☞ *O; Steißbein*
- **Schraubstock,** wie in einem: aeth.[85] am-m.[31] conv.[2191] kali-i. zinc.[1]

◦ **Cervikalregion**: aeth.[85] conv.[2191]

◦ **Lumbalregion**: **Kali-i.** zinc.[1]
☞ *O; Lumbalregion*

- **stellenweise**: thuj.[1]

dumpfer Schmerz: abrot.[111] aesc.[111] aloe[111] apisin.[5] aza.[192] bamb-a.[1184] bapt.[25] bism.[5] bor.[5] caul.[25] cimic.[25] corn.[25] dios.[25] erig.[25] ery-a.[25] eup-pur.[25] gels.[111] ham.[111] hell.[5] hydr.[25] irid.[222] kali-br.[111] lac-del.[204] lil-t.[111] lycpr.[102] mit.[25] myrt-c.[25] neon[222] ozone[227] phyt.[25] plan.[25] plut-n.[222] por-m.[251] ptel.[25] spong.[5] still.[25] tanac.[25] tax.[303] tylo-i.[192] upa.[102] zinc.[5] ziz.[25]
☞ *wehtun, intensiver Schmerz* ▤ *ALLGEMEINES; C; Schmerz; dumpfer Schmerz*

- **links**: por-m.[251]
- **aufrechte** Haltung amel.: ozone[227]
- **Bewegung** agg.: phyt.[25] plan.[25] ptel.[25] ziz.[25]
- **Gehen** agg.: bapt.[25]
☞ *M; Gehen; agg.; während*
- **Liegen** amel.: aza.[192]
- **Sitzen** agg.: aza.[192] bamb-a.[1184]

◦ **langem,** nach: bamb-a.[1184]
☞ *M; Sitzen; agg.; nach*

- **Cervikalregion**: dios.[25] gels.[25]
- **Dorsalregion**: abrot.[111] aesc.[111] aloe[111] apisin.[5] bism.[5] cimic.[25] gels.[111] ham.[111] hell.[5] kali-br.[111] lac-del.[204] lil-t.[111] myrt-c.[25] zinc.[5] ziz.[25]
☞ *O; Dorsalregion*

◦ **Liegen,** beim: lac-del.[204]

◦ **Schulterblätter**: apisin.[5] hell.[5] myrt-c.[25] ziz.[25]

◦ ◦ **unter** den Schulterblättern: myrt-c.[25] ziz.[25]

◦ ◦ ◦ **rechts**: ziz.[25]
☞ *S; Rechts*

◦ **untere** Wirbel: cimic.[25]
☞ *O; Wirbelsäule*

- **Lumbalregion**: bapt.[25] bor.[5] caul.[25] cimic.[25] corn.[25] dios.[25] ham.[111] hydr.[25] irid.[222] lycpr.[102] mit.[25] myrt-c.[25] neon[222] phyt.[111] ptel.[25] spong.[5] still.[25] tanac.[25] tax.[303] tylo-i.[192] ziz.[25]
☞ *O; Lumbalregion*

◦ **Beugen** vorwärts agg.: tylo-i.[192]
☞ *M; Beugen, beim; vorn, nach*

◦ **Bewegung** agg.: ptel.[25] tylo-i.[192] ziz.[25]

◦ **Druck** amel.: tylo-i.[192]
☞ *M; Druck; amel.*

◦ **Gehen,** beim: still.[25]
☞ *M; Gehen; agg.; während*

dumpfer Schmerz; **Lumbalregion** (Forts.)

◦ **Liegen** auf dem Rücken **agg.**: tylo-i.[192]
☞ *M; Liegen; agg.; Rücken, auf dem*

◦ **Wärme** amel.: tylo-i.[192]
☞ *M; Wärme; amel.*

◦ **obere** Wirbel: cimic.[25]
☞ *O; Lumbalregion; Wirbelsäule*

- **Sakralregion**: eup-pur.[25] phyt.[25] plan.[25] plut-n.[222]
☞ *O; Sakralregion*

- **Wirbelsäule,** rechts: ozone[227]
☞ *O; Wirbelsäule*

- **Koitus,** wie nach exzessivem: upa.[102]

durchdringender Schmerz, Lumbalregion: alum.[5] bufo[111] cann-s.[5] nat-m.[5]

durchstechend:
☞ *stechender, schießender Schmerz*

Eiterung, Schmerz wie durch:

- **Dorsalregion**: kreos.[5]
☞ *O; Dorsalregion*

- **Lumbalregion**: puls.[5]
☞ *O; Lumbalregion*

- **Sakralregion**: colch.[5]
☞ *O; Sakralregion*

Ermattung, Ermüdung, Schmerz wie durch:

- **Cervikalregion**: ant-t.[5] nat-m.[5] rhus-t.[5] zinc.[5]

- **Dorsalregion**: ant-t.[5] cocc.[5] **Nat-m.**[5] phos.[5] sulph.[5]
☞ *O; Dorsalregion*

- **Lumbalregion**: aur.[1] hep.[5] kali-c.[5] laur.[5] meph.[111] petr.[5] puls.[5] sep.[5]
☞ *O; Lumbalregion*

extreme Schmerzen während Wehen: bell.[102] coff.[102]

Fleisch lose sei, Schmerz, als ob das: lyc.[1]
▤ *ALLGEMEINES; C; Locker, lose, Empfindung wie*

fressender Schmerz, Cervikalregion: agn.[5] nux-v.[5]
▤ *ALLGEMEINES; C; Schmerz; fressender Schmerz*

gedehnt, Schmerz wie, Lumbalregion: berb.[111]

geprellt, wie:
☞ *wund und zerschlagen, Schmerz wie*

geschwürartiger Schmerz: arg.[5] berb.[111] cann-s. carb-an. cic.[1] kreos. nat-s. phos. plat.[5] prun. puls.
☞ *Abschürfung, Empfindung von • Roh, wund, Empfindung wie* ▤ *ALLGEMEINES; C; Schmerz; geschwürartiger Schmerz*

- **Cervikalregion**: **PULS.**[5]

- **Dorsalregion**: arg.[5] cic.[1] kreos.[5] plat.[5] puls.[5]
☞ *O; Dorsalregion*

◦ **Schulterblätter**: cic.[1] puls.[5]

◦ ◦ **rechts**: cic.[1]
☞ *O; Dorsalregion; Schulterblätter; rechts*

- **Lumbalregion**: berb.[111] cann-s. kreos. nat-s. prun.
☞ *O; Lumbalregion*

- **Sakralregion**: phos.[5] **Puls.**
☞ *O; Sakralregion*

- **Steißbein**: **Carb-an. Phos.**
☞ *O; Steißbein*

- **Wirbelsäule**: carb-an.[5]
☞ *O; Wirbelsäule*

gichtig, Dorsalregion: arn.[5]
▤ *ALLGEMEINES; C; Schmerz; gichtig*

grabender Schmerz: acon.[1] agar. arg-n.[5] berb. bufo[111] **Dulc.** ign.[5] kali-i.[111] mang.[5] rhod.[5] ruta sep. stann.[1] **Thuj.**
▤ *ALLGEMEINES; C; Schmerz; bohrender Schmerz*

- **rechts**: stann.[1] **Thuj.**
☞ *S; Rechts*

- **Heben** des rechten Arms, beim: thuj.
☞ *M; Erheben agg.; Heben der Arme agg.*

- **Cervikalregion**: mang. **Thuj.**

◦ **nachts**: mang.
☞ *Z; Nachts*

◦ **Kopfbewegung,** bei: thuj.

- **Dorsalregion,** Schulterblätter: berb.[111] mang.[5]

◦ **links**: berb.[111]
☞ *O; Dorsalregion; Schulterblätter; links*

- **Lumbalregion**: arg-n. berb. bufo[111] dulc. ign.[5] kali-i.[111] ruta
☞ *O; Lumbalregion*

◦ **Sitzen** und Stehen, beim, amel. durch Gehen: **Ruta**
☞ *M; Gehen; amel. • M; Stehen; agg.*

- **Sakralregion**: arg-n.[5]
☞ *O; Sakralregion*

- **Wirbelsäule**: acon.[1] kali-i.
☞ *O; Wirbelsäule*

◦ **links**: **Acon.**[1]
☞ *S; Links*

- **Splitter,** wie mit einem: agar.
▤ *ALLGEMEINES; C; Schmerz; Splitterschmerz*

greifender Schmerz: arg.[1] con.[1] dios.[137] graph.[1] ign.[5] lyc.[1]
☞ *Gepackt, Empfindung wie von einer Hand, Cervikalregion • quetschender Schmerz • Schraubstock, Schmerz wie in einem*

- **Lumbalregion**: arg.[1] graph.[1] ign.[5]
☞ *O; Lumbalregion*

- **anfallsweise**: lyc.[1]

Haltung, Schmerz wie durch falsche, Cervikalregion: dulc.[1] lyc.[5] nux-v.[5] psor.[111] puls.[1] **Rhus-t.**[5] thuj.[1] zinc.[1]

hämmernder Schmerz, Cervikalregion: manc.[111]
▤ *ALLGEMEINES; C; Schmerz; hämmernder Schmerz*

Hammerschlag, Schmerz wie durch einen: bell.[137] cic.[137] **SEP.** stann.[137]

- **Druck** gegen etwas Hartes amel.: **SEP.**

heftiger Schmerz, Sakralregion: ail.[25] carbn-s.[25] chel.[25] cupr-ar.[25] gua.[25] hedeo.[25] kali-bi.[111] lil-t.[25] lob.[54]

- **Wehen,** Entbindung, während: lob.[54]
☞ *M; Wehen, Entbindung; während*

heißer Schmerz:
☞ *brennender Schmerz*

hinabgezogen, Schmerz als würde, Lumbalregion: visc.[137]

Instrument, Schmerz wie von einem stumpfen, Sakralregion: mosch.

intermittierender Schmerz:
ALLGEMEINES; C; Schmerz; intermittierend

- **Cervikalregion**: anac. dulc.[1] spig.[1]
- **Lumbalregion**: zinc.[1]
  ☞ *O; Lumbalregion*

Jucken, Schmerz mit: calc. dros. mag-c.[1] mang-acet.[1] ph-ac. spig.[1] stann.[1] sulph.[1] verat.[1]

- **Cervikalregion**: calc. stann.[1]
- **Lumbalregion**: mag-c.[1]
  ☞ *O; Lumbalregion*
- **Steißbein**: dros. ph-ac. verat.[1]
  ☞ *O; Steißbein*

kitzelnder Schmerz: kali-c.[1] sumb.[137]
☞ *Ameisenlaufen, Kribbeln •Jucken*

- **Lumbalregion**: kali-c.[1]
  ☞ *O; Lumbalregion*

kneifender Schmerz: alum.[5] am-m.[1] arn.[5] aur.[5] bar-c.[5] bell.[5] calc.[5] cann-s.[5] carb-v.[1] caust.[5] chel.[5] dros.[1] euph.[1] kali-c.[1] kali-n.[1] lat-h.[301] lyc.[1] mag-c.[1] meny.[1] merc.[5] nit-ac.[1] ph-ac.[5] puls.[1] sil.[5] stann.[1] sulph.[1] viol-t.[5] zinc.[1]
ALLGEMEINES; C; Schmerz; kneifender Schmerz

- **Cervikalregion**: alum.[5] sil.[1]
- **Dorsalregion**: am-m.[1] arn.[5] bar-c.[5] bell.[5] calc.[5] carb-v.[5] chel.[5] euph.[1] kali-c.[1] kali-n.[5] meny.[1] merc.[5] nit-ac.[1] puls.[1] sil.[5] stann.[1] sulph.[5] viol-t.[5] zinc.[5]
  ☞ *O; Dorsalregion*
  - **Schulterblätter**: am-m.[1] arn.[5] bar-c.[5] bell.[5] calc.[5] chel.[5] euph.[1] kali-c.[1] meny.[1] merc.[5] nit-ac.[1] puls.[1] sulph.[5] viol-t.[5]
    - **links**: euph.[1]
      ☞ *O; Dorsalregion; Schulterblätter; links*
    - **rechts**: am-m.[1] puls.[1]
      ☞ *O; Dorsalregion; Schulterblätter; rechts*
      - **Sitzen,** im: puls.[1]
    - **zwischen** den Schulterblättern: nit-ac.[1]
- **Lumbalregion**: aur.[5] carb-v.[1] caust.[5] dros.[1] kali-n.[1] mag-c.[1] ph-ac.[5] sulph.[1] zinc.[1]
  ☞ *O; Lumbalregion*
  - **morgens** und abends: kali-n.[1]
  - **Gehen,** beim: dros.[1] mag-c.[1]
    - **schnell**: dros.[1]
  - **Wirbelsäule,** gebeugtem Sitzen, beim: carb-v.[1]
    ☞ *O; Lumbalregion; Wirbelsäule*
- **Sakralregion**: calc.[5]
  ☞ *O; Sakralregion*
- **Seite,** rechte: sil.[1]
- **Steißbein**: zinc.[1]
  ☞ *O; Steißbein*
- **Wirbelsäule**: bell.[5] carb-v.[1] meny.[5] ph-ac.[1]
  ☞ *O; Wirbelsäule*
  - **Seite**: carb-v.[1]
- **stellenweise**: zinc.[1]

Koitus, Schmerz wie durch übermäßigem: upa.[102]

krampfartiger Schmerz: allox.[119] am-c.[1] androc.[222] ant-c.[137] **Arg-n.** arn. asar. bamb-a.[1184] bar-c.[1] bell. bry.[5] buth-aust.[119] calad. calc. calc-o-t.[36] calc-p. calc-s.[111] cath-a.[264] caust.[137] cham. chel. chin. chin-s. cic. cimic.[8] coc-c.[111] **Coloc.**[102] con. corn-f.[45] dios. euph.[1] **Euphr.** gels.[8] germ.[222] glon. graph. grat. haliae-lc.[222] helon.[25] hydr-ac.[137] ip. iris[36] kali-c.[5] lac-lox-a.[204] led.[1] lyc.[1] mag-m. **Mag-p.** mang-acet.[1] meny.[1] merc. mez.[1] mom-b.[72] naja[137] nit-ac.[1] nux-v. oci. petr.[5] ph-ac. phos. phyt.[137] plat. plb. puls. rhus-t.[5] sabin.[144] sarcol-ac.[149] sel.[85] sep.[1] sil.[5] spong. sul-ac.[5] sulph.[5] tarent-c.[192] thuj. trif-p.[122] uran.[269] verat.[137] verat-v.[137] **Viol-t.**[5] x-ray[119] zinc.
☞ *Krampf, schmerzhafter* *ALLGEMEINES; C; Schmerz; krampfartiger Schmerz*

- **Diarrhö,** nach: bamb-a.[1184]
- **gebeugt** gehen, muss: bamb-a.[1184]
  ☞ *M; Gehen; amel.; gebeugt*
- **Heben,** Überheben **agg.**: calc.[304]
- **Menses,** während: cath-a.[264]
- **Stehen,** beim: calc.[304] sarcol-ac.[149]
  ☞ *M; Stehen; agg.*
- **Stuhlgang,** vor: petr.[5]
  ☞ *M; Stuhlgang; vor*
- **erstreckt** sich zum Abdomen: mom-b.[72]
- **Cervikalregion**: androc.[222] ant-c.[85] arn.[1] **Asar.** buth-aust.[119] calc.[111] **Calc-p.** calc-s.[111] **CIC.** cimic.[8] gels.[8] glon. haliae-lc.[222] hydr-ac.[137] mang-acet.[1] meny.[1] naja[137] nux-v.[137] phyt.[137] plat. sel.[85] sep.[1] **Spong.** trif-p.[122] uran.[269] verat-v.[137] x-ray[119] zinc.
  - **links**: haliae-lc.[222]
    ☞ *S; Links*
  - **abends**: mang-acet.[1]
    ☞ *Z; Abends*
  - **Berührung** amel.: meny.[1]
    ☞ *M; Berührung; amel.*
  - **Essen,** nach dem: sep.[1]
    ☞ *M; Essen; nach*
  - **Gähnen,** beim: arn.[1]
    ☞ *M; Gähnen; während*
  - **Kopfbewegung,** bei: cimic.[8] mang-acet.[1]
  - **Niesen,** beim: arn.[1]
    ☞ *M; Niesen; agg.*
  - **Schlucken,** beim: **Zinc.**
    ☞ *M; Schlucken agg.*
  - **erstreckt** sich zum Scheitel: calc-s.[111]
  - **Sternocleidomastoideus**: trif-p.[122]
    ☞ *O; Muskeln*
- **Dorsalregion,** Schulterblätter: allox.[119] ant-c.[5] arn.[5] bamb-a.[1184] bar-c.[1] bell.[1] bry.[5] chel. grat.[137] ip. kali-c.[5] lac-lox-a.[204] nit-ac.[1] phos. verat.[137] **Viol-t.**[5]
  - **links**: bar-c.[1] lac-lox-a.[204]
    ☞ *O; Dorsalregion; Schulterblätter; links*
  - **rechts**: chel.
    ☞ *O; Dorsalregion; Schulterblätter; rechts*
    - **innerer** Rand: chel.
  - **nachts**: nit-ac.[1]
    ☞ *Z; Nachts*

krampfartiger Schmerz; **Dorsalregion,** Schulterblätter (Forts.)

◦ **Bewegung,** bei: ip.[137]

◦ **Trinken** agg.: allox.[149]
☞ *M; Trinken agg.*

◦ **Rand,** medial: chel.

◦ **unter** den Schulterblättern: allox.[119]

◦ **Winkel,** oberer innerer: **Chel.**

◦ **zwischen** den Schulterblättern: bamb-a.[1184] bell.[1] ip. **PHOS.**

◦ ◦ **abends**: bamb-a.[1184]
☞ *Z; Abends*

◦ ◦ **Bewegung,** bei: **Ip.**

- **Lumbalregion**: am-c.[1] ant-c.[137] arn. **Bell.**[5] bry.[5] **Calc. CAUST.**[5] cham. **CHIN. Chin-s.** coc-c.[111] corn-f.[45] dios. graph. **Iris**[36] led.[1] lyc. mag-m. merc. mom-b.[72] nux-v. oci. petr.[5] ph-ac. plb. puls. rhus-t.[5] sabin.[144] sarcol-ac.[149] sil.[5] sulph.[5] tarent-c.[192] **Thuj.**[5]
☞ *O; Lumbalregion*

◦ **abends**: dios. iris led.[1]

◦ **rechts**: iris[36] tarent-c.[192]
☞ *S; Rechts*

◦ **bewegt,** wenn man den Fuß, nach langem Stehen: thuj.

◦ **Bewegung,** bei: **CHIN.** plb.

◦ **Bücken** amel.: am-c.[1]
☞ *M; Bücken; amel.*

◦ **Druck** amel.: plb.
☞ *M; Druck; amel.*

◦ **Gehen**:

◦ ◦ **Versuch** zu Gehen, beim, nach langem Stehen: thuj.
☞ *M; Gehen; agg.; während*

◦ ◦ **amel.**: bell.[1] merc.
☞ *M; Gehen; amel.*

◦ ◦ ◦ **langsam**: bell.[1]
☞ *M; Gehen; amel.; langsam*

◦ **Menses,** während: bell. calc. mom-b.[72] **Nux-v.** sabin.[144]
☞ *M; Menses; während*

◦ **Sitzen,** beim: **Caust.**
☞ *M; Sitzen; agg.; während*

◦ **Stehen,** im: merc. sarcol-ac.[149]

◦ **Stillen,** beim: arn. **Cham. Puls.**
☞ *M; Stillen, während*

◦ **erstreckt** sich:

◦ ◦ **Blase** und Leistenregion: bell.
☞ *erstreckt sich; Abdomen*

◦ ◦ **Epigastrium,** Region des, nachts: lyc.

◦ ◦ **Ovarien**: corn-f.[45]

◦ **Gesäßbacken,** und: caust.[137]

- **Sakralregion,** muss sich hinlegen, hindert am Aufstehen: sil.[1]
☞ *O; Sakralregion* ▤ *ALLGEMEINES; C; Hinlegen; Neigung zum Hinlegen*

- **Sakrum**: **Bell.** lac-lox-a.[204] sil.[5] thuj.
☞ *O; Sakralregion*

◦ **Sakralregion**: lac-lox-a.[204] sil.[5]

- **Steißbein**: **Bell.** grat.
☞ *O; Steißbein*

◦ **Menses,** während: **Bell.**
☞ *M; Menses; während*

- **Wirbelsäule**: euph.[1]
☞ *O; Wirbelsäule*

- **anfallsweise**: lyc.[1] plb.

◦ **Lumbalregion**: plb.
☞ *O; Lumbalregion*

kratzender Schmerz:

- **Lumbalregion**: nat-c.[1]
☞ *O; Lumbalregion*

- **Schulterblätter**: arn.[5] petr.[5]

lähmige Empfindung: abrot. acon.[5] **Aesc.** agar. alum.[1] am-m.[102] ang. **Arn.**[5] asar.[5] bapt. bart. bell.[102] **BERB.**[111] **Bry.**[102] calc. calc-p. camph-br.[102] **Caust.** cham.[1] **Cimic.**[111] **Cocc.**[5] coff. com. con. cupr-ar. cur. cycl.[1] **Dios. Dulc.** fl-ac. frax.[111] gels.[111] get.[102] helon. hep. **Hyper.** iris kali-c. kali-i.[111] kali-p. kalm. lach.[8] lachn.[102] led.[102] lept. lith-c.[111] lyc. lyss. mur-ac. nat-c.[5] **NAT-M.** nit-ac.[5] **Nux-v.** olnd. ox-ac.[111] ph-ac.[5] phos. phys. **Phyt.**[102] plb. ptel. puls-n. ran-s.[5] **Rhus-t. RUTA** sabin.[5] sanic.[85] sarcol-ac.[102] sel. **Sep.**[102] sil. spong.[102] staph. **Stry.**[102] sul-ac.[102] **Sulph.** valer. verat.[5] zing.
☞ *Lähmigkeit, müder Rücken • Schwäche des Rükkens*

- **morgens**: dios. nat-m.
☞ *Z; Morgens*

◦ **Aufstehen**: nat-m.
☞ *M; Erheben agg.; Aufrichten agg.*

- **abends**: cupr-ar.
☞ *Z; Abends*

- **Aufstehen,** beim: ptel.

- **Bewegung** amel.: sanic.[85]
☞ *M; Bewegung; amel.*

- **Bewegung** des Kopfes **agg.**: bapt. cupr-ar.
▤ *ALLGEMEINES; M; Bewegung; während; Kopfes, des*

- **Erkältung,** durch: **DULC.**
☞ *M; Kälte; Erkältung, durch*

- **Erwachen,** beim: abrot. **AESC.** ptel. puls-n.
☞ *M; Erwachen, beim*

- **Gehen,** nach: zing.

- **Sitzen,** im:

◦ **nach** einer Weile: cupr-ar.
☞ *M; Sitzen; agg.; während • M; Sitzen; agg.; nach*

◦ **langes** Sitzen oder Heben, wie durch: calc. **Lyc.** mur-ac. olnd. **RHUS-T.** valer.
☞ *M; Heben agg.*

- **Überlastung,** nach: sanic.[85]

- **Cervikalregion**: cycl.[1]

- **Dorsalregion,** Schulterblätter: nat-c.[5]

- **Lumbalregion**: acon.[5] **Aesc.** agar. alum.[1] ang. asar.[5] bart. berb.[111] **Caust.** cham.[1] cimic.[111] **Cocc.**[5] coff. con. **Cupr-ar.** cur. dios. **Dulc.** frax.[111] gels.[111] hep. **Hyper.** iris **Kali-c.** kali-i.[111] kalm. **LACH.**[8] **Lept.** lith-c.[111] **Nat-m.** nit-ac.[5] **Nux-v.** ox-ac.[111] ph-ac.[5] **PHOS.** phys. ptel. puls-n. ran-s.[5] **RHUS-T. Ruta** sabin.[5] sel. sil. sulph.[5] **Verat.**[5] zing.
☞ *O; Lumbalregion*

◦ **morgens**: dios. nat-m. sel. sil.
☞ *Z; Morgens*

◦ ◦ **Aufstehen,** beim: nat-m. sil.
☞ *M; Erheben agg.; Aufrichten agg.*

◦ **abends**: alum.[1] bart. kalm.
☞ *Z; Abends*

◦ ◦ **Bett,** im: **Kalm.**
☞ *M; Liegen; agg.; Bett, im*

<> ◦ **Anstrengung,** bei: phys.
☞ *M; Anstrengung agg.*

◦ **Aufstehen,** beim: ptel.

◦ **Bewegung**:

◦ ◦ **agg.**: cupr-ar.

◦ ◦ **amel.**: dios.
☞ *M; Bewegung; amel.*

◦ **Bücken,** beim: ang. cur. dios.

◦ **Entbindung,** nach schwieriger: **Nux-v.**
☞ *M; Wehen, Entbindung; nach; schwieriger Entbindung, nach*

◦ **Erkältung,** durch: **DULC.**
☞ *M; Kälte; Erkältung, durch*

◦ **Erwachen,** beim: puls-n.
☞ *M; Erwachen, beim*

◦ **Gehen,** beim: agar. zing.
☞ *M; Gehen; agg.; während*

◦ **Nasswerden,** nach: **DULC.**
☞ *M; Waschen, Nasswerden agg.*

◦ **Stehen,** im: agar. coff. zing.

◦ **Umdrehen** im Bett nahezu unmöglich: dios.
☞ *M; Drehen, beim; Umdrehen im Bett*

◦ **Ziehen** agg.: dios.

◦ **ziehend**: cham.[1] lach.[8]

➔ ◦ **erstreckt** sich in die Oberschenkel: cham.[1]

- **Sakralregion**: **AESC. Calc-p.** com. phos. **Rhus-t. SIL.** staph. sulph.
☞ *O; Sakralregion*

◦ **Aufstehen** vom Sitz, beim: phos. **SIL. Sulph.**
☞ *M; Aufstehen; agg.; Sitzen, vom*

◦ **Gehen,** beim: **AESC.** com.
☞ *M; Gehen; agg.; während*

◦ **Überlastung** oder Heben, wie durch: **RHUS-T.** staph.
☞ *M; Heben agg.*

lähmungsartiger Schmerz: acon.[5] agar.[5] alum.[5] apisin.[5] arg-n. asar.[5] aur.[5] carl. cham.[5] cina[5] **Cocc.** coff.[5] cycl.[5] dulc.[5] germ.[222] graph. harp.[1184] iod.[5] kali-c.[137] kali-p.[102] kalm. m-aust.[5] meny.[5] nat-c.[1] nat-m.[36] nux-v.[137] par.[5] phos.[5] querc-r.[257] ran-s. **Sabin.** sel. sep.[5] sil.[5] spig.[5] staph.[1] verat. zinc.[1]
▤ *ALLGEMEINES; C; Schmerz; lähmungsartig*

- **Cervikalregion**: asar.[5] cina[5] cycl.[5] **Meny.**[5] nat-c.[1] nat-m. nux-v.[5] par.[5] sel.[102] sil.[5] spig.[5] staph.[1] **Verat.**[5]

◦ **morgens**: sel.[102]
☞ *Z; Morgens*

- **Dorsalregion**: apisin.[5] cocc.[5] iod.[5] nat-c.[1] **Nux-v.**[5] sabin.[5] **Verat.**[5]
☞ *O; Dorsalregion*

◦ **Schulterblätter**: apisin.[5] **Iod.**[5] nat-c.[5] sabin.[5]

◦ **Schulterblättern,** zwischen den: nat-c.[1]

- **Lumbalregion**: **Acon.**[5] agar.[5] **Alum.**[5] asar.[5] aur.[5] cham.[5] **COCC.**[54] **Coff.**[5] **Dulc.**[5] kali-c.[137] kalm. m-aust.[5] **Nat-m.**[5] **Nux-v.**[137] **Phos.**[5] **Ran-s.**[5] **Sabin.**[5] **Sel.**[5] **Sep.**[5] **Sil.**[5] verat.[1] zinc.[1]
☞ *O; Lumbalregion*

◦ **Entbindung,** nach schwieriger: nux-v.[137]
☞ *M; Wehen, Entbindung; nach; schwieriger Entbindung, nach*

◦ **Furcht,** mit: **Cocc.**[54]

- **Sakralregion**: arg-n. **Graph.** nat-m.[1] verat.
☞ *O; Sakralregion*

◦ **Schmerz** in den Knien beim Aufstehen vom Sitz: verat.
☞ *M; Aufstehen; agg.; Sitzen, vom*

- **Steißbein**: nat-m.[36]
☞ *O; Steißbein*

lanzinierender Schmerz: adam.[222] aesc.[102] anan. ant-o.[85] arg-n.[102] asaf. asc-t.[85] aspar.[102] aur. aur-m.[102] aur-s. bad. bapt.[102] bell. berb. bufo canth. carb-ac.[102] cham.[102] cimic.[102] cina cocc.[102] **Colch.**[10] **Coloc.** con.[58] cupr. cur.[102] elaps euon. eupi.[102] gels.[102] gins. ham.[102] helon.[102] hura ign. ind.[36] kali-c. kali-chl.[58] kali-i. kali-m.[61] lac-c.[102] lap-laz.[227] lat-h.[301] mim-h.[36] **Nat-s. Nit-ac. Nux-v.**[139] ox-ac.[102] phyt.[102] plb. psil.[164] ran-b. rob. sabad.[102] sabin.[102] scol.[77] senec. sil.[102] stel.[102] tarent. tell.[102] uran.[269] vario.[102] verat-v. vib.[102] visc.[102] wist.[45] xan.[102] xero.[102] zinc.
☞ *Stöße, Empfindung wie durch* ▤ *ALLGEMEINES; C; Schmerz; lanzinierender Schmerz*

➔ - **erstreckt** sich:

◦ **aufwärts**: aspar.[102] **Gels.**[102]

◦ **Becken,** zum: **Arg-n.**[102] aur-m.[102] berb.[102] cham.[102] **Cimic.**[102] eupi.[102] ham.[102] sil.[102] **Vario.**[102] visc.[102]

◦ **Schamregion,** in die: **Sabin.**[102] vib.[102] xan.[102]

◦ **unteren** Gliedmaßen, in die: **Aesc.**[102] aur-m.[102] bapt.[102] **Berb.**[102] carb-ac.[102] cocc.[102] **Coloc.**[102] cur.[102] ham.[102] **Helon.**[102] kali-c.[102] kali-m.[102] lac-c.[102] **Ox-ac.**[102] phyt.[102] scol.[77] **Stel.**[102] tell.[102] xero.[102]

- **Cervikalregion**: ant-o.[85] bell. canth. cina elaps[85] gins.

◦ **links**: elaps[85]
☞ *S; Links*

◦ **Wirbelsäule**: cina gins.
☞ *O; Wirbelsäule*

- **Dorsalregion**: asc-t.[85] bad. berb. canth.[111] euon. **Gins.** hura ind.[36] lap-laz.[227] lat-h.[301] psil.[164] ran-b. rob. uran.[269]
☞ *O; Dorsalregion*

◦ **Schulterblätter**:

◦ ◦ **unterm** Schulterblatt, links: ind.[36] psil.[164]

◦ ◦ ◦ **rechts,** dann: psil.[164]

◦ ◦ **zwischen** den Schulterblättern: asc-t.[85] canth.[111] **Gins.**

◦ **unterer** Teil, erstreckt sich durch die Brust: berb.
☞ *O; Wirbelsäule*

lanzinierender Schmerz (Forts.)

- **Lumbalregion**: aesc.[102] anan. asaf. aur. aur-s. bapt.[102] berb. bufo carb-ac.[102] cocc.[102] **COLOC.** cupr. cur.[102] **Elaps** ham.[102] helon.[102] hura ign. **Kali-c.** kali-chl.[58] kali-m.[61] lac-c.[102] nat-s. ox-ac.[102] phyt.[102] plb. psil.[164] sabad.[102] **Senec.** stel.[102] tell.[102] **VERAT-V.** vib.[102] wist.[45] xan.[102] xero.[102]
  ☞ *O; Lumbalregion*
  - **rechts**: psil.[164]
    ☞ *S; Rechts*
  - **21 Uhr**: hura
  - **Bewegung**:
    - **agg.**: plb.
    - **amel.**: **Nat-s.**
      ☞ *M; Bewegung; amel.*
  - **Druck,** amel.: plb.
    ☞ *M; Druck; amel.*
  - **Einatmen,** beim: aur. **COLOC.**
    ☞ *M; Einatmen, beim*
  - **Heben** der Arme, beim: **Elaps**
    ☞ *M; Erheben agg.; Heben der Arme agg.*
  - **Liegen,** beim: berb. coloc.
    - **Rücken,** auf dem: **COLOC.**
      ☞ *M; Liegen; agg.; Rücken, auf dem*
  - **Reiben** amel.: nat-s.
    ☞ *M; Reiben amel.*
  - **Stehen** amel.: berb.
    ☞ *M; Stehen; amel.*
  - **Verletzung,** nach: nat-s.
    ☞ *M; Verletzungen, durch*
  - **erstreckt** sich:
    - **abwärts**: **Elaps**
    - **Beine** hinab: **Aesc.**[102] aur.[102] bapt.[102] carb-ac.[102] cocc.[102] **Coloc.**[102] cur.[102] ham.[102] **Helon.**[102] kali-m.[61] lac-c.[102] **Ox-ac.**[102] phyt.[102] **Stel.**[102] tell.[102] xero.[102]
      ☞ *erstreckt sich; Oberschenkel* ▤ *EXTREMITÄTEN; O; Beine; Schmerz in der Lumbalregion, mit*
      - **Aufsetzen** amel.: kali-m.[61]
        ☞ *M; Sitzen; amel.; aufrecht*
    - **Füße**: kali-chl.[58]
    - **oben,** nach: **Coloc.**
    - **Schambein,** zum: **Sabad.**[102] vib.[102] xan.[102]
    - **Steißbein**: hura
      ☞ *O; Steißbein*
  - **anfallsweise**: plb.
- **Sakrum**: cupr. **Plb. Zinc.**
  ☞ *O; Sakralregion*
- **Steißbein**: **Canth. Tarent.**
  ☞ *O; Steißbein*
- **Wirbelsäule,** erstreckt sich zum Sakrum: gins.
  ☞ *O; Wirbelsäule*
- **Eisen,** wie durch ein heißes, Lumbalregion, morgens: bufo
- **Stöße,** wie:
  - **Dorsalregion**: euon. ran-b.
    ☞ *O; Dorsalregion*
  - **Lumbalregion**: anan. **VERAT-V.**
    ☞ *O; Lumbalregion*

mahlender Schmerz, Lumbalregion: hip-ac.[119]
▤ *ALLGEMEINES; C; Schmerz; bohrender Schmerz*

Menses einsetzen wollten, Schmerz als ob die: apis calc. calc-p. carb-an.[1] cocc. lat-h.[301] mag-s.[102] mosch. puls.[58] sulph. **Vib.**

- **Lumbalregion**: **Apis Calc-p.** carb-an.[1] sulph.
  ☞ *O; Lumbalregion*

müde, ermattet, Schmerz wie:

- **Dorsalregion**: **Ant-t.**[5] **Apisin.**[5] bism.[5] cocc.[5] sabad.[5]
  ☞ *O; Dorsalregion*
- **Lumbalregion**: **Ant-t.**[5] laur.[5] **Nux-m.**[5] puls.[5]
  ☞ *O; Lumbalregion*

nagender Schmerz: acon.[5] agar. **Alum.** alumn. am-c. **Bell.**[5] berb. canth.[5] equis.[111] gamb. hell.[5] hura kali-c. kali-i.[111] lil-t. loxo-r.[205] m-aust.[5] mag-m. naja nat-c. nat-s. nicc. nux-v.[5] ph-ac. phos. plb. sep. spong.[5] stront-c. stry. sulph. tell.[111] thuj.
☞ *Abschürfung, Empfindung von •Roh, wund, Empfindung wie* ▤ *ALLGEMEINES; C; Schmerz; nagender Schmerz*

- **Gehen,** beim: **Canth.** stront-c.
  ☞ *M; Gehen; agg.; während*
- **Mittagessen,** nach dem: sep.
- **erstreckt** sich zum Nacken, nach Hinlegen: mag-m.
- **Cervikalregion**: **Nat-s. Thuj.**
- **Dorsalregion**: agar. alum. bell.[5] hell.[5] m-aust.[5] nat-c. ph-ac. spong.[5]
  ☞ *O; Dorsalregion*
  - **Schulterblätter**: agar. alum. nat-c. ph-ac.
    - **unter** den Schulterblättern: agar.
    - **zwischen** den Schulterblättern: nat-c.
- **Lumbalregion**: alum. **Alumn.** am-c. **Berb.** canth. equis.[111] hura lil-t. loxo-r.[205] mag-m. naja[111] nicc. ph-ac.[5] **Phos.** plb. stront-c. **Sulph.**
  ☞ *O; Lumbalregion*
  - **abends** nach Hinlegen: mag-m.
  - **nachts**: am-c. lil-t.
    ☞ *Z; Nachts*
    - **Bett,** im: lil-t.
      ☞ *M; Liegen; agg.; Bett, im*
  - **Bewegung** amel.: loxo-r.[205]
    ☞ *M; Bewegung; amel.*
  - **Gehen**:
    - **agg.**: stront-c.
      ☞ *M; Gehen; agg.; während*
    - **amel.**: am-c. loxo-r.[205]
      ☞ *M; Gehen; amel.*
  - **Reiben** amel.: **Phos.**
    ☞ *M; Reiben amel.*
  - **Sitzen** agg.: loxo-r.[205]
  - **erstreckt** sich zur Cervikalregion: alum.
  - **Wirbelsäule**: ph-ac.[5]
    ☞ *O; Lumbalregion; Wirbelsäule*
- **Sakrum**: agar.[5] alum. canth.[5] kali-c.[5] kali-i.[111] loxo-r.[205] naja ph-ac.[5] phos.
  ☞ *O; Sakralregion*

◦ **abends**: canth. naja
☞ *Z; Abends*

◦ ◦ **Zubettgehen,** nach dem: naja

◦ **Sakralregion**: agar.[5] canth.[5] kali-c.[5] kali-i.[111] ph-ac.[5]

◦ **Sakroiliakalgelenk,** links: loxo-r.[205]
☞ *O; Sakralregion; Ileosakralgelenk*

- **Steißbein**: agar. alum. canth.[5] **Gamb. Kali-c.** ph-ac.
☞ *O; Steißbein*

◦ **Menses,** während: kali-c.
☞ *M; Menses; während*

◦ **Strecken** amel.: alum.
☞ *M; Strecken, Dehnen; amel.*

- **Wirbelsäule**: **BELL.** hell.[5] mag-m.
☞ *O; Wirbelsäule*

- **Stelle,** an einer kleinen: sulph.

neuralgischer Schmerz:
▤ *ALLGEMEINES; C; Schmerz; neuralgischer Schmerz*

- **links**: eup-pur.[25] neon[222]
☞ *S; Links*

- **Meningitis,** nach cerebro-spinaler: zinc-val.[25]

- **erstreckt** sich:

◦ **Abdomen**: sep.[102] visc.[102]

◦ **aufwärts**: eup-pur.[25]

◦ **Becken**: plan.[102] sep.[102]

◦ **Oberschenkel,** Beine: bufo[102] carb-ac.[102] cham.[102] **Cimic.**[102] puls.[102] sabin.[102]

◦ **Schamregion**: bell.[102] sabin.[102]

- **Cervikalregion**: buni-o.[149] chel.[137] cod.[25] hydr.[137] nux-v.[137]

◦ **7. Halswirbel**: buni-o.[149]

- **Schulterblätter**:

◦ **rechts**: bamb-a.[1184]
☞ *O; Dorsalregion; Schulterblätter; rechts*

◦ **unter** den Schulterblättern: ter.[137]

- **Steißbein,** beim Aufstehen vom Sitzen agg.: lach.[102]
☞ *O; Steißbein*

- **Wirbelsäule**: aesc.[25] eup-pur.[25] verat-v.[25] zinc-val.[25]
☞ *O; Wirbelsäule*

packend: arg-n.[5] calc. ign. merc.
▤ *ALLGEMEINES; C; Schmerz; greifender, krallender Schmerz*

- **Brustwirbelregion**: arg-n.[5]
☞ *O; Dorsalregion*

- **Lumbalregion**: calc. ign. **Merc.**
☞ *O; Lumbalregion*

packender Schmerz:

- **Cervikalregion**: **Lyc.**[5]
▤ *ALLGEMEINES; C; Schmerz; greifender, krallender Schmerz*

- **Lumbalregion**: graph.[5] merc.[5]
☞ *O; Lumbalregion* ▤ *ALLGEMEINES; C; Schmerz; greifender, krallender Schmerz*

packender Schmerz:
▤ *ALLGEMEINES; C; Schmerz; greifender, krallender Schmerz*

- **Cervikalregion,** wie von einer Faust: ozone[227]

- **Lumbalregion**: calc.[5] **Cham.**[5] graph.[5] kali-i.[111] merc.[5]
☞ *O; Lumbalregion*

- **Schulterblätter**: phos.[1]

Pflock, Schmerz wie durch einen:
☞ *drückender Schmerz; Pflock, wie durch einen*

plötzlicher Schmerz: abrot.[85] aeth. neon[222] wist.[45]

- **Lumbalregion**: aeth. wist.[45]
☞ *O; Lumbalregion*

pulsierender, pochender Schmerz: am-c. arge-p.[264] arn.[5] ars.[1] bamb-a.[1184] bar-c.[137] calc-ar.[102] chel.[25] cimic.[25] cod.[25] eup-per. fago.[25] lac-c.[137] lach. lar-ar.[251] lyss. mag-m.[137] mag-s.[119] merc-i-f. mez. nit-ac.[26] nux-v.[1] phos. plan.[137] sep.[1] sil.[137] sulph.[137] tama.[197] tarent.[192] thuj.[5]

- **Gemütsbewegungen,** durch: bar-c.[54]
☞ *M; Gemütsbewegungen, durch*

- **erstreckt** sich zum Hinterkopf: chel.[25]

- **Cervikalregion**: bamb-a.[1184] **Eup-per.** lyss. tarent.[192]

◦ **Druck** amel.: tarent.[192]
☞ *M; Druck; amel.*

- **Dorsalregion,** Schulterblätter: arn.[5] lar-ar.[251] mag-m.[137] merc-i-f. phos. plan.[137] sulph.[137]

◦ **links**: mag-m.[137]
☞ *O; Dorsalregion; Schulterblätter; links*

◦ **rechts**: merc-i-f.
☞ *O; Dorsalregion; Schulterblätter; rechts*

◦ **unterhalb** der, Gehen agg.: tub.[304]

◦ **zwischen** den Schulterblättern: merc-i-f. **Phos.**

- **Lumbalregion**: am-c. bar-c.[137] calc-ar.[102] fago.[25] lac-c.[137] mez. nit-ac.[26] nux-v.[1] sep.[137] sil.[137]
☞ *O; Lumbalregion*

◦ **rechts**: carc.[304] fago.[25]
☞ *S; Rechts*

◦ ◦ **Taubheit** im rechten Bein, mit: carc.[304]

◦ **Menses,** vor: nit-ac.[26]
☞ *M; Menses; vor*

- **Sakralregion**: mag-s.[119] sep.[1]
☞ *O; Sakralregion*

◦ **Sakroiliakalgelenk**: mag-s.[119]
☞ *O; Sakralregion; Ileosakralgelenk*

- **Wirbelsäule**: **Lach.** mez.[5] thuj.[5]
☞ *O; Wirbelsäule*

quälender Schmerz, Lumbalregion: ant-t.[5] arn.[5] caps.[5] kali-c.[5] ptel.[111]

- **Sakralregion,** Wehen, während: lob.[54]

quetschender Schmerz: acon.[5] aloe[111] anac.[5] arn.[5] bar-c.[5] bell.[5] carb-v.[5] caust.[5] chel.[5] ip.[5] kali-c.[5] kali-n.[5] merc.[5] nit-ac.[5] plat.[5] puls.[1] **Rhus-t.**[5] sil.[5] thuj.[5] **Verat.**[5] viol-t.[5] zinc.[5]
☞ *greifender Schmerz •Schraubstock, Schmerz wie in einem* ▤ *ALLGEMEINES; C; Schmerz; klemmender, quetschender Schmerz*

- **Cervikalregion**: anac.[5] arn.[5] **Plat.**[5] sil.[5] thuj.[5]

- **Dorsalregion**: acon.[5] aloe[111] anac.[5] bar-c.[5] bell.[5] carb-v.[5] caust.[5] chel.[5] ip.[5] kali-c.[5] kali-n.[5] merc.[5] nit-ac.[5] puls.[1] rhus-t.[5] verat.[5] viol-t.[5] zinc.[5]
☞ *O; Dorsalregion*

quetschender Schmerz; **Dorsalregion** (Forts.)

◦ **Schulterblätter**: acon.[5] aloe[111] anac.[5] bar-c.[5] bell.[5] caust.[5] chel.[5] ip.[5] kali-c.[5] merc.[5] puls.[1] **Rhus-t.**[5] **Verat.**[5] viol-t.[5]

◦ ◦ **rechts,** im Sitzen: puls.[1]
☞ *O; Dorsalregion; Schulterblätter; rechts*

◦ ◦ **zwischen** den Schulterblättern: aloe[111] verat.[5]

- **Lumbalregion**: caust.[5] kali-n.[5]
☞ *O; Lumbalregion*

reißender Schmerz: acon. adon.[111] **Aesc.** aeth. agar.[5] aloe[4] alum. alum-p.[58] alum-sil.[58] alumn. am-c.[5] am-m. ambr. anac. ant-c. ant-t.[36] arg.[1] **Arn.**[5] **Ars.** ars-h. ars-s-f.[58] asaf. asar. aster.[85] aur.[1] aur-s. bad.[25] **Bamb-a.**[1184] bar-c.[5] bell. berb. bor. bov. brom. **Bry.** calc. calc-caust. **Calc-p.** calc-sil.[58] camph.[1] cann-s.[5] **Canth.** **Caps.**[5] carb-an.[5] carb-v.[5] carbn-s. card-m. carl. caust.[5] **Cham.** **Chel.** **Chin.**[5] chin-ar.[58] chin-s. cic. cimic.[111] **Cina** cinnb. clem. coc-c. cocc. colch. coloc. con.[5] conv.[2191] croc. cupr. cycl.[8] dig.[1] dios. dros.[5] dulc.[58] eupi. ferr. ferr-ar. ferr-p. gad. gels. glon. graph.[5] gua.[85] guai.[1] guare. ham. helon. **Hep.**[5] hura hyper. ign. iris kali-bi.[111] kali-c. kali-m.[192] kali-n. kali-p. kali-sil.[58] kalm. knau.[33] kola[1184] kreos.[5] **Lach.** lachn. lar-ar.[251] lat-h.[301] laur.[5] led. loxo-r.[205] **Lyc.** lyss. mag-c. mag-m. mag-s. manc. **Mang.** med.[304] meny.[1] merc. merc-c.[5] merl. mez. mosch.[5] mur-ac. nat-c.[1] **Nat-m.**[5] nat-s.[36] neon[222] nicc. **NIT-AC.**[5] nux-m.[5] **Nux-v.** olnd. op. ozone[227] par. petr. **Ph-ac.** **PHOS.**[5] phyt. plat.[5] plb. por-m.[251] psil.[164] psor. ptel. puls. ran-b.[5] ran-s.[5] rat.[111] rhod. rhus-t. rhus-v. ruta sabin. sars.[1] sel.[5] sep.[1] **Sil.** spig. spong.[1] squil.[5] **Stann.**[1] staph.[1] stram. stront-c. stry. sul-ac.[5] sulph. teucr. thuj.[5] til. valer.[5] verat.[5] visc.[119] xan.[102] zinc. zinc-p.[58] ziz.[111]
▤ *ALLGEMEINES; C; Schmerz; reißender Schmerz*

- **links**: stann.[1]
☞ *S; Links*

- **morgens**: am-m. **Canth.** kali-c. mag-c.[1] mez. puls. stry.
☞ *Z; Morgens*

◦ **Aufstehen,** nach: am-m.
☞ *M; Aufstehen; agg.; nach*

- **vormittags**: bamb-a.[1184]
☞ *Z; Vormittags*

- **abends**: kali-m.[192] sulph.
☞ *Z; Abends*

◦ **Bett,** im: sulph.
☞ *M; Liegen; agg.; Bett, im*

- **nachts**: cinnb. nit-ac. ph-ac. rhod.
☞ *Z; Nachts*

- **Berührung,** bei: chel.
☞ *M; Berührung; agg.*

- **Beugen,** beim:

◦ **rückwärts**: **Chel.**
☞ *M; Beugen, beim; hinten, nach*

◦ **vorwärts**: camph.

- **Bewegung**:

◦ **agg.**: alum. am-m. **Caust.** cinnb. dig. nit-ac. visc.[119]

◦ **amel.**: alumn. dulc.[58]
☞ *M; Bewegung; amel.*

- **Bücken,** beim: bry. **Chel.**
☞ *M; Bücken; agg.; während*

- **Essen,** nach dem: cham.
☞ *M; Essen; nach*

- **Froststadium** im Fieber, während: sil.[1]

- **Gehen,** beim: canth. **Chel.** cocc.[85]

- **Liegen,** beim: ferr.

- **Menses**:

◦ **während**: agar. am-c.[1] bell.[1] **Caust.** med.[304] phos. **SEP.**
☞ *M; Menses; während*

◦ **unterdrückten,** bei: con.[5]
☞ *M; Menses; unterdrückten, bei*

- **Ofenwärme** amel.: cinnb.
☞ *M; Wärme; amel.*

- **Sitzen,** im: alumn. **Berb.** ferr. **Lyc.** spong.

- **Sprechen,** beim: cocc.[85]
☞ *M; Sprechen agg.*

- **Stechen,** mit feinem, amel. wenn der Rücken gegen etwas Hartes gepresst wird: sep.

- **stechend**: stann.[1]

- **Stehen,** beim: **Berb.** bry. stann.
☞ *M; Stehen; agg.*

- **Urinieren,** beim: **Nux-v.**[5] **Puls.**[5]
☞ *M; Urinieren; agg.*

- **erstreckt** sich:

◦ **Abdomen**: cham.

◦ **Achselhöhle,** zur: gua.[85]

◦ **aufwärts**: stann.

◦ **Beine,** zur Innenseite, Wehen, während: cham.[54]

◦ **Extremitäten,** zu den: **Ars.** **Chel.** **PHOS.**

◦ **Nacken,** beim Gehen: nat-s.

◦ **Oberschenkel**: chin. lat-h.[301]

◦ **Rücken** hinab: berb. **Cina** mag-c.[1] **Mang.** nat-s.

- **Cervikalregion**: **ACON.** aeth. alum.[1] am-c.[5] **AM-M.** ambr.[5] anac.[5] arn. ars-h. asaf. aur. **Bamb-a.**[1184] **Bell.**[8] berb. bor.[5] bry.[1] **Calc.** calc-caust. calc-sil.[58] camph.[1] cann-s.[5] **Canth.** **Caps.** **CARB-V.** carbn-s. **Caust.** chel. **Chin.** cic. clem. coc-c. colch.[51] coloc. con. conv.[2191] cupr. dig. gels. **Glon.** graph. ign. kali-bi. **Kali-c.** kali-n.[5] kali-sil.[58] kalm. knau.[33] **Lach.** laur. led. **Lyc.** lyss. mag-c. mag-m. meny.[1] **MERC.**[5] mez.[5] mosch.[5] nat-c. nat-m.[5] **Nat-s.** **Nux-m.**[5] **NUX-V.** **Olnd.**[5] par.[5] petr.[5] ph-ac.[5] phos. plb. psil.[164] psor. puls.[5] rat. **RHOD.** rhus-t.[5] rhus-v. sars. sel. sep.[5] sil. **Spig.** staph.[1] stram. stront-c. sulph. **Thuj.** til. verat. xan.[102] **Zinc.** zinc-p.[58]

◦ **links**: bamb-a.[1184] conv.[2191] rat. sulph.[1]
☞ *S; Links*

◦ ◦ **Bewegung,** leichteste, Liegen auf der linken Seite, Heben des Kopfes agg.: conv.[2191]
☞ *M; Liegen; agg.; Seite, auf der; links*

◦ **rechts**: bamb-a.[1184] psil.[164]
☞ *S; Rechts*

◦ **morgens**: kali-c. **Stram.**
☞ *Z; Morgens*

◦ **vormittags**: bamb-a.[1184]
☞ *Z; Vormittags*

◦ **nachmittags**: mag-c.[1]
☞ *Z; Nachmittags*

◦ **abends**: **Nux-v.**
☞ *Z; Abends*

◦ **nachts**: rhod.
☞ *Z; Nachts*

◦ **Mitternacht,** vor, beim Erwachen: sulph.

◦ **Beugen** des Kopfes vorwärts, beim: camph.[1]

◦ **Bewegung,** bei: am-m. canth. carb-v. dig. ign. kali-bi. nat-c. spig.[58] sulph. verat.

◦ ◦ **Kopfes,** des: **Am-m.** canth. nat-c. **Sulph.**

◦ **Denken** agg.: spig.[58]

◦ **Drehen** des Kopfes, beim: bamb-a.[1184]
☞ *M; Drehen, beim; Kopf*

◦ **Druck** amel.: zinc.
☞ *M; Druck; amel.*

◦ **Froststadium** im Fieber, während: ars-h.

◦ **Gehen,** beim: rat.
☞ *M; Gehen; agg.; während*

◦ **Husten,** beim: alum.[1]
☞ *M; Husten agg.*

◦ **Liegen,** beim: **Lyc.**

◦ **Menses,** während: am-m. mag-c.
☞ *M; Menses; während*

◦ **Niesen,** beim: am-m.
☞ *M; Niesen; agg.*

◦ **Stuhlgang,** amel. nach: asaf.
☞ *M; Stuhlgang; amel.*

◦ **Zimmer,** warmes, agg.: caust.[1]
☞ *M; Wärme; agg.*

◦ **erstreckt** sich:

◦ ◦ **aufwärts**: berb. canth. **Lach.** mag-c.[304]

◦ ◦ **aufwärts,** eine oder andere Seite hoch, zum Scheitel: **Lach.**

◦ ◦ **Ohr,** zum: thuj.

◦ ◦ **Rücken** hinab: mag-c. rhod.

◦ ◦ **Scheitel,** zum: rat.

◦ ◦ **Schulter,** zur: alum. am-m. lyc. thuj. til.

◦ ◦ ◦ **rechte,** abends nach dem Hinlegen: lyc.
☞ *S; Rechts*

◦ ◦ **Stirn,** zur: rat. sars.

◦ **Wirbelsäule**: caust. **Lach.**
☞ *O; Wirbelsäule*

◦ ◦ **nachts**: caust.
☞ *Z; Nachts*

- **Dorsalregion**: acon. agar. alum. alum-p.[58] alumn. **Am-c.**[5] am-m. ambr. anac. **ANT-T.**[5] arg.[1] **ARS.**[5] asaf.[5] aur. bad.[25] bamb-a.[1184] bar-c. **Bell.**[5] berb. bor. bov. brom. **Calc.**[1] calc-caust. camph.[1] **Canth. Caps.**[5] **Carb-v.** card-m. caust. cham.[5] **Chel. Chin.**[1] cina coc-c. cocc. **Colch.**[5] coloc.[5] **Con.**[5] cycl.[8] dig.[1] dios. dulc. ferr. graph.[5] gua.[85] guai.[1] **Hep.**[5] hura ign.[5] kali-bi. **KALI-C.**[1] kali-n. kola[1184] lach. lar-ar.[251] laur.[5] led. **LYC.**[8] mag-m. mag-s. manc. mang. meny.[1] **Merc.** merc-c.[5] mez. mur-ac.[5] nat-c. **Nat-m.**[1] nat-s. neon[222] nicc. nit-ac.[1] **NUX-V.**[5] olnd. op.[5] petr. ph-ac. phos. plat.[5] plb. por-m.[251] psor. ptel. puls. ran-s.[5] **Rhod.**[5] rhus-t. ruta[5] sabin.[5] sars.[1] sel.[5] sep. sil. squil.[5] stann.[1] stram.[5] **Stront-c.**[5] sul-ac.[5] **SULPH.** thuj. valer.[5] verat. zinc. zinc-p.[58]
☞ *O; Dorsalregion*

◦ **einseitig**: **Guai.**[5]
☞ *S; Einseitig*

◦ **Beugen,** beim:

◦ ◦ **Körper,** rückwärts: aur.
☞ *M; Beugen, beim; hinten, nach*

◦ ◦ **Schultern,** rückwärts: bad.[25]
☞ *M; Zurückziehen der Schultern; agg.*

◦ **Einatmen,** beim: bamb-a.[1184]
☞ *M; Einatmen, beim*

◦ **Hinsetzen,** beim: arg. hura
☞ *M; Sitzen; agg.; Hinsetzen*

◦ **Reiben** amel.: phos.
☞ *M; Reiben amel.*

◦ **Ruhe** amel.: por-m.[251]

◦ **Wärme** amel.: por-m.[251]

◦ **erstreckt** sich:

◦ ◦ **abwärts**: ars.[5] bell.[5]

◦ ◦ **aufwärts**: ars.[5] **Bell.**[5] nat-m.[5] sulph.[5]

◦ **Rippen**: bamb-a.[1184] kola[1184]

◦ **Schulterblätter**: **Acon.** agar. **Alum.** alum-p.[58] alumn. **Am-c.**[5] am-m. ambr. **Anac.** arg.[1] ars.[5] asaf.[5] **Aur.** bamb-a.[1184] bar-c. bell.[5] berb. bor. bov. calc.[1] calc-caust. camph.[1] canth. carb-v. card-m. **CAUST.** cham.[5] chel. **CHIN.**[1] coc-c. cocc. coloc.[5] con.[5] **Cycl.**[8] dig.[1] dios. dulc. **FERR.** graph.[5] gua.[85] **Guai.**[1] **Hep.**[5] kali-bi. **Kali-c.**[1] kali-n. kola[1184] lach. lar-ar.[251] laur.[5] led. **Lyc.**[8] **Mag-m.** mag-s. manc. mang. meny.[1] merc. merc-c.[5] mez. mur-ac.[5] nat-c. nat-m.[1] nat-s. neon[222] nicc. nit-ac.[1] nux-v.[5] olnd. petr. ph-ac. phos. plat.[5] plb. psor. ptel. **Puls.** ran-s.[5] **Rhod.**[5] **Rhus-t.** ruta[5] sars.[1] **Sep.** sil. squil.[5] stann.[1] **Sulph.** thuj. valer.[5] verat. zinc. zinc-p.[58]

◦ ◦ **links**: alum. ambr. **ANAC.** arg.[1] carb-v. card-m. mang. sep.[1] stann.[1] sulph. thuj.
☞ *O; Dorsalregion; Schulterblätter; links*

◦ ◦ ◦ **abends**: alum.
☞ *Z; Abends*

◦ ◦ ◦ **Arm** nach hinten streckt, wenn man den: carb-v.
☞ *M; Beugen, beim; Arme nach hinten*

◦ ◦ ◦ **Erkältung,** nach: sep.[1]
☞ *M; Kälte; Erkältung, durch*

◦ ◦ ◦ **Sitzen,** beim: arg.[1] mang. sulph.
☞ *M; Sitzen; agg.; während*

◦ ◦ **rechts**: anac. bamb-a.[1184] **Kali-c.** kola[1184] mag-m. nat-m.[1] plb. sars.[1] zinc.
☞ *O; Dorsalregion; Schulterblätter; rechts*

◦ ◦ ◦ **Atmen,** beim: kali-c. sars.[1]
☞ *M; Atmen; agg.*

reißender Schmerz; **Dorsalregion; Schulterblätter; rechts** (Forts.)

◦ ◦ ◦ **Wirbelsäule** und rechtem Schulterblatt, zwischen: bamb-a.[1184] zinc.

◦ ◦ **morgens**: **Kali-c.**
☞ *Z; Morgens*

◦ ◦ **abends**: alum. olnd.
☞ *Z; Abends*

<> ◦ ◦ **Atmen,** muss tief: nat-m.[1]
☞ *M; Atmen; amel., tief*

◦ ◦ **Beugen** rückwärts, beim: aur. sep.
☞ *M; Beugen, beim; hinten, nach*

◦ ◦ **Bewegung** agg.:

◦ ◦ ◦ **Arms,** des: camph.[1] neon[222]
☞ *M; Bewegung; agg.; Arme, der*

◦ ◦ ◦ **Kopfes,** des: nat-s.

◦ ◦ **Einatmen,** beim: chin.
☞ *M; Einatmen, beim*

◦ ◦ **Erwachen,** beim: nicc.
☞ *M; Erwachen, beim*

◦ ◦ **Gehen,** beim: nat-s. nit-ac.[1]
☞ *M; Gehen; agg.; während*

◦ ◦ **Menses,** während: sil.[5]
☞ *M; Menses; während*

◦ ◦ **Reiben** amel.: phos.
☞ *M; Reiben amel.*

◦ ◦ **Sitzen,** beim: bov. mang. ph-ac.
☞ *M; Sitzen; agg.; während*

◦ ◦ ◦ **gebeugt**: bov. ph-ac.

◦ ◦ **erstreckt** sich:

◦ ◦ ◦ **Arm**: coc-c.

◦ ◦ ◦ **Rücken**: stann.[1]

◦ ◦ ◦ **Schulter,** zur: stann.[1]

◦ ◦ ◦ **Seiten**: anac.

◦ ◦ **Rand,** innerer: aur. chin.[1] guai.[1]

◦ ◦ ◦ **Beugen** rückwärts oder nach links **agg.**: aur.
☞ *O; Dorsalregion; Schulterblätter; links; Rand des inneren Winkels*

◦ ◦ **unter** den Schulterblättern: agar. alumn. aur.[1] berb.[36] calc.[1] dig.[1] kali-c.[1] **Lyc.**[8] neon[222] sil.

◦ ◦ ◦ **rechts**: berb.[36] calc.[1] dig.[1] kali-c.[1] neon[222]
☞ *S; Rechts*

◦ ◦ ◦ ◦ **Heben** der Arme agg.: neon[222]
☞ *M; Erheben agg.; Heben der Arme agg.*

◦ ◦ ◦ **Gehen,** beim: sil.
☞ *M; Gehen; agg.; während*

◦ ◦ ◦ **erstreckt** sich zum Schultergelenk: neon[222]

◦ ◦ **Winkel** des Schulterblattes, unterer: alum. alumn. berb. mez.

◦ ◦ ◦ **Bewegung** amel.: alum.
☞ *M; Bewegung; amel.*

◦ ◦ **zwischen** den Schulterblättern: agar. anac. bar-c. **Berb.** bor. **Calc.** calc-caust. canth. **Caust.** cocc. ferr. gua.[85] kali-bi. kali-c. kali-n. **Lach.** lar-ar.[251] mag-m. mag-s. meny.[1] nat-c. **Nat-s.** petr. psor. puls. rhus-t. **Sil.** sulph. thuj. verat. zinc.

◦ ◦ ◦ **morgens**:
☞ *Z; Morgens*

◦ ◦ ◦ ◦ **4** Uhr: caust.

◦ ◦ ◦ ◦ **Erwachen,** beim: **Kali-bi.**
☞ *M; Erwachen, beim*

◦ ◦ ◦ **nachmittags**: canth. caust.
☞ *Z; Nachmittags*

◦ ◦ ◦ **abends**: cocc. sulph. thuj.
☞ *Z; Abends*

◦ ◦ ◦ ◦ **Bett,** im: thuj.
☞ *M; Liegen; agg.; Bett, im*

◦ ◦ ◦ **Mitternacht,** nach: mag-s.
☞ *Z; Mitternacht, nach*

◦ ◦ ◦ **Atmen,** bei tiefem: meny.
☞ *M; Atmen; agg.; tief*

◦ ◦ ◦ **Bewegung,** bei: petr.

◦ ◦ ◦ **Bücken** agg.: bor.
☞ *M; Bücken; agg.; während*

◦ ◦ ◦ **Drehen,** beim: verat.

◦ ◦ ◦ **Gehen,** beim: ferr. meny.[1]
☞ *M; Gehen; agg.; während*

◦ ◦ ◦ **erstreckt** sich:

◦ ◦ ◦ ◦ **abwärts**: meny.[85]

◦ ◦ ◦ ◦ **Unterarm**: gua.[85]

◦ **Wirbelsäule**: **Berb.** bor. cina mag-m. nat-c. **Nat-s.** psor. **Sil.** zinc.
☞ *O; Wirbelsäule*

◦ ◦ **oberer** Teil: cina

- **Lumbalregion**: acon. **Aesc.** **Agar.**[5] **ALUM.** alum-p.[58] **Am-c.**[5] **Ambr.** ant-c. ant-t.[36] arn. **Ars.** asaf. asar.[1] aur.[1] **Bamb-a.**[1184] bar-c.[5] bell.[5] **Berb.** brom. **Bry.**[5] calc. **Calc-p.** canth. carb-an.[5] **Carb-v.** carbn-s. carl. **Caust.** **Chel.** **Chin.**[5] cimic.[111] cina cinnb. coc-c. cocc. **Colch.** con.[5] croc. cupr. dig.[1] **Dulc.**[5] eupi. guare. **Ham.** **Hep.**[5] hura ign. iris kali-bi.[111] **KALI-C.** kali-p. kreos.[5] lachn. lat-h.[301] led. loxo-r.[205] lyc.[1] mag-c.[1] **Mag-m.** mag-s. merl. **Mez.** mur-ac.[5] nat-c. **Nat-m.**[5] **Nat-s.** nit-ac.[5] nux-v. ozone[227] ph-ac. phos.[5] **Phyt.** **Plat.**[5] plb. por-m.[251] rat.[111] **Rhod.** rhus-t. ruta sabin. **SEP.**[5] **Sil.**[5] spig. **Spong.**[5] **Stann.**[5] stram.[5] stront-c. sul-ac.[5] **Sulph.** teucr. thuj. verat.[5] zinc.[5] ziz.[111]
☞ *O; Lumbalregion •Losgerissen, wie, Lumbalregion*

◦ **rechts**: aesc.[25] lat-h.[301] lyc.[1]
☞ *S; Rechts*

◦ **morgens**: ruta stront-c.
☞ *Z; Morgens*

◦ ◦ **4** Uhr: ruta

◦ ◦ **9** Uhr, amel.: ruta

◦ **nachmittags**:
☞ *Z; Nachmittags*

◦ ◦ **agg.**: mag-m. plb.

◦ ◦ ◦ **Stehen,** im: plb.

◦ ◦ **amel.**: bamb-a.[1184]

◦ **abends** im Bett: alum.

◦ **nachts**: mag-m. mag-s.
☞ *Z; Nachts*

<> ◦ **Atmen** agg.: **Kali-c.**
☞ *M; Atmen; agg.*

◦ **Aufstehen,** beim: berb. chel. iris loxo-r.[205] merl. ph-ac.
◦ ◦ **Bücken,** vom: berb. chel. ph-ac.
☞ *M; Bücken; agg.; während*
◦ ◦ **Stuhl,** vom: merl.
◦ **Baden,** warmes, amel.: **Bamb-a.**[1184]
☞ *M; Wärme; amel.*
◦ **Beugen** vorwärts, beim: chel.
◦ **Bewegung**:
◦ ◦ **agg.**: alum.[1] brom. **Bry.** calc-p. **Caust.** croc. dig.[1] stann. sulph.
◦ ◦ **amel.**: kali-c.[1]
☞ *M; Bewegung; amel.*
◦ **Bücken**:
◦ ◦ **agg.**: **Bry.** chel. sabin.
☞ *M; Bücken; agg.; während*
◦ ◦ **amel.**: ph-ac.[1]
☞ *M; Bücken; amel.*
◦ **Druck**:
◦ ◦ **agg.**: acon.
☞ *M; Druck; agg.*
◦ ◦ **amel.**: aur.[1] mag-m.[1] ph-ac.[1]
☞ *M; Druck; amel.*
◦ **Gehen,** beim: **Aesc.** agar. asar.[1] chel.[1] nux-v.
◦ **Liegen**:
◦ ◦ **agg.**: berb. mag-s.
◦ ◦ ◦ **Rücken,** auf dem: mag-s.
☞ *M; Liegen; agg.; Rücken, auf dem*
◦ ◦ **amel.**: ambr. **Bry.** lat-h.[301] nux-v.
◦ ◦ ◦ **Rücken,** auf dem: ambr. lat-h.[301]
☞ *M; Liegen; amel.; Rücken, auf dem*
◦ **Menses**:
◦ ◦ **vor**: eupi.
☞ *M; Menses; vor*
◦ ◦ **Beginn,** zu: **Bamb-a.**[1184] **Caust.**
☞ *M; Menses; Beginn, zu*
◦ ◦ **während**: **Caust.** guare. lachn.
☞ *M; Menses; während*
◦ **Ruhe** amel.: por-m.[251]
◦ **Sitzen**:
◦ ◦ **agg.**: asaf. berb. bry. kali-c. **Lyc.** nux-v.
◦ ◦ **amel.**: ph-ac.[1]
☞ *M; Sitzen; amel.*
◦ **Stehen**:
◦ ◦ **agg.**: berb. bry. ph-ac.
☞ *M; Stehen; agg.*
◦ ◦ **amel.**: berb.
☞ *M; Stehen; amel.*
◦ **Wärme** amel.: **Bamb-a.**[1184] por-m.[251]
☞ *M; Wärme; amel.*
➡ ◦ **erstreckt** sich:
◦ ◦ **Hinterkopf,** zum: led.
◦ ◦ **Hüften**: carb-v.
◦ ◦ **Kreis** bis zur Linea alba, im: caust.
◦ ◦ **Oberschenkeln,** während Stuhlgang: kreos.[5] **Nux-v.**[5]
◦ ◦ **Steißbein,** zum: ozone[227]
☞ *O; Steißbein*
◦ ◦ **Zehen,** zu den: eupi.

◦ **Rippen** und Darmbeinkamm, zwischen: **Teucr.**
◦ **Wirbelsäule**: agar.[5] ars. bry.[5] chel. kreos.[5] mag-c.[1] mur-ac.[5] stann.[5]
☞ *O; Lumbalregion; Wirbelsäule*
◦ ◦ **unterer** Teil: ars. chel. mag-c.[1]

- **Sakralregion**: **Aesc.** aloe[4] arn.[5] asar. aster.[85] bamb-a.[1184] **Bry.** canth.[5] cic.[5] **Coloc.** helon. led. **Lyc.** mag-m. merc.[5] **Mez.** mur-ac. ozone[227] par.[5] rhus-t.[5] spong.[1] thuj. zinc.[1]
☞ *O; Sakralregion*
◦ **Druck** amel.: mag-m.
☞ *M; Druck; amel.*
◦ **Gehen,** beim: asar.
◦ **Sitzen,** beim: lyc. spong.[1]
◦ ◦ **aufrecht**: lyc.
➡ ◦ **erstreckt** sich:
◦ ◦ **Hinterkopf,** zum: led.
◦ ◦ **Ischiasnerv** entlang, den: **Coloc.** thuj.
◦ ◦ ◦ **Steißbein** und Oberschenkeln, **zu**: thuj.
☞ *O; Steißbein*
◦ ◦ **Lumbalregion,** in die: mur-ac.
◦ **Hüften,** und, im Gehen: **AESC.**
◦ **Sakroiliakalgelenk**: **Bry.** ozone[227]
☞ *O; Sakralregion; Ileosakralgelenk*
◦ ◦ **rechts**: ozone[227]
☞ *S; Rechts*
◦ ◦ **Bewegungen,** schnelle, agg.: ozone[227]
◦ ◦ **Sitzen** amel.: ozone[227]
☞ *M; Sitzen; amel.*
◦ ◦ **erstreckt** sich in die Beckenregion: ozone[227]

- **Steißbein**: ant-c. **Calc-caust.** **Calc-p.** **Canth.** carb-v.[5] caust.[5] **Cic.** graph.[5] kreos.[5] **Mag-c.** **Merc.** nat-s.[36] par. rhus-t. **Sil.** thuj.[5] zinc.
☞ *O; Steißbein*
◦ **Druck** auf das Abdomen amel.: **Merc.**
◦ **Menses,** während: canth. **Cic.** merc.
☞ *M; Menses; während*
◦ **Sitzen,** beim: par. rhus-t. zinc.
☞ *M; Sitzen; agg.; während*
➡ ◦ **erstreckt** sich in den Oberschenkel: nat-s.[36]

- **Wirbelsäule**: acon.[58] alum.[58] ars. aur-s. bell.[5] berb. calc-p.[58] camph. caps. chel. chin. chin-s. **Cina** cocc. dros.[5] gua.[85] **HYPER.** ign.[5] kali-c.[5] lyc.[5] mag-c.[1] **Mang.** meny.[5] mosch.[5] mur-ac.[5] nat-m. **Nat-s.** nux-v. ruta[5] stram.[5] sulph.[5] zinc.[5]
☞ *O; Wirbelsäule*
◦ **Beugen** agg.: gua.[85]
➡ ◦ **erstreckt** sich abwärts: **Cina** **Mang.** nat-m.

- **anfallsweise,** Cervicalregion: nux-v.
- **brennend,** Dorsalregion: kali-c.
- **Gummiband,** wie von einem, Lumbalregion: ozone[227]
- **krampfartig**: bell. sep.[1]
◦ **Menses,** während: bell.
☞ *M; Menses; während*
- **Lebendigem,** wie von etwas, Lumbalregion, im Stehen: ph-ac.

reißender Schmerz (Forts.)

- **plötzlich,** Cervicalregion: nat-c.[1]
- **ruckend,** zuckend:
  - ◦ **Cervikalregion**: aur. **Caps.** rat.
  - ◦ **Lumbalregion**: alum.[1] chin.[1]
    ☞ *O; Lumbalregion*
- **ziehend**: cham. dulc.[58] nux-v. op. stann.[1] stram.
  - ◦ **Schulterblätter**: stann.[1]

rheumatischer Schmerz: acon. aesc. agav-t.[149] alet.[102] allox.[149] alumn. am-be.[25] ambr. anac. **Ant-c.**[5] ant-s.[85] ant-t.[5] aq-mar.[149] arn.[5] **Ars.** asaf. asar. asc-t.[36] aspar. aur. **Ba-sv.**[136] bamb-a.[1184] bapt. bar-c. bell.[5] berb. berb-a.[149] bism. bor.[5] **BRY.** cact. calad. **Calc. Calc-p.** calen. camph.[5] carb-an. **Carb-v.** carbn-s. caul.[26] caust.[5] cham.[5] **Chel.** chin-s. chion.[144] **CIMIC. Colch.** coloc. com. con. **Corn.** cycl.[5] dros.[5] **Dulc.** dys-co.[136] elaps[36] **Ferr.** ferr-m. gels. graph. **Guai.**[5] ham.[139] **Hep.** hura[36] hyos. ind. iod. **Kali-bi.** kali-c. **Kali-i.**[72] kalm.[36] lach. lachn.[72] led.[5] lob. lob-s.[25] lyc. **Lycps.**[25] mag-s. **Med.**[102] merc.[5] mez. morg.[136] morg-g.[136] naja[85] **NUX-V.** ol-an.[111] op.[102] petr.[47] **Phyt.** plb. podo.[25] psil.[164] **Puls.**[5] rad-br.[102] ran-b. **RHOD.**[5] **RHUS-T.** rhus-v. **Ruta Sang.** schran-u.[88] sep.[5] sil.[1] spig. spong. squil.[1] staph.[1] stel.[102] stict. stram. stry. **Sulph.** syc-co.[136] syph.[58] tarent. ter. teucr.[5] tril.[26] trio.[25] ust. valer. verat. zinc.
▥ *ALLGEMEINES; C; Schmerz; rheumatischer Schmerz*

- **abends**: colch. lob-s.[25]
  ☞ *Z; Abends*
- **nachts**: gels. podo.[25]
  ☞ *Z; Nachts*
- **Bewegung** agg.: podo.[25]
- **Bücken,** durch: trio.[25]
  ☞ *M; Bücken; agg.; während*
- **Schwangerschaft,** während: acon.[102] alet.[102] **Cimic.**[102] op.[102] rhus-t.[102]
  ☞ *M; Schwangerschaft, während*
- **Cervikalregion**: acon.[1] am-be.[25] ambr. anac. **Ant-c. Ba-sv.**[136] bapt. berb. bism. bor. **Bry.** calc. **Calc-p.** carb-v.[5] carbn-s. caust. chin-s.[36] **CIMIC. Colch.**[36] **Con.** cycl. **Dulc.** dys-co.[136] gels. graph. **Guai.** hura[36] iod. kali-i.[72] lachn.[72] lob-s.[25] **MERC.**[5] mez. morg-g.[136] **NUX-V.**[5] petr.[47] **Puls.** rad-br.[102] **RAN-B. Rhod. RHUS-T. Sang.** sep. **Sil. Spig.** squil.[1] **Staph.** stel.[102] stict. **Sulph.** tarent. verat.
  - ◦ **Bewegung,** bei: **Acon.**[1]
  - ◦ **Trapezius**:
    ☞ *O; Cervikalregion; Trapezius*
  - ◦ ◦ **links**: chin-s.[36]
    ☞ *S; Links • O; Muskeln*
  - ◦ ◦ **rechts**: colch.[36] hura[36]
    ☞ *S; Rechts • O; Muskeln*
- **Dorsalregion**: aesc. alumn. ambr. ant-c.[5] ant-t.[5] arn.[5] asaf. asc-t.[36] aspar. bamb-a.[1184] bell.[5] bor.[5] bry. calad. calc. camph.[5] **Carb-v.** caust.[5] cham.[5] chin-s. **CIMIC.** colch. cycl.[5] dros.[1] **Dulc.**[5] ferr-m. graph. guai.[5] ham.[139] hyos. kalm.[36] led.[5] lob. lyc. lycps. mag-s. med.[102] mez. morg.[136] ol-an.[111] phyt.[111] podo.[25] puls.[5] ran-b. rhod.[5] **Rhus-t.** rhus-v. ruta sil.[1] staph.[1] stram.[5] sulph.[5] teucr.[5] valer. verat. zinc.[5]
  ☞ *O; Dorsalregion*
  - ◦ **Schulterblätter**: aesc. alumn. ambr. asaf. asc-t.[36] aspar. bell.[5] bor.[5] **Bry.** calad. calc. camph.[5] carb-v. caust.[5] chin-s. colch. dros.[1] **Dulc.**[5] ferr-m. graph. ham.[139] hyos. **Kalm.**[36] led.[5] lob. lyc. lycps. mag-s. med.[102] **Mez.** ol-an.[111] phyt.[111] **Ran-b. Rhod.**[5] **Rhus-t.** rhus-v. sil.[1] staph.[1] sulph.[5] valer. verat.
  - ◦ ◦ **links**: ham.[139] sulph.[5]
    ☞ *O; Dorsalregion; Schulterblätter; links*
  - ◦ ◦ **unterhalb,** links: alumn.
    ☞ *O; Dorsalregion; Schulterblätter; links*
  - ◦ ◦ **zwischen** den Schulterblättern: aspar. calad. dros.[1] lob. lycps. mag-s. **Rhus-t. Rhus-v.** sil.[1] staph.[1] verat.
- **Lumbalregion**: acon. agav-t.[149] allox.[149] ant-c.[5] **BERB.** berb-a.[149] **BRY.** cact. **Carb-an.** caul.[26] **Caust.**[5] **CIMIC. Colch. Coloc.** dros.[5] **Dulc.** dys-co.[136] **Ferr.** iod. lycps.[25] morg.[136] morg-g.[136] **NUX-V. Phyt.** podo.[25] **Rhod.**[5] **RHUS-T.** schran-u.[88] **Sep.**[5] spong. stram. stry. **Sulph.** syc-co.[136] ter. tril.[26]
  ☞ *O; Lumbalregion*
  - ◦ **rechts**: schran-u.[88]
    ☞ *S; Rechts*
  - ◦ **Menses,** vor: caul.[26] tril.[26]
    ☞ *M; Menses; vor*
- **Sakralregion**: berb-a.[149] kali-bi. sulph. zinc.
  ☞ *O; Sakralregion*
- **Wirbelsäule**: ant-s.[85] aq-mar.[149] morg.[136] puls.[58]
  ☞ *O; Wirbelsäule*

schießender Schmerz:
☞ *stechender, schießender Schmerz*

Schlag, Schmerz wie durch einen: anac.[5] ang.[5] ant-t.[5] arn.[5] asar.[1] bell.[5] bell-p.[256] cann-i.[25] chel.[5] cic.[5] croc.[5] dig.[1] dulc.[1] hydrog.[222] kali-bi.[111] kreos.[5] m-art.[5] naja[137] nux-m.[5] plat.[5] rhod.[5] ruta[5] samb.[5] sep.[5] tax.[303]

- **Cervikalregion**: bell.[5] cann-i.[25] hydrog.[222] naja[137]
- **Dorsalregion**: anac.[5] ang.[5] arn.[5] asar.[1] bell-p.[256] chel.[5] cic.[5] croc.[5] dig.[1] dulc.[1] kreos.[5] sep.[5]
  ☞ *O; Dorsalregion*
  - ◦ **Schulterblätter**: anac.[5] arn.[5] asar.[1] croc.[5] dulc.[1] kreos.[5]
  - ◦ ◦ **rechts**:
    ☞ *O; Dorsalregion; Schulterblätter; rechts*
  - ◦ ◦ ◦ **äußerer** Rand: dulc.[1]
  - ◦ ◦ ◦ **innerer** Rand: asar.[1]
- **Lumbalregion**: ant-t.[5] arn.[5] dulc.[1] kali-bi.[111] m-art.[5] nux-m.[5] **Ruta**[5] samb.[5] sep.[5]
  ☞ *O; Lumbalregion*
- **Sakralregion**: kali-bi.[111] plat.[5] **Ruta**[5]
  ☞ *O; Sakralregion*
- **Wirbelsäule**: cic.[5] dig.[1] rhod.[5]
  ☞ *O; Wirbelsäule*

schneidender Schmerz: acon. agar. ail. all-s. allox.[149] **Alum.** alum-p.[58] alumn. ang. arg.[1] **Arg-n.**[5] arge-p.[264] arn.[111] ars.[5] asaf.[111] aur. aur-m. bac.[56] **Bell.** berb.[111] bov. bry.[111] calad. calc. calc-f.[111] **Calc-p.** cann-s. canth. carbn-s. cath-a.[264] caust.[122] chel. chin.[102] cina cocc. cod.[25] **Coloc. Con.** crot-c.[36] cupr. daph. dig. dios.[25] dulc. elaps elat.[111] euon. eup-per. **Eup-pur.** gamb. **Gels.** germ.[222] glon. glyc-g. graph. grat. guai. guare. haliae-lc.[222] harp.[1184] hell.[5] helon.[25] hep. hydrog.[222] hyper. ign.[5] ignis[194] iod. irid.[222] **Kali-bi.** kali-c. kali-n. lac-c. lach.[111] lil-t.[25] **Lith-c.** lob. lob-s.[25] loxo-r.[205] lyc. mag-c. mag-m. mag-p.[111] mang. med.[137] meny. merc.[5] merc-f.[5] merc-i-f.[58] mez. myrt-c.[5] naja nat-c.[1] **NAT-M.** nat-p. **Nat-s.** neon[222] nux-v. ol-an. ozone[227] petr.[111] phos.[5] plat. plb.[5] polyg.[111] polyg-pe.[111] psor. puls.[5] ran-b.[137] rheum rhus-t. rumx.[111] samb. sars. senec. seneg.[5] sep.[5] sil.[5] spig.[5] staph. stry. sul-ac.[1] sulph. tax.[303] tell.[111] thuj. viol-t.[5] wist.[45] zinc.

ALLGEMEINES; C; Schmerz; schneidender Schmerz

- **links**: cupr. stry.
  ☞ *S; Links*
- **rechts**: neon[222]
  ☞ *S; Rechts*
- **morgens**: all-s.
  ☞ *Z; Morgens*
- **abends**: nat-m. nat-s.
  ☞ *Z; Abends*
- **Mitternacht**: caust.[1]
- **kommt** und geht plötzlich: germ.[222]
- **Aufstehen** agg.: germ.[222]
- **Drehen,** beim:
  ◦ **Kopf** nach rechts: germ.[222]
  ☞ *M; Drehen, beim; Kopf*
  ◦ **Oberkörper**: ozone[227]
  ☞ *M; Drehen, beim; Körper*
- **Erwachen,** beim: germ.[222]
  ☞ *M; Erwachen, beim*
- **Menses,** während: ars. **Con.** ignis[194]
  ☞ *M; Menses; während*
- **Sitzen,** im: nat-s.
- **Stuhlgang,** während: **Coloc.**
  ☞ *M; Stuhlgang; während*
- **Trinken** agg.: allox.[119]
  ☞ *M; Trinken agg.*
- **erstreckt** sich:
  ◦ **Lungen**: ozone[227]
  ◦ **oben,** nach: **Coloc.**
  ◦ **Uterus**: helon.
- **Cervikalregion**: ang.[111] berb.[111] canth. dig. eup-per. gamb. germ.[222] glon. graph. grat. **Kali-bi.** naja samb. stry. thuj.[111]
  ◦ **Schulter,** und rechte: gamb.
  ◦ **Trapezius,** erstreckt sich zum Nacken: germ.[222]
  ☞ *O; Cervikalregion; Trapezius*
- **Dorsalregion**: agar. allox.[149] alum. alumn. ang.[85] arg.[1] arn. ars.[5] asaf.[111] aur.[5] bac.[56] bell.[111] bov. bry.[111] calc. calc-f.[111] calc-p.[111] canth.[111] carbn-s. caust.[5] daph. dig.[5] dios.[111] dulc.[5] elat.[111] euon. germ.[222] glyc-g. graph.[5] hell.[5] hyper. irid.[222] **Kali-bi.**[111] kali-n. lac-c. lach.[111] lil-t.[111] lyc. med.[137] meny. merc.[5] merc-f.[5] merc-i-f.[58] myrt-c.[5] nat-c.[5] nat-m.[5] nat-s. neon[222] polyg.[111] polyg-pe.[111] psor.[111] ran-b.[137] rhus-t. rumx.[111] samb.[5] seneg.[5] **SEP.**[5] sil.[5] spig.[5] staph. stry. sul-ac.[1] tax.[303] tell.[111] thuj. viol-t.[5] zinc.[137]
  ☞ *O; Dorsalregion*
  ◦ **erstreckt** sich zum Brustbein: kali-bi. lac-c.
  ◦ **Schulterblätter**: allox.[149] alum. alumn. ang.[85] arn. asaf.[111] bac.[56] bell.[111] bov. bry.[111] calc. calc-f.[111] canth.[111] carbn-s. daph. dios.[111] elat.[111] germ.[222] hell.[5] hyper. irid.[222] kali-bi.[111] kali-n. lac-c. lach.[111] lil-t.[111] lyc. med.[137] meny. merc.[5] merc-f.[5] merc-i-f.[58] myrt-c.[5] nat-m.[5] nat-s. neon[222] polyg.[111] polyg-pe.[111] ran-b.[137] rhus-t. rumx.[111] samb.[5] spig.[5] sul-ac.[1] tax.[303] tell.[111] thuj. **Viol-t.**[5] zinc.[137]
  ◦ ◦ **links**: bac.[56] calc-f.[111] dios.[111] germ.[222] hell.[5] lil-t.[111] merc-f.[5] rumx.[111] samb.[5] spig.[5] tell.[111] thuj.[5]
  ☞ *O; Dorsalregion; Schulterblätter; links*
  ◦ ◦ ◦ **Arm** abstützen amel.: germ.[222]
  ◦ ◦ ◦ **Arm** schwingen agg.: germ.[222]
  ◦ ◦ **rechts**:
  ☞ *O; Dorsalregion; Schulterblätter; rechts*
  ◦ ◦ ◦ **innerer** Rand, erstreckt sich zum Nacken: germ.[222]
  ◦ ◦ ◦ **Stelle,** an einer, erstreckt sich in die Nähe der Brustwarze, rechte Mamma: ang.[85] asaf.[5] bell.[5] bry.[5] elat.[111] kali-bi.[111] nat-m.[5] polyg.[111]
  ◦ ◦ **Trinken** agg.: allox.[149]
  ☞ *M; Trinken agg.*
  ◦ ◦ **Rand**: ran-b.[137]
  ◦ ◦ **unter** den Schulterblättern: asaf.[111] bell.[111] bry.[111] carbn-s. daph. elat.[111] hyper. irid.[222] lac-c. lach.[111] lyc. neon[222] polyg-pe.[111] thuj.
  ◦ ◦ ◦ **links**: carbn-s. daph. hyper. irid.[222] **Lac-c.** lyc. thuj.
  ☞ *S; Links*
  ◦ ◦ ◦ ◦ **Einatmen,** beim: carbn-s. irid.[222]
  ☞ *M; Einatmen, beim*
  ◦ ◦ ◦ ◦ **erstreckt** sich in den Brustkorb: **Lyc.**
  ◦ ◦ ◦ **rechts**: asaf.[111] bell.[111] bry.[111] elat.[111] lach.[111] neon[222] polyg-pe.[111]
  ☞ *S; Rechts*
  ◦ ◦ **zwischen** den Schulterblättern: alum. arn. bov. **Calc.** canth.[111] **Hyper.** kali-n. meny. merc-i-f.[58] **NAT-S.** sul-ac.[1] tax.[303]
  ◦ ◦ ◦ **nachmittags**: bov.
  ☞ *Z; Nachmittags*
  ◦ ◦ ◦ **Aufrichten** amel.: bov.
  ◦ ◦ ◦ **Ruhe,** während: **Calc.**
  ☞ *M; Ruhe; agg.*
  ◦ **Wirbelsäule**: arg.[1] euon. thuj.
  ☞ *O; Wirbelsäule*

schneidender Schmerz (Forts.)

- **Lumbalregion**: all-s. **Alum.** ang. **Arg-n.** arge-p.[264] **Arn.**[111] aur. **Bell.**[1] calad. calc-p. cann-s. canth. caust.[122] **Chel.** cod.[25] dig.[5] dios.[25] **Dulc.** **Eup-per.** gels. graph. harp.[1184] helon. hep. hydrog.[222] **Ign.**[5] ignis[194] kali-bi. **Kali-c.** lil-t.[25] loxo-r.[205] mag-c. mag-m.[1] mag-p.[111] mez. naja nat-c. **NAT-M.**[5] neon[222] ol-an. ozone[227] petr.[111] phos.[5] plb.[5] psor. puls.[5] rheum rhus-t.[5] samb.[111] senec. stry. **Sulph.**[1] thuj. wist.[45] zinc.

  ☞ *O; Lumbalregion*

◦ **morgens**: ozone[227] petr.
  ☞ *Z; Morgens*

◦ ◦ **Aufstehen,** nach: petr.
  ☞ *M; Erheben agg.; Aufrichten agg.*

◦ ◦ **Bett,** im: ozone[227]
  ☞ *M; Liegen; agg.; Bett, im*

◦ ◦ **Bewegung,** nach: petr.

◦ ◦ **Bücken,** beim: petr.
  ☞ *M; Bücken; agg.; während*

◦ ◦ **Wärme** amel.: ozone[227]
  ☞ *M; Wärme; amel.*

◦ **nachmittags**: canth. hydrog.[222] naja petr.
  ☞ *Z; Nachmittags*

◦ ◦ **Bewegung,** bei: petr.

◦ ◦ **Bücken,** beim: petr.

◦ **nachts**: sulph.[1]
  ☞ *Z; Nachts*

<> ◦ **Atmen,** beim: harp.[1184]

◦ **Aufstehen** vom Sitzen, **beim**: bell.[1]
  ☞ *M; Aufstehen; agg.; Sitzen, vom*

◦ **Bewegung,** bei: kali-bi. zinc.

◦ **Bücken,** beim: arn.[111] petr.[111] samb.[111]
  ☞ *M; Bücken; agg.; während*

◦ **Druck** amel.: dig. **Dulc.**
  ☞ *M; Druck; amel.*

◦ ◦ **fester** Druck: **Dulc.**

◦ **Gehen,** beim: thuj.
  ☞ *M; Gehen; agg.; während*

◦ **Liegen**:

◦ ◦ **agg.**: **Arn.** ozone[227]

◦ ◦ **Rücken,** auf dem, amel.: ozone[227]
  ☞ *M; Liegen; amel.; Rücken, auf dem*

◦ **Menses**:

◦ ◦ **vor**: **Ol-an.**
  ☞ *M; Menses; vor*

◦ ◦ **während**: **Arg-n.** **Caust.**[122] helon. mag-c. zinc.
  ☞ *M; Menses; während*

◦ ◦ ◦ **Sitzen,** beim, amel. durch Gehen: mag-c.
  ☞ *M; Gehen; amel.* •*M; Sitzen; agg.; während*

◦ **Sitzen,** beim: aur. canth. mag-c.
  ☞ *M; Sitzen; agg.; während*

◦ **Stehen** amel., aufrecht: petr.

◦ **Stuhlgang**:

◦ ◦ **vor**: nat-c.
  ☞ *M; Stuhlgang; vor*

◦ ◦ **während**: rheum
  ☞ *M; Stuhlgang; während*

◦ **Umdrehen** agg.: kali-bi.

◦ **Urinieren,** vor: graph.
  ☞ *Urinieren; agg.; vor*

◦ **Wärme** amel.: ozone[227]
  ☞ *M; Wärme; amel.*

◦ **Wehen,** Entbindung, während: kali-c.
  ☞ *M; Wehen, Entbindung; während*

◦ **erstreckt** sich:

◦ ◦ **Abdomen,** unterer Teil: ozone[227]

◦ ◦ **außen,** nach: ang.

◦ ◦ **Hüften**: gels.

◦ ◦ **oben,** nach, agg. beim Bücken: arn.

◦ ◦ **Rücken**: **Chel.**

◦ ◦ **Schambein**: mag-c.

◦ ◦ **Uterus**: helon.

◦ ◦ **Waden** und **Füße, bei Bewegung**: zinc.

◦ **Wirbelsäule**: dig.[5]
  ☞ *O; Lumbalregion; Wirbelsäule*

- **Psoas**: crot-c.[36]
  ☞ *O; Muskeln*

- **Sakralregion**: ail. all-s. alum. arg-n.[5] **Bell.** **Calc-p.** dig. gamb. **Gels.** guare. helon. kali-bi. lob. mag-m. nat-c.[1] nat-m. nat-p. nat-s. rhus-t. samb. senec. **Sulph.**
  ☞ *O; Sakralregion*

◦ **morgens**: all-s.
  ☞ *Z; Morgens*

◦ **Beugen,** beim:

◦ ◦ **rückwärts**: rhus-t.
  ☞ *M; Beugen, beim; hinten, nach*

◦ ◦ **vorwärts**: samb.

◦ **Bücken** agg.: samb.
  ☞ *M; Bücken; agg.; während*

◦ **Menses,** während: **Senec.**
  ☞ *M; Menses; während*

◦ **Stehen,** beim: rhus-t.
  ☞ *M; Stehen; agg.*

◦ **Wärme** amel.: sulph.
  ☞ *M; Wärme; amel.*

◦ **Hüften,** und: ail.

◦ **Sakroiliakalgelenk**: nat-p.
  ☞ *O; Sakralregion; Ileosakralgelenk*

- **Steißbein**: canth.
  ☞ *O; Steißbein*

- **Wirbelsäule**: acon. ang. bell. cina cocc. **Elaps** mang. meny.[1] nat-s.[137] polyg.[137] thuj.
  ☞ *O; Wirbelsäule*

◦ **erstreckt** sich:

◦ ◦ **Abdomen**: acon. meny.[1]

◦ ◦ ◦ **Kreis** von der Wirbelsäule zum Abdomen, im: acon.

◦ ◦ **Magen**: **Thuj.**

◦ **Gelenke,** Bewegung **agg.**: cocc.

- **durchbohrend,** Wirbelsäule: bell.

- **krampfhaft**: helon.[25]

Schraubstock, Schmerz wie in einem: aeth.[10] am-m.[36] kali-i.[8] lyc.[37]
  ☞ *greifender Schmerz* •*quetschender Schmerz*

- **Sitzen,** beim: am-m.[36]

- **Dorsalregion,** zwischen den Schulterblättern: lyc.[37]

- **Lumbalregion**: aeth.[10] kali-i.[8]
  ☞ *O; Lumbalregion* •*Zusammengeschraubt, Empfindung wie, Lumbalregion*

Sitzen, Schmerz wie durch:
- **Sakralregion**: aloe asaf. bamb-a.[1184] berb. phos. puls.
  ☞ *O; Sakralregion*
- **gebeugtem,** wie bei, Schulterblatt, rechts: anac.
- **Scharfem,** wie auf etwas, Steißbein: **Lach.**
  ☞ *O; Steißbein*

spaltender, zerreißender Schmerz, Lumbalregion: sabin.[5]

stechender, schießender Schmerz: acon.[5] adam.[222] aesc.[25] aeth. **AGAR.**[5] agn. ail. all-c.[122] all-s. aloe **Alum.**[5] alum-p.[58] alum-sil.[58] alumn. am-c. am-m. ambr. ammc.[4] anac. androc.[222] ang. **Ant-c.**[1] ant-o.[85] ant-s. ant-t.[36] apis apisin.[5] apoc. arg. arg-n. arge-p.[264] arn. ars. arum-t. arund. asaf. asar. asc-t. aspar. aur.[5] aur-ar.[58] aur-i.[58] aur-m. aur-s.[58] bad. **Bamb-a.**[1184] bar-c. bar-i.[58] bar-s.[58] **Bell.** bell-p.[119] **BERB. Beryl.**[119] bism.[1] bor.[1] both-a.[3070] **Bov.** brom. **BRY.** cact. caj. calad. **Calc.** calc-ar. calc-caust. calc-i.[58] calc-p. calc-s. calc-sil.[58] camph. cann-i. cann-s. canth. caps. carb-an. carb-v. carbn-s. carl. cassi-s.[192] **CAUST.** cench.[58] **Cham.** chel. **Chin.**[1] chin-s. chlor. choc.[222] cic.[36] **Cimic.**[111] cina cinch. cinnb.[58] clem. coc-c. cocc. **Colch.** coloc. com. **Con.** conv.[2191] cop. corn. croc.[5] crot-h. cupr.[1] cycl.[1] cypra-e.[227] dig. dios. dros. **Dulc.** elaps elat. ephe.[267] erech.[45] eug. euon. euph.[1] euphr. eupi. fago.[25] ferr. ferr-i. ferr-m. ferr-ma. ferr-p. fl-ac. form. gamb. gink.[227] graph. grat. gua.[85] **Guai.** harp.[1184] hell.[5] helon.[25] **Hep.**[5] hura hydrc.[192] hydrog.[222] hyos. hyper. **Ign.** indg. iod. ip. irid.[222] jatr. jug-c. jug-r. **Kali-bi. KALI-C.** kali-chl.[58] kali-i. kali-n. **Kali-p. KALI-S.** kali-sil.[58] kalm. kola[1184] **Kreos.** lac-ac. lac-c. **Lach.** lact. lap-laz.[227] lat-h.[301] laur. led. lil-t. lith-c. lob-s.[85] **LYC.**[1] lyss. m-arct.[5] m-aust.[5] mag-c.[1] mag-m.[1] **Mag-p.** mag-s. manc. mang.[5] mang-acet.[1] med.[304] meny.[5] meph. **Merc.** merc-c.[5] merc-i-f. **Mez.**[5] mill. mosch. **Mur-ac.**[1] myrt-c.[5] naja[85] nat-ar. **Nat-c.** nat-m. nat-p. nat-s.[36] nat-sil.[58] nicc. **NIT-AC. Nux-v.** ol-an. olnd. op. ox-ac. ozone[227] paeon. **Par.** petr. ph-ac. phel.[111] phos.[58] phys.[111] **Phyt.** pic-ac. pitu-a.[164] **Plat.**[1] plb. prun.[111] psil.[164] psor. ptel. **Puls.** pyrog. querc-r.[257] ran-b. ran-s. raph. rat. rhod. **Rhus-t.**[1] rhus-v. rumx. ruta sabad.[5] sabin. samb.[1] **Sanic.**[85] **Sars.** sec. sel. senec. seneg. **Sep. Sil. Spig.**[1] spong. squil. **Stann.**[1] staph.[1] stram. stront-c. stry. sul-ac.[1] sul-i.[58] **Sulph.** tab. tama.[197] tanac. tarax. tarent. tax.[303] tela[192] tell. tep. term-a.[192] thea[275] **THUJ.**[1] thymol.[119] til. tub.[85] tung.[252] uran.[269] valer.[5] verat.[1] verb.[1] viol-t.[5] visc.[25] xan.[102] **Zinc.** zinc-p.[58] zing. ziz.[25]
  ☞ *Stöße, Empfindung wie durch ▯ ALLGEMEINES; C; Schmerz; stechender Schmerz*
- **links**: mur-ac.[1] plat.[1] stann.[1]
  ☞ *S; Links*
- **rechts**: lob-s.[25] plat.[1] stann.[1]
  ☞ *S; Rechts*
  ◦ **links,** nach: lob-s.[25]
- **tagsüber**: agar. nicc.
- **morgens**: bor. bry. harp.[1184] hydrog.[222] nat-c.[1] nat-p. puls.
  ☞ *Z; Morgens*
  ◦ **Aufstehen** amel.: nat-c.[1]
  ☞ *M; Aufstehen; amel.; Aufrichten*
  ◦ **Bett,** im, Beugen vorwärts, beim: puls.
- **vormittags**: cham.
  ☞ *Z; Vormittags*
- **nachmittags**: lyc. nicc. ozone[227] plb. stry.
  ☞ *Z; Nachmittags*
  ◦ **14.30 Uhr**: ozone[227]
- **abends**: bor. cham. lach. nat-c.[1] rhus-t. stront-c.
  ☞ *Z; Abends*
- **nachts**: apis ars. bry. dulc. kali-c. nat-c. nit-ac. phos. puls.
  ☞ *Z; Nachts*
  ◦ **3** Uhr, muss aufstehen und herumlaufen: **KALI-C.**
- **Anstoßen,** durch, mit der Zehe: **Sep.**
- **anstößt,** wenn man mit dem Fuß: **Sep.**
  ☞ *M; Anstoßen, mit dem Fuß irgendwo, agg.*
- **Atmen,** beim: am-m. arn. berb. **Calc.** cimic.[25] harp.[1184] lyc. **Merc.** nat-m. nat-p. psor. spig.[54] **Sulph.**
- **Aufstehen,** beim:
  ◦ **Bücken,** vom: mur-ac. **Rhus-t.**
  ☞ *M; Aufstehen; agg.; Sitzen, vom*
  ◦ **Sitz,** vom: bamb-a.[1184] canth. rhus-t.
  ☞ *M; Aufstehen; agg.; Sitzen, vom*
- **Berührung,** bei: calc. merc. mur-ac.
  ☞ *M; Berührung; agg.*
- **Bettwärme** amel.: rhus-v.
  ☞ *M; Wärme; amel.*
- **Beugen** vorwärts, im Sitzen, beim: pic-ac.
- **Bewegung**:
  ◦ **amel.**: **Dulc.** kali-i. mur-ac. staph.
  ☞ *M; Bewegung; amel.*
  ◦ **agg.**: acon. am-m. **BRY.** cimic.[25] colch. dig. lach. lyc.[1] meph. nit-ac.[1] phel. phos. **Rhus-t. Sars.**
  ◦ ◦ **Kopfes,** des: acon.
- **Bücken,** beim: caj. **Rhus-t.** sabin. verat. zinc.
  ☞ *M; Bücken; agg.; während*
- **Drehen** des Körpers, beim: bov. **Nux-v.** sanic.[85] sars. sep.
  ☞ *M; Drehen, beim; Körper*
- **Einatmen,** beim: acon. alum. arn. calc. cham. choc.[222] mez. nat-c. sars. sulph.
  ☞ *M; Einatmen, beim*
- **Essen,** beim: chin.
  ☞ *M; Essen; während*
- **Gehen**:
  ◦ **agg.**: arn. calc. canth. chel. kali-p. ran-b. rhus-t. sulph. thuj. zinc.
  ☞ *M; Gehen; agg.; während*
  ◦ **amel.**: **Kali-c.** tung.[252]
  ☞ *M; Gehen; amel.*
- **Hämorrhoiden,** bei: aesc.[25]
- **Heben** von Lasten:
  ◦ **beim**: ph-ac. rhus-t. **Sep.**
  ☞ *M; Heben agg.*
  ◦ **nach**: **Bor.**
  ☞ *M; Heben agg.*

stechender, schießender Schmerz (Forts.)

- **Herpes** zoster, nach: **Lach.**
- **Husten,** beim: **Acon. Am-c.**[5] bell-p.[119] **BRY. Caps. Carb-v.**[5] chin. kali-bi. kali-c. **Merc.** nit-ac. puls. pyrog.[58] **Sep.**
  - ☞ *M; Husten agg.*
- **Kälteeinwirkung** beim Schwitzen, durch: **Dulc.**
  - ☞ *M; Kälte; Kaltwerden, durch*
- **Liegen,** beim: arg-n. **Kali-c.** kali-p. stann. tarax.
  - **Bauch,** auf dem: **Arg-n.** tarax.
  - **Rücken,** auf dem: kali-p. stann.
    - ☞ *M; Liegen; agg.; Rücken, auf dem*
- **Menses,** während: ars.[1]
  - ☞ *M; Menses; während*
- **Niesen,** beim: arund.
  - ☞ *M; Niesen; agg.*
- **Reiben,** beim: mang-acet.[1]
- **Sitzen,** beim: ambr. ang. asar. caust.[1] **Chin.** dulc. kali-i. kali-n. kali-p.[58] lyc. mur-ac. nat-c. nicc. par. ph-ac. ruta **Zinc.**
  - ☞ *M; Sitzen; agg.; während*
- **Stehen,** im:
  - **agg.**: con. zinc.
    - ☞ *M; Stehen; agg.*
  - **amel.**: calc.
    - ☞ *M; Stehen; amel.*
- **Stuhlgang,** während: **Coloc.** nicc. **Phos.**
  - ☞ *M; Stuhlgang; während*
- **Treppensteigen,** beim: alum.
  - ☞ *M; Steigen, beim*
- **Trinken,** beim: chin.
  - ☞ *M; Trinken agg.*
- **Urinieren,** vor: bell.[5] hep.[5]
  - *ALLGEMEINES; M; Urinieren; vor U. agg.*
- **Zurücklehnen,** beim: kali-p.
  - ☞ *M; Anlehnen an etwas; agg.*
- **erstreckt** sich:
  - **abwärts**: paeon.
  - **Arm,** Mitte oder linker Oberarm: nat-m.
  - **Armen** und Beinen, zu: calc-ar.
  - **aufwärts**: staph.[1]
  - **außen,** nach: stann.[1]
  - **Beine** hinab: hyper.[58]
  - **Brust,** zur: bor.[1] **Kali-c.** kali-p.[58] mez.[1] nat-c.[1] sars.
  - **Brustbein,** zum: laur.
  - **Hypochondrium,** zum, beim Liegen oder Husten, amel. Stehen oder Sitzen: cinch.
  - **Knie,** in die: arn.
  - **Kopf,** zum: kalm. petr. phos. sep.
    - **Schritt,** bei jedem: sep.
      - ☞ *M; Auftreten agg.*
    - **Stuhlgang,** während: **Phos.**
      - ☞ *M; Stuhlgang; während*
  - **linken** Seite, zur, beim Gehen: spig.
  - **Magengrube,** zur, beim Sitzen: nicc.
  - **Rippen,** zu den: alum.
  - **Sakrum,** zum: lyc.
  - **Scheitel,** zum: rhus-t.
  - **Schulter,** zur:
    - **links**: choc.[222]
    - **rechts**: alum.
  - **Schulterblätter**: lyc. **Puls.**
  - **Uterus,** zum: helon.[25]
- **Cervikalregion**: acon. aeth. agar. alum. alum-sil.[58] **Am-m.** ang. ant-o.[85] apis apisin.[5] arn. aur. **Aur-s.**[122] bad. **Bar-c.**[5] bar-s.[58] bell.[1] berb. bor.[5] **Bov.** bry. calc. calc-sil.[58] camph.[1] cann-s.[5] **Carb-an.** carb-v. carbn-s. caust.[1] cench.[58] chel. **Chin.** cimic.[25] cinnb.[58] coc-c. cocc. colch.[36] con. conv.[2191] dig. elaps ferr-p. graph.[1] **Guai.** hydrog.[222] ign. kali-bi.[58] kali-c. kali-i. kalm. lach. laur. lyc. lyss. mag-c. **Mag-p.**[8] mag-s. merc. nat-ar.[58] nat-c.[1] **Nat-m. Nat-p.** nat-s. nicc. nux-v.[155] ozone[227] par.[5] ph-ac. phyt. psor. puls. querc-r.[257] rhus-t. **Rhus-v.** samb.[1] **Sars.**[1] sel. senec. sep. sil. spig.[58] spong. **Stann.**[1] staph.[1] **Stry.** sul-ac.[1] **Sulph. TARAX.**[1] tax.[303] tep. thuj.[1] verat. viol-t.[5] xan.[102] zinc.
  - **links,** agg. durch geringste Bewegung, Liegen auf der linken Seite, Heben des Kopfes: conv.[2191]
    - ☞ *S; Links*
  - **rechts**: tax.[303]
    - ☞ *S; Rechts*
  - **morgens** im Bett: stann.[1]
  - **nachmittags**: stry.
    - ☞ *Z; Nachmittags*
  - **abends**: bov. coc-c. lyc. nat-c.[1] thuj.
    - ☞ *Z; Abends*
  - **nachts**: caust.[1] kalm. lyc. nat-m. nat-s.
    - ☞ *Z; Nachts*
    - **Bett,** im: lyc.
      - ☞ *M; Liegen; agg.; Bett, im*
  - **Ausstrecken** amel.: sulph.
    - ☞ *M; Strecken, Dehnen; amel.*
  - **Bewegung,** bei: acon. alum. am-m.[1] bad. camph.[1] cocc. dig. guai. merc. samb.[1] sars.[1] spig.[58] thuj.[1]
    - **Kopfbewegung**: acon. am-m.[1] bad. cocc. dig. samb.[1] sars.[1] thuj.[1]
      - **vorwärts** und rückwärts: cocc.
        - ☞ *M; Beugen, beim; vorn, nach; rückwärts, und*
  - **Bücken,** beim: agar. sulph.
    - ☞ *M; Bücken; agg.; während*
  - **Denken** agg.: spig.[58]
  - **Drehen** des Kopfes, beim: alum. verat.
    - ☞ *M; Drehen, beim; Kopf*
  - **Gehen,** beim: ph-ac.
    - ☞ *M; Gehen; agg.; während*
  - **Husten,** beim: alum.[1]
    - ☞ *M; Husten agg.*
  - **Liegen,** beim: caust.[1] kali-i.
  - **Niesen,** beim: am-m. lyc. mag-c.
    - ☞ *M; Niesen; agg.*
  - **Schlucken** amel.: **Spong.**

- **Sitzen**:
  - **agg.**: lyc. sulph.
    - **gebeugt,** nach vorn: sulph.
  - **amel.**: tarax.[1]
    ☞ *M; Sitzen; amel.*
- **Sprechen,** beim: **Calc.**
  ☞ *M; Sprechen agg.*
- **Stehen,** im: tarax.[1]
- **Treppensteigen,** beim: ph-ac.
  ☞ *M; Steigen, beim*
- **erstreckt** sich:
  - **abwärts**: hydrog.[222]
  - **aufwärts**: berb. lyc.
  - **Auge,** zum: sel.
  - **Hinterkopf,** zum: cinnb.[58] kali-c. ph-ac.[1]
  - **Kopf,** zum: kalm.
  - **Lumbalregion,** in die: stry. tep.
  - **Ohr,** zum: bov. stry. thuj.
  - **Sakrum,** zum: lyc. stry.
  - **Scheitel,** zum: rhus-t. **Sil.**
  - **Schulter,** zur: alum. am-m. laur. stry. thuj.
    - **rechts**: alum.
  - **Schulterblatt,** zum, Kopfdrehen agg.: ozone[227]
- **Wirbelgelenke**:
  ☞ *O; Wirbelsäule*
  - **Atlasgelenk**: agar.[36]
  - **zwischen** 7. Halswirbel und 1. Brustwirbel: staph.[1]

- **Dorsalregion**: acon. aeth. **Agar.** all-s. aloe **Alum.** alum-p.[58] alum-sil.[58] alumn. am-c.[1] am-m. ambr. anac.[1] ang. ant-c. ant-t.[36] apisin.[5] apoc. arg.[1] arge-p.[264] **Arn.** arum-t. **Asaf.** asar. asc-t. aur. bad. bar-c.[1] bell.[5] berb. beryl.[119] bism.[1] bor. bov. **Bry. Cact. Calc.** calc-sil.[58] camph. cann-s. canth. caps.[1] carb-an. carb-v. carbn-s. carl. **Caust.** cham. chel. chin. chin-s. cic.[36] cimic. cina[5] cinnb.[58] coc-c. cocc. **Colch.** coloc.[1] con. cop. corn. crot-h. cupr.[1] cycl.[8] cypra-e.[227] **Dig.** dros. **Dulc.** ephe.[267] euon. euphr. eupi.[85] ferr. ferr-m. ferr-ma. fl-ac. graph.[1] grat. guai. harp.[1184] hell.[5] **Hep.** hura hyos. hyper. ign.[5] indg. iod.[1] ip. jug-c.[25] kali-bi. kali-c. kali-chl.[58] kali-n.[1] kali-p. kali-sil.[58] kalm. kola[1184] kreos. lac-ac. lac-c. **Lach.** lact. lap-laz.[227] lat-h.[301] laur. led.[5] lob-s.[85] **Lyc.** m-arct.[5] m-aust.[5] mag-c.[5] mag-m. mag-s. manc. mang. med.[304] meny.[1] merc.[5] merc-c.[5] merc-i-f. mez. mill. mosch.[5] mur-ac.[1] myrt-c.[5] naja[85] nat-ar. nat-c. nat-m. nat-s. nat-sil.[58] nicc. **Nit-ac.** nux-v. ol-an. **Olnd.** op. ox-ac. paeon. **Par. PETR.** phel. **Phos.** pic-ac. pitu-a.[164] **Plb.** prun. psil.[164] psor. puls. ran-b. raph. rat. rhod. rhus-t.[5] ruta sabad.[5] sabin. samb. sanic.[85] **Sars.** seneg. sep. **Sil. SPIG.**[1] spong. stann.[1] staph. stram. **SULPH.** tab. **Tarax.** tarent. tela[192] term-a.[192] thuj. tub.[85] uran.[269] valer.[5] verat. verb. viol-t.[5] **Zinc.** zinc-p.[58] zing. ziz.[25]
  ☞ *O; Dorsalregion*
  - **einseitig**: guai.[5]
    ☞ *S; Einseitig*
  - **morgens**: harp.[1184]
  - **abends**: mez.[1]
    ☞ *Z; Abends*
  - **Atmen**:
    - **stocken,** lässt den Atem: berb. **Sulph.**
    - **tiefem,** bei: alum. aur. carb-an. cinnb.[58] kali-n. psor. sabin. spig. **Sulph.**
      ☞ *M; Atmen; agg.; tief*
  - **Bewegung**:
    - **agg.**: harp.[1184] lob-s.[85] tub.[85]
    - **amel.**: mez.[1]
      ☞ *M; Bewegung; amel.*
  - **Bücken,** beim: arg.[1] **Cocc.**
  - **Einatmen,** beim: calc. cic.[36] dulc.[36] lob-s.[85]
    ☞ *M; Einatmen, beim*
  - **Gehen,** beim: **Asaf. Cocc.** psor.
  - **Hinsetzen,** beim: harp.[1184]
  - **Husten,** beim: caps. **MERC.**
    ☞ *M; Husten agg.*
  - **Liegen** amel.: **Psor.**
  - **Wehen,** Entbindung, während: petr.
    ☞ *M; Wehen, Entbindung; während*
  - **Zurückziehen** der Schultern, beim: bad.[25]
    ☞ *M; Zurückziehen der Schultern; agg.*
  - **erstreckt** sich:
    - **Armen,** zu den: **Calc.**
    - **Hinterkopf**: **Cocc. Kali-c.**[122] petr.
      - **Wehen,** Entbindung, während: **PETR.**
        ☞ *M; Wehen, Entbindung; während*
    - **Magengrube,** zur: rhod.
    - **Rippen**: **Asaf.**
    - **vorn,** nach: uran.[269]
  - **oberer** Teil: stann.[1]
  - **Rippe,** 12.: **Caust.** merc.
  - **Schulterblätter**: acon. aeth. agar. all-s. aloe alum. alum-p.[58] alum-sil.[58] alumn. am-c.[1] **Am-m.** ambr. **ANAC.**[1] ang. ant-c. ant-t.[36] apoc. arg.[1] arge-p.[264] arn. arum-t. **Asaf.** asar. asc-t. aur. bad. **Bar-c.**[1] **Bell.**[5] berb. bism.[1] **Bov. BRY. Calc.** calc-sil.[58] **Camph. Cann-s.** canth. caps.[1] **Carb-an.** carb-v. carbn-s. carl. **Caust.** cham. chel. chin. chin-s. cic.[36] cimic. cina[5] coc-c. **Cocc.** colch. **Coloc.**[1] con. cop. corn. cupr.[1] **Cycl.**[8] cypra-e.[227] dig. **Dulc.** euphr. eupi.[85] **Ferr.** ferr-m. ferr-ma. graph.[1] grat. **Guai.** harp.[1184] hep. hura hyos. hyper. ign.[5] indg. iod.[1] ip. jug-c.[25] **Kali-bi. Kali-c.** kali-chl.[58] **Kali-n.**[1] kali-sil.[58] kalm. kola[1184] **Kreos.** lac-ac. lac-c. lach. lact. lap-laz.[227] lat-h.[301] laur. lyc. m-aust.[5] mag-c.[5] mag-m. mag-s. manc. mang. med.[304] meny.[1] merc.[5] merc-i-f. mez. mill. mosch.[5] **Mur-ac.**[1] **Myrt-c.**[5] naja[85] nat-ar. **Nat-c.** nat-m. nat-sil.[58] nicc. **NIT-AC. Nux-v.** ol-an. olnd. op. ox-ac. paeon. **Par.** petr. phel. **Phos.** pic-ac. pitu-a.[164] **Plb.** prun. psil.[164] psor. puls. **Ran-b.** ruta sabad.[5] **SAMB.** sanic.[85] **Sars.** seneg. **Sep.** sil. spig.[1] spong. **Stann.**[1] staph. stram. **Sulph.** tab. tarax. tarent. tela[192] **Thuj.** verat. verb. viol-t.[5] **Zinc.** zinc-p.[58] zing.

stechender, schießender Schmerz; **Dorsalregion; Schulterblätter** (Forts.)

◦ ◦ **links**: am-m. ambr. **ANAC.** bar-c. bry. calc.[1] carbn-s. cypra-e.[227] dulc. euphr. eupi.[85] graph.[1] grat. indg.[36] kali-bi. kali-c.[1] kali-n.[1] kalm. lac-ac. manc. meny.[1] mez.[1] mill. myrt-c.[5] naja[85] nat-c.[1] nat-m.[1] ran-b.[5] sanic.[85] sep. spig.[1] staph. **Sulph.** tarent. verb. zinc.[1]
☞ *O; Dorsalregion; Schulterblätter; links*

◦ ◦ ◦ **Atmen** oder Husten, beim: dulc.[1] sep.
☞ *M; Husten agg.*

◦ ◦ ◦ **Aufstützen** auf den linken Arm, beim: sulph.[1]

◦ ◦ ◦ **Husten,** während: **Myrt-c.**[5]
☞ *M; Husten agg.*

◦ ◦ ◦ **Ruhe,** während: am-m. **Kalm.** manc. **Sep.** verb.
☞ *M; Ruhe; agg.*

◦ ◦ ◦ **erstreckt** sich:

◦ ◦ ◦ ◦ **Brust,** zur: naja[85]

◦ ◦ ◦ ◦ **Hals**: zinc.

◦ ◦ ◦ ◦ **Schulter** und Mamma: grat.

◦ ◦ ◦ **innerer** Schulterblattwinkel: naja[85] sanic.[85]

◦ ◦ ◦ **M. rhomboideus**: indg.[36]

◦ ◦ ◦ **Rand** des linken Schulterblattes: dulc. zinc.[1]

◦ ◦ ◦ **unter** dem Schulterblatt: anac. bry. carbn-s. euphr. kali-bi. kali-n.[1] lac-ac. mez.[1] nat-c.[1] nat-m.[1] staph. **Sulph.** tarent.

◦ ◦ ◦ ◦ **Atmen,** bei tiefem: kali-n.[1]
☞ *M; Atmen; agg.; tief*

◦ ◦ ◦ ◦ **Husten,** während: sulph.
☞ *M; Husten agg.*

◦ ◦ ◦ ◦ **Zusammenziehen** der Schulterblätter, beim: nat-m.[1]

◦ ◦ ◦ ◦ **Herzen** hindurch, zum: **Bry.** staph.

◦ ◦ **rechts**: am-m. **Asaf.** aur. bad. bar-c.[1] bry.[111] chel. cic.[36] cocc. coloc.[1] dulc.[36] guai. harp.[1184] kali-bi. **Kali-c.**[1] kali-n.[1] lap-laz.[227] merc. mur-ac.[36] nat-c.[1] nat-m.[5] nit-ac.[1] phos. samb.[1] sars.[1] **Sep.**[1] **Sil.** spig.[1] spong. tarax. thuj. zinc.[1]
☞ *O; Dorsalregion; Schulterblätter; rechts*

◦ ◦ ◦ **Einatmen,** beim: am-m. **CHEL. Kali-c.**[122] sars.[1] sep.[1]
☞ *M; Einatmen, beim*

◦ ◦ ◦ **Gehen** im Freien amel.: sep.[1]
☞ *M; Gehen; amel.; Freien, im*

◦ ◦ ◦ **Husten,** beim: sep.[1]
☞ *M; Husten agg.*

◦ ◦ ◦ **Mittagessen,** nach dem: nat-c.[1]

◦ ◦ ◦ **erstreckt** sich:

◦ ◦ ◦ ◦ **Brust,** durch die: kali-c.[1] **Merc.**

◦ ◦ ◦ ◦ **falschen** Rippe, zur letzten: sep.[1]

◦ ◦ ◦ ◦ **links,** nach: cocc.

◦ ◦ ◦ ◦ **Rücken** hinab: sep.[1]

◦ ◦ ◦ **Innenseite**:

◦ ◦ ◦ ◦ **Rand**: guai.[1]

◦ ◦ ◦ ◦ **Schulterblattwinkel**: samb.[1]

◦ ◦ ◦ **unter** dem Schulterblatt: aur. **Bad. CHEL.** coloc.[1] **Guai.** kali-bi. kali-c.[1] kali-n.[1] samb.[1] thuj. zinc.[1]

◦ ◦ ◦ ◦ **Atmen,** tiefes, agg.: **Guai.**
☞ *M; Atmen; agg.; tief*

◦ ◦ ◦ ◦ **Einatmen,** beim: coloc.[1]
☞ *M; Einatmen, beim*

◦ ◦ ◦ ◦ **Sitzen,** im: samb.[1]

◦ ◦ ◦ ◦ **Zurückziehen** der Schultern, agg. durch: **Bad.**
☞ *M; Zurückziehen der Schultern; agg.*

◦ ◦ **morgens**: calc. hyper. ran-b.
☞ *Z; Morgens*

◦ ◦ ◦ **9** Uhr: calc.

◦ ◦ ◦ **Gehen** im Freien, beim: ran-b.
☞ *M; Gehen; agg.; während; Freien, im*

◦ ◦ **nachmittags**: mez. sep.[1] thuj.
☞ *Z; Nachmittags*

◦ ◦ **abends**: canth. kali-n. sep.[1]
☞ *Z; Abends*

◦ ◦ **nachts**: kali-bi. nat-m. puls. **Sulph.**
☞ *Z; Nachts*

◦ ◦ ◦ **Bett,** im: nat-m. **Sulph.**
☞ *M; Liegen; agg.; Bett, im*

◦ ◦ **Armbeugen,** beim: carb-v. sulph.

◦ ◦ ◦ **Aufstützen** auf den Arm, beim: sulph.
☞ *M; Anlehnen an etwas; agg.*

◦ ◦ **Atmen,** beim: acon. guai.
☞ *M; Atmen; agg*

◦ ◦ **Atmen,** tiefes: hep.[1] nat-m.[1]
☞ *M; Atmen; agg.; tief*

◦ ◦ **Aufstoßen** agg.: zinc.
☞ *M; Aufstoßen; agg.*

◦ ◦ **Bewegung**:

◦ ◦ ◦ **agg.**: camph.[1] ferr.[85] kali-c.[1] mez. sulph. tarent. tela[192]

◦ ◦ ◦ ◦ **Arme,** der: camph.[1]
☞ *M; Bewegung; agg.; Arme, der*

◦ ◦ ◦ **amel.**: am-m. samb.
☞ *M; Bewegung; amel.*

◦ ◦ **Bücken,** beim: sulph.
☞ *M; Bücken; agg.; während*

◦ ◦ **Drehen** des Körpers nach links, beim: am-m.
☞ *M; Drehen, beim; Körper*

◦ ◦ **Druck** amel.: sep.[1]
☞ *M; Druck; amel.*

◦ ◦ **Einatmen,** beim: dulc. ferr-ma. kali-c. mill. sep.
☞ *M; Einatmen, beim*

◦ ◦ **Fieberhitze,** bei: sep.[5]
☞ *M; Fieberhitze, während*

◦ ◦ **Freien,** agg. im: seneg.

◦ ◦ **Froststadium** im Fieber, während: bell.[5] chin.[5] merc.[5] nux-v.[5] puls.[5] **Sep.**[5] sulph.[5] zinc.[5]

◦ ◦ **Gehen,** beim: coloc. nit-ac. sep.[1]

◦ ◦ ◦ **langsam,** amel.: sep.[1]
☞ *M; Gehen; amel.; langsam*

◦ ◦ ◦ **schnell**: sep.[1]

◦ ◦ **Handarbeit,** bei: ferr.
☞ *M; Arbeiten, beim; agg., Handarbeit*

◦ ◦ **Heben,** beim: iod.[1]
☞ *M; Heben agg.*

◦ ◦ **Husten,** beim: med. **Merc.**[5] puls.[5] sep.[5] sil.[5] sulph.[5]
☞ *M; Husten agg.*

◦ ◦ **liegen,** kann unmöglich auf dem Schulterblatt: nit-ac.[1]

◦ ◦ **Menses,** während: phos.
☞ *M; Menses; während*

◦ ◦ **Naseschneuzen,** beim: hep.
☞ *M; Naseschneuzen agg.*

◦ ◦ **Räuspern,** beim: caust.[1] hep.[1]

◦ ◦ **Schlucken,** beim: caust.
☞ *M; Schlucken agg.*

◦ ◦ **Senken** der Schulter, beim: am-m.

◦ ◦ **Sitzen,** im: ant-c. colch. sep.[1]

◦ ◦ **Sprechen,** bei lautem: caust.
☞ *M; Sprechen agg.*

◦ ◦ **erstreckt** sich:

◦ ◦ ◦ **Brust,** zur: bar-c. camph.[1] kali-c. sars. sep.

◦ ◦ ◦ **Herz**: thuj.

◦ ◦ ◦ **Hinterkopf**: **Grat. Guai. PETR.**

◦ ◦ ◦ **Mammae**: grat.

◦ ◦ ◦ **Rippen**: asaf.

◦ ◦ **unter** den Schulterblättern: agar. all-s. aloe anac.[1] arum-t. asaf. asar. aur. bad. bism.[1] bry. calc. cann-s. canth. **CHEL.** cimic. corn. cupr.[1] guai. **Jug-c.**[25] kali-bi. kali-c. kali-n. **Kreos.** lach. lat-h.[301] lyc. med.[304] mez. nat-c. nat-m. olnd. par. **Phos.** pic-ac. plb. psil.[164] samb. stann.[1] **SULPH.**[1] tarent. thuj. zinc. zing.

◦ ◦ ◦ **links**: anac.[1] cupr.[1]
☞ *S; Links*

◦ ◦ ◦ **rechts**: jug-c.[25] med.[304]
☞ *S; Rechts*

◦ ◦ ◦ **nachmittags,** 15 Uhr: kreos.

◦ ◦ ◦ **Atmen,** durch tiefes: plb.
☞ *M; Atmen; agg.; tief*

◦ ◦ ◦ **Bewegung**:

◦ ◦ ◦ ◦ **agg.**: lat-h.[301] tarent.

◦ ◦ ◦ ◦ **amel.**: olnd.
☞ *M; Bewegung; amel.*

◦ ◦ ◦ **Bücken,** beim: asaf. sulph.[1]
☞ *M; Bücken; agg.; während*

◦ ◦ ◦ **Einatmen,** beim: cupr.[1] guai.
☞ *M; Einatmen, beim*

◦ ◦ ◦ **Sitzen,** beim: samb.
☞ *M; Sitzen; agg.; während*

◦ ◦ **Winkel** der Schulterblätter: apoc. chel. chin-s. kali-bi. kali-n.[1] kola[1184] lach. mur-ac.[1] pitu-a.[164] ruta sulph.

◦ ◦ ◦ **oben**: kola[1184]

◦ ◦ ◦ **unterer**: apoc. chel. chin-s. kali-bi. kali-n.[1] lach. mur-ac.[1] pitu-a.[164] sulph.

◦ ◦ ◦ ◦ **morgens**: sulph.
☞ *Z; Morgens*

◦ ◦ ◦ ◦ **Atmen,** bei tiefem: kali-n.[1]
☞ *M; Atmen; agg.; tief*

◦ ◦ ◦ ◦ **Beugen,** rückwärts, amel.: lach.
☞ *M; Beugen, beim; amel.; rückwärts*

◦ ◦ ◦ ◦ **Sitzen,** durch langes: lach.

◦ ◦ ◦ ◦ **erstreckt** sich durch die Brust: chel.

◦ ◦ **zwischen** den Schulterblättern: acon. aeth. **Agar.** aloe alum. alum-sil.[58] alumn. ang. ant-t.[36] arg.[1] arn. asaf. asc-t. **Berb.** bov. **Bry. Calc.**[1] **Camph.** cann-s. canth. caps.[1] carb-an. carb-v. carl. cham. chel. chin. **Coc-c. Cocc. Colch.** coloc.[1] con. cop. cupr. dig. dulc. ferr. guai. hep. hura hyper. indg. ip. kali-c. kali-n.[1] kreos. **LAC-C.** lach. laur. lyc. mag-m. mag-s. mang. mez. mill. nat-ar. nat-c. nat-sil.[58] nicc. **NIT-AC.** nux-v. ol-an. **Par. PETR.** phel. plb. prun. psor. **Puls. Ran-b.** ruta[1] sars. **Seneg.** sep. sil. stann. sulph. tab. thuj. verat.

◦ ◦ ◦ **morgens**: psor. ran-b.
☞ *Z; Morgens*

◦ ◦ ◦ **nachmittags**: bov.
☞ *Z; Nachmittags*

◦ ◦ ◦ **abends**: sulph. thuj.
☞ *Z; Abends*

◦ ◦ ◦ ◦ **Bett,** im: thuj.
☞ *M; Liegen; agg.; Bett, im*

◦ ◦ ◦ **nachts**: ang. carb-v.
☞ *Z; Nachts*

◦ ◦ ◦ ◦ **Bett,** im: ang.
☞ *M; Liegen; agg.; Bett, im*

◦ ◦ ◦ **Atmen,** beim: acon. berb. caps.[1] carb-v. cop. **Guai.** kali-c. nat-ar. nit-ac. nux-v. prun. psor. puls. stann.
☞ *M; Atmen; agg.*

◦ ◦ ◦ ◦ **tief**: acon. nat-ar. prun.
☞ *M; Atmen; agg.; tief*

◦ ◦ ◦ **Aufrichten** amel.: **Bov.**

◦ ◦ ◦ **Aufstoßen**:

◦ ◦ ◦ ◦ **vor**: nit-ac.[1]

◦ ◦ ◦ ◦ **während**: sep.
☞ *M; Aufstoßen; agg.*

◦ ◦ ◦ **Bewegung**:

◦ ◦ ◦ ◦ **agg.**: ang. arn. bry. canth. ip. nux-v. **Puls.** ran-b.[102] stann.[1] verat.

◦ ◦ ◦ ◦ ◦ **Rumpfes,** des: bry.

◦ ◦ ◦ ◦ **amel.**: calc. mag-m. mez. nicc.
☞ *M; Bewegung; amel.*

◦ ◦ ◦ **Bücken,** beim: nit-ac.
☞ *M; Bücken; agg.; während*

◦ ◦ ◦ **Einatmen,** beim: berb. nat-ar. nat-c.
☞ *M; Einatmen, beim*

◦ ◦ ◦ **Erwachen,** beim: kali-n.[1]
☞ *M; Erwachen, beim*

◦ ◦ ◦ **Gehen** agg.: coloc.[1]
☞ *M; Gehen; agg.; während*

◦ ◦ ◦ **Gehen,** muss gebeugt: coloc.[1]
☞ *M; Gehen; amel.; gebeugt*

◦ ◦ ◦ **Korsett,** beim Schnüren: laur.

◦ ◦ ◦ **Liegen,** beim: bry. kali-n.

◦ ◦ ◦ ◦ **Rücken,** auf dem: **Kali-n.**
☞ *M; Liegen; agg.; Rücken, auf dem*

◦ ◦ ◦ **Mittagessen,** nach dem: indg. phel.:

stechender, schießender Schmerz; **Dorsalregion; Schulterblätter; zwischen** den Schulterblättern (Forts.)

◦ ◦ ◦ **Sitzen**

◦ ◦ ◦ ◦ **agg.**: kali-c.[1] thuj.[1]

◦ ◦ ◦ ◦ **amel.**: cann-s. chel.
☞ *M; Sitzen; amel.*

◦ ◦ ◦ **Stehen,** beim: nicc.
☞ *M; Stehen; agg.*

◦ ◦ ◦ **Umdrehen,** beim: verat.

◦ ◦ ◦ **erstreckt** sich:

◦ ◦ ◦ ◦ **außen,** nach: calc.[1]

◦ ◦ ◦ ◦ **Magen,** zum: bry.

◦ **Wirbelsäule**: **AGAR.** ang. arg. crot-h. dig. euon. hura kali-bi. lac-c. merc. **PETR.** raph. ruta sabin. spig.[1] stann. verb.[1]
☞ *O; Wirbelsäule*

◦ ◦ **Sitzen,** bei gebeugtem: verb.[1]

◦ ◦ **erstreckt** sich zum Brustbein: kali-bi. **LAC-C.**

- **Lumbalregion**: **ACON.** aeth. **AGAR. All-c.**[122] aloe **Alum.** alum-p.[58] am-c. am-m. ambr. ammc.[4] **Anac.** androc.[222] ang. ant-s. ant-t.[36] apisin.[5] **Arg.**[5] arn. ars. arund. **Asaf.** asar. aspar. **Aur.**[5] aur-ar.[58] aur-i.[58] aur-m. aur-s.[58] bamb-a.[1184] **Bar-c.** bar-i.[58] bar-s.[58] **Bell. BERB.** beryl.[119] **Bor.**[1] both-a.[3070] bov. **BRY.**[5] caj. **Calc.**[1] calc-ar. calc-caust. calc-i.[58] **Calc-p.** calc-s. calc-sil.[58] cann-i. canth. caps. carb-an.[1] carb-v. carbn-s. carl. cassi-s.[192] **Caust.** cham. **Chel.** chin. choc.[222] cimic.[111] cina cinnb.[58] clem. **Coc-c. Cocc. Colch. Coloc. Con. Croc.**[5] cupr.[1] cycl.[1] dig. dios. dros. **Dulc.** elat. erech.[45] euon. euph.[1] euphr. eupi. fago.[25] ferr. form. gamb. gink.[227] graph. **Hep.**[5] hydrc.[192] hyos. **Hyper. Ign.** indg. iod. irid.[222] jatr. jug-c. **Kali-bi. KALI-C.** kali-chl.[58] **Kali-i.** kali-n.[1] kali-p. **Kali-sil.**[58] kalm. kreos. lac-ac. **Lach.** laur. **Led. Lil-t. Lyc.**[1] m-aust.[5] mag-c. **Mag-m.**[1] **Mag-p.** mang.[5] meny.[5] meph. **Merc.** mez.[5] mosch. mur-ac. **Nat-c. Nat-m.** nat-p. nat-sil.[58] **Nicc. Nit-ac. Nux-v.** ol-an. ox-ac. ozone[227] par. **Ph-ac.** phel. **Phos.**[1] pic-ac. pitu-a.[164] **Plat. Plb. Prun.** psor. ptel. **PULS.** pyrog. **Ran-b.** ran-s. rat. rhus-t.[5] **Ruta** sabin. sars. **Sec. Sep.**[1] **Sil.** spig.[1] spong. stann. staph. stram. **Stront-c. Stry.** sul-i.[58] **SULPH. Tarax.**[5] tarent. **Thuj.** til. verat. verb.[1] **Zinc.**[1] zing.
☞ *O; Lumbalregion*

◦ **links**: cassi-s.[192] lyc.[1]
☞ *S; Links*

◦ **rechts**: ammc.[4] caj.[25] hydrc.[192] sep.[1]
☞ *S; Rechts*

◦ ◦ **Stelle,** umschriebene: hydrc.[192]

◦ **morgens**: bor. chel. kali-n.[1] puls.
☞ *Z; Morgens*

◦ ◦ **Aufstehen,** beim: chel.
☞ *M; Erheben agg.; Aufrichten agg.*

◦ ◦ **Bett,** im, Beugen vorwärts, beim: puls.

◦ **nachmittags**: coloc. mag-c. nicc. ozone[227] plb.
☞ *Z; Nachmittags*

◦ **abends**: alum. kali-n.[1] lach. nat-c. pic-ac. stront-c. zinc.[1]
☞ *Z; Abends*

◦ ◦ **Bett,** im: alum.
☞ *M; Liegen; agg.; Bett, im*

◦ **nachts**: ars. bor.[1] bry. laur. rhus-t.
☞ *Z; Nachts*

◦ **Mitternacht**:

◦ ◦ **vor**: laur. rhus-t.

◦ ◦ **nach,** 3 Uhr: **KALI-C.**

◦ **Atmen,** beim: ammc. arg.[1] arn. both-a.[3070] carb-an. cinnb.[58] cycl. dulc.[1] kali-n.[1] **Merc.** nat-m. phel. prun.
☞ *M; Atmen; agg.*

◦ ◦ **tief**: arn. cinnb.[58] cycl. kali-n.[1] nat-m. phel.
☞ *M; Atmen; agg.; tief*

◦ **Aufstehen,** beim:

◦ ◦ **Bücken,** vom: **Lyc.** mur-ac.

◦ ◦ **Hocke,** aus der: ph-ac.

◦ ◦ **Sitz,** vom: canth.
☞ *M; Aufstehen; agg.; Sitzen, vom*

◦ **Auftreten,** beim: sulph.
☞ *M; Auftreten agg.*

◦ **Ausatmen,** beim: spig.[1] **Sulph.**
☞ *M; Ausatmen, beim*

◦ **Berührung**:

◦ ◦ **agg.**: calc.[1]
☞ *M; Berührung; agg.*

◦ ◦ **amel.**: cycl.[1]
☞ *M; Berührung; amel.*

◦ **Beugen,** beim:

◦ ◦ **links,** nach: plb.

◦ ◦ **vorwärts,** beim Sitzen: pic-ac.
☞ *M; Sitzen; agg.; während*

◦ **Bewegung**:

◦ ◦ **agg.**: ambr. ant-t.[36] arg.[1] bamb-a.[1184] chel. **COLOC.** dig.[1] **Kali-bi.** kalm. lach. meph. mez.[1] nat-c. ptel.

◦ ◦ ◦ **Arms,** des: ant-t.[36]
☞ *M; Bewegung; agg.; Arme, der*

◦ ◦ **amel.**: asaf. **Dulc.** ox-ac. ph-ac. **Staph.**
☞ *M; Bewegung; amel.*

◦ **Blähungen,** durch: sil.
☞ *M; Blähungen, durch*

◦ **Bücken,** beim: bor. caj. lac-ac. puls. ruta sabin. verat.

◦ **Drehen** des Körpers, **beim**: bor.[1] nux-v. sars.
☞ *M; Drehen, beim; Körper*

◦ ◦ **Bett,** im: bor.[1]
☞ *M; Drehen, beim; Umdrehen im Bett •M; Liegen; agg.; Bett, im*

◦ **Druck** amel.: arg. aur. dulc. **Kali-c.** mag-m.[1] plb. ruta
☞ *M; Druck; amel.*

◦ **Einatmen,** beim: alum. ammc.[4] aur. **Coloc.** cycl.[1] dulc. spig.[1]
☞ *M; Einatmen, beim*

◦ ◦ **Sitzen,** bei gebeugtem: dulc.

◦ **Essen,** nach dem: kali-bi. **Ran-b.**
☞ *M; Essen; nach*

◦ **Gehen**:

◦ ◦ **agg.**: agar.[144] arn. bor. canth. cassi-s.[192] chel. coloc. ferr. **Merc. Ran-b.** ran-s. ruta sulph. thuj. **Zinc.**
☞ *M; Gehen; agg.; während*

◦ ◦ **amel.**: asaf. **Dulc.** gamb. **Kali-c. Staph.**
☞ *M; Gehen; amel.*

◦ ◦ **aufrecht,** unmöglich: arg. **Kali-c.** sep.[1]

◦ **Heben,** beim: nit-ac. ph-ac. sep.[1]
☞ *M; Heben agg.*

◦ **Heben** des Oberschenkels im Sitzen, beim: agar.

◦ **Husten,** beim: **Acon. Am-c.** arn. bell. bor. **Bry.** caps. merc. **Nit-ac.** puls. pyrog. **Rhus-t.**[5] sep. sulph.
☞ *M; Husten agg.*

◦ **Kälte** agg.: bamb-a.[1184]
☞ *M; Kälte; Kaltwerden, durch*

◦ **Lachen,** beim: plb.
☞ *M; Lachen agg.*

◦ **Lagewechsel** agg.: cassi-s.[192]

◦ **Liegen**:

◦ ◦ **agg.**: bamb-a.[1184] coloc. kali-c.[91] prun. sep.[1] sil.[1]

◦ ◦ ◦ **Bauch,** auf dem: bamb-a.[1184]

◦ ◦ ◦ **Rücken,** auf dem: **Coloc.** prun.
☞ *M; Liegen; agg.; Rücken, auf dem*

◦ ◦ ◦ **Seite,** auf rechter: sep.[1]
☞ *M; Liegen; agg.; Seite, auf der; rechts*

◦ ◦ **amel.**: bamb-a.[1184] cassi-s.[192] chel. ruta

◦ ◦ ◦ **Gesicht,** auf dem: chel.

◦ ◦ ◦ **Rücken,** auf dem: cassi-s.[192]
☞ *M; Liegen; amel.; Rücken, auf dem*

◦ **Menses,** vor: **Nat-m.**
☞ *M; Menses; vor*

◦ **Mittagessen,** nach dem: zinc.[1]

◦ **Niesen,** beim: arund.
☞ *M; Niesen; agg.*

◦ **Reiben** amel.: plb.
☞ *M; Reiben amel.*

◦ **Sitzen**:

◦ ◦ **agg.**: ambr. ang. arg. asar. bar-c. dig. dulc. euphr. kali-i. kali-n. lyc. **Nat-c.** ph-ac. ruta sil.[1] spig.[1] stann. **Zinc.**

◦ ◦ **amel.**: bor. plb.
☞ *M; Sitzen; amel.*

◦ **Stehen,** im: **Con.** plb. thuj. zinc.[1]

◦ ◦ **Lehnen** zur Seite, und: thuj.

◦ **Stuhlgang**:

◦ ◦ **agg. während**: coloc. nicc.
☞ *M; Stuhlgang; während*

◦ ◦ **amel.**: indg.
☞ *M; Stuhlgang; amel.*

◦ **Treppensteigen,** beim: alum.
☞ *M; Steigen, beim*

◦ **Wärme** amel.: bamb-a.[1184]
☞ *M; Wärme; amel.*

➡ ◦ **erstreckt** sich:

◦ ◦ **Abdomen**: kali-c.[1] puls. **Ran-b.**

◦ ◦ **abwärts**: aloe **Kali-c.**

◦ ◦ **Achselhöhle**: canth.

◦ ◦ **außen** herum, um das Abdomen: **BERB.**

◦ ◦ **Beine** hinab: androc.[222] eupi. irid.[222] **Kali-bi.** kali-chl.[58] ox-ac. **Sil.** stry.
▥ *EXTREMITÄTEN; O; Beine; Schmerz in der Lumbalregion, mit*

◦ ◦ **Brust,** zur: kali-c.[1] zinc.[1]

◦ ◦ **Extremitäten,** in die: **Ign. Kali-c.**

◦ ◦ **Gesäß** und Hüften, zu: **KALI-C.**

◦ ◦ **Gesäß,** zum, 3 Uhr: **KALI-C.**

◦ ◦ **Gesäßbacken,** zu den:
☞ *Gesäß, zum, 3 Uhr*

◦ ◦ **Harnröhre,** in die: lach.

◦ ◦ **Knie,** zum: bamb-a.[1184] psor.

◦ ◦ **Leber,** zur: **Lach.**

◦ ◦ **Leisenregion,** beim Gehen: coloc. ran-b.

◦ ◦ ◦ **rechts**: ran-b.
☞ *S; Rechts*

◦ ◦ **Lunge,** zur linken: sep.

◦ ◦ **Magen,** zum: nicc. rat. thuj.

◦ ◦ ◦ **Magengrube,** zur: nicc. rat. thuj.

◦ ◦ **Nabel,** zum: prun.

◦ ◦ **Oberschenkel,** in die: carb-an. **Kali-bi. Kali-c.** nat-m. nit-ac. **Nux-v.**

◦ ◦ ◦ **Atemzug,** bei jedem: carb-an. nat-m.
☞ *M; Atmen; agg.*

◦ ◦ **Penis,** zum: dros.

◦ ◦ **Rektum,** zum: lyc.

◦ ◦ **Rippen,** zu den: caust.

◦ ◦ **Schambein** und Leistenregion: carl. kreos.

◦ ◦ **transversal**: cupr.[1] nat-m.[1] sulph.[1]

◦ ◦ **Uterus,** zum: **Nat-m.**

◦ ◦ **Vagina,** in die: kreos.

◦ ◦ **Wirbelsäule** entlang, im Zickzack, zur Schulterblattregion: euon.

◦ ◦ **Zehen,** in die: eupi.

◦ **Beckenkamm**: carb-an.[1] caust. phos.[1] thuj.

◦ ◦ **links**: phos.[1]
☞ *S; Links*

◦ **Rippen** und Darmbeinkamm, zwischen: caust.

◦ **Wirbelsäule**: arg.[5] aur.[5] bry.[5] mez.[5] phos.[1] prun.[111] thuj.[5] verb.[1]
☞ *O; Lumbalregion; Wirbelsäule*

- **lumbosakrale** Gelenkfuge: ant-o.[85] thymol.[119]

◦ **Frauen,** bei: thymol.[119]

- **Sakralregion**: acon. **AGAR. Agn.**[5] aloe ambr. ang. arg.[5] arn. ars. asaf. bar-c. bell. berb. **Bry.** calad. calc. **Calc-p.** calc-s. calc-sil.[58] canth.[5] **Carb-an.** carb-v. chin.[1] cocc. colch.[5] coloc. **CON.** dros.[5] dulc. hyper. ign. indg. jug-r. kali-bi. kali-c. kali-chl.[58] kali-i. kali-n. kali-sil.[58] kola[1184] **Lith-c.** lyc.[1] mag-c. merc. mur-ac.[1] nat-c. nat-m. nat-s. nat-sil.[58] nicc. nit-ac. ox-ac. par.[5] ph-ac.[5] phel.[111] **PHOS. Phyt.** pitu-a.[164] plb. **Puls.** rhus-t.[5] ruta sil. spig. spong. squil. staph.[1] **Sulph.** tarax. tell. thuj.[1] uran.[269] verat. visc.[25] **Zinc.**
☞ *O; Sakralregion*

◦ **Atmen,** beim: **MERC.** spig.
☞ *M; Atmen; agg.*

◦ **Aufrichten** vom Bücken, beim: lyc.[1]

◦ **Bewegung**:
◦ ◦ **agg.**: coloc.
◦ ◦ **amel.**: kola[1184]
☞ *M; Bewegung; amel.*
◦ **Gehen**:
◦ ◦ **agg.**: **Agar.** calad.
☞ *M; Gehen; agg.; während*
◦ ◦ ◦ **Freien, im**: **Agar.**
☞ *M; Gehen; agg.; während; Freien, im*
◦ ◦ **amel.**: staph.
☞ *M; Gehen; amel.*
◦ **Husten**: bry.
☞ *M; Husten agg.*
◦ **Reiben** amel.: thuj.[1]
☞ *M; Reiben amel.*
◦ **Rücken** liegen, muss auf dem: **Agar.** calc-p.
◦ **Schwangerschaft,** während: **KALI-C.**
☞ *M; Schwangerschaft, während*
◦ **Sitzen,** beim: bar-c. nat-s. spig. staph.[1]
☞ *M; Sitzen; agg.; während*
◦ **Stehen,** beim: **CON. Lith-c.**
☞ *M; Stehen; agg.*
◦ **Stuhlgang,** amel. nach: indg.
☞ *M; Stuhlgang; amel.*
→ ◦ **erstreckt** sich:
◦ ◦ **Anus**: asaf. uran.[269]
◦ ◦ **Darmbein,** zum: thuj.[1]
◦ ◦ **Gesäß** und Hüften, zu: **KALI-C.**
◦ ◦ **Hüften** entlang zu den Füßen, außen an den: coloc. **Phyt.**
◦ ◦ **Oberschenkel** hinab: visc.[25]
◦ ◦ **Seite,** zur, links, linken Hoden, zum: thuj.
◦ **Sakroiliakalgelenk**: phos.
☞ *O; Sakralregion; Ileosakralgelenk*

- **Steißbein**: agn. am-c. arg. calc. calc-p. **Canth.** carb-v. **Caust.** colch. dios. dros. ign. lach. lact. **Mag-c.** mur-ac. nat-m. nat-s.[36] nicc. **Par.** ph-ac. phos.[58] **Pic-ac.** pitu-a.[164] **Rhus-t.**[1] sep. **SIL. Tarent. Thuj.** verat.[1] zinc.
☞ *O; Steißbein*
◦ **Aufstehen** vom Sitz, beim: **SIL.**
☞ *M; Aufstehen; agg.; Sitzen, vom*
◦ **Druck,** bei: **Sil.**
☞ *M; Druck; agg.*
◦ **erschreckendes** Stechen: calc-p. mur-ac.
◦ **Menses,** während: caust. ph-ac.
☞ *M; Menses; während*
◦ **Sitzen,** beim: dros. lach. par.
☞ *M; Sitzen; agg.; während*
◦ ◦ **Jucken,** mit: **Par.**
◦ **Stehen,** beim: verat.
☞ *M; Stehen; agg.*
◦ **Stuhlgang**:
◦ ◦ **vor**: sep.
☞ *M; Stuhlgang; vor*
◦ ◦ **während**: **Phos.**
☞ *M; Stuhlgang; während*
→ ◦ **erstreckt** sich:
◦ ◦ **Anus**: carb-v.[1] thuj.
◦ ◦ **Gehirnbasis**: phos.[58]
◦ ◦ **Oberschenkel**: nat-s.[36]
◦ ◦ **Rücken** hinauf: mur-ac. **Phos.**
◦ **feinem** Stechen, mit: sil.
◦ **juckend**: dros. ph-ac. verat.[1]
◦ **pulsierend**: ign. par.
◦ **ruckend**: carb-v. rhus-t.[1]

- **Wirbelsäule**: acon.[1] **AGAR.** ang.[5] arg.[5] aur.[5] **Bell. BERB.** bor.[1] calc-p.[58] cann-s.[5] caps.[1] chel.[5] chin.[1] cina[5] **Cocc.** dros. dulc.[1] elaps euphr. grat.[111] hell.[5] **Hyper.** ign. kali-bi. led.[1] mag-c.[1] meny.[5] meph. merc.[5] mez. mosch.[5] nicc. **Nit-ac.** olnd. **Petr.** ph-ac.[1] **Phos.** phys.[111] **Ran-b.**[58] rat. ruta sabad.[5] sabin.[5] stann.[5] sul-ac. tanac. thuj. verb.[5]
☞ *O; Wirbelsäule*
◦ **links**: **Acon.**[1]
☞ *S; Links*
◦ **morgens,** beim Erwachen: euphr.
◦ ◦ **Bewegung** amel.: euphr.
☞ *M; Bewegung; amel.* •*M; Erwachen, beim*
◦ **abends**: mag-c.[1] mez.
☞ *Z; Abends*
◦ **Atmen,** beim: dulc.[1]
◦ **Bewegung,** bei: meph.
◦ **Einatmen,** beim: led.[1]
☞ *M; Einatmen, beim*
◦ **Sitzen,** im: ruta
◦ **Stehen,** im: nit-ac.
→ ◦ **erstreckt** sich:
◦ ◦ **Darmbeinstachel,** zum vorderen oberen linken: dros.
◦ ◦ **Epigastrium**: nicc. rat. thuj.
◦ ◦ **Lumbosakralregion,** hinab zur Blasenregion: **BERB.**
◦ ◦ **oben,** nach: cocc. **Petr.**

- **anfallsweise**: bamb-a.[1184] lyc.[1]
◦ **Lumbalregion**: bamb-a.[1184]
☞ *O; Lumbalregion*

- **ausstrahlend**:
◦ **Dorsalregion**: ran-b.[58]
☞ *O; Dorsalregion*
◦ **Lumbalregion**: **BERB.**
☞ *O; Lumbalregion*

- **brennend**: mag-c.[1] mur-ac.[1] plat.[1] stann.[1] thuj.[1]
◦ **Dorsalregion**: stann.[1]
☞ *O; Dorsalregion*
◦ **Lumbalregion**: mag-c.[1]
☞ *O; Lumbalregion*
◦ **Sakralregion**: mur-ac.[1] thuj.[1]
☞ *O; Sakralregion*

- **feinem** Stechen, mit: **Apis** aur-m. bar-c. calc. cham. chlor. lyss. phyt. rumx. sulph. **Zinc.**
◦ **Cervikalregion**: **Apis** bar-c. calc. lyss. phyt.
◦ **Lumbalregion**: **Aur-m.**
☞ *O; Lumbalregion*

- **feinem** Sticheln, mit, Lumbalregion: acon.[5] alum.[5] hep.[5] meny.[5]
- **grabend**: stann.[1]
- **intermittierend,** Lumbalregion: zinc.[1]
- **juckend**: mag-c.[1] mang-acet.[1] spig.[1] stann.[1] sulph.[1]
  - **Cervikalregion**: stann.[1]
  - **Lumbalregion**: mag-c.[1]
    ☞ *O; Lumbalregion*
- **krampfartig**: ant-c.[1] cina lyc.[1] mag-c.
  - **Schulterblätter**: ant-c.[1]
- **kribbelnd,** Lumbalregion: lyc.[1]
- **Nadeln,** wie durch:
  - **Dorsalregion**: beryl.[149]
    ☞ *O; Dorsalregion • Nadeln, Empfindung wie von feinen*
  - **Lumbalregion**: beryl.[149]
    ☞ *O; Lumbalregion • Nadeln, Empfindung wie von feinen*
- **pulsierend**: chin.[1] cocc. dulc. kali-c. samb.[1]
  - **Cervikalregion**: cocc.
  - **Schulterblatt,** unter dem rechten: samb.[1]
  - **Wirbelsäule**: dulc.
    ☞ *O; Wirbelsäule*
- **ruckend,** zuckend:
  - **Lumbalregion**: ph-ac.[1]
    ☞ *O; Lumbalregion*
  - **Sakralregion**: thuj.[1]
    ☞ *O; Sakralregion*
  - **Wirbelsäule**: ph-ac.[1]
    ☞ *O; Wirbelsäule*
- **Splitter,** wie ein, Schulterblatt: agar.[5]
- **zuckend**: stann.[1]

stellenweise auftretender Schmerz: agar.[137] alum.[5] caust.[5] chel.[137] chin.[137] fl-ac.[5] hydrog.[222] kali-bi.[111] lach.[137] mag-m.[5] mangi.[197] nit-ac.[5] onos.[85] ox-ac.[137] ozone[227] ph-ac.[5] phos.[5] plb.[5] ran-b.[102] rhus-t.[137] stram.[1] sulph.[1] thuj.[5] zinc.[5]

- **einzelne** Stellen: agar.[137] alum.[5] caust.[5] chel.[137] chin.[137] fl-ac.[5] hydrog.[222] kali-bi.[111] **Lach.**[137] mag-m.[5] nit-ac.[5] onos.[85] ox-ac.[137] ozone[227] ph-ac.[5] phos.[5] plb.[5] rhus-t.[137] stram.[1] thuj.[5] zinc.[5]

stichelnder Schmerz: amyg-p.[36] aran.[149] granit-m.[194] hyper.[111] lachn.[25] sabad.[5] ther.[102]

- **Cervikalregion**: aran.[149]
- **Dorsalregion,** Schulterblätter: amyg-p.[36] hyper.[111] lachn.[25] sabad.[5]
  - **links**: lachn.[25]
    ☞ *O; Dorsalregion; Schulterblätter; links*
  - **rechts**: hyper.[111]
    ☞ *O; Dorsalregion; Schulterblätter; rechts*
  - **unter** den Schulterblättern: amyg-p.[36]
- **Lumbalregion**: granit-m.[194]
  ☞ *O; Lumbalregion*

stoßender Schmerz:

- **Dorsalregion**: agar.[5] anac.[5] **Arn.**[5] asar.[5] dulc.[5] verat.[5]
  ☞ *O; Dorsalregion ▤ ALLGEMEINES; C; Schmerz; Stöße oder Schläge, Schmerz wie*
  - **Schulterblätter**: agar.[5] anac.[5] arn.[5] asar.[5] dulc.[5] verat.[5]
- **Lumbalregion**: ant-t.[5] arn.[5] nat-c.[5] nux-m.[5] ruta[5]
  ☞ *O; Lumbalregion ▤ ALLGEMEINES; C; Schmerz; Stöße oder Schläge, Schmerz wie*
- **Sakralregion**: ruta[5]
  ☞ *O; Sakralregion ▤ ALLGEMEINES; C; Schmerz; Stöße oder Schläge, Schmerz wie*

Sturz, wie durch einen:
☞ *wund und zerschlagen, Schmerz wie*

- **Dorsalregion**: Ruta
  ☞ *O; Wirbelsäule*
- **Sakralregion**: ruta[1]
  ☞ *O; Sakralregion*
- **Steißbein**: aloe[809] caust.[809] croc.[809] **HYPER.**[809] kali-i.[809] **Mez.**[809] nat-m.[809] ruta[809] **SIL.**[809]
  ☞ *O; Steißbein*

Tragen schwerer Lasten auf dem Rücken, Schmerz wie durch: ozone[227]

Tuch, wie von brennendem, Lumbalregion: ars-i.[137]

unerträglicher Schmerz: cimic.[25] dor.[25] phos.[1]
▤ *ALLGEMEINES; C; Schmerz; unerträglicher Schmerz*

- **Lumbalregion**: cimic.[25] dor.[25]
  ☞ *O; Lumbalregion*

verrenkt, Schmerz wie: acon.[5] aesc. agar. aloe[111] alum.[5] am-m.[5] ambr.[5] anac.[5] ang.[5] arg. arg-n. **Arn.** ars. asar.[1] bar-c. bell. bufo[111] **CALC.** canth.[5] caps.[5] caust. chel. chin. cinnb. coca[111] cocc.[5] coloc. con. eup-per.[111] ferr.[5] gamb. **GRAPH.** grat. hep. hura[111] ign.[5] kali-bi. kali-c. kali-n.[1] lach. lachn.[25] lob-c.[25] lyc.[5] m-aust.[5] **Mur-ac.**[8] nat-c.[5] nat-m. nicc. nux-v. ol-an. olnd.[5] petr. phos. pic-ac.[111] plb.[5] psor.[111] **Puls.** rhod. **RHUS-T.** ruta[5] sang.[111] sep.[1] sin-a. stann.[1] staph. sulph. thuj.[5] valer. zinc.[5]
☞ *Verrenkt, Empfindung wie • ausgerenkt, Schmerz wie ▤ ALLGEMEINES; C; Schmerz; verrenkt, verstaucht, gezerrt, Schmerz wie*

- **links**: con.[1] lyc.[1]
  ☞ *S; Links*
- **rechts**: bell.[1]
  ☞ *S; Rechts*
- **Mittagsschlaf,** nach: phos.[1]
  ☞ *M; Schlaf; nach*
- **Schreiben,** nach dem: mur-ac.[1]
  ☞ *M; Schreiben agg.*
- **Sitzen,** nach gebeugtem: mur-ac.[1]
  ▤ *ALLGEMEINES; M; Sitzen; agg.; gebeugt Sitzen*
- **erstreckt** sich zum linken Hypochondrium: lyc.[1]
- **Cervikalregion**: **Agar.** alum.[5] ambr.[5] **Ars.** asar.[1] **Calc.** chel.[5] cinnb. coca[111] coloc.[5] **Con.** kali-n.[1] lachn.[25] lyc. nat-c.[5] nat-m. nicc. psor.[111] puls.[5] **Rhus-t.**[5] **Ruta** sang.[111] sep. **Sulph.** thuj.[5] zinc.[5]
  - **links**: asar.[1] **Con.**
    ☞ *S; Links*
  - **Aufrichten** vom Bücken, beim: nicc.

verrenkt, Schmerz wie; **Cervikalregion** (Forts.)

◦ **Beugen** des Kopfes rückwärts, beim: lachn.[25]
☞ *M; Beugen, beim; hinten, nach •M; Beugen, beim; Kopf rückwärts*

◦ **Drehen** des Kopfes, beim: lachn.[25]
☞ *M; Drehen, beim; Kopf*

- **Dorsalregion**: aloe[111] am-m. anac.[5] arn.[5] bar-c. bell. canth.[5] chel. chin. cocc.[5] coloc. ign.[5] kali-c. m-aust.[5] mur-ac.[1] nux-v. olnd.[5] petr.[1] plb.[5] rhod.[5] rhus-t.[5] ruta[5] sep.[1] stann.[1] sulph. valer.[5]
☞ *O; Dorsalregion*

◦ **Schulterblätter**: aloe[111] **Am-m.** anac.[5] bar-c. bell. canth.[5] chel. chin. coloc. ign.[5] kali-c. mur-ac.[1] nux-v. petr.[1] plb.[5] rhod.[5] **Rhus-t.**[5] ruta[5] sep.[1] stann.[1] sulph.

◦ ◦ **zwischen** den Schulterblättern: am-m. bell. nux-v. petr.[1] sep.[1] stann.[1]

- **Lumbalregion**: acon.[5] aesc. **Agar.**[5] am-m.[5] arg. arg-n. **ARN.** ars. bufo[111] **CALC.**[1] canth.[5] caust. **Con.** eup-per.[111] ferr.[5] gamb. hep. kali-bi. **Lach.** lob-c.[25] lyc.[5] m-aust.[5] **Mur-ac.**[122] ol-an. petr. **PULS. Rhod. RHUS-T. Sep.**[1] sin-a. **Staph.** sulph. **VALER.**
☞ *O; Lumbalregion*

◦ **morgens**: arg-n. petr.
☞ *Z; Morgens*

◦ ◦ **Aufstehen,** beim: arg-n.
☞ *M; Erheben agg.; Aufrichten agg.*

◦ ◦ **Bett,** im: petr.
☞ *M; Liegen; agg.; Bett, im*

◦ **nachmittags**: sep.[1]
☞ *Z; Nachmittags*

◦ **abends** im Bett: sep.[1]

<> ◦ **Auftreten,** beim: **Sulph.**
☞ *M; Auftreten agg.*

◦ **Bewegung,** bei: caust. kali-bi. **PULS.**

◦ **Bücken,** beim: ars. ol-an.
☞ *M; Bücken; agg.; während*

◦ **Gehen** amel.: staph.
☞ *M; Gehen; amel.*

◦ **Niesen,** beim: sulph.[1]
☞ *M; Niesen; agg.*

◦ **Sitzen,** beim: hep. petr. **VALER.**
☞ *M; Sitzen; agg.; während*

◦ **Stehen,** beim: **VALER.**
☞ *M; Stehen; agg.*

◦ **Strecken,** Dehnen, beim: calc.[1]

◦ **Stuhldrang,** bei: sin-a.

◦ **Umdrehen** während Gehen, beim: hep.
☞ *M; Drehen, beim; Körper •M; Gehen; agg.; während*

➡ ◦ **erstreckt** sich:

◦ ◦ **Abdomen**: lach.

◦ ◦ **Gesäßmuskeln,** in die: **Aesc.**
☞ *O; Muskeln*

◦ ◦ **Hüften,** in die, nachmittags und abends: sep.

◦ **Darmbeinkamm,** Sitzen und Stehen, im: **VALER.**

- **Lumbosakralregion,** Stehen und Gehen, im: phos.

- **Sakrum**: agar. **Calc.** lach. ol-an. rhod. sulph.
☞ *O; Sakralregion*

- **Steißbein,** nach Stuhlentleerung: grat.
☞ *O; Steißbein*

- **Wirbelsäule**: bell.[5]
☞ *O; Wirbelsäule*

wandernder Schmerz: ang. berb.[137] brucel.[241] chel. cimic. dros. germ.[222] harp.[1184] kali-bi.[58] **Kali-s.** lac-c. lar-ar.[251] **Mag-p.** pic-ac.[36] **Sang.**[8] sec. senec. tarent. thea[275]
▥ *ALLGEMEINES; C; Schmerz; wandernder Schmerz*

- **Cervikalregion**: **LAC-C.**

- **Lumbalregion**: brucel.[241]
☞ *O; Lumbalregion*

- **Steißbein**: pic-ac.[36]
☞ *O; Steißbein*

wehenartiger Schmerz: acon. agar. **Aloe** am-m. bell.[5] calc. carb-an.[5] **Carb-v.** cham.[1] chel.[5] cimic. **Cocc.**[5] **Coff.** conv.[38] croc. cycl. eup-pur. ferr. gels.[111] graph. ham.[111] hyos.[5] **KALI-C.** kali-i. **Kreos.** lil-t. **Lyc.** mosch.[5] nit-ac. **Nux-v.** onos.[111] plat.[5] **PULS.** sabad.[5] **SABIN.** sars. sec. **Sep.** sulph. vib.
▥ *WEIBLICHE GENITALIEN; C; Schmerz; wehenartiger Schmerz*

- **erstreckt** sich in Leistenregion und Oberschenkel: **Sabin.**

- **Dorsalregion**: cocc.[5] hyos.[5] **SEP.**[5]
☞ *O; Dorsalregion*

- **Lumbalregion**: bell.[5] **Carb-an.**[5] cham.[5] chel.[25] **Cocc.**[5] croc.[5] kali-c.[5] **Kreos.**[5] **Mosch.**[5] plat.[5] puls.[5] sabin.[5] sep.[5]
☞ *O; Lumbalregion*

◦ **Wirbelsäule,** erstreckt sich zum Hypogastrium: chel.[25]
☞ *O; Lumbalregion; Wirbelsäule*

- **lumbosakrale** Gelenkfuge: acon. agar. am-m. calc. cham. chel.[5] cimic. cycl. gels.[111] graph. ham.[111] kali-c. **Kreos. Lil-t.** lyc. nit-ac. **Nux-v.** onos.[111] **PULS.** sabad.[5] sabin. sulph. vib.

◦ **Menses,** während: agar. am-m. **Calc. Cham. Cimic. Cycl.** graph. kreos. **Lyc. Nit-ac. PULS. Sulph.**
☞ *M; Menses; während*

◦ **Stuhldrang,** mit: kreos. **NUX-V.**

◦ **erstreckt** sich:

◦ ◦ **Gesäßmuskeln,** in die: **KALI-C.**

◦ ◦ **Lenden- und Schamregion, in**: **Vib.**

◦ ◦ **Schambein,** zum: **Cycl.**[8] **Sabin.**

- **Sakrum**: **Cham.**[1] **Cimic.** conv.[38] croc. **Kali-c.** kali-i. kreos. **PULS. Sars.** sec. sep. **Sulph.**
☞ *O; Sakralregion*

◦ **morgens**: **Puls.**
☞ *Z; Morgens*

◦ **erstreckt** sich zu den Oberschenkeln: cham.[1]

wehtun, intensiver Schmerz: abies-n.[72] abrot. **Acon.** adam.[222] adon.[102] **Aesc.**[25] aeth. agar. ail.[25] alet.[137] all-s. allox.[119] **Aloe** alum. alum-p.[58] alumn. am-c. am-caust. am-m. ambr. aml-n. androc.[222] ang. ant-c. ant-t. anth. apis apoc. apoc-a.[25] aquil.[102] arg.[36] **Arg-n.** arge-p.[264] arn. **Ars.** ars-h. ars-met. ars-s-f.[58] arum-d.[25] arum-t. arund. **Asaf.** asar. asc-t. aspar. aur. aur-m. aur-s.[58] aza.[192] bad. bamb-a.[1184] **Bapt.** bar-acet. bar-c. bar-m. bar-s.[58] **BELL.** benz-ac. **Berb. Bism.** blatta bol.[102] bor. bov. brach. brom. brucel.[241] **BRY.** bufo but-ac.[72] cadm.[119] calad. **Calc.** calc-ar. calc-caust. calc-f. calc-p. calc-s. calc-sil.[58] calx-b.[194] camph. **Cann-i.** cann-s.[36] canth. caps. carb-ac. **Carb-an.** carb-v. **Carbn-s.**[25] carl. **Casc.** cast. cath-a.[264] caul. caust. cedr. cench. cham. chel. chin. chin-ar. chin-s. chr-o. cic. cimic. cimx. cinnb. cist. clem. **Cob.** coc-c. cocc. coff. colch. coloc. com.[36] **Con.** conv.[38] cop. cor-r. cortiso.[119] croc. crot-c. crot-h. croto-t. cupr. **Cupr-ar.** cur. cycl. daph. dig. dios. dirc. dor. dros. dulc. elaps equis. erech.[25] erig. eug. euon-a.[77] **EUP-PER. EUP-PUR.**[25] euph. euphr. eupi. fago. falco-p.[265] ferr. ferr-ar. ferr-i. ferr-p. fl-ac. gall-ac.[25] gamb. **Gels.** gent-l. germ.[222] glon. gnaph. granit-m.[194] **GRAPH.** grat.[36] gua.[25] guai. gymn. haliae-lc.[222] ham. hell. helon. hep. hipp. hura hydr. hydrc.[192] hyos. hyper.[58] ias.[45] ign. ind. inul. iod.[36] iodof. **IP.** irid.[222] iris jatr. jug-c. kali-ar. **Kali-bi.** kali-br. **Kali-c.** kali-chl.[58] kali-n. kali-p. **Kali-s.** kali-sil.[58] **Kalm.** kreos. lac-ac. lac-c. lac-eq.[204] lac-leo.[204] lach. lachn.[137] lat-h.[301] laur. led. lept. **Lil-t.** lim-b-c.[204] lith-m. lob. lob-s.[25] lyc. lycpr.[85] lycps. **Lyss.** mag-c.[8] mag-m. mag-s. manc. mang. med. menis.[25] meny. meph. merc. merc-i-f. merl. mez. mit.[25] **Morph. MUR-AC.** murx. myric. naja nat-ar. **Nat-c.** nat-h. **NAT-M. Nat-p.** nat-s. nat-sil.[58] nicc. nit-ac. nux-m. **NUX-V.** ol-an. **Ol-j.** olnd. onos. op. osm. ox-ac. pall. par.[137] petr. petros. ph-ac.[137] **Phos.** phys. phyt. **Pic-ac.** piloc.[137] plan.[25] plat. plb. plect. plut-n.[222] podo.[25] polyp-p.[111] prun. **Psor.** ptel.[25] **PULS.** rad-br.[102] **RAN-B.** ran-s. raph. rat. rauw.[119] rheum rhod. **Rhus-t.** rhus-v. rumx. **Ruta** sabad. sabin. samb. sang. sarr. sars. **Sec.** sel. senec. seneg. **SEP. Sil.** sin-n. spect.[271] spong. squil. stann. staph. still.[36] stram. stront-c. stroph.[137] stroph-s.[119] stry. succ.[194] sul-ac. **Sulph.** sumb. symph.[137] syph. tab. tanac. taosc.[270] tarent. tela[192] **TELL.** tep. **Ter.** thuj. thymol.[85] tril.[54] trom. tub.[137] tus-p. tylo-i.[192] uro-h.[264] ust. vario. verat. verat-v.[111] vesp. vib. vip. xan. zinc. zinc-p.[58] zing. ziz.
☞ *dumpfer Schmerz*

- **links**: bism. carb-an. cocc. mez. tarent.
  ☞ *S; Links*
- **rechts**: asaf. bar-c. bell. benz-ac. blatta dios. lyc. merc-i-f.
  ☞ *S; Rechts*
- **morgens**: ang. berb. calx-b.[194] caust. cedr. cham. dios. equis. eug. euph. eupi. graph. hep. kali-n. mag-s. petr. phyt. ptel. ran-b. rhod. thuj.
  ☞ *Z; Morgens*
  - **Aufstehen,** beim: caust. cedr. graph. hep. ran-b.
    ☞ *M; Erheben agg.; Aufrichten agg.*
  - **Bett,** im: ang. berb. euph. kali-n. mag-s. petr.
    ☞ *M; Liegen; agg.; Bett, im*
  - **Erwachen,** beim: berb. cham. ptel.
    ☞ *M; Erwachen, beim*
- **vormittags**: am-m. equis. ptel.
  ☞ *Z; Vormittags*
  - **10** Uhr: am-m.
- **mittags**: dios. eupi. rhus-t.
- **nachmittags**: abrot. agar. cham. chel. equis. glon. hyos. pall. plb. ptel. rumx. sep. zing.
  ☞ *Z; Nachmittags*
- **abends**: acon. agar. alumn. **Ars.** bapt.[25] cham. cist. ferr-i. kali-s. led. lil-t. phys. ruta sarr.
  ☞ *Z; Abends*
  - **Anstrengung,** amel. nach: ruta
- **nachts**: agar. aloe **Am-m. Arg-n.** berb. helon. lob-s.[25] lycps. mag-c. mag-m. nat-c. phys. senec. **SULPH.**
  ☞ *Z; Nachts*
  - **23** Uhr - 24 Uhr: **Am-m.**
  - **Menses,** während: am-m.
    ☞ *M; Menses; während*
  - **Schlaf,** nach: am-m.
    ☞ *M; Schlaf; nach*
- **Mitternacht,** nach, krampfartig, agg. beim Einatmen: **Nit-ac.**
  ☞ *Z; Mitternacht, nach*
- **Abendessen,** nach dem: sulph.
- **Arbeiten** ist unmöglich: asaf.[137]
  ☞ *M; Arbeiten, beim; agg., Handarbeit*
- **Atmen**:
  - **beim**: inul. raph.
    ☞ *M; Atmen; agg.*
  - **stocken,** lässt den Atem: asar.[137] cann-s.
  - **tiefem,** bei: nat-c.
    ☞ *M; Atmen; agg.; tief*
- **Aufstehen** vom Sitz, beim: **Aesc.** ars. bell. calc. zinc.[58]
  ☞ *M; Aufstehen; agg.; Sitzen, vom*
- **Bad,** warmes, amel.: adam.[222]
  ☞ *M; Wärme; amel.*
- **Bett,** fesselt ihn ans: ars-s-f.
- **Beugen,** rückwärts, amel.: aeth.
  ☞ *M; Beugen, beim; amel.; rückwärts*
- **Bewegung**:
  - **agg.**: **Aesc.** agar. am-c. cimic.[25] cocc. equis. ferr. gent-l. lob-s.[25] ox-ac. **Petr.** plan.[25] ptel.[25] rauw.[119] sil. stry.
    - **Beginn,** zu: rauw.[119]
      ☞ *M; Bewegung; agg.; Beginn, zu*
    - **Schultern,** der: cocc.
  - **amel.**: graph. rauw.[119]
    ☞ *M; Bewegung; amel.*
- **Bücken**:
  - **beim**: **Agar.** bor. bov. caps. **Cham.** kali-n. **Sulph.**
    ☞ *M; Bücken; agg.; während*
  - **nach**: **AESC.** agar. chel.
    ☞ *M; Bücken; agg.; nach*

wehtun, intensiver Schmerz (Forts.)
- **Druck** amel.: **KALI-C. Nat-m. Sep.**
  ☞ M; Druck; amel.
- **Dysurie,** bei: vesp.
- **Einatmen,** tief, agg.: hydrc.[192] lob-s.[25]
  ☞ M; Atmen; agg.; tief
- **Eisprung,** Ovulation, agg. während: granit-m.[194]
  ▤ ALLGEMEINES; M; Eisprung, Ovulation, Beschwerden während
- **Entkräftung,** mit: berb.[137]
- **Erkältung,** nach: nit-ac.
  ☞ M; Kälte; Erkältung, durch
- **Erwachen,** beim: hep. myric. ptel.
  ☞ M; Erwachen, beim
- **Essen**:
  - **während**: crot-c.
    ☞ M; Essen; während
  - **nach**: agar. ant-t.
    ☞ M; Essen; nach
- **Fahren** im Wagen, nach: **NUX-M.**
  ☞ M; Fahren im Wagen agg. • M; Fahren oder Reiten agg.
- **Fasten,** beim: kali-n.
- **Fehltritt,** bei: **Sulph.**
  ☞ M; Auftreten agg.; Fehltritt
- **Fieber,** während: eug. ziz.
- **Froststadium** im Fieber:
  - **vor**: carb-v. daph. **Dios. EUP-PER.** ip. **PODO.** rhus-t.
    ☞ M; Froststadium im Fieber, vor
  - **während**: **Ant-t.** caps.[137] **Eup-per. Ip.**
- **Gehen**:
  - **agg.**:
    ☞ M; Gehen; agg.; während
    - **während**: **AESC.** bapt. bor. cham. euphr. iris **KALI-C.** lyc. **PSOR.** sep.
      ☞ M; Gehen; agg.; während
    - **nach**: **Nat-c.** phos. stry.
  - **amel.**: lat-h.[301] zinc.[58]
    ☞ M; Gehen; amel.
- **Herzklopfen,** mit: tub.[137]
- **Husten,** beim: am-c. kali-n. merc. puls. sep.
  ☞ M; Husten agg.
- **Kaffee** agg.: cham.
- **Kolik,** bei abdomineller: sars.[137]
  ☞ M; Kolik, bei
- **Lehnen** gegen etwas **amel.**: eupi. zing.
  ☞ M; Anlehnen an etwas; amel.
- **Leukorrhö**:
  - **amel.**: eupi.[137]
  - **bei** Leukorrhö: alet.[137]
- **Liegen**:
  - **agg.**: bamb-a.[1184] **Berb.** carb-an. **Cur.** nit-ac.
    - **Bauch,** auf dem: bamb-a.[1184]
    - **Rücken,** auf dem: carb-an. nit-ac.
      ☞ M; Liegen; agg.; Rücken, auf dem
  - **amel.**: aza.[192] equis. nat-m. nit-ac.
    - **Bauch,** auf dem: nit-ac.
    - **Rücken,** auf dem: equis. **Nat-m.**
      ☞ M; Liegen; amel.; Rücken, auf dem
- **Luft**:
  - **frischer,** in, im Freien: **Nux-v.**
  - **kalte,** amel.: kali-s.
- **Menses**:
  - **vor**: asar.[137] berb. brom. calc. **Caust.** eupi. **Gels.** granit-m.[194] hyos. hyper. nux-v. **PULS.** spong.
    ☞ M; Menses; vor
  - **Beginn,** zu: piloc.[137]
    ☞ M; Menses; Beginn, zu
  - **während**: acon. agar. am-m. **Bell.** berb. bry. calc-p. caul. cimic. crot-h. eupi. ferr. granit-m.[194] graph. inul. **Kali-c.** mag-m.[137] nat-c. nat-h. nat-p. **Phos.** phys. rhus-t. tarent.[192]
    ☞ M; Menses; während
  - **nach**: berb. **Kali-c.** mag-c. **Verat.**
    ☞ M; Menses; nach
  - **unterdrückten,** bei: **AESC. Kali-c. Sep. Sil.**
    ☞ M; Menses; unterdrückten, bei
- **Mittagessen,** nach: agar. cob.
- **Reiten,** durch: ars.
  ☞ M; Fahren oder Reiten agg.
- **Ruhe**:
  - **agg.**: rauw.[119]
    ☞ M; Ruhe; agg.
  - **amel.**: cimic.[25]
    ☞ M; Ruhe; amel.
- **Samenerguss,** nach: ant-c. cob. kali-br. ph-ac. sars. **Staph.**
  ☞ M; Samenergüssen, nach
- **Schlucken,** beim: kali-c. raph.
  ☞ M; Schlucken agg.
- **Schreiben,** nach fortgesetztem: lyc. mur-ac. sep.
  ☞ M; Schreiben agg.
- **Schwere** des Kopfes, mit: apoc.[25]
- **sexuelle** Exzesse, durch: symph.[137]
  ☞ M; Exzesse, Ausschweifungen, durch sexuelle
- **Sitzen**:
  - **während**: aza.[192] berb. bism. bor. cann-i. cham. cob. cocc. equis. euphr. helon. lat-h.[301] nat-c. nux-v. ox-ac. pic-ac. plb. podo. puls. **SEP.** thuj. **ZINC.**
    ☞ M; Sitzen; agg.; während
    - **gebeugtem** Sitzen, bei: sep.
  - **nach** langem: lith-m. phos. **PULS.**
    ☞ M; Sitzen; agg.; nach
- **Stehen,** beim: hydrc.[192] lyc. tus-p.
  ☞ M; Stehen; agg.
  - **aufrecht**: hydrc.[192]
    ☞ M; Stehen; agg.; aufrecht
- **Stuhlgang**:
  - **während**: manc. puls.
    ☞ M; Stuhlgang; während
    - **schwierigem** Stuhl, während: **Puls.**
  - **nach**: ferr.[137] rheum
    ☞ M; Stuhlgang; nach
    - **hartem** Stuhl, nach: ferr.[137]

- **Tragen** eines Korbes, beim: phos.
- **Umdrehen,** muss sich im Bett aufsetzen zum: **NUX-V.**
  ☞ *M; Drehen, beim; Umdrehen im Bett •M; Sitzen; amel.; aufrecht •M; Sitzen; amel.; Bett, im ▯ ALLGEMEINES; M; Drehen; Bett, im; Aufrichten, um sich umzudrehen, muss sich •ALLGEMEINES; M; Sitzen; amel.; Aufsetzen im Bett*
- **Urinieren** amel.: **LYC.**
  ☞ *M; Urinieren; amel.*
- **Wärme** amel.: adam.[222]
  ☞ *M; Wärme; amel.*
- **Waschen,** kalte amel.: vesp.
- **Wehen,** Entbindung:
  ◦ **während**: caust.[54]
  ☞ *M; Wehen, Entbindung; während*
  ◦ **nach**: **Hyper.**
  ☞ *M; Wehen, Entbindung; nach*
- **Zimmer,** warmes agg.: kali-s.
  ☞ *M; Wärme; agg.*
- **erstreckt** sich zu den Füßen: cob.[137]
- **Cervikalregion**: acon. adam.[222] adon.[102] **Aesc.** agar. alum. ambr. aml-n. ang.[102] ars. bapt.[102] bar-c. bell. **Bry.**[137] **Calc. Calc-caust.** calc-p. calx-b.[194] cann-i. carb-an. carb-v. caust.[102] chin.[137] **Cimic.** cocc.[137] con. cycl. dig. dios. falco-p.[265] **GELS.**[36] germ.[222] glon. **Guai.** hell. hydr.[137] ign. iod. kali-p.[137] kalm.[137] lac-c. lac-leo.[204] **Lach.**[137] lachn.[137] lil-t. lob-s.[25] lyc.[137] lyss.[137] **Merl.** mez. mit.[36] myric. naja nat-m. olnd. onos.[137] **Par.**[137] petr. ph-ac.[137] **PHYT.**[111] pic-ac.[137] plect. ptel.[25] rad-br.[102] ran-b. rhus-v. sars. sep. sil.[137] stroph.[137] succ.[194] **Syph.** thuj. verat. **Verat-v.** vesp. **Zinc.**
  ◦ **morgens**: aml-n. ars. calc-caust. falco-p.[265] thuj.
  ☞ *Z; Morgens*
  ◦ ◦ **Aufstehen,** beim: calc-caust.
  ☞ *M; Erheben agg.; Aufrichten agg.*
  ◦ ◦ **Erwachen,** beim: ars. falco-p.[265]
  ☞ *M; Erwachen, beim*
  ◦ **vormittags**: agar.
  ☞ *Z; Vormittags*
  ◦ **abends**: alum. olnd. **ZINC.**
  ☞ *Z; Abends*
  ◦ **Abendessen,** amel. nach dem: lac-leo.[204] sep.
  ◦ **Beugen** des Kopfes, rückwärts, amel.: cycl. lac-c. lac-leo.[204]
  ◦ **Bewegung,** bei: **Aesc.** glon. mez. sars. verat-v.
  ◦ **Husten,** beim: **Bell.**
  ☞ *M; Husten agg.*
  ◦ **Luftzug,** durch geringsten: calc-p.
  ☞ *M; Zugluft, durch •Luftzug; empfindlich gegen Luftzug •Cervikalregion; Zugluft, durch*
  ◦ **Schreiben,** beim: carb-an. **ZINC.**
  ☞ *M; Schreiben agg.*
  ◦ **Zimmer,** beim Eintreten aus dem Freien: ran-b.
  ◦ **erstreckt** sich:
  ◦ ◦ **Armen**: plect.
  ◦ ◦ **Hinterkopf,** Region des: aml-n. germ.[222]
  ◦ ◦ ◦ **Anheben** des Arms agg.: germ.[222]
  ☞ *M; Erheben agg.; Heben der Arme agg.*
  ◦ ◦ ◦ **Berührung** agg.: germ.[222]
  ☞ *M; Berührung; agg.*
  ◦ ◦ **Kopf** und Schultern: dios.
  ◦ ◦ **Lumbosakralregion,** bei Stuhlentleerung: verat.
  ◦ ◦ **Schultern**: **Verat-v.**
  ◦ **Trapezius**: gels.[36] mit.[36]
  ☞ *O; Cervikalregion; Trapezius*
  ◦ ◦ **links,** beim Verlassen des warmen Zimmers: gels.[36]
  ☞ *S; Links*
  ◦ **Wirbelsäule**: hell.
  ☞ *O; Wirbelsäule*
- **Dorsalregion**: aesc. aeth.[111] agar. ail. androc.[222] ant-t.[111] arn. arum-d.[25] arum-t. arund. asaf. bell. bol. brucel.[241] calad. calc. **Calc-ar.** calc-caust. calc-p. calc-s. **Cann-s.** carb-ac.[137] carb-an. cench. chel. chin. cimx.[111] clem. cor-r. crot-h. cupr. dios.[111] dros. dulc. equis.[111] erig. gels. hell. helon.[111] ind. jug-c. kali-bi.[111] kali-p. kreos. lac-c. lach. laur. led. lil-t. lob.[111] lyc.[111] lycps.[25] med. menis.[25] merc. merc-i-f. mur-ac. myric. naja nat-m. nit-ac.[111] nux-v. ol-an.[111] ox-ac. petr. phos. phys. phyt. pic-ac. plb. plut-n.[222] polyp-p.[111] ptel.[25] ran-s. rhod. rhus-t. rhus-v. rumx.[111] sabin.[111] seneg. sep. spect.[271] staph. stram. stroph-s.[119] succ.[194] sulph. tab. tarent. tep. uro-h.[264] verat-v.[111] xan.[111] ziz.[25]
  ☞ *O; Dorsalregion*
  ◦ **morgens**: calc-p.
  ☞ *Z; Morgens*
  ◦ **nachmittags**: calc-s. erig.
  ☞ *Z; Nachmittags*
  ◦ **abends**: calc-s. erig.
  ☞ *Z; Abends*
  ◦ **Schreiben,** beim: mur-ac. petr.
  ☞ *M; Schreiben agg.*
  ◦ **Schulterblätter**: aesc. aeth.[111] agar. ail. androc.[222] ant-t.[111] arn. arum-d.[25] arum-t. asaf. bell. brucel.[241] calad. calc. calc-ar. calc-caust. calc-p. carb-ac.[137] carb-an. cench. chel. **Chin.** cimx.[111] clem. cor-r. crot-h. cupr. dios.[111] dros. dulc. equis.[111] gels. hell. helon.[111] ind. jug-c. kali-bi.[111] kali-p. kreos. lac-c. lach. laur. led. lil-t. lob.[111] lyc.[111] med. menis.[25] merc. merc-i-f. mur-ac. myric. naja nat-m. nit-ac.[111] nux-v. ol-an.[111] ox-ac. petr. phos. phys. phyt. plb. plut-n.[222] polyp-p.[111] ptel.[25] ran-s. rhod. rhus-t. rhus-v. rumx.[111] sabin.[111] seneg. sep. spect.[271] staph. stram. stroph-s.[119] sulph. tab. tarent. verat-v.[111] xan.[111] ziz.[25]
  ◦ ◦ **links**: menis.[25] ptel.[25]
  ☞ *O; Dorsalregion; Schulterblätter; links*
  ◦ ◦ **rechts**: ol-an.[137]
  ☞ *O; Dorsalregion; Schulterblätter; rechts*
  ◦ ◦ **Sitzen** agg., Gehen, Stehen oder Liegen amel.: brucel.[241]
  ☞ *M; Gehen; amel. •M; Stehen; amel.*
  ◦ ◦ **erstreckt** sich zu den Schultern: spect.[271]

wehtun, intensiver Schmerz; **Dorsalregion; Schulterblätter** (Forts.)

◦ ◦ **unter** den Schulterblättern: aeth.[111] agar. ant-t.[111] arn. bell. calc. cench. **Chel.** crot-h. cupr. dios.[111] equis.[111] gels. ind. kali-bi.[111] kreos. lach. laur. led. lob.[111] med. merc. myric. naja nat-m. nit-ac.[111] ol-an.[111] phys. phyt. plut-n.[222] polyp-p.[111] rumx.[111] sabin.[111] seneg. sep. stroph-s.[119] **Sulph.** tarent. verat-v.[111] xan.[111] ziz.[25]

◦ ◦ ◦ **links**: aeth.[111] ant-t.[111] cench. crot-h. dios.[111] equis.[111] gels.[58] kali-bi.[111] lach. lob.[111] med. naja nit-ac.[111] ol-an.[111] polyp-p.[111] rumx.[111] sabin.[111] seneg.[111] verat-v.[111] xan.[111]
☞ *S; Links*

◦ ◦ ◦ **rechts**: **Chel.** ind. plut-n.[222] ziz.[25]
☞ *S; Rechts*

◦ ◦ ◦ **abends**: gels. seneg. **Sulph.** tarent.
☞ *Z; Abends*

◦ ◦ ◦ ◦ **19** Uhr: gels.

◦ ◦ ◦ **nachts**: tarent.
☞ *Z; Nachts*

◦ ◦ ◦ **Ausatmen,** beim: **Sep.**
☞ *M; Ausatmen, beim*

◦ ◦ ◦ **Bewegung,** bei: chel. led. tarent.

◦ ◦ ◦ ◦ **Arms,** des: led.
☞ *M; Bewegung; agg.; Arme, der*

◦ ◦ ◦ **Fahren** oder **Reiten, beim**: phyt.
☞ *M; Fahren oder Reiten agg.*

◦ ◦ ◦ **Gehen,** beim: led. med.
☞ *M; Gehen; agg.; während*

◦ ◦ ◦ **Liegen** amel.: stroph-s.[119]

◦ ◦ ◦ **Sitzen,** beim: seneg. stroph-s.[119]
☞ *M; Sitzen; agg.; während*

◦ ◦ **zwischen** den Schulterblättern: **Aesc.** ail. arn. arum-d.[25] arum-t. **Bell.** calad. calc. calc-ar. calc-caust. carb-ac.[137] carb-an. cimx.[111] clem. dros. dulc. helon.[111] kali-bi. kali-p. lac-c. lob. lyc.[111] merc. naja **Nux-v.** ox-ac. phos. plb. ran-s. rhod. rhus-t. rhus-v. rumx. seneg. **Sep.** staph. stram. sulph.[111] tab.

◦ ◦ ◦ **morgens**: staph.
☞ *Z; Morgens*

◦ ◦ ◦ **Atmung,** behindert die: calc.[137]

◦ ◦ ◦ **Auftreten,** bei festem: seneg.
☞ *M; Auftreten agg.*

◦ ◦ ◦ **Ausatmen** agg.: sep.
☞ *M; Ausatmen, beim*

◦ ◦ ◦ **Gehen,** beim: bell.

◦ ◦ ◦ **Husten,** beim: calc. kali-bi. stram.
☞ *M; Husten agg.*

◦ ◦ ◦ **Stehen,** im: rumx.

◦ ◦ ◦ **Warmwerden,** beim: lac-c.

◦ ◦ ◦ **Zurücklehnen** amel.: lac-c.
☞ *M; Anlehnen an etwas; amel.*

◦ **unterer** Teil, nachts: calc-p.

◦ **Wirbelsäule**: ail. arund. calc. phos.
☞ *O; Wirbelsäule*

◦ ◦ **Atmung** agg.: calc.
☞ *M; Atmen; agg.*

- **Lumbalregion**: acon. **AESC.** aeth. agar. allox.[119] aloe alum. alum-p.[58] am-c. am-caust. am-m. aml-n. androc.[222] ant-c. ant-t. anth. **Apis** apoc. apoc-a.[25] aquil.[102] arg-n. arge-p.[264] arn. **Ars. Ars-h.** ars-met. ars-s-f.[58] arum-d. arum-t. arund. asaf. asar. asc-t. bad. bapt. **Bar-acet.** bar-c. bar-s.[58] bell. **BERB.** bol. brach. **Brom. BRY.** bufo cadm.[119] **CALC. Calc-ar.** calc-caust. calc-f. calc-p. calc-sil.[58] calx-b.[194] camph. cann-i. cann-s. **Canth. Carb-ac.** carb-an. **Carb-v. Carbn-s.** carl. casc. cast. caul. **Caust.** cedr. cham. **Chel. Chin.** chin-s. chr-o. cic. **Cimic.** cimx. cinnb. **Clem.** cob. **Coc-c.** cocc. coff. **Colch. Coloc.** com. con. conv.[38] cop. croc. croto-t. cupr. cupr-ar. cycl. dig. dios. dirc. **Dor.** dros. **DULC.** equis. erech.[25] erig. eup-per. euphr. eupi. fago. ferr. fl-ac. gall-ac.[25] gamb. **GELS.** glon. gnaph. granit-m.[194] **Graph.** grat. gua.[25] gymn. ham. hell. **Helon.** hep. hipp. **Hura Hydr.** hyos. **Hyper.** ign. **Ind.** iod. iodof. iris jatr. jug-c.[25] kali-bi. kali-br. **Kali-c.** kali-chl. **Kali-n. Kali-p.** kali-sil.[58] **Kalm. Kreos. Lac-ac.** lac-eq.[204] lach. lat-h.[301] led. lept. **Lil-t.** lob. lyc. lycps. lyss. mag-c. mag-m. mag-s. mang. meny. merc. merc-i-f. mez. mit.[25] morph. **Mur-ac.** murx. myric. naja nat-ar. nat-c. nat-m. nat-p.[58] nat-s. nat-sil.[58] nicc. nit-ac. nux-m. **NUX-V.** ol-an. op. osm. **Ox-ac.** pall. petr. petros. **Phos.** phys. **Phyt. Pic-ac.** plan. plb. plut-n.[222] **Podo.** prun. **Psor.** ptel. **Puls.** ran-b. ran-s. raph. rat. **Rhod.** rhus-t. rhus-v. rumx. ruta sabad. sabin. samb. sang. sarr. **Sars. Sec.** sel. **Senec. SEP. Sil.** sin-n. spect.[271] spong. squil. stann. **Staph.** stram. stront-c. **Stry.** succ.[194] **Sul-ac. SULPH.** sumb. tab. tanac. **Tarent.** tela[192] tell. tep. thuj. thymol.[85] trom. tus-p. tylo-i.[192] ust. verat. vip. **Zinc.** zinc-p.[58] zing. ziz.
☞ *O; Lumbalregion*

◦ **abwechselnd** mit:

◦ ◦ **Kopfschmerz**: aloe brom.
☞ *A; Abwechselnd mit KOPF; O; Innerlich, innerer Kopf; abwechselnd mit*

◦ ◦ **Schmerz** in den Oberschenkeln: am-c.
☞ *A; Abwechselnd mit*

◦ **rechte** Seite, während Menses: aquil.[102]
☞ *S; Rechts*

◦ **tagsüber**: am-c. ant-c. ox-ac.

◦ ◦ **Ruhe,** in: am-c.
☞ *M; Ruhe; agg.*

◦ **morgens**: aloe aml-n. bufo calc. carbn-s. cedr. chel. chr-o. cimic. cinnb. cop. croc. **Dios.** erig. fago.[25] hipp. hura ign. **Kali-bi.** lac-ac. lat-h.[301] lyc. mag-m. mur-ac. naja nat-s. nicc. **NUX-V.** op. ox-ac. plan. ptel.[25] **Puls.** ran-b. **RHUS-T.** sang. sars. **Senec.** stann.
☞ *Z; Morgens*

◦ ◦ **Aufstehen**:

◦ ◦ ◦ **beim**: aloe calc. cedr. hipp. lyc. ox-ac.
☞ *M; Erheben agg.; Aufrichten agg.*

◦ ◦ ◦ **nach** dem, amel.: lat-h.[301] nat-s.
☞ *M; Aufstehen; amel.; Aufrichten*

◦ ◦ **Bett,** im: chr-o. **Nux-v.**
☞ *M; Liegen; agg.; Bett, im*

◦ ◦ **Erwachen,** beim: carbn-s. erig. op. plan.
☞ *M; Erwachen, beim*

◦ **vormittags**: jug-c. lac-ac. stront-c. sulph.
☞ *Z; Vormittags*

◦ ◦ **11** Uhr: lac-ac.

◦ ◦ **Sitzen,** im: jug-c. sulph.

◦ **mittags**: lycps.

◦ **nachmittags**: calc-f. coc-c. dios. erig. fago. hura jug-c. kali-c. lycps. ptel. rhus-t. sars. **Sep.** stry. trom.
☞ *Z; Nachmittags*

◦ ◦ **Einatmen,** bei tiefem: sars.
☞ *M; Atmen; agg.; tief*

◦ ◦ **Fieber,** während: trom.

◦ ◦ **Sitzen,** beim, **14** Uhr: hura
☞ *M; Sitzen; agg.; während*

◦ **abends**: alum. apoc. cob. coc-c. dios. dirc. erig. ferr. hura kalm. lycps. murx. naja nux-m. pic-ac. sep. stry. sulph. sumb. tanac.
☞ *Z; Abends*

◦ ◦ **19.30 Uhr, beim Erwachen**: sep.

◦ **nachts**: **Aesc.** agar. aquil.[102] arg-n. bapt. coc-c. croc. fl-ac. lac-ac. lyc. mag-c. mag-m. naja nicc. nit-ac. **Nux-v.** podo. sang. senec. **SEP.** sil. sin-n. sulph. zinc.
☞ *Z; Nachts*

◦ ◦ **Bett**:

◦ ◦ ◦ **Zubettgehen,** beim: bapt. sin-n.

◦ ◦ ◦ **im**: croc. lac-ac. naja
☞ *M; Liegen; agg.; Bett, im*

◦ ◦ ◦ **Umdrehen** im, beim: zinc.

◦ ◦ **Menses,** während: aquil.[102]
☞ *M; Menses; während*

◦ **periodisch**: ars.

<> ◦ **Anlehnen**:

◦ ◦ **gegen** etwas, amel.: zing.
☞ *M; Anlehnen an etwas; amel.*

◦ ◦ **Seite,** zur, amel.: raph.
☞ *M; Anlehnen an etwas; amel.*

◦ **Anwendungen,** warme, amel.: calc-f. caust. **Rhus-t.**
☞ *M; Wärme; amel.*

◦ **Aufrichten**:

◦ ◦ **agg.**: carb-ac. kali-bi.
☞ *M; Strecken, Dehnen; agg.; Ausstrecken der Extremitäten*

◦ ◦ **amel.**: nat-m.

◦ **Aufrichten,** beim: nat-m.

◦ **Aufstehen,** beim:

◦ ◦ **agg.**: aesc. agar. am-m. ant-c. **Ars. Calc.** calc-sil.[58] carb-an. lac-eq.[204] led. nat-m. petr. phos. puls. **Sil.** sulph. tab. tus-p. verat. zinc.

◦ ◦ ◦ **beginnt** zu Gehen, und wenn man: tab. zinc.

◦ ◦ **amel.**: cob. ferr. ptel. **Ruta** sulph.
☞ *M; Aufstehen; amel.; Aufrichten*

◦ **Auftreten** agg.: acon. carb-ac. spong.
☞ *M; Auftreten agg.*

◦ **Berührung,** bei: bry.
☞ *M; Berührung; agg.*

◦ **Beugen**:

◦ ◦ **agg.**:

◦ ◦ ◦ **rückwärts**: asaf. con. kali-c. puls. sabin. sel.
☞ *M; Beugen, beim; hinten, nach*

◦ ◦ ◦ **vorwärts**: asaf. tylo-i.[192]
☞ *M; Beugen, beim; vorn, nach*

◦ ◦ **amel.**: androc.[222] caust. fl-ac. psor. puls. sabad. sabin.
☞ *Beugen; amel.*

◦ ◦ ◦ **rückwärts**: fl-ac. puls. sabad. sabin.

◦ **Bewegung**:

◦ ◦ **agg.**: **AESC.** alum. am-c. androc.[222] asar. canth. chel. colch. conv.[38] croc. dig. hydr. ign. iris kali-bi. kali-n. led. lyc. nit-ac. **Ox-ac. Phyt. Pic-ac.** plan. podo. **Psor.** ptel.[25] **RHUS-T.** rumx. sars. **Sep.** tab. tep. tylo-i.[192] ziz.

◦ ◦ ◦ **Beginn,** zu: androc.[222] dig. **Led.** tab.
☞ *M; Bewegung; agg.; Beginn, zu*

◦ ◦ ◦ **plötzliche**: rumx.

◦ ◦ **amel.**: alum. androc.[222] calc-caust. calc-f. calx-b.[194] kali-n. kreos. nux-v. rhod. staph. stront-c.
☞ *M; Bewegung; amel.*

◦ **Blähungsabgang,** amel. nach: coc-c.
☞ *M; Blähungsabgang; amel.*

◦ **Bücken**:

◦ ◦ **agg.**: **Aesc.** agar. alum. am-caust. cham. con. dig. dios. **Dulc.** hura hyos. jug-c. kali-bi. lyc. mang. meny. nat-m. plb. puls. rhod. sabad. sars. **Sil. SULPH. Thuj.** zinc.
☞ *M; Bücken; agg.; während*

◦ ◦ ◦ **Gartenarbeit,** nach: agar.
☞ *M; Arbeiten, beim; agg., Handarbeit*

◦ ◦ **amel.**: chel. puls. sang.
☞ *M; Bücken; amel.*

◦ **Druck**:

◦ ◦ **agg.**: canth. **Graph.**
☞ *M; Druck; agg.*

◦ ◦ **amel.**: carb-ac. fl-ac. tylo-i.[192]
☞ *M; Druck; amel.*

◦ **Erektionen,** nach heftigen: mag-m.

◦ **Erschütterung,** bei: carb-ac. podo.

◦ **Essen,** beim: coc-c.
☞ *M; Essen; während*

◦ **Fahren** oder Reiten, beim: calc. carb-ac.
☞ *M; Fahren oder Reiten agg.*

◦ **Fehltritt,** bei einem: carb-ac. podo.
☞ *M; Fehltritt, durch*

◦ **Froststadium** im Fieber, während: gamb. myric.

◦ **Gehen**:

◦ ◦ **agg.**: **Aesc.** agar. alum. alum-p.[58] am-c. am-m. apoc. bapt. brach. coff. colch. con. dios. grat. hyos. kali-bi. mag-m. mez. nat-c. podo. rhus-v. sep. spong. stry. **Sulph.** tab. tus-p. ust. verat. zinc.
☞ *M; Gehen; agg.; während*

◦ ◦ ◦ **Menses,** während: mag-m.
☞ *M; Menses; während*

wehtun, intensiver Schmerz; **Lumbalregion; Gehen**

◦ ◦ **amel.**: ant-c. **Arg-n.** cob. **Kali-p.** kreos. phos. **Ruta** staph. sulph. tab. zinc.
☞ *M; Gehen; amel.*

◦ ◦ ◦ **fortgesetztes** Gehen: zinc.

◦ ◦ ◦ **gebeugt** Gehen: **Sulph.**
☞ *M; Gehen; amel.; gebeugt*

◦ **Husten,** während: arund. kali-n. merc. tell.
☞ *M; Husten agg.*

◦ **Knie-Ellbogen-Lage amel.**: coloc.

◦ **Knien,** beim: euphr.

◦ **Koitus,** nach: cann-i.
☞ *M; Koitus; nach*

◦ **Lachen,** beim: **CANN-I.** tell.
☞ *M; Lachen agg.*

◦ **Liegen**:

◦ ◦ **agg.**: agar. aml-n. androc.[222] ign. lat-h.[301] lyc. mag-m. **Nux-v.** tab. tylo-i.[192]

◦ ◦ ◦ **Rücken, auf dem**: ign. lyc. tylo-i.[192]
☞ *M; Liegen; agg.; Rücken, auf dem*

◦ ◦ **amel.**: cob. lat-h.[301] tela[192]

◦ ◦ ◦ **Rücken, auf dem**: lat-h.[301]

◦ ◦ **Bauch liegen, kann nur auf dem**: nit-ac.

◦ **Menses**:

◦ ◦ **vor**: am-c. arum-d. berb. caust. **Mag-c.** phos.
☞ *M; Menses; vor*

◦ ◦ **Einsetzen,** beim: acon. aloe berb. nit-ac. plut-n.[222]

◦ ◦ **während**: aloe **Am-m.** aquil.[102] berb. cast. caust. **Coc-c.** cop. eupi. graph. iod. **Lach.** lyc. mag-c. mag-m. nat-p.[58] nit-ac. plut-n.[222] prun. rat. **SULPH.** tarent. zing.
☞ *M; Menses; während*

◦ ◦ **nach**: berb. calc-p. kali-n. puls.
☞ *M; Menses; nach*

◦ ◦ **verzögerten,** bei: sul-ac.

◦ **Mittagessen,** nach: phos. sulph.

◦ **nach** reichlichem: caust.
☞ *M; Urinieren; agg.*

◦ **Nähen,** beim: iris

◦ **Niesen,** beim: **Sulph.**
☞ *M; Niesen; agg.*

◦ **Obstipation,** bei: kali-bi. tep.

◦ **Samenergüssen,** nach: ham.
☞ *M; Samenergüssen, nach*

◦ **Schmerzen** in den Beinen, mit: apoc-a.[25]

◦ **Sitzen**:

◦ ◦ **agg.**: **Agar.** androc.[222] carb-an. caust. chin-s. **Cob.** equis. hura lyc. mag-c. mag-m. mur-ac. nux-v. ol-an. pall. **Phos. Prun.** puls. rhod. **RHUS-T.** ruta **Sulph.** tab.

◦ ◦ ◦ **gebeugt**: chin-s. phos.

◦ ◦ ◦ **Spaziergang,** nach: ruta

◦ ◦ **amel.**: mag-c. meny.
☞ *M; Sitzen; amel.*

◦ **Stehen**:

◦ ◦ **agg.**: calx-b.[194] kali-c. meny. mur-ac. phos. podo. stry. verat.
☞ *M; Stehen; agg.*

◦ ◦ **amel.**: **Arg-n.**
☞ *M; Stehen; amel.*

◦ **Stuhlgang**:

◦ ◦ **vor**: kali-n. ox-ac.
☞ *M; Stuhlgang; vor*

◦ ◦ **während**: nicc. ox-ac. squil. stront-c. sulph. tab.
☞ *M; Stuhlgang; während*

◦ ◦ ◦ **harter** Stuhl:

◦ ◦ ◦ ◦ **agg.**: stront-c.

◦ ◦ ◦ ◦ **amel.**: ox-ac.
☞ *M; Stuhlgang; amel.*

◦ ◦ **nach**:
☞ *M; Stuhlgang; nach*

◦ ◦ ◦ **agg.**: colch. dros. fago.[25] gall-ac.[25]

◦ ◦ ◦ **amel.**: coc-c.
☞ *M; Stuhlgang; amel.*

◦ **Treppensteigen,** beim: tus-p.
☞ *M; Steigen, beim*

◦ **Umdrehen,** beim:

◦ ◦ **aufsetzen, muss sich, um sich im Bett umzudrehen**: **NUX-V.**
☞ *M; Drehen, beim; Umdrehen im Bett •M; Sitzen; amel.; aufrecht •M; Sitzen; amel.; Bett, im*

◦ ◦ **plötzlich**: mag-m.

◦ **Urindrang,** bei: raph.

◦ **Urinieren**:

◦ ◦ **während**: sulph.
☞ *M; Urinieren; agg.*

◦ ◦ **nach** U. amel.: **LYC.**
☞ *M; Urinieren; amel.* ▤ *URIN; C; Vermehrte Menge; Schmerzen, bei; Rücken, im; was amel.*

◦ **Wärme** amel.: tylo-i.[192]
☞ *M; Wärme; amel.*

◦ **Waschen,** nach: aloe aml-n. calc-caust. equis. gamb. myric. **Podo.** ptel. **Sulph.**

◦ **Zimmer,** beim Eintreten in ein warmes: gels.

◦ **Darmbeinkamm**: bell. dulc. kali-bi.

◦ **Gürtellinie,** Taille: calc. mur-ac. rumx. sars. sil. tarent.

◦ **Wirbelsäule**: jug-c.[25]
☞ *O; Lumbalregion; Wirbelsäule*

- **Lumbosakralregion**: **AESC.** androc.[222] asc-t. aspar. bol.[102] **Cimic.** colch. dios. gels. hura lat-h.[301] lil-t. **ONOS. Phos.** sil.

◦ **nachts**: **Aesc.**
☞ *Z; Nachts*

◦ **Frösteln,** mit: bol.[102]

- **Psoas,** Sehnen: arg.[36] aur.[36]

- **Sakrum**: acon. **AESC. AGAR.** allox.[119] alum. androc.[222] ang. arg-n. arge-p.[264] arum-d.[25] aur. aur-s.[58] **Bapt.** calad. **Calc.** calc-ar. **Calc-p. Calc-s.** calc-sil.[58] canth. carb-an. **Carb-v.** carbn-s. cham. chin. **Cimic.** coff. colch. coloc. con. cortiso.[119] eug. eup-pur.[25] fl-ac. **GELS.** germ.[222] graph. gua.[25] **Helon.**

hep. ias.[45] **Ign.** irid.[222] jug-c. **Kali-bi.** kali-c. kali-chl.[58] kali-n. kali-sil.[58] **Lach.** lat-h.[301] led. lil-t. lim-b-c.[204] lyc. **Merc.** **MUR-AC.** nat-m. **Nux-v.** ol-j. op. phos.[58] **Phyt.** plan.[25] podo.[25] ptel.[25] **PULS.** **Rhus-t.** sel. **Sep.** **Sil.** staph. stram. **Sulph.** ter. thuj. vario. verat. vib. zinc.[58]
☞ *O; Sakralregion*

◦ **morgens**: ang. calad. kali-bi.[58] kali-n. nat-m. ptel.[25] sel. **Staph.** thuj.
☞ *Z; Morgens*

◦ **nachmittags**: lim-b-c.[204]
☞ *Z; Nachmittags*

◦ **abends**: led. **Sep.** ter.
☞ *Z; Abends*

◦ **nachts**: arg-n. kali-bi.[58]
☞ *Z; Nachts*

◦ **Aufstehen** vom Sitz, beim: aesc.[25] jug-c.[25] zinc.[58]
☞ *M; Aufstehen; agg.; Sitzen, vom*

◦ **Bewegung,** bei:

◦ ◦ **agg.**: **Aesc.** **Colch.** plan.[25]

◦ ◦ **amel.**: kali-bi.[58]
☞ *M; Bewegung; amel.*

◦ **Bücken,** beim: **AESC.** jug-c.[25]

◦ **Druck** amel.: colch. germ.[222] **Sep.**
☞ *M; Druck; amel.*

◦ **Fahren,** beim: irid.[222]

◦ **Gehen**:

◦ ◦ **agg.**: **AESC.** **Colch.**
☞ *M; Gehen; agg.; während*

◦ ◦ **amel.**: aesc.[25] calc.[58] phos.[58] rhus-t.[58] sep.[58] sulph.[58] zinc.[58]
☞ *M; Gehen; amel.*

◦ **Menses,** vor: **Vib.**
☞ *M; Menses; vor*

◦ **Sitzen,** im: **AGAR.**

◦ **Stehen,** beim: lim-b-c.[204] plan.[25]

◦ ◦ **lange** steht, wenn man: lim-b-c.[204]

◦ **Strecken** amel.: germ.[222]
☞ *M; Strecken, Dehnen; amel.*

◦ **erstreckt** sich:

◦ ◦ **Beinen**: calc-ar. **Cimic.** lat-h.[301] **Lil-t.** **Sep.**

◦ ◦ **Nieren**: eup-pur.[25]

◦ **Sakroiliakalgelenk**: **AESC.** allox.[119] **Coloc.** cortiso.[119] jug-c. podo.[25] **Sulph.**
☞ *O; Sakralregion; Ileosakralgelenk*

◦ **Wirbelsäule**: arum-d.[25]
☞ *O; Wirbelsäule*

- **Steißbein**: calc-p. cann-s.[36] carb-v. caust. com.[36] **Fl-ac.** grat.[36] hyper.[58] iod.[36] **Kali-bi.** mag-c.[8] petr. plat. sulph. xan. **Zinc.**
☞ *O; Steißbein*

◦ **links**: cann-s.[36]
☞ *S; Links*

◦ **Bett,** im: com.[36]
☞ *M; Liegen; agg.; Bett, im*

◦ **Menses,** während: zinc.
☞ *M; Menses; während*

◦ **Sitzen,** beim: petr. plat.
☞ *M; Sitzen; agg.; während*

◦ **Stuhlgang,** nach: grat.[36] sulph.
☞ *M; Stuhlgang; nach*

- **Wirbelsäule**: **AGAR.** asaf. bell. calc-p.[58] **Carb-v.** **Chel.** chin-ar. crot-h.[137] gels.[58] graph. helon. irid.[222] lac-ac. **Lac-c.** **Lach.** lyc.[111] lycps. lyss. nat-m.[58] **Nux-m.** ol-j. phos. **Sil.** syph.[58] **TELL.** **Zinc.**
☞ *O; Wirbelsäule*

◦ **Erschütterung** des Bettes, durch: **BELL.** **GRAPH.**

◦ **Heben,** beim: irid.[222]
☞ *M; Heben agg.*

◦ **Sitzen, im**: helon.

- **anfallsweise**: asaf. phos.

- **anhaltend**: aesc.[25] ail.[25] carbn-s.[25]

- **dumpfe** Empfindung, wie durch Blutüberfülle, Wirbelsäule: phos.

- **fehlt,** als ob der 3. Lendenwirbel: **Psor.**

- **Fleisch** von den Knochen gelöst würde, als ob das, Sakrum: acon. kali-bi.

- **lähmungsartig,** Lumbalregion: carl. **Cocc.** kalm. nat-m. ran-s. **Sabin.** sel. zinc.

- **rheumatisch**: arn. colch. gels. ind. kali-c. plb. stram. stry.

◦ **abends**: colch.
☞ *Z; Abends*

◦ **nachts**: gels.
☞ *Z; Nachts*

- **Stange** oder Balken, wie durch eine: ars. lach.

- **wehenartig,** Lumbalregion: acon. **Kreos.** nux-v. **PULS.**

- **wellenartig,** Wirbelsäule, erstreckt sich zum Hinterkopf: crot-h.[137]

- **zurückgebogen,** als sei das Steißbein: **Mag-c.**[8]
☞ *O; Steißbein*

wühlender Schmerz:
ALLGEMEINES; C; Schmerz; bohrender Schmerz

- **Brustwirbelregion**: acon.[5] dulc.[5] kreos.[5] laur.[5] rhod.[5] ruta[5] stann.[5]
☞ *O; Dorsalregion*

◦ **Schulterblätter**: acon.[5] laur.[5]

- **Lumbalregion**: acon.[5] dulc. kreos. rhod.[5] stann.[5]
☞ *O; Lumbalregion*

◦ **Druck** amel.: dulc.[1]
☞ *M; Druck; amel.*

◦ **Gehen** amel.: dulc.
☞ *M; Gehen; amel.*

- **Sakrum**: arn.[5] calad.
☞ *O; Sakralregion*

◦ **Sakralregion**: arn.[5]

wund und zerschlagen, Schmerz wie: abrot.[102] achy.[149] **Acon.** act-sp. aegle-f.[192] aesc.[137] **Agar.** ail. aloe[111] **ALUM.**[1] alum-p.[58] alum-sil.[58] alumn. am-c. am-m. ambr. anac.[5] androc.[222] ang. ant-c. ant-o. ant-t. **Apis**[111] apisin.[5] apoc. arg. arg-n. **ARN.**[102] **Ars.** ars-i.[25] ars-met. ars-s-f.[58] arum-t.[58] asaf. asar.[5] atro. aur. aur-ar.[58] aur-m. aur-s.[58] ba-tn.[136] bad. bamb-a.[1184] bapt. bar-c. bell. bell-p.[149] benz-ac. berb. bov. brach. brom. bros-g.[259] bry. bufo cact. calad. **Calc.** calc-i.[58] calc-p. calc-s. calc-sil.[58] calen.[111] camph.[5] cann-s.[5]

wund und zerschlagen, Schmerz wie (Forts.)
caps. carb-ac. carb-an. carb-v. carbn-s. card-m. cassi-f.[192] cast. caul.[58] caust. cedr.[25] cench.[58] **Cham.** chel.[25] chin. chin-ar. chin-s. chlol.[54] choc.[222] cic. cimic. cimx. **Cina** cinnb. cist. clem. cob. coc-c. cocc.[5] colch. coloc. **Con.**[1] conv. cor-r. corn. crot-c.[36] crot-h. cund. cupr. cupr-acet.[45] cupr-ar. cur. cycl.[36] dat-a.[25] dig. dios.[25] **Dros.**[58] dulc. elaps[36] ephe.[267] erech.[45] **EUP-PER.** eup-pur.[25] euph. fago.[25] ferr. ferr-ar. fl-ac. gamb. gels.[111] germ.[222] gink.[227] gins. glon. gran. granit-m.[194] graph. grat. gua.[25] **Ham.**[137] harp.[1184] hell. helon.[111] hep. hip-ac.[119] hura hydr.[25] hydrc. hydrog.[222] hyos. hyper. ign. indg. iod. iodof.[36] jatr. kali-ar. kali-bi. kali-br.[8] **KALI-C.** kali-hp.[25] kali-i. kali-n.[1] kali-p. kali-s. kali-sil.[58] kalm. kola[1184] kreos. lac-c. lacer.[36] lach. lact. lar-ar.[251] lat-h.[301] lec. led. lept. lil-t. lith-c.[25] lob. loxo-r.[205] lyc. lyss. m-arct.[5] m-art.[5] m-aust.[5] mag-c. **Mag-m.** mag-p.[58] mag-s. maland.[171] med. menthol[72] meny.[137] meph.[111] **Merc.**[5] merc-c.[111] merc-i-f. merc-i-r.[111] mez. myric. naja nat-ar. **Nat-c.** **NAT-M.**[1] **Nat-p.** **Nat-s.** nat-sil.[58] nicc. nit-ac.[5] **Nux-m.** **NUX-V.** ol-j. ox-ac. ozone[227] pall. par. petr. ph-ac. phel. **PHOS.**[36] phys. **Phyt.** pic-ac. pitu-a.[164] plan. **PLAT.** plb. plut-n.[269] podo. por-m.[251] **Psor.**[111] ptel. puls. rad-br.[85] **Ran-b.** ran-s. rat. **Rhod.** **Rhus-t.** rumx. **RUTA** sabad. sabin. **Sang.** sanic.[85] sarr. sars. sec. senec-j.[85] sep. sil.[36] sin-a.[36] sol-n. solid.[111] **Spig.**[5] spong. squil. **Stann.**[1] staph. stram.[5] stront-c. stroph-s.[119] stry. succ.[194] sul-ac. sul-i. **SULPH.** tab. tanac. tarent. tax.[303] tell. tep. term-a.[192] ther. **Thuj.**[58] uran.[269] valer. verat. vesp. vib. xan. **Zinc.**[1] zinc-p.[58] zing. ziz.[25]
☞ *Roh, wund, Empfindung wie • Sturz, Empfindung wie durch einen • Sturz, wie durch einen ▤ ALLGEMEINES; C; Schmerz; wund und zerschlagen, Schmerz wie*

- **links**: petr.[1] plat.[1]
  ☞ *S; Links*
- **morgens**: am-m. arg. calad. **Dros.** grat. mag-m. mag-s. nat-m.[1] ox-ac. ozone[227] rat. stann. thuj.
  ☞ *Z; Morgens*
  - **Aufstehen**:
    - **agg.**: am-m. calad. stann. thuj.
      ☞ *M; Erheben agg.; Aufrichten agg.*
    - **nach** amel.: nat-m.[1] **Rat.**
      ☞ *M; Aufstehen; amel.; Aufrichten*
  - **Bett,** im: nat-m.[1]
    ☞ *M; Liegen; agg.; Bett, im*
  - **Bewegung** amel.: am-m.
    ☞ *M; Bewegung; amel.*
  - **Erwachen,** beim: arg. grat. mag-m. mag-s. ozone[227]
    ☞ *M; Erwachen, beim*
- **abends**: psor.
  ☞ *Z; Abends*
- **nachts**: **Am-m.** cham. mag-c. mag-m. **Nat-c.** nux-v.
  ☞ *Z; Nachts*
  - **3** Uhr - 4 Uhr, agg.: **NUX-V.**
  - **Bett,** im, agg. durch Bewegung: mag-c.
- **Mitternacht,** wacht dadurch auf: nat-c.
- **Aufstehen** vom Sitzen, beim: apis cassi-f.[192] nat-m. **Psor.** **SULPH.**
  ☞ *M; Aufstehen; agg.; nach • M; Aufstehen; agg.; Sitzen, vom*
  - **Bücken,** nach langem: **Nat-m.**
    ☞ *M; Aufstehen; agg.; nach • M; Bücken; agg.; nach*
- **Beugen** agg.:
  - **Seite,** zur: corn.[25]
  - **vorwärts**: corn.[25]
    ☞ *M; Beugen, beim; vorn, nach*
- **Bewegung**:
  - **agg.**: chel. chin. merc. ran-b. stram.
  - **amel.**: **Am-m.** cassi-f.[192] gink.[227] **KALI-C.** mag-c. rat. sanic.[85]
    ☞ *M; Bewegung; amel.*
    - **fortgesetzte**: cassi-f.[192]
- **Bücken,** beim: cham. lec. stront-c.
  ☞ *M; Bücken; agg.; während*
- **Drehen** des Körpers, beim: thuj.
  ☞ *M; Drehen, beim; Körper*
- **Druck**:
  - **agg.**: berb.[58] germ.[222] nat-m.[58] nux-m.[58] ptel.[25] sulph.
    ☞ *M; Druck; agg.*
    - **Seite** geneigt sitzt, wenn er zur: ther.[809]
  - **amel.**: vib.
    ☞ *M; Druck; amel.*
- **Erwachen,** nach: carb-ac.[25] mag-s.
- **Freien,** im: **Merc.**
- **Frösteln,** bei: **ARN.**
- **Froststadium** im Fieber, während: cham.[1]
- **Gehen**:
  - **agg.**: hyos. merc. **Ruta** zinc.
    ☞ *M; Gehen; agg.; während*
    - **Freien,** im: merc. **Zinc.**
      ☞ *M; Gehen; agg.; während; Freien, im*
  - **amel.**: **Puls.** thuj.
    ☞ *M; Gehen; amel.*
- **Liegen**:
  - **agg.**: am-m. bry. hep. hyos. ign. nat-m. **Puls.**
    - **Rücken,** auf dem: am-m. bry. hyos.
      ☞ *M; Liegen; agg.; Rücken, auf dem*
    - **Seite,** auf der: ign.
      ☞ *M; Liegen; agg.; Seite, auf der*
  - **amel.**: asar. nat-s. rhus-t.[58]
    - **harter** Unterlage, auf: rhus-t.[58]
      ☞ *M; Liegen; amel.; harter Unterlage, auf*
    - **Seite,** auf der: nat-s.
      ☞ *M; Liegen; amel.; Seite, auf der*
- **Menses**:
  - **vor**: berb. ozone[227]
    ☞ *M; Menses; vor*
    - **nachts** agg.: **Berb.**
      ☞ *Z; Nachts*
  - **während**: carb-v. **Mag-m.** phos. **Thuj.**
    ☞ *M; Menses; während*
    - **Knochen,** wie in den: carb-v.

- **Sitzen,** beim: **Calc.** hep. hyos. nat-m. ph-ac. plat.[1] **Ruta** sabad.
  ☞ *M; Sitzen; agg.; während*
- **Stehen,** beim: asar. **Calc.** hep. thuj.
  ☞ *M; Stehen; agg.*
- **Wehen,** Entbindung, während: arn.[54] caust.[54] chlol.[54]
  ☞ *M; Wehen, Entbindung; während*
- **erstreckt** sich:
  ◦ **Abdomen**: nat-c.[1]
  ◦ **Lumbosakralregion** und Abdomen, in: caust.
  ◦ **Nacken,** in den, abends nach dem Hinlegen: nat-c.
  ◦ **Sakrum,** zum: gins.
  ◦ **Schultern** zur Lumbalregion, beim Erwachen: ox-ac.
- **Cervikalregion**: acon. **Aesc. Agar.**[111] am-m.[1] ambr. ang. apisin.[5] arg. arn. **Ars.** ars-i.[25] arum-t.[58] asar. **Bad.** bapt. **Bell.** bov. brach. bry.[5] calc-p. cann-s.[5] **Carb-ac.** card-m. caust. chin.[1] chin-s.[184] cic. cimic. cina[58] cinnb. cocc. coloc. con.[5] cycl.[1] dig.[1] dios. dros. dulc. elaps[36] fago.[72] **Ferr.** fl-ac. **Gels.** gink.[227] graph. ham. hep. hydr.[25] hyper. iod. iodof.[36] kali-bi. kali-c. **Kalm.** lacer.[36] **Lach.** lec. lyc. mag-s. merc-i-f. merc-i-r.[111] naja nat-ar. nat-c. **Nat-m. NAT-S. Nit-ac.** nux-m. nux-v. ox-ac. par. **PH-AC. Phos.** phys. plan. podo. psor. ptel.[36] puls. ruta sabin. sang.[25] sep.[1] **SIL.** sol-n. stram. succ.[194] sulph. tarent. tax.[303] tell. tep. **Thuj. Zinc.** zinc-p.[58]
  ◦ **links**: agar.[111] ars-i.[25] sang.[25]
    ☞ *S; Links*
  ◦ **rechts**: plan.[25]
    ☞ *S; Rechts*
  ◦ **morgens**:
    ☞ *Z; Morgens*
  ◦ ◦ **Aufstehen,** nach: am-m.[1]
  ◦ ◦ **Erwachen,** agg. nach dem: arg. ph-ac.
    ALLGEMEINES; C; Schmerz; morgens; Erwachen; nach
  ◦ **abends**: sep.[1]
    ☞ *Z; Abends*
  ◦ **Beugen** des Kopfes rückwärts, beim: **Bad.** cic. hep.
    ☞ *M; Beugen, beim; hinten, nach •M; Beugen, beim; Kopf rückwärts*
  ◦ **Bewegung**:
  ◦ ◦ **agg.**: am-m.[1] asar. kali-c. kalm. merc-i-f. nux-v. plan.[25] podo.
  ◦ ◦ ◦ **Kopfes,** des: kali-c. **Kalm.** merc-i-f. plan.[25] podo.
  ◦ ◦ **amel.**: **Sulph.**
    ☞ *M; Bewegung; amel.*
  ◦ **Bücken,** beim: nux-v.
    ☞ *M; Bücken; agg.; während*
  ◦ **Gähnen,** beim: nat-s.
    ☞ *M; Gähnen; während*
  ◦ **Gehen**:
  ◦ ◦ **agg., im Freien**: sep.[1]
    ☞ *M; Gehen; agg.; während; Freien, im*
  ◦ ◦ **amel.**: mag-s.
    ☞ *M; Gehen; amel.*
  ◦ **Hinlegen**: lyc.
    ☞ *M; Liegen; agg.; Hinlegen, nach dem*
  ◦ **Nachsinnen,** Nachdenken, während: tax.[303]
    GEMÜT; M; Nachsinnen, tiefes, agg.
  ◦ **Strecken,** beim: nat-s.
  ◦ **erstreckt** sich zur linken Schulter: tax.[303]
  ◦ **Trapezius**: gels.[36] ptel.[36] sep.[36]
    ☞ *O; Cervikalregion; Trapezius •O; Muskeln*
  ◦ ◦ **Bewegung,** bei: gels.[36]
  ◦ **Wirbelsäule**: **Aesc. Ang. Arn.** carb-ac. **Card-m. CHIN-S.**[184] **Cimic.** cinnb. **Cocc. Coloc.** con.[5] dig.[1] dios. **Gels. Ham. Hyper. Lach.** nat-ar. **Nat-s.** ox-ac. **PAR.** plan. sep.[1] stram. **SULPH. Tell.**
    ☞ *O; Wirbelsäule*
  ◦ ◦ **7. Halswirbel**: carb-ac. chin-s.[184] **CON.**[5] dig.[1] **Gels.** sep.[1]
  ◦ ◦ **Gelenkverbindung** zum 1. Brustwirbel: dig.[1]

- **Dorsalregion**: **Acon.** aesc. **Agar.** ail. aloe[111] **ALUM.**[5] am-m. anac.[5] ant-t. **Apis** apisin.[5] **ARN.**[5] ars. ars-met. asaf. **Asar.**[5] bar-c. bell. berb.[137] brach. cact. calc.[5] calc-p. calen.[111] camph.[5] carb-an.[5] **Carb-v.**[5] card-m. caust.[1] cham.[36] chel.[137] chin. chin-s. choc.[222] cic. cimic.[137] cimx. cist. cocc. colch. coloc.[54] con.[1] crot-c.[36] cund. cupr. cycl.[36] dig. dios. **Dros.**[58] ephe.[267] fago.[25] gels.[111] gins. gran. graph.[1] ham.[137] harp.[1184] hell. hydrog.[222] hyos.[5] hyper.[137] iodof.[36] kali-bi.[111] kali-c. kali-n.[5] kreos.[137] lach. lat-h.[301] led. lil-t.[111] lyc. **M-arct.**[5] m-aust.[5] **Mag-c.**[111] mag-m. mag-s. meny. meph.[111] **Merc.**[5] merc-i-f. nat-ar. nat-c. **Nat-m. Nat-s. Nux-m.**[5] **NUX-V.** ol-j. ox-ac. pall. petr.[5] ph-ac. **Phos.** phyt. **Plat.**[111] plb. podo. psor.[111] ran-b.[137] **Rhod.**[5] rhus-t. **RUTA Sabad.**[5] sanic.[85] sarr.[45] sec. sep.[137] sil. spig.[5] spong.[5] stann. staph.[5] stram.[5] **Stront-c.**[5] succ.[194] **Sul-ac.** sul-i. sulph. tax.[303] tell. term-a.[192] ther. thuj. **VERAT.**[111] vesp. **Zinc.**[5] zinc-p.[58]
  ☞ *O; Dorsalregion*
  ◦ **morgens** beim Erwachen, amel. durch körperliche Betätigung: calc-p.
  ◦ **Rippe,** falsche, 12.: ph-ac. **RAN-B.**
    BRUST; C; Schmerz; brennender Schmerz; Rippen; kurze Rippen
  ◦ **Schulterblätter**: acon. aloe[111] **Am-m.** anac.[5] ant-t. apisin.[5] **Arn.**[5] ars. asar.[5] bar-c. berb.[137] calc-p. calen.[111] card-m. caust.[1] cham.[36] chel.[137] **Chin.** choc.[222] cic. cimic.[137] cimx. cist. cocc. coloc.[54] con.[1] crot-c.[36] cund. cycl.[36] dig. dios. dros.[58] fago.[25] gels.[111] gran. graph.[1] ham.[137] harp.[1184] hell. hydrog.[222] hyper.[137] kali-bi.[111] kali-c. **Kreos.**[137] lach. led. lil-t.[111] lyc. mag-c.[111] mag-m. mag-s. meny. meph.[111] **Merc.**[5] merc-i-f. nat-ar. nat-c. nat-m. nat-s. nux-v. ol-j. ox-ac. petr.[5] **Phos.** phyt. plat.[111] plb. podo. ran-b.[137] rhus-t. sanic.[85] sarr.[45] sep.[137] sil. spong.[5] sul-ac. sul-i. sulph. tax.[303] ther. thuj. verat.[111] vesp. zinc.[5]

wund und zerschlagen, Schmerz wie; **Dorsalregion; Schulterblätter** (Forts.)

◦ ◦ **links**: card-m. coloc. harp.[1184] led.[5] merc.[5] phyt. ran-b.[137] sanic.[85]
☞ *O; Dorsalregion; Schulterblätter; links*

◦ ◦ ◦ **Rand,** innerer: ran-b.[137]

◦ ◦ **rechts**: anac.[5] arn.[5] berb.[137] calen.[111] caust.[1] chel.[137] **Cic.** coloc.[54] crot-c.[111] cycl.[5] fago.[25] kali-c.[5] kreos.[137] meph.[111] plat.[1] podo.[111] spong.[5] zinc.[5]
☞ *O; Dorsalregion; Schulterblätter; rechts*

◦ ◦ ◦ **Armbewegung,** durch: fago.[25]
☞ *M; Bewegung; agg.; Arme, der*

◦ ◦ ◦ **Zorn,** durch: **Coloc.**[54]
☞ *M; Zorn, durch*

◦ ◦ ◦ **äußerer** Rand: plat.[1]

◦ ◦ ◦ **Stelle,** eine: berb.[137] chel.[137]

◦ ◦ **morgens** im Bett: con.[1] nat-m.

◦ ◦ **Bewegung**:

◦ ◦ ◦ **agg.**: caust.[1] chin. cocc. kali-c.

◦ ◦ ◦ ◦ **Arms,** des rechten: caust.[1]
☞ *M; Bewegung; agg.; Arme, der*

◦ ◦ ◦ **amel.**: coloc.
☞ *M; Bewegung; amel.*

◦ ◦ **Drehen,** beim:

◦ ◦ ◦ **Kopfes,** des: caust.[1] merc.
☞ *M; Drehen, beim; Kopf*

◦ ◦ ◦ ◦ **rechts,** nach: caust.[1]

◦ ◦ ◦ **Körpers,** des: con.[1]
☞ *M; Drehen, beim; Körper*

◦ ◦ **Druck** amel.:
☞ *M; Druck; amel.*

◦ ◦ **Gähnen,** beim: nat-s.
☞ *M; Gähnen; während*

◦ ◦ **erstreckt** sich:

◦ ◦ ◦ **Ellenbogen,** zum: tax.[303]

◦ ◦ ◦ **Rücken** hinab: chel.

◦ ◦ **Akromion,** agg. durch Ausziehen des Mantels, links: cycl.[36]
☞ *O; Dorsalregion; Schulterblätter; links*

◦ ◦ **liegt,** Schulterblatt auf dem man: graph.[1]

◦ ◦ **M. rhomboideus**: cham.[36]

◦ ◦ **unter** den Schulterblättern: ars. cist. cund. led. nat-ar. nat-c. ol-j. ox-ac. plb. sul-i. tax.[303] thuj.

◦ ◦ ◦ **morgens**: ox-ac.
☞ *Z; Morgens*

◦ ◦ ◦ **Anfällen** von Brennen, zwischen: plb.

◦ ◦ ◦ **Keuchen,** mit: ars.

◦ ◦ **Winkel,** unterer, wie von einem Schlag, nach Bewegung: cimx.

◦ ◦ **zwischen** den Schulterblättern: **Acon.** am-m. ars. bar-c. cham. chin. choc.[222] crot-c.[36] dig. dros.[58] **Gran. Hell.** hydrog.[222] kali-bi.[111] kali-c. lach. lil-t.[111] mag-c.[111] mag-m. mag-s. **Meny.** merc-i-f. nat-m. nux-v. **Phos.** plat.[111] podo. rhus-t. sarr.[45] **Sil.** sul-ac. sulph. ther. verat.[111]

◦ ◦ ◦ **linkem** Schulterblatt und Wirbelsäule, zwischen: hydrog.[222] phos.

◦ ◦ ◦ ◦ **amel.** durch Druck, Ruhe, Wärme, **agg.** durch Heben und Arbeiten während Menses: **Phos.**
☞ *M; Druck; amel. •M; Heben agg. •M; Menses; während •M; Ruhe; agg. •M; Wärme; amel. •M; Zorn, durch* ▤ *GEMÜT; M; Zorn, Beschwerden durch*

◦ ◦ ◦ **Beugen** rückwärts, beim: crot-c.[36]
☞ *M; Beugen, beim; hinten, nach*

◦ ◦ ◦ **Bewegung** amel.: kali-c.
☞ *M; Bewegung; amel.*

◦ ◦ ◦ **Bücken,** beim: cham. nux-v.
☞ *M; Bücken; agg.; während*

◦ ◦ ◦ **Druck,** fester, **agg.**: choc.[222]
☞ *M; Druck; agg.*

◦ ◦ ◦ **Husten,** beim: dros.[58] sul-ac.
☞ *M; Husten agg.*

◦ ◦ ◦ **Liegen,** beim: nat-m.

◦ ◦ ◦ **Sitzen,** beim: nat-m.
☞ *M; Sitzen; agg.; während*

◦ **Wirbelsäule**: acon. aesc. **Agar.** ail. arn. ars-met. asaf. **Bell.** brach. cact. **Card-m. Chel.**[25] **CHIN-S. Cimic. Cocc.** colch. **Coloc. Cupr.** gins. **Graph. Hell.** hyper. merc. nux-v. ph-ac. **PHOS.** plb. podo. **Ruta** sec. **Sil. TELL.** term-a.[192] **THER. Zinc.**
☞ *O; Wirbelsäule*

◦ ◦ **unterer** Teil: chel.[25]

- **Lumbalregion**: achy.[149] **Acon.** aegle-f.[192] aesc. **AGAR. Alum.** alum-sil.[58] am-c. **AM-M. Ang.**[85] ant-o. apis[111] apoc. **Arg. Arg-n. ARN. Ars.** ars-s-f.[58] **AUR.** aur-ar.[58] aur-m. aur-s.[58] bamb-a.[1184] bar-c. bell. **BERB.** brom. **BRY.** bufo calad. calc. **Calc-p. Caps. Carb-ac.** carb-an.[1] carb-v. carbn-s. cast. **Caust.**[1] **Cham. Chel.**[25] **CHIN. Cimic. Cimx. Cina** cinnb. clem. cob. coc-c. cocc. **Colch. Coloc.** con.[1] conv. cor-r. corn. cupr-ar. cur. dig. dios. **DULC.** erech.[45] **EUP-PER. Ferr.** ferr-ar. gamb. granit-m.[194] **Graph.** grat. hell. helon.[111] **Hep.**[1] hura hydrc. hyos. ign. indg. iodof.[36] jatr. kali-br. kali-c. kali-i. **Kali-n.**[1] kola[1184] kreos.[5] lac-c. **LACH.**[5] lact. lec. lept. **Lil-t.** lith-c.[111] lob. loxo-r.[205] lyc. lyss. m-art.[5] m-aust.[5] **Mag-c. Mag-m.** mag-s. med. menthol[72] **Meny. Merc.** merc-c.[111] **Naja Nat-c. Nat-m. Nat-s.** nit-ac.[5] **Nux-m.**[26] **NUX-V.** ox-ac. ph-ac. phel. **Phos.** phys. phyt.[111] pic-ac. pitu-a.[164] **Plat.** plb. ptel. **Puls. Ran-b.** ran-s. rat. **RHOD. RHUS-T. Ruta**[1] sabad.[5] sang. sars.[1] sep.[1] **Sil.** solid.[111] spong. stann.[1] staph. **Stront-c.** stroph-s.[119] stry. **Sul-ac.** sul-i. **SULPH.** tab. tax.[303] **Thuj.** valer. **VERAT.**[1] zinc.[1] zing. ziz.[25]
☞ *O; Lumbalregion*

◦ **links**: loxo-r.[205] zinc.[1]
☞ *S; Links*

◦ **rechts,** nach leichter Anstrengung: pitu-a.[164]
☞ *S; Rechts*

◦ **morgens**: agar. alum. **Arg.** aur. calc-p. colch. dios. kali-c. kali-n.[1] mag-c. nat-m. nat-s. nux-v. rat. ruta sil. staph.[1] stry. thuj. valer.
☞ *Z; Morgens*

◦ ◦ **3** oder 4 Uhr: **Nux-v.**

◦ ◦ **14** Uhr, bis: mag-c.

◦ ◦ **abends,** bis: nat-s.

◦ ◦ **Aufstehen**:

◦ ◦ ◦ **agg.**: **Calc-p.** kali-c. **Nat-m.** rat. **Stry.** thuj. valer.
☞ *M; Erheben agg.; Aufrichten agg.*

◦ ◦ ◦ **amel.**: aur. nat-s. staph.[1]
☞ *M; Aufstehen; amel.; Aufrichten • M; Bewegung; amel.*

◦ ◦ **Bett,** im: **Agar.** aur. **Nux-v. Ruta**
☞ *M; Liegen; agg.; Bett, im*

◦ ◦ **Erwachen,** beim: kali-n.[1]
☞ *M; Erwachen, beim*

◦ **vormittags**: nat-c.
☞ *Z; Vormittags*

◦ **nachmittags**: cob. mag-c.[1] plb. sang. **Sulph.**
☞ *Z; Nachmittags*

◦ ◦ **Schmerzen,** nach: sang.

◦ **abends**: caust. cob. **Coloc.** kali-n.[1] mag-c. meny. sars.[1] stront-c. **Sulph.**
☞ *Z; Abends*

◦ **nachts**: **AM-M.** ang.[85] kali-n. **Naja** nat-s. **SIL.** staph.[1] **SULPH.**
☞ *Z; Nachts*

◦ ◦ **2** Uhr: **Nat-s.**

◦ ◦ **3** Uhr: kali-n.

◦ ◦ **4** Uhr: ang.[85]

<> ◦ **Atmen,** tiefes, **agg.**: conv. sang.
☞ *M; Atmen; agg.; tief*

◦ **Aufstehen** agg.: ferr. nat-m. sulph. thuj. verat.[1]

◦ ◦ **Bücken,** vom: nat-m. sulph. verat.[1]

◦ **Auftreten,** beim: berb. **Carb-an. Thuj.**
☞ *M; Auftreten agg.*

◦ **Berührung**:

◦ ◦ **agg.**: graph.[1] kali-c.[1] phos.[1] sep.[1]
☞ *M; Berührung; agg.*

◦ ◦ **amel.**: meny.[1]
☞ *M; Berührung; amel.*

◦ **Beugen,** beim:

◦ ◦ **rückwärts**:
☞ *M; Beugen, beim; hinten, nach*

◦ ◦ ◦ **agg.**: nux-v. plat.
☞ *M; Beugen, beim; hinten, nach*

◦ ◦ ◦ **amel.**: tax.[303]
☞ *M; Beugen, beim; amel.; rückwärts*

◦ ◦ **vorwärts**: stroph-s.[119]

◦ **Bewegung**:

◦ ◦ **agg.**: arg. bufo **Calc. CHIN.** conv. dig. eup-per. nux-v. sul-ac. verat.[1]

◦ ◦ ◦ **Beginn** der Bewegung, nach Liegen, **zu**: dig.
☞ *M; Bewegung; agg.; Beginn, zu • M; Liegen; agg.; Hinlegen, nach dem*

◦ ◦ **amel.**: aur. bry. rat. **RHOD. RHUS-T. Ruta**
☞ *M; Bewegung; amel.*

◦ **Bücken**:

◦ ◦ **agg.**: alum. aur-m. cham. graph. lec. **Meny.** nat-m. nux-v. **Sil. Sulph. Thuj. Verat.**[1]
☞ *M; Bücken; agg.; während*

◦ ◦ **amel.**: tax.[303]
☞ *M; Bücken; amel.*

◦ **Drehen,** beim: alum. sil. **Thuj.**

◦ **Druck**:

◦ ◦ **agg.**: plat. sulph.[1]
☞ *M; Druck; agg.*

◦ ◦ **amel.**: verat.
☞ *M; Druck; amel.*

◦ **Erkältung,** durch: **DULC.**
☞ *M; Kälte; Erkältung, durch*

◦ **Erwachen,** beim: berb.
☞ *M; Erwachen, beim*

◦ **Gehen**:

◦ ◦ **agg.**: aegle-f.[192] alum. caust. grat. hep. hyos. kali-c.[1] **Meny.** stroph-s.[119] **Thuj.** zinc.[1] zing.
☞ *M; Gehen; agg.; während*

◦ ◦ ◦ **Gang,** nach einem kurzen: grat.

◦ ◦ **amel.**: apoc. aur. bry. mag-c.[1] mag-s. phel. puls. ruta tax.[303] thuj.
☞ *M; Gehen; amel.*

◦ ◦ ◦ **langsam**: **Puls.**
☞ *M; Gehen; amel.; langsam*

◦ **Lehnen** gegen Stuhllehne, beim: plb.
☞ *M; Anlehnen an etwas; agg.*

◦ **Leukorrhö,** mit: caust.[1] kali-n.[1]

◦ **Liegen,** beim: agar. am-m. ars. berb. **Bry.** cham. ign. nat-s. puls. **RHUS-T.** stroph-s.[119]

◦ ◦ **Rücken,** auf dem: am-m. **Ars. Bry.** ign. **Rhus-t.**
☞ *M; Liegen; agg.; Rücken, auf dem*

◦ ◦ **Seite,** auf der:
☞ *M; Liegen; agg.; Seite, auf der*

◦ ◦ ◦ **agg.**: am-m.

◦ ◦ ◦ **rechter** Seite, amel. auf: nat-s.

◦ **Menses**:

◦ ◦ **vor**: mag-c.[1] nux-m.[26] spong.
☞ *M; Menses; vor*

◦ ◦ ◦ **Stock** quer über den Rücken, wie von einem, der von innen nach außen gedrückt wird: **Nux-m.**[26]

◦ ◦ **während**: am-c. bar-c. carb-v. caust. **Cimic.** kali-i. kali-n.[1] mag-c. mag-m. mag-s. thuj.
☞ *M; Menses; während*

◦ ◦ **nach**: mag-c.
☞ *M; Menses; nach*

◦ **Naseschneuzen,** beim: dig.
☞ *M; Naseschneuzen agg.*

◦ **Schwangerschaft,** während: lyss.
☞ *M; Schwangerschaft, während*

◦ **Sitzen**:

◦ ◦ **agg.**: aegle-f.[192] agar. berb. bry. conv. kali-c. kali-i. mag-c.[1] mag-s. meny. merc. nat-m. phel. **RHUS-T.** stront-c. sul-ac.

◦ ◦ ◦ **aufrecht**: conv.

◦ ◦ ◦ **gebeugt**: **Kali-i.**

◦ ◦ **amel.**: caust. loxo-r.[205] stroph-s.[119] tax.[303]
☞ *M; Sitzen; amel.*

◦ ◦ ◦ **aufrecht**: loxo-r.[205] tax.[303]
☞ *M; Sitzen; amel.; aufrecht*

◦ **Stehen,** beim: agar. mag-s. ruta[1] stroph-s.[119] sul-ac. thuj. zinc.[1] zing.
☞ *M; Stehen; agg.*

wund und zerschlagen, Schmerz wie; **Lumbalregion** (Forts.)

◦ **Stuhlgang,** nach: nat-m.
☞ *M; Stuhlgang; nach*

◦ **Wehen,** Entbindung, während: **Caust.**
☞ *M; Wehen, Entbindung; während*

◦ **Wetter,** bei nassem: **RHOD. RHUS-T.**
☞ *M; Wetter, nasses, agg.*

◦ **erstreckt** sich:

◦ ◦ **Abdomen**: bar-c.[1] nat-c.[1]

◦ ◦ **Beinen,** zu den: berb. hep.

◦ ◦ **Oberschenkel**: lyc.

◦ ◦ **Steißbeinspitze,** zur: thuj.[36]
☞ *O; Steißbein*

◦ **Beckenkamm**: ars. carb-an.[1] cast. dulc. staph.

◦ **Nieren,** oberhalb der: apis[111] helon.[111] merc-c.[111] phyt.[111] solid.[111]

◦ **Wirbelsäule**: acon. aesc. agar. **Arg-n.** bar-c. bell. berb. carb-an. cham. **Chel.**[25] colch. con.[1] **Graph.** hep.[1] **Lil-t.** lyc. mag-m. med. nat-s. **Phos.** pic-ac. **Plat.** plb. tab. **THUJ.**
☞ *O; Lumbalregion; Wirbelsäule*

◦ ◦ **Auftreten,** beim: berb. **Carb-an. THUJ.**
☞ *M; Auftreten agg.*

◦ ◦ **Druck** **agg.**: chel.[25]
☞ *M; Druck; agg.*

◦ ◦ **Lehnen** gegen Stuhllehne **agg.**: plb.
☞ *M; Anlehnen an etwas; agg.*

◦ ◦ **Menses** **agg.**: thuj.

◦ ◦ **5. Lendenwirbel**: acon. aesc. cham. con.[1] **Nat-s. Plat.**

- **lumbosakrale** Gelenkfuge: nat-p.

- **Psoas,** rechts: arg.[36]

- **Sakralregion**: **Acon.** act-sp. aesc.[137] **Agar.** aloe[111] **ALUM.** alum-p.[58] am-c. **Am-m.** androc.[222] ang. arg. **Arn.** ars. bapt. **Berb. Bry. Calad.** calc-p. carbn-s. **Caust.** chin. cina cinnb. coc-c. cocc.[5] **Colch.** coloc. cor-r. cupr-acet.[45] dig. dios.[25] eup-per. ferr. **Fl-ac.** gamb. **Graph. Hep.** hyper. ign. kali-bi. kali-i. kreos. lact. lith-c.[25] **Lob.** mag-c. mag-m. meny.[137] **Merc.** nat-ar. nat-c. **Nat-m.**[1] **Nat-s. Nux-m. Nux-v.** ox-ac. phel. **Phos.** phyt. **Plat.** plut-n.[269] ran-b. ran-s. rhod. **RHUS-T.** rumx. **Ruta Sabad.** sarr. sars. **Sep.** sil. spong. staph. stront-c. **Sulph. Tell.** thuj. **Verat.**
☞ *O; Sakralregion*

◦ **Bewegung** amel.: **RHUS-T.**
☞ *M; Bewegung; amel.*

◦ **Bücken,** beim: meny.[137] nat-ar.

◦ **Druck** der Kleidung, empfindlich gegen den: **Lob.**
☞ *M; Berührung; agg.*

◦ **Gehen,** beim: meny.[137] nat-ar.

◦ **Liegen,** im:

◦ ◦ **Rücken,** ruhig auf dem: **RHUS-T.**
☞ *M; Liegen; agg.; Rücken, auf dem*

◦ ◦ **Seite,** auf der: act-sp. **Nat-s.**
☞ *M; Liegen; agg.; Seite, auf der*

◦ **Menses,** vor: **Spong.**
☞ *M; Menses; vor*

◦ **Sitzen,** beim: **Merc. RHUS-T.**
☞ *M; Sitzen; agg.; während*

◦ **Stelle,** an kleiner, rechts: lith-c.[25]

◦ **Wirbelsäule**: am-c. ang. **Berb.** calc-p. coc-c. **Colch.** cupr-acet.[45] hep. kali-bi. **Lob.** nat-ar. rhus-t. rumx. sarr. **Sep. Sil.** spong. thuj. verat.
☞ *O; Wirbelsäule*

◦ ◦ **Bücken** oder Gehen **agg.**: nat-ar.
☞ *M; Bücken; agg.; während •M; Gehen; agg.; während*

◦ ◦ **Menses,** vor: **Spong.**
☞ *M; Menses; vor*

◦ ◦ **Sakroiliakalgelenke**: **Calc-p.** coc-c. cupr-acet.[45] hep. rumx. thuj. verat.
☞ *O; Sakralregion; Ileosakralgelenk*

◦ ◦ ◦ **Menses,** während: thuj.
☞ *M; Menses; während*

- **Steißbein**: aloe[111] alum.[1] **Am-m. Arn.**[102] ars-s-f.[58] ba-tn.[136] bell. bros-g.[259] calc-p. **Carb-an. Carb-v. CAUST.** cench.[58] **Cist. Euph.** fl-ac. **HYPER. Kali-bi. Kali-i.** kreos. lach. **Mez.** nat-m.[36] **Petr.** phos.[36] **Ruta** sanic.[85] **SIL.**[36] sin-a.[36] **SULPH.** thuj.[58] uran.[269] xan. zinc-p.[58]
☞ *O; Steißbein*

◦ **morgens,** bei Berührung: alum.[36]

◦ **Aufstehen** von einem Sitz, beim: **SULPH.**
☞ *M; Aufstehen; agg.; Sitzen, vom*

◦ **Berührung,** bei: alum.[1] nat-m.[36] phos.[36]
☞ *M; Berührung; agg.*

◦ **Bücken** **agg.**: sulph.
☞ *M; Bücken; agg.; während*

◦ **Druck,** bei: **SIL.**[36]

◦ **Liegen** agg.: am-m.[31] carb-an.

◦ **Menses,** während: bell. carb-an. caust. cench.[58] kreos.
☞ *M; Menses; während*

◦ **Schlaf,** im: **Am-m.**

◦ **Sitzen**:

◦ ◦ **während**: **Am-m.** bros-g.[259] carb-an. cench.[58] **Cist. Kali-bi. SIL.** uran.[269]
☞ *M; Sitzen; agg.; während*

◦ ◦ **verhindert**: cist.[137]

◦ **Stuhldrang,** bei: sin-a.[36]

◦ **Verletzung,** durch: **Carb-an. HYPER. Mez. SIL.** thuj.[58]
☞ *M; Verletzungen, durch*

◦ **erstreckt** sich zum Sakrum: ruta

- **Wirbelsäule**: acon. aesc. **AGAR.** ail. **Alum-p.**[58] alum-sil.[58] am-c. **Ang.** ant-c. apis arg-n.[58] **Arn.** ars. ars-met. asaf. **Atro.** bapt. bar-c. **BELL. Benz-ac.** berb. brach. cact. **Calc** calc-i.[58] calc-p.[58] calc-sil.[58] **Carb-ac.** carb-an. card-m.[58] caul.[58] caust. cedr.[25] **Chel. Chin.** chin-ar. **CHIN-S. Cimic.** cinnb. **Cocc.** colch. coloc. con. **Crot-c.** crot-h. **Cupr.** dat-a.[25] **Dios.** eup-per. eup-pur.[25] gels. gins. **Glon. GRAPH.** gua.[25] ham. hell.[5] **Hep.**[1] hyper. iod. iodof.[36] **Kali-ar.** kali-bi. **Kali-c.** kali-hp.[25] kali-i. **KALI-P. Lac-c. LACH. Lec.** lil-t. lob. lyc. **LYSS.** mag-m.[1] mag-p.[58] **Med.** merc. merc-i-f. **Naja Nat-ar. Nat-c. NAT-M. NAT-P. Nat-s.** nat-sil.[58] nicc. **NUX-V. Ol-j.** ox-ac. par. **Ph-ac. PHOS.** phys. **Phyt.** pic-ac. plan. **Plat.**[1]

plb. podo. **Puls. Ran-b. Rat. Rhus-t.** rumx. **RUTA** sabad. **Sang.** sarr. **Sars.** sec. senec-j.[85] **Sep. SIL.** spig. spong. squil. staph.[5] stram.[137] sulph. tab. tanac. **Tarent. Tell.** term-a.[192] **THER.**[58] **Thuj.** valer.[58] verat.[1] **Vib. ZINC.** zinc-p.[58]
☞ *O; Wirbelsäule • Reizung der Wirbelsäule*

◦ **morgens**: agar. mag-m.[1]
☞ *Z; Morgens*

◦ **nachts**: mag-m.[1]
☞ *Z; Nachts*

<> ◦ **Berührung agg.**: calc-sil.[58] iodof.[36] tarent.[58] zinc-p.[58]
☞ *M; Berührung; agg.*

◦ **Bewegung,** bei: ther.[58]

◦ **Druck,** bei: plat.[1] stram.[137] tarent.[58]
☞ *M; Druck; agg.*

◦ ◦ **leichter** Druck: stram.[137]

◦ **Erschütterung** des Bettes, durch: **BELL. Graph. Lach. SIL. THER. Thuj.**

◦ **Erschütterung** durch Schritte anderer, bei: **Nux-v. THER.**

◦ **Fieber,** während: **Chin-s. Cocc.**

◦ **Gehen,** beim: **Ruta** verat.[1]
☞ *M; Gehen; agg.; während*

◦ **Geräusch,** Lärm, durch: ther.[58]

◦ **Gewitter,** vor: **Agar. Phos.**

◦ **Hysterie,** bei: **Ther.**[54]

◦ **Lehnen** gegen Stuhllehne, beim: **AGAR.** plb. **THER.**
☞ *M; Anlehnen an etwas; agg.*

◦ **Liegen,** im:

◦ ◦ **flach** auf dem Rücken mit festem Druck, amel.: **Nat-m.**
☞ *M; Druck; amel. • M; Liegen; amel.; Rücken, auf dem*

◦ ◦ **harter** Unterlage, auf, amel.: **Nat-m.**
☞ *M; Liegen; amel.; harter Unterlage, auf*

◦ ◦ **Rücken,** auf dem: mag-m.[1]
☞ *M; Liegen; agg.; Rücken, auf dem*

◦ **Menses,** während: thuj.
☞ *M; Menses; während*

◦ **Nähmaschine,** durch Gebrauch der: **Nux-v.**

◦ **Sitzen,** im: ruta[1]

◦ **Strecken,** beim: med.

◦ **erstreckt** sich aufwärts: eup-pur.[25]

- **brennend,** Cervikalregion: ph-ac.

- **lähmungsartig,** Sakralregion: nat-m.[1] verat.

◦ **Knien,** beim Aufstehen vom Sitz, in den: **Verat.**
☞ *M; Aufstehen; agg.; Sitzen, vom*

- **Liegen** auf etwas Hartem, wie durch, Lumbalregion: merc.[5]

- **Stelle,** umschriebene: sulph.[1]

- **Tragen** schwerer Dinge auf dem Kopf, wie nach: ozone[227]

- **uterin** bedingt, Wirbelsäule: **Kali-br.**[8]

- **Wellen,** in: por-m.[251]
▤ *ALLGEMEINES; C; Schmerz; wellenartiger Schmerz*

- **wundgescheuert,** wie, Steißbein: sanic.[85]
☞ *O; Steißbein*

Zerbrechen, Schmerz, als wolle der Rücken: **Aesc.** aeth.[102] alet.[88] allox.[119] aloe **Alumn.** am-m.[102] ang.[5] arg. arn.[5] aur.[5] **BELL.** berb. bry.[58] calc-o-t.[102] **Camph.**[809] cann-i.[102] cham.[5] chel. cimic. citl-v.[197] cocc. corn-f.[45] cortiso.[149] cupr-acet.[45] dig.[137] dulc.[102] eup-per.[54] eupi.[102] falco-p.[265] form. gink.[227] graph.[102] ham. harp.[1184] hyper.[137] kali-bi.[102] **Kali-c.** kalm. kola[1184] kreos. lil-t. lyc. meny.[137] mez.[137] nat-c.[137] **Nat-m.** nit-ac.[56] **Nux-v.** ol-an.[102] ozone[227] par.[5] ph-ac.[5] phos.[122] plat. **Puls.**[102] rad-br.[102] rhus-t.[137] ruta[5] sanic.[139] **Sarcol-ac.**[102] seneg.[102] sep.[85] sil.[102] spig.[137] spong.[5] staph.[5] tax.[303] tril.[102] vario. vib.
▤ *ALLGEMEINES; C; Schmerz; gebrochen oder als würde etwas brechen, Schmerz wie*

<> - **Blutung,** bei uteriner: bell.[54]

- **gehen,** muss: nux-v.[58]

- **Menses**:

◦ **während**: **BELL. Nux-v. Vib.**
☞ *M; Menses; während*

◦ **unterdrückten,** bei: **BELL. Nux-v.**
☞ *M; Menses; unterdrückten, bei*

- **Wehen,** Entbindung, **während**: bell.[54] phos.[122]
☞ *M; Wehen, Entbindung; während*

- **Cervikalregion**: **BELL. Chel.** falco-p.[265] form.

- **Dorsalregion**: allox.[119] aur.[5] berb.[111] dig.[137] hyper.[137] **Lil-t.** meny.[137] mez.[137] nat-c.[137] nat-m.[1] par.[5] ph-ac.[5] ruta[5] spig.[137] spong.[5]
☞ *O; Dorsalregion*

◦ **Schulterblätter**: aur.[5] berb.[111] dig.[137] hyper.[137] meny.[137] mez.[137] nat-c.[137] nat-m.[1] par.[5] ph-ac.[5] ruta[5] spig.[137] spong.[5]

◦ ◦ **links**: aur.[5] berb.[111] dig.[137] hyper.[137] meny.[137] mez.[137] nat-c.[137] par.[5] ph-ac.[5] ruta[5] spig.[137] spong.[5]
☞ *O; Dorsalregion; Schulterblätter; links*

◦ ◦ **zwischen** den Schulterblättern: tub.[304]

- **Lumbalregion**: alet.[88] aloe **Ang.**[5] arg. arn.[5] **BELL. Camph.**[809] **Cham.**[5] chel. corn-f.[45] **Ham.** harp.[1184] **Kreos. LYC.** nat-m. nux-v. plat. staph.[5]
☞ *O; Lumbalregion*

◦ **Bewegung** amel.: kreos.
☞ *M; Bewegung; amel.*

◦ **Bücken,** beim: **CHEL.**
☞ *M; Bücken; agg.; während*

- **Sakrum**: allox.[119] aloe **Berb.** cimic. cortiso.[149] cupr-acet.[45] kali-c. tril.[102]
☞ *O; Sakralregion*

◦ **Druck** amel.: allox.[119]
☞ *M; Druck; amel.*

◦ **Liegen,** beim: berb.

◦ **Sitzen,** beim: berb.
☞ *M; Sitzen; agg.; während*

◦ **oberer** Teil: **Cupr-acet.**[45]

◦ **Sakroiliakalgelenk**: cortiso.[149] tril.[102]
☞ *O; Sakralregion; Ileosakralgelenk*

◦ ◦ **Bandagieren,** straffes, amel.: tril.[102]
☞ *M; Bandagieren amel.*

zerbrochen, Schmerz wie: acon. aesc. agar. allox.[119] alum. am-c.[5] am-m. ang. ant-t.[5] aq-des.[275] aran.[192] arg. arn. ars. bell.[5] bry. calc-o-t.[102] calc-p.[102] **Camph.**[809] caps.[5] carb-an. caust. cham. chel. cina[5] cist. clem. cocc.[5] con. conv. cor-r. cortiso.[149] crot-c.[137] **EUP-PER.**[111] eupi. ferr-i. form. gels. graph. haliae-lc.[222] ham. harp.[1184] hell. helon.[111] hep. ip.[58] **Kali-c.** kali-i.[111] kreos. lar-ar.[251] lil-t.[111] lyc.[5] m-arct.[139] m-art.[56] m-aust.[73] mag-c.[36] mag-m. mag-s.[111] med.[304] meli. merc. merc-i-f. **Nat-m.** nux-m. **Nux-v.** ox-ac. **PHOS.** plan. **Plat.** plut-n.[269] por-m.[251] psor. ran-b. rhus-t. ruta sabin.[58] sanic.[85] senec.[111] sep. sil. staph. sulo-ac.[1] sulph. thea[275] thuj. tril.[8] vario.[85] verat. vib.[102] xan.[198]

ALLGEMEINES; C; Schmerz; gebrochen oder als würde etwas brechen, Schmerz wie

- **Beugen** agg.: agar.[58]
- **Bücken** und Aufrichten, beim: verat.
  ☞ *M; Bücken; agg.; während*
- **Gehen,** nach: plat.
- **Hämorrhoiden,** bei: bell.[137]
- **Liegen,** beim:
  ◦ **Rücken,** auf dem: cina
  ☞ *M; Liegen; agg.; Rücken, auf dem*
  ◦ **Seite,** auf der: cina[1]
  ☞ *M; Liegen; agg.; Seite, auf der*
- **Menses,** während: phos.[58]
  ☞ *M; Menses; während*
- **Schwangerschaft,** während: phos.[58]
  ☞ *M; Schwangerschaft, während*
- **Stuhlgang,** vor: **Nux-v.**
  ☞ *M; Stuhlgang; vor*
- **Cervikalregion**: acon. agar. aran.[192] bell.[5] caust. chel. form. gels. graph.[5] nux-v. sabin. thuj.
  ◦ **Bewegen** oder Heben des Kopfes, beim: chel.
- **Dorsalregion**: **Chel.**[111] cina[5] cocc.[5] cortiso.[149] crot-c.[137] hell. kreos. lar-ar.[251] lil-t.[137] m-aust.[73] mag-c.[137] mag-s.[111] merc-i-f. nat-m.[137] **Phos.**[5] plat.[137] ran-b. sil. sulo-ac.[1] verat.[137]
  ☞ *O; Dorsalregion*
  ◦ **Schulterblätter**: crot-c.[137] hell. kreos. lar-ar.[251] lil-t.[137] **Mag-c.**[137] merc-i-f. nat-m.[137] plat.[137] ran-b. sil. sulo-ac.[1] verat.[137]
  ◦ ◦ **zwischen** den Schulterblättern: lar-ar.[251] sulo-ac.[1]
  ◦ **Wirbelsäule**: chel.[111] m-aust.[73]
  ☞ *O; Wirbelsäule*
- **Lumbalregion**: **Aesc.**[111] am-c.[5] am-m.[5] ang.[5] ant-t.[5] aq-des.[275] arg. arn.[5] **Ars. BELL.**[5] bry. **Camph.**[809] caps.[5] **Carb-an. Cham.** chel. clem. con. cor-r. eup-per.[111] ferr-i. **Graph.**[137] **Ham.** harp.[1184] helon.[111] **Kali-c.** kali-i.[111] kreos. lil-t.[111] **LYC.** m-art.[56] mag-c.[36] mag-m. med.[304] meli. **NAT-M. Nux-m. Nux-v.** ox-ac. **PHOS.**[54] plan. plat. psor. **Rhus-t.** ruta[5] sanic.[85] senec.[111] **Sep.** staph. sulph.
  ☞ *O; Lumbalregion*
  ◦ **morgens**:
  ☞ *Z; Morgens*
  ◦ ◦ **Aufstehen,** beim: sanic.[85]
  ☞ *M; Erheben agg.; Aufrichten agg.*
  ◦ ◦ **Bett,** im: **Staph.**
  ☞ *M; Liegen; agg.; Bett, im*
  ◦ **abends,** in Ruhe: nux-m.
  ◦ **nachts**: ferr-i. harp.[1184] **Mag-c.**
  ☞ *Z; Nachts*
  ◦ **Berührung,** bei: **Graph.**
  ☞ *M; Berührung; agg.*
  ◦ **Betätigung,** bei: con.
  ◦ **Beugen**:
  ◦ ◦ **rückwärts** agg.: plat.
  ◦ ◦ **amel. vorwärts**: harp.[1184]
  ◦ **Bewegung**:
  ◦ ◦ **agg.**: chel. con. kali-c. **Rhus-t.**
  ◦ ◦ **amel.**: **Kreos.** nux-m.
  ☞ *M; Bewegung; amel.*
  ◦ **Blutung,** mit uteriner: phos.[54]
  ◦ **Bücken,** beim: clem. mag-m.
  ◦ **Gehen**:
  ◦ ◦ **agg. beim oder nach**: carb-an. plat. sep.
  ☞ *M; Gehen; agg.; während*
  ◦ ◦ **amel.**: meli.
  ☞ *M; Gehen; amel.*
  ◦ **Husten**: **Rhus-t.**
  ☞ *M; Husten agg.*
  ◦ **Liegen** auf dem Rücken, beim: carb-an. harp.[1184]
  ◦ **Sitzen,** beim: meli.
  ☞ *M; Sitzen; agg.; während*
  ◦ **Stehen**:
  ◦ ◦ **agg.**: carb-an.
  ☞ *M; Stehen; agg.*
  ◦ ◦ **amel.**: meli.
  ☞ *M; Stehen; amel.*
  ◦ **Strecken,** beim: mag-c.[36] mag-m.
  ◦ **Stuhlgang,** während: **LYC.**
  ☞ *M; Stuhlgang; während*
  ◦ **Zugluft,** durch: **Nux-v.**
  ☞ *M; Zugluft, durch*
  ◦ **Wirbelsäule**: graph.[137]
  ☞ *O; Lumbalregion; Wirbelsäule*
- **Lumbosakralgelenk**: haliae-lc.[222] por-m.[251]
- **Sakralregion**: acon. **Aesc.** agar. allox.[119] alum. am-m. ang. arn. **Ars.** bry. **Calc-p.**[102] **Eupi.** graph. hep. lyc.[5] m-arct.[139] meli. nux-m. nux-v. **Phos.** plat. plut-n.[269] rhus-t. ruta sabin.[58] **Staph.** tril.[8] verat.
  ☞ *O; Sakralregion*
  ◦ **morgens,** im Bett: staph.
  ◦ **nachts** im Bett, amel. durch Aufstehen und Gehen: ang.
  ◦ **Druck** amel.: allox.[119]
  ☞ *M; Druck; amel.*
  ◦ **Gehen,** beim: **Calc-p.**
  ☞ *M; Gehen; agg.; während*
  ◦ **Husten,** beim: **Phos.**
  ◦ **Sakralregion**: acon. **Aesc.** agar. alum. lyc.[5] tril.[8]
  ◦ **Sakroiliakalgelenk**: calc-p.[102]
  ☞ *O; Sakralregion; Ileosakralgelenk*

- **Steißbein**: cist.
  ☞ *O; Steißbein*
- **Wirbelsäule**: calc-o-t.[102] chel.[5] ham.[111]
  ☞ *O; Wirbelsäule*

- **auseinanderbrechen** würde, Schmerz, als ob er:
  ◦ **Dorsalregion**: chel.[111]
  ☞ *O; Dorsalregion • O; Wirbelsäule*
  ◦ **Wirbelsäule**: chel.[5]
  ☞ *O; Wirbelsäule*
- **entzweibrechen** würde, Schmerz, als ob er, agg. linke Seite, beim Fahren im Wagen: form.
  ALLGEMEINES; M; Fahren im Wagen oder mit der Bahn; während Fahren
- **weggeschlagen,** Schmerz wie, Lumbalregion: arg.

zermalmt, Schmerz wie:
  ALLGEMEINES; C; Schmerz; zerquetscht, Schmerz wie
- **Cervikalregion**: marm-w.[194]
- **Dorsalregion**: arn.[5] asar.[5] phos.[5] verat.[5]
  ☞ *O; Dorsalregion*
  ◦ **Schulterblätter**: arn.[5] asar.[5] verat.[5]
- **Lumbalregion**: arg.[5] arn.[5] **BERB. CHIN.** phos. ruta[5]
  ☞ *O; Lumbalregion*
  ◦ **Bewegung,** bei: **CHIN.**
- **Sakrum**: sil.
  ☞ *O; Sakralregion*

zerreißender Schmerz, Lumbalregion: sabin.[5]
  ☞ *Verstauchung, Verrenkung*

zerschlagen, Schmerz wie wund und:
  ☞ *wund und zerschlagen, Schmerz wie*

zerschmetternder Schmerz:
- **Dorsalregion**: **ARN.**[5] chin.[5] **Rhus-t.**[5]
  ☞ *O; Dorsalregion*
  ◦ **Schulterblätter**: chin.[5]
- **Lumbalregion**: am-m.[5]
  ☞ *O; Lumbalregion*

Zickzack, Schmerz verläuft im: euon.[36] joan.[102] maland.[56] nuph.[5] sac-l.[111]
- **Lumbalregion,** erstreckt sich nach oben: joan.[102] maland.[56]
  ☞ *O; Lumbalregion*

ziehender Schmerz: acon. aesc. aeth. **Agar.** ail. all-s. aloe **Alum.** am-c. am-m.[1] ambr.[85] anac. **Ang.**[1] ant-c.[5] ant-s. ant-t.[5] apis apisin.[5] aq-des.[275] arg. arg-n. arn. **Ars.** ars-s-f.[58] asaf. asar.[1] aster. aur. aur-m. aur-s.[58] aza.[192] bad. bapt. bar-c. bar-s.[58] bell. benz-ac. berb. bol. bor. **Bry.** calc. calc-p. calc-s. calc-sil.[58] camph. cann-i. cann-s. **Canth.**[5] **Caps.** carb-ac. **Carb-an. Carb-v.** carbn-s. **CARD-M.** carl.[36] caul.[25] caust. **Cham. Chel. Chin.** chin-ar. cic. **CIMIC.**[25] cimx. cina[5] cinnb. clem. coc-c. cocc. **Colch.** coloc. con. croc. crot-c. crot-h. croto-t. cupr. cur. cycl. daph. dig. dios. dros. dulc.[1] erig.[25] ery-a.[25] eupi. ferr. fl-ac. gels.[25] gink.[227] **Graph.** grat. gua.[85] **Guai.** harp.[1184] helon. **Hep.** hipp. hura hydr-ac.[54] hyos. **Hyper.** ign. ind. indg. kali-ar.[58] kali-bi. **Kali-c.**[1] kali-chl.[58] kali-n. kali-p. kali-s. kali-sil.[58] kalm. kreos. lac-leo.[204] **Lach.** lact. led. **Lil-t.** lob. **Lyc.** lyss.[85] m-art.[5] m-aust.[5] mag-c. mag-m. mang-acet.[1] med.[58] meny. **Merc.**[5] mez. mill. mosch.[5] mur-ac. myrt-c.[25] naja[111] nat-ar. nat-c.[1] **Nat-m.**[36] nat-p. nat-s. nat-sil.[58] nicc. nit-ac.[1] nux-m. **NUX-V.**[58] oci.[5] op.[5] ox-ac.[58] ozone[227] pall. **Petr.** ph-ac. **Phos.** phys.[25] phyt. pic-ac. pin-s. plat.[1] plb. plut-n.[222] por-m.[251] psor. ptel. **Puls.** ran-s.[5] raph. rat. rhod. rhus-t. rhus-v. ruta[1] sabad.[5] sabin.[54] samb. sang.[25] sars. seneg. sep. sil.[1] spig.[1] spong. squil. stann. staph. stram. **Stront-c.** sul-ac.[1] **Sulph.** tell. tep. ter. teucr.[5] thea[275] **Thuj.** til. uran.[269] valer. vario. verat. viol-o. viol-t. zinc.[1] zinc-p.[58] zing.
  ALLGEMEINES; C; Schmerz; ziehender Schmerz
- **links**: carb-v.[1] cupr.[1] rhod. til.
  ☞ *S; Links*
- **rechts**: bad. carb-v. cupr. sep. uran.[269]
  ☞ *S; Rechts*
- **morgens**: calc-p. chel. **Cimic.** harp.[1184] hep. rhod. zinc.
  ☞ *Z; Morgens*
  ◦ **4** Uhr, beim Erwachen: calc-p. chel.
  ◦ **Aufstehen,** nach: **Hep.**
  ☞ *M; Aufstehen; agg.; nach*
  ◦ **Bett,** im: hep. rhod.
  ☞ *M; Liegen; agg.; Bett, im*
- **vormittags**: ars.
  ☞ *Z; Vormittags*
- **abends**: agar. **Calc-p.** carb-v. chel. **Lach.** lyc. nit-ac. rhus-t.
  ☞ *Z; Abends*
- **nachts**: ars. chel. hep. nat-m.
  ☞ *Z; Nachts*
  ◦ **Drehen,** Umdrehen, häufiges **amel.**: nat-m.
- **Auftreten,** beim: sul-ac.[1]
  ☞ *M; Auftreten agg.*
- **Beugen,** beim, rückwärts:
  ☞ *M; Beugen, beim; hinten, nach*
  ◦ **agg.**: calc-p. **CIMIC.**
  ☞ *M; Beugen, beim; hinten, nach*
  ◦ **amel.**: petr.
  ☞ *M; Beugen, beim; amel.; rückwärts*
- **Bewegung**:
  ◦ **agg.**: aza.[192] caps. carb-v. eupi. sul-ac.
  ◦ **amel.**: alum. bry. colch. **RHUS-T.**
  ☞ *M; Bewegung; amel.*
- **Bücken,** beim: **Carb-v.** sul-ac. sulph.
  ☞ *M; Bücken; agg.; während*
- **Froststadium** im Fieber, während: lyc.[1] **Puls.**
- **Gähnen,** beim: calc-p.
  ☞ *M; Gähnen; während*
- **Gehen** amel.: bry. gink.[227] **RHUS-T. Sulph.** ter.
  ☞ *M; Gehen; amel.*
  ◦ **Freien,** im: ter.
  ☞ *M; Gehen; amel.; Freien, im*
- **Getränke,** warme, **amel.**: aza.[192]
  ☞ *M; Wärme; amel.*

ziehender Schmerz (Forts.)

- **Lachen,** beim: phos.
  ☞ *M; Lachen agg.*
- **Lesen,** beim: nat-c.
- **Liegen,** beim ruhigen: colch. nat-c.
- **Luftzug,** durch jeden: verat.
  ☞ *M; Zugluft, durch*
- **Menses**:
  - **vor**: hyos.
    ☞ *M; Menses; vor*
  - **während**: **Sil.** zinc.
    ☞ *M; Menses; während*
  - **unterdrückten,** bei: con.[1]
    ☞ *M; Menses; unterdrückten, bei*
- **Mittagessen,** nach: rat.
- **Schlaf,** im: zinc.
- **sexuellen** Exzessen, nach: **Ars.**
  ☞ *M; Exzesse, Ausschweifungen, durch sexuelle*
- **Sitzen,** beim: **Bry.** calc. **Carb-v.** gink.[227] lyc. nat-c. ph-ac.[1] **RHUS-T.** ter. **Thuj.**
  ☞ *M; Sitzen; agg.; während*
- **Stehen,** im: caps. con. ign.
- **Stuhlgang**:
  - **während**: **Puls.**
    ☞ *M; Stuhlgang; während*
  - **nach**: caps.
    ☞ *M; Stuhlgang; nach*
  - **Stuhldrang,** bei: zing.
- **Umdrehen**:
  - **agg.**: **Bry.** hep. nux-v.[58]
  - **amel.**: nat-m.
- **Urindrang,** bei: **Lach.**
- **Wehen,** Entbindung, während: nux-v.[54]
  ☞ *M; Wehen, Entbindung; während*
- **Zurückziehen** der Schultern amel.: cycl.
  ☞ *M; Zurückziehen der Schultern; amel.*
- **erstreckt** sich:
  - **abwärts**: ars.[1] bry. con.[1] merc.
  - **Anus**: nat-c.
  - **Arme**: carb-v.[1] nat-c.[1]
  - **aufwärts**: ars.[1] lach. nat-m. sulph.
    - **Bücken,** beim: sulph.
      ☞ *M; Bücken; agg.; während*
  - **Beine**: ars. bell. dulc.[58] lach. **Phos.**
  - **Brust**: agar.[31]
  - **Halsmuskulatur**: sang.
  - **Hinterkopf** und Scheitel, im Froststadium: **PULS.**
  - **Hoden,** beim Gehen oder Aufstehen vom Sitz: **Sulph.**
  - **Hüften**: **Lach.** mosch. **Nat-m.**
  - **Kopf,** agg. nach Anstrengung: nat-m.
  - **Leistenregion,** agg. beim Gehen oder Aufstehen vom Sitzen: **Sulph.**
  - **Lumbosakralregion** und Abdomen: caust.[1]
  - **Oberschenkel,** Wehen, während: bell.[54]
  - **Sakrum**: con. tep.
  - **Speiseröhre**: agar.[31]
  - **Uterus**: helon.[25]
- **Cervikalregion**: acon. **Aesc.** **Agar.** ail. all-s. aloe **Alum.** **Am-c.** am-m.[1] ambr.[1] anac. **Ang.** ant-c. apis asaf. asar.[1] aur. aur-m. aur-s.[58] bad. bapt. **Bell.** berb. bor. **Bry.** calc. **Calc-p.** camph.[1] cann-i. cann-s. canth. caps. carb-ac. carb-an.[1] **Carb-v.** carbn-s. carl. caul.[25] **CHEL.** **Chin.** cic. **CIMIC.** clem. coc-c. cocc. colch. **Coloc.** con. crot-c. crot-h. croto-t. cur. cycl.[1] dig.[1] dios. dulc.[1] **Ferr.** fl-ac. gels.[25] harp.[1184] hydr-ac.[54] hyos. kali-bi. kali-c. **Kali-n.**[1] kali-sil.[58] lac-leo.[204] lact. **Lil-t.** **Lyc.**[1] lyss.[85] m-art.[5] mag-c. mang-acet.[1] med. meny.[1] **MERC.**[5] **Mosch.** **Nat-c.** **Nat-m.** **Nat-s.** nat-sil.[58] nicc. nit-ac.[1] **Nux-m.** **Nux-v.** pall. **Petr.** ph-ac.[1] phys. phyt. pin-s. plb. plut-n.[222] por-m.[251] psor. **PULS.**[5] raph. rat. **RHOD.**[5] rhus-t. rhus-v.[25] ruta sang.[25] sep. sil. spig.[1] spong. stann. **Staph.**[1] **Sulph.**[1] tep. ter. **THUJ.** uran.[269] valer. vario. viol-o. viol-t.[5] zinc.[1]
  - **rechts**: dulc.[1] lac-leo.[204] nux-v.[111] plut-n.[222] por-m.[251] sulph.[1] zinc.[1]
    ☞ *S; Rechts*
    - **erstreckt** sich zum Schulterblatt: por-m.[251]
  - **morgens**: aloe alum. ant-c. cimic. nux-v. plut-n.[222] staph.[1]
    ☞ *Z; Morgens*
    - **Beugen** des Kopfes vorwärts, beim: **Cimic.**
    - **Erwachen**: aloe alum. plut-n.[222]
      ☞ *M; Erwachen, beim*
  - **nachmittags**: calc-p. mag-c. nux-v. thuj.
    ☞ *Z; Nachmittags*
  - **abends**: ant-c.[1] nat-m. thuj.
    ☞ *Z; Abends*
  - **Anstrengung** der Arme agg.: ant-c.[1]
    ☞ *M; Anstrengung agg.*
  - **Beugen** des Kopfes rückwärts: cycl.[1] dig.[1] valer.
    ☞ *M; Beugen, beim; hinten, nach •M; Beugen, beim; Kopf rückwärts*
  - **Bewegung**:
    - **agg.**: acon. asaf. **Bell.** caps. **Coloc.** hyos. nat-c.[1] **Rhus-t.** vario.
      - **Kopfes,** des: nat-c.[1]
    - **amel.**: alum.
      ☞ *M; Bewegung; amel.*
  - **Bücken,** beim: ant-c.[1] berb. canth. rhus-t.
    ☞ *M; Bücken; agg.; während*
  - **Drehen** des Kopfes, beim: ant-c. chel. harp.[1184] hyos.
    ☞ *M; Drehen, beim; Kopf*
    - **links,** nach: **Ant-c.**
  - **Gehen,** beim: calc-p. camph.[1] con.
    - **Freien,** im: camph.[1] con.
      ☞ *M; Gehen; agg.; während; Freien, im*
  - **Handarbeit** agg.: ant-c.
    ☞ *M; Arbeiten, beim; agg., Handarbeit*
  - **Konvulsionen,** während: hydr-ac.[54]
  - **Lesen,** beim: nat-c.
  - **Luft,** kalte feuche agg.: **Nux-m.**
    ☞ *M; Luft, in kalter •M; Wetter, nasses, agg.; kaltes*

◦ **Menses,** vor: **Nat-c.** nux-v.
☞ *M; Menses; vor*

◦ **Sitzen,** beim: ant-c.[1] aur-m. nux-v.
☞ *M; Sitzen; agg.; während*

◦ **Wetter,** bei windigem: calc-p.
☞ *M; Wind agg.*

➡ ◦ **erstreckt** sich:

◦ ◦ **abwärts**: am-c. asaf. **Chel.** coloc. lyc.[5] nat-c. nux-v. psor. rat. spong.

◦ ◦ **aufwärts**: ambr.[1] calc. cann-s. chel.[25] **Petr.** sang.[25] ter. thuj.[5]

◦ ◦ **Ellenbogen**: lyc.[1]

◦ ◦ **Epigastrium**: crot-c.

◦ ◦ **Hinterkopf**: ambr. carb-v. ferr. lyc.[1] nat-m. **Petr.** ph-ac.[1] pin-s. sep.[1] spig.[1] staph.[1] valer.
KOPF; O; Innerlich, innerer Kopf; Hinterkopf; erstreckt sich; aufwärts • KOPF; O; Innerlich, innerer Kopf; Hinterkopf; erstreckt sich; Nacken, zum

◦ ◦ **Kopf**: apis calc.[1] **Carb-v. Ferr.**

◦ ◦ **Ohr**: cann-s. colch.

◦ ◦ **Schulterblätter**: ant-c.[1] harp.[1184]

◦ ◦ ◦ **rechts**: harp.[1184]

◦ ◦ **Schultern**: bor. camph. **Chel.** con.[1] crot-h. kali-n.[1] lac-leo.[204] lyc.[1] mosch. phyt.

◦ ◦ ◦ **rechts,** beim Liegen: lac-leo.[204]

◦ ◦ ◦ **linke** Schulter und Schulterblatt, beim Gehen im Freien: bor.

◦ ◦ **Stirn**: lyss.[85]

◦ **Sehnen**: am-m.[1]

◦ **Sternocleidomastoideus,** links: caul.[25]
☞ *O; Muskeln*

- **Dorsalregion**: acon. alum. am-c. ang. ant-c.[5] **ANT-T.**[5] apisin.[5] **Ars.** asaf. aur-m. bell. berb. bor. bry. calc.[1] camph. **Canth.**[5] **Caps.**[1] carb-an. **CARB-V.**[5] **Card-m.** carl. caust. **Cham.** chel. **Chin.**[5] **CIMIC.** cimx. cina[5] cocc. coloc. con. cycl.[36] dros. dulc.[5] eupi. gink.[227] graph. grat. **GUAI.** harp.[1184] hep. hyos.[5] ind. kali-bi. kali-c. kali-n. kreos.[5] lob. lyc. mag-c.[5] mang-acet.[1] med. meny.[1] mez. **Mosch.**[5] mur-ac. naja[111] nat-c. nat-m. nat-s. nit-ac. **Nux-v.** oci.[5] **Op.**[5] ph-ac.[1] phos. plat.[1] ptel. **Puls.** ran-s.[5] rhod. rhus-t. rhus-v.[25] ruta[1] sabad.[5] sars. seneg. sep.[1] **Sil.** spong.[5] squil. stann.[1] staph.[5] stram.[1] sulph. tell. teucr.[5] thea[275] thuj. valer.[5] verat.[5] viol-t. zinc. zinc-p.[58] zing.
☞ *O; Dorsalregion*

◦ **Bewegung** amel.: alum. mez.[1]
☞ *M; Bewegung; amel.*

◦ **Bücken,** beim: meny.[1]

◦ **Sitzen,** im: ph-ac.

➡ ◦ **erstreckt** sich:

◦ ◦ **abwärts**: ant-c.[5] ars.[5] bell.[5] **Bry.**[5] caps.[5] meny.[5] nux-v.[5] staph.[5]

◦ ◦ **aufwärts**: ars.[5] **Bell.**[5] nat-m.[5] **Nux-v.**[5] **Rhus-t.**[5] spong.[5] sulph.[5]

◦ **Schulterblätter**: acon. alum. am-c. ang. ars. asaf. bell. **Berb.** bor. bry. **Calc.**[1] camph. caps.[1] carb-an. card-m. **Carl. Caust.** cham. **Chel. Chin.**[5] cimic. cimx. cocc. **Coloc.** con. cycl.[36] dros. dulc.[5] eupi. gink.[227] graph. grat. guai. hep. ind. kali-bi. kali-c. kali-n. kreos.[5] lob. lyc. mag-c.[5] mang-acet.[1] med. mez. mur-ac. naja[111] nat-c. nat-m. nat-s. **Nux-v.** ph-ac.[1] phos. plat.[1] ptel. puls. ran-s.[5] rhod. rhus-t. ruta[1] sars. seneg. **Sep.**[1] sil. **Squil.** stann.[1] staph.[5] stram.[1] **Sulph.** tell. thuj. verat.[5] viol-t. zinc. zinc-p.[58] zing.

◦ ◦ **links**: asaf. card-m. coloc.[102] con. mez. ptel. sep. **Squil.** sulph.[5]
☞ *O; Dorsalregion; Schulterblätter; links*

◦ ◦ **rechts**: card-m. **COLOC.** con.[1] lyc.[1] nat-m.[1] plat.[1] sulph.[1] tell.
☞ *O; Dorsalregion; Schulterblätter; rechts*

◦ ◦ ◦ **erstreckt** sich zur rechten Hand: plat.[1]

◦ ◦ ◦ **innerer** Rand: **Card-m.**

◦ ◦ **abends**: chel. lyc. sulph.[1]
☞ *Z; Abends*

◦ ◦ **atmen,** muss tief: nat-m.[1]
☞ *M; Atmen; amel., tief*

◦ ◦ **Bewegung,** bei: caps.[1]

◦ ◦ **Erwachen,** beim: rhod.
☞ *M; Erwachen, beim*

◦ ◦ **erstreckt** sich: asaf. chin.[5] mang-acet.[1]

◦ ◦ ◦ **auf** und ab: chin.[5]

◦ ◦ ◦ **Cervikalregion**: mang-acet.[1]

◦ ◦ **Akromion,** rechts: cycl.[36]
☞ *O; Dorsalregion; Schulterblätter; rechts*

◦ ◦ **unter** den Schulterblättern: asaf. calc.[1] **Card-m.** cimx. cocc. con. mez. nat-s. ph-ac.[1] rhus-t. ruta[1] sep.[1] stann.[1] sulph. thuj.

◦ ◦ ◦ **rechts**: calc.[1] sep.[1]
☞ *S; Rechts*

◦ ◦ ◦ **Gehen,** beim: cocc.

◦ ◦ ◦ **Heben** des Arms, beim: con.
☞ *M; Erheben agg.; Heben der Arme agg.*

◦ ◦ ◦ **Sitzen,** im: sep.[1]

◦ ◦ ◦ **Stehen,** im: cocc.

◦ ◦ ◦ **erstreckt** sich zu den Fingern: cimx.

◦ ◦ **zwischen** den Schulterblättern: acon. **Alum.** am-c. ang. **Ars.** bell. bor. bry. **CALC.** carb-an. chel. **CIMIC.** coloc. **Dros.** eupi. gink.[227] graph. grat. **GUAI. Hep.** kali-bi. kali-n. lob. **Lyc.** mur-ac. nat-c. nat-m. **Nat-s.** nux-v. **Ph-ac. Phos. Puls. Rhus-t.** sep. **Sil.** stann. stram.[1] sulph. thuj. viol-t. **Zinc.** zinc-p.[58] zing.

◦ ◦ ◦ **morgens** im Bett: ang.

◦ ◦ ◦ **vormittags**: alum.
☞ *Z; Vormittags*

◦ ◦ ◦ **nachmittags**: chel.
☞ *Z; Nachmittags*

◦ ◦ ◦ **abends**: bell. kali-n. lyc. zing.
☞ *Z; Abends*

◦ ◦ ◦ ◦ **18** Uhr: kali-n. zing.

◦ ◦ ◦ **nachts**: rhus-t. sil.
☞ *Z; Nachts*

◦ ◦ ◦ **Aufrichten** agg.: coloc.
☞ *M; Strecken, Dehnen; agg.; Ausstrecken der Extremitäten*

ziehender Schmerz; **Dorsalregion; Schulterblätter; zwischen** den Schulterblättern (Forts.)

◦ ◦ ◦ **Beugen,** beim:

◦ ◦ ◦ ◦ **rückwärts** amel.: sil.
☞ *M; Beugen, beim; amel.; rückwärts*

◦ ◦ ◦ ◦ **vorwärts**: CIMIC.

◦ ◦ ◦ **Bewegung,** bei: bry. stann. sulph.

◦ ◦ ◦ **Bücken,** beim: bor. nux-v.
☞ *M; Bücken; agg.; während*

◦ ◦ ◦ **Freien,** im: nat-c.

◦ ◦ ◦ **Gehen,** beim: coloc.
☞ *M; Gehen; agg.; während*

◦ ◦ ◦ **Liegen** amel.: **Ars.**

◦ ◦ ◦ **Menses,** während: **Am-c. Sil.**
☞ *M; Menses; während*

◦ ◦ ◦ **Reiben** amel.: carb-an.
☞ *M; Reiben amel.*

◦ **Wirbelsäule,** beim Vorbeugen des Kopfes, morgens: cimic.[25]
☞ *O; Wirbelsäule*

- **Lumbalregion**: acon. aeth. agar. aloe am-c. am-m.[1] ambr. ang. **Arg.** arg-n. arn. **Ars.** ars-s-f.[58] **Aur. Bar-c.** bar-s.[58] **Bell.** benz-ac. **Berb. Bry. Calc.** calc-s. calc-sil.[58] **CAPS. Carb-an.** carb-v. carbn-s. card-m. carl. **Caust. Cham. Chel. Chin.** cimic.[25] cinnb. clem. coc-c. **COCC.** colch. **Coloc. Con.**[1] croc.[5] cycl. dig. dios. dros. **Dulc.** erig.[25] ery-a.[25] eupi. gink.[227] harp.[1184] hep. hipp. hura hyos. ign. indg. **Kali-bi. Kali-c.**[1] kali-chl.[58] kali-n. kali-p. kali-sil.[58] kreos. **Lach.** lact. **Led.** lil-t. **Lyc.** m-aust.[5] mag-c. mag-m. meny. **Mez. Mur-ac.** myrt-c.[25] nat-c.[1] **Nat-m. Nit-ac. Nux-v. PH-AC.** phys.[25] plb. psor. **Puls. Rhod.** rhus-v. **SABIN.** samb.[5] **Sep. Sil.**[1] stann. staph.[1] **Stram. Stront-c.** sul-ac. **Sulph.** tep. ter. **Thuj.** uran.[269] valer.[5] verat. **Zinc.**[1] zinc-p.[58] zing.
☞ *O; Lumbalregion*

◦ **rechts**: erig.[25]
☞ *S; Rechts*

◦ **morgens**: carbn-s. dios. harp.[1184] hep. hipp. nux-v. sulph. thuj. zinc.
☞ *Z; Morgens*

◦ ◦ **Bett,** im: hep. nux-v.
☞ *M; Liegen; agg.; Bett, im*

◦ **mittags**: sulph. thuj.

◦ **nachmittags**: bry. carbn-s.
☞ *Z; Nachmittags*

◦ **abends**: **Bar-c.** meny. nit-ac. stront-c. sulph. zing.
☞ *Z; Abends*

◦ **nachts**: ars. bry. cinnb. colch. eupi. sulph.
☞ *Z; Nachts*

◦ **Atmen,** beim: coloc.
☞ *M; Atmen; agg.*

◦ **Aufstehen,** beim: bar-c. **Sulph.**

◦ **Beugen,** beim, rückwärts:
☞ *M; Beugen, beim; hinten, nach*

◦ ◦ **agg.**: bar-c. sabin.
☞ *M; Beugen, beim; hinten, nach*

◦ ◦ **amel.**: acon. am-m. hura
☞ *M; Beugen, beim; amel.; rückwärts*

◦ **Bewegung**:

◦ ◦ **agg.**: acon. caps. colch. kali-n. sul-ac.[1]

◦ ◦ **amel.**: am-c. colch. **Dulc.** indg.
☞ *M; Bewegung; amel.*

◦ **Bücken**:

◦ ◦ **agg.**: clem. meny. staph.[1] zinc.[1]
☞ *M; Bücken; agg.; während*

◦ ◦ **amel.**: mag-c.[1] ph-ac.
☞ *M; Bücken; amel.*

◦ **Druck** amel.: dig. led. ph-ac.
☞ *M; Druck; amel.*

◦ **Erwachen,** beim: bry. colch.
☞ *M; Erwachen, beim*

◦ **Essen,** nach dem: bry.
☞ *M; Essen; nach*

◦ **Gehen**:

◦ ◦ **agg.**: acon. aeth. arg. **Carb-an.** cocc. sulph.[1] thuj.
☞ *M; Gehen; agg.; während*

◦ ◦ **amel.**: am-c. ph-ac. thuj.
☞ *M; Gehen; amel.*

◦ **Hinlegen,** muss sich: sil.[1]
ALLGEMEINES; C; Hinlegen; Neigung zum Hinlegen

◦ **Koitus,** nach: nit-ac.
☞ *M; Koitus; nach*

◦ **Lehnen** nach vorn, beim: hura
☞ *M; Anlehnen an etwas; agg.*

◦ **Liegen**:

◦ ◦ **agg.**: carb-an. colch. coloc. sep.

◦ ◦ ◦ **Rücken,** auf dem: **COLOC.** sep.
☞ *M; Liegen; agg.; Rücken, auf dem*

◦ ◦ ◦ **ruhiges** Liegen, Bewegung amel.: colch.
☞ *M; Bewegung; amel.*

◦ ◦ **amel.**: **Kali-c.**

◦ **Menses**:

◦ ◦ **vor**: **Hyos.**
☞ *M; Menses; vor*

◦ ◦ **während**: am-m. calc. carl. cham. mag-c. sep.
☞ *M; Menses; während*

◦ **Schlaf,** im: zinc.[1]

◦ **Sitzen**:

◦ ◦ **agg.**: ang. calc. **Caust.** meny.[1] stront-c. sulph. **Thuj.** zinc.[1] zing.

◦ ◦ ◦ **aufrecht**: zing.

◦ ◦ ◦ **nach** langem, kann nicht aufrecht stehen: **Thuj.**
☞ *M; Sitzen; agg.; nach •M; Stehen; agg.; aufrecht*

◦ ◦ **amel.**: aeth. ph-ac. staph.[1]
☞ *M; Sitzen; amel.*

◦ **Stehen,** beim: caps. **Carb-an.** con. led. ph-ac.
☞ *M; Stehen; agg.*

◦ **Strecken,** beim: mag-c.

◦ **Stuhlgang**:

◦ ◦ **während**: stann.[1]
☞ *M; Stuhlgang; während*

◦ ◦ **nach**: **Chin.** mag-m.
☞ *M; Stuhlgang; nach*

◦ **Treppensteigen,** beim: carbn-s.
☞ *M; Steigen, beim*

- **Umdrehen,** Drehen, beim:
  - **Bett,** im: bry. lil-t.
    ☞ *M; Drehen, beim; Umdrehen im Bett*
  - **Rumpfes,** des: thuj.
    ☞ *M; Drehen, beim; Körper*
- **Urinieren,** nach: sul-ac.
  ☞ *M; Urinieren; agg.*
- ➡ **erstreckt** sich:
  - **Abdomen,** in die Bauchdecke: cham.
    ☞ *erstreckt sich; Abdomen*
  - **abwärts**: bar-c.[1] caps.[1] staph.[1]
  - **Arme**: carb-v. kali-bi.
  - **Becken**: tep.
    ☞ *erstreckt sich; Abdomen*
  - **Beine**: am-c. cinnb. **Lach.** sep.
    EXTREMITÄTEN; O; Beine; Schmerz in der Lumbalregion, mit
  - **Gesäß**:
    ☞ *Gesäß, morgens beim Aufstehen*
  - **Gesäß,** morgens beim Aufstehen: thuj.
  - **Hoden**: erig.
  - **Hüften**: lach. rhus-v.
  - **innen,** nach: am-m.[1]
  - **Leistenregion**:
    - **abends**: lact.
      ☞ *Z; Abends*
    - **Urinieren,** nach: sul-ac.
      ☞ *M; Urinieren; agg.*
  - **Magen**: nit-ac. puls.
  - **Oberschenkel**: agar. bell. berb. cinnb. **Dulc.** kali-bi. kreos. stann.
    - **Stuhlgang,** während: stann.
      ☞ *M; Stuhlgang; während*
    - **Wehen,** Entbindung, während: bell.
      ☞ *M; Wehen, Entbindung; während*
  - **Penis**: dros.
  - **Rektum**: coc-c.
  - **Rücken** hinauf: **Ars.** kali-c.[1] **Lach.** led. nux-v.
  - **Schambein**: **SABIN.**
  - **Schulter**: **Ars.** indg.
  - **Steißbein**: carb-v.
    ☞ *O; Steißbein*
  - **Waden**: tep.
- **Darmbeinkamm,** beim Bewegen im Bett: lil-t.
- **Wirbelsäule**: con.[1]
  ☞ *O; Lumbalregion; Wirbelsäule*

- Sakralregion: acon. **Am-c.** ambr.[85] ang.[1] **Ant-c.** aq-des.[275] arg-n. aster. **BAR-C.** bell. bry. carb-v.[5] **Caust.**[5] cham. **Chel.** **Chin.** cocc. colch. con. croc. dig. **Dios.** dulc. graph.[5] **Helon.** hep. ign. kali-bi. **KALI-C.**[1] kali-chl.[58] kali-sil.[58] kreos.[5] led. lil-t. lyc. med.[58] mur-ac.[1] nat-c.[1] nat-m. **NUX-V.** rhus-t.[5] sabin.[54] samb. sil.[1] spong. staph.[1] stram. sul-ac. **Sulph.** ter. thea[275] **Thuj.** valer. verat. zing.
☞ *O; Sakralregion*

- **morgens**: kali-bi. lil-t.
  ☞ *Z; Morgens*
- **abends**: bar-c.
  ☞ *Z; Abends*
- <> **Aufstehen** vom Sitz agg.: **Bar-c.** **Thuj.**
  ☞ *M; Aufstehen; agg.; Sitzen, vom*
- **Beugen** rückwärts, beim: bar-c.
  ☞ *M; Beugen, beim; hinten, nach*
- **Diarrhö,** bei: nux-v.[58]
  ☞ *M; Diarrhö, mit*
- **Druck** amel.: led.
  ☞ *M; Druck; amel.*
- **Gehen,** beim:
  - **langsam,** amel.: bell. kali-bi.
    ☞ *M; Gehen; amel.; langsam*
  - **schnell,** agg.: bell. **Bry.**
- **Liegen** auf dem Rücken, beim: bell.
  ☞ *M; Liegen; agg.; Rücken, auf dem*
- **Menses,** während: aq-des.[275] cham. con. zing.
  ☞ *M; Menses; während*
- **Sitzen,** beim: **Bell.** staph.[1] **Thuj.**
  ☞ *M; Sitzen; agg.; während*
- **Stehen**:
  - **agg.**: led.
    ☞ *M; Stehen; agg.*
  - **amel.**: bell.
    ☞ *M; Stehen; amel.*
  - **aufrecht,** unmöglich: thuj.[1]
    ☞ *M; Stehen; agg.; aufrecht*
- **Stuhlgang,** vor: zing.
  ☞ *M; Stuhlgang; vor*
- ➡ **erstreckt** sich:
  - **Füße**: ambr.[85]
  - **Lumbalregion,** in die: kali-c.[1] mur-ac.[1]
  - **Oberschenkel,** in die: nux-v.
  - **Schambein,** durch den Körper zum, während Wehen: sabin.[54]
  - **vorn,** nach, während Wehen: cham.[54]

- Steißbein: ant-c.[5] bry. **Calc.** carb-v. carl.[36] **CAUST.** cic. graph. kreos. lil-t. mur-ac. nat-m.[36] **Rhus-t.** **Thuj.**
☞ *O; Steißbein*

- **abends**: **Caust.** graph.
  ☞ *Z; Abends*
- <> **Aufstehen** vom Sitz amel.: kreos.
  ☞ *M; Aufstehen; amel.; nach*
- **Menses,** während: caust. **Cic.** graph. kreos. thuj.
  ☞ *M; Menses; während*
- **Sitzen,** beim: **Kreos.** **Thuj.**
  ☞ *M; Sitzen; agg.; während*
- **Stehen,** aufrechtes, unmöglich: thuj.[1]
  ☞ *M; Stehen; agg.; aufrecht*
- **Urinieren,** verhindert das: thuj.
- ➡ **erstreckt** sich:
  - **aufwärts**: lil-t. mur-ac.
    - **Spitze** des Steißbeins, von der: lil-t.
  - **Blase,** zur: carl.[36]
  - **Oberschenkel,** in die: **Thuj.**
  - **Rektum** und Vagina, in: **Kreos.**
  - **Vorhaut,** zur: carl.[36]

ziehender Schmerz (Forts.)

- **Wirbelsäule**: ant-s. bad.[25] **Bell.** berb. **Caps.** carb-v. chel.[25] chin.[1] chin-ar. **CIMIC. Cina** colch. **Con.** cycl. daph. gua.[85] harp.[1184] kali-bi. mosch. **Nat-m.** nit-ac. nux-m.[5] nux-v.[58] phys.[111] **Ruta** staph.[1] stront-c. sulph. **Thuj.** verat. **Zinc.**
  ☞ *O; Wirbelsäule*
  - **nachmittags,** beim Gehen: stront-c.
    ☞ *Z; Nachmittags*
  - **abends** im Bett: kali-bi.
  - **Mitternacht,** nach: ant-s.
    ☞ *Z; Mitternacht, nach*
  - **Beugen** agg.: gua.[85]
  - **Koitus,** nach: nit-ac.
    ☞ *M; Koitus; nach*
  - **Sitzen** und Bücken, beim, wie eine schmerzhafte Schwäche: zinc.
    ☞ *M; Bücken; agg.; während • M; Sitzen; agg.; während*
  - **Wärme** amel.: harp.[1184]
  - **erstreckt** sich nach:
    - **oben,** nach, beim Bücken: sulph.
    - **unten,** agg. beim Ziehen der Schultern nach vorn, nach hinten amel.: cycl.
  - **Gelenke**: staph.[1]
- **anfallsweise**: nat-c. nit-ac.[1] ph-ac. sil.[1] thuj.
  - **Cervikalregion**: sil.
  - **Lumbalregion**: ph-ac.
    ☞ *O; Lumbalregion*
  - **Schulterblätter**: sil.[1]
  - **Steißbein**: thuj.
    ☞ *O; Steißbein*
- **Blähungen,** wie durch eingeklemmte:
  - **Lumbalregion**: nat-c.[1]
    ☞ *O; Lumbalregion*
  - **Sakralregion**: nat-c.[1]
    ☞ *O; Sakralregion*
- **intermittierend,** Cervikalregion: spig.[1]
- **konvulsivisch,** spasmodisch:
  - **Lumbalregion**: bell.[5] sil.[5] sul-ac.[5]
    ☞ *O; Lumbalregion*
  - **Sakralregion,** muss sich hinlegen, hindert am Aufstehen: sil.[1]
    ☞ *O; Sakralregion*
- **krampfartig,** lumbal: sil.[1] sul-ac.[1]
- **lähmungsartig**:
  - **Cervikalregion**: cocc. staph.[1]
  - **Steißbein**: nat-m.[36]
    ☞ *O; Steißbein*
- **plötzlich,** Cervicalregion: nat-c.[1]
- **rheumatisch,** Cervicalregion: anac. bor. sep. **Staph.**
- **stechend,** Steißbein, beim Gehen: bry.
  ☞ *O; Steißbein*
- **zuckend,** Lumbalregion: ph-ac.[1]

zuckender Schmerz: aeth. agar.[1] alum. am-c. ang. asar.[1] aur. calc. calc-p. caps.[1] carb-an. carb-v. caust. chel. chin. cic. cina cinnb. euph.[1] **Ferr.** fl-ac. laur. mag-c.[1] nat-c.[1] nat-m. petr. ph-ac.[1] ran-s. rat. rhus-t. staph.[1] stry. sulph. tarax. tarent-c.[192]
▤ *ALLGEMEINES; C; Schmerz; zuckender, rukkender Schmerz*

- **nachts**: staph.[1]
  ☞ *Z; Nachts*
- **Bewegung**:
  - **agg.**: sulph.[1]
  - **amel.**: petr.
    ☞ *M; Bewegung; amel.*
- **Mund** zu öffnen, beim Versuch den: stry.
- **Schlaf,** im: am-c.
- **Schlucken,** beim: petr.
  ☞ *M; Schlucken agg.*
- **erstreckt** sich zum Herzen: nat-m.
- **Cervikalregion**: aeth. aur. caps.[1] **Chin.** rat. tarax. tarent-c.[192]
- **Dorsalregion**:
  ☞ *O; Dorsalregion*
  - **Schulterblätter**: calc-p.
  - **Wirbelsäule**: cina
    ☞ *O; Wirbelsäule*
- **Lumbalregion**: agar.[1] alum. am-c. asar.[1] chin.[1] euph.[1] mag-c.[1] nat-c.[1] ph-ac.[1] rhus-t.[1]
  ☞ *O; Lumbalregion*
  - **Anheben** des Oberschenkels, beim: agar.[1]
  - **Heben,** beim: nat-c.[1]
    ☞ *M; Heben agg.*
  - **Wirbelsäule**: mag-c.[1]
    ☞ *O; Lumbalregion; Wirbelsäule*
- **Sakralregion**: chin. fl-ac.
  ☞ *O; Sakralregion*
- **Steißbein**: alum. calc. carb-an. carb-v. caust. chin. **Cic.** rhus-t. sulph.
  ☞ *O; Steißbein*
  - **Menses,** während: **Cic.**
    ☞ *M; Menses; während*
- **Wirbelsäule**: ph-ac.[1]
  ☞ *O; Wirbelsäule*
- **stechend,** Beugen nach hinten, beim: chel.

zurückgebogen, Schmerz, als sei das Steißbein: mag-p.[111]
☞ *O; Steißbein*

zusammendrückender Schmerz: aeth.[111] arg-n.[5] bell.[5] bov. bry.[5] bufo[111] caust. con. crot-h. euphr.[5] kali-i.[111] kali-n.[5] led.[5] petr.[5] pip-m. plat.[5] spong.[85] stront-c. thuj.

- **Cervikalregion**: bufo[111] crot-h. pip-m. spong.[85]
- **Lumbalregion**: aeth.[111] bell. bov. bry.[5] **Caust.** kali-i.[111] kali-n.[5] plat.[5] stront-c. **Thuj.**
  ☞ *O; Lumbalregion*
- **Steißbein**: bell.[5]
  ☞ *O; Steißbein*
- **Wirbelsäule**: aeth.[111]
  ☞ *O; Wirbelsäule*
- **gedrückt,** als würde die Haut zwischen den Fingern, Cervikalregion: spong.[85]

zusammenschnürender Schmerz: alum. am-c. arund. bamb-a.[1184] cact.[102] canth. cocc. dulc.[36] ferr. glon. hell. kreos. lach. lyc. mag-m. med.[102] meny. naja **Nux-v.** puls. rhus-t. sabad. tab. tanac. uran.[269]
☞ *Zusammenschnüren oder Bandgefühl, Empfindung von*

- **Cervikalregion**: dulc.[36] **Ferr. Glon.**
- **Dorsalregion**: bamb-a.[1184] rhus-t. uran.[269]
☞ *O; Dorsalregion*

◦ **mittags**: bamb-a.[1184]

◦ **Liegen** amel.: bamb-a.[1184]

◦ **Sitzen,** beim, Beugen nach hinten amel., Beugen vorwärts agg.: **Rhus-t.**
☞ *M; Beugen, beim; vorn, nach •M; Sitzen; agg.; während*

◦ **Schulterblätter**: bamb-a.[1184]

- **Lumbalregion**: alum. am-c. arund. hell. kreos. lach. lyc. meny. naja nux-v. **Puls.** tab. tanac.
☞ *O; Lumbalregion*

◦ **abends**: alum.
☞ *Z; Abends*

◦ **Bett** Gehen, beim zu: naja

◦ **Stuhlgang,** nach: tab.
☞ *M; Stuhlgang; nach*

◦ **verschlägt** den Atem: **PULS.**

◦ **erstreckt** sich:

◦ ◦ **Rektum** und Vagina, amel. im Stehen: kreos.

◦ ◦ **Seite,** in die: nux-v.

- **Käfig,** wie in einem: cact.[102] med.[102]

zusammenschraubender Schmerz, Lumbalregion: alum.[5] stront-c.[5] zinc.[5]
ALLGEMEINES; C; Schmerz; zusammengeschraubt, Schmerz wie

zusammenziehender Schmerz: am-m. arn.[111] **Bry.** cham. chin.[1] **Graph.**[111] **GUAI.** kali-c.[1] mag-m. mez. nux-m. nux-v.[1] puls.[5] sep.[5] viol-t.
☞ *Zusammenziehung, Empfindung von*

- **Menses,** während: am-m.[1]
☞ *M; Menses; während*

- **Cervikalregion**: nux-m. puls.[5] sep.[5]
- **Dorsalregion**: arn.[111] chin.[1] graph.[111] guai. mag-m.[1]
☞ *O; Dorsalregion*

◦ **Schulterblättern,** zwischen den: chin.[1] graph.[111] **GUAI.** mag-m.[1]

- **Lumbalregion**: am-m. mag-m. nux-v.[1]
☞ *O; Lumbalregion*

◦ **Menses,** während: am-m.
☞ *M; Menses; während*

ABWECHSELNDE SYMPTOME

MODALITÄTEN

ORT

CHARAKTERISTIKA EIGENTÜMLICHKEITEN

✹

SCHMERZ, Gliederschmerzen

ABWECHSELNDE SYMPTOME

ABWECHSELND mit Symptomen der Extremitäten, Beschwerden erscheinen: **Abrot.**[102] alum. ant-c.[193] **Ars.**[1] **Asaf.**[58] bar-c. bell.[1] benz-ac.[8] bor.[1] bry.[58] calad. carbn-o. chin. **Cic.** cimic. **COCC.**[36] **Cupr.** dios. eup-per.[58] fago. **Gels.** gins. graph. **Hell.**[5] helo. hist.[119] hyper. **KALI-BI.** kali-m.[137] kalm.[58] kreos. led.[5] lil-t. **Lyc.**[54] merc.[58] nit-ac.[1] nux-v. par. **Plb.** polyg. ruta[5] sabin. **Sec.** sep. sil.[58] staph. stram. sulph.[5] **Tab.** tep. **Verat.** visc.[102]
ALLGEMEINES; A; Abwechselnde, alternierende Zustände

MODALITÄTEN

ENTBINDUNG, nach der: all-c.[31] **Caust.** cupr.[54] **RHUS-T.**
ALLGEMEINES; M; Wehen, Entbindung; Wochenbett, im

HERUNTERHÄNGENLASSEN von Gliedmaßen:

agg.: **Alum. Am-c.** apoc.[144] berb. **CALC. Carb-v. Caust.** cina dig. hep. ign. lyc. m-art.[85] mand.[144] nat-m. nux-v. ox-ac. par. ph-ac. phos. phyt. plat. plb. **Puls.** ran-s. ruta **Sabin.** stann. sul-ac. sulph. thuj. valer. **Vip.**
ALLGEMEINES; M; Herunterhängenlassen der Glieder; agg.

- Arme:
O; Arme; Herunterhängenlassen der Arme; agg.

amel.: acon. am-m. anac. ant-c. arg. arg-n. **Arn.** asar. **Bar-c. Bell.** berb.[111] bor. **Bry.** camph. caps. caust. chin. cic. cina **Cocc.** coff. colch. coloc. **CON.** cupr. dros. euph. ferr. graph. hep. ign. **Iris Kali-c.** kreos. lac-d. **Lach. Led.** lyc. **Mag-c. Mag-m.** mang.[111] merc. **Mez.** nat-c. nat-m. nit-ac. nux-v. olnd. **Petr.** phos. plb. puls. ran-b. rat.[111] **Rhus-t.** ruta **Sil.** stann. sul-ac. sulph. teucr. thuj. verat. verb.
ALLGEMEINES; M; Herunterhängenlassen der Glieder; amel.

- Arme: **Acon.** anac. **Bar-c.** bor. bry. caps. chin. **CON.** cupr. **Ferr.** graph. lac-d. lach. **Led.** lyc. phos. plb. ran-b. **Rhus-t. Sulph.** thuj.

HOCHZIEHEN (Anziehen) von Gliedmaßen:

agg.: **Agar.** alum. am-m. **Anac. Ant-t.** asar. bell. bor. bry. **CARB-V.** cham. chel. chin. coloc. dig. dros. dulc. **Guai.** hep. ign. mag-c. mez. mur-ac. nat-m. olnd. par. petr. plat. **PULS.** rheum rhod. **RHUS-T. SEC.** stann. staph. verb.
ALLGEMEINES; M; Zurückziehen, Anziehen von Gliedmaßen, Körperteilen; Hochziehen, Anziehen von Gliedmaßen; agg.

amel.: abies-c.[85] acon. agar. **Alum.** am-m. anac. **Ant-c.** arg. arn. aur. **Bar-c.** bar-m. bell. bov. **Bry.** calc-s. cann-s. caps. **Carb-v. Chin.** cina cinnb. clem. colch. con. croc. dig. dros. dulc. ferr. glon.[137] guai.[1] **Hell. Hep.** ign. **Kali-c.** lac-c. laur. **Mang. Merc. MERC-C.** mur-ac. **Nat-m.** nux-v. petr. phos. plat. plb. **Puls. RAN-B.** rheum **Ruta** sabin. sel. spig. spong. stann. staph. **SULPH. THUJ.** verat.

ORT

NÄGEL: acon. aesc. agar. all-c.[102] **ALUM.** alum-sil.[58] am-br.[102] am-c.[1] **AM-M. Ambr.**[54] amyg-p.[36] anan. androc.[222] **ANT-C.** apis apisin.[5] apoc. arg.[5] **Arg-n.** arn. **ARS.** ars-h. ars-s-f.[58] asaf.[58] aur.[5] aur-ar.[58] aur-m-n.[36] aur-s.[58] bac.[62] bapt. **Bar-c.** bart.[36] bell.[1] benz-n.[36] berb. bism.[5] **Bor.**[1] **Bov.**[5] brom.[36] bry. bufo[111] but-ac.[5] cact. cahin. **Calc. Calc-f.**[110] **Calc-p.**[36] calc-s.[102] **Camph.** canth.[5] caps.[137] **Carb-v. CARBN-S.**[58] cast-eq. **CAUST.**[1] cham. **Chel.**[5] **Chin.**[5] chin-ar. **Chin-s.** chlf. chlol. cic. clem.[137] coc-c. cocc.[5] **Colch.** coloc.[1] **CON.**[5] cor-r.[111] cortiso.[119] croc.[5] crot-c.[36] **CROT-H.**[111] **Cupr.** cupr-ar.[36] **DIG.**[5] **Dios. Dros.**[36] elaps[36] eos.[102] eup-per. eup-pur. fago.[25] falco-p.[265] **Ferr.**[54] ferr-ar. ferr-p. **Fl-ac.**[5] form. gels. gins.[36] **GRAPH. Hell.**[1] **HEP.**[1] hura hydr-ac.[85] hydrog.[222] ign. iod.[1] ip. jal.[102] kali-ar. kali-bi. **KALI-C.**[1] kali-i.[36] kali-n.[1] kali-ox.[36] kali-s.[137] kola[1184] lac-d.[144] lac-eq.[204] **LACH.**[5] lachn.[85] lappa[137] lar-ar.[251] laur.[137] **Led.** lepi.[36] **Lept.**[111] lith-c.[25] lyc.[1] **M-arct.**[5] m-art.[1] **M-AUST.**[1] manc. med.[111] meny.[102] **MERC.**[5] merc-c.[5] merc-s. **Mez.** morph.[36] mosch.[5] mur-ac.[1] naja **Nat-c. NAT-M.**[1] **Nat-s.** neon[222] **NIT-AC.**[5] nit-s-d.[36] nux-m.[5] **NUX-V. Op.** osm. **Ox-ac.** ozone[227] **Par.**[5] **Petr.**[5] **Ph-ac. Phos.** pitu-a.[164] plat.[5] plb. **PSOR. PULS.**[5] pyrog.[137] rad-br.[111] ran-b.[5] rhod.[5] **RHUS-T.**[5] ruta[5] **SABAD.**[5] sabin. samb. **Sang.** sars.[1] **Sec. Sel.**[144] senec.[36] **SEP.**[5] **SIL.** spig.[5] **Squil.**[5] **Stann.**[5] staph.[5] stram. sul-ac.[1] sul-i.[111] **SULPH.** sumb. syc-co.[136] tarent. tax.[303] term-a.[192] **TEUCR.** thal.[144] **THUJ.**[5] tub. upa.[36] **Ust. VERAT. Verat-v.** vinc.[111] wies.[36] x-ray[102] **Zinc.**
C; Abblättern, Nägel • C; Abfallen der Nägel • C; Atrophie; Nägel • C; Ausfallen der; Nägel • C; Brüchig; Nägel • C; Brüchige, spröde Nägel • C; Dick, Verdickung; allgemeine Rubriken; • C; Dünn, Nägel • C; Eingewachsene Nägel • C; Erweichung; Nägel • C; Farbe, Verfärbung; Nägel • C; Farbe, Verfärbung; blau; • C; Farbe, Verfärbung; rot, gerötet; • C; Fleckig; Nägel • C; Geriefte Nägel • C; Gespaltene Nägel • C; Gewebeveränderungen, Nägel • C; Hypertrophie; Nägel • C; Lanula ("Halbmond") des Nagels fehlt • C; Löcher in den Nägeln • C; Mandelförmige Nägel • C; Nagelbett-Entzündung • C; Rillen, Furchen, auf den Nägeln • C; Spröde Nägel • C; Trockenheit; allgemeine Rubriken; • C; Verhornung; Nägel • C; Verkrüppelte Nägel • C; Wachstum; langsam, Nägel • C; Wachstum; schnell, Nägel • C; Wachstum; unterbrochen, Nägel • C; Wachstum; wachsen nicht, die Nägel • C; Zerfallen zu Pulver, Nägel, beim Schneiden

Fingernägel: **Alum.**[5] am-c.[1] **Am-m.**[5] **Ambr.**[54] **ANT-C.** apis apisin.[5] arg.[5] **Ars.**[5] aur.[5] **Bar-c.** bell.[5] berb. bism.[5] **Bor.**[1] **Bov.** bufo[111] but-ac.[5] **Calc.**[1] **Calc-f.**[110] **Calc-p.**[36] **Carb-v. Caust.**[1] **Chel.**[5] **Chin.**[5] clem.[137] cocc.[5] **Colch. CON.**[5] cor-r.[111] **CROT-H.**[111] **Cupr. DIG.**[5] **Dros.**[36] **Ferr.**[54] **Fl-ac.**[5] **GRAPH. Hell. HEP.**[5] hydrog.[222] iod.[5] kali-bi.[111] **KALI-C.**[1] kali-n.[1] **LACH.**[5] lappa[137] **Lept.**[162] lith-c.[25] lyc.[1] **M-arct.**[5] m-art.[5] **M-aust.**[5] med.[111] **MERC.**[5] **Mez.** mosch.[5] mur-ac.[1] **NAT-M.**[5] nat-s.[58] **NIT-AC.**[5] **NUX-V.**[5] **Op. Ox-ac.** ozone[227] **Par.**[5] **Petr.**[36] ph-ac.[1] **Phos.** plat.[5] **PULS.**[5] pyrog.[137] rad-br.[111] ran-b.[5] rhod.[5] **RHUS-T.**[5] ruta[5] **Sabad.** sang.[25] sars. **SEP.**[5] **SIL.**[1] spig.[5] **Squil.**[5] **Stann.**[5] staph.[5] sul-ac.[1] **SULPH.**[1] **Teucr.**[5] **THUJ.**[5] ust.[137] vinc.[111]

☞ *•C; Abblättern, Nägel; Fingernägel •C; Aufgesprungene Haut; Finger; Nägel, um die •C; Ausfallen der; Nägel; Fingernägel •C; Blutung, Sickerblutung, Fingernägel •C; Brüchig; Arme; Fingernägel •C; Brüchige, spröde Nägel; Fingernägel •C; Dick, Verdickung; allgemeine Rubriken; Finger; •C; Dünn, Nägel; Fingernägel •C; Farbe, Verfärbung; Arme; Finger; •C; Farbe, Verfärbung; blau; Arme; •C; Farbe, Verfärbung; braun; Arme; •C; Farbe, Verfärbung; dunkel; Finger; •C; Farbe, Verfärbung; gelblich; Arme; •C; Farbe, Verfärbung; grau, schmutzig; Arme; •C; Farbe, Verfärbung; grünlich; Finger; •C; Farbe, Verfärbung; livide; Arme; •C; Farbe, Verfärbung; purpurfarben; Arme; •C; Farbe, Verfärbung; rot, gerötet; Arme; •C; Farbe, Verfärbung; rot, gerötet; Arme; •C; Farbe, Verfärbung; schwarz; Arme; •C; Farbe, Verfärbung; violett; Finger; •C; Farbe, Verfärbung; weiß; Arme; •C; Geriefte Nägel; Fingernägel •C; Gespaltene Nägel; Fingernägel •C; Gewölbte, "hohle" Fingernägel •C; Harte Fingernägel •C; Härte, Verhärtung; Arme; Fingernägel •C; Klauenartige Fingernägel •C; Lokkerheit von Gliedmaßen; allgemeine Rubriken; Fingernägel •C; Niednägel; Fingernägel •C; Rauhe Haut; Arme; Finger; •C; Rillen, Furchen, auf den Nägeln; Fingernägel •C; Rillen, Furchen, auf den Nägeln; Längsfurchen, Fingernägel •C; Rissige Haut; Arme; Finger; •C; Spröde Nägel; Fingernägel •C; Trockenheit; allgemeine Rubriken; Finger; •C; Tumoren, Gewächse; Fingernägeln, unter den •C; Verdrehung von Gliedern; allgemeine Rubriken; Finger; •C; Verkrüppelte Nägel; Fingernägel •C; Wachstum; schnell, Nägel; Fingernägel*

Zehennägel: **Alum.**[5] amyg-p.[36] ant-c.[5] **Ars.** bell.[5] bor.[5] **Bov.**[5] calc.[1] calc-p.[58] **Camph. CAUST.**[1] coc-c. colch.[5] **Con.**[5] **Dig.**[5] fl-ac.[58] **GRAPH.**[5] **Hell.**[5] **Hep.**[5] iod.[1] m-art.[5] **M-AUST.**[1] **Merc.**[5] merc-c.[5] mosch.[5] mur-ac.[5] nat-c.[5] **Nat-m.**[162] **NIT-AC.** nux-v.[5] op.[36] par.[5] **Ph-ac.** pitu-a.[164] puls.[5] rad-br.[111] ran-b.[5] **SABAD.**[5] sars.[1] **Sep.**[5] **SIL.** squil.[5] **SULPH. TEUCR. Thuj.**

☞ *•C; Abblätternde Nägel •C; Ausfallen der; Nägel; Zehennägel •C; Brüchig; Zehennägel •C; Dick, Verdickung; allgemeine Rubriken; Zehennägel •C; Eingewachsene Nägel; Zehennägel •C; Farbe, Verfärbung; Zehen; Zehennägel •C; Farbe, Verfärbung; blau; Beine; •C; Farbe, Verfärbung; gelblich; Beine; •C; Farbe, Verfärbung; gelblich; schmerzhaft, Zehennägel •C; Farbe, Verfärbung; grau, schmutzig; Zehennägel •C; Farbe, Verfärbung; livide; Beine; •C; Farbe, Verfärbung; purpurfarben; Beine; •C; Farbe, Verfärbung; schwarz; Beine; •C; Farbe, Verfärbung; weiß; Beine; •C; Rillen, Furchen, auf den Nägeln; Zehennägel •C; Spröde Nägel; Zehennägel •C; Trockenheit; allgemeine Rubriken; Beine; •C; Verdrehung von Gliedern; allgemeine Rubriken; Zehennägel •C; Verkrüppelte Nägel; Zehennägel*

Umgebung des Nagels: alum.[102] bufo[102] calc-p.[111] calc-s.[102] dios.[102] graph.[102] hep.[102] kali-bi. **NAT-M.** nat-s.[102] psor.[102] **Sabad.**[5] sel.[5] x-ray[102]

- **Nagelwurzel**: alum.[102] bufo[102] calc-s.[102] dios.[102] graph.[102] hep.[102] **Nat-s.**[102]

Nagelbett: **Calc-p.** caps.[137] upa.[36]

Ecken: lach.[5]

Ränder: calc-p.[111] rad-br.[111]

unterm Nagel: **ALUM. AM-M.** amyg-p.[36] ant-c.[5] ars-h. berb. **Bism.** cahin. calc.[1] carb-v. **Caust.** colch.[5] coloc.[1] con.[5] crot-c.[36] elaps[36] eup-per. **Fl-ac. Graph.** iod.[1] kali-c.[1] kali-n.[1] lach.[5] lachn.[85] lappa[137] lyc.[1] merc. nat-c.[1] nat-m. **Nat-s.**[58] nux-m.[5] sabad.[102] **Sars.** sep.[1] **Sil.**[1] **Sulph.**[1] teucr.[137] vinc.[111] **Zinc.**

- **Zehennagel**: amyg-p.[36] ant-c.[137] calc.[1] caust.[1] elaps[36] fl-ac.[137] graph.[137] iod.[1] teucr.[137]

GELENKE: act-sp.[137] agn.[139] aloe[111] **Alum.**[5] am-be.[25] **Am-m.**[5] apoc-a.[25] **Arg.**[171] **Arn.**[137] arum-d.[25] bcg[149] bell.[5] **Benz-ac.**[137] **Bry.**[102] bufo[111] **Calc.**[1] calc-f.[137] cann-i.[25] carb-an.[5] caul.[137] **Caust.**[5] cedr.[25] **Cham.**[137] chin.[5] cimic.[137] **COLCH.**[137] **Con.** dros.[137] dulc.[137] gnaph.[137] **GRAPH.**[5] guai.[137] hed.[144] **Hell.**[5] **HEP.**[5] hyper.[45] iris[36] kali-bi. **Kali-c.**[5] kali-i.[137] kalm.[137] kreos.[85] lac-c.[102] **Lach.**[5] led.[137] lil-t.[137] lith-c.[137] lith-l. lyc. **M-arct.**[5] **M-aust.**[5] mag-c.[304] mangi.[197] med.[94] **MERC.**[5] mur-ac.[5] nat-c.[5] **Nat-m.** nat-p.[137] **NIT-AC.**[5] nux-v.[137] **Par.**[5] petr.[5] ph-ac.[5] phyt.[137] plat.[5] polyg.[25] **PULS.**[5] rad-br.[137] ran-b.[5] ran-s.[137] rhod.[137] **Rhus-t.**[5] ruta[5] **SABAD.**[5] **Sabin.**[137] sal-ac.[137] **SEP.**[5] **SIL.** spong.[137] staph.[137] stict.[137] strept.[149] stroph.[137] sul-ac.[5] **SULPH.** tama.[197] **Teucr.**[5] **Thuj.** viol-o.[102]

▥ *ALLGEMEINES; O; Gelenke*

abwechselnd mit Hautbeschwerden: staph.[137]

☞ *A; Abwechselnd mit ▥ HAUT; A; Abwechselnd mit*

Ankylose, unechte: kali-i.[137]

tief sitzend: cimic.[137] rad-br.[137]

kleine Gelenke: **Act-sp.**[8] aloe[111] am-be.[25] benz-ac.[102] carb-an.[5] **CAUL.**[8] **Colch.**[102] kali-bi.[91] **Led.**[5] lith-c.[85] nat-c.[5] nat-p.[137] ran-s.[137] **Rhod.**[8] **Sabin.**[102] sal-ac.[137] sep.[137] stict.[25] thuj.[137]

LYMPHGEFÄßE, Lymphdrüsen: berb. **Mygal.**[8]

☞ *C; Entzündung; Arme; •C; Nagelbett und Umgebung der Nägel; allgemeine Arzneien; ▥ ALLGEMEINES; O; Drüsen; Lymphdrüsen*

ARME: abel.[149] abies-c. abrot. absin.[198] acet-ac. achy.[149] acon. acon-c. acon-f. act-sp. adam.[222] adeps-s.[45] aegle.[192] aegle-f.[192] aesc.[144] aeth. agar. agn.[5] ail.[25] alet.[85] all-c. all-s. allox.[119] aloe **Alum.**[137] alum-p.[58] alum-sil.[58] alumn. am-acet.[5] am-be.[25] am-c. am-caust.[102] am-m.[5] am-p.[85] ambr. aml-n. ammc.[4] ampe-qu.[72] amph.[36] amyg-am.[81] amyg-p.[36]

anac. anag. anan.[36] androc.[222] androg-p.[97] ang.[5] anh.[149] anil.[809] anis.[36] ant-ar.[58] ant-c.[58] ant-n-l.[85] ant-s.[36] ant-t. anth. anthr.[54] aphis.[8] apis apisin.[5] apoc.[58] apoc-a.[25] aq-des.[275] aq-mar.[149] aran.[25] aran-ix.[144] arbu.[85] arg.[58] arg-m.[36] arg-n.[5] arge-p.[264] arist-cl.[119] arn.[5] ars. ars-h.[54] ars-i.[25] ars-met. ars-s-f.[58] ars-s-r.[38] art-v. arum-d.[25] arum-t.[54] arund.[8] asaf.[5] asar.[5] asc-c.[25] asc-t.[25] asim.[142] aspar. astac.[36] aster. atista[192] atro.[25] aur. aur-ar.[58] aur-i.[58] aur-m. aur-m-n.[36] aur-s.[58] aven.[102] aza.[192] ba-sv. ba-tn.[136] bac.[62] bad.[25] bals-p.[25] bamb-a.[1184] bani-c.[204] bapt.[25] bar-acet.[1] bar-c.[193] bar-i.[58] bar-m. bar-p.[111] bar-s.[58] bcg[149] bell.[5] bell-p.[25] benz.[102] benz-ac.[8] benz-n. berb. berb-a.[149] beryl.[149] bism.[5] boerh.[192] bol.[25] bor. both-a.[3070] both-l.[3070] bov. brach.[36] brom. bros-g.[259] bruc. brucel.[241] bry.[5] bufo[36] bufo-s. buni-o.[149] but-ac.[149] buth-aust.[149] cact. cadm.[110] cadm-s. cahin. caj.[36] calad. calc. calc-acet.[1] calc-ar.[54] calc-cal.[193] calc-caust.[36] calc-f.[54] calc-hp.[25] calc-i.[58] calc-p.[58] calc-s. calc-sil.[58] calen. calo. calth.[1125] calx-b.[194] camph.[5] camph-br.[25] cand-a.[239] cann-i.[8] cann-s. canth.[5] caps. carb-ac.[25] carb-an. carb-v.[8] carbn-chl.[102] carbn-h. carbn-o. carbn-s.[36] carc.[119] card-b.[36] card-m. carl. carn-g.[264] casc. cass.[36] cassi-f.[192] cassi-s.[192] cast.[36] cast-eq.[8] cath-a.[264] caul.[8] caust.[1] cedr.[25] cench.[58] cere-b.[36] cere-s.[36] cham. chel. chelo.[85] chen-a.[54] chen-v.[8] chim. chin. chin-ar.[58] chin-b.[54] chin-s. chion.[111] chlf.[36] chlol.[25] chlor.[36] chlorpr.[149] choc.[222] chr-ac.[8] chr-o.[36] cic.[1] cimic. cimx. cina cinnb. cist. cit-v. citl-v.[197] clem. cob. cob-n.[119] coc-c. coca[25] cocain.[102] cocc.[5] coch.[8] cod.[8] coff.[5] coffin.[102] colch. colchin.[85] coll. coloc. com.[36] con.[1] conch.[36] conv.[2191] convo-d.[142] cop. cor-r. corh.[72] corn.[25] corn-f.[45] cortico.[119] cortiso.[102] corv-c.[258] cot.[36] crat.[137] croc.[5] crot-c.[36] crot-h.[36] croto-t. cub.[36] cund. cupr.[210] cupr-ar.[25] cupr-s. cur. curc.[192] cycl. cymbo-ci.[2184] cypr.[102] cypra-e.[227] cyt-l.[72] daph. der. dicha.[144] dig. dios. diph.[137] dirc.[36] dol.[102] dor.[8] dros.[5] dulc.[1] dys-co.[136] echi.[111] elaps[36] elat.[54] electr.[56] eos.[102] ephe.[267] erig.[25] erio.[36] ery-a. eucal.[102] eug. euon. eup-per.[58] eup-pur.[25] euph. euphr.[5] eupi.[36] fago.[25] falco-p.[265] ferr. ferr-acet.[102] ferr-ar. ferr-i.[58] ferr-m. ferr-ma.[102] ferr-p. ferr-p-h.[85] ferr-pic.[102] ferr-s. fl-ac. foll.[149] form.[25] form-ac.[102] formal.[72] frag.[102] franc.[102] gad. gaert.[136] gamb. gaul.[102] gels.[36] genist. gent-c. gent-l.[10] germ.[222] get.[36] gink.[142] gins. glon. glyc.[77] glyc-g.[85] goss.[25] gran.[36] granit-m.[194] graph.[54] grat. gua.[25] guai.[137] guare.[36] guat.[119] gymn. haem. haliae-lc.[222] ham.[36] harp.[144] hed.[144] hedeo.[25] hell. helo. helod-c.[205] hep. hip-ac.[149] hipp. hippoz. hir.[144] hura hydr. hydr-ac.[268] hydrc.[192] hydro-c.[2147] hydrog.[222] hymosa[102] hyos. hyosin.[102] hyper. iber.[25] ichth.[102] **Ign.**[54] ignis[194] ind.[36] indg. indol.[77] inul.[36] iod. iodof.[8] ip. ipom.[8] irid.[222] irid-m.[72] iris[25] iris-foe. jab.[102] jac. jac-c.[36] jal. jatr.[36] jug-c.[25] jug-r.[58] junc.[36] just.[137] kali-acet. kali-ar. kali-bi.[36] kali-br. kali-c. kali-chl.[8] kali-cy.[25] kali-i. kali-m.[144] kali-n. kali-p.[58] kali-s.[54] kali-sil.[58] kalm.[36] kola[1184] kreos. kres.[144] kurch.[192] lac-ac. lac-as.[274] lac-c. lac-cpr.[261] lac-d. lac-del.[204] lac-eq.[204] lac-leo.[204] lac-lox-a.[204] lac-lup.[204] **LACH.**[5] lachn.[25] lact. lam.[2] lap-laz.[227] lappa[111] lar-ar.[251] lat-h.[301] lat-m. lath.[102] laur.[137] lec. led. lepi.[102] lepro.[197] lept.[25] lil-t.[25] lim.[36] lim-b-c.[204] linu-c.[36] linu-u.[36] lipp.[1025] lith-br.[25] lith-c. lith-l. lob.[25] lob-e.[102] lob-s.[25] lol.[111] loxo-r.[205] **LYC.** lycpr.[72] lycps.[25] lysim.[137] lyss. m-arct.[5] m-art.[85] m-aust.[5] macrin.[102] mag-c.[137] mag-m.[1] mag-p.[58] mag-s. magn-gr.[102] maland.[56] manc.[36] mand.[119] mang.[137] mang-acet.[1] mang-m. mangi.[197] marm-w.[94] med.[137] medus.[102] meli.[102] menis.[25] menth.[72] menth-pu.[85] meny.[5] meph.[8] merc. merc-c. merc-d.[137] merc-i-f.[36] merc-i-r.[54] merc-pr-r.[5] merc-s. merl.[36] methyl-sal.[102] mez. mill. mim-h.[102] mit.[25] mom-b.[72] morg.[136] morg-g.[136] morph. mosch. mur-ac. murx. musa[197] mut.[136] mygal.[102] myric.[25] myris. myrt-c.[25] naja[8] nat-ar. nat-c.[5] nat-f.[119] nat-hchls.[36] nat-l.[85] nat-m.[137] nat-n. nat-p. nat-s. nat-sal.[102] nat-sil.[58] neon[222] nicc. nicc-s. nit-ac. nit-m-ac. nit-s-d.[36] nux-m.[137] nux-v. nyct.[102] oena. ol-an. ol-j.[8] olnd. onos. op.[5] orig-v.[25] osm.[36] ox-ac. oxyg.[85] oxyt.[77] oxyu-s.[237] ozone[227] paeon. pall. pancreat.[85] par. paraf.[77] parth.[197] ped.[85] peti. petr.[1] petros. ph-ac. phase.[85] phel. **Phos.** phys.[25] physal.[72] phyt.[137] pic-ac.[85] pier-b.[233] piloc.[36] pin-s.[36] pip-m.[36] pip-n.[111] pitu-a.[164] pix.[111] plan.[25] plan-m.[45] plat. plb. plb-acet.[10] plect.[36] plumbg. plut-n.[222] podo.[25] polyg.[25] polyp-p.[36] pop-c.[102] por-m.[251] pot-t.[1125] prim-f.[102] prim-o.[72] prim-v.[102] prop.[72] prot. prun. pseuts-m.[255] psil.[164] psor. ptel.[25] pull-g.[181] pulm-a.[111] **Puls.** puls-n.[25] pyrog.[137] pyrus querc.[102] querc-r.[1125] rad-br.[102] ran-a.[122] ran-b. ran-s.[5] raph. rat. ratt-n.[204] rauw.[119] rham-cath.[102] rheum[5] rhod.[5] rhodi.[102] rhus-d.[102] rhus-l.[2021] rhus-r.[10] rhus-t. rhus-v.[25] rob.[36] ros-d.[305] rumx.[25] ruta[5] sabad.[5] sabin. sac-alb.[36] sac-l.[55] sal-ac.[8] samb. sang. sanic. sant.[25] sapin.[36] sarcol-ac.[102] saroth.[144] sarr.[36] sars.[1] schran-u.[88] scorp.[269] scroph-n.[72] scut.[102] sec. sel.[102] senec. senec-j.[72] seneg.[5] senn.[36] sep.[1] sieg.[144] sil.[1] sin-a. sin-n. sol[29] sol-n.[25] sol-t.[36] sol-t-ae.[36] solid.[102] spect.[271] sphing.[36] spig. spira.[36] spirae.[144] spong. squil.[5] stach.[102] stann. staph.[137] stel.[72] stict.[25] still.[25] stram. strep-s.[197] strept.[149] stront-c. stroph.[36] stroph-s.[119] stry.[102] stry-n.[1125] stry-p.[102] succ.[194] sul-ac.[5] sul-i.[58] sulo-ac.[102] sulph. sumb. syc-co.[136] symph.[137] syph. tab. tama.[197] tanac.[25] taosc.[270] tarax.[5] tarent.[58] tarent-c.[192] tax.[303] tax-br.[255] tela[192] tell. tep. ter.[36] term-a.[192] term-c.[192] tet.[36] teucr. thal.[144] thea[275] ther.[25] thlaspi[29] thuj. thyr.[72] til. til-c.[253] torul.[72] trif-p.[25] tril-c.[36] trinit.[102] trio.[25] trom. tub.[56] tub-a.[72] tub-r.[149] tung.[252] ulm.[72] upa.[36] uran.[269] uran-n.[25] urea[85] uro-h.[264] urt-u. ust.[36] v-a-b.[36] vac.[36] valer. vario.[56] verat. verat-v.[25] verb.[5] vero-o.[232] veronal[102] vesp. vib.[111] vinc.[4] viol-o.[137] viol-t.[5] vip.[36] visc.[25] wies.[36] wild.[36] wye. x-ray[119] xan.[25] yohim.[85] zinc.[1] zinc-acet.[36] zinc-ar.[137] zinc-i.[111] zinc-o.[85] zinc-p.[58] zinc-s.[111] zinc-val.[85] zing. ziz.[25]

abwechselnde Seiten: acon.[137] alum.[137] calc.[137] caust.[5] cham.[137] chin.[137] **Cocc.**[5] colch.[137] echi.[111] fl-ac.[5] **LAC-C.**[58] lappa[111] lyc.[5] mag-m.[1] mang.[137] plat.[5] sep.[137] sulph. **Zinc.**[137]
ALLGEMEINES; S; Abwechselnde Seiten

- **einzelne** Teile: fl-ac.[5]
- **Finger**: lappa[111]

ARME (Forts.)

links: **ACON.** adam.[222] **Aesc.** aeth.[10] **Agar.** agn.[5] ail.[25] **Alum.**[5] alumn. am-c.[5] **Am-m.** ambr.[1] **ANAC.**[1] androc.[222] ang.[5] ant-c.[5] ant-s.[85] ant-t.[5] apis[36] **Apisin.**[5] arg.[5] **Arg-n.**[54] **ARN.**[5] **Ars.**[5] **Arum-d.**[45] arund.[8] **ASAF.**[5] asar.[5] asc-t.[36] aster. aur.[1] aur-m-n.[36] bamb-a.[1184] **Bar-c.**[1] **Bell.** benz-ac.[193] bism.[1] bor.[5] both-a.[3070] bov.[5] brom.[5] bros-g.[259] brucel.[241] bry.[5] **CACT.**[25] calad.[5] **Calc.** **Calc-ar.**[54] **Calc-p.**[36] camph.[5] cann-i.[36] cann-s.[5] canth.[5] **Caps.**[1] **Carb-ac.** carb-an.[1] **Carb-v.** carbn-s.[36] cast.[36] caust.[1] **Cham.**[36] chel.[5] chin.[1] chin-s.[36] **Cic.** **Cimic.**[25] cina[5] cinnb. cit-v.[111] citl-v.[197] clem.[5] cocc.[1] coff.[5] colch. coloc.[5] com.[111] con.[1] corn.[111] corv-c.[258] croc.[5] **Crot-h.** croto-t.[5] cupr.[1] cupr-ar.[25] cycl.[1] cymbo-ci.[2184] **DIG.** dios.[25] dros.[5] dulc.[5] elaps euph.[5] euphr.[5] fago.[25] **Ferr.** ferr-ma.[83] ferr-p.[137] **Fl-ac.**[5] form.[36] gels.[25] germ.[222] **Glon.** **Graph.** **Guai.** gymn. haliae-lc.[222] harp.[1184] hell.[5] **Hep.**[5] hydr-ac.[268] hydrog.[222] hyos.[5] hyper.[36] iber.[25] **Ign.** ignis[194] ind.[36] **Iod.** ip.[5] irid.[222] iris[36] jug-r.[111] **KALI-C.**[1] kali-chl.[58] **Kali-i.** kali-n.[1] **KALM.** kola[1184] **KREOS.** **Lac-c.** **Lach.**[5] lat-h.[301] **Lat-m.** laur.[137] **LED.** lith-c.[36] lob-s.[25] **Lyc.**[1] lycps.[25] **M-arct.**[5] m-art.[5] **M-aust.**[5] mag-c.[1] **Mag-m.**[1] mag-p.[85] mag-s. mang.[5] **Med.** menth-pu.[36] meny.[1] meph.[8] merc.[5] merc-i-f. merc-i-r.[54] mez.[5] mosch.[5] **Mur-ac.**[1] mygal.[192] naja nat-ar.[54] nat-c.[1] nat-m.[1] nat-p.[36] neon[222] nicc.[111] **NIT-AC.**[1] nux-m.[5] **Nux-v.** ol-an.[36] **Olnd.**[5] op.[5] ox-ac. ozone[227] pall. par.[5] peti.[36] **Petr.**[5] **Ph-ac.**[1] **Phos.** phys.[25] phyt.[36] pic-ac.[25] pitu-a.[164] plan.[25] plan-m.[45] **Plat.** plb.[5] plut-n.[222] polyg.[111] psil.[164] psor.[83] pull-g.[181] puls.[1] ran-b.[5] ran-s.[5] rheum[5] rhod.[5] **RHUS-T.**[1] rhus-v.[36] rumx.[25] ruta[1] sabad.[5] **SABIN.**[5] samb.[5] sanic.[85] sars.[5] sec.[5] sel.[5] **Seneg.**[5] sep.[1] **Sil.**[1] sol-n.[25] **Spig.**[1] spong.[5] **SQUIL.**[5] **STANN.**[1] staph.[1] **STRAM.**[5] stront-c.[5] stry. succ.[194] sul-ac.[1] **SULPH.**[1] **Sumb.** **Tab.** tanac.[25] **Tarax.**[1] **Tarent.** tax.[303] tell.[111] **Teucr.**[5] thea[192] **Thlaspi**[45] thuj.[1] thyr.[111] **Valer.**[5] verat.[5] **Verb.**[5] vesp.[111] viol-o.[5] **Viol-t.**[5] wye.[85] xan.[25] zinc.[1]

ALLGEMEINES; S; Links

- **rechts,** dann: **Calc-p.** cham.[111] laur.[137] sil.[137] staph.[137] thyr.[137]

rechts: abrot.[36] **Acon.**[1] adam.[222] **Aesc.** **Agar.**[5] **Agn.** alet.[85] aloe[111] **Alum.** **Alumn.**[36] **AM-C.** **AM-M.** ambr.[5] ammc.[4] amyg-p.[36] anac.[1] androc.[222] **Ang.**[1] ant-c.[1] ant-t.[5] **Apis** apisin.[5] aq-mar.[149] aran.[25] **Arg.**[1] arg-m.[36] **Arg-n.** arn.[5] **Ars.**[5] ars-s-r.[38] arum-d.[25] asaf.[5] **Asar.** asc-t.[36] **Aur.**[5] aur-m-n.[36] bad.[25] bamb-a.[1184] bar-c.[1] **BELL.**[1] **Bell-p.**[149] **Benz-ac.**[8] berb.[8] **BISM.**[5] **Bor.**[5] both-l.[3070] **Bov.**[5] brass.[222] brom.[5] bros-g.[259] brucel.[241] **BRY.**[1] bufo[36] cact.[36] calad.[5] **CALC.**[1] **Calc-p.**[36] calx-b.[194] **Camph.** cann-i.[25] cann-s.[36] **Canth.**[5] caps.[5] carb-ac.[25] carb-an.[1] **Carb-v.**[1] **Carbn-s.**[58] **Card-m.**[8] carn-g.[264] cassi-f.[192] cassi-s.[192] cast-eq. **CAUST.**[1] **Cedr.** cham.[5] **CHEL.**[25] chen-a.[54] **Chin.** chin-s.[36] chr-ac.[8] cic.[5] **Cimic.** **Cina** cinnb.[8] **Cist.** citl-v.[197] clem.[5] **Coc-c.** coca[36] **Cocc.**[36] coff.[5] **Colch.**[5] **COLOC.**[1] com.[25] **Con.**[1] conv.[2191] corn-f.[45] croc.[5] **CROT-C.**[36] **Crot-h.** croto-t.[111] **Cupr.**[5] **Cycl.** cymbo-ci.[2184] daph. **Dig.** **Dios.**[54] **Dros.** **Dulc.** **Elaps** **Elat.** erig.[25] eup-per.[25] euph.[5] euphr.[5] eupi.[36] fago.[25] **FERR.** ferr-i.[58] **Ferr-p.** **Fl-ac.** **Form.**[25] gamb.[111] **Gels.**[8] germ.[222] gins.[36] **Glon.**[54] goss.[25] granit-m.[194] **GRAPH.**[5] guai.[1] haliae-lc.[222] ham.[36] harp.[1184] hell.[5] **Hep.** hip-ac.[119] hipp.[36] hura hydr-ac.[111] hydrc. hydrog.[222] hyos.[5] hyosin.[137] **Hyper.**[36] ichth.[102] **Ign.**[5] ignis[194] indg.[36] inul.[36] iod.[5] iodof.[8] ip.[1] irid.[85] iris[25] jatr.[36] **Kali-bi.** **KALI-C.**[5] kali-chl.[36] kali-i.[8] kali-m.[137] kali-n.[1] kali-p. **Kalm.** kola[1184] **Kreos.**[5] kurch.[192] lac-c.[55] lac-eq.[204] lac-lup.[204] **LACH.** lachn.[25] laur.[5] **LED.** **Lil-t.**[25] lith-c.[8] lob.[25] lob-s.[25] **LYC.**[809] lycpr.[72] lycps.[25] **LYSS.** m-arct.[5] m-art.[5] m-aust.[5] mag-c.[1] **Mag-m.** **Mang.**[5] mang-acet.[1] marm-w.[194] med.[56] menth-pu.[36] **Meny.** merc.[5] merc-c.[36] **Merc-i-f.**[36] merc-i-r. mez.[1] mill.[8] mit.[25] morg-g.[136] mosch.[5] mur-ac.[1] myric.[25] naja **NAT-C.**[1] **Nat-m.**[5] nat-p.[36] nat-s.[36] nat-sil.[58] neon[222] nicc.[36] **Nit-ac.** nit-s-d.[36] nux-m.[5] **Nux-v.**[1] ol-an.[36] olnd.[5] op.[5] osm. **Ox-ac.**[36] oxyg.[85] ozone[227] pall.[54] par.[5] **Petr.**[1] ph-ac.[1] phos.[1] phys.[25] **Phyt.** pic-ac.[111] pimp.[5] pip-m.[36] pitu-a.[164] **Plan.**[25] **Plan-m.**[45] plat.[1] **PLB.** plect.[36] plut-n.[222] polyg-s.[102] por-m.[251] psil.[164] psor.[36] **Puls.**[5] puls-n.[25] pyrog.[137] ran-a.[137] **RAN-B.** **RAN-S.**[5] **Rat.** rheum[5] rhod.[5] **Rhus-t.**[1] rhus-v.[36] **Ruta**[809] sabad.[5] **Sabin.**[5] **Sal-ac.**[8] samb.[1] **SANG.** **SARS.**[1] **SEC.**[5] sel.[5] seneg.[5] **Sep.** **Sil.**[1] spect.[271] **Spig.** **Spong.** squil.[5] stann.[1] **Staph.**[1] **Stict.**[8] stram.[1] **STRONT-C.**[5] sul-ac.[1] **SULPH.** sumb.[25] **Syph.**[8] tab.[8] tanac.[25] **TARAX.**[1] tarent.[36] tax.[36] **Tell.**[36] ter.[36] term-a.[192] teucr.[5] thea[192] thuj.[1] thyr.[137] tub.[58] **Urt-u.**[85] ust.[36] valer.[5] verat.[1] verat-v.[36] **Verb.** **VIOL-O.** viol-t.[5] visc.[25] xan.[25] **Zinc.** zinc-ar.[137] zinc-i.[137]

ALLGEMEINES; S; Rechts

- **links,** dann: fl-ac.[5] zinc-ar.[137] zinc-i.[137]

tagsüber: phos. **Sulph.**

ALLGEMEINES; Z; Tagsüber; agg.

morgens: abrot. agar. all-c.[111] alum.[5] alumn. **Am-c.**[1] am-m.[1] ambr.[5] anac. androc.[222] arg. arg-n. arn.[5] **Ars.** **Aur.** bamb-a.[1184] bar-c.[5] bell.[1] bov.[5] brucel.[241] bry.[5] cact. **Calc.**[1] calc-p. calc-s. canth.[5] caps.[1] **Carb-an.** carb-v.[1] **Caust.**[1] cham.[5] chel.[36] chin. chin-s.[36] cina[5] clem.[5] cob. coc-c.[111] coca[36] coff.[5] coloc. croc.[5] crot-h. cupr.[5] dios.[36] dulc.[1] euph.[1] eupi. fago. **Ferr.** fl-ac. gels. ham. harp.[1184] hell.[1] hura **Hyper.** ign.[5] **Iod.**[1] just.[137] kali-bi. **KALI-C.**[1] kreos.[5] lac-c.[111] **Lyc.** m-art.[5] m-aust.[5] mag-c.[1] **MAG-M.**[5] mag-s. mand.[119] merc.[5] merc-c.[5] merc-i-f. merc-i-r. mez.[5] naja nat-ar. **Nat-c.** **Nat-m.** nat-s.[58] **Nit-ac.** nux-m.[5] **NUX-V.**[5] ol-an. **Petr.** **Ph-ac.** **Phos.** phys. pitu-a.[164] plb.[5] puls.[5] pyrus ran-b.[5] ran-s.[5] rhod.[5] **RHUS-T.**[5] **Sep.** **Sil.** sol-n. **STAPH.**[1] stram. **SULPH.** sumb. tab. tax. teucr.[5] **Thuj.** trom. valer.[5] **VERAT.**[5] verb.[5] viol-o. **Zinc.**[1]

ALLGEMEINES; Z; Morgens, 5 Uhr - 9 Uhr; agg.

- **2. Morgen, jeden**: nux-v.[5]

vormittags: agar. alum.[5] am-c.[5] ars.[5] aur. bry. caust. cham. chel.[5] com. dios. fago. **Fl-ac.** indg. laur.[5] led. **Lyc.** mag-c.[5] merc.[5] nat-s. ph-ac.[5] phos.[5] plb.[5] **Sabad.**[5] sars. sil. staph.[5] **Sulph.** thuj. trom. verat-v.[36] zinc.[5]

ALLGEMEINES; Z; Vormittags, 9 Uhr - 12 Uhr; agg.

nachmittags: agar. alum.[5] am-c.[5] **Am-m.**[5] ant-c.[5] arg. asaf.[5] bov.[5] calc-p. calc-s. canth.[5] cham. chel. chin-s. cimic. cocc.[5] coloc. dig. dios. euphr.[1] fago. fl-ac. form. gels. graph.[1] haliae-lc.[222] ind.[36] indg. kali-i.[102] kali-n.[5] **Laur.**[5] **Lyc.**[1] lycps. mag-c. mag-s. merc.[5] mez. naja **Nat-c.** nat-m. **Nat-s.** nicc. nux-v.[5] **Phos.**[5] phys. ptel.[36] **Puls.**[5] sarr. sars.[5] spig.[5] stann.[5] stront-c.[5] **Sulph.**[36] teucr.[5] thuj. valer. **Zinc.**

ALLGEMEINES; Z; Nachmittags, 13 Uhr - 18 Uhr; agg.

- **17** Uhr: chel. haliae-lc.[222] phys. thuj.

abends: **Acon.** agar.[1] agn.[5] **All-c.** aloe **Alum.** alumn. am-c.[5] **AM-M.**[5] **Ambr.** anac.[1] ang.[1] ant-c.[5] ant-t.[5] arn.[5] **Ars.** asar.[5] bamb-a.[1184] bor.[1] bov. brom. bry.[5] calad. **Calc.** calc-p.[36] calc-s.[36] canth.[5] caps.[5] carb-an.[5] **Carb-v. Caust.**[5] chel.[5] chin.[5] chin-s. cimic. colch.[5] com. con.[5] dios. dulc.[5] erig.[25] euphr. fago.[36] ferr.[5] fl-ac. graph.[1] hell.[1] hura hydr. **Hyos.** hyper.[36] **Ign.** ip.[5] iris[25] kali-bi.[36] kali-c.[1] kali-i. kali-n.[1] kreos.[5] lac-ac. **LACH.** laur.[5] **LED.**[5] lith-c.[111] **Lyc.** m-arct.[5] m-art.[5] m-aust.[5] mag-c.[1] mag-m.[1] mang.[5] meny.[5] **Merc.**[5] **Mez.**[1] mosch.[5] mur-ac.[1] nat-c.[1] nat-m.[5] nat-s. neon[222] nit-ac.[5] nux-m.[5] nux-v.[5] op. ox-ac. par.[5] petr.[1] ph-ac.[1] phos.[1] phys. **Plb.** psor. **PULS.**[5] ran-b.[5] **Ran-s.**[5] **Rhod.**[5] **RHUS-T.**[1] rhus-v. sabad.[5] samb.[5] sars.[5] sep.[1] **Sil.**[5] **STANN.**[5] staph.[1] **Still. Stront-c.**[5] stry. **SULPH.** tarent. teucr.[5] thuj.[1] **Valer.**[5] verat-v.[36] zinc.[1]

ALLGEMEINES; Z; Abends, 18 Uhr - 21 Uhr; agg.

nachts: **ACON.** adam.[222] **Agar.**[1] aloe alum.[5] **Am-c.**[1] **Am-m.**[1] **Ambr.**[5] **Anac.**[137] ant-c.[5] **Aran.** arg.[5] **Arg-n. ARS.**[5] ars-i.[111] **Aur.** bamb-a.[1184] bar-c. **Bell.**[1] **Bry.**[5] **CALC.**[1] canth.[5] **CARB-V. Caust.**[1] cedr. **CHAM.**[5] chin.[1] coff.[5] coloc. com. cop. **Croc.**[5] **Croto-t.** cupr.[5] dig.[5] **Dros.**[5] **Dulc. Ferr.**[5] ferr-p.[111] fl-ac. graph.[1] hell. hep.[5] hydr. hyos.[5] hyper. **Ign.**[5] **IOD. Kali-bi.** kali-c.[1] kali-i. **KALI-N.**[1] kalm.[111] lac-ac. lac-c. **LACH. Led. LYC.**[1] m-arct.[5] m-aust.[5] **MAG-C.**[1] mag-m.[5] **Mag-s. Mang.**[5] **MERC.** merc-c.[5] merc-i-f. merc-pr-r.[5] **Mez.**[1] **Mur-ac.**[1] nat-c.[1] nat-m. nat-s. nit-ac.[1] **NUX-V.**[1] **Ol-j.**[8] ozone[227] **Pall. Petr.**[5] ph-ac.[5] **Phos.**[1] **Phyt.** plb. prot.[136] **Puls.**[1] rheum[5] **Rhod. RHUS-T.** ruta[1] sabad.[5] **SANG.**[25] sars.[1] **Sel.**[5] **SEP.**[1] **SIL.**[1] spig. **Staph.**[5] **Stront-c.**[5] **Sulph.** tarent. **Thuj.** til. ust.[137] valer.[5] **Viol-t.**[5] **Zinc.**

ALLGEMEINES; Z; Nachts, 21 Uhr - 5 Uhr; agg.

Mitternacht:

- **vor**: ang.[5] cham.[5] **Led.**[5] **Puls.**[5] rhus-t.[5] valer.[5]
- **nach**: ambr.[5] cham.[5] **Dig.**[5] haliae-lc.[222] **MERC.**[5] nat-c.[1] **Nux-v.**[5] ran-s.[5] **Sulph.**
  - **4.30 Uhr**: haliae-lc.[222]

Herbst, im: **Rhus-t.**[5]

ALLGEMEINES; Z; Herbst; agg.

Winter, im: calc-p. **Kalm. PETR.**[5] **Rhus-t.**[5]

ALLGEMEINES; Z; Winter; agg.

Abdecken:

- **agg.**: aur.[5] cocc.[5] con.[5] lyc.[1] **Nat-m.**[1] **Nux-v.**[5] **Rhus-t.**[5] sil.[1]

ALLGEMEINES; M; Abdecken, Entblößen; agg.

- **amel.**: canth.[5] lyc.[1] mosch.[5] **PULS.**

Anheben:

- **agg., der Glieder**: **Agar. ALUM.** ant-c.[5] arg.[5] arg-n.[137] **BAR-C.**[1] berb.[137] **Bry.** bufo[36] calc.[5] caust.[5] chin.[5] cic.[1] **COCC.**[5] colch.[5] coloc.[5] **CON.**[137] dig.[137] dros.[1] euph.[1] **FERR.**[5] graph.[5] grat. hep.[5] **Ign. Iris Kali-bi. Kali-c.** kreos.[5] **Led.**[5] **Lyc.**[1] m-aust.[5] mag-c.[1] mag-m.[1] **MERC.** mez.[1] mur-ac.[1] **Nat-c.**[5] **Nat-m.**[5] **Nit-ac.** nux-v.[5] olnd.[5] ozone[227] **Petr.**[1] **Phos.**[1] **PULS.**[5] ran-b.[5] **Rhus-t.**[5] rumx.[137] **SANG. Sanic.** sep.[1] **Spig.**[137] sul-ac.[5] **Sulph.**[1] syph. tell.[137] teucr.[5] verat.[1] zinc.[1]
- **amel.**:
  - **Arme**: calc.[5] ruta[1] thuj.[5]
  - **oben,** nach: **Cham.**[5] olnd.[5] puls.[5]

ALLGEMEINES; M; Heben, Anheben; amel.; Gliedmaßen, von

Anlehnen oder Aufstützen mit dem Teil agg.: alum.[5] am-m.[1] ang.[1] asar.[5] camph.[5] carbn-s.[58] caust.[1] cina[5] con.[5] croc.[5] graph.[5] mag-m.[5] nat-m.[5] phos.[5] plat.[1] rhus-t.[5] ruta[5] sabin.[5] samb.[5] **Sil.**[5] spong.[5] squil.[5] stann.[1] sulph.[5] valer.[5]

ALLGEMEINES; M; Anlehnen; gegen etwas; agg. beim Anlehnen

Anstrengung:

- **agg.**: agar.[5] **Alum.**[5] am-m.[5] androc.[222] arn.[5] berb. bry.[5] calc-caust. **Caust.**[5] cina[5] cocc.[5] croc.[5] graph.[5] hell.[5] hep.[5] **Kali-c.**[5] kali-n.[5] **Lach. Merc.** mez.[137] mur-ac.[5] nux-v.[5] **Phos.**[5] **Pic-ac.** plat.[5] puls.[5] **RHUS-T.**[5] **Ruta**[5] sabad.[5] sabin.[5] **SEP.**[1] **Sil.** spong.[5] **STANN.**[5] sulph. verat.[5]

ALLGEMEINES; M; Anstrengung, körperliche; agg., Anstrengung

- **amel.**: sil.[5]

ALLGEMEINES; M; Anstrengung, körperliche; amel., Anstrengung

Atmen agg.: am-c.[5] bry.[5] canth.[5] graph.[5] kali-c.[5] sulph.[5]

ALLGEMEINES; M; Atmen; agg.

Aufstehen:

- **agg.**:
  - **Bett,** aus dem: **Am-m.**[5] **Cham.**[5] cina[5] dulc.[5] euph.[5] kreos.[5] mez.[5] nux-m.[5] nux-v.[5] **Olnd.**[5] puls.[5] **Rhus-t.**[5] **Staph.**[5] sulph.
  - **Sitzen,** vom: carb-v.[5] rhus-t.
- **amel.**:
  - **nach** dem Aufstehen: kali-c.[5] nux-v.[5] puls.[5] ran-b.[5] sep.[5]
  - **Bett,** aus dem: carb-an.[5] chin.[5] led.[5] sep.[5] **VERAT.**[5]

ALLGEMEINES; M; Aufstehen; amel.; Bett, aus dem

Aufstoßen amel.: mag-c.[1] sep.[1]

ALLGEMEINES; M; Aufstoßen; amel.

ARME (Forts.)

Ausstrecken der Arme:

- **agg.**: alum.[5] am-c.[5] am-m.[5] anac.[1] ang.[1] arg.[5] bry.[5] canth.[5] **CAUST.** chin.[5] cina[5] clem.[5] dig.[1] dulc.[5] hep.[5] ign.[5] kali-c.[1] laur.[5] lyc.[5] mang.[5] merc.[5] merc-c.[5] mur-ac.[5] nux-v.[5] plat.[1] puls.[5] **Rhus-t.**[5] ruta[5] sabin.[5] sel.[5] **Sep.**[5] stann.[5] staph.[5] sulph.[1] **Thuj.**[5] verat.[5]
  ALLGEMEINES; M; Strecken, Recken; agg.
- **amel.**: am-m.[5] mur-ac.[5] nat-c.[1] nat-m.[1] puls.[5] rat. **Sec.**[5] staph.[5]
  ALLGEMEINES; M; Strecken, Recken; amel.

Baden der Fingerspitzen amel.: lol.[111]
  ☞ *Waschen; amel.*

Baumeln lassen der Arme amel.: sang.[137]

Bedecken, Zudecken:
  ☞ *agg.*

- **agg.**: cham.[5] lyc. mag-c.[5] **Puls.**[5] **VERAT.**[5]
  ALLGEMEINES; M; Bedecken, Zudecken; agg.
- **amel.**: hell.[5] nux-v.[5] rhus-t.[5]
  - **Hände**: hell.[5]

befeuchten des Teils amel.: spig.[5]

Berührung:

- **agg.**: acon.[5] act-sp.[137] agar.[5] **Agn.**[5] ambr.[5] anac.[5] ang.[5] arg.[1] arn.[5] asaf.[5] bell.[5] bov.[5] **Bry.**[5] canth.[5] **Caust.** cham.[5] **Chel.**[137] **CHIN.**[1] cina[5] cocc.[5] colch.[5] croto-t. **Cupr.**[1] **Cycl.**[8] dros.[1] ferr.[5] ferr-p.[58] fl-ac.[5] hep.[5] hyos.[5] ign.[5] iod.[5] ip.[5] kali-bi.[111] kali-c.[1] kreos.[5] lyc.[1] m-art.[85] **Mang.** merc.[5] mez.[1] mur-ac.[1] nat-c.[5] nit-ac.[1] nux-v.[5] par. petr.[5] ph-ac.[1] puls.[5] rhus-t.[5] sabad.[5] **Sabin.**[5] sars.[5] sep.[1] sil.[1] spig.[1] spong.[5] **STAPH.**[1] stront-c.[5] **Verat.**[5] verb.[5] zinc.[1]
  ALLGEMEINES; M; Berührung, Berührtwerden; agg.
  - **Haare, der**: ign.[5]
- **amel.**: anac.[1] bism.[5] calc.[5] cycl.[5] euph.[5] kali-c.[5] m-arct.[5] meny.[5] tarax.[1] thuj.[1]
  ALLGEMEINES; M; Berührung, Berührtwerden; amel.

Bett, im agg.: hell.[5] ign.[5] **IOD.**[5] kali-c.[5] kali-n.[5] **MAG-M.**[5] petr.[5] sil.[5] stront-c.[5]
  ☞ *Liegen; agg.;* *ALLGEMEINES; M; Bett; agg.; im*

Beugen:

- **agg.**:
  - **Glieder** beugen: acon.[5] agn.[5] am-c.[5] am-m.[5] anac.[5] ang.[5] ant-c.[5] arg.[5] arn.[5] **Bell.**[5] bov.[5] bry.[5] calc.[5] carb-an.[5] carb-v.[5] caust.[5] chel.[5] chin.[5] cina[5] coff.[5] con.[5] croc.[5] dros.[1] dulc.[5] graph.[5] hep.[5] hyos.[5] ign.[5] iod.[5] kali-bi.[111] m-art.[5] m-aust.[5] mag-c.[5] **Merc.** mez.[5] mur-ac.[5] nat-m.[5] nit-ac.[5] petr.[1] ph-ac.[5] plb.[5] puls.[5] rhod.[5] rhus-t. sabad.[5] sanic.[111] sel.[5] seneg.[5] sep.[5] **Spong.**[5] stann.[5] staph.[5] sulph.[5] teucr.[5] thuj.[5] valer.[5] verat.[5] zinc.[5]
    - **anhaltendes**: hyos.[5] spong.[5] teucr.[5] valer.[5]
    - **einwärts**: am-m.[5] **IGN.**[5] staph.[5] verat.[5]
      ALLGEMEINES; M; Drehen; innen, nach
    - **rückwärts**: anac.[5] bov.[5] calc.[5] **Carb-v.**[5] dros.[5] dulc.[5] **Ign.**[5] kali-bi.[111] m-aust.[5] nat-m.[5] plb.[5] **Puls.**[5] sanic.[111] **Sep.**[5] sulph.[5] teucr.[5] thuj.[5]
      ☞ *ALLGEMEINES; M; Beugen, Neigen, Krümmen; agg.; rückwärts*
  - **Kopf**: nux-v.[5] puls.[5]
- **amel.**: am-m.[5] arg.[5] cham.[5] chin.[5] kali-c.[5] mang.[5] mur-ac.[5] puls.[5]
  - **einwärts**: am-m.[5]
    ALLGEMEINES; M; Beugen, Neigen, Krümmen; amel.; einwärts, nach innen
  - **rückwärts**: kali-c.[5]
    ALLGEMEINES; M; Beugen, Neigen, Krümmen; amel.; rückwärts, nach hinten

Bewegung:

- **während**: **Acon.**[5] adam.[222] agar.[5] **Agn.**[5] alum.[5] am-c.[5] am-m.[5] anac.[1] ang.[5] ant-t.[5] arg. **Arn.**[5] asaf.[5] asar.[5] **Bell.** berb. bov.[5] **BRY.**[5] bufo[111] **Calc.**[5] calx-b.[194] **Camph.** cann-s.[5] caps.[5] carb-v.[5] caust.[1] cham.[5] chel.[5] **Chin.**[5] cic.[5] cocc.[5] coff.[5] colch.[5] coloc.[5] con.[5] croc.[5] cupr.[5] cycl.[5] dig.[1] dros.[5] dulc.[1] euph.[5] fago. **Ferr.** **Guai.**[5] ham. **Hep.**[5] hyos.[1] ign.[5] ind. kali-bi. **Kali-c.**[5] kali-n. kalm.[111] kreos. lac-ac. lach. laur. **Led.**[1] lyc.[1] m-arct.[5] m-art.[5] **Mag-c.**[1] **MAG-M.**[5] mag-p.[111] meny.[5] **Merc.**[5] **Mez.**[1] nat-c.[5] **Nat-m.** nat-n.[111] nit-ac.[5] nux-m.[5] **Nux-v.**[5] olnd. petr.[1] ph-ac.[1] phos.[1] plat.[5] **Plb.** **Puls.**[122] querc-r.[257] ran-b.[5] **Rheum**[5] rhod. **Rhus-t.** ruta sabad.[5] sabin.[5] sang. **Sars.**[1] **Sep.**[1] sil.[1] spig.[1] spong.[5] squil.[5] stann.[5] **STAPH.**[1] stram. **Sulph.** verat.[5] verb.[1] vesp.
  - **Arme, der**: anac.[5] ang.[5] asar.[5] berb. **Bry.**[5] calc.[5] **Cann-s.**[5] caust.[1] **Cham.**[5] chel.[5] chin.[5] **Cocc.**[5] coff.[5] con.[5] croc.[5] cycl.[5] dig.[1] dros. dulc. ign.[5] kali-c.[5] laur. **Led.**[5] mag-c.[1] meny.[5] **Merc.**[5] **Nat-m.**[1] nat-n.[111] nit-ac.[5] nux-m.[5] nux-v.[5] ozone[227] petr.[5] ph-ac.[5] plat.[5] **Puls.** **RHUS-T.** sabad.[5] sabin.[5] sars.[1] sil.[5] stann.[5] **Staph.**[1] sulph.[1] verb.[5] zinc.
    - **rückwärts**: **Ign.**
  - **Beginn der Bewegung, zu**: **Caps.**[5] cupr.[5] ferr.[5] puls.[5] **Rhus-t.**
  - **Finger, der**: acon.[5] **Asaf.**[5] bry.[5] camph.[5] caust.[5] chin.[5] cic.[5] dros.[5] hep.[5] hyos.[5] ign.[5] m-art.[5] rhod.[5] spig.[1] staph.[5] verat.[5]
  - **Hand, der**: ant-t.[5] **Bry.**[5] chin.[5] **Led.** meny.[5] merc.[5] nat-c.[5] rhod.[5] sabad.[5] sil.[5] staph.[1] sulph.[5]
  - **Kopfes, des**: cupr.[5]
- **nach**: hyos.[5] **Kali-c.**[5] puls.[5] **Zinc.**[5]
  ALLGEMEINES; M; Bewegung; nach
- **amel.**: acon.[5] agn.[5] alum.[5] **Am-m.**[5] anac.[1] ang.[1] **Arg.** asaf.[5] aur.[5] bism.[5] calc.[5] caps.[5] **Cham.**[5] chin.[5] cina[5] cocc.[1] coloc. con.[5] cycl.[5] dig.[1] **Dros.**[5] **Dulc.**[5] euph.[5] **Ferr.**[5] ferr-p.[111] hyos.[5] ign.[5] kali-bi.[111] **Lyc.** mang.[5] meny.[5] merc.[5] mosch.[5] **Mur-ac.**[1] nat-m.[5] nicc. ph-ac.[5] phos.[5] **Plat.**[5] psor. puls.[5] **Rhod.**[5] rhus-t.[5] ruta[5] **Sabad.**[5] samb.[5] sars.[5] sep.[5] squil.[5] stann.[1] staph.[1] stront-c.[5] sulph.[1] **Thuj.**[5] **Valer.** **VERAT.**[5] verb.[5] viol-t.[5]
  - **Arme, der**: acon.[5] agn.[5] calc.[5] cham.[5] puls.[5] rhus-t.[5] samb.[5] squil.[5] sulph.[1]
  - **fortgesetzte**: **Caps.**[5] dros.[5] **Ferr.**[5] puls.[5] sabad.[5] samb.[5]

Bücken agg.: bor. samb.[5] sep.[1] sil.[1]
  ALLGEMEINES; M; Bücken; agg.

Druck:

- **agg.**:

  ALLGEMEINES; M; Druck; agg.

  - **Kleidung,** der: bufo[111] **Ferr.**

    ALLGEMEINES; M; Druck; agg.; Kleidung, durch die

  - **Teile,** auf die betroffenen: am-m.[5] ant-c.[5] bov.[5] bry.[5] canth.[5] caust.[5] chel.[5] **Cina**[5] dig.[5] iod.[5] kali-bi.[111] mang.[5] merc.[5] nat-m.[5] **Ruta**[5] sars.[5] **Sil.**[5] spig.[5] staph.[5] teucr.[5] thuj.[5] valer.[5] verat.[5]

- **amel.**: aegle-f.[192] ambr.[5] arg.[5] **Bell.**[5] bov.[5] bry.[5] canth.[5] cassi-s.[192] cina[5] form. ign.[5] indg. laur.[5] mag-c. mag-m.[1] mang.[5] meny.[5] plb.[36] puls.[5] tarent. verat.[5]

  ALLGEMEINES; M; Druck; amel.

Einatmen agg.: agn.[5]

Einhüllen der Hände amel.: hell.[5]

Erhitzung, durch: **Bry.** dulc.[1] puls.[5] sabad.[5] **Zinc.**[5]

☞ *warm; Warmwerden, durch* *ALLGEMEINES; M; Erhitzung, Warmwerden; agg.*

Erwachen, beim: abrot. agar. alum.[5] aran.[25] arg. **Aur.** bry.[5] cact. calad.[5] caust.[1] chel. croc.[5] fl-ac. haliae-lc.[222] **Ign.**[5] **Iod.** kali-bi.[36] **Kali-c. Lach.** lyc. **MAG-M.**[5] mag-s. merc-c.[5] mez.[1] nat-c.[5] **Nat-m.** nit-ac.[1] **Nux-v.**[5] petr.[5] **Phos.** puls.[5] rhus-t.[5] rumx. ruta[5] sol-n. **Sulph.** thuj.[5] **Zinc.**

☞ *Schlaf; Erwachen, beim* *ALLGEMEINES; M; Erwachen; agg.*

Essen:

- **vor**: olnd.[5] sabad.[5] senec.

  ALLGEMEINES; M; Essen; vor

- **während**: bism.[5] canth.[5] **COCC.** kali-bi.[111] olnd.[5] puls.[5] stram.[5]

  ALLGEMEINES; M; Essen; während

- **nach**: ant-t.[5] bism.[5] **Bry.** canth.[5] cham.[5] chel.[5] chin.[5] clem. **Cocc.**[5] **Con.** ferr.[5] ign.[5] **Lyc.**[5] nux-v.[5] phos.[1] puls.[5] ruta[5] sulph.[5]

  ALLGEMEINES; M; Essen; nach

Federbett, im: lyc.[5] **Merc.**[5]

ALLGEMEINES; M; Federbett agg.

Fenster befindet, wenn er sich am: chin.[5]

Festhalten an Gegenständen, beim: coff.[5] lyc.[5] **Phos.**[5] **Rhus-t.**[5] spig.[5]

☞ *Greifen, ergreifen von Gegenständen; agg.*

Frühstück, nach dem: cham.[5] nux-v.[5] plb.[5]

ALLGEMEINES; M; Frühstück; nach

Gähnen, beim: am-c.[5] mag-c.[5] nux-v.[5] sabad.[5] zinc.[1]

ALLGEMEINES; M; Gähnen; agg. während Gähnen

Gehen:

- **agg.**:

  - **während**: agar.[5] agn. am-m.[5] ambr.[5] anac.[5] ang.[5] arn.[5] aur-m-n. bell.[5] bor.[5] bry.[5] calc.[5] carb-ac.[25] chin.[1] clem.[5] cocc.[5] con.[5] croc.[5] dig.[5] dulc.[5] hell.[5] ign.[5] m-arct.[5] mang-acet.[1] meny.[5] merc.[5] merc-c.[36] mez.[5] nat-s. nux-v.[5] olnd.[5] puls.[5] ran-b.[5] rhod.[5] rhus-t. sep.[5] spig.[1] staph.[1] sul-ac.[5] sulph.[5] tarax.[5] thuj.[5] verat.[5] viol-t.[5]

    - **Freien,** im: **Am-m.** ambr.[5] anac.[5] arn.[5] bor.[5] calc.[5] chin.[1] clem.[5] con.[5] croc.[5] dulc.[5] **Hell.**[5] ign.[5] m-arct.[5] meny.[5] mez.[5] **Nux-v.**[5] puls.[5] rhod.[5] staph.[5] sul-ac.[5] **Sulph.**[5] tarax.[5] thuj.[5]

    - **schnell**: olnd.[5] spig.[5] sul-ac.[5]

  - **nach,** im Freien: am-m.[5] ang.[5] croc.[5] ferr.[5] hep.[5] led.[5] nux-v.[5] phos.[5] rhus-t.[5] valer.[5]

    ALLGEMEINES; M; Gehen; nach Gehen agg.; Freien, im

- **amel., im Freien**: ambr.[5] croc.[5] euph.[1] hep.[5] meny.[5] petr.[5] **Puls.**[5]

  ALLGEMEINES; M; Gehen; amel.; während Gehen amel.; Freien, im

geistige Anstrengung, durch: bor.[1]

ALLGEMEINES; M; Geistige Anstrengung; agg.

Gemütsbewegungen, durch: **Nat-m.**[5]

GEMÜT; M; Gemütsbewegungen agg.; nach

Greifen, ergreifen von Gegenständen:

- **agg.**: **Am-c.**[1] bov.[5] **CALC. Carb-v.**[5] **CAUST. CHAM.** chin.[1] coc-c. **DROS.** ferr-p.[137] graph.[1] **Led.** lyc.[5] **MERC. Mez. Nat-c.** nat-m. nit-ac.[1] op.[5] phos. plat.[5] **RHUS-T.**[58] **Sil.** thlaspi[111] verat.[5]

  ☞ *Festhalten an Gegenständen, beim* *ALLGEMEINES; M; Greifen, Ergreifen oder Halten von Gegenständen; agg.*

- **amel.**: anac.[137] cimic.[137] med.[111] mez.[137] spig.[5]

  ALLGEMEINES; M; Greifen, Ergreifen oder Halten von Gegenständen; amel.

Handarbeit, durch: caust. **Cupr.**[54] lach.[5] **MERC.** phos.[5] **RHUS-T.**

ALLGEMEINES; M; Handarbeit agg.

Hände in kaltes Wasser halten agg.: **Am-c.** lac-d.[122] phos.[122]

☞ *Kälte; in der Kälte, während Kälte • Wasser; kaltes*

Heben agg.: alum.[5] caust.[1] nat-m.[1] ruta[5] sep.[1]

ALLGEMEINES; M; Heben, Überanstrengung von Muskeln und Sehnen; agg.

Herunterhängenlassen der Arme:

- **agg.**: **Alum.**[5] **Am-c.**[5] ang.[5] caust.[5] cina[5] ign.[5] **Lyc.**[5] m-aust.[5] nat-m.[5] nux-v.[5] par.[5] ph-ac.[5] phos.[5] plat.[5] puls.[5] ruta[5] **Sabin.**[5] stront-c.[5] sul-ac.[5] thuj.[5] valer.[5]

  ☞ *M; Herunterhängenlassen von Gliedmaßen; agg.; Arme*

- **amel.**: **Acon.** anac. arn.[5] asar.[5] **Bar-c.** bor. bry. caps. chin. **CON.** cupr. **Ferr.** graph. lac-d. lach. **Led.** lyc. mag-m.[5] phos. plb. ran-b. **Rhus-t.**[5] **Sulph.** teucr.[5] thuj.

Hunger, bei gierigem: olnd.[5]

Husten agg.: acon.[5] alum.[5] ant-t.[5] bor. caps.[5] carb-an. chin.[5] **Dig.**[5] **Ferr.** naja[58] nat-c.[5] **Puls.**[5] pyrog.[137] **Rhus-t.** rumx. **Sulph.**[5]

Kälte:

- **amel.**: apis calc.[5] **Thuj.**[5]

  ALLGEMEINES; M; Kälte; amel.

- **Erkältung,** durch: acon.[5] bry.[5] **Calc.**[5] **Calc-p.** caps. caust. cham.[5] **Dulc.**[5] guai.[58] ign.[5] **Mang. Nit-ac.**[5] **Nux-m.** nux-v.[5] ph-ac. **RHUS-T. Sulph.**[5]

- **in** der Kälte, während Kälte: agar.[5] **Am-c.** ant-t. arg.[58] **CALC.** cham.[5] cimic.[58] cist.[111] colch. ign.[5] **Kali-c.**[5] m-art.[5] mang.[58] nat-m.[5] nit-ac.[5] nux-m.[5] **Ph-ac. RHUS-T.**[5] ruta **Sabad.**[5]

ARME; Kälte (Forts.)

- **Kaltwerden**: am-c. **Arn.**[5] bell.[58] cocc.[5] **Coloc.**[5] **Kali-c.**[5] **Lyc.** nit-ac.[5] **NUX-V. Phos.**[1] **RHUS-T.**[5] **SIL.**[1]
  ALLGEMEINES; M; Kälte; Kaltwerden; agg.

Klavierspielen agg.: **Cur.**[8] **Gels.** mag-c.[137] **MAG-P. Stann.**[8] sulph. verat.[137] **Zinc.**
ALLGEMEINES; M; Musik; agg.; Klavierspielen

Kneifen in die Fingerspitzen amel.: apisin.[5]
ALLGEMEINES; M; Kneifen amel.

Kratzen amel.: camph.[5] cina[5] mag-c.[1]
ALLGEMEINES; M; Kratzen; amel.

Lachen agg.: carb-v.[1]
ALLGEMEINES; M; Lachen agg.

legt den Arm:

- **Kopf,** unter den: olnd.[5] staph.[1]
- **Tisch,** auf den: asar.[5] nux-m.[5]

Liegen:

- **agg.**:
  - **während**:
    - **Bett,** im: alum.[5] am-c.[5] am-m.[5] ambr.[5] arn.[5] ars.[5] asaf.[5] asar.[5] aur.[5] bar-c.[5] **Bry.**[5] **Calc.**[5] carb-an.[5] **Cham.**[5] chin.[5] con.[5] croc.[5] dulc.[5] euph.[5] ferr.[5] hell.[5] **Ign.**[5] **Iod.**[5] **Kali-c.**[5] led.[5] **Lyc.**[5] m-arct.[5] m-art.[5] m-aust.[5] **Mag-c.**[5] **Mag-m.**[5] mang.[5] merc.[5] mez.[5] mosch.[5] nat-c.[5] nat-m.[5] nit-ac.[5] nux-v.[5] olnd.[5] **Petr.**[5] phos.[5] **Puls.**[5] **Rhod.**[5] **Rhus-t.**[5] ruta[5] sep.[5] **Sil.**[5] spig.[5] spong.[5] staph.[5] **Stront-c.**[5] sul-ac.[5] **Sulph.**[5] teucr.[5] valer.[5] zinc.[5]
      ☞ *Bett, im agg.* *ALLGEMEINES; M; Bett; agg.; im*
    - **erkranktem** Teil, auf: am-c.[5] **AMBR.**[5] anac.[5] **ARS. Bar-c.**[5] **Calc.** croc.[5] dros.[1] **Graph.** hep.[5] **Ign. Iod.**[5] **KALI-C.** mag-c.[5] mag-m.[5] merc-i-f. **Nat-m.** petr.[5] rheum[5] **Rhod.** rhus-t.[5] **SIL.**[1] sulph.[5] **Thuj.**[5]
    - **gestreckten** Armen, mit: **Alum.**[5]
    - **Rücken,** auf dem: cham.[5] kali-n.[1] nux-v.[5]
    - **Seite,** auf der:
      - **liegt,** agg. auf Seite, auf der man: am-c. ambr. **ARS. Graph.** hep.[5] **Ign.**[5] **Kali-c.** mang.[5] nux-v.[5] petr. **PULS. Rheum RHUS-T. Sil.**[5] **Thuj.**[5]
      - **nicht** liegt, agg. auf Seite, auf der man: carb-an.[5] cham.[5] ign.[5] kali-bi. m-aust.[5] nux-v.[5] puls.[5] rheum[5] rhus-t.[5] **Sep.**[5]
      - **Schmerz** wandert auf die Seite, auf der man nicht liegt: ign.[5] kali-bi.[111]
      - **schmerzhafter** Seite, auf: arist-cl.[119] **Ign. Nat-m. Nux-v.**[5] spong.[5] **Thuj.**
        ALLGEMEINES; C; Schmerz; Liegen; agg.; Seite, auf erkrankter
      - **schmerzloser** Seite, auf: **Bry.**[5] cham.[5] fl-ac.[5] ign.[5] kali-bi. mag-m.[5] nux-v.[5] **Puls.**[5]
  - **Hinlegen**:
    - **vor**: nux-v.[5] ran-b.[5]
    - **nach**: ang.[5] hep.[5] ign.[5] ip.[5] m-arct.[5] m-art.[5] mosch.[5] nat-s. **Nux-v. Puls.**[5] **Rhus-t.** sabad.[5]
- **amel.**:
  - **Bett,** im: am-m.[5] bry.[5] canth.[5] **Nux-v.**[5] **Olnd.**[5] sep.[5]
  - **Hinlegen,** nach dem: **Am-m.**[5] haliae-lc.[222] **Nux-v.**[5] olnd.[5] spig.[5]
  - **Rücken,** auf dem: **Bry.**[5] **Ign.**[5] puls.[5]
  - **Seite,** auf der:
    - **gewohnten**: carb-an.[5]
    - **schmerzhafter** Seite, auf: ambr.[5] arn.[5] bry.[5] cham.[5] **Ign.**[5] **Lyc.** m-aust.[5] nux-v.[5] **Puls.**[5] rhus-t.
    - **schmerzloser** Seite, auf: ign.[5] m-aust.[5] **Nux-v.**[5]

Luft:

- **agg.**:
  - **frische**: bry.[5] cham.[5] **Cocc.**[5] croc.[5] dulc.[5] ign.[5] laur.[5] m-arct.[5] **Nux-v.**[5] rhus-t.[5] spig.[5]
    ALLGEMEINES; M; Luft; frische, im Freien; agg.
    - **warme**: dulc.[5]
  - **kalte**: acon.[5] am-c.[1] bry.[5] cocc.[5] ign.[5] kali-bi.[111] nux-m.[5] rhus-t.[5] spong.[5]
    ALLGEMEINES; M; Luft; kalte; agg.
- **amel., frische**: cham. mosch.[5]
  ALLGEMEINES; M; Luft; frische, im Freien; amel.

Menses:

- **vor**: caul.[102] **Coloc.**[5] lyc.[5] nit-ac.[5] puls.[5] sabin.[102] sep.[5] sil.[5]
- **während**: am-c.[5] am-m.[5] **Arg-n.** bell.[5] berb. bry.[5] carb-v. cham.[5] **Graph.** kali-c.[5] kali-n.[1] lyc.[5] mag-c.[1] mag-m.[5] nit-ac.[5] nux-m.[5] nux-v.[5] **Petr. Phos.** puls.[5] sec. **Stram.** sulph. verat.[5] **Zinc.**
  ALLGEMEINES; M; Menses; während

Nähen, während: kali-c.[1] lach.[5]
☞ *Stricken; agg.* *ALLGEMEINES; M; Nähen; agg.*

Nässe, Feuchtigkeit agg.: carbn-s. **DULC.**[5] erig.[25] **Merc.**[5] nat-s.[111] **Nux-m.**[5] **Phos. Phyt.** pitu-a.[164] **RHOD.**[5] **RHUS-T. Ruta**[5] **Stann.**[5]

Niesen agg.: alum.[5]
ALLGEMEINES; M; Niesen; agg.

Pollutionen, nach: puls.[5] **Sil.**[5] staph.[5]

Reiben:

- **agg.**: alum.[5] am-m.[5] berb. croto-t. nat-c.[5] spig.[5] **SULPH.**
  ALLGEMEINES; M; Reiben; agg.
- **amel.**: alum.[5] am-m.[5] ang.[5] ant-c.[5] canth.[5] chel.[5] chin.[1] kali-n.[5] laur.[5] mag-m.[1] mag-s. nat-c.[1] nit-ac.[1] ol-an. olnd.[5] phos.[1] plb.[5] sec.[36] staph.[5] tarax.[5] **Zinc.**
  ALLGEMEINES; M; Reiben; amel.

Ruhe:

- **agg.**: acon.[5] am-c.[5] **Am-m.**[5] ambr.[5] anac.[5] ang.[1] arn.[5] asaf.[5] aur.[5] aur-m-n.[36] bell.[5] bism.[5] bry.[5] calc.[5] carb-v.[5] **Cham.**[5] chel.[5] chin.[5] cina[5] **COCC.**[5] coloc.[5] con.[5] cupr.[1] cycl.[5] dros.[5] **Dulc.**[5] euph.[1] **Ferr.**[5] **Graph.**[5] ign.[5] kali-n.[5] **Lyc.**[1] m-arct.[5] m-art.[5] mag-c.[5] mang.[5] meny.[5] merc.[5] **Mur-ac.**[5] ph-ac.[5] phos.[5] **Plat.**[5] **Puls.**[5] ran-b.[5] **RHOD.**[5] **RHUS-T.**[5] ruta[5] **Sabad.**[5] sabin.[5] samb.[5] sars.[5] sep.[5] **SPIG.**[5] spong.[5] stann.[5] **Tarax.**[5] **Valer.**[5] viol-o.[5] viol-t.[5]
  ALLGEMEINES; M; Ruhen, Ausruhen; agg.
- **amel.**: arn.[5] bell.[5] **Bry.**[5] **Calc.**[5] chel.[5] cic.[5] **Hep.**[5] **Kali-c.**[5] m-aust.[5] **Mag-m.**[5] meny.[5] nat-m.[5] **Nux-v.**[5] phos.[5] **Sars.**[5] sep.[5] sil.[5] staph.[5] sulph.[5] verb.[5]
  ALLGEMEINES; M; Ruhen, Ausruhen; amel.

Säuren, nach: lach.[5]

Schere benutzen agg.: con.[5]

Schlaf:

- **Einschlafen,** beim: lyc.[111] nit-ac.[1]
  ALLGEMEINES; M; Schlaf; Einschlafen
- **während**: acon.[5] ant-t.[5] ars.[1] **CAUST.** con.[1] croc.[5] cupr.[5] dig.[5] hyos.[5] ign.[5] **Lyc.**[5] m-aust.[5] merc. nat-c.[1] nat-s.[8] puls.[1] rheum[1] rhus-t.[5] **Stram.**[5] sul-ac.[5] **Viol-t.**[5]
  ALLGEMEINES; M; Schlaf; während
- **nach**: acon.[5] bry.[5] chin.[5] cocc.[5] dig. ign.[5] nux-v.[5] sel.[5]
  ALLGEMEINES; M; Schlaf; nach Schlaf
- **Erwachen,** beim:
  ☞ *Erwachen, beim*

Schließen der Hände agg.: caul.[36] chin.[5] mang.[137] nat-m.[137]

Schmerzen, bei: verat.[5]

Schreck, Furcht, nach: phos.[5]
GEMÜT; M; Schreck oder Furcht, Beschwerden durch

Schreiben agg.: **Acon.**[5] **Agar.** aloe[111] alum.[5] am-m.[5] aml-n. **Anac.** **Ant-c.** arg. arn.[5] ars-i. bamb-a.[1184] bar-c.[5] brach. **Bry.** canth.[5] caps. **CARB-V.**[1] carl. **CAUST.** **Chel.** **Chin.** chin-s. cic.[1] **Cimic.** cinnb. **Cocc.** coff.[5] **Colch.** **Coloc.** com. **Cycl.** dros.[58] euph.[5] fago.[25] ferr-p.[38] **Fl-ac.** gels. grat. hep.[5] hydrog.[222] **KALI-C.**[5] lob-s.[25] lyc. mag-c.[137] **MAG-P.** menth.[72] meny.[5] **MERC.** **Merc-i-f.** **MEZ.** mur-ac.[1] nat-c.[5] **Nat-m.** **Nat-p.**[58] **Nat-s.** nux-v.[5] **Olnd.**[5] ox-ac. ozone[227] **Ph-ac.** **Phos.** pic-ac. **Pip-m.** prun. **Puls.** **Ran-b.** rhus-t.[5] ruta[5] sabad. sabin.[5] samb.[5] sep.[1] **Sil.** spig.[5] **STANN.**[1] staph.[5] **Sul-ac.**[102] **SULPH.** tarax.[5] teucr.[5] thuj.[1] tub.[193] **Valer.**[5] verat.[137] viol-t.[5] **ZINC.**[5]
ALLGEMEINES; M; Schreiben; agg.

Schweiss:

- **agg.**: am-c.[5] am-m.[5] ambr.[5] anac.[5] **Ant-c.**[5] **Ant-t.**[5] apisin.[5] **Arn.**[5] **Ars.**[5] bar-c.[5] **Bell.**[5] **Bry.**[5] **Calc.**[5] camph.[5] canth.[5] carb-an.[5] carb-v.[5] caust.[5] **Cham.**[5] **Chel.**[5] **Chin.**[5] cina[5] cocc.[5] **Coff.**[5] cupr.[5] dig.[5] **Ferr.**[5] **Hell.**[5] hep.[5] hyos.[5] ign.[5] kali-c.[5] kali-n.[5] led.[5] **Lyc.**[5] **MERC.** **Merc-c.**[5] nat-c.[5] nat-m.[5] **Nit-ac.**[5] **Nux-v.**[5] **Op.**[5] **Ph-ac.**[5] phos.[5] **Puls.**[5] rheum[5] **Rhod.**[5] **Rhus-t.**[5] sabad.[5] **Samb.**[5] sars.[5] **Sep.**[5] sil.[5] stann.[5] stram.[5] sul-ac.[5] **Sulph.**[5] tarax.[5] **Thuj.**[5] **VERAT.** viol-t.[5] zinc.[5]
  ALLGEMEINES; M; Schweiß; während Schweißabsonderung
- **amel.**: bov.[5] canth.[5] cham.[5] nux-v.[5] puls.[5] thuj.
  ALLGEMEINES; M; Schweiß; amel.

Sitzen:

- **während**: aloe[111] **Am-m.** anac.[5] ant-c.[5] ant-t.[5] ars. aur-m-n.[36] calc.[5] **Cham.** chel.[5] chin.[5] coloc. cycl.[5] dros.[5] ferr.[5] **Graph.** **Led.** meny.[5] merc. mez. mur-ac.[5] nat-s. phos.[5] puls.[5] **RHUS-T.** ruta[5] sabad.[5] sabin.[5] **Staph.** sul-ac.[5] sulph. tarax.[5] **Teucr.** viol-t.[5]
- **nach**: puls.[5] ran-b.[5]
- **amel.**: agar.[5] calc.[5]
  ALLGEMEINES; M; Sitzen; amel.

Sprechen agg.: lyc.[5] pyrog.[137]
ALLGEMEINES; M; Sprechen; agg.

Stehen:

- **agg.**: agar.[5] alum.[5] am-m.[5] arn.[5] mag-c.[5] puls.[5] rhus-t.[5]
- **amel.**: calc.[5] ruta[5] tarax.[5]

Steigen agg.: sul-ac.[5]
ALLGEMEINES; M; Steigen; agg.

Stillhalten der Arme agg.: **Coff.**

Stricken:

- **agg.**: arist-cl.[161] kali-c.[5] kali-m.[137] mag-c.[5]
  ☞ *Nähen, während* *ALLGEMEINES; M; Stricken; agg.*
- **amel.**: lyc.[5]
  ALLGEMEINES; M; Stricken; amel.

Stuhlgang amel.: asaf.[5]
ALLGEMEINES; M; Stuhlgang; amel.; nach Stuhlgang

Tragen von Dingen agg.: **Ambr.** sil.[137]
ALLGEMEINES; M; Tragen; agg.

Trunksucht, Alkoholismus, durch: **ARS.**[5] lach.[5] **Nux-v.**[5] sulph.[5]
ALLGEMEINES; C; Speisen und Getränke; Alkohol, alkoholische Getränke; agg.

Übelkeit, mit: **Ip.**[5]

Überhitzung, bei: acon.[5] bry.[5] dulc.[1] ign.[5] nux-v.[5] zinc.[137]

Umdrehen im Bett amel.: **Cham.**[5]
ALLGEMEINES; M; Drehen; amel.; Bett, Umdrehen im

Unterkühlung, durch: bor.[5]
ALLGEMEINES; M; Erfrierung, Beschwerden durch

Verletzungen, nach: **ARN.**[5] lach.[5] **Puls.**[5] **RHUS-T.**[5] **Ruta**[5]
☞ *Verstauchen, Verrenken, nach* *ALLGEMEINES; M; Unfall, Beschwerden durch*

Verstauchen, Verrenken, nach: cann-s.[137] **RHUS-T.** **RUTA**
☞ *Verletzungen, nach*

warm:

- **amel., Warmhalten der Hände**: hell.[5]
  ALLGEMEINES; M; Wärme; amel.; Hände warmhalten
- **Warmwerden,** durch: **Bry.** dulc.[1] puls.[5] sabad.[5] zinc.[137]
  ☞ *Erhitzung, durch*

Wärme:

- **agg.**: ant-t.[5] **Calc.**[5] caust.[5] cham.[5] dulc.[5] **Fl-ac.**[5] led.[5] **Merc.**[5] nux-v.[5] puls.[5] rhus-t.[5] stront-c.[5] **Thuj.**[5] zinc.[5]
  ALLGEMEINES; M; Wärme; agg.
  - **Bettwärme**: ant-t.[5] cham.[5] **LED.**[5] nux-v.[5] **PULS.**[5] **RHUS-T.**[5]
- **amel.**: am-c.[5] ant-c.[5] bry.[5] cham.[5] hell.[5] **Kali-c.**[5] lach.[5] **Nit-ac.**[5] nux-m.[5] nux-v.[5] rhus-t.[5] sabad.[5] staph.[5]
  ALLGEMEINES; M; Wärme; amel.
  - **äußerliche**: ant-c.[5] cham.[5] hell.[5] lach.[5] nux-m.[5] nux-v.[5]
  - **Bettwärme**: bry.[5]
    ALLGEMEINES; M; Wärme; amel.; Bettwärme

ARME (Forts.)

Waschen:

- **agg.**: **Am-c.**[5] bov. **CALC.**[5] **Carb-v.** **Clem.**[5] **Fl-ac.**[5] **Laur.**[5] lyc.[1] **Phos.** rhus-t.[137] sep.[5] **Sulph.**[1] tab.[111]

- **amel.**: asar.[5] lol.[111] rhod.[5] spig.[5]

Wasser:

- **kaltes**: **Am-c.** **Calc.**[5] **Clem.**[5] phos.[5] sul-ac.[5] **Sulph.**[5]
ALLGEMEINES; M; Wasser; kaltes agg.

- **über** den Körperteil gießen: stront-c.[5]

Wegstrecken der Arme vom Körper amel.: psor.[111]
ALLGEMEINES; M; Abspreizen der Extremitäten vom Körper; amel. • ALLGEMEINES; M; Arme vom Körper abspreizen amel.

Wetter:

- **nasskaltes**: ant-t. arg.[58] calc.[58] cimic.[58] **COLCH.** **Dulc.** mang.[58] **Merc.**[5] **Nux-m.**[5] **RHOD.**[5] **RHUS-T.** **Ruta**[5] **Stann.**[5]
☞ *Nässe, Feuchtigkeit agg.*

- **rauhem,** bei: **Rhod.**

Wind, Ostwind, agg.: carb-v.[5] **Stann.**[5]
ALLGEMEINES; M; Wetter; windigem, stürmischem, bei; während;

Zimmer, im:

- **agg. im warmen**: bry.[5] **Caust.**[5] **CROC.**[5] laur.[5] nux-m.[5] **Nux-v.** **PULS.**[5] sabin. sep.[5] spig.[5] squil.[5] verat.[5] verb.[5]
ALLGEMEINES; M; Zimmer, im; agg.; warmes Zimmer

- **amel.**: bry.[5] cham.[5] nux-m.[5] nux-v.[5] stann.[5]

Zorn, durch: **Coloc.**[1] nat-m.
GEMÜT; M; Zorn, Beschwerden durch

Zunge daran lecken amel., mit der: mang.[5]
ALLGEMEINES; M; Lecken; amel.

Knochen: acon.[5] agar.[5] alum.[5] am-c.[5] am-m.[5] anac.[5] ang.[5] ant-t.[5] arg.[5] arn.[5] **ASAF.**[5] **Aur.**[5] bar-c.[5] bell.[5] bism.[5] bov.[5] **Bry.**[5] calc.[5] canth.[5] carb-an.[5] **Carb-v.**[5] caust.[5] **Cham.**[5] **Chel.**[5] **Chin.**[5] **COCC.**[5] coloc.[5] con.[5] cupr.[5] cycl.[5] dig.[5] **Dros.**[5] dulc.[5] euph.[5] euphr.[5] hell.[5] hep.[5] ign.[5] ip.[5] kali-bi.[111] kali-c.[5] kali-n.[5] **Lach.**[5] laur.[5] led.[5] **Lyc.**[5] m-arct.[5] mag-c.[5] mag-m.[5] **Mang.**[5] **Merc.**[5] mez.[5] **Nat-c.**[5] nat-m.[5] nit-ac.[5] olnd.[5] par.[5] petr.[5] **Ph-ac.**[5] phos.[5] plat.[5] plb.[5] **Puls.**[5] ran-s.[5] rhod.[5] **RHUS-T.**[5] **Ruta**[5] sabad.[5] **Sabin.**[5] samb.[5] sars.[5] sep.[5] **Sil.**[5] spig.[5] spong.[5] **Stann.**[5] **Staph.**[5] stront-c.[5] sul-ac.[5] sulph.[5] teucr.[5] **Thuj.**[5] valer.[5] verat.[5] verb.[5] zinc.[5]
ALLGEMEINES; O; Knochen

- **Periost,** verdicktes: ph-ac.[5] **RHUS-T.**[5] **SULPH.**[5]

Gelenke: **Abrot.** achy.[149] **Acon.**[102] **ACT-SP.** **Aesc.** aeth. **Agar.**[1] **AGN.** all-c. allox.[149] aloe **Alum.**[5] alum-p.[58] alum-sil.[58] alumn. **Am-c.**[1] am-caust.[102] am-m.[1] **Am-p.**[102] **Ambr.**[5] aml-n. **ANAC.** anag. androc.[222] ang.[1] **ANT-C.**[1] ant-s. **Ant-t.** **APIS** apisin.[5] aran. aran-ix.[144] **ARG.** **Arg-n.**[102] **ARN.** **Ars.**[1] ars-h. ars-met. **Ars-s-f.**[58] arum-d.[25] arum-t. **Asaf.** asar.[5] asc-c.[25] **AUR.** **Aur-i.**[58] aur-m.[58] aur-m-n.[36] **AUR-S.**[58] ba-sv.[136] bamb-a.[1184] **Bapt.** **Bar-c.** bar-s.[58] bcg[149] **BELL.** **BENZ-AC.**[58] **Berb.**[111] berb-a.[149] bism.[5] **Bor.** **Bov.**[5] **Brom.**[5] **BRY.**[36] **Bufo** cadm.[110] cahin. calad.[5] **CALC.**[1] calc-caust. **Calc-f.** **CALC-P.**[36] **Calc-sil.**[58] **Camph.** cann-i.[25] canth.[5] **Caps.**[1] carb-ac.[25] **Carb-an.**[5] **Carb-v.**[1] **Carbn-s.**[25] carc.[193] card-m. **Casc.**[102] cassi-s.[192] cast. **CAUL.** **CAUST.**[1] **Cham.**[1] **Chel.** **Chim.** **Chin.**[1] **Chin-s.**[102] chlf. choc.[222] cic.[5] **Cimic.** **Cimx.** cina[1] **Cinnb.** cist. **Clem.** cob. coc-c. coca **Cocc.** coff.[5] **COLCH.** **Coloc.** com. con.[1] cor-r. cortiso.[149] **Croc.** crot-h. croto-t. cupr.[1] cycl.[5] daph. **Dig.** dios.[25] **Dros.**[5] **Dulc.**[1] dys-co.[136] eos.[142] eucal.[102] euon. **Eup-per.**[102] euph.[5] euphr.[1] **FERR.**[5] ferr-ma. **FERR-P.** fl-ac.[5] franc.[102] gamb. gaul.[102] gink.[227] **Glon.** **Gran.** **GRAPH.** grat. gua.[25] **Guai.** haliae-lc.[222] **HARP.**[144] **Hell.**[1] **Hep.** hip-ac.[149] hydr.[25] hydrc. hymosa[102] **Hyos.** hyper. **IGN.**[5] ind. indg. indol.[77] **IOD.** ip. iris[25] jac-c. **KALI-BI.** **KALI-C.**[1] kali-cy.[25] **Kali-i.** kali-m.[61] **Kali-n.**[1] **Kali-s.** kali-sil.[58] **Kalm.** **Kreos.**[5] **Kres.**[149] **Lac-ac.** **Lach.** lachn.[25] lappa[102] **Laur.** **LED.**[1] **LITH-C.** lob.[25] loxo-r.[240] **LYC.**[1] lycps.[25] m-arct.[5] **M-art.**[5] m-aust.[5] macrin.[102] **MAG-C.** mag-m.[1] maland.[122] **Manc.** mand.[119] **Mang.**[1] **Mang-acet.**[1] marm-w.[194] **Med.**[51] meli.[102] meny.[1] meph. **MERC.**[5] merc-c.[5] merc-d.[137] merc-i-f. merl. methyl-sal.[102] **Mez.** mill. **Morg.** morg-g.[136] morph. mosch.[5] **Mur-ac.**[1] myric.[25] **Nat-ar.** **Nat-c.** nat-l.[85] **NAT-M.**[1] nat-n. **Nat-p.** **Nat-s.** nat-sil.[58] neon[222] **Nit-ac.**[1] nux-m.[5] **NUX-V.**[5] nyct.[102] ol-an. olnd.[5] op.[5] osm. ox-ac. paeon. pall. par.[5] **Petr.**[1] **PH-AC.** **Phos.**[1] phys.[25] **Phyt.** pitu-a.[164] plan.[25] **Plat.**[1] **PLB.** plut-n.[222] **Podo.** polyg.[25] **Prop.**[102] prun. psil.[164] **PSOR.** ptel. **PULS.**[1] puls-n.[25] **Rad-br.**[102] **Ran-b.**[58] ran-s.[5] raph. **Rham-cath.**[102] **Rheum** **RHOD.**[5] **RHUS-T.**[1] rhus-v.[25] rumx.[25] **Ruta**[1] sabad.[5] **SABIN.** **Sal-ac.** samb.[5] **Sang.**[25] saroth.[144] **Sars.** sec.[5] sel.[5] seneg.[5] **SEP.**[1] **SIL.**[1] sol[29] sol-n. sol-t-ae. solid.[102] **SPIG.** spirae.[144] **SPONG.** squil.[5] **Stann.**[1] **STAPH.** stel.[72] stict.[25] stram.[5] strept.[149] **Stront-c.**[5] stry.[102] **Sul-ac.**[1] sul-i.[58] **SULPH.**[1] sumb. syc-co.[136] **Symph.**[137] syph.[56] tarax.[5] **Tarent.** tax. tell. tep. **Ter.** **Teucr.** thal.[144] thlaspi[29] **Thuj.**[5] thyr.[148] til. til-c.[253] trom. tub. tub-r.[149] upa. **Urt-u.** ust. valer.[5] verat.[1] **Verat-v.** verb.[1] vesp. vinc.[36] **Viol-o.**[102] viol-t.[5] **Zinc.**[1] zinc-p.[58]

Schultern: abrot. **ACON.**[5] adam.[222] aesc. aeth.[10] **Agar.**[1] agn.[5] ail.[25] aloe **ALUM.** alum-sil.[58] alumn. am-c.[1] **Am-m.**[5] **AMBR.**[5] ammc.[36] **Anac.**[1] androc.[222] ang.[5] **Ant-c.**[1] ant-s.[85] **Ant-t.**[5] **Apis** apisin.[5] **Arg.** arg-m.[36] **Arg-n.** arge-p.[264] **ARN.**[5] **Ars.**[1] **Ars-h.**[54] asaf.[5] asar.[5] asc-t.[36] **Aur.** aur-ar.[58] aur-m. aur-m-n.[36] **Ba-sv.** bamb-a.[1184] bapt.[36] bar-c.[1] **BELL.**[5] **Berb.**[8] bism.[1] bor.[5] **Bov.**[5] brach.[36] brom. **BRY.**[5] bufo[36] **Cact.** **CALC.**[1] calc-caust.[36] **Calc-p.** **CALC-S.** calc-sil.[58] calx-b.[194] camph.[5] cann-s.[5] canth.[5] **Caps.**[5] carb-ac.[25] **Carb-an.**[1] **Carb-v.** **CARBN-S.** card-m.[8] **CAUST.** cedr.[25] cham.[5] **CHEL.**[8] **Chin.**[1] chin-ar. chin-s.[36] choc.[222] **Cic.** **Cimic.**[25] cina[1] **Cist.** cit-v. citl-v.[197] clem. cob. coc-c.[36] coca[36] **Cocc.** **COLCH.** **COLOC.**[1] **Com.** **Con.** cop. cor-r. corn-f.[45] **CROC.**[5] **Crot-c.** **Crot-h.**[36] croto-t.[8] **Cupr.**[5] cupr-ar.[25] **Cur.** cycl. **Dig.** dios.[25] **Dros.** **Dulc.**[1] dys-co.[136] elaps[36] elat.

eup-per. **Euph.**[1] eupi.[36] fago.[25] **FERR.**[5] **Ferr-ar. Ferr-i. FERR-M. Ferr-p. Fl-ac.**[5] form. gaert.[136] **Gels.**[36] germ.[222] gins. glon. granit-m.[194] **Graph.**[1] grat. gua.[25] **Guai.** haliae-lc.[222] **Ham.** ***harp.***[1184] **Hell. Hep.** hura hydr. **Hydrog.**[222] hyos.[5] **Hyper. IGN.**[5] ignis[194] **Ind.** indg. inul.[36] **Iod.**[1] irid.[222] **Iris**[25] jatr. jug-c.[25] jug-r. kali-ar. **Kali-bi.**[36] **KALI-C.**[1] kali-chl.[58] **Kali-i.** kali-m.[61] **Kali-n.** kali-p. kali-sil.[58] **Kalm.** kola[1184] **Kreos.**[5] **Lac-ac. Lac-c.**[58] **Lach.** lact.[36] lat-m. **Laur. LED.** lept.[25] lil-t.[36] lith-c.[25] lob.[25] lob-s.[25] loxo-r.[205] **LYC.**[1] lycpr.[72] **Lyss.** m-arct.[5] m-art.[5] **MAG-C.**[1] **Mag-m.**[1] manc. **Mang.** marm-w.[94] **MED.** menis.[25] meny.[1] meph.[139] **Merc. Merc-c.**[5] **Merc-i-f. Mez.**[1] **Mill. Morg.** morg-g.[136] mosch.[5] mur-ac.[1] myric.[25] myrt-c.[45] **Naja**[8] **Nat-ar. Nat-c.**[5] **Nat-m.** nat-p.[36] **Nat-s.** nicc. **Nit-ac.**[1] **Nux-m. NUX-V.** ol-an. olnd.[5] op.[5] ox-ac.[36] ozone[227] pall. par.[5] **Petr.**[1] ph-ac.[1] **Phos.**[1] phys.[25] **Phyt.** pic-ac. plan.[25] **Plat. Plb.**[5] plut-n.[222] prun. psor. ptel. pull-g.[181] **PULS.**[1] pyrog.[137] querc-r.[257] **RAN-B.** ran-s.[5] **RHOD.** rhus-r.[10] **RHUS-T.**[5] ruta[1] sabad.[5] **Sabin.**[5] sal-ac.[36] **SANG.**[8] **Sanic.** sarr. **Sars.**[5] sec.[5] senec. **SEP.**[1] **Sil.**[1] spig.[1] **Spong.**[5] squil.[5] stann.[1] **Staph.**[1] **Stict.**[8] still.[25] stram.[1] **Stront-c.**[5] stry. succ.[194] **Sul-ac. SULPH.**[1] sumb.[25] syc-co.[136] syph.[8] tab.[8] tanac.[25] tarax.[5] tax.[303] tep. teucr.[5] thea thlaspi[45] **Thuj.**[1] trom. **Urt-u. Ust. Valer. Verat.**[5] verat-v. verb.[1] viol-o. viol-t.[5] vip. **ZINC.**[1] **Zinc-p.**[58] zing.[8]

- **Gelenke**: acon.[5] agn.[5] am-c.[5] am-m.[5] **Ambr.**[5] ant-t.[5] arg.[5] arn.[5] **Asaf.**[5] asar.[5] bism.[5] **Bov.**[5] **BRY.**[5] **CALC.**[5] canth.[5] caps.[5] carb-an.[5] **Carb-v.**[5] caust.[5] cham.[5] chel.[5] chin.[5] cic.[5] cocc.[5] coloc.[5] **Croc.**[5] dig.[5] dros.[5] euph.[5] **FERR.**[5] ferr-p.[111] graph.[5] hell.[5] hep.[5] hyos.[5] **IGN.**[5] iod.[5] kali-bi.[111] **KALI-C.**[5] kali-i.[111] kreos.[5] lach.[5] laur.[5] led.[5] lyc.[5] m-arct.[5] m-art.[5] mag-c.[5] mag-m.[5] mang.[5] **MERC.**[5] mez.[5] mosch.[5] mur-ac.[5] nat-c.[5] **NAT-M.**[5] **Nit-ac.**[5] nux-m.[5] **Nux-v.** olnd.[5] op.[5] **Petr.**[5] ph-ac.[5] phos.[5] **PULS.**[5] ran-b.[5] rhod.[5] **RHUS-T.**[5] ruta[5] sabad.[5] sabin.[5] sars.[5] **SEP.**[5] sil.[5] spig.[5] stann.[5] **STAPH.**[5] **Stront-c.**[5] sul-ac.[5] **SULPH.**[5] teucr.[5] thuj.[5] valer.[5] verat.[5] viol-t.[5] zinc.[5]
  ☞ *Gelenke*

- **Muskeln**: acon.[5] agn.[5] am-m.[5] ambr.[5] ang.[5] ant-c.[5] arg.[5] arn.[5] asaf.[5] asar.[5] bry.[5] camph.[5] cann-s.[5] canth.[5] chin.[5] cic.[5] cina[5] cocc.[5] colch.[5] croc.[5] cupr.[5] dros.[5] ferr.[5] hyos.[5] ign.[5] laur.[5] led.[5] m-art.[5] meny.[5] nux-m.[5] nux-v.[5] olnd.[5] op.[5] par.[5] plb.[5] puls.[5] ran-b.[5] ran-s.[5] rhus-t.[5] sabin.[5] spig.[5] spong.[5] squil.[5] staph.[5] stram.[5] tarax.[5] teucr.[5] valer.[5] verb.[5]

- **Deltoideus,** Region des: agar.[8] arg-m.[36] bry.[36] bufo[36] card-m.[8] **Caust.** chin-s.[36] coca[36] coloc.[137] croc.[5] **FERR.**[36] ign.[36] kali-n.[1] mag-c.[5] mag-m.[5] merc-c.[36] nux-m.[5] nux-v.[1] ox-ac.[36] **PETR.**[36] phys.[137] phyt.[137] plb.[36] **SANG.**[100] spig.[36] spong.[5] stann.[1] staph.[1] stram.[1] **Sulph.** urt-u.[36] zinc.[1]
  - **links**: nux-m.[5]
  - **rechts**: bry.[36] bufo[36] coloc.[137] **Ferr.**[36] mag-c.[5] mag-m.[5] phyt.[137] **Sang.**[100] staph.[137] **Urt-u.**[36]
    ☞ *rechts*

Oberarme: abrot. **Acon.**[102] act-sp. aesc. **Agar.**[102] **Agn.** all-c. aloe **Alum.** alum-p.[58] alum-sil.[58] **Alumn.**[102] am-c.[1] **Am-m.**[1] ambr.[5] ammc.[36] **ANAC.**[1] anag. ang.[1] **ANT-C.**[5] ant-t.[5] apisin.[5] aran. **Arg.**[1] arg-m.[36] arg-n.[54] **Arn.**[5] **ARS.** ars-h. ars-i. arum-d.[25] arum-t.[54] asaf.[5] asar.[5] aster. **AUR.**[1] aur-m. aur-m-n.[36] bamb-a.[1184] bar-acet.[1] **Bar-c.**[1] **BELL.**[1] **Berb.** bism.[1] **Bor.**[5] bov.[5] brach.[36] **BROM.**[5] **BRY.**[5] bufo[36] cact. **Calc.** calc-acet.[1] **Calc-p.** calc-sil.[58] camph.[1] cann-i.[102] cann-s.[36] **Canth.**[5] caps.[5] carb-ac. carb-an.[5] **Carb-v.**[1] **Carbn-s.** card-m.[8] cassi-s.[192] cast.[36] **Caust.**[1] cham.[5] **Chel. Chin.**[1] chin-ar.[58] chin-s.[36] **Cic.**[85] **Cina**[102] cinnb. clem.[5] coc-c.[36] **COCC.**[1] coff.[5] **Colch.** coloc.[5] com. con.[1] croc.[5] **Crot-h.** croto-t.[36] **Cupr.**[5] **Cycl.**[5] dig.[1] **Dros.**[5] **Dulc.** elaps[36] **EUP-PER.** euph.[1] euphr.[5] eupi.[36] **FERR.**[5] **Ferr-i.** ferr-p.[58] **Fl-ac. Gels.**[102] gins. **Graph.**[5] **Grat. Guai.**[5] haliae-lc.[222] ham.[36] hell.[1] **Hep.** hura[36] hydr.[25] hydrog.[222] hyos.[36] hyper.[36] **Ign.** ind.[36] **Indg. Iod. Ip.**[102] iris[36] jatr. kali-bi.[36] **KALI-C. Kali-n.**[1] kali-p.[58] kali-sil.[58] **Kalm.** kreos.[5] **Lach.**[5] lact.[36] lat-m.[102] **Laur. Led.**[1] lil-t.[25] lob.[36] **LYC. Lyss.** m-arct.[5] m-aust.[5] mag-c.[1] **Mag-m.**[1] mag-s.[36] manc. **Mang. Mang-acet.**[1] menis.[25] **Meny.**[1] meph. **Merc.** merc-c.[5] merc-i-f. merc-i-r. merl.[36] **MEZ.**[1] mosch.[5] **Mur-ac.**[1] myric.[25] **Nat-c.**[1] **Nat-m.** nat-p.[36] **NAT-S.** nat-sil.[58] nicc. **Nit-ac.** nux-m.[5] **Nux-v.** ol-an.[36] **Olnd.**[5] ox-ac.[8] ozone[227] par.[5] petr.[1] **Ph-ac. Phos.** phys. **Phyt.** pip-m.[102] **Plat. PLB.**[36] **Psor. Puls.**[1] **Ran-b. Ran-s.**[5] rheum[5] **Rhod.**[5] **RHUS-T. Rhus-v.** rumx.[25] **Ruta**[5] sabad.[5] **Sabin.** samb.[1] **SANG.**[8] sanic. **Sars.**[5] scut.[102] sec.[5] **SEP.**[1] **SIL.** spig.[1] spong.[5] squil.[5] **STANN.**[1] **STAPH.**[1] still. stram.[1] stront-c.[5] stry. sul-ac.[1] **Sulph.**[1] **Sumb.**[36] syc-co.[136] tarax.[1] tarent.[8] tax. tep. ter. teucr.[5] ther. **Thuj.** til. urt-u.[25] **Valer.**[36] **Verat.**[1] vinc.[4] visc.[102] xan. **ZINC.**[1] **Zinc-p.**[58] zing.[8]

Ellenbogen: acon.[5] adam.[222] aesc.[58] **Agar. Agn.**[5] **All-c.** aloe **Alum.**[5] alum-p.[58] alum-sil.[58] am-acet.[5] am-c.[1] am-m.[1] **Ambr.**[5] ammc.[4] anac.[5] **Ang.**[5] **Ant-c.**[1] ant-t.[5] apisin.[5] **Arg.**[1] arg-n. **ARN.**[5] **ARS.** ars-h. arund. **Asaf.** asc-t.[36] aster. **AUR.**[1] aur-m-n.[36] **Ba-sv.** bar-c.[5] **Bell.**[1] **Berb. BOV. Brom. BRY.**[5] cact. calad.[5] **CALC.**[5] calc-i.[58] **Calc-p.** calc-sil.[58] calx-b.[194] camph.[1] canth.[5] **Caps.**[5] **Carb-an.**[5] **Carb-v.**[8] **Carbn-s.**[25] caul. **CAUST.**[1] cedr. cham.[1] **Chel.** chin.[1] **Chin-ar.** chin-s.[58] cic.[5] cina[5] cinnb. clem.[1] coc-c. cocc.[1] **Colch. COLOC.**[5] com. con.[5] **Cor-r.**[5] croc.[5] **Crot-h.**[111] croto-t.[5] **CUPR.** cycl.[1] dig.[1] dios.[25] dros.[1] **Dulc.**[1] elaps[36] **Erig.**[111] eup-per.[25] euphr.[5] eupi. fago.[25] falco-p.[265] **Ferr.** gels. gins. glon. **Graph.**[1] **Grat. Guai.**[1] haliae-lc.[222] ham. hell.[5] **Hep.**[1] hura hydr.[25] **Hyos.** hyper. ign.[5] indg. **IOD. Ip.**[5] **Iris** jug-r.[58] **KALI-AR. Kali-bi. KALI-C.**[1] kali-chl.[58] kali-i. **Kali-n.**[1] **Kali-s.** kali-sil.[58] **Kalm.** kola[1184] **Kreos.**[5] **Lac-ac.** lach.[5] **Lachn.**[25] lact. laur.[5] **Led.**[5] lith-c.[227] **LYC.** m-arct.[5] m-art.[5] m-aust.[5] mag-c.[1] mag-m. mag-p.[111] mag-s. manc. **Mang.**[5] mang-acet.[1] med. meny.[5] **MERC.**[5] merc-i-f. **Mez.**[1] morg. morg-g.[136] **Mur-ac.** naja **NAT-C. Nat-m.**[1] nat-p. **Nat-s.** nat-sil.[58] neon[222] nicc. nit-ac.[1]

ARME; Ellenbogen (Forts.)
nux-m.[5] nux-v.[5] ol-an. **Ol-j.** olnd. par.[5] **Petr.**[5] ph-ac.[5] **Phos.** phys.[25] pip-m. pitu-a.[164] **Plat.** plb. plut-n.[222] prun. **PSOR. PULS.**[5] ran-b.[5] ran-s.[5] raph. rat. rheum[5] **Rhod.**[122] **RHUS-T.**[1] rhus-v. rumx. **Ruta**[5] sabad.[5] sabin.[5] samb.[5] **Sars.**[1] sec.[5] seneg.[5] **SEP.**[1] **Sil.**[1] **Spig.**[1] spong.[5] **Stann.**[5] **Staph. Still. Stront-c.** stry. sul-ac.[5] **SULPH.**[1] syc-co.[136] symph.[185] tab. tarax.[5] tarent. tell. tep. ter. teucr.[5] **Thuj.** trom. tub.[58] ust. valer.[5] verat.[1] verb.[1] viol-o.[5] viol-t.[5] **Zinc.**[1]

- **Ellenbeuge**: agn.[5] alum.[5] am-m.[1] **Anac.**[5] ant-c.[1] arg.[1] **Arn.**[5] bar-c.[5] bell.[1] **Calc.** canth.[5] carb-an.[1] **Caust.**[5] cic.[5] cina[5] clem.[1] colch.[5] coloc.[1] con.[5] **Cupr.** dros.[5] dulc.[1] elaps[36] **Graph.** hell.[5] **Hep.** hura hyos.[5] iod.[5] **KALI-C.**[5] kali-n.[1] **Laur.**[5] led. lyc.[5] meny.[5] **Mez. Morg.** mur-ac.[5] **Nat-c. NAT-M.** ol-an. petr.[5] ph-ac.[5] **Phos.**[1] plb. **PSOR. Puls.**[5] **Rat.** rhus-t. rhus-v. **SEP. Spig.** staph.[5] **Sulph.**[1] teucr.[5] thuj.[5] valer.[5] verat.[1] zinc.[1]

- **Höcker,** Olekranon: **Agar.** alum.[5] arg.[1] asaf.[5] bar-c.[5] bry.[5] carb-an.[1] carb-v.[5] caust.[5] dulc.[5] graph.[5] **HEP.**[1] hyos.[5] kreos.[5] lyc.[5] m-arct.[5] m-aust.[5] merc.[5] mur-ac.[1] nat-m.[5] olnd.[5] ph-ac.[5] phos.[5] puls.[5] rhus-t.[5] sabin.[5] sars.[5] sep.[1] spig.[1] spong.[5] **Stann.**[1] sul-ac.[5] valer.[5]

Unterarme: **ACON.** adam.[222] **Aesc.** aeth. **Agar.**[1] agn.[5] ail. aloe **Alum.** alum-p.[58] alum-sil.[58] am-c.[1] am-m.[1] **Ambr. ANAC.**[1] anan.[36] **Ang.**[5] **Ant-c.**[1] ant-s.[36] ant-t.[5] **Apis** apisin.[5] aran.[36] **Arg.**[1] **ARG-N.**[36] **ARN. ARS.** ars-met. **Asaf.**[5] asc-t.[36] **AUR.** aur-m.[58] aur-m-n.[36] bamb-a.[1184] bapt. bar-c.[1] **BELL. Berb. Bism.**[1] bor. **Bov.** brach.[36] **BROM.**[5] **Bry.**[5] bufo[36] **Calad.**[5] **CALC.**[1] **Calc-p.** calc-sil.[58] camph.[1] canth.[5] caps.[1] **Carb-ac. Carb-an. CARB-V.**[1] carbn-o. **Carbn-s. CARD-M.** cassi-s.[192] cast. **CAUST.**[1] **Cedr.**[25] **Cham. Chel.**[8] **Chin.**[1] chin-ar.[58] chin-s.[36] chlor. choc.[222] **CIC.** cimic. **Cina** cinnb. cit-v. **Clem.** coc-c. **Cocc. COLCH. Coloc.** com.[36] **CON.**[1] **Croc. Crot-c.** croto-t.[10] **Cupr.** cur.[102] **Cycl.**[36] cymbo-ci.[2184] cypra-e.[227] **Dig.** dios.[25] dros.[1] **Dulc.**[1] **EUP-PER.** euph.[1] euphr.[1] eupi.[36] ferr.[5] ferr-ma. **Fl-ac.** form.[25] **Gels.** germ.[222] gins. gran. **GRAPH. Guai.** gymn. ham. hell.[5] hep.[1] hura[36] hydr-ac. hydrc. hydrog.[222] hyos.[1] **Hyper. Ign.** indg.[36] **Iod.** irid.[222] iris[36] jatr.[36] **Kali-bi.**[36] **KALI-C.** kali-chl.[36] kali-i. **Kali-n.**[5] kali-p. kali-sil.[58] **Kalm.**[36] kola[1184] kreos.[5] lac-eq.[204] **LACH.**[5] lat-h.[301] laur.[5] **Led.**[5] **Lyc.**[1] lycps.[25] lyss. m-arct.[5] m-art.[5] m-aust.[5] mag-c.[1] **Mag-m.**[1] **Mag-p. Mag-s. MANG.** mang-acet.[1] **Med. Meny. MERC.**[5] merc-c.[5] **Merc-i-f.** merc-i-r. **Merl. Mez.**[1] mosch.[5] **Mur-ac.** myric. nat-ar.[58] nat-c.[1] **Nat-m.** nat-p.[58] **NAT-S.** nat-sil.[58] **Nit-ac.**[1] nux-m. **Nux-v.** ol-an.[36] **OLND.**[5] **Op.** osm.[36] ox-ac. **Pall.** par.[5] peti.[36] **Petr. Ph-ac.**[1] **PHOS.** phys.[25] **Phyt.**[36] plan. plan-m.[45] **Plat.**[1] **PLB.** polyg.[25] prun. psil.[164] **Psor.** pulm-a.[111] **Puls. Ran-b. Ran-s.** rat. rheum[1] **RHOD.**[2] **RHUS-T.**[1] **Rhus-v.** rumx.[25] **Ruta**[5] sabad.[5] **Sabin. Samb.**[5] **Sars.**[1] **Sec. Sel.**[5] seneg.[5] **SEP.**[1] **SIL.** sol[29] **Spig.**[5] **Spong.**[1] stann.[1] **STAPH.**[1] still. stram.[5] **Stront-c.** stroph.[137] stry. **Sul-ac.**[1] **SULPH.**[1] tab. **Tarax.** tarent. **Tax. Tell. Teucr. Thuj.** til. trom. tung.[252] **Valer. Verat.** verat-v.[36] verb.[5] vesp. viol-t.[5] vip. **Zinc.**[1] zinc-p.[58] zing.

Handgelenke: **Abrot.**[8] **Acon.**[5] **Act-sp.** adam.[222] agar.[38] **Agn.**[5] aloe **Alum.**[1] alumn. **AM-C.**[5] **Am-m.**[1] **Ambr.**[5] aml-n. ammc.[4] amyg-p.[36] **Anac.**[1] ang.[1] **Ant-c. Ant-t. Apis Arg. Arg-n. ARN. Ars.**[1] **Ars-i.** arund.[8] **Asaf.**[5] **Asar.**[5] asc-t.[36] aster. **AUR.**[1] aur-ar.[58] aur-m. aur-m-n.[36] **Ba-sv.** bani-c.[204] bapt. **Bar-c.** bar-p.[111] **Bell. Bell-p.**[102] **Benz-ac.** berb.[36] **Bism.**[1] bor.[5] **BOV.**[5] brach. **Brom.**[5] **BRY.**[5] **Bufo** calad. **CALC.**[1] calc-acet.[36] calc-f.[102] **Calc-p.**[8] calc-sil.[58] calx-b.[194] camph.[1] canth.[5] **Caps.**[5] **CARB-AN. CARB-V.** carbn-s.[36] cast-eq.[8] **Caul. CAUST.**[1] cham.[5] **Chel.** chin.[1] chin-s. choc.[222] cic.[5] cimic. **Cina** cist. clem.[1] **Cocc. Colch. COLOC.**[5] com. **Con.** corn. croc.[5] crot-c. **Crot-h.** cub. cupr.[5] **Cupr-ar. Cycl.** dig.[1] dios.[25] **Dros.** dulc.[5] elaps **EUP-PER.** euph.[5] **Euphr.**[5] ferr.[5] ferr-ma. ferr-p.[58] **Gels. Glon.** gran. **Graph.**[5] grat. **Guai.** ham. ***harp.***[1184] **Hell.**[5] **Hep.**[1] **Hipp.**[8] hura hydr. hyos.[1] hyper. ign.[1] indg. inul. **Iod.** ip.[5] iris[25] jac-c.[36] jatr. **Jug-c. Kali-ar. Kali-bi. KALI-C.**[1] kali-chl. kali-i.[8] **Kali-n.**[1] kali-sil.[58] **Kalm. Kreos.**[5] **Lac-ac.** lac-c. **Lach.**[5] lact. laur.[5] **Led.** lil-t.[25] lith-c.[111] **Lyc.**[1] lycps.[25] lyss. m-arct.[5] m-art.[5] mag-c.[1] **Mag-m.** mag-s. manc.[36] **Mang.**[5] mang-acet.[1] med.[85] meny.[5] **Merc.** merc-s. merl. **Mez. Morg.** morg-g.[136] mosch.[5] mur-ac.[5] myric.[25] naja nat-ar. nat-c.[1] **Nat-m.** nat-p.[8] **NAT-S.** neon[222] nit-ac.[1] nux-v.[1] ol-an.[36] olnd. op. **Ox-ac.**[10] ozone[227] pall. par.[5] **Petr. Ph-ac. Phos.**[5] phys. pip-m. plan. **Plan-m.**[45] plat.[1] **PLB.** podo. polyg. **Psor.** ptel. **PULS.**[5] ran-b.[5] ran-s.[5] rheum[5] **RHOD.**[5] **RHUS-T.**[1] **Rhus-v.** rumx.[25] **RUTA**[5] sabad.[5] **SABIN.**[5] **Samb.**[1] **Sars.**[1] sec.[5] sel.[5] seneg.[5] **SEP.**[1] **SIL.**[5] sol-n. **Spig.** spong.[5] squil.[1] **STANN.** staph.[5] stict. **STRONT-C.** stry. sul-ac.[1] **SULPH.**[1] **SYC-CO.**[136] tanac.[25] tarax.[1] tarent.[1] tax.[303] tep. teucr.[5] thuj.[1] trom. **Tub.** tung.[252] ulm.[72] upa. valer.[5] verat.[5] **Verb. Viol-o.** wye. **ZINC.** ziz.[25]

Hände: abrot. acet-ac. **Achy.**[149] **ACON.**[5] **Act-sp.** adam.[222] aegle-f.[192] **Aesc.**[58] aeth. **AGAR. AGN.**[5] ail.[25] **All-c.**[102] all-s. allox.[119] aloe **ALUM.**[1] alum-p.[58] **Alum-sil.**[58] alumn. **Am-c. Am-m.**[1] **Ambr. Aml-n.** ammc.[36] amyg-p.[36] **ANAC. Anag. Anan.** androc.[222] ang.[5] anis.[36] **Ant-c.**[1] ant-s.[85] **ANT-T.**[5] **Anthr.**[54] **APIS**[36] **Apisin.**[5] aq-mar.[149] **Aran.** aran-ix.[144] **Arg.**[1] **Arg-n.**[5] arge-p.[264] arist-cl.[119] **ARN. ARS.**[1] ars-h. **ARS-I.**[25] ars-met. ars-s-f.[58] arum-d.[25] arum-t. arund. **Asaf.**[5] asar.[5] asc-t.[36] **Atro. AUR.**[1] **Aur-m.** aur-m-n.[36] **AUR-S.**[58] aven.[102] aza.[72] ba-sv.[136] bac.[56] bad.[25] bamb-a.[1184] bani-c.[204] bapt. **BAR-C.**[1] **Bar-m.** bar-s.[58] **BELL.**[5] bell-p.[256] **Benz-ac.**[8] **Berb.** berb-a.[149] **Bism.**[1] boerh.[192] bol. **Bor.** both-a.[3070] both-l.[137] **BOV.** brach.[36] **Brom.**[5] bros-g.[259] brucel.[241] **BRY.**[5] **Bufo** buni-o.[149] but-ac.[119] **Cact.**[58] cadm.[110] cadm-s. cahin. caj.[25] calad.[5] **CALC.**[1] **CALC-AR.** calc-f.[54] calc-hp.[25] calc-i.[58] **CALC-P.**[36] **Calc-s. Calc-sil.**[58] **CALEN.** calx-b.[194] **CAMPH.**[1] **CANN-I.**[25] cann-s.[5]

CANTH. **Caps.**[1] **CARB-AC.** **CARB-AN.**[1] **CARB-V.**[1] **Carbn-o.** **Carbn-s.**[25] carc.[162] card-b.[36] card-m. carl. cassi-s.[192] cast. **CAUL.** **CAUST.** **Cedr.**[25] cench.[58] **Cham.** **CHEL.** **CHIN.**[1] **Chin-ar.**[58] **Chin-s.**[54] chion.[111] choc.[222] chr-ac.[8] **CIC.** **Cimic.** **Cina**[5] cinnb.[8] **Cist.** **Cit-v.** **Clem.** cob-n.[119] coc-c. **Coca** **COCC.**[1] **Coff.** **COLCH.** coll. **Coloc.**[1] com.[25] **Con.**[1] **Cop.** cor-r. corn.[25] cortico.[119] cortiso.[102] crat.[137] **CROC.**[5] **CROT-C.** **Crot-h.**[36] croto-t. cub.[36] **CUPR.**[1] cupr-ar. **Cur.** curc.[192] **CYCL.**[1] cymbo-ci.[2184] cypra-e.[227] cyt-l.[72] daph. **DIG.**[1] dios.[25] diph.[137] **Dros.**[1] **DULC.**[5] dys-co.[136] elaps[36] ephe.[267] erig.[25] **Eup-per.** euph.[1] **EU-PHR.**[1] eupi. **Fago.**[25] falco-p.[265] **FERR.**[5] ferr-ar. **FERR-I.** ferr-m. ferr-ma. **FERR-P.**[38] **Fl-ac.**[5] form.[36] gad. gaert.[136] gamb. **Gels.**[8] gent-l. germ.[222] gink.[142] gins. **Glon.**[58] goss.[25] gran. **GRAPH.** **Grat.**[111] gua.[25] **Guai.** guare.[36] guat.[119] haliae-lc.[222] ham. harp.[1184] hed.[144] **Hell.** helo. **HEP.**[1] hipp. hura hydr. hydr-ac. hydrc. hydro-c.[2147] **Hydrog.**[222] **HYOS.** **Hyper.** **Ign.** ind.[36] indg. inul. **IOD.** **IP.**[1] **Iris** jatr. jug-r. just.[137] **KALI-AR.** **Kali-bi.** **KALI-BR.**[8] **KALI-C.**[1] **KALI-CHL.**[58] kali-cy.[25] **Kali-i.** kali-m.[72] **KALI-N.**[1] **KALI-P.** **Kali-s.** kali-sil.[58] **Kalm.** kola[1184] **Kreos.**[5] kres.[144] lac-ac. **Lac-c.** lac-d. lac-eq.[204] **LACH.** lachn.[25] lact.[8] lap-laz.[227] lappa[85] lat-h.[301] **Lat-m.**[144] **Laur.** **LED.** lepro.[197] **Lil-t.** **Lim.**[36] lith-c.[25] lob.[25] lob-s.[25] lol.[102] **LYC.**[1] **LYCPS.**[25] lysim.[137] **Lyss.** **M-arct.**[85] m-art.[5] m-aust.[5] **Mag-c.** **Mag-m.**[1] **Mag-p.** mag-s.[1] maland.[56] **Manc.**[36] **Mang.** mang-acet.[1] mangi.[72] marm-w.[194] **MED.** **MENY.** meph.[8] **MERC.**[5] **Merc-c.**[5] **Merc-i-f.** merc-i-r. merc-pr-r.[5] merl. **MEZ.**[1] mill. morg. morph. **Mosch.**[5] **MUR-AC.**[1] naja[58] **Nat-ar.**[58] **NAT-C.**[1] **NAT-M.**[1] **NAT-P.** **NAT-S.** nat-sil.[58] neon[222] nicc. **NIT-AC.**[1] **NUX-M.**[5] **NUX-V.**[5] oena. **Ol-an.** ol-j.[25] **OLND.**[5] **OP.**[5] **Ox-ac.**[58] ozone[227] **Pall.**[36] par.[5] ped.[85] **PETR.**[1] **PH-AC.**[1] **Phel.** **PHOS.**[1] **Phys.**[36] **Phyt.** pic-ac. pier-b.[233] pin-s.[36] pip-m.[36] pip-n.[111] pitu-a.[164] **Pix.**[102] **Plan.** **Plat.**[5] **PLB.** plut-n.[222] por-m.[251] prim-o.[85] prot. prun. psil.[164] **Psor.** ptel.[25] pull-g.[181] **PULS.** puls-n.[25] **Pyrog.** querc-r.[1125] **Ran-b.**[5] **Ran-s.** raph. **Rat.** ratt-n.[204] **Rheum**[5] **RHOD.**[2] **RHUS-T.** **Rhus-v.** rumx. **RUTA**[1] **SABAD.**[5] **SABIN.**[5] **SAMB.**[5] **Sang.**[1] sanic. sant.[25] **Sarcol-ac.**[102] sarr.[36] **SARS.** scroph-n.[72] **SEC.** **SEL.** seneg.[5] **SEP.**[1] sieg.[144] **SIL.** sol[29] sol-n.[25] sol-t-ae. spect.[271] **Spig.**[5] spira.[36] **Spong.** **SQUIL.**[1] **STANN.**[1] **STAPH.**[1] **Stict.**[25] still.[36] **STRAM.** **Stront-c.** **Stry.** succ.[194] **Sul-ac.**[1] sul-i.[58] **SULPH.**[1] **Sumb.**[36] syc-co.[136] syph. **Tab.** tama.[197] **TARAX.** **TARENT.** tarent-c.[77] tax. tell. tep. ter. teucr.[5] thea ther. thlaspi[29] **THUJ.** thyr.[72] til. til-c.[253] torul.[72] trif-p.[25] **TUB.**[36] upa. **Urt-u.** **Ust.**[36] vac.[36] valer.[5] vario.[137] **VE-RAT.**[1] **Verat-v.**[25] **Verb.**[1] vesp. vib.[111] **Viol-o.** **Viol-t.**[5] **Vip.** wye. x-ray[102] **ZINC.** zinc-i.[111] **ZINC-P.**[58] zinc-s.[111] zing.

- **abwechselnde** Seiten: phyt.[111]

- **Handrücken**: **AGAR.** **Alum.**[1] am-m.[1] **Anac.** ang.[5] **Apis** apisin.[5] arg. arg-n. ars.[5] ars-i.[25] asaf. bar-c.[1] berb. bor.[1] both-l.[137] **BOV.**[5] brom. **Bry.**[5] **Calc.**[1] **Camph.**[1] carb-v. **Carbn-s.** caust.[1] chel.[1] chin.[1] chion.[111] cic.[36] **Cimic.** cina[5] cist.[111] cit-v. **Cocc.**[5] con.[111] cop. cortiso.[119] cycl.[1] **Dig.** dros.[1] dulc.[1] **Euph.** ferr. **Graph.** hep. hura indg. **Iod.** jug-r. kali-c.[1] kali-chl.[58] **Kreos.**[5] lac-c.[111] **LACH.**[5] **Lyc.**[1] med.[58] **Merc.** **Merc-c.**[5] **MEZ.**[1] **Morg.** mur-ac.[1] **NAT-C.**[1] nat-m.[5] nat-s. nux-v.[5] ol-an. olnd.[5] ozone[227] **Petr.**[5] **Ph-ac.** **Phos.** pix.[111] plb. prot.[136] psor. **Puls.** rheum[5] rhod.[5] **RHUS-T.**[5] rhus-v.[25] **Ruta** **Samb.**[5] **Sanic.** **SEP.**[5] **Sil.** sol-n.[25] spig.[5] stann.[1] staph.[1] sul-ac.[1] **SULPH.** syc-co.[136] **THUJ.**[5] verb.[1] zinc.[1] zinc-s.[111]

- **Handflächen**: **ACON.** agar.[1] ail.[58] all-s. aloe alum.[1] am-c.[5] **Am-m.**[1] ambr.[5] **ANAC.**[1] anag. anis.[36] ant-c.[1] **Anthr.**[54] apis[36] apisin.[5] arg-n.[5] **Ars.**[102] **ASAR.** **Aur.**[5] aur-m. aza.[72] ba-sv.[136] bad.[25] bapt. bar-c.[5] bell.[1] **Benz-ac.**[8] berb.[36] bism.[5] **Bor.**[5] **BRY.** bufo **Calc.**[1] calc-f.[54] **Calc-sil.**[58] **Camph.** cann-s.[36] **Canth.** caps.[1] carb-an. **Carb-v.** carbn-s. **Caust.** cench.[58] **Cham.** **Chel.** chin.[5] chin-ar.[58] chr-ac.[8] **Cina**[5] cinnb.[8] **Cist.** **Clem.** coff.[5] colch.[5] **Coloc.** **CON.**[5] cor-r. crat.[137] crot-h.[36] cupr.[36] dig.[5] diph.[137] **DULC.** dys-co.[136] elaps[36] falco-p.[265] **Ferr.**[58] ferr-p. **Fl-ac.** form.[36] gad. gamb. **Gels.** **Graph.** guai.[137] ham. hell.[1] **Hep.** hydr. **IGN.** ind. **Iod.** **IP.** jatr.[36] kali-bi.[38] **Kali-c.** **Kreos.**[5] lac-c. **LACH.** **Lachn.** laur.[5] **Led.** **Lil-t.** lim.[36] lith-c.[227] **LYC.**[5] **M-arct.**[5] m-art.[5] mag-c.[1] manc.[36] mang.[5] mang-acet.[1] **Med.** **Merc.**[5] merc-c. merc-i-f. **Merc-i-r.** mez.[5] **Morg.** **MUR-AC.** naja[58] nat-c.[1] **Nat-m.**[5] **Nat-s.**[58] nit-ac.[1] **Nux-m.**[137] **NUX-V.** ol-an.[36] ol-j.[25] par. **Petr.** ph-ac. **PHOS.** phys.[36] pip-m.[36] pip-n.[111] pitu-a.[164] plb. **Prot.** psil.[164] **Psor.** puls.[5] **RAN-B.**[5] **Ran-s.**[5] **Rheum**[5] **Rhus-t.**[1] **Rhus-v.**[36] ruta[1] sabad. **Sabin.** **Samb.**[5] **Sang.**[25] sanic. sars. scroph-n.[72] sec.[5] **SEL.**[5] seneg. **SEP.**[5] **SIL.** **SPIG.**[1] spong.[1] **STANN.** staph.[1] stram.[1] stry. **SULPH.**[1] sumb. syc-co.[136] tab. tama.[197] tarent. tarent-c.[137] thuj.[5] **TUB.**[56] vario.[137] **Verat.** verb. viol-o.[137] x-ray[65] zinc.[1] zinc-i.[111] zing.

- **Fingern,** zwischen den: agar.[1] alum.[5] **Am-m.**[5] ambr.[1] **Ars.** aur.[1] bry. camph.[1] **Canth.** carbn-s.[25] cassi-s.[192] caust.[5] **Cycl.**[5] ferr.[5] **GRAPH.**[5] **Hell.**[1] iod.[1] kreos.[5] lach.[5] **Laur.**[5] lyc. mag-c.[1] med.[56] merc.[5] mez.[5] morg.[136] nat-ar.[102] nat-s. **Nit-ac.** **Ph-ac.** phos. plb.[5] **PSOR.**[56] **Puls.**[5] ran-s.[5] rhod.[5] rhus-t.[5] rhus-v. sabad.[5] **SEL.**[5] **Sep.**[5] stann.[1] sul-ac.[1] **SULPH.**[5] sumb.[36] thuj. zinc.[5]

Finger: abrot. **Acon.**[1] acon-c. acon-f. act-sp. adam.[222] aesc. aeth. agar.[1] agn. ail. all-c. allox.[119] aloe alum.[5] alum-p.[58] alum-sil.[58] alumn. **Am-c.**[1] **AM-M.**[5] am-p.[102] **Ambr.**[1] aml-n. anac.[1] anag.[8] ang.[1] ant-c.[1] ant-t.[36] anthr. apis apisin.[5] apoc.[58] aq-mar.[149] arg.[1] arg-m. arg-n.[36] arge-p.[264] arist-cl.[119] arn. ars.[1] ars-h. ars-met. art-v. arum-d. arum-t. arund. asaf. asar.[5] astac. aster. atro.[54] aur.[1] aur-i.[58] aur-m. aur-m-n. aur-s.[58] ba-sv. bamb-a.[1184] bani-c.[204] bapt. bar-acet.[1] bar-c.[1] bell.[1] benz.[102] benz-ac. berb. berb-a.[149] beryl.[149] bism.[5] bor.[1] bov. brach. brom. bros-g.[259] bruc. brucel.[241] bry. bufo bufo-s. cact. calad. **Calc.**[1] calc-cal.[193] calc-f. calc-i.[58] calc-p. calc-s. calc-sil.[58] calx-b.[194] camph.[1] cann-i.[25] cann-s. canth.[5] caps. carb-ac.[25] carb-an. carb-v.[5] carbn-s. card-m. carl. carn-g.[264] cassi-s.[192] cast. cath-a.[264] **Caul.** **Caust.**[1] cedr.[102]

ARME; Finger (Forts.)
cench.[58] cham.[5] **Chel.**[1] chin.[1] chin-s. chlol. chlor.[36] choc.[222] cic. cimic. cina[1] cinnb. cist. clem.[5] coc-c. cocc.[1] coff.[5] colch.[5] coloc.[5] com. con.[1] cor-r.[111] corn.[111] cortico.[119] cortiso.[149] corv-c.[258] croc. crot-c. crot-h. cub.[36] cupr.[1] cupr-ar.[36] **Cycl.** cymbo-ci.[2184] cypra-e.[227] daph. der. dig.[1] dios. dros. dulc. elaps elat.[54] eos.[102] ephe.[267] erig.[25] eucal.[102] eug. euon. eup-per.[58] euph.[1] euphr. fago.[25] ferr. ferr-ma. fl-ac.[5] foll.[149] form.[25] formal.[142] gamb. gels.[64] gent-l.[10] get.[36] gink.[227] gins. glon. gran. **Graph.**[1] grat. guai.[58] gymn. haliae-lc.[222] ham. harp.[1184] hedeo.[102] hell.[5] hep.[5] hura hydr.[25] hydr-ac. hydro-c.[2147] hydrog.[222] hyos.[5] hyper.[45] ign.[809] ignis[194] indg. indol.[77] iod.[58] iris[25] jac. jac-c. jatr. kali-bi.[111] **Kali-c.**[1] kali-i. kali-m.[137] kali-n.[1] kali-p. kali-sil.[58] kalm. kola[1184] **Kreos.** lac-ac. lac-c.[111] lac-d. lac-eq.[204] lac-lox-a.[204] lac-lup.[204] lach.[5] lachn. lap-laz.[227] lappa[137] lar-ar.[251] lat-h.[301] lath.[102] laur.[5] led. lept. lil-t. lith-c.[25] lob. lob-e.[102] lob-s. **LYC.**[5] lycps. lyss. m-arct.[5] m-art.[5] m-aust.[5] **Mag-c.**[1] mag-m.[1] mag-p. mag-s. manc. mand.[144] mang. mang-acet.[1] mang-m. marm-w.[194] med.[137] meny.[1] meph. **Merc.**[1] merc-c. merc-i-f.[36] merl. mez.[1] morg.[136] morg-g.[136] morph. mosch.[5] mur-ac.[1] mut.[136] myric. myris.[85] naja nat-ar. nat-c.[1] nat-l.[85] **Nat-m.**[5] nat-p. nat-s.[58] neon[222] nicc. **Nit-ac.**[111] nux-m.[5] nux-v.[5] oena. ol-an. **Olnd.**[5] onos. op. osm. ox-ac.[58] ozone[227] paeon. pall. par. petr.[5] **Ph-ac.**[1] phel. **Phos.**[1] phys.[25] phyt. pic-ac.[85] pier-b.[233] pip-m.[102] pitu-a.[164] plan.[25] plan-m.[45] plat. plb.[5] plut-n.[222] podo. polyg.[25] pop-c.[102] prim-f.[102] prim-o.[144] prun. psil.[164] psor. **Puls.**[1] puls-n. pyrus rad-br.[111] **Ran-b.**[5] **Ran-s.**[5] raph. rat. rheum[1] **Rhod.**[5] **RHUS-T.**[1] rhus-v. rob.[36] rumx. ruta[5] **Sabad.**[5] sabin.[5] sal-ac. samb.[5] sang.[25] sanic. sarcol-ac.[119] sars.[1] **Sec.**[5] sel.[85] seneg.[5] **Sep.**[1] sieg.[144] **SIL.**[1] sol[29] sol-n. sol-t.[36] spect.[271] **Spig.**[1] spong.[1] squil. **Stann.**[1] **Staph.**[1] stel.[72] stict. still. stram.[5] stront-c.[5] stroph.[137] stry. **Sul-ac.**[1] sul-i.[58] **SULPH.**[1] sumb. syc-co.[136] syph.[111] tab. tarax.[5] tarent. tax.[303] tell. tep. term-a.[192] **Teucr.**[5] thal.[144] thea[111] ther. thlaspi[29] **THUJ.** til. til-c.[253] trom. tub.[56] tung.[252] upa. uran.[269] urt-u. ust. valer.[5] verat.[1] verat-v. verb.[1] veronal[102] vesp. vinc.[4] viol-o.[5] viol-t.[5] vip. x-ray[119] xan. zinc.[1] zinc-p.[58]

- **Fingergelenke**: abrot.[137] **Acon.** **Agar.**[1] **AGN.**[5] aloe alum.[5] **Am-c.**[1] am-m.[1] **Ambr.**[5] anac.[1] ang.[1] **ANT-C.**[1] ant-t.[5] **APIS** apisin.[5] arg.[1] arg-n.[36] arn.[5] **Ars.** asaf. asar.[5] **AUR.** aur-m-n.[36] **AUR-S.**[58] bapt. **Bar-c.** **BELL.**[1] **BENZ-AC.**[58] **Berb.**[111] bism.[5] **Bor.** bov.[5] **Brom.**[5] **Bry.**[102] bufo **CALC.**[1] **Calc-f.** **Calc-p.** calc-sil.[58] **Camph.** cann-i. canth.[5] **Caps.**[5] **Carb-an.** **Carb-v.**[1] carbn-s. card-m. **CAUL.**[36] **CAUST.** **Cham.**[5] chel.[1] chin.[5] chin-s. cina[1] cist. **Clem.** cocc.[5] coff.[5] **Colch.** **Coloc.** com. con.[1] croc.[5] crot-h. cupr.[1] cycl.[5] **Dig.** dios. dros.[5] dulc.[1] euon. euphr.[1] ferr.[5] fl-ac.[5] gamb. gran. **GRAPH.** grat. harp.[1184] **Hell.**[1] **Hep.** hydr.[25] hyos. hyper. ign.[5] indg. iod.[1] iris[25] kali-bi. **Kali-c.**[1] **Kali-i.** kali-m.[137] **Kali-n.**[1] kalm. kreos.[5] **Lac-ac.** **Lach.** lachn.[25] laur.[5] **LED.** **LITH-C.** **LYC.** m-arct.[5] m-art.[5] m-aust.[5] mag-c.[1] mag-m.[1] mang.[1] mang-acet.[1] **Med.**[51] meny.[1] **Merc.** merc-c. **Mez.** **Morg.** mosch.[5] mur-ac.[1] nat-c.[1] **Nat-m.**[1] **Nat-p.** nat-s. neon[222] **Nit-ac.** nux-m.[5] **Nux-v.**[5] olnd.[5] ox-ac. par.[5] petr.[1] ph-ac.[1] phos.[1] phys.[25] **Phyt.** plan.[25] plat.[1] plb.[5] polyg.[25] **PSOR.** **Puls.**[1] ran-s.[5] rheum[5] **RHOD.**[5] **Rhus-t.**[1] ruta[1] sabad.[5] sabin.[5] samb.[5] sang.[25] **Sars.** sec.[5] seneg.[5] **SEP.**[5] **SIL.**[1] sol[29] **SPIG.**[1] spong.[1] stann.[1] **STAPH.**[1] stict. stront-c.[5] sul-ac.[1] **SULPH.**[1] sumb. syc-co.[136] tell. tep. **Teucr.**[5] thuj. trom. upa. ust. verat.[1] verat-v. verb.[1] vinc. zinc.[1]
☞ *Gelenke*

- **Fingerspitzen**: abrot. acon.[5] agar.[5] ail.[58] alum.[5] am-c. **AM-M.**[1] **Ambr.**[5] ang.[5] **Ant-c.**[102] **Ant-t.**[5] anthr. **Apis** apisin.[5] arg.[137] arg-n. **Arn.** **ARS.** asaf.[5] aur.[5] aur-m-n. bamb-a.[1184] **Bar-c.**[1] bell.[1] berb. **Bism.** bor.[5] **Calc.**[5] **Calc-p.** cann-s. canth.[5] carb-an.[1] carb-v.[5] **CAUST.** cham.[5] **CHEL.** chin.[5] **Cist.** coff.[5] **Colch.**[5] con.[5] corn.[111] **Croc.**[5] crot-c. **Cupr.** dros.[5] elaps elat. fago.[25] ferr.[5] **Fl-ac.**[5] foll.[149] glon. **GRAPH.** hell.[5] **Hep.** hura hydrog.[222] **HYPER.** kali-bi.[111] **KALI-C.** **Kreos.**[5] lac-c.[111] **Lach.** laur.[5] **Led.** lept. lyc.[5] m-arct.[5] m-art.[5] **M-aust.**[5] mag-c.[36] mag-m.[1] mag-p.[111] mag-s. manc.[111] med.[137] merc.[5] merl. **Mez.** mur-ac.[1] **Nat-c.**[1] **NAT-M.**[5] **Nat-s.** neon[222] nit-ac.[111] olnd.[5] ozone[227] **PETR.**[56] **Ph-ac.**[5] **PHOS.** phyt. plan-m.[45] plat. plb. pop-c.[102] **Psor.** puls.[5] **Ran-b.**[102] **Ran-s.**[5] rhod.[5] **RHUS-T.** ruta[5] **Sabad.**[5] sabin.[5] **Sanic.**[102] **Sars.**[5] **SEC.** sel.[5] **Sep.** **SIL.** **Spig.**[1] **Spong.** **Stann.** **Staph.**[5] stront-c.[5] stroph.[137] **Sul-ac.** **SULPH.**[36] syph.[111] tab. **Tarax.** **TEUCR.**[5] thea[111] **THUJ.**[1] tub.[56] uran.[269] valer.[5] verat.[5] verb.[5] vinc.[4] viol-o.[5] vip. **Zinc.**

- **Nägel**:
☞ *Nägel; Fingernägel • Gelenke*

- **Daumen**: acon.[1] adam.[222] **Aeth.** **Agar.** all-c. aloe **Alum.**[1] am-c.[1] **AM-M.** ambr.[1] anac.[1] anag.[8] ang.[1] ant-c.[1] **Apis** arg.[1] **Arn.** **Ars.** arum-t. asaf.[5] asar.[5] aur.[1] aur-m. aur-m-n.[36] **Ba-sv.** bapt. **Bar-c.** **Bell.** berb. bism.[5] **Bor.**[1] **Bov.** brach. brom. bros-g.[259] bry. **Bufo** **Calc.**[1] **Calc-p.**[36] **Calc-s.** calx-b.[194] **Camph.**[1] canth.[5] carb-v.[1] **Carbn-s.** **CAUST.** **CHAM.** chel.[1] chin.[1] **Cic.** cina[1] clem.[5] coc-c. **Cocc.**[1] colch.[5] **Coloc.** **Con.**[1] cor-r.[111] **CUPR.** cycl. dig.[1] dulc.[1] ferr. ferr-ma. **Fl-ac.** gamb. gran. **Graph.**[1] grat. haliae-lc.[222] harp.[1184] **Hell.**[5] **HEP.**[5] hura hydrog.[222] **HYOS.**[5] **Ign.**[5] indg. iod.[1] kali-bi. **Kali-c.**[5] kali-i. kali-n.[1] **KREOS.** **Lach.**[5] lachn. lappa[137] lar-ar.[251] laur.[5] **Led.**[1] lith-c.[25] **Lyc.** **M-arct.**[5] **M-art.**[5] **M-aust.**[5] mag-c.[1] mag-m.[1] mag-s. manc. mang. mang-acet.[1] meny.[1] **MERC.**[1] merc-c. merc-i-f.[36] merl. mez.[1] morg.[136] morg-g.[136] mosch.[5] mur-ac.[1] naja **Nat-c.**[1] **NAT-M.** **Nat-s.** neon[222] **NIT-AC.**[1] **Nux-v.**[5] ol-an. olnd.[5] **Op.** osm. ox-ac.[58] **Par.**[5] **Petr.** **Ph-ac.**[1] **PHOS.** phyt. plat.[1] plb.[5] plut-n.[222] prun. **PULS.**[1] rad-br.[111] ran-b.[5] rat. rheum[1] rhod.[5] rhus-t.[1] ruta[1] sabad.[5] sabin.[5] sang.[25] sars.[1] **Sec.**[5] seneg.[5] **SEP.**[1] **SIL.** spig.[1] **Spong.**[1] stann.[1] **Staph.**[1] stram.[5] stront-c.[5] stry. **Sul-ac.**[1] **SULPH.** tarent. term-a.[192] **Teucr.**[5] **Ther.** **Thuj.** valer.[5] verat.[1] verb.[1] vesp. vinc.[111] **Viol-t.**[5] vip. **Zinc.**

BEINE:

abwechselnde Seiten: acon.[137] aloe[137] ars. **BRY.** calc-p.[137] cham.[137] coloc. cupr.[137] cycl. dios.[137] euon.[111] graph.[137] **Kali-bi.**[137] kali-c.[137] kali-n.[137] **LAC-C.**[58] lach.[137] lil-t.[137] mag-p.[137] **Nat-m.** nat-s.[137] **Puls. Rhus-t.**[137] sep.[137] sil.[137] **Sulph.**[137] verat.
ALLGEMEINES; S; Abwechselnde Seiten

links: **Acon.** adam.[222] **Aesc.** aeth. agar.[1] agki-p.[1202] **Agn.** ail.[25] alum.[36] am-br.[25] **Am-c. Am-m. AMBR.**[5] ammc.[36] amyg-p.[36] anac.[1] **Ang.**[1] ant-t.[5] **Apis** apisin.[5] aran. arg.[1] **Arg-n.** ars.[1] ars-i.[25] **ASAF.**[5] asar.[5] asc-t.[36] aster.[36] aur.[10] aur-m-n.[36] **Ba-sv.**[136] bamb-a.[1184] bapt.[36] bar-acet.[4] **Bar-c. Bell.**[5] benz-ac.[36] **Berb.** bor.[5] bov.[5] brach.[111] brom.[36] bry.[1] calad.[5] **CALC.**[5] calc-p.[36] cann-i.[25] cann-s.[36] carb-ac.[8] **CARB-AN. Carb-v.** carn-g.[264] **Caul. CAUST.**[1] cham.[36] chel.[5] chin.[1] chin-s.[36] **Cic.** cimic.[36] **CINA**[5] clem.[5] coc-c.[36] cocc.[5] colch.[10] coloc.[1] com.[25] **CON.**[1] croc.[5] crot-h. **Cycl.**[8] dig.[1] dios.[8] dulc.[1] **Elaps** elat.[36] **Eup-per.** eup-pur.[54] euph.[1] euphr.[5] **FERR.**[5] **Fl-ac.** gels.[25] germ.[222] get.[45] **Glon.** graph.[5] grat.[36] guai.[1] gymn.[25] haliae-lc.[222] ham.[36] hell.[1] **HEP.**[5] hura hydr.[36] hyos.[5] **Hyper.** ign.[5] ignis[194] iod.[5] iodof.[8] ip.[5] irid.[102] iris[36] jatr.[36] **Kali-bi.**[36] kali-br.[111] **Kali-c. Kali-i.** kalm.[36] kola[1184] **Kreos.** lac-cpr.[261] lach.[5] lachn.[25] lar-ar.[251] laur.[5] **Led.** lith-c.[25] lob-c.[25] lob-s.[25] **LYC.**[1] lycps.[25] m-arct.[5] m-art.[5] **M-aust.**[5] mag-c.[1] mag-m.[1] mag-s.[36] med.[56] menis.[25] **Meny.**[1] meph.[8] merc-c.[5] merl.[36] **Mez.**[1] mill.[36] mosch.[5] myric.[25] naja[111] nat-c.[1] **Nat-m.** nat-n.[111] nat-p.[36] **Nat-s.**[8] neon[222] nicc. **NIT-AC.**[5] nux-m.[5] nux-v.[5] ol-an.[36] ol-j.[25] ozone[227] pall.[38] petr.[1] ph-ac. **Phos.** plan.[25] **Plat.**[1] plb.[36] plut-n.[222] podo.[25] **Prun.**[36] psil.[164] **Psor.** puls.[1] puls-n.[36] ran-b.[5] rat.[36] rheum[1] **RHUS-T.**[5] rumx.[36] ruta[5] sabin.[5] sang.[25] **Sanic.** sars.[111] sel.[5] seneg.[5] sep.[1] **SIL.**[1] sol-n.[25] spig.[1] stann.[1] **Stram.** stront-c.[5] sul-ac.[1] **SULPH.**[1] sumb.[36] tarax.[36] tarent.[111] tax.[303] tela[192] tell. teucr.[5] thlaspi[111] **Thuj.** trom.[36] **Tub.** tylo-i.[192] upa.[36] valer.[5] verat-v.[36] visc.[25] xan. zinc.[1] zinc-i.[111]
ALLGEMEINES; S; Links

rechts: abrot.[36] acon.[5] adam.[222] **Agar.**[1] **Agn.** alum.[1] alumn.[36] am-c.[5] **Am-m.** ambr.[5] ammc.[4] amyg-p.[36] ang.[1] ant-c.[1] ant-t.[10] apisin.[5] aran. **Arg.** arn.[5] **ARS.**[5] arum-d.[25] asaf.[36] asc-t.[36] aur.[5] aur-m-n.[36] bad.[25] bamb-a.[1184] bar-c.[1] **BELL.**[1] **Benz-ac.** berb.[36] bov.[36] brass.[222] brom.[5] bros-g.[259] **Bry.**[5] calc.[1] calc-p.[36] **Camph.** cann-i.[25] cann-s.[111] canth.[5] carb-ac.[25] carb-an.[1] carb-v.[1] carbn-s.[25] **Caust.** cedr.[25] **Chel. Chin.** cic.[36] **Cimic. Cist.** citl-v.[197] clem. **Coc-c.** coca[36] cocc.[5] coff.[5] colch.[36] **COLOC.**[1] com.[25] **Con.** crot-h.[111] croto-t.[111] cupr.[5] cycl.[36] daph. **Dios.**[54] **Dros.**[36] **Elaps**[36] eup-per.[25] euphr.[36] eupi.[85] fago.[25] fl-ac.[5] gels.[8] germ.[222] **GRAPH.**[5] guai.[1] haliae-lc.[222] ham.[36] harp.[1184] hell.[36] hep.[5] hip-ac.[119] hipp.[36] hydr-ac.[268] hydrog.[222] **Hyper.**[36] ign.[5] indg.[36] irid.[85] iris[25] **Kali-bi. KALI-C.**[1] kali-i.[111] kali-n.[1] kali-p.[111] **Kalm.** kola[1184] lac-c.[55] lac-lup.[204] **LACH.**[5] lachn.[25] laur.[5] **LED.** lil-t.[25] lith-c.[8] **Lyc.** lycps.[25] **LYSS.** m-arct.[5] m-art.[5] m-aust.[5] mag-c.[1] **Mag-m.** mang. mang-acet.[1] menth-pu.[36] **Meny.** merc.[5] merc-c.[36] mez.[5] mill.[8] mit.[25] mur-ac.[1] myric.[25] **Nat-c.** nat-m.[1] nat-s.[36] neon[222] nicc.[36] nit-ac.[1] nit-s-d.[36] nux-m.[5] **Nux-v.**[5] olnd.[5] ox-ac.[36] ozone[227] pall. par.[5] petr.[1] ph-ac.[5] **PHOS.**[1] phys.[102] **Phyt.**[25] pimp.[5] pip-m.[36] pitu-a.[164] plan.[25] plb.[36] plect.[36] plut-n.[222] polyg-s.[102] por-m.[251] psil.[164] **PSOR.**[36] **PULS.**[5] puls-n.[25] **Ran-s. Rat. RHOD.**[5] **Rhus-t.** rhus-v.[36] sabad.[5] **Sabin.**[5] samb.[1] sang.[8] **SARS.**[1] **SEC.**[5] **SEP.**[1] sil.[1] spect.[271] spig.[36] spong.[5] stann.[1] staph.[1] stict.[25] **STRAM.**[1] stront-c.[5] sul-ac.[1] **SULPH.** sumb.[25] syph.[56] tanac.[25] **TARAX.**[1] **Tarent.**[36] tax.[36] **Tell.**[36] ter.[36] thea[192] thuj.[5] thyr.[137] verat.[1] verat-v.[36] **Verb.** viol-t.[5] visc.[25] xan.[85] **Zinc.**
ALLGEMEINES; S; Rechts

tagsüber: **Carb-an.** coloc.[5] dig.[5] ind. lath.[137] mang-m. **Petr.** sulph.
ALLGEMEINES; Z; Tagsüber; agg.

morgens: abrot. acon.[5] aesc. **Agar.** agn.[5] alum.[1] alumn. **Am-c.**[5] am-m.[5] **Ambr.** anac.[5] ang.[1] **Ant-t.**[5] **Apis Arg.** arn.[5] **Ars. Aur.** bamb-a.[1184] bar-c.[1] bor.[5] bov.[5] **Bry. Calc.** calc-p. camph.[5] canth.[5] caps.[1] carb-ac.[25] carb-an.[1] **Carb-v.**[1] **CAUST.**[1] chin.[1] chin-s. coca coloc.[54] con.[1] **Dios.** dros.[5] dulc.[5] euph.[5] eupi. ferr.[5] fl-ac. form.[111] **Graph.**[1] harp.[1184] hep.[5] hipp.[36] hura **Ign.**[1] just.[111] kali-bi. kali-c.[1] kali-n.[1] **Kreos.**[5] lac-eq.[204] **Lach. LED. Lyc.** lycps. m-arct.[5] m-art.[5] m-aust.[5] mag-c.[5] **Mag-m.** mang-acet.[1] merc.[5] mez.[5] mit.[36] nat-c.[1] **Nat-m.** nat-s. nicc. **Nit-ac.** nux-m.[5] **NUX-V.**[5] ozone[227] **Petr. Ph-ac. Phos.** phyt. plb.[5] plut-n.[222] psor. puls.[1] ran-b.[5] rat. rheum[1] **Rhod.**[5] **RHUS-T.**[1] sabad.[5] **Sabin.**[5] sars.[1] sel.[5] **SEP. Sil. Spig.** spong.[5] **STAPH.**[5] stront-c.[5] sul-ac.[5] **Sulph.**[1] sumb. tarax.[5] tarent. teucr.[5] thuj.[5] ust.[111] valer.[5] **Verat.** viol-t.[5] zinc.[1]
ALLGEMEINES; Z; Morgens, 5 Uhr - 9 Uhr; agg.

vormittags: alum.[5] am-c.[5] am-m.[5] bor.[5] bov.[5] bry. canth.[5] **Carb-an.** chin-s. coloc.[36] kali-c.[1] kreos.[5] **Merc.** mill. mur-ac.[5] nat-c.[5] nat-m. nux-v.[5] phos.[5] plb.[5] ptel. puls.[1] **Ran-b. Rhod.**[5] rhus-t.[5] **Sabad.**[5] seneg.[5] sep.[1] sil.[5] squil.[5] staph.[5] sulph.[5] teucr.[5] trom. valer.[5]
ALLGEMEINES; Z; Vormittags, 9 Uhr - 12 Uhr; agg.

mittags: **Agar.** am-c. bamb-a.[1184] calc.[5] form. hura kali-bi. nicc. nit-ac.[1] **Sulph.**
ALLGEMEINES; Z; Mittag, 12 Uhr, gegen; agg.

nachmittags: aeth.[36] agar.[1] alum.[1] alumn.[36] am-c.[5] am-m.[5] ant-c.[5] ant-t.[5] **Ars. Asaf.**[5] bamb-a.[1184] bell.[5] bor.[5] bov.[5] bry.[5] calc.[5] canth.[5] carb-v.[1] carbn-s. cast. **Chel.**[5] chin. chin-s.[36] cina[5] **Coff. Coloc.** com. con.[5] dios.[36] elaps erig. fago.[36] **Gels.** graph. haliae-lc.[222] hura hyos.[1] indg. kali-bi. kali-c.[1] kali-n.[5] kreos.[5] lach.[5] laur.[5] lil-t. lyc.[36] lycps. m-aust.[5] mag-c.[1] mag-m.[1] mez. mur-ac.[5] myric. **Nat-c. Nat-m.** nat-s. nicc.[36] nux-m.[5] nux-v.[5] ol-an.[36] op.[5] ozone[227] phos.[1] plan.[25] plb.[5] plect.[36] ptel.[36] **Puls.**[5] **Ran-b.** rhus-t.[5] rhus-v.[25] rumx. sang. sars.[1] **Sep.** sil. **Spig.**[5] spong.[5] **Stann.**[5] **Sulph.** teucr.[5] trom.[36] **VALER.** verat.[5] viol-t.[5] zinc.[1]
ALLGEMEINES; Z; Nachmittags, 13 Uhr - 18 Uhr; agg.

- **17** Uhr: cast. haliae-lc.[222] lyc.[36] **VALER.**

BEINE (Forts.)

abends: abrot. **ACON.** agar.[1] agn.[5] aloe[36] **Alum. Am-c.**[1] **AM-M.** ambr.[1] anac.[1] ang.[1] **Ant-c. Ant-t.**[5] **Apis** apisin.[5] arg.[1] arg-n. **Arn.**[5] **Ars. Asar.**[1] aster. aur.[1] bamb-a.[1184] bar-c.[1] bell.[1] berb. bov.[5] **Bry.**[5] **CALC.**[1] carb-an.[1] **Carb-v.** carbn-s. **CAUST.**[1] cham.[1] chel. **Chin.**[5] **Cist.** clem. coc-c.[36] cocc.[5] coff.[5] colch.[5] **Coloc.** com. con.[5] croc.[5] crot-h. croto-t.[36] cycl.[1] **Dig.**[5] dios.[36] dulc.[5] echi.[111] erig. **Euph.**[5] euphr.[1] fago. **Ferr.**[5] ferr-i.[58] fl-ac.[36] gels. gran.[36] **GRAPH.**[1] hep.[1] hyos.[5] hyper. ign.[5] ind. indg. iod.[5] ip.[5] **Kali-bi. KALI-C.**[1] kali-chl.[137] **Kali-i.**[36] kali-n.[1] **KALI-S.** kreos.[5] lac-ac. **LACH.** laur.[5] **LED.**[1] **LYC.**[1] m-arct.[5] m-art.[5] m-aust.[5] mag-c.[1] mag-m.[1] mag-s.[36] **Mang.** meny.[1] **Merc.**[5] merc-c.[5] mez.[1] **Mur-ac.** murx. **Nat-c.**[1] **Nat-m. Nat-s.**[36] neon[222] nicc. **Nit-ac.**[1] **Nux-v.**[5] par.[5] petr.[1] ph-ac.[1] **Phos.**[1] pic-ac. plan.[25] **Plat.** plb.[5] ptel. **PULS.**[1] **RAN-B.**[5] **Ran-s.**[5] rat. **Rhod. RHUS-T.**[1] rhus-v.[25] rumx. sabin.[5] samb.[1] **Sang.** sars.[1] **Sel.**[5] seneg.[5] **SEP. SIL.**[1] spong.[5] **STANN.**[1] **Staph.**[1] **Still.** stram.[1] **Stront-c.**[5] sul-ac.[1] **Sulph.** tab. **TARENT.** thuj.[5] tub.[58] uran-n. **Valer.**[5] verat. **ZINC.**[193] zinc-p.[58] zing.
ALLGEMEINES; Z; Abends, 18 Uhr - 21 Uhr; agg.

nachts:
ALLGEMEINES; Z; Nachts, 21 Uhr - 5 Uhr; agg.

- **agg.**: **Agar.** aloe **Alum.**[5] **Am-c.**[1] **Am-m.**[1] **Ambr.**[5] anac.[1] ang.[5] **APIS Arg-n.** arn.[5] **ARS. AUR.** bamb-a.[1184] **Bar-c. BELL.**[5] **Brom.**[5] **Bry.**[5] bufo calad.[5] **CALC. Calc-f.**[119] **Calc-p.** canth.[5] **Carb-an. CARB-V.**[1] **CAUST. CHAM.**[1] chel. **Chin.**[5] **Cinnb.** coc-c. cocc.[5] coff. colch.[5] **Coloc.**[1] com. con.[1] cop. croc.[5] cupr-ar. cycl.[5] dig.[5] **Dros.**[5] dulc.[1] **Euph.**[5] **Euphr.**[5] **Eupi.** fago.[25] **Ferr.**[5] fl-ac. form.[25] **Gels.** gins.[85] **GRAPH.** hep.[1] hura hyos.[5] **Ign.**[5] iod.[1] **Ip.**[5] **Kali-bi. KALI-C.**[1] **Kali-i.** kali-n.[1] kalm.[58] kreos.[5] **Lac-c. LACH. LED.**[1] **LYC.**[1] m-arct.[5] **Mag-c. Mag-m.** mag-s. **Mang.**[5] **Med. MERC.**[5] **Merc-c.**[5] merc-i-f. **Mez.** mur-ac.[1] **Nat-c. Nat-m.** nat-p.[58] **Nat-s.**[58] **NIT-AC. NUX-V.**[5] **Par.**[5] **Petr. Ph-ac.**[1] **PHOS.**[122] **PHYT. Plat.**[1] **Plb.** plut-n.[222] psor. **PULS.** puls-n.[36] **Rhod.**[5] **RHUS-T.**[5] rhus-v.[36] rumx. ruta[5] sabad.[5] sabin.[5] **Sang.** sars.[1] **Sec.**[56] sel.[5] **Sep. SIL.**[5] spig.[5] **Spong.**[5] stann.[1] **Staph.**[1] still.[111] **Stront-c.**[5] **SULPH.** syc-co.[136] **Syph. TARENT.** thuj.[5] **Tub.** valer.[5] **Verat.** visc.[25] **Zinc.**[1]

- **amel.**: nicc.[111]

Mitternacht:

- **vor**: ang.[5] bry.[5] calad.[5] carb-v.[5] cham.[5] **FERR.** ign.[5] lach.[5] **LED.**[5] lyc.[5] mag-c.[5] nat-m.[5] nux-v.[1] **Puls.**[5] ran-b.[5] **Rhus-t.**[5] sabad.[5] sars.[5] spig.[5] spong.[5] staph.[5] stront-c.[5] **Valer.**[5]

- **nach**: ambr.[5] ars. asaf.[5] bor.[5] calad. canth.[5] caps.[5] **Caust.**[5] cham.[5] clem. coloc.[54] croto-t. haliae-lc.[222] hyper. ign.[5] kali-c. kali-n.[5] **Merc.** mez.[5] nat-s. **Nux-v. Ran-s.**[5] rhus-t. sabad.[5] samb.[5] sars.[5] sep. stront-c.[5] tarent.[192] verat.[10]

  - **4.30 Uhr**: **Ars.** bor.[5] coloc.[54] haliae-lc.[222] merc.

Sommer, im: kali-bi.[111] nux-v.[5]
ALLGEMEINES; Z; Sommer; agg.

Winter, im: caust.[137] ign.[5]
ALLGEMEINES; Z; Winter; agg.

anfallsweise: bell.[5] dios.[111] ign.[5] zinc-val.[111]

periodisch: arg.[5] **Ars.** bell.[5] ign.[5] **LYSS.**[738] nat-m.[5] nat-s.[111]
ALLGEMEINES; Z; Periodisch

Abdecken:

- **agg.**: **Aur.**[5] **Con.**[5] hep.[5] **Nux-v.**[5] rhus-t.[5] **SIL.**[5] stront-c.[5]
ALLGEMEINES; M; Abdecken, Entblößen; agg.

- **amel.**: **Puls.**[5]

Anstrengung amel.: carc.[119] dios.[36] ign.[5] nat-m.[5]
ALLGEMEINES; M; Anstrengung, körperliche; amel., Anstrengung

Anwendungen, warme, **amel.**: **Ars.**[5] bell.[5] graph.[5] nat-m.[5]

Anziehen (Hochziehen):

- **agg.**:
  - **Fußgelenk,** Hochziehen des: kali-bi.[111]
  - **Glied** Hochziehen: acon.[5] **Bry.**[5] coff.[5] nux-v.[5] olnd.[5] rheum[5] sabin.[5] verb.[5]
  Knie Hochziehen
  - **hinten,** nach, Füße: mosch.[5]
  - **Knie** Hochziehen: bell.[5] hep.[5] kali-c.[5] plat.[5]
  Glied Hochziehen

- **amel., Glied Hochziehen**: anac.[5] carb-v.[5] cham.[5] chin.[5] **Coloc.**[5] crot-h.[111] hep.[5] lach.[5] mang.[5] meny.[5] sep.[5] sil.[5]

Atmen:

- **agg.**:
ALLGEMEINES; M; Atmen; agg.
  - **beim**: alum.[5] canth.[5] **Caust.**[5] nat-m.[5] plat.[5]
  - **nicht** Atmet, wenn man: clem.[5]

- **amel.**: asaf.[5]
ALLGEMEINES; M; Atmen; amel.

Atmung, mit erschwerter: thuj.[5]

Aufstehen:

- **agg.**:
  - **Bett,** aus dem:
    - **während**: am-m.[5] anac.[137] ant-t.[5] **Bell.**[5] caps.[5] carb-an.[5] **Carb-v.**[5] caust.[5] con.[5] ferr.[5] ign.[5] kali-n.[5] lyc.[5] **Nux-v.**[5] petr.[5] phos.[5] puls.[5] **Rhod.**[5] rhus-t.[5] sabin.[5] sil.[5] **Staph.**[5] verat.[5]
    - **nach**: **Am-m.**[5] asaf.[5] bar-c.[5] caps.[5] **Graph.**[5] kali-c.[5] kali-n.[5] mag-m.[5] nux-v.[5] **Olnd.**[5] par.[5] phos.[5] plat.[5] plb.[5] **Rhus-t.**[5] spig.[5] squil.[5] staph.[5] thuj.[5] valer.[5] verat.[5]
  - **Sitzen,** vom:
    - **während**: agar. **Anac.** ang.[1] arn.[5] **Aur.** bell.[5] bov.[5] calc.[1] carb-v.[5] caust.[5] cham.[5] chel.[25] **Chin.**[1] cic.[5] cocc.[5] croc.[5] **Dros.**[54] euph.[5] **Ferr.** graph.[1] kali-bi. kali-c.[5] lach.[5] laur.[5] **Led.**[5] **Lyc.**[5] m-arct.[5] m-art.[5] m-aust.[5] mag-c.[1] mang.[5] mur-ac.[1] nat-c.[5] nat-m.[5] **NIT-AC.**[1] **NUX-V. Olnd.**[5] **Ph-ac.**[5] phos.[5] **Puls.**[1] ran-b.[5] rat. **Rhod.**[5] **RHUS-T.**[1] **RUTA**[5] **Sep.**[1] sil.[1] spig.[5] staph.[5] **SULPH.** tarent. thuj.[1] **Verat.**[1]
    - **nach**: alum.[5] bry.[5] carb-v.[5] laur.[5] **Lyc.**[5] olnd.[5] **Puls.** verat.[5]

- **amel.**:
  - ◦ **Aufrichten**: Cham.[5]
  - ◦ **Bett,** aus dem:
  - ◦ ◦ **während**: chin.[5] dulc.[5] kali-n.[5] led.[5]
    ALLGEMEINES; M; Aufstehen; amel.; Bett, aus dem
  - ◦ ◦ **nach**: ambr.[5] bry.[5] caust.[5] dros.[5] ferr.[5] ign.[5] m-art.[5] m-aust.[5] **Nux-v.**[5] plb.[5] puls.[5] ran-b.[5] **Rhod.**[5] rhus-t.[5] sabad.[5] sep.[5] sulph.[5]
    ALLGEMEINES; M; Aufstehen; amel.; Bett, aus dem
  - ◦ **Sitzen,** vom:
  - ◦ ◦ **während**: aur.[1] bar-c.[5] caust.[5] chin.[5] cycl.[5] kali-c.[5] mag-c.[5] mang.[5] phos.[5] rhus-t.[5] spong.[5] valer.[5]
    ALLGEMEINES; M; Aufstehen; amel.; Sitzen, vom
  - ◦ ◦ **nach**: am-m.[5]
    ALLGEMEINES; M; Aufstehen; amel.; Sitzen, vom

Aufstoßen amel.: **Puls.**[5] thuj.[111]
ALLGEMEINES; M; Aufstoßen; amel.

Auftreten: **Alum.**[5] **Anac.**[5] **Ang.**[5] **Ant-c.**[5] arg.[5] arn.[5] ars.[5] **Asar.**[5] bar-c.[5] bell.[5] berb.[111] bor.[5] **BRY.**[5] calad.[5] **CALC.**[5] camph.[5] canth.[5] caps.[5] **Caust.**[5] cham.[5] chel.[5] chin.[5] coff.[5] con.[5] dulc.[5] euphr.[5] ferr.[5] **Graph.**[5] kali-c.[5] kali-n.[5] lach.[5] **Led.**[5] **Lyc.**[5] m-art.[5] mag-c.[5] merc.[5] **Nat-c.**[5] nat-m.[5] **NIT-AC.**[5] nux-m.[5] nux-v.[5] par.[5] petr.[5] **Ph-ac.**[5] phos.[5] plat.[5] plb.[5] puls.[5] rheum[5] rhod.[5] **RHUS-T.**[5] **Ruta**[5] **Sabad.**[5] sabin.[5] sep.[5] **Sil.**[5] spig.[5] spong.[5] staph.[5] **Sulph.**[5] thuj.[5] valer.[5] verb.[5]

- **agg., Fehltritt**: bry.[5] led.[5] puls.[5] spig.[5] valer.[5]
  ☞ Fehltritt, nach einem ALLGEMEINES; M; Auftreten agg.; Fehltritt
- **amel., festes Auftreten**: caps.[5]
  ALLGEMEINES; M; Erschütterung, Auftreten; amel.

auseinanderhalten der Beine amel.: psor.[111]
ALLGEMEINES; M; Abspreizen der Extremitäten vom Körper; amel.

Ausstrecken der Glieder:

- **agg.**: am-m.[5] ang.[1] **Ant-c.**[5] arg.[5] arn.[5] aur.[5] bar-c.[1] berb. bov.[5] bry.[5] bufo **CALC.** calc-p.[36] canth.[5] **Caps.** carb-v.[1] caust.[5] cham.[5] chin.[1] cina[5] coloc.[5] con.[1] croc.[5] dig.[5] dros.[5] ferr.[5] germ.[222] graph.[1] hep.[5] **Ign.** **Iod.**[5] **Kali-c.** laur.[5] **Lyc.**[1] m-aust.[5] mang.[5] med. merc-c.[5] nat-c.[1] nat-m.[5] nux-v.[5] petr.[1] phos.[5] plat.[1] plb.[5] podo.[111] psor. **Puls.** **RUTA** sabin.[5] sep.[1] spig.[5] **Spong.**[5] **Sulph.**[1] **Thuj.**[5] **Valer.** verat.[5]
  ALLGEMEINES; M; Strecken, Recken; agg.
- **amel.**: agar.[5] anac.[1] asar.[5] bell.[1] carb-an.[5] carb-v.[5] cham.[5] chel.[5] chin.[5] cupr.[111] dig.[5] dros.[5] dulc.[1] **Ferr.** hep.[111] ign.[5] med.[111] merc-c.[5] nat-m.[5] nux-m.[5] nux-v.[5] ozone[227] par.[5] **Puls.**[5] **Rhus-t.**[5] sabad.[5] **Sec.**[5] sulph.[1]
  ALLGEMEINES; M; Strecken, Recken; amel.

Ausziehen agg.: hep.[5] nat-s.[111] sep.[5]
ALLGEMEINES; M; Ausziehen; agg.

Ausziehen der Stiefel agg.: calc.[5] graph.[5]
ALLGEMEINES; M; Ausziehen der Stiefel agg.

Baden, kaltes, der Füße, amel.: **Led.**[102] rhus-v.[25]
ALLGEMEINES; M; Baden, Waschen; amel.; kaltes

Bandagieren, Zusammendrücken amel.: acon.[5]

Barfußgehen amel.: psor.[111]

Berührung:

- **agg.**: acon.[5] alum.[5] ant-c.[5] arg.[5] arn.[5] ars.[5] asar.[5] **BELL.**[5] bor.[5] **Bry.**[5] calc.[5] canth.[5] caps.[5] caust.[5] cham.[5] chel.[5] **CHIN.**[5] cina[5] clem.[5] cocc.[5] coff.[5] colch.[5] coloc.[5] **Cupr.**[5] dros.[5] dulc.[5] ferr.[5] guai.[5] hell.[5] hep.[5] hyos.[5] ign.[5] **Iod.**[5] kali-c.[5] kali-n.[5] lach.[5] **Led.**[5] **Lyc.**[5] m-art.[5] m-aust.[5] merc.[5] mez.[5] mosch.[5] mur-ac.[5] nat-c.[5] nat-m.[5] nit-ac.[5] nux-m.[5] **Nux-v.**[5] op.[5] par.[5] ph-ac.[5] phos.[5] plat.[5] plb.[5] **Puls.**[5] ran-b.[5] rhus-t.[5] **Ruta**[5] sabad.[5] **Sabin.**[5] **Sep.**[5] sil.[5] spig.[5] spong.[5] staph.[5] **Sulph.**[5] tab.[111] tarax.[5] tarent.[111] verat.[5] visc.[111]
  ALLGEMEINES; M; Berührung, Berührtwerden; agg.
  - ◦ **Füße**: ars.[5] calc.[5] **Kali-c.**[5] sep.[5] sulph.[5] tarent.[111]
- **amel.**: arn.[5] cycl.[5] euph.[5] hep.[5] meny.[5] mur-ac.[5] tarax.[5]
  ALLGEMEINES; M; Berührung, Berührtwerden; amel.

Bett, im:

- **agg.**: acon.[36] **Agar.** aloe alum.[5] **Am-c.**[5] **Am-m.** **Ambr.** anac. **Ant-t.**[5] arg.[1] arn.[5] **Ars.** asar.[1] **Aur.** **Bell.** bov.[5] bry.[5] **CALC.**[1] canth.[5] **Caps.**[5] carb-an.[1] **Carb-v.** **CARBN-S.** **CAUST.** **CHAM.**[5] chel.[25] clem.[5] colch.[5] coloc.[5] con.[1] **Cur.** dros.[5] fago. **Ferr.**[5] **GRAPH.**[5] hell.[1] hep.[1] hydrog.[222] **Hyper.** ign.[1] jug-r. **KALI-C.**[5] kali-n.[1] lach. **LED.**[5] **LYC.**[5] m-arct.[5] m-art.[5] m-aust.[5] mag-c.[1] mag-m.[1] **MERC.**[5] merc-i-f. **Mez.**[1] **Mur-ac.** nat-c.[1] **Nat-m.**[5] nat-p.[58] **Nat-s.** neon[222] nit-ac.[1] **NUX-V.**[5] **Par.**[5] petr.[5] ph-ac.[5] **PHOS.**[5] plat.[5] psor. **PULS.**[5] puls-n.[25] ran-b.[5] **Rhod.**[5] **RHUS-T.** **Ruta**[5] sabad.[5] samb.[1] **Sang.** sars.[5] sel.[5] seneg.[5] **SEP.** **Sil.** spong.[5] staph.[1] **Stront-c.**[5] **SULPH.** sumb. **TARENT.** teucr.[5] thuj.[5] tub. **Valer.**[5] viol-t.[5] **ZINC.**
  ALLGEMEINES; M; Bett; agg.; im
- **amel.**: am-m.[5] **CAUST.**

Beugen:

- **agg.**:
  - ◦ **Glieder,** der: alum.[5] am-c.[5] ang.[1] ant-c.[5] bell.[5] calc.[5] camph.[1] caust.[1] chel.[5] chin.[5] cocc.[5] coff.[5] croc.[5] graph.[5] hell.[36] hep.[5] ign.[5] kali-bi.[111] led.[5] m-art.[5] nit-ac.[1] nux-v.[5] olnd.[5] par.[5] puls.[5] rhod.[5] **Rhus-t.** ruta[5] sel.[5] **Spig.**[5] stann.[5] tarax.[5] thuj.[5]
  - ◦ **hinten,** nach: ant-c.[5] **Caps.** caust.[5] cina[5] coff.[5] m-aust.[5] **Puls.** rhus-t.[5]
    ALLGEMEINES; M; Beugen, Neigen, Krümmen; agg.; rückwärts
- **amel.**:
  - ◦ **des** schmerzhaften Gliedes nach außen: mag-c.[5]
  - ◦ **Glieder,** der: anac.[5] arg.[5] **Calc.**[1] carb-v.[5] caust.[5] cham.[1] chin.[5] **Coloc.**[5] glon.[137] guai.[5] **Kali-bi.** **Lyc.**[5] mang.[5] puls.[5] rhus-t.[1] squil.[1]
  - ◦ **vorbeugen**: nat-c.[5]

BEINE (Forts.)

Bewegung:

- **agg.**:

◦ **Beginn,** zu: asar.[5] **Bry. Calc.** caps.[5] **Carb-v. Caust.** chin.[5] cocc.[5] **Con.**[5] dros.[5] **Ferr.**[5] **LYC.**[1] mag-c.[5] **Nit-ac.**[1] **Petr. Ph-ac. Plat. Puls.**[5] **Rhod. RHUS-T.** thuj.[1]

◦ **während**: **Acon.**[5] aegle-f.[192] agn.[5] alum.[5] am-c.[5] am-m.[5] **Ambr.**[5] anac.[5] ang.[1] ant-t.[5] **Arg. Arn.**[5] ars.[1] asar.[5] aur.[5] bamb-a.[1184] bar-c.[5] bell.[5] **Berb. BRY.**[5] **Bufo Calc. Camph.** cann-s.[5] canth.[5] caps.[5] carb-an.[5] carb-v.[5] **Carbn-s. Caust.**[1] **Cham. CHEL. Chin.**[5] cina[5] clem.[5] **Cocc.**[5] **Coff.**[5] **Colch. Coloc.**[5] con.[5] croc.[5] cycl.[1] dig.[5] dros.[5] dulc.[5] euph.[1] ferr.[5] **Ferr-p.** fl-ac. **Gels.** graph.[5] **Guai.**[5] hell.[5] hep.[1] hyos.[5] ign.[5] **Iod.** ip.[5] **Iris** kali-bi. **Kali-c.**[5] **Kalm. Kreos.**[5] **Lac-c. LACH.** laur.[5] **LED. Lyc. M-aust.**[5] mag-c.[5] mag-m.[5] mang.[5] meny.[5] **MERC.**[5] merc-c. mez. myric.[25] nat-ar. **Nat-c. Nat-s.**[36] nit-ac.[1] nux-m.[5] **NUX-V.**[5] ozone[227] par.[5] petr.[5] ph-ac.[1] **Phos. Phyt. Plb.**[36] **Puls.**[1] **Ran-b. Rheum**[5] rhus-t.[5] **Ruta**[5] sabad.[5] sabin.[5] **Sars.**[1] sel.[5] sep.[1] sil.[1] **Spig.**[5] spong.[5] squil.[5] **Staph.** stront-c.[5] **Sulph.**[1] **Tarax.** tarent.[192] teucr.[5] thuj.[5] verat.[1] verb.[5] zinc.[5]

◦ ◦ **falsche** Bewegungen: ars.[5]

◦ ◦ **Freien, im**: alum.[5] am-m.[5] anac.[5] ang.[5] aur.[5] bell.[5] bry.[5] calc.[5] cann-s.[5] carb-an.[5] carb-v.[5] caust.[5] chel.[5] chin.[5] cina[5] clem.[5] coff.[5] con.[5] dulc.[5] euph.[5] ferr.[5] graph.[5] guai.[5] hell.[5] **Hep.**[5] hyos.[5] ign.[5] kali-c.[5] laur.[5] **LYC.**[5] m-aust.[5] mag-c.[5] mag-m.[5] mang.[5] meny.[5] merc.[5] nat-s.[111] nit-ac.[5] nux-v.[5] phos.[5] phyt.[111] ran-b.[5] rhus-t.[5] sep.[5] sil.[5] spig.[5] spong.[5] staph.[5] stront-c.[5] sulph.[5] tarax.[5] thuj.[5] verb.[5]

☞ *Luft; agg.; frische*

◦ ◦ **Körperteiles,** des betroffenen: am-c.[5] ars.[5] camph.[5] **Cham.**[5] chel.[5] chin.[5] cocc.[5] croc.[5] hep.[5] ign.[5] iod.[5] mang.[5] meny.[5] **Merc.**[5] nat-c.[5] petr.[5] puls.[5] rhus-t.[5] ruta[5] sabad.[5] sabin.[5] staph.[5] sulph.[5] thuj.[5] zinc.[5]

◦ ◦ **vorwärtsgerichtete,** der Füße: euph.[5] hyos.[5] **Lyc.**[5] **Rhus-t.**[5]

◦ **nach**: arn.[5] croc.[5] iod.[5] puls.[5] **Zinc.**[5]

- **amel.**: acon.[5] **Agar.**[1] **Alum.** am-m.[5] anac.[1] ang.[5] **Arg. Arg-n.** arn.[5] **Ars.**[5] ars-i.[25] asaf.[5] aur.[5] **AUR-M-N. Bar-c. BELL.** bism.[1] **Bry.**[5] **Calc.** calc-f.[137] **Caps.**[1] **Caust.**[5] **Cham.**[5] chin.[1] cina[5] coc-c. cocc. **Coloc.** com.[25] con.[5] croc.[5] cycl.[1] dios. **Dros.**[5] **Dulc. Euph.** eupi. **FERR. Gels.** guai.[5] hyos.[5] ign.[5] ind. **Indg.**[54] **Iod.** iris[111] **Kali-bi. Kali-c.**[1] **Kali-i.** kali-n.[1] **Kali-p.**[54] **KALI-S.** kreos. lach.[5] laur.[5] lil-t.[25] **LYC.**[1] m-art.[5] mag-c.[1] mag-m.[1] **Mang.** med.[58] **Meny.**[1] **Merc-c.** merc-i-f. mez. **Mosch.**[5] **Mur-ac.**[5] nat-c.[1] nat-m.[5] **Nat-s. Nux-v.**[5] olnd.[5] **Ph-ac.** phos. pitu-a.[164] **Plan.** plat.[5] plb.[5] psor.[36] **PULS.** ran-b.[5] **Rat. RHOD. RHUS-T. Ruta** sabad.[5] sabin.[5] samb.[5] **Sep.**[1] **Sil.** spig.[1] spong.[5] squil.[5] stann.[5] staph.[5] stel. stront-c.[5] **Sulph. Tarax. TARENT.** teucr.[5] **TUB. VALER. Verat.** verb.[5] viol-t.[5] **Zinc.**[1] zinc-val.[111]

◦ **fortgesetzte**: am-m.[5] caps.[5] chin.[5] cina[5] dros.[5] **Ferr.**[5] kali-bi.[111] m-art.[5] **Nat-m.**[5] plb.[5] **Puls.**[5] ran-b.[5] rhus-t.[5] ruta[5] sabad.[5] sabin.[5] **Samb.**[5] verat.[5] zinc.[5]

◦ **Füße,** der: med.[111]

☞ *C; Unruhe der Gliedmaßen*

◦ **Gliedes,** des: acon.[5] am-m.[5] arn.[5] cham.[5] cina[5] croc.[5] dulc.[5] merc-c.[5] mosch.[5] ph-ac.[5] puls.[5] rhod.[5] squil.[5] viol-t.[5]

Blähungen:

- **Abgang** von, durch:

▤ *ALLGEMEINES; M; Blähungsabgang; agg.*

◦ **amel.**: canth.[5] carb-v.[5]

- **Anhäufung** von, durch: carb-v.[1]

Blutung, nach: sec.[5]

Bücken agg.: ars.[5] bar-c.[5] bell.[1] bov.[5] bry.[5] calc.[5] coff.[5] coloc. croc.[5] dros.[5] graph.[5] kreos.[5] lyc.[5] m-arct.[5] plb.[5] puls.[5] **Sil. Sulph.**

▤ *ALLGEMEINES; M; Bücken; agg.*

Chinin-Missbrauch, durch: **PULS.**

Denken an die Schmerzen **agg.**: sabad.[5] staph.[5]

Diarrhö agg.: camph.[5] jatr.[111]

Drehen der Glieder, durch: bry.[5] calc.[5] caps.[5] cocc.[5] coloc.[5] kali-c.[5] nat-s.[111] nux-v.[5] sabin.[5] seneg.[5] zinc.[5]

- **außen,** nach: caps.[5]

▤ *ALLGEMEINES; M; Drehen; außen, nach*

- **Umdrehen** im Bett: nat-s.[111] nux-v.[5] zinc.[5]

▤ *ALLGEMEINES; M; Drehen; Bett, im*

Druck:

- **agg.**: **Alum.**[1] androc.[222] ant-c.[5] bell.[5] bry.[5] bufo[111] caust.[1] chel.[25] chin.[5] **Cina**[5] **Coloc.** dros.[5] guai.[5] hell.[36] hep.[5] **Iod.**[5] **Kali-bi.** laur.[5] **Lyc.** nat-m.[5] nat-s.[36] nux-v.[5] **Olnd.**[5] **Phos.** phyt. plat.[5] plb. **Rhus-t.**[137] ruta[5] sep.[5] spig.[1] staph.[5] valer.[5] verat.[5] verb.[5]

▤ *ALLGEMEINES; M; Druck; agg.*

◦ **Kleidung,** der: bufo[111] chin.[5] nat-m.[5]

▤ *ALLGEMEINES; M; Druck; agg.; Kleidung, durch die*

◦ **Schuhe,** der: bufo[111] paeon.[110]

▤ *ALLGEMEINES; M; Druck; agg.; Stiefel, Schuhe, durch*

◦ **Wirbelsäule,** auf die: **Phos.**

▤ *ALLGEMEINES; M; Druck; agg.; Wirbelsäule, auf die*

- **amel.**: aegle-f.[192] am-c.[5] **Am-m.** arg.[5] **Ars.** bell.[1] **Bry.**[5] calc.[5] caust.[5] chel.[5] chin.[5] cina[5] coff.[5] con.[5] cupr.[111] cupr-ar.[137] dig.[5] dros.[5] hell.[5] ign.[5] kali-c.[5] mang.[5] med.[137] meny.[5] **Merc.**[5] mez.[1] nat-c.[5] nux-m.[111] plb.[36] **Puls.**[1] **Rhus-t.** tarent.[192] verat.[5] zinc-ar.[137] zinc-i.[137]

▤ *ALLGEMEINES; M; Druck; amel.*

◦ **Sohle,** gegen die: rhus-t.[5]

Dunkeln, im, **agg.**: zinc.[5]

▤ *ALLGEMEINES; M; Dunkelheit; agg.*

Einatmen, beim: alum.[5] plat.[5] **Sabin.**[5]

Einhüllen:

- **agg.**: puls.[5]

- **amel.**: ars.[5] graph.[5] nat-c.[5] nux-v.[5]

Erfrierung, nach: **Agar.** bor.[5] **Carb-v.**[5] carl. phos.[1]

▤ *ALLGEMEINES; M; Erfrierung, Beschwerden durch*

Erhitzung agg.: acon.[5] alum.[5] bry.[5] ign.[5] nux-v.[5] **Zinc.**[5]

▤ *ALLGEMEINES; M; Erhitzung, Warmwerden; agg.*

Erwachen:

- **agg.**: ambr.[5] ars.[5] **Brom.**[5] bry.[5] caust.[5] dros.[5] haliae-lc.[222] ign.[5] kali-c.[5] kali-n.[5] lyc.[5] m-arct.[5] m-art.[5] nux-v.[5] petr.[5] puls.[5] rhus-t.[5] ruta[5] squil.[5] staph.[5] sul-ac.[5] thuj.[5] verat.[5] viol-t.[5] zinc.[5]
  ALLGEMEINES; M; Erwachen; agg.
- **amel.**: calc.[5]
  ALLGEMEINES; M; Erwachen; amel.

Essen:

- **während**: ant-c.[5] arn.[5] bell.[5] bry.[5] canth.[5] caps.[5] cham.[5] chel.[5] chin.[5] cina[5] **Cocc.**[5] dros.[5] ferr.[5] ign.[5] kali-bi.[111] kali-c.[5] kali-n.[5] mag-c.[5] nux-v.[5] op.[5] ph-ac.[5] puls.[5] ran-b.[5] rhus-t.[5] ruta[5] staph.[5] tarax.[5] verat.[5]
  ALLGEMEINES; M; Essen; während
- **nach**: ant-c.[5] arn.[5] bell.[5] **Bry.**[5] canth.[5] caps.[5] carb-v.[5] **Cham.**[5] chel.[5] **Chin.**[5] cina[5] **Cocc.**[5] dros.[1] **Ferr.**[5] graph. **Ign.**[5] kali-bi.[111] **KALI-C.** kali-n.[5] m-aust.[5] mag-c.[5] **Nux-v.**[5] op.[5] **Puls.**[5] ran-b.[5] rhus-t.[5] **Ruta**[5] sil.[5] staph.[5] tarax.[5] verat.[5]
  ALLGEMEINES; M; Essen; nach

Fahren im Wagen:

- **agg.**: mag-m.[5] nat-m.[5] spig.[5] thuj.[5] valer.[5]
  ALLGEMEINES; M; Fahren im Wagen oder mit der Bahn; während Fahren
- **amel.**: nit-ac.[5]
  ALLGEMEINES; M; Fahren im Wagen oder mit der Bahn; amel.

Federbett, im: **Coloc.**[5] lyc.[5] **Mang.**[5] **Merc.**[5] sulph.[5]
ALLGEMEINES; M; Federbett agg.

Fehltritt, nach einem: ars.[5] **Bry.**[5] caust.[5] **LED.** ph-ac.[5] phos.[5] puls.[5] spig.[5] valer.[5]
☞ *Auftreten; agg., Fehltritt* *ALLGEMEINES; M; Auftreten agg.; Fehltritt*

Fieber:

- **vor**: chin.[5] cina[5] hyos.[5] puls.[5] rhus-t.[5] spong.[5]
  ALLGEMEINES; M; Fieber; vor
- **während**: acon.[5] agar.[1] agn.[5] ail.[58] alum.[5] am-c.[5] ant-c. apis apisin.[5] ars.[1] aur. bor. bry.[5] calc. calc-s.[58] cann-s.[5] canth.[5] caps.[5] carb-an.[5] carb-v.[5] caust.[1] chel. chin.[5] chin-s.[36] cimx. cina[5] coff.[5] colch.[5] con. dros.[5] elaps elat. eup-per. euph.[5] **Ferr.**[5] gels.[111] graph.[5] hell.[5] hep.[5] ign.[5] **Ip.** kali-c.[5] kreos.[5] laur.[5] led.[5] **Lyc.**[5] mag-c.[5] mang.[5] merc.[5] mez.[5] naja[85] nat-c.[5] nat-m.[5] nit-ac.[1] nux-v. petr.[5] ph-ac.[5] phos.[5] podo.[102] **Puls. Pyrog.** ran-a. rat. **RHUS-T.** sabad. samb. seneg.[5] **Sep.**[5] sil.[5] spig.[5] spong. stann.[5] sul-ac.[5] **SULPH.** tarent.[58] teucr.[5] thuj. **TUB.** verat.[5]
  ALLGEMEINES; M; Fieber; während
  - **Frösteln,** Schaudern: nux-v.[5] rhus-t.[5]
  - **Froststadium** im Fieber: acon.[5] agar.[1] alum.[5] am-c.[5] **Ars. Bry.** calc.[5] cann-s.[5] canth.[5] caps.[5] **Carb-an.**[5] **CARB-V.**[5] **Chin.**[5] cina[5] coff.[5] **Dros.**[5] euph.[5] **Ferr.**[5] gels.[111] graph.[5] hell.[5] hep.[5] ign.[5] kali-c.[5] kreos.[5] laur.[5] led.[5] **Lyc.**[5] mang.[5] merc.[5] mez.[5] nat-c.[5] **Nat-m. Nux-v. Petr.**[5] ph-ac.[5] **PHOS.**[5] puls.[5] **RHUS-T.** sabad.[5] **Samb.**[5] **Seneg.**[5] **Sep.**[5] sil.[5] spig.[5] stann.[5] sul-ac.[5] **Sulph. Teucr.**[5] **Thuj.**[5] **Tub. VERAT.**
  - **Hitzestadium** im Fieber: **Agn.**[5] apisin.[5] **Ars.**[1] caps.[5] carb-v.[5] chin.[5] colch.[5] puls.[5] **RHUS-T.**

Frühstück, nach dem: cham.[5] nux-v.[5] par.[5] plb.[5]
ALLGEMEINES; M; Frühstück; nach

Fußmarsch, nach: **Arn.**[5] **Kreos.**[5] **Rhus-t.**[5]

Gähnen agg.: **Nux-v.**[5] sabad.[5] sars.[5] stann.[5] zinc.[5]
ALLGEMEINES; M; Gähnen; agg. während Gähnen

Gegeneinanderhalten, Zusammenhalten der Teile agg.: **Ign.**[5]
ALLGEMEINES; M; Halten; Zusammenhalten der Teile agg.

Gehen:

- **agg.**:
  - **Beginn,** zu: bry.[5] dros.[5] ferr.[5] led.[5] m-art.[5] puls.[5] ruta[5] valer.[5]
    ALLGEMEINES; M; Gehen; Beginn des Gehens agg., zu
  - **während**: **ACON.**[5] agar.[5] agn.[5] aloe[111] alum.[5] am-m.[5] **Ambr.**[5] **Anac.**[5] ang.[5] ant-c.[5] **Ant-t.**[5] **Arg.**[5] **ARN.**[5] ars.[5] asaf.[5] **Asar.**[5] **Aur.**[5] bar-c.[5] bell.[5] bov.[5] **BRY.**[5] calad.[5] **Calc.**[5] camph.[5] cann-s.[5] canth.[5] **Caps.**[5] carb-an.[5] carb-v.[5] **Caust.**[5] chel.[5] chin.[5] cic.[5] cina[5] clem.[5] cocc.[5] coff.[5] **Coloc.**[5] con.[5] croc.[5] cupr.[5] cycl.[5] dig.[5] **Dros.**[5] dulc.[5] euph.[5] **Euphr.**[5] ferr.[5] graph.[5] guai.[5] hell.[5] **Hep.**[5] **Hyos.**[5] **IGN.**[5] ip.[5] **Kali-c.**[5] kali-n.[5] kreos.[5] laur.[5] **LED.**[5] **LYC.**[5] m-art.[5] m-aust.[5] mag-c.[5] mag-m.[5] mang.[5] meny.[5] merc.[5] merc-c.[5] mez.[5] **Mur-ac.**[5] nat-c.[5] nat-m.[5] nat-s.[111] **NIT-AC.**[5] **Nux-v.**[5] olnd.[5] par.[5] petr.[5] **Ph-ac.**[5] phos.[5] plat.[5] plb.[5] **Puls.**[5] ran-b.[5] **Rheum**[5] rhod.[5] rhus-t.[5] ruta[5] sabad.[5] sabin.[5] samb.[5] sep.[5] sil.[5] **Spig.**[5] spong.[5] squil.[5] stann.[5] **Staph.**[5] stram.[5] stront-c.[5] sul-ac.[5] sulph.[5] tarax.[5] thuj.[5] valer.[5] verat.[5] verb.[5] viol-t.[5] **Zinc.**[5]
    - **Freien,** im: alum.[5] am-m.[5] anac.[5] ang.[5] aur.[5] bell.[5] bry.[5] calc.[5] cann-s.[5] carb-an.[5] carb-v.[5] caust.[5] chel.[5] chin.[5] cina[5] clem.[5] coff.[5] con.[5] dulc.[5] euph.[5] ferr.[5] graph.[5] guai.[5] hell.[5] **Hep.**[5] hyos.[5] ign.[5] kali-c.[5] laur.[5] **LYC.**[5] m-aust.[5] mag-c.[5] mag-m.[5] mang.[5] meny.[5] merc.[5] nat-s.[111] nit-ac.[5] nux-v.[5] phos.[5] ran-b.[5] rhus-t.[5] sep.[5] sil.[5] spig.[5] spong.[5] staph.[5] stront-c.[5] sulph.[5] tarax.[5] thuj.[5] verb.[5]
      ☞ *Bewegung; agg.; während; Freien, im*
    - **gebeugt** Gehen: bry.[5]
    - **hartem** Boden, Kopfsteinplaster, auf: aloe[111] ant-c.[5] ars.[5] con.[5] hep.[5]
      ALLGEMEINES; M; Gehen; während Gehen agg.; Pflastersteinen, hartem Boden, auf
    - **Rückwärtsgehen**: mang.[5]
    - **schnell** Gehen: ars.[5] kali-c.[5] led.[5] mez.[5] olnd.[5] spong.[5] staph.[5] **Sulph.**[5]
  - **nach**: alum.[5] am-m.[5] anac.[5] **Aur.**[5] bor.[5] camph.[5] carb-v.[5] caust.[5] clem.[5] coff.[5] croc.[5] cycl.[5] ferr.[5] **Graph.**[5] kali-c.[5] **Kali-n.**[5] laur.[5] lyc.[5] m-aust.[5] mag-c.[5] mang.[5] nat-c.[5] nit-ac.[5] nux-v.[5] olnd.[5] phos.[5] plat.[5] puls.[5] rhod.[5] **RHUS-T.**[5] **Ruta**[5] sabin.[5] spong.[5] **Sul-ac.**[5] sulph.[5] **Valer.**[5]
    - **Freien,** im: alum.[5] am-m.[5] anac.[5] bor.[5] caust.[5] clem.[5] coff.[5] ferr.[5] graph.[5] kali-c.[5] lyc.[5] mag-c.[5] nit-ac.[5] nux-v.[5] **PHOS.**[5] rhus-t.[5] sulph.[5]
      ☞ *Luft; agg.; frische* *ALLGEMEINES; M; Gehen; nach Gehen agg.; Freien, im*

BEINE; Gehen; nach (Forts.)

- **amel.**:
  - **während**: alum.[5] am-m.[5] ambr.[5] ant-t.[5] arg.[5] arn.[5] asaf.[5] asar.[5] bry.[5] canth.[5] caps.[5] chin.[5] coloc.[5] croc.[5] cycl.[5] dros.[5] ferr.[5] hyos.[5] kali-bi.[111] kali-c.[5] laur.[5] led.[5] m-arct.[5] m-art.[5] meny.[5] nat-m.[5] nux-v.[5] par.[5] plb.[5] puls.[5] rhus-t.[5] ruta[5] sabin.[5] stront-c.[5] tarax.[5] teucr.[5] valer.[5] verat.[5] verb.[5] zinc.[5]
    - **fortgesetztes** Gehen: am-m.[5] dros.[5] ferr.[5] kali-bi.[111] m-art.[5] **Nat-m.**[5] plb.[5] puls.[5] rhus-t.[5] ruta[5] sabin.[5] verat.[5] zinc.[5]
      ☞ *Bewegung; amel.; fortgesetzte*
      - **Drang, beständig weiterzugehen, und**: am-m.[5] ferr.[5] kali-bi.[111] rhus-t.[5] verat.[5] zinc.[5]
    - **Freien,** im: alum.[5] ambr.[5] arn.[5] asaf.[5] asar.[5] coloc.[5] croc.[5] kali-c.[5] laur.[5] m-arct.[5] meny.[5] nux-v.[5] par.[5] **Puls.**[5] rhus-t.[5] stront-c.[5]
      ALLGEMEINES; M; Gehen; amel.; während Gehen amel.; Freien, im
    - **schnell** Gehen: canth.[5] nat-m.[5]
      GEMÜT; M; Gehen; amel.; schnelles Gehen

Gehen auf unebenem Boden **agg.**: clem.[137] hyos.[5] lil-t.[111]
ALLGEMEINES; M; Gehen; während Gehen agg.; unebenem Boden, auf

Gemütsbewegungen, nach: **Nat-m.**[5]
GEMÜT; M; Gemütsbewegungen agg.; nach

Gewitter, bei: caust.[5] nat-c.[5] petr.[5] phos.[5] sil.[5]

Grippe, nach: gels.[111]

Heben agg.: arn.[5] **Caust.**[5] chin.[5] graph.[5] iod.[5] ph-ac.[5] **Rhus-t.**[5] **Ruta**[5]
ALLGEMEINES; M; Heben, Überanstrengung von Muskeln und Sehnen; agg.

Heben der Beine:

- **agg.**: bar-c.[5] **Caust.**[5] cocc.[5] coff.[5] colch.[5] ferr.[5] kali-bi.[111] kali-c.[5] nux-v.[5] phos.[5] phyt.[111] puls.[5] sep.[5] stann.[5]
- **amel.**: bar-c.[5] calc-f.[119] **Carb-v.**[5] cinnb. con.[5] dios. glon.[137] gran.[111] graph.[137] guai.[1] ham.[111] lyc.[5] phyt. plb.[5] puls.[111] ruta[5] sep.[1] stann.[5]
  ALLGEMEINES; M; Heben, Anheben; amel.; Gliedmaßen, von

Herunterhängenlassen der Glieder:

- **agg.**: berb. **Calc.**[5] dig.[5] graph.[1] hep.[5] lath.[102] m-aust.[5] **Puls.** sulph.[5]
- **amel.**: asar.[5] bell.[5] **CON. Rhus-t.**[5] teucr.[5] verat.[5]

Hocken agg.: cocc.[5]
ALLGEMEINES; M; Hocken agg.

Husten agg.: ars.[5] **BELL.**[5] bor.[1] **Caps. CAUST.** nat-c.[5] nat-s.[111] **Nit-ac.**[5] **Nux-v.** phos.[5] **RHUS-T.**[5] sep.[5] **Sulph. Tell.** verat.[5]

Kälte:

- **bei** Kälte, in der Kälte: **Acon.**[5] **CALC-P. Caust.**[5] cham.[5] **Coloc.**[5] hep.[5] nux-m.[5] nux-v.[5] **Rhus-t.**[5] **Sabad.**[5] sep.[5] sulph.[5]
  - **trockene** Kälte: acon.[5] caust.[5] hep.[5] nux-v.[5] sep.[5]
    ☞ *Wind agg.*
- **Erkältung,** nach: **Acon.**[5] am-c.[1] bry.[5] **CALC.**[5] caust.[5] cham.[5] **DULC.**[5] **Nit-ac.**[5] **Nux-v.**[5] petr.[5] phos.[5] **Sep. Sulph.**[5]
- **Kaltwerden,** durch: arn.[5] **Ars.**[5] **Bry.**[5] cham.[5] cocc.[5] dios. hep.[5] **Lyc.**[5] **Nit-ac.**[5] **NUX-V. Phos. RHUS-T.**[5] **Sep.**[5]
  ALLGEMEINES; M; Kälte; Kaltwerden; agg.

Kälte, nach: ign.[5]

Keller, durch feuchte: **Ars.**[54]
ALLGEMEINES; M; Gewölbe, Keller agg.

Knien agg.: **Bar-c. Bar-m.** op. sep.[5]
ALLGEMEINES; M; Knien; agg.

Koitus agg.: agar.[31] **CALC.** coloc.[5] dios.[111] **Graph.** nat-m.[137] nat-p.[137] **Sep.**
ALLGEMEINES; M; Koitus; nach

Kopfschmerz, während: agar.[5] camph.[5] graph.[5] kali-c.[5] kali-n.[5] lob-c.[85] lol.[111] mosch.[5] ph-ac.[5] puls.[5] rhus-t.[5] **Sang. SEP.** sil.[5] spig.[5] sulph.[5] tab.[111]

Kratzen:

- **agg.**: **Alum.** am-c. **Bism.** cassi-s.[192] chel.[1] corn. **Led.** mag-c. mag-m.[1] prun. sars.[1] sil.[1] **Zinc.**
- **amel., der wundschmerzhaften Teile**: **Alum.** laur. led.[5] mag-c.[1] mag-m. nicc. sil.[1] staph.[1]

Lachen agg.: **Tell.**
ALLGEMEINES; M; Lachen agg.

Lagewechsel amel.: **Ars.**[5] ign.[5] iris[111] kali-i.[111] psor.[111] staph.[5]
ALLGEMEINES; M; Wechsel, Veränderung; amel., Lagewechsel

Liegen:

- **agg.**: acon.[5] **Alum.** am-c.[5] **Am-m.** ambr.[5] ang.[5] ant-t.[5] arg.[5] arn.[5] ars. asaf.[5] asar.[5] aur.[5] aur-m-n.[36] bamb-a.[1184] bell. bov.[5] bry.[5] calad.[5] calc. canth.[5] caps.[5] carb-an.[5] carb-v.[1] caust.[1] cham.[5] chin.[5] clem.[5] coc-c.[111] colch.[5] coloc.[5] con.[1] cortiso.[119] cur. dros. **Ferr.** gnaph. graph.[1] hell.[5] hep.[1] hydr-ac.[268] hydrog.[222] hyper. ign. ip.[5] kali-bi.[54] **Kali-c. Kali-i.** kali-n.[5] led.[1] lyc.[1] m-arct.[5] m-art.[5] m-aust.[5] mag-c.[5] mag-m.[5] mag-s. mang.[5] meny. merc.[5] mez.[5] mur-ac.[5] nat-c.[5] **Nat-m.** nat-s.[44] nicc. nit-ac.[1] nux-m. nux-v.[5] olnd.[5] osm. par.[5] petr.[1] ph-ac.[5] **Phos.** plat.[5] **Plb.**[5] **Puls.**[1] ran-b.[5] rhod. **Rhus-t.** ruta[5] sabad.[5] samb.[5] sars.[5] sel.[5] seneg.[5] **Sep.**[1] **Sil.**[5] spong.[5] staph.[1] stront-c.[5] **SULPH.** tarax. tell. teucr.[5] thuj.[5] **Valer.** verat-v.[36] viol-t.[5] zinc.[1]
  - **Bett,** im: alum.[5] **Am-c.**[5] am-m.[5] ambr.[5] **Ant-t.**[5] arg.[5] arn.[5] ars.[5] asar.[5] aur.[5] **Bell.**[5] bov.[5] bry.[5] canth.[5] carb-an.[5] carb-v.[5] caust.[5] **CHAM.**[5] clem.[5] colch.[5] coloc.[5] con.[5] dros.[5] **Ferr.**[5] **GRAPH.**[5] hell.[5] hep.[1] hydrog.[222] ign.[5] **KALI-C.**[5] kali-n.[5] **Led.**[5] **LYC.**[5] m-arct.[5] m-art.[5] m-aust.[5] mag-c.[5] mag-m.[5] merc.[5] mez.[5] mur-ac.[5] nat-c.[5] **Nat-m.**[5] nit-ac.[5] **NUX-V.**[5] **Par.**[5] petr.[5] ph-ac.[5] phos.[5] plat.[5] **PULS.**[5] ran-b.[5] **Rhod.**[5] **RHUS-T.**[5] ruta[5] sabad.[5] samb.[5] sel.[5] seneg.[5] **Sep.**[5] sil.[5] spong.[5] staph.[5] **Stront-c.**[5] **Sulph.**[5] teucr.[5] thuj.[5] **Valer.**[5] viol-t.[5]
    ☞ *Bett, im; agg.*
  - **erkranktem** Teil, auf: am-c.[5] **ARS.** carb-an.[5] carb-v.[5] caust.[1] chin.[5] dros.[5] hep.[5] ign.[5] kali-bi. **KALI-I.** mur-ac.[5] nat-m. rhod.[5] **RHUS-T.** sabad.[5] sep.[5] sil.[5] staph.[5] **Tell.**[54]

◦ **Hinlegen**:

◦ ◦ **vor**: nux-v.[5] ran-b.[5]

◦ ◦ **während**: am-c.[5] bov.[5] graph.[5] kali-c.[5] **Lyc.**[5] mang.[5] meny.[137] nit-ac.[5] ph-ac.[5] sars.[5] thuj.[5]

◦ ◦ **nach**: ang.[5] ign.[5] ip.[5] m-art.[5] nux-v.[5] par.[5] **Puls.**[1] ran-b.[5] rhus-t.[5] sabad.[5] samb.[5] staph.[5] teucr.[5]

◦ **Rücken,** auf dem: coloc.[5] ferr.[137] nat-s. nux-v.[5] sep.[5]

◦ **schmerzhafter** Seite, auf: **ARS.** caust.[1] nat-m. **Nux-v.**[5] sabad.[5]

ALLGEMEINES; C; Schmerz; Liegen; agg.; Seite, auf erkrankter

◦ **schmerzloser** Seite, auf: **Bry.**[5] **Caust.**[5] cham.[5] **Ign.**[5] **Sep.**[5]

- **amel.**: am-c.[5] **AM-M.** ambr.[5] arn.[5] bar-c.[5] **Bry.**[5] canth.[5] carb-v.[5] caust.[5] cham.[5] **Gnaph.**[111] ign.[5] kali-n.[5] m-aust.[5] mag-c. mag-m.[5] merc. nux-m. **Nux-v.**[5] olnd.[5] par.[5] phos. puls.[5] sabad.[5] tarent.[192]

◦ **Hinlegen**: **Am-m.**[5] **Nux-v.**[5] puls.[5]

◦ **Rücken,** auf dem: bry.[5] ign.[5]

◦ **schmerzhafter** Seite, auf: ambr.[5] arn.[5] **BRY.** carb-v.[5] **Caust.**[5] cham.[5] ign.[5] puls.[5]

◦ **schmerzloser** Seite, auf: am-c.[5] m-aust.[5] mag-m.[5] **Nux-v.**[5]

Luft:

- **agg.**:

◦ **frische**: alum.[5] am-m.[5] **Anac.** ang.[5] aster. aur.[5] bell.[5] bor.[5] bry.[5] calc.[5] cann-s.[5] carb-an.[5] carb-v.[5] **CAUST.** cham.[5] chel.[5] chin.[5] cina[5] clem.[5] **Cocc.**[5] **Coff.**[5] con.[1] dulc.[5] euph.[5] ferr.[5] **Graph.**[5] guai.[5] hell.[5] **Hep.**[5] hyos.[5] ign.[5] ip.[5] kali-c.[5] kreos.[5] laur.[5] **LYC.**[5] m-arct.[5] m-aust.[5] mag-c.[5] mag-m.[5] mang.[5] meny.[5] merc.[5] nat-s.[111] nit-ac.[5] **NUX-V.**[5] **PHOS.**[1] phyt.[25] ran-b.[5] rhus-t.[5] sep.[5] sil.[5] spig.[5] spong.[5] staph.[5] stront-c.[5] sulph.[5] tarax.[5] thuj.[5] verb.[5]

ALLGEMEINES; M; Luft; frische, im Freien; agg.

◦ **kalte**: alum.[5] **Kalm. Rhus-t.**

ALLGEMEINES; M; Luft; kalte; agg.

◦ **warme**: croc.[5] laur.[5] nux-v.[5] **PULS.**[5] spig.[5] verb.[5]

ALLGEMEINES; M; Luft; warme; agg.

- **amel., frische**: mez.[5] **PULS.**

ALLGEMEINES; M; Luft; frische, im Freien; amel.

Magenstörung, nach: bry.[5] **Puls.**[5] staph.[5]

Mattigkeit, Ermüdung, mit: nux-v.[5]

Menses:

- **vor**: ambr.[111] arist-cl.[119] **Bar-c.**[5] **Bry.**[5] **Calc. Caul.**[26] cham.[5] **Coloc.**[5] **Con.**[26] dict.[111] ferr.[111] gels.[26] hyos.[5] **Kali-c.**[5] **Lach. Lyc.** mag-m.[5] nit-ac.[26] **Nux-m.**[26] **Phos.** sars.[1] sep.[5] thuj.[5] **Vib.** xanth.[137] **Zinc.**[26]

- **Beginn,** zu: ars.[5]

- **während**: **Am-c.**[5] **Am-m.**[5] **Ambr.**[1] **Arg-n. Bell. Berb.** bov.[5] bry.[5] **Calc. Calc-p.**[36] **Carb-an.** carb-v.[5] **Cast.** caul. **Cham.** cimic. **Cocc. CON.**[1] cop. **Graph. Hyos. Kali-c.**[1] **Kali-i. Kali-n.**[1] lil-t. **Lyc.** mag-c.[1] **Mag-m.** meny.[137] **Nat-c.** nat-p. nicc. **Nit-ac. Nux-m.** nux-v.[5] **Petr.** ph-ac.[5] **Phos. PULS.** raph. rhus-t. **Sars. Sec. Sep. SIL. Spong. Stram. Sulph.** verat.[5] **Zinc.**

ALLGEMEINES; M; Menses; während

- **amel., zu Beginn der**: cycl.[5]

ALLGEMEINES; M; Menses; Beginn, zu •ALLGEMEINES; M; Menses; amel.; Beginn, zu

müde werden, beim: nux-v.[5]

Naseschneuzen agg.: **Bar-c.**[5] graph.

ALLGEMEINES; M; Naseschneuzen; agg.

Nasswerden agg.: calc-p.[111] dulc.[5] nux-v.[5] puls.[5] rhus-t.[5] sep.[5] sil.[5]

ALLGEMEINES; M; Nasswerden; agg.

Niesen agg.: ferr.[111] **Kali-c.** spig.[1] sulph.[5]

ALLGEMEINES; M; Niesen; agg.

Obstipation und Hämorrhoiden, durch: ham.[111] lyc.[5] nux-v.[5] ruta[5] sulph.[5]

ALLGEMEINES; M; Obstipation; agg.

Pollutionen, nach: **Sil.**[5]

Quecksilber-Missbrauch, durch: stront-c.[5]

Rauchen, nach: **Clem.** sec.[137]

ALLGEMEINES; M; Tabak; agg.

Reiben:

- **agg.**: arn.[5] caust.[5] chin.[5] coff.[5] corn. mur-ac.[5] paeon.[110] spig.[5] sulph.

ALLGEMEINES; M; Reiben; agg.

◦ **Kleidung,** der: **Chin.**[5]

ALLGEMEINES; M; Reiben; agg.; Kleidung, durch die

- **amel.**: alum.[5] am-c.[5] **Am-m.**[1] anac.[1] ang.[1] ant-c.[1] **Canth.**[5] carb-an.[5] cast. chel.[137] chin.[5] hep.[5] kali-c.[5] kali-n.[1] laur.[5] manc.[36] nat-c.[1] nat-s. nicc. ol-an. ph-ac.[1] **Phos.** plb.[5] stann.[5] staph.[5] sul-ac.[1] sulph.[1] **Zinc.**

ALLGEMEINES; M; Reiben; amel.

Reiten, nach: mag-m.[5] **Sul-ac.**[5]

ALLGEMEINES; M; Reiten; agg.

Rennen:

- **agg.**: arg.[5] kali-c.[5] led.[5] sep.[5] staph.[5]

ALLGEMEINES; M; Laufen, Rennen; agg.

- **amel.**: nux-v.[5]

ALLGEMEINES; M; Laufen, Rennen; amel.

Ruhe:

- **agg.**: agar.[5] am-c.[5] ang.[5] **Arg.**[5] arn.[5] aur.[5] bell.[5] bry.[5] calc.[1] caps.[5] **Caust.**[5] **Cham.**[5] chin.[5] cina[5] **Cocc.**[5] **Coloc.**[5] con.[5] **Cupr.**[5] cycl.[5] **Dros.**[5] **Dulc.**[5] euphr.[5] **Ferr.**[5] **Graph.**[5] hep.[5] hyos.[5] ign.[5] **Kali-c.**[5] kali-n.[5] kreos.[5] **LYC.**[5] m-art.[5] mag-c.[5] **Meny.**[1] merc.[5] merc-c.[5] mez.[5] mosch.[5] **Mur-ac.**[5] nat-c.[5] nat-s.[36] nit-ac.[1] olnd.[5] ph-ac.[5] phos.[5] **Plat.**[5] psor.[111] **Puls.**[5] **Rhod.**[5] **Rhus-t.**[5] **Ruta**[5] sabin.[5] samb.[5] sep.[5] sil.[5] **Spig.**[5] staph.[1] stront-c.[5] sulph.[5] **Tarax.**[5] **Valer.**[5] verb.[5] viol-t.[5] zinc.[5]

ALLGEMEINES; M; Ruhen, Ausruhen; agg.

- **amel.**: agn.[5] am-m.[5] arn.[5] bar-c.[5] **BRY.** chel.[5] coloc.[5] croc.[5] dios.[111] fl-ac.[5] **Gnaph.**[111] hep.[5] ign.[5] kali-c.[5] kali-n.[5] m-aust.[5] **Merc.**[5] mez.[5] **NUX-V.**[5] phos.[5] staph.[5] stront-c.[5] visc.[111]

ALLGEMEINES; M; Ruhen, Ausruhen; amel.

BEINE (Forts.)

Ruhelosigkeit, mit: ars.[5] cham.[5] coff.[5] ferr.[5] kali-c.[5] merc.[5]

Schlaf:

- **Einschlafen**: **Arg.** carb-an. carb-v.[5] hyper. ign.[5] **KALI-C.** merc.[5] merl. mur-ac.[1] **Phos.**[1] puls.[5] rhus-t.[5] sel.[5] **Sep.**[122] staph.[5]
  ALLGEMEINES; M; Schlaf; Einschlafen
- **während**: **Ant-t.** calc.[1] cham.[5] cinnb. ign.[5] **KALI-C.** led.[5] **Lyc.**[5] mag-c.[5] merc.[5] nat-c.[5] **Nat-m.**[1] **Phos.**[1] plat.[5] puls.[5] rhod.[5] rhus-t.[5] sep.[1] **Sulph.** thuj.[5] **ZINC.**
  ALLGEMEINES; M; Schlaf; während
- **nach**: **Acon.**[5] ambr.[5] **Bry.**[5] **Carb-v.** chin.[5] cocc.[5] cycl.[5] ign.[5] **LACH.** m-art.[5] nux-v.[5] op.[5] ph-ac.[1] rheum[5] rhus-t.[5] sabad.[5] sel.[5] **Sep.** staph.[5] stram.[5]
  ALLGEMEINES; M; Schlaf; nach Schlaf

Schmerz in der Lumbalregion, mit: ant-t.[5] **Berb.** bry.[5] cimic.[102] cob.[137] **Coloc.**[102] ham.[102] **KALI-C. Lach.** nux-v.[5] **Ox-ac.**[102] phyt.[102] **Rhus-t.**[102] sulph.[5] tell.[102]

Schreck, Furcht, nach: ign.[5] spong.[5]
GEMÜT; M; Schreck oder Furcht, Beschwerden durch

Schreien, mit: coff.[5] lach.[5]

Schwangerschaft, während: agar.[58] **CALC.** calc-p.[137] frax.[137] **Ham. Lyc. Mill.**[8] phos. plb. tril.[137] **VERAT. Vib. Zinc.**

Schweiss:

- **agg.**: graph.[5] **Merc.**[5] nux-v.[5]
  ALLGEMEINES; M; Schweiß; während Schweißabsonderung
- **amel.**:
  ALLGEMEINES; M; Schweiß; amel.
  - **während**: **Gels. Lyc.**[5] stront-c.[5]
  - **nach**: acon.[5] bell.[5] bry.[5] canth.[5] cham.[5] gels.[111] nux-v.[5] puls.[5] rhus-t.[5] stront-c.[5]

Sitzen:

- **agg.**:
  ALLGEMEINES; M; Sitzen; agg.
  - **während**: acon.[5] **Agar. ALUM. Am-c.**[1] **Am-m.**[1] **Anac.** ang.[1] **Ant-c.**[5] **Ant-t.**[5] **ARG.**[1] arg-n.[36] arn.[5] **Ars. ASAF.**[5] asar.[5] **Aur.**[5] **Aur-m-n.**[36] bar-acet.[1] bar-c.[5] **BELL.** berb.[36] bism.[5] bov.[5] brom. **BRY. Calc.**[1] **Calc-p.** camph.[1] canth.[5] caps.[5] **CARB-AN.** carb-v.[1] **Caust. Cham.**[5] **Chel. Chin.**[1] cic.[1] cina[5] clem.[5] **COCC.** coff.[5] coloc.[1] **Con.** croc.[5] cupr.[5] **Cycl.**[1] dig.[1] dros.[5] **Dulc. Euph.**[1] euphr.[5] **Ferr.**[5] gins.[36] **Graph.**[5] grat. guai.[1] haliae-lc.[222] hell.[1] **HEP.** hyos.[5] ign.[5] **Indg.**[36] **Iod.**[5] ip. jatr. kali-bi. kali-c.[1] **Kali-i.** kali-n.[1] kreos. lach. laur.[5] **Led.**[1] **LYC.** m-arct.[5] m-art.[5] m-aust.[5] **MAG-C. Mag-m.**[1] mang.[5] mang-acet.[1] **Meny.**[1] merc.[5] merl.[36] **Mez.** mosch.[5] **Mur-ac.**[8] **Nat-c.**[54] **NAT-M.** nat-s.[36] nicc. nit-ac.[5] nux-v.[5] **Olnd.**[5] paeon. par.[5] **Ph-ac.**[5] **Phos. Plat.** plb.[5] **PULS.**[5] ran-b.[5] rat. rheum[5] rhod.[5] **RHUS-T.**[1] **Ruta**[5] **SABAD.**[5] **Sabin.**[5] sars.[1] **Sep.**[1] **Sil.**[1] **Spig. Spong.**[5] squil.[5] stann.[1] **Staph.** stront-c.[5] sul-ac.[1] **SULPH.**[1] **TARAX.**[1] teucr.[5] thuj.[1] **VALER.**[5] **Verat.**[1] verb.[1] viol-t.[5] **ZINC.**
  - **nach**: **ACON.** agar.[1] alum.[5] asar.[5] bell.[5] bism.[5] caps.[5] **Carb-v.**[5] cham.[5] **Chin.**[5] cocc.[5] con.[5] croc.[5] dig.[5] euph.[5] **Graph. Led.**[5] **Lyc.** m-arct.[5] **NIT-AC.**[1] nux-v.[5] olnd.[5] ph-ac.[5] **Puls.**[1] **Rhod.**[5] **RHUS-T.** ruta[5] **Sep.**[5] sil.[5] **SULPH.** zinc.[1]
  - **Hinsetzen**: am-c.[5] bov.[5] croc.[5] graph.[5] **Ip.**[5] kali-c.[5] mang.[5] nit-ac.[1] ph-ac.[1] ruta[5] sabin.[5] spig.[5] stann.[137] thuj.[5]
- **amel.**: alum.[5] anac.[5] arg.[36] aur.[1] bar-c.[137] bell.[5] **Bry.**[5] calc.[5] carb-an.[5] **Caust.**[5] chin.[5] cina[5] coff.[5] coloc.[5] cycl.[1] gnaph.[111] guai.[5] laur.[5] mang.[5] mur-ac.[1] nit-ac.[1] **Nux-v.**[5] par.[5] petr.[5] plb.[5] rhus-t.[1] sil.[5] spong.[5] stann.[5] stront-c.[111] **Tarax.**[5] **Valer. Zinc.**
  ALLGEMEINES; M; Sitzen; amel.
  - **harter** Unterlage, auf: bell.[5]
  - **Hinsetzen**: cycl.[5]
  - **Stuhl,** auf dem: **Gnaph.**[111]

Stehen:

- **agg.**:
  - **während**: acon.[5] **Agar.**[5] agn.[5] alum.[1] alumn. **Am-m. Anac.** ang. arg.[36] arn.[5] ars.[5] **Bar-c.** bell.[5] **Berb. Bry. Calc.** canth.[5] carb-an.[36] carb-v.[5] cham.[5] chel.[5] chin.[1] **Cic.** cina[5] **Coloc.** con.[5] croc.[5] **Cupr.** cycl.[5] dig.[1] euph.[1] **Euphr.**[5] ferr.[5] graph.[5] guai.[5] hell. hep.[5] **Ign. Kali-bi.** kali-c.[1] **Kali-i.** kali-n.[1] lach. laur.[5] m-arct.[5] mag-c.[1] mag-m.[1] mang.[5] meny.[1] merc.[5] mez.[5] mur-ac.[1] nat-c.[1] **Nat-m.** nat-s. nit-ac.[5] **NUX-M.** nux-v.[5] **Olnd.**[5] phos. plat.[5] plb.[5] **Puls.** ran-b.[5] rat. rheum[5] **RHUS-T.**[1] rumx. **RUTA** sabad.[5] samb.[5] sars.[1] sep. sil.[1] spig.[5] spong.[5] stann.[1] staph.[5] stront-c.[5] stroph-s.[119] **Sulph.** tarax.[5] tarent. thuj.[5] **VALER.**[5] **VERAT.**[1] verb.[1] viol-t.[5] **Zinc.** zinc-ar.[137]
  - **nach**: nux-v.[5] spig.[5]
- **amel.**: agar.[5] calc.[5] chin.[1] cic.[5] cina[5] cocc.[5] coloc.[5] cupr-ar.[102] **Cycl.**[8] dios.[137] euph.[5] ign.[5] **Meny.** mur-ac.[5] nat-c.[5] nux-v.[5] ran-b.[5] ruta[5] spig.[5] stann.[5] tarax.[5] tela[192] tell.[137]

Steigen agg.: adam.[222] agar. alum.[1] alumn. aq-des.[275] arg.[5] arg-n. arn.[5] ars.[5] asar.[1] bad.[25] **Bar-c.** bell.[1] berb.[36] bor.[1] brass.[222] bros-g.[259] bry.[5] calc.[5] calc-p.[36] cann-s.[5] canth.[5] carb-v.[1] carbn-s.[58] cass.[36] caust.[1] chin.[5] clem.[36] colch. coloc. con. dig.[1] digin.[36] dios. dros.[5] harp.[1184] hep.[1] hura hydr. hydrog.[222] hyos.[1] ign.[5] iod. iodof.[102] kali-c. kola[1184] lac-eq.[204] lith-c. lyc. m-aust.[5] mag-c.[5] med. merc. mez. mit.[36] mur-ac.[5] nat-m.[1] nat-p.[36] nat-s. neon[222] nicc. nux-m.[5] nux-v.[5] ox-ac. ph-ac.[1] phos.[1] pic-ac. pitu-a.[164] plat.[5] plb.[5] podo.[25] prun. ran-b.[5] rhus-t.[5] rumx. **Ruta** sars. sep.[1] spig.[1] stann.[1] stroph-s.[119] sulph.[5] tarax.[5] tarent-c.[192] thuj.[5] til.[36] valer.[58] verb.[5]
ALLGEMEINES; M; Steigen; agg.

- **Treppensteigen**: agar. **Alum.**[1] **Arg.**[5] arn.[5] **Ars.** asar.[1] **Bad.**[25] bar-c.[5] bell.[1] bor.[1] bros-g.[259] **Bry. CALC. Cann-s.**[5] **Canth. Carb-v.** carbn-s.[58] **Caust.** chin.[5] coloc. dig.[1] dros.[5] hura hyos.[1] ign.[5] lac-eq.[204] lyc. m-aust.[5] mag-c.[5] mur-ac.[5] **NAT-M.** nat-p.[36] nux-m.[5] nux-v.[5] **Ph-ac. Phos. Plat. Plb.**[5] podo.[25] **RHUS-T.**[5] **Ruta** sep.[1] spig.[1] **Stann. Sulph.** tarax.[5] **THUJ.**[5] verb.[5]

Stillen agg.: **Phos.**[5]
ALLGEMEINES; M; Stillen, Saugen an Mamillen, agg.

Stoßen, Anstoßen agg.: carb-v.[1] colch.[137]

Stuhlgang:

- **vor**: kali-bi.[111]
- **beim**: alum.[5] apis[137] coloc.[5] kreos.[5] **Nux-v. Ph-ac.**[5] **Phos.**[5] **Puls.**[5] **Rhus-t.** sec.[111] **Tell.** verat.

Träumen, nach: zinc.[5]

Treppabgehen agg.: am-m.[5] **Arg.**[1] ars.[5] bar-c.[1] **Bell.**[5] bry.[5] canth.[5] coff.[5] gels.[137] kali-bi.[111] **Kali-c.** lyc.[5] mang.[5] nit-ac.[5] plb.[5] rhod.[5] **Rhus-t. Ruta**[5] **SABIN.** sep.[111] sil. stann.[5] sulph.[1] verat.[5] verb.[1]
ALLGEMEINES; M; Abwärtsgehen, Hinabsteigen; agg.

Übelkeit, bei: bor.[137] **Ip.**[5]

Überanstrengung, durch: am-m.[5] ant-c.[5] **Arn.**[5] asaf.[5] bor.[5] **Bry.**[5] cann-s.[5] caust.[5] cocc.[5] con.[5] croc.[5] gels.[111] hep.[5] ign.[5] **Lyc.**[5] **Nat-m.**[5] nux-v.[5] **Phos.**[5] **Rhod.**[5] **RHUS-T.**[5] ruta[5] **Sil.**[5] spong.[5] verat.[5]

Übereinanderschlagen, Kreuzen, der Beine:

- **agg.**: **Agar.** alum.[5] ang.[5] arn.[1] asaf.[5] aur.[1] bell.[1] **Carb-an. Crot-h. Dig.**[5] fl-ac. kali-c.[137] kali-n.[1] laur.[5] mur-ac.[1] nux-v.[5] **Phos.** plat.[1] rad-br.[111] rheum[1] **RHUS-T.** sep. squil.[5] stann.[1] **Valer.** verb.[1]
ALLGEMEINES; M; Kreuzen der Gliedmaßen; agg.
- **amel.**: gels.[111] nux-v.[5] rhod.[5] sep.[5] thuj.[5] vib.[111] zinc.[5]
ALLGEMEINES; M; Kreuzen der Gliedmaßen; amel.

Überheben, nach: arn.[5] chin.[5] **Rhus-t.**[5] **Ruta**[5]
☞ *Heben agg.*

Umdrehen im Bett amel.: **Cham.**[5]
ALLGEMEINES; M; Drehen; amel.; Bett, Umdrehen im

Wärme:

- **agg.**: am-m.[5] ant-t.[5] arn.[5] bry.[5] carb-v.[5] cham.[5] ferr.[5] ign.[5] kali-bi.[111] kali-c.[5] lac-c.[111] led.[5] lyc.[5] merc.[5] mez.[5] nux-v.[5] plb.[5] puls.[5] rhus-t.[5] sec.[5] sulph.[5] visc.[111]
ALLGEMEINES; M; Wärme; agg.
  - ◦ **Bettwärme**: am-m.[5] ant-t.[5] carb-v.[5] **Cham.**[5] ferr.[5] ign.[5] kali-bi.[111] kali-c.[5] **LED.**[5] **Lyc.**[5] **Merc.**[5] nux-v.[5] plb.[5] **PULS.**[5] **Rhus-t.**[5] sulph.[5] visc.[111]
  - ◦ **Ofenwärme**: arn.[5] **Puls.**[5]
- **amel.**:
ALLGEMEINES; M; Wärme; amel.
  - ◦ **im** Warmen: am-c.[5] bar-c.[5] **Bry.**[5] caust.[5] lyc.[5] **Rhus-t.**[5] sabad.[5] staph.[5]
    - ◦ ◦ **Bettwärme**: am-c.[5] bar-c.[5] **Bry.**[5] caust.[5] **Lyc.**[5]
ALLGEMEINES; M; Wärme; amel.; Bettwärme
  - ◦ **äußerliche** Wärme: ars.[5] bar-c.[5] canth.[5] **Caust.**[5] cham.[5] coloc.[5] graph.[5] hep.[5] ign.[5] **Lyc.**[5] nat-m.[5] nux-m.[5] **Nux-v.**[5] ph-ac.[5] rhus-t.[5] sabad.[5] staph.[5] stront-c.[5] sulph.[5]

Waschen:

- **agg., Füße**: nux-v.[5]
ALLGEMEINES; M; Baden, Waschen; agg.; Füße
- **amel.**: asar.[5] canth.[5]

Wein, nach: **Carb-v.**[5] nit-ac.[5] **ZINC.**[5]
ALLGEMEINES; C; Speisen und Getränke; Wein; agg.

Wetter:

- **feuchtem** Wetter, bei: **Bor.**[5] lyc.[5] **Merc.**[5] nux-m.[5] **RHOD.**[5] **Sep.**[5] still.[111] verat.[5]
ALLGEMEINES; M; Wetter; nasses Wetter; agg.
  - ◦ **kaltem** Wetter, bei: **Rhod.**[5] **Sep.**[5]
ALLGEMEINES; M; Wetter; kaltes, feuchtes Wetter; agg.
- **stürmischem** Wetter, bei: caust.[5] nat-c.[5] petr.[5] **Phos.**[5] **Sil.**[5]
ALLGEMEINES; M; Wetter; windigem, stürmischem, bei; während
- **Wetterwechsel,** bei: **Bry.**[5] nat-s.[111] **Rhus-t.**[5] sil.[5]
ALLGEMEINES; M; Wetter; Wetterwechsel; agg.

Wind agg.:
☞ *Kälte; bei Kälte, in der Kälte;*

- **im** Wind, unmittelbar: ham.[111] nux-v.[5] staph.[5]
- **kalter,** der auf die Beine weht: nux-v.[5] rhus-t.[5]
ALLGEMEINES; M; Wetter; windigem, stürmischem, bei; während; kaltem, bei

Zimmer:

- **agg.**:
  - ◦ **Betreten,** beim: ran-b.[5] verb.[5]
  - ◦ **im** Zimmer: acon. alum.[5] bamb-a.[1184] bry.[5] com. **Croc.**[5] kali-br. laur.[5] lyc.[5] mag-c.[5] meny. mez.[1] nux-v.[5] plan.[25] **Puls.**[5] ran-b.[5] sil. spig.[5] sulph.[5] verat.[5] verb.[5]
    - ◦ ◦ **warmes** Zimmer: croc.[5] laur.[5] **PULS.**[5] spig.[5] verb.[5]
☞ *Luft; agg.; warme*
- **amel.**: ars.[5] bar-c.[5] **Bry.**[5] caust.[5] cham.[5] chel.[5] coff.[5] graph.[5] grat. ign.[5] laur.[5] **Nux-v.**[5] ph-ac.[5] rhus-t.[5] sabad.[5] staph.[5] stront-c.[5] sulph.[5]
  - ◦ **warmes** Zimmer: **Ars.**[5] **Bar-c.**[5] bry.[5] **Caust.**[5] graph.[5] grat. ph-ac.[5] rhus-t.[5] sabad.[5] staph.[5] stront-c.[5] sulph.[5]

Zorn, Ärgernis, nach: bry.[5] caust.[5] cham.[5] **Coloc.**[5] **Nat-m. Nux-v.** ran-b.[5] **Sep.**[5] staph.[5]
GEMÜT; M; Zorn, Beschwerden durch

Zudecken agg.: cham.[5]
ALLGEMEINES; M; Bedecken, Zudecken; agg.

Zugluft agg.: acon.[5] bell.[5] caust.[5] chin.[5] hep.[5] kali-c.[5] merc.[5] nux-v.[5] sel.[5] zinc.[5]
ALLGEMEINES; M; Zugluft; agg.

Knochen: acon.[36] adam.[222] **AGAR.**[1] agn.[5] **Alum.** alum-sil.[58] **Am-c. Am-m.** ambr. ammc.[4] **ANAC.** anag.[8] **Ang. Ant-c. Aran.**[25] **Arg.**[5] arg-n.[36] arn.[5] **ARS.** ars-s-f.[58] arum-d.[25] **ASAF.**[5] **Asar.** asc-t.[36] aster. **AUR. Aur-m.**[58] **Aur-m-n.** bad.[36] bamb-a.[1184] bapt. **Bar-c.**[1] **Bell. Berb.**[36] **Bism.** bor.[5] bov.[36] brom.[36] **Bry.** bufo cact. **CALC.**[1] calc-f. **Calc-p.**[58] cann-s.[5] canth.[5] **Carb-ac. Carb-an.**[1] **CARB-V.**[5] carbn-s.[25] card-m. **Cast-eq. Caust.** cham.[36] chel.[25] **Chin.**[1] chin-ar. chin-s.[36] cina[36] **Cinnb. Clem.** coc-c.[36] cocc.[1] coff.[5] **Colch. Coloc.** com.[36] **Con.**[1] crot-h. **Cupr.**[1] **Cycl.**[1] dig.[1] dios.[25] **Dros.**[5] **Dulc.**[1] ephe.[267] **Euph.** euphr.[1] fago. **Ferr.** ferr-i.[58] fl-ac.[36] gamb.[36] gels.[8] glyc-g. goss.[25] **Graph.** grat. **Guai.** harp.[1184]

BEINE; Knochen (Forts.)

Hecla.[25] hell.[1] **Hep.**[5] hura[36] hydrog.[222] hyos.[36] hyper.[36] ign.[1] **Indg. Iod. IP.**[1] kali-ar. **Kali-bi. KALI-C. Kali-i. Kali-n. Kali-s.** kalm.[36] kreos.[5] lac-del.[204] **LACH.** lachn.[54] laur.[5] **Led.**[1] lith-c.[25] lob-s.[25] **Lyc.**[1] lycps.[25] m-arct.[5] m-art.[5] m-aust.[5] **Mag-c.** mag-m.[1] mag-s. maland.[122] **Mang.** mang-acet.[1] mang-o.[102] meny.[1] **MERC.**[5] **Merc-c.**[5] merl.[36] **MEZ.**[1] mill.[36] **Mosch.**[5] mur-ac.[1] musa[197] naja nat-c.[1] nat-m.[36] nat-s. **NIT-AC.** nit-s-d.[36] **Nux-m.** nux-v. ol-an.[36] olnd.[5] ozone[227] par. **Petr.**[5] **PH-AC. PHOS.**[1] **Phyt.** pic-ac. pier-b.[233] plat.[1] plat-m.[111] plb.[36] plut-n.[222] polyp-p.[36] psil.[164] **PSOR. PULS.**[1] ran-a. rat. rheum[1] **RHOD.**[5] **RHUS-T.**[1] **Rumx. RUTA**[5] sabad.[5] **SABIN.**[5] samb.[1] sang.[25] sarr.[8] sars.[1] **Sep.**[5] **SIL.**[1] spig.[1] spong.[1] stann.[1] **STAPH.**[1] **Still.**[8] stram.[1] **Stront-c.** stry. sul-ac.[1] sul-i.[137] **SULPH. SYPH.**[56] tarax.[1] tarent. tep.[36] **Teucr.**[5] thal.[144] ther.[111] **THUJ.**[5] trom. tub.[58] **VALER.** verat.[1] verat-v. verb.[36] vichy-g.[36] viol-t.[5] visc.[25] weil.[9] **ZINC.**[36]

ALLGEMEINES; O; Knochen

Gelenke: acon.[5] **Agar.** agn.[5] alum.[5] am-c.[5] am-m.[5] ambr.[5] ammc.[4] **Anac.** ang.[5] ant-c.[1] apisin.[5] apoc-a.[25] **Arg. Arn. Ars.**[5] asaf.[5] asar.[5] aster. **AUR.**[1] **Bar-c.**[5] **Bell. Benz-ac.** berb. bism.[5] **Bor.** bov.[5] **Brom.**[5] **BRY.**[5] bufo[111] **CALC.**[1] **Calc-p. Camph. Cann-i.** cann-s.[5] canth.[5] caps.[5] **Carb-an.**[5] carb-v.[5] carbn-s.[58] caul.[25] **CAUST.**[1] cedr.[25] **Cham.** chel.[5] **Chin.**[5] **Cic.**[5] **Cimic.** clem.[5] cocc.[5] coff.[5] **Colch.**[102] **COLOC.**[5] con.[1] croc.[5] cupr.[5] cycl.[5] **Dig.** dios.[25] dros.[5] **Dulc.** euph.[5] euphr.[1] **Ferr. Graph.**[5] **Hell. Hep.**[5] hyos.[5] ign.[5] **Iod.**[1] **Iris** kali-bi.[36] **KALI-C.**[1] **Kali-n.**[5] **Kalm.** kreos.[5] lach.[5] laur.[5] **LED.**[1] **LYC.**[5] m-arct.[5] m-art.[5] m-aust.[5] mag-c.[5] mag-m.[5] **Mang.**[5] meny.[5] **Merc.**[5] merc-c.[5] **Mez.** mit.[36] morg.[136] mosch.[5] **Mur-ac.**[5] nat-ar.[36] nat-c.[5] **NAT-M.**[1] nat-s. nit-ac.[1] **NUX-V.** par.[5] **Petr.**[5] ph-ac.[1] **Phos.**[5] plat.[5] plb.[5] **Puls.** ran-b.[5] rheum[5] **RHOD.**[5] **RHUS-T.**[5] **Ruta**[5] sabad.[5] **SABIN.**[5] sang.[25] sarr.[45] **Sars.**[5] sec.[5] sel.[5] **Seneg.**[5] **SEP.**[1] **SIL.**[5] **Spig.**[5] spong.[5] **Stann. Staph.**[5] still.[111] stram.[5] **STRONT-C.**[5] **Sul-ac.**[5] **SULPH.**[5] tarax.[5] **TEUCR.**[5] **Thuj.**[5] valer.[5] verat.[5] verb.[45] viol-t.[5] **ZINC.**[5]

Gesäßbacken: acon.[111] **AGAR. Alum. Am-c. Anac.** ang.[1] ant-c.[5] arg.[3020] **Ars.** asaf.[36] aur.[1] aur-m. **Bamb-a.**[1184] **BAR-C.** bell.[1] berb. bor.[1] bry. **Calc.**[1] **CALC-P.** cann-s.[1] canth.[5] carb-v.[137] carbn-o.[36] **Caust.** cench.[58] cham.[36] chel.[25] **Chin.** cina[36] colch. **Coloc.** con.[1] croto-t. cupr.[1] **Cycl.**[5] dig.[1] dros.[1] dulc. euph.[5] euphr.[1] gels.[36] germ.[222] **GRAPH.**[5] **Guai. Hep.**[1] hura[36] hydrog.[222] **Hyos.**[1] kali-c.[1] kali-n.[1] lachn.[25] laur.[5] **Lyc.**[1] **Mag-c.** mag-m.[1] mang.[5] mang-acet.[1] meny.[1] **MERC.** mez.[1] mill.[36] mosch.[36] mur-ac.[1] **Nat-c.**[1] nat-m.[1] nit-ac.[1] nux-v. olnd.[5] ozone[227] **Petr. PH-AC.**[1] **Phos.**[1] **Plat.**[5] plb. prun. psil.[164] **Puls.**[1] **Rhus-t.** sars.[1] sel.[5] **Sep.**[1] **Sil.** stann.[1] **STAPH.**[1] stront-c. **SULPH.**[1] tab.[36] tax.[303] ther.[25] thuj.[1] **Til.** verat.[5] vinc.[4] zinc.[1]

Hüften: abrot. **ACON.**[5] **Aesc.** aeth. **AGAR.**[1] agn.[5] ail.[25] **All-c.** all-s. **ALUM. Alum-p.**[58] **Alum-sil.**[58] alumn.[1] **Am-c.**[5] **Am-m.** ambr.[1] ammc.[4] anac.[1] androc.[222] **Ang. Ant-c.** ant-t.[5] **Apis** apisin.[5] **Arg.**[1] **Arg-n.**[36] arge-p.[264] **Arn.**[5] **ARS.**[1] ars-met. **ASAF.**[5] **Asar.**[1] aster. **Aur.**[5] aur-m. aur-m-n.[36] **Ba-sv. Bamb-a.**[1184] **Bapt. Bar-c.**[1] **BELL.**[5] benz-ac. **Berb.**[36] **Bov. BRY.**[5] cact. **CALC.**[1] calc-f.[137] **CALC-P.**[111] calc-sil.[58] cann-i.[36] cann-s.[5] **Canth. Caps.**[1] **Carb-ac. CARB-AN. Carb-v. Carbn-s. CARD-M.** cassi-s.[192] cast. **Caust.**[1] **Cham.**[5] **CHEL.**[5] **CHIN.** chin-s. cic.[1] **Cimic. CINA**[5] cinnb. clem.[5] cob. coc-c. coca **Cocc.** coff.[5] **COLCH.**[5] **COLOC.**[5] **CON.**[5] cop. **Croc.**[5] crot-h.[36] **Croto-t.** cupr. cur. cycl.[5] **Dig.**[5] dios.[25] dros.[5] **Dulc.**[1] **Elat.** euon. eup-per.[25] **EUPH.**[1] **Euphr.**[5] eupi. excr-can.[269] **FERR.**[5] **Ferr-i.**[58] ferr-ma. ferr-p. **Fl-ac.**[5] form.[36] gad.[36] gamb. gels.[36] gins. gnaph.[8] gran. graph.[1] gua.[25] haliae-lc.[222] **Ham.** ***harp.***[1184] **Hell. HEP.**[1] hura hyos.[1] hyper. **Ign. Iod.**[1] ip.[36] irid.[102] **Iris** jug-c.[25] **Kali-bi.**[36] **KALI-C. Kali-i.**[36] **Kali-n. Kali-s.** kali-sil.[58] **Kalm.** kola[1184] **Kreos.**[5] **Lac-c. LACH. Laur. LED.**[1] **Lil-t.**[25] lith-c.[25] **Lyc.**[1] **Lyss.** m-arct.[5] m-art.[5] m-aust.[5] **Mag-c.**[1] **MAG-M.**[36] mag-s.[36] manc. mang.[5] mang-acet.[1] **Med.** meny.[1] meph. **Merc.**[5] **Merc-c.** merc-i-f. merc-i-r. **MEZ.** mosch.[5] mur-ac.[1] nat-ar.[36] **Nat-c. NAT-M.**[1] nat-p. **Nat-s.**[36] **Nat-sil.**[58] nicc. **Nit-ac.**[1] **NUX-V.**[1] ol-an.[36] olnd.[5] onos. osm. **Ox-ac.** ozone[227] **Pall.**[38] par.[5] **Petr.**[5] **PH-AC.**[1] **PHOS.**[1] **Phyt.** plan.[25] **Plat.**[5] **PLB.** plut-n.[222] podo.[25] polyg. psor. ptel. **PULS.**[5] puls-n.[25] ran-b.[5] **Rat. Rheum**[5] **Rhod. RHUS-T.**[1] rumx. **RUTA**[1] sabad.[5] sabin.[5] samb.[5] sang.[8] sanic. sarr.[36] **Sars.**[1] **Sel.**[5] seneg.[5] **SEP.**[1] **SIL.**[1] sol-n. spong.[5] **Stann.**[1] **Staph.** still. **STRAM. Stront-c. Sulph.**[1] **Syph.** tab. tarax.[1] tarent. tax. tela[192] tell.[36] tep.[36] ter. term-a.[192] teucr.[5] ther. **Thuj.**[1] til. tril.[8] tub.[36] **Valer.**[5] **Verat.**[5] verat-v.[36] visc.[25] **ZINC.** zinc-p.[58] zing.

- **abwechselnde** Seiten: euon.[111]
  abwechselnde Seiten
- **erstreckt** sich von Hüfte zu Hüfte: arn.[137] **Bell.**[102] **Cimic.**[102] cocc.[5] **Coloc.**[102] euon.[137] **LAC-C.**[137] lil-t.[111] onos.[137]
- **Hüftgelenke**: acon.[5] agn.[5] am-c.[5] anac.[5] ang.[5] ant-c.[5] arg.[5] arn.[5] asar.[5] bell.[5] **BRY.**[5] **CALC.**[5] caps.[5] **Carb-an.**[5] **CAUST.**[5] chin.[5] cocc.[5] coloc.[5] dulc.[5] euph.[5] **Ferr.** hell.[5] hep.[5] ign.[5] kali-c.[5] kali-n. kreos.[5] **LED.**[5] lyc.[5] m-arct.[5] m-art.[5] m-aust.[5] mag-c.[5] mag-m.[5] meny.[5] merc.[5] merc-c.[5] nat-m.[5] nit-ac.[5] nux-v.[5] par.[5] petr.[5] ph-ac.[5] phos.[5] puls.[5] **RHUS-T.**[5] sabad.[5] seneg.[5] **Sep.**[5] sil.[5] stann.[5] staph.[5] still.[111] stront-c.[5] sulph.[5] verat.[5]
  Gelenke

Oberschenkel: acon.[5] agar.[5] alum.[5] am-c.[5] anac.[5] ang.[5] ant-c.[5] ant-t.[5] aran.[111] arg.[5] arn.[5] asaf.[5] asar.[5] aur.[5] bar-c.[5] bell.[5] bor.[5] bry.[5] calc.[5] camph.[5] canth.[5] caps.[5] carb-an.[5] carb-v.[5] caust.[5] cham.[1] chel.[5] **CHIN.**[5] cic.[5] cimic.[111] clem.[5] cocain.[111] cocc.[5] coff.[5] coloc.[5] con.[5] cycl.[5] dig.[5] dros.[5] dulc.[5] euph.[5] euphr.[5] gels.[111] graph.[5] **GUAI.**[5] hell.[5] hep.[5] hyos.[5] ign.[5] kali-bi.[111] kali-c.[5] kreos.[5] led.[5] lil-t.[111] lyc.[5] m-arct.[5] m-art.[5] m-aust.[5] mag-c.[5] mag-m.[5]

mang.[5] meny.[5] **MERC.**[5] mez.[5] mosch.[5] mur-ac.[5] nat-c.[5] nat-m.[5] nat-n.[111] nit-ac.[5] nux-v.[5] olnd.[5] par.[5] petr.[5] ph-ac.[5] phos.[5] **PHYT.**[111] plat.[5] plb.[5] podo.[111] **PULS.**[5] ran-b.[5] rhod.[5] rhus-t.[5] ruta[5] sabin.[5] samb.[5] sars.[5] sel.[5] sep.[5] sil.[5] spig.[5] spong.[5] squil.[5] stann.[5] staph.[5] sulph.[5] tarax.[5] thuj.[5] valer.[5] verat.[5] viol-t.[5] xan.[111] zinc.[5]

- **abwechselnd**: acon.[5]
- **Ausstrecken** amel.: cham.[1]
- **Vorderseite**: agar.[5] **ANAC.**[5] ang.[5] aran.[111] arg.[5] arn.[5] asaf.[5] bar-c.[5] bry.[5] canth.[5] chel.[5] chin.[5] cimic.[111] coff.[5] coloc.[5] dig.[5] dulc.[5] euph.[5] euphr.[5] graph.[5] ign.[5] kali-bi.[111] **LIL-T.**[111] mag-c.[5] meny.[5] mur-ac.[5] nat-m.[5] olnd.[5] ph-ac.[5] phyt.[111] podo.[111] ruta[5] sabin.[5] sil.[5] **SPONG.**[5] sulph.[5] valer.[5] viol-t.[5] xan.[111]
- **Rückseite,** posterior: alum.[5] am-c.[5] ant-c.[5] arg.[5] bar-c.[5] bor.[5] calc.[5] canth.[5] caps.[5] carb-v.[5] caust.[5] coff.[5] con.[5] cycl.[5] graph.[5] hyos.[5] ign.[5] kali-bi.[111] kali-c.[5] led.[5] lyc.[5] mang.[5] meny.[5] merc.[5] mez.[5] mosch.[5] par.[5] ph-ac.[5] phos.[5] plat.[5] rhus-t.[5] samb.[5] sel.[5] sep.[5] sil.[5] stann.[5] staph.[5] **SULPH.**[5] verat.[5] **ZINC.**[5]
- **innen,** medial: arn.[5] asaf.[5] bar-c.[5] calc.[5] camph.[5] carb-an.[5] carb-v.[5] caust.[5] graph.[5] hep.[5] kali-c.[5] kreos.[5] **LIL-T.**[111] lyc.[5] m-arct.[5] m-aust.[5] mag-m.[5] mang.[5] merc.[5] nit-ac.[5] **PETR.**[5] plb.[5] podo.[111] **RHOD.**[5] sabin.[5] samb.[5] sel.[5] spong.[5] **STANN.**[5] staph.[5] **SULPH.**[5] tarax.[5] viol-t.[5]
- **außen,** lateral: alum.[5] anac.[5] aur.[5] bell.[5] canth.[5] caust.[5] cocain.[111] cocc.[5] euph.[5] gels.[111] **PH-AC.**[5] phyt.[111] spig.[5] stann.[5] sulph.[5] valer.[5] zinc.[5]

Knie: abrot.[36] **ACON.**[5] adam.[222] **Aesc.**[25] **Agar.** agki-p.[1202] **AGN.**[5] **All-c.** aloe[36] **ALUM.** **Alum-p.**[58] **ALUM-SIL.**[58] alumn.[58] **Am-c.**[5] **AM-M.**[1] **Ambr.** ammc.[36] **Anac.** androc.[222] **Ang.**[1] **Ant-c.**[1] **Ant-t.**[5] **Apis**[54] **APISIN.**[5] **Apoc.** aq-des.[275] aran. **Arg.**[1] **Arg-n.**[5] **ARN.**[5] **ARS.**[1] ars-h. **Ars-i.** ars-met. ars-s-f.[58] arund. **Asaf.**[5] **Asar.** asc-t.[36] aster. **AUR.** aur-ar.[58] aur-i.[58] aur-m.[36] **Aur-m-n.**[36] aur-s.[58] **Ba-sv.** bac.[56] **Bamb-a.**[1184] bapt. bar-acet.[1] **BAR-C.**[5] bar-i.[58] **Bar-m.**[8] **BAR-S.**[58] **BELL. BENZ-AC. BERB.** **Bol.** bor.[1] **Bov.**[5] brach.[36] **Brom.**[5] **BRY.** **Bufo**[36] cact.[36] cadm-s. caj.[25] calad.[5] **CALC.**[1] calc-acet.[1] calc-caust. calc-f. calc-i.[58] **Calc-p.**[36] **Calc-s.** **Calc-sil.**[58] **Camph.** **CANN-I.** **Cann-s.**[5] **Canth.**[5] **Caps.**[1] carb-ac.[25] **Carb-an.**[1] **CARB-V.** carbn-o.[36] carbn-s.[25] **Card-m.** cass.[36] cassi-s.[192] cast. **Caul.** **CAUST.**[1] cedr.[25] cere-b.[36] **Cham.**[1] **CHEL.**[25] **CHIN.**[1] **Chin-ar. Chin-s. Cic.** cimic. **Cimx.** cina **Cinnb. Cist. Clem.**[36] **Cob.** coc-c.[36] **COCC.**[1] cod.[25] coff.[5] **Colch.**[5] **COLOC.**[1] **Com.**[36] **CON.** conv.[144] **Cop.** corn. cortico.[119] **Croc.** crot-c.[36] crot-h. croto-t. **Cupr.**[1] cupr-acet.[45] cupr-ar. cycl.[1] daph. **Dig.**[1] **Dios.**[25] dros.[1] **Dulc.**[1] echi.[111] **Elaps** ery-a.[36] **Eup-per.**[25] euph. **Euphr.**[5] eupi. excr-can.[269] fago.[25] **Ferr.** ferr-ar. ferr-ma.[10] **Ferr-p. Fl-ac.** form.[25] form-ac.[111] **GELS.**[111] gent-l. germ.[222] gink.[227] gins. **Glon.** goss.[25] gran. **GRAPH.**[1] grat.[36] **Guai.**[1] ham.[36] ***harp.***[1184] **HELL.**[1] **HEP.**[1] hipp. hura **Hydr.**[25] hydrog.[222] **Hyos.**[5] hyper.[45] **Ign.**[5] **Indg. IOD.**[1] iodof.[8] **Ip.**[1] **Iris Jac.** jatr. jug-r. **Kali-ar. Kali-bi. KALI-C.**[1] **Kali-chl.**[58] **Kali-i.**[102] **Kali-n.**[1] kali-p. **Kali-s.** kali-sil.[58] **Kalm.**[36] **Kreos.**[5] **Lac-ac. Lac-c.**[58] lac-eq.[204] **LACH.**[5] lachn.[36] lact. lap-laz.[227] lath. laur.[5] **LED.**[5] lil-t. lith-c.[25] lob.[25] lob-s. lol.[111] **LYC.**[1] lycps.[25] lyss. m-arct.[5] **M-art.**[5] m-aust.[5] **Mag-c.** **Mag-m.**[5] mag-s. manc.[36] **Mang.** mang-m.[1] **Med. Meli.**[102] **Meny.**[1] **MERC.** merc-c. merc-i-f. merc-i-r. merl.[36] **Mez.** mill. mit.[25] **Morg.**[136] morg-g.[136] mosch.[5] **Mur-ac.** murx. myric.[25] nat-ar.[36] **Nat-c.**[1] **NAT-M.**[1] nat-p.[36] **NAT-S.** nat-sil.[58] neon[222] nicc.[36] **NIT-AC.** **NUX-M.**[5] **NUX-V.**[5] ol-an. **Ol-j.**[25] **Olnd.**[5] op. osm.[36] **Ox-ac.** ozone[227] par.[5] ped.[85] **PETR.**[1] **Ph-ac.**[5] phel. **PHOS.**[1] phys.[25] **Phyt.**[25] pip-m. plan.[36] **PLAT. PLB.** plect.[36] plut-n.[222] **Podo.** por-m.[251] prun.[36] psil.[164] **Psor.**[36] ptel. **PULS.**[1] puls-n.[25] pyrus[36] rad-br.[102] ran-a.[45] ran-b.[1] ran-s.[5] raph. rat. **Rheum**[1] **Rhod. RHUS-T.**[1] **Rhus-v.**[25] rob.[111] rumx.[25] **Ruta**[1] **SABAD.**[5] **Sabin.**[5] **Sal-ac.** samb.[5] sang. sanic. sarr.[36] **Sars.**[1] scroph-n.[111] **Sec.** sel.[5] **Seneg. SEP.**[1] **SIL.** slag[102] **Spig.**[1] **SPONG.**[1] squil.[1] **Stann.** **STAPH.**[1] stel.[111] **Stict. Stram. Stront-c.** **STRY. Sul-ac. Sul-i.**[58] **SULPH.**[1] sumb.[25] syc-co.[136] syph. tab. **Tanac.**[5] **Tarax.**[1] tarent.[36] tax.[36] tell. tep.[36] **Ter.** thea ther.[54] thlaspi[111] **Thuj.** til.[36] trom. tub. upa. uran.[269] **Valer.**[5] **VERAT.**[1] **VERAT-V. Verb.**[1] viol-t.[5] vip.[36] visc.[25] wies.[9] xan. xero.[102] **ZINC.**[1] **Zinc-p.**[58]

- **innen,** medial: bar-c. nat-m. phos.[1]
- **Kniekehle**: agar.[1] agn.[36] **Alum.**[1] am-c.[36] **Am-m.**[1] **Ambr.** anac.[1] ang.[1] ant-t.[36] **Arg.**[36] arg-n.[5] **ARS.** ars-h. asar.[1] aur.[5] **Bar-c. BELL.**[1] **Berb.** **Bov.** brom. **Bry. Calc. Calc-p.** cann-s. carb-ac.[111] **Carb-an.** carb-v. **Carbn-s.**[36] **CAUST.** cham.[36] **Chel.** chin.[1] coc-c. cocc.[5] coloc.[1] **Con.**[5] cupr-ar. **Cycl.**[1] dig.[5] dios.[25] dros.[1] elaps[36] fago.[25] form.[111] **GRAPH.** **GUAI.**[1] ham.[36] **Hep.**[1] ign.[111] **Iod.** kali-c. kali-chl.[111] kali-n.[1] kreos.[5] laur. **Led.** lith-c. **Lyc.**[1] m-aust.[5] **Mag-c.** mang.[5] meny.[1] **MERC.** **Mez.**[1] mosch.[5] **Mur-ac.**[1] **NAT-C.**[5] **NAT-M.**[5] nat-p.[36] nat-s. **Nit-ac.**[1] **Nux-v.** ol-an. olnd. **Petr.** ph-ac.[1] phos.[1] phys.[25] **Phyt.** plat.[1] **Plb.**[36] **Psor. Puls.**[5] rad-br.[102] rat. rheum[1] **RHUS-T.** **Sars.**[1] scroph-n.[111] **SEP.**[1] spig.[1] spong.[1] squil.[1] stann.[1] **Staph.**[1] sul-ac.[1] **SULPH. Tarax. Thuj.**[5] **Valer.** verat.[1] vip.[36] **ZINC.**[1]
- **Kniescheibe**: acon.[5] aloe[36] **ALUM.** am-c.[36] ang.[1] **Arg.**[36] arg-n.[36] arn.[5] asaf.[5] bar-c.[36] **BELL.**[1] berb.[36] bry.[5] calc.[1] calc-acet.[1] **CAMPH.**[5] **Cann-s.**[5] canth.[5] carb-v.[5] caust.[1] cham.[36] chel.[5] chin.[1] clem.[36] coc-c.[36] cocc.[5] coloc.[36] con.[1] crot-h. cupr-ar. cycl.[36] goss.[25] hell.[1] hep.[111] **Iod.**[5] kali-n.[1] kreos.[5] lachn.[36] **Led.** **M-aust.**[5] merl.[36] nat-m.[36] **Nit-ac.**[1] ph-ac.[1] phos. plect.[36] psor.[36] **Rhus-t.**[5] samb. sep.[1] sil.[1] spig.[1] **Spong.**[5] stann.[1] staph.[5] **Sulph.**[36] thlaspi[111] thuj.[1] viol-t.[5] visc.[25] zinc.[1]

Unterschenkel: **Abrot.** acet-ac. **ACON.**[5] adam.[222] **AESC. Aeth. AGAR.**[1] agav-a.[25] agki-p.[1202] agn.[5] ail.[25] all-c. allox.[119] aloe[36] **ALUM.**[1] alum-p.[58] **ALUM-SIL.**[58] **Alumn. AM-C.** **AM-M.**[5] **Ambr. Aml-n.**[102] ammc.[4] amyg-p.[36] **ANAC.** anag.[8] **Anan.** androc.[222] **Ang.**[5]

BEINE; Unterschenkel (Forts.)

ange-s.[255] **Ant-c.** ant-t.[5] **ANTHR. APIS**[8] api-sin.[5] **Apoc. Aran. Arg. Arg-n.**[36] arist-cl.[119] arist-m.[36] **Arn.**[5] **ARS.** ars-h. ars-i.[25] **Ars-s-f.**[58] arum-d.[25] arum-t. arund. **Asaf.** asar.[5] asc-t.[36] **Aster.** atista[192] atro. **Aur.** aur-ar.[58] **Aur-m.** aur-m-n. **AUR-S.**[58] bac.[8] **Bad.** bamb-a.[1184] **Bapt. Bar-c.**[5] bar-i.[58] bar-m. bar-s.[58] bart.[36] **BELL.**[1] bell-p.[102] benz-ac.[36] **Berb.** bism.[1] **Bor.**[1] both-l. **Bov.** brach.[36] brom. bros-g.[259] **BRY.**[1] **Bufo** but-ac.[119] **Cact.**[25] cadm-s. cahin. **Calad.**[5] **CALC.**[1] calc-f. calc-i.[58] **Calc-p.**[36] **Calc-s. CALC-SIL.**[58] calx-b.[194] **Camph. CANN-I.** cann-s.[5] **Canth. Caps. Carb-ac. Carb-an. CARB-V.** carbn-o. **CARBN-S.** carc.[193] card-m. carl. carn-g.[264] cassi-s.[192] cast. cast-eq. cath-a.[264] **CAUST.** cedr. **Cench. CHAM.**[1] **CHEL.**[25] **CHIN. Chin-ar.**[58] **Chin-s.**[36] chlol. **Chlor.** choc.[222] **Cic.**[1] cimic.[8] **Cimx.** cina[5] **Cinnb. Cist. Clem.**[1] cob. cob-n.[119] coc-c.[36] coca[36] **COCC.** cod.[25] **Coff.**[5] **Colch.**[54] coll.[137] **COLOC.**[1] com.[25] **CON.** cop. cor-r.[111] corn. **Croc.**[5] **Crot-c.**[2016] **Crot-h.** croto-t. **CUPR.**[1] **Cupr-ar.**[25] **Cycl.**[1] cymbo-ci.[2184] cypra-e.[227] daph. **DIG. Dios.**[25] dros.[1] **Dulc.**[162] echi. **Elaps** ephe.[267] eug. **EUP-PER. Eup-pur. EUPH.** euphr.[1] eupi.[36] **Fago.**[36] falco-p.[265] **FERR.** ferr-acet.[111] ferr-ar.[58] ferr-i.[58] **Ferr-m.** ferr-p. **Fl-ac.**[54] **Form.** gamb.[36] **Gels.** germ.[222] gins. **Glon. Gnaph.**[102] goss.[25] **GRAPH.**[1] grat. gua.[25] **GUAI.**[1] guare.[25] haliae-lc.[222] **HAM.** harp.[1184] hecla.[25] hedeo.[77] **Hell.** helo.[102] **Hep.** hura[36] **Hydr. Hydrog.**[222] hyos.[1] **Hyper.** ig-a.[5] **Ign.** ind. **Indg. Iod.**[1] iodof.[46] **IP.** irid.[54] iris[25] iris-foe. **Jatr.** jug-r. **Kali-ar.**[58] **Kali-bi.**[58] **Kali-br.**[8] **KALI-C. KALI-CHL.**[58] **Kali-i. Kali-n.**[1] kali-p. **KALI-S.** kali-sil.[58] **Kalm.**[58] kola[1184] **Kreos.**[5] **Lac-ac. LAC-C.** lac-del.[204] **LACH.** lachn.[36] lact. lam.[36] lappa[137] **Lath. Laur. LED.** lil-t.[25] **Lith-c. Lob.** lob-c.[25] lob-s.[25] lol.[85] **LYC.**[1] lycps.[25] **Lyss.** m-arct.[5] m-art.[5] m-aust.[1] **MAG-C.**[1] **Mag-m.**[1] mag-s. maland.[85] manc. mand.[119] **MANG.** mang-acet.[1] **Mangi.**[197] marm-w.[194] **MED. Meny. Meph. MERC.**[5] **Merc-c.**[5] merc-cy.[25] merc-i-f. merc-i-r. merl. **MEZ.**[1] **Mill.**[8] mit.[25] morg.[136] morph. **Mosch. Mur-ac.** murx. musa[197] **Mygal.** myric.[25] **Naja Nat-ar. Nat-c. NAT-M. Nat-p. NAT-S. Nat-sil.**[58] neon[222] nicc. **NIT-AC.**[1] **NUX-M. NUX-V.** ol-an.[36] **Olnd. Onos. Op.**[5] orig-v.[25] osm. **Ox-ac.** ozone[85] paeon. pall. par. **PETR. PH-AC.** phel. **PHOS. Phys. Phyt. Pic-ac.**[54] pier-b.[233] pitu-a.[164] plan.[25] **PLAT. PLB.** plut-n.[222] **PODO.** polyg.[25] prot.[136] prun.[36] psil.[164] **Psor.** ptel. **PULS.**[1] puls-n.[25] **PYROG.** pyrus ran-a.[45] ran-b.[5] ran-s.[5] raph. rat. **RHEUM**[1] **RHOD.**[5] **RHUS-T. RHUS-V. Rumx. RUTA Sabad.**[5] sabin.[5] sal-ac.[8] **SAMB.**[1] **Sang.** sarcol-ac.[102] sarr.[36] **Sars. SEC.** sel.[5] seneg.[5] **SEP.**[1] **SIL.**[1] **Sin-n.** sol-n.[25] sol-t-ae. spect.[271] spig.[1] **SPONG.** squil.[5] **Stann. STAPH.**[1] stel.[77] stict. still.[8] **STRAM.**[1] stront-c.[5] stroph-s.[119] **Stry.** sul-ac.[1] **Sul-i.**[58] **SULPH.**[1] sumb.[25] syc-co.[136] symph.[5] **Syph.**[56] **Tab.**[36] **TARAX.**[1] **TARENT. Tarent-c.** tax. tela[102] tep.[36] **Ter.** tet.[36] teucr.[5] ther.[54] thlaspi[111] **THUJ.**[1] thyr.[137] til.[36] tril-c.[36] trio.[111] trom. **TUB.**[15] tylo-i.[192] upa.[36] uran.[269] uran-n.[25] ust. vac. valer.[5] **VERAT.** verat-v.[25] verb.[1] vib.[54] viol-t.[5] **Vip.**[185] visc.[25] xan. **ZINC.** zinc-i.[137] zinc-p.[58] ziz.

- **Schienbein**: adam.[222] **AGAR.**[1] agn.[5] alum.[1] **Am-c.** ambr. ammc.[4] **ANAC. Ang. Ant-c.** aran.[25] **Arg.** arg-n.[36] arn.[5] **Ars. ASAF.**[5] **AUR. Aur-m.**[58] **Aur-m-n.** bamb-a.[1184] bar-c.[1] bell.[1] **Berb.**[36] bism.[5] bov. brom. **Bry. CALC.**[1] calc-f. **Calc-p.**[58] **Carb-ac. Carb-an.**[1] **CARB-V.**[5] **Caust.** cham.[36] chel. **Chin.**[1] cina[36] **Cinnb. Clem.** coff.[5] **Coloc.** con.[1] cycl.[1] dig.[1] dios.[25] dros.[5] **Dulc.** ephe.[267] euph.[5] euphr.[1] fl-ac. **Graph.** grat. **Guai.**[1] **Hecla.**[25] hell.[1] **Hep.**[5] hura hydrog.[222] hyper.[36] ign.[1] indg. **Kali-bi. KALI-C. Kali-i.** kali-n.[1] kalm.[58] kreos.[5] **LACH.** laur.[5] **Led.**[36] lob-s.[25] lyc.[1] m-arct.[5] m-art.[5] m-aust.[5] **Mag-c.** mag-m.[1] **Mang.** mang-acet.[1] meny.[1] **MERC.**[5] merc-c.[85] **MEZ.**[1] **Mosch.**[5] mur-ac.[1] nat-c.[1] nat-m. nat-s. **NIT-AC.**[5] nux-v. par. **Petr.**[5] **PH-AC. PHOS.**[1] **Phyt.**[25] plat.[5] plut-n.[222] **PSOR. PULS.**[1] **Rhod. RHUS-T.**[1] **Rumx.** sabad.[5] **SABIN.**[5] samb.[1] sars.[1] **Sep.**[5] **SIL.** spig.[1] spong.[1] stann.[1] **Staph. Still.**[8] sul-ac.[1] sul-i.[137] **SULPH. Syph.** tarax.[1] **THUJ.**[5] valer.[5] verat.[1] viol-t.[36] visc.[25] **ZINC.**[36]
☞ *Knochen*

◦ **Knöchel**: berb.[36]

- **Waden**: **Acon.** adam.[222] **Aesc. Agar.**[36] agn. allox.[119] **Aloe ALUM.**[1] alum-sil.[58] am-c.[1] am-m. **AMBR.**[5] amyg-p.[36] **ANAC.** androc.[222] **ANG.**[1] ant-c.[1] ant-t.[5] apis aran.[149] **Arg. ARG-N.**[36] **Arn. ARS.**[1] ars-i.[25] asaf.[5] aur. aur-m. bapt.[25] bar-c. bell.[1] bell-p.[119] berb.[36] bor. **Bov. Bry.** but-ac.[119] **Cact. CALC.**[1] **Calc-p.**[36] **Calc-sil.**[58] calx-b.[194] **CAMPH.**[5] **Cann-i. Cann-s.**[5] canth.[5] caps.[5] **CARB-AN. Carb-v.**[1] carbn-s. card-m. cassi-s.[192] cast. **CAUST. CHAM.**[1] **Chel. Chin.**[5] **Cic.**[5] cina[5] cinnb. cist. clem.[1] coc-c. coca[36] cocc.[5] **Colch. COLOC.**[8] **Con.** croc.[5] **Crot-h. CUPR. Cycl.**[1] cymbo-ci.[2184] dig.[1] dios.[25] dros.[1] **Dulc. Elaps EUP-PER.** euph.[1] **Euphr.**[1] eupi. fago. falco-p.[265] **Ferr.** ferr-i. **Gels.**[36] germ.[222] gins. **GRAPH.**[1] gua.[25] **Guai.** hell.[36] **HYOS.**[1] hyper. **IGN.**[5] **Indg. Ip.**[5] irid.[85] **Iris**[25] jatr. **Kali-bi.** kali-br.[36] **Kali-c.**[1] **Kali-chl.**[58] kali-i. kali-n.[1] **Kali-p.** kali-sil.[58] kola[1184] kreos.[5] lac-ac. **Lach.**[5] lappa[137] **Lath.**[102] laur. **Led.** lob.[36] lob-c.[25] lol.[85] **LYC.**[1] lycps.[25] lyss. m-arct.[5] m-art.[5] **M-aust.**[1] **Mag-c. Mag-m.** mag-s.[111] manc. **Mang.** mang-acet.[1] **Med.**[56] meny.[1] merc.[5] **Merc-c.**[5] **Merc-i-r. Mez.**[1] mit.[36] mosch.[5] mur-ac.[1] myric.[25] nat-ar. **Nat-c.**[1] **NAT-M.** nat-p. **NAT-S. NIT-AC.**[1] **Nux-m. NUX-V.** olnd.[5] onos. **OP.** ox-ac. **Petr. Ph-ac.**[1] phel. **Phos.**[1] phys. phyt. pic-ac. **Plat. PLB.** plut-n.[222] **PULS.**[5] ran-b. ran-s. raph. rat. rhod.[111] **RHUS-T.**[1] rhus-v.[36] rumx. ruta[5] **Sabad.** sabin.[5] sang.[36] **Sars. SEC.**[38] **Sel. SEP.**[1] **SIL.**[1] sin-n. sol-t-ae.[111] **Spig.** spong. **STANN.**[1] **STAPH.**[1] stront-c.[5] stroph-s.[119] **Stry.**[102] sul-ac.[5] **SULPH.**[1] tab. tarax.[1] **Tarent.** tax.[303] teucr. **Thuj.** tril-c.[36] trio.[111] upa. **VALER.**[5] **VERAT.**[1] **Verat-v.**[25] verb.[1] vib.[111] viol-t.[5] vip.[36] visc.[25] **Zinc.**[1] zinc-i.[137]

- **Achillessehne**: acon.[5] **Aesc.** aloe[36] **Alum.** am-c. am-m.[137] **ANAC.**[5] ant-c.[5] ant-t.[137] arg.[5] arist-m.[36] arn.[5] aur.[5] aur-m-n. bell.[1] benz-ac.[36] **Berb.**[5] bism.[1] **Bry. Calc.** camph.[36] **Cann-s.** canth.[5] carb-ac.[8] **Carb-an.**[36] **Caust.**[5] chel.[5] chin.[1] chin-s.[36] cic.[36] **Cimic.** coc-c.[36] **Colch.** dios.[25] dulc.[5] euphr.[5] gamb.[36] **Graph.** hedeo.[77] **Hep.**[1] **Ign. Kali-bi.**[36] **Kali-c.** kreos.[5] laur.[5] **Lyc.**[5] mag-c.[1] meny.[5] **Merc.**[1] mez.[5] mill.[8] **MUR-AC.**[1] myric.[25] naja[85] nat-c.[5] nat-m.[5] nat-s. **Prun.**[36] puls.[5] ran-b.[5] rat.[36] rhod.[5] rhus-t.[5] sabad.[36] **SABIN.**[5] sel.[5] **Sep.**[5] sil.[1] stann.[5] staph.[1] sul-ac.[5] **Sulph.**[5] symph.[5] tarent.[36] tet.[36] teucr.[5] thuj.[5] upa.[36] **Valer.**[36] **ZINC.**[5]

Fußgelenke: acon.[5] agn.[5] ambr.[5] ang.[5] arg.[5] arn.[5] ars.[5] bry.[5] calc.[5] **CAUST.**[5] chin.[5] cycl.[5] dros.[5] ferr.[5] graph.[5] hell.[5] hep.[5] ign.[5] kali-c.[5] kreos.[5] led.[5] **LYC.**[5] m-arct.[5] m-art.[5] m-aust.[5] mag-m.[5] mang.[5] merc.[5] mez.[5] nat-c.[5] **NAT-M.**[5] nit-ac.[5] nux-v.[5] petr.[5] ph-ac.[5] phos.[5] puls.[5] ran-b.[5] **RHUS-T.**[5] ruta[5] sel.[5] **SEP.**[5] sil.[5] spig.[5] stann.[5] stront-c.[5] **SULPH.**[5] tarax.[5] thuj.[5] valer.[5] zinc.[5]

Füße: abrot. **Acet-ac. Achy.**[149] **ACON. Act-sp.**[102] adam.[222] **Aesc.**[102] aeth. **AGAR. Agn.**[5] ail.[25] all-c.[8] all-s. allox.[119] aloe[58] **ALUM.** alum-m.[5] alum-p.[58] **Alum-sil.**[58] **Alumn.**[58] **Am-br.**[25] **Am-c.**[1] **Am-m.**[1] **AMBR.** ammc.[4] amyg-p.[36] **Anac. Anan.** androc.[222] **Ang.**[1] **ANT-C. ANT-T.**[5] aphis. **APIS**[54] apisin.[5] **Apoc.**[8] apoc-a.[36] aran.[25] **Arg. ARG-N.**[5] arist-cl.[119] **ARN.**[5] **ARS.**[1] ars-h. **ARS-I.**[25] ars-met. **Ars-s-f.**[58] arum-d.[25] arum-t. arund.[36] asaf.[5] **Asar.**[5] **Asc-t.**[25] aster. **AUR.**[1] aur-ar.[58] **Aur-m.** aur-m-n.[36] **AUR-S.**[58] aza.[102] bac.[8] bad.[25] **Bamb-a.**[1184] bani-c.[204] **Bapt.**[25] **BAR-C. Bar-m.** bar-s.[58] **BELL.**[1] **Benz-ac. Berb. Bism.**[5] bor.[1] **Bov.** brach. **BROM.**[5] bros-g.[259] **BRY. Bufo But-ac.**[119] **Cact.**[58] cadm.[110] cadm-s. cahin. calad.[36] **CALC.**[5] **Calc-ar. Calc-caust.** calc-f.[103] **CALC-I.**[58] **Calc-p.**[36] **CALC-S. CALC-SIL.**[58] calen. **CAMPH.**[1] cand-a.[239] cann-i.[58] **Cann-s. Canth. Caps.**[1] **Carb-ac. Carb-an. CARB-V.**[1] carbn-o.[36] **CARBN-S.**[25] card-m.[25] carl.[36] **Caul.**[36] **CAUST.**[1] cedr.[25] **Cench. CHAM.**[1] **CHEL. CHIN.**[1] **Chin-ar.**[58] **Chin-s.**[36] choc.[222] chr-ac. **Cic.** cimic. **Cina**[5] cinnb. clem.[5] cob. cob-n.[119] coc-c.[36] coca[36] **COCC.** cod.[36] coff.[5] **Colch.**[5] **COLOC. Com. CON.**[1] conv.[38] cop. corn.[25] cortico.[119] corv-c.[258] **Croc. CROT-C.**[36] crot-h. **Croto-t.** cub. **CUPR.**[1] cupr-ar. **Cur. Cycl.**[1] daph.[36] **DIG.**[1] dios. dor.[25] **DROS.**[5] **Dulc.**[5] dys-co.[136] **ELAPS**[36] ephe.[267] eug.[58] **Eup-per.**[58] eup-pur. euph.[1] euphr.[5] eupi. fago.[36] falco-p.[265] **FERR.** ferr-ar.[58] **FERR-I.**[58] **Ferr-m.** ferr-ma. **Ferr-p. Fl-ac.** form. frax.[102] gaert.[136] gall-ac.[162] gamb. **Gels.**[26] germ.[222] get.[111] gink.[227] gins. **Glon. GRAPH.**[1] grat. gua.[85] **Guai.**[1] guare. haliae-lc.[222] **Ham.**[102] harp.[1184] hed.[1125] **Hell.**[1] helo.[85] **HEP.** hip-ac.[119] hipp. hura[36] **Hydr.** hydr-ac. hydrc. **Hydrog.**[222] **HYOS. Hyper. Ign.** ind. indg. indol.[102] **IOD.**[1] **IP.**[1] iris[25] jal. **Jatr.** jug-r.[36] just.[111] **KALI-AR. Kali-bi.** kali-br.[8] **KALI-C.**[1] **Kali-chl.**[58] **Kali-i.**[36] **Kali-m.**[8] **KALI-N.**[5] **KALI-P. KALI-S. Kali-sil.**[58] **Kalm.** kola[1184] **KREOS.**[5] **Lac-ac. Lac-c.** lac-cpr.[261] lac-d.[58] lac-del.[204] lac-eq.[204] lac-h.[233] **LACH.**[5] lachn.[25] lact. lar-ar.[251] lat-h.[301] lat-m.[111] lath. laur.[5] **LED.** lepro.[197] **Lil-t.** lim.[102] **Lith-c.**[25] lob-c.[25] lob-s. **LYC.**[1] **Lycps.** lysim.[137] lyss. m-arct.[5] m-art.[5] **M-aust.**[85] **MAG-C.**[1] **MAG-M.**[1] mag-p.[111] mag-s. maland.[56] **Manc. Mang.**[5] **Mang-acet.**[1] mangi.[197] marm-w.[194] **MED.** meli. menth.[36] **MENY.**[1] **Meph. MERC.**[1] **MERC-C.**[5] merc-i-f. **Merc-i-r.** merl.[36] **MEZ.** mill.[36] morg. morg-g.[136] mosch.[5] **MUR-AC.**[1] **Mygal.**[25] myric.[25] **NAJA**[36] **NAT-AR.**[58] **NAT-C.**[1] **NAT-M.**[1] **Nat-p.**[36] **NAT-S. NAT-SIL.**[58] neon[222] nicc. nicc-s.[72] **NIT-AC.**[1] nit-s-d.[36] **Nux-m.**[5] **NUX-V.**[5] oena. **Ol-an.** ol-j.[25] **Olnd.**[5] **Op.**[5] osm.[36] **Ox-ac.**[36] ozone[227] paeon.[137] **PAR.** ped.[72] **PETR. PH-AC.**[1] **Phel. PHOS.**[1] **Phys. Phyt.**[36] **PIC-AC.** pimp.[5] pip-m.[36] pip-n.[111] pitu-a.[164] plan.[36] **Plat.**[1] plat-m. **Plb.**[10] plut-n.[222] **Podo.**[25] polyg.[25] por-m.[251] prot.[136] **Prun.** psil.[164] **PSOR.**[111] ptel. pull-g.[181] **PULS.**[1] puls-n.[25] querc-r.[257] rad-br.[111] **Ran-b.**[5] **Ran-s.** raph. **Rat.** ratt-n.[204] rauw.[119] **Rheum**[1] **RHOD.**[5] **RHUS-T.**[1] **Rhus-v.** rumx.[25] **RUTA Sabad. Sabin.**[5] **Sac-alb.**[102] **SAMB.**[5] **Sang. Sanic.**[56] sapo.[111] sarr.[36] **SARS.** scol.[1142] **SEC.**[1125] **Sel.**[5] senec. **SEP.**[1] **SIL.**[1] sol-n.[25] spect.[271] **Spig.** spong.[5] **SQUIL.**[5] **STANN.**[1] **STAPH. Stict.** still.[36] **STRAM.**[36] **Stront-c.**[5] **Stroph.**[102] stroph-s.[119] stry. **Sul-ac.**[1] **Sul-i.**[58] **SULPH.**[1] sumb. syc-co. **Syph. Tab.** tarax.[1] **Tarent.**[58] tarent-c.[58] tax. tax-br.[255] **TELL.** tep.[36] **Ter.** teucr.[5] thal-s.[111] ther. **THUJ.**[1] til. trif-p.[102] trom.[36] tub.[36] tung.[252] upa. uro-h.[264] ust.[36] **Valer.**[5] vario.[137] **VERAT. Verat-v.**[25] verb.[5] vesp. vinc.[4] viol-o.[5] viol-t.[5] vip.[36] visc.[25] xan. **ZINC.**[1] zinc-ar.[137] zinc-i.[137] **ZINC-P.**[58] zing.

- **Seiten** der Füße: am-m. **Ambr.**[1] ang.[1] arn.[5] ars. bism.[1] calc.[5] caust.[1] chin.[1] coloc.[5] graph. hep.[1] kali-bi.[137] **Led.** lith-c.[137] mur-ac.[1] nat-s.[111] ol-an.[111] rheum[1] sabin.[5] sep.[1] stann.[1] sulph.[1] tarax.[5] thuj.[5] **Zinc.**

- **Fußrücken**: acon.[5] agar.[1] alum.[1] **Anac.** ang.[1] ant-t.[5] **Arg.** arg-n.[5] **Arn.** ars.[36] asaf.[5] aster. aur.[1] aur-m-n. bamb-a.[1184] bell.[1] berb. **Bism.** bov. **BRY.**[36] **Calc. CAMPH.**[5] canth.[5] carb-an.[1] carbn-o. **CAUST.**[1] chel.[36] chin.[1] chin-s.[36] cic.[36] colch.[5] **Coloc.** com.[36] **Con.** cupr.[1] cycl.[1] dig. ferr.[36] ferr-i.[58] ferr-m. graph. ham.[36] hell.[36] **HEP.**[1] ign.[5] indg. iod.[36] jatr. jug-r.[36] kali-bi. kali-c.[1] kali-i.[36] lach. **LED.** lil-t. **Lyc.**[5] mag-m.[1] **Merc.** merc-c.[5] merc-i-f. merl. mez. mosch.[5] mur-ac.[1] **Nat-c.** nat-m.[5] **Nat-s.** nux-v.[1] olnd.[5] par.[5] petr. pip-m.[36] **Plat.**[5] plb.[5] **Psor. PULS. Ran-b.**[5] ran-s.[5] rheum[1] **Rhus-t.** rhus-v. sars.[1] **SEP.**[5] **Sil.**[5] **SPIG.**[1] **Sulph.** tab. **TARAX.**[1] **Thuj.** valer.[5] verat-v.[36] visc.[25] zinc.[1]

- **Fersen**: acon. act-sp.[111] aeth. **Agar.**[1] agn.[5] all-c.[8] **Alum. Am-c.**[5] **AM-M.**[1] ambr.[5] **Anac.** ang.[1] **Ant-c.**[5] **Aran. Arg. Arg-n. Arn.**[5] **Ars.** arund. aur.[5] aur-m-n. bamb-a.[1184] bapt. bell.[1] **Berb.**[122] bor.[5] bros-g.[259] **BRY.**[5] **Calc. Calc-p.** cann-s.[1] canth.[5] caps.[1] **Carb-an.**[1] carbn-s. carl. **CAUST.**[1] **Chel.**[25] chin.[1] cic. cina[5] coc-c.[111] **Colch. Coloc.**[1] con.[1] crot-h. **Cycl.**[1] dros.[5] eup-per. euph.[1] eupi. fago.[25] **Ferr.** ferr-ma. **GRAPH.**[1] hell.[1] hep.[1] **IGN.**[1] iod.[1] jatr. kali-bi.[58] kali-c.[1] **Kali-i. Kali-n.** kali-p.[111] kreos. lac-c.[111] **Lach.**[5] laur.[5] **LED.**[1] lith-c.[36] lob-c.[25] **Lyc. M-arct.**[5] **M-art.**[5] mag-c.[1] mag-m.[1]

BEINE; Füße; Fersen (Forts.)
Mang. med. meph. merc.[1] merl. **Morg.** mur-ac.[1] **NAT-C.**[1] nat-m. **Nat-s.** nicc. nit-ac.[1] nit-s-d.[111] **Nux-m.** **Nux-v.**[5] ol-an. olnd. paeon.[137] par.[5] **Petr.** **Ph-ac.**[1] **Phos.** phyt. pitu-a.[164] **Plat.**[1] plb.[5] polyg.[137] **PULS.**[1] **Ran-b.** ran-s.[5] raph. rheum[5] **RHOD.** **RHUS-T.**[5] ruta[1] **SABIN.**[5] sang. sars.[1] sel.[5] **SEP.**[1] **SIL.** spong.[5] **Stann.**[5] staph.[1] stict.[111] stront-c.[5] sul-ac. **Sulph.** tarent.[111] teucr.[5] **Thuj.**[1] trom. **VALER.** verat.[5] viol-t.[5] vip.[36] xan. **Zinc.**[1] zing.

- **Fußsohlen**: acon. aesc. **Agar.**[1] agn.[5] ail.[58] aloe[58] **ALUM.** alum-p.[58] **ALUM-SIL.**[58] **Alumn.**[58] **AM-C.**[5] **AM-M.** **Ambr.**[5] ammc.[4] **Anac.**[1] anan. androc.[222] ang.[1] **ANT-C.** aphis. apisin.[5] **Apoc-a.**[36] **Arg.** arg-n.[5] arn.[5] **ARS.**[1] ars-s-f.[58] arum-t. arund.[36] asar.[5] aster. aur. aur-m-n. **Bamb-a.**[1184] bani-c.[204] **BAR-C.** **Bell.** **Berb.** bism.[5] **BOR.** bov. brach. bros-g.[259] **BRY.**[5] **Bufo** cact. calad.[36] **CALC.**[1] calc-p. **Calc-s.** **Calc-sil.**[58] camph. **Cann-i.**[58] cann-s.[5] **Canth.** **CARB-V.** **CARBN-S.**[25] **CAUST.** **Cham.** **Chel.** **Chin.** chin-s. cic.[1] cimic.[111] clem.[5] coc-c. **COCC.** cod.[111] **Colch.** **Coloc.** com. con.[1] croc.[5] crot-h. **Croto-t.** cub. **CUPR.**[1] daph. dig.[1] dios. dros.[5] dulc. elaps eup-per. euph. eupi. fago. **Ferr.**[58] **Fl-ac.** gels. **Graph.** **Gua.**[85] hell.[1] helo.[85] **Hep.** hura hydrog.[222] hyos. hyper. **IGN.**[5] jal. jatr. kali-ar.[58] kali-bi. **KALI-C.** kali-n.[1] **Kali-p.** kali-sil.[58] kola[1184] **Kreos.**[5] **Lac-c.** **Lach.**[5] **Lachn.** laur. **LED.**[1] **Lepro.**[197] **Lil-t.** lim.[102] lith-c. lob-c.[25] lob-s. **LYC.** **M-arct.**[5] m-art.[5] m-aust.[5] mag-c. **Mag-m.** maland.[111] **Manc.** **Mang.** mangi.[197] **MED.** menth.[36] **Merc.** merc-c.[111] merc-i-f. merl. mez.[1] **Morg.** morg-g.[136] **Mur-ac.**[8] nat-ar. **NAT-C.**[1] **Nat-m.** nat-p. **Nat-s.** **Nat-sil.**[58] nicc-s.[72] **NIT-AC.**[1] **Nux-m.** **Nux-v.** ol-an. **Olnd.** ox-ac. par. **Petr.** **PH-AC.**[1] phel. **Phos.** phyt. pip-m. pip-n.[111] pitu-a.[164] **Plat.**[1] **Plb.**[5] plut-n.[222] por-m.[251] psil.[164] psor.[56] **PULS.**[1] querc-r.[257] ran-s.[5] raph. rat. rheum[1] rhod.[5] **Rhus-t.** rhus-v. **Ruta** **Sabad.**[5] sabin.[5] **Sang.** **Sanic.**[56] sapo.[111] sars.[1] **Sec.**[5] **Sel.**[5] **SEP.** **SIL.**[1] spig.[1] spong. **Squil.**[5] **Stann.**[1] **Staph.** **Stront-c.** **Stry.** sul-ac.[1] **Sul-i.** **SULPH.**[1] sumb. **Syc-co.**[136] **Syph.** **TARAX.**[1] tarent.[58] tep. **Thuj.**[36] tub.[193] valer.[5] **Verat.** verat-v.[137] **Verb.** viol-t.[5] xan.[111] **Zinc.** zinc-ar.[137] zing.

◦ **Ränder**: ars. graph.[5] harp.[1184] nat-s.[111] rheum[1]

◦ ◦ **außen,** lateral: nat-s.[111]
☞ *Seiten der Füße*

Zehen: agar.[5] agn.[5] alum.[5] am-c.[5] am-m.[5] ambr.[5] anac.[5] ant-c.[5] arg.[5] **ARN.**[5] ars.[5] asaf.[5] aur.[5] bar-c.[5] bism.[5] bor.[5] bov.[5] bry.[5] calc.[5] camph.[5] canth.[5] caps.[5] carb-an.[5] carb-v.[5] **CAUST.**[5] cham.[5] chel.[5] chin.[5] cocc.[5] colch.[5] con.[5] cupr.[5] cycl.[5] dig.[5] dros.[5] dulc.[5] ferr.[5] **GRAPH.**[5] hell.[5] hep.[5] hyos.[5] kali-bi.[111] kali-c.[5] led.[5] lyc.[5] m-arct.[5] m-art.[5] m-aust.[5] mag-c.[5] mag-m.[5] merc.[5] mez.[5] mosch.[5] mur-ac.[5] nat-c.[5] nat-m.[5] nit-ac.[5] nux-v.[5] olnd.[5] par.[5] petr.[5] ph-ac.[5] phos.[5] **PLAT.**[5] plb.[5] **PULS.**[5] ran-b.[5] **RAN-S.**[5] rhod.[5] rhus-t.[5] ruta[5] sabad.[5] **SABIN.**[5] sars.[5] sec.[5] sep.[5] sil.[5] spig.[5] squil.[5] staph.[5] stront-c.[5] **SULPH.**[5] tarax.[5] teucr.[5] **THUJ.**[5] valer.[5] zinc.[5]

- **Zehengelenke**: agn.[5] am-c.[5] ant-c.[5] arg.[5] arn.[5] **AUR.**[5] bism.[5] calc.[5] caps.[5] carb-an.[5] **CAUST.**[5] cham.[5] chin.[5] cycl.[5] ferr.[5] graph.[5] hyos.[5] **KALI-C.**[5] **LED.**[5] lyc.[5] merc.[5] nat-m.[5] nux-v.[5] petr.[5] phos.[5] puls.[5] ran-b.[5] rhus-t.[5] **SABIN.**[5] sec.[5] **SEP.**[5] sil.[5] stront-c.[5] **SULPH.**[5] tarax.[5] **TEUCR.**[5] **ZINC.**[5]
☞ *Gelenke*

- **Zehennägel**: alum.[5] ars.[5] bov.[5] caust.[5] con.[5] dig.[5] **GRAPH.**[5] hell.[5] hep.[5] m-art.[5] m-aust.[5] merc.[5] nat-c.[5] **SABAD.**[5] sep.[5] sil.[5] squil.[5] teucr.[5]
☞ *Nägel*

- **Zehenspitzen**: am-c.[5] am-m.[5] arn.[5] bism.[5] camph.[5] caps.[5] chin.[5] **KALI-C.**[5] m-art.[5] m-aust.[5] mosch.[5] mur-ac.[5] olnd.[5] puls.[5] ran-b.[5] **SEP.**[5] sil.[5] thuj.[5] zinc.[5]

- **Zehenballen**: am-m.[5] ambr.[5] ant-c.[5] ars.[5] asaf.[5] bar-c.[5] bry.[5] canth.[5] **Colch.**[5] cupr.[5] dros.[5] graph.[5] hell.[5] kali-c.[5] **LED.**[5] nit-ac.[5] **PETR.**[5] ph-ac.[5] **PULS.**[5] ran-s.[5] rhus-t.[5] sabin.[5] **SPIG.**[5] tarax.[5]

- **großer** Zeh: alum.[5] am-c.[5] am-m.[5] ambr.[5] anac.[5] ant-c.[5] **ARN.**[5] **ASAF.**[5] aur.[5] bry.[5] calc.[5] canth.[5] **CAUST.**[5] cocc.[5] colch.[5] con.[5] cycl.[5] dulc.[5] graph.[5] hell.[5] hep.[5] kali-bi.[111] **KALI-C.**[5] led.[5] **M-arct.**[5] mag-c.[5] merc.[5] mez.[5] nat-c.[5] nit-ac.[5] olnd.[5] phos.[5] **PLAT.**[5] puls.[5] rhus-t.[5] sabad.[5] sabin.[5] sars.[5] sep.[5] **SIL.**[5] staph.[5] sulph.[5] tarax.[5] teucr.[5] thuj.[5] **ZINC.**[5]

◦ **Zehenballen**: bry.[5] kali-bi.[111] kali-c.[5] phos.[5] puls.[5] rhus-t.[5] sabad.[5] sulph.[5] zinc.[5]

CHARAKTERISTIKA
EIGENTÜMLICHKEITEN

ABBLÄTTERN, Nägel: alum. ant-c. apis ars. bell.[193] cast-eq. caust.[193] chlor. crot-h. ferr.[5] form. **GRAPH.** **Hell.** hep.[58] **Merc.**[5] pitu-a.[164] pyrog.[111] rhus-t. sabin. **Sec.** sep. **Sil.**[5] squil. sulph. tax.[303] thuj.[5] **Ust.**
☞ *O; Nägel • Ausfallen der; Nägel*

Fingernägel: merc.[5] **Sil.**[5] tax.[303] thuj.[5]
☞ *O; Nägel; Fingernägel*

ABFALLEN der Nägel: pyrog.[137]
☞ *O; Nägel*

ABGESCHNITTEN, Empfindung wie:
☞ *Abgetrennt, Empfindung wie*

ABGESPREIZT, hält die Glieder:

Arme: cupr.[81] glon.[54] ign.[172] kali-cy.[85] lac-c.[193] lach.[193] lyc.[5] med.[137] nat-c.[5] olnd.[5] sec.[102]

- **Finger**: cupr.[81] glon.[54] ign.[172] lac-c.[193] lach.[193] **Olnd.**[5] sec.[102]

◦ **Konvulsionen,** während: cupr.[81] glon.[54] sec.[81]
ALLGEMEINES; C; Konvulsionen; Extremitäten; gespreizte Finger

◦ **Schlaf,** im: lac-c.[193] lach.[193] **Sec.**[102]

◦ **Schreck,** Furcht, durch: glon.[54] ign.[172]
GEMÜT; M; Schreck oder Furcht, Beschwerden durch

Beine: camph. colch. glon. lac-c.[111] led.[5] lyc.[1] nux-v. pic-ac. plat.[81] stram.[5] stry.

- **Stehen,** beim: pic-ac.
  ☞ *O; Beine; Stehen; agg.; während*
- **Knie**: lyc.[137] plat.[81]
  ☞ *O; Beine; Knie*
  - ◦ **Konvulsionen,** nach: plat.[81]
- **Zehen,** bei Spasmen: camph. **Glon.**
  ☞ *Konvulsionen, Spasmen; allgemeine Arzneien; Beine; Zehen •Krämpfe, Muskelkrämpfe; Beine; Zehen; Beugesehnen*
- **abgespreizt,** dann angezogen: lyc.[1]

krampfhaft:

- **Arme**: **Glon.** kali-cy.[85] lac-c. lach.[85] lyc.[5] med.[137] **SEC.**
- **Beine**: lyc.[5]

liegt mit abgespreizten Gliedern: **AETH.**[809] **CHAM.** cupr. nux-v. **Psor.** sulph.
▤ *SCHLAF; C; Lage; Beine; gespreizt*

- **Konvulsionen,** während: cupr. nux-v.

ABGESTORBEN:
☞ *Taubheit, pelzige Empfindungslosigkeit*

ABGETRENNT, Empfindung wie: arb-m.[255] arg.[1] cinnb. daph. falco-p.[265] hyper.[137] lyc. nux-v. op. phos. pseuts-m.[255] stram. tab.[111] tarent.[111] tax.[303]
☞ *Schmerz; verrenkt, Schmerz wie* ▤ *GEMÜT; C; Wahnideen (Einbildungen, Halluzinationen, Sinnestäuschungen); Körper, Körperteile; •GEMÜT; C; Wahnideen (Einbildungen, Halluzinationen, Sinnestäuschungen); Körper, Körperteile; •ALLGEMEINES; C; Abgetrennt, Partien fühlen sich an wie*

Arme: arb-m.[255] cinnb. daph. falco-p.[265] hyper.[137] pseuts-m.[255] **Stram.** tax.[303]
▤ *GEMÜT; C; Wahnideen (Einbildungen, Halluzinationen, Sinnestäuschungen); Körper, Körperteile; Arme;*

- **Autofahren,** beim: falco-p.[265]
- **Reiten,** beim: daph.
  ▤ *ALLGEMEINES; M; Reiten; agg.*
- **Schreiben,** beim: cinnb.
  ☞ *O; Arme; Schreiben agg.*
- **Handgelenke**: tax.[303]
  ☞ *O; Arme; Handgelenke*
- **Hände**: pseuts-m.[255] tax.[303]
  ☞ *O; Arme; Hände*

Beine: arg.[1] falco-p.[265] lyc. nux-v. op. phos. stram. tab.[111] tarent.[111]
▤ *GEMÜT; C; Wahnideen (Einbildungen, Halluzinationen, Sinnestäuschungen); Körper, Körperteile; Beine;*

- **Aufstehen,** beim: falco-p.[265]
- **Autofahren,** beim: falco-p.[265]
- **Unterschenkel**: falco-p.[265] lyc. op. phos. stram.
  ☞ *O; Beine; Beine*
  - ◦ **krampfartiges** Zusammenziehen, und: lyc. op.
  - ◦ **Stehen,** beim: phos.
    ☞ *O; Beine; Stehen; agg.; während*
  - ◦ **abgetrennt** vom Körper, wie: falco-p.[265]
- **Fuß,** linker, beim Gehen: arg.[1]

Körper, vom, Beine: op. stram. tab.[111] tarent.[111]

- **abgetrennt** vom Körper, Unterschenkel: op. **Stram.**
  ▤ *GEMÜT; C; Wahnideen (Einbildungen, Halluzinationen, Sinnestäuschungen); Körper, Körperteile; Beine; abgetrennt, im Stehen*

ABLAGERUNGEN:
☞ *Exostosen; Gelenke •Gichtknoten*

ABLÖSUNG, Haut um die Nägel: sel.[36]

ABMAGERUNG: abrot. acet-ac.[102] alum.[30] alum-sil.[58] am-m.[171] apis arg. arg-n. ars. bac.[62] bani-c.[1237] bar-c.[193] bar-m. bell.[5] benz-ac. berb. bov. bry. **Calc.** caps. carb-an. carb-v. carbn-s. caust. cench.[58] chin. cina[5] clem. cupr.[5] dig.[5] dulc. graph. ign.[5] iod.[1] kali-i.[102] kali-p. kres.[149] lach. lat-k.[102] lath. led. lyc.[148] maland. mez. mur-ac.[193] nat-m. nit-ac. nux-v. ol-j. ph-ac. phos. phys.[25] phyt. pin-s.[85] **PLB.** puls. rhus-t.[137] rhus-v. sac-alb. sanic.[15] sarr. **Sec.** sel. sep. sil. stront-c. **SULPH.**[5] sumb. syph. thal.[144] thal-s.[193] thuj. tub.[15] wild.[9] zinc-ar.[102]
☞ *Atrophie •Runzlig, faltig •Runzlig (wie durch Wasser) •Verkümmerte Gliedmaßen* ▤ *ALLGEMEINES; C; Abmagerung; allgemeine Arzneien*

links: cupr.[5] sil.[5] sulph.[5]

Auftreibung des Abdomens, mit: **Sulph.**[58]

Pubertät, in der: bar-c.[193]
▤ *ALLGEMEINES; M; Pubertät; während*

Körperteile:

- **erkrankte** Teile: **Ars.** bry. **Carb-v.** dulc. **Graph. LED. Mez.** nat-m. nit-ac. ph-ac. phos. **PLB. PULS. Sec.** sel. **Sep.** sil.
- **gelähmte** Teile: **Kali-p.** lat-k.[102] nux-v. **PLB. Sec.**

Arme: alum.[30] ars. carb-an. chin. cupr. graph.[5] **Iod.** kres.[149] lach. **Lyc.**[148] maland. mez.[5] nit-ac. ph-ac.[5] phos. **PLB.**[36] sel. sil. sulph.[30] sumb. syph. thal.[144] thuj.

- **rechts**: carb-an. cupr. **Plb.** thuj.
  ☞ *O; Arme; rechts*
- **Impfung,** nach: maland. thuj.
  ▤ *ALLGEMEINES; M; Impfung; nach*
- **Rumpf,** mit stämmigem: plb.[137]
- **Schultern**: **Plb.**[36] sumb.
  ☞ *O; Arme; Schultern*
  - ◦ **Deltoideusregion**: plb.[36]
    ☞ *O; Arme; Schultern; Deltoideus, Region des*
- **Oberarme**: **Nit-ac.** plb.
  ☞ *O; Arme; Oberarme*
  - ◦ **Innenseite,** medial: plb.
  - ◦ **Muskeln**:
    - ◦ ◦ **Trizeps**: plb.[36]
      - ◦ ◦ ◦ **links**: plb.[36]
        ☞ *O; Arme; links*
      - ◦ ◦ ◦ **Innenseite,** medial: plb.[36]
    - ◦ ◦ **Biceps**: plb.[36]
      - ◦ ◦ ◦ **links**: plb.[36]
        ☞ *O; Arme; links*
- **Unterarme**: **Phos. PLB.**
  ☞ *O; Arme; Unterarme*

ABMAGERUNG; Arme (Forts.)

- **Handgelenke**: **PLB.** sel.[5]
  ☞ *O; Arme; Handgelenke*
- **Hände**: alum.[30] ars. chin. cupr. **Graph.**[5] kres.[149] lyc.[148] mez.[5] ph-ac.[5] **Phos. PLB. SEL.** sil.[5] sulph.[30]
  ☞ *O; Arme; Hände • Runzlig (wie durch Wasser); Hände, Haut*
  - **links**: **Sil.**[5]
    ☞ *O; Arme; links*
  - **Gesicht,** und: sel.
  - **Haut,** äußerlich:
    ☞ *Verkümmerte Gliedmaßen; Hände, Haut, äußerlich*
  - **Musculi** interossei: kres.[149]
  - **Handflächen**:
    ☞ *O; Arme; Hände; Handflächen • Verkümmerte Gliedmaßen; Hände, Haut, äußerlich; Handflächen*
- **Finger**: ars. lach. plb.[36] **Sil.** thal.[144] thuj.
  ☞ *Runzlig (wie durch Wasser); Finger, Haut*
  - **Fingerspitzen**: ars. thal.[144]
    ☞ *O; Arme; Finger; Fingerspitzen*
  - **Daumen**: plb.[36] thuj.
    ☞ *O; Arme; Finger; Daumen*
    - **Ballen**: **PLB.**[36]
  - **Zeigefinger**: lach. thuj.

Beine: **Abrot.** acet-ac.[102] am-m.[171] **Apis** arg. **Arg-n. Ars. Bac.**[62] bar-c.[58] bar-m. benz-ac. berb. bov. **Bry.**[5] **Calc.** caps. **Carb-v.**[58] caust. cench.[58] chin. dig.[5] dulc. **Ign.**[5] iod.[1] kali-i.[102] kres.[149] lath.[102] led.[5] mez.[5] nat-m. nit-ac. nux-v. ol-j. ph-ac. pin-s.[102] **Plb.** rhus-t.[137] rhus-v. sac-alb. **Sanic.**[15] sarr. sec.[5] **Sel.** syph. thal.[144] thuj. tub.[15] zinc-ar.[102]

- **schmerzhafte** Teile: **Ol-j. Plb.**
- **Gesäßbacken**: bar-m. **Lath.** nat-m.[54] plb. sac-alb.
  ☞ *O; Beine; Gesäßbacken*
  - **Kleinkindern,** bei: **Nat-m.**[54]
- **Hüften**: calc.
  ☞ *O; Beine; Hüften*
- **Oberschenkel**: **Abrot.**[102] acet-ac.[102] bar-m. **Calc.** cench.[58] kali-i.[102] **Lath.**[102] **Nit-ac.** pin-s.[102] plb. sac-alb. **Sel.**
- **Unterschenkel**: **Abrot.** acet-ac.[102] **Am-m.**[171] **Apis** benz-ac. berb. **Bov. Calc. Caps.** cench.[58] chin. iod.[15] kali-i.[102] **Kres.**[149] **Lath.**[102] nit-ac. **NUX-V.** pin-s.[102] **RHUS-V.** sanic.[15] sarr. sel. syph. thuj. tub.[15]
  ☞ *O; Beine; Beine*
  - **Waden**: sel.
    ☞ *O; Beine; Beine; Waden*
- **Füße**: **Ars.** carb-v.[58] **CAUST.** chin. iod.[1] nat-m. plb.
  ☞ *O; Beine; Füße • Runzlig (wie durch Wasser); Beine; Füße*
  - **Fußsohlen**:
    ☞ *O; Beine; Füße; Fußsohlen • Verkümmerte Gliedmaßen; Fußsohlen*

ABSCHÄLEN:
☞ *Hautausschläge; abschilfernd*

ABSCHUPPUNG der Haut:
☞ *Hautausschläge; abschilfernd*

ABSZESS:
☞ *Eiterung; allgemeine Rubriken • Entzündung • Fisteln*

Knochen: guai.[58]

Gelenke: **Bac.**[162] calc-hp.[137] calc-p. guai.[58] **Hep.** mang.[137] **Merc.** myris.[144] **Phos.** psor.[137] **Sil.** stram.[58]

- **Haut** in Gelenkregion: mang.[137]

Sehnen: **Mez.**

Arme: agar. anan. androc.[222] ars. bor.[111] bufo[85] crot-h.[111] cupr. fl-ac. hep. hydrog.[222] lach. mang. phos.[58] pin-s.[36] plb. sep.[5] sil. sulph. tarent-c.[137] thlaspi[45]

- **Sektionsverletzung,** nach: **Ars.** bufo[85] **Lach. Sil.**
  ☞ *Verletzungen; Schnittwunden, Finger* ▤ *ALLGEMEINES; C; Wunden; Sektionswunden, eiternde*
- **Schultermuskeln,** Deltoideus: agar.
  ☞ *O; Arme; Schultern • O; Arme; Schultern; Muskeln • O; Arme; Schultern; Deltoideus, Region des*
- **Oberarme**: agar.
  ☞ *O; Arme; Oberarme*
- **Ellenbogen**: crot-h.
  ☞ *O; Arme; Ellenbogen*
- **Unterarme**: plb.
  ☞ *O; Arme; Unterarme*
- **Hände**: anan. ars. bor.[111] crot-h.[111] cupr. fl-ac. lach. pin-s.[36] plb. sulph. tarent-c.[137]
  ☞ *O; Arme; Hände*
  - **Handrücken**: plb.
    ☞ *O; Arme; Hände; Handrücken*
  - **Handflächen**: ars. bor.[111] crot-h.[111] cupr. fl-ac. sulph. tarent-c.[137]
    ☞ *O; Arme; Hände; Handflächen*
- **Finger**: androc.[222] bufo[85] **Fl-ac. Hep.** hydrog.[222] **Lach. Mang.** phos.[58] sep.[5] thlaspi[45]
  - **Gelenke**: sep.[5]
    ☞ *O; Arme; Finger; Fingergelenke*
  - **Nägel,** um die: hydrog.[222]
    ☞ *O; Nägel • Nagelbett und Umgebung der Nägel; allgemeine Arzneien*
  - **Fingerspitzen**: phos.[58]
    ☞ *O; Arme; Finger; Fingerspitzen*

Beine: am-c. **Anan.** ang. arn. ars. asaf. aur.[5] bell. both-l.[3070] bufo[85] calc. calc-hp.[85] carbn-o. chin. cocc. cupr. guai. hep. hippoz. iod. lach. merc. ol-j. ph-ac. psil.[164] sep.[5] sil. staph. stram.[58] sulph. symph. syph. tarent. thuj.

- **Eiterung, mit reichlicher**: calc-hp.[25]
- **Gesäßbacken**: carbn-o. ol-j.[36] **Sulph.** thuj.
  ☞ *O; Beine; Gesäßbacken*
- **Hüfte,** linke: stram.[58]
  ☞ *O; Beine; Hüften*
- **Oberschenkel**: calc.[58] **Hep.** lach. ol-j.[25] psil.[164] **SIL.** tarent.
  - **links**: ol-j.[25]
    ☞ *O; Beine; links*
- **Knie**: ars. **Bell. Calc.** calc-hp.[85] **Guai.** hep. hippoz. **Iod. Ol-j. SIL.**
  ☞ *O; Beine; Knie*
  - **tuberkulöse** Kniegelenkentzündung: **Ars. CALC. Iod. SIL.**

- **Unterschenkel**: both-l.[3070] chin. guai.[58] sulph.
  ☞ O; Beine; Beine
  - **Waden**: chin.
    ☞ O; Beine; Beine; Waden
- **Fußgelenk**: ang. guai. **Ol-j.** sil.
- **Füße**: am-c. ars. lach. **Merc.** sil. tarent.
  ☞ O; Beine; Füße
  - **Fersen**: am-c. ars. lach.
    ☞ O; Beine; Füße; Fersen
- **Zehen**: bufo[85] cocc. sep.[5]
  - **Zehengelenke**: sep.[5]
    ☞ O; Beine; Gelenke

gangränös, obere Gliedmaßen: anan.
ALLGEMEINES; C; Abszesse, Eiterung; allgemeine Arzneien; gangränös

gichtig:
- **Gelenke**: guai.[58]
- **Hände**: pin-s.[36]
  ☞ O; Arme; Hände

wiederkehrend, Finger: hydrog.[222]
ALLGEMEINES; C; Abszesse, Eiterung; allgemeine Arzneien; wiederkehrend

ABWÄRTSGERICHTETE Zehen, Ferse hochstehend: calc.[30]

ABZUDECKEN, Neigung, die Glieder: agar. aloe[58] ars.[137] aur-s.[272] calc.[58] calc-f.[149] cham. con. crot-c. cur. fl-ac. glon.[122] harp.[1184] iod.[144] lath.[85] m-art.[1] mag-c.[193] med. nat-m.[809] petr.[122] plat. puls. sabin.[58] sang.[122] sanic. sec.[137] sep. sulph. zinc.
☞ Fächelt, möchte, dass man ihm Luft an Hände und Füße •Hitze; allgemeine Arzneien;

Arme: con. glon.[122] mag-c.[193] petr.[122] zinc.
- **Schlaf,** im: con.
  ☞ O; Arme; Abdecken; agg. •O; Arme; Schlaf; während
- **Hände**: mag-c.[193] petr.[122]
  ☞ O; Arme; Hände •Hitze; allgemeine Arzneien; Arme; Hände;

Beine: agar. aloe[58] ars.[137] calc.[58] calc-f.[149] cham. crot-c. cur. fl-ac. glon.[111] harp.[1184] lath.[85] mag-c. med. nat-m.[809] petr. **Plat.** puls. sabin.[58] sang.[122] sanic. sec.[137] sep. sulph. zinc.
- **nachts**: **Plat.** zinc.
  ☞ O; Beine; nachts; agg.
- **Unterschenkel**: lath.[85] plat.
  ☞ O; Beine; Beine •Hitze; allgemeine Arzneien; Beine; Unterschenkel;
  - **morgens** beim Erwachen: **Plat.**
- **Füße**: agar. aloe[58] ars.[137] calc.[58] calc-f.[149] **CHAM.** **Cur.** fl-ac. glon.[111] harp.[1184] **Mag-c.** **MED.** nat-m.[809] **Petr.** **PULS.** sabin.[58] **Sang.**[122] **Sanic.** sec.[137] sep. **SULPH.**
  ☞ O; Beine; Füße •Hitze; allgemeine Arzneien; Beine; Füße; •Hitze; allgemeine Arzneien; brennend; Beine;
  - **Morgen,** gegen: cur.
    ☞ O; Beine; morgens
  - **nachts**: calc-f.[149]
    ☞ O; Beine; nachts; agg.
  - **Klimakterium,** im: **Sang.**[122]
  - **Fußsohlen**:
    ☞ O; Beine; Füße; Fußsohlen •Hitze; allgemeine Arzneien; Beine; Füße; Entblößt die Füße

ACHILLESSEHNE, Beschwerden der:
☞ Entzündung; Beine; •Krämpfe, Muskelkrämpfe; Beine; •Zusammenziehung, Kontraktion, von Muskeln und Sehnen; allgemeine Arzneien; •Schmerz; Beine;

ADIPOSITAS:
☞ Fette Gliedmaßen

AKROMEGALIE: **Pitu-p.**[162] thyr.[85]
ALLGEMEINES; C; Wachstum; Akromegalie

AMEISENLAUFEN, Kribbeln: **Acon.**[86] aeth. **Agar.**[122] agn. aloe[36] **Alum.**[5] alum-m.[5] alum-p.[58] **Alum-sil.**[58] alumn.[36] am-c.[5] am-m.[5] ambr.[5] ammc.[4] amyg-am.[36] ang.[1] ant-c. apis apisin.[5] aran. arg.[1] **Arg-n.** arn.[5] ars.[1] ars-h. ars-i.[25] ars-s-f.[58] arum-t. arund. asaf.[5] aster. astra-e.[149] atro. **Bamb-a.**[1184] bar-acet.[1] **Bar-c.**[5] bar-m.[304] bell.[1] berb. bor. bov. brom.[5] bros-g.[259] bry.[5] cact.[58] cadm.[149] cadm-s.[58] calc.[1] calc-p.[137] **Camph.** cand-a.[239] cann-s.[5] canth.[5] caps. carb-ac. carb-an.[1] carb-v.[5] carbn-o. carbn-s. carl. cast. caust.[1] cham.[5] chel. chin.[5] chin-s. chlor. cic.[5] cina[1] clem.[5] cocain.[102] cocc.[5] colch.[5] coloc.[58] con.[1] croc.[5] crot-c. croto-t. cupr. cycl. cypra-e.[227] dulc.[5] euph. euphr. ferr-ma. fl-ac. gent-l. gins. glon. goss.[25] graph.[1] guai.[1] guare. harp.[1184] helo. hep.[1] hipp. hist.[119] hura hydr-ac. hydrog.[222] hyos. hyper. **Ign.**[5] ip.[5] jatr. kali-ar. kali-c.[1] kali-i.[102] kali-n. kali-sil.[58] kola[1184] kreos.[5] lac-ac. lac-c. lach.[5] lachn. **Laur.**[5] lil-t. **LYC.** m-arct.[5] m-art.[5] m-aust.[5] mag-c.[1] mag-m.[1] mag-s. manc. mang.[5] menth.[85] meph. merc.[5] **Mez.**[5] morph. mur-ac.[5] naja nat-ar.[58] nat-c.[1] nat-m.[1] nat-p. nat-s.[122] nicc. nit-ac. nuph.[36] nux-m. **Nux-v.** ol-an. onos. op.[5] osm. ozone[227] paeon. pall. par.[5] **PH-AC.**[1] **Phos.**[1] pic-ac.[58] pier-b.[233] pitu-a.[164] plat.[1] plb.[36] psil.[164] psor. **Puls.**[5] querc-r.[257] ran-b. ran-s. raph. rat. **Rhod.**[5] **RHUS-T.**[5] rhus-v. rob.[144] rumx. ruta[5] sabad.[5] sabin.[5] samb. sang. sarcol-ac.[119] sarr. sars.[1] **SEC.**[144] seneg. sep.[1] sil.[5] sol-n.[25] spig.[1] spong. stann.[1] staph.[1] stram.[86] strep-s.[197] stront-c. stroph.[137] stry. succ.[194] sul-ac.[1] sulph.[1] syc-co.[136] tab. tarax. **TARENT.** tax. tep. teucr.[5] thal.[144] thal-s.[102] thuj.[137] tub.[304] tung.[252] ulm.[102] uran.[269] urt-u. verat.[5] verb.[5] vip. visc.[36] **Zinc.**[1] zinc-p.[58] zinc-s.[11] zing.
☞ Maus, Empfindung wie von einer •Prickeln, Empfindung von •Taubheit, pelzige Empfindungslosigkeit ALLGEMEINES; C; Ameisenlaufen, Kribbeln •ALLGEMEINES; C; Ameisenlaufen, Kribbeln; Äußerlich

abwechselnd mit Taubheitsgefühl: hist.[119]
☞ A; Abwechselnd mit

links: sulph.[1]

rechts: agar. hipp.
☞ O; Arme; rechts

morgens, im Bett: teucr.

abends: graph.[1] sulph.[1]
- **Bett,** im: sulph.[1]

AMEISENLAUFEN, Kribbeln (Forts.)

Erwachen, beim: **Puls.**
☞ *Arme; Mitternacht, vor, beim Erwachen*

- **Seite,** auf der man liegt: **Puls.**

Gehen, beim: graph.

Kontraktion, und: sol-n.[102]

Konvulsionen:

- **vor**: **Acon.**[86] **Stram.**[86]
- **nach**: stry.

Lähmung, bei: alumn.[36] **PHOS.**

Menses, während: **Graph.** sec.[144]
☞ *Arme; Hände; •Beine; Menses, während*

Schlaf, stört den: bamb-a.[1184]

Schweiß, bei: **Acon.**[5] **Arn.**[5] **Ars.**[5] colch.[5] plat.[5] **Rhus-t.**[5] sec.[5] **Sep.**[5] sil.[5] stram.[5]

Sitzen, beim: kali-c. teucr.

Stuhlgang, nach: sec.[5]

Wetter, bei rauhem: rhod.

gelähmte Gliedmaßen: rhus-t.

Gelenke: arn. carl. ip. sec.

Nerven entlang, am Verlauf der: **Alum-sil.**[58]

Arme: **ACON.** aeth. agar.[122] agn. **Alum.** alum-p.[58] am-c.[5] am-m. ambr.[5] apis apisin.[5] aran. arg-n. arn. ars. ars-h. arum-t. arund. atro. bamb-a.[1184] bar-acet. bar-c. bar-m.[304] **Bell.** berb. bor.[111] brom. bros-g.[259] bry. cact.[58] calc.[5] calc-p.[137] cand-a.[239] cann-s. canth. caps. carb-an. carb-v.[5] carbn-s. caust. cham.[5] chel. chin. chin-s. chlor. cic.[36] cina cocain.[102] **Cocc.**[5] colch.[5] con. croc. cupr. cypra-e.[227] dulc. fl-ac. gins. glon. goss.[25] **Graph.** guare. **Hep.** hyos. hyper. ign.[5] kali-c. kali-n. kreos.[5] lac-ac. lac-c. lach.[5] laur.[5] lyc. m-arct.[5] m-art.[5] m-aust.[5] **Mag-c.** mag-m.[1] mag-s. **Mang.**[5] menth.[85] merc. mez. morph. mur-ac. nat-c.[1] nat-m. nat-p. nat-s.[122] nit-ac. nux-m. nux-v. ol-an.[111] op. osm. ozone[227] paeon. pall. par. ph-ac.[1] phos. pitu-a.[164] plat.[1] plb. psil.[164] psor. puls.[5] querc-r.[257] ran-b. **RHOD.** rhus-t.[5] rhus-v. rumx. ruta[5] sabad.[5] samb. sarcol-ac.[119] sarr. **SEC.** seneg. sep.[1] sil. spig. stann.[5] staph. stram.[5] stroph.[137] stry. sul-ac.[1] sulph. syc-co.[136] tab. tarent.[137] tep. teucr.[5] thal-s.[102] thuj.[1] tub.[304] tung.[252] uran.[269] urt-u. **Verat.**[5] verb.[5] vip. visc.[36] zinc.
☞ *Hautausschläge; kribbelnd, Arme •Jucken; kribbelnd; Arme*

- **links**: nat-m.[1]
☞ *O; Arme; links*
- **rechts**: nat-c.[1]
☞ *O; Arme; rechts*
- **tagsüber**: **Arg-n.**
☞ *O; Arme; tagsüber*
- **abends**: graph. nat-c. sulph.
☞ *O; Arme; abends*
  - **Bett,** im: **Sulph.**
  - **Gehen,** beim: **Graph.**
  ☞ *O; Arme; Gehen; agg.; während*
- **Mitternacht,** vor, beim Erwachen: caust.
☞ *O; Arme; Mitternacht; vor •O; Arme; Erwachen, beim •Erwachen, beim*
- **Bettwärme** agg.: rhod.
- **Hinlegen,** beim: rumx.
- **Menses,** während: graph.[137]
☞ *O; Arme; Menses; während*
- **Quecksilber-Missbrauch, nach** : hep.
- **Schreiben,** beim: menth.[85]
☞ *O; Arme; Schreiben agg.*
- **Knochen**: carb-an.[5] cham.[5] mang.[5] rhus-t.[5] thuj.[5]
- **Schultern**: ars-h. arund. berb. caust. chin-s. cocc.[5] fl-ac. hep. lac-c. lach.[5] lyc. mag-c. mez.[5] osm. querc-r.[257] sarr. sec.[5] thuj. urt-u.
☞ *O; Arme; Schultern*
  - **morgens**: mag-c.
  ☞ *O; Arme; morgens*
  - **abends,** im Bett: osm. thuj.
  - **Urinieren,** beim: hep.
- **Oberarme**: cic.[36] lach.[5] sep. thuj. uran.[269]
☞ *O; Arme; Oberarme •Hautausschläge; kribbelnd, Arme; Oberarme •Jucken; kribbelnd; Arme; Oberarme*
- **Ellenbogen**: canth.[5] merc.[5]
☞ *O; Arme; Ellenbogen*
- **Unterarme**: acon. alum. arn. bry.[36] **Calc.**[5] carb-an. carbn-s. **Caust.** chin. chlor. cocain.[102] con. ign.[5] lach. merc. plb. puls.[5] **Sec.**
☞ *O; Arme; Unterarme*
  - **Nervus** ulnaris, **rechts**: bry.[36]
- **Handgelenke**: calc.[1] caust.[1]
☞ *O; Arme; Handgelenke*
- **Hände**: **ACON.** agar. agn. alum.[5] arn. ars. ars-h. arund. atro. bamb-a.[1184] bar-acet.[1] bar-c. berb. bor.[111] bros-g.[259] bry. cact.[58] canth. carbn-s. caust. chel. cocain.[102] croc.[5] cupr. dulc. **Graph.** guare. **Hyos. Hyper.** kali-n. kreos. lac-ac. lach. laur.[5] lyc. menth.[85] mez. mur-ac.[5] nat-c.[1] nat-m.[111] nux-v. ol-an.[111] op. ozone[227] par. ph-ac.[1] phos. pitu-a.[164] **Plat.** psil.[164] puls.[5] **Rhod. Ruta**[5] **SEC.** seneg. sep.[5] spig. stram.[5] **Sulph.** syc-co.[136] thuj. tub.[304] **Verat.**[5] vip. visc.[36]
☞ *O; Arme; Hände •Jucken; kribbelnd; Arme; Hände*
  - **links**: cact.[58]
  ☞ *O; Arme; links*
  - **rechts**: nat-c.[1] pitu-a.[164]
  ☞ *O; Arme; rechts*
  - **morgens**: bamb-a.[1184] **Hyper.** nat-c. pitu-a.[164]
  ☞ *O; Arme; morgens*
    - **Aufstehen,** beim: pitu-a.[164]
    ☞ *O; Arme; Aufstehen; agg.; Bett, aus dem*
  - **abends**: lac-ac. nat-c.[1] ph-ac.[1]
  ☞ *O; Arme; abends*
  - **nachts**: ars.
  ☞ *O; Arme; nachts*
  - **drückt,** wenn man sie: spig.[1]
  - **Froststadium** im Fieber, während: canth.
  - **Gähnen** im Freien, beim: **Phos.**
  ☞ *O; Arme; Gähnen, beim •O; Arme; Luft; agg.; frische*
  - **Menses,** während: **Graph.**
  ☞ *O; Arme; Menses; während •Menses, während*

◦ **Schreiben,** beim: menth.[85]
☞ *O; Arme; Schreiben agg.*

◦ **Wasser** getaucht sind, wenn sie in: **Sulph.**

◦ **innen,** ulnar: agar.

◦ ◦ **Schreiben,** nach dem: agar.
☞ *O; Arme; Schreiben agg.*

◦ **Handrücken**: bar-acet.[1] bor.[111] nat-m.[111] ozone[227] visc.[36]
☞ *O; Arme; Hände; Handrücken*

◦ **Handflächen**: bar-c. berb. ol-an.[111] par. psil.[164] seneg. spig. vip.
☞ *O; Arme; Hände; Handflächen*

◦ ◦ **rechts**: ol-an.[111]
☞ *O; Arme; rechts*

◦ **zwischen** den Fingern: alum.[5]
☞ *O; Arme; Hände; Fingern, zwischen den*

- **Finger**: **ACON.** aeth. agar.[122] alum. **Am-m.** ambr.[5] apisin.[5] aran. ars. bamb-a.[1184] bar-acet. bar-m.[304] brom. **CALC.**[5] cand-a.[239] cann-s. **Caust.** chel. cina **Colch.**[5] croc. cupr. cypra-e.[227] gins. glon. goss.[25] graph. hep. kali-c. kreos.[5] lach.[5] laur.[5] **LYC.** m-arct.[5] m-art.[5] m-aust.[5] **Mag-c.** mag-m.[1] **Mag-s.** mez. morph. mur-ac. **Nat-c.**[1] **NAT-M.** nat-s.[122] nit-ac. op. paeon. phos. plat.[1] plb. psil.[164] psor. ran-b. **Rhod. Rhus-t.**[5] sabad.[5] samb. sarcol-ac.[119] **SEC.** sep.[1] **Sil.** spig. staph. stry. sul-ac.[1] sulph. tab. tep. teucr.[5] thal-s.[102] **Thuj.**[1] verat.[5] verb.[5] zinc.

◦ **morgens,** im Bett: psor.

◦ **abends**: alum. ars. colch.
☞ *O; Arme; abends*

◦ **Angst,** durch: acon.[172] verat.
GEMÜT; M; Angst, Beängstigung, Beschwerden durch

◦ **Fieber,** vor: rhus-t.[5]

◦ **Schreiben,** beim: **Acon.**
☞ *O; Arme; Schreiben agg.*

◦ **erstreckt** sich durch das Becken und Perineum, die Innenseite der Oberschenkel hinab, zu den Füßen: thal-s.[102]

◦ **Fingerrücken**: bar-acet. ran-b.

◦ **Fingergelenke**: sarcol-ac.[119] sulph.[1]
☞ *O; Arme; Finger; Fingergelenke*

◦ **Nägeln,** unter den: lach.[5]
☞ *O; Nägel • O; Nägel; unterm Nagel*

◦ **Fingerspitzen**: acon.[5] **AM-M.** cann-s. **Colch.**[5] **Croc.**[5] cupr. cypra-e.[227] glon. graph. hep. kreos.[5] m-arct.[5] m-art.[5] m-aust.[5] mag-m.[1] mag-s.[102] morph. nat-c. **NAT-M.**[5] nat-s.[122] plat. rhus-t.[5] **SEC.** sep. spig. stry. sulph. tep. **Thuj.** verat.[5]
☞ *O; Arme; Finger; Fingerspitzen • Prickeln, Empfindung von; Arme; Finger; Fingerspitzen • Taubheit, pelzige Empfindungslosigkeit; Arme; Finger; Fingerspitzen*

◦ ◦ **links**: mag-s.[102]
☞ *O; Arme; links*

◦ ◦ ◦ **Reiben** amel.: mag-s.[102]
☞ *O; Arme; Reiben; amel.*

◦ ◦ **rechts**: nat-m.[5]
☞ *O; Arme; rechts*

◦ ◦ **nachmittags**: **Am-m.**
☞ *O; Arme; nachmittags*

◦ ◦ **abends**: nat-c.
☞ *O; Arme; abends*

◦ ◦ **nachts,** beim Erwachen: carc.[304]

◦ **Daumen**: alum. am-m. ambr.[5] chel. cina mez. nat-c.[1] nat-m. phos. plat.[1] plb. rhod. sabad.[5] teucr.[5] zinc.
☞ *O; Arme; Finger; Daumen*

◦ ◦ **Beugerseite**: plat.[1]

◦ ◦ **Gelenk,** proximales: cina[1]
☞ *O; Arme; Finger; Fingergelenke*

◦ ◦ **Spitze**: am-m. cina nat-c.[1] nat-m.

◦ **Zeigefinger**: aran.[149] croc. graph. mag-s. nat-m. phos. psil.[164] tab. thuj.[1]

◦ ◦ **Spitze**: graph. nat-m. thuj.[1]

◦ **Mittelfinger**: acon. aran.[149] caust.[1] kali-c. mag-s. mez. sul-ac.[1] tab. thuj.[1]

◦ ◦ **Spitze**: kali-c. thuj.[1]

◦ **Ringfinger**: **Aran.** caust. mag-s. sulph. tab. thuj.[1]

◦ ◦ **Spitze**: thuj.[1]

◦ **Kleiner** Finger: **Agar.**[122] **Aran.** bamb-a.[1184] mag-s. phos. rhod. sep.[1] sul-ac.[1]

◦ ◦ **Spitze**: sep.[1] sul-ac.[1]

Beine: acon. aeth. agar. aloe[36] alum. alum-m.[5] alum-p.[58] am-c. am-m. ambr.[5] ammc.[4] amyg-am. ang. ant-c. apis apisin.[5] arg.[1] arg-n. **Arn. Ars.**[1] ars-h. ars-i.[25] arund. asaf.[5] aster. astra-e.[149] bar-c. bell.[1] berb. bor. bov. brom. cadm.[149] **CALC. Calc-p.** cand-a.[239] canth. caps. carb-an.[1] carbn-o. carbn-s. carl. cast. caust. cham. chel. chin. cic. clem.[5] colch. coloc. con. croc.[5] crot-c. croto-t. cycl. dulc.[5] euph. euphr. ferr-ma. fl-ac. gent-l. gins. graph. **Guai.** harp.[1184] **Helo.** hep.[1] hura hydr-ac. hydrog.[222] hyper. ign. ip. jatr. kali-c. kali-i.[102] kali-n. kola[1184] kreos. lac-ac. lach. lachn. laur. lil-t. lyc. m-arct.[5] m-art.[5] mag-c.[1] mag-m. manc. mang. meph. merc.[111] mez. morph. naja nat-ar.[58] nat-c.[1] nat-m. nat-p. nicc. nit-ac. nuph.[36] nux-v. ol-an. onos. op. pall. par. ph-ac. **Phos.** pic-ac. **Plat.** plb. puls. querc-r.[257] ran-s. raph. rat. **Rhod.**[5] **Rhus-t.** rhus-v. rumx. sabad. sabin.[5] sang. sars.[1] **SEC. Sep.** sol-n.[25] spig.[1] spong. stann.[1] staph.[1] stram. strep-s.[197] stront-c. stry. succ.[194] sul-ac. **Sulph.**[1] tab. tarax. tarent. tax. thal.[144] thuj.[137] tub.[304] tung.[252] ulm.[102] uran.[269] **Verat.**[5] vip. visc.[102] zinc. zinc-p.[58] zinc-s.[11] zing.

- **abends,** im Bett: sulph.
☞ *O; Beine; abends*

- **nachts** im Bett: helo.

- **Fächeln** amel.: strep-s.[197]
ALLGEMEINES; M; Luftzufächeln; amel.

- **Fahren** und Reiten, beim: **Calc-p.** rumx.

- **Gehen,** beim: hep.[1]

- **Liegen** amel.: kali-i.[102]
☞ *O; Beine; Liegen; amel.*

- **Menses,** während: graph. **Puls.** sec.[144]
☞ *O; Beine; Menses; während • Menses, während*

AMEISENLAUFEN, Kribbeln; **Beine** (Forts.)

- **Sitzen**:
  ◦ **während**: cic.[36] kali-c.[1] kali-i.[102] plat.[1]
  ☞ *O; Beine; Sitzen; agg.; während*
  ◦ **nach**: **Calc-p.** sep.
  ☞ *O; Beine; Sitzen; agg.; nach*
- **Stehen,** im: hep.[1]
- **Übereinanderschlagen** der Beine, beim: plat.[1]
  ☞ *O; Beine; Übereinanderschlagen, Kreuzen, der Beine; agg.*
- **gelähmten** Teil, im: **Nux-v.**
- **Knochen**: **Guai.**
  ☞ *O; Beine; Knochen*
- **Gesäßbacken**: agar.[36] ang.[1] ars.
  ☞ *O; Beine; Gesäßbacken*
- **Hüften**: ang.[5]
  ☞ *O; Beine; Hüften*
- **Oberschenkel**: acon. arg.[1] ars. caust. cic.[5] coloc.[102] euph. **Guai.**[1] hep.[5] hydr-ac. hydrog.[222] ip.[111] kreos.[111] m-art.[5] **Nat-c.**[1] nit-ac. **Pall.** phos. **SEC.** sep. spig. staph. stram. sul-ac. tub.[304]
  ☞ *Jucken; kribbelnd; Oberschenkel*
  ◦ **Hitze,** mit: hydrog.[222]
  ◦ **Sitzen,** beim: guai.[1]
→ ◦ **erstreckt** sich:
  ◦ ◦ **Abdomen**: ars.
  ◦ ◦ **Zehen**: guai.[1] sep.
  ◦ **Muskeln**: nat-c.[1]
- **Knie**: **Acon.**[5] aloe[36] apis carb-an.[111] chin.[111] croto-t. cycl. gent-l. kali-c. merc.[111] rat. rhod.[5] rhus-t. zinc.
  ☞ *O; Beine; Knie*
  ◦ **Kniekehle**: chin.[111]
  ☞ *O; Beine; Knie; Kniekehle*
  ◦ **Kniescheibe**: aloe[36]
  ☞ *O; Beine; Knie; Kniescheibe*
- **Unterschenkel**: agar. alum. amyg-am. ant-c. apis apisin.[5] arg.[1] **Arg-n.** **Arn.** ars. aster. bar-c. bell.[1] bov. calc. **Calc-p.** caps. carbn-o. carbn-s. cast. caust. cham. cic.[5] coloc. graph. guai.[1] harp.[1184] **Hep.** hydrog.[222] ip. jatr. **Kali-c.**[1] kreos. lac-ac. lach. lil-t. m-art.[5] morph. naja nicc. **NUX-V.** ol-an. onos. op. pall. **Ph-ac.** phos. pic-ac. **Plat.** plb. puls. **RHOD.**[5] rhus-t.[5] rhus-v. sabin.[5] sang. **SEC.** **SEP.**[1] sol-n.[25] spig. **Stann.**[5] staph. stram. sul-ac. sulph.[102] **Tab.** tarent. tax. uran.[269] verat. **Zinc.**
  ☞ *O; Beine; Beine • Würmern in den Beinen, Empfindung wie von*
  ◦ **abends**: graph. lac-ac. **Plat.** sep.[1]
  ☞ *O; Beine; abends*
  ◦ ◦ **Gehen,** beim: graph.
  ◦ **nachts** im Bett: harp.[1184] **Zinc.**
<> ◦ **Aufstehen** vom Sitz, beim: sulph.[1]
  ☞ *O; Beine; Aufstehen; agg.; Sitzen, vom; während*
  ◦ **Sitzen,** beim: guai.[1] ol-an. **Plat.**
→ ◦ **erstreckt** sich aufwärts: bell.[1]
  ◦ **Nervus** peronäus: cham.[36]
  ◦ **Schienbein**: kali-c.[1] sul-ac.[1]
  ☞ *O; Beine; Beine; Schienbein*
  ◦ **Waden**: agar. alum. ant-c. bar-c. cast. caust. **Cham.** coloc. ip. lach. nux-v. onos. plb. rhus-v. sang. sol-n.[25] spig. sul-ac. sulph.[102] verat. zinc.
  ☞ *O; Beine; Beine; Waden*
  ◦ ◦ **links**: sol-n.[25]
  ☞ *O; Beine; links*
  ◦ ◦ **abends**: alum.
  ☞ *O; Beine; abends*
  ◦ ◦ **Gehen**:
  ◦ ◦ ◦ **während**: sul-ac.
  ◦ ◦ ◦ **Freien,** im, nach: nux-v.
  ◦ ◦ **Sitzen,** beim: bar-c.
  ☞ *O; Beine; Sitzen; agg.; während*
  ◦ ◦ **Stehen,** beim: verat.
  ☞ *O; Beine; Stehen; agg.; während*
  ◦ ◦ **Träumen,** bei: sulph.[102]
  ☞ *O; Beine; Träumen, nach*
- **Knöchel,** Fußgelenk: ars-i. meph. nuph.[36] pall. rhus-v.
  ◦ **links**: nuph.[36]
  ☞ *O; Beine; links*
  ◦ **rechts,** erstreckt sich zum Fersenbein: rhus-v.
  ☞ *O; Arme; rechts • O; Beine; rechts*
- **Füße**: acon. aeth. **AGAR.** alum.[5] alum-m.[5] alum-p.[58] am-c. ambr.[5] ammc.[4] ang. ant-c. apis apisin.[5] arn. ars. ars-h. ars-i.[25] arund. astra-e.[149] **Bell.**[1] berb. bor. cadm.[149] calc-p. cand-a.[239] canth. caps. carb-an.[1] carbn-s. carl. **Caust.** chel. chin.[5] cic. clem.[5] colch.[5] coloc. con.[1] **Croc.**[5] **Crot-c.** **Dulc.**[5] euph. ferr-ma. fl-ac. graph. guai. hep. hura hyper. ign. jatr. kali-c. kali-n. kola[1184] kreos. laur. lyc. m-art.[5] mag-c.[1] mag-m. manc. mang. mez. nat-ar.[58] **Nat-c.**[1] **Nat-m.** nat-p. nux-v. op. par. phos. pic-ac. plb. puls.[5] querc-r.[257] raph. rhod.[5] **Rhus-t.** rhus-v. sars.[1] **SEC.** **Sep.** spig.[1] spong. **Stann.**[1] staph. stram. stront-c. **Sulph.** tarax. tax. thuj.[1] ulm.[102] vip. visc.[102] zinc.[1] zinc-p.[58] zinc-s.[11] zing.
  ☞ *O; Beine; Füße*
  ◦ **links,** mit Schwere: ars-i.[25]
  ☞ *O; Beine; links*
  ◦ **rechts**: astra-e.[149] mang.[111] nat-c.[111]
  ☞ *O; Arme; rechts • O; Beine; rechts*
  ◦ **morgens**: carb-an.[1] **Hyper.** nat-c. puls. rhus-t.
  ☞ *O; Beine; morgens*
  ◦ ◦ **Auftreten,** beim: puls.
  ◦ ◦ **Bett,** im: **Rhus-t.**
  ☞ *O; Beine; Bett, im; agg.*
  ◦ **nachts**: phos. sulph.[102]
  ☞ *O; Beine; nachts; agg.*
  ◦ ◦ **Träumen,** bei: sulph.[102]
  ☞ *O; Beine; Träumen, nach*
<> ◦ **Anheben** des Fußes, beim: sars.[1]
  ☞ *O; Beine; Heben der Beine; agg.*
  ◦ **Auftreten,** beim: sars.[1]
  ◦ **Froststadium** im Fieber, während: canth.
  ☞ *O; Beine; Fieber; während; Froststadium im Fieber*

◦ **Gehen** im Freien **amel.**: bor. zinc.
☞ *O; Beine; Luft; amel., frische*

◦ **Hitze,** nach: **Sulph.**

◦ **Sitzen** **agg.**: carl.

◦ **Stehen,** beim: mang. sep.
☞ *O; Beine; Stehen; agg.; während*

◦ **erstreckt** sich:

◦ ◦ **aufwärts**: bell.[1] nat-m. stann.[1] zinc-s.[11]
HAUT; C; Ameisenlaufen, Kribbeln; erstreckt sich; aufwärts von den Füßen

◦ ◦ ◦ **Haut** des Fußes, **in die**: nat-m.

◦ ◦ **Körper,** über den: caps. nat-m.

◦ **Fußrücken**: mag-c.[1] plb.[36] visc.[102] zinc.[1]
☞ *O; Beine; Füße; Fußrücken*

◦ ◦ **Stehen,** beim: plb.[36]
☞ *O; Beine; Stehen; agg.; während*

◦ **Fußsohlen**: agar. **Alum.**[5] am-c. ammc.[4] bell. berb. calc-p. **CAUST.** cic. clem.[5] **Coloc.** con.[1] croc.[5] fl-ac. hep. hura kali-c. kola[1184] laur. m-art.[5] mag-m. nat-m. pic-ac. plb. puls.[5] querc-r.[257] raph. sal-ac.[809] sep. spig.[1] spong. staph. sulph.[1] thuj.[1] vip. zing.
☞ *O; Beine; Füße; Fußsohlen*

◦ ◦ **abends**: zing.
☞ *O; Beine; abends*

◦ ◦ ◦ **Sitzen,** beim: zing.
☞ *O; Beine; Sitzen; agg.; während*

◦ ◦ **Auftreten,** beim: con.[1]

◦ ◦ **Gehen,** beim: plb. spong.

◦ ◦ **Reiben** **amel.**: sulph.[1]
☞ *O; Beine; Reiben; amel.*

◦ ◦ **Ruhe** **agg.**: sep.
☞ *O; Beine; Ruhe; agg.*

◦ ◦ **Sitzen,** beim: mag-m. staph.
☞ *O; Beine; Sitzen; agg.; während*

◦ ◦ **Stehen,** beim: plb. zing.
☞ *O; Beine; Stehen; agg.; während*

◦ **Fersen**: agar. am-c. astra-e.[149] bell.[1] caust. ferr-ma. **Graph.** nat-c.[1] par. phos. stront-c. **Sulph.** zing.
☞ *O; Beine; Füße; Fersen*

◦ ◦ **morgens,** im Bett: **Graph.**

◦ ◦ **abends,** im Bett: nat-c.[1]

◦ ◦ **erstreckt** sich zu den Zehen: astra-e.[149] bell.[1]

- **Zehen**: acon. agar. alum. am-c. **Am-m.** ars.[1] asaf.[5] berb. **Brom.** cast. caust. chel. chin. cic. **Colch.** con. croto-t. euph. euphr. gins. guai. hep.[1] jatr. kali-c. lach. lyc. m-arct.[5] mag-c.[1] mag-m. mez. nat-c.[1] nat-m. nicc. nit-ac. phos. plat. plb. puls. ran-s. **Rhod.**[5] **Sec.** sep. spig.[1] staph.[1] stram. **Sulph.**[1] thuj.[137] tung.[252] verat.[5] zinc. zing.

◦ **abends**: ars. lyc. puls.
☞ *O; Beine; abends*

◦ ◦ **Gehen,** beim: lyc.

◦ **nachts**: hep.[1] nicc.
☞ *O; Beine; nachts; agg.*

◦ **Unterseite,** plantar: mag-c.[1] phos.[1] staph.[1]

◦ **Ballen**: colch.[5]

◦ **Spitzen**: acon. agar. **AM-M.** colch. spig.[1] sulph.[1] thuj.[137]

◦ **großer** Zeh: alum. ars.[1] brom. cast. **Caust.** chin. croto-t. gins. jatr. mez. nit-ac. phos. plat. plb. tung.[252]

◦ ◦ **abends**: cast. nit-ac.
☞ *O; Beine; abends*

◦ ◦ ◦ **17** Uhr: cast.
☞ *O; Beine; nachmittags; 17 Uhr*

◦ ◦ **nachts**: brom. mez.
☞ *O; Beine; nachts; agg.*

◦ ◦ ◦ **Erwachen,** beim: brom.

◦ ◦ **Ballen**: caust.

◦ **2. Zehe**: nat-c.[1]

◦ **5. Zehe**: croto-t. phos.

Erfrierung, wie nach, Zehen: alum. caust.[1]

- **großer** Zeh: alum.

Schlange, wie von einer, Beine:
☞ *Schlange kriecht das Bein hinauf, Empfindung, eine*

Spinne über den Handrücken kriecht, als ob eine: ozone[227] visc.[36]

- **links**: ozone[227]

stichelnd, Fersen: **Sulph.**

taub beim Sitzen, Oberschenkel: hep.

Würmern, wie von, Beine:
☞ *Würmern in den Beinen, Empfindung wie von*

zuckend, große Zehe: croto-t.

AMPUTIERTER Stumpf, schmerzhaft:
ALLGEMEINES; C; Schmerz; Amputation, nach, Phantomschmerz

AMYOTROPHE Lateralsklerose:
KLINISCHES; C; Sklerose; Lateralsklerose

ANALGESIE:
☞ *Taubheit, pelzige Empfindungslosigkeit*

ANÄSTHESIE:
☞ *Taubheit, pelzige Empfindungslosigkeit*

ANDEREM gehören, Empfindung, seine Beine würden jemand:
☞ *Eigenen, Empfindung, Gliedmaßen sind nicht seine; Beine*

ANGEBUNDEN, Empfindung, als sei der linke Arm an den Körper: cimic.

ANGEWEHT, Angepustet, Angeblasen, Empfindung, als würden Glieder:

Geräusch, blasendes, Oberarm-Arterie: plb.[36]

Wind aus den Zehen bläst, als ob: cupr.
☞ *Wind, Empfindung wie von; Beine; Zehen*

ANGST, wird in Gliedern empfunden: hep.[60] m-aust.[5] puls.[60] sulph.[1]
ALLGEMEINES; C; Angst, wird im Körper empfunden

Beinen aus, geht von den: hep.[60]

Fingern aus, geht von den: puls.[60]

Händen, in den: sulph.[1]
☞ *O; Arme; Hände*

ANHEBEN, kann die Glieder nicht, beim Hinlegen: lath.[137]
☞ *Schwäche; Liegen im Bett, beim*

ANKYLOSE, Gelenkversteifung: acon.[34] ant-s.[85] arn.[34] ars.[34] ba-sv.[136] bell.[34] bor.[34] bry.[34] crot-h. fl-ac. kali-c.[34] merc.[34] rhus-t.[5] ruta[34] sil. sulph.[34]
☞ *Steifheit, Steifigkeit; allgemeine Arzneien*

Arme: ant-s.[85] ba-sv.[136] crot-h. fl-ac. rhus-t.[5] sil.

- **links**: ant-s.[85]
☞ *O; Arme; links*

- **Schultern**: ba-sv.[136]
☞ *O; Arme; Schultern*

- **Ellenbogen**: ba-sv.[136] sil.
☞ *O; Arme; Ellenbogen*

- **Handgelenke**: ba-sv.[136]
☞ *O; Arme; Handgelenke*

- **Fingergelenke**:
☞ *O; Arme; Finger; Fingergelenke*

◦ **metacarpophalangeal**: crot-h.

◦ **Mittelgelenk**: fl-ac.

Hüftarthritis, mit: ba-sv.[136]
☞ *O; Beine; Hüften*

Knie: ba-sv.[136]
☞ *O; Beine; Knie*

Fußgelenk: ba-sv.[136]

ANSCHWELLUNG:
☞ *Auftreibung • Schwellung*

ANSTRENGUNG, wie nach, beim Aufstehen vom Sitz: caust.[1]
☞ *Schwäche; Beine; •Schwäche; Beine;*

ANTHRAX, Milzbrand: **Anthr. Ars.** bell-p.[149] carb-ac.[25] echi.[137] lach.[137] sang.[25] **Sec.** ther.[85]
HAUT; C; Hautausschläge; Karbunkel

ANZIEHEN der Knie, unwillkürliches, beim Gehen: cupr.[137] ign.[137]

ÄRGER wird in den Unterschenkeln empfunden: caust.[193] coloc.[193] lyc.[193] nat-m.[193] **Nux-v.** ran-b.[193] sep.[193]

ATAXIE: aesc.[102] aesc-g.[25] **Agar.** ail.[25] **ALUM.**[102] alum-p.[58] alum-sil.[58] **Alumn.**[102] am-m.[102] ang.[102] apis[58] arag.[162] **Arg-n.**[102] ars.[102] ars-br.[102] ars-i.[102] asar.[102] astra-e.[102] **Atro.**[102] **Aur.**[102] aur-m-n.[102] bar-c.[54] bar-m.[102] **Bell.**[102] berb.[102] brom.[144] bufo[102] **Calc.** cann-i.[102] carb-ac.[25] carb-v.[102] carbn-s.[102] **Caust.** chlor-pr.[149] **Cocc. Con.**[102] crot-c. crot-h.[809] cund.[102] cupr-ar.[25] cur.[102] dig.[102] dubin.[171] equis.[102] ferr-p.[102] **Ferr-pic.**[102] **Fl-ac.**[102] **Gels. Graph.** guai.[102] **Hell. Helo.** hyos.[102] **Ign.**[102] ingluv.[102] **Kali-br.**[102] **Kali-i.**[102] kalm.[102] kres.[144] **Lach.** lath.[102] **Lil-t.** lol.[184] lyc.[102] mag-m.[36] mag-p.[102] mang.[184] med.[102] merc-c.[102] myric.[25] naja nat-br.[36] nat-c.[58] nat-n.[102] nit-ac.[102] nux-m.[102] **Nux-v.**[102] **Onos. Ox-ac.**[102] oxyt.[85] ped.[102] **Phos.**[102] **Phys.**[102] pic-ac.[102] picro.[102] pier-b.[233] piloc.[102] pip-m.[144] **Plb.**[102] plb-i.[102] ptel.[25] rhus-t.[102] ruta[102] sabad.[102] sant.[102] **Sec.**[102] sieg.[144] **Sil.**[102] sol-n.[25] **Stram.** stront-c.[102] **Stry.**[102] sulfon.[102] **Sulph.** tarent.[102] thal-s.[102] thiosin.[102] zinc.[102] **Zinc-o.**[102] **Zinc-p.**[102] zinc-s.[102]
☞ *Bewegungen; allgemeine Arzneien; •Chorea •Fallen, Hinfallen; Neigung zu Fallen •Gehen; schwierig •Instabilität •Koordinationsstörung, Inkoordination •Ungeschicklichkeit* *SCHWINDEL; M; Taumeln, Wanken mit •SCHWINDEL; C; Taumeln •RÜCKEN; C; Erweichung des Rückenmarks •ALLGEMEINES; C; Chorea •ALLGEMEINES; C; Gang, wankend, taumelnd*

alten Menschen, bei: **Bar-c.**[54]

Augensymptomen, mit: bell.[102] con.[102] dubin.[171] ferr-pic.[102] phos.[102]

Blasen- und Aftersymptomen, mit: alum.[102] fl-ac.[102] ingluv.[102] nux-v.[102] stry.[102] tarent.[102] thiosin.[102]

Enuresis und Harnwegssymptomen, mit: bell.[102] equis.[102] ferr-p.[102]

Essen amel.: nat-c.[58]

gastrischen Beschwerden, mit: **Arg-n.**[102] bell.[102] carb-v.[102] ign.[102] lyc.[102] **Nux-v.**[102] thiosin.[102]

Muskelschwäche, Gefühllosigkeit von Haut und Muskulatur, mit: cann-i.[102]
HAUT; C; Anästhesie, Empfindungslosigkeit

Schreck, Furcht, durch: arg-n.[172]
GEMÜT; M; Schreck oder Furcht, Beschwerden durch

sexueller Erregung, bei: kali-br.[102] phos.[102] pic-ac.[102]
GEMÜT; M; Erregung; Beschwerden durch; sexuelle •ALLGEMEINES; M; Sexualität; Erregung, sexuelle, agg.

unbeobachtet, besonders wenn: arg-n.[102]

Beine: bufo[102] med.[102]

- **stolpert** beim Gehen: bufo[102]

- **Unterschenkel** fühlen sich bleischwer an: med.[102]
☞ *O; Beine; Beine*

Frühstadium: ang.[102] atro.[102] **Bell.**[102] con.[102] ign.[102] nux-v.[102] sec.[102] tarent.[102] zinc-o.[102] zinc-s.[102]

schmerzhaft:

- **blitzartig** auftretend: **Aesc.**[102] alum.[102] **Am-m.**[102] ang.[102] arg-n.[102] **Ars.**[102] ars-i.[102] **Atro.**[102] bar-m.[102] **Bell.**[102] berb.[102] dig.[102] **Fl-ac.**[102] guai.[102] hyos.[102] ign.[102] **Kalm.**[102] lyc.[102] merc-c.[102] nat-n.[102] nit-ac.[102] nux-m.[102] **Nux-v.**[102] **Phos.**[102] **Phys.**[102] piloc.[102] plb.[102] sant.[102] **Sec.**[102] sil.[102] **Stront-c.**[102] stry.[102] thal-s.[102] thiosin.[102] zinc.[102] **Zinc-p.**[102] **Zinc-s.**[102]

- **lanzinierend**: plb-i.[102]

ATHEROM, Balggeschwulst, an den Händen:
☞ *Tumoren, Gewächse; Atherom, Hände*

ATHETOSE:
☞ *Bewegungen; allgemeine Arzneien;*

ATHLETENFÜẞE: graph.[137] morg.[136] sanic.[137]

ATROPHIE:
☞ *Abmagerung*

Nägel: sil.[102]
☞ *O; Nägel*

ÄTZENDE, fressende Empfindung:
☞ *Schmerz; nagender Schmerz*

AUFFAHREN, Hochfahren:
☞ *Rucken*

AUFGESPRUNGENE Haut:
☞ *Rauhe Haut* *HAUT; C; Aufgesprungen, Risse, feine*

Hände: **Aesc.** allox.[149] **Alum.**[5] alum-sil.[58] am-c. **Anan.** ant-c. apis **Arn.** aur. **CALC.**[85] calc-f.[102] calc-sil.[58] **CALEN.** carb-ac. cast-eq.[102] cench.[58] cham. cist.[111] cortiso.[149] **GRAPH.**[5] ham. **HEP.** hydr. hydro-c.[149] **Kali-c.** kali-sil.[58]

kreos.[5] **Lyc.** **Mag-c.** maland.[193] **Merc.** merc-i-r.[111] mom-b.[72] nat-ar.[102] **Nat-c.** **Nat-m.** **PETR.**[5] prim-o.[85] psor.[58] pull-g.[181] puls. ran-b.[72] **RHUS-T.** **Sal-ac.**[85] **SARS.** **SEP.** **Sil.** **Sulo-ac.**[102] **SULPH.** **Zinc.**
☞ *O; Arme; Hände • Rauhe Haut; Arme; Hände • Rissige Haut; Arme; Hände* ▤ *HAUT; C; Aufgesprungen, Risse, feine*

- **Wasser,** durch Arbeiten in: alum. ant-c. **CALC.**[85] cham. hep. maland.[193] merc. pull-g.[181] **Rhus-t.** sars. **Sep.** **SULPH.**
▤ *ALLGEMEINES; M; Wasser; Arbeiten in Wasser; agg.*

◦ **anstrengende** Arbeit, durch: calc.[85]

- **Handflächen**: alum.[5] calc-f.[102] cist.[111] graph.[5] kreos.[5] merc-i-r.[111] petr.[5] ran-b.[72]
☞ *O; Arme; Hände; Handflächen*

Finger: alum.[5] aran-ix.[149] bar-c. bell.[5] cortico.[149] foll.[149] graph.[5] merc.[5] **NAT-M.** petr.[5] ran-b.[72] sars.[5] sil.[5]
☞ *Rissige Haut; Arme; Finger* ▤ *HAUT; C; Aufgesprungen, Risse, feine*

- **Nägel,** um die: **NAT-M.**
☞ *O; Nägel • O; Nägel; Fingernägel • O; Nägel; Umgebung des Nagels • O; Arme; Finger; Daumen*

- **Fingerspitzen**: alum.[5] bar-c. bell.[5] foll.[149] **Graph.**[5] merc.[5] **Petr.**[5] ran-b.[72] sars.[5] sil.[5]
☞ *O; Arme; Finger; Fingerspitzen*

- **Daumen,** rechts: cortico.[149]
☞ *O; Arme; Finger; Daumen*

blutend:

- **Hände,** im Winter: petr.[1]
☞ *O; Arme; Hände*

- **Finger,** im Winter: petr.[1]

AUFTREIBUNG:
☞ *Schwellung • Völle, Empfindung von*

Venen: abrot.[76] acon.[3048] aesc.[111] agar.[5] allox.[149] alum.[3048] **Am-c.**[5] ambr.[5] ant-t.[5] arn.[5] ars.[5] aur.[5] **Bar-c.**[3048] bell.[3048] brucel.[241] bry.[3048] calc.[5] calc-f.[149] calc-hp.[25] carb-v.[5] caust.[3048] chel.[5] chin.[5] chin-s.[54] cic.[5] clem.[144] coloc.[5] cycl.[5] eucal.[25] ferr.[5] fl-ac.[3048] graph.[5] kali-bi.[111] kreos.[5] lach.[5] laur.[5] lyc.[3048] m-arct.[5] m-aust.[5] mag-c.[5] menth-pu.[85] meny.[5] merc.[36] mosch.[5] nat-m.[3048] nux-v.[5] olnd.[5] op.[5] ph-ac.[3048] **Phos.**[5] piloc.[36] plb.[102] puls.[5] rheum[5] rhod.[5] rhus-t.[5] ruta[5] sars.[3048] sec.[45] sel.[3048] sep.[3048] sil.[3048] spig.[5] spong.[5] staph.[5] stront-c.[5] sul-ac.[5] sulph.[3048] **Thuj.**[5] zinc.[5]
☞ *Varizen, Krampfadern*

- **nachts**: menth-pu.[85]

- **Arme**: abrot.[76] acon.[3048] aesc.[111] agar.[5] alum.[3048] am-c.[5] **Arn.**[5] bar-c.[3048] bell.[3048] bry.[3048] calc.[3048] calc-hp.[25] caust.[3048] chel.[5] chin.[5] chin-s.[54] cic.[5] clem.[144] cycl.[3048] fl-ac.[3048] kali-bi.[111] lach.[5] laur.[5] lyc.[3048] m-arct.[5] m-aust.[5] **Meny.**[5] mosch.[5] nat-m.[3048] **Nux-v.**[5] olnd.[5] op.[5] ph-ac.[3048] phos.[5] piloc.[36] plb.[102] **PULS.**[5] rheum[5] rhod.[3048] rhus-t.[5] ruta[5] sars.[3048] sel.[3048] sep.[3048] sil.[3048] staph.[5] stront-c.[3048] sulph.[3048] thuj.[5]

◦ **Blutandrang,** bei: abrot.[76]

◦ **Unterarme**: **Chel.**[8] clem.[144] meny.[36] nux-v.[5] piloc.[36] plb.[102] puls.[1] rhod.[5] stront-c.[144]
☞ *O; Arme; Unterarme*

◦ **Hände**: acon.[3048] alum.[3048] am-c.[5] **Arn.**[5] **Bar-c.**[3048] bell.[3048] bry.[3048] calc.[3048] calc-hp.[25] caust.[3048] chel.[5] **Chin.**[3048] chin-s.[54] **Cic.**[5] cycl.[3048] fl-ac.[3048] laur.[5] lyc.[3048] m-aust.[5] **Meny.**[5] mosch.[5] **Nat-m.**[3048] **Nux-v.**[5] **Olnd.**[5] **Op.**[5] ph-ac.[3048] **Phos.**[3048] **PULS.**[5] **Rheum**[5] rhod.[3048] **Rhus-t.**[5] **Ruta**[5] sars.[3048] sel.[3048] sep.[3048] sil.[3048] staph.[5] stront-c.[3048] **Sulph.**[3048] **THUJ.**[3048]
☞ *O; Arme; Hände • Schwellung; allgemeine Arzneien; Arme; Hände; Blutgefäße • Völle, Empfindung von; Arme; Hände; Blutgefäße*

◦ ◦ **Froststadium** im Fieber, während: am-c.[5] **Phos.**[5] thuj.[5]

◦ ◦ **Wehen,** Entbindung, während: chin-s.[54]

- **Beine**: allox.[149] ambr.[5] ant-t.[5] arn.[5] ars.[5] aur.[5] bar-c.[5] bell.[5] brucel.[241] calc.[5] calc-f.[149] carb-v.[5] caust.[5] clem.[144] coloc.[5] **Cycl.**[5] eucal.[25] ferr.[5] graph.[5] kreos.[5] lach.[5] lyc.[5] m-aust.[5] mag-c.[5] merc.[36] nat-m.[5] nux-v.[5] phos.[5] plb.[102] **Puls.**[5] rhod.[5] rhus-t.[5] sec.[45] sep.[5] sil.[5] spig.[5] spong.[5] stront-c.[5] sul-ac.[5] sulph.[5] thuj.[5] zinc.[5]

◦ **Oberschenkel**: calc-f.[149]

◦ **Unterschenkel**: allox.[149] brucel.[241] clem.[144] eucal.[25] merc.[36] plb.[102] sec.[45]
☞ *O; Beine; Beine • Varizen, Krampfadern; Beine • Völle, Empfindung von; Unterschenkel; Blutgefäße*

◦ ◦ **Vena** saphena: merc.[36]

◦ **Füße**: ambr.[5] ant-t.[5] **ARN.**[5] **Ars.**[5] **Aur.**[5] bar-c.[5] bell.[5] calc.[5] **Carb-v.**[5] caust.[5] coloc.[5] **Cycl.**[5] **Ferr.**[5] graph.[5] kreos.[5] lach.[5] **LYC.**[5] mag-c.[5] **NAT-M.**[5] nux-v.[5] phos.[5] **PULS.**[5] rhod.[5] rhus-t.[5] sep.[5] sil.[5] spig.[5] spong.[5] stront-c.[5] sul-ac.[5] **Sulph.**[5] **THUJ.**[5] **ZINC.**[5]
☞ *O; Beine; Füße*

Empfindung von Auftreibung:
☞ *Schwellung; Empfindung von Schwellung*

AURA epileptica:
☞ *Konvulsionen, Spasmen; Aura, epileptische*

AUSEINANDERGESPREIZT:
☞ *Abgespreizt, hält die Glieder*

AUSFALLEN der:

Nägel: ant-c.[5] apisin.[5] ars.[5] bell.[5] bor.[137] brass.[36] but-ac.[102] canth.[5] chlol.[111] croc.[5] form.[111] **Graph.**[5] **Hell.**[5] hell-f.[102] merc.[5] rhus-t.[36] sec.[5] **Sil.**[5] **Squil.**[5] sulph.[5] thuj.[5] ust.[137] x-ray[119]
☞ *O; Nägel • Abblättern, Nägel* ▤

- **Ekzem** an Fingern und Zehen, mit: bor.[137]

- **Haare,** und: hell.[102] hell-f.[102] ust.[137]
▤ *ALLGEMEINES; C; Ausfallen der Haare*

- **Fingernägel**: apisin.[5] **Ars.**[5] bell.[5] hell.[5] merc.[5] **Thuj.**[5]
☞ *O; Nägel; Fingernägel*

- **Zehennägel**: **Ars.**[5] bell.[5] **Thuj.**[5]
☞ *O; Nägel; Zehennägel*

Empfindung als ob: apisin.[5] pyrog.[111]

AUSGERISSEN, Empfindung wie:

Arme: bar-p.[111] bell.[5] kali-bi.[111]
☞ *Schmerz; reißender Schmerz; zerrissen, wie;*

- **Oberarme**: kali-bi.[111]
☞ *O; Arme; Oberarme*

- **Handgelenke**: bar-p.[111]
☞ *O; Arme; Handgelenke*

- **Hände**: kali-bi.[111]
☞ *O; Arme; Hände*

Hüften: iris[137]
☞ *O; Beine; Hüften*

AUSLASSEN von Stufen beim Treppabgehen: **Stram.**
☞ *Gehen; hebt die Füße abnorm hoch; • Ungeschicklichkeit; Beine; ▤ SEHEN; C; Groß, vergrößert; Gegenstände erscheinen;*

AUSGESTRECKT:

Konvulsionen:

- **vor**: **Calc.** ign.[54]

- **während**: bell.[1] ign.[54]

Arme: **Alum.**[5] bell. **Calc.**[5] carb-an.[5] carb-v.[5] chin.[137] dulc. graph.[5] kali-cy.[85] meph.[8] nux-v.[5] op.[137] phos.[1] rheum[10] sec. sel.[1] **Sep.**[5] spong.[5] sulph.[5] tax.[303]
☞ *Gestreckte Haltung; Arme*

- **Gelenke**: carb-an.[5] carb-v.[5]
☞ *O; Arme; Gelenke*

- **Hände**: bell. dulc. phos.[1] rheum[10] sec.[54]
☞ *O; Arme; Hände*

◦ **Konvulsionen,** während: sec.[54]

- **Finger**: kali-cy.[85] meph.[8] nux-v.[5] sec. spong.[5] tax.[303]

Beine: **Alum.**[5] am-c. ambr. aml-n.[102] aster. bufo calc.[81] calc-f.[149] cham. **Cina** cocc.[102] dig. hell.[102] helo.[102] hydrog.[222] lach. led. m-art.[5] med.[58] merc. nat-c. nat-m.[1] nux-v. **Oena.** op. phos. plat. puls. rhus-t. ruta sec.[5] spong. stann. stry. sul-ac. sulph.

- **Konvulsionen,** während: calc.[81]

- **Unterschenkel**: am-c. **Aml-n.**[102] bufo cham. dig. hell.[102] helo.[102] hydrog.[222] lach. led. nat-c. **Plat. Rhus-t.** ruta spong. stann. sulph.
☞ *O; Beine; Beine*

◦ **morgens** im Bett: plat. **Rhus-t.**

◦ ◦ **Erwachen,** beim: **Plat.**

◦ **mittags**: am-c.
☞ *O; Beine; mittags*

◦ **abends**: nat-c.
☞ *O; Beine; abends*

◦ **nachts**: stann.
☞ *O; Beine; nachts; agg.*

◦ **Epilepsie**:
☞ *Konvulsionen, vor epileptischen*

◦ **Konvulsionen,** vor epileptischen: **Bufo**

- **Füße**: am-c. aster. cina op. phos. puls. rhus-t.
☞ *O; Beine; Füße*

◦ **Sitzen,** beim: **Puls.**
☞ *O; Beine; Sitzen; agg.; während*

◦ **Sohlen,** schmerzhaft: aster.
☞ *O; Beine; Füße; Fußsohlen*

◦ **muss** sie Ausstrecken: am-c. op. puls. rhus-t.

◦ ◦ **morgens** im Bett: **Rhus-t.**

- **muss** sie Ausstrecken: nat-m.[1] puls.[5] rhus-t.[5]

anhaltendes, Beine: med.[58]

greifen, wie um etwas zu, Hände: dulc. phos.[1]

- **Schwindel,** nach: phos.[1]

krampfhaft:

- **Arme**: chin.[5] sec.

◦ **Finger**: sec.

- **Füße**: cina
☞ *O; Beine; Füße*

Kopf, über den, Hände: rheum[10]

ständig:
▤ ALLGEMEINES; C; Strecken, Recken; muss sich Strecken (allgemeine Arzneien)

AUSSTRECKEN von Gliedmaßen:

abwechselnd mit Kontraktionen, bei Konvulsionen: lyc.[54]
☞ *A; Abwechselnd mit*

Unterschenkel, Konvulsionen:
☞ *O; Beine; Beine*

- **vor**: bufo

- **während**: nux-v. stry.

Füße: phyt. plat.
☞ *O; Beine; Füße*

krampfartig, Unterschenkel: bell. **Bufo**[122] cina

- **Erwachen,** beim: **BELL.**

nötig, Unterschenkel: sul-ac.

schwierig, fällt schwer:

- **Finger**: arn. **Ars. Camph.** carbn-s. **Coloc.** cupr. **Cupr-ar.** hyos. merc. mosch. plat. plb. stram. syph. tab.
☞ *Faust, Finger krampfhaft zur Faust gebeugt • Gebeugte Gliedmaßen; Arme; Finger • Zusammenziehung, Kontraktion, von Muskeln und Sehnen; allgemeine Arzneien; Arme; Finger*

- **Beine**: carbn-o. dig.[1] pic-ac. stry.
☞ *O; Beine; Beine*

unmöglich, Unterschenkel: con. lath. plb.

- **Sitzen,** beim: **Lath.**

AUSWÜCHSE auf der Haut:
☞ *Hornhaut • Hühneraugen; allgemeine Arzneien • Tumoren, Gewächse • Warzen*

Hände: lach. thuj.
☞ *O; Arme; Hände*

Finger: ant-c.[58]

Achillessehne, wie Pickel: mim-h.[36]
☞ *O; Beine; Beine • O; Beine; Beine; Achillessehne*

Fußsohlen: **ANT-C. Graph.**
☞ *O; Beine; Füße; Fußsohlen*

hornig, Hände: thuj.
☞ *Härte, Verhärtung; Arme; Hände, Haut der • Hornhaut; Hände • Verhornung; Auswuchs, horniger, mit rissiger Basis, Hand*

Pickel, wie, rechter Fußrücken: mim-h.[36]

BALL, Empfindung wie von einem, Fersen, morgens: kreos.
☞ *Fremdkörper, Empfindung wie von einem*

BANDAGIERT, Empfindung wie: acon.[36] alum.[193] alumn. anac.[5] ant-c.[1] ars.[5] ars-i.[58] arund. aur.[5] bani-c.[36] bell-p.[102] benz-ac. cact.[58] calc.[36] card-m. caust. chim.[102] **Chin.**[5] chlor. cocc.[5] coloc.[5] con.[5] ferr. graph.[5] helo. hist.[144] kali-c.[1] lol.[137] lyc. mag-c.[193] mag-m. mag-s. mang-acet.[1] mur-ac.[1] nat-m.[5] nat-p. nit-ac.[5] nux-m. olnd.[5] ovi-g-p.[102] petr.[1] phos.[193] pic-ac. **PLAT.** plb.[168] puls.[5] sil.[5] stann.[5] sul-ac. sulph.[5] syph.[193] tarent. tax.[303] tep.[193] til.[36] zinc.[5]
☞ *Zusammenschnüren, Empfindung von*

Knochen, um die:
☞ *Zusammenschnüren, Empfindung von; Band, wie durch ein; Knochen, um die*

Gelenke: cact.[193] lyc.[193]

Arme: bani-c.[36] bell-p.[102] caust. chin.[137] **Con.**[5] mang-acet.[1] nit-ac.[1] **Plat.**[5]
☞ *Zusammenschnüren, Empfindung von; Band, wie durch ein; Oberarme*

- **Schultern**:
☞ *O; Arme; Schultern • Zusammenschnüren, Empfindung von; Band, wie durch ein; Schultern*

- **Ellenbogen**: **Caust.**
☞ *O; Arme; Ellenbogen • Zusammenschnüren, Empfindung von; Schnur, wie mit einer, Ellbogen*

- **Handgelenke**: bell-p.[102]
☞ *O; Arme; Handgelenke • Zusammenschnüren, Empfindung von; Band, wie durch ein; Oberarme; Handgelenke*

- **Hände**: mang-acet.[1] nit-ac.[1]
☞ *O; Arme; Hände*

◦ **Knochen** und Gelenke: mang-acet.[1]
☞ *O; Arme; Gelenke*

Beine: acon.[36] alumn. anac.[5] ant-c.[1] ars.[5] aur.[5] benz-ac. calc.[36] card-m. chim.[102] chin.[5] chlor. cocc.[5] coloc.[5] con.[5] ferr. graph.[5] helo. kali-c.[1] lol.[137] lyc. mag-c.[193] mag-m. mag-s. mur-ac.[1] nat-m.[5] nat-p. nit-ac.[5] nux-m. olnd.[5] petr.[1] phos.[193] pic-ac. **Plat.** plb.[168] puls.[5] sil.[5] stann.[5] sul-ac. sulph.[5] syph.[193] tarent. tep.[193] til.[36] zinc.[5]

- **Gehen,** beim: til.

- **Knochen**: **Con.**[5]
☞ *O; Beine; Knochen*

- **Gelenke**: coloc.[193] nat-m.[1]
☞ *O; Beine; Gelenke*

- **Hüften**: coloc.[193]
☞ *O; Beine; Hüften*

- **Oberschenkel**: acon. anac.[5] chim.[102] nit-ac.[1] olnd.[5] **Plat. Puls.**[5] sul-ac.[5] sulph. tarent. tep.[193]
☞ *Zusammenschnüren, Empfindung von; Band, wie durch ein; Oberschenkel • Zusammenschnüren, Empfindung von; Strumpfband, wie von einem, Oberschenkel*

◦ **Gehen,** beim: **Acon.** tarent.

◦ **Femur,** links, unterer Condylus: chim.[102]
☞ *O; Beine; Knochen • Zusammenschnüren, Empfindung von; Band, wie durch ein; Oberschenkel; Femur, Gelenkkopf, unterer*

- **Knie**: **Anac.** ars.[1] **AUR.** chim.[102] chin.[5] coloc. **Graph.** kali-c.[1] mag-c.[193] mag-m. mag-s. **Nat-m.** nit-ac. nux-m. plat. **SIL.** sulph. til.[36] zinc.
☞ *O; Beine; Knie*

◦ **rechts**: graph. mag-s.
☞ *O; Arme; rechts • O; Beine; rechts*

◦ **Gehen,** beim: **Aur.** coloc. graph.

◦ **Sitzen,** beim: **Anac.** ars.[1] graph.
☞ *O; Beine; Sitzen; agg.; während*

◦ **Kniekehle**: chin.[5]
☞ *O; Beine; Knie; Kniekehle*

- **Unterschenkel**: ant-c.[1] ars.[5] card-m. chin.[5] chlor. cocc.[5] lol.[137] lyc. nat-m. nat-p. nit-ac.[1] petr. phos.[193] pic-ac. plat.[58] plb.[168] stann. sul-ac. sulph. til.[36]
☞ *O; Beine; Beine*

◦ **abends**: ant-c.[1] nat-m.
☞ *O; Beine; abends*

◦ **Waden**: card-m. lol.[137] nat-p. nit-ac.[1] phos.[193]
☞ *O; Beine; Beine; Waden*

◦ **knienah**: til.[36]
☞ *O; Beine; Knie*

- **Knöchel,** Fußgelenk: acon.[36] **Anac.**[5] **Aur.**[5] calc.[36] coloc.[5] graph.[5] helo. nat-m.[5] nit-ac.[5] petr. sil.[5] stann.[5] sulph.[5] zinc.[5]
☞ *Zusammenschnüren, Empfindung von; Schnur, wie durch eine; Knöchel, Fußgelenk*

◦ **links**: calc.[36]
☞ *O; Beine; links*

◦ **morgens**: acon.[36]
☞ *O; Beine; morgens*

- **Füße**: ferr. graph.[5] mur-ac.[1] petr.[5]
☞ *O; Beine; Füße*

- **Zehen**: petr.[1] plat. syph.[193]

◦ **großer** Zeh: petr.[1] **Plat.**

◦ ◦ **links**: tub.[304]

◦ ◦ **Ballen**: petr.[1]

Band, wie mit einem: cact.[58]

Eisen, wie mit, Füße: ferr.

warm, Fußgelenke: tax.[303]

BEBEN:
☞ *Zittern; allgemeine Arzneien*

BEDECKEN:

Abneigung gegen:
☞ *Abzudecken, Neigung, die Glieder*

möchte die Hände bedecken: ign.

BEHAARUNG, ungewöhnliche: carc.[207]

BERÜHRUNG nicht ertragen, kann:

Glieder einander berühren oder Gewicht der Arme auf der Brust:

Zehenspitzen: pier-b.[233]

BERÜHRUNGSEMPFINDLICH, äußerst, Hyperästhesie:
☞ *Empfindlich, Gliedmaßen sind*

BEUGEN von Gliedmaßen:

Arme: ambr.[54] anac.[10] arg.[10] calc.[10] caust.[10] cina[10] cocc.[10] coff.[10] colch.[10] cycl.[10] **FERR.**[10] graph.[10] kali-c.[10] kali-i.[10] lath.[102] lyc.[10] m-arct.[10] merc.[10] nux-v.[10] phos.[10] plat.[10] rat.[10] ruta[10] sec.[10] sil.[10] stry.[102] verat-v.[102]
☞ *Gebeugte Gliedmaßen; Arme*

- **Hände**: anac.[10] m-arct.[10] **Merc.**[10] nux-v.[147]
☞ *O; Arme; Hände*

◦ **Handflächen**: nux-v.[147]
☞ *O; Arme; Hände; Handflächen*

BEUGEN von Gliedmaßen; **Arme** (Forts.)

- **Finger**: **Ambr.**[54] anac.[10] arg.[10] **Calc.**[10] caust.[10] **Cina**[10] cocc.[10] coff.[10] colch.[10] cycl.[10] ferr.[10] **Graph.**[10] kali-c.[10] kali-i.[10] lath.[102] lyc.[10] m-arct.[10] **Nux-v.**[10] **Phos.**[10] plat.[10] **Rat.**[10] **Ruta**[10] sec.[10] **Sil.**[10] stry.[102] verat-v.[102]

Beine: am-m.[5] anac.[10] ant-t.[5] arn.[5] bism.[5] carb-an.[10] carb-v.[10] caust.[102] cham.[5] chel.[5] chin.[5] cupr.[137] euph.[10] **Ferr.**[5] graph.[10] hep.[10] **HYOS.**[10] kali-c.[10] kali-n.[10] lath.[102] lyc.[10] m-arct.[10] m-aust.[5] mag-m.[10] merc.[10] nat-c.[102] nux-v.[10] paeon.[10] plb.[5] rhus-t.[5] **Sec.**[5] spong.[5] stram.[5] stry.[102] sulph.[10] **Verat.**[5] verat-v.[102] vip.[10]

- **Knie**: am-m.[5] arn.[137] carb-an.[10] chin.[5] cupr.[137] lyc.[10] m-arct.[10] sulph.[10]
  ☞ *O; Beine; Knie*

- **Unterschenkel**: vip.[10]
  ☞ *O; Beine; Beine*

- **Fußgelenke**: chel.[5] rhus-t.[5] sec.[5] stram.[5]

- **Fußsohlen**: anac.[10] caust.[102] nat-c.[102] **Nux-v.**[10] **Plb.**[10]
  ☞ *O; Beine; Füße •O; Beine; Füße; Fußsohlen*

- **Zehen**: ant-t.[5] arn.[5] bism.[5] carb-v.[10] cham.[5] chel.[5] euph.[10] **Ferr.**[5] **Graph.**[10] **Hyos.**[10] kali-c.[10] kali-n.[10] lath.[102] lyc.[10] mag-m.[10] merc.[10] **Nux-v.**[10] **Paeon.**[10] plb.[5] rhus-t.[5] sec.[5] stry.[102] sulph.[10] verat-v.[102]

plötzlich, Knie, beim Stehen: arn.[137] cupr.[137]

unmöglich, Knie, morgens: amyg-p.[36]

BEWEGUNGEN:

allgemeine Arzneien: absin. acet-ac. acon. agar.[137] agar-ph. alum.[1] anan.[36] ant-c.[5] ant-t.[5] apis apoc.[102] aq-mar.[149] arg-n. arn. ars. aster. atro. aur.[1] aur-m. bapt.[137] **Bell.** bry. calc.[1] calc-p. camph.[5] cann-i.[111] canth.[5] carb-v.[1] carbn-s. caust.[5] cham.[5] chin.[5] chlol.[36] chlor. chlorpr.[149] cimic. cina[102] clem. coca[36] cocc.[1] coff. colch.[5] con.[5] crot-c. crot-h.[58] cupr. cupr-ar. cyt-l.[85] elaps[102] fl-ac. form.[36] gels. glon. hell.[102] hydr-ac.[81] hydrog.[222] hyos. ign.[5] indol.[102] iodof.[137] ip. kali-br. kali-c.[5] kali-i. kron.[9] lach. lath.[102] lol.[102] lyc.[102] m-art.[5] m-aust.[5] meny.[5] merc. merc-c. merc-n. mez. morph. mosch.[5] mur-ac. mygal.[25] naja[36] nat-c.[5] nat-m. nux-m.[5] nux-v.[5] op. ox-ac. phos. phys.[25] pic-ac. plb. puls.[5] pyrog.[137] rheum[5] rhus-t.[5] ruta[36] sabad.[5] samb.[5] sant. sars. sec. sep.[5] spig.[5] squil.[5] staph.[5] stict. stram.[81] stroph.[137] stry.[102] sul-ac. sulph.[5] tab. tanac.[25] tarent. tax.[303] thuj. verat.[1] verat-v.[137] viol-t.[5] zinc. zinc-s. ziz.

- **Schlaf,** im: acon.[5] ant-t.[5] bry.[5] camph.[5] **Caust.** hyos.[5] kali-c.[5] m-aust.[5] nat-c.[5] puls.[5] rheum[5] rhus-t.[5] **Stram.**[5] **Sulph.**[5] viol-t.[5]

- **Arme**:

◦ **Schreck,** Furcht, durch: samb.[54]
  GEMÜT; M; Schreck oder Furcht, Beschwerden durch

◦ **Hände**:
  ☞ *O; Arme; Hände*

◦ ◦ **Schlaf,** im: ars.[1]
  ☞ *O; Arme; Schlaf; während*

◦ ◦ **Schreck,** Furcht, durch: samb.[54]
  GEMÜT; M; Schreck oder Furcht, Beschwerden durch

◦ ◦ **spielt** mit den Händen: **Mur-ac.**

◦ **Finger**: agar. ars.[1] bell.[1] colch.[137] fl-ac. hyos.[162] ign.[5] **Lach.** mosch. ox-ac. puls.[5] rheum[5] **Stram.** tarent.
  ☞ *Unruhe der Gliedmaßen; Arme; Finger*

◦ ◦ **gebeugten** Finger, der: colch.[137]

◦ ◦ **Schlaf,** im: ars.[1] ign.[5] puls.[5] rheum[5]
  ☞ *O; Arme; Schlaf; während*

- **Unterschenkel**: caust.
  ☞ *O; Beine; Beine*

◦ **nachts,** im Schlaf: **Caust.**

- **Zehen**: fl-ac.

- **abwärts** gerichtet:

◦ **Beine,** beim Niesen: spig.
  ☞ *O; Beine; Beine*

◦ **Füße,** wie beim aufstampfen: cina
  ☞ *O; Beine; Füße*

- **andauernde**: arg-n. **Ars. Bell.** bry.[102] caust. cina[102] hell.[102] indol.[102] kali-br. lach. mygal.[144] naja[36] stram. sulph. tarent.[58] zinc.[58]

◦ **Gehen** agg.: tarent.[137]

◦ **Konvulsionen,** zwischen: **Arg-n.**

◦ **Schlaf,** im:

◦ ◦ **agg.**: **CAUST.**

◦ ◦ **amel.**: mygal.[144]

◦ **Arme**: **Bell.** bry.[137] kali-br. stram. sulph. tarent.[58]

◦ ◦ **einseitig**: bry.[137]

◦ ◦ **Finger**: kali-br. **Stram.** sulph.

◦ **linker** Arm und linkes Bein: bry.[102] hell.[102]

◦ **Finger** und Füße: indol.[102]
  ☞ *O; Beine; Füße*

◦ **Beine**: cina[102] lach. naja[36] tarent.[58] zinc.[58]

◦ ◦ **Füße**: cina[102] **Lach.** naja[36] zinc.[58]
  ☞ *O; Beine; Füße*

◦ ◦ ◦ **links**: cina[102]
  ☞ *O; Beine; links*

- **auf** und ab, Arme: ars. cupr-ar.

◦ **langsam**: ars.

- **aufwärts,** dann gewaltsames Werfen nach unten: **BELL.**

- **automatische**:
  GEMÜT; C; Gebärden, Gesten, macht; automatisch •ALLGEMEINES; C; Bewegung; automatische

◦ **Arme**: acon. alum. apis apoc.[102] bell. bry.[102] cann-i. coca **Cocc. Hell.**[102] kali-i. nux-v. op. plb. zinc.

◦ ◦ **einseitig**: **Alum.** apis bell. **Hell.**

◦ ◦ **Hände**: **Acon.** apoc.[102] bry.[102] cann-i. coca hell.[102] **Kali-i.** nux-v. plb. zinc.[102]
  ☞ *O; Arme; Hände*

◦ ◦ ◦ **Kopf,** und: apoc.[102] bry.[102] hell.[102] zinc.[102]
  GEMÜT; C; Gebärden, Gesten, macht; Finger in den Mund, Kind

◦ ◦ **Finger**: zinc.

◦ **Unterschenkel**: apoc.[137] bry.[137] hell. iodof.[137] mygal.[137] pyrog.[137] zinc.[137]
  ☞ *O; Beine; Beine*

◦ ◦ **einseitig**: apoc.[137] bry.[137] hell. iodof.[137] mygal.[137] pyrog.[137] zinc.[137]

◦ **Unterschenkel** und ein Arm: apoc.[137] bry.[137] hell.[137] iodof.[137] mygal.[137] pyrog.[137] zinc.[137]
  ☞ *O; Beine; Beine*

- **Beweglichkeit,** hochgradige: chlol.[36] coca[36] form.[36] **Stram.** tax.[303]

◦ **Muskeln**: chlol.[36]

- **choreaartig,** Beine: agar. **Arg-n.** coff. **Mygal.**
☞ *unwillkürlich; Beine*

- **drehend,** Arme: alum.[1]

- **eilig,** Arme: **Agar. Bell.**

◦ **Hände**: **Bell.**
☞ *O; Arme; Hände*

- **Geige** spielen, als würde er, Arme: clem.

- **Gesicht**:

◦ **schlägt** sein Gesicht mit den Händen: acon.

◦ **zum** Gesicht gerichtet, Arme: stry.

◦ ◦ **Hände**: stry.
☞ *O; Arme; Hände*

- **gestikulierend**: tanac.[25]

- **greifend,** Hände: hyos. sulph.[5]
▤ *ALLGEMEINES; C; Umklammert, Empfindung wie*

◦ **Hände**: **Hyos.**
☞ *O; Arme; Hände*

- **konvulsivische**: absin. acet-ac. acon. **AGAR.** agar-ph. anan.[36] apis **Arg-n.** arn. aster. aur-m. **BELL.**[85] calc. calc-p. camph.[5] cann-i. carbn-s. **Caust.** cham.[5] **Chlor.** cina[102] cocc. colch. con. crot-c. crot-h. **Cupr.**[171] hyos. **Ign.**[5] kali-c.[5] lol.[102] lyc.[5] meny.[5] **Merc-c.** mez. mosch.[8] mygal. nat-m.[5] nux-v.[5] **OP.**[5] phos.[1] pic-ac. **Plb. Puls.**[5] rhus-t.[1] ruta[36] sabad.[5] samb.[5] **Sant. Sec.** squil.[5] staph.[5] **STRAM.**[5] stry.[36] sul-ac. tab. verat. **Zinc.** zinc-s. **Ziz.**
☞ *Chorea •Konvulsionen, Spasmen; allgemeine Arzneien* ▤ *GEMÜT; C; Gebärden, Gesten, macht; krampfhafte •ALLGEMEINES; C; Konvulsionen •ALLGEMEINES; C; Krampfartige Bewegungen*

◦ **morgens** beim Erwachen: rhus-t.[1]

◦ **Bewegung,** bei: cocc.

◦ **gebrauchen,** bei dem Versuch sie zu: cocc. **PIC-AC.**

◦ **Kopfschmerz,** bei: cupr.[171]

◦ **Liegen**:

◦ ◦ **Rücken,** auf dem: calc-p.

◦ ◦ **Seite,** auf der, amel.: calc-p.

◦ **Niesen,** beim: phos.[1]

◦ **Zittern** des Körpers, abwechselnd mit: arn.

◦ **Arme**: anan.[36] apis **Arg-n.** aur-m. **Bell.**[85] calc. calc-p. caust. cham.[5] cocc. con. crot-c. ign. kali-c.[5] lyc.[5] **Merc-c.**[36] mez. mosch.[8] **Mygal.**[8] nat-m. nux-v.[5] **Op.** plb. staph.[5] **Stram.** sul-ac. tab. zinc. zinc-s.

◦ ◦ **rechts**: merc-c.[36]
☞ *O; Arme; rechts*

◦ ◦ **Unterarme**: anan.[36]
☞ *O; Arme; Unterarme*

◦ ◦ **Hände**: apis bell. **Kali-c.** mygal.[8] **Nat-m. Op.** plb. **Zinc.**
☞ *O; Arme; Hände*

◦ ◦ **Finger**: bell.[85] calc. calc-p. **Cham.**[5] cocc. con. crot-c. ign. kali-c.[5] lyc.[5] **Mosch.**[8] nux-v.[5] staph.[5]

◦ ◦ ◦ **Daumen**: bell.[85] calc. calc-p. cocc. con. crot-c.
☞ *O; Arme; Finger; Daumen*

◦ ◦ ◦ **Zeigefinger**: con. ign.

◦ **Beine**: acet-ac. agar. caust. cina[102] **Merc-c. Mygal. Nat-m.** op. **Plb.** stram. sul-ac. zinc.

◦ ◦ **rechts**: merc-c.[36]
☞ *O; Arme; rechts •O; Beine; rechts*

◦ ◦ **Unterschenkel**: acet-ac. agar. **Caust.** merc-c. **Mygal.** op. plb. sul-ac.
☞ *O; Beine; Beine*

◦ ◦ **Füße**: cina[102] op. plb. **Zinc.**
☞ *O; Beine; Füße*

◦ ◦ ◦ **links**: cina[102]
☞ *O; Beine; links*

◦ **abwechselnd** Arme und Beine: hyos.

◦ **unwillkürlich**: hyos.[5] ign.[5] nat-m.[5] op.[5] samb.[5] staph.[5] stram.[5]

- **Kopf**:

◦ **über** den Kopf, mit den Händen: sec.[137]

◦ **zum** Kopf, Hände: plb.

- **lächerliche**: zinc.
▤ *GEMÜT; C; Gebärden, Gesten, macht; lächerlich oder närrisch*

- **langsame** Bewegung: crot-h.[58] merc. merc-n. verat.[1]

◦ **Beine**: merc.

- **Mattigkeit,** Arme können kaum in die Höhe gehoben werden: alum.[1]

- **Mund,** zum, Hände: nux-v.[137]
▤ *GEMÜT; C; Gebärden, Gesten, macht; Finger in den Mund, Kind*

- **nach** oben und außen, Arme: **Arg-n.**

- **nervöse,** Füße, im Bett: **Zinc.**

- **öffnen** und schließen, Hände: stram.[137]

- **oszillierende,** hin- und her gehende: acon. agar.[137] elaps[102] stram.[137] zinc.

- **Reiben,** Hände: bapt.[137]

- **rotierende**: cann-i.[111] kron.[9] stram.[81]

◦ **Arme,** mehr links, bei Konvulsionen: stram.[81]
☞ *O; Arme; links*

◦ **Beine**: kron.[9]

- **Schlägt** mit einem Arm, Tastet mit dem anderen: **Stram.**

- **schwachsinnige** Gebärden, Arme: merc.

- **Seite** zur anderen, von einer, Arme: cupr-ar.

- **ungeordnet**:

◦ **Hände**: merc.[58]
☞ *O; Arme; Hände*

◦ **Füße**: merc.[58]
☞ *O; Beine; Füße*

- **unregelmäßige**: **Agar. Bell.** chlorpr.[149] cimic. cupr. **HYOS.** kali-br. lach. merc. mygal.[25] **Plb. Sec.** stram. tab. **TARENT.** verat-v.[137]

◦ **Arme**: **Agar. Bell.** cimic. cupr. merc. tab. tarent.

◦ ◦ **links**: **Cimic.**
☞ *O; Arme; links*

◦ ◦ **Finger**: **Cupr.**

BEWEGUNGEN; allgemeine Arzneien (Forts.)

- **unruhige** Arme, ruhige Beine: stram.
- **unwillkürlich**: acon.[5] **AGAR.**[122] **Alum.** apoc.[102] aq-mar.[149] arg-n. aur.[1] **Bell.** bry. calc.[1] camph.[5] cann-i. canth.[5] carb-v.[1] caust.[5] cham.[5] chin.[5] chlor. **Cocc.**[1] colch.[5] con.[5] **Crot-c. Cupr.** gels. glon. **Hell.**[102] hydrog.[222] **HYOS.**[5] **Ign.**[5] iodof.[137] kali-c.[5] **Lach.**[5] lath.[102] lyc.[102] m-art.[5] meny.[5] **Merc.** mosch.[5] mygal.[102] nat-m. nux-m.[5] op. phos. phys.[25] plb. pyrog.[137] rhus-t.[5] samb.[5] sep.[5] spig.[5] staph.[5] stict. **Stram.** stroph.[137] stry.[102] tarent.[102] thuj. verat.[5] verat-v.[137] zinc.[137]
  ☞ *Ataxie • Chorea • Koordinationsstörung, Inkoordination • Ungeschicklichkeit ▤ GEMÜT; C; Automatismus, unwillkürlich Handlungen, Gebärden • GEMÜT; C; Gebärden, Gesten, macht • ALLGEMEINES; C; Chorea*
  - **einseitig**: **Alum.** calc.[1] stroph.[137]
  - **Denken** an Bewegungen, beim: aur.[1]
  - **Schlaf** amel.: **Agar.**[122]
  - **Stuhlgang,** nach: carb-v.[1]
  - **gelähmte** Teile: arg-n. merc. phos.
  - **Arme**: apoc. bry.[137] **Cocc.**[137] hell. iodof.[137] mygal.[137] op. pyrog.[137] zinc.[137]
    - **rechts**: cocc.[137]
      ☞ *O; Arme; rechts*
  - **Arm** und ein Bein, ein: **Apoc.** bry.[137] **Cocc. Hell.**[85] iodof.[137] mygal.[137] pyrog.[137] zinc.[137]
    - **Lähmung** des anderen: hell.[85]
  - **Beine**: alum. apoc.[102] aq-mar.[149] bry. cann-i. chlor. cocc.[1] crot-c. **Gels.** glon. hell.[102] hydrog.[222] hyos.[5] lyc.[102] meny.[5] merc. mygal.[102] op. **Plb.** stict. stram. tarent.[102] thuj. verat.[5]
    ☞ *choreaartig, Beine • Knie, hin und her*
    - **Berühren** des Bodens, beim: aq-mar.[149]
    - **Schmerzen,** bei: cocc.[1]
    - **Sitzen,** beim: mygal.[8]
      ☞ *O; Beine; Sitzen; agg.; während*
    - **Oberschenkel**: bry.[102] hell.[102] lyc.[102] **Mygal.**[102] op. tarent.[102]
    - **Knie,** hin und her: thuj.
      ☞ *O; Beine; Knie*
    - **Unterschenkel**: bry. crot-c. hell.[102] lyc.[102] **Mygal.**[102] stict. tarent.[102]
      ☞ *O; Beine; Beine*
      - **nachts**: **Stict.**
        ☞ *O; Beine; nachts; agg.*
    - **Zehen**: op.
  - **Athetose**: lath.[102] stry.[102] verat-v.[137]
  - **typisch** für tägliche Pflichten: bell.
    ▤ *GEMÜT; C; Gebärden, Gesten, macht; beruflichen Tätigkeit, seiner gewohnten*
  - **vorübergehend** durch den Willen zu beherrschen: merc.[58]
- **Verdrehungen**: ant-c.[5] hydr-ac.[81] lyc.[5] phos.[5] sec.[5]
  - **Schnupfen,** bei: phos.[5]
  - **Arme**: ant-c.[5] lyc.[5] sec.[5]
- **vor** und zurück, Arme: morph.
- **vorwärts** gerichtet, Arme:
  - **über** die Brust, bei klonischen Krämpfen: atro.
  - **werfend,** heftig: ip.
- **wellenartig,** wogend: bry. cyt-l.[85]
  ☞ *Arme; ▤ GEMÜT; C; Gebärden, Gesten, macht; Handbewegungen, unwillkürliche; Luft, fuchtelt in der*
  - **Arme**:
    - **links,** und linkes Bein, mit Seufzen: bry.
      ☞ *O; Beine; links*
    - **Konvulsionen,** während: cyt-l.[85]
      ☞ *▤ GEMÜT; C; Gebärden, Gesten, macht; Handbewegungen, unwillkürliche; Luft, fuchtelt in der*
- **Zählen,** wie beim, Finger: bell.[1] **Hyos.**[162] mosch.
  ▤ *GEMÜT; C; Gebärden, Gesten, macht; Spielt mit; Knöpfen seiner Kleidung; Geldzählen, wie*

Abneigung, Beine: ham.

eingeschränkt:
- **Unterarme**: ars. clem.
- **Hände,** beim Schreiben, Steuerungsfähigkeit eingeschränkt: aesc. ter.
  ☞ *O; Arme; Hände*

eingeschränkt, Zehen: ars.

Empfindung von Bewegungen:
- **Unterschenkel,** unter der Haut: plut-n.[222]
- **Verdrehung,** Arme: am-m.[5]
- **wellenartig,** Beine: sep.

fehlend, Arme, linke Seite bewegungslos, bewegt ab und zu den rechten Arm: apis
☞ *O; Arme; links*

Kontrolle über Bewegungen verloren: **Bell.** chin-s. **Gels.** merc.[137] merc-c. mygal.[25] op. **Stram.**
☞ *Koordinationsstörung, Inkoordination*
- **gelähmte** Teile: merc.[137]

schwierig: acon. alum.[58] anac. ars. atro. aur. bell.[137] **Bry.**[137] **Camph.** carb-ac. carb-v.[5] carbn-s. caust.[137] chel. cinnb. clem. coc-c. **Con. Cupr.** cycl. dios. dulc. eupi. gels. glon. hydr-ac. lath.[85] lyc. mag-s. merc. mur-ac.[5] nat-m. petr.[137] **Pic-ac.** plb. rhod. rhus-t.[137] rob. **Sep.**[5] sil.[5] stann. stront-c. tarent. tep. ter. thuj. vip.
☞ *Steifheit, Steifigkeit; allgemeine Arzneien*
- **Gehen,** nach: gels.
- **Arme**: alum.[58] anac. ars. aur. chel. cinnb. clem. coc-c. con. eupi. glon. mag-s. merc. plb. rhod. rob. stann. tarent. tep. ter. thuj. vip.
  ☞ *Koordinationsstörung, Inkoordination; Arme*
  - **Gehen** im Freiem, beim: anac.
    ☞ *O; Arme; Gehen; agg.; während • O; Arme; Gehen; agg.; während; Freien, im*
  - **Gelenke,** wie trocken: thuj.
    ☞ *O; Arme; Gelenke*
  - **Oberarme**: coc-c.
    ☞ *O; Arme; Oberarme*
  - **Unterarme**: chel. con. merc.
    ☞ *O; Arme; Unterarme*
  - **Handgelenke**: rhod. tep.
    ☞ *O; Arme; Handgelenke*
  - **Finger**: mag-s. plb. rob. tarent. vip.
    - **nachmittags**: mag-s.
      ☞ *O; Arme; nachmittags*

- **Beine**: carb-v.[5] carbn-s. dios. lath.[85] mur-ac.[5] nat-m. **Plb.** sep.[5] sil.[5]
  ☞ *Koordinationsstörung, Inkoordination; Beine*
  ◦ **hebt** die Beine, im Liegen: lath.[85]
  ☞ *O; Beine; Heben agg.*
  ◦ **Knie**: dios.
  ☞ *O; Beine; Knie*
  ◦ **Füße**: nat-m.
  ☞ *O; Beine; Füße*

unmöglich:
- **Handgelenke**: tep.
  ☞ *O; Arme; Handgelenke*
- **Knie**: **Chel.**
  ☞ *O; Beine; Knie*

verlorene oder verminderte Kraft: **Apis** ars. **Bell.** canth. carbn-h. carbn-s. cocc. con. hydr-ac. iber.[25] lath. lyc. med.[193] naja oena. op. phys.[25] plb. sars. sec. sil. **Stram.** stry. **Tarent.** zinc.
- **morgens,** beim Erwachen: sil. zinc.
- **Hände**: carbn-s. con. **Plb.**
  ☞ *O; Arme; Hände*

BEWUSSTSEIN für Glieder fehlt: **Agar.** camph. cann-s. canth.[36] stram.
☞ *Taubheit, pelzige Empfindungslosigkeit*

Gehen, beim: stram.

Umherwerfen, mit: canth.[36]

BLÄSCHEN:
☞ *Hautausschläge; Blasen*

BLUT:

Fingernägeln, sickert von den:
☞ *O; Nägel; Fingernägel •O; Arme; Finger; Daumen •Blutung, Sickerblutung, Fingernägel*

Empfindung wie durch Blut:
- **Absonderung,** Arme: chin.[5] par.[5]
- **Stagnation**: acon.[5] croc.[5] ign.[5] m-aust.[5] olnd.[5] rhod.[5] sabad.[5]
  ◦ **Arme**: croc.[5] m-aust.[5] **Rhod.**[5]
  ◦ ◦ **Finger**: croc.[5]

BLUTANDRANG, Empfindung von: arg.[137] aur. calc. calc-s.[58] dulc.[1] elaps graph. lach.[5] lact. led.[1] m-aust.[5] meph. nat-s. nux-m. nux-v. op.[36] ph-ac.[5] phel. phos. rhod. rhus-t.[1] sil. spong. sul-ac.[1] sulph. thyr.[137] valer.[5] x-ray[119] zinc.[1]

links: zinc.[85]

Schwangerschaft, während: zinc.[85]

Arme: calc. elaps lach.[5] m-aust.[5] nat-s. nux-m. **Nux-v.** op. ph-ac.[5] phos.[5] rhod. rhus-t.[1] sil. **Sul-ac.**[1] **SULPH.** valer.[5] x-ray[119]
- **Hände**: elaps nat-s. **Nux-m.** ph-ac. phos. sul-ac.[1] x-ray[119]
  ☞ *O; Arme; Hände*
  ◦ **nachmittags**: nat-s.
  ☞ *O; Arme; nachmittags*
  ◦ **Arm** herabhängt, wenn der: ph-ac. phos.[1] sul-ac.[1]
  ◦ **Magen,** aus dem: phos.
  ◦ **Fingern,** zwischen den: x-ray[119]
  ☞ *O; Arme; Hände; Fingern, zwischen den*
- **Finger**: lach.[5] op. ph-ac.[5] phos.[5] rhus-t.[1] valer.[5] x-ray[119]
  ◦ **Arm** herabhängt, wenn der: phos.
  ◦ **Nägel**: **Lach.**[5] **Op.** ph-ac.[5] phos.[5]
  ☞ *O; Nägel; Fingernägel •O; Arme; Finger; Daumen*
  ◦ **Fingerspitzen**: rhus-t.[1] valer.[5]
  ☞ *O; Arme; Finger; Fingerspitzen*

Beine: arg.[137] **AUR.** calc. dulc.[1] elaps graph. lact. led.[1] meph. nux-m. op.[36] phel. phos. spong. sulph. thyr.[137] zinc.[1]
- **Knie**: lact. phel.
  ☞ *O; Beine; Knie*
  ◦ **13** Uhr: phel.
  ◦ **Sitzen,** beim: phel.
  ☞ *O; Beine; Sitzen; agg.; während*
  ◦ **Stehen,** im: phel.
- **Unterschenkel**: dulc.[1] lact. meph. nux-m. phos. **SPONG. SULPH. Zinc.**[1]
  ☞ *O; Beine; Beine*
  ◦ **links**: nux-m.
  ☞ *O; Beine; links*
  ◦ **nachts,** beim Erwachen: meph.
- **Füße,** in die, im Stehen: graph.
  ☞ *O; Beine; Füße*
- **Zehen**:
  ◦ **Nägel**: op.[36]
  ☞ *O; Nägel; Zehennägel*
  ◦ **großer** Zeh: led.[1]

stockend, wie, linker Unterschenkel: zinc.[1]

BLUTUNG, Sickerblutung, Fingernägel: crot-h.
☞ *O; Nägel; Fingernägel*

BRECHEN, Empfindung von:
☞ *Schmerz; brechen wollten, Schmerz, als ob Gliedmaßen*

BRÜCHIG:
☞ *Spröde*

BURSITIS Praepatellaris:
☞ *Schleimbeutel, Beschwerden der; chronisch, Kniescheibe, durch Knieen*

CHOREA: **AGAR.**[85] apis **Arg-n. Ars.** art-v.[1125] **Asaf. Bell. Calc.** camph-br.[25] **CAUST. Cedr. Cham. Chel.**[54] chin. **Chlol.** chlor.[85] chlorpr.[149] **Cic. Cimic.**[102] cina[137] cocc. coff. con. **Croc.**[1125] **Cupr.**[54] cypr.[1125] dulc. dys-co.[136] **Hyos.**[1125] **Ign.** iod. ip. kali-br. kali-c. **Lach.** laur. lyc. merc. mez. **MYGAL.**[162] **Nat-m.** nux-v. **Op.** phys.[1125] plat. puls. rhod. rhus-t. sabin. scut.[102] sec. **Sep.** sil. stann. stict. **Stram.** stront-c. sulph. tanac. **TARENT.**[102] verat-v. zinc. zinc-p.[58]
☞ *Ataxie •Bewegungen; allgemeine Arzneien; •Bewegungen; allgemeine Arzneien; •Konvulsionen, Spasmen; allgemeine Arzneien •Koordinationsstörung, Inkoordination* ▤ *ALLGEMEINES; C; Chorea*

Angst, mit: **Chel.**[54] **Cupr.**[54]

Furcht, durch: **Calc. CAUST. Ign. Kali-br. Laur. Nat-m. Stram.** zinc.
▤ *GEMÜT; M; Schreck oder Furcht, Beschwerden durch •ALLGEMEINES; C; Chorea; Schreck, Furcht, durch*

CHOREA (Forts.)

Infektion, nach: art-v.[1125] croc.[1125] cypr.[1125] hyos.[1125] phys.[1125]
▤ ALLGEMEINES; M; Infektionskrankheiten, Beschwerden seit

Koitus agg.: **Cedr.**

Menses, vor: cimic.[102]

Schlaf amel.: **Agar.**[162] **Mygal.**[162]

Schwangerschaft, während: chlor.[85]
▤ ALLGEMEINES; C; Chorea; Schwangerschaft, während

Arme:

- **links**: agar.[102] camph-br.[25] cimic.[102]
☞ O; Arme; links

- **rechts,** und linkes Bein: tarent.[102]
☞ O; Arme; rechts

- **Hände**: cina[137]
☞ O; Arme; Hände

Arm links, und rechtes Bein: agar.[85] cimic.[102]

Unterschenkel: **Cocc.** rhod. stict.
☞ O; Beine; Beine

über Kreuz: agar.[85]

CLAUDICATIO intermittens:
☞ Schmerz; Beine;

CLAVUS:
☞ Hornhaut •Hühneraugen; allgemeine Arzneien

DEFORMIERT, verunstaltet:
☞ Verdrehung von Gliedern; allgemeine Rubriken

DICK, Verdickung:

allgemeine Rubriken:
☞ Hypertrophie

- **Nägel**: alum. anan.[142] **Ant-c.** ars.[36] but-ac.[149] calc. calc-f.[193] calo.[85] **Caust.**[5] falco-p.[265] ferr.[5] fl-ac.[58] **GRAPH.** med.[304] merc. pitu-a.[164] pop-c.[193] **Sabad.**[5] sec. sep. **SIL.**[5] sulph. thuj.[5] **Ust.** x-ray[102]
☞ O; Nägel ▤ ; ; ;

◦ **Taubheitsgefühl,** mit: ars.[36]

- **N. ulnaris**: **Lepro.**[197]

- **Haut,** äußerlich, erhabene Stellen: **Lepro.**[197]

- **Hände,** Haut, äußerlich: psor.[58] sars.[58] sulph.[58]
☞ O; Arme; Hände

◦ **Handflächen**: sulph.[58]
☞ O; Arme; Hände; Handflächen

- **Finger**:

◦ **Fingernägel**: alum. falco-p.[265] **GRAPH. Sabad.**[5] **Sil.**[5] **Thuj.**[5]
☞ O; Nägel; Fingernägel

◦ **Fingerspitzen**: **Ant-c.**[102] pop-c.[102]
☞ O; Arme; Finger; Fingerspitzen

- **Kniekehlen,** Nerven: lepro.[197]
☞ O; Beine; Knie •O; Beine; Knie; Kniekehle

- **Schienbeinperiost**: kali-i.[102]
☞ O; Beine; Beine •O; Beine; Beine; Schienbein

- **Füße,** Haut, äußerlich:
☞ O; Beine; Füße

◦ **Fersen**: musa[197]
☞ O; Beine; Füße; Fersen

◦ **Fußsohlen**: ant-c.[58] **ARS.** lac-d.[58] morg.[136] sang.[58] sulph.[58]
☞ O; Beine; Füße; Fußsohlen •Härte, Verhärtung; Füße; Sohlen, Haut der •Hornhaut; Fußsohlen •Verhärtung; Fußsohlen

◦ ◦ **empfindungslos**: ars.

◦ ◦ **Kanten**: lac-d.[58]
☞ O; Beine; Füße; Fußsohlen; Ränder

- **Zehennägel**: ant-c.[102] **Graph.** pitu-a.[164] **Sabad.**[5] sec. sil.[102]
☞ O; Nägel; Zehennägel

◦ **zerfallen** zu weißem Staub, wenn man sie längs schneidet: pitu-a.[164]

Empfindung, Unterschenkel, Knochen: sarr.[85]

DRAHT, Empfindung wie von einem heißen, durchbohrenden, Beine: dig.[137]

DREHEN, Empfindung von:

Arme: ars.[5] **BELL.** carc.[119] cit-v. dios.[111] graph.[1] hura hyos.[5] iod. nux-v.[5] plb. stry. sulph.[5]

- **Schultern**: hura
☞ O; Arme; Schultern

- **Handgelenke**: plb.
☞ O; Arme; Handgelenke

Beine: carc.[119] cassi-f.[192] caust.[5] dios. graph.[1] lepi.[36] sep. zinc.[5]

- **Gesäßbacken**: lepi.[36]
☞ O; Beine; Gesäßbacken

- **Hüften**: cassi-f.[192]
☞ O; Beine; Hüften

- **Oberschenkel**: carc.[119]

- **Knie**: dios. sep. zinc.[5]
☞ O; Beine; Knie

DREHT Gliedmaßen:

außen, nach: graph.[5] nux-v.[5] ruta[5]

- **Beine**: graph.[5] nux-v.[5] ruta[5]

innen, nach:

- **Arme**: bell.[1] verat.[81]

◦ **Handflächen,** bei Konvulsionen: verat.[81]
☞ O; Arme; Hände •O; Arme; Hände; Handflächen

- **Fußsohlen,** bei Konvulsionen: verat.[81]
☞ O; Beine; Füße •O; Beine; Füße; Fußsohlen

- **Zehen,** außer dem großem, der zuckt: calc-p.[81]

DRÜCKT die Füße auf den Boden: ign.[137] med.[137] zinc-i.[137]

DÜNN, Nägel: anan.[142] ars. calc-f.[110] fl-ac.[58] graph.[185] harp.[1184] lept.[137] nat-m.[5] op. tub.[193] x-ray[102]
☞ O; Nägel •Brüchig; Nägel ▤

Fingernägel: nat-m.[5]
☞ O; Nägel; Fingernägel

DUPUYTREN'SCHE Kontraktur:
☞ Zusammenziehung, Kontraktion, von Muskeln und Sehnen; allgemeine Arzneien;

EIGENEN Gliedmaßen sind, Empfindung, als ob es nicht seine:
▤ ALLGEMEINES; C; Abgetrennt, Partien fühlen sich an wie

Arme: agar.[137] ign.[137] op.[137]

Beine: **Agar. Bapt.** coll.[137] op. sumb.
☞ O; Beine; Beine

EINDRÜCKE in den Fingern, tiefe, durch benutzen einer Schere: bov.[72]
☞ Eingedellt durch Druck, Finger leicht

EINGEDELLT durch Druck, Finger leicht: bov.[5] merc.[5]
☞ *Eindrücke in den Fingern, tiefe, durch benutzen einer Schere*

EINGESCHLAFEN:
☞ *Prickeln, Empfindung von •Taubheit, pelzige Empfindungslosigkeit*

EINGEWACHSENE Nägel: alum. alum-p.[58] bufo[184] calen.[65] caust. colch.[5] fl-ac.[137] graph.[5] hep.[102] kali-c.[5] kali-chl. kali-m.[85] lach.[58] m-aust.[1] mag-p.[102] nat-m. nit-ac. ph-ac. plb. sang.[8] sil.[5] staph.[102] **Sul-i.**[111] **Sulph.**[5] teucr.[5] thuj. tub. x-ray[119]
☞ *O; Nägel* ▤ *; ; ;*

Zehennägel: alum. alum-p.[58] bufo[184] calen.[65] **Caust.** colch. fl-ac.[137] **GRAPH.** hep.[102] kali-c. kali-chl. kali-m.[85] **LACH. M-AUST.**[1] mag-p.[102] **Nat-m. Nit-ac. Ph-ac.** plb. sang. **SIL.** staph.[102] **Sulph. TEUCR. Thuj.** tub. x-ray[119]
☞ *O; Nägel; Zehennägel*

- **Geschwürsbildung,** mit: **Nit-ac. SIL. Teucr.**
- **Granulation,** mit ungesunder: **Lach.** sang.
- **Lähmung,** bei: alum.
- **Innenseite** große Zehe: m-aust.[1]

EINKNICKEN von Gliedmaßen:
☞ *Schwäche*

EINWÄRTSGEDREHTE Gliedmaßen: bell.[5] calc.[30] cic.[137] laur.[5] lyc.[30] merc.[137] nat-c.[5] nux-v.[137] petr.[137] psor.[137] rhus-t.[30] sec.[137] sil.[30] stann.[5] sulph.[30]

Arme: bell.[5] laur.[5]

Knie: nat-c.[5] stann.[5]
☞ *O; Beine; Knie*

Unterschenkel: cic.[137] merc.[137] nux-v.[137] petr.[137] **Psor.**[137] sec.[137]
☞ *O; Beine; Beine*

Füße: calc.[30] cic. lyc.[30] merc.[5] nux-v. petr.[5] **PSOR.**[111] rhus-t.[30] sec. sil.[30] sulph.[30]
☞ *O; Beine; Füße*

EITERUNG:

allgemeine Rubriken:
☞ *Abszess •Entzündung •Fisteln*

- **Gelenke,** Haut um die: mang.[102]
- **Ellenbogen**: dros. tep.
☞ *O; Arme; Ellenbogen*
- **Unterarme**: lyc. plb.
- **Finger**: bor. calc. con. form. hydrog.[222] mang. nat-s. ph-ac. thuj.
  ◦ **Fingernägel**:
  ☞ *O; Nägel; Fingernägel •Nagelbett und Umgebung der Nägel; allgemeine Arzneien; Eiterstadium*
  ◦ ◦ **Impfung,** nach: **THUJ.**
  ◦ ◦ **Umgebung** der: con. ph-ac.
  ◦ ◦ **unter** den: form.
  ☞ *O; Nägel; unterm Nagel*
  ◦ ◦ **Zeigefinger,** am: calc. nat-s.
- **Hüften**: **Ars.** asaf. asar. **Aur. Calc. Calc-p.** calc-s. calc-sil. **CHIN.** graph. **Hep. Merc. Ph-ac. Puls.** rhus-t. **Sep. SIL.** staph. **Stram.** sulph.
☞ *O; Beine; Hüften •Hüftgelenk, Beschwerden des*
- **Knie**: hippoz. **Iod.**
☞ *O; Beine; Knie*
- **Unterschenkel**: anth.[1030] both-l.[3070]
☞ *O; Beine; Beine*
- **Knöchel**: arn. hep.
- **Füße**: berb. bor. fago. rhus-v. **Sec.** sil. vip.
☞ *O; Beine; Füße*
  ◦ **Fersen**: berb. bor. fago.
  ☞ *O; Beine; Füße; Fersen*
  ◦ **abschälend,** sich: **Sil.**
- **Zehen**: androc.[222] caust.
  ◦ **großer** Zeh, links, unter dem Nagel: caust.
  ☞ *O; Nägel; unterm Nagel; Zehennagel*

Empfindung von Eiterung:
- **Finger**: sil.[85]
- **Fußsohlen**: calc. kali-n. lyc. prun. spig.
☞ *O; Beine; Füße; Fußsohlen*

EKCHYMOSE:
☞ *Farbe, Verfärbung; Ekchymose*

ELASTISCH, nachgiebig, Empfindung, der Boden ist: alum.[5] calc.[5]

ELASTIZITÄT, angenehme Empfindung von: gins.[36]

ELEKTRISCHER Strom, Empfindung wie: agar.[137] ail.[25] alum. anh.[119] arg.[102] bamb-a.[1184] bol. carbn-s.[144] caust.[137] cymbo-ci.[2184] daph.[171] dor. gels. haliae-lc.[222] hist.[144] hydrog.[222] kreos.[36] lil-t.[85] paraf.[102] phyt.[102] plut-n.[222] polyg.[25] ptel.[144] **Rad-br.**[144] sang.[25] sanguin.[25] stry.[144] succ.[194] thal-s.[102] thea[144] valer.[137] verat.[54] verat-v.[25] x-ray[119] xan.[25]
☞ *Schlägen, Stößen, Empfindung von; blitzartig •Vibrieren, Empfindung von •Schmerz; Stromschlag, Schmerz wie durch einen* ▤ *GEMÜT; C; Auffahren, Zusammenfahren; Stromstoß, wie durch •HAUT; C; Funken auf der Haut, Empfindung wie von elektrischen •ALLGEMEINES; C; Schlag, Stoß, Empfindung wie durch; Stromstoß, wie elektrischer Schlag*

erstreckt sich bis zum kleinsten Glied: sang.[25]

Gelenke: paraf.[102]

Arme: agar.[137] ail.[25] alum. cymbo-ci.[2184] dor. gels. hist.[144] plut-n.[222] polyg.[25] ptel.[144] succ.[194] valer.[137] x-ray[119]
- **erstreckt** sich zu den Fingerspitzen: ail.[25]
- **Humerus**: valer.[137]
☞ *O; Arme; Oberarme*
- **Hände**: cymbo-ci.[2184] gels. ptel.[144] succ.[194] x-ray[119]
☞ *O; Arme; Hände •Rucken; Stromstöße, wie durch, Arme; Hände*
- **Finger**:
  ◦ **Berühren** von Dingen, beim: **Alum.**
  ☞ *O; Arme; Berührung; agg.*

Gesäßbacken: bamb-a.[1184]

Unterschenkel: anh.[119] caust.[137] dor. hydrog.[222] kreos.[36] polyg.[25] verat-v.[25]
☞ *O; Beine; Beine*
- **Waden**: kreos.[36]
☞ *O; Beine; Beine; Waden*

Knöchel, Fußgelenk, erstreckt sich zur großen Zehe: haliae-lc.[222]

Füße: carbn-s.[144] gels.
☞ *O; Beine; Füße*

ELEPHANTIASIS:
▤ *KLINISCHES; C; Elephantiasis*

EMPFINDLICH, Gliedmaßen sind: acon.[5] agar. aloe alum. alumn.[58] am-m.[1] anac. ant-c.[5] apis apisin.[5] arg-n.[5] arn.[5] ars.[137] ars-h. aspar. aur. bac.[62] bapt. bell.[5] berb. bry. caj.[25] calc. calc-f.[149] calc-p.[137] calc-s. camph. canth.[5] caps.[5] carb-an. carb-v. chel.[5] chin.[137] cina cist.[102] clem.[5] coff. coloc. con.[5] cot.[102] **Cupr.** cycl.[5] cymbo-ci.[2184] eup-per. euph.[5] ferr. **Ferr-p.** gels. graph. hep.[5] hist.[119] hydr-ac.[268] ign.[5] jatr. kali-bi.[111] kali-c. lac-c.[111] lac-f. lach. lat-h.[301] lath. led. lyc. m-arct.[5] m-art.[1] m-aust.[5] mag-m.[5] **Mang.** med. merc. merc-c. merc-i-r. mez. nat-c.[58] nat-m. nit-ac.[5] nux-v.[5] op.[5] pall. petr. ph-ac.[5] phos.[5] plan-m.[45] plb. polyg.[45] puls.[5] querc-r.[257] rhus-t. rumx. ruta sabad.[5] sabin.[5] sars.[1] sec. sep.[5] sil.[1] spect.[271] spig.[5] squil. stann. staph. sul-ac. sulph.[5] syc-co.[136] syph.[58] tab.[111] tarax. tarent.[85] ter. teucr.[5] thal.[144] thal-s.[111] ther.[72] thuj.[5] verat. verat-v. visc.[25] zinc.

☞ *Schmerz; wund, Schmerz mit Empfindlichkeit, wie wund und zerschlagen* ▤ *ALLGEMEINES; C; Empfindlichkeit*

nicht gelähmte Seite, die: kali-bi.[111] plb.

Gelenke: arn.[58] nit-ac.[1]

- **morgens**: nit-ac.[1]

Nägel: berb. calc.[5] con.[5] hep.[5] m-art.[1] **M-aust.**[5] merc.[5] nat-m.[5] **Nux-v.**[5] petr.[5] ph-ac.[5] sep.[5] **Sil.**[5] squil.[5] sulph.[5] thuj.[5]

☞ *O; Nägel*

Arme: agar.[5] alum.[5] ant-c.[5] apis apisin.[5] ars.[5] aspar. berb.[111] caj.[25] calc.[5] calc-f.[149] calc-p.[137] cina cist.[102] clem.[5] con.[5] ferr. hep.[5] kali-bi.[111] lac-c.[111] lach. led. lyc.[5] m-arct.[5] merc.[5] merc-c. nat-c.[1] nat-m. nux-v. pall. petr. ph-ac.[5] plan-m.[45] sars.[137] sec. sep.[5] sil. squil. staph. sulph.[111] tarent.[85] thuj.[5]

- **Rückseite**: con.[1]

- **Nerv,** Cubitalnerv entlang: calc-f.[149]

- **Schultern**: **Apis** aspar. cina con. ferr. lach. pall.

☞ *O; Arme; Schultern*

- **Handgelenke**: alum.[5] clem.[5] sulph.[5]

☞ *O; Arme; Handgelenke*

- **Hände**: agar.[5] ars.[5] caj.[25] con.[5] merc-c. nat-c.[1] nat-m.[5] sulph.[5]

☞ *O; Arme; Hände*

◦ **Handflächen**: ars.[5] caj.[25] merc-c. nat-c.[1] nat-m.[5]

☞ *O; Arme; Hände; Handflächen*

◦ **Kälte,** gegen: agar.[5]

- **Finger**: agar.[5] ant-c.[5] berb.[111] calc.[5] calc-p.[137] cist.[102] con.[5] hep.[5] **Lac-c.**[111] lach. **Led.** lyc.[5] m-arct.[5] merc.[5] nat-c.[1] nat-m. nux-v. petr. ph-ac.[5] plan-m.[45] sars.[137] **Sec.** sep.[5] sil. squil. staph. sulph.[111] tarent.[85] thuj.[5]

◦ **hält** die Finger gespreizt: lac-c. **Lach.** sec.

◦ **Nägel**: ant-c.[5] berb. calc.[5] con.[5] hep.[5] m-arct.[5] merc.[5] **Nat-m.** nux-v. petr. ph-ac.[5] sep.[5] **Sil.** squil. sulph. thuj.[5]

☞ *O; Nägel; Fingernägel •O; Arme; Finger; Daumen •Schmerz; wund, Schmerz mit Empfindlichkeit, wie wund und zerschlagen; Arme; Finger; Nägel*

◦ ◦ **Haut,** unter der: ant-c.[5]

☞ *O; Nägel; unterm Nagel*

◦ **Fingerspitzen**: berb.[111] calc-p.[137] cist.[102] lac-c.[111] nat-c.[1] plan-m.[45] sars.[137] **Staph. Sulph.**[111] tarent.[85]

☞ *O; Arme; Finger; Fingerspitzen*

Beine: acon.[5] **Agar.** aloe alum. alumn.[58] am-m.[1] anac. ant-c.[5] apis arg-n.[5] arn.[5] ars.[137] ars-h. aur. bac.[62] bapt. bell.[5] berb. bry. caj.[25] calc. calc-s. canth.[5] carb-an. carb-v. chel.[5] chin.[137] coloc. cot.[102] cycl.[5] cymbo-ci.[2184] eup-per. euph.[5] gels. graph. hep.[5] hist.[119] hydr-ac.[268] ign.[5] jatr. kali-bi.[111] kali-c. lac-f. **Lach.** lat-h.[301] led. lyc. m-art.[5] **Mag-m.**[5] med. merc. merc-i-r. mez. nat-c.[58] nat-m. nit-ac.[5] nux-v.[5] op.[5] **Petr.** ph-ac.[5] phos.[5] plb. polyg.[45] puls.[5] querc-r.[257] rhus-t. rumx. ruta sabad.[5] sabin.[5] sars.[1] sep.[5] sil.[1] spect.[271] spig.[5] stann. staph. sulph.[5] syc-co.[136] syph.[58] tab.[111] teucr.[5] thal.[144] thal-s.[111] ther.[72] verat. visc.[25] zinc.

- **Gesäßbacken**: **Ars.**

☞ *O; Beine; Gesäßbacken*

- **Hüften**: bapt. **Coloc.** mag-m.[1] zinc.[1]

☞ *O; Beine; Hüften*

- **Oberschenkel**: **Agar.** caj.[25] **Chin.**[5] **Gels.** hist.[119] hydr-ac.[268] **Merc.** nat-c.[58] rhus-t. ruta sulph. ther.[72] visc.[25]

◦ **links,** in kleinen Bereichen: hist.[119]

☞ *O; Beine; links*

◦ **Muskeln,** Vorderseiten, mittlerer Teil: hydr-ac.[268]

◦ **Haut,** äußerlich: ther.[72]

- **Knie**: ars. bac.[62] bell.[5] bry. canth.[5] chin.[5] **Lach.** lyc.[5] ph-ac.[5] plb.[36] rhus-t. **Sars. Sep.** spig.[5] sulph. tab.[111] verat.

☞ *O; Beine; Knie*

◦ **Kniekehle,** ausgeprägt: plb.[36]

☞ *O; Beine; Knie; Kniekehle*

- **Unterschenkel**: **Acon.**[5] arn.[5] berb. **Calc.** calc-s. canth.[5] chel.[5] kali-bi.[111] **Lyc.**[5] mag-m.[5] nat-m. phos.[5] plb. puls. sil. syph.[58]

☞ *O; Beine; Beine*

◦ **Schienbein**: **Puls.** syph.[58]

☞ *O; Beine; Beine; Schienbein*

◦ **Waden**: **Nat-m.** plb. sil.

☞ *O; Beine; Beine; Waden*

- **Knöchel**: ars-h. graph. sars.

- **Füße**: **Acon.**[5] agar. aloe alum. alumn.[58] anac. ant-c.[5] apis arg-n.[5] ars.[137] bell.[5] calc.[5] calc-s. carb-v. chin.[137] cycl.[5] euph.[5] hep.[5] ign.[5] jatr. kali-bi.[111] **Kali-c.** lac-f. **Lach.** lat-h.[301] led. **LYC.** med. **Merc-i-r. Mez.** nit-ac.[5] nux-v.[5] op.[5] **Petr.** ph-ac.[5] puls.[5] querc-r.[257] rumx. sabad.[5] sars.[1] sep.[5] **Sil.** stann. **Staph.** sulph.[5] syc-co.[136] teucr.[5] thal.[144] thal-s.[111] zinc.

☞ *O; Beine; Füße*

◦ **Gehen,** beim: alum. alumn.[58]

◦ **Fersen**: arg-n.[5] cycl.[5] euph.[5] jatr. kali-bi.[111] med. **Nux-v.**[5] ph-ac.[5] sep.[5] teucr.[5]

☞ *O; Beine; Füße; Fersen*

◦ **Fußsohlen**: aloe **Alum.** alumn.[58] **Ant-c.**[5] calc.[5] carb-v. **Hep.**[5] ign.[5] **KALI-C.** lat-h.[301] **LYC. MED.** mez. nit-ac.[5] querc-r.[257] **Sabad.**[5] sars.[1] **Staph. Sulph.**[5] syc-co.[136] **Thal.**[144] zinc.

☞ *O; Beine; Füße; Fußsohlen*

- **Zehen**: ars-h. **Calc.** **Carb-an.** eup-per. m-art.[5] nit-ac.[5] nux-v.[5] **Sabin.**[5] sil.[1]
  - **Ballen**: sil.[1]
  - **Zehennägel**: m-art.[5] nux-v.[5]
    ☞ *O; Nägel; Zehennägel*
  - **großer** Zeh: ars-h. calc. eup-per.
    - **Gehen,** beim: calc.

EMPFINDLICHKEIT:

Berührung, gegen, Oberschenkel: visc.[25]
ALLGEMEINES; C; Berührung; empfindlich gegen

Druck, gegen, an den Beinen: cymbo-ci.[2184]

Kälte, gegen: agar. alum. am-c. ant-c. ars. berb.[111] calc-p. cist. con.[5] hep.[102] kali-bi.[111] lac-c.[111] nat-m. sec. sil.[5] zinc.

- **nicht** gelähmtes Körperteil: kali-bi.[111]
- **Arme**: agar. ant-c. berb.[111] calc-p. cist. hep.[102] kali-bi.[111] lac-c.[111] nat-m. sec.
  - **Oberarme**: nat-m.
    ☞ *O; Arme; Oberarme*
  - **Finger**: agar. ant-c. berb.[111] **Cist.** hep.[102] lac-c.[111] sec.
    - **Haut** an den Nägeln: ant-c.
      ☞ *O; Nägel • O; Arme; Finger; Daumen*
    - **Fingerspitzen**: berb.[111] cist. lac-c.[111]
      ☞ *O; Arme; Finger; Fingerspitzen*
- **Beine**:
  - **Füße**: alum. am-c. **CON.**[5] **SIL.**[5] zinc.
    ☞ *O; Beine; Füße*
  - **Luftzug,** gegen: **Zinc.**

Kneifen, gegen:

- **Handflächen**: caj.[25]
  ☞ *O; Arme; Hände • O; Arme; Hände; Handflächen*
- **Oberschenkel,** innen, medial: caj.[25]

Reibung durch die Hose, gegen: cot.[102]

Wärme, gegen: bry.[5] caps.[5] morg.[136] nit-ac.[5] **Sulph.**

- **Unterarme**: bry.[5] caps.[5] nit-ac.[5]

EMPFINDUNG, herabgesetzte:
☞ *Taubheit, pelzige Empfindungslosigkeit*

Arme: carbn-s.[102] phos.[102] pop-c.[102] sec.[102]

- **Finger**: **Carbn-s.**[102] pop-c.[102] sec.[102]

Beine: morg.[136] ox-ac.[102] phos.[102]

EMPFINDUNGSVERLUST, Muskeln:
☞ *Bewusstsein für Glieder fehlt*

ENGE, Empfindung von:

Finger, Haut, äußerlich: mag-p.[137]

umwickelt, wie zu fest, Oberschenkel: plat.[102]

ENTZÜNDUNG: abrot.[15] achy.[142] acon.[102] act-sp.[111] agar.[102] agn.[5] alco.[36] all-c.[193] allox.[119] aloe[111] am-be.[85] am-c. am-p.[102] ambr.[122] anac. anan. ang.[85] ant-ar.[58] ant-c.[102] ant-t.[85] anth.[1030] anthr.[193] anthro.[102] apis apoc.[58] aran.[142] arbu.[102] arg.[102] arg-n.[85] arist-cl.[144] arn.[137] ars.[102] ars-br.[77] ars-s-f.[58] asaf. aur. aur-m. aur-m-n.[272] ba-sv.[136] bac.[56] bar-m. bell.[5] benz-ac.[144] berb.[193] bor.[102] both-l.[102] bov. bry.[193] bufo cact.[58] calc. calc-caust.[102] calc-f.[149] calc-p.[72] calc-s. calc-sil.[58] calcul-r.[102] calen. canth.[102] carb-ac. carb-an.[5] carb-v.[102] carbn-s.[102] carc.[207] carl.[36] caul.[102] caust.[102] cham.[10] chel.[36] chin.[51] chin-s.[58] chloram.[149] cimic.[102] clem.[102] coc-c.[85] cocc.[5] colch.[149] colchin.[102] com. con. conch.[36] cop.[102] cot.[100] crot-c.[2016] crot-h. cub.[36] cupr.[1] cymbo-ci.[2184] daph.[102] dulc.[102] dys-co.[136] euon-a.[102] eup-per.[25] euph.[5] excr-can.[269] ferr.[102] ferr-i.[102] ferr-p.[58] ferr-pic.[102] fl-ac.[144] form. gaert.[136] gent-l.[10] get.[36] gnaph.[102] graph.[122] guai.[102] ham.[102] harp.[1184] hecla. hell.[5] hep.[193] hippoz. hir.[149] hydr. hydrog.[222] hyper.[185] ign.[85] imp.[1125] iod.[102] irid.[142] irisin.[102] jac.[102] kali-ar.[58] kali-bi.[102] kali-br.[102] kali-c.[102] kali-chl.[58] kali-i.[144] kali-m.[142] kalm.[102] kola[1184] kreos. lac-ac.[171] **Lach.** lat-m.[144] led.[102] lepro.[197] lil-t.[102] lith-c.[102] lyc.[137] m-arct.[175] mag-c.[304] mag-f.[144] manc. mang.[171] mang-acet.[102] med.[102] meny. merc.[58] merc-c.[102] merc-n. mez.[102] morg.[136] morg-g.[175] mygal.[144] myris.[171] nat-br.[102] nat-c. nat-m.[5] nat-p.[137] nat-s.[102] nat-sil.[102] neon[222] nit-ac.[171] nux-v. ol-j.[102] paeon.[137] petr.[102] ph-ac. phos.[144] phyt.[25] pip-m.[102] pipe.[102] plan.[36] plb.[185] prot.[136] psor. puls.[102] rad-br.[102] ran-b.[5] rham-cath.[142] rhod.[102] rhus-a.[1125] rhus-t.[193] rhus-v. ruta[102] sabad.[193] sabin. sal-ac.[102] sang.[102] sarr. sars.[102] scol.[36] sec.[111] sel.[144] sep.[102] sil.[117] slag[102] solid.[102] spong.[5] stann.[5] staph.[58] stel.[102] stict.[8] still.[102] stront-c. stroph.[85] sul-ter.[102] sulph.[193] syc-co.[136] symph.[185] syph.[144] tarent. tax.[102] tep. ter. teucr.[102] thal.[144] thlaspi[29] thuj.[193] thym-gl.[102] thyr.[102] trich-d.[97] tub.[193] valer.[5] verat-v.[102] vesp. vip.[185] visc.[171] zinc.
☞ *Abszess • Eiterung; allgemeine Rubriken* *ALLGEMEINES; C; Entzündung*

nachts: allox.[119] merc.[58]

Blutgefäße: acon.[102] agar.[102] all-c.[102] **Apis**[102] arist-cl.[144] arn.[102] **Ars.**[102] bell.[102] crot-c.[102] fl-ac.[144] **Ham.**[102] hir.[149] kali-c.[102] lach.[58] lyc.[102] mag-f.[144] merc.[102] **Morg.** phos.[102] prot.[136] **Puls.**[102] ruta[102] stront-c.[102] sulph.[144] vip.[102]
☞ *Phlegmasia alba dolens • Thrombose, Beine* *HERZ KREISLAUF; C; Krampfadern, Varizen; entzündet • ALLGEMEINES; C; Entzündung*

- **Thrombose,** mit:
  ☞ *Phlegmasia alba dolens • Thrombose, Beine*
- **Zangengeburt,** nach: all-c.[102]
  ☞ *M; Entbindung, nach der* *ALLGEMEINES; M; Wehen, Entbindung; Wochenbett, im • ALLGEMEINES; M; Wehen, Entbindung; Wochenbett, im; Zangengeburt, Beschwerden nach*

Knochen: ang.[85] **Asaf.** **Aur.** **Calc.** calc-f.[144] **FL-AC.** kali-i.[144] **MERC.** **Mez.** nit-ac.[171] **PH-AC.** phos.[144] **Phyt.**[25] **Rhus-t.** **SIL.** staph.[58] still.[25] **Syph.**[144] thal.[144]
ALLGEMEINES; C; Entzündung • ALLGEMEINES; C; Entzündung; Äußerlich • ALLGEMEINES; C; Entzündung; Knochen, Ostitis

- **Periost**: ang.[85] asaf.[58] aur.[58] nit-ac.[171] phyt.[25] staph.[58] still.[25] thal.[144]

ENTZÜNDUNG (Forts.)

Lymphgefäße, Lymphdrüsen: all-c.[193] anthr.[193] berb.[193] bufo cupr.[1] hep.[193] lach.[193] mygal.[142] rhus-t.[193] sulph.[193]
☞ O; Lymphgefäße, Lymphdrüsen ▤ ALLGEMEINES; C; Entzündung • ALLGEMEINES; C; Entzündung; Drüsen, Adenitis • ALLGEMEINES; C; Entzündung; Lymphangitis

Gelenke: abrot.[15] achy.[142] **ACON.**[47] act-sp.[111] agn.[85] aloe[111] am-p.[102] **Ang.** ant-c.[102] ant-t.[85] anthro.[102] **APIS** apoc.[58] arbu.[102] arg.[100] arg-n.[85] arist-cl.[144] **Arn.**[102] ars.[102] ars-s-f.[58] **Aur. Aur-m-n.**[272] **BELL.** benz-ac.[102] berb.[102] **BRY.** cact.[58] **Calc.** calc-caust.[102] calc-f.[111] calc-p.[72] calc-sil.[58] calcul-r.[102] canth.[102] carb-an.[5] carbn-s.[102] carc.[207] caul.[111] **Caust.** cham.[10] chin.[51] cimic.[102] clem.[102] **Colch.**[5] colchin.[102] conch.[36] cop.[102] cot.[100] daph.[102] dulc.[58] dys-co.[136] euon-a.[102] eup-per.[58] ferr.[102] ferr-i.[102] **Ferr-p.** ferr-pic.[102] fl-ac.[102] gnaph.[102] **Guai.** ***harp.***[1184] hep.[102] hyper. ign.[85] **Iod.** irisin.[102] jac.[102] kali-ar.[58] kali-bi.[111] kali-br.[102] **Kali-c. Kali-i. Kalm. Kreos. Lac-ac.** lach. **LED.** lil-t.[102] lith-c.[85] **Lyc.** mag-c.[304] **Mang.** mang-acet.[102] med.[85] meny. **Merc.** merc-c.[102] mez.[102] myris.[171] nat-br.[102] nat-c.[5] **Nat-m.**[78] nat-p.[137] **Nat-s.** nat-sil.[102] nit-ac.[102] nux-v.[10] ol-j.[102] petr.[102] **Phyt.** pip-m.[102] pipe.[102] **Psor. Puls.** rad-br.[102] **Rhod.**[5] **Rhus-t. Ruta**[102] sabin.[102] sal-ac.[102] **Sars. Sel.**[144] **Sep. SIL.** slag[102] solid.[102] **Stel.**[72] stict.[8] still.[102] stroph.[85] sul-ter.[102] **Sulph.** syph.[111] tax.[102] thuj.[102] thym-gl.[102] thyr.[102] trich-d.[97] tub.[102] verat-v. **Visc.**[171] zinc.[85]
▤ ALLGEMEINES; C; Entzündung • ALLGEMEINES; C; Entzündung; Äußerlich • ALLGEMEINES; C; Entzündung; Gelenke, Arthritis

- **abends**: acon. merc.[58]
- **nachts**: acon. **IOD.** mang. **Rhod.**

<> - **Fieber,** mit: acon.[10] arn.[10] bell.[10] bry.[10] cham.[10] chin.[10] colch.[10] nux-v.[10] puls.[10] rhus-t.[10]

- **Hautausschläge, durch unterdrückte**: arbu.[102]
▤ ALLGEMEINES; M; Hautausschläge; agg., Unterdrückung von Hautausschlägen
- **Hitze** agg.: guai. led.
- **Klimakterium, agg. im**: arist-cl.[144]
- **große** Gelenke: arbu.[102]
- **kleine** Gelenke: act-sp.[111] aloe[111] benz-ac.[111] carb-an.[5] **CAUL.**[111] colch.[5] kali-bi.[111] led.[5] lith-c.[85] mag-c.[304] nat-c.[5] rhod.[5]
☞ O; Gelenke; kleine Gelenke
- **Synovial-Membran**: acon.[47] am-p.[102] ant-t.[85] apis **Arn.**[102] bell. benz-ac.[102] berb.[102] bry. calc. calc-f.[111] calc-p.[72] canth.[102] caust. chin.[51] ferr-p. fl-ac.[102] **Hep.**[102] iod. kali-c. kali-i. led. lyc. med.[85] merc. nat-m.[78] nat-p.[137] phyt. **Puls.** rhus-t. ruta[102] **Sabin.**[102] sep. **Sil.** slag[102] **STEL.**[72] **Stict.**[8] sulph. trich-d.[97] tub.[102] verat-v.
  - **Knochenreiben,** mit: nat-p.[137]

Ligamente: bry.[58]
▤ ALLGEMEINES; C; Entzündung • ALLGEMEINES; C; Entzündung; Äußerlich

Muskeln: arn.[193] bry.[193] calc-f.[193] rhus-t.[193] thuj.[193] tub.[193]
▤ ALLGEMEINES; C; Entzündung • ALLGEMEINES; C; Entzündung; Äußerlich • ALLGEMEINES; C; Entzündung; Muskeln, Myositis

Nerven: colch.[149] lepro.[197]
▤ ALLGEMEINES; C; Entzündung • ALLGEMEINES; C; Entzündung; Nerven, Neuritis

Haut, mit **Atrophie**: calc-f.[149]
▤ HAUT; C; Atrophie der Haut • ALLGEMEINES; C; Entzündung

Sehnen: ant-c.[85] aur-m-n.[272] benz-ac.[144] kali-m.[85] phyt.[102] **Rhod. Rhus-t.**
☞ Schmerz; Sehnen ▤ ALLGEMEINES; C; Entzündung • ALLGEMEINES; C; Entzündung; Äußerlich • ALLGEMEINES; C; Entzündung; Sehnen, Tendinitis

Arme: abrot.[15] agar.[54] agn.[5] all-c.[193] am-c. ambr.[122] anac. anan. ant-ar.[58] **Ant-c.** anthr. apis apoc.[58] arg. arn. ars. ars-br.[77] ars-s-f.[58] aur. ba-sv.[136] bac.[62] bell. benz-ac.[102] berb.[102] bry.[102] bufo calc.[1102] calc-p.[58] calc-s. carb-ac.[85] caul.[56] chel.[58] chin.[58] chin-s.[58] cocc. colch.[56] com.[25] con. conch.[36] crot-c.[2016] crot-h. cub.[36] cupr. cymbo-ci.[2184] dys-co.[136] eup-per.[58] euph. ferr. ferr-p.[58] fl-ac.[72] form. gaert.[136] gent-l.[10] get.[36] graph. harp.[1184] hell.[1] hep. hippoz. hydrog.[222] hyper.[185] kali-bi. kali-c.[1] kali-chl.[58] kali-i. kali-m.[142] kalm. kola[1184] lac-ac.[77] lach. lat-m.[144] led. lyc.[1] m-arct.[175] mag-c.[304] manc. mang.[5] med.[102] merc. merc-c. morg.[136] morg-g.[175] mygal.[144] nat-c.[1] nat-m. nat-p.[102] nat-s. neon[222] nit-ac. petr. ph-ac. phos. pip-m.[102] plb.[185] puls.[102] ran-b. rhod. **Rhus-t.**[1] rhus-v. ruta sars.[1] scol.[36] sep.[54] sil.[85] spong.[5] staph.[102] stel.[72] stict. sulph. syc-co.[136] symph.[185] tarent. thlaspi[29] thuj.[5] vesp.
▤ ALLGEMEINES; C; Entzündung • ALLGEMEINES; C; Entzündung; Äußerlich

- **stellenweise**: merc-c.
▤ ALLGEMEINES; C; Entzündung; stellenweise
- **Gelenke**: **Agn.**[5]
☞ O; Arme; Gelenke
- **Lymphgefäße,** Lymphdrüsen: all-c.[193] anthr.[193] berb.[193] **BUFO** cupr.[1] **Hep.**[193] **LACH.**[193] lat-m.[144] mygal.[144] rhus-t.[193] sulph.[193]
☞ O; Lymphgefäße, Lymphdrüsen ▤ ALLGEMEINES; C; Entzündung; Drüsen, Adenitis
- **Nerven**: morg-g.[136]
- **Schultern**: **Ba-sv.**[136] dys-co.[136] ferr-p.[58] gaert.[136] morg.[136] syc-co.[136]
☞ O; Arme; Schultern
- **Ellenbogen**: agar.[185] ambr.[122] anac.[185] ant-ar.[58] **Ant-c.**[1] ars. aur.[185] **Ba-sv.**[136] calc.[122] calc-p.[58] chel.[58] chin.[58] chin-s.[58] hyper.[185] kali-chl.[58] lac-ac. lach. plb.[185] rhod.[122] rhus-t.[185] ruta[185] sil.[58] sulph. symph.[185]
☞ O; Arme; Ellenbogen
  - **Condylen, um die, Tennisellbogen**: agar.[185] ambr.[122] anac.[185] ant-ar.[58] aur.[185] **Calc.**[122] calc-p.[58] chel.[58] chin.[58] chin-s.[58] hyper.[185] kali-chl.[58] plb.[185] **Rhod.**[122] rhus-t.[185] ruta[185] sil.[58] symph.[185]
☞ O; Arme; Ellenbogen
  - **Ligamente**: ant-c.[1]

- **Unterarme**: anan. ant-c. apis **Ars.** aur. bufo carb-ac.[85] conch.[36] kali-c. lach. lyc. merc. petr. **Rhus-t.**[5]
  ☞ *O; Arme; Unterarme*

◦ **Knochen**:
  ▤ *ALLGEMEINES; C; Entzündung; Knochen, Ostitis*

◦ ◦ **Periost**: **Aur.**

◦ ◦ **Speiche**: conch.[36]

◦ ◦ **Ulna,** rechts: conch.[36]

- **Handgelenke**: abrot.[15] **Ba-sv.**[136] euph. **Morg.**[136] morg-g.[175] rhus-t. **SYC-CO.**[136]
  ☞ *O; Arme; Handgelenke*

- **Hände**: anac. **Anthr.** arn. ars. ars-s-f.[58] bac.[62] **Bry.** bufo carb-ac.[85] cocc. crot-c.[2016] **Crot-h.** cupr. ferr. graph. hep.[5] kali-m.[142] **Kalm.** lac-ac.[77] **Lach. Lyc. M-arct.**[175] manc. morg.[142] nat-m.[5] phos. ran-b.[5] **Rhus-t.** ruta[5] **Sil.** sulph. syc-co.[136] thlaspi[29] vesp.
  ☞ *O; Arme; Hände*

◦ **Handrücken**: kali-m.[142] m-arct.[85]
  ☞ *O; Arme; Hände; Handrücken*

◦ ◦ **Sehnen**: kali-m.[142]

◦ **Handflächen**: bry. m-arct.[175]
  ☞ *O; Arme; Hände; Handflächen*

◦ **Schwielen,** entzündete: **Phos.**

- **Finger**: agar.[54] **AM-C.** apis apoc.[58] ars-br.[77] ars-s-f.[58] bac.[62] benz-ac.[102] berb.[102] bry.[102] calc.[1102] calc-s. carb-ac.[85] caul.[56] colch.[56] con. cub.[36] **Cupr.** cymbo-ci.[2184] eup-per.[58] fl-ac.[72] gent-l.[10] get.[36] harp.[1184] hell.[1] **Hep.** hydrog.[222] kali-c.[1] kola[1184] lac-ac.[77] led. lyc.[1] **Mag-c.**[304] **Mang.**[5] med.[102] morg.[136] nat-c.[1] nat-m. nat-p.[102] nat-s. neon[222] nit-ac. ph-ac. pip-m.[102] **PULS.**[102] ran-b. rhod. rhus-t.[1] ruta sars.[1] sep.[54] **Sil.**[85] spong.[5] staph.[102] stel.[72] stict. sulph. **SYC-CO.**[136] tarent. thlaspi[29] thuj.[5]

◦ **Schwellung,** mit: nat-c.[5]

◦ **Knochen**: led. **Staph.**
  ▤ *ALLGEMEINES; C; Entzündung; Knochen, Ostitis*

◦ ◦ **Periost**: **LED.**

◦ **Gelenke**: agar.[54] apoc.[58] **Benz-ac.**[102] berb.[102] **Bry.**[102] calc.[1102] caul.[56] colch.[56] cub.[36] eup-per.[58] fl-ac.[72] gent-l.[10] get.[36] kali-c.[58] lac-ac.[77] **Lyc.**[1] mag-c.[304] med.[102] morg.[142] **Nat-p.**[102] pip-m.[102] puls.[102] rhus-t.[1] ruta staph.[102] stel.[72] syc-co.[136] thlaspi[29]
  ☞ *O; Arme; Finger; Fingergelenke*

◦ ◦ **Schleimbeutelentzündung**: **Ruta**

◦ ◦ **Grundgelenke**: lac-ac.[77] morg.[142] **SYC-CO.**[136] thlaspi[29]

◦ ◦ **2. Fingergelenk**: agar.[54] lyc.[1]

◦ **Fingernägel**: ars-br.[77] con. hell.[1] hep. kali-c.[1] kola[1184] nat-m. nat-s. ph-ac. sil.[85] stict.
  ☞ *O; Nägel; Fingernägel •Nagelbett und Umgebung der Nägel; allgemeine Arzneien*

◦ ◦ **Umgebung** der: con. hell.[1] kola[1184] **Nat-m. Nat-s.** ph-ac. sil.[85]

◦ ◦ ◦ **unter,** und: sil.[85]
  ☞ *O; Nägel; unterm Nagel*

◦ ◦ **Nagelbett**: **Hep.** kali-c.[1] stict.
  ☞ *Nagelbett-Entzündung •O; Nägel; Nagelbett*

◦ **Fingerspitzen**: **Thuj.**[5]
  ☞ *O; Arme; Finger; Fingerspitzen •Nagelbett und Umgebung der Nägel; allgemeine Arzneien*

◦ **Daumen**: morg.[136] nat-c.[1] sars.[1] **Sep.**[54]
  ☞ *O; Arme; Finger; Daumen*

◦ **Zeigefinger**: neon[222]

◦ **Mittelfinger**: neon[222] syc-co.[136]

◦ **Ringfinger**: cymbo-ci.[2184]

Beine:
  ▤ *ALLGEMEINES; C; Entzündung; Äußerlich*

- **Psoas**: asaf.[58] **Calc.**

◦ **Eiterung,** bei anscheinend bevorstehender, auch wenn Beckenknochen mitbetroffen sind: asaf.[58]

- **Hüften**: apis **Ba-sv.**[136] bac.[62] conch.[36] excr-can.[269] imp.[1125] irid.[142] kali-c.[102] phos.[58]
  ☞ *O; Beine; Hüften* ▤ *ALLGEMEINES; C; Entzündung*

◦ **links**: conch.[36]
  ☞ *O; Beine; links*

- **Oberschenkel**: allox.[119] aur. mez. nat-c. phyt. rhus-t. **Sil.** stront-c.[85]
  ▤ *ALLGEMEINES; C; Entzündung*

◦ **Femur**: aur. mez. phyt. stront-c.[85]
  ☞ *O; Beine; Knochen* ▤ *ALLGEMEINES; C; Entzündung; Knochen, Ostitis*

◦ ◦ **Periost**: **Aur. Mez. Phyt.**

- **Knie**: **Agn.**[5] **Apis Arn.** ars-s-f.[58] **Ba-sv.**[136] bac.[56] **Bar-m. Benz-ac. BRY. Calc.** calc-f.[102] chloram.[149] coc-c.[85] **COCC.**[5] eup-per.[25] **Fl-ac. Guai. Iod.** jac.[142] kali-m.[102] lac-ac. **Led.** lyc.[111] med. merc.[111] **Morg.**[136] morg-g.[136] nat-p.[109] **Nux-v. Phos.** phyt.[25] **Psor. PULS.** rhus-a.[1125] **Rhus-t. Sars.** sil. **Sulph.** syc-co.[142] tub.
  ☞ *O; Beine; Knie •Schwellung; allgemeine Arzneien; heiß; Beine;* ▤ *ALLGEMEINES; C; Entzündung*

◦ **Gonorrhö,** durch unterdrückte: **Med.** sil.
  ▤ *ALLGEMEINES; C; Gonorrhö; unterdrückte Gonorrhö*

◦ **Kniescheibe**:
  ☞ *O; Beine; Knie; Kniescheibe •Schleimbeutel, Beschwerden der; Patella, Bursitis praepatellaris*

- **Unterschenkel**: **Acon.** allox.[119] anan. ang.[85] apis aran.[142] arn. ars. ars-s-f.[58] asaf. aur. aur-m.[58] **Bor.** bov. bufo **Calc.** com.[25] conch.[36] guai. hecla. hep. hydr. kali-bi. kali-i. lach. led. lyc.[5] merc. mygal.[25] nat-c. ph-ac. phos. puls. rham-cath.[142] rhus-t. sep. sil. still. stront-c. sulph. ter. valer.[5] vip.[185] zinc.
  ☞ *O; Beine; Beine* ▤ *ALLGEMEINES; C; Entzündung*

◦ **linker,** und Fuß, mit enormer Schwellung und Fieber: com.[25]
  ☞ *O; Beine; links*

<> ◦ **Nasenbluten,** mit: bor.

◦ **Tanzen,** nach: bor.[1]
  ▤ *ALLGEMEINES; M; Tanzen; nach, agg.*

◦ **Periost**: **ASAF. Aur. Kali-bi. LED. Merc. Ph-ac. PHOS.** sil. still. **Sulph.**

◦ **Blutgefäße**:
  ☞ *Blutgefäße*

ENTZÜNDUNG; Beine; Unterschenkel (Forts.)

◦ **Knochen**:
☞ *O; Beine; Knochen* ▥ *ALLGEMEINES; C; Entzündung; Knochen, Ostitis*

◦ ◦ **Wadenbein,** links: conch.[36]

◦ ◦ **Schienbein**: ang.[85] aran.[142] **Asaf. Aur.** aur-m.[58] **Calc. Guai.** hecla. kali-i. lach. **PH-AC. PHOS. SIL. Still.** stront-c. valer.[5]
☞ *O; Beine; Beine; Schienbein*

◦ **Achillessehne**: rham-cath.[142] **Sep. Zinc.**
☞ *O; Beine; Beine; Achillessehne*

- **Knöchel**: abrot.[15] apoc.[58] arn. ars-s-f.[58] **Ba-sv.**[136] conch.[36] dys-co.[136] kali-c.[1] lach. **Mang.**[171] phyt. rhus-t.[85] stann.[5] tep.
▥ *ALLGEMEINES; C; Entzündung*

◦ **Stechen,** mit aufwärts laufendem: mang.[171]

◦ **Knochen**:
☞ *O; Beine; Knochen* ▥ *ALLGEMEINES; C; Entzündung; Knochen, Ostitis*

◦ ◦ **Würfelbein,** links: conch.[36]

◦ ◦ **Talus,** rechts: conch.[36]

- **Füße**: acon. ant-c. apis **Arn.**[5] **Ars.** ars-s-f.[58] aur-m. bor.[1] **BRY.** calc. calen. **Carb-an. Com.** conch.[36] dulc. dys-co.[136] guai. hydrog.[222] kali-bi. lyc.[5] mag-c. **Merc.**[36] mygal. nux-v. **Phos. Puls.** rhus-t. **Rhus-v.** sabin. sarr. sil. **SULPH.** syc-co.[142] thuj. zinc.
☞ *O; Beine; Füße* ▥ *ALLGEMEINES; C; Entzündung*

◦ **Mittelfußknochen**: aur-m. conch.[36] dys-co.[136] guai. merc.[36] sarr.
☞ *O; Beine; Knochen* ▥ *ALLGEMEINES; C; Entzündung; Knochen, Ostitis*

◦ ◦ **links**: conch.[36]
☞ *O; Beine; links*

◦ ◦ **Periost**: **Aur-m.** dys-co.[136] guai.

◦ **Gelenke**: syc-co.[142]
☞ *O; Beine; Gelenke*

◦ **Fußrücken**: calc. mag-c. puls. thuj.
☞ *O; Beine; Füße; Fußrücken*

◦ **Fersen**: ant-c. sabin.
☞ *O; Beine; Füße; Fersen*

◦ **Fußsohlen**: **Puls.**
☞ *O; Beine; Füße; Fußsohlen*

- **Zehen**: agar.[102] alco.[36] am-be.[85] am-c. apis apoc.[58] arist-cl.[144] aur-m-n.[36] benz-ac.[102] berb. bor.[102] both-l.[102] calc. **Carb-an.**[5] carb-v.[102] carl.[36] caust. colch.[102] daph.[102] graph.[122] hell.[5] hydrog.[222] hyper. iod.[102] kali-c.[58] kali-i.[102] kali-m.[8] lach. led.[102] lyc.[137] **Nit-ac.** paeon.[137] ph-ac. phos. plan.[36] plb. **Puls.** rhod.[102] **Sabad.**[193] **Sabin.**[137] sang.[102] sars.[102] sep. sil. sulph.[58] tarent. teucr.[102] **Thuj.** verat-v.[102] zinc.
▥ *ALLGEMEINES; C; Entzündung*

◦ **Erfrierung,** nach, Frostbeulen: **Agar.**
☞ *O; Beine; Erfrierung, nach*

◦ **nassen** Füßen, nach: nit-ac.

◦ **Gelenke**: am-c.[102] **Benz-ac.**[102] bor.[102] both-l.[102] carb-v.[102] **Colch.**[102] daph.[102] kali-c.[58] **Led.**[102] **Rhod.**[102] teucr.[102]
☞ *O; Beine; Gelenke*

◦ **Nägeln,** unter den: sabad.[102]
☞ *O; Nägel; unterm Nagel; Zehennagel*

◦ **großer** Zeh: agar.[102] alco.[36] am-be.[85] **Am-c.** arist-cl.[144] aur-m-n.[36] benz-ac.[102] bor.[102] calc. carl.[36] graph.[122] hyper. iod.[102] kali-i.[102] kali-m.[8] lyc.[137] paeon.[137] ph-ac. phos. plan.[36] plb. rhod.[102] sabad.[193] sabin.[137] sang.[102] sars.[102] sil. sulph.[58] verat-v.[102] zinc.

◦ ◦ **Ballen**: agar.[102] alco.[36] am-c. arist-cl.[144] aur-m-n.[36] benz-ac.[102] bor.[102] calc. carl.[36] graph.[122] hyper. iod.[102] kali-i.[102] kali-m.[8] lyc.[137] paeon.[137] ph-ac. phos. plan.[36] plb. rhod.[102] sang.[102] sars.[102] sil. sulph.[58] verat-v.[102] zinc.

◦ ◦ ◦ **Schwellung,** mit entzündlicher: agar.[102] alco.[36] am-c. arist-cl.[144] aur-m-n.[36] **Benz-ac.**[102] bor.[102] calc. carl.[36] graph.[122] hyper. iod.[102] **Kali-i.**[102] **Kali-m.**[8] lyc.[137] paeon.[137] ph-ac. **Phos.** plan.[36] plb. **Rhod.**[102] sang.[102] sars.[102] **SIL.** sulph.[58] verat-v.[102] zinc.
☞ *O; Beine; Füße • Schwellung; allgemeine Arzneien; Beine; Zehen; großer Zeh*

◦ ◦ ◦ ◦ **Druck** amel.: graph.[122]

◦ ◦ ◦ ◦ **Erfrierung,** nach: **Calc.**
☞ *Frostbeulen; Füße* ▥ *ALLGEMEINES; M; Erfrierung, Beschwerden durch*

◦ ◦ ◦ ◦ **Feuerhitze** agg.: graph.[122]

◦ ◦ ◦ ◦ **Wetter,** bei feuchtem: carl.[36]

◦ ◦ **Nagel,** unter dem: sabad.[193]
☞ *O; Nägel; unterm Nagel; Zehennagel*

akut, Gelenke:
☞ *Schmerz; rheumatischer Schmerz, Rheumatismus*

Band um die Knöchel, wie ein: arn.[36]

chronisch:
▥ *ALLGEMEINES; C; Entzündung; chronisch*

- **Blutgefäße**: arist-cl.[144] arn.[102] fl-ac.[144] lach.[144] mag-f.[144] merc.[102] **Puls.**[102] ruta[102] sulph.[144] vip.[144]

- **Gelenke**: acon.[102] **Am-p.**[102] ant-c.[102] anthro.[102] arbu.[102] arg.[102] **Arn.**[102] **Ars.**[102] benz-ac.[102] berb.[102] **Bry.**[102] calc.[102] **Calc-caust.**[102] calc-f.[111] calc-p.[72] calcul-r.[102] carbn-s.[102] caul.[102] **Caust.**[102] **Chin.**[51] **Cimic.**[102] clem.[102] colch.[102] colchin.[102] cop.[102] daph.[102] **Dulc.**[102] euon-a.[102] ferr.[102] ferr-i.[102] ferr-pic.[102] **Guai.**[102] hep.[102] **Iod.**[102] irisin.[102] jac.[102] kali-bi.[102] **Kali-br.**[102] kali-c.[102] **Kali-i.**[102] kalm.[102] lac-ac.[102] led.[102] **Lith-c.**[102] lyc.[102] med.[102] merc.[102] merc-c.[102] mez.[102] nat-br.[102] nat-p.[102] nat-s.[102] **Ol-j.**[102] petr.[102] phyt.[102] pip-m.[102] **Pipe.**[102] **Puls.**[102] rad-br.[102] rhod.[102] **Rhus-t.**[102] ruta[102] **Sabin.**[102] sal-ac.[102] sars.[102] sep.[102] sil.[137] **Stel.**[102] still.[102] **Sul-ter.**[102] **Sulph.**[102] tax.[102] thuj.[102] thym-gl.[102] thyr.[102] tub.[102]
☞ *Schmerz; rheumatischer Schmerz, Rheumatismus; chronisch*

◦ **Uterusbeschwerden,** nach: caul.[102] **Cimic.**[102] **Puls.**[102] sabin.[102]

◦ **Synovial-Membran**: **Am-p.**[102] **Benz-ac.**[102] **Berb.**[102] calc.[102] calc-f.[111] calc-p.[72] caust.[102] chin.[51] hep.[102] **Iod.**[102] **Kali-i.**[102] **Merc.**[102] phyt.[102] puls.[102] **Rhus-t.**[102] **Ruta**[102] sil.[137] **Stel.**[102] sulph.[102] tub.[102]

◦ **gonorrhoisch**: acon.[102] **Arg.**[102] arn.[102] bry.[102] caust.[102] cimic.[102] clem.[102] cop.[102] **Daph.**[102] guai.[102] iod.[102] **Irisin.**[102] jac.[102] kali-bi.[102] kali-i.[102] kalm.[102] **Med.**[102] merc.[102] nat-s.[102] phyt.[102] **Puls.**[102] rhus-t.[102] **Sars.**[102] sulph.[102] **Thuj.**[102]

- **Knie**: calc-f.[102] phyt.[25]
  ☞ *O; Beine; Knie*
  - **Synovial-Membran**: calc-f.[102]

dunkelrot:
- **Hände**: anthr. **Lyc.** rhus-t.
  ☞ *O; Arme; Hände*
- **Füße**: rhus-v. sil.
  ☞ *O; Beine; Füße*

eitrig, Gelenke: conch.[36] mang.[58] myris.[171] sil.[117]

Erfrierung, wie durch, Zehen: bor.[1]

erysipelatös: am-c. anan. ant-c.[5] anth.[1030] apis arn. ars. bell.[5] bor.[1] bry. bufo calc. carb-ac.[85] chel.[36] com.[25] dulc. euph.[5] form. graph.[5] hep. hippoz. hydr. kali-c.[5] kalm. **LACH.** lyc. mag-c.[5] merc. nat-c. nux-v. petr.[1] ph-ac. puls. ran-b.[5] rhod. rhus-t. rhus-v. ruta[5] scol.[36] sep.[5] sil. spong.[5] sulph. tep. ter. thuj.[5] vip.[185] zinc.
- **Gelenke**: **Bry.** rhod.
- **Arme**: am-c. anan. ant-c. **Apis** arn. **Ars.** bell.[5] bry.[5] bufo **Carb-ac.**[85] com.[25] euph.[5] form. graph. hep.[5] **Hippoz. Kali-c.** kalm. **LACH.** lyc.[5] mag-c.[5] merc.[5] petr. **Ph-ac.** ran-b.[5] rhod. **RHUS-T.**[5] rhus-v. ruta[5] scol.[36] sep.[5] sil.[5] spong.[5] sulph.[5] thuj.[5]
  - **Gelenke**: **Bry.**[5]
    ☞ *O; Arme; Gelenke*
  - **Oberarme**: **Bell.**[5] euph.[5] petr. **Rhus-t.**[5] sep.[5] **Sil.**[5]
    ☞ *O; Arme; Oberarme*
  - **Ellenbogen**: ars. lach. sulph.
    ☞ *O; Arme; Ellenbogen*
  - **Unterarme**: anan. ant-c. apis **Bell.**[5] bufo carb-ac.[85] **Kali-c. LACH. Lyc.**[5] **Merc.**[5] petr. **Rhus-t.**[5]
    ☞ *O; Arme; Unterarme*
  - **Hände**: **Bell.**[5] carb-ac.[85] graph. hep.[5] **Lach.** ran-b.[5] **RHUS-T.** ruta[5]
    ☞ *O; Arme; Hände*
  - **Finger**: carb-ac.[85] **Lyc.**[5] **Mag-c.**[5] rhod. **Rhus-t.**[5] **Spong.**[5] **Sulph.**[5] thuj.[5]
    - **Fingerspitzen**: **THUJ.**[5]
      ☞ *O; Arme; Finger; Fingerspitzen*
- **Beine**: anan. ant-c.[5] apis **ARN.** ars. bell.[5] bor.[1] bry. bufo calc. chel.[36] dulc. graph.[5] hep. hydr. kali-c.[5] lach. lyc. merc. nat-c. nux-v. **Puls. Rhus-t.** sil. **Sulph.** tep. ter. thuj.[5] vip.[185] zinc.
  - **Knie**: nux-v. puls.[5] **RHUS-T.** sulph.
    ☞ *O; Beine; Knie*
    - **Kniekehlen,** vor Menses: **Puls.**[5]
      ☞ *O; Beine; Knie; Kniekehle*
  - **Unterschenkel**: anan. **APIS** arn. ars. **Bell.**[5] **Bor. Bufo Calc. Dulc.**[5] **Graph.**[5] **Hep. Hydr. Kali-c.**[5] **LACH.** lyc. merc. **Nat-c. Puls. Rhus-t. Sil. SULPH.**[5] **Ter. Thuj.**[5] **Vip.**[185] zinc.
    ☞ *O; Beine; Beine*
  - **Knöchel,** Fußgelenk:
    - **links,** dann: chel.[36]
  - **Füße**: ant-c.[5] **Apis Arn.** bor.[1] **Bry.** dulc. nux-v. puls. **Rhus-t.** sil. sulph.
    ☞ *O; Beine; Füße*
    - **Tanzen,** nach: bor.[1]
      ▤ *ALLGEMEINES; M; Tanzen; nach, agg.*
    - **Fersen**: **Ant-c.**[5]
      ☞ *O; Beine; Füße; Fersen*
    - **stellenweise**: apis
      ▤ *ALLGEMEINES; C; Entzündung; stellenweise*
  - **Zehen**: **APIS**

⊙ - **abschilfernd,** Fuß: dulc.
- **brennend,** Arme: petr.[1]

fibrillär, Schulter: **Ba-sv.**[136] dys-co.[136] gaert.[136] **Morg.**[136] syc-co.[136]
▤ *ALLGEMEINES; C; Tumoren; Fibrom*

geschwürig, Zehe, große, Zehenballen, mit Schwellung: **Calc.**

gichtig:
- **Gelenke**:
  ☞ *Schmerz; gichtig, durch Gicht bedingter Schmerz; Gelenke*
- **Knie,** rechts: eup-per.[25]
  ☞ *O; Beine; Knie*
- **Großzehe,** mit Flüssigkeit im Gelenk: am-be.[85]

Hygrom, Kniescheibe: arn.[137]

hysterisch, Gelenkrheumatismus ohne Schwellung: arg.[100] **Arg-n.**[85] cham.[85] **Cot.**[100] **Hyper.**[100] ign.[85] zinc.[85]
▤ *ALLGEMEINES; C; Entzündung; rheumatisch; Gelenke*

phlegmonös, Arme: rhus-t. rhus-v.

rezidivierend, Gelenke, kleine: lith-c.[85]
☞ *O; Gelenke; kleine Gelenke*

rheumatisch:
- **Gelenke**: carc.[207] lac-ac.[171] merc.[58]
  ▤ *FIEBER, HITZE; C; Rheumatisches Fieber •ALLGEMEINES; C; Entzündung; rheumatisch; Gelenke*
- **Fersen**: sabin.

schmerzhaft, Handflächen: m-arct.[175]

tuberkulös, Knie: bac.[56]

ERFRIERUNG:
☞ *Frostbeulen*

Empfindung wie erfroren:
☞ *Frostbeulen •Jucken; Beine; Zehen;*
- **Finger**:
  ☞ *Jucken; Erfrierung, wie durch; Finger*
  - **Fingerspitzen**:
    ☞ *O; Arme; Finger; Fingerspitzen •Jucken; Erfrierung, wie durch; Finger; Fingerspitzen*
- **Beine**:
  ☞ *Jucken; Erfrierung, wie durch; Beine*
- **Füße**: agar.[102] alum.[111] kali-p.[137] pic-ac. prot.[136] puls.
  ☞ *O; Beine; Füße •Frostbeulen; Füße •Frösteln, Empfindung von; Beine; Füße •Jucken; Erfrierung, wie durch; Beine; Füße •Kälte; allgemeine Arzneien; Beine; Füße*
- **Zehen**:
  ☞ *Jucken; Erfrierung, wie durch; Beine; Zehen*
  - **Großzehballen**: nit-ac.[85] zinc.[85]

Schultern: iod.[193] iris[102]

ERHEBUNGEN, erhabene Stellen:

Haut, äußerlich:

☞ *Hautausschläge; Erhöhungen, erhabene Stellen; Arme*

Schultern: hell.[5] merc.[5] sep.[1]

☞ *O; Arme; Schultern*

Füße: cench.[58] jug-r.[36]

☞ *O; Beine; Füße*

- **Fußrücken** rechts: jug-r.[36]

☞ *O; Beine; Füße; Fußrücken*

ERSCHLAFFUNG von Gliedern: am-m. ambr. ang. apis aran.[25] arn.[5] ars. asaf. atra-r.[156] bani-c.[204] bar-c.[5] calc. camph. canth. **Carb-v. Carbn-h. Carbn-o.** cass.[36] **Chin.** cic. clem. con.[54] ferr. gels. gink.[227] grat. guai. hell. kali-c. lach. laur. lith-c. lyc. nat-c. nat-m.[5] nit-ac. nux-m. nux-v.[81] **OP.** phos. plat.[5] plb. puls. sep. stram. sulph. tab. thuj.[1] verat. vip.

▤ *ALLGEMEINES; C; Erschlaffung*

morgens:

- **Erwachen,** beim: lyc.
- **Luft,** durch frische: **Nux-v.** sep.

Aufstehen, amel. nach dem: lyc.

Lachen, durch: calc.[54] con.[54]

Mittagessen, nach dem: nit-ac.

Gelenke: bar-c. laur.

Arme: carb-v. gels. guai. hell. nat-c. nux-m. nux-v.[81] **Plat.**[5]

- **Lachen,** beim: carb-v.

☞ *O; Arme; Lachen agg.*

- **Schultern,** bei Konvulsionen: nux-v.[81]

☞ *O; Arme; Schultern*

- **Hände**: gels. nat-c.

☞ *O; Arme; Hände*

Beine: am-m. ambr. ang. apis aran.[25] arn.[5] ars. bani-c.[204] bar-c.[5] calc. camph. canth. carb-v. cic. gels. gink.[227] guai. hell. kali-c. lach. lith-c. lyc. nat-c. nat-m.[5] nit-ac. nux-m. op. phos. plb. puls. stram. sulph. thuj.[1] verat.

- **Hüften**: apis **Calc. Thuj.**[1]

☞ *O; Beine; Hüften*

◦ **Stehen,** beim: thuj.[1]

- **Knie**: lith-c. phos. plb. sulph.

☞ *O; Beine; Knie*

◦ **Gehen** amel.: phos.

- **Unterschenkel**: carb-v. kali-c.

☞ *O; Beine; Beine*

- **Füße**: aran.[25] ars. **Gels.** nat-c.

☞ *O; Beine; Füße*

◦ **Liegen,** im: ars.

ERWEICHUNG:

☞ *Brüchig • Karies, Nekrose* ▤ *ALLGEMEINES; C; Karies; Knochen*

Nägel: gad.[36] lept.[137] plb.[137] thuj.[5]

☞ *O; Nägel* ▤

Femur: sil.

Schienbein: **Guai.**

☞ *O; Beine; Beine • O; Beine; Beine; Schienbein*

Knöchel: guai.[58]

Fußsohlen: apisin.[5] plb.[5]

☞ *O; Beine; Füße; Fußsohlen*

Zehenballen: led.[5]

ERWEITERUNG von Blutgefäßen:

☞ *Varizen, Krampfadern*

ERYSIPEL:

☞ *Entzündung; erysipelatös*

ERYTHEMA nodosum: pic-ac.[142]

▤ *HAUT; C; Erythem; E. nodosum*

EXOSTOSEN: ang. asaf.[5] aur.[5] aur-m. bad. **CALC.**[5] **CALC-F.** calc-p. carb-an.[5] caust.[137] choc.[222] cinnb. coloc.[5] dulc.[5] fl-ac.[171] form.[137] gnaph.[102] guai.[5] hecla. kreos.[5] **Lyc.**[5] mag-m.[1] mangi.[197] merc.[5] merc-c.[137] mez.[5] nat-c.[1] nit-ac. **PH-AC.**[5] **PHOS.**[5] phyt. rhus-t.[5] ruta[137] sars. **SIL.**[5] spig.[5] staph.[5] stront-c.[5] sulph.[5] syph.[193]

☞ *Gichtknoten • Knötchen • Tumoren, Gewächse*

▤ *ALLGEMEINES; C; Exostose*

Gelenke: sil.[58]

Unterarme: **Dulc.**

Handgelenke: choc.[222] mag-m.[1] ruta[58]

☞ *O; Arme; Handgelenke*

Hände:

☞ *O; Arme; Hände*

- **Handflächen**: caust.[137] ruta[137]

☞ *O; Arme; Hände; Handflächen*

Finger: **Calc-f.** form.[137] **Hecla.**[102] sil.[58] **Sulph.**[5]

- **Gelenke,** um die, hart: form.[137]

Beine: ang. asaf.[5] **Aur.** aur-m. bad. **CALC.**[5] calc-f. calc-p. carb-an.[5] cinnb. coloc.[5] **Dulc.** guai.[5] hecla. **Kreos.**[5] **Lyc.**[5] merc. merc-c.[137] **MEZ.**[5] nat-c.[1] nit-ac. **PH-AC.**[5] **PHOS.**[85] phyt. rhus-t. ruta[5] sars. **Sil.**[58] spig.[5] **STAPH.**[5] stront-c.[5] **Sulph.**[5]

- **Femur**: phos.[85]

☞ *O; Beine; Knochen*

- **Kniescheibe**: calc-f.

☞ *O; Beine; Knie • O; Beine; Knie; Kniescheibe*

- **Unterschenkel**: ang. aur. aur-m. bad. calc-f. calc-p. cinnb. dulc. guai.[5] hecla. merc. merc-c.[137] nat-c.[1] nit-ac. **PHOS.**[85] phyt. rhus-t. sars. stront-c.[5]

☞ *O; Beine; Beine*

◦ **Schienbein**: **Ang. Aur. Aur-m.** bad. calc-f. **Calc-p. Cinnb. Dulc. Hecla.** merc. merc-c.[137] **NIT-AC.** phos.[85] **Phyt.** rhus-t. sars.

☞ *O; Beine; Beine; Schienbein*

- **Füße**: staph.[5]

☞ *O; Beine; Füße*

- **Zehen**: sil.[58]

FÄCHELT, möchte, dass man ihm Luft an Hände und Füße: lach.[56] **MED.** sulph.[56]

☞ *Abzudecken, Neigung, die Glieder • Hitze; allgemeine Arzneien;* ▤ *ALLGEMEINES; C; Fächeln, Zufächeln von Luft; Verlangen danach*

FADEN, Draht, Empfindung wie von einem, Arme: bry.[5]

▤ *ALLGEMEINES; C; Faden, Gefühl wie von einem*

FALLEN, Herabfallen:

Handgelenke: lepro.[197] plb. stach.[102]
☞ *O; Arme; Handgelenke •Lähmung, Muskellähmung; allgemeine Arzneien; Arme;*

Füße: lepro.[197]
☞ *O; Beine; Füße*

Waden abfallen, Empfindung, als würden die: tab.[111]

FALLEN, Hinfallen:

auseinanderfallen, als würden die Hüften: trif-r.[100] **Tril.**
☞ *Schwäche; lähmungsartig; Beine;*

fallen, Empfindung zu: sabin.[85]

Neigung zu Fallen: **BELL.**[5] **CAUST.**[5] chin-s.[102] cocc.[58] colch.[5] cymbo-ci.[2184] dros.[5] **Hyos.**[5] **Ign.**[5] iod. kron.[9] lyc.[5] **Mag-c.**[5] mang.[102] mit.[36] mur-ac.[1] **Nat-c.**[5] nat-m.[5] nux-m.[171] **Nux-v.**[137] **Ph-ac.**[5] **Phos.**[137] **Stram.**[5] trinit.[102]
☞ *Ataxie •Ungeschicklichkeit; Beine ▤ GEMÜT; C; Entwicklungsverzögerung, bei Kindern •SCHWINDEL; M; Taumeln, Wanken mit •SCHWINDEL; C; Taumeln*

- **Alkohol,** nach etwas: trinit.[102]
- **Gehen,** beim rückwärts: mang.[102]
- **Husten,** durch: nux-v.[137] phos.[137]
- **vorn,** nach, beim Gehen: mang.[102]

plötzlich, im Gehen oder Stehen: mag-c.[102]

FALLENLASSEN der Zügel, oft, unbewusst, beim Reiten, Kutschieren:
☞ *Lähmigkeit (lähmungsartige Schwäche); Arme;*

FALSCHER Lage, Empfindung, als befänden sich die Muskeln der Oberschenkel in: led.[85]

FARBE, Verfärbung:

Nägel: acon. aesc. agar. alum. am-c.[1] ambr. androc.[222] ant-c.[5] apis apoc. arg-n. arn. ars.[5] ars-s-f.[58] asaf. aur.[5] aur-ar.[58] aur-m-n.[36] aur-s.[58] bart.[36] bell. benz-n.[36] bry. cact. calc.[5] camph. canth. carb-v. carbn-s. **Caust.**[5] cham. chel.[5] chin.[5] chin-ar. chin-s. chlf. cic. cocc.[5] colch. con.[5] cortiso.[119] crot-c. cupr. dig.[5] dros.[5] elaps[36] eup-per.[102] eup-pur. ferr.[5] ferr-ar. ferr-p. gels. gins.[36] **Graph.**[5] hep.[5] hydr-ac.[85] ign. ip. kali-ar. kali-ox.[36] lac-d.[144] lac-eq.[204] lepi.[36] lept.[162] lith-c. lyc.[1] manc. meny.[102] merc. merc-c.[5] merc-s. mez. morph.[36] mur-ac.[1] nat-m.[5] **Nit-ac.**[5] nit-s-d.[36] nux-v.[5] op.[36] ox-ac. ozone[227] par.[5] petr.[5] ph-ac. phos. pitu-a.[164] plb. puls.[5] rhus-t. samb. sang. sars.[36] sec.[36] sep. sil.[1] spig. stram. sul-ac.[36] sulph.[5] sumb. tarent. thal.[144] thuj.[5] upa.[36] verat.[8] verat-v. x-ray[102]
☞ *O; Nägel ▤ ; ; ;*

Arme: act-sp. ant-c. ars.[5] ars-h. cann-s. caust.[5] cham. chel. cinnb. ferr.[5] graph. lac-eq.[204] lat-h.[301] lyc. mez.[5] mur-ac.[5] nat-m. nit-ac.[5] nux-v. pall. petr. sil.[5] spong. sulph.[5]

- **Unterarme**: lat-h.[301]
- **Finger**: act-sp. ant-c. ars.[5] ars-h. cann-s. caust.[5] cham. chel. cinnb. ferr.[5] graph. lyc. mur-ac.[5] nat-m. nit-ac.[5] nux-v. pall. petr. sil.[5] spong. sulph.[5]
  - **Froststadium** im Fieber, während: **Nat-m.** **Nux-v.** **Petr.**
  - **Gelenke**: cann-s. **Cham.** chel. cinnb. **Lyc.** pall. spong. sulph.
    ☞ *O; Arme; Finger; Fingergelenke*
  - **Fingernägel**: ant-c. **Ars.**[5] **Caust.**[5] ferr.[5] graph. mur-ac.[5] **Nit-ac.**[5] sil.[5] sulph.[5]
    ☞ *O; Nägel; Fingernägel*
  - **Mittelfinger,** Mittelgelenk verfärbt: ars-h.
    ☞ *O; Arme; Finger; Fingergelenke*

Zehen: apis ars. camph. carb-v.[58] dig. graph. lac-eq.[204] mur-ac.[5] nit-ac. ox-ac. **Sec.** sep.[809] sil.

- **Zehennägel**: apis **Ars.** camph. dig. **Graph.** lac-eq.[204] mur-ac.[5] **Nit-ac.** **Ox-ac.** sep.[809] **Sil.**
  ☞ *O; Nägel; Zehennägel*

blass: apis ars. bell. both-a.[3070] calc.[58] camph. caust.[85] cedr. chin. cic.[5] con. ferr-c.[45] glon.[58] goss.[25] hydr-ac. ign. ip. kreos.[5] lach.[5] mand.[119] naja ox-ac. ped.[85] ph-ac. plb. rob. sang. sec.[5] spig.[1] verat.[1] zinc.

- **Arme**:
  - **Kopfschmerz,** bei: mand.[119]
  - **Hände**: **Ars.** bell. both-a.[3070] **Calc.** **Camph.** cedr. chin.[54] con. ign. **Ip.** ped.[85] ph-ac.[58] plb. **Sang.** **Sec.** spig.[1] zinc.
    ☞ *O; Arme; Hände*
    - **Blutung,** bei uteriner: chin.[54]
    - **Flecken**: ped.[85]
  - **Finger**: both-a.[3070] calc.[58] caust.[85] cic.[5] **Kreos.**[5] lach.[5] sec.[5] verat.[1]
- **Beine**:
  - **Füße**: **APIS** chin. ph-ac.
    ☞ *O; Beine; Füße*
  - **Flecken**: goss.[25]

blau: acon. adam.[222] aesc. agar. alum-sil.[58] am-c. ambr. androc.[222] ant-c. ant-t.[102] anthr. apis apisin.[5] apoc. aq-mar.[149] arg-n. arist-cl.[149] arn.[5] ars.[36] ars-s-f.[58] asaf. aur.[5] aur-ar.[58] aur-m-n.[36] aur-s.[58] bac.[56] bar-c. bart.[36] benz-n. beryl.[149] bism. bol. bor. both-a.[3070] both-l. brom. cact. calc.[5] calx-b.[194] camph. carb-an. **CARB-V.** carbn-o. carbn-s. caust. chel.[5] chin.[5] chin-ar. chin-s. chlf. cic. cob-n.[149] cocc.[5] colch. con. corn. crat.[102] **Crot-c.** crot-h. croto-t. cupr. cur.[45] cymbo-ci.[2184] **Dig.** dros.[36] elaps eup-per.[102] eup-pur. ferr.[54] ferr-ar. ferr-p. fl-ac.[144] foll.[1201] gels. gins.[36] graph. helo.[264] inul. ip. jug-r.[36] kali-ar. kali-br. kali-c. kali-ox.[36] kali-p. kola[1184] kreos.[5] kres.[149] lac-d.[144] lac-eq.[204] **Lach.** lath.[102] laur.[5] led. lyc.[36] lyss. manc. med.[58] meny.[102] **Merc.** merc-c.[5] merc-s. mez. morph. mosch.[5] mur-ac.[1] mut.[136] naja[111] nat-f.[119] nat-m.[5] neon[222] nit-ac.[5] nit-s-d.[36] nux-m. nux-v. oena. olnd.[102] **Op.** ox-ac. oxyu-s.[237] ozone[227] par.[5] petr.[36] ph-ac. phos. plat. plb. plut-n.[222] pull-g.[181] puls. rhus-t. rob. samb.[102] sang. sarcol-ac.[149] sars.[58] sec.[137] sep. sil.[5] spong. stram. stront-c.[102] stry.[144] sul-ac. sulfa.[119] sulph.[36] sumb. tab. tarent. thuj.[36] thymol.[119] tub.[58] verat.[8] verat-v.[25] vip. zinc.[5] zinc-p.[58]
☞ *Ekchymose*

- **Fieber,** während: cur.[45]
- **Froststadium** im Fieber, während: nat-m.[58]
- **Nägel**: acon. aesc. agar. am-c.[1] apis apoc. arg-n. arn. ars.[36] ars-s-f.[58] asaf. aur.[5] aur-ar.[58] aur-m-n.[36] aur-s.[58] bart.[36] cact. camph. carb-v. carbn-s. **Chel.**[5] chin.[5] chin-ar. chin-s.

FARBE, Verfärbung; **blau; Nägel** (Forts.)
chlf. cic. cocc.[5] colch. con. cupr. dig.[5] dros.[5] eup-per.[102] eup-pur. ferr.[54] ferr-ar. ferr-p. gels. gins.[36] graph. ip. kali-ar. kali-ox.[36] lac-d.[144] lyc.[1] manc. meny.[102] merc. merc-s. mez. mur-ac.[1] nat-m.[5] nit-ac.[5] nit-s-d.[36] nux-v.[5] op. ox-ac. par.[5] petr.[5] ph-ac. phos. plb. puls.[5] rhus-t. sang. sars.[36] sep. sil.[5] sul-ac.[144] sulph.[36] sumb. tarent. thuj.[36] verat.[8] verat-v.
☞ *O; Nägel ▤ ; ; ;*

◦ **Fieber,** vor: chin.[5] **Cocc.**[5]

◦ **Froststadium** im Fieber, während: **Aur.**[5] cocc.[5] dros.[5] nux-v.[5] petr.[5] puls.[5]

◦ **Schweiß,** während: nit-ac.[5]

- **Arme**: acon. adam.[222] aesc. agar. alum-sil.[58] am-c.[5] androc.[222] ant-t.[102] **Apis** apisin.[5] apoc. aq-mar.[149] arg-n. arist-cl.[149] arn. ars. ars-s-f.[58] asaf. aur.[5] aur-ar.[58] aur-m-n.[36] aur-s.[58] bac.[56] bar-c. benz-n. beryl.[149] bism. bor. both-a.[3070] brom. cact. calc.[5] camph. carb-an.[102] carb-v. carbn-o. carbn-s. caust. chel.[5] chin.[5] chin-ar. chin-s. chlf. cic. cob-n.[149] cocc.[5] colch. con. corn. crat.[102] crot-c. crot-h. croto-t. **CUPR.**[210] dig.[5] dros. elaps[102] eup-per.[102] eup-pur. ferr.[54] ferr-ar. ferr-p. fl-ac.[144] foll.[1201] gels. gins.[36] graph. helo.[85] inul. ip. kali-ar. kali-c. kali-ox.[36] lac-d.[144] lac-eq.[204] lach. laur.[5] lyc.[36] manc. meny.[102] merc. merc-c.[5] merc-s. mez. morph. mur-ac.[1] mut.[136] naja[111] nat-m.[5] nit-ac.[5] nit-s-d.[36] nux-m. nux-v. oena. olnd.[102] op. ox-ac. oxyu-s.[237] ozone[227] petr. ph-ac. phos. plat. plb. pull-g.[181] puls. rhus-t. samb.[102] sang. sarcol-ac.[149] sars. sec.[5] sep. sil.[5] spong. stram. stront-c.[102] stry.[144] sul-ac.[144] sulph. sumb. tab. tarent. thuj. tub.[58] **Verat.** verat-v. vip. zinc.[5] zinc-p.[58]

◦ **Asthma,** bei: **Kali-c.**
▤ *ATMUNG; C; Asthma, asthmatische Atmung; Begleitsymptome*

◦ **Herunterhängenlassen,** beim: sep.

◦ **Unterarme**: apis arg-n. bism. plat. **Samb.**[5] sep. **Sul-ac.** sulph.[58]
☞ *O; Arme; Unterarme •livide; Arme; Unterarme*

◦ ◦ **stellenweise**: **SUL-AC.**

◦ **Hände**: acon.[5] aesc. agar. **Am-c.** androc.[222] **Ant-t.**[102] **Apis Apisin.**[5] **Arg-n.** arist-cl.[149] **ARN. Ars.** bac.[56] bar-c. benz-n. beryl.[149] bor. both-a.[3070] **Brom. Cact. Calc.**[5] **Camph. Carb-an.**[102] **Carb-v.** carbn-o. chin.[54] **Chin-ar.** cob-n.[149] **Cocc.**[5] con. **Crot-h.** croto-t. **CUPR. Dig.**[102] dros.[1] elaps[102] fl-ac.[144] foll.[1201] helo.[85] inul. **Kali-c. LACH. Laur.** merc-c.[5] morph. mut.[136] naja[111] nit-ac. **NUX-V.** oena. olnd.[102] op.[5] ox-ac.[111] oxyu-s.[237] ph-ac.[1] phos. **Plb.** pull-g.[181] puls. rhus-t. **SAMB.**[102] sarcol-ac.[149] sars. sec. sep. **Spong. Stram.** stront-c.[102] stry. tab. thuj.[5] tub.[58] **Verat.**[102] **Verat-v.** vip.[111] **Zinc.**[5] zinc-p.[58]
☞ *O; Arme; Hände •Kälte; allgemeine Arzneien; Blaufärbung, mit; Hände •Raynaud Syndrom*

◦ ◦ **morgens**: spong.
☞ *O; Arme; morgens*

◦ ◦ **nachts**: phos. samb.
☞ *O; Arme; nachts*

◦ ◦ ◦ **Erwachen,** nach: samb.

◦ ◦ **Winter,** im: cupr.
☞ *O; Arme; Winter, im*

◦ ◦ **Blutung,** bei uteriner: chin.[54]

◦ ◦ **diphtherischer** Lähmung, nach: helo.[85]

◦ ◦ **Froststadium** im Fieber, während: acon.[5] am-c.[5] apisin.[5] **Camph.** cocc.[5] dros.[1] nux-v. ph-ac.[1] sec.[5] **Spong.** stram. **VERAT.** zinc.[5]

◦ ◦ **Herunterhängenlassen,** beim: both-a.[3070] sep.

◦ ◦ **Kälte,** bei: am-c.[102] androc.[222] **Nux-v.** sep.

◦ ◦ **Konvulsionen,** bei: **Aesc.**

◦ ◦ **Mädchen,** bei jungen: arist-cl.[149]

◦ ◦ **Schweiß**:

◦ ◦ ◦ **nach**: pull-g.[181]

◦ ◦ ◦ **während**: am-c.[5] apisin.[5] bar-c.[5] **Calc.**[5] camph.[5] **Samb.**[5] **Verat.**[5]
☞ *O; Arme; Schweiss; agg.*

◦ ◦ **Venen,** mit erweiterten: am-c.[102] **Ant-t.**[102] carb-an.[102] dig.[102] elaps[102] **Nit-ac.**[102] olnd.[102] samb.[102] stront-c.[102] verat.[102]

◦ ◦ **Waschen** in kaltem Wasser, nach: am-c.
☞ *O; Arme; Hände in kaltes Wasser halten agg.*
•O; Arme; Waschen; agg.

◦ ◦ **Handrücken**: carbn-o. plb. sars. sec.
☞ *O; Arme; Hände; Handrücken*

◦ ◦ ◦ **Flecke**: sars. sec.

◦ ◦ **Flecke**: bar-c. nit-ac.

◦ ◦ ◦ **alten** Menschen, bei: bar-c.

◦ **Finger**: acon. adam.[222] aesc. **Agar.** alum-sil.[58] am-c.[5] apis apisin.[5] apoc. aq-mar.[149] arg-n. arn. ars. ars-s-f.[58] asaf. aur.[5] aur-ar.[58] aur-m-n.[36] aur-s.[58] benz-n. bor. cact. camph. **Carb-v.** carbn-s. caust. chel.[5] chin.[5] chin-ar. chin-s. chlf. cic. **Cocc.** colch. con. corn. crat.[102] crot-c. **Crot-h. Cupr.**[210] dig.[5] dros. eup-per.[102] eup-pur. ferr.[54] ferr-ar. ferr-p. gels. gins.[36] graph. ip. kali-ar. kali-ox.[36] lac-d.[144] laur.[5] lyc.[36] manc. meny.[102] merc. merc-s. mez. mur-ac.[1] nat-m.[5] nit-ac.[5] nit-s-d.[36] nux-m. nux-v. op. ox-ac. ozone[227] **Petr.** ph-ac. phos. plb. rhus-t. sang. sars. **Sec.**[5] sep. **Sil.**[5] stry.[144] sul-ac.[144] sulph. sumb. tarent. thuj. verat. verat-v. vip.

◦ ◦ **morgens**: petr.
☞ *O; Arme; morgens*

◦ ◦ **Froststadium** im Fieber, während: ars.[58] **Ars-s-f.**[58]

◦ ◦ **Fingernägel**: acon. aesc. agar. am-c.[5] apis apoc. **Arg-n.** arn. **Ars.** ars-s-f.[58] asaf. aur.[5] aur-ar.[58] aur-m-n.[36] aur-s.[58] cact. **Camph. Carb-v.** carbn-s. **Chel.**[5] **Chin.**[5] chin-ar. **Chin-s.** chlf. cic. cocc.[5] colch. con. **Cupr. DIG.**[5] **Dros.** eup-per.[102] eup-pur. **Ferr.**[54] ferr-ar. ferr-p. gels. gins.[36] **Graph.** ip. kali-ar. kali-ox.[36] lac-d.[144] lyc.[36] manc. meny.[102] merc. merc-s. **Mez.** mur-ac.[1] **Nat-m.**[5] **Nit-ac.**[5] nit-s-d.[36] **NUX-V.** op. **Ox-ac. Petr.** ph-ac. **Phos.** plb. rhus-t. sang. sars. sep. **Sil.**[5] sul-ac.[144] **Sulph.** sumb. tarent. **Thuj. VERAT. Verat-v.**
☞ *O; Nägel; Fingernägel*

◦ ◦ ◦ **morgens**: lyc.[36] petr.[36]
☞ *O; Arme; morgens*

◦ ◦ ◦ **9** Uhr: dros.[36]

◦ ◦ ◦ **mittags**: sulph.[36]

◦ ◦ ◦ **Froststadium** im Fieber, während: am-c.[5] apis arn. **ARS. Ars-s-f.**[58] **Asaf. Aur.**[5] **Carb-v.** carbn-s. **Chel. Chin. Chin-s. Cocc.** con. dig.[5] **Dros.** eup-per.[102] **Eup-pur. Ferr.**[54] gins.[36] ip. kali-ar. meny.[102] mez. mur-ac.[1] **NAT-M. NUX-V.** petr. ph-ac. **RHUS-T.** sil.[5] sulph. thuj. verat.

◦ ◦ ◦ **Menses,** während: **Arg-n. Thuj.**
☞ *O; Arme; Menses; während*

◦ ◦ ◦ **Schmerzen** im Abdomen, bei: sil.[102]
ABDOMEN; M; Blauen Nägeln, mit

◦ ◦ ◦ **Schweiß,** während: **Chel.**[5] chin.[5] cocc.[5] dig.[5] nat-m.[5] **Nit-ac.**[5] sil.[5]
☞ *O; Arme; Schweiss; agg.*

◦ ◦ **Fingerspitzen**: agar. apisin.[5] bor. colch. crot-c. op. ozone[227] phos.
☞ *O; Arme; Finger; Fingerspitzen*

◦ ◦ ◦ **abends**: phos.
☞ *O; Arme; abends*

◦ ◦ ◦ **Kälte,** durch: ozone[227]

◦ ◦ **Daumen**: adam.[222]
☞ *O; Arme; Finger; Daumen*

◦ ◦ **Mittelfinger,** rechts: carc.[304]

◦ ◦ **Mittel- und Ringfinger**: cupr.[210]

◦ **Flecken,** beide Arme: **SUL-AC.**

◦ **Oberarme,** Flecken: plat.

- **Beine**: am-c. ambr. ant-c. anthr. apis **Apisin.**[5] aq-mar.[149] arg-n. arist-cl.[149] arn.[5] ars.[36] ars-s-f.[58] bart.[36] bism. bor. both-l. calx-b.[194] carb-an. carbn-s. cob-n.[149] con. crat.[102] cupr. cymbo-ci.[2184] dig.[5] dros.[36] elaps gins.[36] helo.[264] jug-r.[36] kali-br. kali-c. kali-p. kola[1184] kreos.[5] kres.[149] lach. lath.[102] led. lyc.[36] med.[58] morph. mosch.[5] mur-ac. mut.[136] nat-m.[5] neon[222] nit-s-d.[36] nux-v. oena. op. **Ox-ac.** oxyu-s.[237] par.[5] petr.[36] phos. plb. plut-n.[222] puls. rhus-t. sarcol-ac.[149] sars.[58] sec.[137] sep. stram. sul-ac. sulph.[36] thuj.[36] verat.[8] verat-v.[25] vip.

◦ **links**: ambr.[111]
☞ *O; Beine; links*

◦ **Menses,** während: ambr.[137]
☞ *O; Beine; Menses; während*

◦ **Oberschenkel**: ant-c. anthr. arn. ars. ars-s-f.[58] bism. both-l. cymbo-ci.[2184] kreos. lath.[102] morph. mosch. vip.

◦ ◦ **Herunterhängenlassen,** beim: lath.[102]
☞ *O; Beine; Herunterhängenlassen der Glieder; agg.*

◦ ◦ **Zyanose**: ars.

◦ ◦ **Flecke**: ant-c. **Arn.** ars-s-f.[58] cymbo-ci.[2184] kreos. morph. mosch. vip.

◦ ◦ **Male**: arn.

◦ **Unterschenkel**: ambr. **Anthr.** arg-n. **Carb-an. Carbn-s.** con. elaps kali-br. kali-p. lath.[102] lyc. mur-ac. **NUX-V.** ox-ac. plb. sars. sul-ac. sulph.[58]
☞ *O; Beine; Beine • Schwellung; allgemeine Arzneien; bläulich; Beine; Unterschenkel*

◦ ◦ **links,** während Menses: ambr.
☞ *O; Beine; links*

◦ ◦ **Herunterhängen,** wenn sie: lath.[102]
☞ *O; Beine; Herunterhängenlassen der Glieder; agg.*

◦ ◦ **Zyanose**: con. elaps

◦ ◦ **Flecke**: **Sars. Sul-ac.**

◦ ◦ ◦ **verhärtet**: **Sars.**

◦ ◦ **Waden,** Flecke: kali-p.

◦ **Füße**: **Arg-n.** arist-cl.[149] arn. bor. calx-b.[194] cob-n.[149] dros. elaps helo.[264] jug-r.[36] kali-br. **Kali-c.** kali-p. kreos. lach. led. med.[58] **Mur-ac.** mut.[136] oena. oxyu-s.[237] phos. puls. rhus-t. sarcol-ac.[149] sars.[58] sep. stram. sulph. verat. vip.
☞ *O; Beine; Füße*

◦ ◦ **Mädchen,** bei jungen: arist-cl.[149]

◦ ◦ **Fußrücken**: jug-r.[36] vip.
☞ *O; Beine; Füße; Fußrücken*

◦ ◦ ◦ **links,** in Flecken: jug-r.[36]

◦ ◦ **Fußsohlen**: kali-p. med.[58]
☞ *O; Beine; Füße; Fußsohlen*

◦ ◦ ◦ **Flecke**: kali-p.

◦ ◦ **Flecke**: kreos. sulph.

◦ **Zehen**: apis aq-mar.[149] ars.[36] bart.[36] crat.[102] dig.[5] dros.[36] gins.[36] lyc.[36] nat-m.[5] neon[222] nit-s-d.[36] op. par.[5] petr.[36] plut-n.[222] sars.[36] sec.[137] sulph.[36] thuj.[36] verat.[8]

◦ ◦ **Froststadium** im Fieber, während: ars.[58]
☞ *O; Beine; Fieber; während; Froststadium im Fieber*

◦ ◦ **Zehennägel**: apis ars.[36] bart.[36] **Dig.**[5] dros.[36] gins.[36] lyc.[36] nat-m.[5] nit-s-d.[36] par.[5] petr.[36] sars.[36] sulph.[36] thuj.[36] **VERAT.**[8]
☞ *O; Nägel; Zehennägel*

◦ ◦ ◦ **morgens**: lyc.[36] petr.[36]
☞ *O; Beine; morgens*

◦ ◦ ◦ **9** Uhr: dros.[36]

◦ ◦ ◦ **mittags**: sulph.[36]
☞ *O; Beine; mittags*

◦ ◦ ◦ **Kälte,** während: ars.[36] gins.[36] sulph.[36] thuj.[36] **VERAT.**[8]

◦ ◦ **Fingerspitzen**: op.

◦ ◦ **3. Zehe**: plut-n.[222]

◦ **Flecke**: am-c. ant-c. **Arn.**[5] con. kreos.[5] lach. mosch.[5] phos. sars.[58] **SUL-AC. Sulph.**

◦ **Knie,** Flecke: kola[1184]

◦ **Knöchel,** Fußgelenk, Flecke: **Sul-ac.** sulph.[1]

- **dunkel**:

◦ **Menses,** während: verat.[58]

◦ **Zehen,** nach dem Baden: neon[222]

- **marmoriert,** Hände: cupr.

- **rötlich,** Arme: vip.

bleifarben: sec.

FARBE, Verfärbung (Forts.)

braun:

- **Arme**:

◦ **Hände**:

☞ *O; Arme; Hände*

◦ ◦ **Handrücken**: cop. guat.[119] **Iod.** lach. lyc.[148] nat-m. petr. sep.[122] sulph. **Thuj.**[54]

☞ *O; Arme; Hände; Handrücken*

◦ ◦ ◦ **Flecke**: cop. guat.[119] **Lach.** lyc.[148] **Nat-m.** petr. sep.[122] sulph. thuj.[54]

◦ ◦ **Flecke**: arg-n. nat-c.[5] nat-m.

◦ ◦ **Handflächen, Flecke**: iod. nat-c. thuj.

◦ **Finger**:

◦ ◦ **Nägel,** mit Erweichung der Fingernägel: formal.[142]

☞ *O; Nägel; Fingernägel • O; Arme; Finger; Daumen*

◦ ◦ **Fingerspitzen**: tub.[137]

☞ *O; Arme; Finger; Fingerspitzen*

◦ ◦ **Daumen**: sulph.

☞ *O; Arme; Finger; Daumen*

◦ ◦ **Flecke**: ant-t.

◦ **Ellbogen,** Flecke: cadm-s. **Lach. Petr.**[5] sep.

◦ **Flecke**: ant-c.[5] guare. guat.[119] **Lyc. Petr.** thuj.

◦ **Handgelenke,** Flecke: **PETR.**[5]

◦ **Schultern,** Flecke: ant-c.

◦ **Unterarme,** Flecke: pitu-a.[164] thuj.[102]

◦ ◦ **Vorderseite**: pitu-a.[164]

- **Beine**: anthr. arg-n. cann-s. mez. nat-s. petr. phos. pitu-a.[164] thuj. vip.

◦ **Oberschenkel**:

◦ ◦ **Innenseite**: **Thuj.**

◦ ◦ **Flecke**: cann-s. **Mez.** nat-s.

◦ **Unterschenkel,** Flecken: **Petr.** pitu-a.[164] thuj.

◉ - **bläulich,** Unterschenkel: **Anthr.** vip.

- **dunkel**:

◦ **Hände**: pitu-a.[164]

☞ *O; Arme; Hände*

◦ **Kniekehlen,** Flecken: phos.

◦ **Unterschenkel** links, Flecken: pitu-a.[164]

- **Quetschung,** wie durch, Handrücken: **Nat-m.**

- **rot,** Hände: arg-n. sul-ac. sulph.

◦ **nachmittags**: sulph.

- **Streifen,** Hände: sul-ac.

brennend, Beine, Flecke: chel.[5]

bronzefarben, Fingergelenke: tub.[85]

dunkel: acon. agav-a.[25] ant-c. ars. caust. cic. com. ferr-pic.[171] goss.[25] hydr-ac. morph. mur-ac.[8] naja neon[222] ox-ac. pic-ac.[137] psor.[58] puls-n.[25] sep. vip.

- **Gelenke**: ferr-pic.[171] pic-ac.[137]

- **Unterarme**: acon. ant-c. **Ars.** caust. com. sep.

- **Hände**: psor.[58]

☞ *O; Arme; Hände*

- **Finger**:

◦ **Fingernägel**: morph. ox-ac.

☞ *O; Nägel; Fingernägel*

◦ **Daumen**: cic.

☞ *O; Arme; Finger; Daumen*

- **Beine**: agav-a.[25] goss.[25] hydr-ac. **Mur-ac.**[8] naja neon[222] puls-n.[25]

◦ **Unterschenkel**:

☞ *O; Beine; Beine*

◦ ◦ **herabhängen,** wenn sie: hydr-ac.

◦ ◦ **Flecke**: agav-a.[25] goss.[25] puls-n.[25]

◦ **Fußgelenk,** links, erstreckt sich aufwärts: naja

◦ **Zehen**: neon[222]

düster dunkle Verfärbung, Beine: carb-v.[58]

Ekchymose: agav-a.[5] allox.[119] benz-n.[36] coca crot-h. merc-c. phos. **Sec.** solid.[111] **SUL-AC. Tarent. Vip.**

☞ *blau • Purpura haemorrhagica • rot, gerötet; Flekke*

- **Arme**: allox.[119] coca vip.

◦ **Oberarme**: vip.

☞ *O; Arme; Oberarme*

◦ **Finger**: allox.[119] coca

◦ ◦ **Fingerspitzen**: allox.[119]

☞ *O; Arme; Finger; Fingerspitzen*

- **Beine**: agav-a.[5] allox.[119] benz-n.[36] crot-h. phos. solid.[111] **Sul-ac.**

◦ **Unterschenkel**: allox.[119] crot-h.

☞ *O; Beine; Beine*

◦ ◦ **Baden,** warmes, agg.: allox.[119]

◦ **Gesäßbacken,** livide: benz-n.[36]

Flecken:

- **Arme**: am-c.[5] ant-c. ant-t.[5] apis bell.[5] berb. bry. calc. carbn-o. con. corn. crot-h. dros.[5] ferr.[5] iod.[5] kali-c.[5] led. lyc. mag-m.[5] mang. merc. mill. nat-c.[5] nat-m. nit-ac.[5] oena. petr. ph-ac. plat.[5] plb. rhus-t. sabad.[5] sep.[5] stann.[5] sul-ac.[5] tab. tep. thuj.[5] vip. zinc.[5]

◦ **Schultern**: berb. ph-ac. **Sul-ac.** tab.

☞ *O; Arme; Schultern*

◦ **Oberarme**: plat.[5] rhus-t.[5]

☞ *O; Arme; Oberarme*

◦ **Ellenbogen**: calc. **Sep.** vip.

☞ *O; Arme; Ellenbogen*

◦ **Unterarme**: carbn-o. mang. mill. nat-m.

☞ *O; Arme; Unterarme*

◦ **Handgelenke**: am-c.[5] dros. kali-c. mag-m.[5] **Merc. Petr.** sul-ac.[5] thuj.[5]

☞ *O; Arme; Handgelenke*

◦ **Hände**: ant-t.[5] bell.[5] dros.[5] ferr.[5] iod.[5] kali-c.[5] nat-c.[5] nat-m.[5] **Nit-ac.**[5] sabad.[5] sep.[5] stann.[5] zinc.[5]

☞ *O; Arme; Hände*

◦ **Finger**: ant-t.[5] apis **Con.** corn. ferr.[5] lyc. mang. **Nat-m. Ph-ac. Plb.** rhus-t. sabad.[5]

◦ ◦ **Zeigefinger**: apis rhus-t.

- **Beine**: agav-a.[25] am-c. ambr. ang.[5] ant-c. ars.[5] bry. calc. cann-i. caust. chel.[25] cimic.[111] con. cycl. goss.[25] graph. guare.[25] hyos.[5] kali-br. kali-n. lach. lyc. mag-c. mur-ac. nat-c. orig-v.[25] phos.[1] puls-n.[25] rhod. sars. sec.[58] sil. stann. sul-ac. sulph. zinc.

◦ **Oberschenkel**: am-c. ant-c. cann-i. cycl. **Graph.** mur-ac. rhod.

◦ **Knie,** um die Kniescheibe: goss.[25]
☞ *O; Beine; Knie • O; Beine; Knie; Kniescheibe*

◦ **Unterschenkel**: agav-a.[25] ambr. ant-c. **Calc.** caust. **Chel.**[25] con. goss.[25] graph. guare.[25] kali-n. lach. **Lyc.** mag-c. orig-v.[25] **Phos.** puls-n.[25] sars. sec.[58] sil. **Stann.** sul-ac. **Zinc.**
☞ *O; Beine; Beine*

◦ ◦ **Schienbein**: ambr. ant-c. **Caust.** goss.[25] kali-n. **Lach.** mag-c. **Phos.** sec.[58] **Sil.** sul-ac.
☞ *O; Beine; Beine; Schienbein*

◦ ◦ **Waden**: chel.[1] con. graph. **Sars.**
☞ *O; Beine; Beine; Waden*

◦ ◦ **brennend**: chel.[25]

◦ ◦ **geschwollen**: agav-a.[25]

◦ ◦ **hart**: agav-a.[25]

◦ ◦ **klein**: goss.[25]

◦ ◦ **rund**: goss.[25]

◦ ◦ **schmerzhaft**: agav-a.[25] chel.[25]

◦ **Knöchel,** Fußgelenk: goss.[25] puls-n.[25]

◦ **Füße**: ang.[5] ars.[5] cimic.[111] phos.[1]
☞ *O; Beine; Füße*

◦ ◦ **Fußsohlen**: ars.[5]
☞ *O; Beine; Füße; Fußsohlen*

◦ **gangränös**: hyos.[5]

Flecken, große entzündliche: ant-c. apis arg-n. ars. berb. chlol. cimx. cit-v. cocc. croto-t. hura kreos. lac-ac. lac-eq.[204] lach. nat-c. petr. phos. psil.[164] rhus-v. sep. sulph.
☞ *Hautausschläge; Flecken, große, entzündliche*
▥ *HAUT; C; Hautausschläge; Flecken, größere, entzündliche*

- **Arme**: apis arg-n. ars. chlol. cimx. cit-v. hura kreos. rhus-v. sep.

◦ **Unterarme**: cimx. hura kreos.
☞ *O; Arme; Unterarme*

◦ **Hände**: apis arg-n. ars. cit-v. sep.
☞ *O; Arme; Hände*

◦ ◦ **Handrücken**: apis arg-n. cit-v.
☞ *O; Arme; Hände; Handrücken*

- **Beine**: ant-c. croto-t. lac-ac. lach. nat-c. petr. phos. psil.[164] sulph.

◦ **Oberschenkel**: lac-ac. psil.[164]

◦ **Unterschenkel**: lac-ac. **Nat-c.** petr. phos.
☞ *O; Beine; Beine*

◦ ◦ **Waden**: petr.
☞ *O; Beine; Beine; Waden*

◉ - **juckend,** Hände: cit-v. sep.
▥ *HAUT; C; Hautausschläge; Flecken, größere, entzündliche; juckend*

◦ **Handrücken**: cit-v.
☞ *O; Arme; Hände; Handrücken*

- **rot**: arg-n. cit-v. hura kreos. lach. sulph.
▥ *HAUT; C; Hautausschläge; Flecken, größere, entzündliche; rot*

◦ **Unterarme**: hura kreos.

◦ **Handrücken**: arg-n. cit-v.
☞ *O; Arme; Hände • O; Arme; Hände; Handrücken*

- **stechend,** Handrücken: apis
▥ *HAUT; C; Hautausschläge; Flecken, größere, entzündliche; beißend*

fleckig marmoriert: amyg-am. apisin.[5] **Ars.** berb. con. crot-h. fl-ac.[5] **LACH.** led. naja nat-m.[5] puls.[5]
☞ *gelblich; Flecke • livide; Flecke • purpurfarben; Flecken • rot, gerötet; Flecke*

- **Arme**: amyg-am. apisin.[5] berb. crot-h. fl-ac.[5] **Lach.** naja nat-m.[5] puls.[5]

◦ **Schultern**: berb.
☞ *O; Arme; Schultern*

◦ **Unterarme**: **Crot-h. LACH.**
☞ *O; Arme; Unterarme*

◦ **Hände**: apisin.[5] fl-ac.[5] **LACH.** naja
☞ *O; Arme; Hände*

◦ ◦ **Handflächen**: apisin.[5] fl-ac.[5]
☞ *O; Arme; Hände; Handflächen*

◦ **Finger**: nat-m.[5]

- **Unterschenkel**: con. led.
☞ *O; Beine; Beine*

gelblich: am-c. ambr.[5] ant-c.[5] ant-t. aran. arn.[5] ars.[5] aur. bell. bism. bry. calc.[5] canth. carb-v. carl. caust.[5] cham. chel.[5] chin. con.[5] cop. crot-c. cupr-ar. elaps ferr. graph.[5] hep.[5] hydrc. ign. kali-br. lyc.[5] med.[304] merc. nat-c. nit-ac. nux-v. op. petr. ph-ac. phos. pitu-a.[164] plb. puls.[5] sabad. sep. sil. spig. stann. sulph. trinit.[102] vip.

- **Arme**:

◦ **Hände**: aran. canth. **Chel.**[137] cop. crot-c. cupr-ar. elaps ign. **Lyc.** med. sep.[102] **Sil.**[102] spig. trinit.[102]
☞ *O; Arme; Hände*

◦ ◦ **Kolik,** bei: sil.[102]

◦ ◦ **Handflächen**: **Chel.**[137] sep.[102]
☞ *O; Arme; Hände; Handflächen*

◦ ◦ ◦ **Aszites,** bei: chel.[137]

◦ ◦ **Flecke**: elaps med.

◦ ◦ **Handrücken,** Flecke: cop. crot-c.

◦ **Finger**: am-c. ambr. ant-c.[5] ant-t. ars.[5] aur. bell. bism. bry. calc.[5] canth. carb-v. caust.[5] cham. **Chel.** chin. con. elaps ferr. hep.[5] ign. lyc.[5] med.[304] merc. nit-ac. nux-v. op. petr.[5] ph-ac. plb. puls.[5] sabad. sep. **Sil.** spig. sulph.

◦ ◦ **Fingernägel**: am-c. ambr. ant-c.[5] ars.[5] aur. bell. bry. calc.[5] canth. carb-v. caust.[5] cham. chel.[5] chin. **CON.** ferr. hep.[5] ign. lyc. med.[304] **Merc. Nit-ac. Nux-v.** op. plb. puls.[5] **SEP. SIL.** spig. **Sulph.**
☞ *O; Nägel; Fingernägel*

◦ ◦ **Daumen**: sulph.
☞ *O; Arme; Finger; Daumen*

◦ ◦ **Fingerspitzen,** Flecke: elaps

◦ ◦ **Flecke**: ant-t. bism. con. elaps lyc.[5] **Petr.**[5] sabad.

◦ **Flecke**: petr. vip.

◦ **Ringe**: nat-c.

◦ **Schultern,** Flecke: ant-c.

- **Beine**: ambr.[5] arn.[5] carl. con.[5] graph.[5] hydrc. kali-br. med.[304] stann. vip.

◦ **Oberschenkel**:

◦ ◦ **Flecke**: stann.[5]

◦ ◦ **Muttermale**: arn.

◦ **Füße,** gräulich: vip.
☞ *O; Beine; Füße*

FARBE, Verfärbung; **gelblich; Beine** (Forts.)

◦ **Zehennägel**: **Con.**[5] med.[304]
☞ *O; Nägel; Zehennägel*

◦ **Flecke**: ambr.[5] **Arn.**[5]

◦ **Unterschenkel,** Flecken: carl. graph.[5] hydrc. kali-br. stann. vip.

◦ ◦ **Waden**: kali-br.
☞ *O; Beine; Beine; Waden*

- **dunkel,** Hände: aran.

- **Flecke**: vip.
☞ *fleckig marmoriert*

- **grünlich,** Hände: cupr-ar.

- **schmerzhaft,** Zehennägel: pitu-a.[164]
☞ *O; Nägel; Zehennägel*

- **Streifen,** Beine: vip.

grau, schmutzig: caul.[111] merc-c.[5] sec.[58] sep.[809] sil.[36]
☞ *Schmutziges Aussehen*

- **Arme**:

◦ **Fingernägel**: merc-c. **Sil.**
☞ *O; Nägel; Fingernägel*

◦ **werden** grau: caul.[111]

- **Zehennägel**: merc-c.[5] sep.[809] **Sil.**[36]
☞ *O; Nägel; Zehennägel*

grünlich:

- **Hände**: crot-h.
☞ *O; Arme; Hände*

- **Finger**: colch. cupr-acet.[36]

◦ **Nägel,** um die: cupr-acet.[36]
☞ *O; Nägel •O; Nägel; Fingernägel*

- **Beine**: con. kali-n. vip.

◦ **Oberschenkel**: kali-n.

- **gelb**: vip.

- **Quetschung,** Schlag, wie durch, Beine: con.

kupferfarbene Flecke:

- **Arme**: cor-r.[171] **Nit-ac.**

◦ **Hände**: cor-r.[171] nit-ac.
☞ *O; Arme; Hände*

- **Schienbein**: nit-ac.[137]

Leberflecken, Arme: ant-c. ferr.[5] guare. lyc. **Mez.**

- **juckend**: lyc.

- **werden** dunkel: **Mez.**

livide: agar. agar-ph. amyg-am. anthr. arn. ars.[36] bapt. chin-s. chlol. colch. crot-h. hell. kali-acet. lyc. merc. merc-c. morph.[36] naja nux-v. op.[36] ox-ac. phos. plb. stram. stry. sul-ac. vesp. vip. zinc-m.

- **Arme**: agar-ph. amyg-am. **Ars.** chin-s. colch. crot-h. hell. **Lyc.** merc. morph.[36] naja nux-v. op. ox-ac. plb. stram. stry. sul-ac. vesp. vip. zinc-m.

◦ **Unterarme**: **Ars.** vesp. vip.
☞ *O; Arme; Unterarme •blau; Arme; Unterarme*

◦ **Hände**: **ARS.** lyc. merc. morph. naja nux-v. op. ox-ac. plb. stram. stry.
☞ *O; Arme; Hände*

◦ ◦ **Flecke**: lyc.

◦ **Finger**: ars. chin-s. colch. morph.[36] op. ox-ac. sul-ac.

◦ ◦ **Fingernägel**: ars. **Colch.** morph.[36] op. **Ox-ac.** sul-ac.
☞ *O; Nägel; Fingernägel*

◦ **Flecke**: **Hell.** lyc.

- **Beine**: anthr. arn. ars.[36] kali-acet. merc-c. morph.[36] op.[36] ox-ac. stram. sul-ac.[36]

◦ **Oberschenkel**: anthr. arn.

◦ **Füße**: merc-c. ox-ac. stram.
☞ *O; Beine; Füße*

◦ **Zehennägel**: ars.[36] morph.[36] op.[36] sul-ac.[36]
☞ *O; Nägel; Zehennägel*

- **Flecke**: bapt. vip.
☞ *fleckig marmoriert*

- **gelblich**: vip.

marmoriert: berb. caust. lyc. nat-m.[1] **Thuj.**[5]

- **Arme**: berb. nat-m.[1]

◦ **Finger,** Ringfinger, in Nagelnähe: nat-m.[1]
☞ *O; Nägel*

- **Beine**: **CAUST.** lyc. **Thuj.**[5]

◦ **Oberschenkel**: **CAUST.**

◦ **Unterschenkel**: **CAUST.**
☞ *O; Beine; Beine*

◦ **Fußrücken**: **Caust. Thuj.**[5]
☞ *O; Beine; Füße •O; Beine; Füße; Fußrücken*

orangefarben, Arme: cinnb. kali-i. rhus-t. vip.

Petechien, Arme: berb. cop. cupr. phos. phys.

- **Handrücken**: berb.
☞ *O; Arme; Hände •O; Arme; Hände; Handrükken*

Purpura haemorrhagica:
☞ *Ekchymose* ▤ *HAUT; C; Purpura; haemorrhagica*

- **Arme**: **Lach. Phos. Sec. Sul-ac.** ter.

◦ **Handrücken**: **Lach. Phos.**
☞ *O; Arme; Hände •O; Arme; Hände; Handrükken*

- **Beine**: kali-i. **Lach. Phos. Sec.** ter.

◦ **Unterschenkel**: kali-i. **Lach. PHOS. Sec.**
☞ *O; Beine; Beine*

purpurfarben: agav-a.[102] androc.[222] apis arn. ars. benz-n.[36] bor. crot-h. kali-c. kali-i.[102] kali-p. lach. led. naja neon[222] op. phos. plut-n.[222] prim-o.[102] ptel. puls. puls-n.[25] rhus-t. samb. sec. sep.[137] stram. sul-ac. thuj. **Verat-v.** vesp. vip. zinc.

- **Arme**: androc.[222] apis ars. benz-n.[36] kali-c. kali-p. lach. naja op. phos. plut-n.[222] prim-o.[102] rhus-t. samb. sec. sep.[137] stram. thuj. vesp. vip.

◦ **Unterarm,** Flecken: **Kali-c.** kali-p.
☞ *O; Arme; Unterarme*

◦ **Hände**: apis kali-c. kali-p. **Lach.** naja op. **Phos.** prim-o.[102] rhus-t. sec. sep.[137] thuj. vip.
☞ *O; Arme; Hände*

◦ ◦ **Frösteln,** während: thuj.

◦ ◦ **Handrücken**: prim-o.[102]
☞ *O; Arme; Hände; Handrücken*

◦ ◦ **Flecken**: **Kali-c.**

◦ **Finger**:

◦ ◦ **Fingernägel**: androc.[222] apis ars. benz-n.[36] op. samb. sec. stram.
☞ *O; Nägel; Fingernägel*

◦ ◦ **Daumen**: plut-n.[222]

◦ **Flecken**: ars.

- **Beine**:

◦ **Unterschenkel**: agav-a.[102] apis crot-h. kali-i.[102] led. puls-n.[25] sec.[58] vesp.

☞ *O; Beine; Beine*

◦ ◦ **Flecken**: agav-a.[102] **APIS Crot-h.** kali-i.[102] puls-n.[25] sec.[58]

◦ **Knöchel,** Fußgelenk: arn. **Lach.** sul-ac.

◦ ◦ **Flecken**: **SUL-AC.**

◦ **Füße**: apis op. puls. sec.[58]

☞ *O; Beine; Füße*

◦ ◦ **Fersen**: puls.

☞ *O; Beine; Füße; Fersen*

◦ ◦ **Flecken**: apis sec.[58]

◦ **Zehen**:

◦ ◦ **morgens**: neon[222]

☞ *O; Beine; morgens*

◦ ◦ **Zehennägel**: androc.[222] ars.[36] benz-n.[36] op.[36] sec.[36]

☞ *O; Nägel; Zehennägel*

◦ **Flecken**: bor. ptel.

- **Flecken**: apis **Lach.**

☞ *fleckig marmoriert*

rot, gerötet: absin.[198] acon.[5] adam.[222] aesc.[102] aeth. agar. agn.[5] all-c.[111] all-s. alum. am-c.[5] anac. ant-c. ant-t.[5] anthr. apis apisin.[5] apoc. arg.[5] arg-n. arist-cl.[119] arn. ars.[1] ars-h. arum-i. arund. aster. aur. aur-m. aur-s. aza.[192] bac.[62] bar-c. **Bell.**[5] benz-ac. berb. bor. brom. bry.[5] cadm-s. calad. calc. cann-i. cann-s. canth.[5] caps. carb-ac.[25] carb-an. carb-v.[5] carbn-o. carbn-s. caust.[122] cench.[58] cham. chel. chin.[5] chin-s. chlol. cic. cimic. cit-v. coc-c. cocc.[1] colch. coloc.[36] con.[5] cop. cor-r. cortiso.[149] crot-c. crot-h. croto-t. cub. cupr. cycl. cypra-e.[227] dros.[1] dulc. dys-co.[136] elaps eos.[102] eup-per. euph. fago. ferr. ferr-c.[45] ferr-ma. ferr-p.[58] fl-ac. germ.[222] goss.[25] graph.[1] guare. harp.[1184] hed.[144] hep. hura hydr-ac. hydrog.[222] hyos. iod.[144] jac-c. jug-c. jug-r.[36] kali-bi. kali-br. kali-c. kali-i. kali-n.[5] kali-s.[122] kalm. kreos. lac-ac. lac-c. lach. lachn. lap-laz.[227] laur.[5] led. lepi.[36] lith-c.[227] lyc.[1] m-art.[5] mag-c.[5] mag-m.[5] mang. mang-acet.[1] med. merc. merc-c.[5] merc-n. mez. mim-h.[36] mur-ac. mygal.[8] nat-c. nat-m. nat-s. neon[222] nit-ac. nux-v. oena. olnd. orig-v.[25] osm. ozone[227] ped.[85] petr. ph-ac.[1] phos. phyt. pier-b.[233] pitu-a.[164] plan. plat. plb. plut-n.[222] prot.[136] psil.[164] ptel. puls. puls-n.[25] ran-b.[5] rhod. rhus-t.[1] rhus-v.[36] ruta sabad.[5] sabin. sang.[8] sars. seneg. sep. sil.[5] sol[236] spong.[5] squil.[5] stann. staph. stict.[85] stram. sul-ac. sulph. sumb. syc-co.[136] tab. tarent. tax. ther. thuj. tub.[85] upa.[102] uran.[269] verat-v. vesp. vip. x-ray[102] zinc.

☞ *Frostbeulen*

- **abwechselnd** mit lividen Flecken: chlol.

☞ *A; Abwechselnd mit*

- **Druck** amel.: chin-s. kali-br. verat-v.

- **Waschen,** nach: aesc.[102] sulph.

- **Gelenke**: aster.[85] bell.[137] **Cocc.** colch. dulc.[58] kali-bi.[58] **Kalm.** mang.[184] **Merc. PULS. RHUS-T.** sabin.[85] stict.[137] tub.[184] **Verat-v.**

◦ **Flecken**: bell.[137] stict.[137]

- **Nägel**: apis ars. cortiso.[119] crot-c. elaps[36] lepi.[36] lith-c. ozone[227] upa.[36] x-ray[102]

☞ *O; Nägel ; ; ;*

◦ **Wurzelbereich**: upa.[36]

☞ *O; Nägel; Nagelbett*

- **Arme**: absin.[198] acon.[137] adam.[222] agar.[58] agn.[5] all-c.[111] all-s. alum. anac. ant-c.[5] ant-t.[5] anthr. apis apisin.[5] apoc. arg.[5] arg-n. arist-cl.[119] arn. ars. arum-i. aster. aur-s. bac.[62] bar-c. **Bell.** benz-ac. berb. bor. brom. bry. calc. cann-i. canth.[5] carb-ac.[25] carb-an. cench.[58] cham.[5] chel. chin. chin-s. chlol. cic. cimic. cit-v. cocc.[1] colch. cop. cor-r. cortiso.[119] crot-c. crot-h. cub. cupr. cypra-e.[227] dros.[5] dulc. dys-co.[136] elaps eos.[102] euph. fago. ferr. ferr-p.[58] fl-ac. germ.[222] graph. harp.[1184] hed.[144] hep. hura hydr-ac.[268] iod.[1] jac-c. jug-c. **Kali-bi.** kali-i. kali-n.[1] kali-s.[122] kreos. lac-c. lach. laur.[5] led. lepi.[36] lith-c.[227] lyc. m-art.[5] mag-c.[304] mag-m.[5] mang. mang-acet.[1] merc. merc-c.[5] mez.[5] mur-ac. nat-c.[5] nat-m. nat-s. nit-ac. nux-v. oena. olnd. osm. ozone[227] ped.[85] ph-ac.[5] phos. phyt. pier-b.[233] pitu-a.[164] plan. plat. plb.[5] prot.[136] puls.[1] puls-n. ran-b.[5] rhod.[5] rhus-t. rhus-v. **RUTA** sabad.[5] sang.[8] seneg. sep. sil. spong.[5] squil.[5] stann.[5] staph.[1] stram. sul-ac. sulph.[1] sumb. syc-co.[136] tab. tarent. tax. ther. thuj. upa.[102] vesp. vip. x-ray[102] zinc.

◦ **abends**: fago.

☞ *O; Arme; abends*

◦ **Getränke,** warme, **agg.**: phos.

◦ **Wärme,** durch: hydr-ac.[268]

◦ **Flecke**: apis apisin.[5] aster. berb. bry. cop. **Cupr.** dulc. elaps **Graph.** hydr-ac.[268] kali-bi. kali-i. **Lach.** led. mag-m.[5] merc. mez.[5] nat-c.[5] oena. ph-ac.[5] **Phos.** phyt. plat. **Rhus-t. Sabad.**[5] sep. stann.[5] **Sulph.**[1] **Thuj.**

◦ ◦ **Waschen** mit Seife, nach: sulph.[1]

☞ *O; Arme; Waschen; agg.*

◦ **Schultern**: berb. chin. chin-s. ferr-p.[58] lac-c. lach. ph-ac. puls-n. tab.

☞ *O; Arme; Schultern*

◦ **Oberarme**: anac. dulc.[5] rhus-t.[1]

☞ *O; Arme; Oberarme*

◦ ◦ **Flecke**: rhus-t.[1]

◦ **Ellenbogen**: **Ant-c.**[5] phos.

☞ *O; Arme; Ellenbogen*

◦ ◦ **Flecke**: **Phos.**

◦ **Unterarme**: agn.[5] anac. anthr. **Apis** arn. ars. bell. berb. bor. chel. colch. dulc.[5] euph. hura[36] hydr-ac.[268] kali-n.[1] kreos. mag-m.[1] mang. merc. olnd. rhus-t. rhus-v. sulph. tarent. tax. thuj. vesp.

☞ *O; Arme; Unterarme*

◦ ◦ **Flecke**: agn.[5] **Ars.** berb. bor. chel. **Euph.** hydr-ac.[268] kali-n.[1] mag-m.[1] **Merc.** olnd. rhus-v. sulph. tarent. tax. thuj. vesp.

FARBE, Verfärbung; **rot,** gerötet; **Arme** (Forts.)

◦ **Handgelenke**: apis cub. mag-c.[5] merc.[5] syc-co.[136] zinc.[5]
☞ *O; Arme; Handgelenke*

◦ ◦ **Flecke**: zinc.[5]

◦ **Hände**: absin.[198] acon.[102] **AGAR.** all-c.[111] all-s. alum. ant-t.[5] **APIS** apisin.[5] arist-cl.[119] aur-s. bac.[62] bar-c. **Bell.** berb. bor.[5] brom. **BRY.**[5] calc. carb-an. cench.[58] cic. cimic. cit-v.[102] cocc.[1] cop. cor-r. cortiso.[119] crot-h. cypra-e.[227] dros.[5] dulc. dys-co.[136] elaps eos.[102] ferr. **Fl-ac.**[5] germ.[222] harp.[1184] hed.[144] hep. hura iod.[1] kali-i. kali-s.[122] lach. lith-c.[227] m-art.[5] mag-m. mang. merc. merc-c.[5] mez. mur-ac. nat-c. nat-m. nat-s. nit-ac. nux-v. osm. ped.[85] ph-ac. phos. pier-b.[233] pitu-a.[164] plan. prot.[136] puls.[1] ran-b.[5] rhus-t. **Sabad.**[5] sang.[8] seneg. sep.[1] squil.[5] stann. staph.[1] stram. sul-ac. sulph. sumb. syc-co.[136] tab. vesp. vip. zinc.
☞ *O; Arme; Hände*

◦ ◦ **links**: cocc.[1]
☞ *O; Arme; links*

◦ ◦ **rechts**: staph.[1]
☞ *O; Arme; rechts*

◦ ◦ **kalt,** aber: hed.[144] iod.[144]

◦ ◦ **Flecke**: agar.[58] all-s. alum. ant-t.[5] apisin.[5] **Bell.** berb. **Cor-r.** dros.[5] elaps kali-i. kali-s.[122] lach. m-art.[5] mag-m. mang. merc. nat-c. nat-m. **Ph-ac.** puls.[1] sep. squil.[5] stann. tab. zinc.

◦ ◦ **Handrücken**: agar. apis[111] aur-s. bell. berb. brom. calc. cic. cimic. cop. cortiso.[119] **Crot-h.** dros.[1] dulc. ferr. hura mur-ac. nat-c. nat-s. nit-ac. osm. prot.[136] stann. sul-ac. sulph. sumb. vip.
☞ *O; Arme; Hände; Handrücken*

◦ ◦ ◦ **morgens**: sulph.
☞ *O; Arme; morgens*

◦ ◦ ◦ **nachmittags**: cimic.
☞ *O; Arme; nachmittags*

◦ ◦ ◦ **abends**: cimic. dulc. sulph.
☞ *O; Arme; abends*

◦ ◦ ◦ ◦ **Freien,** im: dulc.
☞ *O; Arme; Luft; agg.; frische*

◦ ◦ ◦ **Flecke, große, entzündliche**: cortiso.[119]

◦ ◦ ◦ **Flecke**: **Agar.** apis[111] bell. berb. brom. calc. cic. cop. dros.[1] hura nat-c. nit-ac. osm. stann. sulph.

◦ ◦ **Handflächen**: absin.[198] acon.[102] apis eos.[102] fl-ac.[5] germ.[222] harp.[1184] iod.[1] lith-c.[227] pitu-a.[164] sep.[1] syc-co.[136]
☞ *O; Arme; Hände; Handflächen*

◦ ◦ ◦ **Neugeborenen,** bei: absin.[198]

◦ ◦ ◦ **Hypothenar,** hellrot: acon.[102]

◦ ◦ ◦ **Flecke**: apis fl-ac.[5] iod.[1] sep.[1]

◦ ◦ ◦ ◦ **zwischen** Zeigefinger und Daumen: iod.[1]

◦ **Finger**: **Acon.**[137] adam.[222] **Agar.** apis apoc. arg-n. arist-cl.[119] ars. arum-i. benz-ac. berb. **Bor.** calc. cann-i. canth.[5] carb-ac.[25] cham.[5] cimic. **Cit-v.** cor-r. cortiso.[119] crot-c. fago. fl-ac. graph. harp.[1184] kali-bi. lach. laur.[5] lepi.[36] lith-c. **Lyc.** mag-c.[304] mang-acet.[1] mur-ac. **Nux-v.** ozone[227] ph-ac.[1] plb.[5] ran-b.[5] rhod.[5] sil. spong.[5] sulph.[5] ther. **Thuj.** upa.[102] vesp. x-ray[102] zinc.

◦ ◦ **abends**: sulph.
☞ *O; Arme; abends*

◦ ◦ **Flecke**: agar.[58] benz-ac. cor-r. lach. ph-ac.[1] **Plb.**[5] zinc.

◦ ◦ ◦ **Punkte**: lach.

◦ ◦ **Gelenke**: **Cham.**[5] **Lyc.**[5] mag-c.[304] spong.[5] sulph.[5]
☞ *O; Arme; Finger; Fingergelenke*

◦ ◦ **Fingerrücken**: cortiso.[119]

◦ ◦ **Fingernägel**: apis ars. cortiso.[119] crot-c. lepi.[36] lith-c. ozone[227] upa.[102] x-ray[102]
☞ *O; Nägel; Fingernägel*

◦ ◦ ◦ **Umgebung** der: ozone[227]

◦ ◦ ◦ **Wurzeln**: cortiso.[119] upa.[102] x-ray[102]
☞ *O; Nägel; Nagelbett*

◦ ◦ ◦ ◦ **Umgebung** der: x-ray[102]
☞ *O; Nägel; Umgebung des Nagels; Nagelwurzel*

◦ ◦ ◦ **Blut** sammelt sich unter den Nägeln: apis
☞ *O; Nägel; Fingernägel*

◦ ◦ ◦ **schwarz,** dann: **Ars.**

◦ ◦ **Fingerspitzen**: acon.[137] berb. calc. carb-ac.[25] fago. mur-ac. ozone[227]
☞ *O; Arme; Finger; Fingerspitzen*

◦ ◦ ◦ **Frostbeulen,** nach: berb.

◦ ◦ **Daumen**: adam.[222] canth.[5] cimic. harp.[1184] lach. lyc.[1] mang-acet.[1] vesp.
☞ *O; Arme; Finger; Daumen*

◦ ◦ ◦ **Stelle,** eine: canth.[5] lyc.[1] mang-acet.[1]

◦ ◦ **Zeigefinger,** Flecke: arg-n.
▤ *HAUT; C; Hautausschläge; Flecken, größere, entzündliche; rot*

◦ ◦ ◦ **Fingerrücken**: arg-n.

◦ ◦ **Kleiner** Finger: lyc.

- **Beine**: acon.[5] aeth. agar. alum. am-c. anac. ant-c. apis arg.[5] arn. ars. ars-h. arund. aster. aur. aur-m. aza.[192] bac.[62] bell. benz-ac. berb. bor. bry.[5] calc. cann-s. caps. carb-v.[5] carbn-o. carbn-s. caust.[122] cench.[58] cham. chin.[5] coc-c. coloc.[36] con.[5] cop. cortiso.[119] croto-t. cycl. cypra-e.[227] dulc. elaps eup-per. fago. ferr-ma. goss.[25] graph. guare. hed.[144] hydr-ac. hydrog.[222] hyos. iod.[144] jug-r.[36] kali-bi. kali-br. kali-c. kali-i. kali-n.[5] kreos. lac-ac. lach. lachn. lap-laz.[227] led. lyc. mag-c.[5] mang. med. merc. mez. mim-h.[36] mur-ac. mygal.[8] nat-c. nat-m. neon[222] nit-ac. nux-v. orig-v.[25] petr. ph-ac. phos. phyt. plan. plb. psil.[164] ptel. puls. puls-n.[25] rhod. rhus-t. rhus-v.[36] sabin. sang.[58] sars. sep.[1] sil.[5] sol[236] squil.[5] stann. staph. stram. sul-ac. sulph. thuj. tub.[85] uran.[269] vesp. vip. zinc.

◦ **Flecke**: ars. bry.[5] **Calc.** caust.[122] chin.[5] **Con.**[5] **Graph.** kali-i. kali-n.[5] **Lach.** lyc. merc. mez. petr. ph-ac. **Sil.**[5] **Sul-ac. Sulph.**

◦ **Lymphgefäße,** entlang der: **Mygal.**[8]
☞ *O; Lymphgefäße, Lymphdrüsen*

◦ **Innenseite,** medial: petr.

◦ **Ischiasnerv,** rechts, in Streifen: carbn-o.[36]

◦ **Gesäßbacken**: cann-s. carb-v.[137] cham.[137] hyos. lap-laz.[227] mag-c. sang.[58] sulph.[137]
☞ *O; Beine; Gesäßbacken*

◦ ◦ **Flecken**: cann-s. mag-c.

◦ **Hüften**: hyos.[5] lac-ac. ph-ac. rhus-t.[1] vip.
☞ *O; Beine; Hüften*

◦ ◦ **Flecken**: lac-ac. rhus-t.[1]

◦ **Oberschenkel**: anac. bell. **Bry.**[5] calc. caps. chin.[5] croto-t. cycl. graph.[1] kali-c. med. merc. nat-m. petr. ph-ac. plan. psil.[164] puls. rhod. rhus-t. rhus-v. sil. sulph. thuj.

◦ ◦ **nachts**: rhus-v.
☞ *O; Beine; nachts; agg.*

◦ ◦ **Flecken**: bell. calc. caps. croto-t. cycl. **Graph.**[1] med. merc. nat-m. petr. ph-ac. plan. psil.[164] rhod. rhus-t. sulph.

◦ **Knie**: am-c. bry.[36] cypra-e.[227] iod.[5] kreos. lac-ac. lachn. lyc. merc. nat-m. petr. ph-ac.[1] rhus-t.[5] sil.[5]
☞ *O; Beine; Knie*

◦ ◦ **Vorderseite,** anterior: merc. nat-m.

◦ ◦ **Rückseite,** posterior: am-c. kreos. sil.[5]

◦ ◦ **Kniescheibe**: bry.[36] ph-ac.[1]
☞ *O; Beine; Knie; Kniescheibe*

◦ ◦ **Flecken**: iod.[5] lyc. petr. rhus-t.[5]

◦ **Unterschenkel**: acon.[5] aeth. am-c. arn. arund. **Bry.**[5] calc.[5] caust.[5] cench.[58] **Chin.**[5] con.[5] cop. dulc. elaps fago. goss.[25] graph. guare. hydr-ac. kali-bi. kali-br. kali-n. **Lach. Lyc.**[1] mag-c.[5] merc. **Nat-c.** nux-v. orig-v.[25] ph-ac. phos. puls. puls-n.[25] rhus-t. rhus-v. sars. sil. sul-ac.[5] sulph. thuj. zinc.
☞ *O; Beine; Beine*

◦ ◦ **abends**: fago.
☞ *O; Beine; abends*

◦ ◦ **Gehen,** beim: nux-v.

◦ ◦ **Waden,** Flecke: calc.[1] cench.[58] **Con.** graph. kali-br. lach. sars.
☞ *O; Beine; Beine; Waden*

◦ ◦ **Flecke**: **Acon.**[5] **CALC.**[5] caust.[5] **Con.**[5] dulc. goss.[25] graph. guare. kali-br. kali-n. lyc.[1] mag-c.[5] merc. orig-v.[25] ph-ac. puls-n.[25] sars. sil. **Sul-ac.**[5] zinc.

◦ ◦ ◦ **Krusten,** überziehen sich mit: **Zinc.**

◦ **Knöchel,** Fußgelenk: apis ars-h. **Calc. Cham.** cortiso.[119] ferr-ma. lac-ac. **Lach.** lyc. mang.[5] mim-h.[36] rhus-t. rhus-v.[36] stann.[5] sul-ac.

◦ ◦ **links**: mim-h.[36]
☞ *O; Beine; links*

◦ ◦ **nachmittags**: lyc.[36]
☞ *O; Beine; nachmittags*

◦ ◦ **Flecke,** große, links: cortiso.[119]

◦ ◦ **Flecke**: calc. lyc. **SUL-AC.**

◦ ◦ ◦ **nachmittags**: lyc.
☞ *O; Beine; nachmittags*

◦ **Füße**: acon.[5] agar. ant-c. apis arg.[5] **Arn.**[5] ars.[1] aur.[5] bac.[62] **Bry.** calc. carb-v. carbn-o. **Carbn-s. Chin.**[5] coloc.[36] elaps graph. hed.[144] hyos. iod.[144] jug-r.[36] kali-c. lach. led. lyc. mang. nat-c. petr. phos. phyt. **Puls.** rhus-t. sars. sep. **Sil.** squil.[5] stann. thuj. vesp. vip. zinc.
☞ *O; Beine; Füße*

◦ ◦ **abends**: apis
☞ *O; Beine; abends*

◦ ◦ **kalt,** aber: hed.[144] iod.[144]

◦ ◦ **Menses,** während: puls.[58]
☞ *O; Beine; Menses; während*

◦ ◦ **Gelenke**: lyc. mang. stann.
☞ *O; Beine; Gelenke*

◦ ◦ **Fußrücken**: carbn-o. coloc.[36] jug-r.[36] puls. **Rhus-t.** thuj.
☞ *O; Beine; Füße; Fußrücken*

◦ ◦ ◦ **links**: coloc.[36]
☞ *O; Beine; links*

◦ ◦ ◦ **8** Uhr: **Rhus-t.**

◦ ◦ ◦ **Flecke**: carbn-o. puls. thuj.

◦ ◦ ◦ **rechts,** in Flecken: jug-r.[36]

◦ ◦ **Fußballen**: rhus-t.

◦ ◦ **Fersen**: ant-c. **Petr. Thuj.**[5]
☞ *O; Beine; Füße; Fersen*

◦ ◦ **Fußsohlen**: ars. bry. kali-c. phos. **Puls.**
☞ *O; Beine; Füße; Fußsohlen*

◦ ◦ ◦ **Flecke**: **Ars.**

◦ ◦ **Flecke**: **Acon.**[5] apis ars.[1] bry. **Chin.**[5] elaps **Lach.** led. lyc. mang. phyt. squil.[5] thuj.

◦ **Zehen**: **Agar. Alum. Am-c.** apis **Arn.** aster. aur. **Aur-m.** benz-ac. berb. bor. bry. **CARB-V.**[5] chin.[5] coc-c. eup-per. hydrog.[222] lyc. mur-ac. nat-c. nat-m. neon[222] nit-ac. **Nux-v.** phos. **Sabin.** sep.[1] staph. **Thuj.** tub.[85] uran.[269] zinc.

◦ ◦ **links**: neon[222]
☞ *O; Beine; links*

◦ ◦ **Kälte,** durch: uran.[269]

◦ ◦ **nassen** Füßen, nach: nit-ac.

◦ ◦ **Zehenspitzen**: chin.[5] mur-ac. sep.[1] thuj.

◦ ◦ **großer** Zeh: alum. **Am-c.** arn. aster. **Benz-ac.** bry. coc-c. eup-per. nat-c. **Nat-m. Nit-ac.** sabin. tub.[85]

◦ ◦ ◦ **Flecke**: nat-c.

◦ ◦ **5. Zehe**:

◦ ◦ ◦ **morgens**: lyc.
☞ *O; Beine; morgens*

◦ ◦ ◦ **Flecke**: staph.

- **bläulich,** Flecke: vip.

- **Blutpünktchen,** Unterschenkel: phos.

- **brennend,** Flecken: ars.[1] berb. lyc.[1] ph-ac. sulph.[1] tab.

◦ **Arme**: sulph.[1]

◦ **Oberschenkel**: ph-ac.

◦ **Unterschenkel**: lyc.[1] ph-ac.
☞ *O; Beine; Beine*

◦ **Füße**: ars.[1]
☞ *O; Beine; Füße*

- **Brennnesseln,** wie von, Handrücken: dulc.[1] nat-s.

◦ **warm** vom Gehen, wenn: dulc.[1]

- **dunkelrot**:

◦ **Unterarme**: thuj.[5]

◦ **netzartig,** Flecken, Finger: nat-m.[5]

FARBE, Verfärbung; **rot,** gerötet (Forts.)

- **düstere** Flecken, Handrücken: berb.
- **Flecke**: apisin.[5] berb. cadm-s. calad. calc.[102] corti-so.[149] dulc. elaps euph. kali-i. lach. ph-ac.[1] plat. plb. sep. stict.[85] sulph. tab. vip. zinc.
  ☞ *Ekchymose • fleckig marmoriert*
  - **Entzündung,** bei: stict.[85]
  - **Waschen,** nach: sulph.
- **Flecke,** große, entzündliche: arg-n. lach. sulph.
  HAUT; C; Hautausschläge; Flecken, größere, entzündliche; rot
  - **Finger**: arg-n.
- **Frostbeulen,** wie, Finger: lyc.[1]
- **geschwollene** Flecke: plb.
- **glänzend,** Zehen: neon[222] thuj.
- **heiße** Flecken, Hüfte: rhus-t.[1]
- **Insektenstiche,** wie, Unterschenkel: lyc.[1]
- **juckende** Flecken: berb. brom. dros.[1] euph. graph.[1] med. nat-m. psil.[164] zinc.
  - **Handrücken**: brom. dros.[1]
    ☞ *O; Arme; Hände • O; Arme; Hände; Handrücken*
  - **Oberschenkel**: graph.[1] med. nat-m. psil.[164]
    - **kratzen,** durch: med.
- **scharlachrot,** Arme: am-c.[5] **Bell.**[5] **Euph.**[5]
- **Streifen**:
  - **Arme**: apis **Euph.**[5] sabad.[5]
    - **Unterarme**: anthr. euph.[1] kali-n.[1]
    - **Handrücken**: vip.
      ☞ *O; Arme; Hände • O; Arme; Hände; Handrücken*
    - **Finger**: apis tax.[303]
      - **Fingerrücken**: tax.[303]
  - **Hüften,** erstrecken sich zum Nabel: ph-ac.
    ☞ *O; Beine; Hüften*
  - **Kniescheibe**: ph-ac.[1]
  - **Knöchel,** Fußgelenk: ferr-ma.
  - **juckend,** Unterarme, bei Berührung: euph.[1] kali-n.[1]
- **verbrannt,** wie, Finger: plut-n.[222]
- **weiße** Flecke, Handrücken: **Berb. Calc.** nat-c. nit-ac.

schwarz: ars. cob-n.[119] crot-c.[36] crot-h. graph. gunp.[102] iod. lac-eq.[204] lept.[162] nat-m.[162] nux-v. petr. phos. sec. sol-n. sul-ac. tarent. tarent-c.[58] vesp. vip.

- **Arme**: ars. cob-n.[119] graph. lac-eq.[204] lept.[162] nat-m.[162] petr. phos. sec. sol-n. sul-ac. tarent. vesp. vip.
  - **Schultern,** Flecke: vip.
    ☞ *O; Arme; Schultern*
  - **Hände**: petr. sol-n. sul-ac. tarent. vip.
    ☞ *O; Arme; Hände*
    - **Flecke**: sol-n.
    - **Punkte**: petr.
  - **Finger**: ars. cob-n.[119] graph. lept.[162] nat-m.[162] phos. sec. sol-n. vip.
    - **Ehering,** unter dem: cob-n.[119]
    - **Fingernägel**: Ars. Graph. **Lept.**[162] **Nat-m.**[162]
      ☞ *O; Nägel; Fingernägel*
      - **Umgebung** der: **NAT-M.**[162]
    - **Fingerspitzen**: sol-n.
      ☞ *O; Arme; Finger; Fingerspitzen*
    - **Daumen**: vip.
      ☞ *O; Arme; Finger; Daumen*
    - **Zeigefinger**: phos.
  - **stellenweise**: vip.
- **Beine**:
  - **Knie,** Blutgefäße, bei Trinken von kaltem Wasser: crot-c.[36]
    ☞ *O; Beine; Knie*
  - **Hüften**: crot-h.
    ☞ *O; Beine; Hüften*
  - **Unterschenkel**: iod. tarent-c.[58] vip.
    ☞ *O; Beine; Beine*
    - **stellenweise**: vip.
  - **Füße**: crot-h. sol-n. tarent-c.[58] vip.
    ☞ *O; Beine; Füße*
  - **Zehen**: crot-h. iod. lac-eq.[204] lept.[162] nat-m.[162] phos. **Sec.** sol-n.
    - **Zehennägel**: iod. lac-eq.[204] **Lept.**[162] **Nat-m.**[162]
      ☞ *O; Nägel; Zehennägel*
      - **Umgebung** der: **NAT-M.**[162]
      - **großer** Zeh: iod.
- **schmerzhafte** Stellen, Beine: nux-v.

Sommersprossen, Finger: ferr.

violett:

- **Finger**: hydr-ac.[85] stry.
  - **Fingernägel**: hydr-ac.[85]
    ☞ *O; Nägel; Fingernägel*
- **Zehen**: stry.

weiß:

- **Kopfschmerz,** während: mand.[119]
- **Arme**: adam.[222] alum. apis apisin.[5] ars. berb. cupr. cupr-acet.[233] der. ephe.[267] fl-ac. gins. kreos.[5] lach. nit-ac. ozone[227] pitu-a.[164] sep. sil. sul-i.[137] sulph. tax.[303] thal.[144] uran.[269] vip.
  - **Hände**:
    ☞ *O; Arme; Hände*
    - **rechts**: adam.[222]
      ☞ *O; Arme; rechts*
    - **Handrücken,** Flecke: pitu-a.[164]
  - **Finger**: alum. ars. cupr. cupr-acet.[233] der. ephe.[267] fl-ac. gins. lach. nit-ac. ozone[227] pitu-a.[164] sep. sil. sul-i.[137] sulph. tax.[303] thal.[144] uran.[269] vip.
    - **Kälte,** während: cupr-acet.[233] gins.
    - **Fingernägel**: alum. ars. cupr. nit-ac. ozone[227] pitu-a.[164] sep. sil. sulph. tax.[303] thal.[144]
      ☞ *O; Nägel; Fingernägel*
      - **Flecke**: alum. ars. **Nit-ac.** ozone[227] sep. **SIL.** sulph. tax.[303] thal.[144]
    - **Fingerspitzen**: alum. der. fl-ac.
      ☞ *O; Arme; Finger; Fingerspitzen*
    - **Daumen**: sulph. vip.
      ☞ *O; Arme; Finger; Daumen*
      - **Flecke**: sulph.

- **Beine**:
  ◦ **Füße**: apis bar-c. marm-w.[194] nat-m. plb.
  ☞ *O; Beine; Füße*
  ◦ ◦ **Flecke**: apis
  ◦ ◦ **Sohlen,** Flecke: bar-c. nat-m. plb.
  ◦ **Zehen**:
  ◦ ◦ **Schweiß,** durch: graph.[137]
  ☞ *O; Beine; Schweiss; agg.*
  ◦ ◦ **Zehennägel**: pitu-a.[164]
  ☞ *O; Nägel; Zehennägel*
  ◦ ◦ ◦ **Flecke**: pitu-a.[164]
  ◦ **Flecke**: pitu-a.[164]
  ◦ **Fußgelenke,** Flecke: **Calc.**
  ◦ **Oberschenkel,** Flecke: calc. ozone[227]
  ◦ **Unterschenkel,** Flecken: calc.
- **brennende** Flecke, depigmentiert, Arme, Sonne agg.: pitu-a.[164]
- **Flecke,** Oberarme: apis apisin.[5] berb. lat-h.[301] ozone[227] pitu-a.[164]
  ◦ **Unterarme**: **Berb.** lat-h.[301] ozone[227]
- **gebleicht,** wie:
  ◦ **Zehen,** zwischen den: bar-c. plb.
  ◦ **Sohlen,** Flecke: bar-c. plb.
- **juckend,** Flecke, Arme: cassi-f.[192]
- **Vitiligo**: irid-m.[72] lepro.[197] ozone[227]
  ◦ **Unterarme**: ozone[227]
  ◦ **Hände**: irid-m.[72] ozone[227]
  ☞ *O; Arme; Hände*
  ◦ **Finger**: ozone[227]
  ◦ **Oberschenkel**: ozone[227]

zyanotisch:
☞ *blau*

FAUST, Finger krampfhaft zur Faust gebeugt: acon.[5] **Aeth.**[85] am-c. **Apis** arg.[1] **Arg-n. Ars.** art-v. arum-t. atro.[54] **Bell.** brach. **Bufo Camph.** caust. cham.[58] **Chin.** chin-ar. **Cic.** cimx. cocc. **Coloc.**[8] **CUPR.**[54] dros. **Glon.** harp.[1184] **Hell. Hydr-ac.**[81] **HYOS.** ign. **Ip. Kali-i.** lach. **Laur.** lyc.[1] mag-p. **Med.** meny. **Merc. Nux-m. Nux-v. Oena.** olnd.[5] op. par. phos. phyt. **Plat.** por-m.[251] sang. **Sec.** sep.[1] **Stann.** staph. stram. **Stry.** sul-ac.[1] sulph. tanac.[171] ter.[81] viol-t.
☞ *Ausstrecken von Gliedmaßen; schwierig, fällt schwer; •Gebeugte Gliedmaßen; Arme; •Geschlossene Finger; allgemeine Arzneien •Konvulsionen, Spasmen; allgemeine Arzneien; •Zusammenziehung, Kontraktion, von Muskeln und Sehnen; allgemeine Arzneien;*

mittags: am-c.

Epilepsie:
☞ *Konvulsionen, bei; epileptischen*

Erwachen, beim: por-m.[251]

Froststadium im Fieber, zu Beginn: **Cimx.**

Konvulsionen, bei: acon.[5] aeth. apis arg.[1] arg-n. ars. art-v. arum-t. atro.[54] bell. brach. bufo camph. caust. cham. cic. cocc. coloc.[8] cupr. dros. glon. hell. hydr-ac.[81] hyos. ign. kali-i. lach. lyc.[1] mag-p. merc. nux-v.[81] oena. olnd.[5] phyt. sec. sep.[1] stann. staph. stram. stry. sulph. tanac.[171] ter.[81] viol-t.
- **epileptischen**: arg.[1] arg-n. coloc.[8] dros. **Lach.** lyc.[1] **Mag-p. Oena.** stry. tanac.[171]
  ◦ **Ausstrecken** der Arme, beim: stry.
  ◦ **ergreift,** wenn man etwas: arg.[1] arg-n. **Dros.** stry.
  ◦ **Kopfschmerz,** nach: coloc.[8]

Daumen, bei Konvulsionen: acon.[5] **Aeth.**[85] **Apis** ars. art-v. arum-t. atro.[54] bell. brach. **Bufo Camph. Caust. CHAM. Cic. Cocc. CUPR. Glon.** hell. hyos. ign. kali-i. **Lach.** mag-p. **MERC.** oena. olnd.[5] phyt. **Sec.** sep.[1] stann. staph. stram. sulph. viol-t.
☞ *O; Arme; Finger; Daumen*
- **Rheumatismus,** bei: kali-i.
- **Schlaf,** im: viol-t.
- **epileptischen**: aeth.[85] **Bufo Caust.** cham.[58] **Cic.** cupr. ign. **Lach. Stann.** staph. sulph.
  ◦ **Schreck,** Furcht, nach: cupr. **Ign.**
  ▤ *GEMÜT; M; Schreck oder Furcht, Beschwerden durch*
  ◦ ◦ **Fallen** auf den Kopf: **Cupr.**

krampfhaft, spasmodisch: cupr.[54] glon. harp.[1184] mag-p. nux-m. **Nux-v.**
- **nachts**: harp.[1184]

FEHLEN, Empfindung, als würden Gliedmaßen:
☞ *Abgetrennt, Empfindung wie*

FETTE Gliedmaßen:

Schultern, schmerzhafte Fettsucht: cortico.[149]
☞ *O; Arme; Schultern*

Hände: bar-c.[30] calc.[30] merc.[30]
☞ *O; Arme; Hände*

Gesäßbacken: ant-c.[30] bar-c.[30] calc.[30] merc-cy.[30] nux-v.[30]

FETTIGE Degeneration der Muskeln: phos.[58]

FEUCHTER Kleidung, Empfindung wie von: calc.[102] cassi-f.[192] verat-v.[85]
☞ *Fremdkörper, Empfindung wie von einem*

Beine: cassi-f.[192]

FEUCHTIGKEIT zwischen den Beinen: **Bar-c.**[5] carb-v.[5] **Hep.**[5] **Petr.**[5]

FIBRILLÄRE Entzündung, Schultern:
☞ *Entzündung; fibrillär, Schulter*

FIBRILLIEREN:
☞ *Zucken, fibrilläre Zuckungen*

FIBROME, Kniekehle, rezidivierend: calc-p.[137]
▤ *ALLGEMEINES; C; Tumoren; Fibrom*

FISSUREN, Schrunden:
☞ *Hautausschläge; rissig, aufgesprungen •Rissige Haut*

FISTELN: ars. calc. calc-p. carb-v. caust. fl-ac.[58] hep. iod. lach. mez.[58] ol-j.[122] ph-ac. phos. ruta sil. sulph.
☞ *Abszess •Eiterung; allgemeine Rubriken* ▤ *ALLGEMEINES; C; Fisteln*

Gelenke: **Calc.** hep. **Ol-j.**[122] **PHOS. SIL. Sulph.**
▤ *ALLGEMEINES; C; Fisteln; Gelenke*

Handflächen: ars.
☞ *O; Arme; Hände •O; Arme; Hände; Handflächen*

Hüften: **Calc. Carb-v. Caust. LACH. Ph-ac. PHOS. Sil.**
☞ *O; Beine; Hüften*

FISTELN (Forts.)

Oberschenkel: Calc.

Knie: Iod.

☞ *O; Beine; Knie*

Unterschenkel: ruta

☞ *O; Beine; Beine*

Knöchel: Calc-p.

FLATTERNDE Bewegungen:

Oberarme, wenn man sie auf den Tisch legt: phyt.

☞ *O; Arme; Oberarme •Zucken, fibrilläre Zuckungen; Arme; Oberarme; ▤ ALLGEMEINES; C; Flattern, Empfindung von*

Oberschenkel: cench. til.[85]

☞ *Zucken, fibrilläre Zuckungen; Beine; Oberschenkel ▤ ALLGEMEINES; C; Flattern, Empfindung von*

FLAUM, Empfindung wie von einem: ars. colch. hell. hyper. merc-c.[36] phos.[85] phyt.[137] plut-n.[222] **SEC.**[137] tab.[137]

☞ *Leichtigkeit, Empfindung von •Schweben, Empfindung in der Luft zu*

Arme:

- **rechts**: phyt.[137]

☞ *O; Arme; rechts*

- **Hände**: hell. **Hyper.** merc-c.[36]

☞ *O; Arme; Hände*

◦ **morgens**: hyper.

☞ *O; Arme; morgens*

- **Finger**: ars. colch. sec.[137] tab.[137]

◦ **Rauchern, bei**: sec.[137]

◦ **Fingerspitzen**: tab.[137]

☞ *O; Arme; Finger; Fingerspitzen*

Füße: ars. hyper. phos.[85] plut-n.[222]

☞ *O; Beine; Füße*

- **morgens**: **Hyper.**

- **Fußsohlen**: plut-n.[222]

FLECKIG:

Nägel: alum. ars. calc.[58] **Nit-ac.** ph-ac. sep. **SIL.** spig.[5] sulph. thuj.[5] tub.

☞ *O; Nägel ▤*

Arme: cupr.[5] lach.[5] nat-m.[5] petr.[5] sabad.[5] sulph.[5]

FREMDEN gehören, Empfindung, als würden seine Beine einem:

☞ *Eigenen, Empfindung, Gliedmaßen sind nicht seine; Beine*

FREMDKÖRPER, Empfindung wie von einem:

☞ *Ball, Empfindung wie von einem, Fersen, morgens •Feuchter Kleidung, Empfindung wie von •Hüpfen, Empfindung von •Keil, Empfindung von einem, linke Schulter •Laufen würde, Empfindung, als ob etwas über die Beine •Lebendigem, Empfindung von etwas •Maus, Empfindung wie von einer •Pflock, Empfindung wie von einem •Ratte läuft das Glied hinauf, Empfindung eine •Sand auf den Zehen, Empfindung von •Schlange kriecht das Bein hinauf, Empfindung, eine •Spinne, Empfindung wie von einer •Stein unter den Fersen, Empfindung wie ein •Würmern in den Beinen, Empfindung wie von*

Finger: bell.[5]

Füße, in Schuhen: bamb-a.[1184]

☞ *O; Beine; Füße*

FRIEREN, Erfrieren schnell, die Gliedmaßen: zinc.[1]

☞ *Frostbeulen*

FROSTBEULEN: Abrot.[102] acon.[5] **AGAR.** all-c. aln.[85] aloe **Alum.** alum-p.[58] **Alumn.** am-c. ambr.[85] anac. ant-c.[5] ap-g.[1125] apis[102] arist-cl.[119] **Arn.**[122] **Ars.** asar.[5] aur.[36] aur-ar.[58] aven.[1125] bac.[62] **Bad.** bals-p.[1125] **Bell.**[5] berb. bor. bry. bufo cadm-s. calc.[102] calc-l.[85] calc-m.[85] calc-s.[85] calen.[102] **Camph.**[5] **Canth.**[102] caps.[1125] **Carb-an. Carb-v. Cham.** chin.[5] cocc.[5] **Colch.**[5] **Cop.** cortico.[119] **Croc.** crot-h. croto-t.[102] **CYCL.**[5] ferr-p.[102] frag.[102] gaert.[136] graph.[5] **HAM.**[102] hep.[5] hydrog.[222] hyos.[5] ign. iod.[85] kali-ar. **Kali-c.**[1] kali-chl. kali-i.[36] **Kali-m.** kali-n. kali-p.[85] kalm. lach. led.[102] **Lyc.**[5] m-arct.[5] **M-aust.**[5] mag-c. merc. morg.[136] **Mur-ac.** naja **NIT-AC.** nux-m. **NUX-V.** op. **PETR. Ph-ac. PHOS.** pip-m.[36] plan. **PULS. Querc-r.**[1125] ran-b. rheum[5] rhod. **RHUS-T.** rhus-v.[85] ruta[5] sal-ac.[102] sec.[85] sep. **Sil.** stann. staph. **Sul-ac. SULPH.** syc-co.[136] tam.[102] **Thuj.**[5] thyr.[102] verat-v.[102] visc.[1125] **Zinc.**[1] zinc-p.[58]

☞ *Erfrierung •Erfrierung; Empfindung wie erfroren •Farbe, Verfärbung; rot, gerötet •Frieren schnell, die Gliedmaßen •Jucken •Schmerz; brennender Schmerz ▤ ALLGEMEINES; M; Erfrierung, Beschwerden durch*

abends im Bett **agg.**: carb-an.[102]

nachts agg.: cycl.[85] merc.[36]

Sommer, im: ant-c.[122]

Freien, amel. im: bor.[102]

Kälte agg.: agar.[85] carb-an.[102]

Wetter, bei heißem: frag.[85]

Hände: **Agar.** aloe ars.[5] bor.[5] **Bry.**[5] **Carb-an.**[5] **Croc.** cycl.[5] frag.[102] gaert.[136] **Hyos.**[5] **Kali-chl.** lyc.[5] m-aust.[5] **NIT-AC.**[1] **Nux-v.**[5] op. **PETR. PHOS.**[5] **PULS. Stann. Sul-ac.**[5] **Sulph. Zinc.**

☞ *O; Arme; Hände •Rissige Haut; Arme; Hände;*

- **Winter,** im: gaert.[136]

- **Wetter**:

◦ **heißem,** bei: frag.[102]

▤ *ALLGEMEINES; M; Wetter; heißes Wetter agg.*

◦ **mildem,** bei: nit-ac.[1] stann.

Finger: **Agar.**[5] berb. bor.[5] carb-an. graph.[5] **Hep.**[5] **Kali-c.**[5] lyc.[1] **Mag-c.**[5] **Nit-ac.**[5] **Nux-v. Petr. Phos.**[5] **Puls.** sil.[5] sul-ac. **Sulph.**

Füße: abrot. **AGAR. Alumn.** am-c. **Anac.** ant-c. ars.[5] aur. aur-ar.[58] bad. **Bell.** berb. bor. bry. bufo cadm-s. **Carb-an.** carb-v. **Cham. Chin.** colch. **Croc.** crot-h. cycl. frag.[102] hep. **Hyos.**[5] ign. kali-c.[5] kali-m. kali-n. lach. **Lyc.** m-aust.[5] **Merc.** mur-ac. naja **NIT-AC.**[5] nux-m. **Nux-v. Op. PETR.** ph-ac. **PHOS.**[5] **PULS.** ran-b. rhod.[5] rhus-t. sep. sil. stann. staph. **Sul-ac.**[5] **Sulph.** syc-co.[136] tam.[102] **Thuj. ZINC.**[1] zinc-p.[58]

☞ *O; Beine; Füße •Entzündung; Beine; Zehen; •Erfrierung; Empfindung wie erfroren; Füße •Schmerz; Fostbeulen, wie durch, Füße*

- **Hitze agg.**: syc-co.[136]

- **Wetter,** bei heißem: frag.[102]

Zehen: **AGAR. Alum.** ambr.[85] aur. aur-ar.[58] bor. **Carb-an. Croc.** hydrog.[222] kali-c.[1] mag-c.[5] morg.[136] **Nit-ac.**[1] **Nux-v. PETR.** phos. **PULS.** rhod. sal-ac.[102] **Thuj.**[5]

Bläschen, mit: ant-c.[5] bell.[5] carb-an. chin.[5] cycl.[5] mag-c. **Nit-ac.** phos. **RHUS-T.** sep. sulph.

blau: arn.[5] bell.[5] ham.[102] kali-c.[1] **Puls.**[5]

- **Zehen**: kali-c.[1]

eiternd, Füße: **Lach. Sil. Sulph.**

entzündet: **Ars.** bell.[5] cham. hep.[5] kali-c.[1] lach. lyc. merc. **Nit-ac. Nux-v.** petr. phos.[5] **PULS.** rhus-t.[5] staph. **Sulph.**

- **Füße**: **Lach.** merc. nit-ac. **PETR.**
  ☞ *O; Beine; Füße*

feucht: petr.[102]

geschwollen:

- **Hände**: **Zinc.**
  ☞ *O; Arme; Hände*
- **Füße**: **Merc.** petr.
  ☞ *O; Beine; Füße*
  ◦ **rot,** Fersen: petr.

geschwürig: kali-i.[36]

juckend: abrot.[102] cortico.[119] lyc.[1] petr.[122] puls. rhus-t.[36] sulph. zinc.
☞ *Jucken*

- **Bettwärme agg.**: cortico.[119]
- **Hände**: petr.[122] **PULS. Zinc.**
  ☞ *O; Arme; Hände*
- **Finger**: lyc.[1] petr.[122] sulph.

kribbelnd: arn.[5] colch.[5] nux-v.[5] **Rhus-t.**[5] sep.[5]

pulsierend: **Nux-v.**

purpurfarben: lach. merc. petr.[122] puls. sulph.

- **Füße**: **Lach. Merc.** petr.[122] **Puls. Sulph.**
  ☞ *O; Beine; Füße*

rissig, Füße: merc. nux-v. petr.

schmerzhaft: **ARN.**[122] **Ars.** aur.[36] bell.[5] chin.[5] **Hep.**[5] kali-c.[1] lyc.[5] mag-c.[5] **Nit-ac.**[1] nux-v.[5] **Petr.**[102] ph-ac. phos. **Puls.** rhus-t.[36] sep. sul-ac. zinc.[1]

- **Finger**: sul-ac.
- **Füße**: zinc.[1]
  ☞ *O; Beine; Füße*
- **Zehen**: nit-ac.[1]
- **brennend**: petr.[102] rhus-t.[36]
- **drückend**: kali-c.[1]
- **mahlend**: aur.[36]
- **schneidend**: kali-c.[1]
- **stechend**: kali-c.[1] rhus-t.[36]
  ◦ **Kratzen,** beim: rhus-t.[36]

FRÖSTELN, Empfindung von: acon.[5] adam.[222] agar. ambr.[5] anac.[5] androc.[222] ant-c. arg.[1] arn. **Ars.**[1] ars-h. ars-i. asar. asc-t.[25] astac. bapt.[111] bar-c.[5] bell.[5] berb. bor. bros-g.[259] bry. buth-aust.[119] calc. calc-s.[58] camph.[5] cann-s.[5] canth.[36] caps.[5] carb-ac. carb-an. carb-v. card-m. cast-eq. caust.[1] cedr. cham. chel.[5] chin.[1] chlor. cic.[1] cimic. cinnb. cocc. coff. coloc.[5] croc. cupr.[5] cycl. dig.[5] dros. dulc.[5] euphr. foll.[149] **Gels.**[111] graph.[5] ham.[36] hell.[5] hep. **Hyos.** ign.[5] kali-bi.[111] kali-c.[5] kreos.[5] lac-ac. lach.[5] laur.[5] led.[5] lept. lyc.[5] lyss. mang.[5] med.[102] meny.[171] merc.[5] mez.[5] mosch. nat-c.[5] **Nat-m.** neon[222] nit-ac. nux-m.[5] **Nux-v.** olnd.[5] op. par. petr. ph-ac.[5] phos. phys. plat. plb.[5] polyg.[111] **Psor.** puls. pyrog.[102] ran-b.[5] raph. rhod. **Rhus-t.** ruta[5] sabad.[5] sabin.[5] samb.[5] sars.[1] sec.[5] sep. sil.[1] spig.[1] spong. squil.[5] stann.[1] staph.[5] stram. stront-c.[5] sulph. thuj. valer.[5] verat.[5] vesp.[102] zinc.
☞ *Kälte; allgemeine Arzneien • Schaudern • Schaudern, Überlaufen von äußerem Schauder*

Arme: **Acon.**[5] ambr.[5] anac.[5] astac. bapt.[111] bar-c. **Bell.** berb. bros-g.[259] **Bry.**[5] **Calc.** cann-s.[5] carb-ac. carb-v.[102] **Caust.**[5] cham. chel. chin.[1] cic.[5] cinnb. cocc.[5] croc.[5] cupr.[5] dig.[5] dulc.[5] euphr. gels.[111] graph.[5] hell.[5] hep.[5] **IGN.**[5] kali-bi.[111] kali-c.[5] lept. lyss. mang.[5] med.[102] meny.[171] merc.[5] **Mez.** mosch.[5] nux-v.[5] petr. ph-ac.[5] phos.[5] phys. **Plat.** plb.[5] **Puls.**[1] ran-b.[5] raph. rhus-t.[5] ruta[5] **SABAD.**[5] samb.[5] sars.[1] **Sec.**[5] sep.[5] sil.[1] spig.[5] squil.[5] stann.[1] staph.[5] sulph.[5] thuj. verat.[5] zinc.

- **links**: stann.[1]
  ☞ *O; Arme; links*
- **rechts**: lyss. mez. phys. plat.
  ☞ *O; Arme; rechts*
  ◦ **Freien,** im: lyss.
  ☞ *O; Arme; Luft; agg.; frische*
  ◦ **erstreckt** sich zum Rücken und Beinen: mez.
- **nachmittags**: sil.[1]
  ☞ *O; Arme; nachmittags*
- **abends** nach Hinlegen: **Nux-v.**
  ☞ *O; Arme; Liegen; agg.; Hinlegen;*
- **Freien,** im: chin.[1]
  ☞ *O; Arme; Gehen; agg.; während;*
- **Stuhlgang,** nach: plat.
  ALLGEMEINES; M; Stuhlgang; nach Stuhlgang
- **Vorderseite**: puls.[1]
- **Rückseite**: raph.
- **Schultern**: caust.[5] lept.
  ☞ *O; Arme; Schultern*
- **Oberarme**: chel. puls.[1]
  ☞ *O; Arme; Oberarme*
- **Unterarme**: bry.[5] carb-v.[102] caust.[5] ign.[5] med.[102] nux-v.[5] **Rhus-t.**[5]
  ☞ *O; Arme; Unterarme*
- **Finger**: bros-g.[259] kali-c.[5] meny.[171] merc.[5] sulph.[5]

Beine: **Acon.**[5] adam.[222] agar. ambr.[5] androc.[222] ant-c. arg.[1] arn. ars.[1] ars-h. ars-i. asar. bar-c.[5] bell.[5] bor. bros-g.[259] bry. calc. camph.[5] canth.[36] caps.[5] carb-an. carb-v. card-m. cast-eq. caust.[1] cedr. chel.[5] chin.[1] cic.[1] cinnb. cocc. coloc.[5] croc. cycl. dig.[5] dros. gels.[111] ham.[36] hell.[5] hep. **Ign.**[5] kali-bi.[111] kreos.[5] lach.[5] laur.[5] led.[5] lyc.[5] meny.[171] **Merc.**[5] mez.[5] mosch. nat-c.[5] neon[222] nit-ac. nux-m.[5] nux-v. olnd.[5] op. **Par.** petr. phos. plb.[5] polyg.[111] psor. puls. ran-b.[5] rhod. rhus-t. ruta[5] **Sabin.**[5] **Samb.**[5] sars.[1] **Sec.**[5] **SEP.** spig.[1] spong. stann.[1] stront-c.[5] sulph. thuj. valer.[5] verat.[5] vesp.[102] zinc.

- **einseitig**: carb-v.[5] lach.[5] rhus-t.[5] sabin.[5]
- **links**: carb-v.[5]
  ☞ *O; Beine; links*

FRÖSTELN, Empfindung von; **Beine** (Forts.)

- **rechts**: **Sabin.**[5]
  ☞ *O; Arme; rechts • O; Beine; rechts*
- **Niesen,** beim: spig.[1]
  ☞ *O; Beine; Niesen agg.*
- **Hüften**: ham.[36]
  ☞ *O; Beine; Hüften*
  - **erstreckt** sich abwärts: ham.[36]
- **Oberschenkel**: acon. arn. ars-i. bar-c.[1] bell.[5] **Caps.**[5] chin.[1] cic.[1] hell.[5] **Lyc.**[5] mosch.[5] olnd.[5] **Psor.** puls.[1] ran-b.[5] rhod.[5] sars.[1] **Spong.**
- **Knie**: adam.[222] androc.[222] **Carb-v.**[5] card-m. chin.[5] **Coloc.** dig.[5] ign. meny.[5] phos.[5] verat.[5]
  ☞ *O; Beine; Knie*
  - **links,** dann rechts: adam.[222]
- **Unterschenkel**: adam.[222] ambr.[5] androc.[222] **Ars.** bar-c.[5] bell.[5] chel.[5] chin.[1] cinnb. dig.[5] **Hep.** ign.[5] kreos.[5] led.[5] meny.[5] **Mosch.** nux-v. par. puls.[1] rhod. rhus-t.[5] ruta[5] samb. sep. spong. stront-c.[5] valer.[5]
  ☞ *O; Beine; Beine*
  - **Berührung,** bei: chin.[1]
  - **Ischialgie,** bei: **Nux-v.**
    ☞ *Kälte; allgemeine Arzneien; Beine; Teile, einzelne; schmerzhaftes Glied • Schmerz; Beine; Nerven; Ischias; Kälte der schmerzhaften Teile*
  - **Waden,** erstreckt sich zur Oberschenkelrückseite: adam.[222]
    ☞ *O; Beine; Beine; Waden*
- **Füße**: acon.[5] **AGAR.** ant-c. arg.[1] ars.[1] bell.[5] bros-g.[259] bry. calc. canth.[36] cedr. chel.[5] **Coloc.**[5] **Dros.** gels.[111] ign.[5] kreos.[5] laur.[5] merc.[5] neon[222] **Nit-ac.** **Nux-m.**[5] petr. **Phos.** polyg.[111] **Rhus-t.** samb.[5] stann.[1] **Sulph.** thuj. valer.[5] verat.[5] vesp.[102] **Zinc.**[5]
  ☞ *O; Beine; Füße • Erfrierung; Empfindung wie erfroren; Füße • Kälte; allgemeine Arzneien; Beine; Füße*
  - **links**: stann.[1]
    ☞ *O; Beine; links*
  - **Sommer,** im: ant-c.
    ☞ *O; Beine; Sommer, im*
  - **Bewegung,** nach: calc.
    ☞ *O; Beine; Bewegung; agg.; nach*
  - **Freien,** agg. im: neon[222]
    ☞ *O; Beine; Luft; agg.; frische*
  - **erstreckt** sich aufwärts, nach Übelkeit und Erbrechen: vesp.[102]
- **Zehen**: acon.[5] **AGAR.** ars-h. asar. bor. **Carb-an.** **Carb-v.** cast-eq. **Croc.** cycl. meny.[171] nit-ac. op. **PETR.** phos. **Puls.** ran-b.[5] sulph. thuj. verat.[5] **ZINC.**
  - **großer** Zeh: ars-h. nit-ac.
    - **Ballen** des großen Zehs, rechts: ars-h.

FUßBALLEN, entzündet, geschwollen:
☞ *Entzündung; Beine;*

FÜßE:
☞ *Klumpig, verdickt; Füße • Stellung der Füße; außen gedreht, nach • Verkrüppelte, entstellte Füße*

GANGART:
☞ *Gehen*

gressus gallinaceus (Gang wie ein Hahn): **Aur.** helo.[102] **Ign.** **LACH.** lath.[102] mag-p. **SIL.**

gressus vaccinus (Gang wie eine Kuh): calc.[8] **Cic.**[8] **Iod.** sec.

GANGATAXIE:
☞ *Ataxie*

GANGLION: acon.[5] am-c.[5] ant-c.[5] apis[34] arn.[34] ars.[34] ars-i.[111] aur-m. ba-sv.[136] bar-c.[34] bell.[34] benz-ac.[102] bov.[5] bry.[5] bufo-s. calc. calc-f.[102] calc-p.[111] carb-v. carc.[207] con.[34] ferr-m. gua.[36] hep.[5] iod.[5] kali-c.[34] kali-chl.[111] kali-m.[144] lach.[28] lar-ar.[251] mag-m.[1] mag-p.[111] merc.[34] ozone[227] ped.[85] ph-ac.[5] phos.[5] plb.[5] puls.[244] rhod.[5] rhus-t.[5] **Ruta** scroph-n.[1125] seneg.[5] sil.[5] stict.[111] sul-i.[111] sulph.[34] **SYMPH.**[1125] thlaspi[1125] thuj.[34] zinc.[5]
▤ *ALLGEMEINES; C; Tumoren; Ganglion*

Sehnen: thlaspi[1125]

Arme: **Am-c.** aur-m. ba-sv.[136] benz-ac.[102] calc. calc-f.[102] carb-v. gua.[36] kali-m.[144] lach.[28] mag-m.[1] ozone[227] **Ph-ac.** **Phos.**[102] plb. puls.[244] rhod.[5] rhus-t.[102] ruta[102] **SIL.** sulph. thuj.[102] **Zinc.**

- **Handgelenke**: am-c. aur-m. **Benz-ac.**[102] **Calc.** calc-f.[102] carb-v. kali-m.[144] lach.[28] mag-m.[1] phos.[102] puls.[244] rhus-t.[102] **Ruta**[102] **Sil.** sulph. thuj.[102]
  ☞ *O; Arme; Handgelenke • Schleimbeutel, Beschwerden der; Handgelenke • Schwellung; allgemeine Arzneien; Arme; Handgelenke; • Tumoren, Gewächse; Handgelenke*
- **Hand**:
  - **Handrücken**: am-c. ba-sv.[136] ozone[227] **Ph-ac.** phos.[5] plb. rhod.[5] **Sil.** zinc.
    ☞ *O; Arme; Hände; Handrücken*
  - **Handflächen**: ruta
    ☞ *O; Arme; Hände; Handflächen*
- **Ellenbogen,** links, sehr schmerzhaft: gua.[36]
  ☞ *O; Arme; links*
- **links,** sehr schmerzhaft: gua.[36]
  ☞ *O; Arme; links*

Füße: bry.[5] bufo-s. ferr-m. lar-ar.[251] ped.[85] plb.[5]
☞ *O; Beine; Füße*

- **Fußrücken**: **Bry.**[5] ferr-m. plb.[5]
  ☞ *O; Beine; Füße; Fußrücken*
- **Fußsohlen**: bufo-s. ped.[85]
  ☞ *O; Beine; Füße; Fußsohlen*
  - **rechts**: bufo-s.
    ☞ *O; Arme; rechts*

Wade, unterhalb der rechten, beißend: gua.[36]

GANGRÄN: acon.[137] ail.[102] all-c.[102] am-c.[102] am-m.[5] ant-c.[137] ant-t. anthr.[137] apis[102] arn.[137] **ARS.**[137] asaf.[137] asar.[5] aur.[137] bell.[137] both-l.[144] brass.[102] brom.[102] bry.[5] calc.[5] calc-p.[137] calen. canth.[102] carb-ac.[102] **Carb-an.** **Carb-v.** caust.[137] chel.[5] **Chin.**[137] chlor.[102] chr-o.[102] cist.[137] coff.[5] con.[137] crot-c.[102] **Crot-h.** cub.[4] cupr. cupr-ar.[102] cycl.[5] **Echi.**[102] **Euph.**[137] ferr-p.[102] graph.[5] hell.[137] helo.[85] hep.[137] hyos.[5] iod. kali-chl.[102] kali-p.[102] kreos.[102] **LACH.**[137] lepro.[197] med.[85] merc.[137] merc-c.[5] mur-ac.[137] nux-v.[5] ph-ac.[137] **Phos.**[137]

Plb.[5] **Polyg-pe.**[102] puls.[5] ran-a.[102] ran-b.[5] ran-fl.[102] rhus-t.[5] sabin.[137] sal-ac.[102] samb.[5] **SEC.** sieg.[144] **Sil.**[137] sol-n.[171] solid.[111] **Sul-ac.**[137] sulph.[5] tarent-c.[102] ust.[144] verat.[137] vip. xan.[1125]
ALLGEMEINES; C; Farbe, Verfärbung; schwarze Verfärbung äußerer Partien, Gangrän

alten Menschen, bei: all-c.[102] am-c.[102] ars.[102] carb-v.[137] euph.[137] ph-ac.[137] **SEC.**[137] sul-ac.[102]

Blutegeln, durch Ansetzen von: sec.[137]
ALLGEMEINES; M; Blutegel, angesetzte, agg.

Senfwickel, durch: calc-p.[137] sec.[137]

Verbrennung oder Verbrühung, durch: anthr.[137] ars.[137] caust.[137] sec.[137]

Verletzungen, nach mechanischen: arn.[102] lach.[102] **Sul-ac.**[102]

Knochen: both-l.[144]

Arme: **ARS.** **Crot-h.** lach. plb.[58] ran-b.[5] ran-fl.[102] **Sec.** vip.[85]
Geschwüre; gangränös; Arme

- **Schultern**: **Crot-h.**
O; Arme; Schultern

- **Hände**: **Ars.** **Lach.** **Sec.** vip.[85]
O; Arme; Hände

- **Finger**: plb.[58] **Sec.**

Beine: am-m.[5] ant-c. ant-t. anthr.[8] **Ars.**[122] asar.[5] bell.[5] both-l.[3070] bry.[5] calc.[5] calen. carb-an. carb-v. chel.[5] coff.[5] crot-h. cub.[4] cupr. cycl.[5] euph.[5] graph.[5] hyos.[5] iod. lach. merc. merc-c.[5] nux-v.[5] ph-ac. phos.[5] plb.[58] puls.[5] rhus-t.[5] samb.[5] sec.[122] sil.[5] sul-ac.[184] sulph.[5] vip.
Geschwüre; gangränös; Beine

- **Stellen,** umschriebene: hyos.[5]

- **Oberschenkel**: crot-h. cub.[4] **Sec.**

- **Knie**: phos.
O; Beine; Knie

- **Unterschenkel**: **Am-m.**[5] **Anthr.**[8] both-l.[3070] crot-h. iod. **Samb.**[5] **Sec.**
O; Beine; Beine • Geschwüre; gangränös; Beine; Unterschenkel

◦ **Schienbeinbruch,** bei kompliziertem: **Anthr.**[8]

- **Füße**: ant-c. ant-t. **Ars.** asar.[5] bell.[5] bry.[5] **CALC.**[5] calen. coff.[5] euph.[5] graph.[5] **Lach.** merc. merc-c.[5] **NUX-V.**[5] phos.[5] plb.[5] puls.[5] rhus-t.[5] **SEC.** sil.[5] **Sulph.**[5] vip.
O; Beine; Füße

- **Zehen**: ars.[122] carb-an. carb-v. **Chel.**[5] crot-h. cupr. cycl.[5] iod. lach. ph-ac. plb.[58] **SEC.**[122] sul-ac.[184]

◦ **alten** Menschen, bei: ars.[122] **Carb-an.** **Carb-v.** cupr. **Ph-ac.** **SEC.**[122] sul-ac.[184]

arteriosklerotisch: xan.[1125]

diabetisch: ars.[102] carb-ac.[111] con.[5] lach.[5] sec.[54] solid.[111]

drohend, mit blauen Teilen: ars.[137] asaf.[137] aur.[137] both-l.[3070] con.[137] hep.[137] **Lach.**[137] merc.[137] sil.[137] verat.[137]

feucht: carb-v.[137] **Chin.**[137] hell.[137] phos.[137]

fleckweise: vip.

heiß: acon.[137] ars.[137] bell.[137] **Sabin.**[137] **Sec.**[137]

kalt: ars.[5] lach.[137] sec. sil.[137]

- **Arme**: **Sec.**

- **Beine**: **Ars.**[5] sec.

◦ **Füße**: **Sec.**
O; Beine; Füße

- **brennend,** reißend, Füße: **SEC.**

Schwellung, wie: anthr.

traumatisch: arn.[137] lach.[137] sec.[137] sul-ac.[137]

trocken: ant-c.[137] sec.[137]

GÄNSEHAUT: acon. aur. bapt. calc. cham.[1] chin-ar. chin-s. ham. hydr-ac.[268] ign. kali-c.[1] merl. phel. phos. por-m.[251] ran-b. rhod. sanic. sec. spig. stann. staph. sulph.
HAUT; C; Gänsehaut

Arme: chin-s. ham. hydr-ac.[268] ign. merl. phel. phos. por-m.[251] ran-b. sanic. spig. stann. sulph.

- **Niesen,** beim: hydr-ac.[268]
O; Arme; Niesen agg.

- **Oberarme**: ham. sulph.
O; Arme; Oberarme

- **Unterarme**: ign. ran-b.
O; Arme; Unterarme

Beine: aur. bapt. calc. chin-ar. hydr-ac.[268] ign. kali-c.[1] rhod. spig. staph.

- **Niesen,** beim: hydr-ac.[268]

- **Oberschenkel**: aur. calc. ign. spig. staph.

- **Unterschenkel**: calc. kali-c.[1] rhod. staph.
O; Beine; Beine

GEBEUGTE, gekrümmte Haltung:

allgemeine Arzneien: acon.[5] alum.[5] am-m.[5] ambr.[5] anac.[5] ant-c.[5] ant-t.[5] apisin.[5] arg.[5] arn.[5] bell.[5] bism.[5] **CALC.**[5] camph.[8] carb-an.[5] carb-v.[5] **Caust.**[5] cham.[5] chel.[5] **Chin.**[5] cina[5] cocc.[5] coff.[5] colch.[5] coloc.[5] con.[5] cupr.[5] cycl.[5] dig.[5] dros.[5] euph.[5] **Ferr.**[5] **GRAPH.**[5] **Guai.**[5] hecla.[102] hep.[5] **Hyos.**[5] kali-c.[5] kali-n.[5] laur.[5] lith-c.[102] **LYC.**[137] m-aust.[5] mag-m.[5] meny.[5] **Merc.**[5] merc-c.[5] nat-c.[5] nat-m.[5] nit-ac.[5] nux-v.[5] **Phos.**[5] plat.[5] plb.[5] rhus-t.[5] ruta[5] sabad.[5] sabin.[5] sars.[5] **SEC.**[5] sep.[5] **Sil.**[5] spig.[5] spong.[5] stann.[5] stram.[5] sul-ac.[5] sulph.[5] verat.[5]
Gebeugte Gliedmaßen

- **auswärts** gebogen, nach, Zehen: **Apisin.**[5] hecla.[102] lith-c.[102] sec.[5]

◦ **großer** Zeh: hecla.[102] lith-c.[102]

- **zurückgebogen,** Finger: camph.[8] lyc.[137] **Sec.**[56]

◦ **Daumen**: **Camph.**[8] lyc.[137]
O; Arme; Finger; Daumen

Empfindung als ob, Achillessehne: acon.[36]

GEBEUGTE Gliedmaßen: acon. aeth.[137] alum.[5] ambr. ant-t. arg-n. ars.[5] bad.[85] bell.[5] bor.[5] brom.[5] bry.[5] bufo calc.[5] caps.[5] carb-ac.[102] carb-v.[5] carbn-h. carbn-o. caust.[5] cham.[5] chin.[1] cic.[171] cina cocc.[5] colch.[137] cupr.[81] guai.[58] hell.[137] hep.[5] hydr-ac. hyos.[81] ign.[5] ip.[5] kali-c.[1] lath.[85] led.[5] lyc. merc. merc-c. morph. mur-ac.[5] nat-m.[5] nux-m. nux-v.[5] olnd. op. ox-ac. phos. phyt.[81] plat.[81] plb. puls.[5] rhod.[137] rhus-t.[5] ruta[5] sabad.[5] sang.[8] sec.[5] sep.[5] spong.[5] stann.[5] stram.[5] stry.[85] sulph.[5] tab. tax. verat. verb.[5] viol-t.[5] zinc.
Gebeugte, gekrümmte Haltung; allgemeine Arzneien • Gezogen in eine Richtung, Glieder sind

GEBEUGTE Gliedmaßen (Forts.)

Konvulsionen, während: cic.[171] colch. hydr-ac. **Hyos.** phos. plb.

Arme: acon. aeth.[137] ambr. ant-t. ars. bell.[5] carb-ac.[102] carbn-o. caust. cham.[5] chin.[1] cic. cocc.[5] colch.[137] cupr.[5] hell.[137] hydr-ac. hyos.[5] ign.[5] kali-c.[1] lath.[85] led.[5] lyc. merc. morph. nux-m. nux-v. olnd. phos. plat.[1] plb. rhod.[137] rhus-t.[5] ruta[5] sabad.[5] sang.[8] sec.[5] sep.[1] stann.[5] stram.[5] stry.[85] tab. tax. verb.[5] viol-t.[5]

☞ *Beugen von Gliedmaßen; Arme*

- **abwechselnd** gestreckt, und: bell.[5] carbn-o. **Cic. Cupr.** hyos. led.[5] **Lyc.** nux-v. **Plb.** ruta[5] sec. **Tab.**

☞ *A; Abwechselnd mit • Gestreckte Haltung; Arme; abwechselnd gebeugt und gestreckt • Konvulsionen, Spasmen; allgemeine Arzneien; abwechselnd; Beugen und Strecken • Konvulsionen, Spasmen; allgemeine Arzneien; Arme; Finger*

- **links**: caust.

☞ *O; Arme; links*

- **Schlaf,** im: **Ant-t.** sang.[8]

- **Ellenbogen**: lyc.

☞ *O; Arme; Ellenbogen • Zusammenziehung, Kontraktion, von Muskeln und Sehnen; Empfindung von Zusammenziehung; Ellbogen gebeugt, mit Empfindung von Zusammenziehung in den Sehnen*

- **Handgelenke**: **Plb.**

☞ *O; Arme; Handgelenke*

- **Finger**: aeth.[137] ambr. **Ars.** bell.[5] caust. cham.[5] chin.[1] cocc.[5] colch.[137] **CUPR.**[5] hell.[137] **Hyos.**[5] ign.[5] kali-c.[1] lath.[85] **MERC.** nux-m. nux-v. **Phos. Plat.**[1] **PLB.** rhod.[137] rhus-t.[5] sec.[5] sep.[1] stann.[5] **Stram.**[5] stry.[85] viol-t.[5]

☞ *Ausstrecken von Gliedmaßen; schwierig, fällt schwer; Finger • Faust, Finger krampfhaft zur Faust gebeugt • Zusammenziehung, Kontraktion, von Muskeln und Sehnen; allgemeine Arzneien; Arme; Finger*

◦ **Bewegung,** mit ständiger: colch.[137]

◦ **Strecken** des Arms, beim: plat.[1]

☞ *O; Arme; Ausstrecken der Arme; agg.*

◦ **Daumen** in die Handflächen gebogen: **Bell.**[5] **CHAM.**[5] cocc.[5] **Cupr.**[5] hell.[137] **HYOS.**[5] **Ign.**[5] rhus-t.[5] sec.[5] stann.[5] stram.[5] **Viol-t.**[5]

☞ *O; Arme; Finger; Daumen*

◦ ◦ **Schweiß,** während: **Bell.**[5] **Cham.**[5] hyos.[5] ign.[5] stann.[5] stram.[5] viol-t.[5]

☞ *O; Arme; Schweiss; agg.*

◦ **Zeigefinger**: sep.[1]

Beine:

- **Oberschenkel,** beim Versuch zu gehen: **Plb.**

- **Knie**: guai.[58] lyc. sulph.

☞ *O; Beine; Knie*

- **Unterschenkel**:

☞ *O; Beine; Beine*

◦ **Gehen,** beim Versuch zu: **Plb.** spong.[1]

☞ *Gezogen in eine Richtung, Glieder sind; hinten, nach; allgemeine Rubriken; Unterschenkel; Oberschenkeln, zu den;*

◦ **Konvulsionen,** nach: plat.[81]

◦ **morgens** im Bett, lässt sich nicht beugen: **Zinc.**

☞ *O; Beine; Bett, im; agg.*

◦ **Veränderung** der Stellung, bei: hell.[137]

- **Zehen**: **Ars.** bad.[85] colch. cupr.[81] **Hyos.**[81] lath.[85] phyt.[81] stry.[85]

◦ **Gehen,** im, als seien die Streckmuskeln gelähmt: bad.[85]

◦ **Konvulsionen,** während: cupr.[81] hyos.[81] phyt.[81]

Abdomen gebeugt, Oberschenkel zum: arg-n. **Ars.** carb-v. cham. **Cina Cupr.** hydr-ac. **Hyos. Merc-c. Mur-ac.** ox-ac. **Plb.** verat. zinc.

abwechselnd gestreckt, und:

☞ *Konvulsionen, Spasmen; allgemeine Arzneien; abwechselnd;*

- **Froststadium** im Fieber, während: alum.[5] **Ars.**[5] bell.[5] bor.[5] **Brom.**[5] **Bry.**[5] **Calc.**[5] caps.[5] carb-v.[5] **Caust.**[5] cham.[5] hell.[5] hep.[5] **Ip.**[5] led.[5] **Mur-ac.**[5] **Nux-v.**[5] puls.[5] **Rhus-t.**[5] sep.[5] sulph.[5]

- **Schweiß,** während: alum.[5] bell.[5] **Bor.**[5] bry.[5] **Calc.**[5] caust.[5] cham.[5] **Nat-m.**[5] **Nux-v.**[5] **Rhus-t.**[5] **Sabad.**[5] sep.[5] spong.[5] sulph.[5]

- **Beine**:

☞ *Konvulsionen, Spasmen; allgemeine Arzneien; Beine abwechselnd beugt und streckt, wenn er die*

◦ **Zehen**: **Lath.**[85] **Stry.**[85]

☞ *Konvulsionen, Spasmen; allgemeine Arzneien; abwechselnd; Beugen und Strecken*

- **ruckend,** Finger: kali-c.[1] **Lath.**[85] **Stry.**[85]

☞ *Konvulsionen, Spasmen; allgemeine Arzneien; Arme; Finger*

Brust, über die, Arme: morph. olnd. tab.

hart wie Holz, bei Konvulsionen: cic.[171]

krampfhaft, Arme:

☞ *krampfhaft, spasmodisch*

krampfhaft, spasmodisch: carb-ac.[102] caust. hydr-ac. nux-m. nux-v. plb. rhod.[137] stry.

- **Finger**: rhod.[137]

Oberschenkeln gebeugt, Unterschenkel zu den: bufo guai.[58] **Hyos. Op. Plb.**

rückwärts, nach hinten, Arme: acon. lyc.

schmerzhaft, Unterschenkel: nux-v.

GEBOGEN:

☞ *Verkrümmte Knochen*

GEBROCHEN, wie:

☞ *Schmerz; gebrochen, Schmerz wie*

GEBUNDEN, gefesselt, Empfindung wie: abrot. alum. ars-i.[58] caj. glon. nux-m. syph.[137] tax.[303]

Arme: abrot. alum. caj. glon. nux-m. tax.[303]

- **Handgelenke**: glon. tax.[303]

☞ *O; Arme; Handgelenke*

◦ **morgens** beim Erwachen: tax.[303]

☞ *O; Arme; Erwachen, beim*

Beine: syph.[137]

GEDEHNT oder eng, Empfindung wie:

☞ *Spannung, Empfindung von*

GEFÜHLLOS:

☞ *Taubheit, pelzige Empfindungslosigkeit*

GEGENEINANDERSCHLAGEN von Gliedmaßen: agar. arg. arg-n. asaf. bar-c.[30] bry. calc.[30] cann-s. caust. chel. cinnb. clem. coff. colch. **Con.** glon. lach.[30] lath.[102] merc.[54] nit-ac.[30] nux-v.[122] phos.[5] plat. sulph.[148] zinc.[137]

Knie: agar. arg. **Arg-n.** bar-c.[30] bry. calc.[30] **Caust.** chel. cinnb. clem. coff. **Colch. Con. Glon.** lach.[30] lath.[102] merc.[54] nit-ac.[30] **Nux-v.**[122] **Phos.**[5] sulph.[148] zinc.[137]
☞ *O; Beine; Knie*

- **Gehen,** beim: lath.[102]
- **Schreck,** Furcht, nach: cinnb. merc.[54]
▤ *GEMÜT; M; Schreck oder Furcht, Beschwerden durch*

Füße: Cann-s.
☞ *O; Beine; Füße*

Zehen: **Asaf.** plat.

GEHEN:
▤ *GEMÜT; C; Gehen, Laufen • ALLGEMEINES; M; Gehen*

ataktisch:
☞ *Ataxie*

Baumwolle, geht wie auf: onos.[85]
☞ *Samt, wie auf • Wolle, wie auf*

breitbeinig: cann-s.[102] phos.[137]

Bücken, muss sich, beim Gehen: arn.[102] **Lath.**[102] mang.[102] phos.[102] sulph.[102]

Daunen gehen, Empfindung, als würde er auf: der.[85]

Fallen, Neigung zu:
☞ *Fallen, Hinfallen; Neigung zu Fallen*

Fersen:
- **auf** den Fersen: lyc.[30] sil.[30] **Thal.**[144]
- **berühren** den Boden nicht: crot-h.[137] lath.[102]

flink: coca[36] coff.[102]

Fußkante, auf den Rändern der Füße:
- **Außenkante,** auf der: calc.[30] cic. lyc.[30] merc.[30] nux-v.[30] rhus-t.[30] sulph.[30]
- **Innenkante,** auf der: chin.[30] lyc.[30] puls.[30] staph.[30] sulph.[30]

gebeugt:
- **Hals,** mit geneigtem: lyc.[30] sulph.[30]
- **Schultern,** mit gebeugten: arg-n.[5] calc.[30] lyc.[30] mang.[5] phos.[5] sil.[30] sulph.[5] ter.[111]

hebt die Füße abnorm hoch: agar.[137] bell.[1] carb-v.[137] helo.[102] merc.[137] nat-m.[137] onos.[137] rhus-t.[137]
- **und** tritt hart auf: helo.[102]
☞ *Auslassen von Stufen beim Treppabgehen* ▤ *SEHEN; C; Groß, vergrößert; Gegenstände erscheinen; hebt den Fuß zu hoch, beim Steigen über kleine Gegenstände*

Herabsteigen von hoher Stufe **agg.**: phyt.[137]

Hinken, unwillkürliches, beim Gehen: bell.[102]

instabil: caust. kali-c. mag-c. **Mag-p.** nat-c. nat-m.[5] ol-an. onos.[144] phos. sulph.
☞ *Instabilität; Beine; Gehen, beim • Lähmigkeit (lähmungsartige Schwäche); Beine • Schwäche; Gehen; agg. • Schwäche; Beine; Gehen; • Ungeschicklichkeit; Beine; stolpert beim Gehen • Wanken, Schwanken* ▤ *SCHWINDEL; C; Taumeln*

lahm, wie, nach Zorn: calc-p.[54]

leerem Raum, wie in: dubin.[85]
▤ *SCHWINDEL; C; Gehen; Gleiten in der Luft, Empfindung von, als ob die Füße nicht den Boden berühren, beim Gehen*

leicht, ungewöhnlich: coca[25]

Linksdrall, mit: lach.[137]

Luft, geht wie auf:
▤ *SCHWINDEL; C; Gehen; Gleiten in der Luft, Empfindung von, als ob die Füße nicht den Boden berühren, beim Gehen*

nachlässig: sil.[137]

Pflastersteinen, auf: ant-c.[137] **Con.**[5] **Hep.**[137]

rückwärts:
- **allgemeine** Arzneien: ars.[5] canth.[5] lach.[5] oxyt.[102] sil.[5]
- **als** würde er rückwärts gehen, morgens: paull-p.[36]
- **kann** nicht, ohne zu fallen: cocc.[5] mang.[5]

Samt, wie auf: sec.[137]
☞ *Baumwolle, geht wie auf • Wolle, wie auf*

schießt hervor oder dreht sich, Fuß, beim Gehen: acon.[102]

schleppend: mang.[137]

schleudert die Beine unwillkürlich nach vorn, beim Gehen:
☞ *Werfen von Gliedern; vorn, nach, unwillkürlich, Unterschenkel, beim Gehen*

schlurfend: ol-an.[137] op.[137] sec.[137] tab.[137] vip.[137]

Schwamm, wie auf einem:
☞ *Schwamm läuft, Empfindung als ob man auf einem*

schwankend, Schlottergang:
▤ *SCHWINDEL; M; Taumeln, Wanken mit*

schwierig: acon-f.[36] agar-st.[36] arag.[102] ars-h.[36] astra-e.[149] aur. aur-s.[36] bar-c.[36] bell.[36] bell-p.[119] cact.[111] camph.[36] carbn-s.[25] carl.[36] chel.[25] chin.[1125] clem.[36] con.[36] **Cupr.**[36] cycl.[36] dios.[36] euphr.[36] fl-ac.[36] gent-c.[36] ger.[36] get.[36] gins.[36] gnaph.[25] hydr-ac.[36] hydrog.[222] iod.[58] kali-bi.[36] kali-br.[25] kali-i.[58] kali-n.[36] kreos.[36] kres.[149] lyc.[36] mag-c.[36] mang-o.[36] merc.[36] murx.[85] nit-s-d.[36] olnd. phys.[111] plb.[36] sil.[36] sol-t-ae.[36] spig.[36] staph.[36] stram.[36] **Sulph.**[36] **Tarent.**[36] ter.
☞ *Ataxie*

- **vormittags,** aus Schwäche: lyc.[36]
- **nachmittags**: bell.[36] dios.[36]
- **Dunkeln,** im: plb.[36]
- **Hinabsteigen** eines Hügels, beim: lyc.[36]
- **konzentrieren,** muss sich: arag.[102]
- **Menses,** während: mag-c.[36]
- **mit** offenen Augen schwierig, mit geschlossenen Augen viel leichter: ger.[36]
- **Richtung** zu halten: agar-st.[36]
- **Schmerzen,** durch: chin.[1125] sil.[36] tarent.[36]
  - **großen** Zeh, im: **Sil.**[36]
- **Schwangerschaft,** während: bell-p.[119] murx.[85]
- **aufrechtes** Gehen: nit-s-d.[36]
- **Beine** gehen in unbeabsichtige Richtung: hydrog.[222]

GEHEN (Forts.)

spastisch, Knie schlagen gegeneinander:
☞ *Gegeneinanderschlagen von Gliedmaßen; Knie*

stolpert leicht beim Gehen:
☞ *Ungeschicklichkeit; Beine; stolpert beim Gehen*

träge, langsam: gels.[102] ph-ac.[102] phos.[102] tab.[137]

unmöglich: alum.[102] arg.[137] bell-p.[137] cimic.[137] kali-br.[25] mang.[137] **Mygal.**[8]

- **außer** mit offenen Augen: alum.[102]
- **Kinder,** durch Beschwerden der Knöchel: mang.[137]
- **Schwäche** und Zittern, durch: cimic.[137]
- **Schwangerschaft,** während: bell-p.[137]
- **Sturz,** nach einem: arg.[137]

unsicher:
☞ *Instabilität; Beine*

Wolle, wie auf: acon.[5] alum.[5] ars.[5] cocc.[5] helo.[111] hyper.[111] plb.[5] sulph.[5] **Xan.**[111] zinc.[5]
☞ *Baumwolle, geht wie auf • Samt, wie auf*

Zehen, auf den:

- **innen,** nach:
  - **außen,** nach: bry.[193] calc.[193] carb-v.[193] colch.[193] graph.[193] led.[193] lyc.[193] petr.[193] sil.[193]
  - **einwärts** gerichtet: calc.[193] lyc.[193] nux-v.[193] rhus-t.[193] **Sil.**[809] sulph.[193]
- **nur** auf den: crot-h.[137] lath.[102] nit-ac.[5] sec.[5]

GEHENLERNEN, spätes: **Agar.** all-s. ars-s-f.[85] aster.[144] aur-m-n.[272] bac.[62] **Bar-c.** bell. bor.[58] **CALC.** calc-f.[102] **CALC-P.** carc.[119] **CAUST.** cupr.[210] **Lyc.**[5] mag-c.[5] merc.[5] **NAT-M. Nit-ac.**[5] nux-v. **Ph-ac.**[116] **Phos.**[116] pin-s.[102] **Sanic. Sil.** sulph.
▤ *ALLGEMEINES; C; Entwicklungsstörung, Verzögerung • ALLGEMEINES; C; Zwergwuchs*

Schwäche, mit:
☞ *Gehen • Schwäche; Beine; Kind lernt spät Laufen ▤ GEMÜT; C; Umherstreifen, Streunen, Schwärmen • GEMÜT; C; Wandern*

GEKREUZT, Empfindung wie, Finger: bell.[5] carb-v.[5] graph.[5] staph.[5]

Fingerspitzen: staph.[5]
☞ *O; Arme; Finger; Fingerspitzen*

GEKRÜMMTE Haltung:
☞ *gebeugte, gekrümmte Haltung*

GEKRÜMMT, verkrümmt:
☞ *Verkrümmte Knochen*

GELENKSCHMIERE, als fehle: gnaph.[8] lil-t.[137]

GELENKVERBINDUNGEN:
☞ *O; Gelenke*

GEPOLSTERT, Empfindung wie, Beine: arg-n.[137]

GERADESTRECKEN, kann die Finger nicht: ars.[137] camph.[137] coloc.[137] cupr-ar.[137]

GERIEFTE Nägel: ars. calc.[58] calc-f.[110] fl-ac. med.[175] ph-ac.[1] **Sabad.**[5] **Sel.**[144] **SIL.**[1102] **Thuj.**
☞ *O; Nägel • Brüchig; Nägel • Verdrehung von Gliedern; allgemeine Rubriken; • Verdrehung von Gliedern; Empfindung als ob, Arme, Knochen; • Verkrüppelte Nägel ▤*

Fingernägel: calc-f.[110] ph-ac.[1] sil.[1102]
☞ *O; Nägel; Fingernägel • Gewölbte, "hohle" Fingernägel*

querüber: ars. med.[175]

GERUCH der Füße, übler, ohne Schweiß: arge-p.[264] **BAR-C.**[5] con.[193] **Graph.** hydr-ac.[268] **Kali-c.**[5] **Nit-ac.**[5] phos.[5] sep. **SIL.**[5] sulph.[5] **Thuj.**[5] zinc.[5]

GESCHLOSSENE Finger:

allgemeine Arzneien: beryl.[119] cocc. hyos. laur.[137] lyc. stry. sul-ac.
☞ *Faust, Finger krampfhaft zur Faust gebeugt*

- **Schlaf,** im: hyos. sul-ac.
- **Daumen**: cocc. hyos.
☞ *O; Arme; Finger; Daumen*

kann Finger nicht zur Faust schließen: **Caul.**[111]

GESCHWÜRE: acro-c-f.[2047] aesc.[58] agar.[5] alch-v.[1125] all-c. aloe alum.[5] alum-sil.[58] am-c. am-m.[137] anac. anan. ange-a.[1125] ant-c. ant-t.[5] anthr. apisin.[5] aq-sil.[93] aran. arg-n.[54] arist-cl.[1125] arn.[1125] ars.[1] ars-s-f.[58] arund.[102] asaf.[5] aur.[5] aur-ar.[58] bad.[25] bals-p.[1125] bar-c.[5] bar-m. bar-s.[58] bell.[5] bell-p.[1125] bor.[1] both-l.[3070] bov.[5] bros-g.[259] bry.[5] bufo[111] cadm.[110] calc. calc-f.[142] calc-i.[111] calc-p.[36] calc-s. calc-sil.[58] calen.[1125] canth.[5] carb-ac. carb-an.[5] carb-v. carbn-s. card-m.[1125] caust.[137] cedr.[1125] cham.[1125] chin.[5] chlol. chlor.[36] cinnb.[111] cist.[111] clem. clem-vit.[1125] coll.[25] coloc.[137] com.[25] con.[5] cor-r.[111] crot-h. cupr-ar. dol.[1125] dor.[25] dros.[5] dulc.[58] echi.[1125] equis-a.[1125] fago.[25] ferr-m. fil.[1125] fl-ac.[58] formal.[110] frax-e.[1125] ger-r.[1125] glon.[144] graph. grat.[1125] grin. ham.[1125] hell.[5] hell-v.[85] hep.[137] hydr.[58] hydr-ac. hyper.[1125] influ.[149] iod.[5] ip. jac-c. jatz.[9] kali-ar.[58] kali-bi.[111] kali-br. kali-c.[1] kali-chl.[58] kali-cy.[25] kali-hp.[45] kali-i.[137] kali-s. kali-sil.[58] kreos. lac-c. lach. lam.[102] lappa[1125] laur. lyc.[137] m-arct.[5] m-aust.[5] mag-c. mang.[1] merc. merc-c. merc-d.[102] merc-i-f. merc-i-r.[111] merc-s. mez.[1125] morg.[136] mur-ac.[8] murx. myris.[1125] naja nat-c.[1] nat-m. nat-s.[58] nit-ac.[5] nux-m. nux-v.[5] osm.[36] paeon.[110] pall. par.[5] petr.[102] ph-ac.[137] phos.[5] phyt.[25] pip-m. plan.[1125] plan-l.[1125] plat. plb.[58] polyg.[102] polyg-pe.[102] psor.[137] puls.[1125] pyrog.[85] querc-r.[1125] ran-b. ran-fl.[102] rhus-t.[137] rhus-v. ruta[5] sabad.[5] sabin. sac-alb.[102] salx-a.[1125] sang. sars.[58] sec.[45] sel. sep.[137] sil.[137] sin-n. sol-n. sol-t.[1125] squil. staph.[1] still.[25] stront-c. sul-ac.[5] sul-i.[111] sulph.[122] symph.[1125] syph. tep. tet.[102] teucr.[5] thuj.[5] trif-p.[72] trig-f-g.[1125] tus-fa.[1125] vinc. vip.[137] visc.[1125] x-ray[110] zinc.

Gelenke: coloc.[137] hep.[137] merc-c.[102] merc-d.[102] ph-ac.[137] **Sep.** sil.[137]

- **Knorpel**: merc-c.[102] merc-d.[102]

Nägel: alum. **Am-m.**[5] ant-c. **ARS.** aur. aur-ar.[58] bar-c. bell.[5] bor. bov. calc. caust. chin.[5] con. crot-h. **Fl-ac. GRAPH. Hell.**[5] **Hep. Lach.** lyc. **M-arct.**[5] **M-aust.**[5] **Merc.** mur-ac.[5] nat-m.[5] **Nit-ac. Par.**[5] petr.[5] phos.[85] plat.[5] **PULS.**[5] ran-b. rhus-t.[5] ruta[5] **SABAD.**[5] **Sang.** sec. sep. **SIL.** squil. sul-ac.[5] **SULPH.** tet.[102] **Teucr.**[5] thuj.
☞ *O; Nägel • O; Gelenke*

Arme: aloe alum. alum-sil.[58] am-m.[5] anac.[102] **Anan.** ant-t. **Ars.** arund.[102] aur.[5] bar-c. bell.[5] bor.[5] bov. bros-g.[259] bry. bufo[111] cadm.[110] calc. calc-p.[36] carb-an. carb-v. carbn-s. caust. chlol. chlor.[36] con. cupr-ar. dor. dros. fl-ac.

formal.[110] glon.[144] graph.[5] hell. hep.[5] hydr. iod. kali-bi. kali-c.[5] kali-cy.[25] kali-i. kreos. lac-c. lach.[5] lyc.[1] m-arct.[5] m-aust.[5] mang.[1] merc.[5] mez. naja nat-c.[1] nat-m. nat-s. nit-ac.[5] nux-v.[5] par.[5] petr. ph-ac.[5] phos.[5] phyt. pip-m. plat. psor.[137] puls.[5] ran-b.[5] ran-fl.[102] rhus-t. rhus-v. ruta[5] sang. sars. sec. **Sep.** sil.[5] stront-c. sul-ac. sulph. syph. teucr.[5] thuj.[5] x-ray[110]

- **Oberarme**: **Ars.**[5] **Lach.**[5]
  ☞ *O; Arme; Oberarme*
- **Ellenbogen**: **Calc.** hydr. **Iod.**[5] lach. lyc.[5] nat-s.
  ☞ *O; Arme; Ellenbogen*
  ◦ **Blasen** werden zu Geschwüren: **Calc.**
- **Unterarme**: anac.[102] kali-bi.
  ☞ *O; Arme; Unterarme*
- **Handgelenke**: **Ars.**[5] dor. kali-bi. lac-c. mez. psor. **SIL.**[5]
  ☞ *O; Arme; Handgelenke*
- **Hände**: **Anan.** **Ars.** aur.[5] bros-g.[259] cadm.[110] **Calc.**[5] caust. dros. formal.[110] **HEP.**[5] hydr. kali-bi. kali-cy.[25] lyc. merc.[34] naja **Nux-v.**[5] ph-ac.[5] pip-m. psor. **Rhus-t.**[5] rhus-v. **Sec.**[5] sep. **Sil.**[5] stront-c. sul-ac. **Sulph.**[5] syph. x-ray[110]
  ☞ *O; Arme; Hände*
  ◦ **Handrücken**: bros-g.[259] cadm.[110] **Calc.**[5] dros. formal.[110] **Hydr.** psor. **Sil.**[5] syph. x-ray[110]
  ☞ *O; Arme; Hände; Handrücken*
  ◦ **Handflächen**: **Aur.**[5] **Lyc.** pip-m. psor.
  ☞ *O; Arme; Hände; Handflächen*
- **Finger**: aloe alum. alum-sil.[58] am-m.[5] ant-t. **Ars.** arund.[102] bar-c. bell.[5] **Bor.**[5] **Bov.** bros-g.[259] **Bry.** bufo[111] **Calc.** calc-p.[36] carb-an. carb-v. carbn-s. caust. chlol. chlor.[36] con. cupr-ar. **Fl-ac.** glon.[144] graph.[5] hell. **HEP.**[5] iod. **Kali-bi.** kali-c.[5] kali-i. kreos. lach.[5] lyc.[1] m-arct.[5] m-aust.[5] **Mang.**[1] merc.[5] mez. nat-c.[1] nat-m. nat-s. nit-ac.[5] nux-v.[5] par.[5] petr. ph-ac.[5] phos.[5] **Plat.** psor.[137] puls.[5] **RAN-B.**[5] rhus-t. ruta[5] sang. sars. sec. **Sep.** **Sil.**[5] sul-ac. **Sulph.** teucr.[5] **Thuj.**[5]
  ◦ **ringsum**: graph.[137] puls.[137] sil.[137]
  ◦ **Knochen**: **SIL.**[5]
  ◦ **Gelenke**: ars.[58] **Bor.** kali-bi.[111] mang.[1] merc.[5] mez. nat-c.[58] nux-v.[5] **SEP.**[5]
  ☞ *O; Arme; Finger; Fingergelenke*
  ◦ ◦ **Grundgelenke**: kali-bi.[111] **Sep.**[5]
  ◦ **Nägel**: **Alum.**[5] alum-sil.[58] **Am-m.**[5] ars. **Bar-c.** bell.[5] **Bor.**[1] **Bov.** bufo[111] **Calc.**[1] calc-p.[36] carbn-s. **Caust.**[5] chlol. chlor.[36] **Con.** **Graph.**[5] **Hell.** **HEP.**[5] iod. kali-bi.[111] **Kali-c.**[5] **Lach.**[5] lyc. **M-arct.**[5] **M-aust.**[5] **MERC.**[5] **Nat-m.** nat-s.[58] **NIT-AC.**[5] **Par.**[5] ph-ac.[5] phos. plat. psor.[102] **PULS.**[5] ran-b.[5] rhus-t. ruta[5] sang. sars.[102] **SEP.**[5] **SIL.** sul-ac. **SULPH.** **Teucr.**[5] **Thuj.**
  ☞ *O; Nägel; Fingernägel •O; Gelenke •O; Arme; Finger; Daumen*
  ◦ ◦ **um** die Nägel: alum-sil.[58] calc-p.[36] **CARBN-S.** chlol. chlor.[36] con. hell. **Nat-s.** phos. **Rhus-t.** **Sang.** **SIL.** **Sulph.**
  ◦ ◦ **unter** den Nägeln: **ARS.** nat-s.[58]
  ☞ *O; Nägel; unterm Nagel*
  ◦ **Fingerspitzen**: alum. ant-t. **ARS.** bor.[58] carb-v. **Caust.** fl-ac. glon.[144] **Hep.**[5] kali-bi.[111] **Nat-c.** nat-s.[58] **Petr.** phos.[5] plat. psor.[137] sars. **Sec.** **Sep.** **Sil.**[5] teucr.[5] **Thuj.**[5]
  ☞ *O; Arme; Finger; Fingerspitzen*
  ◦ **Daumen**: bor.[5] caust. kali-bi. kali-i. nat-c.[1]
  ☞ *O; Arme; Finger; Daumen*
  ◦ ◦ **Nagel,** unter dem: kali-bi.
  ☞ *O; Nägel •O; Nägel; unterm Nagel •O; Gelenke •O; Arme; Finger; Daumen*
  ◦ ◦ **Spitze**: bor.[5] caust. kali-i.
  ☞ *O; Arme; Finger; Fingerspitzen*
  ◦ **Zeigefinger**: **Calc.** iod. kali-bi. lyc.[1] nat-s.
  ◦ ◦ **Nagel**: iod. nat-s.
  ☞ *O; Nägel; Fingernägel •O; Gelenke •O; Arme; Finger; Daumen*
  ◦ **Mittelfinger**: aloe

Beine: aesc. agar.[5] all-c. am-c. am-m.[137] anac. anan. ant-t. **Anthr.** apisin.[5] aran. arg-n.[54] arn.[5] **ARS.** ars-s-f.[58] arund.[102] **Asaf.** aur. bad.[25] bar-c.[5] bar-m. bar-s.[58] bell.[5] bor. both-l.[3070] bov.[5] bry. **Calc.** calc-f.[111] calc-i.[111] calc-p. calc-s. **Calc-sil.**[58] **Canth.** carb-ac. carb-an.[5] **CARB-V.** **Carbn-s.** card-m.[111] caust.[1] cham. chin.[5] cinnb. **Cist.** clem. **Com.**[25] con. cor-r.[111] **Crot-h.** cupr-ar. dulc.[58] echi.[102] fago.[25] **Ferr-m.** fl-ac. **Graph.** **Grin.** ham.[111] hell.[5] hell-v.[85] hep.[5] **Hydr.**[25] hydr-ac. iod.[5] ip. jac-c. jatz.[9] kali-ar. **Kali-bi.**[58] kali-br. **Kali-c.** kali-chl.[58] kali-hp.[45] **Kali-i.** **KALI-S.** kali-sil.[58] **Lac-c.** **LACH.** lam.[102] laur. **LYC.**[5] m-aust. mag-c. **Merc.** merc-c.[5] merc-i-f. merc-i-r.[111] merc-s. **Mez.** **Mur-ac.** murx. **Nat-c.** **Nat-m.**[5] nat-s. nit-ac. nux-m. nux-v.[5] osm.[36] paeon. pall. petr.[1] ph-ac.[5] phos. **Phyt.** pip-m. plat.[5] polyg.[102] polyg-pe.[102] **PSOR.** **Puls.** pyrog.[111] ran-b. **Rhus-t.** ruta sabad.[5] **Sabin.**[5] sac-alb.[102] sang. sars.[5] **SEC.** sel. **Sep.**[5] **SIL.** **Sin-n.** sol-n. staph.[1] still. **Sul-ac.** sul-i.[111] **Sulph.** syph. tep. teucr.[5] thuj. trif-p.[72] vinc. vip. zinc.

- **Hochlegen** amel.: **Bell.** **Calc.** **Carb-v.**
  ☞ *O; Beine; Heben der Beine; amel.*
- **Klimakterium,** im: polyg.[102]
- **Wärme** agg.: **Carb-v.** **Sabin.**
- **Knochen**: **Merc.**[5] **Sil.**[5] sulph.[5]
  ☞ *O; Beine; Knochen*
- **Gesäß**: bor. osm.[36] sabin. sulph. vinc.
  ☞ *O; Beine; Gesäßbacken*
  ◦ **oberer** Teil: sabin.
- **Hüften**: arn.[5]
  ☞ *O; Beine; Hüften*
- **Oberschenkel**: **Ars.**[102] **Calc.** carb-v.[102] caust.[5] cist.[102] crot-h. echi.[102] graph.[36] kali-c.[1] lyc.[102] merc.[34] **Mez.**[34] **Nat-s.** nit-ac. nux-v.[5] **Petr.**[5] ph-ac.[102] rhus-t.[102] sabin.[5] sac-alb.[102] **Sil.**[1] syph. **THUJ.**[5] trif-p.[102] **Zinc.**
  ◦ **Kratzen,** durch: kali-c.[1]
  ◦ **außen,** lateral: **Nat-s.**
  ◦ **Genitalien,** nahe den weiblichen: **Graph.**[36]
- **Knie**: anac. **Calc.** carb-v.[5] **Con.**[5] iod.[5] **Nux-v.**[5] ph-ac. **Phos.** rhus-t.[5] **Sil.**[5]
  ☞ *O; Beine; Knie*
- **Unterschenkel**: am-c. anac. anan. ant-t.[58] **Anthr.** apisin.[5] arg-n.[54] arn.[5] **ARS.**[1] ars-s-f.[58] **Asaf.** **Aur.** **Bar-c.**[5] bar-m. bar-s.[58] **Bry.**[5] **CALC.**[5]

GESCHWÜRE; Beine; Unterschenkel (Forts.) calc-f.[111] calc-i.[111] calc-p. **Calc-s. Calc-sil.**[58] canth. carb-an.[5] **CARB-V. CARBN-S.** card-m.[111] **Caust.**[5] chin.[5] cinnb. **Cist.** clem. com.[25] cor-r.[111] **Crot-h.** dulc.[58] echi.[102] **Ferr-m.** fl-ac.[111] **Graph. Grin.** ham.[111] hell-v.[85] hep.[5] hydr. iod.[5] ip. jac-c. **Kali-ar. Kali-bi.** kali-br. **Kali-c.** kali-chl.[58] kali-hp.[45] **Kali-i. KALI-S.** kali-sil.[58] **Lac-c. LACH. LYC.**[1] **MERC. Merc-c.**[5] merc-i-r.[111] **Mez. Mur-ac.** murx. **Nat-c.**[1] nat-m.[5] **Nit-ac.** nux-m. nux-v.[5] paeon.[111] petr.[5] **Ph-ac.** phos. **Phyt. Psor. Puls.** pyrog.[111] ran-b. **Rhus-t.** ruta sabin.[5] sac-alb.[102] sang. sec.[5] sel. sep.[5] **SIL.**[34] **Sin-n.** staph.[1] still. sul-i.[111] **Sulph.** syph. tep. trif-p.[72] vip.
☞ *O; Beine; Beine*

◦ **Reiben,** durch: staph.[1]
☞ *O; Beine; Reiben; agg.*

◦ **Wärme** agg.: **Carb-v. Hydr. Merc.** mez.

◦ **Knochen,** vom Knochen ausgehend:
☞ *O; Beine; Knochen*

◦ ◦ **Knöchel**: **Calc-p.**
☞ *O; Beine; Beine; Schienbein; Knöchel*

◦ ◦ **Außenknöchel** rechts: com.[25]
☞ *O; Beine; Beine; Schienbein; Knöchel; Außenseite, lateral*

◦ ◦ **Schienbein**: arg-n.[54] **Asaf. Cinnb.** cist. dulc.[58] fl-ac.[111] **Graph.** kali-hp.[45] lach. **Mez.** nit-ac. **Petr.**[5] **Ph-ac. PSOR. SABIN.**[5] sang. sulph. **Syph.** trif-p.[72] vip.
☞ *O; Beine; Beine; Schienbein*

- **Knöchel**: ars.[5] calc. **Calc-p.** carb-ac. cist. cupr-ar.[111] **Fl-ac.**[5] **Hydr.** lach. **Lyc.**[5] merc. merc-i-f. merc-s. nat-m.[5] ph-ac.[5] puls. rhus-t. sars. sel.[111] **Sep.**[5] **Sil.**[5] **Sulph.**[5] **Syph.**

◦ **nachts**: hydr.[58]
☞ *O; Beine; nachts; agg.*

- **Füße**: all-c. am-c. am-m.[137] anac. **Anan.** aran. **ARS.** arund.[102] **Bar-c.**[5] bell.[5] bor. calc. canth. **Carb-ac.** carbn-s. caust. cham. clem. **Con.** crot-h. **Fl-ac. Graph.** hydr.[25] ip. jatz.[9] **Kali-bi.** kali-c. **Lach.** lam.[102] laur. lyc.[5] **Merc.**[5] nat-c.[142] nit-ac. nux-v.[5] paeon.[137] petr. **Phos.** phyt. pip-m. **Psor. Puls. Ruta** sars.[5] **Sec.** sel. **Sep. Sil.** sol-n. sul-ac. **Sulph.** thuj.[5] vip. **Zinc.**
☞ *O; Beine; Füße*

◦ **Blasen,** durch: **SULPH.** zinc.

◦ **Leukorrhö,** bei: ars.[5] bell.[5]

◦ **Reiben** des Schuhs, vom: paeon.[110]
☞ *O; Beine; Druck; agg.; Schuhe, der •O; Beine; Reiben; agg.*

◦ **Ränder**: **Merc.**[5] sulph.[5]

◦ **Fußrücken**: **Caust.**[5] **Lyc.**[5] nux-v.[5] **Psor.** sars.[5] **SEP.**[5] **Sil.**[5] **Sulph. Thuj.**[5]
☞ *O; Beine; Füße; Fußrücken*

◦ **Fersen**: all-c. am-c. am-m.[137] anac. aran. **Ars.** arund.[102] bor. **CAUST.** jatz.[9] kali-bi.[58] lach.[5] lam.[102] laur. **Nat-c.**[142] paeon.[137] **Sep. SIL.**
☞ *O; Beine; Füße; Fersen*

◦ ◦ **links**: aran.
☞ *O; Beine; links*

◦ ◦ **Blasen** hervorgerufen, durch: **Caust. Nat-c. Sep.**

◦ ◦ **Reiben** des Schuhs, durch: all-c. bor. nat-c.[142] paeon.[137]
☞ *O; Beine; Druck; agg.; Schuhe, der •O; Beine; Reiben; agg.*

◦ **Fußsohlen**: anan. **Ars.** calc. caust. lach. phyt. pip-m. ruta sec. **SEP.** sulph. zinc.
☞ *O; Beine; Füße; Fußsohlen*

◦ ◦ **Blasen** hervorgerufen, durch: **ARS. SULPH.** zinc.

- **Zehen**: ant-t. **Ars.** bor. both-l.[3070] bov.[5] **Bry.** carb-v. carbn-s.[58] caust.[1] cupr-ar. **GRAPH.** hell.[5] hep.[5] lach. m-aust. merc. nat-c. **Nit-ac.** paeon. **Petr.**[1] ph-ac.[5] **Plat.**[5] sabad.[5] **SEP.**[5] **Sil. Sulph.** teucr.[5] thuj.

◦ **Blasen** hervorgerufen, durch: ars.[1] **Graph. Petr.**[1]

◦ ◦ **Pemphigus,** mit geschwürigen Rändern, feucht, rot, flache Oberfläche: petr.[1]

◦ **Gelenke**: **Ars. Bor.** nat-c. **SEP.**[5]
☞ *O; Beine; Gelenke*

◦ **Nägel**: **Bov.**[5] **CARBN-S.**[58] **CAUST.**[1] **Graph.**[5] **Hell.**[5] **Hep.**[5] **M-aust.** merc. ph-ac.[5] **SABAD.**[5] **Sep. SIL. SULPH. Teucr.**[5]
☞ *O; Nägel; Zehennägel*

◦ ◦ **wildem** Fleisch, mit: caust.[1]

◦ **Zehenspitzen**: **Ant-t.**[5] **Carb-v. Sep.**[5]

◦ **großer** Zeh: both-l.[3070] graph. **Paeon. Sil.**

◦ ◦ **Ränder**: graph.

◦ **5. Zehe**: ant-t.

alte, Unterschenkel: lyc.[1]

atonisch, Beine: pall.

bläulicher Hof, Beine: aesc. **ARS. CARB-V. LACH. Puls. SIL.**

Blut sickert heraus ohne viel Schmerz, Handrükken: cadm.[110] formal.[110]

blutend, Beine: ars. carb-v. **MERC.** ph-ac. sulph.[122]

- **Füße**: **Ars.**
☞ *O; Beine; Füße*

blutigem Eiter, mit, Fersen: ars.

bösartig, Arme: lach.

chronisch, Beine: acro-c-f.[2047] carb-ac. hydr.[58] still.[25]

- **Unterschenkel**: acro-c-f.[2047]
☞ *O; Beine; Beine*

- **Knöchel**: **Carb-ac.** hydr.[58]

erhöhte Ränder, Beine: petr.

fistulös, Beine: calc. calc-p. ruta sil.
ALLGEMEINES; C; Fisteln; Geschwüre mit Fistelbildung, auf der Haut

- **Knöchel**: **Calc-p.** sil.

flach, Beine: lach. ph-ac.[1] sel. staph.[1]

- **Unterschenkel**: ph-ac.[1] staph.[1]
☞ *O; Beine; Beine*

Fressblasen, Beine: nat-c. sep.

fressend, kariös, Unterschenkel: asaf.[54]

- **Schienbein**: asaf.[54]
☞ *O; Beine; Beine; Schienbein*

gangränös:

- **Arme**: ran-fl.[102]
☞ *Gangrän; Arme*

- **Beine**: anthr. **ARN.** ars. **Carb-v. LACH. LYC.** rhus-t.[137] **SEC.**
  ☞ *Gangrän; Beine*
  - **Unterschenkel**: **ANTHR. ARS. Carb-v.**
    ☞ *O; Beine; Beine • Gangrän; Beine; Unterschenkel*
  - **Zehen**: **Lach.**

gelb, werden, Daumen: kali-i.[137]

geschwollen, Beine: **Sabin.**

glatt, Beine: sel.

hartnäckig, Beine: petr. sulph.

hohe Ränder, Beine: hydr.

indolent, Beine: **Carb-v. Hydr. LACH. Still.** sulph.[58]

jauchig, Beine: **Com.** sulph.

juckend, Beine: **LYC.**[1] nat-c.[1] **Ph-ac. Psor. SIL.**[1] sulph.[102]

- **Oberschenkel**: sil.[1]
- **Unterschenkel**: lyc.[1] nat-c.[1]
  ☞ *O; Beine; Beine*
- **Knöchel**: sil.[1] sulph.[102]

kleine, Gelenke: sep.[137]
☞ *O; Gelenke; kleine Gelenke*

laufend, nässend, Beine: petr.

leprös, Zehen: **Graph.**

marmoriert, Beine: **CARB-V. LACH. PULS.**

oberflächlich, Beine: lach. petr. polyg-pe.[102]

- **Frauen** im Klimakterium, bei: polyg-pe.[102]

Pemphigus:

- **Fußsohlen**: ars.[1]
  ☞ *O; Beine; Füße • O; Beine; Füße; Fußsohlen*
- **Zehen**: ars.[1] graph.[1] petr.[102] sep.[102]

phagedänisch: acro-c-f.[2047] ars.[34] bor. lach. merc.[34] mez.[34] nat-c. rhus-t. rhus-v. sep. sil.[34] sulph.[34]
▤ *ALLGEMEINES; C; Phagedänisch (ins Gewebe eindringende, fressende Prozesse)*

- **Arme**: ars.[34] merc.[34] mez.[34] rhus-v. sil.[34] sulph.[34]
  - **Hände**: merc.[34] sil.[34] sulph.[34]
    ☞ *O; Arme; Hände*
  - **Finger**: merc.[34] sil.[34] sulph.[34]
- **Beine**:
  - **Blasen,** durch: **Lach.** nat-c. rhus-t. sep.
  - **Oberschenkel**: merc.[34] mez.[34]
  - **Unterschenkel**: merc.[34] mez.[34] sil.[34]
    ☞ *O; Beine; Beine*
  - **Füße**: ars.[34] sil.[34] sulph.[34]
    ☞ *O; Beine; Füße*
  - **Zehengelenke**: **Bor.**
    ☞ *O; Beine; Gelenke*

reizbar, Beine: **Hydr. Phyt.**

rissig, Hände: **Merc.**

roter Grund, Beine: lac-c. petr.

schmerzhaft:

- **Arme**:
  - **Handrücken,** mit allgemeiner Schwäche: x-ray[110]
    ☞ *O; Arme; Hände • O; Arme; Hände; Handrücken*
  - **Finger**: lyc.[1]
- **Beine**:
  - **nachts**: **Lyc.**
    ☞ *O; Beine; nachts; agg.*
  - **Unterschenkel**: **ANTHR. ARS.** carb-v. caust.[1] hydr.[58] lyc. nat-c.[1] nit-ac. sil. staph.[1]
    ☞ *O; Beine; Beine*
    - **nachts**: **Anthr. Carb-v.** caust.[1] hydr.[58] **Lyc. Nit-ac. Sil.**
  - **Knöchel**: hydr.[58] **Lach.** rhus-t.
- **blutend,** riechend, Handrücken: formal.[110] x-ray[110]
- **bohrend,** Zehen: caust.[1]
- **brennend**:
  - **Fingerspitzen**: **ARS. Sep.**
    ☞ *O; Arme; Finger; Fingerspitzen*
  - **Beine**: **ANTHR. ARS.** carb-ac. **CARB-V. CARBN-S. Caust.**[1] hydr.[58] kali-ar.[58] kali-bi.[58] **LYC.** mag-c. **MERC.** mur-ac.[8] nit-ac. **PULS. SIL.** sulph. syph. vinc. zinc.
    - **Berührung,** durch: **Merc.**
    - **Gesäß**: vinc.
      ☞ *O; Beine; Gesäßbacken*
    - **Unterschenkel**: **ANTHR. ARS. Carb-v.** hydr.[58] kali-ar.[58] kali-bi.[58] **Lyc. Merc. Mur-ac.**[8] **Nit-ac.** puls. **SIL.** syph.
      ☞ *O; Beine; Beine*
    - **Zehen**: caust.[1]
- **reißend,** Beine: lyc.[1]
  - **Unterschenkel**: lyc.[1]
    ☞ *O; Beine; Beine*
- **stechend,** Beine: ars. nat-c. sabin. sil.
- **stechend,** Unterschenkel: ars.[1] nat-c.[1]

schmerzlos:
▤ *ALLGEMEINES; C; Schmerzlosigkeit von Beschwerden, die gewöhnlich schmerzhaft sind*

- **Arme**: carb-v. plat. **Ran-b.** sep.
- **Beine**: ars. calc. carb-v. graph. ph-ac.[1] plat. sep. sil. sulph.
  - **Unterschenkel**: ph-ac.[1]
    ☞ *O; Beine; Beine*
  - **Knöchel**: **Calc.**

Schmutzflechte, Unterschenkel: kali-br.

schmutziger Grund, Beine: lach.

schwarze Basis, Beine: **Anthr. ARS. Asaf. CARB-V.** ip. **LACH. LYC. SEC. Sil. Sul-ac.**

serpiginös, Beine: paeon.

sich ausbreitend, Beine:

- **Unterschenkel**: kali-ar.[58]
  ☞ *O; Beine; Beine*
- **Knöchel**: **Merc.**

skrofulös, Beine: hydr.[25] still.[25]

stinkend, Beine: **Bry.** calc-p. carb-ac. **CARB-V. LACH.** lyc. **MERC. Mur-ac. PSOR. PULS.** sul-ac.[58] sulph.

- **Knöchel**: **Calc-p. Carb-ac. Lyc.** sulph.

syphilitisch:
▤ *ALLGEMEINES; C; Syphilis*

- **Arme**: phyt. rhus-v.

GESCHWÜRE; syphilitisch (Forts.)

- **Beine**: asaf.[5] carb-an.[5] cinnb.[111] cist.[111] cor-r.[111] iod.[5] kali-bi.[111] kali-i.[111] merc-i-r.[111] nit-ac.[5] phyt.[25] still.[25]
  - **Unterschenkel**: asaf.[5] carb-an.[5] cinnb.[111] cist.[111] cor-r.[111] iod.[5] kali-bi.[111] kali-i.[111] merc-i-r.[111] nit-ac.[5]
    ☞ *O; Beine; Beine*

tief: acro-c-f.[2047] ars. aur. calc. calc-s. com. kali-cy.[25] merc. nit-ac. psor. puls. sil. sulph.

- **Beine**: ars. **Aur. CALC. CALC-S.** com. **MERC. Nit-ac. PSOR. Puls. SIL. SULPH.**
- **schmerzhaft,** Hände: kali-cy.[25]

trichterförmig: acro-c-f. [2047]

übelriechend:

- **Fingerspitzen**: Petr.
  ☞ *O; Arme; Finger; Fingerspitzen*
- **bluten** leicht, Beine: carb-v.[1]

Varizen, im Zusammenhang mit:
☞ *Beine ▤ HAUT; C; Geschwüre; Varizen, geschwürige*

- **Arme**: aesc.[58] aq-sil.[93] arist-cl.[119] calc-f.[142] carb-v.[58] **CARD-M.**[162] caust.[137] clem-vit.[142] coll.[25] ham.[137] influ.[149] **Kali-s.**[54] lyc.[137] merc-c. **Morg.**[136] **Puls.**[137] **Sec.**[45] sulph.[10] vip.[137]
  ☞ *Beine ▤ HAUT; C; Geschwüre; Varizen, geschwürige*
  - **Verletzung,** nach: **Kali-s.**[54]
    ☞ *O; Arme; Verletzungen, nach*
- **Beine**: **Aesc.** alch-v.[1125] ange-a.[1125] **Arist-cl.**[1125] **Arn.**[1125] bals-p.[1125] bell-p.[1125] **Calen.**[1125] **Carb-v. Card-m.**[1125] cedr.[1125] cham.[1125] **Clem-vit.**[1125] dol.[1125] **ECHI.**[1125] equis-a.[1125] fil.[1125] fl-ac.[58] frax-e.[1125] ger-r.[1125] **Graph.** grat.[1125] **HAM.**[1125] hydr-ac. hyper.[1125] kali-s. **Lappa**[1125] mez.[1125] myris.[1125] **Nat-m.** paeon.[110] plan.[1125] plan-l.[1125] puls.[1125] pyrog.[85] querc-r.[1125] salx-a.[1125] sars.[58] sol-t.[1125] sulph.[58] **Symph.**[1125] syph. trig-f-g.[1125] tus-fa.[1125] visc.[1125]
  ☞ *•Arme •Varizen, Krampfadern; geschwürig, Unterschenkel ▤ HAUT; C; Geschwüre; Varizen, geschwürige*
- **purpurner** Hof, Beine: **Aesc.**[58]

verhärtete Ränder, Beine: kali-chl.

GESPALTENE Nägel: ANT-C. but-ac.[119] fl-ac.[137] lept.[111] nat-m.[31] ruta[5] **SIL. Squil.**[5] sulph. thuj.[137]
☞ *O; Nägel •Brüchig; Nägel •Brüchige, spröde Nägel ▤*

Fingernägel: **Squil.**[5]
☞ *O; Nägel; Fingernägel*

GESTAUT:
☞ *Blutandrang, Empfindung von*

GESTRECKTE Haltung: bell.[5] benz-n. calc-f.[193] camph.[5] carbn-o. chin. cic. cina cupr. dig. dulc. hyos. led.[5] lyc.[5] merc. nit-ac. nux-v. phos. plb.[36] ruta[5] sec. sep. stram. stry. tab. verat.[1]

Arme: bell.[5] benz-n. camph.[5] carbn-o. **Chin.** cic. cina cupr. dig. dulc. hyos. led.[5] lyc. merc. nit-ac. nux-v. phos. plb.[36] ruta[5] sec. sep. **Stram.** stry. tab.
☞ *Ausstrecken von Gliedern; Arme*

- **Anfällen,** bei: **Cic. CINA** stry.
- **Sitzen,** beim: nit-ac.
  ☞ *O; Arme; Sitzen; während*
- **abwechselnd** gebeugt und gestreckt: bell.[5] carbn-o. **Cic. Cupr.** hyos. led.[5] **LYC.** nux-v. **Plb.**[36] ruta[5] sec. **Tab.**
  ☞ *Gebeugte Gliedmaßen; Arme; abwechselnd gestreckt, und*
  - **7. Tag, jeden**: lyc.
- **Daumen,** krampfartig, spasmodisch: camph.[5]
- **ergreifen,** als wolle er etwas: dulc. phos.
- **steif**: merc.

GETRENNT:
☞ *Abgetrennt, Empfindung wie*

GEWEBEVERÄNDERUNGEN, Nägel: rad-br.[102]
☞ *O; Nägel ▤ ; ; ;*

GEWICHT, Empfindung wie von einem schweren:

Schulter, rechts: lith-c.[227]

Oberarme: anac.[1] sulph.[1]
☞ *O; Arme; Oberarme*

- **Unterarme**: anac.[1]

Hüften, durch die: gua.[85]
☞ *O; Beine; Hüften*

Schienbein, bei schnellem Gehen: spong.[1]
☞ *O; Beine; Beine •O; Beine; Beine; Schienbein*

Füße: rhod.[85]
☞ *O; Beine; Füße*

GEWÖLBTE, "hohle" Fingernägel: med. **Nit-ac.** tub.
☞ *O; Nägel; Fingernägel •Geriefte Nägel; Fingernägel*

Tuberkulose, bei: med. tub.

GEZOGEN in eine Richtung, Glieder sind:
☞ *Gebeugte Gliedmaßen*

Oberarme: bism.[5] stram.[5]
☞ *O; Arme; Oberarme*

Hände: acon.[5] carb-v.[5] cina[5] prun.[111]
☞ *O; Arme; Hände*

Finger: acon.[5] ant-t.[5] caps.[5] carb-an.[5] **Dros.**[5] lyc.[5] merc.[5] prun.[111] sabad.[5] stann.[5]

aufwärts: acon. agar. am-c. amyg-am.[81] **Arg-n. Ars.**[5] camph.[137] caps. carb-an. **Carb-v.** carbn-o. caust. **Cham.** cic.[137] cimx. cina coloc.[137] crot-h. cupr. cyt-l.[119] **Hell. Hep. Hyos.** ign. jatr. lach.[5] lyc. **Merc.**[1] merc-c.[122] mur-ac. nat-m. nux-v. op. ox-ac. **Phos. Phyt.** plat. **Plb.** pyrus sec. sil. spong. stann. staph.[5] stry. sul-ac. tab. tanac.[5] verat.[5] zinc.

- **abwechselnd** mit Ausstrecken: carbn-o. **Cic. Cupr. Lyc.** nux-v. sec. tab.
  ☞ *A; Abwechselnd mit*
- **morgens**: plat.
  - **Erwachen,** beim: plat.
- **abends**: carb-an.
  - **Stehen,** beim: carb-an.
- **nachts**: merc.[1] stann.
  - **Erwachen,** beim: stann.
- **periodisch**: **Sec.**
- **Abdomen,** zum: arg-n. **Ars.** carb-v. cham. **Cina Cupr. Hyos.** jatr. **MERC-C.**[122] **Mur-ac.** ox-ac. **Plb.** sil. **Verat.** zinc.
  - **Femurnekrose,** bei: **Sil.**

- **Auftreten,** beim: caust.
- **Bewegung,** bei: tab.
- **Froststadium** im Fieber, während: **Caps.** cimx.
- **Gehen,** beim: am-c. ign. **Plb.** spong.
- **Igel,** wie ein: coloc.[137]
- **Lagewechsel,** bei jedem: **Hell.**
  ALLGEMEINES; M; Wechsel, Veränderung; agg.; Lagewechsel
- **Schlaf,** im: carb-v.[58]
- **Arme**: ign.[5]
- **Knie**: amyg-am.[81] **Ign.**[5] staph.[5] **Tanac.**[5] verat.[5]
  ☞ *O; Beine; Knie*
- **Unterschenkel,** abwechselnd, bei Konvulsionen: cyt-l.[119]
  ☞ *O; Beine; Beine*
- **Zehen**: ars.[5] camph.[137] cic.[137] lach.[5]
- **krampfartig,** spasmodisch: **Arg-n. Cupr. Hyos.** nux-v. **Plb.** tab.
- **unwillkürlich**: carb-v. **Ign.**

aus der Form, Finger: zinc.[137]

auseinandergezogen:
  ☞ *Abgespreizt, hält die Glieder*

außen, nach:
- **Hand,** linke, beim Klavierspiel: dig.[1] merl.[36]
- **Zeigefinger** links: dig.[1]

Gefühl zurückgezogen zu werden, Unterschenkel: androc.[222]

hinten, nach:
- **allgemeine** Rubriken:
  ◦ **Arme**:
  ☞ *Konvulsionen, Spasmen; allgemeine Arzneien; Arme bewegt, wenn er die; rückwärts*
  ◦ ◦ **Schultern**: hyos.[5]
  ☞ *O; Arme; Schultern*
  ◦ ◦ **Daumen**: hyos.[85]
  ☞ *O; Arme; Finger; Daumen*
  ◦ **Unterschenkel**: bufo canth. op. plb. spong.
  ☞ *O; Beine; Beine*
  ◦ ◦ **Sitzen,** beim: spong.
  ◦ ◦ **Oberschenkeln,** zu den: canth. op. plb. spong.
  ◦ ◦ ◦ **Gehen,** bei dem Versuch zu: spong.
  ☞ *Gebeugte Gliedmaßen; Beine; Unterschenkel; Gehen, beim Versuch zu*

innen, nach:
- **Arme**: acon.[5] aeth. amyg-am.[81] ant-t.[36] apis ars. art-v. arum-t. bell. brach. bufo camph. caust. cham. cic. cocc. cupr. glon. hell. hyos. ign. kali-n.[5] lach. mag-m.[1] mag-p. merc. nit-ac.[1] oena. phyt. plut-n.[222] sec. stann. staph. stram. sulph. viol-t.[5]
  ◦ **Ellenbogen**: amyg-am.[81]
  ☞ *O; Arme; Ellenbogen*
  ◦ **Handgelenke**: kali-n.[5]
  ☞ *O; Arme; Handgelenke*
  ◦ **Hände**: acon.[5]
  ☞ *O; Arme; Hände*
  ◦ **Daumen**: acon.[5] **Aeth.** ant-t.[36] **Apis** ars. art-v. arum-t. **Bell.** brach. **Bufo Camph. Caust. Cham. Cic. Cocc. CUPR. Glon.** hell. hyos. ign. **Lach.** mag-m.[1] mag-p. merc. oena. phyt. plut-n.[222] **Sec.** stann. staph. stram. sulph. viol-t.[5]
  ☞ *O; Arme; Finger; Daumen*
  ◦ ◦ **Fieberhitze,** während: **Viol-t.**[5]
- **Beine**: acon. graph.[1] mag-m.[1] petr.[1] plut-n.[269] sars.[1]
  ◦ **links**: plut-n.[269]
  ◦ **Zehen**: graph.[1] mag-m.[1] petr.[1] sars.[1]

Seite, zur, Arme, bei Konvulsionen: cupr.[81] hyos.[81] lyc.[1] mosch.[81]
- **Finger**: lyc.[1]

vorwärts, Arme, abrupt: guare.[36]

zusammengezogen: ars. carb-v.[5] caust.[5] lyc. merc. phos.[137] rhus-t.[5]
  ALLGEMEINES; C; Zusammengezogen, Körperteile scheinen wie
- **Arme**: carb-v.[5] caust.[5] merc.[1] phos.[137] rhus-t.[5]
  ◦ **Schultern**: rhus-t.[5]
  ☞ *O; Arme; Schultern*
  ◦ **Finger**: carb-v.[5] merc.[1] phos.[137]
- **krampfartig,** spasmodisch: lyc. merc.

GICHT:

☞ *Gichtknoten •Hüftgelenk, Beschwerden des •Schmerz; gichtig, durch Gicht bedingter Schmerz;*

GICHTKNOTEN:

GICHTKNOTEN: abrot.[137] acet-ac.[102] **ACON.**[10] aesc. agar.[5] **Agn.**[5] alum.[58] am-be.[102] am-c.[5] am-m.[5] **Am-p.**[85] **Ambr.**[5] **ANT-C.**[5] ant-t.[58] **APIS** arg.[58] **ARN.**[58] ars.[5] **Asaf. Aur.**[5] aur-s.[58] benz.[102] **BENZ-AC.** berb.[58] beryl.[149] borag.[255] brom.[5] **BRY.**[5] bufo **CALC. CALC-F. Calc-p. Calc-s.** calc-sil.[58] calcul-r.[102] caps.[58] carb-an. carb-v.[5] carbn-s. **CAUL.**[102] **Caust. Cic.**[5] cimic.[102] **Clem.** cocc.[5] **Colch.** con.[5] croc.[5] crot-h.[111] **Dig. Elaps** elat.[102] elmen[9] eucal.[102] eup-per.[58] fago. **Form. GRAPH. GUAI.**[5] **Hecla.**[102] hed.[142] hep.[5] ign.[5] iod. kali-ar.[102] kali-c.[58] **Kali-i.** kali-m.[137] kali-s. kali-sil.[102] lach.[5] **LED. LITH-C. LYC.** m-art.[5] mag-c. mag-m.[5] mang. med.[102] **Meny.**[5] **Merc.** morg.[136] **Mosch.**[5] mur-ac.[5] mut.[136] nat-c.[5] nat-l.[85] nat-m.[5] nat-s. nat-uric.[102] nit-ac.[1] **NUX-V.** olnd.[5] ox-ac. par.[5] paraf.[85] petr.[5] ph-ac.[5] phos.[5] phyt.[58] pipe.[102] plb.[85] **Puls. Ran-b.**[5] **Ran-s. Rhod. Rhus-t.**[5] ruta[102] **SABIN.** sars.[58] sep.[5] **Sil.**[5] squil.[5] **STAPH.**[5] stel.[102] still. sul-ac. sul-i.[137] sulph. syc-co.[136] tarax.[5] thuj. tub-r.[109] urea[102] **Urt-u. VERAT.**[5] zinc.[5]
  ☞ *Exostosen •Knötchen •Schmerz; gichtig, durch Gicht bedingter Schmerz; •Schmerz; gichtig, durch Gicht bedingter Schmerz;* *FIEBER, HITZE; C; Rheumatisches Fieber*

Kopfschmerz, mit: eup-per.[102]

Wetterwechsel, durch: kali-ar.[102]

Condylen, auf den: **Calc-p.**

Haut über den Gelenken, in der: **LED.**

Arme: abrot.[137] acon.[5] aesc. agn.[5] am-c. am-m.[5] am-p.[102] ant-c. apis **Aur.**[5] aur-s.[58] benz.[102] benz-ac. berb.[58] beryl.[149] brom.[5] **CALC.** calc-f. calc-p. calc-sil.[58] carb-an. carb-v.[5]

GICHTKNOTEN; Arme (Forts.)
carbn-s. caul.[102] **Caust.** clem. colch. con.[5] croc.[5] crot-h.[111] dig. eucal.[102] eup-per.[58] **Graph.** hep. ign.[5] kali-i. kali-m.[137] lach.[5] **Led.** lith-c. lyc. mag-c. mag-m.[5] med.[102] meny.[5] morg.[136] mur-ac.[5] mut.[136] nat-c.[5] nat-l.[85] nat-m.[5] nit-ac.[5] nux-v.[5] ox-ac. petr.[5] phos.[5] plb. ran-s. rhod.[5] ruta[102] sabin.[5] sep.[5] sil. **Staph.**[5] stel.[102] still. sul-i.[58] sulph. syc-co.[136] urt-u. zinc.[5]

- **Schultern**: acon.[5] **Calc.** croc.[5] crot-h.[111] dig.[5] ign.[5] **Kali-i.** mag-m.[5] nat-c.[5] nat-m.[5] nux-v.[5] petr.[5] phos.[5] rhod.[5]
  ☞ *O; Arme; Schultern*
- **Oberarm,** unterer Condylus des Humerus: eup-per.[58] mag-c.
  ☞ *O; Arme; Oberarme*
- **Ellenbogen**: eup-per.[58] lyc. mag-c. mur-ac.[5] still.
  ☞ *O; Arme; Ellenbogen*
  ◦ **Steifheit**: lyc.
  ◦ **Olecranon**: still.
  ☞ *O; Arme; Ellenbogen; Höcker, Olekranon*
- **Unterarme**: am-c.
  ☞ *O; Arme; Unterarme*
- **Handgelenke**: am-m.[5] **Benz-ac. Brom.**[5] **CALC.**[5] **Caust.**[5] **Led.** lith-c.[111] lyc. petr. **RHOD.**[5] ruta[102] sabin.[5]
  ☞ *O; Arme; Handgelenke*
  ◦ **Oberseite**: petr.
- **Hände**: am-p.[102] ant-c. **Benz-ac.** beryl.[149] **Calc.** carbn-s. eucal.[102] **Hep. Led.**[5] med.[102] plb. staph.[5]
  ☞ *O; Arme; Hände*
  ◦ **Handgelenke**: **Led.**[5] **Staph.**[5]
  ☞ *O; Arme; Gelenke*
  ◦ **Handrücken**: **Am-p.**[102] eucal.[102] med.[102]
  ☞ *O; Arme; Hände; Handrücken*
- **Finger**: abrot.[137] aesc. agn.[5] am-p.[102] ant-c. apis aur-s.[58] benz.[102] benz-ac. berb.[58] beryl.[149] brom.[5] calc. calc-f. calc-p. calc-sil.[58] carb-an. carb-v.[5] caul.[102] caust. clem. colch. con.[5] dig. eup-per.[58] **GRAPH.** hep. kali-m.[137] lach.[5] led. lith-c. **Lyc.** med.[102] morg.[136] mut.[136] nat-l.[85] ox-ac. petr.[5] ran-s. rhod.[5] sep.[5] sil. staph.[5] stel.[102] sul-i.[58] sulph. syc-co.[136] urt-u. zinc.[5]
  ◦ **Fingergelenke**: abrot.[137] **Aesc. AGN.**[5] **Am-p.**[102] **Ant-c. APIS** aur-s.[58] benz.[102] **BENZ-AC.** berb.[58] beryl.[149] **Brom.**[5] **CALC. Calc-f. Calc-p.** calc-sil.[58] carb-an. carb-v.[5] **Caul.**[102] **CAUST. Clem. Colch.** con.[5] **Dig.** eup-per.[58] **GRAPH.** hep. kali-m.[137] lach.[5] **LED. LITH-C. LYC. Med.**[102] morg.[136] mut.[136] nat-l.[85] ox-ac. petr.[5] ran-s. **RHOD.**[5] sep.[5] **Sil. STAPH.**[5] stel.[102] sul-i.[58] **Sulph.** syc-co.[136] **Urt-u.** zinc.[5]
  ☞ *O; Arme; Finger; Fingergelenke*
  ◦ ◦ **Steifheit,** mit: **Carb-an. Graph. LYC.**

Beine: agar.[5] **Agn.**[5] **Am-c.**[5] ant-c.[5] **Ars.**[5] asaf. bufo calc. calc-f.[137] carb-v.[5] **CAUST.** cic.[5] **Con.**[5] **Graph.** guai.[5] hep.[5] kali-i. led.[58] meny.[5] nat-s. nux-v. **Ph-ac.**[5] phyt.[58] plb.[85] ran-s. rhod. rhus-t.[5] sabin. **SEP.**[5] **Sil.**[5] staph.[5] sul-i.[137] **Sulph.** thuj.

- **Gelenke**: **Staph.**[5]
  ☞ *O; Beine; Gelenke*
- **Knie**: **Bufo Calc. Led. Nux-v.** phyt.[58] plb.[85]
  ☞ *O; Beine; Knie*
- **Schienbein**: calc-f.[137] sul-i.[137]
  ☞ *O; Beine; Beine • O; Beine; Beine; Schienbein*
- **Füße**: bufo **Kali-i. LED. Nat-s.**
  ☞ *O; Beine; Füße*
- **Zehen**: asaf. caust. **Graph.** led.[58] ran-s. rhod. sabin. sulph. thuj.

chronisch, Harnsäureablagerungen auf den Gelenken: am-p.[85]

entzündet, schmerzhaft, rot: acon.[10] arn.[10]

fibrös, großer Zeh: **Rhod.**

gichtig, Fingergelenke: stel.[102]

Kneifen und Knacken bei Bewegung: **LED.**

kribbelnd: acet-ac.[102]

schmerzhaft: arn.[58] **LED.** nit-ac.[1]

GLÄNZENDE Gliedmaßen:

Gelenke: mang.[137]

Zehen: sabin.[137]

GLAS, Empfindung wie aus: **THUJ.**[56]

GLATT, Empfindung wie, Finger: bell.[5]

GLÄTTE der Handflächen: x-ray[119]

GLUCKSEN (klopfendes Spannen), Empfindung von:
☞ *Wallen, Glucksen (spannendes Pochen), Empfindung von*

GLÜHEN, Empfindung von, von den Zehen bis zum Kopf: **Visc.**

GREIFT ständig daneben, beim Versuch, etwas in die Hand zu nehmen, ein Kind: asaf.[54]

GROß:
☞ *Vergrößerung von Gliedmaßen*

HAARGEFÜHL, Arme: aloe[111] fl-ac.[137] med.[137] nat-m.[5] visc.[111]
▥ *ALLGEMEINES; C; Haargefühl, Empfindung, wie von einem Haar*

Finger: fl-ac.[137] nat-m.[5]
- **Fingerrücken**: fl-ac.[137]

borstig, wie: aloe[111]

HALLUX valgus, X-Großzehe: hecla.[142]

HÄLT sich den rechten Arm, bei Herzklopfen: aur.[137]

HÄMANGIOM: Phos. pitu-a.[164] sang.

Finger: **Phos.** pitu-a.[164]
- **Mittelfinger** rechts, unter dem Nagel, führt zur Nagelablösung: pitu-a.[164]
  ☞ *O; Nägel; Fingernägel • O; Nägel; unterm Nagel*

Oberschenkel: **Phos.**

HAMMERZEHEN: prot.[136]

HAND die rechte Hüfte hält, Empfindung, als ob die: phos.[1]

HÄNGT an den Oberarmen, Empfindung, etwas Schweres: sulph.[1]

HARTE Fingernägel: chin-s.
☞ *O; Nägel; Fingernägel*

HÄRTE, Verhärtung:

Sehnen: calc-f.[137]

Arme: am-c. ars. calc-f.[102] calc-sil.[58] choc.[222] falco-p.[265] graph. hep.[58] mag-c.[1] nat-m.[5] petr.[36] rad-br.[137] rhus-v. sulph.

- **Oberarme**: mag-c.[1] petr.[36]
  ☞ *O; Arme; Oberarme*

  ◦ **Deltoideusregion**: **PETR.**[36]
  ☞ *O; Arme; Schultern; Deltoideus, Region des*

- **Hände,** Haut der: am-c. calc-f.[102] choc.[222] **GRAPH.** nat-m.[5] rhus-v. **SULPH.**
  ☞ *O; Arme; Hände • Auswüchse auf der Haut; hornig, Hände • Hornhaut; Hände*

- **Fingernägel**: ars. calc-sil.[58] falco-p.[265] hep.[58]
  ☞ *O; Nägel; Fingernägel*

Oberschenkel, Muskulatur: phos.[54]

Waden: ars.[1] lath.[102]
☞ *O; Beine; Beine • O; Beine; Beine; Waden*

Füße:
☞ *O; Beine; Füße*

- **Fußrücken,** links: jug-r.[36]
  ☞ *O; Beine; Füße; Fußrücken*

- **Sohlen,** Haut der: **Ant-c.**[5] **ARS.**[111] morg.[136] sang.[58]
  ☞ *O; Beine; Füße; Fußsohlen • Dick, Verdickung; allgemeine Rubriken; Füße, Haut, äußerlich; Fußsohlen • Hornhaut; Fußsohlen • Hühneraugen; allgemeine Arzneien; hornig; Fußsohlen • Verhärtung; Fußsohlen*

  ◦ **empfindungslos**: ars.[111]

rauhe Haut der Hände: nat-m.[5]

HAUTAUSSCHLÄGE: acon.[5] acon-c.[85] acro-c-f.[2047] adam.[222] aegle.[192] aegle-f.[192] aeth. agar. agar-em.[107] agav-a.[25] agn.[5] ail.[58] all-c. all-s. aln.[102] aloe alum. alum-met.[5] alum-p.[58] alum-sil.[58] alumn. **Am-c.**[1] am-m.[137] ambr. amph.[36] anac. anag. anan. androc.[222] ang. anil. ant-c. ant-n-l.[85] ant-o.[85] ant-s.[85] ant-t.[5] anthr. **Apis**[137] apisin.[5] apoc. aq-mar.[149] aran.[25] aran-ix.[144] arg.[1] arg-n.[5] arge-p.[264] arist-cl.[161] arn. **ARS.**[137] ars-h. ars-i.[137] ars-s-f.[58] arum-d.[25] arum-t. arund.[54] asar.[144] asc-t.[25] asim.[142] aster.[102] atista[192] aur. aur-i.[58] aur-m. aur-m-n.[272] aza.[192] ba-sv.[136] ba-tn.[136] bac.[62] bamb-a.[1184] bani-c.[204] **Bar-c.** bar-m. bar-s.[58] bart. bell.[1] benz-ac.[111] berb. bism.[102] boerh.[192] bor.[137] bov.[1125] brom.[5] bros-g.[259] bruc. brucel.[241] **Bry.** bufo bufo-s. buni-o.[149] but-ac.[149] cact. cadm-s. calad.[5] **CALC.**[162] calc-f.[111] calc-p. calc-s.[58] calc-sil.[58] calth.[142] calx-b.[194] cand-a.[239] cann-s.[1] canth.[5] caps.[193] carb-ac.[25] carb-an. carb-v.[137] carbn-o.[36] carbn-s.[25] carc.[304] cassi-f.[192] cassi-s.[192] cast. cast-eq.[54] cath-a.[264] **CAUST.**[1] cham.[5] chel.[25] chin. chin-ar.[58] chin-s. chlol.[25] chlor. choc.[222] chrysar.[102] cic.[5] cimic.[25] cimx. cinnb. cist.[58] cit-v. citl-v.[197] clem. cob. cob-n.[119] coca[25] cocc.[122] coloc. com.[25] con.[5] conv.[38] cop. cor-r. corn-s. cortico.[149] cortiso.[149] croc. crot-c.[193] crot-h. croto-t. cub.[85] cupr. cupr-ar.[25] cupr-o.[192] curc.[192] cycl.[5] cymbo-ci.[2184] cypra-e.[227] daph. dig.[5] dol. dros. dulc.[122] dys-co.[136] elaps[85] erig.[144] eug. eup-per. euph. eupi. fago.[25] falco-p.[265] ferr.[5] fl-ac. foll.[149] form. gaert.[136] gali.[85] galph.[193] gamb. genist.[142] gent-c. gent-l. germ.[222] gins. glon.[144] goss.[25] granit-m.[194] **Graph.** grat. guare.[25] haliae-lc.[222] ham. harp.[1184] hell.[1] helo.[264] hep.[56] hip-ac.[149] hipp. hippoz. hura[36] hydr. hydrc. hydrog.[222] hyos.[1] hyper. ign. ignis[194] indg. iod.[1] ip.[5] iris iris-foe. jac.[102] jac-c. jatr. jug-c. jug-r. **Kali-ar.** kali-bi.[168] kali-br.[8] **KALI-C.**[1] kali-chl.[58] kali-cy. kali-i. kali-n.[1] kali-p. kali-s. kali-sil.[58] kalm. kola[1184] **Kreos.**[137] kres.[149] kurch.[192] lac-ac. lac-c. lac-del.[204] lac-eq.[204] lach. lachn. lam.[102] lap-laz.[227] lappa[137] lat-h.[301] laur.[5] led. lim.[36] lith-c.[227] lob.[25] lob-e.[102] loxo-r.[240] **LYC.**[122] lycps.[25] lyss. m-art.[5] mag-c. mag-m.[1] mag-p. mag-s. maland.[56] manc.[36] mand.[144] mang.[122] mang-acet.[1] marm-w.[194] med.[304] medus.[102] meph. **MERC.** merc-c.[137] merc-i-r. merl. **MEZ.**[137] morg.[136] morg-g.[136] morph. mosch.[5] mur-ac. murx. mygal.[192] naja[36] nat-ar.[102] nat-c.[137] **NAT-M.** nat-p.[137] nat-s.[137] nat-sil.[58] neon[222] nicc. **Nit-ac.**[1] nux-v. oena.[25] ol-an.[137] olnd. op. orig-v.[25] osm. oxyg.[233] ozone[227] par.[5] parth.[197] ped.[72] pers.[36] petr. ph-ac. phos.[122] phys.[102] phyt. pier-b.[233] pip-m. pitu-a.[164] pix.[144] plan.[144] plat. plb.[5] plut-n.[222] podo.[122] por-m.[251] prim-f.[102] prim-o.[72] prot.[193] psil.[164] **Psor.**[137] ptel. **Puls.**[137] puls-n.[25] querc-r.[257] ran-b.[809] ran-s. rat. ratt-n.[204] rheum[5] rhod.[5] **RHUS-T.** rhus-v.[25] **Rumx.**[25] ruta sabad.[5] sabin. samars.[110] samb. sang. sanic. sarr. sars.[162] schran-u.[88] scorp.[269] sec.[5] sel.[137] **SEP.**[1] **SIL.**[137] skook.[85] sol[236] sol-n.[25] solid.[102] spect.[271] spig.[1] spong.[5] squil.[5] stann.[193] staph.[122] staphycoc.[77] still.[8] stram. strep-s.[197] stront-c.[5] sul-ac. sul-i.[58] **SULPH.**[185] sumb.[25] syc-co.[136] syph.[58] tab. tama.[197] tarax.[1] tarent.[192] tarent-c. tax.[303] tela[192] tell. tep.[36] ter. term-a.[192] term-c.[192] teucr. thea[275] ther. **Thuj.** thyr.[137] til. torul.[72] trio.[25] tub.[304] uran.[269] uran-n.[25] uro-h.[264] urt-u.[25] ust. vac. valer.[5] vario.[137] verat.[1] verat-v.[137] vero-o.[232] veronal[102] vesp. vinc.[4] viol-t. vip. x-ray[65] xero.[102] zinc.[1] zinc-p.[58] ziz.[25]
HAUT; C; Hautausschläge

Hitze agg.: bov. morg.[136]

Kratzen agg.: tarent.[192]
HAUT; C; Hautausschläge; Kratzen, nach

Waschen agg.: morg.[136]
HAUT; C; Hautausschläge; Waschen; agg.

fleckförmig angeordnet:

- **Arme**: apis calc. chel.[25] cor-r. dros. jac-c. merc. neon[222]

  ◦ **Handgelenke**: **Apis Calc.** dros. jac-c. **Merc.**
  ☞ *O; Arme; Handgelenke*

  ◦ **Hände**: **Apis** cor-r.
  ☞ *O; Arme; Hände*

- **Beine**:

  ◦ **Kniekehlen**: petr.
  ☞ *O; Beine; Knie • O; Beine; Knie; Kniekehle*

  ◦ **Waden**: uran.[269]

  ◦ **Knöchel,** Fußgelenk: puls.

Gelenke: aeth.[102] am-c.[102] ant-c. ant-o.[85] **Apis** ars.[137] **Ars-i.**[137] **Ba-tn.**[136] bor.[137] calc.[137] calc-p. carb-v.[137] caust. clem.[137] cupr.[5] dulc.[137] dys-co.[136] genist.[142] **Graph.** hep. hura kali-ar.[102] kreos.[5] led. lyc.[102] mang.[102] **Merc.**[137] morg.[136] nat-c. **Nat-m.** nat-p. ol-an.[137] petr.[137] phos.[85] prot.[142] **PSOR.**[111] puls.[137] **Ran-b.**[137] **RHUS-T.** sel.[137] **SEP.** sil.[137] staph. sulph.[5] thyr.[137] tub.[36] ust.

HAUTAUSSCHLÄGE; Gelenke (Forts.)

- **Winter,** im: **Merc. Psor. Rhus-t.**
  ▤ *HAUT; C; Hautausschläge; Winter, im; agg.*
- **um** die: phos.[85]
- **Gelenkbeugen**: **Aeth.**[102] am-c.[102] ant-o.[85] ars.[137] ba-tn.[136] calc.[137] carb-v.[137] caust. cupr.[5] dys-co.[136] **GRAPH.** hep. kali-ar.[102] kreos.[5] led. lyc.[102] mang.[102] merc.[137] morg.[136] **Nat-c. Nat-m.** ol-an.[137] **Petr.**[137] prot.[142] psor.[111] puls.[137] **RHUS-T.** sel.[137] sep. sil.[137] staph. sulph.[5] tub.[36]

Nägel, um die:
  ☞ *O; Nägel • Arme; Finger;*

Arme: aegle.[192] agar. ail. aln.[102] alum. alumn. am-c.[5] am-m. anac.[5] anag.[58] androc.[222] **Ant-c.**[5] ant-t. apis[54] apisin.[5] arist-cl.[161] arn. **ARS.** ars-i. ars-s-f.[85] arund.[102] asc-t.[25] aster. aur. bar-c. bar-m. bell.[5] benz-ac.[111] berb. bor. bov.[102] brom. bros-g.[259] bruc. bry.[1] cact. calad.[5] calc. cand-a.[239] canth. carb-ac.[25] carb-an.[5] carb-v. carbn-s. cassi-s.[192] cath-a.[264] **CAUST.** chel. chlol.[54] choc.[222] cic. cimic.[25] cinnb. cist. clem.[5] cob. cob-n.[119] coca[25] cocc. com. con. cop. cor-r.[5] crot-h. cupr. cupr-ar.[25] cycl. dig.[5] dros. dulc. dys-co.[136] elaps eug. euph. fago.[25] falco-p.[265] fl-ac. goss.[25] granit-m.[194] graph.[102] grat.[111] guare. hell.[5] hep. hura[36] hydr. hyos.[5] iod.[1] ip.[5] iris jug-r. kali-ar. kali-bi.[85] kali-br.[25] kali-c. kali-chl. kali-n.[5] kali-s. kalm. kreos.[102] lac-eq.[204] lach. lat-h.[301] laur.[5] led. lim.[36] lob.[25] lob-e.[102] **LYC.**[122] lycps.[25] m-art.[5] mag-c. mag-s. manc.[36] mang. marm-w.[194] med. merc. merc-c.[5] **MEZ.**[193] morg.[136] morg-g.[136] **Mur-ac.**[1] mygal.[192] naja[85] nat-c. **NAT-M.**[5] nat-s.[58] nit-ac.[5] nux-v. oena. olnd. ped.[102] petr.[58] **Ph-ac.** phos. pier-b.[233] pix.[111] plb.[5] plut-n.[222] prim-f.[102] prim-o.[72] prot.[136] **Psor.** puls.[5] ran-b.[5] ratt-n.[204] rhod.[5] **RHUS-T. Rhus-v.** rumx. ruta sabad. sabin. sanic. sars. scorp.[269] sel. **SEP. SIL.** sol-n.[25] spig. spong. stann.[193] staph. still.[8] sul-ac. **SULPH.** syc-co.[136] tab. tarax.[1] tax. tep. ther.[111] thuj. til. trio.[25] uran-n.[25] uro-h.[264] urt-u.[25] valer. verat.[5] vero-o.[232] veronal[102] vip. zinc.[5] ziz.[25]

- **rechts**: trio.[25]
  ☞ *O; Arme; rechts* ▤ *HAUT; C; Hautausschläge; rechts*
- **Gelenke**: **Ant-c.**[5] bry.[5]
  ☞ *O; Arme; Gelenke*
- **Muskel,** über M. supinator longus: hura[36]
- **Schultern**: alum.[5] alumn. am-m.[5] ant-c.[5] ars. berb.[111] choc.[222] cocc.[5] kali-c.[5] kali-n.[5] mag-c.[5] marm-w.[194] nux-v. sep.
  ☞ *O; Arme; Schultern*
- **Oberarme**: anac.[5] ant-t. arund.[102] carb-v.[5] caust.[102] cinnb. dulc.[5] grat. kali-c.[5] lach.[5] laur.[5] led. merc. nux-v. ped.[85] ph-ac.[102] sep. sulph.[102]
  ☞ *O; Arme; Oberarme*
- **Ellenbogen**: am-m. ant-c.[5] ant-t.[5] aster. bell.[5] berb. **Brom.** bry. cact. calad. calc. cand-a.[239] **Cor-r.**[5] cupr. dulc.[5] graph. hep. hyos.[5] iris kali-br.[25] **Kali-s.** kreos. lach. merc. mez. morg. nat-c.[1] nat-m. **Phos. Psor.** sabin. **Sep. Staph.** sulph. syc-co.[136] tep. thuj. zinc.
  ☞ *O; Arme; Ellenbogen*
  - ◦ **rechts**: kali-br.[25]
    ☞ *O; Arme; rechts*
  - ◦ **Ellenbeuge**: am-m. bry. calad. calc. cand-a.[239] **Cupr. Graph. Hep.** merc. **Mez. Morg.** nat-c.[1] nat-m. **Psor. Sep.** staph. sulph.
    ☞ *O; Arme; Ellenbogen; Ellenbeuge*
    - ◦ ◦ **Kratzen,** nach: nat-c.[1]
      ▤ *HAUT; C; Hautausschläge; Kratzen, nach*
  - ◦ **Olecranon**: berb.
    ☞ *O; Arme; Ellenbogen; Höcker, Olekranon*
- **Unterarme**: agar.[5] **Alum.** am-c.[5] am-m.[5] ant-t. ars. bell.[5] bov.[5] bry. **Calad.**[5] canth.[5] **Carb-an.** carbn-s.[25] cassi-s.[192] **Caust.** chel.[25] cinnb. con. cupr. granit-m.[194] **Graph.** hep.[5] kali-n.[5] lac-eq.[204] lach.[5] lat-h.[301] laur.[5] lob.[25] **Lyc.**[5] lycps.[25] mag-c.[5] mag-s. mang. **Merc. Mez.** mur-ac.[5] ped.[85] phos. rhod.[5] rhus-t. rhus-v.[25] sabad.[5] **Sel.**[5] **Sep.**[5] sil.[5] spong. staph.[5] sulph.[162] **Tarax.** thuj.[5] zinc.
  ☞ *O; Arme; Unterarme*
  - ◦ **links**: lycps.[25]
    ☞ *O; Arme; links*
  - ◦ **rechts**: carbn-s.[25]
    ☞ *O; Arme; rechts*
  - ◦ **Kälte amel.**: cassi-s.[192]
    ☞ *O; Arme; Kälte; amel.* ▤ *HAUT; C; Hautausschläge; Kälte; amel.*
  - ◦ **Kratzen agg.**: mang. **Mez.**
    ▤ *HAUT; C; Hautausschläge; Kratzen, nach*
  - ◦ **Sonneneinwirkung,** durch: **SULPH.**[162]
    ▤ *HAUT; C; Hautausschläge; Sonne, durch*
  - ◦ **Wärme agg.**: cassi-s.[192]
    ▤ *HAUT; C; Hautausschläge; Wärme agg.*
- **Handgelenke**: am-m. **Ant-c.** ant-t. apis[54] ars. **Ars-i.** ars-s-f.[85] bros-g.[259] bry.[1] **Calc.** cand-a.[239] caust. cimic. crot-h. cupr-ar.[25] dros. euph. **Hell.**[5] hep. ip.[5] lat-h.[301] led. lyc.[5] manc.[36] merc. **Mez.** morg.[136] morg-g.[136] mygal.[192] olnd. **Psor. Rhus-t.** rhus-v.[25] **Sep.**[5] sil.[5] sulph. syc-co.[136] tarax. ziz.[25]
  ☞ *O; Arme; Handgelenke*
  - ◦ **links**: mygal.[192]
    ☞ *O; Arme; links*
  - ◦ **Metall,** durch: morg-g.[136]
  - ◦ **erstreckt** sich zum Ellbogen: manc.[36] morg.[136]
  - ◦ **Innenseite,** medial: apis[54] ars-s-f.[85] bros-g.[259] bry.[1] manc.[36]
    - ◦ ◦ **links**: ars-s-f.[85] bros-g.[259]
      ☞ *O; Arme; links*
    - ◦ ◦ **rechts**: apis[54] bros-g.[259]
      ☞ *O; Arme; rechts*
    - ◦ ◦ **erstreckt** sich zur Ellenbeuge: manc.[36]
  - ◦ **Außenseite,** lateral: ars-s-f.[85] bros-g.[259]
    - ◦ ◦ **links**: ars-s-f.[85] bros-g.[259]
      ☞ *O; Arme; links*
- **Hände**: aegle.[192] agar.[5] alum. am-m. anag. androc.[222] ant-c.[1] ant-t. **Apisin.**[5] arn. ars.[5] aur. bar-m. berb. bor.[5] bov. bruc. calc.[5] canth. carb-ac.[25] carb-an.[5] **CARB-V.** carbn-s. chel. **Cic.** cimic.[25] cist. **Clem.** cob-n.[119] coca[25] cocc.

com. con. cop. crot-h. cupr. dig.[5] dulc. dys-co.[136] falco-p.[265] goss.[25] **GRAPH.** hell. **Hep.** iod.[1] ip.[5] jug-r. kali-c. kali-chl. **Kali-s.** kalm. kreos. **Lach.** lob.[25] **LYC.** m-art.[5] mag-c. med. **Merc. Mez.**[5] morg.[136] **Mur-ac.** nat-c. **Nat-m. Nat-s. Nit-ac.** oena. olnd. ped.[102] **Petr.**[5] phos. pier-b.[233] **Pix.**[111] prim-o.[102] prot.[136] psor. puls. **Ran-b.**[58] ratt-n.[204] **Rhus-t.** rhus-v.[162] ruta sanic. **Sars.** scorp.[269] sel.[102] **Sep.**[5] sil.[5] sol-n.[25] **Spig.**[5] **Staph.** still. **Sul-ac. Sulph.** syc-co.[136] tarax.[5] uran-n.[25] uro-h.[264] urt-u.[25] zinc.

☞ *O; Arme; Hände*

◦ **Wetter,** bei kaltem: sep.

☞ *O; Arme; Kälte; in der Kälte, während Kälte*

◦ **Handrücken**: ars.[5] berb. bov. calc.[5] carbn-s.[25] chel. cimic.[25] coca[25] cupr. goss.[25] jug-r. kali-chl. **Kali-s.** kreos. lob.[25] **Lyc.**[5] **Merc. Mez.** mur-ac. nat-c. ped.[102] petr.[137] phos. pix.[111] prot.[136] puls.[5] rhus-v.[25] sanic. sars.[58] **Sep.** sil.[5] sol-n.[25] **SULPH.**

☞ *O; Arme; Hände; Handrücken*

◦ ◦ **Wetter,** bei kaltem: **Sep.**

☞ *O; Arme; Kälte; in der Kälte, während Kälte*

◦ **Handflächen**: anag. androc.[222] ant-c.[1] arn. aur. bor.[5] cob-n.[119] crot-h. **Graph.** kali-c. mez. **Nat-s. Petr.**[5] **Ran-b.**[809] rhus-v.[25] sars.[162] sel.[102] **Sep. Sulph.** syc-co.[136]

☞ *O; Arme; Hände; Handflächen*

◦ ◦ **Ballen**: ant-c.[1] mez.

◦ **Fingern, zwischen den**: aegle.[192] bruc. **Canth.** carbn-s. cic. dys-co.[136] **Graph.** hell. iod.[1] lach. lob.[25] lyc. mag-c. mez.[5] morg.[136] nit-ac. olnd. phos. prim-o.[102] **Psor.** puls. rhus-v.[162] **Sep.**[5] sul-ac. **Sulph.**

☞ *O; Arme; Hände; Fingern, zwischen den*

◦ ◦ **Waschen** agg., Jucken agg. durch Bettwärme: **Rhus-v.**[162]

☞ *O; Arme; Waschen; agg.* ▤ *HAUT; C; Hautausschläge; Wärme agg.* • *HAUT; C; Hautausschläge; Wärme agg.; Bettwärme* • *HAUT; C; Hautausschläge; Waschen; agg.*

◦ ◦ **Daumen** und Zeigefinger: bruc. iod.[1]

☞ *O; Arme; Finger; Daumen*

◦ ◦ **Zeigefinger** und Mittelfinger: cic.

◦ ◦ **Mittel- und Ringfinger**: **Sulph.**

◦ ◦ **Ringfinger** und Kleiner Finger: mag-c.

- **Finger**: aegle.[192] agar. ail. aln.[102] anac.[5] anag.[58] ant-c.[5] arn. ars. bar-c. bell.[5] benz-ac.[111] bor. **Bov.**[102] calc. canth. cath-a.[264] caust. chlol.[54] choc.[222] **Cist. CLEM.**[5] cupr. cycl. elaps eug. falco-p.[265] fl-ac. **Graph.**[102] grat.[111] hell.[5] hep. hydr. kali-bi.[85] kali-c. **Kali-s.** kreos.[102] **Lach.** lim.[36] **Lob-e.**[102] **Lyc.**[122] mag-c. merc. mez.[193] **Mur-ac.**[1] mygal.[192] naja[85] **Nat-c.** nat-m.[5] nat-s.[58] nit-ac.[5] petr.[58] ph-ac. pier-b.[233] plb.[5] plut-n.[222] prim-f.[102] prim-o.[72] psor. puls.[5] **Ran-b.**[5] **Rhus-t.** rhus-v. sabad. sanic. sars. sel. sep. sil. spig. stann.[193] **Still.**[8] sulph. tab. tarax.[1] tax. ther.[111] thuj. urt-u.[25] verat.[5] veronal[102] zinc.[5]

◦ **links**: mygal.[192]

☞ *O; Arme; links*

◦ **rechts**: aegle.[192]

☞ *O; Arme; rechts*

◦ **Seiten**: **Mez.** sabad. tarax.[1] tax.

◦ **Gelenke**: cycl. hell.[5] hep.[5] hydr. **Mez.** nat-c.[58] **PSOR.** veronal[102]

☞ *O; Arme; Finger; Fingergelenke*

◦ ◦ **Grundgelenke**: veronal[102]

◦ **Nägel, um die**: eug. graph.[102] kali-bi.[85] merc. mez.[193] psor.[102] sel. stann.[193]

☞ *O; Nägel* • *O; Nägel; Umgebung des Nagels*

◦ **Fingerrücken**: kreos.[102] mur-ac.[1]

◦ **Fingerspitzen**: ars. bar-c. cath-a.[264] **Cist.** cupr. elaps lob-e.[102] **Nat-c.** psor.

☞ *O; Arme; Finger; Fingerspitzen*

◦ **Daumen**: ail. choc.[222] hep. prim-f.[102] sanic.

☞ *O; Arme; Finger; Daumen*

◦ ◦ **Daumenspitze**: ail.

☞ *O; Arme; Finger; Fingerspitzen*

◦ **Zeigefinger**: agar. **Calc.** kali-c. lob-e.[102] mag-c. nat-c. pier-b.[233] sil.

◦ **Mittelfinger**: plut-n.[222]

◦ **Ringfinger**: cycl. falco-p.[265]

◦ **Kleiner** Finger: cycl. naja[85]

◦ ◦ **rechts**: naja[85]

☞ *O; Arme; rechts*

schmerzhaft, Beine, Flecke, Menses, während: **Petr.**

☞ *O; Beine; Menses; während*

Beine: agar. agav-a.[25] alum. alum-p.[58] am-c. am-m. anac. anan. androc.[222] **Ant-c.** apis aran.[25] arge-p.[264] arn. **ARS.** arund. asc-t.[25] aster. bamb-a.[1184] **Bar-c.** bar-m. bell. bism.[102] bor. **Bov.** bros-g.[259] bry. bufo cact. **CALC. Calc-p.** calc-sil.[58] cann-s.[5] canth. **Carb-v.** carbn-o. carbn-s.[25] cassi-s.[192] **CAUST.** cham.[5] chel. chin. chin-ar. chin-s. chlol.[25] chlor. choc.[222] chrysar.[102] **Clem.**[5] cocc.[5] com.[25] **Con.** cop. croc. crot-c. **Croto-t.** cupr. cupr-ar. cupr-o.[192] daph. dulc.[111] elaps **Euph.** fago. falco-p.[265] gaert.[136] genist. germ.[222] gins.[102] goss.[25] **Graph.** guare.[25] hell.[5] hep. hyos.[5] iod. iris[25] jug-r. **Kali-ar.** kali-bi. kali-br.[36] **Kali-c.** kali-n.[1] **Kali-s.** kali-sil.[58] kreos.[111] lac-c. lac-del.[204] lach. lachn.[25] laur.[5] led. lith-c.[227] **Lyc.**[5] mag-c. manc. mang.[5] marm-w.[194] med. **Merc. Merc-c.**[5] mez. morg.[136] morg-g.[136] mosch.[5] murx. nat-c. nat-m. nat-p.[137] nat-s. nat-sil.[58] nicc. nit-ac. nux-v. olnd. orig-v.[25] osm. oxyg.[233] ped.[72] **PETR. Ph-ac.** phos. phyt. pip-m. plan.[25] plut-n.[222] podo.[122] **PSOR. Puls.** puls-n.[25] querc-r.[257] ratt-n.[204] rhod.[5] **RHUS-T.**[36] **Rhus-v.** rumx. ruta sabad. samars.[110] samb. sars. scorp.[269] sec. sel. **SEP. SIL.** spong.[5] stann.[5] staph. stram. stront-c.[5] **SULPH.** sumb.[25] tarax. tela[192] tep. term-a.[192] thea[192] thuj. til. torul.[72] uran.[269] uran-n.[25] vero-o.[232] xero.[102] zinc. ziz.[25]

- **Baden** amel., kaltes: **Lyc.**

▤ *HAUT; C; Hautausschläge; Baden; kaltes; amel.*

- **Krampfadern, bei**: morg.[136]

- **Gesäßbacken**: ant-c. bor. canth. caust.[5] chel.[25] germ.[222] **Graph.** hep. kali-n.[1] lachn.[25] mez. **Nat-c.** nat-m. nux-v. olnd. petr.[5] sel.[5] thuj. **Til.**

☞ *O; Beine; Gesäßbacken*

◦ **links**: lachn.[25]

☞ *O; Beine; links*

◦ **rechts**: chel.[25] germ.[222]

☞ *O; Arme; rechts* • *O; Beine; rechts*

HAUTAUSSCHLÄGE; Beine; Gesäßbacken (Forts.)

◦ **Kratzen,** nach: kali-n.[1]
☞ *O; Beine; Kratzen; agg.* ▥ *HAUT; C; Hautausschläge; Kratzen, nach*

◦ **zwischen** den Gesäßbacken: **Caust.**[5] olnd. petr.[5] sel.[5]
☞ *Wundheit, Exkoriation; Gesäßbacken; zwischen den Gesäßbacken*

◦ **oberer** Teil: hep.

- **Hüften**: ant-c.[5] cann-s.[5] cassi-s.[192] cham.[5] clem.[5] graph.[5] laur.[5] **Lyc.**[5] merc.[5] **Nat-c.** nicc. osm. plan.[144] sel.[5] sumb.[25] tela[192] term-a.[192] thuj.[5]
☞ *O; Beine; Hüften*

◦ **rechts**: sumb.[25] tela[192]
☞ *O; Arme; rechts • O; Beine; rechts*

◦ ◦ **Innenseite**: tela[192]

◦ **nachts**: term-a.[192]
☞ *O; Beine; nachts; agg.*

◦ **Kratzen agg.**: cassi-s.[192]
☞ *O; Beine; Kratzen; agg.* ▥ *HAUT; C; Hautausschläge; Kratzen, nach*

- **Oberschenkel**: agar. ant-c.[5] arge-p.[264] ars. aster. bar-m. bry.[5] **Calc.** cann-s.[5] canth.[5] carb-v. carbn-s.[25] **Caust.**[5] chel.[5] chin-s. choc.[222] chrysar.[102] clem.[5] cocc.[5] croto-t. cupr-o.[192] fago. falco-p.[265] germ.[222] gins.[102] **Graph.** hep. hyos.[5] kali-ar. kali-bi. kali-c.[1] kali-sil.[58] kreos. mag-c.[102] mang.[5] merc. morg-g.[136] **Nat-c.** nat-m. nat-s. nit-ac. nux-v.[54] osm. ped.[85] **Petr.** phos. plan.[25] plut-n.[222] **Psor.** puls. querc-r.[257] rhod.[5] **RHUS-T.**[5] rhus-v. sel. **Sil. Spong.**[5] stann.[5] staph. sulph. thuj. **Til.** zinc.[5]

◦ **Menses,** während: kali-c.[1]
☞ *O; Beine; Menses; während* ▥ *HAUT; C; Hautausschläge; Menses; während*

◦ **zwischen** den Oberschenkeln: **Carb-v.** gins.[102] hep. kali-c.[1] nat-m. nat-s. nux-v.[54] **Petr.** puls. sel. sil.
▥ *MÄNNLICHE GENITALIEN; C; Hautausschläge; Genitalien und Oberschenkeln, zwischen • MÄNNLICHE GENITALIEN; C; Hautausschläge; feucht; Skrotum; Oberschenkel, und zwischen*

◦ ◦ **Menses,** während: kali-c.[1] nux-v.[54] sil.
☞ *O; Beine; Menses; während* ▥ *HAUT; C; Hautausschläge; Menses; während*

◦ **Innenseite,** medial: plan.[25] plut-n.[222]

- **Knie**: anac. ant-c. ars. bov. bry. calc. canth. carb-v. carbn-s. chin. **Dulc.** goss.[25] graph. hep. iod. iris[25] kali-c. kreos.[111] **Lac-c.** lach. led. lith-c.[227] merc. **Nat-m.** nat-p. **Nux-v.** oxyg.[233] petr. ph-ac. phos. **Psor.** rhus-t. sabad. samb. sars. **Sep.**[122] tep.[36] **Thuj.**[111] xero.[102] zinc.
☞ *O; Beine; Knie*

◦ **Innenseite**: oxyg.[233]

◦ **Kniekehle**: **ARS. Bov.** bry. calc. **Carbn-s.** chin. dulc. **GRAPH. Hep.** kali-c. kreos.[111] led. lith-c.[227] **Merc. Nat-m.** petr. phos. **Psor.** sars. **SEP.**[122] tep.[36] thuj.[111] zinc.
☞ *O; Beine; Knie; Kniekehle*

◦ ◦ **links**: tep.[36]
☞ *O; Beine; links*

◦ **Kniescheibe,** um die: goss.[25]
☞ *O; Beine; Knie; Kniescheibe*

- **Unterschenkel**: agar. agav-a.[25] alum. alum-p.[58] am-m. apis ars. arund. bell. bov. bry. cact. calc. **Caust.** chin-s. chlor. chrysar.[102] con.[5] cupr. cupr-ar. daph. fago. gins.[102] goss.[25] **Graph.**[102] kali-ar. kali-bi. kali-br.[36] kali-c. lach. mag-c. marm-w.[194] merc. merc-c.[5] mez. morg.[136] murx. **Nat-c. Nat-m.** nit-ac. orig-v.[25] ped.[85] **Petr.** ph-ac. phyt. podo.[122] puls. puls-n.[25] **Rhus-t.** rumx. sars. sec.[122] **Sep.** sil. staph. stram. sulph. **THUJ.** uran.[269] uran-n.[25] zinc.
☞ *O; Beine; Beine*

◦ **Krampfadern,** bei: morg.[136]

◦ **erstreckt** sich zur Brust: uran.[269]

◦ **Flecke**: caust. uran.[269]

◦ **Schienbein**: cact. goss.[25]
☞ *O; Beine; Beine; Schienbein* ▥ *HAUT; C; Hautausschläge; Haut Knochen bedeckt, wo die*

◦ ◦ **Innenknöchel**: **Cact.**
☞ *O; Beine; Beine; Schienbein; Knöchel; Innenseite*

◦ **Waden**: apis bell. caust. kali-ar. kali-br.[36] mag-c. petr. phyt. sars. sep. **Sil.** thuj.
☞ *O; Beine; Beine; Waden*

- **Knöchel**: cact. **Calc.** calc-p. **Chel.** goss.[25] graph.[111] **Hell.**[5] morg.[136] nat-m.[111] nat-p.[137] osm. petr.[111] **Psor.** puls. puls-n.[25] rhus-v. sel. **Sep.**[5] stront-c. sulph.[5] tep. torul.[72]

◦ **Flecke**: **Calc.**

- **Füße**: alum. **Anan.** androc.[222] **Ars.** aster. bamb-a.[1184] bar-c. bell. bism.[102] bov. bros-g.[259] bry. bufo **Calc.** carb-v.[85] carbn-o. carbn-s.[25] cassi-s.[192] **Caust.** chin-s. con. croc. crot-c. dulc.[111] elaps genist. graph.[102] **Hell.**[5] kali-bi. lac-del.[204] lach. led. manc. med. merc. **Mez.** morg.[136] mosch.[5] nat-m. ped.[72] **Petr.** ph-ac.[5] phos. pip-m. psor.[111] puls. ratt-n.[204] **Rhus-t.**[36] rhus-v. samars.[110] sars. scorp.[269] sec. sep. stram. stront-c.[5] sulph. tarax. thuj. zinc.
☞ *O; Beine; Füße*

◦ **außen,** distal: scorp.[269]

◦ **Fußrücken**: aster. bov. carbn-o. carbn-s.[25] cassi-s.[192] **Caust.** lach. led. med. merc. morg.[136] mosch.[5] ped.[72] petr. **Psor.** puls. rhus-t.[36] sars. tarax. thuj. zinc.
☞ *O; Beine; Füße; Fußrücken*

◦ ◦ **Kratzen agg.**: cassi-s.[192]
☞ *O; Beine; Kratzen; agg.* ▥ *HAUT; C; Hautausschläge; Kratzen, nach*

◦ **Fersen,** innen, medial: morg.[136]
☞ *O; Beine; Füße; Seiten der Füße • O; Beine; Füße; Fersen*

◦ **Fußsohlen**: anan. androc.[222] ars. bell. bry. bufo chin-s. con. elaps kali-bi. manc. nat-m. pip-m. sulph.
☞ *O; Beine; Füße; Fußsohlen*

◦ **Zehen,** zwischen den: alum. bamb-a.[1184] bros-g.[259] carb-v.[85] **Petr.** psor.[111]

- **Zehen**: am-c. crot-c. cupr. cupr-ar. graph. kali-bi. lach. led. nat-c. nit-ac. ph-ac. rhus-v. ruta **Sil. Sulph.** thea[192] zinc.

◦ **Berührung,** Druck agg.: thea[192]
☞ *O; Beine; Druck; agg.*

abblätternd, schorfig:

- **Arme**:
  - ◦ **Ellenbogen**: **Sep.**[5]
    ☞ *O; Arme; Ellenbogen*
  - ◦ **Handgelenke**: am-m.[5] sars.[1]
    ☞ *O; Arme; Handgelenke*
  - ◦ **Hände**: cinnb. lyc. nat-s. ran-b.[85] sars. sep. sulph.
    ☞ *O; Arme; Hände • trocken; Flechte, Handflächen*
  - ◦ **Finger**: anac.[5]
- **Beine**: ars. bar-m. calc. calc-p. kali-bi. **Merc.** mez. **Petr.** sabin. sep. sil. staph. zinc.
  - ◦ **Gesäßbacken**: calc-p.
    ☞ *O; Beine; Gesäßbacken*
  - ◦ **Oberschenkel**: bar-m. merc. **Mez.**
  - ◦ ◦ **stellenweise**: **Merc.**
  - ◦ **Unterschenkel**: ars. calc. **Kali-bi.** sabin. sep. staph. zinc.
    ☞ *O; Beine; Beine*
  - ◦ **Füße**: **Sil.**
    ☞ *O; Beine; Füße*
  - ◦ **stellenweise**: **Merc.**
- **bräunlich**: am-m. bar-m. cinnb. merc.
  - ◦ **Arme**: am-m. cinnb.
  - ◦ ◦ **Handgelenke**: am-m.
    ☞ *O; Arme; Handgelenke*
- **flechtenartig,** Handflächen: cinnb. **Lyc.** **Nat-s.** ran-b.[85] sulph.
  ☞ *trocken; Flechte, Handflächen*

abschilfernd: agar.[111] all-s. alum. **Am-c.** am-m.[137] anac.[5] aran-ix.[144] arn. **Ars.** ars-i.[111] ars-s-f.[58] bamb-a.[1184] bar-c.[5] berb.[111] brucel.[241] calc. calc-f.[111] calc-p. carb-an. cath-a.[264] chin.[111] chin-s. chlol. choc.[222] cic.[5] cor-r.[111] **Croto-t.** dulc. dys-co.[136] elaps ferr.[5] germ.[222] graph. hep.[5] hydr. kali-s.[58] kreos. lac-eq.[204] lat-h.[301] laur.[5] led. mag-c. manc. med.[184] merc.[111] merc-c.[137] **MEZ.** nat-m.[5] parth.[197] ped.[85] ph-ac.[5] phos.[122] pitu-a.[164] plut-n.[222] psil.[164] ratt-n.[204] rhus-t. rhus-v. ruta[5] sabad.[5] sars.[162] sec.[5] sel.[5] sep. sol[236] still. stront-c.[5] sulph. thea[111] thuj.[111] thyr.[102]

- **Gelenke**: phos.
- **Arme**: **Agar.**[5] all-s. alum. **Am-c.** am-m.[137] anac.[5] aran-ix.[144] arn. ars.[5] ars-i.[111] bar-c.[5] brucel.[241] calc. calc-f.[111] cath-a.[264] chin-s. chlol. choc.[222] cic.[5] cor-r.[111] croto-t. dys-co.[136] elaps ferr.[5] germ.[222] graph. hep.[5] hydr. kreos.[5] lac-eq.[204] lat-h.[301] laur.[5] led. manc.[111] med.[184] **Merc.**[5] merc-c.[137] **MEZ.** nat-m.[5] parth.[197] ph-ac.[5] phos.[122] pitu-a.[164] plut-n.[222] psil.[164] ratt-n.[204] **RHUS-T.** **Rhus-v.** ruta[5] sabad.[5] sars.[162] sec.[5] sel.[5] sep. sol[236] still. stront-c.[5] **Sulph.**[5] thea[111]
  - ◦ **Schultern**: **Ferr.** merc.
    ☞ *O; Arme; Schultern*
  - ◦ **Ellenbogen**: sulph.
    ☞ *O; Arme; Ellenbogen*
  - ◦ **Unterarme,** kleieartig: agar.[1] lac-eq.[204] merc.[5] stront-c.[5]
    ☞ *O; Arme; Unterarme*
  - ◦ **Handgelenke**: am-m.[31] rhus-v.
    ☞ *O; Arme; Handgelenke*
  - ◦ **Hände**: all-s. alum. **Am-c.** **Am-m.** anac.[5] aran-ix.[144] arn. ars.[5] ars-i.[111] bar-c. brucel.[241] calc. calc-f.[111] chin-s. cic.[5] cor-r.[111] dys-co.[136] elaps[111] ferr.[5] germ.[222] **Graph.**[111] hep.[5] hydr. kreos.[5] lat-h.[301] **Laur.**[5] manc.[144] med.[184] merc.[5] merc-c.[137] mez. nat-m. parth.[197] **Ph-ac.** phos. psil.[164] ratt-n.[204] rhus-t. rhus-v.[25] ruta[5] sabad. sars.[162] sel.[5] **Sep.** sulph.
    ☞ *O; Arme; Hände*
  - ◦ ◦ **Diarrhö,** mit: aloe[809]
  - ◦ ◦ **Handrücken**: am-m. ars-i.[111] bar-c. calc. **Graph.** merc.
    ☞ *O; Arme; Hände; Handrücken*
  - ◦ ◦ **Handflächen**: am-c. aran-ix.[144] arn. brucel.[241] calc-f.[111] chin-s. cor-r.[111] dys-co.[136] elaps[111] germ.[222] graph.[111] hydr. manc.[144] med.[184] merc.[5] merc-c.[137] parth.[197] psil.[164] rhus-t. rhus-v.[25] sabad. sars.[162] sel.[5] **Sep.** **Sulph.**
    ☞ *O; Arme; Hände; Handflächen*
  - ◦ ◦ **Fingern,** zwischen den: **Am-m.** ferr.[5] **Laur.**[5]
    ☞ *O; Arme; Hände; Fingern, zwischen den*
  - ◦ ◦ ◦ **Daumen** und Zeigefinger: am-m. laur.[5]
    ☞ *O; Arme; Finger; Daumen*
  - ◦ **Finger**: agar.[5] am-m.[137] bar-c.[5] cath-a.[264] chlol. choc.[222] elaps **Graph.** manc.[111] merc.[5] **Mez.** nat-m.[5] ph-ac.[5] phos.[122] pitu-a.[164] plut-n.[222] psil.[164] **Rhus-v.** sabad.[5] sel.[5] **Sep.** sol[236] still. **Sulph.**[5] thea[111]
  - ◦ ◦ **Nägel,** um die: chlol. **Sabad.**[5] sel.[5]
    ☞ *O; Nägel • O; Nägel; Umgebung des Nagels*
  - ◦ ◦ **Fingerspitzen**: agar.[5] **Bar-c.**[5] elaps manc.[111] merc.[5] **Ph-ac.**[5] **Phos.**[122] **Sabad.**[5] sulph.[5] thea[111]
    ☞ *O; Arme; Finger; Fingerspitzen*
  - ◦ ◦ **Zeigefinger** links: sol[236]
    ☞ *O; Arme; links*
- **Beine**: agar.[111] ars. bamb-a.[1184] berb.[111] calc-p. carb-an. chin.[111] chin-s. croto-t. **Dulc.** elaps kali-s.[58] kreos. lat-h.[301] mag-c. manc. merc.[111] mez. parth.[197] ped.[85] pitu-a.[164] psil.[164] ratt-n.[204] sulph. thuj.[111] thyr.[102]
  - ◦ **Oberschenkel**: chin-s. croto-t. kreos. sulph.
  - ◦ **Unterschenkel**: agar. **Carb-an.** kali-s.[58] mag-c. merc. ped.[85] **Sulph.** thuj.
    ☞ *O; Beine; Beine*
  - ◦ ◦ **Waden**: mag-c.
    ☞ *O; Beine; Beine; Waden*
  - ◦ **Füße**: agar.[111] ars. bamb-a.[1184] chin.[111] chin-s. dulc. elaps lat-h.[301] manc. merc.[111] **MEZ.** parth.[197] psil.[164] ratt-n.[204] sulph. thuj.[111]
    ☞ *O; Beine; Füße*
  - ◦ ◦ **Fersen**: elaps
    ☞ *O; Beine; Füße; Fersen*
  - ◦ ◦ **Fußsohlen**: ars. chin-s. elaps **Manc.** parth.[197] psil.[164] sulph.
    ☞ *O; Beine; Füße; Fußsohlen*
  - ◦ ◦ **Zehen,** zwischen den: bamb-a.[1184]
  - ◦ **Zehen**: pitu-a.[164]
- **dicke** weißliche Schuppen, Arme: croto-t.
- **wund,** Handflächen: merc-c.[137]

HAUTAUSSCHLÄGE (Forts.)

absondernd: carb-v.[58] crot-h. cupr. hell. hydrog.[222] **Kali-s. Merc. Nat-m.** nat-s. prot.[136] rhus-t. rhus-v. skook.[85] sol-n. sulph. tarent-c.
☞ *feucht*

- **Ellenbeuge**: sulph.
☞ *O; Arme; Ellenbogen • O; Arme; Ellenbogen; Ellenbeuge*

- **Handrücken**: prot.[136]
☞ *O; Arme; Hände • O; Arme; Hände; Handrükken*

- **dünn,** wässrig: carb-v.[58] crot-h. nat-s. tarent-c.

◦ **Arme**: crot-h. nat-s.
☞ *feucht; Arme*

◦ ◦ **Handflächen**: crot-h. **Nat-s.**
☞ *O; Arme; Hände • O; Arme; Hände; Handflächen*

◦ **blutig**: carb-v.[58]

- **gelb**:

◦ **Arme**: cupr. hell. **Rhus-t.** rhus-v. sol-n.

◦ ◦ **Hände**: **Rhus-v.**
☞ *O; Arme; Hände*

◦ **wässrig**: cupr. hell. hydrog.[222] **Rhus-v.** sol-n.

Auswüchse, wuchernd: ars. lach. thuj.

- **Arme**: **Ars. Lach. Thuj.**

◦ **Finger**: ars. thuj.

- **grünlich,** Finger: ars.

- **Warzen,** wie:

◦ **Handrücken**: **THUJ.**
☞ *O; Arme; Hände • O; Arme; Hände; Handrükken*

◦ **Finger**: thuj.

beißend, Arme: anag. hyper. urt-u.

Bläschen: acon. acon-c.[85] acro-c-f.[2047] agar. ail. am-c. am-m. anac.[102] anag. **ANT-C. ANT-T.** anthr. apis apisin.[5] aran. arg-n. arn.[36] **ARS.** ars-i. ars-s-f.[58] asc-t.[25] aster. atista[192] aur.[5] bell. bor. bov. brom. bruc. brucel.[241] bufo buni-o.[149] but-ac.[149] calad. **Calc.** calc-p. calc-s. calc-sil.[58] cann-s. canth. carb-ac. carb-an. **Carb-v.** carbn-o. carbn-s.[25] carc.[304] cassi-s.[192] cath-a.[264] **Caust.** chin. chlor. cic. cinnb. cit-v. clem.[5] cob-n.[119] cocc. com. con. corn-s. cortiso.[149] crot-h.[36] croto-t. cupr. cupr-ar. cycl. cymbo-ci.[2184] daph. **Dulc.** elaps fl-ac. graph. grat. hell.[1] hep. hipp. hura hyos. ignis[194] indg. iod. iris kali-ar.[58] kali-bi. kali-c. kali-chl. kali-i. kali-s. kali-sil.[58] kola[1184] kreos.[137] lac-ac. **Lach.** lachn. laur. lob.[25] m-art.[5] mag-c.[5] mag-m. manc. mang. mang-acet.[1] medus.[102] **Merc.** merc-c.[5] merl. mez. morg-g.[136] nat-ar.[58] nat-c.[1] **NAT-M.** nat-p. nat-s.[137] nat-sil.[58] nit-ac.[5] olnd. ozone[227] petr.[1] ph-ac. **PHOS.** pitu-a.[164] plan.[144] plb. plut-n.[269] por-m.[251] psil.[164] psor. ptel. puls. **RAN-B.**[5] rhus-t. **RHUS-V.** ruta sabad. sanic. sars. sec.[5] sel. sep.[1] sil.[5] sol-n. spig. spong.[5] squil. staph. stram. sul-i.[58] **Sulph.** syc-co.[136] tarax.[1] tell.[85] ter. term-c.[192] thuj. trio.[25] tub.[304] uran-n.[25] verat. verat-v.[137] vinc. vip. zinc.[5] zinc-p.[58]
HAUT; C; Hautausschläge; Bläschen

- **Gelenke**: nat-p. phos. **RHUS-T.**

- **Arme**: agar. ail. am-m.[5] anac.[102] anag. **Ant-c. Ant-t.** anthr. apis apisin.[5] aran. arg-n. arn. **Ars.** asc-t. bell. bor. bov. brom. bruc. brucel.[241] bufo buni-o.[149] but-ac.[149] calad. calc. calc-p. calc-sil.[58] canth. carb-ac. carbn-o. carbn-s.[25] carc.[304] cath-a.[264] caust.[1] chin. chlor. cic. cinnb. cit-v. clem.[5] cob-n.[119] cocc. com. cortiso.[149] **Crot-h.**[36] cupr. cupr-ar. cycl. cymbo-ci.[2184] daph. dulc. elaps fl-ac. graph. grat. hell.[1] hep. hipp. hura ignis[194] indg. iod. iris **Kali-ar.** kali-bi. **Kali-c.**[1] kali-chl. **Kali-i.** kali-s. kali-sil.[58] kola[1184] kreos.[137] lac-ac. **Lach.**[5] laur. lob.[25] m-art.[5] **Mag-c.**[1] mag-m. manc.[144] mang. mang-acet.[1] medus.[102] **Merc. Merc-c.**[5] merl. mez. morg-g.[136] **Nat-c. Nat-m.**[1] nat-p. nat-s. nat-sil.[58] nit-ac.[1] olnd. ozone[227] petr.[58] ph-ac.[1] phos. pitu-a.[164] plan. plb. por-m.[251] psor. ptel. **Puls. Ran-b.**[5] **RHUS-T. Rhus-v.** ruta sabad.[5] sanic. sars.[1] sec.[5] sel. **SEP. Sil.** sol-n. spig. **Spong.**[5] squil. **Staph. Sulph.** syc-co.[136] tell.[85] ter. term-c.[192] trio.[25] tub.[304] uran-n. verat-v.[137] vip. zinc.

◦ **periodisch** alle 4 bis 6 Wochen: **Sulph.**

◦ **Kratzen,** nach: **Calc.**

◦ **Luft,** durch kalte: dulc.
☞ *O; Arme; Luft; agg.; kalte*

◦ **Reiben,** nach: ant-c.[1]
☞ *O; Arme; Reiben; agg.*

◦ **Waschen** mit kaltem Wasser agg.: clem.
☞ *O; Arme; Kälte; in der Kälte, während Kälte • O; Arme; Waschen; agg. • O; Arme; Wasser; kaltes*

◦ **Schultern**: am-m. ant-c. chlor. crot-h. lach. mag-c. mang. medus.[102] **Merc.** rhus-t. vip.
☞ *O; Arme; Schultern*

◦ ◦ **Kratzen,** nach: mag-c. mang.

◦ **Oberarme**: aran. sep.[1]
☞ *O; Arme; Oberarme*

◦ **Ellenbogen**: **Ars.** calad. calc. nat-c. nat-p. rhus-v. sulph.
☞ *O; Arme; Ellenbogen*

◦ ◦ **Ellenbeuge**: **Calc. Nat-c.** rhus-v. sulph.
☞ *O; Arme; Ellenbogen; Ellenbeuge*

◦ **Unterarme**: anac. ant-t. arn. ars. buni-o.[149] calad. carbn-o. caust. chin. cit-v. hura kola[1184] merc. petr. phos. rhus-t. rhus-v. sars. sil.[1] **Spong.**[5] **Staph.** sulph.
☞ *O; Arme; Unterarme*

◦ ◦ **Kratzen,** nach: sars.

◦ **Handgelenke**: **Am-m.**[5] ant-c.[1] bufo calad. calc-p. **Crot-h.** hep. iris kali-i. merc. **Mez.** nat-m. por-m.[251] **Rhus-t.** rhus-v. sars. **Sulph.**
☞ *O; Arme; Handgelenke*

◦ ◦ **links**: por-m.[251]

◦ ◦ **Kratzen,** nach: nat-m.[1]

◦ ◦ **Vorderseite**: rhus-t.

◦ ◦ **Rückseite,** posterior: rhus-v.

◦ ◦ **radial**: ant-c.[1] merc. nat-m. sars.

◦ **Hände**: am-m.[5] anac. **Anag.** ant-c. anthr. apis aran. arg-n. arn. ars.[1] bell.[1] bor. bov. brom. brucel.[241] bufo buni-o.[149] but-ac.[149] calc. canth. **CARB-AC.** carbn-s.[25] carc.[304] caust.[1] chin. cic. **Clem.**[5] cob-n.[119] cocc. com. cortiso.[149] crot-h.[36] graph. grat. hell.[1] hep. indg. iod. kali-ar. kali-bi. kali-c. kali-chl. kali-i. **Kali-s.**

kali-sil.[58] kreos.[137] lac-ac. **Lach.** laur. m-art.[5] **Mag-c.** mag-m. manc.[144] **Merc.** merl. mez. morg-g.[136] nat-c. **Nat-m. Nat-s.** nit-ac. olnd. ozone[227] **Petr.** ph-ac.[5] phos. plan. **Psor.** ptel. puls. **Ran-b. Rhus-t. Rhus-v.** ruta sanic. sars. sec.[5] **Sel. Sep.**[1] **Sil.** sol-n. spig. **Squil. Sulph.** syc-co.[136] ter. tub.[304] uran-n. verat-v.[137] vip. zinc.

☞ *O; Arme; Hände*

◦ ◦ **Neubildung,** erscheinen erneut, nachdem sie abgeheilt sind: **Anag.**

◦ ◦ **Handrücken**: anac. arg-n. brom. **Calc. Canth.** cic. cortiso.[149] **Graph.** indg. kali-chl. **Kali-s. Mez.** ozone[227] phos.[1] psor. **RHUS-T.** rhus-v. sol-n. **SULPH.**[1] zinc.

☞ *O; Arme; Hände; Handrücken*

◦ ◦ ◦ **Erkältung,** durch: zinc.

☞ *O; Arme; Kälte; Erkältung, durch*

◦ ◦ ◦ **Wärme** agg.: cortiso.[149]

◦ ◦ ◦ **stellenweise**: rhus-t.

◦ ◦ **Handflächen**: anag.[111] ant-c. **Anthr.** bell.[1] bufo buni-o.[149] canth. carc.[304] caust.[1] cob-n.[119] crot-h.[36] **Kali-c.** lach. mag-c.[1] manc.[144] **Merc.** ran-b. rhus-t. rhus-v. ruta sel. syc-co.[136] tub.[304]

☞ *O; Arme; Hände; Handflächen*

◦ ◦ ◦ **Kratzen,** nach: mag-c.[1]

◦ ◦ ◦ **ulnar**: ant-c. lach. sel.

◦ ◦ **Fingern,** zwischen den: anag. **Apis** ars.[1] **Calc. Canth.** carbn-s.[25] grat. **Hell.**[1] iod. laur. mag-c. **Nat-m.** nat-s. olnd. phos. **PSOR. Puls.** rhus-t. rhus-v. ruta **Sel. SULPH.**

☞ *O; Arme; Hände; Fingern, zwischen den*

◦ ◦ ◦ **Daumen** und **Zeigefinger**: grat. **Nat-s. SULPH.**

☞ *O; Arme; Finger; Daumen*

◦ ◦ ◦ **Mittel- und Ringfinger**: **Sulph.**

◦ ◦ ◦ **Ringfinger** und **Kleiner Finger**: hell.[1] mag-c.

◦ ◦ **Flecken,** große, entzündliche: rhus-t.

◦ ◦ **gruppenförmig** angeordnet: **Anag.**

◦ ◦ **stellenweise**: cic. nat-m.

◦ ◦ ◦ **rohe** Stellen: nat-m.

◦ **Finger**: ail. anac.[102] apisin.[5] ars. bell. bor. calc. calc-sil.[58] cath-a.[264] **Cit-v. Clem.**[5] cupr. cupr-ar. cycl. cymbo-ci.[2184] fl-ac. **Graph.** hell.[1] hep. ignis[194] **Kali-c.**[1] **Kali-s. Lach.**[5] **Mag-c.**[1] mang. mang-acet.[1] **Mez. Nat-c. Nat-m.**[1] nat-s. nat-sil.[58] **Nit-ac.**[1] petr.[58] **Ph-ac.**[1] phos. pitu-a.[164] **Plb. Puls. RAN-B.**[5] **Rhus-t.** rhus-v. sabad.[5] **Sars.**[1] sec.[5] **Sel. Sep. Sil. Sulph.** term-c.[192]

◦ ◦ **Nägel,** um die: ail. **Nat-c.**

☞ *O; Nägel • O; Nägel; Umgebung des Nagels*

◦ ◦ **Fingerspitzen**: ail. **Ars. Cupr. Nat-c.**

☞ *O; Arme; Finger; Fingerspitzen*

◦ ◦ **Daumen**: ail. **Hep.** ignis[194] **Lach.**[5] mang-acet.[1] mez. **Nat-c.** nat-s. nit-ac. **Ph-ac.**[1] pitu-a.[164] sabad.[5] **Sep.**

☞ *O; Arme; Finger; Daumen*

◦ ◦ ◦ **Ballen**: ph-ac.[1]

◦ ◦ ◦ **Daumenspitze**: ail. nit-ac.

◦ ◦ **Zeigefinger**: **Calc.** kali-c. mag-c.[1] nat-c. sil. sulph.

◦ ◦ ◦ **Waschen** amel.: nat-c.

☞ *O; Arme; Waschen; amel.*

◦ ◦ **Mittelfinger**: pitu-a.[164]

◦ ◦ **Kleiner Finger**: cymbo-ci.[2184] graph. kali-c.[1] nat-m.[1] nit-ac.[1]

- **Beine**: acon. acon-c.[85] am-c. **Ant-c.** anthr. apis arn. **ARS.** asc-t.[25] aster. atista[192] aur.[5] bell. bor. **Bov. Bufo** buni-o.[149] but-ac.[149] **Calc.** cann-s. carb-an. carb-v. carbn-o. cassi-s.[192] **CAUST.** chin. clem. com. con. corn-s. croto-t. cupr. cycl. dulc. elaps **Graph.** hell.[5] hyos. iod. iris kali-ar.[58] kali-bi. kali-c. **Lach.** lachn. manc. mang. merc.[137] mez. morg-g.[136] **NAT-C.**[1] **NAT-M.** nat-p. nat-s.[137] **NIT-AC.** olnd. **Petr.**[1] ph-ac. phos. pitu-a.[164] plan.[144] plut-n.[269] psil.[164] psor. puls. **RHUS-T.** rhus-v. sabad. sars. sec.[137] sel. **Sep.**[1] **Sil.** staph. stram. **SULPH.** tarax.[1] tell.[85] thuj. tub.[304] uran-n.[25] verat. vinc. vip. zinc.

◦ **Kälte,** kommen heraus bei: dulc.

☞ *O; Beine; Kälte; bei Kälte, in der Kälte*

◦ **Kratzen,** nach: sars. sep.

☞ *O; Beine; Kratzen; agg.*

◦ **Schwellung,** mit: rhus-v.[25]

◦ **ausbreitend,** sich: nit-ac.

◦ **Gesäßbacken**: bor. cann-s. carb-an. croto-t. iris olnd. ph-ac. rhus-t.

☞ *O; Beine; Gesäßbacken*

◦ **Hüften**: calc.

☞ *O; Beine; Hüften*

◦ **Oberschenkel**: ant-c. anthr. aster. buni-o.[149] cann-s. caust. clem. **Croto-t.** graph.[36] **Kali-c.** lach. nat-c. olnd. plan.[144] psil.[164] sars. sel. sulph. verat. vip.

◦ ◦ **Kratzen,** nach: sars.

☞ *O; Beine; Kratzen; agg.*

◦ ◦ **Genitalien,** nahe den weiblichen: **Graph.**[36]

◦ **Knie**: ant-c. arn. carb-v. **Caust.** chin. iod. iris nat-p. phos. puls. rhus-t. sabad. sars. sep.

☞ *O; Beine; Knie*

◦ ◦ **Kratzen,** nach: sars. sep.

☞ *O; Beine; Kratzen; agg.*

◦ ◦ **Kniekehle**: chin. iod. phos. puls. sars. sep.

☞ *O; Beine; Knie; Kniekehle*

◦ **Unterschenkel**: **Ant-c.** atista[192] bell.[1] bov. buni-o.[149] **CAUST.** com. dulc. hyos. kali-bi. **Kali-c.** mang. **Psor. RHUS-T.** sars. **Sec.** sep. staph. stram. **Sulph.** vip.

☞ *O; Beine; Beine*

◦ ◦ **Waden**: caust. sars. sep.

☞ *O; Beine; Beine; Waden*

◦ **Knöchel,** Fußgelenk: aster. rhus-v. sel.

◦ **Füße**: **Ars.** aster. bell. bov. bufo but-ac.[149] calc. carbn-o. cassi-s.[192] **Caust. Con.** cycl. elaps **Graph.** hell.[5] kali-ar.[58] kali-bi. kali-c. lach. **Manc.** merc.[137] morg-g.[136] nat-c.[111] nat-m. nat-s.[137] nit-ac. petr.[137] **Phos.** pitu-a.[164] psor. rhus-v. **Sec.** sel. sep.[1] sil. sulph. tarax.[1] tub.[304] vinc. vip. zinc.

☞ *O; Beine; Füße*

HAUTAUSSCHLÄGE; Bläschen; Beine; Füße (Forts.)

◦ ◦ **Reiben,** durch: caust.
☞ *O; Beine; Reiben; agg.*

◦ ◦ **Fußrücken**: aster. bov. carbn-o. cassi-s.[192] lach. sep.[1] tarax.[1] zinc.
☞ *O; Beine; Füße; Fußrücken*

◦ ◦ **Fersen**: petr.[137]
☞ *O; Beine; Füße; Fersen*

◦ ◦ **Fußsohlen**: **Ars.** bell. **Bufo Calc.** kali-ar.[58] kali-bi. **Kali-c. Manc.** merc.[137] morg-g.[136] nat-c.[111] nat-m. nat-s.[137] pitu-a.[164] psor. sulph. tub.[304]
☞ *O; Beine; Füße; Fußsohlen*

◦ ◦ ◦ **ausbreitend,** sich: **ARS. Calc.**

◦ ◦ **zwischen** den Zehen: **Hell.**[5] sil.

◦ ◦ ◦ **Gehen,** durch: sil.

◦ **Zehen**: **Caust.** cupr. graph. **Lach. Nat-c.**[1] nit-ac. **Petr.**[1] ph-ac. plut-n.[269] rhus-v. sec.[137] **Sel. Sulph.** zinc.

◦ ◦ **ausbreitend,** sich: graph. **Nit-ac.** petr.[1]

◦ ◦ **Ballen**: plut-n.[269]

◦ ◦ **Zehenspitzen**: nat-c.[1]

\- **Absonderung,** mit, Arme:

◦ **dünn,** wässrig, Zeigefinger: kali-c.

◦ **scharfes** Serum: rhus-t. sol-n.

◦ ◦ **Handrücken**: sol-n.
☞ *O; Arme; Hände •O; Arme; Hände; Handrükken*

◦ ◦ **gelbliche** Flüssigkeit, Handrücken: sol-n.

\- **ätzend,** fressend:

◦ **Arme**:

◦ ◦ **Hände**: clem. **Graph.** kali-c. mag-c. nat-m.[5] nit-ac. **Sep.**[5] sil.
☞ *O; Arme; Hände*

◦ ◦ **Finger**:

◦ ◦ ◦ **Gelenke**: hep.[5]
☞ *O; Arme; Finger; Fingergelenke*

◦ ◦ ◦ **Zeigefinger**: mag-c.[1]

◦ **Beine**: ars. bor. caust. graph. sep. sil. sulph.

◦ ◦ **Gesäßbacken**: bor.
☞ *O; Beine; Gesäßbacken*

◦ ◦ **Fußsohlen**: **Ars.** sulph.
☞ *O; Beine; Füße •O; Beine; Füße; Fußsohlen*

\- **ausbreitend,** Finger: **CLEM.**[5] graph.[5] kali-c.[5] mag-c.[5] nit-ac.[5] sil.[5] sulph.[5]

\- **bläulich,** Arme:

◦ **Hände**: ran-b.[122]
☞ *O; Arme; Hände*

◦ ◦ **Handflächen**: ran-b.[122]
☞ *O; Arme; Hände; Handflächen*

◦ **Finger**: **Ran-b.**

\- **blutiges** Serum:

◦ **Fingerspitzen**: **ARS.**

◦ **Beine**: **Nat-m.**

◦ ◦ **Fußsohlen**: nat-m.
☞ *O; Beine; Füße; Fußsohlen*

\- **eiternd**:

◦ **Ellenbogen**: sulph.
☞ *O; Arme; Ellenbogen*

◦ **Füße**: **Con. Graph. Nat-c. Sil.**
☞ *O; Beine; Füße*

\- **eitrig,** Arme: **Ars.**

\- **entzündet,** Hände: **Rhus-t.**

\- **erhabenem** Grund, auf, **Hände**: kali-bi.

\- **erysipelatös,** Handgelenke: rhus-t. rhus-v.

\- **feucht,** Handrücken: mez.

\- **gangränös,** Hände: sec.[5]

\- **gelbe** Flüssigkeit, Beine: ars. bufo

◦ **Fußsohlen**: **Ars. Bufo**
☞ *O; Beine; Füße •O; Beine; Füße; Fußsohlen*

\- **gelblich,** Beine: anthr. arg-n. bufo hell.[1] rhus-t. rhus-v. sulph. zinc.[5]

◦ **Ellenbogen**: sulph.
☞ *O; Arme; Ellenbogen*

◦ **Hände**: anthr. arg-n. bufo rhus-t. rhus-v. **Sulph.**
☞ *O; Arme; Hände*

◦ ◦ **Handrücken**: arg-n.
☞ *O; Arme; Hände; Handrücken*

◦ ◦ **Handflächen**: anthr. bufo rhus-t. rhus-v.
☞ *O; Arme; Hände; Handflächen*

\- **geschwürig,** Beine: acro-c-f.[2047] ars. calc. psor. sulph. zinc.

◦ **Füße**:
☞ *O; Beine; Füße*

◦ ◦ **Fußrücken**: zinc.
☞ *O; Beine; Füße; Fußrücken*

◦ ◦ **Fußsohlen**: **ARS. Calc.** psor. sulph.
☞ *O; Beine; Füße; Fußsohlen*

\- **geschwürig** werdend:

◦ **Arme**: acro-c-f.[2047] calc. graph. kali-c. mag-c. nit-ac. petr.[58] ran-b. sil.

◦ ◦ **Finger**: calc. graph. kali-c. mag-c. nit-ac. petr .[58] ran-b. sil.

◦ **Oberschenkel**: aster.

\- **groß**:

◦ **Handflächen**: anthr.
☞ *O; Arme; Hände •O; Arme; Hände; Handflächen*

◦ **Fußsohlen**: manc.[144]
☞ *O; Beine; Füße •O; Beine; Füße; Fußsohlen*

\- **grünlich,** Knie: iod.

\- **hart,** Hände: lach.

\- **harter** Basis, auf, **Handgelenk**: am-m.

\- **jauchig**: acro-c-f.[2047]

\- **juckend**:

◦ **Arme**: am-m. bufo calc-p. canth. carb-ac. caust.[1] cic. cortiso.[149] daph. ignis[194] kali-c. kali-chl. kali-i. lach.[5] mez. nat-m.[1] nit-ac.[1] ozone[227] phos. por-m.[251] psor. ran-b. rhus-t. sabad.[5] sars.[1] sel.[5] sep.[1] sil.[1] sulph. syc-co.[136] term-c.[192] tub.[304]

◦ ◦ **Unterarme**: sil.[1]
☞ *O; Arme; Unterarme*

◦ ◦ **Handgelenke**: am-m. bufo calc-p. kali-i. nat-m. por-m.[251] sars.[1]
☞ *O; Arme; Handgelenke*

◦ ◦ **Hände**: canth. **CARB-AC.** caust.[1] cic. cortiso.[149] kali-c. kali-chl. lach.[5] mez. nat-m.[1] ozone[227] phos. psor. rhus-t. sei.[5] sep.[1] sulph. syc-co.[136] tub.[304]
☞ *O; Arme; Hände*

◦ ◦ ◦ **Handrücken**: cic. cortiso.[149] kali-chl. **MEZ.** ozone[227] phos.[1] sulph.[1]
☞ *O; Arme; Hände; Handrücken*

◦ ◦ ◦ ◦ **nachts** agg.: phos.[1]
☞ *O; Arme; nachts*

◦ ◦ ◦ ◦ **Zimmer,** beim Eintreten in ein warmes: ozone[227]
☞ *O; Arme; Zimmer, im; agg. im warmen*

◦ ◦ ◦ **Handflächen**: caust.[1] **Kali-c.** rhus-t. syc-co.[136] tub.[304]
☞ *O; Arme; Hände; Handflächen*

◦ ◦ ◦ **zwischen** den Fingern: canth. phos. **Psor. SULPH.**
☞ *O; Arme; Hände; Fingern, zwischen den*

◦ ◦ **Finger**: ignis[194] lach.[5] nit-ac.[1] ran-b. sabad.[5] sars.[1] sil.[1] term-c.[192]

◦ ◦ ◦ **Daumen**: lach.[5] sabad.[5]
☞ *O; Arme; Finger; Daumen*

◦ ◦ ◦ **Kleiner** Finger: nit-ac.[1]

◦ **Beine**: aster. **Calc.** carb-v. clem. pitu-a.[164] psil.[164] sep.[1] tarax.[1] tub.[304]

◦ ◦ **Oberschenkel**: aster. clem. psil.[164]

◦ ◦ **Knie**: carb-v.
☞ *O; Beine; Knie*

◦ ◦ **Füße**:
☞ *O; Beine; Füße*

◦ ◦ ◦ **Fußrücken**: aster. sep.[1] tarax.[1]
☞ *O; Beine; Füße; Fußrücken*

◦ ◦ ◦ **Fußsohlen**: pitu-a.[164] tub.[304]
☞ *O; Beine; Füße; Fußsohlen*

- **phagedänisch**:

◦ **Arme**:

◦ ◦ **Hände**: graph. kali-c. **Mag-c. Nit-ac.** sil.
☞ *O; Arme; Hände*

◦ ◦ **Zeigefinger**: **Calc.**

◦ **Füße**: **Con. Sel. Sulph.** zinc.[122]
☞ *O; Beine; Füße*

◦ **Zehen**: **ARS.**[5] caust.[5] **Graph.**[5] mag-c.[5] nat-c.[5] **Petr.**[5] **Sep.**[5] sil.[5] **Sulph.**[5]

- **Pocken,** wie, Beine: ant-c.

◦ **Knie**: ant-c.
☞ *O; Beine; Knie*

- **rot**:

◦ **Arme**:

◦ ◦ **Ellbeugen**: **Nat-c.**
☞ *O; Arme; Ellenbogen • O; Arme; Ellenbogen; Ellenbeuge*

◦ ◦ **Handrücken**: psor.
☞ *O; Arme; Hände • O; Arme; Hände; Handrükken*

◦ **Beine**: **Calc.** rhus-v.[25]

◦ **Hof,** mit rotem: bov. psil.[164] ruta sulph. uran-n.[25]
▤ *HAUT; C; Hautausschläge; Hof, mit*

◦ ◦ **Arme**: bov. ruta uran-n.[25]

◦ ◦ ◦ **Handrücken**: bov. ruta
☞ *O; Arme; Hände; Handrücken*

◦ ◦ **Oberschenkel**: psil.[164] sulph.

◦ **Basis,** an der, Ischiasnerv rechts: carbn-o.[36]

◦ **klein,** Arme: **Nat-m.**

- **schälen** sich, kleiner Finger, rechts: cymbo-ci.[2184]
▤ *HAUT; C; Hautausschläge; rechts*

- **schmerzhaft**:

◦ **brennend**: am-m. bufo canth. carbn-s.[25] mez. nat-c.[1] ran-b. rhus-v. sars.[1] sil. term-c.[192] verat.

◦ ◦ **Arme**:

◦ ◦ ◦ **Schultern**: am-m.
☞ *O; Arme; Schultern*

◦ ◦ ◦ **Unterarme**: sil.
☞ *O; Arme; Unterarme*

◦ ◦ ◦ **Handgelenke**: am-m. bufo **Mez.** sars.[1]
☞ *O; Arme; Handgelenke*

◦ ◦ ◦ ◦ **Kratzen,** nach: am-m.

◦ ◦ ◦ **Hände**: **Canth.** carbn-s.[25] mez. rhus-v.
☞ *O; Arme; Hände*

◦ ◦ ◦ ◦ **Handrücken**: mez.
☞ *O; Arme; Hände; Handrücken*

◦ ◦ ◦ ◦ **zwischen** den Fingern: canth. carbn-s.[25]
☞ *O; Arme; Hände; Fingern, zwischen den*

◦ ◦ ◦ **Finger**: nat-c.[1] ran-b. term-c.[192]

◦ ◦ ◦ ◦ **Zeigefinger**: nat-c.[1]

◦ ◦ **Beine**: verat.

◦ ◦ ◦ **Oberschenkel**: verat.

◦ **schießend,** Arme: mag-c.

◦ **stechend**:

◦ ◦ **Arme**:

◦ ◦ ◦ **Unterarme**: rhus-t.
☞ *O; Arme; Unterarme*

◦ ◦ ◦ **Hände**: mag-c.[1]
☞ *O; Arme; Hände*

◦ ◦ **Beine**: psil.[164] **Rhus-t.**

◦ ◦ ◦ **Oberschenkel**: psil.[164]

◦ ◦ ◦ **Knie**: **Rhus-t.**
☞ *O; Beine; Knie*

- **schorfig,** Handgelenke, nach Kratzen: am-m.

- **schwarz**:

◦ **Arme**: **Ars.** sec.
▤ *HAUT; C; Hautausschläge; schwärzlich*

◦ ◦ **Ellenbogen**: **Ars.**
☞ *O; Arme; Ellenbogen*

◦ ◦ **Hände**: **Sec.**
☞ *O; Arme; Hände*

◦ **Beine**:

◦ ◦ **Oberschenkel**: **Anthr.**
▤ *HAUT; C; Hautausschläge; schwärzlich*

◦ ◦ **Füße**: **ARS.** nat-m.
☞ *O; Beine; Füße* ▤ *HAUT; C; Hautausschläge; schwärzlich*

- **transparent,** Arme:

◦ **Unterarme**: rhus-t.
☞ *O; Arme; Unterarme*

◦ **Handflächen**: merc.
☞ *O; Arme; Hände • O; Arme; Hände; Handflächen*

HAUTAUSSCHLÄGE (Forts.)

- **wässrige** Flüssigkeit, enthalten:
  - **Arme**: acro-c-f.[2047] anag. ars. bell.[1] calc. nat-c. psor. rhus-t. rhus-v. ruta
    - **Hände**: anag. **Ars.** bell.[1] calc. **Nat-c.** **Psor.** rhus-t. rhus-v. ruta
      ☞ O; Arme; Hände
      - **Handrücken**: calc. rhus-v.
        ☞ O; Arme; Hände; Handrücken
      - **Handflächen**: bell.[1]
        ☞ O; Arme; Hände; Handflächen
  - **Beine**: acro-c-f.[2047] bell.[1] rhus-v.
    - **Schienbein**: bell.[1]
      ☞ O; Beine; Beine •O; Beine; Beine; Schienbein
      ▤ HAUT; C; Hautausschläge; Haut Knochen bedeckt, wo die
    - **Füße**: rhus-v.
      ☞ O; Beine; Füße
    - **Zehen**: rhus-v.
  - **gelbe** Flüssigkeit, Handgelenke: rhus-t. **Sulph.**
  - **klare** Flüssigkeit, Handgelenke: rhus-t.
  - **übelriechend**: ars.
    - **Fußsohlen**: **Ars.**
      ☞ O; Beine; Füße •O; Beine; Füße; Fußsohlen
- **weiß**: agar. calad. cann-s. corn-s. cycl. graph. kali-c. kali-chl. lach. merc. mez. nat-m. sanic. sulph.[122] thuj. uran-n.[25]
  - **Arme**: agar. calad. kali-c. kali-chl. merc. nat-m. sulph. uran-n.[25]
    - **Ellenbogen**: sulph.
      ☞ O; Arme; Ellenbogen
    - **Unterarme**: calad.
      ☞ O; Arme; Unterarme
    - **Handgelenke**: calad.
      ☞ O; Arme; Handgelenke
  - **Beine**: corn-s. cycl. graph. lach. mez. sulph.[122] thuj.
    - **Füße**: **Cycl.** **Graph.** **Lach.** **Sulph.**[122]
      ☞ O; Beine; Füße
    - **Zehen**: graph.
  - **rot**:
    - **Hof,** mit rotem, Hände: sanic. uran-n.
      ▤ HAUT; C; Hautausschläge; Hof, mit
    - **Ränder,** Beine: cann-s. corn-s.
      - **Oberschenkel**: cann-s.
- **welk,** Knöchel, Fußgelenk: arn.[36]
- **zusammenfließend,** Hände: ruta

Bläschen, Knie: **Anthr.**

Blasen: ail.[58] all-c.[102] alum. am-m. anthr. arist-cl.[119] **Ars.** bor.[137] bufo[111] calc. carb-v.[58] caust. crot-h. cupr. dys-co.[136] fago.[25] falco-p.[265] gaert.[136] germ.[222] graph. haliae-lc.[222] hep. kali-c. lach. lam.[102] lappa[137] led. mag-c. mez.[137] nat-c.[137] nat-m. nit-ac. petr. ph-ac. phos. plb.[58] plut-n.[222] psor.[137] ran-b. rhus-v.[25] sec. sel.[58] sep. sil. squil.[102] sulph.
▤ HAUT; C; Hautausschläge; Blasen

- **Geschwüre,** durch:
  ☞ Geschwüre; Beine; Füße
- **Gelenke**: ars.[137] bor.[137] lappa[137] mez.[137] nat-c.[137] psor.[137] **Sep.**[137]
- **Ellenbogen**: ars. crot-h.
  ☞ O; Arme; Ellenbogen
- **Hände**:
  ☞ O; Arme; Hände
  - **Handarbeit,** durch: arist-cl.[119]
  - **Handflächen**: bufo ran-b.
    ☞ O; Arme; Hände; Handflächen
  - **Fingern,** zwischen den: dys-co.[136]
    ☞ O; Arme; Hände; Fingern, zwischen den
- **Finger**:
  - **Fingerspitzen**: ail.[58] alum. cupr.
    ☞ O; Arme; Finger; Fingerspitzen
  - **Daumen**: hep.
    ☞ O; Arme; Finger; Daumen
- **Beine**: all-c.[102] anthr. arist-cl.[119] ars. bufo[111] calc. caust. fago.[25] gaert.[136] graph.[5] lach. lam.[102] led. nat-c.[137] nat-m. nit-ac. petr. ph-ac. phos. plb.[58] plut-n.[222] rhus-v.[25] sel.[58] sep. sil.[122] squil.[102]
  - **Oberschenkel,** nach Kratzen: lach.
  - **Füße**:
    ☞ O; Beine; Füße
    - **Gehen,** breiten sich aus durch: arist-cl.[119]
    - **Fersen**: all-c.[142] calc. **Caust.** fago.[25] graph. **Lach.** lam.[102] led. **Nat-c.** nat-m. **Petr.** **Phos.** plut-n.[222] sep. sil.[122] squil.[102]
      ☞ O; Beine; Füße; Fersen
      - **Reiben,** durch leichtes: lam.[102]
        ☞ O; Beine; Reiben; agg.
    - **Fußsohlen**: all-c.[102] ars. bufo[102] calc. gaert.[136] plut-n.[222]
      ☞ O; Beine; Füße; Fußsohlen
  - **Zehen**: ars. bufo[111] graph.[5] nat-c.[137] nit-ac. ph-ac. plb.[58] sel.[58]
    - **Zehenspitzen**: nat-c.[137]
- **Blutblasen**:
  - **Mittelfinger**:
    - **links**: germ.[222]
    - **Spitze,** rechts: haliae-lc.[222]
  - **Ringfinger** rechts, Nagelbett: haliae-lc.[222]
    ☞ O; Nägel •O; Nägel; Nagelbett •O; Arme; Finger; Daumen
  - **gangränös,** werden: **Sec.**
- **eiternd,** Fersen: fago.[25]
- **kleine,** Gelenke: nat-c.[137]
  ☞ O; Gelenke; kleine Gelenke ▤ HAUT; C; Hautausschläge; Blasen; klein
- **phagedänisch,** Finger: calc. **Graph.** hep. kali-c. **Mag-c.** nit-ac. ran-b. sil. sulph.
  ▤ ALLGEMEINES; C; Phagedänisch (ins Gewebe eindringende, fressende Prozesse)
- **schmerzhaft,** Zehen: plut-n.[269]
- **schorfig,** Handgelenke: am-m.
  ☞ O; Arme; Handgelenke
- **schwarz**:
  ▤ HAUT; C; Hautausschläge; schwärzlich
  - **Arme**: **Ars.**
    - **Ellenbogen**: ars.
      ☞ O; Arme; Ellenbogen

◦ **Oberschenkel**: **Anthr.**

◦ **Unterschenkel**: **Ars.**
☞ *O; Beine; Beine*

◦ **eitrig,** Arme: **Ars.**

blau, Oberschenkel, Flecke: **Arn.**

blutend: alum.[1] bufo[102] **Calc.** cupr. cupr-ar. lyc. merc. petr.
▤ *HAUT; C; Hautausschläge; blutend; Kratzen, nach*

- **Kratzen,** nach: alum.[1] cupr-ar.
▤ *HAUT; C; Hautausschläge; blutend; Kratzen, nach*

- **Arme**:

◦ **Kratzen,** nach: cupr-ar.
▤ *HAUT; C; Hautausschläge; blutend; Kratzen, nach*

◦ **Hände**: **Alum.** bufo[102] **Lyc. Merc. Petr.**
☞ *O; Arme; Hände*

◦ ◦ **Handflächen**: bufo[102]
☞ *O; Arme; Hände; Handflächen*

- **Beine**:

◦ **Kratzen,** nach: calc. cupr.
☞ *O; Beine; Kratzen; agg.* ▤ *HAUT; C; Hautausschläge; blutend; Kratzen, nach*

◦ **Unterschenkel,** nach kratzen: cupr-ar.[122]
☞ *O; Beine; Beine* ▤ *HAUT; C; Hautausschläge; blutend; Kratzen, nach*

◦ **Füße**: bufo[102] **Calc.**
☞ *O; Beine; Füße*

◦ ◦ **Fußsohlen**: bufo[102]
☞ *O; Beine; Füße; Fußsohlen*

braun, Hände: nat-m.

brennend: arist-cl.[161] **ARS.** aur.[1] bov. bufo calc.[1] canth. carb-v.[58] caust.[1] cic. con. fago. falco-p.[265] lac-ac. **MERC.** mez. morg.[136] nat-c. nit-ac.[1] nux-v. plut-n.[222] ran-b. **RHUS-T.** spig. staph. sulph.[46] tarent.[192] term-c.[192] til. uran-n.[25]

- **Anwendungen,** kalte, amel.: term-c.[192]

- **Kratzen,** nach: staph. sulph.[46] til.
▤ *HAUT; C; Schmerzen, schmerzhafte Empfindungen; brennend; Kratzen; agg.*

- **Arme**: arist-cl.[161] bufo canth. caust.[1] cic. con. merc. mez. morg.[136] **Nat-c.** nit-ac.[1] ran-b. **RHUS-T.** spig. staph. term-c.[192] til. uran-n.[25]

◦ **Kratzen,** nach: staph. til.

◦ **Handgelenke**: merc.
☞ *O; Arme; Handgelenke*

◦ **Hände**: bufo canth. cic. mez. morg.[136] nit-ac.[1] rhus-t. staph.
☞ *O; Arme; Hände*

◦ ◦ **Berührung,** bei: canth. **CIC.**
☞ *O; Arme; Berührung; agg.*

◦ ◦ **Kratzen,** nach: **Mez. STAPH.**

◦ ◦ **Handrücken**: **Morg.**[136]
☞ *O; Arme; Hände; Handrücken*

◦ ◦ **Handflächen**: **Morg.**[136] nit-ac.[1]
☞ *O; Arme; Hände; Handflächen*

◦ ◦ **Fingern,** zwischen den: nit-ac.[1]
☞ *O; Arme; Hände; Fingern, zwischen den*

◦ **Finger**: caust.[1] ran-b. term-c.[192]

◦ ◦ **Kratzen,** nach: term-c.[192]

- **Beine**: aur.[1] bov. calc.[1] fago. lac-ac. **Merc.** mez. nux-v. plut-n.[222] rhus-t. tarent.[192] til. uran-n.[25]

◦ **Kratzen,** nach: til.
☞ *O; Beine; Kratzen; agg.*

◦ **Oberschenkel**: fago. plut-n.[222] tarent.[192] til.

◦ ◦ **Kratzen,** nach: til.
☞ *O; Beine; Kratzen; agg.*

◦ **Kniekehlen**: **Merc.**
☞ *O; Beine; Knie •O; Beine; Knie; Kniekehle*

◦ **Unterschenkel**: aur.[1] calc.[1] lac-ac. **Rhus-t.**
☞ *O; Beine; Beine*

◦ **Füße**: bov. mez.
☞ *O; Beine; Füße*

dornenartig, Zehen: androc.[222]

eiternd:

- **Gelenke**: mang.[171]

- **Ellenbogen**: sulph.
☞ *O; Arme; Ellenbogen*

- **Fingern,** zwischen den: hep.[56] med.[56] psor.[56]

eitriger Absonderung, mit:

- **Unterarme**: rhus-t.

- **Hände**: anac. rhus-t. sars. sulph.
☞ *O; Arme; Hände*

- **rot,** Hände, abends: **SULPH.**

- **Schwellung,** mit, Hände: **Rhus-t.**

- **wässrig,** Hände: rhus-t.

Ekthyma: maland.[85] staphycoc.[77]

- **Beine**: maland.[85]
☞ *O; Beine; Beine*

Ekzem: all-s. alum.[5] am-c. ambr.[5] anag.[100] **Anil.** apis aq-mar.[149] arist-cl.[161] arn. **Ars.** ars-i.[58] arund.[102] asim.[142] aur-i.[58] aur-m-n.[272] ba-tn.[136] bar-c.[102] berb.[102] bor.[137] bov.[1125] brom. bros-g.[259] calc.[162] cand-a.[239] canth. carb-ac.[45] carb-v. carc.[162] caust.[5] chel. clem. con.[5] cor-r.[111] cortiso.[119] cub.[4] cupr.[5] cypra-e.[227] dulc.[5] dys-co.[136] graph. grat.[111] hell.[1] hep.[102] hyper.[102] ip.[5] jug-c. jug-r. kali-br. kali-c.[5] kreos.[102] lach. led.[85] lyc.[5] maland.[102] mang.[5] merc. mez. morg.[136] morg-g.[136] mur-ac.[102] nat-c. nat-m. nat-p. nit-ac.[5] nux-v.[5] petr. phos. pix.[102] plb.[102] prim-o.[77] prot.[136] **Psor.** querc-r.[1125] ran-b.[5] rhus-t. rhus-v.[102] sanic.[111] sars. sel.[102] sep.[5] sil. skook.[85] staph. still.[102] sulph. syc-co.[136] tarent.[58] tax.[303] thuj.[5] torul.[72] tub.[193] uran.[269] vario.[137] verat.[5] zinc.[5]

- **Gelenke**: am-c. aur-m-n.[272] ba-tn.[136] cub.[4] dys-co.[136] graph. led. merc. morg.[136] phos. sep. sulph. tub.[36]

◦ **Gelenkbeugen**: am-c. aur-m-n.[272] ba-tn.[136] dys-co.[136] **GRAPH.** led. merc. morg.[136] **Sep. Sulph.** tub.[36]

- **Arme**: alum.[5] ambr.[5] anag.[100] aq-mar.[149] arist-cl.[161] arn. ars. arund.[102] asim.[142] aur-i.[58] aur-m-n.[272] bar-c.[102] berb.[102] bor.[102] **BOV.**[100] brom. calc.[162] cand-a.[239] **Canth.** carc.[162] caust.[5] clem. **Con.**[5] cor-r.[111] cortiso.[119] cupr.[5] cypra-e.[227] **DULC.**[5] dys-co.[136] graph.[5] grat.[111] hell.[1] hep.[102] hyper.[102] ip.[5] jug-c. jug-r.[1125] kali-c.[5] kreos.[102] lyc.

HAUTAUSSCHLÄGE; Ekzem; Arme (Forts.)
maland.[102] mang.[5] **Merc.**[5] mez. morg.[136] morg-g.[136] mur-ac.[102] nat-c. nat-m.[5] nit-ac.[5] nux-v.[5] petr.[5] phos. pix.[102] plb.[102] prim-o.[77] prot.[136] **Psor.** querc-r.[1125] ran-b.[5] rhus-v.[102] sanic.[111] sars.[5] sel.[102] sep.[5] **Sil.** staph. still.[102] sulph.[137] syc-co.[136] thuj.[5] vario.[137] verat.[5] zinc.[5]

◦ **Schultern**: petr.
☞ *O; Arme; Schultern*

◦ **Oberarme**: grat.[111] kali-c.[5] mang.[5] nat-m.[5] sulph.[5] syc-co.[136]
☞ *O; Arme; Oberarme*

◦ **Ellenbogen**: brom. calc.[5] cand-a.[239] cupr. graph. merc.[5] mez. phos.[5] psor. sep.[5] staph.[5] syc-co.[136] thuj.[5]
☞ *O; Arme; Ellenbogen*

◦ ◦ **Ellenbeuge**: cand-a.[239] **Cupr. Graph. Mez. PSOR.**
☞ *O; Arme; Ellenbogen; Ellenbeuge*

◦ **Unterarme**: **Alum.**[5] aur-i.[58] **Con.**[5] **Graph.** mang.[5] **MERC. Mez.** nat-m.[5] nux-v.[5] prim-o.[77] **Sil.** sulph.[5] thuj.
☞ *O; Arme; Unterarme*

◦ **Handgelenke**: cand-a.[239] **Jug-c. Mez.** morg-g.[136] **Psor.** syc-co.[136]
☞ *O; Arme; Handgelenke*

◦ **Hände**: ambr.[5] anag.[100] aq-mar.[149] ars. asim.[142] aur-m-n.[272] bar-c.[102] berb.[102] bor.[5] **Bov.**[100] calc.[162] **Canth.** carc.[162] clem. cor-r.[111] cortiso.[119] cypra-e.[227] **DULC.**[5] dys-co.[136] **Graph. Hep.**[102] hyper.[102] ip.[5] **Jug-c.** jug-r.[1125] kreos.[102] lyc.[162] maland.[102] **Merc. Mez.** morg.[136] mur-ac.[102] nat-c. nat-m.[5] **Nit-ac. Petr.**[102] phos. pix.[102] plb.[102] prot.[136] querc-r.[1125] rhus-v.[102] sanic.[102] sars.[5] sel.[102] sep. **Sil.** staph.[5] still.[102] sulph.[137] syc-co.[136] thuj.[5] vario.[137] verat.[5] **ZINC.**[5]
☞ *O; Arme; Hände*

◦ ◦ **Bäckern,** bei: bov.[1125] **Jug-r.**[1125] querc-r.[1125]

◦ ◦ **Handrücken**: bor.[5] bov.[100] cortiso.[119] cypra-e.[227] **Graph. Jug-c.** kreos.[102] lyc.[162] **Merc. MEZ.** morg.[136] mur-ac.[102] nat-c. phos. prot.[136] **Sep.** syc-co.[136]
☞ *O; Arme; Hände; Handrücken*

◦ ◦ ◦ **Wärme agg.**: cortiso.[119]

◦ ◦ **Handflächen**: anag.[100] aq-mar.[149] asim.[142] morg.[136] sulph.[137] vario.[137]
☞ *O; Arme; Hände; Handflächen*

◦ **Finger**: ambr.[5] arn. bor.[102] **Calc.**[162] caust.[5] cupr.[5] cypra-e.[227] **Graph.**[5] **Lyc.** merc.[5] **NIT-AC.**[5] petr.[5] ran-b.[5] sanic.[111] sep.[5] sil. staph. thuj.[5]

◦ ◦ **Ausfallen** der Nägel, mit: bor.[102]

◦ ◦ **Fingerspitzen**: cupr.[5] **Graph.**[5] petr.[5] sanic.[111]
☞ *O; Arme; Finger; Fingerspitzen*

- **Beine**: all-s. **Anil.** apis arn. ars. bor.[137] **Bov.** bros-g.[259] carb-v. chel. graph. jug-r. kali-br. lach. led.[85] lyc. merc. morg-g.[136] nat-m. nat-p. **Petr. Psor. Rhus-t.** sars. skook.[85] sulph. syc-co.[136] torul.[72] tub.[193] uran.[269]

◦ **Oberschenkel**: bros-g.[259] graph.[58] morg-g.[136] petr. **Rhus-t.**

◦ ◦ **Metall,** durch: morg-g.[136]

◦ ◦ **Wärme** agg.: bros-g.[259]

◦ **Kniekehlen**: **Graph.**
☞ *O; Beine; Knie • O; Beine; Knie; Kniekehle*

◦ **Unterschenkel**: **Apis ARS.** carb-v. **GRAPH.** kali-br. **Lach.** led.[85] **Lyc. Merc. Nat-m. PETR. Rhus-t. Sars. SULPH.** uran.[269]
☞ *O; Beine; Beine*

◦ ◦ **einseitig**: led.[85]

◦ ◦ **Waden**: **Graph.** uran.[269]
☞ *O; Beine; Beine; Waden*

◦ **Knöchel,** Fußgelenk: all-s. **Chel.** nat-p. **Psor.** syc-co.[136] torul.[72]

◦ **Füße**:
☞ *O; Beine; Füße*

◦ ◦ **Fußrücken**: merc. **Psor.**
☞ *O; Beine; Füße; Fußrücken*

◦ ◦ **Fußsohlen**: skook.[85]
☞ *O; Beine; Füße; Fußsohlen*

◦ **Zehen,** mit Ausfallen der Nägel: bor.[137]
☞ *O; Nägel; Zehennägel*

- **allergisch,** Handrücken: bov.[1125]
▤ *HAUT; C; Hautausschläge; allergisch*

- **feucht,** Hände:

◦ **Handrücken**: bov.[102]
☞ *O; Arme; Hände; Handrücken*

◦ **Handflächen**: asim.[142]
☞ *O; Arme; Hände; Handflächen*

- **juckend**:

◦ **Beine,** Innenseite, medial: tax.[303]

◦ **Hand,** linke: carc.[304]

- **Kontaktallergie,** Handgelenke:
▤ *HAUT; C; Hautausschläge; allergisch*

◦ **Mehl** oder Detergenzien, auf: syc-co.[136]

◦ **Metall,** durch: morg-g.[136]

- **rot,** Beine: anil. arn. **Lyc.**[5] rhus-t.

◦ **Knie**: anil. arn. rhus-t.
☞ *O; Beine; Knie*

- **schmerzhaft,** Finger: arn.

- **varikös,** Fußgelenk: syc-co.[136]

Erhöhungen, erhabene Stellen: alumn. anac. aur. bar-m. carb-v. cic. cop. crot-h. croto-t. cupr. cupr-ar. dros. fl-ac. gent-c. gent-l. graph. hep. kali-br. kali-c. kreos. lach. mag-c. merc. mez. nat-m. nit-ac. petr. plan. plb. puls. rhus-v. staph.[5] sul-ac. syph. thuj. urt-u.

- **Arme**: alumn. anac. bar-m. carb-v. cic. crot-h. croto-t. cupr-ar. dros. fl-ac. graph. hep. kali-br. kali-c. kreos. lach. merc. mez.[5] nat-m. nit-ac. plb. rhus-v. staph.[5] sul-ac. syph. urt-u.

◦ **Schultern**: alumn.
☞ *O; Arme; Schultern*

◦ **Ellenbogen**: merc.
☞ *O; Arme; Ellenbogen*

◦ **Handgelenke**: anac. merc.
☞ *O; Arme; Handgelenke*

◦ ◦ **Vorderseite**: anac.

◦ **Hände**: anac. bar-m. **CIC.** dros. fl-ac. kali-c. lach. merc. nat-m. nit-ac. plb. rhus-v. sul-ac. urt-u.
☞ *O; Arme; Hände*

◦ ◦ **Handrücken**: anac. dros. plb. sul-ac.
☞ *O; Arme; Hände; Handrücken*

◦ **Finger,** Flecke: syph.

◦ **Flecke**: syph.

- **Beine**: aur. cop. cupr. kali-br. mag-c. mez. petr. plan. puls. syph. thuj.

◦ **Gesäßbacken**: mez.
☞ *O; Beine; Gesäßbacken*

◦ **Oberschenkel**: plan.

◦ **Unterschenkel**: aur. cupr. kali-br. mag-c. syph.
☞ *O; Beine; Beine*

◦ ◦ **Waden**: mag-c.
☞ *O; Beine; Beine; Waden*

◦ ◦ **Flecke**: **Syph.**

◦ **Füße**: cop. petr. puls. thuj.
☞ *O; Beine; Füße*

◦ ◦ **Fußrücken**: petr. puls. thuj.
☞ *O; Beine; Füße; Fußrücken*

- **bluten** nach Kratzen, Arme: cupr-ar.
HAUT; C; Hautausschläge; blutend; Kratzen, nach

- **glänzend,** Arme: croto-t.

- **juckend** und schuppig, Ellbeugen: merc.

- **rote** Flecken, Handflächen: **Fl-ac.**
HAUT; C; Hautausschläge; Flecken, größere, entzündliche; rot • HAUT; C; Hautausschläge; Flekken, größere, entzündliche; rot; erhaben

- **weiß,** Arme: croto-t. merc.

◦ **schuppig,** Fingerspitzen: merc.

Erythema nodosum:
HAUT; C; Erythem; E. nodosum

erythemartig: ars. cortico.[149] tax.[303] thuj.

- **Arme**:
☞ *Urtikaria; Arme*

◦ **Handrücken**: cortico.[149]
☞ *O; Arme; Hände • O; Arme; Hände; Handrükken*

◦ **Finger**: tax.[303]

Erythrocyanosis crurum puellarum, Beine: morg.[136]

Exanthem, flüchtiges: agar. alum.[1] alum-sil.[58] am-c. ant-c. ant-t. **Apis** ars. bani-c.[204] bell. berb. bov. bry. calad. calc. carb-v. cassi-f.[192] cassi-s.[192] caust. **Chlol.** cop. cortiso.[149] cub. cupr. cupr-o.[192] curc.[192] daph. **Dig.** elaps[36] form. germ.[222] haliae-lc.[222] hep. hydr. hyos.[1] iod. kali-ar. led. loxo-r.[240] lyc. mag-p. merc. mez. nat-c. nat-m.[1] nux-v. ol-an. osm. **Petr.** phyt. **PULS.** rheum **Rhus-t.** rhus-v. schran-u.[88] sec. sel. sep. sil.[1] stram. strep-s.[197] sul-i. **Sulph.** tep. ter. verat. **Vesp.** zinc.
☞ *Urtikaria*

- **Kratzen** amel.: cassi-f.[192]

- **Sonne** agg.: curc.[192]

- **Arme**: agar. alum. am-c. ant-c. ant-t. bell. berb. bry. calad. calc. carb-v. cassi-s.[192] caust. chlol. cortiso.[149] cupr. curc.[192] daph. dig. elaps form. germ.[222] hep. hydr. kali-ar. led. lyc. mag-p. **Merc. Mez.** nux-v. phyt. **Puls.** rheum **Rhus-t.** sec. sel. **Sep. Sil.** stram. strep-s.[197] **Sul-i. Sulph.** tep. verat. zinc.

◦ **abwechselnd** mit Asthma: calad. mez.
☞ *A; Abwechselnd mit ATMUNG; C; Asthma, asthmatische Atmung; abwechselnd mit; Hautausschläge • ATMUNG; C; Asthma, asthmatische Atmung; abwechselnd mit; Hautausschläge; Urtikaria*

◦ **nachts** agg.: strep-s.[197]
☞ *O; Arme; nachts*

◦ **Baden** amel., kaltes: strep-s.[197]
☞ *O; Arme; Kälte; amel. • O; Arme; Waschen; amel.*

◦ **Außenseite,** lateral: germ.[222]

◦ **Schultern**: berb. **Calc.** puls. tep.
☞ *O; Arme; Schultern*

◦ **Oberarme**: ant-c. bry. mez. rheum
☞ *O; Arme; Oberarme*

◦ **Ellenbogen**: calad. hep. **Mez.** sep. sulph. zinc.
☞ *O; Arme; Ellenbogen*

◦ ◦ **Ellenbeuge**: calad. **Hep.** sep. zinc.
☞ *O; Arme; Ellenbogen; Ellenbeuge*

◦ **Unterarme**: am-c. ant-t. bry. calad. cassi-s.[192] merc. mez. rheum sel.
☞ *O; Arme; Unterarme*

◦ ◦ **abwechselnd** mit Asthma: calad.
☞ *A; Abwechselnd mit*

◦ **Handgelenke**: calad. elaps hydr. led.
☞ *O; Arme; Handgelenke*

◦ **Hände**: **Agar.** bry. **Carb-v.** cortiso.[149] cupr. curc.[192] dig. form. kali-ar. led. **LYC.** phyt. rhus-t. stram. verat.
☞ *O; Arme; Hände*

◦ ◦ **Handrücken**: curc.[192] **Dig.**
☞ *O; Arme; Hände; Handrücken*

◦ ◦ **Handflächen**: form.
☞ *O; Arme; Hände; Handflächen*

◦ **Finger**: cortiso.[149] hydr. sil.

◦ ◦ **Nägel,** Wurzelbereich: cortiso.[149]
☞ *O; Nägel • O; Nägel; Nagelbett • O; Arme; Finger; Daumen*

◦ ◦ **Fingerrücken**: cortiso.[149]

- **Beine**: alum.[1] bani-c.[204] bov. bry. calc. caust. cortiso.[149] cub. cupr-o.[192] curc.[192] daph. haliae-lc.[222] hep. hyos.[1] iod. led. merc. mez. nat-c. nat-m.[1] nux-v. ol-an. osm. petr. rhus-t. rhus-v. schran-u.[88] sep. sil.[1] sulph. tep. ter. zinc.

◦ **Gesäßbacken**: curc.[192]
☞ *O; Beine; Gesäßbacken*

◦ **Oberschenkel**: bani-c.[204] bry. caust. cub. cupr-o.[192] curc.[192] haliae-lc.[222] merc. mez. nat-m. **Nux-v.**[36] ol-an. osm. **Petr.** rhus-t. rhus-v. schran-u.[88] **SULPH.** ter.

◦ **Knie**: hep. **Iod. Led.** nux-v. sep. ter. zinc.
☞ *O; Beine; Knie*

◦ ◦ **Kniekehle**: **Hep.** sep. zinc.
☞ *O; Beine; Knie; Kniekehle*

◦ **Unterschenkel**: calc. daph. hyos.[1] **Nat-m.**[1] sil.[1]
☞ *O; Beine; Beine*

◦ ◦ **Waden**: **Calc.** hyos.[1] nat-m.[1] sil.[1]
☞ *O; Beine; Beine; Waden*

◦ **Knöchel,** Fußgelenk: osm. tep.

HAUTAUSSCHLÄGE; Exanthem, flüchtiges**; Beine** (Forts.)
◦ **Füße**: bov. bry. cortiso.[149] nat-c. rhus-t.
☞ *O; Beine; Füße*
◦ ◦ **Fersen**: **Nat-c.**
☞ *O; Beine; Füße; Fersen*
◦ ◦ **Zehen,** zwischen den: rhus-t.
- **bräunlich**:
◦ **Arme**: mez.
◦ **Oberschenkel**: mez.
- **brennend**: calad. cassi-f.[192] curc.[192] nux-v.[36]
◦ **Handgelenke,** nach Kratzen: calad.
☞ *O; Arme; Handgelenke*
◦ **Oberschenkel,** während Menses: nux-v.[36]
- **geschwürig,** Fersen: nat-c.
- **juckend**: alum.[1] calad. cassi-f.[192] caust. cortiso.[149] germ.[222] led. mez. nux-v. rheum rhus-v. sep. strep-s.[197] sul-i.
◦ **Arme**: alum. calad. caust. cortiso.[149] germ.[222] led. nux-v. rheum sep. strep-s.[197] sul-i.
◦ ◦ **Handgelenke**: calad. led.
☞ *O; Arme; Handgelenke*
◦ ◦ **Hände**: cortiso.[149]
☞ *O; Arme; Hände*
◦ **Beine**: alum.[1] cortiso.[149] mez. rhus-v.
◦ ◦ **Oberschenkel**:
◦ ◦ ◦ **Kratzen,** agg. nach: mez.
☞ *O; Beine; Kratzen; agg.*
◦ ◦ ◦ **brennend,** während Menses: rhus-v.
◦ ◦ **Füße**: cortiso.[149]
☞ *O; Beine; Füße*
- **lilafarben,** Arme: strep-s.[197]
- **nagend,** Oberschenkel, nach Kratzen: mez.
- **rot,** Arme: elaps[36] mez. stram.
fein:
- **Hände**: **CARB-V.**
☞ *O; Arme; Hände*
- **Oberschenkel,** Vorderseite, links stärker, agg. vor Menses: pitu-a.[164]
▤ *HAUT; C; Hautausschläge; links*
feucht: alum. apis arum-t. atista[192] bov. bry. calc. chel. cist.[58] clem. con. croto-t. cupr.[5] graph. kali-br.[8] kali-c. kali-s. kreos. led.[5] lyc. mang. **Merc.** mez. morg. nat-m. nat-s.[58] petr. prot.[193] psor.[56] ran-s. rhus-t. sanic.[85] sep. tarent-c. term-c.[192] thuj. vinc.[4]
☞ *absondernd*
- **Arme**: alum. bov. cist.[58] clem. con. cupr.[5] graph. kali-c. kali-s. kreos. led.[5] lyc. mang. merc. mez. morg. nat-s.[58] petr. prot.[193] psor.[56] ran-s. rhus-t. sanic.[85] term-c.[192]
☞ *absondernd; dünn, wässrig; Arme*
◦ **Unterarme**: **Alum.** cupr.[5] **Merc. Mez.** rhus-t.
☞ *O; Arme; Unterarme*
◦ **Handgelenke**: led.[5] sanic.[85]
☞ *O; Arme; Handgelenke*
◦ **Hände**: bov. cist.[58] **Clem.** graph. kali-c. kali-s. kreos. mang. merc. **Mez.** morg. **Petr.** prot.[193] psor.[56] ran-s. rhus-t.
☞ *O; Arme; Hände*
◦ ◦ **Handrücken**: bov. kreos. **Mez. Morg.** prot.[193]
☞ *O; Arme; Hände; Handrücken*
◦ ◦ **Handflächen**: **Morg.**
☞ *O; Arme; Hände; Handflächen*
◦ ◦ **Fingern,** zwischen den: **Graph.** psor.[56]
☞ *O; Arme; Hände; Fingern, zwischen den*
◦ **Finger**: nat-s.[58] sanic.[85] term-c.[192]
- **Beine**: apis arum-t. atista[192] **Bov.** bry. calc. chel. croto-t. graph. kali-br.[8] kreos. merc. nat-m. petr. rhus-t. sanic.[85] sep. tarent-c. thuj. vinc.[4]
◦ **Analfalte**: arum-t. thuj.
☞ *O; Beine; Gesäßbacken*
◦ **Oberschenkel**: **Croto-t.** graph.[58] merc. nat-m.
◦ **Kniekehlen**: **Graph. MERC. SEP.**
☞ *O; Beine; Knie • O; Beine; Knie; Kniekehle*
◦ **Unterschenkel**: apis atista[192] bry. **Calc. Graph. Kali-br.**[8] **Merc. Petr. Rhus-t.** tarent-c.
☞ *O; Beine; Beine*
◦ **Knöchel,** Fußgelenk: chel. vinc.[4]
◦ **Zehen**: sanic.[85]
- **eitrige** Absonderung, **Arme**: lyc. rhus-t.
Fissuren:
- **Ellenbeuge**: **Kali-ar.**
☞ *O; Arme; Ellenbogen • O; Arme; Ellenbogen; Ellenbeuge*
- **Handgelenke**: **Kali-ar.**
☞ *O; Arme; Handgelenke*
Flechte:
☞ *Ekzem*
Flecke: ail.[58] calc. **Carb-v.** caust. iris jug-c. phos. **Puls. Sars.** thuj. viol-t.
Flecken, große, entzündliche: adam.[222] agav-a.[102] ant-c. arg-n. ars. aur. aur-m. bani-c.[204] berb. bry. carb-an. carb-v. caust. cimx. cocc. con. conv.[38] crot-h. cymbo-ci.[2184] elaps[36] goss.[25] guare.[25] hura indg. jug-r. kali-chl. kreos. lac-ac. lach. led.[137] lyc. merc. mur-ac. nat-c. nat-m. orig-v.[25] petr. phos. puls-n.[25] rhod. rhus-t. rhus-v. sars. sep. solid.[102] spig. stann. sulph. sumb.[25] thuj. urt-u. verat. zinc.
☞ *Farbe, Verfärbung; Flecken, große entzündliche* ▤ *HAUT; C; Hautausschläge; Flecken, größere, entzündliche*
- **Arme**: adam.[222] ant-c. arg-n. ars. aur-m. bani-c.[204] berb. carb-an. carb-v. caust. cimx. cocc. con. cymbo-ci.[2184] hura indg. kali-chl. lach. led. merc. mur-ac. nat-c. nat-m. rhus-t. rhus-v. sep. spig. stann. sulph. urt-u. verat.
◦ **Schultern**: adam.[222]
☞ *O; Arme; Schultern*
◦ **Oberarme**: berb. sep.[1]
☞ *O; Arme; Oberarme*
◦ **Unterarme**: adam.[222] cymbo-ci.[2184]
☞ *O; Arme; Unterarme*
◦ **Handgelenke**: aur-m. bani-c.[204] carb-v. cocc.
☞ *O; Arme; Handgelenke*
◦ **Hände**: arg-n. ars. bani-c.[204] carb-an. indg. kali-chl. merc. rhus-t. rhus-v. sep. spig. stann. sulph. urt-u.
☞ *O; Arme; Hände*

◦ **Finger**: adam.[222] ant-c. arg-n. ars. berb. caust. cocc. con. lach. led. nat-c. rhus-t. verat.

◦ ◦ **Daumen**: adam.[222]
☞ *O; Arme; Finger; Daumen*

- **Beine**: agav-a.[102] ant-c. arg-n. aur. bry. carb-v. cocc. conv.[38] crot-h. elaps[36] goss.[25] guare.[25] hura jug-r. kreos. lac-ac. lach. led.[137] lyc. merc. nat-c. orig-v.[25] petr. phos. puls-n.[25] rhod. sars. sep. solid.[102] sulph. sumb.[25] thuj. zinc.

◦ **Gesäßbacken**: ant-c. bry. sars.
☞ *O; Beine; Gesäßbacken*

◦ **Oberschenkel**: aur. carb-v. conv.[38] crot-h. merc. rhod. zinc.

◦ **Knie**: ant-c. elaps[36] sulph.
☞ *O; Beine; Knie*

◦ **Unterschenkel**: agav-a.[102] ant-c. arg-n. aur. carb-v. cocc. hura jug-r. kreos. lac-ac. lach. merc. nat-c. petr. phos. rhod. thuj.
☞ *O; Beine; Beine*

◦ ◦ **Waden**: aur. carb-v. lach. merc. petr. phos. thuj.
☞ *O; Beine; Beine; Waden*

◦ **Füße**: ant-c. conv.[38] jug-r. kreos. led.[137] lyc. sep. sulph.
☞ *O; Beine; Füße*

◦ **Zehen**: ant-c. lach. sulph. zinc.

◉ - **abschuppend,** Oberarme: berb.

- **rot,** Kniescheibe: elaps[36]
▤ *HAUT; C; Hautausschläge; Flecken, größere, entzündliche; rot*

Flohstiche, wie: sec.
▤ *HAUT; C; Hautausschläge; Bisse, wie kleine*

- **Beine**: sec.

◦ **Füße**: sec.
☞ *O; Beine; Füße*

fressend, Flecke, Arme: chel.[25]

Furunkel: acon.[111] agar. all-c. all-s. aloe alum. alum-p.[58] alum-sil.[58] am-c. am-m. anan. androc.[222] anthr. apoc. arn.[5] ars. ars-s-f.[58] aur.[5] aur-m. bar-c. bart. **Bell.** boerh.[192] bor.[1] **Brom.**[5] cadm-s. calad. calc. calc-s.[111] calc-sil.[58] carb-an. carb-v. carbn-s. cassi-s.[192] cast-eq. clem. cob. cocc.[5] coloc. crot-h. elaps gaert.[136] graph. guare. hell. **HEP.** hydr. hyos. ign. indg. iod. iris jug-r. kali-bi.[168] kali-c. kali-n. kreos.[5] lach. led. **Lyc.**[1] mag-c.[5] mag-m. **Merc.** mez. naja[36] nat-m. nat-s. nit-ac. nux-v. petr. ph-ac.[5] phos.[5] plb. psor. puls.[111] rat. **Rhus-t.** rhus-v. sabin. sanic. sars. sec. sep.[5] sil. spong.[5] stram. **SULPH.**[5] syph. tama.[197] thuj. zinc.

- **Arme**: aloe am-c. am-m. ars.[1] bar-c. **Bell.** boerh.[192] **Brom.**[5] **Calc.**[5] calc-s.[111] calc-sil.[58] carb-an. carb-v. cob. coloc. crot-h. elaps gaert.[136] graph.[5] guare. hep. hydr. iod. iris jug-r. **Kali-n.** lach. led. **Lyc.** mag-m. **Mez.** naja[36] nat-s. nit-ac. **PETR.** ph-ac. psor. **RHUS-T.** sanic. **Sil.** sulph. syph. tama.[197] **Zinc.**

◦ **rechts**: tama.[197]
☞ *O; Arme; rechts*

◦ **Schultern**: am-c. am-m. bell. calc. graph.[5] hydr. jug-r. **Kali-n.** lyc.[5] nit-ac. ph-ac. **Sil.**[5] sulph. tama.[197] zinc.[5]
☞ *O; Arme; Schultern*

◦ ◦ **rechts**: tama.[197]
☞ *O; Arme; rechts*

◦ **Oberarme**: aloe **Bar-c. BROM.**[5] carb-v. coloc. **Crot-h.** iod. jug-r. mez. **Sil. Zinc.**
☞ *O; Arme; Oberarme*

◦ **Unterarme**: **BROM.**[5] **Calc.** carb-v. cob. **Iod. Lach.** lyc. mag-m. **Nat-s.** petr. sil.
☞ *O; Arme; Unterarme*

◦ **Handgelenke**: **Iod.** sanic.
☞ *O; Arme; Handgelenke*

◦ **Hände**: ars.[1] boerh.[192] **Calc.** calc-s.[111] coloc. iris lach. led. **Lyc. Psor.**
☞ *O; Arme; Hände*

◦ ◦ **Handrücken**: calc.
☞ *O; Arme; Hände; Handrücken*

◦ ◦ **Handflächen,** ulnar: coloc.
☞ *O; Arme; Hände; Handflächen*

◦ **Finger**: calc.[5] hep. kali-n. **Lach.** naja[36] sil.

◦ ◦ **Gelenke**: calc.[5]
☞ *O; Arme; Finger; Fingergelenke*

◦ ◦ **Daumen**: hep. kali-n.
☞ *O; Arme; Finger; Daumen*

◦ ◦ **kleiner** Finger, rechts, Fingerrücken, mittleres Glied: naja[36]

- **Beine**: acon.[111] agar. all-c. all-s. alum. alum-p.[58] am-c. anan. androc.[222] anthr. apoc. **Ars. Aur.**[5] aur-m. bar-c. bart. bell. bor.[1] cadm-s. calad. calc. calc-sil.[58] carbn-s. cassi-s.[192] cast-eq. clem. cocc.[5] gaert.[136] graph. hell. **HEP.** hyos. ign. indg. jug-r. kali-bi.[168] kali-c. kreos.[5] lach. led. lyc.[1] mag-c.[5] merc. nat-m. nit-ac. nux-v. petr. ph-ac.[5] phos.[5] plb. psor. puls.[111] rat. **Rhus-t.** rhus-v. sabin. sars. sec. sep.[5] sil. spong.[5] stram. **Sulph.**[5] thuj.

◦ **Gesäßbacken**: acon.[111] agar. alum. alum-p.[58] am-c. aur-m. bar-c. bart. bor.[1] cadm-s. calad. graph. **Hep.**[1] indg. **Lyc.**[1] nit-ac. **Ph-ac.** phos. plb. psor. **Rat.** sabin. sars. sec. sep. **Sil. Sulph.** thuj.
☞ *O; Beine; Gesäßbacken*

◦ **Hüften**: alum. am-c. bar-c. cassi-s.[192] graph. hep. jug-r. lyc. **Nit-ac. Ph-ac. PHOS.**[5] rat. sabin. **Sulph.**[5]
☞ *O; Beine; Hüften*

◦ **Oberschenkel**: acon.[111] agar. all-s. alum. alum-p.[58] am-c. androc.[222] apoc. aur-m. **Bell. Calc.** calc-sil.[58] carbn-s. **Clem. Cocc.** hell. **Hep. Hyos. Ign.** kali-bi. kali-c. **Lach. Lyc.** mag-c. **Nit-ac. Nux-v. Petr. Ph-ac.**[5] **PHOS.**[5] plb. puls.[111] rhus-v. **Sep. SIL. Spong.**[5] **Sulph.**[5] thuj.

◦ ◦ **rechts**: calc. hell. kali-bi. kali-c. rhus-v.
☞ *O; Arme; rechts • O; Beine; rechts*

◦ **Knie**: am-c. **Calc.** cassi-s.[192] **Nat-m. Nux-v. Sep.**[5]
☞ *O; Beine; Knie*

◦ **Unterschenkel**: **Anan. Anthr. Ars.** bell. **Calc.** cast-eq. gaert.[136] kali-bi.[168] **MAG-C.**[5] **Nit-ac.** nux-v. **PETR. RHUS-T. Sil.**
☞ *O; Beine; Beine*

◦ ◦ **Waden**: bell. **SIL.**
☞ *O; Beine; Beine; Waden*

◦ ◦ **Schienbein**: kali-bi.[168]
☞ *O; Beine; Beine; Schienbein* ▤ *HAUT; C; Hautausschläge; Haut Knochen bedeckt, wo die*

HAUTAUSSCHLÄGE; Furunkel; Beine (Forts.)

◦ **Knöchel,** Fußgelenk: merc.

◦ **Füße**: anan. calc. kreos.[5] lach. led. lyc.[1] rat. sars. sil. **STRAM.**
☞ *O; Beine; Füße*

◦ ◦ **Fersen**: calc. lach.
☞ *O; Beine; Füße; Fersen*

◦ ◦ **Fußsohlen**: kreos.[5] rat.
☞ *O; Beine; Füße; Fußsohlen*

◦ **Zehen**: cocc.[5]

- **Blutbeulen**:

◦ **Hände,** zwischen Daumen und Zeigefinger: ars.[1]
☞ *O; Arme; Hände • O; Arme; Hände; Fingern, zwischen den • O; Arme; Finger; Daumen*

◦ **Gesäßbacken**: aur-m. hep.[1] lyc.[1]

◦ **Unterschenkel**: mag-c.
☞ *O; Beine; Beine*

◦ **groß,** Schultern: **Calc.** jug-r. lyc. zinc.

- **klein,** Hände: iris

- **schmerzhaft**:

◦ **Hand,** linke: boerh.[192]

◦ **klein**: **Arn.**[5] cassi-s.[192]

gangränös, Beine: hyos.

geschwürig:

- **Fingernägel,** um die: **Ars.**
☞ *O; Nägel • O; Nägel; Umgebung des Nagels*

- **Beine**: nat-c. ph-ac. sel.[85]

◦ **Unterschenkel**: **Nat-c.**
☞ *O; Beine; Beine*

- **juckend,** Fingergelenke: **Mez.**

glatt:

- **Handflächen,** Flecke: cor-r.
☞ *O; Arme; Hände • O; Arme; Hände; Handflächen*

- **Beine**: mag-c.

◦ **Waden**: mag-c.

granulomatös:
☞ *Erhöhungen, erhabene Stellen*

Gruppen, in: nat-m. term-a.[192]

- **Beine**: nat-m.

◦ **Unterschenkel**: nat-m.
☞ *O; Beine; Beine*

gruppenförmige Anhäufung, Arme: rhus-t.

hart: am-m. aur. bov. caust. lach. led. mez. ph-ac. rhus-t. sep. sil. spig.

- **Arme**: am-m. bov. caust. led. mez. ph-ac. rhus-t. sep. sil. spig.

◦ **Hände**: am-m. bov. led. ph-ac. rhus-t. spig.
☞ *O; Arme; Hände*

- **Beine**: aur. bov. lach.

◦ **Füße**: bov. **Lach.**
☞ *O; Beine; Füße*

heiß: chel. fago.

- **Beine**: chel. fago.

◦ **Oberschenkel**: fago.

Herpes: agar-em.[107] alum. alum-met.[5] am-m.[5] ambr. ars. aster.[102] aur. ba-sv.[136] ba-tn.[136] bor. bov. cact. calc. calc-p. carb-v.[102] carbn-o.[36] carbn-s. caust.[5] cist. clem.[5] com. **Con.** cupr. cycl. dol. **Dulc.** dys-co.[136] **Graph.**[5] hell.[5] hep.[5] ip. kali-ar. kali-c. kreos. lach. led. lim.[102] lith-c.[102] **Lyc.**[5] lyss. mag-c. mag-s. manc. mang. merc. mez. morg.[136] morg-g.[136] mur-ac. nat-c. **Nat-m.** nicc. nit-ac. nux-v.[5] petr. phos. psor. ran-b.[5] rhus-t.[5] sars. sec. sep.[5] sil.[5] staph.[5] sulph. syc-co.[136] tell. thea[275] thuj. tub.[85] verat. xero.[102] zinc.

- **Gelenke**: dulc. **Kreos.** staph.

- **Arme**: alum.[5] am-m.[5] ambr. aster.[102] aur. ba-sv.[136] bor. **BOV.**[5] cact. calc.[5] carbn-s. caust.[5] cist. **Con.** cupr. dol. **Dulc.** dys-co.[136] **Graph.** hell.[5] hep.[5] ip. kali-ar. kali-c. **Kreos.** lach.[5] lim.[102] lith-c.[102] **Lyc.** mag-s. manc. **Mang. MERC.** mez.[5] **Nat-c.**[5] **Nat-m.** nit-ac. nux-v.[5] petr.[5] **Phos. Psor.** ran-b.[5] rhus-t.[5] sars. sec. **Sep. Sil.**[5] staph. sulph.[5] syc-co.[136] thuj. tub.[85] verat. zinc.

◦ **links**: aster.[102]
☞ *O; Arme; links*

◦ **Gelenke**: **Calc. Kreos.**[5] merc. **Staph.**[5]
☞ *O; Arme; Gelenke*

◦ **Schultern**: kali-ar.
☞ *O; Arme; Schultern*

◦ **Oberarme**: aster.[102] **Caust.**[5] **Graph.**[5] kali-c. mang. nat-m. sulph.
☞ *O; Arme; Oberarme*

◦ **Ellenbogen**: bor. cact. **CUPR.** graph. hep. **Kreos.** nat-m. **Phos.** psor. **Sep. Staph. SULPH.**[5] **Thuj.** tub.[85]
☞ *O; Arme; Ellenbogen*

◦ ◦ **Ellenbeuge**: cupr. graph. kreos. **NAT-M.** sep. thuj.
☞ *O; Arme; Ellenbogen; Ellenbeuge*

◦ **Unterarme**: **Alum. Calc.**[5] **CON.**[5] dys-co.[136] graph.[5] hep.[5] lyc.[5] mag-s. mang. **MERC.** nat-m. nux-v.[5] sulph. syc-co.[136]
☞ *O; Arme; Unterarme*

◦ **Handgelenke**: ip. merc. **Psor.**
☞ *O; Arme; Handgelenke*

◦ **Hände**: alum.[5] am-m.[5] ambr. aur. ba-sv.[136] **Bor. Bov.**[5] **Calc.**[5] carbn-s. cist. **Con. DULC. Graph. Kreos.** lach.[5] **Lim.**[102] lith-c.[102] lyc. merc. **Mez.**[5] **Nat-c.**[5] nat-m. nit-ac. petr.[5] psor. **Ran-b. RHUS-T.**[5] sars. sep. sil.[5] **Staph.** sulph.[5] **Thuj.**[5] verat. **ZINC.**
☞ *O; Arme; Hände*

◦ ◦ **Handrücken**: **Alum.**[5] **BOV.**[5] **Calc.**[5] **Carbn-s. Graph. Kreos.**[5] **Lach.**[5] lyc. **Mez.**[5] **Nat-c.**[5] **Petr.**[5] **Sep.**[5] sil.[5] **Sulph.**[5] **THUJ.**[5]
☞ *O; Arme; Hände; Handrücken*

◦ ◦ **Handflächen**: **Am-m.**[5] **Aur.** ba-sv.[136] **Kreos. Petr.**[5] psor. **Sep.** sulph.[5]
☞ *O; Arme; Hände; Handflächen*

◦ ◦ ◦ **Hypothenar**: sulph.[5]

◦ ◦ **Fingern,** zwischen den: ambr. graph. merc. **Nit-ac.**
☞ *O; Arme; Hände; Fingern, zwischen den*

◦ ◦ ◦ **Daumen** und Zeigefinger: ambr.
☞ *O; Arme; Finger; Daumen*

◦ **Finger**: **Alum.**[5] ambr. **Caust.**[5] **Cist. GRAPH. Kreos.** merc. nit-ac. psor. **Ran-b.**[5] thuj. zinc.

- **Beine**: agar-em.[107] **Alum.** alum-met.[5] ars. bor. **BOV.**

cact. calc. calc-p. carb-v.[102] carbn-o.[36] caust.[5] **Clem.**[5] com. con. cycl. dulc. **GRAPH.**[5] hell.[5] hep.[5] kali-c. kreos. lach. led. **LYC.**[5] lyss. mag-c. **MERC.** mez. morg.[136] morg-g.[136] mur-ac. nat-c. **NAT-M.** nicc. nit-ac. **Petr.** phos. psor. rhus-t.[5] sars. **Sep.**[5] sil.[5] staph.[5] sulph. syc-co.[136] **TELL.** thea[275] thuj.[5] xero.[102] zinc.

◦ **Gelenke**: calc.[5] **Graph.**[5] **Merc.**[5]
☞ *O; Beine; Gelenke*

◦ **Ischiasnerv** entlang: carbn-o.[36]

◦ **Gesäßbacken**: bor. caust. kreos. **Nat-c.** nicc.
☞ *O; Beine; Gesäßbacken*

◦ **Hüften**: **Nat-c.** nicc. **Sep.**
☞ *O; Beine; Hüften*

◦ **Oberschenkel**: agar-em.[107] **Clem.** **GRAPH.**[1] kali-c. **Kreos.**[5] **Lyc.** **MERC.** morg.[136] mur-ac. nat-c.[5] **NAT-M.**[1] nit-ac. petr.[5] **Rhus-t.**[5] sars. **Sep.** **Staph.**[5] syc-co.[136] **Zinc.**[5]

◦ ◦ **zwischen** den Oberschenkeln: **Nat-c.**[5] **Nat-m.**[5] petr.[5]

◦ ◦ **Kniesehnen**: agar-em.[107] graph.[1] kali-c. nat-m.[1]

◦ **Knie**: **Alum.**[5] ars. calc.[5] **Carb-v.**[102] con. **Dulc.** **Graph.** hep.[102] kreos. led. merc.[5] nat-c.[5] **NAT-M.** **Petr.** phos. psor. sep.[102] **Sulph.** thuj.[5] xero.[102]
☞ *O; Beine; Knie*

◦ ◦ **Kniekehle**: **ARS.** **Calc.**[5] carb-v.[102] **Con.** **GRAPH.** **Hep.**[102] kreos. led. **Merc.**[5] **NAT-C.**[5] **NAT-M.** **Petr.** phos. **Psor.** **Sep.**[102] **Sulph.** **Thuj.**[5] xero.[102]
☞ *O; Beine; Knie; Kniekehle*

◦ **Unterschenkel**: ars. calc. calc-p. **Caust.**[5] **Clem.**[5] com. cycl. **Graph.** kali-c. **Kreos.**[5] **Lach.** **Lyc.** lyss. mag-c. merc. **Mez.**[5] morg.[136] nat-m. **Petr.** **Rhus-t.**[5] **Sars.** **Sep.** sil.[5] staph. sulph.[5] syc-co.[136] **Zinc.**
☞ *O; Beine; Beine*

◦ ◦ **Waden**: cycl. **Lyc.** sars.
☞ *O; Beine; Beine; Waden*

◦ **Knöchel,** Fußgelenk: cact. cycl. hell.[5] **Kreos.** nat-c. **Nat-m.** **Petr.** **Staph.**[5] sulph.

◦ **Füße**: **ALUM.** caust.[5] graph. hep.[5] lyc.[5] **Mez.** morg-g.[136] **Nat-m.** **Petr.** sep.[5] sil.[5] **SULPH.** **Thuj.**[5]
☞ *O; Beine; Füße*

◦ ◦ **Fußrücken**: caust.[5] hep.[5] lyc.[5] sep.[5] sil.[5]
☞ *O; Beine; Füße; Fußrücken*

◦ ◦ **Fußsohlen**: morg-g.[136]
☞ *O; Beine; Füße; Fußsohlen*

◦ ◦ **Zehen, zwischen den**: alum. graph.

◦ **Zehen**: alum. graph.[5] thea[275]

◦ ◦ **große** Zehe, links, erstreckt sich zum Knie: thea[275]

- **circinatus,** Tinea: ba-sv.[136] **Ba-tn.**[136] cupr. dys-co.[136] morg.[136] syc-co.[136] tub.[85]

◦ **Arme**: ba-sv.[136] cupr. dys-co.[136] syc-co.[136] tub.[85]

◦ ◦ **Unterarme**: dys-co.[136] syc-co.[136]
☞ *O; Arme; Unterarme*

◦ ◦ **Ellenbogen**: cupr. tub.[85]
☞ *O; Arme; Ellenbogen*

◦ ◦ **Handflächen**: ba-sv.[136]
☞ *O; Arme; Hände • O; Arme; Hände; Handflächen*

◦ **Beine**:

◦ ◦ **Oberschenkel**: morg.[136] syc-co.[136]

◦ ◦ ◦ **zwischen** den Oberschenkeln: morg.[136]

◦ ◦ **Unterschenkel**: morg.[136] syc-co.[136]
☞ *O; Beine; Beine*

◦ ◦ ◦ **Innenseite,** medial: morg.[136]

◦ ◦ ◦ **Schienbein**: syc-co.[136]
☞ *O; Beine; Beine; Schienbein* ▤ *HAUT; C; Hautausschläge; Haut Knochen bedeckt, wo die*

- **kleieartig,** Arme: merc. phos.

- **krustig,** Arme: con. thuj.

- **Zoster,** Arme, mehr links: aster.[102]
☞ *O; Arme; links* ▤ *HAUT; C; Hautausschläge; links*

hirsekornartig, Hände: bar-m.

Hof, mit rotem: nat-m.
▤ *HAUT; C; Hautausschläge; Hof, mit*

- **Oberschenkel**: nat-m.

Impetigo: carbn-s. maland.[122]

- **Arme**: carbn-s.[25] maland.[122]

◦ **Unterarme**: maland.[122]
☞ *O; Arme; Unterarme*

- **Beine**: carbn-s.

◦ **Fußrücken**: **Carbn-s.**
☞ *O; Beine; Füße • O; Beine; Füße; Fußrücken*

juckend: aegle-f.[192] aeth.[102] agar. alum.[1] am-m. ambr.[1] anac.[1] anag.[102] androc.[222] ant-c.[1] ant-t. arg-n. arist-cl.[161] ars. arund. aster. aur.[1] bani-c.[204] berb. **Bov.** bry. calad. calc. calc-p. calc-sil.[58] calth.[102] calx-b.[194] cand-a.[239] cann-s.[1] canth. carb-ac.[25] carb-an.[1] carb-v.[1] carbn-s.[25] carc.[162] cassi-s.[192] caust.[1] chel.[25] choc.[222] cic.[36] cist.[58] con. cortiso.[119] cupr.[1] cupr-o.[192] cymbo-ci.[2184] daph. dulc. fago. gaert.[136] genist.[102] gent-c. gent-l. germ.[222] goss.[25] graph. hep.[1] ignis[194] jac.[102] jug-c. jug-r. kali-c.[5] kali-chl. kali-i. kali-n.[1] kreos. kurch.[192] lac-ac. lac-eq.[204] lach. laur. led.[1] lob.[25] lyc. mag-c.[1] mag-m.[1] mag-s. mang. mang-acet.[1] med.[304] merc. mez. morg. mur-ac.[36] nat-c.[1] nat-m.[1] nat-p. nat-s. nicc. nit-ac.[1] nux-v. parth.[197] petr.[1] ph-ac.[1] phos. pier-b.[233] pitu-a.[164] pix.[144] plan.[25] plut-n.[222] psor. puls. puls-n.[36] ran-b.[809] **Rhus-t.** rumx. sanic. sars.[1] sel.[85] sep.[1] sil.[1] sol-n.[25] spig. stann.[1] staph. sul-ac.[1] sulph. syc-co.[136] tab. tarax. tax.[303] term-a.[192] thea[275] thuj.[1] til. torul.[72] uran.[269] uran-n.[25] urt-u. x-ray[102] zinc.[1] ziz.[25]

- **Gelenke**: aeth.[102] morg.[136] phos. sep.[1]
▤ *ALLGEMEINES; C; Jucken, Kitzeln, Empfindung von; Gelenke*

◦ **Gelenkbeugen**: morg.[136] sep.[1]

- **Arme**: agar. am-m. ambr.[1] anag.[102] androc.[222] ant-c.[1] ant-t. arist-cl.[161] ars.[1] bani-c.[204] berb. bov. calad. calx-b.[194] cann-s.[1] canth. carb-ac.[25] carb-an.[1] carb-v. carbn-s.[25] carc.[162] cassi-s.[192] **Caust.**[1] chel.[25] choc.[222] cic.[36] cist.[58] cortiso.[119] cupr.[1] cymbo-ci.[2184] daph. dulc. fago.[25] genist.[102] goss.[25] graph. ignis[194] jac.[102] **Jug-c.** jug-r. kali-c. kali-chl. kali-i. kali-n.[1] kreos. lach. **Laur.** **Led.** lob.[25] lyc. mag-c.[1] mag-s. mang.

HAUTAUSSCHLÄGE; juckend; Arme (Forts.)
mang-acet.[1] med.[304] **Merc.** **Mez.** morg. mur-ac.[1] nat-m. nat-s. nit-ac.[1] nux-v. phos. pier-b.[233] pitu-a.[164] pix.[144] plut-n.[222] psor. **Puls.** ran-b.[809] **RHUS-T.** sanic. sars.[1] **SEP.**[1] sol-n.[25] spig. stann.[1] staph. sul-ac.[1] **Sulph.** syc-co.[136] tab. tarax.[1] tax.[303] thea[275] til. uran-n.[25] urt-u. x-ray[102] zinc. ziz.[25]

◦ **nachts** agg.: pitu-a.[164]
☞ *O; Arme; nachts*

◦ **Sommer,** agg. im: pitu-a.[164]

◦ **Meer,** agg. am: pitu-a.[164]

◦ **Oberarme**: mag-s. sep.[1] tax.[303]
☞ *O; Arme; Oberarme*

◦ ◦ **Flecke**: tax.[303]

◦ **Ellenbogen**: ant-c.[1] calx-b.[194] cupr.[1] genist.[102] med.[304] merc. morg. **Sep.** staph.[1] sulph.[1] zinc.[1]
☞ *O; Arme; Ellenbogen*

◦ ◦ **Ellenbeuge**: ant-c.[1] calx-b.[194] cupr.[1] **Morg.** sulph.[1] zinc.[1]
☞ *O; Arme; Ellenbogen; Ellenbeuge*

◦ ◦ ◦ **abends**: cupr.[1]
☞ *O; Arme; abends*

◦ **Unterarme**: carb-an.[1] cassi-s.[192] choc.[222] cymbo-ci.[2184] kali-n.[1] mang-acet.[1] **Mez.** thea[275]
☞ *O; Arme; Unterarme*

◦ **Handgelenke**: bani-c.[204] merc. **Mez.** morg.[136] **Psor.** rhus-t. sars.[1] stann.[1]
☞ *O; Arme; Handgelenke*

◦ ◦ **nachts**: sars.[1]
☞ *O; Arme; nachts*

◦ **Hände**: am-m. ambr.[1] anag.[102] androc.[222] ars.[1] bani-c.[204] canth. **CARB-V.** carc.[162] cassi-s.[192] cic.[36] cist.[58] cortiso.[119] daph. **Graph.** ignis[194] jac.[102] jug-r. lyc. mag-c.[1] med.[304] merc. **Mez.** morg. mur-ac.[1] nit-ac.[1] phos. pier-b.[233] pix.[144] plut-n.[222] psor. ran-b.[809] sanic. sep.[1] staph. sul-ac.[1] sulph. syc-co.[136] tarax.[1] urt-u. x-ray[102] zinc.
☞ *O; Arme; Hände*

◦ ◦ **Mitternacht,** nach: sul-ac.[1]
☞ *O; Arme; Mitternacht; nach*

◦ ◦ **Handrücken**: am-m. cic.[36] cortiso.[119] **Merc.** **Mez.** **Morg.** pix.[144] sanic. **SULPH.** syc-co.[136] tarax.[1]
☞ *O; Arme; Hände; Handrücken*

◦ ◦ ◦ **nachts**: **Merc.** pix.[144]
☞ *O; Arme; nachts*

◦ ◦ **Handflächen**: anag.[102] **Morg.** **Ran-b.**[809] syc-co.[136] x-ray[102]
☞ *O; Arme; Hände; Handflächen*

◦ ◦ **Fingern,** zwischen den: ambr.[1] ars.[1] canth. cassi-s.[192] lyc. mag-c.[1] med.[304] nit-ac.[1] **PSOR.** sul-ac.[1] **SULPH.**
☞ *O; Arme; Hände; Fingern, zwischen den*

◦ ◦ ◦ **Mitternacht,** nach: sul-ac.[1]
☞ *O; Arme; Mitternacht; nach*

◦ ◦ ◦ **Daumen** und **Zeigefinger**: ambr.[1]
☞ *O; Arme; Finger; Daumen*

◦ **Finger**: caust.[1] ran-b.

- **Beine**: aegle-f.[192] **Agar.** alum.[1] anac.[1] androc.[222] arg-n. ars. arund. aster. aur.[1] bov. bry. **Calc.** calc-p. calc-sil.[58] calth.[102] carb-an.[1] carb-v.[1] carbn-s.[25] caust.[1] con. cupr-o.[192] daph. dulc. fago. gaert.[136] genist.[102] germ.[222] goss.[25] graph. hep.[1] jug-r. **Kali-c.**[5] kurch.[192] lac-ac. lach. led.[1] mag-m.[1] mang. **Merc.** mez. mur-ac.[36] **Nat-c.**[1] **NAT-M.**[1] nat-p. nicc. **Nux-v.** parth.[197] petr.[1] ph-ac.[1] plan.[25] psor. puls. puls-n.[36] rhus-t. rumx. sars.[1] sel.[85] **SEP.**[1] **Sil.**[1] **STAPH.** sulph. tarax. term-a.[192] thuj.[1] til. torul.[72] uran.[269] uran-n.[25] zinc.[1] ziz.[25]

◦ **Gesäßbacken**: calc-p. caust. graph. mag-m.[1] nat-c.[1] thuj. til.
☞ *O; Beine; Gesäßbacken*

◦ **Hüften**: term-a.[192]
☞ *O; Beine; Hüften*

◦ **Oberschenkel**: agar. alum.[1] calth.[102] **Carb-v.** cupr-o.[192] fago. kali-c.[5] mag-m.[1] merc. mur-ac.[36] nat-m. petr.[1] sep. **Til.**

◦ ◦ **Innenseite,** medial: mur-ac.[36]

◦ ◦ **zwischen** den Oberschenkeln, während Menses: **KALI-C.**[5]

◦ **Knie**: agar. anac.[1] ars. bry. genist.[102] hep.[1] led. nat-m. nux-v. ph-ac.[1] psor. thuj.[1] zinc.
☞ *O; Beine; Knie*

◦ ◦ **Kniekehle**: agar. **ARS.** bry. led. **Psor.** zinc.
☞ *O; Beine; Knie; Kniekehle*

◦ **Unterschenkel**: arund. aur.[1] **Calc.** carb-v.[1] germ.[222] lac-ac. nat-m.[1] petr.[1] ph-ac.[1] psor. puls. **Rhus-t.** rumx. sars.[1] sep.[1] sil. thuj.[1] uran.[269] zinc.[1]
☞ *O; Beine; Beine*

◦ ◦ **rechts,** Baden agg.: germ.[222]
☞ *O; Arme; rechts • O; Beine; rechts*

◦ ◦ **Wasser,** heißes, amel.: germ.[222]

◦ ◦ **Waden**: carb-v.[1] petr.[1] ph-ac.[1] sars.[1] sep.[1] sil. thuj.[1] uran.[269] zinc.[1]
☞ *O; Beine; Beine; Waden*

◦ **Knöchel,** Fußgelenk: genist.[102] puls-n.[36] sel.[85] torul.[72]

◦ ◦ **nachts**: puls-n.[36]
☞ *O; Beine; nachts; agg.*

◦ **Füße**: androc.[222] aster. bov. calc. carb-an.[1] caust.[1] con. gaert.[136] lach. led.[1] **Mez.** parth.[197] psor. sep.[1] sil.[1] tarax.
☞ *O; Beine; Füße*

◦ ◦ **Innenseite,** medial: parth.[197]
☞ *O; Beine; Füße; Seiten der Füße*

◦ ◦ **Fußrücken**: aster. **Calc.** carb-an.[1] lach. led.[1] **Psor.** sep.[1] tarax.
☞ *O; Beine; Füße; Fußrücken*

◦ ◦ **Fersen**: caust.[1] sil.[1]
☞ *O; Beine; Füße; Fersen*

◦ ◦ **Fußsohlen**: gaert.[136]
☞ *O; Beine; Füße; Fußsohlen*

- **beißend,** Füße: **Calc.**

- **brennend,** Füße: bov. **Mez.**

- **fressend,** ätzend:

◦ **Ellenbeuge**: ant-c.[1]
☞ *O; Arme; Ellenbogen • O; Arme; Ellenbogen; Ellenbeuge*

◦ **Unterschenkel,** bei Berührung: nat-m.[1]
☞ *O; Beine; Beine*

Karbunkel: agar. **ANTHR. Arn. ARS.** asim. **Hep. LACH.** nux-v. phos.[122] **SIL. SULPH.** tarent-c. thuj.

- **Unterarme**: hep.
- **Gesäßbacken**: agar. phos.[122] thuj.
  - **links**: phos.[122]
- **Oberschenkel**: agar. **Arn.** asim. **Hep.**
- **Knie**: nux-v.
  ☞ *O; Beine; Knie*

kleieartig:
☞ *schuppig*

- **Arme**: anag.[102] ars.[102] **Bor.** x-ray[102]
  - **Handflächen**: anag.[102] **Ars.**[102] x-ray[102]
    ☞ *O; Arme; Hände •O; Arme; Hände; Handflächen*

klumpig:
☞ *Knötchen*

Knötchen: agar. ang. calc. calc-p. carb-an.[1] erig.[144] eupi. hippoz. kali-bi. merc.[137] mur-ac. nat-c.[1] nat-m.[1] nit-ac. petr. phos. psil.[164] schran-u.[88] sep. ther. thuj. zinc.[1]
☞ *Tuberkel*

- **Arme**: calc. calc-p. eupi. hippoz. mur-ac. nat-m.[1] petr. phos. schran-u.[88] sep.
  - **Ellenbogen**: eupi. mur-ac.
    ☞ *O; Arme; Ellenbogen*
  - **Unterarm,** Beugemuskeln: hippoz. nat-m.[1]
    ☞ *O; Arme; Unterarme*
  - **Hände**: **Petr.** sep.
    ☞ *O; Arme; Hände*
  - **Finger**: calc. schran-u.[88]
- **Beine**: agar. ang. carb-an.[1] kali-bi. merc.[137] nat-c.[1] nit-ac. petr. psil.[164] ther. thuj. zinc.[1]
  - **Gesäßbacken**: ther.
    ☞ *O; Beine; Gesäßbacken*
  - **Oberschenkel**: kali-bi. nat-c.[1]
  - **Unterschenkel**: agar. **Merc.**[137] nit-ac. thuj.
    ☞ *O; Beine; Beine*
    - **Waden**: merc.[137] nit-ac. thuj.
      ☞ *O; Beine; Beine; Waden*
  - **Füße**: **Ang.** carb-an.[1] petr. zinc.[1]
    ☞ *O; Beine; Füße*
    - **Fußrücken**: carb-an.[1] petr.
      ☞ *O; Beine; Füße; Fußrücken*
    - **Ballen**: zinc.[1]
- ◉ **hart,** bläulich, nässend und schorfbildend: **Calc-p.**
- **rot,** juckend, Unterarme: nat-m.[1]
- **rötlich,** hart: kali-bi. psil.[164]
  - **Beine**: kali-bi. psil.[164]
    - **Oberschenkel**: kali-bi.
    - **Knie**: psil.[164]
      ☞ *O; Beine; Knie*
- **schmerzhaft,** Finger: **Calc.**
- **weiß,** Waden: thuj.

Knoten:
☞ *Knötchen*

Kontaktallergie: galph.[193]
▥ *HAUT; C; Hautausschläge; allergisch*

körnig, grießartig: nat-m.
☞ *rauh*

- **Beine**: nat-m.
  - **Knie**: nat-m.
    ☞ *O; Beine; Knie*

krätzeartig: alum. anan. ant-t. ars. berb. bry. chel. graph. lach. merc. nit-ac. olnd. phos. psor. rhus-t. sars. sel. sep. **Sulph.** tarent.[58]

- **Arme**: alum. anan. ant-t. berb. bry.[111] graph. **Lach.** merc. nit-ac. olnd. phos. psor. rhus-t. sars. sel. **Sep. Sulph.**
  - **Handgelenke**: ant-t. olnd. **Psor. Sulph.**
    ☞ *O; Arme; Handgelenke*
  - **Hände**: **Anan.** bry.[111] **Psor. Sep.**
    ☞ *O; Arme; Hände*
    - **Fingern,** zwischen den: bry.[111]
      ☞ *O; Arme; Hände; Fingern, zwischen den*
- **Beine**: ars. bry. chel. sulph.

kribbelnd, Arme: lach.
☞ *Ameisenlaufen, Kribbeln; Arme*

- **Oberarme**: lach.
  ☞ *O; Arme; Oberarme •Ameisenlaufen, Kribbeln; Arme; Oberarme*

Krusten, Schorfe: aln.[102] alum. am-m. anac. anag. anthr. arn. ars. bell.[1] bov. calc. calc-p. chel. cit-v. clem. cupr. graph. iris-foe. jug-c. jug-r. kali-bi.[85] kali-br. **KALI-S.** kres.[149] lach. lyc. maland.[56] med.[85] merc. **Mez.** mur-ac. nit-ac. petr. ph-ac. phos. plb. podo. psor. puls. rhus-t. rhus-v. sabin. sanic. sel.[137] sep. **SIL.** staph. sul-ac. sulph. thuj. zinc.
☞ *schorfig*

- **Gelenke**: sep.[137]
- **Arme**: aln.[102] **Alum.** am-m. anac. anag. **Ars. Calc.** cit-v. cupr. **Jug-c. Jug-r.** kali-bi.[85] lyc. maland.[56] **Mez. Mur-ac.** phos. plb. podo. psor. **Rhus-t.** rhus-v. **Sep. Staph.** sul-ac. **Sulph.** thuj.
  - **Schultern**: ars.
    ☞ *O; Arme; Schultern*
  - **Oberarme**: anac.
    ☞ *O; Arme; Oberarme*
  - **Ellbeugen**: **Cupr. Mez. PSOR.**
    ☞ *O; Arme; Ellenbogen •O; Arme; Ellenbogen; Ellenbeuge*
  - **Unterarme**: maland.[56] **Mez.**
  - **Handgelenke**: am-m. **Mez.** rhus-t.
    ☞ *O; Arme; Handgelenke*
  - **Handrücken**: mur-ac. plb. **Sep.** sul-ac. sulph.
    ☞ *O; Arme; Hände •O; Arme; Hände; Handrükken*
  - **Finger**: aln.[102] anag. ars. cit-v. kali-bi.[85] lyc. mur-ac. rhus-v. thuj.
    - **Pusteln,** durch, mit unangenehmem Geruch: aln.[102]
    - **Nägel,** um die: **Ars.** kali-bi.[85]
      ☞ *O; Nägel •O; Nägel; Umgebung des Nagels*

HAUTAUSSCHLÄGE; Krusten, Schorfe (Forts.)

- **Beine**: anac. arn. ars. bell.[1] **Bov.** calc. calc-p. chel. clem. graph. iris-foe. **Kali-br. Lach.** med.[85] mez. nit-ac. ph-ac. podo. psor. puls. rhus-v. **Sabin.** sep. **Sil.** staph. sulph. zinc.
  - **Gesäßbacken**: chel. **Graph.** psor.
    ☞ *O; Beine; Gesäßbacken*
  - **Oberschenkel**: anac. **Clem.** graph. **Ph-ac.**
  - **Knie**: bov. **Psor.** puls. sil.
    ☞ *O; Beine; Knie*
    - **Kniekehle**: **Bov.** puls.
      ☞ *O; Beine; Knie •O; Beine; Knie; Kniekehle*
  - **Unterschenkel**: arn. calc-p. iris-foe. kali-br. **Lach.** mez. **NIT-AC.** ph-ac. podo. **Sep.** staph. **SULPH.** zinc.
    ☞ *O; Beine; Beine*
    - **Waden**: kali-br.
      ☞ *O; Beine; Beine; Waden*
  - **Füße**: **Calc.** rhus-v. **Sil.**
    ☞ *O; Beine; Füße*
  - **Zehen**: med.[85] **SIL.**
- **feucht,** Arme: alum. staph.
- **gelb,** Handrücken: **Merc. Mez.**
- **gelbbraun,** Arme: rhus-t.
- **juckend,** Arme: sep.
- **Risse,** und voller, Hände: **Anthr. GRAPH. Petr. Sanic.**
  ☞ *rissig, aufgesprungen; Arme; Hände*
- **Serum,** aus getrocknetem, Arme: rhus-t. rhus-v.
- **trocken**: kres.[149] sel.[137]
  - **Handflächen**: sel.[137]
- **weiß**:
  - **Arme**: mez.
  - **erhaben,** Beine: mez.

kupferfarben:

- **Hände**:
  ☞ *O; Arme; Hände*
  - **Handrücken**: psor.
    ☞ *O; Arme; Hände; Handrücken*
  - **Handflächen,** Flecke: cor-r.
- **Knie**: stram.
  ☞ *O; Beine; Knie*
- **Finger,** Flecke: cor-r.
- **Füße,** Flecke: **Graph.**
- **Oberschenkel,** Flecke: **Mez.**[54]
  - **Menses,** während: mez.[54]
- **Unterschenkel,** Flecken: graph.

leprös:

- **Arme**: **Meph. Phos.**
- **Gesäß,** Flecken, ringförmig: **Graph.**
- **Unterschenkel,** Flecken: **Graph. Nat-c.**

Masern, wie: arge-p.[264] cop. loxo-r.[240] puls-n.[25] rhus-t. rhus-v.

- **Arme**: cop. rhus-v.
  - **Handrücken**: cop.
    ☞ *O; Arme; Hände •O; Arme; Hände; Handrükken*
- **Beine**: puls-n.[25]

miliar: agar.[1] alum. ant-c.[5] ant-t. ars. bor.[5] bov. bry.[5] calad.[5] calc.[1] cop. daph. dig.[5] kali-c.[1] led.[5] merc. merc-c.[5] nux-v.[5] rhus-v. sel.[5] sil. sulph. sumb.[25] tep.[36] valer.[5] zinc.[5]

- **Arme**: alum. ant-c.[5] ant-t. bor.[5] bry.[5] calad.[5] cop. dig.[5] kali-c.[1] led.[5] merc. merc-c.[5] nux-v. rhus-v. sel.[5] sulph. valer.[5] zinc.[5]
  - **Kratzen,** nach: kali-c.[1]
  - **Oberarme**: ant-c.[5]
    ☞ *O; Arme; Oberarme*
  - **Ellenbogen**: zinc.[5]
    ☞ *O; Arme; Ellenbogen*
  - **Unterarme**: bry.[5] merc-c.[5] **Sel.**[5]
    ☞ *O; Arme; Unterarme*
  - **Hände**: dig.[5] led.[5]
    ☞ *O; Arme; Hände*
- **Beine**: alum. ars. bov. daph. merc. nux-v.[5] sil. sulph. sumb.[25] tep.[36]
  - **Oberschenkel,** während Menses: nux-v.[5]
  - **Knöchel,** Fußgelenk: tep.[36]
  - **Füße**: ars.
    ☞ *O; Beine; Füße*
  - **Hüfte,** rechts, Flecke: sumb.[25]
- **juckend**: agar.[1]

Papeln:

- **Arme**: citl-v.[197] **Crot-h.** cub.[85] **Kali-bi.** tax.[303]
  - **Oberarme**:
    ☞ *O; Arme; Oberarme*
    - **links**: tax.[303]
      ☞ *O; Arme; links*
    - **Waschen agg.**: tax.[303]
      ☞ *O; Arme; Waschen; agg.*
  - **Ellenbogen**: citl-v.[197]
    ☞ *O; Arme; Ellenbogen*
- **Beine**: acon-c.[85] cub.[85] lach. lachn. merc. nux-v. ph-ac. rhus-t. sel. sep. sul-ac.[1] tela[192] term-a.[192] thuj.
  - **Gesäßbacken**: cub.[85]
    ☞ *O; Beine; Gesäßbacken*
  - **Hüften**: term-a.[192]
    ☞ *O; Beine; Hüften*
  - **Oberschenkel**:
    - **Reiben amel.**: tela[192]
      ☞ *O; Beine; Reiben; amel.*
    - **Vorderseite**: tela[192]
  - **Schienbein**: sul-ac.[1]
    ☞ *O; Beine; Beine •O; Beine; Beine; Schienbein*
    ▥ *HAUT; C; Hautausschläge; Haut Knochen bedeckt, wo die*
- **brennend,** Oberschenkel, nach Kratzen: tela[192]
- **klein,** seröse Flüssigkeit enthaltend, sehr schmerzhaft, Beine: acon-c.[85]

Pemphigus:

- **Arme**: lyc. sep. ter.
  - **Handgelenke**: sep.
    ☞ *O; Arme; Handgelenke*
  - **Hände**: **Sep.**
    ☞ *O; Arme; Hände*
    - **Handrücken**: sep.
      ☞ *O; Arme; Hände; Handrücken*

◦ **Finger**: lyc.

◦ ◦ **Daumen**: lyc.

☞ *O; Arme; Finger; Daumen*

- **Zehen**: **Ars.**[102] graph.[102] petr.[102] sep.[102]

Petechien: agav-a.[102] am-m. apis[137] **Ars.** aur-m. berb. kali-i. led.[137] loxo-r.[240] maland.[122] phos. solid.[102]

- **Arme**: berb. loxo-r.[240]

◦ **Schultern**: loxo-r.[240]

☞ *O; Arme; Schultern*

◦ **Handrücken**: berb.

☞ *O; Arme; Hände •O; Arme; Hände; Handrükken*

- **Beine**: agav-a.[102] am-m. apis[137] ars. kali-i. led.[137] loxo-r.[240] maland.[122] phos. solid.[102]

◦ **Gesäßbacken**: loxo-r.[240]

☞ *O; Beine; Gesäßbacken*

◦ **Oberschenkel**: **Ars.** loxo-r.[240] maland.[122]

◦ ◦ **links**: maland.[122]

☞ *O; Beine; links*

◦ **Unterschenkel**: am-m. maland.[122] phos.

☞ *O; Beine; Beine*

◦ ◦ **Vorderseite,** links: maland.[122]

phagedänisch, fressend, untere Extremitäten: ars. nux-v. **Sulph.**

▥ *ALLGEMEINES; C; Phagedänisch (ins Gewebe eindringende, fressende Prozesse)*

phlyktänulär, Hände: vip.[85]

Pickel: acon. adam.[222] aegle-f.[192] agar.[1] agn.[5] am-c. am-m. amph.[36] anac. ant-c. ant-t. aran.[25] arg.[1] arg-n. arn. **ARS.** ars-h. **Ars-s-f.**[58] arum-t. asc-t. bar-c. bar-m. bar-s.[58] bell. berb. bor. bov. brucel.[241] **BRY.** bufo bufo-s. calad. calc. **Calc-p. Calc-s.** calc-sil.[58] cann-s. canth. carb-ac. carb-an. carb-v.[1] carbn-s. cast. cath-a.[264] **CAUST.** chel.[1] chin. chin-s. choc.[222] cic.[8] cimic. cist. cit-v. clem. cob. coca[25] cocc. com. **Con.** cortico.[119] cortiso.[149] crot-c. cupr. cupr-ar. cycl. cymbo-ci.[2184] dig. dulc.[1] elaps fago. falco-p.[265] **Fl-ac.** gamb. germ.[222] goss.[25] **Graph.**[36] ham. hep. hip-ac.[149] hura hyos. hyper. iod.[1] iris iris-foe. jatr. jug-r. kali-ar. kali-bi. kali-br.[36] **Kali-c.**[1] kali-chl. kali-cy. kali-n. kali-p. kali-s. kali-sil.[58] kreos. lac-ac. **Lach.** lachn.[36] laur.[5] led. lith-c.[227] **Lyc.** mag-c. mag-m. mag-s. mang. mang-acet.[1] meph. **Merc.** mez. morg.[136] morph. mosch. mur-ac. nat-c. **Nat-m.**[1] nat-p. **Nat-s.** nicc. nit-ac. nux-v. ol-an. op. osm. oxyg.[85] par.[5] ped.[85] pers.[36] petr. ph-ac. phos.[1] pier-b.[233] pitu-a.[164] plan. plat. plb.[5] por-m.[251] psor. puls. querc-r.[257] rat. rheum[5] rhod. **RHUS-T.** rhus-v. rumx. sabad. sabin. sarr. sars. sec.[5] sel. **SEP.**[36] sil. sol-n.[25] spect.[271] spig. squil.[5] stann. staph.[1] stront-c.[36] sul-ac. **Sulph.** tab. tarax.[1] tax.[303] term-a.[192] term-c.[192] thea[275] ther. thuj.[1] til. uran.[269] valer. **Verat.** zinc. zinc-p.[58] ziz.

- **Gelenke**: bry.[5] **Calc-p.** cupr.[102] sep.[1]

◦ **Gelenkbeugen**: cupr.[102] sep.[1]

- **Arme**: acon.[5] adam.[222] aegle-f.[192] **Agar.** agn.[5] am-c. am-m.[5] amph.[36] anac.[1] ant-c. ant-t. arg-n. arn. **ARS.** arum-t. asc-t. bar-c. bell. berb. bor. bov. brucel.[241] bry. bufo-s. calad. **Calc-p.** calc-s. cann-s. canth. carb-ac. **Carb-an. Carb-v.** carbn-s. cath-a.[264] **CAUST.** chel. chin. chin-s. choc.[222] cic. cimic. cist. cit-v. cob. coca[25] cocc. com. cortiso.[149] crot-c. cupr-ar. cycl. dig. dulc.[1] elaps fago. **Fl-ac.** gamb. goss.[25] graph. ham. hep.[1] hura hyos. **Iod.** jatr. jug-r. kali-ar. kali-bi.[111] kali-br.[36] kali-c.[1] kali-chl. kali-n.[1] kreos. lac-ac. lach.[5] laur.[5] led.[5] lith-c.[227] lyc. mag-c. mag-m. mag-s. mang. merc.[5] mez. morg.[136] mosch. mur-ac. nat-c.[1] nat-m. nat-s. nit-ac. nux-v.[5] ol-an. op. osm. par.[5] ped.[85] ph-ac.[1] phos. pier-b.[233] plan. plat. plb.[5] psor. puls.[5] rat. rheum[5] rhod. **RHUS-T.**[5] rhus-v. sabad. sabin. sarr. sars. sec.[5] sel. **SEP.** sol-n.[25] spig. squil.[5] staph. **Sulph.** tab. tarax. tax. term-c.[192] thea ther. thuj. til. uran.[269] valer. **Zinc.** ziz.

◦ **Kratzen** amel.: mag-c.[1]

☞ *O; Arme; Kratzen amel.*

◦ **Menses,** während: sulph.

☞ *O; Arme; Menses; während*

◦ **Schultern**: **Ant-c.**[1] berb. chel. choc.[222] **Cist.** cob. cocc. com. cortiso.[149] fl-ac. hura jug-r. kali-c.[1] kali-chl. kali-n.[1] mag-c.[1] mag-m. morg.[136] mosch. puls. sulph. tab. thea zinc.

☞ *O; Arme; Schultern*

◦ **Oberarme**: anac. ant-c. ant-t. arn. brucel.[241] carb-v.[1] cath-a.[264] dulc. iod. **Kali-c.**[1] lach. **Laur.** mang. mosch. ped.[85] sep. sulph. tax. til. uran.[269] valer.

☞ *O; Arme; Oberarme*

◦ **Ellenbogen**: am-m.[1] ant-c. asc-t. berb. bry. calad.[5] **Dulc.**[1] hura **Hyos.** kali-n. lach. lith-c.[227] merc. nat-c.[1] ol-an. ped.[85] phos. sabin. sep. **Staph.** sulph. tarax. thuj.

☞ *O; Arme; Ellenbogen*

◦ ◦ **Basis,** auf entzündeter: ped.[85] tarax.

◦ ◦ **Ellenbeuge**: am-m.[1] ant-c. dulc.[1] hura hyos. lith-c.[227] nat-c.[1] ol-an. phos. **Sep.** thuj.

☞ *O; Arme; Ellenbogen; Ellenbeuge*

◦ ◦ ◦ **morgens**: dulc.[1]

☞ *O; Arme; morgens*

◦ ◦ ◦ **abends,** bei Wärme: dulc.[1]

◦ ◦ **Olecranon**: berb.

☞ *O; Arme; Ellenbogen; Höcker, Olekranon*

◦ **Unterarme**: am-c. am-m. amph.[36] ant-t. ars. asc-t. bell. bor. bry. calad. calc-p. **Carbn-s. Caust.** cit-v. fago. gamb. iod. **Kali-bi.** kali-br.[36] kali-n.[1] lach. laur. lyc. mag-c. **Mag-s.** mang. merc. nat-m. **Nat-s.** ol-an. osm. ph-ac. rat. rhod. sabad. sars. sel.[5] staph.[1] **Sulph. Tax.** thuj. valer. **Zinc.**[1]

☞ *O; Arme; Unterarme*

◦ ◦ **abwechselnd** mit Asthma: calad.

☞ *A; Abwechselnd mit ▥ ATMUNG; C; Asthma, asthmatische Atmung; abwechselnd mit; Hautausschläge*

◦ ◦ **morgens**: mang.

☞ *O; Arme; morgens*

◦ ◦ **nachmittags**: mag-c.

☞ *O; Arme; nachmittags*

◦ ◦ **abends**: am-c. fago.

☞ *O; Arme; abends*

HAUTAUSSCHLÄGE; Pickel; Arme; Unterarme (Forts.)

◦ ◦ **Kratzen,** nach: am-m. kali-n.[1] mag-c.[1]

◦ ◦ **Menses,** während: sulph.
☞ *O; Arme; Menses; während*

◦ ◦ **Waschen,** durch: mag-c.
☞ *O; Arme; Waschen; agg.*

◦ **Hände**: acon. aegle-f.[192] **Agar.** am-c. am-m. anac. ant-c. arg-n. arn. ars. bell. **Bov.** bry. calc-p. **Canth. Carb-v.** carbn-s. chin-s. **Cic.** cupr-ar. dig. elaps ham. hep.[1] iod. kali-ar. kali-bi.[111] kali-chl. **Kreos.** lac-ac. **Lyc.** mag-c.[1] merc. mur-ac.[1] nat-s. nit-ac. ol-an. op. ph-ac. pier-b.[233] psor. puls. **Rhus-t.** rhus-v. sarr. sec.[5] **Sel.** spig. squil.[5] staph.[5] **Sulph. Tarax.**[1] thuj. til. **Zinc.**
☞ *O; Arme; Hände*

◦ ◦ **Baden** amel., kaltes: aegle-f.[192]
☞ *O; Arme; Kälte; amel. • O; Arme; Waschen; amel.*

◦ ◦ **Bettwärme** agg.: mur-ac.

◦ ◦ **Handrücken**: acon. **AGAR.** am-m. calc-p. canth. carb-v. **Carbn-s.** cic. kali-chl. mur-ac.[1] sulph.[5] tarax.[1] zinc.
☞ *O; Arme; Hände; Handrücken*

◦ ◦ **Handflächen**: nat-s. psor. spig. thuj.
☞ *O; Arme; Hände; Handflächen*

◦ ◦ **Fingern, zwischen den**: agar. arn. ars. bry. canth. ham. lyc. mag-c.[1] ph-ac. puls. sulph. thuj.
☞ *O; Arme; Hände; Fingern, zwischen den*

◦ ◦ ◦ **Daumen** und Zeigefinger: agar. arn. ars. bry. canth. ham. sulph. thuj.
☞ *O; Arme; Finger; Daumen*

◦ ◦ ◦ **Ringfinger** und Kleiner Finger: canth.

◦ **Handgelenke**: am-m.[5] ant-c. **Ant-t.** arg-n. arn. asc-t. bar-c. bry. bufo-s. calc-p. carb-an. cimic. crot-c. cycl. elaps hep.[1] hura jatr. led.[5] mag-c. mang. merc.[5] mez. op. plan. psor. **RHUS-T. Rhus-v.** sep. staph. sulph. tarax. ziz.
☞ *O; Arme; Handgelenke*

◦ ◦ **radial**: ant-c.

◦ ◦ **Vorderseite**: mang.

◦ ◦ **Rückseite,** posterior: calc-p. cimic. **Mez.**

◦ **Finger**: acon.[5] agn.[5] anac.[1] ant-c. arn. ars. bar-c. berb. canth. carb-ac. cycl. elaps graph. **Kali-c.**[1] lach.[5] laur.[5] **Lyc.** mez. mur-ac. par.[5] **Ph-ac.**[1] plb.[5] puls.[5] **Rhus-t.**[5] sars. **Spig.** squil.[5] sulph. tab. tarax. **Ther. Zinc.**

◦ ◦ **Fingerspitzen**: elaps
☞ *O; Arme; Finger; Fingerspitzen*

◦ ◦ **Daumen**: ant-c. berb. **Kali-c.**[1] lach.[5] **Lyc. Ther.**
☞ *O; Arme; Finger; Daumen*

◦ ◦ ◦ **Ballen,** neben dem: berb. ther.

◦ ◦ **Zeigefinger**: anac.[1] sulph.

- **Beine**: adam.[222] agar. am-c. am-m. ant-c. aran.[25] arg.[1] arg-n. arn. ars. ars-h. arum-t. asc-t. bar-c. bar-m. bell. berb. bor. bov. brucel.[241] bry. calc. calc-p. calc-sil.[58] cann-s. canth. carbn-s. cast. caust. chel.[1] chin-s. choc.[222] clem. cob. cocc. con. crot-c. cupr. cymbo-ci.[2184] elaps fago. fl-ac. germ.[222] **Graph.**[36] ham. hep. hip-ac.[149] hura[36] hyper. iris iris-foe. kali-bi. kali-br. kali-c. kali-chl. kali-cy. kali-n. **Kali-s.** kali-sil.[58] lach. lachn.[85] led. lyc. mag-c. mag-m.[36] mang. mang-acet.[1] meph. merc. mez. morph. mosch. nat-c. nat-m. nat-p. nicc. nux-v. oxyg.[85] ped.[85] pers.[36] petr. ph-ac. phos.[1] pitu-a.[164] plan. **Puls.** querc-r.[257] rhus-t. rumx. sabin. **Sars.** sel. sep.[1] sil. stann. staph. stront-c. sul-ac. sulph. tax.[303] term-a.[192] term-c.[192] thea[275] thuj. til. uran.[269] verat. zinc. ziz.

◦ **Gesäßbacken**: ant-c. ars-h. bar-c. berb. calc. canth. chel. cob. cymbo-ci.[2184] germ.[222] graph. ham. hura kali-n. lachn.[85] lyc.[1] mag-c.[1] mang. meph. merc. mez.[1] nat-p. nux-v. oxyg.[85] **Petr.** plan. rhus-t. sel. sulph. thuj.[1] **Til.**
☞ *O; Beine; Gesäßbacken*

◦ ◦ **links**: lachn.[85]
☞ *O; Beine; links*

◦ ◦ **rechts**: cymbo-ci.[2184] oxyg.[85]
☞ *O; Arme; rechts • O; Beine; rechts*

◦ ◦ **zwischen** den Gesäßbacken: sulph.

◦ **Hüften**: adam.[222] hyper.
☞ *O; Beine; Hüften*

◦ **Oberschenkel**: agar.[1] ant-c. asc-t. bar-m. berb. bov. bry. calc. cann-s. cast. chel.[1] choc.[222] clem. cocc. elaps fago. fl-ac. graph.[36] **Kali-c. Kali-chl.** kali-cy. **Lach.** lyc. mag-c. mag-m.[36] **Mang.** mang-acet.[1] meph. **Merc. Mez. Nat-m.**[1] ped.[85] **Petr. Phos.**[1] pitu-a.[164] plan. querc-r.[257] rumx. sars. **Sel. Stann.** staph. **Sulph.**[1] thea **Thuj. Til.** uran.[269] zinc.

◦ ◦ **1. Tag dauernd**: pitu-a.[164]

◦ ◦ **zwischen** den Oberschenkeln, während Menses: sulph.[1]

◦ **Oberschenkeln** und Genitalien, zwischen: **Graph.**[36]

◦ **Knie**: ant-c. bry. hep. hura nicc. pers.[36] ph-ac. puls.[1] sars. sep. sulph. **Thuj.** zinc.
☞ *O; Beine; Knie*

◦ ◦ **Kniekehle**: pers.[36] puls.[1] sep.
☞ *O; Beine; Knie; Kniekehle*

◦ **Unterschenkel**: agar. am-c. arg.[1] arg-n. arn. arum-t. asc-t. bell. bov. bry. chin-s. elaps fl-ac. hip-ac.[149] hura iris-foe. kali-bi. kali-chl. lach. merc. morph. nat-c. **Nat-m.** nicc. ph-ac. **Puls.** rumx. sabin. sars. **Sep.** staph. stront-c. sul-ac. tax.[303] term-c.[192] thuj. verat. zinc. ziz.
☞ *O; Beine; Beine*

◦ ◦ **rechts,** außen, lateral: tax.[303]
☞ *O; Arme; rechts • O; Beine; rechts*

◦ ◦ **Kratzen,** nach: agar.[1] nat-c.[1]
☞ *O; Beine; Kratzen; agg.*

◦ ◦ **Waden**: agar. arg-n. asc-t. bov. bry. elaps hura kali-bi. lach. nat-c. ph-ac. puls. rumx. sabin. sars. **Sep.** staph. zinc.
☞ *O; Beine; Beine; Waden*

◦ **Knöchel,** Fußgelenk: calc-p. sep. stront-c. sulph.[1] term-a.[192] thea[275]

◦ **Füße**: ars. bar-c. bov. bry. **Carbn-s.** caust. con. crot-c. cupr. hura[36] led. mosch. ped.[85] sel. sep.[1] sulph. tax.[303] zinc.
☞ *O; Beine; Füße*

◦ ◦ **links**: tax.[303]
☞ *O; Beine; links*

◦ ◦ **Baden** in heißem Wasser, durch: ped.[85]

◦ ◦ **Fußrücken**: **Caust.** hura[36] led. mosch. sep.[1]
☞ *O; Beine; Füße; Fußrücken*

◦ ◦ **Fußsohlen**: con.
☞ *O; Beine; Füße; Fußsohlen*

◦ ◦ **Zehen, zwischen den**: mosch. sulph.

◦ **Zehen**: am-c. bor. sulph. zinc.

◉ - **beißend,** Ellbogen: kali-n.

- **Blasen,** wie wund, Gesäßbacken, rechts: oxyg.[85]
▤ *HAUT; C; Hautausschläge; rechts*

- **blutend**:
▤ *HAUT; C; Hautausschläge; blutend; Kratzen, nach*

◦ **Arme**:

◦ ◦ **Kratzen,** nach: cob.
▤ *HAUT; C; Hautausschläge; blutend; Kratzen, nach*

◦ ◦ **Schultern,** nach Kratzen: cob. mosch.
☞ *O; Arme; Schultern* ▤ *HAUT; C; Hautausschläge; blutend; Kratzen, nach*

◦ ◦ **Oberarme,** nach Kratzen: mosch.
☞ *O; Arme; Oberarme* ▤ *HAUT; C; Hautausschläge; blutend; Kratzen, nach*

◦ **Beine**: agar. thea

◦ ◦ **Unterschenkel**: agar.
☞ *O; Beine; Beine*

- **brennend,** Arme: agar.[1] am-c. bov. calad. canth. carb-an. cic.[8] kali-c.[1] kali-n. mag-m. mang. nat-s. **Rhus-t.** term-c.[192]

◦ **Kratzen,** nach: canth. carb-an. term-c.[192]

◦ **Schultern**: kali-c.[1] mag-m.
☞ *O; Arme; Schultern*

◦ ◦ **Kratzen,** nach: kali-c.[1]

◦ **Ellenbogen**: kali-n.
☞ *O; Arme; Ellenbogen*

◦ **Unterarme**: am-c. calad. mang. nat-s.
☞ *O; Arme; Unterarme*

◦ **Handgelenke, nach Kratzen**: carb-an.
☞ *O; Arme; Handgelenke*

◦ **Hände**: bov. canth. cic.[8] rhus-t.
☞ *O; Arme; Hände*

◦ ◦ **zwischen** Daumen und Zeigefinger, bei Berührung: canth.
☞ *O; Arme; Berührung; agg. •O; Arme; Hände; Fingern, zwischen den •O; Arme; Finger; Daumen*

- **chronisch,** Arme: coca[25]

- **eiternd,** Gesäßbacken: germ.[222]

- **eiternd,** Hände: anac. elaps

- **empfindlich,** Arme: **Calc-s.**

- **entzündet**:

◦ **Arme**: calc-s. ped.[85] tarax.

◦ ◦ **Ellbogen,** auf enzündetem Grund: ped.[85] tarax.
☞ *O; Arme; Ellenbogen*

◦ **Oberschenkel,** Rückseite: por-m.[251]

- **feucht,** Unterschenkel: puls.

- **flach,** Beine: ant-c. plan.

◦ **Oberschenkel**: ant-c. plan.

- **Furunkel,** wie, Schulter: zinc.

- **gelb,** Beine: ant-c.

- **geschwürig** werdend, Waden: ph-ac.

- **grünlich,** Hände: cupr-ar.

- **hart**:

◦ **Arme**: arg-n. bov. calc-s. rhus-t. rhus-v. valer.

◦ ◦ **Hände**: bov. **Rhus-t.** rhus-v.
☞ *O; Arme; Hände*

◦ ◦ **Handgelenk,** an der Basis: arg-n.
☞ *O; Arme; Handgelenke*

◦ **Beine**: plan.

- **hirsekornartig,** Fußrücken, nach Kratzen: hura[36]

- **juckend**: acon. adam.[222] agar.[1] am-c. am-m. ars. asc-t. bar-c. bell. bov. brucel.[241] calad. cann-s. carb-an. carb-v.[1] carbn-s. caust. chel.[1] choc.[222] elaps gamb. hep. hura iod.[1] kali-bi. kali-c.[1] kali-n. kreos. lachn.[36] lyc. mag-c. mag-m. mang. merc. nat-m.[1] nat-s. petr. ph-ac. querc-r.[257] sabad. sel. sep.[36] spect.[271] stann. staph.[1] stront-c.[36] sulph. tarax.[1] term-c.[192] thuj.[1] til. zinc. ziz.

◦ **Arme**: acon. adam.[222] agar.[1] am-c. am-m. ars. asc-t. bar-c. bov. brucel.[241] calad. cann-s. carb-an. carb-v.[1] carbn-s. caust. choc.[222] gamb. hep.[1] hura iod.[1] kali-c.[1] kreos. lyc. mag-c. **Mag-m. Merc.** nat-s. sabad. sel. spect.[271] staph.[1] sulph. tarax.[1] term-c.[192] thuj. zinc. ziz.

◦ ◦ **Schultern**: choc.[222] hura kali-c.[1] mag-c.[1] mag-m.
☞ *O; Arme; Schultern*

◦ ◦ ◦ **Kratzen,** nach: kali-c.[1] mag-c.[1]

◦ ◦ **Oberarme**: brucel.[241] carb-v.[1] kali-c.[1]
☞ *O; Arme; Oberarme*

◦ ◦ **Unterarme**: am-c.[1] am-m. calad. carbn-s. caust. gamb. lyc. mag-c.[1] nat-s. sabad. staph.[1] sulph. **Zinc.**[1]
☞ *O; Arme; Unterarme*

◦ ◦ ◦ **tagsüber**: zinc.[1]
☞ *O; Arme; tagsüber*

◦ ◦ **Hände**: acon. am-c. am-m. ars. bov. hep.[1] kreos. **Lyc.** sel. spect.[271] sulph. tarax.[1] thuj. zinc.
☞ *O; Arme; Hände*

◦ ◦ ◦ **periodisch**: sulph.

◦ ◦ ◦ **Handrücken**: am-m. zinc.
☞ *O; Arme; Hände; Handrücken*

◦ ◦ ◦ **zwischen** Daumen und Zeigefinger: ars. sulph.
☞ *O; Arme; Hände; Fingern, zwischen den •O; Arme; Finger; Daumen*

◦ ◦ ◦ **hart,** Handflächen, steinharte Körnchen absondernd: thuj.
▤ *ALLGEMEINES; C; Absonderungen; verhärten sich, trockene Klumpen*

◦ ◦ **Handgelenke**: bar-c. carb-an. hep.[1] mag-c. ziz.
☞ *O; Arme; Handgelenke*

◦ ◦ **Daumen**: kali-c.[1]
☞ *O; Arme; Finger; Daumen*

HAUTAUSSCHLÄGE; Pickel; juckend; Arme (Forts.)

◦ **Beine**: asc-t. bell. chel.[1] elaps **Hep.** kali-bi. kali-n. lachn.[36] lyc. mag-c. mang. nat-m.[1] **Petr. Ph-ac.** querc-r.[257] sel. **Sep.**[36] spect.[271] stann. staph.[1] stront-c. sulph. term-c.[192] thuj.[1] til. zinc. ziz.

◦ ◦ **Kratzen, nach**: mag-c.
☞ *O; Beine; Kratzen; agg.*

◦ ◦ **Gesäßbacken**: kali-n. lachn.[36] lyc. mag-c.[1] thuj.[1] **Til.**
☞ *O; Beine; Gesäßbacken*

◦ ◦ **Oberschenkel**: asc-t. chel.[1] mag-c. mang. nat-m.[1] querc-r.[257] spect.[271] stann. staph. sulph. zinc.

◦ ◦ ◦ **morgens**: mang.
☞ *O; Beine; morgens*

◦ ◦ ◦ **abends**: mang. sulph.
☞ *O; Beine; abends*

◦ ◦ ◦ **Kratzen, nach**: mag-c.
☞ *O; Beine; Kratzen; agg.*

◦ ◦ **Unterschenkel**: asc-t. bell. elaps kali-bi. sep. staph.[1] stront-c. ziz.
☞ *O; Beine; Beine*

◦ ◦ **Knöchel,** Fußgelenk: sep.[36]

◦ **brennend,** Knöchel, Kratzen **agg.**: stront-c.[36]

- **nässend** nach Kratzen, Unterarme: kali-n.

- **rot**:

◦ **Arme**: acon. anac. ant-c.[1] ars. bov. chel. com. elaps hura iod.[1] jug-r. kali-chl. mag-s. ph-ac.[1] rhus-t. spect.[271] sulph. til.

◦ ◦ **Hände**: acon. anac. ars. bov. spect.[271] sulph. til.
☞ *O; Arme; Hände*

◦ ◦ **Finger**: ph-ac.[1]

◦ ◦ **Schultern**: ant-c.[1] chel. com. hura jug-r. kali-chl.
☞ *O; Arme; Schultern*

◦ **Beine**: asc-t. chel. clem. graph. iris-foe. kali-c. kali-chl. mag-m.[36] nat-m.[1] rumx. sars. stront-c.[36] sulph. thea til.

◦ ◦ **Oberschenkel**: asc-t. chel. clem. graph. kali-c. mag-m.[36] nat-m.[1] sars. sulph. thea **Til.**

◦ ◦ ◦ **Hof,** mit: nat-m.[1]
▤ *HAUT; C; Hautausschläge; Hof, mit*

◦ ◦ **Unterschenkel**: iris-foe. kali-chl. rumx.
☞ *O; Beine; Beine*

◦ ◦ **Knöchel,** Fußgelenk: stront-c.[36]

- **schmerzhaft**:

◦ **Arme**: aegle-f.[192] kali-chl. thea

◦ ◦ **Schultern**: kali-chl. thea
☞ *O; Arme; Schultern*

◦ ◦ **Hände**: aegle-f.[192]
☞ *O; Arme; Hände*

◦ **Beine**: bry. ham. lyc.[1] phos.[1] sulph. thea

◦ ◦ **Gesäßbacken**: ham. lyc.[1] sulph.
☞ *O; Beine; Gesäßbacken*

◦ ◦ **Oberschenkel**: bry. phos.[1] thea

◦ ◦ ◦ **Berührung,** bei: phos.[1]

◦ **beißend,** Oberschenkel: agar.[1]

◦ **brennend**: agar.[1] arg.[1] mang. puls.[1] staph.[1] term-c.[192] til.

◦ ◦ **Kratzen,** nach: staph. term-c.[192]

◦ ◦ **Oberschenkel**: agar.[1] mang. staph. til.

◦ ◦ ◦ **morgens** und **abends**: mang.

◦ ◦ ◦ **Kratzen,** nach: agar.[1] **Staph. Til.**

◦ ◦ **Unterschenkel**: arg.[1] puls.[1] staph.[1]
☞ *O; Beine; Beine*

◦ **stechend**: acon. arg-n. kali-n.[1]

◦ ◦ **Schultern**: kali-n.[1]
☞ *O; Arme; Schultern*

◦ ◦ **Handgelenke**: arg-n.
☞ *O; Arme; Handgelenke*

◦ ◦ **Hände**: acon.
☞ *O; Arme; Hände*

◦ **wund**:

◦ ◦ **Handgelenke**: sep.
☞ *O; Arme; Handgelenke*

◦ ◦ **Knöchel,** Fußgelenk, **rechts**: calc-p.[36]

- **schmerzlos,** indolent:

◦ **Arme**: chel.

◦ ◦ **Schultern**: chel.
☞ *O; Arme; Schultern*

◦ **Beine**: chel.

◦ ◦ **Oberschenkel**: chel.

- **Schorf** bildend, Hände: mur-ac.

- **schwarzer** eingedrückter Spitze, mit, Arme: calc-s.

- **spitz,** Kniekehle: pers.[36]

- **verstreut,** Beine: aran.[25]

- **Wasser** absondernd, Handgelenke: hura mag-c. psor. rhus-v.

◦ **Druck,** bei: mag-c.

- **wässrig**:

◦ **Arme**: goss.[25]

◦ **Gesäßbacken**: lachn.[85]

- **weiß**:

◦ **Arme**: kali-c.[1] til. valer.

◦ ◦ **Kratzen,** nach: kali-c.[1]

◦ **Beine**: agar.[1] plan. staph.

◦ ◦ **Oberschenkel**: plan.

◦ ◦ **Unterschenkel**: agar.[1] staph.
☞ *O; Beine; Beine*

- **wund** durch Kratzen, Oberschenkel: mang-acet.[1] nat-m.[1]

Pocken, Arme: led.[5] sec.[5] sil.[5]

- **Finger**: sil.[5]

Psoriasis:

- **Arme**: anag. ars. ars-i. aster.[102] aur. bar-c. calc. cast-eq.[54] clem. cor-r.[102] cortiso.[102] crot-h. falco-p.[265] gali.[85] glon.[144] graph.[102] hep. **Iris** kali-ar. kali-bi. **Kali-s.** lyc. maland. med.[304] merc. mez.[111] morg-g.[136] mur-ac. nat-s. petr. phos. phyt. psor. rhus-t. sars. sel. sep.[102] sil. sul-ac. sulph. teucr. x-ray[65]

◦ **Oberarme, agg. am linken**: aster.[102]
☞ *O; Arme; links • O; Arme; Oberarme*

◦ **Ellbogen,** große Flecken: falco-p.[265] **Iris** kali-ar. **Kali-s.** med.[304] morg-g.[136] **Phos.**
☞ *O; Arme; Ellenbogen*

◦ **Unterarme**: **Rhus-t.**
☞ *O; Arme; Unterarme*

◦ **Hände**:
☞ *O; Arme; Hände*

◦ ◦ **Handrücken**:
☞ *O; Arme; Hände; Handrücken*

◦ ◦ ◦ **chronisch**: **Ars.** aur. bar-c. **GRAPH.** hep. **Lyc. Maland. PETR. Phos.** phyt. **Rhus-t.** sars. **Sulph.**

◦ ◦ ◦ **syphilitisch**: **Ars.** aur. **Merc.** phos.
ALLGEMEINES; C; Syphilis

◦ ◦ **Handflächen**: ars. ars-i. aur. calc. cast-eq.[54] **Clem.** cor-r.[102] cortiso.[102] crot-h. graph. **Hep.** kali-s. **Lyc.** med.[102] merc. mez.[111] **Mur-ac. Nat-s.** petr. **PHOS. Psor.** sars. **Sel.** sil. sul-ac. **Sulph.** x-ray[65]
☞ *O; Arme; Hände; Handflächen*

◦ ◦ **Fingern, zwischen den**: med.[85]
☞ *O; Arme; Hände; Fingern, zwischen den*

◦ **Finger**: anag. graph.[102] lyc. sep.[102] teucr.

◦ ◦ **Nägel, um die**: graph.[102] **Sep.**[102]
☞ *O; Nägel • O; Nägel; Umgebung des Nagels*

◦ ◦ **Zeigefinger**: anag. teucr.

◦ ◦ **Mittelfinger**: anag.

- **Beine**: cor-r.[102] iris kali-ar. med.[304] morg-g.[136] phos.

◦ **Gesäßbacken**: med.[304]

◦ **Knie**: **Iris** med.[304] morg-g.[136] **Phos.**
☞ *O; Beine; Knie*

◦ **Unterschenkel**: kali-ar. morg-g.[136] **PHOS.**
☞ *O; Beine; Beine*

◦ **Knöchel,** Fußgelenk: morg-g.[136]

◦ **Fußsohlen**: cor-r.[102] **Phos.**
☞ *O; Beine; Füße • O; Beine; Füße; Fußsohlen*

◦ **Zehennägel**: morg-g.[136]
☞ *O; Nägel; Zehennägel*

- **diffus,** Hände: **Ars. Calc. Clem.** gali.[85] glon.[144] **Graph. Kali-bi. Lyc.** mez. **PETR. Rhus-t.** sars.[58] **Sulph.**

- **syphilitisch,** Handflächen: **Ars. Ars-i.** aur. **Merc.** phos. **Sel.**
ALLGEMEINES; C; Syphilis

purpurfarben, Hände: **Petr.**

Pusteln: aln.[102] alum.[5] am-c. anac.[1] ant-c. ant-n-l.[85] ant-o.[85] ant-s.[85] ant-t. anthr. arg-n. ars. **Ars-s-f.**[58] arund. asar.[144] asc-t. bar-c. bell.[1] bor. bry. calc. calth.[142] caps. carbn-s. cassi-s.[192] chel. chlor. cic. cimic. cinnb. citl-v.[197] clem. cocc. com.[25] con. cop. crot-c. crot-h. croto-t. cupr. cupr-ar. cupr-o.[192] cycl. dulc. elaps eup-per. fl-ac. graph. grat. helo.[264] hep. hydrog.[222] hyos. iris jug-c. jug-r.[58] kali-bi. kali-br.[25] lach. lyc. merc. mez. mygal.[192] nat-c. nat-m. ph-ac. phos. phys.[102] psor. rhod. **Rhus-t.** rhus-v. rumx. ruta sang. sanic. sars. schran-u.[88] sec. sep. sil.[5] spig. squil. staph. still. stram. sul-ac.[5] **SULPH.** syc-co.[136] tab. tarent. thuj. vac. verat. zinc.

- **Arme**: aln.[102] alum.[5] anac.[1] **Ant-c.** ant-n-l.[85] ant-t. anthr. arg-n. **Ars.**[5] arund. asar.[144] asc-t. bar-c. bell.[1] bor. calc. caps. carbn-s. cassi-s.[192] chel. chlor. cic. cimic. cinnb. cocc. cop. crot-h. croto-t. cupr. cupr-ar. elaps eup-per. fl-ac. helo.[264] hep. hydrog.[222] iris jug-c. jug-r.[58] **Kali-bi. Kali-br.** lach. lyc. **Merc. Mez.**[1] mygal.[192] **Nat-m.** phos. **Psor. Rhod. Rhus-t.** rhus-v. ruta sang. sanic. sars. schran-u.[88] sec. **Sep. Sil.**[5] spig. squil. **Staph.** still. sul-ac.[5] **SULPH.** syc-co.[136] tab. tarent. zinc.

◦ **Schultern**: alum.[5] ant-c. **Calc.** kali-br. rhod.
☞ *O; Arme; Schultern*

◦ **Oberarme**: anac. merc.
☞ *O; Arme; Oberarme*

◦ **Ellenbogen**: asc-t.[36] eup-per. hep. jug-r.[58] lach. sulph.
☞ *O; Arme; Ellenbogen*

◦ ◦ **Ellenbeuge**: asc-t.[36] sulph.
☞ *O; Arme; Ellenbogen; Ellenbeuge*

◦ **Unterarme**: anac. ant-t. **Calc.** cop. lyc.[1] mygal.[192] phos.[5] rhod. rhus-t. **Staph.** tarent.
☞ *O; Arme; Unterarme*

◦ ◦ **links**: mygal.[192]
☞ *O; Arme; links*

◦ ◦ **Rückseite, posterior**: mygal.[192]

◦ **Handgelenke**: anac. **Ant-c.** ant-n-l.[85] arg-n. asc-t.[36] cocc. **Crot-h.** cupr-ar. elaps iris lyc. rhus-v. sep. sulph.
☞ *O; Arme; Handgelenke*

◦ ◦ **Vorderseite**: anac.

◦ **Hände**: **Anac.** ars.[5] asar.[144] asc-t. caps. **Carbn-s.** cassi-s.[192] chel. cic. cimic. fl-ac. helo.[264] **Kali-bi.** lach. **Merc.** nat-m. phos. **Psor.** rhus-t. rhus-v. ruta sanic. sars. **Sep.** sil. squil. staph. sul-ac.[5] **SULPH.** syc-co.[136]
☞ *O; Arme; Hände*

◦ ◦ **Handrücken**: anac. asar.[144] cimic. helo.[264] sanic. **Sil.** sulph. syc-co.[136]
☞ *O; Arme; Hände; Handrücken*

◦ ◦ **Handflächen**: **Lach.**
☞ *O; Arme; Hände; Handflächen*

◦ ◦ **Fingern, zwischen den**: caps. cassi-s.[192] rhus-t.
☞ *O; Arme; Hände; Fingern, zwischen den*

◦ **Finger**: aln.[102] anac.[1] bar-c. bell.[1] bor. cic. cinnb. cocc. cupr. hydrog.[222] kali-bi. psor. rhus-t. sang. sanic. sars. schran-u.[88] sil.[5] spig. zinc.

◦ ◦ **Nägel, um die**: bell.[1] kali-bi. psor.[102]
☞ *O; Nägel • O; Nägel; Umgebung des Nagels*

◦ ◦ ◦ **breiten** sich über die Hand zum Handgelenk aus: **Kali-bi.**

◦ ◦ **Fingerspitzen**: **Psor.**
☞ *O; Arme; Finger; Fingerspitzen*

◦ ◦ **Daumen**: cic. sanic.
☞ *O; Arme; Finger; Daumen*

◦ ◦ **Zeigefinger**: anac.[1]

- **Beine**: am-c. ant-c. ant-o.[85] ant-s.[85] arg-n. ars. asc-t. bry. calc. carbn-s. cinnb. citl-v.[197] clem. com.[25] con. crot-c. cupr-ar. cupr-o.[192] cycl. dulc. graph. grat. hyos. iris jug-c. kali-bi. kali-br. lach. lyc. merc. mez. nat-c. ph-ac. phos. phys.[102] psor. rhus-t. rumx. sars. sec. sep. staph. stram. sulph. thuj. verat.

HAUTAUSSCHLÄGE; Pusteln; Beine (Forts.)

◦ **Gesäßbacken**: ant-c. ant-o.[85] calc. citl-v.[197] grat. hyos. jug-c. ph-ac. phos.
☞ *O; Beine; Gesäßbacken*

◦ ◦ **links**: citl-v.[197]
☞ *O; Beine; links*

◦ ◦ **zwischen** den Gesäßbacken: phos.

◦ **Oberschenkel**: am-c. **Ant-c.** ant-o.[85] ant-s.[85] cupr-o.[192] dulc. grat. **Hyos. Jug-c.** lach. lyc. mez. phys.[102] staph. stram. **Thuj.** verat.

◦ **Knie**: bry. carbn-s. cinnb. **Iris** thuj.[36]
☞ *O; Beine; Knie*

◦ ◦ **Kniekehle**: bry. **Carbn-s. Cinnb.**
☞ *O; Beine; Knie; Kniekehle*

◦ **Unterschenkel**: arg-n. ars. asc-t. **Dulc. Kali-bi.** kali-br. **Lach.** mez. **Psor.** rumx. staph. stram. **SULPH. Thuj.**
☞ *O; Beine; Beine*

◦ ◦ **Impfung,** nach: sulph.
▤ *HAUT; C; Hautausschläge; Impfung, nach*

◦ ◦ **Waden**: kali-bi. kali-br.
☞ *O; Beine; Beine; Waden*

◦ **Knöchel,** Fußgelenk: cupr-ar. **Lach.**

◦ **Füße**: **Calc. Con. Merc. Rhus-t.** sars. sep.
☞ *O; Beine; Füße*

◦ ◦ **Fußrücken**: calc. con. sars. sep.
☞ *O; Beine; Füße; Fußrücken*

◦ **Zehen**: crot-c. cupr-ar. cycl. graph. kali-br. ph-ac.

- **schwarz**:

◦ **Arme**: anthr. **Ars.** lach. sec.
▤ *HAUT; C; Hautausschläge; schwärzlich*

◦ **Beine**: **Ars.** nat-c. sec.
▤ *HAUT; C; Hautausschläge; schwärzlich*

◉ - **dunkler** Punkt in der Mitte, Arme: kali-bi.

- **eingedrückter** Spitze, mit, Oberschenkel: verat.
- **eiternd,** Beine: con. thuj.
- **Ekthym,** wie, Arme: phos.
- **entzündetem** Hof, mit, Arme: chlor. rhus-v. sep.
- **erhaben,** trocken, Beine: ant-s.[85]

◦ **Oberschenkel,** innen, medial: ant-s.[85]

- **gelb**:

◦ **Ellenbogen**: jug-r.[58]
☞ *O; Arme; Ellenbogen*

◦ **Oberschenkel**: **Ant-c.**

- **groß,** Arme: sep.
- **Gruppen** angeordnet, in, Beine: hyos.

◦ **Oberschenkel**: hyos.

- **Haar** in der Mitte, mit einem, Arme: kali-br.
- **hart,** Handgelenke: cocc.
- **heilen** sehr langsam, Arme: **Psor.**
- **juckend**:

◦ **Arme**:

◦ ◦ **Ellenbogen**: hep.
☞ *O; Arme; Ellenbogen*

◦ ◦ **Handgelenke**: asc-t.[36] cocc.
☞ *O; Arme; Handgelenke*

◦ ◦ **Hände**: asc-t. squil. **SULPH.**
☞ *O; Arme; Hände*

◦ **Beine**:

◦ ◦ **Oberschenkel**: ant-s.[85]

◦ ◦ **Unterschenkel**: **Arg-n.** asc-t.
☞ *O; Beine; Beine*

- **konfluierend,** Arme:

◦ **Handgelenke**: rhus-v.
☞ *O; Arme; Handgelenke*

◦ **Hände**: anac. rhus-v.
☞ *O; Arme; Hände*

- **Krätze,** wie, Hände: ruta **Sulph.**
- **pustulöse** Tumoren, Handgelenke: cupr-ar.
- **rot**:

◦ **Arme**: cocc. croto-t. lyc. mez.[1]

◦ ◦ **Handgelenke**: cocc. lyc.
☞ *O; Arme; Handgelenke*

◦ ◦ ◦ **Hof,** mit rotem: cocc.
▤ *HAUT; C; Hautausschläge; Hof, mit*

◦ **Beine**: ant-c. lyc. mez.

◦ ◦ **Oberschenkel**: lyc. mez.

◦ ◦ **Hof,** mit rotem: ant-c.
▤ *HAUT; C; Hautausschläge; Hof, mit*

- **schmerzhaft**:

◦ **Unterarme**: tarent.

◦ **brennend,** Arme: mez.

◦ ◦ **Oberschenkel**: mez.

- **Vertiefung** in der Mitte, mit: kali-br.[25]
- **wässrig**: ant-n-l.[85]

◦ **Handgelenke**: ant-n-l.[85]
☞ *O; Arme; Handgelenke*

rauh: calc.[1] kreos. mang.[137] rhus-v.
☞ *körnig, grießartig*

- **Gelenkbeugen**: mang.[137]
- **Beine**: kreos. rhus-v.

◦ **Oberschenkel**: kreos. rhus-v.

◦ ◦ **Kniesehnen**: kreos.

rissig:

- **Handflächen**: ran-b.[102]
☞ *O; Arme; Hände • O; Arme; Hände; Handflächen*

- **Fingerspitzen**: ran-b.[102]
☞ *O; Arme; Finger; Fingerspitzen*

rissig, aufgesprungen: alum. lyc. merc. morg.[136] petr. phos. skook.[85]
☞ *Rissige Haut*

- **Arme**: alum. lyc. merc. morg.[136] petr. phos.

◦ **Hände**: **Alum. Lyc. Merc.** morg.[136] **Petr.**
☞ *O; Arme; Hände • Krusten, Schorfe; Risse, und voller, Hände • trocken; Arme; Hände*

◦ ◦ **Handrücken**: **Merc.** morg.[136]
☞ *O; Arme; Hände; Handrücken*

- **Fußsohlen**: skook.[85]
☞ *O; Beine; Füße • O; Beine; Füße; Fußsohlen*

roh:
☞ *wund, roh*

rohe, freigelegte Stellen, ohne Oberhaut: calc.

Roseola, nach Quecksilbermissbrauch: **Kali-i.**

rot: am-c. androc.[222] ant-c. apis arg. aza.[192] bell. berb. boerh.[192] bov. buni-o.[149] calc. canth. carb-an. chel.[25] chlol.[25] cic. cinnb. cocc. con. cor-r.[85] crot-c. cycl.[85] dulc. fago.[25] falco-p.[265] gins. goss.[25] guare.[25] helo.[264] hyos.[1] ignis[194] jug-r. kali-bi. kali-br.[25] kurch.[192] lap-laz.[227] lat-h.[301] lyc. mag-c. mag-m.[1] mag-s. marm-w.[194] merc. mez. nat-c.[1] nat-m. neon[222] oena.[25] orig-v.[25] petr.[1] ph-ac.[1] phos. phyt. plut-n.[222] puls-n.[25] ran-s. rhus-t. rhus-v. rumx.[25] sars. sep. sil. spig. spong. staph.[122] sul-ac. sulph. tax.[303] uran-n.[25] urt-u.[25] valer. verat. zinc.[5]

- **Arme**: am-c. androc.[222] ant-c. apis arg. bell.[1] berb. boerh.[192] bov. buni-o.[149] calc. canth. carb-an. chel.[25] cic. cinnb. cocc. cor-r.[85] cycl. dulc. fago.[25] gins. goss.[25] helo.[264] ignis[194] jug-r. kali-br.[25] lap-laz.[227] lat-h.[301] lyc. mag-c. mag-s. marm-w.[194] **Merc. Mez.** nat-c.[1] nat-m. neon[222] oena.[25] petr. ph-ac.[1] phos. plut-n.[222] ran-s. rhus-t. sep. spig. spong. staph.[122] sul-ac.[1] **Sulph.** urt-u.[25] valer. verat. zinc.[5]
  - **Ellenbogen**: cinnb. cor-r. rhus-t.
    ☞ *O; Arme; Ellenbogen*
    - **Ellenbeuge**: **Cor-r.** rhus-t.
      ☞ *O; Arme; Ellenbogen; Ellenbeuge*
  - **Unterarme**: buni-o.[149] lat-h.[301] petr. ph-ac.[1]
    ☞ *O; Arme; Unterarme*
  - **Hände**: androc.[222] apis bell.[1] berb. boerh.[192] bov. buni-o.[149] calc. canth. carb-an. cic. cor-r.[85] cycl. helo.[264] jug-r. lap-laz.[227] lyc. **Merc.** nat-c.[1] plut-n.[222] **Ran-s.** spig. spong. sul-ac.[1] sulph. verat. zinc.[5]
    ☞ *O; Arme; Hände*
    - **Handrücken**: bell.[1] calc. helo.[264] jug-r. nat-c.[1] plut-n.[222] sul-ac.[1]
      ☞ *O; Arme; Hände; Handrücken*
      - **Flecke**: bell.[1] plut-n.[222]
      - **Flecke, große**: calc.
    - **Handflächen, Flecke**: apis boerh.[192] buni-o.[149] cor-r.[85]
      ☞ *O; Arme; Hände; Handflächen*
    - **Flecke**: zinc.[5]
  - **Finger**: ignis[194]
- **Beine**: androc.[222] aza.[192] bell. bov. buni-o.[149] calc. chel. chlol.[25] con. crot-c. cycl.[85] fago.[25] falco-p.[265] goss.[25] guare.[25] hyos.[1] kali-bi. kurch.[192] lyc. mag-c. mag-m.[1] merc. nat-m. orig-v.[25] petr.[1] phyt. plut-n.[222] puls-n.[25] rhus-v. rumx.[25] sars. sil. sul-ac. sulph. uran-n.[25]
  - **Gesäßbacken**: mag-m.[1]
    ☞ *O; Beine; Gesäßbacken*
  - **Oberschenkel**: buni-o.[149] calc. cycl.[85] falco-p.[265] mag-m.[1] merc. plut-n.[222] rhus-v.
    - **Flecken**: buni-o.[149] calc. cycl.[85] plut-n.[222]
  - **Knie**:
    ☞ *O; Beine; Knie*
    - **Kniekehle**: merc. nat-m.
      ☞ *O; Beine; Knie; Kniekehle*
    - **Flecke**: petr.[1]
  - **Unterschenkel**: bell. buni-o.[149] calc. con. hyos.[1] kali-bi. lyc. mag-c. merc. phyt. sil. sul-ac. sulph.
    ☞ *O; Beine; Beine*
    - **Waden**: con. hyos.[1] lyc. mag-c. phyt.
      ☞ *O; Beine; Beine; Waden*
      - **Flecke**: **Con. Lyc.** phyt.
    - **Flecke, große**: buni-o.[149] **Calc.** sil. sul-ac.
  - **Knöchel, Fußgelenk**: calc. chel. sars.
  - **Füße**: androc.[222] bov. crot-c.
    ☞ *O; Beine; Füße*
  - **Flecke**: kurch.[192]
- **blass, Beine**: goss.[25]
- **dunkel, Beine**: goss.[25] puls-n.[25]
- **Flecke, Oberarme**: chel.[25] neon[222] oena.[25] urt-u.[25]
- **Flohstiche, wie**:
  ▤ *HAUT; C; Hautausschläge; Bisse, wie kleine*
  - **Arme**: fago.[25]
  - **Beine**: fago.[25]
- **Hof, roter, Beine**: chel.[25] uran-n.[25]
  ▤ *HAUT; C; Hautausschläge; Hof, mit*
- **juckend, Schultern**: marm-w.[194]
- **rosa Flecke, Arme**: oena.[25]
- **scharlachrot, Arme**: cocc.
- **Streifen, Fingerrücken**: tax.[303]

Rupia, Unterarme: kali-i.

schält sich ab, Hände: **Ars.** kali-bi.

schmerzhaft: acon-c.[85] am-m. androc.[222] ant-c. **ARN.** ars. bar-s.[58] bov. cassi-s.[192] cath-a.[264] dros. dulc. falco-p.[265] graph. hep. hura kali-br.[36] kali-c. lachn. lyc. merc. mygal.[192] nat-c. ol-an. petr. phos. psor. rhus-t. sep. spig. sulph.[1] tarent.[192] zinc.[1]

- **Arme**: am-m. ant-c. ars. cassi-s.[192] cath-a.[264] dros. dulc. hura kali-c. lachn. lyc. merc. mygal.[192] nat-c. ol-an. petr. phos. rhus-t. sep.
  - **Ellenbogen**: am-m. ant-c. cath-a.[264] dros. dulc. hura lachn. merc. nat-c. ol-an. phos. rhus-t. sep.
    ☞ *O; Arme; Ellenbogen*
    - **Ellenbeuge**: am-m. ant-c. dros. dulc. hura lachn. nat-c. ol-an. phos. rhus-t. sep.
      ☞ *O; Arme; Ellenbogen; Ellenbeuge*
  - **Unterarme**: cassi-s.[192]
    ☞ *O; Arme; Unterarme*
  - **Handgelenke, bei Berührung**: mygal.[192]
    ☞ *O; Arme; Berührung; agg.* • *O; Arme; Handgelenke*
  - **Hände, zwischen den Fingern**: cassi-s.[192]
    ☞ *O; Arme; Hände* • *O; Arme; Hände; Fingern, zwischen den*
  - **Finger, bei Berührung**: mygal.[192]
    ☞ *O; Arme; Berührung; agg.*
- **Beine**: acon-c.[85] arn. bov. cassi-s.[192] graph. kali-br.[36] lyc. phos. psor. spig. sulph.[1] tarent.[192]
  - **Gesäßbacken**: graph.
    ☞ *O; Beine; Gesäßbacken*
  - **Hüften**: cassi-s.[192]
    ☞ *O; Beine; Hüften*
  - **Oberschenkel**: tarent.[192]
  - **Knie**: arn. cassi-s.[192]
    ☞ *O; Beine; Knie*

HAUTAUSSCHLÄGE; schmerzhaft; Beine (Forts.)

◦ **Füße**: bov. lyc. phos. psor. spig. sulph.[1]
☞ *O; Beine; Füße*

◦ ◦ **Fußrücken**: bov. psor.
☞ *O; Beine; Füße; Fußrücken*

◦ ◦ **Zehen,** zwischen den: sulph.[1]

- **wund,** Zehen, bei Berühung: androc.[222] zinc.[1]

schorfig:
☞ *Krusten, Schorfe*

Schuppen: agar. alum. anac. anthr. arn. ars. **Ars-i.** ba-sv.[136] berb. calc. calc-p. calc-s.[58] carb-ac.[45] clem. cocc.[122] cortico.[149] cupr. dulc.[122] fl-ac. graph. hep. hydr. ignis[194] iris jug-r. kali-ar. **Kali-s.** lat-h.[301] laur. lyc. mang.[122] **Merc. Mez.** morg.[136] mur-ac. nat-ar.[58] nat-s. petr. phos. pip-m. psor. puls. rhus-t. rhus-v. sabad. sars. sec. sel. sep. sil. staph. sulph. syph.[58] tax.[303] uran.[269] x-ray[102] zinc.

- **Arme**: agar. alum. anac. anthr. arn. **ARS.** ars-i. ba-sv.[136] berb. calc. clem. cocc.[122] cortico.[149] cupr. dulc.[122] **Fl-ac.** graph. hep. ignis[194] **Iris** jug-r. **Kali-s.** laur. lyc. mang.[122] **Merc.** morg.[136] mur-ac. nat-s. petr. **Phos.** pip-m. psor. puls. **Rhus-t.** sabad. sars. sec. sel. sep. **Sil.** staph. **Sulph.** x-ray[102]

◦ **Ellenbogen**: calc. jug-r. **Kali-s.** merc. morg.[136] **Sep. Staph.** sulph.
☞ *O; Arme; Ellenbogen*

◦ **Unterarme**: alum. calc. merc. petr. rhus-t.
☞ *O; Arme; Unterarme*

◦ **Handgelenke**: ars-i. merc. morg.[136] rhus-t.
☞ *O; Arme; Handgelenke*

◦ **Hände**: anac. **Anthr.** arn. ba-sv.[136] **Clem.** cortico.[149] **Graph.** hep. laur. lyc. **Merc.** mur-ac. nat-s. **Petr.** pip-m. **Psor.** rhus-t. sabad. sars. sec. sel. **Sep.** sulph. x-ray[102]
☞ *O; Arme; Hände*

◦ ◦ **Winter,** agg. im: **Petr. Sep.**
☞ *O; Arme; Winter, im*

◦ ◦ **Handflächen**: ba-sv.[136] hep. **Lyc. Nat-s.** petr. pip-m. rhus-t. sabad. sars. **Sel.** sep. **Sulph.** x-ray[102]
☞ *O; Arme; Hände; Handflächen*

◦ ◦ **Fingern,** zwischen den: laur.
☞ *O; Arme; Hände; Fingern, zwischen den*

◦ **Finger**: ignis[194] lyc. sep.

◦ **fallen** ab beim Kratzen: sulph.

◦ **fleckweise**: merc.

- **Beine**: calc-p. clem. hydr. kali-ar. **Kali-s.** merc. mez. pip-m. psor. rhus-v. syph.[58] tax.[303] uran.[269] zinc.

◦ **fleckweise**: **Merc.** zinc.

◦ **Oberschenkel**: mez.

◦ **Knie**: **Hydr.**
☞ *O; Beine; Knie*

◦ **Unterschenkel**: merc. syph.[58] uran.[269] zinc.

◦ ◦ **stellenweise**: **Merc.** syph.[58] zinc.

◦ **Füße**: pip-m. psor. rhus-v. tax.[303]
☞ *O; Beine; Füße*

◦ ◦ **links**: tax.[303]
☞ *O; Beine; links*

◦ ◦ **Fußrücken**: psor.
☞ *O; Beine; Füße; Fußrücken*

◦ ◦ **Fußsohlen**: pip-m.
☞ *O; Beine; Füße; Fußsohlen*

- **Ekzem,** Handrücken: cortico.[149] lyc. sars. **Sep.** sulph.

- **gelb,** Unterarme: rhus-t.

- **käsiger** Geruch, Unterarme: **Calc.**

- **weiß,** Arme:

◦ **Oberarme**: ars-i.[122] cocc.[122] dulc.[122] lat-h.[301] mang.[122]
☞ *O; Arme; Oberarme*

◦ **Unterarme**: **Merc.**
☞ *O; Arme; Unterarme*

◦ **Hände**: **Graph. Sep.**
☞ *O; Arme; Hände*

◦ **Finger**: lyc. **Sep.**

schuppig:
☞ *kleieartig*

- **Arme**: alum. carbn-s.[25]

◦ **Hände**: **Alum.**
☞ *O; Arme; Hände*

schwarz: **Ars.** ars-i.[111] dros. **Sec.**
HAUT; C; Hautausschläge; schwärzlich

- **Arme**: ars-i.[111] dros. sec.

◦ **Schultern,** schwarze Poren: **Dros.**
☞ *O; Arme; Schultern*

◦ **Hände**: ars-i.[111] **Sec.**
☞ *O; Arme; Hände*

- **Beine**: ars. sec.

◦ **Füße**: **Ars. Sec.**
☞ *O; Beine; Füße*

- **abschilfernd,** Hände: ars-i.[111]

Skabies, Krätze:

- **Ellbeugen**: bry. merc.
☞ *O; Arme; Ellenbogen • O; Arme; Ellenbogen; Ellenbeuge*

- **Beine**: ars. bry. merc. squil.[5]

◦ **Kniekehlen**: ars. bry. merc.
☞ *O; Beine; Knie • O; Beine; Knie; Kniekehle*

stechend:

- **Arme**: mag-c. puls.

- **Beine**: ant-c. nux-v. petr. sabin.

stechend, schießend:

- **Unterarme,** bei Berührung: petr.[1]

- **Waden**: sep.[1]

trocken: anag. aster. aza.[192] bov. bry. cact. calc-p. carb-ac.[45] caust. clem. dol. falco-p.[265] foll.[149] germ.[222] granit-m.[194] hyper. lob-e.[102] lyc. merc. mez. morg.[136] nat-c.[1] nat-s. psor. sel. sep. sulph. tarent.[192] verat.[1]

- **Arme**: anag. aster. bov. caust. dol. foll.[149] germ.[222] granit-m.[194] hyper. lob-e.[102] lyc. merc. mez. morg.[136] nat-s. **PSOR.** sel. sep. sulph. verat.[1]

◦ **Ellenbogen**:
☞ *O; Arme; Ellenbogen*

◦ ◦ **Ellenbeuge**: **Mez. Morg.**
☞ *O; Arme; Ellenbogen; Ellenbeuge*

◦ ◦ **Olecranon,** kleieartige Abschuppung: aster. sep.
☞ *O; Arme; Ellenbogen; Höcker, Olekranon*

◦ **Handgelenke**: merc. morg.[136] **Psor.**
☞ *O; Arme; Handgelenke*

◦ **Hände**: anag. bov. caust. germ.[222] lyc. merc. nat-s. **Psor.** sel. sulph. verat.[1]
☞ *O; Arme; Hände • rissig, aufgesprungen; Arme; Hände • Rissige Haut; Arme; Hände*

◦ ◦ **Daumen** und Zeigefinger, zwischen: verat.[1]
☞ *O; Arme; Hände; Fingern, zwischen den*

◦ **Finger**: anag. foll.[149] lob-e.[102] psor. verat.[1]

◦ ◦ **Gelenke**: **PSOR.**
☞ *O; Arme; Finger; Fingergelenke*

◦ ◦ **Fingerspitzen**: foll.[149]
☞ *O; Arme; Finger; Fingerspitzen*

- **Beine**: aza.[192] bry. cact. calc-p. clem. dol. falco-p.[265] mez. nat-c.[1] psor. tarent.[192]

◦ **Gesäßbacken**: nat-c.[1]
☞ *O; Beine; Gesäßbacken*

◦ **Knie**: bry. psor. tarent.[192]
☞ *O; Beine; Knie*

◦ ◦ **Kniekehle**: bry. **Psor.**
☞ *O; Beine; Knie; Kniekehle*

◦ **Unterschenkel**: calc-p. clem. **Dol.**
☞ *O; Beine; Beine*

◦ **Knöchel,** Fußgelenk: cact.

◦ **Füße**: **Mez.**
☞ *O; Beine; Füße*

- **ekzematöse** Flecke, Spitze des Zeigefingers bedeckend: lob-e.[102]

- **Flechte,** Handflächen: **Caust. Nat-s. Sel. Sulph.**
☞ *abblätternd, schorfig; Arme; Hände • abblätternd, schorfig; flechtenartig, Handflächen*

- **rote** Flecken, heftig juckend, Unterarme: granit-m.[194]

Tuberkel: agar.[1] am-c. ant-c. **Ars.** bac.[62] berb. **Brom.**[5] carb-an. caust. cocc. con. crot-h. dulc. hep. hydrc. jug-r. kali-chl. kali-n. lach. led. lyc.[1] mag-c.[1] mag-m.[1] mang. merc. mez.[5] mur-ac. nat-c. nat-m.[5] nit-ac. petr. ph-ac. phos. phyt. rat. rhus-t. rhus-v. sep. **SIL.**[5] spig. stann.[5] stram. **SULPH.** syc-co.[136] tab. thuj. til. valer. verat. vip. zinc.[5]
☞ *Knötchen*

- **Arme**: agar.[1] am-c. ars. bac.[62] berb. **Brom.**[5] carb-an. caust.[1] cocc. con. crot-h. dulc. hydrc. jug-r. kali-chl. kali-n. lach. led. lyc.[1] mag-c.[1] mang. merc. mez.[5] mur-ac. **Nat-c.** nat-m.[5] nit-ac. **Ph-ac.** phos. phyt. rhus-t. rhus-v. sep. sil.[5] spig. stann.[5] stram. verat. zinc.[5]

◦ **Schultern**: crot-h. kali-chl. phos. rhus-t.
☞ *O; Arme; Schultern*

◦ **Oberarme**: ars. caust. cocc. dulc. mang.
☞ *O; Arme; Oberarme*

◦ **Ellenbogen**: am-c. caust. mag-c. mur-ac.
☞ *O; Arme; Ellenbogen*

◦ **Unterarme**: **Agar.**[1] am-c. jug-r. kali-n. lach. mur-ac. ph-ac.
☞ *O; Arme; Unterarme*

◦ ◦ **Kratzen,** nach: agar.[1]

◦ **Handgelenke**: am-c. bac.[62] crot-h. mag-c.[1]
☞ *O; Arme; Handgelenke*

◦ **Hände**: ars. carb-an. hydrc. kali-chl. **Merc.** nit-ac. rhus-t. rhus-v. sep. spig. stram.
☞ *O; Arme; Hände*

◦ ◦ **Daumen** und Zeigefinger, zwischen: **Ars.**
☞ *O; Arme; Hände; Fingern, zwischen den*

◦ **Finger**: ars. berb. caust.[1] **Con.** hydrc. **Lach. Led.** lyc.[1] nat-c. rhus-t. verat.

◦ ◦ **Daumen**: **Ars.** caust.[1]
☞ *O; Arme; Finger; Daumen*

◦ ◦ **Zeigefinger**: lyc.[1]

- **Gesäßbacken**: hep. mag-m.[1] mang. phos.

- **Hüften**: rat. rhus-t.
☞ *O; Beine; Hüften*

- **Oberschenkel**: mag-m.[1] **Nat-c.**

- **Unterschenkel**: ant-c. caust. crot-h. nat-c. petr.
☞ *O; Beine; Beine*

◦ **Waden**: petr.
☞ *O; Beine; Beine; Waden*

- **Knöchel,** Fußgelenk: bac.[62]

- **Füße**: carb-an. rhus-t.
☞ *O; Beine; Füße*

- **geschwürig,** Arme: **Nat-c.**

- **juckend,** Handgelenke: mag-c.[1]

- **schmerzhaft,** Arme: ars.

Urtikaria: acon. all-c. am-c. ant-c. **Apis** aran. arum-d.[85] **Bell.** berb. bufo calad. **Calc.** cann-s.[1] caps.[193] carb-v. cassi-s.[192] caust.[1] chin. chin-s. **CHLOL.** chlor. clem. **Cop.** crot-c.[193] cub.[4] cypra-e.[227] dulc.[1] harp.[1184] hep. hydr. hydrc. hyper. indg. iod. kali-br. kali-i. lac-eq.[204] **Lach.** lyc. lycps.[25] mand.[144] marm-w.[194] med.[193] merc. morg-g.[136] nat-c. **Nat-m.**[1] nat-s. phos. plan. **Rhus-t. Rhus-v.** sars. sil. spig.[1] stann.[5] stram.[1] **Sulph.** tarax. thuj. **Urt-u.**[25] verat. zinc.
☞ *Exanthem, flüchtiges*

- **Gelenke**: clem. verat.

- **Arme**: acon. am-c. ant-c. **Apis** aran. arum-d.[85] berb. bufo calad. calc. cann-s.[1] **Carb-v.** cassi-s.[192] chin. chin-s. **Chlol.** clem. cop. harp.[1184] hep. hydrc. hyper. indg. kali-i. lac-eq.[204] lach. lyc. lycps.[25] mand.[144] merc. morg-g.[136] **Nat-c. Nat-m.**[1] nat-s. **Phos.** rhus-v. sars. sil. stann.[5] stram.[1] **SULPH.** thuj. **Urt-u.**
☞ *erythemartig; Arme*

◦ **selten** an anderen Körperpartien: apis[171]

◦ **Schultern**: lach.
☞ *O; Arme; Schultern*

◦ **Oberarm,** rechts: arum-d.[85]
☞ *O; Arme; Oberarme*

◦ **Ellenbogen**: aran.
☞ *O; Arme; Ellenbogen*

◦ **Unterarme**: am-c. calad. calc. cassi-s.[192] chin. clem. lac-eq.[204] lyc. morg-g.[136] **Nat-m.** sil.
☞ *O; Arme; Unterarme*

◦ ◦ **morgens**: chin.
☞ *O; Arme; morgens*

◦ ◦ **abends**: lyc.
☞ *O; Arme; abends*

HAUTAUSSCHLÄGE; Urtikaria; Arme; Unterarme (Forts.)

◦ ◦ **Fieberhitze,** während: calad.

◦ ◦ **Kratzen,** nach: calad. calc. chin.

◦ **Handgelenke**: hep.[1] stann.[1]
☞ *O; Arme; Handgelenke*

◦ **Hände**: acon. apis berb. bufo **Carb-v.** chin. cop. harp.[1184] **Hep.** hyper. indg. mand.[144] merc. nat-c. **Nat-m.**[1] nat-s. rhus-v. **Sars.** stann.[5] stram.[1] **SULPH.** thuj. **Urt-u.**
☞ *O; Arme; Hände*

◦ ◦ **morgens**: chin.
☞ *O; Arme; morgens*

◦ ◦ **Handrücken**: acon. apis berb. cop. hyper. indg. **Sulph.** thuj.
☞ *O; Arme; Hände; Handrücken*

◦ ◦ ◦ **Hände** kalt werden, **wenn**: thuj.
☞ *O; Arme; Kälte; Kaltwerden*

◦ ◦ **Handflächen**: rhus-v. stram.[1]
☞ *O; Arme; Hände; Handflächen*

◦ ◦ **Fingern,** zwischen den: hyper. merc.
☞ *O; Arme; Hände; Fingern, zwischen den*

◦ **Finger**: hep. thuj. urt-u.

◦ ◦ **Erkältung,** bei sich entwickelnder: thuj.
☞ *O; Arme; Kälte; Kaltwerden*

- **Beine**: all-c. **Apis Calc.** carb-v. caust.[1] **CHLOL.** chlor. clem. cypra-e.[227] dulc.[1] hydr. iod. kali-i. lyc. marm-w.[194] merc. nat-m. plan. rhus-t. spig.[1] sulph. zinc.

◦ **Kratzen,** nach: clem. spig.[1] zinc.
☞ *O; Beine; Kratzen; agg.*

◦ **Gesäßbacken**: hydr. lyc.
☞ *O; Beine; Gesäßbacken*

◦ **Oberschenkel**: all-c. caust.[1] clem. dulc.[1] iod. merc. sulph.[1] **Zinc.**

◦ ◦ **Kratzen,** nach: clem. **Zinc.**
☞ *O; Beine; Kratzen; agg.*

◦ **Knie**: zinc.
☞ *O; Beine; Knie*

◦ ◦ **Kniekehle**: **Zinc.**
☞ *O; Beine; Knie; Kniekehle*

◦ **Unterschenkel**: **Calc.** carb-v. **Chlor.** cypra-e.[227] marm-w.[194] rhus-t. **SULPH.**
☞ *O; Beine; Beine*

◦ ◦ **Waden**: carb-v.
☞ *O; Beine; Beine; Waden*

◦ **Knöchel,** Fußgelenk: **Nat-m.**

◦ **Füße**: **Calc.** sulph.
☞ *O; Beine; Füße*

◉ - **juckend,** Beine:

◦ **Oberschenkel**: caust.[1] dulc.[1]

◦ **Unterschenkel**: marm-w.[194]
☞ *O; Beine; Beine*

- **knotig,** Arme: urt-u.[25]

- **rot** nach Reiben, Arme: nat-m.[1]

◦ **Hände**: nat-m.[1]
☞ *O; Arme; Hände*

- **Scheiben** oder Räder, wie, groß, Arme: morg-g.[136]

- **weiß,** Arme: nat-m.[1]

Varizellen, wie:
☞ *Windpocken, wie*

Verbrennung, sieht aus wie, Flecke, Beine: lach.

Verhärtungen nach Ausschlägen: kali-br.

warzenartig, Zeigefinger: lyc.[1]

weiß:

- **Hände,** Flecke: nat-m.
☞ *O; Arme; Hände*

- **Finger**: aegle.[192]

- **Beine**: agar. calc. sulph.[1]

◦ **Unterschenkel**: agar. calc.
☞ *O; Beine; Beine*

◦ ◦ **Flecke**: **Calc.**

◦ **Füße,** zwischen den Zehen: sulph.[1]
☞ *O; Beine; Füße*

Windeldermatitis, Gesäßbacken: med.[147] sulph.[185]

Windpocken, wie: **Ant-t.** led. syc-co.[136] thuj.[1]

- **Impfung,** nach: syc-co.[136]
▤ *HAUT; C; Hautausschläge; Impfung, nach*

- **Beine**: ant-t. thuj.[1]

◦ **Knie**: thuj.[1]
☞ *O; Beine; Knie*

◦ **Unterschenkel**: ant-t.
☞ *O; Beine; Beine*

- **Arme**: led.

wund:

- **Fingern,** zwischen den: nat-ar.[102]

- **Beine**: androc.[222] berb. carb-an. graph. lyc. merc. merc-i-r. mez. nat-c. ph-ac. ran-b. zinc.[1]

◦ **Kniekehlen**: merc.
☞ *O; Beine; Knie • O; Beine; Knie; Kniekehle*

◦ **Füße,** zwischen den Zehen: berb. carb-an. **Graph.** lyc. merc-i-r. mez. nat-c. ph-ac. ran-b.
☞ *O; Beine; Füße*

wund, roh:

- **Arme**: arn. elaps[85] nat-s. petr. rhus-t. ruta sul-ac. sulph.

◦ **Unterarme**: petr. rhus-t.
☞ *O; Arme; Unterarme*

◦ **Hände**: nat-s. **Petr. Sulph.**
☞ *O; Arme; Hände*

◦ ◦ **Handflächen**: **Nat-s.**
☞ *O; Arme; Hände; Handflächen*

◦ **Fingerspitzen,** abschilfernd: elaps[85]
☞ *O; Arme; Finger; Fingerspitzen*

- **Gesäßbacken**: **Rhus-t.** thuj.

- **Kniekehlen**: ambr.
☞ *O; Beine; Knie • O; Beine; Knie; Kniekehle*

- **Unterschenkel**: **Graph. Tarent-c.**
☞ *O; Beine; Beine*

zusammenfließend: cic. **Cop.** genist. phos. rhus-v.

- **Arme**: cic. cop. genist. phos.

◦ **Hände**: cic. cop. genist. phos.
☞ *O; Arme; Hände*

◦ ◦ **Handrücken**: cop.
☞ *O; Arme; Hände; Handrücken*

- **Beine**: cop. rhus-v.

◦ **Füße**: cop. rhus-v.
☞ *O; Beine; Füße*

HAUTFALZ bleibt am herauswachsenden Nagel haften: osm.[102]

HEBEN von Gliedern:

Arme:
- **Schlaf,** im: sep.
- **Schultern**: ant-c. eup-per. ferr. nat-m.
  ☞ *O; Arme; Schultern*
  - **Dyspnö,** bei: ant-c. eup-per.
- **Oberarme**: ferr. nit-ac. **Sang.**
  ☞ *O; Arme; Oberarme*

Beine: ars.[5] **Bell.**[5] carb-v.[1] mang.
- **Füße**:
  ☞ *O; Beine; Füße*
  - **vormittags**: mang.
    ☞ *O; Beine; vormittags*
  - **atmet,** wenn man tief: carb-v.[1]

schwierig:
- **Arme**: alum.[58] dig. gran. mag-c. phys.
- **Unterschenkel**: chel. sulph.
  ☞ *O; Beine; Beine*
- **Füße**: tab. zinc.
  ☞ *O; Beine; Füße*

unmöglich:
- **Arme**: alum. cann-i. ferr. glon. lyc. mag-m. merc. nat-c. nat-m. nux-v. plb. sol-t-ae. **Sulph.**
- **Füße**: ars. nux-v.
  ☞ *O; Beine; Füße*

HERABHÄNGEN der Arme: colch.[5] glon.[111]
☞ *Lähmigkeit (lähmungsartige Schwäche); Arme*
•Schwäche; Arme

HERABSINKEN, Arme: acon. **Nat-m.**

HERVORSTEHENDES Schienbein: merc.[36]

HERVORTRETENDE Mittelhandknochen: ars.[36]

HINKEN: abrot.[111] acon.[5] ant-c.[5] apisin.[5] arn.[5] ars.[5] bell.[5] calc.[5] **Caust.**[5] cob-n.[149] coloc.[5] dros.[1] dulc.[137] excr-can.[269] hep.[5] hydrog.[222] kali-bi.[111] kali-c.[5] lyc.[5] merc.[5] nit-ac.[5] petr.[5] phos.[5] puls.[5] rhus-t.[5] sabin.[5] sep.[5] sil.[5] spig.[1] staph.[5] sulph.[5] tab.[137] thuj.[5] zinc.[5]

Schmerzen, durch: dros.[1] excr-can.[269] spig.[1]
- **Hüfte,** in der: excr-can.[269]
- **Knie,** im: spig.[1]
  ☞ *O; Beine; Knie*

spontan: acon.[5] **Apisin.**[5] arn.[5] ars.[5] **BELL.**[5] **Calc.**[5] **Caust.**[5] **COLOC.**[5] hep.[5] **LYC.**[5] **Merc.**[5] petr.[5] **Phos.**[5] puls.[5] **RHUS-T.**[5] **Sep.**[5] sil.[5] staph.[5] sulph.[10] thuj.[5] **Zinc.**[5]
☞ *Hüftgelenk, Beschwerden des*

HITZE:

allgemeine Arzneien: abrot.[144] acon.[5] adam.[222] aesc. agar.[102] ail.[58] all-c. all-s. aloe[58] alum.[5] alum-p.[58] alum-sil.[58] alumn. am-c. am-m. ambr.[5] anac.[1] ang.[111] ant-t.[5] apis apisin.[5] apoc. apoc-a.[102] aq-des.[275] arg. arg-n. arn. ars.[5] ars-h. ars-i. ars-met. ars-s-f. arum-d.[25] arund.[102] asaf. asar.[5] aster. aur. aur-m. aur-m-n. aza.[102] bac.[62] bad. bamb-a.[1184] bapt.[25] bar-c.[5] bar-i.[58] bar-m. bar-s.[58] bell. bell-p.[256] berb. bol. bor. brom. bros-g.[259] bry.[5] bufo cadm-s.[144] calad. calc. calc-f.[144] calc-i.[58] calc-p. calc-s.[102] calc-sil.[58] calen. camph. cann-i. cann-s. canth. caps.[137] carb-ac. carb-an.[1] carb-v. carbn-o. carbn-s. carl. cast. caust.[1] cedr.[25] cench.[58] cham. chel.[5] chin. chin-ar. chin-s. chlor. cic. cimic. cina clem. cob. coc-c. cocc. coff. colch. coloc. com.[36] con.[193] corn. croc. crot-c. crot-h. croto-t. cub. cupr. cupr-s. cur. cycl. daph. dig. dros. dulc. elaps[36] ephe.[267] eup-per. euph.[1] euphr. eupi. fago.[193] falco-p.[265] ferr. ferr-i. ferr-m. ferr-ma. ferr-p. fl-ac. form. gad. gamb. gels.[111] get.[111] gink.[227] gins. glon. gran. graph.[1] grat. **Guai.** guare. ham. harp.[1184] hell.[5] helo.[102] hep.[5] hura hydr. hydr-ac.[268] hydrog.[222] hyos. hyper. ign.[102] ind. iod. ip. iris jal.[102] jug-c.[25] kali-ar. kali-bi. kali-br. kali-c.[1] kali-chl. kali-i. kali-n. kali-p. kali-s. kali-sil.[58] kalm. kola[1184] kreos.[5] lac-ac. lac-c. lach. lachn.[25] lact. lat-m.[111] lath.[85] laur.[5] led.[5] lepro.[197] lil-t. lim.[102] lith-c. lob-s.[85] lyc.[137] m-art.[5] m-aust.[5] mag-c.[193] mag-m. manc. mang. mang-acet.[1] mangi.[197] med.[193] meny. meph. merc. merl. mez.[193] mill. morg.[136] morg-g.[136] morph. mosch. mur-ac.[36] murx. naja nat-c.[5] nat-m.[809] nat-p.[137] nat-s.[193] nat-sil.[58] neon[222] nicc. nicc-s.[102] nit-ac. nux-m. nux-v. ol-an.[111] ol-j. olnd.[5] op. osm. ox-ac. oxyg.[233] par. ped.[85] petr. ph-ac. phel. phos.[162] phys. phyt. pier-b.[233] pip-m.[111] pitu-a.[164] plan. plan-m.[45] plat.[193] plb. plut-n.[222] podo. polyg.[137] pop.[25] por-m.[251] prot.[136] psil.[164] psor. ptel. puls. puls-n.[25] raph.[85] rat. rheum rhod. rhus-t. rhus-v. ros-d.[305] ruta[5] sabad.[5] sabin.[58] sac-alb.[210] samb. sang. sanic. sarr. sars.[1] sec.[72] senn.[36] sep. sieg.[144] sil. sol-n.[25] sol-t-ae. sphing. spig. spong. squil.[5] stann. staph.[5] stict. stram. stront-c.[5] sul-ac.[5] sul-i.[58] **Sulph.** sumb. tab. tama.[197] tarax.[5] tarent. tax.[303] thea[275] thuj.[1] thyr.[162] til. trio.[102] trom. tub.[193] tub-a.[149] tung.[252] uran.[269] urt-u. vac.[36] verat. verb.[5] viol-t.[5] vip.[36] visc.[102] **Zinc.** zinc-p.[58] zing.
☞ *Wärme, Empfindung von*

- **abwechselnd** mit Kälte: alum. bell. bor. chin. cimic. cocc. fago. **Gels.** graph. helo. lil-t. **Lyc.** nit-ac. par. polyg. sec. stram. **Verat.**
  ☞ *A; Abwechselnd mit*
- **abends**: fl-ac.[58]
- **nachts**: arn. fago. led.
  - **Bett,** im: fago. **Led.**
- **abdecken,** muss sich: agar. glon.[111] m-art.[1]
  ☞ *Abzudecken, Neigung, die Glieder*
- **Bettwärme** unerträglich: **Led.**
- **Frösteln** über den Rücken, bei: gins.
- **Grippe,** bei: trio.[102]
- **Hautausschlägen,** vor: nat-m.[1]
- **gelähmte** Gliedmaßen: **Alum.** phos.
- **Gelenke**: bell.[58] **Cimic.** gink.[227] guai. guare. harp.[1184] kali-bi.[58] **Kalm. LED. Stict.**
- **Arme**: abrot.[144] acon. adam.[222] aesc.[111] agar.[5] ail.[58] all-s. aloe alum.[1] alum-p.[58] alum-sil.[58] alumn. am-c.[5] am-m. anac. ang. ant-t.[5] apis apisin.[5] aq-des.[275] arg. arg-n. ars.[1] ars-i. ars-met. arum-d.[25] arund. asaf. asar. aur. aur-m-n. aza.[72] bac.[62] bad. bamb-a.[1184] bar-c. bar-i.[58] bar-m. bar-s.[58] bell. berb. bol. bor. brom. bry.

HITZE; allgemeine Arzneien; **Arme** (Forts.)

bufo cadm-s. calad. calc.[1] calc-i.[58] calc-p. calc-s. calc-sil.[58] camph. cann-i. cann-s. canth.[5] caps.[137] carb-an. carb-v. carbn-o. carbn-s. cast. cedr.[25] cench.[58] cham. chel. chin.[5] chin-ar. chin-s. chlor. cic. cina clem. cocc. coff. colch. com. con. corn. croc. crot-h. croto-t. cub. cur. cycl.[1] daph. dig. dros. dulc. elaps[36] eup-per. euphr. fago. falco-p.[265] ferr.[102] ferr-i. ferr-m. ferr-ma. ferr-p. fl-ac. form. gad. gamb.[111] gels. glon. gran. graph.[58] grat. guai. guare. ham. harp.[1184] hell.[5] hep. hura hydr. hydrog.[222] hyos. ign. ind. iod. ip. iris kali-bi. kali-c.[1] kali-chl.[58] kali-n.[1] kali-p. kali-s. kali-sil.[58] kola[1184] kreos. lac-ac. lac-c. **Lach.** lachn.[25] lact. laur. **Led.** lepro.[197] lil-t. lob-s.[85] lyc.[5] m-aust.[5] mag-c.[5] mag-m. mang.[111] mang-acet.[1] mangi.[197] med. merc. merl. mez. mill. morg.[136] morph. mosch. mur-ac. murx. naja nat-c. **Nat-m.**[102] nat-p. nat-s. nat-sil.[58] nicc. nit-ac.[1] nux-m. nux-v. ol-an. ol-j. op.[5] ox-ac.[58] par. ped.[85] petr. ph-ac. phel. **Phos.** phys. pip-m. pitu-a.[164] plan. plan-m.[45] prot.[136] psil.[164] psor. ptel.[25] puls.[111] puls-n.[25] raph. rat. rheum rhod. rhus-t.[5] rhus-v. ruta sabad.[5] sabin.[58] samb. sang.[122] sarr. sars. sec. senn.[36] sep.[8] sieg.[144] sil.[5] sol-t-ae. spig.[1] spong. squil.[5] stann. staph.[5] stram. stront-c. sul-i.[58] sulph.[5] sumb. tab. tama.[197] tarax. tarent. tax.[303] thuj.[5] til. tub.[193] tub-a.[149] urt-u. vac.[36] verat. vip. zinc. zinc-p.[58] zing.

◦ **links**: rhus-t.[1]
☞ *O; Arme; links*

◦ **morgens**: alumn.
☞ *O; Arme; morgens*

◦ **nachts**: **Lach.** phos.
☞ *O; Arme; nachts*

◦ **Schwangerschaft,** während: zing.[102]

◦ **Gelenke**: **Sulph.**[5]
☞ *O; Arme; Gelenke*

◦ **Haut,** äußerlich: mez. **Petr.** rhus-v. ruta stram.

◦ **Schultern**: aesc. am-m.[36] brom. lob-s.[85] nux-v. phos. sars.[1] spong. urt-u.
☞ *O; Arme; Schultern*

◦ ◦ **Deltoideusregion,** erstreckt sich in die Finger: am-m.[36]
☞ *O; Arme; Schultern; Deltoideus, Region des*

◦ **Oberarme**: adam.[222] am-m.[36] calc-p. cic. nat-m. tarent.[8]
☞ *O; Arme; Oberarme*

◦ ◦ **Humerus,** unterer Condylus, rechts: adam.[222]

◦ **Ellenbogen**: alum. arg. arund. berb. kali-c.[1] morg.[102] sep.
☞ *O; Arme; Ellenbogen*

◦ **Unterarme**: adam.[222] anac. apis aur-m-n. bell. bry.[5] caps.[5] chel.[25] lyc. morg.[136] nit-ac.[5] **Rhus-t.** tarent. tax.[303]
☞ *O; Arme; Unterarme*

◦ ◦ **rechts,** Ellbogennah: adam.[222]
☞ *O; Arme; rechts*

◦ ◦ **nachts**: tax.[303]
☞ *O; Arme; nachts*

◦ ◦ **empfindlich** gegen Wärme: bry.[5] caps.[5] nit-ac.[5]

◦ ◦ **Rückseite,** posterior: bell.

◦ ◦ **distal**: chel.[25]

◦ **Handgelenke**: ang.[1] arund. colch. hep. hydr. lac-ac. nit-ac. **RHUS-T. SULPH.**
☞ *O; Arme; Handgelenke*

◦ **Hände**: abrot.[144] **ACON.** adam.[222] aesc.[111] **AGAR.**[1] ail.[58] all-s. aloe alum.[1] alum-p.[58] alum-sil.[58] alumn. am-c.[5] am-m. **Anac.** ang. **Ant-t.**[5] apis apisin.[5] aq-des.[275] arg-n. ars.[1] ars-i. ars-met. arum-d.[25] arund. asaf. asar. aza.[72] bac.[62] bad. bamb-a.[1184] **Bar-c.** bar-i.[58] bar-m. bar-s.[58] **BELL.** berb. bol. bor. brom. bry. bufo cadm-s. calad. **Calc.**[1] calc-i.[58] calc-s. calc-sil.[58] camph. cann-s. canth.[5] caps.[137] carb-an. **CARB-V.** carbn-o. carbn-s. cast. cedr.[25] cench.[58] **Cham. CHEL.** chin.[5] chin-ar. chin-s. chlor. cina clem. cocc. coff. colch. com. corn. croc. crot-h. croto-t. cub. cur. **Cycl.**[1] daph. dig. dros. dulc. elaps[36] eup-per. euphr. fago.[25] falco-p.[265] ferr.[102] ferr-i. ferr-m. ferr-ma. ferr-p. **Fl-ac.** form. gad. gamb.[111] gels. **Glon.** gran. **Graph.**[58] grat. **Guai.** ham. hell.[5] hep. hura hydr. hydrog.[222] hyos. ign. ind. **Iod.** ip. iris **Kali-bi. Kali-c.**[1] kali-chl.[58] kali-n.[1] **Kali-p.** kali-s. kali-sil.[58] kola[1184] kreos. lac-ac. lac-c. **LACH.** lachn.[25] lact. laur. **LED.** lepro.[197] **Lil-t. LYC.** m-aust.[5] **Mag-c.** mag-m. mang.[111] mangi.[197] **Med.** merc. merl. mez. mill. morg.[136] morph. mosch. mur-ac. murx. naja **NAT-C.**[1] nat-m.[102] nat-p. nat-s. nat-sil.[58] nicc. **NIT-AC.**[1] **NUX-M. Nux-v.** ol-an. ol-j. **OP.**[5] ox-ac. ped.[85] **Petr. Ph-ac.** phel. **PHOS.** phys. pip-m. pitu-a.[164] **Plan.** plan-m.[45] prot.[136] psil.[164] **Psor.** ptel.[25] **PULS.** puls-n.[25] raph. rat. rheum **RHOD.**[2] rhus-t. rhus-v. ruta **Sabad.**[5] sabin.[58] samb. **Sang.**[122] sarr. sars. sec. senn.[36] **SEP.**[8] sieg.[144] sil. sol-t-ae. **Spig.**[1] spong. **SQUIL.**[5] **STANN. STAPH.**[5] stront-c. sul-i.[58] **SULPH.**[1] sumb. tab. tama.[197] **TARAX.** tarent. tax. thuj. til. tub.[193] tub-a.[149] vac.[36] verat. zinc. zinc-p.[58] zing.
☞ *O; Arme; Hände*

◦ ◦ **abwechselnd** mit:

◦ ◦ ◦ **Kälte**: cench.[58] chin.[111] cocc. sec.
☞ *A; Abwechselnd mit*

◦ ◦ ◦ **Kälteschauer**: phos.[1]
☞ *A; Abwechselnd mit*

◦ ◦ **einseitig**: chin. cocc. dig. fago.[25] hep.[5] ip. lyc.[5] mez.[5] mosch. puls. tab.

◦ ◦ ◦ **Kälte** der anderen: chin. cocc. **Dig.** hep.[5] **Ip.** lyc.[5] mez.[5] mosch. **Puls.** tab.

◦ ◦ **links**: aesc.[111] alum.[111] arg-n.[111] carb-an.[111] com.[111] stann.[1] vac.[36]
☞ *O; Arme; links*

◦ ◦ **rechts**: arum-d.[111] chin.[111] cocc.[111] euphr.[111] gamb.[111] mang.[111] **Puls.**[111] staph.[1]
☞ *O; Arme; rechts*

◦ ◦ **morgens**: alumn. bamb-a.[1184] calc. chin-s. cycl. fago. hura kali-c.[1] nux-m. **Nux-v.** sulph.
☞ *O; Arme; morgens*

◦ ◦ ◦ **8** Uhr: fago.

◦ ◦ ◦ **Kälte,** während: calc. fago. nux-m. nux-v. sulph.

◦ ◦ ◦ **Schreiben,** beim: chin-s.
☞ *O; Arme; Schreiben agg.*

◦ ◦ **vormittags,** 10 Uhr: fago. gels. pip-m.

◦ ◦ **mittags**: mag-c.

◦ ◦ **nachmittags**: **Apis** berb. cench.[58] fago. gels. hura lyc. petr. sulph.
☞ O; Arme; nachmittags

◦ ◦ ◦ **14** Uhr: lyc.

◦ ◦ ◦ **15** Uhr:

◦ ◦ ◦ ◦ **17** Uhr, bis: sulph.

◦ ◦ ◦ ◦ **Schweiß,** bei kaltem: hura
☞ O; Arme; Schweiss; agg.

◦ ◦ ◦ **16** Uhr: fago.

◦ ◦ ◦ **17** Uhr: petr.
☞ O; Arme; nachmittags; 17 Uhr

◦ ◦ **abends**: aloe alum.[1] asaf. asar. bell. cann-s. carb-an. carb-v. cocc. dros. euphr. ferr. ferr-p. kali-c.[1] lac-ac. **Led.** lyc. murx. nat-m. nicc. nux-m. nux-v. petr.[1] rhus-t. sarr. sars. sep. **Stann.** sulph.
☞ O; Arme; abends

◦ ◦ ◦ **18** Uhr: asaf.

◦ ◦ ◦ **19** Uhr: cocc.

◦ ◦ ◦ **20** Uhr: nicc.

◦ ◦ ◦ **21** Uhr: sarr.

◦ ◦ ◦ **Bett,** im: kali-c.[1]

◦ ◦ ◦ **Freien,** im: carb-an.
☞ O; Arme; Luft; agg.; frische

◦ ◦ ◦ **Frösteln,** während: asaf.

◦ ◦ ◦ **Kälteschaudern,** bei: **Sulph.**

◦ ◦ ◦ **Lesen,** beim: ferr-p.

◦ ◦ ◦ **Liegen**:

◦ ◦ ◦ ◦ **während**: asar. sulph.

◦ ◦ ◦ ◦ **nach**: carb-v.

◦ ◦ **nachts**: alum. arg-n. **Calc.** chin-s. clem. com. **Ign.** morg.[136] nit-ac.[1] **Ol-j.**[8] prot.[136] psil.[164] **Sang.**[8] sil. staph. sulph. til.
☞ O; Arme; nachts

◦ ◦ ◦ **1.30 Uhr**: chin-s.

◦ ◦ ◦ **2** Uhr - **5** Uhr: ign.

◦ ◦ ◦ **3** Uhr: clem.

◦ ◦ ◦ **Beine,** mit Kälte der: com.

◦ ◦ ◦ **Bett,** im: alum. **Sil.** sulph.

◦ ◦ ◦ ◦ **Füßen,** mit kalten: **Sulph.**

◦ ◦ ◦ ◦ **Gehen** im Freien, nach: alum.
☞ O; Arme; Gehen; agg.; nach, im Freien

<> ◦ ◦ **Angst,** mit: carb-v. lyc.[1] phos.
▥ GEMÜT; M; Angst, Beängstigung, Beschwerden durch

◦ ◦ **deckt** sie ab: petr.[122]
☞ Abzudecken, Neigung, die Glieder; Arme; Hände

◦ ◦ **Einschlafen,** beim: alum.

◦ ◦ **Erbrechen,** nach: verat.

◦ ◦ **Erregung,** durch: graph. phos. sep.
☞ O; Arme; Gemütsbewegungen, durch ▥ GEMÜT; M; Erregung; Beschwerden durch; Allgemeinsymptome

◦ ◦ **Erwachen,** beim: hydrog.[222]
☞ O; Arme; Erwachen, beim

◦ ◦ **Essen,** nach dem: **Lyc.**[5] phos.[5] sulph.[5]
☞ O; Arme; Essen; nach

◦ ◦ **Fieber,** während: naja[85] zinc.[1]

◦ ◦ **Freien,** amel. im: phos. verat.
☞ O; Arme; Luft; amel., frische

◦ ◦ **Froststadium** im Fieber:

◦ ◦ ◦ **während**: acon.[5] agar.[1] alum.[1] **Apis Apisin.**[5] asar.[5] carb-v.[5] **Chin. Cina** dros.[5] kali-c.[1] kreos.[5] lyc.[5] mez.[1] **Nat-c.** nux-v. ph-ac. phos. puls. **Sabad.**[5] sep.[5] spong. **Stann.**[5] thuj.[5]

◦ ◦ ◦ **nach**: sulph.[1]

◦ ◦ **Husten,** während: ant-t.[5] nat-c.[5]
☞ O; Arme; Husten agg.

◦ ◦ **Kälte** der:

◦ ◦ ◦ **Füße,** der: acon. aloe[58] calad. cedr.[25] com. mur-ac.[1] naja[36] **Nux-m. Sep.**

◦ ◦ ◦ ◦ **oder** heiße Füße und kalte Hände: **SEP.**

◦ ◦ ◦ **Gesicht,** im: cench.[58] cina nat-c.

◦ ◦ ◦ **Handrücken,** bei: anac.[5]

◦ ◦ ◦ **linken** Arms, des: sep.

◦ ◦ **kalte** Hände:

◦ ◦ ◦ **Kälte,** bei: alum. apis cadm-s. caps.[137] coff. nat-s. puls. rat.

◦ ◦ ◦ ◦ **innere**: alum. coff.

◦ ◦ ◦ **nach**: sep.

◦ ◦ ◦ **und** Blässe der einen Hand, die andere heiß: mosch.

◦ ◦ **Kälteschaudern,** bei: ign.

◦ ◦ **Kopfschmerz,** bei: sang.[58]

◦ ◦ **Lachen,** durch: verat.[54]
☞ O; Arme; Lachen agg.

◦ ◦ **Liegen** auf dem Rücken, beim: ign.
☞ O; Arme; Liegen; agg.; während; Rücken, auf dem

◦ ◦ **Menses,** während: carb-v. petr. sec.
☞ O; Arme; Menses; während

◦ ◦ **Niesen,** beim: senn.[36]
☞ O; Arme; Niesen agg.

◦ ◦ **Schnupfen,** bei: nux-v.[5]

◦ ◦ **Schreck,** Furcht, nach: calc.
▥ GEMÜT; M; Schreck oder Furcht, Beschwerden durch

◦ ◦ **Schreiben,** beim: chin-s. mez.
☞ O; Arme; Schreiben agg.

◦ ◦ **Schweiß,** mit: acon.[5] **Calc.**[5] fago.[25] hell.[5] hura lyc.[5] **Nux-v.**[5] op.[5] phos.[5] **Sep.**[5] squil.[5] staph.[5] sulph.[102]

◦ ◦ ◦ **kaltem,** bei: hura
☞ O; Arme; Schweiss; agg.

◦ ◦ **Sitzen,** beim: calc.
☞ O; Arme; Sitzen; während

◦ ◦ **Sprechen,** durch: **GRAPH.**[54]
☞ O; Arme; Sprechen agg.

◦ ◦ **Stuhlgang,** während: hep.

◦ ◦ **Wetter,** bei kaltem: rhod.[2]
☞ O; Arme; Kälte; in der Kälte, während Kälte

HITZE; allgemeine Arzneien; **Arme; Hände** (Forts.)

◦ ◦ **erstreckt** sich zum Gesicht: phos.[85]

◦ ◦ **innerlich**: spig.[1]

◦ ◦ **Handrücken**: all-s. ang. **Apis** chel. cycl.[1] med.[58] morg.[136] **NAT-C.** nux-v. **RHUS-T.** sep. sulph. thuj. vac.[36]
☞ *O; Arme; Hände; Handrücken*

◦ ◦ **Ballen**: carb-v.

◦ ◦ **Handflächen**: **ACON.** ail.[58] alum.[1] am-m. anac. apisin.[5] arg-n. ars.[1] ars-met. arum-d.[25] **ASAR.** aza.[72] bad. berb. **Bor. BRY. Calc.**[1] calc-sil.[58] canth.[5] carb-an. carb-v. carbn-o. carbn-s. cench.[58] chel. chin.[5] chin-ar. coff. colch. com. crot-h. cub. elaps[36] **Eup-per. Ferr.**[102] ferr-p. **Fl-ac.** gad. **Gels.** graph.[58] ham. hep. hydr. ind. iod. **IP.** iris kola[1184] kreos. lac-c. **LACH.** lachn.[25] laur. **Lepro.**[197] **Lil-t. Lyc.** mag-m. mangi.[197] **Med.** merc. **MUR-AC.** naja nat-c.[1] nat-m.[102] nit-ac.[1] **Nux-v.** ol-an. ol-j. **Petr.** ph-ac. **PHOS.** pitu-a.[164] ptel.[25] raph. rheum rhus-v. **Samb.** sang.[122] **Sep.**[8] sil. **Stann. SULPH.**[1] sumb. tab. tama.[197] tarent. tax. til. verat. zinc. zinc-p.[58] zing.
☞ *O; Arme; Hände; Handflächen*

◦ ◦ ◦ **morgens**: carb-an. nux-v. sil.
☞ *O; Arme; morgens*

◦ ◦ ◦ ◦ **Bett,** im: nux-v.

◦ ◦ ◦ **vormittags**: calc.[1] fl-ac.
☞ *O; Arme; vormittags*

◦ ◦ ◦ **nachmittags**: arg-n. chel. gels. lil-t. stann. **Sulph.** til. **Zinc.**
☞ *O; Arme; nachmittags*

◦ ◦ ◦ ◦ **17** Uhr: chel. lil-t. til.
☞ *O; Arme; nachmittags; 17 Uhr*

◦ ◦ ◦ **abends**: acon. am-m. cench.[58] iod. mag-m. nux-v.
☞ *O; Arme; abends*

◦ ◦ ◦ ◦ **Hinlegen,** nach: am-m. nux-v.
☞ *O; Arme; Liegen; agg.; Hinlegen; nach*

◦ ◦ ◦ **nachts**: **LACH.** nit-ac.[1] **Ol-j.**
☞ *O; Arme; nachts*

<> ◦ ◦ ◦ **Frösteln,** während: ferr.[102]

◦ ◦ ◦ **Froststadium** im Fieber, nach: sulph.[1]

◦ ◦ ◦ **Gehen** im Freien, nach: lyc.
☞ *O; Arme; Gehen; agg.; nach, im Freien*

◦ ◦ ◦ **Kälte**:

◦ ◦ ◦ ◦ **nach**: asar. merc. sulph.

◦ ◦ ◦ ◦ **Handrückens,** des, mit: anac. coff.

◦ ◦ ◦ **Klimakterium,** im: **Sang.**[122]

◦ ◦ ◦ **Menses,** während: carb-v. **Petr.**
☞ *O; Arme; Menses; während*

◦ ◦ ◦ **Mittagessen,** nach: elaps[36]

◦ ◦ ◦ **Schweiß,** mit: nat-m.[102]

◦ ◦ ◦ **Sitzen,** beim: ferr-p.
☞ *O; Arme; Sitzen; während*

◦ ◦ ◦ **erstreckt** sich zum Körper: chel.

◦ ◦ ◦ **innen,** ulnar: laur.

◦ ◦ ◦ **Hitzewellen**: cub.

◦ ◦ **Hitzewellen**: calc.[1] colch. hydr. phos. pip-m. **SULPH.**

◦ ◦ ◦ **beginnt** in den Händen: **Phos.**

◦ **Finger**: agar.[5] apis bor. daph. fago. harp.[1184] hura lact. lyc.[5] mag-c.[5] mang-acet.[1] nat-c. ox-ac.[58] par. phos. rhod. rhus-t.[5] sabad.[5] sil.[5] sulph.[5] thuj.[5] zinc.

◦ ◦ **abwechselnd** kalt, wie abgestorben: par.
☞ *A; Abwechselnd mit*

◦ ◦ **Froststadium** im Fieber, während: agar.[5] mag-c.[5] rhus-t.[5] **Sabad.**[5] sil.[5] sulph.[5] thuj.[5]

◦ ◦ **Schweiß,** während: sabad.[5] **Thuj.**[5]
☞ *O; Arme; Schweiss; agg.*

◦ ◦ **Fingernägel**: hura
☞ *O; Nägel; Fingernägel*

◦ ◦ **Fingerspitzen**: daph. fago. hura nat-c. rhod. sabad.[5]
☞ *O; Arme; Finger; Fingerspitzen*

◦ ◦ **Daumen**: harp.[1184] ox-ac.[58] phos. zinc.
☞ *O; Arme; Finger; Daumen*

- **Hände** und **Füße,** während **Froststadium**: nat-c.[5]
☞ *O; Arme; Hände •O; Beine; Füße*

- **Beine**: acon.[5] adam.[222] aesc. agar.[102] ail.[58] all-c. aloe[58] alum.[5] alumn. am-c. am-m. ambr.[5] anac.[1] ang.[111] apis apoc. apoc-a.[102] aq-des.[275] arn. ars.[5] ars-h. ars-s-f. arund.[102] asaf. asar.[5] aster. aur-m. aza.[102] bac.[62] bamb-a.[1184] bapt.[25] bar-c.[5] bar-m. bell. bell-p.[256] berb. bor. brom. bros-g.[259] bry.[5] bufo calad. calc. calc-f.[144] calc-p. calc-s.[102] calc-sil.[58] calen. camph. cann-s. canth. carb-an.[1] carb-v. carbn-o. carbn-s. carl. caust.[5] cham. chel.[5] chin.[1] cic. cimic. cina clem. cob. coc-c. cocc. coff. colch. coloc. com.[36] con.[193] crot-c. crot-h. croto-t. cub. cupr. cupr-s. cur. cycl. dig. dros. dulc. ephe.[267] eup-per. euph.[1] eupi. fago.[193] ferr. ferr-p. fl-ac. gels.[111] get.[111] glon. graph. guai. ham. harp.[1184] helo.[102] hep.[5] hura hydr-ac.[268] hydrog.[222] hyos. hyper. ign.[102] iod. ip. jal.[102] jug-c.[25] kali-ar. kali-bi. kali-br. kali-c.[102] kali-chl. kali-i. kali-n. kola[1184] kreos.[5] lach. lachn.[25] lat-m.[111] lath.[85] laur.[5] **Led.**[5] lepro.[197] lil-t. lim.[102] lith-c. lyc. m-art.[5] mag-c.[193] mag-m. manc. mang. mang-acet.[1] mangi.[197] med.[193] meny. meph. merc.[5] **Mez.**[193] mill. morg.[136] morg-g.[136] morph. mur-ac.[36] murx. nat-c.[5] nat-m.[809] nat-p.[137] nat-s.[193] nat-sil.[58] neon[222] nicc. nicc-s.[102] nit-ac. nux-m. nux-v. ol-an.[111] ol-j. olnd.[5] op. osm. ox-ac. oxyg.[233] par. petr. ph-ac. phos.[162] phys. phyt. pier-b.[233] pip-m.[111] pitu-a.[164] plan. plat.[193] plb. plut-n.[222] podo. polyg.[137] pop.[25] por-m.[251] psil.[164] psor. ptel. puls. raph.[85] rat. rheum rhus-t. rhus-v. ros-d.[305] ruta[5] sabad.[5] sabin.[58] sac-alb.[210] samb. sang. sanic. sars.[1] sec.[72] sep. sil. sol-t-ae. sphing. spig. spong. squil.[5] stann. staph.[5] stram. stront-c.[5] sul-ac.[5] sulph. sumb. tama.[197] tarax.[5] tax.[303] thuj.[1] thyr.[162] til. trom. tung.[252] uran.[269] verat. verb.[5] viol-t.[5] vip.[36] visc.[102] zinc. zinc-p.[58]

◦ **nachts**: acon. bapt.[25] coloc. mang. plat. spig.
☞ *O; Beine; nachts; agg.*

◦ ◦ **1** Uhr: mang.

◦ ◦ **Erwachen,** beim: coloc. spig.

◦ **Mitternacht,** nach: nit-ac.[1]

◦ **Frösteln,** nach: nit-ac.

◦ **Gelenke**: eupi.
☞ *O; Beine; Gelenke*

◦ **Ischiasnerv**: glon.[36]

◦ **Gesäßbacken**: colch.[137] psil.[164]
☞ *O; Beine; Gesäßbacken*

◦ ◦ **rechts**: psil.[164]
☞ *O; Arme; rechts • O; Beine; rechts*

◦ **Hüften**: alumn. **Chel.** phos. rhus-t. zinc.[1]
☞ *O; Beine; Hüften*

◦ ◦ **erstreckt** sich aufwärts: alumn.

◦ **Oberschenkel**: adam.[222] all-c. bor. carbn-o. caust.[5] chin.[1] clem. coc-c. dros. graph. hydrog.[222] jug-c.[25] kali-c. lyc. murx. nit-ac. osm. plut-n.[222] podo. rhus-t. stann.[1] staph.[1] sulph. thuj. trom. zinc.[1]

◦ ◦ **abwechselnd** mit Kälte: nit-ac.[1]
☞ *A; Abwechselnd mit*

◦ ◦ **nachts**: nit-ac.
☞ *O; Beine; nachts; agg.*

◦ ◦ **Kälte,** mit:

◦ ◦ ◦ **Hände** und Füße, der: **THUJ.**

◦ ◦ ◦ **Rücken,** im: **Sulph.**

◦ ◦ **Schwangerschaft,** während: podo.
☞ *O; Beine; Schwangerschaft, während*

◦ ◦ **Sitzen,** agg. nach: graph.
☞ *O; Beine; Sitzen; agg.; nach*

◦ ◦ **Stuhlgang,** nach: **Lyc.** trom.

◦ ◦ **tief** sitzend: chin.[1] staph.[1]

◦ ◦ **Innenseite,** medial, mit Krampf in der Hüfte, nachts: jug-c.[25]
☞ *O; Beine; Hüften*

◦ ◦ **Außenseite,** lateral, links: adam.[222]
☞ *O; Arme; links*

◦ **Knie**: adam.[222] apoc. aq-des.[275] arund. aur-m. **Bar-m.** bry. camph. cina coc-c. colch. coloc.[36] dros. hyos. ign. kali-c.[1] **Lach. Lyc.** meny. ol-j. phos. **Sars. Sulph.** verat.
☞ *O; Beine; Knie*

◦ ◦ **morgens**: sulph.
☞ *O; Beine; morgens*

◦ ◦ ◦ **Sitzen,** im: sulph.

◦ ◦ **nachts**: coc-c.
☞ *O; Beine; nachts; agg.*

◦ ◦ **Kniekehle**: dros.
☞ *O; Beine; Knie; Kniekehle*

◦ ◦ **Kniescheibe,** links, abends: coloc.[36]
☞ *O; Beine; Knie; Kniescheibe*

◦ **Unterschenkel**: **Acon.**[5] adam.[222] alum.[144] apoc. ars. bapt. bell-p.[256] berb. bor.[1] calc. **Calc-p.** cic. cob. **Crot-c.** crot-h. croto-t. cycl. fago. gels. graph. guai. **Ham.** harp.[1184] hyos. iod. kali-br. lath.[85] lil-t. **Lyc.** mang. mang-acet.[1] **Meph.** mez. **Nat-s.** nit-ac. ox-ac. ph-ac. plat. rhus-t. spig. staph.[1] sulph. **Verat.**
☞ *O; Beine; Beine*

◦ ◦ **abwechselnd** kalt: bell-p.[256] **Verat.**
☞ *A; Abwechselnd mit*

◦ ◦ **links**: cycl.[1]
☞ *O; Beine; links*

◦ ◦ **morgens**: nat-s. plat.
☞ *O; Beine; morgens*

◦ ◦ **nachmittags,** 15 Uhr: gels.

◦ ◦ **abends**: cycl. **Nat-s.** sulph.
☞ *O; Beine; abends*

◦ ◦ ◦ **20** Uhr: sulph.

◦ ◦ **nachts**: fago. lath.[85] **Meph.**
☞ *O; Beine; nachts; agg.*

◦ ◦ ◦ **Zubettgehen,** nach dem: fago.

◦ ◦ **Bett,** im, entblößt sie: bell-p.[256]
☞ *O; Beine; Bett, im; agg.*

◦ ◦ **deckt** sie ab: alum.[144] crot-c.
☞ *Abzudecken, Neigung, die Glieder; Beine; Unterschenkel*

◦ ◦ **Gehen,** nach: rhus-t.

◦ ◦ **Sitzen** agg.: berb.

◦ ◦ **innerlich**: staph.[1]

◦ ◦ **Innenseite,** medial: mang-acet.[1]

◦ ◦ **Schienbein**: adam.[222]
☞ *O; Beine; Beine; Schienbein*

◦ ◦ **Hitzewellen**: cob.

◦ **Knöchel,** Fußgelenk: ang.[36] cycl.[1] euph.[1] hyos. **Kali-bi.** laur. lyc.[36] nat-c.[137] osm. rat. **Sulph.**[5]

◦ ◦ **morgens,** beim Laufen: ang.[36]

◦ ◦ **nachmittags**: lyc.[36]
☞ *O; Beine; nachmittags*

◦ **Füße**: **Acon.**[5] adam.[222] aesc. agar.[102] ail.[58] aloe[58] alum.[5] am-c.[102] am-m. ambr.[5] anac.[1] ang.[111] **Apis**[102] apoc. apoc-a.[102] aq-des.[275] arn. ars.[5] ars-h. ars-s-f. arund.[102] asar.[5] aster. aza.[102] bac.[62] bamb-a.[1184] bapt.[25] bar-c.[5] bell. berb. bor.[102] brom. bros-g.[259] bry.[5] bufo calad. calc. calc-f.[144] calc-s.[102] calc-sil.[58] calen. camph. cann-s. canth. carb-an. carb-v. carbn-s. carl. **Caust.**[5] **CHAM.** chel.[5] cimic. clem. coc-c. **Cocc.** coff. colch. coloc. com.[36] con.[193] crot-h. cub. cupr. cupr-s. cur. dig. dulc. ephe.[267] eup-per. fago.[193] ferr. ferr-p. fl-ac. gels.[111] get.[111] **Glon.** graph. harp.[1184] helo.[102] hep.[5] hura[193] hydr-ac.[268] hydrog.[222] hyos. hyper. ign.[102] ip. jal.[102] jug-c.[25] kali-ar. **Kali-bi.** kali-c.[102] kali-chl. kali-i. kali-n. kola[1184] kreos.[5] **Lach.** lachn.[25] lat-m.[111] laur.[5] **Led.**[5] lepro.[197] lil-t. lim.[102] lith-c. **Lyc.** m-art.[5] mag-c.[193] mag-m.[5] manc. mang. mangi.[197] **Med.**[193] merc.[5] mez.[193] mill. morg.[136] morg-g.[136] morph. mur-ac.[36] nat-c.[5] nat-m.[809] nat-p.[137] **Nat-s.**[193] nat-sil.[58] neon[222] nicc. nicc-s.[102] nit-ac. nux-m. **Nux-v.** ol-an.[111] olnd.[5] ox-ac. par. **Petr.** ph-ac. **Phos.**[162] phyt. pier-b.[233] pip-m.[111] pitu-a.[164] plan. plat.[193] plb. plut-n.[222] polyg.[137] por-m.[251] psil.[164] **Psor.** ptel. **PULS.** raph.[85] rat. rheum rhus-t.[5] rhus-v. ros-d.[305] **Ruta**[5] sabad.[5] sabin.[58] **Sac-alb.**[210] samb. sang. sanic. sars.[1] **Sec.**[72] **Sep. Sil.** sphing. spig. spong. **Squil.**[5] stann. **Staph.**[5] stram. stront-c.[5] sul-ac.[5] **SULPH.** sumb. tama.[197] tarax.[5] tax.[303] thuj.[1] thyr.[162] til. tung.[252] verat. verb.[5] viol-t.[5] vip.[36] visc.[102] zinc. zinc-p.[58]
☞ *O; Beine; Füße*

◦ ◦ **abwechselnd** kalt: **Gels.** graph. harp.[1184] polyg.[137] sec. sulph.[58]
☞ *A; Abwechselnd mit*

◦ ◦ **einseitig,** Kälte des anderen: chel. dig. harp.[1184] hydrog.[222] ip. **LYC.** morg-g.[136] **Puls.**

HITZE; allgemeine Arzneien; **Beine; Füße** (Forts.)

◦ ◦ **links**: ang.[111] carb-v.[111] cham.[111] coloc.[111] get.[111] lyc.[111] neon[222] tax.[303]
☞ *O; Beine; links*

◦ ◦ **rechts**: mez.[111] morg-g.[136] pip-m.[111]
☞ *O; Arme; rechts • O; Beine; rechts*

◦ ◦ **morgens**: apis nat-s. **Nux-v.** ptel.
☞ *O; Beine; morgens*

◦ ◦ **11** Uhr: bamb-a.[1184]

◦ ◦ **nachmittags**: gels. hura
☞ *O; Beine; nachmittags*

◦ ◦ **abends**: aloe alum. bell. bry. carbn-s. caust. kali-c.[1] **Led.** mag-m. **Nat-s.** nicc. nit-ac. nux-m. **Sil.** stront-c.
☞ *O; Beine; abends*

◦ ◦ ◦ **20** Uhr: nicc.

◦ ◦ ◦ **Händen,** mit kalten: aloe

◦ ◦ ◦ **Hinlegen,** nach: stront-c.
☞ *O; Beine; Liegen; agg.; Hinlegen; nach*

◦ ◦ **nachts**: alum. bamb-a.[1184] calc. **Ign.** mag-m.[58] med.[193] **Morg.** morg-g.[136] nat-p.[58] **Nat-s.** ph-ac. **Sep. Sil.** staph. **SULPH.**
☞ *O; Beine; nachts; agg.*

<> ◦ ◦ ◦ **Bett,** im: med.[193] nat-p.[58] **Sil.**
☞ *O; Beine; Bett, im; agg.*

◦ ◦ ◦ **Gehen** im Freien, nach: **Alum.**

◦ ◦ ◦ **Liegen** auf dem Rücken, beim: ign.
☞ *O; Beine; Liegen; agg.; Rücken, auf dem*

◦ ◦ **Mitternacht**:

◦ ◦ ◦ **vor**: mag-m.
☞ *O; Beine; Mitternacht; vor*

◦ ◦ ◦ **nach**: calad. clem. hyper.
☞ *O; Beine; Mitternacht; nach; 4.30 Uhr*

◦ ◦ ◦ ◦ **3** Uhr: clem. hyper.

◦ ◦ ◦ ◦ ◦ **5** Uhr, bis: hyper.

◦ ◦ **Bett,** im: calc. fago. helo.[85] hep. hura merc. mez. neon[222] **Sang. Sil.** stront-c. **SULPH.**
☞ *O; Beine; Bett, im; agg.*

◦ ◦ **Einschlafen,** beim: alum.

◦ ◦ **Entblößt** die Füße: agar.[193] aloe[193] bros-g.[259] **Calc.**[193] calc-f.[144] **CHAM.**[193] con.[193] **Cur.**[193] fago.[193] fl-ac.[193] hep.[193] hura[193] hydr-ac.[268] **Ign.**[193] **LACH.**[193] **Mag-c.**[193] mag-m.[1] **MED.**[193] merc.[193] mez.[193] morg.[136] nat-m.[809] **Nat-s.**[193] petr.[193] ph-ac.[193] **Phos.**[193] **Plat.**[193] **PULS.**[193] **Sac-alb.**[210] **Sang.**[193] **Sanic.**[193] **Sec.**[187] **Sep.**[193] **Sil.**[193] staph.[193] stront-c.[193] **SULPH.**[1] zinc.[193]
☞ *Abzudecken, Neigung, die Glieder; Beine; Füße • brennend; Beine; Füße; deckt sie ab*

◦ ◦ **Essen,** nach dem: calen.
☞ *O; Beine; Essen; nach*

◦ ◦ **Froststadium** im Fieber, während: acon.[5] agar.[1] ars.[5] calc.[5] cann-s. gels.[111] laur.[5] lyc.[5] nat-c.[5] nit-ac.[1] puls.[5] rat. **Spong.** sul-ac.[5] sulph.[5]
☞ *O; Beine; Fieber; während; Froststadium im Fieber*

◦ ◦ **Gehen,** nach: carl. puls.

◦ ◦ **kalt** anzufassen, aber: bamb-a.[1184] sec.[72] tax.[303]

◦ ◦ **Kälte,** mit:

◦ ◦ ◦ **Füße,** der, nach: chel.[25]

◦ ◦ ◦ **Hände,** der: **Aloe Calc.** coloc. ph-ac. **Sep.**

◦ ◦ ◦ **Körpers,** des: **Calad.**

◦ ◦ **Kopfschmerz,** bei: sang.[58]
☞ *O; Beine; Kopfschmerz, während*

◦ ◦ **Liegen** auf dem Rücken, beim: ign.
☞ *O; Beine; Liegen; agg.; Rücken, auf dem*

◦ ◦ **Menses,** während, nachts: nat-p.[137]
☞ *O; Beine; Menses; während*

◦ ◦ **Mittagessen,** nach: calen. phos.

◦ ◦ **Nachsinnen,** bei tiefem: tax.[303]
▥ *GEMÜT; M; Nachsinnen, tiefes, agg.*

◦ ◦ **Schnupfen,** bei: nux-v.[5]

◦ ◦ **Schweiß**:

◦ ◦ ◦ **während**: acon.[5] bry.[5] led.[5] **Nux-v.**[5] **Phos.**[5] puls.[5] squil.[5] staph.[5] sulph.[5]

◦ ◦ ◦ **nach** kaltem: hura

◦ ◦ ◦ **kaltem,** der Hände, mit: hura

◦ ◦ **erstreckt** sich:

◦ ◦ ◦ **Beine** und Schenkel hoch, die: tax.[303]

◦ ◦ ◦ **Kopf**:
☞ *Glühen, Empfindung von, von den Zehen bis zum Kopf*

◦ ◦ **Fußrücken**: calc. coloc. com.[36] cupr-s. plb. **Puls.** rhus-t. thuj.[1]
☞ *O; Beine; Füße; Fußrücken*

◦ ◦ ◦ **links,** wie eine Aura: com.[36]
☞ *O; Beine; links*

◦ ◦ **Fußsohlen**: adam.[222] aesc. agar.[102] ail.[58] aloe[58] alum.[5] am-c.[102] am-m. **Ambr.**[5] **Anac.**[1] **Apis**[102] apoc. apoc-a.[102] **Ars.**[5] ars-s-f. arund.[102] asar.[5] aza.[102] bamb-a.[1184] bar-c.[5] bell. berb. bor.[102] bry.[5] **Calc.** calc-s.[102] canth. carb-v. carbn-s. **Carl. Caust.**[5] **Cham.** chel.[5] clem. coc-c. **Cocc.** cub. **Cupr.** cur. dulc. eup-per. **Ferr.** ferr-p. fl-ac. **Graph.** harp.[1184] helo.[102] hep.[5] ign.[102] jal.[102] kali-c.[102] kali-n. kreos.[5] **Lach.** lachn.[25] **Led.**[5] **Lepro.**[197] **Lil-t.** lim.[102] lith-c. **LYC.** m-art.[5] mag-m.[5] **Manc.** mang. mangi.[197] **Med.**[122] merc.[5] **Mur-ac.**[36] **Nat-c.**[5] nat-m. nat-sil.[58] nicc-s.[102] nit-ac. nux-m. **Nux-v.** ol-an.[111] olnd.[5] ox-ac. **Petr. Ph-ac. Phos.**[162] pitu-a.[164] plb. psor. **Puls.** rhus-t.[5] ruta[5] sabad.[5] samb. **Sang. Sanic.** sars.[1] sec.[102] **Sep. Sil.** spig. squil.[5] stann. staph.[5] stram. stront-c.[5] **SULPH.** tama.[197] **Tarax.**[5] **Thyr.**[162] tung.[252] verat. verb.[5] viol-t.[5] zinc.
☞ *O; Beine; Füße; Fußsohlen*

◦ ◦ ◦ **links**: adam.[222]
☞ *O; Beine; links*

◦ ◦ ◦ **rechts**: fl-ac.[111] nat-c.[111] tung.[252]
☞ *O; Arme; rechts • O; Beine; rechts*

◦ ◦ ◦ **morgens**: bamb-a.[1184] eup-per. mag-m.[58] nux-v.
☞ *O; Beine; morgens*

◦ ◦ ◦ ◦ **Bett,** im: bamb-a.[1184] mag-m.[58] nux-v.
☞ *O; Beine; Bett, im; agg.*

◦ ◦ ◦ **vormittags**: nat-c.
☞ *O; Beine; vormittags*

◦ ◦ ◦ **nachmittags,** im Sitzen: lyc.

◦ ◦ ◦ **abends**: am-m. bamb-a.[1184] **LACH.** nux-v. **Phos.** psor. **Sang.** sulph. zinc.
☞ *O; Beine; abends*

◦ ◦ ◦ ◦ **18** Uhr: bamb-a.[1184]

◦ ◦ ◦ ◦ **Hinlegen,** nach: am-m. nux-v. **Sulph.**
☞ *O; Beine; Liegen; agg.; Hinlegen; nach*

◦ ◦ ◦ ◦ **Wein,** nach: psor.

◦ ◦ ◦ **nachts**: anac.[1] bar-c.[5] fl-ac. **LACH.** petr. thyr.[162]
☞ *O; Beine; nachts; agg.*

<> ◦ ◦ ◦ **Bewegung** amel.: sars.[1]
☞ *O; Beine; Bewegung; amel.*

◦ ◦ ◦ **deckt** sie ab: **Calc. CHAM.** cur. fl-ac. mag-m.[5] **MED.**[122] **Petr. Phos.**[162] **PULS. Sang. Sanic. SULPH.**

◦ ◦ ◦ **Entbindung,** nach der: sulph.[54]
☞ *M; Entbindung, nach der* ▥ *ALLGEMEINES; M; Wehen, Entbindung; Wochenbett, im*

◦ ◦ ◦ **Fieber,** während: aesc. canth. cupr. **Ferr.** graph. **Lach. SULPH.**
☞ *O; Beine; Fieber; während*

◦ ◦ ◦ **Froststadium** im Fieber, nach: sulph.[1]

◦ ◦ ◦ **Husten,** während: nat-c.[5]
☞ *O; Beine; Husten agg.*

◦ ◦ ◦ **Klimakterium,** im: **Sang.**[122]

◦ ◦ ◦ **Menses,** während: carb-v. cham. **Petr. Sulph.**
☞ *O; Beine; Menses; während*

◦ ◦ ◦ **Schweiß,** mit reichlichem: apoc-a.[102]

◦ ◦ ◦ **Sitzen**:

◦ ◦ ◦ ◦ **während**: mur-ac.[36]
☞ *O; Beine; Sitzen; agg.; während*

◦ ◦ ◦ ◦ **nach**: cocc.
☞ *O; Beine; Sitzen; agg.; nach*

◦ ◦ ◦ **Hitzewellen**: cub.

◦ ◦ **Fersen**: kali-bi. spong. vip.[36]
☞ *O; Beine; Füße; Fersen*

◦ ◦ ◦ **erstreckt** sich zur Zunge: vip.[36]

◦ ◦ **Hitzewellen**: colch. stann. **SULPH.**

◦ **Zehen**: am-c. apis asaf. aster. bamb-a.[1184] berb. bor. carb-an.[1] coc-c. cycl. harp.[1184] hura kali-bi. lach. mag-m. neon[222] nit-ac. rhus-t. sep. uran.[269] zinc.

◦ ◦ **morgens**: harp.[1184]

◦ ◦ **nachmittags**: asaf.
☞ *O; Beine; nachmittags*

◦ ◦ **nachts**: coc-c.
☞ *O; Beine; nachts; agg.*

◦ ◦ **Bett,** im: neon[222]
☞ *O; Beine; Bett, im; agg.*

◦ ◦ **Füßen,** mit kalten: apis

◦ ◦ **Zehenspitzen,** Hitze schießt in den Kopf wie elektrische Funken: sep.
▥ *ALLGEMEINES; C; Elektrizität; Funken, Empfindung wie elektrische*

◦ ◦ **großer** Zeh: am-c. aster. carb-an.[1] **Nit-ac.** rhus-t. uran.[269]

◦ ◦ ◦ **Ballen**: am-c. carb-an.[1]

◦ ◦ **5. Zehe**: bamb-a.[1184]

◉ - **beständig,** Hände: lyc.[137]

- **brennend**:

◦ **Arme**: acon.[102] agar.[37] asar.[137] bry.[144] carb-v.[5] chel. cocc.[102] fl-ac.[137] guare. lach.[54] lyc. med.[56] mur-ac.[1] ol-j.[25] petr.[1] phos. sang.[1] sec.[56] sep.[8] sil.[1] spig.[1] stann.[5] sulph. urt-u.

◦ ◦ **Hände**: acon.[102] agar.[37] asar.[137] bry.[144] carb-v.[5] chel. cocc.[102] fl-ac.[137] **Lach.**[54] lyc. **Med.**[56] mur-ac.[1] ol-j.[25] petr.[1] phos. sang.[1] sec.[56] sep.[8] sil.[1] spig.[1] stann.[5] sulph.
☞ *O; Arme; Hände •Schmerz; brennender Schmerz; Arme; Hände*

◦ ◦ ◦ **abends**: petr.[1]
☞ *O; Arme; abends*

◦ ◦ ◦ **Essen,** nach dem: lyc. phos. sulph.
☞ *O; Arme; Essen; nach*

◦ ◦ ◦ **erstreckt** sich über den ganzen Körper: **CHEL.**

◦ ◦ ◦ **Handflächen**: **Sep.**[8]
☞ *O; Arme; Hände; Handflächen*

◦ **Hände** und Füße: fl-ac.[137] med.[56]
☞ *O; Arme; Hände •O; Beine; Füße •Fächelt, möchte, dass man ihm Luft an Hände und Füße*

◦ **Beine**:

◦ ◦ **Füße**: **Agar.** aloe[58] alum.[144] anac.[102] apoc-a.[102] ars. arund.[102] aster. bamb-a.[1184] bry.[144] calc.[102] calc-f.[103] calc-s.[102] canth.[102] cham.[102] cocc. cupr.[102] ephe.[267] eup-per.[58] ferr.[102] fl-ac.[58] **Graph.** harp.[1184] helo.[85] ign.[102] jal.[102] kali-ar. kali-c. kola[1184] kreos.[102] lach.[102] lachn.[102] lat-m.[111] lim.[102] **Lyc.**[102] mag-c. mag-m.[5] mang.[102] **MED.**[102] **Nat-s.** nicc-s.[102] petr.[102] **PH-AC.**[102] phos.[162] phyt. plan. por-m.[251] **PULS.**[102] sabin.[58] **Sang.**[102] sanic.[102] **SEC. Sep.** stann. **SULPH.**[102] **Zinc.**
☞ *O; Beine; Füße*

◦ ◦ ◦ **deckt** sie ab: agar. aloe[58] alum.[144] apoc-a.[162] calc.[58] calc-f.[103] **Cham.** fl-ac.[58] harp.[1184] helo.[85] kola[1184] mag-c. mag-m.[5] **MED. Phos.**[162] **PULS.** sabin.[58] **Sang. Sanic. SULPH.**
☞ *Abzudecken, Neigung, die Glieder; Beine; Füße •Beine; Füße; Entblößt die Füße*

◦ ◦ ◦ **Menses,** zu Beginn der: kola[1184]
☞ *O; Beine; Menses; Beginn, zu*

◦ ◦ ◦ **stellenweise**: bamb-a.[1184]

◦ ◦ ◦ **Fußsohlen**: anac.[102] apoc-a.[102] arund.[102] bamb-a.[1184] calc.[102] **Calc-s.**[102] canth.[102] **Cham.**[102] cupr.[102] ferr.[102] ign.[102] jal.[102] kreos.[102] **Lach.**[102] lachn.[102] lim.[102] lyc.[102] mang.[102] **Med.**[102] nicc-s.[102] petr.[102] ph-ac.[102] puls.[102] **Sang.**[102] sanic.[102] **Sulph.**[102]
☞ *O; Beine; Füße; Fußsohlen*

◦ ◦ ◦ ◦ **morgens** im Bett: bamb-a.[1184]

◦ ◦ **Zehen**: bor.

- **Erfrierung,** wie nach, Füße: bamb-a.[1184] caust.[1] kali-c.[1]

- **Feuer** in den Kopf drängt, Empfindung als ob: zinc.
▥ *ALLGEMEINES; C; Drängen, Zwängen, Empfindung von*

- **Hitzewellen**:
  ◦ **Arme**: caps. nux-v. rhod. sil.
  ◦ **Beine**: cob.[137] thea[275]
- **Kohlen,** wie durch:
  ◦ **Handflächen,** kaltes Wasser amel.: tama.[197]
    ☞ *O; Arme; Hände • O; Arme; Hände; Handflächen*
  ◦ **Fußsohlen,** kaltes Wasser amel.: tama.[197]
    ☞ *O; Beine; Füße • O; Beine; Füße; Fußsohlen*
- **kribbelnd,** Zehen: berb.
- **kriechend**: chin. hydrog.[222] op.
  ◦ **Oberschenkel**: chin. hydrog.[222]
- **plötzlich**:
  ◦ **Hände**: ferr-m. glon.
    ☞ *O; Arme; Hände*
  ◦ **Fußrücken**: calc.
    ☞ *O; Beine; Füße • O; Beine; Füße; Fußrücken*
- **prickelnd**:
  ◦ **Arme**: apis
  ◦ **Beine**:
  ◦ ◦ **Oberschenkel**: osm.
  ◦ ◦ **Knöchel,** Fußgelenk: osm.[36]
  ◦ ◦ **Füße**: rhus-v.
    ☞ *O; Beine; Füße*
- **prickelnd,** Füße: berb. merc. sumb.
- **stechend**: gamb.
- **trocken**:
  ◦ **Hände**: ars-met. bell.[1] chin-ar. ferr-p. gad. gels. ptel.
    ☞ *O; Arme; Hände*
  ◦ ◦ **Handflächen**: ars-met. chin-ar. ferr-p. gad. gels. ptel.
    ☞ *O; Arme; Hände; Handflächen*
  ◦ **Beine**: bell. phos. sulph.
  ◦ ◦ **Oberschenkel**: **Sulph.**
  ◦ ◦ **Füße**: bell. phos.
    ☞ *O; Beine; Füße*
- **verbrannt,** wie, an kleinen Stellen: cadm-s.[144]
- **wandernd,** Beine: graph.[1]
- **Wasser,** wie durch heißes:
  ◦ **durch** die Arme läuft, das: **Rhus-t.**
  ◦ **Füße** in heißem Wasser wären, als ob die: raph.[85]

Empfindung von Hitze:
- **Arme**: ang.[5] bry.[5] cycl.[5] lyc.[1] m-aust.[5] nux-v.[5] rheum[5] rhus-t.[5] ruta[5] spig.[5] staph.[5]
  ◦ **Unterarme,** Vorderseite: lyc.
    ☞ *O; Arme; Unterarme*
  ◦ **Finger**: lyc.[1]
- **Beine**: agar.[5] bry.[5] cina[5] coff.[5] cycl.[5] **Lach.**[5] laur.[5] **Mez.** nux-m.[5] olnd.[5] rhus-t.[5] ruta[5] staph.[5] thuj.[5]
- **Drähte,** wie rote heiße, in den Unterschenkeln:
    ☞ *Draht, Empfindung wie von einem heißen, durchbohrenden, Beine*
- **Luft** durch die Knie strömt, als ob heiße: **Lach.**

HOCHSTEHENDE Zehen, Ferse gesenkt: caust.[30]

HÖHERSTEHEND:
allgemeine Rubriken, Schulter, links: merc.[1]
Empfindung als ob, Schulter, links: hell.[36]

HÖLZERN, Empfindung wie: arg-n. ars. caj.[36] canth.[36] carl. chin-s. crot-h.[36] dulc.[85] kali-n.[5] nux-v.[8] phos.[8] plb.[5] rhus-t.[5] sec.[8] stram.[36] sulph.[36] thuj.[5] vip.[36]
  ☞ *Taubheit, pelzige Empfindungslosigkeit*

Knochen: crot-h.[36]

Arme: caj.[36] crot-h.[36] dulc.[85] kali-n. stram.[36]
- **Hände**: **KALI-N.** stram.[36]
    ☞ *O; Arme; Hände*

Beine: **Arg-n. Ars.** canth.[36] carl. chin-s. crot-h.[36] kali-n. nux-v.[8] **PHOS.**[8] plb.[36] rhus-t.[36] **Sec.**[8] stram.[36] sulph.[36] thuj. vip.[36]
- **Gehen,** beim: **KALI-N.** plb. rhus-t. **Thuj.**
    ☞ *Schwere, Müdigkeit, Empfindung von (in Gliedern); Beine; Gehen; agg.;*
- **Metrorrhagie,** bei: **Sec.**[8]
    ALLGEMEINES; M; Metrorrhagie, Beschwerden durch
- **Wade** rechts: sulph.[36]
- **Füße**: ars. canth.[36] carl. plb.[36] rhus-t.[36] stram.[36]
    ☞ *O; Beine; Füße*
  ◦ **rechts**: canth.[36] **Rhus-t.**[36]
    ☞ *O; Arme; rechts • O; Beine; rechts*
  ◦ **Fußsohlen**: ars. plb.[36]
    ☞ *O; Beine; Füße; Fußsohlen*

HORNHAUT: acet-ac.[102] alum. am-c. anac-oc.[102] ant-c.[85] ars. bar-c.[1] bor.[5] calc.[102] calc-f.[111] cist. cur.[102] ferr-pic.[102] graph. hyper.[102] kali-ar.[122] lac-d.[809] lyc. med. merc-i-r.[111] morg.[136] nat-m.[5] nat-s. nit-ac.[102] phos.[809] plb. plut-n.[222] pop-c.[102] ran-b.[102] ran-s.[102] rhus-v. ruta[58] sang.[58] semp.[102] sep.[102] sil.[1] sul-ac.[102] sulph. thuj.[5] wies.[85]
  ☞ *Auswüchse auf der Haut • Hühneraugen; allgemeine Arzneien • Verhornung HAUT; C; Verhärtung; Schwielen, wie*

Nägeln, unter den: ant-c.[58]
  ☞ *O; Nägel*

Hände: **Am-c.** ant-c.[5] bor.[1] calc-f.[111] cist. **GRAPH.** kali-ar. merc-i-r.[111] nat-m.[5] rhus-v. sil. **SULPH.** thuj.[5] wies.[85]
  ☞ *O; Arme; Hände • Auswüchse auf der Haut; hornig, Hände • Härte, Verhärtung; Arme; Hände, Haut der • Verhornung; Auswuchs, horniger, mit rissiger Basis, Hand*

Fingerspitzen: **Ant-c.**[102] pop-c.[102]
  ☞ *O; Arme; Finger; Fingerspitzen*

Fußsohlen: alum.[5] anac-oc.[102] **ANT-C. Ars.** bar-c.[1] **Calc.** graph.[137] kali-ar.[122] lyc. med. morg.[136] nat-s. phos.[809] plb. ran-b.[102] sang.[58] sep.[137] sil.[1] sulph.
  ☞ *O; Beine; Füße • O; Beine; Füße; Fußsohlen • Dick, Verdickung; allgemeine Rubriken; Füße, Haut, äußerlich; • Härte, Verhärtung; Füße; Sohlen, Haut der • Hühneraugen; allgemeine Arzneien; hornig; • Verhärtung; Fußsohlen*

Zehen: acet-ac.[102] **Ant-c.** calc.[102] cur.[102] **Ferr-pic.**[102] **Graph.** hyper.[102] lac-d.[809] lyc.[102] nit-ac.[102] **Ran-b.**[102] ran-s.[102] semp.[102] sep.[102] **Sil.**[102] sul-ac.[102]

empfindlich, Sohlen: **Alum.** ant-c.[85] bar-c.[1] **Lyc.** med. **Nat-s.** phos.[809] sil.[1]

entzündet, Fersen: plut-n.[222]

Rissen, mit tiefen, Hände: cist. graph.

warzenartig, Hände: bor.[5]

HÜFTGELENK, Beschwerden des: **Acon.**[85] am-c. ambr.[5] anac. **Ang.** ant-s.[85] apis **Arg.** arg-n.[5] arn. **Ars.** ars-i. **Asaf.** asar. **Aur.** aur-i.[58] **Aur-s.**[58] bac.[62] **BELL.**[5] **Bry.** but-ac.[149] **CALC.** calc-f.[149] calc-i.[102] **CALC-P.** **Calc-s.** calc-sil.[58] **Canth.** **Caps.** carb-ac. **Carb-v.** carbn-s. **CARD-M.** **Caust.** **Cham.** **CHIN.** chin-ar. cist.[25] colch. **COLOC.** dig. dros.[193] excr-can.[269] ferr.[102] ferr-p.[102] **Fl-ac.** get.[85] graph. hecla. **Hep.** hippoz. hydr. hyper.[102] iod. iris **KALI-C.** **Kali-i.** kali-m.[61] **Kali-p.** **KALI-S.** **Kali-sil.**[58] kreos.[5] lac-c. **Lach.** led. **LYC.**[5] **Merc.** merc-i-r.[102] mez.[5] morg-g.[136] **Nat-m.** nat-s. **Nit-ac.** **Nux-v.** **Ol-j.**[25] olnd.[5] **Petr.** **PH-AC.** **Phos.** **Phyt.** **Puls.** **Rhus-t.** ruta[5] sabin.[5] sep. **SIL.** staph. still.[102] **STRAM.** stront-c.[102] **Sulph.** thuj.[5] **TUB.** **ZINC.**[5]

☞ *Eiterung; allgemeine Rubriken; •Hinken; spontan •Lähmigkeit (lähmungsartige Schwäche); Beine; •Schmerz; Beine;*

links: Stram.

rechts: LED.[85] Phyt.

☞ *O; Arme; rechts*

\- **abwechselnd** mit Hämoptoe: led.[85]

☞ *A; Abwechselnd mit*

Kindern, bei: bell.[45]

skrofulös: cist.[25] ol-j.[25]

HÜHNERAUGEN:

allgemeine Arzneien: absin.[36] **Acet-ac.** aesc. **Agar.** all-c.[1125] alum.[5] alum-p.[58] **Am-c.**[5] ambr. anac.[5] anac-oc.[102] **ANT-C.** aquil.[85] arg.[5] **Arn.** ars.[36] arum-t.[111] asc-t.[36] aster. **Bar-c.**[5] bar-s.[58] bart.[36] **Bor.**[1] bov. **Brom.**[5] **Bry.** bufo[111] calad.[36] **CALC.** calc-caust.[85] **Calc-s.** calc-sil.[58] camph. carb-ac.[111] **Carb-an.** carb-v.[1] carl.[36] **Caust.**[5] cench.[58] chel.[36] chin. chin-b.[85] cic.[36] cist.[137] cocc.[36] coloc. con.[5] **Cur.** dios. elae.[102] **Ferr-pic.**[102] fl-ac.[122] gran.[36] **Graph.**[5] haliae-lc.[222] ham.[36] **Hep.**[36] hydr.[102] hyper.[85] **Ign.**[5] iod. kali-ar.[58] kali-bi.[36] **Kali-c.** kali-n.[5] kiss.[36] lac-d.[809] lach. lipp.[36] lith-c. **LYC.**[5] lyss.[85] m-arct.[5] m-art.[5] m-aust.[5] mag-m.[1] med. meph. musa[197] nat-ar.[36] nat-c.[5] **Nat-m.**[1] nat-p. nat-sil.[58] neon[222] nicc.[85] **Nit-ac.**[5] **Nux-v.**[5] ozone[227] paeon.[36] **Petr.** **Ph-ac.**[5] **PHOS.**[809] phyt.[36] pimp.[36] plb.[58] plut-n.[269] **PSOR.** ptel. puls. puls-n.[85] rad-br.[137] ran-b.[58] **Ran-s.** raph.[36] rhod.[36] **Rhus-t.**[5] rumx. ruta[5] sang.[36] sars.[102] sel.[5] semp.[25] **SEP.** **SIL.**[5] spig.[5] staph. sul-ac. sul-i.[58] **SULPH.** symph.[137] ter. thuj. verat.[36] wies.[36]

☞ *Auswüchse auf der Haut •Hornhaut •Verhornung*

\- **Bettwärme agg.**: sulph.[58]

\- **Gelenke**: ign.[5] m-art.[5]

\- **Fersen**: arn.[5] lyc.[5] musa[197] **Phos.**

\- **Fußsohlen**: **Ant-c.**[5]

☞ *O; Beine; Füße; Fußsohlen*

\- **Zehen**: agar.[5] **Am-c.**[5] anac.[5] ant-c.[5] **Bar-c.**[5] bor.[5] bov.[5] **Brom.**[5] calad.[5] **CALC.**[5] carb-an.[5] carb-v.[5] caust.[5] dios.[25] graph.[5] haliae-lc.[222] hep.[5] ign.[5] iod.[5] **Kali-c.**[5] lac-d.[809] **LYC.**[5] m-arct.[5] nat-c.[5] **Nat-m.**[5] neon[222] nit-ac.[5] **Petr.**[5] **Ph-ac.**[5] **Phos.**[5] ran-s.[85] rhod.[5] sep.[5] **Sil.**[5] **SULPH.**[5] thuj.[5]

◦ **Ballen** der: **ANT-C.**[5] calad.[5] ran-s.[5]

◦ **Zehengelenke**: ign.[5] m-arct.[5]

◦ **große** Zehe:

◦ ◦ **links**: lac-d.[809]

◦ ◦ **rechts**: ran-s.[85]

◦ **2. Zehe**: dios.[25]

◦ **5. Zehe, rechts**: haliae-lc.[222]

\- **bohrend**: bor.[36] calc. caust. hep.[5] kali-c.[5] kiss.[36] nat-c. **Nat-m.** phos.[36] puls.[5] **Ran-s.** rhod.[5] **Sep.** **Sil.** spig.[5] thuj.

◦ **Druck** amel.: bor.[36]

◦ **Messer,** wie mit einem: phos.[36]

\- **brennend**: **Agar.** **Alum.** **Am-c.**[5] **Ant-c.** arg.[36] **Bar-c.** bar-s.[58] bor.[5] **Bry.**[36] **Calc.** **Calc-s.** carb-v. caust. cench.[58] graph. **Hep.**[36] **IGN.** kali-bi.[36] kali-c.[5] lipp.[36] lith-c. **Lyc.** m-art.[1] meph. nat-c.[5] **Nat-m.**[1] nit-ac.[1] **Nux-v.** **Petr.** **Ph-ac.** phos. pimp.[36] puls.[5] **Ran-b.** **Ran-s.** **Rhus-t.** sang.[58] **SEP.** sil. spig.[5] staph.[5] **Sulph.** **Thuj.**[5]

◦ **nachts**: nat-m.[1]

◦ **Berührung,** bei leichter, harter Druck amel.: bry.[36]

◦ **Druck,** bei: hep.[36]

◦ **Hinsetzen,** beim: kali-bi.[36]

◦ **anfallsweise**: arg.[36]

\- **drohend,** bevorstehend: lyc.[5] sil.[5]

\- **drückend**: agar. anac.[5] **Ant-c.** arg.[5] bov. **Bry.** calc. **Calc-s.** carb-v. **Caust.** graph. ign.[5] iod. **LYC.** m-arct.[5] m-aust.[5] ph-ac. phos.[1] rhus-t.[36] ruta[5] **Sep.**[36] sil. staph.[5] **SULPH.**[36] verat.[5]

◦ **brennend,** und: sep.[36]

◦ **Schuh,** wie durch einen: rhus-t.[36] **Sulph.**[36]

\- **durchbohren** Mark und Bein: phos.[36]

\- **eiternd**: thuj.[111]

\- **empfindlich**: **Brom.**[5] bry.[5] hep.[5] ign.[5] **Kali-c.**[5] lyc.[5] phos.[5] sil.[5]

\- **entzündet**: **Ant-c.** bor.[5] calc. hep.[5] **Lyc.** **Nit-ac.**[5] phos.[5] **Puls.** rhus-t.[5] **Sep.** **SIL.** **Staph.** **SULPH.**

\- **erhaben**: wies.[36]

\- **fallen** ab: wies.[36]

\- **furunkelartig**: nux-v.[5]

\- **hornig**: **Ant-c.** ars. calc. graph. kali-ar. phos.[809] ran-b. sil. sulph.

◦ **Fußsohlen**: **ANT-C.** **Ars.** **Calc.** kali-ar. phos.[809] sil.

☞ *O; Beine; Füße; Fußsohlen •Härte, Verhärtung; Füße; Sohlen, Haut der •Hornhaut; Fußsohlen*

\- **jucken,** links: absin.[36]

\- **kneifend**: bar-c.

HÜHNERAUGEN; allgemeine Arzneien (Forts.)

- **pulsierend**: calc. ham.[36] kali-c. **Lyc.** sep. sil. sulph.
  - ◦ **rechts**: ham.[36]
    ☞ *O; Arme; rechts*
  - ◦ **morgens,** nach dem Abschaben: ham.[36]
- **reißend**: alum.[5] **Am-c.**[5] arn. ars.[36] **Bry.** calc. calc-s. caust.[5] cocc.[36] ign.[5] kali-c. **LYC.** mag-m.[1] nat-c.[5] nux-v.[5] rhus-t.[5] **Sep. SIL.** sul-ac. **SULPH.** thuj.
  - ◦ **abends,** in Ruhe: cocc.[36]
  - ◦ **nachts**: ars.[36]
  - ◦ ◦ **Bett,** im: ars.[36]
- **Rissen,** mit tiefen: cist.[137] graph.[137]
- **Rucken,** mit Empfindung von: anac.[5] cocc.[1] dios. m-arct.[5] m-art.[1] nux-v.[5] phos. puls.[5] rhus-t.[5] **SEP.** sul-ac. **Sulph.**
- **schießend**: **Bov.** hep.[85] **NAT-M.** rhod.[36] rumx.[36]
- **schmerzhaft**: **Agar.** alum. alum-p.[58] am-c. ambr.[85] **Ant-c.**[137] arg.[36] arn. asc-t.[36] aster. **Bar-c.** bar-s.[58] bor. bov. bry. calad. calc. **Calc-s. Calc-sil.**[58] carl.[36] caust. cench.[58] fl-ac.[36] gran.[36] graph.[36] ham.[36] **Hep.** ign. **Iod.** kali-ar.[58] kali-c. kiss.[36] lach. lith-c. **Lyc.**[36] m-arct.[5] m-art.[5] mag-m.[36] med.[85] meph. nat-ar.[36] nat-c.[1] nat-m. neon[222] **Nit-ac.** nux-v. paeon.[36] phos. phyt.[36] puls. **Ran-b.**[122] ran-s. raph.[36] rhus-t. sang.[36] sep. sil. spig. sul-i.[58] **SULPH.**[36] verat.[36]
  - ◦ **rechts**: fl-ac.[36] ham.[36] lyc.[36] phyt.[36]
    ☞ *O; Arme; rechts*
  - ◦ ◦ **morgens,** beim Anziehen der Stiefel: ham.[36]
  - ◦ **Auftreten agg.**: bry.[36]
  - ◦ **Berührung,** bei: ant-c.[137] asc-t.[36] bry. kali-c.
  - ◦ ◦ **Bettlaken,** durch die: asc-t.[36]
  - ◦ **Gehen,** beim: graph.[36] sulph.[36]
  - ◉ ◦ **aufgeschürft,** wie: ambr.[85]
  - ◦ **Geschwürig,** wie: am-c. bor.
- **stechend**: **Agar. ALUM.** alum-p.[58] **Am-c.**[5] ant-c. arg.[5] arn.[5] ars.[1] arum-t.[111] **BAR-C.**[5] bar-s.[58] bart.[36] **Bor.**[1] **Bov. BRY.** calad.[36] **CALC. CALC-S. Calc-sil.**[58] carb-ac.[111] carb-an. carb-v.[1] caust. chel.[36] cic.[36] cocc.[5] con.[5] graph.[5] ham.[36] **Hep.**[36] ign. kali-c. kali-n.[5] kiss.[36] **LYC.**[5] m-arct.[5] m-art.[5] mag-m. **NAT-C. NAT-M.**[1] nat-p. nat-sil.[58] **Nit-ac.**[5] **Petr. Ph-ac.**[5] **Phos.**[1] ptel. **Puls.** ran-b.[58] **Ran-s. Rhod.**[36] **RHUS-T.** rumx. sel.[5] **Sep. Sil.** spig.[5] staph. sul-ac. **SULPH.**[36] **Thuj.** verat.[36]
  - ◦ **links**: calad.[36]
  - ◦ **rechts**: chel.[36] ham.[36]
    ☞ *O; Arme; rechts*
  - ◦ ◦ **22 Uhr**: ham.[36]
  - ◦ **morgens,** beim Erwachen: nat-m.[36]
  - ◦ **vormittags**: hep.[36]
  - ◦ **nachmittags**: nat-m.[36]
  - ◦ **nachts**: ars.[1] bart.[36] nat-m.[1] rhod.[36] sulph.[36]
  - ◦ ◦ **Bett,** im: bart.[36] rhod.[36] **Sulph.**[36]
  - <> ◦ **Druck agg.**: hep.[36]
  - ◦ **Gehen,** beim: phos.[1]
  - ◦ **Sitzen,** beim: verat.[36]
  - ◦ **Wetter,** bei nassem: bor.[1]
- **wehtun,** intensives: ant-c. carb-v.[36] lach.[36] lyc. lyss.[85] sep. sil. sul-ac.[1] sulph.
  - ◦ **rechts**: lach.[36]
    ☞ *O; Arme; rechts*
  - ◦ **nachts** im Bett: carb-v.[36]
- **weich**: **Sil.**[137] wies.[36]
- **wund,** Empfindlichkeit wie: aesc. **Agar.** alum.[5] am-c.[5] ambr. ant-c. **Arn. Bar-c.** bar-s.[58] bov.[5] **Bry.**[36] bufo[111] **Calc. Calc-s. Calc-sil.**[58] **Camph. CARB-AN.**[36] carb-v.[5] caust.[5] **Fl-ac.**[122] **Graph. Hep. IGN.** kali-c.[5] lith-c. **LYC. M-arct.**[5] m-art.[1] med. nat-ar.[36] nat-c. nat-m.[5] nat-p. nat-sil.[58] nit-ac.[5] **Nux-v.** petr. phos. **Puls. Ran-b.** ran-s. **Rhus-t.** rumx.[36] **Sep. SIL.**[36] **Spig.** staph.[5] sul-ac.[5] **Sulph.** thuj. verat.[36]
  - ◦ **abends,** beim Hochlegen der Füße: verat.[36]
  - ◦ **Berührung,** bei: bry.[36] **Carb-an.**[36] sil.[36]
  - ◦ **Druck,** bei: nat-ar.[36]
- **ziehend**: lyc.[1] nat-c.[1] sep.[1]
  - ◦ **abends**: sep.[36]
  - ◦ **nachts**: sep.[1]

Empfindung wie von Hühneraugen, Zehen: m-arct.[1] neon[222]

HÜPFEN, Empfindung von:
☞ *Fremdkörper, Empfindung wie von einem*

Arme: acon.[5] agar.[36] croc.
☞ *Lebendigem, Empfindung von etwas; Arme*

- **Schlaf,** im: acon.[5]
  ☞ *O; Arme; Schlaf; während*
- **Schultern,** Deltoideusregion, rhythmisch: agar.[36]
  ☞ *O; Arme; Schultern •O; Arme; Schultern; Deltoideus, Region des*

Knie: germ.[222]
☞ *O; Beine; Knie*

HYPERKERATOSE:
☞ *Hornhaut*

HYPERTROPHIE:
☞ *Dick, Verdickung; allgemeine Rubriken*

Nägel: calc-f.[137] fl-ac.[193] graph.[102] laur.[137]
☞ *O; Nägel* ▥ *ALLGEMEINES; C; Hypertrophie •;*

Finger: aur.[102]
▥ *ALLGEMEINES; C; Hypertrophie*

Schienbein: Sil.
☞ *O; Beine; Beine •O; Beine; Beine; Schienbein*
▥ *ALLGEMEINES; C; Hypertrophie •ALLGEMEINES; C; Hypertrophie; Knochen*

INFILTRATION mit blutigem Serum: both-l.[144] dig. mang.[137] vip.
▥ *ALLGEMEINES; C; Infiltration*

Gelenke: mang.[137]
▥ *ALLGEMEINES; C; Infiltration; blutiges Serum durch das Zellgewebe*

Beine: dig. vip.

- **Gesäßbacken**: vip.
  ☞ *O; Beine; Gesäßbacken*

INKOORDINATION:
☞ *Koordinationsstörung, Inkoordination*

INSTABILE ("hysterische") Gelenke:
☞ *Entzündung; hysterisch, Gelenkrheumatismus ohne Schwellung*

INSTABILITÄT:
☞ *Ataxie •Ungeschicklichkeit*

Gelenke: mez.

Arme: agar. bell. caust.[102] chlf. cocc.[102] elaps hep. hydrog.[222] lyc. morph. phos.

- **Unterarme,** Muskeln: caust.[102]
  ☞ *O; Arme; Unterarme*

- **Hände**: agar. bell. caust.[102] chlf. elaps hep. hydrog.[222] lyc. morph.
  ☞ *O; Arme; Hände*

  ◦ **Schreiben,** beim: agar. hep. hydrog.[222] morph.
  ☞ *O; Arme; Schreiben agg.*

Beine: acon. **Agar.** am-p.[102] ambr.[5] amyg-am.[36] ant-t.[36] arg-n.[54] ars. aster.[102] bamb-a.[1184] bar-c.[111] bell.[5] bry. calc.[54] camph. cann-s.[5] carb-ac.[36] carb-v. caust.[5] chin.[5] cocc.[137] colch.[5] con.[137] cycl. dros.[5] falco-p.[265] hell.[5] hydrog.[222] hyos.[5] ign.[5] iod.[5] kali-br.[137] kali-cy.[137] laur. led.[5] lil-t.[137] lol.[102] lycps. mag-c.[5] mag-m.[36] mang. merc. mit.[36] nat-c.[5] nat-m.[1] **Nux-v.**[5] ozone[227] ph-ac.[5] phos.[5] phys. por-m.[251] ptel. puls. rhod. rhus-t.[5] ruta[5] sabad.[5] sec.[137] sil.[5] stann.[137] stram.[5] stry. **Sulph.** sumb. tab.[137] tarent-c.[137] thuj.[5] **Verb.**
☞ *Lähmigkeit (lähmungsartige Schwäche); Beine •Ungeschicklichkeit; Beine*

- **Gehen,** beim: ambr.[85] arg-n.[54] bell.[5] camph.[5] carb-ac.[36] **CAUST.**[5] colch.[5] dros.[5] falco-p.[265] hell.[5] hydrog.[222] hyos.[5] **Ign.**[5] iod.[5] led.[5] mag-c.[5] mit.[36] **Nat-c.**[5] **NUX-V.**[5] ozone[227] **Ph-ac.**[5] phos.[5] sabad.[5] **Sil.**[5] **Stram.**[5] thuj.[5]
  ☞ *Gehen; instabil •Schwäche; Gehen; agg. •Ungeschicklichkeit; Beine; stolpert beim Gehen •Wanken, Schwanken*

  ◦ **geistige** Anstrengung, durch: **Arg-n.**[54]

- **Ischialgie,** bei: kali-cy.[137]

- **Stehen,** beim: bamb-a.[1184]
  ☞ *O; Beine; Stehen; agg.; während*

- **Treppabgehen,** beim: bry.[36]
  ☞ *O; Beine; Treppabgehen agg.*

- **unbeobachtet,** besonders wenn: arg-n.[102]

- **Gelenke**: ambr.[5] bry.[5] cann-s.[5] hell.[5] nux-v.[5] rhus-t.[5]
  ☞ *O; Beine; Gelenke*

- **Hüften**: bry.[5] chin.[5] nat-m. rhus-t.[5]
  ☞ *O; Beine; Hüften*

- **Oberschenkel**: calc.[54] ruta

  ◦ **Gehen,** beim: **Calc.**[54]

- **Knie**: **Acon.** ars. bamb-a.[1184] **Cann-s.**[5] carb-v. **Chin.**[5] cycl. laur. mang. merc. phys. por-m.[251] puls. stry.
  ☞ *O; Beine; Knie*

  ◦ **links,** beim Gehen: por-m.[251]

- **Unterschenkel**: agar. bry. hydrog.[222] merc. nat-m.[1] ptel. **Sulph.**
  ☞ *O; Beine; Beine*

  ◦ **nachmittags**: sulph.
  ☞ *O; Beine; nachmittags*

  ◦ **Tanzen,** beim: hydrog.[222]

  ◦ **Waden**: nat-m.[1]
  ☞ *O; Beine; Beine; Waden*

- **Knöchel,** Fußgelenk: chin.[5] ruta[5]

- **Füße**: agar. camph. mag-m.[36] merc. sumb.
  ☞ *O; Beine; Füße*

INTERTRIGO:
☞ *Wundheit, Exkoriation*

ISCHIALGIE:
☞ *Frösteln, Empfindung von; Beine; •Schmerz; Beine;*

JUCKEN: abrot. acon.[5] acon-l.[36] adam.[222] aegle.[192] **AGAR.** agn.[5] allox.[119] aloe[36] **Alum.** alum-p.[58] alum-sil.[58] alumn. am-c. am-m.[5] ambr.[1] ammc. amyg-p.[36] anac. anag. anan.[102] androc.[222] ang.[1] anis.[36] ant-c. ant-n-l.[85] ant-s. ant-t. anth.[102] anthr. apis apisin.[5] aq-mar.[149] arg.[58] arg-n. arge-p.[264] arist-m.[102] arn.[5] **Ars.** ars-h. ars-i. ars-met. ars-s-f.[58] arum-d. arum-t.[58] **Arund.** asaf.[5] asc-t.[36] aster. atista[192] aur.[1] aur-ar.[58] aur-i.[58] aur-m. aur-s.[58] aza.[192] bamb-a.[1184] bani-c.[204] bar-c. bar-i.[58] bar-m. bar-s.[58] bell. bell-p.[256] benz-ac.[8] berb. **Bism.** boerh.[192] bol. bor.[1] bov. brach. brom. bros-g.[259] bry. bufo cact. calad. **Calc.** calc-acet.[1] calc-i. calc-p. **Calc-s.** calc-sil.[58] calx-b.[194] camph.[1] cand-a.[239] cann-i. cann-s.[5] canth.[5] carb-ac.[25] carb-an.[1] carb-v.[1] carbn-s.[36] card-m. carn-g.[264] cassi-s.[192] cath-a.[264] **Caust.** cench.[58] cere-b.[36] cham. chel. chin.[1] chin-ar. chin-s. choc.[222] chr-ac.[8] chr-o.[36] cic.[1] cimic. cina[5] cinnb.[8] cit-v. citl-v.[197] clem. cob. coc-c. cocc. colch.[5] coloc. com.[25] con.[1] cop. corn. cortico.[149] cortiso.[119] crot-c. crot-h.[36] croto-t. cund. cupr.[1] cupr-ar.[25] cupr-o.[192] curc.[192] cycl.[1] cymbo-ci.[2184] cypra-e.[227] daph. dicha.[144] dig.[1] dios. dol.[102] dros.[5] dulc. elaps electr.[56] eos.[102] euph. euphr. eupi. fago.[25] ferr-ma. fl-ac.[36] form.[36] gamb. gels. genist.[142] gins. glon. goss.[25] gran. graph. grat.[8] guai. haliae-lc.[222] ham. harp.[1184] hell. hep. hip-ac.[119] hura hydr. hydr-ac. hydrc. hydrog.[222] hyos.[5] ign. ind. indg. inul. iod.[5] ip.[5] irid.[222] iris-foe. jatr.[36] jug-c. jug-r.[171] **Kali-ar.** kali-bi. kali-br. kali-c.[1] kali-i.[36] kali-m.[61] kali-n. kali-p. kali-s. kali-sil.[58] kalm. kola[1184] kreos.[5] kurch.[192] lac-ac. lac-c.[111] lac-cpr.[261] lac-del.[204] lach. lachn.[25] lact. lap-laz.[227] lat-h.[301] laur. led.[1] lim.[102] lith-c.[227] lob. lob-c.[85] lol.[111] lyc.[1] lycps.[25] lyss. m-arct.[5] m-aust.[5] mag-c.[1] mag-m.[1] mag-s.[1] magn-gr.[102] maia-l.[204] maland.[102] manc. mang. mang-acet.[1] mangi.[72] med.[304] menth.[72] meny.[36] merc. merc-c.[5] merc-i-f. merc-i-r. merl. mez. mill. mim-h.[36] morg.[136] morph. mosch.[5] mur-ac.[1] myric.[25] nat-ar. nat-c. nat-m. nat-p. **NAT-S.** nat-sil.[58] neon[222] nicc. nit-ac.[1] **Nux-v.** ol-an. olnd. op. osm. ox-ac. oxyg.[233] ozone[227] paeon. pall. parth.[197] ped.[85] per. peti.[36] petr.[122] ph-ac.[1] **Phos.** phys.[36] phyt. pic-ac.[137] pier-b.[233] pin-s.[102] pip-m.[102] plan.[25] plat. **Plb.**[5] plut-n.[222] podo. por-m.[251] prun.[102] psil.[164] **Psor.** ptel. puls.[1] ran-b. ran-s. rat. rheum[1] rhod.[5] rhus-l.[2021] **Rhus-t.**[1] rhus-v. rumx. ruta[1] sabad. sabin. sac-l.[85] sal-ac.[56] samb.[1] sars.[1] schran-u.[88] scroph-n.[102] sec.[5] sel.[85] seneg. **Sep.**[1] **Sil.** sin-a. sol-n. spect.[271] **Spig.**[1] spong.[1] stann.[1] staph. stel.[102] still.[25] stram. stront-c. stroph.[111] stry. succ.[194] sul-ac. sul-i.[36] **SULPH.** sumb.[25] tab. tama.[197] taosc.[270] tarax. tarent.[137] tax.[303] **TELL.** ter. term-a.[192] tet.[36] teucr. thea ther. thuj. til. triat.[223] tub.[85] tub-a.[72] upa.[36] uran.[269] uro-h.[264] urt-u. valer.[102] verat.[5] verat-v. verb.[5] vesp. vinc. viol-t.[5] zinc.[1] zinc-p.[58]
☞ *Frostbeulen •Frostbeulen; juckend*

JUCKEN (Forts.)

links: sulph.[1]

morgens: rumx. term-a.[192]

- **Aufstehen,** beim: **Rumx.**

vormittags: com.

nachmittags: fago.

abends: alum-p.[58] com. daph. sulph.[1] term-a.[192]

- **Bett,** im: sulph.[1]

nachts im Bett: rumx.

Ausziehen, beim: jug-r.[171] **Nat-s.** rumx.

Bett, im: fago. lyc. nux-v. rumx. sulph.[1]

Bettwärme agg.: cortico.[119] sulph.[58]

Koitus, nach: agar.

Kratzen:

- **agg.**: **Alum.** alum-p.[58] ars. ars-s-f.[58] **Bism.** corn. ham. **Led.** petr. ph-ac. rhus-v. stront-c. **SULPH.**

- **amel.**: alum. ant-t. bov. camph. cann-i. chel. chin. coloc. cypra-e.[227] graph. **Jug-c. Kali-c.** laur. led. **Mag-c.** mag-m. **Mang.** merc. mill. **NAT-C.** nat-s. nicc. ol-an. olnd. pall. ph-ac. tarax. term-a.[192] **Thuj.**

gelähmte Gliedmaßen: phos.

Gelenke: apis clem. genist.[142] lith-c.[102] merc. nat-p. nit-ac. nux-v. ph-ac. pin-s.[102] sel. sep.[1] **Spig.** zinc.

ALLGEMEINES; C; Jucken, Kitzeln, Empfindung von; Gelenke

- **Gelenkbeugen**: nit-ac. **Ph-ac.** sel. sep.[1] zinc.

Streckmuskeln, Haut, äußerlich: coc-c.

ALLGEMEINES; C; Jucken, Kitzeln, Empfindung von; Muskeln

Nägel, Nagelbett: upa.[102]

☞ *O; Nägel •O; Nägel; Umgebung des Nagels; Nagelwurzel •O; Nägel; Nagelbett •Arme; Finger;*

Haut, in den Falten: sel.[85]

Arme: acon. adam.[222] **Agar.** aloe alum. alum-p.[58] alum-sil.[58] alumn. am-c. am-m. ambr. amyg-p.[36] anac.[1] anag. ang. anis.[36] ant-c.[1] ant-n-l.[85] ant-s.[102] ant-t.[36] anthr. apis apisin.[5] aq-mar.[149] arg.[1] arg-n. arge-p.[264] arn.[5] ars. ars-h. ars-i. ars-met. arum-d. arum-t. arund.[72] asc-t. aster.[85] aur. aur-ar.[58] aur-m. aur-s.[58] bamb-a.[1184] bani-c.[204] bar-c. bar-s.[58] benz-ac.[8] berb. bism.[1] boerh.[192] bol. bor.[5] **BOV.** brom. bros-g.[259] bry. calad. **Calc.** calc-acet.[1] calc-i. calc-p. calx-b.[194] camph. cann-s. canth.[5] carb-ac.[25] carb-an. carb-v.[1] carbn-s. carn-g.[264] cassi-s.[192] cath-a.[264] **CAUST.** cench.[58] chel. chin.[1] chin-s. choc.[222] chr-ac.[8] chr-o.[36] cimic. cina cinnb.[8] cit-v. citl-v.[197] clem. cob. coc-c. cocc.[1] colch.[5] coloc.[5] com. con. cop. corn.[25] cortico.[119] cortiso.[119] crot-h. croto-t. cund. cupr. cupr-ar. curc.[192] cycl.[5] cymbo-ci.[2184] cypra-e.[227] dicha.[144] dig. dios. dol.[102] dulc.[1] electr.[56] euph.[1] eupi. fago.[36] fl-ac. form. gamb. gels. glon. gran. graph. grat.[111] haliae-lc.[222] ham. harp.[1184] hell. hep.[5] hura hydr. hydr-ac. hyos.[5] ign.[5] ind. indg. iod. **Ip.**[5] irid.[222] jatr. jug-c. jug-r. kali-ar. kali-bi.[38] kali-br. kali-c. kali-i. kali-n. kali-p. kali-s. kali-sil.[58] kola[1184] kreos. lac-c.[111] lac-cpr.[261] lac-del.[204] lach. lachn. lact. lap-laz.[227] lat-h.[301] laur.[5] led.[5] lim.[102] lith-c.[227] lol.[111] **Lyc.** lycps.[25] **Lyss.** m-arct.[5] m-aust.[5] mag-c. mag-m. mag-s. manc. mang. mang-acet.[1] mangi.[72] med.[56] menth.[72] merc. merc-c.[5] merc-i-f. merc-i-r. merl. mez. mill. morg.[136] morph. mosch.[5] mur-ac.[1] myric. nat-ar. nat-c.[1] nat-m. nat-p. nat-s. nat-sil.[58] nicc. nit-ac.[1] **Nux-v.** ol-an. olnd. op. osm. ox-ac. oxyg.[85] ozone[227] pall. parth.[197] ped.[85] per. peti.[36] petr. ph-ac. phos. phys.[36] phyt. pier-b.[233] pip-m.[102] plan.[25] plat.[1] plb.[5] podo. por-m.[251] prun. psil.[164] psor.[102] ptel. puls.[5] ran-b. ran-s.[5] rat. rhod. rhus-l.[2021] **Rhus-t.**[5] rhus-v. rumx. ruta[1] sabad.[5] sac-l.[85] sal-ac.[56] sars. schran-u.[88] scroph-n.[102] sec.[5] sel.[102] **Sep.**[1] **Sil.** sin-a. sol-n. spect.[271] spig. spong. stann. staph.[5] stram. stront-c. stry. succ.[194] sul-ac. sul-i.[36] **SULPH.** sumb. tab. tarax. tarent. tax.[303] **TELL.**[102] ter. tet.[36] teucr. ther. **Thuj.** til. triat.[223] tub.[102] tub-a.[72] upa.[36] uro-h.[264] **Urt-u.** verat. verb. vesp. zinc.

- **links**: fago.[25]

☞ *O; Arme; links*

- **tagsüber**: calc.

☞ *O; Arme; tagsüber*

- **morgens**: am-m. bov. ham. hell.[1] mag-c. mag-m. nux-v. ol-an. rhus-t. rhus-v. sulph. tax.

☞ *O; Arme; morgens*

· **Anziehen,** beim: mag-m. nux-v. rhus-t. **Sulph.**

· **Waschen**: bov.

☞ *O; Arme; Waschen; agg.*

- **vormittags**: mag-c. sulph.

☞ *O; Arme; vormittags*

- **nachmittags**: aloe cimic. coc-c. fl-ac. form. jug-r. mag-c. nat-m. ol-an. sulph.

☞ *O; Arme; nachmittags*

· **14** Uhr: ol-an.

· **Menses,** während: mag-c.

☞ *O; Arme; Menses; während*

- **abends**: am-m. bov. calc-p. chin. cimic. dios. fago. fl-ac. hell.[1] hura mag-c. merl. ol-an. sin-a. **Sulph.** thuj.

☞ *O; Arme; abends*

· **Bett,** im: hell.[1]

- **nachts**: agar. am-m. anac. ars. asc-t. calc-p. canth. carb-v. chin.[1] cupr. dig. hydr. kali-br. mag-c. merc. phos. rhus-v. ruta sabad. sulph. **Thuj.** til.

☞ *O; Arme; nachts*

· **21** Uhr: asc-t. calc-p. hydr.

· **22** Uhr: mag-c.

- **Mitternacht**: rhus-t.

- **Ausziehen,** beim: croto-t. cupr-ar. kali-br. mur-ac. nux-v. ph-ac.

ALLGEMEINES; M; Ausziehen; agg.

- **Berührung** agg.: croto-t. psor.

☞ *O; Arme; Berührung; agg.*

- **Bett,** im: **Alum.** cinnb. cupr-ar. kali-bi. kali-br. mag-c. mur-ac. nat-m. ph-ac. phos. rhus-v. sars. **SULPH. TELL.**

- **Bewegung**:
  - **agg.**: croto-t.
  - **amel.**: com. sars.
- **Hautausschlag,** nach unterdrücktem: **Hep.**
  ALLGEMEINES; M; Hautausschläge; agg., Unterdrückung von Hautausschlägen
- **Hinlegen,** agg. nach: calad.
  ☞ O; Arme; Liegen; agg.; Hinlegen;
- **Kälte,** bei: thuj.
- **Kratzen**:
  - **agg.**: ars. fago.[25] ham. ph-ac. rhus-v. stront-c. **SULPH.**
  - **amel.**: alum. ant-t. bov. camph. chel. coloc. graph. jug-c. led. mag-c. mang. merc. ol-an. olnd. ph-ac.
  - **roh** ist, kratzt, bis es: psor.[58]
- **Menses,** während: mag-c.
  ☞ O; Arme; Menses; während
- **Quecksilber-Missbrauch, nach**: **Hep.**
- **Reiben**:
  ☞ O; Arme; Reiben; agg.
  - **agg.**: croto-t. **Nat-m.** rhus-v.
    ☞ O; Arme; Reiben; agg.
  - **amel.**: ang. berb. cupr-ar. ham. mag-s. ol-an.
    ☞ O; Arme; Reiben; amel.
- **Schreiben,** beim: menth.[72]
  ☞ O; Arme; Schreiben agg.
- **Sitzen** in der Kirche, beim: com.
- **Wärme** agg.: chin.[1] sulph.
- **Wasser**:
  - **Eintauchen** in, beim: rhus-v.
  - **warmes** amel.: **Rhus-t.** rhus-v.
    ALLGEMEINES; M; Wasser; warmes W. amel.
- **Zimmer,** warmes, agg.: nux-v.
  ☞ O; Arme; Zimmer, im; agg. im warmen
- **entzündete** Stellen: ant-n-l.[85]
- **Gelenke**: merc. sep. zinc.
  ☞ O; Arme; Gelenke
- **Schultern**: alumn. am-c. ant-t.[36] arge-p.[264] ars. bamb-a.[1184] bar-c. berb. bov. brom. carb-ac.[25] carbn-s.[36] caust. citl-v.[197] cob. coloc. cund. cycl. dios. dol.[102] fl-ac. **Gels.** hep. hura ign.[5] jug-c. kali-bi. kali-br. kali-c. mag-c. mag-m. mang. mez. **Mill.** mur-ac. myric.[36] nat-c. nicc. ol-an. op. osm. pall. phos.[193] puls. sars. stront-c. succ.[194] sulph. ther. thuj. **Urt-u.**
  ☞ O; Arme; Schultern
  - **abwechselnd** mit Schmerz: arge-p.[264]
    ☞ A; Abwechselnd mit ALLGEMEINES; C; Schmerz; abwechselnd mit; Jucken
  - **links**: ant-t.[36] bamb-a.[1184] carb-ac.[25]
    ☞ O; Arme; links
  - **rechts**: citl-v.[197]
    ☞ O; Arme; rechts
  - **morgens**: fl-ac. mag-c.[1] mag-m.
    ☞ O; Arme; morgens
    - **Anziehen,** beim: mag-c.[1] mag-m.
  - **vormittags**: mag-c.
    ☞ O; Arme; vormittags
  - **nachmittags**: bamb-a.[1184] fl-ac. mag-c. ol-an.
    ☞ O; Arme; nachmittags
    - **14** Uhr: ol-an.
    - **Menses,** während: mag-c.
      ☞ O; Arme; Menses; während
  - **abends**: fl-ac. hura mag-c. mur-ac. osm.
    ☞ O; Arme; abends
    - **Einschlafen,** vor dem: mag-c.
    - **Hinlegen,** beim: mur-ac. osm.
      ☞ O; Beine; Liegen; agg.; Hinlegen; während
  - **Asthma,** bei: phos.[193]
    ATMUNG; C; Asthma, asthmatische Atmung; Begleitsymptome
  - **Kratzen**:
    - **agg.**: stront-c.
    - **amel.**: bov. ol-an.
  - **Menses,** während: mag-c.
    ☞ O; Arme; Menses; während
  - **Deltoideusregion**: carbn-s.[36] myric.[36]
    ☞ O; Arme; Schultern; Deltoideus, Region des
    - **links**: carbn-s.[36]
      ☞ O; Arme; links • O; Arme; Schultern; Deltoideus, Region des; links
- **Oberarme**: acon. anac.[1] anag. arn. berb. bov. bry. canth. carb-v.[1] carbn-s.[36] chel. coc-c. dig.[5] dulc. euph.[1] harp.[1184] kali-bi. kali-i. kali-n. lach. laur. led. lyc. m-arct.[5] m-aust.[5] mang. mez. mosch.[5] myric.[25] **Nux-v.** olnd. pall. ph-ac.[1] phos. pip-m.[102] **Psor.** ran-b.[5] ran-s.[5] ruta sel.[102] sep. spong. stront-c. tax. thuj.
  ☞ O; Arme; Oberarme
  - **rechts**: ph-ac.[1]
    ☞ O; Arme; rechts
  - **morgens,** beim Anziehen: nux-v.
  - **abends,** beim Ausziehen: nux-v.
  - **Bewegung,** bei: anac.[1]
    ☞ O; Arme; Bewegung; während
  - **Kälte,** während: spong.
  - **Kratzen**:
    - **agg.**: stront-c.
    - **amel.**: chel. led. mang. pall. tax.[303]
  - **Innenseite,** medial: acon. bov. carb-v.[1] kali-i.
  - **Außenseite,** lateral: chel. mang.
    - **Kratzen** amel.: chel. mang.
      ☞ O; Arme; Kratzen amel.
  - **Rückseite,** posterior: tax.
    ALLGEMEINES; C; Jucken, Kitzeln, Empfindung von; Rückseite des Körpers
  - **stellenweise**: berb.
- **Ellenbogen**: adam.[222] agar. alum. am-m.[5] aq-mar.[149] arg. ars-met. berb. calc-i. canth. carb-ac.[25] carbn-s. caust. coloc.[5] crot-h.[36] cupr. cycl. cymbo-ci.[2184] cypra-e.[227] dol.[102] dulc.[5] fago. hep. ign. indg. kali-n. lach.[5] lachn. laur. lith-c.[227] mag-m. mang. med.[193] **Merc.** merc-i-f. mur-ac. **NAT-C.** nat-p. nit-ac. ol-an. olnd. pall. parth.[197] petr. phos.[5] por-m.[251] psor. puls. rhus-t.[5] rhus-v. rumx. sabad.[5] sel.[102] **Sep.**[1] spig.[5] **Sulph.**[1] ter.
  ☞ O; Arme; Ellenbogen

JUCKEN; Arme; Ellenbogen (Forts.)

◦ **links**: carb-ac.[25]
☞ *O; Arme; links*

◦ **rechts**: adam.[222]
☞ *O; Arme; rechts*

◦ **abends** agg.: **Sulph.**
☞ *O; Arme; abends*

◦ **Beugen,** beim: med.[193]

◦ **Kratzen** amel.: ol-an.
☞ *O; Arme; Kratzen amel.*

◦ **Reiben** amel.: ol-an.
☞ *O; Arme; Reiben; amel.*

◦ **Ellenbeuge**: am-m.[5] aq-mar.[149] canth. carbn-s. crot-h.[36] cupr. cypra-e.[227] **Hep.** laur. lith-c.[227] nat-c. nit-ac. ol-an. parth.[197] petr. phos.[1] por-m.[251] psor. rumx. sel.[102] **SEP.** spig.[1] sulph.[1] ter.
☞ *O; Arme; Ellenbogen; Ellenbeuge*

◦ ◦ **nachmittags**: sulph.
☞ *O; Arme; nachmittags*

◦ ◦ **abends**: cupr. sulph.[1]
☞ *O; Arme; abends*

◦ **Olecranon**: agar. ars-met. mag-m. nit-ac. olnd. phos.[5] puls. sep.[1] spig.[5]
☞ *O; Arme; Ellenbogen; Höcker, Olekranon*

- **Unterarme**: **Agar.** am-c. am-m. anac. arge-p.[264] ars.[1] asc-t. berb. bol. bor. bov.[36] calad. **Carb-an.** carb-v.[1] carbn-s. cassi-s.[192] caust. chin-s. choc.[222] cit-v. clem. colch. con.[1] cop. dulc.[1] euph.[1] gels. hura hyos.[5] kali-bi. kali-c.[5] kali-n. kola[1184] lac-del.[204] lat-h.[301] laur. lycps.[25] mag-c. mag-m. mag-s. mang. merc.[5] merc-i-f. mez. mill. mur-ac. myric. ol-an. psil.[164] psor. **Puls.** ran-b.[5] rat. **Rhus-t.** rhus-v. rumx. sars. schran-u.[88] spig. stront-c. sulph.[1] tax. til. uro-h.[264] verb.
☞ *O; Arme; Unterarme*

◦ **links**: lycps.[25]
☞ *O; Arme; links*

◦ **morgens**: am-m. mag-c. tax.
☞ *O; Arme; morgens*

◦ **mittags**: cassi-s.[192]

◦ **abends**: am-m. mag-c.[1] sars.
☞ *O; Arme; abends*

◦ ◦ **Ausziehen,** beim: mag-c.[1]

◦ ◦ **Bett,** im, agg.: sars.

◦ **nachts**:
☞ *O; Arme; nachts*

◦ ◦ **agg.**: am-m. anac. asc-t. cassi-s.[192] **Mez.** psil.[164]

◦ ◦ **amel.**: tax.

◦ **Hinlegen,** nach: kali-bi.
☞ *O; Arme; Liegen; agg.; Hinlegen; nach*

◦ **Kälte** amel.: cassi-s.[192]
☞ *O; Arme; Kälte; amel.*

◦ **Kratzen** amel.: choc.[222] dulc.[1] lat-h.[301] mag-c. mill. ol-an.
☞ *O; Arme; Kratzen amel.*

◦ **Reiben,** nach: sulph.[1]
☞ *O; Arme; Reiben; agg.*

◦ **Wärme** agg.: cassi-s.[192]

◦ **Waschen,** beim: mag-c.[1]
☞ *O; Arme; Waschen; agg.*

◦ **Vorderseite**: am-c. am-m. berb. bov.[58] carb-an. mag-c. ol-an. sars.

◦ **Rückseite,** posterior: psil.[164]
ALLGEMEINES; C; Jucken, Kitzeln, Empfindung von; Rückseite des Körpers

◦ **Radialarterie**: bov.[36]

◦ **stellenweise**: kali-n. lac-del.[204]

- **Handgelenke**: agar. alum. am-m.[5] **Anac.**[1] apis arg.[1] ars. asc-t. aur. bar-c. berb. bism.[1] calc-p. cimic. cinnb. com. con. cypra-e.[227] dios. hep. hydr. ign. kali-bi. kali-c. kali-i. kali-n.[5] lac-cpr.[261] led.[5] lith-c.[227] mag-c. manc. mang. mez. nat-m. ped.[85] plat.[1] plb. psor. rhus-t. rhus-v. sars. sel. **Sulph.** tax.[303] upa. verat. zinc.
☞ *O; Arme; Handgelenke*

◦ **nachmittags**: sulph.
☞ *O; Arme; nachmittags*

◦ **abends**: calc-p. cimic. **Sulph.**
☞ *O; Arme; abends*

◦ ◦ **21** Uhr: calc-p.

◦ **nachts**: asc-t. hydr.
☞ *O; Arme; nachts*

◦ **Kratzen** agg.: **SULPH.**

◦ **Vorderseite**: arg.[1] com. con. mag-c. mang. rhus-v. sars. sel.

◦ **Rückseite,** posterior: cimic. con.
ALLGEMEINES; C; Jucken, Kitzeln, Empfindung von; Rückseite des Körpers

◦ **innen,** ulnar: lac-cpr.[261] nat-m. plat.[1] plb. tax.[303] upa. verat.

◦ ◦ **links**: lac-cpr.[261]
☞ *O; Arme; links*

◦ **radial**: anac.[1] lith-c.[227]

- **Hände**: acon. adam.[222] **AGAR.** aloe **Alum.** alum-p.[58] alum-sil.[58] am-c.[5] am-m.[5] ambr. amyg-p.[36] **Anac.**[1] anag. anis.[36] ant-s.[102] ant-t.[36] **Anthr.** apis[36] apisin.[5] arg.[1] arg-n. arge-p.[264] ars. ars-i. asc-t. aur. aur-ar.[58] aur-m. bar-c. benz-ac.[8] **Berb.** boerh.[192] bor.[1] **Bov.** brom. bry. calc.[1] calc-acet.[1] calx-b.[194] **Camph.**[1] cann-s. canth. **Carb-an. Carb-v.** carbn-s. carn-g.[264] **Caust.** cench.[58] chel.[36] chin-s. chr-ac.[8] chr-o.[36] cimic. cina cinnb.[8] **Cit-v.** cocc.[5] colch.[5] com. con.[36] corn.[25] cortico.[119] cortiso.[119] crot-h. curc.[192] cycl.[5] dicha.[144] dig. dios. electr.[56] euph. eupi. fago.[36] fl-ac. form. glon. gran. graph. grat. haliae-lc.[222] ham. **Hep.**[102] hura hydr. ind. indg. iod. ip.[5] jatr. jug-r. kali-ar. kali-bi.[38] **Kali-c.** kali-p. **Kali-s.** kali-sil.[58] kola[1184] kreos. lac-c.[111] lac-del.[204] **Lach.**[5] lap-laz.[227] lat-h.[301] lim.[102] lith-c.[227] **Lyc.** mag-c.[1] mag-s. mang. mang-acet.[1] mangi.[72] med.[56] menth.[72] **Merc.**[5] merc-c.[5] merc-i-f. merc-i-r. merl. mez. morg.[136] mur-ac.[1] nat-c. nat-m. nat-s. **Nit-ac.**[1] ol-an. osm. ped.[85] peti.[36] **Petr. Ph-ac. Phos.** phys.[36] phyt. pier-b.[233] plan. plat.[1] plb. psil.[164] **Psor.** ptel. puls. ran-b.[137] ran-s. rhod. rhus-l.[2021] **Rhus-t.**[5] rhus-v. rumx. ruta[1] sabad.[5] sac-l.[85] sal-ac.[56] sars. scroph-n.[102] sec.[5] sel. **Sep.**[102] sil.[1]

spect.[271] spig.[1] spong.[5] stann. staph.[1] stram. stry. succ.[194] **SULPH.** sumb. tarax. tell.[102] tet.[36] ther. tub.[102] tub-a.[72] uro-h.[264] urt-u. verat.[5] zinc.
☞ *O; Arme; Hände*

◦ **links,** muss kratzen: arg.[149]
☞ *O; Arme; links*

◦ **tagsüber**: rhus-v.[25]
☞ *O; Arme; tagsüber*

◦ **morgens**:
☞ *O; Arme; morgens*

◦ ◦ **Aufstehen,** beim: rhus-v. sulph.
☞ *O; Arme; Aufstehen; agg.; Bett, aus dem*

◦ ◦ **Erwachen,** beim: ham. **Sulph.**
☞ *O; Arme; Erwachen, beim*

◦ **abends**: mag-c. ph-ac. phos. **Sulph.**
☞ *O; Arme; abends*

◦ ◦ **10** Uhr: mag-c.

◦ ◦ **Bett,** im: phos.

◦ ◦ **Hinlegen,** nach: ph-ac.
☞ *O; Arme; Liegen; agg.; Hinlegen; nach*

◦ **nachts**: amyg-p.[36] canth. **Lith-c.** ruta sabad.
☞ *O; Arme; nachts*

◦ ◦ **Kratzen** amel.: amyg-p.[36]
☞ *O; Arme; Kratzen amel.*

◦ **Mitternacht**: kali-bi. rhus-t.

◦ ◦ **Hinlegen,** nach: kali-bi.
☞ *O; Arme; Liegen; agg.; Hinlegen; nach*

◦ **Aufstehen** aus dem Bett, **beim**: rhus-t. sulph.
☞ *O; Arme; Aufstehen; agg.; Bett, aus dem*

◦ **Berührung,** bei: psor.
☞ *O; Arme; Berührung; agg.*

◦ **Bettwärme** agg.: cortico.[119]

◦ **Bewegung** amel.: sars.
☞ *O; Arme; Bewegung; amel.*

◦ **Frostbeulen,** wie durch: **AGAR.** arg. **Cit-v. Puls.**

◦ **Kratzen**:

◦ ◦ **agg.**: ars. ham. **Ph-ac. SULPH.**

◦ ◦ **amel.**: alum. anac. camph. curc.[192] merc. ol-an.

◦ **Reiben**:
☞ *O; Arme; Reiben; agg.*

◦ ◦ **agg. nach**: **Nat-m.**
☞ *O; Arme; Reiben; agg.*

◦ ◦ **amel.**: berb. ham. nit-ac.[1]
☞ *O; Arme; Reiben; amel.*

◦ **Schreiben,** beim: menth.[72]
☞ *O; Arme; Schreiben agg.*

◦ **Wärme** agg.: boerh.[192]

◦ **Wasser**:

◦ ◦ **Eintauchen** in, beim: rhus-v.

◦ ◦ **warmes** amel.: **Rhus-t.** rhus-v.

◦ **Füße,** und: ant-s.[102]
☞ *O; Beine; Füße*

◦ **tief** sitzend: fago.[102]

◦ **Handrücken**: **AGAR.** alum. anag. apis apisin.[5] ars-i. bor.[1] calc. calx-b.[194] **Camph.** carb-an. caust. **Cimic.** cina com. cortiso.[119] **Dig. Euph.** eupi. fago. gran. haliae-lc.[222] indg. jug-r. **Kola**[1184] lac-c.[111] lap-laz.[227] merc. merc-i-r. merl. mez. morg.[136] nat-c. nat-s. ol-an. ped.[85] **Ph-ac.** phos. plat.[1] ptel. **Puls.** rhus-v. rumx. scroph-n.[102] stann. succ.[194] **SULPH.**
☞ *O; Arme; Hände; Handrücken*

◦ ◦ **vormittags**: **Sulph.**
☞ *O; Arme; vormittags*

◦ ◦ **nachmittags**: cimic.
☞ *O; Arme; nachmittags*

◦ ◦ **abends**: cimic. merl. **SULPH.**
☞ *O; Arme; abends*

◦ ◦ **nachts**: dig. phos. rhus-v. sulph.
☞ *O; Arme; nachts*

◦ ◦ ◦ **Reiben,** nach: rhus-v.
☞ *O; Arme; Reiben; agg.*

◦ ◦ **Kratzen**:

◦ ◦ ◦ **agg.**: ph-ac.

◦ ◦ ◦ **amel.**: alum. camph. haliae-lc.[222] merc. ol-an. plat.[1]

◦ ◦ **Wärme** agg.: **Sulph.**

◦ ◦ **stellenweise**: sulph.

◦ **Ballen**: con. graph. **Sep.**

◦ ◦ **stellenweise**: **Sep.**

◦ **Handflächen**: **Acon.** agar.[1] alum. am-c.[5] ambr. **ANAC.**[137] anag. anis.[36] ant-s.[102] ant-t.[36] apis[36] apisin.[5] arg.[1] arg-n. arge-p.[264] ars. aur. aur-ar.[58] aur-m. **Benz-ac.**[8] berb. boerh.[192] calc.[1] calc-acet.[1] **Camph.** carb-v. **Caust.** cench.[58] chel.[36] chr-ac.[8] chr-o.[36] cinnb.[8] colch.[5] com. con.[36] crot-h. dicha.[144] dios. electr.[56] fago.[36] form. **Gran.** graph. grat.[8] haliae-lc.[222] **Hep.** hydr. ind. jatr.[36] kali-bi.[38] **Kali-c. Kali-p.** kali-sil.[58] **Kreos.**[36] lac-c.[111] lac-del.[204] lat-h.[301] lim.[102] lith-c.[227] lyc. mag-c. mag-s. mang. mang-acet.[1] mangi.[72] merc. morg.[136] **Mur-ac.**[1] nat-m. ol-an. peti.[36] petr. phys.[36] psil.[164] **RAN-B.**[809] rhus-l.[2021] **Rhus-t. Rhus-v.** ruta[1] sac-l.[85] sal-ac.[56] sec.[5] **Sel.** sep.[5] sil.[1] **Spig.**[1] spong.[5] staph.[1] stram. stry. **SULPH.** tet.[36] ther. tub.[102] tub-a.[72]
☞ *O; Arme; Hände; Handflächen*

◦ ◦ **abwechselnde** Seiten: haliae-lc.[222]
☞ *O; Arme; Hände; abwechselnde Seiten*

◦ ◦ **links**: ant-t.[36] apis[36] calc-acet.[1] cench.[58] chel.[36] con.[36] form.[36] haliae-lc.[222] lith-c.[227] mag-c.[1] mang-acet.[1] **Mur-ac.**[1] nat-m.[1] ol-an.[36] peti.[36] phys.[36] ran-b.[36] rhus-l.[2021] rhus-t.[36] rhus-v.[36] ruta[1] sal-ac.[56] sil.[1] spig.[1] staph.[1]
☞ *O; Arme; links*

◦ ◦ **rechts**: agar.[1] anis.[36] apis[36] **Benz-ac.**[8] calc.[1] calc-acet.[1] chr-ac.[8] chr-o.[36] cinnb.[8] com.[36] dios.[25] electr.[56] grat.[8] jatr.[36] kali-bi.[38] kreos.[36] lyc.[1] mag-s.[1] nat-m.[36] ol-an.[36] ran-b.[36] rhus-t.[36] sac-l.[85] sulph.[36] tet.[36]
☞ *O; Arme; rechts*

◦ ◦ **morgens**: arge-p.[264] mag-c. ol-an.
☞ *O; Arme; morgens*

◦ ◦ **nachmittags**: form. nat-m.
☞ *O; Arme; nachmittags*

◦ ◦ **abends**: dios. mag-c. mang-acet.[1] ol-an. sulph. ther.
☞ *O; Arme; abends*

JUCKEN; Handflächen (Forts.)

◦ ◦ **nachts**: **ACON. Anac.**[137] carb-v. hydr.
☞ *O; Arme; nachts*

◦ ◦ **Mitternacht**: rhus-t.

◦ ◦ **Intervallen** von 10 oder 12 Stunden, in: rhus-v.

◦ ◦ **Bewegen,** Herumlaufen, amel.: com.
☞ *O; Arme; Bewegung; amel.*

◦ ◦ **Gelbsucht,** bei: ran-b.[137]

◦ ◦ **Kratzen**:

◦ ◦ ◦ **agg.**: mang-acet.[1]

◦ ◦ ◦ **amel.**: chel. graph. haliae-lc.[222] mag-c. mang. ol-an.

◦ ◦ **Lecken** amel.: mang-acet.[1]

◦ ◦ **Reiben** amel.: **ANAG.** mag-s.
☞ *O; Arme; Reiben; amel.*

◦ ◦ **Waschen,** nach: rhus-v.
☞ *O; Arme; Waschen; agg.*

◦ ◦ **Finger** ansetzen, wo die: kali-c. lyc.

◦ **Fingern,** zwischen den: adam.[222] agar. alum. ambr. anac.[1] aur. brom. camph.[1] carb-v. carbn-s. caust. **Cycl.**[5] grat. hep.[102] hura iod. jatr. kreos. lach.[5] mag-c.[1] med.[56] merc.[5] morg.[136] nat-s. **Ph-ac.** plb. **Psor. Puls.** ran-s. rhod. rhus-t.[5] rhus-v. sabad.[5] sel. sep.[102] **SULPH.** sumb.
☞ *O; Arme; Hände; Fingern, zwischen den*

◦ ◦ **morgens**: rhus-v. **SULPH.**
☞ *O; Arme; morgens*

◦ ◦ ◦ **Erwachen,** beim: rhus-v. sulph.
☞ *O; Arme; Erwachen, beim*

◦ ◦ **abends**: ran-s.
☞ *O; Arme; abends*

◦ ◦ **nachts**: anac.[1]
☞ *O; Arme; nachts*

◦ ◦ **Daumen** und Zeigefinger: adam.[222] **Agar.** ambr. aur. grat. hura iod. jatr. kreos. plb. sumb.
☞ *O; Arme; Finger; Daumen*

◦ ◦ ◦ **nachts**: **Agar.**
☞ *O; Arme; nachts*

- **Finger**: **Agar.** aloe **Alum.** alum-sil.[58] am-c. am-m. ambr. **ANAC.**[1] ant-c.[1] apis apisin.[5] arn.[5] ars. ars-h. arum-d. arum-t. asc-t. aster.[85] aur. aur-m. berb. bor.[5] bros-g.[259] bry. calad. calc. camph. cann-s. canth.[5] carb-ac.[25] carb-an. carb-v.[1] cath-a.[264] **Caust.** chel. cimic. cit-v. coc-c. cocc.[1] **Con.** crot-h. croto-t. cycl.[5] euph.[1] fl-ac. gamb. gran. grat.[111] haliae-lc.[222] hell. hep.[5] hura hydr. ign.[5] jatr. jug-r. kali-n. lach. lact. laur.[5] lith-c. lol.[111] lyc. m-arct.[5] mag-c. manc. mang. mang-acet.[1] merc. merc-i-r. mez. nat-c.[1] nat-m. nux-v. ol-an. olnd. ox-ac. oxyg.[85] ozone[227] petr. ph-ac. phos. plan.[25] plat.[1] plb.[5] prun. psor.[102] **Puls.**[5] ran-b. ran-s.[5] **Rhod.** rhus-v. sabad.[5] sars. schran-u.[88] sel.[102] sep.[1] sil. spig. spong. staph.[5] stry. **Sul-ac. SULPH.** tarent. teucr. ther. thuj. triat.[223] upa.[36] **URT-U.** verat. verb. vesp. zinc.

◦ **links,** agg. nachts: plan.[25]
☞ *O; Arme; links • O; Arme; nachts*

◦ **nachmittags**: coc-c. jug-r.
☞ *O; Arme; nachmittags*

◦ **abends**: calad. nat-m. sulph.
☞ *O; Arme; abends*

◦ ◦ **Bett, im**: nat-m.

◦ **Bett** Gehen, beim zu: nux-v.

◦ **Kälte, bei**: thuj.

◦ **Kratzen** agg.: alum.[1] ars. arum-t.

◦ **Liegen,** beim: calad.

◦ **Rauchen,** durch: calad.

◦ **Zimmer,** warmes, agg.: nux-v.
☞ *O; Arme; Zimmer, im; agg. im warmen*

◦ **Gelenke**: alum. apis **Bor.** bry. **Camph.** caust.[1] hep.[102] hydr. nux-v. petr. psor.[102] sel.[102] sep.[102]
☞ *O; Arme; Finger; Fingergelenke*

◦ ◦ **Gelenkbeugen**: hep.[102] **Psor.**[102] sel.[102] sep.[102]

◦ ◦ **Streckseite**: **Bor.**

◦ **Nägel**:
☞ *O; Nägel • O; Arme; Finger; Daumen*

◦ ◦ **Umgebung**: **Hep.** merc. upa.[102]

◦ ◦ ◦ **Rötung** des Nagelbettes, mit: upa.[102]

◦ ◦ **unter** den Nägeln: sep.[1]
☞ *O; Nägel; unterm Nagel*

◦ ◦ **Nagelbett**: upa.[36]
☞ *O; Nägel; Nagelbett • Nägel, Nagelbett*

◦ **Fingerspitzen**: am-m.[5] ambr. ant-c.[5] hep.[5] nat-m.[5] plat. prun. sars.[5] spig. **Sul-ac.**
☞ *O; Arme; Finger; Fingerspitzen*

◦ **Streckseite**: ars. berb. bor.[5] carb-an. caust.[1] **CON.** merc-i-r. nat-m. sars. sulph.

◦ **Daumen**: agar. aloe ant-c.[1] aster.[85] aur-m. bros-g.[259] carb-v.[1] chel. cimic. cocc.[1] con. gamb. grat.[111] haliae-lc.[222] kali-n. lach. manc. mang-acet.[1] mez. nat-c.[1] olnd. plb.[5] sep.[1] spong. staph.[5] verat. vesp.
☞ *O; Arme; Finger; Daumen*

◦ ◦ **abends**: cimic.
☞ *O; Arme; abends*

◦ ◦ **Kratzen** amel.: chel. olnd.
☞ *O; Arme; Kratzen amel.*

◦ ◦ **Nagel**:
☞ *O; Nägel; Fingernägel • O; Arme; Finger; Daumen*

◦ ◦ ◦ **um** den linken: aster.[85]
☞ *O; Arme; links*

◦ ◦ ◦ **unterm** Nagel: bros-g.[259] sep.[1]
☞ *O; Nägel; unterm Nagel*

◦ ◦ ◦ ◦ **links**: bros-g.[259]
☞ *O; Arme; links*

◦ ◦ **Spitze**: ant-c.[1]

◦ ◦ **Ballen**: **Agar.** aloe cocc.[1] gamb. manc. nat-c.[1] spong. verat.

◦ **Zeigefinger**: agar. am-m. anac. berb. calc. carb-ac.[25] carb-an. caust. crot-h. euph.[1] fl-ac. hell. hura lach. lyc.[1] manc. nat-c.[1] nat-m. oxyg.[85] ozone[227] petr. plat.[1] sil. teucr. verat.

◦ ◦ **rechts**: carb-ac.[25]
☞ *O; Arme; rechts*

◦ ◦ **abends**: fl-ac.
☞ *O; Arme; abends*

◦ ◦ **Gelenke**:
☞ *O; Arme; Finger; Fingergelenke*

◦ ◦ ◦ **Grundgelenke**: berb. fl-ac. verat.

◦ ◦ ◦ **interphalangeal**:

◦ ◦ ◦ ◦ **Zwischengelenke**: euph.[1] manc. nat-m.[1]

◦ ◦ ◦ ◦ **Endgelenke**: nat-c.[1] petr.

◦ ◦ **Knochen**:
ALLGEMEINES; C; Jucken, Kitzeln, Empfindung von; Knochen

◦ ◦ ◦ **Grundgelenk,** links: oxyg.[85]
☞ *O; Arme; links*

◦ ◦ ◦ **Zeigefinger,** das Mittelglied, und am Mittelfinger das Endglied: lyc.[1]

◦ ◦ **Fingerspitzen**: am-m. nat-m.
☞ *O; Arme; Finger; Fingerspitzen*

◦ ◦ ◦ **morgens**: am-m.
☞ *O; Arme; morgens*

◦ ◦ ◦ **Kratzen** amel. nicht: am-m.

◦ ◦ **Stelle,** eine kleine: ozone[227]

◦ **Mittelfinger**: ars. ars-h. chel. crot-h. croto-t. gran. kali-n. lith-c. nat-m. olnd. ph-ac. rhod. teucr. verat. verb.

◦ **Ringfinger**: asc-t. crot-h. croto-t. lith-c. **Rhod.** teucr. ther.

◦ **Kleiner** Finger: anac.[1] asc-t. con. lach. lyc. ol-an. sulph.

◦ ◦ **nachts**: sulph.
☞ *O; Arme; nachts*

Beine: acon. acon-l.[36] adam.[222] **AGAR.** agn.[5] allox.[119] aloe **Alum.** **Alum-p.**[58] **Alum-sil.**[58] alumn. **Am-c.** am-m. **Ambr.**[1] ammc. amyg-p.[36] anac. anan.[102] androc.[222] ang.[1] **Ant-c.**[1] ant-s.[85] ant-t.[36] anth.[102] **APIS** apisin.[5] aq-mar.[149] arg. arge-p.[264] arist-m.[102] arn. **ARS.** ars-h. ars-i. ars-met. ars-s-f.[58] arum-t.[58] arund. asaf. asc-t. aster. atista[192] aur. aur-ar.[58] aur-i.[58] aur-s.[58] aza.[192] bamb-a.[1184] **Bar-c.** bar-m. bar-s.[58] bell. bell-p.[256] berb. **Bism.** bor. **Bov.** brach. brom. bros-g.[259] bry. bufo cact. **Calc.**[1] calc-i. calc-p. calc-s. calc-sil.[58] cand-a.[239] cann-i. cann-s.[5] canth. carb-ac. carb-an.[1] **CARB-V.** carbn-s. card-m. cassi-s.[192] **CAUST.**[1] cench.[58] cere-b.[36] cham. **CHEL.** chin. chin-ar. choc.[222] cic.[1] cimic.[111] cinnb. clem. cob. coc-c. **Cocc.** colch. coloc.[1] com. con. corn. cortico.[149] crot-c. crot-h. croto-t. cupr. cupr-ar. cupr-o.[192] cycl. cymbo-ci.[2184] cypra-e.[227] daph. dig. dios. dol.[102] dros.[5] dulc. elaps eos.[102] euph. euphr.[1] fago. ferr-ma. fl-ac. gins. goss.[36] gran. **GRAPH.** grat. guai. ham. harp.[1184] hep.[1] hip-ac.[119] hura hydr. hydrc. hydrog.[222] ign.[5] ind. inul. iod. **Ip.**[5] irid.[222] iris-foe. jatr. jug-c. jug-r. kali-ar. kali-bi. kali-c. kali-i.[36] kali-m.[61] kali-n. kali-p. kali-sil.[58] kalm. kola[1184] kreos. kurch.[192] lac-del.[204] lach. lachn. lact. laur. led. lith-c.[227] lob. lob-c.[85] **LYC.** lycps.[25] lyss. m-arct.[5] m-aust.[5] mag-c. mag-m. mag-s. magn-gr.[102] maia-l.[204] maland.[102] mang. mang-acet.[1] med.[304] meny.[36] **MERC.** merc-c.[5] merc-i-f. **MEZ.** mim-h.[36] mosch. mur-ac.[1] myric.[25] nat-ar. nat-c. **NAT-M.** nat-p. **Nat-s.** nat-sil.[58] neon[222] nicc. **Nit-ac.** nux-v. ol-an. **Olnd.** osm. oxyg.[233] ozone[227] paeon. pall. parth.[197] ped.[85] **Petr.**[122] ph-ac. **Phos.**[1] phyt. pic-ac.[137] pier-b.[233] plan. plat. plb. plut-n.[222] por-m.[251] prun. psil.[164] **PSOR.** **PULS.**[1] ran-b. ran-s.[5] rat. rheum[1] rhod. **RHUS-T.**[1] rhus-v. rumx. ruta sabad.[5] sabin.[5] samb. sars.[1] sec. sel. seneg. **SEP.**[1] **SIL.**[1] spect.[271] **Spig.**[5] **SPONG.**[1] stann. **STAPH.** stel.[102] still. stram. stront-c. stroph.[111] stry. succ.[194] sul-i. **SULPH.** sumb.[25] tab. tama.[197] taosc.[270] tarax.[1] **TARENT.**[137] tax. **Tell.** thea ther. **Thuj.** til. triat.[223] tub.[85] upa.[85] uran.[269] uro-h.[264] verat. verat-v. vinc. viol-t.[5] **Zinc.**[1]

- **tagsüber**: calc. ind.
☞ *O; Beine; tagsüber*

- **morgens**: alumn. nat-c. rumx. sabad. sars. sep. sulph.
☞ *O; Beine; morgens*

- **mittags**: nicc.
☞ *O; Beine; mittags*

- **nachmittags**: ars-s-f.[58] coc-c. fago. nat-c. ol-an.
☞ *O; Beine; nachmittags*

◦ **13** Uhr: ars-s-f.[58]

◦ **14** Uhr: ol-an.

◦ **17** Uhr: fago.
☞ *O; Beine; nachmittags; 17 Uhr*

- **abends**: alum. am-m. aster. aza.[192] clem. con. cycl. fago. ind. kali-c. kali-n. lyc. mag-c. mag-m. mang. merc. mez. nat-m. **Nat-s.** nicc. nit-ac. nux-v. phos. plan. rhus-v. rumx. sars. sel. sep. stront-c. sulph. tarax. tell. thuj. zinc.
☞ *O; Beine; abends*

◦ **18** Uhr: aster. fago.

◦ **20** Uhr: con.

◦ **22** Uhr: plan.

- **nachts**: am-m. bar-c. bros-g.[259] canth. cinnb. cocc. corn.[25] cupr-ar. dig. fago.[25] hep. hura kurch.[192] merc-i-f. **Mez.** nat-m. phos. phyt. **RHUS-T.** rhus-v. rumx. sabad. **Sulph.** til. zinc.
☞ *O; Beine; nachts; agg.*

- **Mitternacht**: puls.

- **Anziehen,** beim: nux-v.

- **Ausziehen,** beim: agar. apis aza.[192] cact. cassi-s.[192] cupr. cupr-ar. dios. fago. ham. jug-r. kurch.[192] mag-c. **NAT-S.** **Rumx.** still.

- **Baden** amel.: cassi-s.[192]

- **Berührung** agg.: nat-m.

- **Bett,** im: cassi-s.[192] cupr-ar. kali-c. lyc. merc-i-f. nux-v. **Puls.** rhus-t.[58] sil. staph. tarax. til. zinc.
☞ *O; Beine; Bett, im; agg.*

- **Bewegung** amel.: mur-ac. olnd. psor. spig.
☞ *O; Beine; Bewegung; amel.*

- **Einschlafen,** beim: mag-m. mur-ac. sep.
☞ *O; Beine; Schlaf; Einschlafen*

- **Erkältung,** bei sich entwickelnder: dios. tarent.
☞ *O; Beine; Kälte; Kaltwerden, durch •Kaltwerden, beim*

- **Erwachen,** beim: sulph.

- **Freien,** im:

◦ **agg.**: alum. aster. rumx. still.

◦ **amel.**: cassi-s.[192]

- **Furunkels,** an der Stelle eines abgeheilten: graph.

JUCKEN; Beine (Forts.)
- **Gehen**:
  - **während**: asaf. chel. chin. cocc. dios. mur-ac. nux-v. sulph.
  - **nach**: alum.
- **Hitze,** nach: **Rhus-v. SULPH.**
- **Kaltwerden,** beim: rhus-t.
  ☞ *O; Beine; Kälte; Kaltwerden, durch • Erkältung, bei sich entwickelnder*
- **Kratzen**:
  - **agg.**: **Alum.** aza.[192] **Bism.** cassi-s.[192] corn. **Led.**
    ☞ *O; Beine; Kratzen; agg.*
  - **amel.**: alum. bov. bros-g.[259] cann-i. chin. kali-c. kurch.[192] laur. led. mag-c. mag-m. nat-c. nat-s. nicc. olnd. pall. tarax. thuj. uran.[269]
    ☞ *O; Beine; Kratzen; amel., der wundschmerzhaften Teile*
    - **kräftiges,** nachts: bros-g.[259]
  - **roh** ist, bis es: psor.[58]
- **Menses,** während: inul.
  ☞ *O; Beine; Menses; während*
- **Mittagessen,** nach dem: laur. mag-c.
- **Reiben**:
  - **agg.**: corn.
    ☞ *O; Beine; Reiben; agg.*
  - **amel.**: cupr. paeon.
    ☞ *O; Beine; Reiben; amel.*
- **Schmerzen,** bei: fl-ac.
- **Schweiß** agg.: cassi-s.[192]
  ☞ *O; Beine; Schweiss; agg.*
- **Sitzen,** im: asaf. chin. fago.
- **Sonnenhitze** agg.: cassi-s.[192]
  ALLGEMEINES; M; Wärme; agg.; Sonnenhitze, durch
- **Stehen,** beim: mang. verat.
  ☞ *O; Beine; Stehen; agg.; während*
- **Wärme**:
  - **agg.**: agar. alum. cassi-s.[192] led. rhus-v. sulph.
    - **Bettwärme**: **Agar. Alum.** led. **Sulph.**
  - **amel.**: cocc.
- **Wein,** nach: psor.
- **Knochen**: **Cycl.**[5]
  ☞ *O; Beine; Knochen* *ALLGEMEINES; C; Jukken, Kitzeln, Empfindung von; Knochen*
- **Gesäßbacken**: agar.[1] alum. **Am-c.** amyg-p.[36] ant-t. asc-t. bar-c. calc. **Calc-p.** carb-ac. **Caust.** cham. coloc. con. cypra-e.[227] dulc. fl-ac. gran. kali-c.[1] kali-i. kola[1184] laur. lyc. **Mag-c.** mag-m. meny.[36] merc-i-f. mez. mur-ac. nat-c. olnd. **Petr.** ph-ac. prun. rumx. sars. sel. **Sil.** staph.[1] stront-c. **SULPH.**[1] tarax. ther. thuj. zinc.
  ☞ *O; Beine; Gesäßbacken*
  - **links**: coloc.[36] fl-ac.[36] tarax.[36]
    ☞ *O; Beine; links*
    - **Sitzen,** beim: coloc.[36]
      ☞ *O; Beine; Sitzen; agg.; während*
  - **rechts**: mur-ac.[36]
    ☞ *O; Arme; rechts • O; Beine; rechts*
  - **morgens,** beim Aufstehen: nat-c.
  - **abends**: lyc. mag-c. sars. staph.[1]
    ☞ *O; Beine; abends*
    - **Ausziehen,** beim: mag-c.
    - **Bett,** im: lyc. staph.[1]
      ☞ *O; Beine; Bett, im; agg.*
  - **nachts**: con.[1] merc-i-f. petr.
    ☞ *O; Beine; nachts; agg.*
    - **Bett,** im: merc-i-f.
      ☞ *O; Beine; Bett, im; agg.*
  - **Bett,** im: rumx.
    ☞ *O; Beine; Bett, im; agg.*
  - **Freien,** im: rumx.
    ☞ *O; Beine; Luft; agg.; frische*
  - **Kratzen**:
    - **agg.**: petr.
      ☞ *O; Beine; Kratzen; agg.*
    - **amel.**: kali-i. olnd. thuj.
      ☞ *O; Beine; Kratzen; amel., der wundschmerzhaften Teile*
  - **Mittagessen,** nach: laur.
  - **Wasser,** kaltes, amel.: petr.
  - **zwischen** den Gesäßbacken: alum. **Bar-c.** con. kali-c.[1]
  - **Gesäßmuskeln**: coloc. fl-ac. mur-ac. ph-ac. tarax.
    ALLGEMEINES; C; Jucken, Kitzeln, Empfindung von; Muskeln
  - **Sitzknorren,** Tuber ischiadicum: agar.[1]
- **Hüften**: agar.[1] alum. alumn. am-m.[5] aur. **Bov.** bry. caust. chel. coloc. cupr-o.[192] dig. dios. fl-ac. lach. led.[1] lith-c.[25] mag-c. mag-m. merc. mur-ac. nat-c. nat-m. nat-p. nicc. osm. ph-ac. phos. puls. sars. **Sep.** sulph. sumb.[25] tarax. zinc.
  ☞ *O; Beine; Hüften*
  - **links**: chel.[25]
    ☞ *O; Beine; links*
  - **rechts**: dios.[25] lith-c.[25] sumb.[25]
    ☞ *O; Arme; rechts • O; Beine; rechts*
  - **morgens**: alumn. dios.
    ☞ *O; Beine; morgens*
    - **Abkühlen** agg.: dios.
      ☞ *O; Beine; Kälte; Kaltwerden, durch*
  - **mittags**: nicc.
    ☞ *O; Beine; mittags*
  - **abends**: mag-m. nicc. zinc.
    ☞ *O; Beine; abends*
    - **Hinlegen,** vor dem: mag-m.
      ☞ *O; Beine; Liegen; agg.; Hinlegen; vor*
  - **Bettwärme** agg.: **Sulph.**
  - **Gehen,** beim: chel.
  - **Stehen,** im: mag-c.
  - **außen,** rechts: lith-c.[25]
  - **stellenweise**: osm.
- **Oberschenkel**: agar.[1] **Alum.**[1] **Alum-sil.**[58] am-m.[5] amyg-p.[36] anac.[1] androc.[222] ang.[1] ant-c. apis aq-mar.[149] **Ars.**[1] ars-h. ars-s-f.[58] asc-t. aster. bamb-a.[1184] **BAR-C. Bar-m.** bar-s.[58] bell-p.[102] berb. bov.[102] bry. **CALC.** calc-sil.[58] carb-ac.[25] **Carb-v.** carbn-s. **Caust.** chel.[1] chin. cic.[1]

cinnb. clem. cocc.[5] coloc. con. corn. crot-c. croto-t. dig.[1] dios. dulc.[1] **Euph.** euphr.[1] **Fago.** fl-ac. gran. graph. **Guai.** harp.[1184] kali-c.[1] **Kali-i.** kali-n.[1] kali-sil.[58] kreos.[5] lac-del.[204] lach. lachn.[25] led.[1] lith-c.[25] lyc.[1] lyss. m-arct.[5] m-aust.[5] mag-c.[1] mag-m.[1] mang-acet.[1] med.[304] merc. mur-ac. nat-c. nat-m. **Nit-ac.**[1] nux-v. ol-an. osm. ozone[227] pall. petr.[5] ph-ac.[1] phos. pier-b.[233] plb. plut-n.[222] ran-b. rhod. rhus-t. rhus-v. rumx.[102] sabin. samb.[1] **Sars.** sep. sil.[1] **Spig.**[1] spong. stann.[1] stel.[102] stront-c. **SULPH.**[1] tab. tama.[197] tarax. thea **Thuj.** til. viol-t.[5] **Zinc.**[1]

◦ **tagsüber**: calc.
☞ O; Beine; tagsüber

◦ **morgens,** beim Anziehen: mag-c.[1] nux-v.

◦ **nachmittags**: dios. fago. nat-c.
☞ O; Beine; nachmittags

◦ ◦ **17** Uhr: dios. fago.
☞ O; Beine; nachmittags; 17 Uhr

◦ **abends**: anac.[1] **Ant-c.** aster. bamb-a.[1184] fago. lyc. mag-c.[1] nux-v. sil. stront-c. **Zinc.**
☞ O; Beine; abends

◦ ◦ **Bett,** im: nux-v. sil. zinc.
☞ O; Beine; Bett, im; agg.

◦ ◦ **Einschlafen,** vor dem: mag-c.[1]

◦ ◦ **Freien,** im: aster.
☞ O; Beine; Luft; agg.; frische

◦ **nachts**: **Bar-c.** dulc.[1] led.[1] nit-ac.[1] nux-v. rhus-v. **SULPH.** til. zinc.
☞ O; Beine; nachts; agg.

◦ ◦ **Ausziehen,** beim: nux-v.

◦ **Bettwärme** agg.: **Alum.** bar-c. **Caust. Sulph.**

◦ **Freien,** im: aster.
☞ O; Beine; Luft; agg.; frische

◦ **Furunkels,** an der Stelle eines abgeheilten: graph.

◦ **Gehen,** beim: euphr.[1] nux-v.

◦ **Kaltwerden,** beim: dios.
☞ O; Beine; Kälte; Kaltwerden, durch

◦ **Kratzen**:

◦ ◦ **agg.**: ars. mag-m.[1]
☞ O; Beine; Kratzen; agg.

◦ ◦ **amel.**: **Alum.** cic.[1] led. pall. sep.[1] spig.[1]
☞ O; Beine; Kratzen; amel., der wundschmerzhaften Teile

◦ ◦ **amel. nicht**: mag-m.[1] nit-ac.[1]

◦ **Reiben** amel.: anac.[1] ang.[1]
☞ O; Beine; Reiben; amel.

◦ **Schlaf**:

◦ ◦ **Einschlafen,** beim: sep.
☞ O; Beine; Schlaf; Einschlafen

◦ ◦ **während**: tama.[197]
☞ O; Beine; Schlaf; während

◦ **Schmerzen,** bei: fl-ac.

◦ **zwischen** den Oberschenkeln: ars. **Carb-v. Caust.**[5] cinnb. cocc.[5] **Kali-c.** kreos.[5] med.[304] nat-m. nit-ac. **Petr.**[5] rhod. stann. sulph. viol-t.[5]

◦ **Innenseite,** medial: alum.[1] androc.[222] aq-mar.[149] **Cinnb.** lachn.[25] mang-acet.[1] pier-b.[233] samb.[1] sil.[1] sulph.[1]

◦ ◦ **links**: lachn.[25]
☞ O; Beine; links

◦ ◦ **rechts**: lachn.[25]
☞ O; Arme; rechts • O; Beine; rechts

◦ **Außenseite,** lateral: carb-ac.[25] lith-c.[25] mag-m.[1] nit-ac.[1] stann.[1] zinc.[1]

◦ ◦ **links**: carb-ac.[25]
☞ O; Beine; links

◦ ◦ **rechts**: carb-ac.[25] lith-c.[25]
☞ O; Arme; rechts • O; Beine; rechts

◦ **Kniesehnen**: ars.[1] lyc.[1]

◦ **Genitalien,** in Nähe der: ars.[1] bar-c. **Carb-v.** caust. **Graph.** kali-c.[1] lyc.[1] mag-m.[1] rhus-t. sabin.
MÄNNLICHE GENITALIEN; C; Jucken; Genitalien und Oberschenkeln, zwischen • WEIBLICHE GENITALIEN; C; Jucken; Labien, zwischen den; Oberschenkel, und

◦ **Leistenregion,** nahe der: bamb-a.[1184]

◦ **stellenweise**: phos.

- **Knie**: acon. agar.[36] aloe am-m.[5] ambr. ant-c.[1] aq-mar.[149] ars. ars-met. asaf.[36] asc-t.[36] aster. aur. berb. bov. bry.[5] bufo[36] calc-i. carb-ac.[25] **Caust.** cere-b.[36] chin.[1] cinnb. cob. cocc.[5] **Coloc.**[1] **Con.** cortico.[119] dol.[102] eos.[102] fago. hep. hura hydr. ign. **Iod.**[5] kali-c. kali-n.[1] kalm. lach. lachn. lith-c. lyc.[5] mag-m. **Mang.** mang-acet.[1] merc-i-f. **Mez.**[5] mur-ac. nat-c. nat-m. nat-p. nit-ac. nux-v.[5] parth.[197] petr. phos. por-m.[251] **Psor.** ran-b.[5] rat. rhus-t.[1] samb. sars. sep.[36] spong. **SULPH.** thuj. upa.[85] viol-t.[5] **Zinc.**
☞ O; Beine; Knie

◦ **abends**: **Mang.** zinc.
☞ O; Beine; abends

◦ **nachts**: cinnb.
☞ O; Beine; nachts; agg.

◦ **Kratzen** amel.: bov. mag-m.
☞ O; Beine; Kratzen; amel., der wundschmerzhaften Teile

◦ **Sitzen,** beim: fago.
☞ O; Beine; Sitzen; agg.; während

◦ **Innenseite,** links: carb-ac.[25]
☞ O; Beine; Knie; innen, medial

◦ **Sehnen**: rhus-t.[1]

◦ **Kniekehle**: agar.[36] aloe[36] am-m.[5] aq-mar.[149] ars. asc-t.[36] bov. bry.[5] caust. cere-b.[36] chin.[1] cocc.[5] coloc.[1] **Con.** cortico.[119] **Lyc.**[5] mang. mang-acet.[1] **Mez.**[5] **Nat-c.** nat-m. nit-ac.[1] nux-v.[5] parth.[197] phos.[1] por-m.[251] **Psor.** rat. rhus-t.[1] **Sars.**[1] **Sep.**[36] spong. **SULPH. ZINC.**
☞ O; Beine; Knie; Kniekehle

◦ ◦ **links**: agar.[36] aloe[36] asc-t.[36]
☞ O; Beine; links

◦ ◦ **rechts**: cere-b.[36] cortico.[119]
☞ O; Arme; rechts • O; Beine; rechts

◦ ◦ ◦ **Wärme** agg.: cortico.[119]

◦ ◦ **morgens**: sep.[36]
☞ O; Beine; morgens

◦ ◦ **abends**: rat. rhus-t.[1] sars.[1] sep.[36] **Zinc.**
☞ O; Beine; abends

JUCKEN; Beine; Knie; Kniekehle (Forts.)

◦ ◦ **nachts**: mang-acet.[1]
☞ *O; Beine; nachts; agg.*

◦ **Kniescheibe**: aloe asaf.[36] bufo[36] caust. eos.[102] hydr. nit-ac. phos. samb. sars. upa.[85] viol-t.[5]
☞ *O; Beine; Knie; Kniescheibe*

◦ ◦ **links**: asaf.[36] bufo[36]
☞ *O; Beine; links*

◦ ◦ **Rötung,** mit: eos.[102]

- **Unterschenkel**: **AGAR.** agn.[5] allox.[119] aloe **Alum.** am-m.[5] ambr.[1] anac. ant-c.[1] ant-t. arist-m.[102] arund. asaf.[5] asc-t. aster. bell. bell-p.[102] berb. bism. bov.[102] brom. bufo cact. **CALC.** calc-sil.[58] carb-ac. carbn-s. **CAUST.** chel. choc.[222] cinnb. coc-c. cocc. coloc. com.[36] con. corn. cortico.[119] crot-c. crot-h. croto-t. cupr-ar. cycl.[1] cymbo-ci.[2184] cypra-e.[227] daph. dig.[1] dios. dulc. euph.[1] euphr.[1] **Fago.** goss.[25] graph. grat. hep. hip-ac.[119] hura inul. iod. ip.[5] iris-foe. jug-r. kali-bi. kali-c. kali-m.[61] kali-n. kali-p. kali-sil.[58] kola[1184] lach. laur. lith-c.[227] **Lyc.** lycps.[25] mag-c. mag-m. mang. merc. merc-c.[5] **MEZ.**[1] mur-ac.[1] myric.[25] nat-c. nat-m. nat-sil.[58] neon[222] nicc. nit-ac. nux-v. ol-an. osm. oxyg.[233] paeon. pall. **Petr.** ph-ac. **Phos.** phyt. plb. plut-n.[222] **Rhus-t.**[1] **Rumx.** sabad. sars. seneg. sep. **SIL.** spect.[271] spig.[1] staph.[1] stel.[102] still. stram. stront-c. sul-i. **SULPH.** tarax. tarent. ther. thuj. verat. verat-v. zinc.[1]
☞ *O; Beine; Beine*

◦ **rechts**: lycps.[25] myric.[25] neon[222]
☞ *O; Arme; rechts • O; Beine; rechts*

◦ **morgens**: sabad. sulph.
☞ *O; Beine; morgens*

◦ ◦ **Gehen,** nach: sulph.

◦ **nachmittags**: coc-c. fago.
☞ *O; Beine; nachmittags*

◦ **abends**: agar.[1] ambr.[1] aster. con. fago. kali-c. kali-n. rumx. staph.[1] sulph.
☞ *O; Beine; abends*

◦ ◦ **18** Uhr: aster.

◦ ◦ **20** Uhr: con.

◦ ◦ **Bett,** im: ambr.[1] staph.[1]
☞ *O; Beine; Bett, im; agg.*

◦ **nachts**: cupr-ar. hura **Mez.** nat-m. phyt. **RHUS-T.** rumx. **SULPH.**
☞ *O; Beine; nachts; agg.*

◇ ◦ **Ausziehen agg.**: agar. cact. cupr-ar. dios. **Rumx.**

◦ **Berührung agg.**: nat-m.

◦ **Berührung** des Fußes, bei: **KALI-C.**

◦ **Bett,** im: carbn-s. **Cupr-ar.** sulph.
☞ *O; Beine; Bett, im; agg.*

◦ **Ekchymose,** vor: allox.[119]

◦ **Erwachen,** beim: **Sulph.**

◦ **Freien,** im: aster.
☞ *O; Beine; Luft; agg.; frische*

◦ **Kälte**:

◦ ◦ **bei** Kälte: dios.

◦ ◦ **Einwirkung** von, durch: still.[25]

◦ **Kratzen** amel.: laur.
☞ *O; Beine; Kratzen; amel., der wundschmerzhaften Teile*

◦ **Luft,** durch atmosphärischen Einfluss der: still.

◦ **Menses,** während: inul.
☞ *O; Beine; Menses; während*

◦ **Reiben**:

◦ ◦ **agg.**: corn.
☞ *O; Beine; Reiben; agg.*

◦ ◦ **amel.**: cupr-ar.
☞ *O; Beine; Reiben; amel.*

◦ **Knochen**:
☞ *O; Beine; Knochen*

◦ ◦ **Fußknöchel,** um die: arist-m.[102] berb.[36]

◦ ◦ **Schienbein,** über dem: agn.[5] alum.[58] ant-c.[1] asaf.[5] aster. bism. cact. **Calc.** carb-ac.[25] chel. choc.[222] cocc. croto-t. grat. hep. kali-c. kali-n.[1] lach. lith-c.[227] mag-m.[1] **Mang. Nit-ac.** oxyg.[233] **Ph-ac.** phos. plb. plut-n.[222] **Rumx.** sars. sep. spig.[1] staph.[1] stront-c.
☞ *O; Beine; Beine; Schienbein*

◦ **Waden**: aloe alum. berb. cact. calc. carb-ac. carbn-s. **CAUST.** chel. cinnb. cocc. com.[36] crot-c. **Cycl.**[1] cymbo-ci.[2184] daph. euphr.[1] graph. **Hep.** hura **Ip.**[5] kali-bi. kola[1184] laur. lyc. mag-c. mag-m. **Mang.** merc-c.[5] mez.[1] mur-ac.[1] nat-c. nat-m. **Nit-ac.** ol-an. paeon. phos. phyt. rhus-t.[1] rumx. sabad. **Sars.** sul-i. **Sulph.** tarax. ther. thuj. verat. verat-v. zinc.[1]
☞ *O; Beine; Beine; Waden*

◦ ◦ **morgens**: cycl.[1] rumx. sars.
☞ *O; Beine; morgens*

◦ ◦ **abends**: cycl. daph. euphr.[1] sars. tarax.
☞ *O; Beine; abends*

◦ ◦ ◦ **Gehen,** beim: euphr.[1]

◦ ◦ ◦ **Hinlegen,** beim: tarax.
☞ *O; Beine; Liegen; agg.; Hinlegen; während*

◦ ◦ **nachts**: cocc. rumx. **Zinc.**[1]
☞ *O; Beine; nachts; agg.*

◦ ◦ ◦ **Gehen,** beim: cocc.

◦ ◦ **Ausziehen,** beim: cact.

◦ ◦ **blutet** nach Kratzen: cycl.[1] mez.[1]
☞ *O; Beine; Kratzen; agg.*

◦ ◦ **Kratzen** amel.: laur. mag-c. mag-m. nat-c.
☞ *O; Beine; Kratzen; amel., der wundschmerzhaften Teile*

◦ ◦ **Reiben** amel.: paeon.
☞ *O; Beine; Reiben; amel.*

◦ ◦ **Stehen,** im: verat.

◦ ◦ **Gastrocnemius,** Innenrand, Reiben amel.: com.[36]
▤ *ALLGEMEINES; C; Jucken, Kitzeln, Empfindung von; Muskeln*

◦ ◦ **stellenweise**: graph. sars.

◦ **Achillessehne**: staph.[1]
☞ *O; Beine; Beine; Achillessehne*

- **Knöchel,** Fußgelenk: acon-l.[36] agar.[1] ambr.[1] ant-c.[1] apis arist-m.[102] aur.[1] berb.[36] bor.[1] bov. bros-g.[259] cact. calc.[1] carb-ac. **Chel.**[36] cocc. com. **Cycl.**[5] dig.[1] dios. goss.[36] hep. ign.[5] jug-c. kali-c. **Lach. LED.** lith-c. lyc. mur-ac.[1] **Nat-p.** olnd.[36] osm. pall. petr.[1] ph-ac.[1] puls.[102] ran-b. rhus-t. rhus-v. **SEL.** sep. staph.[1] sulph. tarax.[1] thea uro-h.[264] vinc. viol-t.[5]

◦ **links**:
☞ *O; Beine; links*

◦ ◦ **Gehen,** beim: cocc.[36] dios.[36]

◦ ◦ **Wärme** amel.: cocc.[36]

◦ ◦ **stellenweise**: goss.[36]

◦ **rechts**: chel.[36] olnd.[36] sulph.[36]
☞ *O; Arme; rechts • O; Beine; rechts*

◦ ◦ **links,** dann: chel.[36]

◦ ◦ **abends**: sulph.[36]
☞ *O; Beine; abends*

◦ **morgens**: kali-c. sep.
☞ *O; Beine; morgens*

◦ ◦ **Bett,** im: kali-c.
☞ *O; Beine; Bett, im; agg.*

◦ **abends**: acon-l.[36] rhus-v. **Sel.** sep. sulph.
☞ *O; Beine; abends*

◦ **nachts**: hep.
☞ *O; Beine; nachts; agg.*

◦ **Gehen,** beim: aur.[1] cocc. dios.

◦ **Kratzen** agg.: **Led.**
☞ *O; Beine; Kratzen; agg.*

◦ **Wärme**:

◦ ◦ **agg.**: **LED.** rhus-v.

◦ ◦ **amel.**: cocc.

◦ **innen,** medial: staph.[1] tarax.[1]

◦ ◦ **rechts**: staph.[1]
☞ *O; Arme; rechts • O; Beine; rechts*

◦ **außen,** lateral: petr.[1]

◦ **unterhalb**: ant-c.[1]

◦ **stellenweise**: goss.[36] vinc.

- **Füße**: adam.[222] **Agar.** alum. alum-sil.[58] am-c. am-m. ambr. ammc. anac. anan.[102] ant-s.[85] ant-t.[36] anth.[102] apis apisin.[5] arge-p.[264] **Ars.** arum-t. asaf. aur. aur-ar.[58] bamb-a.[1184] **Bell. Berb.** bism. **Bov.** brach. bry. bufo **Calc.**[1] calc-s. cand-a.[239] cann-i. cann-s. canth. card-m. **Caust.** cham. **Chel.** chin. cimic.[111] **Cocc.** coloc.[1] con. corn. cortico.[149] crot-c. croto-t. cupr. cycl. dig. dios. dros.[5] dulc. elaps euph. fago. ferr-ma. fl-ac. gins. graph. grat. hep. hip-ac.[119] hura hydrc. hydrog.[222] **Ign.**[5] ind.[102] jatr. jug-r. kali-ar. kali-c. kali-i.[36] kali-m.[61] kali-n. kali-p. kreos. **Lach.** laur. **LED.** lith-c. lob. lob-c.[85] lyc. m-aust.[5] mag-c. mag-m. magn-gr.[102] maia-l.[204] mang. mang-acet.[1] med. merc. merc-i-f. mez. mim-h.[36] mosch. mur-ac. nat-c.[5] nat-m. nat-p. nat-s.[102] nat-sil.[58] neon[222] nicc. nit-ac. nux-v. ol-an. olnd. ped.[85] petr.[58] ph-ac. phos. phyt. pic-ac.[137] pier-b.[233] por-m.[251] psil.[164] psor. puls.[1] ran-s. rat. rheum[1] rhod.[5] **Rhus-t.**[5] rhus-v. ruta[5] sabad. sabin.[5] sars.[1] **Sel. SEP.**[1] **Sil.**[1] spect.[271] spig.[1] spong. **Stann.** staph. stram. stroph.[111] stry. succ.[194] sul-i. **SULPH.** tarax.[5] tarent.[137] **Tell.** thuj. tub.[85] verat. verat-v. viol-t.[5] **Zinc.**
☞ *O; Beine; Füße*

◦ **links**: neon[222]
☞ *O; Beine; links*

◦ **rechts,** nach Baden, Kratzen amel.: neon[222]
☞ *O; Arme; rechts • O; Beine; rechts*

◦ **nachmittags**: fago.
☞ *O; Beine; nachmittags*

◦ **abends**: kali-c. nux-v. sel. zinc.
☞ *O; Beine; abends*

◦ **nachts**: **Apis** canth. **LED. Lith-c.** puls.[1] **Rhus-t.** sabad.
☞ *O; Beine; nachts; agg.*

◦ **Mitternacht,** vor: puls.
☞ *O; Beine; Mitternacht; vor*

◦ **morgens**: arge-p.[264]

◦ **baden** in kaltem Wasser amel.: rhus-v.[25]
☞ *O; Beine; Baden, kaltes, der Füße, amel. • O; Beine; Füße; Wasser, kaltes, amel.*

◦ **Bett,** im: **Apis LED.** merc-i-f. puls.[102] rhus-t.[102] **Sulph.** tub.[85] zinc.
☞ *O; Beine; Bett, im; agg.*

◦ **Bettwärme** agg.: cortico.[149]

◦ **Bewegung** amel.: psor. rhus-v. spig.
☞ *O; Beine; Bewegung; amel.*

◦ **Gehen** erwärmt, wenn er sich beim: alum.
☞ *O; Beine; Erhitzung agg.*

◦ **Kälte,** durch: tarent.

◦ **Kratzen**:

◦ ◦ **agg.**: bism. corn. **Led. Puls.**[102] rhus-t.[102]
☞ *O; Beine; Kratzen; agg.*

◦ ◦ **amel.**: cann-i.
☞ *O; Beine; Kratzen; amel., der wundschmerzhaften Teile*

◦ **Reiben** agg.: corn.
☞ *O; Beine; Reiben; agg.*

◦ **Warmwerden** agg.: rhus-v.
☞ *O; Beine; Erhitzung agg.*

◦ **innen,** medial: adam.[222] **Ambr.** bov. bufo laur.
☞ *O; Beine; Füße; Seiten der Füße*

◦ **außen,** lateral: grat. merc-i-f. sars.
☞ *O; Beine; Füße; Seiten der Füße*

◦ **Gelenke**: aur. calc. dig. kali-c. **Mez.** mur-ac. ph-ac. stann.
☞ *O; Beine; Gelenke*

◦ **Fußrücken**: agar.[1] alum. anac. apis asaf. bell. berb. **Bism.** calc. **CAUST.** chel. coloc.[1] dig. hep. ign.[5] kali-i.[36] lach. **LED.** mag-m. merc-i-f. mim-h.[36] mosch.[5] mur-ac.[1] nat-m. nat-s. nit-ac. ped.[85] puls. ran-s. **Rhus-t.** sars. spig. stann. sulph. **Tarax.** thuj. zinc.
☞ *O; Beine; Füße; Fußrücken*

◦ ◦ **rechts**: mim-h.[36]
☞ *O; Arme; rechts • O; Beine; rechts*

◦ ◦ **morgens,** im Bett: **Puls.**

◦ ◦ **abends**: apis nat-s.
☞ *O; Beine; abends*

◦ ◦ ◦ **Ausziehen,** beim: apis **Nat-s.**

◦ ◦ **nachts**: dig.
☞ *O; Beine; nachts; agg.*

◦ ◦ **Bettwärme** agg.: apis **LED.** merc-i-f. sulph. zinc.

◦ ◦ **Kratzen**:

◦ ◦ ◦ **agg.**: berb. **Bism. Led.**
☞ *O; Beine; Kratzen; agg.*

◦ ◦ ◦ **amel.**: mag-m. nat-s. tarax.
☞ *O; Beine; Kratzen; amel., der wundschmerzhaften Teile*

◦ **Zehen,** zwischen den: bamb-a.[1184] cycl. graph. jatr. mang. med. merc. mosch. **Nat-m. Nat-s.** thuj.

◦ **Fersen**: am-m.[122] berb. bov. calc.[1] card-m. **Caust.** cham. fl-ac. ign.[5] lach. lob. lob-c.[85] lyc. med.[137] mur-ac.[36] nat-c. nicc. olnd. **Ph-ac. Phos.** puls.[1] ran-s.[5] rat. sabin. sel.[5] staph. tarent.[111] verat. viol-t.[5]
☞ O; Beine; Füße; Fersen

◦ ◦ **links**: lob-c.[85] nicc.
☞ O; Beine; links

◦ ◦ **nachts agg.**: am-m.[122]
☞ O; Beine; nachts; agg.

◦ ◦ **Bettwärme agg.**: caust.

◦ ◦ **Kratzen** amel.: caust.[1]
☞ O; Beine; Kratzen; amel., der wundschmerzhaften Teile

◦ ◦ **Reiben** amel.: mur-ac.[36]
☞ O; Beine; Reiben; amel.

◦ **Fußsohlen**: **Agar. Alum. Alum-sil.**[58] **Am-c.** am-m. **Ambr.** ammc. anan.[102] ant-t.[36] anth.[102] arge-p.[264] aur. **Berb.** bov. brach. **Calc-s.** cann-i. caust. cham. **Chel.** chin. cimic.[111] con. crot-c. croto-t. cupr. dros.[5] elaps euph. ferr-ma. gins. graph. **Hep. Hydrc.** ind.[102] kali-n. **Kali-p.** kreos. lith-c. maia-l.[204] mang-acet.[1] med. merc-i-f. mur-ac. **Nat-c.**[5] nat-m. nat-s.[102] **Nat-sil.**[58] ol-an. olnd. ped.[85] petr.[58] phos. por-m.[251] psil.[164] psor. ran-s. rat. rheum[1] rhus-t.[5] sabin.[5] sars.[1] sel. sep.[1] **SIL.**[1] spig.[1] stry. **Sulph.** tarax.[5] tarent.[137] **Zinc.**
☞ O; Beine; Füße; Fußsohlen

◦ ◦ **rechts**: ant-t.[36] maia-l.[204] por-m.[251]
☞ O; Arme; rechts • O; Beine; rechts

◦ ◦ **nachmittags, 14 Uhr**: ol-an.

◦ ◦ **abends**: am-c. am-m. phos. sel.
☞ O; Beine; abends

◦ ◦ **nachts**: sars.[1] **Zinc.**
☞ O; Beine; nachts; agg.

◦ ◦ **Bewegung** amel.: mur-ac. olnd. sars.[1]
☞ O; Beine; Bewegung; amel.

◦ ◦ **Gehen,** beim: chin. mur-ac. **SULPH.**

◦ ◦ **Kratzen**:

◦ ◦ ◦ **agg., macht ihn fast verrückt**: sil.[1]
☞ O; Beine; Kratzen; agg.

◦ ◦ ◦ **amel.**: chin.
☞ O; Beine; Kratzen; amel., der wundschmerzhaften Teile

◦ ◦ **Sitzen,** im: chin.

◦ ◦ **Wein,** nach: psor.

- **Zehen**: **Agar. Alum.** am-c. am-m. **Ambr.**[1] ant-c.[1] aq-mar.[149] **Arg.** arge-p.[264] arn. ars. ars-s-f.[58] arum-t.[58] bamb-a.[1184] bell-p.[256] **Berb.** bor. bry. cann-s.[5] **Carb-an.**[1] caust.[1] cench.[58] chel. **Clem. Colch. Cycl.** euphr.[1] **Graph.** harp.[1184] **Hep.**[1] hydrog.[222] ind. jatr. kali-c. lach. lact. lith-c.[25] m-arct.[5] m-aust.[5] **Mag-c.** mag-s. maland.[102] mang. med. **Merc.** merc-c.[5] merc-i-f. **Mez.** mosch. mur-ac.[1] nat-c. nat-m. nat-s. nat-sil.[58] nicc. nit-ac. nux-v. ol-an. paeon. petr.[122] ph-ac. phos.[1] plat. **Puls.**[1] ran-s.[5] rheum[1] rhod. rhus-t.[1] rhus-v. ruta sabad.[5] sep.[1] sil.[1] spig.[5] spong.[1] **STAPH. Stront-c. SULPH.** tarax.[1] thuj. triat.[223] verat. viol-t.[5] **Zinc.**[1]

◦ **tagsüber**: ind.
☞ O; Beine; tagsüber

◦ **morgens**:
☞ O; Beine; morgens

◦ ◦ **Einschlafen,** beim: mur-ac.
☞ O; Beine; Schlaf; Einschlafen

◦ ◦ **Erwachen,** beim: spong.[1]

◦ ◦ **Kratzen** amel. nicht: arge-p.[264]

◦ **abends**: **Alum.** clem. ind. merc. nat-s. nit-ac. phos. zinc.
☞ O; Beine; abends

◦ ◦ **Ausziehen,** beim: nat-s.

◦ ◦ **Hinlegen,** nach: **Clem.**
☞ O; Beine; Liegen; agg.; Hinlegen; nach

◦ ◦ **Kratzen,** agg. nach: **Alum.**
☞ O; Beine; Kratzen; agg.

◦ **nachts**: bamb-a.[1184] harp.[1184] hep.[1] puls.[1]
☞ O; Beine; nachts; agg.

◦ **Ausziehen,** beim: **Nat-s.**

◦ **Freien,** im: alum.
☞ O; Beine; Luft; agg.; kalte

◦ **Gehen,** bei Warmwerden durch: alum.
☞ O; Beine; Erhitzung agg.

◦ **Hitze** agg.: rhus-v.

◦ **Kratzen**:

◦ ◦ **agg.**: **Alum. Arg. Zinc.**
☞ O; Beine; Kratzen; agg.

◦ ◦ **amel. nicht**: bamb-a.[1184]

◦ **kratzen** bis es blutet, muss: **Arg.**

◦ **Mittagessen,** nach: mag-c.

◦ **Nägeln,** unter den: kali-c.[1] phos.[1] sil.[1]

◦ **Ballen**: cann-s.[5] rhus-t.[5] spig.[5] viol-t.[5]

◦ **großer** Zeh: alum. am-c. am-m. ambr.[1] ant-c.[1] ars. caust.[1] cycl. graph. **Kali-c.** merc-i-f. mur-ac.[1] nat-c. nat-s. nit-ac. plat. rhus-t.[1] ruta sep.[1] staph. verat. **Zinc.**[1]

◦ ◦ **abends**: nit-ac. zinc.[1]
☞ O; Beine; abends

◦ ◦ **Erfrierung,** nach: am-c. zinc.
☞ O; Beine; Erfrierung, nach • Erfrierung; Empfindung wie erfroren

◦ ◦ **Interphalangealgelenk**: caust.[1] sep.[1]

◦ ◦ **Ballen**: am-c. mur-ac.[1] **Nat-s.** rhus-t.[1] zinc.[1]

◦ ◦ **Spitze**: am-m. ambr.[1] kali-c. sep.[1]

◦ **2. Zehe, Ballen**: puls.[1]

◦ **3. Zehe**: cench.[58] nicc.

◦ ◦ **Kratzen** amel.: nicc.
☞ O; Beine; Kratzen; amel., der wundschmerzhaften Teile

◦ **4. Zehe**: hydrog.[222] nicc. tarax.[1]

◦ ◦ **Kratzen** amel.: nicc.
☞ O; Beine; Kratzen; amel., der wundschmerzhaften Teile

◦ **5. Zehe**: bamb-a.[1184] bor. lith-c.[25] nicc. ol-an. puls.[1] rheum[1] staph.

◦ ◦ **abends**: ol-an. staph.
☞ O; Beine; abends

◦ ◦ ◦ **16 Uhr**: ol-an.

◦ ◦ **Kratzen** amel.: nicc.
☞ O; Beine; Kratzen; amel., der wundschmerzhaften Teile

◦ ◦ **außen,** lateral, rechts: lith-c.[25]

◦ ◦ **Ballen**: bor. puls.[1]

anfallsweise, Beine: corn.
☞ O; Beine; anfallsweise

- **Unterschenkel**: corn.
☞ O; Beine; Beine

ätzend nagend, Arme: hell.[1]

beißend:

- **Arme**: Berb.
  ◦ **Hände**: berb.
  ☞ O; Arme; Hände
  ◦ **Handgelenke**: berb.
  ☞ O; Arme; Handgelenke
- **Beine**: alum. bell. **Berb.** chel.[1] lyc.[1] spig. spong.
  ◦ **Oberschenkel**: alum. berb. chel.[1] lyc. spig.
  ◦ **Kniekehlen**: lyc.[1]
  ☞ O; Beine; Knie • O; Beine; Knie; Kniekehle
  ◦ **Knöchel,** Fußgelenk: berb.
  ◦ **Füße**: bell. berb. spong.
  ☞ O; Beine; Füße
  ◦ ◦ **Fußrücken**: berb.
  ☞ O; Beine; Füße; Fußrücken
  ◦ ◦ **Fußsohlen**: berb.
  ☞ O; Beine; Füße; Fußsohlen
  ◦ **Zehen**: berb.

blutend, Beine, nach Kratzen: kurch.[192]

brennend:

- **Kratzen,** nach: lach. nat-p. phos. rumx. sabad. sabin. **SULPH.**
- **Arme**: **Agar.** apis arg. aur-m. bani-c.[204] berb. calad. calc.[1] carb-v.[1] cupr.[1] dulc. euph.[1] kali-bi. kali-c.[1] mang-acet.[1] mez. nux-v. petr.[58] ran-b. schran-u.[88] spig. stann. sulph.
  ◦ **Schultern**: mez.
  ☞ O; Arme; Schultern
  ◦ **Oberarme**: berb. dulc. nux-v.
  ☞ O; Arme; Oberarme
  ◦ **Unterarme**: agar. calad. carb-v.[1] euph.[1] **Kali-bi.** schran-u.[88]
  ☞ O; Arme; Unterarme
  ◦ **Hände**: **AGAR.** apis arg. aur-m. **Kali-bi.** kali-c.[1] petr.[58] ran-b. spig. stann. sulph.
  ☞ O; Arme; Hände
  ◦ ◦ **Handrücken**: stann.
  ☞ O; Arme; Hände; Handrücken
  ◦ ◦ **Handflächen**: agar. aur-m. petr.[58] ran-b. spig. sulph.
  ☞ O; Arme; Hände; Handflächen
  ◦ ◦ ◦ **Reiben,** nach: **SULPH.**
  ☞ O; Arme; Reiben; agg.
  ◦ **Finger**: aur-m. euph.[1] mang-acet.[1]
  ◦ ◦ **Daumen**: aur-m. mang-acet.[1]
  ☞ O; Arme; Finger; Daumen
- **Beine**: **Agar.**[1] alum. am-c. anac. apis arg.[58] bar-c. **Berb.** calc.[1] calc-s.[122] chel.[1] chin.[1] cic.[1] coloc.[1] cycl.[1] dulc. hep. ind. kali-c.[1] kali-n. led. lith-c. lyc.[1] mag-c. mag-m.[1] mang-acet.[1] mez. mur-ac. nat-c. nit-ac.[1] nux-v. paeon. petr.[58] phos.[1] rat. rhus-t. samb.[1] sars.[1] staph.[1] stram.
  ◦ **Einschlafen,** beim: mur-ac.
  ☞ O; Beine; Schlaf; Einschlafen
  ◦ **Kratzen,** nach: mag-c.
  ☞ O; Beine; Kratzen; agg.
  ◦ **Gesäßbacken**: am-c.
  ☞ O; Beine; Gesäßbacken
  ◦ **Hüften**: chel.[1] mag-c.
  ☞ O; Beine; Hüften
  ◦ ◦ **Kratzen,** nach: mag-c.
  ☞ O; Beine; Kratzen; agg.
  ◦ **Oberschenkel**: agar. **Alum.** anac. apis **Bar-c.** berb. calc. cic.[1] dulc. led. mag-m.[1] mang-acet.[1] nux-v. phos.[1] rhus-t. samb.[1] sars.
  ◦ ◦ **Kratzen,** nach: mag-m.[1] phos.[1] samb.[1]
  ☞ O; Beine; Kratzen; agg.
  ◦ ◦ **stellenweise**: rhus-t.
  ◦ **Knie**:
  ☞ O; Beine; Knie
  ◦ ◦ **Einschlafen,** beim: mur-ac.
  ☞ O; Beine; Schlaf; Einschlafen
  ◦ ◦ **Kratzen,** nach: nat-c.[1]
  ☞ O; Beine; Kratzen; agg.
  ◦ ◦ **Kniekehle**: chin.[1] coloc.[1] lyc.[1] rat.
  ☞ O; Beine; Knie; Kniekehle
  ◦ ◦ ◦ **Kratzen,** nach: coloc.[1] rat.
  ☞ O; Beine; Kratzen; agg.
  ◦ **Unterschenkel**: agar.[1] berb. calc.[1] cycl.[1] kali-c.[1] mez. sars.[1]
  ☞ O; Beine; Beine
  ◦ ◦ **Waden**: berb. cycl.[1] mez. sars.[1]
  ☞ O; Beine; Beine; Waden
  ◦ ◦ ◦ **Kratzen,** nach: cycl.[1] sars.[1]
  ☞ O; Beine; Kratzen; agg.
  ◦ **Knöchel,** Fußgelenk: berb. calc.[1] **Lith-c.** mur-ac.[1] petr.[1] staph.[1]
  ◦ ◦ **Einschlafen,** beim: mur-ac.[1]
  ☞ O; Beine; Schlaf; Einschlafen
  ◦ **Füße**: am-c. berb. calc-s.[122] kali-n. petr.[58] stram.
  ☞ O; Beine; Füße
  ◦ ◦ **Fußrücken**: berb.
  ☞ O; Beine; Füße; Fußrücken
  ◦ ◦ **Fußsohlen**: am-c. berb. **Calc-s.**[122] kali-n. petr.[58]
  ☞ O; Beine; Füße; Fußsohlen
  ◦ ◦ ◦ **Kratzen,** nach: am-c.
  ☞ O; Beine; Kratzen; agg.
  ◦ **Zehen**: arg.[58] berb. hep. ind. mur-ac. nat-c. paeon. staph.[1]
  ◦ ◦ **großer** Zeh: nat-c.
  ◦ **stellenweise**: rhus-t.

Brennesseln, wie durch, Arme: lach. nit-ac. **URT-U.**

- **Hände**: nit-ac. urt-u.
☞ O; Arme; Hände
- **Daumen**: lach.
☞ O; Arme; Finger; Daumen

Erfrierung, wie durch:
- **Finger**: **AGAR.** lyc.[1] prun.[102] spig.[1]
  - **alte** Erfrierung: lyc.[1]
  - **Fingerspitzen**: prun.[102]
    ☞ *O; Arme; Finger; Fingerspitzen*
- **Beine**: agar. alum. carb-an.[1] caust.[1] kali-c.[1] nat-c. nux-v. paeon. petr.[122] puls. sil. staph. sulph. zinc.
  - **Füße**: **AGAR.** caust.[1] kali-c.[1]
    ☞ *O; Beine; Füße • Erfrierung; Empfindung wie erfroren; Füße*
    - **wie** nach Erfrierung: caust.[1] kali-c.[1]
  - **Zehen**: **AGAR. ALUM.** carb-an.[1] nat-c. nux-v. paeon. petr.[122] **Puls. Sil.** staph. sulph. zinc.
    ☞ *Erfrierung; Empfindung wie erfroren; Zehen*

feucht, Oberschenkel, Nähe Skrotum: carb-v.[102]

Flohstiche, wie durch, Arme: bor.[1] nat-c. tab.
- **Handrücken**: bor.[1] nat-c.
  ☞ *O; Arme; Hände • O; Arme; Hände; Handrükken*

fressend, ätzend:
- **Arme**: ars.[1] chel. hell. led. merc. ruta[1]
  - **Oberarme**: led.
    ☞ *O; Arme; Oberarme*
  - **Unterarme**: ars.[1]
    ☞ *O; Arme; Unterarme*
  - **Handrücken**: merc.
    ☞ *O; Arme; Hände • O; Arme; Hände; Handrükken*
- **Beine**: agar.[1] ars. bism. bufo chel. dig.[1] euph.[1] led. ph-ac.[1] sulph.[1] tarax. tax.
  - **Gesäßbacken**: sulph.[1]
    ☞ *O; Beine; Gesäßbacken*
  - **Hüften**: led.
    ☞ *O; Beine; Hüften*
  - **Oberschenkel**: agar.[1] ars. chel. dig.[1] euph. led. ph-ac.[1] tarax.
  - **Unterschenkel**: bism. bufo dig.[1] euph.[1] ph-ac.[1]
    ☞ *O; Beine; Beine*
  - **Knöchel,** Fußgelenk: dig.[1]
  - **Fußrücken**: agar.[1]
    ☞ *O; Beine; Füße • O; Beine; Füße; Fußrücken*

Kitzeln, mit:
- **Arme**: kali-n. staph.
  - **Daumen**: kali-n.
    ☞ *O; Arme; Finger; Daumen*
- **Beine**: alum. bry. cocc. coloc. euph. ign. kali-n. lach. pall.
  - **Oberschenkel**: cocc. coloc. kali-n. lach. pall.
  - **Füße**: alum. bry. euph. kali-n.
    ☞ *O; Beine; Füße*
    - **Fußsohlen**: alum. euph. kali-n.
      ☞ *O; Beine; Füße; Fußsohlen*

kitzelnd, Beine: com.
- **Knöchel,** Fußgelenk: com.

Krätze, wie, Oberschenkel: ol-an.

kribbelnd:
- **Arme**: berb. thuj.
  ☞ *Ameisenlaufen, Kribbeln; Arme*
  - **Oberarme**: thuj.
    ☞ *O; Arme; Oberarme • Ameisenlaufen, Kribbeln; Arme; Oberarme*
  - **Hände**: berb.
    ☞ *O; Arme; Hände • Ameisenlaufen, Kribbeln; Arme; Hände*
- **Oberschenkel**: sulph.[1]
  ☞ *Ameisenlaufen, Kribbeln; Beine; Oberschenkel*

kriechend, Beine: ars.
- **Zehe,** große: ars.

plötzlich, Arme: phos.

prickelnd, Beine: croto-t.
- **Fußsohlen**: croto-t.
  ☞ *O; Beine; Füße • O; Beine; Füße; Fußsohlen*

Rötung:
- **Unterarme,** rote Flecke, durch Kratzen: mag-c.[1]
- **Fußgelenk,** durch Kratzen: ph-ac.[1]

schmerzhaft, Beine:
- **Oberschenkel,** nach Kratzen: euphr.[1]
- **Knie**: mang.[137] rhus-t.[1]
  ☞ *O; Beine; Knie*
  - **Kniekehle,** nach Kratzen: rhus-t.[1]
    ☞ *O; Beine; Knie; Kniekehle*

Stechen, mit:
- **Arme**: berb. caust. lach. merc-i-f.
  - **Hände**: berb. lach. merc-i-f.
    ☞ *O; Arme; Hände*
- **Beine**: ant-c. **Berb.** calc. caust. graph. lach. mur-ac.[1] plat. puls.[1] rhus-t.[1] stann.[1] staph. zinc.[1]
  - **stellenweise**: calc.
  - **Oberschenkel**: ant-c. berb. calc. caust. graph.[1] rhus-t. stann.[1]
    - **stellenweise**: calc.
  - **Knöchel,** Fußgelenk: berb.
  - **Füße**: berb. lach. mur-ac.[1] puls.[1] zinc.
    ☞ *O; Beine; Füße*
    - **Fußrücken**: berb. mur-ac.[1]
      ☞ *O; Beine; Füße; Fußrücken*
    - **Fußsohlen**: berb.
      ☞ *O; Beine; Füße; Fußsohlen*
  - **Zehen**: berb. graph. plat. puls.[1] rhus-t.[1] staph. zinc.[1]
    - **großer** Zeh: graph. plat. rhus-t.[1] staph. zinc.[1]

stellenweise:
- **Arme**: berb. cop. kali-bi. kali-n. merc. nat-m. psor. sel.[85] sulph.
  - **Handgelenke**: kali-bi. psor.
- **Beine**: calc. goss.[25] graph. osm. phos. sars.
  - **Unterschenkel**: calc. goss.[25]

Sticheln, mit feinem Stechen:

- **Arme**: ars-i. camph.[1] euph.[1] led.[1] phos. ran-b. ran-s. ruta[1]
  - **Oberarme**: euph.[1] led.[1] ran-s.
    ☞ *O; Arme; Oberarme*
  - **Hände**:
    ☞ *O; Arme; Hände*
    - **Handrücken**: ars-i. camph.[1] phos.
      ☞ *O; Arme; Hände; Handrücken*
    - **Handflächen**: ran-b. ruta[1]
      ☞ *O; Arme; Hände; Handflächen*
- **Beine**: dios. led.[1] merc-i-f.
  - **Hüften**: dios. led.[1]
    ☞ *O; Beine; Hüften*
  - **Knie**: merc-i-f.
    ☞ *O; Beine; Knie*
  - **Fuß,** außen, lateral: merc-i-f.
    ☞ *O; Beine; Füße •O; Beine; Füße; Seiten der Füße*

wandernd, Arme: plat.

wollüstig:

- **Arme**: merc. **Sulph.**
  - **Unterarme**: merc.
    ☞ *O; Arme; Unterarme*
- **Beine**: euphr. mang. rat. sil. spong.[1] **Sulph.** thuj.
  - **Waden**: euphr. **Mang.**
  - **Fußsohlen**: rat. sil.
    ☞ *O; Beine; Füße •O; Beine; Füße; Fußsohlen*
    - **Kratzen,** nach: sil.
      ☞ *O; Beine; Kratzen; agg.*
  - **Zehen**: spong.[1] thuj.

KÄLTE:

allgemeine Arzneien: abies-c. abrot.[137] absin. acet-ac. **Acon.**[58] act-sp. adam.[222] aesc. aeth. **Agar.**[5] agar-pa. **Agar-ph.**[102] agn.[5] allox.[119] aloe alum.[5] alum-p.[58] alum-sil.[58] alumn. am-br. am-c.[5] am-m. ambr. amyg-am.[36] amyg-p. anac.[1] androc.[222] ang. **Ant-c.** **ANT-T.**[85] anth. anthr. aphis. **Apis** apisin.[5] apoc. aq-des.[275] aran. aran-ix.[149] arg.[5] **Arg-n.** arge-p.[264] arist-cl.[119] arn.[72] **ARS.**[1] **Ars-h.** **Ars-i.** ars-met. ars-s-f.[58] arund. asaf. asar. asc-t. aster. astra-e.[149] astra-me.[102] atro.[25] aur. aur-ar.[58] aur-i.[58] **Aur-m.** aur-m-n. aur-s.[58] aven.[1125] bac.[62] **Bamb-a.**[1184] bani-c.[261] bapt. bar-c.[102] bar-i.[58] bar-m. bar-s.[58] **Bell.**[137] benz-ac. benz-n. benzo.[85] berb. beryl.[119] bism.[102] bor.[1] both-a.[3070] both-l. bov. brach. brom. bros-g.[259] bry. bufo buni-o.[149] but-ac.[149] buth-aust.[144] **Cact.** calad. **CALC.** calc-ar. calc-f.[137] calc-hp.[25] calc-i.[58] **Calc-p.** calc-s. calc-sil.[58] calo. calx-b.[194] **CAMPH.**[1] camph-br.[25] cand-a.[239] cann-i. cann-s.[5] **Canth.** **Caps.** carb-ac.[25] carb-an.[5] **CARB-V.**[5] **Carbn-h.** carbn-o.[122] **Carbn-s.** carc.[233] card-m. carl. carn-g.[264] cass.[36] caul. caust. cedr. cench. **Cham.** **Chel.**[1] chen-a. chin.[5] chin-ar.[110] chin-s. chlorpr.[149] choc.[222] chr-ac. **Cic.** cimic. cimx. cina[5] cinnb. cist. cob.[144] cob-n.[149] coc-c. coca cocc. **Cocci-s.**[171] **Coff.** **COLCH.**[5] coll.[102] **Coloc.** com. con. cop. corn.[25] corv-c.[258] crat.[102] **Croc.**[102] crot-c. **Crot-h.** **Croto-t.** **CUPR.** cupr-ar. cupr-s. cycl. cypra-e.[227] daph. **DIG.** dios. dirc. dor. dros.[5] **Dulc.** echi.[85] elaps ephe.[267] erech.[45] **Eup-per.** eup-pur. euph.[5] euphr.[5] fago. falco-p.[265] **Ferr.** ferr-ar. ferr-i. **Ferr-p.** ferul.[36] fl-ac. foll.[1201] form. gad. **Gamb.** **Gels.** germ.[222] gink.[227] gins. glon. gran. granit-m.[194] graph.[5] grat. guare.[36] haliae-lc.[222] **Ham.** ***harp.***[1184] hed.[144] hedeo.[102] hell. helo.[102] hep.[5] hipp. hura hydr. **Hydr-ac.** hydrc. hydro-c.[2147] **Hydrog.**[222] **Hyos.** hyper. iber. ign.[137] ind. indg. inul. **Iod.** ip.[1] irid.[222] **Iris** iris-foe. jatr.[137] jug-r. kali-acet.[193] kali-ar.[58] **Kali-bi.** **Kali-br.** **Kali-c.** kali-chl.[8] kali-i.[85] kali-m. kali-n.[5] **Kali-p.** kali-s. **Kalm.** kola[1184] kreos.[5] kron.[9] lac-ac. lac-c. lac-d.[122] lac-eq.[204] lac-h.[233] lac-lup.[204] **Lach.** lachn.[111] lact. lar-ar.[251] lat-h.[301] lath.[137] **Laur.**[102] **Led.**[1] lepro.[197] **Lept.**[25] lil-t. lith-c.[227] lob. lob-s.[85] lol.[102] lon-c.[102] **Lyc.**[5] **Lycps.** lyss. m-arct.[5] m-art.[5] m-aust.[5] mag-c.[5] mag-m. mag-p.[111] mag-s. manc. mand.[119] mang.[5] mang-acet.[1] marm-w.[194] **Med.** meli. meny. meph. **Merc.**[5] **Merc-c.** merc-cy. merc-i-r. merc-s. merl. **Mez.**[5] morg.[136] morph. mosch.[1] **Mur-ac.**[1] myric.[25] naja[85] nat-ar.[58] **Nat-c.**[5] **Nat-m.**[5] nat-n. nat-p.[137] nat-s. nat-sil.[58] neon[222] nit-ac. nux-m. **Nux-v.**[5] oena. ol-an. ol-j.[25] olnd.[5] **Op.** **Ox-ac.** ozone[227] paeon. pall. par. petr.[5] **Ph-ac.**[5] **Phos.** phys. **Phyt.** **Pic-ac.** pimp.[5] pip-m. plan. plat. plb. plut-n.[222] podo. polyg.[111] pop.[25] prot.[193] psil.[164] psor. ptel. pull-g.[181] **Puls.**[5] pyrog. quas.[102] querc-r.[257] ran-b. raph. rat. rhod.[38] **Rhus-t.**[1] rob. ros-d.[305] rosm.[102] rumx.[25] ruta **Sabad.** sabin.[5] sac-l.[55] sal-ac. samb.[171] sang.[111] sanic. sant.[25] sarcol-ac.[149] sarr. sars. scol.[1142] **SEC.** sel.[5] senec.[111] sep. sieg.[144] **Sil.** sin-a. sol[236] spect.[271] spig. spira.[122] spong. squil. stann.[5] staph. **STRAM.** stront-c.[5] stroph.[85] stroph-s.[119] stry. stry-p.[102] succ.[194] sul-ac.[58] sul-i.[58] sulfon.[102] sulo-ac.[149] sulph. sumb. syph.[137] **Tab.** tarax.[102] tarent.[137] tax.[303] tax-br.[255] tell. tep. ter. teucr.[5] thal.[144] thea[275] ther. thlaspi[111] thuj.[144] thyr.[102] til. torul.[72] trif-p.[102] tril.[102] trio.[25] tub.[36] uran.[269] uran-n.[25] valer.[5] vario.[137] **VERAT.** **Verat-v.** verb. vesp. viol-o.[137] vip.[85] visc.[119] **Zinc.** zinc-p.[58] zing.
☞ *Frösteln, Empfindung von •Schaudern •Schaudern, Überlaufen von äußerem Schauder* ▤ *ALLGEMEINES; C; Kälte, Empfindung von*

- **abwechselnd** mit Hitze: alum. bell. bor. chin. cimic. cocc. fago. **Gels.** graph. helo. lil-t. **Lyc.** nit-ac. par. polyg. sec. stram. uran-n.[25] **Verat.**
  ☞ *A; Abwechselnd mit*
- **einseitig,** dann heiß: allox.[119]
- **links**: carb-v.[1] caust. **Elaps**
- **rechts**: haliae-lc.[222]
  ☞ *O; Arme; rechts*
- **tagsüber**: fl-ac.[58] spig.
- **morgens**: anac. bry. calc-p. con. crot-h. fl-ac.[58] hep.[1] lyc. **Nux-v.** **Sulph.** thuj.
- **vormittags**: sulph.[1]
- **nachmittags**: ars. chin-s. lyc. thuj.
- **abends**: ars. brom. **Calc-sil.**[58] chin. jatr. merc-cy. nux-v. phyt. puls. rhus-t. sulph.
  - **Stuhlgang,** während: sulph.
  - **Zimmer,** warmes, agg.: brom.

KÄLTE (Forts.)

- **nachts**: **Calc-sil.**[58] carb-an. carb-v. puls. stram.
  - **Bett,** im: carb-an.
  - **Hitze** der anderen Seite, bei: **Puls.**
- **Abdomen,** bei Schmerzen im: ars.
- **Bettwärme** unerträglich, aber: **CAMPH. LED. Mag-c. Med. SEC.**
  ALLGEMEINES; M; Erhitzung, Warmwerden; agg.; Bett, im; Extremitäten, mit kalten
- **Bewegung** amel.: **Acon.**
- **Diarrhö,** bei: **ARS. CAMPH. Carb-v.** cop. **Laur.** nux-m. podo. **Sec. Tab. VERAT.**
- **Dyspnö,** bei: gels.[8]
- **Erregung,** bei: **Lach.**
  ☞ *geistiger Anstrengung, bei •Gesellschaft, in* *GEMÜT; M; Erregung; Beschwerden durch; Allgemeinsymptome*
- **Erwachen,** beim: carb-v.[58]
- **Fieber,** während: carb-an. ferr.[102] gels.[58] kali-ar. naja[85] sep. **STRAM.** stroph.[85]
  ☞ *Arme; Hände; •Beine; Unterschenkel; •Beine; Füße;*
- **Freien,** im: chin. plb.
  - **Betätigung,** bei: plb.
- **Froststadium** im Fieber, während: buth-aust.[119] cocc.[102]
- **Gehen** in kalter Luft, beim: calc.[58]
- **geistiger** Anstrengung, bei: **Lach.**
  ☞ *Erregung, bei •Gesellschaft, in*
- **Gesellschaft,** in: aur.
  ☞ *Erregung, bei •geistiger Anstrengung, bei*
- **Hitze,** mit:
  - **Gesichts,** des: **Arn.** bell.[1] **Calc-p.** cham. chin. dros.[58] hell. led.[58] **Stram.**
    GESICHT; C; Hitze; allgemeine Arzneien; Kälte mit; Extremitäten
  - **Kopfes,** des:
    KOPF; C; Hitze; Kälte, mit; Extremitäten, der
  - **Körpers,** des: chin. **Colch.** puls.[54] **Rhus-t.**
- **Kleidung,** warme, amel.: lepro.[197]
- **Konvulsionen,** bei: aeth. ars.[54] **BELL.** carb-v.[54] caust.[54] cham.[81] **Cic.** coff.[54] lach.[54]
- **Kopfschmerz,** während: carbn-s.[58] ferr.[171] lach.[168] mand.[119] meny.[85] vario.[85]
- **Liebe,** durch enttäuschte: **Ph-ac.**[54]
  GEMÜT; M; Enttäuschung, Beschwerden durch •GEMÜT; M; Liebe, enttäuschte, unglückliche, Beschwerden durch
- **Menses**:
  - **während**: arg-n.[58] arn. **Calc.** cham. lach.[58] **Sec. Sil.** verat.[58]
    ☞ *Beine; Füße; Fußsohlen;*
  - **nach** profusen: **Gels.**[54]
- **Ruhe** amel.: stroph-s.[119]
- **Sitzen,** beim: kreos.
- **Stuhlgang,** während: ars.[5] puls.[5] sec.[5] **Verat.**[5]
- **Treppensteigen,** beim: stroph-s.[119]
  ☞ *O; Beine; Steigen agg.; Treppensteigen*
- **Verletzung,** nach: led.[58]
- **Völle** im Kopf, bei: visc.[119]
- **Wehen,** Entbindung, während: sep.[54]
- **Zugluft** agg.: carc.[193]
- **erstreckt** sich aufwärts: lepro.[197]
- **Teile,** einzelne, sind kalt:
  - **schmerzhafte** Teile: agar.[144] aran.[144] aran-ix.[144] elaps[144] led. mez. plat.[144] sil. thal.[144]
  - **gelähmtes** Glied: am-c.[193] **Ars. Caust.** cocc. dulc. **Graph. Nux-v.** plb.[36] **RHUS-T.** zinc.
    ☞ *Arme; gelähmter Arm •Lähmung, Muskellähmung; allgemeine Arzneien; Kälte der Körperteile, mit*
- **innerlich**: helo.[102] quas.[102] rhus-t.[1]
- **Gelenke**: **Camph.** cinnb. **Nat-m.** petr. rhus-t. sumb.
  - **morgens**: sumb.
    - **Bett,** im: sumb.
  - **Freien,** im: nat-m.
- **Haut,** äußerlich, angenehm: ephe.[267]
- **Arme**: abies-c. abrot. acet-ac. acon. act-sp. adam.[222] aesc. agar. agn.[5] aloe alum. alumn. am-c.[5] ambr. amyg-am. amyg-p. anac. androc.[222] ang.[1] ant-t. anth. apis **Apisin.**[5] apoc. aran.[111] arg-n. **Arn.** ars.[1] ars-i. ars-met. arund. asaf. asar.[5] aster. atro. aur. aur-m-n. aur-s.[58] bamb-a.[1184] bapt.[111] bar-c. bar-m. **BELL.**[1] benz-ac. benz-n. berb. bor.[1] bov. brach. brom. bry.[5] buni-o.[149] buth-aust.[119] cact. calad. **Calc.** calc-ar. calc-f.[111] calc-hp.[25] calc-p. calc-s. calo. calx-b.[194] **Camph.** camph-br.[25] cann-i. cann-s.[1] canth. caps. carb-ac. carb-an. carb-v. carbn-o.[102] carbn-s. carc.[233] carl. carn-g.[264] cass.[36] **Caust.** cedr. cham. chel. chin. chin-ar. chin-s. choc.[222] cic. cimic. cina[5] cinnb. cist. cocc.[5] coff. colch. coloc. com. con. cop. corn.[25] corv-c.[258] crat.[102] croc. crot-c. crot-h. croto-t. cupr. cupr-s. cycl. cypra-e.[227] **Dig.** dor.[25] dros.[1] **Dulc.** elaps[36] ephe.[267] eup-per. eup-pur. euph. euphr. fago. falco-p.[265] ferr. ferr-ar. ferr-i. ferr-p. fl-ac. foll.[1201] gels. germ.[222] gink.[227] gins. glon. gran. granit-m.[194] **Graph.** grat. haliae-lc.[222] harp.[1184] hed.[144] hell. helo.[77] hep.[5] hura hydr. hydr-ac. hydrc. hydrog.[222] hyos. hyper. ign. ind.[36] indg. inul. iod. ip. irid.[222] iris[36] iris-foe. jatr. kali-ar. kali-bi. kali-br.[8] kali-c. kali-chl.[111] kali-i. kali-n.[1] kali-p. kali-s. kreos.[5] lac-ac. lac-c.[137] lac-d. lac-lup.[204] lach. lact. laur. **Led.**[1] lepro.[197] lept.[25] lil-t. lith-c.[227] lob. lob-s.[85] lyc. lycps. lyss. m-arct.[5] m-art.[5] m-aust.[5] mag-p.[111] mag-s. manc. mang.[5] mang-acet.[1] marm-w.[194] med. meli.[102] meny. merc. **Merc-c.** merc-i-r. merc-s. merl. **Mez.**[1] morph. mosch. mur-ac. naja nat-ar.[58] nat-c.[5] nat-m. nat-p. nat-s. nat-sil.[58] neon[222] nit-ac.[5] nux-m.[102] nux-v. oena. ol-an.[144] olnd.[5] **Op.** ox-ac. ozone[227] pall. par. petr.[5] ph-ac. **PHOS.** phyt. plan. plat.[1] **Plb.** plut-n.[222] prot.[193] ptel. pull-g.[181] **PULS.** pyrog. querc-r.[257] ran-b. raph. rat. rhod. **RHUS-T.** rob. rumx. ruta **Sabad.** sabin. sal-ac. samb. sang.[8] sanic. sant.[25] sarcol-ac.[149] sars. sec. sel.[5] sep. sieg.[144] **Sil.**[1] sol[236] spect.[271] spig. spira.[122] spong.[1] squil.[5] stann.[5] staph.[1] stram.[102] stry. sul-ac.[1] sulph.[22] sumb. tab. tarax.[102] tax-br.[255] tep. teucr.[5] thea[275] ther. thuj. thyr.[111] torul.[72] trif-p.[102] tub.[36] uran.[269] verat.[58] verat-v. verb. viol-o.[137] vip. zinc. zinc-p.[58] zing.

- **links**: ars. aster. **Carb-v.** fl-ac. naja nux-m. rhus-t. sumb.
  ☞ *O; Arme; links*
- **rechts**: am-c. ant-t. berb. carn-g.[264] chel. dulc. hell. merl. pall.
  ☞ *O; Arme; rechts*
- **morgens**: aur.[1] caust. chel. dulc. hep. staph.[1]
  ☞ *O; Arme; morgens*
- **vormittags**: berb.
  ☞ *O; Arme; vormittags*
- **nachmittags**: chel. euphr. nux-v. sil.
  ☞ *O; Arme; nachmittags*
  - **14** Uhr: euphr.
  - **17** Uhr: chel.
    ☞ *O; Arme; nachmittags; 17 Uhr*
- **abends**: nux-v.
  ☞ *O; Arme; abends*
  - **Hinlegen,** nach: nux-v.
    ☞ *O; Arme; Liegen; agg.; Hinlegen; nach*
- **nachts**: am-c. mang.
  ☞ *O; Arme; nachts*
  - **1** Uhr: mang.
  - **Menses,** vor: mang.
    ☞ *O; Arme; Menses; vor*
- **Essen,** nach dem: ars. camph.[1]
- **Fieber,** nach: sil.
- **Froststadium** im Fieber, während: bell. dig. hell. mez.
- **Gehen,** beim:
  - **Freien,** im: sil.[1]
  - **Zimmer,** in einem warmen: squil.
    ☞ *O; Arme; Zimmer, im; agg. im warmen*
- **Hand** in kaltes Wasser taucht, wenn er die: elaps[36]
  ☞ *O; Arme; Hände in kaltes Wasser halten agg.*
- **Heben,** beim: verat.
  ☞ *O; Arme; Anheben; agg., der Glieder*
- **Husten,** während: ars. calc. ferr. **Hep.** kali-c. **Rhus-t.** rumx. sil.
  ☞ *O; Arme; Husten agg.*
- **Liegen** auf dem Rücken, beim: ign.
  ☞ *O; Arme; Liegen; agg.; während; Rücken, auf dem*
- **Luft,** in kalter: aster. fl-ac. kali-c. lyss.
  ☞ *O; Arme; Luft; agg.; kalte*
- **Menses**:
  - **vor**: mang.
    ☞ *O; Arme; Menses; vor*
  - **während**: mang.
    ☞ *O; Arme; Menses; während*
- **Niesen,** mit: hydr-ac.[268]
  ☞ *O; Arme; Niesen agg.*
- **Rheumatismus,** bei: **Sang.**
- **Ruhe,** in: **Dulc.**
  ☞ *O; Arme; Ruhe; agg.*
- **Schaudern,** ein kaltes, den Arm hinab: **Lyss.**
- **Schmerzen,** bei: chel. fl-ac.
  ☞ *O; Arme; Schmerzen, bei*
- **Sitzen,** beim: chin.
- **Steifheit** und Taubheitsgefühl, mit: aster. sulph.
- **gelähmter** Arm: am-c. **Dulc. Rhus-t.**
  ☞ *Teile, einzelne, sind kalt; gelähmtes Glied • Lähmung, Muskellähmung; allgemeine Arzneien; Kälte der Körperteile, mit • Lähmung, Muskellähmung; allgemeine Arzneien; Arme; Kälte, mit*
- **innerlich**: cass.[36] ruta[1]
- **Schultern**: arg-n. aur. bamb-a.[1184] bry. **Caust.**[36] cocc. granit-m.[194] hell. hydr. hyper. **Kali-bi.** kali-c.[5] kreos. lept.[25] lyc. phos. ran-b. sep. sil. spig. stry. tep. verat. viol-o.[137]
  ☞ *O; Arme; Schultern*
  - **rechts**: granit-m.[194]
    ☞ *O; Arme; rechts*
  - **morgens**: aur. sil.
    ☞ *O; Arme; morgens*
  - **vormittags**: bamb-a.[1184]
    ☞ *O; Arme; vormittags*
  - **abends**:
    ☞ *O; Arme; abends*
    - **21** Uhr: hydr.
    - **22** Uhr: sep.
    - **Abendessen,** nach dem: ran-b.
  - **Epilepsie**:
    ☞ *Konvulsionen, bei epileptischen*
  - **Essen,** nach dem: arg-n.
    ☞ *O; Arme; Essen; nach*
  - **Konvulsionen,** bei epileptischen: **Caust.**
  - **Wärme** amel. nicht: bamb-a.[1184]
  - **erstreckt** sich in die Lumbalregion: kreos.
  - **Deltoideusregion**: caust.[36]
    ☞ *O; Arme; Schultern; Deltoideus, Region des*
- **Oberarme**: apis[102] **Arn.**[5] carb-v.[102] carbn-s.[58] caust.[36] chel.[25] cocc.[5] coloc. graph. **Ign.** kali-chl.[8] m-aust.[5] marm-w.[194] **MEZ.**[5] nat-m. ph-ac. puls. ran-b. raph.[102] rhus-t. sang.[8] sulph. sumb. tep. verat.[102]
  ☞ *O; Arme; Oberarme*
  - **links**: chel.[25]
    ☞ *O; Arme; links*
  - **rechts**: sang.[8]
    ☞ *O; Arme; rechts*
  - **Abendessen,** nach dem: ran-b.
  - **Essen,** nach dem: coloc.
    ☞ *O; Arme; Essen; nach*
  - **Mittagessen,** nach: **Puls.**
- **Ellenbogen**: **Agar.** cedr. gins. graph. iris-foe.
  ☞ *O; Arme; Ellenbogen*
  - **erstreckt** sich in die Hände, gegen Mittag: cedr.
  - **Olecranon**: **Agar.**
    ☞ *O; Arme; Ellenbogen; Höcker, Olekranon*
- **Unterarme**: **Arg-n.** arn.[72] ars. brom. bry. **Calc.** caust.[1] **Cedr.** con. **Crot-c. GRAPH.** hydrc. ign.[5] kali-chl. med. nat-c.[58] nux-v. **PHOS.** plb. plut-n.[222] rhus-t. thuj. verat-v.
  ☞ *O; Arme; Unterarme*

KÄLTE; Arme; Unterarme (Forts.)

◦ ◦ **rechts**: caust.[1] med.
☞ *O; Arme; rechts*

◦ ◦ **morgens**: nux-v.
☞ *O; Arme; morgens*

◦ ◦ ◦ **Aufstehen,** nach: nux-v.

◦ ◦ **Menses,** während: **Arg-n.**
☞ *O; Arme; Menses; während*

◦ **Handgelenke**: calc-f.[111] carc.[225] **Gels.** kali-br.[8] puls. rhus-t. sang. sulph.[22]
☞ *O; Arme; Handgelenke*

◦ ◦ **Wochenbettfieber,** bei: puls.
ALLGEMEINES; M; Wehen, Entbindung; Wochenbett, im

◦ **Hände**: abies-c. acet-ac. **Acon.** aesc. **Agar.**[1] **AGN.**[5] aloe alum. alumn. am-c. ambr. amyg-p. anac. androc.[222] ang. **Ant-t.** anth. **Apis** apisin.[5] apoc. **Arg-n. Arn. ARS.**[1] **ARS-I.** ars-met. asaf. asar. atro. **AUR.** aur-m-n. **AUR-S.**[58] bamb-a.[1184] **Bar-c. Bar-m. Bell.**[1] benz-ac. benz-n. berb. bor.[1] **Bov.** brach. **Brom.** bry.[5] buth-aust.[149] **Cact.** calad.[5] **Calc. CALC-AR. CALC-P.** calc-s. calo. calx-b.[194] **CAMPH.** cann-i. cann-s. canth. caps. **Carb-ac. Carb-an. CARB-V. Carbn-o.**[102] **Carbn-s.** carc.[233] carl. cass.[36] **Caust.**[5] **Cedr.** cham.[5] **CHEL. CHIN. Chin-ar. Chin-s.** choc.[222] cic.[10] cimic. **Cina**[5] cinnb. cocc. coff. colch.[149] **Coloc.** com. **Con.** cop. corn.[25] **Croc. Crot-c.** crot-h. croto-t. **Cupr.**[54] cupr-s. **CYCL.** cypra-e.[227] **DIG.** dor.[25] **Dros.**[1] elaps[36] ephe.[267] **Eup-per.** eup-pur. euph. euphr. fago. **FERR.** ferr-ar. **FERR-I. FERR-P. Gels.** germ.[222] gink.[227] gins. glon. gran. **GRAPH.** grat. haliae-lc.[222] harp.[1184] hed.[144] **Hell.** helo.[77] hep. hura hydr-ac.[81] hydrc. **Hydrog.**[222] hyos. **Ign.** ind.[36] indg. inul. **IOD. IP.** irid.[222] iris[36] jatr. **KALI-AR.** kali-bi. kali-br.[8] **KALI-C.**[1] **KALI-CHL.**[111] kali-i. kali-n.[1] **KALI-P.** kali-s. kreos.[85] lac-ac. lac-d.[85] lac-lup.[204] **LACH.** lact. laur. **Led.**[1] lepro.[197] lil-t. lith-c.[227] lob-s.[85] **LYC. LYCPS.** m-arct.[85] m-art.[5] mag-p.[111] mag-s. manc. **Mang.** mang-acet.[1] marm-w.[194] **Med.** meli.[102] **MENY.** merc. **Merc-c.** merc-i-r. merc-s. **Mez.**[1] morph. mosch. **MUR-AC.**[1] naja **Nat-ar.**[58] **NAT-C.**[5] **NAT-M. NAT-P.** nat-s. nat-sil.[58] **Nit-ac.**[5] **NUX-M.**[102] **Nux-v.** oena. ol-an.[144] **OLND.**[5] **Op. Ox-ac.** ozone[227] **Pall.** par. **PETR.**[1] **PH-AC. Phos. Phyt.** plan. plat.[1] plb. plut-n.[222] prot.[193] pull-g.[181] **PULS. Pyrog.** querc-r.[257] **Ran-b.** raph. **Rhus-t. Rob.** rumx. **RUTA SABAD. SABIN. SAMB. Sang.** sanic. sant.[25] sarcol-ac.[149] sars. **SEC.**[184] **Sel.**[5] **Sep.**[5] sil.[1] spect.[271] spig.[1] spira.[122] spong.[1] **Squil.**[5] stann.[1] staph.[1] **Stram.**[102] stry. sul-ac.[1] **SULPH. Sumb. Tab.** tarax. tax-br.[255] tep. teucr.[5] thea[275] ther. **Thuj.**[36] thyr.[111] torul.[72] trif-p.[102] tub.[36] **VERAT. Verat-v.** verb. vip. **Zinc. ZINC-P.**[58] zing.
☞ *O; Arme; Hände*

⇄ ◦ ◦ **abwechselnd** mit:

◦ ◦ ◦ **Hitze**: bell. bor.[1] chin. cimic. cocc. fago. lil-t.[111] nit-ac.[1] par. spira.[122]
☞ *A; Abwechselnd mit*

◦ ◦ ◦ ◦ **Kopfes,** des: nit-ac.[1]

◦ ◦ ◦ **kalten** Füßen: aloe sep. zing.
☞ *A; Abwechselnd mit*

◦ ◦ **abwechselnde** Seiten: cocc.[1]
☞ *O; Arme; Hände; abwechselnde Seiten*

◦ ◦ **einseitig**: acon.[5] ant-t.[5] cann-i.[25] canth.[5] **Chin.** cocc. dig. ferr. ip. lac-ac.[193] lyc.[5] mez. **Mosch.** puls. rhus-t.[5] sulph.[5] tab. thuj.[5]

◦ ◦ ◦ **eine heiß, die andere kalt**: acon.[5] ant-t.[5] cann-i.[25] canth.[5] **Chin.** cocc. **Dig. Ip. Mosch. Puls. Tab. Thuj.**[5]
☞ *links; Hitze in der rechten • rechts; Hitze der linken*

◦ ◦ ◦ **Finger** der anderen heiß: thuj.[1]

◦ ◦ ◦ **heiß** und blass, andere kalt und Rot: mosch.

◦ ◦ ◦ **Schweiß** an der anderen Hand: ip. mez. mosch.

◦ ◦ **links**: ambr.[1] ant-t.[36] carb-v.[102] chin.[1] kali-chl.[111] nux-m.[102] thyr.[111]
☞ *O; Arme; links*

◦ ◦ ◦ **Hitze** in der rechten: ant-t.[36]
☞ *einseitig; eine heiß, die andere kalt*

◦ ◦ **rechts**: ant-t. cann-i. chel. ferr. **Gels.** haliae-lc.[222] lac-ac. med.[58] mez. mosch. pall. plut-n.[222] sarcol-ac.[149] sec.
☞ *O; Arme; rechts*

◦ ◦ ◦ **links,** dann: med.
☞ *O; Arme; rechts; links, dann*

◦ ◦ ◦ **äußere** Wärme amel. nicht: sarcol-ac.[149]

◦ ◦ ◦ **Hitze** der linken: lac-ac. med.[58] mez. mosch.
☞ *einseitig; eine heiß, die andere kalt*

◦ ◦ ◦ **Taubheitsgefühl** der linken: ferr.

◦ ◦ **tagsüber**: ars-met. phos.
☞ *O; Arme; tagsüber*

◦ ◦ **morgens**: bell.[1] chel. chin. cina coloc. cycl. fago. ferr. gels. lyc. mang. mez. spong. stram. sumb.
☞ *O; Arme; morgens*

◦ ◦ ◦ **7.30 Uhr**: ferr.

◦ ◦ ◦ **8** Uhr: ferr.

◦ ◦ ◦ **8.30 Uhr**: mez.

◦ ◦ ◦ **Aufstehen,** nach: coloc.

◦ ◦ **vormittags**: calc. chin. con. dros. fago. grat. led. mez. nat-m.
☞ *O; Arme; vormittags*

◦ ◦ ◦ **9** Uhr: dros. mez.

◦ ◦ ◦ **10** Uhr: con. fago. led.

◦ ◦ **mittags**: kali-c.[1] zing.

◦ ◦ **nachmittags**: alumn. chel. chin-s. eup-pur. gels. mez. nux-v. petr. rhus-t. sulph.
☞ *O; Arme; nachmittags*

◦ ◦ ◦ **13** Uhr: chel.

◦ ◦ ◦ **14** Uhr - **15** Uhr: chel.

◦ ◦ ◦ **15** Uhr, nach: eup-pur.

◦ ◦ ◦ **16** Uhr: petr.

◦ ◦ ◦ **16.30 Uhr**: mez.

◦ ◦ ◦ **17** Uhr: **Rhus-t.**
☞ *O; Arme; nachmittags; 17 Uhr*

- **abends**: **Acon.** agar.[1] aloe alumn. ambr. ars. aur. bamb-a.[1184] carb-an. **Carb-v.** carl. chel. chin. colch. coloc. graph. hep. lyc. mang. nat-c. ox-ac. phos. sabad. sulph. tarax. thuj. verat.
  ☞ *O; Arme; abends*
  - **19** Uhr: **Lyc.** phos.
  - **20** Uhr: hep. tarax.
  - **Bett,** im: aur. carb-an. colch.
  - **Freien,** im: mang.
    ☞ *O; Arme; Luft; agg.; frische*
  - **Hitze**:
    - **während**: agar.[1] sabad.
    - **nach**: thuj.
- **nachts**: **Aur.** bry. **Phos.** sec.[184] sep. thuj.
  ☞ *O; Arme; nachts*
- <> **Abdomen,** mit Schneiden und Reißen im: **Ars.**
- **alten** Menschen, bei: bar-c.
- **Ärger,** nach: phos.
  ☞ *O; Arme; Zorn, durch* ▤ *GEMÜT; M; Zorn, Beschwerden durch*
- **Aufstehen,** nach: fago.
- **Bewegung,** nach: alumn. **Cocc.**
  ☞ *O; Arme; Bewegung; nach*
- **Blutandrang,** mit: elaps[36]
- **Diarrhö,** bei: apis brom. dig. **Kali-br.**[8] **PHOS.**
- **Durst,** mit: nat-c.[5] nit-ac.[5]
- **Einhüllen,** hüllt sie ein: petr.[1]
  ☞ *O; Arme; Einhüllen der Hände amel.*
- **Erregung,** durch: lil-t.
  ☞ *O; Arme; Gemütsbewegungen, durch* ▤ *GEMÜT; M; Erregung; Beschwerden durch; Allgemeinsymptome*
- **Erwachen,** beim: dig.
  ☞ *O; Arme; Erwachen, beim*
- **Essen,** nach dem: aloe camph. caps. con.
  ☞ *O; Arme; Essen; nach*
- **Fieber,** während: arn. asaf. canth. cycl. dros.[1] euphr. hell. ip. m-arct.[85] nit-ac. puls. ran-b. sabad. stram.[102] sul-ac.[1] thuj.[137]
  ☞ *Fieber, während* ▤ *INNERER HALS; C; Kälte, Empfindung von; Fieber, während*
- **Froststadium** im Fieber, während: **Agn.**[5] ars.[1] asar.[1] aur. bell.[1] **Bry.**[5] buth-aust.[149] cact. **Camph.** canth. **Carb-v.** cedr. chel. **Chin.**[5] cina[5] colch. con. hep. hyos.[1] ip. led.[1] lyc. mang-acet.[1] **Meny.** **MEZ.** mur-ac.[1] nat-c.[1] **Nat-m.** **NUX-V.** olnd.[5] **Op.** petr. **PHOS.** plb. **Samb.**[5] **SEC.** sep.[1] spong.[1] stann.[1] staph.[1] stram. sulph.[1] **Teucr.**[5] thuj.[1] **VERAT.**
- **Frühstück,** nach dem: verat.
  ☞ *O; Arme; Frühstück, nach dem*
- **Gehen,** beim: asaf. camph. chin. mang-acet.[1] phos. plb.
  - **Freien,** im: mang-acet.[1] phos. plb.
- **geistiger** Anstrengung, bei: lach. **Ph-ac.**
  ☞ *O; Arme; geistige Anstrengung, durch*
- **Herzklopfen,** bei: chin.[76]
- **Hinlegen**:
  - **agg.**: kali-c.
  - **amel.**: phos.
    ☞ *O; Arme; Liegen; amel.; Hinlegen, nach dem*
- **Hitze,** mit:
  - **Finger,** der: thuj.[1]
  - **Füße,** der: **Aloe** **Calc.** coloc. ph-ac. **Sep.**
  - **Gesichts,** des: agar. **ARN.** ars. asaf. aur.[1] calc. camph.[1] caps.[1] chin. coloc.[36] con. cycl.[1] euph. euphr.[1] graph.[1] hyos. ign. kali-n.[1] nat-c.[1] nit-ac.[1] phos.[1] plat.[1] rhus-t.[1] ruta sabin. sil.[1] spig.[1] **STRAM.** sumb. **Thuj.**
    ▤ *GESICHT; C; Hitze; allgemeine Arzneien; Kälte mit; Hände*
  - **Handflächen,** der: **Ferr.**[54]
  - **innerlich**: **Arn.** **Bry.**[8] hydrog.[222] verat.[85]
  - **Kopfes,** des: arg-n.[36] **ARN.** asaf. **Aur.** bar-c. **BELL.** calo. gink.[227] **GLON.** hell. iod. **Ip.** lact. lyc. **Nat-c.** nat-m.[5] ol-an.[144] petr.[1] ph-ac. ran-b.[85] sep. sumb.
    ▤ *KOPF; C; Hitze; Kälte, mit; Extremitäten, der*
    •KOPF; C; Hitze; Kälte, mit; Extremitäten, der; Hände
  - **Körpers,** des: apis[8] ars-met. coloc.[36] ip.[1] iris[36] m-arct.[123] nux-v.[1] puls.[1] ran-b. samb.[54] squil.[8] tab.[102]
    - **einseitig**: **Ran-b.**
    - **Schlaf,** im: **Samb.**[54]
      ☞ *O; Arme; Schlaf; während*
  - **Oberschenkel,** der: thuj.
  - **Stirn,** der: ars. asaf. asar. lob-s.[85]
- **Husten,** während: rumx. **Sulph.**
  ☞ *O; Arme; Husten agg.*
- **Konvulsionen,** während: **Cupr.**[54] hydr-ac.[81]
- **Kopfschmerz**:
  - **während**: acon.[137] ambr.[1] **Arn.**[137] bell.[102] bry.[137] **Calc.**[102] carb-v.[1] **Chin.**[137] ferr.[102] gels.[137] ind.[36] lac-d.[85] lach.[102] meli.[102] **Meny.**[102] mur-ac.[137] naja[102] sep.[102] sulph.[102] tub.[36] verat.[102]
  - **nach**: cupr.[1]
- **Lesen,** beim: lyc.
- **Menses,** während: aesc. **Arg-n.** ferr. **Graph.** kali-i. **Phos.** sabin. sec. sulph. verat.
  ☞ *O; Arme; Menses; während*
- **Mittagessen,** nach: cann-i.
- **Sakrum,** bei Schmerzen im: hura
  ☞ *O; Arme; Schmerzen, bei*
- **Samenerguss,** nach: **Merc.**
  ☞ *O; Arme; Pollutionen, nach*
- **Schlaf,** im: ign. merc. samb.
  ☞ *O; Arme; Schlaf; während*
- **Schnupfen,** bei: anac.[5]
- **Schreiben**:
  - **während**: chin-s. mez.
    ☞ *O; Arme; Schreiben agg.*
  - **nach**: agar.
    ☞ *O; Arme; Schreiben agg.*
- **Schwangerschaft,** während: kreos.[85]
- **Schweiß**:
  - **nach**: pull-g.[181]

KÄLTE; Arme; Hände; Schweiß (Forts.)

◦ ◦ ◦ **während**: arn.[5] bell.[5] **Camph.**[5] **Caust.**[5] cham.[5] chin. dig. fago. ip.[5] **Lil-t.** lyc.[5] merc-c. mez.[5] nit-ac.[1] **Nux-v.**[5] phos.[5] **Rhus-t.**[5] **Samb.**[5] **Sel.**[5] **Sep.**[5] squil.[5] **Sulph.**[5] **Verat.**[5]

◦ ◦ **Schwindel,** bei: merc. **Sep.**[5]

◦ ◦ **Sprechen,** beim: am-c. ph-ac.
☞ *O; Arme; Sprechen agg.*

◦ ◦ **Stuhl,** nach weichem: corn.[25]

◦ ◦ **taub** und kalt: chel. colch.[149] hydrog.[222] **Lach. Ox-ac.**

◦ ◦ **Übelkeit,** bei: gran.
☞ *O; Arme; Übelkeit, mit*

◦ ◦ **Urinieren,** bei reichlichem: dig.

◦ ◦ **warm** anzufassen, aber: phos.[1]
☞ *O; Arme; Berührung; agg.*

◦ ◦ **Wein,** nach: verat.

◦ ◦ **Wetter,** bei heißestem: **Asar.**

◦ ◦ **Zimmer,** warmes, **agg.**: mez.[1] **Nux-v.** plan.
☞ *O; Arme; Zimmer, im; agg. im warmen*

◦ ◦ **Zusammenschnüren** der Brust, bei Empfindung von: ozone[227]

◦ ◦ **Mittelhandknochen** links: thuj.[36]
☞ *O; Arme; links*

◦ ◦ **Handrücken**: anac. chin-s. coff. naja phos. rhus-t.
☞ *O; Arme; Hände; Handrücken*

◦ ◦ ◦ **nachmittags**: chin-s.
☞ *O; Arme; nachmittags*

◦ ◦ ◦ **Hitze** in den Handflächen, mit: anac. coff.

◦ ◦ **Handflächen**: **Acon.** dig. hyos. jatr.
☞ *O; Arme; Hände; Handflächen*

◦ **Finger**: **Abrot. Acon.** act-sp. adam.[222] **Agar.** am-c.[5] ang.[1] **Ant-t.** apis apisin.[5] arn. asar.[5] brom. buni-o.[149] buth-aust.[119] cact. calad. **Calc. Calc-p.** cann-s.[1] caps. carb-v. **Carbn-s.** carl. caust. **Cham. CHEL.** chin-s. cic. cist. **Cocc.**[5] coff. colch. coloc. con. corv-c.[258] crat.[102] crot-h. **Cupr. Dig.** ephe.[267] falco-p.[265] foll.[1201] gels. gins. **GRAPH. Hell.** hep.[5] hydr-ac. jatr. **KALI-C.** kreos.[5] **Lac-c.**[137] **Lac-d.** lob. lyc. m-arct.[5] mang.[5] mang-acet.[1] marm-w.[194] med. **Meny.** merc. mosch. mur-ac. nat-m. neon[222] nit-ac.[5] nux-v. ozone[227] par. petr.[5] **Ph-ac.** phos. plan. plb. plut-n.[222] ptel. ran-b. rat. rhod. **Rhus-t.** rumx. sal-ac. sars. sec. **Sep.** sieg.[144] sol[236] spig. stann.[5] sulph. sumb. **TARAX.**[102] **THUJ.** uran.[269] verat.[58] vip. zinc. zinc-p.[58]

◦ ◦ **abwechselnd** mit Kopfschmerz: **Cupr.**
☞ *A; Abwechselnd mit ▤ KOPF; O; Innerlich, innerer Kopf; abwechselnd mit*

◦ ◦ **links**: plut-n.[222] thuj.[1]
☞ *O; Arme; links*

◦ ◦ **rechts**: ang.[1]
☞ *O; Arme; rechts*

◦ ◦ **morgens**: chin-s. rat.
☞ *O; Arme; morgens*

◦ ◦ **nachmittags, 14 Uhr**: plan.

◦ ◦ **abends**: sulph. thuj.
☞ *O; Arme; abends*

◦ ◦ **nachts**: **Mur-ac.**
☞ *O; Arme; nachts*

◦ ◦ **Froststadium** im Fieber, während: **Apis Cact.** dig. meny. **Nat-m.** nux-v. par. ph-ac. **Rhus-t. Sep.** verat.

◦ ◦ **Schweiß,** während: ant-t.[5] cham.[5] **Chel.**[5] tarax.[5] thuj.[5]
☞ *O; Arme; Schweiss; agg.*

◦ ◦ **Sitzen,** beim: cham.
☞ *O; Arme; Sitzen; während*

◦ ◦ **erstreckt** sich:

◦ ◦ ◦ **Handflächen** und Fußsohlen: dig.

◦ ◦ ◦ **Mitte** der Oberarme: graph.

◦ ◦ ◦ **Nacken,** zum: coff.

◦ ◦ **Gelenke**: chel.
☞ *O; Arme; Finger; Fingergelenke*

◦ ◦ **Nägeln,** unter den: cann-s.[1] falco-p.[265]
☞ *O; Nägel • O; Nägel; unterm Nagel*

◦ ◦ **Fingerspitzen**: abrot. **Ant-t. Arn.** brom. **Caps.** carb-v. **Carl. CHEL.** cist. coloc. corv-c.[258] hell. jatr. lac-c.[137] lac-d. lob. marm-w.[194] meny. merc. mur-ac.[1] neon[222] ozone[227] petr.[5] ph-ac. ran-b. sal-ac. sars. sec. sieg.[144] spig. sulph. sumb. **Tarax.**[102] **Thuj.** verat.[58] **Zinc.** zinc-p.[58]
☞ *O; Arme; Finger; Fingerspitzen*

◦ ◦ ◦ **morgens** nach dem Aufstehen: coloc.

◦ ◦ ◦ **empfindlich** gegen Kälte: sec.

◦ ◦ ◦ **Fieberhitze,** während: **Caps.** tarax.[102]

◦ ◦ ◦ **Freien,** im: ph-ac.
☞ *O; Arme; Luft; agg.; frische*

◦ ◦ ◦ **Froststadium** im Fieber, während: mur-ac.[1] ran-b.

◦ ◦ ◦ **Körperhitze,** bei: neon[222] thuj.

◦ ◦ ◦ **Schreiben,** nach dem: carl.
☞ *O; Arme; Schreiben agg.*

◦ ◦ **Daumen**: adam.[222] mang-acet.[1]
☞ *O; Arme; Finger; Daumen*

◦ ◦ ◦ **Spitze** des Daumens: mang-acet.[1]

◦ ◦ **Zeigefinger**: rhod.

◦ ◦ **Mittelfinger**: agar. mur-ac. phos. rhod.

◦ ◦ ◦ **Gelenke**: agar.
☞ *O; Arme; Finger; Fingergelenke*

◦ ◦ **Ringfinger**: rhod. sulph.

◦ ◦ ◦ **abends**: sulph.
☞ *O; Arme; abends*

◦ ◦ **Kleiner** Finger: lyc.

- **Hände** und **Füße**: agar.[5] anac.[5] carb-an.[5] ephe.[267] euph.[5] graph.[5] hep.[5] ign.[5] ip.[5] lyc.[5] meny.[5] nat-c.[5] nat-m.[5] petr.[5] ph-ac.[5] samb.[5] squil.[5] stann.[5] verat.[5]
☞ *O; Arme; Hände • O; Beine; Füße*

◦ **Fieber,** während:

◦ ◦ **Froststadium**: agar.[5] **Carb-an.**[5] euph.[5] hep.[5] **Lyc.**[5] **Nat-c.**[5] **Nat-m.**[5] **Petr.**[5] ph-ac.[5] stann.[5]

◦ ◦ **Hitzestadium**: ign.[5] ip.[5] meny.[5] samb.[5] **Squil.**[5]

◦ **Menses**:

◦ ◦ **während**: graph.[5] **Verat.**[5]

◦ ◦ **unterdrückte,** durch: **Verat.**[5]

◦ **Schnupfen,** bei: anac.[5]

- **Beine**: abrot.[137] absin. acet-ac. **Acon.** adam.[222] **Aeth.** agar. agn.[5] aloe alum.[1] alum-p.[58] alum-sil.[58] alumn. am-br. am-c. am-m. ambr. amyg-am.[36] anac. androc.[222] ang. ant-c.[5] ant-t. anth. anthr. aphis. apis **Apisin.**[5] apoc. aq-des.[275] aran. aran-ix.[149] arg.[5] arg-n.[809] arge-p.[264] arn.[5] **Ars.** ars-h. **Ars-i.** ars-s-f.[58] asaf. asar. asc-t. astra-e.[149] astra-me.[102] atro.[25] aur. aur-ar.[58] aur-i.[58] aur-s.[58] aven.[1125] bac.[62] bamb-a.[1184] bani-c.[261] bapt. bar-c. bar-i.[58] bar-m. bar-s.[58] **BELL.** benz-ac. benzo.[85] berb. beryl.[119] bism.[102] both-a.[3070] bov. brach. brom. bros-g.[259] **BRY.** bufo but-ac.[149] cact. **CALAD.**[5] calc. calc-f.[137] calc-hp.[25] calc-i.[58] calc-p. calc-s. calc-sil.[58] calx-b.[194] camph. camph-br.[25] cand-a.[239] cann-i. cann-s.[5] canth. caps. carb-ac. carb-an. carb-v. carbn-o. carbn-s. carc.[233] card-m. carl. cass.[36] caul. **Caust.**[1] cedr. cench. cham. **Chel.** **Chin.**[1] chin-ar. chin-s. chlorpr.[149] choc.[222] chr-ac. cic. cimic. cimx. cina[58] cinnb. cist. cob.[144] cob-n.[119] coc-c. coca **COCC.** coff. colch.[5] coll.[102] coloc. com. con. cop. corn.[25] corv-c.[258] **Croc.**[5] crot-c. crot-h. croto-t. cupr. cupr-ar. cypra-e.[227] daph. **Dig.** dios. dirc. dor. dros.[5] dulc.[102] echi.[85] elaps ephe.[267] erech.[45] eup-per. eup-pur. euph.[1] euphr.[5] fago. falco-p.[265] ferr.[22] ferr-ar. ferr-i. ferr-p. ferul.[36] form. gad. gels. germ.[222] gink.[227] glon. gran. graph. guare.[36] haliae-lc.[222] ham. hed.[144] hell. helo.[144] hep. hipp. hura hydr. hydrc. hydro-c.[2147] hydrog.[222] hyos. hyper. iber. **Ign.**[137] ind. iod. ip.[5] iris jatr.[137] kali-acet.[193] kali-ar. kali-bi. kali-br. kali-c. kali-chl.[8] kali-i. **KALI-N.**[5] kali-p. kali-s. kola[1184] kreos.[809] kron.[9] lac-ac. **LAC-C.** lac-d. lac-eq.[204] lac-h.[233] lac-lup.[204] lach.[5] lachn.[111] lact. lar-ar.[251] lat-h.[301] lath.[137] laur. **Led.**[193] lepro.[197] lept.[25] lil-t. lith-c. lob-s.[85] lyc. lycps. m-arct.[5] m-aust.[5] mag-c.[5] mag-m. mag-p.[111] mag-s. manc. mang. mang-acet.[1] marm-w.[194] med. meli. meny.[5] meph. **Merc.** **MERC-C.**[5] merl. **Mez.**[1] morph. mosch.[1] mur-ac.[1] myric.[25] naja[111] nat-ar.[58] nat-c. nat-m.[1] nat-n. nat-p. nat-s. nat-sil.[58] neon[222] **NIT-AC.** nux-m. **Nux-v.** oena. ol-an. ol-j.[25] olnd.[5] **OP.** **Ox-ac.** ozone[227] pall. par. petr. ph-ac. **Phos.** phyt. pic-ac. pimp.[5] pip-m. plan. plat. **Plb.**[5] plut-n.[222] podo. polyg.[111] pop.[25] psil.[164] psor. ptel. pull-g.[181] **PULS.**[5] ran-b. raph. **Rhod.**[5] **Rhus-t.**[809] rob. rosm.[102] rumx.[25] ruta **SABAD.** **Sabin.**[5] sac-l.[55] **Samb.** sang.[111] sanic.[137] sant.[25] sars.[5] scol.[1142] **Sec.** sel.[5] senec.[111] **SEP.** sil. sin-a. spect.[271] spig. spong. squil.[5] stann. staph. **Stram.** stront-c. stry. stry-p.[102] sul-ac.[58] sul-i.[58] **Sulph.**[5] sumb. syph.[137] tab.[111] tarent.[137] tax.[303] tax-br.[255] tell. tep. teucr.[5] thea[275] ther. thlaspi[111] **Thuj.**[5] thyr.[102] til. trif-p.[102] trio.[25] tub.[304] uran.[269] valer.[5] vario.[137] verat.[5] verat-v. verb. vesp. vip.[85] zinc. zinc-p.[58] zing.

◦ **abwechselnd** mit Hitze im Kopf: sep.
☞ *A; Abwechselnd mit*

◦ **einseitig**: lach.[5] rhus-t.[5]

◦ **links**: agar.[1] carb-v.[5] sulph.[1]
☞ *O; Beine; links*

◦ **rechts**: echi.[85] nit-ac.[1] petr.[1] **Sabin.**[5]
☞ *O; Arme; rechts • O; Beine; rechts*

◦ **tagsüber**: lath.[137] nat-c.
☞ *O; Beine; tagsüber*

◦ ◦ **Brennen,** mit, nachts: lath.[137]

◦ **morgens**: con.[1]
☞ *O; Beine; morgens*

◦ **vormittags**: rumx. sep.
☞ *O; Beine; vormittags*

◦ ◦ **Schlafenszeit,** bis zur: sep.

◦ **mittags**: chel. lyc. nit-ac. sars.
☞ *O; Beine; mittags*

◦ ◦ **Bett,** im: chel. lyc. sars.
☞ *O; Beine; Bett, im; agg.*

◦ ◦ **Heben** der Decken, beim: lyc.

◦ **nachts**: agar.[1] carb-v.[1] **Lac-c.** nit-ac. petr. phos. plut-n.[222]
☞ *O; Beine; nachts; agg.*

◦ ◦ **Erwachen,** beim: **Nit-ac.**

◦ **Chorea,** bei: laur.[137]
ALLGEMEINES; C; Chorea

◦ **Herzklopfen,** bei: verat.[76]

◦ **Koitus,** nach: graph.[193]
☞ *O; Beine; Koitus agg.*

◦ **Liegen** agg., im Bett: hydrog.[222]
☞ *O; Beine; Liegen; agg.; Bett, im*

◦ **Menses,** während: bufo calc. cham. lil-t. ozone[227] **Sec.** **Sil.**
☞ *O; Beine; Menses; während*

◦ **Übelkeit,** bei: arg-n.
☞ *O; Beine; Übelkeit, bei*

◦ **warm** anzufassen, aber: kron.[9]

◦ **Teile,** einzelne:

◦ ◦ **gelähmtes** Glied: **Ars.** **Cocc.** dulc. graph. **Nux-v.** **Rhus-t.**

◦ ◦ **schmerzhaftes** Glied: **Led.** merc. myric.[25] syph.[137]
☞ *Frösteln, Empfindung von; Beine; Unterschenkel; Ischialgie, bei • Schmerz; Beine; Nerven; Ischias; Kälte der schmerzhaften Teile*

◦ **Vorderseite**: thuj.[5]

◦ **Knochen**: nit-ac.[111] sep.[111]
☞ *O; Beine; Knochen*

◦ **Ischiasnerv,** nach dem Aufstehen: ferul.[36]

◦ **Gesäßbacken**: agar. beryl.[119] calc. calc-p.[102] cench. daph. hydr. mang. ozone[227]
☞ *O; Beine; Gesäßbacken*

◦ ◦ **nachts** im Bett: **Cench.**

◦ ◦ **11** Uhr: hydr.

◦ ◦ **Menses,** vor: mang.
☞ *O; Beine; Menses; vor*

◦ ◦ **taub,** und: calc-p.[102]

◦ ◦ **Gesäßmuskeln**: agar. calc.

◦ **Hüften**: agar. bell.[1] bry. carb-v. caust. gad. gran. ham. hura kali-bi. merc. merl. mez. morph. rhus-t. tax. tep.[36] ther. thuj. valer.
☞ *O; Beine; Hüften*

◦ ◦ **links**: carb-v. caust. thuj.
☞ *O; Beine; links*

◦ ◦ **rechts**: bell.[1] bry. kali-bi. merl. rhus-t.
☞ *O; Arme; rechts • O; Beine; rechts*

◦ ◦ **9** Uhr: ham.

◦ ◦ **tief** sitzend: tep.[36]

KÄLTE; Beine; Oberschenkel (Forts.)

- **Oberschenkel**: acon. agar.[1] aloe alum.[102] arn. ars. ars-i.[25] astra-me.[102] bar-c. bell.[5] berb.[102] bism.[102] bry. **Calad.**[5] **Calc.**[5] calc-p.[102] camph. **CAPS.**[5] **Carb-v.**[102] chin. cic.[5] cimic. coc-c. colch.[102] coll.[102] cop. crot-c.[102] elaps[36] hell.[5] hura ign.[5] kali-bi.[111] lac-ac.[102] lact.[102] **Laur.**[102] lob-s.[85] **LYC.** m-aust.[5] **Merc.** mez.[102] mosch.[5] **Nat-m.**[102] nit-ac. nux-v.[5] olnd.[5] op. ox-ac.[102] ozone[227] phos. puls. ran-b. **Rhod.** rhus-t.[102] sabad. samb.[5] sars. sep.[5] sil.[102] **SPONG.**[1] **STRONT-C.**[5] **Sulph.**[5] tax. tep. ther.[111] **Thuj.**[5] **Tub.**[102] **Verat.**[102] zinc.[102] zinc-p.[58]
  - **rechts**: camph. kali-bi.[111] ozone[227]
    ☞ O; Arme; rechts • O; Beine; rechts
  - **tagsüber**: lyc. tax.
    ☞ O; Beine; tagsüber
  - **morgens**: arn. sulph.[1] zinc-p.[58]
    ☞ O; Beine; morgens
  - **nachmittags**: lyc.
    ☞ O; Beine; nachmittags
  - **abends**: bry. **Calc.** puls. rhod.
    ☞ O; Beine; abends
    - **18** Uhr: puls.
    - **Aufstehen** vom Sitzen, beim: rhod.
      ☞ O; Beine; Aufstehen; agg.; Sitzen, vom; während
  - **nachts**: coc-c. cop. ign. merc. nux-v.
    ☞ O; Beine; nachts; agg.
  - **Fieberhitze,** während: ign.[5] spong.[1]
  - **Froststadium** im Fieber, während: **Thuj.**
    ☞ O; Beine; Fieber; während; Froststadium im Fieber
    - **Schüttelfrost,** bei: **Thuj.**
      ☞ O; Beine; Fieber; während; Frösteln, Schaudern
  - **Kolik,** bei: **Calc.**
  - **Konvulsionen,** während: **Calc.**
  - **Menses,** nach: colch.[102] coll.[102]
  - **Schweiß,** bei: calad.[5] calc.[5] nux-v.[5] **Sulph.**[5] thuj.[5]
  - **Sitzen,** beim: chin. ran-b.
    ☞ O; Beine; Sitzen; agg.; während
  - **Stehen,** beim: berb.
    ☞ O; Beine; Stehen; agg.; während
  - **erstreckt** sich zu anderen Körperteilen: thuj.[5]
  - **Vorderseite**: thuj.[5]
  - **Rückseite**: agar.[1]
  - **außen,** lateral: berb.[102] lob-s.[85]
- **Knie**: acon. agar. **AGN.**[5] aloe alumn.[58] ambr.[5] **Apis ARS.**[36] ars-h. **Asar.** aur.[36] **Benz-ac.** calc.[102] calc-p.[58] camph. cann-s. **CARB-V.** carbn-o.[111] carbn-s. **Card-m.** cass.[36] caust.[5] chel. **Chin.**[5] **Chin-ar. Chin-s. Cimx. Colch.** coloc. cop. daph. dig.[1] euphr. ferr.[22] graph. hydrog.[222] **Ign.** kreos.[809] **Lach.** led. lob-s.[85] m-arct.[5] med.[193] **Meny.**[5] **Merc.** mez.[5] nat-c.[102] **Nat-m.**[36] **Nit-ac.** petr.[1] **PHOS. Puls.**[5] raph. rhod. **Sec. Sep.**[5] **SIL.** stann. sulph.[5] thuj. **Verat.**[1]
  ☞ O; Beine; Knie
  - **rechts**: ambr.[5] chel.
    ☞ O; Arme; rechts • O; Beine; rechts
  - **vormittags**: thuj.
    ☞ O; Beine; vormittags
  - **abends**: agn. ars.[1] aur.[1] euphr.
    ☞ O; Beine; abends
    - **Bett,** im: ars.[1] aur.[1]
      ☞ O; Beine; Bett, im; agg.
    - **Erwachen,** beim: euphr.
  - **nachts**: **CARB-V.** cop. euphr. **PHOS.**[122] raph. sep. **Verat.**
    ☞ O; Beine; nachts; agg.
    - **Bett,** im: **PHOS.** sep.
      ☞ O; Beine; Bett, im; agg.
    - **Erwachen,** beim: euphr.
  - **Dysenterie,** bei, erstreckt sich zum Fuß: aloe
  - **Erwachen,** beim: carb-v.[58]
  - **Erwärmen,** lassen sich nicht: ars.[36]
  - **Fieberhitze,** bei: **Agn.**[5]
    ☞ O; Beine; Fieber; während; Hitzestadium im Fieber
  - **Froststadium** im Fieber, während: **APIS CARB-V.** ign. **PHOS.** sil.
    ☞ O; Beine; Fieber; während; Froststadium im Fieber
  - **Gehen** im Freien, nach: sil.
  - **geschwollenes** Knie: **Led.**
  - **Liegen,** beim: ars.
    ☞ O; Beine; Liegen; agg.
  - **Menses,** während: cop.
    ☞ O; Beine; Menses; während
  - **Schweiß,** während: agn.[5] **Ars.**[58] chin.[5] puls.[5] **Sep.**[5] **Sulph.**[5]
    - **kalter**: ars.[58]
  - **Wetter,** bei heißestem: **Asar.**
  - **erstreckt** sich abwärts: med.[193]
  - **außen,** lateral: dig.[1]
  - **Kniescheibe**: aur.[36] kreos.[809] nat-m.[36] verat.[1]
    ☞ O; Beine; Knie; Kniescheibe
    - **abends** im Bett: aur.[36]
  - **Kniekehle**: agar. ars-h.
    ☞ O; Beine; Knie; Kniekehle
  - **Stelle,** eine: petr.[1]
- **Unterschenkel**: acon. agar. aloe alum. alum-p.[58] **Alum-sil.**[58] alumn. ambr.[58] ant-t. anth. anthr. aphis. **Apis** aq-des.[275] **Arg-n.** arn. **Ars.** ars-i. ars-s-f.[58] asar. astra-e.[149] astra-me.[102] aur.[1] aur-ar.[58] aur-i.[58] **AUR-S.**[58] bac.[62] bar-c. bar-i.[58] bell. benzo.[85] berb. bism.[102] brom. **Bry.** bufo **Calad.**[5] **CALC.** calc-i.[58] **Calc-p.** calc-s. **CALC-SIL.**[58] **Camph.** carb-ac.[25] **Carb-an. CARB-V. Carbn-s. Caust.** cedr. **Cham.**[54] **Chel.**[25] **Chin.**[1] **Chin-ar. Chin-s.**[36] cic. cob-n.[144] cocc. coff. **Colch.** com. **Crot-c. Cupr. DIG.** dios. **Dulc.**[162] echi.[85] elaps eup-pur. euph.[1] euphr. falco-p.[265] **Ferr.** gels.[58] graph. ham. **Hep.** hura hydrc. **Hydrog.**[222] hyper. **Ign.** iod. kali-ar. kali-i. kreos.[5] lac-ac.[102] **LAC-C. LACH.** lact.[102] **Laur. Led.** lil-t. lyc. m-arct.[85] m-aust.[5] mang. mang-acet.[1]

marm-w.[194] **Med. Meny.** meph. **Merc.** mez. mosch.[1] **Naja Nat-c. Nat-m. Nat-p. Nat-sil.**[58] **Nit-ac. Nux-m. Nux-v.** ol-an. **Op. Ox-ac. Petr. Ph-ac. Phos.** pic-ac. plan. plb. plut-n.[222] psor. pull-g.[181] puls. rhod.[5] **RHUS-T.**[1] rumx. ruta[1] sabad. sabin. **SAMB.** sang. **Sec. Sep. SIL.** spong. **STRAM.** stront-c. **Stry.** sul-i.[58] **Sulph.** sumb. **Tab.** tax.[303] ther. thuj. **Tub.** valer.[5] **VERAT.** vip.[85]
☞ *O; Beine; Beine*

◦ ◦ **links**: carb-v. caust. chin.[1] euph.[1] **Hyper.** ol-an. sang. thuj. tub.
☞ *O; Beine; links*

◦ ◦ ◦ **Froststadium** im Fieber, während: carb-v. caust. thuj.
☞ *O; Beine; Fieber; während; Froststadium im Fieber*

◦ ◦ **rechts**: ambr.[58] bry. chel. echi.[85] **Elaps** hydrog.[222] mang-acet.[1] nit-ac.[5] sabad. sabin. sep.
☞ *O; Arme; rechts • O; Beine; rechts*

◦ ◦ ◦ **Froststadium** im Fieber, während: **Bry.** chel. elaps sabad. **Sep.**
☞ *O; Beine; Fieber; während; Froststadium im Fieber*

◦ ◦ ◦ **erstreckt** sich aufwärts zum Knie: ambr.[58] hydrog.[222]

◦ ◦ **morgens**: hep. hura
☞ *O; Beine; morgens*

◦ ◦ ◦ **7 Uhr**: hura

◦ ◦ **mittags**: nit-ac.[1]
☞ *O; Beine; mittags*

◦ ◦ **nachmittags**: aloe alumn. chel. nux-v. puls. sang.
☞ *O; Beine; nachmittags*

◦ ◦ ◦ **16 Uhr**: chel. sang.

◦ ◦ ◦ **18 Uhr**: puls.

◦ ◦ **abends**: aloe aur.[1] chel. colch. euphr. mang-acet.[1] nit-ac. ph-ac. puls. sang. sep. **Sil.**[1] sulph. tub.
☞ *O; Beine; abends*

◦ ◦ ◦ **Bett,** im: aur.[1] colch. ph-ac. **SEP.** sil.[1] tub.
☞ *O; Beine; Bett, im; agg.*

◦ ◦ ◦ **Erwachen,** beim: euphr. **Nit-ac.**

◦ ◦ **nachts**: agar. aloe com. kali-ar. **Merc.** nit-ac. thuj. verat.
☞ *O; Beine; nachts; agg.*

◦ ◦ ◦ **Erwachen,** beim: nit-ac.

◦ ◦ **Abdecken** amel.: **Camph. Med. SEC. Tub.**

◦ ◦ **Ankleiden,** beim: anth.

◦ ◦ **Brennen** in den Oberschenkeln, mit: tab.

◦ ◦ **erhitztes,** gerötetes Gesicht: **Op.**

◦ ◦ **Erwärmen,** lassen sich nicht: ars.

◦ ◦ **Fieber,** während: carb-an. **Eup-pur.** m-arct.[85] meph. sep. **STRAM.**
☞ *O; Beine; Fieber; während • Fieber, während* ▤ *INNERER HALS; C; Kälte, Empfindung von; Fieber, während*

◦ ◦ **Freien,** im: ham.
☞ *O; Beine; Luft; agg.; frische*

◦ ◦ **Gehen,** beim: lach. **Nit-ac.** plan.

◦ ◦ ◦ **Sonne,** in der: **Lach.**

◦ ◦ **Hitze,** mit:

◦ ◦ ◦ **Gesichts,** des: **Arn.**

◦ ◦ ◦ **Hände,** der: tax.[303]

◦ ◦ ◦ **Körpers,** des: tab.

◦ ◦ ◦ **Oberschenkel,** der: plut-n.[222]

◦ ◦ **Koitus,** nach: **Graph.**
☞ *O; Beine; Koitus agg.*

◦ ◦ **Liegen,** beim: chin-s.
☞ *O; Beine; Liegen; agg.*

◦ ◦ **Menses**:

◦ ◦ ◦ **vor**: lyc.
☞ *O; Beine; Menses; vor*

◦ ◦ ◦ **während**: ambr.[54] arg-n. bufo calc. cham.[54] lil-t. sec. sil.
☞ *O; Beine; Menses; während*

◦ ◦ **Mittagessen,** nach: cedr.

◦ ◦ **Schweiß,** mit kaltem: ars.

◦ ◦ **Sitzen,** beim: camph. hyper. led. mang-acet.[1]
☞ *O; Beine; Sitzen; agg.; während*

◦ ◦ **Stehen,** beim: nat-m. samb.
☞ *O; Beine; Stehen; agg.; während*

◦ ◦ **Wärme** durch Zudecken **amel. nicht**: asar.

◦ ◦ **Zimmer,** warmes, **agg.**: acon. meny. **SIL.**
☞ *O; Beine; Zimmer; agg.; im Zimmer; warmes Zimmer*

◦ ◦ **erstreckt** sich:

◦ ◦ ◦ **Knie,** hoch zum: benzo.[85] med.[56]

◦ ◦ ◦ **Oberschenkel**: hydrog.[222]

◦ ◦ **innen,** medial: ruta[1]

◦ ◦ **Schienbein**: aq-des.[275] berb. carb-ac.[25] mosch.[1] rhus-t.[1] samb.
☞ *O; Beine; Beine; Schienbein*

◦ ◦ ◦ **Fußknöchel,** innerer, stellenweise: berb.
☞ *O; Beine; Beine; Schienbein; Knöchel; Innenseite*

◦ ◦ **Achillessehne,** nachmittags: chin-s.[36]
☞ *O; Beine; Beine; Achillessehne*

◦ ◦ **Waden**: ars. astra-e.[149] berb. bufo chel.[25] hyper. lach. mang. rumx.
☞ *O; Beine; Beine; Waden*

◦ ◦ ◦ **vormittags**: berb.
☞ *O; Beine; vormittags*

◦ ◦ ◦ **abends**: mang.
☞ *O; Beine; abends*

◦ ◦ ◦ **Sitzen,** beim, **Aufstehen amel.**: mang.
☞ *O; Beine; Aufstehen; amel.; Sitzen, vom; während • O; Beine; Sitzen; agg.; während*

◦ **Knöchel**: **Acon.** adam.[222] agar. berb. calc-f.[137] caust. chin. ign.[111] lach.[36] mag-m.[137] med.[111] oena.[102] rhus-t.[809]

◦ ◦ **rechts**: lach.[36]
☞ *O; Arme; rechts • O; Beine; rechts*

◦ ◦ **Gehen** im Freien, beim: chin.

◦ **Füße**: abrot. absin. acet-ac. **Acon.** aeth. agar. aloe **Alum.**[1] **Alum-sil.**[58] alumn. **Am-br. Am-c. Am-m. AMBR. Anac.** androc.[222] ang. **ANT-C.**[5] **ANT-T.**[5] anth. aphis. **APIS** apoc. aran. aran-ix.[149] arg.[5] **Arg-n.**[809] arge-p.[264] **Arn.**[5] **ARS. ARS-I. Ars-s-f.**[58] asaf. **Asar.**

KÄLTE; Beine; Füße (Forts.)

asc-t. **AUR. AUR-S.**[58] aven.[1125] bac.[62] bamb-a.[1184] bani-c.[261] bapt. **Bar-c.** bar-m. bar-s.[58] **BELL.** benz-ac. berb. both-a.[3070] **Bov.** brach. **BROM.** bros-g.[259] bry. bufo but-ac.[149] **Cact.** calad. **CALC.** calc-p. calc-s. **CALC-SIL.**[58] calx-b.[194] **Camph.** cand-a.[239] cann-i. cann-s.[5] **Canth. Caps. Carb-ac. Carb-an. Carb-v.** carbn-o. **CARBN-S.** carc.[233] carl. cass.[36] **Caul. CAUST.**[1] cedr. **Cham. Chel. CHIN.**[1] **Chin-ar.** chin-s. chlor-pr.[149] choc.[222] chr-ac. cic. cimic. **Cimx. Cina**[58] cinnb. **Cist.** cob.[144] cob-n.[119] coc-c. coca **Cocc.** coff. **Colch.**[5] **Coloc.** com. **CON.** cop. corn.[25] corv-c.[258] croc.[5] **Crot-c.** crot-h. **Croto-t. CUPR.** cupr-ar. cypra-e.[227] daph. **DIG.**[1] dirc. dor. **DROS.**[5] **Dulc.**[102] **Elaps** ephe.[267] eup-per. eup-pur. euph.[1] euphr.[5] fago. falco-p.[265] **FERR.** ferr-ar. **FERR-I. Ferr-p.** form. **Gels.** germ.[222] gink.[227] **Glon. GRAPH.** haliae-lc.[222] hed.[144] **Hell.** helo.[144] **Hep.** hipp. hura hydrc. hydro-c.[2147] **Hy-drog.**[222] hyos. hyper. iber. ign.[137] ind. **IOD. IP.**[5] iris kali-acet.[193] **KALI-AR.** kali-bi. kali-br. **KALI-C.** kali-chl.[8] kali-i. **KALI-N.**[5] **KALI-P. KALI-S.** kola[1184] **KREOS.**[85] lac-ac. lac-d. lac-eq.[204] lac-h.[233] lac-lup.[204] **LACH.**[5] lachn.[111] lact. lar-ar.[251] lat-h.[301] laur. led.[193] lepro.[197] lept.[25] lil-t. lith-c. **LYC. Lycps.** m-arct.[5] m-aust.[5] mag-c.[5] mag-m. mag-p.[111] mag-s. manc. **Mang.** mang-acet.[1] marm-w.[194] **Med.** meli. **MENY. MERC. MERC-C.**[5] mez.[1] morph. **Mur-ac.**[1] **NAJA**[111] **NAT-AR.**[58] **NAT-C. NAT-M. Nat-n. Nat-p. Nat-s. NAT-SIL.**[58] neon[222] **NIT-AC. Nux-m. Nux-v.** oena. ol-an. ol-j.[25] **Olnd.**[5] op. **Ox-ac.** pall. **PAR. PETR. PH-AC. PHOS. Phyt. Pic-ac.** pimp.[5] pip-m. plan. **Plat. Plb.**[5] plut-n.[222] **Podo.** polyg.[111] pop.[25] psil.[164] **Psor.** ptel. pull-g.[181] **PULS.**[5] ran-b. raph. **RHOD.**[5] **Rhus-t.**[5] rob. rumx.[25] **RUTA** sabad. **Sabin.**[5] sac-l.[55] **SAMB.** sang.[111] sanic.[137] **Sars.**[5] scol.[1142] **SEC.**[137] **Sel.**[5] senec.[111] **SEP. SIL.** sin-a. spect.[271] spig. spong. **SQUIL.**[5] **Stann.** staph. **STRAM. Stront-c.** stry. stry-p.[102] **Sul-ac.**[58] sul-i.[58] **SULPH.**[137] sumb. tab.[111] **Tarent.**[137] tax.[303] tax-br.[255] tell. teucr.[5] thea[275] **THUJ.**[5] thyr.[102] til. trif-p.[102] trio.[25] tub.[193] valer.[5] vario.[137] **Ve-rat. Verat-v.** verb. vesp. **Zinc.** zing.

☞ *O; Beine; Füße • Erfrierung; Empfindung wie erfroren; Füße • Frösteln, Empfindung von; Beine; Füße*

◦ ◦ **abwechselnd** mit:

◦ ◦ ◦ **Hitze**: alum.

☞ *A; Abwechselnd mit*

◦ ◦ ◦ **kalten** Händen: aloe sep. zing.

☞ *A; Abwechselnd mit*

◦ ◦ ◦ **Schmerzen** in Gliedern: rhus-t.

☞ *A; Abwechselnd mit*

◦ ◦ **einseitig,** Hitze des anderen: chel. **Chin.**[1] con.[1] dig. hura hydrog.[222] ip. kola[1184] lachn.[111] **LYC. Puls.** tab.[111]

◦ ◦ **links**: aeth. bamb-a.[1184] carb-v.[5] chin. euph.[1] hy-drc. laur.[5] naja[111] nat-m.[5] nat-n.[111] pip-m. psor.[111] rhus-t.[5] stann.[5] sulph.[5] sumb. **Tub.**

☞ *O; Beine; links*

◦ ◦ **rechts**: ambr. bar-c. **Chel.** con.[5] hydrog.[222] **Lyc.** nat-m.[5] pimp.[5] puls.[5] sabin.[5] **Sulph.**

☞ *O; Arme; rechts • O; Beine; rechts*

◦ ◦ ◦ **Gehen,** beim: bar-c.

◦ ◦ ◦ **Schmerz** in Inguinalregion, mit: onos.[304]

◦ ◦ **tagsüber**: **HEP.** mag-s. nat-p. nit-ac. phos. **Sep. Sil.** sulph.[102]

☞ *O; Beine; tagsüber*

◦ ◦ ◦ **Brennen** in der Nacht: nat-p.[137] sulph.[102]

◦ ◦ ◦ **Menses,** während: nat-p.

☞ *O; Beine; Menses; während*

◦ ◦ **morgens**: anac. caps.[5] chel. chin.[1] coc-c. ferr. graph. hura lyc. mag-m. mang-acet.[1] merc. nat-c.[1] nux-v. **SEP. Spig.** stram. sumb. ve-rat.

☞ *O; Beine; morgens*

◦ ◦ ◦ **5** Uhr: hura

◦ ◦ ◦ **7.30 Uhr**: ferr.

◦ ◦ ◦ **Bett,** im: **Caps.**[5]

☞ *O; Beine; Bett, im; agg.*

◦ ◦ ◦ **Frühstück,** nach dem: sep. verat.

☞ *O; Beine; Frühstück, nach dem*

◦ ◦ ◦ ◦ **Kopfschmerz,** während: **SEP.**

☞ *O; Beine; Kopfschmerz, während*

◦ ◦ **vormittags**: **Carb-an.** chin-s. cop. fago. ferr. hura med. meny. mez. petr. rumx.[25] sep.

☞ *O; Beine; vormittags*

◦ ◦ ◦ **15** Uhr, bis: petr.

◦ ◦ ◦ **8** Uhr: ferr. hura meny.

◦ ◦ ◦ **9** Uhr - 15 Uhr: **Carb-an.**

◦ ◦ ◦ **10** Uhr: fago. med.

◦ ◦ ◦ **11** Uhr, Hinlegen amel.: **Sep.**

◦ ◦ **mittags**: chin-s. hura kali-c.[1] nit-ac. sep. zing.

☞ *O; Beine; mittags*

◦ ◦ ◦ **andere** brennt, während der: hura

◦ ◦ ◦ **erhitztem** und gerötetem Gesicht, bei: sep.

◦ ◦ **nachmittags**: bar-c. chel. chin-s. coca coff. colch. eup-pur. **Gels.** hura lyc. mez. nux-v. sang. sars. **Sep.** squil. **Sulph.** zinc.[1]

☞ *O; Beine; nachmittags*

◦ ◦ ◦ **13** Uhr: chel.

◦ ◦ ◦ **14** Uhr: chel. lyc. sars.

◦ ◦ ◦ **15** Uhr: eup-pur. lyc.

◦ ◦ ◦ **16** Uhr: coff. sang.

◦ ◦ ◦ ◦ **Freien,** amel. im: coff.

☞ *O; Beine; Luft; amel., frische*

◦ ◦ ◦ **heißem** Gesicht, mit: hura

◦ ◦ **abends**: **ACON.** aloe alum.[1] am-br. **Am-c.** am-m. androc.[222] arg-n.[809] ars. aur. bar-c. bell.[1] **CALC.** carb-an. **Carb-v.** carbn-s. carl. cedr. cham. chel. chin. con. fago. ferr. ferr-p. graph. hell. hep. kali-ar. kali-c. kali-s. kreos. lar-ar.[251] lyc. mag-c. mang. meny.[1] merc. nat-c. nat-n. nat-sil.[58] nit-ac. nux-v. ox-ac. par. petr. ph-ac. phos. plan. puls. raph. rhod. rhus-t.[1] sars.[1] **SEP. SIL.** staph. stront-c. sulph. tax.[303] thuj. til. tub.[85] verat. **Zinc.**

☞ *O; Beine; abends*

◦ ◦ ◦ **17** Uhr: alum.[1] graph.

☞ *O; Beine; nachmittags; 17 Uhr*

◦ ◦ ◦ **18** Uhr: cedr.

20 Uhr: bar-c. hep.

21 Uhr: aloe kreos.

23 Uhr: fago.

Bett, im:
☞ O; Beine; Bett, im; agg.

agg.: aloe **AM-C. Am-m.** arg-n.[809] aur. **CALC.** carb-an. **Carb-v.** carbn-s. carl. chel. **Ferr.** ferr-p. **GRAPH.** kali-ar. **Kali-c.** kali-s. lyc. meny.[1] merc. nat-c. nat-sil.[58] nit-ac. nux-v. par. petr. ph-ac. **Phos.** raph. rhod. rhus-t.[1] sars.[1] **SEP. SIL.** staph. sulph. tax.[303] thuj. tub.[85] **Zinc.**
☞ nachts; Bett, im •Bett, im; agg. ▤ SCHLAF; C; Schlaflosigkeit; allgemeine Arzneien; Kälte, durch; Füße, der

amel.: sulph.
▤ ALLGEMEINES; M; Bett; amel.; Zubettgehen, beim

Freien, im: mang.
☞ O; Beine; Luft; agg.; frische

nachts: aloe am-c. am-m. ant-c. **Aur.** bamb-a.[1184] bov. bry. calad. **CALC. Carb-v. Carbn-s.** chel. com. cop. **Ferr.** ferr-i. iod. kali-acet.[193] kali-ar. nit-ac. par. petr. **Phos.** plut-n.[222] psor.[111] raph. rhod. rhus-t.[5] sars.[5] sep. **Sil. Sul-i.**[58] sulph. thuj. tub.[85] verat. **Zinc.**
☞ O; Beine; nachts; agg.

1 Uhr - 3 Uhr: kali-acet.[193]

Bett, im: am-m. **Aur.** bamb-a.[1184] **CALC.** carb-v. chel. **Ferr.** nit-ac. petr. phos. plut-n.[222] psor.[111] raph. rhod. rhus-t.[5] sars.[5] sil. sulph. thuj. tub.[85] zinc.
☞ O; Beine; Bett, im; agg. •abends; Bett, im; agg. •Bett, im; agg.

Erwachen, und beim: **Nit-ac.** zinc.

Mitternacht: calad.

<> **Abendessen**:

während: ign.

nach: lyc.

Angst, während: cupr. graph. puls. sulph.
▤ GEMÜT; M; Angst, Beängstigung, Beschwerden durch

Anstrengung, durch: plb.[5]

Bett, im:
☞ O; Beine; Bett, im; agg.

agg.: alum. am-c.[137] ars.[137] bani-c.[261] calc.[137] **Ferr.** graph.[137] kali-c. lach. lyc.[137] naja phos.[1] psor.[137] raph.[137] rhod. sac-l.[55] senec.[111] **Sep.**[111] sil.[137] thuj. tub.[137] zinc.[5]
☞ abends; Bett, im; agg. •nachts; Bett, im

links: ars.[137] tub.[137]

rechts: lyc.[137] raph.[137]

amel.: mez.[1]

Bewegung, nach: **Cocc.**
☞ O; Beine; Bewegung; agg.; nach

brennenden Fußsohlen, mit: cupr.[137]

Cholera infantum, bei: **Kali-br.**[8]

Chorea, bei: laur.[137]
▤ ALLGEMEINES; C; Chorea

Diarrhö:

bei: dig. **Lyc.** nit-ac.

nach: corn.[25]

Erbrechen, nach: sin-a.

erkältet sich durch kalte Füße: con. **Sil.**
▤ ALLGEMEINES; M; Kälte; Kaltwerden; agg.; agg., Körperteils, eines; Füße

Erregung, während: mag-c.
☞ O; Beine; Gemütsbewegungen, nach ▤ GEMÜT; M; Erregung; Beschwerden durch; Allgemeinsymptome

Erwachen, beim: **Chel.** puls.[1] **Samb.** verat. zinc.

Erwärmen, lassen sich nicht: ars.

Essen:

während: ign. sulph.[1]
☞ O; Beine; Essen; während

nach: aloe calc. **Camph.** caps.
☞ O; Beine; Essen; nach

Fieber, während: am-c.[5] **Arn.** ars. bar-c. bell. bufo calad. calc. caps. carb-an. carb-v. caust.[5] chin. hell. ign. ip. **Iris** kali-c. kali-s. **Lach. Lyc.**[5] mag-c.[5] meny. nux-v. petr. phos.[5] ptel. puls. ran-b. rhod. samb. **Sep.**[5] squil.[1] stann. **Stram. Sulph.** tarent.[137] tub.[193] verat.[5] zinc.[1]
☞ O; Beine; Fieber; während •Fieber, während ▤ INNERER HALS; C; Kälte, Empfindung von; Fieber, während

Hitzestadium: am-c.[5] mag-c.[5] **Verat.**[5]

Froststadium im Fieber, während:
☞ O; Beine; Fieber; während; Froststadium im Fieber •eiskalt; Beine; Füße; Froststadium im Fieber, während

Fußbad amel.: glon.

Fußschweiß, durch unterdrückten: con. **Sil.**

Gehen:

während: **Anac. Aran.** asaf. bar-c. carb-an.[1] **Chin.** lach. mang. mang-acet.[1] mez. phos. plan. plb. sil.

Freien, im: **Anac.** bar-c. mang-acet.[1] phos. plan. plb.
☞ O; Beine; Luft; agg.; frische

schnell, im Freien: **Phos.**

Sonne, in der: **Lach.**

amel.: aloe

nach: nit-ac.

geistiger Anstrengung, bei: agar. **Am-c.** ambr. **Anac. AUR.** bell. **CALC.** calc-p. **Carb-v. Caust.** chin. cocc. **Cupr.** gels. kali-c. **Lach. Lyc. NAT-C. Nat-m.** nit-ac. **NUX-V.** petr. **Ph-ac. PHOS.** psor. **PULS. SEP. SIL.**

Haus, amel. im: mang.

Herzklopfen, bei: kali-chl.[8]

Hitze, mit:

Beine, der: pop.[25]

Gesichts, des: acon. arn.[102] ars.[1] **Asaf.** aur.[1] bell.[1] caps.[1] chin.[28] chin-s.[36] cocc. **Ferr.**[102] gels. graph.[1] hura[193] ign. kali-c.[1] mag-c.[1] nat-c.[1] petr.[1] phos.[1] ruta samb.[144] **Sep.** sil.[1] **STRAM.** verat.[1]
▤ GESICHT; C; Hitze; allgemeine Arzneien; Kälte mit; Füße

KÄLTE; Beine; Füße; Hitze, mit

◦ ◦ ◦ ◦ **kaltem** Gesicht, mit:

◦ ◦ ◦ ◦ ◦ **Finger,** und: chin-s.[36]

◦ ◦ ◦ ◦ ◦ **Hände,** und: chin.[28] chin-s.[36] samb.[144]

◦ ◦ ◦ **Hände,** der: acon. calad. com. gink.[227] **Nux-m.** sep.

◦ ◦ ◦ **Kopfes,** des: alum. am-c. anac. **Arn.** ars. aur. bar-c. bar-s.[58] **Bell.** bufo[193] **Cact. Calc.** carb-an.[1] chel.[193] cina[58] cob.[144] cob-n.[119] com. con. **Ferr.** ferr-ar. **Gels.** glon.[193] hell.[1] iod.[193] **Ip.** kali-ar.[58] laur. led.[193] mur-ac.[1] **Nat-c.** nit-ac.[1] par.[144] **Ph-ac.** sep. squil. stram.[193] stront-c.[144] sul-ac.[58] **Sulph.** sumb.[193] thuj. zinc.[5]

KOPF; C; Hitze; Kälte, mit; Extremitäten, der •KOPF; C; Hitze; Kälte, mit; Extremitäten, der; Füße

◦ ◦ ◦ **Körpers,** des: lat-h.[301] ran-b. samb.

◦ ◦ ◦ ◦ **einseitig**: ran-b.

◦ ◦ ◦ ◦ **Schlaf,** im: **SAMB.**

☞ *O; Beine; Schlaf; während*

◦ ◦ ◦ **Oberkörpers,** des: anac.[85]

◦ ◦ ◦ **Oberschenkel,** der: cocc. hydrog.[222] thuj.

◦ ◦ **Hitzewallungen,** bei: hydrog.[222]

◦ ◦ **Kolik,** bei: coloc.[137]

◦ ◦ **Konvulsionen**:

◦ ◦ ◦ **vor**: Bell.[86] **Lach.**[86]

◦ ◦ ◦ **während**: bell.[102] calc.[81] caust.[81] **Cupr.**[54] lach.[81]

◦ ◦ **Kopfschmerz**:

◦ ◦ ◦ **während**: acon.[137] **Arg-n. Arn.**[137] ars. aur. **Bell.** bry.[137] bufo cact. **Calc.** camph. **Carb-v.** carbn-s. chin. chr-ac. coca dirc. **Ferr.** ferr-p. **GELS.** lac-d. lach. laur. **MELI. Meny.** mur-ac.[137] **Naja** nat-m. phos. plat. **Psor.** sars. **SEP.** stram. **Sulph.** trio.[25] tub.[36] vario.[137] verat.[102] verat-v.

◦ ◦ ◦ ◦ **Menses,** nach: **Ferr.**

◦ ◦ ◦ **nach**: cupr.[1]

◦ ◦ **Liegen,** beim:

☞ *O; Beine; Liegen; agg.*

◦ ◦ ◦ **agg.**: tell.

☞ *O; Beine; Liegen; agg.*

◦ ◦ ◦ **amel.**: phos.

☞ *O; Beine; Liegen; amel.*

◦ ◦ **Menses**:

◦ ◦ ◦ **vor**: calc. hyper. **Lyc. Nux-m.**

☞ *O; Beine; Menses; vor*

◦ ◦ ◦ **während**: **Arg-n. Calc.** cop. **Crot-h. Graph.** nat-p. **Nux-m. Phos.** sabin. **SIL.**

☞ *O; Beine; Menses; während •Fußsohlen; Menses, während*

◦ ◦ ◦ **nach**: **Carb-v. Chin-s.**

◦ ◦ **Mittagessen**:

◦ ◦ ◦ **während**: sulph.

◦ ◦ ◦ **nach**: cann-i. carb-v. **Sulph.**

◦ ◦ **Obstipation,** bei: ol-j.[25]

☞ *O; Beine; Obstipation und Hämorrhoiden, durch*

◦ ◦ **Raucher**: sec.[137]

☞ *O; Beine; Rauchen, nach*

◦ ◦ **Samenerguss,** nach: aloe nux-v.

☞ *O; Beine; Pollutionen, nach*

◦ ◦ **Schlaf,** im: bros-g.[259] samb. zinc.

☞ *O; Beine; Schlaf; während*

◦ ◦ ◦ **Körperhitze,** mit: samb.

◦ ◦ **Schnupfen,** bei: anac.[5]

◦ ◦ **Schreiben,** beim: chin-s. sep.

◦ ◦ **Schwangerschaft,** während: kreos.[85] **Lyc. VERAT.**

☞ *O; Beine; Schwangerschaft, während*

◦ ◦ **Schweiß,** während: acon.[5] ant-c.[5] ant-t.[5] arn.[5] ars. **Calc.**[5] **Caust.**[5] chin.[5] con.[5] graph.[5] ip.[5] lach.[5] **Lyc.**[5] nit-ac.[5] **Nux-v.**[5] phos.[5] puls.[5] **Rhus-t.**[5] **Samb.**[5] sel.[5] **Sep.**[5] sil.[5] squil.[5] **Sulph.**[5] thuj.[5] verat.[5]

◦ ◦ ◦ **kalter**: ars.

◦ ◦ **Schwindel,** bei: sep.[1]

◦ ◦ **Sitzen,** beim:

☞ *O; Beine; Sitzen; agg.; während*

◦ ◦ ◦ **agg.**: ars. mez.[1] puls.[1] **Sep.**

◦ ◦ ◦ **amel.**: mang.

☞ *O; Beine; Sitzen; amel.*

◦ ◦ **Sprechen,** beim: am-c.

◦ ◦ **Stuhlgang**:

◦ ◦ ◦ **während**: **Puls.**[5]

☞ *O; Beine; Stuhlgang; beim*

◦ ◦ ◦ **nach**: sulph.

◦ ◦ **Trockenheit** des Mundes, mit: phos.[1]

◦ ◦ **Urinieren,** beim: dig.

◦ ◦ **Wein,** nach: lyc.

◦ ◦ **Wetter,** bei heißestem: **Asar.**

◦ ◦ **Zimmer,** warmes, agg.: bamb-a.[1184] kali-br. mez.[1]

☞ *O; Beine; Zimmer; agg.; im Zimmer; warmes Zimmer*

➡ ◦ ◦ **erstreckt** sich:

◦ ◦ ◦ **aufwärts**: helo.[144]

◦ ◦ ◦ **Knie**: aeth. aloe[58] chel. ign. mang-acet.[1] **Meny.** nat-m. plut-n.[222]

◦ ◦ ◦ ◦ **Dysenterie,** bei: aloe[58]

◦ ◦ ◦ **Oberschenkel**: **Chlorpr.**[149]

◦ ◦ ◦ **Waden**: aloe croto-t.

◦ ◦ **Fußrücken**: chin.[1] graph. phos.[36]

☞ *O; Beine; Füße; Fußrücken*

◦ ◦ ◦ **Gehen,** beim: graph.

◦ ◦ ◦ **Knochen**: chin.[1]

☞ *O; Beine; Knochen*

◦ ◦ **Fersen**: ign.[137] merc.[5] psil.[164] **Puls.**[5] sang.[111] sep.

☞ *O; Beine; Füße; Fersen*

◦ ◦ ◦ **linke,** bei Verbrennung: psil.[164]

☞ *O; Beine; links*

◦ ◦ ◦ **berühren,** wenn sie einander: ign.[137]

◦ ◦ **Zehen,** zwischen den: lar-ar.[251]

◦ ◦ ◦ **3. und 4. Zehe**: lar-ar.[251]

◦ ◦ **Fußsohlen**: acon. ars. aur. calc. caust.[1] chel. chin-s. colch.[5] **Coloc.** con. dig.[1] graph. hyper. kola[1184] lach.[5] laur. lith-c. merc. **Nit-ac.** nux-m. nux-v. phos. **Puls.**[5] rhod.[5] sil. **Sulph.**[137] thuj.[5] valer.[5] verat.
☞ *O; Beine; Füße; Fußsohlen*

◦ ◦ ◦ **morgens**: chin-s. con.
☞ *O; Beine; morgens*

◦ ◦ ◦ ◦ **5 Uhr, mit heißem Gesicht**: con.

◦ ◦ ◦ **abends, im Bett**: **Aur.** verat.

◦ ◦ ◦ **nachts**: nit-ac.
☞ *O; Beine; nachts; agg.*

◦ ◦ ◦ **Bett, im**: sulph.[137]
☞ *O; Beine; Bett, im; agg.*

◦ ◦ ◦ **Fieberhitze, bei**: colch.[5]
☞ *O; Beine; Fieber; während •O; Beine; Fieber; während; Hitzestadium im Fieber*

◦ ◦ ◦ **Freien, im**: laur.
☞ *O; Beine; Luft; agg.; frische*

◦ ◦ ◦ **Menses, während**: **Calc. Graph. Nux-m. Phos. Sil.** verat.
☞ *O; Beine; Menses; während •Menses; während •Menses; während*

◦ ◦ ◦ **Wärme amel. nicht**: kola[1184]

◦ **Zehen**: abrot.[137] **ACON.** adam.[222] agar. aloe ant-t. **Brom.** bry. **Calad.**[5] card-m. **Carl.** chel. chin-s. choc.[222] cinnb. coff. con. daph. dig. **Ferr.** gels. iod. lyc. **Med.** meny.[5] nat-m.[1] nux-v. ol-an. plut-n.[222] ran-b. **Sec. SULPH.**[5] tub.[304] uran.[269] verat.[5]

◦ ◦ **morgens**: chin-s.
☞ *O; Beine; morgens*

◦ ◦ **Berührung, bei**: adam.[222] ant-t.

◦ ◦ **Gehen amel.**: bry.

◦ ◦ **Sitzen**:

◦ ◦ ◦ **während**: bry.
☞ *O; Beine; Sitzen; agg.; während*

◦ ◦ ◦ **nach**: **Carl.**
☞ *O; Beine; Sitzen; agg.; nach*

◦ ◦ **Zehenspitzen**: aloe meny.[5]

◦ ◦ **großer Zeh**: ant-t. brom. iod. nat-m.[1] ran-b. uran.[269]

◦ ◦ ◦ **links**: tub.[304]

◦ ◦ ◦ **Gelenke**: nat-m.[1]
☞ *O; Beine; Gelenke*

◦ ◦ **3. Zehe**: plut-n.[222]

- **Blaufärbung, mit**:

◦ **Hände**: **Arg-n.** benz-n. bor.[1] **Cact. Camph.** cocc. con. **Crot-h.** croto-t. elaps helo.[102] inul. lac-lup.[204] morph. **Nux-v.** cena. plb. prot.[193] sep.[193] stram. stry. zinc.
☞ *Farbe, Verfärbung; blau; Arme; Hände •Raynaud Syndrom*

◦ **Finger**: plut-n.[222]

- **brennend**:

◦ **Oberarme**: graph.
☞ *O; Arme; Oberarme*

◦ **Kniescheibe**: nat-m.[36]

◦ **Sohlen nachts**: sulph.[102]
☞ *O; Beine; Füße; Fußsohlen*

- **eiskalt**: acon.[58] adam.[222] agar.[5] agar-pa. alum.[5] am-c.[5] ambr. anac.[1] androc.[222] ant-c. ant-t.[85] apis arg-n. arn.[72] ars.[1] asar. astra-e.[149] aur. bamb-a.[1184] bani-c.[261] bell.[137] berb. brom. buth-aust.[144] cact.[76] calad. calc. camph.[1] cann-s.[5] carb-ac.[25] carb-an.[5] carb-v.[5] carbn-o.[122] cass.[36] caust. cedr. chel.[1] chin.[5] chin-ar.[110] choc.[222] cina[5] cob-n.[149] cocci-s.[171] coloc. corv-c.[258] croc.[102] crot-c. cupr. dor. dros.[5] elaps eup-per. euph.[5] euphr.[5] ferr. gels. gink.[227] graph.[5] harp.[1184] hed.[144] helo.[102] hep.[5] hydrog.[222] ip.[1] irid.[222] jatr.[137] kali-ar.[58] kali-i.[85] kola[1184] kreos.[5] lac-d.[122] lach. lar-ar.[251] led.[1] lepro.[197] lith-c.[227] lyc.[5] manc. mang.[5] mang-acet.[1] marm-w.[194] meny. merc.[5] merc-c. mez.[5] naja[85] nat-c.[5] nat-m.[5] nat-p.[137] nit-ac. nux-m. nux-v.[5] ozone[227] par. petr.[5] ph-ac.[5] phos. plb. plut-n.[222] psor. pull-g.[181] puls.[5] rhod.[38] rhus-t.[1] rosm.[102] sabin.[5] samb.[171] sanic. sars. sep. sil. squil. stann.[5] stront-c.[5] sulph. tab. tax.[303] tax-br.[255] teucr.[5] thea[275] thuj.[144] torul.[72] tub.[36] uran.[269] verat. zinc.

◦ **abends**: tax.[303]

◦ **Neuralgie, während**: cocci-s.[171]

◦ **Arme**: acon. agar. ambr. anac. ant-t.[85] arg-n. arn.[72] ars. asar. aur. bamb-a.[1184] bell.[1] brom. cact. camph. carb-v. carbn-o.[122] cass.[36] caust. cedr. chel.[1] chin.[1] coloc. corv-c.[258] croc.[102] dor.[25] eup-per. euphr.[5] gink.[227] harp.[1184] hed.[144] helo.[102] hep.[1] hydrog.[222] ip.[1] irid.[222] lac-d.[144] lach. lepro.[197] lyc. manc. marm-w.[194] meny. mez.[1] nat-c. nux-m. nux-v. ozone[227] ph-ac. phos.[1] plb. rhus-t. sabin.[5] sanic. sep.[1] sil.[1] squil. tax.[303] tax-br.[255] thuj.[1] torul.[72] verat.

◦ ◦ **Unterarme**: arn.[72] **BROM.** nat-c.[58] rhus-t. thuj.
☞ *O; Arme; Unterarme*

◦ ◦ **Hände**: **Acon.** agar. **Ambr.** anac. ant-t.[5] **Arg-n.** ars. asar. aur. bamb-a.[1184] bell.[1] **Cact. Camph. Carb-v.** carbn-o.[122] **Caust.** cedr. chin.[1] coloc. croc.[102] dor.[25] **Eup-per.** euphr.[5] gink.[227] harp.[1184] hed.[144] helo.[102] hep.[1] hydrog.[222] ip.[1] irid.[222] lac-d.[144] lach. lepro.[197] lyc. **Manc.** marm-w.[194] **Meny.** mez.[1] **Nat-c. NUX-M. Nux-v. Ph-ac.** phos.[1] **Plb.** sabin.[5] sanic. sep.[1] sil.[1] squil. tax.[303] tax-br.[255] thuj.[1] torul.[72] **VERAT.**
☞ *O; Arme; Hände*

◦ ◦ **Fingerspitzen**: ant-t.[85] chel.[1] corv-c.[258] marm-w.[194] ozone[227]
☞ *O; Arme; Finger; Fingerspitzen*

◦ **Hände und Füße, bei Kopfschmerz**: meny.[85]
☞ *O; Beine; Füße*

◦ **Beine**: acon.[58] adam.[222] agar.[5] alum.[5] am-c.[5] anac.[1] androc.[222] ant-c. apis ars.[1] astra-e.[149] aur. bamb-a.[1184] bani-c.[261] bell.[137] berb. cact.[76] calad. calc. calc. camph.[1] cann-s.[5] carb-ac.[25] carb-an.[5] carb-v.[5] cass.[36] cedr. chel.[36] chin.[5] chin-ar.[110] choc.[222] cina[5] cob-n.[149] croc.[102] crot-c. cupr. dor. dros.[5] elaps eup-per. euph.[5] ferr. gels. gink.[227] graph.[5] hed.[144] helo.[102] hep.[5] hydrog.[222] ip.[1] jatr.[137] kali-ar.[58] kali-i.[85] kola[1184] kreos.[5] lac-d.[122] lach. lar-ar.[251] led.[1] lepro.[197] lith-c.[227] lyc.[5] manc. mang.[5] mang-acet.[1] marm-w.[194] meny. merc.[5]

KÄLTE; allgemeine Arzneien; **eiskalt; Beine** (Forts.) merc-c. mez.[5] naja[85] nat-c.[5] nat-m.[5] nat-p.[137] nit-ac. nux-m. nux-v.[5] par. petr.[5] ph-ac.[5] phos. psor. pull-g.[181] puls.[5] rhod.[38] rhus-t.[1] rosm.[102] sabin.[5] samb.[171] sars. **Sep.** sil. squil. stann.[5] stront-c.[5] sulph. tab. tax.[303] tax-br.[255] teucr.[5] thea[275] thuj.[144] tub.[36] uran.[269] verat. zinc.

◦ ◦ **stellenweise**: agar. berb. rhod.[38]

◦ ◦ **Beine**: **Apis** astra-e.[149] aur.[1] **CALC.** carb-ac.[25] chel.[25] cob-n.[144] elaps[85] gels.[58] kali-ar.[58] nat-c.[58] pull-g.[181] **Sep. Sil. Tab.**
☞ *O; Beine; Beine*

◦ ◦ ◦ **links**: astra-e.[149]
☞ *O; Beine; links*

◦ ◦ ◦ **rechts**: elaps[85]
☞ *O; Arme; rechts •O; Beine; rechts*

◦ ◦ ◦ **Schienbein**: carb-ac.[25]
☞ *O; Beine; Beine; Schienbein*

◦ ◦ ◦ **Waden**: astra-e.[149] chel.[25]
☞ *O; Beine; Beine; Waden*

◦ ◦ **Knöchel**: adam.[222]

◦ ◦ **Füße**: acon.[58] agar.[5] alum.[5] am-c.[5] anac.[1] androc.[222] ant-c. **Apis** ars.[1] aur. bamb-a.[1184] bani-c.[261] bell.[137] cact.[76] calad. **CAMPH.**[1] cann-s.[5] carb-an.[5] **CARB-V.**[5] cedr. **Chel.**[36] chin.[5] chin-ar.[110] choc.[222] cina[5] cob-n.[149] croc.[102] **CROT-C. Cupr.** dor. dros.[5] **ELAPS Eup-per.** euph.[5] ferr. **Gels.** gink.[227] graph.[5] hed.[144] helo.[102] **Hep.**[5] hydrog.[222] ip.[1] kali-i.[85] kola[1184] kreos.[5] lac-d.[122] **LACH.** lar-ar.[251] led.[1] lepro.[197] lith-c.[227] **Lyc.**[5] manc. mang.[5] mang-acet.[1] marm-w.[194] meny. **Merc.**[5] **Merc-c.** mez.[5] naja[85] nat-c.[5] nat-m.[5] nat-p.[137] nit-ac. **Nux-m.** nux-v.[5] par. petr.[5] ph-ac.[5] **PHOS. Psor.** pull-g.[181] puls.[5] rhus-t.[1] sabin.[5] samb.[171] sars. **SEP. SIL.** squil. stann.[5] stront-c.[5] **Sulph.** tax.[303] tax-br.[255] teucr.[5] thea[275] thuj.[144] tub.[36] **VERAT.** zinc.
☞ *O; Beine; Füße*

◦ ◦ ◦ **Bett,** im: bell.[137]
☞ *O; Beine; Bett, im; agg.*

◦ ◦ ◦ **brennenden** Fußsohlen, mit: **Cupr.**

◦ ◦ ◦ **Fieberhitze,** während: naja[85] **Samb.**[171]
☞ *O; Beine; Fieber; während; Hitzestadium im Fieber*

◦ ◦ ◦ **Froststadium** im Fieber, während: agar.[5] alum.[5] am-c.[5] ant-c. aur. cann-s.[5] **Carb-an.**[5] carb-v.[5] **Chin.**[5] cina[5] **Dros.**[5] euph.[5] **Ferr.** graph.[5] hep.[5] kreos.[5] **Lyc.**[5] mang.[5] **MENY.** merc.[5] mez.[5] nat-c.[5] nat-m.[5] nux-v.[5] **Petr.**[5] ph-ac.[5] **Phos.** puls.[5] **Samb.**[5] sep. stann.[5] **Teucr.**[5] **VERAT. Zinc.**
☞ *O; Beine; Fieber; während; Froststadium im Fieber*

◦ ◦ ◦ **Herzschmerzen,** bei: cact.[76]

◦ ◦ ◦ **Hitze** in rechtem Fuß und Unterschenkel, dann: androc.[222]

◦ ◦ ◦ **Luft,** kalte, amel.: camph.[1] led.[1]

◦ ◦ ◦ **Menses,** während: nat-p.[137]
☞ *O; Beine; Menses; während*

◦ ◦ ◦ **Typhoid,** bei: chin-ar.[110]

◦ ◦ ◦ **Fußsohlen**: **Nit-ac.**
☞ *O; Beine; Füße; Fußsohlen*

◦ ◦ **Zehen**: **Ferr.** uran.[269]

◦ **stellenweise**: **AGAR.** buth-aust.[144] corv-c.[258]
HAUT; C; Kälte; allgemeine Arzneien; eiskalt; stellenweise •ALLGEMEINES; C; Kälte, Empfindung von; stellenweise

- **feucht-kalt, Beine**: bar-c.[102] calc.[102] laur.[102] sep.[102] stry-p.[102]

◦ **Füße**: bar-c.[102] **Calc.**[102] laur.[102] **Sep.**[102] stry-p.[102]
☞ *O; Beine; Füße*

◦ ◦ **Menses,** vor und während: calc.[102]
☞ *O; Beine; Menses; vor •O; Beine; Menses; während*

- **habituell**: calc-hp.[25]

- **nasse** Socken, wie durch: bac.[62]

- **schmerzhaft**:

◦ **Handgelenke**: carc.[225]
☞ *O; Arme; Handgelenke*

◦ **Hände**: **Calc.** caust.[1] **Graph. Sabin.**
☞ *O; Arme; Hände*

◦ **Fußsohlen**: caust.[1]
☞ *O; Beine; Füße; Fußsohlen*

- **Wasser,** wie durch:

◦ **Füße**: carb-v.[5] chin.[5] form.[111] gels. lyc.[5] mag-c.[1] meny. merc. nat-m.[5] puls.[5] sabin.[5] sanic.[137] **SEP.** verat.[1]
☞ *O; Beine; Füße*

◦ ◦ **rechts**: sabin.[5]
☞ *O; Arme; rechts*

◦ **bespritzt,** wie, Arme: mez.

◦ **übergossen,** wie, Beine: acon. verat.

◦ ◦ **Oberschenkel,** Ischiasnerv: acon.

- **Wind,** wie durch:

◦ **Arme**: aster. nat-m. tep.

◦ ◦ **Oberarme**: nat-m. tep.
☞ *O; Arme; Oberarme*

◦ **Beine**: bar-c. benz-ac. camph. **Cimx.** hydrog.[222] lil-t.[85] samb. valer.[5] verat.[5]

◦ ◦ **Oberschenkel**: camph.

◦ ◦ **Unterschenkel**: bar-c. samb.
☞ *O; Beine; Beine*

◦ ◦ **Füße**: hydrog.[222] valer.[5] verat.[5]
☞ *O; Beine; Füße*

◦ ◦ ◦ **Fußsohlen**: valer.[5] verat.[5]
☞ *O; Beine; Füße; Fußsohlen*

◦ **eisig,** Füße: tax.[303]

Empfindung von Kälte:

- **Arme**: bry.[5] cann-s.[5] **Caust.**[5] chel.[5] cic.[5] **Cocc.**[5] dig.[5] dulc.[5] graph.[5] hell.[5] ign.[5] m-arct.[5] m-art.[5] m-aust.[5] mang.[5] mez.[5] mosch.[5] ph-ac.[5] puls.[5] ran-b.[5] **Rhus-t.**[5] ruta[5] sec.[5] sep.[5] thuj.[5] verat.[5]

- **Hände,** aber warm anzufassen: phos.[1]
☞ *O; Arme; Hände*

- **Finger**: meny.[5]

- **Beine**: acon.[5] agar. ambr.[5] ars.[5] ars-i.[25] bar-c.[5] bell.[5] berb. calc.[5] camph.[5] caps.[5] carb-v. caust. chel.[5] chin.[5] cic.[5] coloc. daph.[102] dig.[5] euph. gink.[227] hell.[5] hep.[5] ign.[5] kreos.[5] laur.[5] led.[5] lyc.[5] m-aust.[5] **Merc.**[5] mez. mosch.[5] nat-c. nux-m.[5] olnd.[5] petr. phos.[5] polyg.[25] puls.[5] ran-b.[5] **Rhod.**[5] sabin.[5] samb.[5] sec.[5] **Sep.**[5] spong.[1] stront-c.[5] sulph. ther.[54] valer.[5] verat.[5]

◦ **Gesäßbacken**: daph.[102]
☞ *O; Beine; Gesäßbacken*

◦ **Hüften**: bell.[5] valer.[5]
☞ *O; Beine; Hüften*

◦ **Oberschenkel**: ars-i.[25] caps.[5] hell.[5] lyc.[5] m-aust.[5] mosch.[5] olnd.[5]

◦ ◦ **links,** Wärme amel.: ars-i.[25]
☞ *O; Beine; links*

◦ **Knie**: coloc. dig.[5] m-aust.[5] phos.[5] ther.[54] verat.[5]
☞ *O; Beine; Knie*

◦ ◦ **warm** beim Anfassen, obwohl: **Coloc.** dig.[5] phos.[5] ther.[54]

◦ **Unterschenkel**: ambr.[5] ars.[5] bar-c.[5] bell.[5] calc.[5] chel.[5] chin.[5] led.[5] mosch.[5] puls.[5] **Rhod.**[5] **Samb.**[5] stront-c.[5] ther.[54] valer.[5]
☞ *O; Beine; Beine*

◦ ◦ **Schienbein**: **Mosch.**[5]
☞ *O; Beine; Beine; Schienbein*

◦ ◦ **Knie,** nah am: ther.[54]
☞ *O; Beine; Knie*

◦ **Füße**: acon.[5] ars.[5] bell.[5] calc.[5] chel.[5] coloc. gink.[227] laur.[5] m-aust.[5] merc.[5] nux-m.[5] polyg.[25] sulph. valer.[5] verat.[5]
☞ *O; Beine; Füße*

◦ ◦ **warm** beim Anfassen, obwohl: coloc. gink.[227] polyg.[25] **Sulph.**
☞ *Sohlen, obwohl nicht kalt*

◦ ◦ ◦ **Sohlen,** obwohl nicht kalt: coloc.
☞ *O; Beine; Füße; Fußsohlen*◦

◦ ◦ **Fußsohlen**: valer.[5]
☞ *O; Beine; Füße; Fußsohlen*

◦ **Zehen**: acon.[5] ran-b.[5]

◉ - **Luft,** wie durch kalte:

◦ **Arm,** links: aster.

◦ **Unterschenkel**: hydrog.[222]
☞ *O; Beine; Beine*

◦ **hinab** zu den Fingern strömt, die: fl-ac.

- **Schnee,** wie durch Aufenthalt im: verat.

◦ **Unterschenkel,** nachts: verat.
☞ *O; Beine; Beine*

KARBUNKEL:
☞ *Hautausschläge; Karbunkel*

KARIES, Nekrose: ang.[122] **Ars. ASAF.** aur. aur-m. aur-m-n. aur-s.[58] ba-sv.[136] **Calc.** calc-f. calc-p. calc-sil.[58] caps.[5] carb-ac.[102] **Con.**[5] dros.[142] dulc.[58] dys-co.[136] elmen[9] euph.[5] **Fl-ac.** graph. **Guai.** hecla. **Hep.**[102] kali-i. kreos.[5] lach. lepro.[197] **LYC.**[5] **MERC. Mez.**[5] morg.[136] **NIT-AC.**[102] **Ph-ac. Phos.** plat-m. plat-m-n.[102] **Puls.** ruta sal-ac.[85] sec. **Sep. SIL. Staph.**[5] **Stront-c.**[122] **Sulph.**[5] **Ther.**
☞ *Erweichung* ▤ *ALLGEMEINES; C; Karies; Knochen*

Gelenke: aur-m.[58] **Nit-ac.**
▤ *ALLGEMEINES; C; Karies; Gelenke*

Knochen, lange: ang.[102] asaf.[102] **Fl-ac.** mez.[102] stront-c.[102]
▤ *ALLGEMEINES; C; Karies; Knochen*

Arme: ang.[122] ba-sv.[136] morg.[136] **Sil.**
☞ *Brüchig; Arme*

- **Schultern**: sil.
☞ *O; Arme; Schultern*

- **Oberarme**: ang.[122] **Sil.**
☞ *O; Arme; Oberarme*

- **Ellenbogen**: **Sil.**
☞ *O; Arme; Ellenbogen*

- **Handgelenke**: **Sil.**
☞ *O; Arme; Handgelenke*

- **Hände**: sil.
☞ *O; Arme; Hände*

- **Finger**: ba-sv.[136] morg.[136] **Sil.**

◦ **Daumen**: ba-sv.[136] morg.[136]
☞ *O; Arme; Finger; Daumen*

Beine: ang.[122] asaf. aur. aur-m. aur-m-n. **Calc.** calc-p. caps.[5] carb-ac.[102] con.[5] dulc.[58] elmen[9] **Euph.**[5] fl-ac.[58] guai. hecla. hep.[102] kali-i. **Kreos.**[5] lach. **Lyc.**[5] merc. **MEZ.**[5] **NIT-AC.**[102] ph-ac. phos. plat-m. plat-m-n.[102] puls. sal-ac.[85] **Sep. SIL.** staph.[5] stront-c.[122] **Sulph.**[5]

- **Hüften**:
☞ *O; Beine; Hüften • Hüftgelenk, Beschwerden des*

- **Oberschenkel**: ang.[122] **Calc.** fl-ac.[58] **SIL. Stront-c.**[122]

◦ **Diarrhö,** mit: stront-c.[122]

- **Knie**: **Puls.**[5] sil.
☞ *O; Beine; Knie*

- **Unterschenkel**:
☞ *O; Beine; Beine*

◦ **Schienbein**: ang.[122] **Asaf. Aur. Calc.** carb-ac.[102] dulc.[58] **Guai. Hecla.** hep.[102] kali-i. **Lach.** nit-ac.[102] ph-ac. **Phos.** sal-ac.[85] **SIL.**
☞ *O; Beine; Beine; Schienbein • Zerstörung des Schienbeins*

◦ ◦ **Knöchel,** innen, medial: **Sil.**
☞ *O; Beine; Beine; Schienbein; Knöchel; Innenseite*

◦ **Wadenbein**: **SIL.**

- **Knöchel**: asaf. **Calc. Guai.** merc.[36] plat-m. **Puls. Sil.**

- **Fuß**: asaf. calc. calc-p. elmen[9] **Hecla. Merc.** plat-m. plat-m-n.[102] **SIL.**
☞ *O; Beine; Füße*

◦ **Fersen**: **Calc-p.** plat-m. **Sil.**
☞ *O; Beine; Füße; Fersen*

- **Großzehe** links: **SIL.**

KARPALTUNNELSYNDROM: calc.[102] calc-p.[102] caust.[162] guai.[102] plb.[102] ruta[102] viol-o.[102]
☞ *Schmerz; Arme;*

KATALEPSIE:
☞ *Steifheit, Steifigkeit; allgemeine Arzneien*

KEIL, Empfindung von einem, linke Schulter: mag-m.[1]
☞ *Fremdkörper, Empfindung wie von einem* ▤ *ALLGEMEINES; C; Pflock, Keil oder Nagel, Empfindung von einem*

KELOID:
☞ *Narben*

KISSEN laufen, Empfindung, als würde er über: **Alum.**[5] apisin.[5] calc.[5] carb-v.[5] phos.[5] **Plb.**[5] **Sulph.**[5] zinc.[5]
☞ *Schwamm läuft, Empfindung als ob man auf einem • Weich; Empfindung, Sohlen*

Würsten unter den Sohlen, Empfindung wie von runden: **Plb.**[5]

KITZELN:
☞ *Jucken*

KLEBRIGE Empfindung, Arme: calc.[5] camph.[137] carb-v.[137] pic-ac.[137] sumb.[111]

Handflächen: sumb.[111]
☞ *O; Arme; Hände • O; Arme; Hände; Handflächen*

Finger: calc.[5]

KLEIN, Empfindung wie zu:
GEMÜT; C; Wahnideen (Einbildungen, Halluzinationen, Sinnestäuschungen); Körper, Körperteile;

Beine: falco-p.[265] kali-c.
☞ *O; Beine; Beine*

Füße: kali-c. raph.
☞ *O; Beine; Füße*

KLOPFEN, Pochen, Empfindung von feinem:

Arme: ambr.[1] rhus-t.[1]

- **Daumen**: rhus-t.[1]
☞ *O; Arme; Finger; Daumen*

Beine: ant-c.[5] arg.[1] arn.[5] asaf.[5] asar.[36] bell.[1] calc.[1] chel.[5] con.[1] meny.[1] olnd.[5] rheum[5] rhus-t.[1] spig.[5] squil.[5] sulph.[1] viol-t.[5]

- **Oberschenkel**: meny.[1] olnd.[5] squil.[5] viol-t.[5]

- **Knie**:
☞ *O; Beine; Knie*

◦ **Sitzen,** im: bell.[1]

◦ **Kniekehle**: asar.[1]
☞ *O; Beine; Knie; Kniekehle*

◦ **Kniescheibe**: asar.[36]
☞ *O; Beine; Knie; Kniescheibe*

- **Unterschenkel**: ant-c.[5] arg.[1] arn.[5] con.[1] **RHEUM**[5] rhus-t.[1] spig.[5] squil.[5] sulph.[1]
☞ *O; Beine; Beine*

◦ **Schienbein**: con.[1]
☞ *O; Beine; Beine; Schienbein*

◦ **Waden**: arg.[1] rhus-t.[1] sulph.[1]
☞ *O; Beine; Beine; Waden*

◦ ◦ **außen,** lateral: arg.[1] rhus-t.[1]

- **Füße**: calc.[1] chel.[5] **Rheum**[5] squil.[5]
☞ *O; Beine; Füße*

◦ **erstreckt** sich zum Kopf: calc.[1]

KLUMPIG, verdickt:

Fingerspitzen:
☞ *O; Arme; Finger; Fingerspitzen • Knorrige Fingerenden, knotige Verdickung • Vergrößerung von Gliedmaßen; allgemeine Rubriken; Finger;*

Füße: nux-v.[137]
☞ *O; Beine; Füße • Füße◦*

KNACKEN, knackendes Geräusch:

Gelenke: acon. agar. aloe alum. alum-p.[58] am-c.[36] ammc.[4] anac. **Ang.** **Ant-c.**[1] ant-t. aq-des.[275] arg.[5] arn. ars. ars-met. aster. aur.[5] bamb-a.[1184] bar-c.[1] bell.[5] **Benz-ac.** brach. brom. bry. calad. **Calc.** **Camph.** cann-i.[137] cann-s.[5] canth. **CAPS.**[5] carb-an.[5] carbn-s. carl. caul.[25] **Caust.** **Cham.** chel.[5] chin.[5] chin-s.[111] chlf. cic. cinnb. clem.[5] coc-c.[36] **Cocc.**[102] coff.[5] colch.[5] coloc.[5] con. cop. croc. cupr.[5] dios.[102] euphr.[1] **Ferr.** gins. glon. **Graph.**[102] guare. haliae-lc.[222] harp.[1184] hep. hura hydr. ign. indol.[77] ip.[1] irid.[222] **Kali-bi.**[36] **Kali-c.**[5] kali-chl.[58] kali-m.[102] kali-n.[1] kali-s.[122] kalm. lac-cpr.[261] lac-lup.[204] lach. lap-laz.[227] **LED.**[5] **Lyc.**[5] lyss. m-arct.[5] m-art.[5] m-aust.[5] mag-s. mangi.[197] med.[85] meph.[85] **Merc.**[5] mez. morg.[136] mur-ac. nat-ar. **Nat-c.** **Nat-m.** **Nat-p.**[102] **Nat-s.** **NIT-AC.** **Nux-v.** ox-ac. ozone[227] **PETR.** ph-ac. **Phos.** pitu-a.[164] plat.[5] plb. plut-n.[222] podo.[85] pull-g.[181] puls.[809] querc-r.[257] ran-b.[36] raph. rheum[5] **RHUS-T.** ruta[5] **Sabad.** sabin.[85] sars. sel. seneg.[5] **Sep.** stann.[5] staph.[5] stram.[5] stroph.[85] **Sulph.** tab. tarent.[192] tep. teucr.[5] **Thuj.** verat. viol-t.[5] x-ray[119] zinc. zing.

- **morgens**: brom.

◦ **Aufstehen,** nach: brom.

- **Beugen,** beim: lyc.[1]

- **Drehen,** beim: caul.

- **Gehen,** beim: am-c. bry. caul. cocc. ruta[137]

◦ **Freien,** im: ruta[137]

- **Konvulsionen,** bei: acon.

- **Stecken,** agg. beim: thuj.[85]

- **synovial**: nat-p.[102]

- **Arme**: aloe alum-p.[58] am-c. anac. ant-c.[1] ant-t. arn. ars-met. bamb-a.[1184] bar-c.[1] bell.[5] benz-ac.[58] brach. brom. calc. caps.[5] carb-an.[5] carbn-s. chin-s.[111] cic. cinnb. con. **Croc.**[5] dios. ferr. gins. harp.[1184] hep.[5] hydr. indol.[77] irid.[222] kali-bi. kali-c. kali-chl.[58] kali-n.[1] kalm. lac-lup.[204] led.[5] m-arct.[5] m-art.[5] med.[85] meph.[85] **Merc.** mez. mur-ac. nat-ar. nat-m. **Nit-ac.**[5] nux-v. ox-ac. ozone[227] **Petr.**[5] phos. pitu-a.[164] plut-n.[222] pull-g.[181] puls.[809] rhus-t.[5] sabad. sars.[1] sel. seneg.[5] sep.[1] sulph. tep. teucr.[5] thuj. zinc. zing.
☞ *O; Arme; Gelenke*

◦ **Aufstützen** auf den Arm, beim: thuj.
☞ *O; Arme; Anlehnen oder Aufstützen mit dem Teil agg.*

◦ **Schultern**: aloe anac. ant-t. bamb-a.[1184] bar-c. brach. **Calc.** **Caps.**[5] carbn-s. chin-s.[111] **Cic.** cinnb. croc.[5] ferr. gins. harp.[1184] irid.[222] **Kali-c.** lac-lup.[204] **Led.**[5] merc. mez. mur-ac.[1] nat-ar. nat-m. ozone[227] **Petr.**[5] **Phos.**[5] pitu-a.[164] pull-g.[181] puls.[809] **Rhus-t.**[5] sabad. sars.[1] thuj.
☞ *O; Arme; Schultern*

◦ ◦ **rechts**: carbn-s. lac-lup.[204] sars.[1]
☞ *O; Arme; rechts*

◦ ◦ **morgens**: aloe
☞ *O; Arme; morgens*

◦ ◦ **nachts** im Bett: mez.

◦ ◦ **Heben** des Arms, beim: bamb-a.[1184] **Kali-c.** mur-ac.[1] nat-ar.
☞ *O; Arme; Anheben; agg., der Glieder*

◦ ◦ **Strecken,** beim: sabad.

◦ **Ellenbogen**: am-c. ant-c. brom. **Caps.**[5] cinnb. con. dios. **Kalm. Led.**[5] m-arct.[5] med.[85] merc. mur-ac. nat-m. **Petr.**[5] pitu-a.[164] sulph. tep. thuj. zinc. zing.
☞ *O; Arme; Ellenbogen*

◦ ◦ **nachmittags**: kalm.
☞ *O; Arme; nachmittags*

◦ ◦ **Strecken,** beim: thuj.

◦ **Handgelenke**: ant-c.[5] **Arn. Caps.**[5] cic. **Con.** harp.[1184] kali-bi. **Led.**[5] merc. ox-ac. ozone[227] phos. rhus-t.[5] sel. tep.
☞ *O; Arme; Handgelenke*

◦ ◦ **abends**: con.
☞ *O; Arme; abends*

◦ ◦ **Reißen** in den Händen, mit, nachts: sel.
☞ *O; Arme; nachts*

◦ ◦ **Strecken,** beim: sel.

◦ **Hände**: kali-chl.[58] plut-n.[222] sep.[1]
☞ *O; Arme; Hände*

◦ **Finger**: alum-p.[58] ant-c.[1] ars-met. bar-c.[1] bell.[5] benz-ac.[58] **Caps.**[5] **Carb-an.**[5] harp.[1184] hep.[5] hydr. indol.[77] kali-n.[1] **Led.**[5] m-art.[5] meph.[85] merc. **Nux-v.** phos. plut-n.[222] seneg.[5] sulph. **Teucr.**[5]
☞ *O; Arme; Finger; Fingergelenke*

◦ ◦ **Schließen** der Hände, beim: ars-met.
☞ *O; Arme; Schließen der Hände agg.*

◦ ◦ **Grundgelenke**: meph.[85]

◦ ◦ **Endgelenk**: hydr. phos.

◦ ◦ **Daumen**: ant-c.[1] bar-c.[1] kali-n.[1] nux-v. plut-n.[222]
☞ *O; Arme; Finger; Daumen*

- **Beine**: acon. aloe alum. am-c.[36] ammc.[4] anac. ant-c.[1] aq-des.[275] arg.[5] arn.[5] **Ars.** aster. aur.[5] bell.[5] **Benz-ac.** brach. bry. calad. calc. **Camph.** cann-s.[5] canth. caps.[5] carb-an.[5] carbn-s. caul.[25] caust. **Cham.** chel.[5] chin.[5] clem.[5] coc-c.[36] cocc.[102] coff.[5] colch.[5] coloc.[5] con.[1] cop. croc. cupr.[5] dios.[102] euphr.[1] gins. glon. hep. hura ign. kali-bi.[36] kali-c.[5] lach. lap-laz.[227] led. **Lyc.**[5] m-aust.[5] mag-s. **Merc.**[5] mez. morg.[136] nat-ar. nat-m. nit-ac. **NUX-V.** ozone[227] petr. ph-ac. plat.[5] plut-n.[222] podo.[85] pull-g.[181] puls. querc-r.[257] ran-b.[36] raph. rheum[5] rhus-t. **Ruta**[5] sabad.[5] sars. sel. **Sep.** stann.[5] staph.[5] stram.[5] **Sulph.** tab. tarent.[192] tep. thuj. verat. viol-t.[5]
☞ *O; Beine; Gelenke*

◦ **Auftreten,** beim: euphr. mag-s.

◦ **Bücken,** beim: croc.
☞ *O; Beine; Bücken agg.*

◦ **Drehen,** beim: caul.[25]

◦ **Gehen,** beim: bry. caul.[25]

◦ **Hüften**: aloe anac. **Bry.**[5] **Camph. Caps.**[5] **Cocc.** coloc.[5] **Croc.** glon. led.[5] nat-m. **Nit-ac.**[5] ozone[227] **Petr.**[5] plut-n.[222] **Rhus-t.**[5]
☞ *O; Beine; Hüften*

◦ ◦ **morgens** beim Aufstehen: aloe

◦ ◦ **Gehen,** beim: plut-n.[222]

◦ **Knie**: acon. alum. am-c. aq-des.[275] **Ars.** aster. **Benz-ac.** bry. calad. **Calc. Camph.** cann-s.[5] **Caps.**[5] **CAUST. Cham. Cocc.**[102] **Con.**[1] cop. **Croc.** dios.[102] gins. glon. hura ign. lach. lap-laz.[227] **Led. Lyc.**[5] m-aust.[5] mag-s. **Mez.** morg.[136] nat-ar. nat-m. **Nit-ac. Nux-v. PETR.**[5] podo.[85] **Puls.** querc-r.[257] ran-b.[36] raph. rhus-t. sel. **Sep. SULPH.** tab. tep. thuj. verat.
☞ *O; Beine; Knie*

◦ ◦ **links**: aster. calad.
☞ *O; Beine; links*

◦ ◦ **rechts**: mez.
☞ *O; Arme; rechts • O; Beine; rechts*

◦ ◦ **Beugen,** beim: calad. nat-ar. sel.
☞ *O; Beine; Beugen; agg.; Glieder, der*

◦ ◦ **Bewegung,** bei: podo.[25]

◦ ◦ **Gehen,** beim: alum. **Ars.** bry. calad. **Calc. CAUST.** cocc.[102] glon. hura led. mag-s. nat-m. nit-ac. nux-v. podo.[85] tab.

◦ ◦ **Hinlegen,** beim: sel.
☞ *O; Beine; Liegen; agg.; Hinlegen; während*

◦ ◦ **Spannung,** und: caust.[102]

◦ ◦ **Strecken,** beim: con.[1] cop. mag-s. ran-b. rhus-t. thuj.
☞ *O; Beine; Ausstrecken der Glieder; agg.*

◦ ◦ **Treppabgehen,** beim: aq-des.[275] **CAUST.** hura
☞ *O; Beine; Treppabgehen agg.* ▤ *ALLGEMEINES; M; Gehen; während Gehen agg.; Treppabgehen, beim*

◦ ◦ **Treppensteigen,** beim: hura
☞ *O; Beine; Steigen agg.; Treppensteigen*

◦ ◦ **Strecken,** beim: nat-ar.

◦ ◦ **Kniescheibe**: cann-s.[5] con.[1] ran-b.[36]
☞ *O; Beine; Knie; Kniescheibe*

◦ ◦ ◦ **Aufrichten,** beim: con.[1]

◦ ◦ ◦ **Hügel** besteigen, beim: ran-b.[36]

◦ **Achillessehne,** links, bei Fußbewegung: coc-c.[36]
☞ *O; Beine; Füße*

◦ **Knöchel,** Fußgelenk: am-c.[36] ammc.[4] ant-c. aster. **Camph. CANTH.** carbn-s. caust.[36] euphr.[1] hep. kali-bi.[36] mag-s. **Nit-ac.** nux-v. **PETR.**[36] ph-ac.[36] pull-g.[181] sars.[36] **Sep.** sulph. tarent.[192] thuj.

◦ ◦ **links**:
☞ *O; Beine; links*

◦ ◦ ◦ **abends,** bei Bewegung: am-c.[36]

◦ ◦ ◦ **Bewegung,** durch: am-c.[36] sars.[36]

◦ ◦ **rechts**:
☞ *O; Arme; rechts • O; Beine; rechts*

◦ ◦ ◦ **Beugen,** beim: ant-c.[36]

◦ ◦ ◦ **Strecken,** beim: ant-c.[36]
☞ *O; Beine; Ausstrecken der Glieder; agg.*

◦ ◦ **abends**: am-c.
☞ *O; Beine; abends*

◦ ◦ **Auftreten,** beim: euphr.[1]

◦ ◦ **Beugen,** Neigen, beim: ant-c. caust.

◦ ◦ ◦ **Seite,** zur: caust.
▤ *ALLGEMEINES; M; Beugen, Neigen, Krümmen; agg.; seitwärts*

KNACKEN, knackendes Geräusch; **Gelenke; Beine; Knöchel,** Fußgelenk (Forts.)

◦ ◦ **Bewegung,** durch: am-c.[36] kali-bi.[36] petr.[36] ph-ac.[36] sulph.[36]

◦ ◦ **Fehltritt,** bei: caust.
☞ *O; Beine; Fehltritt, nach einem*

◦ ◦ **Gehen,** beim: ammc.[4] carbn-s. **Nit-ac.** nux-v. sulph.

◦ ◦ **Strecken,** beim: ant-c. tarent.[192] thuj.
☞ *O; Beine; Ausstrecken der Glieder; agg.*

◦ ◦ **erstreckt** sich von Seite zu Seite: caust.[36]

◦ **Füße**: caust. petr. ph-ac. sars. sulph. thuj.
☞ *O; Beine; Füße*

◦ **Zehe,** große: ant-c.[1]

Sehnen: kali-chl.[58] kali-m.[137]

- **Handrücken**: kali-chl.[58]
☞ *O; Arme; Hände; Handrücken*

Drang, die Finger zum Knacken zu bringen: indol.[77] meph.

Knorpel wie verrutscht, Knie: petr.

Krachen, als würde es im Arm, beim Heben desselben: mur-ac.[1]

schmerzlos:

- **Gelenke**: acon.

◦ **Knie**: acon.
☞ *O; Beine; Knie*

KNIEGELENK, Schieflage:

O-Beine, Genu varum:
☞ *O-Beine*

X-Beine, Genu valgum:
☞ *Gegeneinanderschlagen von Gliedmaßen; Knie*

KNIEEN, kann nicht: tarent.[36]

KNIRSCHEN:
☞ *Knacken, knackendes Geräusch*

KNOCHEN läuft, Empfindung, als ob er auf den: syc-co.[142]

KNOCHENBRÜCHE, Frakturen:
▤ *ALLGEMEINES; C; Verletzungen (Sturz, Prellung, Quetschung, Schlag etc.); Knochen, Verletzung der*

KNOCHENREIBEN in den Gelenken:
☞ *Knacken, knackendes Geräusch; Gelenke*

KNORRIGE Fingerenden, knotige Verdickung: **Laur.**
☞ *Vergrößerung von Gliedmaßen; allgemeine Rubriken;*

KNÖTCHEN: Agar.[5] am-m.[5] ant-c.[5] ant-t.[5] apisin.[5] **Ars.**[5] aur.[5] brom.[5] carb-an.[5] carb-v.[5] caust.[5] chin.[5] cinnb.[85] cocc.[5] cupr.[137] dulc.[5] form.[137] hep.[5] hippoz.[102] kali-c.[5] lach.[5] led.[5] lyc.[5] mag-c.[5] mag-m.[5] mang.[5] meny.[5] merc. **Mez.**[5] mur-ac.[5] nat-c.[5] nat-m.[5] neon[222] nit-ac. petr.[5] ph-ac.[5] phys.[137] rhod.[5] rhus-t.[5] sel.[5] senec.[137] sil.[5] spig.[5] stann.[5] staph.[5] stram.[5] stront-c.[5] syph.[137] thuj.[5] valer.[5] verat.[5] zinc.[5]
☞ *Exostosen • Gichtknoten*

Muskeln: cupr.[137] phys.[137] senec.[137] syph.[137]

Arme: **Agar.**[5] ant-t.[5] apisin.[5] ars.[5] **Brom.**[5] carb-an.[5] caust.[5] cocc.[5] dulc.[5] hippoz.[102] led.[5] lyc.[5] mag-c.[5] mag-m.[5] mang.[5] merc.[5] mez.[5] mur-ac.[5] nat-m.[5] nit-ac.[5] **Ph-ac.**[5] rhus-t.[5] sil.[5] spig.[5] stann.[5] stram.[5] valer.[5] verat.[5] zinc.[5]

- **Gelenke**: apisin.[5] led.[5]
☞ *O; Arme; Gelenke*

- **Ellenbogen**: caust.[5] mur-ac.[5]
☞ *O; Arme; Ellenbogen*

- **Hände**: cocc.[5] **Spig.**[5] stram.[5]
☞ *O; Arme; Hände*

- **Finger**: cocc.[5] rhus-t.[5] verat.[5]

Beine: agar.[5] am-m.[5] ant-c.[5] apisin.[5] aur.[5] carb-an.[5] carb-v.[5] caust.[5] chin.[5] cinnb.[85] dulc.[5] hep.[5] kali-c.[5] lach.[5] led.[5] mag-m.[5] mang.[5] meny.[5] merc. mez.[5] **Nat-c.**[5] neon[222] nit-ac. petr.[5] rhod.[5] sel.[5] staph.[5] stront-c.[5] thuj.[5]

- **Gelenke**: apisin.[5] led.[5]
☞ *O; Beine; Gelenke*

- **Oberschenkel**: chin.[5] lach.[5] staph.[5]

- **Unterschenkel**: cinnb.[85] merc. nit-ac. sel.[5]
☞ *O; Beine; Beine*

◦ **Schienbein**: cinnb.[85]
☞ *O; Beine; Beine; Schienbein*

◦ **Waden**: merc. nit-ac.

- **Zehen**: neon[222] sel.[5]

harte, Gelenke, um die: form.[137]

KNOTEN:

Arme:
☞ *Schwellung; allgemeine Arzneien; knotig;*

Oberarme:
☞ *O; Arme; Oberarme • Schwellung; allgemeine Arzneien; knotig;*

Unterarme:
☞ *Schwellung; allgemeine Arzneien; knotig;*

Handgelenke:
☞ *O; Arme; Handgelenke • Schwellung; allgemeine Arzneien; knotig;*

Hände:
☞ *O; Arme; Hände • Schwellung; allgemeine Arzneien; knotig;*

Finger:
☞ *Schwellung; allgemeine Arzneien; knotig;*

Beine:
☞ *Schwellung; allgemeine Arzneien; knotig;*

KNOTIGE Schwellungen:
☞ *Gichtknoten*

KOCHEN, Empfindung von, Hüftgelenke: led.[85]
▤ *ALLGEMEINES; C; Kochen, Empfindung von*

KONVULSIONEN:

allgemeine Arzneien: absin. acet-ac. **Acon.**[122] aesc. **Agar.**[5] agar-ph. am-c. am-caust.[4] am-m.[5] ambr. anac.[5] ant-c.[5] ant-o.[85] ant-t.[5] anthr. apis aran. arn. **Ars.** ars-i.[58] **Art-v.** arum-t. asaf.[5] asar.[5] aster. atro. aur.[5] bar-c.[5] bar-m. **Bell.**[5] berb. bism.[5] bov.[5] brom. bry.[5] **Bufo Calc.** calc-s.[102] **Camph.** cann-i. cann-s. canth. **Carb-ac.**[85] carb-v. carbn-h. carbn-o. carbn-s. card-m. caul.[102] **Caust. Cham.**[5] chel. chen-a. chin.[5] chin-ar. **Chlf. Chlor. CIC.** cimic.[102] **CINA**[5] cit-v.[86] clem. **Cocc.** coff. colch.[5] colchin.[102] coloc.[5] **Con.**[5] croc.[5] **Crot-c.** crot-h.[36] cub.[4] cuph.[5] **CUPR. Cupr-ar.**[122] **Cupr-s.** cycl. **Dig.** dol.[85] dros. dulc.[5] elaps euph.[5] ferr. ferr-m. gamb. gels.[102] glon. graph.[5] hell. **Hydr-ac. HYOS.**[137] **Hyper.** ign. indg.[36] iod.

Ip.[5] ipom.[119] jatr. kali-bi. kali-br.[102] kali-cy.[85] kali-i. kali-n. kres.[149] **Lach.**[5] lath.[85] laur.[54] **Lyc.** lyss. m-art.[5] mag-c.[5] mag-m.[5] mang.[5] meny.[111] merc.[5] **Merc-c.** **Merc-cy.**[25] mill. morph. **Mosch.**[102] mur-ac.[5] **Mygal.**[8] naja[110] nat-m. nit-ac.[1] **Nux-m.** **NUX-V.** **Oena.**[102] olnd. **OP.** ox-ac. paeon. petr.[5] ph-ac.[5] phos. **Picro.**[162] plan-m.[45] **PLAT.**[5] **Plb.**[58] podo. **Puls.** pyre-p.[1125] ran-b.[5] ran-s. rheum[1] rhod.[5] rhus-t.[5] ruta[5] sabad. sabin.[85] samb.[5] sant. **Sec.**[5] sep. **Sil.**[5] sol-n.[25] spig.[111] spong.[5] squil. stann.[5] staph.[1] **STRAM.** stront-c.[5] **STRY.** sul-ac.[5] sul-i.[58] sulph. sumb.[25] syc-co.[136] tab. tarent. tell. thea thuj.[5] valer. **Verat.** verat-v. verb.[5] visc. zinc.[137] ziz.[81]

☞ *Bewegungen; allgemeine Arzneien; konvulsivische • Chorea • Krämpfe, Muskelkrämpfe • Rucken*

ALLGEMEINES; C; Konvulsionen

- **abwechselnd**:
  - **Arme** und Beine: **Hyos.** stram.
    ☞ *A; Abwechselnd mit*
  - **Beugen** und Strecken: bell.[58] carbn-o.[85] **Cic.** **Cupr.** lath.[102] lyc. nux-v. **Sec.** stry.[102] **Tab.**
    ☞ *A; Abwechselnd mit • Gebeugte Gliedmaßen; Arme; abwechselnd gestreckt, und • Gebeugte Gliedmaßen; abwechselnd gestreckt, und • Gebeugte Gliedmaßen; abwechselnd gestreckt, und; Beine; Zehen*
  - **Zittern** des Körpers, mit: nux-v.
    ☞ *A; Abwechselnd mit*
- **einseitig**: apis art-v. dulc.[8] elaps hell. plb. stram.
  - **Lähmung** der anderen Seite: apis **Art-v.** hell. **Stram.**
- **links**: Ip.
- **rechts**: art-v. chen-a.
  ☞ *O; Arme; rechts*
  - **linke** gelähmt: **Art-v.**
- **morgens**: squil.
- **Angst,** mit quälender:
  GEMÜT; M; Angst, qualvolle, Beschwerden durch • GEMÜT; C; Angst, qualvolle (Seelenangst); Krämpfen der Gliedmaßen, mit
- **Ausstrecken** des Gliedes amel.: sec.
- **Bewegung** agg.: **Cocc.**[122] nux-v.
- **Essen,** beim: plb.
- **Essig** amel.: stram.
  ALLGEMEINES; C; Speisen und Getränke; Essig; amel.
- **Froststadium** im Fieber, während: **Lach.** merc. nux-v.
- **Husten,** während: **Cupr.** dros.[58]
- **Kaffee** agg.: stram.
  ALLGEMEINES; C; Speisen und Getränke; Kaffee; agg.
- **Koitus,** beim: bufo
  ALLGEMEINES; M; Koitus; während
- **Manie,** bei: sol-n.[1]
- **Menses**:
  - **vor**: art-v.[102] **Bufo**[102] calc-s.[102] caul.[102] **Cimic.**[102] cupr.[102] gels.[102] **Hyos.**[102] **Ign.**[102] kali-br.[102] lach.[102] mag-m.[102] oena.[102] **Plat.**[102] puls. tarent.[102]
  - **während**: nux-m. tarent.
- **Säuglingen,** bei: cic.[54]
- **Schluckauf,** nach: bell.
  ALLGEMEINES; M; Schluckauf agg.
- **Schwindel** nach, beim Aufstehen von einem Stuhl: nux-v.
- **Wahnvorstellungen,** bei: stram.[1]
- **gelähmte** Glieder: phos.[85]
- **Muskeln**:
  - **einzelne,** abwechselnd: bell.
  - **Streckmuskeln**: **CINA** con.[36] sec.[36] stram.[54] stry.[38]
  - **Beugemuskeln,** Flexoren: **Bell.** stram.[54] stry.[38]
- **Sehnen**: indg.[36]
- **Arme**: acon.[122] aesc. agar.[5] agar-ph. am-c. ambr. anac.[5] anthr. apis[58] arn. ars. art-v.[81] arum-t. aur.[5] bar-m. **BELL.** bism. bov.[5] bry.[5] calc. **Camph.**[111] cann-i. cann-s. carb-ac.[85] carb-v. carbn-o. carbn-s. caust. **Cham.** chel. chen-a. chin-ar. **Cic.** cina[5] cit-v.[86] clem. **Cocc.** coff. colchin.[102] coloc.[5] con.[5] croc.[5] **Crot-c.** cuph.[5] **CUPR.** cupr-s. cycl. dros. dulc.[5] euph.[5] ferr. graph.[5] hell. hydr-ac. **HYOS.** **Ign.** **Iod.** **IP.** jatr. kali-bi. kali-i. kali-n. lach. lyc.[5] lyss. m-art.[5] mag-c.[5] mag-m.[5] mang.[5] meny. merc.[5] **Merc-c.** mosch. mur-ac.[5] nat-m. nit-ac.[1] nux-v. **Op.**[5] paeon. ph-ac.[5] phos. **Plat.**[5] plb. rheum[1] rhod.[5] rhus-t.[5] ruta **Sabad.** **Samb.**[5] sant. **Sec.** sep.[5] **Sil.**[5] sol-n.[25] spig.[111] **Squil.**[5] stann.[5] staph.[1] **Stram.** stront-c.[5] **STRY.** sul-ac. sul-i.[58] **Sulph.** sumb.[25] syc-co.[136] tab. thuj.[5] **Verat.** verat-v. visc. zinc.
  - **einseitig**: sabad.
  - **links**: caust.
    ☞ *O; Arme; links*
  - **rechts** nach links, von: visc.
    ☞ *O; Arme; rechts; links, dann*
  - **nachts**: bell. nux-v. sulph.
    ☞ *O; Arme; nachts*
  - **1 Uhr - 4 Uhr**: tab.
  - **Abort,** nach: ruta
  - **Arbeit** mit den Händen, harte, amel.: agar.
  - **Gesichtschmerzen,** bei: plat.
  - **Rotation,** konvulsivische: **Camph.**
  - **beginnt** in den Armen:
    ☞ *Aura, epileptische; Arme*
  - **erstreckt** sich:
    - **auf- und abwärts, nach Anstrengung**: caust.
      ☞ *O; Arme; Anstrengung; agg.*
    - **Fingern**: acon.
    - **Rumpf,** zum: agar-ph.
  - **in** den Armen mehr als in den Beinen: camph. **Stram.**
    ☞ *O; Beine; Beine*
  - **Gelenke**: **Anac.**[5] **Aur.**[5] bov.[5] **Plat.**[5]
    ☞ *O; Arme; Gelenke*
  - **Schulter,** einseitig: aur.[86] cit-v.[86]
    ☞ *O; Arme; Schultern*

KONVULSIONEN; allgemeine Arzneien; **Arme** (Forts.)

- **Unterarme**: anac.[5] **Calc.**[5] carbn-o. cham. chen-a. **Con.**[5] merc. mur-ac.[5] **Ph-ac.**[5] **Plat.**[5] rhod.[5] sec. sep.[5] stann.[5] stront-c.[5] zinc.
  ☞ O; Arme; Unterarme
  - **Radialseite**: merc.
  - **Beugemuskeln**: carbn-o. cham.
- **Handgelenke,** 8 Uhr - 11 Uhr: **Nat-m.**
  ☞ O; Arme; Handgelenke
- **Hände**: **Acon.**[122] ambr. anac. art-v.[81] arum-t. aur.[5] bar-m. **BELL.**[5] bism. **CALC.**[5] **Camph.** cann-s. carb-v. carbn-s. caust. colchin.[102] coloc. cupr.[5] dros. dulc.[5] euph.[5] graph. hyos. **Iod.** kali-bi. kali-i. lyc.[5] mang.[5] **Merc.** mosch. mur-ac.[5] nat-m. paeon. **Ph-ac.**[5] plat. plb. rheum[5] sant.[25] **Sec.** sil.[5] stann.[5] **Stram.** stront-c.[5] **Stry.** sul-ac. sulph. tab. thuj.[5] verat.[5] **Zinc.**
  ☞ O; Arme; Hände
  - **rechts**: colchin.[102]
    ☞ O; Arme; rechts
  - **Hand** hält, wenn er etwas in der: ambr. **Dros.** stry. sulph.
    ☞ O; Arme; Greifen, ergreifen von Gegenständen; agg.
  - **Menses,** während: hyos.
    ☞ O; Arme; Menses; während
- **Finger**: aesc. agar.[5] am-c. **Anac.**[5] arn. ars. arum-t. aur.[5] **Bell.** bry.[5] **Calc.** camph.[111] cann-s. cham. **CHEL.** **Cic.** cina[5] clem. cocc. coff. coloc.[5] **Cupr.** cycl. dros. dulc.[5] ferr. graph.[5] hell. **Ign.** iod. ip. kali-n. lach. **LYC.**[5] **Mag-c.**[5] mag-m.[5] merc.[5] merc-c. mosch. mur-ac.[5] nat-m. nux-v. **Ph-ac.**[5] phos. plat.[5] plb. rheum[1] rhus-t.[5] sant. **Sec.** sep.[5] sil.[5] spig.[111] **STANN.**[5] staph.[1] stront-c.[5] sulph. syc-co.[136] tab. verat.
  ☞ Faust, Finger krampfhaft zur Faust gebeugt • Gebeugte Gliedmaßen; Arme; abwechselnd gestreckt, und • Gebeugte Gliedmaßen; abwechselnd gestreckt, und; ruckend, Finger
  - **Ausstrecken,** beim: staph.[1]
  - **Daumen**: aesc. arum-t. **Bell.** **Cocc.** **Cupr.** cycl. nat-m.
    ☞ O; Arme; Finger; Daumen
  - **Zeigefinger**: cycl.

- Beine: acet-ac. am-m.[5] anac.[5] ant-c.[5] ant-t.[5] apis ars. art-v.[81] asar.[5] bar-c.[5] bar-m. bell.[5] berb. bism.[5] bov.[5] calc. camph. cann-i. card-m. cham.[5] chel. chin.[5] **Cic.**[111] **Cina**[5] **Cocc.** colch.[5] **Crot-c.** **CUPR.** cupr-s. dig. ferr-m. gamb. hydr-ac. **HYOS.**[137] **Ign.** iod. **IP.**[5] jatr. kali-i. kres.[149] **Lach.**[5] lath.[85] lyc. **Lyss.** mag-m.[5] meny.[111] merc.[5] **Merc-c.** merc-cy.[25] **Mosch.**[5] mygal.[8] nat-m. nux-v.[5] **Op.** phos. **Plb.** podo. rhus-t.[5] ruta[5] **Sec.**[5] sep. sol-n.[25] spong.[5] **Squil.** **Stram.** **STRY.** sul-ac.[5] tab. tarent. tell. verb.[5] zinc.[137]

- **rechts**: sep.[1]
  ☞ O; Arme; rechts • O; Beine; rechts
- **nachts**: plb.
  ☞ O; Beine; nachts; agg.
- **1** Uhr - 4 Uhr: tab.
- **gehen,** kann nicht: cic.[149] **Mygal.**[8]
- **spasmodisch** zusammengezogen: lath.[85] lyc. **Merc.**
- **Wehen,** Entbindung, während: lach.[54]
  - **oberen,** dann in den: phos.
- **Gesäßbacken**: bar-c. calc. nux-v. sep.
  ☞ O; Beine; Gesäßbacken
- **Hüften**: phos.
  ☞ O; Beine; Hüften
- **Oberschenkel**: ant-c.[5] ars. asar.[5] chin.[5] colch.[5] dig. podo. verb.[5]
- **Knie**: ars.[1] berb. kres.[149] ruta[5]
  ☞ O; Beine; Knie
- **Unterschenkel**: acet-ac. am-m.[5] ant-t.[5] ars. berb. cann-i. card-m. chin.[5] cupr. cupr-s. ferr-m. **Jatr.** kali-i. lach.[5] merc.[5] **Merc-c.** nux-v.[5] podo. rhus-t.[5] sep. spong.[5] stram. stry. tab. tarent. tell.
  ☞ O; Beine; Beine
  - **rechts**: acet-ac. podo. stram.
    ☞ O; Arme; rechts • O; Beine; rechts
  - **Waden**: berb. cupr. ferr-m.
    ☞ O; Beine; Beine; Waden
- **Füße**: am-m.[5] anac.[5] art-v.[81] bar-c.[5] bar-m. bell.[5] **Calc.** camph. cic.[111] **Cupr.** hyos. iod. **Merc-c.** **Nat-m.** **Nux-v.** op. phos. plb.[58] **Sec.**[5] stram. **Zinc.**
  ☞ O; Beine; Füße
  - **nachts**: iod.
    ☞ O; Beine; nachts; agg.
  - **Berührung,** bei: **Nux-v.**
  - **dreht** den Fuß nach innen: cic.[111]
    ALLGEMEINES; M; Drehen; innen, nach
  - **Menses,** während: hyos.
    ☞ O; Beine; Menses; während
  - **erstreckt** sich zu den Knien: stram.
- **Zehen**: apis cham.[5] **CHEL.** cic.[111] **Cupr.** hyos.[137] nux-v.[5] **Sec.**[5] zinc.[137]
  ☞ Abgespreizt, hält die Glieder; Beine; Zehen, bei Spasmen • Krämpfe, Muskelkrämpfe; Beine; Zehen; Beugesehnen
  - **Gehen,** beim: hyos.[137]
  - **großer** Zeh ist hochgestreckt: cic.[111]
  - **Treppensteigen,** beim: hyos.[137]
    ☞ O; Beine; Steigen agg.; Treppensteigen
  - **großer** Zeh: apis

- Arme bewegt, wenn er die:
- **rückwärts**: **Am-c.**
  ☞ Gezogen in eine Richtung, Glieder sind; hinten, nach; allgemeine Rubriken; Arme
- **hin** und her: nit-ac.[1]

- Beine abwechselnd beugt und streckt, wenn er die: **Cic.** **Cupr.** lyc. nux-v. tab.
  ☞ Gebeugte Gliedmaßen; abwechselnd gestreckt, und; Beine

- kataleptisch: cic.[102] **Mosch.**[102]

- klonisch:
- **Arme**: **Ars.** atro. bell.[58] brom. camph.[5] carbn-o. cham.[5] cocc. croc.[5] **Cuph.**[5] cupr. cupr-s. dol.[85] **Hyos.**[5] ign. **Ip.**[5] kali-bi.[111] laur.[54] nux-m. op. phos. **Picro.**[162] **Plb.** sabad.[5] samb.[5] **SEC.** squil.[5] staph.[5] **Stram.** **STRY.** sul-ac. **Verat.**[5] zinc.[162]
  - **gebrauchen,** bei dem Versuch, sie zu: plb.
  - **Wehen,** Entbindung, während: laur.[54]
  - **Hände**: **Stry.**
    ☞ O; Arme; Hände

◦ **Beine**: cocc. kres.[149] **Plb.** sec.[5] sep.

◦ ◦ **Kniescheibe**: kres.[149]

◦ ◦ **Zehen**: sec.[5]

- **schmerzhaft,** Beine: stry.

- **tetanisch**:

◦ **Arme**: anthr. **Ars.** camph. cann-s. hydr-ac. **Hyper.** kali-cy.[85] mill. zinc.

◦ ◦ **Unterarme**: zinc.

☞ *O; Arme; Unterarme*

◦ ◦ **Hände**: camph. zinc.

☞ *O; Arme; Hände*

◦ **Füße**: **Camph. Nux-v.**

☞ *O; Beine; Füße*

- **tonisch**:

◦ **erstreckt** sich ausgehend von:

◦ ◦ **Fingern, ausgehend von den**: cina[5] cupr.[5]

◦ ◦ **Füßen, ausgehend von den**: verat.[5]

◦ **Arme**: ars. bell.[58] camph.[5] cann-s.[5] carbn-o. cic.[8] mosch.[5] plb. **Sec.** stram.[5] verat.[5]

◦ ◦ **Finger**: ars. camph.[5] mosch.[5] verat.[5]

◦ **Beine**: am-m.[5] anac.[5] ant-c.[5] ant-t.[5] ars.[5] asar.[5] bar-c.[5] bell.[5] bism.[5] bov.[5] **Camph.**[5] cham.[5] chin.[5] cina[5] colch.[5] **Cupr.**[5] iod.[5] lach.[5] mag-m.[5] merc.[5] nux-v.[5] phos. plb. rhus-t.[5] ruta[5] **Sec.**[5] spong.[5] stram.[5] sul-ac.[5] verb.[5]

◦ ◦ **Oberschenkel**: ant-c.[5] asar.[5] chin.[5] colch.[5] verb.[5]

◦ ◦ **Knie**: ruta[5]

☞ *O; Beine; Knie*

◦ ◦ **Beine**: am-m.[5] ant-t.[5] chin.[5] lach.[5] merc.[5] nux-v.[5] rhus-t.[5] spong.[5]

☞ *O; Beine; Beine*

◦ ◦ **Fußgelenk**: am-m.[5] ars.[5] iod.[5] mag-m.[5] rhus-t.[5] sul-ac.[5]

◦ ◦ **Füße**: am-m.[5] anac.[5] bar-c.[5] bell.[5] nux-v.[5] phos. sec.[5]

☞ *O; Beine; Füße*

◦ ◦ **Zehen**: cham.[5] nux-v.[5]

- **unterbrochen** von schmerzhaften Stößen: stry.

Aura, epileptische: aeth.[86] arum-t.[54] bell.[81] calc.[81] calc-ar.[54] cina[5] cupr.[86] cupr-acet.[54] hydr-ac.[54] lach. lyc.[1] scroph-n.[111] sec.[5] sep.[81] sil.[54] stram. sulph.[81] tarent.[86] verat.[5]

- **Arme**: aeth.[81] arum-t.[54] bell.[122] calc.[122] calc-ar.[54] cina[5] cupr.[5] cupr-acet.[54] hydr-ac.[81] lach. scroph-n.[111] sec.[5] sil.[54] **Sulph.**[54] verat.[5]

☞ *Schmerz; Arme; Konvulsionen, vor epileptischen*

◦ **Oberarme**: arum-t.[54] **Bell.** calc. **Calc-ar.**[54] cupr.[54] **Lach.** sil.[54] **Sulph.**[116]

☞ *O; Arme; Oberarme •Schmerz; Arme; Konvulsionen, vor epileptischen*

◦ ◦ **links**: **Calc-ar.**[54] cupr.[54] **Sil.**[54] sulph.[116]

☞ *O; Arme; links*

◦ **Unterarme**: bell.[122] calc.[122] sulph.[122]

☞ *O; Arme; Unterarme •Schmerz; Arme; Konvulsionen, vor epileptischen*

◦ **Hände**: scroph-n.[111] sec.[5] sulph.[54] verat.[5]

☞ *O; Arme; Hände*

◦ ◦ **erstreckt** sich zum Kopf: **Sulph.**[54]

◦ ◦ **Handflächen**: scroph-n.[111]

☞ *O; Arme; Hände; Handflächen*

◦ **Finger**: aeth.[81] cina[5] cupr.[5] **Cupr-acet.**[54] hydr-ac.[81]

- **Finger** und Zehen: aeth.[81] **Cupr. Cupr-acet.**[54] hydr-ac.[81]

- **Gesäßbacken**: sep.[81]

- **Knie**: cupr-acet.[81]

☞ *O; Beine; Knie*

- **Unterschenkel**: bell.[81] calc.[81] **Cupr-acet.**[54] lyc.[1] sulph.[81]

☞ *O; Beine; Beine*

◦ **Waden**: lyc.[1]

☞ *O; Beine; Beine; Waden*

- **Ferse,** erstreckt sich zum Hinterkopf, rechts: **Stram.**

- **Zehen**: aeth.[86] **Cupr.**[86] **Cupr-acet.**[54] **Hydr-ac.**[54]

KOORDINATIONSSTÖRUNG, Inkoordination: absin.[111] **Agar.**[144] **ALUM. Arag.**[162] arg-n.[144] astra-e.[149] aur.[5] bar-c.[127] bell. bufo[102] **Calc.** carbn-s. caust.[5] chlol. coca cocc. **CON.**[144] crot-c. **Cupr.** cypra-e.[227] **Gels.** germ.[222] hydr-ac.[36] hyos. iod.[5] med.[102] merc. mur-ac.[5] nat-m.[5] nux-m. **Onos.**[144] **Ph-ac.**[5] **Phos.**[144] pic-ac.[144] plat.[5] **Plb.** psil.[164] puls. rhod.[5] sec. sil. **Stram.** stry.[144] **Sulph.** tab. tax.[303] thuj.[5] **Zinc.**

☞ *Ataxie •Bewegungen; allgemeine Arzneien; •Bewegungen; Kontrolle über Bewegungen verloren •Chorea •Ungeschicklichkeit* ▤ *SCHWINDEL; M; Taumeln, Wanken mit •SCHWINDEL; C; Taumeln*

Erregung, nach: gels.[58]

▤ *GEMÜT; M; Erregung; Beschwerden durch; Allgemeinsymptome*

geistige Entkräftung, durch: agar.[144] arg-n.[144] con.[144] onos.[144] phos.[144] pic-ac.[144] stry.[144]

Arme: bell. cupr. **Gels.** hyos. **Merc. Onos.** plb. puls.

☞ *Bewegungen; schwierig; Arme*

- **Gehen,** beim: hyos.

☞ *O; Arme; Gehen; agg.; während*

- **Hände**: **Bell. Cupr. Gels.** merc. plb. puls.

☞ *O; Arme; Hände*

Beine: absin.[111] agar.[5] **Alum.** astra-e.[149] aur.[5] bell. bufo[102] caust.[5] chlol. crot-c. iod.[5] med.[102] **Mur-ac.**[5] **Nat-m.**[5] **Nux-m. Onos.** ph-ac.[5] **Phos.** plat.[5] **Plb.** rhod.[5] **Sil. Sulph. Thuj.**[5]

☞ *Bewegungen; schwierig; Beine*

- **seitwärst** zu schreiten, Drang nach: absin.[111]

KÖRNIGE, sandige Empfindung, Gelenke: con.[137]

KOXARTHROSE:

☞ *Hüftgelenk, Beschwerden des*

KRABBELN:

☞ *Ameisenlaufen, Kribbeln*

KRAFT, Empfindung von: **Op.**[5] plut-n.[222]

KRAFTVOLL an, Hände fühlen sich: choc.[222]

KRALLENARTIGE Fingernägel: ars.

☞ *O; Nägel; Fingernägel*

KRAMPFADERN, Varizen:

☞ *Varizen, Krampfadern*

KRÄMPFE, Muskelkrämpfe: abrot.[102] acet-ac. acon. adam.[222] aesc-g.[102] aeth. agar. agav-t.[149] agn.[5] allox.[102] alum.[5] alum-p.[58] alum-sil.[58] alumn. am-br. am-c. am-caust.[144] am-m.[8] ambr. aml-n. amph.[36] anac.[1] anag. anan. androc.[222] ang. ant-c.[5] ant-t. anthr.[137] apis[137] apoc-a.[36] arag.[102] aran.[149] **Arg.** arg-cy. arg-n. arist-m.[36] arn. **Ars.** ars-i.[58] ars-s-f.[58] arum-t. arund. asaf. asar. asc-t.[25] aspar.[8] atro.[25] aur. ba-sv.[136] bac.[8] bad.[36] bamb-a.[1184] bapt. bar-c.[1] bar-m. bar-s.[58] bcg[149] **BELL.**[1] bell-p.[144] berb. bism. blatta bov. brach. bry. bufo buth-aust.[119] cact. cadm-s. cahin. calad. **Calc.** calc-acet.[36] calc-f.[149] calc-i.[58] calc-p. calc-s. calc-sil.[58] calx-b.[194] camph.[5] camph-br.[25] cann-i. cann-s. canth. caps.[1] carb-ac. carb-an. carb-v.[5] carbn-h. carbn-o. carbn-s. carc.[304] card-m. carl.[85] caul.[188] **Caust.** cedr. cham. chel. chin.[102] chin-ar. chin-s.[36] chlol. cho.[102] cic.[58] cimic.[144] cina[5] cinnb.[137] cit-v. clem. coc-c. coca **Cocc.** coff. colch. **COLOC.** com. **Con.** conin.[85] conv.[38] cop. corn. croc.[5] **Crot-c.** crot-h. croto-t. **CUPR.**[54] cupr-acet.[102] cupr-ar. cur. cycl.[5] cymbo-ci.[2184] cypra-e.[227] der. dict.[137] dig. **Dios.** dros. **Dulc.**[1] elaps elat. eug. eup-per. euph.[36] euphr. eupi.[85] falco-p.[265] ferr. ferr-ar. ferr-i. ferr-m. ferr-ma. ferr-p. ferr-p-h.[85] fl-ac.[193] form. frax.[137] gamb. gels. gent-c. gink.[142] gins. glon. gnaph. **Graph.**[5] guai. guare. haliae-lc.[222] ham. harp.[1184] **Hell.** hep. hipp. hura hydrc. **Hyos.**[102] hyper. ign.[5] inul. iod. ip.[5] irid.[54] iris[25] itu[36] jatr. jug-c. kali-ar. kali-bi. kali-br. **Kali-c. Kali-chl.** kali-i. kali-m.[111] kali-n. kali-p. kali-s. kali-sil.[58] kalm.[111] kola[1184] kreos.[5] lac-ac. lac-c. lac-eq.[204] lac-lox-a.[204] lach.[137] lachn. lact. lam.[36] lath.[85] laur. led. lil-t. lob. lol.[142] **LYC.**[5] lysim.[137] lyss. m-arct.[5] m-art.[85] m-aust.[5] mag-c.[1] mag-m. mag-p.[102] mag-s.[111] manc. mand.[144] mang. med. meny.[85] meph.[36] **MERC.**[111] merc-c.[5] merc-d. merc-i-f. merc-i-r. merc-n. merc-pr-r. merc-s. mez.[5] mosch. **Mur-ac.**[102] mygal.[192] naja nat-ar. nat-c. nat-f.[119] nat-m. nat-p. nat-sil.[58] neon[222] nicc. **Nit-ac.** nux-m. nux-v. oena. ol-an. olnd. op. orig. ox-ac.[111] ozone[227] paeon. pall. par.[36] pareir. **Petr.**[1] ph-ac. phos. phys. **Phyt.** pic-ac. pin-s. pitu-a.[164] **PLAT.**[1] **Plb.** plb-acet.[122] plut-n.[269] podo.[85] prot.[136] prun.[111] psor. pull-g.[181] puls.[5] pyrog.[137] ran-b. rhod.[5] **Rhus-t.** rhus-v. **Rob.** rumx.[137] ruta[5] **Sabad.** sabin. samb.[5] sang. sanic.[111] sarcol-ac.[119] sars. scol.[1142] scroph-n.[72] **Sec.** sel. **SEP. Sil.** sin-n. sol-n.[25] sol-t.[102] spig. spong. stann. staph. stram. stront-c. stroph-s.[119] stry. stry-n.[1125] sul-ac. sul-i.[58] **SULPH.** syph. **Tab.** tama.[197] tarent. tax.[303] tep. ter.[137] thlaspi[111] thuj.[5] thyr.[102] til. til-c.[253] tril-c.[36] trom. tub.[304] tub-r.[149] uran.[269] urt-u.[36] ust.[102] valer.[58] **Verat.**[137] verat-v. verb. vib.[122] vib-p.[25] vip.[137] visc.[119] wies. xanth.[137] **Zinc.**[102] zinc-chr.[137] zinc-i.[137] zinc-p.[58] zinc-s. zing.[102]

☞ *Konvulsionen, Spasmen; allgemeine Arzneien •Zusammenziehung, Kontraktion, von Muskeln und Sehnen; allgemeine Arzneien •Schmerz; krampfartiger, spasmodischer Schmerz* ▤ *ALLGEMEINES; C; Krampf; Muskeln*

rechts: elaps

☞ *O; Arme; rechts*

morgens: sulph.

nachmittags: sulph.

nachts: merc.

Anstrengung, nach: mag-p. sarcol-ac.[144]

Ausziehen der Stiefel, beim: conin.[85]

▤ *ALLGEMEINES; M; Ausziehen der Stiefel agg.*

Berührung, bei: guare.[25]

Bewegung, bei: nux-v.

Druck:

- **agg.**: zinc.
- **amel., fester**: mygal.[192]

Erbrechen, und: sol-n.[25] verat.[102]

Froststadium im Fieber, während: cupr. **Sil.**

Husten, nach: dros.[58]

▤ *ALLGEMEINES; M; Husten; nach*

Kindern, bei: guare.[25]

▤ *ALLGEMEINES; M; Kindern, Beschwerden bei*

Luft, kalte, agg.: bufo

Menses:

- **während**: cimic.[58]
- **unterdrückten,** bei: **Cupr.**[5]

Reiben und Strecken amel.: sec.[144]

Samenerguss, bei: bufo

Schwangerschaft, während: **Cupr. Verat.** vib. vib-p.[25]

Stuhlgang:

- **vor**: cupr.[5]
- **während**: ant-t.[5] ars.[5] bell. colch.[5] **Cupr.**[5] merc-c.[5] plat.[5] sec.[5] verat.[5]

▤ *ALLGEMEINES; M; Stuhlgang; während Stuhlgang*

Treppensteigen, beim: conin.[85]

Wehen, Entbindung:

- **während**: plat.[58]
- **nach**: cupr.[54]

☞ *M; Entbindung, nach der* ▤ *ALLGEMEINES; M; Wehen, Entbindung; Wochenbett, im*

gelähmte Glieder: plb-acet.[122]

Muskeln:

- **Beugemuskeln,** Flexoren: am-caust.[144]
- **Streckmuskeln**: sec.[144]

Gelenke: **Anac.** ang. aur. **Bell. Bry. CALC.** camph. canth. caust. cic. cocc. **Hyos. Ign.** lach. laur. merc. op. **Par.** ph-ac. **PLAT.** plb. rhus-t. **Sec. Stram. Sulph.** verat.

Arme: acon.[193] aeth. agar. alum.[111] alum-sil. **AM-C.** am-m.[5] ambr.[102] aml-n. anac. anag.[8] **Ang.**[5] ant-c.[193] ant-t. anthr.[137] arg.[149] arg-n.[36] arn. ars.[38] ars-i.[193] asaf.[5] atro.[25] aur.[36] bamb-a.[1184] bar-c.[193] **Bell.** berb. bism. brach. bry.[5] bufo buth-aust.[119] cact. **CALC.** calc-p. calc-s. calc-sil.[58] **Camph.**[5] **Cann-s.**[36] caps.[1] carb-v. carbn-s. card-m. caust.[102] chel. chin. chin-s.[36] cic.[58] cimic. **Cina** cinnb.[193] cit-v. cocc. coff.[5] colch. **COLOC.** com. con.[5] corn. croc.[5] crot-c. crot-h.[111] **Cupr.**[72] cupr-ar. cycl. der. dig.[5] dios. dros.[58] dulc. elaps euph. euphr. eupi. ferr. ferr-ar. ferr-ma. ferr-p.[38] ferr-p-h.[85] fl-ac.[193]

gels. gink.[142] graph.[102] guai.[5] guare. haliae-lc.[222] harp.[1184] hep.[102] hura hyos.[85] hyper. ign. iod. **Jatr.** kali-bi. kali-br.[25] kali-c.[193] kali-chl. kali-i. kali-n.[5] kali-s. kali-sil.[58] kalm.[111] kola[1184] kreos.[5] lac-eq.[204] lach.[5] lact. lil-t. lyc. lysim.[137] lyss. m-arct.[5] m-art.[5] mag-c.[1] mag-m.[5] mag-p. mand.[144] mang. **Meny.**[5] merc. merc-c. merc-i-f.[85] merc-i-r. mosch.[58] mur-ac. naja[8] nat-c.[193] nat-f.[149] **Nat-m.** nat-p. nit-ac. nux-v.[5] **Olnd.**[5] ozone[227] par.[5] petr.[1] **PH-AC.**[22] phos.[1] phys. pic-ac. **Plat.** plb. prun.[111] pull-g.[181] puls. pyrog.[137] ran-b.[85] rhod.[5] rhus-t. ruta sabad. sabin. samb.[193] sarcol-ac.[149] scroph-n.[72] **Sec.**[5] sep. **Sil.** spig.[1] spong.[5] stann.[1] staph. stram. stront-c.[5] stry. stry-n.[1125] sul-ac.[72] sulph. **Tab.** thlaspi[111] thuj.[193] tril-c.[36] uran.[269] urt-u.[36] valer.[137] verat.[137] verat-v.[25] verb.[5] vib.[25] vip.[137] zinc.[117] zing.

- **links**: alum.[111] bell.[111] cact. caps.[1] cit-v.[111] corn.[111] hyper.[111]
  ☞ *O; Arme; links*
- **rechts**: am-c.[111] bufo carb-v.[111] fl-ac.[111] hura[111] merc.[111] urt-u.[25]
  ☞ *O; Arme; rechts*
- **morgens**: fl-ac.
  ☞ *O; Arme; morgens*
- **abend** 21 Uhr: lyc.
  ☞ *O; Arme; abends*
- **Mitternacht**:
  ◦ **vor,** beim Erwachen: caust.
  ☞ *O; Arme; Mitternacht; vor • O; Arme; Erwachen, beim*
  ◦ **nach**: sulph.
  ☞ *O; Arme; Mitternacht; nach*
- **Schwangerschaft,** während: vib.[25]
- **Schultern**: chin-s.[36] cimic. elaps lil-t. lyc.[5] **Naja**[8] petr.[1] **Plat.** urt-u.[36]
  ☞ *O; Arme; Schultern*
  ◦ **18** Uhr: elaps
  ◦ **erstreckt** sich zu den Händen: elaps
  ◦ **Deltoideusregion**: chin-s.[36] petr.[1] urt-u.[36]
  ☞ *O; Arme; Schultern; Deltoideus, Region des*
  ◦ ◦ **links**: chin-s.[36]
  ☞ *O; Arme; links • O; Arme; Schultern; Deltoideus, Region des; links*
  ◦ ◦ **rechts,** beim Drehen des Armes: urt-u.[36]
  ☞ *O; Arme; Schultern; Deltoideus, Region des; rechts*
- **Oberarme**: agar. arg. asaf.[5] bell. chin-s.[36] cina[5] com. kali-bi. lil-t. lyc. mag-c.[1] **Meny.**[5] mur-ac. olnd.[5] petr.[1] **Ph-ac.** rhus-t. ruta sulph. urt-u.[36] valer.[137]
  ☞ *O; Arme; Oberarme*
  ◦ **Anstrengung,** bei: mur-ac.
  ☞ *O; Arme; Anstrengung; agg.*
  ◦ **Bewegung** agg.: petr.[1]
  ☞ *O; Arme; Bewegung; während*
  ◦ **hält,** wenn man etwas in der Hand: petr.[1] rhus-t. valer.
  ☞ *O; Arme; Greifen, ergreifen von Gegenständen; agg.*
  ◦ **Heben** des Arms, beim: arg.
  ☞ *O; Arme; Anheben; agg., der Glieder*
  ◦ **Schreiben,** beim: valer.[137]
  ☞ *O; Arme; Schreiben agg.*
  ◦ **Bizeps**: ruta valer.
  ◦ **Innenseite,** medial: sulph.
  ◦ **Humerus,** Bereich des, **links**: valer.[137]
  ☞ *O; Arme; links*
- **Ellenbogen**: chel.[5] kalm.[111] kreos.[5] rhus-t.[5] sabad.[5] sec.[5] verb.[5]
  ☞ *O; Arme; Ellenbogen*
- **Unterarme**: acon.[5] am-c. anac. **Ang.**[5] arn. asaf.[5] berb. **Calc.** calc-p. chin-s. cina coloc.[111] con.[5] corn. ferr-ma. gels.[85] graph.[1] kali-i. kola[1184] kreos.[36] lyc. **Meny.**[85] merc. mosch.[5] mur-ac. nat-c.[1] par.[5] ph-ac. plat. plb. **Rhod.**[5] ruta[111] sep. spong.[5] stann.[5] stront-c.[5]
  ☞ *O; Arme; Unterarme*
  ◦ **links**: anac.[111] coloc.[111] meny.[111] plat.[111] ruta[111]
  ☞ *O; Arme; links*
  ◦ **morgens**: calc.
  ☞ *O; Arme; morgens*
  ◦ **nachmittags**: lyc.
  ☞ *O; Arme; nachmittags*
  ◦ **nachts** im Bett: anac.
  ◦ **Beugen,** beim: arn. mur-ac.
  ◦ **Bewegung** agg.: kali-i. plb.
  ☞ *O; Arme; Bewegung; während*
  ◦ **Ellbogen** aufstützen agg.: plat.
  ◦ **Gehen,** beim: sep.
  ☞ *O; Arme; Gehen; agg.; während*
  ◦ **Schreiben,** beim: gels.[85]
  ☞ *O; Arme; Schreiben agg.*
  ◦ **erstreckt** sich zu den Handflächen: meny.[85]
  ◦ **Vorderseite**: berb. plat. plb.
  ◦ **Außenseite,** lateral: nat-c.[1]
  ◦ **Elle**: kreos.[36]
  ◦ **Muskeln**:
  ◦ ◦ **Streckmuskeln**: merc.
  ◦ ◦ **Beugemuskeln,** Flexoren: chin-s.
- **Handgelenke**: aml-n. anac. arg.[149] brach. calc-p. cina cit-v. com. euphr. hura meny.[5] nat-p. **Ph-ac.** plb. sec.[5] staph. sulph.
  ☞ *O; Arme; Handgelenke*
  ◦ **links**: sulph.
  ☞ *O; Arme; links*
  ◦ **rechts**: hura staph.
  ☞ *O; Arme; rechts*
  ◦ **Bewegung,** bei: calc-p.
  ☞ *O; Arme; Bewegung; während*
  ◦ **Kälte** in den Teilen, mit: plb.
  ◦ **Schreiben,** beim: aml-n. arg.[149] brach.
  ☞ *O; Arme; Schreiben agg. • Hände; Schreiben, Klavier oder Geige spielen, Schreibmaschine schreiben, beim*
  ◦ **Strecken** des Arms, beim: cina
  ☞ *O; Arme; Ausstrecken der Arme; agg.*

KRÄMPFE, Muskelkrämpfe (Forts.)

- **Hände**: acon.[193] aeth. **Agar.**[193] alum-sil. am-m.[5] **Ambr.**[102] aml-n.[193] **Anac.** ang.[5] ant-c.[193] anthr.[137] arg.[72] ars.[38] ars-i.[193] asaf.[5] aur.[36] bamb-a.[1184] bar-c.[193] **BELL.** bism. brach.[72] **CALC.** calc-s. calc-sil.[58] cann-s.[36] carb-v. caust.[102] chin. cimic.[102] **Cina**[5] cinnb.[193] cocc. **Coloc.** crot-h.[111] **Cupr.**[72] cycl. dios. dros.[58] dulc. euph. **EUPHR.**[36] ferr-ar. ferr-ma. ferr-p.[38] ferr-p-h.[85] fl-ac.[193] gels. gink.[142] **Graph.**[102] haliae-lc.[222] harp.[1184] hep.[102] jatr. **Kali-bi. Kali-c.**[193] kali-sil.[58] kola[1184] kreos.[5] lac-eq.[204] lact. lyc. lysim.[137] mag-c.[137] mag-p. mand.[144] mang. **Meny.**[193] merc. merc-c. merc-i-f.[85] merc-i-r. mosch.[58] mur-ac.[36] naja nat-c.[193] nat-f.[149] **Nat-m.** nat-p. nit-ac. nux-v.[5] olnd.[111] phos.[1] **Phys.** pic-ac. **Plat.** plb. prun.[111] pull-g.[181] puls. pyrog.[137] ran-b.[85] ruta sabad. sabin. samb.[193] sarcol-ac.[149] scroph-n.[72] **Sec.** sil. spig.[1] spong.[5] stann.[1] stram. stront-c.[5] stry. stry-n.[1125] sul-ac.[72] sulph.[36] tab. thlaspi[111] thuj.[193] tril-c.[36] valer.[193] verat.[137] verb.[5] zinc.[117] zing.
  ☞ *O; Arme; Hände*
  - **abwechselnd** mit:
    - **Fußkrämpfen**: stram.
      ☞ *A; Abwechselnd mit*
    - **Trübsehen**: bell.
      ☞ *A; Abwechselnd mit ▤ SEHEN; A; Abwechselnd mit*
  - **links**: calc. euphr. kola[1184] merc.[111] nat-p. olnd.[111] sulph.
    ☞ *O; Arme; links*
  - **rechts**: acon. lyc.[111] merc-i-r. plb. sabad.
    ☞ *O; Arme; rechts*
  - **morgens**: **Calc.**
    ☞ *O; Arme; morgens*
  - **nachmittags**: calc-s. dios.
    ☞ *O; Arme; nachmittags*
    - **15** Uhr: dios.
  - **abends**: lyc.
    ☞ *O; Arme; abends*
    - **21** Uhr: lyc.
  - **nachts**: **Calc.** harp.[1184] plb. valer.[58]
    ☞ *O; Arme; nachts*
    - **Bett,** im: harp.[1184] plb.
  - **Anfassen,** Greifen, beim: ambr. **DROS.** graph. lyc. nat-m. nit-ac. plat. stann. thlaspi[111]
    ☞ *O; Arme; Greifen, ergreifen von Gegenständen; agg.*
    - **kalten** Stein, einen: nat-m.
  - **Anstrengung,** durch: mag-p.[122] plat. sec. **Sil.**
    ☞ *O; Arme; Anstrengung; agg.*
  - **Besen** nicht loslassen, kann den: dros.[137] stann.[137]
  - **Beugen,** nach: merc.
  - **Bewegung**:
    - **agg.**: ars. merc. sec.
    - **amel.**: acon.
  - **Cholera,** bei: **CUPR. Sec.**
  - **Ruhen,** nach: plb.
    ☞ *O; Arme; Ruhe; agg.*
  - **Schließen** der Hand, beim: chin.
    ☞ *O; Arme; Schließen der Hände agg.*
  - **Schreiben,** Klavier oder Geige spielen, Schreibmaschine schreiben, beim: acon.[193] agar.[193] **Alum-sil.** ambr.[102] aml-n.[193] **Anac.** ant-c.[193] arg.[72] ars.[38] ars-i.[193] bamb-a.[1184] bar-c.[193] brach.[72] **Caust.**[102] **Cimic.**[102] cinnb.[193] cupr.[102] **Cycl.** dros.[58] euph. ferr-p.[38] ferr-p-h.[85] fl-ac.[193] gels. gink.[142] graph.[102] haliae-lc.[222] hep.[102] kali-c.[193] mag-c.[137] **MAG-P.** mand.[144] meny.[193] merc-i-f.[85] nat-c.[193] nat-f.[149] **Nat-p.** phos.[1] pic-ac. plat. pull-g.[181] ran-b.[85] ruta[102] sabin.[193] samb.[193] sarcol-ac.[149] **Sil. Stann.**[8] stry-n.[1125] sul-ac.[72] sulph.[102] thuj.[193] tril-c.[36] valer.[193] verat.[137] zinc.[117]
    ☞ *O; Arme; Klavierspielen agg. • O; Arme; Schreiben agg. • Handgelenke; Schreiben, beim • Finger; Klavier oder Geigespielen, durch • Finger; Schreiben, beim*
    - **nachts** im Bett: mag-c.[137] verat.[137]
  - **Strecken,** Dehnen agg.: plb.
  - **quer** über die Hand: ruta
  - **Ulnarseite**: anac.[1] cocc. puls.
  - **Mittelhandknochen,** Bereich der: aur.[36] cann-s.[36] euphr.[36] sulph.[36]
    - **links**: aur.[36]
      ☞ *O; Arme; links*
    - **abends** im Bett: sulph.[36]
  - **Handrücken,** nachts im Bett: anac.
    ☞ *O; Arme; Hände; Handrücken*
  - **Ballen**: plat.
  - **Handflächen**: coloc. crot-h.[111] cupr.[72] mur-ac.[36] naja nux-v.[5] **Sabin.** scroph-n.[72] spig.[1] stann.[1] stry. zing.
    ☞ *O; Arme; Hände; Handflächen*
    - **Bewegung** amel.: mur-ac.[36]
      ☞ *O; Arme; Bewegung; amel.*

- **Finger**: acon.[5] agar.[1] am-c.[1] am-m. ambr.[72] aml-n. anac.[1] anag.[8] **Ang.**[5] arg.[137] arg-n.[36] **Arn.**[5] ars.[1] asaf. aur.[5] bell.[1] brach. buth-aust.[119] **Calc.**[1] **Cann-s.**[5] **Carb-v.** card-m. caust.[1] **CHEL.** cic.[58] cina[5] cocc. coff.[5] colch. com. con. croc.[5] **Cupr.**[111] **Cupr-ar.** cycl. der. dig.[5] **Dios.**[25] **Dros.**[58] dulc. euph. **Euphr.**[1] ferr. gels.[111] graph.[1] hura hyos.[85] hyper. ign. kali-c. kali-chl. kali-n.[5] **Lach.**[5] lil-t. lyc. mag-c.[1] mag-m.[5] mag-p. mang. **Meny.**[5] **MERC.**[1] **Mosch.**[5] mur-ac.[1] nat-c.[5] **Nat-m.** nat-p. **Nux-v.**[5] **Olnd.**[5] ozone[227] ph-ac.[5] phos. pic-ac.[111] plat.[1] plb. rhus-t.[5] ruta[5] sabad. **SEC.** sep. sil.[5] spong.[5] **Stann.** staph.[1] stront-c.[5] sul-ac.[102] **Sulph.** tab.[137] tril-c.[36] uran.[269] valer. verat. verat-v.[25] verb.[5] zinc.[1]
  - **abwechselnd** mit Uterusschmerzen: dios.[85]
    ☞ *A; Abwechselnd mit ▤ WEIBLICHE GENITALIEN; A; Abwechselnd mit*
  - **morgens**: tab.
    ☞ *O; Arme; morgens*
  - **abends**: ars.
    ☞ *O; Arme; abends*
  - **nachts** im Bett: ars.
  - **Mitternacht,** im Bett: nux-v.
  - **periodisch**: **Phos.**

<> ◦ **aufzuheben,** bei dem Versuch, einen kleinen Gegenstand: **Stann.**

◦ **Bewegung** agg.: merc.
☞ *O; Arme; Bewegung; während*

◦ **Cholera,** bei: **Colch. CUPR.** sec. **VERAT.**

◦ **Dysmenorrhö,** abwechselnd mit: dros.[137]

◦ **Klavier** oder Geigespielen, durch: **Mag-p.**
☞ *O; Arme; Klavierspielen agg. •Hände; Schreiben, Klavier oder Geige spielen, Schreibmaschine schreiben, beim •Daumen; Klavierspielen, beim*

◦ **Kontraktion,** mit: cycl.[137]

◦ **Luft,** kalte, agg.: am-c.[1]
☞ *O; Arme; Luft; agg.; kalte*

◦ **Nähen,** beim: kali-c.
☞ *O; Arme; Nähen, während*

◦ **Schneiden** mit einer Schere, beim: con.
☞ *O; Arme; Schere benutzen agg.*

◦ **Schreiben,** beim: arg.[137] arn.[5] brach. caust.[5] cocc.[122] cycl. dros.[58] gels.[111] **Mag-p.** nux-v.[5] pic-ac.[111] **Sil.**[5] **STANN. Sul-ac.**[102] tril-c.[36] **ZINC.**[5]
☞ *O; Arme; Schreiben agg. •Hände; Schreiben, Klavier oder Geige spielen, Schreibmaschine schreiben, beim •Schwäche; Arme; Finger; Daumen; Schreiben, beim*

◦ **Schustern,** beim: **Stann.**

◦ **Schwangerschaft,** während: dios.[25]

◦ **Strecken,** Dehnen agg.: ars.

◦ **Waschen** agg.: tab.[137]
☞ *O; Arme; Waschen; agg.*

◦ **Wehen,** Entbindung:

◦ ◦ **während**: **CUPR. DIOS.**

◦ ◦ **nach**: cupr.[54]
☞ *M; Entbindung, nach der*

→ ◦ **erstreckt** sich zu anderen Teilen: cupr.[111]

◦ **Gelenke**: anac.[1] ars.[1] calc.[1] euphr.[1] mag-c.[1] plat.[1]
☞ *O; Arme; Finger; Fingergelenke*

◦ ◦ **Grundgelenke**: anac.[1] ars.[1] calc.[1]

◦ **Fingerspitzen**: ars.[1]
☞ *O; Arme; Finger; Fingerspitzen*

◦ **Daumen**: agar.[1] aml-n. anac.[1] anag.[8] asaf. bell.[1] brach. cycl.[137] graph.[1] hyos.[85] mang. merc.[1] mur-ac.[1] nat-m. plat.[1] valer. zinc.[1]
☞ *O; Arme; Finger; Daumen*

◦ ◦ **eingeschlagen,** bei Konvulsionen: hyos.[85]

◦ ◦ **Halten** von Gegenständen, beim: graph.[1]
☞ *O; Arme; Greifen, ergreifen von Gegenständen; agg.*

◦ ◦ **Klavierspielen,** beim: zinc.[1]
☞ *O; Arme; Klavierspielen agg. •Klavier oder Geigespielen, durch*

◦ ◦ **Schreiben,** beim: agar.[1] aml-n. bell.[1] brach. **Cycl.**[137] mur-ac.[1]
☞ *O; Arme; Schreiben agg.*

◦ ◦ ◦ **Kontraktion** des Zeigefingers, mit: cycl.[137]
☞ *O; Arme; Schreiben agg.*

◦ ◦ **Zucken,** mit: valer.

◦ ◦ **Muskeln**:

◦ ◦ ◦ **Beugemuskeln**: merc.[1]

◦ ◦ ◦ **Streckmuskeln**: zinc.[1]

◦ **Zeigefinger**: anac.[1] cycl. graph.[1] kali-chl. nat-p. sulph.[1]

◦ ◦ **Schreiben,** beim: **Cycl.**
☞ *O; Arme; Schreiben agg.*

◦ **Mittelfinger**: am-m. caust.[1] hura lil-t. plb. **Sulph.**

◦ **Ringfinger**: arg-n.[36] hura sep. **Sulph.**

◦ ◦ **abends**: sep. **Sulph.**
☞ *O; Arme; abends*

◦ ◦ **erstreckt** sich zum Ellbogen: sep. sulph.

◦ **Kleiner** Finger: calc.[1] cocc. com. sulph.

◦ ◦ **Schreiben,** beim: cocc.
☞ *O; Arme; Schreiben agg.*

Hände und Füße: lyc.[137] lysim.[137]
☞ *O; Arme; Hände •O; Beine; Füße*

Beine: abrot.[102] acet-ac. acon. adam.[222] aesc-g.[102] agar. agav-t.[149] agn.[5] allox.[102] alum.[5] alum-p.[58] alum-sil.[58] alumn. am-br. am-c. am-m.[8] ambr. amph.[36] anac.[1] anag. androc.[222] **Ang.** ant-c.[5] ant-t. apis[137] apoc-a.[36] arag.[102] aran.[149] arg. arg-cy. arg-n. arist-m.[36] arn. **ARS.** ars-i.[58] ars-s-f.[58] arum-t. arund. asaf. asar. asc-t.[25] aspar.[8] atro.[25] aur. ba-sv.[136] bac.[8] bad.[36] bamb-a.[1184] bapt. bar-c.[1] bar-m. bar-s.[58] bcg[149] bell.[1] bell-p.[144] berb. bism. blatta bov. brach. bry. bufo cact. cadm-s. cahin. calad. **CALC.** calc-acet.[36] calc-f.[149] calc-i.[58] calc-p. calc-s. calc-sil.[58] calx-b.[194] camph.[5] camph-br.[25] cann-i. cann-s. carb-ac. carb-an. carb-v.[5] carbn-h. carbn-s. carc.[304] card-m. carl.[85] caul.[188] caust. cedr. cham. chel. chin.[102] chin-ar. chlol. cho.[102] cimic.[144] **Cina**[5] cinnb.[137] cit-v. clem. coc-c. coca cocc. coff. colch. **COLOC.** com. con. conv.[38] cop. crot-c. crot-h. croto-t. **CUPR.**[54] cupr-acet.[102] cupr-ar. cur. cycl.[5] cymbo-ci.[2184] cypra-e.[227] dict.[137] dig. dios. dros. dulc.[1] elaps elat. eug. eup-per. euph.[36] **Euphr.** eupi.[85] falco-p.[265] **Ferr.** ferr-ar. ferr-i. **Ferr-m.** ferr-p. form. frax.[137] gamb. gels. gent-c. gins. glon. gnaph. **Graph.**[5] guai. ham. harp.[1184] hep. hipp. hura hydrc. **Hyos.**[102] hyper. ign.[5] inul. iod. **Ip.**[5] irid.[54] iris[25] itu[36] jatr. jug-c. kali-ar. kali-bi. kali-br. kali-c. kali-chl. kali-i. **Kali-m.**[111] kali-n. kali-p. kali-s. kali-sil.[58] kola[1184] kreos.[5] lac-ac. lac-c. lac-eq.[204] lac-lox-a.[204] lach.[137] lachn. lact. lam.[36] lath.[85] led. lil-t. lob. lol.[142] lyc.[5] lyss. m-art.[85] m-aust.[5] mag-c.[1] mag-m. mag-p.[102] mag-s.[111] manc. mand.[144] mang. med. **Meny.**[137] meph.[36] merc.[111] merc-c.[5] merc-d. merc-i-f. merc-n. merc-pr-r. mez.[5] mosch. mur-ac.[102] naja nat-ar. nat-c. nat-f.[119] nat-m. nat-p. nat-sil.[58] neon[222] nicc. nit-ac. nux-m. nux-v. oena. ol-an. olnd. orig. ox-ac.[111] ozone[227] paeon. pall. par.[36] pareir. petr.[1] ph-ac. phos. phys. phyt. pic-ac. pin-s. pitu-a.[164] **Plat.**[1] plb. plut-n.[269] podo.[85] prot.[136] psor. pull-g.[181] puls.[5] ran-b. rhod.[5] **Rhus-t.** rhus-v. rumx.[137] ruta[5] sabin. samb.[5] sang. sanic.[111] sarcol-ac.[119] sars. scol.[1142] **Sec.** sel. sep. **Sil.** sin-n. sol-n.[25] sol-t.[102] spig. spong. stann. staph. stram. stront-c. stroph-s.[119] stry. sul-ac. sul-i.[58] sulph. syph. tab. tama.[197] tarent. tax.[303] tep. ter.[137] thuj.[5] til. til-c.[253] tril-c.[36] trom. tub.[304] tub-r.[149] ust.[102] valer.[58] **Verat.**[137] verat-v. verb. vib.[122] vib-p.[25] vip.[137] visc.[119] wies. xanth.[137] zinc.[102] zinc-chr.[137] zinc-i.[137] zinc-p.[58] zinc-s. zing.[102]

KRÄMPFE, Muskelkrämpfe; **Beine** (Forts.)

- **links**: kola[1184] tub.[304]
  ☞ *O; Beine; links*
- **rechts**: bufo
  ☞ *O; Arme; rechts • O; Beine; rechts*
- **morgens**: bov. bry. kola[1184] nit-ac.
  ☞ *O; Beine; morgens*
- **abends**: jatr. sil.
  ☞ *O; Beine; abends*
- **nachts**: **Ambr.** ars. bry. calad. carb-v. eug. **Eup-per.** iod. ip. lachn. lyc. mag-c. mag-m. nit-ac. nux-v. **Rhus-t.** sec. sep. staph. sulph.
  ☞ *O; Beine; nachts; agg.*
- <> **Anziehen** der Stiefel, beim: **Calc.**
- **Ausschreiten,** beim: alum.
- **Beugen** des Fußes nach vorn, beim: coff.
- **Bewegung** agg.: gels.[25]
  ☞ *O; Beine; Bewegung; agg.; während*
- **Drücken** des Fußes auf den Boden amel.: cupr-ar.[137] zinc-i.[137]
  ☞ *O; Beine; Druck; amel.*
- **Gehen,** beim: am-c. carb-v. **Lyc.** nit-ac.[54] rhus-t.[8] sep.
  - ◦ **Sitzen,** nach: nit-ac.[54]
    ☞ *O; Beine; Sitzen; agg.; nach*
- **Heben** der Beine, beim: coff.
  ☞ *O; Beine; Heben agg.*
- **Kolik,** bei: coloc. mag-p.[193] plb.[193]
- **Liegen,** beim: agav-t.[149]
  ☞ *O; Beine; Liegen; agg.*
- **Schwangerschaft,** während: vib.[25] vib-p.[25]
  ☞ *O; Beine; Schwangerschaft, während*
- **Sitzen,** beim: olnd. paeon. **Rhus-t.**[36]
  ☞ *O; Beine; Sitzen; agg.; während*
  - ◦ **Gehen,** nach: rhus-t.[36]
- **Stehen,** beim: euph. euphr.
  ☞ *O; Beine; Stehen; agg.; während*
- **Strecken** der Beine, beim: bar-c. **Calc.**
  ☞ *O; Beine; Ausstrecken der Glieder; agg.*
- **Treppabgehen,** beim: arg.
  ☞ *O; Beine; Treppabgehen agg.*
- **Übereinanderschlagen** der Beine, beim: alum.
  ☞ *O; Beine; Übereinanderschlagen, Kreuzen, der Beine; agg.*
- **Wehen,** Entbindung, während: caul.[188] cupr.[8]
  ▤ *ALLGEMEINES; M; Wehen, Entbindung; während*
- **Ischiasnerv** links: hyos.[36]
- **Gesäßbacken**: agar. bamb-a.[1184] bell. bry. cann-s. caust. **Cycl.**[5] gels. **Graph.**[5] **Hyos.** hyper. kola[1184] mang.[5] ph-ac.[5] **Plat.**[5] rhus-t. **Sep.**[1] verat.[5]
  ☞ *O; Beine; Gesäßbacken*
  - ◦ **nachts** im Bett: **Sep.**
  - <> ◦ **Bücken,** beim: bell.[1] cann-s.
    ☞ *O; Beine; Bücken agg.*
  - ◦ **Stehen,** beim: bamb-a.[1184] rhus-t.
    ☞ *O; Beine; Stehen; agg.; während*
  - ◦ **Strecken** der Glieder, beim: sep.[1]
    ☞ *O; Beine; Ausstrecken der Glieder; agg.*
  - ◦ **Gesäßmuskeln**: agar. bell. gels. hyos. **Hyper.**
- **Hüften**: agar. **Ang.** arg. aur. bar-c.[5] bell. cann-s. carb-an.[1] carb-v. caust. cimic. **Coloc.**[5] cop. cur. form. gels.[36] hyos. hyper. jug-c. kali-c.[5] led.[137] meny.[36] nat-m. **Ph-ac.** **Phos.** **Plat.**[5] ruta **Sep.**[1] sul-ac. sulph.[5] valer.
  ☞ *O; Beine; Hüften*
  - ◦ **links**: jug-c.[25]
    ☞ *O; Beine; links*
    - ◦ ◦ **nachts**: jug-c.[25]
      ☞ *O; Beine; nachts; agg.*
  - ◦ **rechts**: sul-ac.
    ☞ *O; Arme; rechts • O; Beine; rechts*
  - ◦ **nachts**: jug-c. sep.[1]
    ☞ *O; Beine; nachts; agg.*
  - <> ◦ **Essen,** beim: ph-ac.
    ☞ *O; Beine; Essen; während*
  - ◦ **Gehen,** beim: carb-an.[1] sep.[1]
  - ◦ **Menses,** während: form.
    ☞ *O; Beine; Menses; während*
  - ◦ **Sitzen,** beim: meny.[36] ph-ac.
    ☞ *O; Beine; Sitzen; agg.; während*
  - ◦ **Wehen,** Entbindung, während: **Cimic.**
  - ➡ ◦ **erstreckt** sich zu den Zehen: gels.[36]
- **Oberschenkel**: aesc-g.[102] **Agar.** agn.[5] alum. ambr. **Anac.**[1] ang.[5] ant-c.[1] ant-t.[10] **Arg.**[1] arn.[36] **Ars.** ars-i.[58] **Asar.** bamb-a.[1184] bar-c.[1] bell. brach. bry.[5] camph.[1] **Cann-s.**[5] carb-an. carb-v.[1] **Carbn-s.** carc.[304] chel.[111] chin.[1] **Cimic.**[36] cina colch.[10] **COLOC.** **Con.**[1] conv.[38] crot-h. cupr.[5] cupr-acet.[233] **Cycl.**[5] dict.[137] dig. dios.[25] **Ferr.** ferr-ar. ferr-p. **Gels.**[64] hep.[1] **Hyos.** iod. ip. jatr.[38] kali-ar. **Kali-bi.** **Kali-c.** kali-chl.[58] kali-p. kola[1184] lac-lox-a.[204] lath.[114] **Lyc.** lyss. mag-m.[111] mang. meny.[137] mosch.[5] mur-ac.[1] naja nit-ac.[5] nux-v.[5] ol-an. **Petr.** ph-ac. **Plat.**[1] plb. podo.[85] **Puls.** ran-b. **RHUS-T.** ruta sabin. samb.[5] sarcol-ac.[149] **Sec.** **Sep.**[1] sil.[38] stry. sul-i.[58] **SULPH.** tarent. tep. ter. **Valer.**[5] verat. **Verb.** vib.[72] wies. xanth.[137] zinc-i.[111]
  - ◦ **links**: anac.[1] arn.[1] cina colch.[10] rhus-t. zinc-i.[111]
    ☞ *O; Beine; links*
  - ◦ **rechts**: bar-c.[1] chin.[1] con.[1] sulph. tarent.
    ☞ *O; Arme; rechts • O; Beine; rechts*
  - ◦ **tagsüber**: petr.
    ☞ *O; Beine; tagsüber*
  - ◦ **abends**: ars. bell.
    ☞ *O; Beine; abends*
    - ◦ ◦ **Bett,** im: **Ars.**
      ☞ *O; Beine; Bett, im; agg.*
  - ◦ **nachts**: **Ambr.** carb-an. hep. **Ip.** kali-c.
    ☞ *O; Beine; nachts; agg.*
  - <> ◦ **Bett,** im: mur-ac.[1]
    ☞ *O; Beine; Bett, im; agg.*
  - ◦ **Gehen,** beim: carb-v.[1] **Sep.** verb.
    - ◦ ◦ **Freien,** im: **Verb.**
  - ◦ **Heben,** beim: carb-v.[1] hep.[1]
    ☞ *O; Beine; Heben der Beine; agg.*
  - ◦ **Heranziehen** der Beine, beim: plat.[1]
    ☞ *O; Beine; Beugen; agg.; Glieder, der*
  - ◦ **Menses**:
    - ◦ ◦ **vor**: dict.[111] vib.[72] xanth.[137]
      ☞ *O; Beine; Menses; vor*
    - ◦ ◦ **während**: mag-m.[111] wies.
      ☞ *O; Beine; Menses; während*

◦ **Schlaf**:

◦ ◦ **Einschlafen,** beim: tep.
☞ *O; Beine; Schlaf; Einschlafen*

◦ ◦ **während**: **Kali-c.**
☞ *O; Beine; Schlaf; während*

◦ **Sitzen,** beim: arn.[36] iod. meny.[137] plat.
☞ *O; Beine; Sitzen; agg.; während*

◦ **Tanzen,** beim: kola[1184]

◦ **Treppensteigen,** beim: carb-v.
☞ *O; Beine; Steigen agg.; Treppensteigen*

◦ **Innenseite,** medial: conv.[38] gels.[64] plat.[1] sep.[1]

◦ **Außenseite,** lateral: ant-c.[1]

◦ **Vorderseite,** vor Menses: dict.[137] xanth.[137]

◦ **Rückseite**: carc.[304] dios.[25] meny.[137] plat.[1]

◦ **Femur,** Bereich des unteren Gelenkkopfes: arg.[1]
☞ *O; Beine; Knochen*

- **Knie**: anac.[5] ang. arg.[1] arn. arund. bell. berb. **Bry.** cadm-s. **Calc.** calc-acet.[36] **Cann-s.** carb-an. carb-v. caust. chin. **Coloc.** croto-t. dios. hep.[111] hyper. kali-n. lach. led. lyc. olnd.[5] paeon. par.[36] petr. phos.[111] phys.[25] **Plat.**[5] plb. sel.[5] sulph. tab. ter.[137] **Zinc.**
☞ *O; Beine; Knie*

◦ **abwechselnd** in beiden: sulph.

◦ **morgens**: dios.
☞ *O; Beine; morgens*

◦ **nachmittags** 15 Uhr: dios.

◦ **nachts**: bry. sulph.
☞ *O; Beine; nachts; agg.*

◦ ◦ **22** Uhr - 23 Uhr: sulph.

◦ **Anziehen** der Stiefel, beim: calc.

◦ **Bewegung** amel.: arg.[1]
☞ *O; Beine; Bewegung; amel.*

◦ **Erwachen,** beim: lach.

◦ **Gehen,** beim: ang. carb-an. chin. petr.

◦ **Sitzen**:

◦ ◦ **während**: bry. paeon.
☞ *O; Beine; Sitzen; agg.; während*

◦ ◦ **langem,** nach: chin.
☞ *O; Beine; Sitzen; agg.; nach*

◦ **Stehen,** beim: ang.
☞ *O; Beine; Stehen; agg.; während*

◦ **Kniekehle**: bell. berb. **Calc.** cann-s. caust. kali-n. lyc. paeon. petr. phos.[111] phys.[25] plb. sulph.
☞ *O; Beine; Knie; Kniekehle*

◦ ◦ **links**: phys.[25]
☞ *O; Beine; links*

◦ ◦ **Ausstrecken** des Beins, beim: **Calc.**
☞ *O; Beine; Ausstrecken der Glieder; agg.*

◦ ◦ **Stampfen** mit dem Fuß, beim: berb.

◦ **Kniescheibe**: calc-acet.[36] hep.[111] par.[36]
☞ *O; Beine; Knie; Kniescheibe*

◦ ◦ **rechts**: par.[36]
☞ *O; Arme; rechts • O; Beine; rechts*

- **Unterschenkel**: abrot.[102] acet-ac. acon.[111] adam.[222] aesc-g.[102] agar. allox.[119] alum. alum-p.[58] alum-sil.[58] alumn. am-br. am-c. **Am-m.**[8] ambr. amph.[36] **Anac.** anag. androc.[222] ang.[5] ant-t. apis[137] arag.[102] aran.[149] arg.[36] arg-n. arist-m.[36] **Arn.**[5] **Ars.** ars-i.[58] ars-s-f.[58] arum-t. arund. aspar.[8] ba-sv.[136] bac.[8] bapt. bar-c. bar-s.[58] bell.[1] bell-p.[144] berb. blatta **Bov.** bry. bufo cact.[172] cadm-s. **CALC.** calc-f.[149] calc-p.[193] calc-s. calc-sil.[58] calx-b.[194] **Camph.** cann-i. cann-s. carb-ac. **Carb-an.** **Carb-v.**[1] **Carbn-s.** carc.[304] card-m. carl. **Caust.** **CHAM.**[102] chel. chin. chin-ar. chlol. cho.[102] cimic.[144] cina[5] cinnb.[137] cit-v. clem. coca cocc. coff. **Colch.** **COLOC.**[102] con. crot-h. **CUPR.**[111] cupr-acet.[102] **Cupr-ar.**[193] cymbo-ci.[2184] cypra-e.[227] dig. dios.[36] dros. dulc. elaps elat. eug. euphr. eupi.[85] falco-p.[265] **Ferr.** ferr-ar. ferr-m. ferr-p. **Gels.** gins. glon. gnaph. **GRAPH.** guai. ham. harp.[1184] **Hep.** hydrc. hyos.[1] hyper. ign. inul. iod. ip.[5] irid.[54] iris[25] itu[36] **Jatr.**[137] kali-ar. kali-bi. kali-br. kali-c. **KALI-CHL.** kali-i. kali-n. kali-p. kali-sil.[58] kola[1184] kreos.[5] lac-ac. lac-eq.[204] lach.[5] lachn. lact. lam.[36] lath.[85] led.[1] lil-t. lob. lol.[142] **LYC.**[36] lyss. m-art.[85] m-aust.[5] mag-c. mag-m. **Mag-p.**[102] mag-s.[111] manc. mand.[144] med. meny.[193] merc.[5] merc-c.[137] merc-d. mez.[193] mosch.[5] nat-ar. **Nat-c.**[1] nat-f.[119] **Nat-m.** nat-p. nat-sil.[58] neon[222] **NIT-AC.**[1] nux-m.[111] **Nux-v.**[102] oena. olnd. orig. ox-ac. ozone[227] pall. pareir. petr.[193] **Ph-ac.**[111] phos.[111] phys. pin-s. pitu-a.[164] **Plat.** plb.[102] plut-n.[269] podo.[102] prot.[136] **Puls.**[5] **Rhod.**[5] **Rhus-t.** rhus-v.[36] ruta[5] sang.[36] sarcol-ac.[119] sars. **Sec.**[38] sel. **SEP.** **Sil.**[1] sin-n. sol-n.[25] sol-t.[102] spig.[1] spong. stann. staph. stront-c.[102] stroph-s.[119] stry. sul-ac. **Sul-i.**[58] **SULPH.** tab. tama.[197] tarent. tax.[303] tep. thuj. til-c.[253] tril-c.[36] trom. tub.[304] tub-r.[149] ust.[102] valer.[58] **Verat.**[102] verat-v. verb.[5] vib.[116] vip.[137] visc.[119] zinc. zinc-i.[137] zinc-p.[58] zinc-s.
☞ *O; Beine; Beine*

◦ **links**: til-c.[253]
☞ *O; Beine; links*

◦ **tagsüber**: **Ferr-m.** ox-ac.
☞ *O; Beine; tagsüber*

◦ **morgens**: ars.[1] arum-t. bufo calc.[85] crot-h. zinc.[1]
☞ *O; Beine; morgens*

◦ ◦ **3** Uhr: calc.[85]

◦ ◦ **4** Uhr - 5 Uhr: bufo

◦ ◦ **Bett,** im: zinc.[1]
☞ *O; Beine; Bett, im; agg.*

◦ ◦ **Erwachen,** beim: arum-t.

◦ **vormittags,** im Bett: rhus-t.

◦ **abends**: ferr.[36] lyc. nit-ac.[1] orig. puls. sep.
☞ *O; Beine; abends*

◦ ◦ **21** Uhr: lyc.

◦ ◦ **Bett,** im: nit-ac.[1]
☞ *O; Beine; Bett, im; agg.*

◦ ◦ **Gehen,** beim: ferr.[36]

◦ ◦ **Hinlegen,** nach: **Puls.**
☞ *O; Beine; Liegen; agg.; Hinlegen; nach*

◦ **nachts**: ambr. ba-sv.[136] carb-an. carb-v. merc. merc-d. nat-m. pall. **Sulph.**
☞ *O; Beine; nachts; agg.*

KRÄMPFE, Muskelkrämpfe; **Beine; Unterschenkel** (Forts.)

◦ **Anstrengung,** bei körperlicher: alum.

◦ **Ausstrecken** des Fußes, beim: **Sulph.**
☞ O; Beine; Ausstrecken der Glieder; agg.

◦ **Bein** anzieht, wenn er das: zinc.[1]
☞ M; Hochziehen (Anziehen) von Gliedmaßen; agg. • O; Beine; Anziehen (Hochziehen); agg.; Knie Hochziehen • O; Beine; Heben der Beine; agg.

◦ **Bett,** im: dios. nux-v. plb. **Puls.** rhus-t.
☞ O; Beine; Bett, im; agg.

◦ **Bewegung,** bei: verat-v.

◦ **Delirium,** im: **Verat.**[54]

◦ **Einschlafen,** beim: hyper.

◦ **Entbindung**:
☞ Wehen, Entbindung, während

◦ **Froststadium** im Fieber, während: cupr. elat. **Nux-v.**
☞ O; Beine; Fieber; während; Froststadium im Fieber

◦ **Gehen,** beim: arag.[102] carb-ac.[102] **Carb-an. Carb-v.** cina dulc.[36] gels. hep.[1]

◦ ◦ **M. tibialis anterior**: arag.[102]
☞ O; Beine; Beine

◦ **Heben,** beim: calc. iod.

◦ **Husten,** während: dros.
☞ O; Beine; Husten agg.

◦ **Kälte** agg.: lath.[102]

◦ **Liegen,** beim: am-c.
☞ O; Beine; Liegen; agg.

◦ **Menses,** während: **Gels. Graph.**
☞ O; Beine; Menses; während

◦ **Pressen** auf die Beugemuskeln, beim:

◦ ◦ **agg.**: lyc.
☞ O; Beine; Druck; agg.

◦ ◦ **amel.**: ox-ac. rhus-t.
☞ O; Beine; Druck; amel.

◦ **Schwangerschaft,** während: **Gels.** ham. **Vib.**
☞ O; Beine; Schwangerschaft, während

◦ **Sitzen**:

◦ ◦ **agg.**: calc.[111] iod.[1]

◦ ◦ **amel.**: cina
☞ O; Beine; Sitzen; amel.

◦ **Strecken,** beim: **Calc.** plb.

◦ **Stuhlgang,** während: colch. cupr. sec.[111] **Sulph.** verat.
☞ O; Beine; Stuhlgang; beim

◦ **Urinieren,** beim Versuch zu: **Pareir.**

◦ **Wehen,** Entbindung, während: **Bell.**[8] cupr. mag-p.

◦ **M. sartorius**: anac. anag. mag-p.

◦ **Knochen**:
☞ O; Beine; Knochen

◦ ◦ **Wadenbein,** rechts: lam.[36]

◦ ◦ **Schienbein**: agar.[111] **Am-c.** arag.[102] ars.[111] calc.[1] carb-ac.[102] carb-an.[1] caust.[111] coloc.[1] con.[111] merc.[111] mosch.[111] nat-m.[111] petr.[111] sars.[1]
☞ O; Beine; Beine; Schienbein

◦ ◦ ◦ **Gehen,** beim: carb-ac.[102]

◦ ◦ ◦ **erstreckt** sich zu den Zehen: sars.[1]

◦ **Waden**: **Acon.**[111] adam.[222] **Agar.** allox.[119] **Alum.** alum-p.[58] alum-sil.[58] alumn. am-c. **AMBR. Anac.** anag. androc.[222] **ANG.**[5] ant-t. apis[137] aran.[149] arg.[36] **ARG-N.** arn.[5] **Ars. Ars-s-f.**[58] aspar.[8] bac.[8] bapt. bar-c. bar-s.[58] bell.[1] bell-p.[144] berb. bov. bry. bufo cact.[172] cadm-s. **CALC.** calc-f.[149] **Calc-p.**[193] calc-s. **Calc-sil.**[58] calx-b.[194] **CAMPH.** cann-i. **Cann-s.** carb-ac. carb-an. **Carb-v.**[1] carbn-s. carc.[304] card-m. carl. **Caust. CHAM.**[102] chel. chin. chin-ar. cho.[102] cimic.[144] cina[5] cinnb.[137] clem. coca cocc. coff. **Colch. COLOC.**[102] **Con. Crot-h. CUPR.**[111] cupr-acet.[102] cupr-ar.[193] cymbo-ci.[2184] cypra-e.[227] dig. dulc. elaps **Euphr.** eupi.[85] falco-p.[265] **Ferr.** ferr-ar. ferr-m. ferr-p. gins. **Gnaph. GRAPH.** guai. harp.[1184] **HEP.** hydrc. **HYOS.**[1] **IGN.** inul. **Ip.**[5] **Iris**[25] jatr.[137] kali-ar. kali-bi. kali-br. **Kali-c.** kali-i. kali-n. kali-p. kali-sil.[58] kola[1184] kreos.[5] lac-ac. **Lach.**[5] lachn. lact. lath.[85] led.[1] lob. lol.[142] **LYC.** lyss. m-art.[85] m-aust.[5] **Mag-c. Mag-m. Mag-p.**[102] mag-s.[111] manc. mand.[144] **Med.** meny.[193] merc.[5] **Merc-c.**[137] mez.[193] mosch.[5] nat-ar. **Nat-c.**[1] nat-f.[119] **Nat-m.** nat-p. nat-sil.[58] neon[222] **NIT-AC.**[1] nux-m.[111] **NUX-V.**[102] oena. olnd. ox-ac. ozone[227] **Petr. Ph-ac.**[111] **Phos.**[111] phys. pin-s. pitu-a.[164] **Plat. PLB.**[102] plut-n.[269] podo.[102] puls.[5] **RHUS-T.** rhus-v.[36] ruta[5] sang.[36] sarcol-ac.[119] sars. **SEC.**[38] **Sel. Sep. SIL.**[1] sin-n. sol-n.[25] sol-t.[102] spig.[1] spong. stann. **Staph.** stront-c.[102] stroph-s.[119] stry. sul-ac. **SULPH.** tab. tama.[197] tarent. tax.[303] tep. thuj. tril-c.[36] trom. tub.[304] valer.[58] **VERAT.**[102] **Verat-v.** verb.[5] vib.[116] vip.[137] visc.[119] **Zinc.** zinc-i.[137] zinc-p.[58]
☞ O; Beine; Beine; Waden

◦ ◦ **links**: adam.[222] agar.[36] arg.[36] arg-n.[36] aspar.[8] berb.[36] bry.[1] coca[36] coloc.[8] kali-n.[1] lyc.[1] mag-s.[111] med.[56] nat-m.[36] neon[222] ph-ac.[111] phos.[111] plut-n.[269] sang.[36] sol-n.[25] spig.[1] sulph.[36] tama.[197] tax.[303] tub.[304] zinc.[1]
☞ O; Beine; links

◦ ◦ **rechts**: acon.[111] adam.[222] agar. kali-c. lachn.[36] lyss. merc.[5] ozone[227] pitu-a.[164] plut-n.[222] trom. tub.[304]
☞ O; Arme; rechts • O; Beine; rechts

◦ ◦ **tagsüber**: graph. lyc. **Petr. Sec.**[122]
☞ O; Beine; tagsüber

◦ ◦ ◦ **Sitzen,** bei gebeugtem: **Lyc.**

◦ ◦ **morgens**: bov. bry. carb-an. caust. ferr. graph. hep. ign. lac-ac. lach. lachn.[85] lob. m-art.[85] nat-c.[1] nit-ac. sil. sulph.
☞ O; Beine; morgens

◦ ◦ ◦ **Aufstehen,** beim: ferr. lac-ac.

◦ ◦ ◦ **Bett,** im: bov. **Caust.** graph. hep. ign. lac-ac. lach. lachn.[85] nat-c.[1] nit-ac. sil. **Sulph.**
☞ O; Beine; Bett, im; agg.

◦ ◦ ◦ **Erwachen**:

◦ ◦ ◦ ◦ **beim**: lob.

◦ ◦ ◦ ◦ **nach**: m-art.[85]

◦ ◦ ◦ **Strecken** der Beine, beim: nat-c.[1]
☞ O; Beine; Ausstrecken der Glieder; agg.

◦ ◦ **vormittags**: nat-m. sulph.
☞ *O; Beine; vormittags*

◦ ◦ **nachmittags**: alum.[1] ant-t. elaps hyos. [1]
☞ *O; Beine; nachmittags*

◦ ◦ **abends**: ars. bell.[1] berb. carb-v.[1] kali-n. mag-c. nit-ac.[1] nux-m. nux-v. puls. sel. sil.[1] sulph.
☞ *O; Beine; abends*

◦ ◦ ◦ **Anstrengung,** nach: carb-v.[1]

◦ ◦ ◦ **Bett,** im: **Ars.** bell.[1] mag-c. nit-ac.[1] **Puls.**
☞ *O; Beine; Bett, im; agg.*

◦ ◦ ◦ **Einschlafen,** beim: berb. nux-m.
☞ *O; Beine; Schlaf; Einschlafen*

◦ ◦ **nachts**: adam.[222] **Ambr.** anac. androc.[222] arg-n. ars. berb. bry. **CALC. Calc-f.**[149] calc-p.[193] carb-an. carb-v. caust. cham.[193] chin. cimic.[144] coca cocc. coff.[193] coloc.[193] cupr.[193] cupr-ar.[193] dig. **Eupi. Ferr.**[193] **Ferr-m. Graph. Kali-c.** led.[1] **LYC.** lyss. **Mag-c. Mag-m.** med. meny.[193] mez.[193] **Nit-ac.** nux-m. **Nux-v.**[193] petr. plb. rhus-t. rhus-v.[36] sars. **Sec.**[56] sep. stann. staph.[193] **SULPH.** verat.[193] zinc.
☞ *O; Beine; nachts; agg.*

◦ ◦ ◦ **Abdecken** amel.: calc-f.[149]

◦ ◦ ◦ **Aufstehen** aus dem Bett und Stehen amel.: cupr-ar.[102]
☞ *O; Beine; Stehen; amel.* ▤ *ALLGEMEINES; M; Bett; amel.; Aufstehen aus dem*

◦ ◦ ◦ **Beugen** des Fußes, beim: chin.

◦ ◦ ◦ **Kratzen** amel.: calc-f.[149]
☞ *O; Beine; Kratzen; amel., der wundschmerzhaften Teile*

◦ ◦ ◦ **Schlaflosigkeit,** mit: cham.[193] coff.[193] coloc.[193] cupr.[193] **Cupr-ar.**[193] ferr.[193] meny.[193] mez.[193] nux-v.[193] staph.[193] **Verat.**[193]
▤ *SCHLAF; C; Schlaflosigkeit; allgemeine Arzneien; Krämpfe, durch; Waden, in den*

◦ ◦ ◦ **Sticheln** in den Zehen, mit: calc-p.[193]

◦ ◦ **abwärts** Gehen, beim: coca
☞ *O; Beine; Treppabgehen agg.*

◦ ◦ **Anheben** des Fußes, beim: agar.

◦ ◦ **Anstrengung,** nach: carb-v.[1] sil.[1]

◦ ◦ **Anziehen** der Stiefel, beim: **Calc.** nit-ac.[1]

◦ ◦ **Aufstehen,** beim:

◦ ◦ ◦ **Bett,** aus dem: ferr. mag-c.
☞ *O; Beine; Aufstehen; agg.; Bett, aus dem; während*

◦ ◦ ◦ **Sitzen,** vom: alum. **Anac.**
☞ *O; Beine; Aufstehen; agg.; Sitzen, vom; während*

<> ◦ ◦ **Auftreten,** beim: **Sulph.**

◦ ◦ **Bett,** im: **Allox.**[119] androc.[222] ars. bov. **CALC. CARBN-S. Caust. Eupi. Ferr. Ferr-m.** graph. hep. ign. **Kali-c.** lac-ac. lachn. mag-c. nux-v. phys. **RHUS-T.** sec.[38] sep. sil. **SULPH.**
☞ *O; Beine; Bett, im; agg.*

◦ ◦ ◦ **Beugen** des Oberschenkels, beim: nux-v.

◦ ◦ **Beugen**:
☞ *O; Beine; Beugen; agg.; Glieder, der*

◦ ◦ ◦ **Knie**:

◦ ◦ ◦ ◦ **agg.**: cocc. hep. ign.

◦ ◦ ◦ ◦ **amel.**: calc.[1] cham.[1] rhus-t.[1]
☞ *O; Beine; Beugen; amel.; Glieder, der*

◦ ◦ ◦ **Unterschenkel**: bell.[1]

◦ ◦ **Beugen** des Unterschenkels, beim: cocc. coff. kali-c. nux-v.
☞ *O; Beine; Beugen; agg.; Glieder, der*

◦ ◦ **Bewegung,** bei:

◦ ◦ ◦ **agg.**: bapt. bufo calc. cham.[1] coca hyos. ign. lyc. nux-m.
☞ *O; Beine; Bewegung; agg.; während*

◦ ◦ ◦ ◦ **Füße,** der: cham.[1]

◦ ◦ ◦ ◦ **Liegen,** beim: nux-m.
☞ *O; Beine; Liegen; agg.*

◦ ◦ ◦ **amel.**: androc.[222] arg. bry. eupi.[142] ferr. rhus-t.
☞ *O; Beine; Bewegung; amel.*

◦ ◦ **Cholera,** bei: **Ant-t. Camph. Colch. CUPR. Jatr. Kali-p. Mag-p. Sec.**[56] **SULPH. VERAT.**

◦ ◦ **denkt,** wenn man daran: spong. staph.

◦ ◦ **Drehen,** beim:

◦ ◦ ◦ **Füße,** der, im Sitzen: nat-m.
☞ *O; Beine; Sitzen; agg.; während*

◦ ◦ ◦ **links,** nachts: phys.[137]

◦ ◦ ◦ **Umdrehen** im Bett, beim: mag-c. zinc.[1]
☞ *O; Beine; Bett, im; agg.*

◦ ◦ **Drücken** des Fußes auf den Boden amel.: cupr.[111] ign.[111] nux-m.[111] zinc-i.[137]
☞ *O; Beine; Druck; amel.*

◦ ◦ **Dysenterie,** bei: merc-c.[137]

◦ ◦ **Erwachen,** beim: graph. lach.[5] lob. staph. verat-v.

◦ ◦ **flach,** Muskel werden: jatr.[137]

◦ ◦ **Froststadium** im Fieber, während: puls.[5]
☞ *O; Beine; Fieber; während; Froststadium im Fieber*

◦ ◦ **Furcht** agg.: cact.[172] lach.[54] verat.[172]

◦ ◦ ◦ **Cholera,** vor: **Lach.**[54]

◦ ◦ **Gehen**:

◦ ◦ ◦ **agg.**:

◦ ◦ ◦ ◦ **beim**: agar. am-c. **ANAC.** arg. arg-n. ars. bapt.[25] berb. **CALC-P.** cann-s. cinnb.[137] coca dulc. ign. kali-n.[1] lact. lyc. mag-m. nat-m. nit-ac. puls. sul-ac. **SULPH.** tub.[304]

◦ ◦ ◦ ◦ **nach**: carb-an. plat. **RHUS-T.**

◦ ◦ ◦ **amel.**: verat.[137]

◦ ◦ **Hochziehen** der Glieder, beim:

◦ ◦ ◦ **Beine,** der: kali-c. nit-ac.
☞ *M; Hochziehen (Anziehen) von Gliedmaßen; agg.* • *O; Beine; Heben der Beine; agg.*

◦ ◦ ◦ **Knie,** der: coff.
☞ *M; Hochziehen (Anziehen) von Gliedmaßen; agg.* • *O; Beine; Anziehen (Hochziehen); agg.; Knie Hochziehen* • *O; Beine; Heben der Beine; agg.*

◦ ◦ **Koitus**:
☞ *O; Beine; Koitus agg.*

◦ ◦ ◦ **während**: cupr. **Graph.** sulph.[122]

◦ ◦ ◦ **nach**: coloc.

◦ ◦ ◦ **Versuch** zum, beim: **Cupr.**

◦ ◦ **Kolik,** bei: coloc.[137] plb.[137] sec.[184]

KRÄMPFE, Muskel**krämpfe**; **Waden** (Forts.)

◦ ◦ **Konvulsionen,** während: sec.[54]

◦ ◦ **Kränkung,** nach: **Coloc.**
GEMÜT; M; Kränkung, Beleidigung, Verdruss, Beschwerden durch

◦ ◦ **Kreuzen** der Füße, beim: alum.
O; Beine; Übereinanderschlagen, Kreuzen, der Beine; agg.

◦ ◦ **Liegen**:

◦ ◦ ◦ **agg.**: bry. led. sel.[149] staph.

◦ ◦ ◦ ◦ **Bein,** auf dem er lag, in dem: staph.

◦ ◦ ◦ **amel.**: anac.
O; Beine; Liegen; amel.

◦ ◦ **Menses**:

◦ ◦ ◦ **vor**: **Phos.** vib.[111]
O; Beine; Menses; vor

◦ ◦ ◦ **während**: cupr. phos. verat.
O; Beine; Menses; während

◦ ◦ **Rennen,** beim: stroph-s.[119]
O; Beine; Rennen; agg.

◦ ◦ **Ruhe** amel.: stroph-s.[119]
O; Beine; Ruhe; amel.

◦ ◦ **Schlaf**:

◦ ◦ ◦ **vor**: **Nux-m.**

◦ ◦ ◦ **während**: adam.[222] ant-t. graph. inul. **Kali-c.** nat-m. tep.
O; Beine; Schlaf; während

◦ ◦ **Schmerz** im Abdomen, mit: coloc.[102] **Cupr-acet.**[102] plb.[102] podo.[102]
ABDOMEN; M; Wadenkrämpfen, mit

◦ ◦ **Schwangerschaft,** während: carc.[304] cham.[102] **Cupr.**[102] mag-p.[102] nux-v.[102] **Sep.** **Verat.**[102] vib.[116]
O; Beine; Schwangerschaft, während

◦ ◦ **Sitzen,** beim: ign. lyc. olnd. plat. **RHUS-T.**
O; Beine; Sitzen; agg.; während

◦ ◦ ◦ **Gehen,** nach: plat. **RHUS-T.**

◦ ◦ **Stehen**:

◦ ◦ ◦ **agg.**: alum.[1] euphr. ferr. nat-m. stroph-s.[119]
O; Beine; Stehen; agg.; während

◦ ◦ ◦ ◦ **lange**: euphr.

◦ ◦ ◦ ◦ **Zehen,** auf den: alum.[1]

◦ ◦ ◦ **amel.**: cupr-ar.[137]
O; Beine; Stehen; amel.

◦ ◦ **Strecken,** beim:
O; Beine; Ausstrecken der Glieder; agg.

◦ ◦ ◦ **Beine,** der:

◦ ◦ ◦ ◦ **agg.**: bar-c. bufo **CALC.** carl. lyc. nat-c.[1] nux-v. sep. **Sulph.**
O; Beine; Ausstrecken der Glieder; agg.

◦ ◦ ◦ ◦ **amel.**: bell.[1] cupr.[137]
O; Beine; Ausstrecken der Glieder; amel.

◦ ◦ ◦ **Bett,** im: **CALC.** carl. cham. lyss. nat-c. pin-s. **Sulph.**
O; Beine; Ausstrecken der Glieder; agg. •O; Beine; Bett, im; agg.

◦ ◦ ◦ **Erwachen,** beim: aspar.
O; Beine; Ausstrecken der Glieder; agg.

◦ ◦ ◦ **Füße,** der: chin. nit-ac. thuj.
O; Beine; Ausstrecken der Glieder; agg.

◦ ◦ ◦ **Gehen,** beim: phos.
O; Beine; Ausstrecken der Glieder; agg.

◦ ◦ ◦ **Oberschenkel** amel.: bell.[28]
O; Beine; Ausstrecken der Glieder; agg. •O; Beine; Ausstrecken der Glieder; amel.

◦ ◦ **Stuhlgang**:

◦ ◦ ◦ **während**: apis[137] podo.[85] sec.[137] verat.[137]
O; Beine; Stuhlgang; beim

◦ ◦ ◦ **nach**: med.[85] ox-ac. trom.

◦ ◦ **Tanzen,** beim: **Sulph.**

◦ ◦ **Tragen** einer Last, beim: graph.[1]

◦ ◦ **Treppensteigen,** beim: berb. stroph-s.[119]
O; Beine; Steigen agg.; Treppensteigen

◦ ◦ **Übelkeit,** mit: iris[25]
O; Beine; Übelkeit, bei

◦ ◦ **Uterus- oder Brustbeschwerden, bei**: eupi.[85]

◦ ◦ **Wärme** amel.: harp.[1184]

◦ ◦ **Wehen,** Entbindung:

◦ ◦ ◦ **während**: nux-v.

◦ ◦ ◦ **nach**: rhus-t.[54]
M; Entbindung, nach der

◦ ◦ **Würgen,** mit: iris[25]

◦ ◦ **Muskeln**:

◦ ◦ ◦ **M. gastrocnemius**: lob.[36] verat.[36]

◦ ◦ ◦ **M. sartorius**: anac.[137] mag-p.[137]

◦ **Achillessehne**: arist-m.[36] **Calc.** **Caust.** dios.[36] itu[36] lyc.[36] petr.[193]
O; Beine; Beine; Achillessehne

◦ ◦ **links**: arist-m.[36]
O; Beine; links

◦ ◦ **rechts**: caust.[36] dios.[36]
O; Arme; rechts •O; Beine; rechts

◦ ◦ ◦ **Strecken,** beim: caust.[36]
O; Beine; Ausstrecken der Glieder; agg.

◦ ◦ **nachts**: caust. petr.[193]
O; Beine; nachts; agg.

◦ ◦ ◦ **Bett,** im: **Caust.** petr.[193]
O; Beine; Bett, im; agg.

◦ ◦ **Aufstehen,** beim: lyc.[36]

◦ ◦ **Gehen,** beim: lyc.[36]

- **Fußgelenk**: agar. anac.[5] **Ars.**[5] calc.[5] calc-p. carl.[85] cupr. dulc.[1] euph.[5] iod.[1] mag-m.[5] meny.[137] mez.[5] nat-c.[1] **Plat.** rumx.[137] sel. sul-ac.[5] zinc-i.[137]

◦ **links,** bei Ischialgie: carl.[85]
O; Beine; links

◦ **abends**: sel.
O; Beine; abends

◦ ◦ **Liegen,** beim: sel.
O; Beine; Liegen; agg.

◦ **nachts**: dulc.[1] iod.[1]
O; Beine; nachts; agg.

◦ ◦ **Erwachen,** beim: dulc.[1]

◦ ◦ **Gehen** amel.: dulc.[1]

<> ◦ **Drücken** des Fußes auf den Boden amel.: zinc-i.[137]
☞ *O; Beine; Druck; amel.*

◦ **Einschlafen** der Glieder, mit Empfindung von: **Plat.**

◦ **Schnupfen,** bei: anac.[5]

➡ ◦ **erstreckt** sich:

◦ ◦ **Ferse,** über die: agar.

◦ ◦ **Waden**: agar.[36] cupr. meny.[137]

◦ ◦ **Zehen,** zu den: nat-c.[1]

◦ **Innenseite,** medial, rechts:

◦ ◦ **nachts** beim Erwachen: dulc.[1]

◦ ◦ **Gehen** amel.: dulc.[1]

- **Füße**: **Acon. Agar.** allox.[119] alum.[5] alumn. **Am-c.**[5] anac.[1] **Ang.** ant-c.[5] apoc-a.[36] arg. arg-cy. arn.[5] **Ars.** ars-i.[58] ars-s-f.[58] **Asc-t.**[25] bad.[36] bar-c. **BELL.**[1] berb. bism. bry. cact. calad. **Calc.** calc-i.[58] calc-p. **Calc-sil.**[58] **Camph.**[5] cann-s.[1] carb-v. **CARBN-S.** card-m. **CAUST.** cham. chel. chin.[102] cho.[102] coff. **Colch. Coloc.** com. crot-c. croto-t. **CUPR.**[102] dig. elat. eug. euph.[36] ferr. ferr-ar. ferr-i. ferr-p. form. frax.[137] gels.[36] gent-c. gnaph. **Graph.**[102] hep. hipp. hyper. iod. **Jatr.** kali-c. kali-p. **Lac-c.** lach.[137] lachn. led. lil-t. **LYC.** m-aust.[5] mag-c.[1] mag-m. manc. med. meph.[36] **Merc-c.**[5] mosch.[58] mur-ac.[102] nat-ar. **Nat-c.**[1] nat-f.[119] **Nat-m.** nat-p. nat-sil.[58] nicc. nit-ac. nux-m. nux-v. olnd. ox-ac. ozone[227] **Petr. Ph-ac.**[102] phos. phys. plat. plb. podo.[85] pull-g.[181] ran-b. **Rhus-t.** rhus-v. rumx.[137] ruta sang. sanic.[111] scol.[1142] **Sec.**[5] sel. **Sep.**[1] **Sil.** spig. stann. staph. **Stram.** stront-c. stry. sul-ac. sul-i.[58] **Sulph.**[22] syph. tarent. thuj. til. valer.[58] verat. verat-v.[137] verb. vib.[122] zinc.[102] zinc-p.[58] zing.[102]
☞ *O; Beine; Füße*

◦ **abwechselnd** mit getrübtem Sehvermögen: bell.
☞ *A; Abwechselnd mit ▤ SEHEN; A; Abwechselnd mit*

◦ **links**: lachn.[85] meph.[36] nat-m.[1] ozone[227]
☞ *O; Beine; links*

◦ **rechts**: apoc-a.[36] pull-g.[181] verb.[102]
☞ *O; Arme; rechts • O; Beine; rechts*

◦ **tagsüber**: ox-ac. **Petr. Sep.**
☞ *O; Beine; tagsüber*

◦ **morgens,** 9 Uhr: lachn.

◦ **abends**:
☞ *O; Beine; abends*

◦ ◦ **21** Uhr: lyc.

◦ ◦ **Gehen,** beim: verat.

◦ ◦ **Hochziehen** der Glieder, beim: ferr.
☞ *M; Hochziehen (Anziehen) von Gliedmaßen; agg. • O; Beine; Anziehen (Hochziehen); agg.; Knie Hochziehen • O; Beine; Heben der Beine; agg.*

◦ **nachts**: form. lachn. lyc. nat-c. sanic. valer.[58]
☞ *O; Beine; nachts; agg.*

<> ◦ **Bett,** im: bry. gnaph. sanic.
☞ *O; Beine; Bett, im; agg.*

◦ **Bewegung,** bei: calc. ph-ac. plb.

◦ ◦ **erster** B. nach Ruhe, bei: plb.

◦ **Cholera,** bei: **CUPR.** sec. **SULPH.**[22] **VERAT.**

◦ **Einschlafen,** beim: hyper.
☞ *O; Beine; Schlaf; Einschlafen*

◦ **Erbrechen,** beim: asc-t.[25]

◦ **Froststadium** im Fieber, während: **Cupr.** elat. nux-v.
☞ *O; Beine; Fieber; während; Froststadium im Fieber*

◦ **Gehen**:

◦ ◦ **agg.**:

◦ ◦ ◦ **während**: nat-m.[809] sil.

◦ ◦ ◦ **nach**: vib.[25]

◦ ◦ ◦ ◦ **lange**: vib.[25]

◦ ◦ **amel. während**: ozone[227]

◦ ◦ **schwierig**: card-m.[58]

◦ **Koitus,** beim Versuch zum: **Cupr.**
☞ *O; Beine; Koitus agg.*

◦ **Menses,** während: lachn. sulph.
☞ *O; Beine; Menses; während*

◦ **Schwangerschaft,** während: **Calc.**[137] frax.[137]
☞ *O; Beine; Schwangerschaft, während*

◦ **Sitzen,** beim: euph.

◦ **Stehen,** beim: euph.

◦ **Strecken,** beim: caust. verat.
☞ *O; Beine; Ausstrecken der Glieder; agg.*

◦ **Wärme** amel.: ozone[227]

➡ ◦ **erstreckt** sich:

◦ ◦ **Fußgelenk** und Unterschenkel: ozone[227]

◦ ◦ **Waden**: scol.[1142]

◦ **innen,** medial: croto-t. ozone[227]
☞ *O; Beine; Füße; Seiten der Füße*

◦ **außen,** lateral: nicc. ozone[227]
☞ *O; Beine; Füße; Seiten der Füße*

◦ ◦ **Sitzen** während Menses, beim: nicc.
☞ *O; Beine; Menses; während*

◦ **Mittelfußknochen,** Bereich der: bad.[36] euph.[36] hipp.[36] sulph.[36]
☞ *O; Beine; Knochen*

◦ ◦ **links**: sulph.[36]
☞ *O; Beine; links*

◦ ◦ **rechts**: sulph.[36]
☞ *O; Arme; rechts • O; Beine; rechts*

◦ ◦ ◦ **erstrecken** sich zum Fußrücken: **Sulph.**[36]

◦ ◦ **vormittags**: hipp.[36]
☞ *O; Beine; vormittags*

◦ **Fußrücken**: anac.[111] camph.[5] com. gels.[36] lach.[137] plb. ran-b. rhus-v. verat-v.[111]
☞ *O; Beine; Füße; Fußrücken*

◦ ◦ **rechts**: gels.[36]
☞ *O; Arme; rechts • O; Beine; rechts*

◦ ◦ **Gehen,** beim: ran-b.

◦ **Fersen**: alum.[5] **Anac.** ang.[5] ant-c.[5] bry. cann-s.[1] caust.[5] crot-c. eug. led. mag-c.[1] sel. sep.[1]
☞ *O; Beine; Füße; Fersen*

◦ ◦ **morgens** im Bett: mag-c.[1]

KRÄMPFE, Muskelkrämpfe; **Beine; Füße; Fußsohlen** (Forts.)

◦ **Fußsohlen**: acon. **Agar. Alumn. AM-C.**[5] anac.[1] ang. **Apoc-a.**[36] arn.[5] ars. ars-s-f.[58] bar-c. bell.[1] berb. bry. cact. calad. **CALC. Calc-sil.**[58] **CARB-V. CARBN-S.** card-m. **CAUST.** cham. chel. coff. **Colch.** com. croto-t. **Cupr.**[102] **Elat.** eug. **Ferr.** ferr-ar. form. gent-c. graph.[102] **Hep.** hipp. kali-c. kali-p. m-aust.[5] med. mur-ac.[102] nat-ar. nat-c.[1] nat-m. **Nit-ac.** nux-v. olnd. ozone[227] **Petr.** ph-ac.[102] **Phos. Plat.** plb. rhus-t. ruta sang. sanic.[111] **Sec.**[5] **Sel.** sep.[1] **SIL.** stann. staph. **Stront-c. Stry. SULPH. Syph.** tarent. thuj. til. **Verat.** verat-v.[137] **Verb.** vib.[122] zinc.[102] zing.[102]
☞ *O; Beine; Füße; Fußsohlen*

◦ ◦ **links**: calc.[111] thuj.[111]
☞ *O; Beine; links*

◦ ◦ **rechts**: chel.[25] stann.[111]
☞ *O; Arme; rechts • O; Beine; rechts*

◦ ◦ **tagsüber**: nux-v.
☞ *O; Beine; tagsüber*

◦ ◦ ◦ **Aufzustehen, beim** Versuch: nux-v.

◦ ◦ **morgens,** 3 Uhr: ferr. form.

◦ ◦ **nachmittags**: cupr.[102] **Eug.**[102] zing.[102]
☞ *O; Beine; nachmittags*

◦ ◦ **abends**: carb-v. hipp. nat-ar. nat-m. zing.
☞ *O; Beine; abends*

◦ ◦ ◦ **19** Uhr: nat-ar.

◦ ◦ ◦ **Hinlegen,** nach: **Carb-v.**
☞ *O; Beine; Liegen; agg.; Hinlegen; nach*

◦ ◦ **nachts**: **Agar.** bry. calad. calc. cupr.[102] eug.[102] kali-c. med. **Nit-ac. Nux-v. Petr.** plat. sel. **SULPH.** zing.[102]
☞ *O; Beine; nachts; agg.*

◦ ◦ ◦ **Aufstehen,** beim: plat.

◦ ◦ ◦ **Cholera,** bei: **SULPH.**

◦ ◦ ◦ **Hinlegen**:

◦ ◦ ◦ ◦ **beim**: bry.

◦ ◦ ◦ ◦ **während**: sel.
☞ *O; Beine; Liegen; agg.; Hinlegen; während*

◦ ◦ ◦ **Hochziehen** der Glieder, beim: kali-c. nux-v.
☞ *M; Hochziehen (Anziehen) von Gliedmaßen; agg. • O; Beine; Anziehen (Hochziehen); agg.; Knie Hochziehen • O; Beine; Heben der Beine; agg.*

◦ ◦ **Anziehen** der Stiefel, beim: **Calc.**

◦ ◦ **Auftreten,** beim: chel. sulph.

◦ ◦ **Bett**:

◦ ◦ ◦ **im**: bell. carb-v. sep. thuj.

◦ ◦ ◦ **Herausstrecken** des Fußes aus dem Bett agg.: chel.

◦ ◦ **Bewegung,** bei: eug. petr.

◦ ◦ **Fahren** im Wagen, beim: thuj.
☞ *O; Beine; Fahren im Wagen; agg.*

◦ ◦ **Gehen**:

◦ ◦ ◦ **agg.**:

◦ ◦ ◦ ◦ **während**: **Bar-c.** carb-v. graph.[102] mur-ac.[102] **Petr.** ph-ac.[102] **Sil. Sulph.** vib.

◦ ◦ ◦ ◦ ◦ **Freien,** im: carb-v.

◦ ◦ ◦ ◦ **nach**: calc. vib.[122]

◦ ◦ ◦ **amel. während**: calc.[1] **Verb.**

◦ ◦ **Heranziehen** der Schenkel, beim: bell.[1]

◦ ◦ **Herausstrecken** des Fußes, beim: chel. coff.

◦ ◦ **Herunterhängenlassen** der Füße, beim: berb.
☞ *O; Beine; Herunterhängenlassen der Glieder; agg.*

◦ ◦ **Kolik,** vor: plb.

◦ ◦ **Liegen** auf der Seite, beim: staph.

◦ ◦ **Menses,** während: sulph.
☞ *O; Beine; Menses; während*

◦ ◦ **Rauchen,** durch: calad.
☞ *O; Beine; Rauchen, nach*

◦ ◦ **Schwangerschaft,** während: **CALC.**
☞ *O; Beine; Schwangerschaft, während*

◦ ◦ **Sitzen,** beim: bry. hipp. stann.
☞ *O; Beine; Sitzen; agg.; während*

◦ ◦ **Stehen,** im: verb.

◦ ◦ **Strecken,** beim: caust.
☞ *O; Beine; Ausstrecken der Glieder; agg.*

◦ ◦ **Tanzen,** beim: bar-c.

◦ ◦ **Wechselfieber,** bei: elat.

◦ ◦ **innen,** medial, beim Einwärtsbeugen des Fußes: nat-c.[1] sep.[1]
☞ *O; Beine; Füße; Seiten der Füße* ▯ *ALLGEMEINES; M; Drehen; innen, nach*

- **Zehen**: adam.[222] allox.[102] **Am-c.** arn. **ARS. Asaf. Bar-c.**[1] **Bar-m.** bcg[149] **CALC.** calc-p. **Calc-sil.**[58] cann-s. carb-an. carb-v.[5] carbn-h. carbn-s. **CAUST. Cham. Chel.** coc-c. coloc. **Crot-h. Cupr.**[54] **Cupr-acet.**[102] **Cupr-ar.** dig. **Dios. Ferr.** ferr-p. gamb. gels. graph.[5] **Hep.** hura hyos.[102] ign.[5] iod. **Kali-c.** lil-t. **LYC.**[5] m-art.[85] m-aust.[5] merc.[111] merc-i-f. mosch. nat-c. nat-sil.[58] nicc. **Nux-v.** ol-an. ox-ac.[111] petr.[1] **Ph-ac.** phos. phyt. **Plat.**[1] plb. psor. rhus-t. ruta[5] sang. **Sec.** sep. sil. stry. sulph. tab. tarent. thuj.[5] verat.[137] verat-v. visc.[119] zinc-chr.[137]

◦ **abwechselnd** mit:

◦ ◦ **Dysmenorrhö**: dios.[137]
☞ *A; Abwechselnd mit*

◦ ◦ **Glottiskrampf**: **Asaf.**
☞ *A; Abwechselnd mit*

◦ **links**: bcg[149]
☞ *O; Beine; links*

◦ **rechts**: coc-c.[111]
☞ *O; Arme; rechts • O; Beine; rechts*

◦ **morgens**:
☞ *O; Beine; morgens*

◦ ◦ **Bett,** im: nicc.
☞ *O; Beine; Bett, im; agg.*

◦ ◦ **Erwachen,** nach: m-art.[85]

◦ **abends**: ars. lil-t. petr.[1]
☞ *O; Beine; abends*

◦ ◦ **17** Uhr: lil-t.
☞ *O; Beine; nachmittags; 17 Uhr*

◦ ◦ **Bett,** im: ars.
☞ *O; Beine; Bett, im; agg.*

◦ **nachts**: ars. calc. coc-c. merc-i-f.
☞ *O; Beine; nachts; agg.*

◦ ◦ **Bett,** im: **Ars.** merc-i-f.
☞ *O; Beine; Bett, im; agg.*

◦ **Mitternacht,** Bett, im: nux-v.

<> ◦ **Ausstrecken** des Fußes, beim: bar-c.[1] psor. sulph.

☞ *O; Beine; Ausstrecken der Glieder; agg.*

◦ **Bett,** im: allox.[102]

☞ *O; Beine; Bett, im; agg.*

◦ **Liegen** agg.: coc-c.[111]

☞ *O; Beine; Liegen; agg.*

◦ **Menses,** während: sulph.

☞ *O; Beine; Menses; während*

◦ **Schwangerschaft,** während: **Calc.**

☞ *O; Beine; Schwangerschaft, während*

◦ **Wehen,** Entbindung:

◦ ◦ **während**: cupr.

◦ ◦ **nach**: cupr.[54]

☞ *M; Entbindung, nach der*

◦ **Rücken** der Zehen: merc.[111] ox-ac.[111]

◦ **Beugesehnen**: dios.

☞ *Abgespreizt, hält die Glieder; Beine; Zehen, bei Spasmen •Konvulsionen, Spasmen; allgemeine Arzneien; Beine; Zehen*

◦ **großer** Zeh: calc-p. coloc. gamb. kali-c. nux-v. plat.[1] psor. sil. tarent.

◦ ◦ **Ausstrecken** des Fußes, beim: psor.

☞ *O; Beine; Ausstrecken der Glieder; agg.*

◦ ◦ **Bett,** im: gamb.

☞ *O; Beine; Bett, im; agg.*

◦ ◦ **Gehen,** beim: gamb. **Sil.**

◦ **2. Zehe**: sep.

◦ **3. Zehe**: coc-c. iod.

◦ ◦ **nachts**: coc-c.

☞ *O; Beine; nachts; agg.*

◦ ◦ ◦ **Liegen,** beim: coc-c.

◦ **4. Zehe**: coc-c.

◦ ◦ **nachts**: coc-c.

☞ *O; Beine; nachts; agg.*

◦ ◦ ◦ **Liegen,** beim: coc-c.

◦ **5. Zehe**: coc-c.

◦ ◦ **nachts**: coc-c.

☞ *O; Beine; nachts; agg.*

◦ ◦ ◦ **Liegen,** beim: coc-c.

intermittierend: phyt. plat.[1]

- **Oberschenkel**: plat.[1]

lähmungsartig, Unterarme: meny.[85]

pulsierend, Oberschenkel: plat.[1]

KREBS:

☞ *Tumoren, Gewächse*

rechts: arn.[122] ars.[122] aur-m.[122] calc.[122] rhus-t.[122]

☞ *O; Arme; rechts*

Knochen: merc-k-i.[110] methyl.[110]

ALLGEMEINES; C; Krebs und krebsartige Leiden; Knochen

Femur: methyl.[110]

Schienbein:

☞ *O; Beine; Beine •O; Beine; Beine; Schienbein*

- **rechts**: **Syph.**[8]

☞ *O; Arme; rechts*

Knochensarkom, Schienbein: syph.

Sarkom, Arme: cadm.[110]

ALLGEMEINES; C; Krebs und krebsartige Leiden

KREUZEN, kann die Finger nicht:

☞ *Übereinanderschlagen von Gliedern; unmöglich;*

KRIECHEN:

☞ *Ameisenlaufen, Kribbeln*

KURZ:

☞ *Zusammenziehung, Kontraktion, von Muskeln und Sehnen; allgemeine Arzneien*

KURZ, Empfindung wie:

Sehnen: cent.[36]

Arme: aeth. alum. bell. carb-v. caust.[5] cham. kreos.[85] lach.[5] mez.[85] mosch.[137] sars.[5] sep. sulph.[5]

- **Ellenbogen**: caust.[5] kreos.[85] lach.[5] sars.[5] sulph.[5]

☞ *O; Arme; Ellenbogen*

◦ **Sehnen**: kreos.[85]

- **Unterarme**: cham.

☞ *O; Arme; Unterarme*

- **Handgelenke**: carb-v.

☞ *O; Arme; Handgelenke*

Beine: acon.[36] acon-l.[36] am-m.[36] **Ambr.**[137] arg.[1] **Berb.**[111] bry.[5] carb-an.[5] carl. caust.[5] cimic.[36] cimx.[139] cinnam.[8] cinnb.[137] coloc.[137] dios.[137] graph.[5] guai.[137] hep.[5] kreos.[137] lach.[5] led.[5] lyc.[5] mag-m.[5] merc.[137] mez.[137] nat-m.[5] neon[222] nit-ac.[5] nux-v.[5] olnd.[137] phos.[137] plut-n.[269] rhus-t.[85] ruta[5] sabin.[85] sep.[5] sil. spong.[85] sulph.[5] visc.[119]

- **eins** kürzer als das andere, beim Gehen: bry.[137] cinnb.[137]

◦ **Bewegung,** durch ständige: bry.[137]

- **links**: cinnam.[8] cinnb. plut-n.[269]

☞ *O; Beine; links*

- **rechts**: merc.

☞ *O; Arme; rechts •O; Beine; rechts*

<> - **taub,** und: merc.[137]

- **Gesäßbacken,** rechts, Gehen agg., Ruhe amel.: dios.[36]

☞ *O; Beine; Gesäßbacken*

- **Oberschenkel**: am-m.[102] cimx.[8] coloc.[5] guai.[137] kreos.[137] **Mez.**[5] **Phos.**[5] rhus-t.[85] sabin.[85] **Sep.**[5] spong.[85] visc.[119]

◦ **Muskeln**:

◦ ◦ **obere** Enden: spong.[85]

◦ ◦ **Beugemuskeln,** Flexoren: visc.[119]

◦ **Kniesehnen**: am-m.[102] **CIMX.**[8] rhus-t.[85]

- **Knie**: acon-l.[36] am-m.[36] graph.[5] hep.[5] lach.[5] led.[5] lyc.[5] merc.[5] nit-ac.[5] nux-v.[5] rhus-t.[85] ruta[5] sep.[5] sulph.[5]

☞ *O; Beine; Knie*

◦ **Kniekehlensehnen,** beim Gehen: acon-l.[36] am-m.[36]

☞ *O; Beine; Knie; Kniekehle*

◦ ◦ **Strecken,** beim: acon-l.[36]

☞ *O; Beine; Ausstrecken der Glieder; agg.*

- **Unterschenkel**: acon.[36] ambr.[137] arg.[1] bry.[5] carl. cimic.[36] cimx.[139] coloc.[137] dios.[137] merc.[137] mez.[137] olnd.[137] phos.[137] sep.[5] sil.

☞ *O; Beine; Beine*

KURZ, Empfindung wie; **Beine; Unterschenkel** (Forts.)

◦ **einseitig**: bry.[5]

◦ **taub,** und: merc.[137]

◦ **Waden**: arg.[1] carl. sep.[5] **Sil.**

☞ *O; Beine; Beine; Waden*

◦ ◦ **Treppabgehen,** beim: arg.[1]

☞ *O; Beine; Treppabgehen agg.*

◦ **Achillessehne**: acon.[36] cimic.[36] dios.[137]

☞ *O; Beine; Beine; Achillessehne*

◦ ◦ **links,** beim Gehen im Freien: cimic.[36]

☞ *O; Beine; links*

KÜRZER als das andere, Empfindung, ein Bein sei: alum.[111] **Ambr.**[5] aster.[54] bac.[62] bry.[111] calc-f.[193] caust. cinnb. coloc.[5] crot-c. kreos.[54] lac-c.[111] lycps. mez.[1] nat-m. **Olnd.**[5] phos.[5] **Plat.**[54] plut-n.[269] **Rhus-t.**[5] sep.[5] stram. sulph. tab.[111] tep.[36] thuj. til.

☞ *Verlängerung von Gliedmaßen; Empfindung von Verlängerung; • Verlängerung von Gliedmaßen; Unterschenkel* ▥ *ALLGEMEINES; C; Kurz, Empfindung wie zu*

links: aster.[54] plut-n.[269]

☞ *Verlängerung von Gliedmaßen; Empfindung von Verlängerung; Beine;*

rechts: crot-c. kreos.[54]

☞ *O; Arme; rechts • Verlängerung von Gliedmaßen; Empfindung von Verlängerung; Beine;*

LÄHMIGKEIT (lähmungsartige Schwäche): abrot. acet-ac.[58] acon.[5] act-sp. aesc. aesc-g.[25] **Agar.** agarin.[36] agn.[5] all-c. aloe alum.[5] am-br.[25] am-c.[5] **Am-m.**[171] ambr.[5] ammc. anac.[5] ang.[171] ant-c.[5] ant-t.[5] **Apis** arg.[10] arn.[5] **Ars.**[5] ars-h. ars-i. ars-met. asaf.[5] asar.[5] **Aster.** aur. bapt.[102] bar-c.[5] bell.[5] berb.[58] bism.[5] bov. brom. **Bry.**[5] caj.[25] calc. calc-ar. calc-p. calc-s. cann-i. cann-s. caps.[5] carb-ac. carb-an.[5] carb-v.[1] card-m. **Carl. Caust.**[137] cedr.[25] **CHAM.**[5] chel.[5] **CHIN.**[5] cic.[137] cimic.[25] cina[5] **CINNB.** citl-v.[197] cob-n.[119] coc-c. **Cocc.**[5] **COLCH.**[5] coloc.[5] com.[36] **Con.**[5] corn-f.[45] croc.[5] crot-h.[111] cupr. cycl.[5] dig.[5] dios.[25] dirc.[36] **Dros.**[5] dulc.[36] eup-per.[25] euph.[1] **Ferr.**[5] fl-ac.[36] **Form.** gink.[227] glon. graph.[5] grat.[111] hedeo.[25] hell.[5] hep.[1] hipp.[36] hydr.[25] hydrog.[222] hyper. ichth.[102] ign.[5] iod.[5] iris[8] kali-bi.[8] kali-br.[8] kali-c.[1] kali-chl. kali-i. kali-m.[137] kali-n.[5] kali-p. kreos.[5] lac-c. lach. lath.[102] laur.[5] led.[5] lept.[25] lil-t.[36] lith-c.[227] lol.[111] lyc.[5] lycps.[25] lyss. mag-c.[5] mag-m. mang.[5] med.[58] meny.[5] meph.[8] **MERC.** merc-i-f. mez.[5] mosch.[5] mur-ac.[5] myric.[25] nat-ar.[58] nat-c. nat-m.[5] nat-s. nit-ac.[1] nux-v.[5] ol-an. op.[5] ox-ac. ozone[227] par.[5] petr.[5] ph-ac.[5] phos.[5] phyt. pic-ac.[58] pier-b.[233] plat.[1] plb. prun.[111] psor. **PULS.**[5] puls-n. rheum rhod.[5] **Rhus-t.** rhus-v.[102] **Ruta** sabad.[5] sabin.[5] samb.[5] sang. sarr. sars.[1] sec.[56] seneg.[5] sep. **Sil.**[1] sol[29] spect.[271] spig.[5] **Spong.** stann.[5] staph.[5] stram. stront-c.[5] stry.[36] sul-ac. sulph.[1] syph. tab. tanac.[25] tax.[303] thlaspi[102] thuj. tub. uran-n.[111] urt-u.[85] valer.[5] verat.[5] verb.[5] xero.[72] **Zinc.**[5] zing.[36] ziz.[25]

☞ *Lähmung, Muskellähmung; Empfindung von Lähmung • Schwäche; lähmungsartig*

morgens, beim Erwachen: abrot. nat-c. **Zinc.**

nachmittags: con.[8]

abends: sil.[1]

nachts: Cham.

Bewegung, zu Beginn der: ang.[171] rhus-t.[58]

Schreck, Furcht, durch: bell.[54]

▥ *GEMÜT; M; Schreck oder Furcht, Beschwerden durch*

Schweiß, während: **Acon.**[5] arn.[5] **Ars.**[5] bell.[5] cina[5] cocc.[5] cycl.[5] **Ign.**[5] **Nux-v.**[5] ph-ac.[5] puls.[5] **Sabad.**[5] sabin.[5]

unterdrückten Schweiß, durch: rhus-t.[58]

Verrenkung, Verstauchung, nach: ruta[102]

Gelenke: abrot. all-c.[102] brom. calc. carb-v.[5] caust.[5] cinnb. dig.[5] hydrog.[222] kali-c.[5] mez.[5] nat-c. nit-ac.[5] par.[5] **RHUS-T. RUTA** sars.[5] **Sil.** stann.[5] stront-c.[5] sulph.[102] tub.

- **Erwachen,** nach: hydrog.[222] nat-c.
- **Fieber,** während: **Rhus-t. Tub.**
- **Froststadium** im Fieber, während: **Rhus-t. Tub.**
- **Verrenkung,** Verstauchung, nach: calc. **RHUS-T. RUTA**

☞ *Verletzungen; Gelenke*

Beugemuskeln: calc-p.

Arme: abrot. acet-ac. **Acon.**[5] act-sp. aesc. **Agar.** agn.[5] all-c. alum.[5] am-c.[102] am-m.[5] ambr.[5] ang.[5] ant-c.[5] ant-t.[5] ars. asaf.[5] asar. bapt.[102] bar-c.[5] **BELL.**[5] berb. bism.[5] bov. **Brom.**[85] bry. caj.[25] **CALC.** calc-ar. calc-p. calc-s. cann-i.[102] cann-s.[5] caps.[5] carb-ac. carb-v. carl. **Caust.**[137] cedr.[25] **Cham.**[5] chel.[5] chin.[5] cic.[137] cimic. cina[5] **Cinnb.** citl-v.[197] coc-c. **Cocc.**[5] colch. coloc.[5] com. con.[5] corn-f.[45] croc.[5] crot-h.[111] cupr. **Cycl.**[5] dig.[5] dios. dros.[5] **Dulc.** euph.[5] **Ferr.**[5] **Fl-ac.** glon. graph.[5] hedeo.[25] hell.[5] hydr. hyper. ichth.[102] ign.[5] iod.[5] iris kali-bi.[8] kali-c.[1] kali-i. kali-m.[137] kali-n.[5] kreos.[5] lac-c. lach. laur.[5] led.[5] lept.[25] lith-c.[227] lyc.[5] lyss. **Mag-c.**[5] mang.[5] meny.[5] meph.[111] merc. merc-i-f. mez.[5] mosch.[5] mur-ac.[5] myric.[25] **Nat-m.** nat-s. nit-ac.[5] **Nux-v.** ol-an. op.[5] ozone[227] par.[5] petr.[5] ph-ac.[5] phos.[5] **Phyt.** pier-b.[233] plat.[1] plb. prun.[111] **Psor.** puls.[5] puls-n. rhod.[5] **Rhus-t. Rhus-v.**[102] ruta sabad.[5] sabin.[5] samb.[5] sang. sars.[1] seneg.[5] **Sep. SIL.**[5] sol[29] spig.[5] stann.[5] staph.[5] stront-c. sul-ac. sulph. syph. tab. tanac.[25] thlaspi[102] thuj. urt-u.[85] valer.[5] verat.[5] verb.[5] **Zinc.** zing.[36] ziz.[25]

☞ *Herabhängen der Arme • Schwäche; Arme*

- **links**: agar. brom.[85] hyper. kali-c.[1] lach. **Rhus-t.**

☞ *O; Arme; links*

- **rechts**: acet-ac. corn-f.[45] **FERR.** fl-ac. kali-c.[1] lith-c.[227] merc-i-f. myric.[25] nit-ac.[1] ozone[227] **SANG.** sulph.[1]

☞ *O; Arme; rechts*

- **morgens**: abrot. fl-ac.

☞ *O; Arme; morgens*

◦ **Erwachen,** beim: abrot.

☞ *O; Arme; Erwachen, beim*

- **vormittags**: Fl-ac.

☞ *O; Arme; vormittags*

- **nachmittags**: agar.

☞ *O; Arme; nachmittags*

- **nachts,** 22 Uhr: fl-ac.

- **Betätigung,** bei mäßiger: sil.[1]
  ☞ *O; Arme; Anstrengung; agg.*
- **Erwachen,** beim: abrot.
  ☞ *O; Arme; Erwachen, beim*
- **Fallenlassen** der Zügel, oft, unbewusst, beim Reiten, Kutschieren: **Abrot.** con.
- **Gehen,** beim: dig.
  ☞ *O; Arme; Gehen; agg.; während*
- **Heben** des Arms, beim: syph.
  ☞ *O; Arme; Anheben; agg., der Glieder*
- **liegt,** wenn man darauf: fl-ac.
- **Neuralgie,** nach: ars.
- **Schreiben,** nach dem: **Agar.** fl-ac. **Merc-i-f.**
  ☞ *O; Arme; Schreiben agg.*
- **Stelle,** an umschriebener: plat.[1]
- **Wetter,** bei kaltem nassem: **RHUS-T.**
  ☞ *O; Arme; Kälte; in der Kälte, während Kälte • O; Arme; Wetter; nasskaltes*
- **Schultern**: abrot. aesc. **All-c.** ambr. asaf.[5] bism. bry. calc-ar. carb-ac. carb-v.[5] caust.[5] cedr.[25] chin.[5] cimic. citl-v.[197] coc-c. dios. euph.[5] **Fl-ac.** ichth.[102] kali-bi.[111] kali-i. **Lach.** laur. lyc.[5] mag-c.[5] **Merc-i-f.** mez.[5] mur-ac.[5] **Nat-m.** **Nux-v.**[5] ph-ac.[5] phyt. prun.[111] psor. puls.[5] rhod.[5] **Rhus-t.** sabin.[5] sars.[5] sep. stann.[5] staph.[5] valer.[5] zing.
  ☞ *O; Arme; Schultern*
  - ◦ **rechts**: carb-ac. citl-v.[197] ichth.[102] merc-i-f.
    ☞ *O; Arme; rechts*
  - ◦ ◦ **Gehen,** beim: carb-ac.
    ☞ *O; Arme; Gehen; agg.; während*
  - ◦ **morgens,** beim Erwachen: abrot. calc-ar.
    ☞ *O; Arme; Erwachen, beim*
  - ◦ **abends,** bei Erhitzung: coc-c.
  - ◦ **nachts,** beim Erwachen: coc-c.
    ☞ *O; Arme; Erwachen, beim*
  - ◦ **Heben** des Arms, beim: bry.
    ☞ *O; Arme; Anheben; agg., der Glieder*
  - ◦ **Rauchen,** beim: carb-ac.
  - ◦ **Schreiben,** beim: merc-i-f.
    ☞ *O; Arme; Schreiben agg.*
- **Oberarme**: abrot. **Acon.**[102] act-sp. **Agar.** alum.[5] am-c.[102] ant-c.[5] asaf.[5] bapt.[102] bell. bism.[5] bry. calc-p. cann-i.[102] caust.[5] chel.[5] chin.[5] cina[5] cocc.[5] colch. com. con.[5] cycl.[5] hydr.[25] iris[36] par.[102] pier-b.[233] plat.[1] puls-n. rhus-t.[58] **Rhus-v.**[102] thlaspi[102] thuj. urt-u.[85] verat.[5] zing.[36]
  ☞ *O; Arme; Oberarme*
  - ◦ **links**: agar. rhus-t.[58]
    ☞ *O; Arme; links*
  - ◦ ◦ **Herzerkrankung,** bei: **Rhus-t.**[58]
  - ◦ **Fahren** oder Reiten, beim: abrot.
  - ◦ **hebt,** wenn man ihn: bry.
    ☞ *O; Arme; Anheben; agg., der Glieder*
  - ◦ **Schreiben,** durch: agar.
    ☞ *O; Arme; Schreiben agg.*
  - ◦ **erstreckt** sich zum Nacken: iris
  - ◦ **Bizeps**: hydr.[25] iris[36]
  - ◦ **Deltoideus**: urt-u.[85] zing.[36]
    ☞ *O; Arme; Schultern; Deltoideus, Region des*
  - ◦ ◦ **links,** 20 Uhr, **Bewegung agg.**: zing.[36]
    ☞ *O; Arme; links • O; Arme; Schultern; Deltoideus, Region des; links*
- **Ellenbogen**: **All-c.** ang.[5] bell.[5] caps.[5] cham.[5] cina[5] cocc.[5] dios. dulc. graph.[5] hydr. iris merc-i-f. mez. petr. prun.[111] sabin.[5] samb.[5] sars.[1] staph.[5] stront-c.[5] valer.[5]
  ☞ *O; Arme; Ellenbogen*
  - ◦ **links**: dios.[25]
    ☞ *O; Arme; links*
  - ◦ **morgens**: dios.
    ☞ *O; Arme; morgens*
- **Unterarme**: acon.[5] agar. alum.[5] ant-c.[5] bar-c.[5] bell. berb. bism.[5] **Caust.** cedr.[25] cina[5] cocc.[5] colch. cycl.[5] dig.[5] dros.[5] dulc. ferr.[5] fl-ac. kali-c.[5] **Kali-n.**[5] kreos.[5] meny.[5] merc-i-f. mosch.[5] myric. nat-m. nit-ac.[5] nux-v.[5] petr.[5] ph-ac.[5] phos.[5] **Sil.** stront-c.[5] sulph. thuj.
  ☞ *O; Arme; Unterarme*
  - ◦ **rechts**: cedr.[25]
    ☞ *O; Arme; rechts*
  - ◦ **Schreiben,** durch: agar.
    ☞ *O; Arme; Schreiben agg.*
  - ◦ **Handgelenk,** in Nähe vom: myric.
    ☞ *O; Arme; Handgelenke*
- **Handgelenke**: acet-ac. acon.[5] agn.[5] all-c. asar. bism.[5] caj.[25] calc-p. chin.[5] cimic. com. con.[5] dios. euph.[5] ign.[5] **Kali-c.** lac-c. led.[5] lept.[25] lyss. meny.[5] **Merc.** mez. myric.[25] nux-v. phos.[5] plb. rhus-t. **RUTA** sil. tanac.[25] verb.[5]
  ☞ *O; Arme; Handgelenke*
  - ◦ **links**: tanac.[25]
    ☞ *O; Arme; links*
  - ◦ **morgens**: plb. sil.
    ☞ *O; Arme; morgens*
  - ◦ **Verrenkung,** Verstauchung, nach: **RHUS-T. RUTA**
    ☞ *O; Arme; Verstauchen, Verrenken, nach • Verletzungen; Handgelenke • Verrenkung; Handgelenke*
  - ◦ **Knochen**: caj.[25]
- **Hände**: abrot. acet-ac. acon.[5] agar. agn.[5] am-m.[5] ambr.[5] ant-t.[5] ars. bar-c.[5] bell.[5] bism.[5] cann-s.[5] carb-v.[5] **Caust.**[137] **Cupr.** fl-ac. **Kali-bi.**[8] mez.[137] nat-m. nat-s. phos. rhus-t. **Sil.** sol[29] stront-c. **Sulph.** tab. **Zinc.**
  ☞ *O; Arme; Hände*
  - ◦ **10** Uhr: abrot.
  - ◦ **Anstrengung,** nach: mez.[137] **Sil.**
    ☞ *O; Arme; Anstrengung; agg.*
  - ◦ **Konvulsionen,** vor: kali-bi.[8]
  - ◦ **Krämpfe**:
    ☞ *Konvulsionen, vor*
  - ◦ **Schreiben,** beim: mez.[137] **Sil.** sol[29]
    ☞ *O; Arme; Schreiben agg.*
- **Finger**: acon.[5] ambr.[5] bar-c.[5] bell.[5] bov. bry. **Calc.** calc-s. carb-v. cimic. cina[5] cocc.[5] crot-h.[111] cycl.[5] dig.[5] hell.[5] hyper. kali-c.[1] kali-m.[137] kreos.[5] laur.[5] mang.[5] mez.[5] mosch.[5] nit-ac.[5] par.[5] phos.[5] rhod.[5] rhus-t. sabad.[5] sabin.[5] **Sep.** sil.[5] spig.[5] staph.[5] verb.[5]
  - ◦ **Daumen**: calc-s. kali-c.[1] laur.[5] mez.[5] nit-ac.[5] phos.[5] rhod.[5] sabad.[5]
    ☞ *O; Arme; Finger; Daumen*

LÄHMIGKEIT (lähmungsartige Schwäche); **Finger** (Forts.)

◦ **Mittelfinger**: cimic. rhus-t.

◦ **Ringfinger**: bry.

◦ ◦ **Schreiben, nach dem**: bry.
☞ *O; Arme; Schreiben agg.*

linker Arm und linkes Bein, nach Schreck: stann.
GEMÜT; M; Schreck oder Furcht, Beschwerden durch

Beine: abrot. **Aesc.** aesc-g.[25] all-c. aloe am-br. am-m.[171] ammc. apis arg.[10] arn. ars. ars-h. ars-i. ars-met. aur. bar-c. **Bell.** berb. bry. calc. calc-p. calc-s. caps. carb-an. carb-v.[1] card-m. caust. cedr.[25] cham.[111] chel.[25] chin. cinnb. cob-n.[119] cocc. **COLCH.** coloc. com. cupr. dig. dios. dirc.[36] dros. dulc.[36] eup-per.[25] euph.[1] fl-ac. gink.[227] hedeo.[25] hep.[1] hipp.[36] hydrog.[222] hyper. ichth.[102] ign. iod. iris kali-bi.[111] kali-br.[8] kali-c.[1] kali-i. kali-p. lath.[102] laur.[36] lil-t.[36] lith-c.[227] lyc. lycps.[25] lyss. mag-m. merc. merc-i-f. myric. **NAT-M.** nit-ac. nux-v. ox-ac. ph-ac. **Phos.** pic-ac. **Plb.** puls. rheum **Rhus-t.** ruta[111] sarr. sars.[1] sep. sil. spong. stann. **SULPH.**[1] tanac.[25] tax.[303] thuj. tub. zinc. zing.
☞ *Gehen; instabil • Instabilität; Beine*

- **rechts**: eup-per.[25] ichth.[102] sil.[1]
☞ *O; Arme; rechts • O; Beine; rechts*

- **morgens**: hydrog.[222] nat-m. **Sil.**
☞ *O; Beine; morgens*

◦ **Erwachen, beim**: hydrog.[222]

- **nachmittags**: myric.
☞ *O; Beine; nachmittags*

- **abends**: **Lyc.**
☞ *O; Beine; abends*

<> - **Aufstehen** vom Sitz, beim: sil.[1]
☞ *O; Beine; Aufstehen; agg.; Sitzen, vom;*

- **Fieber, während**: **Rhus-t. Tub.**
☞ *O; Beine; Fieber; während*

- **Froststadium** im Fieber, während: ars.[5] ign. **Lyc. Rhus-t. Tub.**
☞ *O; Beine; Fieber; während; Froststadium im Fieber*

- **Gehen**:

◦ **agg.**: ammc. bell. calc. carb-an. **Colch.** coloc. dros. eup-per. kali-i. lyc. nit-ac. puls. **Rhus-t.** sars.[1] zinc.

◦ **amel.**: sil.[1]

- **Menses**:

◦ **vor**: nit-ac.
☞ *O; Beine; Menses; vor*

◦ **während**: mag-m. phos.
☞ *O; Beine; Menses; während*

- **Schmerzen, durch**: dios.[25]

- **Schweiß,** durch unterdrückten: **COLCH. RHUS-T.**
ALLGEMEINES; M; Schweiß; Unterdrückung der Schweißabsonderung, Folgen von

- **Ischiasnerv,** beim Stehen: carb-v.[36]

- **Oberschenkel,** Gesäßbacke, links, beim Gehen: tax.[303]
☞ *O; Beine; Gesäßbacken*

- **Hüften**: abrot. am-m. ammc. arg.[10] ars-met. bry. cham.[111] cocc. dios. dulc.[36] eup-per.[25] euph.[1] fl-ac. rhus-t. zing.
☞ *O; Beine; Hüften • Hüftgelenk, Beschwerden des*

◦ **links**: am-m. **Fl-ac.**
☞ *O; Beine; links*

◦ **rechts**: dios.[25] eup-per.[25]
☞ *O; Arme; rechts • O; Beine; rechts*

◦ **nachmittags, 14 Uhr**: dios.

◦ **Aufstehen** von einem Sitz, nach: ars-met.
☞ *O; Beine; Aufstehen; agg.; Sitzen, vom; nach*

◦ **Auftreten, beim**: euph.[1]

◦ **Baden, beim**: ars-met.

◦ **Gehen, beim**:

◦ ◦ **agg.**: arg.[10] dios. euph.

◦ ◦ **amel.**: ars-met.

- **Oberschenkel**: aloe am-m.[171] **Ars. Ars-met.** aur. bar-c. **Calc.** carb-an. **Carb-v.**[1] card-m. caust. **Chin.** cinnb. cocc. dirc.[36] dros. hep.[1] hyper. **Iris Kali-c.** lith-c.[227] lyss. **Merc.** nux-v. puls. sarr. sil.[1] **Stann.** sulph. tanac.[25] **Zinc.**

◦ **rechts**: sil.[1] tanac.[25]
☞ *O; Arme; rechts • O; Beine; rechts*

<> ◦ **Bewegung** amel.: cocc.
☞ *O; Beine; Bewegung; amel.*

◦ **Blähungen,** durch: carb-v.[1]

◦ **Gehen,** beim: bar-c. cinnb. nux-v. zinc.

◦ ◦ **Freien,** im: nux-v.

◦ **Kontraktion** der Knieflechsen, wegen: am-m.[171]

◦ **Menses,** während: **Carb-an.**
☞ *O; Beine; Menses; während*

◦ **Treppensteigen,** beim: bar-c.
☞ *O; Beine; Steigen agg.; Treppensteigen*

- **Knie**: abrot. **All-c.** ars. ars-h. aur. **Bar-c.** berb. bry. **Calc.** calc-s. caps. carb-v.[1] cedr.[25] cinnb. cocc. com. dios. fl-ac. **Kali-c.**[1] lath.[102] lyss. merc. rheum sep. **Spong. Sulph.**[1] tax.[303]
☞ *O; Beine; Knie • Nachgeben, als würden die Knie • Schwäche; lähmungsartig; Beine; Knie*

◦ **links**: **Calc.** calc-s. tax.[303]
☞ *O; Beine; links*

◦ **rechts**: com. dios.[25] lyss. spong.
☞ *O; Arme; rechts • O; Beine; rechts*

◦ ◦ **Gehen** agg., fortgesetztes Gehen amel.: dios.[25]

◦ **morgens**: abrot. caps. dios. lyss.
☞ *O; Beine; morgens*

<> ◦ **Abwärtsgehen,** beim: sulph.[1]
☞ *O; Beine; Treppabgehen agg.*

◦ **Aufstehen** von einem Sitz, nach: **Berb.**

◦ **Gehen**:

◦ ◦ **während**: bry. cinnb. merc.

◦ ◦ **nach**: carb-v.[1]

◦ **Knien,** beim: ars-h.
☞ *O; Beine; Knien agg.*

◦ **Sitzen,** im: kali-c.[1]

- **Unterschenkel**: ars-i. carb-v.[1] cob-n.[119] hep.[1] kali-bi.[111] kali-br.[8] lycps.[25] pic-ac.
  ☞ *O; Beine; Beine*

◦ **Waden**: ars-i. pic-ac.
  ☞ *O; Beine; Beine; Waden*

- **Knöchel,** Fußgelenk: abrot. aesc. am-br.[36] **Arn.** bry. caps. cedr.[25] com. dios. fl-ac. hipp.[36] lath.[102] laur.[36] lil-t.[36] lyss. nat-m. plb. rhus-t. **RUTA**

◦ **links**: am-br.[36] dios.[36] fl-ac.[36]
  ☞ *O; Beine; links*

◦ ◦ **abends,** beim Gehen: fl-ac.[36]

◦ **rechts**: cedr.[25] dios.[36] hipp.[36]
  ☞ *O; Arme; rechts • O; Beine; rechts*

◦ ◦ **morgens**: hipp.[36]
  ☞ *O; Beine; morgens*

◦ ◦ **14** Uhr: dios.[36]

◦ **morgens**: caps. dios. hipp.[36] plb.
  ☞ *O; Beine; morgens*

◦ ◦ **Aufstehen,** nach: caps.

◦ **abends,** beim Gehen: fl-ac.

<> ◦ **Bewegung** agg.: laur.[36] lil-t.[36]

◦ **Gehen,** beim: com. **Nat-m.**

◦ ◦ **Freien,** im: com.

◦ **Sitzen,** beim: **Nat-m.**
  ☞ *O; Beine; Sitzen; agg.; während*

◦ **Verrenkung,** Verstauchung, nach: **Rhus-t. RUTA**
  ☞ *Verletzungen; Knöchel, Fußgelenk • Verrenkung; Knöchel, Fußgelenk*

- **Füße**: abrot. am-br. **Aur.** bell. **Colch.** com. cupr. fl-ac. hydrog.[222] hyper. kali-p. merc-i-f. nat-m. **Rhus-t.** sil. thuj. tub.
  ☞ *O; Beine; Füße*

◦ **nachmittags**: thuj.
  ☞ *O; Beine; nachmittags*

◦ **Schwangerschaft,** während: sil.
  ☞ *O; Beine; Schwangerschaft, während*

◦ **Fußsohlen**: cupr. kali-p.
  ☞ *O; Beine; Füße; Fußsohlen*

- **Zehen**: **Aur.** ruta[111] tax.[303]

◦ **erstreckt** sich aufwärts: tax.[303]

akut, Fußgelenk, rechts: cedr.[36]

geschlagen, wie, Arme: plat.[1] verat.

plötzlich:

- **Hände**: cann-s.
  ☞ *O; Arme; Hände*

- **Knöchel,** Fußgelenk: com.[36]

◦ **8.30 Uhr, beim Gehen im Freien**: com.[36]

rheumatisch, Arme: **Calc-p.** carb-v. **RHUS-T.**
  ☞ *Oberarme*

- **Oberarme**: **Calc-p. RHUS-T.**
  ☞ *O; Arme; Oberarme*

schmerzhaft, Arme: cic.[137]

verstaucht, verrenkt, wie, rechts, Auftreten agg.: fl-ac.[36]

zerschlagen, wie, Handgelenke: calc-p. **RUTA**

LÄHMUNG, Muskellähmung:

allgemeine Arzneien: abel.[149] abies-c. abrot. **ACON.** act-sp. aesc. aesc-g.[25] aeth. **AGAR. All-c.** aloe **ALUM.** alum-met. alum-p.[58] alumn. am-c. am-m. ambr. **Anac.** ang.[5] ant-t.[5] apis apisin.[5] apoc.[8] arag.[72] aran.[149] arg.[5] **Arg-n.** arn. **Ars.** ars-i. ars-s-f.[58] ars-s-r. **Art-v.** arund.[36] asaf.[102] atro. **Aur.** aur-ar.[58] aur-s.[58] bac.[62] bad. **Bapt. Bar-acet.**[36] **Bar-c.** bar-m. bar-s.[58] **Bell.** benz-d.[162] berb. bism. both-l.[137] bov.[5] brom. **Bry. BUFO**[137] cact. cadm-s. **Calc.** calc-caust. calc-p. calc-s. camph. cann-i. cann-s.[5] canth.[5] caps. carb-ac. carb-v. carbn-chl.[102] carbn-o. carbn-s. caul.[54] **CAUST.** cham.[137] **Chel.** chen-a.[137] **Chin.**[5] chin-s. chr-s.[102] **Cic.** coc-c. **COCC.**[5] cod.[25] coff. **Colch.** coloc.[5] **Con.** cop. croc. **Crot-c.**[36] crot-h. croto-t. cub.[4] **Cupr.** cupr-ar.[102] **Cur.** cyt-l.[102] dig.[5] **Dros.** dubin.[102] **Dulc.**[122] elaps fago. ferr.[5] ferr-acet.[102] ferr-i. foll.[149] **Form. Gels.** ger.[102] graph. grin.[72] gua.[25] **Guare.**[36] hedeo.[102] hell.[5] helo.[85] hep. hipp. hydr-ac. hydro-c.[149] hyos. hyper.[102] ign. iod. irid.[102] iris kali-acet. **Kali-ar.** kali-bi.[111] kali-br.[25] **Kali-c.** kali-chl.[58] **Kali-i.**[102] kali-m.[61] kali-n. **Kali-p.** kali-sil.[58] kali-t.[36] **Kalm.** kres.[144] kron.[9] lac-c. **Lach.** lat-h.[72] lat-k.[102] lat-m. lath.[102] laur. led.[5] lepro.[197] lith-c. **Lol.**[102] lyc. lycps. lyss.[144] m-art.[5] mag-c.[1] manc. mang. meph. merc. **Merc-c.** mez. mill. morph. mur-ac. mygal. **Naja** nat-c. **Nat-m.** nat-p. nat-sil.[58] **Nit-ac.**[1] nux-m. **Nux-v.**[102] ol-an.[111] **Olnd. Op.** ox-ac. pall. par. petr.[5] ph-ac. **Phos.** phys.[102] phyt. pic-ac. **Plat. PLB.**[36] plb-acet.[102] plect.[162] podo. prot.[136] psor. puls. rhod. **RHUS-T. Ruta**[85] sabin.[5] sang.[25] sarcol-ac.[149] sars.[5] **Sec.**[162] seneg.[5] **Sep. SIL.** spong. stann. staph. **Stram.** stront-c. stry.[162] sul-ac.[5] sulfon.[72] **SULPH.** syph.[58] tab. **Tarent.** tax. tep. ter. **Thal-s.**[102] thuj.[5] **Thyr.**[102] valer.[137] **Verat.** verat-v. vib.[85] vip. wies.[9] wild.[9] xan.[25] **Zinc.**
  ☞ *Lähmigkeit (lähmungsartige Schwäche) • Nachschleppen von Gliedern* ▤ *ALLGEMEINES; C; Lähmung; allgemeine Arzneien*

- **einseitig,** Hemiplegie: acon.[102] aeth.[102] **Alum. Alum-p.**[58] alumn.[102] ambr.[102] **Anac. Apis** apoc.[102] arg-n. **Arn. Ars.** ars-s-f.[58] art-v. **Aur.**[102] bapt. **Bar-c.**[102] bar-m. bell.[102] **Both-l.** brom. **Cadm-s.** calc.[102] carbn-s.[102] **CAUST.**[102] chen-a.[102] chr-s.[102] coc-c. **Cocc.** colch. cop. crot-c. crot-h. cupr.[102] cupr-ar.[102] cur.[102] elaps gels.[102] **Graph.** hell.[58] hydr-ac.[102] hyos. irid.[102] **Kali-c.** kali-chl.[58] **Kali-i.**[102] **Kali-p.**[58] **Lach.** lath.[102] lepro.[197] lyc. merc.[111] **Mur-ac.** nat-c. nat-m. nit-ac. **Nux-v.**[102] **Olnd.**[102] op.[102] ox-ac. petr. **Ph-ac. Phos.**[102] phys.[102] pic-ac.[102] plb.[102] podo. **RHUS-T.**[102] sang.[25] **Sars.** sec.[102] sil. **Stann.** staph. stram. stront-c. stry.[102] **Sul-ac.**[102] sulph.[102] tab. thuj. verat-v.[102] vip.[102] xan.[102]
  ▤ *ALLGEMEINES; C; Lähmung; allgemeine Arzneien; Halbseitenlähmung*

◦ **Bleivergiftung,** durch: **Alumn.**[102] caust.[102] cupr.[102] kali-i.[102] nux-v.[102] op.[102] plb.[102] sul-ac.[102]

◦ **Gemütsbewegung**:

◦ ◦ **Erregung,** nach: stann.
  ▤ *GEMÜT; M; Erregung; Beschwerden durch; Allgemeinsymptome*

◦ ◦ **Schock,** nach seelischem: apis
  ▤ *GEMÜT; M; Schreck oder Furcht, Beschwerden durch; Schock, bei*

LÄHMUNG, Muskellähmung; **einseitig,** Hemiplegie; **Gemütsbewegung** (Forts.)

◦ **Konvulsionen,** Krämpfe:
☞ Krämpfen, Spasmen, nach

◦ **Krämpfen,** Spasmen, nach: stann.

◦ **Masturbation,** durch: stann.
☞ sexuellen Exzessen, nach

◦ **Schmerzen,** durch: nat-m.

◦ **Taubheitsgefühl** der anderen Seite: cocc.

◦ **Überempfindlichkeit** der anderen Seite: plb.[137]

◦ **Zorn,** nach: staph.

◦ **Zucken** der einen Seite, andere ist gelähmt: **Apis** art-v. **Bell. Stram.**
☞ Arme; partiell • Zucken, fibrilläre Zuckungen; einer Seite, auf, bei Lähmung der anderen Seite ▤ ALLGEMEINES; C; Zuckungen; einseitig; andere Seite gelähmt

◉ ◦ **Kindern,** bei: **Acon.**[102] aeth.[102] bell.[102] **Calc.**[102] **Caust.**[102] chr-s.[102] **Gels.**[102] lath.[102] nux-v.[102] phos.[102] **Plb.**[102] rhus-t.[102] sec.[102] sulph.[102]

- **links**: acon. ambr.[102] anac. **APIS** apoc.[102] arg-n. arn. **Bapt.** bar-m. bell. brom. caust. cocc.[102] cupr-ar.[102] **Elaps LACH.** lyc. nit-ac. **NUX-V.** ox-ac. petr. phys.[102] plb.[36] podo. **RHUS-T. Stann.** stram. sulph. verat-v.[102] xan.[102]

- **rechts**: **Apis** arn. ars.[111] bell. both-l.[3070] calc. carbn-s.[111] **CAUST.** chen-a.[102] colch. **CROT-C. Crot-h.** cur.[102] elaps **Graph.** irid.[102] merc.[111] nat-c. op. phos. **Plb. Rhus-t.** sang. sil. stront-c. sulph.
☞ O; Arme; rechts

- **morgens** im Bett: phos. zinc.

- **17 Uhr - 18 Uhr**: **Con.**

- **abends**: crot-h.[36] cur. phos.[54] sil. stront-c.

◦ **Ruhe** agg.: phos.[54]

- **allmählich** erscheinend: **CAUST.**

- **Abmagerung,** mit rascher, des Körperteils: sec.[137]

- **alten** Menschen, bei: alum.[122] alumn.[122] **Arg-n.**[122] ars.[122] **Bar-c.** calc.[122] **Con. Gels.**[122] graph.[122] **Kali-c.** kali-p.[122] lach.[122] lyc.[122] merc.[122] nat-m.[122] op.[122] phos.[122] rhus-t.[122] **Sil.**[122] sulph.[122] zinc.[122]

- **Anstrengung,** nach:

◦ **agg.**: ars. **Caust. Gels.** nux-v. plb.[58] **Rhus-t.** sil.[1]

◦ ◦ **leichter,** nach: sil.[1]

◦ **amel.**: phos.[54]

- **Apoplexie,** nach: **Alum.** anac. apis **Arn.**[137] **Bar-c. Bell.**[137] cadm-s. calc.[122] **Caust. Cocc. Crot-c. Crot-h. Cupr. Gels. LACH. Laur. Nux-v. OP. Phos. Plb.** sec. stann. **Stront-c.** zinc.
▤ ALLGEMEINES; C; Lähmung; allgemeine Arzneien; Apoplexie, nach

- **Aufstehen** amel.: phos.

- **Baden** im Fluss, im Sommer, nach: **Caust.**

- **Cholera,** nach: verat.

- **Diphtherie,** nach: ant-t. apis arg. arn. **Ars.** camph. carb-ac. **Caust. Cocc. Crot-h.** gels. kali-br. kali-p. lac-c. **Lach. Nat-m.** nux-v. phos. sec. sulph.

- **Empfindung** in dem Teil bleibt erhalten: bar-m.[171]

- **Erkältung,** nach: caust.[122] dulc. rhod. rhus-t.[58]

- **Fieber,** nach: **Rhus-t.**[137]

- **Gemütsbewegungen,** nach: **Apis** gels.[58] ign.[122] nat-m. nux-v. stann.

- **Hitzegefühl** in dem Körperteil, mit: alum.[137] phos.[137]

- **Kälte** der Körperteile, mit: am-c.[193] **Ars.**[137] **Caust. Cocc.** dulc.[137] **Graph.**[137] **Nux-v.**[137] plb.[36] **RHUS-T.**[137] zinc.
☞ Kälte; allgemeine Arzneien; Teile, einzelne, sind kalt; gelähmtes Glied • Kälte; allgemeine Arzneien; Arme; gelähmter Arm • Arme; Kälte, mit

◦ **eisige**: ars.[137] dulc.[137] graph.[137] nux-v.[137] **Rhus-t.**[137]

- **Klettern,** beim: sarcol-ac.[149]

- **Koitus,** nach: phos.
☞ sexuellen Exzessen, nach

- **Kontraktion** der Gliedmaßen, mit: ars.[137] chen-a.[137] olnd.[137] sec.[137] valer.[137]

- **Konvulsionen** der anderen Seite, mit:
☞ Konvulsionen, Spasmen; allgemeine Arzneien; einseitig; Lähmung der anderen Seite

- **Nasswerden,** nach: **CAUST. Rhus-t.**

- **Ödem,** mit: abel.[149]

- **prickeln** des gelähmten Körperteils, mit:
☞ Prickeln, Empfindung von; gelähmte Glieder

- **Schmerzen,** durch: nat-m.

- **Schreck,** Furcht, durch: stann.[1]
▤ GEMÜT; M; Schreck oder Furcht, Beschwerden durch

- **Schreibkräften,** bei: stann.[137]

- **sexuellen** Exzessen, nach: **Nat-m. Nux-v. Rhus-t.**
☞ einseitig, Hemiplegie; Masturbation, durch • Koitus, nach ▤ ALLGEMEINES; M; Sexualität; Exzessen, nach sexuellen

- **Steifheit,** mit: caust. con. lach. lyc. nat-m. rhus-t. sil.

- **Typhoid,** bei: **Agar. Lach. Rhus-t.**

- **Unterdrückung,** nach:

◦ **Hautausschlägen,** von: caust. **Dulc.** hep. **Psor. Sulph.**

◦ **Schweiß**: **Colch. Rhus-t.**

◦ **Wechselfieber,** von: nat-m. rhus-t.

- **Urtikaria,** nach Abklingen von: cop.

- **Verletzungen,** nach: wild.[9]

- **Wetterwechsel,** durch, von warmem zu nasskaltem Wetter: **Caust.**[122] **Dulc.**[122] **Nux-v.**[122]
▤ ALLGEMEINES; M; Wechsel, Veränderung; agg.; Temperaturwechsel; warm zu kalt, von • ALLGEMEINES; M; Wetter; Wetterwechsel; agg.; Warm zu, von;

- **Zorn,** nach: nat-m. **Nux-v.** staph.

- **Zucken,** mit:
☞ Zucken, fibrilläre Zuckungen; lähmungsartig

- **erstreckt** sich:
  - **abwärts**: bar-acet.[36] **Bar-c.** cur.[142] merc. zinc.[137]
  - **aufwärts**: agar. **Ars.** cocc.[144] **Con.** gels.[144] hydr-ac. kali-c.[122] lyss.[144] mang. phos.[137] pic-ac.[102]
    ☞ *Beine; erstreckt sich zu den Armen*
- **Körperteile,** betroffene:
  - **einzelne** Teile: anac. **Ars.** nux-v.[58] plb.[58]
  - **teilweise** gelähmt, Teile sind: **Ars.** cub.[4] **Nux-v.** sarcol-ac.[149]
- **Blutgefäße**: alumn.[58]
- **Muskeln**:
  - **Beugemuskeln,** Flexoren: caust. **Nat-m.**
  - **Streckmuskeln**: alum. ars. calc. **Cocc. Crot-h.** cur.[58] **PLB.**
    ☞ *Zusammenziehung, Kontraktion, von Muskeln und Sehnen; allgemeine Arzneien; Lähmung der Streckmuskel, durch*
- **Arme**: **Acon.**[5] act-sp. aesc. **AGAR.** alum.[58] alumn. am-c. am-m. ambr. **Ant-t.**[5] **Apis** arg.[5] arg-n.[102] **Arn.**[5] **Ars.** ars-s-r. arund.[36] atro. **Bar-c.** bar-m. **BELL.**[5] bism. both-l.[137] **Brom.** bry.[5] bufo[137] cact. **CALC.** calc-caust. calc-p. calc-s. **CANN-I.** cann-s. carb-v.[5] carbn-chl.[102] carbn-o. carbn-s. **CAUST.** cham. chel. **Chin.**[5] cic. **COCC.** colch. **Con.**[102] **Crot-c.** crot-h. croto-t. cupr. cur.[137] cyt-l.[102] dig. **Dulc.**[5] elaps fago. ferr. ferr-acet.[102] ferr-i. foll.[149] **Gels.** ger.[102] graph.[5] guare.[36] **Hell.**[5] hep. hipp. hydr-ac. hyos.[85] ign.[5] kali-acet. kali-ar. kali-bi.[111] **Kali-c.** kali-n. kalm. kres.[144] lac-c. **Lach.** lat-m. laur. led. **LYC.** mag-c. **Merc. Merc-c.** mez. mill. morph. nat-m. nat-p. nat-sil.[58] **Nit-ac.**[1] **NUX-V.** ol-an.[111] olnd.[5] **Op.** ox-ac.[58] pall. par. petr. phos. phyt. pic-ac.[102] plat. **PLB.**[36] plb-acet.[10] prot.[136] puls.[5] **RHUS-T.**[5] ruta sabin.[5] sang. **Sars.**[5] sec.[5] **SEP. SIL.**[5] **Stann.**[5] **Stront-c.**[5] sul-ac.[5] **Sulph.**[5] tab. tarent. tep. ter. **Verat.**[5] verat-v. vip.[85] zinc.[111]
  - **einseitig**: both-l.[137]
  - **links**: arg-n. ars. brom. cact. **Calc. DIG.** lac-c. lat-m. ol-an.[111] pall. par. plb.[36] sep. tarent.
    ☞ *O; Arme; links*
    - **Apoplexie,** nach: ars.
    - **Hysterie,** bei: sep.
    - **Schwindel,** bei: arg-n.
    - **Taubheitsgefühl** im rechten, und: tarent.
  - **rechts**: **Aesc. AM-C.** arn. ars-s-r. bell.[1] bism. cann-i. **Caust.** colch. cupr.[137] ferr-i. kali-bi.[111] **LYC.** nat-sil.[58] nit-ac. nux-v. **Plb.** sang. sil. **SULPH.** ter. vip.[85] zinc.[137]
    ☞ *O; Arme; rechts*
    - **wiederkehrend,** jahrelang, nach Biss in den Fuß: vip.[85]
    - **Zungenlähmung,** mit: **Caust.**
  - **nachts**: **Nux-v.**
    ☞ *O; Arme; nachts*
  - **Apoplexie**: aesc. ars. bar-c. op. **PHOS.**
    KLINISCHES; C; Apoplexie
  - **Bleivergiftung,** durch: alumn. plb.
  - **Diphtherie,** nach: **Caust.**
  - **Empfindungslosigkeit,** mit: plb. **Rhus-t.** zinc.
  - **Hautausschläge,** durch unterdrückte: hep.
  - **Herzschmerzen,** mit: crot-h. **Lat-m.** pall.
    ☞ *O; Arme; Schmerzen, bei*
  - **Kälte,** mit: caust. cocc. **Dulc.** nux-v. plb. **Rhus-t.** zinc.
    ☞ *Kälte; allgemeine Arzneien; Arme; gelähmter Arm • Kälte der Körperteile, mit*
    - **Eiseskälte,** in Ruhe: **Dulc.**
      ☞ *O; Arme; Ruhe; agg.*
  - **Meningitis,** bei: **Acon.**
  - **Neuralgie** des Plexus brachialis, nach: croto-t.
  - **Quecksilber-Missbrauch, nach** : **Hep. Nit-ac.**
  - **Schlaf,** im: mill.
    ☞ *O; Arme; Schlaf; während*
  - **Schreck,** Furcht, durch: stann.
    GEMÜT; M; Schreck oder Furcht, Beschwerden durch
  - **Schreiben,** durch: cocc.
    ☞ *O; Arme; Schreiben agg.*
  - **Schütteln,** nach: nit-ac.[1]
  - **Stößen,** mit: **NUX-V.**
  - **Zungenlähmung,** mit: caust.[137]
  - **partiell**: atro. cic. kali-acet. lac-c. **Lat-m.** merc. **Nux-v.** phos. plb.
    ☞ *einseitig, Hemiplegie; Zucken der einen Seite, andere ist gelähmt • Zucken, fibrilläre Zuckungen; einer Seite, auf, bei Lähmung der anderen Seite*
  - **Muskeln**:
    - **brachiales** interni: plb.[36]
    - **brachialis** anticus, links: plb.[36]
      ☞ *O; Arme; links*
  - **Plexus** brachialis, links: arund.[36]
    ☞ *O; Arme; links*
  - **Schultern**: **Arn.**[5] **Caust. Cur. Ferr.**[5] ign.[5] lach.[5] plb.[36] puls.[5] **RHUS-T.**[5] verat.[5]
    ☞ *O; Arme; Schultern*
    - **links**: caust.[111]
      ☞ *O; Arme; links*
    - **Deltoideusregion**: **Caust. Cur.** plb.[36]
      ☞ *O; Arme; Schultern; Deltoideus, Region des*
  - **Oberarme**: agar. am-m. arg. bell.[5] calc. calc-p. caust. chel. cocc.[102] cur. **Ferr.**[5] gels.[102] nux-v. olnd.[5] plb. rhus-t.[102] **Sil.**[5]
    ☞ *O; Arme; Oberarme*
    - **morgens**: am-m.
      ☞ *O; Arme; morgens*
    - **abends**: am-m.
      ☞ *O; Arme; abends*
    - **partiell**: calc.
    - **Bizeps**: plb.
  - **Ellenbogen**: dulc.[5] fago. mez.[5] petr. sabin.
    ☞ *O; Arme; Ellenbogen*
  - **Unterarme**: acon.[5] arg.[137] arg-n.[102] ars. bar-c. bell.[5] calc-p. caust. cham. colch. cur.[102] dulc.[5] ferr-acet.[102] gels. merc. nat-m.[5] nux-v.[102] phos. plat. **Plb.** rhus-t. ruta[1] **Sec.**[5] **SIL.** stront-c.[5] sulph.[5]
    ☞ *O; Arme; Unterarme*

LÄHMUNG, Muskellähmung; **Arme; Unterarme** (Forts.)

◦ ◦ **Druck,** wie durch: cham.

◦ ◦ **Kontraktion** der Finger, mit: arg.[137]

◦ ◦ **links**: bar-c. calc-p.
☞ *O; Arme; links*

◦ ◦ **rechts**: **Plb. Rhus-t.**
☞ *O; Arme; rechts*

◦ ◦ **Muskeln**:

◦ ◦ ◦ **Streckmuskeln**: colch. merc. **PLB.**

◦ ◦ ◦ **Beugemuskeln,** Flexoren: ars. **Gels.** plb.

◦ ◦ ◦ ◦ **Auswärtsdrehung,** bei: plb.

◦ **Handgelenke**: **Acon. Calc.**[5] calc-p.[111] carbn-s. **Con.**[102] **Cur.** hipp. **Kali-c.**[5] merc. mez.[5] nat-p. pic-ac.[102] **PLB. Plb-acet.**[102] **Rhus-t. Ruta**[5] sil.[5] stann.[102]
☞ *O; Arme; Handgelenke • Fallen, Herabfallen; Handgelenke*

◦ ◦ **morgens**: hipp.
☞ *O; Arme; morgens*

◦ ◦ **Muskeln,** Extensoren: carbn-s. cur. **PLB.** rhus-t.

◦ ◦ ◦ **Klavierspielen,** durch: cur. **Plb.** rhus-t.
☞ *O; Arme; Klavierspielen agg.*

◦ **Hände**: acon.[5] act-sp. agar. **Alum.**[5] ambr. **Apis** arg.[5] **Ars.**[5] bar-c. bar-m. calc. calc-caust. calc-p. cann-s. carbn-chl.[102] carbn-o. **CAUST. Cocc.** colch. cupr.[111] cyt-l.[102] elaps ferr. **Gels.** guare.[36] hydr-ac. hyos.[85] kali-bi.[111] kali-c. kres.[144] lach. laur. merc. nat-m. nux-v. ox-ac.[58] phos. **Plb.** plb-acet.[10] prot.[136] **Rhus-t.** ruta **SIL.**[5] stann.[5] stront-c.[5] tab. **ZINC.**[111]
☞ *O; Arme; Hände*

◦ ◦ **links**: bar-c. calc-p.
☞ *O; Arme; links*

◦ ◦ **rechts**: **CAUST.** cupr.[111] elaps **PLB.** zinc.[111]
☞ *O; Arme; rechts*

◦ ◦ **Grundgelenke**: guare.[36]
☞ *O; Arme; Gelenke*

◦ ◦ **Musculi** interossei: carbn-chl.[102] kres.[144]

◦ ◦ **Handflächen**: plb. prot.[136]
☞ *O; Arme; Hände; Handflächen*

◦ **Finger**: alum.[58] **Ars.** bry.[5] **Calc.** calc-p. carb-v.[5] carbn-s. **Caust. Cocc. CUPR.** cur.[137] foll.[149] hell.[5] kali-c. lach. mag-c. **Mez. Phos. Plb.** rhus-t.[5] sabin.[5] sil.[5] stann.[5]

◦ ◦ **Muskeln**:

◦ ◦ ◦ **Streckmuskeln**: alum.[58] **Ars. Caust. Cocc. Lach. PLB.**

◦ ◦ ◦ **Beugemuskeln,** Flexoren: **Mez.**

◦ ◦ **Fingerspitzen**: foll.[149]
☞ *O; Arme; Finger; Fingerspitzen*

◦ ◦ **Daumen**: kali-c. mag-c.
☞ *O; Arme; Finger; Daumen*

◦ ◦ ◦ **abends**: mag-c.
☞ *O; Arme; abends*

◦ ◦ ◦ **Stricken,** beim: kali-c.
☞ *O; Arme; Stricken; agg.*

◦ ◦ **Zeigefinger**: carbn-s. mag-c.

◦ ◦ ◦ **Krämpfen,** mit: carbn-s.

◦ ◦ ◦ **partiell**: mag-c.

◦ ◦ **Ringfinger**: plb.

◦ ◦ **Kleiner** Finger: plb.

- Beine: **Abrot.** acon.[5] aesc-g.[25] **AGAR. ALUM.**[5] alum-met. **Alum-p.**[58] ambr. anac.[5] ang.[5] apis apisin.[5] apoc.[8] aran.[149] **ARG-N. ARN. ARS.** ars-i. aur.[5] **Bac.**[62] bad. bar-c. bar-m. **BELL.** berb. both-l.[137] bov.[5] **BRY.**[5] bufo[137] **Calc.**[5] calc-s. **Camph. CANN-I.**[25] cann-s.[5] **Canth.**[5] **Caps. Carb-ac.** carb-v.[5] carbn-chl.[102] carbn-o. carbn-s. caul.[54] **Caust.**[5] **Cham.**[102] chel. **Chin.** chin-s. **Cic. COCC.** cod.[25] colch. coloc.[5] **Con.** croc. **Crot-c.**[36] crot-h. croto-t. **Cupr.** cur.[102] dig.[5] **DULC.**[5] ferr.[5] foll.[149] form. **Gels.** graph. gua.[25] **Hell.**[5] hydr-ac. hydro-c.[149] hyos. **Hyper.**[102] **Ign.** iod. iris kali-ar. kali-bi.[111] kali-br.[25] **Kali-c.** kali-i.[102] **Kali-sil.**[58] **Kali-t.**[36] kalm.[102] **Kres.**[144] kron.[9] lac-c. **Lach.** lat-k.[102] **Lath.** laur. **Led.**[5] lepro.[197] lith-c. **LYC.** lycps. mag-c.[1] manc. mang. merc. **Merc-c.** morph. **Mygal. NAT-M.** nat-sil.[58] **Nux-m. NUX-V.**[5] ol-an.[111] **Olnd.**[111] **Op. Ox-ac.** petr.[5] ph-ac. **PHOS.** phys.[102] **Pic-ac. PLB.**[36] **Plb-acet.**[102] plect.[102] **Psor. Rhod.**[5] **RHUS-T.** ruta[5] sang.[25] **Sars.**[5] **SEC.**[5] seneg.[5] sep. **SIL. STANN. Stram. Stront-c.** stry.[102] sulfon.[72] **SULPH.** tab. **Tarent.** ter. **Thal-s.**[102] thuj.[5] thyr.[102] **Verat.**[5] verat-v. vip. wies.[9] xan.[25] **Zinc.**

◦ **links**: aran.[149] crot-h.[137] mag-c.[1] ol-an.[111] plb.[36] ter.
☞ *O; Beine; links*

◦ ◦ **rechter** Arm und Unterschenkel, dann: mag-c.[1]
☞ *O; Arme; rechts*

◦ **rechts**: abrot. cann-i.[25] crot-c.[36] lac-c. nat-sil.[58] ox-ac. plb. sang.[25] thuj.[5]
☞ *O; Arme; rechts • O; Beine; rechts*

◦ ◦ **links,** dann: **Ox-ac.**

◦ **nachts**: phos.
☞ *O; Beine; nachts; agg.*

◦ **Anstrengung,** nach: **NUX-V. Rhus-t.**

◦ **Apoplexie,** nach: **NUX-V. Phos.**
KLINISCHES; C; Apoplexie

◦ **blitzartigen** Schmerzen im Abdomen, mit: **Thal-s.**

◦ **Diphtherie,** nach: **ARS. Cocc. Con.** gels. **Lach.** nat-m. nux-v. **Phos. Plb. Sec. Sil.**

◦ **Entbindung,** nach der: **Caust. Plb. RHUS-T.**
☞ *M; Entbindung, nach der* *ALLGEMEINES; M; Wehen, Entbindung; Wochenbett, im*

◦ **Harnverhaltung,** bei: apoc.[8]

◦ **Hautausschlag,** nach unterdrücktem: **Psor.**

◦ **Impfung,** nach: **Thuj.**
ALLGEMEINES; M; Impfung; nach

◦ **Kälte,** durch: **Cocc. Rhus-t.**

◦ **Kolik,** mit: **Plb.**

◦ **Konvulsionen,** Krämpfe:
☞ *Krämpfen, Spasmen, nach*

◦ **Krämpfen,** Spasmen, nach: agar. stram.

◦ ◦ **Arme,** der: agar.

◦ **Kummer,** durch: nat-m.
GEMÜT; M; Kummer, Sorgen, Besorgnis, Beschwerden durch

◦ **Nasswerden,** durch: **Nux-v. RHUS-T.**

◦ **Rucken** der Augen, mit: alum-met. arg-n.

◦ **Rückenmark,** durch Schwäche des: **Sec.**[1125]

◦ **Schwindel,** mit: thuj.[5]
◦ **sexuellen** Exzessen, nach: **Nat-m. NUX-V. Phos.**
◦ **Sitzen,** nach: sil.
☞ *O; Beine; Sitzen; agg.; nach*
◦ **Stehen,** im: sep.
◦ **Steifheit,** mit: cann-i.[25]
◦ **Tetanus,** vor: nux-v.
◦ **Uterusbeschwerden,** bei: caul.[54]
◦ **Wetter**:
◦ ◦ **feuchtem,** nassem, bei: lath.
◦ ◦ **kaltem,** bei: lath.[85]
☞ *O; Beine; Kälte; bei Kälte, in der Kälte*
◦ **Zorn,** nach: **Nat-m.**
☞ *O; Beine; Zorn, Ärgernis, nach*
➜ ◦ **erstreckt** sich zu den Armen: agar. **Ars. Con.** hydr-ac. **Kali-c.** mang.
☞ *erstreckt sich; aufwärts*
◦ **Hüften**: **Bry.**[5] **Coloc.**[5] **Led.**[5] petr.[5] **Rhus-t.**[5] verat.[5]
☞ *O; Beine; Hüften*
◦ **Oberschenkel**: acon.[5] ang.[5] aur.[5] calc. caust.[5] **Chel.** cocc.[5] kali-c. **Kali-t.**[36] manc. nux-v. **OLND.**[5] stram. sulph. thal-s.[102]
◦ ◦ **Sitzen,** beim: chel.
☞ *O; Beine; Sitzen; agg.; während*
◦ ◦ **innen,** medial: **Nux-v.**
◦ ◦ **Muskeln,** Extensoren: **Calc.**
◦ **Knie**: ambr. anac.[5] **Ars.**[5] aur.[5] bar-c.[5] bov.[5] carb-v.[5] **Chel.** colch.[5] lath. seneg.[5] **Sulph.**[5]
☞ *O; Beine; Knie*
◦ ◦ **Sitzen,** beim: chel.
☞ *O; Beine; Sitzen; agg.; während*
◦ **Unterschenkel**: acon.[5] ars. both-l.[137] chel. cocc.[54] croc. ign. nat-m.[54] ph-ac. plb.[36] **Sec.**[5] stram. stront-c. thal-s.[102]
☞ *O; Beine; Beine*
◦ ◦ **Froststadium** im Fieber, während: ars. ign. stram.
☞ *O; Beine; Fieber; während; Froststadium im Fieber*
◦ ◦ **Gehen**:
◦ ◦ ◦ **während**: stront-c.
◦ ◦ ◦ **nach**: croc.
◦ ◦ **Kummer,** durch: **Nat-m.**[54]
▤ *GEMÜT; M; Kummer, Sorgen, Besorgnis, Beschwerden durch*
◦ ◦ **Wehen,** Entbindung, während: cocc.[54]
◦ ◦ **Schienbein**: plb.[36]
☞ *O; Beine; Beine; Schienbein*
◦ ◦ **Muskeln,** Peronäus: plb.[36]
◦ **Knöchel,** Fußgelenk: **Abrot.** ang. **Calc.**[5] cham.[102] **Nat-m. Ruta**[5] seneg.[5]
◦ ◦ **nachmittags,** Hemiplegie: cham.[102]
◦ ◦ **Gehen,** beim: nat-m.
◦ ◦ **Sitzen,** beim: nat-m.
☞ *O; Beine; Sitzen; agg.; während*

◦ **Füße**: **Ang.**[5] apis arn. **Ars.** bar-c. bar-m. **Bell.** carbn-chl.[102] carbn-o. caust.[5] cham.[102] **Chin. Cocc.** colch. **Con.** crot-h. graph. hydr-ac. kali-bi.[111] laur. **Lyc. Nux-v.**[5] **Olnd. Phos. Plb.** rhus-t. stann. stram. sulph. vip. **Zinc.**
☞ *O; Beine; Füße*
◦ ◦ **rechts**: kali-bi.[111]
☞ *O; Arme; rechts • O; Beine; rechts*
◦ ◦ **nachts**: cham.[102]
☞ *O; Beine; nachts; agg.*
◦ ◦ **Schreck,** Furcht, durch: **Stann.**
☞ *O; Beine; Schreck, Furcht, nach* ▤ *GEMÜT; M; Schreck oder Furcht, Beschwerden durch*
◦ ◦ **partiell**: plb.
◦ ◦ **Muskeln**:
◦ ◦ ◦ **Beugemuskeln,** Flexoren: **Bar-c.**
◦ ◦ ◦ **interossei**: carbn-chl.[102]
◦ ◦ **Fersen**: graph.
☞ *O; Beine; Füße; Fersen*
◦ **Zehen**: ars. bad. crot-h. foll.[149] olnd.[111] plb.
◦ ◦ **Knicken** unter den Fuß, beim Gehen: **Bad.**
◦ ◦ **Muskeln,** Extensoren: crot-h. plb.
◦ ◦ **Spitzen**: foll.[149]
- **Arm,** ein, und ein Bein: both-l.[137] nat-p. ter.
◦ **rechter,** und linker Unterschenkel: ter.
☞ *O; Arme; rechts*
◦ **Handgelenk** rechts und linker Knöchel: nat-p.
☞ *O; Arme; Handgelenke*
- **hysterisch**: arg-n.[102] asaf.[102] cham.[137] **Cocc.**[102] con.[102] cupr.[102] cur. **IGN.** nux-m.[58] nux-v.[102] phos.[102] plb.[102] **Tarent.**[102] valer.[137]
▤ *GEMÜT; C; Hysterie; bewegen; Glieder nach dem Erwachen nicht bewegen, kann die*
◦ **Beine**: **Cocc.**[102] con.[102] cupr.[102] **IGN.** nux-v.[102] plb.[102] **Tarent.**[102]
- **Kindern,** bei kleinen: rhus-t.[58]
- **konvulsivisch,** spasmodisch, Beine: gels.[102] hyper.[102] **Lath.**[102] nux-v.[102] plect.[102] sec.[102]
- **plötzlich**:
◦ **Arme**: **Nux-v.**
◦ **Beine**: cham. **Nux-v.**
◦ ◦ **Füße**: **Cham.**
☞ *O; Beine; Füße*
- **rheumatisch**: ant-t.[5] bar-c. **Caust.** chel. chin.[5] **Cocc.**[5] dulc.[122] **Ferr.**[5] kali-m.[61] lyc. ph-ac. rhus-t. **Ruta**[85] sulph. wild.[9]
◦ **Arme**: ant-t.[5] chin.[5] cocc.[5] **Ferr.**[5]
◦ **Unterschenkel**: chel. ph-ac.
☞ *O; Beine; Beine*
- **schmerzhaft**:
☞ *Schmerz; Arme; gelähmte Teile*
- **schmerzlos**: abies-c. acon. aeth. alum. alum-p.[58] ambr. **Anac. Arg-n.** arn. **Ars.** ars-s-f.[58] **Aur.** aur-ar.[58] aur-s.[58] **Bapt.** bar-c. bar-s.[58] bell. bry. cadm-s. calc. camph. **CANN-I.** carb-ac. carb-v. carbn-s. cic. **COCC.** colch. **CON.** crot-h. **Cupr.** cur. **GELS.** graph. **HYOS.** kali-c. kalm. lath. **Laur. LYC. Merc.** nat-m. nux-m. **Nux-v. OLND. Op. Ph-ac. Phos.** phys.[102] **PLB. Puls.** rhod. **RHUS-T. Sec.** sil. stram. sulph. **Verat. Zinc.**

LÄHMUNG, Muskellähmung; **schmerzlos** (Forts.)

◦ **abwechselnd** mit Konvulsionen: olnd.[144]
☞ *A; Abwechselnd mit*

◦ **Arme**: **Alum. Arg-n. Ars.** bar-c. bell. calc. camph. cann-i. **Carb-ac.** carb-v. carbn-s. cic. **COCC. CON. Cupr. Gels.** kali-c. **Lath.** lyc. **Merc.** nat-m. nux-m. nux-v. **OLND. Op. Phos.** phys.[102] **PLB. RHUS-T. Sec.** sil. stram. sulph. zinc.

- **spastisch**: **Benz-d.**[162] gels.[102] hyper.[102] **Lach.**[162] **Lath.**[102] nux-v.[102] plect.[162] sec.[162] **Stry.**[162]

- **toxisch**: **Apis Ars.** bapt. gels. lac-c. **Lach.** mur-ac. rhus-t.

Empfindung von Lähmung: **Abrot.** acet-ac.[10] acon. **Aesc.** aeth. agar. alet.[85] all-s. **Alum.** am-c. am-m. ambr. ammc.[4] amyg-am. anac.[85] ang.[1] apis arg.[36] arn. ars. ars-i. asaf. asar. atro. aur. aur-ar.[58] aur-m. bar-c. bell.[36] berb.[36] bism. both-l. bov. brom. **Bry.** bufo caj.[25] calc. calc-p. calc-sil.[58] camph. caps. carb-an. carb-v.[111] carbn-h. carbn-o. carbn-s. caust. cham. **Chel.** chin. cina cinnb. **Cocc.** colch. coloc. **Con.**[58] croc. crot-c. crot-h.[36] croto-t. cupr. cupr-ar.[137] cur. cycl. **Dig.** dros. dulc.[1] elaps eug. euon. euph. euphr. eupi. excr-can.[269] ferr. ferr-i. fl-ac. **Gels.** gran. **GRAPH.**[137] grat. gua.[25] hedeo.[25] hell. hep. hyper. ign. iod. jug-r. kali-bi. kali-br.[25] kali-c.[1] **Kali-i.** kali-n. kalm. kreos. lach. lachn. lact. lath. laur. led. lil-t. lim-b-c.[204] lith-c.[25] lob. lyc. mag-c. manc. mang. med. meny. meph.[36] **Merc.** merc-c. merc-i-f.[36] **Mez.** morph. mur-ac. nat-c.[1] nat-m. nat-p. nat-s. **Nit-ac.** nux-v. ol-an. olnd. op. ox-ac. pall. par. petr. ph-ac. phos. phys.[25] pip-m. plan.[25] plat. plb. prun. psor. ptel. puls. rheum **RHOD. Rhus-t.** rhus-v. sabad. samb. sars. sec. seneg. sep. **SIL.** stann. staph. stront-c. sul-ac. sulph.[1] tab. tep. thuj. til. tung.[1237] valer. verat.[1] verb. vip. zinc. zing.
☞ *Lähmigkeit (lähmungsartige Schwäche) •Schwäche; lähmungsartig* ▤ *ALLGEMEINES; C; Lähmung; Empfindung von Lähmung*

- **rechts**: arn.[111] phos.[111]
☞ *O; Arme; rechts*

- **morgens**: dulc.[1] nat-c.[1] sil. zinc.

- **nachmittags, 15 Uhr - 18 Uhr**: con.[8]

- **nachts**: **Led.** lim-b-c.[204]

- **Bewegung** agg.: plb.

- **Druck,** bei: nit-ac.[1]

- **Fieber,** nach: sil.

- **Gehen,** beim: kreos.[102] **RHUS-T.**

- **Kopfschmerz,** mit: mez.[1]

- **Beugemuskeln**: colch.

- **Gelenke**: acon. arn. **Caps.** cham. croc. graph.[1] **Led.** par. plb. rhus-t. sulph.

◦ **nachts**: Led.

- **Arme**: **Abrot.** acet-ac.[10] acon. **AESC.** aeth. agar. all-s. **Alum.** am-c. **AM-M.** ambr. ang.[1] apis arg. arn. **Ars.** ars-i. asar. aur. aur-ar.[58] aur-m. bell. berb. bism. both-l. bov. brom. bry. bufo caj.[25] **Calc.** calc-p. calc-sil.[58] camph. carb-an. carb-v. carbn-s. **Caust.** cham.[36] chel. **Chin.** cina **COCC. COLCH.** coloc. croc. **Crot-c.** croto-t. cupr-ar.[25] cur. **Cycl.** dig. dros. dulc.[1] elaps euon. euph. euphr. eupi. **Ferr.** ferr-i. fl-ac. gels.[25] **Gran.** graph. grat. gua.[25] hedeo.[25] hell. hyper. **Ign. Iod.** kali-br.[25] kali-c. kali-n. kalm. kreos. **Lach.** lachn. lact. laur. lil-t. **Lith-c.** lob. lyc. mang. meny. merc. merc-c. merc-i-f.[36] mez. mur-ac. nat-m. nat-p. nat-s. nit-ac. **Nux-v.** ol-an. ox-ac. pall. par. petr. **Phos.** pip-m. plan.[25] **Plat.** plb. prun. psor. ptel. puls. rhod. rhus-t. rhus-v. samb. sars. sec. seneg. **Sep. Sil.** stann. staph. stront-c. sul-ac. sulph. **Tab.** tep. thuj. til. valer. **Verat.** verb. **Zinc.** zing.

◦ **links**: am-c.[5] **Calc.** cupr-ar.[25] hyper. lob.[25] nux-v. **Plat.** sep.[1] stann.
☞ *O; Arme; links*

◦ **rechts**: aesc. **AM-C. AM-M. Caust.** cina fl-ac. sil.[1]
☞ *O; Arme; rechts*

◦ **morgens**: chel. **Nux-v.** sil.[1] sulph.
☞ *O; Arme; morgens*

◦ ◦ **Bett,** im: chel.

◦ ◦ **Erwachen,** beim: sulph.
☞ *O; Arme; Erwachen, beim*

◦ **nachmittags**:
☞ *O; Arme; nachmittags*

◦ ◦ **Gehen,** beim: brom.
☞ *O; Arme; Gehen; agg.; während*

◦ ◦ **Mittagsschlaf,** nach: phos.
☞ *O; Arme; Schlaf; nach*

◦ **abends**: ferr-i. grat.
☞ *O; Arme; abends*

◦ **nachts**: carbn-s. **Nux-v. RHUS-T.** til.
☞ *O; Arme; nachts*

◦ ◦ **22** Uhr: carbn-s.

◦ **Bewegung,** bei:
☞ *O; Arme; Bewegung; während*

◦ ◦ **agg.**: arg.

◦ ◦ **amel.**: dulc.

◦ **Essen,** nach dem: cocc.
☞ *O; Arme; Essen; nach*

◦ **Lehnen** des Arms auf den Stuhl, beim: plat.[1]
☞ *O; Arme; Anlehnen oder Aufstützen mit dem Teil agg.*

◦ **Schlaf,** im: plat.
☞ *O; Arme; Schlaf; während*

◦ **Schreiben**:
☞ *O; Arme; Schreiben agg.*

◦ ◦ **während**: cocc. sul-ac.
☞ *O; Arme; Schreiben agg.*

◦ ◦ **vielem,** von: agar. **Caust.**
☞ *O; Arme; Schreiben agg.*

◦ **Strecken** des Arms, beim: ang.[1]
☞ *O; Arme; Ausstrecken der Arme; agg.*

◦ **Schultern**: aeth. ambr. arn. aur-m. brom. bry. elaps euph. **Ferr-i.** gua.[25] ign. kreos. lach. lact. laur. mang. merc-c. mez. mur-ac. nat-m. nux-v. pall. psor. puls. **Rhus-t.** sars. sep. stann. staph. sulph. tep. valer. verat.
☞ *O; Arme; Schultern*

◦ ◦ **links**: aur-m. brom. **Ign. Rhus-t.**
☞ *O; Arme; links*

◦ ◦ **rechts**: laur. merc-c. pall. psor.
☞ *O; Arme; rechts*

◦ ◦ **morgens,** beim Aufstehen: lach.

◦ ◦ **abends**: **Ambr.**
☞ *O; Arme; abends*

◦ ◦ **Aufstehen,** nach: aur-m.

◦ ◦ **Gehen,** beim: arn.
☞ *O; Arme; Gehen; agg.; während*

◦ ◦ **Deltoideusregion**: gua.[25]
☞ *O; Arme; Schultern; Deltoideus, Region des*

◦ **Oberarme**: agar. **BELL.** caust. **Chin.** cycl. dulc. ferr-i. mez.[1] **Plat.** sulph. thuj.[137] zinc.
☞ *O; Arme; Oberarme*

◦ ◦ **abwechselnd** mit Ziehen: sulph.
☞ *A; Abwechselnd mit*

◦ ◦ **morgens** nach dem Aufstehen: sulph.

◦ ◦ **abends**: mez. sulph.
☞ *O; Arme; abends*

◦ ◦ ◦ **Heben** des Arms im Bett, **beim**: mez.
☞ *O; Arme; Anheben; agg., der Glieder*

◦ ◦ **Bewegung** amel.: dulc.
☞ *O; Arme; Bewegung; amel.*

◦ ◦ **Heben** des Arms, **beim**: mez.[1]
☞ *O; Arme; Anheben; agg., der Glieder*

◦ ◦ **Schreiben,** beim: agar. **Caust.** dulc.
☞ *O; Arme; Schreiben agg.*

◦ ◦ **Sitzen,** beim: cycl.
☞ *O; Arme; Sitzen; während*

◦ **Ellenbogen**: ambr. arg. dulc.[1] mez. samb. stront-c. sulph. valer.
☞ *O; Arme; Ellenbogen*

◦ ◦ **nachmittags**: **Sulph.**
☞ *O; Arme; nachmittags*

◦ ◦ **nachts**: stront-c.
☞ *O; Arme; nachts*

◦ ◦ **Bewegung,** bei: arg.
☞ *O; Arme; Bewegung; während*

◦ ◦ **Heben** des Arms, **beim**: mez.
☞ *O; Arme; Anheben; agg., der Glieder*

◦ **Unterarme**: acon. all-s. ambr. apis bism. bov.[36] chel. cocc. dulc.[1] ferr-i. fl-ac. kali-n.[1] kreos. par. plat.[1] prun. **RHUS-T.** seneg. staph. stront-c. sulph.
☞ *O; Arme; Unterarme*

◦ ◦ **Schreiben,** beim: cocc. ferr-i.
☞ *O; Arme; Schreiben agg.*

◦ ◦ **Radialarterie**: bov.[36]

◦ **Handgelenke**: acet-ac.[10] agar. bism. bov. carb-v. euphr. kali-c. laur. lyc. merc. mez. nat-p. ox-ac. petr. sil.[1] thuj.
☞ *O; Arme; Handgelenke*

◦ ◦ **rechts**: euphr. laur. lyc. nat-p. ox-ac.
☞ *O; Arme; rechts*

◦ ◦ **morgens**: sil.[1]
☞ *O; Arme; morgens*

◦ ◦ **erstreckt** sich zum Ellbogen: euphr.

◦ **Hände**: acon. agar. am-m. ambr. bism. calc-sil.[58] **Carb-an. CAUST.** cham.[36] chel. **Chin.** cocc. cur. elaps kali-n. **Kalm.** lob. meny. nat-s. nit-ac. nux-v. phos. pip-m. plat. plb. prun. rhus-t. sil. staph. stront-c. sulph. **Tab.** zinc.
☞ *O; Arme; Hände*

◦ ◦ **morgens** nach dem Aufstehen: phos. plb.

◦ ◦ ◦ **3** Uhr: plb.

◦ ◦ **Bewegung** amel.: acon.
☞ *O; Arme; Bewegung; amel.*

◦ ◦ **Druck,** bei: nit-ac.

◦ ◦ **Klavierspielen,** beim: carb-an. cur. plb. rhus-t. zinc.
☞ *O; Arme; Klavierspielen agg.*

◦ ◦ **Reiben** amel.: chel.
☞ *O; Arme; Reiben; amel.*

◦ ◦ **Schlaf,** im: plat.
☞ *O; Arme; Schlaf; während*

◦ ◦ **Schreiben,** beim: acon. agar. **Caust.** chel. **Cocc.**
☞ *O; Arme; Schreiben agg.*

◦ ◦ **Stricken,** beim: am-m.
☞ *O; Arme; Stricken; agg.*

◦ ◦ **Mittelhandknochen**: cham.[36]

◦ **Finger**: acon. ars. asar. aur. aur-ar.[58] both-l. bry. calc-p. **Carb-v. Chin.** cycl. dig. euon. gran. hell. kreos. lachn. lact. lil-t. meny. merc-i-f.[36] **Mez.** nat-m. par. phos. plb. ptel. staph. sulph. verb.

◦ ◦ **Greifen,** beim: carb-v. **Mez.**
☞ *O; Arme; Greifen, ergreifen von Gegenständen; agg.*

◦ ◦ **erstreckt** sich über die gesamte Seite: both-l.

◦ ◦ **Gelenke**: **Aur.** calc-p. par. ptel. verb.

◦ ◦ **Daumen**: lachn. merc-i-f.[36] sulph.
☞ *O; Arme; Finger; Daumen*

◦ ◦ ◦ **rechts**: lachn.
☞ *O; Arme; rechts*

◦ ◦ ◦ **Strecken** und Greifen, **beim**: sulph.
☞ *O; Arme; Greifen, ergreifen von Gegenständen; agg.*

◦ ◦ **Ringfinger**: nat-m.

◦ ◦ **Kleiner** Finger: hell. lact. nat-m.

◦ ◦ ◦ **Ruhe** amel.: hell.
☞ *O; Arme; Ruhe; amel.*

◦ **Arm** links und rechter Fuß: hyper. stann.
☞ *O; Arme; links*

- **Beine**: acon. **AESC.** agar. alet.[85] **Alum.** am-c. amyg-am. anac. ang.[1] arg.[36] asaf. asar. atro. **AUR.** bar-c. bell.[36] berb.[36] both-l. brom. bry. **Calc-p.** camph. carb-v.[111] carbn-o. caust. cham. **Chel.** chin. cocc. colch. con.[58] croc. croto-t. cupr-ar.[137] **Dig.** dros. eug. excr-can.[269] ferr-i. gels. graph.[137] hedeo.[25] hyper. jug-r. kali-bi. kali-br.[25] kali-c.[1] lach. lath. led. lith-c.[25] mag-c. manc. med. morph. mur-ac. nat-m. nit-ac. nux-v. olnd. op. ph-ac. phos. phys.[25] plb. rheum rhus-t. **Rhus-v.** sep. sil. stront-c. sulph.[1] tab. thuj. **Verat.**[1] vip. zinc.

◦ **rechts**: phos.[1] verat.
☞ *O; Arme; rechts • O; Beine; rechts*

◦ ◦ **links,** dann: **Verat.**

◦ **nachts**: **Calc-p.** phos.[1]
☞ *O; Beine; nachts; agg.*

◦ **Gehen,** beim: rhus-t.[137]

◦ **Sitzen,** beim: **Calc-p.**
☞ *O; Beine; Sitzen; agg.; während*

LÄHMUNG, Muskellähmung; **Empfindung** von Lähmung; **Beine** (Forts.)

◦ **Gesäßbacken**: sulph.[1]
☞ *O; Beine; Gesäßbacken*

◦ **Hüften**: brom. con.[58] nat-m. ph-ac. phos. plb. **Verat.**
☞ *O; Beine; Hüften*

◦ ◦ **abwechselnde** Seiten: verat.
☞ *O; Beine; Hüften; abwechselnde Seiten*

◦ ◦ **abends**: phos.
☞ *O; Beine; abends*

◦ ◦ **Gehen,** beim:

◦ ◦ ◦ **agg.**: verat.

◦ ◦ ◦ **amel.**: ph-ac.

◦ ◦ **Liegen** amel.: phos.
☞ *O; Beine; Liegen; amel.*

◦ ◦ **Sitzen** amel.: phos.
☞ *O; Beine; Sitzen; amel.*

◦ **Oberschenkel**: agar. ang.[1] aur. bar-c. berb. caust. **Chel.** cocc. croto-t. dros. ferr-i. lach. led.[1] nux-v. **Rhus-t.** sulph.[1] thuj. verat.[1] zinc.

◦ ◦ **Gehen,** beim: caust. dros.

◦ ◦ **Liegen,** beim: sulph.[1]
☞ *O; Beine; Liegen; agg.*

◦ ◦ **Sitzen,** beim: caust. **Chel.**
☞ *O; Beine; Sitzen; agg.; während*

◦ ◦ **erstreckt** sich zu den Knien: ferr-i. thuj.

◦ ◦ **Vorderseite**: ang.[1]

◦ ◦ **Rückseite**: led.[1]

◦ **Knie**: anac. aur. berb.[36] brom. bry. carb-v. **Chel.** colch. croc. excr-can.[269] gels. hyper. jug-r. kali-c.[1] lach. op. phos. plb.
☞ *O; Beine; Knie*

◦ ◦ **vormittags,** beim Gehen: bry.

◦ ◦ **abends** im Bett: colch.

◦ ◦ **Aufstehen** von einem Sitz, beim: berb.[36]
☞ *O; Beine; Aufstehen; agg.; Sitzen, vom; während*

◦ ◦ **Gehen**:

◦ ◦ ◦ **agg.**:

◦ ◦ ◦ ◦ **während**: berb. brom.

◦ ◦ ◦ ◦ **nach**: aur. berb. **Carb-v.** croc. **Hyper.** lach.

◦ ◦ ◦ **amel.**: lach.

◦ ◦ **Sitzen,** beim: **Chel.** kali-c.[1]
☞ *O; Beine; Sitzen; agg.; während*

◦ ◦ **Treppensteigen,** beim: plb.
☞ *O; Beine; Steigen agg.; Treppensteigen*

◦ **Unterschenkel**: **Acon. AESC.** alet.[85] amyg-am. arg.[36] atro. bell.[36] both-l. brom. camph. **Carb-v.**[111] carbn-o. chel. chin. con.[58] lath. mag-c. manc. med. morph. **Nat-m. Nit-ac.** olnd. plb. **Rhus-v.** sep. tab. vip.
☞ *O; Beine; Beine*

◦ ◦ **links**: carb-v.[111]
☞ *O; Beine; links*

◦ ◦ **rechts**: alet.[85]
☞ *O; Arme; rechts • O; Beine; rechts*

◦ ◦ **Wadenbein** links, in Ruhe: arg.[36]
☞ *O; Beine; Knochen*

◦ ◦ **N. tibialis**: bell.[36]
☞ *O; Beine; Beine; Schienbein*

◦ **Knöchel,** Fußgelenk: **Dros.** nat-m.

◦ ◦ **rechts,** beim Gehen: **Dros.**[36]
☞ *O; Arme; rechts • O; Beine; rechts*

◦ ◦ **Ausruhen** der Füße agg.: dros.[36]
☞ *O; Beine; Ruhe; agg.*

◦ ◦ **Gehen,** beim: **Dros.**

◦ **Füße**: asaf. asar. **Cham. Chel.** eug. hyper. kali-bi. led. mur-ac. nat-m. **PHOS.** sil. tab. zinc.
☞ *O; Beine; Füße*

◦ ◦ **abwechselnd** mit Reißen: hyper.
☞ *A; Abwechselnd mit*

◦ ◦ **morgens**:
☞ *O; Beine; morgens*

◦ ◦ ◦ **Aufstehen,** nach: **Phos.**

◦ ◦ ◦ **Bett,** im: nat-m.
☞ *O; Beine; Bett, im; agg.*

◦ ◦ **Auftreten,** beim: asaf.

- **bandagiert,** wie: anac.[85]

LAKEN feucht, Empfindung, als seien die: lac-d.[85]

LANGSAMES Wachstum der Fingernägel:
☞ *O; Nägel; Fingernägel • Wachstum; langsam, Nägel*

LANULA (Halbmond) des Nagels fehlt: lyc.[85] puls.[85] tub.[85]
☞ *O; Nägel* ▤

LÄSST Dinge fallen:
☞ *Schwäche; Arme; • Ungeschicklichkeit; fallen, lässt Gegenstände*

LAUFEN würde, Empfindung, als ob etwas über die Beine: sep.[1] vip.[85]
☞ *Fremdkörper, Empfindung wie von einem • Maus, Empfindung wie von einer; laufende Maus; • Ratte läuft das Glied hinauf, Empfindung eine; Beine*

Oberschenkel hinauf, den: vip.[85]

LAUFENLERNEN, spätes; Kinder:
☞ *Gehenlernen, spätes*

LEBENDIGEM, Empfindung von etwas: anac.[5] ars.[113] bell.[5] berb.[113] caust.[113] cocc.[5] croc. ign. mag-m.[113] meny.[1] **Rhod.**[5] sec.[113] sil. sulph.[5]
☞ *Fremdkörper, Empfindung wie von einem* ▤ *ALLGEMEINES; C; Lebendigem, Empfindung von etwas, innerlich*

Arme: bell.[5] berb. cocc.[5] **Croc. Ign.** mag-m.[113] **Rhod.**[5] sec.[113] **Sulph.**[5]
☞ *Hüpfen, Empfindung von; Arme*

- **Bizeps**: mag-m.[113]

- **Schultern**: berb.
☞ *O; Arme; Schultern*

- **Fingerspitzen**: sec.[113]
☞ *O; Arme; Finger; Fingerspitzen*

Oberschenkel: ars.[113] meny.[1]

Unterschenkel: anac.[5] berb.[113] **Rhod.**[5] sil.
☞ *O; Beine; Beine*

Fußsohlen: caust.[113]
☞ *O; Beine; Füße • O; Beine; Füße; Fußsohlen*

LEERE, Empfindung von, Arme: coff.[5] **Op.**[5]
▤ *ALLGEMEINES; C; Leer oder hohl, Empfindung wie*

LEERER Hüftpfanne, Empfindung von: pall.[137] sep.[137]
ALLGEMEINES; C; Leer oder hohl, Empfindung wie

LEICHTIGKEIT, Empfindung von: acon.[137] agar. **Asar.** camph.[5] cann-i. carl. chin. **Coff.** coll.[85] dig. gins. helod-c.[205] hyos. ign.[5] **Ip.**[5] m-aust.[5] nat-m. nux-m. **Nux-v.**[5] **Op.**[5] oxyg.[233] **PH-AC.**[137] rhus-t. sars.[36] spig.[137] stict. **Stram.** thuj. uran.[269] valer. zinc-i.[137]
☞ *Flaum, Empfindung wie von einem • Schweben, Empfindung in der Luft zu* *ALLGEMEINES; C; Leichtigkeit, Empfindung von*

Froststadium im Fieber, während: spig.[5]

Arme: ph-ac.[137]

Beine: acon.[137] coll.[85] **Ign.**[5] op.[5] **Ph-ac.** spig.[137] stict. uran.[269] valer. zinc-i.[137]

- **Gehen,** nach: valer.

rennen wie ein Hirsch, als könne er: coll.[85]

LEUKOPHLEGMASIE:
☞ *Phlegmasia alba dolens*

LÖCHER in den Nägeln: ars.[142]
☞ *O; Nägel*

LOCKERHEIT von Gliedmaßen:

allgemeine Rubriken:

- **Schultern**: croc.[5] kali-bi.[111] staph.[113]
☞ *O; Arme; Schultern*
- **Hände**: stram.[113]
☞ *O; Arme; Hände*
- **Fingernägel**: apisin.[5] med.[111] pyrog.[137] ust.[137]
☞ *O; Nägel; Fingernägel*
- **Hüften**: lyss.[85]
☞ *O; Beine; Hüften*
- **Knie**: phos.[1] sumb.[113]
☞ *O; Beine; Knie*
- **Schienbein**: merc.[113]
☞ *O; Beine; Beine • O; Beine; Beine; Schienbein*
- **Knöchel,** Fußgelenk: coca[113]
- **Füße**: stram.[113]
☞ *O; Beine; Füße*
- **Zehen**: cina[113]

Empfindung von Lockerheit:

- **Fleisch**: apisin.[5] **Bry.**[5] **Dros.**[5] ign.[5] kreos.[5] led.[5] mosch.[5] nux-v.[5] rhus-t.[5] staph.[5] sulph.[5] **Thuj.**[5]
  - **Arme**: apisin.[5] dros.[5] ign.[5] **Rhus-t.**[5] staph.[5] sulph.[5] thuj.[5]
  - **Beine**: kreos.[5] led.[5] mosch.[5] nux-v.[5] **Rhus-t.**[5]
- **Gelenke**: bov.[137] chel.[137] croc. falco-p.[265] harp.[1184] med.[137] ph-ac.[137] psor.[137] **STRAM.** sumb.[193] thuj.[137] wild.[85]
- **Schultern**: **Croc.**[5] harp.[1184]
☞ *O; Arme; Schultern*
- **Handgelenke**: tax.[303]
☞ *O; Arme; Handgelenke*
- **Beine**: arg.[1] **Mez.**[5] nat-c.[1] phos.[5] tax.[303] **Visc.**[111]
  - **Oberschenkel**: nat-c.[1]
  - **Knie**: phos.[5] tax.[303]
  ☞ *O; Beine; Knie*
    - **links**: tax.[303]
    ☞ *O; Beine; links*
  - **Knöchel,** Fußgelenk: arg.[5]
  - **Fuß,** linker: arg.[1]

LUFT, Empfindung von:
☞ *Wind, Empfindung wie von*

heiße Luft, Knie:
☞ *Hitze; Empfindung von Hitze; Luft durch die Knie strömt, als ob heiße*

strömt von der Schulter zum Finger: **Fl-ac.**

warme, Beine: sulph.[1]

LUPUS: cortico.[149] hep.

Ellenbogen: hep.
☞ *O; Arme; Ellenbogen*

MANDELFÖRMIGE Nägel: bac.[62]
☞ *O; Nägel*

MATTIGKEIT:
☞ *Schwere, Müdigkeit, Empfindung von (in Gliedern)*

MAUS, Empfindung wie von einer: arn.[5] ars.[116] aur.[116] **BELL.**[5] bry.[193] **CALC.**[5] caust.[5] ign.[193] lyss. nit-ac. rhod.[5] **Sep.**[5] sil. stram.[116] **SULPH.**[193]
☞ *Ameisenlaufen, Kribbeln • Fremdkörper, Empfindung wie von einem*

Arme: arn.[5] **Bell.**[5] **Calc.**[5] caust.[5] **Ign.**[193] **Sulph.**[5]

- **Unterarme**: ign.[193]
☞ *O; Arme; Unterarme*

Beine: bell.[5] **Calc.**[5] **Sep.**[5] sulph.[193]

- **Füße**: sulph.[193]
☞ *O; Beine; Füße*

laufende Maus:

- **abwärts**:
  - **Arme**: caust.[1]
  - **Beine**: bell.[81] calc.[81] lyss.
    - **Konvulsionen,** vor: bell.[81] calc.[81]
- **oben,** nach: ars.[116] aur.[116] bell. **Calc.** ign. nit-ac. **Rhod.**[5] sep. **Sil.** stram.[116] **Sulph.**
  - **Arme**: ars.[116] aur.[116] **BELL. Calc.** ign. nit-ac. sep.[116] sil. stram.[116] **Sulph.**
  ☞ *Ratte läuft das Glied hinauf, Empfindung eine; Arme*
    - **Konvulsionen,** vor epileptischen: ars.[116] aur.[116] **BELL. CALC.** ign. nit-ac. sep.[116] **Sil.** stram.[116] **SULPH.**
  - **Beine**: **Calc. Sep. SULPH.**
  ☞ *Laufen würde, Empfindung, als ob etwas über die Beine • Ratte läuft das Glied hinauf, Empfindung eine; Beine*

MÜDE:
☞ *Schwäche • Schwere, Müdigkeit, Empfindung von (in Gliedern)*

MUSIZIEREN, durch:

Geigespielen, durch: calc. gels.[54] **Kali-c.** mag-p. viol-o.
ALLGEMEINES; M; Musik; agg.; Geige

Klavierspielen, durch: anac. calc. cur. gels. kali-c. mag-p. **Nat-c.** plb.[102] **Sep.** sulph. zinc.
ALLGEMEINES; M; Musik; agg.; Klavierspielen

- **Schweregefühl**: anac.

Orgelspielen, durch: lyc.
ALLGEMEINES; M; Musik; agg.; Orgel

MUSKELN von den Knochen gerissen, Empfindung als seien die: eupi.[122]

NACHGEBEN, als würden die Knie: kali-c.[85] kreos.[85] spong.[85]
☞ *Lähmigkeit (lähmungsartige Schwäche); Beine; •Schwäche; lähmungsartig;*

NACHSCHLEPPEN von Gliedern: alum.[85] atro. bar-c. bell.[111] con. cypr.[85] lath.[137] merc. mygal.[8] **Naja** nux-v.[5] op. ox-ac. phos. plb. sec. **Sulph.** tab.[102] ter. ziz.[25]
☞ *Lähmung, Muskellähmung; allgemeine Arzneien*

Gehen, beim: naja **Nux-v.**[5]

Hüften: ox-ac. ziz.[25]
☞ *O; Beine; Hüften*

- **Herauspressen** in der Leistenregion, mit Empfindung von: ox-ac.

Beine: alum.[85] atro. bar-c. bell.[111] con. merc. mygal.[8] **Nux-v. Op. PHOS.** plb. **Sec.** ter.
☞ *O; Beine; Beine*

- **links**: alum.[85]
- **Gehen,** beim: atro. bell.[111] con. merc. mygal.[8] **Nux-v. Op. Plb. Sec.** ter.

Füße: cypr.[85] lath.[137] **Mygal.**[102] nux-v.[102] tab.[102]
☞ *O; Beine; Füße*

- **links,** nach Schwindel: cypr.[85]

NÄGEL fallen aus:
☞ *Ausfallen der; Nägel*

NÄGEL, Wachstum der:
☞ *O; Nägel •Wachstum; unterbrochen, Nägel*

NAGELBETT - Entzündung:

allgemeine Arzneien: alch-v.[1125] all-c. alum.[5] am-c.[31] am-m.[5] anac. ant-c.[5] ant-t.[5] anthr. apis apisin.[5] arist-cl.[1125] arn. ars.[5] asaf.[5] aur.[5] ba-sv.[136] ba-tn.[136] bar-c.[5] bell.[5] bell-p.[25] benz-ac. berb. bor.[5] bos-c.[1125] bov.[5] bry. bufo calc.[5] calc-f.[111] calc-p. calc-s. calc-sil.[58] canth. carb-ac. cath-a.[264] caust.[5] chin.[5] cist.[111] clem.[1125] coc-c. con.[5] crot-h.[54] croto-t. cur. dios. **Echi.**[1125] equis-a.[1125] eug. euph. ferr. fl-ac. gins. gran. graph.[5] hell.[5] hep.[5] hyper. iod. iris kali-c. kali-i. kali-sil.[58] kalm. kola[1184] kreos.[5] lach.[5] lap-a.[25] lap-laz.[227] led.[102] lith-c.[25] lyc.[5] m-arct.[5] m-aust.[5] maland.[122] merc.[5] merc-c.[137] mez. mur-ac.[5] **Myris.**[102] nat-c. nat-h. nat-m.[5] nat-s.[111] nit-ac.[5] **Nux-v.**[809] ol-myr.[93] op. ozone[227] par. petr.[5] ph-ac.[5] phos. phyt. plan.[25] plat.[5] plb. por-m.[251] psor.[137] puls.[5] pyre-r.[1125] pyrog.[144] ran-b.[5] rhus-t.[5] ruta[5] sabad.[5] sac-alb.[36] sang. sec.[5] sep.[5] sil.[5] sin-n. squil.[5] stram. sul-ac.[5] sul-i.[111] sulph.[5] syc-co.[136] syph. tarent-c. teucr.[5] thlaspi[45] thuj.[5] thyr.[85] **Trig-f-g.**[1125] ust.[25] wies.[36]
☞ *Abszess; Arme; Finger; •Entzündung; Arme; Finger; •Entzündung; Arme; Finger;*

- **Winter,** jeden: **HEP.**
- **Anwendungen,** kalte, amel.: **Apis Fl-ac. Led. NAT-S. PULS.**
- **Entbindung,** nach der: all-c.[31]
☞ *M; Entbindung, nach der ▥ ALLGEMEINES; M; Wehen, Entbindung; Wochenbett, im*
- **fadenartigem** Schmerz bei Lymphangitis, mit: all-c.[171]
- **Lymphangitis,** mit: all-c. **Bufo Hep. Lach.** op. rhus-t. sin-n.
- **Nadelstich** unter den Nagel, durch einen: all-c. bov. **Led.** sulph.
☞ *Splitter, durch*
- **Niednägel,** durch: lyc. **Nat-m.** sulph.
- **Schwefel-Missbrauch, nach**: apis
- **Sehnen** beteiligt, P. tendinosum: graph. **Hep.** lach. **Led. Merc.** nat-s. **Nit-ac.** ran-b. rhus-t. **SIL.** sulph.
- **Splitter,** durch: **Bar-c.** hep. iod. lach. **Led.** nit-ac. petr. sil. sulph.
☞ *Nadelstich unter den Nagel, durch einen*
- **syphilitisch**: **Ant-c.**[102] ars.[102] graph.[102] kali-i.[102] **Merc.**[102] **Merc-c.**[102]
▥ *ALLGEMEINES; C; Syphilis*
- **Verletzung,** durch: **Led.**
- **Knochen** betroffen, ossal: am-c. asaf. aur. calc. calc-p. canth. dios. fl-ac. **Lach.** lyc. merc. mez. ph-ac. phos. sep. **SIL.** sulph.
  - **tiefsitzender** Schmerz, agg. im warmen Bett: sep.
  - **Periost**: **Am-c.** asaf. calc. calc-p. canth. dios. **Fl-ac.** mez. phos. sep. **SIL.** sulph.
- **Nagel**:
☞ *O; Nägel*
  - **beginnt** im Nagel: par. petr. **Phyt.** plb. puls. **Rhus-t.** sep. **SIL. Sulph.**
  - **Nagelbett,** im: caust. graph. hep.[58]
☞ *O; Nägel; Nagelbett*
  - **unter** dem Nagel: alum. caust. coc-c. sulph.
- **Handfläche**: lach. maland.[56] **Sil.** sulph.
☞ *O; Arme; Hände •O; Arme; Hände; Handflächen*
- **Daumen**: all-c. am-m. bor. **Bufo** eug. fl-ac. gran. **Hep.** kali-c. kali-i. **Nux-v.**[809] op. ozone[227] sep. **Sil.** sul-ac. **Sulph.**
☞ *O; Arme; Finger; Daumen*
  - **Beugeseite,** palmar: hep.
- **Zehe,** große: am-c.[72] caust.[137]
- **Ablösung,** mit: **ANTHR. Ars. Carb-ac. Euph. Lach.**
- **Eiterstadium**: ars.[5] **Calc-s.** cath-a.[264] **HEP.** kola[1184] **SIL.**
☞ *Eiterung; allgemeine Rubriken; Finger; Fingernägel*
- **eitrig,** stinkend, Knochen: fl-ac.
- **gangränös**: **Ars. Lach.**
- **geschwürig**: alum.[5] am-c.[31] am-m.[5] ant-c.[5] **Ars.**[5] aur.[5] bar-c.[5] bell.[5] bor.[5] bov.[5] **Calc.**[5] **Calc-f.**[111] caust.[5] chin.[5] **Cist.**[111] con.[5] **Graph.**[5] **Hell.**[5] **Hep.**[5] lach.[5] lyc.[5] **Merc.**[5] mur-ac.[5] nat-m.[5] **Nat-s.**[111] **Nit-ac.**[5] petr.[5] ph-ac.[5] plat.[5] **Puls.**[5] ran-b.[5] rhus-t.[5] ruta[5] **SABAD.**[5] sec.[5] sep.[5] **Sil.**[5] squil.[5] sul-ac.[5] **Sul-i.**[111] **Sulph.**[5] **Teucr.**[5] thuj.[5]
- **juckend**: **APIS**
- **malignem** Verlauf, Neigung zu: anthr. **Ars.** carb-ac.[102] crot-h.[171] **Lach.**[102] tarent-c.
  - **bläulichem** Bereich, mit: crot-h.[171]
  - **Brennen,** mit: **Anthr. Ars. TARENT-C.**

- **Panaritium**: **All-c.** alum. **AM-C.**[102] **Am-m. Anac. ANT-T.**[5] **ANTHR. APIS Apisin.**[5] arn. **Ars.**[5] **ASAF.**[5] ba-sv.[136] ba-tn.[136] bar-c. bell-p.[25] **Benz-ac.** berb. bov. **Bry. Bufo**[85] **Calc.**[137] calc-f.[93] **Calc-s.**[54] calc-sil.[58] **Caust.** chin. **Cist.** con.[1] crot-h.[54] cur. **DIOS.** eug. ferr. **FL-AC.** gins. **Hell.**[5] **HEP. Hyper. Iod. Iris** kali-c. kali-sil.[58] kalm. kola[1184] **Kreos.**[5] **LACH.**[5] lap-a.[25] lap-laz.[227] led. lith-c.[25] **Lyc. M-arct.**[5] **M-aust.**[5] **Merc.** merc-c.[137] myris.[102] **Nat-c. Nat-h. Nat-m. Nat-s. NIT-AC.** nux-v.[111] ol-myr.[93] ozone[227] par. petr. phos.[54] **Phyt.** plan.[25] plb. psor.[137] **Puls.**[5] pyrog.[144] **Rhus-t. Sang. Sep. SIL.**[137] **Sulph.**[137] syc-co.[136] syph.[137] **TARENT-C. Teucr.**[5] thuj.[137] thyr.[111] ust.[25]
  - **Freien,** amel. im: nat-s.[58]
  - **Schmerz** erstreckt sich den Arm hinauf: bufo[85]
    ☞ *Schmerz; Arme; Finger; erstreckt sich; oben, nach, vom verletzten Finger ausgehend*
  - **tiefsitzend**: am-c.[102] bry. calc.[137] hep. lyc. merc-c.[137] rhus-t. **Sil.**[137] sulph.[137]
  - **brennend**: **ANTHR.** con.[1]
- **purpurfarben**: **Lach.**
- **rezidivierend**: dios.[102] hep.[102] sil.[102]
- **schmerzhaft**:
  - **geschwürig**: con.[1]
  - **pulsierend**: con.[1] sep.[1]
  - **Splittergefühl,** mit: hep.[58] nit-ac.
  - **stechendem** Schmerz, mit: **APIS LACH.** sep. **SIL.**
- **traumatisch**: led.[102]
- **Umlauf**: all-c. alum. **Apis** bov. bufo **Caust.** con. croto-t. dios. eug. ferr. **Fl-ac.** graph. **Hep.** kola[1184] lach. maland.[122] **Merc. Nat-h. Nat-m. Nat-s.** op. par. phos. plb. puls. ran-b. rhus-t. ruta **Sang.** sep. **Sil.** sin-n. sulph. syph. thuj. thyr.[85]
  - **Impfung,** nach: **THUJ.**
  - **Lymphangitis,** mit: all-c. hep. lach. op. rhus-t. sin-n. thyr.[85]
- **vernachlässigt**: **Hep.** phos. **Sil.** stram. **Sulph.**

Empfindung als ob, Zeigefinger: sil.[85]

NARBEN:
▥ *HAUT; C; Narben •ALLGEMEINES; C; Tumoren; Keloid*

Knochen, in Nähe es Gelenks:
▥ *HAUT; C; Narben; Gelenken, nahe bei*

Handfläche, nach Abszess, mit Stechen: apis[3070] kali-bi.[3070]
▥ *HAUT; C; Narben*

schmerzhaft, Finger und Zehen: hyper.[3070]
▥ *HAUT; C; Narben*

stechend, Hände, tief: kali-bi.
▥ *HAUT; C; Narben*

NÄSSEN, ödematöse Beine: **Graph.** hep.[809] **LYC.** petr.[122] tarent-c.

NEKROSE:
☞ *Karies, Nekrose*

NERVÖSE Empfindung:
☞ *Unruhe der Gliedmaßen*

NERVÖSE, zappelige Gliedmaßen:
☞ *Unruhe der Gliedmaßen*

NIEDNÄGEL: bros-g.[259] **Calc.**[5] carc.[193] kali-chl. lyc.[1] **Merc.**[5] **NAT-M.**[193] nat-s.[111] plut-n.[222] **Rhus-t.**[5] sabad.[5] sel. sep. **Sil. Stann.**[5] **SULPH.**[193] **Thuj.** tub.[193] upa.[85] wye.[85]

Fingernägel: bros-g.[259] calc.[5] lyc.[5] **Merc.**[5] **NAT-M.**[5] **RHUS-T.**[5] sabad.[5] **Stann.**[5] **SULPH.**[5] wye.[85]
☞ *O; Nägel; Fingernägel*

- **Daumennagel**: bros-g.[259]
  ☞ *O; Arme; Finger; Daumen*
- **Ringfinger**: wye.[85]

entzündet: kali-chl. lyc.[1] nat-m.[193] sulph.[193] upa.[85]

schmerzhaft: lyc.[1] sel. stann.

schmerzlos: plut-n.[222]
▥ *ALLGEMEINES; C; Schmerzlosigkeit von Beschwerden, die gewöhnlich schmerzhaft sind*

O-BEINE: calc.[30] lyc.[30] nux-v.[30] **Ph-ac.**[5] sil.[30] sulph.[5]

ÖDEME:
☞ *Schwellung; allgemeine Arzneien;*

ÖFFNEN und zu schließen, ständiger Drang, die Hände zu: atro.[25]

OSTEOPOROSE:
☞ *Karies, Nekrose; Arme;*

PANARITIUM:
☞ *Nagelbett - Entzündung; allgemeine Arzneien*

PARAPLEGIE, spastische: cocc.[85] kali-t.[85]

PARÄSTHESIE: carbn-s.[102] lat-m.[102] sarcol-ac.[149]

Beine: lat-m.[102]

PARONYCHIE:
☞ *Nagelbett und Umgebung der Nägel; allgemeine Arzneien*

PELZIGE Empfindung:

Arme: calc.[5]

Füße: hyper.[137]
☞ *O; Beine; Füße*

PFLOCK, Empfindung wie von einem:
☞ *Fremdkörper, Empfindung wie von einem*

Gelenke: bufo[137]

Schultern: mag-m.[5]
☞ *O; Arme; Schultern*

Oberschenkel: agar.[5]

Knie, unter der Kniescheibe: cham.[137]
☞ *O; Beine; Knie •O; Beine; Knie; Kniescheibe*

PHLEGMASIA alba dolens: **ACON.**[5] **All-c.**[137] ant-c. **Ant-t.**[5] apis[34] arist-cl.[149] **Arn.**[34] **Ars.**[34] **Bell.** bism.[102] **BOTH-L.**[142] **BRY. Bufo CALC.** calc-ar.[116] **Calc-f.** calen.[1125] caps.[103] carbn-s. **Cham. Chin.**[34] chlorpr.[149] **CLEM.** con.[34] crot-h.[137] dig.[5] echi.[111] euph.[5] fl-ac.[5] graph. **HAM.**[34] hecla.[149] hep.[34] hippoz.[85] **Iod.** iris[8] **Kali-c.** kali-m.[175] kreos.[5] **LACH. Led. Lyc.** mag-c.[144] mag-f.[149] mag-p.[103] merc.[34] merc-i-r.[144] mur-ac.[34] **Nat-s.** nux-v. plan.[25] plb.[36] plb-acet.[10] **Puls.**[34] pyrog.[111] rhod. **RHUS-T.**[809] **Sabin.**[5] sanguis.[1125] **Sep. Sil. Staph.**[5] **Stram.**[54] **Sulph. SYMPH.**[1125] urt-u.[102] verat.[34] **Vip.** vip-a.[149]
☞ *Entzündung; Blutgefäße •Thrombose, Beine* ▥ *REKTUM; C; Entzündung; allgemeine Arzneien; •BLUT; C; Thrombose*

PHLEGMASIA alba dolens (Forts.)

rechts: both-l.[142] rhus-t.[809]
☞ *O; Arme; rechts*

Berührung agg.: crot-h.[137]

Eiterung, mit: apis[34] arn.[34] con.[34] hep.[34] merc.[34]

Entbindung, nach der: all-c.[137] arist-cl.[149]
☞ *M; Entbindung, nach der*

- **Zangengeburt,** nach: all-c.[137]
ALLGEMEINES; M; Wehen, Entbindung; Wochenbett, im; Zangengeburt, Beschwerden nach

Erbrechen, mit: ars.[34] puls.[34] verat.[34]

Kontraktionen, mit: **Sil.**

Ödem, mit: apis[34] ars.[34] chin.[34] merc.[34] puls.[34] rhus-t.[34]

Prellung, durch: arn.[34] con.[34] hep.[34]

Typhoid, bei: apis[34] mur-ac.[34]

Varizen, durch: chin.[34] ham.[34] merc.[34] puls.[34]

PICKEN, Empfindung von:

Hände und Arme: mez.[1]
☞ *O; Arme; Hände*

Finger: aur.[5] verb.[5]

PLATTFÜSSE: abrot.[111] ba-sv.[136] calc.[5] calc-p.[111] chin.[5] ferr-acet.[111] gaert.[136] guai.[5] mang.[102] morg.[136] nat-c.[5] ph-ac.[5] phos.[5] sep.[5] stront-c.[5] sulph.[5] syc-co.[136] **Tanac.**[1125]

POCHEN:
☞ *Pulsieren, Empfindung von*

PRICKELN, Empfindung von: abrot.[137] acet-ac. **ACON.**[54] acon-c. acon-f. adam.[222] aesc.[8] agar. ail.[25] all-s. **Alum.**[1] alum-p.[58] alum-sil.[58] **Alumn.**[122] am-c.[1] am-m. **Ambr.** ammc. anac. androc.[222] ant-c.[5] ant-t.[5] apis apisin.[5] apoc.[58] apoc-a.[102] **Aran.**[8] arg.[5] arg-n.[5] **Arn.** ars.[5] ars-i.[25] arum-d.[25] arum-i.[85] asaf. atro.[25] aur. bamb-a.[1184] bapt.[25] bar-c.[5] bell.[1] bell-p.[256] berb. both-a.[3070] bov.[1125] brucel.[241] bry.[137] bufo bufo-s. cact. cadm.[149] cahin. calad. calc.[5] calc-f.[119] calc-p. calc-s. calc-sil.[58] camph. cann-i.[58] cann-s. canth. caps.[1] carb-ac.[25] **Carb-an. Carb-v.**[5] carbn-h. carbn-o. **Carbn-s.** caust. cham.[5] chel.[25] chin.[1] cic.[1] cob-chl.[45] coc-c. cocain.[1076] cocc.[122] colch. coloc. com.[36] con.[5] cop. corn. corv-c.[258] cot.[36] croc. crot-h. croto-t. cub. **Cupr.** cupr-ar. cymbo-ci.[2184] dig. dios.[25] dor.[25] dulc. elaps[36] eucal.[25] euph.[1] eupi. fago.[25] falco-p.[265] ferr.[5] ferr-ma. fl-ac.[137] form. **Gels.** germ.[222] glon. **GRAPH.**[5] grat. guai.[193] haliae-lc.[222] ham. harp.[1184] hed.[119] hell.[5] helo.[264] helod-c.[205] hep.[1] hist.[119] hydr-ac.[268] hydrog.[222] hyos.[5] hyper. **Ign.** ind. iod. jatr. kali-ar.[58] kali-bi. kali-br.[25] **Kali-c.**[1] kali-n. kalm.[72] **Kreos.** kres.[149] lac-c. lac-leo.[204] lacer.[36] lach.[5] lachn. lact. lat-h.[301] laur. **Led.** lepro.[197] lil-t. lob.[25] lob-c.[25] lob-s.[102] **LYC.**[5] lycpr.[102] lycps.[25] m-arct.[5] m-art.[5] m-aust.[85] mag-c. mag-m. mag-p.[85] mag-s. manc. mang.[5] meny. **Merc.**[5] merc-c.[5] merc-i-f. mez.[1] mill. morg.[136] morph. mosch.[5] mur-ac.[5] naja nat-c.[137] **Nat-m.** nat-s.[137] nat-sil.[58] neon[222] nit-ac.[1] nux-m.[36] nux-v.[5] ol-an. olnd. onos. op. ox-ac. paeon. par. **PETR.**[1] **Ph-ac. PHOS.**[1] phys.[25] pic-ac.[58] pier-b.[233] pip-m.[36] plan.[25] plat.[5] plb.[5] polyg.[25] prop.[72] psor. ptel. **PULS.**[5] ran-b. ran-s.[5] rat. ratt-n.[204] rheum **Rhod. RHUS-T.**[5] rhus-v. rumx. ruta[5] sabad. samb. sanic. **Sec.**[5] seneg. **Sep.**[5] **Sil.**[1] sol-n.[25] spig. stann.[5] staph.[122] **Stram.** stry. sul-ac. **Sulph.** sumb. syc-co.[136] tab. tanac.[25] tax.[303] tep. teucr. thal.[250] thuj. til.[36] torul.[72] trif-p.[25] trio.[10] ust. vac.[36] **Verat.**[1] verat-v. vip. visc.[119] xan.[25] zinc.[38] zing.
☞ *Ameisenlaufen, Kribbeln • Eingeschlafen • Taubheit, pelzige Empfindungslosigkeit* *ALLGEMEINES; C; Prickeln, Empfindung von; Äußerlich*

abwechselnd mit Taubheitsgefühl: hist.[119]
☞ *A; Abwechselnd mit*

links: calc-f.[119]

rechts: lepro.[197]
☞ *O; Arme; rechts*

morgens: anac. carb-an. kali-bi. kali-c. teucr.

- **Liegen,** beim: kali-c.

- **Ruhe,** während: anac. carb-an.

nachmittags: teucr.

nachts: lat-h.[301] **Merc.** sulph.

- **Liegen,** beim: lat-h.[301] **Sulph.**

mittags: lepro.[197]

Bettwärme agg.: calc-f.[119]

Bewegung, fortgesetzte, amel.: lepro.[197]
ALLGEMEINES; M; Bewegung; amel.; fortgesetzte Bewegung

Froststadium im Fieber, während: carb-v.[5] cocc.[5] lyc.[5] merc.[5] **Nux-v.**[5] phos.[5] rhus-t.[5] sil.[5]

Konvulsionen:

- **während**: acon.[54]

- **nach**: sol-n.[25]

gelähmte Glieder: cann-i.[85] staph.[122]

Nägel:
☞ *O; Nägel*

- **in** den Nägeln: colch.[5] falco-p.[265] nux-m.[36]

- **unter** den: cann-s. colch. nat-s.[137]

Arme: abrot.[111] acet-ac. **Acon.** acon-c. acon-f. aesc.[8] agar. ail. **Alum.** alum-p.[58] alum-sil.[58] am-c.[5] am-m. **Ambr.** androc.[222] apis apisin.[5] aran.[25] arg. arg-n.[5] arn. ars. arum-d.[85] arum-i.[85] atro.[25] **Aur.** bapt.[111] bar-c. bell. both-a.[3070] bufo cact. calad. calc. calc-p. calc-s. cann-i. cann-s. caps. carb-ac.[25] **Carb-an. Carb-v. Carbn-s.** caust. cham. chel.[25] chin. cocain.[1076] **Cocc.**[122] colch. coloc. con. cop. corn. corv-c.[258] croc. crot-h. cupr.[210] cupr-ar. **Dig.** dios. elaps[36] eucal.[25] eupi. falco-p.[265] ferr.[5] fl-ac. form. gels. germ.[222] glon. **GRAPH.** haliae-lc.[222] harp.[1184] hell.[5] helod-c.[205] hep. hydr-ac.[268] hydrog.[222] hyos.[5] ign. jatr. kali-bi. kali-br.[25] kali-c. kali-n. lac-c. lac-leo.[204] lach. lact. lat-h.[301] lepro.[197] lil-t. lob. lyc. lycpr.[102] lycps.[25] m-arct.[5] m-aust.[85] mag-c. **Mag-m.** mag-p.[85] mag-s. mang.[5] meny. merc. mez. mill. morg.[136] morph. mur-ac.[5] nat-c.[1] nat-m. nat-s. nat-sil.[58] neon[222] nit-ac.[36] nux-v. ol-an. ox-ac. paeon. par. petr. **Ph-ac. PHOS.**[1] phys. pier-b.[233] pip-m. plat. plb.[5] polyg.[25] prop.[72] psor. ptel. puls. ran-b. rat. ratt-n.[204] rheum rhod. rhus-t. rhus-v. ruta sabad. samb. **Sec.**[8] seneg. sep. **SIL.** spig. stann.[5] stram. stry. sul-ac. sulph. sumb. syc-co.[136] tab. teucr. thal.[250] thuj. torul.[72] trif-p.[25] ust. vac.[36] verat. xan.[25] zinc.[38]

- **links**: ail.[25] corv-c.[258] dig.[85] elaps kali-n. lat-h.[301] tab.[102] trif-p.[25] xan.[25]
  ☞ O; Arme; links
  - **Kopfschmerz,** bei: ail.[25]
  - **Liegen** auf dem Rücken, beim: kali-n.
    ☞ O; Arme; Liegen; agg.; während; Rücken, auf dem
- **Mitternacht,** vor: caust.
- **morgens**: ail. **Mag-m.**
  ☞ O; Arme; morgens
  - **Erwachen,** beim: ail. **Mag-m.**
    ☞ O; Arme; Erwachen, beim
- **rechts**: am-c.[1] am-m. carb-an. kali-bi. kali-c. mag-m. sil. xan.[25]
  ☞ O; Arme; rechts
  - **Liegen** auf linker Seite, beim: mag-m.
    ☞ O; Arme; Liegen; agg.; während; Seite, auf der;
- **vormittags**: mill.
  ☞ O; Arme; vormittags
- **Schreiben,** beim: spig.
  ☞ O; Arme; Schreiben agg.
- **Seite**:
  - **liegt,** auf der man: ambr. arg. ars. **Bar-c.** bufo **Calc.** carb-an. **Carb-v. Chin.** cop. **Croc.** glon. **Graph.** hep. **Ign.** kali-c. **Lach. Phos. PULS. Rheum RHUS-T.** samb. sep. sil.
    ☞ O; Arme; Liegen; agg.; während; Seite, auf der;
  - **nicht** liegt, auf der man: fl-ac. mag-m.
    ☞ O; Arme; Liegen; agg.; während; Seite, auf der;
- **Sitzen,** beim: **Graph.** teucr.
  ☞ O; Arme; Sitzen; während
- **trägt,** wenn man irgendetwas: **Ambr.**
  ☞ O; Arme; Tragen von Dingen agg. • Hände; greift, wenn man etwas • Finger; Greifen, beim • Taubheit, pelzige Empfindungslosigkeit; Arme; ergreift, wenn man etwas fest • Taubheit, pelzige Empfindungslosigkeit; Arme; hält, wenn man irgendetwas in Händen • Taubheit, pelzige Empfindungslosigkeit; Arme; trägt, wenn man irgendetwas • Taubheit, pelzige Empfindungslosigkeit; Arme; Unterarme; greift, wenn man etwas • Taubheit, pelzige Empfindungslosigkeit; Arme; Hände; greift, wenn man etwas; • Taubheit, pelzige Empfindungslosigkeit; Arme; Hände; trägt, wenn man irgendetwas • Taubheit, pelzige Empfindungslosigkeit; Arme; Finger; greift, wenn man etwas
- **erstreckt** sich zu den Fingern: carb-ac.
- **Schultern**: cham. mez.[1] verat. zinc.
  ☞ O; Arme; Schultern
- **Oberarme**: hydrog.[222] sep.
  ☞ O; Arme; Oberarme
- **Ellenbogen**: meny. verat.
  ☞ O; Arme; Ellenbogen
- **Unterarme**: aesc. alum. am-m. ars. both-a.[3070] caps. carb-ac. **Cham. Cocc.** coloc. con. croc. **Gels.** germ.[222] hydrog.[222] lac-c. lac-leo.[204] **Lyc.** lycpr.[102] lycps.[25] mag-m. merc. nat-m. neon[222] **Nit-ac.** nux-v. **Ph-ac.** phys. pip-m. polyg.[25] psor. puls. sec. sep. sulph.
  ☞ O; Arme; Unterarme
  - **links**: alum. lycps.[25]
    ☞ O; Arme; links
  - **rechts**: am-m. coloc. lycpr.[102]
    ☞ O; Arme; rechts
    - **N. ulnaris entlang**: lycpr.[102]
  - **Schlaf,** vor: neon[222]
  - **erstreckt** sich zu den Fingern: carb-ac. phys. pip-m.
- **Hände**: acet-ac. **ACON.**[5] aesc. agar. ail.[25] **Alum.** alum-p.[58] alum-sil.[58] am-c.[5] ambr. androc.[222] **Apis** arn. ars.[5] arum-d.[25] atro.[25] bapt. bar-c. bell. both-a.[3070] cact. calad. **Calc.** calc-p. **Carb-an.**[122] **Carbn-s.** cham. chel.[25] chin. **COCC.**[122] colch.[5] con.[5] croc. crot-h. cupr. elaps[36] eupi. falco-p.[265] fl-ac.[137] form. germ.[222] graph. haliae-lc.[222] harp.[1184] hell. hydr-ac.[268] hydrog.[222] hyos. jatr. **Kali-c. Kali-n.** lac-c. lac-leo.[204] **Lach.** lil-t. **Lyc.** mag-c. mag-m. meny. **Mez.** mur-ac.[5] nat-c. nat-m. nat-s. neon[222] **Nit-ac. Nux-v.** petr. **Ph-ac. Phos.** plat. ptel. ratt-n.[204] rhod.[122] **Rhus-t.**[137] ruta sec.[5] seneg. sep.[5] **Sil.** stann.[5] stram. stry. sulph. sumb. syc-co.[136] torul.[72] trif-p.[25] ust. **Verat.**
  ☞ O; Arme; Hände
  - **abwechselnd** mit Füßen: carb-an. **COCC.**[122]
    ☞ A; Abwechselnd mit
  - **links**: ail.[25] cact. **Crot-h.** hydr-ac.[268] hydrog.[222] **Lach.**
    ☞ O; Arme; links
    - **nachts**: hydr-ac.[268]
      ☞ O; Arme; nachts
    - **Kopfschmerz,** während: ail.[25]
  - **rechts**: arum-d.[25] carb-an.
    ☞ O; Arme; rechts
  - **morgens**: calc-p. form. kali-c. nit-ac. **Phos.**
    ☞ O; Arme; morgens
  - **abends**: carb-an.[122]
    ☞ O; Arme; abends
  - **nachts**: haliae-lc.[222] lac-leo.[204] mag-m. sep. **Sil.**
    ☞ O; Arme; nachts
  - **Mitternacht**: rhus-t.
  - **Autofahren,** beim: falco-p.[265]
  - **Bewegung**:
    - **agg.**: bapt.
    - **amel.**: am-c. carb-an. sep.
  - **Erwachen,** beim: croc. **Phos.**
    ☞ O; Arme; Erwachen, beim
  - **Fahren** oder Reiten, beim: form.
  - **greift,** wenn man etwas: **Cham.** hydrog.[222] **Rhus-t.**
    ☞ O; Arme; Greifen, ergreifen von Gegenständen; agg. • trägt, wenn man irgendetwas
  - **Klavierspielen,** beim: sulph.
    ☞ O; Arme; Klavierspielen agg.
  - **Konvulsionen,** während: aesc.[81]
  - **Liegen,** durch darauf: am-c. ambr. ars. **Chin.** kali-c. petr.
    ☞ O; Arme; Liegen; agg.; während; Seite, auf der;
  - **Menses,** vor: chel.[25]
    ☞ O; Arme; Menses; vor

PRICKELN, Empfindung von; **Hände** (Forts.)

◦ **Schreiben,** beim: agar.
☞ *O; Arme; Schreiben agg.*

◦ **Schwimmen,** beim: haliae-lc.[222]

◦ **Sitzen,** beim: am-c. **Graph.** sulph.
☞ *O; Arme; Sitzen; während*

◦ **Stehen,** beim: agar.
☞ *O; Arme; Stehen; agg.*

◦ **Waschen,** nach: aesc. ars.
☞ *O; Arme; Waschen; agg.*

➡ ◦ **erstreckt** sich:

◦ ◦ **Ellenbogen**: hydrog.[222]

◦ ◦ **Fingerspitzen**: haliae-lc.[222]

◦ **Handflächen**: **Acon.**[5] am-c.[5] apis ars.[5] calad. colch.[5] con.[5] cupr. mur-ac.[5] ratt-n.[204] **Rhus-t.**[137] ruta sec.[5] seneg. sep.[5] stann.[5] stry. sumb. trif-p.[25]

◦ ◦ **links**: trif-p.[25]
☞ *O; Arme; links*

◦ ◦ **Greifen,** beim: rhus-t.[137]
☞ *O; Arme; Greifen, ergreifen von Gegenständen; agg.*

◦ **Handrücken**: apis elaps[36] jatr. neon[222] plat.

◦ ◦ **rechts**: neon[222]
☞ *O; Arme; rechts*

- **Finger**: abrot.[111] **ACON.** acon-c. acon-f. aesc.[8] ail. **Alum.** alum-p.[58] alum-sil.[58] **Am-m.** ambr. apis aran.[25] arg-n.[5] **Ars.** arum-d.[85] arum-i.[85] atro.[25] bapt.[111] **Bar-c.** bell. cact. **Calc.** calc-s. cann-s. carb-ac.[25] carb-an. **Carbn-s.** cocain.[1076] colch. con. croc. cupr.[210] cupr-ar. **Dig.** dios. falco-p.[265] ferr.[5] fl-ac. form. **Glon.** haliae-lc.[222] hell.[5] hep. hydrog.[222] hyos.[5] kali-c. lac-c. lach. lact. lat-h.[301] lil-t. lob. **Lyc.** m-aust.[85] mag-c. **Mag-m.** mag-p.[85] mag-s. mang.[5] merc. nat-c.[1] **NAT-M.** nat-s. nat-sil.[58] nit-ac.[36] ol-an. **Ox-ac.** paeon. **Par.** ph-ac. phos.[1] plat. **Prop.**[72] ptel. **Puls. Ran-b.** rat. rhod. **Rhus-t. Sec.**[8] sep. **SIL.** spig. stry. sul-ac. sulph. tab. thal.[250] **Thuj.** vac.[36] **Verat.** xan.[25] zinc.[38]

◦ **links**: ail.[25] mag-p.[85] xan.[25] zinc.[38]
☞ *O; Arme; links*

◦ **rechts**: hydrog.[222]
☞ *O; Arme; rechts*

◦ **morgens**: ail. dios.
☞ *O; Arme; morgens*

◦ ◦ **Erwachen,** beim: ail.
☞ *O; Arme; Erwachen, beim*

◦ **nachts, beim Erwachen**: bar-c.
☞ *O; Arme; Erwachen, beim*

<> ◦ **Greifen,** beim: rhus-t.[58]
☞ *O; Arme; Greifen, ergreifen von Gegenständen; agg. •trägt, wenn man irgendetwas*

◦ **Herzklopfen,** bei: acon.[102]

◦ **Sitzen,** beim: alum.
☞ *O; Arme; Sitzen; während*

➡ ◦ **erstreckt** sich aufwärts, beim Herunterhängenlassen der Arme: thal.[250]

✗ ◦ **Gelenke**: verat.
☞ *O; Arme; Finger; Fingergelenke*

◦ **Nägeln,** unter den: cann-s. colch. **Nat-s.**
☞ *O; Nägel •O; Nägel; unterm Nagel •O; Arme; Finger; Daumen*

◦ **Fingerspitzen**: acon. acon-c. acon-f. **AM-M.** cact. cann-s. **Colch.** croc. cupr.[210] fl-ac. **Hep. KALI-C.** lach. m-aust.[85] nat-m. **Nat-s.** rhod. **Rhus-t. Sec.** sep. sulph. **Thuj.**
☞ *O; Arme; Finger; Fingerspitzen •Ameisenlaufen, Kribbeln; Arme; Finger; Fingerspitzen •Taubheit, pelzige Empfindungslosigkeit; Arme; Finger; Fingerspitzen*

◦ ◦ **morgens**: **Kali-c.**
☞ *O; Arme; morgens*

◦ ◦ **Greifen,** beim: **Rhus-t.**
☞ *O; Arme; Greifen, ergreifen von Gegenständen; agg.*

◦ ◦ **Herunterhängenlassen** des Arms, beim: sulph.

◦ **Daumen**: alum. am-m. ambr. fl-ac. nat-c.[1]
☞ *O; Arme; Finger; Daumen*

◦ ◦ **Spitze**: am-m. ambr.
☞ *O; Arme; Finger; Fingerspitzen*

◦ **Zeigefinger**: aesc.[8] plat.

◦ ◦ **links**: aesc.[8]
☞ *O; Arme; links*

◦ **Mittelfinger**: apis carb-ac.[25]

◦ ◦ **links**: carb-ac.[25]
☞ *O; Arme; links*

◦ **Ringfinger**: alum. sec.[8] sil. vac.[36] xan.[25]

◦ **Kleiner** Finger: alum. aran.[25] carb-an. sec.[8] vac.[36]

◦ ◦ **Sitzen,** beim: alum.

Arm, rechts, und linker Unterschenkel, nachts: kali-c.

Beine: abrot.[137] acet-ac. acon. acon-c. adam.[222] agar. ail.[25] all-s. **Alum.**[1] alum-p.[58] alum-sil.[58] am-c. am-m. ambr. ammc. ant-c. ant-t. apoc-a.[102] arg.[5] arg-n. arn. ars. ars-i.[25] arum-d. asaf. aur. bamb-a.[1184] bapt. bar-c. bell.[1] bell-p.[256] berb. bov.[1125] brucel.[241] bry. bufo-s. cahin. calc. **Calc-p.** camph. cann-i.[58] cann-s.[5] canth. caps.[1] carb-ac.[25] carb-an. **Carb-v.** carbn-h. **Carbn-s.** caust. cham. chel. chin.[1] cic. cob-chl.[45] coc-c. cocc. colch. coloc. com.[36] con. corn. cot.[36] croc. crot-h. croto-t. cub. cymbo-ci.[2184] dig. dios.[25] dor.[25] dulc. elaps eucal.[25] euph.[1] fago.[25] falco-p.[265] ferr. ferr-ma. fl-ac. gels. **GRAPH.**[5] grat. guai.[193] haliae-lc.[222] ham. hell. helo.[264] helod-c.[205] hep. hydrog.[222] hyos. hyper. ign. ind. iod. kali-br.[25] **KALI-C.** kreos. lacer.[36] lach. lachn. lat-h.[301] laur. lil-t. lob.[25] lob-c.[25] lob-s.[102] **LYC.** m-art.[5] mag-m. mag-s.[111] manc. **Merc.** merc-c.[5] merc-i-f. mez.[1] morg.[136] mosch. naja nat-c.[1] nat-m. neon[222] nit-ac.[1] nux-m. nux-v. ol-an. olnd. onos. op. ox-ac. **PETR.**[1] **Ph-ac.** phos.[1] phys.[25] pip-m.[36] plan.[25] plat. polyg.[25] puls. ran-s. ratt-n.[204] rhod. rhus-t. rumx. ruta sabad. sanic. sec. **Sep. Sil.** spig. stann. staph. stry. sul-ac. **Sulph.** sumb. tab.[111] tanac.[25] tax.[303] thuj. til.[36] verat. vip. visc.[119] xan.[25] zing.

- **links**: dios.[25] nat-c.[58]
☞ *O; Beine; links*

- **rechts**: carb-an. kali-c.[1]
☞ *O; Arme; rechts •O; Beine; rechts*

- **morgens,** im Bett: **Sulph.**
- **nachmittags**: plan.[25]
  ☞ *O; Beine; nachmittags*
- **abends**: plan.[25]
  ☞ *O; Beine; abends*
- **nachts** im Bett: carb-an.[122] sanic.

<> - **Aufstehen** vom Sitzen, beim: caps.[1]
  ☞ *O; Beine; Aufstehen; agg.; Sitzen, vom;*
- **Hitze** agg.: lachn.[85]
- **Knien,** nach: op.
  ☞ *O; Beine; Knien agg.*
- **Kratzen** amel.: sil.[1]
  ☞ *O; Beine; Kratzen; amel., der wundschmerzhaften Teile*
- **Liegen,** beim: carb-an. **Kali-c. Sulph.**
  ☞ *O; Beine; Liegen; agg.*
  ◦ **Glied,** auf dem: carb-an.
- **Menses**:
  ◦ **vor**: chel.[25]
  ☞ *O; Beine; Menses; vor*
  ◦ **während**: **Graph. Puls.** sec.
  ☞ *O; Beine; Menses; während*
- **Ruhen,** nach: op.
- **Schwäche,** bei: til.[36]
- **Sitzen,** beim: **Calc-p.** chin. **Graph.** guai.[1] ign. kali-c. lyc. mosch. nux-v. **Op. Ph-ac.** sep. **Sil.**
  ☞ *O; Beine; Sitzen; agg.; während*
- **Zimmer,** warmes, agg.: com. plan.[25]
  ☞ *O; Beine; Zimmer; agg.; im Zimmer;*

- **Gesäß**: **Alum.** calc. calc-p. dig. guai.[193] sulph.
  ☞ *O; Beine; Gesäßbacken*
  ◦ **Sitzen,** beim: **Alum.** calc. dig. guai.[193] sulph.
  ☞ *O; Beine; Sitzen; agg.; während • Taubheit, pelzige Empfindungslosigkeit; Beine; Gesäßbacken; Sitzen, beim*
  ◦ **Gesäßmuskeln**: calc-p.
- **Hüften**: bar-c. calc-p. lat-h.[301] rhus-t.
  ☞ *O; Beine; Hüften*
  ◦ **nachts**: bar-c.
  ☞ *O; Beine; nachts; agg.*
  ◦ **erstreckt** sich zum Fuß: lat-h.[301]
- **Oberschenkel**: arg. bell-p.[256] canth. caust. chin.[1] cic.[1] coc-c. hep.[1] **Merc.** nit-ac. ox-ac. sabad. sec. sil. thuj. verat.
  ☞ *Taubheit, pelzige Empfindungslosigkeit; Beine; Oberschenkel*
  ◦ **Aufstehen** von einem Sitz, beim: chin.[1]
  ☞ *O; Beine; Aufstehen; agg.; Sitzen, vom; während*
  ◦ **Menses,** während: sec.
  ☞ *O; Beine; Menses; während*
  ◦ **Sitzen,** beim: cic.[1] sil.
  ☞ *O; Beine; Sitzen; agg.; während*
  ◦ **erstreckt** sich zu den Hoden: sabad.
- **Knie**: alum. ant-t. aur. bell-p.[256] chin.[1] hyper. plat. rhus-t.
  ☞ *O; Beine; Knie*
  ◦ **Aufstehen** vom Sitzen, beim: chin.[1]
  ☞ *O; Beine; Aufstehen; agg.; Sitzen, vom; während*
  ◦ **Sitzen,** beim: alum.
  ☞ *O; Beine; Sitzen; agg.; während*
- **Unterschenkel**: acet-ac. adam.[222] agar. am-c. ambr.[85] arg.[5] arn. asaf. bapt. bar-c. bell-p.[256] berb. **Calc. Calc-p.** camph. **Carb-an. Carbn-h.** carbn-s. caust.[1] cham. cic.[1] con. corn. **Crot-h.** dig. euph. fl-ac. gels. hydrog.[222] hyper. ign. ind. iod. **Kali-c.** kreos. lach. lachn. laur. lil-t. lob-c.[25] mag-m. manc. merc. merc-i-f. mez. morg.[136] naja nux-m. nux-v. onos. petr.[1] phos. polyg.[25] puls. **Rhus-t. Sec.** sep. **Sulph.** tax.[303] thuj. verat.[1]
  ☞ *O; Beine; Beine*
  ◦ **tagsüber**: **Carb-an.**
  ☞ *O; Beine; tagsüber*
  ◦ **nachmittags**: **Gels.**
  ☞ *O; Beine; nachmittags*
  ◦ **abends**: **Calc.** ign. manc.
  ☞ *O; Beine; abends*

<> ◦ **Aufstehen** vom Sitzen, beim: **Puls.**
  ☞ *O; Beine; Aufstehen; agg.; Sitzen, vom; während*
  ◦ **Erregung,** durch: calc-p.
  ☞ *O; Beine; Gemütsbewegungen, nach ▤ GEMÜT; M; Erregung; Beschwerden durch; Allgemeinsymptome*
  ◦ **Gehen,** beim: asaf.
  ◦ **Kreuzen** der Beine, beim: carb-an.[122]
  ☞ *O; Beine; Übereinanderschlagen, Kreuzen, der Beine; agg.*
  ◦ **Liegen** agg., im Bett: hydrog.[222]
  ☞ *O; Beine; Liegen; agg.; Bett, im*
  ◦ **Schwäche,** bei: tax.[303]
  ◦ **Sitzen,** beim: agar. am-c. bar-c. **Calc.** camph. carb-an. cic.[1] crot-h. fl-ac. ign. laur. phos. sep.
  ◦ ◦ **übereinander** geschlagenen Beinen, mit: agar. carb-an. **Crot-h.** fl-ac. laur. **Phos.** sep.
  ☞ *O; Beine; Übereinanderschlagen, Kreuzen, der Beine; agg.*
  ◦ **Stehen,** beim: am-c. naja
  ◦ **Studieren,** Lernen, beim: tax.[303]
  ◦ **erstreckt** sich:
  ◦ ◦ **Oberschenkel,** zum: hydrog.[222]
  ◦ ◦ **unten,** nach: hydrog.[222]
  ◦ **Waden**: ambr.[85] bar-c. bell-p.[256] berb. caust.[1] cham. lach. lob-c.[25] onos.
  ☞ *O; Beine; Beine; Waden*
  ◦ ◦ **links**: lob-c.[25]
  ☞ *O; Beine; links*
- **Knöchel**: ars-i.[25] bar-c. bell-p.[256] cot.[36] haliae-lc.[222]
  ◦ **nachts,** beim Erwachen: bar-c.
  ◦ **erstreckt** sich:
  ◦ ◦ **abwärts**: cot.[36]
  ◦ ◦ **Zeh,** zum großen: haliae-lc.[222]
- **Füße**: **ACON.** adam.[222] ail.[25] all-s. **Alum.**[1] alum-p.[58] alum-sil.[58] am-c. am-m. ambr. ammc. ant-c. arg-n. arn. ars. arum-d. bamb-a.[1184] bapt. bar-c. bell.[1] bell-p.[256] berb. bry. cahin. **Calc.** calc-p. cann-i.[58] carb-an. **Carbn-s.** caust. chel. chin.[1] cic.[1] cob-chl.[45] **COCC. Colch.**[5] **Coloc.** com.[36] con. croc. crot-h. cub. cymbo-ci.[2184] dig. dor.[25] dulc. euph.[1] fago.[36] ferr. ferr-ma. graph.[5] grat. ham. hell. helo.[264]

PRICKELN, Empfindung von; **Füße** (Forts.)
hep. hydrog.[222] hyos. hyper. **Kali-c.** lacer.[36] lachn. lob-c.[25] lob-s.[102] lyc. mag-m. mag-s.[111] manc. merc-i-f. mez. naja nat-c. nat-m. neon[222] **Nit-ac.**[1] nux-m. nux-v. ol-an. olnd. onos. **Ph-ac. Phos.**[1] pip-m.[36] polyg.[25] **Puls.** ran-s. ratt-n.[204] **Rhod.** rhus-t. ruta **Sec. Sep.** sil. stann. staph. stry. sul-ac. sulph. sumb. tax.[303] thuj. visc.[119] zing.
☞ *O; Beine; Füße*

◦ **abwechselnd** mit den Händen: **COCC.**
☞ *A; Abwechselnd mit*

◦ **links**: ail.[25] crot-h. grat. mag-s.[111]
☞ *O; Beine; links*

◦ ◦ **Taubheit** des Unterschenkels, mit: ail.[25]

◦ **rechts**: alum. carb-an. tax.[303]
☞ *O; Arme; rechts • O; Beine; rechts*

◦ **morgens**: calc-p. nat-c.[1]
☞ *O; Beine; morgens*

◦ ◦ **Bett,** im: nat-c.[1]
☞ *O; Beine; Bett, im; agg.*

◦ **nachmittags**: fago.[36]
☞ *O; Beine; nachmittags*

◦ **abends,** im Bett: carb-an.

◦ **nachts**: am-m. mag-m. phos.[1]
☞ *O; Beine; nachts; agg.*

<> ◦ **Aufstehen** vom Sitzen, beim: **Puls.**
☞ *O; Beine; Aufstehen; agg.; Sitzen, vom; nach • O; Beine; Sitzen; agg.; nach*

◦ **Auftreten,** beim: nux-m.[36]

◦ **Erwachen,** beim: adam.[222]

◦ **Essen,** nach dem: kali-c.
☞ *O; Beine; Essen; nach*

◦ **Gehen,** beim:

◦ ◦ **agg.**: ant-c. berb. **Sec.**

◦ ◦ **amel.**: am-c. **Puls.**

◦ **Hitze** agg.: lachn.

◦ **Liegen** im Bett, beim: carb-an. **Hyper.**
☞ *O; Beine; Liegen; agg.; Bett, im*

◦ **Sitzen,** beim: euph.[1] grat. nat-c.[1]

◦ **Stehen,** beim: naja **Puls. Sec.**
☞ *O; Beine; Stehen; agg.; während*

➡ ◦ **erstreckt** sich:

◦ ◦ **Knien,** zu den, rieselt auf und ab: hydrog.[222]

◦ ◦ **oben,** nach: **ACON.**

◦ **Fußrücken**: am-c. chin.[1] com.[36] pip-m.[36] ran-s.
☞ *O; Beine; Füße; Fußrücken*

◦ ◦ **links,** Bewegung amel.: com.[36]
☞ *O; Beine; links*

◦ ◦ **Bewegung** amel.: pip-m.[36]
☞ *O; Beine; Bewegung; amel.*

◦ ◦ **Sitzen** agg.: pip-m.[36]

◦ **Fersen**: alum. am-c. caust.[1] con. ferr-ma. lob-c.[25] nit-ac.[1] **Nux-m.** rhod.
☞ *O; Beine; Füße; Fersen*

◦ ◦ **links**: lob-c.[25]
☞ *O; Beine; links*

◦ ◦ **abends** im Bett: nit-ac.[1]

◦ ◦ **Sitzen,** beim: alum. con.
☞ *O; Beine; Sitzen; agg.; während*

◦ **Fußsohlen**: alum.[1] am-c. arg-n. ars. bell.[1] **Berb.** bry. cahin. cann-i.[58] **CAUST.** cic.[1] **Cocc.** colch.[5] coloc. cub. ferr. helo.[264] **Hep.** hydrog.[222] lob-c.[25] lob-s.[102] lyc. nat-c. neon[222] **Nux-m. Nux-v.** ol-an. **Olnd.** puls. ratt-n.[204] **Rhus-t.** ruta **Sec.** sep. **Sil.** staph. stry. zing.
☞ *O; Beine; Füße; Fußsohlen*

◦ ◦ **links**: lob-c.[25] neon[222]
☞ *O; Beine; links*

◦ ◦ **abends**: rhus-t. zing.
☞ *O; Beine; abends*

◦ ◦ **Aufstehen,** beim:

◦ ◦ ◦ **Bett,** aus dem: lyc.
☞ *O; Beine; Aufstehen; agg.; Bett, aus dem; während*

◦ ◦ ◦ **Sitzen,** beim: **Puls.**
☞ *O; Beine; Aufstehen; agg.; Sitzen, vom; während*

◦ ◦ **Gehen,** beim: berb. bry. **Olnd. Rhus-t. Sec.** zing.

◦ ◦ **Kratzen,** nach: sil.
☞ *O; Beine; Kratzen; agg.*

◦ ◦ **Schlaf,** vor: neon[222]

◦ ◦ **Sitzen,** beim: arg-n. cic.[1] **COCC.** staph. zing.
☞ *O; Beine; Sitzen; agg.; während*

◦ ◦ **Stelle,** an einer: ol-an.

- **Zehen**: abrot.[137] acon-c. ail.[25] am-m. apoc-a.[102] ars. arum-d. bell-p.[256] berb. bufo-s. camph. carb-ac.[25] chin.[1] cic. **Colch.** con. croto-t. elaps fago.[25] hell. **Hep. Lach.** merc. merc-i-f. mez.[1] nat-c.[1] nat-m. **Nux-m.** onos. ran-s. sabad. sec. stry. verat. vip.

◦ **links**: ail.[25]
☞ *O; Beine; links*

◦ **Nägeln,** unter den: elaps
☞ *O; Nägel; unterm Nagel; Zehennagel*

◦ **Zehenspitzen**: acon-c. **AM-M. Nat-m.**

◦ **großer** Zeh: berb. bufo-s. camph. carb-ac.[25] chin.[1] cic. mez.[1] nat-c.[1] ran-s.

◦ ◦ **links**: carb-ac.[25]
☞ *O; Beine; links*

◦ ◦ **Spitze**: mez.[1]

◦ **2. Zehe**: croto-t.

◦ **4. Zehe, außen, lateral**: onos.

elektrischer Strom, wie, Hände: fl-ac.[137]

lähmungsartig: alumn.[122] bapt.[25] kali-br.[25]

lustvoll, Fußsohlen: **Sil.**

Nadeln, wie durch, Fußsohlen: bry.[137] nat-c.[137]
▥ *ALLGEMEINES; C; Prickeln, Empfindung von; Nadeln, wie durch, äußerlich*

schmerzhaft:

- **Hände**: mag-m.
☞ *O; Arme; Hände* ▥ *ALLGEMEINES; C; Schmerz; prickelnd, kribbelnd*

- **Oberschenkel**: caust.
▥ *ALLGEMEINES; C; Schmerz; prickelnd, kribbelnd*

- **Füße**: mag-m.
☞ *O; Beine; Füße* ▥ *ALLGEMEINES; C; Schmerz; prickelnd, kribbelnd*

PRONIERTE Arme: cupr. plb.

PULS in den Handflächen, spürt den: euon-a.[77]

PULSIEREN, Empfindung von: acon. aesc.[58] agar. alum. am-c. am-m. ambr.[58] aml-n. anac. anan. androc.[222] ang. ant-t. apis arg. arg-n.[5] arge-p.[264] ars. ars-h. ars-met. arund. asaf. asc-t. aster. aur.[5] bamb-a.[1184] bapt.[25] bar-c.[1] bar-m. bart.[36] bell.[5] berb. bor. bov.[111] brach. brom. bry. bufo cact.[58] calad. calc-s.[58] cann-s. carb-v. carbn-o.[111] carbn-s. caust. cench.[58] chin-ar. chin-s. chlol.[25] choc.[222] cic. coc-c. cocc.[5] cod.[111] coloc. com. con. crot-h. cycl. cyt-l.[119] dig.[1] digin.[36] dios. dros. eup-per. fago.[36] falco-p.[265] **Ferr.** ferr-i.[58] ferr-ma. fl-ac. gamb. gels. glon.[58] graph.[1] grat.[111] gymn. hep. hura hydrog.[222] **Ign.** ignis[194] indg. iod.[58] jatr. kali-bi. **Kali-c.**[1] kali-i. kali-n. kali-p.[58] kali-sil.[58] kreos. **Lach.** lar-ar.[251] led. lil-t. lith-c.[25] lob-c.[36] lyss. m-arct.[5] m-art.[5] m-aust.[85] mag-c. mag-m. mag-s. manc. med. meph. merc. merc-i-f. merc-s. mez.[5] mill. mur-ac.[1] murx. mygal.[25] nat-ar. nat-c. nat-m. nat-s.[111] nicc. nit-ac. nux-m. nux-v. ol-an. olnd. petr. ph-ac. phos. phys. phyt. pic-ac. plat.[1] plb. plut-n.[222] prun.[36] puls.[111] ran-b. rhod.[111] **Rhus-t.** rhus-v. rumx. ruta sabad. sars. sec.[1] sel.[58] sep.[5] sil. sol-t-ae. spig.[1] spong. squil. stann. staph. still. stront-c. sul-i.[58] sulph.[1] sumb. tab. tarax. tarent. tax.[303] ter. teucr. thuj. til. til-c.[253] verat-n.[137] verat-v. visc.[25] xan.[85] zinc.
ALLGEMEINES; C; Pulsieren, Empfindung von; Äußerlich

nachts: **Ferr.** sep.

Erwachen, beim: ferr-i.[58]

Froststadium im Fieber, während: zinc.

Gehen amel., langsames: ferr.

Musik, durch: kreos.[58]
ALLGEMEINES; M; Musik; agg.

Ruhe, während: **Ferr.**

Gelenke: am-m. arg. brom. led. **Merc.** mill. rhod. rhus-t. **Ruta** sabad. thuj.

Muskeln: nat-m.[5] **Nux-v.**[5]

Arme: acon.[5] agar. alum. am-m. aml-n. anac.[5] anan. apis arg. ars-h. asc-t. aster. aur.[5] bar-c.[1] bar-m. bell. berb.[111] bor. bov. brach. bry. bufo cact.[58] carb-v. carbn-o.[111] caust.[5] chin-s. chlol.[25] cic. coc-c. cocc.[5] coloc. con. crot-h. dig. dios. dros. fago. falco-p.[265] ferr-ma. fl-ac. gels. glon. graph. grat.[111] gymn. hep. hura hydrog.[222] ign.[5] ignis[194] indg. iod.[58] kali-bi. **Kali-c.**[58] kali-n.[5] kreos.[58] lach. led. lith-c.[25] lyss. m-arct.[5] m-art.[5] m-aust.[5] mag-c. mag-m.[5] mag-s. manc. merc. merc-i-f. merc-s. mez.[5] mur-ac. nat-c. nat-m. nat-s. nicc. nux-v. olnd. petr. ph-ac. phos. phys. phyt. plat. plb. plut-n.[222] rhod. rhus-t. sabad. sars. sel.[58] sep. sil.[5] sol-t-ae. squil. stann. still. stront-c. sulph. sumb. tab. tarax. ter. teucr. thuj. til. xan.[85] zinc.[1]

- **links**: nux-v. xan.
O; Arme; links

- **rechts**: sil.[1]
O; Arme; rechts

- **Essen,** nach dem: sel.[58] sil.
O; Arme; Essen; nach

- **Heben** des Arms, beim: sil.[1]
O; Arme; Anheben; agg., der Glieder

- **Herzschlag,** mit dem: graph.[1]

- **Knochen**: sabad.[5]

- **Gelenke**: m-art.[5] **Merc.**[5]
O; Arme; Gelenke

- **Schultern**: am-m. arg. bar-c. bar-m. berb. brach. cocc. **Coloc.** dig. hura ignis[194] **Kali-c.** **Led.** mag-m.[5] merc.[5] mez. mur-ac. nat-m. ph-ac. **Rhod.** rhus-t. sol-t-ae. stann. sulph. tab. tarax. thuj.
O; Arme; Schultern
  - **abwechselnd** mit Reißen: bar-c.
  A; Abwechselnd mit
  - **rechts**: am-m. **Led.**
  O; Arme; rechts
  - **abends**: dig. mez.
  O; Arme; abends
  - **Bewegung**:
    - **agg.**: mez.
    - **amel.**: am-m. arg.
  - **Gehen,** beim:
  O; Arme; Gehen; agg.; während
    - **agg.**: dig.
    - **amel.**: rhus-t.
  - **Luft,** amel. in kalter: rhus-t.
  O; Arme; Kälte; amel.
  - **Wärme** agg.: rhus-t.
  - **Deltoideusregion**: ignis[194] nat-m.
  O; Arme; Schultern; Deltoideus, Region des

- **Oberarme**: ars-h. chlol.[25] cocc.[5] dig. **Kali-c.** kali-n. nat-m. rhod. sars. sol-t-ae.[36] squil. sumb.[25] tarax.
O; Arme; Oberarme
  - **links**: chlol.[25]
  O; Arme; links
  - **nachts**: kali-c.
  O; Arme; nachts
  - **Triceps**: sol-t-ae.[36] sumb.[25]
  - **schulternah**: sars.
  O; Arme; Schultern

- **Ellenbogen**: agar. crot-h.[111] grat. hura ignis[194] indg. kali-bi.[111] rhus-t. **Still.** ter. thuj.
O; Arme; Ellenbogen
  - **links**: ignis[194]
  O; Arme; links
  - **abends**: still.
  O; Arme; abends
  - **Olecranon**: agar.
  O; Arme; Ellenbogen; Höcker, Olekranon

- **Unterarme**: bell. bufo[36] caust.[1] hura hydrog.[222] kali-bi. lyss. olnd. plat. sabad. stront-c.[5]
O; Arme; Unterarme
  - **ulnar,** handgelenknah: olnd.
  O; Arme; Handgelenke
  - **Elle,** innen: bufo[36]

PULSIEREN, Empfindung von (Forts.)

- **Handgelenke**: bov. brach. grat. hura kali-bi.[111] kali-n.[1] **Lach.** merc. phos.
  ☞ *O; Arme; Handgelenke*
  ◦ **abends**: bov.
  ☞ *O; Arme; abends*
  ◦ **Bewegung** agg.: phos.
  ☞ *O; Arme; Bewegung; während*
  ◦ **erstreckt** sich zum Ellbogen: kali-n.[1]
- **Hände**: **Am-m.** aur.[5] berb.[36] bry. cact.[58] carb-v.[5] cic. coc-c. dros. fago.[25] fl-ac.[5] gels.[64] glon. grat.[111] hydrog.[222] kali-n.[5] m-arct.[5] mez.[5] nat-s. nicc. phys. plb. plut-n.[222] rhus-t. sabad.[5] sumb. thuj.
  ☞ *O; Arme; Hände*
  ◦ **links**: gels.[64]
  ☞ *O; Arme; links*
  ◦ **rechts**: hydrog.[222]
  ☞ *O; Arme; rechts*
  ◦ **morgens**: fago. thuj.
  ☞ *O; Arme; morgens*
  ◦ ◦ **Bett,** im: thuj.
  ◦ **vormittags**: nicc.
  ☞ *O; Arme; vormittags*
<> ◦ **berührt,** wenn man etwas: glon.
  ☞ *O; Arme; Berührung; agg.*
  ◦ **Bewegung** amel.: am-m.
  ☞ *O; Arme; Bewegung; amel.*
  ◦ **Hitze,** bei: sumb.
  ◦ **Mittagessen,** nach: plb.
  ◦ **Pressen** zum Stuhlgang, beim: cic.
  ◦ **Schreiben** amel.: nicc.
  ◦ **Mittelhandknochen**: berb.[36] carb-v.[5]
  ◦ ◦ **rechts**: berb.[36]
  ☞ *O; Arme; rechts*
  ◦ **Handrücken**: dros. fago.[25] nat-s.
  ☞ *O; Arme; Hände; Handrücken*
  ◦ ◦ **Bewegung** amel.: nat-s.
  ☞ *O; Arme; Bewegung; amel.*
  ◦ ◦ **Blutgefäße**: fago.[25]
- **Finger**: **Am-m.** aml-n. anac.[5] anan. apis bar-c.[1] bell. berb.[111] bor. bufo carb-v. carbn-o.[111] caust.[5] chin-s. con. crot-h. dios. fago. ferr-ma. fl-ac. gels. glon. graph. gymn. hep. hura hydrog.[222] ignis[194] iod.[58] kali-bi. kali-c.[58] kreos.[58] lith-c.[25] **M-aust.**[5] mag-c. mag-s. nat-m. nat-s. phyt. plat. sabad. sars. sep. sil.[5] sol-t-ae. stront-c. **Sulph.** teucr. til. xan.[85] zinc.[1]
  ◦ **links**: xan.[85]
  ☞ *O; Arme; links*
  ◦ **abends**: fl-ac.
  ☞ *O; Arme; abends*
<> ◦ **Bewegung** amel.: lith-c.[25]
  ☞ *O; Arme; Bewegung; amel.*
  ◦ **Druck** amel.: lith-c.[25]
  ☞ *O; Arme; Druck; amel.*
  ◦ **Gelenke**: **Berb.**[111] bufo caust.[5] gels.[64] **Hep.**
  ☞ *O; Arme; Finger; Fingergelenke*
  ◦ **Nägel**:
  ☞ *O; Nägel; Fingernägel •O; Arme; Finger; Daumen*
  ◦ ◦ **Umgebung** der Nägel: con.
  ◦ ◦ **unter** den Nägeln: am-m. **Graph.** sep. sulph.[5]
  ☞ *O; Nägel; unterm Nagel*
  ◦ **Fingerspitzen**: aml-n. bell. berb.[111] bor.[111] carb-v. crot-h. gels. glon. hura[142] iod.[58] kreos.[58] nat-s.[111] phyt. sep.[111]
  ☞ *O; Arme; Finger; Fingerspitzen*
  ◦ ◦ **mittags**: gels.
  ◦ **Daumen**: am-m. bor. carb-v. chin-s. ferr-ma. **Hep.** hura hydrog.[222] mag-c. nat-m. sars. stront-c. zinc.
  ☞ *O; Arme; Finger; Daumen*
  ◦ ◦ **rechts**: hydrog.[222]
  ☞ *O; Arme; rechts*
  ◦ ◦ **nachts**: sars.
  ☞ *O; Arme; nachts*
  ◦ ◦ **Essen,** nach dem: nat-m.
  ☞ *O; Arme; Essen; nach*
  ◦ ◦ **Sitzen,** beim: nat-m.
  ☞ *O; Arme; Sitzen; während*
  ◦ ◦ **Nagel,** unter dem: **AM-M.**
  ☞ *O; Nägel •O; Nägel; unterm Nagel •O; Arme; Finger; Daumen*
  ◦ ◦ **Spitze**: bor. chin-s. ferr-ma. mag-c. zinc.
  ☞ *O; Arme; Finger; Fingerspitzen*
  ◦ **Zeigefinger**: gymn. hura mag-s. nat-m. sulph. til.
  ◦ ◦ **Spitze**: hura nat-m.
  ☞ *O; Arme; Finger; Fingerspitzen*
  ◦ ◦ ◦ **abends**: nat-m.
  ☞ *O; Arme; abends*
  ◦ **Mittelfinger**: bar-c.[1] dios. hura hydrog.[222] sabad.
  ◦ ◦ **rechts**: hydrog.[222]
  ☞ *O; Arme; rechts*
  ◦ **Ringfinger**: crot-h. sol-t-ae.
  ◦ **Kleiner** Finger: berb.[111] hura nat-s. sep. zinc.[1]
  ◦ ◦ **rechts**: berb.[111]
  ☞ *O; Arme; rechts*
  ◦ ◦ **Spitze**: nat-s. sep.
  ☞ *O; Arme; Finger; Fingerspitzen*

Beine: acon. agar. alum. am-c. am-m. anac. androc.[222] ang. ant-t. arg. arg-n.[5] arge-p.[264] ars. ars-h. ars-met. arund. **Asaf.** bamb-a.[1184] bapt.[25] bart.[36] bell.[5] berb. bov.[111] brach. **Brom.** bry. cact.[58] calad. **Cann-s.** carbn-s. caust. cench.[58] choc.[222] cocc.[5] cod.[111] coloc. com. crot-h. cycl. dig.[1] digin.[36] dros. eup-per. fago.[36] falco-p.[265] gamb. gels. glon.[58] graph.[1] hep. hydrog.[222] ign. iod.[58] jatr. kali-bi. **Kali-c.**[58] kali-i. kali-n. kreos. lar-ar.[251] lil-t. lob-c.[36] m-aust.[85] mag-m. med. meph. **Merc.** merc-i-f. mur-ac.[1] murx. mygal.[25] nat-c. nat-m. nat-s.[111] nit-ac. nux-m. nux-v. olnd. petr. **Ph-ac.** phos. pic-ac. plat.[1] plb. plut-n.[222] prun.[36] puls.[111] ran-b. rhod.[111] rhus-t. rhus-v. rumx. ruta **Sars.** sec.[1] sel.[58] **Sep.**[5] sil. sol-t-ae. spig.[1] spong. stann. staph. still. stront-c. **Sulph.**[1] tarent. tax.[303] til. verat-n.[137] verat-v. visc.[25] zinc.

- **Hinsetzen,** nach: sel.[58]
  ☞ *O; Beine; Sitzen; agg.; Hinsetzen*
- **Gelenke**: arg.[5] dros.[5] ruta[5]
  ☞ *O; Beine; Gelenke*

- **Gesäßbacken**: cench.[58] phos. prun. rumx. sol-t-ae. zinc.
  ☞ *O; Beine; Gesäßbacken*

◦ **16** Uhr: sol-t-ae.

- **Hüften**: am-c. ars. ars-h. ars-met. bry.[36] **Coloc.** crot-h. hep. **Ign.** mag-m. merc. rhod. sil. staph. til. visc.[25]
  ☞ *O; Beine; Hüften*

◦ **links**: visc.[25]
  ☞ *O; Beine; links*

◦ **morgens**: ars-met.
  ☞ *O; Beine; morgens*

◦ **abends**: am-c.
  ☞ *O; Beine; abends*

- **Oberschenkel**: ang.[5] arg.[5] arg-n.[5] ars. asaf.[5] berb. bry. caust.[1] cench.[58] choc.[222] cocc.[5] com. dig.[1] digin.[36] lar-ar.[251] murx. nit-ac. plat. ruta sec.[1] **Sil.** spong. stann. tarent. verat-n.[137] verat-v.[102]

◦ **nachts**: ars.

◦ **rechts**: verat-v.[102]
  ☞ *O; Arme; rechts • O; Beine; rechts*

◦ **Sehnen**: caust.[1]

◦ **Fascia** **lata, links, beim Sitzen, Druck agg.**: digin.[36]

- **Knie**: **Acon.** arg. bamb-a.[1184] brach. brom. calad. coloc. fago.[36] **Kali-c.** kali-n.[1] merc. olnd. spig.[1] tarent. verat-v. zinc.
  ☞ *O; Beine; Knie*

◦ **morgens,** beim Erwachen: verat-v.

◦ **abends**: calad. kali-c.
  ☞ *O; Beine; abends*

◦ **nachts**: kali-n.[1]
  ☞ *O; Beine; nachts; agg.*

<> ◦ **Bewegung** **amel.**: kali-c.
  ☞ *O; Beine; Bewegung; amel.*

◦ **Gehen,** nach: zinc.

◦ **Liegen,** beim: calad.
  ☞ *O; Beine; Liegen; agg.*

◦ **Sitzen,** beim: bamb-a.[1184] brom. zinc.
  ☞ *O; Beine; Sitzen; agg.; während*

◦ **Stehen,** beim: arg.

◦ **Kniekehle**: coloc.[36] fago.[36] olnd.
  ☞ *O; Beine; Knie; Kniekehle*

◦ ◦ **links**: coloc.[36]
  ☞ *O; Beine; links*

◦ ◦ **Poplitealarteria,** beim Übereinanderschlagen der Beine: fago.[36]
  ☞ *O; Beine; Beine*

◦ **Kniescheibe**: coloc. spig.[1]
  ☞ *O; Beine; Knie; Kniescheibe*

◦ ◦ **abends**: coloc.
  ☞ *O; Beine; abends*

◦ ◦ **gestrecktem** Knie, mit steif: **Spig.**[1]

- **Unterschenkel**: alum. anac. ang.[5] ant-t. arg. ars-h. ars-met. asaf.[5] bart.[36] bov.[111] brom. cench.[58] falco-p.[265] graph.[1] jatr. kreos. med. merc-i-f. nat-m.[1] nat-s. nux-m.[111] ph-ac. pic-ac. plat. plb.[111] prun.[36] rhod.[111] rhus-t. sil. stann. still. stront-c. tax.[303] zinc.
  ☞ *O; Beine; Beine*

◦ **abends**: still.
  ☞ *O; Beine; abends*

<> ◦ **Gehen,** beim: nat-s.

◦ **Ruhe,** in: arg. ph-ac.
  ☞ *O; Beine; Ruhe; agg.*

◦ **Waden**: alum. bov.[111] cench.[58] falco-p.[265] graph.[1] jatr. nat-m.[1] nux-m.[111] plat. plb.[111] rhod.[111]
  ☞ *O; Beine; Beine; Waden*

◦ ◦ **morgens**: alum.
  ☞ *O; Beine; morgens*

◦ ◦ **Sitzen,** beim: nat-m.[1] plat.
  ☞ *O; Beine; Sitzen; agg.; während*

◦ ◦ **außen,** lateral: graph.[1]

◦ **Achillessehne**: bart.[36] prun.[36] zinc.
  ☞ *O; Beine; Beine; Achillessehne*

◦ ◦ **links**: bart.[36] prun.[36]
  ☞ *O; Beine; links*

◦ **stellenweise**: plat.

- **Knöchel,** Fußgelenk: am-m.[1] arg.[1] bamb-a.[1184] cench.[58] dros. kali-c.[36] ruta

◦ **links**: kali-c.[36]
  ☞ *O; Beine; links*

◦ **rechts,** nachts, im Liegen: dros.[36]
  ☞ *O; Arme; rechts • O; Beine; rechts*

◦ **nachts**: dros.
  ☞ *O; Beine; nachts; agg.*

◦ **Liegen,** beim: dros.

- **Füße**: am-m. ang. arg. ars-met. arund. asaf. bapt.[25] bell.[5] cact.[58] cann-s. carbn-s. caust. cod.[111] eup-per. gels. hydrog.[222] kali-i. kali-n. lar-ar.[251] lil-t. m-aust.[85] mygal.[25] nat-c. nat-m. nat-s.[111] nux-m. petr. phos. plb. plut-n.[222] puls.[111] ran-b. rhus-t. rhus-v. sars. sulph.[1]
  ☞ *O; Beine; Füße*

◦ **rechts**: eup-per.
  ☞ *O; Arme; rechts • O; Beine; rechts*

◦ **abends**: carbn-s.
  ☞ *O; Beine; abends*

◦ **Gehen,** nach: m-aust.[85]

◦ **Hitze,** mit glühender: bapt.[25]

◦ **Liegen,** beim: gels.
  ☞ *O; Beine; Liegen; agg.*

◦ **Mittagessen,** nach: plb.

◦ **außen,** lateral: lar-ar.[251] sulph.[1]
  ☞ *O; Beine; Füße; Seiten der Füße*

◦ **Mittelfußgelenke**: arg. lar-ar.[251]
  ☞ *O; Beine; Gelenke*

◦ **Fußrücken**: cann-s. rhus-t.
  ☞ *O; Beine; Füße; Fußrücken*

◦ **Fersen**: ars-met. **Nat-c.** nat-s.[111] phos. ran-b.
  ☞ *O; Beine; Füße; Fersen*

◦ ◦ **abends**: nat-c.
  ☞ *O; Beine; abends*

◦ ◦ **nachts**: phos.
  ☞ *O; Beine; nachts; agg.*

◦ **Wölbung** des Fußes: sulph.

PULSIEREN, Empfindung von; **Füße** (Forts.)

◦ **Fußsohlen**: arund. cod.[111] kali-n. petr. puls.[111] sars. sulph.[1]
☞ *O; Beine; Füße; Fußsohlen*

◦ ◦ **abends**: sulph.[1]
☞ *O; Beine; abends*

◦ ◦ **Ruhe,** in: petr.
☞ *O; Beine; Ruhe; agg.*

◦ ◦ **Sitzen,** beim: sars.
☞ *O; Beine; Sitzen; agg.; während*

- **Zehen**: agar. am-m. arge-p.[264] ars. asaf. cycl. gamb. glon.[58] hydrog.[222] iod.[58] kali-bi. kali-c.[58] meph. mur-ac.[1] ph-ac. plat.[1] rhus-t. zinc.

◦ **großer** Zeh: ars. **Asaf.** hydrog.[222] meph. ph-ac. plat. rhus-t.

◦ ◦ **rechts**: hydrog.[222]
☞ *O; Arme; rechts •O; Beine; rechts*

◦ ◦ **Spitze**: asaf.

◦ **2. Zehe**: gamb. mur-ac.[1]

◦ **3. Zehe**: gamb. mur-ac.[1]

◦ **4. Zehe**: gamb. mur-ac.[1]

◦ **5. Zehe**: agar. plat.[1]

brennend, Arme: phys.

- **Hände**: phys.
☞ *O; Arme; Hände*

intermittierend, Oberarme: kali-c.[1] tarax.

juckend, Finger: lith-c.[25]

schmerzhaft, Füße: mygal.[25]

schmerzlos, Knie: merc.

stechend, Hände: thuj.

PURPURN, Beine: phos.[5]

QUADDELN:
☞ *Hautausschläge; Flecken, große, entzündliche*

QUECKSILBERGEFÜHL, kaltes, an kleiner Stelle: agar.[36]

RATTE läuft das Glied hinauf, Empfindung eine:
☞ *Fremdkörper, Empfindung wie von einem*

Arme: **Bell.**[137] calc.[137] sulph.[137]
☞ *Maus, Empfindung wie von einer; laufende Maus; oben, nach;*

Beine: ail. **Calc.**
☞ *O; Beine; Beine •Laufen würde, Empfindung, als ob etwas über die Beine •Maus, Empfindung wie von einer; laufende Maus; oben, nach;*

RAUH an, alles fühlt sich: par.[102]

RAUHE Haut:
☞ *Aufgesprungene Haut*

Arme: alum. bad.[25] bar-c. but-ac.[149] **Calc.**[5] cench.[58] cortiso.[119] crot-h.[36] fl-ac. graph. hep. kali-c. laur.[5] lith-c.[171] med.[127] mez. nat-c. nat-m.[5] **Nit-ac.** peti. petr. ph-ac. phos. por-m.[251] psor.[58] rhus-t. rhus-v. sabad. sabin.[5] sep.[5] sil. sul-ac. sulph. tab. thuj. uran.[269] x-ray[102] zinc.

- **Unterarme**: peti. rhus-t. **Sep.**[5] sulph.[5]
☞ *O; Arme; Unterarme*

◦ **abends**: peti.
☞ *O; Arme; abends*

- **Handgelenke**: rhus-t.
☞ *O; Arme; Handgelenke*

- **Hände**: alum. bad.[25] bar-c. cench.[58] cortiso.[119] crot-h.[36] **Graph. HEP.** kali-c. laur. med.[127] mez. nat-c. nat-m.[5] nit-ac. **Petr.** ph-ac. phos. por-m.[251] psor.[58] **Rhus-t.** rhus-v. sabad. **Sabin.**[5] sul-ac. **Sulph.** tab. x-ray[102] **Zinc.**
☞ *O; Arme; Hände •Aufgesprungene Haut; Hände*

◦ **abends**: sulph.
☞ *O; Arme; abends*

◦ **Wetter,** bei kaltem: **Zinc.**
☞ *O; Arme; Kälte; in der Kälte, während Kälte*

◦ **stellenweise**: zinc.

◦ **abgestorbene** Haut: mez.

◦ **Handrücken**: cortiso.[119] med.[127] **Nat-c.**
☞ *O; Arme; Hände; Handrücken*

◦ **Handflächen**: bad.[25] tab. x-ray[102]
☞ *O; Arme; Hände; Handflächen*

- **Finger**: but-ac.[149] fl-ac. graph. laur.[5] lith-c.[171] **Petr.** ph-ac. por-m.[251] sil. thuj. uran.[269] zinc.

◦ **Fingernägel**: but-ac.[149] fl-ac. **Graph. SIL.** thuj.
☞ *O; Nägel; Fingernägel*

◦ **Fingerspitzen**: **PETR.** uran.[269]
☞ *O; Arme; Finger; Fingerspitzen*

Kniekehle rechts: cere-b.[36]
☞ *O; Beine; Knie •O; Beine; Knie; Kniekehle*

Unterschenkel: alum.[58] **Sep.**[5] sulph.[5]
☞ *O; Beine; Beine*

- **Schienbein,** über dem: alum.[58]
☞ *O; Beine; Beine; Schienbein*

Fersen: musa[197]

RAYNAUD Syndrom: ail.[102] ars.[137] astra-e.[149] bac.[85] cact.[137] calc.[187] carb-v.[187] cortico.[149] cupr.[210] cyt-l.[149] ephe.[267] ferr-p.[137] foll.[1201] halo.[149] hed.[149] hep.[187] kali-c.[187] kres.[149] lac-c.[149] nux-v.[187] perh.[149] prot.[136] pull-g.[181] sarcol-ac.[149] **SEC.**[1125] sep.[187] sulfonam.[149] thala.[149] thiop.[149] visc.[149]
☞ *Farbe, Verfärbung; blau; •Kälte; allgemeine Arzneien;*

REFLEXE:

erhöht: alum.[58] anh.[85] bell.[102] benz.[102] cann-i.[102] kres.[149] lath.[85] mang.[102] nux-v.[144] stry.[144] vip.[102]
ALLGEMEINES; C; Reflexe; gesteigert

- **Babinski**: kres.[149]

- **Patellarreflex**: alum.[58] anh.[85] lath.[85]

fehlend, Fußsohlen betreffend, rechts: colch.[102]
ALLGEMEINES; C; Reflexe; schwach, Areflexie •ALLGEMEINES; C; Reflexe; vermindert

vermindert: cur.[102] oxyt.[102] phys.[144] plb.[102] sec.[102] sulfon.[102]
ALLGEMEINES; C; Reflexe; vermindert

- **Patellarreflex**: **Cur.**[102] oxyt.[102] phys.[144] plb.[102] **Sec.**[102] sulfon.[102]

REIFEN:
☞ *Bandagiert, Empfindung wie*

REISKÖRNERN in den Gelenken, Empfindung wie von: calc-f.[137]

REIZENDE Empfindung unter den Fingernägeln, amel. durch Nägelbeißen: am-br.[102]

RENNEN, Neigung zu:
GEMÜT; C; Trieb, Impulse; Rennen, zu, Wandertrieb

RHAGADEN:
☞ *Rissige Haut*

RILLEN, Furchen, auf den Nägeln: ars.[5] fl-ac. sabad.[5] thuj.
☞ *O; Nägel*

Fingernägel: thuj.
☞ *O; Nägel; Fingernägel*

Zehennägel: **Sabad.**[5]
☞ *O; Nägel; Zehennägel*

Längsfurchen, Fingernägel: fl-ac.
☞ *O; Nägel; Fingernägel*

RISSIGE Haut:
☞ *Hautausschläge; rissig, aufgesprungen*

Gelenkbeugen: **GRAPH.** hippoz. kali-ar.[162] mang. morg.[136] squil.

Nägel, um die: graph.[102] nat-m.[102] petr.[102]
☞ *O; Nägel*

Arme: aesc. allox.[119] alum.[5] am-c. am-m.[137] anan. ant-c. anthr.[187] apisin.[5] arn.[5] ars. arund.[102] aur.[5] aur-m. aur-m-n.[272] aur-s.[58] ba-sv.[136] bals-p.[25] bar-c. bar-s.[58] bell.[5] calc. calc-f.[72] calc-s.[58] calc-sil.[58] carbn-s.[162] caust.[5] cench. cist. cortico.[119] cortiso.[119] cund.[111] cycl.[5] dicha.[144] dys-co.[136] fl-ac.[5] foll.[149] **GRAPH.** harp.[1184] helo.[85] hep. hydro-c.[2147] ign.[809] kali-ar. kali-c. kali-s. kreos.[5] lach.[5] lar-ar.[251] lat-h.[301] lepro.[197] lyc. mag-c. maland.[56] mang. mang-acet.[1] med.[137] merc.[5] merc-c.[137] merc-i-r. morg.[136] mur-ac.[1] nat-c. nat-m. nat-sil.[58] nit-ac. ozone[227] petr.[56] phos. pip-m.[36] por-m.[251] pot-t.[1125] prim-o.[144] prot.[193] psor. puls. ran-b.[102] ratt-n.[204] rhus-t.[5] rhus-v.[25] ruta[5] sanic.[102] sars. sec. sep. sil. sulph. syc-co.[136] uran.[269] valer.[5] x-ray[119] zinc.
HAUT; C; Risse, tiefe

- **Schultern**: arn.[5] petr. valer.[5]
☞ *O; Arme; Schultern*

- **Ellenbogen**: mang.[102] morg.[136]
☞ *O; Arme; Ellenbogen*

◦ **Ellenbeuge**: mang.[102] **Morg.**[136]
☞ *O; Arme; Ellenbogen; Ellenbeuge*

- **Handgelenke**: kali-ar. morg.[136] **SULPH.**[5] syc-co.[136]
☞ *O; Arme; Handgelenke*

- **Hände**: **Aesc.** allox.[119] **ALUM.**[5] **Am-c.** anan. ant-c. anthr.[187] apisin.[5] arn. **ARS. Aur. Aur-m.** aur-s.[58] ba-sv.[136] bals-p.[25] bar-c. bar-s.[58] **CALC.** calc-f.[72] calc-s.[58] **Calc-sil.**[58] **Carbn-s.**[162] **Caust.**[5] cench. **Cist.** cortico.[119] cortiso.[119] **CYCL.**[5] dicha.[144] dys-co.[136] **Fl-ac.**[5] **GRAPH.** helo.[85] **HEP.** hydro-c.[2147] kali-c. kali-s. kreos.[5] **Lach.** lepro.[197] **Lyc. Mag-c.** maland.[56] **Mang.**[5] **Merc.** merc-c.[137] merc-i-r. morg.[136] mur-ac.[1] **Nat-c. Nat-m.** nat-sil.[58] **NIT-AC.** ozone[227] **PETR.** phos. pip-m.[36] pot-t.[1125] **Psor. Puls.** ran-b.[137] **Rhus-t.**[5] rhus-v. ruta sanic. **SARS.** sec. **Sep. SIL. SULPH.** x-ray[119] **ZINC.**
☞ *O; Arme; Hände • Aufgesprungene Haut; Hände • Hautausschläge; trocken; Arme; Hände*

◦ **Winter,** im: alum. **CALC.** calc-s.[58] carbn-s.[162] **Cist. Graph.**[122] maland.[122] **Merc. PETR. Psor. Sanic. SEP. SULPH.**
☞ *O; Arme; Winter, im*

◦ **Kälte,** durch: maland.[102] sanic. zinc.
☞ *Frostbeulen; Hände*

◦ **Nässe,** durch: alum. ant-c. **CALC.** calc-s.[58] **Cist.** kali-c. maland.[102] nit-ac. petr.[58] **Puls. Rhus-t.** rhus-v. sars. **SEP. SULPH.** zinc.
☞ *O; Arme; Nässe, Feuchtigkeit agg.* *ALLGEMEINES; M; Nasswerden; agg.; Hände*

◦ **Handrücken**: cist.[111] cortiso.[119] kreos.[5] **Merc. Morg.**[136] mur-ac.[1] nat-c. petr. **Rhus-t. Sanic. SEP.**
☞ *O; Arme; Hände; Handrücken*

◦ **Ballen**: hep.

◦ **Handflächen**: alum.[5] ba-sv.[136] calc-f.[72] **Cist.** dicha.[144] dys-co.[136] graph.[5] kreos.[5] maland.[56] merc-c.[137] **Merc-i-r. Morg. Petr.** pip-m.[36] ran-b.[137] **Rhus-t.**[5] sulph.
☞ *O; Arme; Hände; Handflächen*

◦ **Fingern,** zwischen den: **Ars. Aur-m. Graph.** morg.[136] sulph. x-ray[119] zinc.
☞ *O; Arme; Hände; Fingern, zwischen den*

- **Finger**: alum.[5] am-m.[137] ant-c. apisin.[5] arn.[5] ars. arund.[102] aur.[5] aur-m. aur-m-n.[272] ba-sv.[136] bals-p.[25] bar-c. bar-s.[58] bell.[5] **CALC. Calc-sil.**[58] **Cist.** cortico.[119] **CYCL.**[5] **Fl-ac.**[5] foll.[149] graph. harp.[1184] **Hep.** ign.[809] kali-c. lach.[5] lar-ar.[251] lat-h.[301] mag-c. maland.[56] mang. mang-acet.[1] med.[137] **Merc.**[5] morg.[136] nat-m. nat-sil.[58] ozone[227] **PETR.**[56] phos. por-m.[251] prim-o.[144] prot.[193] ran-b.[102] ratt-n.[204] **Rhus-t.**[5] rhus-v.[25] ruta[5] sanic.[102] **SARS.** sil. sulph. syc-co.[136] uran.[269] x-ray[119] zinc.
☞ *Aufgesprungene Haut; Finger*

◦ **Seiten**: sars.[137]

◦ **Basis**: sulph.[1]

◦ **Häutchen** zwischen den Fingern: ratt-n.[204]

◦ **Fingergelenke**: ant-c. ars. ba-sv.[136] **Graph.** harp.[1184] lach.[5] mang. merc. morg.[136] nat-m. phos. prim-o.[144] **Sanic.** sil. **Sulph.**
☞ *O; Arme; Finger; Fingergelenke*

◦ ◦ **Grundgelenke**: ba-sv.[136] morg.[136]

◦ ◦ **Nägel**: **ANT-C.** ars. lach.[5] **Nat-m. Sil.**
☞ *O; Nägel; Fingernägel*

◦ ◦ ◦ **Ränder**: lach.[5]
☞ *O; Nägel; Ecken*

◦ ◦ **geschwürig** werdend: **Merc.**

◦ **Fingerspitzen**: alum.[5] am-m.[137] aur.[5] **Aur-m.** ba-sv.[136] bar-c. bell.[5] foll.[149] **GRAPH.** ign.[809] med.[137] merc.[5] nat-m.[111] **PETR.**[56] **Ran-b.**[102] rhus-v.[25] **Sanic.**[102] sars.[5] sil.[5] syc-co.[136] uran.[269] x-ray[119]
☞ *O; Arme; Finger; Fingerspitzen*

◦ ◦ **Winter,** jeden: petr.[56]
☞ *O; Arme; Winter, im*

◦ **Daumen**: cortico.[119] ign.[809] lar-ar.[251] mang-acet.[1] morg.[136] por-m.[251] sars.
☞ *O; Arme; Finger; Daumen*

◦ ◦ **rechts**: cortico.[119]
☞ *O; Arme; rechts*

◦ ◦ **Beuge** des Grundgelenks: mang-acet.[1]
☞ *O; Arme; Finger; Fingergelenke*

◦ ◦ **Nagel,** nah am: por-m.[251]

◦ **Zeigefinger**: sil.

RISSIGE Haut; **Daumen** (Forts.)

Beine: acon.[809] **Alum.** anac-oc.[102] ars. arund.[102] **Aur.**[809] **Aur-m.** bani-c.[204] bar-c. **Calc.** calc-f.[162] carb-an. coc-c.[111] com. eug. graph. **HEP.** hydr. hydrog.[222] kali-p.[111] lach.[5] lepro.[197] lith-c.[227] lyc. maland.[171] merc.[809] merc-c.[111] morg. nat-c. nat-m. petr.[102] pitu-a.[164] prot.[193] psor.[111] rauw.[119] sabad. sars. sil. **Sulph.** syc-co. til-c.[253] **Zinc.**
HAUT; C; Risse, tiefe

- **Kniescheibe**: sulph.[36]
O; Beine; Knie • O; Beine; Knie; Kniescheibe

- **Füße**: acon.[809] anac-oc.[102] ars. arund.[102] aur.[809] **Aur-m.** bani-c.[204] calc-f.[162] carb-an. coc-c.[111] com. eug. graph. **Hep.** hydr. hydrog.[222] kali-p.[111] lach. lepro.[197] **LYC.**[809] maland.[171] merc.[809] merc-c.[111] morg. nat-m. pitu-a.[164] prot.[193] psor.[111] rauw.[119] sabad.[137] **SARS.** sil. sulph. syc-co. til-c.[253]
O; Beine; Füße

◦ **Waschen agg.**: maland.[102]

◦ **Wetter, bei kaltem**: maland.[102]
O; Beine; Kälte; bei Kälte, in der Kälte

◦ **Fersen**: acon.[809] ars.[111] arund.[102] aur.[809] bani-c.[204] calc-f.[162] coc-c.[111] kali-p.[111] **Lyc.** merc.[809] **Morg.** rauw.[119] sars.[162] **Syc-co.** til-c.[253]
O; Beine; Füße; Fersen

◦ **Fußsohlen**: anac-oc.[102] ars. lepro.[197] maland.[171] merc-c.[111]
O; Beine; Füße; Fußsohlen

◦ **Zehen, zwischen den**: aur-m. carb-an. eug. **Graph.** hydr. hydrog.[222] **Lach. Nat-m.** pitu-a.[164] psor.[111] sabad.[137] **Sars. SIL.**
Wundheit, Exkoriation; Füße; Zehen, zwischen den; Schweiß, durch

- **Zehen**: aur-m. carb-an. eug. **Graph.** hydr. hydrog.[222] **Lach.**[5] lith-c.[227] nat-m. **Petr.**[102] pitu-a.[164] psor.[111] sabad. sars. sil.

◦ **unter den Zehen**: hydrog.[222] sabad.

brennend, Hände: **Petr.** sars. zinc.

feucht:

- **Handflächen**: merc-i-r.[137]

- **Zehen, zwischen 4. und 5., rechts**: pitu-a.[164]

juckend:

- **Hände**: merc. **Petr.**
O; Arme; Hände

- **heftig, zwischen den Zehen**: **Nat-m.**

schmerzhaft, Hände: graph.[5] merc.[5] **PETR.**[5] **Sulph.**[5]

tief:

- **Füße**:
O; Beine; Füße

◦ **Fußsohlen**: lepro.[197]
O; Beine; Füße; Fußsohlen

◦ **Zehen, zwischen den**: **Hydr.**

- **blutend, Hände**: alum. graph.[58] lepro.[197] **Merc. NIT-AC. PETR.** sanic. **Sars.**
O; Arme; Hände

ROH, wund, wie:
Schmerz; roh, Schmerz wie

ROLLEN, Empfindung von:

Unterarme: ph-ac.[1]
ALLGEMEINES; C; Rollen, Empfindung von

Hände: op. ph-ac.[1]
O; Arme; Hände ALLGEMEINES; C; Rollen, Empfindung von

Finger: ph-ac.[1]
ALLGEMEINES; C; Rollen, Empfindung von

abwärts, Arme: rhus-t.

RUCKEN: acon.[102] aesc. aeth.[102] **Agar.**[58] ail. aloe[111] **Alum.** alum-p.[58] alum-sil.[58] am-c.[1] **Am-m.**[5] **Ambr.**[102] ammc.[36] amyg-am. **Anac.**[1] androc.[222] ang.[102] ant-c.[102] ant-t.[144] **Apis**[81] apoc. aq-des.[275] aran. arg. **Arg-n.**[54] arn.[5] **Ars.**[137] ars-s-f.[58] art-v. arund. asaf. atro.[25] aur. aur-m. bar-c.[5] **Bar-m.** bar-s.[58] bell.[102] berb. bor.[102] brom.[102] bry.[102] bufo[111] cadm-s. calc.[102] calc-p. calc-sil.[58] camph. camph-br.[25] cann-i. cann-s. canth.[5] caps. carb-v.[102] carbn-s.[25] carc.[210] card-m.[58] cast.[102] **Caust.**[102] cedr.[25] **CHAM.**[102] chel. **Chin.**[102] chin-s. chlorpr.[149] **CIC.**[81] **Cimic. CINA**[102] cinnb. clem.[5] cob. **Cocc.** cod.[25] coff. colch. colchin.[85] coloc.[137] com. con.[5] crot-h.[81] croto-t. **Cupr.**[137] cupr-acet.[102] cycl.[102] cymbo-ci.[2184] daph.[102] dig.[137] dios.[25] dor.[25] dulc.[1] eup-a.[25] euph.[5] euphr.[5] ferr.[5] ferr-ma. fl-ac.[5] **Gall-ac.**[36] gels. germ.[222] gink.[227] **Glon.** goss.[25] graph.[5] guai.[5] guare.[25] hedeo.[36] hell.[102] helo.[144] hep. hipp.[36] hist.[119] **HYOS. Hyper. Ign.**[137] inul. iod.[5] ip.[137] jal. jug-r. kali-bi. kali-br. kali-c. **Kali-i.**[809] **Kali-n.** kali-p.[58] kali-s. kali-sil.[58] kreos.[5] lach.[5] lachn.[25] lact.[36] laur.[137] **Lil-t.** lon-x.[36] **Lyc.**[137] **M-arct.**[5] m-art.[5] m-aust.[5] mag-c.[5] mag-m.[5] manc.[36] mang.[5] med.[139] menth-pu.[36] meny.[137] meph.[85] **MERC.** merc-c. mez.[1] morph.[171] mosch.[36] mur-ac.[5] mygal.[137] nat-ar. nat-c. **Nat-m.** nat-s. nat-sil.[58] nit-ac.[102] nux-m.[5] nux-v.[58] olnd.[5] onos. **Op.**[5] osm.[102] pall. passi.[102] ped.[85] petr.[5] ph-ac.[5] **Phos.** phys.[137] phyt. plat.[5] **PLB.**[36] plb-acet.[10] plect.[36] plut-n.[222] puls. ran-b. rat.[36] rheum[144] rhod.[5] rhus-t.[5] ruta[5] sabad.[5] sabin.[5] samb.[102] sant.[25] sarcol-ac.[149] sars.[5] scut.[25] **Sec.** sel. **Sep.** sil. sol-n.[36] spig.[1] spong.[5] squil.[5] stann.[1] staph.[5] **Stram.**[102] **Stront-c.**[5] stry.[36] succ.[194] sul-ac.[137] sul-i.[58] sulph. sumb.[25] tarax.[5] **Tarent.**[102] tax.[303] tax-br.[255] ther.[137] thlaspi[102] thuj.[137] v-a-b.[102] **Valer.** verat.[144] verat-v.[137] viol-t.[5] **Visc.** xero.[102] **Zinc.**[137] zinc-p.[58] ziz.[102]
Konvulsionen, Spasmen; allgemeine Arzneien • Schüttelt Glieder • Zittern; allgemeine Arzneien • Zucken, fibrilläre Zuckungen ALLGEMEINES; C; Rucken; Äußerlich

einseitig, andere Seite gelähmt: apis art-v. bell. **Stram.**

rechts: ars.[111] art-v. calc.[111] sep.
O; Arme; rechts

- **linke gelähmt**: art-v.

tagsüber: carb-v.[1]

abends: graph. kali-n.

- **Bett, im**: kali-n.
ALLGEMEINES; C; Rucken; abends im Bett

nachts: **Ambr.** dig.[58] hep.[85] **Kali-i.** mag-c.[111] phos. sec. sep. **Visc.** zinc.[137]
ALLGEMEINES; C; Rucken; nachts

periodisch: bar-m. verat.[144]

Bewegung, bei:
- **agg.**: sep.
- **amel.**: **Merc.** ther.[137] **Thuj.** valer. zinc.

Druck, durch: cimic.[58]

Fieber, während:
- **Hitzestadium**: **Viol-t.**[5]
  ALLGEMEINES; C; Rucken; Fieberhitze, bei
- **typhoid**: scut.[25]

Gehen amel.: valer.

Gemütsbewegungen, durch: cimic.[58]

Kaltwerden, beim: cimic.[58]

Konvulsionen:
- **vor**: ars.[137] bar-m.[137] laur.[137] verat-v.[137]
  ALLGEMEINES; C; Rucken; Konvulsionen; vor
- **während**: apis[81] cic.[81] crot-h.[81]

Liegen, beim: **Anac.** calc-p. meny.[171] onos. sulph.[1]
- **Rücken,** auf dem: calc-p.
  ALLGEMEINES; M; Liegen; während; Rücken, auf dem
- **Seite,** auf der: onos.

Menses agg.: cimic.[58]

Schlaf:
- **agg.**:
  - **während**: **Acon.**[102] **Aeth.**[102] **Agar.**[102] **Ail.** ambr.[102] ant-c.[102] ant-t.[144] **Apis**[102] ars.[102] **Bell.**[102] bor.[102] brom.[102] bry.[102] calc.[102] cann-i. cann-s. carb-v.[102] cast.[102] caust.[102] **Cham.**[102] chin.[102] **Cina**[102] colch. **Cupr. Cupr-acet.**[102] daph.[102] hell.[102] **Hyos.**[102] **Ign.**[102] **Kali-c. Lyc.** merc-c. morph.[102] nat-c. nat-sil.[58] nit-ac.[102] nux-v.[58] passi.[102] phos. puls. samb.[102] sep.[58] **Sil. Stram.**[102] sulph.[1] tarent.[102] v-a-b.[102] **Zinc.** ziz.[102]
    ALLGEMEINES; C; Rucken; Schlaf; während
  - **Einschlafen,** beim: **Agar. Alum.** arg. **ARS.** cob. **Gels.** hyper. **IGN. KALI-C.** lyc.[5] med.[139] **Nat-ar.** nat-m. nux-v.[58] **Phys. Sel.** sil. sul-ac.[85] **Sulph. Thuj.**
    ALLGEMEINES; C; Rucken; Schlaf; Einschlafen, beim
- **amel.**: agar.[58]
- **stört** den:
  SCHLAF; C; Unterbrochen; Rucken in den Gliedern, durch

Schmerzen, bei: coloc.[137] ign.[137] lyc.[137] meny.[137] morph.[171]
  ALLGEMEINES; C; Rucken; Schmerzen, bei

Seite:
- **liegt,** auf der man: cimic.
  ALLGEMEINES; C; Rucken; Seite; liegt, auf der man
- **nicht** liegt, auf der man: onos.
  ALLGEMEINES; C; Rucken; Seite; nicht liegt, auf der man

Sitzen, beim: sulph.[1]

spinal bedingt: thuj.[137]

Wehen, Entbindung, während: op.[54]

gelähmte Teile: arg-n. merc. **Nux-v. Phos. Sec. Stry.**
  ALLGEMEINES; C; Rucken; Körperteile; gelähmte Teile

Knochen: cham.[1]
  ALLGEMEINES; C; Rucken; Knochen

abwechselnd Beuge- und Streckmuskeln: **Plb.**
  ALLGEMEINES; C; Rucken; Muskeln

Sehnen: cham.[1] sul-ac.[137]

Arme: acon.[5] aesc. **Agar.**[102] aloe[111] **Alum.**[5] am-c.[5] amyg-am. anac.[5] androc.[222] ant-c.[102] ant-t.[85] apoc.[102] aran. arg.[5] **Arg-n.** arn.[5] ars. arund. asaf. atro.[25] aur. aur-m. bar-c.[5] **Bar-m. Bell.**[4] berb. brom. bry.[102] cadm-s. calc.[81] camph. canth.[5] caps. carbn-s. carc.[210] **Caust.**[102] cedr.[25] cham. chel. chin.[5] **CIC.** cimic.[137] **Cina**[102] **Clem.**[5] cocc. coff. colch.[5] colchin.[85] **Coloc.**[5] com. con.[5] crot-h. **Cupr.** cycl.[102] dig.[5] dios.[25] dulc.[5] fl-ac.[5] gink.[227] **Graph.** hell.[5] hep.[5] **Hyos.** hyper. **Ign.** inul. **Iod.**[5] **Ip.**[102] jal. jug-r. kali-bi. kali-br. kali-c.[102] kali-n. lact.[102] **Lil-t. Lyc.**[5] m-aust.[5] mag-c.[5] mag-m.[5] mang.[5] menth-pu.[36] meny. meph.[85] merc. merc-c. mez.[1] mur-ac.[5] mygal.[102] **Nat-c.**[54] **Nat-m.** nit-ac.[1] nux-m.[5] nux-v. olnd.[5] onos. op. osm.[102] pall. **Petr.**[5] **Ph-ac.** phos.[5] phys.[137] plat.[5] **Puls.**[5] ran-b. rheum[144] rhod.[5] ruta[5] **Sabad.** sant.[25] sec. **SEP.**[5] **Sil.**[5] spig.[5] **Stann.**[1] staph.[5] **STRAM.** stront-c.[5] **Stry.** sul-ac.[102] **SULPH.**[5] sumb.[25] tarax.[5] **Tarent.**[102] **Thlaspi**[102] **Thuj.** valer.[5] verat.[5] verat-v. **Zinc.**
- **einseitig,** im Schlaf: ant-t.[137] sulph.[137]
- **links**: acon.[137] androc.[222] cedr.[25] **Cic.**[86] cimic.[137] cupr.[86] gink.[227] stann.[1]
  O; Arme; links
  - **den** ganzen Tag: cic.[137] cimic.[137]
  - **Konvulsionen,** vor: **Cic.**[86] **Cupr.**[86]
- **rechts**: aesc. ant-t.[36] mez.[1] sep.
  O; Arme; rechts
- **tagsüber**: **Thuj.**
  O; Arme; tagsüber
- **Mittagsschlaf,** beim: lyc.[1]
- **abends**: graph. sil.
  O; Arme; abends
- **nachts**: am-c.[1] bar-m. graph. lyc.
  O; Arme; nachts
- **Bewegung** des Arms, bei: dulc.[1]
  O; Arme; Bewegung; während
- **Husten,** beim: stram.[137]
  ALLGEMEINES; C; Rucken; Husten, bei
- **Konvulsionen,** bei: ip.[81] sil.[137]
  ALLGEMEINES; C; Rucken; konvulsivisch, spasmodisch
- **Schlaf**:
  - **Einschlafen,** beim: alum. graph. hyper. kali-c. lyc.[111] sil. stront-c. **Stry.**
    O; Arme; Schlaf; Einschlafen, beim
  - **während**: ant-t.[137] ip. **Lyc.** nat-c. sulph.[137]
- **Sprechen,** durch: cic.[1]
  O; Arme; Sprechen agg.
- **Wetter,** bei windigem: sulph.
- **Zimmer,** warmes, amel.: sulph.
  O; Arme; Zimmer, im; amel. *ALLGEMEINES; M; Zimmer, im; amel.; warmes Zimmer*

RUCKEN; Arme (Forts.)

➡ - **erstreckt** sich:
◦ **aufwärts**: arg-n.[137]
◦ **außen,** nach: arg-n.[137]
◦ **hinten,** nach: alum. mez.[111]

🯅 - **gelähmten** Arm, im: arg-n. **Merc. Nux-v.** phos. sec.

- **Knochen**: phos.[5] rhod.[5]

- **Gelenke**: alum.[5] bry.[5] nat-m.[5] sil.[5] sul-ac.[5] verat.[5]
☞ *O; Arme; Gelenke* ▤ *ALLGEMEINES; C; Rukken; Gelenke*

- **Schultern**: alum. ars. **Bell.**[5] chin.[5] colch.[5] dios.[25] **Lyc.** menth-pu.[36] merc.[5] petr.[5] **Puls.**[5] sep.[5] sil.[5] spig. sul-ac.[5] **Sulph.**[5] zinc.
☞ *O; Arme; Schultern*
◦ **links**: dios.[25]
☞ *O; Arme; links*
◦ **rechts**: sil.[5]
☞ *O; Arme; rechts*

- **Oberarme**: **Agar.**[102] am-c. anac. ant-c.[102] apoc.[102] arn.[5] bry.[102] calc.[5] **Cic.**[85] **Cina**[102] cocc.[102] cupr.[1] dig.[5] dulc.[5] hell.[5] **Ip.**[102] kali-bi. kali-c.[5] kali-n. lact.[102] **Lyc.** mang.[5] menth-pu.[36] meny. merc.[5] mur-ac.[5] mygal.[102] **Nat-m.**[122] nit-ac. olnd.[5] op.[102] ph-ac. ran-b. ruta[5] sep.[5] sil.[5] stann.[5] tarax.[5] tarent.[102] **Thlaspi**[102] valer.[5] zinc.[102]
☞ *O; Arme; Oberarme*
◦ **links**: cic.[85] cupr.[1] menth-pu.[36]
☞ *O; Arme; links •Zucken, fibrilläre Zuckungen; Arme; Oberarme; links*
◦ ◦ **den** ganzen **Tag**: cic.[85]
◦ ◦ **Liegen,** beim: menth-pu.[36]
◦ **rechts**: am-c. kali-n. ran-b.
☞ *O; Arme; rechts*
◦ **abends**: kali-bi.
☞ *O; Arme; abends*

- **Ellenbogen**: aloe[111] am-c.[5] bell.[5] caust.[5] graph.[5] **Mang.**[5] nat-m. stram. sulph.[5] zinc.
☞ *O; Arme; Ellenbogen*

- **Unterarme**: alum.[5] arg.[5] caps. caust.[5] **CIC. Cupr.** dulc.[5] hyper. **Ign.** jal. nit-ac.[5] plat.[5] rhod.[5] sil.[5] spig.[5] staph.
☞ *O; Arme; Unterarme*
◦ **abends**: **Ign.**
☞ *O; Arme; abends*

- **Handgelenke**: anac. arund. bar-c.[5] chin.[5] **Mang.**[5] nat-c.[36] pall. rhod.[5] sulph.[5]
☞ *O; Arme; Handgelenke*
◦ **rechts**: nat-c.[36] pall.
☞ *O; Arme; rechts*

- **Hände**: acon.[81] anac.[5] ant-t.[85] bar-m. **BELL.**[5] brom. canth.[5] caust.[5] **Cina**[102] **Cocc. Coff.** colchin.[85] **Cupr. Graph.** hyos. jug-r. meph.[85] **Merc.** nat-c. **Nat-m.** nux-v. pall. plat.[5] ran-b. rhod.[5] sec. sep.[5] **Stann.**[5] **STRAM.** sul-ac.[5] sulph.[5] valer.[5]
☞ *O; Arme; Hände*
◦ **links,** bei Konvulsionen: acon.[81]
☞ *O; Arme; links*
◦ **rechts**: colchin.[85]
☞ *O; Arme; rechts*
◦ **Anstrengung,** bei: **Merc.**
☞ *O; Arme; Anstrengung; agg.*
◦ **Einschlafen,** beim: nat-c.
◦ **Greifen,** beim: nat-c.
☞ *O; Arme; Greifen, ergreifen von Gegenständen; agg.*
◦ **Konvulsionen,** während: cina[102]

- **Finger**: acon.[5] aloe[111] alum.[5] am-c.[5] anac.[5] ars. bell.[4] cadm-s. **Calc.**[81] carbn-s. caust.[102] **CIC. CINA**[102] **Cocc.** com. con.[5] cupr. cycl.[102] dig.[5] dulc.[5] kali-c.[102] **Lyc.**[5] m-aust.[5] mag-c.[5] mang.[5] meny. **Merc. Merc-c.** mez.[1] **Nat-c.**[54] nit-ac.[1] **Op.** osm.[102] phos.[5] plat.[5] rheum[144] rhod.[5] sil.[5] spig.[5] stann.[1] staph.[5] stram. stront-c.[5] sul-ac.[102] sulph.[5]
◦ **rechts**: mez.[1]
☞ *O; Arme; rechts*

<> ◦ **Epilepsie**:
☞ *Konvulsionen*
◦ **gastrischem** Fieber, bei: stram.
◦ **Husten**: osm.[102]
☞ *O; Arme; Husten agg.*
◦ **Konvulsionen,** während: calc.[81] cic.
◦ ◦ **epileptischen**: **CIC.**
◦ **Nähen,** beim: kali-c.[1]
☞ *O; Arme; Nähen, während*
◦ **Schlaf,** im: rheum[144] sul-ac.[137]
☞ *O; Arme; Schlaf; während*
◦ **Schreiben,** beim: **Caust.**[102] cina[102] cycl.[102] kali-c.[102] stann. sul-ac.[102]
☞ *O; Arme; Schreiben agg.*

➡ ◦ **erstreckt** sich:
◦ ◦ **Arme,** in beide, bei Chorea: **Cupr.**
▤ *ALLGEMEINES; C; Chorea*
◦ ◦ **Schulter,** in die: **Ars.**
◦ **Gelenke**: carbn-s. nat-c.[54]
☞ *O; Arme; Finger; Fingergelenke*
◦ **Fingerspitzen**: staph.[5]
☞ *O; Arme; Finger; Fingerspitzen*
◦ **Mittelfinger**: stann.[1]
◦ **Kleiner** Finger: com. meny.

Arm und ein Bein, ein: apis apoc. **Bry.**[102] hell. **Mygal.**[102] stram. zinc.[102]

Beine: acon.[81] **Agar.** aloe[111] **Alum.**[5] alum-p.[58] am-c.[5] am-m.[5] ambr. ammc.[36] anac. ang.[102] ant-c.[5] ant-t. apoc. aq-des.[275] **Arg. Arg-n.**[54] **Ars.** ars-s-f.[58] asaf. bar-c. bar-m. bar-s.[58] **BELL.**[81] berb. bry.[5] bufo[111] **Calc.** calc-p. cann-s.[36] caps. carb-v. **Carbn-s.**[36] carc.[210] **Caust.**[5] cham. chel. chin.[5] chin-s. **CIC. Cimic.**[111] **CINA** cinnb. cocc. cod. coff. colch. coloc.[5] con.[5] crot-h. croto-t. **Cupr.**[137] cymbo-ci.[2184] dig.[137] euph.[5] **Euphr.**[10] ferr.[5] ferr-ma. **Gels.**[36] germ.[222] **Glon.** graph. guai.[5] guare.[36] helo.[144] hep. hipp.[36] hyos. hyper. **Ign.** ip.[5] kali-bi. kali-br.[111] **Kali-c.** kali-i.[809] kali-sil.[58] kreos.[5] lach.[54] lact.[36] laur.[36] **Lil-t. Lyc.**[5] m-aust.[5] mag-c.[5] mag-m.[5] **Manc.** mang.[5] med.[85] meny. merc. merc-c.[5] mez.[5] mosch.[36] **Mygal.**[137] **Nat-ar. Nat-c.**[5] **Nat-m.** nat-s. nat-sil.[58] nit-ac.[5] **NUX-V.** olnd.[36] onos. **Op.** pall. **Petr.**[5] ph-ac.[36] **Phos.**[5] **Phys.**[111] **Plat.** plb.[36]

plb-acet.[10] plect.[36] plut-n.[222] puls.[5] rat. rheum[85] rhod.[5] rhus-t.[5] sabad.[5] sabin.[5] sars.[5] **SEP. SIL.**[1] sol-n.[36] spig.[5] spong.[5] **Squil.**[36] stann.[5] staph.[5] **STRAM.** stront-c. **Sul-ac. SULPH.**[5] tarax. **Tarent.** tax.[303] tax-br.[255] ther. thuj.[5] **Valer. Verat.**[5] **ZINC.** zinc-p.[58]

- **links**: cod. kali-br.[111] kali-i.[809] lach.[111] mag-c. nat-c.[1] nit-ac. puls.[111] sep.[1]
  ☞ *O; Beine; links*
- **rechts**: arg. meny. mez. plut-n.[222] sep. zinc.
  ☞ *O; Arme; rechts • O; Beine; rechts*
  ◦ **Einschlafen,** beim: **Arg.**
  ☞ *O; Beine; Schlaf; Einschlafen*
  ◦ **Fremde** den Raum betreten, wenn: zinc.
  ◦ **Stillsitzen,** beim: plut-n.[222]
- **vormittags**: sep.[1]
  ☞ *O; Beine; vormittags*
- **nachmittags**: **Ars.**
  ☞ *O; Beine; nachmittags*
- **abends**: am-c. cinnb. hep. mag-c. sil.[1] tax-br.[255]
  ☞ *O; Beine; abends*
- **nachts**: **Arg-n. Phos.**
  ☞ *O; Beine; nachts; agg.*
- **Ausschreiten,** beim: coff. rhus-t.
- **Bewegung,** bei:
  ◦ **agg.**: mang.
  ☞ *O; Beine; Bewegung; agg.; während*
  ◦ **amel.**: hep. **Thuj.** valer.
  ☞ *O; Beine; Bewegung; amel.*
- **hängenlassen,** muss die Füße: **Verat.**
- **Husten,** beim, im Sitzen: **Stram.**
  ☞ *O; Beine; Husten agg. • O; Beine; Sitzen; agg.; während* ▤ *ALLGEMEINES; C; Rucken; Husten, bei*
- **Konvulsionen,** während: cic.[81] cupr.[81]
- **Liegen,** beim: alum. am-c. anac. arg-n. nat-s. **Verat.**
  ☞ *O; Beine; Liegen; agg.*
  ◦ **Rücken,** auf dem: nat-s.
  ☞ *O; Beine; Liegen; agg.; Rücken, auf dem*
- **Schlaf**:
  ◦ **Einschlafen,** beim: **Agar. Anac. Arg.** cham. hyper. **KALI-C.** mag-c. nat-c.[1] **Nat-m. Sulph.** tax-br.[255] **Thuj. Zinc.**
  ◦ ◦ **ein** Bein ruckt nach oben: sulph.
  ◦ **während**: **Ant-t. Arg-n.** cinnb. con. cupr. **Kali-c. Lyc.** mag-c. nat-c. **Nat-m.** nit-ac. ph-ac. **Phos. Sulph. ZINC.** zinc-p.[58]
  ☞ *O; Beine; Schlaf; während*
- **Schlaflosigkeit,** bei: thuj.
- **Schmerz** im Oberschenkel, durch: lyc.[1]
  ▤ *ALLGEMEINES; C; Rucken; Schmerzen, bei*
- **Sitzen,** beim: **Ars.** lyc. **Meny.** sep.[1]
- **Stehen,** beim: mygal.
  ☞ *O; Beine; Stehen; agg.; während*
- **Stiche** in der Großzehe, durch: sil.[1]
- **erstreckt** sich aufwärts: calc.[111] lach.[111] **Lyc.**[137] meny.[137] mygal.[137]
  ◦ **Hinlegen,** beim: meny.[137]
  ☞ *O; Beine; Liegen; agg.; Hinlegen; während*
  ◦ **Schmerzen,** mit: lyc.[137]

- **Gelenke**: graph.[5] **Mang.**[5] mez.[5] nit-ac.[5]
  ☞ *O; Beine; Gelenke* ▤ *ALLGEMEINES; C; Rukken; Gelenke*
- **Gesäßbacken,** erstreckt sich aufwärts: cupr.[137]
  ☞ *O; Beine; Gesäßbacken*
- **Hüften**: **Ars. Bell.** bry.[5] calc.[5] cann-s. colch.[5] **Coloc.**[5] graph. kali-bi. kali-c.[5] mag-c. **Mez.**[5] nux-v. **Pall.** ph-ac.[5] **Puls.** sep.[5] stann.[5] sulph. tax.[303] valer.
  ☞ *O; Beine; Hüften*
  ◦ **rechts**: tax.[303]
  ☞ *O; Arme; rechts • O; Beine; rechts*
  ◦ **Einschlafen,** beim: tax.[303]
  ◦ **Ischialgie,** bei: **Kali-bi.**
  ◦ **Liegen** auf linker Seite, beim: tax.[303]
  ◦ **Hüftgelenk**: bell. bry.[5] nux-v. puls. sulph.
  ☞ *O; Beine; Hüften; Hüftgelenke*
- **Oberschenkel**: ammc.[36] anac.[85] ang.[36] arg.[85] **Arg-n.** bell.[28] cann-s.[36] caps. carbn-s.[36] carc.[210] caust.[36] chin.[5] cymbo-ci.[2184] euph.[5] euphr.[10] gels.[36] germ.[222] graph.[36] hipp.[36] kali-bi. **Kali-c. Kali-i.** lach.[54] lact.[36] laur.[36] lyc. manc. **Meny.** mez.[36] mosch.[36] nat-c. nat-m. nux-v.[36] olnd.[36] ph-ac.[36] phos.[1] plat. plb.[36] plb-acet.[10] plect.[36] rat.[36] rheum[85] **Rhus-t.**[54] sabad.[5] **Sep.** sil.[5] sol-n.[36] squil.[36] stram. sulph.[10]
  ◦ **links**: ammc.[36] **Ang.**[36] bell.[28] lact.[36] mez.[36] mosch.[36] olnd.[36] plb.[36]
  ☞ *O; Beine; links*
  ◦ **rechts**: carbn-s.[36] gels.[36] hipp.[36] laur.[36] lyc. **Meny.** nux-v.[36] rat.[36] rhus-t.[54] sil.[5]
  ☞ *O; Arme; rechts • O; Beine; rechts*
  ◦ ◦ **Hochziehen** des Beins oder Stehen amel.: **Meny.**
  ☞ *M; Hochziehen (Anziehen) von Gliedmaßen; amel. • O; Beine; Heben der Beine; amel. • O; Beine; Stehen; amel.*
  ◦ **nachmittags**: cymbo-ci.[2184]
  ☞ *O; Beine; nachmittags*
  ◦ **abends**: kali-bi.
  ☞ *O; Beine; abends*
  ◦ **Gehen,** beim: sep.
  ◦ **Sitzen,** beim: cymbo-ci.[2184] meny. squil.[36]
  ☞ *O; Beine; Sitzen; agg.; während*
  ◦ **erstreckt** sich zu den Genitalien: **Lach.**[54]
  ◦ **Rückseite,** posterior: manc. phos.[1]
  ◦ ◦ **Gehen,** beim: phos.[1]
  ◦ **Knie,** nah am: germ.[222]
  ☞ *O; Beine; Knie*
- **Knie**: agar.[5] aloe[111] alum.[5] **Am-c.**[5] anac.[1] aq-des.[275] **Arg-n. Ars.** bell.[5] caust.[5] colch. coloc.[5] dig.[137] germ.[222] graph.[5] lyc. m-aust.[5] meny. merc.[5] **Mez.** nit-ac.[5] **PULS.** rhod.[5] sep.[122] spig.[1] spong.[5] stram. **Sul-ac.** ther. thuj.[5] verat.[5]
  ☞ *O; Beine; Knie*
  ◦ **Schlaf**:
  ◦ ◦ **Einschlafen,** beim: **Sep.**[122]
  ☞ *O; Beine; Schlaf; Einschlafen*
  ◦ ◦ **ersten,** im: ars.[1]
  ☞ *O; Beine; Schlaf; während*

RUCKEN; Beine; Knie (Forts.)

◦ **Sitzen,** im: mez.

◦ **erstreckt** sich aufwärts:

◦ ◦ **Husten,** während: ther.
☞ O; Beine; Husten agg.

◦ ◦ **Sitzen,** beim: **Ars.** lyc. **Meny.**

◦ **Kniekehle**: anac.[1]
☞ O; Beine; Knie; Kniekehle

◦ **Kniescheibe**: spig.[1]
☞ O; Beine; Knie; Kniescheibe

◦ **innen,** medial, nachts: aq-des.[275]

- **Unterschenkel**: acon.[81] **Agar. Am-c.**[5] **Anac.**[85] ang.[102] **Arg-n.** ars. calc.[5] **Carb-v.** cic. cinnb. con.[5] cymbo-ci.[2184] dig.[137] graph. guai.[5] guare.[36] helo.[144] hyper. kali-c. **Kali-i.** lyc.[1] mag-c.[5] mag-m.[36] med.[85] **Meny.** merc.[5] mez.[5] nat-c. nat-s. **Nit-ac.**[5] op. petr.[5] **Phos.**[1] plat. rat. rhus-t.[5] **Sep.**[5] sil. sul-ac. sulph.[5] tarax.
☞ O; Beine; Beine

◦ **links,** bei Konvulsionen: acon.[81]
☞ O; Beine; links

◦ **nachmittags**: ars.
☞ O; Beine; nachmittags

◦ **nachts**: lyc.[1]
☞ O; Beine; nachts; agg.

◦ **Bewegung** amel.: **Carb-v.**
☞ O; Beine; Bewegung; amel.

◦ **Gehen,** beim: phos.[1]

◦ **Ischialgie,** bei: **Meny.**[122]

◦ **Liegen** auf dem Rücken, beim: meny.[102] nat-s.
☞ O; Beine; Liegen; agg.; Rücken, auf dem

◦ **Schlaf**:

◦ ◦ **während**: cinnb.
☞ O; Beine; Schlaf; während

◦ ◦ **Einschlafen,** beim: **Ars.** hyper. **KALI-C.** nat-c.
☞ O; Beine; Schlaf; Einschlafen

◦ **Sitzen,** beim: ars. carb-v. **Meny.**

◦ **Stöße,** durch heftige, hindurchfahrende: cic.
▥ ALLGEMEINES; C; Schlag, Stoß, Empfindung wie durch; heftig

◦ **ziehendem** Schmerz, nach: phos.[1]

◦ **Waden**: anac.[85] cymbo-ci.[2184] **Graph.** mag-m.[36] **OP.** tarax.
☞ O; Beine; Beine; Waden

◦ **Knie,** nah am: dig.[137]
☞ O; Beine; Knie

◦ **Achillessehne,** abends: rat.
☞ O; Beine; Beine; Achillessehne

- **Fußgelenk**: am-m.[5] **Calc.** ferr.[5] spig.[1] stann.[1]

- **Füße**: am-c.[5] anac.[1] ars. **Bar-c.** bar-m. bell.[81] **Cic.** cina con.[5] croto-t. ferr-ma. **Graph.** hyos. **Ip.**[5] **Kali-bi.** kali-c. lyc.[5] mag-c.[5] mag-m.[5] merc.[5] mez.[5] nat-c. nat-s. nux-v. phos.[5] puls. sars.[5] **SEP.** sil.[1] spig.[5] stann.[5] staph.[5] **STRAM.** sul-ac. sulph.[5] thuj.[5] zinc.
☞ O; Beine; Füße

◦ **Erwachen,** beim: phos.[5]
▥ ALLGEMEINES; C; Rucken; Erwachen; beim

◦ **Konvulsionen,** bei: bell.[81] **Cina**
▥ ALLGEMEINES; C; Rucken; konvulsivisch, spasmodisch

◦ **Schlaf**:

◦ ◦ **Einschlafen,** beim: **Bell. Kali-c.** phos.[1] **Zinc.**
☞ O; Beine; Schlaf; Einschlafen

◦ ◦ **während**: **Lyc.**[5] nat-c. phos. sep.
☞ O; Beine; Schlaf; während

◦ **Fußrücken**: anac.[1]
☞ O; Beine; Füße; Fußrücken

◦ **Fersen**: mag-m.[5]
☞ O; Beine; Füße; Fersen

◦ **Fußsohlen**: croto-t. ferr-ma.
☞ O; Beine; Füße; Fußsohlen

- **Zehen**: **AGAR.** anac. **Arg-n.**[54] berb. **Calc.** calc-p. **Merc.** mez.[5] nat-c.[5] phos.[5] puls.[5] sabin.[5]

aufeinander zu, Arme bewegen sich: ip.[137]

hinten, in Richtung nach: mez.[111]

konvulsivisch, spasmodisch: bar-m. **CON.**[5] merc. merc-c.[5]
▥ ALLGEMEINES; C; Rucken; konvulsivisch, spasmodisch

- **Hände**: bar-m. merc.
☞ O; Arme; Hände

plötzlich: alum. cic.[81] cina[102] menth-pu.[36] pall.

- **Finger,** rechts, erstreckt sich einwärts: cina[102]

- **Schultern**: alum. menth-pu.[36]
☞ O; Arme; Schultern

◦ **links**: menth-pu.[36]

◦ ◦ **Liegen,** beim: menth-pu.[36]

- **Handgelenke**: pall.
☞ O; Arme; Handgelenke

rheumatisch, Gelenke: carbn-s.

schmerzhaft:

- **Finger**: cocc.

- **Handgelenke**: pall.
☞ O; Arme; Handgelenke

- **Beine**: ang.[102] hep. **Meny.**

◦ **Unterschenkel**: ang.[102]
☞ O; Beine; Beine

Stromstöße, wie durch, Arme: jug-r. m-art.[5]

- **Hände**: jug-r.
☞ O; Arme; Hände • Elektrischem Strom, Empfindung von; Arme; Hände

RUMOREN: **Arn.**[5] bell.[5] bism.[5] caps.[5] m-arct.[5] m-art.[5] mosch.[5] puls.[5] rhus-t.[5]

Rauschen, wie durch Wasser, Ellbogen: bell.[5]

RUNZELN: ambr.[5] ant-c.[5] ars. both-a.[3070] cupr.[5] fl-ac.[5] merc.[5] mur-ac.[5] ph-ac.[5] psil.[164] rhod.[5] sabad.[5] sang.[58] **SEC.**[122] sol-n. sulph.[5] syph.[162] verat.[5] wies.[36]
☞ Abmagerung • Runzelig (wie durch Wasser) • Verkümmerte Gliedmaßen ▥ HAUT; C; Runzelig

Arme: ambr.[5] ant-c.[5] both-a.[3070] cupr.[5] fl-ac.[5] merc.[5] mur-ac. **Ph-ac.**[5] psil.[164] sabad.[5] sang.[58] sol-n. sulph.[5] syph.[162] verat.[5] wies.[36]

- **Hände**: both-a.[3070] mur-ac. ph-ac. sang.[58] syph.[162] **Verat.** wies.[36]
☞ O; Arme; Hände

◦ **Handrücken**: mur-ac. **Ph-ac.** syph.[162]
☞ *O; Arme; Hände; Handrücken*

◦ **Handflächen**: sang.[58]
☞ *O; Arme; Hände; Handflächen*

- **Finger**: ambr.[5] ant-c.[5] cupr.[5] fl-ac.[5] merc.[5] **Ph-ac.**[5] psil.[164] sol-n. sulph.[5] verat.[5]

◦ **Schweiß,** während: ambr.[5] **Ant-c.**[5] cupr.[5] **Merc.**[5] **Ph-ac.**[5] verat.[5]
☞ *O; Arme; Schweiss; agg.*

◦ **Fingerspitzen**: **Ambr.**[5] **Ant-c.**[5] **Cupr.**[5] sulph.[5] verat.[5]
☞ *O; Arme; Finger; Fingerspitzen*

◦ ◦ **Schweiß,** während: ant-c.[5]
☞ *O; Arme; Schweiss; agg.*

Beine: ars. **Rhod.** sang.[58] verat.[102]

- **Unterschenkel**: rhod.
☞ *O; Beine; Beine*

- **Füße**: ars. sang.[58] verat.[102]
☞ *O; Beine; Füße*

◦ **Fußsohlen**: sang.[58]
☞ *O; Beine; Füße; Fußsohlen*

RUNZELIG, schrumpelig (wie durch Wasser): abies-c. aeth.[102] ambr. ang. ant-c. ant-t.[5] ars. bism. camph. canth. croto-t. cupr. helo.[85] hep. lach. lyc. merc. merc-c. mez. mur-ac.[1] ph-ac. phos. phyt. pyrog. **Rhod.**[5] sec. sulph.[1] syph.[162] tax.[303] verat. verat-v.[111]
☞ *Abmagerung • Runzelig • Verkümmerte Gliedmaßen ▤ HAUT; C; Runzelig • ALLGEMEINES; C; Runzelig, faltig; allgemeine Arzneien*

Hände, Haut: abies-c. aeth. ang. ant-t.[5] **Ars.** bism. camph. hep. **Lach. Lyc.** merc-c. mez. mur-ac.[1] **Ph-ac. PHOS.** syph.[162] tax.[303] **VERAT.**
☞ *O; Arme; Hände • Abmagerung; Arme; Hände*

- **Froststadium** im Fieber, während: tax.[303]

- **Haut,** äußerlich: aeth. mez. syph.[162]

- **Handrücken**: mur-ac.[1]
☞ *O; Arme; Hände; Handrücken*

Finger, Haut: aeth.[102] ambr. ant-c. camph. canth. croto-t. cupr. merc. ph-ac. **Phos.** pyrog. sec. sulph.[1] **Verat.**
☞ *Abmagerung; Arme; Finger*

- **Cholera,** bei: **Camph. VERAT.**

- **Schweiß,** während: ant-c. canth. **MERC.** ph-ac. pyrog. **VERAT.**
☞ *O; Arme; Schweiss; agg.*

- **Fingerspitzen**: ambr. sulph.[1]
☞ *O; Arme; Finger; Fingerspitzen*

◦ **morgens,** beim Erwachen: ambr.

Beine: ars. merc-c. **Rhod.**[5] verat-v.[111]

- **Füße**: ars. merc-c. verat-v.[111]
☞ *O; Beine; Füße • Abmagerung; Beine; Füße*

SAND auf den Zehen, Empfindung von: lyc.[1]
☞ *Fremdkörper, Empfindung wie von einem ▤ ALLGEMEINES; C; Sand, Empfindung von*

SCHAUDERN, Empfindung von (Überlaufen von äußerem Schauder):
☞ *Frösteln, Empfindung von • Kälte; allgemeine Arzneien • Schaudern (Überlaufen von Frost)*

Arme: acon.[5] allox.[149] arn.[5] bar-c.[5] **Bell.**[5] camph.[5] **Cham.**[5] chel.[5] **Chin.**[5] hell.[5] ign.[5] laur.[5] **MENY.**[5] merc.[5] mez.[5] **Plat.**[5] puls.[5] ran-b.[5] rhus-t.[5] spig.[5] staph.[5] sulph.[5] verat.[5]

- **erstreckt** sich von den Armen ausgehend: **Hell.**[5]

Beine: acon.[5] allox.[149] arn.[5] bry.[5] camph.[5] **Cann-s.**[5] **Caust.**[5] **Chin.**[5] cina[5] cinnb. **COCC.**[5] coloc.[5] con. dig. graph. hura ign.[5] **Kali-c.** lyc.[5] mag-m.[5] meny. mez. phos.[5] **Plat.**[1] plut-n.[222] ptel.[25] puls.[5] ran-b.[5] samb.[5] sars.[5] spig.[5] stront-c.[5]

- **Oberschenkel**:
☞ *Schaudern; Oberschenkel; Kälteschauer*

- **Knie**: chin.[5] samb.[5]
☞ *O; Beine; Knie*

- **Unterschenkel**: allox.[149] cinnb. con. dig. **Graph.** hura **Kali-c.** meny. mez. plat.[1] plut-n.[222]
☞ *O; Beine; Beine*

SCHAUER laufen über: allox.[149] ang. arn. bry. cann-s. caps.[85] chel. chin.[5] cina cinnb. colch.[149] con. croc. dig. gran. graph. hura ign. kali-bi. kali-c. kali-i. laur. lyc.[36] m-aust.[5] mag-m.[1] meny. mez.[1] nat-m. nicc. phos.[1] plat.[1] ptel. ran-b. samb.[5] stict.[85] verat.
☞ *Frösteln, Empfindung von • Kälte; allgemeine Arzneien • Schaudern, Empfindung von (Überlaufen von äußerem Schauder)*

Trinken, durch: caps.[85]

Arme: chel. chin.[1] kali-i. laur. mag-m.[1] mez.[1] nicc. ran-b. stict.[85] verat.

- **erstreckt** sich zu den Füßen: mag-m.[1]

- **Schultern**: mag-m.[1] verat.
☞ *O; Arme; Schultern*

- **Oberarme**: chin.[1] mez.[1]
☞ *O; Arme; Oberarme*

- **Hände**: chel. kali-i. laur. nicc. ran-b.
☞ *O; Arme; Hände*

- **Finger**: stict.[85]

Gesäßbacken: croc.

- **Sitzen,** beim: croc.

Hüften: gran. lyc. ptel.
☞ *O; Beine; Hüften*

Oberschenkel: ang. arn. bry. cann-s. chin. cina ign. kali-bi. lyc. phos.[1] ran-b.

- **Kälteschauer**: ang. arn. bry. cann-s. chin. cina ign. kali-bi. lyc.

◦ **nachmittags**: lyc.

Knie: chin.[5] lyc. nat-m. samb.[5]
☞ *O; Beine; Knie*

- **Gehen** amel.: nat-m.

Unterschenkel: allox.[149] cinnb. con. dig. **Graph.** hura **Kali-c.** m-aust.[5] meny. mez. plat.[1]
☞ *O; Beine; Beine*

Knöchel, Fußgelenk: lyc.[36]

- **nachmittags**: lyc.[36]

Füße: mez.[1]
☞ *O; Beine; Füße*

Zehen: stict.[85]

SCHAUER Empfindung, wie durch Erregung: ail. bapt.[25] benz-ac. cann-i.[122] cinnb. lac-ac.[36] lyss. nit-ac. nux-v. phys. stry.
▥ *ALLGEMEINES; C; Erregung, Anregung, Gefühl von*

Folge tatsächlicher Erregung, als: nux-v.
▥ *GEMÜT; M; Erregung; Beschwerden durch; Allgemeinsymptome*

Gelenke: cinnb.

Arme: ail. bapt. **CANN-I.**[122]

- **Hände**: bapt. **CANN-I.**[122]
☞ *O; Arme; Hände*

◦ **Urinieren,** beim: cann-i.[122]

- **Fingerspitzen**: ail.
☞ *O; Arme; Finger; Fingerspitzen*

Knie: **CANN-I.**[122]
☞ *O; Beine; Knie*

- **Urinieren,** beim: cann-i.[122]
▥ *ALLGEMEINES; M; Urinieren; während U. agg.*

Unterschenkel: **CANN-I.**[25] lyss. phys. stry.
☞ *O; Beine; Beine*

Füße: bapt. lac-ac.[36]
☞ *O; Beine; Füße*

Zehe, große: benz-ac.

eingeschlafen, wie, Füße: lac-ac.[36]

Vogelkrallen in die Knie packten, als ob, angenehm: cann-i.[25]

SCHIEBT die Beine vorwärts, im Schlaf: lyc.[1]

SCHLAFFE Bänder:
☞ *Schwäche; Gelenke*

SCHLÄGEN, Stößen, Empfindung von: **Agar.** ail. all-s. aloe alum. apis arg. arn.[5] ars. asaf.[5] aur-m. bar-c. bell. bry.[5] cadm-s. calc.[1] cann-s.[5] carl. caust.[137] **Cic.** cocc.[5] con.[1] der. dios. euphr. fl-ac. graph. guare.[25] hell.[5] hydrog.[222] ip. **LYC.**[5] lyss. m-art.[5] mag-m.[1] manc. nat-m. nit-ac. nux-v. olnd.[5] op. phos. phyt. plat.[1] plb. puls.[137] ruta sep. spig. stann. sul-ac.[1] sulph. tarax.[1] thuj. tub.[58] valer.[137] verat. verat-v.[25] xan.[102] zinc.
☞ *Stößen oder Schlägen, Empfindung von • Vibrieren, Empfindung von*

Einschlafen, beim: **Agar.** alum. **ARG. ARS.** ip. **Nit-ac.** tub.[58]

Erschütterung beim Fahren, durch: **Arn.**

Erwachen, beim: lyc.

Geräusch, durch: bar-c.

Konvulsionen, während: cic.[81]

Arme: **Agar.** aloe alum. apis **Arg. Arn.** asaf.[5] aur-m. calc.[1] **CIC.** cocc.[5] con.[1] fl-ac. guare.[25] hell.[5] hydrog.[222] lyc.[5] lyss. **M-art.**[5] manc. nat-m. **Nux-v.** olnd.[5] op. phos.[1] phyt. puls. ruta stann.[1] sul-ac. tarax.[1] valer. verat. verat-v.[25] zinc.

- **links**: agar. arg. **Cic.** manc.
☞ *O; Arme; links*

- **abends**: manc.
☞ *O; Arme; abends*

- **Schreiben,** beim: manc.
☞ *O; Arme; Schreiben agg.*

- **erstreckt** sich zu den Händen: fl-ac.

- **gelähmte** Glieder: **Nux-v.**

- **Gelenke**: m-art.[5]
☞ *O; Arme; Gelenke*

- **Schultern**: agar. alum. arg. hydrog.[222] lyc.[5] m-art.[5] manc. stann.[1] sul-ac.[1] verat.[5]
☞ *O; Arme; Schultern*

◦ **links**: agar. hydrog.[222]
☞ *O; Arme; links*

◦ **rechts**: **Alum.** stann.[1] sul-ac.[1]
☞ *O; Arme; rechts*

◦ **abends,** beim Schreiben: manc.

◦ **Schreiben,** beim: sul-ac.[1]
☞ *O; Arme; Schreiben agg.*

- **Oberarme**: **Agar.** arg. ruta tarax.[1] **Valer.**
☞ *O; Arme; Oberarme*

- **Ellenbogen**: agar. nat-m. phos.[1] verat.
☞ *O; Arme; Ellenbogen*

◦ **erstreckt** sich zum Kopf: agar.

- **Unterarme**: olnd.[5]
☞ *O; Arme; Unterarme*

- **Handgelenke**: calc.[1]
☞ *O; Arme; Handgelenke*

- **Hände**: **Agar.** stann.[1] sul-ac. valer. zinc.
☞ *O; Arme; Hände*

- **Finger**:

◦ **berühren,** wenn sie irgendetwas: **Alum.**
☞ *O; Arme; Berührung; agg.*

◦ **Daumen,** Metacarpophalangealgelenk: con.[1]
☞ *O; Arme; Finger; Fingergelenke • O; Arme; Finger; Daumen*

Beine: agar. all-s. aloe arg. arn.[5] **Ars. Bell.** bry.[5] cadm-s. cann-s.[5] carl. caust.[137] **Cic.** cocc.[5] der. dios. euphr. fl-ac. graph. m-art.[5] mag-m.[1] nat-m. nux-v. op. phos. plat. plb. puls.[137] sep. spig. stann. sul-ac.[1] sulph. thuj. valer.[137] **Verat.** zinc.

- **rechts,** beim Einschlafen: **Arg.**
☞ *O; Arme; rechts • O; Beine; rechts*

- **Schlaf,** im: **Agar. ARS.** zinc.
☞ *O; Beine; Schlaf; während*

- **Gesäßbacken**: cocc.
☞ *O; Beine; Gesäßbacken*

- **Hüften**: agar. aloe arg. **Arn.**[5] bell. bry.[5] cann-s.[5] cocc.[5] nat-m. verat.
☞ *O; Beine; Hüften*

◦ **links,** dann rechts: **Arg.**
☞ *O; Arme; rechts*

- **Oberschenkel**: **Agar.** dios. euphr. fl-ac. graph. sep.

◦ **erstreckt** sich:

◦ ◦ **abwärts**: graph.

◦ ◦ **aufwärts**: agar. euphr.

- **Knie**: agar. arg. **Arn.**[5] carl. m-art.[5] puls.[137] sul-ac. valer.[137] verat.
☞ *O; Beine; Knie*

◦ **Einschlafen,** beim: **Agar. Arg.**
☞ *O; Beine; Schlaf; Einschlafen*

- **Unterschenkel**: agar. plat. sep.
☞ *O; Beine; Beine*

- **Fußgelenke,** unterhalb: sul-ac.[1]
- **Füße**: agar. all-s. cadm-s. mag-m.[1] **Phos.** spig. stann.
  ☞ *O; Beine; Füße*
  ◦ **Einschlafen,** vor dem: **Phos.**
  ☞ *O; Beine; Schlaf; Einschlafen*
  ◦ **Schlaf,** im: all-s. cadm-s.
  ☞ *O; Beine; Schlaf; während*
  ◦ **Fersen**: mag-m.[1]
  ☞ *O; Beine; Füße; Fersen*
- **Zehen**: **Arn.**[5]

blitzartig: plb.
☞ *Elektrischem Strom, Empfindung von • Schmerz; Stromschlag, Schmerz wie durch einen*

elektrischer Schlag, wie: caust.[137]
ALLGEMEINES; C; Schlag, Stoß, Empfindung wie durch; Stromstoß, wie elektrischer Schlag

pulsierend: plat.[1]

schmerzhaft: ars.
ALLGEMEINES; C; Schmerz; Stöße oder Schläge, Schmerz wie

SCHLANGE kriecht das Bein hinauf, Empfindung, eine: ail.
☞ *Fremdkörper, Empfindung wie von einem*

SCHLEIMBEUTEL, Beschwerden der: acon.[102] am-c.[5] ant-c.[5] ant-t.[102] apis[102] apisin.[5] **ARN.**[1125] ars-i.[111] aur.[193] bell.[102] **Bell-p.**[122] **Benz-ac.**[102] berb.[102] **BOV.**[122] bry.[102] calc-f.[102] calc-p.[102] cann-s. canth.[102] caust. chel.[193] cist.[102] ferr.[193] graph. hell.[102] hep.[102] iod.[102] kali-br. kali-c.[102] kali-chl.[111] kali-i.[102] kali-m.[72] **Lycpr.**[122] mag-p.[111] merc.[102] **NAT-M.**[137] ph-ac.[5] phos.[102] phyt.[102] puls.[102] rhus-t.[102] **Ruta**[102] seneg.[5] **SIL.**[102] slag[102] stann. **STICT.**[85] sul-i.[111] sulph.[102] syc-co.[136] **Syph.**[122] thuj.[102] tub.[102] zinc.[5]

Gelenke: acon.[5] am-c.[5] ant-c.[5] apisin.[5] arn.[5] ars-i.[111] bell.[5] benz-ac.[111] bov.[5] calc-p.[111] hep.[5] iod.[5] kali-chl.[111] mag-p.[111] ph-ac.[5] phos.[5] rhus-t.[5] **Ruta**[102] seneg.[5] sil.[5] stict.[111] sul-i.[111] sulph.[5] zinc.[5]

Handgelenke: **Benz-ac.**[102] **BOV.**[122] calc-f.[102] phos.[102] rhus-t.[102] ruta[58] sil.[102] stann. thuj.[102]
☞ *O; Arme; Handgelenke • Ganglion; Arme; Handgelenke • Schwellung; allgemeine Arzneien; Arme;*

- **rechts**: stann.
  ☞ *O; Arme; rechts*

Patella, Bursitis praepatellaris: **Acon.**[102] ant-t.[102] **Apis**[102] **Arn.**[1125] bell.[102] benz-ac.[102] berb.[102] **Bry.**[102] calc-f.[102] calc-p.[102] canth.[102] cist.[102] hell.[102] **Hep.**[102] iod.[102] kali-c.[102] kali-i.[102] kali-m.[72] merc.[102] nat-m.[137] phos.[102] phyt.[102] **Puls.**[102] **Rhus-t.**[102] ruta[102] **Sil.**[102] **Slag**[102] **Stict.**[85] sulph.[102] syc-co.[136] tub.[102]

chronisch, Kniescheibe, durch Knieen: ant-t.[102] **Benz-ac.**[102] berb.[102] **Calc-f.**[102] calc-p.[102] hep.[102] **Iod.**[102] kali-i.[102] **Merc.**[102] nat-m.[137] phyt.[102] rhus-t.[102] ruta[102] **Sil.**[102] slag[102] stict.[85] tub.[102]

SCHLEIMBEUTEL bildet, Empfindung, als ob sich ein, Mittelhandknochen: rhod.[36]

SCHMUTZIGES Aussehen:
☞ *Farbe, Verfärbung; grau, schmutzig*

Hände: allox.[119] but-ac.[119]
☞ *O; Arme; Hände*

Finger, Knöchel der Grundgelenke: pic-ac.[85]
☞ *O; Arme; Finger; Fingergelenke*

SCHMUTZIGKEIT: ars. sil.

SCHNURREN, Empfindung von, wie von einer Katze: astra-me.[102] sep.
☞ *Vibrieren, Empfindung von*

Arme: sep.

Beine: astra-me.[102] sep.

- **Füße**:
  ☞ *O; Beine; Füße*
  ◦ **rechts**: astra-me.[102]
  ☞ *O; Arme; rechts • O; Beine; rechts*
  ◦ **Fersen**: astra-me.[102]
  ☞ *O; Beine; Füße; Fersen*

SCHREIBEN schwierig und langsam nach dem Frühstück: carb-v.[1]

SCHRITTE, macht hohe: agar.[5] bell.[5] euph.[5] nit-ac.[5] sep.[5]

Zehen, auf den: nit-ac.[5]

SCHUHE, wie durch enge: nux-v.[5]

SCHÜRFUNG:
☞ *Wundheit, Exkoriation*

SCHÜTTELT die Glieder: acon.[36] agar. alum.[5] anac.[5] androc.[222] ant-c.[102] arn. asaf.[5] atro. bell. bry. bufo cann-i. caust.[5] colch. con. corv-c.[258] graph. helo.[85] kali-br. kali-c.[1] kreos. lac-eq.[204] lyc. mag-p.[102] merc. merc-c. nux-v. **Op.** plb. plut-n.[222] sec. sil.[5] staph.[5] stram. stry. tab. tarent.
☞ *Rucken*

mittags, nach dem Essen: graph.

abends: nux-v.

nachts: stram.

Schlaf, im, nach dem Mittagessen: nux-v.

Schwächegefühl, nach: arn. asaf. colch. kali-br. kreos. lyc. merc-c. sec. stry.
ALLGEMEINES; M; Ohnmacht, nach

Arme: **Agar.** alum.[5] androc.[222] ant-c.[102] atro. bell. bry. bufo cann-i. corv-c.[258] helo.[85] kali-c.[1] lac-eq.[204] lyc. mag-p.[102] merc. op. **PLB.** plut-n.[222] sil.[137]

- **links,** vor Epilepsie: sil.[137]
  ☞ *O; Arme; links*
- **Schultern**: agar. alum.[5] plut-n.[222]
  ☞ *O; Arme; Schultern*
  ◦ **rechts**: plut-n.[222]
- **Hände**: androc.[222] ant-c.[102] atro. cann-i. corv-c.[258] helo.[85] kali-c.[1] lac-eq.[204] lyc. mag-p.[102] **PLB.**
  ☞ *O; Arme; Hände*

Beine: anac.[5] asaf.[5] caust.[5] con. kali-c.[1] lyc. **Merc.** sil.[5] staph.[5] stry. tab. tarent.

- **rechts,** dann links: lyc.[1]
  ☞ *O; Arme; rechts*
- **Unterschenkel**: con. lyc. stry. tarent.
  ☞ *O; Beine; Beine*
- **Füße**: kali-c.[1] tab.
  ☞ *O; Beine; Füße*

SCHWÄCHE: abrot. acet-ac. acon.[5] act-sp.[102] adam.[222] adeps-s.[122] aegle.[192] aesc. aeth. **Agar.**[137] agki-p.[1202] agn.[5] ail. all-c. all-s. aloe **Alum.**[5] alum-p.[58] alum-sil.[58] **Alumn.**[8] am-c.[137] **Am-caust.**[102] am-m.[1] ambr.[1] aml-n.[25] ammc. amyg-am.[36] amyg-p.[36] **Anac.** anan. androc.[222] ang.[5] **Ant-c.**[5] ant-s.[85] **Ant-t.**[5] anth.[36] **Apis** apisin.[5] apoc. aq-des.[275] arag.[72] aran.[25] **ARG. ARG-N.**[5] arn.[5] **ARS.**[5] **Ars-h. Ars-i.** ars-s-f.[58] arund. asaf. asar.[1] aspar. aster. astra-e.[149] atra-r.[149] atro. aur.[5] aur-ar.[58] aur-i.[58] aur-m. aur-m-n. aur-s.[58] aven.[102] bamb-a.[1184] bapt.[25] bar-acet.[1] bar-c. bar-i.[58] **Bar-m.** bar-s.[58] bell.[1] bell-p.[256] benz-ac. berb. beryl.[119] bism. blatta-a.[36] bol. bor.[1] bov.[5] brach.[36] brom.[5] bros-g.[259] brucel.[241] **BRY.** bufo but-ac.[119] cact.[58] cadm.[149] cadm-s.[137] cahin. caj.[25] calad. **CALC.** calc-ar.[58] calc-f.[193] calc-i.[58] **Calc-p.**[8] calc-s. calc-sil.[58] camph.[5] cann-i. cann-s. **Canth.**[5] caps. carb-ac.[25] carb-an.[5] **Carb-v.**[1] carbn-h. carbn-o. carbn-s. carc.[304] card-b.[36] card-m. carl. cass.[36] cast. caul.[25] **CAUST.** cedr. **Cham.** chel. **Chin.**[1] **Chin-ar. Chin-s.** chlf. chlor. choc.[222] **Cic.**[5] cimic.[36] cimx. cina[5] cinnb. cist. clem. cob.[122] **Coc-c.** coca[36] cocc.[58] cod. coff.[5] colch. coloc.[5] com. **CON.**[144] conv.[144] cop. cor-r. corn. cortico.[119] cortiso.[119] croc.[5] crot-c. crot-h. **Croto-t. Cupr.**[5] cupr-ar.[25] cur.[171] curc.[192] cycl.[1] cymbo-ci.[2184] cypr.[102] cyt-l.[142] dig.[85] dios.[25] diosm.[102] dirc. dor. dros.[1] dubin.[38] **Dulc.**[5] echi.[111] elaps[137] equis. ery-a. eucal.[25] eup-per. eup-pur.[8] euph. euphr. eupi. excr-can.[269] fago.[25] falco-p.[265] **FERR.** ferr-ar.[58] **Ferr-i. Ferr-m.** ferr-ma. ferr-p. fl-ac. form. gamb. **GELS.**[26] gent-l. gink.[227] gins. glon. gnaph.[25] goss.[25] gran. **Graph.**[5] grat. guai.[1] haliae-lc.[222] ham. harp.[1184] hedeo.[25] hell.[5] helo.[264] helon.[102] **Hep.**[1] hipp.[36] hist.[119] hura[122] hydr.[25] hydr-ac. hydro-c.[2147] hydrog.[222] hyos. hyper. ign.[5] ind.[36] indg. iod.[1] iodof.[46] ip. irid.[222] iris jab. jac-c. jatr. jug-r. **Kali-ar. Kali-bi. Kali-br.**[8] **KALI-C.** kali-chl.[58] kali-cy. kali-hp.[102] kali-i. **Kali-n.**[1] **Kali-p. Kali-s.** kali-sil.[58] **Kalm.**[36] kola[1184] kreos.[5] kurch.[192] lac-ac. lac-d. lac-eq.[204] lac-lox-a.[204] **Lach.** lact. lam.[2] lap-laz.[227] lappa[137] lat-h.[301] lat-m.[72] lath. laur.[5] lec. led.[5] lil-t. lith-c.[227] lob.[25] lob-c.[25] lob-p.[85] lol.[100] **LYC.** lycps.[25] lyss.[54] m-arct.[5] m-aust.[5] mag-c.[1] mag-m. mag-p.[102] mag-s. manc.[142] mang.[5] mang-acet.[1] mang-m. mang-o.[102] mant-r.[262] med.[137] meny. **MERC.**[122] **Merc-c.**[5] merc-i-f. merc-i-r. merc-s. merl. mez.[1] morg.[136] morph. mosch.[5] **Mur-ac.**[137] murx.[137] myric.[102] **Naja** nat-ar. **Nat-c.**[122] nat-ch.[102] **Nat-m.** nat-n. nat-p. nat-s.[58] nat-sil.[58] neon[222] nicc. nicc-s.[102] **Nit-ac.**[1] nuph. nux-m. **Nux-v.** oena.[25] ol-an. olnd.[5] **Onos.** op.[5] osm. ox-ac.[137] oxyu-s.[237] ozone[227] paeon. pall. par.[5] **Petr. Ph-ac.**[137] phel. **PHOS.** phys.[25] phyt. **Pic-ac.** pier-b.[233] pin-s.[142] pip-m. pitu-a.[164] plan. **Plat.**[1] **PLB.** plb-acet.[10] plect. plut-n.[222] podo.[25] prim-v.[102] prot.[193] prun. pseuts-m.[255] psil.[164] psor. ptel.[25] pull-g.[181] **Puls.** puls-n.[25] rad-br.[111] **Ran-b.** ran-r.[102] ran-s. raph. rat. rheum[137] rhod.[5] **RHUS-T.** rhus-v.[25] rosm.[1125] rumx. ruta **Sabad.** sabin.[5] samb.[45] sang. **Sarcol-ac.**[119] saroth.[5] sarr.[8] sars. scarl.[149] scroph-n.[111] scut.[102] **Sec.** sel.[85] seneg.[5] sep.[122] **SIL.**[5] sin-n. sol-n.[25] sol-t-ae. spect.[271] spig.[1] spira. spong.[5] squil. **Stann.**[1] **STAPH.**[5] stict. stram.[5] stront-c.[5] stry.[36] stry-p.[102] succ.[194] sul-ac.[5] sul-i.[58] sulfon.[102] sulo-ac.[36] **Sulph.** sumb.[36] syph. tab. tanac.[25] tarax.[1] **Tarent.**[8] tax.[303] tela[192] tell. tep. ter. thal.[250] **Thal-s.**[102] thea[144] ther.[25] thlaspi[111] **Thuj.**[137] thymu.[1125] til.[36] torul.[72] tril.[111] trom. tub.[193] tung.[252] upa. uran.[269] valer.[5] **VERAT.**[1] **Verat-v.**[102] verb.[1] vib.[72] vip. xan. **Zinc.** zinc-p.[58] zing. ziz.[25]

☞ *Schwere, Müdigkeit, Empfindung von (in Gliedern)*

abwechselnd mit getrübtem Sehvermögen: bell.[1]

☞ *A; Abwechselnd mit ▮ SEHEN; A; Abwechselnd mit*

tagsüber: sulph.

morgens: alum. arg. bar-c. bov. brach. canth. cham. cinnb. coc-c. colch. croto-t. dulc. euphr. hep. lyc. nat-ar. nat-c.[122] nat-m. **Nit-ac.** ox-ac. pall. phos. pic-ac. puls. sep. sulph. til. zinc.

- **Aufstehen,** beim: bov. coc-c. hep. nat-ar. **Nat-m.** phos. puls.
- **Bett,** im: canth. nat-m. phos.
- **Erwachen,** beim: arg. bar-c. croto-t. euphr. **Lyc. Nat-c.**[122] pic-ac. sep. **Zinc.**

vormittags: ant-t. cham. grat. lach.

mittags: gels. zinc.

nachmittags: acon. bar-c. brach. gins. mag-m. ol-an. pic-ac. rhus-t. thuj. til.

- **16** Uhr: pic-ac. **RHUS-T.**
- **Gang,** nach einem kurzen: ol-an.
- **Gehen,** beim: gins.
- **Sitzen,** beim: thuj.

abends: **Agar.** am-c. atra-r.[156] bar-c. **Calc.** dulc. euphr. kali-bi. lyc. mez. naja nat-m. **Nuph.** paeon. phos. **Rhus-t.** sabad.

- **Gang,** nach einem kurzen: nat-m.
- **Hinlegen,** beim: naja

nachts: **Cham.** clem. merc.[122] til.

- **Zahnschmerzen,** bei: clem.

Mitternacht: pic-ac.

periodisch: ars. **Calc.** kreos.

Anstrengung, nach: anac. ars. bry. calc. carb-v. cic. cymbo-ci.[2184] guai.[58] kali-c. phos.

- **geringster,** nach: **Anac. ARS.** bry. **Calc. CARB-V.** cic. cymbo-ci.[2184] guai.[58] **Kali-c. Phos.**

Aufstehen:

- **Bett,** aus dem:
  ◦ **agg.**:
  ◦ ◦ **während**: phos. **Puls.**
  ◦ ◦ **nach**: chel.
  ◦ **amel.**: arg. lyc. nat-m.
- **Sitzen,** vom: caust. dig.

▮ *ALLGEMEINES; M; Aufstehen; agg.; Sitzen, vom*

Bad im Fluss, nach: ant-c.

Bewegung, bei:

- **agg.**: rumx.
- **amel.**: caps. cham. **Lyc.** phos. **RHUS-T.**

Blutung, bei uteriner: sabin.[54]

Druck, bei: nit-ac.

Erwachen, beim: chin. kali-n. sol-t-ae. tep.

Essen, nach dem:

- **agg.**: act-sp.[102] **Bar-c.** cann-s. **Clem.**[102]
  - **Pulsieren** der Arterien, mit: clem.[102]
- **amel.**: paeon.

Fieber, während: bell.[1]

Froststadium im Fieber, während: ant-t. cann-i. rhus-t.[1] sep. thuj. verat.

Gebrauch der Hände, durch: ferr-i.[58]

Gehen:

- **agg.**: am-c.[1] **Anac. ARG.** berb. **Bry.** cob. colch. dig. euph. ferr. ferr-i.[58] ham. lyc. mag-m. merl. naja nat-p. nux-v. petr. pic-ac. raph. sang. tax.[303] zinc.
  ☞ *Gehen; instabil • Instabilität; Beine; Gehen, beim • Wanken, Schwanken*
  - **Freien,** im: am-c.[1] colch. **Dig.** euph. ferr. mag-m. merl. nux-v. pic-ac. raph. sang. **Zinc.**
- **amel.**: am-c. cham. clem. gins. phos. sulph.
  - **Freien,** im: am-c. cham. clem.

geistige Anstrengung, durch: ph-ac. phos.[58]

Gicht, nach: bell-p.[102]

Herzklopfen, bei: beryl.[119]

Hitze, durch: coloc.

Kindern, bei: nat-c.[58]

klettern, beim: sarcol-ac.[119]

Lachen, durch: croc.[54]

Liegen im Bett, beim: carl. merc-i-f. sulph.
☞ *Anheben, kann die Glieder nicht, beim Hinlegen* ▤ *ALLGEMEINES; M; Liegen; während; Bett, im*

- **linker** Seite, auf: merc-i-f.

Menses, während: calc-p. mag-m.

Mittagessen, nach: nit-ac. tub.[85]

Rückenzerrung, nach: ruta[58]

Samenergüssen, nach: **Ph-ac.**

Schlaf, nach: am-c. merc-c.

- **ungenügendem,** nach: am-c.
  ▤ *ALLGEMEINES; M; Schlaf; nach Schlaf; ungenügendem Schlaf, nach*

Schmerzen, nach: kali-bi.[58] rhus-v.[25]

Schwangerschaft, während: bell-p.[102] calc-p.

- **Gehen,** kann nicht: bell-p.[102]

Schweiß, während: anac.[5] ars.[5] dig.[5] sulph.[5]

Schwindel, bei: am-m.[1] arg-n.[5] con.[5] gels.[111]
▤ *ALLGEMEINES; M; Schwindel agg.*

sexuellen Exzessen, nach: phos.[58]

Sitzen:

- **während**: arg. chel. merc. nux-v. ruta thuj.
- **langem,** nach: sars.

Sonnenstich, durch: phos.[58]
▤ *ALLGEMEINES; M; Sonne; agg.; Sonnenstich*

Sprechen, nach: act-sp.[102]

Stehen, beim: anac. berb. cortiso.[119] dirc. hell. stann. zinc.

Steifheit, mit: caust. con. lach. lyc. nat-m. rhus-t. sil.

Stuhlgang, nach: **Ars.** colch.

Überhitzung, durch: phos.[58]

Überraschung, durch: gels.[58]
▤ *GEMÜT; M; Überraschungen, Beschwerden durch*

Urinieren, amel. nach: spira.
▤ *ALLGEMEINES; M; Urinieren; amel. nach U.*

Weinen, nach: con.
▤ *ALLGEMEINES; M; Weinen; agg.*

erstreckt sich durch den Rücken, während Froststadium im Fieber: thuj.

Gelenke: **Acon.** aesc. agn.[85] **Aloe Arg. ARN.** ars. **Ars-s-f.**[58] aur. aur-ar.[58] aur-s.[58] bar-c.[1] bar-m.[102] bell-p.[149] bor. bov. **Bry. CALC.** calc-f.[149] **Calc-sil.**[58] caps.[58] **Carb-an.**[102] carb-v. carbn-s. **Caust.** cham. chel. **Chin.**[102] chin-ar. chlf. cimic. clem. coloc. **CON.** dig.[85] euph. **Ferr.** ferr-ar. ferr-p. graph. hep.[102] hipp.[102] **KALI-C. Kali-s.** kali-sil.[58] **Lach.** lat-h.[301] **Led.**[102] **LYC.** mang. med.[137] **MERC.** merc-c. mez. morph. murx.[137] **Nat-m. Nit-ac. Nux-v. Petr. Phos.** plb. podo. **PSOR. Puls.** raph. rheum[137] rhod. **RHUS-T.** scarl.[149] **SEP. Sil. Staph. Stront-c.**[102] **SULPH. Thuj.**[36] **Verat.** zing.
▤ *ALLGEMEINES; C; Schwäche; Gelenke*

- **morgens**: carb-v. chin.[102] cimic.
  - **Bett,** im: carb-v.
  - **Bewegung,** bei: cimic.
- **vormittags**: ars.
- **Anstrengung** agg.: phos.[137]
- **Aufstehen** amel.: carb-v.
- **Bewegung,** bei: chlf. con.
- **Bewegung,** zu Beginn der: **Euph.**
- **Bücken,** beim: graph.
- **Diarrhö,** nach: bor.
- **Dislokation,** nach: rheum[137]
- **Froststadium** im Fieber, während: raph.
- **Gehen**:
  - **agg. nach**: bor.[1] zing.
  - **amel.**: bor.
- **Konvulsionen,** Krämpfen, nach: rheum[137]
- **Schwangerschaft,** während: murx.[137]
- **Sitzen,** beim: ars. chin.[102] graph. phos.
- **verrenkt** oder verstaucht, leicht: agn.[85] carb-an.[102] hep.[102] lat-h.[301] led.[102]
  ☞ *Verrenkung; leicht, verrenkt sich*
- **Verrenkung,** Verstauchung, nach: phos.[58] rhus-t.[58]

Arme: abrot. **Acon.**[5] act-sp. adam.[222] adeps-s.[122] **AESC.** aeth. agar. **All-c.** aloe **Alum.** alum-p.[58] **Alum-sil.**[58] **Alumn. Am-c.**[137] ambr. aml-n. ammc. amyg-p.[36] **ANAC.**[102] **Ang.** ant-c.[102] ant-t.[102] **Apis** arg.[58] arg-n.[102] arn. **Ars.** ars-i. ars-s-f.[58] arund. asar. aur. aur-ar.[58] aur-i.[58] aur-m-n. aur-s.[58] aven.[102] bamb-a.[1184] bapt.

SCHWÄCHE; Arme (Forts.)
bar-c. **BELL.** bell-p.[256] berb. beryl.[119] **Bism.** bor. **BOV.** brach. **Brom.** bros-g.[259] brucel.[241] bry.[5] bufo cact.[58] cadm-s.[137] caj. calad. **CALC.**[102] calc-i.[58] calc-p. **Calc-s.** camph. cann-i. canth. caps. carb-ac.[25] carb-an. carb-v. **Carbn-s.** card-b.[36] card-m. carl. **Caust.** cedr. cham. **Chel. Chin.** chin-ar.[58] chin-s. choc.[222] **CIC.** cimic. cina clem. cocc.[102] coff.[5] colch. coloc. com. **CON.** corn. croc. **Crot-c.** crot-h. **Croto-t. Cupr.** cupr-ar.[25] **Cur.** cycl.[5] cyt-l.[142] **DIG.** dios. dor. dros.[5] **Dulc.** elaps[137] eup-per.[111] eup-pur.[25] euph. eupi. fago. ferr.[85] ferr-i. ferr-m. fl-ac. **Gels.**[102] gink.[227] gins. **Glon.** gnaph.[25] **Gran.** graph. grat. **Guai.**[5] ham.[111] hedeo.[25] hell.[5] hep.[1] hipp. hura hydr.[25] hydro-c.[2147] hydrog.[222] hyper. ign. ind.[36] indg. **Iod.**[36] irid.[222] jatr. jug-r. kali-ar. kali-bi.[58] kali-br. **KALI-C.** kali-i. kali-n. kali-s. **Kalm.** kola[1184] kreos. lac-eq.[204] **Lach.** lact. lam.[2] laur. led. lil-t. lith-c.[227] lol.[102] **LYC.** lycps. lyss.[85] m-aust.[5] mag-c. mag-m. mag-p.[111] manc.[142] mang. mang-acet.[1] med.[102] merc. **Merc-c.**[5] merc-i-f. merc-s. mez. morg.[136] nat-ar. **Nat-c.**[1] **NAT-M.** nat-p. nat-s. nat-sil.[58] neon[222] nit-ac. nux-m. **Nux-v.** oena.[25] ol-an. op. osm. ox-ac.[137] ozone[227] par. **Petr. Ph-ac. Phos.** phys. phyt. pic-ac. **Plat.** plb. plut-n.[222] podo. prot.[193] psil.[164] psor. pull-g.[181] ran-s. raph. **Rhod. Rhus-t.** rumx.[25] ruta sabad. sabin.[5] sang.[25] sarcol-ac.[102] sarr. sars.[1] sec. **Sep.**[137] **SIL.** spect.[271] spig.[5] spong. **STANN. Staph.** stict.[85] stram.[102] stront-c. stry. sul-ac. **Sulph.** sumb. tab. tarent. tax.[303] ter.[111] thea[144] thlaspi[111] **Thuj.** til. torul.[72] tub.[193] tung.[252] uran.[269] valer.[111] verat.[1] zinc. zing.
☞ *Herabhängen der Arme • Lähmigkeit (lähmungsartige Schwäche); Arme*

- **einseitig,** nach Apoplexie: cadm-s.[137] op.[137]

- **links**: agar. alumn. arn. brom. **Calc.** carb-ac.[25] cupr-ar.[25] **Dig.** ind.[36] nat-s. **Nux-v.** plat.[1] sars. **Sumb. Tab.**
☞ *O; Arme; links*

- **rechts**: am-c.[137] anac.[111] bapt.[25] **Bism.** carb-v. **Caust.** chel.[111] colch.[111] eup-per.[111] ferr-i.[111] gins.[111] ham.[111] lyc.[111] merc-i-f.[111] ozone[227] rhod. ter.[111] zinc.[111]
☞ *O; Arme; rechts*

- **morgens**: arg. caj. carbn-s. card-m. dulc. iod.[1] **Kali-c.** lyc. nit-ac. **Nux-v.** sep. sil. sulph. valer.
☞ *O; Arme; morgens*

◦ **Aufstehen,** beim: caj. card-m.
☞ *O; Arme; Aufstehen; agg.; Bett, aus dem*

◦ **Bett,** im: iod.[1] kali-c. sil.

◦ **Erwachen,** beim: arg. nit-ac. sep.
☞ *O; Arme; Erwachen, beim*

- **vormittags**: indg. ph-ac.
☞ *O; Arme; vormittags*

- **mittags**: colch. con.

- **nachmittags**: chin-s. nux-v. sarr.
☞ *O; Arme; nachmittags*

◦ **14** Uhr: sarr.

- **abends**: brach. ferr-i. nat-m. phos. sulph.
☞ *O; Arme; abends*

◦ **Bett,** im: phos.

◦ **Erbrechen,** nach: sulph.

- **nachts**: ambr. lyc.
☞ *O; Arme; nachts*

<> - **Anstrengung,** nach geringfügiger: **Cic. Lach. Stann.**
☞ *O; Arme; Anstrengung; agg.*

- **Ballen** der Fäuste, beim: chin.

- **Bewegung,** bei:
☞ *O; Arme; Bewegung; während*

◦ **agg.**: carb-v. **Stann.** stict.[85]

◦ ◦ **Schmerzen** in der Brust, durch extreme: stict.[85]
☞ *O; Arme; Schmerzen, bei*

◦ **amel.**: acon. **Lyc.** plat. **Rhod.** stront-c.

- **Essen,** nach dem: bar-c. clem.[137]
☞ *O; Arme; Essen; nach*

- **Festhalten** eines Gegenstandes, beim: arn. **ARS.** bov. carb-v. choc.[222] cina colch. nat-m. sil.
☞ *O; Arme; Greifen, ergreifen von Gegenständen; agg.*

- **Frösteln,** während: gins. **Ph-ac.**

- **Herunterhängenlassen** amel.: asar.

- **Kälteeinwirkung,** durch: **Rhod.**

- **Klavierspielen,** beim: cur.[8] gels.
☞ *O; Arme; Klavierspielen agg.*

- **Konvulsionen,** Krämpfen, nach: **CIC.**

- **Lachen,** beim: carb-v.[1]
☞ *O; Arme; Lachen agg.*

- **Mittagessen,** nach dem: grat.

- **Samenergüssen,** nach: staph.
☞ *O; Arme; Pollutionen, nach*

- **Schreiben,** beim: acon. agar. brach. carb-v. **Caust.** cocc. kali-c. lyss.[85] merc-i-f. mez. sabin.
☞ *O; Arme; Schreiben agg.*

- **Treppensteigen,** beim: nux-v.
☞ *O; Arme; Steigen agg.*

- **Wetter,** bei stürmischem: **Rhod.**

- **Zornanfall,** nach einem: nat-m.
☞ *O; Arme; Zorn, durch*

- **Gelenke**: bell.[5] **Carb-an.**[5] hep.[5]
☞ *O; Arme; Gelenke*

- **Schultern**: acon. aloe alumn. arg. bapt. bor. bov. brom. carb-an. carb-v. cedr. chin-ar. cic. clem. **Com.** cupr-ar.[25] dros.[5] ferr.[85] gins. kali-n. kola[1184] lach. laur. mag-c. nat-m. nux-v. phos.[1] pic-ac. plat. pull-g.[181] ran-s. sabin.[5] sep. sil. stry. thlaspi[111] thuj. zing.
☞ *O; Arme; Schultern*

◦ **links**: alumn. cupr-ar.[25] pull-g.[181]
☞ *O; Arme; links*

◦ **rechts**: bapt.[25] carb-v.
☞ *O; Arme; rechts*

◦ **morgens,** beim Erwachen: arg.
☞ *O; Arme; Erwachen, beim*

<> ◦ **Beugen** vorwärts, beim: alumn.

◦ **Gehen,** nach: bapt.

- **Oberarme**: acon. **Alumn.**[102] anac.[102] **Arg.** arg-n. bell.[1] brach.[36] bry. calc.[5] carl. cham.[5] cic. clem. colch. con. croto-t. **Cur.**[102] cycl.[5] dig.[102] ferr.[85] gins. grat. **Guai.**[5] iod.[36] jatr. kali-c.[102] kali-n. lach.[102] lact. lyc.[102] mag-p.[102] mang. mang-acet.[1] med.[102] merc-c.[5] **Nat-m. Phos.** phyt. rumx.[25] **Sarcol-ac.**[102] sep.[1] **Sil. Stann.**[102] **Sulph.** sumb.[36] **Thuj.** valer.[137]
  ☞ *O; Arme; Oberarme*
◦ **morgens,** beim Erwachen: arg.
  ☞ *O; Arme; Erwachen, beim*
◦ **nachts,** im Schlaf: sep.[1]
◦ **Anstrengung,** nach: **Arg.**
  ☞ *O; Arme; Anstrengung; agg.*
◦ **Aufstehen,** beim: thuj.
◦ **Beugen** agg.: phyt.
  ☞ *O; Arme; Beugen; agg.; Glieder beugen*
◦ **Bewegung,** bei:
  ☞ *O; Arme; Bewegung; während*
◦ ◦ **agg.**: grat. phyt.
◦ ◦ **amel.**: arg.
◦ **Erwachen,** nach: arg.
◦ **Heben,** beim: grat.
  ☞ *O; Arme; Anheben; agg., der Glieder*
◦ **Schreiben,** beim: carl. cic. con. valer.[137]
  ☞ *O; Arme; Schreiben agg.*
◦ **Singen** oder Gebrauch der Stimme, beim: stann.[102]
◦ **erstreckt** sich zu den Händen: croto-t.
◦ **Muskeln**:
◦ ◦ **Trizeps,** links: sumb.[36]
  ☞ *O; Arme; links*
◦ ◦ **Biceps**: brach.[36]

- **Ellenbogen**: adam.[222] adeps-s.[122] ang. aur.[5] bros-g.[259] cann-i. chin-s. coloc. dios. fago. glon. hyper. kali-n.[36] led. nat-s. nit-ac.[1] op. phos.[1] plb. raph. sars.[58] staph. **Sulph.** thuj. valer.
  ☞ *O; Arme; Ellenbogen*
◦ **17** Uhr: valer.
  ☞ *O; Arme; nachmittags; 17 Uhr*
◦ **Mittagessen,** nach: nit-ac.[1]
◦ **Ellenbeuge**: cann-i.
  ☞ *O; Arme; Ellenbogen; Ellenbeuge*

- **Unterarme**: acon.[5] aeth. agar. ang. arg. **ARS.** aur. aur-m-n. **BELL.** bufo camph. cham. chel.[1] chin-ar.[58] coloc. con. cycl.[5] **Dig.**[85] dros.[5] dulc. indg. kali-n. merc. mez. nat-m. nit-ac. nux-v. op. osm. phos. plb. rhod. **RHUS-T.** sabin. sil. stront-c. sumb. thuj. torul.[72] tub.[193] tung.[252] verat.
  ☞ *O; Arme; Unterarme*
◦ **rechts**: arg. **Sil.**
  ☞ *O; Arme; rechts*
◦ **morgens,** beim Erwachen: arg.
  ☞ *O; Arme; Erwachen, beim*
◦ **abends**: dig.
  ☞ *O; Arme; abends*
◦ **nachts**: kali-n.
  ☞ *O; Arme; nachts*
◦ **Herzerkrankung,** bei: dig.[85]
◦ **Schreiben,** beim: agar. arg. coloc. tub.[193]
  ☞ *O; Arme; Schreiben agg.*
◦ **Stricken,** beim: aeth.
  ☞ *O; Arme; Stricken; agg.*

- **Handgelenke**: adam.[222] aloe amyg-p.[36] arn. ars. bov.[5] brach. calad. **Carb-v. Caust.** choc.[222] **Cur.** dig. dor. **Glon.** hura kali-bi.[111] kali-br. kali-c. kali-n.[36] kalm. lil-t. lyc. manc.[142] **Merc.** mez. nat-m. nat-p. neon[222] phos. phys. **Plb.** podo. rhod. sarcol-ac.[119] sep. **Sil.** spong. sul-ac. sulph. tax.[303] tub.[193] tung.[252] valer.[111]
  ☞ *O; Arme; Handgelenke*
◦ **links**: adam.[222]
  ☞ *O; Arme; links*
◦ **rechts**: adam.[222] nat-p. **Sil.**
  ☞ *O; Arme; rechts*
◦ ◦ **und** linker Knöchel: nat-p.
  ☞ *O; Arme; links*
◦ **morgens**: lil-t.
  ☞ *O; Arme; morgens*
◦ **abends**: phos.
  ☞ *O; Arme; abends*
◦ **Bewegung**:
◦ ◦ **agg.**: dig.
◦ ◦ **amel.**: rhod.
◦ **Gebrauch** der Hände, beim: sep.
◦ **Menses,** nach: nat-p.
◦ **Schreiben,** beim: calad. **Kali-br.** sarcol-ac.[119] tub.[193]
  ☞ *O; Arme; Schreiben agg.*

- **Hände**: acon. act-sp. aesc. alum.[58] alumn. aml-n. anac.[102] ang. ant-c.[102] ant-t.[102] arg.[58] **Arg-n.**[102] arn. ars. aven.[102] bamb-a.[1184] bar-c. bell. bism. **Bov.** brach. bry.[5] bufo cact.[58] calc.[1] canth. caps. **Carb-v.**[1] card-b.[36] caust. cham. chel. chin. chin-s. **Cic.**[102] cimic. **Cina Cocc.**[102] colch. com. croc. crot-h. cupr. **Cur.** cyt-l.[142] dios. **Fl-ac. Gels.** gink.[227] glon. grat. hell. hep.[1] hipp. hydrog.[222] indg. jug-r. **Kali-bi.** kali-c. **Kali-n.** kreos. lac-eq.[204] lach. lact.[102] lam.[2] lol.[102] lyc. lycps. mag-c. mag-m. mag-p.[111] **Merc. Merc-c.**[5] merc-i-f. **MEZ.** morg.[136] nat-ar. nat-c.[1] nat-m. nat-p. **Nat-s.** nat-sil.[58] **Nit-ac.** nux-m. nux-v. ol-an. ox-ac.[137] **Phos.** phys. plb. plut-n.[222] prot.[136] rhod. rhus-t. **Ruta** sabin.[5] **Sarcol-ac.**[102] sars.[1] sec. sep. **SIL.**[137] spect.[271] **Stann. Stram.**[102] sulph. sumb. tab. tax.[303] thea[144] thuj. tub.[193] verat.[1] **Zinc.**
  ☞ *O; Arme; Hände*
◦ **links**: cact.[58] spect.[271]
  ☞ *O; Arme; links*
◦ **morgens**: calc.[1] caust. dios. lyc. nat-m. plb. sulph.
  ☞ *O; Arme; morgens*
◦ ◦ **Aufstehen,** beim: nat-m. plb. sulph.
  ☞ *O; Arme; Aufstehen; agg.; Bett, aus dem*
◦ ◦ **Bett,** im: nat-m.
◦ ◦ **Erwachen,** beim: caust.
  ☞ *O; Arme; Erwachen, beim*
◦ **nachmittags**: bov. cham. nux-v.
  ☞ *O; Arme; nachmittags*
◦ ◦ **17** Uhr: cham.
  ☞ *O; Arme; nachmittags; 17 Uhr*
◦ ◦ **Schlaf,** nach: nux-v.
  ☞ *O; Arme; Schlaf; nach*

SCHWÄCHE; Hände (Forts.)

◦ **abends**: dios.
☞ *O; Arme; abends*

◦ **nachts**: kali-n. mez.[1] nat-s.
☞ *O; Arme; nachts*

◦ ◦ **Erwachen,** beim: mez.[1]
☞ *O; Arme; Erwachen, beim*

◦ ◦ **Fieber,** nach: nat-s.

<> ◦ **Abendessen,** nach dem: nat-m.

◦ **Aufstehen,** nach: nux-m. plb.

◦ **Bewegung,** bei: plb. thuj.
☞ *O; Arme; Bewegung; während*

◦ **Druck,** bei: mez. nit-ac.

◦ **Erwachen,** beim: mez.
☞ *O; Arme; Erwachen, beim*

◦ **Essen,** nach dem: bar-c. nat-c.[1]
☞ *O; Arme; Essen; nach*

◦ **Froststadium** im Fieber, während: lam.[2] sabin.[5]

◦ **Gehen,** beim: grat. plb.
☞ *O; Arme; Gehen; agg.; während*

◦ **Greifen** von Gegenständen, beim: hydrog.[222] morg.[136] nat-m. **Nat-s.**
☞ *O; Arme; Greifen, ergreifen von Gegenständen; agg.*

◦ **Kopfschmerz,** während: ol-an.

◦ **Lachen,** beim: carb-v.[1]
☞ *O; Arme; Lachen agg.*

◦ **Liegen**:

◦ ◦ **agg.**:

◦ ◦ ◦ **harter** Unterlage, auf: nat-m.

◦ ◦ ◦ **Tisch,** auf dem: stann.
☞ *O; Arme; legt den Arm; Tisch, auf den*

◦ ◦ **amel.**: mag-c.

◦ **Menses**:

◦ ◦ **vor**: zinc.[26]
☞ *O; Arme; Menses; vor*

◦ ◦ **während**: alumn. ol-an. zinc.
☞ *O; Arme; Menses; während*

◦ **Mittagessen,** nach: mag-m.

◦ **Schreiben**:
☞ *O; Arme; Schreiben agg.*

◦ ◦ **während**: **Aesc.** aml-n. ant-c.[102] bamb-a.[1184] bism. brach. caps. carb-v.[1] chel. gink.[227] lac-eq.[204] **MEZ.** sabin. sil.[137] **Stann.** tub.[193] **Zinc.**
☞ *O; Arme; Schreiben agg.*

◦ ◦ **nach**: plb.
☞ *O; Arme; Schreiben agg.*

◦ **Zimmer,** warmes, agg.: **Caust.**
☞ *O; Arme; Zimmer, im; agg. im warmen*

◦ **Zittern,** mit: lycps. **Stann.**

◦ **Mittelhandknochen,** lähmungsartig, Druck agg.: card-b.[36]

◦ **Handflächen**: prot.[136]
☞ *O; Arme; Hände; Handflächen*

\- **Finger**: acon.[5] adam.[222] ambr. **ARS. Bov.** calc.[102] carb-an. **Carb-v.** cic. crot-h. cur. fago. **Gels.**[102] hell.[5] hipp. hura kali-bi.[58] kali-br. kali-c. **Kali-n.** lact. led. lyc. mez. **Nat-m.** par. phos. plb. prot.[193] **RHUS-T.** sep.[137] **Sil.** stann. sulph. tub.[193] uran.[269] zinc.

◦ **tagsüber**: phos.
☞ *O; Arme; tagsüber*

◦ **nachts**: ambr.
☞ *O; Arme; nachts*

<> ◦ **Gegenstände** fallen, lässt: **Ars.** carb-an. **Nat-m.** prot.[193] **Sil. Stann.**
☞ *Ungeschicklichkeit; Finger • Ungeschicklichkeit; fallen, lässt Gegenstände*

◦ **Greifen,** beim: **ARS.** carb-an. carb-v. kali-br. **Sil.**
☞ *O; Arme; Greifen, ergreifen von Gegenständen; agg.*

◦ **Heben,** kann sie nicht: cur.[102]

◦ **Klavierspielen,** beim: **Cur. Stann. Zinc.**
☞ *O; Arme; Klavierspielen agg.*

◦ **Schreiben,** beim: fago. kali-c. tub.[193]
☞ *O; Arme; Schreiben agg.*

◦ **Fingerspitzen**: **Mez.**
☞ *O; Arme; Finger; Fingerspitzen*

◦ **Daumen**: kali-c. nat-m. sil. sulph.
☞ *O; Arme; Finger; Daumen*

◦ ◦ **Schreiben,** beim: kali-c.
☞ *O; Arme; Schreiben agg. • Krämpfe, Muskelkrämpfe; Arme; Finger; Schreiben, beim*

◦ **Zeigefinger**: kali-c. nat-m. uran.[269]

◦ ◦ **Schreiben,** beim: kali-c.
☞ *O; Arme; Schreiben agg.*

◦ **Mittelfinger**: nat-m.

◦ **Ringfinger**: plb.

Beine: abrot. acet-ac. acon. act-sp. adam.[222] adeps-s.[45] aegle.[192] **AESC.**[102] aeth. **Agar.** agki-p.[1202] agn. ail. all-c. all-s. aloe **ALUM. Alum-p.**[58] **ALUM-SIL.**[58] **Alumn. AM-C. Am-m.** ambr. aml-n.[25] ammc. **Anac.** anan. androc.[222] **Ang.**[5] ant-c.[5] ant-s.[85] ant-t. anth.[36] **Apis** apisin.[5] aq-des.[275] aran.[25] **ARG.**[5] **ARG-N.** arn. **ARS.** ars-h. ars-i. **Ars-s-f.**[58] arund. asaf. asar.[5] aspar. aster. astra-e.[149] atra-r.[149] atro. **AUR.** aur-ar.[58] aur-i.[58] aur-m-n. aur-s.[58] bamb-a.[1184] **Bapt.** bar-acet.[1] bar-c.[5] bar-i.[58] bar-m.[102] bar-s.[58] **BELL.**[5] benz-ac. berb.[102] blatta-a.[36] bol. **Bor.** bov. brach. brom. bros-g.[259] **Bry. Bufo** but-ac.[119] cact. cahin. caj.[25] calad. **CALC.** calc-ar. calc-f.[193] calc-i. **Calc-p.** calc-s. calc-sil.[58] camph. cann-i. **CANN-S.**[102] canth. caps. **CARB-AC.** carb-an.[5] **Carb-v.** carbn-o. **Carbn-s.** carc.[304] card-m.[102] carl. cass.[36] cast. caul. **CAUST.** cham.[1] chel. **Chin. Chin-ar.**[58] chin-s. chlf. chlor. choc.[222] **Cic.** cimic. **Cina**[5] cinnb. cist. clem. cob.[137] coc-c. coca **COCC.** cod. coff. colch. coloc. com. **CON.** conv.[144] cop. cor-r. **Corn.** cortico.[119] croc. **Crot-c.** crot-h. **Croto-t. Cupr.** cur.[171] cycl. cymbo-ci.[2184] dig. dios. diosm.[102] dirc. dros.[5] dubin.[38] **Dulc.** echi.[111] elaps[36] equis. ery-a. eucal.[25] eup-per. eup-pur. **Euph.**[5] euphr. eupi. excr-can.[269] fago. falco-p.[265] ferr. ferr-ar.[58] **Ferr-i.** ferr-m. ferr-ma. ferr-p. fl-ac. form. gamb. **GELS.**[26] gins. **GLON.** goss.[25] gran. **Graph.** grat. guai. haliae-lc.[222] ham. harp.[1184] hedeo.[25] **Hell.** helo.[264] **Hep.**[5] hipp.[102] hura[122] **Hydr.** hydr-ac.

hydro-c.[2147] hydrog.[222] **Hyos.** ign. ind. indg. iod. iodof.[102] ip. irid.[111] iris jab. jac-c. jatr. **Kali-ar.** kali-bi. **Kali-br.**[25] **KALI-C.** kali-chl.[58] kali-cy. kali-i. **Kali-n. Kali-p.** kali-s. kali-sil.[58] kalm. kola[1184] **Kreos.** kurch.[192] lac-ac. lac-d. lac-lox-a.[204] **Lach.** lact. lap-laz.[227] lappa[137] lat-h.[301] lat-m.[102] lath. laur. lec. led. lil-t. lith-c. lob.[25] lob-c.[25] lob-p.[85] lol.[111] **Lyc.**[5] lycps. lyss.[54] m-arct.[5] m-aust.[85] **Mag-c. Mag-m.** mag-s. manc.[36] mang. mang-acet.[1] mang-m.[102] mang-o.[102] **Med. Merc. Merc-c.** merc-i-r. **Mez.** morg.[136] mosch. **MUR-AC.**[137] murx. **Nat-ar. NAT-C.**[1] nat-ch.[102] **Nat-m.** nat-n. nat-p. nat-s. nat-sil.[58] nicc. **Nit-ac.** nuph. **Nux-m. NUX-V.** oena.[25] ol-an. **Olnd.** onos. **Op.** osm. ox-ac.[137] ozone[85] paeon. par. **Petr. Ph-ac.**[137] phel. **PHOS.** phys. phyt. **PIC-AC.** pier-b.[233] pin-s.[142] pip-m. pitu-a.[164] plan. **Plat. PLB.** plect. plut-n.[222] podo. prun. psil.[164] psor.[111] ptel. **PULS.** puls-n.[25] rad-br.[111] **Ran-b.** ran-r.[102] ran-s. raph. **Rat.** rheum **Rhod. RHUS-T.** rhus-v. rumx. **Ruta** sabad. sabin.[5] samb. sang. saroth.[5] sarr. **Sars.** scroph-n.[111] **Sec.** sel.[85] **Seneg. SEP.**[122] **SIL.** sol-n.[25] sol-t-ae. spect.[271] spig.[36] spong. squil. **Stann.** staph. stram. **Stront-c.** stry. **Sul-ac.** sul-i. sulo-ac.[36] **Sulph.** sumb. syph. tab. tanac.[25] tarax.[1] tarent. tax.[303] tela[192] tell. tep. thal.[250] thea ther.[25] **THUJ.** til. torul.[72] tril.[111] trom. tub.[85] tung.[252] uran.[269] valer. verat. **Verb.**[5] vib.[72] vip. xan. **ZINC.** zinc-p.[58] zing. ziz.

- **links**: aegle.[192] cann-i.[25] cortico.[149] petr.[58] tela[192]
  ☞ *O; Beine; links*
- **rechts**: nat-m.[1] stann.[1] sulph.[1]
  ☞ *O; Arme; rechts • O; Beine; rechts*
- **morgens**: ambr.[1] ant-t. **Arg.** bar-c. carb-an. iod.[1] kurch.[192] mur-ac. **Nat-m. NUX-V. Phos.** plb. **Rhus-t.** sep.[1] **Sil.** sulph. til.[36] zinc.
  ☞ *O; Beine; morgens*
  - **Bett,** im: nat-m. plb. sulph. **Zinc.**
    ☞ *O; Beine; Bett, im; agg.*
  - **Erwachen,** beim: **Arg.** nat-m. sep.[1]
- **vormittags**: arg-n. nat-m. ptel. **Ran-b.** zinc.
  ☞ *O; Beine; vormittags*
  - **11** Uhr: arg-n. nat-m. zinc.
- **mittags**: kali-c.[1]
  ☞ *O; Beine; mittags*
- **nachmittags**: **Arg-n.** bamb-a.[1184] carb-v.[1] ham. mag-m.[1] nat-c. nux-v. pip-m. plb. rumx. zinc.
  ☞ *O; Beine; nachmittags*
  - **13** Uhr: ham.
- **abends**: atra-r.[156] bamb-a.[1184] hydr-ac. indg. kali-n.[1] mag-m. nit-ac.[1] plan. sang. sulph. thuj. verat. zinc.
  ☞ *O; Beine; abends*
  - **22** Uhr: plan.
  - **Gehen,** beim: sang. thuj. verat.
  - **Menses,** während: kali-n.[1] mag-m.
    ☞ *O; Beine; Menses; während*
- **Anstrengung,** nach: **Anac. CALC.** cic.[36] **GELS. RHUS-T.** samb.[45] ziz.[25]
  ☞ *Anstrengung, wie nach, beim Aufstehen vom Sitz*
  - **leichter**: **Cic.**[36] samb.[45] ziz.[25]
- **Ärger,** nach: caust. lyc. nat-m. **Nux-v.**
  ☞ *O; Beine; Zorn, Ärgernis, nach*
- **Aufstehen** von einem Sitz, beim: **Glon.** mag-c. nat-m. ruta zinc.
  ☞ *O; Beine; Aufstehen; agg.; Sitzen, vom; •Anstrengung, wie nach, beim Aufstehen vom Sitz*
- **Bewegung,** mit ständigem Verlangen nach: phys.[25]
- **Diarrhö,** bei: bor.[1]
- **Entbindung,** nach der: caust.[137] **Rhus-t.**
  ☞ *M; Entbindung, nach der ▤ ALLGEMEINES; M; Wehen, Entbindung; Wochenbett, im*
- **Essen,** nach dem: mur-ac.
  ☞ *O; Beine; Essen; nach*
- **Fehltritt,** bei: ph-ac.
  ☞ *O; Beine; Fehltritt, nach einem*
- **Fieber,** bei katarrhalischem: sep.
  ☞ *O; Beine; Fieber; während*
- **Froststadium** im Fieber, während: ars.[5] chin.[5] hell.[5] ign.[5] **Seneg.**[5] verat.[5]
  ☞ *O; Beine; Fieber; während; Froststadium im Fieber*
- **Gehen**:
  - **agg., während und nach**: **AESC. ARG.** bapt. berb. **Bor.** bros-g.[259] **CALC. Calc-s.** carl. **CON. GELS.** glon. grat. hell. kali-n. led. lycps.[25] **MAG-M.**[1] mosch. **Mur-ac. Nux-m.**[137] nux-v. phos.[58] **Plb. Ran-b. RHUS-T. Ruta** sang. seneg. **Sil.** stann. sulph. verat. zinc.
    ☞ *Gehen; instabil*
    - **Freien,** im: grat. mag-m.[1] sang. seneg. verat.
    - **Sonne,** in der: bros-g.[259]
  - **amel.**: bar-c.[36] bor.[1] cann-s. cic.[36] dros.[1] nat-m. zinc.
    - **fortgesetztes**: bar-c.[36] zinc.
- **Hunger,** bei: **Zinc.**
  ▤ *ALLGEMEINES; M; Hunger agg.*
- **Ischialgie,** durch: grat.[137]
- **Kind** lernt spät Laufen: **CALC.** chin.[5] par.[5] stront-c.[5]
- **Koitus,** nach: **Calc.**
  ☞ *O; Beine; Koitus agg.*
- **Kopfschmerz,** bei: lob-c.[85]
  ☞ *O; Beine; Kopfschmerz, während*
- **Leukorrhö,** bei: kreos.[5]
- **Menses**:
  - **vor**: con.[26]
    ☞ *O; Beine; Menses; vor*
  - **während**: arg-n. **Cocc.** kali-n. mag-m. **Nit-ac.** nux-m. ph-ac.[5] sulph. **Zinc.**
    ☞ *O; Beine; Menses; während*
- **Mittagessen,** nach dem: am-c.[1]
- **Nasswerden** der Füße, durch: phos. **Rhus-t.**
- **plötzlich**: alum.[5] arg-n.[5] atra-r.[149] bell.[5] thuj.[5]
- **Rauchen,** durch: **Clem.**
  ☞ *O; Beine; Rauchen, nach*
- **Rückenzerrung,** durch: ruta[137]
- **Schmerz**:
  - **durch,** Sakralregion, in der: plut-n.[269]
  - **mit,** in den Knien: xan.[85]

SCHWÄCHE; Beine (Forts.)

- **Schwäche,** mit allgemeiner: manc.[36] **Phys.**[36] tanac.[25]
- **Schwangerschaft,** während: agar.[58] plb.
  ☞ *O; Beine; Schwangerschaft, während*
- **Schweiß,** mit: ther.[25]
- **Schwindel,** bei: carc.[304] con.[111] phys.[25]
- **Sitzen,** beim: ars. bar-acet.[1] led. mag-c. plat.[1] stann.[137]
  ☞ *O; Beine; Sitzen; agg.; während*
  ◦ **Hinsetzen**: stann.[137]
  ☞ *O; Beine; Sitzen; agg.; Hinsetzen*
- **Stehen,** beim: agar. **Anac.** berb. **Bry.** dirc. hell. nat-m.[1] **NUX-M.** plat. stann. tela[192] zinc.
  ☞ *O; Beine; Stehen; agg.; während*
- **Stuhlgang,** nach: plect. scroph-n.[111]
  ALLGEMEINES; M; Stuhlgang; nach Stuhlgang
- **Temperaturwechsel,** bei: act-sp.
- **Treppabgehen,** beim: arg.[137] harp.[1184] nux-m. **Ruta**[137] sep.[111] sil. stann. sulph.
  ☞ *O; Beine; Treppabgehen agg.*
  ◦ **Treppensteigen,** und: ruta[137]
- **Treppensteigen,** beim: agar. **Ars.** asar. bell.[1] **CALC.** lyc. nicc. nux-v. phos. pic-ac. rhus-t.[58] **Ruta** sars. stann.[137] thuj.
  ☞ *O; Beine; Steigen agg.; Treppensteigen*
- **Trinkern,** bei: **RAN-B.**[122]
- **unsicher**: mang.[137]
- **Knochen**: sarr.[8] sulph.[1]
  ☞ *O; Beine; Knochen*
  ◦ **Sitzen,** beim: sulph.[1]
  ☞ *O; Beine; Sitzen; agg.; während*
- **Gelenke**: acon.[5] arg.[5] arn.[5] **Ars.**[5] aur.[5] bell.[5] bry.[5] camph.[5] cann-s.[5] carb-an.[5] chel.[5] **Chin.**[5] **Cic.**[5] cinnb. clem.[5] cocc.[5] coff.[5] colch.[5] cupr.[5] hedeo.[25] ign.[5] kali-c.[5] kreos.[5] **Lyc.**[5] m-aust.[5] merc.[5] rhus-t. **Seneg.**[5] stront-c.
  ☞ *O; Beine; Gelenke*
- **Ischiasnerv**: op.[36]
- **Gesäß**: **Anth.**[36] arg.[3020] cortico.[119] excr-can.[269]
  ☞ *O; Beine; Gesäßbacken*
- **Hüften**: **Acon.**[111] adeps-s.[122] agar. agn.[5] **All-c.** apis apisin.[5] arg. brach. **Calc.**[5] **CALC-P.**[111] carb-v. chin.[1] chin-s. cina[5] cinnb. cob.[122] coca con.[111] dros.[5] ferr-p.[111] ham. ign. irid.[111] **Kali-c.** kreos.[5] mang. mang-acet.[1] murx. olnd.[111] **Ox-ac.** **Pic-ac.** podo. ruta[137] sars. sep. **Staph.**[5] syph. tarent. thuj. tril.[111] **Verat.** verb.[36] zing.
  ☞ *O; Beine; Hüften*
  ◦ **links**: apisin.[5] podo.[25] tarent.[111]
  ☞ *O; Beine; links*
  ◦ ◦ **schmerzhaft,** Treppensteigen agg.: podo.[25]
  ☞ *O; Beine; Steigen agg.; Treppensteigen*
  ◦ **rechts**: **Arg.**[1] verat. verb.[36]
  ☞ *O; Arme; rechts • O; Beine; rechts*
  ◦ ◦ **links,** dann: **Verat.**
  ◦ ◦ **Gehen,** beim, lähmungsartig: arg.[1]
  ◦ ◦ **Übereinanderschlagen** der Oberschenkel, beim: verb.[36]
  ☞ *O; Beine; Übereinanderschlagen, Kreuzen, der Beine; agg.*
  ◦ **morgens**: arg. chin. mang.
  ☞ *O, Beine; morgens*
  ◦ ◦ **Erwachen,** beim: arg.
  ◦ **abends**: chin-s. tarent.
  ☞ *O; Beine; abends*
  ◦ ◦ **Zubettgehen,** vor dem: chin-s.
  ◦ **Aufstehen** vom Sitz **agg.**: sep.
  ☞ *O; Beine; Aufstehen; agg.; Sitzen, vom; während*
  ◦ **Bewegung** amel.: chin.[1]
  ☞ *O; Beine; Bewegung; amel.*
  ◦ **Gehen**:
  ◦ ◦ **während**: arg.[1] chin-s. cob.[122] coca **Verat.**
  ◦ ◦ **anhaltendes,** amel.: sep.
  ◦ **Koitus,** verhindert Beendigung des: all-c.
  ☞ *O; Beine; Koitus agg.*
  ◦ **Schwindel,** bei: acon.[111] con.[111] olnd.[111]
  ◦ **Stehen,** im: zing.
  ◦ **Treppensteigen,** beim: podo.
  ☞ *O; Beine; Steigen agg.; Treppensteigen*
- **Oberschenkel**: acon. agar. all-c. aloe **Alum.** **Alum-p.**[58] **Alum-sil.**[58] am-c. am-m. ammc. anac. androc.[222] ang. arg. **ARN.**[111] **ARS.** arund. asar.[1] aur. bor.[1] bov. brach. bry. bufo **Calc.** calc-sil.[58] caps. carb-an. carbn-s. carc.[119] cast. caust. cham. chel. **CHIN.** **Chin-ar.**[58] chin-s. cic.[36] clem. coc-c. **Cocc.** coloc. **Con.** croc. crot-h. cycl.[1] dig.[5] dulc. euph. excr-can.[269] fago. ferr.[85] gins. **Glon.** graph. **Guai.** ham. hell. hep. hura[111] ind. ip. kali-bi. **Kali-c.**[1] kali-chl.[58] kali-i. kali-n.[5] kali-sil.[58] lac-ac. lappa[137] lil-t. lyc. lycps. mag-c. mag-m. mag-s. mang. mang-m. **Merc.** **Merc-c.** mez. mosch.[5] **MUR-AC.** nat-ar. nat-c. nat-m. nat-p. **NAT-S.** nat-sil.[58] nicc. nit-ac.[111] **Nux-v.** **Olnd.** op.[5] ozone[85] **Ph-ac.** **Phos.** pip-m. pitu-a.[164] **Plat.** **Plb.** puls.[1] raph. rat. **Rheum** rhod. **Ruta** saroth.[5] **Sars.** **Seneg.** sep. sil. sol-n. sol-t-ae. spig.[1] squil. **Stann.**[1] **Staph.**[5] stront-c. sulph.[111] tarent. tax.[303] thuj. verat. verb.
  ◦ **links**: brach.[111] chel. cic.[111] glon. ham.[111] hura[111] nit-ac.[111] sulph.[111] tarent.[111]
  ☞ *O; Beine; links*
  ◦ **rechts**: **Con.** fago.[25] **Kali-c.**
  ☞ *O; Arme; rechts • O; Beine; rechts*
  ◦ **morgens**: brach. **Calc.** nat-c. phos. rhod. squil. verat.
  ☞ *O; Beine; morgens*
  ◦ ◦ **Aufstehen,** nach: phos. rhod. squil.
  ◦ ◦ **Froststadium** im Fieber, während: verat.
  ☞ *O; Beine; Fieber; während; Froststadium im Fieber*
  ◦ ◦ **Gehen,** beim, zu Beginn: **Calc.**
  ☞ *O; Beine; Bewegung; agg.; Beginn, zu*
  ◦ **nachmittags**: fago. kali-c.[1]
  ☞ *O; Beine; nachmittags*
  ◦ **abends**: chin. fago. mag-c. stront-c. tarent.
  ☞ *O; Beine; abends*

◦ **nachts**: ham. sep.
☞ *O; Beine; nachts; agg.*

◦ ◦ **Schlaf,** im: sep.
☞ *O; Beine; Schlaf; während*

◦ **Mitternacht,** nach: merc.
☞ *O; Beine; Mitternacht; nach; 4.30 Uhr*

◦ **Anstrengung** amel.: carc.[119]
☞ *O; Beine; Anstrengung amel.*

◦ **Aufstehen,** beim: cic.[36] ruta thuj.

◦ ◦ **Sitz,** von einem: ruta
☞ *O; Beine; Aufstehen; agg.; Sitzen, vom; während*

◦ **Erwachen,** beim, amel.: sep.

◦ **Gehen**:

◦ ◦ **agg.**:

◦ ◦ ◦ **während**: anac. ang. arg. aur. bufo **Calc.** chel. chin. con. hep. **Kali-i.** lycps. mag-c. mag-s. merc. mez. **Olnd.** puls. **Ruta** spig.[1]

◦ ◦ ◦ ◦ **Freien,** im: ang. arg. spig.[1]

◦ ◦ ◦ **nach**: ind. nit-ac. sol-t-ae.

◦ ◦ **amel.**: mag-m. rat.

◦ **Koitus,** nach: agar.[31] **Calc.**
☞ *O; Beine; Koitus agg. •Samenerguss, nach*

◦ **körperliche** Anstrengung amel.: carc.[193]

◦ **Menses,** während: am-c. am-m. bov. carb-an. cast. nicc. sars.
☞ *O; Beine; Menses; während*

◦ **Samenerguss,** nach: **Agar.** calc.
☞ *O; Beine; Pollutionen, nach •Koitus, nach*

◦ **Schlaf,** kurzer, amel.: carc.[119]

◦ **Schwäche** in der Brust, mit: tax.[303]

◦ **Schwangerschaft,** während: **Ip.**
☞ *O; Beine; Schwangerschaft, während*

◦ **Sitzen,** nach: acon. anac. arg. croc. mag-c. mag-s. mang-m. ph-ac. plat. puls.[1]
☞ *O; Beine; Sitzen; agg.; nach*

◦ **Stehen,** beim: mag-m. plat. stann.[1]
☞ *O; Beine; Stehen; agg.; während*

◦ **Stuhlgang**:

◦ ◦ **während**: lyc. **Ph-ac.**[5] **Phos.**[5]
☞ *O; Beine; Stuhlgang; beim*

◦ ◦ **nach**: **Ph-ac.**[5] **Phos.**[5]

◦ **Treppensteigen,** beim: ars. **Bry.** coloc. mez. sep. thuj.[54]
☞ *O; Beine; Steigen agg.; Treppensteigen*

◦ **Überarbeitung,** wie durch: ozone[85]

◦ **Vorderseite**: arn.[111] lappa[137] pitu-a.[164]

◦ **Femur**: stann.[1]
☞ *O; Beine; Knochen*

- **Knie**: abrot. **ACON.** act-sp. adam.[222] adeps-s.[45] **Agar.** agn.[5] all-s. **Alum.** **Alum-p.**[58] am-c.[5] **Ambr.** **Anac.** androc.[222] ang. ant-t. **Arg.**[58] **Arg-n.** arn. **Ars.**[111] ars-h. ars-i. ars-s-f.[58] arund. **Asar.**[5] **Aur.** aur-ar.[58] aur-i.[58] aur-s.[58] bamb-a.[1184] bapt. **Bar-c.** bar-i.[58] **Bell.** berb. blatta-a.[36] **Bol.** bor.[137] **Bov.** bros-g.[259] **Bry.** cahin. caj.[25] calad. **Calc.** calc-ar. calc-i.[58] calc-s. **Calc-sil.**[58] **Camph.** **Cann-i.** **Cann-s.**[5] **Canth.** carb-v. carbn-s. carl. cass.[36] caul. **Caust.** cham. chel.[25] **CHIN.** **Chin-ar.** **Chin-s.** cic. cimic. cinnb. clem.[1] **Cob.**[137] **COCC.** colch. **Coloc.**[5] **CON.** conv.[144] cor-r. **Croc.**[5] **Cupr.** cycl. **Dig.** **Dios.**[25] **Dulc.** echi.[111] equis. euph. euphr. excr-can.[269] fago. **Ferr.** ferr-ar. ferr-ma. **Ferr-p.** **GELS.**[137] gins. **Glon.** graph. ham.[36] harp.[1184] **Hell.** hep.[5] hipp.[102] hura **Hydr.** hyos. **Ign.** ind. indg. iod. iodof.[102] **Ip.** **Iris** jac-c. jatr. kali-bi. kali-br. **Kali-c.** **Kali-n.**[1] kali-s. kali-sil.[58] kalm.[36] kreos. lac-ac. **Lach.** lact. lap-laz.[227] lath.[162] laur.[111] **Lec.** **Led.**[111] lil-t. lith-c.[85] lob-c.[25] lob-p.[85] lol.[111] **Lyc.** m-aust.[85] mag-c. mag-m. mang. med. **MERC.** merc-i-r. mez. mosch. mur-ac.[137] murx.[111] **NAT-M.** nat-n. nat-p.[111] **NAT-S.** **NIT-AC.**[1] **Nux-m.** **Nux-v.** ol-an. **Olnd.**[137] op. osm. ox-ac. ozone[227] petr. **Ph-ac.**[5] phel. **Phos.** phyt. pic-ac. **Plat.** **PLB.** podo. prun. **Psor.** puls. rad-br.[111] ran-b. rheum rhus-t. **Rhus-v.**[25] **Ruta**[111] sabad. sang. sarr. **Sars.** **Sep.** **Sil.** sol-n.[25] spect.[271] spong. **Stann.** **STAPH.** stront-c.[5] stry. sul-ac. sul-i. **SULPH.** syph. tab. tarent. tax. tell. thea **Thuj.** til. trom. uran.[269] valer. verat. zinc.
☞ *O; Beine; Knie*

◦ **links**: chel. dios.[25]
☞ *O; Beine; links*

◦ **rechts**: ars.[111] spect.[271]
☞ *O; Arme; rechts •O; Beine; rechts*

◦ **morgens**: chin. **Dios.** harp.[1184] **Nat-m.** petr. phos. staph. sulph.
☞ *O; Beine; morgens*

◦ ◦ **Aufstehen,** nach: harp.[1184] petr. phos. staph.

◦ ◦ **Bett,** im: sulph.
☞ *O; Beine; Bett, im; agg.*

◦ **vormittags**: sulph. valer.
☞ *O; Beine; vormittags*

◦ **nachmittags**: caust. chin-s. ham. ozone[227]
☞ *O; Beine; nachmittags*

◦ ◦ **13** Uhr: ozone[227]

◦ ◦ **Gehen,** beim: caust.

◦ **abends**: anac. bry. dios. echi.[111] nat-m. sang. sarr.
☞ *O; Beine; abends*

◦ **nachts**: calc.
☞ *O; Beine; nachts; agg.*

◦ **Ärger,** nach: caust.
☞ *O; Beine; Zorn, Ärgernis, nach*

◦ **Aufstehen,** nach: bamb-a.[1184] berb. ferr-ma. laur. puls.

◦ ◦ **Sitz,** vom: bamb-a.[1184] berb. laur. puls.
☞ *O; Beine; Aufstehen; agg.; Sitzen, vom; nach*

◦ **Bad,** nach einem warmen: calc.

◦ **Berührung,** bei: chin.

◦ **Betätigung,** bei: cob. equis.

◦ **Bewegung,** bei:

◦ ◦ **agg.**: cycl. phos.
☞ *O; Beine; Bewegung; agg.; während*

◦ ◦ **amel.**: chin. phos.
☞ *O; Beine; Bewegung; amel.*

◦ **Essen,** nach dem: anac. **Lach.**
☞ *O; Beine; Essen; nach*

SCHWÄCHE; Beine; Knie (Forts.)

◦ **Gehen**:

◦ ◦ **agg.**:

◦ ◦ ◦ **während**: acon. agar. anac.[1] arg.[149] bell.[1] **Bry.** caj.[25] calad. calc. carb-v. caul. chel. **Chin. COCC. COLOC.** con. **Cupr.** cycl. dig. dios. hyos. kali-c. kali-n.[1] **Lec. Led.** lil-t. m-aust.[85] mag-c. nat-n. **Nat-s.** petr. plat. puls. spong. stann.[111] staph. zinc.

◦ ◦ ◦ ◦ **Freien,** im: calad. hyos. **Zinc.**

◦ ◦ ◦ ◦ **Sonne,** in der: stann.[111]

◦ ◦ ◦ **nach**: aur. calc-s. caust. clem.[1] ind. phyt. **Rhus-t.** ruta

◦ ◦ **amel.**: cham. dios. petr. phos. ruta[1]

◦ **geistiger** Anstrengung, **bei**: bor.[1]

◦ **Heben** der Unterschenkel, beim: colch.

☞ *O; Beine; Heben der Beine; agg.*

◦ **Knien,** beim: **Tarent.**

☞ *O; Beine; Knien agg.*

◦ **Koitus,** nach: agar. **CALC.** con. dios.[111] kali-c. lyc. petr. **Sep.** sil.

☞ *O; Beine; Koitus agg.*

◦ **Kreuzschmerzen,** mit: cob.[137]

☞ *O; Beine; Schmerz in der Lumbalregion, mit*

◦ **Menses,** während: ph-ac.[5]

☞ *O; Beine; Menses; während*

◦ **Mittagessen,** nach: nit-ac.[1] phel. til.

◦ **Ruhe** amel.: **BRY.**

☞ *O; Beine; Ruhe; amel.*

◦ **Samenerguss,** nach: dios.[25]

☞ *O; Beine; Pollutionen, nach*

◦ **Schreck,** Furcht, nach: cinnb. merc.

☞ *O; Beine; Schreck, Furcht, nach* ▤ *GEMÜT; M; Schreck oder Furcht, Beschwerden durch*

◦ **Schwindel,** bei: coloc.[5]

◦ **Sitzen,** beim:

☞ *O; Beine; Sitzen; agg.; während*

◦ ◦ **agg.**: camph. cic. coloc. mag-c. mosch. phos.

◦ ◦ **amel.**: staph.

☞ *O; Beine; Sitzen; amel.*

◦ **Stehen,** beim: acon. **Anac.** calad. carb-v. chel.[25] chin.[1] **Cic. Cupr.** iod. merc. **Mosch.** olnd.[137] plat. prun. sul-ac.

☞ *O; Beine; Stehen; agg.; während*

◦ **Strecken** und Beugen **amel.**: ferr.

☞ *O; Beine; Ausstrecken der Glieder; amel.* • *O; Beine; Beugen; amel.; Glieder, der*

◦ **Stuhlgang,** nach: trom.

◦ **Treppabgehen,** beim: bell. gels.[137] hura **Kali-c.** lac-ac. ruta[111]

☞ *O; Beine; Treppabgehen agg.*

◦ **Treppensteigen,** beim: arg.[5] **Bry. Canth.** cass.[36] caust. **CON.** dig. dios. hura hyos. iod. iodof.[102] **Kali-c.** lith-c.[85] merc. ox-ac. **Plat.** plb. **Ruta Stann. Sulph. Thuj.**

☞ *O; Beine; Steigen agg.; Treppensteigen*

◦ **Übelkeit,** mit: bor.[137]

☞ *O; Beine; Übelkeit, bei*

◦ **wandert** von einem Knie zum anderen: cic.

◦ **Kniekehle**: adeps-s.[45] aur. blatta-a.[36] bov. ferr. ham.[36] laur.[111] led.[111] plat. rad-br.[111] rheum staph. valer. zinc.

☞ *O; Beine; Knie; Kniekehle*

◦ ◦ **rechts,** nachts, beim Gehen: ham.[36]

☞ *O; Arme; rechts* • *O; Beine; rechts*

◦ ◦ **morgens**: valer.

☞ *O; Beine; morgens*

◦ ◦ **Aufstehen** von einem Sitz, **beim**: ferr. staph.

☞ *O; Beine; Aufstehen; agg.; Sitzen, vom; während*

◦ ◦ **Gehen,** beim: ferr. zinc.

◦ ◦ ◦ **Stehen,** nach: ferr.

◦ ◦ **Gehen,** kann nicht: adeps-s.[45]

◦ ◦ **Sitzen,** beim: plat.

☞ *O; Beine; Sitzen; agg.; während*

◦ ◦ **Stehen,** beim: rheum

☞ *O; Beine; Stehen; agg.; während*

◦ **Kniescheibe,** Quadrizepssehne, Beim Treppensteigen: kalm.[36]

☞ *O; Beine; Knie; Kniescheibe*

◦ **zusammenschlagen,** als würden sie: **Agar.** arg.[58] berb. cinnb. **Cocc. Colch.** lath.[162] **NUX-V.**

- **Unterschenkel**: abrot. acet-ac. acon. act-sp. **Aesc. Agar.** all-c. aloe **Alum. Alum-sil.**[58] **Alumn. Am-c.** am-m. ambr. anan. androc.[222] ang.[5] ant-t.[111] apisin.[5] **Arg.**[36] **Arg-n.** arn.[5] **Ars.** ars-i. arund. asaf. asar.[5] aspar. aster. atro. aur-m-n. **Bar-c.** bar-m.[102] bell.[1] benz-ac. berb.[102] bor.[137] **Bov.** brach. brom. **Bry.** bufo but-ac.[119] **Cact. Calc.** calc-i. **Calc-p.**[137] **Calc-s. Calc-sil.**[58] **Camph. Cann-i. Canth.** carb-v. carbn-o. carbn-s. cast. **Caust.** cham. chel. chin. chin-ar.[58] chin-s. chlor. choc.[222] **Cic.** cimic. clem. coc-c. **COCC.** cod. coff.[5] coloc. **CON.** cop. corn. cortico.[119] **Croc.** crot-h. **Cupr.** cur.[171] cycl. dig. dios. diosm.[102] dulc. elaps eup-per. **Euph.**[5] eupi. **Ferr.** ferr-ar.[58] ferr-i. **Ferr-m.** ferr-p. fl-ac. **Form. Gels.** gins. **Glon.** gran. grat. guai. **Ham.** hell. hep.[5] hura[122] **Hydr. Hydrog.**[222] hyos. ind. indg. iodof.[102] iris jab. jatr. **Kali-bi.** kali-br.[8] **Kali-c. Kali-cy. Kali-n.** kalm. kola[1184] kreos. lac-lox-a.[204] **Lach.** lat-m.[102] led. lil-t. **Lyc.** lyss.[85] m-arct.[5] **Mag-c.** mag-s. mang-acet.[1] med. **Merc.** merc-c.[5] mez. morg.[136] murx. **Nat-ar. Nat-c. Nat-m.** nat-p. **NAT-S. Nat-sil.**[58] nicc. nit-ac. nuph. **NUX-M. NUX-V.** ol-an. **Olnd.** onos. **Op.** osm. ox-ac. ozone[85] **Petr. PH-AC.**[1] phel.[102] **Phos.** phys. phyt. **Pic-ac.**[54] **Plat.**[1] **PLB.** psor. ptel. **Puls.** ran-b. rat. **Rhod. RHUS-T.** rumx. ruta sabad. samb. sars. seneg. **Sep. Sil.** spect.[271] **Staph.** stram. stront-c. stry. **Sulph.** sumb. tarax.[1] tarent. tax.[303] tell. **Thuj.** torul.[72] tub.[85] valer. verat.[36] verb.[1] vip. xan. **Zinc.** zinc-p.[58] ziz.

☞ *O; Beine; Beine*

◦ **links**: cortico.[119]

☞ *O; Beine; links*

◦ **rechts**: agar.[5] bov.[111] con.[111] dios.[25] tarax.[1]

☞ *O; Arme; rechts* • *O; Beine; rechts*

◦ **morgens**: acon. ambr. **Arg.** ars. bar-c. bar-m.[102] brach. caust. chlor. dios. hura nux-v. rat. rhod. sulph. sumb.

☞ *O; Beine; morgens*

◦ ◦ **Aufstehen,** beim: **Arg.** hura rat. rhod.
◦ ◦ **Bett,** im: sulph.
☞ *O; Beine; Bett, im; agg.*
◦ ◦ **Erwachen,** beim: **Arg.** caust. sumb.
◦ ◦ **Steifheit,** mit: bar-m.[102]
◦ **vormittags**: coloc. ptel. ran-b. rhus-t. sars.
☞ *O; Beine; vormittags*
◦ **mittags**: **Rhus-t.**
☞ *O; Beine; mittags*
◦ **nachmittags**: am-m. hura lac-lox-a.[204] nat-c. rat. rhus-t.
☞ *O; Beine; nachmittags*
◦ ◦ **Gehen,** beim: **Rhus-t.**
◦ **abends**: abrot. brach. coc-c. kali-n. merc. onos. phys. rhus-t. rumx.
☞ *O; Beine; abends*
◦ ◦ **Gehen,** beim: onos.
◦ ◦ **Treppensteigen,** beim: rhus-t. rumx.
☞ *O; Beine; Steigen agg.; Treppensteigen*
◦ **nachts**: am-m. sulph.
☞ *O; Beine; nachts; agg.*
<> ◦ **Anstrengung,** nach geringer: cic. ziz.
◦ **Aufstehen**:
◦ ◦ **agg., beim**: atro. bry. puls.
◦ ◦ ◦ **Sitz,** vom: atro. puls.
☞ *O; Beine; Aufstehen; agg.; Sitzen, vom; während*
◦ ◦ **amel. nach**: caust.
◦ **Auftreten,** beim: plat.[1]
◦ **Bewegung,** bei:
☞ *O; Beine; Bewegung; agg.; während*
◦ ◦ **agg.**: clem. nat-s. pic-ac.
☞ *O; Beine; Bewegung; agg.; während*
◦ ◦ **amel.**: aur-m-n. cham. dios. nat-s. stront-c.
☞ *O; Beine; Bewegung; amel.*
◦ **Diarrhö,** nach: bor.[85]
☞ *O; Beine; Diarrhö agg.*
◦ **Entbindung,** nach der: **Caust. Rhus-t.**
☞ *M; Entbindung, nach der*
◦ **Erwachen,** beim: arg.
◦ **Essen** agg.: hyos.
☞ *O; Beine; Essen; während*
◦ **Gehen**:
◦ ◦ **beim** und nach: agar. am-c. berb.[102] **Caust.** chel. chin. **Con. Gran.** grat. ind. lyc. mez. nit-ac. **NUX-M.** onos. ph-ac.[1] plat. plb. **Rhus-t.** stram. **Sulph.** tarax. tarent. zinc.
◦ ◦ ◦ **Freien,** im: grat.
◦ ◦ **nach**: kali-n.[1]
◦ **Gehen,** beim, zu Beginn: **Bry.**
☞ *O; Beine; Bewegung; agg.; Beginn, zu*
◦ **geschlossenen** Augen Stehen und Gehen, kann nicht mit: iodof.[102]
◦ **Krampf** in den Bauchmuskeln, vor: lat-m.[102]
◦ **Kreuzen** der Beine, beim: verb.[1]
☞ *O; Beine; Übereinanderschlagen, Kreuzen, der Beine; agg.*
◦ **Menses,** während: bov. sars. sulph. zinc.
☞ *O; Beine; Menses; während*

◦ **Mittagessen,** nach: agar.
◦ **Reise,** nach einer: pic-ac.
◦ **Samenerguss,** nach: **Kali-br.**[8]
☞ *O; Beine; Pollutionen, nach*
◦ **Schlaf** amel.: tell.
◦ **Schwindel,** bei: cur.[171]
◦ **sexuellen** Exzessen, nach: kali-br.[193] staph.
◦ **Sitzen,** beim:
☞ *O; Beine; Sitzen; agg.; während*
◦ ◦ **agg.**: acon. alumn. aur-m-n. camph. cic. diosm.[102] indg. plat. **RHUS-T.** sulph. **Thuj.**
◦ ◦ **amel.**: valer.
☞ *O; Beine; Sitzen; amel.*
◦ **Stehen,** beim: aster. chin. nat-p. ol-an. samb. valer.
☞ *O; Beine; Stehen; agg.; während*
◦ **Steigen,** beim: acon. alum-sil.[58] bry. corn. hura[122] hyos. lyss.[85] **Ruta**
☞ *O; Beine; Steigen agg.*
◦ ◦ **Treppen,** von: acon. alum-sil.[58] **Bry.** corn. hura[122] hyos. ruta
☞ *O; Beine; Steigen agg.; Treppensteigen*
◦ **Studieren,** Lernen, durch: **Pic-ac.**[54] tax.[303]
◦ **Stuhlgang,** nach: con.
◦ **Temperaturwechsel,** bei: act-sp.
◦ **Treppabgehen,** beim, mit Zittern: arg.[102]
☞ *O; Beine; Treppabgehen agg.*
◦ **Zimmer,** amel. im: grat.
☞ *O; Beine; Zimmer; amel.; warmes Zimmer*
◦ **Wadenbein,** beim Gehen: arg.[36]
☞ *O; Beine; Knochen*
◦ **Muskeln,** Extensoren: **Kali-br.**[8]
◦ **Achillessehne**: lyc. valer.
☞ *O; Beine; Beine; Achillessehne*
◦ ◦ **morgens**: lyc.
☞ *O; Beine; morgens*
◦ ◦ **Sitzen,** beim: valer.
☞ *O; Beine; Sitzen; agg.; während*
◦ **Waden**: aesc. aloe **Arg-n.** ars-i. bell.[1] bor.[137] but-ac.[119] calc. calc-i. **Calc-p.**[137] calc-s. calc-sil.[58] carb-v. cast. cham. chin-s. coc-c. croc. dulc. eupi. ferr. ferr-i. gran. hydrog.[222] kali-c. kali-n. **Kalm.** kola[1184] kreos. **Nat-m.** nicc. osm. plb. sil. stront-c. sulph. tax.[303] thuj. valer. verat.[36] zinc.
☞ *O; Beine; Beine; Waden*
◦ ◦ **nachmittags**: cast. valer.
☞ *O; Beine; nachmittags*
◦ ◦ **abends**: dulc. eupi.
☞ *O; Beine; abends*
◦ ◦ **nachts**: **Sulph.**
☞ *O; Beine; nachts; agg.*
◦ ◦ **Aufstehen** von einem Sitz, beim: zinc.
☞ *O; Beine; Aufstehen; agg.; Sitzen, vom; während*
◦ ◦ **Bewegung,** bei: cast.
◦ ◦ **Froststadium** im Fieber, während: thuj.
☞ *O; Beine; Fieber; während; Froststadium im Fieber*

SCHWÄCHE; Beine; Unterschenkel; Waden (Forts.)

◦ ◦ **Gehen**:

◦ ◦ ◦ **agg., beim**: aloe croc. gran. nicc. osm.

◦ ◦ ◦ **amel.**:

◦ ◦ ◦ ◦ **während**: plb.

◦ ◦ ◦ ◦ **nach**: calc-s.

◦ ◦ **Herzklopfen,** bei: calc-p.[137]

◦ ◦ **Knien,** beim: ars-i.
☞ *O; Beine; Knien agg.*

◦ ◦ **Schwäche** der Hände, mit: tax.[303]

◦ ◦ **Sitzen,** beim:
☞ *O; Beine; Sitzen; agg.; während*

◦ ◦ ◦ **agg.**: stront-c.

◦ ◦ ◦ **amel.**: nicc.
☞ *O; Beine; Sitzen; amel.*

◦ ◦ **Steigen,** beim: bell.[1]

◦ ◦ **erstreckt** sich aufwärts: tax.[303]

◦ ◦ **M. gastrocnemius**: verat.[36]

◦ **Überarbeitung,** wie durch: ozone[85]

- **Knöchel,** Fußgelenk: abrot. **Acon.**[5] adam.[222] agki-p.[1202] agn. aloe **Alum.**[5] arg-n. arn. ars. ars-s-f.[58] bry.[5] **Calc.** calc-f.[193] **Calc-p.**[122] calc-s. **CARB-AN.** carbn-s. **Caust. Cham.**[102] chlf. cic. coca[36] com. dios. falco-p.[265] **Ferr.** ferr-ar. glon. graph.[5] ham.[102] kali-c. kali-sil.[58] **Lac-d.** lat-h.[301] laur. **Led.**[102] lyc.[5] lyss.[54] mang.[137] mang-m.[102] mang-o.[102] med. merc. mez. **NAT-AR. NAT-C.** nat-ch.[102] **Nat-m. NAT-P. NAT-S.**[137] **NAT-SIL.**[58] **NIT-AC.** nux-v. paeon. petr.[1] **Ph-ac.**[137] phos.[1] phys. pier-b.[233] pin-s.[142] plb. plut-n.[222] psor.[111] puls. **Rhus-t. Rhus-v. Ruta**[102] **Sec.**[137] **Sep.**[122] **SIL.**[122] spig.[36] stront-c.[5] **Sul-ac. Sulph.** tax.[303] tung.[252] valer.

◦ **links**: tax.[303]
☞ *O; Beine; links*

◦ **morgens**: agn. coca valer.
☞ *O; Beine; morgens*

◦ ◦ **Gehen,** beim: agn. valer.

◦ **nachmittags**: cham.[102]
☞ *O; Beine; nachmittags*

◦ **nachts**: sulph.
☞ *O; Beine; nachts; agg.*

◦ **Auftreten,** beim: phos.[1]

◦ **Bad,** nach einem warmen: calc.

◦ **Bewegung,** bei: laur. nux-v.

◦ **Gehen**:

◦ ◦ **Beginn,** zu: mez.[1]
☞ *O; Beine; Bewegung; agg.; Beginn, zu*

◦ ◦ **beim**: agn. aloe **Calc-f.**[193] calc-p.[122] carb-an. com. lat-h.[301] med. mez.[1] **Nat-c. NIT-AC.** nux-v. plb. sep.[122] sil.[122] sulph.[1]

◦ ◦ ◦ **Freien,** im: mez.[1]

◦ ◦ **amel.**: caust.

◦ **Kindern,** bei: carb-an. mang.[137] nat-c.[58] nat-p. nat-s.[137] pin-s.[142]

◦ ◦ **Laufenlernen,** beim: **CARB-AN.** mang.[137] nat-c.[58] nat-p. nat-s.[137]

◦ **Rennen,** beim: coca[36] mez.
☞ *O; Beine; Rennen; agg.*

◦ **Sitzen,** beim: caust. paeon.
☞ *O; Beine; Sitzen; agg.; während*

◦ ◦ **Gehen,** nach: caust.

◦ **Stehen,** beim: calc.
☞ *O; Beine; Stehen; agg.; während*

◦ **außen,** lateral: petr.[1]

- **Füße**: acon. **Aesc.**[102] agar. alum. am-c. ambr. anac. ant-c.[5] ant-t. aran.[25] arg.[5] arn. **ARS.** ars-s-f.[58] bar-c.[5] **Bell.**[5] bor. **Bov.** bry. cahin. **Calc.** calc-p. calc-sil.[58] camph. cann-s.[102] canth. caps. carb-ac. carb-an. carbn-o. carbn-s. card-m.[102] cast. caust. **Cham.**[1] **Chin.** chin-s. chlf. clem. coc-c. coca coff. colch. croc. croto-t. cycl. elaps[36] eup-pur. ferr. ferr-ar.[58] gamb. **Gels.**[26] gins. glon. graph. grat. haliae-lc.[222] ham. **Hell.** hipp.[102] hydr-ac. hyos. ign. indg. ip. kali-bi. kali-br.[8] kali-n. kreos. **Lach.** lath. laur. led. lith-c. **Lyc.** mag-c. mag-m. mag-s. mang. merc. merc-c. **Mez.** morg.[136] nat-ar. nat-c.[1] **Nat-m.** nat-s. nat-sil.[58] nicc. **Nit-ac.** nux-v. **Ol-an. Olnd.** ox-ac.[137] par. petr. phel. **Phos.** phys. pic-ac. **Plat.** plb. **Puls.** rad-br.[111] ran-r.[102] ran-s. **Rhus-t.** ruta sabad. sars. sec. seneg. **Sil.** stann. stram. stront-c. **Sulph.** sumb. **Tab.** tep. thuj. verat. verb.[5] xan. zinc.
☞ *O; Beine; Füße*

◦ **rechts**: agar.[111]
☞ *O; Arme; rechts • O; Beine; rechts*

◦ **morgens**: caust. lyc. mag-c. mag-m. nat-m. plb. zinc.
☞ *O; Beine; morgens*

◦ ◦ **4** Uhr: plb.

◦ ◦ **Aufstehen,** beim: nat-m.

◦ ◦ **Bett,** im: zinc.
☞ *O; Beine; Bett, im; agg.*

◦ ◦ **Gehen,** beim: lyc. mag-c. mag-m.

◦ **vormittags**: seneg.
☞ *O; Beine; vormittags*

◦ **mittags**: kali-bi.
☞ *O; Beine; mittags*

◦ **nachmittags**: alum. bov. cham. hydr-ac. lith-c. lyc. nux-v.
☞ *O; Beine; nachmittags*

◦ ◦ **16** Uhr: **LYC.**

◦ ◦ **17** Uhr: cham.
☞ *O; Beine; nachmittags; 17 Uhr*

◦ ◦ **Gehen,** beim: lyc.

◦ **abends**: agar. ant-c.[5] coc-c. ign. mag-m.[1] merc-c. pic-ac. puls.
☞ *O; Beine; abends*

◦ ◦ **19** Uhr: ant-c.[5]

◦ ◦ **Gehen**:

◦ ◦ ◦ **während**: mag-m.[1]

◦ ◦ ◦ **nach**: coc-c.

◦ **nachts**: **Carb-an.** cham.[1] mag-s. mang. nit-ac.
☞ *O; Beine; nachts; agg.*

◦ ◦ **Menses,** vor: mang.
☞ *O; Beine; Menses; vor*

◦ **Beugen,** beim: led.

◦ **Erwachen,** beim: nat-m.

◦ **Essen,** nach dem: cahin. ferr. nat-c.[1]
☞ *O; Beine; Essen; nach*

◦ **Fieber,** nach: nat-s.

◦ **Frösteln,** während: hell.

◦ **Gehen**:

◦ ◦ **agg.**:

◦ ◦ ◦ **Beginn,** zu: mag-m.[1]
☞ *O; Beine; Bewegung; agg.; Beginn, zu*

◦ ◦ ◦ **während**: agar. arn. camph. chin. clem. croc. **Graph.** ham. kali-n. lyc.[1] olnd. par. thuj.

◦ ◦ ◦ ◦ **Freien,** im: agar. arn. olnd. thuj.

◦ ◦ ◦ **nach,** im Freien: bor.[1]

◦ ◦ **amel.**: laur. nat-m. zinc.

◦ **Heben,** beim Versuch, den Fuß zu: merc.
☞ *O; Beine; Heben der Beine; agg.*

◦ **Koitus,** nach: calc-p.
☞ *O; Beine; Koitus agg.*

◦ **Kopfschmerz,** während: ol-an.
☞ *O; Beine; Kopfschmerz, während ▤ KOPF; O; Innerlich, innerer Kopf; Schwäche, mit; Füße, der*

◦ **Liegen** amel.: mag-c. **Nat-m.**
☞ *O; Beine; Liegen; amel.*

◦ **Menses**:

◦ ◦ **vor**: gels.[26] zinc.[26]
☞ *O; Beine; Menses; vor*

◦ ◦ **während**: ant-t. cast. **Graph.** mang. ol-an. zinc.
☞ *O; Beine; Menses; während*

◦ **Mittagessen,** nach: mag-m.

◦ **Reiten,** amel. beim: **Nat-m.**

◦ **Sitzen**:

◦ ◦ **agg.**:

◦ ◦ ◦ **während**: anac. coc-c. **Led.** plat. **Rhus-t.** thuj.
☞ *O; Beine; Sitzen; agg.; während*

◦ ◦ ◦ **nach**: card-m.[102]
☞ *O; Beine; Sitzen; agg.; nach*

◦ ◦ **amel.**: **Nat-m.**
☞ *O; Beine; Sitzen; amel.*

◦ **Stehen,** beim: kali-n. **Nat-m.** sars.
☞ *O; Beine; Stehen; agg.; während*

◦ **Treppensteigen,** beim: acon. bor. bry. lyc. mag-c. nux-v.
☞ *O; Beine; Steigen agg.; Treppensteigen*

◦ **Zittern,** mit: caps.

◦ **Muskeln,** Extensoren: **Kali-br.**[8]

◦ **Fußrücken** rechts: elaps[36]
☞ *O; Beine; Füße; Fußrücken*

◦ **Fußsohlen**: cahin. carbn-s. croc. hipp.[102] kreos. led. morg.[136] nux-v. olnd. plb. sumb. tep. thuj.
☞ *O; Beine; Füße; Fußsohlen*

◦ ◦ **Gehen,** beim: nux-v. olnd. thuj.

◦ ◦ **Mittagessen,** nach: carbn-s.

◦ ◦ **Sitzen,** beim: plb. thuj.
☞ *O; Beine; Sitzen; agg.; während*

- **Zehen**: ars. carb-an.[5] crot-h. glon. lyc.[5]

◦ **Gehen,** beim: lyc.[1]

◦ **Gelenke**: **Carb-an.**[5] lyc.[5]
☞ *O; Beine; Gelenke*

abgetrennt vom Körper, Gefühl wie, Beine: tarent.[8]
▤ *ALLGEMEINES; C; Abgetrennt, Partien fühlen sich an wie*

krampfartig, Hände: caust.[1]

lähmungsartige Schwäche: act-sp. agar.[137] alum. am-m.[1] ambr.[58] **Anac.** ang. arg. arg-n. ars. astra-e.[149] bar-c.[58] bell. berb.[38] bism. bov. calc.[1] cann-i.[58] carb-v. **CAUST. Cham.** cic.[8] cimic.[58] cob.[144] cocc. cod. con.[144] crot-h. dig.[1] ferr.[85] ferr-ar. gels.[58] graph.[58] hedeo.[25] ind.[36] iod.[36] **Kali-bi. Kali-br.**[25] **Kali-c.** kali-n. lob-p.[85] lyc.[85] mang-acet.[1] merc-c. mosch. **Nat-c.** nat-m. nux-m.[58] nux-v. olnd. ph-ac.[1] phos. plb.[137] plut-n.[269] podo.[25] puls. rhus-t.[58] ruta[58] sabad. sang.[25] sarcol-ac.[119] sars.[58] sil. stann. sulph.[1] tab. thuj.[137] **VERAT.**
☞ *Lähmigkeit (lähmungsartige Schwäche) •Lähmung, Muskellähmung; Empfindung von Lähmung*

- **Rucken,** nach krampfartigem: **CIC.**[8]

- **Schwindelgefühl,** mit: am-m.[1]

- **Überlastung,** nach: berb.[38] phos.[122]

- **Arme**: act-sp. alum. ang. arg. ars. bell.[1] bism. bov. calc.[1] carb-v. crot-h. dig.[85] ferr.[85] gels.[58] hedeo.[25] ind.[36] iod.[36] kali-br.[25] kali-n.[1] nat-m. ph-ac.[1] phos. sang.[25] sil. stann.

◦ **links,** Heben des Arms, beim: ind.[36]
☞ *O; Arme; links*

◦ **Schultern**: arg. carb-v. ferr.[85]
☞ *O; Arme; Schultern*

◦ **Oberarme**: **Arg.** bell.[1] ferr.[85] iod.[36] kali-n.
☞ *O; Arme; Oberarme*

◦ **Unterarme**: kali-n.[1]
☞ *O; Arme; Unterarme*

◦ **Handgelenke**: **Carb-v.** phos.
☞ *O; Arme; Handgelenke*

◦ **Hände**: act-sp. **ALUM.** ang. **ARS.** bism. **Bov.** crot-h. gels.[58] nat-m. **Sil. Stann.**
☞ *O; Arme; Hände*

◦ **Finger**: **ARS.** carb-v.

- **Beine**: agar.[137] ambr.[58] anac. arg. arg-n. **Astra-e.**[149] bell. cham. cob.[144] **COCC.** cod. **Con.**[144] dig.[1] ferr.[85] kali-c. kali-n. lob-p.[85] mang-acet.[1] mosch. nat-m. olnd. plb.[137] plut-n.[269] podo.[25] puls. rhus-t.[58] sars.[58] stann. sulph.[1] tab. thuj.[137]

◦ **Schwangerschaft,** während: agar.[137] plb.[137]
☞ *O; Beine; Schwangerschaft, während*

◦ **Füße**: cham. nat-m. olnd. tab.
☞ *O; Beine; Füße*

◦ **Hüften**: arg. **Kali-c.** mang-acet.[1]
☞ *O; Beine; Hüften •Fallen, Hinfallen; auseinanderfallen, als würden die Hüften*

◦ **Knie**: lob-p.[85] mosch. stann. sulph.[1]
☞ *O; Beine; Knie •Lähmigkeit (lähmungsartige Schwäche); Beine; Knie •Nachgeben, als würden die Knie*

◦ **links**: podo.[25]

◦ **Unterschenkel**: bell. cod. kali-n.
☞ *O; Beine; Beine*

◦ **Oberschenkel**: arg. ferr.[85] puls.

- **gezerrt,** wie, Knie: sulph.[1]

SCHWÄCHE (Forts.)

Marsch, wie nach langem, Knie: cocc. cor-r. dulc. euph.

plötzlich: ant-c.[5] atra-r.[149] calc. **CHAM.** cic. cob.[122] com. con.[1] excr-can.[269] hep.[1] lyc. mang-acet.[1] naja nat-p.[58] zinc.

- **Gehen,** beim: nat-p.[58]

- **Hunger,** bei: **Zinc.**

- **Arme**: calc. mang-acet.[1]

◦ **Oberarme**: mang-acet.[1]
☞ *O; Arme; Oberarme*

- **Beine**:

◦ **Hüften**: cob.[122]
☞ *O; Beine; Hüften*

◦ **Oberschenkel**: cic. hep.[1]

◦ **Knie**: cham. excr-can.[269]
☞ *O; Beine; Knie*

◦ **Knöchel,** Fußgelenk: com.

◦ **Füße,** 19 Uhr: ant-c.[5]
☞ *O; Beine; Füße*

rheumatisch: bov.

schmerzhaft:

- **Gelenke**: dig.[85]

- **Arme**:

◦ **Schultern**: cedr. chin-ar. **Lach.**
☞ *O; Arme; Schultern*

◦ **Hände**: cyt-l.[142]
☞ *O; Arme; Hände*

- **Beine**: aloe caj.[25] calc. cann-i. crot-h. lith-c.[25] nux-m. plan. plat.[1] rhus-v.[25] stann.[1]

◦ **Oberschenkel**: stann.[1]

◦ **Knie**: caj.[25] lith-c.[25] rhus-v.[25]
☞ *O; Beine; Knie*

◦ **Unterschenkel**: calc. cann-i. crot-h. plat.[1]
☞ *O; Beine; Beine*

taub wie durch Stromstöße, Hände: fl-ac.

verrenkt, verstaucht, wie:

- **Handgelenke**: kali-c.
☞ *O; Arme; Handgelenke*

- **Hände**: indg.
☞ *O; Arme; Hände*

zittrig, Beine: bamb-a.[1184] caps.[1] dig.[1] puls-n.[25] ther.[25]

SCHWAMM läuft, Empfindung als ob man auf einem: helo.[72]
☞ *Kissen laufen, Empfindung, als würde er über •Weich; Empfindung, Sohlen*

SCHWAMMIGE, fungöse Wucherungen:

Nägel: *med.*[304]

Arme: **Ars.**[5] chel.[5]

- **Ellenbogen**: chel.[5]
☞ *O; Arme; Ellenbogen*

Beine:

- **Knie**: **Ant-c.**[5] arn.[5] **Ars.**[5] clem.[5] con.[5] **Iod.**[5] **Led.**[5] petr.[5] phos.[5] **Puls.**[5] **Sil.**[5] **SPONG.**[5] **Sulph.**[5] **Zinc.**[5]
☞ *O; Beine; Knie*

- **Zeh,** großer, links, Nagel: tax.[303]
☞ *O; Nägel; Zehennägel*

SCHWEBEN, Empfindung, in der Luft zu: acon.[137] **Asaf.**[54] cann-i.[54] germ.[222] gink.[227] helod-c.[205] **Hep.**[54] **Lyc.**[54] manc.[54] **Merc.**[54] nux-m. **Nux-v.**[54] **Ph-ac.**[137] **Phos.**[54] **Plat.**[54] **Ran-b.**[54] **Spig.**[137] stict. **Sul-ac.**[54] **Valer.**[54] **Verat.**[54] zinc-i.[137]
☞ *Flaum, Empfindung wie von einem •Leichtigkeit, Empfindung von ▮ GEMÜT; C; Wahnideen (Einbildungen, Halluzinationen, Sinnestäuschungen); schwebt in der Luft •SCHWINDEL; C; Schweben, Gefühl zu •ALLGEMEINES; C; Leichtigkeit, Empfindung von*

Fieber, nach typhoidem: **Manc.**[54]

Beine: acon.[137] germ.[222] ph-ac.[137] spig.[137] zinc-i.[137]

SCHWEIß:

allgemeine Arzneien: acet-ac.[111] achy.[149] acon. adam.[222] aegle-f.[192] agar. agn. all-c. all-s. alum.[102] am-c. am-m. ambr. aml-n. anac. anan. ang.[5] anh.[149] ant-c.[137] ant-t.[5] apis apisin.[5] apoc-a.[102] aq-des.[275] aq-mar.[149] arg-n.[122] arn. ars. ars-i.[58] ars-s-f.[58] arund. asaf. asar. atro. aur.[137] aur-m. bac.[62] bad. bamb-a.[1184] bapt.[111] bar-acet.[102] bar-c.[102] bar-i.[58] bar-m. bar-s.[58] bell. bell-p.[256] benz-ac. boerh.[192] bor.[5] both-a.[3070] both-l.[137] brom. bry. bufo but-ac.[149] cact. cadm-s. calc. calc-i.[58] calc-p.[111] calc-s. calc-sil.[58] camph.[137] cann-i. cann-s.[5] canth. caps. carb-ac. carb-an.[1] **Carb-v.**[5] carbn-o. carbn-s. carl. caust.[5] cench.[58] cham. chel. chin.[1] chin-s. chion.[111] chol.[85] cimic. cina[5] cinnb. cit-v. citl-v.[197] clem. cob. coc-c.[162] cocc. coch. coff. colch. coloc. **Con.**[111] cortico.[119] crat.[137] croc. crot-h.[137] croto-t. cupr. cycl. dig. dirc. dros. dulc. equis-a.[1125] ery-a. eup-per. eup-pur. euph. euphr.[162] fago. falco-p.[265] ferr.[111] ferr-p.[137] fl-ac. form. formal.[72] gall-ac.[162] gamb. germ.[222] gink.[227] glon.[58] gran. granit-m.[194] graph.[102] guare. gymn. haem. harp.[1184] hed.[144] hell. hep. hura hydrog.[222] hyos. hyper. ign.[111] ind. iod. ip. ipom.[119] jab. jatr. jug-r.[1125] kali-ar. kali-bi.[137] kali-c.[5] kali-chl.[58] kali-cy. kali-n.[5] kali-p. kali-s. kali-sil.[58] kalm. kola[1184] kreos. kres.[149] **Lac-ac.** lac-cpr.[261] lac-d. lac-del.[204] lac-h.[233] lach.[137] lachn. lact. laur. led. lil-t. lith-c.[227] lob. lyc. m-arct.[85] mag-m. mag-s.[119] maland.[111] manc.[137] mang. mang-acet.[1] marm-w.[194] med. merc.[5] merc-c. mez. morg.[136] morg-g.[136] morph. mur-ac. musa[197] naja[137] nat-ar. nat-c. nat-m. nat-p. nat-sil.[58] nit-ac. nux-m. nux-v. oena. ol-an.[85] ol-j. olnd.[5] op. ox-ac. oxyt.[77] ped.[85] petr.[1] ph-ac. phel. phos.[5] phys. phyt. pic-ac. pier-b.[233] pip-n.[111] pitu-a.[164] plan. plb. plect.[162] podo. por-m.[251] psor.[102] puls. pyrog. pyrus querc-r.[257] ran-b. rheum[5] rhod. rhus-d.[102] rhus-t.[5] ros-d.[305] rumx. sabad. sabin.[162] sal-ac.[85] salx-a.[1125] sanic.[102] sars. scol.[85] sec. sel. sep. sil.[102] spig. spira.[36] spong.[137] squil. stann. staph. stict. stram. stront-c. stry-p.[102] sul-i.[58] sulph. syph. tab. tama.[197] tarax. tarent.[137] tell. ter.[85] teucr.[197] thuj. thyr.[137] trig-f-g.[1125] tub.[56] uran.[269] verat. verat-v.[25] vero-o.[232] viol-o.[137] wye.[102] x-ray[119] zinc. zinc-i.[111] zinc-p.[58] zinc-s.[111]

- **links**: lac-d.

- **morgens**: **Carb-v.** con.

- **nachts**: calc. carl. con. kali-n.

- **Stuhlgang,** während: gamb.
- **außer** an den Beinen: chin.[1] lyc.[1] phos.[1]
  - **Füße**: chin.[1] phos.[1]
    - ☞ *O; Beine; Füße*
  - **Oberschenkel**: lyc.[1]
- **gelähmtes** Glied: ars. caust. cocc. **Merc. Rhus-t. Stann.**
- **Gelenke**: **AM-C.** ars. bell. bry. calc. dros. led. **Lyc.**[1] mang. nux-v. ph-ac. **Rhus-t.** sars.[1] sep.[1] stann. sulph. zinc.[5]
  - **morgens**: am-c. lyc.
  - **schmerzhaften** Glied, am: am-c. lyc.
  - **Gelenkbeugen**: lyc.[1] sars.[1] sep.[1] zinc.[5]
    - **morgens**: lyc.[1]
    - **nachts**: sars.[1]
- **Arme**: acet-ac.[111] achy.[149] acon. adam.[222] agar. agn. all-c. all-s. am-c.[137] am-m.[1] ambr. aml-n. anac.[5] anh.[149] ant-c.[5] ant-t. aq-des.[275] aq-mar.[149] arg-n.[5] arn. ars. ars-i. ars-s-f.[58] asaf. asar. atro. bac.[62] bamb-a.[1184] bapt.[111] bar-c. bar-i.[58] bar-s.[58] bell. bell-p.[256] both-a.[3070] both-l.[137] brom. bry. bufo[111] but-ac.[149] cadm-s. calc. calc-i.[58] calc-p. calc-s. calc-sil.[185] camph. cann-i. canth.[5] caps. carb-ac. carb-an. carb-v. carbn-o. carbn-s. caust. cench.[58] cham. chel. chin.[5] chion.[144] cimic. cina cit-v. cocc.[102] coff. coloc. con.[5] cortico.[149] crat.[137] cupr. dig. dirc. dulc. eup-per. fago. falco-p.[265] ferr.[111] ferr-p.[137] fl-ac. formal.[72] glon. gran. granit-m.[194] graph.[193] guare. gymn. hed.[144] hell. hep. hura hydrog.[222] hyos. ign. ind. iod. ip. ipom.[119] jab. jatr. kali-bi.[111] kali-c. kali-cy. kali-n.[5] kali-s. kali-sil.[58] kola[1184] kreos. kres.[149] lac-ac. lach. laur. led. lil-t. lith-c.[227] lob. lyc.[137] m-arct.[5] mag-s.[119] manc.[36] marm-w.[194] merc. merc-c. morph. musa[197] naja[58] nat-ar. nat-c. nat-m. nat-p. nat-sil.[58] nit-ac. nux-v. oena. ol-an. ol-j. olnd.[5] op. ox-ac. oxyt.[77] **PETR.** ph-ac. phel. phos.[111] phys. phyt. pic-ac.[102] pier-b.[233] pip-n.[111] pitu-a.[164] plan. plb. por-m.[251] psor. puls. pyrog. pyrus rheum rhod.[5] rhus-d.[102] rhus-t. ros-d.[305] sanic.[137] sars. scol.[85] sec. sep.[1] sil. spig. spira.[36] stann. stict. stront-c. stry-p.[102] sul-i.[58] sulph.[111] syph. tab. tama.[197] tarent. teucr.[197] thuj. thyr.[137] tub.[56] verat.[1] verat-v.[25] vero-o.[232] viol-o.[137] wye.[102] zinc. zinc-i.[111] zinc-p.[58] zinc-s.[111]
  - **rechts**: formal.[72]
    - ☞ *O; Arme; rechts*
  - **nachts**: ol-j.
    - ☞ *O; Arme; nachts*
  - **Koitus,** nach: agar.
  - **innen,** medial: arn.
  - **Schultern**: agar. chin. phos.
    - ☞ *O; Arme; Schultern*
    - **Koitus,** nach: agar.
    - **unterhalb** der Schulter, amel. beim Mittagessen: phos.
  - **Ellbeugen**: sep.[111]
    - ☞ *O; Arme; Ellenbogen • O; Arme; Ellenbogen; Ellenbeuge*
  - **Unterarme**: **Petr.**
    - ☞ *O; Arme; Unterarme*
  - **Handgelenke**: petr. sil.[185] syph.
    - ☞ *O; Arme; Handgelenke*
  - **Hände**: acet-ac.[111] achy.[149] acon. adam.[222] agar. **AGN.** all-c. all-s. am-c.[137] am-m.[1] ambr. aml-n. anac.[5] anh.[149] ant-c. **Ant-t.** aq-des.[275] aq-mar.[149] arg-n.[5] **ARS.** ars-i. ars-s-f.[58] atro. bac.[62] bamb-a.[1184] bapt.[111] bar-c. bar-i.[58] bar-s.[58] bell. bell-p.[256] both-a.[3070] both-l.[137] brom. bry. bufo[111] but-ac.[149] cadm-s. **CALC.** calc-i.[58] calc-p. **Calc-s.** calc-sil.[58] camph. cann-i. **Canth.**[5] caps. carb-ac. carb-v. carbn-o. carbn-s. **Caust.** cench.[58] cham. chel. chin.[5] chion.[144] cimic. **Cina Cit-v.** cocc.[102] coff. **Coloc. Con.**[5] cortico.[149] crat.[137] cupr. dig. dirc. dulc. eup-per. **Fago.** falco-p.[265] ferr.[111] ferr-p.[137] **Fl-ac.** glon. gran. granit-m.[194] graph.[193] guare. gymn. hed.[144] hell. **Hep.** hura hydrog.[222] hyos. **Ign.** ind. **Iod. Ip.** ipom.[119] jatr. **Kali-bi.**[111] kali-c. kali-cy. kali-n.[5] kali-s. kali-sil.[58] kola[1184] kreos. kres.[149] lac-ac. lach. laur. **Led.** lil-t. lith-c.[227] lob. **Lyc.** m-arct.[5] mag-s.[119] manc.[36] marm-w.[194] **Merc. Merc-c.** morph. musa[197] naja[58] nat-ar. nat-c. **Nat-m.** nat-p. nat-sil.[58] **NIT-AC. Nux-v.** oena. ol-an. olnd.[5] op. ox-ac. oxyt.[77] **Petr.** ph-ac. phel. **PHOS.** phys. phyt. pic-ac.[102] pier-b.[233] pip-n.[111] pitu-a.[164] plan. plb. por-m.[251] psor. puls. pyrog. pyrus rheum rhod. rhus-d.[102] **Rhus-t.** ros-d.[305] sanic.[137] sars. sec. **SEP. SIL.** spig. spira.[36] stict. stry-p.[102] sul-i.[58] **SULPH.** tab. tama.[197] tarent. teucr.[197] **THUJ.** thyr.[137] tub.[56] verat.[1] verat-v.[25] vero-o.[232] viol-o.[137] wye.[102] **Zinc.** zinc-i.[111] zinc-p.[58] zinc-s.[111]
    - ☞ *O; Arme; Hände*
    - **einseitig,** abwechselnd: cocc.
    - **tagsüber**: nit-ac. ol-an. pic-ac.
      - ☞ *O; Arme; tagsüber*
    - **morgens**: lyc. phos. puls. sulph.
      - ☞ *O; Arme; morgens*
      - **Aufstehen,** nach: puls.
      - **Bett,** im: phos.
    - **vormittags**: fago.
      - ☞ *O; Arme; vormittags*
    - **mittags bis abends, täglich**: lac-ac.
    - **nachmittags**: bar-c. granit-m.[194] ind.[36]
      - ☞ *O; Arme; nachmittags*
      - **15 Uhr**: ind.[36]
      - **Nervosität,** bei: granit-m.[194]
    - **abends**: glon. ign. sulph.
      - ☞ *O; Arme; abends*
      - **Hinlegen,** vor dem: sulph.
        - ☞ *O; Arme; Liegen; agg.; Hinlegen; vor*
    - **nachts**: coloc.
      - ☞ *O; Arme; nachts*
    - **Aufstehen,** beim: am-m. fago.
    - **Augenentzündung,** Ophthalmie, bei: brom. cadm-s. **Calc. Con. Dulc. FL-AC.** gymn. ind. **Iod. Led. Petr. SULPH.**
    - **Dysmenorrhö,** bei: tarent.

SCHWEIß; Hände (Forts.)

◦ ◦ **Einschlafen,** beim: aq-des.[275] ars.
☞ *O; Arme; Schlaf; Einschlafen, beim*

◦ ◦ **Erregung,** durch: bamb-a.[1184]
☞ *O; Arme; Gemütsbewegungen, durch* ▤ *GEMÜT; M; Erregung; Beschwerden durch; Allgemeinsymptome*

◦ ◦ **erschöpfend**: nat-c.

◦ ◦ **Freien,** im: agn.
☞ *O; Arme; Luft; agg.; frische*

◦ ◦ **Froststadium** im Fieber, während: eup-per. **Ip. Puls.**

◦ ◦ **Gehen** im Freien, beim: agn.
☞ *O; Arme; Gehen; agg.; während; Freien, im*

◦ ◦ **Hitze,** mit: adam.[222] fago.[25] nit-ac.

◦ ◦ **Husten,** beim: ant-t. naja[137]
☞ *O; Arme; Husten agg.*

◦ ◦ **Kälte,** bei innerer: tab.

◦ ◦ **Migräne,** bei: **Calc.**

◦ ◦ **Nase,** mit kalter: **Nux-v.**

◦ ◦ **Schreiben,** beim: coff.
☞ *O; Arme; Schreiben agg.*

◦ ◦ **Sitzen,** beim: calc.
☞ *O; Arme; Sitzen; während*

◦ ◦ **Stuhlgang,** nach: chion.[144] **Sulph.**

◦ ◦ **Telephon,** am: graph.[193]
▤ *SCHWEISS; M; Sprechen, beim; agg.*

◦ ◦ **Uterusprolaps,** bei: **Lil-t.**

◦ ◦ **Verletzung** der Wirbelsäule, bei: **NIT-AC.**
☞ *O; Arme; Verletzungen, nach*

◦ ◦ **zusammenbringt,** wenn man die Hände: sanic.[137]

◦ ◦ **nur** an den Händen: agn. verat.[1]
☞ *O; Arme; Hände*

◦ ◦ **Handrücken**: both-l.[137] chion.[144] lil-t. lith-c. thuj. zinc-s.[111]
☞ *O; Arme; Hände; Handrücken*

◦ ◦ ◦ **Betätigung,** bei: thuj.
☞ *O; Arme; Anstrengung; agg.*

◦ ◦ ◦ **Stuhlgang,** während: chion.[144]

◦ ◦ **Handflächen**: **Acon.** agar. **All-c.** all-s. am-m.[1] aml-n. **Anac.**[5] ant-t. arg-n.[5] bac.[62] bapt.[111] bar-c. bar-i.[58] bar-s.[58] bell-p.[256] brom. bry. but-ac.[149] cadm-s. **Calc.** calc-i.[58] calc-p. calc-sil.[58] camph. cann-i. caps. carb-v. caust. cench.[58] **Cham.** chel. cocc.[102] coff. **CON.**[5] cortico.[149] crat.[137] dig. **DULC.** fago. falco-p.[265] ferr.[111] **Fl-ac.** glon. gran. granit-m.[194] gymn. hell. hep. hydrog.[222] hyos. **IGN.** ind. **Iod.** ipom.[119] jatr. kali-bi.[111] **Kali-c.** kali-s. kali-sil.[58] kola[1184] kreos. **Kres.**[149] laur. **Led.** lil-t. lith-c.[227] lob. lyc. **M-arct.**[5] manc.[36] **Merc.** musa[197] naja[58] nat-m. nit-ac. **NUX-V.** oxyt.[77] petr. **Phos.** pic-ac.[102] pip-n.[111] pitu-a.[164] por-m.[251] **Psor.** rheum **Rhus-d.**[102] rhus-t. ros-d.[305] sanic.[137] **SEP. SIL.** spig. spira.[36] **Stry-p.**[102] sul-i.[58] **SULPH.** tab. tama.[197] tarent. **Teucr.**[197] **Tub.**[56] vero-o.[232] viol-o.[137] wye.[102] zinc-i.[111]
☞ *O; Arme; Hände; Handflächen*

◦ ◦ ◦ **tagsüber**: dulc.
☞ *O; Arme; tagsüber*

◦ ◦ ◦ **morgens**: am-m.[1]
☞ *O; Arme; morgens*

◦ ◦ ◦ **nachmittags**: bar-c.
☞ *O; Arme; nachmittags*

◦ ◦ ◦ **abends**: tab.
☞ *O; Arme; abends*

◦ ◦ ◦ **nachts**: **Psor.**
☞ *O; Arme; nachts*

◦ ◦ ◦ **Mitternacht,** nach: merc.
☞ *O; Arme; Mitternacht; nach*

◦ ◦ ◦ **Anstrengung,** bei: **Calc. Psor.**
☞ *O; Arme; Anstrengung; agg.*

◦ ◦ ◦ **Gehen** im Freien, beim: nux-v. rhus-t.
☞ *O; Arme; Gehen; agg.; während; Freien, im*

◦ ◦ ◦ **Husten,** bei: naja[58]
☞ *O; Arme; Husten agg.*

◦ ◦ ◦ **Kälte**:

◦ ◦ ◦ ◦ **während**: all-c. gran.

◦ ◦ ◦ ◦ ◦ **Rücken,** auf dem: all-c.

◦ ◦ ◦ ◦ **Handrückens,** des, mit: hell.

◦ ◦ ◦ **Menses,** während: pitu-a.[164]
☞ *O; Arme; Menses; während*

◦ ◦ ◦ **Suppe,** nach: phos.
▤ *ALLGEMEINES; C; Speisen und Getränke; Suppe; agg.*

◦ ◦ ◦ **Zimmer,** im: caust.

◦ ◦ ◦ **zusammendrückt,** wenn man die Handflächen: rheum sanic.[137]

◦ ◦ ◦ **nur** auf den Handflächen: manc.[36]

◦ ◦ **Fingern,** zwischen den: sulph.
☞ *O; Arme; Hände; Fingern, zwischen den*

◦ **Finger**: agn. ant-c.[5] bar-c. calc-sil.[185] carb-an. carb-v. ign. lyc.[137] m-arct.[5] phos.[111] rhod.[5] sep.[1] sulph.[111]

◦ ◦ **faltig,** macht sie: ant-c.[5]

◦ ◦ **Fingerspitzen**: calc-sil.[185] carb-an. carb-v. phos.[111] rhod.[5] sep.[1] sulph.[111]
☞ *O; Arme; Finger; Fingerspitzen*

- **Hände** und **Füße**: falco-p.[265] fl-ac.[137] naja[137] nit-ac.[137] por-m.[251]
☞ *O; Arme; Hände •O; Beine; Füße*

- **Beine**: achy.[149] acon. aegle-f.[192] agar. alum.[102] am-c.[5] am-m. ambr. anac. anan. ang.[5] anh.[149] ant-c.[137] ant-t.[5] apis apisin.[5] apoc-a.[102] aq-des.[275] aq-mar.[149] arg-n. arn. ars.[5] ars-i. ars-s-f.[58] arund. asaf. aur.[137] bac.[62] bad. bamb-a.[1184] bar-acet.[102] bar-c. bar-i.[58] bar-m. bar-s.[58] bell.[162] benz-ac. boerh.[192] **Bor.**[5] brom. bry. bufo but-ac.[149] calc. calc-i.[58] calc-p.[111] calc-s. calc-sil.[58] camph. cann-i. cann-s. canth. caps. carb-ac. carb-an. carb-v. carbn-s. caust.[5] cench.[58] cham. chel. chin.[1] chol.[85] cimic. cinnb. clem. cob. coc-c.[162] cocc. coch. coff. colch. **Coloc.** con.[111] cortico.[119] croc. crot-h.[137] croto-t. cupr. cycl. dig. dros. equis-a.[1125] ery-a. eup-pur. euph. euphr.[162] fago. ferr. fl-ac. form. gall-ac.[162] germ.[222] gink.[227] graph. haem. harp.[1184] hed.[144] hell.[5] hep.[137] hura **HYOS.** hyper. ign.[111] ind. iod.[111] ip. ipom.[119] jab. jug-r.[1125] kali-ar. kali-bi. kali-c. kali-chl.[58] **KALI-N.**[1] kali-p. kali-s. kali-sil.[58] kalm. kreos. lac-ac. lac-cpr.[261] lac-del.[204]

lac-h.[233] lach. lact. laur. led. lil-t. lyc. m-arct.[5] mag-m.[5] maland.[111] manc.[137] mang. mang-acet.[1] med.[58] merc. mez. morg.[136] morg-g.[136] mur-ac. musa[197] naja[137] nat-ar. nat-c. nat-m. nat-p. nat-sil.[58] nit-ac. nux-m. nux-v. ol-an.[102] ox-ac. ped.[85] petr. ph-ac. **Phos.**[111] phyt. pic-ac. pip-n.[111] plb. plect.[162] podo. por-m.[251] psor.[56] puls. querc-r.[257] ran-b.[5] **Rhod.** rhus-t. rumx.[111] sabad. sabin.[162] sal-ac. salx-a.[1125] sanic.[171] sec.[8] sel. **Sep.** sil. spong. squil.[5] staph.[1] stram. sul-i.[58] sulph. tarax. tarent. tell. ter. teucr.[197] thuj. trig-f-g.[1125] tub.[193] uran.[269] **Verat.**[162] verat-v.[25] x-ray[119] **Zinc.** zinc-p.[58]

◦ **morgens**: con.[1] lyc. rhod. sep.
☞ *O; Beine; morgens*

◦ ◦ **Bett,** im: con.[1] rhod. sep.
☞ *O; Beine; Bett, im; agg.*

◦ ◦ ◦ **Erwachen,** nach: con.[1] **Sep.**

◦ **abends,** im Bett: ter.
☞ *O; Beine; abends*

◦ **nachts**: am-c.[1] aq-des.[275] ars. calc.[111] coloc. con.[1] kali-n.[1] mang. **Merc.** rumx. ter. **Zinc.**
☞ *O; Beine; nachts; agg.*

<> ◦ **Gehen,** beim: ery-a.

◦ **Menses,** während: calc. lil-t.
☞ *O; Beine; Menses; während*

◦ **Menstruationskolik,** bei: ant-t.

◦ **gelähmtes** Glied: stram.

◦ **Gesäßbacken**: thuj.
☞ *O; Beine; Gesäßbacken*

◦ **Oberschenkel**: acon. **AMBR.** arg-n.[5] **ARS.** aur. **Bor.**[5] calc.[36] caps. **CARB-AN.** carb-v.[5] cinnb. **Coloc.**[1] croto-t. dros. eup-pur. **Euph. Hep.** hyos. **Kali-bi.** lyc.[1] merc. **Nux-v.** rhus-t. **Sep.** spong.[137] sulph.[58] **THUJ.**

◦ ◦ **morgens**: euph. rhus-t. sulph.[102] thuj.
☞ *O; Beine; morgens*

◦ ◦ ◦ **Schweiß,** breitet sich bis unter die Knie aus, morgens: sulph.[102]

◦ ◦ **nachmittags,** erschöpfend: carb-an.[102]

◦ ◦ **nachts**: **Carb-an.** coloc.[1] **Merc. Sep.**
☞ *O; Beine; nachts; agg.*

◦ ◦ **Mitternacht,** nach: ars. bor.[5] nux-v.
☞ *O; Beine; Mitternacht; nach; 4.30 Uhr*

◦ ◦ ◦ **3** Uhr: bor.[5]

◦ ◦ **Fieber,** während: spong.[137]
☞ *O; Beine; Fieber; während*

◦ ◦ **Gehen** im Freien, beim: caps.[1]

◦ ◦ **Schlaf,** im, zu Beginn: ars.

◦ ◦ **zwischen** den Oberschenkeln: ambr. aur. carb-an. **Carb-v.**[5] **Cinnb.** hep. nux-v. **THUJ.**[5]

◦ ◦ ◦ **morgens**: carb-an. nux-v.
☞ *O; Beine; morgens*

◦ ◦ ◦ **nachts**: aur. carb-an.
☞ *O; Beine; nachts; agg.*

◦ ◦ ◦ **Gehen,** beim: ambr. **Cinnb.**

◦ ◦ **Genitalien,** in Nähe der: calc.[36] croto-t. thuj.

◦ ◦ ◦ **männliche**: croto-t.

◦ ◦ ◦ **weibliche**: calc.[36]

◦ ◦ **innen,** medial: sulph.[58] **Thuj.**

◦ ◦ **stellenweise**: caps.

◦ **Knie**: am-c. arg-n.[5] ars. bry.[5] bufo **Calc.** carb-ac.[111] carb-an. clem. con.[111] dros.[111] form.[111] gink.[227] ign.[111] led. **Lyc.** plb. sep.[111] spong. **Sulph.**
☞ *O; Beine; Knie*

◦ ◦ **nachts**: ars. carb-an.[1]
☞ *O; Beine; nachts; agg.*

◦ ◦ **Fieber,** nach: plb.

◦ ◦ **Schwellung,** mit: lyc.

◦ ◦ **Kniekehle**: arg-n.[5] bry.[5] bufo carb-ac.[111] **Carb-an.** con.[111] dros.[111] form.[111] gink.[227] ign.[111] sep.[111]
☞ *O; Beine; Knie; Kniekehle*

◦ **Unterschenkel**: agar. am-c. ars. bry. **Calc. Calc-p. Caps.** coc-c.[111] coloc. **EUPH.** hyos. kali-bi.[111] laur.[137] lil-t.[137] lyc.[1] **MANG.** merc. mez. nux-v. **PETR.** phos. **PODO. Psor.** puls.[111] rhod. rumx.[111] **Sep. Stram. Sulph.** ter. thuj.
☞ *O; Beine; Beine*

◦ ◦ **rechts**: coc-c.[111]
☞ *O; Arme; rechts • O; Beine; rechts*

◦ ◦ **morgens**: ars. coloc. euph. sulph.
☞ *O; Beine; morgens*

◦ ◦ ◦ **5** Uhr: sulph.

◦ ◦ ◦ **Erwachen,** beim: coloc.

◦ ◦ **abends,** im Bett: agar. ter.

◦ ◦ **nachts**: **Agar.** am-c. **Calc.** coloc. kali-bi.[111] mang. **Merc.** rumx.[111] **Sulph.** thuj.
☞ *O; Beine; nachts; agg.*

◦ ◦ **innen,** medial: agar.

◦ **Knöchel,** Fußgelenk: crot-h.[137] naja[137]

◦ **Füße**: achy.[149] acon. aegle-f.[192] alum.[102] **Am-c.**[5] **Am-m.** anac. anan. ang.[5] anh.[149] ant-c.[137] ant-t.[5] apis apisin.[5] apoc-a.[102] aq-mar.[149] arg-n. arn. **Ars.**[5] **Ars-i.** ars-s-f.[58] arund. aur.[137] bac.[62] bad. bamb-a.[1184] bar-acet.[102] **BAR-C.** bar-i.[58] **Bar-m.** bar-s.[58] **Bell.**[162] benz-ac. boerh.[192] brom. bry. bufo but-ac.[149] **CALC. CALC-I.**[58] calc-p.[111] **CALC-S.** calc-sil.[58] camph. cann-i. cann-s. **Canth.** carb-ac. carb-an. **CARB-V. CARBN-S. Caust.**[5] cench.[58] cham. chel. chin.[1] chol.[85] cimic. clem. cob. coc-c.[162] **COCC.** coch. coff. colch. **COLOC.** cortico.[119] croc. **Cupr.** cycl. dig. dros. equis-a.[1125] euph. euphr.[162] fago. ferr. **Fl-ac.** form. gall-ac.[162] germ.[222] **GRAPH.**[5] haem. harp.[1184] hed.[144] hell. hep.[137] hura hyper. ind. **IOD.**[111] ip. ipom.[119] jab. jug-r.[1125] kali-ar. **Kali-bi. KALI-C.** kali-chl.[58] kali-p. kali-s. kali-sil.[58] kalm. kreos. **Lac-ac.** lac-cpr.[261] lac-del.[204] lac-h.[233] lach. lact. laur. led. lil-t. **LYC.** m-arct.[5] **MAG-M.**[5] maland.[111] manc.[137] mang. mang-acet.[1] med.[58] **MERC.** mez. morg.[136] morg-g.[136] mur-ac. musa[197] naja[137] nat-ar. nat-c. **Nat-m.** nat-p. **Nat-sil.**[58] **Nit-ac.** nux-m. ol-an.[102] ox-ac. ped.[85] **Petr. Ph-ac. PHOS.**[111] phyt. pic-ac. pip-n.[111] **Plb.** plect.[162] podo. por-m.[251] **Psor.**[56] **PULS.** querc-r.[257] ran-b.[5] rhus-t. sabad. sabin.[162] sal-ac. salx-a.[1125] **Sanic.**[171] sec.[8] sel. **SEP.**

SCHWEIß; Füße (Forts.)
SIL. Squil. Staph.[1] stram. **Sul-i.**[58] **SULPH.** tarax. tarent. **Tell.** teucr.[197] **THUJ.** trig-f-g.[1125] tub.[193] uran.[269] **Verat.**[162] verat-v.[25] x-ray[119] **ZINC. ZINC-P.**[58]
☞ *O; Beine; Füße*

◦ ◦ **links**: cham. nit-ac.
☞ *O; Beine; links*

◦ ◦ **rechts**: plect.[162] sulph.[162]
☞ *O; Arme; rechts • O; Beine; rechts*

◦ ◦ **tagsüber**: pic-ac.
☞ *O; Beine; tagsüber*

◦ ◦ **morgens**: am-m. bry. coc-c. euphr.[162] harp.[1184] hell.[1] lach. lyc. merc. phos. puls.[1] sabin.[162] **Sulph.**[162]
☞ *O; Beine; morgens*

◦ ◦ ◦ **Aufstehen,** nach: am-m.

◦ ◦ ◦ **Bett,** im: bry. hell.[1] lach. merc. phos. **Puls.**[1] **Sabin.**[162]
☞ *O; Beine; Bett, im; agg.*

◦ ◦ **vormittags**: fago.
☞ *O; Beine; vormittags*

◦ ◦ **nachmittags**: graph. lac-ac. plect.[162]
☞ *O; Beine; nachmittags*

◦ ◦ **abends**: **CALC.** clem.[162] coc-c.[162] cocc. graph. **Mur-ac.** pic-ac. podo.
☞ *O; Beine; abends*

◦ ◦ ◦ **Bett,** im: calc. clem.[162] **Mur-ac.**
☞ *O; Beine; Bett, im; agg.*

◦ ◦ **nachts**: ars. coloc. hura mang.[162] mang-acet.[1] merc.[111] **Nit-ac.** staph.[1] **Sulph.** thuj. tub.[212]
☞ *O; Beine; nachts; agg.*

◦ ◦ ◦ **23** Uhr: hura

◦ ◦ ◦ **2** Uhr: **Ars.**

◦ ◦ ◦ **Erwachen,** beim: mang.[162]

◦ ◦ **Winter,** agg. im: arg-n. **Med.**[65]
☞ *O; Beine; Winter, im*

◦ ◦ **barfuß** amel.: aegle-f.[192]

◦ ◦ **Diarrhö,** bei: sulph.

◦ ◦ **Erwachen,** beim: mang.

◦ ◦ **Fieberhitze,** während: ars.[1]
☞ *O; Beine; Fieber; während; Hitzestadium im Fieber*

◦ ◦ **Froststadium** im Fieber, während: cann-s.
☞ *O; Beine; Fieber; während; Froststadium im Fieber*

◦ ◦ **Gehen,** beim: carb-v. graph. nat-c.

◦ ◦ **Menses**:

◦ ◦ ◦ **vor** und während der: **Calc.**
☞ *O; Beine; Menses; vor • O; Beine; Menses; während*

◦ ◦ ◦ **während**: ph-ac.[5] verat.[162]
☞ *O; Beine; Menses; während*

◦ ◦ ◦ ◦ **Schmerzen, durch**: verat.[162]

◦ ◦ ◦ **nach**: **Calc.** lil-t. **Sep. Sil.**

◦ ◦ **Schuhe,** durch Lederschuhe: aegle-f.[192]

◦ ◦ **Schwellung** der Füße, mit: graph. iod. kali-c. kreos. **Lyc.** petr. ph-ac. plb. sabad.

◦ ◦ **Sitzen,** beim: bell.[162]
☞ *O; Beine; Sitzen; agg.; während*

◦ ◦ **Stuhlgang,** nach: sulph.

◦ ◦ **Verletzung** der Wirbelsäule, bei: **NIT-AC.**

◦ ◦ **Wetter,** bei kaltem: arg-n.
☞ *O; Beine; Kälte; bei Kälte, in der Kälte*

◦ ◦ **zerstört** die Schuhe: graph.[137] hep.[137] naja[137] **Sanic.**[809] **Sec.**[809] **Sil.**[809]

◦ ◦ **Fußrücken**: iod.[111]
☞ *O; Beine; Füße; Fußrücken*

◦ ◦ **Fersen**: nit-ac.[5] ol-an.[102] phos.[111] thuj.
☞ *O; Beine; Füße; Fersen*

◦ ◦ ◦ **links**: nit-ac.[5]
☞ *O; Beine; links*

◦ ◦ **Fußsohlen**: acon. **AM-M.** arn. ars.[5] bar-c.[58] but-ac.[149] **Calc.** chel. fago. fl-ac.[58] hell. ipom.[119] kali-c. **M-arct.**[5] maland.[111] med.[58] **Merc.** morg.[136] morg-g.[136] musa[197] **Nat-m. NIT-AC.**[1] **Nux-m.** petr. pip-n.[111] **Plb.** por-m.[251] **Puls.** sabad. sanic.[56] **SIL.**[1] **Sulph. Teucr.**[197] tub.[193]
☞ *O; Beine; Füße; Fußsohlen*

◦ ◦ **Zehen,** zwischen den: acon. anac. arn. **Bar-c.** carb-v. **Clem.** cob. cupr. cycl. ferr. **Fl-ac.** graph.[5] **Kali-c.** kali-sil.[58] **Lyc. Nit-ac. Puls.** sanic.[171] sep. **SIL.** squil. tarax. thuj. **Zinc.**

◦ ◦ ◦ **abends**: clem.
☞ *O; Beine; abends*

◦ **Zehen**: acon. arn. clem. graph. hell.[5] kali-c. lach. **Phyt. Puls.** ran-b.[5] sep. **SIL. Squil.**[5] tarax. tell. **Thuj.** zinc.

◦ ◦ **morgens,** im Bett: lach.

◦ ◦ **Gehen,** beim: graph.

◦ ◦ **unter** den: phyt. tarax.

- **ätzend,** zwischen den Oberschenkeln: cinnb.
- **beständig,** Füße: psor.[137]
- **brennend,** Füße: **Calc. Lyc.** mur-ac. petr. sep. **Sulph.** thuj.
- **erschöpfend,** Oberschenkel: carb-an.[1]
- **faltig,** macht die Haut, Füße: ant-c.[137]
- **Fehlen** von Schweiß, schwitzt nicht: scol.[85]

◦ **Arm,** rechter: scol.[85]

- **fischartig** riechend, Fersen: ol-an.[102]
- **juckend**:

◦ **Hände**: sulph.
☞ *O; Arme; Hände*

◦ **Fußsohlen**: **SIL. Sulph.**
☞ *O; Beine; Füße • O; Beine; Füße; Fußsohlen*

- **kalt**: acet-ac.[111] acon. am-c.[137] ambr. ang.[5] ant-c. ant-t.[5] apisin.[5] arg-n.[122] **Ars.** ars-i.[58] ars-s-f.[58] **Asaf.** atro. aur.[137] aur-m. bac.[62] bar-c. bell. benz-ac. both-a.[3070] both-l.[137] brom. **Cact.** calc.[58] calc-p.[111] calc-s. calc-sil.[58] cann-s.[5] canth. caps. carb-ac. carb-v. carbn-s. caust. cham. chion.[111] cimic. cina[5] citl-v.[197] cocc. coff. con.[111] croto-t. cupr. dig. dros. euph. fago. falco-p.[265] ferr.[111] ferr-p.[137] fl-ac.[144] germ.[222] glon.[58] graph. hed.[144] hep. hura hydrog.[222] ind. iod. ip. ipom.[119] kali-bi.[137] kali-c. kali-chl.[58] kali-cy. kali-n.[5] kali-p. kali-s. kali-sil.[58] lac-h.[233] **Lach.** lachn. laur. lil-t. lyc. m-arct.[85] mag-m. med. merc.[137] **Merc-c.** mez. **Morph.** mur-ac. nit-ac. nux-v. olnd.[5] ox-ac. ped.[85] petr.[1] ph-ac.

phos. phyt. pic-ac. plb. por-m.[251] psor. puls. rheum[5] rhus-t. sanic. sars. **Sec.** sep. sil. spig. spong.[137] squil. staph. stram. sul-i.[58] sulph. **Tab.** tarent.[137] ter.[85] thuj. tub.[56] **Verat.** **Verat-v.**[25] zinc. zinc-i.[111] zinc-p.[58] zinc-s.[111]

◦ **Menses**:

◦ ◦ **vor**: calc.[102]

◦ ◦ **während**: ars. phos. sec. **VERAT.**

◦ **Gelenke**: rhus-t.

◦ **Arme**: acet-ac.[111] acon. am-c.[137] ambr. ant-c. ant-t. ars. ars-i. ars-s-f.[58] atro. bac.[62] bell. both-a.[3070] both-l.[137] brom. calc.[91] calc-s. calc-sil.[58] canth. caps. carb-ac. cham. chion.[111] cimic.[76] cina[5] cocc. coff. con.[111] falco-p.[265] ferr.[111] ferr-p.[137] fl-ac.[144] hed.[144] hep. hydrog.[222] iod. ip.[5] ipom.[119] kali-bi. kali-cy. kali-n.[5] kali-sil.[58] lach. lil-t. lyc. m-arct.[5] merc-c. morph. nit-ac.[137] nux-v. olnd.[5] ox-ac. petr.[1] ph-ac. phos. phyt. pic-ac. plb. por-m.[251] psor. rheum[5] rhus-t. sanic.[91] sars. sec. **Sep.** spig. sul-i.[58] sulph. tab. tarent.[137] **Thuj.** tub.[56] verat. verat-v. zinc. zinc-i.[111] zinc-p.[58] zinc-s.[111]

◦ ◦ **Hände**: acet-ac.[111] acon. am-c.[137] ambr. ant-c. ant-t. **Ars.** ars-i. ars-s-f.[58] **Atro.** bac.[62] bell. both-a.[3070] both-l.[137] **Brom.** calc.[91] **Calc-s.** calc-sil.[58] **CANTH.** caps. carb-ac. cham. chion.[111] **Cimic.**[76] **Cina**[5] cocc. coff. con.[111] falco-p.[265] ferr.[111] ferr-p.[137] fl-ac.[144] hed.[144] **Hep.** hydrog.[222] iod. **Ip.**[5] ipom.[119] **Kali-bi.** kali-cy. kali-n.[5] kali-sil.[58] **Lach.** **Lil-t.** **Lyc.** m-arct.[5] merc-c. morph. **NIT-AC.**[137] nux-v. olnd.[5] **Ox-ac.** petr.[1] **Ph-ac.** **Phos.** phyt. pic-ac. plb. por-m.[251] **Psor.** rheum[5] **Rhus-t.** sanic.[91] sars. **Sec.** **SEP.** **Spig.** sul-i.[58] **Sulph.** **Tab.** tarent.[137] **Thuj.** **TUB.**[56] **Verat.** **Verat-v.** zinc. zinc-i.[111] zinc-p.[58] zinc-s.[111]
☞ *O; Arme; Hände*

◦ ◦ ◦ **Erbrechen,** mit: chion.[137]

◦ ◦ ◦ **Fieberhitze,** während: am-c.[137] ferr-p.[137] nit-ac.[137]

◦ ◦ ◦ **Herzschmerzen,** bei: cimic.[76]
☞ *O; Arme; Schmerzen, bei*

◦ ◦ ◦ **Stuhlgang,** während: chion.[137]

◦ ◦ ◦ **Zimmer,** warmes, **agg.**: ambr.
☞ *O; Arme; Zimmer, im; agg. im warmen*

◦ ◦ ◦ **Handrücken**: both-l.[137] chion.[111] lil-t. zinc-s.[111]
☞ *O; Arme; Hände; Handrücken*

◦ ◦ ◦ **Handflächen**: **Acon.** **Calc-sil.**[58] **Cham.** **Cina**[5] coff. con.[111] falco-p.[265] hydrog.[222] **Ip.**[5] ipom.[119] **M-arct.**[5] nux-v. por-m.[251] **Rheum**[5] spig. sul-i.[58] **TUB.**[56] zinc-i.[111]
☞ *O; Arme; Hände; Handflächen*

◦ **Beine**: acon. **Ang.**[5] ant-t.[5] apisin.[5] arg-n.[122] ars. ars-i.[58] ars-s-f.[58] aur.[137] bac.[62] bar-c. bell. benz-ac. calc.[58] calc-p.[111] calc-s. calc-sil.[58] **Cann-s.**[5] canth. caps. carb-v. carbn-s. caust. cimic. citl-v.[197] **Cocc.** croto-t. cupr. dig. **Dros.** euph. fago. germ.[222] graph. hed.[144] **Hep.** hura ind. ip. ipom.[119] kali-bi.[137] kali-c. kali-chl.[58] kali-p. kali-s. lac-h.[233] lach.[137] laur. lil-t. **Lyc.** **M-arct.**[85] **Mag-m.** med. merc.[137] mez. mur-ac. nit-ac. ox-ac. ped.[85] phos. pic-ac. plb. por-m.[251] psor. **Puls.** sanic. sec. sep. **Sil.** spong.[137] **Squil.** **Staph.** stram. **Sulph.** tarent.[137] ter.[85] thuj. verat. verat-v.[25]

◦ ◦ **Oberschenkel**: calc.[102] caps.[137] croto-t. **Merc.** **Sep.** spong.[137]

◦ ◦ ◦ **Fieber,** während: caps.[137]
☞ *O; Beine; Fieber; während*

◦ ◦ **Knie**: ars.
☞ *O; Beine; Knie*

◦ ◦ **Unterschenkel**: **Caps.** euph. laur.[137] **Merc.** **Phos.** **Psor.** thuj.[1]
☞ *O; Beine; Beine*

◦ ◦ **Füße**: acon. **Ang.**[5] **Ant-t.**[5] apisin.[5] arg-n.[122] ars. ars-i.[58] **Ars-s-f.**[58] aur.[137] bac.[62] **BAR-C.** bell. benz-ac. **CALC.** calc-p.[111] **Calc-s.** **Calc-sil.**[58] cann-s.[5] **Canth.** **CARB-V.** **CARBN-S.** **Caust.** cimic. **Cocc.** **Cupr.** **Dig.** **Dros.** fago. germ.[222] graph. hed.[144] **Hep.** hura ind. **Ip.** ipom.[119] kali-bi.[137] **Kali-c.** **Kali-chl.**[58] **Kali-p.** **Kali-s.** lac-h.[233] lach.[137] laur. **Lil-t.** **LYC.** m-arct.[85] **Mag-m.** med. **Merc.**[137] mez. **MUR-AC.** nit-ac. ox-ac. ped.[85] phos. pic-ac. plb. por-m.[251] **Psor.** **PULS.** **Sanic.** sec. **Sep.** **Sil.** squil. **STAPH.** stram. **Sulph.** tarent.[137] thuj. **VERAT.** verat-v.[25]
☞ *O; Beine; Füße*

◦ ◦ ◦ **morgens** im Bett: merc.[137]

◦ ◦ ◦ **Kratzen,** nach: arg-n.[122]
☞ *O; Beine; Kratzen; agg.*

◦ ◦ ◦ **Zimmer,** im: calc.[58]
☞ *O; Beine; Zimmer; agg.; im Zimmer*

◦ ◦ ◦ **Fußsohlen**: acon. ipom.[119] m-arct.[85] por-m.[251] **Sulph.**
☞ *O; Beine; Füße; Fußsohlen*

◦ **klebrig,** Füße: bac.[62]

◦ **klebrig-kalt**:

◦ ◦ **Arme**: **Zinc.**

◦ ◦ **Oberschenkel,** nachmittags: calc.[102] merc.[102]

- **kaltes** Wasser getreten, wie in, Fußsohlen: sanic.[56]

- **klebrig**:

◦ **Arme**: anac.[5] bac.[62] both-a.[3070]

◦ ◦ **Hände**: bac.[62] both-a.[3070]
☞ *O; Arme; Hände*

◦ **Beine**:

◦ ◦ **Unterschenkel**: **Calc.**
☞ *O; Beine; Beine*

◦ ◦ **Füße**: am-c.[137] calc.[111] kali-c.[111] lyc.[111] manc.[137] sanic.[111]
☞ *O; Beine; Füße*

- **klebrig-kalt**: acon. anac. ars. bell-p.[256] both-a.[3070] **Cact.** calc.[111] camph.[137] cann-i. carb-ac. carb-v.[137] chin-s. citl-v.[197] coff. coloc.[5] falco-p.[265] ind. laur.[137] lil-t.[137] merc. merc-c. nux-m. nux-v. op. phos. pic-ac. plan. plb. pyrog. rumx. sanic.[137] sep. sil.[185] spig. sulph. **Tab.** tarent.[137] zinc.

◦ **Menses** auftreten sollten, wenn die: **Lil-t.**

◦ **Arme**: anac. ars. bell-p.[256] both-a.[3070] calc.[5] camph.[137] carb-ac. carb-v.[137] coff. coloc.[5] falco-p.[265] ind. merc. nux-v. phos. pic-ac. plan. pyrog. sanic.[137] sil.[185] spig. sulph. tarent.[137] zinc.

SCHWEIß; klebrig-kalt; Arme (Forts.)

◦ ◦ **Handgelenke**: sil.[185]
☞ *O; Arme; Handgelenke*

◦ ◦ **Hände**: anac. **Ars.** bell-p.[256] both-a.[3070] calc.[5] carb-ac. coff. coloc.[5] falco-p.[265] ind. merc. nux-v. **PHOS.** pic-ac. plan. pyrog. sanic.[137] spig. sulph. tarent.[137] zinc.
☞ *O; Arme; Hände*

◦ ◦ ◦ **Füße,** und: sanic.[137]
☞ *O; Beine; Füße*

◦ ◦ ◦ **Handflächen**: anac. bell-p.[256] coff. falco-p.[265] spig.
☞ *O; Arme; Hände; Handflächen*

◦ **Beine**: acon. calc.[111] cann-i. citl-v.[197] laur.[137] lil-t.[137] pic-ac. rumx. sep. sulph.

◦ ◦ **Unterschenkel**: laur.[137] lil-t.[137] rumx.
☞ *O; Beine; Beine*

◦ ◦ **Füße**: acon. **CALC.**[111] cann-i. pic-ac. sep. sulph.
☞ *O; Beine; Füße*

- **reichlich**:

◦ **Hände**: bamb-a.[1184] but-ac.[149] **Ip.** kali-sil.[58] naja[58] nat-c.[1] **Nit-ac. SIL.** stict.[137] sulph.[137]
☞ *O; Arme; Hände*

◦ ◦ **Handflächen**: **But-ac.**[149]
☞ *O; Arme; Hände; Handflächen*

◦ **Füße**: ars. arund. **But-ac.**[119] carb-an. carb-v. **Carbn-s.** cench.[58] cham. coloc. cortico.[119] fl-ac. gall-ac.[162] **Graph.** harp.[1184] ind. **Ip. Kali-c.** kreos. **Lac-ac.** lach. **LYC.** merc. naja[58] **NIT-AC.** petr. phyt. **Psor.** puls. querc-r.[257] sabad. sal-ac. **Sanic.** sec. **Sep. SIL.** staph. sulph. **Thuj. Zinc.**
☞ *O; Beine; Füße*

◦ **übelriechend,** aber nicht, Füße: lac-ac.[85]

- **Schwefelgeruch,** Hände: sulph.

- **ständig,** Füße: **SIL. Thuj.**

- **stinkend,** Beine: **Phos.**

◦ **Unterschenkel**: **Phos.**
☞ *O; Beine; Beine*

- **übelriechend**:

◦ **Hände**: aq-mar.[149] calc-s. coloc. hep. nit-ac. phys.[137]
☞ *O; Arme; Hände*

◦ **Beine**: aegle-f.[192] alum.[102] am-c. am-m.[5] anan. aq-mar.[149] arg-n. ars. ars-i. ars-s-f.[58] arund. aur.[137] bamb-a.[1184] bar-c. bar-s.[58] boerh.[192] bufo but-ac.[149] calc. calc-s. calc-sil.[58] canth. carb-ac. carbn-s. chol.[85] cinnb. cob. coloc. croto-t. cycl. fl-ac.[58] gall-ac.[162] graph.[5] harp.[1184] kali-c. kali-sil.[58] kalm. lac-ac.[171] lac-cpr.[261] lach.[137] lyc. morg.[136] nat-c.[5] nat-m. nit-ac. ol-an.[137] petr. **PHOS.** plb. psor. puls. rhus-t. sanic. sec. sep. sil. staph. sulph. tell. thuj. tub.[193] zinc. zinc-p.[58]

◦ ◦ **Oberschenkeln,** zwischen den: **Cinnb.** croto-t.

◦ ◦ ◦ **Genitalien,** nahe der männlichen: **Croto-t.**

◦ ◦ **Füße**: aegle-f.[192] alum.[102] am-c. **Am-m.**[5] anan. aq-mar.[149] arg-n. ars. ars-i. **Ars-s-f.**[58] arund. aur.[137] bamb-a.[1184] **BAR-C.** bar-s.[58] boerh.[192] bufo **But-ac.**[149] **Calc. Calc-s. Calc-sil.**[58] canth. carb-ac. **Carbn-s.** chol.[85] cob. coloc. cycl. **Fl-ac.** gall-ac.[162] **GRAPH.**[5] harp.[1184] **KALI-C. Kali-sil.**[58] kalm. lac-ac.[171] lac-cpr.[261] **Lach.**[137] **LYC.** morg.[136] nat-c.[5] nat-m. **NIT-AC.** ol-an.[137] **Petr. Plb. Psor. PULS. Rhus-t. Sanic. Sec. Sep. SIL.** staph. **Sulph. TELL. THUJ.** tub.[193] **Zinc.** zinc-p.[58]
☞ *O; Beine; Füße*

◦ ◦ ◦ **Mitternacht,** gegen: boerh.[192]

◦ ◦ ◦ **alten** Menschen, bei: bar-c.[102]

◦ ◦ ◦ **Erkältung,** nach: arg-n.

◦ ◦ ◦ **Menses,** nach: **Sep. Sil.**

◦ ◦ ◦ **Fußsohlen**: but-ac.[149] **Petr. Plb. Sil.**
☞ *O; Beine; Füße; Fußsohlen*

◦ ◦ ◦ **Zehen,** zwischen den: **Bar-c.** cob. cycl. fl-ac.[58] graph.[5] **Kali-c.** lyc. nit-ac. **Puls. Sep. SIL. Thuj. Zinc.**

◦ **Aas,** wie, Füße: sil.[65]

◦ **faule** Eier, wie, Füße: staph.

◦ **sauer,** Füße: aq-des.[275] **Calc.** calc-sil.[58] cob.[137] nat-m. **Nit-ac.** sil.

◦ ◦ **abends**: **Sil.**

◦ ◦ **Zehen,** zwischen den: cob.[137]

◦ **Sohlenleder,** nach, Füße: cob.

◦ **Urin,** wie, Füße: canth. coloc.

- **umschrieben,** Knie: clem.

- **unterdrückt,** Füße: am-c. apis **Apisin.**[5] ars. bad. **BAR-C.**[102] **Bar-m.** bar-s.[58] **Carb-v.**[5] cham. coch. colch. **Cupr. Form.** graph.[102] haem. **KALI-C.**[5] lyc. **Merc.**[5] nat-c. **Nat-m.** nit-ac. ol-an.[85] ph-ac. **Phos.**[5] plb. psor.[102] **Puls. Rhus-t.**[5] sal-ac.[85] sanic.[102] sel. **SEP. SIL.**[102] **Sulph. Thuj.** x-ray[119] **ZINC.** zinc-p.[58]
ALLGEMEINES; M; Schweiß; Unterdrückung der Schweißabsonderung, Folgen von; Fußschweiß

◦ **Halsbeschwerden,** durch: **Bar-c.**[102] graph.[102] psor.[102] sanic.[102] sil.[102]

◦ **Fußsohlen**: phos.[5]
☞ *O; Beine; Füße; Fußsohlen*

- **Uringeruch,** Hände: coloc. pier-b.[233]

- **warm**:

◦ **Handflächen**: ign.[137]
☞ *O; Arme; Hände •O; Arme; Hände; Handflächen*

◦ **Füße**: **Led.**
☞ *O; Beine; Füße*

- **wundmachend,** Füße: **Bar-c. Calc. Carb-v.** caust.[5] coff. **FL-AC.** graph. hell. **Iod. Lyc.** manc.[137] nat-c.[5] nat-m.[5] **Nit-ac.**[1] psor.[56] puls.[212] ran-b. **Sanic. Sec. Sep. Sil.**[1] squil. thuj.[137] zinc.

◦ **Fußsohlen**: bar-c.[58] **Calc.** nit-ac.[1] sil.[1]
☞ *O; Beine; Füße; Fußsohlen*

- **wundmachend,** zwischen den Zehen:
☞ *Wundheit, Exkoriation; Füße; Zehen, zwischen den; Schweiß, durch*

Empfindung von Schweiß, Oberschenkel: caps.[1]

SCHWELLUNG:

allgemeine Arzneien: abel.[149] abrot.[137] absin. acet-ac. acetan.[72] acon. acro-c-f.[2047] act-sp. adam.[222] aesc. aeth.[31] agar. agav-a.[25] agav-t.[149] agn.[8] aloe[111] alum.[102] alum-sil.[58] am-be.[171] am-c. am-m. ambr.[5] ammc. amph.[36] anac.[102] anag. androc.[222] ang. ant-c.[5] ant-s. ant-t. anthr. apis apisin.[5] apoc.[25] apoc-a.[36] aran. aran-ix.[119] arg. arg-n. arge.[85] arge-p.[264] arist-cl.[119] arist-m.[102] **Arn.**[102] ars. ars-h. ars-i.[58] ars-s-f.[58] arum-d. arum-t. arund. asaf. asc-t. aster. atro. aur. aur-ar.[58] aur-i.[58] aur-m. aur-s.[58] ba-sv.[136] bac.[62] bad. **Bamb-a.**[1184] bapt.[111] **Bar-c.**[1] bar-m.[8] bell. benz-ac. berb. berb-a.[149] bor.[5] both-l. bov. brom.[5] bros-g.[259] brucel.[241] bry. bufo[111] buni-o.[149] but-ac.[149] cact. cadm-s. cahin. calad.[85] calc. calc-ar. calc-f.[149] calc-i.[58] calc-p. calc-s.[58] calc-sil.[58] calo.[36] camph. cand-a.[239] cann-s. canth. caps.[5] carb-ac. carb-an.[1] carb-v. carbn-o. carbn-s.[25] carc.[304] card-m.[25] carn-g.[264] cass.[36] cassi-s.[192] cast. cath-a.[264] caul. caust.[102] cedr.[102] cench. cham. chel. chim. chin. chin-ar. chin-s.[102] chlol. chlorpr.[149] cic. cimic.[111] cinnam.[102] cinnb. cist.[102] cit-v. citl-v.[197] clem. cob-n.[144] coc-c. cocc.[137] colch. coll. coloc. com. con. conv.[102] cop.[102] cor-r.[25] corn. corn-f.[45] cortico.[149] cortiso.[149] crat.[193] crot-c.[2016] crot-h. croto-t. cub. cupr.[210] cupr-ar.[25] cur. cycl.[1] cypra-e.[227] cyt-l.[119] daph.[85] dig. dios. dor. **Dulc.**[58] dys-co.[136] elaps[111] elat. elmen[9] ephe.[267] eucal.[102] eup-c.[1125] eup-per. euphr. eupi.[36] ferr. ferr-ar. ferr-i. ferr-m. ferr-p. fl-ac.[54] form. form-ac.[111] glon. graph.[137] grat. guai.[58] guare. ham.[102] harp.[1184] hecla.[25] hell. helo.[102] helod-c.[205] hep.[85] hip-ac.[119] hippoz. hydr. hydrog.[222] hyos. hyper. ignis[194] indg. iod. iris just.[111] kali-ar. kali-bi. kali-br.[25] kali-c. kali-chl.[58] kali-i. kali-m. kali-n. kali-p. kali-s.[58] kali-sil.[58] **Kalm.** kola[1184] kreos.[5] kron.[9] lac-ac. lac-c.[137] lac-d. lac-del.[204] lacer.[36] lach. lact.[111] lath.[102] laur.[85] led. lepro.[197] levi-o.[1125] liatr.[102] lil-t. lith-c.[102] lyc. lycps. m-arct.[85] mag-c. mag-m. manc. mang. mang-acet.[1] mangi.[197] med.[85] meny. merc. merc-c. merc-cy. **MERC-S.** mez. mim-p.[85] morg.[136] morg-g.[136] morph. mosch.[5] mur-ac. naja nat-ar. nat-c.[58] nat-hchls.[36] nat-m. nat-p. nat-s. nat-sil.[58] nit-ac. nux-m. nux-v. ol-j.[54] olnd. onos. op. ox-ac.[111] oxyd.[102] paeon. paraf.[77] pareir. **Petr.** ph-ac. phel. phos.[1] phyt. pic-ac.[102] pier-b.[233] pitu-a.[164] plan. plat.[5] plb. plut-n.[222] podo.[25] polyg. por-m.[251] prun.[102] psil.[164] psor. ptel.[111] puls.[1] puls-n.[102] pyrog. pyrus querc-r.[257] ran-b. ran-s. raph. rauw.[119] rham-cal.[102] rheum rhod.[171] rhus-d.[72] rhus-t. rhus-v. ruta sabad.[5] sabin. sac-alb.[102] sal-ac. samb. sang. sanic. sars. schran-u.[88] scol.[36] **Sec.** sel.[5] senec. seneg. sep. sieg.[144] **Sil.** sin-n. slag[102] sol-n. sol-t-ae. spect.[271] spig. spirae.[144] spong.[137] squil. stann. staph. stel.[102] stict. stigm.[102] still.[25] stram. stront-c. stroph.[85] stry. sul-ac.[5] sul-i.[58] sulph. sumb. syc-co.[136] symph.[5] syph. tab. tarent.[36] tarent-c.[102] tax.[303] tell.[137] tep. ter. term-a.[192] thal.[144] thea[275] ther. thuj. thyr.[102] triat.[223] tub.[304] tung.[252] uran-n.[102] urea[85] uro-h.[264] urt-u. ust.[111] vario. ven-m.[149] verat.[5] verat-v. vesp. vinc.[111] viol-o.[5] vip.[36] visc.[25] wies.[9] x-ray[119] xan. zinc. zinc-p.[58] ziz.[36]

☞ *Vergrößerung von Gliedmaßen; allgemeine Rubriken • Völle, Empfindung von ▥ ALLGEMEINES; C; Schwellung; allgemeine Arzneien*

- **jährlich,** anfangs dunkelrot, bei heißem Wetter: vip.
- **Krampf,** nach: graph.[1]
- **Menses,** durch unterdrückte: xan.[85]
- **Knochen**: **Asaf.**[5] calc-f.[119] **Rhus-t.**[5] **Ruta**[5] spig.[5] **Staph.**[5]
  - **Periost**: calc-f.[119]
- **Gelenke**: **Abrot. Acon.**[34] **ACT-SP.**[137] agav-t.[149] agn. anag. ant-c.[137] **Ant-t. Apis** apoc. **Arn.**[34] **Ars.** ars-s-f.[58] asc-t. aur. aur-ar.[58] **Aur-m.** ba-sv.[136] **BELL.**[34] benz-ac.[102] berb. both-l.[171] bov.[102] **BRY.** bufo **Calc.** calc-f. calc-p.[102] canth.[102] caust. chin. chin-s.[102] **Cimic.** cist.[102] clem. **Cocc. COLCH.** coloc.[137] con.[34] cub.[36] cyt-l.[119] dig.[102] dulc.[58] dys-co.[136] elmen[9] eup-per.[58] **Ferr-p.** graph.[34] **Guai. Ham. HEP.**[34] hyper.[45] iod.[102] kali-ar.[58] kali-bi.[58] **Kali-chl.** kali-i. **Kali-m.**[102] kali-s. **Kalm.** kreos.[137] lac-ac. lac-c.[58] **LACH. LED. Lith-c.**[102] **Lyc.**[34] mang. med. merc.[8] merc-c.[102] **Nat-m. Nux-v.**[34] ol-j.[54] ph-ac.[102] phos.[34] **Phyt.**[102] **Puls.**[102] rham-cal.[102] **Rhod.**[10] **Rhus-t.**[34] ruta[34] sabin. **Sal-ac.** sil. sol-t-ae. spong.[85] **Stel.**[102] stict. **SULPH.** symph.[102] tarent. **Ter.** thal.[144] thuj. tub.[102] **Verat-v.**
  - **nachmittags**: chin.
  - **Anstrengung,** nach leichter: act-sp.
  - **Ermüdung,** geringfügige, agg.: act-sp.[137]
  - **Knochenbruch,** Fraktur, nach: bov.[102]
- **Sehnen**: apis[34] ars.[34] bell.[34] calc-f.[137] hep.[34] merc.[34] sil.[34] sulph.[34]
  - **Schleimbeutel**: apis[34] ars.[34] bell.[34] hep.[34] merc.[34] sil.[34] sulph.[34]
- **Arme**: abel.[149] acon.[5] act-sp. aesc. aeth. agar. agn.[5] aloe[111] alum. alum-sil.[58] am-c. am-m. ambr.[5] ammc. amph.[36] anac.[102] anag. ang. ant-c. ant-s.[85] **Anthr. Apis Apisin.**[5] apoc-a.[36] **Aran.** aran-ix.[119] arg-n.[102] arist-cl.[119] arn. **Ars.** ars-h. ars-i. ars-s-f.[58] arum-d. arum-t. arund. atro. aur. aur-ar.[58] aur-i.[58] aur-m. ba-sv.[136] bamb-a.[1184] bapt.[111] **Bar-c.** bar-m. **BELL.**[5] benz-ac. berb. berb-a.[149] bor. both-l. bov.[5] brom.[5] brucel.[241] **Bry. Bufo** buni-o.[149] cact. cadm-s. calc. calc-ar. calc-f. calc-i.[58] **Calc-p.** calc-s. calc-sil.[58] cand-a.[239] canth.[5] carb-ac. carb-an. carb-v.[1] carbn-o. carbn-s. carc.[304] carn-g.[264] cassi-s.[192] cast. caul. caust. cham. chel.[137] chim. **Chin.** chin-ar. chin-s. chlol. chlorpr.[149] cic. cinnam.[102] cinnb. cist. cit-v. clem. cob-n.[119] coc-c. cocc.[5] colch. coloc. com. con.[1] cop. corn. corn-f.[45] crot-c. **Crot-h.** croto-t. cub. cupr. **Cur.** cycl. dig. dios. dor. dulc. elaps[36] ephe.[267] eucal.[102] euphr. eupi.[36] ferr. ferr-ar. **Ferr-p.** fl-ac. form. glon.[111] graph.[1] grat. guare. ham. harp.[1184] **Hell.**[5] helo.[77] helod-c.[205] hep. hippoz.[102] **Hydr.** hyos. indg. iod. iris just.[137] kali-ar. kali-bi.[122] kali-c.[58] kali-chl. kali-i. kali-m.[102] kali-n. kali-p. kreos. lac-ac. lac-c. lac-d. **Lach.** lact.[111] laur.[85] led.[5] lith-c.[102] **Lyc.** lycps.[85] m-arct.[85] mag-c.[304] mag-m. manc. mang. mang-acet.[1] med. meny. merc. merc-c. **Mez.**[1] morg.[136]

SCHWELLUNG; Arme (Forts.)

morg-g.[136] mosch.[5] mur-ac. naja[36] nat-c. nat-hchls.[36] nat-m.[5] nat-p. nat-s. nit-ac. nux-v. olnd. op. petr. ph-ac. phel. **Phos.** phyt. pier-b.[233] pitu-a.[164] plan. plb. plut-n.[222] por-m.[251] psil.[164] psor. ptel.[111] puls.[102] querc-r.[257] ran-b. ran-s. rheum rhod. rhus-d.[72] **RHUS-T.** rhus-v. ruta sabin.[5] samb. sang. sanic.[85] sars. schran-u.[88] scol.[36] sec. sel.[5] **Sep.**[5] sieg.[144] sil.[5] sol-n. spect.[271] spig. spirae.[144] spong.[5] stann. staph. stict.[144] stram.[5] stront-c. stry. sul-ac. sul-i.[58] **Sulph.**[1] sumb. syc-co.[136] syph. tab. tarent. tep. ter. term-a.[192] thea[275] ther.[144] thuj. thyr.[137] triat.[223] tub.[304] urt-u. vario. verat.[5] verat-v. vesp. vinc.[111] viol-o.[5] vip. zinc.

- **links**: lach.[111]
  ☞ *O; Arme; links*
- **rechts**: chim.[85]
  ☞ *O; Arme; rechts*
- **nachmittags**: nat-c.
  ☞ *O; Arme; nachmittags*
- **abends**: **Cur.** rhus-t. stann.
  ☞ *O; Arme; abends*
- **nachts**: **Aran.** dig. kali-n. phos.
  ☞ *O; Arme; nachts*
- **Abdecken** amel.: chim.
  ☞ *O; Arme; Abdecken; agg. • O; Arme; Abdecken; amel.*
- **Bücken,** beim: sil.[1]
  ☞ *O; Arme; Bücken agg.*
- **Herzbeschwerden,** bei: lycps.
  ☞ *Hände; Herzbeschwerden, bei*
- **Krämpfen,** nach: graph.[1]
- **Lähmung,** nach: sulph.
- **Steifheit,** mit: sulph.
- **Knochen**: aur. **Bry.**[5] calc. dig.[5] **DULC.**[5] lyc. merc. mez. phos.[5] **RHUS-T.**[5] **Sep.**[5] **SIL.**[5] **Staph.**[5] **SULPH.**[5]
  - **Periost**: **Aur. Merc.** mez.
- **lymphatisch**: berb.
  ☞ *O; Lymphgefäße, Lymphdrüsen*
- **Gelenke**: calc.
  ☞ *O; Arme; Gelenke*
- **Schultern**: acon. apis bry. calc. calc-p. carbn-o. **Coloc.** crot-h. croto-t. ferr-p.[58] kali-c. kali-chl. kali-i. lac-c. lach. lact.[111] merc. thuj. vip.
  ☞ *O; Arme; Schultern*
  - **Impfung,** nach: apis thuj.
  - **Pusteln,** nach: kali-c.
- **Oberarme**: acon. anac. **ANT-C.**[5] **Apis** aran. arn. ars. **Bry.** calc-p. cassi-s.[192] coloc. **Graph.** guare. kali-c. nat-m. puls.[5] sang. sep. sil. sulph. tep. thuj. vip. zinc.
  ☞ *O; Arme; Oberarme*
  - **rechts**: cassi-s.[192]
    ☞ *O; Arme; rechts*
  - **Impfung,** nach: **SIL. Sulph. THUJ.**
  - **Humerus**: guare. tep.
- **Ellenbogen**: acon. agar. **Agn.**[5] benz-ac. **BRY.**[5] **CALC.**[5] calc-f. calc-p. chel. cic. colch. **Coloc.** com. con. dios. dulc.[5] ferr-p.[85] hep.[5] hydr. **Lac-ac.** lac-c. lach.[111] **Led.**[5] lyc. mang.[5] **MERC.** mez. petr. **Puls.**[5] sep.[1] sil. spig. **Sulph.**[5] tep. ter. verat.[111]
  ☞ *O; Arme; Ellenbogen*
  - **abends**: sep.[1]
    ☞ *O; Arme; abends*
  - **Verstauchung,** durch: **Ferr-p.**[85]
    ☞ *O; Arme; Verstauchen, Verrenken, nach*
  - **Gelenkköpfe**: **CALC-P. Mez.**
- **Unterarme**: aeth.[85] anac. **Ant-c.**[5] apis aran. arn. **Ars.** aur.[5] aur-ar.[58] berb. bufo cadm-s. calc. caust.[5] crot-c. croto-t. dig. eupi.[36] **Ferr-p. Graph.** lac-d. **Lach.** lyc. **Merc.** mez. mur-ac. nat-m. nux-v. op. plb. **Rhus-t. Samb.**[5] sep. sil. sulph. vesp. vip. zinc.
  ☞ *O; Arme; Unterarme*
  - **Rückseite**: plb.
  - **Knochen**:
    - **Periost**: **Aur.**[5] caust.[5]
    - **Speiche**: **Calc.**
  - **Ellbogennähe,** in: lyc.
    ☞ *O; Arme; Ellenbogen*
- **Handgelenke**: **Act-sp. Agn.**[5] am-c. am-m. **Apis** aur. aur-m. brucel.[241] **BRY.**[5] **Bufo Calc.** carb-v. **Crot-h.** cub. dulc. **Euphr.**[5] **Hep.**[5] **Iod.**[5] kali-bi. **Kreos. Lac-ac. Lach. Led.**[5] mag-c.[1] mang.[5] med.[85] **Merc.** morg.[136] phos. plb. rhod. **RHUS-T. Rhus-v. Sabin.**[5] sec. sep. sil.[5] stann. stict.[85] stry. sul-ac. **Sulph.**[5] tarent. tep. vip.
  ☞ *O; Arme; Handgelenke*
  - **abwechselnd** mit den Knien: kreos.
    ☞ *A; Abwechselnd mit*
  - **rechts**: brucel.[241]
    ☞ *O; Arme; rechts*
  - **morgens**: lac-ac.
    ☞ *O; Arme; morgens*
  - **abends**: sep.
    ☞ *O; Arme; abends*
  - **Bewegung,** bei: merc. phos.
    ☞ *O; Arme; Bewegung; während*
  - **Schmerzen,** nach: cub.
  - **palmar**: carb-v. rhus-t.
  - **Schleimbeutel**: **Aur.**
    ☞ *Ganglion; Arme; Handgelenke • Schleimbeutel, Beschwerden der; Handgelenke*
  - **stellenweise**: kali-bi.
- **Hände**: abel.[149] acon.[5] aesc. aeth. **Agar.** aloe[111] alum. am-c. am-m. anac.[5] ang. **APIS** apisin.[5] apoc-a.[36] aran. arg-n.[102] arist-cl.[119] arn. **Ars.** ars-h. ars-i. ars-s-f.[58] arum-d. arum-t. arund. atro. **Aur.** aur-ar.[58] aur-i.[58] aur-m. bamb-a.[1184] bapt.[111] bar-c. bar-m. **BELL.**[5] berb-a.[149] **Brom.**[5] brucel.[241] **Bry.**[5] **Bufo** buni-o.[149] **Cact.** calc.[1] calc-ar. calc-i.[58] calc-sil.[58] cand-a.[239] canth. carb-ac. carb-v.[58] carbn-s. carc.[304] cast. caust.[5] cham. chel.[137] chin. chin-ar. chin-s. chlorpr.[149] cic. cist. cit-v.[102] clem. cob-n.[119] coc-c.[111] **Cocc.**[5] **COLCH.** com. corn. corn-f.[45] crot-c. crot-h. croto-t. cub. cupr.[36] cur. cycl. **Dig.** elaps[36] eucal.[102] euphr.

Ferr. ferr-ar. ferr-p. fl-ac. graph. grat. guare. ham. **Hell.**[5] helo.[77] helod-c.[205] **Hep.** hyos. indg. iod. just.[137] kali-ar. kali-c.[58] kali-i.[58] kali-n. kali-p. lac-c. **Lach.**[5] laur. led. **Lyc.** lycps.[111] m-arct.[85] manc. mang.[5] mang-acet.[1] med.[111] meny. **Merc.** mez.[1] morg.[136] **Mosch.**[5] mur-ac.[1] naja[168] nat-c.[1] nat-hchls.[36] nat-m.[5] **Nit-ac.** nux-v. olnd.[5] op. ph-ac. **Phel. Phos.**[1] pier-b.[233] pitu-a.[164] plan. plb. **Psor.** ptel.[111] puls. querc-r.[257] rheum rhod. rhus-d.[72] **RHUS-T.**[5] **Rhus-v.**[38] ruta **Samb.** sanic.[85] sars. **Sec.** sel.[5] **Sep.**[5] sieg.[144] sil.[8] sol-n. spig.[5] spirae.[144] spong. **Stann.** staph.[1] **Stict.**[144] stram.[5] stront-c. sul-ac. sul-i.[58] **Sulph.** sumb. tep. thuj. thyr.[137] tub.[304] urt-u. vesp.[111] viol-o.[5] vip.[137]
☞ *O; Arme; Hände*

◦ ◦ **links**: aesc.[111] am-c.[5] anac.[5] ars.[5] brucel.[241] cact. chel.[5] chin.[5] lach.[5] lycps.[111] merc.[5] vesp.[111]
☞ *O; Arme; links*

◦ ◦ ◦ **Herzsymptomen, mit**: **Cact.**

◦ ◦ **rechts**: am-c.[5] ars.[5] aur.[5] bamb-a.[1184] **Dig.** hep. lyc. nat-m. phos. sil.[5] spig.[5] viol-o.[5]
☞ *O; Arme; rechts*

◦ ◦ **tagsüber**: nat-m.
☞ *O; Arme; tagsüber*

◦ ◦ **morgens**: bamb-a.[1184] coc-c.[111] just.[137] nat-c.[5] nat-hchls.[36] nat-m. pier-b.[233] pitu-a.[164] sanic.
☞ *O; Arme; morgens*

◦ ◦ ◦ **Erwachen, beim**: pitu-a.[164] sanic.
☞ *O; Arme; Erwachen, beim*

◦ ◦ **nachmittags**: **Nat-c.**
☞ *O; Arme; nachmittags*

◦ ◦ **abends**: aloe lyc. rhus-t.[1] **Stann.** sulph.
☞ *O; Arme; abends*

◦ ◦ **nachts**: aran. ars. caust. dig. kali-n. samb.
☞ *O; Arme; nachts*

◦ ◦ ◦ **Erwachen, nach**: samb.

◦ ◦ **Bewegung amel.**: nat-c.[1]
☞ *O; Arme; Bewegung; amel.*

◦ ◦ **Ekzem, mit**: psor.
☞ *Finger; Hautausschlägen, mit •juckend; Hände •Spannung, Empfindung von; Arme; Finger; Hautausschlägen, mit*

◦ ◦ **Endokarditis**: **Aur-m. Cact.**
▤ *HERZ KREISLAUF; O; Herz und Herzregion; Endokard*

◦ ◦ **Gebirge, agg. im**: carc.[304]

◦ ◦ **Gehen** im Freien, beim: mang-acet.[1]
☞ *O; Arme; Gehen; agg.; während; Freien, im*

◦ ◦ **Herzbeschwerden, bei**: naja[168]
☞ *Herzbeschwerden, bei*

◦ ◦ **Husten, während**: acon.[5]
☞ *O; Arme; Husten agg.*

◦ ◦ **Kalten** ins Warme geht, wenn er vom: sulph.[58]
▤ *ALLGEMEINES; M; Wechsel, Veränderung; agg.; Temperaturwechsel; kalt zu warm, von*

◦ ◦ **Menses, während**: **Graph. Merc.**
☞ *O; Arme; Menses; während*

◦ ◦ **Schmerz** in der Herzgegend mit Ausstrahlung zu den Armen, nach: brucel.[241]

◦ ◦ **Schwangerschaft, während**: sanic.[85]

◦ ◦ **Seite,** die nicht gebissen wurde: vip.[85]

◦ ◦ **Steifheit, mit**: querc-r.[257]

◦ ◦ **Tuberkulose, bei**: **Stann.**

◦ ◦ **Waschen, beim**: aesc.
☞ *O; Arme; Waschen; agg.*

◦ ◦ **Wechselfieber, bei**: **Lyc.**

◦ ◦ **Zimmers,** beim Betreten eines: aeth.

◦ ◦ **erstreckt** sich:

◦ ◦ ◦ **Brustmuskeln,** zu den: crot-h.

◦ ◦ ◦ **Ellenbogen**: crot-c. crot-h. kali-c.[58] ruta

◦ ◦ **Blutgefäße**: acon.[5] aloe[111] alum. am-c. **Arn.** ars-h. bar-c. bell.[5] bry.[5] calc. cast. caust.[5] **Chel. Chin. Cic.** croto-t. cycl. **Fl-ac. Ham.** indg. **Laur. Led.** lyc.[5] m-arct.[85] manc. meny. merc. mez. mosch.[5] nat-m.[5] **Nux-v.** olnd. **Op.** ph-ac. **Phos.**[1] plan. plb. **PULS.** rheum rhod. **Rhus-t.** ruta sars. sel.[5] sep.[5] sil.[5] spirae.[144] staph.[1] stict.[144] stront-c. sulph. sumb. thuj. thyr.[137] vip.[137]
☞ *Anschwellung, Auftreibung; Venen; Arme; Hände • Völle, Empfindung von; Arme; Hände; Blutgefäße*

◦ ◦ ◦ **vormittags**: indg.
☞ *O; Arme; vormittags*

◦ ◦ ◦ **nachmittags**: alum. chel. mez.
☞ *O; Arme; nachmittags*

◦ ◦ ◦ ◦ **17** Uhr: chel.
☞ *O; Arme; nachmittags; 17 Uhr*

◦ ◦ ◦ **Essen,** nach dem: ruta
☞ *O; Arme; Essen; nach*

◦ ◦ ◦ **Froststadium** im Fieber, während: chel.[137]

◦ ◦ ◦ **Herunterhängenlassen,** beim: phos.[1]

◦ ◦ ◦ **Waschen** in kaltem Wasser, nach: am-c.
☞ *O; Arme; Hände in kaltes Wasser halten agg. •O; Arme; Waschen; agg.*

◦ ◦ **Mittelhandknochen,** Bereich der: **Aur.**

◦ ◦ **Sehnen**: plb.

◦ ◦ **Handrücken**: am-m.[1] apisin.[5] brucel.[241] **Bry.**[5] buni-o.[149] calc.[1] calc-ar. chin. **LACH.**[5] mez.[1] mur-ac.[1] olnd.[5] pitu-a.[164] rhus-t.[5] rhus-v.[25]
☞ *O; Arme; Hände; Handrücken*

◦ ◦ ◦ **links**: am-m.[1] brucel.[241] **Calc-ar.** chin.
☞ *O; Arme; links*

◦ ◦ ◦ **abends**: rhus-t.[5]
☞ *O; Arme; abends*

◦ ◦ **Handflächen**: ars. cham. cupr.[36] helo.[77] **Lyc.** rhus-v.[38] sil.[8]
☞ *O; Arme; Hände; Handflächen*

◦ ◦ ◦ **rechts**: sil.[8]
☞ *O; Arme; rechts*

◦ ◦ ◦ **nachts**: ars.
☞ *O; Arme; nachts*

◦ ◦ **daumennah**: am-m.
☞ *O; Arme; Finger; Daumen*

◦ **Finger**: act-sp. aeth. agar. agn.[5] alum. alum-sil.[58] **Am-c.** ambr.[5] ammc. anac.[102] anag. ang. ant-c. ant-s.[85] **Apis** apisin.[5] arist-cl.[119] **Ars.** ars-s-f.[58] ba-sv.[136] bamb-a.[1184] benz-ac. berb. bor. **Brom.**[5] **Bry.** bufo calc. calc-i.[58] calc-s. canth.[5] carb-an. carb-v.[1] carbn-s. carn-g.[264] cassi-s.[192] caul. caust. cham. chin. chin-s. cinnam.[102] **Cit-v.** coc-c. cocc.[5] colch. con.[1]

SCHWELLUNG; Finger (Forts.)
cupr. **Dig.** ephe.[267] eucal.[102] **Euphr.** fl-ac. **Graph.**[1] harp.[1184] **Hell.**[5] **Hep.** hyos. iod. iris kali-bi.[122] kali-c.[58] kali-i. kali-m.[102] **Kali-n.** kreos. lac-ac. lach. laur.[85] **Led.**[5] **Lith-c.**[102] **Lyc.** lycps.[85] **MAG-C.**[304] **Mang.** mang-acet.[1] med. **Merc.** morg.[136] morg-g.[136] mur-ac. naja[36] nat-c. nat-p. nat-s. **Nit-ac.** nux-v. olnd. **Phos.** **Phyt.** pier-b.[233] plb. plut-n.[222] por-m.[251] psil.[164] psor. **Puls.**[102] **Ran-b.** ran-s. rhod. **RHUS-T.** rhus-v. sang. schran-u.[88] sec. **Sep.**[5] sil.[5] spect.[271] spig. **Spong.**[5] staph. stront-c. **Sulph.**[1] sumb. syc-co.[136] syph. tab. tep. term-a.[192] thea[275] ther.[144] **THUJ.** triat.[223] verat.[5] verat-v. vesp. vinc.[111] vip.

◦ ◦ **links,** bei Herzkrankheit: lycps.[85]
☞ *O; Arme; links*

◦ ◦ **morgens**: **Ars.** bamb-a.[1184] calc-s. harp.[1184] nat-c. nit-ac. ran-s. sec. sulph.
☞ *O; Arme; morgens*

◦ ◦ **vormittags**: calc-s.
☞ *O; Arme; vormittags*

◦ ◦ **nachmittags**: calc-s.
☞ *O; Arme; nachmittags*

◦ ◦ **abends**: stront-c. sulph. thea[275]
☞ *O; Arme; abends*

◦ ◦ **nachts**: carb-an.[1] dig.
☞ *O; Arme; nachts*

◦ ◦ **Mitternacht**: carb-an.

◦ ◦ **Bewegung** amel.: por-m.[251]

◦ ◦ **Bläschen,** mit: anac.[102]

◦ ◦ **Gehen,** nach: act-sp.

◦ ◦ **Hautausschlägen,** mit: anac.[72] psor.
☞ *Hände; Ekzem, mit* ▤ *HAUT; C; Hautausschläge; Schwellung, mit*

◦ ◦ **Herunterhängenlassen** des Arms, beim: am-c. phos.

◦ ◦ **Krampf,** nach: graph.[1]

◦ ◦ **Obstipation,** bei: mag-c.[1]

◦ ◦ **Schweiß,** während: carb-an.[5]
☞ *O; Arme; Schweiss; agg.*

◦ ◦ **Sektionsverletzung,** durch: **ARS.** **Lach.**

◦ ◦ **Blutgefäße**: ba-sv.[136]

◦ ◦ **Knochen**: **Carb-an.**

◦ ◦ **Gelenke**: **Agn.**[5] am-c. anag. ang. apis **Ars.** berb. **Brom.**[5] **Bry.** bufo **Calc.** carn-g.[264] **Caul.** caust. **Cham.** chin. colch. eucal.[102] **Hep.** hyos. iod. kali-i. **Lac-ac.** **Lyc.**[1] mag-c.[304] med. **Merc.** **Morg.**[136] **Nit-ac.** **Phyt.** rhod. **Rhus-t.** spong. **Sulph.**[5] syc-co.[136] vinc.
☞ *O; Arme; Finger; Fingergelenke*

◦ ◦ ◦ **Grundgelenke**: eucal.[102] merc. morg.[136] vinc.

◦ ◦ ◦ **interphalangeal**:

◦ ◦ ◦ ◦ **Mittelgelenk**: lyc.[1]

◦ ◦ ◦ ◦ **Endgelenk**: syc-co.[136]

◦ ◦ **Nagelränder**: psil.[164]
☞ *O; Nägel; Fingernägel •O; Arme; Finger; Daumen*

◦ ◦ **Haut**: brom.[5] **Fl-ac.**[5] sil.[5]

◦ ◦ **Fingerspitzen**: **Calc.**[5] calc-i.[58] fl-ac. kreos. mur-ac. **Rhus-t.** **Spong.**[5] tab. **THUJ.**[5] vinc.[111]
☞ *O; Arme; Finger; Fingerspitzen*

◦ ◦ **Daumen**: berb. coc-c. cupr. ephe.[267] hep. led.[5] morg-g.[136] naja nux-v. phos.[1] plut-n.[222] rhus-t. sang. spig. sulph. ther.[144] vesp. vip.
☞ *O; Arme; Finger; Daumen*

◦ ◦ ◦ **Gelenke**: nux-v. phos.[1] spig. sulph.
☞ *O; Arme; Finger; Fingergelenke*

◦ ◦ **Zeigefinger**: chin-s. con.[1] **Fl-ac.** lac-ac. **Lach.** **Lyc.** mag-c. merc. phos. staph. sulph. term-a.[192] thuj.

◦ ◦ ◦ **Nagelränder**: term-a.[192]
☞ *O; Nägel; Fingernägel •O; Arme; Finger; Daumen*

◦ ◦ **Mittelfinger**: apis bor. calc-s. carb-v.[1] cassi-s.[192] graph.[1] iris lyc. mag-c.[1] morg.[136] phos. sulph. syph. thuj.

◦ ◦ ◦ **nachmittags**: calc-s.
☞ *O; Arme; nachmittags*

◦ ◦ ◦ **17** Uhr: thuj.
☞ *O; Arme; nachmittags; 17 Uhr*

◦ ◦ ◦ **Gelenke**: carb-v.[1] cassi-s.[192] graph.[1] lyc.
☞ *O; Arme; Finger; Fingergelenke*

◦ ◦ ◦ ◦ **Grundgelenk**: cassi-s.[192]

◦ ◦ ◦ ◦ **interphalangeal**:

◦ ◦ ◦ ◦ ◦ **Mittelgelenk**: graph.[1]

◦ ◦ ◦ ◦ ◦ **Endgelenk**: carb-v.[1]

◦ ◦ **Ringfinger**: bry. calc. olnd. sulph.[1] thuj.

◦ ◦ ◦ **Gelenk,** Mittelgelenk: sulph.[1]
☞ *O; Arme; Finger; Fingergelenke*

◦ ◦ **Kleiner** Finger: bry. harp.[1184] hyos. **Mang.** naja[36] rhus-t. sulph.[1]

◦ ◦ ◦ **Gelenk,** Mittelgelenk: sulph.[1]
☞ *O; Arme; Finger; Fingergelenke*

- **Hände** und Füße: naja[137]
☞ *O; Arme; Hände •O; Beine; Füße*

- **Beine**: abel.[149] abrot.[111] acet-ac. acetan.[72] acon.[5] act-sp. adam.[222] aesc. aeth.[31] agar.[102] agav-a.[25] agn.[8] alum.[102] am-be.[171] **Am-c.** ambr.[5] ammc. androc.[222] ant-c. ant-s. ant-t. anthr. apis apisin.[5] apoc.[8] apoc-a.[36] aran. arg.[5] arg-n. arge.[85] arge-p.[264] arist-cl.[119] arist-m.[102] arn.[5] **Ars.**[5] ars-i. ars-s-f.[58] arund. asaf. aster. aur.[5] aur-ar.[58] aur-i.[58] aur-m. aur-s.[58] bac.[62] bad. bamb-a.[1184] bar-c.[1] **Bar-m.** bell. benz-ac. **Berb.**[5] bor.[5] both-l. bov.[137] bros-g.[259] bry. bufo but-ac.[119] cact.[103] cahin. calad.[85] **Calc.** calc-ar. calc-f.[149] calc-i.[58] calc-p. calc-s. calc-sil.[58] calo.[36] camph. cann-s. canth.[5] caps.[5] carb-ac. carb-an.[1] **Carb-v.**[5] carbn-o. carbn-s. carc.[154] card-m.[25] cass.[36] cath-a.[264] caust.[5] cedr. cench. cham. **Chel.** chim. **Chin.** chin-ar. chin-s. cic. cimic.[111] cist.[102] clem. cob-n.[144] coc-c. cocc.[1] **COLCH.**[54] coloc. com. con.[1] cop. cor-r.[25] corn. corn-f.[45] cortico.[149] cortiso.[149] crat.[193] crot-c. crot-h. croto-t. cupr.[210] cupr-ar.[25] cycl.[1] daph.[85] dig. dor. **Dulc.**[58] elaps[111] elat. ephe.[267] eucal.[25] eup-per. ferr.[137] ferr-ar. ferr-i. ferr-m. ferr-p. fl-ac. form-ac.[111] glon. **Graph.**[1] guai.[58] ham.[102] hecla.[25] **HELL.** helo.[102] helod-c.[205] hep. hip-ac.[119] hippoz. hydr. hydrog.[222] hyos. hyper. ignis[194] iod.[5] just.[111] **Kali-ar.** kali-bi. kali-br.[25] **Kali-c.** kali-chl.[137] kali-i. **Kali-m.** kali-n. kali-p.[111] kali-s. kali-sil.[58] kalm. kola[1184]

kreos.[5] kron.[9] lac-ac. lac-c.[137] lac-d. lac-del.[204] lacer.[36] lach.[5] lath.[102] **Led.** lepro.[197] lil-t. **LYC.** lycps. mag-c. mag-m.[5] manc. mang. mang-acet.[1] mangi.[197] med. **Merc.** merc-c. merc-cy. merc-s. mez. mim-p.[85] morg.[136] morph. mur-ac.[5] naja[58] nat-ar. nat-c. nat-m.[5] nat-p. nat-s. nat-sil.[58] nit-ac. nux-m. nux-v. ol-j. onos. op. ox-ac.[111] paeon. paraf.[77] pareir. petr.[1] ph-ac. **Phos.** phyt. pitu-a.[164] plat.[5] plb. plut-n.[222] podo.[25] polyg. prun. psor. puls.[5] puls-n.[102] pyrog. pyrus raph. rauw.[119] rhod. **Rhus-t.** rhus-v. ruta sabad.[5] sabin. sac-alb.[102] sal-ac. samb.[144] sang. sanic.[85] sars.[111] sec. senec. seneg.[5] **SEP.**[5] **SIL.**[5] sin-n. slag[102] sol-n. sol-t-ae. spig. spong.[137] stann. staph. stict. stigm.[102] still.[25] stram. stront-c.[111] stroph.[102] sul-ac.[5] sul-i.[58] **SULPH.** syc-co.[136] symph.[5] syph. tarent. tarent-c.[102] tell.[137] tep. ter. thal.[144] ther. thuj.[5] thyr.[56] triat.[223] tub.[85] tung.[252] uro-h.[264] ust.[111] ven-m.[149] verat.[5] verat-v. vesp. vip. visc.[25] wies.[9] xan. zinc. zinc-p.[58] ziz.[36]
☞ *Unterschenkel*

◦ **links**: sang.[111]
☞ *O; Beine; links*

◦ **tagsüber**: dig.
☞ *O; Beine; tagsüber*

◦ **morgens**: nux-v.[5] sil.
☞ *O; Beine; morgens*

◦ **abends**: am-c. bry.[5] caust.[5] cocc. dulc.[5] hyper. led.[5] merc.[5] nat-m. **Phos.**[5] puls. rhus-t. sanic.[85] stann. **Stront-c.**[5]
☞ *O; Beine; abends*

◦ **Chinarinde,** nach Missbrauch von: **PULS. Sulph.**
☞ *O; Beine; Chinin-Missbrauch, durch*

◦ **Gehen,** beim: bros-g.[259] phos. rhus-t.

◦ ◦ **Freien,** im: phos.

◦ **Leberbeschwerden,** bei: chin-s.[122]

◦ **Malaria,** bei: chin-s.[122]

◦ **Menses,** während: apis apoc. ars. calc. graph. lyc.
☞ *O; Beine; Menses; während*

◦ **Milzerkrankung,** bei: chin-s.[122]

◦ **Phlegmasia** alba dolens:
☞ *Phlegmasia alba dolens*

◦ **Schwangerschaft,** während: sanic.[85]
☞ *O; Beine; Schwangerschaft, während*

◦ **Sitzen,** beim: lath.[85]
☞ *O; Beine; Sitzen; agg.; während*

◦ **Knochen,** Periost: staph.[5]
☞ *O; Beine; Knochen*

◦ **Gesäßbacken**: **Coloc.** croto-t. dulc. ph-ac. sulph. ther.[25]
☞ *O; Beine; Gesäßbacken*

◦ **Hüften**: **Ars.**[5] cist.[25] iod.[5] merc.[5] ph-ac.[5] plb. **SEP.**[5] sil.[5] sulph.[5]
☞ *O; Beine; Hüften*

◦ **Oberschenkel**: agn. arn. ars. both-l. calad.[85] **Calc.** carbn-o. carc.[154] caust.[5] **Chin.**[5] con.[1] dig. **Ham.** kali-c. kali-n.[1] **Lach.** lath.[102] led. lyc. **Merc.**[5] mez. **Petr.**[5] pitu-a.[164] plb.[5] puls. sil. stram.[137] stront-c. ter. vip.

◦ ◦ **abends**: agn.
☞ *O; Beine; abends*

◦ ◦ **Herunterhängenlassen,** beim: lath.[102]
☞ *O; Beine; Herunterhängenlassen der Glieder; agg.*

◦ ◦ **Menses,** vor: pitu-a.[164]
☞ *O; Beine; Menses; vor*

◦ ◦ **Schlaf** amel., nach kurzem: carc.[154]

◦ ◦ **innen,** medial, Rot: stram.[137]

◦ ◦ **lymphatisch**: **Calc.**
☞ *O; Lymphgefäße, Lymphdrüsen*

◦ ◦ **Ellenbeuge**: dig.

◦ ◦ **Femur**: **Mez. SIL. Stront-c.**
☞ *O; Beine; Knochen*

◦ **Knie**: abrot.[111] acon. adam.[222] **Aesc. Agn.**[5] ammc. **Ant-c.**[5] ant-s.[85] ant-t. **Anthr. Apis APISIN.**[5] aran. arge-p.[264] **ARN.**[5] **Ars. Ars-i.** ars-s-f.[58] arund. aur-m. bac.[62] **Bar-c.**[5] **Bar-m.**[8] **Bell.**[5] benz-ac.[8] **BERB. BRY.**[5] bufo **CALC.** calc-f.[110] calc-i.[58] **Calc-p.** calc-s. **Calc-sil.**[58] **Caps.**[5] caust.[102] cedr.[102] **Cham.**[5] **CHIN. Cic.** cist.[102] **Clem.** coc-c. **Cocc. Colch.**[111] coloc.[36] **Con.**[5] **Cop.** dig. **Dulc.**[5] elat. ferr. ferr-ar. ferr-p. **Fl-ac.** form-ac.[111] **HEP.** hip-ac.[119] hyper. **IOD.**[5] kali-ar. **Kali-c.**[5] **Kali-i.** kali-s. kali-sil.[58] **Kreos.** lac-ac. **Lac-c. LACH.**[5] **LED. LYC.** mag-c. **Mang.**[5] med. **Merc.**[5] **Mez.**[5] morg.[136] mur-ac. **Nat-m.** nit-ac.[5] **Nux-v.**[5] ol-j.[25] **Petr.**[5] ph-ac.[5] phos. **Phyt.** plb. psor.[111] **PULS.** pyrus **Rhod.**[5] **RHUS-T.** ruta[5] sabin.[5] **Sal-ac. Sars. SEP. SIL.** slag[102] spong.[5] stict.[102] sul-i.[58] **SULPH.** tarent. ter. thal.[144] tub.[304] ven-m.[149] verat-v. visc.[25] wies.[9]
☞ *O; Beine; Knie*

◦ ◦ **abwechselnd** mit Handgelenken: kreos.
☞ *A; Abwechselnd mit*

◦ ◦ **links**: adam.[222] **Aesc.** bac.[62] **Cic.** colch.[111] wies.[9]
☞ *O; Beine; links*

◦ ◦ **rechts**: arge-p.[264] **Benz-ac.**[8] chin. **Elat. SULPH.** ter. ven-m.[149] visc.[25]
☞ *O; Arme; rechts • O; Beine; rechts*

◦ ◦ ◦ **abwechselnd** mit Schmerzen in den Nieren: benz-ac.[8]
☞ *A; Abwechselnd mit* ▤ *NIEREN; A; Abwechselnd mit*

◦ ◦ **nachts**: **Calc.**
☞ *O; Beine; nachts; agg.*

◦ ◦ **Anwendungen,** kalte, amel.: **Lac-c. LED. Puls.**

◦ ◦ **Frauen,** bei: hip-ac.[119]

◦ ◦ **Gonorrhö,** nach: **Clem. MED.**

◦ ◦ **Kniekehle**: ars. berb. **Mag-c. Rhus-t.** tub.[304]
☞ *O; Beine; Knie; Kniekehle*

◦ ◦ ◦ **links**: tub.[304]

◦ ◦ ◦ **Blutgefäße**: **Berb.**

◦ ◦ **Kniescheibe**: coloc.[36] **Iod.**[5] sep. **Spong.**[5] visc.[25]
☞ *O; Beine; Knie; Kniescheibe*

◦ ◦ ◦ **links,** abends beim Ausziehen: coloc.[36]
☞ *O; Beine; links*

SCHWELLUNG; Unterschenkel (Forts.)

◦ **Unterschenkel**: abel.[149] acet-ac. **ACON.**[5] agav-a.[25] agn. ambr.[5] apis[8] arist-cl.[119] arist-m.[102] arn. **ARS.** ars-i. ars-s-f.[58] **Asaf.**[5] **Aur.** aur-ar.[58] aur-i.[58] **Aur-m.** aur-s.[58] **Bad.** berb. bor. bov. **BRY.** bufo **Cact.**[25] **Calc.** calc-i.[58] calc-p. calc-s. **Calc-sil.**[58] carb-v. carbn-s. **Caust. Cench.** chel.[5] **CHIN.**[5] clem. **Colch.**[54] coloc. cop. **Crot-c. Crot-h.** cycl.[1] **Dig.** dulc. **Ferr.** ferr-i. fl-ac.[54] **GRAPH.** guai.[58] hecla.[25] **Hell.** hep.[5] hyos. ignis[194] iod. kali-ar. **Kali-bi. Kali-c.**[5] **Kali-chl.** kali-i. kali-n.[5] kali-p. kali-s. kali-sil.[58] lac-del.[204] **Lach.** lath.[102] **LED. LYC.** manc. **Med. MERC.** merc-cy. merc-s.[85] mez. morph. mur-ac. nat-ar. **Nat-c.** nat-m. nat-s.[8] nat-sil.[58] nit-ac.[5] nux-v. pareir.[85] ph-ac.[5] phos.[5] phyt.[25] plb. **PULS. Rhod. Rhus-t.**[5] rhus-v. ruta **SAMB.** sang. sec. seneg.[5] **Sep. SIL. Stann.** still.[25] stront-c. stroph.[25] sulph. symph.[5] **Syph. Ter.** ther.[144] thuj.[5] tub.[85] vip.[36] visc.[25] **Zinc.**[36]
☞ *O; Beine; Beine*

◦◦ **links**: nat-s.[8]
☞ *O; Beine; links*

◦◦ **rechts**: guai.[58]
☞ *O; Arme; rechts • O; Beine; rechts*

◦◦ **morgens**: **Aur.**
☞ *O; Beine; morgens*

◦◦ **nachmittags**: chel. sang.
☞ *O; Beine; nachmittags*

◦◦◦ **16** Uhr: sang.

◦◦ **abends**: agn. bufo dulc. mez. nat-m. sang. stront-c.
☞ *O; Beine; abends*

<> ◦◦ **Anstrengung,** durch: rhod.

◦◦ **Asthma,** bei: **Colch.**[54]
ATMUNG; C; Asthma, asthmatische Atmung; Begleitsymptome

◦◦ **Gehen** amel.: **Aur. Sep.**

◦◦ **Herunterhängenlassen,** beim: lath.[102] vip.[85]
☞ *O; Beine; Herunterhängenlassen der Glieder; agg.*

◦◦ **Menses**:

◦◦◦ **vor**: ignis[194]
☞ *O; Beine; Menses; vor*

◦◦◦ **während**: sulph.
☞ *O; Beine; Menses; während*

◦◦ **Reiten,** beim: guai.[58]

◦◦ **Sitzen,** beim: sep.
☞ *O; Beine; Sitzen; agg.; während*

◦◦ **Stehen,** beim: merc-cy. mez. sep.
☞ *O; Beine; Stehen; agg.; während*

◦◦ **Knochen**:
☞ *O; Beine; Knochen*

◦◦◦ **Periost**: aur.[5]

◦◦◦ **Fußknöchel,** um die: arist-m.[102] chel.[25]

◦◦◦ **Schienbein**: aur.[5] **Aur-m. Calc-p.** graph. guai.[137] hecla.[25] **Hep.**[5] lach. **Merc. MEZ.**[5] **Nit-ac.**[5] **Ph-ac.**[5] **PHOS.**[5] phyt.[25] rhus-t. stann. still.[25] sulph. **THUJ.**[5] tub.[85] visc.[25]
☞ *O; Beine; Beine; Schienbein*

◦◦◦◦ **rechts**: visc.[25]
☞ *O; Arme; rechts • O; Beine; rechts*

◦◦ **Achillessehne**: **Berb.**[36] kali-bi. **Mur-ac. Sep.** symph.[5] **Zinc.**[36]
☞ *O; Beine; Beine; Achillessehne*

◦◦◦ **links,** reiben agg.: berb.[36]
☞ *O; Beine; links*

◦◦ **Waden**: berb. bry. **Calc.** carb-v. chel.[5] **Chin.**[5] cycl.[1] **Dulc.** graph. hyos. kali-n.[5] **Led.** mez. puls. **Rhus-t.**[5] sil. sulph. vip.[36]
☞ *O; Beine; Beine; Waden*

◦◦◦ **Blutgefäße**: cycl.[1] vip.[36]

◦ **Knöchel,** Fußgelenk: acetan.[72] **Agn.**[8] ambr.[1] ant-s. **APIS**[8] **Apisin.**[5] apoc.[25] arg.[137] **Arg-n.**[102] arist-cl.[144] arist-m.[102] arn. **Ars.**[1] ars-s-f.[58] **ASAF.**[137] aur-m. bamb-a.[1184] bell.[5] benz-ac. bov.[102] bry.[5] **Cact. CALC.**[5] calc-f.[149] **Calc-sil.**[58] carbn-s.[58] cass.[36] cath-a.[264] **Cench. Cham.**[5] **Chel.**[25] cimic.[111] **Coloc. Cop.** cortico.[149] cupr.[210] cupr-ar.[25] **Dig. Eup-per. Ferr.**[171] ferr-ar. **Graph.** ham.[102] **Hep. Hydr.** hyos. ignis[194] kali-c.[1] kali-chl.[137] kalm. **Lac-c.** lac-d. lac-del.[204] **Lach. LED.**[5] lil-t. **LYC.** manc. **Mang.**[5] mangi.[197] **MED. MERC.** merc-s. mim-p.[85] nat-c.[168] nat-m.[5] **Ol-j.** onos. **Phos.**[1] **Phyt.** plb. plut-n.[222] podo.[25] prun. **Psor. Puls.** rhod.[5] **Rhus-t.**[137] rhus-v. **Ruta** sal-ac. samb. sars. seneg.[5] sep. sil. **Stann.** staph. stict. stront-c.[102] **SULPH.**[5] **Syc-co.** thal.[144] uro-h.[264] verat-v. xan. zinc. ziz.[36]

◦◦ **links**: mim-p.[85]
☞ *O; Beine; links*

◦◦ **abends**: cupr.[210] kali-chl.[137] merc. sep. stann.
☞ *O; Beine; abends*

◦◦◦ **Gehen,** beim: merc.

<> ◦◦ **Diabetes,** bei: arg.[137]

◦◦ **Dyspnö,** mit: hep.
☞ *Füße; Hydrothorax, bei*

◦◦ **gehen,** kann nicht: asaf.[137]

◦◦ **Menses**:

◦◦◦ **vor**: arist-cl.[144] ignis[194]
☞ *O; Beine; Menses; vor*

◦◦◦ **während**: eup-per. ferr.[171]
☞ *O; Beine; Menses; während*

◦◦ **Sitzen,** nach langem: rhus-t.[137]
☞ *O; Beine; Sitzen; agg.; nach*

◦◦ **Verrenkung,** nach: agn.[8] bov.[102]

◦◦ **Blutgefäße**: **Lac-c. Lyc.** sars.

◦◦ **Knochen**: merc. staph.
☞ *O; Beine; Knochen*

◦◦ **Sehnen**: phos.[1]

◦ **Füße**: **Acet-ac.** acetan.[72] **Acon.**[5] aesc. agar.[102] alum.[102] **Am-c.** ambr.[5] ant-c. anthr. **APIS** apoc.[8] apoc-a.[36] arg.[5] arg-n. arge.[85] arist-cl.[119] **ARN.**[5] **ARS.**[5] **Ars-i.** ars-s-f.[58] arund. asaf. **Aur.**[5] aur-ar.[58] aur-i.[58] aur-m. **Aur-s.**[58] bamb-a.[1184] bar-c. bar-m. **Bell.** berb.[5] bor.[58] bov.[137] bros-g.[259] **BRY.** but-ac.[119] **Cact.**[103] cahin. **Calc. Calc-ar.** calc-f.[149] calc-i.[58] calc-s. calc-sil.[58] calo.[36] camph. cann-s. **Canth.**[5] **Caps.**[5] carb-ac. **Carb-an.**[1] carb-v. **Carbn-s.** card-m.[25] cath-a.[264] **CAUST.**[5] cedr. **Cench.** cham. **Chel. CHIN.** chin-ar. chin-s. **Cocc.**[1] **Colch.**[54] coloc. com. con.[1] cop. cor-r.[25] corn.

corn-f.[45] crat.[193] crot-c.[36] crot-h.[111] **Dig.** dor. dulc.[58] **Elaps**[111] ephe.[267] eucal.[25] eup-per. **Ferr.**[137] ferr-ar. ferr-i. **Ferr-m.** ferr-p. fl-ac. **Glon. Graph.**[1] **Ham.**[102] hell. helo.[102] helod-c.[205] hep. hydr. **Hyos. Hyper. Iod.**[5] just.[111] kali-ar. kali-br.[25] **Kali-c.** kali-i. kali-n. kali-p.[111] kali-s. kali-sil.[58] kola[1184] kreos.[5] kron.[9] lac-c.[137] lac-del.[204] **Lach.**[5] **LED.**[102] lepro.[197] **LYC.** lycps. mag-c. mag-m.[5] manc. mang. mang-acet.[1] **MED. Merc. Merc-c.** merc-s. morg.[136] mur-ac. naja[58] **Nat-ar. NAT-C. Nat-m.**[5] nat-p. nat-s. nat-sil.[58] **Nit-ac.** nux-m. nux-v. op. ox-ac.[111] paraf.[77] pareir. **Petr.**[1] ph-ac.[5] **Phos. Phyt.** pitu-a.[164] plat.[5] plb. **Prun. PULS.**[5] puls-n.[102] pyrog. raph. rauw.[119] **Rhod. RHUS-T.** rhus-v. ruta **Sabad.** sabin. sac-alb.[102] **Samb.**[144] sang. sars.[111] **SEC.** senec. **SEP.**[5] **SIL.**[5] sin-n. sol-n. spig. spong.[137] stann. staph. **Stict.** stram. **Stront-c.**[111] **Stroph.**[102] **Sul-ac.**[5] sul-i.[58] **Sulph.**[5] syc-co.[136] tarent-c.[102] tell.[137] tep.[36] ter. ther. thuj. uro-h.[264] ust.[111] **Verat.**[5] vesp. vip. visc.[25] zinc. zinc-p.[58]
☞ *O; Beine; Füße*

◦ ◦ **links**: **Apis** cact.[103] coloc.[137] com. **Elaps** kali-c. kreos.[111] lach.[111] lyc. rhus-t.[111] sang. sil. tell.[137]
☞ *O; Beine; links*

◦ ◦ ◦ **rechts,** nach: **Kali-c.** lach.[111] rhus-t.[111]

◦ ◦ **rechts**: ars.[111] bov.[102] crot-h.[111] elaps[111] kali-p.[111] lac-c.[137] lach.[137] lyc.[1] ox-ac.[111] phos.[111] sars.[111] sec. spig. spong.[137] stront-c.[111] sulph.
☞ *O; Arme; rechts • O; Beine; rechts*

◦ ◦ ◦ **Verstauchung,** Zerrung, nach lang zurückliegender: bov.[102]

◦ ◦ **tagsüber**: dig.
☞ *O; Beine; tagsüber*

◦ ◦ **morgens**: **Apis Aur.** ephe.[267] just.[111] **Manc.** phos.[5] phyt. pitu-a.[164] sabad. sil. ust.[111]
☞ *O; Beine; morgens*

◦ ◦ ◦ **Erwachen,** beim: pitu-a.[164]

◦ ◦ **abends**:
☞ *O; Beine; abends*

◦ ◦ ◦ **agg.**: am-c. **Apis** ars.[111] bell. **BRY.** carbn-s. caust. chin-s. cocc.[1] crot-h. ferr.[111] graph.[111] kali-c.[111] lach.[111] led.[111] lepro.[197] mang. nat-c.[111] petr.[111] **Phos.** puls.[54] **Rhus-t.** sang. sars. sep.[111] sil.[111] stann. sulph.[111] thuj. zinc.[111]

◦ ◦ ◦ ◦ **Bett,** im: am-c.
☞ *O; Beine; Bett, im; agg.*

◦ ◦ ◦ ◦ **Furcht,** mit: puls.[54]
☞ *O; Beine; Schreck, Furcht, nach*

◦ ◦ ◦ ◦ **Gehen,** beim: mang.

◦ ◦ ◦ **amel.**: dig. sil.

◦ ◦ **nachts**: **APIS** aur.[5] **Carb-v.** syc-co.[136]
☞ *O; Beine; nachts; agg.*

◦ ◦ **Anämie,** bei: ferr.[171]

◦ ◦ **Anstrengung,** nach ungewohnter: rhod.

◦ ◦ **Asthma,** bei: **Colch.**[54]
▤ *ATMUNG; C; Asthma, asthmatische Atmung; Begleitsymptome*

◦ ◦ **Bettes,** außerhalb des, amel.: sulph.

◦ ◦ **Bettwärme** agg.: sulph.

◦ ◦ **Bewegung** agg.: arund.[809]

◦ ◦ **Chlorose,** Bleichsucht, bei: **Ferr.**

◦ ◦ **Entzündung** der Nieren, bei: thuj.[2072]

◦ ◦ **Froststadium** im Fieber, während: ars.[5] chin.[5] **Ferr.**[5] kali-c.[5] phos.[5] puls.[5] sep.[5] sil.[5] sulph.[5]
☞ *O; Beine; Fieber; während; Froststadium im Fieber*

◦ ◦ **Gehen**:

◦ ◦ ◦ **während**: nit-ac. sil. sulph.

◦ ◦ ◦ ◦ **Freien,** im: nit-ac. sulph.

◦ ◦ ◦ **nach**: aesc. **Lach.** lepro.[197] mang-acet.[1] **Phos.** sep.

◦ ◦ ◦ ◦ **Freien,** im: mang-acet.[1]

◦ ◦ **Hände,** mit Schwellung der: ferr.[137]

◦ ◦ **Herunterhängenlassen** agg.: lepro.[197]
☞ *O; Beine; Herunterhängenlassen der Glieder; agg.*

◦ ◦ **Hydrothorax,** bei: **Apis** ars.[5] merc-s.
☞ *Knöchel, Fußgelenk; Dyspnö, mit ▤ BRUST; C; Wassersucht, Brustwassersucht*

◦ ◦ **Krampf,** nach: graph.[1]

◦ ◦ **Menses**:

◦ ◦ ◦ **vor**: apis[102] arist-cl.[119] bar-c. **Bry.**[5] graph.[102] **Lyc.** puls.[102]
☞ *O; Beine; Menses; vor*

◦ ◦ ◦ **während**: apis[102] but-ac.[119] **Calc. Graph.**[102] **Lyc. Merc.** puls.[58] sulph.
☞ *O; Beine; Menses; während*

◦ ◦ ◦ ◦ **geschwollenen** Wangen, mit: apis[102] graph.[102]

◦ ◦ **Schwangerschaft,** während: **Merc-c. Zinc.**
☞ *O; Beine; Schwangerschaft, während*

◦ ◦ **Schweiß,** während: **Ars.**[5] **Calc.**[5] caust.[5] **Ferr.**[5] **Lyc.**[5] merc.[5] nat-c.[5] nat-m.[5] ph-ac.[5] phos.[5] puls.[5] **Sep.**[5] sil.[5] sul-ac.[5] **Sulph.**[5]
☞ *O; Arme; Schweiss; agg.*

◦ ◦ **Sitzen,** beim: carb-an. lach.
☞ *O; Beine; Sitzen; agg.; während*

◦ ◦ **Tanzen,** nach: bor.[58]
▤ *ALLGEMEINES; M; Tanzen; nach, agg.*

◦ ◦ **Treppensteigen,** beim: **Nat-m.**
☞ *O; Beine; Steigen agg.; Treppensteigen*

◦ ◦ **Tuberkulose**: acet-ac. **Stann.**

◦ ◦ **Typhus,** nach: apoc.[8]

◦ ◦ **Verrenkung,** Verstauchung, nach: bov.[137]

◦ ◦ **Waschen,** nach: aesc.

◦ ◦ **erstreckt** sich zur Wade: am-c. puls.

◦ ◦ **Mittelfußknochen**: bry.[36] **Calc.**[5] **Merc.**[5] staph.[1] tep.[36] visc.[25]
☞ *O; Beine; Knochen*

◦ ◦ ◦ **rechts**: bry.[36]
☞ *O; Arme; rechts • O; Beine; rechts*

◦ ◦ **Gelenke**: ars. **Calc.** eucal.[25] ferr.[85] hep. lyc. mang. merc. morg.[136] phos. puls-n.[102] **Rhod.** stann. sulph. tarent-c.[102] **Zinc.**
☞ *O; Beine; Gelenke*

◦ ◦ ◦ **über** den Gelenken: eucal.[25]

◦ ◦ **Fußrücken**: arg.[5] ars. **BRY.** calc. calo.[36] canth.[5] carb-an.[1] **Caust.**[5] **Lyc.**[5] **Merc.** nux-v.[1] **Plat.**[5] **PULS.**[5] rhus-t. samb.[144] **Sep.**[5] **Sil.**[5] staph. sulph.[111] **Thuj.**
☞ *O; Beine; Füße; Fußrücken*

◦ ◦ ◦ **links**: calo.[36]
☞ *O; Beine; links*

SCHWELLUNG; Fersen (Forts.)

◦ ◦ **Fersen**: ant-c. **Berb.**[5] **Calc.**[5] con.[1] hyper. kali-i. lach.[5] merc. **Petr.**[5] plb. raph.
☞ *O; Beine; Füße; Fersen*

◦ ◦ **Fußsohlen**: agar.[102] alum.[102] ambr.[5] ars.[5] arund. bamb-a.[1184] bros-g.[259] **Bry. Calc.** cham. **Chin. Coloc.** ferr.[137] kali-c. kreos.[5] led.[102] **LYC.** med. **Nat-c.** nux-v. **Petr.**[1] plat.[5] **PULS.**[5] sep.[5] sulph.[5]
☞ *O; Beine; Füße; Fußsohlen*

◦ ◦ ◦ **morgens**: nux-v.
☞ *O; Beine; morgens*

◦ ◦ ◦ **abends**: petr.[1]
☞ *O; Beine; abends*

◦ ◦ ◦ **Auftreten, beim**: kali-c.

◦ **Zehen**: am-be.[171] am-c. ammc. androc.[222] **Apis ARN.**[5] aster. **Aur-m.** bamb-a.[1184] bar-c.[1] benz-ac. bor.[5] bry. **Carb-an.**[1] **CARB-V.**[5] chin. coc-c. **Coloc.** crot-c. crot-h. **Daph.**[85] eup-per. **GRAPH.**[1] hydrog.[222] hyper. **Led.** mang. med. **Merc.** morg.[136] **Mur-ac.**[5] **Nat-c. Nit-ac. Paeon. Ph-ac.** phos. plat.[5] plb. pyrus rhod. ruta **SABAD.**[5] **Sabin.** sang. **Sulph.** syph. tarent. tep. **Thuj.**[5] triat.[223] tung.[252] vip. zinc.

◦ ◦ **links**: eup-per.[102] hydrog.[222]
☞ *O; Beine; links*

◦ ◦ **rechts,** durchzuckende Stiche in Abdomen und Herz: daph.[102]
☞ *O; Arme; rechts • O; Beine; rechts*

◦ ◦ **abends**: am-c.
☞ *O; Beine; abends*

◦ ◦ **nachts**: coc-c.
☞ *O; Beine; nachts; agg.*

◦ ◦ **Nasswerden** der Füße, nach: nit-ac.

◦ ◦ **Gelenke**: morg.[136] plb.
☞ *O; Beine; Gelenke*

◦ ◦ **Spitzen**: chin. **Mur-ac.**[5] **Thuj.**[5]

◦ ◦ **Ballen**: am-c.[144] **Bor.**[5] graph.[1] led.[5] **Ph-ac.**[5] **Plat.**[5]

◦ ◦ **großer** Zeh: am-be.[171] **Am-c. Apis** aster. bar-c.[1] **Benz-ac.** bry. carb-an.[1] chin. coc-c. daph.[85] eup-per. **Led. Mang.** med. nat-c. ph-ac. plb. rhod. ruta sabin. sang. sulph. tep. tung.[252]
☞ *Entzündung; Beine; Zehen; großer Zeh; Ballen; Schwellung, mit entzündlicher*

◦ ◦ ◦ **links**: eup-per.
☞ *O; Beine; links*

◦ ◦ ◦ **rechts**: **Benz-ac.**
☞ *O; Arme; rechts • O; Beine; rechts*

◦ ◦ ◦ **abends,** im Bett, agg.: **Am-c.**

◦ ◦ ◦ **nachts**: chin.
☞ *O; Beine; nachts; agg.*

◦ ◦ ◦ **Gelenke**: apis benz-ac. ph-ac. sang.
☞ *O; Beine; Gelenke*

◦ ◦ ◦ **Ballen**: carb-an.[1] daph.[85]

◦ ◦ ◦ ◦ **rechts**: daph.[85]
☞ *O; Arme; rechts • O; Beine; rechts*

◦ ◦ **3. Zehe**: crot-c.

◦ ◦ **4. Zehe, links**: hydrog.[222]

◦ ◦ **5. Zehe**: androc.[222] bamb-a.[1184] phos.

- **blass,** Arme: **Apis** bell. bry. lyc. nux-v.

◦ **Hände**: bell. lyc. nux-v.
☞ *O; Arme; Hände*

- **bläulich**:
☞ *Farbe, Verfärbung; blau; Beine; Unterschenkel*

◦ **Gelenke**: both-l.[171] **LACH.**

◦ **Arme**: ars. bufo elaps[36] **LACH.**[5] samb.[5]

◦ ◦ **Hände**: elaps[36] lach.[5] samb.[5]
☞ *O; Arme; Hände*

◦ ◦ ◦ **Handrücken**: **Lach.**[5]
☞ *O; Arme; Hände; Handrücken*

◦ **Beine**: lach. led. puls. vip.[36]

◦ ◦ **Unterschenkel**: **LACH. Led. Puls.** vip.[36]
☞ *O; Beine; Beine*

◦ **roten** Flecken, mit:

◦ ◦ **Arme**: elaps[36]

◦ ◦ ◦ **Hände**: elaps[36]
☞ *O; Arme; Hände*

◦ ◦ **Füße**: elaps **Lach.**
☞ *O; Beine; Füße*

- **blutigem** Infiltrat, mit: both-l.[144]
▥ *ALLGEMEINES; C; Infiltration; blutiges Serum durch das Zellgewebe*

- **Blutüberfülle,** Unterschenkel: arist-cl.[119]

- **chronisch,** Knöchel, nach Verstauchung: stront-c.[193]

- **dunkel**:

◦ **Hände**: **Bell. LACH. Vip.**
☞ *O; Arme; Hände*

◦ **blau,** Unterarme: samb.

◦ **rot,** Gelenke: bry.[102] kalm.[102] **Rhus-t.**[102]

- **durchsichtig,** Beine: **Apis** sulph.

- **eitrig,** Daumen: sulph.

- **entzündet,** Gelenke: x-ray[119]

- **entzündlich**:

◦ **Hände**: aur. cupr.
☞ *O; Arme; Hände*

◦ **Beine**: acon. calc. carb-an. com.[25] iod. puls. rhus-t. sil. zinc.

◦ ◦ **Füße**: calc. carb-an. zinc.
☞ *O; Beine; Füße*

- **erysipelatös,** Hände: **RHUS-T. Rhus-v.**

- **fettig** (Lipom), Knie: dig.

- **gangränös,** Arme:

◦ **Unterarme**: **LACH.**
☞ *O; Arme; Unterarme*

◦ **Hände**: **ARS. LACH. SEC.**
☞ *O; Arme; Hände*

- **gelblich** Grün, Füße: ars.

- **gichtig**: am-be.[171] anag. aster. benz-ac. calc. eu-cal.[102] eup-per. kali-i. led. lyc. plb. puls-n.[102] rhod. sabin. sulph. tarent.[36] tarent-c.[102] zinc.

◦ **Fingergelenke**: anag. **Kali-i. LYC. Sulph.**
☞ *O; Arme; Finger; Fingergelenke*

◦ **Beine**:

◦ ◦ **Knie**: **Benz-ac. CALC. Kali-i. LED. Lyc.** plb.
☞ *O; Beine; Knie*

◦ ◦ **Fuß,** Gelenke: eucal.[102] puls-n.[102] tarent-c.[102] **Zinc.**
☞ *O; Beine; Gelenke • O; Beine; Füße*

◦ ◦ **Zehe,** große: am-be.[171] aster. **Benz-ac.** eup-per. plb. **Rhod.** sabin.

- **glänzend**:
  - **Gelenke**: **Acon.**[102] **Apis**[102] **Bell.**[102] **Bry.**[102] dig.[102] mang.[102] sabin.[102]
  - **Arme**: bell. bry. sulph. vip.
    - **Hände**: bell. vip.
      ☞ *O; Arme; Hände*
  - **Beine**: acon. arn. ars. bell. bry. merc. sabin. sulph.[122]
    - **Füße**: **ARS. Sabin.** sulph.[122]
      ☞ *O; Beine; Füße*
  - **rot,** Gelenke: acon.[137] mang.[102]
- **groß,** Beine: sulph.
- **hämorrhagisch,** Knie: bar-m.[8]
- **hart**:
  - **Arme**: ars.[1] carb-an. graph.[1] lach. sulph.
    - **Oberarme**: **Sulph.**
      ☞ *O; Arme; Oberarme*
    - **Hände**: graph.[1]
      ☞ *O; Arme; Hände*
    - **Finger**: ars.[1]
  - **Beine**: agav-a.[25] ars. aur.[1] bad.[25] bov. chin.[1] graph.[1] led. mag-c. mez. rhus-t. vip.
    - **Unterschenkel**: aur.[1] bov. graph.[1]
      ☞ *O; Beine; Beine*
    - **Füße**: **Ars.** chin.[1] graph.[1] vip.
      ☞ *O; Beine; Füße*
- **heiß**:
  ☞ *Entzündung; Beine; Knie*
  - **Arme**: ant-c. **Apis** bell. bry. bufo chel. cist. **Cocc.**[5] **Hep. Merc.** mez. puls.[5] rhus-t.[5] sulph.
    - **Oberarme**: **Sulph.**
      ☞ *O; Arme; Oberarme*
    - **Hände**: **Bell. Bry.**[5] chel. **Cist.** cocc.[5] puls.[5] **Rhus-t.**[5]
      ☞ *O; Arme; Hände*
      - **Handrücken**: **Bry.**[5] **Cocc.**[5] **Puls.**[5] **Rhus-t.**[5]
        ☞ *O; Arme; Hände; Handrücken*
    - **rot,** Ellbogen: **MERC.**
      ☞ *O; Arme; Ellenbogen*
    - **Fingergelenke**: bry. **Hep.**
      ☞ *O; Arme; Finger; Fingergelenke*
  - **Beine**: acon. am-c. **Arn.** ars. bell. **Bry.** calc. carb-an. **Chin.** coc-c. cocc. colch. ferr-p. graph. ignis[194] iod. kali-c.[1] led. lyc. petr. puls. rhus-t. sars. sec. sep. stann. verat-v. wies.[9]
    - **Knie**: **Bell. Calc. Chin. Ferr-p. Iod. PULS. VERAT-V.** wies.[9]
      ☞ *O; Beine; Knie*
    - **Knöchel,** Fußgelenk: kali-c.[1]
    - **Füße**: **Ars. BRY.** chin. ignis[194] **Lyc.** puls. rhus-t.
      ☞ *O; Beine; Füße*
- **juckend**:
  - **Hände**: sol-n. **Urt-u.**
    ☞ *O; Arme; Hände • Arme; Hände; Ekzem, mit*
  - **Beine**: ars. cocc. puls.[58] sol-n.
    - **Füße**: ars. puls.[58] sol-n.
      ☞ *O; Beine; Füße*
- **kalt**:
  - **Arme**: lach. **Puls.**
  - **Beine**: apis asaf.[122] calc. kreos. nux-v. sulph.[58] vip.[36]
    - **Unterschenkel**: nux-v. vip.[36]
      ☞ *O; Beine; Beine*
    - **Knöchel,** Fußgelenk: **Asaf.**[122]
    - **Füße**: **Apis Calc.** kreos. sulph.[58]
      ☞ *O; Beine; Füße*
      - **Kälte** in die Wärme geht, wenn man aus der: sulph.[58]
- **knotig**:
  ☞ *Arme;*
  - **Muskeln**: syph.[58]
  - **Arme**: **Agar.** agn.[5] anac. ant-c.[5] **Ars.** bar-c.[5] calc. carb-an. **Caust.** citl-v.[197] cocc.[5] con.[1] dulc. eucal.[102] eupi.[36] hippoz.[102] lach.[5] led.[5] lyc. **Mag-c.** mag-m. mang. merc.[5] **Mez.** morg.[136] mur-ac. nat-m. nit-ac. ph-ac.[5] puls.[5] rhus-t.[5] schran-u.[88] sil.[5] spect.[271] stann. staph.[5] stram.[5] sul-ac. sulph.[5] syc-co.[136] ther.[144] tub.[304] verat.[5] zinc.
    ☞ *Hände*
    - **Schultern**: **Calc.**[5] **Sil.**[5]
      ☞ *O; Arme; Schultern*
    - **Oberarme**: ars. **Bar-c.**[5] citl-v.[197] nat-m. puls.[5] zinc.
      ☞ *O; Arme; Oberarme*
    - **Ellenbogen**: mur-ac.[36]
      ☞ *O; Arme; Ellenbogen*
    - **Unterarme**: calc. eupi.[36] mez. mur-ac. nat-m. zinc.
      ☞ *O; Arme; Unterarme*
      - **links**: eupi.[36]
        ☞ *O; Arme; links*
    - **Handgelenke**: spect.[271] stann.
      ☞ *O; Arme; Handgelenke*
    - **Hände**: ars. cocc.[5] nat-m. nit-ac. stram.[5] sul-ac.
      ☞ *O; Arme; Hände*
    - **Finger**: agn.[5] anac. cocc.[5] con.[1] eucal.[102] lach.[5] led.[5] **Lyc.** mag-c. **Morg.**[136] rhus-t.[5] schran-u.[88] staph.[5] syc-co.[136] ther.[144] tub.[304] verat.[5]
      - **Fingergrundgelenke**: eucal.[102] morg.[136] tub.[304]
        ☞ *O; Arme; Finger; Fingergelenke*
      - **Daumenballen**: ther.[144]
        ☞ *O; Arme; Finger; Daumen*
      - **Zeigefinger,** palmar: con.[1]
  - **Beine**: **Agar.** bad.[25] carb-an. carb-v. **Caust.** chin.[1] citl-v.[197] dulc. eucal.[25] hep. kali-c.[1] mag-m. mang. merc. mez. petr. phyt.[25] rhod. still.[25] stront-c. ther.[25] thuj.
    - **Gesäßbacken**: ther.[25]
      ☞ *O; Beine; Gesäßbacken*
    - **Knie**: chin.[1]
      ☞ *O; Beine; Knie*
    - **Schienbein**: phyt.[25] still.[25]
      ☞ *O; Beine; Beine • O; Beine; Beine; Schienbein*
  - ◉ **drückend** und reißend, Beine: kali-c.[1]
  - **juckend,** Beine, nach Kratzen: mag-m.[1]

- **Lähmung,** bei, Füße: cocc.[137]
- **lymphatisch,** Beine: bar-c.[1] berb.
  ◦ **Zehe,** große: bar-c.[1]
- **ödematös**: abel.[149] abrot.[137] acet-ac. acetan.[72] acon.[102] acro-c-f.[2047] aeth.[31] agav-t.[149] am-be.[25] ant-c. ant-t. anthr. **APIS** apoc.[25] arg. arg-n. arn.[102] **ARS. Ars-i.** ars-s-f.[58] arund. asaf. **Aur.** aur-ar.[58] aur-i.[58] aur-m. aur-s.[58] bamb-a.[1184] bar-m. bell. bov. bros-g.[259] bry. buni-o.[149] but-ac.[149] **Cact.** cahin. calc. calc-ar. calc-i.[58] calc-s. camph. canth. carb-ac. carbn-s.[25] card-m.[25] caust.[102] cedr.[102] cench. chel. chim. **Chin. Chin-ar.** chin-s.[102] chlor-pr.[149] cob-n.[144] cocc. **Colch. COLL. Con. Conv.**[102] cop.[102] cortico.[149] cortiso.[149] crat.[193] crot-c.[2016] **Crot-h.** cypra-e.[227] cyt-l.[119] **Dig. Dulc.**[58] eup-c.[1125] **Eup-per. Ferr.** ferr-i. ferr-m. ferr-p. **Fl-ac.**[54] graph.[137] **Hell.** hippoz. hydr. hyper. **Iod.** kali-ar. kali-br.[25] kali-c. kali-chl.[58] kali-i. kali-n. kali-p. **Kalm.** kron.[9] lach. led.[58] lepro.[197] levi-o.[1125] **Liatr.**[102] **Lyc.**[137] lycps. mag-c. mag-m. mangi.[197] **Med. Merc. Merc-c. Merc-s.** morg.[136] mur-ac. **Naja Nat-ar.** nat-c.[58] nat-m. nat-s. nat-sil.[58] nit-ac. nux-m. ol-j.[54] onos. op. oxyd.[102] petr. phos.[1] phyt. pic-ac.[102] plb. prun.[102] puls.[1] pyrog. rhod. rhus-t. rhus-v.[25] ruta sabin. samb. sanic. sars. senec. seneg. **Sep.** sil. sin-n. squil. stann. stront-c. stroph.[85] sul-i.[58] **Sulph.** tarent-c.[137] tax.[303] **Ter.** thal.[144] thuj. **Thyr.**[102] uran-n.[102] vesp. vip.[36] visc.[25] xan. zinc. zinc-p.[58] ziz.[36]
  KLINISCHES; C; Elephantiasis
  ◦ **links**: cact.[102]
  ◦ **Flüssigkeitsverlust,** durch: ferr.[102]
  ◦ **Herzerkrankung,** durch:
    ☞ *Arme; Herzbeschwerden, bei* *KLINISCHES; C; Wassersucht; Herzerkrankung, bei*
  ◦ **Menses,** bei unterdrückten: apis[102] apoc.[102] kali-c.[102]
  ◦ **Nephritis,** bei: apis[54]
  ◦ **Gelenke**: abrot.[137] agav-t.[149] **Apis**[139] ars-s-f.[58] bov.[137] canth.[102] **Caust.** chin.[102] chin-s.[102] cyt-l.[119] hyper.[45] iod.[102] **Led. Merc.**[8] **Nat-m. Ol-j.**[54] rhod.[10] rhus-t.[58] thal.[44] **Thuj.**
  ◦ ◦ **Knochenbrüchen,** Frakturen, nach: bov.[137]
  ◦ **Arme**: abel.[149] **Apis** ars-i.[58] ars-s-f.[58] **Aur.** aur-m. buni-o.[149] cact. calc-ar. canth. chin-ar. chlor-pr.[149] crot-c.[2016] crot-h. cyt-l.[119] **Ferr.** iod.[58] kali-c.[58] kali-i.[58] **Lach. Lyc.**[102] **Merc-c.** morg.[136] nat-c.[58] **Phos.** rhus-v.[25] sil. sul-i.[58]
  ◦ ◦ **links,** mit Schmerz im Herzen: cact.[76]
    ☞ *O; Arme; links*
  ◦ ◦ **Hände**: abel.[149] **APIS** ars-i.[58] ars-s-f.[58] **Aur.** buni-o.[149] **Cact. Calc-ar. Canth.** chin-ar. chlorpr.[149] crot-c.[2016] crot-h. ferr.[58] iod.[58] kali-c.[58] kali-i.[58] **Lyc.**[102] nat-c.[58] **Phos.** rhus-v.[25] sul-i.[58]
    ☞ *O; Arme; Hände*
  ◦ ◦ ◦ **Frösteln,** während: lyc.[102]
  ◦ ◦ ◦ **Sonnenstrahlung,** durch: chlorpr.[149]
  ◦ ◦ ◦ **Handrücken**: buni-o.[149] rhus-v.[25]
    ☞ *O; Arme; Hände; Handrücken*
  ◦ **Beine**: abel.[149] acet-ac. acetan.[72] aeth.[31] am-be.[25] ant-t. anthr. **APIS Apoc.**[25] arg. arg-n. **ARS. Ars-i.** ars-s-f.[58] arund. asaf. aur. **Aur-m.** aur-s.[58] bamb-a.[1184] bar-m. bov. bros-g.[259] bry. but-ac.[149] **Cact.** cahin. **Calc.** calc-ar. calc-i.[58] calc-s. camph. canth. **Carb-ac. Carbn-s.**[25] card-m.[25] caust.[102] cedr.[102] **Cench. Chel. Chim. CHIN.** chin-ar. cob-n.[144] cocc. **Colch.** con. cortico.[149] cortiso.[149] crat.[193] crot-h. cypra-e.[227] **Dig. Dulc.** eup-c.[1125] eup-per. **Ferr.** ferr-i. ferr-m. **Fl-ac.**[54] **Graph. Hell. Hippoz. Hydr.** hyper. iod. kali-br.[25] **Kali-c.** kali-chl.[58] kali-i. kron.[9] **Lach. Led.** lepro.[197] levi-o.[1125] **LYC.** lycps. mag-c. **Mag-m.** mangi.[197] **Med. Merc.** merc-c. mur-ac. nat-ar. nat-c.[58] nat-m. nat-s. nat-sil.[58] nit-ac. nux-m. onos. petr. phos.[1] **Phyt.** plb. prun.[102] puls.[1] pyrog. rhod. **Rhus-t.** ruta **SAMB.** sanic. sars. **Senec.** sil. sin-n. stann. stront-c. sul-i.[58] sulph. tarent-c.[137] tax.[303] **Ter.** thal.[144] thuj. vesp. vip.[36] visc.[25] xan. **Zinc.** zinc-p.[58] ziz.[36]
  ◦ ◦ **Albuminurie,** bei: **Apis Ars. Calc-ar. Ferr.** ferr-i.[171] **Lach. Sars. Ter.**
  ◦ ◦ **Scharlach,** nach: **APIS** bar-m. crot-h. **Hell.**
    ALLGEMEINES; M; Scharlach, Folgekrankheiten nach
  ◦ ◦ **Knie**: **Ant-t. Apis** ars-s-f.[58] **Bry. Calc.** caust.[102] cedr.[102] **Con.** dig. **Fl-ac.** hyper. **Iod. Merc. RHUS-T. Sil.** sul-i.[58] **SULPH.** tax.[303] thal.[144] visc.[25]
    ☞ *O; Beine; Knie*
  ◦ ◦ ◦ **rechts**: visc.[25]
    ☞ *O; Arme; rechts • O; Beine; rechts*
  ◦ ◦ ◦ **Kniescheibe,** um die: visc.[25]
    ☞ *O; Beine; Knie; Kniescheibe*
  ◦ ◦ **Unterschenkel**: abel.[149] **Apis**[8] ars-i.[58] aur-s.[58] cact.[25] chel.[25] colch.[171] ferr-i.[58] **Fl-ac.**[54] kali-chl.[58] nat-ar.[58] nat-sil.[58] vip.[36]
    ☞ *O; Beine; Beine*
  ◦ ◦ ◦ **Fußknöchel,** um die: chel.[25]
  ◦ ◦ **Fußgelenk**: acetan.[72] **Apis**[8] apoc.[25] bamb-a.[1184] cortico.[149] **Eup-per.**[8] kali-chl.[58] mangi.[197] ziz.[36]
  ◦ ◦ **Füße**: acet-ac. acetan.[72] **Anthr. APIS Apoc.**[25] **Arg. Arg-n. ARS.** ars-i.[58] arund. asaf. **Aur. Aur-m.** aur-s.[58] bov. **Bry.** but-ac.[149] **Cact.** cahin. **Calc. Calc-ar.** calc-i.[58] calc-s. **Camph. Canth.** carb-ac. carbn-s.[25] card-m.[25] **Cench. CHEL. Chin.** chin-ar. **Cocc. Colch.** crat.[193] **Dig.** dulc.[58] eup-c.[1125] **Eup-per. Ferr. Ferr-i. Ferr-m. GRAPH. Hell. Hydr. Iod.** kali-br.[25] **Kali-c.** kali-i. kron.[9] **Lach.** led.[58] lepro.[197] **Levi-o.**[1125] **LYC. Lycps.** mag-c. **Mag-m. MED. Merc. MERC-C. Nat-ar.** nat-c.[58] **Nat-m. Nat-s.** nat-sil.[58] **Nit-ac. Nux-m.** petr. **Phos.**[1] **Plb.** prun.[102] puls.[1] pyrog. rhod. rhus-t. **SAMB.** sars. senec. sin-n. stann. **Stront-c.** sul-i.[58] thuj. vesp. **Zinc.** zinc-p.[58]
    ☞ *O; Beine; Füße*
  ◦ ◦ ◦ **einseitig**: **Kali-c.** phos.[1] puls.[1]
  ◦ ◦ ◦ **abends**: lepro.[197]
    ☞ *O; Beine; abends*
  ◦ ◦ ◦ **Cholera** infantum, bei: kali-br.[25]
  ◦ ◦ ◦ **Gehen agg.**: lepro.[197]

◦ ◦ ◦ **Herunterhängenlassen agg.**: lepro.[197]
☞ *O; Beine; Herunterhängenlassen der Glieder; agg.*

◦ ◦ ◦ **Leberbeschwerden,** bei: carbn-s.[25] card-m.[25]

◦ ◦ ◦ **Menses,** während: **But-ac.**[149]
☞ *O; Beine; Menses; während*

◦ ◦ ◦ **Typhus,** nach: apoc.[25]

◦ **nässend,** Beine: **Graph.**[137] **LYC.**[137] tarent-c.[137]

- **phlegmonös,** Hände: plb.

- **plötzlich**:

◦ **Handgelenke**: rhod.
☞ *O; Arme; Handgelenke*

◦ **Beine**:

◦ ◦ **Knöchel**: stann.

◦ ◦ **Füße**: am-c.[1] arn. cham. verat.
☞ *O; Beine; Füße*

◦ ◦ ◦ **Fußsohlen**: cham.
☞ *O; Beine; Füße; Fußsohlen*

- **prickelnd,** Füße: puls.[1]

- **purpurfarben**:

◦ **Arme,** mit Schmerz im Herzen: arn.[76]

◦ **Beine**: agav-a.[25] aran.

◦ ◦ **Knie**: aran.
☞ *O; Beine; Knie*

- **rheumatisch**: acon. act-sp. agar. apis ars. berb. bry. cact. calc-s.[58] chel. clem. coloc. com. hep.[85] kalm. lach. led. lyc. med.[85] morg.[136] rhus-t. sal-ac. verat-v. wies.[9]

◦ **Ellenbogen**: agar. **BRY.** chel. coloc. com. lyc.
☞ *O; Arme; Ellenbogen*

◦ **Handgelenke**: act-sp. med.[85] morg.[136]
☞ *O; Arme; Handgelenke*

◦ **Beine**: acon. apis ars. berb. bry. cact. calc-s.[58] chel. clem. hep.[85] kalm. lach. led. lyc. rhus-t. sal-ac. verat-v. wies.[9]

◦ ◦ **Knie**: **Acon. Apis Ars.** berb. **BRY.** calc-s. clem. **LED. Lyc. Rhus-t.** sal-ac. verat-v. wies.[9]
☞ *O; Beine; Knie*

◦ ◦ **Knöchel**: cact. **Chel.** hep.[85] **Kalm. Lach.**

◦ ◦ **Füße**: calc-s.[58] **Chel.**
☞ *O; Beine; Füße*

- **rot**:

◦ **Arme**: alum.[1] ant-c. **BELL. Bry. Bufo** croto-t.[168] graph.[1] **Hep.** lac-d. lach. **Lyc.**[1] mag-c.[1] **Merc.** sep. sil. spong. **Thuj.**

◦ ◦ **Unterarme**: lac-d. lach. sep. **SIL.**
☞ *O; Arme; Unterarme*

◦ ◦ **Handgelenke**: mag-c.[1]
☞ *O; Arme; Handgelenke*

◦ ◦ **Hände**: croto-t.[168] lyc.[1]
☞ *O; Arme; Hände*

◦ ◦ **Finger**: mag-c.[1]

◦ **Beine**: acon. am-c. ant-c. arn. ars. aur.[1] aur-m. bov. bry. calc. carb-v. chin. con.[1] graph.[1] hep. iod. kali-c. lach. merc. mur-ac. nat-c. nit-ac. nux-v. petr. puls.[122] rhus-t. sabin. sars. sil. stann. thuj. vip.[36]

◦ ◦ **Unterschenkel**: aur.[1] bov. vip.[36]
☞ *O; Beine; Beine*

◦ ◦ **Füße**: ars. bry. **Carb-v.** chin. con.[1] graph.[1] hep. kali-c. merc. mur-ac. nit-ac. puls.[122] rhus-t. sil. stann. thuj.
☞ *O; Beine; Füße*

◦ ◦ ◦ **Fersen**: con.[1]
☞ *O; Beine; Füße; Fersen*

◦ ◦ **Zehen**: am-c. **Aur-m.** carb-v. thuj.

◦ ◦ **stellenweise**: acon. ars. chin.

◦ **blauschwarze** Blasen, oder, Beine: ars.

◦ **hellrot,** Beine: iod.

◦ **linienförmig,** Unterarm: **Lach.**

- **rötlich**:

◦ **Hände**: graph.[1]
☞ *O; Arme; Hände*

◦ **blau,** Füße: ars.

- **schlaff,** fahl: both-l.

- **schmerzhaft**:

◦ **Arme**: amph.[36] ant-c. ars. carn-g.[264] cassi-s.[192] chin. crot-c.[2016] cur. dig. hep. kali-c. **Lach. Mosch.** nux-v. puls. sep. **Sulph. Thuj.** vesp.

◦ ◦ **Oberarme**: **Puls.**
☞ *O; Arme; Oberarme*

◦ ◦ **Unterarme**: carn-g.[264]
☞ *O; Arme; Unterarme*

◦ ◦ **Hände**: ars. crot-c.[2016] **Cur.** dig. **LACH.** vesp.
☞ *O; Arme; Hände*

◦ **Beine**: acon. agav-a.[25] am-c.[31] ant-c. apis arn. ars. aur. aur-m. bar-c. bry. carb-an. carb-v. chin. cic. cocc. colch. con.[1] daph. dig. graph. iod. lach. led. lyc. mag-c. med.[58] merc. mur-ac.[8] nit-ac. nux-v. petr. ph-ac. phos. plat. plb. podo.[25] puls. rhus-t. sabad.[137] sal-ac. sars.[1] sep. sil.[1] sulph. thuj.[1] tung.[252] vip.[36] zinc.[36]

◦ ◦ **Füße in kaltes Wasser stellen amel.**: led.[58]
☞ *O; Beine; Baden, kaltes, der Füße, amel.* •*O; Beine; Füße; Wasser, kaltes, amel.*

◦ ◦ **Knie**: **Apis** aur-m. chin.[1] **Cic. Led. Mag-c. Nit-ac. Nux-v. PULS. Rhus-t.** sal-ac. sep.
☞ *O; Beine; Knie*

◦ ◦ ◦ **Kniekehle**: **Mag-c. Rhus-t.**
☞ *O; Beine; Knie; Kniekehle*

◦ ◦ **Unterschenkel**: dig. **LED.** med.[58] vip.[36] zinc.[36]
☞ *O; Beine; Beine*

◦ ◦ ◦ **Achillessehne**: **Zinc.**[36]
☞ *O; Beine; Beine; Achillessehne*

◦ ◦ **Knöchel**: ars.[1] **Led.** plb. podo.[25]

◦ ◦ **Füße**: apis ars. aur. chin. con.[1] **Led.** merc. ph-ac. phos. rhus-t. sabad.[137] sars.[1] sil.[1] **Sulph.** thuj.[1]
☞ *O; Beine; Füße*

◦ ◦ ◦ **Fußsohlen,** und: sabad.[137]
☞ *O; Beine; Füße; Fußsohlen*

◦ ◦ **Zehe, große**: am-c.[31] bar-c. tung.[252]

◦ **brennend**:

◦ ◦ **Arme**: mur-ac. olnd. sulph.

◦ ◦ ◦ **Finger**: olnd.

◦ ◦ **Beine**: ant-c. **Ars.** canth. con.[1] mur-ac. petr. ph-ac. puls.[1]

◦ ◦ ◦ **Füße**: canth. con.[1] puls.[1]
☞ *O; Beine; Füße*

◦ ◦ **pulsierend,** Fingergelenke: bufo

SCHWELLUNG; schmerzhaft (Forts.)

◦ **drückend,** Beine: led.

◦ **durchstechend,** Beine: **APIS** carb-v. graph. **LED.** lyc. merc. phos. **Puls.**

◦ ◦ **Füße**: **Carb-v.** lyc. merc. **Phos. PULS.**

☞ *O; Beine; Füße*

◦ **pulsierend,** Beine: ph-ac. plat.

◦ **reißend,** Beine: colch. led. merc. plat. puls.

◦ **schneidend,** Beine: ph-ac.

◦ **spannend**:

◦ ◦ **Finger**: ant-s.[85]

◦ ◦ **Beine**: bry. chin. led. sars. thuj.

◦ **stechend,** scharf stechend, **Beine**: acon. am-c. arn. bry. carb-v. cocc. graph. iod. led. lyc. merc. petr. phos.[1] **Puls.** sars.

◦ ◦ **Fußgelenk**: phos.[1]

◦ **weich** und wässrig, Handgelenke: **Sec.**

◦ **ziehend,** Beine: arn. led. puls.

- **schmerzlos**:

◦ **Arme**: euphr. lyc.

◦ **Knie**: **CALC. Lyc. PULS.** sars.

☞ *O; Beine; Knie*

- **schnurartig,** Beine: bufo[111]

- **schwammig,** Knie: **Ant-c.**[5] **Calc. Kali-i. SIL.**

- **schwarz,** Arme: **Carb-v. Mur-ac.**

- **skrofulös**:

◦ **Gelenke**: elmen[9]

◦ **Knie**: arn. **Ars. CALC. Ferr. Iod. Lyc. PULS. Sil. SULPH.**

☞ *O; Beine; Knie*

- **teigig**: kali-s.[58] vip.

- **wächsern,** Beine: apis

- **wandernd,** Gelenke: rhod.[171]

- **weich,** Beine: chin. led.

◦ **Fußsohlen**: chin.

☞ *O; Beine; Füße • O; Beine; Füße; Fußsohlen*

- **weiß**:

◦ **Gelenke**: acon.[34] ant-c.[137] **Apis**[102] arn.[34] **Ars.**[137] aur.[102] bell.[34] bry.[102] **Calc.**[102] calc-p.[102] **Caust.** cist.[102] **Colch.**[102] coloc.[137] con.[34] dig.[102] graph.[34] hep.[34] iod.[102] kali-s. kreos.[137] led.[102] lyc.[34] **Merc.**[102] **Merc-c.**[102] nux-v.[34] ph-ac.[102] phos.[34] **Puls.**[102] rhod.[102] rhus-t.[34] ruta[34] **Sil.**[102] **Sulph.** symph.[102] tub.[102]

◦ **Arme**: **Apis**

◦ **Beine**: abrot.[111] acon.[102] ant-c. apis apisin.[5] arn. **Ars.**[5] ars-i.[111] bar-c.[5] **BELL.**[5] **Bry.**[5] **Calc.** calc-f.[111] calc-i.[111] calc-p.[111] chin.[5] cist.[102] form-ac.[111] graph. hep.[5] iod. kali-c.[5] kali-i. **Kreos.**[5] led.[102] **Lyc.**[5] merc. mez.[5] nit-ac.[5] nux-v.[5] ol-j. ph-ac.[5] phos. psor.[111] **Puls.** rhod.[5] **Rhus-t.** sabin.[5] sep.[5] sil.[5] slag[102] stict.[102] sulph.[5] tub.[111] verat-v.

◦ ◦ **Knie,** Fungus articulosum: abrot.[111] acon.[102] **Ant-c.** apisin.[5] arn. ars-i.[111] bar-c.[5] bry.[5] **Calc.** calc-f.[111] calc-i.[111] calc-p.[111] chin.[5] **Cist.**[102] form-ac.[111] **Hep.**[5] **Iod.** kali-c.[5] **Kali-i.** led.[102] **LYC.**[5] nit-ac.[5] nux-v.[5] **Ol-j.** ph-ac.[5] **Phos.** psor.[111] **Puls.** rhod.[5] **Rhus-t. Sabin.**[5] **Sep.**[5] **Sil.** slag[102] **Stict.**[102] **Sulph.** tub.[111] **Verat-v.**

☞ *O; Beine; Knie*

◦ ◦ **Waden**: **Lyc.**[5] mez.[5]

◦ ◦ **Knöchel**: **Sil.**[5] sulph.[5]

Empfindung von Schwellung: aesc. aeth.[85] agn.[8] alum. am-c. androc.[222] ang.[5] ant-c. apis apisin.[5] aran.[149] aran-ix.[149] ars.[5] ars-met. bamb-a.[1184] bapt.[111] bell.[5] berb. bros-g.[259] bry.[5] buni-o.[149] cadm.[119] caj. calc.[5] cann-i.[25] canth. caps. carb-v. caust. chel.[25] chin.[5] chin-s.[111] cinnam.[102] clem.[5] cocc. coll.[111] coloc. dig. ferr.[137] **Glon.** gua.[85] helo.[85] hydrog.[222] hyos.[85] **Ign.**[5] iod.[137] just.[137] kali-bi.[111] **Kali-br.**[25] kali-c.[5] kali-i. kali-n.[137] lach. laur. lil-t. lyc.[5] manc.[111] mang. mang-acet.[1] med.[139] merc. mez. mur-ac. nat-m. nit-ac. op. ox-ac. par. petr.[5] phos. plat.[1] plb. prun. ptel.[111] raph. rhus-t.[5] sabin. sars.[1] sep. sieg.[144] stann.[137] staph.[5] stict.[25] stront-c.[137] sulph.[5] tax.[303] ter.[111] til. verat.[1] zinc.[137]

☞ *Vergrößerung von Gliedmaßen; Empfindung von Vergrößerung* ▯ *ALLGEMEINES; C; Schwellung; Empfindung von Schwellung*

- **Gelenke**: cadm.[119] caj. caps. mang-acet.[1] **Par.** sabin.

- **Arme**: aesc. aeth.[85] **Alum.**[5] am-c.[137] ang.[5] aran.[149] aran-ix.[149] **Ars.**[123] bamb-a.[1184] bapt.[111] bell.[5] berb. bry. buni-o.[149] cann-i.[25] **Caust.** chel. chin-s. cinnam.[102] clem.[5] cocc. coll.[111] ferr.[137] hydrog.[222] hyos.[85] iod.[137] just.[137] kali-br.[25] **Kali-n.**[137] laur. lyc.[5] manc.[111] mang. med.[139] mez. op. plb. ptel.[111] raph. rhus-t.[5] sieg.[144] stann.[137] stict.[25] stront-c.[137] sulph.[5] tax.[303] ter.[111] verat.[1]

◦ **nachts**: aran.[102]

☞ *O; Arme; nachts*

◦ **Erwachen, beim**: aran.[25]

☞ *O; Arme; Erwachen, beim*

◦ **Ellbeugen**: sieg.[144] verat.[1]

☞ *O; Arme; Ellenbogen • O; Arme; Ellenbogen; Ellenbeuge*

◦ **Unterarme**: aran.[149] chel.[25]

☞ *O; Arme; Unterarme*

◦ ◦ **Erwachen, beim**: aran.[149]

☞ *O; Arme; Erwachen, beim*

◦ **Hände**: aesc. aeth.[85] am-c.[137] ang.[5] **Aran.**[149] ars.[123] bamb-a.[1184] bapt.[111] bell.[5] buni-o.[149] cann-i.[25] caust. chel. chin-s. clem.[5] **Cocc.** coll.[111] ferr.[137] hyos.[5] iod.[137] just.[137] kali-n.[137] laur. lyc.[5] manc.[111] mang. med.[139] mez. **Op.** ptel.[111] raph. rhus-t.[5] stann.[137] stict.[25] stront-c.[137] ter.[111]

☞ *O; Arme; Hände*

◦ ◦ **links**: med.[139]

☞ *O; Arme; links*

◦ ◦ **nachts**: aran.[102]

☞ *O; Arme; nachts*

◦ ◦ **Erwachen, beim**: aran.[149]

☞ *O; Arme; Erwachen, beim*

◦ ◦ **Gehen** im Freien, nach: aeth.[85] mang.

☞ *O; Arme; Gehen; agg.; nach, im Freien*

◦ ◦ **greift,** wenn man irgendetwas: **CAUST.**

☞ *O; Arme; Greifen, ergreifen von Gegenständen; agg. • Finger; Gelenke, beim Greifen*

◦ ◦ **Herunterhängenlassen** der Arme, beim: am-c.[137]

◦ ◦ **Öffnen** und Schließen der Hand, beim: mang.[137]
☞ *O; Arme; Schließen der Hände agg.*

◦ ◦ **Handrücken**: iod.[137]
☞ *O; Arme; Hände; Handrücken*

◦ ◦ **Handflächen**: ars.[123]
☞ *O; Arme; Hände; Handflächen*

◦ ◦ ◦ **nachts**: ars.[123]
☞ *O; Arme; nachts*

◦ **Finger**: berb. bry. cinnam.[102] hydrog.[222] hyos.[85] kali-n.[137] plb. tax.[303]

◦ ◦ **Mitternacht**: tax.[303]

◦ ◦ **Gelenke,** beim Greifen: bry.
☞ *O; Arme; Greifen, ergreifen von Gegenständen; agg. •O; Arme; Finger; Fingergelenke •Hände; greift, wenn man irgendetwas*

◦ ◦ **Fingerspitzen**: berb. plb.
☞ *O; Arme; Finger; Fingerspitzen*

- **Beine**: agn.[8] alum. am-c. androc.[222] apis apisin.[5] ars.[5] ars-met. bell.[5] bros-g.[259] bry.[5] calc.[5] canth. carb-v. chel.[25] chin.[5] chin-s.[111] coloc. dig. ferr.[137] gua.[85] helo.[85] just.[137] kali-bi.[111] kali-c.[5] kali-i. lach. laur. lil-t. mang-acet.[1] merc. mur-ac. nat-m. nit-ac. ox-ac. petr.[5] phos. plat.[1] prun. sars.[1] sep. stann.[137] staph.[5] til. zinc.[137]

◦ **Hüften**: lil-t.
☞ *O; Beine; Hüften*

◦ **Oberschenkel**: agn.[8] chel.[25] prun. staph.[5]

◦ **Knie**: alum. am-c. canth. carb-v. dig. **Kali-i. Lach.** merc. nit-ac.
☞ *O; Beine; Knie*

◦ ◦ **nachmittags**: alum.
☞ *O; Beine; nachmittags*

◦ ◦ **nachts**: **Kali-i.**
☞ *O; Beine; nachts; agg.*

◦ ◦ **Sitzen,** beim: am-c.
☞ *O; Beine; Sitzen; agg.; während*

◦ ◦ **Kniekehle**: **Nit-ac.**
☞ *O; Beine; Knie; Kniekehle*

◦ **Unterschenkel**: chin.[5] gua.[85] kali-bi.[111] staph.[5] zinc.[5]
☞ *O; Beine; Beine*

◦ ◦ **Achillessehne**: chin.[5] kali-bi.[111] staph.[5] zinc.[5]
☞ *O; Beine; Beine; Achillessehne*

◦ ◦ **Waden**: gua.[85]
☞ *O; Beine; Beine; Waden*

◦ **Knöchel**: kali-c.[5] laur. ox-ac. **Phos.** plat.[1] stann.[137]

◦ **Füße**: alum. androc.[222] **APIS** apisin.[5] ars.[5] ars-met. **Bell.**[5] bros-g.[259] bry.[5] calc.[5] chin-s.[111] coloc. ferr.[137] helo.[85] just.[137] mang-acet.[1] merc. nat-m. ox-ac. petr.[5] phos. sars. sep. til. zinc.
☞ *O; Beine; Füße*

◦ ◦ **Fußsohlen**: **Alum.** androc.[222] apisin.[5] bry.[5] **Calc.**[5] **Coloc.** zinc.
☞ *O; Beine; Füße; Fußsohlen*

◦ **Zehen**: apis apisin.[5] mur-ac. sars.[1] zinc.[137]

◦ ◦ **Spitzen**: **APIS** sars.[1]

◦ ◦ **5. Zehe**: mur-ac.

SCHWERE, Müdigkeit, Empfindung von (in Gliedern): acet-ac. **Acon.** act-sp. adam.[222] aesc.[137] aeth. **Agar.**[1] agn. ail.[25] all-c. all-s. allox.[149] **Aloe Alum.**[809] **Alum-p.**[58] **Alum-sil.**[58] alumn.[58] am-c.[1] am-m. ambr. ammc.[4] amyg-am.[36] anac.[1] androc.[222] ang.[1] ant-c. ant-s. **ANT-T.**[5] **Apis** apisin.[5] aq-des.[275] aran. aran-ix.[149] **ARG. Arg-n.** arge-p.[264] arist-cl.[119] **Arn.**[5] **ARS.**[1] ars-h. **Ars-i.**[25] ars-met. ars-s-f.[58] arum-t. arund.[8] **ASAF.**[5] asar.[1] aster. atro. aur. aur-ar.[58] aur-i.[58] aur-s.[58] aza.[192] bamb-a.[1184] bani-c.[204] **Bar-c.** bar-i.[58] bar-m. **BAR-S.**[58] **Bell.**[5] benz-ac. berb.[36] bism. bor.[1] both-a.[3070] both-l.[3070] bov.[137] brach. brom. bros-g.[259] brucel.[241] **BRY.**[139] bufo cact. cadm.[119] cadm-s. cahin. caj.[85] calad. **Calc.** calc-ar. calc-f.[149] calc-i.[58] calc-p. calc-s. calc-sil.[58] calx-b.[194] camph.[193] cann-i. cann-s.[5] canth.[5] caps. carb-ac.[8] carb-an.[1] **Carb-v.**[1] **Carbn-s.**[58] carc.[193] card-m. carl. cast. cath-a.[264] **Caust.**[1] **Cham. CHEL.**[25] chen-a. **Chin.**[5] chin-ar. chin-s. choc.[222] cic.[1] cimic.[54] cimx. cina[5] cinnb. **Clem.**[36] cob-n.[119] coc-c. coca cocc. coff. colch. **Coloc.**[1] **CON.**[1] cor-r. corn. corv-c.[258] croc. **Crot-h.** croto-t.[36] cub. **Cupr.**[137] **Cur.**[8] cycl.[26] cypr.[85] cypra-e.[227] dig.[1] dios.[25] dros.[1] dulc.[1] eup-per. euphr.[1] eupi. fago.[25] falco-p.[265] ferr. ferr-ar. ferr-i. ferr-p. fl-ac. gamb. **GELS.** gink.[227] gins. glon. goss.[25] gran. granit-m.[194] **Graph.**[1] grat. gua.[102] guai.[1] haliae-lc.[222] ham. harp.[1184] **HELL.**[5] helod-c.[205] hep.[1] hipp.[36] hura hydrog.[222] hyos. hyper. **Ign.**[5] ignis[194] ind. indg. iod.[1] ip.[1] ipom.[119] irid.[222] iris **Kali-ar.** kali-bi. **Kali-c.**[5] kali-chl.[111] kali-cy. kali-i. kali-m. kali-n.[1] **KALI-P.** kali-s.[58] kali-sil.[58] kalm. kola[1184] kreos.[5] lac-del.[204] lac-eq.[204] lac-lup.[204] lach. lact. lap-laz.[227] lat-h.[301] lat-m.[137] laur. lec. led.[137] **Lyc. Lyss. M-arct.**[5] m-art.[5] m-aust.[5] mag-c.[1] mag-m.[1] mag-s. manc. mang. mant-r.[262] marm-w.[194] med.[137] **MERC. Merc-c.** merc-i-f. **Mez.** mit.[85] morph. **Mosch.**[5] mur-ac.[1] murx. myric.[25] nat-ar.[58] nat-c.[1] **Nat-m.** nat-p.[58] nat-s. nat-sil.[58] neon[222] nicc. nit-ac. nux-m. **NUX-V.**[139] ol-an. ol-j.[25] **Onos.** op.[139] osm. ox-ac. ozone[227] paeon. pall. palo.[149] **Par.**[5] petr.[1] **PH-AC.**[1] phel. **PHOS.**[137] phys. phyt. **Pic-ac.** pier-b.[233] pin-s. pip-m. pitu-a.[164] plan. plat.[1] plb.[5] plect. plut-n.[222] podo.[85] psil.[164] psor. ptel. **PULS.**[5] puls-n.[25] rad-br.[111] rat. **Rheum**[5] rhod.[137] rhus-t.[26] rhus-v. rumx. **Ruta**[137] **SABAD.**[5] sabin. samb.[1] sanic. sarr. sars.[1] **Sec.**[137] **Sel.** senec. seneg. **Sep.**[1] **Sil.** sin-a. sol-n.[25] **Spig.**[5] spong.[172] squil.[1] **Stann.**[5] **Staph.**[1] stram.[1] stront-c. stroph.[137] stry. succ.[194] sul-ac.[1] sul-i.[58] sulfon.[102] **Sulph.**[5] sumb. tab. taosc.[270] tarax.[1] tarent. tarent-c.[192] tax.[303] tell. tep. ter. teucr.[5] ther. thuj.[1] til. torul.[72] trom. uran.[269] uran-n. valer.[139] verat.[26] verb.[1] vib.[102] xan. **Zinc.** zinc-p.[58] zing.
☞ *Schwäche*

links: anac.[1] carb-v.[1]

tagsüber: sulph.

morgens: bamb-a.[1184] bar-c. calad. carb-an. caust. clem. cob-n.[119] dulc.[1] harp.[1184] iod.[1] lyc. nat-m. **Nit-ac.** nux-v. pall. phos. pic-ac. sulph. verat. **Zinc.**

SCHWERE, Müdigkeit, Empfindung von; **morgens** (Forts.)

- **6** Uhr: pic-ac.
- **Aufstehen**:
  - **beim**: phos.
  - **nach** dem, **amel.**: lyc. nat-m.
- **Bett,** im: dulc.[1] harp.[1184] nat-m. **Nit-ac.** phos. **Zinc.**
- **Erwachen,** beim: bamb-a.[1184] bar-c. clem. lyc. nat-m. phos. **Sulph.** verat. **Zinc.**
- **Frühstück,** nach dem: verat.
- **Gehen,** beim: nux-v. pic-ac.

vormittags: caust. cham. grat. phos.[1] **Sabad.** stront-c.

mittags, beim Gehen: dig.

nachmittags: mag-m. pic-ac. plan.

- **15** Uhr: plan.
- **16** Uhr: pic-ac.

abends: am-c. ammc. cocc. par. phos. **Sabad.**

- **21** Uhr: cocc.

nachts: carb-v. caust. lyc. mez. petr. sep.

- **3** Uhr, beim Erwachen: mez.
- **4** Uhr: lyc.

Anstrengung, bei: **Lach.**

Aufstehen vom Sitzen, beim:

- **agg.**: carb-v.
- **amel.**: merc. nat-m.

Bewegung, bei:

- **agg.**: **Lach.** mez.
- **amel.**: caps. cham.

Erwachen, beim: cham. sep.[1] staph.[5] tep.

Fieber, während: **CALC.**[5] **GELS. NUX-V. RHUS-T.** sulph.

- **Hitzestadium**: calc.[5]

Froststadium im Fieber:

- **vor**: ther.
- **während**: **Bell.**[5] chin.[5] **Cina**[5] coc-c. **HELL.**[5] **KREOS.**[5] merc.[5] nat-m.[5] nux-v.[5] phos.[5] puls.[5] rhus-t.[5] sabad.[5] sep.[1] spig.[5] stann.[5] sulph.[5] verat.[5]

Frühstück, nach dem: ther.

Gehen:

- **agg.**: acon. anac.[1] **Calc.** lac-eq.[204] lyc. paeon. **PIC-AC.** sil. zinc.
  - **Freien,** im: lyc. sil. zinc.
- **amel. im Freien**: carb-v.[1]

geistige Anstrengung, durch: **Ph-ac.**

Husten, während: adam.[222]

Klavierspielen, nach dem: anac.

Koitus, nach: bufo

Konvulsionen, vor: plb.[111]

Liegen, beim:

- **linken** Seite, agg. auf der: merc-i-f.
  ☞ *O; Beine; Liegen; agg.*
- **amel.**: granit-m.[194]

Menses:

- **vor**: bar-c. con.[1] **Lyc.** merc. nit-ac. zinc.
- **während**: cocc. **Graph.**[5] kali-c.[5] nat-m.
- **unterdrückten,** bei: graph.[1] nat-m.[26] nux-v.[26] phos.[26] rhus-t.[26] ruta[26] verat.[26]
  ALLGEMEINES; M; Menses; unterdrückt

Mittagessen, nach dem: ant-c. carb-v.[85] sulph.

Ruhe, während: caps.[1]

Samenergüssen, nach: ph-ac. puls. staph.[5]

Schreck, Furcht, durch: bell.[54]
GEMÜT; M; Schreck oder Furcht, Beschwerden durch

Schwangerschaft, während: **Calc-p.**

Schweiß, während: apisin.[5] **Bell.**[5] **Calc.**[5] hell.[5] merc.[5] **Nux-v.**[5] **Rhus-t.**[5] staph.[5] stram.[5] **Sulph.**[5]

sexuellen Exzessen, nach: **Puls.**

Sitzen, beim: caps.[1] ruta[1]

Sturm, während: **Phos.**

Treppensteigen, beim: clem. lyc.

Gelenke: carb-v.[1] **Cham. Chin. Mez.** nit-ac.[1] **Ph-ac.** plb. **Staph.**

- **morgens**: carb-v.[1]

Arme: acet-ac. **Acon.**[5] adam.[222] aesc. aeth. **Agar.** aloe[111] **ALUM. Alum-p.**[58] **Alum-sil.**[58] **Am-c. Am-m.** ambr. ammc.[4] anac.[5] androc.[222] **Ang.** ant-c. ant-s.[85] **Ant-t. Apis** aran. aran-ix.[149] **ARG-N.** arn.[5] ars. ars-h. **Ars-met.** arund.[8] aster. aur. aur-ar.[58] aza.[192] bamb-a.[1184] bar-c. bar-s.[58] **Bell.** benz-ac. berb. bism. both-a.[3070] bov. brach. bros-g.[259] brucel.[241] bry. bufo cact. cadm-s. caj.[85] **Calc.** calx-b.[194] camph.[38] cann-i. cann-s. caps. **Carb-ac.**[111] carb-an. carb-v.[1] carbn-s.[111] carc.[193] **CAUST.** cham. chel. chin.[111] chin-ar. cic.[36] cimic.[102] cina[5] cinnb. cocc.[5] colch. **CON.** cor-r. corn. croc. crot-h. croto-t. **Cur.**[111] cycl. cypra-e.[227] dig. dulc. falco-p.[265] **Ferr.** ferr-i. ferr-p. fl-ac. **GELS. Glon.** goss. graph. grat. guai.[1] haliae-lc.[222] **Ham.** harp.[1184] **Hep.** hipp.[36] hura iod. irid.[222] iris kali-c.[111] kali-chl.[111] kali-i.[111] kali-m.[61] kali-n. **KALI-P.** kreos. **Lach.**[5] lat-h.[301] **Lat-m.**[137] laur. **Lec.** led.[36] **Lyc.** lyss.[85] **M-arct.**[85] m-aust.[5] mag-c.[1] mag-m.[1] manc. **Merc. Merc-c.** merc-i-f. **Mez.**[5] mosch.[5] **Mur-ac.** myric.[25] **Nat-c.**[1] **NAT-M.** nat-p.[111] nat-s. nat-sil.[58] nicc. nit-ac.[1] **Nux-m.** nux-v. ol-an. ol-j.[25] **Onos.** op. ox-ac. par. petr. **Ph-ac. Phos.**[5] phys. phyt. **Pic-ac.** pier-b.[233] pip-m. pitu-a.[164] plan. plat.[1] **PLB.**[111] plect. plut-n.[222] **PULS.** rad-br.[111] rhod. rhus-t.[111] rhus-v. **Sabad.** sabin. samb. sarr. sars. sep.[1] **Sil.** sol-n.[25] **Spig.** spong. **Stann.** staph. **Stram.** stroph.[137] sul-ac.[36] **Sulph.**[1] **Sumb.** taosc.[270] **Tarent.** tell. tep. teucr. thuj. til. torul.[72] valer.[5] verat. zinc.[1] zing.

- **links**: arg-n. arund. bar-c. both-a.[3070] **Calc.** camph. cann-s.[5] carb-ac.[111] carb-v. **Dig.** kali-i.[111] merc.[5] merc-i-f. plat.[1] sol-n.[25] spig.[1] thuj.[1]
  ☞ *O; Arme; links*
- **rechts**: aloe[111] **Am-c. Am-m.** anac.[1] androc.[222] **Apis** aran-ix.[149] **Caust. Fl-ac.** mag-c.[1] merc-i-f.[111] myric.[25] nat-c.[1] nat-p.[111] par.[5] phos.[5] pic-ac.[111] rhod. sulph.[5]
  ☞ *O; Arme; rechts*

- **tagsüber**: sulph.
  ☞ *O; Arme; tagsüber*
- **morgens**: ant-s. fl-ac. **Iod.** phos. **Sulph.**
  ☞ *O; Arme; morgens*
  - ◦ **Erwachen,** beim: fl-ac. **Iod.**
    ☞ *O; Arme; Erwachen, beim*
  - ◦ **Schreiben,** beim: phos.
    ☞ *O; Arme; Schreiben agg.*
  - ◦ **Waschen,** beim: **Phos.**
    ☞ *O; Arme; Waschen; agg.*
- **vormittags,** 11 Uhr: zing.
- **mittags**: sulph.
- **nachmittags**: nux-v. plan.
  ☞ *O; Arme; nachmittags*
  - ◦ **15** Uhr: plan.
- **abends**: **Am-m.** mur-ac.[1]
  ☞ *O; Arme; abends*
- **nachts**: **Merc.** stann.
  ☞ *O; Arme; nachts*
- **periodisch,** täglich zur selben Stunde: **Aran.**[149]
- **Angst,** bei: mag-c.[60]
  GEMÜT; M; Angst, Beängstigung, Beschwerden durch
- **Anheben,** beim: calx-b.[194] cic. cocc. mag-c.[1] merc. mur-ac. phos. taosc.[270]
  ☞ *O; Arme; Anheben; agg., der Glieder*
  - ◦ **rechts**: calx-b.[194]
- **Anstrengung,** bei: **Phos. Pic-ac. Stann.**
  ☞ *O; Arme; Anstrengung; agg.*
- **Bett,** im: staph. til.
- **Bewegung,** bei:
  ☞ *O; Arme; Bewegung; während*
  - ◦ **agg.**: carb-v. grat. nat-c. **Stann.**
  - ◦ **amel.**: **Apis** camph. led. **Rhod.**
- **Froststadium** im Fieber, während: cina[5] kreos.[5]
- **Gehen,** beim: anac. ang. spig.[1]
  ☞ *O; Arme; Gehen; agg.; während*
- **Herunterhängenlassen,** beim: ang.[1] valer.
- **hochhalten,** kann sie nicht lange: sil.[1]
- **Klavierspielen** agg.: **Cur. Gels.** merc-i-f.
  ☞ *O; Arme; Klavierspielen agg.*
- **Menses,** bei unterdrückten: graph.
- **Mittagessen,** nach dem: plect.
- **Samenergüssen,** nach: staph.
  ☞ *O; Arme; Pollutionen, nach*
- **Schreiben,** beim: caps. **Carb-v. Caust.** ferr-i. fl-ac. harp.[1184] kali-c. mez. phos. spig.
  ☞ *O; Arme; Schreiben agg.*
- **Taubheitsgefühl,** mit: **Ambr. Apis Bufo** cham. croc. fl-ac. graph. kali-c. lyc. mag-m. **Nux-v.** puls. **Sep.** sil.
- **Treppensteigen,** beim: **Nux-v.**
  ☞ *O; Arme; Steigen agg.*
- **Waschen,** beim: phos.
  ☞ *O; Arme; Waschen; agg.*
- **Knochen**: mez.[5] sulph.[5]
- **Schultern**: acon.[5] anac.[5] arn.[5] aza.[192] bamb-a.[1184] bry.[5] calx-b.[194] cann-s.[5] carb-an. carbn-s.[111] chin.[111] con.[5] **Ferr.** haliae-lc.[222] hep. irid.[222] kali-c.[111] kali-chl.[111] kali-m.[61] kali-n.[1] kreos.[5] lach.[5] led.[5] lyss.[85] mag-m.[1] mur-ac.[1] **Nat-m.** nat-s. **Nux-m.** par. phos.[1] phyt.[111] pier-b.[233] plb.[5] plut-n.[222] **PULS.**[5] **Rhus-t.**[111] stann.[5] **Staph.** sulph. taosc.[270] thuj. zinc.
  ☞ *O; Arme; Schultern*
  - ◦ **links**: plut-n.[222]
  - ◦ **rechts**: kali-chl.[111]
    ☞ *O; Arme; rechts*
  - ◦ **Bewegung,** bei: mur-ac.[1]
    ☞ *O; Arme; Bewegung; während*
  - ◦ **Erwachen,** beim: zinc.
    ☞ *O; Arme; Erwachen, beim*
  - ◦ **erstreckt** sich zum Ellbogen: aza.[192]
  - ◦ **unter** der Schulter, rechts: kali-m.[61]
- **Oberarme**: alum.[137] aza.[192] calx-b.[194] carb-v.[1] cocc.[5] guai.[1] kreos.[5] lat-m.[137] led.[5] m-arct.[5] **Mez.**[5] phos.[1] sep.[1] spig.[5] stann.[1] sulph.[5] teucr.[5]
  ☞ *O; Arme; Oberarme*
  - ◦ **nachts**: sep.[1]
    ☞ *O; Arme; nachts*
  - ◦ **Beugen** des Arms amel.: aza.[192]
    ☞ *O; Arme; Beugen; amel.*
  - ◦ **Druck** amel.: aza.[192]
    ☞ *O; Arme; Druck; amel.*
  - ◦ **Herunterhängenlassen** der Arme agg.: aza.[192]
- **Ellenbogen**: am-c.[1] chin-ar. cic.[36] con. phos.[1] plut-n.[222] samb. sars.[1] zinc.[5]
  ☞ *O; Arme; Ellenbogen*
  - ◦ **links**: plut-n.[222]
- **Unterarme**: acon. aeth. alum. am-m. **Anac.**[5] ant-s.[85] aran. **ARG-N.** aur. berb. cann-i. caust.[1] **Croc.** cur.[111] kali-n.[1] laur. lyc. m-arct.[5] m-aust.[5] **Mur-ac.** myric.[111] nat-m.[1] nux-v. ph-ac. sabad. sabin. spig. spong. stroph.[137] sulph. **Tell.** teucr.[5] thuj. torul.[72]
  ☞ *O; Arme; Unterarme*
  - ◦ **links**: tell.[111] teucr.[5]
    ☞ *O; Arme; links*
  - ◦ **rechts**: lyc.[5]
    ☞ *O; Arme; rechts*
  - ◦ **vormittags**: lyc.
    ☞ *O; Arme; vormittags*
  - ◦ **nachts,** 22 Uhr: tell.
  - ◦ **Erwachen,** beim: aran.
    ☞ *O; Arme; Erwachen, beim*
  - ◦ **Koitus,** nach: sabin.
  - ◦ **Ruhe,** in: aur.
    ☞ *O; Arme; Ruhe; agg.*
  - ◦ **Knochen**: ant-s.[85]
- **Handgelenke**: arund.[8] berb.[36] calx-b.[194] camph.[38] hipp.[36] led.[36] myric.[25] sul-ac.[1]
  ☞ *O; Arme; Handgelenke*
  - ◦ **links**: arund.[8]
    ☞ *O; Arme; links*
  - ◦ **rechts**: berb.[36] calx-b.[194] camph.[38] myric.[25]
    ☞ *O; Arme; rechts*

SCHWERE, Müdigkeit, Empfindung von; **Hände** (Forts.)

- **Hände**: acet-ac. acon. aesc. **Alum. Alum-sil.**[58] am-c. ang. **Ars. Bar-c. BELL. Bov.** bry. cann-s. caps. **Caust.** chel. cycl. goss. iris **Kali-n.** kreos. **Lyc.** m-arct.[5] manc. nat-m. nicc. ol-an. ox-ac. **Ph-ac. PHOS.** phyt. pic-ac. plb. puls. rhod. sars. sil. spong. stann. sul-ac.[36] sulph.[1] teucr. **Zinc.**[1]
  ☞ *O; Arme; Hände*
- ◦ **rechts**: bov. cann-s. sulph.[1]
  ☞ *O; Arme; rechts*
- ◦ **abends**: lyc.
  ☞ *O; Arme; abends*
- ◦ **nachts**: kali-n.
  ☞ *O; Arme; nachts*
- ◦ ◦ **Erwachen,** beim: carc.[304]
- ◦ **Bettwärme agg.**: goss.
- ◦ **Bewegung amel.**: cann-s. nicc.
  ☞ *O; Arme; Bewegung; amel.*
- ◦ **Herunterhängenlassen,** beim:
- ◦ ◦ **agg.**: sul-ac.[1]
- ◦ ◦ **amel.**: goss.[25]
- ◦ **Menses**:
- ◦ ◦ **vor**: bar-c. kreos. zinc.
  ☞ *O; Arme; Menses; vor*
- ◦ ◦ **während**: zinc.[1]
  ☞ *O; Arme; Menses; während*
- ◦ **Schreiben,** beim: caps. **Caust. Chel.** lyc.
  ☞ *O; Arme; Schreiben agg.*
- ◦ **Mittelhandknochen,** rechts, Gehen im Freien mit hängenden Armen **agg.**: sul-ac.[36]
  ☞ *O; Arme; Gehen; agg.; während; Freien, im*
- **Finger**: acon.[5] berb. lat-h.[301] m-arct.[85] par. phos.[5] **Plb.**[111] rhus-v. stroph.[137] valer.[5]
- ◦ **Fingerspitzen**: phos.[5] plb.[111] stroph.[137]
  ☞ *O; Arme; Finger; Fingerspitzen*

Beine: acet-ac. acon. act-sp. adam.[222] aeth. **Agar.** agn. ail.[25] all-c. all-s. allox.[149] aloe **ALUM.**[809] **Alum-p.**[58] **Alum-sil.**[58] alumn. am-c. am-m. ambr. ammc.[4] amyg-am.[36] anac. androc.[222] ang. ant-c. ant-s.[85] ant-t.[5] apis apisin.[5] aq-des.[275] **Aran. ARG. Arg-n.** arge-p.[264] arist-cl.[119] **Arn.**[36] **Ars.** ars-i.[25] ars-met. ars-s-f.[58] arum-t. asaf. asar. aur. aur-ar.[58] aur-s.[58] aza.[192] bamb-a.[1184] bani-c.[204] bar-c. bar-s.[58] **Bell. BERB.** bor.[1] both-l.[3070] bov. brach. brom. bros-g.[259] brucel.[241] bry. bufo cact. cadm.[119] cadm-s. cahin. **CALC.** calc-ar. calc-f.[149] calc-i.[58] calc-p. calc-s. calc-sil.[58] calx-b.[194] **Camph. CANN-I.** cann-s. canth. caps. **Carb-ac.** carb-an.[1] **CARB-V.**[5] **Carbn-s.**[58] carc.[227] card-m. carl. cast. cath-a.[264] **Caust.** cham.[1] **Chel.** chen-a. chin.[1] chin-ar. chin-s. choc.[222] cic.[1] cimic.[54] **Cimx.** clem. cob-n.[149] coc-c. coca **COCC.** colch. **Coloc. CON.** cor-r. croc. crot-h. croto-t.[36] cub. cupr.[36] cycl. cypr.[85] dig.[1] dios.[25] dros.[1] **Dulc.** eup-per. euphr. eupi. fago.[25] falco-p.[265] ferr. ferr-ar. ferr-i. ferr-p. fl-ac. gamb. **GELS.** gink.[227] gins.[102] **Graph.** gua.[102] guai. haliae-lc.[222] **Ham. Hell. Hep.**[1] hydrog.[222] hyos. **IGN.**[60] ignis[194] ind. indg. **Iod.**[5] ip. ipom.[119] irid.[222] **Kali-ar.** kali-bi. **Kali-c.** kali-cy. kali-m. kali-n.[1] **KALI-P.** kali-s. kali-sil.[58] kola[1184] kreos. lac-del.[204] lac-eq.[204] **LACH.** lact. lat-h.[301] laur.[111] **Lec.** led.[1] **Lyc.** lyss. m-arct.[5] mag-c. **Mag-m.** mag-s. manc. mang. mant-r.[262] **Med.**[85] **Merc. Merc-c. Merc-i-f. Mez.**[5] mosch. mur-ac.[1] murx. nat-ar.[58] **NAT-C.**[54] **Nat-m.**[1] nat-p. nat-s. **Nat-sil.**[58] nicc. **Nit-ac.**[1] **Nux-m. NUX-V.** ol-an. **Onos.** op. osm. ox-ac. ozone[227] pall.[102] palo.[149] **Petr. Ph-ac.**[1] phel. **Phos.** phyt. **PIC-AC.** pip-m. plan. **Plat. Plb.** plut-n.[269] podo.[85] psil.[164] psor. ptel. **Puls.** puls-n.[25] rad-br.[111] rat. rheum rhod.[5] **RHUS-T.** rhus-v. rumx. **RUTA Sabad.** sabin. samb.[1] sanic. sarr. sars.[1] sec.[137] senec. **Seneg. Sep. SIL.** sin-a. **Spig.**[1] spong.[172] squil.[1] **STANN.** staph.[1] stram. stront-c. stry. sul-ac. sul-i.[58] sulfon.[102] **SULPH.** sumb. tab. taosc.[270] tarax.[1] **Tarent.** tarent-c.[192] tax.[303] tep. ther.[25] **Thuj.**[1] til. torul.[72] uran.[269] uran-n. valer.[5] verat. verb. vib.[102] xan. **Zinc.** zing.

- **links**: carb-v.[111] dios.[25]
  ☞ *O; Beine; links*
- **rechts**: brucel.[241] thuj.[111]
  ☞ *O; Arme; rechts • O; Beine; rechts*
- **tagsüber**: **Puls.**
  ☞ *O; Beine; tagsüber*
- **morgens**: adam.[222] ambr. ars. calc.[1] card-m. caust. cob-n.[149] falco-p.[265] kreos. lec. mag-m. mur-ac.[1] ozone[227] phos. plut-n.[222] **Sil.** sulph. sumb. verat. zinc.[1]
  ☞ *O; Beine; morgens*
- ◦ **Bett,** im: caust. mag-m. sulph. zinc.[1]
  ☞ *O; Beine; Bett, im; agg.*
- ◦ **Erwachen,** beim: adam.[222] calc.[1] falco-p.[265] ozone[227] phos. plut-n.[222] sumb.
- **vormittags**: **Merc.** puls. zing.
  ☞ *O; Beine; vormittags*
- ◦ **11 Uhr**: zing.
- **nachmittags**: **ARG-N.** bamb-a.[1184] bry. fago. kali-cy. nux-v. phyt. plan. zinc.
  ☞ *O; Beine; nachmittags*
- ◦ **15 Uhr**: plan.
- ◦ **16 Uhr**: kali-cy.
- **abends**: alum. am-c. bamb-a.[1184] clem. **Coloc.** fago. indg. kali-n.[1] nat-m. nicc. op. pic-ac. tarent-c.[192] thuj.
  ☞ *O; Beine; abends*
- ◦ **18 Uhr**: op.
- ◦ **21 Uhr**: pic-ac.
- ◦ **Bett,** im: indg.
  ☞ *O; Beine; Bett, im; agg.*
- **nachts**: carb-an.[1] carb-v. caust.[1] lac-eq.[204] petr.[1] **Sulph.** thuj.
  ☞ *O; Beine; nachts; agg.*
- ◦ **Bett,** im: sulph.
  ☞ *O; Beine; Bett, im; agg.*
- **Mitternacht,** nach: croto-t.
  ☞ *O; Beine; Mitternacht; nach; 4.30 Uhr*
- **periodisch**: **Aran.**
  ☞ *O; Beine; periodisch*

<> - **Angst,** bei: mag-c.[60]
GEMÜT; M; Angst, Beängstigung, Beschwerden durch

- **Anstrengung,** nach: **CON. GELS. LACH. PIC-AC. RHUS-T.**
- **Ärgernis,** nach: lyc. nux-v.
O; Beine; Zorn, Ärgernis, nach
- **Aufstehen** vom Sitzen, beim: mag-c.[1]
O; Beine; Aufstehen; agg.; Sitzen, vom;
- **Bewegung**:
  - **agg.**: **LACH.**
O; Beine; Bewegung; agg.; während
  - **amel.**: mag-c.[1] nat-m. nit-ac. plut-n.[222]
O; Beine; Bewegung; amel.
- **Druck,** fester, amel.: tarent-c.[192]
O; Beine; Druck; amel.
- **Ermattung,** bei: ars-i.[25] puls-n.[25]
- **Fahren** oder Reiten, beim: rumx.
- **Freien,** im: graph.
O; Beine; Luft; agg.; frische
- **Froststadium,** vor: ther.[25]
- **Gehen**:
  - **agg.**:
    - **Beginn,** zu: zinc.[1]
O; Beine; Bewegung; agg.; Beginn, zu
    - **während**: anac. arn. bamb-a.[1184] bell. **BERB.** bry. **Calc. CANN-I. CARB-V.** chin.[1] chin-s. **CON.** croto-t. **GELS.** hep. irid.[222] kali-c.[1] **LACH. Lec.** lyc.[1] **Mag-m. Med.** petr. phos. pip-m. puls. rhod. rhus-t. sars. sil.[1] spig.[1] **Stann. Sulph.** thuj. zinc.
Hölzern, Empfindung wie; Beine; Gehen, beim
      - **Freien,** im: lyc.[1] sil.[1]
    - **nach**: anac.[1] **ARG.** kali-bi. kali-m. kali-n.[36] murx. ruta sil.[1] stann.[1] **Sulph.**
  - **amel. nach**: nit-ac.[1] rat. rhod.
- **Hitze,** mit: bamb-a.[1184]
- **Konvulsionen,** vor: plb.[81]
- **Kränkung,** nach: puls.
GEMÜT; M; Kränkung, Beleidigung, Verdruss, Beschwerden durch
- **Liegen,** beim: nit-ac.[1] tarent-c.[192]
O; Beine; Liegen; agg.
- **Menses**:
  - **vor**: **Bar-c.**[5] **Carl. Con.** cycl.[26] **Graph. Kali-c.**[5] lach. **Lyc.** merc.[26] nit-ac.[26] phel. thuj.[5] zinc.[26]
O; Beine; Menses; vor
  - **während**: **Am-c.** calc-p. cocc. **Graph.** kali-n. nicc. nit-ac. **Sep.** sulph. **Zinc.**
O; Beine; Menses; während
  - **nach**: nat-m.[1]
  - **unterdrückten,** bei: **Graph.** nat-m. nux-v. phos. rhus-t. ruta verat.
- **Mittagessen,** nach dem: kali-n.[1] sulph.
- **Obstipation,** bei: tep.
- **Schlaf,** nach: **Sep.**
O; Beine; Schlaf; nach
- **Schwäche,** mit Zittern: puls-n.[25]
- **Schweiß,** während: bell.[5] **Calc.**[5] canth.[5] **Chin.**[5] hell.[5] ign.[5] mez.[5] nat-c.[5] nat-m.[5] **Nux-v.**[5] phos.[5] **Puls.**[5] **Rhus-t.**[5] **Sep.**[5] stann.[5] **Sulph.**[5] thuj.[5]
- **Schwermut,** bei: calc.[1]
- **sexuellen** Exzessen, nach: ph-ac.[122]
- **Sitzen,** beim: **ALUM.** croc. mag-c.[1] mag-m. nat-c. nit-ac. plat. sars. spig. stann.
O; Beine; Sitzen; agg.; während
- **Stehen,** beim: bry. haliae-lc.[222] stann.[1] sulph. valer.
O; Beine; Stehen; agg.; während
- **Strecken** des Unterschenkels amel.: anac.[1]
O; Beine; Ausstrecken der Glieder; amel.
- **Treppabgehen,** beim: verb.[1]
O; Beine; Treppabgehen agg.
- **Treppensteigen,** beim: alum.[809] bamb-a.[1184] berb.[36] bry. canth.[10] clem.[36] kola[1184] lyc. **Med. Nat-m.**[137] phos.[1] stann.[1] tarent-c.[192] thuj. verb.
O; Beine; Steigen agg.; Treppensteigen

- **Knochen,** im Sitzen: sulph.[1]
O; Beine; Knochen
- **Gelenke**: calc.[1] nit-ac.[1] ph-ac.[1]
O; Beine; Gelenke
- **Hüften**: agar. all-c. **Alum.** androc.[222] ant-t. ars-met. **Con.** kali-c.[1] kreos. mag-m.[1] mag-s. nat-ar. nat-m.[36] ph-ac. sars.[1] zinc.[36]
O; Beine; Hüften
  - **links,** abends: zinc.[36]
O; Beine; links
  - **Gehen** amel.: ph-ac.
- **Oberschenkel**: agar. **Agn. Alum.**[102] am-c. amyg-am.[36] androc.[222] **ANG.**[1] aran. **Arn.** ars. asar.[1] **Bell.**[1] brom. brucel.[241] **Bry. Calc.** camph.[1] cann-i.[102] carb-an. carc.[119] cast. caust.[1] cham. **Chin.** cic.[1] cimic.[102] cocc. **Con.**[102] croc. croto-t. cub. **Dulc.** fago.[25] gins.[102] graph. **Gua.**[102] **Guai.** hell.[1] ignis[194] **Ip. Kali-c.**[1] kali-n.[1] lach. laur.[111] **Lyc.**[1] lyss. mag-c.[1] mag-m.[1] med.[102] **Merc.** murx. nat-s. nit-ac. nux-m. **Nux-v.**[5] pall.[102] petr. ph-ac.[1] phos.[1] **Pic-ac.**[102] **Puls.** rat. rheum **Rhod. Sars.**[1] **Sep.**[1] squil.[1] **Stann.** staph.[1] sulfon.[102] **Sulph.**[102] tax.[303] **Thuj.**[1] verb. vib.[102] zinc.[1]
  - **links,** nach Gehen: ignis[194]
O; Beine; links
  - **rechts**: amyg-am.[36] fago.[25] rat.
O; Arme; rechts • O; Beine; rechts
  - **morgens**: **Calc.** kali-c.[1] tax.[303]
O; Beine; morgens
    - **Aufstehen,** beim: tax.[303]
    - **Erwachen,** beim: tax.[303]
  - **nachts**: kali-c.[1] sep.[1]
O; Beine; nachts; agg.
  - **Mitternacht,** nach: croto-t.
O; Beine; Mitternacht; nach; 4.30 Uhr

<> - **Anstrengung** amel.: carc.[119]
O; Beine; Anstrengung amel.

SCHWERE, Müdigkeit, Empfindung von; **Oberschenkel** (Forts.)

◦ **Gehen**:

◦ ◦ **während**: bell.[1] cic.[1] mag-c.[1] sars.[1] zinc.[1]

◦ ◦ **nach**: ang.[1]

◦ **Liegen,** beim: staph.[1]

◦ **Menses**:

◦ ◦ **vor**: bell. brom. carb-an. cocc. kali-n. [1] nux-m.
☞ *O; Beine; Menses; vor*

◦ ◦ **während**: **Am-c.** carb-an. **Cast.** cub. **Graph.** nit-ac. **Sars.**
☞ *O; Beine; Menses; während*

◦ **Schwermut,** Traurigkeit, durch: tax.[303]

◦ **Sitzen,** beim: kali-c.[1] kali-n.[1] mag-c.[1] rat. sars.[1]
☞ *O; Beine; Sitzen; agg.; während*

◦ **Stuhlgang,** nach: lyc.[1]

◦ **Treppensteigen,** beim: asar.[1]
☞ *O; Beine; Steigen agg.; Treppensteigen*

◦ **Übelkeit,** bei: tax.[303]
☞ *O; Beine; Übelkeit, bei*

- **Knie**: act-sp. anac. apis asar. berb. calc-s. camph. cann-s. caust.[1] chel.[25] cocc.[1] **Con.** dig.[1] euphr.[1] graph.[1] hydrog.[222] **Hyos.** ignis[194] kali-bi.[111] kali-n.[1] lach. **Led.** lyc.[1] mag-c.[1] mag-m.[1] merc. nat-m. nit-ac. **NUX-M.** nux-v.[137] ox-ac. phos.[1] **Plat.** plut-n.[269] podo.[85] puls.[1] rhus-t. ruta[1] sanic. sars.[1] spong. **Stann.** staph. sulph.[1] verat.
☞ *O; Beine; Knie*

◦ **links**: phos.[1] plut-n.[269]
☞ *O; Beine; links*

◦ **rechts**: kali-bi.[111]
☞ *O; Arme; rechts • O; Beine; rechts*

◦ **morgens** im Bett: sulph.[1]

◦ **nachmittags**: mag-c.[1]
☞ *O; Beine; nachmittags*

<> ◦ **Aufstehen** von einem Sitz, nach: berb. puls.[1]
☞ *O; Beine; Aufstehen; agg.; Sitzen, vom; nach*

◦ **Gehen**:

◦ ◦ **agg.**:

◦ ◦ ◦ **während**: mag-c.[1]

◦ ◦ ◦ **nach**: berb. calc-s. ignis[194] ruta[1]

◦ ◦ **amel.**: kali-n.[1] ruta[1]

◦ **Menses,** während: sars.[1]
☞ *O; Beine; Menses; während*

◦ **Ruhe,** agg. bei: **NUX-M.**
☞ *O; Beine; Ruhe; agg.*

◦ **Sitzen,** beim: camph. mag-c.[1]

◦ **Treppensteigen,** beim: caust.[1] dig.[1] hyos.
☞ *O; Beine; Steigen agg.; Treppensteigen*

- **Unterschenkel**: **Aeth. Agar.** allox.[149] aloe **ALUM.**[1] am-c. am-m. **Ambr.** ammc.[4] ang. ant-t. apis aq-des.[275] **Arg-n.** arist-cl.[119] arn. ars.[1] ars-i. arum-t. asar. aza.[192] **Bell.**[1] berb. brach. **Bry.** bufo cact. cahin. **Calc. Calc-p. Calc-sil.**[58] calx-b.[194] **Camph. CANN-I.** cann-s. **Carb-ac. Carb-v. Carbn-s.** carc.[227] cath-a.[264] **Caust. Cham. Chel. Chin.** cimic.[54] **Cimx.** clem. **Colch. Coloc.**[1] **Con.**[102] croc. croto-t. dig.[1] dros.[1] euphr. falco-p.[265] **Ferr.** ferr-p. **Gels.** gins.[102] **Graph.** gua.[102] hell.[102] hep.[1] hydrog.[222] ind. ipom.[119] **Kali-bi. Kali-c.**[1] kali-n.[1] kali-sil.[58] kreos.[5] lact. lat-h.[301] led.[1] lyc. **Lyss.** m-arct.[5] **Mag-m.**[1] **Med.**[85] **Merc.** nat-ar. **Nat-c.**[1] **Nat-m.** nat-p. nicc. nit-ac.[1] **NUX-M. Nux-v. Onos.** ozone[227] pall.[102] **Petr. Phos. Phyt. Pic-ac.** plat.[1] **Plb.**[81] **PULS.**[1] **RHUS-T.** ruta samb.[1] sarr. sars. sec. sep. **Sil.** spig.[1] spong.[1] stann.[1] staph.[1] stront-c. sulfon.[102] **Sulph.** tarax.[1] **Tarent.** thuj.[1] torul.[72] uran.[269] uran-n. valer. verat. verb.[1] vib.[102] zinc.
☞ *O; Beine; Beine*

◦ **links**: thuj.[1]
☞ *O; Beine; links*

◦ **morgens**: ars.[1] falco-p.[265]
☞ *O; Beine; morgens*

◦ **vormittags**: puls.[1]
☞ *O; Beine; vormittags*

◦ **nachmittags**: nat-c.[1]
☞ *O; Beine; nachmittags*

◦ **abends**: alum. am-c. **Apis** puls.[1] uran.[269] uran-n.
☞ *O; Beine; abends*

◦ **nachts**: **Caust.** hydrog.[222] kali-c.[1]
☞ *O; Beine; nachts; agg.*

<> ◦ **Anstrengung** agg.: **GELS.** pic-ac.

◦ **Aufstehen** vom Sitzen, beim: puls.[1]
☞ *O; Beine; Aufstehen; agg.; Sitzen, vom; während*

◦ **Essen,** nach dem: arn. dros.[1]
☞ *O; Beine; Essen; nach*

◦ **Froststadium** im Fieber, vor: **Cimx.**

◦ **Gehen**:

◦ ◦ **agg.**:

◦ ◦ ◦ **während**: alum.[1] bell.[1] coloc.[1] med.[102] **Nat-c.** ozone[227] rhus-t.[1] stann. **Sulph.**

◦ ◦ ◦ **nach**: kali-n.[1] nit-ac.[1]

◦ ◦ **amel.**: kali-n.[1] nit-ac.[1] rhus-t.[1] sec.

◦ **Konvulsionen,** vor, mit Taubheitsgefühl: plb.[81]

◦ **Menses**:

◦ ◦ **agg.**:

◦ ◦ ◦ **vor**: arist-cl.[144] **Lyc.**
☞ *O; Beine; Menses; vor*

◦ ◦ ◦ **während**: **Calc-p.** nicc. **Sars.**
☞ *O; Beine; Menses; während*

◦ ◦ **amel.**: arist-cl.[119]

◦ **Ruhe,** in: nit-ac.[1]
☞ *O; Beine; Ruhe; agg.*

◦ **Sitzen,** beim: **ALUM. Mag-m.** plat.[1] rhus-t.[1] spig.[1] thuj.[1]
☞ *O; Beine; Sitzen; agg.; während*

◦ **Stehen,** beim: alum.[1] samb.[1]

◦ **Treppabgehen,** beim: med.[85]
☞ *O; Beine; Treppabgehen agg.*

◦ **Treppensteigen,** beim: hep.[1] med.[193] **NAT-M. Phos.**
☞ *O; Beine; Steigen agg.; Treppensteigen*

◦ **Übereinanderschlagen** der Beine, beim: bell.[1] stann.[1] verb.[1]
☞ *O; Beine; Übereinanderschlagen, Kreuzen, der Beine; agg.*

◦ **Wehen,** Entbindung, während: cimic.[54]

◦ **erstreckt** sich aufwärts: ozone[227]

◦ ◦ **abwärts,** und dann: ozone[227]

◦ **Schienbein**: dig.[1] kali-n.[1] spong.[1]
☞ O; Beine; Beine; Schienbein

◦ **Waden**: agar. **Aloe Arg-n.** ars-i. aza.[192] berb. carc.[227] cham. euphr. hydrog.[222] kali-c.[1] lyss. mag-m.[1] plat.[1] rhus-t. sep. stann.[1] staph.[1] sulph.
☞ O; Beine; Beine; Waden

◦ ◦ **Druck** **amel.**: aza.[192]
☞ O; Beine; Druck; amel.

- **Knöchel, Fußgelenk**: alum.[1] ant-c.[137] caust.[1] croto-t.[36] **CUPR.**[36] kali-c.[1] led.[111] nat-m.[1] nit-ac.[1] plut-n.[222] sec.[137] sil.[1] **Sulph.**

◦ **abends**: croto-t.[36]
☞ O; Beine; abends

- **Füße**: acon. **Agar. Agn. ALUM. Alum-sil.**[58] am-c. anac. ant-c. ant-t.[5] apis apisin.[5] aran. **Arn.**[36] **ARS. Ars-i.**[25] **Ars-s-f.**[58] **Aur.** aur-ar.[58] aur-s.[58] bar-c. **Bell.** berb. bor.[1] **Bov.** bry. cadm-s. **Calc.** calc-ar. calc-i.[58] **Calc-sil.**[58] cann-i. cann-s. canth. carb-ac. carb-an.[1] **Carb-v.**[5] **Carbn-s.**[58] carl. caust. cham.[1] chin.[1] clem. coca **Cocc.** colch. coloc. con. croc. crot-h. **Cycl.** cypr.[85] eup-per. ferr. ferr-ar. ferr-i. gamb. **Graph.** hell. **Ign.**[60] ignis[194] ind. **Iod.**[5] **Kali-ar. Kali-c.** kali-n.[1] kali-p. kali-sil.[58] **Kreos.** lach. **Led.**[1] lyc. **MAG-C.** mag-m. manc. mang. merc. murx. nat-ar.[58] **Nat-c.**[54] **NAT-M.**[1] nat-p. nat-s. nat-sil.[58] nicc. **Nit-ac.**[1] nux-v. **Ol-an.** op. **Petr.** ph-ac.[1] **PHOS. PIC-AC. Plat.** plb. **PULS. Rhod.**[5] rhus-t. rhus-v. **Ruta Sabad.** sabin. **Sars.**[1] **SEP. Sil.** spong.[172] stann. staph.[1] stram. sul-ac. sul-i.[58] **SULPH.** tab. tep. thuj.[1] verat. verb. xan. zinc.
☞ O; Beine; Füße

◦ **links**: ars-i.[25] cypr.[85]
☞ O; Beine; links

◦ ◦ **Ameisenlaufen,** mit, amel. durch Gehen: ars-i.[25]

◦ ◦ **Schwindel,** nach: cypr.[85]

◦ **rechts**: **Agn.**
☞ O; Arme; rechts • O; Beine; rechts

◦ **morgens**: apis carl. mag-m. nat-m. nat-s. sep. sulph.
☞ O; Beine; morgens

◦ ◦ **Bett,** im: mag-m. **Nat-m.** sep. sulph.
☞ O; Beine; Bett, im; agg.

◦ ◦ **Erwachen,** beim: nat-s.

◦ **vormittags**: bry. coloc.
☞ O; Beine; vormittags

◦ **nachmittags**: lyc. nux-v.
☞ O; Beine; nachmittags

◦ ◦ **Gehen,** beim: lyc.

◦ ◦ **Sitzen,** beim: lyc.
☞ O; Beine; Sitzen; agg.; während

◦ **abends**: am-c. apis bor. lyc. mag-c.[1] mang. nat-m. plat.[1] thuj.
☞ O; Beine; abends

◦ ◦ **18 Uhr**: mang.

◦ ◦ **Ausziehen,** beim: **Apis**

◦ ◦ **Gehen,** beim: lyc.

◦ **nachts**: apis carb-an.[1] caust. nit-ac.[1]
☞ O; Beine; nachts; agg.

◦ ◦ **Bett,** im: caust.
☞ O; Beine; Bett, im; agg.

◦ **Angst,** bei: ign.[60] nit-ac.[60]
GEMÜT; M; Angst, Beängstigung, Beschwerden durch

◦ **Ärgernis,** nach: nat-m.[1]
☞ O; Beine; Zorn, Ärgernis, nach

◦ **Aufstehen** nach einer Mahlzeit, beim: bry.

◦ **Auftreten,** beim: nit-ac.[1]

◦ **Beugen,** beim: led.[1]

◦ **Bewegung** **amel.**: nicc. zinc.
☞ O; Beine; Bewegung; amel.

◦ **Essen,** nach dem: bry. cann-s. carb-v.[5] op.
☞ O; Beine; Essen; nach

◦ **Frösteln,** während: hell.

◦ **Gehen**:

◦ ◦ **agg.**:

◦ ◦ ◦ **während**: cann-i. kali-n.[1] kreos. lyc.[1] manc. nat-c.[54] nit-ac.[1] phos. plb. **Sep. Sulph.** verat.

◦ ◦ ◦ ◦ **Freien,** im: nit-ac.[1]

◦ ◦ ◦ **nach**: alum. **Arn.** cann-s. caust. **Con.** murx. **Rhus-t.** ruta

◦ ◦ **amel.**: ars-i. led.[1] **MAG-C. Nat-m. Sulph.**

◦ **Liegen,** beim: led.[1]
☞ O; Beine; Liegen; agg.

◦ **Menses**:

◦ ◦ **agg.**:

◦ ◦ ◦ **vor**: bar-c. cycl. lyc. zinc.
☞ O; Beine; Menses; vor

◦ ◦ ◦ **während**: colch. nat-m. sars.[1] **Sulph.** zinc.
☞ O; Beine; Menses; während

◦ ◦ **amel. während**: **CYCL.**

◦ **Mittagessen,** nach: **Carb-v.**

◦ **Schreck,** Furcht, durch: spong.[172]
☞ O; Beine; Schreck, Furcht, nach GEMÜT; M; Schreck oder Furcht, Beschwerden durch

◦ **Sitzen,** beim: alum. anac. led.[1] **MAG-C. Plat. RHUS-T.**
☞ O; Beine; Sitzen; agg.; während

◦ **Stehen,** beim: kali-n.[1] **Nat-m.** phos.
☞ O; Beine; Stehen; agg.; während

◦ **Treppensteigen,** beim: bor.[1] cann-s. lyc. mag-c.
☞ O; Beine; Steigen agg.; Treppensteigen

◦ **Mittelfußknochen**: staph.[1]
☞ O; Beine; Knochen

◦ **Fußrücken**: arn.[36] ignis[194]
☞ O; Beine; Füße; Fußrücken

◦ **Fußsohlen**: ph-ac.[1] thuj.[1]
☞ O; Beine; Füße; Fußsohlen

- **Zehen**: apisin.[5] valer.[5]

SCHWERE, Müdigkeit, Empfindung von (Forts.)

anfallsweise, Oberschenkel: thuj.[1]

Band, wie durch ein, Unterschenkel: ozone[227]

bleiern: agar.[8] bamb-a.[1184] bry.[139] camph.[193] carb-ac.[8] cob-n.[119] gink.[227] iod.[36] lat-h.[301] med.[137] nux-m.[85] nux-v.[139] op.[139] ozone[227] palo.[149] pic-ac.[8] thuj.[36] valer.[139]
☞ Gewicht, wie von einem

- **Schultern**: nux-m.[85]
☞ O; Arme; Schultern

- **Beine**: **Agar.**[8] bry.[139] camph.[193] **Carb-ac.**[8] iod.[36] lat-h.[301] med.[137] nux-v.[139] op.[139] ozone[227] palo.[149] **Pic-ac.**[8] thuj.[36] valer.[139]

◦ **Gehen,** beim: med.[137]

◦ **Füße**: lat-h.[301]

Boden geklebt, als wären sie an den, Füße: phos.[137]

Ermüdung, wie durch, Beine: arg-n. calc.[1] chen-a. **Hydrog.**[222] kreos. lact. mag-m. merc-i-f. mosch. murx. nat-s. psor. puls-n.[36] ruta sulph.

gebunden an den Körper und unnütz, als ob, Arme: caj.[85]

geschlagen, wie, Beine: **BERB.**

Gewicht, wie von einem: bamb-a.[1184] rhod.[137] ruta[137]
☞ bleiern

- **Füße** herunterhängen lässt, wenn er die: rhod.[137] ruta[137]

lähmungsartig: aesc.[137] alum.[1] kali-c.[1] kali-n.[1] nat-m.[1] plb.

- **Arme**: alum.[1] nat-m.[1]

Oberschenkel: kali-c.[1] kali-n.[1]

Magnet die Füße am Boden hält, als ob ein: led.[137] phos.[137]

Mantel, Empfindung wie ein schwerer, Schultern: bamb-a.[1184]

plötzlich, Arme: carc.[193]

schmerzhaft: agar.[1] bov.[137] cupr.[137] granit-m.[194] plat.[1]

- **Beine**: bov.[137] cupr.[137] plat.[1]

◦ **Unterschenkel**: plat.[1]
☞ O; Beine; Beine

◦ **Knöchel,** Fußgelenk: cupr.[137]

SCHWINGT die:

Arme: cina[137]

Füße, im Halbkreis, beim Gehen: cic.[137]
☞ O; Beine; Füße

SCHWIRREN, Empfindung von, Beine: ars.[5] bell.[1] cic.[5] con.[5] croc.[5] graph.[5] nux-m.[5] olnd.[5] puls.[5] rhus-t.[5] sabad.[5] sep.[5] spig.[5] sulph.[5]

Oberschenkel: bell.[1] graph.[5] sabad.[5] sep.[5]

Knie: rhus-t.[5]
☞ O; Beine; Knie

Unterschenkel: croc.[5] olnd.[5]
☞ O; Beine; Beine

Füße: ars.[5] cic.[5]
☞ O; Beine; Füße

Zehen: nux-m.[5]

SEHNENHÜPFEN:
☞ Zucken, fibrilläre Zuckungen

SKLEROSE:

lateral:
KLINISCHES; C; Sklerose; Lateralsklerose

Multiple:
KLINISCHES; C; Sklerose; Multiple Sklerose

SPALTUNG der Nägel:
☞ O; Nägel • Gespaltene Nägel

SPANNUNG, Empfindung von: acon.[5] aesc.[58] aeth. agar. agn.[5] ail.[25] all-s. alum. alum-p.[58] alum-sil.[58] am-c.[1] am-m.[5] ambr.[1] aml-n. ammc. amyg-p.[36] anac.[1] anag. androc.[222] ang.[1] ant-c.[5] ant-s.[85] ant-t. apis apisin.[5] aran-ix.[119] arg.[1] arg-n. arge-p.[264] arist-cl.[119] arn.[5] ars.[5] asaf. asar.[5] aur.[1] aur-m. aur-s.[58] bar-c.[1] bar-m. bar-s.[58] bell.[1] bell-p.[102] benz-ac. berb.[36] bor.[1] bov.[5] **Bry.**[5] bufo cact.[58] cadm-s. calc. calc-p. calen.[111] camph.[5] cann-s.[36] canth.[5] caps.[5] carb-an.[5] carb-v.[1] carbn-s.[36] card-m. **Carl.** casc. cast-eq. caust.[1] cham.[1] chel. chin.[1] choc.[222] cic.[36] cimic. **Cimx.** clem. coc-c. cocc.[5] colch.[5] coloc.[36] com. con.[5] corn. croc.[5] crot-h. croto-t. **Cupr.**[1] cycl.[1] cymbo-ci.[2184] cypra-e.[227] dig. dros.[1] dulc.[5] euph.[1] euphr.[1] eupi. ferr.[5] ferr-ma. gent-l.[111] germ.[222] granit-m.[194] graph.[1] guai.[5] haliae-lc.[222] harp.[1184] hell. hep.[1] hyos.[1] hyper. ign. ind. iod.[1] iris junc.[36] kali-ar. kali-bi.[36] kali-c.[1] kali-chl.[58] kali-i. kali-m.[137] kali-n.[1] kali-sil.[58] kreos.[5] lac-d. lach.[5] lachn.[25] lact. lat-h.[301] laur.[5] led.[1] lim-b-c.[204] lyc. lyss. m-art.[5] mag-c.[1] mag-m. mag-p. mag-s. manc. mang.[5] mang-acet.[1] mang-m. marm-w.[194] med.[58] meny.[5] meph.[111] merc. mez. mill.[36] mur-ac.[1] nat-c.[1] nat-m.[1] nat-p. nat-s. nat-sil.[58] nicc. nit-ac.[1] nux-v.[5] ol-an. olnd. op. ox-ac. ozone[227] pall. par. petr.[1] ph-ac.[1] phos.[1] phyt. **Plat.**[1] plb.[5] plut-n.[269] prun. psor. **Puls.** pyrus[36] querc-r.[257] ran-b.[5] rat. rheum[5] rhod.[5] **Rhus-t.** rhus-v. ruta[5] sabad.[5] sabin.[5] samb.[5] sang. sars.[1] sec. seneg.[5] sep.[1] sil.[1] sol-t-ae.[111] spig.[1] spong.[1] stann.[1] staph.[1] stram.[1] stront-c. stry. succ.[194] sul-ac.[1] sulph.[1] syph.[193] tab.[36] tarax.[1] tarent. tax.[303] tep.[36] ter. teucr.[5] **Thuj.**[1] til. uro-h.[264] valer.[5] verat.[5] verb.[5] viol-o.[5] vip. visc.[25] zinc.[1] zinc-p.[58]
ALLGEMEINES; C; Spannung, Empfindung von

morgens: **Nux-v.**

nachmittags: calc.

abends: **Puls.**

nachts: hep. **Puls.** rhod. sulph.

allmählich einsetzend, plötzlich nachlassend: **PULS.**

Aufstehen von einem Sitz, beim: **Rhus-t.**

Erregung, bei: ang.[10]
GEMÜT; M; Erregung; Beschwerden durch; Allgemeinsymptome

Froststadium im Fieber:

- **vor**: **Rhus-t.**

- **während**: rhus-t.

Gehen, nach: sulph.[1]

Gelenke: am-c. **Am-m.** anac. apis arg. **Bov.** **Bry.** cact.[58] **Caps.** **Carl.** **Caust.** clem. croc. harp.[1184] iod. **Iris** **Kali-c.** **LED.** **Lyc.** **Mag-c.** **Mag-m.** manc. **Mang.** **Mez.** mur-ac. **NAT-M.** **Nit-ac.** **Puls.** rhod. **Rhus-t.** **Seneg.** **Sep.** stann. sul-ac. **Sulph.** **Teucr.** verat. zinc.

- **abends**: **Iris**

Venen, Varikose, bei Menses: arist-cl.[119]

Arme: acon. aesc.[58] aeth. agar. agn.[5] all-s. **Alum.** alum-sil.[58] am-c. am-m. ambr. aml-n. **Anac.** androc.[222] ant-c. ant-s.[85] apis apisin.[5] **Arg.**[5] arg-n. arge-p.[264] arn.[5] asaf.[5] asar.[5] aur. aur-m. bar-c.[111] bell. bell-p.[102] benz-ac. berb. bov. bry.[5] bufo cadm-s. calc.[5] calen.[111] camph. cann-s.[36] canth. **Caps.**[5] carb-an. carb-v. carl. casc. caust. chin. choc.[222] cic. cimx. clem. coc-c. **Cocc.**[5] coloc. com. **Con.**[5] croc. crot-h. croto-t. cupr.[1] cymbo-ci.[2184] **DIG.** dros.[1] dulc. euph.[1] eupi. ferr.[5] ferr-ma. gent-l.[111] granit-m.[194] graph.[1] haliae-lc.[222] harp.[1184] hep. hyos. hyper. ind.[111] iod.[1] iris kali-bi.[111] kali-c. kali-i. kali-n. kreos. lach. lact. laur. led.[1] lim-b-c.[204] lyc. m-art.[5] mag-c. mag-m. mag-p.[111] manc. mang. mang-acet.[1] marm-w.[194] meny.[85] merc. **Mez.**[1] mur-ac. nat-c.[5] nat-m.[1] nat-p. nat-s. nit-ac. nux-v.[5] olnd.[5] ozone[227] petr. ph-ac.[5] phos. **Plat.**[5] plb.[5] prun. psor. puls. querc-r.[257] rat. rhod.[5] rhus-t. rhus-v. **Sep.** sil. spig. spong. stann.[1] staph.[5] stront-c. succ.[194] sul-ac.[36] **Sulph.** tab. ter. teucr. thuj. uro-h.[264] verat.[5] verb.[5] vip. zinc.

- **links**: kali-c.[1]
  ☞ *O; Arme; links*
- **rechts**: ozone[227]
  ☞ *O; Arme; rechts*
- **Gehen,** beim: cic.
- **Heben** agg.: alum-sil.[58] kali-c.[1]
- **Schreiben,** beim: **MAG-P.**
  ☞ *O; Arme; Schreiben agg.*
- **Strecken,** beim: anac.[1] cimx.
  ☞ *O; Arme; Ausstrecken der Arme; agg.*
- **Taubheitsgefühl,** mit: sep.[1]
- **erstreckt** sich:
  ◦ **Fingerspitzen,** in die: puls.
  ◦ **Nacken,** während Menses: berb.
- **Gelenke**: anac.[5] bov.[5] caust.[5] hep.[5] iod.[5] kali-c.[5] lyc.[5] mag-c.[5] **Mang.**[5] mez.[5] mur-ac.[5] nat-m.[5] nit-ac.[5] **Sep.**[5] sul-ac.[5] zinc.[5]
  ☞ *O; Arme; Gelenke*
- **Schultern**: aeth. anac. androc.[222] ant-s.[85] **Apis** apisin.[5] arge-p.[264] asaf.[5] asar. berb. **Bov. BRY.** calc. cann-s.[36] carb-v. casc. choc.[222] coc-c. coloc. **Croc.**[5] crot-h. cymbo-ci.[2184] dig. **Euph.**[1] eupi. granit-m.[194] haliae-lc.[222] hyos. iris kali-bi. **Kali-c.** kali-i. kali-n. lach. lact. laur. led.[5] **Lyc.**[5] m-art.[5] mag-c.[1] mag-m. **Mang.**[5] marm-w.[194] mez. nat-c. **Nat-m.**[1] nat-p. nit-ac. petr. phos. puls. querc-r.[257] **Sep.** staph.[1] succ.[194] sulph. teucr.[5] uro-h.[264] verat. **Zinc.**[5]
  ☞ *O; Arme; Schultern*
  ◦ **rechts**: euph.[5] lyc.[5] sulph.[1] zinc.[5]
  ☞ *O; Arme; rechts*
  ◦ **morgens**: calc. coloc. crot-h. euph.[1] kali-c. nat-c. nat-m.[1] phos. sulph.
  ☞ *O; Arme; morgens*
  ◦ ◦ **Aufstehen,** nach: euph.[1]
  ◦ ◦ **Bett,** im: nat-m.[1]
  ◦ ◦ **Bewegung** des Arms **agg.**: coloc. crot-h. euph. phos.
  ☞ *O; Arme; Bewegung; während •O; Arme; Bewegung; während; Arme, der*
  ◦ ◦ **Freien,** im: nat-c.
  ☞ *O; Arme; Luft; agg.; frische*
  ◦ **Abdecken,** beim: nat-m.[1]
  ☞ *O; Arme; Abdecken; agg.*
  ◦ **Bewegung**:
  ◦ ◦ **agg., Armbewegung**: dig.
  ☞ *O; Arme; Bewegung; während; Arme, der*
  ◦ ◦ **amel.**: sep.
  ◦ **Bücken agg.**: mag-c.[1]
  ☞ *O; Arme; Bücken agg.*
  ◦ **Erwachen,** beim: coloc.
  ☞ *O; Arme; Erwachen, beim*
  ◦ **Gehen** im Freiem, beim:
  ☞ *O; Arme; Gehen; agg.; während •O; Arme; Gehen; agg.; während; Freien, im*
  ◦ ◦ **agg.**: lyc.
  ◦ ◦ **amel.**: euph.[1]
  ☞ *O; Arme; Gehen; amel., im Freien*
  ◦ **Heben** des Arms, beim: bry. euph.[1] hyos. **Iris**
  ☞ *O; Arme; Anheben; agg., der Glieder*
  ◦ **Menses,** während: berb.
  ☞ *O; Arme; Menses; während*
  ◦ **Ruhe,** in: euph.[1]
  ☞ *O; Arme; Ruhe; agg.*
  ◦ **Schließen** des Mundes **agg.**: mag-c.[1]
  ☞ *O; Arme; Bewegung; während ▤ ALLGEMEINES; M; Schließen; Mundschließen, beim*
  ◦ **Schreiben,** beim: bov.
  ☞ *O; Arme; Schreiben agg.*
  ◦ **Zähneputzen,** beim: phos.
  ◦ **Deltoideusregion**: cann-s.[36]
  ◦ **erstreckt** sich:
  ◦ ◦ **Nacken**: choc.[222]
  ◦ ◦ **Unterkieferwinkel,** zum: mag-c.[1]
- **Oberarme**: agar. alum. **ANT-C.**[5] arg.[36] asaf.[5] asar.[5] berb. **BRY.**[5] bufo cann-s.[36] carl. croto-t. kali-c.[1] laur.[5] phos. prun. puls.[5] rhus-t. spig. sulph. zinc.
  ☞ *O; Arme; Oberarme*
  ◦ **morgens,** im Bett: croto-t.
  ◦ **Bewegung,** bei: agar. carl.
  ☞ *O; Arme; Bewegung; während*
  ◦ ◦ **bestimmter,** bei: agar.
  ◦ **Freien,** im: rhus-t.
  ☞ *O; Arme; Luft; agg.; frische*
  ◦ **Gehen,** beim: spig.
  ☞ *O; Arme; Gehen; agg.; während*
  ◦ **erstreckt** sich:
  ◦ ◦ **Finger**: croto-t.
  ◦ ◦ **Unterarme**: phos.
  ◦ **unterer** Teil: kali-c.[1]
  ◦ **Muskeln**:
  ◦ ◦ **Trizeps,** rechts: arg.[36]
  ◦ ◦ **Biceps**: agar.
- **Ellenbogen**: acon. all-s. alum. arg. berb. caust. dros.[1] kali-c. kali-n.[1] kreos. lach. laur. manc. **Mang.**[5] mang-acet.[1] merc. **Mez.**[1] **Mur-ac.** nat-m. **PULS.** rhus-t. **Sep.**[1] stann.[1] sul-ac. sulph. tab. ter. teucr.[5] thuj. zinc.
  ☞ *O; Arme; Ellenbogen*

SPANNUNG, Empfindung von; **Ellenbogen** (Forts.)

◦ **abends,** beim Gähnen: zinc.
☞ *O; Arme; Gähnen, beim*

<> ◦ **Beugen** agg.: berb. dros.[1] **Merc.**
☞ *O; Arme; Beugen; agg.; Glieder beugen*

◦ **Heben** des Arms, beim: mez.[1]
☞ *O; Arme; Anheben; agg., der Glieder*

◦ **Strecken** des Arms, beim: mang-acet.[1]
☞ *O; Arme; Ausstrecken der Arme; agg.*

◦ **Ellenbeuge**: arg. caust. kali-n.[1] nat-m. **Puls.** rhus-t. sep.[1] sulph. thuj.
☞ *O; Arme; Ellenbogen; Ellenbeuge*

◦ ◦ **morgens**: sulph.
☞ *O; Arme; morgens*

◦ ◦ **Schreiben,** beim: thuj.
☞ *O; Arme; Schreiben agg.*

◦ ◦ **Strecken** des Arms, beim: **CAUST. Rhus-t.**
☞ *O; Arme; Ausstrecken der Arme; agg.*

◦ **Olecranon**: arg. stann.[1]
☞ *O; Arme; Ellenbogen; Höcker, Olekranon*

◦ ◦ **Beugen** des Arms, beim: arg. stann.[1]

- **Unterarme**: agar. ant-c. arn.[5] cadm-s. calc. camph. **Caust.** choc.[222] coloc. com. **Crot-h.** croto-t. graph.[1] kali-c. lach. led.[1] mag-p. mang. mang-acet.[1] nat-c.[1] prun.[111] puls.[5] rat. **Sep.**[5] stront-c. sulph.[1] teucr. thuj. zinc.
☞ *O; Arme; Unterarme*

◦ **abends**: camph.
☞ *O; Arme; abends*

<> ◦ **Bewegung,** bei: calc.
☞ *O; Arme; Bewegung; während*

◦ **Strecken** des Arms, beim:
☞ *O; Arme; Ausstrecken der Arme; agg.*

◦ ◦ **agg.**: mang-acet.[1]

◦ ◦ **amel.**: nat-c.[1]
☞ *O; Arme; Ausstrecken der Arme; amel.*

◦ **Muskeln**:

◦ ◦ **Streckmuskel,** beim Schreiben: **MAG-P.** thuj.

◦ ◦ **Beugemuskeln,** Flexoren: nat-c.[1]

- **Handgelenke**: am-c. am-m. aml-n. arg-n. aur-m. bar-c. **Bell-p.**[102] carb-an. carb-v. caust.[5] harp.[1184] kali-c. lach. lim-b-c.[204] lyc. **Mang.**[5] **Merc.** nat-p. phos. puls. spong. thuj. verb. zinc.
☞ *O; Arme; Handgelenke*

◦ **morgens,** im Bett: lyc.

◦ **abends** amel.: arg-n.

◦ **Beugen,** beim: arg-n. aur-m.

◦ **Bewegung,** bei: am-c. carb-an. spong.
☞ *O; Arme; Bewegung; während*

- **Hände**: aesc.[58] alum.[1] am-c. apis **Arg.**[5] bar-c.[111] bell. calen.[111] **Canth.**[5] carb-v. caust. chin. clem. crot-h.[111] ferr.[5] ferr-ma. gent-l.[111] hyper. ind.[111] kali-c. lach. laur. lim-b-c.[204] lyc. mang.[36] mang-acet.[1] meny. merc. nat-c. nat-p. nat-s.[111] plb. prun. psor. sep. stront-c. sul-ac.[36] sulph. thuj.[36] verb.[5] zinc.
☞ *O; Arme; Hände*

◦ **abends**: sulph.
☞ *O; Arme; abends*

<> ◦ **Herunterhängenlassen** des Arms, beim: sul-ac.[1]

◦ **Strecken**:

◦ ◦ **agg. beim**: laur.

◦ ◦ **amel.**: nat-c.

◦ **Mittelhandknochen**: mang.[36] mang-acet.[1] sul-ac.[36] thuj.[36]

◦ ◦ **rechts**: mang.[36] sul-ac.[36] thuj.[36]
☞ *O; Arme; rechts*

◦ ◦ ◦ **Gehen** im Freiem, beim: sul-ac.[36]
☞ *O; Arme; Gehen; agg.; während • O; Arme; Gehen; agg.; während; Freien, im*

◦ ◦ ◦ **Schließen** der Hand **amel.**: thuj.[36]

◦ **Gelenke**: mang-acet.[1]
☞ *O; Arme; Gelenke*

◦ **Handrücken**: alum.[1]
☞ *O; Arme; Hände; Handrücken*

- **Finger**: aeth. agn.[5] alum. ambr. aml-n. apis **Arg.**[5] benz-ac. calc.[5] canth. carb-an. caust. coc-c. coloc. croc. **Crot-h.** cupr.[1] harp.[1184] hep. hyos. hyper. iod.[1] kali-bi.[111] kali-c. kali-n. lach. m-art.[5] mag-c. mag-p.[111] mang. mang-acet.[1] meny.[85] nat-c.[5] nat-m.[1] nat-s. nit-ac. olnd.[5] ph-ac.[5] **Phos.** plb.[5] prun. psor. **Puls.** rhod.[5] sep. spong. staph.[5] sulph. thuj. verat.[5]

◦ **links**: phos.[1]
☞ *O; Arme; links*

◦ **abends**: sulph.
☞ *O; Arme; abends*

<> ◦ **Beugen,** beim: caust.[1] sep.[1] thuj.

◦ **Bewegung**:

◦ ◦ **während**: hep. ph-ac.

◦ ◦ **behindert**: **Coloc.**

◦ **gedrückt,** wenn: phos.

◦ **Hautausschlägen,** mit: psor.
☞ *Schwellung; allgemeine Arzneien; Arme; Hände; Ekzem, mit*

◦ **Gelenke**: carb-an. **Caust.** croc. harp.[1184] iod.[1] kali-c. kali-n. m-art.[5] mag-c. **Nat-m.** nit-ac. ph-ac.[5] phos. puls. rhod.[5] **Sep.**[5] spong. sulph.
☞ *O; Arme; Finger; Fingergelenke*

◦ **Daumen**: **Coloc.** cupr.[1] nat-c.[5] olnd.[5] phos.[5] plb.[5] prun. staph.[5] sulph. thuj.
☞ *O; Arme; Finger; Daumen*

◦ ◦ **Ballen**: cupr.[1]

◦ **Zeigefinger**: nat-m.[1] sep.

◦ **Ringfinger**: mang-acet.[1] phos.[1]

◦ **Kleiner** Finger: canth. hyper. phos.

Beine: acon. aesc.[58] aeth. agar. ail. **Alum.** alum-p.[58] alum-sil.[58] am-c.[1] am-m. ambr. ammc. amyg-p.[36] anac. anag. ang.[1] ant-c. ant-s.[85] ant-t. arg. arn.[5] ars. asaf.[5] asar. aur.[1] aur-s.[58] **Bar-c.** bar-m. bar-s.[58] bell. berb. bor.[1] bov. **Bry.** calc.[1] calc-p. camph. cann-s.[36] canth. caps. **Carb-an.** carb-v.[36] carbn-s. card-m. carl. cast-eq. caust. **Cham.** chel. chin.[1] choc.[222] cic. cimic. cimx. clem. coc-c. cocc. colch. **Coloc. Con.** corn. croc.[5] croto-t. cupr. cycl.[1] cypra-e.[227] dig. dulc. euph.[1] euphr.[1] eupi. ferr-ma. germ.[222] graph. guai. hell. hep. hyos.[36] hyper. ign. ind. iod.[5] junc.[36] kali-ar.

kali-bi. kali-c. kali-chl.[58] kali-i. kali-m.[137] kali-n. kali-sil.[58] kreos. lac-d. lach.[5] lachn.[25] lact. lat-h.[301] laur. led.[1] lim-b-c.[204] lyc. lyss. m-art.[5] mag-c.[1] **Mag-m.**[1] mag-p.[111] mag-s. mang. mang-acet.[1] mang-m. med. meny.[5] meph.[111] merc. **Mez.** mill.[36] mur-ac.[1] **Nat-c.**[36] **Nat-m.** nat-p. nat-s. nat-sil.[58] nicc. nit-ac.[1] **Nux-v.** ol-an. olnd.[5] op. ox-ac. pall. par. petr. ph-ac. phos. phyt. **Plat.** plb.[5] plut-n.[269] prun. psor. **Puls.** pyrus[36] ran-b.[36] rat. rheum[5] rhod. rhus-t.[1] rhus-v. ruta sabad. sabin.[5] samb. sang. sars.[1] sec. seneg. **Sep.**[1] **Sil.**[1] sol-t-ae.[111] spig. spong. **Stann.** staph. stram. stront-c. stry. sulph. syph.[193] tab. tarax.[1] tarent. tax.[303] tep. teucr.[5] thuj. til. valer. verat.[5] viol-o.[5] vip. visc.[25] **Zinc.** zinc-p.[58]

- **abwechselnd** mit Spannung in den Armen: kali-m.[137]
  ☞ *A; Abwechselnd mit*
- **rechts**: mang-acet.[1] phos.[1]
  ☞ *O; Arme; rechts • O; Beine; rechts*
- **nachts**: hep.[1] merc. nat-c. **Puls.**
  ☞ *O; Beine; nachts; agg.*
- **Bettwärme** agg.: **Puls.**
- **Gehen,** beim:
  - ◦ **agg.**: mang-acet.[1] nat-c. nat-m.
  - ◦ **amel.**: bar-c.[1] mag-m.[1]
- **Schnupfen,** bei: anac.[5]
- **Sitzen,** beim: nat-c.
  ☞ *O; Beine; Sitzen; agg.; während*
- **Stehen,** beim: **Bar-c.**
- **erstreckt** sich abwärts: alum.[5]
- **gelähmte** Glieder: **Nux-v.**
- **Knochen**: zinc.[5]
  ☞ *O; Beine; Knochen*
- **Gelenke**: ars.[5] carb-an.[5] carb-v.[5] **Caust.**[5] graph.[5] kali-c.[5] lyc.[5] mag-c.[5] nat-m.[5] **Rhod.**[5] seneg.[5] **Stann.**[5] sulph.[5] zinc.[5]
  ☞ *O; Beine; Gelenke*
- **Muskeln,** Psoas: plut-n.[269]
- **Sehnen**: bar-c.[5] graph.[5] kali-bi.[111] ran-b.[5] ruta[5] sep.[5] teucr.[5] zinc.[5]
- **Gesäßbacken**: ant-c. arg. arn. bell.[1] berb. euph.[36] **Merc.** mill.[36] sil. spig.[1] tab.[36]
  ☞ *O; Beine; Gesäßbacken*
  - ◦ **links**: euph.[36]
    ☞ *O; Beine; links*
  - ◦ **rechts**: mill.[36]
    ☞ *O; Arme; rechts • O; Beine; rechts*
  - ◦ **nachts**: merc.
    ☞ *O; Beine; nachts; agg.*
    - ◦ ◦ **Schlaf,** im: merc.
      ☞ *O; Beine; Schlaf; während*
  - ◦ **Bücken,** beim: bell.[1]
    ☞ *O; Beine; Bücken agg.*
  - ◦ **Liegen** auf dem Rücken amel.: merc.
    ☞ *O; Beine; Liegen; amel.; Rücken, auf dem*
  - ◦ **Marsch,** nach langem: tab.[36]
  - ◦ **Gesäßmuskeln**: spig.[1]
- **Hüften**: aeth. agar. am-m.[5] ambr.[5] ant-s.[85] asar.[36] **Bell.**[1] berb. bry.[5] calc.[1] **Carb-v. Caust.**[5] cimic.[111] coc-c. **Coloc.** con. croto-t. euph. ferr-ma. kreos.[5] **Lyc.** m-art.[5] mez.[1] **Nat-m.** nit-ac. nux-v.[5] ph-ac.[1] plat.[5] **Puls.**[5] **Rhus-t.** sep.[1] stront-c. **Sulph.** thuj. zinc.[5]
  ☞ *O; Beine; Hüften*
  - ◦ **links**: asar.[36] **Lyc.**[1] **Rhus-t.** sulph.
    ☞ *O; Beine; links*
    - ◦ ◦ **Gehen,** beim: asar.[36]
  - ◦ **rechts**: nit-ac.
    ☞ *O; Arme; rechts • O; Beine; rechts*
  - ◦ **morgens,** beim Erwachen: carb-v.[1]
    ☞ *O; Beine; morgens*
  - ◦ **nachmittags**: aeth.
    ☞ *O; Beine; nachmittags*
  - ◦ **abends** amel.: coc-c.
  - ◦ **Bewegung** agg.: ph-ac.[1]
    ☞ *O; Beine; Bewegung; agg.; während*
  - ◦ **Gehen,** beim: bell.[1] calc.[1] carb-v. lyc. nit-ac. sep.[1] **Sulph.** thuj.
  - ◦ **Sitzen,** beim: lyc.[36] **Rhus-t.**
    ☞ *O; Beine; Sitzen; agg.; während*
  - ◦ **Stehen,** beim: lyc.
    ☞ *O; Beine; Stehen; agg.; während*
  - ◦ **erstreckt** sich:
    - ◦ ◦ **abwärts**: berb. sulph. thuj.
    - ◦ ◦ **Leistenregion,** in die: thuj.
  - ◦ **Hüftgelenk**: ant-s.[85] bry.[5] kreos.[5] m-art.[5]
    ☞ *O; Beine; Hüften; Hüftgelenke*
- **Oberschenkel**: acon.[5] **Agar. Alum.** alum-p.[58] **AM-M.** ambr. ang.[1] ant-c. ant-s.[85] ant-t. arg.[1] **ARN.**[5] asaf.[5] asar. aur.[1] aur-s.[58] **Bar-c.** bar-m. bar-s.[58] berb. bry. calc.[5] calc-p. **Camph.** carb-an. **Carb-v. CAUST.** cham. chel. chin. choc.[222] cic.[36] cimx. **Clem. Coloc.** croto-t. cypra-e.[227] dig.[85] euph.[1] eupi. graph. **Guai.** hell. hep. hyos.[1] ind. kali-ar. **Kali-bi.**[36] **Kreos.**[36] **Lac-d. Lach.** led. **Lyc.** lyss. **Mag-m.**[1] mang. med. meny. **Merc.** mez. nat-c. **Nat-m.** nat-p. nit-ac.[122] **Nux-v.** ol-an. olnd. op. petr.[1] phos. phyt. **Plat.** plb.[5] prun. **PULS.** rat. rhod. **Rhus-t.**[1] ruta **Sabin.** samb. **Sep.** spig. **Spong.**[1] staph. sulph. tab. tarax. **Tarent. Thuj.** til. zinc. zinc-p.[58]
  - ◦ **morgens**: carb-v. caust.[1]
    ☞ *O; Beine; morgens*
    - ◦ ◦ **Aufstehen,** beim: caust.[1]
  - ◦ **vormittags**: sulph.
    ☞ *O; Beine; vormittags*
    - ◦ ◦ **Gehen,** beim: sulph.
  - ◦ **nachmittags**: nat-m.
    ☞ *O; Beine; nachmittags*
  - ◦ **abends**: ant-c. lyc. **PULS.** rat. sulph. zinc-p.[58]
    ☞ *O; Beine; abends*
  - ◦ **nachts**: **Alum. Lyc.** sulph.[1]
    ☞ *O; Beine; nachts; agg.*
  - ◦ **Auftreten,** beim: spong.[1]
  - ◦ **Bettwärme** agg.: **Puls.**
  - ◦ **Beugen** der Knie, beim: ang.[1] caust.[1]
    ☞ *O; Beine; Beugen; agg.; Glieder, der*

SPANNUNG, Empfindung von; **Beine; Oberschenkel** (Forts.)

◦ **Bewegung** amel.: **Bar-c.** mag-m.[1] **Puls.**
☞ *O; Beine; Bewegung; amel.*

◦ ◦ **Beine,** der: mag-m.[1]

◦ **Gehen,** beim:

◦ ◦ **agg.**: ambr. aur.[1] berb. chin. cic.[36] **Guai.** ind. lyc. meny. nat-m. puls. **Rhus-t.** sep. spig. staph. sulph. thuj. til.

◦ ◦ **amel.**: zinc-p.[58]

◦ **Hochziehen** der Beine amel.: zinc-p.[58]
☞ *M; Hochziehen (Anziehen) von Gliedmaßen; amel. • O; Beine; Heben der Beine; amel.*

◦ **Liegen** amel.: bar-c.
☞ *O; Beine; Liegen; amel.*

◦ **Menses,** während: nat-m. spong.
☞ *O; Beine; Menses; während*

◦ **Sitzen,** beim:
☞ *O; Beine; Sitzen; agg.; während*

◦ ◦ **agg.**: ant-c. **Camph.** lyc. meny. merc. **Plat.** spig. **Tarent.** zinc-p.[58]

◦ ◦ **amel.**: aur.[1] guai.
☞ *O; Beine; Sitzen; amel.*

◦ **Stehen** auf dem betreffenden Bein mit gebeugten Knien, beim: cham.

◦ **Stehen,** beim: **Bar-c.** cypra-e.[227] nux-v. rat.
☞ *O; Beine; Stehen; agg.; während*

◦ **Treppensteigen,** beim: hyos.[1] nat-m.
☞ *O; Beine; Steigen agg.; Treppensteigen*

→ ◦ **erstreckt** sich abwärts: **Alum. Nat-m.** rhus-t. sep. sulph.

◦ **Vorderseite**: ang.[1]

◦ **Rückseite**: euph.[1] petr.[1]

◦ **Schneidermuskel,** Treppensteigen agg., sitzen, liegen amel.: kali-bi.[36]

◦ **Kniesehnen**: agar. **Am-m. Ambr.** ant-c. ant-t. asar. bar-c. **Calc-p.** carb-an. **CAUST.** cimx. dig.[85] graph. **GUAI.** kali-ar. led. **Lyc.** lyss. med. nat-c. **NAT-M.** nat-p. nit-ac.[122] phos. **Phyt.** puls. **Rhus-t.**[1] **Ruta** samb. sulph.
☞ *Schmerz; Beine; Oberschenkel; Kniesehnen*

◦ ◦ **Kreuzen** der Beine, beim: rhus-t.[1]
☞ *O; Beine; Übereinanderschlagen, Kreuzen, der Beine; agg.*

◦ **Ellenbeuge**: agar. arg.[1] berb. carb-an. **Caust.** zinc.

◦ **Faszia** lata, rechts: kreos.[36]

◦ **Femur**: lyc.
☞ *O; Beine; Knochen*

- **Knie**: acon.[36] aesc. alum.[1] am-m. ammc. anag. ang.[1] ant-c. ant-t. arg.[1] **ARN.**[5] ars. bar-c. **Bar-m.** bell. berb.[36] **Bry.** calc.[1] calc-p. canth. caps. **Carb-an.** carb-v. carbn-s.[36] **Caust.** cham. cic. cimx. clem. coc-c. colch.[36] coloc.[36] **Con.**[5] corn. croc. croto-t. cycl.[1] dig. euphr.[1] germ.[222] graph. hell. hep. ign. **Iod.**[5] kali-ar. kali-bi. kali-c.[1] kali-chl.[58] kali-sil.[58] kreos. lach. lact. laur. **Led.** lyc. lyss. **Mag-c.**[1] mag-s. med. meny. merc. mez.[1] mur-ac. nat-c. **NAT-M.** nat-p. **Nit-ac.**[1] **Nux-v.**[36] ol-an. olnd. pall. par. **Petr.** ph-ac.[1] **Phos.** phyt. plat. **PULS.** pyrus[36] rheum rhod. **Rhus-t. Ruta** samb. sang. **Seneg. Sep.**[1] sil. spig.[1] **Stann. Sulph.** tab. tax.[303] thuj.[36] valer. verat. vip. visc.[25] zinc. zinc-p.[58]
☞ *O; Beine; Knie*

◦ **links**: tax.[303]
☞ *O; Beine; links*

◦ **rechts**: sulph.[1] zinc.[1]
☞ *O; Arme; rechts • O; Beine; rechts*

◦ **morgens,** beim Erwachen: carb-v.[1]

◦ **abends**: coloc.
☞ *O; Beine; abends*

◦ **nachts**: sulph.[1]
☞ *O; Beine; nachts; agg.*

<> ◦ **Aufstehen** von einem Sitz, beim: calc.[1] petr. **RHUS-T. Sulph.** thuj.
☞ *O; Beine; Aufstehen; agg.; Sitzen, vom; während*

◦ **Auftreten,** beim: lyc.[1] petr.[1] spig.[1]

◦ ◦ **unmöglich**: lyc.[1]

◦ **Bewegung**:

◦ ◦ **agg.**: berb. kreos. nit-ac.
☞ *O; Beine; Bewegung; agg.; während*

◦ ◦ **amel.**: tax.[303]
☞ *O; Beine; Bewegung; amel.*

◦ **Gehen,** beim: ammc. berb. carb-v. kali-c.[1] **Led.** sep. sil. **Sulph.** tab. thuj. zinc.

◦ **Knien,** beim: sep.
☞ *O; Beine; Knien agg.*

◦ **Reiben** agg.: germ.[222]
☞ *O; Beine; Reiben; agg.*

◦ **Schlaf,** nach: carb-v.
☞ *O; Beine; Schlaf; nach*

◦ **Sitzen**:

◦ ◦ **während**: cycl. germ.[222]
☞ *O; Beine; Sitzen; agg.; während*

◦ ◦ **nach**: petr.[1] tax.[303]
☞ *O; Beine; Sitzen; agg.; nach*

◦ ◦ ◦ **lange**: tax.[303]

◦ **Stehen,** beim: croc. cycl.
☞ *O; Beine; Stehen; agg.; während*

◦ **Strecken**:

◦ ◦ **agg.**: berb. **Ign.**
☞ *O; Beine; Ausstrecken der Glieder; agg.*

◦ ◦ **unmöglich**: sulph.[1]
☞ *O; Beine; Ausstrecken der Glieder; agg.*

◦ **Treppensteigen,** beim: nux-v. sep.[1] spig.[1] **Sulph.**
☞ *O; Beine; Steigen agg.; Treppensteigen*

◦ **unter** den Knien, beim Hocken: calc.[1]

◦ **Kniekehle**: aesc. **Am-m.** anag. ang.[1] ant-c. ant-t. arg.[1] ars. bar-c. bell. **Berb. Bry. Calc-p. Caps.** carb-an. carb-v. carbn-s.[36] **CAUST.** cham. cic. **Cimx.** coc-c. colch.[36] coloc. corn. cycl.[1] dig. euphr.[1] **Graph.** hep. kali-ar. **Lach.** lact. **Lyc.** lyss. **Mag-c.**[1] mag-s. med. meny. merc. **Nat-c. NAT-M.** nat-p. nit-ac.[1] **Nux-v.** olnd. pall. petr. ph-ac.[1] phos. **Phyt.** plat. **Puls.** rheum **RHUS-T. Ruta** samb. sang. sep.[1] stann. **SULPH. Thuj.**[36] valer. verat. vip. zinc. zinc-p.[58]
☞ *O; Beine; Knie; Kniekehle*

◦ ◦ **rechts**: carbn-s.[36] colch.[36] thuj.[36]
☞ *O; Arme; rechts • O; Beine; rechts*

◦ ◦ ◦ **nachmittags**: thuj.[36]
☞ *O; Beine; nachmittags*

◦ ◦ ◦ **Ausstrecken** des Fußes beim Gehen, beim: carbn-s.[36]
☞ *O; Beine; Ausstrecken der Glieder; agg.*

◦ ◦ **tagsüber**: nat-m.
☞ *O; Beine; tagsüber*

◦ ◦ **morgens** beim Aufstehen: caust. **Lyc.**
☞ *O; Beine; morgens*

◦ ◦ **nachmittags**: nit-ac.[1]
☞ *O; Beine; nachmittags*

◦ ◦ **Aufstehen** von einem Sitz, beim: calc-p. lact. nat-m. **NUX-V. RHUS-T.**
☞ *O; Beine; Aufstehen; agg.; Sitzen, vom; während*

◦ ◦ **Auftreten,** beim: mag-c.[1]

◦ ◦ **Berührung** agg.: ph-ac.[1]

◦ ◦ **Bewegung** agg.: ph-ac.[1]
☞ *O; Beine; Bewegung; agg.; während*

◦ ◦ **Bücken,** beim: **Sulph.**
☞ *O; Beine; Bücken agg.*

◦ ◦ **Gehen**:

◦ ◦ ◦ **während**: carb-an. **Caust.** cic. coloc. euphr.[1] graph. lact. mag-c. mag-s. merc. nat-m. **Nux-v. Phyt.** plat. **SULPH.** verat. zinc.

◦ ◦ ◦ ◦ **Freien,** im: plat. zinc.

◦ ◦ ◦ **anhaltendes** Gehen amel.: calc-p.[122] carb-an. **Caust. Rhus-t.**

◦ ◦ **Gehen,** wenn er beginnt zu: **Caust.**
☞ *O; Beine; Bewegung; agg.; Beginn, zu*

◦ ◦ **Menses,** während: nat-p.
☞ *O; Beine; Menses; während*

◦ ◦ **Sitzen,** beim: ars. **Caust.**
☞ *O; Beine; Sitzen; agg.; während*

◦ ◦ **Stehen,** beim: ars. **Bar-c.** graph. nux-v. samb. verat.
☞ *O; Beine; Stehen; agg.; während*

◦ ◦ **Zimmer,** beim Eintreten in ein: mag-c.[1]
☞ *O; Beine; Zimmer; agg.; Betreten, beim*

◦ ◦ **Sehnen**: sep.[1]

◦ **Kniescheibe**: acon.[36] berb.[36] coloc.[36] nux-v.[36] pyrus[36] visc.[25]
☞ *O; Beine; Knie; Kniescheibe*

◦ ◦ **links**: coloc.[36]
☞ *O; Beine; links*

◦ ◦ ◦ **abends**: coloc.[36]
☞ *O; Beine; abends*

◦ ◦ **rechts,** im Gehen: berb.[36]
☞ *O; Arme; rechts • O; Beine; rechts*

◦ ◦ **morgens**: pyrus[36]
☞ *O; Beine; morgens*

◦ ◦ **Treppensteigen,** beim: nux-v.[36]
☞ *O; Beine; Baden, kaltes, der Füße, amel. • O; Beine; Steigen agg.; Treppensteigen*

- **Unterschenkel**: acon. **Agar. Alum.** alum-p.[58] alum-sil.[58] am-c.[1] **Am-m.** amyg-p.[36] **Anac.** ang.[1] ant-c. ant-t. arg. arn.[5] ars. **Asaf. Bar-c.** bar-m. bell. berb. bor. bov. **BRY. Calc.** canth. caps. carb-an. carbn-s. card-m. carl. cast-eq. **Caust.** cham.[1] chel. chin.[1] cic. cimic. cimx. cocc. colch. coloc. **Con.** cupr. dulc. euphr.[5] ferr-ma. graph. hep. ign. junc.[36] kali-bi. kali-c. kali-chl.[58] kali-i. kali-n. kali-sil.[58] kreos. lat-h.[301] laur. led. **Lyc.** m-art.[5] mag-c.[1] mag-m. mang. med.[193] meny.[5] mez. mur-ac.[1] nat-c. **NAT-M.** nat-p. nat-sil.[58] nit-ac.[1] **NUX-V.** ox-ac. pall. ph-ac. phos. plat. prun. psor. **Puls.** ran-b.[36] rheum[5] rhod. **Rhus-t.** rhus-v. **Sabad.** sabin.[5] **Sep. Sil.** sol-t-ae.[111] spig.[1] spong. stann. staph. stram. stry. sulph. tab. tarax.[1] tep.[36] teucr.[36] **Thuj.** valer. **Zinc.** zinc-p.[58]
☞ *O; Beine; Beine*

◦ **links**: bor.
☞ *O; Beine; links*

◦ **rechts**: **Agar.** tarax.[1]
☞ *O; Arme; rechts • O; Beine; rechts*

◦ **morgens**: sulph.
☞ *O; Beine; morgens*

◦ **mittags**: thuj.
☞ *O; Beine; mittags*

◦ **nachmittags**: bry. sulph.
☞ *O; Beine; nachmittags*

◦ **abends**: ant-c. dulc. kali-bi. led.[1] **PULS.**
☞ *O; Beine; abends*

◦ **nachts**: agar. alum. thuj.
☞ *O; Beine; nachts; agg.*

◦ **Aufstehen,** nach: agar.

◦ **Gehen,** beim:

◦ ◦ **agg.**: graph. kali-c.[1] mang. rhod. **Sulph.** tarax.[1] thuj.

◦ ◦ **amel.**: **Am-m.** bar-c.

◦ **Hocken,** beim: calc.[1]
☞ *O; Beine; Hocken agg.*

◦ **Liegen,** beim: **Am-m.**
☞ *O; Beine; Liegen; agg.*

◦ **Menses,** während: spong.
☞ *O; Beine; Menses; während*

◦ **Mittagessen,** nach: sulph.

◦ **Sitzen,** beim: **Am-m.** anac. ant-c. carl. **Nat-c.**[54] rhus-t.[1]
☞ *O; Beine; Sitzen; agg.; während*

◦ **Stehen,** beim: bar-c.

◦ **Schienbein**: bar-c.[1] zinc.[1]
☞ *O; Beine; Beine; Schienbein*

◦ ◦ **Treppe** Hinabsteigen, beim: bar-c.[1]
☞ *O; Beine; Treppabgehen agg.*

◦ **Achillessehne**: berb.[36] **Caust.** chin.[1] cimic. graph. junc.[36] mag-c.[1] mur-ac.[1] phos. ran-b.[36] **Sep.** sulph.[36] tep.[36] teucr.[36] **Zinc.**
☞ *O; Beine; Beine; Achillessehne*

◦ ◦ **links**: sulph.[36] teucr.[36]
☞ *O; Beine; links*

◦ ◦ ◦ **abends**: sulph.[36]
☞ *O; Beine; abends*

◦ ◦ **rechts,** im Gehen: ran-b.[36]
☞ *O; Arme; rechts • O; Beine; rechts*

◦ ◦ **Gehen,** beim: mag-c.[1] mur-ac.[1] ran-b.[36]

◦ ◦ ◦ **schnell**: mag-c.[1]

◦ ◦ **Stehen,** beim: berb.[36]
☞ *O; Beine; Stehen; agg.; während*

SPANNUNG, Empfindung von; **Unterschenkel** (Forts.)

◦ **Waden**: acon. **Alum.** alum-sil.[58] am-c.[1] amyg-p.[36] **Anac.** ang.[1] **Arg.** ars. asaf. bar-c. bell. berb. bov. **Bry.** calc. canth. caps. carb-an. card-m. cast-eq. caust. **Cham.**[1] chel. cic. **Cimx.** cocc. colch. con. cupr. dulc. ferr-ma. ign. **Kali-bi.** **Kali-c.** kali-chl.[58] kali-i. kali-n. kali-sil.[58] kreos. laur. led. lyc. mag-m. mur-ac.[1] nat-c. **NAT-M.** nat-p. nat-sil.[58] nit-ac.[1] nux-v. ox-ac. pall. **Phos.** plat. prun. psor. **Puls.** **Rhus-t.** rhus-v. **Sabad.** sep. **Sil.** sol-t-ae.[111] spig.[1] stann. staph. sulph. valer. zinc. zinc-p.[58]
☞ *O; Beine; Beine; Waden*

◦ ◦ **links**: amyg-p.[36]
☞ *O; Beine; links*

◦ ◦ **morgens**: ferr-ma. sulph.
☞ *O; Beine; morgens*

◦ ◦ ◦ **Gehen,** beim: sulph.

◦ ◦ **vormittags**: sulph.
☞ *O; Beine; vormittags*

◦ ◦ **nachmittags**: ox-ac. valer.
☞ *O; Beine; nachmittags*

◦ ◦ ◦ **17 Uhr**: **VALER.**
☞ *O; Beine; nachmittags; 17 Uhr*

◦ ◦ ◦ **Gehen,** beim: ox-ac.

◦ ◦ ◦ **Stehen,** beim: valer.
☞ *O; Beine; Stehen; agg.; während*

◦ ◦ **abends**: **Alum.** caust. chel. dulc.
☞ *O; Beine; abends*

◦ ◦ **Aufstehen** von einem Sitz, beim: alum. kali-c.
☞ *O; Beine; Aufstehen; agg.; Sitzen, vom; während*

◦ ◦ **Beugen,** beim: chel.

◦ ◦ **Bewegung,** bei: berb. cham.[1] cocc. kali-n. nat-c.

◦ ◦ ◦ **Füße,** der: cham.[1]

◦ ◦ **Erkältung,** durch: am-c.[1]
☞ *O; Beine; Kälte; Erkältung, nach*

◦ ◦ **Gehen**:

◦ ◦ ◦ **agg.**: **Alum.** **Anac.** bar-c. berb. caps. **Carb-an.** colch. ign. led. nat-c. **Nat-m.** nit-ac.[1] phos. psor. **Rhus-t.** sabad. **Sil.** spig.[1] zinc.

◦ ◦ ◦ ◦ **Freien,** im: bar-c. zinc.

◦ ◦ ◦ ◦ **Sitzen,** nach: nit-ac.[1]
☞ *O; Beine; Sitzen; agg.; nach*

◦ ◦ ◦ **amel.**: alum. kali-i. **Rhus-t.** stann.

◦ ◦ **Mittagessen,** nach: canth.

◦ ◦ **Sitzen,** beim: lyc. mur-ac.[1] **NAT-M.** plat. **VALER.**
☞ *O; Beine; Sitzen; agg.; während*

◦ ◦ **Stehen,** beim: alum. kali-c. kali-i. stann.
☞ *O; Beine; Stehen; agg.; während*

◦ ◦ **Strecken,** beim:

◦ ◦ ◦ **agg.**: ign.
☞ *O; Beine; Ausstrecken der Glieder; agg.*

◦ ◦ ◦ **amel.**: chel.
☞ *O; Beine; Ausstrecken der Glieder; amel.*

◦ ◦ **Stuhlgang,** nach: ox-ac.

◦ ◦ **Treppabgehen,** beim: **Arg.**
☞ *O; Beine; Treppabgehen agg.*

◦ ◦ **Treppensteigen,** beim: **Arg.** prun. sulph.
☞ *O; Beine; Steigen agg.; Treppensteigen*

◦ ◦ **unterer** Teil: nit-ac.[1]

- **Knöchel**: aesc. aur.[1] bell. bry. calc.[1] carb-v.[1] **Caust.** con. croc.[5] euphr.[1] **Lach.**[5] lyc. mang-m. med. **Merc.** nat-m.[1] ph-ac.[1] **Phos.** seneg. **Sep.** **Sil.** spig.[5] sulph. tep. thuj. vip. zinc.

◦ **morgens**: con. lyc.
☞ *O; Beine; morgens*

<> ◦ **Bewegung**:

◦ ◦ **agg.**: **BRY.**
☞ *O; Beine; Bewegung; agg.; während*

◦ ◦ **amel.**: calc. zinc.
☞ *O; Beine; Bewegung; amel.*

◦ **Gehen,** beim: bell. phos. sep. sulph. thuj.

◦ ◦ **Freien,** im: bell.

◦ **Sitzen,** beim: nat-m.[1] sil.
☞ *O; Beine; Sitzen; agg.; während*

◦ **innen,** medial: calc.[1] ph-ac.[1]

◦ **außen,** lateral: euphr.[1]

- **Füße**: aesc.[58] agar. ail. **Alum.** alum-sil.[58] ambr. ant-t. asaf.[5] bell. berb. bor.[1] bry. cann-s.[36] carb-an. carb-v.[36] **Caust.** cham. clem. eupi. hyos.[36] hyper. kali-c. lachn.[25] led.[1] lim-b-c.[204] **Lyc.** mag-m.[1] mez. nat-c.[36] nat-m. nicc. petr. ph-ac.[1] phos. plat.[1] puls. rhus-t.[1] sabad. sars.[1] sec. **Seneg.** **Sep.**[1] sil.[1] spig. stront-c. **Sulph.** syph.[193] thuj. verat.[5] viol-o.[5] zinc.
☞ *O; Beine; Füße*

◦ **links,** beim Gehen: ail.[25]
☞ *O; Beine; links*

◦ **morgens**: puls. sars.[1] **Sulph.**
☞ *O; Beine; morgens*

◦ ◦ **herzhaftem** Frühstück, nach: puls.
☞ *O; Beine; Frühstück, nach dem*

◦ **mittags**: ambr.
☞ *O; Beine; mittags*

◦ **nachmittags**: nat-m.
☞ *O; Beine; nachmittags*

◦ **abends**: **Bry.** plat. thuj.
☞ *O; Beine; abends*

◦ **nachts**: agar.
☞ *O; Beine; nachts; agg.*

<> ◦ **Auftreten,** beim: **BRY.** thuj.[1]

◦ **Bewegung,** bei:

◦ ◦ **agg.**: sulph. thuj.
☞ *O; Beine; Bewegung; agg.; während*

◦ ◦ ◦ **Zehen,** der: **Sulph.**

◦ ◦ **amel.**: mag-m.
☞ *O; Beine; Bewegung; amel.*

◦ **Gehen,** beim: ail. ant-t. bell. clem. petr. ph-ac.[1] sep. thuj.

◦ ◦ **Steinpflaster,** auf: sep.

◦ **Mittagessen,** nach: **Sulph.**

◦ **Sitzen,** beim: **BRY.** mag-m. plat. **RHUS-T.**
☞ *O; Beine; Sitzen; agg.; während*

◦ **außen,** lateral: **Zinc.**
☞ *O; Beine; Füße; Seiten der Füße*

◦ **Mittelfußknochen**: carb-v.[36] hyos.[36] sulph.[36]
☞ *O; Beine; Knochen*

◦ ◦ **links**: sulph.[36]
☞ *O; Beine; links*

◦ ◦ **Auftreten,** beim: carb-v.[36]

◦ ◦ **Gehen** agg.: hyos.[36]

◦ **Fußrücken**: alum. ant-t. bor.[1] **Bry.** cann-s.[36] carb-an. caust. lyc.[1] mag-m.[1] nat-c.[36] plat.[36] sec. sep.[1] thuj.
☞ *O; Beine; Füße; Fußrücken*

◦ ◦ **rechts**:
☞ *O; Arme; rechts • O; Beine; rechts*

◦ ◦ ◦ **abends,** beim Stehen: nat-c.[36]

◦ ◦ **abends,** beim Stehen: plat.[36]

◦ **Fersen**: berb. **Caust.** led.[1] nicc. phos. sulph.[1] thuj.
☞ *O; Beine; Füße; Fersen*

◦ ◦ **morgens,** im Bett: phos.

◦ ◦ **Aufstehen,** beim, nach langem Sitzen: thuj.
☞ *O; Beine; Aufstehen; agg.; Sitzen, vom; nach • O; Beine; Sitzen; agg.; nach*

◦ ◦ **Gehen,** beim: berb. led.[1] thuj.

◦ ◦ **stechend,** agg. beim Auftreten, nach dem Aufstehen aus dem Bett: nicc.
☞ *O; Beine; Aufstehen; agg.; Bett, aus dem; nach*

◦ ◦ **Stehen,** beim: berb.

◦ ◦ **Sehnen,** nach dem Gehen: sulph.[1]

◦ **Fußsohlen**: **Alum.** bell. berb. bry. **Caust.** hyper. lyc. plat.[1] rhus-t.[1] sil.[1] spig. sulph. syph.[193] **Zinc.**
☞ *O; Beine; Füße; Fußsohlen*

◦ ◦ **vormittags**: alum.
☞ *O; Beine; vormittags*

◦ ◦ **mittags**: sulph.
☞ *O; Beine; mittags*

◦ ◦ ◦ **Gehen,** beim: sulph.

◦ ◦ **nachmittags**: lyc.
☞ *O; Beine; nachmittags*

◦ ◦ **abends**: zinc.
☞ *O; Beine; abends*

◦ ◦ **Auftreten,** beim: berb. bry. **Caust.** spig. sulph. zinc.

◦ ◦ **Bücken,** beim: plat.[1]
☞ *O; Beine; Bücken agg.*

◦ ◦ **Druck** amel.: bell.
☞ *O; Beine; Druck; amel.*

◦ ◦ **Sitzen,** beim: lyc.
☞ *O; Beine; Sitzen; agg.; während*

◦ ◦ **fersennah**: bell.
☞ *O; Beine; Füße; Fersen*

- **Zehen**: mez. nat-s. olnd.[5] ph-ac. phos. plat. prun. sars.[1] sulph. teucr.[5] thuj.

◦ **morgens**: sars.[1]
☞ *O; Beine; morgens*

◦ **Auftreten,** beim: thuj.

◦ **Bewegung,** bei: sulph. thuj.

◦ **Gehen,** beim: ph-ac. sulph.

◦ **Gelenke**: teucr.[5]
☞ *O; Beine; Gelenke*

◦ **großer** Zeh: plat. sulph.

brennend:

- **Arme**: mag-m.

- **Oberschenkel**: olnd.

- **Waden**: asaf.

- **Füße**: alum.
☞ *O; Beine; Füße*

Kälte, wie durch, Arme: alum.

konvulsivisch, Hände: lyc. **Zinc.**

krampfartig, Beine: phos. stram.[1]

- **Kniekehlen**: phos.
☞ *O; Beine; Knie • O; Beine; Knie; Kniekehle*

krampfartig, Waden: rhus-v. sil.

lähmungsartig, Arme: euph.

rheumatisch:

- **Arme**: **Lyc.** puls. zinc.[1]

- **Beine**:

◦ **Hüften**: lyc.[1]
☞ *O; Beine; Hüften*

◦ **Oberschenkel**: mez.

◦ **Knie**: mez.[1]
☞ *O; Beine; Knie*

◦ **Unterschenkel**: mez. puls.
☞ *O; Beine; Beine*

◦ **Knöchel**: zinc.

schmerzhaft, Knöchel: seneg.

wandernd, Gelenke: iris

ziehend, Beine:

- **Waden**: puls.

- **drückend,** Knöchel: calc.

ziehend, Oberschenkel: coloc. **PULS.**

SPASMEN der Glieder:
☞ *Konvulsionen, Spasmen*

SPINNE, Empfindung wie von einer: visc.[102]
☞ *Fremdkörper, Empfindung wie von einem*

SPINNWEBEN, Empfindung von, an den Händen: bor.
ALLGEMEINES; C; Spinnwebengefühl

SPRÖDE:

Arme: alum. alum-sil.[58] ambr.[54] anan.[102] ant-c. ars. but-ac.[5] calc. calc-f.[111] cast-eq. caust.[193] clem.[137] cupr.[5] dios. fl-ac. graph. hep.[58] hydrog.[222] lept.[111] lyc.[5] med.[162] merc. morg.[136] nat-c.[5] nat-m.[102] nit-ac. ozone[227] phos.[5] psor. rad-br.[144] ruta[5] sabad.[5] sec.[102] sel.[144] senec.[36] sep. sil. spig.[5] squil. sulph. syc-co.[136] thuj. tub.[193] x-ray[102]
☞ *Karies, Nekrose; Arme*

- **Hände,** Haut: graph.[5] nat-c.[5] nat-m.[5] sulph.[5]
☞ *O; Arme; Hände*

- **Fingernägel**: **Alum.** alum-sil.[58] **Ambr.**[54] anan.[102] ant-c. ars. but-ac.[5] calc. **Calc-f.**[111] cast-eq. caust.[193] clem.[137] cupr.[5] **Dios. Fl-ac. GRAPH.** hep.[58] hydrog.[222] lept.[111] lyc.[5] med.[162] merc. morg.[136] nat-m.[102] **Nit-ac.** ozone[227] phos.[5] **PSOR.** rad-br.[144] ruta[5] sabad.[5] **Sec.**[102] **Sel.**[144] senec.[36] sep. **Sil.** spig.[5] squil. **Sulph.** syc-co.[136] **Thuj.** tub.[193] x-ray[102]
☞ *O; Nägel; Fingernägel*

◦ **alten** Menschen, bei: ambr.[54]

SPRÖDE (Forts.)

Zehennägel: **Alum.**[5] ars. cast-eq. dios.[36] **Graph.**[5] ozone[227] senec.[36] sep. **Sil.** sulph.[36] syc-co.[136] **Thuj.**
☞ O; Nägel; Zehennägel

- **krümelig:** ars. sep. **Sil. Thuj.**

Nägel: alum.[5] alum-sil.[58] ambr.[54] anan.[102] ant-c.[5] ars.[5] but-ac.[5] calc.[5] **Calc-f.**[111] carc.[304] cast-eq. caust.[193] clem.[137] cupr.[5] dios.[36] **Fl-ac.**[5] **Graph.**[5] hep.[58] hydrog.[222] lept.[111] lyc.[5] med.[56] merc.[5] morg.[136] nat-m.[5] nit-ac. ozone[227] phos.[5] psor.[54] rad-br.[144] ruta[5] sabad.[5] sec.[102] sel.[144] senec.[36] sep.[5] sil.[5] spig.[5] **Squil.**[5] **Sulph.**[5] syc-co.[136] **Thuj.**[5] tub.[193] x-ray[102]
☞ O; Nägel • Dünn, Nägel • Geriefte Nägel • Gespaltene Nägel • Verdrehung von Gliedern; allgemeine Rubriken; Zehennägel • Verdrehung von Gliedern; Empfindung als ob, Arme, Knochen; verdreht, wie • Verkrüppelte Nägel ▥

- **Ränder**: lach.[5]
- **Risse,** Haut an den Nägeln: **ANT-C.** ars. lach.[5] **Nat-m.Sil.**

STÄMMIGE Glieder:

Handgelenke: **Sep.**[5]
☞ O; Arme; Handgelenke

Finger: **Lyc.**[5]

Knie: sep.[5]
☞ O; Beine; Knie

Fußgelenk: **Sep.**[5]

STAMPFT mit den Füßen:
▥ GEMÜT; C; Gebärden, Gesten, macht; stampft mit den Füßen

STEHEN:

hervorsteht, Empfindung als ob die Schulter weiter: kali-n.[1]

schwierig: hydrc.[102]

Stillstehen, plötzliches: **Aur.**[5]

unmöglich: amyg-am.[36] chin-s.[102]

STEHEN, kann nicht:

Augen, mit geschlossenen: dubin.[85]
▥ ALLGEMEINES; M; Stehen; agg.; Augen, mit geschlossenen

Fersen, auf den: caust.[137]

STEIFHEIT, Steifigkeit:

allgemeine Arzneien: abrot. absin. achy.[149] **Acon.** adam.[222] adon.[111] aesc. aeth. **Agar.** agar-ph.[36] all-s. aloe alum. alum-p.[58] alum-sil.[58] am-c.[5] **Am-m.**[5] ambr. aml-n.[36] amyg-p.[36] anac. androc.[222] **ANG.** ant-c.[5] ant-s. ant-t. apis **Apisin.**[5] apoc. apoc-a.[102] **Aran.** arg.[5] arg-n. arge.[102] arge-p.[264] **ARN. ARS.**[1] ars-h. ars-i. ars-met. ars-s-f.[58] art-v.[54] arum-d.[25] arum-t. arund. **ASAF.** asc-t.[102] aster. atro. aur. aur-ar.[58] aur-m. aur-s.[58] ba-sv. bac.[62] bamb-a.[1184] bani-c.[204] bapt.[102] bar-c. bar-m.[102] bar-s.[58] **Bell.** bell-p.[256] benz-ac.[111] berb.[111] bor. bov.[5] brom.[5] brucel.[241] **BRY.** bufo buth-aust.[144] cact. **Calc.** calc-i.[58] calc-p.[36] calc-s. calc-sil.[58] calx-b.[194] camph. cand-a.[239] cann-i. **CANN-S.**[5] canth. **Caps.**[1] **Carb-ac. Carb-an.** carb-v.[5] carbn-o. **Carbn-s.** card-m. carl. cassi-s.[192] caul. **CAUST. Cham. CHEL. Chin.** chin-ar. chin-s. chlf.[36] chlor. chlorpr.[149] chr-o.[36] **CIC.**[36] **Cimic.**[8] **Cina** cinnb.[58] cit-l.[85] clem. coc-c. **COCC. COFF.**[5] **Colch. Coloc.** com.[25] con. croc.[5] cub.[36] cund.[36] **CUPR. Cupr-acet.**[36] cur. cycl.[5] cymbo-ci.[2184] dig. dios.[111] dirc. dros. **Dulc.**[36] elaps ephe.[267] eup-per.[102] euph.[5] euphr.[5] excr-can.[269] fagu.[36] falco-p.[265] ferr. ferr-ar. ferr-ma. ferr-p. fl-ac. form. gamb.[111] gast.[36] germ.[222] get.[162] gins. gran.[111] graph. **Guai.**[102] haliae-lc.[222] ham. harp.[1184] hed.[119] hedeo.[25] **Hell.**[304] hep. hip-ac.[149] hydr. hydr-ac. hydrog.[222] **Hyos.** hyper. ign. ind. iod.[5] **IP.**[5] irid.[222] jatr.[111] juni-v.[36] kali-ar.[58] kali-bi. **Kali-c.** kali-chl.[58] kali-cy.[36] kali-i. kali-m.[72] kali-n.[36] kali-p. kali-s. kali-sil.[58] **KALM.** kola[1184] kreos. kres.[149] lac-ac. lac-c. lac-eq.[204] lac-leo.[204] **Lach.** lact. lar-ar.[251] lat-h.[301] **Lat-m.**[144] lath. **Laur. Lec.**[809] **LED.** lil-t.[137] lim-b-c.[204] lith-c. lob. lob-s.[25] loxo-r.[205] **LYC.** lyss. m-arct.[5] m-art.[5] m-aust.[5] mag-c.[5] mag-m.[137] mag-p. magn-gr.[102] manc. mang.[5] mang-acet.[1] mang-o.[72] marm-w.[194] **Med.** meny.[85] **Merc. Merc-c.** merc-i-f. merc-i-r.[54] merc-s. merl. mez.[1] mim-p.[102] mit.[36] morg.[136] morg-g.[136] morph. mosch. mur-ac. myris.[102] naja nat-ar. nat-c. **Nat-m.** nat-p. **Nat-s.** nat-sil.[58] neon[222] nit-ac. nux-m. **NUX-V.**[36] oena. ol-an. ol-j.[102] **OLND.**[137] onos.[137] **Op.** ox-ac. oxyg.[233] par.[54] **PETR.** ph-ac. **Phos.** phys.[102] **Phyt.** pin-s. pip-m. plan. plan-m.[45] **Plat.** plb. plut-n.[222] podo. por-m.[251] prim-o.[72] prun. psor. ptel. pull-g.[181] **Puls.** puls-n.[25] querc-r.[257] ran-b. raph.[36] rat.[111] rheum rhod. **RHUS-T.** rhus-v. ruta sabad. sabin. sac-alb.[36] samb.[5] **Sang.** sanic. sarcol-ac.[102] sars. scroph-n.[111] **Sec.**[5] **Sel.**[5] senec-j.[72] **SEP. SIL.** sin-n.[36] sol-n.[36] spect.[271] spig.[5] **Spong.** stann. **Staph.** stel.[102] stict. **Stram.** stroph-s.[119] **Stry.** succ.[194] sul-ac. sul-i.[58] **SULPH.** sumb. syc-co. syph.[111] tab. tanac.[25] tarent. tep. ter. ther.[85] thiosin.[102] thlaspi[102] **Thuj.** til. trio.[25] tub.[111] tub-r.[149] tung.[252] uran.[269] urt-u.[111] valer.[5] **Verat.**[5] verat-v. verb.[45] vinc. viol-o. vip. visc.[119] wild.[9] wye. xero.[102] **Zinc.** zinc-p.[58]
☞ Ankylose, Gelenkversteifung • Bewegungen; schwierig ▥ ALLGEMEINES; C; Steifheit, Rigidität

- **abwechselnd** mit konvulsiven Erschütterungen: cocc.[36]
☞ A; Abwechselnd mit

- **links**: nit-ac.[1] rhus-t.[1]

- **rechts**: am-m. haliae-lc.[222] kali-bi. syph.[111]
☞ O; Arme; rechts

- **morgens**: alum.[58] am-c. am-m.[1] androc.[222] cact. calc-p. caps. chin. chlor. cimic. get.[36] harp.[1184] hed.[119] hell.[304] **Kali-bi. Lach.**[5] **Led.** mag-c. onos.[144] ox-ac. **Petr. Phos.** rhus-t. rhus-v.[25] sel. sep. staph. zinc.
  - **Aufstehen,** beim und nach dem: kali-bi.[58] mag-c. **Petr.**
  - **Baden** amel., kaltes: led.
  - **Bett,** im: calc-p. **Chin.** harp.[1184] hell.[304] **Lach. Led. RHUS-T.** staph.
  ☞ Bewegen; Beginn, zu • Schlaf, nach
  - **Bewegung,** bei: get.[36]
  - **Erwachen,** beim: alum.[58] am-c. lach.[5] ox-ac. **Zinc.**

- **vormittags**:
  - ◦ **11** Uhr: brom.
  - ◦ **Stehen,** nach: verat.
- **mittags**: am-c. bov.
- **nachmittags**: thuj.
- **abends**: ang.[36] bry.[172] calc-s. cycl. **Puls. Sil.**[36] thuj.
  - ◦ **Bett,** im: sil.[36]
  - ◦ **Schlaf,** nach: cycl.
  - ◦ **Schreck,** Furcht, nach: bry.[172]
    GEMÜT; M; Schreck oder Furcht, Beschwerden durch
  - ◦ **Sitzen,** nach: ang.[36]
- **nachts**: calc.[58] hed.[119] **Nux-v.** plat.[111] **Sil.**
- **Anstrengung,** nach: arn. calc. calc-sil.[58] mag-p.[58] med.[58] **RHUS-T. Tub.**
- **Arbeit,** wie nach harter: **Cimic.**[36]
- **aufrechter** Haltung bleibt, wenn er in: chin.[36]
- **Aufstehen,** beim: agar. calc.[58] get.[36] op. plan. psor. **RHUS-T.**[36]
  - ◦ **Sitz,** vom: get.[36] rhus-t.[36]
- **Bewegen**:
  - ◦ **kann** sich nicht: spong.[137]
  - ◦ **Beginn,** zu: **Agar.** calc.[58] **Caps.** kali-p. **Lyc. Phos.**[58] podo.[85] **Psor. RHUS-T.** tub.[58]
    ☞ *morgens; Bett, im •Schlaf, nach*
- **Bewegung,** bei: plb.[36]
- **Epilepsie**:
  ☞ *Konvulsionen*
- **Erwachen,** beim: lach.[5]
- **Froststadium** im Fieber:
  - ◦ **vor**: **Chin-s.** psor. **Rhus-t.**
  - ◦ **während**: **Chin-s.** eup-per. **Nat-s.** op. **Rhus-t.**
- **Furcht,** bei: art-v.[54] bor.[54] bry.[54]
  - ◦ **beginnt** in allen Gliedern, wenn man einen Angstschrei hört: **Bor.**[54]
  - ◦ **schmerzhaft**: bry.[54]
- **Gehen**:
  - ◦ **agg.**:
    - ◦ ◦ **während**: acon. ter.
    - ◦ ◦ **nach**: med.[58] **RHUS-T.** verat.[1]
  - ◦ **amel.**: am-m.[1] calc. carb-v. **Lyc. Rhus-t.**
- **Greifen,** beim: am-c. cham.
  ALLGEMEINES; M; Greifen, Ergreifen oder Halten von Gegenständen; agg.
- **Husten**:
  - ◦ **vor**: **CINA**
  - ◦ **während**: bell. caust. cina **Cupr.** ip. led. mosch.
- **Kolik,** durch: sil.[36]
- **Konvulsionen**:
  - ◦ **vor** epileptischen: bufo
  - ◦ **während**: acon.[5] alum.[5] am-c.[5] ang.[5] ant-t.[5] arg.[5] ars.[5] **Asaf.**[5] **Bell.**[5] bry.[5] **Camph.**[5] canth.[5] caust.[5] cham.[5] chin.[5] **Cic.**[5] **Cina**[5] **Cocc.**[5] coloc.[5] **Dros.**[5] hell.[5] hydr-ac.[36] hyos.[5] **Ign.**[5] **IP.**[5] kali-c.[5] **Laur.**[5] led.[5] **Lyc.**[5] mag-p.[58] **Merc.**[5] **MOSCH.**[5] nit-ac.[5] nux-m. nux-v.[81] **Oena. Op.**[5] **Petr.**[5] phos.[5] **PLAT.**[5] plb.[5] sec.[5] sep.[5] sil.[5] stram.[5] sulph.[5] thuj.[5] **Verat.**[5] **Zinc.**[5]
    ALLGEMEINES; C; Krampf; Muskeln; tonisch
    - ◦ ◦ **epileptische**: acon.[5] alum.[5] am-c.[5] **Ang.**[5] ant-t.[5] arg.[5] ars.[5] **Asaf.**[5] bell.[5] bry.[5] **Camph.**[5] canth.[5] caust.[5] cham.[5] chin.[5] **Cic.**[5] cina[5] cocc.[5] **Coloc.**[5] **Dros.**[5] hell.[5] hyos.[5] **Ign.**[5] **IP.**[5] kali-c.[5] **Laur.**[5] led.[5] lyc.[5] **Merc.**[5] **MOSCH.**[5] nit-ac.[5] **Op.**[5] **Petr.**[5] phos.[5] **PLAT.**[5] plb.[5] sec.[5] sep.[5] sil.[5] stram.[5] sulph.[5] thuj.[5] **Verat.**[5] zinc.[5]
  - ◦ **nach**: led.[85]
- **Kopfschmerz,** bei: petr. sang.[25]
  - ◦ **Hinterhauptskopfschmerz**: **Petr.**
- **Krämpfe,** durch: sel.[137] verat.[137]
- **Liegen,** ruhiges, amel.: get.[36]
  ALLGEMEINES; M; Liegen; amel.; während; ruhigem Liegen, bei
- **Luft**:
  - ◦ **in** frischer, freier: acon.
  - ◦ **kalter,** in: calc-sil.[58] kali-c. rhus-t.
- **Menses,** während: calc-p. coff.[5] hyos.[5] mosch.[102] **Rhus-t.**
- **Ohnmachtsschwäche,** bei: bov.
- **Reiben** amel.: lach.[36]
- **Reizbarkeit,** durch: **Puls.**[36]
  GEMÜT; M; Reizbarkeit, Beschwerden durch
- **Ruhen,** nach: calc-p.[58] hell.[304]
- **Säuglingen,** bei: ars.[54]
- **Schlaf,** nach: **Lach.** morph. ox-ac. **RHUS-T. Sep.**
  ☞ *morgens; Bett, im •Bewegen; Beginn, zu*
- **Schmerz,** agg.: nit-ac.[137] onos.[137]
- **Schreck,** Furcht, nach: **Bry.** ign.[54] op.[172]
  GEMÜT; M; Schreck oder Furcht, Beschwerden durch •ALLGEMEINES; C; Chorea; Schreck, Furcht, durch
- **Schweiß,** nach: calc-sil.[58]
- **Sitzen,** nach: carb-an.[1] carb-v.[1]
- **Stehen,** beim: chin.[1]
- **strecken,** mit Bedürfnis sich zu: harp.[1184]
- **Wärme** agg.:
  - ◦ **Bettwärme**: syph.[111]
  - ◦ **Ofenwärme**: **Laur.**
- **Zugluft** agg.: magn-gr.[144]
- **Gelenke**: abrot. acon.[5] aesc. **Agar.** am-m.[5] ang.[102] ant-s. apis apoc-a.[102] arn.[102] **ARS.**[81] ars-s-f.[58] asc-t.[102] **Aur.** aur-ar.[58] bapt. bar-m.[102] bar-s.[58] **Bell.**[5] brom.[5] **Bry.** cact. **Calc. Calc-sil.**[58] calx-b.[194] canth. **Caps. Carb-an.** carb-v.[58] **Carbn-s.** caul.[102] **CAUST.** cham.[1] chin. **Chin-s.** cic.[5] cimic. clem. **Cocc.**[5] coff.[5] **Colch. Coloc.**[5] dios.[102] dros.[193] ephe.[267] ferr-ar. **Form.** get.[162] **Gins.**[102] graph.[5] **Guai.**[102] hell.[5] hyos.[5] iod.[102] kali-ar.[8] **Kali-bi. Kali-c. Kali-i.** kali-s. kali-sil.[58] lac-ac. **Lac-c.** lac-leo.[204] lach. **LED.** lim-b-c.[204] **LYC.** magn-gr.[102] marm-w.[194] med.[102] **Merc.**[58] mez.[102] **Nat-ar. Nat-m.** nat-p. **Nux-v.** ol-j.[102] op. **PETR. Phos.** phys. **Phyt.**[102] pin-s.[102] plat.[5] psor. **Puls.** rhod.[58] **RHUS-T. SEP. SIL. Staph. Stel.**[102] **Stict.** stry.[102] succ.[194] **SULPH.** syph.[111] thiosin.[102] thuj. trio.[102] tub.[102] tub-r.[149] verb.[102] **Zinc.**

STEIFHEIT, Steifigkeit; **Gelenke** (Forts.)

◦ **abwechselnd** mit Fußschweiß: merc.[58] sil.[58]
☞ *A; Abwechselnd mit*

◦ **morgens**: ant-s. caps.[1] cimic. ephe.[267] **Kali-bi. Led.** staph.
☞ *Aufstehen, beim • Schlaf, nach*

◦ **nachmittags,** Schlaf, nach: chin.

◦ **abends,** 21 Uhr: phys.

◦ **Aufstehen,** beim: **Agar. Calc. Carb-an. RHUS-T.** staph. tub-r.[149]
☞ *morgens • Schlaf, nach*

◦ **Bad,** nach zu warmem: rhus-t.

◦ **Bettwärme** agg.: syph.[111]

◦ **Bewegung**:

◦ ◦ **agg.**: cham.[1]

◦ ◦ **amel.**: lac-leo.[204]

◦ **Froststadium** im Fieber, während: **Acon.**[5] bell.[5] brom.[5] bry. **Calc.** caps.[5] **CAUST.** cic.[5] cocc.[5] **Coff.**[5] **COLOC.**[5] graph.[5] **HELL.**[5] hyos.[5] led. **Lyc.** nux-v. **Op.** petr. plat.[5] rhus-t. sep. staph.[5] sulph. thuj.

◦ **Hautausschlägen,** nach: syph.[193]

◦ **Hinlegen,** nach dem: caps. caust.

◦ **Hitze** agg.: **Lac-c.**

◦ **Kaltwerden,** durch: phos.[58]

◦ **Konvulsionen,** während: ars.[81]

◦ **Ödem,** mit: kali-ar.[8]

◦ **Schlaf,** nach: chin.
☞ *morgens • Aufstehen, beim*

◦ **Schmerzen,** mit wenig: phos.[137]

◦ **Sitzen,** beim: caust.

◦ **Taubheitsgefühl,** mit: colch.

◦ **Tuberkulose** der Gelenke, bei: dros.[193]

◦ **Wasser,** kaltes, amel.: **Led.**

- **Arme**: **Acon.** aesc. aeth. agar. aloe alum. **Am-c.** am-m.[1] aml-n. anac. androc.[222] ang. ant-t. apis arg-n. arge-p.[264] arn. **Ars.** ars-h. ars-i. ars-met. arum-d.[25] arum-t. arund. asaf. aster. aur. aur-m. ba-sv.[136] bac.[62] bamb-a.[1184] bapt. bell.[1] berb. bor. bov. brom.[5] brucel.[241] bry. bufo[111] buth-aust.[144] calc. calc-s. calc-sil.[58] calx-b.[194] camph. cann-i.[25] canth. **CAPS.**[1] carb-ac. carb-an. carb-v.[102] carbn-s. cassi-s.[192] caul. **Caust. CHAM.**[5] chel. chin. chin-ar. cic.[5] cimic.[25] cina[5] cit-l.[85] cocc. coff.[5] coloc. com.[25] con. croc.[5] cub.[36] cupr. cur. dig. dios. dros. dulc. elaps eup-per. euph. falco-p.[265] **Ferr.** ferr-ar. fl-ac. graph. **Guai. Ham.** harp.[1184] hedeo.[25] hell. hep. hydr-ac. hydrog.[222] hyos.[5] ign.[5] ind. iod. ip.[5] jatr. kali-ar. kali-bi. kali-c. kali-chl. kali-i. kali-m.[72] kali-n. kali-sil.[58] kola[1184] kreos. kres.[149] lac-ac.[111] lach. lact. lat-h.[301] laur.[5] led. lil-t. lim-b-c.[204] lob-s.[25] loxo-r.[205] **Lyc.**[1] lyss. m-arct.[5] m-aust.[5] mag-c.[5] mag-p.[111] manc. meny.[54] merc.[1] merc-c.[5] merc-i-f. merc-i-r.[54] merl. **Mez.**[5] morg.[136] mosch.[5] mur-ac.[1] myris.[102] nat-ar. nat-c.[5] nat-m. nat-s. neon[222] nit-ac.[1] **NUX-V.**[5] olnd. **Op.** ox-ac. oxyg.[233] par.[54] **Petr.** ph-ac. **Phos.** pin-s.[142] pip-m. plan-m.[45] plat. plb. plut-n.[222] por-m.[251] prim-o.[72] prun. ptel. pull-g.[181] puls. puls-n.[25] querc-r.[257] ran-b.[85] rhod. **RHUS-T. Rhus-v.** ruta sabad. sabin.[5] sang. sanic. **Sars.** sec.[5] sel. senec-j.[72] **SEP.**[5] sil. sol-n. spect.[271] spig.[5] **Spong.**[5] stann. staph. stict. stroph-s.[119] stry.[111] succ.[194] sul-i.[58] **Sulph.** tanac.[25] thlaspi[102] thuj. til. trio.[25] tub. tub-r.[149] tung.[252] uran.[269] valer. verat. vinc. viol-o. vip. wye. zinc.

◦ **links**: bry.[54] caust.[54] meny.[54] merc-i-r.[54] nat-ar.[54] par.[54] phos.[54] rhus-t.[54] thuj.[54]
☞ *O; Arme; links*

◦ **rechts**: **AM-M.** arn. bell.[1] kali-bi. kali-c.
☞ *O; Arme; rechts*

◦ **morgens**: **Petr.**
☞ *O; Arme; morgens*

◦ **abends**: am-m. petr.[1]
☞ *O; Arme; abends*

◦ **nachts**: am-c. bell.[1] caust. kali-c. **Nux-v.**
☞ *O; Arme; nachts*

◦ **Bewegung**:

◦ ◦ **agg.**:

◦ ◦ ◦ **während**: sars.[1]

◦ ◦ ◦ **nach**: kali-c. **Rhus-t.**
☞ *O; Arme; Bewegung; nach*

◦ ◦ **amel.**: kali-n.[1]

◦ **Epilepsie**:
☞ *Konvulsionen*

◦ **Erkältung,** bei sich entwickelnder: am-c. kali-c. phos.[1] **Tub.**
☞ *O; Arme; Kälte; Kaltwerden*

◦ **Froststadium** im Fieber, während: eup-per.

◦ **greift,** wenn man etwas: am-c. cham.
☞ *O; Arme; Greifen, ergreifen von Gegenständen; agg.*

◦ **Handarbeit,** nach: **RHUS-T.**
☞ *O; Arme; Handarbeit, durch*

◦ **Heben** des Arms, beim:
☞ *O; Arme; Anheben; agg., der Glieder*

◦ ◦ **Kopf,** über den: caust.[1]

◦ ◦ **unmöglich**: nat-c.[1]

◦ **Herunterhängenlassen,** beim: sep.[1]

◦ **Konvulsionen,** vor epileptischen: **Bufo**

◦ **Schreiben,** beim: **Caust.**
☞ *O; Arme; Schreiben agg.*

◦ **Schwere,** und: caust.[5] petr.[5] sang.[111] sep.[5] sil.[5]

◦ **Strecken** unmöglich: caps.[1]

◦ **Gelenke**: alum.[5] **Am-c.**[5] am-m.[5] carb-an.[5] carb-v.[5] **Caust.**[5] cina[5] kali-c.[5] lyc.[5] mag-c.[5] petr.[5] plat.[5] **Sep.**[5] **Sulph.**[5] zinc.[5]
☞ *O; Arme; Gelenke*

◦ **Beugemuskeln**: puls-n.[25]

◦ **Schultern**: arge-p.[264] bamb-a.[1184] bapt. calc.[1] **CALC-S.** calx-b.[194] **Carb-an.**[5] **Caust.**[5] **COLOC.**[5] com. **Cupr. Dulc.**[8] elaps euph. falco-p.[265] **Fl-ac.** graph. guai. **Ham.** harp.[1184] **Ind.** jatr. kali-bi. kali-c. kali-sil.[58] loxo-r.[205] **Lyc. Merc-i-f. Nat-c.** nat-s. oxyg.[233] **Petr. Phos.** pull-g.[181] **RHUS-T.** senec-j.[72] **Sep.**[1] sil. spig.[58] **Staph.** stroph-s.[119] stry. succ.[194] tanac.[25] thuj.[5] tub-r.[149] verat. zinc.[5]
☞ *O; Arme; Schultern*

◦ ◦ **links**: bamb-a.[1184] pull-g.[181] sep.[1]
☞ *O; Arme; links*

◦ ◦ **rechts**: calx-b.[194] **Merc-i-f.** oxyg.[233] tanac.[25]
☞ *O; Arme; rechts*

◦ ◦ **morgens**: calc-s. falco-p.[265] phos. staph.
☞ *O; Arme; morgens*

◦ ◦ **abends**: calc-s. com.
☞ *O; Arme; abends*

◦ ◦ **nachts**: calc.[1] kali-c.
☞ *O; Arme; nachts*

◦ ◦ **Arm** über den Kopf legen, muss den: calc.[1]

◦ ◦ **Erwachen,** beim: arge-p.[264]

◦ ◦ **Gehen**:

◦ ◦ ◦ **agg., im Freien**: lyc.

◦ ◦ ◦ **amel.**: calc-s.

◦ ◦ **Deltoideusregion**: stroph-s.[119]
☞ *O; Arme; Schultern; Deltoideus, Region des*

◦ **Oberarme**: acon. agar.[36] am-m.[5] anac.[5] **Olnd.**[5] stroph-s.[119]
☞ *O; Arme; Oberarme*

◦ ◦ **Bizeps**: agar.[36]

◦ ◦ ◦ **rechts,** morgens beim Aufstehen und zurückbeugen des Unterarms zum Körper: agar.[36]
☞ *O; Arme; rechts*

◦ **Ellenbogen**: acon. aeth. alum. am-c. anac. ang. asaf. bell. **BRY. Calc.** calx-b.[194] **Carb-an.**[5] **Caust.**[5] **Chel. COLOC.**[5] com. dios. ham. **Ip.**[5] **Kali-c.**[1] lac-ac. lach. **Led.** lim-b-c.[204] **Lyc.** m-arct.[5] m-aust.[5] **Petr.**[5] phos. pip-m. puls. **Sep.** spig. stann. sulph. thuj. valer. verat.[5] vip.[36] zinc.
☞ *O; Arme; Ellenbogen*

◦ ◦ **links**: dios.[25]
☞ *O; Arme; links*

◦ ◦ **rechts**: calx-b.[194]
☞ *O; Arme; rechts*

◦ ◦ **morgens**: dios. lim-b-c.[204]
☞ *O; Arme; morgens*

◦ ◦ **abends**: com. sep. valer.
☞ *O; Arme; abends*

◦ ◦ **Strecken** des Arms, beim: kali-c.[1]
☞ *O; Arme; Ausstrecken der Arme; agg.*

◦ **Unterarme**: aur-m. bry. calc-s. **Caust. Cham.** coloc. hydr-ac. plat. prun. **Rhus-t.** stann. thuj.
☞ *O; Arme; Unterarme*

◦ ◦ **greift,** wenn man etwas: **Cham.**
☞ *O; Arme; Greifen, ergreifen von Gegenständen; agg. •Taubheit, pelzige Empfindungslosigkeit; Arme; hält, wenn man irgendetwas in Händen •Taubheit, pelzige Empfindungslosigkeit; Arme; Hände; greift, wenn man etwas; agg.*

◦ ◦ **Schreiben,** beim: **Caust.** prun.
☞ *O; Arme; Schreiben agg.*

◦ **Handgelenke**: am-c.[5] **Apis** arg-n. ars. **Ba-sv.**[136] **Bell.** bov.[5] **Brom.**[5] **Carb-an.**[5] **Caust.**[5] **Chel. COLOC.**[5] cub. dios. ham. hyos.[5] ign. kali-c. lact. laur.[5] **Led. Lyc.**[1] m-arct.[5] merc. merl. mez.[5] nat-ar. nat-c. nat-s. petr.[5] ph-ac.[1] **Phos.** plan-m.[45] plb. **PULS.**[5] ran-b.[85] rhod. **RHUS-T.** rhus-v. **Ruta SABIN.**[5] sel. **Sep.** staph. stroph-s.[119] **Sulph.** thuj. verat.[5] wye. zinc.
☞ *O; Arme; Handgelenke*

◦ ◦ **rechts**: ran-b.[85]
☞ *O; Arme; rechts*

◦ ◦ **morgens**: plb. sel. **Sulph.**
☞ *O; Arme; morgens*

◦ ◦ **abends**:
☞ *O; Arme; abends*

◦ ◦ ◦ **agg.**: chel. sep.

◦ ◦ ◦ **amel.**: arg-n.

◦ ◦ **Bewegung** agg.: ph-ac.[1]
☞ *O; Arme; Bewegung; während*

◦ ◦ **hält,** wenn man ein Glas: nat-c.
☞ *O; Arme; Greifen, ergreifen von Gegenständen; agg.*

◦ ◦ **Wetter,** bei kaltem, nassem: **RHUS-T.** ruta
☞ *O; Arme; Kälte; in der Kälte, während Kälte •O; Arme; Wetter; nasskaltes*

◦ **Hände**: **Agar.** alum. androc.[222] **Ars.** ars-met. arum-d.[25] arum-t. arund. asaf. aster. aur. aur-m. bac.[62] bamb-a.[1184] bell.[1] bov. **Brom.**[5] brucel.[241] bry. bufo[111] **Calc. Calc-s. Calc-sil.**[58] carb-ac. **Carb-an.** carbn-s. cham. chel. chin-ar. cimic.[25] cocc. **Coloc.** com.[25] croc.[5] cub.[36] **Cupr.**[210] cur. dios. **Ferr.** ferr-ar. ham. harp.[1184] **Hyos.**[5] ign.[5] kali-ar. kali-c. kali-chl. kali-m.[72] kali-n.[5] kreos. lach. lat-h.[301] led. lil-t. lob-s.[25] lyc. **Lyss.** m-arct.[5] merc. mosch. myris.[102] nat-c. neon[222] nit-ac.[1] **Nux-v.** ph-ac. phos. plat. plb. plut-n.[222] ptel. puls. querc-r.[257] rhus-t. ruta sabad.[5] sabin.[5] sang.[25] sanic. sars. **Sep. SIL.**[5] stann. staph. **Stict. Stry.** succ.[194] sulph. thuj. viol-o. vip. wye. zinc.
☞ *O; Arme; Hände*

◦ ◦ **links**: brucel.[241]
☞ *O; Arme; links*

◦ ◦ **rechts**: arum-d.[25]
☞ *O; Arme; rechts*

◦ ◦ **morgens,** beim Erwachen: alum. **Ars.** bamb-a.[1184] cupr.[210] **Ferr. Lach. Led.** sanic.
☞ *O; Arme; Erwachen, beim*

◦ ◦ **vormittags**: calc-s.
☞ *O; Arme; vormittags*

◦ ◦ **nachmittags**: calc-s.
☞ *O; Arme; nachmittags*

◦ ◦ **abends**: calc-s.
☞ *O; Arme; abends*

◦ ◦ **Arbeit,** bei der: merc.
☞ *O; Arme; Handarbeit, durch*

◦ ◦ **Bedeckung,** durch: sep.
☞ *O; Arme; Bedecken, Zudecken; agg.*

◦ ◦ **Bewegung** agg.: brucel.[241] neon[222]
☞ *O; Arme; Bewegung; während*

◦ ◦ **Erwachen,** beim: alum. lach. led.
☞ *O; Arme; Erwachen, beim*

◦ ◦ **Frösteln,** bei: kali-chl.

◦ ◦ **Gehen** amel.: alum.

◦ ◦ **greift,** wenn man etwas: lat-h.[301] nit-ac.[1]
☞ *O; Arme; Greifen, ergreifen von Gegenständen; agg.*

◦ ◦ **hält,** wenn man irgendetwas: mosch.
☞ *O; Arme; Greifen, ergreifen von Gegenständen; agg.*

STEIFHEIT, Steifigkeit; **Hände** (Forts.)

◦ ◦ **Kälte,** durch: brucel.[241] cham. phos.

◦ ◦ **Klavierspielen,** beim: **Zinc.**
☞ *O; Arme; Klavierspielen agg.*

◦ ◦ **Pressen,** wie nach, über längen Zeitraum: myris.[102]

◦ ◦ **Schreiben,** beim: cocc. kali-m.[72]
☞ *O; Arme; Schreiben agg.*

◦ ◦ **Stricken,** beim: kali-m.[137]
☞ *O; Arme; Stricken; agg.*

◦ ◦ **Handrücken**: cimic.[25]
☞ *O; Arme; Hände; Handrücken*

◦ ◦ **Handfläche,** rechts: lob-s.[25]
☞ *O; Arme; Hände; Handflächen*

◦ **Finger**: acon. aesc. aeth. **Agar.** aloe **Am-c.** am-m.[1] aml-n. ant-t. **Apis** arg-n. **Ars.** ars-i. aur-m. bamb-a.[1184] **Bell.**[1] berb. bor. bov. **Brom.**[5] bry. bufo[111] buth-aust.[144] **Calc. Calc-s. Calc-sil.**[58] calx-b.[194] camph. cann-i.[25] **CARB-AN.** carb-v.[102] **Carbn-s.** cassi-s.[192] **Caul. Caust.** cham.[5] chin. chin-ar. cit-l.[85] cocc. coloc. con. **Croc.**[5] cub.[36] **Cupr.** dig. dios. **Dros.** dulc. eup-per. **Ferr.** ferr-ar. fl-ac. graph. ham. hell. hep. hydr-ac. hydrog.[222] ign.[5] iod. **Kali-c.** kali-n. kola[1184] kreos. lac-ac.[111] lach. **LED.** lil-t. **LYC.**[1] lyss. m-arct.[5] mag-p.[111] **Manc. Merc.**[1] merc-i-f. morg.[136] mosch.[5] mur-ac.[1] nat-c.[5] nat-m. nat-s. nux-v.[5] olnd. ox-ac. **PETR. Phos.** pin-s.[142] plan-m.[45] plb. por-m.[251] prim-o.[72] ptel. puls. puls-n.[25] **RHUS-T.** rhus-v. sabad. sang. **Sec.**[5] **Sep.**[5] **SIL.** sol-n. spect.[271] **Spig.**[5] **Spong.**[5] **STANN.** stry.[111] succ.[194] sul-i.[58] sulph. thuj. til. tung.[252] uran.[269] verat. vinc.

◦ ◦ **links**: stry.[111]
☞ *O; Arme; links*

◦ ◦ **morgens**: am-c. **Ars. Calc.** calc-s. **Ferr. Lach. Led.** morg.[136] **Rhus-t.** thuj.
☞ *O; Arme; morgens*

◦ ◦ **vormittags**: fl-ac.
☞ *O; Arme; vormittags*

◦ ◦ **abends**: petr.
☞ *O; Arme; abends*

<> ◦ ◦ **Anstrengung,** nach: mag-p.[58] **RHUS-T. Stann.**
☞ *O; Arme; Anstrengung; agg.*

◦ ◦ **Anwendungen,** kalte, **agg.**: cassi-s.[192]

◦ ◦ **Arbeiten,** beim: lyc.[1] merc.[1]
☞ *O; Arme; Handarbeit, durch*

◦ ◦ **Bewegung,** bei:

◦ ◦ ◦ **agg.**: cassi-s.[192]
☞ *O; Arme; Bewegung; während*

◦ ◦ ◦ **amel.**: por-m.[251]

◦ ◦ **Buch** hält, wenn man ein: lyc.
☞ *O; Arme; Greifen, ergreifen von Gegenständen; agg.*

◦ ◦ **empfindungslos,** und: carbn-s.[102]

◦ ◦ **Froststadium** im Fieber, während: eup-per. ferr. **Rhus-t.**

◦ ◦ **Greifen,** etwas ergreifen:
☞ *O; Arme; Greifen, ergreifen von Gegenständen; agg.*

◦ ◦ ◦ **während** Greifen: am-c. **Carb-an. Dros.**

◦ ◦ ◦ **nach**: graph.

◦ ◦ **Liegen,** beim: hep.

◦ ◦ **Schneiden** mit einer Schere, beim: con.
☞ *O; Arme; Schere benutzen agg.*

◦ ◦ **Schreiben,** beim: aesc. cocc. stann.
☞ *O; Arme; Schreiben agg.*

◦ ◦ **spinale** Beschwerden: apis

◦ ◦ **Strecken** des Arms **agg.**: dulc.
☞ *O; Arme; Ausstrecken der Arme; agg.*

◦ ◦ **Wärme** amel.: cassi-s.[192]

◦ ◦ **Wehen,** Entbindung, während: lyc.[85]

◦ ◦ **ausstreckt,** wenn man die Arme: carbn-s.

◦ ◦ **Fingerspitzen**: mag-p.[111]
☞ *O; Arme; Finger; Fingerspitzen*

◦ ◦ **Daumen**: aeth. **Calc-s.** calx-b.[194] cann-i.[25] ferr. **Kali-c. KREOS. Led.** puls. sabad. spect.[271] tung.[252]
☞ *O; Arme; Finger; Daumen*

◦ ◦ ◦ **nachmittags**: calc-s.
☞ *O; Arme; nachmittags*

◦ ◦ ◦ **rechts**: calx-b.[194] cann-i.[25]
☞ *O; Arme; rechts*

◦ ◦ ◦ **Nähen,** beim: aeth.
☞ *O; Arme; Nähen, während*

◦ ◦ ◦ **Schreiben,** beim: **Kali-c.**
☞ *O; Arme; Schreiben agg.*

◦ ◦ **Zeigefinger**: acon. am-m.[1] arg-n. **Calc. Kali-c.** kola[1184] sabad. uran.[269]

◦ ◦ ◦ **Schreiben,** beim: **Kali-c.**
☞ *O; Arme; Schreiben agg.*

◦ ◦ **Mittelfinger**: bell.[1] bor. calc-s. carb-an. cassi-s.[192] dros. **Phos. SIL.**

◦ ◦ ◦ **Gelenke**:
☞ *O; Arme; Finger; Fingergelenke*

◦ ◦ ◦ ◦ **Grundgelenk**: cassi-s.[192]

◦ ◦ ◦ ◦ **Endgelenk**: bell.[1]

◦ ◦ **Ringfinger**: mur-ac. sulph. til.

◦ ◦ ◦ **abends**: sulph.
☞ *O; Arme; abends*

◦ ◦ ◦ **nachts**: mur-ac.
☞ *O; Arme; nachts*

◦ ◦ **Kleiner Finger**: aloe **Calc-s.** con. hell. mur-ac.[1] plan-m.[45] **Sil.**

◦ ◦ ◦ **rechts**: plan-m.[45]
☞ *O; Arme; rechts*

◦ ◦ ◦ **morgens**: calc-s.
☞ *O; Arme; morgens*

◦ ◦ ◦ **nachts**: mur-ac.[1] sil.
☞ *O; Arme; nachts*

◦ ◦ ◦ **Ruhe** amel.: hell.
☞ *O; Arme; Ruhe; amel.*

- **Beine**: **Acon.** adam.[222] aesc. agar.[58] all-s. **Alum.** alum-p.[58] alum-sil.[58] am-c.[5] am-m.[5] ambr. aml-n. amyg-p.[36] **Anac.**[5] androc.[222] ang. ant-c.[5] ant-t. apis apisin.[5] apoc. **Arg.**[5] arg-n. arge.[102] **Ars.** ars-h. ars-met. ars-s-f.[58] asaf. **ATRO.** aur. aur-ar.[58] **Aur-m.** aur-s.[58] ba-sv. bac.[62] bani-c.[204] bapt.[102] bar-c. bar-m.[102] **Bell.**[1] bell-p.[256] **BERB.** bov.[5] **Brom.**[5] **Bry.** bufo **Calc.**[102] calc-p.[36] calc-s. calc-sil.[58] cand-a.[239] cann-i. caps. carb-an. **Carb-v.**[5] carbn-o. **Carbn-s.** card-m. carl. **Caust.** **CHAM.**[1] chel. chin.[5] chin-ar. chin-s. **Cic.** cimic.[8] **Cina** clem. **Coc-c.** **Cocc.**[5] colch. coloc. con. cupr.[210] cur. cycl.[5] cymbo-ci.[2184] dig. dios.[111] dirc. dros. elaps **EUP-PER.**[102] euph.[5] euphr.[5] excr-can.[269] **Ferr.** ferr-ar. ferr-ma. ferr-p. gamb.[111] germ.[222] gins. gran.[111] graph. **Guai.**[102] haliae-lc.[222] **Ham.** hell.[1] hep. hip-ac.[149] hydr. **Hydr-ac.** hydrog.[222] hyos. hyper. ign. iod.[5] ip.[5] irid.[222] jatr.[111] kali-ar. kali-bi. kali-c. kali-chl.[58] kali-i. kali-s. kali-sil.[58] kreos. kres.[149] lac-ac. **Lac-c.** lac-eq.[204] lach. lact. lar-ar.[251] lat-h.[301] **Lath.** laur. **Led.** lil-t. lim-b-c.[204] lob. **LYC.**[5] m-arct.[5] m-art.[5] m-aust.[5] mag-m.[137] **Mag-p.** **Mang.**[5] mang-acet.[1] mang-o.[72] marm-w.[194] med. **Merc.** merc-c. merc-s. **Mez.**[1] mim-p.[102] mit.[36] morg.[136] morg-g.[136] mosch. mur-ac. nat-c.[5] **Nat-m.** **Nat-s.** nit-ac.[5] **NUX-V.** ol-an. **Olnd.**[5] op. ox-ac. **Petr.** ph-ac. phos. phys.[102] phyt. pin-s. pip-m. plan. **PLAT.**[1] plb.[36] podo. por-m.[251] psor. puls.[5] ran-b. rat.[111] rheum rhod. **RHUS-T.** ruta sabin.[5] samb.[5] sang. sanic. sarcol-ac.[102] **Sars.**[5] scroph-n.[111] sec.[5] sel.[5] **SEP.**[5] **SIL.** spig.[5] **Spong.** stann.[5] staph. stict. stram. **Stry.** sul-ac. **Sulph.** sumb. syc-co. syph.[111] tab. tarent. tep. ter. thuj. tub.[111] tung.[252] valer.[5] **Verat.**[5] verb.[45] vip. visc.[119] xero.[102] **Zinc.** zinc-p.[58]
  - ◦ **links**: **Arg-n.** phos.[1] stram.
    - ☞ *O; Beine; links*
  - ◦ **rechts**: **Coc-c.** guai.[8] hydrog.[222] mang-acet.[1]
    - ☞ *O; Arme; rechts • O; Beine; rechts*
  - ◦ ◦ **Aufstehen,** beim: hydrog.[222]
  - ◦ **morgens**: bell. **Petr.** rhod. **RHUS-T.** staph. **Verat.**
    - ☞ *O; Beine; morgens*
  - ◦ **nachmittags**: brom.
    - ☞ *O; Beine; nachmittags*
  - ◦ **abends**: arg. calc-s. carb-v. **Lyc.** mang. **Phos.** **Plat.** **Puls.** sil. tub.[58]
    - ☞ *O; Beine; abends*
  - ◦ ◦ **Aufstehen** amel., beim: mang.
  - ◦ ◦ **Schlaf,** nach einem Nickerchen: **Carb-v.**
    - ☞ *O; Beine; Schlaf; nach*
  - ◦ **nachts**: alum. **Lyc.** nit-ac.
    - ☞ *O; Beine; nachts; agg.*
  - ◦ **Aufstehen,** beim: agar. caps.[1] cycl.[1] **EUP-PER.** **Hep.** psor.
  - ◦ **Beugen,** beim: phos. plan.
  - ◦ **Epilepsie**:
    - ☞ *Konvulsionen*
  - ◦ **Froststadium** im Fieber:
    - ☞ *O; Beine; Fieber; während; Froststadium im Fieber*
  - ◦ ◦ **vor**: petr. **Phos.** psor. rhus-t.
  - ◦ ◦ **während**: **Nat-s.** **Tub.**
  - ◦ **Gehen**:
  - ◦ ◦ **agg.**:
  - ◦ ◦ ◦ **während**: berb. mang-acet.[1] ol-an. puls. ran-b. rhus-t. thuj.
  - ◦ ◦ ◦ ◦ **Freien, im**: **BERB.** mang-acet.[1] puls. **RHUS-T.**
  - ◦ ◦ ◦ **nach**: **RHUS-T.**
  - ◦ ◦ **amel.**: **Carb-v.** dig.
  - ◦ **Ischialgie,** bei: cur. **Lyc.** **Nux-v.**
    - ☞ *Schmerz; Beine; Nerven; Ischias; Steifheit, mit*
  - ◦ **Konvulsionen,** vor epileptischen: **Bufo**
  - ◦ **Reiben** amel.: stram.
    - ☞ *O; Beine; Reiben; amel.*
  - ◦ **Schlaf,** nach: **Sep.**
    - ☞ *O; Beine; Schlaf; nach*
  - ◦ **schmerzhafte** Empfindlichkeit der Achillessehne, durch: cimic.
  - ◦ **Sitzen**:
  - ◦ ◦ **während**: amyg-p.[36] mang. plat.
    - ☞ *O; Beine; Sitzen; agg.; während*
  - ◦ ◦ **nach**: bell. **Calc.** carb-an. dig. nux-v. **Puls.** **RHUS-T.** **Sep.** zinc.
    - ☞ *O; Beine; Sitzen; agg.; nach*
  - ◦ **Stehen,** beim: verat.
  - ◦ **Strecken** amel.: hydrog.[222] stram.
    - ☞ *O; Beine; Ausstrecken der Glieder; amel.*
  - ◦ **Treppabgehen,** beim: **Rhus-t.** stry.
    - ☞ *O; Beine; Treppabgehen agg.*
  - ◦ **Treppensteigen,** beim: calc-p.[36] hydrog.[222]
    - ☞ *O; Beine; Steigen agg.; Treppensteigen*
  - ◦ ◦ **Menses,** während: calc-p.[36]
    - ☞ *O; Beine; Menses; während*
  - ◦ **Wetter,** bei kaltem, nassem: **Lath.**
    - ☞ *O; Beine; Kälte; bei Kälte, in der Kälte*
  - ◦ **erstreckt** sich zum Hüftgelenk: lar-ar.[251] sep.
  - ◦ **Gelenke**: agar. **Brom.**[5] **Carb-an.**[5] **Caust.**[5] **COLOC.**[5] dig.[5] mit.[36] **Petr.**[5] verb.[45]
    - ☞ *O; Beine; Gelenke*
  - ◦ ◦ **morgens**: agar. mit.[36]
    - ☞ *O; Beine; morgens*
  - ◦ ◦ ◦ **Aufstehen,** beim: agar.
  - ◦ ◦ ◦ **Gehen** amel.: mit.[36]
  - ◦ **Gesäßbacke,** rechts, bei Bewegung: hydrog.[222]
    - ☞ *O; Beine; Gesäßbacken*

  - ◦ **Gesäßbacke,** rechts, bei Bewegung: hydrog.[222]
    - ☞ *O; Beine; Gesäßbacken*

  - ◦ **Hüften**: acon. agar. am-m.[5] androc.[222] ang.[1] arg. ars. aur. ba-sv.[136] bani-c.[204] **Bapt.** bar-c. **Bell.** caps.[5] carb-v.[5] cham.[5] chin.[5] chin-s. **COLOC.**[5] euphr. excr-can.[269] gran.[111] **Ham.** **Hell.**[5] hip-ac.[149] ign.[5] irid.[222] kali-bi.[122] kreos.[5] **Led.**[5] **Lyc.** m-aust.[5] med. nat-m. nux-v.[5] **Ph-ac.** phys. por-m.[251] **Rheum**[5] **Rhus-t.** **Sel.**[5] **Sep.** **SIL.** **Staph.** **Stry.** sulph. syc-co.[136] **Zinc.**
    - ☞ *O; Beine; Hüften*
  - ◦ ◦ **links**: **Ba-sv.**[136]
    - ☞ *O; Beine; links*

STEIFHEIT, Steifigkeit; **Hüften** (Forts.)

◦ ◦ **rechts**: hip-ac.[119] por-m.[251]
☞ *O; Arme; rechts • O; Beine; rechts*

◦ ◦ **morgens**: arg. ars. chin-s. **Staph.**
☞ *O; Beine; morgens*

◦ ◦ **Aufstehen** von einem Sitz, beim: agar.
☞ *O; Beine; Aufstehen; agg.; Sitzen, vom; während*

◦ ◦ **Bewegung,** zu Beginn: **Ph-ac. RHUS-T.** staph.
☞ *O; Beine; Bewegung; agg.; Beginn, zu*

◦ ◦ **Gehen** amel.: kali-bi.[122] **Ph-ac.**

◦ ◦ **Umdrehen,** beim: **Sulph.**

◦ ◦ **erstreckt** sich in die Beine: hip-ac.[149]

◦ **Oberschenkel**: adam.[222] am-c. am-m. **Ars.**[5] aur. aur-m. aur-s. bell. bry. **Calc.** calc-s. carb-v. cham. **Cic.** cocc. colch. **Coloc.** dig. dirc. gins. **Graph.** hell. hydr-ac. hydrog.[222] ign. lac-c. lath.[77] lil-t. mag-m.[5] merc. **Nat-m. OLND.**[5] petr. phos. plat.[5] puls.[1] rhod. **Rhus-t.** sabin.[5] sars. sec. sep.[5] **Stry.** thuj. valer.[5]

◦ ◦ **morgens**: bry. **Calc.** carb-v.[111] ign.
☞ *O; Beine; morgens*

◦ ◦ ◦ **Aufstehen,** beim: carb-v.[111] ign.

◦ ◦ ◦ **Gehen,** beim, zu Beginn: **Calc.**
☞ *O; Beine; Bewegung; agg.; Beginn, zu*

◦ ◦ **nachmittags**: **Calc-s.**
☞ *O; Beine; nachmittags*

◦ ◦ **abends,** beim Aufstehen von einem Sitz: rhod.

◦ ◦ **Gehen,** beim: am-c. bell. **Calc.** cic. graph. petr. **Stry.**

◦ ◦ **Stehen,** beim: carb-v.
☞ *O; Beine; Stehen; agg.; während*

◦ ◦ **Vorderseite**: **Calc. Stry.**

◦ ◦ **Rückseite**: adam.[222] hydrog.[222]

◦ ◦ ◦ **Betätigung,** agg.: adam.[222]

◦ ◦ ◦ **erstreckt** sich zu den Knien: hydrog.[222]

◦ **Knie**: adam.[222] aesc. alum. **AM-M.**[5] ambr.[1] **Anac.** ang. **Ant-c.**[5] **Apoc.** arge.[102] **Ars.**[54] ars-met. ars-s-f.[58] **ATRO.** aur. aur-ar.[58] aur-m. aur-s.[58] bac.[62] bell. **Berb.** bov. **BRY.** bufo calc. **Calc-s.** calc-sil.[58] **Cann-i.** caps.[1] carb-an.[5] **Carb-v.** carbn-s. card-m. **CAUST.**[36] **Chel.** clem. cocc. **COLOC.** con. cycl.[5] dig. dios. dros.[1] elaps euph. euphr.[5] ferr-ar. ferr-ma. **GRAPH.**[1] guai.[5] haliae-lc.[222] **HELL.**[1] hydr. **Hyos. Ign.** kali-ar. **Kali-bi.**[122] kali-c. kali-chl.[58] kali-sil.[58] lac-ac. lac-eq.[204] **Lach.** lath. **LED.** lim-b-c.[204] lob. **LYC.**[1] m-arct.[5] m-aust.[5] marm-w.[194] merc. merc-s. **Mez.**[1] mim-p.[102] mit.[36] morg-g.[136] mur-ac. **NAT-M.**[809] **Nat-s. Nit-ac.**[1] **Nux-v.** ol-an. op. **Petr.**[1] **Phos.** phys. phyt. pin-s. pip-m. plan. **PLAT. Plb.**[5] podo. **Psor. Puls.** rheum **RHUS-T.** samb.[5] sang. sars. scroph-n.[111] **SEP. SIL.** spig. **Stann.**[1] **Staph.** stict. **STRY. SULPH.**[137] sumb. syph.[111] tarent. tep. **Ter.** tub.[111] verat.[5] vip. **Zinc.**
☞ *O; Beine; Knie*

◦ ◦ **abwechselnd** mit reißenden Schmerzen: **Ars.**
☞ *A; Abwechselnd mit*

◦ ◦ **abwechselnde** Seiten: coloc. nat-m.
☞ *O; Beine; abwechselnde Seiten*

◦ ◦ **links**: arge.[102]
☞ *O; Beine; links*

◦ ◦ **morgens**: aesc. calc-s. caps.[1] ign. lac-eq.[204] lim-b-c.[204] lyc. mit.[36] nat-m.[809] stry.
☞ *O; Beine; morgens*

◦ ◦ ◦ **Aufstehen,** beim: aesc. caps.[1] ign. lac-eq.[204] **Lyc.** nat-m.[809]

◦ ◦ **abends**: **Plat.**
☞ *O; Beine; abends*

◦ ◦ **nachts**: **Lyc.**
☞ *O; Beine; nachts; agg.*

<> ◦ ◦ **Aufstehen** von einem Sitz, beim: aesc. mur-ac. nat-m. **SULPH.**
☞ *O; Beine; Aufstehen; agg.; Sitzen, vom; während*

◦ ◦ **Ausstrecken,** beim: bov. haliae-lc.[222] **Puls.**
☞ *O; Beine; Ausstrecken der Glieder; agg.*

◦ ◦ **Bewegung,** zu Beginn: **Carb-v. Caust. Euph. Lyc.** puls. **RHUS-T.**
☞ *O; Beine; Bewegung; agg.; Beginn, zu*

◦ ◦ **Froststadium** im Fieber, während: hell.[5]
☞ *O; Beine; Fieber; während; Froststadium im Fieber*

◦ ◦ **Gehen**:

◦ ◦ ◦ **agg.**:

◦ ◦ ◦ ◦ **während**: bell. **Caust.** hell.[1] hyos. kali-bi. **Led.** ol-an. phyt. **PULS.** sil. sumb.

◦ ◦ ◦ ◦ ◦ **Freien,** im: hell.[1] hyos.

◦ ◦ ◦ ◦ **nach**: haliae-lc.[222] **RHUS-T.**

◦ ◦ ◦ **amel. während**: kali-bi.[122]

◦ ◦ **Hocken,** verhindert: **Coloc. Graph.**
☞ *O; Beine; Hocken agg.*

◦ ◦ **Knien,** beim: marm-w.[194] sep.
☞ *O; Beine; Knien agg.*

◦ ◦ **Säuglingen,** bei: ars.[54]

◦ ◦ **Sitzen**:

◦ ◦ ◦ **während**: anac. coloc. haliae-lc.[222] stry.
☞ *O; Beine; Sitzen; agg.; während*

◦ ◦ ◦ **nach**: **Lach. Lyc. RHUS-T.** stict. **SULPH.**
☞ *O; Beine; Sitzen; agg.; nach*

◦ ◦ **Stehen,** beim: sil.
☞ *O; Beine; Stehen; agg.; während*

◦ ◦ **Treppabgehen,** beim: merc.
☞ *O; Beine; Treppabgehen agg.*

◦ ◦ **Treppensteigen,** nach: hydr. ign. lac-eq.[204]
☞ *O; Beine; Steigen agg.; Treppensteigen*

◦ ◦ **Sehnen**: hell.[1]

◦ ◦ **Kniekehle**: ambr.[1] caust.[1] dros.[1] graph.[1] lyc.[1] mez.[1] nit-ac.[1] petr.[1] scroph-n.[111] stann.[1] sulph.[137]
☞ *O; Beine; Knie; Kniekehle*

◦ ◦ ◦ **Bücken,** beim: sulph.[137]
☞ *O; Beine; Bücken agg.*

◦ ◦ **Kniescheibe**: caust.[36]
☞ *O; Beine; Knie; Kniescheibe*

◦ ◦ ◦ **Aufstehen,** beim: caust.[36]

◦ **Unterschenkel**: agar.[36] alum.[102] am-c.[5] amyg-p.[36] anac.[5] ang.[102] ant-t.[137] arg.[5] arg-n. ars.[5] ba-sv.[136] bapt.[102] bar-m.[102] bell.[1] berb.[111] **Bov.**[5] bry.[5] calc.[102] caps.[5] carb-v.[5] cic.[36]

cimic.[8] colch.[102] **Con.**[1] dios.[102] eup-per.[102] euph.[5] ferr.[5] gamb.[111] germ.[222] graph.[5] guai.[102] ign.[5] **Ip.**[5] jatr.[111] kali-c.[5] lath.[102] led.[5] **Lyc.**[5] m-arct.[5] m-art.[5] mag-m.[137] mang.[5] mang-acet.[1] mang-o.[72] marm-w.[194] merc.[36] morg.[136] nat-c.[5] nat-m.[1] **NIT-AC.**[5] nux-v.[5] petr.[1] phys.[102] plat.[102] ran-b.[5] rhus-t.[102] sarcol-ac.[102] sars.[5] sep.[102] sil.[5] stann.[5] stry.[102] sulph.[137] verat.[5] visc.[119] xero.[102] zinc.[1]
☞ *O; Beine; Beine*

◦ ◦ **Gehen,** beim: ant-t.[137]

◦ ◦ **Knien** agg.: marm-w.[194]
☞ *O; Beine; Knien agg.*

◦ ◦ **Sitzen** agg.: marm-w.[194]

◦ ◦ **Strecken,** Dehnen agg.: marm-w.[194]
☞ *O; Beine; Ausstrecken der Glieder; agg.*

◦ ◦ **Schienbein**: merc.[36]
☞ *O; Beine; Beine; Schienbein*

◦ ◦ **Waden**: alum.[102] amyg-p.[36] ang.[102] **Arg-n.** bapt.[102] bar-m.[102] berb.[111] calc.[102] cic.[5] colch.[102] **Con.**[1] dios.[102] **Eup-per.**[102] germ.[222] guai.[102] jatr.[111] **Lath.**[102] mag-m.[137] mang.[5] nux-v.[5] phys.[102] plat.[102] **Rhus-t.**[102] **Sarcol-ac.**[102] sep.[102] **Stry.**[102] verat.[5] xero.[102] zinc.[1]
☞ *O; Beine; Beine; Waden*

◦ ◦ ◦ **links**: amyg-p.[36]
☞ *O; Beine; links*

◦ ◦ **Achillessehne**: agar.[36] cic.[36] cimic.[8] sulph.[137]
☞ *O; Beine; Beine; Achillessehne*

◦ ◦ ◦ **Aufstehen** vom Sitzen, beim: agar.[36]

◦ ◦ ◦ **Gehen,** beim: cic.[36]

◦ **Knöchel,** Fußgelenk: ars. **Ba-sv.** bry.[36] caps.[1] carb-an. **CAUST. CHEL.** cocc. **Coloc.** con. dios. dros. graph. hep. **Hyper.** ign.[5] **Kali-c.**[5] lath. led. lim-b-c.[204] **Lyc.** m-arct.[5] med. nat-c.[5] nat-m. **Petr.** plat.[5] plb. ran-b.[5] **Rhus-t.** ruta sep. **SIL.** spig.[5] sul-ac. **SULPH.** sumb. **Syc-co.** ter. **Verb.**[45] **Zinc.**[1]

◦ ◦ **rechts,** beim Laufen: bry.[36]
☞ *O; Arme; rechts • O; Beine; rechts*

◦ ◦ **morgens**: caps.[1] carb-an. lim-b-c.[204]
☞ *O; Beine; morgens*

◦ ◦ ◦ **Aufstehen,** beim: caps.[1] carb-an.

◦ ◦ **abends**: sep.
☞ *O; Beine; abends*

◦ ◦ **Betätigung** amel.: dios. sulph.
☞ *O; Beine; Anstrengung amel.*

◦ ◦ **Gehen,** beim: bry.[36] led. sul-ac. sumb.

◦ ◦ **Sitzen,** nach: zinc.[1]
☞ *O; Beine; Sitzen; agg.; nach*

◦ **Füße**: all-s. alum. ambr. amyg-p.[36] ang. ant-t. **APIS** ars.[1] ars-met. asaf. bac.[62] **Brom.**[5] bry. calc-s. cand-a.[239] caps. caust. cham.[1] chel. cic. **COLOC.**[5] cupr.[210] dios. dros. **Ferr.** ferr-ar. ferr-p. graph. ign. kali-ar. kali-bi. **Kali-c.** kali-s. kreos. lat-h.[301] laur. **Led.**[5] **LYC.**[5] merc. morg.[136] mosch. nat-m. nux-v. **Op. Petr.** phos. plat.[1] plb.[36] puls.[5] ran-b. **RHUS-T.** sanic. **Sec. SEP.**[5] **Stict.** stry. sul-ac. **SULPH.** tep. thuj. **Zinc.**
☞ *O; Beine; Füße*

◦ ◦ **abwechselnd** mit reißenden Schmerzen: ars.[1]
☞ *A; Abwechselnd mit*

◦ ◦ **morgens**: alum. apis cand-a.[239] cupr.[210] ign. **Led.**
☞ *O; Beine; morgens*

◦ ◦ ◦ **Erwachen,** beim: alum. cupr.[210]

◦ ◦ **abends**: apis calc-s. kali-s. plat.[1]
☞ *O; Beine; abends*

◦ ◦ ◦ **Ausziehen,** beim: apis

◦ ◦ ◦ **Sitzen,** beim: plat.[1]

◦ ◦ **nachts**: **APIS** sulph.[1]
☞ *O; Beine; nachts; agg.*

<> ◦ ◦ **Aufstehen**:

◦ ◦ ◦ **agg., nach Sitzen**: bry. laur.
☞ *O; Beine; Aufstehen; agg.; Sitzen, vom; nach*

◦ ◦ ◦ **amel.**: alum.

◦ ◦ **Erwachen,** beim: alum.

◦ ◦ **Essen,** nach dem: graph.
☞ *O; Beine; Essen; nach*

◦ ◦ **Freien,** im: nux-v.
☞ *O; Beine; Luft; agg.; frische*

◦ ◦ **Froststadium** im Fieber, während: led.[5]
☞ *O; Beine; Fieber; während; Froststadium im Fieber*

◦ ◦ **Gehen,** beim:

◦ ◦ ◦ **agg.**: ign.

◦ ◦ ◦ **amel.**: alum. laur.

◦ ◦ **Kälte,** durch: cham.[1]

◦ ◦ **Reißen** darin, nach: sulph.

◦ ◦ **Sitzen,** beim: plat.[1]

◦ ◦ **Fußrücken**: plb.[36]
☞ *O; Beine; Füße; Fußrücken*

◦ **Zehen**: agar.[58] **APIS** ars. atro. **Brom.**[5] **Carl.** cocc.[5] colch. **Coloc.** dios.[111] ferr. **Graph.** hydrog.[222] **Led.** nux-v. rat.[111] sabin.[5] sec.[5] **Sil.** stry. **SULPH.**

◦ ◦ **morgens**: dios. hydrog.[222] rat.[111]
☞ *O; Beine; morgens*

◦ ◦ ◦ **Bewegung** amel.: hydrog.[222]
☞ *O; Beine; Bewegung; amel.*

◦ ◦ **Betätigung** amel.: dios.[111]
☞ *O; Beine; Anstrengung amel.*

◦ ◦ **Sitzen,** nach: carl.
☞ *O; Beine; Sitzen; agg.; nach*

◦ ◦ **großer** Zeh: **ATRO.** coloc. sulph.

◦ ◦ ◦ **nachmittags**: sulph.
☞ *O; Beine; nachmittags*

◦ ◦ **2. Zehe**: colch.

◉ - **anfallsweise,** Beine: stry.
☞ *O; Beine; anfallsweise*

- **bandagiert,** wie, Beine: anac.

◦ **Knie**: **Anac.**
☞ *O; Beine; Knie*

- **Erkältung,** wie durch: aml-n.[36]

- **gichtig**:

◦ **Handgelenke**: lyc.[1]
☞ *O; Arme; Handgelenke*

◦ **Finger**: **AGAR. Carb-an. Lyc.** petr.[1] pin-s.[142] sulph.

STEIFHEIT, Steifigkeit; **allgemeine** Arzneien (Forts.)

- **konvulsivisch,** spasmodisch: cic.[36] meny.[85] nit-ac.[36]
  - ◦ **Arme**: meny.[85]
- **krampfartig**:
  - ◦ **Unterarme**: plat. stann.
  - ◦ **Hände**: plat. stann.
    ☞ *O; Arme; Hände*
  - ◦ **Oberschenkel**: bry.
- **lähmungsartig**: acon. aur. caps.[1] caust. cham. chin. **Cocc.** kali-i. lil-t.[137] lith-c. merc-c. nat-m. nit-ac. olnd.[137] plat. plb. **Ruta**
  - ◦ **Gelenke,** beim Aufstehen nach Schlaf: caps.[1] chin.
  - ◦ **Arme**: acon. **Caust.** cham. kali-i. lil-t.[137] nit-ac. plat. ruta
    - ◦ ◦ **Oberarme**: acon.
      ☞ *O; Arme; Oberarme*
    - ◦ ◦ **Handgelenke**: ruta
      ☞ *O; Arme; Handgelenke*
    - ◦ ◦ **Hände**: cham.
      ☞ *O; Arme; Hände*
    - ◦ ◦ **Finger**: lil-t.[137]
  - ◦ **Beine**: aur. cham. **Cocc.**
    - ◦ ◦ **Oberschenkel**: cham. cocc.
    - ◦ ◦ **Knie**: aur.
      ☞ *O; Beine; Knie*
- **plötzlich,** Knie: stann.
- **rheumatisch**: agar. anac. ars. bell. bry. calc. chel. ferr. kali-ar.[58] kali-c. kali-n.[36] lyc. merc. nat-c. ph-ac. phos. puls. rhus-t. ruta sabin. sanic. sep. staph. sulph. thiosin.[102] thuj. viol-o.
  - ◦ **Gelenke**: **Calc.** kali-ar.[58] **Lyc. RHUS-T.** thiosin.[102]
  - ◦ **Oberarme**: anac.
    ☞ *O; Arme; Oberarme*
  - ◦ **Hände**: **Agar. Ars.** bell. chel. **Ferr. Kali-c. Lyc. Merc.** nat-c. ph-ac. puls. **RHUS-T. Ruta** sabin. sanic. sep. staph. **Sulph.** thuj. viol-o.
    ☞ *O; Arme; Hände*
  - ◦ **Knie**: **BRY. Lyc.** merc. **Phos. RHUS-T.**
    ☞ *O; Beine; Knie*
- **schmerzhaft**:
  - ◦ **Gelenke**: **Cocc.** hell.[304]
  - ◦ **Unterarme**: **RHUS-T.** thuj.
  - ◦ **Finger**: ferr. harp.[1184] kreos. manc. sabad.
    - ◦ ◦ **Daumen**: ferr. kreos. sabad.
      ☞ *O; Arme; Finger; Daumen*
  - ◦ **Beine**: ant-c. bry. cic. nit-ac. sec.
    - ◦ ◦ **Knie**: ant-c. **BRY. Nit-ac.**
      ☞ *O; Beine; Knie*
- **schmerzlos**: olnd.[137]
- **Stellung,** wie in falscher, Füße: amyg-p.[36]
- **tetanisch**: absin. ars.[1] dulc.[36] hyos. nux-v.[36] **Phyt.** sang. sol-n.[36] ther.[85] zinc.
- **wund,** Knie: stry.
- **zusammengezogen,** wie, Oberschenkel: sars.

Empfindung von Steifheit:

- **Arme**: arg.[5] asaf.[5] bamb-a.[1184] caust.[5] cham.[5] cina[5] nit-ac.[5] petr.[5] **Plat.**[5] sabad.[5]
- **Beine**: alum.[5] arg.[5] asaf.[5] caust.[5] cham.[5] chin.[5] cocc.[5] mang.[5] merc-c.[5] **Mosch.**[5] nit-ac.[5] nux-v.[137] **Plat.**[5] rhod.[5]

STEIN unter den Fersen, Empfindung wie ein: aur.[5] berb.[137] brom.[5] **Cann-i.**[137] hep.[5] lyc.[5] plat.[5] rhus-t.[5]
☞ *Fremdkörper, Empfindung wie von einem*

STELLUNG der Füße:

außen gedreht, nach: bry.[30] calc.[30] carb-v.[30] colch.[30] graph.[30] led.[30] **Lyc.**[30] petr.[30] puls.[30] sil.[30]
☞ *Füße*

innen gedreht, nach:
☞ *Einwärtsgedrehte Gliedmaßen; Füße •Füße*

STOLPERN:
☞ *Ungeschicklichkeit*

STÖßEN oder Schlägen, Empfindung von:
☞ *Schlägen, Stößen, Empfindung von*

Hüften: arn.[5] bry.[5] cann-s.[5] cocc.[5] verat.[5]
☞ *O; Beine; Hüften*

Zehen: arn.[5]

STRÄUBEN sich, die Haare:
☞ *Gänsehaut*

STRECKEN von Gliedmaßen:

Drang, die Arme zu strecken: am-c. bell. sabad. tab. verb.
▤ *ALLGEMEINES; C; Strecken, Recken; muss sich Strecken (allgemeine Arzneien)*

kann nicht, Beine, beim Sitzen: lath.[102]

STRUMPF:

feuchter, Empfindung wie ein:
☞ *Feuchter Kleidung, Empfindung wie von*

wie bedeckt mit einem elastischen: pic-ac.[137]

SUMMEN, Brummen, Dröhnen, Empfindung von: agn.[5] ambr.[1] arg.[1] ars.[1] bell.[1] bism.[5] cand-a.[239] caps.[1] caust.[1] cic.[1] con.[1] croc.[5] dig.[1] graph.[1] iod.[1] kreos.[5] m-arct.[5] mosch.[5] nit-ac.[1] nux-m.[5] olnd.[5] ph-ac.[5] puls.[5] rhus-t.[5] sabad.[5] sabin.[5] sep.[5] spig.[1] sulph.[5] vib.[111]

Arme: agn.[5] bism.[5] cand-a.[239] caps.[1] dig.[1] m-arct.[5] nit-ac.[1] nux-m.[5] sabin.[5] sep.[5] vib.[111]

- **Muskeln**: nit-ac.[1]
- **Oberarme**: bism.[5] caps.[5] sep.[5]
  ☞ *O; Arme; Oberarme*
- **Ellenbogen**: dig.[1]
  ☞ *O; Arme; Ellenbogen*
- **Unterarme**: caps.[1] sabin.[5]
  ☞ *O; Arme; Unterarme*
- **Finger**: nux-m.[5]
  - ◦ **Nägeln,** unter den: nux-m.[5]
    ☞ *O; Nägel •O; Nägel; unterm Nagel*

Beine: ambr.[1] arg.[1] ars.[5] bell.[1] cand-a.[239] caust.[1] cic.[1] con.[1] croc.[5] graph.[1] iod.[1] kreos.[5] m-arct.[5] mosch.[5] nux-m.[5] **Olnd.**[5] **Ph-ac.**[5] puls.[5] rhus-t.[5] sabad.[5] sep.[5] spig.[1] sulph.[5]

- **Oberschenkel**: arg.[1] bell.[1] caust.[1] graph.[5] sabad.[5] sep.[5]
- **Knie**: rhus-t.[5]
  ☞ *O; Beine; Knie*

- **Unterschenkel**: ars.[1] croc.[5] m-arct.[5] olnd.[5]
  ☞ *O; Beine; Beine*
- **Waden**: ambr.[1]
- **Füße**: ambr.[1] ars.[5] cic.[1] graph.[1] iod.[1] **Olnd.**[5]
  ☞ *O; Beine; Füße*
  - **Fußsohlen**: cic.[1] olnd.[122]
    ☞ *O; Beine; Füße; Fußsohlen*
  - **Fersen**: iod.[1]
    ☞ *O; Beine; Füße; Fersen*
- **Zehen**: nux-m.[5]

SYPHILITISCHE Affektionen, Schienbein: merc.[137] phyt.[137] still.[137] sul-i.[137]
ALLGEMEINES; C; Syphilis

TAUBHEIT, pelzige Empfindung: abrot.[137] acet-ac. **Acon.** act-sp. adam.[222] aesc.[144] aeth.[72] **AGAR.** ail.[25] alet.[85] all-c. allox.[119] aloe **Alum.** alum-p.[58] alum-sil.[58] alumn. am-br.[25] am-c. am-m. **Ambr.** aml-n. amor-r.[149] amyg-p.[36] anac. anan. androc.[222] ang.[1] ant-c.[1] **Ant-t.** **Apis** apisin.[5] apoc.[58] aran.[149] aran-ix.[149] **ARG.** **ARG-N.** arist-cl.[119] **ARN.**[5] **Ars.**[137] ars-h. ars-i. ars-met. ars-s-f.[58] ars-s-r. arund. **ASAF.** asar. asc-t. aster. atro. **Aur.**[1] aur-ar.[58] aur-s.[58] aven.[102] bac.[8] bad. **Bamb-a.**[1184] bapt.[111] bar-c.[111] bar-m. bart.[36] bell.[5] bell-p.[256] benz-ac. berb. bor. both-a.[3070] both-l. bov. brom.[111] bros-g.[259] brucel.[241] **Bry.** bufo[111] cact. cadm.[110] cadm-s. caj. calad. **CALC.**[137] calc-f.[119] calc-i.[58] **Calc-p.** **Calc-s.** calc-sil.[58] calx-b.[194] camph. cand-a.[239] cann-i. cann-s.[5] canna[36] canth. caps.[5] **Carb-ac.** **Carb-an.** **CARB-V.**[58] carbn-o. **CARBN-S.** carc.[119] **Carl.** carn-g.[264] cassi-s.[192] cast-eq. **Caust.** cedr. cench.[58] cere-b.[36] **CHAM.** **Chel.** **Chin.** **Chin-ar.** chin-b.[54] chin-s. chlol.[25] choc.[222] chr-ac. cic. cimic.[1] cimx. cina cinnb. clem.[5] cob-n.[149] coca cocain.[38] **COCC.** cod.[36] coff.[5] colch. coll.[144] coloc. com.[36] **Con.** conv.[38] cop. corn. corv-c.[258] **CROC.** **Crot-c.** **Crot-h.** croto-t. cub. cupr. cupr-ar.[25] cur. cycl. cymbo-ci.[2184] cypra-e.[227] cyt-l.[72] dig. dios. dros.[5] **Dulc.** echi.[137] elaps erig. eup-per. eup-pur. euph. **Euphr.** eupi.[85] excr-can.[269] fago. falco-p.[265] ferr. ferr-ar. ferr-i. ferr-p. **Fl-ac.** foll.[1201] form. gamb. **GELS.**[8] gink.[227] gins. glon. gnaph.[111] **GRAPH.** grat. **GUAI.** guare. gymn.[25] haliae-lc.[222] ham. harp.[1184] hed.[144] hell. helo.[85] helod-c.[205] helon. hep. hist.[119] hura[36] hydrc. hydro-c.[2147] hydrog.[222] hyos.[5] hyosin.[137] **Hyper.** iber.[25] **IGN.** ignis[194] inul. iod. **IP.** itu[36] jatr. jug-c. **Kali-ar.** kali-bi.[111] kali-br. **KALI-C.** kali-chl. kali-cy.[110] kali-m.[137] kali-n. kali-p. **Kali-s.** kali-sil.[58] **Kalm.** kola[1184] **Kreos.** kres.[144] lac-c. lac-d. lac-del.[204] lac-eq.[204] lac-leo.[204] lacer.[36] **LACH.**[5] lact. lam.[2] lap-laz.[227] lappa[137] lat-h.[301] lat-m. lath.[102] laur. **Led.** lepro.[197] lept.[25] lil-t. lim.[102] lith-c.[227] lob-s.[25] **LYC.**[1] lyss. m-arct.[5] **M-art.**[5] m-aust.[5] mag-c. mag-m. mag-p.[58] mag-s. magn-gr.[102] maland.[56] manc. mand.[144] mang. mant-r.[262] marm-w.[194] med.[111] meli.[102] meny.[5] meph.[36] **Merc.**[1] merc-c. merc-i-f.[111] merc-pr-r.[5] merc-s. mez. mill. morg.[136] **Morph.** mosch. mur-ac. naja nat-ar. nat-c. **Nat-m.**[102] nat-p. nat-s. nat-sil.[58] neon[222] nicc. nit-ac. **NUX-M.** **NUX-V.** oci. oena.[85] ol-an. ol-j. olnd. **Onos.** **OP.** **OX-AC.** ozone[227] paeon. pall. par.[5] **PETR.**[111] ph-ac. phel. **Phos.**[1] phys.[85] phyt. pic-ac. pip-m. pitu-a.[164] plan. **PLAT.** **Plb.** plut-n.[222] podo. pop-c.[85] prop.[72] prot.[136] psil.[164] **Psor.** ptel. pull-g.[181] **PULS.**[1] pyrog. querc-r.[257] rad-br.[111] raph. rat. ratt-n.[204] **Rheum**[1] **Rhod.** **RHUS-T.** rumx. ruta sabad. sabin.[5] samb.[1] sapo.[111] sarcol-ac.[149] sarr. sars. **SEC.** **SEP.** sieg.[144] **Sil.**[102] sol[236] sol-n.[25] sphing. spig. **Spong.** squil. stach.[1125] stann. staph. stict.[111] **Stram.** stront-c.[5] stry. succ.[194] sul-ac. sul-i.[58] **SULPH.**[102] sumb. syc-co.[136] syph. tab. tarax. **Tarent.** tax. tela[102] tell. tep. ter. term-a.[192] **Teucr.** thal.[72] thal-s.[137] thea thlaspi[111] **Thuj.** thyr.[137] trio.[111] tub.[304] tung.[252] upa. uro-h.[264] urt-u. valer. **VERAT.**[5] verat-v. verb. vip. xan.[111] **Zinc.** zinc-ar.[137] zinc-i.[137] zinc-p.[58] zing.
☞ *Ameisenlaufen, Kribbeln •Bewusstsein für Glieder fehlt •Eingeschlafen •Empfindung, herabgesetzte •Hölzern, Empfindung wie •Prickeln, Empfindung von*

abwechselnd mit Ameisenlaufen: hist.[119]
☞ *A; Abwechselnd mit*

einseitig: caust.[5] **COCC.**
- **andere** Extremität gelähmt: cocc.

links: alum.[1] carbn-o.[36] caust. cupr-ar. dios. med.[122] mez.[1] prot.[113] **Sumb.** tarent.
- **Arm,** und rechter Unterschenkel: **Tarent.**
  ☞ *O; Beine; Beine*

rechts: hyosin.[137] lepro.[197]
☞ *O; Arme; rechts*

tagsüber: lyc.

morgens: adam.[222] **Ambr.** ant-t. aur. bufo calc-p. mag-s.[102] ox-ac. **Zinc.**
- **10** Uhr: ant-t.
- **Erwachen,** beim: adam.[222] aur. bufo calc-p. mag-s.[102] **Zinc.**

nachmittags: ham. puls.
- **16** Uhr: puls.

abends: dulc. fago. graph.[1] tax. valer.
- **Schweiß,** nach: tax.
  ALLGEMEINES; M; Schweiß; nach Schweißabsonderung
- **Stellung** verbleibt, wenn man in einer: fago.

nachts: aran.[149] bov.[111] croc. graph. kali-c. lat-h.[301] lyc. mez.[1] ph-ac.[1] thuj.
- **Erwachen,** beim: mez.[1] thuj.

mittags: lepro.[197]

Anstrengung, bei: alum.[1]

Bewegung amel.: adam.[222] am-c. anac. aur. lepro.[197]
- **fortgesetzte**: lepro.[197]
  ALLGEMEINES; M; Bewegung; amel.; fortgesetzte Bewegung

Druck, durch: alum.[58] ambr.[58]

Entbindung:
☞ *Wehen, Entbindung, während*

Erwachen, beim: **Aur.** aur-s.[58] bry. bufo erig. mez. puls. thuj.

Fieberhitze, während: apis carb-v. cedr.[102] cocc. kali-c. **LYC.** nat-m. **Nux-v.** **Puls.** rhus-t. thuj.[193]
☞ *Arme; Finger;*

TAUBHEIT, pelzige Empfindung (Forts.)

Flecken mit fehlenden Pigmenten, an: lepro.[197]

Froststadium im Fieber, während: **NUX-V.**[5] rhus-t.

☞ *Arme; Finger;*

Gehen im Freien, beim: alum. **Graph.**

▤ *ALLGEMEINES; M; Gehen; während Gehen agg.; Freien, im*

geistiger Anstrengung, nach: plat.[58]

Handarbeit, bei: **Sep.**

Kaltwerden, beim: sumb.

Konvulsionen, Krämpfen:

- **vor**: plb.[111]

- **während**: acon.[54] gels.[60]

◦ **hysterisch**: gels.[60]

Liegen, beim: aloe am-c. arn. **Aur.** aur-s.[58] bar-c. bry. bufo calc. carb-an. **Carb-v. Chin.** glon. graph. kali-c. lyc. mez. phel. puls. rheum rhod. rhus-t. sep. sil. **Sulph.** sumb. **Verat. ZINC.**

- **Entbindung,** nach normaler: **Sep.**

- **Essen,** nach dem: aloe

- **Körperteile,** auf denen man liegt: am-c. arn. bar-c. bry. bufo **Calc.** carb-an. **CARB-V. Chin.** glon. **Kali-c.** lyc. mez. phel. **Puls.** rheum rhod. **RHUS-T. Sil. Sumb.**

- **stilles** Liegen agg.: **Graph.**

Menses, während: **Graph.**

rheumatischen Beschwerden, bei: acon.[102] cham.[102] led.[102] **Rhus-t.**[102]

Ruhe, während: aur-ar.[58]

Schlaf, im: lac-leo.[204] nat-m.[1] uro-h.[264]

Schmerzen, nach: acon.[5] **Cham.**[58]

Schreck, Furcht, durch: op.[54]

▤ *GEMÜT; M; Schreck oder Furcht, Beschwerden durch*

Schweiß, bei: apisin.[5] **Calc.**[5] carb-an.[5] carb-v.[5] **Cham.**[5] chin.[5] cocc.[5] graph.[5] ign.[5] kali-c.[5] **Lyc.**[5] **Merc.**[5] nat-m.[5] **Nux-v.**[5] petr.[5] phos.[5] puls.[5] rhod.[5] **Rhus-t.**[5] sep.[5] **Sil.**[5] sulph.[5] **Thuj.**[5] verat.[5]

Seite, auf der man nicht liegt: fl-ac.

☞ *Arme; Seite, auf der man nicht liegt*

Sitzen, beim: am-c. cham. cop. **Graph.** lact. **Mur-ac.**[8] sulph.

Stuhlgang:

- **während**: sec.[5]

- **nach**: sec.[5]

Überschwenglichkeit, Exaltiertheit, mit: mag-p.[58] nat-m.

Verletzung, nach: verat.[54]

Wärme agg.: sec.

Wehen, Entbindung, während: cupr.[8]

gelähmte Gliedmaßen: phos.[85] phys.[102]

Gelenke: alum. con. ip. **Led. Lyc.** plat. puls. rhus-t. sarcol-ac.[149]

- **kalter** Feuchtigkeit, nach Einfluss von: **Rhus-t.**

- **Rheumatismus,** bei: puls.

Nägel: colch.[5]

☞ *O; Nägel*

Arme: abrot. **Acon.** act-sp. adam.[222] aesc.[144] **Aeth.**[72] agar. ail. all-c. aloe **ALUM. Alumn. Am-c.** am-m.[5] **AMBR.**[5] aml-n. amyg-p. anac. androc.[222] ang.[1] ant-t.[5] **APIS Apisin.**[5] aran. aran-ix.[149] arg.[137] arg-n. arist-cl.[119] **ARS.**[5] ars-h. ars-i. ars-met. ars-s-r. asaf. asc-t. aster.[102] atro.[25] aur. bamb-a.[1184] bapt. **Bar-c.**[1] bar-m. **Bell.** bell-p.[256] berb. bor. both-a.[3070] both-l. bov. bros-g.[259] brucel.[241] bry. **Bufo Cact.** cadm.[110] caj. calad. calc. calc-f.[149] calc-i. calc-p. calc-s. calc-sil.[58] calx-b.[194] camph. cand-a.[239] cann-i.[85] cann-s. canth. caps.[5] carb-ac. **Carb-an. Carb-v.**[5] carbn-o. **CARBN-S.** carl. carn-g.[264] cassi-s.[192] cast-eq. caust. cedr. cere-b.[36] **CHAM.**[5] chel.[5] chin. chin-ar. chin-b.[54] chlol.[25] choc.[222] chr-ac. cic. cimic. cimx. cina cinnb. coca cocain.[38] **COCC.**[8] cod.[8] coff.[5] colch.[5] coll.[144] coloc. com. **Con.** conv.[38] cop. corn. corv-c.[258] **CROC.**[5] **Crot-c.** crot-h. cub. **Cupr.**[5] cupr-ar.[25] **Cur.** cycl. cymbo-ci.[2184] cypra-e.[227] cyt-l.[72] dig.[1] dios. dros.[5] **Dulc.** echi.[137] elaps eup-pur.[25] euph. euphr. eupi. fago.[25] falco-p.[265] ferr.[5] ferr-ar. ferr-i. ferr-p. **Fl-ac.**[5] foll.[1201] form. gamb. **Gels.** gink.[227] gins. glon. **GRAPH. Guai.**[5] guare. haliae-lc.[222] harp.[1184] hed.[144] hell. helo. helod-c.[205] **Hep.**[5] hura hydrc. hydro-c.[2147] hydrog.[222] hyos. hyosin.[137] hyper. iber.[25] **Ign.**[5] ignis[194] inul. iod. jatr. kali-ar. kali-bi.[111] kali-br.[25] **KALI-C.**[1] kali-chl. kali-cy.[110] kali-m.[137] **KALI-N.**[1] kali-p. **Kali-s.** kalm.[102] kola[1184] kreos. kres.[144] lac-c. lac-del.[204] lac-eq.[204] lac-leo.[204] **Lach.** lam.[2] lap-laz.[227] lat-h.[301] **Lat-m.** lath.[102] laur.[36] led. lepro.[197] lil-t. lith-c.[227] lob-s.[25] **LYC.** lyss. m-arct.[5] m-art.[5] m-aust.[5] mag-c. **MAG-M.**[1] mag-s.[102] **Magn-gr.**[102] manc. mand.[144] med. meph.[36] merc. **Merc-c.** merc-i-f. merc-pr-r.[5] merc-s. mez. mill. morg.[136] morph. mosch. mur-ac. naja nat-c. **Nat-m.** nat-p. nat-s.[111] nat-sil.[58] neon[222] nicc. nit-ac. nux-m. **NUX-V.** oena.[85] ol-an. ol-j. **Olnd. Onos.** op. **OX-AC.** ozone[227] paeon. **Pall.** par. **Petr.** ph-ac.[1] **Phos.** phys. phyt. pic-ac. pip-m. plan. **PLAT. Plb.** plut-n.[222] podo.[85] pop-c.[85] prop.[72] prot.[136] psil.[164] **Psor.**[111] ptel. **Puls.**[5] pyrog. raph. rat. ratt-n.[204] rheum[1] **Rhod. RHUS-T.** rumx. ruta sabad. sabin.[5] sarr. sars. **SEC. Sep.**[5] sieg.[144] **SIL.** sol[236] **SPIG.** spong. squil. stann. staph. stram. stront-c. stry. succ.[194] sul-ac.[5] **Sulph.** sumb. syc-co.[136] syph.[111] tab. tarax. tarent. tela[72] tell. tep. ter. teucr. thal.[72] thal-s.[137] thlaspi[111] **Thuj.** thyr.[102] tung.[252] upa.[72] urt-u. **VERAT.**[5] verat-v. verb. vip. xan.[102] **ZINC.** zinc-ar.[137] zinc-i.[137] zing.

☞ *Oberarme* ▤ *BRUST; C; Schmerz; reißender Schmerz; Seiten;*

- **abwechselnd** mit Taubheit in den Beinen: **Phos.**

☞ *A; Abwechselnd mit*

- **einseitig**: crot-h.[137]

- **links**: **Acon.** aesc. ail. alum.[5] ambr. anac. androc.[222] apis aur.[193] **Bar-c.** bufo **CACT.** calc.[5] cham. cimic.[76] cinnb. corv-c.[258] cupr-ar. dig. glon. **Graph.** iber.[193] kali-c.[1] kali-n.[1] kalm. kreos. lac-c. lac-del.[204] **Lach.**[76] lat-h.[301] lat-m. mag-s.[111] **Med.** meph.[36] mill. naja nat-m. nicc.[111] nux-v. pall.[111] petr. **Phos.** phys.[25] psor.[111] puls.[102] rhod. rhus-t. spig. sulph.[5] sumb. tarax. tarent. thlaspi[111] xan.

☞ *O; Arme; links*

◦ **Herzerkrankung,** bei: **ACON.** aur.[193] **CACT.** cimic. corv-c.[258] dig. **Glon.** iber.[193] kalm. **Lach.** lat-m. **Naja** phos. **RHUS-T. Spig. Sumb.**
☞ *Finger; Brustbeschwerden, bei ▥ HERZ KREISLAUF; C; Hypertrophie, Herz; allgemeine Arzneien; Taubheit und Kribbeln von linkem Arm und Finger •HERZ KREISLAUF; C; Schmerz; stechender Schmerz; Herz; Taubheit und Lähmigkeit des linkens Arms, mit*

◦ **Herzklopfen,** bei: cimic.[76] lach.[76]

◦ **Kopfschmerz,** bei: phys.[25]

◦ **Liegen** auf dem Arm, durch: cact. **Nat-m.** sulph.[5]

◦ **Schlaf,** im: lac-del.[204]
☞ *O; Arme; Schlaf; während*

- **rechts**: am-c. am-m. ars. bamb-a.[1184] calc.[5] carb-an.[1] carb-v. carn-g.[264] cast-eq. chel. chin.[5] fago.[25] fl-ac. graph.[5] harp.[1184] **Hep.** hyosin.[137] kali-bi. **KALI-C.**[5] kali-n.[1] kali-p.[111] lach. **Lil-t.** lith-c.[227] **Lyc.** lyss. mag-m. merc.[5] merc-i-f. mur-ac.[137] nat-p. nit-ac.[1] petr. phos.[1] phys. phyt.[102] ratt-n.[204] **Sil.** spig. thuj. zinc-ar.[137] zinc-i.[137]
☞ *O; Arme; rechts*

◦ **links,** dann: zinc-ar.[137] zinc-i.[137]
☞ *O; Arme; rechts; links, dann*

◦ **Aphasie,** bei: mur-ac.[137]

◦ **Herzerkrankung,** bei: lil-t.

◦ **Liegen,** beim:

◦ ◦ **linker** Seite, auf: **Mag-m.**

◦ ◦ **rechter** Seite, auf: **Am-c. Ars. Carb-v.** fl-ac. petr. **Spig.**

◦ **Neuralgie** über linkem Auge, bei: mur-ac.[137]

- **tagsüber**: ambr. anac.
☞ *O; Arme; tagsüber*

◦ **Ruhe,** während: ambr.
☞ *O; Arme; Ruhe; agg.*

- **morgens**: am-c.[1] arg. aur. calad. crot-h. fl-ac. kali-c.[1] mag-m. mag-s. nit-ac. nux-v. pall. ph-ac. phos. psor. puls. teucr. zinc.
☞ *O; Arme; morgens*

◦ **Bett,** im: **Kali-c.**

◦ **Erwachen,** beim: aur. calad. fl-ac. kali-c.[1] **Mag-m.** mag-s. nit-ac. psor. teucr. zinc.
☞ *O; Arme; Erwachen, beim*

◦ **Liegen,** beim: arg. ph-ac.

◦ ◦ **Arm** unter dem Kopf, mit dem: ph-ac.
☞ *O; Arme; legt den Arm; Kopf, unter den*

◦ **Schmerzen** in der Herzgegend, bei: pall.
☞ *O; Arme; Schmerzen, bei*

- **vormittags**: fl-ac. harp.[1184] mill. zing.
☞ *O; Arme; vormittags*

◦ **10** Uhr: zing.

◦ **Erwachen,** beim: harp.[1184]

- **nachmittags**: calc-p. carl. graph. nicc. teucr .
☞ *O; Arme; nachmittags*

◦ **Mittagsschlaf,** beim: graph.
☞ *O; Arme; Schlaf; während*

- **abends**: bor.[1] bry. cinnb. lyss. mag-m.[1] merc-c. phos. phys. plb.
☞ *O; Arme; abends*

◦ **19** Uhr: phys.

◦ **20** Uhr: cinnb.

◦ **Hinlegen,** beim: mag-m.[1]

- **nachts**: am-c.[1] **Ambr.** bros-g.[259] carb-v. cop. **Croc.** fl-ac. hep. hyper. **Ign.** kali-c. kali-n.[1] lap-laz.[227] lat-h.[301] **Lyc.** mag-m. merc. nit-ac. **Nux-v.** ozone[227] **Pall.** petr. ph-ac. phos. puls. sep.[1] sil.
☞ *O; Arme; nachts*

◦ **abwechselnde** Seiten: ozone[227]
☞ *O; Arme; abwechselnde Seiten*

◦ **22** Uhr: fl-ac.

◦ **liegt,** wenn man darauf: cop. hep. petr.

◦ **Schlaf,** im: bros-g.[259] croc. lat-h.[301]
☞ *O; Arme; Schlaf; während*

<> - **Anstrengung,** bei, krampfartige Taubheit: alum.
☞ *O; Arme; Anstrengung; agg.*

- **Arbeiten** agg.: phos.[5]
☞ *O; Arme; Handarbeit, durch*

- **Auflegen,** Ruhen, beim:
☞ *O; Arme; Ruhe; agg.*

◦ **Kopf** auf den Arm: ph-ac.[1] **Phos. Rhus-t.** sep.

◦ **Teile,** auf denen man ruht: ambr. carb-an. fl-ac.

- **Aufstützen** auf den Arm, beim: ambr.[85] hep. petr. sil. sumb.
☞ *O; Arme; Anlehnen oder Aufstützen mit dem Teil agg.*

- **Betätigung**:
☞ *O; Arme; Anstrengung; agg.*

◦ **nach**: sulph.[1]

◦ **selbst** nach kräftiger: **Kali-c.**

- **Bett**:

◦ **Zubettgehen,** beim: psor.

◦ **im** Bett: androc.[222] carb-an. **Ign.** mag-m. phos.

- **Bewegung**:

◦ **agg.**: plb. ruta
☞ *Gebrauch der Arme, beim*

◦ **amel.**: **Ambr. Apis Aur.** dros. merc. phos.[1] rumx. sep. sulph.

- **Decke,** unter der: sep.
☞ *O; Arme; Bedecken, Zudecken; agg. ▥ ALLGEMEINES; M; Bedeckung, Bettzeug etc.; agg. oder ist unerträglich*

- **Epilepsie**:
☞ *Konvulsionen, zwischen den epileptischen Anfällen*

- **ergreift,** wenn man etwas fest: am-c.[1] **CHAM.** chin. cocc.
☞ *O; Arme; Greifen, ergreifen von Gegenständen; agg. •Prickeln, Empfindung von; Arme; trägt, wenn man irgendetwas •hält, wenn man irgendetwas in Händen •trägt, wenn man irgendetwas •Hände; greift, wenn man etwas; •Zucken, fibrilläre Zukkungen; Arme; Unterarme; greift, wenn man etwas*

- **Essen**:

◦ **während**: cocc.

◦ **nach**: cocc. **Kali-c.**

- **Fahren,** beim: form.

- **Gebrauch** der Arme, beim: **Puls. Spig.**
☞ *Bewegung; agg.*

- **Gehen,** beim: **PHOS.**
☞ *O; Arme; Gehen; agg.; während*

TAUBHEIT, pelzige Empfindung; **Arme** (Forts.)

- **hält,** wenn man irgendetwas in Händen: **Apis** com. puls.[1]
  ☞ *O; Arme; Greifen, ergreifen von Gegenständen; agg. •Prickeln, Empfindung von; Arme; trägt, wenn man irgendetwas •Steifheit, Steifigkeit; allgemeine Arzneien; Arme; Unterarme; •ergreift, wenn man etwas fest •trägt, wenn man irgendetwas •Hände; greift, wenn man etwas; •Hände; trägt, wenn man irgendetwas •Finger; greift, wenn man etwas •Zucken, fibrilläre Zuckungen; Arme; Finger; greift, wenn man etwas •Schmerz; Arme; Hände; Ergreifen eines Gegenstandes, beim;*
- **Heben** der Arme:
  ☞ *O; Arme; Anheben; agg., der Glieder*
  - **agg.**: lyc.[1] puls. sep. spig.[809]
    ☞ *O; Arme; Anheben; agg., der Glieder*
    - **aufrecht**: **Puls.** sep.
  - **amel., aufrecht**: ars. puls.[137]
    ☞ *O; Arme; Anheben; amel.; oben, nach*
- **Herunterhängenlassen,** beim: berb.
- **Herzbeschwerden,** bei: both-a.[3070] naja[168] rhus-t.[58] spig.[168]
- **Kaltwerden,** durch: sumb.
  ☞ *O; Arme; Kälte; Kaltwerden*
- **Kolik,** bei: aran.
- **Konvulsionen,** zwischen den epileptischen Anfällen: cupr.
- **Kratzen,** nach: sulph.
- **Liegen,** beim: ambr. arg. ars. aur. bamb-a.[1184] bar-c. bufo calc. carb-an. carb-v. cop. graph. hep. ign. kali-c. kali-n.[1] lach. merc. nat-m. nat-sil.[58] pall. petr. phos. puls. rhus-t. rumx. sep. sil. spig. sulph.[5] sumb.
  - **Rücken,** auf dem: kali-n.[1]
    ☞ *O; Arme; Liegen; agg.; während; Rücken, auf dem*
  - **Teile,** auf denen man liegt: **Ambr.** arg. ars. bamb-a.[1184] **Bar-c.** bufo **Calc.** carb-an. **Carb-v.** cop. **Graph.** hep. ign. **Kali-c. Lach. Nat-m.** nat-sil.[58] pall. petr. **Phos. PULS. RHUS-T.** sep. **Sil. Spig.** sulph.[5] sumb.
  - **Tisch,** mit dem Arm auf dem: bar-c.
    ☞ *O; Arme; legt den Arm; Tisch, auf den*
- **Masern,** bei: zinc.
- **Menses,** während: graph. kali-n. sec.
  ☞ *O; Arme; Menses; während*
- **Schmerzen** im Arm, mit: kali-n.[1] phos.[1]
- **Schreiben,** beim: cere-b. **Merc-i-f.** spig.
  ☞ *O; Arme; Schreiben agg.*
- **Seite,** auf der man nicht liegt: fl-ac. mag-m.
  ☞ *O; Arme; Liegen; agg.; während; •Seite, auf der man nicht liegt*
- **Sitzen,** beim: **Graph.** lyc. nicc. **Teucr.**
  ☞ *O; Arme; Sitzen; während*
- **trägt,** wenn man irgendetwas: **Ambr.**
  ☞ *O; Arme; Tragen von Dingen agg. •Prickeln, Empfindung von; Arme; trägt, wenn man irgendetwas •ergreift, wenn man etwas fest •hält, wenn man irgendetwas in Händen •Hände; greift, wenn man etwas; •Hände; trägt, wenn man irgendetwas •Zucken, fibrilläre Zuckungen; Arme; Unterarme; greift, wenn man etwas •Zucken, fibrilläre Zuckungen; Arme; Finger; greift, wenn man etwas*
- **Wechselfieber,** bei: agar. am-m. ars-s-r. cocc. merc-s. zinc.
- **Wetter,** bei kaltem: **Kali-c. Sumb.**
  ☞ *O; Arme; Kälte; in der Kälte, während Kälte*
- **erstreckt** sich zum Daumen: sumb.
- **Vorderseite,** anterior: plan.
- **Schultern**: acon.[5] alumn. bell.[5] cassi-s.[192] caust.[5] cocc.[58] cupr-ar.[25] fago.[25] ferr.[5] fl-ac.[5] kali-bi.[111] lyc.[1] merc. merc-c.[36] ox-ac.[58] plb. **Puls.** sep. **Urt-u.** xan.[85] zinc.
  ☞ *O; Arme; Schultern*
  - **links**: cupr-ar.[25] xan.[85]
    ☞ *O; Arme; links*
  - **rechts**: cassi-s.[192] fago.[25]
    ☞ *O; Arme; rechts*
  - **morgens**: zinc.
    ☞ *O; Arme; morgens*
  - **nachts**: lyc.[1] sep.
    ☞ *O; Arme; nachts*
  - **erstreckt** sich zu den Fingerspitzen: **Ox-ac.**[58]
  - **Deltoideusregion**: merc-c.[36] plb.
    ☞ *O; Arme; Schultern; Deltoideus, Region des*
- **Oberarme**: am-c. ars. bry. cact.[137] carb-ac. carbn-s. croc. fl-ac. hura kali-c.[1] lat-m.[137] mag-m.[137] mag-s.[102] merc. merc-c.[36] nat-sil.[58] plat. plb. xan.[102]
  ☞ *O; Arme; Oberarme*
  - **links,** morgens beim Erwachen: mag-s.[102]
    ☞ *O; Arme; links •O; Arme; Erwachen, beim*
  - **rechts,** morgens: nat-sil.[58]
    ☞ *O; Arme; rechts •O; Arme; morgens*
  - **morgens,** im Bett: merc.
  - **Sitzen,** beim: merc.
- **Ellenbogen**: all-c. bell.[5] caust.[5] cinnb. dig. dios. graph.[1] hura jatr. kali-bi.[111] kali-n. kola[1184] nat-s.[111] phos. pip-m. plb. puls.[5] sulph.
  ☞ *O; Arme; Ellenbogen*
  - **abends,** beim Hinlegen: phos.
  - **Bewegung** agg.: all-c.
    ☞ *O; Arme; Bewegung; während*
  - **stützt,** auf den man sich: graph.[1]
    ☞ *O; Arme; Liegen; agg.; während; Seite, auf der;*
  - **erstreckt** sich zu den Fingerspitzen: jatr.
  - **Ellenbeuge**: hura plb. sulph.
    ☞ *O; Arme; Ellenbogen; Ellenbeuge*
- **Unterarme**: **ACON.** aesc. agar. ail. aloe alum. am-m. aran-ix.[149] arg-n.[193] ars-met. bapt. bell.[5] berb. both-a.[3070] caj. calc-f.[144] caps.[5] carb-an. carb-v. **Carbn-s.** cedr. cere-b.[36] **Cham.** chel. **Chin.** chin-ar. chin-b.[54] cinnb. cocain.[102] **Cocc.** coll.[144] coloc. com. con.[36] **Crot-c. Cupr.** cypra-e.[227] dig.[102] dios. euphr. **Fl-ac. Gels. Glon. GRAPH.** helo. hep. hydrc. hydrog.[222] ignis[194] **Kali-c.** kali-n. kalm.[102] kreos. **Lyc.** lyss. mag-m. mag-s.[102] med. merc. merc-s. **Nat-m.** neon[222] **Nit-ac.** nux-v. onos. **Op. Pall.** phys. phyt.[102] **Plb. Psor.** puls. rheum[1] rhus-t. sec. sep. stront-c. **Sulph.**[1] sumb.[102] tell. thuj. zinc.
  ☞ *O; Arme; Unterarme*

◦ **links**: **ACON.** alum. chin-b.[54] cinnb. dig.[102] fl-ac. ignis[194] kali-c. kalm.[102] mag-s.[102] med. nux-v.[54] onos. puls.[102] **Rhus-t.**[102] sumb.[102]
☞ *O; Arme; links*

◦ ◦ **morgens,** beim Erwachen: mag-s.[102]
☞ *O; Arme; Erwachen, beim*

◦ **rechts**: **Am-m.** bell.[5] coloc. euphr. hep. **Nit-ac.** phyt.[102] sulph.
☞ *O; Arme; rechts*

◦ **morgens**: fl-ac. kali-c. mag-m. mag-s.[102] nux-v.
☞ *O; Arme; morgens*

◦ ◦ **5** Uhr: fl-ac.

◦ ◦ ◦ **Liegen** auf rechter Seite, beim: fl-ac.

◦ ◦ **Aufstehen,** nach: mag-m. nux-v.

◦ ◦ **Erwachen,** beim: kali-c. mag-s.[102]
☞ *O; Arme; Erwachen, beim*

◦ **vormittags**: fl-ac. zinc.
☞ *O; Arme; vormittags*

◦ **nachmittags,** 17 Uhr: phys.
☞ *O; Arme; nachmittags; 17 Uhr*

◦ **abends,** 22 Uhr: tell.

◦ **nachts**: arg-n.[193] rhus-t. sulph.[1]
☞ *O; Arme; nachts*

◦ **Anheben** des Arms agg.: **Puls.** sep.
☞ *O; Arme; Anheben; agg., der Glieder*

◦ **Beugen,** beim: chin.

◦ **Bewegung** amel.: **Cinnb.** puls.
☞ *O; Arme; Bewegung; amel.*

◦ **greift,** wenn man etwas: **CHAM.**
☞ *O; Arme; Greifen, ergreifen von Gegenständen; agg. • Prickeln, Empfindung von; Arme; trägt, wenn man irgendetwas • Ofenhitze, gegen • erstreckt sich zum Finger; kleiner Finger, Spitze*

◦ **Herunterhängenlassen,** beim: berb.

◦ **Liegen,** beim: lyc. neon[222] puls. sulph.[1]

◦ ◦ **linker** Seite, auf: sulph.[1]

◦ ◦ **Tisch** beim Schreiben, auf dem: lyc.
☞ *O; Arme; legt den Arm; Tisch, auf den • O; Arme; Schreiben agg.*

◦ **Ofenhitze,** gegen: **Plb.** thuj.
☞ *greift, wenn man etwas*

◦ **Reiben** amel.: sulph.[1]
☞ *O; Arme; Reiben; amel.*

◦ **Schlaf,** vor: neon[222]

◦ **Schmerzen,** gegenüber: kreos. **Plb.**

◦ **Sitzen,** beim: fl-ac. merc.
☞ *O; Arme; Sitzen; während*

◦ **erstreckt** sich zum Finger: cinnb. pall.

◦ ◦ **kleiner** Finger, Spitze: cinnb.
☞ *greift, wenn man etwas*

◦ **Vorderseite**: aloe cham. fl-ac.

◦ **Rückseite,** posterior: berb. caj. plb.

◦ **innen,** ulnar: calc-f.[144] cere-b.[36] con.[36] rheum[1]

◦ ◦ **links**: cere-b.[36]
☞ *O; Arme; links*

◦ **radial**: fl-ac.

◦ **N. ulnaris, rechts, erstreckt sich zur Spitze des kleinen Fingers**: con.[36]

- **Handgelenke**: acon. bov. carb-v. corn. croc.[5] hura ign.[5] kali-n. lyc.[5] **Plb. ZINC.**
☞ *O; Arme; Handgelenke*

◦ **Masern,** bei: **ZINC.**

- **Hände**: abrot. **Acon.** adam.[222] aesc.[144] aeth.[72] agar. ail.[25] aloe **Alum.** am-c. ambr. androc.[222] **Apis** apisin.[5] aran.[137] aran-ix.[149] arg-n. **Ars.** ars-h. ars-i.[111] asaf. asc-t. aster. atro. bapt. bar-c. bell. bell-p.[256] bor. both-a.[3070] bry. bufo cact. cadm.[110] caj. **CALC.**[5] calc-i. calc-p. calc-s. **Calc-sil.**[58] calx-b.[194] **Camph.** cand-a.[239] cann-s. carb-ac. **CARB-AN. Carb-v.** carbn-o. **Carbn-s. Caust.** cedr. cham. chel. chlol.[25] cimic. cimx. **Coca COCC.**[8] cod.[8] **Colch.** com. **Con.**[1] conv.[38] **CROC. CROT-C.** crot-h. cub. **Cupr.** cycl. cymbo-ci.[2184] cypra-e.[227] cyt-l.[72] dig.[1] dios. dros.[5] **Dulc.** elaps euphr. eupi. falco-p.[265] **Ferr.** ferr-ar. ferr-p. **Fl-ac.** form. **Gels.** gink.[227] gins. glon. **GRAPH.** guare. haliae-lc.[222] hed.[144] hell. helo. hep. hydrc. hydrog.[222] **Hyos. Hyper.** iber.[25] ign.[5] **Kali-ar. KALI-C.** kali-cy.[110] **KALI-N.** kali-p. **Kali-s.** kreos. kres.[144] lac-c. lac-eq.[204] lac-leo.[204] **Lach.** lam.[2] lat-h.[301] lat-m. lepro.[197] lil-t. lith-c.[227] lob-s.[25] **LYC.** lyss. m-arct.[5] m-aust.[5] mag-c. mag-m. manc. med. merc. merc-c. merc-i-f. merc-pr-r.[5] merc-s. **Mez.** mur-ac.[5] naja nat-c.[1] **Nat-m.** neon[222] **Nit-ac.** nux-m. **NUX-V.** oena.[85] **Onos. Op.** ox-ac. pall. par.[5] petr. ph-ac. **PHOS.** phys. phyt. pic-ac. **Plb.** prot.[136] **Psor.** ptel. **PULS.**[144] pyrog. raph. rhod. rhus-t. **Ruta** sarr. **Sec.**[144] **Sep.**[184] **Sil. Spig.** squil. stann. stram. stront-c. stry. **Sulph.** sumb. syph. tela[72] **Thuj.** tung.[252] upa.[72] verat-v. vip. **Zinc.**
☞ *O; Arme; Hände*

◦ **abwechselnde** Seiten: **COCC.**
☞ *O; Arme; Hände; abwechselnde Seiten*

◦ **einseitig,** andere eingeschlafen: **Phos.**

◦ **links**: acon. aesc.[25] agar.[5] ail.[25] aloe aran-ix.[149] asc-t.[36] aster. cact. carb-an.[1] con.[1] **Crot-h.** dig. dios. euphr. ferr. fl-ac. **Glon. Graph.** iber.[25] kres.[144] **Lac-c. Lach. Lat-m.** med. merc-s. mez. naja nat-c.[1] **Nit-ac.** phyt. **Rhus-t.** stry.
☞ *O; Arme; links*

◦ ◦ **Kälte** der rechten Hand, mit: **Ferr.**

◦ ◦ **Menses,** während: **Graph.**
☞ *O; Arme; Menses; während*

◦ **rechts**: adam.[222] alum.[5] am-c. asc-t. bell-p.[256] cann-s. cocc. cycl. cymbo-ci.[2184] elaps **Gels.** graph. haliae-lc.[222] **Hep.** hydrog.[222] kali-p. lac-eq.[204] lat-h.[301] lil-t. lith-c.[227] lyss. merc. nat-m. nit-ac. phos.[1] sil.[1] spig. thuj.
☞ *O; Arme; rechts*

◦ ◦ **links,** dann: **Cocc.**
☞ *O; Arme; rechts; links, dann*

◦ ◦ **Schwäche** und Schwere, mit: bell-p.[256]

◦ **tagsüber**: apis **Zinc.**
☞ *O; Arme; tagsüber*

◦ **morgens**: alum. calc-p. **Carb-an.** carb-v. dios. ferr. fl-ac. **Kali-c.** lyc. mag-c.[1] nat-c.[1] **Nit-ac. Phos.** prot.[136] sil. **Spig. Thuj.** zinc.
☞ *O; Arme; morgens*

TAUBHEIT, pelzige Empfindung; **Hände** (Forts.)

◦ ◦ **4** Uhr: nat-c.

◦ ◦ **5** Uhr: fl-ac.

◦ ◦ **7** Uhr: dios.

◦ ◦ **Bett,** im: **Carb-an.** fl-ac. lyc. nat-c.[1] nit-ac. **Phos.**

◦ ◦ **Erwachen,** beim: alum. calc-p. **Ferr. Kali-c. Phos. Zinc.**
☞ *O; Arme; Erwachen, beim*

◦ ◦ **Waschen,** beim: **Carb-v.**
☞ *O; Arme; Waschen; agg.*

◦ **nachmittags**: mez.
☞ *O; Arme; nachmittags*

◦ **abends**: bor. nux-m.
☞ *O; Arme; abends*

◦ **nachts**: adam.[222] agar.[1] am-c. ambr. ars-i.[111] bry. carb-v. croc. kali-n.[1] lac-leo.[204] lyc. mag-m. merc-pr-r.[5] pall. petr. prot.[136] sep. **SIL.**
☞ *O; Arme; nachts*

◦ ◦ **greift,** wenn man etwas: sep.
☞ *O; Arme; Greifen, ergreifen von Gegenständen; agg. •Seite, auf der man liegt •greift, wenn man etwas; agg. •trägt, wenn man irgendetwas*

◦ ◦ **Schlaf,** im: croc. lac-leo.[204]

◦ ◦ **Seite,** auf der man liegt: am-c. petr.
☞ *O; Arme; Liegen; agg.; während; Seite, auf der; liegt, agg. auf Seite, auf der man •greift, wenn man etwas*

<> ◦ **Aufstützen,** beim:
☞ *O; Arme; Ruhe; agg.*

◦ ◦ **Hand** auf irgendetwas: nit-ac.

◦ ◦ **Kopf** auf die Hände: squil.

◦ **Betätigung,** bei: ruta
☞ *O; Arme; Anstrengung; agg.*

◦ **Bewegung,** bei:
☞ *O; Arme; Bewegung; während*

◦ ◦ **agg.**: bapt.

◦ ◦ **amel.**: am-c. **Apis** cann-s. carb-an. **Ferr.** hed.[144] nat-m. puls.[1] spig. stront-c.

◦ **Erregung,** während: **Sulph.**
☞ *O; Arme; Gemütsbewegungen, durch* ▤ *GEMÜT; M; Erregung; Beschwerden durch; Allgemeinsymptome*

◦ **Erwachen,** beim: aesc.[144] alum. calc-p. form. hed.[144] manc. mez. puls.[144] sec.[144]
☞ *O; Arme; Erwachen, beim*

◦ **Essen,** nach dem: con.[1] lyc.
☞ *O; Arme; Essen; nach*

◦ **Fahren,** beim: form.

◦ **Froststadium** im Fieber, während: **Apis** apisin.[5] **Bry.**[809] calc.[5] **Cimx.** dros.[5] ferr. guare. **Lyc. Mur-ac.**[5] nux-m. nux-v. petr.[5] ph-ac. **PULS.** sec. **SEP.** stann.

◦ **Gebrauch** der Hände, nach: graph.

◦ **Gehen,** beim: rhod.
☞ *O; Arme; Gehen; agg.; während*

◦ **greift,** wenn man etwas:
☞ *O; Arme; Greifen, ergreifen von Gegenständen; agg.*

◦ ◦ **agg.**: **Calc. Cham.** cocc.[137] cymbo-ci.[2184] sep.
☞ *Prickeln, Empfindung von; Arme; trägt, wenn man irgendetwas •Steifheit, Steifigkeit; allgemeine Arzneien; Arme; Unterarme; greift, wenn man etwas •ergreift, wenn man etwas fest •hält, wenn man irgendetwas in Händen •trägt, wenn man irgendetwas •nachts; greift, wenn man etwas •Finger; greift, wenn man etwas •Zucken, fibrilläre Zukkungen; Arme; Finger; greift, wenn man etwas*

◦ ◦ **amel.**: spig.
☞ *O; Arme; Greifen, ergreifen von Gegenständen; amel.*

◦ **Heben** des Arms über den Kopf, beim: conv.[38]
☞ *O; Arme; Anheben; agg., der Glieder*

◦ **Hitzegefühl** im Magen, mit: con.[1]

◦ **Kopfschmerz,** vor: nat-m.[184] sep.[184]

◦ **Liegen,** beim: ambr. mag-c. nat-m. neon[222] puls.[1]

◦ ◦ **harter** Unterlage, auf: nat-m.

◦ **liegt,** Hand auf der man: am-c. ambr. graph. **Kali-c.** petr.
☞ *O; Arme; Liegen; agg.; während; Seite, auf der;*

◦ **Luft,** in kalter: lyc.
☞ *O; Arme; Kälte; in der Kälte, während Kälte •O; Arme; Luft; agg.; kalte*

◦ **Menses,** während: **Graph.** kali-n. sec.
☞ *O; Arme; Menses; während*

◦ **Nadelstichen,** gegenüber: plb.

◦ **Nähen,** beim: **Crot-h.**
☞ *O; Arme; Nähen, während*

◦ **Nasswerden**:
☞ *O; Arme; Nässe, Feuchtigkeit agg.*

◦ ◦ **agg.**: **Rhus-t.**
☞ *Wasser, nach eintauchen in •Finger; Fingerspitzen; nass geworden sind, nachdem sie*

◦ ◦ **amel.**: spig.

◦ **Ruhe,** wenn in: tela[72]
☞ *O; Arme; Ruhe; agg.*

◦ **Schmerzen,** gegenüber: kreos. plb.

◦ **Schmerzen** in der Gesichtsseite, mit: cocc.[8]

◦ **Schreiben,** beim: agar. **Zinc.**
☞ *O; Arme; Schreiben agg.*

◦ **Sitzen,** im: am-c. cadm.[110] graph. merc.

◦ **Sprechen,** beim: lyc.
☞ *O; Arme; Sprechen agg.*

◦ **Tasche** steckt, wenn man die Hand in die: nat-m.

◦ **trägt,** wenn man irgendetwas: ambr. sep.[1]
☞ *O; Arme; Tragen von Dingen agg. •Prickeln, Empfindung von; Arme; trägt, wenn man irgendetwas •hält, wenn man irgendetwas in Händen •trägt, wenn man irgendetwas •nachts; greift, wenn man etwas*

◦ **Verbrennung,** gegenüber: **Plb.**

◦ **Wasser,** nach eintauchen in: carb-v. sulph.
☞ *Nasswerden; agg.*

◦ **erstreckt** sich zu den Armen: agar. aster. dios. fl-ac.

◦ **innen,** ulnar: agar. aran.[137] dig.[1] plb.

◦ ◦ **Schreiben,** nach dem: agar.
☞ *O; Arme; Schreiben agg.*

◦ **N. radialis, Versorgungsgebiet des**: ph-ac.

◦ **Handrücken**: caj. lam.[2] med. phos.
☞ *O; Arme; Hände; Handrücken*

◦ **Handflächen**: acon. bry. con.[1] gink.[227] lob-s.[25] op. phos. psor. stram. syph.
☞ *O; Arme; Hände; Handflächen*

◦ ◦ **rechts**: lob-s.[25]
☞ *O; Arme; rechts*

◦ ◦ **morgens**: psor.
☞ *O; Arme; morgens*

\- **Finger**: abrot. **Acon.** act-sp. adam.[222] agar. ail. alum. **Am-c.** **Am-m.**[5] ambr.[5] **Aml-n.** **Anac.** androc.[222] ang.[1] ant-t.[5] **Apis** apisin.[5] aran. arg.[137] arg-n. arist-cl.[119] **Ars.**[5] **Ars-i.** aster.[102] atro.[25] bamb-a.[1184] **Bar-c.**[1] bar-m. bell. brucel.[241] bry. bufo cact. calad. **CALC.** calc-f.[149] calc-i. calc-s. **Calc-sil.**[58] cand-a.[239] cann-i.[85] cann-s. **Carb-an.** carb-v.[5] carbn-o. **Carbn-s.** **Carl.** **Caust.** cedr. **Cham.**[5] **Chel.**[5] choc.[222] **Cic.** **Cimic.** **Cimx.** cina coca cocain.[38] coff.[5] colch.[5] com. **Con.** corv-c.[258] **Croc.**[5] crot-h. cub. **Cupr.**[5] cymbo-ci.[2184] **DIG.**[1] dios. euph. **Euphr.** eupi. falco-p.[265] **Ferr.**[5] ferr-ar. **Ferr-i.** ferr-p. fl-ac.[5] foll.[1201] gamb. gins. **GRAPH.** haliae-lc.[222] **Hep.**[5] hura hydrc. hydrog.[222] ignis[194] inul. **Iod.** **Kali-ar.** kali-c.[1] **Kali-chl.** kali-n.[1] kali-p. kola[1184] **Kreos.** lac-eq.[204] lach. lam.[2] lat-h.[301] lath.[102] lil-t. **LYC.** m-arct.[5] m-aust.[5] mag-m.[1] mand.[144] med. merc. merc-c. merc-i-f. mez. morph. mosch. **Mur-ac.** nat-c. **NAT-M.** nat-p. neon[222] nicc. nit-ac. nux-m. nux-v. ol-an. olnd. op. **Ox-ac.** ozone[227] paeon. **Par.** ph-ac.[1] **PHOS.** phys. **PLAT.** **Plb.** plut-n.[222] podo.[85] pop-c.[85] **Prop.**[72] psor.[111] ptel. **Puls.**[5] rat. rhod. **RHUS-T.** sabad. sabin.[5] sarr. sars. **SEC.** **Sep.**[5] sieg.[144] **Sil.** sol[236] spong. stann. staph. stram. stront-c. stry. succ.[194] **Sul-ac.**[5] **SULPH.** sumb. syc-co.[136] syph.[111] tab. tell. ter. thal.[72] thal-s.[137] **Thuj.** thyr.[102] tung.[252] verat.[5] verb. **Zinc.**

◦ **einseitig**: cact. **Ph-ac.**[5]

◦ **links**: aster.[102] cymbo-ci.[2184] kola[1184] lat-h.[301] thyr.[137]
☞ *O; Arme; links*

◦ ◦ **rechts,** dann: thyr.[137]
☞ *O; Arme; links; rechts, dann*

◦ **rechts**: hydrc. hydrog.[222] nat-p. sep. sulph.[5] thuj.[5]
☞ *O; Arme; rechts*

◦ **morgens**: am-c. caust. cham. dios. **Ferr.** kreos. lyc.[1] merc. phos. puls. rhus-t. stram. **Sulph.** zinc.[1]
☞ *O; Arme; morgens*

◦ ◦ **Aufstehen,** beim: stram. zinc.[1]
☞ *O; Arme; Aufstehen; agg.; Bett, aus dem*

◦ ◦ **Bett,** im: puls.

◦ **vormittags**: fl-ac. sulph.
☞ *O; Arme; vormittags*

◦ **abends**: mag-m. sep. ter.
☞ *O; Arme; abends*

◦ ◦ **Hinlegen,** beim: mag-m.

◦ **nachts**: am-c. aran.[149] kali-n.[1] **Mur-ac.** nat-m.[137] ozone[227] puls. thuj.[137]
☞ *O; Arme; nachts*

◦ ◦ **Erwachen,** beim: nat-m.[137] thuj.[137]
☞ *O; Arme; Erwachen, beim*

◦ **Brustbeschwerden,** bei: **Carb-an.**
☞ *links; Herzerkrankung, bei*

◦ **Epilepsie**:
☞ *Konvulsionen*

◦ **Essen,** nach dem: **Con.**
☞ *O; Arme; Essen; nach*

◦ **Fieber**:

◦ ◦ **vor**: nux-v.[5] puls.

◦ ◦ ◦ **intermittierendes**: puls.
☞ *während*

◦ ◦ **während**: thuj.
☞ *Fieberhitze, während • vor; intermittierendes*

◦ **Fieberhitze,** während: **Thuj.**[5]

◦ **Froststadium** im Fieber, während: acon.[5] am-c.[5] am-m.[5] calc.[5] cedr. chel.[5] **Cimx.** cupr.[5] ferr. hep.[5] lyc.[5] mur-ac.[5] ph-ac.[1] puls.[5] sec.[5] **SEP.** stann. sulph.[5] thuj. verat.[5]
☞ *Froststadium im Fieber, während • Schmerz; Arme; Finger; Fingerspitzen; Froststadium im Fieber, während*

◦ **greift,** wenn man etwas: acon. am-c. calc.
☞ *O; Arme; Greifen, ergreifen von Gegenständen; agg. • Prickeln, Empfindung von; Arme; trägt, wenn man irgendetwas • hält, wenn man irgendetwas in Händen • Hände; greift, wenn man etwas; agg.*

◦ **Herzerkrankung,** bei: spong.[168] thyr.[102]

◦ **Kälte,** durch: sol[236]

◦ **Klavierspielen,** beim: sulph.
☞ *O; Arme; Klavierspielen agg.*

◦ **Konvulsionen**:

◦ ◦ **bei** epileptischen: cupr.

◦ ◦ **zwischen** den Anfällen: **Sec.**

◦ **Kopfschmerz,** während: podo.[85]

◦ **Luft,** in kalter: nit-ac.
☞ *O; Arme; Luft; agg.; kalte*

◦ **Ofenhitze,** gegen: **Plb.** thuj.

◦ **Schreiben,** nach dem: carl.
☞ *O; Arme; Schreiben agg.*

◦ **Schweiß,** während: am-m.[5] ant-t.[5] **Ars.**[5] **Calc.**[5] **Cham.**[5] chel.[5] hep.[5] lyc.[5] nux-v. puls.[5] sep.[5] **Sulph.**[5] thuj.[5] **Verat.**[5] zinc.[5]
☞ *O; Arme; Schweiss; agg.*

◦ **Sitzen,** beim: **Cham.**
☞ *O; Arme; Sitzen; während*

◦ **trägt,** wenn man Lasten auf dem Arm: carl.
☞ *O; Arme; Tragen von Dingen agg.*

◦ **erstreckt** sich:

◦ ◦ **anderen** Körperteilen: thal-s.[137]

◦ ◦ **aufwärts**: **Ars.** cand-a.[239]

◦ **Gelenke**: euphr.[1] haliae-lc.[222]
☞ *O; Arme; Finger; Fingergelenke*

TAUBHEIT, pelzige Empfindung; **Fingerspitzen**

◦ **Fingerspitzen**: ang.[5] **Ant-t.**[5] **Apis** arg.[137] arg-n. **Ars.**[5] atro.[25] bamb-a.[1184] cann-s. carb-an. carb-v.[5] carbn-s. **Caust.** cham.[5] **Chel.**[5] coff.[5] colch.[5] cupr.[5] ferr.[5] **Fl-ac.**[5] graph. hydrog.[222] kali-c. kali-p. **Kreos.**[5] **Lach.** lath.[102] lyc.[5] m-aust.[5] mag-m.[1] mand.[144] mez. mur-ac.[1] ph-ac. **PHOS.** rhus-t. **Sec.** sieg.[144] **Spong.** stann. **Staph.** sumb. syph.[111] tab. tell. thuj.
☞ *O; Arme; Finger; Fingerspitzen •Ameisenlaufen, Kribbeln; Arme; Finger; Fingerspitzen •Prickeln, Empfindung von; Arme; Finger; Fingerspitzen •Ringfinger; Sitzen, nach*

◦ ◦ **morgens**: kali-c. **Lach.**
☞ *O; Arme; morgens*

◦ ◦ **Froststadium** im Fieber, während: mur-ac.[1] stann.

◦ ◦ **Keuchhusten,** bei: **Spong.**

◦ ◦ **nass** geworden sind, nachdem sie: rhus-t.
☞ *O; Arme; Nässe, Feuchtigkeit agg. •Hände; Nasswerden; agg.*

◦ ◦ **Reiben** amel.: mag-m.[1]
☞ *O; Arme; Reiben; amel.*

◦ ◦ **Strecken** der Hände, beim: tell.

◦ **Daumen**: adam.[222] alum. brucel.[241] calad. cann-i.[85] **Caust.** cina colch.[5] euphr. gamb. hura hydrog.[222] kali-c.[1] lac-eq.[204] lam.[2] nat-m. op. ox-ac. phos. plat.[1] plb. plut-n.[222] stront-c. stry. tung.[252] verb. zinc.
☞ *O; Arme; Finger; Daumen*

◦ ◦ **links**: adam.[222] alum. calad. nat-m.
☞ *O; Arme; links*

◦ ◦ **rechts**: brucel.[241] cann-i.[85] lac-eq.[204] ox-ac. plb. plut-n.[222]
☞ *O; Arme; rechts*

◦ ◦ **morgens**: brucel.[241] kali-c.[1] nat-m. plat.[1]
☞ *O; Arme; morgens*

◦ ◦ **nachmittags**: alum.
☞ *O; Arme; nachmittags*

◦ ◦ **Fingergrundgelenke**: cina[1]
☞ *O; Arme; Finger; Fingergelenke*

◦ ◦ **Nägeln,** unter den: colch.[5]
☞ *O; Nägel •O; Nägel; unterm Nagel*

◦ ◦ **Fingerspitzen**: cina hydrog.[222] phos. zinc.
☞ *O; Arme; Finger; Fingerspitzen*

◦ ◦ **Ballen**: adam.[222] gamb. lam.[2]

◦ **Zeigefinger**: agar. anac. apis aran.[149] bar-c.[1] calc.[1] carb-an. **Caust.** euphr. graph. hura kreos. lyc. nat-m. neon[222] **Par.** ph-ac.[1] phos. rhod. **Rhus-t.** spong. thuj.[1]

◦ ◦ **links**: anac. nat-m. rhus-t. thuj.[1]
☞ *O; Arme; links*

◦ ◦ **morgens**: lyc. nat-m. **Rhus-t.**
☞ *O; Arme; morgens*

◦ ◦ **Froststadium** im Fieber, während: ph-ac.[1]

◦ ◦ **erstreckt** sich zur Radialseite des Arms: anac. carb-an. phos.

◦ ◦ **Seiten**: ph-ac.[1]

◦ ◦ **Fingerspitzen**: graph. neon[222] spong. thuj.[1]
☞ *O; Arme; Finger; Fingerspitzen*

◦ **Mittelfinger**: aran.[149] bamb-a.[1184] calc. calc-f.[149] carbn-o. dig. euphr. gamb. hydrog.[222] lat-h.[301] lyc. mur-ac. nat-m. neon[222] phos. rat. rhus-t. thuj.[1]

◦ ◦ **links**: calc-f.[149] lat-h.[301]
☞ *O; Arme; links*

◦ ◦ **rechts**: carc.[304]

◦ ◦ ◦ **Luft,** in kalter: phos.
☞ *O; Arme; rechts •O; Arme; Kälte; in der Kälte, während Kälte •O; Arme; Luft; agg.; kalte*

◦ ◦ **morgens**: bamb-a.[1184] lyc. nat-m. rhus-t.
☞ *O; Arme; morgens*

◦ ◦ **nachts**: mur-ac.
☞ *O; Arme; nachts*

◦ ◦ **Fingerspitzen**: neon[222] thuj.[1]
☞ *O; Arme; Finger; Fingerspitzen*

◦ ◦ ◦ **links**: thuj.[1]
☞ *O; Arme; links*

◦ **Ringfinger**: alum.[1] anac. ang.[1] **Aran.** arg-n. bamb-a.[1184] calc. carbn-o. com. dig.[1] eupi. lyc. nat-c.[1] nat-m. nicc. op. phys. rat. sabad. sars. sulph. sumb. thuj.[1]

◦ ◦ **links**: sumb. thuj.
☞ *O; Arme; links*

◦ ◦ **rechts**: rat.
☞ *O; Arme; rechts*

◦ ◦ **morgens**: bamb-a.[1184] lyc.
☞ *O; Arme; morgens*

◦ ◦ ◦ **Erwachen,** beim: bamb-a.[1184] lyc.
☞ *O; Arme; Erwachen, beim*

◦ ◦ **nachmittags**: nicc.
☞ *O; Arme; nachmittags*

◦ ◦ **abends**:
☞ *O; Arme; abends*

◦ ◦ ◦ **19** Uhr: phys.

◦ ◦ ◦ **Bett,** im: sulph.

◦ ◦ **nachts**: nat-c.[1]
☞ *O; Arme; nachts*

◦ ◦ ◦ **Aufstehen** amel.: nat-c.[1]

◦ ◦ **Schreiben,** beim: com.
☞ *O; Arme; Schreiben agg.*

◦ ◦ **Sitzen,** nach: alum.[1]
☞ *O; Arme; Sitzen; nach •Fingerspitzen*

◦ ◦ **Fingerspitzen**: thuj.[1]
☞ *O; Arme; Finger; Fingerspitzen*

◦ **kleiner Finger**: alum. anac. **Aran.** arg-n. calad. calc-f.[149] calc-s. choc.[222] coca com. dig.[1] dios. eupi. ignis[194] inul. lyc. med. nat-c. nat-m. nicc. op. **Plat.** plb. sars. sulph. sumb. thuj.

◦ ◦ **links**: calc-f.[149] dios. ignis[194] sumb. thuj.
☞ *O; Arme; links*

◦ ◦ **rechts**: inul.
☞ *O; Arme; rechts*

◦ ◦ **morgens**: calc-s. lyc.
☞ *O; Arme; morgens*

◦ ◦ ◦ **Erwachen,** beim: lyc.
☞ *O; Arme; Erwachen, beim*

◦ ◦ **nachmittags**: calc-s. nicc.
☞ *O; Arme; nachmittags*

◦ ◦ **abends**: sulph.
☞ *O; Arme; abends*

◦ ◦ ◦ **Bett,** im: sulph.

◦ ◦ **nachts**: nat-c.[1]
☞ *O; Arme; nachts*

◦ ◦ **Aufstehen** amel.: nat-c.[1]

◦ ◦ **Erwachen,** beim: coca lyc.
☞ *O; Arme; Erwachen, beim*

◦ ◦ **Reiben** amel.: nat-c.
☞ *O; Arme; Reiben; amel.*

◦ ◦ **Schreiben,** beim: com.
☞ *O; Arme; Schreiben agg.*

◦ ◦ **Sitzen,** nach: alum.
☞ *O; Arme; Sitzen; nach*

◦ ◦ **Fingerspitzen**: choc.[222] plb.
☞ *O; Arme; Finger; Fingerspitzen*

Arme und Beine: ars. kali-c. lepro.[197] tarent.

- **links,** und rechter Unterschenkel: **Tarent.**
☞ *O; Arme; links • O; Beine; rechts*

- **rechter,** und linker Unterschenkel: ars. kali-c.
☞ *O; Arme; rechts • O; Beine; rechts*

Beine: abrot.[137] acet-ac. acon. adam.[222] agar. ail.[25] alet.[85] allox.[119] aloe **Alum.** alum-p.[58] alum-sil.[58] alumn. am-br.[25] am-c. am-m. **Ambr.** amyg-p.[36] anac. anan. ang.[1] **Ant-c.**[1] ant-t. **Apis** apisin.[5] aran.[149] **Arg. Arg-n. ARN.**[5] **ARS.**[137] ars-h. ars-i. ars-met. ars-s-f.[58] arund. asaf. asar. aster. atro. aur.[1] aur-ar.[58] aur-s.[58] **Bac.**[8] bad. bamb-a.[1184] bapt.[111] **Bar-c.**[111] bart.[36] bell.[5] benz-ac. berb. bor. bov. brom.[111] **BRY.** bufo[111] cact. cadm.[110] cadm-s. caj. **CALC.**[137] calc-f.[119] calc-i.[58] **Calc-p.** calc-s. calc-sil.[58] camph. cand-a.[239] cann-i. cann-s.[5] canna[36] **Canth. Carb-an. CARB-V.**[58] carbn-o. carbn-s. carc.[119] caust. cedr. cench.[58] cham. **Chel.** chin. chin-ar. **Chin-s.** cic. cimic. cimx. cinnb. clem.[5] cob-n.[149] coca **Cocc.** cod.[36] colch. **Coloc.** com.[36] **Con.** conv.[38] croc. crot-h. croto-t. cub. cupr. cupr-ar.[25] cycl. dig. dios. dulc. eup-per. eup-pur. euph. **Euphr.** eupi. excr-can.[269] fago. falco-p.[265] ferr. ferr-ar. ferr-i. ferr-p. **Fl-ac.** glon. **GNAPH.**[111] **GRAPH.** grat. **Guai.** guare. gymn.[25] ham. harp.[1184] hell. helo.[85] helon. hep. hura[36] hydro-c.[2147] hydrog.[222] hyos.[5] hyper. ign. iod. itu[36] jug-c. kali-ar. kali-bi.[111] **Kali-br. KALI-C.** kali-n. kali-p. **Kali-s.** kali-sil.[58] kalm. kola[1184] **Kreos.** lac-c. lac-d. lac-del.[204] lacer.[36] lach.[5] lact. lappa[137] lat-h.[301] laur. led. lepro.[197] lept.[25] lil-t. lim.[102] **LYC.** lyss. m-arct.[5] m-art.[5] m-aust.[5] mag-m. mag-s. maland.[56] mang. marm-w.[194] med.[111] meli.[102] meny.[5] meph.[36] **Merc. MERC-C.** merc-i-f.[111] merc-s. mez. mill. morg.[136] morph. mosch. naja nat-ar. nat-c. nat-m.[102] nat-p. nat-s. nat-sil.[58] nicc. nit-ac. nux-m. **NUX-V.** oci. oena.[85] **Olnd. Onos.** op. ox-ac. ozone[227] par.[5] **PETR.**[111] ph-ac. **Phos.**[1] phys.[85] phyt. **Pic-ac.** pitu-a.[164] plan. **Plat. PLB.** podo. prot.[136] psil.[164] psor.[111] pull-g.[181] **PULS.**[1] querc-r.[257] rad-br.[111] raph. rheum[1] **Rhod. Rhus-t.** rumx. sabad. samb.[1] sapo.[111] **Sec. Sep. Sil.**[102] sphing. **Spong.** squil. stann. staph. stict.[111] stram. stront-c.[5] sul-ac. sul-i.[58] **SULPH.**[102] sumb. syph. tab. **TARENT.** tela[102] tell. tep. ter. term-a.[192] teucr. thal.[72] thal-s.[137] thlaspi[111] **Thuj.** thyr.[137] trio.[111] tub.[304] tung.[252] upa. **VERAT.**[5] verat-v. vip. xan.[111] zinc. zinc-p.[58]

- **einseitig,** das andere Bein schmerzhaft: sil.[137]

- **links**: aran.[144] cupr-ar. dios.[25] kreos. lac-c. lat-h.[301] med.[111] **Meny.**[162] nat-m.[1] phos.[1] psor.[111] sep. sulph.[1] thlaspi[111] tub.[304]
☞ *O; Beine; links*

- **rechts**: alumn. cedr.[137] eup-per.[137] **KALI-C.** nux-m.[137] rhus-t.[85] sil.[1] sul-ac.[1] sulph.[1] tarent. zinc.[137]
☞ *O; Arme; rechts • O; Beine; rechts*

◦ **Entbindung,** nach der: rhus-t.[85]
☞ *M; Entbindung, nach der ▯ ALLGEMEINES; M; Wehen, Entbindung; Wochenbett, im*

◦ **linker** Arm, und: tarent.

- **morgens**: aur. phos. sulph. teucr.
☞ *O; Beine; morgens*

◦ **Bett,** im: **Aur. Sulph.** teucr.
☞ *O; Beine; Bett, im; agg.*

- **nachmittags**:
☞ *O; Beine; nachmittags*

◦ **Mittagsschlaf,** beim: nat-m.
☞ *O; Beine; Schlaf; während*

◦ **Sitzen,** beim: teucr.
☞ *O; Beine; Sitzen; agg.; während*

- **abends**: hydrog.[222] mez. sil. sulph.
☞ *O; Beine; abends*

◦ **Liegen** agg., im Bett: hydrog.[222]
☞ *O; Beine; Liegen; agg.; Bett, im*

◦ **Sitzen,** beim: sil.
☞ *O; Beine; Sitzen; agg.; während*

- **nachts**: alum. **Calc-p.** graph.[1] ph-ac.[1]
☞ *O; Beine; nachts; agg.*

- **Anstrengung,** bei, krampfartiges Taubheitsgefühl: alum.

- **Arbeit,** nach: sep.[1]

- **Aufstützen,** nach: op.

- **Bad,** warmes, amel.: adam.[222]

- **Fahren** oder Reiten, beim: **Calc-p.**

- **Froststadium** im Fieber, während: con.
☞ *O; Beine; Fieber; während; Froststadium im Fieber*

- **Gehen,** beim: **Alum.** graph.[1] **Kali-n.**[122] lyc.[1] **Plb. Rhus-t. Sep. Thuj.**

- **gichtige** Glieder: **Acon.**

- **Hochlegen** der Beine amel.: adam.[222]
☞ *O; Beine; Heben der Beine; amel.*

- **Knien,** nach: op.
☞ *O; Beine; Knien agg.*

- **Konvulsionen**:

◦ **vor**: plb.[81]

◦ **während**: ambr.[81] puls.[81]

- **Liegen,** beim: aur. kali-c.[1] sulph.
☞ *O; Beine; Liegen; agg.*

- **liegt,** Bein, auf dem man: alumn. am-c. bufo **Carb-an.** ozone[227] **Rhus-t.**

- **Mahlzeiten,** nach: kali-c.

- **Menses**:

◦ **vor**: ang.
☞ *O; Beine; Menses; vor*

◦ **während**: hyos.[5] **Kali-n. PULS. Sec.**
☞ *O; Beine; Menses; während*

TAUBHEIT, pelzige Empfindung; **Beine** (Forts.)

- **Ruhe,** bei: tela[72]
- **Schmerz** nachgelassen hat, nachdem der: cocc.
- **Seite** mit erkranktem Ovar: apis[31]
- **Sitzen**:
  - ◦ **während**: alum.[137] amyg-p.[36] **Ant-c. Ant-t.** calc. **Calc-p.** calc-sil.[58] chin. con. crot-h. euph. euphr. **Graph.** kali-c. lat-h.[301] lyc.[1] lyss. nux-v. ph-ac. plat.[1] sep. sil. sulph.[1] teucr.
    ☞ *O; Beine; Sitzen; agg.; während*
  - ◦ ◦ **übereinandergeschlagenen** Beinen, mit: alum.[137]
    ☞ *O; Beine; Übereinanderschlagen, Kreuzen, der Beine; agg.*
  - ◦ **nach**: sep.
    ☞ *O; Beine; Sitzen; agg.; nach*
- **Stehen,** beim: puls.[137] sep.
  ☞ *O; Beine; Stehen; agg.; während*
  - ◦ **lange**: puls.[137]
- **Steifheit,** mit: fago.[25]
- **Stuhlgang,** nach: trio.
- **Treppensteigen,** beim: nux-m.
  ☞ *O; Beine; Steigen agg.; Treppensteigen*
- **Übereinanderschlagen** der Beine, beim: agar. ambr.[58] ang. **Carb-an. Crot-h.** fl-ac. kali-c.[137] laur. nux-m.[193] phos.[193] plat.[1] rad-br.[111] rheum sep. squil.
  ☞ *O; Beine; Übereinanderschlagen, Kreuzen, der Beine; agg.*
- **erstreckt** sich:
  - ◦ **aufwärts**: lepro.[197]
  - ◦ **Gürtellinie,** zur: **Calc-p.**
- **partiell**: caj.[25] cod.[25]
- **Gelenke**: mosch.
  ☞ *O; Beine; Gelenke*
- **Ischiasnerv** links: hura[36]
- **Gesäßbacken**: agar.[36] alum. **Calc-p.** cand-a.[239] caust.[5] dig. guai. lat-h.[301] plb. raph. spong. sulph.
  ☞ *O; Beine; Gesäßbacken*
  - ◦ **Aufstehen,** beim, nach Sitzen: calc-p.
    ☞ *O; Beine; Aufstehen; agg.; Sitzen, vom; nach*
  - ◦ **Liegen,** beim: sulph.[1]
    ☞ *O; Beine; Liegen; agg.*
  - ◦ **Sitzen,** beim: **Alum. Calc-p.** dig. guai. lat-h.[301] **Sulph.**
    ☞ *O; Beine; Sitzen; agg.; während • Prickeln, Empfindung von; Beine; Gesäß; Sitzen, beim*
- **Hüften**: agar. **Apis** ars-met. bapt. calc. cocc.[54] rhus-t. sep.[111] staph. sulph.
  ☞ *O; Beine; Hüften*
  - ◦ **Wehen,** Entbindung, während: cocc.[54]
  - ◦ **erstreckt** sich zum Abdomen, im Stehen: sulph.
- **Oberschenkel**: acon. **Agar.**[1] allox.[119] aloe[111] **Ars.** asar. aster. aur.[1] bamb-a.[1184] berb. bry.[111] cadm-s. caj. **Calc.**[111] camph.[1] canth. carb-v. carbn-s. carc.[119] chel. chin. cic. cocc.[1] **Con.** dig. dulc.[1] euph. euphr. **Ferr.**[111] **Fl-ac.** glon. **GRAPH.**[1] guai. hep.[1] ign. iod. kali-bi.[111] kali-c.[1] **Kreos. Lac-d.** lyc.[111] m-aust.[5] **Med.** meny.[5] merc. nux-m. **Nux-v.** oci. ox-ac. phos. plan. plat.[1] **Plb.** podo. puls. rheum[1] **Sec.**[111] sil. **Spong.** sul-ac.[1] sulph. tell. tep. thuj. zinc.[8]
  ☞ *Prickeln, Empfindung von; Beine; Oberschenkel*
  - ◦ **links**: bamb-a.[1184] lyc.[111] med. phos. sulph.[38]
    ☞ *O; Beine; links*
  - ◦ ◦ **Sitzen,** beim: bamb-a.[1184]
    ☞ *O; Beine; Sitzen; agg.; während*
  - ◦ **rechts**: bry.[111] calc.[111] fl-ac.[111]
    ☞ *O; Arme; rechts • O; Beine; rechts*
  - ◦ **morgens** im Bett: aur.[1] kali-c.[1]
  - ◦ ◦ **Erwachen,** nach: kali-c.[1]
  - ◦ **nachmittags**: bamb-a.[1184]
    ☞ *O; Beine; nachmittags*
  - ◦ **abends,** beim Übereinanderschlagen der Beine: fl-ac.
  - ◦ **nachts**: plb.
    ☞ *O; Beine; nachts; agg.*
  - ◦ **Anstrengung** amel.: carc.[119]
    ☞ *O; Beine; Anstrengung amel.*
  - ◦ **Aufstehen** von einem Sitz, beim: chin. sulph.
    ☞ *O; Beine; Aufstehen; agg.; Sitzen, vom; während*
  - ◦ **Bewegung,** zu Beginn, agg.: allox.[119]
    ☞ *O; Beine; Bewegung; agg.; Beginn, zu*
  - ◦ **Essen** agg.: ferr.[111]
    ☞ *O; Beine; Essen; während*
  - ◦ **Fieberhitze,** während: spong.
    ☞ *O; Beine; Fieber; während; Hitzestadium im Fieber*
  - ◦ **Gehen,** beim: carb-v. sul-ac.[1]
  - ◦ **Kälte,** mit: camph.[1]
  - ◦ **Liegen,** beim: merc.
    ☞ *O; Beine; Liegen; agg.*
  - ◦ **liegt,** der Schenkel, auf dem man: tell.
  - ◦ **Menses,** vor: podo.
    ☞ *O; Beine; Menses; vor*
  - ◦ **Schlaf,** kurzer, amel.: carc.[119]
  - ◦ **Sitzen**:
  - ◦ ◦ **während**: camph.[1] graph. ign. merc. puls. sil. sul-ac.[1] thuj.
    ☞ *O; Beine; Sitzen; agg.; während*
  - ◦ ◦ ◦ **Beugen** des Knies, und: camph.[1]
    ☞ *O; Beine; Beugen; agg.; Glieder, der*
  - ◦ ◦ ◦ **Essen,** nach dem: ign.
    ☞ *O; Beine; Essen; nach*
  - ◦ ◦ **nach**: graph.[1]
    ☞ *O; Beine; Sitzen; agg.; nach*
  - ◦ **Stehen,** beim: chin.
    ☞ *O; Beine; Stehen; agg.; während*
  - ◦ **Übereinanderschlagen** der Beine, durch: fl-ac. nux-m. rheum[1]
    ☞ *O; Beine; Übereinanderschlagen, Kreuzen, der Beine; agg.*
  - ◦ **erstreckt** sich zum Fuß: con.
  - ◦ **Vorderseite**: chel. **Lac-d.** plan. plat.[1] plb.[111] sec.[111]
  - ◦ **Außenseite,** lateral: caj. lac-d. **Plb.**

- **Knie**: alum. amyg-p.[36] bar-c.[102] calc.[1] **Carb-v.**[5] caust. chin.[1] cinnb. **Coloc.** excr-can.[269] fl-ac. graph. kali-c. lach. meli.[102] merc-i-f.[111] nat-p.[137] onos. phys.[25] **Plat.**[1] sulph. thuj.
  ☞ *O; Beine; Knie*
◦ **links**: amyg-p.[36]
  ☞ *O; Beine; links*
◦ **morgens**: amyg-p.[36] caust. sulph.
  ☞ *O; Beine; morgens*
◦ ◦ **Bett,** im: amyg-p.[36]
  ☞ *O; Beine; Bett, im; agg.*
◦ ◦ **Sitzen,** beim: sulph.
  ☞ *O; Beine; Sitzen; agg.; während*
◦ **abends** beim Bücken: **Coloc.**
◦ **nachts**: graph.
  ☞ *O; Beine; nachts; agg.*
◦ **Aufstehen**:
◦ ◦ **agg., vom Sitzen**: chin.[1]
  ☞ *O; Beine; Aufstehen; agg.; Sitzen, vom; während*
◦ ◦ **amel.**: amyg-p.[36]
◦ **Gehen,** bei schnellem: kali-c.
◦ **Schlaf,** im: calc.[1] graph.
  ☞ *O; Beine; Schlaf; während*
◦ ◦ **kurzem** Nickerchen, bei: calc.[1]
◦ **Sitzen,** nach:
  ☞ *O; Beine; Sitzen; agg.; nach*
◦ ◦ **agg.**: alum. phys.[25]
◦ ◦ **amel.**: bar-c.[137]
  ☞ *O; Beine; Sitzen; amel.*
◦ **erstreckt** sich zum Skrotum, amel. durch Sitzen: bar-c.[102]
◦ **Kniekehle**: onos. plat.[1]
  ☞ *O; Beine; Knie; Kniekehle*
◦ ◦ **Sitzen,** im: plat.[1]
- **Unterschenkel**: acet-ac. **Acon. Agar.** ail.[25] alet.[85] allox.[119] aloe **Alum.**[102] alum-p.[58] **Alum-sil.**[58] alumn. **Am-c.** am-m. ambr. anac. anan. ang. **Ant-c.** ant-t. **Apis** apisin.[5] **Aran. Arg. Arg-n.** arn. **Ars.** ars-i. asaf. asar. aster. atro. bad. bapt. bart.[36] bell. berb. bor. bov. brom.[111] bry. bufo cact. **Calc.** calc-f.[119] calc-i.[58] **Calc-p.** calc-sil.[58] camph. cann-i. canth. **Carb-an.** carb-v. **Carbn-s. Caust.** cedr.[111] cham. chin. chin-s. **Cocc.**[54] **Coloc. CON. Crot-h.** croto-t. cupr. cupr-ar.[25] dios. dulc. eup-per. **Eup-pur.** euph.[1] euphr.[5] fago. falco-p.[265] ferr. ferr-ar. ferr-i. ferr-p. fl-ac. glon. gnaph.[111] **GRAPH.** grat. **Ham.** hell.[36] hep. hydrog.[222] **Hyper.** ign. iod. **Kali-c.** kali-p. kali-sil.[58] kalm. lac-c. lac-del.[204] lach. lact. lappa[137] laur. lept.[25] lil-t. **LYC.**[111] lyss. m-aust.[5] mag-m.[1] med. meph.[36] **Merc. Merc-c.** merc-s.[85] mez. morg.[136] nat-c.[58] **Nat-m.** nicc. nit-ac. nux-m.[5] **NUX-V. Onos. Op. Ox-ac.** petr.[1] **Phos. Phys. Phyt.** pic-ac. pitu-a.[164] **PLAT.**[137] plb. **Psor. Puls.** rhod. **RHUS-T.** rumx. sabad. **Samb.**[1] **Sec.** sep. **SIL.** spong. stram. sul-ac. sul-i.[58] **Sulph.**[1] sumb. tab. **Tarent.** tela[102] thlaspi[111] thuj. thyr.[137] trio.[111] verat.[5] verat-v. vip. zinc.
  ☞ *O; Beine; Beine*
◦ **links**: ail.[25] **Arg-n.** asar. bor. cann-i. **Croto-t.** cupr-ar.[25] dios. fl-ac. hep.[111] **Hyper.** lac-c. **Lil-t.** lyc.[111] med. nicc. onos. **Phos.**[85] pitu-a.[164] puls. sep. stram. thlaspi[111]
  ☞ *O; Beine; links*
◦ ◦ **11** Uhr - **16** Uhr: phos.[85]
◦ ◦ **Liegen,** beim:
◦ ◦ ◦ **linker** Seite, auf: **Phos.**
  ☞ *O; Beine; Liegen; agg.*
◦ ◦ ◦ **Rücken,** auf dem: nicc.
  ☞ *O; Beine; Liegen; agg.; Rücken, auf dem*
◦ **rechts**: alet.[85] alumn. apisin.[5] cedr.[111] dios. eup-pur. kali-c. lac-c. lyss. nux-m.[5] sabad. spong. tarent. thyr.[137] zinc.
  ☞ *O; Arme; rechts • O; Beine; rechts*
◦ ◦ **links,** dann: spong.
◦ **tagsüber**: **Carb-an.**
  ☞ *O; Beine; tagsüber*
◦ **morgens**: **Ambr.** caust. dios. hep. lac-del.[204] nicc.
  ☞ *O; Beine; morgens*
◦ ◦ **Bett,** im: **Ambr.** hep. lac-del.[204] nicc.
  ☞ *O; Beine; Bett, im; agg.*
◦ **mittags**: spong.
  ☞ *O; Beine; mittags*
◦ ◦ **Schlaf,** nach: spong.
  ☞ *O; Beine; Schlaf; nach*
◦ **nachmittags**: alum.[1] bov. fago. nicc.
  ☞ *O; Beine; nachmittags*
◦ ◦ **Schlaf,** während, im Sitzen: alum.[1]
◦ **abends**: alum. **Calc.** dios. graph. hyper. merc-c. nit-ac.[1] **Plat.** puls.[1]
  ☞ *O; Beine; abends*
◦ ◦ **Bett,** im: nit-ac.[1]
  ☞ *O; Beine; Bett, im; agg.*
◦ ◦ **liegt,** während man darauf: alum.
◦ ◦ **Sitzen,** beim: **Calc.** dios. graph. **Plat.**
  ☞ *O; Beine; Sitzen; agg.; während*
◦ **nachts**: alum. **Am-c.** kali-c. merc. nit-ac. phos. psor. zinc.
  ☞ *O; Beine; nachts; agg.*
◦ ◦ **Zubettgehen,** beim: psor.
◦ **Aufstehen,** beim: puls. sulph.[1]
◦ ◦ **Sitz,** von einem: **Puls.** sulph.[1]
  ☞ *O; Beine; Aufstehen; agg.; Sitzen, vom; während*
◦ **ausgestreckt** ist, wenn das Glied: cham.
  ☞ *O; Beine; Ausstrecken der Glieder; agg.*
◦ **Bett,** im: lac-del.[204] plat. zinc.
  ☞ *O; Beine; Bett, im; agg.*
◦ **Bewegung,** bei:
  ☞ *O; Beine; Bewegung; agg.; während*
◦ ◦ **agg.**: laur. sil.
  ☞ *O; Beine; Bewegung; agg.; während*
◦ ◦ ◦ **ein** Bein, Schmerz im anderen: sil.
◦ ◦ **amel.**: lac-del.[204] mag-m.[1] puls.[1]
  ☞ *O; Beine; Bewegung; amel.*
◦ **Diarrhö,** nach: merc-s.[85]
  ☞ *O; Beine; Diarrhö agg.*

TAUBHEIT, pelzige Empfindung; **Beine; Unterschenkel** (Forts.)

◦ **Erregung,** während: **Sulph.**
☞ *O; Beine; Gemütsbewegungen, nach* ▤ *GEMÜT; M; Erregung; Beschwerden durch; Allgemeinsymptome*

◦ **Freien,** amel. im: pic-ac.
☞ *O; Beine; Luft; amel., frische*

◦ **Froststadium** im Fieber, während: eup-pur. **Nux-v.**
☞ *O; Beine; Fieber; während; Froststadium im Fieber*

◦ **Gehen**:

◦ ◦ **agg.**: **Coloc.** nux-v. **Rhus-t. Sep.** thuj.

◦ ◦ ◦ **Sitzen,** nach: nux-v.
☞ *O; Beine; Sitzen; agg.; nach*

◦ ◦ **amel.**: lac-del.[204]

◦ **Konvulsionen,** vor: plb.

◦ **Liegen,** beim: aloe alumn. bell. phos. puls.[1] sumb.
☞ *O; Beine; Liegen; agg.*

◦ ◦ **Teile,** auf denen man liegt: alumn.

◦ **liegt,** Bein auf dem man: am-c.

◦ **Menses,** während: **PULS.**
☞ *O; Beine; Menses; während*

◦ **Reiben** amel.: lac-del.[204] stram.
☞ *O; Beine; Reiben; amel.*

◦ **Ruhe,** bei: tela[102]

◦ **Schlaf,** nach: **Spong.**
☞ *O; Beine; Schlaf; nach*

◦ **Sitzen**:

◦ ◦ **während**: acon.[111] agar. am-c. am-m. **Ant-c.** bad. brom.[111] **Calc.** calc-sil.[58] con. grat. ign. lyc. nicc. nux-v. **Phos. Plat. Puls.** sul-ac. thuj.[1]
☞ *O; Beine; Sitzen; agg.; während*

◦ ◦ **nach**: **ACON. Graph.** lyss.
☞ *O; Beine; Sitzen; agg.; nach*

◦ **Stehen,** beim: am-c. nux-v.
☞ *O; Beine; Stehen; agg.; während*

◦ **Übereinanderschlagen** der Beine, durch: **Agar.** allox.[119] alum.[102] carb-an. **Crot-h.** laur. phos. sep.
☞ *O; Beine; Übereinanderschlagen, Kreuzen, der Beine; agg.*

◦ **Wehen,** Entbindung, während: cocc.[54]

◦ **Wetter,** bei kaltem, nassem: apis
☞ *O; Beine; Kälte; bei Kälte, in der Kälte*

→ ◦ **erstreckt** sich zu den Oberschenkeln: hydrog.[222]

◦ **Knochen**: graph.[1] kalm. samb.[1]
☞ *O; Beine; Knochen*

◦ ◦ **Schienbein**: kalm. samb.[1]
☞ *O; Beine; Beine; Schienbein*

◦ **Waden**: acon. ars. berb. **Bry.** cham. **Coloc.** dulc. falco-p.[265] graph. hell.[36] lach. lappa[137] nux-v. phos. plat.[137] sil. trio.[111] verat.[5] verat-v.
☞ *O; Beine; Beine; Waden*

◦ ◦ **nachmittags**: dulc.
☞ *O; Beine; nachmittags*

◦ ◦ **abends**: dulc.
☞ *O; Beine; abends*

◦ ◦ **M. gastrocnemius**: hell.[36]

◦ **Achillessehne**: bart.[36] hell.[36]
☞ *O; Beine; Beine; Achillessehne*

◦ ◦ **links**: bart.[36]
☞ *O; Beine; links*

- **Knöchel,** Fußgelenk: caust. cycl.[1] glon.[36] hep. itu[36] **Lac-c.** nat-m.[36] par.[5] phys.[25] rhus-t. sulph.

◦ **links**: glon.[36] sulph.
☞ *O; Beine; links*

◦ ◦ **nachts**: **Sulph.**
☞ *O; Beine; nachts; agg.*

◦ **Aufstehen** von einem Sitz, beim: itu[36]
☞ *O; Beine; Aufstehen; agg.; Sitzen, vom; während*

◦ **Gehen,** beim: **Nat-m.**[36]

◦ **Sitzen**:

◦ ◦ **während**: **Nat-m.**[36] phys.[25]
☞ *O; Beine; Sitzen; agg.; während*

◦ ◦ **nach**: itu[36]
☞ *O; Beine; Sitzen; agg.; nach*

- **Füße**: abrot. acet-ac. **Acon.** agar. **Alum.** alum-p.[58] **Alum-sil.**[58] alumn. am-c. am-m. ambr. ang.[1] ant-c.[1] ant-t. **Apis Arg. ARG-N.** arn. **ARS.** ars-h. ars-i. ars-s-f.[58] arund. asaf. asar. bac.[8] **Bapt.**[111] bar-c.[111] bell.[5] bry. bufo[111] cact. cadm.[110] **CALC.** calc-p. calc-s. calc-sil.[58] **Camph.**[1] cann-i. cann-s.[5] canna[36] **Carb-an. Carb-v.** carbn-o. **Carbn-s. Caust.** cedr. cench.[58] cham. chel. cimx. cinnb. clem.[5] coca **COCC.** cod.[36] colch. **Coloc.** com.[36] **CON.** conv.[38] croc. cub. cupr. dig. dios. euph. euphr. eupi. fago. falco-p.[265] ferr. ferr-ar. ferr-i. ferr-p. fl-ac. glon. **GRAPH.** grat. ham. hell. helo.[85] helon. hydrog.[222] **Hyper.** ign. iod. jug-c. **Kali-ar.** kali-bi.[111] kali-c. kali-n. kali-p. kali-s. kali-sil.[58] kola[1184] lacer.[36] lach. laur. lepro.[197] lept.[25] lim.[102] **LYC.** m-aust.[5] mag-m. mag-s. maland.[56] mang. marm-w.[194] med.[111] merc. merc-c. merc-s. mez. mill. morg.[136] nat-ar. nat-c. nat-m. nat-p. nat-sil.[58] **Nit-ac.** nux-m. **NUX-V.** oena.[85] **Olnd.** op. petr.[111] **PH-AC. PHOS.**[5] **Phys.**[85] pic-ac. pitu-a.[164] **Plat. Plb.**[5] prot.[136] psor.[111] **Puls.** querc-r.[257] raph. rhod. rhus-t. sabad. sapo.[111] **Sec. Sep.** sil.[1] sphing. stann. stict.[111] stram. stront-c.[5] sul-ac. **Sulph.**[1] sumb. syph. **Thuj.** tung.[252] upa. verat-v. vip. xan.[111] **Zinc.** zinc-p.[58]
☞ *O; Beine; Füße*

◦ **abwechselnd** mit den Händen: **COCC.**
☞ *A; Abwechselnd mit*

◦ **links**: bapt.[111] cocc.[111] coloc.[111] **Glon.** graph.[111] kali-c.[111] mag-s.[111] med.[111] mill. nat-c.[1] **Nat-m.** ph-ac. phos.[111] phys.[85] psor.[111] sul-ac.[1] **Thuj.** xan.[85]
☞ *O; Beine; links*

◦ ◦ **rechts,** dann: coloc.[111] mill.
☞ *O; Arme; rechts*

◦ ◦ **Gehen,** nur beim: ph-ac.

◦ **rechts**: alum. am-c.[5] ant-c. ant-t.[111] ars. bar-c.[111] camph.[1] cann-s.[111] carb-an.[1] coloc. kali-bi.[111] laur.[111] lyc.[111] mang. mill. nux-m.[111] petr.[111] rhus-t.[1] sep. zinc.
☞ *O; Arme; rechts • O; Beine; rechts*

◦ ◦ **links,** dann: coloc. mill.

◦ **tagsüber**: **Carb-an.**
☞ *O; Beine; tagsüber*

◦ **morgens**: alum. calc-p. dios. mag-s. nux-v. sep.[1] sil.
☞ *O; Beine; morgens*

◦ ◦ **Bett, im**: alum. calc-p. mag-s.
☞ *O; Beine; Bett, im; agg.*

◦ **vormittags**: am-m. nat-c.
☞ *O; Beine; vormittags*

◦ **nachmittags**: fago. lyc. mang. mez. phos.
☞ *O; Beine; nachmittags*

◦ ◦ **14** Uhr: mang.

◦ ◦ **16** Uhr - 20 Uhr mit Frösteln: lyc.

◦ **abends**: **Calc.** carb-an. graph.[1] phos. puls. sil.[1] sul-ac.[1] zinc.
☞ *O; Beine; abends*

◦ ◦ **Bett,** im: carb-an.
☞ *O; Beine; Bett, im; agg.*

◦ **nachts**: alumn. am-m. bry. calc. **Ferr.** lyc. mag-m. phos.[1] zinc.
☞ *O; Beine; nachts; agg.*

◦ ◦ **Bett,** im: alumn. **Calc.**
☞ *O; Beine; Bett, im; agg.*

◦ **Aufstehen** aus dem Bett: conv.[38]
☞ *O; Beine; Aufstehen; agg.; Bett, aus dem; während*

◦ **Berührung** und Stiche, gegen: ant-c.[1]

◦ **Bewegung,** bei:

◦ ◦ **agg.**: bapt.
☞ *O; Beine; Bewegung; agg.; während*

◦ ◦ **amel.**: am-c.[1] helo.[85] mag-m.[1]
☞ *O; Beine; Bewegung; amel.*

◦ **Bücken,** beim: coloc.
☞ *O; Beine; Bücken agg.*

◦ **Drücken** auf die Wirbelsäule, beim: **Phos.**
☞ *O; Beine; Druck; agg.; Wirbelsäule, auf die*

◦ **Erregung,** während: sulph.
☞ *O; Beine; Gemütsbewegungen, nach* GEMÜT; *M; Erregung; Beschwerden durch; Allgemeinsymptome*

◦ **Essen,** nach dem: **KALI-C.**
☞ *O; Beine; Essen; nach*

◦ **Fahren** oder Reiten, beim: **Calc-p.** ham.

◦ ◦ **Wind,** in kaltem: ham.
☞ *O; Beine; Kälte; bei Kälte, in der Kälte*

◦ **Frostgefühl,** bei: bufo[111] calc.[5] cedr. chel.[25] **Cimx.** ferr. **Lyc.** nux-m. **PULS.** sep. stann. stram.

◦ **Gehen**:

◦ ◦ **agg.**: ant-c. **Ars.**[5] graph. ph-ac. **Sec.**

◦ ◦ **amel.**:

◦ ◦ ◦ **Freien,** im: **Thuj.**

◦ ◦ ◦ **Fußkanten,** auf den: bac.[8]

◦ ◦ **nach**: rhod.

◦ **Liegen,** beim: caust. sulph.
☞ *O; Beine; Liegen; agg.*

◦ **Menses,** vor: hyper.
☞ *O; Beine; Menses; vor*

◦ **Mittagessen**:

◦ ◦ **während**: kali-c.

◦ ◦ **nach**: **Kali-c.** mill.

◦ **Schweiß,** während: bell.[5] **Calc.**[5] graph.[5] **Sulph.**[5]

◦ **Sitzen,** im: am-c. **Ant-t.** cadm.[110] **Calc.** calc-p. calc-sil.[58] cann-s. caust. cham. coloc. euph. graph. grat. helo.[36] helon. jug-c. laur. lyc. mill. nat-c. **Phos. Plat. Puls.** rhod. sep. sul-ac.

◦ **Stehen,** im: mang. merc. **Sec.**

◦ **Strecken,** beim: cham.
☞ *O; Beine; Ausstrecken der Glieder; agg.*

◦ **Treppensteigen,** beim: nat-m.
☞ *O; Beine; Steigen agg.; Treppensteigen*

◦ **Übereinanderschlagen** der Beine, beim: laur. **Phos.**
☞ *O; Beine; Übereinanderschlagen, Kreuzen, der Beine; agg.*

◦ **erstreckt** sich aufwärts: lacer.[36]

◦ **außen,** lateral: ang.[1] ars-s-f.[58]
☞ *O; Beine; Füße; Seiten der Füße*

◦ **Gelenke**: cann-i.
☞ *O; Beine; Gelenke*

◦ **Fußrücken**: canna[36] com.[36] graph. thuj.
☞ *O; Beine; Füße; Fußrücken*

◦ ◦ **links,** erstreckt sich zu Zehen und Knien: com.[36]
☞ *O; Beine; links*

◦ ◦ **Gehen** im Freien, beim: graph.

◦ **Fersen**: **Alum.** alum-sil.[58] arg. ars-s-f.[58] caust. chel. con. graph. ign. lyc. nux-v. rhus-t. sep. stict.[111] **Stram.** stront-c.[5] thuj.[1]
☞ *O; Beine; Füße; Fersen*

◦ ◦ **morgens,** beim Aufstehen: stram. thuj.[1]

◦ ◦ **Auftreten,** beim: **Alum.** arg. caust. rhus-t.

◦ ◦ **Sitzen,** beim: **Con.**
☞ *O; Beine; Sitzen; agg.; während*

◦ **Kniekehle**: bry. merc-s.

◦ **Fußsohlen**: **Alum.** alumn. **Ars.** bry. **Cann-i.** cann-s.[5] cham. chel. **COCC.** cupr. eupi. fl-ac. helo.[85] hydrog.[222] laur. lim.[102] merc-s. nat-c. **Nux-v.** olnd. phos.[5] **Plb.**[5] **Puls.** querc-r.[257] raph. sapo.[111] **Sec.** sep. sulph.[1] syph. thuj. xan.[111] zinc.
☞ *O; Beine; Füße; Fußsohlen*

◦ ◦ **links**: cann-i. sulph.[1]
☞ *O; Beine; links*

◦ ◦ **abends**: sulph.
☞ *O; Beine; abends*

◦ ◦ **nachts**: cham.
☞ *O; Beine; nachts; agg.*

◦ ◦ **Gehen,** beim:

◦ ◦ ◦ **agg.**: cham. helo.[85] hydrog.[222] olnd. **Sec.**

◦ ◦ ◦ **amel.**: puls. zinc.

◦ ◦ **Reiben** amel.: sulph.[1]
☞ *O; Beine; Reiben; amel.*

◦ ◦ **Sitzen,** im: **COCC.** thuj.

◦ ◦ **Stehen,** im: puls. **Sec.**

◦ ◦ **erstreckt** sich zu den Schenkeln: ars.

TAUBHEIT, pelzige Empfindung; **Beine; Unterschenkel** (Forts.)

- **Zehen**: abrot.[137] **Acon.** alum-sil.[58] apis apisin.[5] aran.[149] **Arn.**[5] **Ars.**[137] benz-ac. **Calc.**[137] camph. carb-v.[58] **Caust. Cham. Chel. Con.** crot-h. cub. cycl. fago. glon. **GRAPH.** harp.[1184] lach.[5] lyc. m-aust.[5] nat-c. nat-m.[102] nat-s. nux-v. ozone[227] ph-ac. **PHOS.**[1] plb. puls.[1] rad-br.[111] **SEC.** sil.[102] sulph.[102] tab. term-a.[192] thal.[72] **Thal-s.**[137] thuj. tub.[304]

◦ **rechts**: lach.[5] ozone[227]
☞ *O; Arme; rechts • O; Beine; rechts*

◦ **morgens**: harp.[1184] lyc.
☞ *O; Beine; morgens*

◦ **nachts**: aran.[149]
☞ *O; Beine; nachts; agg.*

◦ **Gehen,** beim: **Acon. Caust.** cycl. ph-ac.

◦ **erstreckt** sich:

◦ ◦ **anderen** Körperteilen: thal-s.[137]

◦ ◦ **aufwärts**: **Ars.** thal.[72]

◦ **Ballen**: carc.[304] **Puls.**[5]

◦ **Spitzen**: acon. phos.[1] tab.

◦ ◦ **erstreckt** sich vom: tab.

◦ **großen** Zeh: ars.[137] calc.[137] cham. nat-c. nat-s. nux-v. puls.[1] rad-br.[111] term-a.[192] tub.[304]

◦ ◦ **links**: term-a.[192] tub.[304]
☞ *O; Beine; links*

◦ ◦ **morgens**: nat-s.
☞ *O; Beine; morgens*

◦ ◦ ◦ **Sitzen,** beim: nat-s.
☞ *O; Beine; Sitzen; agg.; während*

◦ ◦ **nachmittags**: nat-c.
☞ *O; Beine; nachmittags*

◦ ◦ **Ballen**: puls.[1]

Arme an den Körper gebunden wären, als ob die, bei Dyspnö und Herzklopfen: cimic.[1]

drückend, schmerzend, Waden: lappa[137]

gichtig, Unterschenkel: **Acon.**

heiß prickelnd, Zehen: acon.

hysterisch: gels.[8]

Konvulsivisch, spasmodisch, Schultern, nachts: lyc.[1]

lähmungsartig: acon. aven.[102] merc.[1] nit-ac. valer.

- **abends**: valer.
- **Hände**: nit-ac.
☞ *O; Arme; Hände*
- **Oberschenkel**: acon. merc.[1]

Nadeln geht, als ob man mit den Fußsohlen auf: eupi.[85]

ödematös, Unterarme: chel.

schmerzhaft:

- **Daumen**: **Caust.**
☞ *O; Arme; Finger; Daumen*
- **Unterarme**: com. euphr.[1]
- **Hände**: euphr.[1] mag-m.[1]
☞ *O; Arme; Hände*
- **Füße**: mag-m.[1] puls.
☞ *O; Beine; Füße*

wandernd: **Cocc.**

TAUMELN:
☞ *Ataxie ▤ SCHWINDEL; M; Taumeln, Wanken mit*

TENNISELLBOGEN:
☞ *Entzündung; Arme;*

THROMBOPHLEBITIS:
☞ *Phlegmasia alba dolens*

THROMBOSE, Beine: acetan.[85] antipyrin.[85] **Apis Ars.**[122] **Both-l.**[122] bufo[58] ham.[187] hir.[149] **Kali-m.**[122] kres.[149] lach.[155] **Nat-s.**[122]
☞ *Entzündung; Blutgefäße • Phlegmasia alba dolens ▤ BLUT; C; Thrombose*

TRÄGHEIT:
☞ *Schwere, Müdigkeit, Empfindung von (in Gliedern)*

TRAUMA:
☞ *Verletzungen*

TRETEN, Angewohnheit, mit den Fersen zu: stict.[137]

TRETEN oder Schreiten, Empfindung, als würde man:

abwärts:
☞ *Gehen; Daunen gehen, Empfindung, als würde er auf*

leeren Raum, im:
☞ *Gehen; leerem Raum, wie in*

Schwamm, auf einem:
☞ *Schwamm läuft, Empfindung als ob man auf einem*

Watte, auf:
☞ *Gehen; Baumwolle, geht wie auf*

TROCKENHEIT:

allgemeine Rubriken:

- **Gelenke**: canth. croc. ferr.[58] lil-t.[137] lyc. **NUX-V.** ph-ac. **PULS.**
- **Nägel**: graph.[102] nat-m.[102] petr.[102] sac-alb.[210] sil. thuj.
☞ *O; Nägel ▤*

◦ **Umgebung** der: graph.[102] nat-m.[102] petr.[102]

- **Ellenbogen**: morg.[136]
☞ *O; Arme; Ellenbogen*
- **Handgelenke**: morg.[136]
☞ *O; Arme; Handgelenke*
- **Hände**: acet-ac. aesc. aeth. all-c. allox.[119] alum.[58] **ANAC.** anag. **Ars.**[137] atro. bad. bapt.[111] **BAR-C.**[5] bar-s.[58] bell. bism.[5] **Calc-p.** cann-s. cath-a.[264] cham.[111] chel. chin-ar.[58] cimic. clem. cortico.[149] cortiso.[119] crot-h.[111] diph.[137] dys-co.[136] fago. falco-p.[265] ferr.[5] gels.[111] germ.[222] gua.[111] haem. ham.[111] harp.[1184] **Hep.**[5] hydro-c.[2147] iris kali-bi.[111] lach. lap-laz.[227] lat-h.[301] laur. lob. **LYC.** morg.[136] **Nat-c.**[5] **Nat-m.** nux-m.[137] ol-j.[25] op. ozone[227] ped.[85] **Ph-ac.** phos. pip-m. plb. plut-n.[222] ptel. puls. puls-n.[25] querc-r.[257] **Rhus-t.**[5] rhus-v. sabad. sac-alb.[210] sang.[58] **Sul-ac. SULPH.**[5] sumb. tax. **Thuj.**[5] til. **Ust.**[162] **Zinc.** zinc-p.[58]
☞ *O; Arme; Hände*

◦ **vormittags**: gels. sabad.

◦ ◦ **10** Uhr: gels.

◦ **nachmittags**: fago. gels.

◦ **nachts**: til.

◦ **Handrücken**: alum.[58] cortiso.[119] morg.[136]
☞ *O; Arme; Hände; Handrücken*

◦ **Handflächen**: ars.[137] bad. bar-c.[5] bell. bism.[5] cham.[111] chin-ar.[58] cortico.[149] crot-h.[111] diph.[137] dys-co.[136] gels.[111] haem. ham.[111] hep.[5] kali-bi.[111] laur. **Lyc.** morg.[136] nat-c.[5] **Nux-m.**[137] pip-m. rhus-t.[5] rhus-v. sabad. sang.[58] sulph.[5] tax. thuj.[5]
☞ *O; Arme; Hände; Handflächen*

◦ **Fingern,** zwischen den: morg.[136]
☞ *O; Arme; Hände; Fingern, zwischen den*

- **Finger**: anac.[5] anag. ant-t. cath-a.[264] cortico.[149] falco-p.[265] **Fl-ac.**[5] harp.[1184] lith-c.[171] nat-m. puls.[5] **Sil.** tax.[303] uran.[269] zinc-p.[58]

◦ **nachmittags**: Sil.

◦ **abends**: puls.

◦ **Gelenke**: anac.[5] ant-t.[5] **Puls.**[5] **Sil.**[5]
☞ *O; Arme; Finger; Fingergelenke*

◦ **Nägel,** um die: cortico.[149] nat-m. **Sil.**
☞ *O; Nägel •O; Nägel; Fingernägel •O; Nägel; Umgebung des Nagels*

◦ **Fingerspitzen**: ant-t. puls.[5] **Sil.** tax.[303] uran.[269]
☞ *O; Arme; Finger; Fingerspitzen*

- **Beine**: agar. ars. ars-met. bism. chel. falco-p.[265] gua.[111] haliae-lc.[222] hipp.[36] lact.[111] manc. nux-v. op. ped.[85] phos.[1] pitu-a.[164] plut-n.[222] ptel. sac-alb.[210] sang.[58] sep. sil. sulph.[137] thuj.

◦ **Knie**: ars-met. nux-v.
☞ *O; Beine; Gelenke •O; Beine; Knie*

◦ **Unterschenkel,** Haut: pitu-a.[164]
☞ *O; Beine; Beine*

◦ **Knöchel,** Fußgelenk, abreiben mit Branntwein amel.: hipp.[36]

◦ **Füße**: ars. bism. chel. falco-p.[265] gua.[111] haliae-lc.[222] manc. ped.[85] phos.[1] pitu-a.[164] ptel. sac-alb.[210] sang.[58] sep. sil. **Sulph.**[137]
☞ *O; Beine; Füße*

◦ ◦ **Fersen**: pitu-a.[164]
☞ *O; Beine; Füße; Fersen*

◦ ◦ **Fußsohlen**: bism. falco-p.[265] manc. phos.[1] sang.[58]
☞ *O; Beine; Füße; Fußsohlen*

◦ **Zehennägel**: **Sil. Thuj.**
☞ *O; Nägel; Zehennägel*

- **Papier,** wie aus, Finger, nachts: sil.[85]

- **Pergament,** Haut wie, Hände: **Anac. BAR-C.** crot-h. germ.[222] harp.[1184] ol-j.[25] **Sulph.**

Empfindung von Trockenheit:

- **Arme**:

◦ **Gelenke**: canth.[5]
☞ *O; Arme; Gelenke* ▤ *ALLGEMEINES; C; Trokkenheit, Empfindung von; Gelenke*

◦ **Hände**: **Anac.**[5] zinc.[1]
☞ *O; Arme; Hände*

◦ ◦ **morgens**: zinc.[1]
☞ *O; Arme; morgens*

◦ **Finger**: **Puls.**[5]

- **Beine,** Gelenke: benz-ac. canth.[5] croc.[5] **Nux-v.**[5]
☞ *O; Beine; Gelenke* ▤ *ALLGEMEINES; C; Trokkenheit, Empfindung von; Gelenke*

◦ **Knie**: benz-ac.
☞ *O; Beine; Knie*

TROMMELSCHLEGELFINGER:
☞ *Vergrößerung von Gliedmaßen; allgemeine Rubriken;*

TRÖPFELN, Empfindung von, wie Wassertropfen, Beine: acon.[102]
▤ *ALLGEMEINES; C; Tropfenfallen, Empfindung von*

TROPFENFALLEN, Empfindung von, Beine: bell.[1]

Füße: bell.[5]
☞ *O; Beine; Füße*

TUBERKEL:
☞ *Hautausschläge; Tuberkel*

TUBERKULOSE:

Gelenke: apis[137] aur.[144] calc.[137] calc-p.[137] dros.[108] **Kali-c.**[137] kali-i.[137] ph-ac.[137] puls.[137] sil.[137] teucr-s.[144] tub.[144]

Hüften: calc.[137] calc-p.[137] card-m.[137] chin.[137] coloc.[137] hep.[137] kali-c.[137] kali-s.[137] led.[137] ph-ac.[137] puls.[137] rhus-t.[137] stram.[137] tub.[137]
☞ *O; Beine; Hüften*

- **links**: stram.[137]

- **rechts**: **Led.**[137]
☞ *O; Arme; rechts*

Knie: calc.[137] iod.[137] lyc.[137] sulph.[137]
☞ *O; Beine; Knie*

TUMOREN, Gewächse:
☞ *Auswüchse auf der Haut •Exostosen •Krebs*

Handgelenke: calc-f.[102] **Cupr-ar. Led.**
☞ *O; Arme; Handgelenke •Ganglion; Arme; Handgelenke*

Hände: calc-f.[119] ph-ac. plb. sang.[8] sil. tarent.
☞ *O; Arme; Hände*

- **zwischen** den Mittelhandknochen: ph-ac. sang.[8] tarent.
☞ *O; Arme; Hände; Fingern, zwischen den*

Fingernägeln, unter den: ant-c.[137]
☞ *O; Nägel •O; Nägel; Fingernägel •O; Nägel; unterm Nagel •O; Arme; Finger; Daumen*

Oberschenkel: goss. merc. phos.

- **Oberschenkeln** und weiblichen Genitalien, zwischen: goss.

Knie: ant-c. calc-f. phos. sil.
☞ *O; Beine; Knie*

- **Kniekehle**: calc-f. phos. sil.
☞ *O; Beine; Knie; Kniekehle*

Unterschenkel: arn. kali-br. sulph. syph. tarent.
☞ *O; Beine; Beine*

- **Waden**: kali-br. **Sulph.**
☞ *O; Beine; Beine; Waden*

Knöchel: cupr-ar. plb.[36]

Atherom, Ellbogenspitze: hep.

Atherom, Hände: ph-ac. plb. sil.

Enchondrom, Knorpelgeschwulst:
▤ *ALLGEMEINES; O; Knorpel, Beschwerden der*

- **Finger**: brom.[5] **Fl-ac.**[5] sil.[8]

- **Zehen**: sil.[8]

Lipom, Schulter: am-m.

TUMOREN, Gewächse (Forts.)

schmerzhaft, Ellbogen: puls.[1]
ALLGEMEINES; C; Tumoren; schmerzhaft, sehr

varikös, Unterschenkel: arn.

Zysten: arn.[102] calc.[5] calc-f.[102] calc-p.[102] cann-s. caust. dig.[5] **Graph.** hep.[5] iod. kali-br. **Sil. Sulph.**
ALLGEMEINES; C; Tumoren • ALLGEMEINES; C; Tumoren; zystisch, Steatom

- **Ellenbogen**: hep.[1]
☞ O; Arme; Ellenbogen

- **Handgelenke**: calc-f.[102]
☞ O; Arme; Handgelenke

- **Finger**: **Hep.**[5]

- **Knie**: calc.[5] **Dig.**[5]
☞ O; Beine; Knie

ÜBEREINANDERSCHLAGEN von Gliedern:

Beine, der: lath. rhod.[5] **Sep.**[111] ther.[809] thuj.[5]

- **Unterschenkel**:
☞ O; Beine; Beine

◦ **Gehen,** beim: lath.

◦ **Schlaf,** im: rhod.[5] ther.[809] thuj.[5]
☞ O; Beine; Schlaf; während

unbewusst: cench.[58]

unmöglich:

- **Finger**: inul.[102]

- **Unterschenkel**: **Lath.**
☞ O; Beine; Beine

ÜBERSTRECKUNG, Überdehnung:
☞ Ausstrecken von Gliedern

UMHERWERFEN:
☞ Unruhe der Gliedmaßen ▤ GEMÜT; C; Umherwerfen

UMLAUF:
☞ Nagelbett und Umgebung der Nägel; allgemeine Arzneien

UNBEHAGEN:
☞ Unruhe der Gliedmaßen

UNBEHOLFEN:
☞ Ungeschicklichkeit

UNBEWEGLICHKEIT:
☞ Ankylose, Gelenkversteifung • Steifheit, Steifigkeit; allgemeine Arzneien

UNEMPFINDLICH:
☞ Taubheit, pelzige Empfindungslosigkeit

UNGESCHICKLICHKEIT: abrot. adam.[222] aeth.[102] **AGAR.** alco.[36] alum.[5] alum-sil.[58] alumn.[58] **Ambr.**[5] amyg-am.[36] anac.[5] androc.[222] anh.[119] **APIS** aran-ix.[149] **Arg-n.**[5] ars.[36] ars-s-r.[54] asaf. asar. aster.[102] aur.[5] aur-m-n.[272] aur-s.[58] bac.[62] bamb-a.[1184] bar-c.[5] bell.[85] benz-ac.[58] both-a.[3070] botul.[102] **BOV.** bry. **CALC.** calc-s. calc-sil.[58] calx-b.[194] camph. cann-i.[36] cann-s.[5] **CAPS.** carb-v.[58] carbn-s. carl.[36] **Caust.** chel.[36] choc.[222] cocc.[5] colch. **Con.** cycl. cymbo-ci.[2184] cypra-e.[227] dig.[1] ephe.[267] falco-p.[265] gels. germ.[222] gink.[227] gins. glon.[36] graph. haliae-lc.[222] harp.[1184] **HELL.** hep. **Hydrog.**[222] hyos. **Ign.** iod. **IP.** kali-bi.[58] kali-br.[111] kali-c.[122] kali-chl.[85] kali-n.[1] kali-p.[58] kola[1184] kres.[149] lac-leo.[204] lac-lup.[204] **LACH.** lact.[111] lap-laz.[227] lat-h.[301] lil-t. lol.[111] lyc. mag-c. mag-p. manc. med.[58] mez.[1] mosch.[4] mur-ac.[5] mygal.[111] nat-ar.[58] **Nat-c.**[36] **Nat-m.** nat-sil.[58] neon[222] nicc.[36] nit-ac.[1] nux-m. **Nux-v.** op. ozone[227] ph-ac. phos.[36] phys.[36] pier-b.[233] plat.[5] plb. plut-n.[222] prot.[193] ptel. pull-g.[181] **Puls.** rhod.[5] rhus-v. ros-d.[305] ruta[5] sabad. sabin. sars. sec.[5] sep.[122] sil. spong. stann.[5] staph.[30] stram.[36] succ.[194] sulph.[5] tarent.[111] tax.[303] teucr.[85] thuj.[5] tub.[36] tung.[1237] verat. vip. visc.[119] zinc.[137]
☞ Ataxie • Bewegungen; allgemeine Arzneien; • Instabilität • Koordinationsstörung, Inkoordination ▤ GEMÜT; C; Ungeschickt • SCHWINDEL; M; Taumeln, Wanken mit • SCHWINDEL; C; Taumeln • ALLGEMEINES; C; Chorea

Empfinden für die Haltung der Glieder verloren, hat das: anh.[119]

Kopfschmerz, bei: caps.[122]

Menses, während: alum.

Schwangerschaft, während: calc.[137]

Hände: abrot. aeth.[102] **Agar.**[5] alum. alumn. androc.[222] **Apis** aran-ix.[149] ars-s-r.[54] bamb-a.[1184] bar-c.[111] bell. **BOV.** bry. calx-b.[194] cann-s.[5] carbn-s. choc.[222] cocc.[58] colch.[5] **Con.** cycl. cymbo-ci.[2184] cypra-e.[227] ephe.[267] falco-p.[265] gels.[85] gins. graph. haliae-lc.[222] harp.[1184] hell. hydrog.[222] hyos. ign.[102] kali-bi. kali-c.[122] kali-n. kola[1184] **Lach.** lol.[111] lyc. **Manc.** mosch.[4] nat-m. nat-sil.[58] neon[222] nit-ac.[1] nux-v. ozone[227] **Phos.** plat.[5] plb. prot.[193] ptel. rhus-v. sep.[5] sil.[1] stann.[5] staph.[30] stram. sulph. tarent.[111] tax.[303] tub.[193]
☞ O; Arme; Hände

- **rechts**: aran-ix.[149]
☞ O; Arme; rechts

- **abgelenkt,** wenn, oder beim Reden: **HELL.** nit-ac.[1]

- **Menses,** während: alum.
☞ O; Arme; Menses; während

- **Schlaf,** nach: harp.[1184]

- **schreiben,** konnte nicht ihren Namen: gels.[85]

- **schreibt** unregelmäßig: cymbo-ci.[2184]

Finger: agar. alumn.[58] **Apis** asaf. benz-ac.[58] **BOV.** **Calc.** calc-s. carbn-s. graph. **Hell.** hyos. kali-bi.[58] kola[1184] nat-m. **Nux-v.** phos. plb. ptel. sep. **Sil.**
☞ Schwäche; Arme; Finger;

- **Daumen**: **PHOS.**
☞ O; Arme; Finger; Daumen

Beine: adam.[222] **AGAR.** alco.[36] **Alum.**[5] alum-sil.[58] ambr.[5] amyg-am.[36] anac.[5] androc.[222] arg-n.[5] ars.[36] aster.[102] aur.[5] aur-s.[58] bac.[62] bamb-a.[1184] bar-c.[5] **Bell.**[85] both-a.[3070] botul.[102] calc. cann-i.[36] caps. **Carl.**[36] **CAUST.** chel.[36] choc.[222] cocc.[5] colch. **Con.** cymbo-ci.[2184] cypra-e.[227] falco-p.[265] gels. gink.[227] glon.[36] hyos. ign. iod. ip. kali-br.[111] kali-c.[122] kali-n.[1] kali-p.[58] kola[1184] kres.[149] lach. lact.[111] lat-h.[301] lil-t. mag-c. mag-p. med.[58] mur-ac.[5] mygal.[111] nat-c.[36] nat-m. nat-sil.[58] neon[222] nicc.[36] **Nux-m.** nux-v. op. ph-ac. phos.[36] phys.[36] plat.[5] pull-g.[181] rhod.[5] ruta[5] sabad. sec.[5] sep.[122] **Sil.** stann.[5] stram.[36] succ.[194] sulph.[5] teucr.[85] thuj.[5] tub.[36] tung.[1237] **Verat.** vip. visc.[119] zinc.[137]
☞ Fallen, Hinfallen; Neigung zu Fallen • Instabilität; Beine • Wanken, Schwanken

- **schlägt** an Gegenständen an: bamb-a.[1184] caps. choc.[222] **Colch.** cymbo-ci.[2184] cypra-e.[227] ip. kali-n.[1] nat-m. neon[222] nux-v. op. pull-g.[181] stram.[36] vip.
  GEMÜT; C; Ungeschickt; stößt an Gegenständen an
  - **Tür,** beim Durchgehen gegen die: stram.[36]
- **stolpert** beim Gehen: adam.[222] **AGAR.** alco.[36] **Alum.**[5] ambr.[5] anac.[5] androc.[222] **Arg-n.**[5] ars.[36] aster.[102] aur.[5] aur-s.[58] bac.[62] **Bar-c.**[5] **Bell.**[85] both-a.[3070] botul.[102] **Calc.** cann-i.[36] caps. **Carl.**[36] **CAUST.** chel.[36] cocc.[5] **Colch.** **Con.** cypra-e.[227] falco-p.[265] gels. gink.[227] glon.[36] **Hyos. IGN.** iod. **IP.** kali-br.[111] kali-c.[122] kali-p.[58] **Lach.** lact.[111] lat-h.[301] lil-t. mag-c. **Mag-p.** med.[58] **Mur-ac.**[5] mygal.[111] nat-c.[36] **Nat-m.** nat-sil.[58] nicc.[36] nux-v. op. **Ph-ac.** **Phos.**[36] phys.[36] plat.[5] rhod.[5] ruta[5] sabad. sec.[5] sep.[122] sil. stann.[5] **Sulph.**[5] teucr.[85] **Thuj.**[5] tub.[36] tung.[1237] verat. visc.[119] zinc.[137]
  Gehen; instabil • Instabilität; Beine; Gehen, beim
  - **morgens** beim Aufstehen: nicc.[36]
  - **aufwärts** und abwärts Gehen, beim: both-a.[3070] phys.[36]
    O; Beine; Treppabgehen agg. • Auslassen von Stufen beim Treppabgehen
  - **Knieschmerzen, durch**: bac.[62]
  - **Pfad,** auf unebenem: phos.[36]
  - **Schwangerschaft,** während: bell.[85]
    O; Beine; Schwangerschaft, während

Boot steigen, als würde er aus einem: glon.[36]

fallen, lässt Gegenstände: abrot. aeth.[102] **Agar.**[5] alumn. androc.[222] **APIS** ars-s-r.[54] aur-m-n.[272] bamb-a.[1184] bar-c.[111] bell. **BOV.** bry. calx-b.[194] choc.[222] cocc.[58] colch.[5] **Con.** cycl. cymbo-ci.[2184] cypra-e.[227] ephe.[267] falco-p.[265] gink.[227] gins. haliae-lc.[222] harp.[1184] hell. hydrog.[222] hyos. ign.[102] kali-bi. kali-c.[122] kola[1184] **Lach.** lap-laz.[227] lol.[111] lyc. mosch.[4] **Nat-m.** neon[222] nux-v. ozone[227] plat.[5] plut-n.[222] prot.[193] ros-d.[305] **Sep.**[5] sil.[1] stann.[5] staph.[30] **Stram. Sulph.** tarent.[111] tax.[303] tub.[193]
  Schwäche; Arme; Finger;
- **Zügel,** beim Halten der: abrot. lyc.

UNRUHE der Glieder: abrot. acet-ac. acon. agar. ail. all-c. **Alum.** alumn. am-c. ambr.[31] aml-n. anac. androc.[222] ange-s.[255] ant-t.[111] arg-n. arn. **ARS.** ars-s-f.[58] asaf.[5] asar. asc-t.[137] aster. atro. aur-ar.[58] aur-m-n.[272] bamb-a.[1184] bar-c. bell. bor. bov.[5] brom. bros-g.[259] bry.[5] bufo[111] cact. cadm-s.[85] calc.[1] calc-ar. calc-p. calc-s. camph. cann-s.[5] canth. carb-v. carbn-s. **Carl.** **Caust.** cham. chel. **CHIN. Chin-ar.**[58] choc.[222] chr-ac.[102] cic. **Cimic. Cimx.** cina colch. coloc.[1] con. cop. cortiso.[149] croc. crot-h.[102] **Cupr.**[5] cur.[111] dig. dios.[36] dirc. **Dulc.** eup-pur.[25] eupi. fago. **FERR. Ferr-ar.** ferr-i. ferr-p. fl-ac. form. gink.[227] **Glon.** graph. gua.[85] hep. hydrog.[222] hyos. ign.[5] indol.[102] **Iod.**[1] ip.[58] irid.[222] jal. kali-ar. kali-bi. **KALI-BR. Kali-c.** kali-i.[111] **Kali-p.** kali-s. kreos.[5] lac-ac. lac-c. lac-eq.[204] lac-lox-a.[204] lach.[5] lar-ar.[251] lil-t. lim-b-c.[204] lith-c.[227] **LYC.**[1] m-arct.[5] m-art.[5] mag-c. mag-m. mag-p.[102] mang.[5] marm-w.[194] **Med.**[85] meny.[5] meph. merc. merc-i-r. mez. morg.[136] morph.[85] mosch. mur-ac.[1] mygal.[111] naja nat-ar. nat-c. **Nat-m.** nat-p. nat-s. nat-sil.[58] **Nit-ac.** nux-m. **NUX-V.** olnd.[5] op. osm. ox-ac. ozone[227] petr.[1] ph-ac.[1] phos. phys.[111] **Phyt.**[111] plan.[25] **Plat.** plb.[5] prun. psor. ptel.[36] **PULS.** puls-n.[25] rat.[111] rheum[5] rhod.[5] **RHUS-T.** rhus-v.[36] rumx. **Ruta** sabad. sabin.[5] sac-alb.[210] samb.[137] sanic. sant.[25] sec. sep. **SIL.** spect.[271] spig. spong. squil. **Stann.**[1] staph. stict.[137] still. **STRAM.** stroph-s.[119] stry. sul-ac.[5] sulph. sumb. syc-co.[136] tab. tarax. **TARENT.** tax.[303] thal.[144] ther.[137] thuj. thyr.[137] tub. tung.[252] uran.[269] uro-h.[264] ust. valer.[5] verat-v.[137] **ZINC.**[122] zinc-p.[58] zinc-val.[85] ziz.[8]
  O; Beine; Bewegung; ALLGEMEINES; C; Ruhelosigkeit, körperliche

abends: ars. calc. carb-v. **CAUST.** con. **Kali-c.** lyc. mag-c. meph.[36] merc-i-r. nat-c. **Nit-ac.** tarent.[58]
- **Bett,** im: **ARS.** carb-v. con. **KALI-C. Lyc.** tarent.[58]
- **Sitzen,** nach: **Mag-c.**

nachts: **Alum.** ars. bell. bufo **CAUST. Colch.** hep. kali-c. **Lyc.** nat-s.[58] **Nit-ac.** phyt. **RHUS-T.** **Sep.** spig. tung.[252] **ZINC.**
- **Zubettgehen,** vor dem: **ARS. KALI-C. Lyc.**

Mitternacht, vor: nux-v.

Bettwärme agg.: aster. **Lach.**

Bewegung amel.: fago.

Gehen im Freien amel.: sumb.

geistige Anstrengung amel.: **Nat-c.**
  ALLGEMEINES; M; Geistige Anstrengung; amel.

Konvulsionen:
- **vor**: bufo
- **während**: atro.[54] zinc.[54]

Liegen, beim: ars. merc.

Musik amel.: **TARENT.**
  ALLGEMEINES; M; Musik; amel.

Schlaf, im: bros-g.[259] **CAUST.** coloc.[1]
  Arme; nachts; • Zucken, fibrilläre Zuckungen; Arme; Hände;

Schmerzen im Abdomen, bei: **Cham.**[102] mag-p.[102]

Schreck, Furcht, durch: bry.[172]
  GEMÜT; M; Schreck oder Furcht, Beschwerden durch

Sitzen, beim: merc.

Zudecken agg.: aster.

Gelenke: sil.[1] staph.[5] sulph.

Arme: abrot. acet-ac. acon. agar.[5] alum. ant-t.[111] arg-n. ars. asc-t.[137] aster. atro. aur-m-n.[272] bell. brom. bry.[5] bufo calc. calc-ar. calc-s. camph.[5] canth. **CAUST.** cham. cimic.[809] cina[137] coloc. cupr.[5] dig. dirc. eup-pur.[25] fago. **Ferr.**[5] fl-ac. **Glon.** hyos.[5] indol.[102] ip.[58] kali-bi. kali-br.[111] kali-c.[5] lac-ac. lac-c. lac-eq.[204] lac-lox-a.[204] lar-ar.[251] lyc. m-arct.[5] m-art.[5] **Meph.**[8] merc. mosch.[5] **Mur-ac.** mygal.[8] naja nat-ar. nat-c. nat-m. nat-sil.[58] nit-ac.[1] nux-v.[1] op. phos. phys. plb. psor. rheum[5] **Rhus-t.** rumx. sac-alb.[210] samb.[137] sec.[5] sep. sil.[1] spig.[5] **Squil.**[5] stict.[137] stram. sulph.[116] tarax.[137] **Tarent.** ther.[137] thyr.[137] valer.[5] verat-v.[137] zinc.[102]

UNRUHE der Glieder; **Arme** (Forts.)

- **links**: meph.[36]
  ☞ *O; Arme; links*
- **rechts**: merc.[111] sil.[1]
  ☞ *O; Arme; rechts*
- **morgens**: alum. glon. nit-ac.[1]
  ☞ *O; Arme; morgens*
  - ◦ **Erwachen,** beim: nit-ac.[1]
    ☞ *O; Arme; Erwachen, beim*
- **vormittags**: cham.
  ☞ *O; Arme; vormittags*
  - ◦ **Bewegung** amel.: cham.
    ☞ *O; Arme; Bewegung; amel.*
  - ◦ **Freien,** amel. im: cham.
    ☞ *O; Arme; Luft; amel., frische*
- **abends**: mur-ac. nux-v.
  ☞ *O; Arme; abends*
- **nachts**: abrot. caust. kali-bi. merc. nux-v.[1]
  ☞ *O; Arme; nachts*
  - ◦ **Schlaf,** im: abrot. **CAUST.** merc.
    ☞ *O; Arme; Schlaf; während •Schlaf, im*
- **Taubheitsgefühl,** mit: meph.[8]
- **wirft** sich von einer Seite zur andern: cina[137]
- **Gelenke**: calc.[1]
  ☞ *O; Arme; Gelenke*
- **Schultern**: asc-t.[137]
  ☞ *O; Arme; Schultern*
- **Oberarme**: agar.
  ☞ *O; Arme; Oberarme*
- **Ellbeugen,** wenn bedeckt: aster.
  ☞ *O; Arme; Bedecken, Zudecken; agg. •O; Arme; Ellenbogen •O; Arme; Ellenbogen; Ellenbeuge*
- **Handgelenke**: calc.
  ☞ *O; Arme; Handgelenke*
- **Hände**: acet-ac. **Alum.** arg-n. **Ars.** aur-m-n.[272] bell. calc. calc-ar. calc-s. camph. cimic.[809] fago. fl-ac. glon. **Hyos.** ip.[58] **KALI-BR.** kali-c.[1] lac-c. lac-eq.[204] lac-lox-a.[204] lar-ar.[251] **Mygal.**[8] nat-m. phos. plb. rhus-t. sac-alb.[210] stict.[137] stram. sulph.[116] **TARENT.** ther.[137] thyr.[137] valer.[5] verat-v.[137] zinc.[102]
  ☞ *O; Arme; Hände*
  - ◦ **rechts**: lac-eq.[204]
    ☞ *O; Arme; rechts*
  - ◦ **tagsüber**: rhus-t.
    ☞ *O; Arme; tagsüber*
  - ◦ **nachts**: arg-n. kali-c.[1] lac-c. rhus-t.
    ☞ *O; Arme; nachts*
    - ◦ ◦ **Bett,** im: lac-c.
    - ◦ ◦ **Schlaf,** im: rhus-t.
      ☞ *O; Arme; Schlaf; während*
  - ◦ **Delirium,** im: stram. sulph.[116] verat-v.[137]
  - ◦ **Schlaf,** im: acet-ac. ars. calc. rhus-t.
    ☞ *O; Arme; Schlaf; während*
  - ◦ **Füße,** und: stict.[137]
    ☞ *O; Beine; Füße*
- **Finger**: **Agar.**[5] camph.[5] cupr.[5] hyos.[5] indol.[102] **Kali-br.**[111] kali-c.[5] **Mosch.**[5] rheum[5] sec.[5] spig.[5]
  ☞ *Bewegungen; allgemeine Arzneien; Arme; Finger*

Beine: acon. agar. ail. **Alum.** alumn. am-c. ambr.[31] **Anac.** ange-s.[255] ant-t.[111] arg-n. arn. **ARS.** ars-s-f.[58] asaf.[5] asar. aster. aur-ar.[58] aur-m-n.[272] bamb-a.[1184] bar-c. **Bell.** bor. bov.[5] bry.[5] bufo[111] cact. **Calc.**[1] **Calc-p.** camph. **Cann-s.**[5] **CARB-V.** carbn-s. **Caust.** cham. chel. chin. **Chin-ar.**[58] choc.[222] cimic. cimx. cina coloc.[1] **Con.** cop. cortiso.[149] croc. crot-h.[102] dios.[36] eup-pur.[25] eupi. fago. ferr. ferr-ar. ferr-i. ferr-p. fl-ac. form. gink.[227] glon. **Graph.** gua.[85] hep. hydrog.[222] hyos. ign.[5] indol.[102] iod.[1] ip.[58] irid.[222] kali-ar. kali-br.[111] **KALI-C.** kali-i.[111] kali-p. kali-s. kreos.[5] lac-c. lac-eq.[204] lac-lox-a.[204] lach.[5] lil-t. lim-b-c.[204] lith-c.[227] **Lyc.**[1] mag-c. mag-m. mang.[5] marm-w.[194] **Med.**[85] meny.[5] meph. **MERC.** **Mez.** morg.[136] morph.[85] mosch. mur-ac.[1] mygal.[111] naja nat-ar. nat-c. **Nat-m.** nat-p. nat-s. nat-sil.[58] **NIT-AC.** nux-m. **Nux-v.** **Olnd.**[5] osm. ox-ac. ozone[227] petr.[1] ph-ac.[1] **PHOS.** phys.[111] **Phyt.**[111] plan.[25] **Plat.**[1] plb.[5] prun. psor. ptel.[36] puls. puls-n.[25] rat.[111] rhod.[5] **RHUS-T.** rhus-v.[36] **Ruta** sabad. sabin.[5] sac-alb.[210] sant.[25] sec. **SEP.** sil. spect.[271] spig. spong. **Squil.** stann.[1] staph. stict.[137] still. stram. stroph-s.[119] sul-ac.[5] **Sulph.** syc-co.[136] tab. tarax. **TARENT.** tax.[303] thal.[144] **Thuj.** tub. uran.[269] uro-h.[264] ust. **Valer.**[5] **ZINC.**[122] zinc-p.[58] **Zinc-val.**[85] **Ziz.**[8]

- **links**: mag-c.[1] meph.[8] nat-c.[1]
  ☞ *O; Beine; links*
  - ◦ **nachts**: mag-c.[1] nat-c.[1]
    ☞ *O; Beine; nachts; agg.*
    - ◦ ◦ **deckt** sie ab: mag-c.[1]
- **morgens,** im Bett: **CAUST.**
- **abends**: alum.[1] **Ars.**[193] calc.[1] carb-v.[1] **CAUST.**[122] graph. hep. kali-c. **Lyc.** mag-c.[1] **Merc.**[193] mez. nat-c.[193] **Nat-m.** **Nit-ac.** ozone[227] phos.[1] **Plat.**[193] sec. **Sep.** stann. staph.[1] **Sulph.** tab. **TARENT.** **ZINC.**[193]
  ☞ *O; Beine; abends*
  - ◦ **Bett,** im: calc.[1] carb-v.[1] **Caust.**[122] hep. **Lyc.** mez. **Nat-m.** **TARENT.**
    ☞ *O; Beine; Bett, im; agg.*
  - ◦ **Schmerzen** in den Waden, durch: staph.[1]
- **nachts**: **ARS.** **Bell.**[193] **Carb-v.**[193] **CAUST.** **Cham.**[193] con.[193] eupi.[193] graph.[1] hep. **Lyc.** **Mag-c.**[193] med.[193] nat-c. nat-m. nit-ac.[1] ozone[227] phos.[193] **Phyt.** puls-n.[193] rhod. **RHUS-T.** ruta[193] **Sulph.**[193] syc-co.[136] **TARENT.** **Zinc.**
  ☞ *O; Beine; nachts; agg.*
  - ◦ **Bett,** im: **CAUST.** **RHUS-T.** **TARENT.**
    ☞ *O; Beine; Bett, im; agg.*
- **Mitternacht,** vor: nux-v.[1]
  ☞ *O; Beine; Mitternacht; vor*
- **Bettwärme** agg.: aster. **LACH.** mez.
  ▤ *ALLGEMEINES; M; Wärme; agg.; Bettwärme*
- **Bewegung**:
  - ◦ **amel.**: **RHUS-T.** **TARENT.**
    ☞ *O; Beine; Bewegung; amel.*
  - ◦ **amel. nicht**: cortiso.[149]
- **Fieberhitze,** während: **Rhus-t.**[5]
  ☞ *O; Beine; Fieber; während; Hitzestadium im Fieber*

- **Kälte,** bei: sant.[25]
- **Liegen,** beim:
  ☞ *O; Beine; Liegen; agg.*
  ◦ **agg.**: alum. fago. hep. lyc. zinc.[111]
  ☞ *O; Beine; Liegen; agg.*
  ◦ **amel.**: ars.[1]
  ☞ *O; Beine; Liegen; amel.*
- **Menses**:
  ◦ **vor**: **Zinc.**[26]
  ☞ *O; Beine; Menses; vor*
  ◦ **während**: lac-c. thuj.[8]
- **Räumen,** in geschlossenen: aster.
  ☞ *O; Beine; Zimmer; agg.; im Zimmer* ▤ *ALLGEMEINES; M; Zimmer, im; agg.; geschlossenes Zimmer*
- **Schlaf**:
  ◦ **Einschlafen,** vor dem: **ARS. KALI-C. Lyc. Nat-m.**
  ◦ **während**: coloc.[1] ziz.[8]
  ☞ *O; Beine; Schlaf; während*
  ◦ **verhindert** Schlaf: nux-v.[1]
- **Schmerzen** in den Beinen, bei: lil-t.[25] staph.[1]
  ◦ **Waden,** in den: staph.[1]
- **Schweiß,** während: alum.[5] am-c.[5] **Arn.**[5] **Ars.**[5] **Bell.**[5] bov.[5] **Bry.**[5] **Calc.**[5] carb-v.[5] caust.[5] ip.[5] **Lyc.**[5] **Merc.**[5] mosch.[5] **Nit-ac.**[5] **Ph-ac.**[5] **Phos.**[5] **Rhus-t.**[5] ruta[5] **Sep.**[5] sil.[5] squil.[5] **Sulph.**[5] thuj.[5]
- **Sitzen,** beim: alum. anac. caust.[1] **Lyc.** mosch. nat-m. plat. **RHUS-T.**
  ☞ *O; Beine; Sitzen; agg.; während*
- **Stehen,** beim: anac. plat.
  ☞ *O; Beine; Stehen; agg.; während*
- **Umherwerfen**: cina[5] meny.[5] merc.[5] stram.[5]
- **Weinen,** mit ständigem Drang zu: tarent.[85]
- **Hüften**:
  ☞ *O; Beine; Hüften*
  ◦ **nachts,** im Liegen: bamb-a.[1184] irid.[222]
  ◦ **Sitzen,** beim: form.
  ☞ *O; Beine; Sitzen; agg.; während*
- **Oberschenkel**: **Anac. Camph.** carb-v. caust. form. kali-c. lyc.[5] **Mag-m.** mez.[1] ph-ac. **Plat.** puls. squil.
  ◦ **abends** im Bett: mez.[1]
  ◦ **Sitzen,** beim: anac. form. ph-ac. plat.
  ☞ *O; Beine; Sitzen; agg.; während*
- **Knie**: alumn. **Anac.** arg-n.[5] asar. ferr.[5] lach. **Lyc.** mang.[5] nat-m.[5] plat.[5] puls.[5] **Rhus-t.** spig. staph. tarax.[5] thuj. uran.[269] zinc.[5]
  ☞ *O; Beine; Knie*
  ◦ **nachts** im Bett: lyc.
- **Unterschenkel**: acon. agar. alum. **AM-C.** ambr.[31] **Anac.** ange-s.[255] **Arg-n. ARS.** ars-s-f.[58] asaf.[5] aster. **Bell.** bor. cact. **Calc. Calc-p. Camph. Carb-v.** carbn-s. **Caust.** cham. **Chel.**[809] **Chin. Chin-ar.** cimic. **Cimx.** con. eupi. **FERR.** ferr-ar. ferr-p. **Glon. Graph.** gua.[85] hep. hydrog.[222] hyos. **Kali-c.** kali-s. lac-c. **Lach.** lim-b-c.[204] **Lyc. Mag-c.** marm-w.[194] **MED. Meph.** merc. **Mez.** morph.[85] **Mosch.** mygal.[47] naja nat-ar. nat-c. **Nat-m.** nat-p. **Nit-ac. Nux-m.** nux-v. osm. ox-ac. ph-ac.[1] **Phos. Plat.** prun. **Psor.** puls-n. rhod.[5] **RHUS-T. Ruta** sabad. **Sep.** spect.[271] spong. squil. stann.[1] **Sulph. Tarax. TARENT.** tax.[303] **TUB.** ust. **ZINC.** zinc-p.[58]
  ☞ *O; Beine; Beine*
  ◦ **tagsüber,** bei Ruhe: hep.
  ☞ *O; Beine; tagsüber*
  ◦ **morgens,** im Bett: **CAUST.** hep. **Psor.**
  ◦ **abends**: alum. ange-s.[255] ars. carb-v. **Caust.** kali-c. lyc. **Merc.** nat-c. nat-m. **Plat. Sep.** stann.[1] **TARENT. ZINC.**
  ☞ *O; Beine; abends*
  ◦ ◦ **Schlaf**:
  ◦ ◦ ◦ **Einschlafen,** vor dem: **Ars. Lyc. Nat-m. Tarent.**
  ◦ ◦ ◦ **verhindert** Schlaf: stann.[1]
  ◦ **nachts**: **Ars.** bell. carb-v. **CAUST. Cham.** con. eupi. hydrog.[222] lyc. mag-c. ph-ac.[1] phos. puls-n. rhus-t. ruta sulph. tarent. **Zinc.**
  ☞ *O; Beine; nachts; agg.*
  ◦ ◦ **Bett,** im: **Bell. Carb-v. Caust.** hydrog.[222] **Lyc.** puls-n. **RHUS-T. Ruta TARENT.**
  ☞ *O; Beine; Bett, im; agg.*
  ◦ ◦ **Liegen,** beim: ruta
  ☞ *O; Beine; Liegen; agg.*
  ◦ ◦ **Schmerzen,** durch: ph-ac.[1]
  ◦ ◦ **Strampeln** mit den Füßen in der Luft, heftiges, wie beim Radfahren, amel.: hydrog.[222]
  ◦ ◦ **streckt** Unterschenkel aus dem Bett, um sie abzukühlen: mag-c. **Sulph.**
  ◦ ◦ **treibt** aus dem Bett: hydrog.[222]
  ◦ **Aufstehen,** nach: **Psor.**
  ◦ **Fieberhitze,** während: bell. bor. **CALC. Nux-v. RHUS-T. SABAD.** sep. sulph.
  ☞ *O; Beine; Fieber; während; Hitzestadium im Fieber*
  ◦ **Gehen,** beim: anac.
  ◦ **Geistesstörung,** bei: **TARENT.**
  ◦ **Schlaf**:
  ◦ ◦ **vor**: **ARS. Lyc. Nat-m.**
  ◦ ◦ **während**: **CAUST. Nat-m.**
  ☞ *O; Beine; Schlaf; während*
  ◦ ◦ **weckt** aus dem: hydrog.[222]
  ◦ **Schmerz** in den Knien, bei: spect.[271]
  ◦ **Sitzen,** beim: alum. anac. **Plat.** tax.[303]
  ☞ *O; Beine; Sitzen; agg.; während*
- **Fußgelenk**: dios.[36] mag-m.[137] ptel.[36] rhus-v.[36]
  ◦ **nachmittags**: ptel.[36]
  ☞ *O; Beine; nachmittags*
- **Füße**: agar. **Alum.** arn. **Ars.** ars-s-f.[58] bar-c. calc.[1] carb-v. carbn-s. caust. **Cham.** chin. **Chin-ar.**[58] choc.[222] cimic. **Cina** croc. ferr-i. fl-ac. glon. hydrog.[222] ign.[5] indol.[102] ip.[58] kali-p. lac-eq.[204] lac-lox-a.[204] lach.[5] **Lil-t.** lyc.[1] mag-m. **MED.**[85] **Meph.** morg.[136] mygal.[111] nat-c. **Nat-m.** nat-s. nat-sil.[58] ox-ac. phyt.[111] plat.[1] plb.[5] prun. **Puls.** puls-n.[25] **RHUS-T.** sil. stict.[137] still. **Stram.** stroph-s.[119] **Sulph.** syc-co.[136] **Tarent.** tax.[303] thuj. uro-h.[264] **ZINC.**[122] zinc-p.[58] **Zinc-val.**[85]
  ☞ *O; Beine; Füße*

UNRUHE der Glieder; **Füße** (Forts.)

◦ **rechts**: tax.[303]
☞ O; Arme; rechts • O; Beine; rechts

◦ **abends**: arn. mag-m. med.[85] nat-m. sulph. syc-co.[136] zinc.
☞ O; Beine; abends

◦ ◦ **Bett,** im: sulph. syc-co.[136] **ZINC.**
☞ O; Beine; Bett, im; agg.

◦ ◦ **Bier,** nach: nat-m.

◦ **nachts**: **Cham.** lyc.[1] nat-c. puls. sulph.[1] syc-co.[136] thuj. uro-h.[264] **Zinc.**
☞ O; Beine; nachts; agg.

◦ **Abendessen, beim**: **Zinc.**[122]

◦ **Bier,** nach: nat-m. **SULPH.**

◦ **Erwachen,** beim: ferr-i.

◦ **Gehen** amel.: **Nat-m.**

◦ **Hitze,** nach: **SULPH.**

◦ **Hysterie,** bei: zinc-val.[85]

◦ **Konvulsionen,** während: zinc.[81]

◦ **Liegen,** beim: alum. **SULPH.**
☞ O; Beine; Liegen; agg.

◦ **Menses**:

◦ ◦ **vor**: **Zinc.**[26]
☞ O; Beine; Menses; vor

◦ ◦ **während**: thuj. **Zinc.**
☞ O; Beine; Menses; während

◦ **Sitzen,** beim: alum. bar-c. hydrog.[222] med.[85] **Puls. ZINC.**
☞ O; Beine; Sitzen; agg.; während

◦ **zittrige**: plat.[1]

◦ **Fußsohlen**: croc.
☞ O; Beine; Füße; Fußsohlen

beständig:

- **Finger**: indol.[102]
- **Füße**: indol.[102]
☞ O; Beine; Füße

konvulsivisch, Füße: cina

krampfhaft, Füße:
☞ konvulsivisch, Füße

zittrig, Oberschenkel: plat.

UNSICHERHEIT:
☞ Instabilität

VARIZEN, Krampfadern: acon. adam.[222] aesc.[58] allox.[119] ambr.[111] ant-t.[5] apis arg-n. arist-cl.[119] arn.[31] **Ars.**[5] aur-m.[58] bell.[137] bell-p.[119] berb-a.[144] brom. **Calc.**[5] calc-ar.[137] calc-f.[181] calc-p. calc-s.[58] calc-sil.[58] carb-v.[5] carbn-s. carc.[193] card-m. **Caust.**[5] cench.[58] chin.[137] chlorpr.[149] clem. coloc.[1] con.[58] crot-h. cycl.[193] feld.[1139] ferr.[137] ferr-acet.[102] ferr-ar. ferr-p.[85] **Fl-ac. Graph.**[1] **Ham.**[85] hep. hyos.[137] kali-ar. kali-c.[135] kola[1184] kreos. lac-c. lach.[193] led.[137] **LYC.**[5] lycps. m-aust.[5] mag-c.[5] mag-f.[144] mand.[119] meli.[144] merc-cy.[137] mill.[193] **Morg.**[136] nat-m.[5] nux-v. paeon.[110] plat.[137] plb. **Puls.** pyrar.[77] rhus-t.[85] ruta[116] sabin.[137] sang.[137] sanguis.[102] sars. scirr.[85] sec.[137] **Sep.** sil.[5] sol-n.[171] spig. staph.[137] stront-c. sul-ac.[5] **Sulph.**[1] thuj.[5] thyr.[137] tril.[137] vip. zinc.[5]
☞ Anschwellung, Auftreibung; Venen

Erschütterung agg.: ham.[58]

Fieber, während: chin.[137] hyos.[137] led.[137] puls.[137]

Menses:

- **vor** M. agg.: ambr.[111] ferr.[111]
- **vikariierenden M.,** bei: ham.[85]

Strecken der Glieder amel.: allox.[119]

Arme: **FERR-P.**[85] lac-c.[85] **Nux-v. Plb. PULS.** stront-c. thyr.[137]

Beine: acon. adam.[222] aesc.[58] allox.[119] **Ambr. Ant-t.** apis arg-n. arist-cl.[119] **ARN.**[31] **ARS.** aur-m.[58] bell-p.[119] berb-a.[144] brom. **CALC.** calc-ar.[137] calc-f.[181] calc-p. calc-s.[58] calc-sil.[58] **CARB-V. Carbn-s.** carc.[193] card-m. **Caust.** cench.[58] chlorpr.[149] clem. coloc.[1] con.[58] **Crot-h.** cycl.[193] feld.[1139] **Ferr.** ferr-acet.[102] ferr-ar. ferr-p.[85] **FL-AC. Graph.**[1] **HAM. Hep. Kali-ar.** kali-c.[135] kola[1184] **Kreos.** lac-c. **LACH. LYC. LYCPS. M-AUST.**[5] mand.[119] meli.[144] merc-cy.[85] mill. morg.[136] **Nat-m.** nux-v. paeon.[110] **Plb. PULS.** rhus-t.[85] ruta[116] sabin.[137] sanguis.[102] sars. scirr.[85] sep. sil. spig. sul-ac. **Sulph. THUJ.** tril.[137] vip.[102] **ZINC.**
☞ Anschwellung, Auftreibung; Venen; Beine; • Völle, Empfindung von; Unterschenkel; Blutgefäße

- **Entbindung,** nach der: rhus-t.[85]
☞ M; Entbindung, nach der ▯ ALLGEMEINES; M; Wehen, Entbindung; Wochenbett, im
- **Entzündung,** nach: calc-ar.[137]
- **Erschütterung** agg.: ham.[58]
- **junge** Menschen: ferr-p.[85]
- **Schwangerschaft,** während: acon. apis arist-cl.[144] **Arn. Ars.** bell-p.[102] calc.[102] **CARB-V. Caust. Ferr. FL-AC. Graph. Ham.** lach.[58] **Lyc. Mill. Nux-v. PULS.** sulph.[102] tril.[137] **Zinc.**
☞ O; Beine; Schwangerschaft, während
- **Oberschenkel**: aesc.[58] **Calc.** ferr. **HAM.** lac-c. **Puls.** sep. **Zinc.**
- **Knie**: thuj.[5]
☞ O; Beine; Knie
- **Unterschenkel**: aesc.[58] allox.[119] ambr. apis arist-cl.[119] arn.[31] ars. bell-p.[119] brom. **Calc.** calc-f.[181] **CARB-V. CARBN-S. CAUST.** clem. coloc.[1] cycl.[193] ferr. **Fl-ac.** graph.[1] **HAM.** kola[1184] kreos. lach. **LYC.** lycps. mand.[119] meli.[144] merc-cy.[85] **Mill.** morg.[136] **Nat-m.** plb. **PULS.** ruta[116] sabin.[137] scirr.[85] sil. spig. sul-ac. **Sulph.** vip.[102] **ZINC.**
☞ O; Beine; Beine

◦ **links**: ambr. fl-ac. merc-cy.[85] scirr.[85]
☞ O; Beine; links

◦ ◦ **Menses,** während: ambr.
☞ O; Beine; Menses; während

◦ **Gehen** amel.: ruta[116]

◦ **Knoten** und Vergrößerungen, bei: sabin.[137]

◦ **Menses**:

◦ ◦ **vor,** agg.: ambr.[111] arist-cl.[144] ferr.[111]
☞ O; Beine; Menses; vor

◦ ◦ **Beginn,** zu, agg.: arist-cl.[119]
☞ O; Beine; Menses; Beginn, zu

◦ ◦ **während**: ferr.[171]
☞ O; Beine; Menses; während

◦ ◦ **vikariierende,** durch: ham.[85]

◦ **Schwangerschaft,** während: bell-p.[119] **FERR. Ham. Lyc. Lycps. Mill. PULS. Zinc.**
☞ *O; Beine; Schwangerschaft, während*

◦ **Waden**: clem. **Plb.**
☞ *O; Beine; Beine; Waden*

- **Knöchel**: sulph.[1]

- **Füße**: ant-t. **Ferr. Ferr-acet.**[102] ham.[102] lac-c. lach. **PULS.** scirr.[85] sul-ac. sulph. **Thuj.**
☞ *O; Beine; Füße*

blutend, Unterschenkel: calc.[58] **Ham.** mill.[58] **Puls.** sulph.[58]

empfindlich, Unterschenkel: **Fl-ac.** graph. **Ham.** lach. puls. vip.[102]

entzündet, Unterschenkel: arn. **Ars. Calc. Ham.** kola[1184] kreos. lach.[193] lyc. lycps. meli.[144] mill.[193] **Puls.** sil. spig. sulph. vip.[102] zinc.

- **Schwangerschaft,** während: lach.[193] mill.[193]

geschwürig, Unterschenkel: ars. fl-ac.[58] **LACH.** lyc. mill.[58] puls. sil. sulph.[5]
☞ *Geschwüre; Varizen, im Zusammenhang mit; Beine*

juckend, Beine: graph.

- **Unterschenkel**: **Graph.**
☞ *O; Beine; Beine*

nässend, Unterschenkel: calc.[58]

pulsierend, Unterschenkel: ruta[116]

purpurfarbener Hof: aesc.[58]

purpurne Punkte, linker Unterschenkel: scirr.[85]

schmerzhaft, Beine: ambr.[58] apis arn.[31] brom. calc.[58] calc-f.[181] caust. coloc.[1] cycl.[193] fl-ac. graph.[1] ham. kola[1184] lyc. merc-cy.[137] mill.[8] puls. sul-ac. sulph. vip.[102] zinc.

- **Berührung,** bei: merc-cy.[25]

- **Wärme** agg.: **FL-AC. SULPH.**

- **Unterschenkel**: ambr.[58] brom. calc.[58] calc-f.[181] **Caust.** coloc.[1] cycl.[193] graph. **Ham.** kola[1184] **Lyc.** merc-cy.[137] **Mill.**[8] **PULS.** vip.[102] **Zinc.**
☞ *O; Beine; Beine*

◦ **Menses,** während: ambr.[58] cycl.[193] graph.
☞ *O; Beine; Menses; während*

◦ **Schwangerschaft,** während: mill.[8]
☞ *O; Beine; Schwangerschaft, während*

- **berstend,** Unterschenkel: vip.[102]

- **brennend,** Unterschenkel: calc.[58] puls.[58]

- **krampfartig**: graph.[1]

- **reißend,** Unterschenkel: sul-ac.

- **spannend,** Unterschenkel: graph.[1]

- **stechend,** Unterschenkel: **Apis** graph. **Ham. PULS.**

- **wund,** zerschlagen, wie, Unterschenkel: arn.[31]

- **ziehend**: graph.[1]

schmerzlos, Unterschenkel: calc.
▤ *ALLGEMEINES; C; Schmerzlosigkeit von Beschwerden, die gewöhnlich schmerzhaft sind*

schwellen an, an den Beinen, während Menses: ambr. con.[58] ferr.[137] lach. puls.

VERBRÜHT, Zehen sehen aus wie: **Nat-c.**[5]

VERDICKUNG:
☞ *Vergrößerung von Gliedmaßen*

VERDREHUNG, Hände und Füße, bei Konvulsionen: cic.[10] cupr.[81] sec.[81]

VERDREHUNG von Gliedern:
☞ *Verrenkung*

allgemeine Rubriken:

- **Gelenke**: alum.[5] anac.[5] **Calc.**[5] **Caust.**[5] coff.[5] **Graph.**[5] **Guai.**[5] kali-c.[5] laur.[5] **Lyc.**[5] sec.[5] stann.[5]
☞ *Verrenkung; leicht, verrenkt sich* ▤ *ALLGEMEINES; C; Verdrehung von Körperteilen; Gelenke*

- **Handgelenke**: **Brom.**[5]
☞ *O; Arme; Handgelenke*

- **Hände**: anac.[5] **Lach.**[5] **MERC.**[5] nux-v.[5] sec.[5]
☞ *O; Arme; Hände*

- **Finger**: acon.[5] alum.[5] ambr.[5] anac.[5] ant-t.[5] arg.[5] ars.[5] **Bell.**[5] bism.[5] bufo[111] **Calc.**[5] carb-v.[5] caust.[5] chin.[5] cina[5] cocc.[5] coff.[5] colch.[5] cycl.[5] dros.[5] ferr.[5] **Graph.**[5] **Kali-c.**[5] **LYC.**[5] med.[304] meny.[5] merc.[5] mez.[5] nat-c.[5] nat-m.[5] nux-v.[5] **Phos.**[5] plat.[5] rhus-t.[5] **RUTA**[5] sec.[5] sep.[5] sil.[5] spig.[5] **STANN.**[5] sul-ac.[5] syc-co.[136] thuj.[5]
▤ *ALLGEMEINES; C; Verdrehung von Körperteilen*

◦ **Gelenke**: acon.[5] alum.[5] ambr.[5] anac.[5] ant-t.[5] bism.[5] bufo[111] caust.[5] chin.[5] cina[5] coff.[5] colch.[5] cycl.[5] dros.[5] ferr.[5] graph.[5] lyc.[5] meny.[5] mez.[5] nat-m.[5] plat.[5] rhus-t.[5] sec.[5] sep.[5] spig.[5] stann.[5] sul-ac.[5] syc-co.[136]
☞ *O; Arme; Finger; Fingergelenke*

◦ **Fingernägel**: **Alum.**[5] calc.[5] **Caust.**[5] **GRAPH.**[5] med.[304] **Sep.**[5] **Sil.**[5] **THUJ.**[5]
☞ *O; Nägel; Fingernägel • Geriefte Nägel • Verkrüppelte Nägel*

- **Zehennägel**: anan. ant-c.[102] **GRAPH.** med.[304] merc. sep. sil.[102] thuj.
☞ *O; Nägel; Zehennägel • Brüchig; Nägel • Verkrüppelte Nägel; Zehennägel*

Empfindung als ob, Arme, Knochen: alum. am-c.[1] anan. ant-c.[102] ars.[102] bamb-a.[1184] calc. calc-f.[111] carc.[207] caust.[5] dios.[102] ferr.[5] fl-ac. graph. merc. nit-ac.[58] sabad. sec.[102] senec.[102] sep. sil. sulph. thuj. x-ray[102]

- **verdreht,** wie: alum. anan. **Ant-c.**[102] **Ars.**[102] bamb-a.[1184] calc. calc-f.[111] carc.[207] **Caust.**[5] dios.[102] ferr.[5] **Fl-ac. GRAPH.** merc. nit-ac.[58] sabad. sec.[102] senec.[102] **Sep. SIL.** sulph. **Thuj.** x-ray[102]
☞ *Brüchig; Nägel • Geriefte Nägel • Verkrüppelte Nägel*

VERGRÖßERUNG von Gliedmaßen:

allgemeine Rubriken:
☞ *Schwellung; allgemeine Arzneien*

- **Gelenke**:
☞ *Gichtknoten*

- **Mittelhandknochen**: plb.[36]
☞ *O; Arme; Hände*

VERGRÖßERUNG von Gliedmaßen (Forts.)
- **Finger**: benz-ac. beryl.[149] laur.[54] rob.[36] thuj.[122]
  - **Osteoarthropathie,** hypertrophe: **Beryl.**[149] laur.[85] thuj.[122]
    ☞ *Knorrige Fingerenden, knotige Verdickung*
  - **Gelenke**: rob.[36]
    ☞ *O; Arme; Finger; Fingergelenke*
  - **Fingerspitzen**: laur.[54]
    ☞ *O; Arme; Finger; Fingerspitzen*
- **Gesäßbacken**: am-m.[137]
- **Femur,** bei rachitischen Kindern: calc-f.[102]
- **Kniescheibe** vergrößert über dem Schleimbeutel: sil.[54]
  ☞ *O; Beine; Knie • O; Beine; Knie; Kniescheibe*
- **Schienbein**: still.[8]
  ☞ *O; Beine; Beine • O; Beine; Beine; Schienbein*
- **Füße**: **Coloc.** mang.
  ☞ *O; Beine; Füße*
  - **Gehen** im Freien, nach: mang.
- **Zehen**: am-c.[36] **Laur.**[54] plb.[36]
  - **Gelenke**: plb.[36]
  - **Zehenspitzen**: laur.[54]
  - **großer** Zeh: am-c.[36]

Empfindung von Vergrößerung: alum. ang.[111] ant-c. apis apisin.[5] **Aran.**[149] arg-n.[144] bapt. bell.[111] berb.[10] bov.[144] brucel.[241] caj.[36] calad. calx-b.[194] cann-i.[36] carb-v.[58] caust. cedr. chel.[111] clem. coca[36] cocc.[102] coll.[144] cupr. daph.[36] eupi.[36] falco-p.[265] gels.[144] gins.[102] glon.[144] glyc.[77] hell.[36] hyos.[137] kali-n. laur.[111] lyc.[54] manc.[54] mang.[111] mang-acet.[1] merc.[36] mez.[111] nux-m. op.[111] par.[144] paraf.[77] plat. ptel. rhus-t.[111] sep. sil.[36] verat.
  ☞ *Schwellung; Empfindung von Schwellung*
- **nachts**: aran.[102]
- **Erwachen,** beim: aran.[149]
- **Gelenke**: caj.[36] mang-acet.[1]
- **Arme**: ang.[111] aran.[149] bapt. bell.[111] brucel.[241] caj.[36] calad. calx-b.[194] cann-i. caust. chel.[111] clem. coca[36] cocc.[102] **Cupr.** eupi.[36] gins.[102] hyos.[137] **Kali-n.** laur.[111] **Lyc.**[54] manc.[54] mang.[111] mez.[111] nux-m.[108] op.[111] paraf.[77] ptel. rhus-t.[111] sep. sil.[36] verat.
  - **Schultern**: caj.[36]
    ☞ *O; Arme; Schultern*
  - **Unterarme**: aran.[36] paraf.[77]
    ☞ *O; Arme; Unterarme*
    - **Muskeln**: paraf.[77]
  - **Hände**: ang.[111] aran.[149] bapt. bell.[111] brucel.[241] cann-i. caust.[102] chel.[111] clem. coca[36] **Cocc.**[102] **Cupr.** gins.[102] hyos.[137] kali-n. laur.[111] lyc.[54] manc.[54] mang.[111] mez.[111] nux-m.[108] op.[111] ptel. rhus-t.[111]
    ☞ *O; Arme; Hände*
    - **Erwachen,** beim: aran.[149]
      ☞ *O; Arme; Erwachen, beim*
  - **Finger**: calad. caust. coca[36] eupi.[36] sil.[36]
    - **berührt,** wenn man etwas: **Caust.**
      ☞ *O; Arme; Berührung; agg.*
    - **Mittelfinger,** Knochen, Spitze des Endgliedes: eupi.[36]
- **Beine**: alum. apis apisin.[5] berb.[10] cann-i.[36] cedr. coll.[144] daph.[36] falco-p.[265] glyc.[77] merc.[36] nux-m. plat. sep.
  - **Knie**: alum. merc.[36]
    ☞ *O; Beine; Knie*
  - **Unterschenkel**: berb.[10] cedr. falco-p.[265] nux-m. **Plat.** sep.
    ☞ *O; Beine; Beine*
    - **Schienbein**: berb.[10]
      ☞ *O; Beine; Beine; Schienbein*
  - **Füße**: **APIS** daph.[36] glyc.[77]
    ☞ *O; Beine; Füße*
    - **ganze** Körper, als wären sie so groß, wie der: daph.[36]
  - **Zehen**: apis apisin.[5]

VERHÄRTUNG:

Periost: ruta[58]

Arme: ant-t.[5] ars. bor.[83] calth.[1125] carb-an. **Caust.** cist. crot-h. gels.[193] graph. lyc. mag-c. med. petr.[58] phyt. sil.[5] sulph.[1] tab.
- **Unterarme**: carb-an.[5] **Sil.**[5]
  ☞ *O; Arme; Unterarme*
  - **stellenweise**: carb-an.[5]
  - **Zellgewebe**: **Sil.**[5]
- **Hände**: ars. bor.[83] calth.[1125] cist. lyc. **Sulph.**[1]
  ☞ *O; Arme; Hände*
  - **Sehnen**: sulph.[1]
  - **Handflächen**: bor.[83] calth.[1125] **Cist. Lyc.**
    ☞ *O; Arme; Hände; Handflächen*
- **Finger**: ant-t.[5] carb-an. caust. crot-h. gels.[193] graph. med. petr.[58] phyt.
  - **Muskeln**: petr.[58]
    ▤ *ALLGEMEINES; C; Verhärtungen, Indurationen; Muskeln*
  - **Sehnen**: carb-an. **CAUST.** gels.[193]

Gesäßbacken: ph-ac. thuj.

Kniekehlen, Lymphdrüsen: vip.[36]
  ☞ *O; Lymphgefäße, Lymphdrüsen • O; Beine; Knie • O; Beine; Knie; Kniekehle*

Unterschenkel: cinnb.[137] graph. **Mag-c.** sulph.
  ☞ *O; Beine; Beine*
- **Schienbein**: cinnb.[137]
  ☞ *O; Beine; Beine; Schienbein* ▤ *ALLGEMEINES; C; Verhärtungen, Indurationen; Knochen*

Fußsohlen: **ARS.**
  ☞ *O; Beine; Füße; Fußsohlen • Dick, Verdickung; allgemeine Rubriken; Füße, Haut, äußerlich; • Härte, Verhärtung; Füße; Sohlen, Haut der • Hornhaut; Fußsohlen*

Fersen: aur. lyc.

warzenartig, Handflächen, nach anhaltendem Druck: bor.[83]
  ▤ *ALLGEMEINES; C; Verhärtungen, Indurationen • ALLGEMEINES; C; Verhärtungen, Indurationen; Druck, durch*

VERHORNUNG:
☞ *Hornhaut • Hühneraugen; allgemeine Arzneien*

Fingerspitzen: **Ant-c.**[102] pop-c.[102]
☞ *O; Arme; Finger; Fingerspitzen*

Nägel: ant-c. graph. sabad.[102]
☞ *O; Nägel*

- **unter** den: **Ant-c.** graph.

Auswuchs, **horniger, mit rissiger Basis, Hand**: thuj.
☞ *Auswüchse auf der Haut; hornig, Hände • Hornhaut; Hände*

VERKRÜMMTE Knochen: am-c.[1] anac.[5] ars.[5] **ASAF.**[5] bar-c.[5] **Bell.**[5] bufo[111] **Calc.**[5] **Calc-p.** cann-s.[137] carb-an.[5] caust.[5] cic.[5] dig.[5] euph.[5] **Ferr.**[5] **Graph.**[5] **Guai.**[5] hep.[1] iod.[1] ip.[5] kali-c.[1] kali-n.[5] lyc.[1] mag-m.[5] **Merc.**[5] merc-c.[5] mez.[5] **Nit-ac.**[5] petr.[5] **Ph-ac.**[5] **Phos.**[5] plat.[5] plb.[5] **Puls.**[5] rhod.[5] ruta[5] sars.[5] **Sep.**[5] **SIL.**[5] staph.[5] **Sulph.**[5] syph.[58] ther.[111] thuj.[5] tub.[36]

Finger: cann-s.[137] kali-c.[1] lyc.[1]

- **Verrenkung,** nach: cann-s.[137]

Knie: carb-an.[5] dig.[5] guai.[5] lyc.[5] merc.[5] sulph.[5]
☞ *O; Beine; Knie*

Zehen: anac.[5] ars.[5] calc.[5] euph.[5] **Graph.**[5] **Kali-c.**[5] kali-n.[5] **LYC.**[5] mag-m.[5] merc.[5] plat.[5] sars.[5] sulph.[5]

VERKRÜPPELTE, entstellte Füße: ant-c.[137]
☞ *Füße*

VERKRÜPPELTE, entstellte Nägel:
☞ *Verkrüppelte Nägel*

VERKRÜPPELTE Nägel:
☞ *O; Nägel • Brüchig • Brüchig; Nägel • Geriefte Nägel • Verdrehung von Gliedern; allgemeine Rubriken; • Verdrehung von Gliedern; Empfindung als ob, Arme, Knochen;*

Fingernägel: alum. ant-c.[5] ars.[5] but-ac.[5] calc.[5] carc.[207] **Caust.** ferr.[5] fl-ac.[5] **GRAPH.** merc.[5] **Nit-ac.** **Sabad.** **Sep.** **SIL.** sulph. **Thuj.**
☞ *O; Nägel; Fingernägel*

Zehennägel: ars. **Caust.** fl-ac.[58] **GRAPH.** merc.[5] **Nat-ar.** **Nit-ac.** sabad. sep. **SIL.** **Thuj.**
☞ *O; Nägel; Zehennägel • Verdrehung von Gliedern; allgemeine Rubriken; Zehennägel*

VERKÜMMERTE Gliedmaßen:
☞ *Abmagerung • Runzlig, faltig • Runzlig (wie durch Wasser)*

Hände, Haut, äußerlich: diph.[137] **LYC.** nat-c. nat-m. ph-ac. sabad.[5] sang.[137] syph.[162]
☞ *O; Arme; Hände*

- **Handflächen**: diph.[137] sang.[137]
☞ *O; Arme; Hände; Handflächen*

Fußsohlen: bism.[5]
☞ *O; Beine; Füße • O; Beine; Füße; Fußsohlen*

VERKÜRZTE Sehnen oder Muskeln:

allgemeine Rubriken:
▤ *ALLGEMEINES; C; Verkürzte Muskeln und Sehnen*

- **Arme**: ang.[5] **Caust.**[5] **Coloc.**[5] **Graph.**[5] iod.[5] **Nat-m.**[5] sep.[5]
▤ *ALLGEMEINES; C; Verkürzte Muskeln und Sehnen*

◦ **Ellenbogen**: **Ang.**[5] **Graph.**[5] **Sep.**[5]
☞ *O; Arme; Ellenbogen*

◦ **Finger**: **Caust.**[5] iod.[5]

- **Beine**: am-c.[5] am-m.[5] anac.[5] arn.[5] ars.[5] aur.[5] bar-c.[5] bov.[5] bry.[5] caust.[5] cimx.[8] coloc.[5] con.[5] croc.[5] cupr.[5] dig.[5] euph.[5] graph.[5] guai.[58] hell.[5] hep.[5] hyos.[5] ign.[5] kreos.[5] **Lach.**[5] led.[5] lyc.[1] m-art.[5] mag-c.[5] merc.[5] mez.[5] mosch.[5] nat-c.[5] nat-m.[5] nux-v.[5] phos.[5] **Plb.**[5] ran-b.[5] rheum[5] rhus-t.[5] sabin.[5] samb.[5] sep.[5] spig.[5] stann.[5] sul-ac.[5] verat.[5]
▤ *ALLGEMEINES; C; Verkürzte Muskeln und Sehnen*

◦ **Hüften**: am-m.[5]
☞ *O; Beine; Hüften*

◦ **Oberschenkel**: am-c.[5] ars.[1] **Bar-c.**[5] cimx.[8] **Coloc.**[5] euph.[5] guai.[58] lyc.[1] **Mez.**[5]

◦ ◦ **Kniesehnen**: ars.[1] cimx.[8] **Guai.**[58] lyc.[1]

◦ **Knie**: **Am-m.**[5] anac.[5] arn.[5] ars.[5] aur.[5] bar-c.[5] **Bry.**[5] caust.[5] coloc.[5] con.[5] cupr.[5] dig.[5] graph.[5] hell.[5] hyos.[5] ign.[5] lach.[5] led.[5] m-art.[5] mag-c.[5] merc.[5] mez.[5] mosch.[5] nat-c.[5] nat-m.[5] **Nux-v.**[5] phos.[5] rheum[5] rhus-t.[5] samb.[5] stann.[5] verat.[5]
☞ *O; Beine; Knie*

◦ ◦ **Kniekehle**: anac.[5] **Ars.**[5] aur.[5] **Bar-c.**[5] **Caust.**[5] coloc.[5] **Con.**[5] dig.[5] **Graph.**[5] mag-c.[5] merc.[5] mez.[5] **Nat-c.**[5] **NAT-M.**[5] phos.[5] stann.[5]
☞ *O; Beine; Knie; Kniekehle*

◦ **Unterschenkel**: **Bov.**[5]
☞ *O; Beine; Beine*

◦ **Knöchel,** Fußgelenk: **Caust.**[5] hep.[5] ign.[5] nux-v.[5] ran-b.[5] **Sep.**[5] spig.[5] sul-ac.[5]

Empfindung von Verkürzung: cimx.[8] guai.[5] sep.[5]
▤ *ALLGEMEINES; C; Kurz, Empfindung wie zu*

- **Kniekehle,** an der: carc.[304]

VERLÄNGERUNG von Gliedmaßen:

Empfindung von Verlängerung:

- **Arme**: cupr.[137] kali-n.[1] tab.[36] tax.[303]

◦ **Finger**: kali-n.[1] tab.[36] tax.[303]

◦ ◦ **Rauchen,** beim: tab.[36]

◦ **rechte** Arm länger als der Körper, als sei der: cupr.[137]

- **Beine**: alum.[111] ambr.[5] aster.[111] bac.[62] bry.[111] calc-f.[193] carb-an. caust. cinnb. coloc.[5] dulc.[5] kreos.[137] lac-c.[111] lycps. mez.[1] nat-m. olnd.[5] phos.[5] plat.[54] **Rhus-t.**[111] sep.[5] stram. sulph. tab.[111] tax.[303] tep.[36] thuj.[111] til.

◦ **Hüften**: dulc.[5] **Nat-m.**[5]
☞ *O; Beine; Hüften*

◦ **Unterschenkel**: alum.[111] ambr.[5] aster.[111] bac.[62] bry.[111] calc-f.[193] carb-an. caust. cinnb. **Coloc.**[5] kreos.[137] lac-c.[111] lycps. mez.[1] nat-m. olnd.[5] phos.[5] **Plat.**[54] rhus-t.[111] sep.[5] stram. sulph. tab.[111] tep.[36] **Thuj.**[5] til.
☞ *O; Beine; Beine • Kürzer als das andere, Empfindung, ein Bein sei • Kürzer als das andere, Empfindung, ein Bein sei; links • Kürzer als das andere, Empfindung, ein Bein sei; rechts*

◦ ◦ **abends** beim Hinlegen: carb-an.

◦ ◦ **Stehen,** im: kreos.[137]

◦ **Fuß,** linker: tax.[303]

◦ **Zehen**: thuj.[111]

Unterschenkel: bac.[62] bry.[111] caust. cinnb. coloc.[5] **Kali-c.** kreos.[5] lycps. mez.[1] nat-m. rhus-t.[5] sulph. til.
☞ *Kürzer als das andere, Empfindung, ein Bein sei*

VERLETZUNGEN:

Knochenbruch, Fraktur:
ALLGEMEINES; C; Verletzungen (Sturz, Prellung, Quetschung, Schlag etc.); Knochen, Verletzung der

Gelenke: arg.[171] arn.[58] bry.[58] wild.[9]
☞ Lähmigkeit (lähmungsartige Schwäche); Gelenke; Verrenkung, Verstauchung, nach • Verrenkung; leicht, verrenkt sich

Ligamente:
☞ Schwäche; Gelenke; verrenkt oder verstaucht, leicht • Verrenkung; leicht, verrenkt sich

Sehnen: anac.[137]

Schultern: **Ferr-m. Rhus-t.** zinc.
☞ O; Arme; Schultern

- **rheumatischer** Lähmigkeit, mit: **Ferr-m.**
- **Überanstrengung,** nach: **Rhus-t.**

Handgelenke: **Arn. Calc. Rhus-t. Ruta** sil. **Stront-c.**
☞ O; Arme; Handgelenke • Lähmigkeit (lähmungsartige Schwäche); Arme; Handgelenke; • Verrenkung; Handgelenke

Finger: acon.[193] all-c.[102] am-m.[102] apis arist-cl.[119] arn.[102] ars. bell.[193] bufo[102] calen.[54] carb-ac.[122] cupr.[193] falco-p.[265] hell.[193] hydrog.[222] hyper.[193] ign.[193] kalm.[102] lach. led. ph-ac.[8] phos. ruta[5] sil. spig.[193] staph. symph.[102] verat.[193]

- **Fingernägel**: hydrog.[222] hyper.[193] **Led.** sil.
☞ O; Nägel; Fingernägel
  - **Nagelbett**: hyper.[193]
  ☞ O; Nägel; Nagelbett
  - **Glassplitter,** durch: **Sil.**
  - **Risswunden,** Lazeration: **HYPER.**

Hüften: con. **Rhus-t.** sil. tarent.
☞ O; Beine; Hüften

Knie: apis[54] bac.[62] calc-s.[54] iod.[54] stict.[54]
☞ O; Beine; Knie

Schienbein, Vorderseite: arg.[149]
☞ O; Beine; Beine • O; Beine; Beine; Schienbein

Knöchel, Fußgelenk: arg.[149] **Arn. Calc.** pier-b.[233] **Rhus-t. Ruta Stront-c.**[102]
☞ Lähmigkeit (lähmungsartige Schwäche); Beine; Knöchel, Fußgelenk; • Verrenkung; Knöchel, Fußgelenk

- **Schwellung,** mit: stront-c.[102]
- **Knochen**: arg.[149]

Mittelfußknochen, Spitze des zweiten: arg.[149]
☞ O; Beine; Füße

Zehen: **HYPER.**[8]

abgeschnitten, Fingerspitzen: **Calen.**[54]

chronisch, Knöchel, Fußgelenk: stront-c.[102]

Katzenbiss, Finger, Daumen: **Lach. Led.**

Knochenbrüche, Frakturen:

- **Hände,** mit Lazeration: **Hyper.**
- **Unterschenkel,** komplizierte, mit Entzündung oder Gangrän: **Anthr.**[8]

Quetschung:

- **Fingerspitzen**: arist-cl.[119] **Carb-ac.**[122] **HYPER. Led.** ruta[5]
☞ O; Arme; Finger; Fingerspitzen
- Hand: **Arn.**
- **Zehen,** mit unerträglichem Schmerz: hyper.[102]
ALLGEMEINES; C; Schmerz; unerträglicher Schmerz

Risswunden:

- **Hände**: **CALEN.** hyper.
☞ O; Arme; Hände
- **Achillessehne**: nat-m.[5]
- **Zehen**: hyper.[58]

schmerzhaft:

- **drückend** weher Schmerz, Finger: led.[58]
- **Finger,** Amputationsstumpf: acon.[193] **All-c.**[102] am-m.[102] arn.[102] bell.[193] cupr.[193] hell.[193] **Hyper.**[102] ign.[193] kalm.[102] **Ph-ac.**[8] phos. spig.[193] **Staph.** symph.[102] verat.[193]
ALLGEMEINES; C; Schmerz; Amputation, nach, Phantomschmerz
- **schießend,** Finger: hyper.[58]
- **unerträglich**:
  - **Handflächen**: hyper.[102]
  ☞ O; Arme; Hände • O; Arme; Hände; Handflächen ALLGEMEINES; C; Schmerz; unerträglicher Schmerz
  - **Fußsohlen**: hyper.[102]
  ☞ O; Beine; Füße; Fußsohlen ALLGEMEINES; C; Schmerz; unerträglicher Schmerz

Schnittwunden, Finger: **Apis ARS.** hydrog.[222] **LACH.**
☞ Abszess; Arme; Sektionsverletzung, nach ALLGEMEINES; C; Wunden; Sektionswunden, eiternde

sensible Nerven: hyper.[58]

Verrenkung, Verstauchung, Hände: **ARN.** bell-p.[122] **Calc. Rhus-t. Ruta**

VERRENKT, Empfindung wie:
☞ Schmerz; verrenkt, Schmerz wie

VERRENKUNG:
☞ Verdrehung von Gliedern

Lähmigkeit, nach: rheum[137] ruta[54]

Teile, auf denen man liegt: mosch.[137]

Schultern: lyc.[5] rhus-t.[809] sep.[85] sulph.[85] thuj.[1]
☞ O; Arme; Schultern

- **links**: sulph.[85]

Handgelenke: amyg-p.[36] arn.[36] bell-p.[25]
☞ O; Arme; Handgelenke • Lähmigkeit (lähmungsartige Schwäche); Arme; Handgelenke; • Verletzungen; Handgelenke

Hände:
☞ O; Arme; Hände • Verletzungen; Verrenkung, Verstauchung, Hände

Daumen, leicht: acon.[5] cupr.[5] laur.[5] nux-v.[5] verat.[5]
☞ O; Arme; Finger; Daumen

Kniescheibe, verschiebt sich zur Seite, beim Treppensteigen: **Cann-s.**[5]
☞ O; Beine; Knie • O; Beine; Knie; Kniescheibe

Knöchel, Fußgelenk: adam.[222] agki-p.[1202] agn.[5] anac.[137] arn.[5] bell-p.[25] bry. **Carb-an.**[5] kali-bi. **Led.**[102] **M-aust.**[5] med.[137] nat-ar.[102] **NAT-C.**[5] **Nat-m.**[5] nit-ac.[5] nux-v. ph-ac.[5] phos.[5] rhod.[162] rhus-t.[162] **RUTA**[5] sil.[5] stront-c.[171] sulph. thuj.[5]
☞ *Lähmigkeit (lähmungsartige Schwäche); Beine; Knöchel, Fußgelenk; • Verletzungen; Knöchel, Fußgelenk*

- **links**: agki-p.[1202] kali-bi.
- **Ödem,** mit: stront-c.[171]
- **Zittern,** mit: adam.[222]

Füße: m-aust.[85]
☞ *O; Beine; Füße*

chronisch, Knöchel, Fußgelenk: **Stront-c.**[100]

Knochen aus den Gelenken, als seien sämtliche: med.[85]

leicht, verrenkt sich: adam.[222] agn.[5] am-c.[5] am-m.[171] ars.[137] bell.[5] bov.[102] bry.[5] **CALC.**[5] calc-f.[166] calc-p.[111] cann-s.[5] caps.[5] carb-an.[5] carb-v.[5] chel.[137] **Coloc.**[5] con.[1] graph.[1] hep.[5] kali-n.[5] led.[5] lyc.[5] m-art.[5] **M-aust.**[85] mag-c.[5] merc.[5] **NAT-C.**[5] nat-m.[5] nit-ac.[5] nux-v.[5] **Petr.**[5] phos.[5] prun.[137] psor.[102] **RHUS-T.**[5] **Ruta**[5] sep.[5] **Sil.**[102] staph.[5] stront-c.[5] sulph.[5] teucr.[5] thuj.[5] wild.[9]
☞ *Schwäche; Gelenke; verrenkt oder verstaucht, leicht • Verdrehung von Gliedern; allgemeine Rubriken; Gelenke • Verletzungen; Gelenke*

- **Fingergelenke**: **Am-c.**[5] bell.[5] calc-f.[166] hep.[5] teucr.[5]
  ☞ *O; Arme; Finger; Fingergelenke*
- **Hüften**: **BRY.**[5] **Nat-m.**[5] rhus-t.[5] sulph.[5]
  ☞ *O; Beine; Hüften*
- **Knie**: cann-s.[5] nux-v.[5]
  ☞ *O; Beine; Knie*
- **Fußgelenke**: **M-aust.**[85]
  ☞ *O; Beine; Füße*
- **Zehen**: **Carb-an.**[5] lyc.[5] thuj.[5]

spontan, Hüften: **BELL. BRY. CALC. CALC-F.**[85] carb-an. **CAUST. Coloc.** dros. eupi.[85] ip. kali-i. kreos.[85] lyc. merc.[8] nit-ac. pall.[85] puls. **Rhus-t.** sil.[8] sulph. **Thuj.** zinc.

- **Hinsetzen,** beim: ip.
  ALLGEMEINES; M; Sitzen; agg.; Hinsetzten, beim ersten Sitzen agg.
- **Schmerzen,** durch: carb-an. dros. kali-i. nit-ac.

VERSCHLOSSEN, Empfindung, als wäre ein Oberschenkelgefäß: ozone[227]

VERSTAUCHUNG, Verrenkung:
☞ *Schwäche; Gelenke; • Verrenkung; leicht, verrenkt sich ALLGEMEINES; M; Heben, Überanstrengung von Muskeln und Sehnen; agg.*

VERWACHSUNG, Nagelfalz: osm.[102]

VIBRIEREN, Empfindung von:
☞ *Elektrischem Strom, Empfindung von • Schlägen, Stößen, Empfindung von • Schnurren, Empfindung von, wie von einer Katze*

Arme: am-c. berb. bism.[5] caps.[1] carbn-s. dig. mosch. nit-ac. olnd. plut-n.[222] sep. vib.[111]

- **Unterarme**: plut-n.[222]
- **Hände**: berb. caps.[1] carbn-s. plut-n.[222]
  ☞ *O; Arme; Hände*

Beine: ambr. astra-me.[102] bell.[5] berb. caust. mosch.[5] olnd. phel. plut-n.[222] puls.[5] rhus-t.[5]

- **Oberschenkel**: caust.[1]
- **Unterschenkel**: ambr. berb. caust. phel. plut-n.[222]
  ☞ *O; Beine; Beine*
  - **Waden**: phel.
    ☞ *O; Beine; Beine; Waden*
- **Füße**: astra-me.[102] olnd. plut-n.[222]
  ☞ *O; Beine; Füße*
  - **Fersen**: astra-me.[102]
    ☞ *O; Beine; Füße; Fersen*
  - **Fußsohlen**: olnd.
    ☞ *O; Beine; Füße; Fußsohlen*

VÖLLE, Empfindung von: aesc.[58] alum. alumn. am-c.[5] ambr. aml-n.[102] ant-t. apisin.[5] apoc.[58] aran.[149] arg-n.[58] arn. ars. **Aur.**[5] aur-m. bar-c.[5] bell.[5] berb.[144] bor.[1] brom. bry. calc.[5] carb-an.[171] carb-v.[58] card-m.[144] cast. caust.[5] cham.[111] chel. chin.[5] chin-s. cic. cinnb. clem.[144] coloc.[5] com.[36] crot-h.[111] cycl.[5] ferr.[5] fl-ac. glon.[36] graph.[5] ham. hyos. ind. kreos.[5] lach.[5] laur. led. lyc.[5] mag-c.[5] meny. merc.[111] mez. naja[58] nat-c. nat-m.[5] nat-s. nux-m. nux-v.[5] olnd. op. osm. ph-ac. phos.[5] plb.[111] **Puls.**[5] rheum rhod.[5] rhus-t.[1] rhus-v. ruta sep.[144] sil.[5] spira.[102] spong.[5] staph.[1] stront-c.[5] sul-ac. sul-i.[58] sulph.[5] sumb. thuj.[5] verat. vip. zinc.[5]
☞ *Anschwellung, Auftreibung • Schwellung; allgemeine Arzneien • Venen*

Gelenke: cinnb. ham.

Ischiasnerv: glon.[36]

Venen: arg-n.[58] aur.[58] phos.[58]
☞ *HERZ KREISLAUF; C; Auftreibung, Erweiterung; Blutgefäße • BLUT; C; Blutandrang, Kongestion; allgemeine Arzneien • ALLGEMEINES; C; Blutüberfülle, Plethora*

Arme: aesc.[58] alum. alumn. am-c. aml-n.[102] aran.[149] arn. ars. bar-c.[5] bell.[5] brom. bry. calc. carb-an.[171] card-m.[144] cast. caust. cham.[111] chel. chin. cic. crot-h.[111] cycl.[8] fl-ac. hyos. ind. laur. led. meny. naja[58] nat-s. nux-m. nux-v. olnd. op. phos.[5] plb.[111] puls. rheum rhod. rhus-t. ruta sep.[144] spira.[102] stront-c.[102] sul-ac. sulph.[5] sumb. thuj.[5] verat. vip.

- **täglich** zur selben Stunde: **Aran.**[149]
- **Schultern**: bry.
  ☞ *O; Arme; Schultern*
- **Hände**: aesc.[58] alum. alumn. am-c. aml-n.[102] arn. ars. bar-c.[5] brom. calc. carb-an.[171] card-m.[144] cast. **Caust.** cham.[111] chel. chin. cic. crot-h.[111] cycl.[8] fl-ac. hyos. ind. laur. led. meny. naja[58] nat-s. **Nux-m.** nux-v. olnd. op. phos.[5] plb.[111] puls. rheum rhod. rhus-t. ruta sep.[144] spira.[102] stront-c.[102] sul-ac. sulph.[5] sumb. thuj.[5] vip.
  ☞ *O; Arme; Hände*
  - **nachmittags,** beim Stricken: nat-s.
    ☞ *O; Arme; nachmittags • O; Arme; Stricken; agg.*
  - **abends**: nux-m.
    ☞ *O; Arme; abends*
  - **Festhalten** eines Gegenstandes, beim: **Caust.**
    ☞ *O; Arme; Greifen, ergreifen von Gegenständen; agg.*

VÖLLE, Empfindung von; **Arme ; Hände** (Forts.)

◦ **Blutgefäße**: alum. alumn. am-c. aml-n.[102] arn. bar-c.[5] calc. carb-an.[171] card-m.[144] cast. cham.[111] **CHEL. Chin. Cic.** cycl.[8] hyos. ind. laur. led. meny. nux-v. olnd. op. **Phos.**[5] plb.[111] **PULS.** rheum rhod. rhus-t. ruta sep.[144] spira.[102] stront-c.[102] sul-ac. sulph.[5] sumb. **Thuj.**[5] **VIP.**
☞ *Anschwellung, Auftreibung; Venen; Arme; Hände • Schwellung; allgemeine Arzneien; Arme; Hände; Blutgefäße*

◦ ◦ **nachmittags**: alum.
☞ *O; Arme; nachmittags*

◦ ◦ **abends**: alum.
☞ *O; Arme; abends*

◦ ◦ **Fieber,** während: chin. hyos. **Led.** meny.

◦ ◦ **Froststadium** im Fieber, während: **CHEL. Meny.**

◦ ◦ **Schweiß,** während: am-c.[5] bar-c.[5] phos.[5] **Sulph.**[5] thuj.[5]
☞ *O; Arme; Schweiss; agg.*

◦ ◦ **Waschen** in kaltem Wasser, nach: **Am-c.**
☞ *O; Arme; Hände in kaltes Wasser halten agg. • O; Arme; Waschen; agg.*

◦ **Handflächen**: ars.
☞ *O; Arme; Hände; Handflächen*

◦ ◦ **nachts**: ars.
☞ *O; Arme; nachts*

Hüften: bor.[1]
☞ *O; Beine; Hüften*

Unterschenkel: ambr. bell. berb.[144] calc. carb-v. chin-s. clem.[144] com.[36] ham. merc.[111] mez. nat-c. osm. ph-ac. puls. sep.[144] staph.[1] sulph. vip.
☞ *O; Beine; Beine*

- **Fieber,** während: **CHIN-S.**
- **Herunterhängenlassen,** beim: **Carb-v.**
- **Menses,** während: ambr.
- **Blutgefäße**: berb.[144] **Calc. Carb-v. Chin-s.** clem.[144] puls. sep.[144] sulph. **Vip.**
☞ *Anschwellung, Auftreibung; Venen; Beine; Unterschenkel • Varizen, Krampfadern; Beine*
- **Gelenke**: **Ham.**
- **Wadenbein** rechts: com.[36]

Füße: aesc. ant-t. apisin.[5] ars. aur.[5] bar-c.[5] bell.[5] calc.[5] carb-v. caust. coloc.[5] cycl.[5] ferr.[5] graph.[5] kreos.[5] lach.[5] lyc. mag-c.[5] naja[58] nat-m.[5] nux-v.[5] phos.[5] puls.[5] rhod.[5] rhus-t.[5] rhus-v. sep.[5] sil.[5] spong.[5] stront-c.[5] sul-ac. sulph.[5] sumb. thuj. zinc.[5]
☞ *O; Beine; Füße*

- **Blutgefäße**: **Ant-t.** ars. **Aur.**[5] bar-c.[5] bell.[5] calc.[5] **CARB-V.** caust.[5] coloc.[5] **Cycl.**[5] **Ferr.**[5] graph.[5] kreos.[5] lach.[5] **Lyc.**[5] mag-c.[5] **Nat-m.**[5] nux-v.[5] phos.[5] **Puls.**[5] rhod.[5] rhus-t.[5] sep.[5] sil.[5] spong.[5] stront-c.[5] **Sul-ac. Sulph.**[5] sumb. **Thuj.**[5] **Zinc.**[5]
- **Fußsohlen**: apisin.[5] caust. lyc. thuj.
☞ *O; Beine; Füße; Fußsohlen*

◦ **Blutgefäße,** netzartig marmoriertes Geflecht: caust. lyc. thuj.

VOR und zurückschwingen, läßt ein Bein, im Stehen: cycl.

WACHSTUM:

gehemmt, Finger: staph.[137]
ALLGEMEINES; C; Wachstum; Wachstumsstörungen

langsam, Nägel: **Ant-c.**
☞ *O; Nägel* *ALLGEMEINES; C; Wachstum; Wachstumsstörungen • ; ; ;*

schnell, Nägel: calc-f.[144] falco-p.[265] **FL-AC.**[809] kali-i.[36] ozone[227] thuj.[184] wies.[36]
☞ *O; Nägel • O; Nägel* *; ; ;*

- **Fingernägel**: ozone[227]
☞ *O; Nägel; Fingernägel*

unterbrochen, Nägel: kali-s.[137]
☞ *O; Nägel* *ALLGEMEINES; C; Wachstum; Wachstumsstörungen • ; ; ;*

wachsen nicht, die Nägel: **Ant-c.** pitu-a.[164] rad-br.[137] sil.[5]
☞ *O; Nägel* *ALLGEMEINES; C; Wachstum; Wachstumsstörungen • ; ; ;*

WACHSTUMSSCHMERZEN:
☞ *Schmerz; Wachstumsschmerzen;* *ALLGEMEINES; C; Schmerz; Wachstumsschmerzen*

WALLEN, Glucksen (spannendes Pochen), Empfindung von: ambr.[5] ant-c. arg. arn. asar. bell. berb. calc.[5] cassi-f.[192] caust.[1] chel. colch. con. crot-h. cupr. kreos. lach. led. m-aust.[85] mang. mez.[193] nat-m. nux-m. olnd. par.[5] petros. puls. rheum rhus-t. sep.[5] sil.[193] spig. spong. squil.[1] sulph.[5] tarax. teucr.[5] zinc.
ALLGEMEINES; C; Blubbern, Wallen, feinem Pochen, Empfindung von

Arme: ambr.[5] bell.[1] berb. caust.[1] colch. cupr. kreos. **M-aust.**[85] mang. nux-m. par.[5] petros. puls. **Rheum** spig.[193] spong. **Squil.** tarax. teucr.[5] zinc.

- **links**: caust.[1]
☞ *O; Arme; links*
- **Schultern**: berb. mang. puls. tarax.
☞ *O; Arme; Schultern*

◦ **nachmittags**: puls.
☞ *O; Arme; nachmittags*

- **Oberarme**: berb. colch. cupr. m-aust.[85] nux-m. petros. squil. zinc.
☞ *O; Arme; Oberarme*

◦ **links**: zinc.
☞ *O; Arme; links*

◦ **rechts**: berb.
☞ *O; Arme; rechts*

◦ **Blutgefäße**: m-aust.[85]

- **Ellenbogen**: bell.[1] kreos. mang. rheum spong.
☞ *O; Arme; Ellenbogen*

◦ **Ellenbeuge**: bell.[1]
☞ *O; Arme; Ellenbogen; Ellenbeuge*

- **Unterarme**: colch. spong. zinc.
☞ *O; Arme; Unterarme*

◦ **Rückseite,** posterior: colch.

- **Finger**:

◦ **Fingerspitzen**: spig.[193]
☞ *O; Arme; Finger; Fingerspitzen*

◦ **Daumenspitze,** rechts: berb.[193]
☞ *O; Arme; Finger; Daumen*

Beine: ant-c. arg. arn. asar. bell. berb. calc.[5] cassi-f.[192] chel. con. crot-h. lach. led. mez.[193] nat-m. olnd. rheum rhus-t. **Sep.**[5] sil.[193] spig. squil.[1] sulph.[5] zinc.

- **erstreckt** sich abwärts: bell.[1] olnd.[1] squil.[1]

- **Gesäßbacken**: ant-c. zinc.
☞ *O; Beine; Gesäßbacken*

◦ **Stehen,** beim: ant-c.
☞ *O; Beine; Stehen; agg.; während*

- **Hüften**: cassi-f.[192] **Led.**
☞ *O; Beine; Hüften*

- **Oberschenkel**: berb. mez.[193] olnd. sil.

◦ **rechts**: mez.[193]
☞ *O; Arme; rechts • O; Beine; rechts*

- **Knie**: arg. asar. bell. berb. nat-m. rheum[137] sil.[193]
☞ *O; Beine; Knie*

◦ **Kniekehle**: rheum[137] sil.[193]
☞ *O; Beine; Knie; Kniekehle*

◦ ◦ **rechts**: sil.[193]
☞ *O; Arme; rechts • O; Beine; rechts*

◦ ◦ **erstreckt** sich zu den Fersen: rheum[137]

◦ **Kniescheibe**: asar.
☞ *O; Beine; Knie; Kniescheibe*

- **Unterschenkel**: ant-c. arn. berb.[36] con. crot-h. rheum rhus-t. spig. sulph.[5]
☞ *O; Beine; Beine*

◦ **Achillessehne** links: berb.[36]
☞ *O; Beine; Beine; Achillessehne*

◦ **Waden**: crot-h. rheum spig.
☞ *O; Beine; Beine; Waden*

- **Fußgelenk**: berb.[193]

- **Fuß**: bell. berb. chel. lach.
☞ *O; Beine; Füße*

- **Zehe,** große:

◦ **links**: rheum[1]
☞ *O; Beine; links*

◦ **rechts**: mez.[193]
☞ *O; Arme; rechts • O; Beine; rechts*

WANKEN, Schwanken: acon.[5] aesc. **Agar. ALUM. Am-m.** am-p.[102] **Ambr. Anac. Apis ARG.** arg-n. arn.[5] **Ars.** asar.[5] **AUR. BAR-C.** bry.[137] bufo[102] **Calc.** camph. **Cann-s.**[5] canth.[137] **Carb-ac.** carb-an. **Carb-v.** carbn-s.[102] **CAUST. Chin.** cic. **COCC.** colch.[5] **CON.** cycl.[5] cypra-e.[227] dros.[5] **Fl-ac. Gels. Glon. Hell. Hyos.**[5] **IGN.**[5] **Iod.** lap-laz.[227] **Lath.** led.[5] m-arct.[5] m-art.[5] **M-aust.**[5] **Mag-p. Merc. Mur-ac. Nat-c. Nat-m. NUX-V.** olnd.[5] **Op.** ox-ac. ozone[227] **Ph-ac. PHOS. PIC-AC. PLB.** ran-b.[137] rhod. **RHUS-T. Ruta**[5] **Sabad.**[5] **Sars.** sec. **Sil. Stram.**[5] **Stry. Sulph.** tarax.[5] **Tarent.** teucr. verat.[5] verb. zinc.[137]
☞ *Gehen; instabil • Instabilität; Beine; • Schwäche; Gehen; • Ungeschicklichkeit; Beine* ▤ *ALLGEMEINES; C; Gang, wankend, taumelnd*

Dunkeln agg., im: carbn-s.[102]

Trinker: ran-b.[137]

Knie, beim Beugen und Gehen: bry.[137] canth.[137]
☞ *O; Beine; Knie*

- **Steigen,** beim: canth.[137]
☞ *O; Beine; Steigen agg.*

WÄRME, Empfindung von: agar.[1] agn.[5] coff.[5] cycl.[5] germ.[222] haliae-lc.[222] m-arct.[5] m-aust.[5] nux-m.[5] nux-v.[5] rhus-t.[5] thuj.[5]
☞ *Hitze; allgemeine Arzneien*

Hände und Unterschenkel: agar.[1]
☞ *O; Arme; Hände • O; Beine; Beine*

Arme: agn.[5] germ.[222] nux-m.[5] nux-v.[5]

- **links**: germ.[222]
☞ *O; Arme; links*

- **rechts,** aber kalt anzufassen: germ.[222]
☞ *O; Arme; rechts*

Beine: agar.[5] coff.[5] cycl.[5] m-arct.[5] m-aust.[5] nux-m.[5] rhus-t.[5] thuj.[5]

WARZEN:
☞ *Auswüchse auf der Haut*

allgemeine Rubriken:

- **Absonderungen,** nach unterdrückten: med.[193]

- **Arme**: ambr. anac.[5] anil.[809] ant-c.[144] aq-des.[275] **Ars.**[83] ba-tn.[136] bar-c. bar-m.[304] berb. bor.[5] bov. bufo **CALC.**[83] calc-cal.[193] calc-f. calc-sil.[58] carb-an. carc.[207] **CAUST.**[83] cypra-e.[227] **DULC.**[83] dys-co.[136] ferr. ferr-ma.[102] ferr-pic.[102] fl-ac. graph.[135] hydr-ac.[268] kali-c. kali-chl. kali-m.[102] kiss.[85] lac-c.[83] lach.[83] lyc.[83] med.[304] merc. morg.[136] morg-g.[136] mur-ac.[111] **NAT-C. Nat-m.**[142] **Nat-s. Nit-ac.**[111] ox-ac.[83] pall.[83] petr.[5] ph-ac. phos. pic-ac.[193] pitu-a.[164] psor. ran-b.[8] rhus-t. ruta sal-ac.[83] sang. sars. sel.[83] **SEP.**[83] **Sil. Sulph.** syc-co.[136] thuj.

◦ **Masturbation,** durch: nit-ac.[83] sep.[83] sulph.[83] thuj.[83]

◦ **Oberarme**: nit-ac.[5]
☞ *O; Arme; Oberarme*

◦ **Ellbeugen**: calc.[83] calc-f.
☞ *O; Arme; Ellenbogen • O; Arme; Ellenbogen; Ellenbeuge*

◦ **Unterarme**: **Calc.**[5] nit-ac.[83] **Sil.** sulph.[83]
☞ *O; Arme; Unterarme*

◦ ◦ **links**: sulph.[83]
☞ *O; Arme; links*

◦ **Handgelenke**: ferr.[5] ferr-ma.[83]
☞ *O; Arme; Handgelenke*

◦ ◦ **links**: ferr-ma.[83]
☞ *O; Arme; links*

◦ **Hände**: ambr. **Anac.**[5] **Anil.**[809] **Ant-c.**[102] ars.[83] **Ba-tn.**[136] **BAR-C.** bar-m.[304] berb.[83] bor.[5] bov. **Bufo CALC.**[102] calc-sil.[58] carc.[207] **CAUST.**[83] **DULC.** dys-co.[136] **Ferr.**[83] ferr-ma.[102] ferr-pic.[102] **Fl-ac.** kali-c. kali-chl. kali-m.[102] **Lach. Lyc.** morg.[136] morg-g.[136] **Nat-c. Nat-m.**[5] nat-s.[111] **NIT-AC.**[5] ox-ac.[83] pall. **Ph-ac.** phos. pic-ac.[193] **Psor.**[83] **Rhus-t.** ruta sars.[193] sel.[83] **Sep.**[5] sil. **SULPH.**[137] syc-co.[136] **THUJ.**[83]
☞ *O; Arme; Hände*

◦ ◦ **links**: ferr-ma.[83] psor.[83] thuj.[83]
☞ *O; Arme; links*

◦ ◦ **rechts**: ars.[83] caust.[83] nat-s.[83] thuj.[83]
☞ *O; Arme; rechts*

◦ ◦ **Handrücken**: anac.[5] ars.[83] berb.[111] dulc.[83] ferr.[83] ferr-ma.[83] **Nat-c.**[5] nat-m.[5] nit-ac.[83] sep.[5] thuj.[83]
☞ *O; Arme; Hände; Handrücken*

WARZEN; Handrücken (Forts.)

◦ ◦ ◦ **links**: ferr-ma.[83]
☞ *O; Arme; links*

◦ ◦ ◦ **rechts**: ars.[83]
☞ *O; Arme; rechts*

◦ ◦ **Fingergrundgelenke**: ox-ac.[83] pall. sars.[193] sel.[83]
☞ *O; Arme; Gelenke*

◦ ◦ **Handflächen**: **Anac.**[5] ant-c.[102] bar-m.[304] berb.[83] **Bor.**[5] calc.[102] carc.[207] **Dulc.** ferr-ma.[102] **Ferr-pic.**[102] nat-c. **Nat-m.**[5] nat-s.[111] nit-ac.[5] ruta sep.[5] sulph.[137]
☞ *O; Arme; Hände; Handflächen*

◦ ◦ ◦ **Ballen**: berb.[83]

◦ **Finger**: ambr. ant-c.[144] aq-des.[275] ars.[83] **Bar-c.** berb. **Calc.**[83] calc-cal.[193] calc-sil.[58] carb-an. **Caust.**[83] cypra-e.[227] **Dulc.**[83] **Ferr. Fl-ac.** graph.[135] kiss.[85] **LAC-C.**[83] lach.[83] lyc.[83] med.[304] mur-ac.[111] **Nat-m.**[142] nat-s. **Nit-ac.**[111] ox-ac.[83] pall.[83] **Petr.**[5] pitu-a.[164] psor. ran-b.[8] **Rhus-t.** sal-ac.[83] sang. sars. sel.[83] **Sep.**[83] sulph. **Thuj.**

◦ ◦ **Pubertät,** in der: med.[304]

◦ ◦ **Gelenke**: ox-ac.[83] pall.[83] sal-ac.[83] sars.
☞ *O; Arme; Finger; Fingergelenke*

◦ ◦ **Nägel,** um die: calc-cal.[193] **CAUST.** dulc. fl-ac. graph.[135] lyc. nat-m.[142] sep.[148]
☞ *O; Nägel • O; Nägel; Umgebung des Nagels • O; Arme; Finger; Daumen*

◦ ◦ **Seiten**: calc.[83] sep.[83] thuj.[83]

◦ ◦ **Fingerspitzen**: **CAUST.** dulc. nit-ac.[111] thuj.
☞ *O; Arme; Finger; Fingerspitzen*

◦ ◦ **Fingerrücken**: dulc.[83] lach.[83]

◦ ◦ **Daumen**: berb. calc-sil.[58] lach. mur-ac.[111] ran-b.[8] thuj.
☞ *O; Arme; Finger; Daumen*

◦ ◦ **Zeigefinger**: **Caust.**[83] lyc.[83] thuj.

◦ ◦ ◦ **links**: lyc.[83]
☞ *O; Arme; links*

◦ ◦ ◦ **rechts**: caust.[83]
☞ *O; Arme; rechts*

◦ ◦ **Mittelfinger**: aq-des.[275] berb. lach.[83]

◦ ◦ ◦ **Fingerrücken**: lach.[83]

◦ ◦ **Ringfinger**: **Nat-s.**

◦ ◦ **Kleiner** Finger: caust.[83] lac-c.[83]

- **Beine**: ant-c.[85] bac.[226] bar-c.[58] calc.[167] carc.[193] con.[54] hell.[304] lach.[193] lyc.[85] med.[304] nat-m.[126] neon[222] ozone[227] phos.[212] sep.[126] sil.[126] spig.[5] sulph.[1] syc-co.[136] thuj.[5] uran.[269]

◦ **Oberschenkel**: med. ozone[227]

◦ **Gesäß**: con.
☞ *O; Beine; Gesäßbacken*

◦ **Füße**: ant-c.[85] bac.[226] calc.[167] carc.[193] con.[54] hell.[304] lach.[193] lyc.[85] med.[193] nat-m.[126] neon[222] phos.[212] sep.[126] sil.[126] sulph.[126] syc-co.[136] uran.[269]
☞ *O; Beine; Füße*

◦ ◦ **Fußsohlen**: ant-c.[85] bac.[226] calc.[167] carc.[193] con.[54] hell.[304] lach.[193] lyc.[85] med.[193] nat-m.[126] phos.[212] **Sep.**[126] sil.[126] sulph.[126] syc-co.[136] uran.[269]
☞ *O; Beine; Füße; Fußsohlen*

◦ **Zehen**: med.[304] **SPIG.**[5] sulph.[1]

◦ ◦ **Pubertät,** in der: med.[304]

- **blumenkohlartig,** Finger: pitu-a.[164] ran-b.[8]

◦ **Daumen,** rechts, Außenseite des Endgliedes: ran-b.[8]
☞ *O; Arme; Finger; Daumen*

- **bösartig,** Hände, klopfender Schmerz, erstreckt sich den Arm hinauf zur Achselhöhle, Arm nicht zu gebrauchen: ars.[83]

- **empfindlich,** Hände: nat-c.

- **flach,** Hand: ant-c.[144] ba-tn.[136] berb. **DULC.** dys-co.[136] lach. morg.[136] morg-g.[136] nat-m. ruta **Sep.** syc-co.[136]

◦ **Handflächen**: dulc. nat-m. ruta
☞ *O; Arme; Hände; Handflächen*

- **gestielt,** Hände: ferr-pic.[171]

- **gezackt,** Hände: morg-g.[136]

- **glatt,** fleischig und groß, Handrücken: dulc.[102]
▯ *ALLGEMEINES; C; Tumoren; fleischig*

- **groß,** Hände: calc-sil.[58] dulc. morg-g.[136] syc-co.[136]

- **hart,** verhornt:

◦ **Hände**: **Ant-c. Caust. Sep. Thuj.**
☞ *O; Arme; Hände*

◦ **Zeigefinger**: **Caust.**

- **juckend,** Hände: **Sep.**

- **klein**:

◦ **Hände**: ferr-ma.[102]
☞ *O; Arme; Hände*

◦ **Gesäßbacken,** verstreut, flach, graubraun: con.[83]

- **rauh,** Hände: syc-co.[136]

- **rudimentär,** Finger: berb.[83]

- **schmerzhaft**:

◦ **Arme**: ambr.[5] hydr-ac.[268] nat-m.

◦ ◦ **Händflächen,** bei Druck: nat-m.
☞ *O; Arme; Hände • O; Arme; Hände; Handflächen*

◦ ◦ **Finger**: ambr.[5]

◦ **Füße**: neon[222]
☞ *O; Beine; Füße*

◦ **wund,** Hände: ambr. fl-ac. nit-ac.[137] ruta

◦ ◦ **glatt,** fleischig und groß: nit-ac.[137]

- **spitz,** Hände: ba-tn.[136]

- **viele,** Hände: ba-tn.[136] ferr-pic.[85] pic-ac.[193]

Empfindung wie von einer Warze, Daumen: ferr-pic.[85]

WÄSCHT häufig ihre Hände: phos. plat.[126] psor.[112] **Syph.**
▯ *GEMÜT; C; Furcht; Krankheit, vor; • GEMÜT; C; Wahnideen (Einbildungen, Halluzinationen, Sinnestäuschungen); schmutzig; • GEMÜT; C; Waschen, Baden; Verlangen, sich zu Waschen, zu Baden;*

tockenen, heißen Hände, die: **Phos.**

WASSER, Empfindung von:

Gelenke: apis[137] bry.[137] kali-i.[137] ran-b.[137] **Sulph.**[137]

getränkt mit Wasser, wie, Finger: sec.[137]

heißes:

- **Händen** und Armen, auf: androc.[222]
  - ☞ *O; Arme; Hände*
- **kalte** Füße in heißes W. gesteckt würden, als ob: raph.

kaltes:

- **großer** Zeh, links: cymbo-ci.[2184]
- **eingetaucht** in kaltes Wasser, als ob, Füße: carb-v. gink.[227] merc.[1]
  - ◦ **Fußsohlen**: merc.[1]
    - ☞ *O; Beine; Füße; Fußsohlen*
- **gegossen** wird, das auf die Füße: verat.
- **läuft** hinab zu den Zehen: bell. caust.
  - ◦ **Schlüsselbein,** vom, eine dünne Linie entlang: caust.
- **tröpfelt** vom:
  - ◦ **Ellenbogen**: stry.[85]
    - ☞ *O; Arme; Ellenbogen*
  - ◦ ◦ **Schulter,** und von rechter: stry.[85]
  - ◦ **Oberschenkel,** Vorderseite: acon.
  - ◦ **Unterschenkel**: dulc.[1] sulph.[122]
    - ☞ *O; Beine; Beine*

plätschert über die Hand: lac-lox-a.[204]

rinnt durch den:

- **Ellenbogen**: graph.
  - ☞ *O; Arme; Ellenbogen*
- **Arm,** warmes Wasser: rhus-t.[1]

sickert aus dem Unterschenkel: graph. **LYC.** m-art.[85] sac-alb. tarent-c.

- **unten** sind, wenn die Unterschenkel: m-art.[85]

warmes:

- **Baden** darin, die Hüften: coc-c.
- **rinnt** herab:
  - ◦ **Oberschenkel**: bor.
  - ◦ **Waden**: dulc.[1]

WASSERSUCHT:

☞ *Schwellung; allgemeine Arzneien;*

WEICH:

Hände: cact.[102]

☞ *O; Arme; Hände*

Empfindung, Sohlen: **Alum.**[5] apisin.[5] ars.[137] calc.[5] cann-i.[137] carb-v.[1] cocc.[137] helo.[137] phos.[5] **Sulph.**[5] xan.[123] zinc.[137]

☞ *Kissen laufen, Empfindung, als würde er über •Schwamm läuft, Empfindung als ob man auf einem ▤ ALLGEMEINES; C; Weich, Empfindung, als wären harte Partien*

WERFEN von Gliedern:

Arme, unbewusst, bei Konvulsionen: cina[5] hyos.[5] lach.[81] lyc.[81] meny.[5] **Sabad.**[5] **Samb.**[5] stram.[5]

nach hinten, Schultern: acon.

vorn, nach, unwillkürlich, Unterschenkel, beim Gehen: merc.[102]

WIND, Empfindung wie von:

☞ *Luft, Empfindung von*

Hände: mosch.[1] plat.[1]

☞ *O; Arme; Hände*

Beine:

- **links**: neon[222]
  - ☞ *O; Beine; links*
- **Knie**: cimx.[102]
  - ☞ *O; Beine; Knie*
- **Unterschenkel**: helon.[102] samb.[1]
  - ☞ *O; Beine; Beine*
  - ◦ **Waden**: helon.[102]
    - ☞ *O; Beine; Beine; Waden*
- **Zehen**: cupr.[1]
  - ☞ *Angeweht, Angepustet, Angeblasen, Empfindung, als würden Glieder; Wind aus den Zehen bläst, als ob*

kalter:

- **Arme**: aster. m-aust.[5] mosch.[5] phos. rhus-t.[5]
  - ◦ **Oberarme,** Streckmuskeln: phos.
    - ☞ *O; Arme; Oberarme*
- **Beine**: adam.[222] bar-acet.[4] bar-c.[1] calc.[1] lil-t. samb.[5]

Schultern bläst, der auf die: fl-ac. lyc.

- **darüberstreichend,** sich bis zu den Fingern erstreckend: fl-ac.

WIRBELN, Empfindung von: glon.

WIRFT die Hände herum im Schlaf: kali-br.[137] nat-c.[1]

wild: kali-br.[137]

WOCHENBETT-THROMBOSE:

☞ *Phlegmasia alba dolens*

WOGEN, Empfindung von:

Arme: **Alum.**[5] am-c.[5] bell.[5]

Beine: **Alum.**[5] bell.[5] clem.[5] mez.[5] nat-c.[5] ph-ac.[5] sul-ac.[5]

WOGENDES Gefühl, rechte Kniekehle: agar.[36]

WOLLE zu treten, Empfindung auf:

☞ *Gehen; Wolle, wie auf*

WUNDGERIEBENE Füße:

☞ *Wundheit, Exkoriation; Füße*

WUNDHEIT, Exkoriation:

☞ *Schmerz; wund, Schmerz mit Empfindlichkeit, wie wund und zerschlagen*

Gelenkbeugen: bell. **Caust. GRAPH.** lyc. **Mang. Ol-an. Petr. Sep.** squil. **Sulph.**

Arme: ars.[5] graph.[1] laur.[5] **Lyc.**[5] nat-ar.[102] physal.[72] **Plat.**[5] ruta[5] sul-ac.[5] sulph.[5]

- **Hände**: ars.[5] graph.[5] **Lyc.**[5] nat-ar.[102] physal.[72] **Plat.**[5] ruta[5] sul-ac.[5] sulph.[5]
  - ☞ *O; Arme; Hände*
  - ◦ **Fingern,** zwischen den: **Ars.**[5] **Graph.**[5] nat-ar.[102] physal.[72]
    - ☞ *O; Arme; Hände; Fingern, zwischen den*
- **Finger**: **Graph.**[1] laur.[5] nat-ar.[102] physal.[72]

Gesäßbacken: arg. ars-s-f.[58] arum-t. benz-ac.[122] berb. bufo calc. canth.[122] carb-v. carbn-s. caust. cham.[36] graph.[58] kreos.[122] lyc.[224] med.[122] merc.[122] nat-c.[122] nat-m. nit-ac. puls. rhus-t.[122] sang.[58] sel.[5] sep.[224] sulph.[122]

WUNDHEIT, Exkoriation; **Gesäßbacken; zwischen** den Gesäßbacken (Forts.)

- **zwischen** den Gesäßbacken: arg. ars-s-f.[58] arum-t. benz-ac.[122] **Berb.** bufo calc. canth.[122] carb-v. **Carbn-s.** caust. cham.[36] **GRAPH. Kreos.**[122] lyc.[224] med.[122] merc.[122] nat-c.[122] nat-m. **Nit-ac.** puls. rhus-t.[122] sang.[58] **Sep.**[224] **Sulph.**[122]
  ☞ *Hautausschläge; Beine; Gesäßbacken; zwischen den Gesäßbacken*

◦ **Gehen,** durch: arg. **CAUST.** graph.[58] nat-m. **Nit-ac.**

◦ **Säuglinge**: benz-ac.[122] canth.[122] graph.[122] kreos.[122] lyc.[224] med.[122] merc.[122] nat-c.[122] nit-ac.[122] rhus-t.[122] sep.[224] sulph.[122]

Oberschenkeln, zwischen den: aeth.[31] agn.[5] **Am-c. Ambr.** anan. ars. ars-s-f.[58] aur.[5] **Bar-c.**[5] bufo **Calc.** carb-an.[5] carb-v.[5] carbn-s. **CAUST. Chin.** chin-ar. coff.[5] goss. **GRAPH. HEP. Iod.**[5] kali-ar. **KALI-C. KREOS. LYC.**[1] **Mang.**[5] meph.[111] **MERC.** nat-ar.[58] **Nat-c. Nat-m.**[5] **Nit-ac. Petr.** phos.[1] **RHOD.**[5] ruta sang.[58] sel.[5] **SEP.** squil. **Sul-ac. SULPH.** thuj.[5] zinc.
  ▥ *MÄNNLICHE GENITALIEN; C; Wundheit; Skrotum und Oberschenkeln, zwischen*

- **links**: lyc.[1]
- **Gehen,** durch: aeth.[31] **GRAPH.** ruta sul-ac. **Sulph.**
- **Leukorrhoe,** durch:
  ▥ *WEIBLICHE GENITALIEN; C; Fluor, Ausfluss; scharf, wundmachend*
- **Menses,** während:
  ☞ *O; Beine; Menses; während* ▥ *WEIBLICHE GENITALIEN; C; Wundheit, Exkoriation; Menses; während*
- **Reiten,** durch: carb-an.[5] ruta[111]

Kniekehlen: **Ambr. SEP.**
  ☞ *O; Beine; Knie •O; Beine; Knie; Kniekehle*

Unterschenkel: bism.[102] lach.
  ☞ *O; Beine; Beine*

- **Schienbein, juckend**: bism.[102]
  ☞ *O; Beine; Beine; Schienbein* ▥ *ALLGEMEINES; C; Jucken, Kitzeln, Empfindung von; Knochen*

Knöchel, Fußgelenk: ars.[5]

Füße: all-c.[111] aur-m. bamb-a.[1184] bar-c. berb. carb-an.[1] carb-v. clem. coff.[5] eug.[58] fl-ac.[58] graph. hell.[5] hydr.[58] hydrog.[222] iod.[102] lach.[122] lyc.[102] mang. merc-i-f. mez. morg.[136] nat-c. nat-m. nit-ac. petr.[102] ph-ac.[5] phys.[102] ran-b. sanic. sars.[122] sep. sil. syph. zinc.
  ☞ *O; Beine; Füße*

- **Fersen**: all-c.[111]
  ☞ *O; Beine; Füße; Fersen*
- **Fußsohlen**: sil.[1]
  ☞ *O; Beine; Füße; Fußsohlen*
- **Zehen, zwischen den**: aur-m. bamb-a.[1184] bar-c. berb. carb-an.[1] carb-v. clem. coff.[5] eug.[58] **Fl-ac. Graph.** hell.[5] hydr.[58] hydrog.[222] **Iod.**[102] **Lach.**[122] lyc.[102] mang. merc-i-f. mez. morg.[136] **Nat-c.** nat-m. nit-ac. petr.[102] **Ph-ac.**[5] phys.[102] ran-b. sanic. **Sars.**[122] **Sep. SIL.** syph. zinc.

◦ **Gehen,** durch: carb-an.[1]

◦ **Schweiß,** durch: **BAR-C. Carb-v.** fl-ac.[58] **Graph.** iod.[102] lyc.[102] **Nit-ac. Petr.**[102] **Sanic. Sep. Sil. ZINC.**
  ☞ *Rissige Haut; Beine; Füße; Zehen, zwischen den •Schmerz; Beine; Zehen; Schweiß, durch •Schmerz; wund, Schmerz mit Empfindlichkeit, wie wund und zerschlagen; Beine; Zehen; Schwitzen, durch*

Zehe, große: scorp.[269]

WÜRMERN in den Beinen, Empfindung wie von: morph.[85]
  ☞ *Ameisenlaufen, Kribbeln; Beine; •Fremdkörper, Empfindung wie von einem*

X-BEINE
  ☞ *Gegeneinanderschlagen von Gliedmaßen; Knie*

ZERFALLEN zu Pulver, Nägel, beim Schneiden: **Sil.**[36]
  ☞ *O; Nägel* ▥

ZERSCHLAGENHEITSGEFÜHL:
  ☞ *Schmerz; wund, Schmerz mit Empfindlichkeit, wie wund und zerschlagen*

ZERSTÖRUNG des Schienbeins: sal-ac.[171]
  ☞ *Karies, Nekrose; Beine;*

ZIEHEN, Zerren, Empfindung von: agar. bell. bufo[111] calc-f.[119] cyt-l.[119] hura maland.[56] mang-m.[36] plb. raph. tama.[197] thuj.

Arme: agar. hura maland.[56] plb. raph. thuj.

- **Schwangerschaft,** während: plb.

Beine:

- **Gelenke**: bufo[111]
  ☞ *O; Beine; Gelenke*
- **Unterschenkel**:
  ☞ *O; Beine; Beine*

◦ **Kopfschmerz,** während: tama.[197]
  ☞ *O; Beine; Kopfschmerz, während*

◦ **erstreckt** sich abwärts: calc-f.[119]

- **Knöchel,** Fußgelenk, links: mang-m.[36]

◉ **Haare** hochgezogen würden, Empfindung, als ob die, **Unterarm**: maland.[56] thuj.

ZIRKULATION in den Beinen stockt, Empfindung als ob die: lact.[85] olnd.[5]

ZITTERN:

allgemeine Arzneien: **Acon.** act-sp. aesc. aesc-g.[25] aeth. **Agar.** ail. alco.[36] all-c. **Alum.** alum-p.[58] alum-sil.[58] alumn. am-c. am-caust.[144] am-m. **Ambr.** aml-n. **Anac.** androc.[222] ang.[5] ant-c. ant-t. **Apis** apisin.[5] aq-mar.[149] aran. aran-ix.[144] arg. **ARG-N.**[122] arn.[5] **ARS.**[54] ars-h. **ARS-I.** ars-s-f.[58] **Asaf.** astac. atista[192] atro.[25] aur.[60] aur-m. aur-s.[58] aven.[102] bac.[56] bamb-a.[1184] bapt.[111] bar-c.[5] bar-m. bar-s.[58] bell.[58] bism. bor. both-a.[3070] bov. brom.[58] bry.[5] bufo buth-aust.[119] cadm.[149] cadm-s. cahin. caj.[25] calad. **Calc.** calc-f.[119] calc-i.[58] calc-p.[76] calc-s. calc-sil.[58] camph. cann-i. cann-s. **Canth.** caps.[5] carb-ac. carb-an. **Carb-v.**[60] carbn-h. carbn-o. **Carbn-s.** carc.[149] carl. carn-g.[264] cass.[36] cast. **CAUST.**[60] cham.[60] **CHEL. Chin.** chin-ar. **Chin-s.** chlor.[197] chlorpr.[149] **Cic. Cimic.** cina[102] cist. cob. cob-n.[119] coca **COCC.** cod.[102] coff.[60] colch.[172] coloc. com. **Con.**[5] conv.[102] cop. corn. croc.[60] **Crot-c.** crot-h. croto-t. cub.[4] **Cupr.**[60] cupr-ar. cur. curc.[192] cycl. cymbo-ci.[2184] cypr.[85] dig. dios.

dirc. dor. dros. dulc.[5] elaps eup-a.[25] eup-per. euphr. eupi. fago.[25] falco-p.[265] ferr. ferr-i. ferr-m. ferr-ma.[10] fl-ac. **GELS.**[102] gink.[227] gins. glon. goss.[25] gran. granit-m.[194] graph.[60] grat. guare. harp.[1184] helo. hep. hipp.[102] hydr-ac.[111] hydrog.[222] **Hyos. Hyper.** iber.[25] **Ign.** ind. **IOD.**[5] ip. iris jab.[38] kali-ar. kali-bi. kali-br.[102] kali-c.[1] kali-cy. kali-i. kali-n. kali-p.[85] kali-s. kali-sil.[58] **Kalm.** kola[1184] kres.[149] kron.[9] lac-c.[193] lac-d. lac-lox-a.[204] lac-lup.[204] **Lach.** lact. lap-laz.[227] lat-h.[301] lat-m.[144] lath.[102] laur. led. lil-t. lith-c.[227] lob. **Lol.**[102] lyc.[1] lycps. lyss. m-arct.[5] m-art.[5] mag-c.[60] mag-m. **Mag-p.** mag-s. manc. mang. mant-r.[262] med. menth-pu.[85] meny. meph. **MERC. Merc-c.** methyl.[85] **Mez.**[60] mim-h.[36] **Morph.** mosch.[60] mur-ac.[1] murx. myric.[25] nat-ar. nat-c.[60] nat-m. nat-p. nat-s. nat-sil.[58] neon[222] nicc. **NIT-AC.** nux-m. **NUX-V.**[81] ol-an. olnd. onos. **OP.** ox-ac. ozone[227] paeon. par. paraf.[77] ped.[85] **Petr.** ph-ac. **Phos.**[60] phys. phyt. pic-ac. pip-m. plan. **Plat.**[172] **PLB.** plut-n.[222] prim-v.[1125] psil.[164] psor. ptel. **Puls.**[172] puls-n.[25] querc.[809] ran-b. raph. rat. rheum rhod. **RHUS-T.**[60] **Rhus-v.** ruta sabad.[5] sabin. samb. sarcol-ac.[102] sars.[60] schran-u.[88] **Sec.** sel.[5] seneg.[5] sep.[60] sieg.[144] **Sil.**[1] sol-n. spig.[1] **Spong.** squil. stann. staph. **STRAM.** stront-c. **Stry.** succ.[194] sul-ac.[5] sul-i.[58] sulfon.[72] **Sulph.**[1] sumb. **Tab.** tama.[197] tarax.[5] tarent. tarent-c.[77] tax.[303] ter. term-c.[192] **Thal.**[72] thea ther.[111] thuj. thyr.[56] til. tub. tung.[252] ust. valer.[5] **Verat.** verb. vinc. viol-o. viol-t.[5] vip. **Visc.** x-ray[119] xero.[72] yohim.[85] **Zinc.**[5] zinc-acet.[36] zinc-p.[58] zing.

☞ *Rucken • Zucken, fibrilläre Zuckungen* *ALLGEMEINES; C; Zittern; allgemeine Arzneien*

- **einseitig**: stram.[1]
- **rechts**: ars.[111]
  ☞ *O; Arme; rechts*
- **morgens**: carb-v. euphr. kali-c. nat-c. nat-m. **NIT-AC. Sil.** staph.[1]
  - ◦ **Gehen,** beim: euphr.
- **10** Uhr: bor.[122]
- **nachmittags**: anac. carb-v. **Gels.** ran-b.
  - ◦ **Gehen,** beim: ran-b.
- **abends**: agar. carb-an.[1] chel. **Cocc.** dig. mez.
  - ◦ **Einschlafen,** beim: carb-an.[1]
  - ◦ **Gehen,** beim: dig.
- **nachts**: calc. hep. nat-m. rhod.
  - ◦ **Erwachen,** beim: nat-m.
- **periodisch**: **Merc.**
- **alten** Menschen, bei: aran.[144] aran-ix.[144] con.[144] zinc.[144]
- **Anstrengung,** nach: am-caust.[144] **Merc.** nat-m. onos.[144] **Phos. RHUS-T.** sec. stann.[144] x-ray[119]
- **Ärger,** durch: ran-b.
  GEMÜT; M; Kränkung, Beleidigung, Verdruss, Beschwerden durch
- **Aufstützen** oder Anlehnen an irgendetwas amel.: plb.
- **Ausstrecken,** beim: merc-c.
- **Bewegung,** bei: atista[192] **MERC.** sulph.
- **Erbrechen,** nach: ars. eupi.
  ALLGEMEINES; M; Erbrechen; agg. nach Erbrechen
- **Erregung,** bei: cass.[36] gels.[58] goss.[122] **MERC.** phos.
  GEMÜT; M; Erregung; Beschwerden durch; Allgemeinsymptome
- **Erwachen,** beim: cimic.[81]
- **Essen,** nach dem: alum.[5] caust.[5] nit-ac.[5]
- **etwas** getan werden soll, wenn: **KALI-BR.**
- **Fieber,** während: valer.[5] **Zinc.**
  ☞ *Zucken, fibrilläre Zuckungen; Fieberhitze, während*
  - ◦ **Hitzestadium**: valer.[5]
- **Froststadium** im Fieber, während: anac. ang. ars. bry. chin. chin-s. cina **COCC.** con. eup-per. ferr. **Gels.** merc. **Par.** petr. plat. sabad. sul-ac. zinc.
- **Furcht,** bei: ran-b.[54]
- **Gebrauch** der Hände, beim: ferr-i.
- **Gehen,** Laufen:
  - ◦ **während**: acon. ars. cupr. ferr-i. **MERC.** nux-v. phos. sulph.
  - ◦ ◦ **Freien,** im: **Nux-v. Phos.**
  - ◦ **nach**: cupr.[1]
  - ◦ **muss** Gehen: arg.[149]
- **geistige** Einflüsse:
  - ◦ **Anstrengung,** nach geistiger: plat.[58]
  - ◦ **Gemütssymptomen,** bei: plat.[58]
- **Gespräch,** Unterhaltung, durch: **Ambr.**
  ALLGEMEINES; M; Gespräch, Unterhaltung; agg.
- **halten,** kann kein Glas Wasser: lol.[102]
- **Herzklopfen,** bei: coff.[76]
- **Husten,** durch: bell. **Cupr. Phos.**
- **Koitus,** nach: **Agar.**
- **Kolik,** nach: plb.
- **lange** in gleicher Stellung bleiben, wenn Glieder: staph.[1]
- **Menses**:
  - ◦ **vor**: hyos. kali-c. lyc. **Nat-m.**
  - ◦ **während**: **Hyos.** nat-m. **Nit-ac.** plat. stram.
- **Mittagessen,** nach dem: nit-ac.
- **Nachdenken,** beim: bor.
  GEMÜT; M; Nachsinnen, tiefes, agg.
- **Neurasthenie,** bei: prim-v.[1125]
- **Samenerguss,** nach: **NAT-P.**
- **Säuglingen,** bei: arn.[54]
- **Schreck,** Furcht, nach: **OP.**
  GEMÜT; M; Schreck oder Furcht, Beschwerden durch
- **schreckt** aus dem Schlaf hoch: petr.[1]
- **schreiben,** kann nicht: lol.[102]
- **sexueller** Erregung, bei: graph.
  GEMÜT; M; Erregung; Beschwerden durch; Allgemeinsymptome • GEMÜT; M; Erregung; Beschwerden durch; sexuelle • MÄNNLICHE GENITALIEN; C; Sexualtrieb; Verlangen, sexuelles; heftig; Zittern, mit

ZITTERN (Forts.)

- **Stehen,** beim: dirc. **Merc-c. Olnd.**[22] **Zinc.**
- **Stuhlgang,** nach: ars. carb-v. **Con.**
- **Trinkern,** bei: **ARS. Bar-c. Nux-v.**
- **Weinen,** beim: tarent.
- **Widerspruch,** bei: nit-ac.
  GEMÜT; M; Widerspruch, Beschwerden durch
- **Willenskraft** unterdrückt werden, kann durch: helo.[144]
- **Zigarre,** nach Rauchen von: op.
- **Zorn,** nach: lap-laz.[227] **Nit-ac.** ran-b.[54]
- **gelähmte** Teile: **CAUST.** merc.[137] nux-m.[137] phys.[171] plb.
- **innerlich**: carb-an.[1] **Chin.** gins. staph. sul-ac.[58]
- **Gelenke**: cycl. mang. nit-ac.[1] paraf.[77]
- **Arme**: acon. act-sp.[102] aesc. **Agar.** all-c. alum.[5] alum-p.[58] alum-sil.[58] alumn. am-c.[5] ambr.[85] aml-n. **Anac.** androc.[222] ang.[5] ant-c. ant-t.[36] apis apisin.[5] aran. aran-ix.[144] **Arg-n.** arn. **Ars.** ars-i. ars-s-f.[58] asaf. astac. atro. aur-m. aven.[102] bac.[56] bapt. bar-c.[193] bell.[5] bism. bor.[1] both-a.[3070] bov.[76] **Bry.**[5] bufo cadm.[149] cadm-s.[144] cahin. calc. calc-f.[119] calc-i.[58] **Calc-p.** calc-s. calc-sil.[58] camph. cann-i. cann-s. canth. caps. carb-ac. carb-an. carb-v.[1] carbn-h. **Carbn-s.** carc.[149] carn-g.[264] caust. chel. chin.[5] chin-ar. chlor.[197] **Cic.** cimic. cina[102] cist. cob-n.[119] coca **Cocc.** cod.[102] coff. colch. com. con. conv.[102] cop. crot-c. crot-h.[102] croto-t. **Cupr.** cupr-ar. cur.[102] curc.[192] cycl. cymbo-ci.[2184] dig. dios. dor.[25] dros. dulc. elaps eupi. fago.[25] falco-p.[265] ferr. ferr-m. ferr-ma. fl-ac. **Gels.**[8] gink.[227] glon. gran. granit-m.[194] graph.[111] grat. guare. harp.[1184] helo. hep. hipp.[102] hydr-ac.[111] hydrog.[222] **Hyos.** hyper. iber.[36] ign.[54] ind. **Iod.** jab.[38] kali-ar. kali-br.[102] kali-c. kali-i. kali-n. kali-p.[85] kali-s. kali-sil.[58] kres.[149] lac-c. lac-d. lac-lup.[204] lach. lact. lap-laz.[227] lat-m.[144] lath.[85] laur. led. lil-t. lith-c.[227] lol.[102] lyc.[1] lycps. lyss. m-arct.[5] m-art.[5] mag-c. mag-m.[1] mag-p. mag-s. manc. med. menth-pu.[85] meph. **MERC.** merc-c. mez. morph. mosch.[5] murx. nat-ar. nat-c.[5] nat-m. nat-p. nat-s. nat-sil.[58] neon[222] nicc. **NIT-AC.** nux-m. nux-v. ol-an. olnd.[5] onos. **OP.**[5] ox-ac. ozone[227] paeon. par. ped.[85] petr.[1] ph-ac. **Phos.** phys. phyt. plan. plat. **PLB.** plut-n.[222] psor. ptel.[144] puls.[122] querc.[809] ran-b. rheum rhod. **Rhus-t.**[5] sabad. sabin. samb. sarcol-ac.[102] sars. sec. sel.[5] seneg. sep. sieg.[144] **SIL. Spig.** spong. **Stann.**[1] staph. **Stram.** stront-c. stry. sul-ac.[5] sulph. tab. tama.[197] tarax.[5] tarent.[137] tarent-c.[77] tax.[303] ter. thea ther.[111] thuj.[1] tub. tung.[252] ust. valer. verat. vinc. viol-o. yohim.[85] **Zinc.**[102] zinc-acet.[36] zing.

◦ **links**: both-a.[3070] cann-i.[111] com.[111] hyper. lac-c.[111] puls.[1] stann.[111] sulph.[1]
  ☞ *O; Arme; links*

◦ **rechts**: caust.[111] dor.[25] dulc.[85] eupi. graph.[111] nit-ac.[111] sil.[1] sulph.[1] zinc-acet.[36]
  ☞ *O; Arme; rechts*

◦ **morgens**: all-c.[111] anac.[111] cupr.[111] lac-c.[111] **Sil.** sulph.
  ☞ *O; Arme; morgens*

◦ **vormittags**: paeon. phys. plb.
  ☞ *O; Arme; vormittags*

◦ ◦ **11** Uhr: phys. plb.

◦ **abends**: **Hyos.** phys. plan.
  ☞ *O; Arme; abends*

◦ ◦ **19** Uhr: phys.

◦ **nachts,** beim Erwachen: plb. verat.
  ☞ *O; Arme; nachts • O; Arme; Erwachen, beim*

◦ ◦ **Branntwein** amel.: plb.
  ALLGEMEINES; C; Speisen und Getränke; Weinbrand; amel.

◦ **Anlehnen,** beim: astac. meph.
  ☞ *O; Arme; Anlehnen oder Aufstützen mit dem Teil agg.*

◦ **Anstrengung,** nach mäßiger: **Hyos. RHUS-T.** sil.
  ☞ *O; Arme; Anstrengung; agg.*

◦ **Arbeit,** durch feine: **Sulph.**[122]

◦ **Arbeit,** Ermüdung, bei: **Cupr. Plb.**
  ☞ *O; Arme; Handarbeit, durch*

◦ **Aufstehen,** nach: alumn.

◦ **Begleitsymptom,** als: calc-p.[137]

◦ **Bewegung,** bei:
  ☞ *O; Arme; Bewegung; während*

◦ ◦ **agg.**:

◦ ◦ ◦ **während**: bell. gels. iod. led. mag-p. plb.

◦ ◦ ◦ ◦ **leichter** B., bei: bell. gels. iod. **Mag-p.**

◦ ◦ ◦ **nach**: hyos.
  ☞ *O; Arme; Bewegung; nach*

◦ ◦ **amel.**: com. **RHUS-T.**

◦ **Epilepsie**:
  ☞ *Konvulsionen, vor epileptischen*

◦ **Essen**:

◦ ◦ **beim**: sec. stram. tung.[252]

◦ ◦ **nach**: bism.

◦ **geistige** Anstrengung, durch: vinc.
  ☞ *O; Arme; geistige Anstrengung, durch*

◦ **greift,** wenn man irgendetwas: verat.
  ☞ *O; Arme; Greifen, ergreifen von Gegenständen; agg.*

◦ **hält,** wenn man irgendetwas: caust.[1] coff. led. lyc. phos. verat.[137]
  ☞ *O; Arme; Greifen, ergreifen von Gegenständen; agg. • Unterarme; Greifen, beim*

◦ ◦ **abgespreiztem** Arm, bei: caust.[1]

◦ **Harnwegsbeschwerden,** bei: dulc.

◦ **Konvulsionen,** vor epileptischen: **Sil.**

◦ **Konvulsionen,** während: sulph.

◦ **liegt,** Arm auf dem man: **Camph.**
  ☞ *O; Arme; Liegen; agg.; während; Seite, auf der;*

◦ **Reizbarkeit,** mit: kres.[149]

◦ **Schlaf,** im: merc.
  ☞ *O; Arme; Schlaf; während*

◦ **Schreiben**:
  ☞ *O; Arme; Schreiben agg.*

◦ ◦ **während**: agar. ant-c. bar-c. caust. chin. cimic. coff. colch. hep. kali-c. **MERC.** nat-m. nat-s. olnd. ph-ac. sabad. samb. sep. sulph. thuj. valer. zinc.
  ☞ *O; Arme; Schreiben agg.*

◦ ◦ **nach**: thuj.
  ☞ *O; Arme; Schreiben agg.*

- **Sitzen,** beim: merc.
  ☞ *O; Arme; Sitzen; während*
- **Stehen,** beim: merc.
  ☞ *O; Arme; Stehen; agg.*
- **Versuch,** irgendetwas zu tun, agg.: lath.[85]
- **innerlich**: petr.[1]
- **Schultern**: aesc. ang.[5] asaf. com. dros. puls.[5] spig.[5] sul-ac.[5] sulph.
  ☞ *O; Arme; Schultern*
- **Oberarme**: agar. am-c.[5] ant-c. aran. asaf. carbn-s. cocc.[102] cod.[102] fl-ac.[36] **Gels.**[102] ign.[5] kali-br.[102] kali-c.[5] lyc.[5] **Mez.**[5] nit-ac. **Phos.**[102] sil.[102] spig.[5] stann.[5] stram.[5] tarax.[5]
  ☞ *O; Arme; Oberarme*
  - **Bewegung** amel.: asaf.
    ☞ *O; Arme; Bewegung; amel.*
  - **Bizeps,** rechts: fl-ac.[36]
- **Ellenbogen**: bar-c.[5] caust.[111]
  ☞ *O; Arme; Ellenbogen*
- **Unterarme**: agar. alum.[5] bar-c. **Calc-p.** carbn-s. caust. cimic. colch. com. dulc. fl-ac. iber.[36] merc. nat-c.[5] nat-p.[137] nit-ac. **Onos.** plb. **Rhus-t.**[5] sil.[5] spong. verat. zing.
  ☞ *O; Arme; Unterarme*
  - **rechts**: **Dulc. Nit-ac.**
    ☞ *O; Arme; rechts*
  - **Greifen,** beim: verat.
    ☞ *O; Arme; Greifen, ergreifen von Gegenständen; agg. •hält, wenn man irgendetwas*
  - **Koitus,** nach: nat-p.[137]
  - **Schreiben,** beim: **Caust.** com. **MERC.**
    ☞ *O; Arme; Schreiben agg.*
  - **erstreckt** sich zum Daumen: agar.
  - **Radialarterie**: iber.[36]
- **Handgelenke**: acon. chel. glon. olnd. plb.
  ☞ *O; Arme; Handgelenke*
  - **Bewegung,** durch: acon. plb.
    ☞ *O; Arme; Bewegung; während*
  - **Gemütsbewegungen,** durch: plb.
    ☞ *O; Arme; Gemütsbewegungen, durch*
  - **Kopfschmerz,** während: glon.
    KOPF; O; Innerlich, innerer Kopf; Zittern, mit
- **Hände**: **Acon.** act-sp.[102] **AGAR.** all-c. alum. alum-p.[58] alum-sil.[58] alumn. am-c.[76] **Aml-n.** **Anac.** androc.[222] **Ant-c.** **ANT-T.**[36] **Apis** apisin.[5] aran-ix.[144] **Arg-n.** arn. **Ars. Ars-i.** ars-s-f.[58] atro. aur-m. aven.[102] bac.[56] bapt. bar-c.[193] **Bell.**[5] bism. bor.[1] both-a.[3070] bov.[76] bry.[5] bufo cadm.[149] cadm-s.[144] cahin. **CALC.**[8] calc-f.[119] calc-i.[58] **CALC-P. Calc-s.** calc-sil.[58] camph. cann-i. cann-s. canth. caps. carb-ac. **Carb-an.** carb-v.[1] **Carbn-h. Carbn-s.** carn-g.[264] **CAUST.** chel. **Chin.**[5] chin-ar. chlor.[197] **Cic.** cimic. **Cina**[102] cist. cob-n.[119] coca **Cocc. Coff.** colch. **Con.** conv.[102] **Cop.** **Crot-c. Crot-h.**[102] croto-t. cupr. **Cur.**[102] curc.[192] cycl. cymbo-ci.[2184] dig. dios. dulc. elaps fago.[25] falco-p.[265] **Ferr.** ferr-ma. **Gels.**[8] **Glon.** gran. granit-m.[194] grat. guare. harp.[1184] helo. hep. hipp.[102] hydr-ac.[111] hydrog.[222] **Hyos. Ign.**[54] ind. **IOD.** kali-ar. kali-br. **Kali-c.** kali-i. kali-n. **Kali-p.**[85] kali-s. kali-sil.[58] kres.[149] **Lac-c.** lac-d. lac-lup.[204] **Lach.** lact. lap-laz.[227] **Lat-m.**[144] laur. led. lil-t. lith-c.[227] lol.[102] lyc.[1] lycps. lyss. m-arct.[5] mag-c. mag-m.[1] **Mag-p.** mag-s. manc. med. menth-pu.[85] **MERC.** merc-c. mez. morph. mosch.[5] nat-ar. nat-c.[1] **NAT-M.** nat-p. nat-s. nat-sil.[58] neon[222] nicc. **NIT-AC. Nux-m. NUX-V. Olnd. Onos. OP.**[5] ox-ac. ozone[227] par. ped.[85] **Ph-ac. PHOS.** phys. **Phyt.** plan. **Plat.**[54] **PLB.** plut-n.[222] **Psor.** ptel.[144] **Puls.**[122] **QUERC.**[809] ran-b. rheum rhod. **Rhus-t.**[5] sabad. samb. **Sarcol-ac.**[102] **Sars.** sel.[5] sep. sieg.[144] **Sil.** spig. spong. **STANN.** staph. **Stram.** stry. **SULPH.** tab. tama.[197] tarent.[137] tarent-c.[77] tax.[303] ter. thea ther.[111] **Thuj.**[1] tub. ust. valer. verat. yohim.[85] **ZINC.**
  ☞ *O; Arme; Hände*
  - **links**: both-a.[3070] calc. **Glon.** lac-c. menth-pu.[85] puls. stann.[1]
    ☞ *O; Arme; links*
  - **rechts**: all-c. anac. caust. hydr-ac.[111] mez. sep.[1] sulph.[1]
    ☞ *O; Arme; rechts*
  - **morgens**: ars. aur-m. carb-an. croto-t. **Kali-c.** lyc. **Nat-c. Nat-m.** nat-s.[58] phos. sulph.
    ☞ *O; Arme; morgens*
    - **Aufstehen,** beim: croto-t.
      ☞ *O; Arme; Aufstehen; agg.; Bett, aus dem*
    - **Frühstück,** beim: **Carb-an.**
      ☞ *O; Arme; Frühstück, nach dem*
  - **vormittags**: harp.[1184] sars. sulph. valer.
    ☞ *O; Arme; vormittags*
  - **mittags**: cic.[1] sulph.[1]
  - **nachmittags**: **Calc.** cymbo-ci.[2184] granit-m.[194] lyc.[1] lycps. mez. nat-c.
    ☞ *O; Arme; nachmittags*
    - **Nervosität,** bei: granit-m.[194]
  - **abends**: **All-c.** caust. ferr. mez. nat-m. plan. **Plb.**
    ☞ *O; Arme; abends*
    - **Bett,** im: nat-m.
  - **nachts**: am-c. bufo carb-v. nat-c.[1]
    ☞ *O; Arme; nachts*
    - **erwacht** dadurch: nat-c.[1]
  - **Angst,** mit: am-c. bov. calc-f.[119] cic. **Plat.**[54] puls.
    - **Hitzewallungen,** mit: **Plat.**[54]
  - **Arbeit,** nach feiner: sulph.[1]
  - **Auflegen** auf den Tisch, beim: stann. **Zinc.**
    ☞ *O; Arme; legt den Arm; Tisch, auf den*
  - **Aufstehen,** nach: nux-v.
  - **Begleitsymptom,** als: calc-p.[137]
  - **Betätigung,** nach: curc.[192] ferr-ma. hyos.
    ☞ *O; Arme; Anstrengung; agg.*
  - **Bewegung** amel.: **Crot-h.** zinc.
    ☞ *O; Arme; Bewegung; amel.*
  - **Bewegung** der Hände agg.: agar. ant-c. **Camph.** gels. iod. **Kali-br. Led. Plb. Puls.**[122]
    ☞ *O; Arme; Bewegung; während •O; Arme; Bewegung; während; Hand, der*
    - **Typhoid,** bei: **Gels.**

ZITTERN; Hände (Forts.)

◦ ◦ **Delirium** tremens, bei: **Coff. Kali-br. Lach. NUX-V. QUERC.**[809] **Stram.**

◦ ◦ **Einfädeln,** beim: ran-b. **Sil.**

◦ ◦ **Erbrechen,** beim: ant-t.[36] calc.[8] calc-p. **Sulph.**

◦ ◦ **Erwachen,** beim: ant-c. **Nat-s.**
☞ *O; Arme; Erwachen, beim*

◦ ◦ **Essen,** beim: bism. **COCC.** olnd. stram.
☞ *O; Arme; Essen; während*

◦ ◦ **Froststadium** im Fieber, während: canth. chin.

◦ ◦ **Gebrauch** der Hände, durch: **Phos. Sil.**

◦ ◦ **Gehen**:

◦ ◦ ◦ **während**: kali-c.[1] **Led.**

◦ ◦ ◦ **nach**: ferr-ma.[10] sulph. ust.

◦ ◦ **geistige** Einflüsse:

◦ ◦ ◦ **Anstrengung,** bei geistiger: bor.[1]
☞ *O; Arme; geistige Anstrengung, durch*

◦ ◦ ◦ **Sorgen** agg.: plb.
▥ *GEMÜT; M; Sorgen; agg.*

◦ ◦ **Gemütsbewegungen,** durch: nat-m. plb.
☞ *O; Arme; Gemütsbewegungen, durch*

◦ ◦ **geschwollen,** und: crot-h.[102]

◦ ◦ **Greifen** amel.: stann.[1]
☞ *O; Arme; Greifen, ergreifen von Gegenständen; amel.*

◦ ◦ **Handarbeit,** bei: **MERC.** plb. **Sil.**
☞ *O; Arme; Handarbeit, durch*

◦ ◦ **Herunterhängenlassen,** beim: phos.

◦ ◦ **Herzklopfen,** bei: am-c.[76] bov.[76]

◦ ◦ **Hochheben** der Hände, beim: **COCC.** gels.[8] **MERC.**
☞ *O; Arme; Anheben; agg., der Glieder*

◦ ◦ **Hunger,** bei: olnd.
☞ *O; Arme; Hunger, bei gierigem*

◦ ◦ **Konvulsionen,** nach epileptischen: arg-n.[122]

◦ ◦ **Kopfschmerz,** bei: androc.[222] bac.[56] calc-p. carb-v.[1] glon.[58]
▥ *KOPF; O; Innerlich, innerer Kopf; Zittern, mit*

◦ ◦ **Menses,** während: agar. **Hyos. Zinc.**
☞ *O; Arme; Menses; während*

◦ ◦ **Mittagessen**:

◦ ◦ ◦ **während**: grat. tab.

◦ ◦ ◦ **nach**: ant-c.[1] mag-m.[1]

◦ ◦ **Mund** führt, wenn man etwas zum: bar-c.[193] kali-br. **MERC. PLB.** sil.[137]
☞ *O; Arme; Tragen von Dingen agg.*

◦ ◦ **Nachrichten,** nach unangenehmen: nat-m.

◦ ◦ **Nephritis,** bei: lycps.

◦ ◦ **Nervosität,** durch: kali-p.[85]

◦ ◦ **Reiben** amel.: **Nat-m.**
☞ *O; Arme; Reiben; amel.*

◦ ◦ **Ruhelosigkeit,** mit: onos.[304]

◦ ◦ **Schlaf,** nach: morph.
☞ *O; Arme; Schlaf; nach*

◦ ◦ **Schmerzen,** bei: **CAUST.**
☞ *O; Arme; Schmerzen, bei*

◦ ◦ **Schreck,** Furcht, nach: op. samb.
▥ *GEMÜT; M; Schreck oder Furcht, Beschwerden durch*

◦ ◦ **Schreiben**:
☞ *O; Arme; Schreiben agg.*

◦ ◦ ◦ **agg.**: agar. **All-c.** alum. **Ant-c.** bar-c. bism. camph. caps. **Carb-ac. CAUST.** chel. **Chin. Cimic. Colch.** curc.[192] falco-p.[265] ferr. hep. hydrog.[222] hyos. **Ign.**[54] kali-br. **Kali-c.** lycps. **Lyss. MERC.** morph. **Nat-m. Nat-p. Nat-s.** olnd. **Ph-ac. Phos. PLB. Puls.** sabad. samb. **Sil.** stann. **SULPH.** thuj.[1] yohim.[85] **Zinc.**
☞ *O; Arme; Schreiben agg.*

◦ ◦ ◦ ◦ **jemand** zusieht, agg. wenn: **Ign.**[54]

◦ ◦ ◦ ◦ **unleserlich,** schreibt: yohim.[85]

◦ ◦ ◦ **nach**: thuj.[1]
☞ *O; Arme; Schreiben agg.*

◦ ◦ ◦ **amel., schnell**: ferr.[54]

◦ ◦ **Schriftsetzer,** Bleivergiftung, durch: plb.

◦ ◦ **Schwäche,** bei: **Led. MERC.** plb. **Stann.**

◦ ◦ **Schweiß,** mit: granit-m.[194]
☞ *O; Arme; Schweiss; agg.*

◦ ◦ **Schweiß,** während: ant-t.[5] **Bry.**[5] chin.[5] cocc.[5] **Merc.**[5] op.[5] phos.[5] **Rhus-t.**[5] **Sulph.**[5]
☞ *O; Arme; Schweiss; agg.*

◦ ◦ **Schwindel**:

◦ ◦ ◦ **durch**: gran.

◦ ◦ ◦ **nach**: **Zinc.**

◦ ◦ ◦ **mit**: bell.[5] sep.[5]

◦ ◦ **Sitzen,** beim: **Led.** sil.
☞ *O; Arme; Sitzen; während*

◦ ◦ **Stellungen** der Hände:
☞ *O; Arme; Greifen, ergreifen von Gegenständen; agg.*

◦ ◦ ◦ **Halten** von Gegenständen, beim: **Agar.** bar-c.[193] bism. cann-s. coff. con. lap-laz.[227] lol.[102] **MERC. PLB.** plut-n.[222] sabad. **Sil.** spig. **Staph.** stram.

◦ ◦ ◦ ◦ **Stillhalten** der Hände, beim: **Coff.**
☞ *O; Arme; Stillhalten der Arme agg.*

◦ ◦ ◦ **Intentionstremor**: cann-s. cocc.[58] **Led.** lyss. **MERC. Sil.** stram. verat.
☞ *O; Arme; Greifen, ergreifen von Gegenständen; agg.*

◦ ◦ ◦ **Vorzeigen** der Hände, beim: bar-c.[193] caust. **Cocc. Coff. Gels.** ign. **MERC. Merc-c. Phos.** plat. **PLB. Puls.** tab.

◦ ◦ **Tabak,** durch: **Nux-v.**

◦ ◦ **Typhoid,** bei: **Arg-n. Zinc.**

◦ ◦ **Wasser** aus einer Kanne gießt, wenn man: menth-pu.[85]
☞ *O; Arme; Anstrengung; agg.*

◦ ◦ **Wetter,** bei feuchtkaltem: **Dulc.**
☞ *O; Arme; Kälte; in der Kälte, während Kälte* • *O; Arme; Wetter; nasskaltes*

◦ ◦ **Widerspruch,** nach: cop. **Nit-ac.**
▥ *GEMÜT; M; Widerspruch, Beschwerden durch*

◦ ◦ **Zorn,** nach: hydrog.[222] sep.
☞ *O; Arme; Zorn, durch*

- **Finger**: alum.[5] am-c.[5] ambr.[85] ars. **Bry.**[5] calc. cic. cimic. cupr-ar. **Glon.** hyper. iod. kali-br.[102] lol.[102] **Merc.** morph. mosch.[5] nat-c.[5] nat-m. nit-ac. olnd.[5] phos. plat. plb. **Rhus-t.**[5] sep. stann.[1] stront-c. zinc.[102]
  - **nachts**: olnd.
    ☞ *O; Arme; nachts*
  - **Bewegung,** bei: plb.
    ☞ *O; Arme; Bewegung; während*
  - **Schreiben,** beim: **Cimic.**
    ☞ *O; Arme; Schreiben agg.*
  - **Daumen**: ambr.[85] olnd.[5] plat.
    ☞ *O; Arme; Finger; Daumen*
    - **abends**: ambr.[85]
      ☞ *O; Arme; abends*
  - **Zeigefinger**: **Calc.**
  - **Mittelfinger**: stann.[1]

- Beine: acon. act-sp. aesc-g.[8] **Agar.** ail. alum. alum-p.[58] alum-sil.[58] am-c. am-m. **Ambr.** **Anac.** androc.[222] ant-t. apis apisin.[5] **Arg.** **ARG-N.** arn.[5] **Ars.** ars-h. ars-i. ars-s-f.[58] asaf.[5] atro.[25] aur.[137] bamb-a.[1184] bapt.[111] **Bar-c.**[5] bell.[5] bor. bov. bufo cadm.[149] cadm-s. calad. **Calc.** calc-f.[119] calc-i.[58] calc-p.[76] calc-s. calc-sil.[58] camph. canth. caps.[5] **Carb-v.**[5] carbn-s. carc.[149] cass.[36] **Caust.** cham. chel. chin. chin-ar. chin-s. **Cic.** **Cimic.** cist. cob. coca cocc. coff. colch.[172] coloc. **Con.**[5] corn. croc. **Crot-h.** croto-t. cupr. cur. cycl. dig. dios. dor. dros. dulc.[5] falco-p.[265] ferr. ferr-m. ferr-ma.[10] fl-ac. gels.[102] **Glon.** goss.[25] graph.[1] helo. hep. hyos. iber.[25] ign.[172] ind. **Iod.**[5] ip. iris kali-ar. kali-bi. kali-c.[1] kali-cy. kali-n. kali-s. kali-sil.[58] kron.[9] lac-c.[193] lac-lox-a.[204] **LACH.** lact. **Lath.**[102] laur. **Led.** lil-t. lol.[111] lyc. lyss. m-arct.[5] mag-c.[5] mag-m. manc. mang. **Med.** meny. **Merc.** **Merc-c.** mez.[5] mim-h.[36] mur-ac.[1] myric.[25] nat-ar. **NAT-C.**[1] **Nat-m.** nat-p. nat-sil.[58] neon[222] nicc. **NIT-AC.** nux-m. **NUX-V.** ol-an. olnd. onos. **OP.** ox-ac. par. ped.[85] petr. **Ph-ac.** **Phos.**[102] phys. **Phyt.** pic-ac. pip-m. plan. plat.[1] **Plb.** plut-n.[222] psil.[164] psor. ptel. **PULS.**[1] puls-n.[25] ran-b. raph. rat. rhus-t. ruta sabad.[5] **Sars.** schran-u.[88] sec. **Seneg.**[5] sep.[5] sil.[1] sol-n. spig.[1] **Stann.** staph. stram. stry. sulph.[1] sumb. tab. tarax.[5] tarent. tax.[303] term-c.[192] thuj. valer.[5] **Verat.** verb. viol-t.[5] zinc.[5]

- **links**: cic.[137]
  ☞ *O; Beine; links*
- **rechts**: dor.[8]
  ☞ *O; Arme; rechts • O; Beine; rechts*
- **morgens**: **Arg.** **Nit-ac.** puls. term-c.[192]
  ☞ *O; Beine; morgens*
- **vormittags, 10 Uhr**: gels. ptel.
- **abends**: lyc. plb. puls.
  ☞ *O; Beine; abends*
- **nachts**: hep. plut-n.[222]
  ☞ *O; Beine; nachts; agg.*
- **Alleinsein** amel.: ambr.
- **angesprochen,** wenn: merc.
- **Angst,** bei: bor. rhus-t. sars.
- **Ärger,** durch: ran-b.
  ▤ *GEMÜT; M; Kränkung, Beleidigung, Verdruss, Beschwerden durch*
- **Ärgernis,** nach: ran-b.
  ☞ *O; Beine; Zorn, Ärgernis, nach*
- **Aufstehen** nach Sitzen, beim: **Nat-m.** nux-m.
  ☞ *O; Beine; Aufstehen; agg.; Sitzen, vom; nach •O; Beine; Sitzen; agg.; nach*
- **Betätigung,** nach: iber.[25]
- **Bewegung,** nach:
  ☞ *O; Beine; Bewegung; agg.; nach*
  - **agg.**: phos.
    ☞ *O; Beine; Bewegung; agg.; während*
  - **amel.**: **RHUS-T.**
    ☞ *O; Beine; Bewegung; amel.*
- **Bücken** agg.: ars.[111]
  ☞ *O; Beine; Bücken agg.*
- **Freien,** im: caust.[1]
  ☞ *O; Beine; Luft; agg.; frische*
- **Frost,** während: caust.[1]
  ☞ *O; Beine; Fieber; während; Froststadium im Fieber* ▤ *ALLGEMEINES; M; Froststadium im Fieber; Beschwerden durch*
- **Gehen**:
  - **agg.**: alum.[122] caust.[1] **Con.** cur. lath.[102] led. merc. nux-m. **NUX-V.**
  - **amel.**: **Nat-m.**
  - **schwierig**: cimic.[58]
- **Gehen,** kann kaum: cimic.[137]
- **Ischiasbeschwerden,** bei: bamb-a.[1184]
- **Koitus,** nach: **CALC.** nat-p.[137]
  ☞ *O; Beine; Koitus agg.*
- **Liegen,** beim: plb.
  ☞ *O; Beine; Liegen; agg.*
- **Menses**:
  - **vor**: con.[26]
    ☞ *O; Beine; Menses; vor*
  - **während**: agar. caust. graph. hyos. mag-c. nat-c.
    ☞ *O; Beine; Menses; während*
- **Schwäche,** durch:
  ☞ *Schwäche; zittrig, Beine*
- **Sitzen,** beim: plan. plb.
  ☞ *O; Beine; Sitzen; agg.; während*
- **Stehen**:
  - **während**: caust.[1]
  - **nach,** für einige Zeit: **Led.** olnd.
    ☞ *O; Beine; Stehen; agg.; nach*
- **Stuhlgang,** nach: ars.
- **Tragen** einer Last, beim: graph.[1]
- **Treppensteigen,** beim: **Caust.** corn. nat-m. nux-m.
  ☞ *O; Beine; Steigen agg.; Treppensteigen*
- **Zurücklehnen,** beim: fl-ac.
- **erstreckt** sich:
  - **abwärts**: stann.[144]
  - **Armen,** zu den: spig.[1]
- **Hüften**: apisin.[5] arg.[149] asaf.[5] valer.[5]
  ☞ *O; Beine; Hüften*
  - **links**: apisin.[5]
    ☞ *O; Beine; links*

ZITTERN (Forts.)

◦ **Oberschenkel**: act-sp. agar.[5] **Anac.** apis arg.[149] ars-h. asaf. bar-c. calc. caps.[5] carbn-s. carc.[149] caust.[1] cic.[1] **Cocc. Con.** kali-c. lac-c. laur. lil-t.[111] mag-m. meny.[5] merc.[5] **Mez.**[5] op.[5] ph-ac. phos.[1] **Plat.**[28] rat. sep. sol-n. tarax.[5]

◦ ◦ **rechts**: con. lac-c. rat.
☞ *O; Arme; rechts • O; Beine; rechts*

◦ ◦ **abends**: rat.
☞ *O; Beine; abends*

◦ ◦ **Anheben, beim**: act-sp.
☞ *O; Beine; Heben der Beine; agg.*

◦ ◦ **Gehen, beim**: **Con.**

◦ ◦ **Knien, beim**: cocc.
☞ *O; Beine; Knien agg.*

◦ ◦ **Koitus, nach**: **CALC.**
☞ *O; Beine; Koitus agg.*

◦ ◦ **Sitzen, beim**: plat.[28]
☞ *O; Beine; Sitzen; agg.; während*

◦ **Knie**: acon. agar. **Alum.** alum-p.[58] alum-sil.[58] **Anac.** androc.[222] ant-t. arg.[58] **Asaf.**[5] bell. cadm-s. calad. calc. calc-f.[119] **Camph.** canth.[137] caps. cass.[36] **Chel.** chin. chin-s. coff. colch.[5] con. cycl.[5] dios. dros. dulc.[5] ferr-ma.[10] **Glon.** hep. ind. iris kali-c. kron.[9] lach. laur. **Led.** lil-t. lol.[111] lyss. mang. merc. mur-ac.[1] nat-m. nat-p. nicc. **Nux-v.** ol-an.[111] **Olnd.** op. phos. **Plat.** plb. plut-n.[222] psor. **Puls.**[1] rhus-t. **Ruta** schran-u.[88] sep. sil.[137] stann. staph. stry. sulph.[5] tab.[111] tarent. verb. zinc.[1]
☞ *O; Beine; Knie*

◦ ◦ **mittags**: schran-u.[88]
☞ *O; Beine; mittags*

◦ ◦ **nachmittags**: nicc.
☞ *O; Beine; nachmittags*

◦ ◦ **abends**:
☞ *O; Beine; abends*

◦ ◦ ◦ **Gehen, beim**: mang.

◦ ◦ ◦ **Hinlegen, nach**: puls.[1]
☞ *O; Beine; Liegen; agg.; Hinlegen; nach*

◦ ◦ ◦ **Stehen, beim**: nux-v.
☞ *O; Beine; Stehen; agg.; während*

◦ ◦ **nachts**:

◦ ◦ ◦ **Einschlafen, beim**: plut-n.[222]

◦ ◦ ◦ **Erwachen, beim**: chel.

<> ◦ ◦ **Aufstehen** vom Sitzen, **beim**: chin. nat-p.
☞ *O; Beine; Aufstehen; agg.; Sitzen, vom; während*

◦ ◦ **Erschöpfung, aus**: calc-f.[119]

◦ ◦ **Gehen**:

◦ ◦ ◦ **agg.**:

◦ ◦ ◦ ◦ **während**: dios. dros. hep. **Ind.** laur. **Led.** mang. tarent.

◦ ◦ ◦ ◦ ◦ **Freien, im**: **Hep.** laur.

◦ ◦ ◦ ◦ **nach**: ferr-ma.[10] zinc.[1]

◦ ◦ ◦ **amel.**: chin.

◦ ◦ **Gemütsbewegungen, bei**: cass.[36]
☞ *O; Beine; Gemütsbewegungen, nach*

◦ ◦ **Samenergüssen, nach**: nat-p.
☞ *O; Beine; Pollutionen, nach*

◦ ◦ **Sitzen, beim**:
☞ *O; Beine; Sitzen; agg.; während*

◦ ◦ ◦ **agg.**: bell. **Led.**

◦ ◦ ◦ **amel.**: laur.
☞ *O; Beine; Sitzen; amel.*

◦ ◦ **Stehen, im**: calad. nux-v. olnd. tarent.

◦ ◦ **Treppabgehen, beim**: coff. sil.[137]
☞ *O; Beine; Treppabgehen agg.*

◦ ◦ **Treppensteigen, beim**: canth.[137] dros. nat-m.
☞ *O; Beine; Steigen agg.; Treppensteigen*

◦ ◦ **Treppensteigen, beim**: nat-m.

◦ ◦ **Kniescheibe**: mur-ac.[1]
☞ *O; Beine; Knie; Kniescheibe*

◦ **Unterschenkel**: ail. am-m. arg. arg-n.[122] ars. bar-c. **Bell.**[5] bufo calc. calc-p.[76] canth. carbn-s. **Caust.** cham. cic. coca coff. colch.[172] coloc. **Cycl.** dig. dios. dor. falco-p.[265] ferr. ferr-m. fl-ac. ign.[172] ip.[5] kali-c.[1] kali-sil.[58] lac-c.[193] lac-lox-a.[204] lact. led. lyc. mag-m.[5] manc. med. meny. merc. myric.[25] nat-c.[1] **Nat-m.** nicc.[144] ol-an. onos. **Phos.** phys. pic-ac. **Plat. Plb.** psil.[164] **Puls.**[1] **Ruta Sil.**[1] **Stry.** sulph. tarent. tax.[303] verat.[172] viol-t.[5] zinc.
☞ *O; Beine; Beine*

◦ ◦ **links**: **Cic.** psil.[164]
☞ *O; Beine; links*

◦ ◦ **morgens**: arg. bufo phys.
☞ *O; Beine; morgens*

◦ ◦ ◦ **Aufstehen, nach**: **Arg.**

◦ ◦ **11 Uhr**: arg-n. nat-m.

◦ ◦ **nachmittags**: lac-lox-a.[204]
☞ *O; Beine; nachmittags*

◦ ◦ **abends**: **Plat.** puls. sil.[1]
☞ *O; Beine; abends*

◦ ◦ ◦ **Hinlegen, nach**: **Plat. Puls.**
☞ *O; Beine; Liegen; agg.; Hinlegen; nach*

◦ ◦ **nachts**: bufo
☞ *O; Beine; nachts; agg.*

◦ ◦ **Mitternacht**: arg-n.[122]

<> ◦ ◦ **Bewegung, bei**: canth.

◦ ◦ **Einschlafen, beim**: **Cham.**

◦ ◦ **Gehen, beim**: coloc. **Led.** puls.[1]

◦ ◦ ◦ **Freien, im**: coloc.

◦ ◦ **Koitus, nach**: **CALC.**
☞ *O; Beine; Koitus agg.*

◦ ◦ **Menses, vor**: kali-c.
☞ *O; Beine; Menses; vor*

◦ ◦ **Sitzen, beim**: **Plat.**
☞ *O; Beine; Sitzen; agg.; während*

◦ ◦ **Sprechen** über die Beschwerden, **beim**: falco-p.[265]
GEMÜT; M; Sprechen; agg.; Symptome, über die eigenen

◦ ◦ **Stehen, beim**: kali-c.[1]
☞ *O; Beine; Stehen; agg.; während*

◦ ◦ **Stuhlgang, nach**: ars.

◦ ◦ **Treppe** Hinabsteigen, **beim**: lac-c.[193]
☞ *O; Beine; Treppabgehen agg.*

◦ ◦ **Treppensteigen** oder Leiter Hochsteigen, **beim**: **Caust.**
☞ *O; Beine; Steigen agg.; Treppensteigen*

◦ ◦ **Zimmer,** amel. im: caust.
☞ *O; Beine; Zimmer; amel.; warmes Zimmer*

◦ ◦ **Waden**: calc-p.[76] meny. myric.[25] nat-c.[1] nat-m. sulph.
☞ *O; Beine; Beine; Waden*

◦ ◦ ◦ **links**: myric.[25]
☞ *O; Beine; links*

◦ ◦ ◦ **Herzklopfen,** bei: calc-p.[76]

◦ **Knöchel,** Fußgelenk: asaf.[5] mez.[5]

◦ **Füße**: am-c. apis apisin.[5] arn.[5] ars. ars-s-f.[58] asaf.[5] aur.[137] **Bar-c.** bell.[5] bor. bov. cadm.[149] calc. camph. canth. caps.[5] carbn-s. chin-s. coff. coloc. con. croc. croto-t. **Cupr.** cycl. **Gels.**[102] **Hyos.** ip. kali-c.[1] kali-cy. kali-n. kali-s. lyc. m-arct.[5] mag-c. mag-m. **MERC.** merc-c. mur-ac.[1] nat-c.[1] **Nat-m.** nicc. nux-m. nux-v. ol-an. op. ox-ac. par. **Phos.**[102] **Plat.**[1] **Psor.** **PULS.**[1] sars. sec. sep.[5] **Stram.** **Sulph.**[1] sumb. **Tab.** **Thuj.** verat. zinc.
☞ *O; Beine; Füße*

◦ ◦ **links**: puls.[1]
☞ *O; Beine; links*

◦ ◦ **morgens**: ars. con. croto-t. merc-c. nat-m.
☞ *O; Beine; morgens*

◦ ◦ ◦ **Aufstehen,** beim: con. croto-t. merc-c.

◦ ◦ **vormittags**: nat-m. sars.
☞ *O; Beine; vormittags*

◦ ◦ ◦ **11** Uhr, beim Aufstehen aus dem Bett: nat-m.

◦ ◦ **abends,** im Bett: canth. nat-m. nux-v.

◦ ◦ ◦ **Stehen,** im: nux-v.

◦ ◦ **nachts,** erwacht dadurch: nat-c.[1]

◦ ◦ **Bewegung,** bei:
☞ *O; Beine; Bewegung; agg.; während*

◦ ◦ ◦ **agg.**: **Camph.** puls.[1]
☞ *O; Beine; Bewegung; agg.; während*

◦ ◦ ◦ **amel.**: mag-m.
☞ *O; Beine; Bewegung; amel.*

◦ ◦ **Einschlafen,** beim: croc.
☞ *O; Beine; Schlaf; Einschlafen*

◦ ◦ **Erbrechen,** beim: sulph.[1]

◦ ◦ **Froststadium** im Fieber, während: canth.
☞ *O; Beine; Fieber; während; Froststadium im Fieber*

◦ ◦ **Gehen,** beim:

◦ ◦ ◦ **agg.**: merc. nat-c.[1] par. puls.

◦ ◦ ◦ **amel. im Freien**: bor.
☞ *O; Beine; Luft; amel., frische*

◦ ◦ **Heben** des Fußes, beim: zinc.
☞ *O; Beine; Heben der Beine; agg.*

◦ ◦ **Menses**:

◦ ◦ ◦ **während**: **Hyos.** zinc.
☞ *O; Beine; Menses; während*

◦ ◦ ◦ **unterdrückte,** durch: **Puls.**

◦ ◦ **Mittagessen,** nach: mag-m.

◦ ◦ **Musik,** durch: thuj.

◦ ◦ **Schwindel,** bei: bell.[5] sep.[5]

◦ ◦ **Sitzen,** beim:
☞ *O; Beine; Sitzen; agg.; während*

◦ ◦ ◦ **agg.**: mag-m. plat.[1] zinc.

◦ ◦ ◦ **amel.**: ol-an.
☞ *O; Beine; Sitzen; amel.*

◦ ◦ **Stehen,** beim: **Bar-c.** ol-an.
☞ *O; Beine; Stehen; agg.; während*

◦ ◦ **Treppabgehen,** beim: thuj.
☞ *O; Beine; Treppabgehen agg.*

◦ ◦ **Fußrücken**: kali-c.[1]
☞ *O; Beine; Füße; Fußrücken*

◦ ◦ **Ballen**: mur-ac.[1]

◦ **Zehen**: **Arn.**[5] bar-c.[5] con.[5] **Mag-c.**[5] zinc.[5]

- **anfallsweise,** Arme: **Op.**

- **ängstlich**: ars.[60] aur.[60] calc.[60] carb-v.[60] caust.[60] **Cham.**[60] coff.[60] croc.[60] cupr.[60] graph.[60] **Lach.**[60] mag-c.[60] merc. mez.[60] mosch.[60] **Nat-c.**[60] phos.[60] **Puls.** rhus-t.[60] sars.[60] sep.[60]

- **bebend,** Gelenke: colch.[137]

- **elektrisches** Gerät, wie durch ein, Gelenke: paraf.[77]

- **erschreckt,** als ob: colch.[172] coloc. ign.[172] merc.[172] **OP.** paeon. plat.[172] puls.[172] tarent. verat.[172]
GEMÜT; C; Angst; Zittern, mit

◦ **Füße**: coloc.
☞ *O; Beine; Füße*

◦ **Unterschenkel**: colch.[172] ign.[172] merc.[172] plat.[172] puls.[172] verat.[172]
☞ *O; Beine; Beine*

- **intermittierend,** Hände: **Calc.**

- **konvulsivisch,** spasmodisch: acon. aesc-g.[25] ars.[54] asaf. calc. carbn-h. colch. crot-h. hyos. kali-cy. nux-v.[81] op. plb.

◦ **Hände**: ars.[54] colch. **Hyos.** **Plb.**
☞ *O; Arme; Hände*

◦ **Zeigefinger**: aesc-g.[25] **Calc.** hyos. kali-cy.

◦ ◦ **Beine**: aesc-g.[25] hyos. kali-cy.

◦ ◦ ◦ **Füße**: hyos. kali-cy.
☞ *O; Beine; Füße*

- **Lähmung,** bei, Hände: ant-c. bell.[58] **Cocc.** lol.[102] **MERC.** **PLB.**

- **Menses** einsetzen wollten, als ob die: coloc.

- **rhythmisch,** Beine: **Ign.**

- **unsichtbar**: **Chin.** lat-h.[301]

- **ziehend**: lyc.[1]

- **zuckend,** Beine: lyc.[1]

Empfindung von Zittern:
ALLGEMEINES; C; Zittern; Empfindung von Zittern

- **Arme**: cimic.[111] con.[5] merc.[5] ol-an.[111] phos.[5] rhus-t.[5] sabad.[5] tax.[303]

◦ **Hände**: tax.[303]
☞ *O; Arme; Hände*

- **Beine**: caust.[1] kali-p.[85] rhus-t.[5] sabad.[5] tax.[303]

◦ **Oberschenkel**: caust.[1]

◦ **Unterschenkel**: kali-p.[85] tax.[303]
☞ *O; Beine; Beine*

◦ ◦ **Muskeln**: kali-p.[85]

ZU kurz geschnitten, Empfindung, als wären die **Nägel**: sulph.[5]
ALLGEMEINES; C; Kurz, Empfindung wie zu

ZUCKEN, fibrilläre Zuckungen: abies-c.[25] acon. act-sp.[102] aesc. aeth. **Agar.**[58] agn.[5] all-c. all-s. aloe **Alum.** alum-p.[58] alum-sil.[58] alumn. am-c. am-m.[1] ambr.[122] amyg-am.[54] amyg-p.[36] anac. anag. ang.[5] ant-c.[1] ant-s.[36] ant-t.[5] **Apis** apisin.[5] apoc. aran.[25] arg.[149] arg-n. arge-p.[264] arn.[5] **Ars.** ars-h. ars-i. ars-s-f.[58] art-v. asaf.[5] asar.[5] atro. aur. aven.[102] aza.[192] bad. bamb-a.[1184] bapt.[25] bar-c.[5] bar-m. **BELL.**[193] berb. bism. brom. bros-g.[259] bry.[5] cadm-s. calad. calc. calc-f.[119] calc-i.[58] calc-p. calc-sil.[58] camph.[5] cann-i. cann-s.[5] canth.[193] caps.[1] carb-ac. carb-an.[1] carb-v. carbn-s.[58] carc.[207] carl. cast. caust.[1] cedr. **Cham. CHEL.** chen-a.[85] **Chin.**[5] **Chin-s.** chlf. chlol.[25] **Cic.** cimic.[81] **CINA**[5] cinnb. clem.[5] cob. **Cocc.**[5] cod.[36] **Coff.**[5] colch. coloc.[1] com. con.[1] cop. croc.[5] **Crot-c.** crot-h.[111] croto-t. **Cupr.**[193] cur.[102] cycl.[1] cymbo-ci.[2184] cypr.[54] dig. dios. dol.[85] dor.[25] dros. dulc.[1] eup-a.[25] euphr.[5] eupi. fago.[25] ferr-ma. ferr-p.[111] fl-ac.[36] form.[36] gels.[36] glon. goss. graph.[5] grat.[111] guai. guare. hedeo.[72] **Hell.** helo.[264] hep. hipp.[102] hydrog.[222] **HYOS.**[193] hyper. **IGN.**[5] indg.[36] inul.[36] iod.[1] iodof.[36] ip.[5] iris-foe. jatr. junc.[36] kali-ar. kali-bi.[36] kali-br. kali-c. kali-chl.[58] kali-cy.[85] kali-i. kali-n.[1] kali-p. kali-s. kali-sil.[58] kalm. kreos. **Lach.**[5] lact. lar-ar.[251] laur.[5] led. lith-c. lol.[102] lyc. lyss. m-arct.[5] m-art.[5] m-aust.[5] mag-c.[1] mag-m.[1] mag-p.[72] mag-s. manc. mang.[5] mang-acet.[1] menth-pu.[36] meny.[1] meph.[8] **Merc. Merc-c.**[36] merc-n. merl. mez.[1] **Morph.** mosch.[5] mur-ac.[36] **Mygal.**[8] nat-ar.[36] **Nat-c. Nat-m.** nat-p. nat-s. nat-sil.[58] nit-ac.[1] **Nux-m. Nux-v.** oena. ol-an. olnd.[144] **OP.** osm. ox-ac. ozone[227] paeon. pall.[36] par.[5] petr.[1] ph-ac.[1] **Phos.**[1] phys.[137] phyt. pic-ac.[36] plan. plat.[1] plb.[5] plut-n.[222] prot.[136] prun. puls. querc-r.[257] ran-b.[5] ran-s.[5] rat. rheum[1] rhod. **RHUS-T. Rhus-v.** rumx. ruta sabad.[5] sabin.[5] samb.[172] sant. sarcol-ac.[102] sars.[1] scut.[25] **Sec.**[5] seneg. **Sep. Sil.** sol[29] **Spig.**[1] spong.[5] squil.[5] stann.[1] staph.[1] **STRAM.**[193] stront-c. **STRY.** succ.[194] sul-ac.[1] sul-i.[58] sulfon.[72] sulph. tab. tarax.[1] **Tarent.**[137] tarent-c.[192] tax.[303] tep. ter. teucr.[5] thuj. til. tub. uro-h.[264] **VALER.**[5] verat.[1] verat-v.[102] viol-t.[5] vip.[36] **Visc. Zinc.** zinc-p.[58] zing. ziz.
☞ *Rucken • Zittern; allgemeine Arzneien* ▮ *ALLGEMEINES; C; Zuckungen*

einer Seite, auf, bei Lähmung der anderen Seite: **Apis** art-v. **Bell. Stram.**
☞ *Lähmung, Muskellähmung; allgemeine Arzneien; einseitig, Hemiplegie; • Lähmung, Muskellähmung; allgemeine Arzneien; Arme; • gelähmte Teile • lähmungsartig* ▮ *ALLGEMEINES; C; Konvulsionen; einseitig; Lähmung der anderen Seite • ALLGEMEINES; C; Zuckungen; einseitig; andere Seite gelähmt*

tagsüber: carb-v. petr. **Sep.** sil.[1]

morgens: alumn. cham. phos.[1] sulph.

- **Aufstehen,** nach: alumn.
- **Schlaf**: cham.

vormittags: alumn.

nachmittags, bei dem Versuch zu schlafen: alum.

abends: am-m.[1] carb-v. caust. graph. kali-n.[1] nux-v.

- **Bett,** im: **Carb-v.** kali-n.[1] nux-v.
- **Sitzen,** beim: am-m.[1]

nachts: ambr. ars. calc. mag-c.[1] merc-n. nat-c. phos. sep. sil.[1] staph. stront-c. stry.

- **Bett,** im: **ARS.** merc-n. stry.

Ärgernis, nach: ign. petr.
▮ *GEMÜT; M; Zorn, Beschwerden durch*

Atmung, gleichzeitig mit der: hyos.

Berührung, bei: puls.

Bett, im: merc-n. nux-v. stry.

bewegt, wenn man die Glieder: **Lyc.** sep.
☞ *O; Beine; Bewegung; agg.;*

Bewegung amel.: **Ars.** cop. phos. valer.

Blutung, bei uteriner: hyos.[54]

Erbrechen, beim: stram.

Erwachen, beim: nit-ac.[1] op.

Fieberhitze, während: all-s.
☞ *Zittern; allgemeine Arzneien; Fieber, während*

Froststadium im Fieber:

- **während**: acon. dig. jatr. lyc. nux-m. **Nux-v.** op. ox-ac. stram. tab.
- **nach**: puls.

Gehen, muss: arg.[149]

Gewitter, bei: phos.

Handarbeit amel.: agar.

Husten, während: **Cina**[5] **Cupr.**[5]

Konvulsionen:

- **während**: agar.[81] cimic.[81] **Op.**
- **nach**: nux-v.

Menses, während: **Coff.** oena.

Schlaf:

- **agg.**:
  - **vor**: alum.
  - **Einschlafen,** beim: **Alum.**[122] **ARS. Cham.** mag-c. **Nat-m.** puls.[1]
  - **während**: acon. alum. ambr. **Ars.** bell. cham. cob. **Colch.** cupr. **Hell.** hep. **Kali-c. Lyc.** mag-c.[1] morph. nat-c. nat-m. petr.[1] puls. **Sep.** sil. **Stront-c.** sulph. thuj. **Zinc. Ziz.**
- **amel.**: agar.[58]

Schmerzen, durch: morph.[171]

Schreck, Furcht, nach: op.[54]
▮ *GEMÜT; M; Schreck oder Furcht, Beschwerden durch*

Schreiben, beim Versuch zu: nat-m.[1]

Sitzen, beim: **VALER.**

Stupor, bei: bell.[193] **Canth.**[193] **Cupr.**[193] **HYOS.**[193] **STRAM.**[193]

Taubheitsgefühl, vor: **RHUS-T.**

erstreckt sich nach hinten und innen: cupr.[1]

gelähmte Teile: apis **Arg-n.** merc. nux-v. phos. **Sec.** stram. **Stry.**
☞ *einer Seite, auf, bei Lähmung der anderen Seite • Beine; Körperteile, betroffene;*

Gelenke: alum. bell. bry. graph. nat-c.[1] nat-m. nit-ac.[1] puls. sil. spig. spong. **Sul-ac.** sulph. **Verat.**

Muskeln: coloc.[102] croc.[102] olnd.[144] op. phos.[85] sep.[1]

- **Beugemuskeln**: op.

- **Muskelfasern,** einzelner Bündel von: croc.[102] olnd.[144] phos.[85]

Nägel: alum.[5] calc.[5] caust.[5] **Graph.**[5] mosch.[5] nat-m.[5] nit-ac.[5] nux-v.[5] **Puls.**[5] rhus-t.[5] sep.[5] sil.[5] sulph.[5]
☞ *O; Nägel*

Sehnen: acon.[36] canth.[36] dulc.[36] indg.[36] op.[36] **STRAM.**[36] tarent.[36]

Arme: acon. act-sp.[102] aesc. aeth. agar. agn.[5] aloe alum.[1] alum-sil.[58] alumn. am-c. am-m. ambr. amyg-am.[54] anac.[1] anag. ant-c.[102] ant-s.[36] **Ant-t.**[36] apis apisin.[5] aran.[25] arg. arg-n.[102] arge-p.[264] arn. ars. ars-h. ars-i. **Asaf.** asar.[5] atro. aven.[102] bamb-a.[1184] bapt.[25] bar-c. bar-m. **Bell.** berb. bism. brom. bros-g.[259] **Bry.** cadm-s. calc. calc-i.[58] calc-sil.[58] camph.[5] canth. caps. carb-ac. carb-v. carbn-s.[58] carc.[207] cast. **Caust.**[5] cham.[5] **Chel.** chin. chlf. chlol.[25] **CIC.** cimic. **Cina** clem. cocc. **Coff.** colch. coloc.[5] com. con. croc.[5] croto-t. **Cupr.**[54] cur.[102] cymbo-ci.[2184] dig. dios. dros. dulc.[1] eupi. fago. fl-ac. form.[36] gels.[102] **Graph.**[5] grat.[111] hell. hep. hipp.[102] hyos. **IGN.**[5] inul.[36] iod. **Ip.**[5] junc.[36] kali-bi. kali-br. **Kali-c.** kali-cy.[85] kali-n. kreos. **Lach.** lact. lar-ar.[251] laur.[5] led. lith-c. lol.[102] **Lyc.** lyss. m-arct.[5] **M-art.**[5] m-aust.[5] mag-c. mag-m.[5] mag-p.[102] mag-s. manc. mang. mang-acet.[1] **Meny.** meph.[8] **Merc.**[5] **Merc-c.** mez.[1] morph. **Mosch.** mur-ac. mygal.[8] nat-ar. **Nat-c.**[1] **Nat-m.**[5] nat-s. nat-sil.[58] nit-ac.[5] nux-m. **Nux-v.**[5] oena. olnd.[5] **Op.** osm.[102] ox-ac. pall. petr.[5] ph-ac. phos. phyt. pic-ac.[36] plan. plat.[5] **Plb.** plut-n.[222] prot.[136] prun.[111] **Puls.**[5] querc-r.[257] ran-b. ran-s.[5] **Rheum**[1] **Rhod.** rhus-t. rhus-v. rumx. ruta sabad.[5] samb.[172] sant. sarcol-ac.[102] sars.[102] sec.[5] seneg. sep.[5] **Sil.** sol[29] spig. spong.[5] **Squil.**[5] **Stann.** staph.[5] stram. stront-c.[5] stry. sul-ac.[1] sulph.[5] tab. **Tarax.** tarent. tarent-c.[192] tax.[303] teucr.[5] **THUJ.** uro-h.[264] **Valer.**[5] verat. viol-t. **Zinc.**[1] zinc-p.[58] zing.

- **einseitig**: meny.[111]

- **links**: aran.[25] zinc.[1]
☞ *O; Arme; links*

- **rechts**: **Mygal.**[8]
☞ *O; Arme; rechts*

- **tagsüber**: nat-c.
☞ *O; Arme; tagsüber*

- **morgens**: alumn. bamb-a.[1184] caust. rheum[1] zinc.
☞ *O; Arme; morgens*

◦ **Aufstehen,** nach: alumn.

◦ **Bett,** im: zinc.[1]

◦ **Schlaf,** im: zinc.
☞ *O; Arme; Schlaf; während*

- **vormittags**: fl-ac.
☞ *O; Arme; vormittags*

- **nachmittags**: bamb-a.[1184]
☞ *O; Arme; nachmittags*

- **abends**:
☞ *O; Arme; abends*

◦ **Bett,** im: carb-v. graph.

◦ **Einschlafen,** beim: cast. kali-c.[1] sil.
☞ *O; Arme; Schlaf; Einschlafen, beim*

- **nachts**: aloe bar-c. bar-m. calc. con. hyos. mag-c. nat-c. stry.
☞ *O; Arme; nachts*

◦ **Bett,** im: hyos.

◦ **Einschlafen,** beim: con. nat-c. stry.
☞ *O; Arme; Schlaf; Einschlafen, beim*

- **Arbeit** mit den Händen, anstrengende, **amel.**: agar.

- **Beugen,** beim: dulc.

- **Bewegen** des Gliedes, beim: chel.

- **gehalten** werden, wenn die unteren Gliedmaßen: sep.[1]

- **Greifen,** beim: nat-c.
☞ *O; Arme; Greifen, ergreifen von Gegenständen; agg.*

- **Schlaf,** im: con.[1] cupr. graph. kali-c.[1] lyc. nat-c.[1] puls.[1]
☞ *O; Arme; Schlaf; während*

- **erstreckt** sich:

◦ **außen,** nach: nat-m.[1]

◦ **hinten** und innen, nach: cupr.[1]

- **Knochen**: chin.[5]

- **Muskeln**: **Ant-t.**[5] **Asaf.**[5] calc.[5] carc.[207] **Clem.**[5] **Coloc.**[5] cymbo-ci.[2184] form.[36] graph.[5] **Iod.**[5] **Kali-c.**[5] lach.[5] merc.[5] **Mez.**[5] nat-c.[5] **Nat-m.**[5] nit-ac.[5] olnd.[5] petr.[5] **Sil.**[5] spig.[5] tarax.[5] teucr.[5]

◦ **einzelne**: carc.[207]

◦ **Trizeps**:

◦ ◦ **links**: form.[36]
☞ *O; Arme; links*

◦ ◦ **rechts**: cymbo-ci.[2184]
☞ *O; Arme; rechts*

◦ ◦ ◦ **Anstrengung,** nach: cymbo-ci.[2184]
☞ *O; Arme; Anstrengung; agg.*

- **Schultern**: agar. alum. alum-sil.[58] am-c.[5] ant-c.[1] arg. arn. ars-h. asaf.[36] bapt.[36] bell. calc. chel. chin.[5] cic. croc.[5] dios. **Dros.** fl-ac. graph. hyos. ign. inul.[36] junc.[36] kali-bi.[36] **Lyc.** mag-c. mag-m.[5] merc. mez. mosch.[5] mygal.[8] nit-ac.[1] ox-ac.[36] petr. phos.[5] puls. querc-r.[257] sep. sil. spig. **Spong.**[5] stry. sul-ac. **Sulph.** tarax. zinc.
☞ *O; Arme; Schultern*

◦ **rechts,** bei Ruhe: **Dros.**
☞ *O; Arme; rechts*

◦ **Schlaf,** im: hyos.
☞ *O; Arme; Schlaf; während*

◦ **Schreiben,** beim: sul-ac.
☞ *O; Arme; Schreiben agg.*

◦ **Deltoideusregion**: ant-c.[1] asaf.[36] bapt.[36] croc.[5] ign. inul.[36] junc.[36] kali-bi.[36] nit-ac.[1] ox-ac.[36] spong.[5] **Sulph.**
☞ *O; Arme; Schultern; Deltoideus, Region des*

◦ ◦ **links**: bapt.[36]
☞ *O; Arme; links • O; Arme; Schultern; Deltoideus, Region des; links*

ZUCKEN, Schultern; Deltoideusregion (Forts.)

◦ ◦ **rechts**: inul.[36]
☞ *O; Arme; Schultern; Deltoideus, Region des; rechts*

◦ ◦ **abends**: kali-bi.[36]
☞ *O; Arme; abends*

◦ ◦ **Hinlegen,** nach: ox-ac.[36]
☞ *O; Arme; Liegen; agg.; Hinlegen; nach*

- **Oberarme**: agar. am-c. ant-c.[1] arn. asaf.[5] bamb-a.[1184] bapt.[25] bell.[5] bry.[5] **Calc.** camph.[5] caust.[1] chin.[5] **Cina** clem. cocc.[5] coloc.[5] croto-t. cupr. dig. dulc. hell.[5] ign.[5] inul.[36] junc.[36] kali-bi.[36] kali-c.[1] kali-n. **Lyc.**[1] m-arct.[5] mag-m. mang. mang-acet.[1] meny.[5] merc. mez.[1] mur-ac. nat-m. nit-ac.[1] olnd. ox-ac.[36] petr.[5] ph-ac. phos. phyt. pic-ac.[36] plb.[36] plut-n.[222] **Ran-b.** seneg. **Sep.**[36] sil. spig.[5] squil. stann.[1] sulph.[5] tarax. tax.[303] teucr.[36] thuj. uro-h.[264] valer.[5] zing.
☞ *O; Arme; Oberarme*

◦ **links**: kali-c.[1] lyc.[1] plut-n.[222]
☞ *O; Arme; links • Rucken; Arme; Oberarme; links*

◦ **rechts**: am-c.
☞ *O; Arme; rechts*

◦ **Mittagsschlaf,** beim: bamb-a.[1184] mez. seneg.

<> ◦ **Berührung** agg.: mez.[1]
☞ *O; Arme; Berührung; agg.*

◦ **Beugen,** beim: dulc.

◦ **Bewegung** amel.: ph-ac. stann.
☞ *O; Arme; Bewegung; amel.*

◦ **lehnt,** wenn man den Arm gegen etwas: stann.[1]
☞ *O; Arme; Anlehnen oder Aufstützen mit dem Teil agg. • Flatternde Bewegungen; Oberarme, wenn man sie auf den Tisch legt*

◦ **Wärme** amel.: ant-c.[1]

◦ **Zurückziehen,** beim: dulc.
☞ *O; Arme; Bewegung; während; Arme, der; rückwärts*

◦ **innen,** medial: caust.[1] stann.[1]

◦ **außen,** lateral: mang-acet.[1] tarax.[1]

◦ **Muskeln**: cocc.[5] hell.[5] mag-m. meny.[5] pic-ac.[36] plb.[36] sep.[36] spig.[5] tarax. tax.[303] teucr.[36] zing.

◦ ◦ **Streckmuskeln**: tarax. zing.

◦ ◦ **Biceps**: mag-m. pic-ac.[36] plb.[36] sep.[36] tax.[303] teucr.[36]

◦ ◦ ◦ **links**: pic-ac.[36] sep.[36]
☞ *O; Arme; links*

◦ ◦ ◦ ◦ **abends**: sep.[36]
☞ *O; Arme; abends*

◦ ◦ ◦ **rechts**: tax.[303] teucr.[36]
☞ *O; Arme; rechts*

◦ ◦ ◦ **unten** links: pic-ac.[36]
☞ *O; Arme; links*

◦ ◦ ◦ ◦ **vormittags**: pic-ac.[36]
☞ *O; Arme; vormittags • O; Beine; vormittags*

◦ ◦ ◦ **fibrillär,** durch Elektrizität: plb.[36]

- **Ellenbogen**: agn. aloe am-c. arg. bar-c. bell. carbn-s. caust.[1] cina[5] croc.[5] graph. lact. **Nat-m.** nit-ac.[1] phos.[1] plut-n.[222] rheum rhus-t.[5] ruta sabad. sulph. verat.[5] zinc.
☞ *O; Arme; Ellenbogen*

◦ **morgens**: nat-m.
☞ *O; Arme; morgens*

◦ **mittags,** im Liegen: zinc.

◦ **nachmittags**: arg. nat-m.
☞ *O; Arme; nachmittags*

◦ ◦ **15** Uhr: arg.

<> ◦ **aufstützt,** wenn man sich darauf: caust.[1]
☞ *O; Arme; Anlehnen oder Aufstützen mit dem Teil agg.*

◦ **Bewegung** amel.: agn. arg.
☞ *O; Arme; Bewegung; amel.*

◦ **Strecken** des Arms amel.: nat-m.
☞ *O; Arme; Ausstrecken der Arme; amel.*

→ ◦ **erstreckt** sich zu den Handgelenken: nit-ac.[1]

◦ **Ellenbeuge**: arg. bar-c. plut-n.[222]
☞ *O; Arme; Ellenbogen; Ellenbeuge*

◦ ◦ **links**: plut-n.[222]

- **Unterarme**: acon.[5] agar.[1] aloe alum. anac.[1] ant-s.[36] ars. asaf. atro. bar-c. bros-g.[259] calc. camph.[5] caps. cast. caust. cina[5] **Cupr.**[5] fl-ac.[36] graph. ign.[5] **Led.** merc. mez. nat-c. nat-m. nat-sil.[58] nit-ac. nux-m. nux-v. olnd. **Op.**[5] ox-ac. phos.[1] plat. plb. prun.[111] puls. ran-b.[5] rhod. rhus-v. sabad. sars. sil. sol[29] **Spig.**[5] staph. stram. stry. **Tarax.** teucr.[5] thuj. verat.[5] zinc. zing.
☞ *O; Arme; Unterarme*

◦ **morgens,** nach dem Erwachen: puls.

◦ **abends,** 16 Uhr: zinc.

<> ◦ **Froststadium** im Fieber, während: nux-m.

◦ **greift,** wenn man etwas: **Nat-c.**
☞ *O; Arme; Greifen, ergreifen von Gegenständen; agg. • Taubheit, pelzige Empfindungslosigkeit; Arme; ergreift, wenn man etwas fest • Taubheit, pelzige Empfindungslosigkeit; Arme; trägt, wenn man irgendetwas*

◦ **Niesen,** beim: cast.
☞ *O; Arme; Niesen agg.*

◦ **Ruhe,** in: asaf. **Spig.** staph.
☞ *O; Arme; Ruhe; agg.*

◦ **Schreiben,** beim: caust. ox-ac.
☞ *O; Arme; Schreiben agg.*

◦ **Außenseite,** dorsal: agar.[1]

◦ **Speiche,** wie elektrisch: fl-ac.[36]

◦ **Muskeln**: **Cupr.**[5] spig.[5]

◦ **N. ulnaris**: ant-s.[36]

- **Handgelenke**: agar. am-m.[1] anac. **Bar-c.** calc.[1] eupi. fago.[25] laur.[5] nat-c. pall. plat.[1] rhus-t. squil.[5] stann.[5] sulph. valer.[5] verat.
☞ *O; Arme; Handgelenke*

◦ **Bewegung,** bei: **Rhus-t.**
☞ *O; Arme; Bewegung; während*

◦ **innen,** ulnar: plat.[1]

◦ **Beugemuskeln**: am-m.[1] anac. fago.[25]

- **Hände**: acon.[5] act-sp.[102] agn.[5] aloe alumn. am-m.[5] anac.[85] ant-c.[102] ant-t.[5] **Arg-n.**[102] **Asaf.**[5] aven.[102] bar-m. **Bell.** brom. bros-g.[259] bry.[5] calc.[172] canth. caps. carbn-s.[58] caust. cham.[171] chel. chin.[5] **Cic.**[172] **Cina**[5] **Cocc.** **Coff.** colch. **Con.** **CUPR.**[5] **Cur.**[102] dulc. fago. **Gels.**[102] **Graph.** grat.[111] hipp.[102] **HYOS.** ign.

iod. kali-cy.[85] kreos. **Lach.** lact. lar-ar.[251] laur.[5] lol.[102] lyc.[5] lyss. **Mag-p.**[102] mag-s. manc. mang-acet.[1] meph.[8] **Merc.** mez. **Nat-c.**[1] nat-m.[5] nat-s. nit-ac. nux-m. **Nux-v.** oena. **Op.**[5] ox-ac. pall.[36] ph-ac. **Phos.**[102] phyt. **Plat.** plb.[172] prot.[136] ran-b. **Rheum**[5] rhod. rhus-t.[5] sabad. samb.[172] sant. **Sarcol-ac.**[102] sars.[102] sec.[5] sep. sil.[102] sol[29] **Stann.** **Stram.** stry. **Sul-ac.** sulph. tab.[102] tarent-c.[192] thuj. valer. **Viol-t.** zinc.
☞ *O; Arme; Hände*

◦ **links**: meph.[8]
☞ *O; Arme; links*

◦ **tagsüber**: sulph.
☞ *O; Arme; tagsüber*

◦ **morgens**: cupr. nat-c. rheum[1]
☞ *O; Arme; morgens*

◦ ◦ **Aufstehen,** nach: cupr.

◦ **nachmittags,** im Sitzen: lach.

◦ **nachts**: canth. con. nat-c. nat-s. stann.
☞ *O; Arme; nachts*

◦ ◦ **Erwachen,** beim: stann.
☞ *O; Arme; Erwachen, beim*

◦ ◦ **Schlaf,** im: con. nat-s.
☞ *O; Arme; Schlaf; während •Unruhe der Gliedmaßen; Schlaf, im*

◦ **Mitternacht**:

◦ ◦ **vor**: nat-c.
☞ *O; Arme; Mitternacht; vor*

◦ ◦ **nach**: nat-c. nat-s.[8]
☞ *O; Arme; Mitternacht; nach*

◦ ◦ ◦ **Schlaf,** im: nat-s.[8]
☞ *O; Arme; Schlaf; während*

◦ **Anstrengung** agg.: **Merc.**
☞ *O; Arme; Anstrengung; agg.*

◦ **Arbeit,** durch: cupr.[54]
☞ *O; Arme; Handarbeit, durch*

◦ **Aufstehen,** beim: cupr. nat-m.

◦ **Froststadium** im Fieber, während: nux-m. nux-v.

◦ **greift,** wenn man irgendetwas: nat-c.
☞ *O; Arme; Greifen, ergreifen von Gegenständen; agg.*

◦ **Husten,** beim: **Cina**
☞ *O; Arme; Husten agg.*

◦ **Konvulsionen,** Krämpfe:
☞ *Krampfes, am Anfang eines*

◦ **Krampfes,** am Anfang eines: sulph.

◦ **Liegen,** beim: merc.

◦ **Schlaf,** im: anac.[85] con. cupr. ign. nat-s. ph-ac. viol-t.
☞ *O; Arme; Schlaf; während*

◦ **Schreck,** Furcht, nach: calc.[172] cic.[172] op. plb.[172] samb.[172]
▤ *GEMÜT; M; Schreck oder Furcht, Beschwerden durch*

◦ **Schweiß,** während: bry.[5] **Cham.**[5] chin.[5] cina[5] cupr.[5] ign.[5] **Op.**[5] rheum[5] **Rhus-t.**[5]
☞ *O; Arme; Schweiss; agg.*

◦ **Sitzen,** beim: lach.
☞ *O; Arme; Sitzen; während*

◦ **innen,** ulnar: fago. ox-ac.

◦ **Mittelhandknochen** rechts: pall.[36]

◦ **Muskeln**: **Ant-t.**[5] **Asaf.**[5] cham.[171] **Cupr.**[5] laur.[5] sec.[5]

◦ **Handrücken**: nat-c.[1] nat-m.[5]
☞ *O; Arme; Hände; Handrücken*

◦ **Handflächen**: caps. chel. sep.
☞ *O; Arme; Hände; Handflächen*

◦ ◦ **Kniekehle**: caps.

◦ **Daumen und Zeigefinger, zwischen**: mag-s. stann.
☞ *O; Arme; Hände; Fingern, zwischen den •O; Arme; Finger; Daumen*

- **Finger**: **Acon.** aeth. **Agar.** **Alum.**[1] am-c. am-m. **Anac.**[1] anag. ant-t.[36] apis apisin.[5] arg. arge-p.[264] arn. ars. asaf. bism. bros-g.[259] **BRY.** cadm-s. calc. **Caust.**[5] **Cham.**[5] chel. **Chin.** **Cic.** **Cimic.** **Cina** **Cocc.** com. croto-t. **CUPR.**[54] dig. dulc.[1] fl-ac. graph.[5] hell. **IGN.**[5] iod. kali-bi. kali-br. **Kali-c.** kali-n. lach. lith-c. lyc. m-arct.[5] m-art.[5] m-aust.[5] mag-c. mag-m.[5] mang. meny. **Merc.**[5] mez.[1] mosch. nat-ar. **Nat-c.**[1] nat-m.[5] nit-ac.[5] nux-v.[5] olnd.[5] op. **Osm.**[102] ox-ac. pall. ph-ac. **PHOS.** plat.[5] plb. puls.[5] ran-s.[5] rheum[1] rhod. rhus-t. sabad.[5] sep.[5] sil. sol[29] spig. squil.[5] **Stann.** staph.[5] stront-c.[5] **Sul-ac.**[1] sulph.[5] tab. tax.[303] thuj. valer.[5] zinc.[1]

◦ **tagsüber**: phos.
☞ *O; Arme; tagsüber*

◦ **morgens**: mag-c. pall.
☞ *O; Arme; morgens*

◦ ◦ **Aufstehen,** nach: mag-c.

◦ **abends**: lyc. puls. sulph.
☞ *O; Arme; abends*

◦ ◦ **Hinlegen,** nach: puls.
☞ *O; Arme; Liegen; agg.; Hinlegen; nach*

◦ **nachts**: mag-c. nat-c.
☞ *O; Arme; nachts*

◦ ◦ **Schlaf,** im: nat-c.
☞ *O; Arme; Schlaf; während*

◦ **Angst,** nach, ausgelöst durch Lachen, Reden oder irgendeine Gefühlserregung: **Cupr.**[54]
☞ *O; Arme; Gemütsbewegungen, durch •O; Arme; Lachen agg. •O; Arme; Sprechen agg.* ▤ *GEMÜT; M; Erregung; Beschwerden durch; Allgemeinsymptome*

◦ **Arbeit,** durch: **Cupr.**[54]
☞ *O; Arme; Handarbeit, durch*

◦ **Bewegung,** bei: bry.
☞ *O; Arme; Bewegung; während*

◦ **greift,** wenn man etwas: **Nat-c.**
☞ *O; Arme; Greifen, ergreifen von Gegenständen; agg. •Taubheit, pelzige Empfindungslosigkeit; Arme; hält, wenn man irgendetwas in Händen •Taubheit, pelzige Empfindungslosigkeit; Arme; trägt, wenn man irgendetwas •Taubheit, pelzige Empfindungslosigkeit; Arme; Hände; greift, wenn man etwas; agg.*

◦ **Husten,** beim: osm.[102]

◦ **Nähen,** beim: kali-c.
☞ *O; Arme; Nähen, während*

ZUCKEN, fibrilläre Zuckungen; **Finger** (Forts.)

◦ **Schlaf,** im: anac. cupr. lyc. nat-c. puls.[1] rheum[1] sul-ac.[5] sulph.
☞ *O; Arme; Schlaf; während*

◦ **Schreiben,** beim: caust.
☞ *O; Arme; Schreiben agg.*

◦ **synchron** mit dem Puls: anac.[1]

◦ **Zahnschmerzen,** bei: mag-c.

◦ **Knochen**: mez.[1]

◦ **Gelenke**: agar.[5] am-m.[5] chin.[5] nat-c.[1] stront-c.[5] zinc.[5]
☞ *O; Arme; Finger; Fingergelenke*

◦ **Nägel**: alum.[5] calc.[5] caust.[5] **Graph.**[5] mosch.[5] nat-m.[5] nit-ac.[5] nux-v.[5] **Puls.**[5] rhus-t.[5] sep.[5] sil.[5] sulph.[5]
☞ *O; Nägel; Fingernägel • O; Arme; Finger; Daumen*

◦ **Fingerspitzen**: am-m.[1] **ARS.** merc. phos. sol[29] staph. sul-ac. thuj.
☞ *O; Arme; Finger; Fingerspitzen*

◦ ◦ **Schreiben,** beim: sol[29]
☞ *O; Arme; Schreiben agg.*

◦ **Daumen**: aeth. agar. alum.[1] am-c. anag. apis arg. arge-p.[264] ars. asaf. bros-g.[259] calc. fl-ac. hell. lach. merc.[5] mosch. nat-c. nux-v.[5] phos. plat.[5] plb. rhus-t. sabad.[5] stann.[1] staph.[5] sul-ac.[1] tax.[303] valer.[5] zinc.[1]
☞ *O; Arme; Finger; Daumen*

◦ ◦ **links**: tax.[303]
☞ *O; Arme; links*

◦ ◦ **morgens,** im Bett: ars.

◦ ◦ **nachmittags**: arg.
☞ *O; Arme; nachmittags*

◦ ◦ ◦ **Schreiben,** beim: arg.
☞ *O; Arme; Schreiben agg.*

◦ ◦ **Schreiben,** beim: arg. phos.
☞ *O; Arme; Schreiben agg.*

◦ ◦ **Grundgelenk**: zinc.[1]
☞ *O; Arme; Finger; Fingergelenke*

◦ **Zeigefinger**: am-m. bros-g.[259] dig. lyc. mang. nat-ar.[36] pall. rhod. sil. tax.[303]

◦ ◦ **links**: tax.[303]
☞ *O; Arme; links*

◦ ◦ **abends**: am-m. mang.
☞ *O; Arme; abends*

◦ ◦ **Sitzen,** beim: pall.
☞ *O; Arme; Sitzen; während*

◦ **Mittelfinger**: arn. chin. dulc.[1] fl-ac. kali-n. nat-ar. sil. stann. thuj.

◦ **Ringfinger**: ant-t.[36] chin. kali-n. mang. nat-c.

◦ ◦ **rechts**: ant-t.[36]
☞ *O; Arme; rechts*

◦ ◦ **nachmittags**: mang.
☞ *O; Arme; nachmittags*

◦ **Kleiner** Finger: chin. com. kali-bi. meny. nat-c.[1] phos.

Arm, ein, und ein **Bein**: apis apoc. chen-a.[85] hell. stram. tub.
▥ *ALLGEMEINES; C; Zuckungen; wandernd*

Beine: acon. agar. agn. all-c. aloe **Alum.** alum-sil.[58] am-c.[1] am-m. ambr.[122] amyg-p.[36] anac. ang.[5] ant-c.[5] ant-t. arg.[1] arn. ars. ars-i. ars-s-f.[58] **Asaf.** asar. atro. aur. aza.[192] bad. bamb-a.[1184] **Bar-c.** bar-m. bell. berb. brom. bros-g.[259] bry. calc. calc-i.[58] calc-p.[81] calc-sil.[58] camph. cann-s.[5] canth. caps. carb-an. **Carb-v.** carbn-s. carc.[207] carl. caust. cedr. **Chel.** chin.[5] cic. cimic. **Cina** cinnb. cocc. coff.[5] coloc.[1] con.[5] crot-h.[111] croto-t. **Cupr.** cycl.[1] dig.[1] dulc. euphr.[5] eupi. ferr-ma. gels.[36] glon. goss. graph. guai. guare. **Hell.** helo.[264] hep. hydrog.[222] **Hyos.** hyper. ign.[5] **IOD.** iodof.[36] ip. iris-foe. jatr. kali-ar. kali-bi. **Kali-c.** kali-chl.[58] kali-n. kali-s. kali-sil.[58] kalm. kreos. lach. lact. laur. led. lith-c. lyc.[1] lyss. m-arct.[5] m-aust.[111] mag-c. mag-m. manc. mang. mang-acet.[1] menth-pu.[85] meny.[1] merc. merc-c.[36] merl. mez. morph. mosch. mur-ac.[36] **Mygal.** nat-ar. **Nat-c.** **Nat-m.** nat-p. nat-s. nat-sil.[58] nit-ac.[1] **Nux-v.** ol-an. olnd. **Op.** ox-ac. ozone[227] par. petr. ph-ac. **PHOS.** phys.[137] phyt. plan. plat. plb.[5] plut-n.[222] prun. puls. ran-s. rat. rheum rhod. **Rhus-t.** rumx. ruta sabad. sabin.[5] sant. sars.[1] sec. sep.[1] **Sil.** spig.[5] spong. squil. stann.[1] staph.[1] **Stram.** **Stront-c.** stry. sul-ac.[1] sul-i.[58] **Sulph.**[1] tab.[36] tarax.[1] tarent.[137] tep. **Teucr.** thuj. til. valer.[5] **Verat.** viol-t. **Zinc.** zinc-p.[58] zing.

- **links**: sil.[1]
☞ *O; Beine; links*

- **rechts**: helo.[264] **Mygal.**[8] sep.[1] sil.[1]
☞ *O; Arme; rechts • O; Beine; rechts*

- **vormittags,** beim Sitzen: sep.

- **abends**: alum. am-c.[1] carb-v. mag-c. mez. sil.[1]
☞ *O; Beine; abends*

◦ **Bett,** im: carb-v.
☞ *O; Beine; Bett, im; agg.*

◦ **Schlaf**:

◦ ◦ **Einschlafen,** beim: sil.[1]
☞ *O; Beine; Schlaf; Einschlafen*

◦ ◦ **ersten** Schlaf, im: mag-c.
☞ *O; Beine; Schlaf; während*

- **nachts**: mag-c. nit-ac. phos. rhus-t. stront-c. thuj. verat.
☞ *O; Beine; nachts; agg.*

◦ **Bett,** im: mag-c. nit-ac. **Phos.** rhus-t. stront-c. **Verat.**
☞ *O; Beine; Bett, im; agg.*

◦ **Einschlafen,** beim: stront-c.
☞ *O; Beine; Schlaf; Einschlafen*

- **Ausschreiten,** beim: **Rhus-t.**

- **Betätigung,** bei: mang.

- **Bettwärme** agg.: **Rhus-t.** **Verat.**

- **Bewegung,** bei: aza.[192] chel. mang.

- **Druck** amel.: aza.[192]
☞ *O; Beine; Druck; amel.*

- **Erwachen,** beim: nat-m.

- **Gehen,** nach:

◦ **agg.**: cocc. plat.

◦ **amel.**: **Valer.** **Verat.**

- **Liegen,** beim: meny.[137] merc.
☞ *O; Beine; Liegen; agg.*

- **Menses,** während: cocc.
  ☞ *O; Beine; Menses; während*
- **Ruhe,** während: **Valer.**
  ☞ *O; Beine; Ruhe; agg.*
- **Schlaf**:
  ◦ **Einschlafen,** beim: **Agar. Arg. Ars.** carb-an. sep.[1]
  ☞ *O; Beine; Schlaf; Einschlafen*
  ◦ **bei** einem **Nickerchen**: nat-m.[1]
  ☞ *O; Beine; Schlaf; während*
- **Schlaflosigkeit,** bei: thuj.
  ☞ *O; Beine; Schlaf; während*
- **Sitzen,** beim: sep. verat.
  ☞ *O; Beine; Sitzen; agg.; während*
  ◦ **Herunterhängenlassen** der Beine vom Bett amel.: **Verat.**
- **Stuhlgang,** während: verat.
  ☞ *O; Beine; Stuhlgang; beim*
- **Körperteile,** betroffene:
  ◦ **gelähmtenTeile,** die: **Nux-v.**
  ☞ *gelähmte Teile*
  ◦ **schmerzendenTeile,** die: rhus-t.
- **Gelenke**: graph.[5] **Mang.**[5] mez.[5] nit-ac.[5]
  ☞ *O; Beine; Gelenke*
- **Gesäßbacken**: **AGAR.** ant-c. asaf.[36] calc. iodof.[36] kali-c. mag-c.[1] mag-m. nat-c. ph-ac. phos. prun. sep. spong. stann. tarax.[36]
  ☞ *O; Beine; Gesäßbacken*
  ◦ **links**: tarax.[36]
  ☞ *O; Beine; links*
  ◦ **rechts**: asaf.[36]
  ☞ *O; Arme; rechts • O; Beine; rechts*
  ◦ **abends**: ant-c.
  ☞ *O; Beine; abends*
  ◦ **Sitzen,** beim: ant-c. calc. iodof.[36] nat-c.
  ☞ *O; Beine; Sitzen; agg.; während*
- **Hüften**: am-c.[36] ant-c.[5] **Ars.** asaf.[5] **Calc.** cann-s.[5] cocc. **Coloc.** crot-h.[111] m-arct.[5] mag-c. **Mag-m.**[1] meny.[5] **Mez.**[5] mosch.[5] nux-v.[5] ph-ac. sep. sil. stann. sulph. teucr.[5] valer.
  ☞ *O; Beine; Hüften*
  ◦ **abends**:
  ☞ *O; Beine; abends*
  ◦ ◦ **Bett,** im: mag-m.[1] sil.
  ☞ *O; Beine; Bett, im; agg.*
  ◦ ◦ **Liegen,** beim: am-c.[36]
  ☞ *O; Beine; Liegen; agg.*
  ◦ **Bewegung** amel.: sulph.
  ☞ *O; Beine; Bewegung; amel.*
- **Oberschenkel**: amyg-p.[36] **Anac.** ang.[5] ant-t. arg. arn. ars. ars-s-f.[58] asaf. aur. bar-c. bar-m. bell.[5] berb. calc. calc-i.[58] calc-sil.[58] canth. caps. carb-an. carb-v. carbn-s.[58] carc.[154] **Caust.** chel. chin. cimic. dig. gels.[36] **Graph.** guai. iod. **Kali-ar.** kali-bi. **KALI-C. Kali-chl.**[58] **Kali-s. Kali-sil.**[58] kreos. lach. lact. laur. lyc. **Lyss.** mag-c. **Mang.** mang-acet.[1] menth-pu.[85] meny. merc. **Mez.**[1] mosch. mur-ac. nat-ar. nat-c. **Nat-m.** nat-sil.[58] nux-v. ol-an. olnd. petr. ph-ac.[1] phos. plb. puls. rat. rheum **Rhus-t.** sabad. **Sep.** sil. spong.[5] squil. stann. staph.[5] stram. stront-c. sul-i.[58] **Sulph.**[1] tarax.[1] tep. thuj. valer.[5] verat.[1] zinc. zinc-p.[58] zing.
  ☞ *Flatternde Bewegungen; Oberschenkel*
  ◦ **rechts**: amyg-p.[36] menth-pu.[36]
  ☞ *O; Arme; rechts • O; Beine; rechts*
  ◦ **morgens**: rat.
  ☞ *O; Beine; morgens*
  ◦ **vormittags**: merc.
  ☞ *O; Beine; vormittags*
  ◦ **nachmittags**: lyc.
  ☞ *O; Beine; nachmittags*
  ◦ **abends**: berb. carb-v. kali-bi. mang-acet.[1] puls. zinc.
  ☞ *O; Beine; abends*
  ◦ ◦ **Bett,** im: **Berb.** carb-v. puls.
  ☞ *O; Beine; Bett, im; agg.*
  ◦ **Berührung,** bei: **KALI-C.**
  ◦ **Bewegung** amel.: kreos. **Rhus-t.** squil.
  ☞ *O; Beine; Bewegung; amel.*
  ◦ **Frösteln,** während: sep.
  ◦ **Gehen,** beim: sep.
  ◦ **Schlaf,** im: **KALI-C.**
  ☞ *O; Beine; Schlaf; während*
  ◦ **Sitzen,** beim: squil.
  ☞ *O; Beine; Sitzen; agg.; während*
  ◦ **Stehen,** im: mez.[1]
  ◦ **synchron** mit dem Puls: verat.[1]
  ◦ **innen,** medial: anac. arn. asaf. chel. mang-acet.[1] mosch. plb. zinc.
  ◦ ◦ **nachmittags**: plb.
  ☞ *O; Beine; nachmittags*
  ◦ ◦ **Gehen,** nach: mang-acet.[1]
  ◦ ◦ **Genitalnähe,** in: arn.
  ◦ **außen,** lateral: laur. verat.[1]
  ◦ **Vorderseite**: menth-pu.[85]
  ◦ **Rückseite**: aur. canth. carb-v. lyc. ol-an. olnd. phos. rheum
  ◦ ◦ **morgens,** im Bett: carb-v.
  ◦ ◦ **Gehen** im Freien, beim: phos.
  ◦ ◦ **Sitzen,** beim: rheum
  ☞ *O; Beine; Sitzen; agg.; während*
  ◦ ◦ **Übereinanderschlagen** der Beine, beim: aur.
  ☞ *O; Beine; Übereinanderschlagen, Kreuzen, der Beine; agg.*
  ◦ **oberer** Teil: mosch. thuj.
  ◦ **unterer** Teil: berb. mez.[1]
  ◦ ◦ **Vorderseite**: **Berb.**
  ◦ **Schneidermuskel,** rechts, erstreckt sich zur Oberschenkelmitte: gels.[36]
  ◦ **Femur**: sulph.[1]
  ☞ *O; Beine; Knochen*
- **intermittierend,** Innenseite des Oberschenkels: asaf.
- **Knie**: acon.[5] **Agar.** aloe am-c. am-m.[1] **Anac.**[1] arg. asaf. **Bell.** brom. calc. canth. carb-an. caust.[36] chel. chin. cycl.[1] dig. euphr.[5] eupi. graph. hydrog.[222] laur. lyc. m-aust.[111] mag-c. meny. merc. mez. mur-ac.[36] nat-p. nit-ac. nux-v. ox-ac. phos. prun. puls. rhod. spig.[1] spong. stann.[1] staph.[1] sul-ac. thuj. valer.[5] verat.
  ☞ *O; Beine; Knie*

◦ **nachmittags**: caust.
☞ *O; Beine; nachmittags*

◦ **abends**: carb-an.[1] lyc.
☞ *O; Beine; abends*

<> ◦ **Bewegung** **amel.**: meny.
☞ *O; Beine; Bewegung; amel.*

◦ **Einschlafen,** beim: carb-an.
☞ *O; Beine; Schlaf; Einschlafen*

◦ **Sitzen,** beim: anac.[1] arg. **Mez.** staph.[1]
☞ *O; Beine; Sitzen; agg.; während*

◦ **Stehen,** im: sul-ac.

◦ **tiefsitzend**: agar. **Asaf.** brom. canth. hydrog.[222] sul-ac.

◦ ◦ **Erregung,** durch: hydrog.[222]
☞ *O; Beine; Gemütsbewegungen, nach* ▤ *GEMÜT; M; Erregung; Beschwerden durch; Allgemeinsymptome*

◦ **außen,** lateral: arg. **Asaf.** canth.

◦ ◦ **Sitzen,** beim: arg.
☞ *O; Beine; Sitzen; agg.; während*

◦ **Kniekehle**: agar. am-m.[1] bell. dig. laur. nux-v. puls. spong.
☞ *O; Beine; Knie; Kniekehle*

◦ ◦ **Berührung** **amel.**: dig.

◦ ◦ **Beugen,** beim: spong.
☞ *O; Beine; Beugen; agg.; Glieder, der*

◦ ◦ **Gehen** **im Freien, nach**: nux-v.

◦ ◦ **Stehen,** im: nux-v.

◦ **Kniescheibe**: am-c. caust.[36] mez. spig.[1] stann.[1] thuj.
☞ *O; Beine; Knie; Kniescheibe*

◦ ◦ **links**: caust.[36] mez.
☞ *O; Beine; links*

◦ ◦ ◦ **Stehen,** im: mez.

◦ ◦ **abends**: am-c.
☞ *O; Beine; abends*

◦ ◦ **gestrecktem** **Knie, mit steif**: **Spig.**[1]

◦ ◦ **unter** der: stann.[1]

- **Unterschenkel**: agar. agn. **Alum.** alum-sil.[58] am-c. am-m.[5] **ANAC.** ant-t. arn.[5] ars. ars-i. asaf. asar. atro. bad. bar-c. bell. berb. bry. calc.[1] calc-i.[58] calc-sil.[58] **Camph.** carb-an. carb-v. carbn-s.[58] carc.[207] carl. caust. cedr. **Chel.** cina[5] cinnb. coff.[5] coloc.[1] con. croto-t. **Cupr.** cycl.[1] dig.[1] eupi. goss. **Graph.** guai. guare. **Hell.** hyos. ign. iod. **Ip.** iris-foe. jatr. kali-bi. kali-n. kreos. **Lach.** laur. lyc. lyss. mag-c. mag-m. mang. meny.[1] merc. **Merc-c.**[36] mez.[1] morph. **Mosch.** mygal. nat-c.[1] nit-ac.[1] olnd. **Op.** petr.[1] **Phos.**[1] phyt. plan. plat. plb.[5] puls. ran-s. rat. **Rhus-t.** rumx. sars. sep. sil. squil. stram. stry. sulph. tab.[36] tarax.[1] teucr. til. valer. **Verat.** viol-t. zinc.
☞ *O; Beine; Beine*

◦ **nachmittags**:
☞ *O; Beine; nachmittags*

◦ ◦ **Mittagsschlaf,** beim: croto-t.
☞ *O; Beine; Schlaf; während*

◦ ◦ **Sitzen,** beim: ars. lach.
☞ *O; Beine; Sitzen; agg.; während*

◦ **abends**: alum. am-c. carb-an. carb-v. dig. kali-n. lyc. mez.
☞ *O; Beine; abends*

◦ ◦ **Bett,** im: carb-an.[1] carb-v. kali-n.
☞ *O; Beine; Bett, im; agg.*

◦ ◦ **Sitzen,** beim: carb-an.
☞ *O; Beine; Sitzen; agg.; während*

◦ **nachts**: bry. con. iris-foe. mag-c. stry.
☞ *O; Beine; nachts; agg.*

<> ◦ **Anstrengung,** durch: mang.

◦ **Ausschreiten,** beim: **Rhus-t.**

◦ **Berührung,** bei: agn. ars.

◦ **Bewegung** **amel.**: **Valer.**
☞ *O; Beine; Bewegung; amel.*

◦ **Gehen**:

◦ ◦ **während**: agn. petr.[1] phos.

◦ ◦ **nach**: plat.[1]

◦ **Ruhe,** in: calc.[1] meny.[1]
☞ *O; Beine; Ruhe; agg.*

◦ **Schlaf,** im: **Agar.** cinnb. croto-t. lyc. sep. verat.
☞ *O; Beine; Schlaf; während*

◦ **Sitzen,** im: anac. plat. squil.

◦ **Stiche** **in der Fußsohle, durch**: dig.

➡ ◦ **erstreckt** sich:

◦ ◦ **abwärts**: plat.

◦ ◦ **aufwärts**: kreos. morph.

◦ ◦ **Magen,** zum: lyc.

◦ **Muskeln,** einzelne: carc.[207]

◦ **Schienbein**: mez.[1]
☞ *O; Beine; Beine; Schienbein*

◦ **Achillessehne**: cedr. merc.[36] tab.[36]
☞ *O; Beine; Beine; Achillessehne*

◦ ◦ **abends**: merc.[36]
☞ *O; Beine; abends*

◦ ◦ **nachts**: tab.[36]
☞ *O; Beine; nachts; agg.*

◦ **knienah**: cycl.[1]
☞ *O; Beine; Knie*

◦ **Waden**: agar. ant-t. asar. bar-c. chel. coloc.[1] dig.[1] eupi. **GRAPH.** jatr. kali-bi. laur. mag-m. merc. merc-c.[36] mez.[1] nat-c.[1] nit-ac.[1] olnd. op. phos.[1] puls. ran-s. rat. rhus-t. sars. tarax.[1] viol-t. zinc.
☞ *O; Beine; Beine; Waden*

◦ ◦ **morgens**: eupi. laur. puls. zinc.
☞ *O; Beine; morgens*

◦ ◦ ◦ **Bett,** im: laur. puls. zinc.
☞ *O; Beine; Bett, im; agg*

◦ ◦ **vormittags,** **beim Sitzen**: nat-c.

◦ ◦ **Ausstrecken** **des Fußes amel.**: laur.
☞ *O; Beine; Ausstrecken der Glieder; amel.*

◦ ◦ **Berührung** **amel.**: dig.[1] **Tarax.**[1]

◦ ◦ **Bewegung** **amel.**: coloc.[1]
☞ *O; Beine; Bewegung; amel.*

◦ ◦ **Sitzen,** im: nat-c.[1]

◦ ◦ **synchron** **mit dem Puls**: dig.[1]

◦ ◦ **M. gastrocnemius**: merc-c.[36]

- **Knöchel,** Fußgelenk: agar. asaf. carbn-s. iod.[1] mag-m. mez.
- **Füße**: all-c. **Alum.** alum-sil.[58] am-c. arg.[1] arn. ars.[5] asaf. bar-c. bar-m. bros-g.[259] canth. carb-an. carbn-s. cedr. chel. **Chin.**[5] cimic. cina coff.[5] con.[5] croto-t. cupr. dulc. eupi. **Graph. HYOS.** ign.[5] iod. **Ip.** jatr. kalm. laur. led. lith-c. lyc.[1] mag-c. mag-m. merc. mez.[5] mur-ac.[36] **Nat-c.** nat-s. nux-v. petr. phos. plat. plut-n.[222] puls.[58] ruta sant. sars.[1] **Sep.**[1] sil. spig.[5] **STRAM.** stry. sul-ac. sulph.[1] **Thuj.**[1] valer.[5] verat.
  ☞ *O; Beine; Füße*

◦ **tagsüber**: sulph.
  ☞ *O; Beine; tagsüber*

◦ **morgens** nach dem Aufstehen: mag-c.

◦ **nachmittags,** im Mittagsschlaf: ruta sep.[1]

◦ **abends**: alum. arg. carb-an. sulph.[1]
  ☞ *O; Beine; abends*

◦ ◦ **Einschlafen,** beim: carb-an.
  ☞ *O; Beine; Schlaf; Einschlafen*

◦ **nachts**: canth. lyc.[1] mag-c. nat-s.
  ☞ *O; Beine; nachts; agg.*

◦ **Mitternacht**:

◦ ◦ **gegen**: nat-c.

◦ ◦ **nach,** im Schlaf: nat-s.
  ☞ *O; Beine; Mitternacht; nach; 4.30 Uhr*

<> ◦ **Bett,** im: arg. cimic. nat-c.
  ☞ *O; Beine; Bett, im; agg.*

◦ **Beugen,** beim: led.

◦ **Liegen,** beim:

◦ ◦ **Rücken,** auf dem: nux-v.
  ☞ *O; Beine; Liegen; agg.; Rücken, auf dem*

◦ ◦ **schmerzloser** Seite amel. auf: nux-v.
  ☞ *O; Beine; Liegen; amel.; schmerzloser Seite, auf*

◦ **Schlaf**:

◦ ◦ **Einschlafen**: carb-an.

◦ ◦ **während**: hyos. **Lyc.**[5] nat-s. sulph.
  ☞ *O; Beine; Schlaf; während*

◦ **Sitzen,** beim: croto-t. sulph.[1]
  ☞ *O; Beine; Sitzen; agg.; während*

◦ **Stehen,** beim: sulph.[1] verat.
  ☞ *O; Beine; Stehen; agg.; während*

◦ **Stiche** im Schienbein, durch: arg.[1]

◦ **erstreckt** sich aufwärts: mag-c. thuj.

◦ **Fußrücken**: sars.[1]
  ☞ *O; Beine; Füße; Fußrücken*

◦ **Fersen**: all-c. am-c. eupi. kalm. lith-c. mag-c. mag-m. nat-c.
  ☞ *O; Beine; Füße; Fersen*

◦ **Fußsohlen**: croto-t. cupr. graph. jatr. mur-ac.[36] plat. plut-n.[222] sul-ac. sulph.[1] thuj.[1]
  ☞ *O; Beine; Füße; Fußsohlen*

◦ ◦ **Bewegung** amel.: sulph.[1]
  ☞ *O; Beine; Bewegung; amel.*

◦ ◦ **Sitzen,** im: jatr. plat.[1]

◦ ◦ **Stehen,** im: plat.

- **Zehen**: **Acon.** agar. am-c.[1] am-m. anac. ars. asaf. calc. calc-p.[81] carl. **Chin.**[5] cic. **Cimic. Cupr.** ferr-ma. hell. hyper. iris-foe. jatr. **Merc.** merl. mez. nat-c. par. ph-ac. phos. puls. ran-s. sabin.[5] stram. sul-ac.[1] tep. thuj.

◦ **abends**: merc.
  ☞ *O; Beine; abends*

◦ **nachts**: hyper.
  ☞ *O; Beine; nachts; agg.*

◦ ◦ **Einschlafen,** beim: hyper.

<> ◦ **Berühren** der großen Zehe, beim: ph-ac.

◦ **Gelenke**: sabin.[5]
  ☞ *O; Beine; Gelenke*

◦ **Spitzen**: **Am-m.** thuj.

◦ ◦ **abends**: **Am-m.**
  ☞ *O; Beine; abends*

◦ **großer** Zeh: agar. am-c.[1] anac. ars. asaf. calc. calc-p.[81] carl. ferr-ma. hell. mez. nat-c. par. phos. puls. ran-s. tep.

◦ ◦ **morgens**: ars. mez.
  ☞ *O; Beine; morgens*

◦ ◦ ◦ **Bett,** im: ars. mez.
  ☞ *O; Beine; Bett, im; agg.*

◦ ◦ **nachmittags**: nat-c.
  ☞ *O; Beine; nachmittags*

◦ ◦ **abends**: calc. par.
  ☞ *O; Beine; abends*

◦ ◦ ◦ **Bett,** im: calc.
  ☞ *O; Beine; Bett, im; agg.*

◦ ◦ ◦ **Sitzen,** im: par.

◦ ◦ **Gehen,** beim: carl.

◦ ◦ **Konvulsionen,** während: calc-p.[81]

◦ ◦ **Sitzen,** beim: par. phos.
  ☞ *O; Beine; Sitzen; agg.; während*

◦ ◦ **Ballen**: am-c.[1]

◦ **2. Zehe**: iris-foe.

◦ **3. Zehe**: sul-ac.[1]

ziehend, Zehen: cic.

konvulsivisch, spasmodisch, Knie: lyc.
  ☞ *O; Beine; Knie*

konvulsivisch, spasmodisch, Unterschenkel: ars. bad. op. phyt. stram.
  ☞ *O; Beine; Beine*

- **Waden**: **Op.**
  ☞ *O; Beine; Beine; Waden*

anfallsweise: nit-ac.[1] rhod. stram.

- **Hände**: rhod.
  ☞ *O; Arme; Hände*

- **Waden**: nit-ac.[1]

blitzartig: stry.

intermittierend:

- **Knie,** lateral: canth.
  ☞ *O; Beine; Knie*

- **Zehe,** große: anac.

juckend, Kniescheibe: stann.[1]

konvulsivisch, spasmodisch: brom. cod.[36] colch. croc.[72] nux-v. phyt.

- **Hände**: brom. colch. nux-v. phyt.
  ☞ *O; Arme; Hände*

ZUCKEN, fibrilläre Zuckungen (Forts.)

krampfartig: anac.[1] asaf. plat.[1]

- **Unterarme**: anac.[1] asaf.

- **Finger**: anac.[1]

kribbelnd, Füße: thuj.

lähmungsartig: cina mosch.

☞ *einer Seite, auf, bei Lähmung der anderen Seite*

- **Finger**: mosch.

- **Oberschenkel,** innen, medial: mosch.

nervös, Schultern: querc-r.[257]

plötzlich: arn. nat-c. pall.

- **Handgelenke**: pall.

☞ *O; Arme; Handgelenke*

- **Oberschenkel**: nat-c.

pulsierend, Oberschenkel: ph-ac.[1]

rhythmisch, Kniekehlen: dig. puls.

schmerzhaft:

- **Arme**: meny.[1] meph.[8]

◦ **Hände**: meph.[8]

☞ *O; Arme; Hände*

- **Beine**:

◦ **Oberschenkel,** rechter: amyg-p.[36]

◦ **Unterschenkel**: bell. petr.[1] **Rhus-t.**

☞ *O; Beine; Beine*

◉ - **krampfartig,** Waden: **Jatr.**

- **reißend,** Großzeh: ars. puls.

- **schießend,** Großzeh: tep.

- **stechend,** Beine:

◦ **Unterschenkel**: calc.

☞ *O; Beine; Beine*

◦ **Füße**: nux-v.

☞ *O; Beine; Füße*

◦ **Zehe,** große: hell.

sichtbar:

- **Daumen**: am-c.

☞ *O; Arme; Finger; Daumen*

- **Achillessehne**: merc.

- **Zehen**: merc.

Stromstöße, wie durch: agar. ant-s.[85] **Ars.** bamb-a.[1184] colch. nat-m. plat. **Ter. Verat.**[1]

▥ *ALLGEMEINES; C; Schlag, Stoß, Empfindung wie durch; Stromstoß, wie elektrischer Schlag*

- **Ulnarnerven,** durch beide, besonders am Ellbogen: ant-s.[85]

- **Handgelenke**: agar.

☞ *O; Arme; Handgelenke*

wandernd: am-m.[1] cast. cocc. coloc. graph. **Merc.** nat-s. plat.

zittrig, Hände: sec.

ZUPFEN:

▥ *GEMÜT; C; Gebärden, Gesten, macht; Hände, streckt sie aus oder greift nach etwas;*

Empfindung von Zupfen, Finger: ars.[5] arum-t.[58] aur.[5] **Con.**[5] hydrog.[222] hyos.[5] **Kali-br.**[111] lach.[5] mez.[5] tarent.[111] thuj.[5]

- **Fingerspitzen**: arum-t.[58] hydrog.[222]

☞ *O; Arme; Finger; Fingerspitzen*

ZURÜCKZIEHEN der Haut, eitrig, um die Nägel: eug.[102]

ZUSAMMENDRÜCKEN, Empfindung von: alum. am-m. ang. arg-n. aur. brom. chlf.[36] chlor. cimic. coloc. con.[1] hist.[119] jatr. led. merc. nat-m.[36] nat-s.[36] plat. sabad. sep. sol-n. spig. stront-c. tarent. thuj.

☞ *Schmerz; drückender Schmerz*

Gelenke: coloc. merc.

Oberarme: am-m. brom. led. nat-s.

☞ *O; Arme; Oberarme*

Ellenbogen: chlor. nat-s.

☞ *O; Arme; Ellenbogen*

- **abends**: nat-s.

Unterarme: led. nat-s.

- **links**: led. nat-s.

Handgelenke: led. nat-s.

☞ *O; Arme; Handgelenke*

Hüften: con.[1] tarent.

☞ *O; Beine; Hüften*

Oberschenkel: **Plat.** sabad. stront-c.

- **Bewegung**:

◦ **agg.**: sabad.

◦ **amel., fortgesetzte**: sabad.

☞ *O; Beine; Bewegung; amel.; fortgesetzte*

Unterschenkel: arg-n. led. nat-s.

☞ *O; Beine; Beine*

Knie: aur. led. nat-m. nat-s. plat. spig.

☞ *O; Beine; Knie*

- **Gehen,** beim: spig.

Wade: jatr. led. sol-n.

Knöchel: chlf.[36] led. nat-m. nat-s.[36] sep. thuj.

- **links**: nat-s.[36]

- **rechts**: chlf.[36]

☞ *O; Arme; rechts*

- **Gehen** im Freien, nach: sep.

Füße: alum. ang. cimic.

☞ *O; Beine; Füße*

- **Fersen**: alum.

☞ *O; Beine; Füße; Fersen*

Zehe, große: plat.

Strapaze, wie durch, Fußgelenke: nat-m.[36]

◉ **kleinen** Bereichen, in: hist.[119]

ZUSAMMENSCHNÜREN, Empfindung von: acon. aeth. agar. alum. alumn. am-br. am-c.[5] am-m.[5] anac. ang. ant-c. ars. ars-i.[58] arund. aur. benz-ac. bism. bov. brom. cact. calc. carb-an. carb-v. carbn-s. card-m. caust.[5] cham. chel.[85] **Chin.** cimic.[36] cocc. colch.[149] coloc.[36] con. croc. cupr. dros. elaps eug. ferr. gins. granit-m.[194] graph.[1] guai. helo. ign. iris[36] kola[1184] lach. led.[5] lol.[85] **Lyc.**[5] manc. mang.[5] med.[85] merc-c.[36] mez. mur-ac. nat-m. nit-ac. nux-m. nux-v.[85] olnd. peti. petr. phos. phys.[36] pic-ac.[58] plat. prun. puls.[5] pyrus[77] raph. rat. rhus-t.[5] sabad.[5] sec.[5] sep. sil. spong. stann. stram.[36] stront-c. sul-ac. sulph. thuj. til.[36] vib.[85] zinc.

☞ *Bandagiert, Empfindung wie* ▥ *ALLGEMEINES; C; Zusammenschnüren, Empfindung von; Äußerlich*

Schwangerschaft, während: vib.[85]

Knochen: con.[1] nit-ac.[85] sulph.[102]

Gelenke: **Anac.** **Aur.** cact.[58] calc. carb-an. colch.[149] **Coloc.** ferr. **GRAPH.** **Lyc.** **NAT-M.** **NIT-AC.** **Petr.** sil. **Stront-c.**

Arme: aeth. agar. alumn. am-m.[5] bism. bov. brom. cact. carb-an. carb-v. caust. **Chin.** cimic.[111] cocc. coloc. con. croc. cupr. dros. elaps gins. ign. iris[36] kola[1184] lach. led.[5] lyc.[137] manc.[36] mang.[5] merc-c.[36] mez. nit-ac. **Nux-m.** nux-v. peti. phos. phys. plat.[1] prun. raph. rat. sabad.[5] sec.[5] sep. sil. spong. stram.[36] sul-ac.

- **links**: cimic.[111]
  ☞ *O; Arme; links*

- **rechts**: cupr.
  ☞ *O; Arme; rechts*

- **Knochen**: con.

- **Schultern**: agar. bov. **Cact.** nit-ac. plat.[1] sabad.[5] sep.[1] stram.[36]
  ☞ *O; Arme; Schultern*

◦ **links**: agar.
  ☞ *O; Arme; links*

◦ **Deltoideusregion**: stram.[36]
  ☞ *O; Arme; Schultern; Deltoideus, Region des*

- **Oberarme**: alumn. am-m.[5] bism. brom.[5] iris[36] lach.[5] led.[5] manc. mez.[5] phys. plat.[1] sec.[5] stram.[36]
  ☞ *O; Arme; Oberarme*

◦ **links**: iris[36]
  ☞ *O; Arme; links*

◦ **rechts**: **Alumn.**
  ☞ *O; Arme; rechts*

◦ **Schulter,** nahe der: alumn.
  ☞ *O; Arme; Schultern*

◦ **Humerus,** unterer Gelenkkopf: phys.

- **Ellenbogen**: agar. caust. elaps[85] lach. mang. nux-v.[5] peti. rat. sep.
  ☞ *O; Arme; Ellenbogen*

◦ **links**: agar.
  ☞ *O; Arme; links*

◦ **morgens**: peti.
  ☞ *O; Arme; morgens*

◦ **Ellenbeuge**: elaps[85] rat.
  ☞ *O; Arme; Ellenbogen; Ellenbeuge*

◦ ◦ **Beugen,** beim: rat.

◦ ◦ **erstreckt** sich zur Hand, wie beim Tragen einer Last: elaps[85]
  ☞ *O; Arme; Tragen von Dingen agg.*

- **Unterarme**: brom. cupr. gins. iris[36] mez.
  ☞ *O; Arme; Unterarme*

◦ **links**: iris[36]
  ☞ *O; Arme; links*

◦ **rechts**: cupr.
  ☞ *O; Arme; rechts*

◦ **Gehen** im Freien, beim: mez.
  ☞ *O; Arme; Gehen; agg.; während; Freien, im*

- **Handgelenke**: carb-v. **Cocc.** ign. lach. manc. mang.[5] sil.
  ☞ *O; Arme; Handgelenke*

◦ **Sehnen**: carb-v. ign. lach.

- **Hände**: cocc. **Cupr.** manc.[36] merc-c.[36] nux-v. prun.
  ☞ *O; Arme; Hände*

◦ **Mittelhandknochen**:

◦ ◦ **rechts**: merc-c.[36]
  ☞ *O; Arme; rechts*

◦ ◦ **tagsüber**: manc.[36]
  ☞ *O; Arme; tagsüber*

- **Finger**: aeth. carb-an. croc. dros. elaps lach. nux-v. phos. sep. spong.

◦ **periodisch**: **Phos.**

Beine: acon. alum. alumn.[58] am-br. am-c.[5] **Anac.** ang. ant-c. ars. benz-ac. carb-an. carb-v. carbn-s. card-m. **Caust.**[5] cham. chel.[85] chin. cimic.[36] cocc. coloc.[36] elaps[36] eug. granit-m.[194] graph.[1] guai. helo. iris[36] kola[1184] led.[5] lol.[85] **LYC.**[5] manc. med.[85] mur-ac. nat-m. nit-ac. nux-v.[85] olnd. petr. **Phos.** phys.[36] **Plat.** puls.[5] pyrus[77] raph. rhus-t.[5] sil. stann. stront-c. sul-ac. sulph. thuj. til.[36] zinc.

- **M. sartorius, links**: cimic.[36]

- **Gesäßbacken**: plat. thuj.
  ☞ *O; Beine; Gesäßbacken*

- **Hüften**: anac. ang. **Coloc.** eug. lyc.
  ☞ *O; Beine; Hüften*

- **Oberschenkel**: acon. alumn. am-br. anac. ant-c. carb-v. card-m. chin. cimic.[36] cocc. coloc. granit-m.[194] iris[36] kola[1184] lol.[85] lyc. manc. med.[85] mur-ac. nit-ac.[1] nux-v.[85] olnd. **PLAT.** raph. sul-ac. sulph. til.[36]

◦ **links**: iris[36]
  ☞ *O; Beine; links*

◦ **Gehen,** beim: lyc. olnd.

◦ **Sitzen,** beim: **Plat.**
  ☞ *O; Beine; Sitzen; agg.; während*

- **Knie**: alumn.[58] **Anac.** elaps[36] nat-m. **Nit-ac.**[1] nux-v.[85] **Plat.** pyrus[77] sil. sulph.[1] zinc.
  ☞ *O; Beine; Knie*

◦ **nachmittags**: nit-ac.[1]
  ☞ *O; Beine; nachmittags*

◦ **abends**: sulph.[1]
  ☞ *O; Beine; abends*

◦ **Kniescheibe**: pyrus[77]
  ☞ *O; Beine; Knie; Kniescheibe*

◦ **Kniekehle**: elaps[36] nit-ac.[1]
  ☞ *O; Beine; Knie; Kniekehle*

- **Unterschenkel**: **Anac.** ant-c. ars. benz-ac. chel.[85] **CHIN.** guai. **LYC.**[5] manc. nit-ac. petr. **Plat.** stann. sul-ac. **Sulph.**
  ☞ *O; Beine; Beine*

◦ **Fußgelenk,** nahe dem: chel.[85]

- **Knöchel,** Fußgelenk: acon. am-br. cham. chel.[85] coloc.[36] graph. helo. petr.[1] phys.[36] **Plat.**

◦ **links**: coloc.[36]
  ☞ *O; Beine; links*

- **Füße**: anac. **Caust.**[5] graph. nat-m. nit-ac. **Petr.** puls.[5] rhus-t.[5] stront-c.
  ☞ *O; Beine; Füße*

- **Zehe,** große: graph.[1] led.[5] **Plat.**

◦ **Zehenballen**: graph.[1]

Band, wie durch ein:

- **Knochen,** um die: nit-ac.[85] sulph.[102]

- **Schultern**: sabad.[5]
  ☞ *O; Arme; Schultern*

ZUSAMMENSCHNÜREN, Empfindung von; **Band,** wie durch ein (Forts.)

- **Oberarme**: am-m.[5] brom.[5] iris[111] lach.[5] led.[5] manc.[111] mang.[5] mez.[5] sec.[5]
  ☞ *O; Arme; Oberarme • Bandagiert, Empfindung wie; Arme*
  ◦ **Handgelenke**: manc.[111] mang.[5]
  ☞ *O; Arme; Handgelenke • Bandagiert, Empfindung wie; Arme; Handgelenke*
- **Oberschenkel**: **Coloc.** nit-ac.[1] nux-v.[85] sulph.
  ☞ *Bandagiert, Empfindung wie; Beine; Oberschenkel*
  ◦ **Femur,** Gelenkkopf, unterer: nux-v.[85]
  ☞ *Bandagiert, Empfindung wie; Beine; Oberschenkel; Femur, links, unterer Condylus*

Bandage, wie durch enge, Oberschenkel: acon. **PLAT.**

Haarklemme, wie durch eine, Schultern: kola[1184]

krampfhaft, unter den Fingernägeln: elaps

schmerzhaft, Beine: ant-c.

Schnur, wie durch eine:
- **Oberschenkel**: am-br. lyc. manc.
- **Knöchel,** Fußgelenk: acon. am-br.
  ☞ *Bandagiert, Empfindung wie; Beine; Knöchel, Fußgelenk*

Schnur, wie mit einer, Ellbogen: rat.
☞ *Bandagiert, Empfindung wie; Arme; Ellenbogen*

Schraubstock, wie in einem, Unterarme: brom.

spasmodisch, obere Extremitäten, beim Schreiben: sul-ac.

Strumpfband, wie von einem, Oberschenkel: alumn. ant-c. card-m. **CHIN. Cocc.** lol.[85] **Manc.** raph. til.[36]
☞ *Bandagiert, Empfindung wie; Beine; Oberschenkel*

ZUSAMMENZIEHUNG, Kontraktion, von Muskeln und Sehnen:

allgemeine Arzneien: abrot.[8] acon. acon-c. aesc. aesc-g.[25] aeth. agar. agn. all-s. aloe[111] alum. am-c. am-m.[809] ambr. anac. androc.[222] ang.[5] ant-c. ant-t. apis apisin.[5] apoc. arg. arg-n.[36] arn.[1] **Ars.** asaf.[1101] asar. aster. atro.[25] aur. bac.[62] bad. **Bar-c.** bart. **Bell.**[102] bell-p.[137] benz-ac.[162] berb. bism. bor.[5] bov. brom. bry.[137] **CALC.** calc-ar. calc-f.[54] calc-p. calc-sil.[58] camph. cann-i. cann-s. canth. caps. carb-ac.[25] carb-an. carb-v. carbn-s.[25] **CAUST.** cedr. cham. chel. chin. cic. cimic. cimx. cina cinnb. cit-v. cocc.[102] coff. colch. **COLOC.** con. croc.[5] **Crot-c. Crot-h.**[122] croto-t. **Cupr.** cycl. dig.[5] dios.[137] dros.[171] dulc.[5] elaps euph. euphr. eupi.[85] ferr. ferr-ar. ferr-m. ferr-p. ferr-s. form. form-ac.[102] gamb. gels.[85] gins. glon. **GRAPH. Guai.**[1] guare. hell. hep.[5] hydr-ac. hydrc. hyos.[102] hyosin.[102] hyper.[36] ign.[102] ind. ip. irid.[85] jatr. kali-ar. kali-bi.[58] kali-c. kali-cy.[85] **Kali-i.** kali-n. kreos.[5] lach. lappa[85] lath.[36] laur. led. **LYC.** lyss. m-aust.[85] mag-c. mag-m.[137] mag-p.[122] mag-s. mang. med. meny. **Merc.**[102] merc-c. methyl.[85] mez. mill. morph. mosch. mur-ac. **Nat-c. Nat-m.** nat-p. nat-s. nit-ac. **Nux-v.**[102] oena.[25] ol-an. olnd.[5] op. ox-ac. paeon. pall. par.[5] petr. ph-ac. **Phos.** phyt. plan.[809] plat.[58] **Plb.**[5] plut-n.[222] polyg.[137] prot.[136] psil.[164] puls. ran-b.[5] rheum rhod. **Rhus-t.**[5] rhus-v. **Ruta**[58] sabad. sabin. samb. **Sarcol-ac.**[149] sars.[1] **SEC.** sel. **Sep. Sil.** sol[29] sol-n. sol-t.[36] spig.[1] spong.[5] squil.[5] stann. staph.[1] still. stram. stront-c.[102] stry. sul-ac.[102] sulph. syph. tab. tanac.[25] tarent. tell. tep. ter. thuj. tub-r.[149] ust.[102] valer.[58] verat.[137] vib.[25] vib-p.[25] viol-t. zinc.[137]
☞ *Krämpfe, Muskelkrämpfe*

- **links**: rhus-t.[1]
- **morgens**: am-m.[1]
- **nachts**: plb.
- **periodisch**: **Sec.**
- **Dehnung,** nach: con.[137] mag-m.[137]
- **Erkältung,** nach: guai.[58]
- **Froststadium** im Fieber, während: caps.[5] **CIMX.** par.[5]
- **gehen,** muss: arg.[149]
- **Kolik,** nach: abrot.[8]
- **Konvulsionen,** während: cic.[149]
- **Lähmung** der Streckmuskel, durch: **Ars. PLB.**
  ☞ *Lähmung, Muskellähmung; allgemeine Arzneien; Muskeln; Streckmuskeln*
- **Schwangerschaft,** während: vib.[122]
- **steif** bei Verschlimmerung der Schmerzen: guai.[1] **Phos.**
- **Gelenke**: am-m.[36] **Anac. Aur.** bac.[62] **Caust.**[36] cimx.[36] **Colch. Form. Graph.** guai.[36] **Merc. Nat-m. Nit-ac.** petr. sec. stront-c.
- **Haut,** äußerlich: cupr.
- **Arme**: acon.[5] aeth. agar. all-s. aloe[111] alum. am-c. am-m.[809] ambr. anac.[5] ant-t. apis apisin.[5] arg. arg-n. arn.[1] **Ars.** asar. atro. aur. bac.[62] bell. bell-p.[137] benz-ac.[162] bism. brom. **Calc.** calc-ar. calc-f.[54] calc-sil.[58] cann-i. cann-s.[137] caps.[1] carb-ac.[25] carb-an. carb-v. carbn-s. caust. chel. chin. cic. cimx. cina cinnb. cit-v. cocc. coff. colch. coloc. con. crot-h.[122] croto-t. cupr. cycl. dros. elaps euphr. ferr. ferr-ar. ferr-p. ferr-s.[809] form-ac.[102] gels.[85] gins. glon. graph. guai.[137] hell. **Hydr-ac.** hydrc. hyos. hyosin.[102] **Ip.** jatr. kali-bi.[58] kali-c. kali-cy. kali-i. kreos.[5] lach. lappa[85] laur. **Lyc.** mag-c. mag-p. mag-s. mang. med. meny. merc.[5] merc-c. mez. morph. mosch. mur-ac. nat-c. nat-m.[137] nat-p.[144] nit-ac.[5] nux-v. oena. olnd. op. ox-ac. par. ph-ac. phos. phyt. plan.[809] plat. plb. plut-n.[222] prot.[136] psil.[164] puls. ran-b.[5] rheum rhod. **Rhus-t.** ruta sabad. sabin. sars. sec. sel. sep. sil. sol[29] sol-n. sol-t.[36] spig.[1] spong.[5] stann. staph. stram. stry. sul-ac.[102] sulph. tab. tarent. tell. tep. ter. tub-r.[149] valer.[58] verat. viol-t. zinc.[137]
  ◦ **nachts**: atro.[25]
  ☞ *O; Arme; nachts*
  ◦ **Lähmung,** bei: carbn-s.
  ◦ **Schreiben,** beim: sul-ac.[1]
  ☞ *O; Arme; Schreiben agg.*
  ◦ **trinken,** bei dem Versuch zu: atro.
  ◦ **Streckmuskeln,** beim Schreiben: nat-p.
  ◦ **Beugemuskeln**: **Crot-h.**[122] ruta[58] sil.

◦ **Schultern**: alum. brom. cit-v. elaps kali-c. **Mag-c.** nit-ac.[5] plb. rhod.
☞ *O; Arme; Schultern*

◦ ◦ **morgens**: mag-c.
☞ *O; Arme; morgens*

◦ ◦ ◦ **erstreckt** sich zum Rücken: mag-c.

◦ ◦ **erstreckt** sich:

◦ ◦ ◦ **Hände**: elaps

◦ ◦ ◦ **Rücken**: mag-c.

◦ **Oberarme**: asar.[5] bism.[5] calc. caust. **Nat-m.** rhod. stram. sulph.
☞ *O; Arme; Oberarme*

◦ ◦ **Sehnen**: **CAUST.**

◦ **Ellenbogen**: ars. caust. elaps glon. graph.[1] kreos.[5] lyc. nux-v. puls. sars. sulph. tep.
☞ *O; Arme; Ellenbogen*

◦ ◦ **Ellenbeuge**: **Caust.** elaps graph.[1] **Puls.** sars. sulph.
☞ *O; Arme; Ellenbogen; Ellenbeuge*

◦ **Unterarme**: arn.[1] bell.[5] bism.[5] calc. calc-ar. **Caust.**[1] cina coloc. con. hydrc. **Meny.** mez. nat-c. nat-p.[58] plb. ran-b.[85] rheum rhod. sep. sil. spong.[5] stann. verat. viol-t.
☞ *O; Arme; Unterarme*

◦ ◦ **Gehen,** beim: viol-t.
☞ *O; Arme; Gehen; agg.; während*

◦ ◦ **Schreiben,** beim: nat-p.[58]
☞ *O; Arme; Schreiben agg.*

◦ ◦ **Muskeln**:

◦ ◦ ◦ **Beugemuskeln,** Flexoren: arn.[1]

◦ ◦ ◦ **Streckmuskel,** beim Schreiben: nat-p.[58]

◦ ◦ **Handgelenksnah**: caust.[1] sil.
☞ *O; Arme; Handgelenke*

◦ **Handgelenke**: bell-p.[137] carb-v. caust. ferr-s.[809] glon.[111] jatr.
☞ *O; Arme; Handgelenke*

◦ ◦ **rechts**: glon.[111]
☞ *O; Arme; rechts*

◦ ◦ **Sehnen**: carb-v. **Caust.**

◦ **Hände**: acon.[5] aloe[111] am-m.[809] ambr. **Anac.**[1] ars. aur. bell. benz-ac.[58] bism. calc. calc-f.[54] calc-sil.[58] cann-s. carb-ac.[25] carb-an. carb-v. carbn-s. **Caust.** cina cinnb. cocc.[5] colch. coloc. dros. euphr. ferr-s. form-ac.[102] gels.[85] graph.[137] guai.[137] hydr-ac. hyosin.[102] kali-bi. lach. lappa[85] lyc.[184] mag-s. merc. merc-c. mur-ac. **Nat-c.**[54] nat-m.[137] nat-p.[144] **Nux-v.** op. ph-ac. phos. plan.[809] plb. prot. psil.[164] ran-b.[5] ruta[58] sabad. sabin.[5] **Sec. Sil.**[111] sol-n. **Stann.** stram. stry. sul-ac.[102] sulph.[1] tab. tub-r.[149] valer.[58] verat. zinc.
☞ *O; Arme; Hände*

◦ ◦ **abwechselnd** mit Füßen: stram.
☞ *A; Abwechselnd mit*

◦ ◦ **Umklammert** unwillkürlich Gegenstände, die er zuvor in die Hand genommen hat: ambr. dros. sulph.

◦ ◦ **erstreckt** sich über die Unterarme: coloc.

◦ ◦ **Sehnen**: am-m.[809] benz-ac.[162] carb-v. **Caust.**[162] form-ac.[102] gels.[85] hyosin.[102] lach. lappa[85] lyc.[184] nat-m.[184] nat-p.[162] plan.[809] plb. psil.[164] ruta[58] sil.[111] sulph.[1] tub-r.[149]

◦ ◦ ◦ **Handbeuger,** Dupuytrenkontraktur: am-m.[809] **Benz-ac.**[162] caust.[162] form-ac.[102] gels.[85] hyosin.[102] lappa[85] lyc.[184] nat-m.[184] nat-p.[162] plan.[809] **Plb.** psil.[164] ruta[58] sil.[111] sulph.[1]

◦ ◦ **Handflächen**: anac.[1] benz-ac.[58] calc-f.[54] carb-an. **Caust.** graph.[137] guai.[137] nat-m.[137] nat-p.[144] nux-v. **Prot.** ruta[58] sabad. stann. stry. tub-r.[149] **Verat.**
☞ *O; Arme; Hände; Handflächen*

◦ **Finger**: aeth. alum. am-c. ambr. anac.[5] **Ant-t. Apis** apisin.[5] arg. **Arg-n. Ars.** asar. bac.[62] bell. benz-ac.[162] **Calc.** calc-sil.[58] cann-s.[137] caps.[1] carb-v. carbn-s. **CAUST.** chel. chin. cic. cimx. cina cocc. coff. colch. **Croto-t. Cupr.** cycl. **Dros. Ferr.** ferr-ar. ferr-p. gels.[85] gins. glon. **Graph.** hell. hydr-ac. hyos. ip. kali-bi.[58] kali-c. kali-cy. kali-i. lach. laur. lyc. mag-p. mag-s. mang. med. meny. **Merc.**[5] morph. mosch. **Nat-c.** nux-v. oena. op. ox-ac. par. ph-ac. phos. phyt. **Plat.** plb. plut-n.[222] **Prot.**[136] rhod. rhus-t. ruta sabad. sabin. **Sec.** sel. sep. **Sil.** sol[29] sol-t.[36] spig.[1] stann. staph. stry. sulph. tarent. tell. ter. zinc.[137]
☞ *Ausstrecken von Gliedmaßen; schwierig, fällt schwer; Finger • Faust, Finger krampfhaft zur Faust gebeugt • Gebeugte Gliedmaßen; Arme; Finger* ▤ *ALLGEMEINES; C; Konvulsionen; epileptisch; Während epileptischem Anfall; Gemüt; Bewusstlosigkeit*

◦ ◦ **morgens**: phos.
☞ *O; Arme; morgens*

◦ ◦ **nachmittags**: morph.
☞ *O; Arme; nachmittags*

◦ ◦ **periodisch**: **Phos.**

◦ ◦ **Bluterbrechen,** nach: ars.

◦ ◦ **Cholera,** bei: cupr.

◦ ◦ **Epilepsie**:
☞ *Konvulsionen, während; epileptischen*

◦ ◦ **Froststadium** im Fieber, vor: **Cimx.**

◦ ◦ **Gähnen,** beim: croto-t. nux-v.
☞ *O; Arme; Gähnen, beim*

◦ ◦ **klammernd**: arg-n. **Dros.** graph.[1] stry.
☞ *O; Arme; Greifen, ergreifen von Gegenständen; agg.*

◦ ◦ **Konvulsionen,** während:

◦ ◦ ◦ **epileptischen**: **Lach. Mag-p. Merc.**

◦ ◦ ◦ **Intervallen,** in den: **Sec.**[122]

◦ ◦ **Liegen** auf der betroffenen Seite, beim: croto-t.
☞ *O; Arme; Liegen; agg.; während; Seite, auf der; liegt, agg. auf Seite, auf der man*

◦ ◦ **Zerrungen,** durch: cann-s.[137]
☞ *O; Arme; Verstauchen, Verrenken, nach*

◦ ◦ **Adduktoren**: arg-n.

◦ ◦ **Fingerbeuger**: **Ars. Caust.** cimx. **Sil.** spig.[1]

◦ ◦ **Daumen**: anac.[5] colch. cycl. **Hell.** merc.[5] sec. sol-t.[36] staph.
☞ *O; Arme; Finger; Daumen*

◦ ◦ ◦ **rechts**: cycl.
☞ *O; Arme; rechts*

◦ ◦ **Zeigefinger**: alum. caps.[1] cycl. graph.

◦ ◦ **Mittelfinger**: cina plut-n.[222] sil.

ZUSAMMENZIEHUNG, Kontraktion, von Muskeln und Sehnen; **Finger** (Forts.)

∘ ∘ **Ringfinger**: benz-ac.[162] sabad.

∘ ∘ ∘ **Beugemuskeln,** Flexoren: **Benz-ac.**[162]

∘ ∘ **Kleiner** Finger: prot.[136] sabad. sulph.

- **untere** Extremitäten: acon. aesc. aesc-g.[25] agar. agn. alum.[1] am-c. **AM-M.**[1] ambr. anac.[1] androc.[222] ang.[5] ant-c. ant-t. apis apoc. arg-n. **Ars.** asaf. asar. aster. atro.[25] bac.[62] bad. **Bar-c.** bart. bell.[36] berb. bism. bov. bry.[137] calc. calc-p. camph. cann-i. cann-s. canth. caps. carb-an. carb-v. carbn-s.[25] **CAUST.** cedr. cham. chel. cic. cimic. cimx. cina[5] cocc.[5] colch.[137] **Coloc.**[102] con. crot-c. cupr.[137] cycl. dios.[137] euph. euphr. ferr. ferr-ar. ferr-s. gamb. gels.[25] graph. **Guai.**[1] guare. hydr-ac. hyos. hyper.[36] ind. irid.[85] jatr. kali-ar. kali-c. kali-n. kreos.[5] lach. lath.[36] led. lyc. lyss. m-aust.[85] mag-c. mag-s. med. meny. merc. merc-c. mez. mosch.[5] nat-c. nat-m. nat-p. nat-s. nit-ac. nux-v. oena.[25] ol-an. olnd.[5] ox-ac. paeon. pall. par.[5] petr. ph-ac. **Phos.** phyt. plan.[36] plat. plb.[5] polyg.[137] puls. **Rhus-t.**[5] rhus-v. ruta[58] sabin. samb. sars.[1] sec. sep. sil.[1] spig.[1] squil.[5] staph.[1] stront-c.[102] stry. sul-ac.[1] sulph.[1] syph. tanac.[25] tarent. tell. thuj. ust.[102] verat.[85] vib.[25] vib-p.[25] zinc.[1]

∘ **abends**: olnd.
☞ *O; Beine; abends*

∘ **nachts**: atro.[25]
☞ *O; Beine; nachts; agg.*

<> ∘ **Aufstehen, beim**: olnd.

∘ **Gehen, beim**: atro.[25]

∘ **Menses, während**: phos.
☞ *O; Beine; Menses; während*

∘ **Schwangerschaft, während**: vib.[25] vib-p.[25]
☞ *O; Beine; Schwangerschaft, während*

∘ **Stehen, im**: bar-c.[1]

∘ **Zittern der Glieder, mit**: aesc-g.[25]

∘ **Gesäßbacken**: agar.[36] bell.[36] gels.[36] hyos.[36] hyper.[36] rhus-t.
☞ *O; Beine; Gesäßbacken*

∘ ∘ **rechts**: **Hyper.**[36]
☞ *O; Arme; rechts • O; Beine; rechts*

∘ **Hüften**: am-m. carb-v. **Cina**[5] coloc. euph. meny. olnd.[5] polyg.[137] sulph.[36]
☞ *O; Beine; Hüften*

∘ **Oberschenkel**: acon. agar. am-c.[1] am-m. ambr. ant-c. ant-t. asar. bar-c. berb. bry.[137] calc-p. cann-s. carb-an. carb-v. caust. cham. cimx. cocc.[5] coloc.[102] dios.[137] graph. guai. kali-ar. lach. led. lyc. lyss. m-aust.[85] mag-c. med. nat-c. nat-m. nat-p. nit-ac. nux-v. ol-an. pall. phos. phyt. plat. puls. **Rhus-t.** ruta sabin. samb. sul-ac.[1] sulph.[137] thuj.

∘ ∘ **Hinsetzen, beim**: sabin.
☞ *O; Beine; Sitzen; agg.; Hinsetzen*

∘ ∘ **Menses, vor**: cham.
☞ *O; Beine; Menses; vor*

∘ ∘ **Ellenbeuge**: agar. carb-an. **Caust.** **Rhus-t.** thuj.

∘ ∘ ∘ **Gehen, beim**: **Rhus-t.** thuj.

∘ ∘ **Kniesehnen**: **Acon.** agar. am-c.[1] **Am-m.** **Ambr.** ant-c. ant-t. asar. **Bar-c.** bry.[137] **Calc-p.** carb-an. **CAUST.** **Cimx.** coloc.[102] dios.[137] graph. **GUAI.** kali-ar. lach. led. **Lyc.** lyss. m-aust.[85] med. nat-c. **NAT-M.** nat-p. nit-ac. **NUX-V.** pall. phos. **Phyt.** puls. **Rhus-t.** **Ruta** samb. sulph.[137]

∘ ∘ ∘ **links**: sulph.[137]
☞ *O; Beine; links*

∘ ∘ ∘ **Abszess, nach**: **Lach.**
▤ *ALLGEMEINES; M; Abszess, Eiterung, Folgen von*

∘ ∘ ∘ **Froststadium** im Fieber, während: cimx.
☞ *O; Beine; Fieber; während; Froststadium im Fieber*

∘ ∘ ∘ **Gehen, beim**: carb-an. **NUX-V.** pall. **Rhus-t.**

∘ ∘ ∘ **Menses, nach**: nat-p.

∘ ∘ **unterer** Teil des Oberschenkels: sul-ac.[1]

∘ **Knie**:
☞ *O; Beine; Knie*

∘ ∘ **Menses, nach**: nat-p.[58]

∘ ∘ **Kniekehle**: **Am-m.**[1] ang.[1] **Ars.**[122] bac.[62] bell. berb. calc.[1] carb-an.[1] carb-v. **CAUST.** cham.[36] **Cimx.** coloc. con. euphr.[144] ferr. **Graph.** **GUAI.** kreos. lach. led. med. merc. **Mez.** mosch.[5] **Nat-c.** **NAT-M.** nat-p.[58] nat-s. nit-ac. nux-v. ol-an. ox-ac. petr. phos.[1] **Rhus-t.**[1] rhus-v. ruta samb. sars.[1] spig.[5] squil.[5] **Staph.**[1] **Sulph.** syph. **Tell.** verat.
☞ *O; Beine; Knie; Kniekehle*

∘ ∘ ∘ **Beugen, beim**: rhus-t.[1]
☞ *O; Beine; Beugen; agg.; Glieder, der*

∘ ∘ ∘ **Froststadium** im Fieber, während: **Cimx.**
☞ *O; Beine; Fieber; während; Froststadium im Fieber*

∘ ∘ ∘ **Gehen, beim**: am-m.[1] carb-an.[1] euphr.[144] phos.[1]

∘ ∘ ∘ **Liegen, beim**: nat-s. staph.[1]
☞ *O; Beine; Liegen; agg.*

∘ ∘ ∘ ∘ **Rücken, auf dem**: nat-s.
☞ *O; Beine; Liegen; agg.; Rücken, auf dem*

∘ ∘ ∘ **Poplitealarterie, rechts**: cham.[36]

∘ **Unterschenkel**: acon. agar. agn. alum.[1] am-c. **AM-M.** ang.[5] apoc. arg-n. ars. **Aster.** bad. bart. bov. calc. calc-p. cann-i. cann-s. canth. caps. carb-an.[36] caust. cedr. **Cic.** cimic. cocc.[5] colch. euphr. ferr. gels.[36] graph. guai.[1] irid.[85] jatr. kali-c. kali-n.[1] kreos.[5] lath.[36] led. lyc. med. merc. merc-c. mez. nat-c. **Nat-m.**[1] nux-v. ox-ac. **Phyt.** plan.[36] puls. sars.[1] sep. sil.[1] sulph.[1] syph.[149] zinc.[36]
☞ *O; Beine; Beine*

∘ ∘ **abends**: cedr. ferr.
☞ *O; Beine; abends*

∘ ∘ ∘ **Gehen, beim**: ferr.

∘ ∘ **Ischialgie, bei**: **Nux-v.**

∘ ∘ **Waden**: agar. agn. alum.[1] arg-n. ars. bart. **Bov.** calc-p. caps. **Caust.** gels.[36] guai.[1] irid.[85] jatr. kali-n.[1] led. lyc. med. merc. nat-c. nat-m.[1] puls. sars.[1] sil.[1] sulph.[1]
☞ *O; Beine; Beine; Waden*

◦ ◦ ◦ **rechte,** mit Taubheitsgefühl und krampfartiger Kontraktion: irid.[85]
☞ *O; Arme; rechts • O; Beine; rechts*

◦ ◦ ◦ **Gehen,** beim: agar. alum.[1] kali-n.[1] **Lyc.** nat-m.[1] sil.[1] sulph.[1]

◦ ◦ ◦ **M. gastrocnemius, links**: gels.[36]

◦ ◦ **Achillessehne**: acon. **Calc. Cann-s. Carb-an.**[36] cimic. **Colch.** euphr. **Graph. Kali-c.** lath.[36] plan.[36] **Sep.** zinc.[36]
☞ *O; Beine; Beine; Achillessehne*

◦ ◦ ◦ **rechts**: zinc.[36]
☞ *O; Arme; rechts • O; Beine; rechts*

◦ ◦ ◦ **abends**: carb-an.[36]
☞ *O; Beine; abends*

◦ **Knöchelsehnen**: ferr.[36] sep.[1] spig.[1] stront-c.[102]

◦ **Füße**: acon. alum.[1] am-m.[1] berb. bism. **Cann-s.** carb-an. **Caust.** cham. colch. cycl. ferr-s. guare. ind. led. merc-c. nat-c. nat-m. nux-v. plat. plb.[5] rhus-t. ruta[1] **Sec.** sep. spig.[1] staph.[1] sulph.[1] syph. verat.[85] zinc.[1]
☞ *O; Beine; Füße*

◦ ◦ **links**: cycl.
☞ *O; Beine; links*

◦ ◦ **erstreckt** sich zur Kniekehle: nux-v.[54] ruta[1] staph.[1] sulph.[1]

◦ ◦ **Mittelfußknochen**: staph.[1]
☞ *O; Beine; Knochen*

◦ ◦ **Fußsohlen**: berb. cham. nux-v. plb.[5] rhus-t. spig.[1] sulph.[1] **Syph.** verat.[85] zinc.[1]
☞ *O; Beine; Füße; Fußsohlen*

◦ ◦ **Fersen**: am-m.[1] **Colch.** led. sep.
☞ *O; Beine; Füße; Fersen*

◦ **Zehen**: androc.[222] apis ars. asaf. bac.[62] camph. chel. colch.[137] crot-c. cupr.[137] **Ferr.** ferr-ar. ferr-s. gamb. gels.[25] guare. hyos. jatr. kali-n. lach. mag-s. merc. nux-v. paeon. phyt. plat. rhus-t.[5] ruta[58] **Sec.**

◦ ◦ **nachts**: kali-n. merc.

◦ ◦ ◦ **Sitzen,** beim: kali-n.
☞ *O; Beine; Sitzen; agg.; während*

◦ ◦ **Gähnen,** beim: nux-v.

◦ ◦ **Gehen,** beim: hyos.

◦ ◦ **Schmerz** im linken Fuß und Knöchel, mit: gels.[25]

◦ ◦ **Sitzen,** beim: kali-n.
☞ *O; Beine; Sitzen; agg.; während*

◦ ◦ **Steigen,** beim: hyos.[85]
☞ *O; Beine; Steigen agg.*

◦ ◦ **Zehenbeuger**: ruta[58]

- **anfallsweise,** Hände: cann-s. cina phos.

- **gezogen** in eine Richtung, werden:

◦ **abwärts** gezogen, Zehen: **Ars.** chel. colch.[137] cupr.[137] hyos.[137] phyt.

◦ **herauf** gezogen, Zehen: apis **Camph.** ferr-s. **Lach.** sec.

◦ **zusammengezogen,** Oberschenkel: cann-s.

- **hysterisch**: asaf.[1101] bell.[102] **Cocc.**[102] cupr.[58] hyos.[102] **Ign.**[102] lyc.[102] merc.[102] methyl.[85] nux-v.[102] phos.[36] plat.[58] sec.[58] stram.[102] valer.[58] zinc.[137]

◦ **Finger**: zinc.[137]

- **konvulsivisch,** spasmodisch: acon. aesc-g.[25] am-m. anac. arg-n.[36] ars. asar. atro.[25] bart. bell. bism. calc. carbn-s.[25] caust. cic. cina cit-v. colch. dros.[171] gels.[85] glon. hydr-ac. **Ip.** kali-c. kali-cy.[85] lach. laur. mag-p.[122] med. meny. merc. mosch. oena.[25] phos. phyt. sec. sil. tab. tanac.[25] ter. verat.[137] vib.[25] vib-p.[25]

◦ **Schultern**: cit-v.
☞ *O; Arme; Schultern*

◦ **Finger**: **Anac.** arg-n.[36] asar. **Bell. Calc.** caust. **Cic. Cina** colch. **Dros.**[171] gels.[85] **Glon. Hydr-ac. Ip.** kali-c. kali-cy.[85] **Lach. Laur. MAG-P.**[122] med. meny. mosch. phos. phyt. **Sec.** ter.

◦ ◦ **Husten,** während: dros.[171]

◦ **Beine**: acon. aesc-g.[25] am-m. ars. asar. atro.[25] bart. bism. carbn-s.[25] merc. oena.[25] sil. tanac.[25] verat.[137] vib.[25] vib-p.[25]

◦ ◦ **Oberschenkel**: asar.

◦ ◦ **Waden**: ars. bart. merc. sil.

◦ ◦ **Füße**: acon. am-m. bism. verat.[137]
☞ *O; Beine; Füße*

◦ ◦ ◦ **Fersen,** abends im Bett: am-m.
☞ *O; Beine; Füße; Fersen*

- **krampfartig**:

◦ **Finger**:
☞ *Krämpfe, Muskelkrämpfe; Arme; Finger*

◦ **Waden**:
☞ *Krämpfe, Muskelkrämpfe; Beine; Unterschenkel; Waden*

◦ **Füße**:
☞ *O; Beine; Füße • Krämpfe, Muskelkrämpfe; Beine; Füße*

◦ **Zehen**:
☞ *Krämpfe, Muskelkrämpfe; Beine; Zehen*

- **lähmungsartig**: sul-ac.[102]

◦ **Hände**: sul-ac.[102]
☞ *O; Arme; Hände*

- **langsam**: stram.

- **plötzlich**: alum. sec.

◦ **Schultern**: alum.
☞ *O; Arme; Schultern*

- **reißend,** Hände: sulph.

- **spasmodisch,** Finger:
☞ *Gebeugte Gliedmaßen; krampfhaft, spasmodisch; Finger*

Empfindung von Zusammenziehung: alum.[144] am-m.[58] apis caust. cimx.[144] dios.[25] guai.[144] nat-m.[144] ruta[171] trio.[25]
▥ *ALLGEMEINES; C; Strikturen, Stenosen, Zusammenziehungen; Empfindung von Zusammenziehung*

- **Ellbogen** gebeugt, mit Empfindung von Zusammenziehung in den Sehnen: **Apis Caust.**
☞ *Gebeugte Gliedmaßen; Arme; Ellenbogen*

- **Gesäßmuskeln**: dios.[25]

ZYSTEN:

☞ *Tumoren, Gewächse; Zysten*

SCHMERZ, Gliederschmerzen:

abies-c.[102] abies-n.[36] **Abrot.** absin.[36] aca-m.[1125] acet-ac. acetan.[102] achy.[149] **Acon.** acon-c. acon-l.[36] acro-c-f.[2047] act-sp.[102] adam.[222] adeps-s.[45] adon.[102] aegle.[192] aegle-f.[192] aego-p.[1125] aesc. aeth. **AGAR.** agar-ph.[36] agav-t.[149] agki-p.[1202] agn.[5] agri.[1125] ail. alch-v.[1125] alet.[85] all-c.[137] all-s. allox.[119] aloe[111] **Alum.** alum-p.[58] alum-sil.[58] alumn. am-acet.[5] am-be.[102] am-br.[25] am-c.[5] am-caust.[102] am-m. am-p.[102] ambr. aml-n. ammc.[38] ampe-qu.[25] amyg-p.[36] anac.[5] anag. anan. andr.[102] androc.[222] androg-p.[97] ang.[5] ange-a.[1125] ange-s.[255] anh.[149] anis. ant-ar.[142] ant-c.[102] ant-o.[111] ant-s.[85] ant-t.[5] anthr. anthro.[102] antipyrin.[85] ap-g.[102] aphis. **Apis** apisin.[5] apoc.[102] apoc-a.[72] aq-des.[275] aq-mar.[149] arag.[102] aran.[137] aran-ix.[149] arbu.[102] arg.[5] arg-m. arg-n. arge.[102] arge-p.[264] arist-cl.[119] arist-m.[85] **Arn. ARS.** ars-h. ars-i. ars-met. ars-n.[111] ars-s-f.[58] ars-s-r.[38] arum-d. arum-m.[1125] arum-t. arund.[36] asaf. asar.[5] asc-c.[25] asc-t. aspar. astac. aster.[85] atista[192] atra-r.[156] atro. **Aur.** aur-ar.[58] aur-i.[58] aur-m. aur-m-n.[272] aur-s.[58] aven.[102] aza.[192] ba-sv. ba-tn.[136] bac.[77] bad.[25] bals-p.[36] bamb-a.[1184] bani-c.[1237] bapt. bar-acet.[1] bar-c.[5] bar-i.[58] bar-m. bar-s.[58] baros.[1125] bcg[149] bell.[5] bell-p.[102] benz-ac.[46] berb.[58] berb-a.[149] beryl.[119] betul.[1125] bism.[5] blatta boerh.[192] **Bol.** bold.[1125] bor.[1] borag.[255] bos-c.[1125] both-a.[3070] both-l.[102] bov.[5] brach. bran.[102] brass.[222] brom. bros-g.[259] brucel.[241] **BRY.** bufo[111] bufo-s. buni-o.[149] but-ac.[149] buth-aust.[149] cact. cadm.[119] cadm-s. cahin. caj.[25] calad. calam-a.[1125] **Calc.** calc-acet.[1] calc-ar. calc-caust. calc-f.[193] calc-hp.[168] calc-i.[58] calc-p. calc-s. calc-sil.[58] calen.[85] callun.[1125] calo. calx-b.[194] camph.[5] canch.[25] cand-a.[239] cann-i. cann-s.[5] canth. caps. carb-ac. carb-an.[1] carb-v.[5] carbn-h. carbn-o. carbn-s. carc.[193] card-b.[36] card-m. care-a.[1125] **Carl.** carn-g.[264] casc.[102] cass.[36] cassi-f.[192] cassi-s.[192] cast.[36] cast-eq. cath-a.[264] **Caul. CAUST.** cedr. cench.[58] cent-u.[1125] cere-b.[142] cere-s. **Cham.** chaul.[1125] **CHEL.** chelo.[85] chen-a.[54] chen-v.[8] chim. chim-m.[8] **Chin.** chin-ar. chin-s. chion.[36] chlf. chlol. chlor. chloram.[149] chlorpr.[149] choc.[222] chr-ac. chr-o.[36] cic.[5] cich.[1125] cimic.[102] cimx. **Cina** cinnb. cist. cit-v. citl-v.[197] clem. cob.[102] cob-n.[119] coc-c. coca cocc.[5] coch.[8] coch-o.[1125] cod. coff. coffin.[72] **COLCH.** colchin.[102] coll.[1125] **Coloc.** colocin.[85] com. con.[5] conch.[36] conv.[2191] convo-d.[142] cop. cor-r. corh.[72] corn. corn-f.[45] cortico.[119] cortiso.[119] corv-c.[258] cot.[36] croc.[5] crot-c.[36] crot-h.[111] croto-t. cub. cund. cupr.[5] cupr-acet.[45] cupr-ar. cur.[144] curc.[192] cycl.[36] cymbo-ci.[2184] cypr.[102] cypra-e.[227] cyt-l.[119] daph.[85] dicha.[144] dig.[5] digin.[36] dios. diph.[137] dips-s.[1125] dirc. dol. dor. dros.[5] dubin.[102] dulc.[5] dys-co.[136] echi. elaps[36] elat.[54] elmen[9] eos.[102] ephe.[267] equis. equis-a.[1125] erech.[25] ergot.[25] erig.[111] erio.[36] ery-a. eucal.[54] eug. euon. **EUP-PER.** eup-pur.[102] euph. euph-a.[85] euphr. eupi.[36] excr-can.[269] eys.[119] fago. falco-p.[265] feld.[1139] **Ferr.** ferr-acet.[111] ferr-ar. ferr-i. ferr-m. ferr-ma. ferr-p.[58] ferr-pic.[102] ferr-s. fil.[1125] fl-ac. flor-p.[149] form.[809] form-ac.[77] formal.[102] franc.[102] franz.[9] frax-e.[1125] gad.[36] gaert.[136] gamb. gast.[9] gaul.[36] **Gels.** genist.[1125] gent-c. gent-l. germ.[222] get.[102] gink.[227] gins. glon. glyc.[102] glyc-g. gnaph.[8] goss.[25] gran. granit-m.[194] **Graph.** grat.[111] grin.[162] gua.[85] **Guai.** guare. guat.[119] gymn.[36] haem.[137] haliae-lc.[222] ham. harp.[1184] hecla.[102] hed.[144] hedeo.[123] helia.[102] **Hell.** hell-f.[102] helo.[144] helod-c.[205] helon.[36] hep.[5] hip-ac.[149] hipp. hir.[149] hist.[119] hom.[102] hura hydr. hydr-ac.[268] hydrc.[192] hydro-c.[2147] hydrog.[222] hymosa[102] hyos.[1] hyper. iber.[25] ichth.[102] ig-a.[5] ign.[5] ignis[194] ilx-a.[25] imp.[1125] ind. indg. inul. iod.[1] iodof.[139] **Ip.** ipom.[102] irid.[222] iris iris-foe. irisin.[102] jab.[1125] jac. jac-c.[1125] jal. jatr.[111] jug-c. jug-r. junc.[36] juni-c.[1125] just.[1125] kali-acet. **KALI-AR. Kali-bi.** kali-br. **Kali-c.** kali-chl.[58] kali-cy.[25] kali-hp.[25] **Kali-i.** kali-m.[61] kali-n. kali-p.[58] **KALI-S.**[102] kali-sil.[58] **KALM.** kerose.[102] knau.[33] kola[1184] **Kreos.** kres.[149] kron.[9] kurch.[192] lac-ac. lac-as.[274] lac-c.[102] lac-cpr.[261] lac-d.[58] lac-del.[204] lac-eq.[204] lac-leo.[204] lac-lox-a.[204] lac-lup.[204] lacer.[36] lach.[5] lachn.[54] lact. lam. land.[9] lap-laz.[227] lappa[102] lar-ar.[251] lat-h.[301] lat-k.[102] lat-m. lath.[102] laur.[5] lav-v.[1125] lec. led.[5] lem-m.[1125] lepi.[36] lepro.[197] lept. levi-o.[1125] lil-t. lim.[102] lim-b-c.[204] linu-c.[36] linu-u.[36] lipp.[1025] lith-br.[25] lith-c.[227] lith-l. lith-m.[36] lob. lob-c.[85] lob-s. lol.[1125] loxo-r.[240] lupin.[1125] **LYC.** lycpr.[102] lycps. lysim.[1125] **Lyss.** m-arct.[5] m-art.[5] m-aust.[5] macrin.[102] mag-c.[1] mag-m. **Mag-p.** mag-s. magn-gr.[72] maland.[122] manc. mand.[1125] mang.[5] mang-acet.[1] mang-m. mang-o.[102] mangi.[197] mant-r.[262] marm-w.[194] marr.[1125] **MED.** meli. melis.[1125] menis.[25] menth.[85] menth-pu.[36] meny.[1] meph.[8] **MERC. Merc-c.** merc-cy. merc-d.[137] merc-i-f. merc-i-r. merc-n. merc-s. merl. methyl.[102] methyl-sal.[102] mez.[5] mill. mim-h.[102] mit.[25] morbill.[193] morg.[136] morg-g.[136] morph.[54] mosch.[5] **Mur-ac.** muru.[36] murx. musa[197] mygal.[25] myric. myris. myrt-c.[45] naja nast.[1125] **Nat-ar. Nat-c.** nat-f.[144] nat-h. nat-l.[102] nat-m.[1] nat-n. **Nat-p.** nat-s. nat-sal.[100] nat-sil.[58] neon[222] nicc. nicc-s. **Nit-ac.** nit-m-ac.[102] nit-s-d.[111] nuph. nux-m.[5] **NUX-V.** nyct.[102] nym.[25] oci-s.[119] oena.[102] ol-an. ol-j. ol-suc.[194] olnd.[5] onon.[1125] onos. op.[38] orig.[1125] orig-v.[25] orthos.[1125] osm. ost.[36] ovi-g-p.[102] ox-ac. oxal.[45] oxyg.[233] oxyt.[77] ozone[227] paeon. pall.[38] pancreat.[85] par.[5] paraf.[77] pareir. parth.[197] past.[1125] paull.[25] paull-p.[36] ped.[85] pers.[36] peti.[36] petr.[1] petros.[102] **Ph-ac.** phase.[1125] phel. **Phos.** phys. physal.[1125] **PHYT.** pic-ac.[102] pice-e.[1125] pier-b.[233] piloc.[102] pin-s.[102] pip-m. pitu-a.[164] plan. plan-m.[45] plat.[5] plat-m.[111] **PLB.** plect.[36] plumbg. plut-n.[269] podo.[85] polyg. polyg-s.[102] polygo-o.[1125] polyp-p.[36] pop.[1125] por-m.[251] pot-a.[1125] pot-t.[1125] prim-o.[72] prim-v.[1125] prop.[102] prot.[136] prun.[36] psil.[164] psor. ptel. ptych-o.[1125] pull-g.[181] pulm-a.[111] **PULS.** puls-n.[25] pyre-p.[1125] pyrog.[58] pyrus quas.[102] queb.[102] querc.[102] querc-r.[257] rad-br.[144] ran-a. ran-b.[102] ran-s.[5] raph. rat. rauw.[119] rham-cal.[102] rham-cath.[102] rheum[5] **RHOD.** rhodi.[102] rhus-r.[10] **RHUS-T.** rhus-v. rob.[111] ros-d.[305] rumx. **Ruta** sabad.[5] sabal.[85]

sabin. sac-alb. sac-l.[55] sal-ac.[102] salx-a.[1125] salx-m.[85] salx-p.[36] samb.[1] samb-e.[1125] **Sang.** sanic. sant. sap-sod.[45] sapin.[36] sapo.[1125] sarcol-ac.[119] saroth.[144] sarr.[102] **Sars.** sass.[1125] schran-u.[88] scol.[1142] scorp.[269] scroph-n.[36] scut.[102] **Sec.** sel. senec. seneg.[5] sep.[5] sieg.[144] sil. sin-a.[1125] sin-n. skook.[85] slag[102] sol[29] sol-m. sol-n. sol-t.[1125] sol-t-ae. solid.[102] sorb-au.[1125] spect.[271] sphing.[36] spig.[5] spira.[36] spirae.[144] spong.[5] squil.[1] stach.[102] stann.[5] staph. stel.[102] stict.[102] still. stram. strep-s.[197] strept.[149] stront-c.[5] stront-n. stroph.[85] stroph-s.[119] **Stry.** stry-p.[102] succ.[194] sul-ac.[5] sul-i.[58] sul-ter.[85] sulfa.[149] sulo-ac.[36] **SULPH.** sumb. syc-co.[136] symph.[102] syph.[56] tab. tama.[197] tanac.[25] taosc.[270] tarax.[1] tarent. tarent-c.[192] tart-ac.[85] tax.[303] tax-br.[255] tela[36] tell. tep. ter. term-a.[192] term-c.[192] tet.[36] teucr.[102] thal.[144] thal-s.[111] thea[275] ther.[122] thlaspi[45] thuj.[5] thymol.[1125] thymu.[102] thymu-v.[1125] thyr.[102] til. til-c.[253] tong.[102] trif-p.[142] trig-f-g.[1125] tril.[8] tril-c.[36] trim.[85] trinit.[102] trio.[25] tritic.[1125] trom. tub.[58] tub-m.[151] tub-r.[149] tung.[252] tus-f.[36] tus-fa.[1125] tylo-i.[192] ulm.[72] upa. uran.[269] uran-n. urea[85] uro-h.[264] urt-c.[137] urt-u. ust. v-a-b.[36] vac.[36] **Valer.** vario.[122] **VERAT.** verat-v. verb. verin.[10] vero-o.[232] vesp.[137] vib. vichy-g.[36] vinc.[4] viol-o. viol-t.[5] vip. visc.[77] weil.[9] wies.[36] wild.[9] wye.[102] x-ray[119] xan.[8] xanth.[137] xero.[102] zinc.[5] zinc-acet.[36] zinc-ar.[137] zinc-i.[137] zinc-o.[102] zinc-p.[58] zinc-s.[102] zinc-val.[137] zing. ziz.[25]

abwechselnd mit:

- **Frost** und Fieberhitze: brom.
  ☞ A; Abwechselnd mit ▤ FROST; A; Abwechselnd mit
- **Krampf** in atrophierten Gliedern: plb.[137]
  ☞ A; Abwechselnd mit
- **Schmerzen,** mit:
  - **Abdomen,** im: vip.[85]
    ☞ A; Abwechselnd mit ▤ ABDOMEN; A; Abwechselnd mit
  - **Zähnen,** in den: merc.
    ☞ A; Abwechselnd mit ▤ ZÄHNE; A; Abwechselnd mit

abwechselnde Seiten: bamb-a.[1184] **LAC-C.**

einseitig: ambr.[85] ars.

links: aesc. bamb-a.[1184] cocc.[1] colch. elaps iodof.[85] kali-c. kola[1184] kreos. lach. mez.[1] naja nit-ac.[1] nit-m-ac. phyt. plan. rhus-t. sumb.

- **rechts,** dann: **Colch.** elaps iodof.[85] kali-c. kola[1184] **Kreos. LACH.** naja nit-m-ac. phyt. **Plan.** rhus-t.
  ☞ O; Arme; rechts • rheumatischer Schmerz, Rheumatismus; links nach rechts

rechts: aran.[149] bamb-a.[1184] bell. bell-p.[119] caust. elat.[54] **Form.**[809] gins.[36] haliae-lc.[222] jal.[8] **LYC.**[809] lycps.[36] mez. sang. sulph.
☞ O; Arme; rechts

- **links,** dann: bell. **Form.**[809] haliae-lc.[222] **LYC.** lycps.[36] mez. sang. sulph.
- **Bewegung** amel.: bell-p.[119]
- **Harnverhaltung,** bei: elat.[54]

tagsüber: sulph.
▤ ALLGEMEINES; C; Schmerz; tagsüber

morgens: acon. aesc. androc.[222] apoc. arg-n.[58] aur. calc-p. carb-v. carn-g.[264] cinnb. clem. cob-n.[119] gels. ***harp.***[1184] hep. kali-bi. lyc. mangi.[197] meph. myric. naja[85] nat-h. nat-m. nux-v.[1] op. phos. ptel. puls. rhus-t. staph. sulph. tell. zinc.[1]
▤ ALLGEMEINES; C; Schmerz; morgens

- **4** Uhr: gels. lyc.
- **6** Uhr: ptel.
- **7** Uhr: myric.
- **Aufstehen,** nach:
  - **agg.**: carb-v.[1] nat-m. sulph.
    ▤ ALLGEMEINES; C; Schmerz; morgens; Aufstehen; nach
  - **amel.**: aur.
    ▤ ALLGEMEINES; C; Schmerz; morgens; Aufstehen; amel.
- **Bett,** im: aur. nat-h. **Nux-v. PULS. Rhus-t.** staph. zinc.
  ▤ ALLGEMEINES; C; Schmerz; morgens; Bett, im
- **Erwachen,** beim: aesc. arg-n.[58] aur. carb-v. carn-g.[264] ***harp.***[1184] **Hep.** naja[85] nux-v.[1] op. **Puls.** sulph. tell. zinc.[1]
  ▤ ALLGEMEINES; C; Schmerz; morgens; Erwachen; beim

vormittags: am-c. mag-m. merc. nat-ar. plan.
▤ ALLGEMEINES; C; Schmerz; vormittags

mittags: bell. bry. mag-s. rhus-t. sulph.
▤ ALLGEMEINES; C; Schmerz; mittags

- **Mitternacht,** bis: bell. mag-s. rhus-t.

nachmittags: calc. cina cob. con.[1] elaps gels. glon. kali-c. lyc. lycps. nit-ac. pall. plan. ptel. staph. thuj.
▤ ALLGEMEINES; C; Schmerz; nachmittags

- **16** Uhr: elaps
  ▤ ALLGEMEINES; C; Schmerz; nachmittags; 16 Uhr
- **Schlaf,** nach: con.[1]
  ▤ ALLGEMEINES; M; Schlaf; nach Schlaf; Mittagsschlaf • ALLGEMEINES; C; Schmerz; nachmittags; Mittagsschlaf; nach

abends: am-c. am-m. apoc. **Ars.** ars-s-f.[58] bac.[62] **Bell.** cact. calc. calc-p. carb-v. cob-n.[119] colch. coloc. con. dulc.[58] ferr. ferr-i. **Kali-s. Kalm. Led.** mag-s. par. petr. ph-ac. plan. **PLB. Puls. Rhus-t.** sil.[1] sol-n. sul-ac. sulph. syph.[58]
▤ ALLGEMEINES; C; Schmerz; abends

- **18** Uhr: rhus-t.
- **21** Uhr: mag-s.
- **Sonnenuntergang** bis Sonnenaufgang: syph.[58]
- **Bett,** im: carb-v. con. ferr.
- **Hinlegen,** nach: **Ars.** petr.
  ▤ ALLGEMEINES; M; Liegen; während; Hinlegen, unmittelbar nach
- **Schlaf,** vor: sulph.
  ▤ ALLGEMEINES; M; Schlaf; vor dem Schlafen
- **Sitzen,** beim: am-m.

nachts: acon. **Agar.** alum. alum-p.[58] alum-sil.[58] am-c. androc.[222] arn. **Ars.** ars-s-f.[58] **Asaf. Aur.** aur-ar.[58] aur-m-n.[272] bad.[25] bell. bry. calc. carb-v. **CHAM.** cinnb. cit-v. cycl. dulc. eupi.

nachts (Forts.)
Ferr. Fl-ac. gels. graph.[1] **Hep.** kali-bi. **Kali-c.**[1] kali-chl.[58] **Kali-i.** kalm. **Lach.** led.[58] lyc. mag-c.[1] **MERC.**[54] **Merc-i-f.** merc-s. **Mez.** nat-m. **Nit-ac. Nux-v.** ph-ac.[102] phos. **Phyt. PLB.** podo. **Puls. Rhod. Rhus-t.** sabin. **Sars.** sil. stroph.[85] stroph-s.[119] **Sulph.**[36] syph.[58] thuj. tub.
ALLGEMEINES; C; Schmerz; nachts

- **Bett,** treibt aus dem: aur.[58] aur-m-n.[272] **CHAM. Ferr.** kali-c.[1] kali-chl.[58] **MERC.** syph.[58]
rheumatischer Schmerz, Rheumatismus; treibt ihn aus dem Bett
- **Liegen** auf der Seite: **Sulph.**[36]
- **Schlaf,** nach: cycl.
- **Schreck,** Furcht, nach: merc.[54]
GEMÜT; M; Schreck oder Furcht, Beschwerden durch

Mitternacht:
- **vor**: bry.
- **gegen**: sulph.
ALLGEMEINES; C; Schmerz; Mitternacht; gegen
- **nach**: **ARS. Ars-s-f.**[58] bov. gels. kali-c. **Merc.** nux-v. rhus-t. **Sars.** stroph.[85] **Sulph. Thuj.**
ALLGEMEINES; C; Schmerz; Mitternacht; nach
  - **2 Uhr - 3 Uhr**: **KALI-C.**
  - **Morgen,** gegen: **Ars.** bov. **Kali-c. Nux-v.** rhus-t. stroph.[85] thuj.

Winter, im: calc-p.[193]

erscheinen:
- **langsam** und verschwinden langsam: **Stann.**
ALLGEMEINES; C; Schmerz; beginnt allmählich; hört allmählich auf, und
- **plötzlich** und verschwinden plötzlich: **Mangi.**[197]
ALLGEMEINES; C; Schmerz; beginnt plötzlich; hört plötzlich auf

2. Tag, jeden: chin.[193]

Amputation, nach: acon.[122] all-c.[111] am-m.[5] anh.[144] arg.[144] arn.[5] asaf.[5] cupr.[122] haem.[137] hyper.[111] kalm.[111] ph-ac.[5] rauw.[144] spig.[102] **Staph.**[122] symph.[111] verat.[102]
ALLGEMEINES; C; Schmerz; Amputation, nach, Phantomschmerz

Angina pectoris, bei: verat.[54]

Angst, mit: ars.[60] bell.[60]

Anstrengung, nach leichter: **Agar.** alum. ang.[85] bar-c. berb. calc. **CAUST.** cimic. con. cymbo-ci.[2184] gels. harp.[1184] ign. kali-c. kali-n. mag-c. nat-c. **Nat-m.** phos. **Rhus-t. Ruta** sabin. **Sep.** sil. stann. sul-ac. sulph. zinc.
ALLGEMEINES; C; Schmerz; Anstrengung agg.

Anwendungen, kalte, agg.: nux-m.[809]

Atmung, bei tiefer: cann-s.[111]
ALLGEMEINES; C; Schmerz; Einatmen, bei tiefem

Aufstehen:
- **agg.**: ant-t. eup-per.[25]
ALLGEMEINES; C; Schmerz; Aufstehen; agg.
- **amel.**: naja nux-v.
ALLGEMEINES; C; Schmerz; Aufstehen; amel.

Aufstoßen amel.: carb-v.[58]
ALLGEMEINES; C; Schmerz; Aufstoßen amel.

Berührung:
- **agg.**: **Acon.**[8] act-sp.[187] apis[155] ars.[10] **Bry.**[8] **CHEL. Chin. Cimic.**[809] cocc. graph.[1] **HEP.**[171] iod.[8] **Lac-c.**[8] lyc.[1] mang.[193] mez.[58] rhus-t.[10] sabin.[85] staph.[193] sulph.[10] tarax.[1] tarent.[58] vip.
Druck; agg. *ALLGEMEINES; C; Schmerz; Berührung, durch*
- **wechselt** den Ort bei Berührung, der Schmerz: asaf.[171] **Sang.**
ALLGEMEINES; M; Berührung, Berührtwerden; amel.; Schmerz verschwindet bei Berührung und erscheint an anderer Stelle •ALLGEMEINES; C; Schmerz; wandernder Schmerz; Berührung agg.

Betätigung im Freien amel.: plan.

Bett, im: arn. aur. carb-v. carl. fago. led. merc. merc-n. nux-v. pyrog.[58] rhus-t.
ALLGEMEINES; C; Schmerz; Bett, im
- **Berührung** des Bettes, durch: arn. aur. merc-n. nux-v. pyrog.[58] rhus-t.

Bewegung:
- **agg.**: aesc. agar. alum-sil.[58] androc.[222] atista[192] aza.[192] bac.[149] bamb-a.[1184] **Berb.**[122] bor.[58] **BRY.** calc-p. cann-s. caps. carb-an. carb-v. caust. chin. cinnb.[58] **Cocc. COLCH. Coloc.** croc. curc.[192] cypra-e.[227] dulc. dys-co.[136] **Euphr.** ferr. fl-ac. **Form.**[809] graph. gua.[85] **Guai.**[1] ham. harp.[1184] hell.[1] hyos. jug-r.[144] kali-bi.[58] kali-p. **Kalm.** lac-c.[58] lach. **Led.** lyc. magn-gr.[144] mangi.[197] marm-w.[194] med. merc-c. naja nat-ar.[8] **Nat-m.** nit-ac. **Nux-m. Nux-v. Ox-ac.** petr. ph-ac. phos. **Phyt. Plb.** psor. puls. pyrog. **Ran-b.** rhod. rhus-t. ruta sabad. sabin.[85] **Sil.** spirae.[144] squil. thuj.[5] tub.[111] valer. verat. vip.[36] zinc.
ALLGEMEINES; C; Schmerz; Bewegung; agg.
  - **abwärts** gerichtete: bor.[58]
  - **Beginn,** zu: agar. bac.[149] caps. carb-v. **Caust. FERR.** fl-ac. graph. harp.[1184] **Kali-p.** lach. **Led. LYC.** mangi.[197] **Med.** nit-ac. petr. **Ph-ac. PHOS.** plb. psor. **PULS.** pyrog. rhod. **RHUS-T.** ruta **Sil.** thuj.[5] tub.[111] valer.
  - **fortgesetzte**: nat-ar.[8]
- **amel.**: agar. alum. am-c. ang.[85] **Arg.** arist-cl.[119] ars. **Aur.** bac.[56] bell-p.[144] **Caust.**[809] cham. chin. **Con.** dig. **Dulc.** euph. **Ferr.** gink.[227] harp.[1184] hed.[144] iod.[144] **Kali-c.** kali-i.[58] kali-p.[8] **KALI-S.** lach. led. **Lyc.** mag-c.[144] **Med.** meph.[36] merc. **Mur-ac. Nat-s.** nux-m. phos. psor. **PULS. PYROG. Rat. RHOD. RHUS-T. Ruta** sep. stel. stroph.[85] sulph. syph.[56] thuj. **Tub. Valer. Zinc.**
ALLGEMEINES; C; Schmerz; Bewegung; amel.
  - **fortgesetzte**: agar. bac.[56] **Caust.**[809] **CHAM. RHUS-T.**
  - **langsame**: ferr. puls.

Bier, nach: bamb-a.[1184]
ALLGEMEINES; C; Speisen und Getränke; Bier; agg.

Denken an den Schmerz agg.: ox-ac.

Druck:

- **agg.**: ang.[85] aq-mar.[149] arg.[171] cina cocc. dulc.[58] merc. phos. **Plb.**
  ☞ Berührung; agg. ▤ ALLGEMEINES; C; Schmerz; Druck; agg.
- **amel.**: **Ars.** aza.[192] bry. chin.[58] **Form.**[809] **Mag-p.** mygal.[192] oci-s.[119] **Plb.** rad-br.[144] stroph.[85]
  ▤ ALLGEMEINES; C; Schmerz; Druck; amel.

Entbindung, nach der: rhod.
☞ M; Entbindung, nach der ▤ ALLGEMEINES; M; Wehen, Entbindung; Wochenbett, im

Erbrechen, beim: asc-t.[25]
▤ ALLGEMEINES; M; Erbrechen; agg. während Erbrechen

Erregung agg.: alum-sil.[58]
▤ GEMÜT; M; Erregung; Beschwerden durch; Allgemeinsymptome •ALLGEMEINES; C; Schmerz; Erregung agg.

Erwachen, beim: abrot. aesc. am-m.[5] calc.[5] carb-ac.[25] carb-an.[5] caust.[5] croc.[5] euph.[5] hep.[5] lach.[5] lyc.[5] mur-ac.[5] naja nit-ac.[5] ptel.[111] puls. rhod.[5] sep.[5] sil.[5] sulph.[5] tell. viol-o.[5] zinc.
▤ ALLGEMEINES; C; Schmerz; Erwachen; agg.

- **Bewegung** amel.: abrot.

Essen, nach dem:

- **agg.**: am-m.[1] bry. cocc. **Indg.** kali-bi. sep.
  ▤ ALLGEMEINES; C; Schmerz; Essen; nach
- **amel.**: nat-c.
  ▤ ALLGEMEINES; M; Essen; amel.; nach

Fahren oder Reiten, beim: bry.

Federbett agg.: sulph.[1]

Fieber:

- **vor**: **Arn.**[5] **Bry.**[5] cina[5] ign.[5] lach.[5] puls.[5] rhus-t.[5]
  ▤ ALLGEMEINES; M; Fieber; vor
- **während**: **Acon.**[193] **Arn.** ars. bad.[193] **Bapt.**[103] bell. **BRY. Calc.** carb-v. **Caust.**[193] cedr.[102] **Chel.**[193] **Chin. Cimic.**[809] cypra-e.[227] dulc. elat.[85] **EUP-PER. Euph.**[193] **Ferr. Gels.**[193] kali-c. lyc. mang.[58] **Merc.** mur-ac.[58] naja[193] nat-m. nat-s.[58] **NUX-V.** ph-ac.[193] phos. phyt.[193] psor. ptel. puls. **Pyrog. Rhod. Rhus-t.** scorp.[269] sec. sep. sil. sulph. thuj.[193] tub. valer. wye.[85]
  ☞ reißender Schmerz; Fieber, während ▤ ALLGEMEINES; C; Schmerz; Fieber, während
- **nach**: sabad.[5]

Fieberhitze, während: **Acon.**[5] **Ant-c.**[5] **Arn.**[5] ars. bell. calc.[5] caps.[5] carb-v.[5] chin. **Colch.**[5] dulc.[58] **Ign.**[5] mang.[58] nat-m. **Nux-v.**[5] phos. puls. pyrog.[58] rhod. **Rhus-t.**[5] sep.[5] sulph.[1] tub. **Verat.**[5]
▤ ALLGEMEINES; C; Schmerz; Fieber, während; Hitzestadium

Froststadium im Fieber:
☞ reißender Schmerz; Froststadium im Fieber

- **vor**: **ARN. Calc. Carb-v. Cina EUP-PER.** lyc. nux-v. plb. rhus-t. tub.[58]
- **während**: **Acon.**[5] allox.[119] ang. aran. arn. **ARS.** ars-s-f.[58] asaf. aur. aur-ar.[58] **Bapt. Bar-c.**[5] bell. bol.[102] bor.[5] **BOV. Bry.**[5] **Calc.** calc-s. canch.[102] canth.[5] **Caps.** carbn-s. caust. chin.[102] **Chin-s. Cimx. Cina Cocc.** coff.[5] **COLOC.** cycl. **DULC. EUP-PER. Eup-pur. Euph. Ferr.** form. formal.[102] **Gels. Graph.** hell.[1] **Hep.** hom.[102] **Ign. IP. Kali-ar. Kali-c. KALI-N. Kali-s.** kali-sil.[58] kreos.[5] **Lach.**[5] led. **LYC.**[1] merc. **MEZ.** mur-ac. **Nat-ar.** nat-c. nat-m. nat-s.[58] **NUX-V. Op.** petr. **Ph-ac.**[1] phel.[102] phos. plb. **Psor. PULS. PYROG.** ran-b. **RHUS-T.** sabad. sec.[45] **SEP.** sil. squil. stram. sulph. **TUB.** uran.[269] verat.[5] wye.[85] xan.
  ▤ ALLGEMEINES; C; Schmerz; Froststadium im Fieber, während
- **nach**: dulc.[1] puls.

gastrischen Störungen, mit: nat-s.[193]

Gehen:

- **agg.**:
  ▤ ALLGEMEINES; C; Schmerz; Gehen; agg.
  - **während**: apoc. aur-s.[58] bac.[62] bar-c. coff. coloc. lyc. merc. op. ruta verat.
  - **nach**: bac.[62] chin. raph. rhod. rhus-t. **Ruta** sulph.[1]
    - **Freien,** im: chin.
- **amel.**: **Agar.** alum. **Arg. Ars.** aur. **Cham.** chin. clem. **Ferr.** kali-c. kali-i. **Kali-s. Lyc. Merc.** nat-ar. nat-s.[58] phos. psor. **Puls.** pyrog. **Rhod. RHUS-T.** ruta seneg. tub.[58] **Valer. Verat.**
  ▤ GEMÜT; M; Gehen; amel. •ALLGEMEINES; C; Schmerz; Gehen; amel.
  - **Freien,** im: clem.

geistige Anstrengung agg.: colch. kali-c.[110]
▤ ALLGEMEINES; C; Schmerz; geistige Anstrengung agg.

Gemütsbewegungen agg.: bry.[162] guai.[162]
☞ Arme; Oberarme; ▤ ALLGEMEINES; C; Schmerz; Erregung agg.

Geräusch, durch: cocc. **COFF. Nux-v.**
▤ ALLGEMEINES; M; Geräusch, Lärm; agg. •ALLGEMEINES; C; Schmerz; Geräusch, Lärm, agg.

Getränke, kalte, agg.: bry.[58] cocc.
▤ ALLGEMEINES; C; Speisen und Getränke; kalte; Getränke, kalte;

- **überhitzt,** wenn: bry.[58]

Gewitter:

- **vor**: form.[193] rhod.[100]
  ▤ ALLGEMEINES; C; Schmerz; Gewitter, vor oder während
- **während**: cath-a.[264] hyper.[58] **MED. Nat-c. RHOD.** tub.[58]
  ▤ ALLGEMEINES; C; Schmerz; Gewitter, vor oder während

Grippe, Influenza:

- **während**: **Acon. BRY. Caust. Chel. EUP-PER. Euph. Gels.** naja
- **danach,** hält weiter an: lycps.[193]

Hautausschlägen, nach: dulc.

Herumwerfen im Bett amel.: cham.

Herzerkrankung, bei: magn-gr.[193]

Herzklopfen, mit: kalm.[193] lith-c.[193]
▤ ALLGEMEINES; C; Schmerz; Herzklopfen, mit

Husten, während: arg-n.[5] **Caps.**[5] tell.[111]

Kaffee amel.: arg.
▤ ALLGEMEINES; C; Speisen und Getränke; Kaffee; amel.

Kälte:

- **amel.**: ang.[85] apis **Guai.** kali-c.[193] **Lac-c. LED.** merc.[58] **PULS. SEC.** syph.[111] thuj.
  ☞ *Wärme; agg. •Beine; Kälte; amel.* ▤ *ALLGEMEINES; C; Schmerz; Kälte; amel.*
- **Anwendungen,** kalte, amel.: plut-n.[222]
- **Erkältung,** durch: dulc. guai.[58] nit-ac.[1] phos.[58] sel. zing.
  ▤ *ALLGEMEINES; C; Schmerz; Kälte; Erkältung, nach*
- **Kaltwerden,** durch: agar.[111] allox.[149] **ARS.** bar-c.[58] bell.[54] bry. **Calc.** calc-f.[149] calc-p.[58] chin.[58] colch.[58] **Ferr.**[809] gins. graph. kali-bi.[58] **Kalm. NUX-V. Ph-ac. Phos. Puls. Ran-b. RHUS-T.** sel.[144] tarent. ther.[58]
  ▤ *ALLGEMEINES; C; Schmerz; Kälte; agg.*
  - **nachts**: chin.[58]

Kälte gelähmter Teile, mit: agar.

karzinomatös: morph.[54]

Knien, beim: ozone[227]

Koitus, nach: **SIL.** tub.
▤ *ALLGEMEINES; C; Schmerz; Koitus, nach*

Kolik, nach: abrot.[54]

Konvulsionen:

- **vor**: ars. bell.[86] cupr.[86] nux-v.[86] sec.[86]
- **nach**: plb.

Kopfschmerz, mit: bamb-a.[1184] gels.[8]
▤ *ALLGEMEINES; C; Schmerz; Kopfschmerz, während*

Kratzen, nach: kreos.

Lähmung, vor: lat-h.[72]

Leberschmerzen, mit: stel.[193]

Liegen:

- **agg.**: androc.[222] arn. ars. aur-s.[58] bry. dros. graph. harp.[1184] iod. kali-c. lyc. merc. mosch.[1] nux-m. nux-v. rhus-t. ruta sep. sulph.[36] verat.
  ▤ *ALLGEMEINES; C; Schmerz; Liegen; agg.*
  - **Seite,** auf der:
    - **schmerzhafter** Seite, auf: arn. **Ars.** aur-s.[58] bry. dros. **Graph.** harp.[1184] iod. **KALI-C.** lyc. **Merc.** mosch.[1] **NUX-M.** nux-v. rhus-t. ruta sep. sulph.[36] verat.
    - **schmerzloser** Seite, auf: rhus-t.
- **amel.**: am-m.
  ▤ *ALLGEMEINES; C; Schmerz; Liegen; amel.*

Luft:

- **frische**:
  - **agg.**: lycpr.[193] plut-n.[222]
  - **amel.**: **KALI-S. PULS.** sabin.
    ▤ *ALLGEMEINES; C; Schmerz; Luft; Freien, amel. im*
    - **warme**: kali-s.[58]
- **kalte,** agg.: **ARS.** daph. kali-ar. **Kalm.** kola[1184] lycps.[36] **Sel. Tarent.**
  ▤ *ALLGEMEINES; C; Schmerz; Luft; kalte agg.*

Luftzug, Zugluft, durch: **Nux-m.**[809] **Sel.**[809]
▤ *ALLGEMEINES; C; Schmerz; Zugluft, durch*

- **erhitztem** Zustand, in: **Nux-m.**[809]
- **warmen** Luftzug, sogar durch: **Sel.**

Magen- und Leberbeschwerden, bei: ptel.[102]

Menses:

- **vor**: berb. gels.[8] mag-c.[111] nit-ac.[1] ol-an.[111] phos.
- **während**: am-c.[5] **Bell.** berb. **Bry.**[5] carb-v.[102] cast. **Cimic.**[25] con. **GRAPH.**[5] kali-c.[5] kali-n. **Kalm.** lyc.[5] mag-m.[5] nit-ac. nux-m. nux-v. petr.[5] phos. rhod.[5] **Sep.**[5] spong. stram. sul-ac.[5] verat.
  ▤ *ALLGEMEINES; C; Schmerz; Menses; während*
  - **Dysmenorrhö,** bei: cimic.[25]
  - **Händen** und Fußsohlen, in: carb-v.[102]
- **nach**: cimic.[102]
  ▤ *ALLGEMEINES; M; Menses; nach*
- **spärlichen** M., bei: carb-v.
- **unterdrückten,** bei: dig.
  ▤ *ALLGEMEINES; C; Schmerz; Menses; unterdrückte, durch*

Mittagessen, nach dem: nit-ac.[1]

Nasenbluten, während: nat-c.[111]

Nasswerden, durch: dulc. rhus-t.

Niesen agg.: caps. tell.[111]
☞ *Beine; Nerven; •Beine; Hüften; •reißender Schmerz; Arme; •schießender Schmerz; Niesen, beim •stechender Schmerz; Niesen, beim •verstaucht, gezerrt, Schmerz wie; Beine; •wund, Schmerz mit Empfindlichkeit, wie wund und zerschlagen; Beine; •wund, Schmerz mit Empfindlichkeit, wie wund und zerschlagen; Beine;*

periodisch: ars.[144] cedr.[144] chin.[144] gels. kali-bi.[58] lyc. thal.[144]

Rauchern, bei: colch.[193]

Reiben amel.: canth. lepro.[197] phos. plb. valer.[193]
▤ *ALLGEMEINES; C; Schmerz; Reiben; amel.*

Ruhe, während: **Arg.**[54] puls.[102] rhod.[2]

Ruhelosigkeit, mit: polyg.[45]

saure Speisen agg.: mangi.[197]
▤ *ALLGEMEINES; C; Speisen und Getränke; saure Dinge; agg.*

Schlaf:

- **Einschlafen,** beim: **Kali-c.**
- **während**: **Ars.**
  ▤ *ALLGEMEINES; C; Schmerz; Schlaf; während*
- **nach**: **Agar.** arg-n. **Lach.** merc-c. op. ptel.
- **amel.**: cassi-f.[192]
- **erwacht** dadurch: ars.[1] morg.[136]

Schnupfen, bei: **ACON.**[5] ars.[5] bell.[5] **Bry.**[5] calc.[1] caust.[1] chin.[5] eup-per.[102] **GELS.**[111] hep.[1] ip.[5] **MERC.**[5] nat-m.[5] nit-ac.[1] **Nux-v.**[5] ph-ac.[1] **PULS.**[5] **Sep.**[5] sulph.[5]
☞ *reißender Schmerz; Schnupfen, bei*

Schreck, Furcht, durch: merc.
▤ *GEMÜT; M; Schreck oder Furcht, Beschwerden durch •ALLGEMEINES; C; Schmerz; Schreck, Furcht, durch*

Schritt, bei zu hohem: agar.[137]

Schwangerschaft, während: alet.[193] phos. verat.

Schweiß:

- **agg.**: **Acon.**[7045] alum.[5] ant-c.[5] **Ant-t.**[5] apisin.[5] arn.[5] **Ars.**[5] bell.[5] **Bry.**[5] **Calc.**[5] caps.[5] carb-v.[5] caust.[5] **Cham.**[5] **Chin.**[5] cocc.[5] colch.[5] dulc.[5] ferr.[5] **Hell.**[5] hep.[5] **Ign.**[5] kali-c.[5] kali-n.[5] **Lyc.**[5] mag-c.[5] **Merc.**[5] **Merc-c.**[5] mosch.[5] nat-m.[5] **Nux-v.**[5] ph-ac.[5] phos.[5] puls.[5] **Rhod.**[5] **Rhus-t.**[5] ruta[5] sabad.[5] **Sep.**[5] sil.[5] spig.[5] **Sulph.**[5] tarax.[5] thuj.[5] **Til.**[22] valer.[5] verat.[5] zinc.[5]
- **amel.**: **Acon.**[809] **Ars.** ars-h.[809] **BRY.**[809] cham.[809] clem.[809] **Eup-per.**[809] **GELS.**[809] lyc.[809] nat-m.[58] **Nux-v.** **Rhus-t.**[809] sal-ac.[809] stroph.[809] syph.[809] tarent.[809] **Thuj.**[809] visc.[809]
- **unterdrückten,** durch: rhus-t.[58]

Schwindel, bei: gels.[64]

Sitzen agg.: agar. am-m. **ARG.**[54] asaf. bry. coloc. crot-h.[36] kali-s.[58] kalm.[58] led. plan. **Pyrog.** ruta sabad. tub.[58] **VALER.** zinc.
ALLGEMEINES; C; Schmerz; Sitzen agg.
- **Spaziergang,** nach: ruta

Speisen, kalte agg.: cocc.
ALLGEMEINES; C; Speisen und Getränke; kalte; Speisen, kalte;

Stehen agg.: allox.[119] alum. sulph.

Stellung, in falscher: tarax.[1]
ALLGEMEINES; C; Schmerz; Stellung, durch falsche

Strecken, Ausstrecken des Gliedes:
- **agg.**: cham. citl-v.[197] cocc.[102] hipp.
- **amel.**: allox.[119] helo.[102] nit-ac.

streckt die Extremität aus dem Bett: merc.

Stuhlgang:
- **während**: **Acon.**[5] am-m.[5] **Cham.**[5] rhus-t.[5] tell.[111]
ALLGEMEINES; C; Schmerz; Stuhlgang; während
- **nach** Stuhlgang amel.: agar.[144] coloc.[144] mand.[144]

Taubheitsgefühl, mit: acon.[193] cham.[193] led.[193] rhus-t.[193] thuj.[54]
ALLGEMEINES; C; Schmerz; Taubheitsgefühl, mit

Treppensteigen, beim: **Calc.** phos.

Trinken agg.: **CROT-C.**
ALLGEMEINES; M; Trinken; beim

Überhitzung, durch: zinc.

Verletzungen, nach: bac.[62]
ALLGEMEINES; C; Schmerz; Verletzung, durch

Wärme:
- **agg.**: am-c.[58] ant-t. apis **Bry.** carb-v. ferr.[809] **Guai.** iod. kali-chl.[58] kali-i. kali-s.[58] lac-c. led. merc. mez.[58] phyt. ptel. **Puls.** **SEC.** sep. stel. **Sulph.** syph.[111] thuj. verat. xan.[102]
Kälte; amel. •Beine; Kälte; amel.
  - **Bettwärme**: am-c.[58] apis carb-v. ferr.[809] kali-chl.[58] **Lac-c.** **Led.** **MERC.** mez.[58] phyt. stel. **Sulph.** syph.[111] **Verat.**
- **amel.**: aesc. agar. am-c. ant-c. arg. **ARS.** ars-s-f.[58] **Bry.** cact. calc-f.[149] calc-p.[58] **Caust.** cham. chin. **Colch.** **Coloc.** **Ferr.**[809] **Graph.** kali-ar.[58] **KALI-BI.** **Kali-c.**[193] **KALI-P.**[8] kali-sil.[58] kalm. lac-d.[58] **Lyc.** mag-m.[144] **MAG-P.** mangi.[197] merc. nux-m.[809] **Nux-v.** **Ph-ac.** phos.[58] phyt.[58] podo.[85] pyrog. rad-br.[144] rhod.[58] **RHUS-T.** sep.[809] **SIL.** **Sulph.** syph.[58] tub.[111]
ALLGEMEINES; C; Schmerz; Wärme amel.
  - **Bedeckung**: kali-c.[193]
  - **Bettwärme**: **ARS.** ars-s-f.[58] calc-f.[149] **Kali-bi.** lyc.[58] **Nux-v.** **Ph-ac.** **Pyrog.** **RHUS-T.**

Wasser:
- **agg.**: ant-c. **Ars.** **Phos.** **Rhus-t.** **Tarent.**
  - **kaltes**: **Form.**[809]
- **amel.**: ars.[193] led.[193] **Puls.** sec.[193]
  - **kaltes,** an den Füßen: led.[193] sec.[193]

Wein agg.: ant-c. led. mez. zinc.
- **saurer**: **Ant-c.**
ALLGEMEINES; C; Speisen und Getränke; Wein; agg.; saurer

Wetter:
- **kaltem,** bei: acon.[193] bry.[193] caust.[193] nit-ac.[58] **Nux-m.**[809] rhod.[193]
  - **trockenem, bei**: acon.[193] bry.[193] caust.[193] nux-m.[193] rhod.[193]
ALLGEMEINES; M; Wetter; kaltes, trockenes Wetter; agg.
- **nasses**:
  - **agg.**: am-c. ant-c. **Arg.** ars-s-f.[58] bell. bor. bry. **CALC.** calc-sil.[58] carb-v. caust. cimic.[58] **COLCH.** con. **Dulc.** **Form.**[809] gels.[64] harp.[1184] hep. lyc. **MERC.** nat-s. **Nit-ac.** nux-m. **Phyt.** **PULS.** **RHOD.** **RHUS-T.** ruta **Sars.** **Sep.** **Sil.** sulph. **Tub.** **VERAT.**
    - **kaltes**: calc-sil.[58]
ALLGEMEINES; C; Schmerz; Kälte; agg.; feuchte
  - **amel.**: med.[85]
- **warmem,** bei:
  - **agg.**: caust.[809] colch.
  - **amel.**: nux-m.[809]
- **Wetterwechsel,** durch: calc-f.[149] **Calc-p.** carbn-s.[58] chel.[58] cinnb.[58] colch.[171] gels. nat-c.[58] **RHOD.** **Sil.** tub.[58]
ALLGEMEINES; C; Schmerz; Wetter; Wetterwechsel, durch
- **windiges,** stürmisches Wetter agg.: calc-f.[149]
ALLGEMEINES; C; Schmerz; Wetter; stürmischem, bei

Zimmer, warmes, agg.: plan. stel.

➡ **erstreckt** sich:
- **abwärts**: atista[192] lyc. rhus-t.[58] sulph. thea[275]
ALLGEMEINES; C; Schmerz; erstreckt sich; abwärts
- **aufwärts**: hyper.[58] mag-c.[1] thea[275]
ALLGEMEINES; C; Schmerz; erstreckt sich; aufwärts
  - **Verletzungen,** nach: hyper.[58]
- **diagonal**: **Asc-t.**[36]
ALLGEMEINES; C; Schmerz; erstreckt sich; diagonal
- **Füßen,** zu den: mag-s.
- **innen,** nach: phyt.
ALLGEMEINES; C; Schmerz; erstreckt sich; innen, nach
- **Kopf,** zum: carb-v.[1]

Knochen: abies-n.[36] achy.[149] agar.[1] am-m. anac. androc.[222] ang.[5] aran.[102] **Arg. Arn. Ars. Ars-s-f.**[58] arum-t.[58] **ASAF.**[144] **Aur.**[1] bad.[171] bamb-a.[1184] bar-c.[5] bell.[5] beryl.[149] bol.[102] bov.[5] bry. bufo **Calc. Calc-p.**[111] calc-sil.[58] canch.[102] caps.[102] carb-v. caust.[5] **Cham.**[1] chin. chin-s.[102] choc.[222] cinnb.[102] **Cocc.**[1] **Colch. Con.** conch.[36] crot-h.[36] **Cupr.** cycl.[102] **EUP-PER.** eup-pur.[102] euph.[171] falco-p.[265] **Ferr. Fl-ac.**[5] form. formal.[102] gels.[102] gink.[227] graph.[1] **Guai.** haliae-lc.[222] harp.[1184] **Hep.**[144] hom.[85] hyos.[1] ign.[5] iod. **Ip.** kali-bi.[36] kali-c. **Kali-i.** kali-m.[61] lac-ac.[36] lach. **Led. Lyc.**[1] lyss. mag-c. mag-m.[10] mag-s. mang-acet.[1] mang-m.[85] menth-pu.[85] meph.[36] **MERC. Merc-i-f. Mez.** mur-ac. nat-c.[1] nat-m. nat-n.[144] **NIT-AC.**[1] **NUX-V.**[102] ozone[227] petr.[5] **PH-AC.** phel.[102] **Phos.**[5] phyt.[144] plut-n.[222] **PULS. PYROG. Ran-s.**[102] **Rhod. Rhus-t.** rhus-v.[102] **RUTA**[5] sabad.[5] **Sang.**[102] sarr.[85] **Sars. Sep.**[1] **Sil.** spig.[1] **Staph.** still.[144] **Stront-c.**[102] sul-i.[58] **Sulph.**[1] tarent.[58] thal.[144] ther. trio.[102] tub.[58] verat. verat-v.[111] wild.[85] zinc.

ALLGEMEINES; C; Schmerz; Knochen

- **morgens** im Bett: nux-v.
- **nachts**: aur.[1] ph-ac.[102]
- **Berührung,** bei: sulph.[1]
- **Froststadium** im Fieber, während: aran.[102] arn. ars. arum-t.[58] bol.[102] canch.[102] caps.[102] chin. chin-s.[102] eup-per. eup-pur.[102] ferr. formal.[102] gels.[102] ip. mag-c. mur-ac. nat-m. nux-v.[102] phel.[102] puls. pyrog. rhus-t.
- **Gehen** in kalter Luft, beim: sep.[1]
- **Oberfläche** liegen, die an der: cycl.[102]
- **Quecksilber-Missbrauch, durch**: lyc.[1]
- **Schwindel,** bei: calc-p.[111]
- **Sitzen,** im: am-m.
- **Verletzungen,** alte: bamb-a.[1184]
- **Gelenkköpfe**: verat-v.[111]
- **lange** Röhrenknochen:
  - **nachts**: mez.[144]
  - **Barometer** fällt, wenn das: cinnb.[102]

    ALLGEMEINES; M; Wetter; Wetterwechsel; agg.; Luftdruckveränderung; abfallendem Luftdruck, bei
  - **Mitte** der langen Röhrenknochen: bufo **Phyt.** thal.[144] tub.[58] zinc.
- **Knochenmark**: stront-c.[102]
- **Muskelansätze**: hyos.[1] phyt. **Rhod.**[122]
- **Periost**: asaf.[144] bry. cham.[1] hep.[144] mang-acet.[1] **Merc.**[58] mez. nit-ac.[1] ph-ac. phyt.[144] rhod. still.[144] thal.[144]
  - **Wetter,** bei kaltem, nassem: **Merc.**[58]

Gelenke: abrot. achy.[149] acon. act-sp.[102] adam.[222] aesc.[58] agar. **Agn.**[5] all-c. allox.[149] aloe **Alum.**[5] alum-p.[58] alum-sil.[58] alumn. **Am-be.**[25] **Am-c.**[102] am-caust.[102] am-m. am-p.[85] ambr.[5] anac. anag. androc.[222] ang. ant-c. ant-s. ant-t. **Apis Apoc.** apoc-a.[25] aran. aran-ix.[144] arbu.[85] **ARG.** arg-n.[5] arist-cl.[119] **ARN. Ars.** ars-h. **Ars-i. Ars-s-f.**[58] arum-d.[25] arum-t. asaf. asar.[5] asc-c.[25] asc-t. astac.[85] aster. aur. aur-ar.[58] **Aur-i.**[58] aur-m. aur-m-n.[36] aur-s.[272] ba-sv.[136] bac.[62] bamb-a.[1184] bapt. bar-acet.[1] bar-c. bar-i.[58] bar-s.[58] bcg[149] **Bell.**[58] bell-p.[85] benz-ac.[58] berb.[58] bism.[5] **Bol.**[102] bor.[5] borag.[255] bov.[5] **BRY.** bufo cact.[58] cadm.[110] cadm-s. cahin. caj. calad. **CALC.** calc-caust. calc-f.[58] calc-i.[58] **CALC-P.** calc-s. calc-sil.[58] camph.[5] cann-i.[25] cann-s. canth.[5] **Caps.**[58] carb-ac. carb-an. carb-v. **Carbn-s.** carc.[193] carl. casc.[102] caul.[162] **Caust.** cedr.[25] **Cham.** chel.[25] chim. **Chin.** chin-ar. chin-s. chlf. choc.[222] cic.[5] cimic.[137] **Cimx.** cina[5] **Cinnb.** cist. clem.[5] cob. coc-c. coca **Cocc.** coff. **Colch.** colchin.[102] **Coloc.** con. cop. cor-r. cortiso.[149] cot.[102] croc. crot-h. croto-t. cupr.[5] cycl. cypr.[102] daph. dig. dios. dros. **Dulc.**[1] dys-co.[136] elmen[9] eos.[142] erig. euon.[102] eup-per. eup-pur.[25] euph.[5] euphr.[5] eupi.[85] **Ferr. Ferr-ar.** ferr-i. **Ferr-p.** ferr-pic.[102] fl-ac. form.[25] form-ac.[102] franc.[102] franz.[9] gast.[9] gaul.[102] gels. get.[45] gins.[102] glyc-g.[85] graph.[1] grat. gua.[25] **Guai.** guare. ham. **HARP.**[1184] hed.[144] hedeo.[25] hell. hep. hip-ac.[149] hura[144] hydr. hydrc. hymosa[102] hyos.[1] hyper.[45] iber.[25] ign. ind. indg. **Iod.** ip. irid.[102] iris[36] jab.[102] jac-c. jatr. kali-ar. **Kali-bi.**[91] **Kali-c.**[8] kali-chl. kali-cy.[25] kali-i. kali-m.[61] kali-n. kali-p.[58] kali-s.[58] kali-sil.[58] **Kalm.** kreos. **Kres.**[149] kurch.[192] **Lac-ac. Lac-c.**[149] lach. lachn.[25] lappa[102] lat-m.[2020] laur.[5] **LED. Lepro.**[197] lil-t.[25] lith-br.[25] lith-c.[171] lith-l. lob.[25] loxo-r.[240] **Lyc.** lycps.[25] lyss. m-arct.[5] m-art.[85] m-aust.[5] macrin.[102] mag-c.[5] mag-m.[5] mag-p. maland.[122] mand.[119] mang. **Mang-acet.**[1] **Mangi.**[197] marm-w.[194] med.[8] meli.[102] menis.[25] meny.[5] **Merc.** merc-c. merc-d.[137] methyl-sal.[102] mez.[5] mill. mim-h.[102] morg.[136] morg-g.[136] morph. mosch.[5] mur-ac.[5] myric.[25] myrt-c.[45] **Nat-ar.** nat-c.[1] nat-l.[102] nat-m. nat-n. nat-p. **Nat-s.** nat-sal.[102] nat-sil.[58] nit-ac.[1] nux-m. **NUX-V.** nyct.[102] ol-an. ol-j.[25] olnd. ox-ac. pancreat.[85] par. petr.[58] **Ph-ac.** phase.[85] **Phos.** phys. **Phyt.** pic-ac. piloc.[102] pin-s.[102] pitu-a.[164] plan.[25] plat.[5] **PLB.** plut-n.[222] podo.[25] polyg.[25] prop.[102] prun. psil.[164] psor. ptel. **PULS.**[1] pyrus querc.[102] querc-r.[257] rad-br.[137] **Ran-b.** ran-s. raph. rham-cath.[102] **Rheum Rhod. RHUS-T.** rhus-v.[25] rumx.[25] **Ruta** sabad. **Sabin.** sac-alb.[36] sal-ac. samb.[5] **Sang.**[25] sap-sod.[45] saroth.[144] sars.[5] sec.[5] sel. senec. seneg. sep.[5] **Sil.** sol-n. sol-t-ae. solid.[102] spig.[54] spirae.[144] **Spong.**[5] squil.[5] stann.[5] **Staph.**[1] stel.[72] stict.[25] still.[102] stram.[5] strept.[149] stront-c. stry.[102] sul-ac. sul-i.[58] **Sulph. Symph.**[137] syph.[111] tab.[36] tama.[197] tarax.[5] tarent.[58] tax.[102] tax-br.[255] tell.[85] tep. ter. teucr. thal.[144] thlaspi[122] thuj. thyr.[148] til.[102] til-c.[253] trom. tub. tub-r.[149] urea[85] urt-u.[102] valer.[5] verat. verat-v.[25] verb.[5] vesp. vinc.[36] viol-o. viol-t.[5] visc.[171] wild.[9] zinc. zinc-p.[58]

ALLGEMEINES; C; Schmerz; Gelenke

- **abwechselnd** mit:
  - **Augenentzündung**: bry.[58]

    A; Abwechselnd mit *AUGEN; A; Abwechselnd mit*
  - **Blutung,** uteriner: sabin.

    A; Abwechselnd mit *WEIBLICHE GENITALIEN; A; Abwechselnd mit*
  - **Fußschweiß**: merc.[58] sil.[58]

    A; Abwechselnd mit

◦ **Herzsymptomen**: abrot.[58] aur.[58] aur-m.[58] kalm.[58] led.[58]
☞ A; Abwechselnd mit

◦ **Kolik**: plb.
☞ A; Abwechselnd mit

◦ **Schmerzen** in:

◦ ◦ **Extremitäten**: bry.
☞ A; Abwechselnd mit

◦ ◦ **Seiten**: **Lac-c.** mang.
☞ A; Abwechselnd mit

◦ ◦ **Stirn**: sulph.
☞ A; Abwechselnd mit

- **links**: aur-m-n.[36] cahin.

- **morgens**: abrot. anac. androc.[222] **Aur.** caps.[1] carb-v. caust. cham. chin. cob. coff. dios. ***harp.***[1184] kurch.[192] mand.[119] nit-ac.[1] **NUX-V.** ph-ac. phos. puls. pyrus rhus-t. sol-n. staph. tama.[197] verat. viol-o.

◦ **7** Uhr: mand.[119]

◦ **Aufstehen,** nach: phos.

◦ **Bett,** im: anac. androc.[222] **AUR.** carb-v. **Chin.** coff. **NUX-V. PULS.** rhus-t.

◦ **Erwachen,** beim: abrot. sol-n. verat.

- **vormittags**: ars. aur. caust. sabad.

◦ **Sitzen,** beim: ars.

- **nachmittags**: dig. kali-i.[102] mang.[102] merc.[102]

◦ **Schlaf,** nach: dig.

- **abends**: acon. cham. hydr. **Kalm.** lac-ac. **Led.** merc. nat-c.[1] nat-s. par. puls. stront-c. teucr.

◦ **19** Uhr: cham.

◦ **Hautausschlägen,** bei: merc.

- **nachts**: **Carb-an.** cedr. con. dios. gels. hell. hep. **IOD. Kali-bi.** kali-c.[8] kali-i. lac-ac. **Led. Mang. MERC.** nat-c.[1] plb. **Rhod.** rhus-t. sil.[1] spig. stront-c. **Sulph.** tama.[197]

◦ **22** Uhr: cedr.

◦ **6** Uhr, bis: **Rhus-t.**

◦ **Bett,** im: hell. hep. merc. nat-c.[1]

- **Mitternacht,** nach:

◦ **agg.**: nux-v.

◦ **amel.**: ars.[99] mag-p. plb.

- **Winter,** im: calc-p. **Kalm.**

- **abwärts** Gehen, beim: arg.

- **Amenorrhö,** bei: **Lach.**

- **Anstrengung,** nach: androc.[222] **Calc.** calc-caust. sabin.

- **Aufstehen**:

◦ **amel.**: aur. coff. nux-v.

◦ **Sitzen,** vom: rhus-t.

- **Baden,** heißes, amel. vorübergehend: tama.[197]
ALLGEMEINES; M; Baden, Waschen; amel.; heißes •ALLGEMEINES; C; Schmerz; Baden; warmes amel.

- **Berührung** agg.: act-sp.[137] bry. cocc. dulc.[1] m-art.[85] **Mang.** petr.[58] spig.[54]

◦ **Knorpel** zweier Knochen berühren, wenn sich die: **M-art.**[85]

- **Betätigung,** bei: calc.

- **Bett,** im: calc-p. hell. **Kalm. Led.** stront-c. **Sulph.**

- **Bettwärme** amel.: am-c.[102]

- **Beugen,** beim: **Cocc.** coff. **Ran-b. Ruta**

- **Beugen,** beim, nach vollständigem Ausstrecken: cocc.[58]

- **Bewegung**:

◦ **agg.**: acon. act-sp.[137] agar. **Ant-t.** arg. **Arn.** bell.[58] **BRY.** calc. caps. **Cham.** chin.[1] **Cocc. COLCH.** croc. cycl. dys-co.[136] ferr-p. **Guai.** harp.[144] hyos.[1] **Kali-bi. Kalm. Lac-ac. Lac-c. LED.** lepro.[197] lyc. **Mang.** nux-v. par. petr.[58] phos.[1] **Phyt.** plb. rheum **Ruta** sars.[5]

◦ ◦ **erste** Bewegung: lepro.[197]

◦ ◦ **schnelle**: phos.[1]

◦ **amel.**: **Arg. AUR.** aur-s.[272] caps.[1] cedr. chel. chin. coloc. con. dros. **Dulc.**[8] **Ferr.** kali-c. kali-i.[58] kali-p.[58] lepro.[197] nat-s. **Phos. Rhod. RHUS-T.** sil.[144] sulph. teucr. tub. tub-r.[149]

◦ ◦ **fortgesetzte**: lepro.[197]

- **Druck**:

◦ **agg.**: zinc.

◦ **amel.**: bry. form.

- **Erschütterung** agg.: bell.[58]

- **Erwachen**:

◦ **beim**: aur.[1]

◦ **nach**: nat-c.

◦ **amel. nach**: sul-ac.

- **Essen,** nach dem: **Bry.**

- **Fieber,** während: calc. caust. hell. lyc. merc. nux-v. ph-ac. phos. rhus-t. sil. sulph. thuj. tub.

◦ **Gliedern,** auf denen man nicht liegt, in: nux-v.

- **Freien,** im:

◦ **agg.**: kali-i.[58] **Phyt. Rhus-t.**

◦ **amel.**: iod.[58] kurch.[192]

- **Frösteln,** mit: bol.[102]

- **Froststadium** im Fieber:

◦ **vor**: calc.

◦ **während**: calc. cann-i. chin.[102] **CIMX. Ferr. Hell.** hep. led. lyc. nat-ar.[58] nux-v. phos. rhus-t.

- **Gehen**:

◦ **während**: ang. nat-s. **Ran-b.**

◦ **nach**: bry. caj. calc-p. cann-i. caps. carb-ac. carbn-s. cedr. cinnb. cist. croto-t. dios. **Ferr.** gels. jac-c. kali-bi. lac-ac. **Led.** lyss. merc. nat-m. nat-s. nit-ac.[1] **Nux-v.** olnd. phys. phyt. plb. raph. rhus-t. ruta sel. sol-t-ae. sulph.

- **Getränke,** kalte, amel.: kurch.[192]
ALLGEMEINES; C; Speisen und Getränke; kalte; Getränke, kalte; amel.

- **Husten,** beim: caps.[58]

- **Kälte**:

◦ **Einwirkung** von, nach: arg.[58] **Calc. CALC-P.** con. **DULC. Kalm. Ph-ac. RHUS-T.** rumx.[58]

◦ **Erkältung,** durch: **Calc-p.** caps. caust. guai.[58] **Mang. Nux-m.** ph-ac. **RHUS-T.**

◦ **Kaltwerden** des Kopfes, durch: bell.[58]

- **Karies,** Nekrose, bei: aur-m.

Gelenke (Forts.)

- **Koitus** amel.: bamb-a.[1184]
- **Leukorrhoe,** blutiger Schleim amel.: arist-cl.[144]
  ALLGEMEINES; M; Leukorrhö; amel.
- **Liegen**:
  ◦ **agg.**: aur. chin. merc. nux-v. phos. puls.[1] ruta
  ◦ ◦ **Seite, auf der**: merc. nux-v. phos. puls.[1]
  ◦ ◦ ◦ **linker** Seite, auf: phos.
  ◦ ◦ ◦ **rechts**: merc.
  ◦ ◦ ◦ **schmerzloser** Seite, auf: nux-v.
  ◦ **amel., schmerzhafter Seite, auf**: nux-v. rhus-t.
- **Menses**:
  ◦ **vor**: caul.[102] sabin.[102]
  ◦ **während** amel.: arist-cl.[144] cimic.[58]
  ◦ **nach** amel.: arist-cl.[144] caul.[102] sabin.[102]
- **Nähen,** beim: arist-cl.[119]
- **Nasenbluten,** nach: agar.
- **Psoriasis,** mit: bell-p.[85] lac-c.[149] thyr.[148]
- **Schlaf**:
  ◦ **während**: sul-ac.
  ◦ **nach** einem Nickerchen: dig.[1]
- **Schwangerschaft** agg.: arist-cl.[119]
- **Schweiss**:
  ◦ **mit**: acon.[7045]
  ◦ **unterdrückten,** durch: rhus-t.[58]
- **Schwellung,** ohne: iod.
- **Sitzen** agg.: coloc.
- **stellenweise**: mang.[102]
- **Stellung,** in falscher: staph.[1]
- **strecken,** mit Bedürfnis sich zu: puls.[1]
- **Taubheitsgefühl,** mit: **Lyc.**
- **Urin**:
  ◦ **reichlicher,** amel.: benz-ac.[58]
  ◦ **spärlichem,** bei: benz-ac.[58]
- **Wärme**:
  ◦ **agg.**: borag.[255] calc. caust. cedr. **Guai.** iod.[58] **Lac-c. LED.** plb. **PULS.** sabin. sulph. syph.[111]
  ◦ ◦ **Bettwärme**: calc. lac-c. **LED. Plb. Sabin. Sulph.** syph.[111]
  ◦ **amel.**: aesc.[58] arg.[58] **ARS. Bry. Caust.** harp.[1184] kali-p.[58] **Lyc. Nux-v.** phos.[58] rhod.[58] **Rhus-t. Sulph.**
- **Wein,** nach: ant-c. **Led.**
  ALLGEMEINES; C; Speisen und Getränke; Wein; agg.
  ◦ **saurer**: **ANT-C.**
- **Wetter**:
  ◦ **feuchtem,** und: ant-t. arg.[58] calc.[58] cimic.[58] **COLCH.** mang.[58]
  ◦ **kaltem,** bei: **CALC. CALC-P. DULC. Ph-ac.**
  ◦ **nassem,** bei: pitu-a.[164]
- **Zimmer**:
  ◦ **kaltes,** amel.: kurch.[192]
  ◦ **warmes,** agg.: sabin.

- **erstreckt** sich:
  ◦ **abwärts**: sulph.
  ◦ **Knochen**: caust. cham.
  ◦ ◦ **lange** Röhrenknochen: caust.
  ◦ **querüber**: zinc.
  ALLGEMEINES; C; Schmerz; erstreckt sich; querüber
- **tief** sitzend: cimic.[137] rad-br.[137]
  ALLGEMEINES; C; Schmerz; tief sitzend
- **große**: chel.[25] form.[25] lil-t.[25] myric.[25] plan.[25] rumx.[25]
- **kleine**: act-sp.[102] arum-d.[25] bcg[149] cann-i.[25] caul.[162] cedr.[25] hyper.[45] iris[36] kali-bi.[91] led.[85] lith-c.[171] mangi.[197] polyg.[25] strept.[149] tama.[197]
  O; Gelenke; kleine Gelenke • rheumatischer Schmerz, Rheumatismus; Gelenke; kleine Gelenke
  ◦ **Bewegung** agg.: **Tama.**[197]
  ◦ **Fächeln** agg.: **Tama.**[197]
  ◦ **Menses,** amel. nach: **Caul.**[162]
  ◦ **Strecken,** Dehnen agg.: **Tama.**[197]
  ◦ **besonders** die kleinen: led.[85]

Muskeln:

- **Beugemuskeln,** Flexoren: ***harp.***[1184] kola[1184]
  ◦ **morgens**: harp.[1184]
- **Streckmuskeln**: calc-p.

Nägel: alum.[5] alumn. am-m.[5] ant-c.[5] bell.[5] berb.[111] calc.[5] calc-p.[111] **Caust.**[5] chin.[5] coc-c.[111] colch.[5] con.[5] elaps[111] eos.[102] fl-ac.[5] **Graph.**[5] **Hep.**[5] kali-c.[5] led.[5] m-arct.[5] m-art.[5] **M-aust.**[5] **Merc.**[5] mez.[5] mosch.[5] mur-ac.[5] nat-m.[5] **Nit-ac.**[5] **Nux-v.**[36] par. **Petr.**[5] plat.[5] puls.[5] rad-br.[111] ran-b.[5] rhus-t.[5] ruta[5] sabad. sars.[102] sep.[5] **Sil.**[5] **Squil.** stann. sul-ac.[5] sulph.[5] teucr.[5] thuj.[5] vinc.[111] zinc.
O; Nägel

- **unter** den: caust.[5] con.[5] elaps[111] eos.[102] nit-ac.[5] sars.[102] vinc.[111]
- **Ränder**: calc-p.[111] rad-br.[111]
  O; Nägel; Ränder
- **Wurzelbereich**: nux-v.[36]
  O; Nägel; Nagelbett

Haut, äußerlich: carb-an.

Sehnen: adam.[222] agar. anac. ant-c.[85] arn.[102] bry.[137] calc-p. cham.[1] crot-h.[36] form-ac.[102] gaul.[36] get.[102] iod.[137] kali-c. lac-leo.[204] par.[36] phyt. **Rhod. Rhus-t.**[137] sabin.[137] thuj.
Entzündung; Sehnen ALLGEMEINES; C; Schmerz; Sehnen

- **Ansatzstellen**: **Phyt. Rhod. Rhus-t.**
- **Dehnung,** bei: agar. thuj.
- **Sehnenscheiden**: bry.[137] iod.[137] rhus-t.[137]

Arme: abies-c.[102] abrot. achy.[149] acon. act-sp. adam.[222] adeps-s.[45] aegle-f.[192] **Aesc.** aeth. agar. agn. ail. alet.[85] all-c. all-s. allox.[119] aloe **Alum.** alum-p.[58] alum-sil.[58] alumn. am-acet.[5] am-be.[25] am-br.[111] am-c.[1] am-caust.[102] am-m. am-p.[102] ambr.[1] aml-n. ammc. ampe-qu.[72] amyg-p.[36] anac. **Anag.** anan. androc.[222] androg-p.[97] ang.[1] anis. ant-c. ant-s.[85] ant-t. anthr. aphis.[8] apis apisin.[5] apoc.

apoc-a.[38] aq-mar.[149] aran.[111] aran-ix.[149] arbu.[85] arg. arg-m. arg-n. arge-p.[264] arist-cl.[161] arn. **Ars.**[1] ars-h. ars-i. ars-met. ars-s-f.[58] ars-s-r. arum-d. arum-t. arund. asaf. asar.[5] asc-c.[25] asc-t.[36] aspar. astac. aster. atista[192] aur. aur-ar.[58] aur-i.[58] aur-m. aur-m-n. aur-s.[58] aza.[102] ba-sv. bac.[62] bad. bamb-a.[1184] bani-c.[204] bapt. bar-acet.[1] **Bar-c.**[1] bar-i.[58] bar-m. bar-s.[58] bcg[149] bell.[1] bell-p.[256] benz-ac. berb. berb-a.[149] bism. boerh.[192] **Bol.** bor. both-a.[3070] bov. brach. brom. bros-g.[259] brucel.[241] **BRY.** bufo bufo-s. buni-o.[149] but-ac.[119] **Cact.** cadm.[110] cadm-s. cahin. caj. calad. calc. calc-acet.[36] calc-ar. calc-caust.[36] calc-f.[137] calc-hp.[168] calc-i.[58] **Calc-p.** calc-s. calc-sil.[58] calen.[82] calo. calx-b.[194] camph. cand-a.[239] cann-i. cann-s. canth. caps. carb-ac. carb-an. carb-v. carbn-h. carbn-o. carbn-s. carc.[138] card-b.[36] card-m. carl. casc.[102] cass.[36] cassi-f.[192] cassi-s.[192] cast. cast-eq.[8] caul. **Caust.** cedr.[102] cench.[58] cere-b.[36] cere-s.[36] **Cham.** chel. chelo.[85] chen-a.[54] chen-v.[8] chim. chin.[1] chin-ar. chin-s. chlf. chlol.[25] chlor. chlorpr.[149] choc.[222] chr-ac.[54] cic.[36] cimic.[137] cimx. cina cinnb. cist. cit-v. citl-v.[197] clem. cob. cob-n.[119] coc-c. coca cocc. coch.[8] cod.[36] **Coff.**[5] coffin.[102] **COLCH.** colchin.[102] coll. coloc. com. con. conv.[38] convo-d.[142] cop. cor-r.[111] corh.[72] corn.[111] corn-f.[45] cortiso.[149] corv-c.[258] cot.[36] croc. crot-c. crot-h.[36] croto-t. cub. cund. cupr. cupr-ar.[36] cur. curc.[192] **Cycl.**[1] cymbo-ci.[2184] cypr.[102] cypra-e.[227] daph. dig.[1] dios. diph.[137] dirc.[36] dol. dros. dulc.[1] dys-co.[136] echi. elaps elat.[54] eos.[102] ephe.[267] erig. erio.[36] ery-a. eucal.[25] euon. **EUP-PER.**[102] eup-pur.[102] euph.[1] euphr. eupi. fago.[25] falco-p.[265] ferr. ferr-acet.[102] ferr-ar. ferr-i. ferr-m. ferr-ma. ferr-p.[102] ferr-pic.[102] fl-ac. form. form-ac.[102] franc.[102] gad.[102] gaert.[136] gamb. gaul.[102] **Gels.** gent-c. gent-l. germ.[222] get.[36] gink.[227] gins. **Glon.** glyc.[77] glyc-g.[85] gnaph.[25] goss.[25] gran. granit-m.[194] **Graph.** grat. gua.[85] **Guai.**[58] guare. guat.[119] gymn. haliae-lc.[222] ham. harp.[1184] hed.[144] hedeo.[102] hell.[1] **Hep.** hip-ac.[149] hipp.[8] hir.[144] hura hydr. hydr-ac.[268] hydrc.[192] hydro-c.[2147] hydrog.[222] hymosa[102] hyos. hyper. iber.[102] ichth.[102] ign. ignis[194] ilx-a.[25] ind. indg. inul. iod.[1] iodof. ip. ipom.[102] irid.[222] iris jab.[102] jac. jac-c. jal. jatr. jug-c. jug-r. kali-acet. kali-ar. kali-bi. kali-br.[25] kali-c.[1] kali-chl.[58] kali-cy.[25] kali-hp.[25] kali-i. kali-m.[137] kali-n. kali-p. kali-s. kali-sil.[58] **Kalm.** kola[1184] kreos. kres.[149] kurch.[192] lac-ac. lac-as.[274] lac-c.[58] lac-cpr.[261] lac-d.[58] lac-eq.[204] lac-lox-a.[204] lac-lup.[204] lach. lachn.[85] lact. lap-laz.[227] lappa[137] lar-ar.[251] lat-h.[301] lat-m. laur. lec. **Led.** lepi.[102] lept. lil-t. lim.[36] linu-c.[36] lipp.[36] lith-br.[25] lith-c. lith-l.[85] lith-m. lob.[25] lob-s.[85] loxo-r.[205] lyc. lycpr.[102] lycps. lyss. m-arct. m-art.[5] m-aust. macrin.[102] mag-c. mag-m.[1] **Mag-p.** mag-s. magn-gr.[102] maland.[122] manc. mand.[119] mang. mang-acet.[1] mang-m. mangi.[197] marm-w.[194] med. meli.[102] menis.[25] menth-pu.[36] meny.[1] **Meph.**[8] merc. merc-c. merc-d.[137] merc-i-f. merc-i-r. merc-s. merl. methyl-sal.[102] mez. mill. mim-h.[102] mit.[36] morg.[136] morg-g.[136] morph. mosch. mur-ac. murx. mygal.[192] myric. myris.[102] myrt-c.[25] naja **Nat-ar.** nat-c. nat-f.[119] nat-l.[102] nat-m. nat-n. nat-p. nat-s. nat-sal.[102] nat-sil.[58] neon[222] nicc. nicc-s. nit-ac.[1] nit-s-d.[36] nux-m. **Nux-v.** nyct.[102] ol-an. ol-j.[25] olnd. onos. op. orig-v.[25] osm. ox-ac. oxyg.[233] oxyt.[77] ozone[227] paeon. pall. pancreat.[85] par. parth.[197] paull.[25] ped.[85] peti.[36] petr. ph-ac.[1] phase.[85] phel. **Phos.**[1] phys.[25] **Phyt.** pic-ac.[137] pier-b.[233] piloc.[102] pin-s. **Pip-m.** pitu-a.[164] plan. plan-m.[45] plat. **Plb.** plect.[36] plumbg.[85] plut-n.[269] podo. polyg. polyp-p.[102] por-m.[251] prim-o.[72] prim-v.[102] prop.[72] prot.[136] prun. psil.[164] psor. ptel.[111] pull-g.[181] pulm-a.[111] **PULS.** puls-n. pyrog.[137] pyrus querc.[102] querc-r.[257] rad-br.[111] ran-a.[122] ran-b. **Ran-s.** raph. rat. rauw.[119] rham-cath.[102] rheum[1] rhod. rhodi.[102] rhus-r.[10] **RHUS-T.** rhus-v. rumx. ruta sabad. sabin. sac-alb.[36] sac-l.[55] sal-ac. samb. **Sang.**[36] sanic. sant. sapin.[36] sarcol-ac.[119] saroth.[144] sarr.[36] sars. schran-u.[88] scorp.[269] scut.[102] sec. sel.[137] senec. seneg.[5] sep. sieg.[144] **Sil.** sin-n. sol[29] sol-n.[25] sol-t-ae. solid.[102] spect.[271] sphing.[36] **Spig.**[1] spirae.[144] spong. squil. stach.[102] stann.[1] staph.[1] **Stel.**[85] stict. still. stram. strept.[149] stront-c.[5] stroph.[36] stry. succ.[194] sul-ac.[1] sul-i.[58] **SULPH.**[1] sumb. syc-co.[136] symph.[185] syph.[137] tab. tama.[197] tanac.[25] taosc.[270] tarax. **Tarent.** tarent-c.[192] tax.[303] tela[192] tell. tep. ter. term-a.[192] term-c.[192] tet.[102] teucr. thal.[144] thea[275] ther.[25] thlaspi[45] thuj. thyr.[148] til. til-c.[253] trif-p.[102] tril-c.[36] trio.[25] trom. tub.[304] tub-r.[149] tung.[252] ulm.[72] upa. uran.[269] urea[85] urt-u. ust. v-a-b.[36] vac.[36] valer.[5] vario.[56] **Verat.**[1] verat-v. verb. vesp. vib.[111] vinc.[4] viol-o. viol-t. vip. visc.[102] wild.[85] wye.[85] xan. **Zinc.** zinc-acet.[36] zinc-ar.[137] zinc-o.[102] zinc-p.[58] zinc-val.[85] zing.

☞ *Oberarme*

⇄ - **abwechselnd** mit Schmerz in:

◦ **Augen**: kreos.[137]

AUGEN; A; Abwechselnd mit

◦ **Beine**: cocc.[137] fago.[137] kali-bi.[137] kali-m.[137] kalm.[137] merc-i-r. nat-c.[137] **Sil.**[137] **Valer.**[137] visc.[137]

- **abwechselnde** Seiten: acon.[137] alum.[137] calc.[137] caust.[137] cham.[137] chin.[137] **Cocc.**[137] colch.[137] **LAC-C.** lyc.[137] mag-m.[137] mang.[137] plat.[137] sep.[137] sulph. **Zinc.**[137]

☞ *O; Arme; abwechselnde Seiten*

- **links**: acon. adam.[222] **Aesc.** agar. anac.[137] arg-n. arn.[137] arum-t.[58] asaf.[137] asar. asc-t.[36] aster. aur. bad.[25] **Cact.** cahin. calc-ar. **Calc-p.** cann-i.[36] carb-ac.[25] carb-v.[1] carbn-s.[58] cass.[36] cassi-s.[192] cast.[111] cham.[111] chel.[25] chim. cic. **Cimic.**[111] citl-v.[197] cocc. colch.[102] croc.[111] crot-h. cupr.[81] cur. cycl.[1] dig. dios.[111] fl-ac. form. germ.[222] **Guai.** hydr-ac.[268] hydro-c.[2147] iber. ind.[36] iodof.[8] ip.[111] iris[36] jac-c. jug-r.[111] kali-c.[1] kali-n. **Kalm.** lac-lup.[204] **Lach. Lat-m.** lepi.[102] lept.[25] lipp.[1025] lyc. lycps.[25] mag-s.[102] magn-gr.[102] mangi.[197] marm-w.[194] med. meny. merc-i-f. merc-i-r. mygal.[192] nat-ar.[111] nat-m.[1] nit-ac.[1] phos.[1] plat.[1] puls.[1] rhod.[111] **RHUS-T.**[111] sabin.[137] sil.[1] sol-n.[25] **Spig.** squil.[137] stann.[137] stram.[137] sulph.[137] sumb. tab. tela[192] wye.[85] xan.[102]

☞ *O; Arme; links*

Arme; links (Forts.)

◦ **nachts**: cass.[36]
☞ *O; Arme; nachts*

◦ **Abduktion** agg.: mangi.[197]

◦ **Anheben** des Arms agg.: mangi.[197]
☞ *O; Arme; Anheben; agg., der Glieder*

◦ **Bewegung** agg.: tela[192]
☞ *O; Arme; Bewegung; während*

◦ **Epilepsie**:
☞ *Konvulsionen, vor; epileptischen*

◦ **Herzsymptomen,** mit: acon. agar. aur. **CACT.** calc-ar. chim. **Cimic. Crot-h. Dig.** iber. **KALM. Lat-m.** lepi.[102] lyc. med. **RHUS-T.** spig. **Tab.**
☞ *rechts; Herzsymptomen, mit* ▥ *HERZ KREISLAUF; C; Schmerz; Herz; erstreckt sich; Hand, linke*

◦ ◦ **Angina** pectoris, bei: cimic. dig. **Lat-m.**
☞ *rechts; Herzsymptomen, mit*

◦ **Konvulsionen,** vor: calc-ar. cupr.[81]

◦ ◦ **epileptischen**: calc-ar.

◦ **Ruhe** amel.: tela[192]
☞ *O; Arme; Ruhe; amel.*

◦ **erstreckt** sich abwärts: cimic.[111] rhus-t.[111]

◦ **rechts,** nach: **Calc-p.** cham.[111] form.
☞ *O; Arme; links; rechts, dann*

◦ **linkes** Bein, und: asc-t.[36]
☞ *O; Arme; links*

◦ **rechtes** Bein, und: asc-t.[36]

◦ **Oberschenkel,** und rechter: agar.

◦ **Beine,** und: form.
☞ *O; Beine; Beine*

◦ **medial,** erstreckt sich zum Ellbogen: mangi.[197]
☞ *O; Arme; Ellenbogen*

◦ **Nervus** medianus, im Verlauf des: iodof.[8]
▥ *ALLGEMEINES; C; Schmerz; Nerven*

◦ **Schulternähe,** in: adam.[222]
☞ *O; Arme; Schultern*

◦ **stellenweise**: hydro-c.[2147]

- **rechts**: adam.[222] arg-n. ars.[137] asc-t.[36] bamb-a.[1184] bar-c. bell.[137] bism.[137] bry.[137] calc. calx-b.[194] carbn-s.[25] cassi-f.[192] cassi-s.[192] cast-eq. **Caust.** chel.[5] cic.[36] cimic. cina coloc.[137] **Cycl.** eupi. **Ferr.**[102] ferr-pic.[102] fl-ac. germ.[222] glon.[54] goss.[25] granit-m.[194] graph.[137] iodof.[8] kalm.[137] lil-t. **Lyc.** lycpr.[72] mag-m. **Merc-i-f.**[137] merc-i-r.[137] morg-g.[136] nat-ar.[58] nat-c. nit-ac.[1] ozone[227] pall.[54] phos.[1] **Phyt.** pip-m. plat.[1] plb. pull-g.[181] ran-a.[137] rhus-v.[102] **SANG.**[25] sars.[137] sec.[137] sil.[137] **Spig.** stront-c.[137] sulph. urt-u.[25] viol-o.[102] wye.[102] xan.
☞ *O; Arme; rechts*

◦ **links,** dann: fl-ac.
☞ *O; Arme; rechts; links, dann*

◦ **nachts**: adam.[222]
☞ *O; Arme; nachts*

◦ **Bewegung** agg.: adam.[222] calx-b.[194] ozone[227]
☞ *O; Arme; Bewegung; während*

◦ ◦ **hinten,** nach: ozone[227]
☞ *O; Arme; Bewegung; während; Arme, der; rückwärts*

◦ **Herzsymptomen,** mit: ars.[137] kalm.[137] **Lil-t.** merc-i-f.[137] merc-i-r.[137]
☞ *links; Herzsymptomen, mit •links; Herzsymptomen, mit; Angina pectoris, bei*

◦ **Liegen** auf linker Seite, beim: mag-m.

◦ **Schreiben,** agg.: merc-i-f.[137]
☞ *O; Arme; Schreiben agg.*

◦ **erstreckt** sich zum Ellbogen: ozone[227]

◦ **Knie,** und linkes: asc-t.[36]
☞ *O; Beine; Knie*

- **tagsüber**: bor. plb. sulph.
☞ *O; Arme; tagsüber*

- **morgens**: abrot. agar. aran. ars. ars-i. ars-s-f.[58] aur. cact. carb-v. cham. chel. crot-h. dios. dulc. eupi. fago. hyper. ign. jac-c. lap-laz.[227] lyc. mag-m. merc-i-f. nux-v. ph-ac. phos. plb. ptel. rhus-t. staph. stict. tab. thuj. zinc.
☞ *O; Arme; morgens*

◦ **7.30 Uhr**: fago.

◦ **Aufstehen,** beim: merc-i-f. phos. staph.
☞ *O; Arme; Aufstehen; agg.; Bett, aus dem*

◦ **Bett,** im: carb-v. eupi. mag-m.

◦ **Bewegung,** bei: ars. crot-h.
☞ *O; Arme; Bewegung; während*

◦ **Erwachen,** beim: abrot. **Aur.** cact. chel.
☞ *O; Arme; Erwachen, beim*

- **vormittags**: bry. carbn-s. cast. cham. fago. jac-c. jug-c. kalm. petr. sars. sulph. tarent. verat-v.
☞ *O; Arme; vormittags*

◦ **11** Uhr: sars.

- **mittags**: merc-i-r. nux-v. pall.

◦ **Gehen,** nach: pall.

◦ **Menses,** während: nux-v.
☞ *O; Arme; Menses; während*

- **nachmittags**: calc-p. chel. coloc. elaps erig. fago. kali-n. lyc. naja phys. rumx. sars. thuj. verat-v. zinc. zing.
☞ *O; Arme; nachmittags*

◦ **17 Uhr**: phys.
☞ *O; Arme; nachmittags; 17 Uhr*

◦ **Mittagsschlaf,** beim: lyc.
☞ *O; Arme; Schlaf; während* ▥ *ALLGEMEINES; C; Schmerz; nachmittags; Mittagsschlaf; während*

- **abends**:
☞ *O; Arme; abends*

◦ **agg.**: alum. arg-n. ars. calc. carb-v. cham. chel.[25] cimic. crot-h.[36] croto-t. elaps fl-ac. gamb. hyos. hyper. kali-n.[1] kalm. kreos. lact. led. lipp.[1025] mag-m. merc-c. merc-i-f. nat-ar. phos.[1] psor. **Puls.** rhus-t. sang.[25] sep. stann. staph.[1] sulph. thuj.[1] zinc. zing.

◦ ◦ **18 Uhr**: arg-n. elaps

◦ ◦ **19 Uhr**: sulph.

◦ ◦ **Bett,** im: carb-v. kreos. mag-m. staph.[1]

◦ ◦ **Freien,** amel. im: cham.
☞ *O; Arme; Luft; amel., frische*

◦ **amel.**: merc-i-r.

- **nachts**: acon. alum. am-c.[1] am-m. ambr. anac. aran. **Ars.** asaf. bry. **Calc.** calc-s. calc-sil.[58] **Carb-v.** **Carbn-s.**[58] cast-eq. caust. cham. chin. cit-v. coffin.[102] coloc. croc. croto-t. dig. **Dulc.** ferr. fl-ac. form. gels. granit-m.[194] hyper. ign. **Iod.** kali-n. **Lyc.** mag-c. **Merc.** merc-i-f. morg.[136] mur-ac. nat-c.[1] nux-v. phos.[1] phyt. plan-m.[45] plb. puls. **RHUS-T.** **SANG.**[25] sep.[1] **Sil.** staph. stront-c. sulph. syc-co.[136] til. urt-u.[25]
  ☞ *O; Arme; nachts*
  - **22** Uhr: fl-ac. form.
  - **Bett,** im: chin. stront-c.
  - **liegt,** wenn man darauf: acon. **Ars.** **Carb-v.** **Iod.**
- **Mitternacht,** nach: am-c. dios. ferr. gels. nux-v. thuj. verat.
  ☞ *O; Arme; Mitternacht; nach*
  - **2** Uhr: **Ferr.**
  - **3** Uhr: am-c. dios. gels. thuj.
    - **4** Uhr, bis: gels.
    - **6** Uhr, bis: thuj.
  - **4** Uhr: verat.
- **periodisch**: cinnb. cist. vip.
  ▤ *ALLGEMEINES; C; Schmerz; periodisch*
  - **jährlich**: vip.
- **Herbst,** im: rhus-t.
  ☞ *O; Arme; Herbst, im*
- **Winter,** im: petr.
  ☞ *O; Arme; Winter, im*

<> - **Abdecken**:
  - **agg.**: croto-t.
    ☞ *O; Arme; Abdecken; agg.*
  - **amel.**: lac-c. **LED.** lyc.[111] **PULS.** sulph.
    ☞ *O; Arme; Abdecken; amel.* •*Wärme; agg.*
- **Amputation,** nach: all-c.[58] **Hyper.**
- **Anlehnen,** beim: ruta sil. thuj.
  ☞ *O; Arme; Anlehnen oder Aufstützen mit dem Teil agg.*
- **Anstrengung**:
  ☞ *O; Arme; Anstrengung; agg.*
  - **während**: alum. androc.[222] cimic. iod. **Merc.** sep.[1] sulph.
  - **nach**: gels. ruta **Sep.** sil.
- **Anziehen** des Mantels, beim: merc-i-r.
- **Arbeit** amel.: caust.
  ▤ *ALLGEMEINES; C; Schmerz; Arbeit; amel.*
- **Ärgernis,** nach: nat-m.
  ☞ *O; Arme; Zorn, durch* ▤ *GEMÜT; M; Zorn, Beschwerden durch*
- **Atmen** agg., tiefes: cann-i.[137]
- **Aufstehen** amel.: nat-c.[1]
- **Ausziehen** des Mantels, beim: nat-c.[1]
- **Berührung** agg.: agar. berb. calc. carb-an. **Chel.**[137] **CHIN.** cocc. croto-t. euph. ip. lob. lyc.[1] staph.[1]
  ☞ *O; Arme; Berührung; agg.*
- **Bett,** im: cycl. **Ferr.** ign. iodof. **Sulph.** verat.
  - **Gewicht** der Kleidung, durch das: ferr.
    ☞ *O; Arme; Druck; agg.; Kleidung, der*
- **Beugen** des Arms:
  - **agg.**: aeth. petr.[1]
    ☞ *O; Arme; Beugen; agg.; Glieder beugen*
  - **amel.**: ferr.
    ☞ *O; Arme; Beugen; amel.*
- **Bewegung**:
  - **agg.**: aml-n. anac.[137] **Ant-t.** arg. berb. **BRY.** bufo calc. calc-sil.[58] cann-s. cassi-s.[192] **Cham.** chel. chin. chlol.[25] cimic. cinnb. **COLCH.** **Coloc.** con.[1] corn-f.[45] croc. croto-t. dig.[137] dros. ferr. **Guai.** haliae-lc.[222] hyos. iod. iris kali-bi. kali-c. kali-n.[1] **Kalm.** led.[1] mag-c. mag-m. meph. merc-i-f. merc-i-r. mez.[1] nat-ar. nat-m.[137] nit-ac. **Nux-v.** op. **Ox-ac.** ph-ac. phos.[1] phys. **Phyt.** **Plb.** puls. **Ran-b.** rhus-t.[137] sep.[1] sil. **Spig.**[137] stann.[1] staph. sul-i.[58] sulph. syph.[58] urt-u. zinc.
    - **behindert** die B.: nux-v.
    - **passive** B.: merc-i-f.
  - **amel.**: abrot. acon. agar. am-m. arg. ars. aur.[1] aur-m-n. bell. camph. caust. cina coloc. cupr. cycl. dig.[1] dros.[1] **Dulc.** ferr. ferr-p.[85] kali-p. **Lyc.** meph. phos. **Puls.** **Rhod.** **RHUS-T.** sep.[1] spig. stel. thuj. valer.
    - **langsame**: **Ferr.** ferr-p.[85]
- **Dampf** agg.: kali-bi.
  ▤ *ALLGEMEINES; M; Dampf, Wasserdampf; agg.*
- **Denken** an die Schmerzen, beim: **Ox-ac.**
- **Druck**:
  - **agg.**: arist-cl.[161] berb. cassi-s.[192] cina merc-i-f. plb. puls. rhus-v. sil. **Spig.**
  - **amel.**: ars.[193] bov.[193] bry.[193] canth.[193] cassi-s.[192] indg.[193] laur.[193] mag-p.[193] plb.[193] sulph.[193]
    ☞ *O; Arme; Druck; amel.*
- **Einwärtsdrehen,** beim: petr.
- **Epilepsie**:
  ☞ *Konvulsionen, vor epileptischen*
- **Erhitzung** agg.: zinc.[137]
  ☞ *O; Arme; Überhitzung, bei* •*O; Arme; warm; Warmwerden, durch*
- **Erregung** agg.: alum-sil.[58]
  ☞ *O; Arme; Gemütsbewegungen, durch* ▤ *GEMÜT; M; Erregung; Beschwerden durch; Allgemeinsymptome*
- **Erwachen,** und beim: abrot. chel. iod.[1] mag-s. rumx. sulph.
  ☞ *O; Arme; Erwachen, beim*
- **Essen**:
  - **während**: cocc.
  - **nach**: ars. clem. cocc. **Indg.**
- **Fieber,** während: cedr.[25] phel.[102] sep.[1]
  - **Katarrhalisches** Fieber: sep.[1]
- **Frösteln,** mit: chel.[25]
- **Froststadium** im Fieber:
  - **vor**: **Eup-per.** **Phel.**
  - **während**: acon.[5] am-c.[5] apisin.[5] arn.[5] ars. ars-h. bry. canth.[5] caps.[5] caust.[5] chel.[5] chin. cina[5] cocc.[5] coff.[5] dros.[5] hell.[5] ign.[5] kali-c.[5] **Kreos.**[5] lach.[5] led.[5] lyc. meny.[5] merc.[5] mur-ac.[5] nat-m.[5] nux-v. petr.[5] ph-ac. phos. puls. rhus-t. sabad.[5] sep.[5] spong.[5] stann.[5] stram.[5] thuj.[5] verat.[5]
- **Gähnen,** beim: nux-v.
  ☞ *O; Arme; Gähnen, beim*

Arme (Forts.)

- **Gehen**:
  - **agg.**:
    - **während**: ant-c. arg-n. cassi-s.[192] dios.
    - **nach**: pall.
  - **amel.**: arg. daph. ferr. kali-s. merc-i-f.[58] rhod. rhus-t. **Valer.** verat.
    - **langsames**: **Ferr.**
- **geschwollenen** Achseldrüsen, mit: **BAR-C.**
  BRUST; C; Schwellung; allgemeine Arzneien; Lymphdrüsen; Achselhöhlen • BRUST; C; Schmerz; Achselhöhle
- **Getränke,** kalte, agg.: cocc.
- **Greifen**:
  O; Arme; Greifen, ergreifen von Gegenständen; agg.
  - **agg.**: am-c. arn. calc. calc-sil.[58] carb-v. caust. cham. dros. led. plat. puls. **RHUS-T.** sil. verat.
  - **amel.**: lith-c.
    O; Arme; Greifen, ergreifen von Gegenständen; amel.
- **Handarbeit,** durch: iod. rhus-t.
  O; Arme; Handarbeit, durch
- **Heben**:
  - **agg.**: ruta sep.
    Heben des Arms agg.
  - **amel.**: spig.
- **Heben** des Arms agg.: **Apis** arg-n.[137] bar-c.[137] berb.[137] bry.[137] caj. calc. cassi-s.[192] cic.[1] cocc. **CON.**[137] dig.[137] eup-pur. **FERR.** graph.[137] kali-p. lac-c. led.[137] mag-c.[137] med.[193] nit-ac. olnd. phos.[1] phyt. ran-b.[137] rhus-t.[137] **Sang.** sanic.[137] **Spig.**[137] sul-ac.[137] **Sulph.**[1] syph.[137] tab. tell.[137] verat.[1] zinc.[1]
  O; Arme; Anheben; agg., der Glieder • Heben; agg. • Oberarme; Anheben des Arms agg. ALLGEMEINES; M; Heben, Anheben; agg.; Arme, der
  - **seitwärts,** nach: syph.[137]
    O; Arme; Anheben; agg., der Glieder
- **Herunterhängenlassen**:
  - **agg.**: alum. alum-p.[58] am-m. ang. berb. **Bry.** canth. **Cina** ign. kali-n. nat-m. nux-v. ol-an. par. ph-ac. phos. plat. ruta sabin. sep. stront-c. sul-ac. sulph. thuj. valer. zinc.[193]
  - **amel.**: acon.[111] arn.[111] asar.[111] bar-c.[137] berb.[111] **CON.**[111] **Ferr.**[137] led.[137] lyc.[111] mag-c.[111] mag-m.[111] mang.[111] phos.[111] rat.[111] rhus-t.[111] sang.[137] sep.[1] sil.[137] sulph.[137]
- **Herzbeschwerden,** mit: corv-c.[258]
- **Herzklopfen,** bei: agar. **Cact. Calc.** cimic.
- **Husten,** während: cassi-f.[192] dig. **Puls.**
  O; Arme; Husten agg.
- **Kälte**:
  - **agg.**: dulc. merc-i-f.[58]
  - **Erkältung** beim Schwitzen, durch: dulc.
    O; Arme; Kälte; Erkältung, durch • O; Arme; Schweiss; agg.
- **Kämmen,** beim: sarcol-ac.[149]
  ALLGEMEINES; M; Haarekämmen, durch; agg.
- **Klavierspielen,** beim: **Gels.**
  O; Arme; Klavierspielen agg.
- **Konvulsionen,** vor epileptischen: **Calc-ar.** cupr.
  Konvulsionen, Spasmen; Aura, epileptische; Arme • Konvulsionen, Spasmen; Aura, epileptische; Arme; Oberarme • Konvulsionen, Spasmen; Aura, epileptische; Arme; Unterarme
- **Kratzen**:
  - **agg.**: berb. kreos. lach. led. merc. til.
  - **amel.**: jug-c.
- **Lachen** agg.: carb-v.[137]
  O; Arme; Lachen agg.
- **Lagewechsel** amel.: agar.[111]
  ALLGEMEINES; M; Wechsel, Veränderung; amel., Lagewechsel
- **Liegen**:
  - **agg.**: acon. anac. ars. calc. carb-v. cham. cina[1] cocc. dros. graph. haliae-lc.[222] ign. iod. kali-c. kali-n. merc-i-f. phos. rhus-t. sabin. spig. staph.[1] urt-u.
    - **Arm** unter dem Kopf, mit: staph.[1]
      O; Arme; legt den Arm; Kopf, unter den
    - **Rücken,** auf dem: cham.
      O; Arme; Liegen; agg.; während; Rücken, auf dem
    - **ruhiges** Liegen: rhus-t.
      O; Arme; Stillhalten der Arme agg.
    - **Seite,** auf der: acon. anac. ars. calc. carb-v. cina[1] cocc. dros. graph. haliae-lc.[222] ign. iod. kali-c. kali-n. merc-i-f. phos. spig. urt-u.
      - **linker** Seite, auf: haliae-lc.[222] phos.
      - **schmerzhafter** Seite, auf: acon. anac. **ARS. Calc. Carb-v.** cina[1] cocc. dros. **Graph. Ign. Iod. KALI-C.** merc-i-f. **Spig.** urt-u.
        O; Arme; Liegen; agg.; während; erkranktem Teil, auf • O; Arme; Liegen; agg.; während; Seite, auf der; schmerzhafter Seite, auf
  - **amel.**:
    - **Seite,** auf schmerzhafter: carb-an.[1] cham.
      O; Arme; Liegen; amel.; Seite, auf der; schmerzhafter Seite, auf
- **Luft**:
  - **Freien,** amel. im: caust.[1] cham. merc-i-f.[58]
    O; Arme; Luft; amel., frische
  - **kalter,** in: **Ars.** ign. nit-ac. **Ran-b. Rhod.**
- **Menses,** während: agar. bell. bry. **Calc.** elaps eup-per. kali-n.[1] nux-v. spong. stram. verat.
  O; Arme; Menses; während
- **Mittagessen,** beim: kali-n.
- **Nähen,** beim: eupi.
  O; Arme; Nähen, während
- **Reiben**:
  O; Arme; Reiben; agg.
  - **agg.**: berb. croto-t. kalm. merc-i-f.
    O; Arme; Reiben; agg.
  - **hört** auf und wird dann in den Beinen gespürt: **Kalm.**
- **Ruhe,** während: ang.[1] aur-m-n.[36] cupr.[1] lyc.[1] nat-c.[1] sep.
  O; Arme; Ruhe; agg.
- **Schlaf,** nach: morph.
  O; Arme; Schlaf; nach

- **Schnupfen,** bei: sep.[5]
- **Schreck,** Furcht, durch: calc-p.[54]
  ▤ *GEMÜT; M; Schreck oder Furcht, Beschwerden durch*
- **Schreiben**:
  - ◦ **agg.**: cere-b. cere-s. cinnb. **Cycl. MAG-P. Merc-i-f. Pip-m.** sul-ac. thuj.
    ☞ *O; Arme; Schreiben agg.*
  - ◦ **amel.**: zinc-ar.[137]
    ▤ *ALLGEMEINES; M; Schreiben; amel.*
- **Schwangerschaft,** während: zing.[102]
- **Schweiss**:
  - ◦ **amel.**: thuj.
    ☞ *O; Arme; Schweiss; amel.*
  - ◦ **während**: anac.[5] **Ant-t.**[5] **Arn.**[5] **Ars.**[5] **Bell.**[5] **Bry.**[5] **Calc.**[5] canth.[5] carb-v.[5] cham.[5] **Chin.**[5] **Coff.**[5] dig.[5] hell.[5] ign.[5] kali-n.[5] led.[5] **Lyc.**[5] **Merc.**[5] **Merc-c.**[5] **Nux-v.**[5] op.[5] phos.[5] **Puls.**[5] **Rhod.**[5] **Rhus-t.**[5] sabad.[5] **Sep.**[5] **Sulph.**[5] tarax.[5] zinc.[5]
    ☞ *O; Arme; Schweiss; agg.*
- **Schweregefühl,** mit: bell-p.[256]
- **Singen,** beim: stann.
  ▤ *ALLGEMEINES; M; Singen agg.*
- **Sitzen** agg., **Bewegung amel.**: indg.[85]
  ☞ *O; Arme; Bewegung; amel.*
- **Speisen,** kalte **agg.**: cocc.
- **Steifheit,** mit: chel.[25]
- **Strecken** des Arms, **beim**:
  ☞ *O; Arme; Ausstrecken der Arme; agg.*
  - ◦ **agg.**: alum. carbn-s. caust. hipp. hura lyc.[1] neon[222] sulph.[1]
  - ◦ **amel.**: merc. nat-m.[1]
    ☞ *O; Arme; Ausstrecken der Arme; amel.*
- **Stuhlgang,** vor: rhus-t.[5]
- **Supination,** bei: cinnb.
- **Taubheitsgefühl,** mit: sep.[1]
- **Umdrehen,** beim:
  - ◦ **Drehen** amel.: spig.
  - ◦ **Bett,** im: **SANG.**[8]
- **Wärme**:
  - ◦ **agg.**: ant-t. apis bry. calc. caust. cham. dulc. **Guai. Lac-ac. LED.** lyc.[111] merc-i-f.[58] nux-v. **Puls.** sabad. **Stel.** stront-c. **Sulph.** thuj. zinc.
    ☞ *Abdecken; amel.*
  - ◦ **amel.**: **ARS.** ars-s-f.[58] cinnb. ferr. **Graph. Mag-p. Sil.**
- **Waschen** agg.: am-c. ars. bov. **Sulph.**
  ☞ *O; Arme; Waschen; agg.*
  - ◦ **kaltem** Wasser, mit: am-c. **Ars.**
- **Wetter**:
  - ◦ **feuchtem,** nassem, bei: **Dulc. Phyt. Ran-b. Rhod. Rhus-t.** verat.
    ☞ *O; Arme; Nässe, Feuchtigkeit agg.* ▤ *ALLGEMEINES; M; Wetter; nasses Wetter; agg.*
  - ◦ **kaltes**:
    - ◦ ◦ **amel.**: thuj.
    - ◦ ◦ **durch** kaltes W.: agar. **CALC-P.** calc-sil.[58] kali-c. kalm.
  - ◦ **stürmischem,** bei: **RHOD. RHUS-T.**
    ▤ *ALLGEMEINES; M; Wetter; windigem, stürmischem, bei; während*
- **Zimmer,** warmes, **agg.**: zing.
  ☞ *O; Arme; Zimmer, im; agg. im warmen*
- **Zudecken agg.**: rhus-v.
  ☞ *O; Arme; Bedecken, Zudecken; agg.*
- **Zugluft agg.**: chin. verat.
  ▤ *ALLGEMEINES; M; Zugluft; agg.*

➡ - **erstreckt** sich:
  - ◦ **abwärts**: aesc. agar. apis aran. **Arn. Aspar.** aur.[1] bell.[58] calc. camph. cann-s. carb-an. caust.[1] cham. chin. con.[1] croto-t. cupr. cycl. daph. ferr. fl-ac. form. **Guai.** kali-c. kali-n. kalm. lach. lyc. m-aust.[1] manc. nat-ar. nat-c. nux-v. pall. petr. ph-ac. phos. pic-ac. puls. **RHOD.** rhus-t. rhus-v. sabin. seneg. sep. sil. still. sulph.[122] sumb.
  - ◦ **Arme** herab, die: acon.[111] aesc. mez.[111] nat-ar.[58] puls.[111] rhus-t.[111] sars.[111]
    - ◦ ◦ **links**: mez.[111] rhus-t.[111]
    - ◦ ◦ **rechts**: acon.[111]
  - ◦ **auf** und ab: con. sil.[111]
    - ◦ ◦ **Bewegung,** bei: con.
  - ◦ **aufwärts**: aesc. arn. ars. bry. chel. con.[1] crot-h. cycl.[1] lach. lyc. m-art.[85] mag-c. nux-v. petr.[1] plat.[1] rhus-t. sep. sil.[1] thuj.[1]
    - ◦ ◦ **Brust,** in die: lach.
    - ◦ ◦ **Fingern, zu den**: aesc. bry. chel. crot-h. cycl.[1] lyc. m-art.[85] rhus-t. sep. sil.[1] thuj.[1]
      - ◦ ◦ ◦ **Kleiner** Finger: sil.[1]
  - ◦ **außen,** nach: lil-t. thuj.[1]
  - ◦ **Brust,** zur: caust.[111] sulph.[5] vip.
    - ◦ ◦ **links**: caust.[111]
  - ◦ **Finger**: aesc. agar. alum. am-m. apis aur-m. calc-p. camph. caps. cham. chin. cist. coloc. croto-t. cycl. euphr. gran. hura hydrog.[222] kali-n.[1] lyc. m-art.[85] mag-m. nat-ar. nat-c. ol-an. puls. rhus-t. rhus-v. sep. sil.
    - ◦ ◦ **Daumen**: camph. cham. lyc. sil.
    - ◦ ◦ **Fingerspitzen**: cist. puls.
    - ◦ ◦ **Herzen** kommend, vom:
      ▤ *HERZ KREISLAUF; C; Schmerz; Herz; erstreckt sich; Finger*
    - ◦ ◦ **Kleiner** Finger: aur-m. hura nat-ar.
      - ◦ ◦ ◦ **Achselhöhle** ausgehend, von der:
        ▤ *BRUST; C; Schmerz; Achselhöhle; erstreckt sich; Finger, kleiner*
    - ◦ ◦ **Zeigefinger**: aesc.
  - ◦ **Fingern,** vom Gesicht bis zu den:
    ▤ *GESICHT; C; Schmerz; erstreckt sich; Fingern, zu den* •*ALLGEMEINES; C; Schmerz; erstreckt sich; Fingern, zu den*
  - ◦ **Hände**: fl-ac. kali-c.[1] rhus-v.
  - ◦ **Handgelenke**: aesc. am-c. asc-t. kali-c. kali-n. nat-c. puls.
  - ◦ **innen,** nach: lach. laur.
  - ◦ **Kopf**: aloe[111] carb-v.[5]
  - ◦ **Körper,** über den: apis

Arme; erstreckt sich (Forts.)

◦ **Rücken,** zum: ars. caust. dios.

◦ **sämtlichen** Körperteilen: chin.[1]

◦ **Schultern**: ozone[227]

◦ **Ulnarnerv** entlang, den: aesc. thuj.

◦ **Unterarm,** in den: dios.

◦ **vorn,** nach, beim Versuch, den Arm zu heben: plb.

ALLGEMEINES; C; Schmerz; erstreckt sich; vorn, nach

- **tief** sitzend: euph. sulph.

ALLGEMEINES; C; Schmerz; tief sitzend

- **gelähmte** Teile: agar. **Ars.** bell. calc. caust. **Cocc.** crot-h.[36] **Kali-n.** lat-m. plb. sil. sulph.

☞ *lähmungsartiger Schmerz* ▤ *ALLGEMEINES; C; Schmerz; Körperteile, betroffene; gelähmte Teile*

- **Innenseite,** medial: arn. benz-ac. carbn-o. chel. lept. tarax.[1]

- **Außenseite,** lateral: benz-ac. mag-m.[1] tarax.

- **Vorderseite**: menis.[25]

- **Knochen**: acon.[5] alum. am-c.[5] am-m.[5] **Ambr.**[5] anac.[5] ang.[1] ant-t.[5] apis aran.[25] arg.[5] arn.[5] ars.[5] arum-d.[25] **Asaf.**[5] asc-t.[36] aur. bar-c. bell.[5] benz-ac. bism.[5] bry.[5] bufo cact. calc. calc-p. canth.[5] carb-an.[5] carb-v. caust. cham.[1] chel.[25] chin.[5] cocc.[1] coloc. con. crot-h.[36] dios.[25] dros.[1] eup-per. eup-pur.[25] euph.[5] fago.[25] glon. guare.[36] hell.[1] hydr.[25] **Iod.** ip.[5] kali-bi. kali-c. lach.[5] laur.[5] **LYC.**[1] mag-c. meph.[36] merc.[5] mez. nat-c.[1] nat-m.[1] nit-ac.[1] par.[5] petr. ph-ac.[5] phos. plat. plb.[5] puls.[5] rhod. ruta[1] sabad. sabin.[5] samb.[5] sars. sep. sil.[1] spig.[5] spong.[5] **Staph.**[5] stront-c. sul-ac.[5] sulph. teucr. thuj.[5] valer.[5] verat.[5] verb.[5] zinc.

◦ **rechts**: aran.[25] asc-t.[36]

☞ *O; Arme; rechts*

◦ **nachts**: lyc.[1]

☞ *O; Arme; nachts*

◦ **Bewegung** amel.: coloc.

☞ *O; Arme; Bewegung; amel.*

- **Gelenke**: **Am-c.**[5] anan. ant-s.[85] arist-cl.[119] aur-m-n. **CALC.**[5] carb-an.[5] caust.[5] chin.[5] cinnb. cupr. dig.[5] hell.[5] ign. kali-c.[5] kali-n.[5] led.[5] lyc.[5] mag-c.[5] mag-m.[5] mang. merc.[5] nat-c.[5] nat-m. nit-ac.[1] nux-v.[5] petr.[5] ph-ac.[5] phos.[5] plb. rhod.[5] rhus-t.[5] sars.[5] sep.[5] stann. sul-ac.[5] sulph.[5] teucr. thuj.[5] visc.[119] zinc.[5]

☞ *O; Arme; Gelenke*

◦ **links**: nit-ac.[1]

◦ **abends**: ign.

☞ *O; Arme; abends*

<> ◦ **Beugen,** beim: stann.

◦ **Bewegung**:

◦ ◦ **agg.**: nat-m.

◦ ◦ **amel.**: arist-cl.[119] aur-m-n.

◦ **liegt,** Seite auf der man: arist-cl.[119] **Ign.**

◦ **Nähen,** beim: arist-cl.[119]

☞ *O; Arme; Nähen, während*

◦ **Schreiben,** beim: cinnb.

☞ *O; Arme; Schreiben agg.*

◦ **Schweiß,** während: calc.[5] caust.[5] chin.[5] **Hell.**[5] kali-c.[5] kali-n.[5] led.[5] lyc.[5] **Merc.**[5] **Nux-v.**[5] ph-ac.[5] phos.[5] **Rhus-t.**[5] sars.[5] **Sep.**[5] **Sulph.**[5] **Thuj.**[5] zinc.[5]

☞ *O; Arme; Schweiss; agg.*

- **Muskeln**: acon.[5] arg.[36] asaf. bol. bry.[5] bufo cham.[5] coc-c.[111] ham. hura[36] hydr-ac.[268] iod. kalm.[111] merc.[5] nat-s. nux-v.[5] par.[5] plan. plb. puls-n.[25] rhus-t.[5] sil.[5] sulph.[5] sumb.[36] tama.[197] ter.[111] verat.[5]

ALLGEMEINES; C; Schmerz; Muskeln

◦ **rechts**: hydr-ac.[268]

☞ *O; Arme; rechts*

◦ **Streckmuskeln**: arg.[36] bufo hura[36] **Iod.** plan. plb. sumb.[36] tama.[197]

◦ ◦ **Trizeps**: arg.[36] hura[36] sumb.[36] tama.[197]

◦ ◦ ◦ **links**: sumb.[36]

☞ *O; Arme; links*

◦ ◦ ◦ **rechts,** beim Drücken: arg.[36]

☞ *O; Arme; rechts*

◦ **Beugemuskeln,** Flexoren: acon.[5] asaf. bol. bry.[5] cham.[5] coc-c.[111] ham. kalm.[111] merc.[5] nat-s. nux-v.[5] par.[5] puls-n.[25] rhus-t.[5] sil.[5] sulph.[5] ter.[111] verat.[5]

◦ ◦ **greift,** wenn man etwas: **Nat-s.**

☞ *O; Arme; Greifen, ergreifen von Gegenständen; agg.*

◦ ◦ **Mm. brachialis und cervicobrachialis**: acon.[5] bry.[5] cham.[5] coc-c.[111] kalm.[111] merc.[5] nux-v.[5] par.[5] rhus-t.[5] sil.[5] sulph.[5] ter.[111] verat.[5]

- **Nerven**:

◦ **N. medianus, links, abends**: hyper.[36]

☞ *O; Arme; links* • *O; Arme; abends*

◦ **N. plexus brachialis**: mez.[58] tab.[36]

◦ ◦ **rechts**: tab.[36]

☞ *O; Arme; rechts*

- **Schultern**: abies-c.[102] abrot. acon. adam.[222] aegle-f.[192] aesc.[102] aeth. **Agar.** agn. ail. alet.[85] all-c. aloe **Alum.** alum-p.[58] alum-sil.[58] alumn. am-c. am-m. am-p.[102] ambr. aml-n. ammc.[36] anac.[1] anag. androc.[222] ang.[36] ant-s.[85] ant-t.[36] aphis.[102] apis apisin.[5] aran.[149] aran-ix.[149] **Arg.** arg-m.[36] arg-n. arge-p.[264] arn. **Ars.**[809] ars-h.[54] ars-i. ars-s-f.[58] ars-s-r.[38] arum-d.[25] arum-t. asaf.[36] asar. asc-t. aspar.[102] astac.[36] aster. aur. aur-ar.[58] aur-i.[58] aur-m. aur-m-n.[36] aur-s.[58] aza.[72] ba-sv. bad. bamb-a.[1184] bapt. bar-c.[1] bar-s.[58] bell. bell-p.[149] **Berb.** bism.[1] bol.[102] bor. bov. brach.[36] brom. bros-g.[259] brucel.[241] **Bry.**[36] bufo[36] **Cact. Calad.**[102] **Calc.** calc-caust.[36] calc-i.[58] **Calc-p. Calc-s.** calc-sil.[58] calen.[82] calx-b.[194] camph. cann-i.[8] cann-s.[36] canth. caps.[5] carb-ac. carb-an.[1] carb-v.[1] **Carbn-s.**[58] carc.[138] card-m. cass.[36] cassi-f.[192] cast. caul. **Caust.**[36] cedr. cere-s.[36] cham. **CHEL.**[36] chen-a.[54] chim. chin. chin-ar. chin-s.[36] chlol.[25] cic. **Cimic.** cimx. cina[1] cinnb. **Cist.** citl-v.[197] clem. cob-n.[119] coc-c.[36] coca[36] cocc. cod.[36] **Colch.** coloc.[137] com. con.[8] conv.[2191] convo-d.[142] cop. cor-r. corn-f.[45] corv-c.[258] croc. **Crot-c. Crot-h.**[111] croto-t.[36] cund. cupr.[137] cupr-ar. cur. curc.[192] cycl.

cymbo-ci.[2184] cypra-e.[227] daph. dig.[5] dios. dirc.[36] dros.[1] **Dulc.** dys-co.[136] **Echi.** elaps[36] elat. ephe.[267] ery-a. euon. eup-per.[111] eup-pur.[102] euph. euphr. eupi.[36] fago. falco-p.[265] **FERR.**[36] ferr-acet.[102] **Ferr-ar.** ferr-i. **FERR-M. Ferr-p.** fl-ac. form. gaert.[136] gamb. gels. gent-c. germ.[222] get.[45] gins. glon. glyc.[77] gran.[36] granit-m.[194] **Graph.**[1] grat. gua.[102] guai. guare.[36] guat.[119] haliae-lc.[222] **Ham.** ***harp.***[1184] hell. **Hep.** hip-ac.[149] hura hydr. hydrc.[192] **Hydrog.**[222] hyper. ichth.[102] **Ign.**[36] ignis[194] ind. indg. inul. **Iod.** ipom.[102] irid.[222] **Iris**[25] jatr. jug-c.[25] kali-ar. **Kali-bi.** kali-c. kali-chl.[58] **Kali-i.** kali-m.[137] **Kali-n.**[1] kali-p. kali-s. kali-sil.[58] **Kalm.** kola[1184] kreos. kurch.[192] lac-ac. lac-c. lac-eq.[204] lac-lup.[204] **Lach.** lachn. lact.[36] lap-laz.[227] lat-m.[77] laur.[36] lec. **Led.** lept.[137] lil-t.[36] lipp.[36] lith-c.[25] lith-l.[85] lob. lob-s.[85] loxo-r.[205] **Lyc.**[36] lycpr.[72] lyss. **Mag-c.**[137] **Mag-m.**[1] mag-s. manc. mang. mang-acet.[1] mang-m. mangi.[197] marm-w.[194] **Med.**[56] menis.[25] meny.[1] meph.[139] **Merc.**[36] merc-c.[36] merc-i-f. merc-s. **Mez.**[5] mill. mit.[36] **Morg.** morg-g.[136] mosch.[5] mur-ac.[1] myric.[25] myrt-c.[45] naja **Nat-ar. Nat-c.**[36] nat-f.[119] nat-m.[1] nat-p.[36] nat-s.[36] nat-sil.[58] neon[222] nicc. nit-ac.[1] nux-m. **Nux-v.**[1] ol-an. olnd. onos.[102] ox-ac. oxyg.[233] ozone[227] pall. par.[85] ped.[85] **Petr.**[1] ph-ac. phel. **Phos.**[36] phys.[137] **Phyt.**[137] pic-ac. pip-m. plan.[36] plat.[1] **Plb.**[36] plect.[36] plut-n.[269] podo. polyg.[36] por-m.[251] prim-o.[72] prun. psil.[164] psor. ptel. pull-g.[181] **Puls.**[1] puls-n.[102] pyrog.[137] querc-r.[257] **Ran-b.** ran-s. raph. rat. **Rhod.** rhodi.[102] rhus-r.[10] **RHUS-T.**[36] rhus-v.[25] rumx. ruta[1] sabad. sabin.[5] sal-ac.[36] **SANG.**[8] sanic. sarcol-ac.[119] sarr. sars.[1] scorp.[269] sec. senec. sep.[1] sieg.[144] sil.[1] sin-n. sol-n.[25] spect.[271] spig.[36] spong. squil. stann.[137] **Staph.**[36] stel.[102] stict.[8] still. stram.[1] stront-c. stroph.[36] stry. succ.[194] sul-ac.[1] sul-i.[58] **SULPH.**[36] sumb. syc-co.[136] syph.[8] tab.[8] tanac.[25] taosc.[270] tarax. tarent.[192] tarent-c.[192] tep. ter. teucr.[5] thea[192] thlaspi[45] **Thuj.**[1] tril-c.[36] trom. tub.[36] tub-r.[149] urt-u.[137] ust.[137] v-a-b.[36] valer.[36] verat.[1] verat-v. verb.[1] vesp. viol-o. viol-t. vip. visc.[77] wild.[85] xan. zinc.[1] zinc-o.[85] zinc-p.[58] zinc-val.[85] zing.[8]
☞ *O; Arme; Schultern*

◦ **abwechselnd** mit:

◦ ◦ **Pulsieren**: bar-c.
☞ *A; Abwechselnd mit*

◦ ◦ **Schmerzen** in:

◦ ◦ ◦ **Ellenbogen**: tep.
☞ *A; Abwechselnd mit*

◦ ◦ ◦ **Hals**: sulph.
☞ *A; Abwechselnd mit* ▤ *INNERER HALS; A; Abwechselnd mit*

◦ ◦ ◦ **Hüften**: bry. kalm.
☞ *A; Abwechselnd mit*

◦ ◦ ◦ **Knie** und **Knöchel**: visc.[102]
☞ *A; Abwechselnd mit*

◦ ◦ ◦ **Schultern**: mag-m.[1]
☞ *A; Abwechselnd mit*

◦ **abwechselnde** Seiten: ind.[36] **LAC-C.** lyc.[137] mag-m.[1] neon[222]
☞ *O; Arme; abwechselnde Seiten*

◦ **links**: **Acon.**[102] adam.[222] **Aesc.**[102] aeth. **Agar.** alum-p.[58] alumn. ambr.[51] ammc. anac.[1] androc.[222] ant-s.[85] ant-t.[102] aphis.[102] arg. **Arg-n.**[54] arum-d.[45] asaf.[36] asc-t.[36] **Aspar.**[102] aur. aur-m-n.[36] bamb-a.[1184] bar-c.[1] bell. brucel.[241] calc-p. carb-ac.[25] caust.[1] cham.[102] chel.[25] cic. cimic.[25] cinnb. citl-v.[197] coloc.[102] corv-c.[258] curc.[192] dios.[25] ephe.[267] eup-pur.[102] fago.[25] ferr. ferr-p.[137] germ.[222] graph.[58] guai. haliae-lc.[222] harp.[1184] hydrog.[222] ind.[36] **Iod.** irid.[222] kali-c.[1] kali-chl.[58] kali-i. kali-m.[85] **Kalm.** kola[1184] lach. lact.[36] lat-m.[77] laur.[137] **LED.** lept.[25] lob-s.[25] loxo-r.[205] lyss.[8] mag-c.[1] mag-m.[1] mang-m. med. merc-c. naja[85] nat-c.[1] nat-m. nat-p. nit-ac.[1] nux-m. **Onos.**[102] ozone[227] par.[85] **Ph-ac.** phos.[137] phys.[25] plan.[25] plect.[36] pull-g.[181] rhodi.[102] **Rhus-t.**[185] rumx.[137] sang.[8] sieg.[144] sil.[137] sol-n.[25] spect.[271] staph.[137] stram.[102] stront-c.[8] succ.[194] sul-ac.[1] **SULPH.** sumb.[25] thea[192] thlaspi[45] tril-c.[36] tub.[36] wild.[36]
☞ *O; Arme; links*

◦ ◦ **rechts,** dann: aeth. asc-t. bamb-a.[1184] **Calc-p.** lach. laur.[137] **Med.** naja sil.[137] staph.[137]
☞ *O; Arme; links; rechts, dann*

◦ ◦ **morgens**: kali-m.[85] naja[85]
☞ *O; Arme; morgens*

◦ ◦ ◦ **Aufstehen,** beim: kali-m.[85]
☞ *O; Arme; Aufstehen; agg.; Bett, aus dem*

◦ ◦ **nachts** agg.: phos.[137]
☞ *O; Arme; nachts*

◦ ◦ **plötzlich** einsetzend, plötzlich verschwindend: citl-v.[197]

◦ ◦ **Anwendungen**:

◦ ◦ ◦ **kalte,** agg.: thea[192]

◦ ◦ ◦ **warme,** amel.: thea[192]

◦ ◦ **Bewegung** agg.: citl-v.[197] curc.[192] irid.[222]
☞ *O; Arme; Bewegung; während*

◦ ◦ ◦ **geringste**: citl-v.[197]

◦ ◦ **Blasenbeschwerden,** und: aspar.[102]

◦ ◦ **Erwachen,** beim: aur-m-n.[36] ozone[227]
☞ *O; Arme; Erwachen, beim*

◦ ◦ **Gehen,** beim: succ.[194]

◦ ◦ **Herzbeschwerden,** und: acon.[102] cimic.[25]

◦ ◦ **Hüfte,** und rechte: **LED.** nux-m.

◦ ◦ **Husten,** während: **Ferr.** rhus-t. rumx.[137] sieg.[144] sulph.
☞ *O; Arme; Husten agg.*

◦ ◦ **Liegen** agg.: loxo-r.[205] nat-m.

◦ ◦ ◦ **Seite,** auf schmerzloser: nat-m.
☞ *O; Arme; Liegen; agg.; während; Seite, auf der; schmerzloser Seite, auf*

◦ ◦ **Schreiben,** beim: lob-s.[25]
☞ *O; Arme; Schreiben agg.*

◦ ◦ **Unterarm,** und rechter: asc-t.[36]

◦ ◦ **Verletzung,** nach: **RHUS-T.**[185]
☞ *O; Arme; Verletzungen, nach*

◦ ◦ **erstreckt** sich:

◦ ◦ ◦ **Arm** hinab, Ruhe amel.: germ.[222]

◦ ◦ ◦ **Cervikalregion**: ozone[227]

◦ ◦ ◦ **Ellenbogen,** zum: adam.[222]

Arme; Schultern; links; erstreckt sich (Forts.)

◦ ◦ ◦ **Finger,** kleiner: chel.[25]

◦ ◦ ◦ **Hände**: tril-c.[36]

◦ ◦ ◦ **Hinterkopf**: eup-pur.[102]

◦ ◦ ◦ **Hypochondrium,** links: bamb-a.[1184]
☞ *O; Arme; links ▥ ABDOMEN; O; Hypochondrium; Schmerz in den Armen, mit*

◦ ◦ ◦ **Nacken**: loxo-r.[205]

◦ ◦ **tief** sitzend: aur-m-n.[36]

◦ **rechts**: abies-c.[102] adam.[222] agar. alet.[85] am-c. am-m. ammc. ant-t.[36] apis aran.[149] arg. arg-n. ars. ars-s-r.[38] arum-d.[25] asc-t.[36] aur-m-n.[36] bad. bamb-a.[1184] berb.[8] bor. brom. brucel.[241] bry.[102] cact. **Calc.**[1] calx-b.[194] carb-ac.[25] carb-v. carbn-s.[58] card-m.[58] cassi-f.[192] caust. **CHEL.**[25] chen-a.[54] cimic. cimx. citl-v.[197] coc-c. colch. **Coloc.** conv.[2191] convo-d.[142] **Crot-c.** cypra-e.[227] dios.[25] ephe.[267] euph. **Ferr.**[809] **FERR-M.** ferr-p. fl-ac. gels.[36] germ.[222] gran.[36] granit-m.[194] **Gua.**[102] harp.[1184] hydrc.[192] ichth.[102] ign.[8] ignis[194] ipom.[102] irid.[222] iris[25] jatr. jug-c.[25] **Kali-c.**[102] kali-m.[137] kali-n.[36] **Kalm.** kola[1184] kurch.[192] lac-c. lac-eq.[204] lac-lup.[204] lact. laur.[36] **Led. Lept.** lipp.[36] lith-c.[25] lob. **Lyc.** lycpr.[85] lyss. mag-c.[1] mag-m. mangi.[197] marm-w.[194] med. merc-i-f. mez.[1] mit.[36] morg-g.[136] nat-c.[1] nat-m.[1] nat-p.[58] neon[222] **Nit-ac.** oxyg.[233] ozone[227] pall. ph-ac.[1] phos. **Phyt.** plut-n.[269] podo. por-m.[251] prun. psil.[164] psor. puls-n.[102] pyrog.[137] querc-r.[257] ran-b. rat. rhod.[8] **SANG.**[185] sanic.[102] sarr. sars.[1] sep.[1] sil.[1] spect.[271] **Stict.**[102] stront-c.[102] sulph. sumb.[137] tab.[8] tarent-c.[192] thuj.[1] **Urt-u.**[85] visc.[77] wild.[85] xan.[85]
☞ *O; Arme; rechts*

◦ ◦ **links,** dann: am-m. **Apis** bad. jatr. lac-c. lob. **Lyc.** lyss. neon[222]
☞ *O; Arme; rechts; links, dann*

◦ ◦ **nachts**: adam.[222]
☞ *O; Arme; nachts*

‹› ◦ ◦ **Beugen** vorwärts, beim: carb-ac.[25] tarent-c.[192]

◦ ◦ **Bewegung** agg.: adam.[222] carc.[304] cassi-f.[192] hydrc.[192] neon[222] sanic.[102] tarent-c.[192]
☞ *O; Arme; Bewegung; während*

◦ ◦ **Druck**:

◦ ◦ ◦ **agg.**: citl-v.[197] kurch.[192]

◦ ◦ ◦ **amel.**: hydrc.[192]
☞ *O; Arme; Druck; amel.*

◦ ◦ **Eis** amel.: citl-v.[197]

◦ ◦ **Gehen,** beim: carb-ac.[25]
☞ *O; Arme; Gehen; agg.; während*

◦ ◦ **Heben** agg.: carc.[304]

◦ ◦ **herabhängt,** wenn der Arm:

◦ ◦ ◦ **amel.**: neon[222]

◦ ◦ ◦ **Tragen** von Gegenständen agg.: conv.[2191]
☞ *O; Arme; Tragen von Dingen agg.*

◦ ◦ **Husten** agg.: bor. pyrog.[137]
☞ *O; Arme; Husten agg.*

◦ ◦ **Kälte** der Schulter, mit: granit-m.[194]

◦ ◦ **Liegen**:

◦ ◦ ◦ **agg., auf dem betroffenen Körperteil**: bamb-a.[1184] citl-v.[197] hydrc.[192] kurch.[192]
☞ *O; Arme; Liegen; agg.; während; erkranktem Teil, auf*

◦ ◦ ◦ **amel.**: tarent-c.[192]

◦ ◦ **Schreiben** agg.: neon[222]
☞ *O; Arme; Schreiben agg.*

◦ ◦ **Stehen,** aufrechtes, amel.: tarent-c.[192]
☞ *O; Arme; Stehen; amel.*

◦ ◦ **Verletzung,** nach: **SANG.**[185]
☞ *O; Arme; Verletzungen, nach*

◦ ◦ **erstreckt** sich:

◦ ◦ ◦ **Brust**: lac-lup.[204]

◦ ◦ ◦ **Hals**: neon[222]

◦ ◦ ◦ **Hände**: agar. alet.[85] am-c. am-m. ant-t.[36] apis arg. arg-n. ars. ars-s-r.[38] arum-d.[25] asc-t.[85] aur-m-n.[36] bamb-a.[1184] berb.[8] brom. cact. calc.[1] calx-b.[194] carb-ac.[25] carb-v. carbn-s.[58] caust. chel.[25] coc-c. colch. coloc. dios.[25] euph. ferr. ferr-p. gels.[36] ign.[8] iris[25] jug-c.[25] kali-n.[36] laur.[36] lipp.[36] lyc. mag-c.[1] mag-m. marm-w.[194] merc-i-f. mez.[1] nat-c.[1] nat-m.[1] ozone[227] pall. ph-ac.[1] phos. podo. prun. psor. ran-b. rat. rhod.[8] sarr. sars.[1] sep.[1] sil.[1] sulph. sumb.[137] tab.[8] thuj.[1]

◦ ◦ ◦ **Schulterblatt,** in das rechte: conv.[2191]

◦ ◦ **Knie,** und linkes: asc-t.[36]
☞ *O; Beine; Knie*

◦ ◦ **Unterschenkel,** und linker: asc-t.[36]
☞ *O; Beine; Beine*

◦ ◦ **Deltoideus**: ferr.
☞ *O; Arme; Schultern; Deltoideus, Region des*

◦ ◦ **Margo** lateralis: **Ars. Lyc. Phos. Podo.** sarr. sumb.[137]

◦ ◦ **Stelle,** rote: tab.[8]

◦ **tagsüber**: dios.[25]
☞ *O; Arme; tagsüber*

◦ **morgens**: abrot. am-m. arg. arg-n. ars. brucel.[241] bry. calc-s. carb-an. carb-v. **Caust.**[1] chel. coca colch. coloc. cupr. dios. fago. fl-ac. gels. hura hyper. kali-bi. kali-c. kali-n. kalm. lyc. mag-c.[1] mez. naja nat-m. ol-an. **Phos.**[1] phys. puls. ran-b. rhod. sang.[809] sep. sil.[1] staph. sulph. sumb. trom. verat.
☞ *O; Arme; morgens*

◦ ◦ **5** Uhr - **6** Uhr: fago.

◦ ◦ **6** Uhr: bry.

◦ ◦ **Aufstehen,** beim:
☞ *O; Arme; Aufstehen; agg.; Bett, aus dem*

◦ ◦ ◦ **agg.**: cupr. kalm. phos. ran-b.
▥ *ALLGEMEINES; C; Schmerz; morgens; Aufstehen; beim*

◦ ◦ ◦ **amel.**: sil.[1]
☞ *O; Arme; Aufstehen; amel.; Bett, aus dem*

◦ ◦ **Bett,** im: am-m. mez. nat-m. ol-an. rhod. staph. sulph. sumb.

◦ ◦ **Bewegung** des Arms, bei: puls.
☞ *O; Arme; Bewegung; während; Arme, der*

◦ ◦ **Erwachen**:
☞ *O; Arme; Erwachen, beim*

◦ ◦ ◦ **beim**: abrot. brucel.[241] calc-s. carb-v. caust.[1] chel. coca coloc. fl-ac. kali-bi. kali-c. kalm. nat-m.[1] puls. sil.[1] sulph. verat.

◦ ◦ ◦ **nach**: phos.[1]
▥ *ALLGEMEINES; C; Schmerz; morgens; Erwachen; nach*

◦ ◦ **Essen,** nach dem: gels.
☞ *O; Arme; Essen; nach*

◦ ◦ **Frühstück,** nach dem: gels.
☞ *O; Arme; Frühstück, nach dem*

◦ ◦ **Husten,** während: carb-an.
☞ *O; Arme; Husten agg.*

◦ **vormittags**: cham. dios. hyper. kalm. lac-ac. **Lyc.** mag-c. sil. sulph.
☞ *O; Arme; vormittags*

◦ ◦ **9** Uhr bis abends: lyc.

◦ ◦ **10** Uhr: kalm. sil.

◦ ◦ **11** Uhr: lac-ac.

◦ ◦ **Gehen,** beim: sulph.
☞ *O; Arme; Gehen; agg.; während*

◦ **mittags**: bamb-a.[1184] phyt. senec.

◦ ◦ **Essen,** vor dem: senec.
☞ *O; Arme; Essen; vor*

◦ **nachmittags**: arg. arg-n. canth. cham. chel. coloc. cupr. dios. euphr. hyper. indg. kali-n. kreos. laur. lyc. mag-c. mag-s. nicc. psor. ptel. stront-c. sulph.
☞ *O; Arme; nachmittags*

◦ ◦ **13** Uhr: dios.

◦ ◦ **13.30 Uhr**: chel.

◦ ◦ **14** Uhr: hyper. laur.

◦ ◦ **16** Uhr: arg-n. indg. lyc. ptel.

◦ ◦ **17** Uhr: arg. mag-c. sulph.
☞ *O; Arme; nachmittags; 17 Uhr*

◦ ◦ **Heben** des Arms, beim: nicc.
☞ *O; Arme; Anheben; agg., der Glieder*

◦ **abends**: alumn. am-c. ambr. calc.[1] calc-s. carb-ac. chel. cist. dios. fl-ac. iris[25] kali-n. lach. led. lyc. mag-c.[1] merc. **Mez.** mur-ac. nat-m. nat-s. nux-v. pall. psor. puls. rhod. rhus-t. sang. sep. sil. still. stry. sulph. zinc.
☞ *O; Arme; abends*

◦ ◦ **18** Uhr, beim Gehen: rhus-t.
☞ *O; Arme; Gehen; agg.; während*

◦ ◦ **19** Uhr: dios. stry.

◦ ◦ **Bett,** im: nat-m. nux-v. rhod. sil. zinc.

◦ ◦ **Beugen** vorwärts, beim: carb-ac.

◦ ◦ **Gehen,** beim: rhus-t.
☞ *O; Arme; Gehen; agg.; während*

◦ ◦ **Hinlegen,** nach: sulph.
☞ *O; Arme; Liegen; agg.; Hinlegen; nach*

◦ ◦ **Sitzen,** beim: mez. rhus-t.
☞ *O; Arme; Sitzen; während*

◦ **nachts**: abrot. acon. alum. am-m. bar-c. bell. calc. cast. **Caust.** coloc. cop. croto-t. dig. ferr.[58] fl-ac.[137] gaert.[136] graph. **Kali-bi.** kali-c. **Kali-n.**[1] lyc.[1] mag-c.[1] **Merc.** merc-i-f. naja ph-ac. **Phos.** phyt. puls. querc-r.[257] **SANG.** sep. sil. stict. sulph. tep. thuj. ust.[137] zing.
☞ *O; Arme; nachts*

◦ ◦ **2** Uhr - 8 Uhr: **Ph-ac.**

◦ ◦ **Bett**:

◦ ◦ ◦ **Zubettgehen,** vor dem: am-m.

◦ ◦ ◦ **im** Bett: bar-c. coloc. naja phos. **Sang.**

◦ ◦ **Bettwärme** agg.: caust. merc. thuj.

◦ ◦ **Bewegung** des Arms unmöglich: mag-c.[1]

◦ ◦ **Einhüllen,** warm, amel.: sil.

◦ ◦ **Erwachen,** beim: caust.[1]
☞ *O; Arme; Erwachen, beim*

◦ ◦ **Liegen** auf schmerzhafter Seite, beim: acon. merc-i-f. sulph.
☞ *O; Arme; Liegen; agg.; während; erkranktem Teil, auf •O; Arme; Liegen; agg.; während; Seite, auf der; schmerzhafter Seite, auf*

◦ ◦ **Schlaf,** vor: sulph.

◦ ◦ **Umdrehen** im Bett, beim: **SANG.**

◦ **Mitternacht**:

◦ ◦ **gegen**: ammc. cast.

◦ ◦ **2** Uhr - **5** Uhr: kali-n.

◦ ◦ **4** Uhr: fago.

<> ◦ **Abdecken,** beim: nat-m.
☞ *O; Arme; Abdecken; agg.* ▥ *ALLGEMEINES; M; Abdecken, Entblößen; agg.; einzelne Teile*

◦ **Achselzucken** agg.: calc.[137]

◦ **Ankylose,** Gelenkversteifung: cupr.[137]

◦ **Ärgernis,** nach: **Coloc.**[1]
☞ *O; Arme; Zorn, durch* ▥ *GEMÜT; M; Zorn, Beschwerden durch*

◦ **Atmen,** beim: berb. bry. chel. nit-ac. stann. sulph.
☞ *O; Arme; Atmen agg.*

◦ ◦ **tiefem,** bei: chel.

◦ **Aufstehen**:

◦ ◦ **agg.**: cocc. coloc. thuj.

◦ ◦ **amel., vom Liegen**: kali-n.[1]
▥ *ALLGEMEINES; M; Aufstehen; amel.; Bett, aus dem*

◦ **Aufstoßen** amel.: mag-c.[1] sep.[1]
☞ *O; Arme; Aufstoßen amel.*

◦ **aufstützt,** wenn man mit dem Arm auf dem Tisch: sep.[1]
☞ *O; Arme; legt den Arm; Tisch, auf den*

◦ **Ausatmen,** beim: caust. sulph.[1]

◦ **Berührung** agg.: acon. bry. chin. ferr-p.[58] kali-c.[1] mang. mur-ac.[1] nit-ac.[1] phos.[1] sep.[1] staph.[1]
☞ *O; Arme; Berührung; agg.*

◦ **Betätigung,** agg.: pic-ac.
☞ *O; Arme; Anstrengung; agg.*

◦ **Bett,** im: aur-m. coloc. fago. lyc. nat-m. staph. sumb.

◦ **Beugen,** beim:

◦ ◦ **Arm**: crot-h. ign. laur.

◦ ◦ ◦ **vorn,** nach: ign.

◦ ◦ **Kopf,** den: puls.
☞ *O; Arme; Beugen; agg.; Kopf*

◦ ◦ **vorn,** nach: graph.[1]

Arme; Schultern; Bewegung; agg. (Forts.)

◦ **Bewegung**:

◦ ◦ **agg.**: aegle-f.[192] agn. am-m.[1] arg. asar. asc-t.[36] bell. berb. brucel.[241] **Bry.** calc. calc-sil.[58] camph. cann-s. carb-v. cass.[36] **Caust.** chel. croc. cupr. dig.[1] dros. echi. ephe.[267] fago. **Ferr.** ferr-m. ferr-p. graph. **Guai.** ham. ign. ind. iris kali-bi. kali-c. kali-i. kali-n. kalm. kola[1184] kreos. lac-ac. lach. laur. **Led.** lyc.[1] mag-c.[1] mag-m. med. merc. mez.[1] mur-ac. nat-ar. nat-c. nat-m.[1] olnd. ozone[227] petr. **Phos.** phyt. puls. querc-r.[257] **Ran-b.** rhod. rhus-t. ruta sang. sanic. sars.[1] scorp.[269] sep. sil. spig.[58] stann. **Staph.**[1] stram. sulph.[1] thuj. verat. vesp. zinc.

◦ ◦ ◦ **Arms,** des: arg. asar. bell. calc. cann-s. caust. chel. croc. dig.[1] dros. fago. **Ferr.** ham. ign.[137] **Iris Kali-bi.** kali-c. kali-n. kreos. lac-ac. **Lach. Led.** mag-c.[1] med. merc. mur-ac. nat-ar. nat-m.[1] olnd. petr. phyt. puls. querc-r.[257] **Rhod.** rhus-t. ruta **Sang.** sanic. sars.[1] sep.[1] spig.[58] staph.[1] stram. sulph.[1] thuj. vesp.
☞ *O; Arme; Bewegung; während; Arme, der*

◦ ◦ ◦ ◦ **hinter** den Rücken: **FERR.** ign.[137] **Rhus-t. SANIC.** sep.[1]

◦ ◦ ◦ ◦ **Kopf,** über den: thuj.

◦ ◦ ◦ **Beginn,** zu: ind.
☞ *O; Arme; Bewegung; während; Beginn der Bewegung, zu*

◦ ◦ ◦ **hinten,** nach: berb. dros. **Ign. Kali-bi.** laur. mag-c.[1] puls. sep. zinc.
☞ *O; Arme; Bewegung; während; Arme, der; rückwärts*

◦ ◦ ◦ **Kopfbewegung,** von Seite zu Seite: cupr.
☞ *O; Arme; Bewegung; während; Kopfes, des*

◦ ◦ ◦ **links,** nach: asc-t.[36]

◦ ◦ **amel.**: alumn. am-m. arg. bapt. calc. carb-an. carb-v.[1] carc.[138] cham. cocc. colch. dios. dros. euph. **FERR.** ferr-i. ferr-m. **Ferr-p.** ign. iod. kali-c.[1] kali-p. **Lyc.** mag-m.[1] mag-s. med. mez. mur-ac. nat-c. nicc. **Ph-ac.** phos.[1] psor. puls. **RHUS-T. Sep.** stann.[1] sulph.[1] thuj. verb.[1]

◦ ◦ ◦ **Armbewegung**: calc. lyc. sulph.[1]
☞ *O; Arme; Bewegung; amel.; Arme, der*

◦ ◦ ◦ **langsame**: ferr. ferr-m. ferr-p. puls.

◦ ◦ ◦ **Schulter,** der: ph-ac.

◦ **Bücken** agg.: bor.
☞ *O; Arme; Bücken agg.*

◦ **Denken** an die Beschwerden, beim: bapt.

◦ **Druck**:

◦ ◦ **agg.**: crot-h.[36]

◦ ◦ **amel.**: aegle-f.[192] coc-c. nat-c.
☞ *O; Arme; Druck; amel.*

◦ **drückt,** wenn man auf etwas: kali-c.[1] mag-m.[1]

◦ **Drüsen,** durch geschwollene: graph.[1]

◦ **Einatmen,** beim: agn. berb. hyper. kali-c.[1] nit-ac.[1] sulph.[1]
☞ *O; Arme; Einatmen agg.*

◦ **Erkältung,** bei sich entwickelnder: **Calc. Calc-p. Chel. Dulc. HEP. Kali-c.** lyc. **Merc. NUX-V. Phos. Psor. Rhod. RHUS-T. SIL.**[1] **Sulph.**
☞ *O; Arme; Kälte; Kaltwerden*

◦ ◦ **Abdecken,** beim: sil.[1]
☞ *O; Arme; Abdecken; agg.*

◦ **Erwachen,** beim: abrot. acon. chel. falco-p.[265] fl-ac. nux-v. rumx. zinc.
☞ *O; Arme; Erwachen, beim*

◦ **Fahren** oder Reiten, beim: cund. **Rhus-t.**

◦ **Fieber,** während: cedr.[25] sol-n.[25]

◦ **Frösteln,** mit: bol.[102] lept.[137] nit-ac.

◦ **Froststadium** im Fieber, während: hell.

◦ **Gähnen,** beim: mag-c.
☞ *O; Arme; Gähnen, beim*

◦ **Gehen**:

◦ ◦ **agg.**:

◦ ◦ ◦ **während**: arg. aur-m-n. brom. carb-ac. dig. hydr. kali-n. lac-ac. led. mez. nat-s. pall. phos. ran-b. staph.[1] sulph.

◦ ◦ ◦ ◦ **Freien,** im: brom.

◦ ◦ ◦ ◦ **Sitzen,** nach: ran-b.
☞ *O; Arme; Sitzen; nach*

◦ ◦ ◦ **nach**: pall. phos.[1]

◦ ◦ **amel.**: arg. calc-s. euph. ferr. ferr-m. **Rhod. RHUS-T.** thuj.

◦ ◦ ◦ **langsames** Gehen: **Ferr.** ferr-m.

◦ **Gewicht** der Bettdecke, durch das: ferr.
☞ *O; Arme; Druck; agg.; Kleidung, der*

◦ **Gewitter,** vor: **Rhod.**

◦ **Greifen** agg.: bry.
☞ *O; Arme; Greifen, ergreifen von Gegenständen; agg.*

◦ **Heben** agg.: coloc. **Ferr.** ind. nat-m.[1] **Sang.** sep.[1] stann. staph.
☞ *O; Arme; Heben agg.*

◦ **Heben** des Arms:
☞ *O; Arme; Anheben; agg., der Glieder*

◦ ◦ **agg.**: agar. **Alum.** alumn. anag. **Bar-c. Bry.** calc. carb-ac.[85] card-m. **Chel.** cic. coc-c. cocc. coloc. dros.[1] **Ferr.** ferr-m. gran. hep. **Ign. Iris Kali-bi.** kali-n. kreos. lac-c. **Led.** lyc. mag-c.[1] mag-m.[1] mez.[1] nat-c. nat-m. **Nit-ac.** ozone[227] petr.[1] **Phos.** phyt. prun. puls. **Rhus-t.** rumx.[137] **SANG. Sanic.** sars. sep.[1] sul-ac. **Sulph.** syph. taosc.[270] thuj. zinc.[1]
☞ *O; Arme; Anheben; agg., der Glieder*

◦ ◦ ◦ **Essen,** nach dem: cocc.
☞ *O; Arme; Essen; nach*

◦ ◦ **amel.**: ph-ac. ruta[1]
☞ *O; Arme; Anheben; amel.; Arme*

◦ **Herunterhängenlassen** des Armes:

◦ ◦ **agg.**: mez. nux-v. ruta thuj.

◦ ◦ **amel.**: mag-m.[1] **Phos.**

◦ **Humerus** zu groß sei, Empfindung, als ob der Kopf des: mez.[1]

◦ **Husten,** während: am-c. ars. bor. **Bry.** carb-an. chin. **Dig.**[5] **Ferr.** hyper. **Lach.** merc. **Phos. Puls.** pyrog.[137] rhus-t. rumx.[137] sang. sep. sulph.[5] thuj. verat. xan.
☞ *O; Arme; Husten agg.*

◦ **Kopfschmerz,** mit: calad.[102]

◦ **Kratzen,** nach: kali-c.

◦ **Liegen**:
◦ ◦ **agg.**: coc-c. dros.[1] ferr.[8] graph.[1] ign. kali-bi. lach. lyc. nat-m. nux-v. ph-ac. rhod. rhus-t. sil.[1] stann. staph.[1] sulph.[36] thuj. zinc.[1]
◦ ◦ ◦ **Arm** unter dem Kopf, mit dem: staph.[1]
☞ *O; Arme; legt den Arm; Kopf, unter den*
◦ ◦ ◦ **Seite,** auf der:
◦ ◦ ◦ ◦ **schmerzhafter** Seite, auf: dros.[1] ferr.[8] graph.[1] ign. **Lach.** nat-m. nux-v. **Ph-ac.** **Rhod.** sil.[1] sulph.[36] **Thuj.** zinc.[1]
☞ *O; Arme; Liegen; agg.; während; erkranktem Teil, auf •O; Arme; Liegen; agg.; während; Seite, auf der; schmerzhafter Seite, auf*
◦ ◦ ◦ ◦ **schmerzlosen,** auf der: kali-bi.
☞ *O; Arme; Liegen; agg.; während; Seite, auf der; schmerzloser Seite, auf*
◦ ◦ **amel.**: bamb-a.[1184] coc-c. kali-bi. lyc. nux-v. puls. sang.
◦ ◦ ◦ **Rücken,** auf dem: bamb-a.[1184]
☞ *O; Arme; Liegen; amel.; Rücken, auf dem*
◦ ◦ ◦ **ruhiges** Liegen: sang.
◦ ◦ ◦ **Seite,** auf der:
◦ ◦ ◦ ◦ **linker** Seite, auf: nux-v.
◦ ◦ ◦ ◦ **schmerzhafter** Seite, auf: coc-c. kali-bi. **Lyc.** nux-v. puls.
☞ *O; Arme; Liegen; amel.; Seite, auf der; schmerzhafter Seite, auf*
◦ **Luft**:
◦ ◦ **frische,** im Freien:
◦ ◦ ◦ **agg.**: lact. nat-c.
◦ ◦ ◦ **amel.**: calc-s.
◦ ◦ **kalte,** amel.: thuj.
☞ *O; Arme; Kälte; amel.*
◦ **Menses**:
◦ ◦ **vor**: sep.[5]
☞ *O; Arme; Menses; vor*
◦ ◦ **während**: mag-c.[1]
☞ *O; Arme; Menses; während*
◦ ◦ **anstelle** der: ars.[1]
◦ **Mittagessen,** nach dem: asc-t. calc. mez. phos. phys. sep.[1] zinc.
◦ **Reiben** amel.: carb-an.[1] laur.
☞ *O; Arme; Reiben; amel.*
◦ **Schlaf**:
◦ ◦ **vor**: sulph.
◦ ◦ **nach**: acon.
◦ **Schlucken** von Speisen, beim: **Rhus-t.**
◦ **Schreiben,** beim: fl-ac. lob-s.[85] **Merc-i-f.** sep.[1] **Valer.**
☞ *O; Arme; Schreiben agg.*
◦ **Schweiss**:
◦ ◦ **während**: nux-v.[5]
☞ *O; Arme; Schweiss; agg.*
◦ ◦ **amel.**: thuj.
☞ *O; Arme; Schweiss; amel.*
◦ **Singen** agg.: stann.[102]
◦ **Sitzen** agg.: all-c. ars.[809] aur. coloc. led. merc. ox-ac. rhod.
◦ ◦ **lange**: all-c. ars.[809] aur. coloc. led. rhod.

◦ **Sprechen** agg.: pyrog.[137]
☞ *O; Arme; Sprechen agg.*
◦ **Stehen,** beim aufrecht: arn.
☞ *O; Arme; Stehen; agg.*
◦ **stellenweise**: kali-bi. mang.
◦ **Stricken,** beim: kali-c.
☞ *O; Arme; Stricken; agg.*
◦ **Umdrehen** im Bett:
◦ ◦ **agg.**: querc-r.[257] **SANG.**[8]
◦ ◦ **amel.**: nux-v.
☞ *O; Arme; Umdrehen im Bett amel.*
◦ **Wärme**:
◦ ◦ **agg.**: carc.[138] caust. echi. ferr. graph.[1] **Guai.** hep. lyc. rhus-t. sil. spig.[58] sulph. thuj.
◦ ◦ ◦ **Bettwärme**: caust. ferr. sulph. thuj.
◦ ◦ **amel.**: carc.[138] echi. **Ferr.** graph.[1] **HEP.** **Lyc.** querc-r.[257] **RHUS-T.** **Sil.** spig.[58] thea[192] **Thuj.**
◦ **Wein** agg.: **Ph-ac.**
◦ **Wetter**:
◦ ◦ **nassem,** bei: carbn-s. **DULC.** harp.[1184] **Phyt.** **Ran-b.** **RHUS-T.**
☞ *O; Arme; Nässe, Feuchtigkeit agg.*
◦ ◦ ◦ **kaltes**: carbn-s. rhus-t.
▤ *ALLGEMEINES; M; Wetter; kaltes, feuchtes Wetter; agg.*
◦ ◦ **Wetterwechsel,** durch: chel.[58]
◦ **Wind,** im: carb-v.[1]
◦ **Zimmers,** beim Betreten eines: bry.
◦ **Zugluft** agg.: lac-c.[193]
➡ ◦ **erstreckt** sich:
◦ ◦ **abwärts**: carbn-s. caust. corn-f.[45] ferr. kreos. rhus-t. sabad. sil. squil. sulph.[1]
◦ ◦ ◦ **Körper,** durch den, zum Herz: corn-f.[45]
☞ *Hals*
◦ ◦ **Arm**: anag. ars. bapt. brom. bry. calc-p. chel. cimx. coc-c. corv-c.[258] ferr.[8] glon. ind.[36] jug-c.[144] lach. lyss. mag-m.[1] mang-acet.[1] nat-c. ol-an. puls. querc-r.[257] rat. stront-c. sulph.
◦ ◦ **Brust**: am-c. camph. chen-a.[54] dios. ferr-p.[137] kali-bi.[111] lac-lup.[204] mag-c.[1] sars. sulph.
◦ ◦ ◦ **hindurch**: chen-a.[54]
◦ ◦ ◦ **Rückseite**: dios.
◦ ◦ **Cervikalregion**: anag. apis
◦ ◦ **Deltoideus,** zum: bol. chel. ferr-p.[58] zinc.[1]
◦ ◦ **Ellenbogen,** zu den: abrot. ars. carb-ac. carb-an.[5] croto-t. cupr-ar. dros.[1] **Ferr.**[809] ferr-m. fl-ac. ind. kola[1184] mag-c.[1] nat-c. nux-v.[5] petr. phos. plb. sars. sil.[1] staph.[5]
◦ ◦ **Finger**: apis arn.[8] **Calc-p.** chel. chin.[1] cimx.[144] **Cocc.** elaps elat. fago.[137] ferr. fl-ac. hydrog.[222] kalm.[58] kreos. lachn. lat-m.[111] lyss. mag-c.[1] mag-m. mang.[85] naja nat-c.[1] nux-v. ox-ac.[137] par. rhus-t. thuj. zinc.
◦ ◦ ◦ **Fingergelenken,** zu den: mag-c.[1]
◦ ◦ ◦ **Fingerspitzen**: apis chel. cimx.[144] elaps ferr. nux-v. rhus-t.
◦ ◦ ◦ **Kleiner** Finger: nat-c.[1]
◦ ◦ ◦ **Mittelfinger**: arn.[8]

Arme; Schultern; erstreckt sich (Forts.)

◦ ◦ **Hals**: anag. apis arg.[5] berb.[111] corv-c.[258] crot-h.[111] elaps[111] eup-per.[111] harp.[1184] lac-ac. mang.[111] meny.[111] phos.[111] sang.[58] thuj.[111] verat.[111]
☞ *abwärts; Körper, durch den, zum Herz*

◦ ◦ ◦ **Hinterkopf,** und: arg.[5] berb.[111] crot-h.[111] elaps[111] eup-per.[111] mang.[111] meny.[111] phos.[111] thuj.[111] verat.[111]

◦ ◦ **Halsmuskeln**: cham. chel.

◦ ◦ **Hände**: **Arn.** caust. chin-s. croto-t. elaps[36] glon. jatr. lat-m. lyc.[36] mag-m.[1] plat.[1] sarr. sil.[1]

◦ ◦ ◦ **Handfläche**: mag-m.[1]

◦ ◦ ◦ **Handrücken**: croto-t.

◦ ◦ **Handgelenke**: brach. chel. **Cimic.** ferr-p.[137] **Guai.** kali-n.[1] lyc. mag-c. **Puls.** rat. verat.

◦ ◦ **Hinterkopf**: berb.

◦ ◦ **Hüften**: mag-m.[1] phyt.[45]

◦ ◦ **Kopf**: ind. kali-n.[1] nat-m.[1]

◦ ◦ **Oberarme**:

◦ ◦ ◦ **Humerus**: sulph.[1]

◦ ◦ ◦ **Mitte**: mag-c.[1]

◦ ◦ **Oberschenkel**: nux-v.

◦ ◦ **Ohr,** zum: kali-i.[111]

◦ ◦ **Rippen,** zu den oberen: phos.[1]

◦ ◦ **Rücken**: ars. corv-c.[258] dios. harp.[1184]

◦ ◦ **Schlüsselbein,** zum: arg.[1] mag-c. par. sars.

◦ ◦ **Schulterblatt,** zum: mag-c. mag-m.[1]

◦ ◦ **Seite** hinab, die: fago.

◦ ◦ **Unterarme**: gua.[85]

◦ ◦ **Wirbelsäule**: gels.[85]

◦ **unter** den Schultern: ail. kali-c. kali-i. lyc. sulph.

◦ ◦ **links**: kali-i.
☞ *O; Arme; links*

◦ ◦ **rechts**: kali-c.
☞ *O; Arme; rechts*

◦ **Rückseite,** posterior: nat-m.[1]

◦ **Ligamente**: mez.[5] nux-v.[5]

◦ **Sehnen,** pektoral: sep.[1]

◦ **Deltoideusregion**: agar. ammc.[36] arg. arg-m.[36] **Asar.** astac.[36] aur. aur-m-n.[36] **Bar-c.**[1] bell. bell-p.[149] brach.[36] bry.[36] bufo[36] calc. calc-caust.[36] cann-s.[36] card-m. caul. caust.[36] cedr. cere-s.[36] chel.[36] chin-s.[36] chlol.[25] coc-c.[36] coca[36] cod.[36] **Colch.** coloc.[137] croto-t.[36] elaps[36] eupi.[36] **FERR.**[36] ferr-acet.[102] ferr-p.[102] glyc.[77] haliae-lc.[222] ign.[36] kali-bi. kali-n.[1] **Kalm.** lac-c. lact.[36] laur.[36] lil-t.[36] lob. lyc.[36] lycpr.[72] mag-c.[137] med.[56] meny.[1] meph.[139] merc.[36] merc-c.[36] morg-g.[136] nat-c.[36] nat-m.[1] nat-p.[36] nat-s.[36] nux-m. nux-v.[1] ox-ac. petr.[1] phos.[36] phys.[137] phyt.[137] plan.[36] plb.[36] polyg.[36] psil.[164] puls.[1] rhod. rhus-r.[10] **Rhus-t.**[36] sal-ac.[36] **SANG.**[137] sanic. spig.[36] stann.[137] staph.[36] stict.[8] stram.[1] sulph.[36] syph.[8] tarent.[192] thuj.[1] urt-u.[137] v-a-b.[36] valer.[36] verat.[1] viol-o. zinc.[1] zinc-o.[85] zinc-val.[85] zing.[8]
☞ *O; Arme; Schultern; Deltoideus, Region des*

◦ ◦ **links**: agar.[36] arg-m.[36] brach.[36] chel.[36] coca[36] cod.[36] croto-t.[36] **Ferr.**[58] haliae-lc.[222] merc.[36] nat-c.[36] nat-p.[36] nux-m. ox-ac. rhus-t.[36] spig.[36] valer.[36] zinc.[36] zinc-val.[85] zing.[8]
☞ *O; Arme; links • O; Arme; Schultern; Deltoideus, Region des; links*

◦ ◦ ◦ **morgens**: chel.[36] cod.[36] rhus-t.[36]
☞ *O; Arme; morgens*

◦ ◦ ◦ **vormittags**: nat-c.[36]
☞ *O; Arme; vormittags*

◦ ◦ ◦ **abends**: brach.[36]
☞ *O; Arme; abends*

◦ ◦ ◦ **22** Uhr: coca[36]

◦ ◦ ◦ **Schreiben,** beim: valer.[36]
☞ *O; Arme; Schreiben agg.*

◦ ◦ ◦ **rechts,** nach: ox-ac. zinc-val.[85]
☞ *O; Arme; links; rechts, dann*

◦ ◦ **rechts**: agar. ammc.[36] arg-m.[36] aur-m-n.[36] **Bell-p.**[149] bry.[36] bufo[36] card-m. caust.[36] **Cedr.** coc-c.[36] coca[36] coloc.[137] eupi.[36] **Ferr.**[36] ferr-acet.[102] **Kalm.** lob. lycpr.[72] mag-c.[137] med.[56] merc-c.[36] phyt.[137] psil.[164] sal-ac.[36] sang.[137] staph.[137] **Urt-u.**[36]
☞ *O; Arme; Schultern; Deltoideus, Region des; rechts*

◦ ◦ ◦ **morgens**: ammc.[36] coca[36]
☞ *O; Arme; morgens*

◦ ◦ ◦ ◦ **9** Uhr: ammc.[36]

◦ ◦ ◦ **Gehen,** beim: merc-c.[36]
☞ *O; Arme; Gehen; agg.; während*

◦ ◦ ◦ **Heben** des Arms, beim: bufo[36]
☞ *O; Arme; Anheben; agg., der Glieder*

◦ ◦ ◦ **erstreckt** sich zu den Fingern: aur-m-n.[36]

◦ ◦ **9** Uhr: coca[36]

◦ ◦ **11** Uhr: v-a-b.[36]

◦ ◦ **3** Uhr: sulph.[36]

◦ ◦ **Bewegung**:

◦ ◦ ◦ **agg.**: haliae-lc.[222]

◦ ◦ ◦ **amel., heftige**: phys.[137]

◦ ◦ **Drehen** des Arms nach innen, beim: tarent.[192] urt-u.[137]

◦ ◦ **dreht,** wenn man den Arm: sang.[137]

◦ ◦ **Hand** auf dem Tisch liegt, während die: asar.
☞ *O; Arme; legt den Arm; Tisch, auf den*

◦ ◦ **Heben** des Arms, beim: bar-c.[1] chin-s.[36] tarent.[192] zinc.[1]
☞ *O; Arme; Anheben; agg., der Glieder*

◦ ◦ **hebt,** wenn man etwas: nat-m.[1]
☞ *O; Arme; Heben agg.*

◦ ◦ **Kratzen** amel.: lil-t.[36]
☞ *O; Arme; Kratzen amel.*

◦ ◦ **Lesen** agg.: stann.[137]

◦ ◦ **Sitzen,** beim, amel. bei Bewegung: staph.[36]
☞ *O; Arme; Bewegung; amel. • O; Arme; Sitzen; während*

◦ ◦ **erstreckt** sich in den Nacken: phos.[36]

- **Oberarme**: abrot. acon.[5] act-sp.[111] aesc. agar.[36] agn. all-c. allox.[119] aloe alum. alum-p.[58] alum-sil.[58] alumn. am-c.[1] am-m. ammc.[36] **ANAC.** anag. androc.[222] ang.[1] ant-c.[1] ant-t.[36] apisin.[5] aran. arg. arg-m.[36] arg-n. arn. ars. ars-h. ars-i.[137] ars-met. ars-s-r. arum-d.[25] arum-t. asaf. asar. aspar. astac.[36] aster.[102] atista[192] aur. aur-ar.[58] aur-m. aur-m-n.[36] aur-s.[58] bamb-a.[1184] bar-acet.[1] **Bar-c. BELL.** bell-p.[119] berb. bism.[1] bor. bov. brach. brom. bry.[137] bufo cact. calc. calc-acet.[36] calc-caust.[36] calc-p. calc-sil.[58] camph.[1] cann-i.[137] cann-s.[137] canth. carb-ac. carb-an. carb-v. carbn-s. card-m.[8] cassi-s.[192] cast.[36] caul. caust. cedr. cere-s.[36] cham.[137] chel. chim. **Chin.** chin-ar. chin-s. chlol.[25] cic.[137] cimic.[102] cina cinnb. clem.[137] coc-c. coca[36] **Cocc.**[1] cod.[36] coff. colch. coloc. com. con.[1] croc. crot-h. croto-t. cupr.[137] **Cycl.** cymbo-ci.[2184] cypra-e.[227] dig. dios. dros. dulc. elaps[85] euon. eup-per. euph. euphr.[5] eupi. fago.[25] **Ferr.** ferr-acet.[102] ferr-ar. ferr-i.[58] ferr-ma. ferr-p.[58] ferr-pic.[102] fl-ac. form. gamb. gels.[137] germ.[222] gins. glon. glyc.[77] graph. grat. gua.[102] guai. haliae-lc.[222] ham. hell.[1] hep. hipp. hura[36] hydr. hydrog.[222] hyos. hyper.[36] iber.[102] ign. ignis[194] ind.[36] indg.[36] **Iod.** ip. irid.[222] iris jal. jatr. kali-ar. kali-bi. **Kali-c.**[1] kali-n. kali-p.[58] kali-sil.[58] **Kalm.** kola[1184] kreos. lac-c. lach.[5] lachn. lact.[36] lat-m.[102] laur. led. lil-t.[85] lob.[36] lyc. lycpr.[102] lyss. mag-c.[5] mag-m. **Mag-p.** mag-s. magn-gr.[102] manc. mang.[36] **Mang-acet.**[1] med.[56] menis.[25] meny.[1] meph.[111] merc.[36] merc-c. merc-i-f. merc-i-r.[137] merl.[36] mez.[1] morg.[136] morg-g.[136] mosch. mur-ac. murx. myric.[25] naja[85] nat-ar. nat-c. nat-m.[5] nat-p.[36] nat-s. nat-sil.[58] nicc. nit-ac. nux-m. nux-v. ol-an.[36] olnd. osm. ox-ac. ozone[227] paeon. par. petr.[1] ph-ac. phel. phos. phys.[137] phyt.[137] pip-m.[102] plan. plat.[5] plb.[5] plumbg.[85] polyg.[36] psil.[164] psor. ptel.[36] **Puls.** ran-b. ran-s.[5] rat. rheum **Rhod.** rhus-r.[10] **Rhus-t.**[1] rhus-v.[102] rumx. ruta sabad. sabin. sal-ac.[36] samb.[36] **Sang.** sanic. sapin.[36] sarr. sars.[1] scut.[102] sec.[137] sep. sil. sin-n. spig.[1] spong.[5] squil.[5] stann.[1] **Staph.** stict. still. stram. stry. sul-ac.[1] sul-i.[58] sulph. sumb.[25] syc-co.[136] syph.[122] tab.[102] tanac.[25] tarax.[1] tarent. tarent-c.[192] tep. ter. tet.[36] teucr. ther. thuj. til. urt-u.[25] v-a-b.[36] valer.[36] **Verat.** verat-v. vesp. vinc.[4] viol-o.[102] visc.[102] wye.[102] xan.[85] zinc. zinc-o.[85] zinc-p.[58] zinc-val.[85] zing.[36]
  ☞ *O; Arme; Oberarme*
  - **abwechselnd** mit Hüftschmerzen: bry.
    ☞ *A; Abwechselnd mit*
  - **links**: acon.[102] agar. alum. am-m. **Arg-n.**[54] asaf. aster.[102] atista[192] aur.[1] aur-m-n.[36] bamb-a.[1184] bov. **Cact.**[102] carbn-s. caust. chel.[25] **Cimic.**[102] colch.[102] coloc. crot-h.[102] cymbo-ci.[2184] elaps[85] ferr. fl-ac.[36] hydrog.[222] hyper.[36] iber.[102] kalm.[102] kola[1184] **Lat-m.**[102] magn-gr.[102] mez.[5] myric.[25] ozone[227] psil.[164] puls. **RHUS-T.**[5] **Spig.**[102] sulph.[1] tab.[102] tanac.[25] tarax.[1] wye.[85] xan.[85]
    ☞ *O; Arme; links*
  - **rechts**: acon.[5] arg. arg-n. bamb-a.[1184] bell. bry. calc.[1] canth. cassi-s.[192] caust. chel.[25] cinnb. coc-c. cocc. coloc.[36] crot-h. **Cycl.** eupi. **Ferr.**[102] ferr-i.[58] ferr-p.[58] ferr-pic.[102] fl-ac. form.[25] germ.[222] ign. irid.[222] lil-t.[25] lycpr.[102] merc-i-f. mosch. nat-c.[1] ozone[227] petr.[1] pip-m.[102] ran-b. rhus-v.[102] **Sang.**[102] sanic.[1072] sil.[1] staph.[1] sulph. tarax. viol-o.[102] wye.[102] zinc.[1]
    ☞ *O; Arme; rechts*
    - **Aufstehen**:
      - **agg.**: arg-n.
      - **amel.**: bry. nat-c. sulph.
    - **Heben** agg.: germ.[222]
      ☞ *O; Arme; Heben agg.*
    - **Kratzen,** nach: mosch.
    - **Reiben** amel.: caust. nat-c.[1] tarax.
      ☞ *O; Arme; Reiben; amel.*
  - **tagsüber**: chel.[25] coloc. tarent-c.[192]
    ☞ *O; Arme; tagsüber*
  - **morgens**: agar. ars-i. ars-s-r. bov. bry. chel. con.[1] dulc. euph. eupi. fl-ac. ham. kali-c. lyc. mag-s. mez. rhus-t. sil.[1] sulph. zinc.
    ☞ *O; Arme; morgens*
    - **6** Uhr: bry.
    - **Aufstehen**:
      - **agg. nach**: dulc.
      - **amel.**: sil.[1]
        ☞ *O; Arme; Aufstehen; amel.; Bett, aus dem*
    - **Bett,** im: euph.[1]
    - **Erwachen,** beim: agar. ars-s-r. euph. kali-c. mez. sil.[1]
      ☞ *O; Arme; Erwachen, beim*
  - **vormittags**: agar. alum. bov. bry. chel. com.
    ☞ *O; Arme; vormittags*
    - **11** Uhr: bry.
  - **mittags**: nicc. rhus-t. sulph.
    - **Hinlegen,** nach: **Rhus-t.**
      ☞ *O; Arme; Liegen; agg.; Hinlegen; nach*
  - **nachmittags**: abrot. bov. canth. dios. fl-ac. form. hydr. nat-s. phos. rhus-t. sarr. stry. thuj.
    ☞ *O; Arme; nachmittags*
    - **13** Uhr, beim Fahren oder Reiten: hydr.
    - **14** Uhr: **RHUS-T.**
    - **15** Uhr: dios. phos. **RHUS-T.** sarr.
  - **abends**:
    ☞ *O; Arme; abends*
    - **agg.**: agar. alum. am-m. anac. bamb-a.[1184] calc. chin. chin-s. clem. colch. com. con. dulc. elaps kali-bi. kali-c. led. lyc. ox-ac. sars. staph.[1] stry. sulph. zinc. zing.
      - **Bett,** im: dulc. led. lyc. staph.[1]
      - **Gehen** im Freien, beim: anac.
        ☞ *O; Arme; Gehen; agg.; während; Freien, im*
      - **Hinlegen** amel.: am-m.
        ☞ *O; Arme; Liegen; amel.; Hinlegen, nach dem*
      - **Sitzen,** im: anac.
    - **amel.**: nat-s.
  - **nachts**: am-m. androc.[222] arg-n. **Ars.**[809] **Cact.** caust.[1] cham. croto-t. **Ferr.** kali-bi. kola[1184] mang-acet.[1] **Merc.** nat-m. nux-v. **Phyt.** puls. **Sang.** sep. stry. sulph. syc-co.[136]
    ☞ *O; Arme; nachts*
    - **23** Uhr: am-m.
    - **Bett,** im: arg-n.
    - **Bettwärme** agg.: caust.[1]

Arme; Oberarme; nachts (Forts.)

◦ ◦ **Liegen** auf schmerzloser Seite, beim: kali-bi. puls.
☞ *O; Arme; Liegen; agg.; während; Seite, auf der; schmerzloser Seite, auf*

◦ ◦ **liegt,** wenn man darauf: nat-m.

◦ ◦ **Schlaf,** im: sep.
☞ *O; Arme; Schlaf; während*

◦ **Mitternacht**:

◦ ◦ **gegen**: sulph.

◦ ◦ **nach**: carb-an. nat-c.[1] verat.
☞ *O; Arme; Mitternacht; nach*

◦ ◦ ◦ **3** Uhr: nat-c.[1]

◦ ◦ ◦ **4** Uhr: verat.

◦ **plötzlich** zu- und wieder abnehmend: stann.[1]

◦ **periodisch**: grat.

<> ◦ **Abdecken** agg.: aur.
☞ *O; Arme; Abdecken; agg.*

◦ **Anheben** des Arms agg.: agar. **Bar-c. Bry.** bufo calc. **Calc-p.** carb-an. caust. cocc. colch. **Ferr.** grat. kali-c. kali-p.[58] mag-c. nat-c. nat-m. nit-ac. olnd. phos. plan. plb. **Rhus-t. Sang.** syph. teucr. zinc.
☞ *O; Arme; Anheben; agg., der Glieder •Heben des Arms agg.*

◦ **anlehnen** agg.: am-m.[1] carbn-s.
☞ *O; Arme; Anlehnen oder Aufstützen mit dem Teil agg.*

◦ **Anstrengung,** durch: rhus-t.
☞ *O; Arme; Anstrengung; agg.* ▤ *ALLGEMEINES; C; Schmerz; Anstrengung agg.; Arme, der*

◦ **Anziehen,** beim: zinc.[1]

◦ **Anziehen** des Mantels, beim: bry. chel. rhus-t. sang.

◦ **Arbeiten** agg.: rhus-t.
☞ *O; Arme; Handarbeit, durch*

◦ **Atmen,** tiefes, agg.: cann-i.[137] cann-s.[137]

◦ **Berührung**:

◦ ◦ **agg.**: agar.[1] agn. arg.[1] **Chin.** cycl. ferr-p.[58] kreos. mag-c.[1] mez. nat-c. ph-ac.[1] puls.[1] sabin. spig.[1] **Staph.** thuj.

◦ ◦ **amel.**: thuj.
☞ *O; Arme; Berührung; amel.*

◦ **Bett,** im: caust. con. dulc. led. lyc. mag-s. **Rhus-t.** sulph. til.

◦ **Beugen** des Arms agg.: anac. ant-c. rat. rhus-t.
☞ *O; Arme; Beugen; agg.; Glieder beugen*

◦ ◦ **hinten,** nach: **RHUS-T.**
☞ *O; Arme; Beugen; agg.; Glieder beugen; rückwärts*

◦ **Bewegung**:

◦ ◦ **agg.**: anag. ang. arg. atista[192] aur. berb. **Bry.** bufo calc. camph. carb-v. cassi-s.[192] caust. cina coc-c. **Cocc. Colch.** con. croto-t. cycl. **Euph. Ferr.** ferr-p. fl-ac. grat. ham. iris kali-c.[1] **Kalm.** lac-c. **Led.** mag-c. mang. **Merc.** mez. nat-c. nat-m. nux-v. phyt. plan. plat.[1] sabad. sabin. sep.[1] sil. staph. tep. thuj. valer.

◦ ◦ ◦ **Beginn,** zu: mez.
☞ *O; Arme; Bewegung; während; Beginn der Bewegung, zu*

◦ ◦ ◦ **hinten** gerichtete, nach: calc.

◦ ◦ ◦ **vor- und rückwärts**: nat-m.
☞ *O; Arme; Bewegung; während; Arme, der; rückwärts*

◦ ◦ **amel.**: am-m.[1] **Arg.** aur-m-n. chin. cina coc-c. cocc. con. cupr. **Dulc.** ferr. ignis[194] kali-bi. kali-c. kali-p. lyc. meph. mur-ac.[1] ox-ac. paeon. psor. **RHUS-T.** sabad. sars. staph.[1] sulph. tarax. thuj. valer.

◦ ◦ ◦ **langsame**: **Ferr.**

◦ **Bücken** agg.: sep.[1]
☞ *O; Arme; Bücken agg.*

◦ **Diarrhö,** bei: **Cupr.**[137] jatr.[137] sec.[137]

◦ **Druck**:

◦ ◦ **agg.**: arg. berb. calc. phyt. sil. spig.[1]

◦ ◦ **amel.**: ars.[809] bov. cassi-s.[192] cina indg. laur. mag-c.
☞ *O; Arme; Druck; amel.*

◦ **Epilepsie**:
☞ *Konvulsionen, vor epileptischen*

◦ **Erregung,** bei: coloc.
☞ *O; Arme; Gemütsbewegungen, durch •Gemütsbewegungen agg. •Gemütsbewegungen agg.* ▤ *GEMÜT; M; Erregung; Beschwerden durch; Allgemeinsymptome*

◦ **Erwachen,** beim: fl-ac.
☞ *O; Arme; Erwachen, beim*

◦ **Essen**:

◦ ◦ **agg.**: clem.[137] ind.[137]

◦ ◦ **amel.**: nat-c.[137]

◦ **Fahren** oder Reiten, beim: abrot.

◦ **Froststadium** im Fieber:

◦ ◦ **während**: rhus-t.

◦ ◦ **nach**: ars-h.

◦ **Gehen**:

◦ ◦ **agg.**: anac.[1] arg-n. bry. calc. camph. dig. led. merc-c. sulph. thuj.[1]

◦ ◦ ◦ **Freien,** im: anac.[1] calc. thuj.[1]

◦ ◦ **amel.**: cassi-s.[192] cina mur-ac. sulph. thuj.

◦ ◦ ◦ **Freien,** im: sulph. thuj.
☞ *O; Arme; Gehen; amel., im Freien*

◦ **Gemütsbewegungen** agg.: coloc.[193] nat-m.[193] sep.[193]
☞ *O; Arme; Gemütsbewegungen, durch •Erregung, bei*

◦ **hält,** wenn man ein Buch: coc-c.
☞ *O; Arme; Greifen, ergreifen von Gegenständen; agg.*

◦ **Händen,** mit kalten: nit-ac.[1]

◦ **Heben** agg.: berb. caust.[1] nat-m.[1] ozone[227]
☞ *O; Arme; Heben agg.*

◦ **Herunterhängenlassen** amel.: rat. rhus-t.

◦ **Herzbeschwerden,** bei: cact.

◦ **Husten,** beim: alum.
☞ *O; Arme; Husten agg.*

◦ **Kälte**:

◦ ◦ **agg.**: cassi-s.[192]

◦ ◦ **Erkältung,** nach: phos.[1]
☞ *O; Arme; Kälte; Erkältung, durch*

◦ **Konvulsionen,** vor epileptischen: cupr.

◦ **Liegen**:

◦ ◦ **agg.**: carb-an. cassi-s.[192] cast. ip. kali-bi. mang. nat-m.

◦ ◦ ◦ **Seite,** auf der:

◦ ◦ ◦ ◦ **schmerzhafter** Seite, auf: carb-an. cast. **Mang. Nat-m.**
☞ *O; Arme; Liegen; agg.; während; erkranktem Teil, auf •O; Arme; Liegen; agg.; während; Seite, auf der; schmerzhafter Seite, auf*

◦ ◦ ◦ ◦ **schmerzloser** Seite, auf: kali-bi.
☞ *O; Arme; Liegen; agg.; während; Seite, auf der; schmerzloser Seite, auf*

◦ ◦ **amel., schmerzhaften Seite, auf der** : cast.
☞ *O; Arme; Liegen; amel.; Seite, auf der; schmerzhafter Seite, auf*

◦ **Luft,** kalte, agg.: **Kalm.**
☞ *O; Arme; Luft; agg.; kalte*

◦ **Menses,** während: berb.
☞ *O; Arme; Menses; während*

◦ **Mittagessen,** nach dem: canth. thuj. zinc.[1]

◦ **Niesen,** beim: alum.
☞ *O; Arme; Niesen agg.*

◦ **prickelt** bei Bewegung: coloc.
☞ *O; Arme; Bewegung; während*

◦ **Reiben** amel.: cassi-s.[192]
☞ *O; Arme; Reiben; amel.*

◦ **Schlaf**:

◦ ◦ **Einschlafen,** beim: **Kali-c. Kalm.**

◦ ◦ **während**: sep.[1]

◦ **Schreiben,** beim: anag. ars-i. chin-s. **Cycl. Fl-ac.** mur-ac. ozone[227] **Valer.**
☞ *O; Arme; Schreiben agg.*

◦ **Schweiß** amel.: thuj.
☞ *O; Arme; Schweiss; amel.*

◦ **Singen,** beim: stann.

◦ **Sitzen**:

◦ ◦ **agg.**: am-m. anac.[1] calc. cassi-s.[192] dig. mur-ac. phos. staph.

◦ ◦ **amel.**: cycl. jal.
☞ *O; Arme; Sitzen; amel.*

◦ **Stehen,** im: nat-c.[1]
☞ *O; Arme; Stehen; agg.*

◦ **Strecken** des Arms, beim:
☞ *O; Arme; Ausstrecken der Arme; agg.*

◦ ◦ **agg.**: anac. ind. phyt. plat.[1] verat.

◦ ◦ **amel.**: mur-ac.
☞ *O; Arme; Ausstrecken der Arme; amel.*

◦ **Taubheit** im rechten Arm, mit, bei Herzschmerzen: lil-t.[85]

◦ **Tisch,** durch den kalten, beim Schreiben: fago.[25]
☞ *O; Arme; Schreiben agg.*

◦ **Treppensteigen,** beim: calc.
☞ *O; Arme; Steigen agg.*

◦ **umdrehen** im Bett agg.: **Sang.**

◦ **Wärme**:

◦ ◦ **agg., Bettwärme**: caust.

◦ ◦ **amel.**: ant-c. cassi-s.[192] ferr.

◦ **Wetter,** bei nassem: **Phyt.** rhod. rhus-t. sanic.
☞ *O; Arme; Nässe, Feuchtigkeit agg.*

◦ **Zugluft** agg.: ant-c.[1]

◦ **erstreckt** sich:

◦ ◦ **abwärts**: agar. all-c. anac. berb. carb-ac. carb-v. chin.[1] dros. kali-bi. lach. **Lyc.** rhus-t.[5] sulph.

◦ ◦ **Achselhöhle,** zur: ars.[122]

◦ ◦ **Arm** hinab, den: alum. am-m. canth. cast. caust. ferr. guai. lach. mag-c. merc. merl. mur-ac. ol-an. rat. til. zinc.

◦ ◦ **aufwärts**: ars. kali-c. lach. led. ph-ac.

◦ ◦ **Ellenbogen,** zum: caust.[111] fl-ac. lyc. mez. rat.

◦ ◦ **Finger,** zum: alum. am-m. arn.[111] aur-m. chel. hydrog.[222] rhus-t. still.[144]

◦ ◦ **Fußgelenk**: cassi-s.[192]

◦ ◦ **Hand** und Daumen, in: kali-bi. **Puls.**

◦ ◦ **Handgelenke**: am-m. elaps[36] mag-c. ol-an. sars.[1] verat.

◦ ◦ **Nacken,** Hals, während Menses: berb.

◦ ◦ **Schulter,** zur: kali-c. lachn. laur. mang. ther.

◦ ◦ **Schulterblatt,** zum: alum.

◦ ◦ **Unterarme**: chel. psil.[164]

◦ ◦ ◦ **Zeigefinger** und: psil.[164]

◦ **Innenseite,** medial: ant-t.[36] asaf. aur-m-n.[36] bell. berb. bov. bry. camph. carb-v.[1] cast.[36] chel. con. croto-t. irid.[222] laur. led. lyc. mang. merl. nat-s. nux-m. phel. rhus-t.[1] rumx. samb.[1] sil. spig.[1] stann.[1] tarax. tarent. tet.[36] zinc.

◦ ◦ **links**: cast.[36] irid.[222] tet.[36]
☞ *O; Arme; links*

◦ ◦ **rechts**: ant-t.[36]
☞ *O; Arme; rechts*

◦ ◦ **erstreckt** sich:

◦ ◦ ◦ **Finger**: chel.

◦ ◦ ◦ **Handgelenke**: lyc.

◦ **Außenseite,** lateral: caust.[1] mag-m.[1] mang-acet.[1] phos.[1] phyt. sanic. stann.[1] tarax.[1]

◦ ◦ **rechts**: mang-acet.[1]
☞ *O; Arme; rechts*

◦ **Vorderseite**: bell.[1] sulph.[1] zinc.

◦ **Rückseite,** posterior: acon. agar. alum. aur. camph.[1] cassi-s.[192] con. hyos.[36] jatr. lyc. mag-s.[36] merl.[36] mur-ac. nat-c. plb.[36] rhod.[36] sil. stann.[1] **Stict.** stry. sul-ac.[1] syph.[122] tarax.[1] zinc.[1]

◦ ◦ **links**: hyos.[36] plb.[36] stann.[1]
☞ *O; Arme; links*

◦ ◦ **rechts**: cassi-s.[192] rhod.[36] sul-ac.[1]
☞ *O; Arme; rechts*

◦ ◦ **Heben** des Arms, beim: syph.[122]
☞ *O; Arme; Anheben; agg., der Glieder*

◦ **Mitte**: anac.[137] merc-i-r.[137]

◦ **unterer** Teil: agar.[1] caust.[1] grat. kali-c.[1] led. mez. sil. zinc.[1]

◦ **Humerus**: acon.[5] aesc. agar.[36] alum. alumn. am-m. anac. ang.[1] ant-t.[36] apisin.[5] arg. arn. ars-i.[137] ars-s-r. arum-d.[25] asaf. aur. bar-c. bell. berb. bov. brom. bry.[137] calc. calc-acet.[36] canth. carb-an. carb-v. caust. cham.[137] chin. chin-s. cic.[137] coc-c. cocc.[1] coloc. con.[1] croc. dros. euon. euph. eupi. ferr. **Fl-ac.** gamb. gels.[137] glon. graph. haliae-lc.[222] ham. hep.

Arme; Oberarme; Humerus (Forts.)
hyos. ign. indg.[36] iod. ip. kali-bi. kali-n. **Lach.**[5] laur. led. **Lyc.** mag-c.[5] mag-m. mag-s. mang.[36] mang-acet.[1] meph.[111] merc.[36] **Mez.**[1] murx. nat-c.[5] nat-m.[5] nat-s. nicc. nit-ac. ol-an.[36] osm. ox-ac. phos. phyt.[137] plat.[5] plb.[5] plumbg.[85] psor. rhod. rhus-t.[1] ruta sabin. samb.[36] sarr. sars.[1] sil. stann.[1] staph. still. stram. sulph. tep. ter. thuj. valer.[36] verat. verat-v. zinc.

◦ ◦ **links**: stann.[1]
☞ *O; Arme; links*

◦ ◦ **rechts**: ant-t.[36] arum-d.[25] bry.[137] gels.[137] haliae-lc.[222] phyt.[137]
☞ *O; Arme; rechts*

◦ ◦ **morgens**: eupi. ter.
☞ *O; Arme; morgens*

◦ ◦ **vormittags**: agar. alum. nat-s.
☞ *O; Arme; vormittags*

◦ ◦ **mittags**: nicc.

◦ ◦ **nachmittags**: fl-ac. nat-s. sarr.
☞ *O; Arme; nachmittags*

◦ ◦ ◦ **15** Uhr: sarr.

◦ ◦ **abends**: chin-s. ox-ac. sulph.
☞ *O; Arme; abends*

◦ ◦ **nachts**: am-m. dros.
☞ *O; Arme; nachts*

◦ ◦ ◦ **23** Uhr: am-m.

◦ ◦ **Mitternacht,** nach: sulph.
☞ *O; Arme; Mitternacht; nach*

<> ◦ ◦ **Berührung** agg.: staph.
☞ *O; Arme; Berührung; agg.*

◦ ◦ **Bewegung**:

◦ ◦ ◦ **agg.**: phyt.

◦ ◦ ◦ **amel.**: aur. cocc.[1] psor.

◦ ◦ **Druck** amel.: canth.
☞ *O; Arme; Druck; amel.*

◦ ◦ **Gehen,** beim: merc. psor. sulph.
☞ *O; Arme; Gehen; agg.; während*

◦ ◦ **Heben** agg.: plumbg.[85]
☞ *O; Arme; Heben agg.*

◦ ◦ **Liegen** agg.: iod. ip.

◦ ◦ ◦ **Seite,** auf schmerzhafter: **Iod.**
☞ *O; Arme; Liegen; agg.; während; erkranktem Teil, auf •O; Arme; Liegen; agg.; während; Seite, auf der; schmerzhafter Seite, auf*

◦ ◦ **Schreiben** agg.: ars-i.[137]
☞ *O; Arme; Schreiben agg.*

◦ ◦ **Sitzen,** beim: am-m. indg.
☞ *O; Arme; Sitzen; während*

➡ ◦ ◦ **erstreckt** sich zum Ellbogen: caust.

◦ ◦ **außen,** rechts: aesc.

◦ ◦ **Gelenkköpfe**: agar.[36] ant-t.[36] arg. asaf. brom. calc-acet.[36] chin-s. coc-c. glon. graph. indg.[36] laur. mang.[36] merc.[36] ol-an.[36] phos. sabin. samb.[36] sil. still. stram. thuj. verat. verat-v.

◦ ◦ ◦ **links**: ant-t.[36] mang.[36]
☞ *O; Arme; links*

◦ ◦ ◦ **nachts**: coc-c.
☞ *O; Arme; nachts*

◦ ◦ ◦ **innerer,** rechter: indg.[36]

◦ ◦ ◦ **äußerlich**: asaf. chin-s. merc.[36] ol-an.[36] samb.[36] sil. stram. verat-v.

◦ ◦ ◦ **untere**: still. verat.

◦ **Muskeln**:

◦ ◦ **Vorderseite,** anterior: bism.[1]

◦ ◦ **Biceps**: agar. berb. brach. calc.[36] chel.[36] chin-ar. chin-s.[36] glon.[102] ham.[36] hura[36] hydr. ign.[36] ind.[36] iris mang. ptel.[36] rhus-t. ruta[36] sapin.[36] stict. sumb.[36] valer.[36]

◦ ◦ ◦ **links**: chel.[36] chin-s.[36] glon.[102] ptel.[36] rhus-t.[36] sumb.[36]
☞ *O; Arme; links*

◦ ◦ ◦ ◦ **morgens**:
☞ *O; Arme; morgens*

◦ ◦ ◦ ◦ ◦ **6** Uhr: rhus-t.[36]

◦ ◦ ◦ ◦ ◦ **Bewegung,** bei: chel.[36]

◦ ◦ ◦ ◦ **nachmittags**: ptel.[36]
☞ *O; Arme; nachmittags*

◦ ◦ ◦ ◦ **strecken** oder berühren agg.: sumb.[36]
☞ *O; Arme; Ausstrecken der Arme; agg. •O; Arme; Berührung; agg.*

◦ ◦ ◦ ◦ **Sehne, 12** Uhr: chin-s.[36]

◦ ◦ ◦ **rechts**: calc.[36] ham.[36] rhus-t.[36] valer.[36]
☞ *O; Arme; rechts*

◦ ◦ ◦ ◦ **Druck** agg.: ham.[36]

◦ ◦ ◦ ◦ **erstreckt** sich abwärts: valer.[36]

◦ ◦ ◦ **morgens**: agar. valer.[36]
☞ *O; Arme; morgens*

◦ ◦ ◦ ◦ **7** Uhr - **9** Uhr, beim Schreiben: valer.[36]

◦ ◦ ◦ **Bett,** im: rhus-t.

◦ ◦ ◦ **Druck** agg.: sapin.[36]

◦ ◦ ◦ **Heben,** nach: berb. chin-ar. **RHUS-T.** stict.
☞ *O; Arme; Heben agg.*

◦ ◦ ◦ **erstreckt** sich zur Schulter, beim Heben des Armes agg.: ind.[36]

◦ ◦ **Streckmuskeln**: mur-ac. naja[85] stict. sumb.[25] zing.[36]

◦ ◦ ◦ **Trizeps**: naja[85] **Stict.** sumb.[25] zing.[36]

◦ ◦ ◦ ◦ **links**: sumb.[25]
☞ *O; Arme; links*

◦ ◦ ◦ ◦ **rechts**: zing.[36]
☞ *O; Arme; rechts*

◦ ◦ ◦ ◦ **Mitte**: naja[85]

◦ **Haut,** äußerlich: arg-n. aur. aur-m-n.[36] fl-ac. nat-c. phos. sep. sulph.

◦ ◦ **rechts**: aur-m-n.[36]
☞ *O; Arme; rechts*

◦ **nahe** am rechten Ellbogen: aur-m-n.[36]

- **Ellenbogen**: abrot. acon. adam.[222] adeps-s.[45] aesc. agar. agn. all-c. all-s. aloe **Alum.** alum-p.[58] alum-sil.[58] **Alumn.** am-acet.[5] am-c.[1] am-m. ambr.[185] ammc.[4] ampe-qu.[72] anac. androc.[222] ang.[1] ant-c.[58] ant-t.[36] apis aq-mar.[149] arg. arg-n. arn.[5] ars. ars-h. ars-i. ars-s-f.[58] arund. asaf. asc-t.[36] aster.[85] aur.[185] aur-ar.[58] aur-i.[58] aur-m. aur-m-n. aur-s.[58] ba-sv. bapt. bar-c. bell. bell-p.[119] berb. bism. boerh.[192] both-a.[3070] bov. brach. brom. brucel.[241] **Bry.** bufo bufo-s. cact. calc. calc-i.[58] calc-p.[58] calc-s. calc-sil.[58] calx-b.[194] camph. cann-i. canth. caps. carb-an. carb-v. carbn-s. cass.[36] cassi-s.[192] cast. cast-eq. caul. **Caust.** cedr. cham. chel. chelo.[85] chin.[1] chin-ar. chin-s.[58] cic.[5] cimic.

cina cinnb. clem.[1] coc-c. cocc. colch. **Coloc.** com. con. cop. **Corn.** corn-f.[45] croc. crot-c.[36] crot-h. croto-t. cupr. cur. curc.[192] cycl. dig. dios. dros.[1] dulc. elaps[36] erig. eup-per.[25] euphr. eupi. fago.[25] falco-p.[265] ferr.[36] ferr-ar. ferr-i. ferr-m.[142] fl-ac. form.[25] gels. gins. glon. graph. grat. gua.[85] **Guai.**[1] guare. gymn. haliae-lc.[222] ham. hell. hep. hura hydr. hydr-ac.[268] hydrog.[222] hyos. hyper.[185] ind.[36] indg. **Iod.** iris jac-c. jatr. jug-c. kali-ar. **Kali-bi.** kali-c. kali-chl.[58] kali-i. kali-n. kali-p. kali-sil.[58] kalm. kola[1184] kreos. kurch.[192] **Lac-ac.** lach. lachn.[25] lact. lap-laz.[227] laur. led. lept. lob.[25] **Lyc.** lycpr.[102] lyss. mag-c. mag-m. mag-p.[111] mag-s. manc. mang-acet.[1] marm-w.[194] med. menis.[25] menth-pu.[36] meny.[5] merc. merc-i-f. mez. morg.[136] morg-g.[136] mur-ac. myrt-c.[25] naja nat-ar. nat-c. nat-m. nat-p. nat-s. nat-sil.[58] neon[222] nicc. nit-ac.[1] nux-m.[5] nux-v. ol-an. ol-j. olnd. osm. ozone[227] par. petr. ph-ac. phel. phos. phys.[25] phyt. pic-ac.[25] pip-m. pitu-a.[164] plan. plat.[1] plb. podo. prun. psil.[164] psor. puls. ran-b. ran-s.[5] raph. rat. rhod. **Rhus-t.**[185] rhus-v. rumx. ruta[185] sabad. sabin.[5] sal-ac. sars.[1] sec. seneg. sep.[1] **Sil.**[58] sol[236] spig. spong. stann. staph. still. stront-c. stry. sul-ac. sul-i.[58] sulph. sumb. syc-co.[136] symph.[185] tab. taosc.[270] tarax.[5] tarent. tell. tep. ter. term-a.[192] teucr. thea[275] ther.[144] thuj. til. trom. tub.[58] ust. valer. verat. verb.[1] viol-o. viol-t. **Visc.**[102] xan.[85] zinc. zinc-o.[102]
☞ *O; Arme; Ellenbogen*

◦ **abwechselnd** mit Schmerz in:

◦ ◦ **Knien,** in den: dios. visc.[102]
☞ *A; Abwechselnd mit*

◦ ◦ ◦ **Fußgelenk,** und: visc.[102]

◦ ◦ **Schultern**: kalm. tep.
☞ *A; Abwechselnd mit*

◦ **links**: agar. aster.[85] aur-m-n.[36] both-a.[3070] brucel.[241] calc-p. calx-b.[194] cass.[36] croto-t.[5] fago.[25] falco-p.[265] ferr.[36] gels.[25] ind.[36] iod. kali-bi. mag-p.[111] menth-pu.[36] nat-m.[1] neon[222] phos.[1] pic-ac.[25] sol[236] xan.[85]
☞ *O; Arme; links*

◦ ◦ **rechts,** dann: calc-p.
☞ *O; Arme; links; rechts, dann*

◦ ◦ **Reiben** amel.: menth-pu.[36]
☞ *O; Arme; Reiben; amel.*

◦ **rechts**: adam.[222] aq-mar.[149] arg-n. asc-t.[36] aur.[5] aur-m-n.[36] brucel.[241] canth. **Carb-v.**[5] clem.[5] coloc. corn-f.[45] falco-p.[265] ferr-m.[142] gels.[85] hep.[5] hydr-ac.[268] kurch.[192] lyc.[5] lycpr.[102] marm-w.[194] neon[222] phos.[1] phys.[25] pitu-a.[164] sulph.[1] term-a.[192] thea[275] tub.[58] zinc.
☞ *O; Arme; rechts*

◦ ◦ **links,** dann: adam.[222]
☞ *O; Arme; rechts; links, dann*

◦ ◦ **Anheben** des Arms agg.: term-a.[192]
☞ *O; Arme; Anheben; agg., der Glieder*

◦ ◦ **Bewegung** agg.: adam.[222]
☞ *O; Arme; Bewegung; während*

◦ ◦ **Druck** amel.: term-a.[192]
☞ *O; Arme; Druck; amel.*

◦ ◦ **erstreckt** sich zur Hand und Schulter: adam.[222] corn-f.[45]

◦ **morgens**: bov. brach. carb-v. caust.[1] dios. lyc. mag-c. ozone[227] puls. ran-b. sep. sulph. sumb. thuj. trom. zinc.
☞ *O; Arme; morgens*

◦ ◦ **6** Uhr: dios.

◦ ◦ **7.30 Uhr**: ozone[227]

◦ ◦ **8** Uhr: mag-c. trom.

◦ ◦ **9** Uhr: sulph.

◦ ◦ **Bett,** im: carb-v. sumb.

◦ ◦ **Bewegung agg.**: puls.
☞ *O; Arme; Bewegung; während*

◦ **vormittags**: abrot. alum. cham. dios. indg. mag-c. plan. thuj.
☞ *O; Arme; vormittags*

◦ ◦ **10** Uhr, **beim Stricken**: mag-c.
☞ *O; Arme; Stricken; agg.*

◦ ◦ **Sitzen** amel.: indg.
☞ *O; Arme; Sitzen; amel.*

◦ **mittags**: arg. cedr. cham. croto-t. lyc. tarent.

◦ **nachmittags**: com. dios. gels. graph. grat. kali-n. naja sulph.
☞ *O; Arme; nachmittags*

◦ ◦ **13** Uhr: grat.

◦ ◦ **15** Uhr: gels.

◦ ◦ **16** Uhr: dios.

◦ ◦ **Schlaf,** nach: graph.
☞ *O; Arme; Schlaf; nach*

◦ **abends**: alum. am-c. arg. bov. calc-p. carb-an. cast-eq. chel. chin-s. cop. dios. dulc. eupi. fl-ac. jac-c. lyc. mag-c. mag-m. merc. mez.[1] nat-c. phos. psor. rat. still. stront-c. stry. thuj. zinc.
☞ *O; Arme; abends*

◦ ◦ **17** Uhr: chel. stry.
☞ *O; Arme; nachmittags; 17 Uhr*

◦ ◦ ◦ **22** Uhr, **bis**: chel.

◦ ◦ **19** Uhr: chin-s. dios.

◦ ◦ **21** Uhr: calc-p. lyc.

◦ ◦ **Bett,** im: mag-c. nat-c.

◦ ◦ **Liegen,** beim: nat-c. phos.

◦ ◦ **Ziehen** an der Türglocke, beim: chin-s.

◦ **nachts**: am-c. ars. caust.[1] dig. falco-p.[265] gels. graph.[1] kali-n. lyc.[1] merc-i-f. **Phos.** sep. sulph. ter.
☞ *O; Arme; nachts*

◦ ◦ **23** Uhr bis zum Morgen: **Sulph.**

◦ ◦ **Bett,** im: ars.

◦ ◦ **Erwachen,** beim: caust.[1]
☞ *O; Arme; Erwachen, beim*

◦ ◦ **Herausstrecken** des Arms aus dem Bett, durch: am-c.

◦ **Mitternacht,** nach, 3 Uhr: tarent.[192]
☞ *O; Arme; Mitternacht; nach*

<>

◦ **Anstrengung** agg.: ambr.[1189]
☞ *O; Arme; Anstrengung; agg.*

◦ **Aufstützen** auf den Arm, beim: ang.[1] camph. haliae-lc.[222]
☞ *O; Arme; Anlehnen oder Aufstützen mit dem Teil agg. •Berührung; agg. •Knochen; Olecranon*

◦ **Berührung**:

◦ ◦ **agg.**: ambr. bell.[1] calc-p. carb-v.[1] chin.[1] cycl.[1] dros.[1] dulc.[1] hyos. mang-acet.[1] ph-ac. sil.
☞ *Aufstützen auf den Arm, beim •Knochen; Olecranon*

◦ ◦ **amel.**: thuj.[1]
☞ *O; Arme; Berührung; amel.*

◦ **Beugen** des Arms, beim: all-s. chel. dulc. mag-c. mez.[1] mur-ac. puls. rat. spong. stann.[1] stront-c.

◦ **Bewegung**:

◦ ◦ **agg.**: adeps-s.[45] agn. ambr.[1189] bell.[1] **BRY. Carbn-s.** chin. clem. coloc. cycl.[1] graph. **Guai.** hydr. kali-bi. led. lyc. mag-c. med. plb. prun. rhus-t. sil.[1] spong. staph. sulph. thuj. ust.

◦ ◦ **amel.**: adam.[222] am-m. ang.[1] **Arg. Aur-m-n.** bell-p.[119] bism. carb-v.[1] cast. cocc.[1] dulc. graph. hyos.[1] **Lyc.** mez. ol-an. **RHUS-T.** sulph. ust.

◦ ◦ ◦ **Arms,** des: ang.[1]
☞ *O; Arme; Bewegung; amel.; Arme, der*

◦ **Drehen,** beim: tab.

◦ **Druck** amel.: boerh.[192] pitu-a.[164]
☞ *O; Arme; Druck; amel.*

◦ **Einwärtsdrehen,** beim: sars.[1]

◦ **Faust,** beim Ballen der: sulph.[1]
☞ *O; Arme; Schließen der Hände agg.*

◦ **Freien,** im: lact.
☞ *O; Arme; Luft; agg.; frische*

◦ **Froststadium** im Fieber, während: ang. hell. **PODO.**

◦ **Gähnen,** beim: zinc.[1]
☞ *O; Arme; Gähnen, beim*

◦ **Gehen**:

◦ ◦ **während**: anac. ang.[1] bell. con.

◦ ◦ ◦ **Freien,** im: anac. con.

◦ ◦ **nach**: acon. tell. valer.

◦ ◦ **amel.**: gins.

◦ **Greifen** agg.: calc.
☞ *O; Arme; Greifen, ergreifen von Gegenständen; agg.*

◦ **Heben** des Arms, beim: graph. ozone[227] rat.
☞ *O; Arme; Anheben; agg., der Glieder*

◦ **Herunterhängenlassen** des Arms, beim:

◦ ◦ **agg.**: ang.[1]

◦ ◦ **amel.**: rat.

◦ **Liegen** agg.: carb-an. kreos. nat-c. nux-v. phos. tarent.[192]

◦ ◦ **Seite,** auf der:

◦ ◦ ◦ **linker** Seite, auf: phos.

◦ ◦ ◦ **schmerzhafter** Seite, auf: tarent.[192]
☞ *O; Arme; Liegen; agg.; während; erkranktem Teil, auf •O; Arme; Liegen; agg.; während; Seite, auf der; schmerzhafter Seite, auf*

◦ ◦ ◦ **schmerzloser** Seite, auf: nux-v.
☞ *O; Arme; Liegen; agg.; während; Seite, auf der; schmerzloser Seite, auf*

◦ **Reiben** amel.: phos.[1] zinc.
☞ *O; Arme; Reiben; amel.*

◦ **Reiten,** nach: verat.

◦ **Schmerz** in der Seite, mit: fl-ac.

◦ **Schreck,** Furcht, nach: phos.[1]
▥ *GEMÜT; M; Schreck oder Furcht, Beschwerden durch*

◦ **Sitzen,** beim: aur-m-n.[36] boerh.[192] gins. phos. rhus-t. sulph.
☞ *O; Arme; Sitzen; während*

◦ **stellenweise**: ozone[227]

◦ **Strecken** des Arms, beim: am-c. hep. kali-c. kurch.[192] lyc. mez. nit-ac.[1] puls. ruta
☞ *O; Arme; Ausstrecken der Arme; agg.*

◦ ◦ **vorne,** nach: am-c.

◦ **Stricken,** beim: mag-c.
☞ *O; Arme; Stricken; agg.*

◦ **Tragen** einer Last, nach: **Cham.**
☞ *O; Arme; Tragen von Dingen agg.*

◦ **Verschwinden** eines flüchtigen Exanthems, nach: **Lept.**
☞ *rheumatischer Schmerz, Rheumatismus; Hautausschläge; nach akuten*

◦ **Wärme**:

◦ ◦ **agg.**: **Guai.**

◦ ◦ **amel.**: adam.[222] bell-p.[119] **Caust. RHUS-T.**

◦ **Wetter,** bei nassem: erig.
☞ *O; Arme; Nässe, Feuchtigkeit agg.*

◦ **Wind,** im: carb-v.

◦ **Zubettgehen,** nach dem: dios.

◦ **Zugluft** agg.: gels.[85] tarent.[192]

◦ ◦ **kalte**: tarent.[192]

➜ ◦ **erstreckt** sich:

◦ ◦ **abwärts**: acon. am-c. berb. bov. caps. colch. cupr. guai. kali-bi. kalm. lach. lachn.[25] lyc. merc. mez. nat-c. nicc. nit-ac. rhus-t. rhus-v. ruta sec. seneg. sulph.[1] thuj. til. zinc.[1]

◦ ◦ **Achselhöhle**: ars.

◦ ◦ **aufwärts**: kali-n.[1] lachn.[25] stann. sulph.[1] zinc.[1]

◦ ◦ **Finger**:

◦ ◦ ◦ **Gelenke**: kali-n.[1]

◦ ◦ ◦ **Kleiner** Finger: aesc. am-c.[1] arund. jatr. lyc. phys.[25] puls. seneg. tub.[193]

◦ ◦ ◦ **Nägel,** bis unter die: kali-n.[1]

◦ ◦ **Hände**: am-c. berb. camph.[1] kali-bi. lach. merc. nicc. phos.[1] tarent. xan.[85]

◦ ◦ **Handgelenke**: acon. ars. calc. colch. dulc.[1] guai.[1] kali-n. lyc. nicc. nit-ac. phyt. prun. rhus-t. sulph.[1]

◦ ◦ **Schultern**: ars.[1] cassi-s.[192] colch. cycl. haliae-lc.[222] indg. lachn. phos. rhus-v. still. ther.[144] xan.[85]

◦ ◦ **Unterarme**: aur-m-n. dios. haliae-lc.[222] led. mag-c.[1] verb.[1] xan.

◦ ◦ ◦ **Mitte,** zur: mag-c.[1]

· **Außenseite, lateral**: sil.[1] thuj.[1]

· **Knochen**: agar. alum. am-c. ambr.[185] anac.[185] ant-c.[58] arg.[1] arg-n. aur.[185] aur-m-n.[36] bov. bry. calc. calc-p.[58] carb-an.[1] caust. chel. chin.[58] chin-ar. chin-s.[58] coc-c. graph.[1] hep. hyper.[185] kali-chl.[58] kali-n. lact. lyc. mur-ac.[1] nat-c.[1] nat-m. ph-ac. plat.[1] plb.[185] rhod. rhus-t.[185] ruta[185] sep. sil.[58] spig.[1] spong. stann. symph.[185] valer. verat.

· · **links**: aur-m-n.[36]
☞ *O; Arme; links*

· · · **erstreckt** sich zum Unterarm, bei Ruhe: aur-m-n.[36]

· · **rechts,** unablässig, bei Ruhe, Armbewegung amel.: aur-m-n.[36]
☞ *O; Arme; rechts*

· · **nachts**: lyc.[1]
☞ *O; Arme; nachts*

· · **Ruhe,** während: aur-m-n.[36]
☞ *O; Arme; Ruhe; agg.*

· · **Periost**: plat.[1]

· · **Condylen,** um die, Tennisellbogen: agar.[185] ambr.[185] anac.[185] ant-c.[58] arg. aur.[185] **Calc.**[122] calc-p.[58] chel.[58] chin.[58] chin-s.[58] coc-c. hyper.[185] kali-chl.[58] plb.[185] **Rhod.**[122] rhus-t.[185] ruta[185] sil.[58] symph.[185]
☞ *O; Arme; Ellenbogen*

· · **Olecranon**: agar. alum. am-c. arg.[1] arg-n. bov. bry. calc. carb-an.[1] caust. chel. chin-ar. coc-c. hep. kali-n. lact. lyc. mur-ac.[1] nat-c.[1] nat-m. ph-ac. rhod. sep. spig.[1] spong. stann. valer. verat.
☞ *O; Arme; Ellenbogen; Höcker, Olekranon • Aufstützen auf den Arm, beim • Berührung; agg.*

· · · **nachts**: sep.
☞ *O; Arme; nachts*

· · · **Beugen** des Arms, **beim**: bry. stann.

· · · **Bewegung,** bei: hep.
☞ *O; Arme; Bewegung; während*

· · · **Ruhe,** während: agar. arg-n.
☞ *O; Arme; Ruhe; agg.*

· · · **erstreckt** sich zur Ellbeuge: nat-c.[1]

· **Haut,** auf der Rückseite, posterior: laur. mag-c. sabad. thuj.

· · **Bewegung** amel.: sabad.
☞ *O; Arme; Bewegung; amel.*

· **Ellenbeuge**: alum. alumn. am-c.[1] anac. arg. asaf. aur-m-n. bar-c. canth. carb-an. caust. chel. chin.[1] cina clem.[1] coc-c. cocc. coloc. con. elaps[36] gels. glon. graph. grat. hell. hep. hura hyos. iod. kali-c. kali-n. laur. led. lyc. merc-i-f. mur-ac. nat-c. nat-s. olnd. plb. psil.[164] **Puls.** rat. rhus-v. sep.[1] spig. still. sulph. tarent. tep. teucr. thuj. valer. verat. zinc.
☞ *O; Arme; Ellenbogen; Ellenbeuge*

· · **links,** beim Gehen: aur-m-n.[36]
☞ *O; Arme; links*

· · **rechts**: canth. merc-i-f. rat.
☞ *O; Arme; rechts*

· · **morgens**: alum. kali-c. lyc. merc-i-f.
☞ *O; Arme; morgens*

· · **Berührung,** bei: nat-c.
☞ *O; Arme; Berührung; agg.*

· · **Beugen,** beim: mur-ac.

· · **Bewegung,** bei:
☞ *O; Arme; Bewegung; während*

· · · **agg.**: hura plb. **Puls.**

· · · **amel.**: coc-c.

· · **Druck** amel.: arg.
☞ *O; Arme; Druck; amel.*

· · **Froststadium** im Fieber, vor: rat.

· · **Gehen,** beim: aur-m-n. gels.
☞ *O; Arme; Gehen; agg.; während*

· · **Herunterhängenlassen,** beim: still.

· · **Ruhe,** während: coc-c. coloc.
☞ *O; Arme; Ruhe; agg.*

· · **Schreiben**:
☞ *O; Arme; Schreiben agg.*

· · · **beim**: valer.
☞ *O; Arme; Schreiben agg.*

· · · **nach**: gels.
☞ *O; Arme; Schreiben agg.*

· · **Strecken** des Arms, beim:
☞ *O; Arme; Ausstrecken der Arme; agg.*

· · · **agg.**: alumn. **CAUST.** clem.[1] graph. **Hep. Puls.** thuj.

· · · **amel.**: rat.
☞ *O; Arme; Ausstrecken der Arme; amel.*

· · **erstreckt** sich:

· · · **Ellbogen**: grat.

· · · **Finger**: hura psil.[164]

· · · · **Zeigefinger**: psil.[164]

· · · **Handflächen**: carb-an.

· · · **Schultern**: plb.

- **Unterarme**: acon.[5] adam.[222] **Aesc.** aeth. agar. agn.[5] ail. all-c.[36] aloe alum. alum-p.[58] alum-sil.[58] am-c. am-m. ambr.[5] anac. anag. ang.[5] ant-c.[1] ant-s.[85] ant-t.[5] apis apoc. apoc-a.[38] aq-mar.[149] aran.[111] arg.[1] **Arg-n.**[36] arn. ars. ars-i. ars-met. ars-s-f.[58] arum-d.[25] asaf. asar. asc-t. aster. aur. aur-ar.[58] aur-m. aur-m-n.[36] aur-s.[58] bamb-a.[1184] bapt. bar-acet.[1] bar-c.[1] bar-s.[58] bell. benz-ac. berb.[36] bism.[1] bor. bov. brach.[102] brom. bry.[36] bufo[36] cact. calad. calc. calc-acet.[36] calc-p. calc-s.[36] calc-sil.[58] camph.[1] canth. caps.[5] carb-ac. carb-an. **Carb-v.**[1] carbn-s.[58] card-m. cast. cast-eq. caul. caust. cedr. cench.[58] cere-b.[36] **Cham.** chel.[36] chen-v.[8] chin. chin-ar. chin-s. chlor. choc.[222] cic.[36] cimic. cina cinnb. cist. clem. coc-c. coca cocc.[1] **COLCH.** coloc.[1] com. con. cor-r. cot.[36] croc. croto-t.[10] cupr.[36] **Cycl.** cymbo-ci.[2184] cypra-e.[227] dig. dios.[25] dros. dulc. elat. erio.[36] **Eup-per.** euph. euphr.[5] eupi. fago.[36] ferr.[5] ferr-ma. ferr-pic.[102] fl-ac. form.[36] gels. germ.[222] gins. gran. graph. grat. gua.[102] guai.[1] gymn. ham. hell. hep. hura hydr.[25] hydr-ac.[268] hydrog.[222] hyos.[1] hyper.[111] ind. indg. iod. irid.[222] iris jac-c.[36] jatr.[36] kali-bi. kali-c. kali-chl.[36] kali-i. kali-n. kali-p. kali-sil.[58] **Kalm.**[111] kreos. lach. lact. laur. led. lil-t. lob-s.[25] lyc.[36] lycps. lyss. mag-c.[1] mag-m.[1] **Mag-p.** mag-s. mang. mang-acet.[1] med. meny. merc. merc-i-f. merc-i-r. merl.[36] **Mez.**[1] mosch. mur-ac. murx. myric. nat-ar. nat-c.

Arme; Unterarme (Forts.)

nat-m.[38] nat-p. nat-s. nat-sil.[58] nicc. **Nit-ac.**[1] nux-m. nux-v. ol-an. olnd. op. osm. ox-ac. pall. par.[5] parth.[197] peti.[36] petr.[1] ph-ac.[1] phel. phos. phys. phyt. plan. plan-m.[45] plat.[1] plb. plut-n.[222] **Podo.** polyg.[25] prun. psil.[164] pulm-a.[111] puls.[1] ran-b. ran-s. raph. rat. rheum **RHOD. Rhus-t.**[5] rhus-v. rumx.[38] ruta sabad. sabin.[36] sal-ac. samb.[36] sang.[36] sanic.[102] sarr.[36] sars.[1] senec. seneg. sep.[1] sil. sol[29] sphing.[36] spig.[8] spong. stann.[1] **Staph.** stict.[25] still. stram. stront-c.[36] stry. sul-ac.[1] sulph. tab. tarax.[1] tarent. tell. tep. teucr. thea[275] thuj. til. til-c.[253] trom. tub.[85] tung.[252] ulm.[72] upa. urt-u. valer. verat. verat-v.[36] verb.[36] viol-t. vip. xan.[85] zinc. zinc-p.[58] zing.

☞ *O; Arme; Unterarme*

◦ **links**: acon.[1] adam.[222] aesc. agar. arum-d.[25] asaf. asc-t.[36] aur-m-n.[36] camph. carb-ac. carb-v. carbn-s.[58] chel. chen-v.[8] clem.[111] coloc. cymbo-ci.[2184] gymn.[85] kali-c.[1] kreos.[111] led.[111] lycps.[25] **Med.** nat-m.[1] nit-ac.[1] pall.[111] plut-n.[222] psil.[164] rat. rhod.[38] rhus-v.[111] rumx.[25] sanic.[102] sil.[1] thea[275] thuj.[111]

☞ *O; Arme; links*

◦ ◦ **rechts,** dann: psil.[164]

☞ *O; Arme; links; rechts, dann*

◦ ◦ **Ermattung,** wie durch: aur-m-n.[36]

◦ ◦ **Maschineschreiben,** beim: cymbo-ci.[2184]

◦ ◦ **Ruhestellung** der Körperpartie, bei: aur-m-n.[36]

◦ ◦ **Ellenbogennähe,** in: adam.[222]

◦ **rechts**: ant-c. aq-mar.[149] arg. asc-t.[36] aur. aur-m-n.[36] bamb-a.[1184] bism. canth. cench.[58] coloc. **Cycl.** ferr-ma. form.[25] hydr-ac.[268] lycps.[25] mag-c. **Merc-i-f.**[85] spig.[1] thea[275]

☞ *O; Arme; rechts*

◦ ◦ **links,** dann: arg.

☞ *O; Arme; rechts; links, dann*

◦ ◦ **Bewegung,** bei: hydr-ac.[268]

☞ *O; Arme; Bewegung; während*

◦ ◦ **Ermattung,** wie durch, mit vermehrtem Hitzegefühl: aur-m-n.[36]

◦ ◦ **Ruhe,** während: aur-m-n.[36]

☞ *O; Arme; Ruhe; agg.*

◦ ◦ **Hüfte,** und linke: merc-i-f.[85]

☞ *O; Arme; links • O; Beine; Hüften*

◦ ◦ **Knie,** und linkes: asc-t.[36]

☞ *O; Arme; links • O; Beine; Knie*

◦ **tagsüber**: carbn-s.[25] plb. sulph.

☞ *O; Arme; tagsüber*

◦ **morgens**: alum. ars. bar-c. bry. cact. chin-s. coloc. dios. eupi. kali-bi. **Lyc.** mez. nat-ar. phos. thuj.

☞ *O; Arme; morgens*

◦ ◦ **Erwachen,** beim: alum. cact. kali-bi.

☞ *O; Arme; Erwachen, beim*

◦ **vormittags**: agar. led. mag-c. mag-s. ol-an. sil. trom. verat-v.

☞ *O; Arme; vormittags*

◦ ◦ **11** Uhr: mag-s.

◦ **mittags**: cedr. senec. trom.

◦ ◦ **Essen,** vor dem: senec.

☞ *O; Arme; Essen; vor*

◦ **nachmittags**: agar. graph.[1] ind. lycps. nat-s. nicc. sulph. thuj.

☞ *O; Arme; nachmittags*

◦ ◦ **16** Uhr: sulph.

◦ ◦ **Fahren,** beim: thuj.

◦ ◦ **Schlaf,** nach: graph.[1]

☞ *O; Arme; Schlaf; nach*

◦ **abends**: all-c. alum. am-c. brom. bufo calc-s. cast-eq. com. dios. fl-ac. kali-c.[1] mosch. nat-s. op. phys. phyt. rhod. sang.[36] stront-c. sulph. thuj.

☞ *O; Arme; abends*

◦ ◦ **20** Uhr: phys.

◦ ◦ **Bett,** im: mosch.

◦ ◦ **Zubettgehen,** nach dem: phyt.

◦ **nachts**: agar. aloe alum. anac.[1] **Arg-n.** ars. choc.[222] com. cycl. graph. kali-n.[1] **Lyc.** merc. **Mez.** plan. rhod. trom. zinc.

☞ *O; Arme; nachts*

◦ ◦ **23** Uhr: com. trom.

◦ ◦ **Bett,** im: ars. kali-n.[1] merc. rhod.

◦ ◦ **liegt,** wenn man darauf: graph.

◦ **periodisch**: cist. gran.

◦ **Anstrengung,** bei: berb. tab.

☞ *O; Arme; Anstrengung; agg.*

◦ **Anwendungen,** warme, amel.: **Chel. Chin. Dulc.** ferr. gran. **Kali-c.** kalm. lyc. **Nit-ac. NUX-V. RHUS-T. Sil. Zinc.**

◦ **Auflehnen** mit dem Glied agg.: carbn-s.[58]

☞ *O; Arme; Anlehnen oder Aufstützen mit dem Teil agg.*

◦ **Berührung**:

◦ ◦ **agg.**: anac.[1] chin.[1] cupr. nit-ac.[1] sabin. **Staph.**[1] zinc.[1]

◦ ◦ **amel.**: bism. meny. staph. tarax.[1]

☞ *O; Arme; Berührung; amel.*

◦ **Bett,** im: aloe am-c. am-m. **Mez.** sulph.

◦ **Beugen,** beim:

◦ ◦ **Arm**: chin. dulc.[1] mur-ac. sabad. sabin.

◦ ◦ **Finger**: asaf.

◦ **Bewegung,** bei:

☞ *O; Arme; Bewegung; während*

◦ ◦ **agg.**: acon. anac. asaf. **Calc.** carb-v.[1] chel. croc. led. nit-ac. rhus-t.[1] sabad. sabin. spig. **Staph.**[1] thuj. zinc.[1]

◦ ◦ ◦ **Arms,** des: staph.[1]

☞ *O; Arme; Bewegung; während; Arme, der*

◦ ◦ ◦ **Fingers,** eines: asaf.

☞ *O; Arme; Bewegung; während; Finger, der*

◦ ◦ ◦ **Hand,** der: staph.[1]

☞ *O; Arme; Bewegung; während; Hand, der*

◦ ◦ **amel.**: agar. alum. am-m. arg. aur-m-n. bar-c. **Bism.** calc. camph. cina cocc. con. lyc. mag-c. mosch. nat-m.[1] rhod. **RHUS-T.** sars. spig. stront-c. sulph.[1] thuj. valer.

◦ ◦ ◦ **heftiger** B., bei: am-m.

◦ **dreht,** wenn man den Arm: zinc.

◦ **Druck**:

◦ ◦ **agg.**: bell. nat-m.[1]

◦ ◦ **amel.**: mang.
☞ *O; Arme; Druck; amel.*

◦ **Erwachen,** beim: agar. calc.[1] lycps.
☞ *O; Arme; Erwachen, beim*

◦ **Fahren** oder Reiten, beim: bry.

◦ **Freien,** amel. im: pall.
☞ *O; Arme; Luft; amel., frische*

◦ **Greifen** agg.: calc. chel. choc.[222] lach. prun.
☞ *O; Arme; Greifen, ergreifen von Gegenständen; agg.*

◦ **Herunterhängenlassen,** beim: berb. hydrog.[222] nat-m. stront-c. zinc.

◦ **Hüftschmerz** links, mit: merc-i-f.[137]

◦ **Kälte,** bei: phos.

◦ **Koitus,** nach dem, Flexion, bei: sabin.

◦ **Kopfschmerz,** mit: verat.

◦ **Kratzen,** nach: am-c.[1] bor. caust. clem. laur. sulph.

◦ **Liegen,** beim: am-m. aur-m-n. laur.

◦ **Reiben** amel.: chin.[1] ol-an. phos.[1]
☞ *O; Arme; Reiben; amel.*

◦ **Ruhe,** während: ph-ac. spig.
☞ *O; Arme; Ruhe; agg.*

◦ ◦ **auf** dem Arm ruht, der auf dem Tisch liegt, wenn er: ph-ac.
☞ *O; Arme; legt den Arm; Tisch, auf den*

◦ **Schreiben,** beim: acon. am-m. anac. berb. brach.[102] cic.[1] cinnb. **Cycl.** fago. fl-ac. lyc. **MAG-P. Merc-i-f.** ox-ac. ran-b. thuj.
☞ *O; Arme; Schreiben agg.*

◦ **Sitzen,** beim: aur-m-n. cina led. nat-s. rhus-t. sabin. thuj.
☞ *O; Arme; Sitzen; während*

◦ **Strecken** des Arms, beim: dig.[1]
☞ *O; Arme; Ausstrecken der Arme; agg.*

→ ◦ **erstreckt** sich:

◦ ◦ **abwärts**: am-m. ant-c. calc. cham. chel. clem. cocc. com. cupr. ind. kali-c. kreos. lyc.[111] nat-m. phos. ran-s. rhod. sars. sulph. thuj.

◦ ◦ **Arm** hinauf: cina

◦ ◦ **aufwärts**: anac. ars. asaf. brom. mur-ac.[1] thuj.[1] zinc.

◦ ◦ **außen,** nach: nux-v.

◦ ◦ **Ellenbogen,** zu den: spig.

◦ ◦ **Finger**: agar. alum. am-m. asaf. asc-t. aur-m. carb-v.[1] cist. clem. cocc. coloc. con. croc. cupr. **Cycl.** dios.[25] eupi. ind. iod. kreos. mag-m.[1] mur-ac.[1] nat-c.[1] nit-ac.[1] phos. plb. puls. rat. rhod.[2] sars.[1] sep. still. stram. thuj.

◦ ◦ ◦ **Daumen**: agar. croc. cupr. mag-m.[1]

◦ ◦ ◦ **Fingerspitzen**: alum. asaf. aur-m. sep.

◦ ◦ ◦ **Gelenke**: coloc.

◦ ◦ ◦ **Kleiner** Finger: agar. cist. dios.[25] kreos.

◦ ◦ ◦ **Ringfinger**: rat.

◦ ◦ **Hände**: agar. alum.[1] am-m. berb. carb-v.[1] caust. cham. chel. cocc. coloc. elat. fl-ac. grat. kali-c. lyc. mag-c. mag-m. meny. mur-ac. nit-ac.[1] psil.[164] rat. trom. zinc.

◦ ◦ ◦ **Handflächen**: chel. meny.

◦ ◦ ◦ **Handrücken**: nit-ac.[1]

◦ ◦ **Handgelenke**: alum.[1] bar-c. calc. carb-v.[1] cham. guai.[1] kali-n.[1]

◦ **innen,** ulnar: arn. aster. aur-m-n.[36] berb. camph.[1] caust.[1] cham. chel.[36] chin.[36] chin-s. con. cycl.[36] dios.[36] dulc.[36] euph.[36] irid.[222] jac-c.[36] kalm.[36] kreos.[36] led.[36] lyc.[36] mag-c.[1] mag-m.[1] mang-acet.[1] merl.[36] nat-m.[1] ox-ac. ph-ac.[1] phos.[1] phyt.[36] psil.[164] sars.[1] sil.[36] tarax.[1] thuj.[1] zinc.[1]

◦ ◦ **links**: chin.[36] dulc.[36] kreos.[36] lyc.[36] phyt.[36]
☞ *O; Arme; links*

◦ ◦ ◦ **morgens** im Bett: lyc.[36]

◦ ◦ ◦ **Berührung** agg.: chin.[36]
☞ *O; Arme; Berührung; agg.*

◦ ◦ **rechts**: irid.[222]
☞ *O; Arme; rechts*

◦ ◦ **nachmittags,** beim Schreiben: chin-s.

◦ **radial**: agar. card-m. fl-ac. lob-s.[85] mang-acet.[1] merc. nit-ac.[1] osm. rhus-t. thuj.[1]

◦ ◦ **links,** dann rechts: lob-s.[85]
☞ *O; Arme; links; rechts, dann*

◦ ◦ **rechts**: osm.
☞ *O; Arme; rechts*

◦ ◦ **morgens**: merc.
☞ *O; Arme; morgens*

◦ **Vorderseite**: agar. aloe am-c. ant-c.[1] arg. asaf. berb. calad. carb-v. chel. gels. hep. meny. nat-s. ol-an. plb. sars.[1] spong. tarent. thuj.

◦ ◦ **morgens**: thuj.
☞ *O; Arme; morgens*

◦ ◦ **Anstrengung,** nach: berb.
☞ *O; Arme; Anstrengung; agg.*

◦ **Rückseite,** posterior: acon. aur-m-n.[36] bar-acet.[1] berb. chin-s. con. euph. mang. merc-i-f. ol-an. osm. petr.[1] prun. psil.[164]

◦ ◦ **rechts**: psil.[164]
☞ *O; Arme; rechts*

◦ ◦ **vormittags**: chin-s.
☞ *O; Arme; vormittags*

◦ **Mitte,** links: dios.[25] plan-m.[45]
☞ *O; Arme; links*

◦ **Knochen**: acon.[5] agar.[36] all-c.[36] ant-s.[85] aran.[111] arg.[1] arg-n.[36] arn. ars. asaf. bapt. bar-c.[1] berb.[36] bism.[1] brach.[102] bry.[36] bufo[36] calad. calc. calc-s.[36] camph.[36] canth. carb-v.[36] caust.[36] cere-b.[36] cham.[36] chin. chin-s.[36] cocc.[1] com.[36] cot.[36] cupr.[36] cycl. dig. dulc. erio.[36] euph. fago.[36] ferr.[5] fl-ac. form.[36] graph. gymn. hydr-ac.[268] hyper.[111] indg.[36] jac-c.[36] jatr.[36] kali-bi.[36] kali-c. kali-chl.[36] kali-n. kalm.[111] kreos. led. lob-s.[25] lyc.[36] mang-acet.[1] merc. merc-i-f. mez. nat-c. nat-m. ol-an.[36] osm. peti.[36] ph-ac.[1] phel. phos. phyt. plat. podo. pulm-a.[111] puls.[1] rhus-t.[5] ruta sabin.[36] samb.[36] sarr.[36] sars.[1] sil. staph. stront-c.[36] sul-ac.[1] sulph.[36] thuj. tub.[85] verat-v.[36] verb.[36] xan.[85] zinc.

Arme; Unterarme; Knochen (Forts.)

◦ ◦ **links**: hydr-ac.[268] merc-i-f.
☞ *O; Arme; links*

◦ ◦ **zwischen** den Knochen: calad.

◦ ◦ **Speiche**: agar. all-c.[36] arg.[1] bapt. berb.[36] bism.[1] calc. camph.[1] carb-v.[1] caust. cham.[36] chin.[1] cocc.[36] cot.[36] cycl. dig.[1] euph. fago.[36] fl-ac. gymn. indg.[36] jac-c.[36] kali-bi. kali-c. kali-n. lob-s.[25] **Lyc.** mang-acet.[1] merc. **Mez.** nat-c. nat-m. ol-an.[36] osm. peti.[36] phos. plat.[1] rhus-t. sabin.[36] samb.[36] sarr.[36] sil. staph. sulph.[36] thuj.[36] verat-v.[36] zinc.

◦ ◦ ◦ **links**: all-c.[36] gymn. osm.[36] peti.[36] plat.[1] verat-v.[36]
☞ *O; Arme; links*

◦ ◦ ◦ ◦ **Aufstützen** beim Schreiben, durch: all-c.[36]
☞ *O; Arme; Anlehnen oder Aufstützen mit dem Teil agg. •O; Arme; Schreiben agg.*

◦ ◦ ◦ ◦ **Berührung,** bei: peti.[36]
☞ *O; Arme; Berührung; agg.*

◦ ◦ ◦ ◦ **Heben** das Arms, durch: osm.[36]

◦ ◦ ◦ **rechts**: indg.[36] sulph.[36] thuj.[36]
☞ *O; Arme; rechts*

◦ ◦ ◦ ◦ **mittags**: sulph.[36]

◦ ◦ ◦ **Bewegung,** durch: sabin.[36]
☞ *O; Arme; Bewegung; während*

◦ ◦ ◦ **Herunterhängenlassen,** beim: nat-m. osm.

◦ ◦ ◦ **Ruhe,** während: samb.[36]
☞ *O; Arme; Ruhe; agg.*

◦ ◦ ◦ **Arterien**: cham.[36] cot.[36] fago.[36]

◦ ◦ ◦ **Ellbogen,** unter dem: staph.

◦ ◦ ◦ **Radiuskopf**: fl-ac.

◦ ◦ ◦ **Muskeln,** linksseitige: lob-s.[25]
☞ *O; Arme; links*

◦ ◦ ◦ **Nerven**: cham.[36]

◦ ◦ ◦ **Periost**: cycl. **Merc. Mez.** phos.

◦ ◦ **Elle**: acon.[5] agar.[36] aran.[111] **Arg-n.**[36] ars. asaf. bism.[1] brach.[102] bry.[36] bufo[36] **Calc.** calc-s.[36] camph.[36] carb-v.[36] **Caust.**[36] cere-b.[36] cham.[36] chin. chin-s.[36] cocc.[1] com.[36] cupr.[36] cycl. dig. dulc. erio.[36] euph. ferr.[5] form.[36] hyper.[111] jatr.[36] kali-bi.[36] kali-c. kali-chl.[36] kali-n. kalm.[111] kreos. lyc.[36] mez. nat-m. phel. phyt. plat. **Podo.** pulm-a.[111] rhus-t.[5] ruta sarr.[36] sars.[1] sil. stront-c.[36] sul-ac.[1] thuj. tub.[85] verat-v.[36] verb.[36] xan.[85] zinc.

◦ ◦ ◦ **links**: carb-v.[36] cere-b.[36] chin-s.[36] mez.[36] verat-v.[36] verb.[36]
☞ *O; Arme; links*

◦ ◦ ◦ ◦ **morgens**: chin-s.[36]
☞ *O; Arme; morgens*

◦ ◦ ◦ **rechts**: agar.[36] bry.[36] caust.[36] chin-s.[36] form.[36] kali-chl.[36] stront-c.[36] verat-v.[36]
☞ *O; Arme; rechts*

◦ ◦ ◦ ◦ **vormittags**: verat-v.[36]
☞ *O; Arme; vormittags*

◦ ◦ ◦ ◦ **abends**: stront-c.[36]
☞ *O; Arme; abends*

◦ ◦ ◦ ◦ **aufstützt,** wenn man mit dem Arm auf dem Tisch: chin-s.[36]
☞ *O; Arme; legt den Arm; Tisch, auf den*

◦ ◦ ◦ **morgens** beim Erwachen: kali-bi.[36]
☞ *O; Arme; Erwachen, beim*

◦ ◦ ◦ **abends**: calc-s.[36] verat-v.[36]
☞ *O; Arme; abends*

◦ ◦ ◦ ◦ **17 Uhr - 18 Uhr**: verat-v.[36]
ALLGEMEINES; C; Schmerz; nachmittags; 17 Uhr - 18 Uhr

◦ ◦ ◦ **nachts**: arg-n.[36]
☞ *O; Arme; nachts*

◦ ◦ ◦ **Berührung** agg.: cupr.[36]
☞ *O; Arme; Berührung; agg.*

◦ ◦ ◦ **Vorderseite**: dig. thuj.

◦ ◦ ◦ **Mitte,** vormittags: thuj.
☞ *O; Arme; vormittags*

◦ ◦ ◦ ◦ **Schreiben**: thuj.
☞ *O; Arme; Schreiben agg.*

◦ ◦ ◦ **unterer** Teil, beim Schreiben: chin-s.

◦ ◦ ◦ **M. flexor carpi ulnaris**: brach.[102]

◦ ◦ ◦ **N. ulnaris**: acon.[5] aran.[111] cham.[36] chin-s.[36] com.[36] erio.[36] ferr.[5] form.[36] hyper.[111] jatr.[36] kalm.[111] lyc.[36] pulm-a.[111] rhus-t.[5] xan.[85]

◦ ◦ ◦ ◦ **links**: chin-s.[36] form.[36] jatr.[36]
☞ *O; Arme; links*

◦ ◦ ◦ ◦ ◦ **nachmittags,** beim Schreiben: chin-s.[36]

◦ ◦ ◦ ◦ **rechts**: xan.[85]
☞ *O; Arme; rechts*

◦ ◦ ◦ ◦ **erstreckt** sich:

◦ ◦ ◦ ◦ ◦ **Fingerspitzen,** zu den: jatr.[36]

◦ ◦ ◦ ◦ ◦ **Hände**: lyc.[36]

◦ ◦ ◦ **Processus** styloideus: asaf. kali-c. kali-n.

◦ ◦ ◦ **Ellenbogennähe,** in: mez. phel. sil.

◦ ◦ ◦ **Handgelenksnah**: calc.
☞ *O; Arme; Handgelenke*

◦ **stellenweise**: am-c. graph. sulph.

◦ **Muskeln**: agar. arn. calc. chin-ar. chin-s. cic.[36] colch. coloc. com.[36] gels. hep. mur-ac. nux-v. plat.[1] sil. stram. tarent.

◦ ◦ **Streckmuskeln**: agar. cic.[36] coloc. hep.[1] mur-ac. sil. stram.

◦ ◦ **Beugemuskeln,** Flexoren: arn. **Calc.** chin-ar. chin-s. colch. com.[36] gels. hep. nux-v. plat.[1] tarent.

◦ ◦ ◦ **erstreckt** sich durch den Arm: com.[36]

◦ ◦ ◦ **radial**: chin-ar. chin-s.

◦ **Haut,** äußerlich: aur-m-n.[36] con. mur-ac. nat-c.[1]

◦ ◦ **Rückseite,** posterior: aur-m-n.[36]

◦ ◦ **oberer** Teil, rechts: nat-c.[1]

◦ **Sehnen**: **Calc.** caust.[1] chel. chin. chin-s. coc-c. hep. kali-n. mag-s. nat-c. sil. tab.

◦ **Ellenbogennähe,** in: arn. carb-v.[1] caust.[1] eupi. hell. irid.[222] meny. mur-ac. ol-an. sars.[1] staph. sulph. thuj. zinc.[1]

◦ **Handgelenksnah**: agar. ant-c.[1] apoc-a.[38] asc-t. bell. bov. **Calc.** calc-acet.[36] camph.[1] caust. cham. chel.[36] coloc.[1] com. croto-t.[10] dros. indg. jac-c.[36] kali-bi. mag-m.[1] mez.[1] nat-m.[38] olnd. rhus-v. rumx.[38] sep.[1] spig.[8] stann.[1] teucr. ulm.[72] zinc. zing.
☞ *O; Arme; Handgelenke*

- **Handgelenke**: **Abrot.**[8] **Acon.** act-sp. adam.[222] aesc. agar. agn. all-c. aloe alum.[1] alum-sil.[58] alumn. **Am-c.** am-m. ambr.[5] aml-n. ammc.[4] amyg-p.[36] anac.[1] anag. ang.[1] **Ant-c.** ant-t. apis apoc-a.[38] arg. **Arg-n.** arn. ars. ars-i. arum-t. arund. asaf. asar. asc-t. aster. aur. aur-ar.[58] aur-i.[58] aur-m. aur-m-n. aur-s.[58] ba-sv. bani-c.[204] bapt. bar-c. bar-s.[58] bell. benz-ac.[102] berb. bism.[1] boerh.[192] bol. bor.[5] bov. brach. **Brom.**[5] brucel.[241] **Bry.** bufo[36] bufo-s. **Calc.**[1] calc-acet.[36] calc-ar. calc-p. calc-s. calc-sil.[58] calo. calx-b.[194] camph. cann-i.[36] canth. carb-ac.[36] carb-an.[1] carb-v. carbn-s. card-m. cast-eq.[8] **Caul.** caust. cham.[36] chel. chin. chin-ar. chin-s. choc.[222] cic.[36] cimic. cina[1] cist. clem. cob. coc-c. cocc. colch. coloc.[36] com. con. conv.[38] cop. cor-r. corn. corn-f.[45] corv-c.[258] croc.[5] crot-c. croto-t.[10] cub. cupr. cycl. dig.[1] dios. dros.[1] dulc.[36] ery-a. **Eup-per.**[10] euph. euphr. fago. ferr.[5] ferr-ar. ferr-m. ferr-ma. ferr-p. fl-ac. form. gels. get.[36] gran. graph.[5] grat. **Guai.** haliae-lc.[222] ham. ***harp.***[1184] hell. **Hep.** hipp.[8] hir.[144] hura hydr. hydrc.[192] hydrog.[222] hyos. hyper. ign.[1] indg. inul. iod. irid.[222] iris[25] jac-c.[36] jatr. jug-c. kali-ar. **Kali-bi.** kali-c.[1] kali-chl. kali-i.[8] **Kali-n.**[1] kali-sil.[58] **Kalm.** kola[1184] kreos.[5] lac-ac. lac-as.[274] lac-c. lac-d.[58] lach. lact. lap-laz.[227] laur. led. lil-t.[25] **Lyc.** lycpr.[102] lycps. lyss. m-art.[56] mag-c.[1] mag-m. mag-p. mag-s. manc. mang-acet.[1] med.[85] meny. merc. merc-i-f. merc-s. merl. mez. morg. morg-g.[136] morph. mosch.[5] mur-ac. naja nat-ar. nat-c.[36] nat-m. nat-p. nat-s. nat-sil.[58] neon[222] nit-ac.[1] nux-v. ol-an. op. osm. **Ox-ac.** ozone[227] paeon.[72] pall. par.[5] petr. ph-ac. phos. phys. pip-m. pitu-a.[164] plan. plan-m.[45] plat.[5] plb. plut-n.[222] podo.[102] polyg.[111] polyp-p.[102] **Prop.**[72] prun. ptel. **Puls.** puls-n.[25] ran-b. ran-s.[5] rat. **Rhod.** **RHUS-T.** rhus-v. rumx. **Ruta**[193] sabad. **Sabin.** sac-l.[55] sal-ac. samb.[1] sars. seneg. sep. **Sil.**[1] sol-n. spig. spong. squil.[1] stach.[102] stann. staph. stel.[85] stict.[85] still. stront-c. stry. sul-ac.[5] **SULPH.** syc-co.[136] tab. tanac.[25] tarax.[1] tarent. tarent-c.[192] tax.[303] tep. teucr. thuj. trom. tub.[85] tung.[252] ulm.[72] upa. urt-u. vac. vario.[56] verat. verat-v.[36] verb.[5] **Viol-o.** wye.[102] xan.[85] zinc.[1] zinc-acet.[36] zinc-p.[58]
  ☞ *O; Arme; Handgelenke • Karpaltunnelsyndrom*

◦ **abwechselnd** mit Schmerz in:

◦ ◦ **Hände**: berb.
  ☞ *A; Abwechselnd mit*

◦ ◦ **Kopf**: sulph.[193]
  ☞ *A; Abwechselnd mit* ▤ *KOPF; O; Innerlich, innerer Kopf; abwechselnd mit*

◦ ◦ **Stirn**: sulph.
  ☞ *A; Abwechselnd mit*

◦ **abwechselnde** Seiten: arund. **Lac-c.** lyc.
  ☞ *O; Arme; abwechselnde Seiten*

◦ **links**: adam.[222] agar. am-m. asc-t. aur-m-n.[36] bism.[1] brach. camph. cann-i.[36] cast-eq.[8] cham.[36] cic.[36] cop. crot-c. dios. ferr.[5] **Guai.** haliae-lc.[222] harp.[1184] hipp.[8] kalm. kola[1184] lach. lycps.[25] mag-s. polyg.[111] rhus-t. sac-l.[55] sep.[1] sulph. tanac.[25] tarent-c.[192] tax.[303] zinc-acet.[36]
  ☞ *O; Arme; links*

◦ ◦ **rechts,** dann: aur-m-n.[36] kola[1184]
  ☞ *O; Arme; links; rechts, dann*

◦ ◦ **morgens**: tanac.[25] tarent-c.[192]
  ☞ *O; Arme; morgens*

◦ ◦ **Druck** **agg.**: adam.[222]

◦ ◦ **oberhalb**: cham.[36] sac-l.[55] zinc-acet.[36]

◦ ◦ **Fußgelenk,** und rechtes: lach.

◦ **rechts**: act-sp. adam.[222] amyg-p.[36] ang.[1] arund. aur-m-n.[36] bism. brucel.[241] bufo-s. calc. calc-p. calx-b.[194] canth. carb-ac.[36] caust. chin-s. cimic. colch. dios.[25] gels. harp.[1184] hydrc.[192] kali-i.[8] lac-c. led. lil-t.[25] **Lyc.** lycpr.[102] med.[85] mez.[1] morg-g.[136] nat-p.[193] neon[222] nit-ac.[1] **Ox-ac.** ozone[227] petr. plan-m.[45] plb. rat. **Rhus-t.** sulph. tarent.[111] **VIOL-O.**
  ☞ *O; Arme; rechts*

◦ ◦ **links,** dann: adam.[222] aur-m-n.[36]
  ☞ *O; Arme; rechts; links, dann*

◦ ◦ ◦ **Sitzen** **agg.**: aur-m-n.[36]

◦ ◦ **Bewegung**:

◦ ◦ ◦ **agg.**: calx-b.[194] hydrc.[192]

◦ ◦ ◦ ◦ **Arm,** von Seite zur Seite: hydrc.[192]
  ☞ *O; Arme; Bewegung; während; Arme, der*

◦ ◦ ◦ **amel.**: adam.[222]

◦ ◦ **Heben** **agg.**: hydrc.[192]
  ☞ *O; Arme; Heben agg.*

◦ ◦ **Ruhen** auf den Handgelenken, beim: aur-m-n.[36]
  ☞ *O; Arme; Anlehnen oder Aufstützen mit dem Teil agg.*

◦ ◦ **erstreckt** sich zu den Handflächen: nat-p.[193]

◦ **morgens**: am-c. arg-n. brucel.[241] calc. calc-p. carb-v. cupr. dios. dulc. harp.[1184] hura hyper. iod. kali-c. lyc.[1] lyss. mag-m. merc-i-f. nat-c. nux-v. osm. plb. puls. staph. stry. sulph. zinc.
  ☞ *O; Arme; morgens*

◦ ◦ **8** Uhr: arg-n.

◦ ◦ **Aufstehen,** beim: brucel.[241]
  ☞ *O; Arme; Aufstehen; agg.; Bett, aus dem* ▤ *ALLGEMEINES; C; Schmerz; morgens; Aufstehen; beim*

◦ ◦ **Bett,** im: calc. hyper. lyc.[1] nat-c.

◦ ◦ **Erwachen,** beim: dulc. harp.[1184] merc-i-f.
  ☞ *O; Arme; Erwachen, beim*

◦ ◦ **Stuhlgang,** nach: osm.

◦ ◦ **Verdrehen** **agg.**: merc-i-f.

◦ **vormittags**: lycps. ox-ac. pip-m. ran-b. sil. sulph.
  ☞ *O; Arme; vormittags*

◦ **mittags**: alumn.

◦ **nachmittags**: am-m. aster. calc-s. canth. lyc. lycps. mag-s. nux-v. ptel. sars. sulph.
  ☞ *O; Arme; nachmittags*

◦ ◦ **14** Uhr: sars.

◦ **abends**: ang.[1] ars.[1] bov. com. dios. euphr. fl-ac. gels. hell. lach. **Led.** lyc. nat-s. phos. phys. pip-m. rhod. rhus-v. sars. staph. stront-c. tarent. verat-v.
  ☞ *O; Arme; abends*

◦ ◦ **19** Uhr: lyc.

Arme; Handgelenke; abends (Forts.)

◦ ◦ **20** Uhr - 23 Uhr: fl-ac.

◦ ◦ **21** Uhr: gels.

◦ ◦ **Anstrengung,** bei: lach.
☞ *O; Arme; Anstrengung; agg.*

◦ ◦ **Gehen** im Freien, beim: hell.
☞ *O; Arme; Gehen; agg.; während; Freien, im*

◦ ◦ **Hinlegen,** nach: nat-s.
☞ *O; Arme; Liegen; agg.; Hinlegen; nach*

◦ ◦ **Sitzen,** im: led.

◦ **nachts**: am-c. arg-n. ars. aur. calc.[36] choc.[222] fl-ac. kali-n.[1] merc. mez. nat-m. nat-s. polyp-p.[102] sep. sil.[1] tab. tarent.
☞ *O; Arme; nachts*

◦ ◦ **23** Uhr: nat-s.

◦ ◦ **Bett,** im: ars. merc. nat-m.

◦ ◦ **Erwachen,** beim: mez.
☞ *O; Arme; Erwachen, beim*

<> ◦ **Anstrengung,** nach: alum. berb. kali-n. ruta[193] sulph.
☞ *O; Arme; Anstrengung; agg.*

◦ ◦ **Hand,** der: sulph.

◦ **Arbeit** agg.: alum.[1] caust.
☞ *O; Arme; Handarbeit, durch*

◦ **Aufstehen,** nach: coloc.

◦ **Aufstützen** auf die Handgelenke, beim: tax.[303]
☞ *O; Arme; Anlehnen oder Aufstützen mit dem Teil agg.*

◦ **Berührung** agg.: dros.[1] merc. sil.[1]
☞ *O; Arme; Berührung; agg.*

◦ **Beugen,** beim: arg-n. brucel.[241] ferr-m. haliae-lc.[222]

◦ **Bewegung**:

◦ ◦ **agg.**: act-sp. arn. bov. brucel.[241] **Bry.** calc. calc-p. calo. carb-v. caust. euph. **Guai.** haliae-lc.[222] hep. hyper. indg. kali-bi. kali-c.[1] **Kalm.** lap-laz.[227] meny. merc. merl. **Mez.**[1] ox-ac. ozone[227] phos. plb. rhod. rhus-t.[1] ruta sabad. sep. sil.[36] spig.[1] stann. staph. stict.[85] still. sulph. tarent. tub.[85]

◦ ◦ ◦ **Handgelenks,** des: phos. sep. sil.[36]

◦ ◦ ◦ **Zeigefingers,** des: spig.[1]
☞ *O; Arme; Bewegung; während; Finger, der*

◦ ◦ **amel.**: adam.[222] **Arg.** aur-m-n. bar-c. bism. carb-v. con. dulc. hyos. mur-ac. nat-s. prun. **Rhod. RHUS-T.** samb. spong. sulph. zinc.

◦ ◦ ◦ **heftige** Bewegung: sulph.

◦ ◦ ◦ **schnelle** Bewegung: sulph.[1]

◦ **Drehen** der Hände, beim: agn. dros.[1] harp.[1184] merc-i-f.[137]

◦ **Druck**:

◦ ◦ **agg.**: mag-c.[1] merc.

◦ ◦ **amel.**: boerh.[192]
☞ *O; Arme; Druck; amel.*

◦ **Froststadium** im Fieber:

◦ ◦ **vor**: arn. podo.

◦ ◦ **während**: ph-ac.[1] podo.[102]

◦ **Gehen** agg.: clem. mez. nat-s. rhod.

◦ ◦ **Freien,** im: clem. rhod.

◦ **greift,** wenn man etwas: amyg-p.[36] aur-m. bov. brucel.[241] carb-v. ferr-p.[137] iod. nat-m. **RHUS-T.**
☞ *O; Arme; Greifen, ergreifen von Gegenständen; agg.*

◦ **Heben** des Gliedes, beim: alum. iod. **Rhus-t.**
☞ *O; Arme; Heben agg.*

◦ **Herunterhängenlassen** agg.: sabin.

◦ **Hinlegen,** nach: nat-s.
☞ *O; Arme; Liegen; agg.; Hinlegen; nach*

◦ **Kraftverlust,** mit: ferr-p.[137]

◦ **Kratzen,** nach: calc-p. plb.

◦ **Menses** agg.: nat-p.

◦ **Mittagessen,** beim: kali-n.

◦ **Nähen,** beim: aur-m-n. coloc. kali-c. lach. led. mez.
☞ *O; Arme; Nähen, während*

◦ **Reiben**:
☞ *O; Arme; Reiben; agg.*

◦ ◦ **agg.**: berb.
☞ *O; Arme; Reiben; agg.*

◦ ◦ **amel.**: laur.
☞ *O; Arme; Reiben; amel.*

◦ **Ruhe**:
☞ *O; Arme; Ruhe; agg.*

◦ ◦ **agg.**: aur-m-n.[36]

◦ ◦ **amel.**: boerh.[192]
☞ *O; Arme; Ruhe; amel.*

◦ **Schlaf**:

◦ ◦ **bei** einem Nickerchen: nit-ac.[1]

◦ ◦ **nach**: conv.[38]

◦ **Schreiben**:

◦ ◦ **während**: arn. ferr-p. hydrog.[222] lyc. **MAG-P.** ox-ac. pip-m. sil.
☞ *O; Arme; Schreiben agg.*

◦ ◦ **nach**: cor-r. hydrog.[222]
☞ *O; Arme; Schreiben agg.*

◦ ◦ ◦ **schnell** oder viel Schreiben, durch: cor-r.

◦ **Sitzen** agg.: boerh.[192]

◦ **Stricken** agg.: kali-c.
☞ *O; Arme; Stricken; agg.*

◦ **Stuhlgang,** nach: osm.

◦ **stützt,** wenn er sich auf die Seite der Hand: merl.
☞ *O; Arme; Anlehnen oder Aufstützen mit dem Teil agg.*

◦ **synchron** mit dem Puls: samb.

◦ **syphilitisch**: asaf.
▥ *ALLGEMEINES; C; Syphilis*

◦ **Verdrehen** agg.: dros.[1] merc-i-f.

◦ **Wärme**:

◦ ◦ **agg.**: bry. **Guai.** ozone[227] **Puls.**

◦ ◦ ◦ **Hände,** der: bry.

◦ ◦ **amel.**: adam.[222] am-c. ars. calc-p. rhus-t. sil.

◦ ◦ ◦ **Bettwärme**: am-c. ars. calc-p. rhus-t. sil.

◦ **Waschen,** beim: alum.
☞ *O; Arme; Waschen; agg.*

◦ **Wetter**:

◦ ◦ **kaltem,** nassem, bei: ruta
☞ *O; Arme; Kälte; in der Kälte, während Kälte •O; Arme; Wetter; nasskaltes*

◦ ◦ **rauhem,** bei: rhod.
☞ *O; Arme; Wetter; rauhem, bei*

◦ ◦ **stürmischem,** bei: rhod.

◦ **Wind,** im: carb-v.

◦ **Zubettgehen,** beim: stront-c.

◦ **Zucken,** mit: arund. bry. calc. carbn-s. colch. kali-n. laur. rhus-t.

◦ **Zusammenführen** von Daumen und Zeigefinger, beim: bov.

◦ **erstreckt** sich:

◦ ◦ **Arm**: arg. arn. bar-c. bell. bry. calc.[1] canth. cham. com. jug-c. mang-acet.[1] plb. sabin. sars.[1] sil.[1] staph.

◦ ◦ ◦ **nachts**: sil.[1]
☞ *O; Arme; nachts*

◦ ◦ **außen,** nach: caust.

◦ ◦ **Elle**: samb.[1]

◦ ◦ **Ellenbogen,** zu den: acon. bell. kali-n.[1] lach. ozone[227] rhus-v. sulph.[1]

◦ ◦ **Finger**: adam.[222] agar. am-c. arund. asaf. asar. bar-c. cast-eq. caust. chel. grat. hell. kali-c. lyc. ozone[227] phos.[1] plb. plut-n.[222] rhus-v. sep. squil.[1] sulph. tarax.[1] thuj. xan.[85] zinc.[1]

◦ ◦ ◦ **Daumen**: adam.[222] ozone[227] xan.[85]

◦ ◦ ◦ ◦ **Daumenballen**: adam.[222] ozone[227]

◦ ◦ ◦ **Fingerspitzen**: thuj.

◦ ◦ ◦ **Kleiner** Finger: am-c. cast-eq. chel. sulph.

◦ ◦ ◦ ◦ **Herunterhängenlassen** des Arms, beim: cast-eq.

◦ ◦ ◦ ◦ **Spitze** des Fingers: chel.

◦ ◦ ◦ **Ringfinger**: cast-eq. chel. kali-c.

◦ ◦ ◦ ◦ **Herunterhängenlassen** des Arms, beim: cast-eq.

◦ ◦ ◦ ◦ **Spitze** der, zur: chel.

◦ ◦ ◦ **Zeigefinger**: agar. arund. asaf. asar. hell.

◦ ◦ ◦ ◦ **Daumen,** und: agar. asar.

◦ ◦ **Fingerknöchel**: kali-n.

◦ ◦ **Hände**: fago. ran-b. rhod. stann.[1]

◦ ◦ ◦ **Handrücken**: ran-b.

◦ ◦ **querüber**: ph-ac.

◦ ◦ **Schultern**: sep. sil. staph.

◦ ◦ **Unterarme**: ferr-p. pall. stann.

◦ ◦ ◦ **Schreiben,** beim: ferr-p.
☞ *O; Arme; Schreiben agg.*

◦ **innen,** ulnar: anac.[1] bell. berb. calc.[1] irid.[222] kali-c.[1] kali-n.[1] lach. merl. samb.[1] stann.[1] tax.[303] zinc.[1]

◦ ◦ **links**: irid.[222] tax.[303]
☞ *O; Arme; links*

◦ ◦ **erstreckt** sich zu beiden Kleinfingerspitzen: lach.

◦ **radial**: arg. brucel.[241] calc.[1] chel. dig.[1] ferr-p. hydr. phys. rumx. sabin. sars. stann. sulph.

◦ ◦ **Schreiben,** beim: ferr-p.
☞ *O; Arme; Schreiben agg.*

◦ **Vorderseite**: arg.[1] brucel.[241] colch. com. plb. tarent.

◦ ◦ **Bewegung** agg.: plb.
☞ *O; Arme; Bewegung; während*

◦ ◦ **Gehen** im Freien, nach: com.
☞ *O; Arme; Gehen; agg.; nach, im Freien*

◦ **Knochen**: arg. aur. bell. bism.[1] chin. coloc.[36] cupr. dulc.[36] get.[36] lach. lact. nat-c.[36] sabin. spig. teucr. verat-v.[36]

◦ ◦ **Periost,** beim Arm Heben: coloc.

◦ ◦ **Os** pisiformis:

◦ ◦ ◦ **links,** erstreckt sich zum kleinen Finger: dulc.[36]
☞ *O; Arme; links*

◦ ◦ ◦ **rechts**: get.[36] nat-c.[36] verat-v.[36]
☞ *O; Arme; rechts*

◦ ◦ ◦ ◦ **morgens** im Bett: nat-c.[36]

◦ ◦ ◦ ◦ **nachts**: get.[36]
☞ *O; Arme; nachts*

◦ ◦ ◦ ◦ **Liegen** oder Drücken agg.: nat-c.[36]

◦ ◦ **Kahnbein,** Os scaphoideum: **Coloc.**[36]

◦ **Rücken** des Handgelenks: agar. all-c. berb. caust. chin-s. dig.[1] led. merl. stach.[102]

◦ ◦ **abends**: all-c.
☞ *O; Arme; abends*

◦ ◦ **erstreckt** sich zum Mittelfinger: caust.

◦ **nahe** der Handfläche: kali-c.[1] kali-n.[1]

- **Hände**: abrot. achy.[149] acon. **Act-sp.** aegle-f.[192] aesc. aeth. agar.[1] agn. ail. all-c.[102] all-s. aloe alum. alum-p.[58] alum-sil.[58] alumn. am-c. am-m. ambr.[102] ammc.[36] amyg-p.[36] anac. anag. androg-p.[97] ang. anis. ant-c. ant-s.[85] ant-t.[36] anthr.[54] aphis.[8] apis aq-mar.[149] arg. arg-n. arge-p.[264] arn. ars. ars-h. ars-i.[25] ars-s-f.[58] arum-d. arund. asaf. asar. asc-t.[36] aur.[1] aur-m. aur-m-n.[36] aza.[97] bac.[62] bamb-a.[1184] bani-c.[204] bapt. bar-c.[1] bar-s.[58] bell. benz-ac.[54] berb. berb-a.[149] bism.[1] bol.[102] bor. bov.[5] brach.[102] brom. bros-g.[259] brucel.[241] bry. cadm-s. cahin. calad. **Calc.** calc-ar. calc-f.[119] calc-hp.[168] calc-p.[36] calc-s. calc-sil.[58] camph. cann-s.[36] canth. caps. carb-ac. carb-an. carb-v. carbn-s. card-b.[36] card-m. carl. cassi-s.[192] cast. caul.[85] caust. cedr.[25] cench.[58] cere-s.[36] cham. chel.[36] chin. chin-ar. chin-s. choc.[222] chr-ac.[54] cic. cimic.[102] cina cinnb.[54] cist. clem. cocc. coff. **Colch.** coll. coloc.[1] com.[36] con. cop. corh.[72] corn. croc. crot-c.[36] crot-h.[36] cupr.[1] cupr-ar. cycl. daph. **Dig.**[1] dios.[36] diph.[137] dros.[1] dulc.[1] dys-co.[136] elaps[36] elat. erig.[36] ery-a. **Eup-per.**[102] euph. euphr. eupi. fago.[36] ferr.[58] ferr-ar. ferr-i. ferr-m. ferr-p.[102] ferr-pic.[102] fl-ac. form. gad.[102] gaert.[136] gamb. gels.[102] gent-l. germ.[222] get.[36] gins. glon. goss.[25] gran. graph. grat. gua.[25] **Guai.** gymn. haliae-lc.[222] ham. harp.[1184] hell.[1] **Hep.** hura hydrog.[222] hyos.[5] **Hyper.** ign.[36] indg. inul. iod. iodof. ip. iris[25] jac-c.[36] jatr. jug-r. kali-acet. kali-ar. kali-bi. kali-c. kali-chl.[58] kali-n.[1] kali-p. kali-s. kali-sil.[58] **Kalm.** kola[1184] kreos.[5] lac-ac. lac-c. lach. lachn. lact.[8] lappa[102] lat-h.[301] lat-m. laur.[137] led. lil-t. lim.[36] linu-c.[36] lith-c.[36] lyc. lycpr.[102] lycps. mag-c. mag-m. mag-p.[102] mag-s. manc. mang. mang-acet.[1] mangi.[197] med. meny. meph.[8] merc. **Merc-i-f.**

Hände (Forts.)

merc-i-r. merl. **Mez.** mill. mit.[36] morg.[136] mosch. mur-ac.[1] myris. naja nat-ar.[102] nat-c.[1] nat-m. nat-p. nat-s. nicc. nicc-s. nit-ac.[137] nit-s-d.[36] nux-m.[5] nux-v. ol-an. ol-j.[25] olnd. op.[5] orig-v.[25] ox-ac. pall.[36] par. petr. ph-ac. phel. phos.[1] phys.[137] phyt. pic-ac. pin-s. pitu-a.[164] plat. plb. prim-v.[102] prot.[136] prun. psil.[164] ptel. puls. puls-n.[102] ran-a.[122] ran-b. ran-s. rat. rauw.[119] rheum rhod.[36] **RHUS-T.** rhus-v. rumx. ruta sabad. sabin. samb. sang.[25] sanic. sarr.[36] sars. sec. sel.[137] seneg. sep. sieg.[144] sil. sol-n.[25] sol-t-ae. spig.[1] spong.[1] squil. stann.[1] **Staph.** still.[36] stram. stront-c. stry. sul-ac.[36] **Sulph.** sumb.[36] syc-co.[136] tab. taosc.[270] tarent.[192] tell. tep. term-c.[192] tet.[102] teucr.[36] thea[275] thuj. til-c.[253] trif-p.[102] upa. ust.[36] vac.[36] valer. verat.[5] verat-v.[36] verb.[1] vesp. vib.[111] viol-o. vip. wye.[85] zinc. zinc-p.[58] zing.

☞ *O; Arme; Hände*

◦ **abwechselnd** mit Kopfsymptomen: hell.

☞ *A; Abwechselnd mit ▮ KOPF; O; Innerlich, innerer Kopf; abwechselnd mit*

◦ **links**: arum-d.[25] asc-t.[36] calc-ar. dios.[25] fl-ac.[111] germ.[222] lycps.[25] meph.[8] nat-m.[111] nit-ac.[1] ph-ac.[1] phos.[1] pitu-a.[164] rhus-t.[111] sanic.[102] tarent.[192] thea[275] wye.[85] zinc.[111]

☞ *O; Arme; links*

◦ ◦ **Konvulsionen,** vor epileptischen: **Calc-ar.**

◦ **rechts**: aegle-f.[192] ant-t.[36] aq-mar.[149] arum-d.[25] asc-t.[36] bros-g.[259] canth. dios.[25] fago.[111] goss.[25] hydrog.[222] mit.[36] phos.[111] rat. term-c.[192] thea[192]

☞ *O; Arme; rechts*

◦ **morgens**: agar. ars.[1] brucel.[241] calc. carb-v. dios. kali-bi. lyc. mag-c.[1] nat-c. petr. ph-ac. pitu-a.[164] sang. sulph. thuj.

☞ *O; Arme; morgens*

◦ ◦ **Aufstehen,** beim: pitu-a.[164]

☞ *O; Arme; Aufstehen; agg.; Bett, aus dem ▮ ALLGEMEINES; C; Schmerz; morgens; Aufstehen; beim*

◦ ◦ **Bett,** im: petr.[1]

◦ ◦ **Erwachen,** beim: agar. mag-c.[1] petr. thuj.

☞ *O; Arme; Erwachen, beim*

◦ ◦ **Liegen** amel.: mag-c.[1]

◦ **mittags**: am-c. mag-c. thuj.

◦ **vormittags**: dios. fago. hura nat-s. thuj.

☞ *O; Arme; vormittags*

◦ ◦ **Kälte** der anderen: fago.

◦ ◦ **Schreiben** auf kaltem Tisch, durch: fago.

☞ *O; Arme; Schreiben agg.*

◦ **nachmittags**: cham. cist. fago. kali-bi. laur. lycps. phos. rumx.

☞ *O; Arme; nachmittags*

◦ ◦ **13** Uhr, im Sitzen: lycps.

◦ ◦ **14** Uhr: laur.

◦ **abends**: abrot. acon. alum. arge-p.[264] brom. cedr. cist. dios. graph. kali-n. lac-ac. led. lyc. mag-m. nat-c. nat-s. nit-ac. ph-ac. phos. plat. ptel. puls. rhod. sel. sulph. thuj.

☞ *O; Arme; abends*

◦ ◦ **Bett,** im: mag-m. plat.

◦ **nachts**: am-c. berb-a.[149] cham. dios. lac-c. lil-t.[25] lyc.[1] merc. merc-i-f. ol-j.[25] pall. phos. prot.[136] sel. sulph.

☞ *O; Arme; nachts*

◦ ◦ **22** Uhr: cham.

◦ ◦ **Bett,** im: phos.

◦ **Abdecken** der Hände:

◦ ◦ **agg., Fieber, bei**: **Nux-v.** stram.

☞ *O; Arme; Abdecken; agg. ▮ ALLGEMEINES; M; Abdecken, Entblößen; agg.; Hände, der*

◦ ◦ **amel.**: lyc.[1]

☞ *O; Arme; Abdecken; amel.*

◦ **Atemzug,** bei jedem: am-c.

☞ *O; Arme; Atmen agg.*

◦ **Bedeckung** der Hände nicht ertragen, kann: phos.[85]

☞ *O; Arme; Bedecken, Zudecken; agg.*

◦ **Berührung** agg.: calc.[1] chin. cupr.[1] ign. lyc. myris. nit-ac.[1] staph.[1] **Sulph.**

☞ *O; Arme; Berührung; agg.*

◦ ◦ **Haare** an der Hand, der: ign.

☞ *O; Arme; Berührung; agg.; Haare, der*

◦ **Betätigung** amel.: dios.

☞ *O; Arme; Anstrengung; amel. ▮ ALLGEMEINES; C; Schmerz; Betätigung amel.*

◦ **Bett,** im: iodof. merc-i-f.

◦ **Bett,** nur im: lyc.

◦ **Bewegung**:

◦ ◦ **agg.**: aegle-f.[192] am-m. bapt. caps. caust.[1] form. gent-l. gua.[25] **Guai.** laur. led.[1] mag-s.[119] meny. plb. puls. sep. sil. staph.[1] thea[192] verb.[1] vip.

◦ ◦ ◦ **Arme,** der: caust.[1]

☞ *O; Arme; Bewegung; während; Arme, der*

◦ ◦ **amel.**: acon. bar-c.[1] com. dios. rhus-t.

◦ **Dampf,** durch: kali-bi.

◦ **Drehen** der Hand agg.: bamb-a.[1184]

◦ **Druck,** durch: chel. kali-bi.[58]

◦ **eine** Hand heiß und blass, die andere kalt und rot: mez.[85] mosch.

◦ **Einschlafen,** beim: nit-ac.[1]

☞ *O; Arme; Schlaf; Einschlafen, beim*

◦ **Ekzem,** bei: merc.

◦ **Ergreifen** eines Gegenstandes, beim:

☞ *O; Arme; Greifen, ergreifen von Gegenständen; agg.*

◦ ◦ **agg.**: acon.[5] aegle-f.[192] **Am-c.**[5] am-m.[5] arg.[5] arn.[5] bell.[5] bov.[5] bry.[5] **Calc.**[5] cann-s.[5] **Carb-v.**[5] **CAUST.**[5] **Cham.**[5] chin.[1] coff. dros.[5] get. guai. kali-c. kali-n.[5] laur.[5] led.[5] **Lyc.**[5] mangi.[197] nat-c.[1] nat-m.[5] **Nat-s.** nux-m.[5] nux-v.[5] op.[5] phos. plat.[5] **Puls.**[5] rhus-t.[137] sabad.[5] sec.[5] sep. **Sil.**[5] spig.[5] verat.[5]

☞ *Taubheit, pelzige Empfindungslosigkeit; Arme; hält, wenn man irgendetwas in Händen*

◦ ◦ ◦ **festem,** bei: rhus-t.[137]

◦ ◦ **amel.**: med.[111] mez.[137]

☞ *O; Arme; Greifen, ergreifen von Gegenständen; amel.*

◦ ◦ ◦ **festem,** bei: mez.[137]

◦ **Erwachen,** beim: nit-ac.
☞ *O; Arme; Erwachen, beim*
◦ **Essen,** nach dem: phos.[1] sulph.
☞ *O; Arme; Essen; nach*
◦ **Fahren,** beim: zinc.
◦ **Federbett,** unter dem: lyc.
☞ *O; Arme; Bedecken, Zudecken; agg. •O; Arme; Federbett, im*
◦ **Fieber,** während: hura
◦ **Froststadium** im Fieber, während: nux-v. spong.
◦ **Gehen,** beim: am-m. nat-s.
☞ *O; Arme; Gehen; agg.; während*
◦ ◦ **Freien,** im: am-m.
◦ **Herunterhängenlassen** des Arms amel.: arn.
◦ **kalt** und taub, oder: lyc.
◦ **Kälte**:
◦ ◦ **amel.**: guai. lac-c. **Led. Puls.**
◦ ◦ **Erkältung,** nach: cham.
☞ *O; Arme; Kälte; Erkältung, durch*
◦ **Klavier- oder Geige spielen, Schreibmaschine benutzen, beim**: ambr.[102] **Arg.**[102] **Arg-n.**[102] brach.[102] **Caust.**[102] **Cimic.**[102] cupr.[102] cycl.[102] **Gels.**[102] graph.[102] hep.[102] **Mag-p.**[102] merc. ruta[102] **Stann.**[102] sul-ac.[102] sulph.[102]
☞ *O; Arme; Klavierspielen agg.*
◦ **Konvulsionen,** während: aesc.[81]
◦ **Laufen,** Rennen agg.: agar.
◦ **Liegen** auf linker Seite, beim: phos.
◦ **Menses**:
◦ ◦ **vor**: carb-v.[193]
☞ *O; Arme; Menses; vor*
◦ ◦ **während**: carb-v. sec.
☞ *O; Arme; Menses; während*
◦ ◦ **vikariierenden,** bei: **Dig.**[54]
◦ **Mittagessen,** nach dem: kali-bi.
◦ **nassen** Füßen, nach: phos.
☞ *O; Arme; Nässe, Feuchtigkeit agg.*
◦ **Obstipation,** bei: ol-j.[25]
◦ **Schließen** der Hände, beim: caul. chin. dios. lat-h.[301] med. merc.
☞ *O; Arme; Schließen der Hände agg.*
◦ **Schreiben**:
◦ ◦ **während**: acon. agar. ant-c. ars-i. bamb-a.[1184] bar-c. cinnb. coloc. euph. fl-ac. haliae-lc.[222] harp.[1184] kali-c. kola[1184] **MAG-P.** meny. **Merc-i-f.** sabin. samb. **Sil.** sul-ac. thuj. valer. zinc.
☞ *O; Arme; Schreiben agg.*
◦ ◦ **nach**: thuj.[1]
☞ *O; Arme; Schreiben agg.*
◦ **Sitzen,** beim: nat-s.
☞ *O; Arme; Sitzen; während*
◦ **Stößen** im Herzen, bei: glon.
◦ **Wärme** agg.: bry. caust. **Guai.** lac-c. led. **Puls.**
◦ **Waschen**:
☞ *O; Arme; Waschen; agg.*
◦ ◦ **während**: alum. caps. clem.[1] iod. merc. sulph.
◦ ◦ ◦ **kaltem** Wasser, mit: caps.
◦ ◦ **nach**: aesc. phos.
◦ ◦ ◦ **warm**: phos.
◦ **Wasser**:
◦ ◦ **agg.**: clem.[1]
◦ ◦ **amel., kaltes**: apis
☞ *O; Arme; Kälte; amel.*
◦ **Wetter,** bei nassem: erig.[25] **Rhus-t.**
☞ *O; Arme; Nässe, Feuchtigkeit agg.*
➜ ◦ **erstreckt** sich:
◦ ◦ **Arm**: ars. canth. hep. lach. lat-m. lil-t.[25] nat-s.
◦ ◦ ◦ **Bewegung,** bei: hep.
☞ *O; Arme; Bewegung; während*
◦ ◦ ◦ **Oberarm**: ars. canth. lach. lat-m.
◦ ◦ **aufwärts**: nux-v.
◦ ◦ **außen,** nach: lil-t. merl.
◦ ◦ ◦ **Klavierspielen,** beim: merl.
☞ *O; Arme; Klavierspielen agg.*
◦ ◦ **Ellenbogen,** zu den: ang. caust. cere-s. dros.[1] kola[1184] phyt. sep.[1] tab.
◦ ◦ **Finger**: canth. cina colch. elaps elat. euphr. gels. kali-c. lyc. nat-s. petr. taosc.[270]
◦ ◦ ◦ **Ringfinger**: elaps
◦ ◦ **Handrücken**: caust.
◦ ◦ **innen,** nach: lach. mag-c. mag-s. nux-v. sec.
◦ ◦ **Kehlkopf,** und Handrücken: euphr.
◦ ◦ **Schultern**: fl-ac. ham. lat-m. vesp.
◦ **tief** sitzend: ph-ac.
◦ **innen,** ulnar: anac.[1] arn. arum-d. berb. bism.[1] carb-an.[1] cast. graph.[5] led. lyc. merc-i-f. mill. mur-ac.[1] nat-m.[1] nat-s. nicc. rhod. rhus-t. sep. stann.[1] sulph. tarent. zinc.[1]
◦ ◦ **nachts**: nicc.
☞ *O; Arme; nachts*
◦ ◦ **Bewegung** amel.: nicc.
☞ *O; Arme; Bewegung; amel.*
◦ ◦ **Schreiben,** beim: nicc.
☞ *O; Arme; Schreiben agg.*
◦ ◦ **erstreckt** sich:
◦ ◦ ◦ **Ellenbogen**: sep.
◦ ◦ ◦ **Finger**:
◦ ◦ ◦ ◦ **Kleiner** Finger: rhod.
◦ ◦ ◦ ◦ **Zeigefinger**: sulph.
◦ ◦ ◦ **Handgelenke**: lyc.
◦ **radial**: canth. caust. cham. kali-bi. ol-an. phos. sulph.
◦ ◦ **erstreckt** sich zum linken kleinen Finger: sulph.
◦ **Mittelhandknochen**: acon.[36] agar.[36] ammc.[36] anac.[1] arg.[1] ars.[36] ars-i.[36] aur.[1] aur-m-n.[36] bell.[36] berb.[36] bism.[1] brucel.[241] bry.[36] calc.[36] calc-p.[36] canth.[36] carb-v.[36] carbn-s.[36] card-b.[36] caust.[1] cere-s.[36] cham.[36] chel.[36] chin.[36] coloc.[36] com.[36] cupr.[36] dig.[1] dios.[36] dulc.[36] elaps[36] erig.[36] fago.[36] fl-ac.[36] get.[36] graph.[1] hell.[36] ign.[36] kali-bi.[36] kali-c.[36] lach.[36] laur.[36] led.[36] linu-c.[36] lith-c.[36] mang.[36] mang-acet.[1] merc.[36] mez.[36] nat-c.[1] nat-s.[36] nit-s-d.[36] pall.[36]

Arme; Hände; Mittelhandknochen (Forts.)
par.[36] ph-ac.[1] phos.[1] plb.[36] puls.[36] ran-s.[36] rhod.[36] sabad.[36] sabin.[36] sarr.[36] sars.[1] spig.[36] stann.[1] staph.[36] still.[36] sul-ac.[36] sulph.[36] teucr.[36] thuj.[36] upa.[36] ust.[36] verat-v.[36] verb.[1] zinc.[1]

◦ ◦ **links**: agar.[36] bell.[36] calc.[36] calc-p.[36] carbn-s.[36] linu-c.[36] lith-c.[36] merc.[36] sabin.[36] spig.[36] still.[36] thuj.[36] upa.[36]
☞ *O; Arme; links*

◦ ◦ ◦ **abends**: calc-p.[36]
☞ *O; Arme; abends*

◦ ◦ ◦ **Bett,** im: carbn-s.[36]

◦ ◦ ◦ **Hände** über dem Kopf liegen, im Bett, wenn die: thuj.[36]

◦ ◦ ◦ **Strecken,** beim: merc.[36]
☞ *O; Arme; Ausstrecken der Arme; agg.*

◦ ◦ **rechts**: acon.[36] aur-m-n.[36] bry.[36] carb-v.[36] cere-s.[36] chel.[36] com.[36] elaps[36] erig.[36] fl-ac.[36] ign.[36] lach.[36] laur.[36] mang.[36] mez.[36] nat-s.[36] ran-s.[36] sul-ac.[36] sulph.[36] teucr.[36] thuj.[36] ust.[36] verb.[36]
☞ *O; Arme; rechts*

◦ ◦ ◦ **nachmittags**: sulph.[36]
☞ *O; Arme; nachmittags*

◦ ◦ ◦ **abends**: erig.[36]
☞ *O; Arme; abends*

<> ◦ ◦ ◦ **Bewegung,** bei: verb.[36]
☞ *O; Arme; Bewegung; während*

◦ ◦ ◦ **Druck** agg.: chel.[36]

◦ ◦ ◦ **Luft** ausgesetzt war, nachdem er frischer: fl-ac.[36]
☞ *O; Arme; Luft; agg.; frische*

◦ ◦ ◦ **Mittagessen,** nach dem: sul-ac.[36]

◦ ◦ ◦ **Schreiben,** beim: bry.[36]
☞ *O; Arme; Schreiben agg.*

◦ ◦ ◦ **Sitzen,** beim: com.[36]
☞ *O; Arme; Sitzen; während*

◦ ◦ **morgens**: ars.[36] dios.[36]
☞ *O; Arme; morgens*

◦ ◦ **vormittags**: acon.[36]
☞ *O; Arme; vormittags*

◦ ◦ **abends**: fago.[36]
☞ *O; Arme; abends*

◦ ◦ **Berührung** agg.: chin.[36] cupr.[36]
☞ *O; Arme; Berührung; agg.*

◦ ◦ **Bewegung,** bei: staph.[36]
☞ *O; Arme; Bewegung; während*

◦ ◦ **Druck**:

◦ ◦ ◦ **agg.**: card-b.[36]

◦ ◦ ◦ **amel.**: plb.[36]
☞ *O; Arme; Druck; amel.*

◦ ◦ **Fieber,** während: thuj.[36]

◦ ◦ **Greifen** von Dingen, beim: kali-c.[36]
☞ *O; Arme; Greifen, ergreifen von Gegenständen; agg.*

◦ ◦ **Schreiben,** beim: brucel.[241] coloc.[36]
☞ *O; Arme; Schreiben agg.*

◦ ◦ **erstreckt** sich zu den Unterarmen: rhod.[36]

◦ ◦ **zwischen** den Mittelhandknochen: anac.[1]
☞ *O; Arme; Hände; Fingern, zwischen den*

◦ ◦ **4. Mittelhandknochen**: verb.[1]

◦ **Gelenke**: alumn. **ANAC.** ang. ant-s.[85] arg. arge-p.[264] ars. asaf. aur-m-n. bamb-a.[1184] bell. berb-a.[149] bry. cadm-s. caul.[85] cedr.[25] chel.[25] clem. coloc. con. eupi.[85] haliae-lc.[222] hell. indg. iris[25] kali-c. kalm. **Lac-c.** lach. lat-h.[301] mang. mangi.[197] morg.[136] nat-c. nat-p. nat-s. phos. phys. pin-s. plb. **Puls.** puls-n.[25] rauw.[119] sars. sep. spig.[1] squil. sulph. syc-co.[136] thuj.
☞ *O; Arme; Gelenke*

◦ ◦ **links**: bamb-a.[1184] haliae-lc.[222] puls-n.[25]
☞ *O; Arme; links*

◦ ◦ **rechts**: haliae-lc.[222]
☞ *O; Arme; rechts*

◦ ◦ **abends**: nat-c. sulph.
☞ *O; Arme; abends*

◦ ◦ **nachts**: phos.
☞ *O; Arme; nachts*

<> ◦ ◦ **Bewegung**:

◦ ◦ ◦ **agg.**: bamb-a.[1184] sulph.

◦ ◦ ◦ **amel.**: kali-c.

◦ ◦ **Erwachen,** beim: asaf. lach.
☞ *O; Arme; Erwachen, beim*

◦ ◦ **Greifen** agg.: bamb-a.[1184]
☞ *O; Arme; Greifen, ergreifen von Gegenständen; agg.*

◦ ◦ **Hände,** beim schließen der: caul.[85]
☞ *O; Arme; Schließen der Hände agg.*

◦ ◦ **Ruhe,** während: aur-m-n.
☞ *O; Arme; Ruhe; agg.*

◦ ◦ **Tragen** von Gegenständen, beim: bamb-a.[1184]
☞ *O; Arme; Tragen von Dingen agg.*

◦ **Beugemuskeln**:

◦ ◦ **M. carpi ulnaris, rechts**: brach.[36]

◦ ◦ **M. communis digitorum**: jac-c.[36]

◦ **Haut,** unter der: par.

◦ **Sehnen**: ferr-i. led.[1] merl. nat-c.[1] spig. taosc.[270]

◦ ◦ **Streckmuskeln**: ferr-i. led.[1] merl. nat-c.[1]

◦ **Handrücken**: agar. alum.[1] alum-sil.[58] am-c. am-m.[1] anac.[1] ang. apis arg. arg-n. arn. ars-i.[25] asaf. asar. aur-m. aur-m-n.[36] bamb-a.[1184] bar-c.[1] berb. bros-g.[259] brucel.[241] bry. calc. carb-v. carl. caust.[1] chel.[1] chin.[1] con.[111] cop. cycl. dulc.[1] elaps[36] euphr. ferr. ferr-i. fl-ac. graph. ham. hep. hura jatr. kali-bi. kali-c.[1] kali-n.[1] laur. lyc.[1] merc. merc-i-f. mez.[1] nat-c.[1] nat-s. nux-v. ol-an. phys. psil.[164] rhus-v. ruta stann.[1] staph.[1] sulph. tarent. verb.[1] viol-o. zinc.[1] zing.
☞ *O; Arme; Hände; Handrücken*

◦ ◦ **rechts**: ars-i.[25] aur-m-n.[36] nat-c.[1] psil.[164]
☞ *O; Arme; rechts*

◦ ◦ ◦ **Haut,** äußerlich: aur-m-n.[36]

◦ ◦ **morgens**: brucel.[241] sulph.
☞ *O; Arme; morgens*

◦ ◦ **nachmittags**: nat-s.
☞ *O; Arme; nachmittags*

◦ ◦ **abends**: ang. sulph.
☞ *O; Arme; abends*

◦ ◦ ◦ **rheumatisch**: ang.

◦ ◦ **nachts**: am-c. anac.[1]
☞ *O; Arme; nachts*

◦ ◦ **Mitternacht,** nach: hep.
☞ *O; Arme; Mitternacht; nach*

<> ◦ ◦ **Bewegung,** bei: staph.[1]
☞ *O; Arme; Bewegung; während*

◦ ◦ **Warmwerden** durch Gehen, beim: dulc.[1]
☞ *O; Arme; Überhitzung, bei •O; Arme; warm; Warmwerden, durch*

◦ ◦ **Waschen,** kalt agg.: bros-g.[259]
☞ *O; Arme; Waschen; agg.*

◦ ◦ **erstreckt** sich zu den Schultern: ham.

◦ ◦ **stellenweise**: cop. fl-ac.

◦ **Ballen**: anac.[1] aur. aur-m. carb-an. cham. cupr.[1] kali-n.[1] mag-m. mang-acet.[1] nat-c. ran-s. sil. sulph. zinc.[1]

◦ ◦ **abends,** im Bett: mag-m.

◦ ◦ **Schreiben,** beim: nat-c.
☞ *O; Arme; Schreiben agg.*

◦ **Handflächen**: acon. aesc. ail. all-s. aloe am-m. anac. androg-p.[97] anis. anthr.[54] aphis.[8] apis ars. asaf. asc-t.[36] aur-m. aza.[97] bamb-a.[1184] bani-c.[204] bapt. bell. benz-ac.[54] berb.[36] bol.[102] bor. calad. calc. calc-f.[119] calc-s. cann-s.[36] canth. carb-an. carb-v. carbn-s. cassi-s.[192] caust. cench.[58] chel.[36] chin. chr-ac.[54] cinnb.[54] clem. coloc.[1] con. cop. corh.[72] crot-c.[36] crot-h.[36] diph.[137] dys-co.[136] eupi. ferr.[58] ferr-p.[102] fl-ac. form. gad.[102] gamb. graph.[1] ham. hell.[1] inul. ip. kali-acet. kalm. lac-c. lach. lachn. led. lil-t. lim.[36] lyc. mag-c. mang-acet.[1] med. merc. merc-i-f. mez. mur-ac.[1] **Nat-ar.** nat-c. nat-m. nat-s. nicc. nit-ac. ol-j.[25] olnd. ox-ac. par. petr. ph-ac. phos.[1] phys.[137] phyt. plb. prim-v.[102] psil.[164] puls-n.[102] ran-b.[137] ran-s. **Rhus-t.**[137] rumx. sabad. sabin. sang.[25] sanic. sars. sec. sel. seneg. sep. sieg.[144] spig.[1] spong.[1] stann. staph. stront-c. stry. sulph. taosc.[270] tarent.[192] tep. thuj. til-c.[253] trif-p.[102] upa. verb. zinc.[1] zing.
☞ *O; Arme; Hände; Handflächen*

◦ ◦ **links**: cench.[58] graph.[111] ran-s.[85] rhus-t.[111]
☞ *O; Arme; links*

◦ ◦ **rechts**: asc-t.[36] benz-ac.[54] chr-ac.[54] cinnb.[54] prim-v.[102]
☞ *O; Arme; rechts*

◦ ◦ **morgens**:
☞ *O; Arme; morgens*

◦ ◦ ◦ **5 Uhr - 6 Uhr**: tarent.[192]

◦ ◦ ◦ **Bett,** im: calc.

◦ ◦ **abends**: bor. calad. graph.[1] lach. lyc. nat-s. ran-s. rumx. stront-c. sulph. thuj. upa.
☞ *O; Arme; abends*

◦ ◦ ◦ **22 Uhr**: sulph.

◦ ◦ ◦ **Bett,** im: graph.[1]

◦ ◦ **nachts**: lach. tarent.[192]
☞ *O; Arme; nachts*

◦ ◦ ◦ **Fußsohlen,** und: lach.
☞ *O; Beine; Füße; Fußsohlen*

◦ ◦ **Mitternacht**: rhus-t.

<> ◦ ◦ **Bad,** nach einem warmen: nat-c.
☞ *O; Arme; Waschen; agg.*

◦ ◦ **Bewegung,** bei: anac.
☞ *O; Arme; Bewegung; während*

◦ ◦ **Brotschneiden,** beim: **Calc.**

◦ ◦ **Essen,** nach dem: phos.[1]
☞ *O; Arme; Essen; nach*

◦ ◦ **Fieberhitze,** während: cann-s.[36] chel.[36] lim.[36]

◦ ◦ **Klimakterium,** im: sang.[54] sulph.[102]
▤ *ALLGEMEINES; C; Schmerz; Klimakterium, im*

◦ ◦ **Menses,** während: carb-v. petr. sang.[25]
☞ *O; Arme; Menses; während*

◦ ◦ **Prickeln,** mit: staph.

◦ ◦ **Reiben,** nach: sulph.
☞ *O; Arme; Reiben; agg.*

◦ ◦ **Waschen** agg.: rhus-t.[137]
☞ *O; Arme; Waschen; agg.*

◦ ◦ **Wasser,** kaltes, amel.: apis
☞ *O; Arme; Kälte; amel.* ▤ *ALLGEMEINES; M; Wasser; Arbeiten in Wasser; amel., mit Händen in kaltem W.*

◦ ◦ **Wellen,** in: phys.[137]

◦ ◦ **erstreckt** sich:

◦ ◦ ◦ **Ellenbogen**: eupi.

◦ ◦ ◦ **Finger**: caust. sabin.

◦ ◦ ◦ **Handgelenke**: crot-c.[36]

◦ ◦ ◦ **Unterarme**: gamb. stront-c.

◦ ◦ ◦ ◦ **Rückseite**: gamb.

◦ ◦ **Hypothenar,** medial: lyc. psil.[164]

◦ ◦ ◦ **links**: psil.[164]
☞ *O; Arme; links*

◦ ◦ ◦ **rechts**: psil.[164]
☞ *O; Arme; rechts*

◦ ◦ **Mitte**: bamb-a.[1184]

◦ **Fingern, zwischen den**: aeth. agar.[1] alum. amyg-p.[36] ars. aur.[1] berb. carbn-s. cycl. graph. iod. kali-c. laur.[137] led. lyc. nat-ar.[102] nat-c.[1] nat-s. nit-ac.[137] ol-an. phel. puls. ran-b. ran-s. rat. rhus-t. rhus-v. sel.[137] stann.[1] sulph. sumb.[36] thuj. verb.[1] zinc.
☞ *O; Arme; Hände; Fingern, zwischen den*

◦ ◦ **links**: amyg-p.[36]
☞ *O; Arme; links*

◦ ◦ **abends**: **Rhus-t.**
☞ *O; Arme; abends*

◦ ◦ **Berührung** von Wasser, bei: laur.[137]

◦ ◦ **Schreiben,** beim: ran-b.
☞ *O; Arme; Schreiben agg.*

◦ ◦ **Daumen** und Zeigefinger: agar.[1] alum. aur.[1] berb. iod. kali-c. lyc. ol-an. ran-b. rat. rhus-t. stann.[1] sulph. verb.[1] zinc.
☞ *O; Arme; Finger; Daumen*

◦ ◦ ◦ **Schreiben,** beim: stann.[1]
☞ *O; Arme; Schreiben agg.*

◦ ◦ **Zeigefinger** und Mittelfinger: ran-s.

◦ ◦ **Mittel- und Ringfinger**: nat-c.[1] nat-s. phel.

◦ ◦ **Ringfinger** und Kleiner Finger: aeth.

◉ ◦ **stellenweise**: arn. cop. fl-ac. mang. tet.[102] zinc.[1]

Arme (Forts.)

- **Finger**: abrot. **Acon.** act-sp. adam.[222] aesc. aeth. agar. agn. all-c. aloe alum. alum-p.[58] alum-sil.[58] alumn. am-br.[111] am-c.[1] am-m. ambr.[1] aml-n. ammc. anac. anag. anan. ang.[1] ant-c. ant-t. anthr. apis apisin.[5] aq-mar.[149] arg. arg-m. arg-n. arn. ars.[1] ars-h. ars-i. ars-s-f.[58] arum-d. arum-t. arund. asaf. asar.[5] astac. aster. aur. aur-ar.[58] aur-i.[58] aur-m. aur-m-n. aur-s.[58] aza.[102] ba-sv. bamb-a.[1184] bapt. bar-acet.[1] bar-c.[1] bell.[1] bell-p.[256] benz-ac. berb. berb-a.[149] bism. bol. bor. bov. brach. brom. bros-g.[259] brucel.[241] bry. bufo bufo-s. cact. calad. **Calc.** calc-f.[137] calc-hp.[168] calc-p. calc-s. calc-sil.[58] calx-b.[194] camph. cand-a.[239] cann-i. cann-s. canth. caps. carb-ac. **Carb-an.** carb-v. carbn-s. card-m. carl. cassi-s.[192] cast. **CAUL.** caust. cedr.[102] cench.[58] cham. chel. chin.[1] chin-ar. chin-s. choc.[222] cic.[36] cimic.[137] cina cinnb. cist. cit-v. clem. coc-c. coca cocc. coch.[8] coff.[5] **Colch.** coloc. com. con. cor-r.[111] corn.[111] corv-c.[258] croc. crot-c. crot-h. croto-t. cupr. cupr-ar.[36] cycl.[1] cymbo-ci.[2184] cypra-e.[227] daph. dig.[1] **Dios.** dros. dulc.[1] elaps elat.[54] eos.[102] ephe.[267] erig. euon. euph.[1] euphr. eupi. fago.[25] ferr. ferr-ma. fl-ac. form. gamb. gels. germ.[222] gink.[227] gins. glon. gran. graph. grat. gua.[85] **Guai.** gymn. haliae-lc.[222] ham. harp.[1184] hedeo.[102] hell.[1] **Hep.** hura hydr. hydr-ac.[268] hydro-c.[2147] hydrog.[222] hyos. hyper. ign. ind. indg. inul. iod.[1] iodof. iris jac. jac-c. jatr. jug-r. kali-ar. kali-bi. kali-c.[1] kali-chl.[58] kali-i. kali-n. kali-p. kali-sil.[58] kalm. kola[1184] kreos. lac-ac. lac-c.[58] lac-cpr.[261] lac-lox-a.[204] lac-lup.[204] lach. lachn.[85] lact. lap-laz.[227] lappa[137] lar-ar.[251] laur. led. lept. lil-t. lith-c. lob-s.[85] lyc. lycps. lyss. m-arct. m-art.[5] m-aust. mag-c. mag-m.[1] mag-p.[137] mag-s. manc. mang. mang-acet.[1] mang-m. med. meny.[1] merc. merc-c. merc-i-f. merc-i-r. merl. mez. mill. morg.[136] morg-g.[136] mosch. mur-ac. myric. myris.[102] naja **Nat-ar.** nat-c. nat-m. nat-p. nat-s. nat-sil.[58] neon[222] nicc. nicc-s. **Nit-ac.**[1] nux-m. nux-v. ol-an. olnd. onos. op. osm. ox-ac. ozone[227] paeon. pall. par. petr. ph-ac.[1] phel. phos.[1] phys.[25] **Phyt.** pic-ac.[137] pier-b.[233] pip-m. pitu-a.[164] plan. plan-m.[45] plat. **Plb.** plut-n.[222] podo. polyg. prun. psil.[164] psor. ptel.[111] puls. puls-n. pyrus rad-br.[111] ran-b. ran-s. raph. rat. rheum[1] **RHOD.** **Rhus-t.** rhus-v. rumx. ruta sabad. sabin. samb. sang. sant. saroth.[144] **Sars.** schran-u.[88] sec. sel.[137] seneg.[5] sep. **Sil.** sol[29] sol-n.[25] spect.[271] spig.[1] spong. squil. stann.[1] staph.[1] stict. still. stram. stront-c.[5] **Stry.** sul-ac.[1] sulph.[1] sumb. syc-co.[136] syph.[137] tab. tarax. tarent. tax. tell. tep. term-a.[192] term-c.[192] teucr. ther.[25] thlaspi[45] thuj. til. til-c.[253] trom. tub.[304] tung.[252] upa. uran.[269] urt-u. ust. vac.[36] valer.[5] verat.[1] verat-v. verb. vesp. vinc.[4] viol-o. viol-t. vip. xan. zinc. zinc-ar.[137] zinc-p.[58]
  - **abwechselnd** mit gastrischen Symptomen: kali-bi.[137]
    ☞ *A; Abwechselnd mit MAGEN; A; Abwechselnd mit*
  - **links**: cact.[25] elat.[54] lac-cpr.[261] lob-s.[25] merc-i-r. ph-ac.[1] pitu-a.[164] podo.[25] tarent.[192] xan.[85]
    ☞ *O; Arme; links*
    - **morgens**: merc-i-r.
      ☞ *O; Arme; morgens*
    - **Schreiben, beim**: lob-s.[25]
      ☞ *O; Arme; Schreiben agg.*
  - **rechts**: adam.[222] aq-mar.[149] bism. cassi-s.[192] chel. germ.[222] viol-o.[111]
    ☞ *O; Arme; rechts*
  - **morgens**: coloc. crot-h. dios. harp.[1184] hell.[1] kali-c. merc-i-r. mez. nat-s. rhus-t.
    ☞ *O; Arme; morgens*
    - **7** Uhr: dios.
    - **Aufstehen,** nach: coloc.
    - **Bewegung,** zu Beginn der: **Rhus-t.**
      ☞ *O; Arme; Bewegung; während; Beginn der Bewegung, zu*
  - **vormittags**: ars. fago. sulph. thuj. trom.
    ☞ *O; Arme; vormittags*
  - **nachmittags**: sulph. thuj.
    ☞ *O; Arme; nachmittags*
  - **abends**: alum.[1] am-m. ang. asar. brom. calc-p. carb-v. colch. crot-h.[36] lyc. stront-c. sulph. thuj. zinc.[1]
    ☞ *O; Arme; abends*
    - **18** Uhr: lyc.
    - **20** Uhr, beim Spinnen: am-m.
    - **Bett,** im: asar. lyc.
    - **Bewegung** der Finger **agg.**: sulph.
      ☞ *O; Arme; Bewegung; während •O; Arme; Bewegung; während; Finger, der*
    - **Einschlafen,** vor dem: sulph.
    - **Schreiben,** beim: calc-p.
      ☞ *O; Arme; Schreiben agg.*
  - **nachts**: bor. kali-n. **Mag-s.** **Merc.** phos. puls.[1] sulph.
    ☞ *O; Arme; nachts*
    - **Bett,** im: mag-s. phos. puls.[1]
  - **Anstrengung,** bei: bry.
    ☞ *O; Arme; Anstrengung; agg.*
  - **Anwendungen,** kalte, **agg.**: cassi-s.[192]
  - **Atmen** **agg.**: am-c.
    ☞ *O; Arme; Atmen agg.*
  - **Aufstehen** vom Sitzen, beim: carb-v.
    ☞ *O; Arme; Aufstehen; agg.; Sitzen, vom*
  - **Berührung** **agg.**: chin. lac-c.[58]
    ☞ *O; Arme; Berührung; agg.*
    - **berühren,** wenn sie einander: lac-c.[58]
  - **Bewegung**:
    - **agg.**: cassi-s.[192] **Guai.** haliae-lc.[222] harp.[1184] hep. hyos.[1] kali-c. led. nit-ac. rhus-t. stann.
    - **amel.**: adam.[222] am-m. lith-c. pitu-a.[164] ruta
  - **Druck** **amel.**: kali-bi.[58] lith-c.
    ☞ *O; Arme; Druck; amel.*
  - **Erfrierung,** wie durch: lyc.[1]
    ☞ *O; Arme; Unterkühlung, durch*
  - **Erwachen,** beim: pitu-a.[164] sabad.
    ☞ *O; Arme; Erwachen, beim*
  - **Faust** geschlossen, wenn zur: nat-s. verat.
  - **Frösteln,** während: gins.
  - **Froststadium** im Fieber, während: nux-v.

◦ **Gehen,** nach: croc.

◦ **Greifen**:

☞ *O; Arme; Greifen, ergreifen von Gegenständen; agg.*

◦ ◦ **agg.**: agar.[137] bov.[137] **Calc.**[137] **CAUST.**[137] **Cham.**[137] cimic.[137] cocc.[137] **Cycl.**[137] cymbo-ci.[2184] **Dros.**[137] gels.[137] **KALI-C.**[137] mag-p.[137] **NAT-M.**[137] phos.[137] pic-ac.[137] plat.[137] sep.[137] **Sil.**[137] **Stann.**[137] valer.[137] **ZINC.**[137]

◦ ◦ **amel.**: anac.[137] cimic.[137] lith-c. spig.[137]

☞ *O; Arme; Greifen, ergreifen von Gegenständen; amel.*

◦ **Kälte**:

◦ ◦ **agg.**: harp.[1184] stram.

◦ ◦ **amel.**: caust. **Lac-c.** led. puls.

◦ **Konvulsionen,** während: sant.

◦ **kriechend**: acon.

◦ **Liegen** auf linker Seite, beim: phos.

◦ **Luft,** kalte, agg.: agar. am-c.

☞ *O; Arme; Luft; agg.; kalte*

◦ **Menses,** nach, amel.: **Caul.**[162]

◦ **Nägelkauen** amel.: am-br.[111]

◦ **Pocken,** bei: **Thuj.**

◦ **Schlaf,** im: rheum

☞ *O; Arme; Schlaf; während*

◦ **Schreiben**:

☞ *O; Arme; Schreiben agg.*

◦ ◦ **agg.**: acon. anac.[137] arg.[137] arn.[137] bapt. bry. calc-p. caust.[137] cist. cycl.[137] dros.[137] fago. iris kali-c.[137] lob-s.[85] mag-p.[137] mur-ac. nat-s. ozone[227] pic-ac.[137] stann.[137] sul-ac.[137]

☞ *O; Arme; Schreiben agg.*

◦ ◦ **amel.**: ferr.[137] nat-c.[137] zinc-ar.[137]

◦ **Sitzen,** beim: aur-m-n. rhus-t.

☞ *O; Arme; Sitzen; während*

◦ **Spreizen** der Finger, beim: am-c.

▯ *ALLGEMEINES; M; Abspreizen der Extremitäten vom Körper; agg.*

◦ **Stricken** amel.: lyc.[137]

☞ *O; Arme; Stricken; amel.*

◦ **syphilitisch**: **Nit-ac.**

▯ *ALLGEMEINES; C; Syphilis*

◦ **Wärme** amel.: agar. **Ars. Bry. Calc.** cassi-s.[192] **HEP.** lyc. rhus-t. stram.

◦ **warmes** Wasser, Eintauchen der Hände in:

◦ ◦ **agg.**: **Caust. Phos.**

◦ ◦ **amel.**: syc-co.[136]

◦ **Waschen,** kalt agg.: ol-an.

☞ *O; Arme; Waschen; agg.*

◦ **Wetter,** trockenes, amel.: syc-co.[136]

▯ *ALLGEMEINES; M; Wetter; trockenes Wetter; amel.*

➡ ◦ **erstreckt** sich:

◦ ◦ **Arm**: alum. merc.

◦ ◦ **Brust,** Ellbogen, Schultern und Handgelenke: vip.

◦ ◦ **Ellenbogen,** zu den: caust.[1] eupi. nat-m. plat. **Plb.** vip.

◦ ◦ **Fingerspitzen**: berb. dros.[1]

◦ ◦ **Handgelenke**: mag-c. vip.

◦ ◦ **oben,** nach, vom verletzten Finger ausgehend: bufo[102] hydrog.[222]

☞ *O; Arme; Verletzungen, nach •Nagelbett und Umgebung der Nägel; allgemeine Arzneien; Panaritium; Schmerz erstreckt sich den Arm hinauf*

◦ ◦ **Schultern**: nux-m. **Plb.** vip.

🯅 ◦ **palmar**: rhus-t. zinc.

◦ **Seiten**: sars.

◦ **Knochen**: alum. apis ars. aur-m-n.[36] coch.[8] crot-h. dios. hyper.[45] kali-bi.[58] led.[1] mez.[1] nat-m.[1] olnd. ph-ac.[1] ran-s. **SIL.** verat. viol-o.[137]

◦ ◦ **rechts**: aur-m-n.[36]

☞ *O; Arme; rechts*

◦ ◦ **Greifen,** beim: verat.

☞ *O; Arme; Greifen, ergreifen von Gegenständen; agg.*

◦ ◦ **Periost**: led.[1]

◦ ◦ **distaler**: coch.[8] hyper.[45] nat-m.[1]

◦ ◦ ◦ **links**: coch.[8]

☞ *O; Arme; links*

◦ **Gelenke**: acon.[5] act-sp. aesc. agar. agn. aloe alum. alumn. am-c.[5] am-m.[1] aml-n. anac.[5] ang. **ANT-C.**[5] apis arg. arg-n. arn. ars. arund. asaf. aur. aur-i.[58] aur-m-n.[36] aur-s.[58] bapt. bar-c. bell.[5] benz-ac. berb.[58] berb-a.[149] bism.[5] bov.[5] brom. bros-g.[259] bry. bufo **Calc.** calc-f.[137] calc-p.[58] calc-sil.[58] camph. cann-i. carb-an.[1] carb-v.[1] carbn-s. card-m. cassi-s.[192] **CAUL.**[137] **CAUST.**[1] cham. chel.[25] chin.[5] chin-s. cist. clem. **Colch.** coloc. com. con.[1] croc. daph. dig. dios.[111] euon. ferr. ferr-ma. fl-ac.[5] gink.[227] glon. gran. graph.[5] **Guai.** harp.[1184] hell. hep. hydr.[25] hydr-ac. hyos. hyper. ign.[5] indg. iod.[1] iris jac. kali-bi. kali-c. kali-n.[1] kali-sil.[58] kalm. kola[1184] lac-ac. lach. lachn. laur.[5] led. lil-t. lith-c. lyc. mag-c.[111] mag-m.[5] manc. mang. med.[51] meny.[1] merc.[5] merc-c. mez.[1] mosch. mur-ac.[5] nat-m. nat-p. nat-s. nit-ac. nux-m.[5] nux-v. ol-an. olnd.[5] onos. ox-ac. paeon. ph-ac. phos. phys.[25] phyt. pitu-a.[164] plan. plat. podo. polyg.[25] psil.[164] psor. puls. pyrus rheum rhod.[5] rhus-t. ruta sabad.[5] sabin.[5] samb. sang.[25] sars. seneg. sep. sil.[1] sol[29] spig.[1] spong.[1] stann.[1] staph. stict. still. stront-c. sul-ac.[1] sulph. **Tarent.** tax. tell. tep. teucr. thlaspi[45] thuj. til-c.[253] trom. tub.[304] upa. ust. verb.[1] vinc. zinc.

☞ *O; Arme; Finger; Fingergelenke*

◦ ◦ **abwechselnd** mit Kopfschmerz: kali-n.[1]

☞ *A; Abwechselnd mit ▯ KOPF; O; Innerlich, innerer Kopf; abwechselnd mit*

◦ ◦ **rechts**: aur-m-n.[36] mag-c.[111] phys.[25]

☞ *O; Arme; rechts*

◦ ◦ **vormittags**: ars. mag-c. sulph. trom.

☞ *O; Arme; vormittags*

◦ ◦ **abends**: **Calc.** harp.[1184] lyc. staph. stront-c.

☞ *O; Arme; abends*

◦ ◦ **nachts** im Bett: phos.

Arme; Finger; Gelenke (Forts.)

◦ ◦ **Aufstehen,** nach: asaf.

◦ ◦ **Bewegung**:

◦ ◦ ◦ **agg.**: ang. ars. led. sep. staph.[1]

◦ ◦ ◦ **amel.**: coloc. pitu-a.[164] rhus-t.

◦ ◦ **Druck**:

◦ ◦ ◦ **agg.**: iod.[1] lyc.[1] mag-c.[304] sil.[1]

◦ ◦ ◦ **amel.**: pitu-a.[164]
☞ *O; Arme; Druck; amel.*

◦ ◦ **Einschlafen,** vor dem: sulph.

◦ ◦ **Erwachen,** beim: **Calc.**
☞ *O; Arme; Erwachen, beim*

◦ ◦ **Faustschluss agg.**: caul.[137] nat-m.[137]
☞ *O; Arme; Schließen der Hände agg.*

◦ ◦ **Wasser,** warmes, **agg.**: pitu-a.[164]

◦ ◦ **Wetter,** bei kaltem: calc-p.[58]
☞ *O; Arme; Kälte; in der Kälte, während Kälte*

◦ ◦ **erstreckt** sich:

◦ ◦ ◦ **aufwärts**: brom.

◦ ◦ ◦ **Handgelenk,** in das: mag-c.

◦ ◦ ◦ **Schulter**: ars.

◦ ◦ **Grundgelenke**: aloe alum. arg-n. arund. calc. card-m. cassi-s.[192] chel.[25] com. croc. ferr. iris kali-bi. kali-c. kalm. mez.[1] nat-m. ol-an. ph-ac. plan. ruta spig.[1] staph. sul-ac.[1] tax. upa. verb.[1]

◦ ◦ ◦ **abends**: iris
☞ *O; Arme; abends*

◦ ◦ ◦ **Bewegung**:

◦ ◦ ◦ ◦ **agg.**: staph.

◦ ◦ ◦ ◦ **amel.**: com.

◦ ◦ ◦ **rheumatisch**: arg-n. card-m. ferr. plan.

◦ ◦ **interphalangeal**:

◦ ◦ ◦ **Endgelenk**: carb-an.[1] carb-v.[1] caul.[36] con.[1] hydr.[25] jac. lil-t. ruta[1]

◦ ◦ ◦ ◦ **Faustschluss agg.**: caul.[36]
☞ *O; Arme; Schließen der Hände agg.*

◦ ◦ ◦ **zweites** Gelenk: alum. ang. sep.

◦ ◦ ◦ ◦ **Bewegung,** bei: ang. sep.
☞ *O; Arme; Bewegung; während*

◦ **Muskeln,** Extensoren: hep.[1] puls.[1]

◦ **Nägel**: all-c.[102] alum. ant-c. bell. berb.[102] bism.[102] calc. **Calc-p.** carb-v. **Caust.** colch.[102] con.[5] cor-r.[111] cupr-ar.[36] elaps eos.[102] fl-ac. **Graph.** hep. hydrog.[222] kali-c. kali-n.[1] kola[1184] lach.[137] lappa[137] lar-ar.[251] lith-c. m-art.[5] merc. merl. myric. myris.[102] naja nat-m. nat-s. **Nit-ac.** nux-v. **Petr.** plat. puls. rad-br.[111] ran-b. raph. sang.[25] sars. sep.[102] **SIL.** squil. sulph.[36] teucr. vinc.[111]
☞ *O; Nägel; Fingernägel •O; Arme; Finger; Daumen*

◦ ◦ **Berührung,** bei: caust. petr.
☞ *O; Arme; Berührung; agg.*

◦ ◦ **Schwellung** der Finger, mit: myris.[85]

◦ ◦ **Umgebung** der: calc.[111] caust.[111] con. cor-r.[111] hydrog.[222] kali-c.[111] kali-n.[36] lith-c. merc. merl. nat-m.[36] nit-ac.[111]

◦ ◦ ◦ **Ruhe,** während: nat-m.[36]
☞ *O; Arme; Ruhe; agg.*

◦ ◦ **unter** den Nägeln: all-c.[102] **ALUM.** ant-c. bell. berb. bism.[5] calc. calc-p. carb-v. caust. colch.[102] con.[5] elaps eos.[102] fl-ac. graph. hep. kali-c. kali-n.[1] lach.[137] lappa[137] lar-ar.[251] naja nat-m. **Nat-s. Nit-ac.** petr. plat. puls. ran-b. raph. sars. sep.[102] **Sil. Sulph.** vinc.[111]
☞ *O; Nägel; unterm Nagel*

◦ ◦ ◦ **Berührung,** bei: caust.
☞ *O; Arme; Berührung; agg.*

◦ ◦ ◦ **Druck,** bei: sars.

◦ ◦ ◦ **hornige** Gebilde, durch: **Ant-c. Graph.**

◦ ◦ **Ränder**: calc-p.[111] rad-br.[111]
☞ *O; Nägel; Ränder*

◦ ◦ **Nagelwurzel**: **All-c.**[102] berb.[102] bism.[102] calc. **Calc-p.** cupr-ar.[36] myris.[102] sang.[25] sulph.[36]
☞ *O; Nägel; Nagelbett*

◦ **Haut,** äußerlich: ars. fl-ac.

◦ **Sehnen**:

◦ ◦ **Streckmuskeln**: hep.[1] puls.[1] sil.[1]

◦ ◦ **Beugemuskeln,** Flexoren: aster.

◦ **Fingerrücken**: berb. brom. carb-an.[1] caust. cocc. hell.[1] lach. nat-c. nat-m.[1] ran-s. rhus-t. sabad. sars.[1] sil. zinc.

◦ **Ballen**: sulph.

◦ **Fingerspitzen**: abrot. alum.[5] am-c. am-m. ambr. anthr. apis aq-mar.[149] arn. ars. arund. asar.[144] aur-m-n. bamb-a.[1184] bell. berb. bism. bor.[102] bufo-s. calc. **Calc-p.** canth.[111] carb-an. caust. chel. chin. cist. coc-c. colch.[5] com. con. corn.[111] croc. crot-c. cupr. dros.[5] elat.[85] fago.[25] form.[25] gels. gins. graph.[1] hura[102] hyos. hyper. kali-c.[1] kreos. lac-c.[137] lach. laur.[5] led. lept. mag-c. mag-m.[1] mag-s. mang-m. med.[137] merc-i-f. merl. mez. **Morg.**[136] mur-ac. nat-c.[5] nat-m.[5] nat-s.[58] nicc. olnd.[5] osm. paeon. petr. phos.[137] phyt. plan-m.[45] puls. ran-s.[5] rhus-t. sabad.[5] sabin.[5] **Sars.**[5] sec. sep.[5] **Sil.** spig.[5] stann. staph.[5] stry. sul-ac.[1] sulph.[36] tab. teucr.[5] thuj. tub.[56] verb.[5] vinc.[4] viol-o.[5] vip. zinc.
☞ *O; Arme; Finger; Fingerspitzen*

◦ ◦ **morgens**: mag-c. sulph.
☞ *O; Arme; morgens*

◦ ◦ ◦ **Aufstehen,** nach: mag-c.

◦ ◦ **abends**: am-m. caust. merc-i-f.
☞ *O; Arme; abends*

◦ ◦ **nachts**: bamb-a.[1184] mag-s. sulph.
☞ *O; Arme; nachts*

◦ ◦ **Druck agg.**: chel.

◦ ◦ **Fieber agg.**: elat.[85]

◦ ◦ **Froststadium** im Fieber, während: bell.
☞ *Taubheit, pelzige Empfindungslosigkeit; Arme; Finger; Froststadium im Fieber, während*

◦ ◦ **Gehen** im Freien, beim: am-m.
☞ *O; Arme; Gehen; agg.; während; Freien, im*

◦ ◦ **Greifen agg.**: rhus-t.
☞ *O; Arme; Greifen, ergreifen von Gegenständen; agg.*

◦ ◦ **Herunterhängenlassen agg.**: sulph.[36]

◦ ◦ **Klavierspielen,** beim: **Gels.**
☞ *O; Arme; Klavierspielen agg.*

◦ ◦ **Reiben** amel.: mag-m.[1]
☞ *O; Arme; Reiben; amel.*

➡ ◦ ◦ **erstreckt** sich:

◦ ◦ ◦ **Arm**: ars. fago.[25] zinc.

◦ ◦ ◦ **Hand,** zur: am-c.

◦ ◦ ◦ **Schultern**: ars. gels.

◦ **Daumen**: acon.[1] adam.[222] agar. agn. aloe alum.[5] am-c.[1] am-m. ambr.[1] anac. anag. ang.[1] ant-t.[36] arg. arg-m. arg-n.[36] arn. ars. arum-d. arum-t. arund. asaf. asar.[5] astac. aster. aur. aur-m. aur-m-n. ba-sv. bamb-a.[1184] bapt. bar-c. bell.[1] benz-ac. berb. bism. bor. bov. brach. brom. brucel.[241] bry. calc. calc-p. calc-s. calx-b.[194] camph.[1] carb-an. carb-v. carbn-s. cassi-s.[192] cast. caul. caust.[10] cedr.[102] cench.[58] cham. chel.[25] chin. chin-s. cina[5] cinnb. clem. coc-c. cocc. colch. coloc. con. corv-c.[258] croc. cupr. cymbo-ci.[2184] cypra-e.[227] dig. dios. dros. dulc.[1] elat.[54] ephe.[267] erig. euph.[1] ferr. ferr-ma. fl-ac. gamb. gels.[64] gink.[227] gran. graph. grat. guai.[58] gymn. haliae-lc.[222] harp.[1184] hedeo.[102] hell. hep. hura hydro-c.[2147] hyper.[45] ign. indg. iod. jac. jac-c. kali-bi. kali-c. kali-i. kali-n.[1] kola[1184] **KREOS.**[142] lac-lup.[204] lach. lachn. lap-laz.[227] laur. led. lith-c.[227] lob-s.[85] lyc. lycps. m-arct. m-aust. mag-c.[36] mag-m. mag-s. manc. mang. mang-acet.[1] mang-m. meny. merc. merc-c. merc-i-f. merl. mez. morg.[136] morg-g.[136] mosch. mur-ac.[36] naja[137] nat-c.[1] nat-m. nat-s. neon[222] nicc. nit-ac.[1] nux-v. ol-an. olnd. osm. ox-ac. ozone[227] pall. par. petr. ph-ac.[1] phel. phos.[1] phys.[25] phyt. pier-b.[233] plat.[1] plb. prun. psil.[164] puls.[1] ran-b. rat. rheum[1] rhod. rhus-v. rumx. ruta[1] sabad. sabin.[5] sang. sars. seneg.[5] sep. sil. spect.[271] spig.[1] **Spong.** stann.[1] staph. stram. stront-c.[5] stry. sul-ac. sulph. tab. tarent. tell. teucr. thuj. til. valer.[5] verat. verb.[1] vesp. vip. xan. zinc.
☞ *O; Arme; Finger; Daumen*

◦ ◦ **abwechselnd** mit Schmerz in:

◦ ◦ ◦ **Hinterkopf**: arg.
☞ *A; Abwechselnd mit*

◦ ◦ ◦ **Zehe,** große: sulph.
☞ *A; Abwechselnd mit*

◦ ◦ **abwechselnde** Seiten: rat.
☞ *O; Arme; abwechselnde Seiten •O; Arme; abwechselnde Seiten; Finger*

◦ ◦ **links**: am-c. anag. ant-t.[36] bov. hydro-c.[149] kali-c.[1] **KREOS.** lith-c. lyc.[1] merc-i-f. ox-ac. ozone[227] phos.
☞ *O; Arme; links*

◦ ◦ ◦ **Kaltwerden,** durch: am-c.
☞ *O; Arme; Kälte; Kaltwerden*

◦ ◦ ◦ **Wurzelbereich**: phos.

◦ ◦ **rechts**: acon.[1] adam.[222] bamb-a.[1184] calx-b.[194] corv-c.[258] erig.[25] gels.[64] guai.[58] haliae-lc.[222] lap-laz.[227] ol-an. ox-ac.[58] phys.[25] psil.[164] **Spong.** sul-ac.[1] xan.[85]
☞ *O; Arme; rechts*

◦ ◦ ◦ **links,** dann: bamb-a.[1184]

◦ ◦ ◦ **abends**: erig.[25]
☞ *O; Arme; abends*

◦ ◦ ◦ **Bewegung**:

◦ ◦ ◦ ◦ **agg.**: haliae-lc.[222]

◦ ◦ ◦ ◦ **amel.**: adam.[222]

◦ ◦ ◦ **erstreckt** sich zu den Händen: xan.[85]

◦ ◦ **morgens**:
☞ *O; Arme; morgens*

◦ ◦ ◦ **Aufstehen,** nach: mag-m.

◦ ◦ ◦ **Bett,** im: ars.[1] stram.

◦ ◦ **nachmittags**: agar. calc-s. lyc. sulph.
☞ *O; Arme; nachmittags*

◦ ◦ **abends**: dios. graph.[1] hyper. mag-c. stry. tarent. thuj.
☞ *O; Arme; abends*

◦ ◦ ◦ **21** Uhr: dios.

◦ ◦ ◦ **Bett,** im: graph.[1]

◦ ◦ **nachts**: bamb-a.[1184] kali-n.[1] sars.
☞ *O; Arme; nachts*

‹› ◦ ◦ **Abspreizen,** beim: con.

◦ ◦ **Anstrengung** agg.: sulph. tarent.[192]
☞ *O; Arme; Anstrengung; agg.*

◦ ◦ **benutzt,** wenn er den Daumen: phos.

◦ ◦ **Berührung** amel.: anac.[1]
☞ *O; Arme; Berührung; amel.*

◦ ◦ **Bewegung**:

◦ ◦ ◦ **agg.**: cham. coc-c. coloc. ferr. harp.[1184] kali-bi. ozone[227] phos.[1]

◦ ◦ ◦ **amel.**: anac.[1] jac. nat-c.[1] thuj.

◦ ◦ **Druck**:

◦ ◦ ◦ **agg.**: dig.[1]

◦ ◦ ◦ **amel.**: mag-c. tarent.
☞ *O; Arme; Druck; amel.*

◦ ◦ **Greifen** agg.: phos.
☞ *O; Arme; Greifen, ergreifen von Gegenständen; agg.*

◦ ◦ **Heben,** beim: ruta
☞ *O; Arme; Heben agg.*

◦ ◦ **Kratzen,** durch: olnd.

◦ ◦ **kribbeld** beim Schreiben: sabad.
☞ *O; Arme; Schreiben agg.*

◦ ◦ **Rucken** der Arme, mit: cocc.

◦ ◦ **Schreiben,** beim: brucel.[241] ox-ac. prun. ran-b. sabad. thuj.
☞ *O; Arme; Schreiben agg.*

➡ ◦ ◦ **erstreckt** sich:

◦ ◦ ◦ **Arm**: ars. cedr.[137] chin. colch. naja[137] spong. zinc.

◦ ◦ ◦ **außen,** nach: meny.[36]

◦ ◦ ◦ **Brust**: sul-ac.[1]

◦ ◦ ◦ **Ellenbogen,** zu den: anac. calc-s.

◦ ◦ ◦ **Handgelenke**: nat-c.[1]

◦ ◦ ◦ **Handrücken**: asaf.

◦ ◦ ◦ **Schultern**: aster. cedr.[137] naja[137] psil.[164]

◦ ◦ ◦ **Spitze,** beim Sitzen: nat-s.

◦ ◦ **Seiten**: asaf. kali-i. mang.

◦ ◦ ◦ **innen,** medial: asaf. kali-i.

◦ ◦ ◦ **außen,** lateral: mang.

Arme; Daumen; Knochen (Forts.)

◦ ◦ **Knochen**: asaf.[38] aur.[1] bar-c. brucel.[241] carb-v.[1] chel.[1] hyper.[45] iod.[1] mez.[1] sep.[1] sul-ac.[1]

◦ ◦ ◦ **Fingergrundglied**: brucel.[241] iod.[1] sep.[1]

◦ ◦ ◦ **Endglied**: asaf.[38] aur.[1] bar-c.

◦ ◦ ◦ ◦ **links**: asaf.[38]
☞ *O; Arme; links*

◦ ◦ **Gelenke**: agar. agn. aloe am-c.[1] am-m. ambr. ang.[1] arg-n.[36] asaf. aster. aur. aur-m. aur-m-n. bar-c.[1] benz-ac. berb. brom. brucel.[241] bry. calc. calc-p. camph.[1] carb-v. cast. caul. caust.[10] cench.[58] cham. chel.[25] chin. clem. colch. coloc. con.[1] cupr.[1] cypra-e.[227] dios. erig. gink.[227] gran. graph.[1] grat. harp.[1184] hedeo.[102] ign. indg. iod. kali-bi. kali-c.[1] kali-i. kali-n.[1] kreos.[142] laur. led. lith-c.[227] lyc. mag-c. mang-m. merc. merc-c. mez. nat-c. nat-m. nat-s. neon[222] nit-ac.[1] osm. petr.[1] phos.[1] psil.[164] puls.[1] rhod. ruta[1] sars. sil.[1] spig.[1] spong.[1] sul-ac. **Sulph.**[10] tell. thuj. til. verat.[1] verb.[1] zinc.[1]
☞ *O; Arme; Finger; Fingergelenke*

◦ ◦ ◦ **links**: kreos.[142]
☞ *O; Arme; links*

◦ ◦ ◦ **rechts**: chel.[25]
☞ *O; Arme; rechts*

◦ ◦ ◦ **morgens**: mez.
☞ *O; Arme; morgens*

◦ ◦ ◦ **abends**: nat-s.
☞ *O; Arme; abends*

◦ ◦ ◦ **Beugen** unmöglich: lyc.[1]

◦ ◦ ◦ **Bewegung**:

◦ ◦ ◦ ◦ **agg.**: brucel.[241] kali-n.[1]

◦ ◦ ◦ ◦ **amel.**: led.[1]

◦ ◦ ◦ **Ruhe,** während: aur.
☞ *O; Arme; Ruhe; agg.*

◦ ◦ ◦ **Schreiben,** beim: grat.
☞ *O; Arme; Schreiben agg.*

◦ ◦ ◦ **erstreckt** sich:

◦ ◦ ◦ ◦ **Daumenballen**: neon[222]

◦ ◦ ◦ ◦ **Schultern**: aster.

◦ ◦ ◦ **Grundgelenke**: agn. brucel.[241] bry. caust.[10] cham. colch. coloc. grat. ign. led. lyc.[10] nat-m. neon[222] nit-ac.[1] sars. spig. sulph.[10] thuj. til. verb.[1]

◦ ◦ ◦ ◦ **links,** Arm herunterhängenlassen amel.: neon[222]

◦ ◦ ◦ ◦ **Einschlafen,** beim: nit-ac.[1]
☞ *O; Arme; Schlaf; Einschlafen, beim*

◦ ◦ ◦ ◦ **Erwachen,** beim: nit-ac.[1]
☞ *O; Arme; Erwachen, beim*

◦ ◦ ◦ **interphalangeal**: agar. am-m. bar-c.[1] brom. gran. ign. kali-i. laur. lyc. mag-c. nat-c. psil.[164] ruta[1] spig.[1] spong.[1] thuj. zinc.[1]

◦ ◦ ◦ ◦ **abends**: kali-i.
☞ *O; Arme; abends*

◦ ◦ **Nagel**: am-m. bapt. bar-c.[1] berb.[111] bism.[5] carb-v. coc-c. fl-ac. graph. kali-c. kali-n.[1] mez.[1] nat-c.[1] nat-m. nat-s. neon[222] sulph. thuj. zinc.
☞ *O; Nägel; Fingernägel •O; Arme; Finger; Daumen*

◦ ◦ ◦ **nachts** im Bett: sulph.

◦ ◦ ◦ **erstreckt** sich aufwärts: berb.

◦ ◦ ◦ **unter** dem Nagel: am-m. bapt. bar-c.[1] berb.[111] bism.[5] carb-v. coc-c. fl-ac. graph. kali-c. kali-n.[1] mez.[1] nat-c.[1] nat-m. thuj. zinc.
☞ *O; Nägel; unterm Nagel*

◦ ◦ ◦ **unterm** Nagel, **Nagelwurzel**: fl-ac. nat-c.[1]
☞ *O; Nägel; unterm Nagel*

◦ ◦ **Daumenrücken**: ph-ac.[1]

◦ ◦ **Ballen**: adam.[222] am-m. anac. ang.[1] arn. berb. bism. bry. calc-p. carb-an. carb-v. cedr.[102] chin-s. cupr. dig. dros. dulc.[1] elat.[54] euph.[1] gamb. graph. hura kali-c. kola[1184] lach. laur. lith-c. lyc. manc. mang-acet.[1] meny. merl. mur-ac.[36] nux-v. ox-ac. petr. ph-ac.[1] plb. ran-b. sang. sil. **Spong.** staph.[1] tarent. teucr. verat. xan.
☞ *erstreckt sich;*

◦ ◦ ◦ **rechts**: sang.
☞ *O; Arme; rechts*

◦ ◦ ◦ **abends**: chin-s. ox-ac.
☞ *O; Arme; abends*

◦ ◦ ◦ ◦ **Schreiben,** beim: ox-ac.
☞ *O; Arme; Schreiben agg.*

◦ ◦ ◦ **Bewegung** amel.: staph.[1]
☞ *O; Arme; Bewegung; amel.*

◦ ◦ ◦ **Schreiben,** beim: mang-acet.[1] mur-ac.[36]
☞ *O; Arme; Schreiben agg.*

◦ ◦ ◦ **erstreckt** sich:

◦ ◦ ◦ ◦ **Arm hoch, hinauf zur Schulter**: cedr.[102]

◦ ◦ ◦ ◦ **Handgelenke**: adam.[222]

◦ ◦ ◦ ◦ **Hinterkopf** und Nacken: plb.

◦ ◦ ◦ ◦ **Unterarme**: spong.

◦ ◦ **Fingerspitzen**: agar. am-m. ambr.[1] bar-c. berb. bor. calc-p. carb-v. con. croc. graph. gymn. lach. lob-s.[85] lyc. mag-c.[36] mag-s. merc-c. mez. mur-ac. nat-c.[1] nat-m. nat-s. olnd. phel. phyt. sabad. sep. sil. staph. sulph. teucr. vip. zinc.
☞ *O; Arme; Finger; Fingerspitzen*

◦ ◦ ◦ **abends**:
☞ *O; Arme; abends*

◦ ◦ ◦ ◦ **Gehen,** beim: merc-c.
☞ *O; Arme; Gehen; agg.; während*

◦ ◦ ◦ ◦ **Sitzen,** beim: am-m.
☞ *O; Arme; Sitzen; während*

◦ ◦ ◦ **Erwachen,** beim: nat-m.
☞ *O; Arme; Erwachen, beim*

◦ ◦ ◦ **Greifen** agg.: mez.
☞ *O; Arme; Greifen, ergreifen von Gegenständen; agg.*

◦ ◦ ◦ **Mittagessen,** nach dem: mag-s.

◦ ◦ **stellenweise**: hydro-c.[2147] lach.

◦ **Zeigefinger**: abrot. acon. act-sp. aeth. agar. agn. alum. am-m. ambr. ammc. anac. arg.[1] arg-n. arn. arund. aur-m-n. bamb-a.[1184] bapt. bar-acet.[1] bar-c.[1] bell.[1] berb. bism. bov. bry. calc. calc-p. camph. carb-ac. carb-an.[1] carb-v. card-m. caul. caust. cham. chel. chin. coc-c. cocc. colch. coloc. com. con. croc. crot-h. dig.[1] dios. ephe.[267] euon. ferr-ma.

Fl-ac. gamb. grat. haliae-lc.[222] ham. hell.[1] hura hydr. ind. indg. iod.[1] iris jatr. jug-r. kali-bi. kali-c.[36] kali-i. kali-n.[1] kalm. kola[1184] kreos. lac-ac. lachn.[85] lap-laz.[227] lar-ar.[251] lil-t. lyc. lyss. mag-c. mag-m.[1] mang. mang-acet.[1] med. meny. merc. merc-c. merc-i-f. mez.[1] mosch. mur-ac.[1] nat-ar. nat-c. nat-m. nat-p. nat-s. neon[222] nicc. nit-ac.[1] nux-v. olnd. osm. pall. par. petr. phos. phys. plan. plat. plb. polyg. psil.[164] puls. ran-b. ran-s. rhod. rhus-t. rhus-v. ruta sabad. sabin. sep. **SIL.** spig.[1] spong. stann.[1] staph.[1] sul-ac.[1] sulph. sumb. tarax. tarent. term-a.[192] teucr. thuj. til. uran.[269] ust. verat-v. verb.[1] viol-o. zinc.

◦ ◦ **rechts**: haliae-lc.[222]
☞ *O; Arme; rechts*

◦ ◦ **morgens**: lyc.
☞ *O; Arme; morgens*

◦ ◦ **vormittags**: thuj.
☞ *O; Arme; vormittags*

◦ ◦ ◦ **11** Uhr: thuj.

◦ ◦ **nachmittags**:
☞ *O; Arme; nachmittags*

◦ ◦ ◦ **17** Uhr: thuj.
☞ *O; Arme; nachmittags; 17 Uhr*

◦ ◦ ◦ **Spinnen,** beim: nat-s.

◦ ◦ **abends**: agar. anac. dios. hura kali-bi. kalm. mag-c. mang. mez. rhod. rhus-v.
☞ *O; Arme; abends*

◦ ◦ ◦ **20** Uhr: hura

◦ ◦ ◦ **Bett,** im: kali-bi. mez. rhod.

◦ ◦ **nachts**: kali-n.[1]
☞ *O; Arme; nachts*

◦ ◦ **plötzlich** einsetzend, plötzlich verschwindend: bamb-a.[1184]

<> ◦ ◦ **Ameisenlaufen,** kribbeln, mit: agar.

◦ ◦ **Beugen** des Arms, beim: carb-v.[1]

◦ ◦ **Bewegung,** bei: sabad. verb.
☞ *O; Arme; Bewegung; während*

◦ ◦ **Schreiben,** beim: ran-b.
☞ *O; Arme; Schreiben agg.*

◦ ◦ **Strecken** des Fingers **agg.**: am-m. kali-c.[1]

➡ ◦ ◦ **erstreckt** sich:

◦ ◦ ◦ **aufwärts**: chin.

◦ ◦ ◦ **außen,** nach: meny.

◦ ◦ ◦ **Ellenbogen**: kalm.

◦ ◦ ◦ **Unterarme**: nat-m.[1]

◦ ◦ **Seiten**: berb. merc. mez.[1] plb.

◦ ◦ ◦ **innen,** medial: mez.[1]

◦ ◦ ◦ **außen,** lateral: merc.

◦ ◦ **Knochen**:

◦ ◦ ◦ **erstes** Glied: osm. plat.

◦ ◦ ◦ **zweites** Glied: staph.

◦ ◦ ◦ **drittes** Glied: mosch. stann.[1] uran.[269]

◦ ◦ **Gelenke**: acon. **ACT-SP.** agar. agn. am-m. ambr. arg.[1] arg-n. arn. aur-m-n. bapt. bar-acet.[1] bell.[1] berb. bov. bry. calc. calc-p.[36] camph. carb-ac. carb-v.[1] caul. caust. cham. chel.[1] **Coloc.** con.[1] crot-h. euon. fl-ac. gamb. ham. hell.[1] hura indg. iod.[1] jatr. kali-c. lac-ac. lap-laz.[227] lyc. mag-c. mag-m.[1] mang. merc-c. nat-c. nat-m.[1] nat-p. nat-s. nux-v. petr. phys. puls. rhod. rhus-t. ruta sabin. spig.[1] spong. stann.[1] staph.[1] sulph. sumb. ust. verat-v. verb.[1] viol-o. zinc.
☞ *O; Arme; Finger; Fingergelenke*

◦ ◦ ◦ **nachmittags**: lyc. rhod.
☞ *O; Arme; nachmittags*

◦ ◦ ◦ ◦ **Wetter,** bei rauhem: rhod.
☞ *O; Arme; Wetter; rauhem, bei*

◦ ◦ ◦ **abends**: agar. am-m. nat-m.
☞ *O; Arme; abends*

◦ ◦ ◦ **Arbeiten,** beim: bov.
☞ *O; Arme; Handarbeit, durch*

◦ ◦ ◦ **Grundgelenke**: agar. am-m. arg.[1] aur-m-n. bapt. bar-acet.[1] berb. bry. calc. calc-p.[36] carb-ac. carb-v.[1] chel.[1] con.[1] euon. fl-ac. ham. iod.[1] jatr. lap-laz.[227] lyc. mag-c. mag-m.[1] mang. merc-c. nat-m. puls. rhus-t. sabin. spig.[1] stann.[1] staph.[1]

◦ ◦ ◦ ◦ **links**: calc-p.[36]
☞ *O; Arme; links*

◦ ◦ ◦ ◦ **Bewegung amel.**: stann.[1]
☞ *O; Arme; Bewegung; amel.*

◦ ◦ ◦ ◦ **Druck amel.**: mag-m.[1]
☞ *O; Arme; Druck; amel.*

◦ ◦ ◦ **interphalangeal**: agar. agn. am-m. ambr. arg-n. arn. bell.[1] berb. calc. camph. carb-v.[1] cham. gamb. hell.[1] hura indg. kali-c. lyc. nat-c. nat-m.[1] nux-v. petr. rhod. rhus-t. stann.[1] staph.[1] sulph. sumb. ust. verb.[1] zinc.

◦ ◦ ◦ ◦ **Grundgelenk**: agar. arg-n. arn. bell. berb. calc. camph. carb-v.[1] hell.[1] indg. kali-c. lyc. nat-m.[1] rhod. rhus-t. staph.[1] ust. verb.[1] zinc.

◦ ◦ ◦ ◦ **Mittelgelenk**: agn. am-m. ambr. bell.[1] berb. cham. gamb. hura lyc. nat-c. nux-v. petr. stann.[1] sulph. sumb.

◦ ◦ **Nagel**: am-m. berb. coc-c. colch. con. kali-c.[1] puls. ran-b. sep. **SIL.** sul-ac.[1] term-a.[192] thuj.
☞ *O; Nägel; Fingernägel •O; Arme; Finger; Daumen*

◦ ◦ ◦ **nachmittags**: am-m.
☞ *O; Arme; nachmittags*

◦ ◦ ◦ **Seiten**: term-a.[192]

◦ ◦ ◦ **unter** dem Nagel, kaltes Wasser **agg.**: sul-ac.[1]
☞ *O; Nägel; unterm Nagel*

◦ ◦ **Haut,** äußerlich: berb. camph. carb-an.[1] carb-v. chel. kali-c.[1] nat-m.

◦ ◦ **Sehnen**: nat-m. nit-ac.[1]

◦ ◦ ◦ **Streckmuskeln**: nit-ac.[1]

◦ ◦ **Fingerrücken**: acon. berb. grat. nat-m. par. rhus-t.

◦ ◦ **Ballen**: calc-p. kreos.

◦ ◦ **Spitze**: bamb-a.[1184] berb. carb-an.[1] kali-c.[36] mur-ac.[1] nat-c. nat-m. nat-s. olnd. rhus-t. sulph. teucr. zinc.
☞ *O; Arme; Finger; Fingerspitzen*

◦ ◦ ◦ **Berührung,** bei: mur-ac.[1]
☞ *O; Arme; Berührung; agg.*

◦ ◦ ◦ **greift,** wenn man etwas: rhus-t.
☞ *O; Arme; Greifen, ergreifen von Gegenständen; agg.*

Arme; Finger (Forts.)

◦ **Mittelfinger**: agar.[1] all-c. alum. am-m. ambr. ang.[1] ant-t. apis arg. arn. ars. aur. aur-m. bamb-a.[1184] bapt. bell.[1] berb. bism. brom. calc.[1] calc-p. cann-s. carb-ac. carb-an. carb-v. carbn-s. cassi-s.[192] cast. caust. chel. chin. cinnb. cocc. coloc. crot-h. croto-t. cupr. cycl. dios. dulc.[1] ephe.[267] euphr. form. gamb. harp.[1184] hell.[1] hura hyper.[45] iod. iris kali-bi. kali-c.[1] kali-i. kali-n.[1] lac-lox-a.[204] lach. lachn.[85] lact. laur. lith-c. lyc. mag-c.[1] mag-m.[1] mang. mang-acet.[1] med. merc. merl. mez. morg.[136] myric. nat-ar. nat-c. nat-m. nat-p. nat-s. neon[222] nicc. nux-m. olnd. osm. ox-ac. par. ph-ac. phos. phys.[25] pip-m. plb. plut-n.[222] psil.[164] puls. puls-n. ran-s. rhus-t. rhus-v. ruta[1] sabad. sep. sil. sol[29] spong. stann. stict. sul-ac. sulph. sumb. syc-co.[136] syph.[137] tarax. teucr. thuj. til. upa. verat. verat-v. viol-o. zinc.

◦ ◦ **links**: lac-lox-a.[204] sulph.[1]
☞ *O; Arme; links*

◦ ◦ **rechts**: cassi-s.[192]
☞ *O; Arme; rechts*

◦ ◦ **morgens,** im Bett: rhus-t.

◦ ◦ **nachmittags**: caust. nat-s. sulph. thuj.
☞ *O; Arme; nachmittags*

◦ ◦ ◦ **15** Uhr: caust.

◦ ◦ ◦ **17** Uhr: thuj.
☞ *O; Arme; nachmittags; 17 Uhr*

◦ ◦ ◦ **Spinnen,** vom: nat-s.

◦ ◦ **abends**: ars. bamb-a.[1184] kali-i. lyc.
☞ *O; Arme; abends*

◦ ◦ ◦ **Bett,** im: ars.

◦ ◦ **nachts**: lyc.
☞ *O; Arme; nachts*

<> ◦ ◦ **Abdecken** amel.: lyc.[1]
☞ *O; Arme; Abdecken; agg. •O; Arme; Abdecken; amel.*

◦ ◦ **Bewegung,** bei: alum. verat.
☞ *O; Arme; Bewegung; während*

◦ ◦ **Daunendecke,** unter: lyc.
☞ *O; Arme; Bedecken, Zudecken; agg. •O; Arme; Federbett, im*

◦ ◦ **Mittagessen,** nach dem: aur-m.

◦ ◦ **Schließen** der Hand, **beim**: bamb-a.[1184]

◦ ◦ **innen,** medial: mez.[1]

◦ ◦ **außen,** lateral: berb. merl.

◦ ◦ **Knochen**: hyper.[45] mez.[1] nicc. ph-ac. ruta[1] zinc.[1]

◦ ◦ ◦ **proximaler**: ph-ac.

◦ ◦ ◦ **Mitte**: nicc. ph-ac. ruta[1]

◦ ◦ ◦ **distaler**: mez.[1] zinc.[1]

◦ ◦ **Gelenke**: agar.[1] am-m. ant-t. arg. arn. aur. bell. berb. bism. brom. carb-ac. carb-an. carb-v. crot-h. dulc.[1] hell.[1] iris kali-c.[1] lac-lox-a.[204] lachn.[85] laur. lyc.[1] mag-c.[1] mag-m. mang. merl. morg.[136] nat-ar. nat-m. nat-s. par. puls. puls-n. ruta[1] sep. sil. sol[29] spong. stann. stict. sumb. syc-co.[136] thuj. upa. verat. verat-v. zinc.[1]
☞ *O; Arme; Finger; Fingergelenke*

◦ ◦ ◦ **rechts**: lachn.[25] sol[29]
☞ *O; Arme; rechts*

◦ ◦ ◦ **Grundgelenk**: agar.[1] aur. berb. bism. carb-v. dulc.[1] lachn.[85] laur. lyc.[1] mag-c.[1] mang. merl. morg.[136] nat-m. puls. syc-co.[136] zinc.[1]

◦ ◦ ◦ ◦ **rechts**: dulc.[1]
☞ *O; Arme; rechts*

◦ ◦ ◦ **Mittelgelenk**:

◦ ◦ ◦ ◦ **Grundgelenk**: berb. brom. carb-ac. hell.[1] kali-c.[1] mag-m. ruta[1] sep. sil. stann. stict. thuj. verat.

◦ ◦ ◦ ◦ **Endgelenk**: am-m. ant-t. arg. arn. bell. carb-v. crot-h. iris

◦ ◦ **Nagel**: ambr. kali-c.[1] lyc.[1] teucr.
☞ *O; Nägel; Fingernägel •O; Arme; Finger; Daumen*

◦ ◦ ◦ **unterm** Nagel: kali-c.[1] lyc.[1]
☞ *O; Nägel; unterm Nagel*

◦ ◦ **Sehnen**: merl. sil.

◦ ◦ ◦ **Beugen,** beim: sil.

◦ ◦ **Fingerrücken**: nat-c.

◦ ◦ **Ballen**: psil.[164]

◦ ◦ **Fingerspitzen**: arn. bell.[1] cast. kali-c.[1] lyc. mag-m.[1] merl. mez. par. stann. viol-o. zinc.
☞ *O; Arme; Finger; Fingerspitzen*

◦ ◦ ◦ **21** Uhr: cast.

◦ ◦ **stellenweise**: sul-ac.

◦ **Ringfinger**: agar.[1] all-c. aloe ambr. ant-c. arg. arg-n. **Arn.** benz-ac. berb. bism. brom. calc. camph. cann-s. carb-v. carbn-s. caust. cham. chel. cina colch. crot-h. cycl. glon. **Gymn.** harp.[1184] hura kali-bi. kali-c. kali-i. kali-n.[1] kreos. led. lil-t. lyss. mag-m.[1] mang-acet.[1] merc-c. merl. mur-ac.[1] naja nat-ar. nat-c.[1] nat-m. nat-p. neon[222] ol-an. op. osm. phos.[1] phyt. pip-m. plan. rat. rhus-t. ruta[1] sabad. sang. sil. stann. sulph.[1] tarax. tarent. teucr. ther.[25] thuj. til. trom. upa. verat-v. viol-t. zinc.[1]

◦ ◦ **rechts,** erstrecken sich zu Ellbogen und Schultern: neon[222]
☞ *O; Arme; rechts*

◦ ◦ **vormittags**: sulph.
☞ *O; Arme; vormittags*

◦ ◦ **abends**: ambr. kali-i.
☞ *O; Arme; abends*

◦ ◦ **nachts**: nat-c.[1]
☞ *O; Arme; nachts*

◦ ◦ ◦ **Aufstehen** amel.: nat-c.[1]

<> ◦ ◦ **Bewegung** amel.: viol-t.
☞ *O; Arme; Bewegung; amel.*

◦ ◦ **Kälte,** während: crot-h.

◦ ◦ **Ruhe,** während: cina rat.
☞ *O; Arme; Ruhe; agg.*

◦ ◦ **innen,** medial: glon. ther.[25]

◦ ◦ ◦ **oben** links: ther.[25]
☞ *O; Arme; links*

◦ ◦ **außen,** lateral: thuj.[1]

◦ ◦ **Knochen**:

◦ ◦ ◦ **erstes** Glied: **Arn.**

◦ ◦ ◦ **zweites** Glied: chel.

◦ ◦ ◦ **letztes** Glied: colch. zinc.[1]

◦ ◦ **Gelenke**: arg. benz-ac. berb. **Calc.** carb-v. lyss. mang-acet.[1] merc-c. mur-ac.[1] nat-p. op. plan. rhus-t. ruta[1] sang. sil. stann. sulph.[1] tarent. teucr. thuj. upa. verat-v.
☞ *O; Arme; Finger; Fingergelenke*

◦ ◦ ◦ **9** Uhr: sil.

◦ ◦ ◦ **nachts**: ruta[1]
☞ *O; Arme; nachts*

◦ ◦ ◦ **Grundgelenk**: benz-ac. berb. carb-v. lyss. verat-v.

◦ ◦ ◦ **interphalangeal**:

◦ ◦ ◦ ◦ **erstes**: calc. mur-ac.[1] nat-p. op. rhus-t. sil. stann. sulph.[1] thuj.

◦ ◦ ◦ ◦ ◦ **9** Uhr: sil.

◦ ◦ ◦ ◦ ◦ **erstreckt** sich zu den Mittelhandknochen: mur-ac.[1]

◦ ◦ ◦ ◦ **zweites** Gelenk: plan. teucr.

◦ ◦ **Nagel**: nat-m. osm. sulph.[1]
☞ *O; Nägel; Fingernägel •O; Arme; Finger; Daumen*

◦ ◦ ◦ **innen,** medial: osm.

◦ ◦ ◦ **unterm** Nagel: sulph.[1]
☞ *O; Nägel; unterm Nagel*

◦ ◦ **Fingerrücken**: sulph.[1]

◦ ◦ **Spitze**: arn. cham. harp.[1184] mag-m.[1] nat-ar.
☞ *O; Arme; Finger; Fingerspitzen*

◦ **Kleiner** Finger: aeth. agar. all-c. aloe am-m. ambr.[1] anac. ant-c. anthr. apis arg. arg-n. arn. ars.[1] asaf. aur. aur-m-n. bar-c.[1] bell.[1] benz-ac. berb. bism. brom. bry. bufo cact. calad. calc. calc-p. canth. caps. carb-v. carbn-s. caust. cham. chel. chin.[1] chin-s. cinnb. coc-c. coca colch. coloc. com. con. crot-h. cycl.[1] dios. fl-ac. gamb. gels. haliae-lc.[222] harp.[1184] hell.[1] hydr-ac.[268] hydrog.[222] hyos. hyper. indg. inul. iod.[1] kali-bi. kali-c.[1] kali-n. kalm. lach. laur. led. lith-c. lyc. mag-c. meny.[1] merc. merc-i-f. merl. mez. mill. mur-ac. myric. naja nat-ar. nat-c. nat-m. nat-p. nat-s. neon[222] nit-ac.[1] nux-m. ozone[227] ph-ac.[1] phos.[1] phyt. prun. psil.[164] rhod. rhus-t. ruta sabad. sabin. sang. sars. sil. spig.[1] stann.[1] staph.[1] stry. sul-ac.[1] sulph.[1] tab. tarax. tarent. tell. term-c.[192] teucr. thuj. vac.[36] verat.[1] verb. zinc.

◦ ◦ **links**: chin.[1] meny.[1] term-c.[192]
☞ *O; Arme; links*

◦ ◦ **morgens**: kali-bi. nat-ar. nux-m.
☞ *O; Arme; morgens*

◦ ◦ ◦ **Aufstehen,** beim: kali-bi.
☞ *O; Arme; Aufstehen; agg.; Bett, aus dem*

◦ ◦ **vormittags**: sulph.
☞ *O; Arme; vormittags*

◦ ◦ **nachmittags**: calc-p. canth. chin-s. indg.
☞ *O; Arme; nachmittags*

◦ ◦ **abends**: ambr. arn.
☞ *O; Arme; abends*

◦ ◦ **nachts**: hydr-ac.[268] nat-c.[1] ozone[227]
☞ *O; Arme; nachts*

◦ ◦ ◦ **Zubettgehen,** vor dem: hydr-ac.[268]

◦ ◦ **Beugen** amel.: ph-ac.[1]
☞ *O; Arme; Beugen; amel.*

◦ ◦ **Bewegung**:

◦ ◦ ◦ **agg.**: carb-v. sars.[1] spig.[1]

◦ ◦ ◦ ◦ **Hand,** der: spig.[1]
☞ *O; Arme; Bewegung; während •O; Arme; Bewegung; während; Hand, der*

◦ ◦ ◦ **amel.**: kali-c.[1] thuj.

◦ ◦ **Gebrauch** der Finger, beim: tarent.

◦ ◦ **Gehen,** beim: nat-s.
☞ *O; Arme; Gehen; agg.; während*

◦ ◦ **Ruhe,** während: aur.
☞ *O; Arme; Ruhe; agg.*

◦ ◦ **Schreiben,** beim: ozone[227]
☞ *O; Arme; Schreiben agg.*

◦ ◦ **Sitzen,** im: arg-n. com.

◦ ◦ **Sitzen** und Lesen, beim: com.

◦ ◦ **Taubheitsgefühl,** mit: ozone[227]

◦ ◦ **innen,** medial: fl-ac. mill.

◦ ◦ **außen,** lateral: apis prun.

◦ ◦ **Knochen**: carb-v.[1] hyper.[45] sars.[1]

◦ ◦ ◦ **distaler**: carb-v.[1]

◦ ◦ **Gelenke**: aeth. agar. aloe anac. ant-c. arg. arn. aur. benz-ac. brom. bry. bufo calc. carb-v.[1] caust. chin-s. colch. crot-h. gamb. hyper. iod.[1] kalm. lach. lyc. merc-i-f. mur-ac. nat-p. nat-s. neon[222] rhod. ruta sabad. sabin. sars. sulph.[1] teucr.
☞ *O; Arme; Finger; Fingergelenke*

◦ ◦ ◦ **nachts**: ruta
☞ *O; Arme; nachts*

◦ ◦ ◦ **Beugen** der Finger, beim: mur-ac.

◦ ◦ ◦ **Grundgelenk**: agar. aloe anac. benz-ac. calc. lach. lyc. merc-i-f. sabad. sabin. sars. teucr.

◦ ◦ ◦ **interphalangeal**:

◦ ◦ ◦ ◦ **Endgelenk**: agar. brom. bufo calc. iod.[1] mur-ac. rhod. sabin. sulph.[1]

◦ ◦ ◦ ◦ **Mittelgelenk**: aeth. aloe arg. aur. hyper. kalm. lyc. neon[222] sabin. teucr.

◦ ◦ **Fingerrücken**: mag-c.

◦ ◦ **Ballen**: berb. caps. mur-ac. stann.[1] staph.[1] sulph.[1]

◦ ◦ **Spitze**: am-m. ambr.[1] anthr. apis arg-n. arn. aur-m-n. bar-c.[1] carb-v. fl-ac. haliae-lc.[222] harp.[1184] kali-c.[1] merl. myric. nat-ar. nat-c. spig.[1] sul-ac.[1] zinc.
☞ *O; Arme; Finger; Fingerspitzen*

◦ ◦ ◦ **links**: haliae-lc.[222]
☞ *O; Arme; links*

- **stellenweise**: am-c. bry. merc. nux-v. ph-ac.
ALLGEMEINES; C; Schmerz; stellenweise

Beine: abrot. absin.[36] acet-ac. acetan.[102] achy.[149] acon. acon-c. acon-l.[36] act-sp.[102] adam.[222] adeps-s.[45] aegle.[192] aegle-f.[192] aego-p.[1125] aesc. aeth. **AGAR.**[1] agar-ph.[36] agav-t.[149] agki-p.[1202] agn. ail. alet.[85] all-c. all-s. allox.[119] aloe alum.[1] alum-p.[58] alum-sil.[58] alumn. am-be.[102] am-br.[25] am-c.[5] am-m. ambr. aml-n. ammc. amyg-p.[36] **Anac.** anag. anan. androc.[222] ang. ange-s.[255] anis. ant-ar.[142] ant-c.[5] ant-o.[111] ant-t. ap-g.[102] aphis. apis

Beine (Forts.) **Apisin.**[5] apoc.[8] apoc-a.[25] aq-des.[275] aq-mar.[149] arag.[102] aran. aran-ix.[149] arbu.[102] **Arg.** arg-m. arg-n. arge.[102] arge-p.[264] arist-cl.[119] arist-m.[85] arn. **Ars. Ars-h.** ars-i.[25] ars-met. ars-n.[111] ars-s-f. ars-s-r.[85] arum-d. arum-t. arund. asaf. asar. asc-c.[25] asc-t.[36] aspar. aster. atista[192] atra-r.[156] atro. **Aur.**[1] aur-ar.[58] aur-i.[58] aur-m. aur-m-n. aur-s.[58] aven.[1125] aza.[102] ba-sv.[136] ba-tn.[136] bac.[62] bad.[137] bamb-a.[1184] bani-c.[1237] bapt. bar-acet.[1] bar-c.[1] bar-i.[58] bar-m. bar-s.[58] **Bell.**[1] bell-p.[256] benz-ac. berb. berb-a.[1125] betul.[1125] bism.[1] blatta boerh.[192] **Bol.** bor.[1] both-l.[102] **Bov.** brach. bran.[102] brass.[222] brom. bros-g.[259] brucel.[241] **Bry.** bufo[111] bufo-s. buni-o.[149] but-ac.[102] buth-aust.[149] cact. cadm.[119] cadm-s. cahin. caj.[25] calad. **Calc.** calc-acet.[1] calc-ar. calc-caust. calc-f.[119] calc-i. **Calc-p.** **Calc-s.** calc-sil.[58] calo. calx-b.[194] camph. canch.[25] cand-a.[239] cann-i. cann-s. canth. caps.[5] carb-ac. carb-an. **Carb-v.** carbn-o. carbn-s. carc.[207] card-m. carl. carn-g.[264] cass.[36] cassi-f.[192] cassi-s.[192] cast. cast-eq. caul. **Caust.** cedr.[25] cench.[58] cere-b.[36] **Cham.** **Chel.** chen-v.[85] chim. chim-m.[8] **Chin.**[5] chin-ar. chin-s.[36] chion.[85] chlf. chlol. chlor. chloram.[149] chlorpr.[149] choc.[222] chr-ac. cic. cimic. cimx. cina[5] cinnb. cist. cit-v.[54] citl-v.[197] clem.[1] cob. cob-n.[119] coc-c. coca[36] cocc. coch-o.[1125] cod.[25] coff. colch. coll.[193] **Coloc.** colocin.[85] com. con. conv.[102] cop. corh.[72] corn. cortico.[119] cortiso.[119] corv-c.[258] cot.[36] croc. crot-c.[36] crot-h. croto-t. cub. cupr.[1] cupr-acet.[45] cupr-ar.[137] cur. curc.[192] cycl.[1] cymbo-ci.[2184] cypra-e.[227] daph. dig. digin.[36] dios.[25] dirc. dor.[25] dros.[1] dulc. dys-co.[136] echi. elaps[36] elat. eos.[102] ephe.[267] equis. erech.[25] ergot.[25] erig.[25] ery-a.[36] eucal.[25] eug. euon. eup-per. eup-pur. euph. euphr. eupi.[85] eys.[119] fago.[25] falco-p.[265] feld.[1139] **Ferr.** ferr-acet.[111] ferr-ar. ferr-i.[58] ferr-m. ferr-ma. ferr-p. ferr-s. fl-ac. flor-p.[149] form. franc.[72] gad.[36] gaert.[136] gamb. gaul.[1125] **Gels.**[64] gent-l. germ.[222] get.[36] gink.[227] gins. glon. glyc.[102] glyc-g. gnaph. goss. gran. granit-m.[194] graph. grat. grin.[162] gua.[85] **Guai.**[1] guare. guat.[119] gymn. haliae-lc.[222] ham. harp.[1184] hedeo.[77] helia.[142] hell.[1] hell-f.[102] helo.[144] helod-c.[205] helon.[25] hep.[1] hip-ac.[119] hipp. hir.[149] hura hydr. hydr-ac.[268] hydrc. hydro-c.[2147] hydrog.[222] hymosa[102] hyos. hyper. iber.[25] ig-a.[5] ign. ignis[194] ind. **Indg.** inul.[36] iod.[1] iodof.[8] ip. irid.[222] iris iris-foe. jac. jac-c. jal.[102] jatr. jug-c. jug-r. junc.[123] kali-ar. kali-bi. kali-br. kali-c.[1] kali-chl.[58] kali-cy.[110] kali-i. kali-n.[1] kali-p. kali-s. kali-sil.[58] **Kalm.** kerose.[102] knau.[33] kola[1184] kreos.[5] kres.[149] kurch.[192] lac-ac. lac-as.[274] **Lac-c.**[55] lac-cpr.[261] lac-d.[58] lac-del.[204] lac-eq.[204] lac-leo.[204] lac-lup.[204] lacer.[36] lach. lachn.[85] lact. lam.[36] land.[9] lap-laz.[227] lappa[102] lar-ar.[251] lath.[102] laur. lav-v.[1125] lec. led. lepi.[36] lepro.[197] lept.[137] **Lil-t.**[25] lim.[102] lim-b-c.[204] lith-br.[25] **Lith-c.**[227] lith-m. lob. lob-c.[85] lob-s. lol.[36] loxo-r.[240] **LYC.**[1] lycpr.[102] lycps.[25] lyss. m-arct.[85] m-art.[85] m-aust.[5] macrin.[36] mag-c. mag-m. **Mag-p.**[137] mag-s. maland.[122] manc. mand.[119] mang. mang-acet.[1] mang-m. mang-o.[102] mangi.[197] mant-r.[262] **Med.**[85] meli. menis.[102] menth.[85] menth-pu.[36] meny.[1] meph. **Merc.** merc-c. merc-cy.[25] merc-i-f. merc-i-r. merc-s. merl. methyl.[102] **Mez.** mill.[36] mim-h.[36] mit.[36] morbill.[193] morg.[136] morg-g.[136] morph.[193] mosch. mur-ac. muru.[36] murx. musa[197] mygal.[25] myric. myris. myrt-c. naja nat-ar.[36] **Nat-c.** nat-h. **Nat-m.**[36] nat-p. nat-s. nat-sil.[58] neon[222] nicc. nicc-s.[102] **Nit-ac.** nit-s-d.[111] nuph. nux-m. **Nux-v.**[111] nyct.[102] nym.[25] oena.[102] ol-an. ol-j. ol-suc.[194] olnd. onos. op. orig-v.[25] osm. ovi-g-p.[102] ox-ac. oxal.[45] ozone[227] paeon.[85] pall. par. paraf.[77] pareir. paull.[25] ped.[85] pers.[36] **Petr.**[1] ph-ac.[36] phase.[1125] phel. **Phos.**[1] **Phys. Phyt.** pic-ac. pier-b.[233] pip-m. pitu-a.[164] plan. **Plat.** plat-m.[111] **PLB.** plect.[36] plumbg. plut-n.[222] podo.[25] polyg.[137] polyg-s.[102] polyp-p.[36] por-m.[251] prim-v.[102] prop.[72] prot.[193] prun. psil.[164] psor. ptel. pull-g.[181] **PULS.**[1] puls-n. pyre-p.[1125] pyrog.[58] pyrus rad-br.[137] ran-a. **Ran-b.** ran-s. raph. rat. rauw.[119] rheum[1] rhod.[54] **RHUS-T.** rhus-v.[25] rob.[111] rumx. ruta[1] sabad.[137] sabal.[85] sabin.[5] sal-ac. salx-m.[85] salx-p.[36] samb. sang. sanic. sap-sod.[45] sarcol-ac.[102] saroth.[144] sarr.[36] sars.[1] schran-u.[88] scol.[1142] scorp.[269] sec.[5] sel. senec. seneg. **Sep. Sil.** sin-n. skook.[77] slag[102] sol[29] sol-m.[171] sol-n.[25] sol-t-ae. spect.[271] spig. spira.[36] spirae.[144] spong. squil. stach.[102] **STANN.** staph. stel.[102] stict. still. stram. strep-s.[197] stront-c. stront-n. stroph.[85] stroph-s.[119] stry. sul-ac.[1] sul-i. sulfa.[119] sulo-ac.[36] **Sulph.** sumb. syc-co.[136] symph.[102] syph.[102] tab. tama.[197] tanac.[25] taosc.[270] **Tarax.**[1] tarent.[111] tarent-c.[192] tart-ac.[85] tax.[85] tax-br.[255] tela[192] tell. tep. ter. term-a.[192] term-c.[192] tet.[102] teucr. thal.[144] thal-s.[137] thea[275] ther.[54] thlaspi[45] thuj. til. til-c.[253] tong.[85] trif-p.[142] trig-f-g.[1125] tril.[8] tril-c.[36] trim.[85] trinit.[102] trio.[25] trom.[45] tub.[85] tung.[252] tus-f.[36] tus-fa.[1125] tylo-i.[192] ulm.[72] upa. uran.[269] uran-n. urt-u.[25] ust.[36] vac. **Valer.**[5] vario.[72] verat. verat-v.[36] verb. verin.[10] vero-o.[232] vesp. vib.[54] vichy-g.[36] vinc.[4] viol-o. viol-t. vip. visc.[25] weil.[9] wies. x-ray[119] xan. xanth.[137] xero.[102] **Zinc.** zinc-ar.[137] zinc-i.[137] zinc-p.[58] zinc-val.[137] zing. ziz.[25]

- **abwechselnd** mit Augensymptomen: kreos.
  ☞ *A; Abwechselnd mit AUGEN; A; Abwechselnd mit*

† - **abwechselnde** Seiten: acon.[137] aloe[137] ars.[137] **BRY.**[137] calc-p.[137] cham.[137] cic.[36] coloc.[137] cupr.[137] dios.[137] graph.[137] **Kali-bi.**[137] kali-c.[137] kali-n.[137] lac-eq.[204] lach.[137] lil-t.[137] mag-p.[137] **Nat-m.**[137] nat-s.[137] **Puls.**[137] **Rhus-t.**[137] sep.[137] sil.[137] **Sulph.**[137]
  ☞ *O; Beine; abwechselnde Seiten*

- **links**: aegle.[192] ambr. asaf.[137] asc-t.[36] bamb-a.[1184] bar-acet.[102] bar-c. calc.[137] carb-v. cina[137] con.[1] ferr.[137] hep.[137] knau.[33] lyc.[1] mag-c.[137] nat-m.[1] nit-ac.[137] petr.[1] phos.[1] rhus-t.[137] sil.[1] stram.[137] sulph.[137] tarent.[192] verat-v.[111]
  ☞ *O; Beine; links*
  - **rechts,** nach: ambr. mag-c.[137]
  - **rechter** Arm, und: asc-t.[36]

- **rechts**: am-br.[25] ang.[1] ant-t.[10] ars.[137] asc-t.[36] bell.[137] bry.[137] cann-i.[25] chel. coloc.[137] dios.[25] germ.[222] gins.[85] graph.[137] lac-lup.[204] lach.[137] nit-ac.[1] nux-v.[137] phos.[1] puls.[137] rhod.[137] **Sars.**[137] sec.[137] sep.[137] sulph.[1]
  ☞ *O; Arme; rechts • O; Beine; rechts*

◦ **nachts**: gins.[85]
☞ *O; Beine; nachts; agg.*

◦ **Ausstrecken** des Beins **agg.**: germ.[222]
☞ *O; Beine; Ausstrecken der Glieder; agg.*

◦ **sitzen** mit gestreckten Beinen **amel.**: germ.[222]
☞ *O; Beine; Ausstrecken der Glieder; amel. •O; Beine; Sitzen; amel.*

◦ **Stehen** agg.: germ.[222]
☞ *O; Beine; Stehen; agg.; während*

◦ **links,** nach: am-br.[25] asc-t.[36]

◦ ◦ **Arme,** und: asc-t.[36]

- **tagsüber**: phos. plumbg.
☞ *O; Beine; tagsüber*

- **morgens**:
☞ *O; Beine; morgens*

◦ **agg.**: abrot.[122] anac. androc.[222] ant-t. aur. bov. bry. carb-ac.[25] carb-an. caust. cob-n.[149] hep. kali-bi. kurch.[192] mit.[36] nat-m.[1] nit-ac. nux-v.[122] ph-ac. phos.[1] phys. puls-n.[25] rhus-t. sang. sil. stann.[1] stront-c. sulph.

◦ ◦ **9** Uhr: phys.

◦ ◦ **Aufstehen** agg.: kali-bi. nux-v.[122] phos.[1] **RHUS-T.** stann.[1]

◦ ◦ **Bett,** im: ant-t. bov. bry. nit-ac. sulph.
☞ *O; Beine; Bett, im; agg.*

◦ ◦ **Erwachen,** beim: abrot.[122] androc.[222] aur. nat-m.[1]

◦ **amel.**: aur. colch. merc. mez. nux-v. syph.

- **vormittags**: mit.[36] nat-s. ptel.
☞ *O; Beine; vormittags*

- **mittags**: agar.
☞ *O; Beine; mittags*

- **nachmittags**: bell. coloc. myric. sang.
☞ *O; Beine; nachmittags*

◦ **16** Uhr: **Coloc.**

- **abends**: alum. ambr. ars. calc. carb-an. carb-v.[1] caust.[1] ferr. ferr-ma. kali-c. kali-n.[1] **KALI-S. Led. Lyc.** mag-s. mez. nat-c. **Nat-m.** nat-s. nit-ac.[1] phos. plan. plumbg. puls.[58] sep. sil. still. stront-c. sulph. tarent-c.[192] zinc.
☞ *O; Beine; abends*

◦ **Bett,** im: carb-an. carb-v.[1] ferr. ferr-ma. **Kali-s.** phos. puls.[58] sulph.
☞ *O; Beine; Bett, im; agg.*

◦ **Bewegung** amel.: stront-c.
☞ *O; Beine; Bewegung; amel.*

◦ **Gehen,** beim: sulph.

- **nachts**: alum. alumn. ambr. anac. arn. **Ars.** bamb-a.[1184] bar-c.[1] **Bell. Bry.** carb-an. carb-v. caust.[1] cham. cic. coloc. ery-a. fago. **Ferr.** graph. hep. iod. kali-c. kali-n.[1] **Lac-c. Lyc.**[1] mag-c. **Mag-p.** mag-s. mang. **Med. MERC. Mez. Nat-c. Nat-m. NIT-AC. Nux-v. Phos.**[1] **PHYT.** plan. podo.[25] rhod. **RHUS-T.** sang. sep. staph. **Sulph.** syph.[144] ter. tub. verat. zinc.[1]
☞ *O; Beine; nachts; agg.*

◦ **22** Uhr: plan.

◦ **23** Uhr - 7 Uhr: **Sulph.**

◦ **Bett,** im: kali-c. **MERC. Mez. Sulph. Verat.**
☞ *O; Beine; Bett, im; agg.*

◦ **Herausstrecken** der Füße aus dem Bett amel.: sulph.

◦ **liegt,** wenn man darauf: ars.

- **Mitternacht**:

◦ **vor**: **FERR.** prun.
☞ *O; Beine; Mitternacht; vor*

◦ **nach**: **Ars.** coloc. kali-c. nux-v. sep. tarent.[192]
☞ *O; Beine; Mitternacht; nach; 4.30 Uhr*

◦ ◦ **3** Uhr: kali-c. sep. tarent.[192]

◦ ◦ ◦ **5** Uhr, bis: **Kali-c.** sep.

◦ ◦ **4** Uhr: coloc.

- **periodisch**: **Ars.** lyc. lyss. rhus-t. visc.[25]
☞ *O; Beine; periodisch* ▤ *ALLGEMEINES; C; Schmerz; periodisch*

- **abwärts** Gehen agg.: arg.[137]
☞ *O; Beine; Treppabgehen agg.*

- **Anstrengung** agg.: alum. androc.[222] bar-c. **CALC. Caust.** cymbo-ci.[2184] ign. phos. **RHUS-T.** stann.

- **Anwendungen,** warme, **amel.**: caust. cham.
☞ *O; Beine; Anwendungen, warme, amel.*

- **Ärgernis,** nach: sep.
☞ *O; Beine; Zorn, Ärgernis, nach*

- **Aufrichten,** Aufstehen:

◦ **amel.**: bar-c.[137] graph.[137] ham.[137] sep.[137]
☞ *O; Beine; Heben der Beine; amel.*

◦ **Fuß** agg., verhindert die Beugung: berb.
☞ *O; Beine; Heben der Beine; agg.*

- **Aufstehen**:

◦ **agg.**: cycl.[1] eup-per. mag-c. ruta

◦ ◦ **Sitzen,** vom: mag-c. ruta
☞ *O; Beine; Aufstehen; agg.; Sitzen, vom; während*

◦ **amel., vom Sitzen**: mag-c.
☞ *O; Beine; Aufstehen; amel.; Sitzen, vom; während*

- **Aufstoßen** amel.: **Puls.**[137] thuj.[111]
☞ *O; Beine; Aufstoßen amel.*

- **Auftreten** agg.: berb. merc.

- **Ausziehen,** beim: mez. nat-s.

- **Baden**:

◦ **agg.**: sulph.

◦ **amel., kaltes**: aur.[137] **Led.**[137] syph.[137]

- **Berührung** agg.: **Bell.** berb. **Bry.** calc.[1] chel.[25] **Chin.** guai. lac-c.[193] merc. mez. nit-ac. nux-v. plat. puls. ruta sulph.

- **Bett,** im: puls-n.[25]
☞ *O; Beine; Bett, im; agg.*

- **Beugen** agg.: nux-v.
☞ *O; Beine; Beugen; agg.; Glieder, der*

- **Bewegung**:

◦ **agg.**: acon. alum. alum-sil.[58] **Apis** ars.[1] bell-p.[256] berb. **BRY.** calc. calc-p. carb-v. carbn-s. carc.[119] caust. cocc. ferr. gels. gua.[25] **Guai.** indg. iris[25] kali-p. kalm. kreos. **Lac-c.** lacer.[36] **Led.** lyc. mag-c. mang. **Merc.** nat-s. nit-ac. **Nux-v.** petr. **Phos. Phyt.** plat. **Plb.** puls. **Ran-b.** rhod. rhus-t. sulph. tarent.[192] thuj.
☞ *O; Beine; Bewegung; agg.; während*

Beine; Bewegung; agg. (Forts.)

◦ ◦ **Beginn,** zu: calc. carb-v. **Caust. Ferr.** gels. indg. **Kali-p. LYC.** mag-c. nit-ac. **Petr. Plat. Rhod. RHUS-T.** thuj.
☞ *O; Beine; Bewegung; agg.; Beginn, zu*

◦ ◦ **schnelle** Bewegung: carc.[119]

◦ **amel.**: **Agar.**[1] **Arg.** arg-n. ars. **Aur-m-n. Bell. Calc.** calc-p. caps. carc.[119] **Coloc.** cupr. euph. **FERR.** gels. **Indg.** iod. **Kali-bi.** kali-c. kali-p. **KALI-S. LYC.**[1] **Merc.** merc-i-f. merc-i-r. **Mur-ac. Nat-s. Ph-ac. Plan. PULS.**[154] **Rat. RHOD. RHUS-T.** ruta **Sep.**[1] stel. stront-c. sulph. **Tarax. TUB. Valer.** verat.[1] **Zinc.**
☞ *O; Beine; Bewegung; amel.*

◦ ◦ **sanfte**: carc.[119] puls.[154]

◦ **muss** sich bewegen, was aber agg.: thal.[144]
☞ *O; Beine; Bewegung; agg.; während*

- **Blähungen,** durch eingeklemmte: carb-v.[1]
☞ *O; Beine; Blähungen; Anhäufung von, durch*

- **Druck**:

◦ **agg.**: ham.[58] **Phos.** plb.
☞ *O; Beine; Druck; agg.*

◦ **amel.**: **Ars.** boerh.[192] cassi-s.[192] **MAG-P.** tarent.[192] tarent-c.[192]
☞ *O; Beine; Druck; amel.*

- **Erregung** agg.: alum-sil.[58]
☞ *O; Beine; Gemütsbewegungen, nach* ▥ *GEMÜT; M; Erregung; Beschwerden durch; Allgemeinsymptome*

- **Essen**:
☞ *O; Beine; Essen; während*

◦ **während**: ph-ac.
☞ *O; Beine; Essen; während*

◦ **nach**: **Indg.** kali-c.
☞ *O; Beine; Essen; nach*

- **Fahren** oder Reiten, beim: rumx.

- **Federbett** agg.: **Asaf.**
☞ *O; Beine; Federbett, im*

- **Fieber,** während: cassi-s.[192] cedr.[25] kali-n.[1] nat-s.[58] puls. pyrog.[137] rhus-t. tub.[137] ziz.[25]
☞ *O; Beine; Fieber; während*

- **Fieberhitze,** während: **Ars.**[5] calc-s.[58] caps.[5] carb-v.[5]
☞ *O; Beine; Fieber; während; Hitzestadium im Fieber*

- **Freien,** agg. im: caust. **Cocc.** graph. **Mag-p.**
☞ *O; Beine; Luft; agg.; frische*

- **Froststadium** im Fieber:

◦ **vor**: **Nux-v.**

◦ **während**: acon.[5] am-c.[5] arn. **ARS.** bar-c.[5] bell.[5] bry. calc.[5] canth.[5] caps. caust.[5] cham.[5] **CHIN.** coff.[5] coloc.[5] **Ferr.** guai.[5] hell.[5] **Ign.**[5] kali-n.[5] kreos.[5] lach.[5] led. lyc. mez. nat-m. nat-s.[58] **NUX-V.** phos. **Puls. PYROG.** rhod.[5] **Rhus-t.** sabad.[5] **Seneg.**[5] sep. spig.[5] spong.[5] sulph. tarax.[5] tarent.[58] thuj. tub. verat.[5]

- **Füße** auf einen Stuhl legen agg.: con.[102]

- **Gähnen** agg.: zinc.[111]

- **Gehen**:

◦ **agg.**: aegle.[192] aesc. agar. am-c.[1] am-m. ambr. anac.[1] ant-c. arg-n.[36] arn. asaf. berb. bry. buth-aust.[149] calc-p. cann-i.[58] cassi-s.[192] chel. **Coloc.** cypra-e.[227] gels. ham.[58] hep. hyos. iris[25] led. lil-t.[25] lyc. merc. nicc. nit-ac. nux-m.[26] **Nux-v.** ol-an. petr. **Phos.** phys.[25] **Phyt.** plb. **Prot.**[136] **Ran-b.** ruta sep. sil. sol-n.[25] stann. stram. stront-c. **Sulph.** tab. tarent. term-c.[192] thuj. viol-t.

◦ ◦ **Freien,** im: phos. sulph.

◦ ◦ **Frösteln,** während: sep.

◦ ◦ **Menses,** vor: nux-m.[26]
☞ *O; Beine; Menses; vor*

◦ **amel.**: aegle.[192] **Agar.** am-c. **Am-m. Arg. Ars.** bar-c.[1] **Bell.** calc-s.[58] cassi-s.[192] chin. cocc. corv-c.[258] dig. **Dulc. FERR. Indg.** kali-c. **Kali-i.** kali-n.[1] **Kali-s. LYC.** mit.[36] nat-s.[58] **Puls. PYROG. RHUS-T. Seneg.** sep. stel. sulph. tarent.[192] **Tub. Valer. Verat.**

◦ ◦ **schnelles**: cassi-s.[192]
▥ *GEMÜT; M; Gehen; amel.; schnelles Gehen*

- **Herunterhängenlassen**:
☞ *O; Beine; Herunterhängenlassen der Glieder; agg.*

◦ **agg., blau und geschwollen**: lath.[102] vip.[36]

◦ **amel.**: bell. **CON.** verat.
☞ *O; Beine; Herunterhängenlassen der Glieder; amel.*

◦ ◦ **Bettkante,** über die: verat.

- **Husten,** beim: caps.
☞ *O; Beine; Husten agg.*

- **Ischialgie**:
☞ *Nerven; Ischias*

- **Kälte**:

◦ **amel.**: **Apis Coff. Guai. Lac-c. LED.** ozone[227] **PULS. SEC.** syph.[58]
☞ *Kälte; amel. • Wärme; agg. • Wärme; agg.*

◦ **Kaltwerden,** beim: **Agar. Ars.** bry. calc. calc-p. **Dulc.** graph. **Kalm. NUX-V.** ph-ac. **Phos. RHUS-T. Tarent. Tub.**
☞ *O; Beine; Kälte; Kaltwerden, durch*

- **Knien,** nach: op.
☞ *Knie; Aufstehen;*

- **Koitus** agg.: calc.[137] nat-m.[137]
☞ *O; Beine; Koitus agg.*

- **Konvulsionen,** vor: ars.[81]

- **Kopfschmerz,** während: lob-c.[85]
☞ *O; Beine; Kopfschmerz, während*

- **Kratzen**:

◦ **agg.**: prun.
☞ *O; Beine; Kratzen; agg.*

◦ **amel.**: sil.[1]
☞ *O; Beine; Kratzen; amel., der wundschmerzhaften Teile*

- **Kreuzen** der Beine im Bett, beim: arn.[1] aur.[5] phos.
☞ *O; Beine; Übereinanderschlagen, Kreuzen, der Beine; agg.*

- **Liegen**:
  - **agg.**: ars. carb-v.[1] corv-c.[258] fago.[25] graph.[1] tarent-c.[192]
    ☞ *O; Beine; Liegen; agg.*
    - **Seite, auf schmerzhafter**: ars. graph.[1]
      ☞ *O; Beine; Liegen; agg.; erkranktem Teil, auf •O; Beine; Liegen; agg.; schmerzhafter Seite, auf •Nerven; Ischias; Druck; agg.*
  - **amel.**: am-m. **Dios.** ham. tarent.[192]
    ☞ *O; Beine; Liegen; amel.*
- **Menses**:
  - **vor**: berb. **Caul.**[26] gels.[26] lach. nit-ac. nux-m.[111] nux-v. phos. sep. syph. vib.
    ☞ *O; Beine; Menses; vor*
  - **während**: aegle.[192] agki-p.[1202] ambr. bell. berb. bry. calc-p. caul. **Cham.** cimic. con. cycl. goss.[122] graph. ham. kali-n. mag-m.[1] mosch. musa[197] nit-ac.[1] nux-m. nux-v. phos. rhus-t. sec. sep. spong. stram. sul-ac. verat.
    ☞ *O; Beine; Menses; während*
- **N. ischiadicus**:
  ☞ *Nerven; Ischias*
- **Obstipation, bei**: asc-c.[25]
- **Reiben** amel.: aegle.[192]
  ☞ *O; Beine; Reiben; amel.*
- **Rotation** agg.: bry.[137] cocc.[137] coloc.[137] kali-c.[137]
  ALLGEMEINES; M; Bewegung; während; drehender Bewegung, bei
- **Ruhe**:
  - **agg.**: op.
    ☞ *O; Beine; Ruhe; agg.*
  - **amel.**: boerh.[192]
    ☞ *O; Beine; Ruhe; amel.*
- **Samenabgang** beim Stuhlgang, nach: amyg-p.[36]
- **Schwäche,** mit: plb.
  ALLGEMEINES; C; Schmerz; Schwäche, mit
- **Schwangerschaft,** während: ham.[58]
  ☞ *O; Beine; Schwangerschaft, während*
- **Schweiss**:
  - **agg.**: am-c.[5] **Ant-t.**[5] **Arn.**[5] **Ars.**[5] bar-c.[5] bell.[5] bov.[5] bry.[5] **Calc.**[5] canth.[5] carb-v.[5] caust.[5] **Chin.**[5] **Hell.**[5] ign.[5] **Kali-n.**[5] led.[5] **Lyc.**[5] **Merc.**[5] **Merc-c.**[5] **Nat-m.**[5] **Nux-v.**[5] op.[5] **Ph-ac.**[5] **Phos.**[5] puls.[5] **Rhod.**[5] **Rhus-t.**[58] ruta[5] **Sabad.**[5] **Sep.**[5] sil.[5] **Sulph.**[5] **Tarax.**[5] thuj.[5] verat.[5]
    - **unterdrückten,** durch: rhus-t.[58]
  - **amel.**: **Gels.**
    ☞ *O; Beine; Schweiss; amel.; während*
- **Schweiß,** durch unterdrückten: rhus-t.[58]
- **Sitzen,** beim: aegle.[192] **Agar.** alum. am-m. ant-c. apis **ARG.** arg-n. arn. **Aur-m-n.** bell. calc. carb-v.[1] cham. chin. cob. croc. ham. **Indg.** iod. ip. led. **LYC.** mag-m. nit-ac. olnd. paeon. ph-ac. plat. **Sep.** staph. sulph.[1] tarent.[192] **Valer.** verat.
  ☞ *O; Beine; Sitzen; agg.; während*
  - **niedrig**: sulph.[1]
- **Stehen**:
  - **agg.**: aesc. **Agar.** alum. alumn. bry. graph. ham.[58] phyt. ptel. puls. stann. sulph. **Valer.**
    ☞ *O; Beine; Stehen; agg.; während*
    - **aufrechtes**: agar. bry. graph. puls.
  - **amel., aufrechtes**: bell.
    ☞ *O; Beine; Stehen; amel.*
- **Steigen,** beim: arge-p.[264] ars.[1] nat-m.[1] stann. tarent-c.[192]
- **Strecken** der Beine:
  - **agg.**: aegle.[192]
    ☞ *O; Beine; Ausstrecken der Glieder; agg.*
  - **amel.**: act-sp. med.[137] sulph.[1]
    ☞ *O; Beine; Ausstrecken der Glieder; agg. •O; Beine; Ausstrecken der Glieder; amel.*
- **Stuhlgang**:
  - **vor**: bapt.
    ☞ *O; Beine; Stuhlgang; vor*
  - **während**: apis[137] coloc. **Nux-v. Rhus-t.** sec.[137] **Tell.** verat.[137]
    ☞ *O; Beine; Stuhlgang; beim*
  - **nach**: agar.[58]
- **Sturm,** während: caust.[1]
- **Tanzen** amel.: **Sep.**
  ALLGEMEINES; M; Tanzen; amel.
- **Wärme**:
  - **agg.**: coloc. ferr. guai. hell. **LAC-C. Led.** merc. plb. **Puls.** sulph. syph. verat. zinc.
    ☞ *Kälte; amel.*
    - **Bettwärme**: coloc. **Ferr. Guai.** led. **MERC.** plb. **Sulph.** syph. **VERAT.**
  - **amel.**: agar. **Ars. Bar-c.** bell. carc.[193] **Caust.** coloc. dulc. graph. **Lyc.** mag-p. nat-c. nux-v. ph-ac. **Phos.** pyrog. rhus-t. stront-c. sulph.
    - **Bettwärme**: **Agar. Ars.** bell. carc.[193] caust. coloc. **Dulc. LYC. Mag-p. NUX-V. Ph-ac. Phos. PYROG. RHUS-T.**
- **Wetter**:
  - **nassem,** bei: bor. calc-p. dulc. euph.[122] **Ran-b. Rhod. Rhus-t.** ruta **Ter. VERAT.**
  - **Wetterwechsel,** durch: **Berb. Kali-bi.** lach. phyt.[137] **Ran-b. Rhod.**
  - **windigem,** bei: lach.

➡ - **erstreckt** sich:
  - **abwärts**: aesc. aeth. aloe am-c. am-m. anac. **Apis** arg-n. ars.[1] bar-acet.[1] bar-c. bell.[58] berb. bry. **Calc.** cann-s. caps. carb-an. **Carb-v.** card-m. caust. cham. chel. cic. cocc. colch.[122] coloc. crot-h. dios. elat. eup-pur. eupi. ferr. gels. gnaph. graph.[1] guai. hyper. ind. iris kali-ar. kali-bi. kali-c. **Kali-i.** kali-p. **KALM.** lac-c. **LACH.** lyc. mag-p. mag-s. mur-ac. nat-c.[1] nat-m.[1] nit-ac.[1] nux-m. **Nux-v.** ph-ac. **Phyt. Plb.** puls. rhod. **Rhus-t.** ruta sep. sil. staph. still. **Sulph.** tell. ther. thuj. valer. verat. verb. zinc.
  - **aufwärts**: acon. agar. alum-sil.[58] bar-c. bell. caust.[5] cedr.[25] cimic. colch.[122] dulc.[111] eup-pur. guai. hep.[111] kali-p. lach. **LED.** lob-c.[85] mag-c.[111] med.[58] nat-c.[1] **Nux-v.** phos.[111] **Phyt. Plb.** podo. puls.[5] ran-b.[111] rhus-t. ruta sep.[1] stront-c.[5] thuj.[1] verat. zinc.
  - **Fuß,** zum: alum.[137] **Apis** caps.[137] **Colch.** lach. lyc.[137] merc-i-f. ph-ac.[137] phyt. puls.[137] rhus-t.[137] sang. zinc.
  - **Herzregion,** in die: alum-sil.[58]

Beine; erstreckt sich (Forts.)

◦ **Ischiasnerv** entlang, den: coloc. dios.[137] elat.[85] eup-pur.[54] iris[54] lach.[54] ruta sal-ac.[54]

◦ ◦ **links**: elat.[85] eup-pur.[54] iris[54] lach.[54] sal-ac.[54]
☞ *O; Beine; links*

◦ ◦ ◦ **Bewegung** agg.: iris[54]
☞ *O; Beine; Bewegung; agg.; während*

◦ ◦ ◦ **lähmige** Empfindung nach Bewegung: eup-pur.[54]

◦ ◦ ◦ **hinab** zum Fuß, dann intensives Hitzegefühl in den betroffenen Teilen, wie von heißem Eisen, danach Schweiß: lach.[54]

◦ ◦ ◦ **ziehend,** am Ende des, von hinten nach vorn zu Knien und Zehen, dort wie Fuß auf einem Ameisenhügel und als solle er schwitzen: sal-ac.[54]

◦ **Kopf,** zum: thuj.

◦ **querüber**: zinc.[5]
▥ *ALLGEMEINES; C; Schmerz; erstreckt sich; querüber*

◦ **Schläfe,** zur: alum-sil.[58]

◦ **Schulter,** zur: bell.[1]

◦ **Zehenspitzen,** zu den: calc.[1]
▥ *ALLGEMEINES; C; Schmerz; erstreckt sich; Zehen, zu den*

- **innen,** medial: dios.[25] petr. plb.

- **Rückseite,** posterior: cassi-f.[192] helon. pic-ac.

- **Blutgefäße**: croc.[5] staph.[5]

- **Knochen**: **AGAR.**[1] alum.[5] am-c.[5] am-m. anac. ang.[5] aran.[25] arg. ars. asaf.[5] aur. bar-c. bell. calc.[1] carb-v. caust.[1] chel.[25] chin.[5] cocc.[5] coloc. con. dios.[25] dros.[5] euph. graph.[5] guai. iod. **IP.** kali-bi. kali-c. kali-n. laur.[5] led. lith-c.[227] lyc. mag-c. mag-m. mag-s. mang. **Merc.** mez. mur-ac.[5] nat-c. nit-ac.[5] olnd. petr.[5] ph-ac.[5] phos.[5] puls.[5] **Rhod.** rumx. ruta[5] sabin.[5] samb.[5] sang.[25] sars.[5] sep.[5] sil.[5] staph.[5] still.[111] stront-c. **Sulph.**[1] teucr. ther.[111] thuj. tub.[58] valer.[5] verat.[5] viol-t.[5] zinc.
☞ *O; Beine; Knochen*

◦ **links**: chel.[25]
☞ *O; Beine; links*

◦ **Gehen,** beim: mag-m.

◦ **erstreckt** sich zu den großen Zehen: ars.

◦ **Knochenmark,** im: agar.[1]

◦ **Periost**: ars. ph-ac.[5] rhod.

◦ ◦ **nachts**: rhod.
☞ *O; Beine; nachts; agg.*

◦ ◦ **Bewegung** amel.: rhod.
☞ *O; Beine; Bewegung; amel.*

◦ ◦ **Wetter,** bei nassem: rhod.

◦ ◦ **erstreckt** sich zu den großen Zehen: ars.

◦ **dicht** unter der Haut befinden, die sich: sang.[25]

- **Gelenke**: acon. agar. alum.[5] am-be.[25] am-c.[5] ambr. ang.[5] apoc-a.[25] arg. arn. **Ars.** asc-c.[25] asc-t.[25] bar-acet.[1] **Bar-c.** bell.[5] bov.[5] brucel.[241] bry. cadm-s. calc.[5] caul.[25] cedr.[25] chel. cimic. colch. coloc. con.[5] **Dig.** dros.[5] dulc. euph.[142] euphr.[5] ferr-i. **Guai.** ham.[25] hyos.[5] **Iod.**[5] kali-bi.[111] kali-c. kali-n.[5] **Kalm.** **Led.** lil-t.[25] lith-c.[25] **Lyc.**[5] mag-c.[5] **Mang.** merc. mez.[5] naja nat-c. nux-v. petr.[5] ph-ac. **Phos.**[5] **Phyt.** podo.[25] psil.[164] **Puls.** rhod.[5] **Rhus-t.**[5] sabin. sang.[25] sarr. senec.[25] seneg.[5] **Sep.**[5] **Sil.** spig. stict.[25] stront-c. sul-ac. **Sulph.**[5] tarax.[5] teucr. thuj. verb.[45] zinc.
☞ *O; Beine; Gelenke*

◦ **abends**: coloc.
☞ *O; Beine; abends*

◦ **Abwärtsgehen,** beim: arg.
☞ *O; Beine; Treppabgehen agg.*

◦ **Gehen,** beim: coloc.

◦ **stellenweise**: mang.

- **Muskeln**: aza.[192] gels.[25] psil.[164] puls-n.[25] verat.[1]
▥ *ALLGEMEINES; C; Schmerz; Muskeln*

◦ **Streckmuskeln,** im Sitzen: verat.[1]

◦ **M. sartorius, links, beim Gehen**: puls-n.[25]

- **Nerven**:

◦ **Ischias**: acetan.[102] acon.[193] aego-p.[1125] aesc. agar. **Am-m.**[171] anan. ang.[54] ant-ar.[85] apoc.[111] arag.[102] aran-ix.[149] arbu.[102] **Arg.** **Arg-n.**[71] **Arn.** **Ars.**[193] ars-met.[102] ars-s-f.[102] ars-s-r.[85] asaf.[5] asar. aur-m-n.[5] aven.[1125] **Bamb-a.**[1184] bar-acet.[4] bar-c. **Bell.** bell-p.[137] berb. berb-a.[1125] **BRY.** **BUFO** buni-o.[149] **Calc.**[54] calc-f.[149] **Calc-p.**[54] **Calc-s.** calc-sil.[58] **Canth.**[5] caps. carb-ac.[193] carb-an.[1] carbn-o.[102] **Carbn-s.** carc.[149] card-m. caul.[185] **Caust.**[102] **Cham.**[193] chel.[193] chim. chin.[193] chin-s. chlf.[54] **Cimic.** cinnb.[54] cist.[54] **Cit-v.**[54] clem.[1125] cob.[111] coc-c.[111] cocc. coch-o.[1125] **Coff.**[137] colch.[193] coll.[193] **COLOC.**[809] corv-c.[258] cot.[102] croc.[5] cupr.[111] cur. **Dios.**[137] dros. dulc.[111] **Elaps** **Elat.**[36] ergot.[25] eup-pur. euph. **Ferr.**[102] **Ferr-ar.** ferr-p. fl-ac. gaert.[136] **Gaul.**[1125] **Gels.**[193] germ.[222] gink.[227] **Gins.**[171] glon.[193] **GNAPH.**[137] **Graph.**[102] grat.[137] **Guai.** guare.[36] ham.[36] harp.[1184] hell.[304] hell-f.[102] helod-c.[205] hep.[102] hip-ac.[119] hymosa[102] **HYPER.** **Ign.**[172] ind.[54] **Indg.** **IRIS** **Kali-ar.** **Kali-bi.**[137] kali-c. kali-cy.[110] **KALI-I.**[71] **Kali-p.**[54] kali-s.[111] kali-sil.[58] kalm.[193] kola[1184] kreos.[71] lac-ac.[54] **Lac-c.**[102] lac-d.[58] **Lach.** lachn.[54] lap-laz.[227] lav-v.[1125] **Led.** lept.[137] lith-c.[227] lob-s.[25] loxo-r.[205] **Lyc.**[54] lyss. mag-c.[137] mag-m.[144] **MAG-P.** mag-s.[144] mand.[144] **MED.**[193] **Meny.**[171] merc.[102] methyl.[102] **Mez.** morbill.[193] morph.[193] nat-ar. **Nat-m.**[102] nat-p.[36] **Nat-s.** nit-ac. **Nux-m.** **NUX-V.**[193] nyct.[102] oena.[122] **Ol-j.**[54] ox-ac.[193] paeon.[111] pall. paull.[25] **Petr.** ph-ac.[54] phase.[1125] **Phos.** **Phyt.**[102] plan. plat.[193] **Plb.**[137] **Plumbg.**[102] plut-n.[269] **Podo.**[54] polyg.[54] prot.[136] psor.[71] ptel.[111] **Puls.**[137] puls-n.[36] pyre-p.[1125] **Ran-b.**[54] ran-s.[1125] rhod. **RHUS-T.** **Ruta**[809] sabin.[5] sal-ac.[122] salx-m.[85] samb.[1125] sang.[1125] saroth.[144] sel.[111] senec.[36] **Sep.**[111] sil.[102] spig.[193] spira.[102] spirae.[144] stann.[102] **Staph.** **Still.**[54] stram.[71] stront-c.[102] stry.[102] sul-ac.[193] **Sulph.** syc-co.[136] symph.[1125] syph. tax.[303] **TELL.**[22] ter.[54] thal.[250] thal-s.[111] thea[102] ther.[162] thuj. **Til.**[1125] trig-f-g.[1125] tus-fa.[1125] upa.[85] **Valer.**[185] **Verat.**[193] verb.[71] **Visc.**[137] x-ray[119] xan.[102] **Zinc.**[5] zinc-p.[58] zinc-val.[137]
☞ *neuralgischer Schmerz; Beine; Ischiasnerv* ▥ *RÜCKEN; C; Schmerz; erstreckt sich; Knie • ALLGEMEINES; C; Schmerz; Nerven*

◦ ◦ **abwechselnd** mit:

◦ ◦ ◦ **Husten**:
☞ *A; Abwechselnd mit ▤ HUSTEN; A; Abwechselnd mit • HUSTEN; Z; Winter, im; abwechselnd mit Ischialgie im Sommer*

◦ ◦ ◦ **Schmerzen** an anderer Stelle: ign.[193]
☞ *A; Abwechselnd mit*

◦ ◦ ◦ **Taubheitsgefühl**: **Gnaph.** graph.[71] kreos.[71]
☞ *A; Abwechselnd mit*

◦ ◦ **abwechselnde** Seiten: **LAC-C.**
☞ *O; Beine; abwechselnde Seiten*

◦ ◦ **links**: **Am-m.** arag.[102] aran-ix.[149] bamb-a.[1184] bar-acet.[4] **Buni-o.**[149] caust.[60] cham.[71] cimic. coloc.[5] corv-c.[258] elat.[36] eup-pur. germ.[222] ham.[36] **Hyper.**[122] ign.[85] iris[85] **Kali-bi.**[54] **Kali-c.** kali-i.[162] kola[1184] lach. led.[54] lith-c.[227] lyss.[54] med.[193] meny.[111] nat-p.[36] nat-s.[71] phos. psor.[71] puls.[5] rhus-t.[54] sel.[111] sil.[111] still.[54] stram.[71] sulph.[5] tell. thuj.[54] upa.[85] visc.[85]
☞ *O; Beine; links*

◦ ◦ ◦ **zunehmend,** allmählich: rhus-t.[54]

◦ ◦ ◦ **Bett,** amel. im: **Thuj.**[54]
☞ *O; Beine; Bett, im; amel.*

◦ ◦ ◦ **Bewegung** der Beine amel.: aran-ix.[149]
☞ *O; Beine; Bewegung; amel.*

◦ ◦ ◦ **Grippe,** nach: iris[85]
☞ *O; Beine; Grippe, nach*

◦ ◦ ◦ **Otorrhö,** und: visc.[85]

◦ ◦ ◦ **Schwäche** und Schwere der Körperpartien, dann Schwellung von Füßen und Gliedern: **Led.**[54]

◦ ◦ ◦ **Schwellung** des Gliedes, mit: ign.[85]

◦ ◦ ◦ **Sitzen,** nach langem: hyper.[122]
☞ *O; Beine; Sitzen; agg.; nach*

◦ ◦ ◦ **Stehen,** nach langem: aran-ix.[149]
☞ *O; Beine; Stehen; agg.; nach*

◦ ◦ ◦ **syphilitisch**: **Still.**[54]

◦ ◦ ◦ **erstreckt** sich zu den Zehenspitzen: elat.[36]

◦ ◦ **rechts**: bamb-a.[1184] bell.[5] carbn-s. chel. chin-s.[54] chlf.[54] **Coloc.**[54] corv-c.[258] **Dios.**[54] germ.[222] gnaph.[8] harp.[1184] hell.[304] kali-cy.[110] kali-i.[111] lac-c.[102] **Lach.**[54] led.[71] **Lyc.** mag-p.[193] nux-m.[54] pall.[193] **Phyt.** plan. plb.[36] rhus-t.[54] **Ruta**[809] sep. spira.[102] spirae.[144] tax.[303] **Tell.**[54] valer.[54]
☞ *O; Arme; rechts • O; Beine; rechts*

◦ ◦ ◦ **nachts,** erscheint plötzlich und verschwindet allmählich, weckt ihn: **Lach.**[54]
☞ *O; Beine; nachts; agg.*

◦ ◦ ◦ **Wochen,** über mehrere: **Chin-s.**[54]

◦ ◦ ◦ **Aufschreien,** lässt ihn, agg. durch Ruhe, amel. durch Gehen: **Rhus-t.**[54]
☞ *O; Beine; Ruhe; agg. • O; Beine; Schreien, mit*

◦ ◦ ◦ **Ausstrecken** des Beins agg.: germ.[222] valer.[54]
☞ *O; Beine; Ausstrecken der Glieder; agg.*

◦ ◦ ◦ ◦ **Stehen,** im, konnte relativ bequem bei der Arbeit stehen, mit dem Fuß der betroffenen Seite auf einem Stuhl: **Valer.**[54]
☞ *O; Beine; Stehen; agg.; während*

◦ ◦ ◦ **Beugen** des Gliedes, beim: tax.[303]
☞ *O; Beine; Beugen; agg.; Glieder, der*

◦ ◦ ◦ **Liegen** auf erkrankter Seite agg.: **Tell.**[54]
☞ *O; Beine; Liegen; agg.; erkranktem Teil, auf ▤ ALLGEMEINES; C; Schmerz; Liegen; agg.; Seite, auf erkrankter*

◦ ◦ ◦ **muss** ruhig auf einer Stelle Liegen, geringste Bewegung bewirkt stärkste Schmerzen, als würde das Knochenmark gequetscht: **Coloc.**[54]

◦ ◦ ◦ **sitzen** mit gestreckten Beinen amel.: germ.[222]
☞ *O; Beine; Ausstrecken der Glieder; amel. • O; Beine; Sitzen; amel.*

◦ ◦ ◦ **Stehen** agg.: germ.[222]
☞ *O; Beine; Stehen; agg.; während*

◦ ◦ ◦ **Bereich** der Austrittsstelle, im Nerv und daran entlang, Bein hinab, nur bei Bewegung: **Dios.**[54]

◦ ◦ **tagsüber**:
☞ *O; Beine; tagsüber*

◦ ◦ ◦ **agg.**: coloc. sep.

◦ ◦ ◦ **amel.**: ruta[102]
▤ *ALLGEMEINES; Z; Tagsüber; amel.*

◦ ◦ **morgens**: acon.[193] arg-n. ars. bamb-a.[1184] **Bry.** chin-s.[193] coloc.[54] kali-bi. lac-d.[58] mand.[144] nux-v. staph. sulph. verb.[193]
☞ *O; Beine; morgens*

◦ ◦ ◦ **9 Uhr - 16 Uhr**: verb.[193]

◦ ◦ ◦ **Aufstehen,** nach: coloc.[54]

◦ ◦ **vormittags**: sep.
☞ *O; Beine; vormittags*

◦ ◦ **mittags**: arg-n.[71] bamb-a.[1184] coloc. nat-m. sulph.[193]
☞ *O; Beine; mittags*

◦ ◦ ◦ **Essen,** nach dem: arg-n.[71]
☞ *O; Beine; Essen; nach*

◦ ◦ **nachmittags**: am-m. bell.[71] bry. chel. coff. coloc.[54] indg. kali-bi. nux-v. senec.[36]
☞ *O; Beine; nachmittags*

◦ ◦ ◦ **16 Uhr**: coloc.[54] senec.[36]

◦ ◦ ◦ **Mitternacht,** bis: bell.[71]

◦ ◦ **abends**: am-m. bry. chel. coloc. ferr.[71] hyper. indg. iris kali-bi. **Kali-i.** led.[71] meny. mez. pall. **Phos. Puls.** valer.
☞ *O; Beine; abends*

◦ ◦ ◦ **Mitternacht,** bis: ferr.[71] led.[71]

◦ ◦ **nachts**:
☞ *O; Beine; nachts; agg.*

◦ ◦ ◦ **agg.**: acon.[193] arg-n. **Ars.** bamb-a.[1184] bell. cham. coff. **Coloc.** ferr. **Ferr-ar. Gels.** gins.[193] gnaph. hyper. ign.[54] indg. iris kali-bi. kali-c. **Kali-i. Lach.** led. **Mag-p.** mag-s.[119] **Merc. Mez.** nux-v. pall. phyt. plat.[193] plb. **Puls. Rhus-t.** ruta[193] sal-ac.[122] sep. staph. sul-ac.[193] **Syph.** tell. verat. zinc.

◦ ◦ ◦ **amel.**: staph.
☞ *O; Beine; nachts; amel.*

◦ ◦ **Mitternacht**:

◦ ◦ ◦ **vor**: ferr. led.
☞ *O; Beine; Mitternacht; vor*

◦ ◦ ◦ **gegen**: ferr. **Nux-m.**

◦ ◦ ◦ **nach**: **Ars.** coloc. rhus-t. verat.[10]
☞ *O; Beine; Mitternacht; nach; 4.30 Uhr*

◦ ◦ ◦ ◦ **1 Uhr - 2 Uhr**: coloc.[54]

◦ ◦ ◦ ◦ **4 Uhr**: coloc. verat.[10]

Beine; Nerven; Ischias (Forts.)

◦ ◦ **Erscheinen** des Schmerzes:

◦ ◦ ◦ **allmählich**: arg-n.[102] plat.[102] **Stann.**[102] sulph.[102] verat.[102]

◦ ◦ ◦ **plötzlich** und verschwindet plötzlich: **BELL.** carb-ac.[193] coloc.[193] eup-pur.[71] **KALI-BI.** **Mag-p.** sulph.

◦ ◦ **periodisch**: carbn-s. **Chin-s.** **Lyc.** lyss. **Rhus-t.**
☞ *O; Beine; periodisch*

◦ ◦ ◦ **4** Tage, alle: **Lyc.**

◦ ◦ ◦ **regelmäßige** Intervalle: carbn-s.

◦ ◦ **Sommer,** im:
☞ *O; Beine; Sommer, im*

◦ ◦ ◦ **agg.**: xan.[137]

◦ ◦ ◦ **amel.**: ign.[85]

◦ ◦ ◦ **Husten** im Winter, mit: staph.

◦ ◦ **Winter,** im: ign.
☞ *O; Beine; Winter, im*

<> ◦ ◦ **Abdecken** der Beine, beim: **Mag-p.** **SIL.**[137]

◦ ◦ **abgemagerte,** blasse, anämische Personen mit Mangel an Lebenswärme: **Ol-j.**[54]

◦ ◦ **Albuminurie,** mit: **Coloc.**[54]

◦ ◦ **Ameisenlaufen,** mit: gnaph.[137]

◦ ◦ **Anwendungen**:

◦ ◦ ◦ **kalte** agg.: **Ars.** **Bry.** **Mag-p.** **Nux-v.** **Phos.** **RHUS-T.** ruta

◦ ◦ ◦ **warme,** amel.: coloc.[71] mand.[119] nux-v.[71] rhus-t.[71]
☞ *O; Beine; Anwendungen, warme, amel.*

◦ ◦ **Arbeit** in Wasser, durch: **Calc.**[54]

◦ ◦ **Ärgernis,** durch: coloc.
☞ *O; Beine; Zorn, Ärgernis, nach*

◦ ◦ **Atrophie,** mit: nat-m.[171] **Ol-j.** **Plb.**[54]

◦ ◦ ◦ **ausgeprägt,** anhaltend, verursacht hochgradige Erschöpfung beim Gehen: **Plb.**[54]

◦ ◦ **Aufstehen,** beim:

◦ ◦ ◦ **Liegen**:

◦ ◦ ◦ ◦ **agg.**: dros.[44] **Rhus-t.**[22] sep.[44] **Tell.**[22]

◦ ◦ ◦ ◦ **amel.**: germ.[222]
▥ *ALLGEMEINES; M; Aufstehen; amel.; Bett, aus dem*

◦ ◦ ◦ **Sitzen,** beim: cham. chel.[111] coloc. dros.[54] ferr. kali-p. lach. **Lyss.** **Nat-s.** ph-ac.[71] **Rhus-t.**[22] ruta sep. staph. sulph. **Tell.**[22] thuj.

◦ ◦ **Auftreten** agg.: asar. bar-c. gnaph. nux-m. sulph.[111]
☞ *Erschütterung agg.*

◦ ◦ **behindert** sehr, Anfälle alle paar Wochen: **Rhus-t.**[54]

◦ ◦ **Bein** gibt nach, durch die Schmerzen: grat.[137] hell.[304]

◦ ◦ **Berührung** agg.: ars.[193] bell. berb. bry.[193] caps. **CHIN.**[137] **CHIN-S.** cocc. coff.[137] **Coloc.** ferr. gels. guai. **Kali-c.** **LACH.** **Led.** **Mag-p.** mez. nux-v.[193] plb.[137] spig.[193] sulph. verat. visc.[137]

◦ ◦ **Bett,** im: hyper. kali-bi. **Kali-i.** lyc. nat-s.[44] ruta sep.
☞ *O; Beine; Bett, im; agg.*

◦ ◦ ◦ **Bewegen,** beim: nat-s.[44]
☞ *O; Beine; Bewegung; agg.; während*

◦ ◦ **Beugen,** beim:

◦ ◦ ◦ **rückwärts**: caps.
☞ *O; Beine; Beugen; agg.; hinten, nach*

◦ ◦ ◦ **vorwärts**: thuj.

◦ ◦ **bewegen,** muss: bry.[137] caust.[137] lyc.[137] mag-c.[137] **Rhus-t.**[137] valer.[137] zinc-val.[137]
☞ *gehen, muss*

◦ ◦ **Bewegung**:

◦ ◦ ◦ **agg.**: acon. ars.[193] bell.[193] **BRY.** calc. card-m.[58] cham.[71] chel. chin.[193] **Cocc.** **Coff.** colch.[193] **Coloc.**[71] **Dios.** eup-pur. gels. gnaph. **Guai.** **Iris** **Kali-c.** lac-c.[102] lach.[137] led. lyc.[71] mag-p. merc. mez. nux-m. nux-v. pall. **Phos.** **Phyt.** plb. puls. **Ran-b.** rhus-t. ruta sep. spig.[193] **Staph.** syph. thuj. verb.[193] visc.[193]
☞ *O; Beine; Bewegung; agg.; während*

◦ ◦ ◦ ◦ **Beginn,** zu: **Gels.** lac-c.[102] lyc.[71] **RHUS-T.** ruta thuj.
☞ *O; Beine; Bewegung; agg.; Beginn, zu*

◦ ◦ ◦ ◦ **fortgesetzte**: coloc.

◦ ◦ ◦ ◦ **geringste,** muss still liegen: coloc.[71] lach.[137]

◦ ◦ ◦ **amel.**: acon. agar. am-m.[193] aran-ix.[144] **Arg.** **Ars.**[102] caps. cham. coc-c. dios.[193] **Dulc.** **Euph.** **FERR.** gels. ign.[193] indg.[54] **Kali-bi.** **Kali-i.** **Kali-p.** kreos. lac-c. **Lyc.** mag-c.[193] mag-m.[144] mag-s.[119] mand.[119] med.[58] meny. nat-s. ox-ac.[193] **Puls.** rhod. **RHUS-T.** **Ruta** sep. sil. sulph. ter. valer.
☞ *O; Beine; Bewegung; amel.*

◦ ◦ ◦ ◦ **fortgesetzte**: mag-m.[144] med.[58]
☞ *O; Beine; Bewegung; amel.; fortgesetzte*

◦ ◦ ◦ ◦ **langsame**: **Ferr.** kali-p. **Puls.**

◦ ◦ ◦ ◦ **obwohl** schmerzhaft: indg.[54]

◦ ◦ **blassem** Gesicht, mit: spig.[193]

◦ ◦ **braune** Flecke auf der Haut: **Sep.**

◦ ◦ **Bücken** agg.: agar. card-m. coloc.[71] dros. nat-s. spig.[193] **Tell.**
☞ *O; Beine; Bücken agg.*

◦ ◦ **Drehen** im Bett agg.: coloc.[809] **Nat-s.**

◦ ◦ **Druck**:

◦ ◦ ◦ **agg.**: ars.[102] **Coloc.** dros. gels.[102] harp.[1184] **Kali-bi.** kali-c. **Kali-i.** **Lyc.** phyt. plb. podo.[44] **Rhus-t.**[137] verb.[102] zinc.[102]
☞ *O; Beine; Druck; agg. •Liegen; agg.; Seite, auf schmerzhafter*

◦ ◦ ◦ **amel.**: ars. bell.[102] bry.[102] cimic.[122] coff. coloc. **MAG-P.** meny. mez.[102] nux-v.[102] phyt. plb.[102] **Rhus-t.** spig.[102]
☞ *O; Beine; Druck; amel. •Liegen; amel.; Seite, auf der;*

◦ ◦ **Empfindlichkeit** der Füße, mit: mag-p.[137]

◦ ◦ **Empfindlichkeit** der Wirbelsäule, begleitet von, strahlt vom Sakrum zum rechten Ischiasnerv aus: **Tell.**[54]

◦ ◦ **Empfindlichkeit,** mit:

◦ ◦ ◦ **Druck** auf den Ischiasnerv, durch: coloc.[54]

◦ ◦ ◦ **Füße,** der: mag-p.[102]

◦ ◦ **Empfindungsmangel,** mit: **Coloc.**[54]

◦ ◦ **Erschütterung** agg.: bamb-a.[1184] **BELL. Nux-m. Tell.**
☞ *Auftreten agg.*

◦ ◦ **erst** auf die gesunde Seite drehen, bevor er sich im Bett aufrichten kann, muss sich: **Kali-c.**
☞ *O; Beine; Aufstehen; agg.; Bett, aus dem; während*

◦ ◦ **Fahren** im Wagen agg.: bamb-a.[1184] coc-c.[111]

◦ ◦ **feuchten,** kalten Räumen, durch leben in: **Ars. Nat-s. Rhus-t.**
☞ *O; Beine; Kälte; bei Kälte, in der Kälte*

◦ ◦ **feuchtkalten** Kellerräumen, durch Aufenthalt in: **Ars.**[54]
☞ *O; Beine; Kälte; bei Kälte, in der Kälte •O; Beine; Keller, durch feuchte*

◦ ◦ **Frauen,** besonders, Bewegung agg., aber Liegen amel. nicht, agg. bei regnerischem, stürmischem Wetter: **Ran-b.**[54]
☞ *O; Beine; Bewegung; agg.; während*

◦ ◦ **Freien,** amel. im: **KALI-I.** mez. **PULS.** thuj.
☞ *O; Beine; Luft; amel., frische*

◦ ◦ **Frösteln,** mit: bamb-a.[1184]

◦ ◦ **Furcht** vor Luftangriffen, durch: ign.[172]
☞ *O; Beine; Schreck, Furcht, nach* ▯ *GEMÜT; M; Schreck oder Furcht, Beschwerden durch •ALLGEMEINES; C; Schmerz; Schreck, Furcht, durch*

◦ ◦ **Gähnen,** beim: zinc.[5]

◦ ◦ **gebeugt,** geht: bamb-a.[1184]

◦ ◦ **Gehen**:

◦ ◦ ◦ **agg.**: bamb-a.[1184] bar-c. berb. **Chin-s.** coff. **Coloc.** graph.[71] ign. iris[71] kali-i.[71] lach. **Led.** nat-ar. nat-s. podo.[71] psor. **Sulph.** x-ray[119] zinc.

◦ ◦ ◦ ◦ **langsames** Gehen: iris[71]

◦ ◦ ◦ ◦ **Lehnen** gegen die betroffene Seite: **Kali-i.**[809]

◦ ◦ ◦ **amel.**: agar. am-m. ars.[111] bell.[71] caps. **Coc-c. FERR.** ign.[71] indg. iris[44] **Kali-bi. Kali-i.** kali-p. **LYC.** mag-s.[144] mand.[142] ph-ac. **RHUS-T.**[44] ruta[44] sep. syph. thal.[250] **Valer.**

◦ ◦ ◦ ◦ **fortgesetztes**: rhus-t.[44] ruta[44]

◦ ◦ ◦ ◦ **schnelles** Gehen: iris[44]

◦ ◦ ◦ **schwierig**: carbn-s.[25] coloc.[54] plb.[54]

◦ ◦ ◦ ◦ **erschöpfend,** und: **Plb.**[54]

◦ ◦ ◦ ◦ **Lähmung,** durch Zustand von: **Coloc.**[54]

◦ ◦ **gehen,** muss: ars.[111] ruta[54] sep.[111] sulph.[111]
☞ *bewegen, muss •Anfälle, während der*

◦ ◦ ◦ **Anfälle,** während der: **Ruta**[54]
☞ *O; Beine; anfallsweise*

◦ ◦ **geistiger** Anstrengung, bei: mag-p.

◦ ◦ **Geräusche** agg.: ther.[162]

◦ ◦ **gonorrhoisch,** linksseitig: **Still.**[54]

◦ ◦ **Grippe,** nach: ars-s-r.[85] mag-p.[85]
☞ *O; Beine; Grippe, nach*

◦ ◦ **Heben** der Unterschenkel:

◦ ◦ ◦ **agg.**: bamb-a.[1184]
☞ *O; Beine; Heben der Beine; agg.*

◦ ◦ ◦ **amel.**: valer.[103]
☞ *O; Beine; Heben der Beine; amel.*

◦ ◦ **Heben** des Beins, beim: nux-v.

◦ ◦ **Herunterhängenlassen** des Gliedes:

◦ ◦ ◦ **agg.**: calc.[85] mand.[144] valer.
☞ *O; Beine; Herunterhängenlassen der Glieder; agg.*

◦ ◦ ◦ **Bettkante** hängen, lässt die Füße über die: **Verat.**

◦ ◦ **Herzensangst,** mit: spig.[193]

◦ ◦ **Hinlegen,** muss sich: **Ind.**[54]
▯ *ALLGEMEINES; C; Hinlegen; Neigung zum Hinlegen*

◦ ◦ **Hitze**:

◦ ◦ ◦ **agg.**: ferr.[137] guai.[137] kali-i.[168] **Led.**[44] merc.[137] verat. visc.[137] zinc.

◦ ◦ ◦ ◦ **Bettwärme**: led.[44]

◦ ◦ ◦ **amel.**: coloc.[102] nat-m.[171]

◦ ◦ **Hochziehen** des betroffenen Gliedes amel.: **Ars.** calc.[85] coloc. glon.[137] gnaph.[85] graph.[162] guai. **Kali-bi. Kali-i.** puls.[111] tell. **Valer.**
☞ *M; Hochziehen (Anziehen) von Gliedmaßen; amel. •O; Beine; Beugen; amel.; Glieder, der •O; Beine; Heben der Beine; amel.*

◦ ◦ **Husten** agg.: **Caps.** caust. coloc.[44] sep. **Tell.**
☞ *O; Beine; Husten agg.*

◦ ◦ **Kälte**:

◦ ◦ ◦ **agg.**: **Ars.** asar. bell.[193] bry. caps.[193] carbn-s.[58] caust. chin.[193] coloc. kali-bi.[193] **Mag-p.** mez.[58] nux-v. pall. **Phos. Ran-b. RHUS-T.** ruta[54] sil.

◦ ◦ ◦ **amel.**: ars.[193] kali-i.[168] puls.[193]

◦ ◦ ◦ **Erkältung,** durch: carbn-s.[58]
☞ *O; Beine; Kälte; Erkältung, nach*

◦ ◦ **Kälte** der schmerzhaften Teile: agar.[193] ars.[193] **Led.** meny.[193] merc. mez.[193] nat-m.[193] nux-v.[193] plat.[193] puls.[193] rhus-t.[193] sil. spig.[193] verat.[193]
☞ *Frösteln, Empfindung von; Beine; Unterschenkel; Ischialgie, bei •Kälte; allgemeine Arzneien; Beine; Teile, einzelne; schmerzhaftes Glied*

◦ ◦ **Kleidung,** durch feuchte: **Kali-bi.**[54]

◦ ◦ **Kontraktion,** mit: am-m.[171] nat-m.[171] **Nux-v.**[122]

◦ ◦ **Kopfschmerzen,** mit, Partien berührungsempfindlich, agg. nachts, durch Bewegung, Hitze und Reiben: coloc.[54]
☞ *O; Beine; Bewegung; agg.; während •O; Beine; Kopfschmerz, während*

◦ ◦ **Lachen** agg.: **Tell.**
☞ *O; Beine; Lachen agg.*

◦ ◦ **Liegen**:

◦ ◦ ◦ **agg.**: am-m.[193] ars.[71] bamb-a.[1184] coll.[193] coloc. dros. ferr. gnaph. kali-bi.[54] kali-c. **Kali-i.** lyc. meny. **Nat-m.** nat-s.[44] nux-v. phos. rhus-t. ruta sep. tell. thal.[250] valer.
☞ *O; Beine; Liegen; agg.*

◦ ◦ ◦ ◦ **Bett** nicht hart genug, als sei das: bamb-a.[1184]

◦ ◦ ◦ ◦ **lange** in einer Stellung: nat-s.[44]

◦ ◦ ◦ ◦ **Rücken,** auf dem: kali-i. rhus-t.
☞ *O; Beine; Liegen; agg.; Rücken, auf dem*

◦ ◦ ◦ ◦ **Seite,** auf der:

Beine; Nerven; Ischias; Liegen; agg.; Seite, auf der (Forts.)

◦ ◦ ◦ ◦ ◦ **linker** Seite, auf: kali-c. **Phos.**

◦ ◦ ◦ ◦ ◦ **schmerzhafter** Seite, auf: ars.[71] bamb-a.[1184] coll.[193] dros. **Kali-c. KALI-I. LYC.** nux-v. **Phos. RHUS-T.** sep. **Tell.** thal.[250]

◦ ◦ ◦ ◦ ◦ **rechter** Seite, auf: rhus-t.

◦ ◦ ◦ **amel.**: **AM-M.** bar-c. **Bry.** coloc. **Dios.** kreos.[193] **Lach.**[22] mag-p.[193] med.[193] nux-v.[193] phos.
☞ *O; Beine; Liegen; amel.*

◦ ◦ ◦ ◦ **Rücken,** auf dem: med.[193] **Phos.**
☞ *O; Beine; Liegen; amel.; Rücken, auf dem*

◦ ◦ ◦ ◦ ◦ **angezogenen** Beinen, mit: med.[193]

◦ ◦ ◦ ◦ **Seite,** auf der:

◦ ◦ ◦ ◦ ◦ **schmerzhafter** Seite, auf: **BRY. Coloc.**

◦ ◦ ◦ ◦ ◦ **rechter** Seite, auf: **Phos.**

◦ ◦ ◦ **gestreckten** Beinen, mit: cham.
☞ *O; Beine; Ausstrecken der Glieder; agg.*

◦ ◦ **Männern,** bei: kali-bi.[54]

◦ ◦ **Masern,** nach: morbill.[193]

◦ ◦ **Muskelzuckungen,** mit schmerzhaften: **Lyc.**[54]

◦ ◦ **Naseschneuzen** agg.: graph.[111]
☞ *O; Beine; Naseschneuzen agg.*

◦ ◦ **Niesen,** beim: coloc.[71] ferr.[111] sep. **Tell.**
☞ *O; Beine; Niesen agg. •Niesen agg.*

◦ ◦ **Ohnmacht,** mit: cham.[102] hep.[102]

◦ ◦ **Otorrhö,** mit: visc.[137]

◦ ◦ **Reiben** amel.: acon.[193] coloc.[54] rhus-t.[71]
☞ *O; Beine; Reiben; amel.*

◦ ◦ **Rheumatismus,** während oder nach: cinnb.[54] coloc.[54] kali-p.[54] lac-c.[54] rhus-t.[54] ter.[54]

◦ ◦ ◦ **Aufstehen,** agg. nach dem: **Rhus-t.**[54]

◦ ◦ ◦ **Bewegung** amel.: **Kali-p.**[54] **Lac-c.**[54] **Ter.**[54]
☞ *O; Beine; Bewegung; amel.*

◦ ◦ **rotem** Gesicht, mit: acon.[193] bell.[193] cham.[193] verb.[193]

◦ ◦ **Ruhe**:

◦ ◦ ◦ **agg.**: mag-s.[119]
☞ *O; Beine; Ruhe; agg.*

◦ ◦ ◦ **kann** nicht ruhen, obwohl Bewegung agg., je stärker der Schmerz, desto kräftiger die Frostschauer: **Puls.**[54]
☞ *O; Beine; Bewegung; agg.; während*

◦ ◦ **Ruhelosigkeit,** mit: acon.[193] ars.[193] spig.[193]
☞ *O; Beine; Ruhelosigkeit, mit*

◦ ◦ **Schlaf,** agg. nach: kali-i.[71] **LACH.** led. phyt.[71] **Tell.**[22]
☞ *O; Beine; Schlaf; nach*

◦ ◦ **schleudert** beim Hinsetzen die Füße hoch: meny.[171]
☞ *O; Beine; Sitzen; agg.; Hinsetzen*

◦ ◦ **Schmerzen,** mit:

◦ ◦ ◦ **Knie,** um das: ars-s-f.[102]

◦ ◦ ◦ **Lumbalregion,** in der: **Rhus-t.**[102]
☞ *O; Beine; Schmerz in der Lumbalregion, mit*

◦ ◦ ◦ **weckt** in ihm den Gedanken an Nordlicht: polyg.[54]

◦ ◦ ◦ **Wirbelsäule** und im ganzen Körper, mit Schmerzen in der: **Petr.**

◦ ◦ **Schwäche,** mit: ars.[193] chin.[193] colch.[193] gels.[193] kalm.[193] **Ph-ac.**[54] verat.[193]

◦ ◦ **Schwangerschaft,** während:
☞ *O; Beine; Schwangerschaft, während*

◦ ◦ ◦ **agg.**: gels.[8] plut-n.[269]

◦ ◦ ◦ **amel.**: sep.[137]
▤ *ALLGEMEINES; M; Schwangerschaft; amel.*

◦ ◦ **Schweiß,** mit: spig.[193]

◦ ◦ **Schwellung** des Fußgelenks, mit: stront-c.[102]

◦ ◦ **Sitzen**:

◦ ◦ ◦ **agg.**: agar.[1] **AM-M.** apoc.[111] asar.[144] bell.[137] berb. **Bry.** coloc. dios. ferr. hyper.[137] ind.[137] indg. iris kali-bi. kali-i. lach.[193] lept.[137] **LYC.** lyss. **Meny.** merc. ruta sep. staph. thal.[250] **Valer.**

◦ ◦ ◦ ◦ **längeres**: hyper.[137]

◦ ◦ ◦ ◦ **Stein,** auf einem kalten: lach.[193]

◦ ◦ ◦ **amel.**: cimic.[122] gnaph.[137] guai. kali-i.
☞ *O; Beine; Sitzen; amel.*

◦ ◦ ◦ ◦ **Stuhl,** auf dem: gnaph.[137]

◦ ◦ **Speichelfluss,** mit: mez.[193]

◦ ◦ **Sprechen** agg.: verb.[193]

◦ ◦ **Stechen** im Sitzbein, beim Aufstehen von einem Sitz: **Dros.**[54]
☞ *O; Beine; Aufstehen; agg.; Sitzen, vom; während*

◦ ◦ **Stehen**:

◦ ◦ ◦ **agg.**: **Aesc.** agar. aran-ix.[149] bar-c. bell.[193] ferr. ham.[58] kali-bi. kali-i. kreos.[71] lach.[111] mand.[144] nux-v. **Sulph. Valer.**
☞ *O; Beine; Stehen; agg.; während*

◦ ◦ ◦ **amel.**: bell. dios.[137] mag-p. meny. puls.[71] staph. tell.[137]
☞ *O; Beine; Stehen; amel.*

◦ ◦ ◦ ◦ **Zehen,** auf den: dios.[137]

◦ ◦ **Steifheit,** mit: cur. **Lyc.** mez.[193] **Nux-v.**
☞ *Steifheit, Steifigkeit; allgemeine Arzneien; Beine; Ischialgie, bei*

◦ ◦ ◦ **Cervikalregion,** in der: mez.[193]

◦ ◦ **Steigen**:

◦ ◦ ◦ **agg.**: acon. agar. bamb-a.[1184] podo. ruta
☞ *O; Beine; Steigen agg.*

◦ ◦ ◦ **amel.**: arg.[209]

◦ ◦ **strecken** der Beine:

◦ ◦ ◦ **agg.**: arn. berb. calc-s.[58] **Caps.** cham. gnaph.[193] guai. spig.[193] **Valer.**[85]
☞ *O; Beine; Ausstrecken der Glieder; agg.*

◦ ◦ ◦ ◦ **legt** den Fuß auf einen Stuhl: valer.[85]
☞ *O; Beine; Ausstrecken der Glieder; agg.*

◦ ◦ ◦ **amel.**: cupr.[111] dulc.[111] ferr.[1] hep.[111]
☞ *O; Beine; Ausstrecken der Glieder; amel.*

◦ ◦ **Stuhlgang**:

◦ ◦ ◦ **agg.**:

◦ ◦ ◦ ◦ **vor**: kali-bi.[111]
☞ *O; Beine; Stuhlgang; vor*

◦ ◦ ◦ ◦ **während**: nux-v.[5] tell.[111]
☞ *O; Beine; Stuhlgang; beim*

◦ ◦ ◦ ◦ **nach**: nux-v.[5]

◦ ◦ ◦ ◦ **Pressen,** beim: **Nux-v.** plat.[111] **Rhus-t. Sep. Tell.**

◦ ◦ ◦ **amel. während**: coloc.[144] mand.[144]

◦ ◦ **Sturm,** vor: med.[193]

◦ ◦ **syphilitisch**: **Ferr.**[54] **Lac-c.**[54] phyt.[102] **Still.**[54]
ALLGEMEINES; C; Syphilis

◦ ◦ **Taubheitsgefühl,** mit: acon.[137] agar.[193] caust.[102] cham.[71] cocc.[71] **Coff.**[193] **Coloc.** dios.[137] glon.[193] **Gnaph.**[193] **Kalm.**[193] lac-c.[193] led.[193] lith-c.[193] merc.[193] mez.[193] nux-v. **Phyt.** plat.[193] **Rhus-t.** sep.[193] spig.[193] valer.[185]

◦ ◦ **tonische** Kontraktionen, chronisch: **Nat-m.** tell.

◦ ◦ **Trägheit,** mit: plat.[193]

◦ ◦ **Tränenfluss,** mit: chel.[193] mez.[193] puls.[193] rhus-t.[193]

◦ ◦ **Überarbeitung** und äußere Einflüsse, durch: rhus-t.[54]

◦ ◦ **Überhitzung,** durch: zinc.

◦ ◦ **Urinieren**:

◦ ◦ ◦ **amel.**: tell.

◦ ◦ ◦ **häufigem,** mit: gins.[171]

◦ ◦ **uterinen** Ursprungs: bell-p.[137] ferr.[102] gnaph.[137] graph.[102] **Merc.**[102] **Puls.**[137] sep.[102] sulph.[102]

◦ ◦ **Uterusneigung,** durch retrolaterale: **Nux-m.**[54]

◦ ◦ **Verletzung,** nach: **Arn. Hyper. Ruta**[54]

◦ ◦ ◦ **Quetschung**: **Ruta**[54]

◦ ◦ **Wärme**:

◦ ◦ ◦ **agg.**: cham.[71] coloc. **Guai.** kali-i.[168] **LED.** merc. mez.[193] plb.[193] puls.[193] verat. xan.[193] zinc.

◦ ◦ ◦ ◦ **Bettwärme**: cham.[71] **Coloc.** led. **Merc.**

◦ ◦ ◦ **amel.**: **ARS.** bell. caust. **Coloc.** kali-bi.[58] kali-c. **Kali-p. LYC.** mag-m.[144] **MAG-P.** mand.[119] morph.[193] nat-m. **Nux-v.** pall. **Phos.** phyt.[135] **RHUS-T. Sil.** staph. thuj.

◦ ◦ ◦ ◦ **Bettwärme**: **Ars.** caust. kali-bi.[58] **LYC. Mag-p. Nux-v. Phos. Sil.**

◦ ◦ **Waschen** in kaltem Wasser, durch: **Calc. RHUS-T.** sulph.

◦ ◦ **Wechsel,** bei:

◦ ◦ ◦ **Lagewechsel,** bei: agar.[54] puls.[54]

◦ ◦ ◦ **Temperaturwechsel,** bei: verb.[193]
ALLGEMEINES; M; Wechsel, Veränderung; agg.; Temperaturwechsel

◦ ◦ **Wetter**:

◦ ◦ ◦ **feuchtem,** nassem, bei:

◦ ◦ ◦ ◦ **agg.**: dulc.[137] gnaph.[171] mez.[58] **Phyt.** ran-b. **RHUS-T.** ruta

◦ ◦ ◦ ◦ **amel.**: asar.

◦ ◦ ◦ **heißem,** bei: kali-bi. xan.[102]
ALLGEMEINES; M; Wetter; heißes Wetter agg.

◦ ◦ ◦ **Wetterwechsel,** bei: berb.[44] **Kali-bi.** lach. verb.[10]

◦ ◦ **Wind,** vor aufziehen von kräftigem: berb. verb.[71]

◦ ◦ **Wirbelsäule** bedingt, durch die: lac-c.[102] nat-m.[102] phos.[102] sil.[102] **Sulph.**[102] tell.[102]

◦ ◦ **Zerrung,** Überdehnung agg.: tell.[137]

◦ ◦ **Zimmer,** warmes, agg.: **PULS.**
☞ *O; Beine; Zimmer; agg.; im Zimmer; warmes Zimmer*

◦ ◦ **Zusammenbeißen** der Zähne:

◦ ◦ ◦ **agg.**: verb.[193]

◦ ◦ ◦ **amel.**: bry.[193]

◦ ◦ **beginnt** im:

◦ ◦ ◦ **Fußgelenk**: ars. cimic. plat.

◦ ◦ ◦ **Rücken**: oena.[122]

◦ ◦ ◦ **Wirbelsäule,** vor allem in der Lumbalregion mit großer Steifheit: cur.[54]

◦ ◦ **erstreckt** sich:

◦ ◦ ◦ **Ferse**: anan. sep.

◦ ◦ ◦ **Fußsohlen,** in die: ars.[5] calc.[5] kali-c.[5] kali-p.[171] merc.[5]

◦ ◦ ◦ ◦ **ist** Sitz der stärksten Schmerzen: kali-p.[171]

◦ ◦ ◦ **Knie,** zum: bamb-a.[1184] ind.[137] **Kali-bi.**[22] loxo-r.[205]

◦ ◦ ◦ **Schulter,** zur: germ.[222]

◦ ◦ ◦ **Zehenspitzen,** zu den: elat.[36] gins.[171]

◦ ◦ **tief** sitzend: kali-bi.[137] ruta[54]

◦ ◦ **Knochenmark**: ruta[171]
☞ *O; Beine; Knochen*

◦ ◦ **Foramen** ischiadicum, im, scharf umgrenzter Schmerz, mit Druckempfindlichkeit: **Podo.**[54]

◦ ◦ **Trochanter**:

◦ ◦ ◦ **erstreckt** sich abwärts zur Kniekehle, agg. wenn der Patient hochgehoben wird oder versucht zu stehen, der obere Teil des Oberschenkels scheint gebrochen, agg. nachts mit Angstschweiß: **Nux-v.**[54]
☞ *O; Arme; nachts*

◦ ◦ ◦ **Rückseite,** an der, starke Schmerzen: **Ars.**[54]

◦ **N. cruralis**:
☞ *Oberschenkel; Nerven; N. cruralis*

\- **Gesäßbacken**: agar.[1] aloe alum. am-m.[1] ambr. anac. ang.[1] ant-c. arg. ars. asaf.[36] aster.[193] aur.[1] aur-m. **Bamb-a.**[1184] **BAR-C.** bell.[1] berb. bry. cact.[36] **Calc.**[1] calc-p. **CAMPH.** cann-s.[1] carbn-o.[36] card-m. caust.[5] cench.[58] cham.[36] chin. chin-s.[36] cic.[36] cimic.[36] cina[36] cist. coc-c.[36] coca colch. coloc. con.[1] cot.[36] croto-t. cupr.[1] cycl. dig.[1] dros.[1] dulc. eup-per.[25] euph.[36] euphr.[1] gels.[36] germ.[222] graph.[137] guai. **Hep.**[1] hura[36] hydrog.[222] hyos.[1] iod.[1] irid.[222] junc.[36] kali-bi.[54] kali-c. kali-n. kali-p.[58] kalm. laur. lepi. lith-c.[227] lyc.[1] mag-m. mag-s. mang. mang-acet.[1] med. meny.[1] merc.[36] merl. mez. mill. mosch.[36] mur-ac.[1] nat-c.[1] nat-m.[1] nit-ac.[1] nux-v. ol-an. ozone[227] par. ph-ac. **Phos.**[1] phys.[36] pier-b.[233] plb. prun. psil.[164] **Puls.**[1] rhus-t. sanic. sars.[1] sel. seneg.[36] sep.[1] sil. sol-t-ae.[36] spig. stann.[1] staph. stront-c. **SULPH.**[1] tab. tarent. tep.[36] thuj.[1] verat.[36] verat-v.[193] vinc.[4] viol-t.[36] zinc.
☞ *O; Beine; Gesäßbacken*

◦ **links**: agar.[1] bamb-a.[1184] cimic.[36] coc-c.[36] cot.[36] eup-per.[25] euph.[36] gels.[36] germ.[222] ozone[227] ph-ac. psil.[164] rhus-t.[36] sol-t-ae.[36] spig.[36] staph.[36] vinc.[4] viol-t.[36]
☞ *O; Beine; links*

Gesäßbacken; links (Forts.)

◦ ◦ **Bewegung,** bei: euph.[36]
☞ *O; Beine; Bewegung; agg.; während*

◦ ◦ **Gehen,** beim: spig.[36]

◦ ◦ **Liegen** agg.: germ.[222] viol-t.[36]
☞ *O; Beine; Liegen; agg.*

◦ ◦ ◦ **Teil,** auf erkranktem: germ.[222]

◦ ◦ **Ruhe,** während: coc-c.[36]
☞ *O; Beine; Ruhe; agg.*

◦ ◦ **Sitzen** agg.: germ.[222] staph.[36]

◦ ◦ **erstreckt** sich:

◦ ◦ ◦ **Beine**: germ.[222]

◦ ◦ ◦ **Hüftgelenken,** den: gels.[36]

◦ **rechts**: asaf.[36] bamb-a.[1184] cham.[36] euphr.[36] hydrog.[222] irid.[222] merc.[36] nit-ac.[1] ozone[227] psil.[164] rhus-t. sep.[1] sulph.[36] tab.[36]
☞ *O; Arme; rechts • O; Beine; rechts*

◦ ◦ **Bücken,** beim: sulph.[36]
☞ *O; Beine; Bücken agg.*

◦ ◦ **Druck,** durch: tab.[36]

◦ **morgens**: kali-p.[58] mez.[36] mill. tarent.
☞ *O; Beine; morgens*

◦ ◦ **6** Uhr, bis nachts: tarent.

◦ ◦ **Bett,** im: mez.[36]
☞ *O; Beine; Bett, im; agg.*

◦ **vormittags**: alum. mill.
☞ *O; Beine; vormittags*

◦ **nachmittags**:
☞ *O; Beine; nachmittags*

◦ ◦ **15.30 Uhr**: ol-an.

◦ ◦ **17** Uhr im Freien: coca

◦ ◦ **Gehen,** beim: chin-s.[36]

◦ **abends**: mill. nat-c.[1] staph. sulph.
☞ *O; Beine; abends*

◦ ◦ **Bett,** im: staph.
☞ *O; Beine; Bett, im; agg.*

◦ ◦ **Liegen** agg.: sulph.
☞ *O; Beine; Liegen; agg.*

◦ **nachts**:
☞ *O; Beine; nachts; agg.*

◦ ◦ **Fahren,** beim: nit-ac.
☞ *O; Beine; Fahren im Wagen; agg.*

◦ ◦ **Sitzen,** nach: staph.
☞ *O; Beine; Sitzen; agg.; nach*

◦ **periodisch**: bar-c.
☞ *O; Beine; periodisch*

◦ **erscheint** und verschwindet plötzlich, Schmerz: ozone[227]

◦ **Anheben** des linken Beins agg.: ozone[227]
☞ *O; Beine; Heben der Beine; agg.*

◦ **Aufstehen**:

◦ ◦ **agg.**: bamb-a.[1184] dros. mang-acet.[1]

◦ ◦ ◦ **Bücken,** vom: bamb-a.[1184]
☞ *O; Beine; Bücken agg.*

◦ ◦ ◦ **Sitzen,** vom: mang-acet.[1]
☞ *O; Beine; Aufstehen; agg.; Sitzen, vom; während*

◦ ◦ **amel.**: agar.

◦ **Auftreten,** beim: mez.[1]

◦ **Berührung** agg.: sulph.[1]

◦ **Bewegung**:

◦ ◦ **agg.**: bamb-a.[1184] euph.[36] hydrog.[222]
☞ *O; Beine; Bewegung; agg.; während*

◦ ◦ **amel.**: kali-n.
☞ *O; Beine; Bewegung; amel.*

◦ **Druck**:

◦ ◦ **agg.**: hydrog.[222] mill.
☞ *O; Beine; Druck; agg.*

◦ ◦ **amel.**: bamb-a.[1184] cina[36] rhus-t.
☞ *O; Beine; Druck; amel.*

◦ **Erwachen,** beim: agar.[1]

◦ **Gehen,** beim: arg.[36] bamb-a.[1184] berb. mag-m. mag-s. **Mez.** mill. ph-ac. spig. tab.

◦ **Kratzen**:

◦ ◦ **agg.**: mag-m.[1] prun.
☞ *O; Beine; Kratzen; agg.*

◦ ◦ **amel.**: staph.
☞ *O; Beine; Kratzen; amel., der wundschmerzhaften Teile*

◦ **Liegen** agg.: kali-p.[58] sulph.[1]
☞ *O; Beine; Liegen; agg.*

◦ ◦ **Rücken,** auf dem: kali-p.[58]
☞ *O; Beine; Liegen; agg.; Rücken, auf dem*

◦ **Menses,** während: cench.[58]
☞ *O; Beine; Menses; während*

◦ **Mittagessen,** beim: laur.

◦ **Schlaf,** im: am-m.[1]
☞ *O; Beine; Schlaf; während*

◦ **Sitzen**:

◦ ◦ **agg.**:

◦ ◦ ◦ **während**: agar. alum. am-m.[1] calc-p. cann-s.[1] caust. cench.[58] chin.[1] cina cycl. guai. **HEP.** mang-acet.[1] **Phos.**[1] sel. sep. stann.[1] **Staph.** sulph.
☞ *O; Beine; Sitzen; agg.; während*

◦ ◦ ◦ **nach**: agar.[1] carbn-o.[36] kali-c.[1] laur. puls.[1]
☞ *O; Beine; Sitzen; agg.; nach*

◦ ◦ **amel.**: mag-m. mang. nat-c.[1]
☞ *O; Beine; Sitzen; amel.*

◦ **Stehen**:

◦ ◦ **agg.**: berb. chin. mang. nat-c. verat.[36]
☞ *O; Beine; Stehen; agg.; während*

◦ ◦ **amel.**: cycl.
☞ *O; Beine; Stehen; amel.*

◦ **Wehen,** behindert die: **Kali-c.**

◦ **Wein,** nach: zinc.

◦ **erstreckt** sich:

◦ ◦ **abwärts**: aur-m. bar-c. thuj.

◦ ◦ **Anus**: colch.

◦ ◦ **außen,** nach: cina[36]

◦ ◦ **Füße**: bamb-a.[1184] nit-ac.

◦ ◦ **Hüften** und Leistenregion: nat-m.[1]

◦ ◦ **Knien,** zu den: bamb-a.[1184]

◦ ◦ **Leistenregion,** in die: mosch.[36]

◦ ◦ **Oberschenkel**: bamb-a.[1184]

◦ **zwischen** den Oberschenkeln: ambr. arg. caust.[5] nat-c.[1] sep. sulph.[1] thuj.[1]

◦ ◦ **Gehen,** beim: thuj.[1]

◦ **innen,** medial: sep.[1]

◦ **Trochanter** major: aster.[193] cic.[36] kali-bi.[54] verat-v.[193]

◦ ◦ **rechts**: cic.[36]

☞ *O; Arme; rechts • O; Beine; rechts*

◦ ◦ **hinter** dem, links, erstreckt sich zur Wade, Bewegung amel.: **Kali-bi.**[54]

◦ **Sitzknorren,** Tuber ischiadicum: aur.[1] bamb-a.[1184] bell.[1] con.[1] dros.[1] euphr.[1] hep.[1] mang-acet.[1]

◦ **stellenweise**: bamb-a.[1184] calc-p.

- **Gesäßbacken** und Oberschenkeln, zwischen: nat-c.[1]

☞ *O; Beine; Gesäßbacken*

- **Hüften**: abrot. **ACON.**[5] act-sp. adam.[222] adeps-s.[45] aegle-f.[192] **Aesc.** aeth. **Agar.** agn. ail.[58] all-c.[36] all-s. allox.[149] alum. alum-p.[58] alum-sil.[58] alumn.[36] am-c.[5] am-m.[1] ambr.[1] ammc.[4] amyg-p.[36] anac.[5] **Anag.** anan. androc.[222] ang.[36] ant-ar.[142] ant-c. ant-t. apisin.[5] apoc. aran.[149] **Arg. Arg-n.** arge-p.[264] **Arn.**[5] **ARS.**[5] ars-h. **Ars-i.** ars-met.[85] arum-t. arund. asaf.[36] asar.[1] asc-t.[36] aster. atista[192] **Aur.** aur-i.[58] aur-m. aur-m-n. **Aur-s.**[58] ba-sv. bad. **Bamb-a.**[1184] bapt. **Bar-c.** bar-i.[58] bar-s.[58] **Bell.** benz-ac. **Berb.**[36] bov. brom. brucel.[241] **Bry.** cact. calad. **CALC.** calc-f.[137] **Calc-p. Calc-s.** calc-sil.[58] cann-i.[36] cann-s.[36] **Canth.** caps. carb-ac.[25] **Carb-an.**[5] carb-v. carbn-s.[58] **CARD-M.** carn-g.[264] cast. **Caust.**[5] cham.[5] **CHEL.** chin.[36] chin-ar. chloram.[149] cic. **Cimic.**[102] cimx. cina cinnb. cist.[102] clem. cob. coc-c. coca cocc.[36] coff. **COLCH. COLOC.** con. cop. corn. croc. crot-c.[36] crot-h. **Croto-t.** cupr. cur. curc.[192] cycl.[5] daph. **Dig.**[5] dios.[25] dros.[36] dulc.[1] elat.[102] ephe.[267] equis. erig. euon.[137] eup-per. eup-pur. **Euph.** euphr. eupi.[85] fago. **Ferr.** ferr-ar. **Ferr-i.** ferr-ma. ferr-p. **Fl-ac.** form.[36] gad.[36] gaert.[136] gamb. gels.[64] gent-l. germ.[222] gink.[227] gins.[171] glyc.[102] gnaph.[8] gran. graph.[102] grat. gua.[25] haliae-lc.[222] ham.[36] ***harp.***[1184] hell. helon.[25] **HEP.**[5] hip-ac.[149] hir.[149] hura **Hydr.** hydro-c.[2147] hyos. hyper. ign. ignis[194] **Indg. Iod.** ip.[36] irid.[102] iris jug-c. **Kali-ar. Kali-bi. Kali-c.**[1] **Kali-i.** kali-n. **Kali-p. Kali-s.** kali-sil.[58] **Kalm.** kola[1184] **Kreos.**[5] lac-as.[274] lac-c. **Lac-d.** lac-eq.[204] lac-leo.[204] **Lach.** lachn. lam.[26] lap-laz.[227] laur. **LED. Lil-t.**[25] lim.[102] lith-c. lob-s. loxo-r.[205] **Lyc. Lyss.** m-arct.[85] mag-c.[1] mag-m. mag-p. mag-s. manc. mang-acet.[1] **Med.** menis.[25] meny.[1] meph. **Merc.**[5] merc-c. merc-i-f.[85] merc-i-r. mez. mit.[36] mosch.[5] mur-ac.[36] **Murx.** naja nat-ar.[36] nat-c. **Nat-h.** nat-m.[1] nat-p. **Nat-s.** nat-sil.[58] nicc. nit-ac.[1] nux-m.[102] nux-v. ol-an. olnd.[5] onos. osm.[111] ovi-g-p.[102] ox-ac. oxal.[45] ozone[227] pall. par. petr. **Ph-ac.**[1] **Phos.**[5] phys. **Phyt.** pier-b.[233] plan.[25] plat.[36] plb. plumbg. plut-n.[222] podo. polyg. prot.[136] prun. psil.[164] psor. ptel. **PULS.**[5] puls-n. rad-br.[102] ran-b. raph. rat. **Rheum**[5] rhod. **RHUS-T.** rhus-v. rumx.[111] ruta[1] sabad. sabin. salx-p.[36] samb. sang.[25] sanic. sarr.[45] **Sars.**[1] schran-u.[88] sec.[187] seneg.[5] **Sep.**[36] **SIL.** sin-n. sol[236] sol-m.[171] sol-n.[102] sol-t-ae. spect.[271] spig. spong.[5] stann.[1] staph.[137] stel. still.[122] **STRAM.**[102] stront-c. sul-i.[58] **Sulph.**[36] syph. tab. tarax.[1] tarent. tax.[303] tela[192] tell.[36] tep. ter. term-a.[192] teucr.[5] ther. **Thuj.**[36] til. til-c.[253] tong.[36] tril.[8] trom. tub.[36] tylo-i.[192] ust. **Valer. Verat.**[5] verat-v.[36] verb. **Vero-o.**[232] vib.[54] visc.[25] wies.[36] x-ray[119] xan. zinc.[1] zinc-p.[58] zing.

☞ *O; Beine; Hüften • Hüftgelenk, Beschwerden des*

◦ **abwechselnd** mit:

◦ ◦ **Bluthusten,** Hämoptö: led.[85]

☞ *A; Abwechselnd mit*

◦ ◦ **Schmerz** im rechten Oberarm: bry.

☞ *A; Abwechselnd mit*

◦ **abwechselnde** Seiten: euon.[137] haliae-lc.[222] **LAC-C.** verat.

☞ *O; Beine; Hüften; abwechselnde Seiten • erstreckt sich; Hüfte zur andern, von einer*

◦ **links**: **Acon.** aeth. agn. **Am-m.**[1] ant-c. apisin.[5] arg-n. ars-met. asaf.[36] asar.[36] asc-t.[36] aster.[85] bell. benz-ac. berb.[36] brom. cann-i.[36] cann-s.[36] carb-an.[36] carn-g.[264] **CAUST.**[102] cham. chel.[25] cic. cocc. colch.[36] coloc.[36] con. dios.[8] dros.[36] dulc.[36] eup-per. gels.[64] hell. hura[111] hydro-c.[2147] ignis[194] irid.[102] iris[85] kali-c.[1] kali-i.[36] kola[1184] kreos. laur. loxo-r.[205] lyc.[1] mag-c. mag-s.[36] med.[85] menis.[25] merc-i-f.[85] mez.[36] nat-m.[1] **Nat-s.**[36] onos. ovi-g-p.[102] pall.[38] podo.[85] psil.[164] puls.[1] rumx.[111] sang.[25] **Sanic.** sars.[111] sep. sol-m.[171] sol-n.[102] stann.[1] **Stram.** sulph. tax.[303] tela[192] tong.[36] tylo-i.[192] verat-v.[36] vero-o.[232] visc.[25] xan. zinc.[36]

☞ *O; Beine; links*

◦ ◦ **rechts,** dann: cann-s.[36] dulc.[36] stann.[1]

☞ *O; Arme; rechts*

◦ ◦ **vormittags**: coloc.[36]

☞ *O; Beine; vormittags*

◦ ◦ **abends**: verat-v.[36] zinc.[36]

☞ *O; Beine; abends*

◦ ◦ ◦ **Liegen,** beim: verat-v.[36]

☞ *O; Beine; Liegen; agg.*

◦ ◦ **Drehen** der Oberschenkel, beim: kali-c.[1]

◦ ◦ **Gehen** agg.: asar.[36] chel.[25] dros.[36] dulc.[36]

◦ ◦ ◦ **Ausstrecken** amel.: dulc.[36]

☞ *O; Beine; Ausstrecken der Glieder; amel.*

◦ ◦ **Husten** agg.: bell.[102] caust.[102]

☞ *O; Beine; Husten agg.*

◦ ◦ **Menses,** während: carb-an.[36]

☞ *O; Beine; Menses; während*

◦ ◦ **rechter** Seite, auf: bell. **Cham.**

◦ ◦ **Sitzen**:

◦ ◦ ◦ **agg.**: asaf.[36] tela[192]

◦ ◦ ◦ **amel.**: carb-an.[36] sol-m.[171] tong.[36]

☞ *O; Beine; Sitzen; amel.*

◦ ◦ **Stehen**:

◦ ◦ ◦ **agg.**: carb-an.[36] tong.[36]

☞ *O; Beine; Stehen; agg.; während*

◦ ◦ ◦ **amel.**: sol-m.[171]

☞ *O; Beine; Stehen; amel.*

Beine; Hüften; links (Forts.)

◦ ◦ **Strecken** amel.: loxo-r.[205]
☞ *O; Beine; Ausstrecken der Glieder; amel.*

◦ ◦ **erstreckt** sich zum Kopf, im Liegen: dios.[8]

◦ ◦ **Unterarm,** und rechter: merc-i-f.[85]

◦ **rechts**: adam.[222] aesc. **Agar.**[5] agn. alum. ammc.[4] androc.[222] ant-c.[1] ant-t.[102] aran.[149] arg.[1] arge-p.[264] asar. asc-t.[36] atista[192] aur.[36] bamb-a.[1184] bar-c. bry.[36] carb-ac.[25] carb-an. carn-g.[264] **Chel.**[25] coc-c. cocc.[36] coloc. con.[5] corn. daph. dios.[25] dros.[36] ephe.[267] eupi.[85] fl-ac.[36] graph.[102] haliae-lc.[222] ham.[36] harp.[1184] helon.[25] hip-ac.[149] indg. iris[25] kali-bi. **Kali-c.**[85] kola[1184] lac-c. lac-eq.[204] lachn. lap-laz.[227] **LED.** lil-t. lim.[102] lith-c. lyc.[22] **LYSS.** mag-m. merc-c. merc-i-r. mez. mur-ac.[36] **Murx.** nat-c.[1] nat-m.[5] nat-s.[122] nit-ac. nux-m.[102] ozone[227] pall. phos. plan.[25] plut-n.[222] rhod. sabad. sars.[1] sep.[1] spect.[271] stram.[102] sulph. ter. term-a.[192] ther. thuj.[111] vero-o.[232] x-ray[119] zinc.[1]
☞ *O; Arme; rechts • O; Beine; rechts*

◦ ◦ **nachts,** im Schlaf, Strecken der Beine amel.: dros.[36]

◦ ◦ **Aufstehen** vom Sitzen, beim: chel.[25]
☞ *O; Beine; Aufstehen; agg.; Sitzen, vom; während*

◦ ◦ **Auftreten** mit linkem Bein, beim: arg.[1]

◦ ◦ **Bewegung**:

◦ ◦ ◦ **agg.**: bry.[36]
☞ *O; Beine; Bewegung; agg.; während*

◦ ◦ ◦ **amel.**: lil-t.[25]
☞ *O; Beine; Bewegung; amel.*

◦ ◦ **Druck** agg.: ozone[227]
☞ *O; Beine; Druck; agg.*

◦ ◦ **Gehen**:

◦ ◦ ◦ **agg.**: carb-ac.[25] cocc.[36] dios.[25] haliae-lc.[222] lac-eq.[204] mur-ac.[36]

◦ ◦ ◦ **amel.**: nat-s.[122]

◦ ◦ **Koitus,** amel. nach: haliae-lc.[222]

◦ ◦ **Menses,** vor: sars.[1]
☞ *O; Beine; Menses; vor*

◦ ◦ **Sitzen,** beim: haliae-lc.[222]
☞ *O; Beine; Sitzen; agg.; während*

◦ ◦ **Übereinanderschlagen** der Oberschenkel, beim: aur.[36]
☞ *O; Beine; Übereinanderschlagen, Kreuzen, der Beine; agg.*

◦ ◦ **erstreckt** sich:

◦ ◦ ◦ **Ferse,** zur: atista[192]

◦ ◦ ◦ **Knien,** zu den: kali-c.[85]

◦ ◦ ◦ **links,** nach: lith-c.

◦ ◦ ◦ **Oberschenkel**: eupi.[85] **Lil-t.**

◦ **tagsüber**: kali-bi. lyss.
☞ *O; Beine; tagsüber*

◦ **morgens**: aesc. agar. alum. am-c. ars.[1] aster. bry.[36] colch. coloc. curc.[192] dios. ferr-ma. fl-ac. germ.[222] kali-n. lyc. mag-m. mang-acet.[1] med. nat-m. phos. puls. rat. **RHUS-T.** sabin. staph. stront-c. sulph. verat.
☞ *O; Beine; morgens*

◦ ◦ **5** Uhr: verat.

◦ ◦ **Aufstehen**:

◦ ◦ ◦ **agg.**: agar. fl-ac. mang-acet.[1] nat-m. sulph.

◦ ◦ ◦ **amel.**: phos.

◦ ◦ **Bett,** im: agar. **Puls.**
☞ *O; Beine; Bett, im; agg.*

◦ ◦ **Erwachen,** beim: am-c. kali-n. **Med.**

◦ ◦ **Gehen**:

◦ ◦ ◦ **agg.**: mag-m.

◦ ◦ ◦ **amel.**: puls.[36]

◦ **vormittags**: am-m. equis. kali-n.[1] nat-c. prun. puls.[1] sulph. verat-v.[36]
☞ *O; Beine; vormittags*

◦ ◦ **Menses,** während: nat-c.
☞ *O; Beine; Menses; während*

◦ **mittags**: nicc.
☞ *O; Beine; mittags*

◦ ◦ **Kratzen,** nach: nicc.
☞ *O; Beine; Kratzen; agg.*

◦ **nachmittags**: abrot. agar. alumn.[36] canth. chel. hura kali-n. lach. mag-c. mag-m. merc-c. naja ol-an.[36] plb. ptel. sulph.
☞ *O; Beine; nachmittags*

◦ ◦ **13** Uhr: hura

◦ ◦ **15** Uhr: **Lach.**

◦ ◦ **16** Uhr: alumn.[36] mag-c. ol-an.[36] ptel.

◦ ◦ ◦ **Nacht** hindurch, die ganze: mag-c.

◦ ◦ **bewegt** wird, wenn der rechte Arm zum linken Arm: plb.

◦ **abends**: agar. ant-c. ant-t. aster. calc.[1] cham. con. crot-h. curc.[192] dios. erig. fago. **Ferr.** form. ip.[36] **Kali-bi.** kali-n.[1] lyc. mag-m. mag-s. merc-i-r. nat-c. nat-s.[36] nicc. phos.[1] ran-b. sep. sulph.[1] tab. **Tarent.** ther. valer. verat-v.[36]
☞ *O; Beine; abends*

◦ ◦ **19** Uhr: form.

◦ ◦ **21** Uhr: erig.

◦ ◦ **Bett**:

◦ ◦ ◦ **Zubettgehen,** nach dem: ferr. lyc. mag-m. nat-c.

◦ ◦ ◦ **im** Bett: ant-t. sep.

◦ ◦ **Druck** agg.: nat-s.[36]
☞ *O; Beine; Druck; agg.*

◦ ◦ **Gehen,** beim: ant-c. calc.[1] con. crot-h. erig. ran-b.

◦ ◦ **Hinlegen,** nach: ip.[36] mag-m. verat-v.[36]
☞ *O; Beine; Liegen; agg.; Hinlegen; nach*

◦ ◦ **Kratzen,** beim: mag-m. nicc.

◦ **nachts**: agar.[1] am-m.[1] arn. ars.[1] bell. carb-an.[102] caust. cham. **Coloc.** euph. ferr. ferr-ma. form. gins.[171] hyper. kali-bi. **Kali-c. Kali-i.** lach. lyc. mag-c. mag-m. merc. nat-m. nat-s. petr. phos. prun. puls-n. **Rhus-t.** sep.[1] sin-n. **Sulph.** syph. tarent.
☞ *O; Beine; nachts; agg.*

◦ ◦ **Bett, im**: form. hyper. **Phos.**
☞ *O; Beine; Bett, im; agg.*

◦ ◦ **Erwachen,** beim: puls-n.

◦ ◦ **Liegen** auf dem Körperteil, beim: caust. kali-bi.

◦ ◦ **Schlaf,** vor: sulph.

◦ ◦ **erstreckt** sich zu den großen Zehen: gins.[171]

◦ **Mitternacht**:

◦ ◦ **vor**: **Ferr.** prun.
☞ *O; Beine; Mitternacht; vor*

◦ ◦ **nach,** 4 Uhr: coloc.
☞ *O; Beine; Mitternacht; nach; 4.30 Uhr*

◦ **allmählich** zu- und abnehmend: sep.[1]

◦ **periodisch**: merc.
☞ *O; Beine; periodisch*

<> ◦ **Anstrengung,** nach: **CALC. RHUS-T.**

◦ **Ärgernis,** Verdruss, durch: **Coloc.**
☞ *O; Beine; Zorn, Ärgernis, nach*

◦ **Atmen** agg.: alum. nat-m.
☞ *O; Beine; Atmen; agg.; beim*

◦ ◦ **tiefes**: nat-m.

◦ **Aufstehen agg.**: aesc. agar. anac.[1] aur. card-m. chel. con. kali-bi. kali-n. lac-eq.[204] led. lyc. nat-c. nat-s. nit-ac.[1] ph-ac. rhus-t. sang.[25] sarr. sep.[1] tarent.

◦ ◦ **Sitzen,** vom: agar. anac.[1] **Aur.** card-m. chel. con. kali-bi. kali-n. lac-eq.[204] led. lyc. nat-c. **Nat-s.** nit-ac.[1] ph-ac. **Rhus-t.** sang.[25] sep.[1] tarent.
☞ *O; Beine; Aufstehen; agg.; Sitzen, vom; während*

◦ **Auftreten,** beim: arg.[1] arg-n. asar. calc.[1] **Caust.** dulc.[1] kali-c. mang-acet.[1] phos.[1] psor. **RHUS-T.** sabin. sulph.[1]

◦ **ausstrecken** der Glieder:

◦ ◦ **agg.**: plat.[36] ruta tarent.[192]
☞ *O; Beine; Ausstrecken der Glieder; agg.*

◦ ◦ **amel.**: dulc.[1] nat-s.[122]
☞ *O; Beine; Ausstrecken der Glieder; amel.*

◦ ◦ ◦ **rechts**: nat-s.[122]

◦ **Baden,** heißes, agg.: ars-met.[85]

◦ **Bandagieren,** festes, amel.: tril.[8]
▤ *ALLGEMEINES; M; Hochbinden oder Bandagieren amel.*

◦ **Berührung** agg.: asar.[1] **Bell.** bry. caps. kali-c.[1] nat-m.[1] ph-ac.[1] ruta[1] **Sulph.**[1]

◦ **Beugen,** Anziehen der Beine, beim:
☞ *O; Beine; Beugen; agg.; Glieder, der*

◦ ◦ **agg.**: stann.[1]

◦ ◦ **amel.**: kali-bi.
☞ *O; Beine; Beugen; amel.; Glieder, der*

◦ **Beugen** des Körpers, beim:

◦ ◦ **rechts,** nach: **Rhus-t.**
▤ *ALLGEMEINES; M; Beugen, Neigen, Krümmen; agg.; rechts, nach*

◦ ◦ **rückwärts**: caps. **Puls.**
☞ *O; Beine; Beugen; agg.; hinten, nach*

◦ ◦ **Seite,** zur schmerzhaften: mag-c.[1]

◦ ◦ **Unterschenkel,** bei Rückwärtsbeugung der: ant-c. brucel.[241] ferr-ma.

◦ **Bewegung**:

◦ ◦ **agg.**: acon. adeps-s.[45] aegle-f.[192] agar. agn. all-s. ang.[1] ant-t.[111] arg.[1] arge-p.[264] bamb-a.[1184] brucel.[241] bry.[36] calc. **Carbn-s.** card-m.[58] caust. cob. **Coloc.** con. croc. crot-h.[36] euph.[1] ferr. fl-ac. gels. haliae-lc.[222] helon. iod. kali-bi. kali-c. **Kalm. Lac-c. Led.** lyc. mag-c. merc. merc-c. nat-ar. **Nat-s.** nit-ac. **Nux-v.** petr. ph-ac. puls. rhus-t. sabin. sanic. sep. sil.[1] **Sulph.** tarent.[192] valer. zinc.
☞ *O; Beine; Bewegung; agg.; während*

◦ ◦ ◦ **Beginn,** zu: bamb-a.[1184] **Caust.** con. **Ferr. Lyc.** nit-ac. **Ph-ac. Puls. Rhus-t.** sabin. sep.
☞ *O; Beine; Bewegung; agg.; Beginn, zu*

◦ ◦ ◦ **behindert** Bewegung: sil.[1]

◦ ◦ ◦ **Bett,** im: **Agar.** nat-s. sulph.[1] valer.
☞ *O; Beine; Bett, im; agg.*

◦ ◦ ◦ **Körpers,** des, **seitwärtsgerichtete**: sulph.

◦ ◦ ◦ **Sitzen,** beim: euph.[1]
☞ *O; Beine; Sitzen; agg.; während*

◦ ◦ **amel.**: agn. alum. am-m.[111] arg. calc-f.[137] caust. euph. ferr. **Gels.** ignis[194] iris[137] kali-c.[1] kali-n.[1] lap-laz.[227] laur. lil-t. **Lyc.** meny. merc-c. nat-ar. nat-c.[1] **Puls.**[1] **Rhus-t.** sabad. stel. sulph. ther. **Valer.**
☞ *O; Beine; Bewegung; amel.*

◦ **Bücken,** beim: agar. calc. card-m. coloc. gent-l. lyc. **Nat-s.** sil. thuj.
☞ *O; Beine; Bücken agg.*

◦ **Denken** an den Schmerz, beim: **Ox-ac.**

◦ **Diarrhö,** bei: elat.[102]

◦ **Drehen,** Umdrehen, beim: am-c. nat-s. tax.[303]

◦ ◦ **Bett,** im: am-c. **Nat-s.**
☞ *O; Beine; Bett, im; agg.*

◦ ◦ **Fuß**: tax.[303]

◦ **Druck**:

◦ ◦ **agg.**: alum. alumn.[1] caust. cina lyc.[1]
☞ *O; Beine; Druck; agg.*

◦ ◦ **amel.**: aegle-f.[192] am-m. bry. merc-i-f. sulph.
☞ *O; Beine; Druck; amel.*

◦ **Einatmen,** beim: alum. sabin.[85]
☞ *O; Beine; Einatmen, beim*

◦ **Einwärtsdrehen** des Beines, beim: **Coloc.**

◦ **Entbindung**:

◦ ◦ **während**: **Cimic.** mag-m.[54]

◦ ◦ **nach**: **HYPER. Sil.**
☞ *M; Entbindung, nach der*

◦ **Entbindung,** nach Zangenentbindung: hyper. led. mag-c.[1]
☞ *M; Entbindung, nach der*

◦ **Erwachen,** beim: hep.

◦ **Essen**:
☞ *O; Beine; Essen; während*

◦ ◦ **während**: ph-ac.
☞ *O; Beine; Essen; während*

◦ ◦ **nach**: **Indg.**
☞ *O; Beine; Essen; nach*

◦ **Frösteln,** mit: lil-t.[25]

◦ **Froststadium** im Fieber, während: ail.[58] arn. calc. lyc. nux-v. rhus-t. sep.
☞ *O; Beine; Fieber; während; Froststadium im Fieber*

◦ **Gähnen,** beim: arg.

Beine; Hüften (Forts.)

◦ **Gehen**:

◦ ◦ **beim**: acon. aesc.[58] agar. alum. am-c.[1] **Am-m.** ammc.[4] androc.[222] ant-c. arg. arg-n. ars-h. asar.[1] asc-t.[36] **Aur.** bar-c. berb. bry. calc.[1] carb-an. carb-v. caust.[1] cham. chel.[36] cocc. **Coloc.** con. cop. dros. dulc.[1] euph. euphr. gran. haliae-lc.[222] ham. **Hep.**[1] hir.[149] **Hydr.** iris kali-bi.[58] lac-c. lac-leo.[204] lach.[187] **Led.** lyc. mag-c.[1] mag-m. **Med.** meny.[1] merc. mez. nat-c. nat-m.[1] nat-s. nit-ac.[1] pall. **Ph-ac.** plb.[187] plut-n.[222] prot.[136] psor. ran-b. rhod. rhus-t. rumx. samb. sang.[25] sec.[187] sep. sil.[36] sol-m. stann. staph. **Sulph.**[1] tarent. tell. tep.[36] zinc.[1]

◦ ◦ ◦ **Beginn,** zu: calc.[1] nit-ac.[1] ph-ac.

☞ *O; Beine; Bewegung; agg.; Beginn, zu*

◦ ◦ ◦ **Freien,** im: bar-c. cham. hep.[1] mez.

◦ ◦ ◦ **gebeugt**: bry.

▥ *ALLGEMEINES; M; Gehen; während Gehen agg.; gebeugtem Gehen, bei*

◦ ◦ **nach**: tell.

◦ ◦ **amel.**:

◦ ◦ ◦ **während**: acon. agar. am-c. androc.[222] bell.[58] chin. cinnb. **Ferr.** kali-bi. kali-i. **KALI-S. LYC.** nat-c.[1] plb. **PULS. Rhus-t.** sep. stront-c. ther. **Valer.**

◦ ◦ ◦ ◦ **Freien,** im: **Acon.** lyc.

◦ ◦ ◦ ◦ **langsames** Gehen: sep.

◦ ◦ ◦ **nach**: am-c.

◦ **Getränke,** kalte, **agg.**: crot-c.[36]

◦ **Heben** der Beine, beim: cocc.[36]

☞ *O; Beine; Heben der Beine; agg.*

◦ **Husten,** beim: arg. ars.[5] **BELL.**[5] **Caps.**[5] **CAUST. RHUS-T.**[5] sulph. **Valer.** verat.[5]

☞ *O; Beine; Husten agg.*

◦ **Koitus agg.**:

☞ *O; Beine; Koitus agg.*

◦ ◦ **während**: merc-c.[85]

◦ ◦ **nach**: mag-m.[137]

◦ **Kopfschmerz,** bei: lil-t.[25]

☞ *O; Beine; Kopfschmerz, während*

◦ **Kreuzen** der Beine, beim: all-s.

☞ *O; Beine; Übereinanderschlagen, Kreuzen, der Beine; agg.*

◦ **Lachen,** beim: arg.

☞ *O; Beine; Lachen agg.*

◦ **Lagewechsel,** durch: curc.[192]

◦ **Liegen**:

◦ ◦ **agg.**: acon. ars-met. bapt. bell. caust.[1] cham. coloc. cop. ferr. gink.[227] harp.[1184] kali-bi. kali-i. lyc.[1] mag-m. murx. nat-c. nat-m. plb. prun. rhod. rhus-t.[122] sabad. sep. sil.[36] staph. tarent.[192] **Valer.** verat-v.

☞ *O; Beine; Liegen; agg.*

◦ ◦ ◦ **Seite, auf der**: ars-met. bapt. bell. caust.[1] cham. cop. harp.[1184] kali-bi. nat-m. prun. rhod. **RHUS-T.**[122] sabad. sep. verat-v.

◦ ◦ ◦ ◦ **rechter** Seite, auf: sabad.

◦ ◦ ◦ ◦ **schmerzhafter** Seite, auf: ars-met. bapt. caust.[1] cop. harp.[1184] kali-bi. nat-m. rhod. **RHUS-T.**[122] sep. verat-v.

☞ *O; Beine; Liegen; agg.; erkranktem Teil, auf • O; Beine; Liegen; agg.; schmerzhafter Seite, auf*

◦ ◦ ◦ ◦ **schmerzloser** Seite, **auf**: bell. cham.

☞ *O; Beine; Liegen; agg.; schmerzloser Seite, auf*

◦ ◦ **amel.**: androc.[222] bell. coloc. ferr-ma. mag-m. plut-n.[222] tarent.[192]

☞ *O; Beine; Liegen; amel.*

◦ ◦ ◦ **Knie,** mit angewinkelten: coloc.

◦ ◦ ◦ **Seite,** auf der:

◦ ◦ ◦ ◦ **schmerzhafter** Seite, auf: bell. **Coloc.** ferr-ma.

☞ *O; Beine; Liegen; amel.; schmerzhafter Seite, auf*

◦ ◦ ◦ ◦ **schmerzloser** Seite, **auf**: mag-m.

☞ *O; Beine; Liegen; amel.; schmerzloser Seite, auf*

◦ **Menses**:

◦ ◦ **vor**: aesc.[58] calc. **Cimic. Coloc.**[5] kali-c. lach. lam.[26] sars. thuj. ust.

☞ *O; Beine; Menses; vor*

◦ ◦ **während**: **Calc.** cop. **Graph.** mag-m. med. nat-c. nit-ac.[1] sep. tarent.

☞ *O; Beine; Menses; während*

◦ **Mittagessen,** nach dem: kali-bi. phos.[1]

◦ **Nachwehen,** bei: **Sil.**

◦ **Niesen agg.**: arg. kali-c.

☞ *O; Beine; Niesen agg. • Niesen agg.*

◦ **Ovarialbeschwerden,** bei: **Nat-h.**

◦ **Reiben** amel.: nat-s. ol-an. phos.

☞ *O; Beine; Reiben; amel.*

◦ **Rucken** der Gliedmaßen, mit: **Lyc.**

◦ **Ruhe**:

◦ ◦ **agg.**: ang.[36] kali-n.

☞ *O; Beine; Ruhe; agg.*

◦ ◦ **nur** während: nat-s.

☞ *O; Beine; Ruhe; agg.*

◦ **Schlaf**:

◦ ◦ **nach**: acon. **Lach.**

☞ *O; Beine; Schlaf; nach*

◦ ◦ **verhindert** Schlaf: sep.[1]

◦ **Schnupfen,** bei: sep.

◦ **Schwäche** der Beine, mit: staph.[137]

◦ **Schwangerschaft,** während: calc-p.[137]

☞ *O; Beine; Schwangerschaft, während*

◦ **Schweiß,** während: acon.[5] **Arn.**[5] ars.[5] bell.[5] **Calc.**[5] **Caust.**[5] cham.[5] hep.[5] merc.[5] nux-v.[5] puls.[5] **Rhus-t.**[5] ruta[5] **Sep.**[5] staph.[5] **Sulph.**[5]

◦ **Sitzen**:

◦ ◦ **Hinsetzen**: lyc.[1] nat-s.

☞ *O; Beine; Sitzen; agg.; Hinsetzen*

◦ ◦ **beim**: am-m. ammc.[4] arn. asar. aur-m-n. calc. carb-an. caust.[1] chin. con.[1] eup-per. euph. ignis[194] ip. kali-bi. kali-c. kali-i. lap-laz.[227] laur. mang-acet.[1] meny.[36] mur-ac.[1] par. petr. ph-ac. **Rhus-t.** sabad. sang. sep.[36] sil.[36] staph.[1] sulph. tarent.[58] ther. verat.[36]

☞ *O; Beine; Sitzen; agg.; während*

◦ ◦ ◦ **Oberschenkel,** mit ausgestrecktem: arn.

◦ ◦ **amel.**: aur. plut-n.[222] tarent. zinc.[1]

☞ *O; Beine; Sitzen; amel.*

◦ **Stehen**:

◦ ◦ **agg.**: androc.[222] arge-p.[264] coloc. kali-c.[1] kali-i. kali-n. laur. **Led.** meny.[1] plut-n.[222] rhus-t. tarent. **Valer.** verat. zinc.[1]
☞ *O; Beine; Stehen; agg.; während*

◦ ◦ **amel.**: chin.[1] staph. tela[192]
☞ *O; Beine; Stehen; amel.*

◦ **Stuhlgang,** während: cinnb. kreos.[5] nux-v.[111] pall. tell.[111]
☞ *O; Beine; Stuhlgang; beim*

◦ **syphilitisch**: still.[122]
▤ *ALLGEMEINES; C; Syphilis*

◦ **Tragen,** beim: caps.

◦ **Treppensteigen,** beim: bry. carbn-s.[58] nat-s. nux-m.[102] ph-ac. **Plb.** podo. rhus-t. thuj. verb.
☞ *O; Beine; Steigen agg.; Treppensteigen*

◦ ◦ **rechts**: nux-m.[102]
☞ *O; Arme; rechts • O; Beine; rechts*

◦ **Urinieren**:

◦ ◦ **vor**: dulc.[5]

◦ ◦ **während**: **Berb.**[36]

◦ **Wärme**:

◦ ◦ **agg.**: merc. still.

◦ ◦ ◦ **Bettwärme**: merc.

◦ ◦ **amel.**: androc.[222] coloc. **Rhus-t.** staph.

◦ ◦ ◦ **Bettwärme**: coloc.

◦ **Wetter**:

◦ ◦ **nassem,** bei: lap-laz.[227] **Phyt. Rhus-t. Sil.** still.[122]

◦ ◦ **Wetterwechsel,** durch: chel.[58]

◦ **Zubettgehen,** beim: fl-ac.

◦ **erstreckt** sich:

◦ ◦ **Abdomen**: caust.[1] chel. coca gins.

◦ ◦ **abwärts**: aesc. aeth. alum. am-c. am-m. aster. bamb-a.[1184] bar-c. bell.[36] bry. calc-p. cann-s. carb-an. carb-v. carbn-s. caust.[1] chin.[36] cinnb. colch. coloc. crot-h. ferr. **Indg.** kali-bi. kali-i.[58] **KALM.** lac-as.[274] led. lil-t. lyc. mag-m. mag-s. **Med.** merc-i-r. nat-m. nit-ac.[1] plan. plb. puls. rat. rhus-t. sang.[8] sep. sil. sulph. tep. ther. thuj.

◦ ◦ **aufwärts**: sep.[36]

◦ ◦ **außen,** nach: merc-c.

◦ ◦ **Brust**: phos.

◦ ◦ **Darmbein** zum anderen, von einem: lil-t.

◦ ◦ **Femur** herab, den: sulph.

◦ ◦ **Ferse**: ars-met. arund. **Kali-i.** tarent.[192]

◦ ◦ **Füße**: berb. bry.[54] cact. caps. fago. gnaph.[8] kalm.[58] lach. lyc. mag-p. mag-s. sep. sulph. thuj.

◦ ◦ ◦ **Wehen,** bei, agg. durch Berührung oder Bewegung: bry.[54]
☞ *O; Beine; Bewegung; agg.; während*

◦ ◦ ◦ **Wehen,** Entbindung, während: bry.[54]

◦ ◦ **Fußgelenken,** zu den: aesc. calc.[1] led.[1] manc. merc-i-r. plan.

◦ ◦ **Genitalien,** zu den: eupi.

◦ ◦ **hinten,** nach: crot-h.[36] laur. sep.[122]

◦ ◦ **Hoden**: staph.

◦ ◦ **Hüfte** zur andern, von einer: arn.[137] bell.[102] cimic.[102] coloc.[137] euon.[137] haliae-lc.[222] **LAC-C.**[137] lil-t.[137] onos.[137] thuj. ust. verat.
☞ *O; Beine; Hüften; erstreckt sich von Hüfte zu Hüfte • abwechselnde Seiten*

◦ ◦ **Hypogastrium**: zinc.[1]

◦ ◦ **innen,** nach: thuj.

◦ ◦ **Ischiasnerv** entlang, den: calc. carb-an. coloc. lyc.

◦ ◦ **Knien,** zu den: abrot. arg-n.[36] bamb-a.[1184] bar-c. brucel.[241] bry. canth. caps. carb-ac. colch. coloc. gad.[36] **Hydr. Kali-bi. Kali-c.** kali-i. **Kalm.** lac-eq.[204] lach.[36] lyc. mag-m. **Med.** mez.[8] nat-ar. **Nat-s.** nux-m. nux-v.[1] **Ph-ac.** plb. puls. rat. rhus-t.[1] rhus-v. **Sep.** sil. xan.

◦ ◦ ◦ **Husten,** beim: caps.
☞ *O; Beine; Husten agg.*

◦ ◦ ◦ **Kniekehle**: bamb-a.[1184]

◦ ◦ ◦ **Kniescheibe**: gad.[36]

◦ ◦ **Leberregion,** zur: grat.

◦ ◦ **Leistenregion**: anac.[31] dulc.[1] oxal.[45] phys.

◦ ◦ **Lumbalregion**: alum.

◦ ◦ **Lumbosakralregion** und Kreuzbein: alum. lyc.

◦ ◦ **Magen**: bry.

◦ ◦ **Oberschenkel**: am-m. carb-ac.[85] gink.[227] kreos. lil-t. tylo-i.[192]

◦ ◦ **Rücken**: fago. lyc.[111] phos.[137] rhus-t.

◦ ◦ **Sakrum,** zum: ant-c. carb-v.[1] lyss. stann.[1]

◦ ◦ **Schienbein**: ferr.

◦ ◦ **Schultern**: mag-c.[1]

◦ ◦ **Unterschenkel,** Vorderseite der: dios. **Phyt.**

◦ ◦ **Waden**: thuj.

◦ ◦ **Zehen,** zu den: **Kalm.** nat-ar. nicc.

◦ **Knochen**: all-c.[36] menis.[25] plut-n.[222] sulph.[36]
☞ *O; Beine; Knochen*

◦ ◦ **Darmbeinstachel,** vorderer oberer: all-c.[36] sulph.[36]

◦ ◦ ◦ **Mittagsschlaf,** beim: sulph.[36]
☞ *O; Beine; Schlaf; während* ▤ *ALLGEMEINES; C; Schmerz; nachmittags; Mittagsschlaf; während*

◦ ◦ **Femur,** links: menis.[25]

◦ **Knochenmark**:

◦ ◦ **links,** erstreckt sich zum Knie, abends im Bett: mag-m.[36]
☞ *O; Beine; links*

◦ ◦ **rechts**: am-c.[36]
☞ *O; Arme; rechts • O; Beine; rechts*

◦ **Gelenke**: am-c.[5] anac.[5] **Carb-an.**[5] caust.[5] colch. dios.[25] ferr. form.[36] hep.[5] iris kali-n. menis.[25] mit.[36] nat-ar.[36] nux-v. phos.[5] salx-p.[36] sarr.[45] seneg.[5] sep.[36] sol[236] sulph. tell.[36] thuj.[36]
☞ *O; Beine; Hüften; Hüftgelenke*

◦ ◦ **links**: menis.[25]
☞ *O; Beine; links*

◦ ◦ **rechts**: dios.[25] mit.[36]
☞ *O; Arme; rechts • O; Beine; rechts*

◦ ◦ **tagsüber**: sulph.
☞ *O; Beine; tagsüber*

◦ ◦ **morgens**: sulph.
☞ *O; Beine; morgens*

◦ ◦ **abends** im Bett: ferr.

◦ ◦ **nachts**: sulph.
☞ *O; Beine; nachts; agg.*

◦ ◦ **Gelenkpfanne**:

◦ ◦ ◦ **rechts**: salx-p.[36]
☞ *O; Arme; rechts • O; Beine; rechts*

◦ ◦ ◦ **16.30 Uhr**: sep.[36]

◦ ◦ ◦ **Gehen,** nach: tell.[36]

◦ ◦ ◦ **erstreckt** sich:

◦ ◦ ◦ ◦ **Seite** zu Seite, von: form.[36]

◦ ◦ ◦ ◦ **Waden,** zu den, anfallsweise, beim Gehen: thuj.[36]
☞ *O; Beine; anfallsweise*

◦ **Haut,** äußerlich: aur-m-n. carb-v.

◦ **stellenweise**: rhus-t. til.

- **Oberschenkel**: abrot. acon. act-sp. aesc. aeth. **Agar.** agn. all-c. aloe **Alum.** alum-p.[58] alum-sil.[58] alumn. am-br. am-c.[5] am-m. ambr.[1] ammc. amyg-p.[36] **ANAC.**[1] anag. androc.[222] ang.[1] anis. ant-c. ant-t. apis arg.[1] arg-m. arg-n. arn. **Ars.** ars-h. ars-i. ars-s-f.[58] arum-d.[25] arum-t. arund. asaf. asar. asc-t. aster.[193] aur. aur-ar.[58] **Aur-m.** aur-m-n. aur-s.[58] ba-sv.[136] ba-tn.[136] bamb-a.[1184] bani-c.[204] bapt. bar-acet.[1] bar-c. bar-i.[58] bar-m. bar-s.[58] **Bell.** bell-p.[137] benz-ac. **Berb.** bism. bol. bor. bov. brach. bros-g.[259] brucel.[241] **Bry. Cact.**[8] calc. calc-i.[58] calc-p. calc-s. calc-sil.[58] calo. camph. cann-i. cann-s.[5] canth. **Caps.**[1] carb-ac. carb-an.[1] **Carb-v. Carbn-s.** carc.[119] carl. cass.[36] cast. caul.[36] caust.[5] cham. chel. chim. **Chin.** chin-ar. **Chin-s.** choc.[222] cic. **Cimic.**[137] **Cimx.** cina cinnb. **Cist.** citl-v.[197] clem. cob. coc-c. cocc.[1] cod.[25] coff. colch. **Coloc.**[1] com. con.[1] crot-c. crot-h. croto-t. cupr.[1] cupr-acet.[45] cupr-ar. cycl. cymbo-ci.[2184] daph. dig. dios. dros. **Dulc.**[1] echi. elat.[54] ephe.[267] eug. euon. eup-per. euph. euphr.[36] eupi. eys.[119] fago.[25] ferr. ferr-ar. ferr-i. ferr-ma. ferr-p. fl-ac. form. gamb. **Gels.** germ.[222] **Gnaph.**[137] granit-m.[194] graph. grat. gua.[25] **Guai.**[1] haliae-lc.[222] ham. harp.[1184] hell. helo.[137] **Hep.** hip-ac.[102] hura hydr. hydr-ac.[268] hyos. **Hyper.** ign. ind.[137] **Indg.** inul. iod.[1] iodof. ip. irid.[222] iris iris-foe. jal. jug-c. kali-ar. **Kali-bi. Kali-c.**[1] kali-chl.[58] **Kali-i.** kali-n.[1] kali-p. kali-s. kali-sil.[58] **Kalm.** kola[1184] kreos. lac-ac.[36] lac-c. lac-d. lach. lachn.[25] lact. lam. lath.[102] laur. lec. **Led.**[1] lepi.[36] lil-t. lim.[102] lith-c.[25] lob-c.[85] **Lyc.**[36] lycps.[25] lyss. m-aust.[5] mag-c.[1] mag-m. mag-s.[144] manc. mang. mang-acet.[1] mang-m. **Med.**[193] menis.[25] meny. meph.[36] **Merc.** merc-c. merc-i-f. merc-i-r. merl. **Mez.** mill. mosch. mur-ac.[1] **Murx.** myric. naja[137] **Nat-ar.** nat-c.[1] **Nat-m.** nat-p.[102] nat-s. nat-sil.[58] nicc. **Nit-ac.** nuph. nux-m. nux-v. oena.[102] ol-an. olnd. op. orig-v.[25] ox-ac. ozone[227] pall. par. pareir. ped.[85] **Petr.**[1] **Ph-ac.** phel. phos. phys. **Phyt.**[25] pic-ac. pier-b.[233] pitu-a.[164] plan.[25] plat.[1] **PLB.** plect.[36] plut-n.[222] podo. prun. psil.[164] psor. ptel. pull-g.[181] puls. puls-n.[36] **PYROG.** ran-b. rat. rhod. **Rhus-t.**[1] rhus-v. ruta sabad.[5] sabin. samb.[1] sang.[25] sanic. sarcol-ac.[102] sarr. **Sars.**[1] scorp.[269] sec. sel. seneg. **Sep.** sil. sol-n.[25] **Spig.**[1] spong. squil. stann.[1] **Staph.** stel.[102] stict. still. stram. stront-c. stry. sul-ac. sul-i.[58] sulo-ac.[36] **Sulph.**[1] sumb. syph. tab. tanac.[25] tarax.[1] tarent. tax. tela[192] tep. ter.[36] teucr. thea[275] ther.[122] **Thuj.** til. tong.[102] trif-p.[102] trom. tub. tylo-i.[192] vac.[36] valer. vario.[102] verat. verat-v.[193] **Verb.**[1] vib. viol-t. **Vip.**[102] visc.[25] x-ray[119] xan.[102] xanth.[137] zinc. zinc-p.[58] zing.

◦ **abwechselnd** mit Schmerz in:

◦ ◦ **Armen,** krampfhaft: sil.
☞ *A; Abwechselnd mit*

◦ ◦ **Lumbalregion**: am-c.
☞ *A; Abwechselnd mit ▤ RÜCKEN; A; Abwechselnd mit*

◦ ◦ **Mammae,** drückend, drängend: sang.[8]
☞ *A; Abwechselnd mit*

◦ **links**: am-br.[25] am-m. amyg-p.[36] asc-t.[36] bamb-a.[1184] dios.[25] gels.[64] granit-m.[194] haliae-lc.[222] harp.[1184] hura iris[36] kali-i. lil-t.[25] lith-c.[25] lycps.[25] mag-m.[1] petr.[1] **Rhus-t.** sep. tela[192] tylo-i.[192] xan.[102]
☞ *O; Beine; links*

◦ ◦ **Schulter,** und rechte: asc-t.[36]
☞ *O; Arme; Schultern*

◦ **rechts**: agar. am-m. amyg-p.[36] ars-s-f.[58] arum-d.[25] asc-t.[36] bani-c.[204] bros-g.[259] calc.[1] camph. cass.[36] chel. cist. clem. **Coloc.**[1] germ.[222] hip-ac.[119] kali-c. kalm. lith-c. lycps.[25] nat-m.[1] phyt. plut-n.[222] psil.[164] sang.[8] sep.[122] sil.[1] sol-n.[25] stram. sulph. tanac.[25]
☞ *O; Arme; rechts • O; Beine; rechts*

◦ ◦ **links,** dann: sulph.

◦ ◦ **Schmerzen** im rechten Hypochondrium, mit: sep.[122]

◦ ◦ **erstreckt** sich zum Anus: bani-c.[204]

◦ ◦ **stellenweise**: calc.[1]

◦ **tagsüber**: kali-c. mag-c.
☞ *O; Beine; tagsüber*

◦ **morgens**: am-c. ars. aur. bar-c. caust. con.[1] dios. graph. kali-n.[1] lac-d. lyc. nat-c. nat-m. ran-b. rhod. sulph. sumb. trom. valer. viol-t.
☞ *O; Beine; morgens*

◦ ◦ **9** Uhr: trom.

◦ ◦ **Aufstehen**:

◦ ◦ ◦ **beim**: ars. **Lac-d.** nat-m.
▤ *ALLGEMEINES; C; Schmerz; morgens; Aufstehen; beim*

◦ ◦ ◦ **nach**: bar-c. valer.

◦ ◦ **Bett,** im: caust. sumb.
☞ *O; Beine; Bett, im; agg.*

◦ ◦ **Erwachen,** beim: kali-n.[1] sulph.

◦ ◦ **Sitzen,** beim: nat-c.

◦ **vormittags**: bry. jug-c.
☞ *O; Beine; vormittags*

◦ **mittags**: form. phys. stry. tela[192]
☞ *O; Beine; mittags*

◦ ◦ **Gehen,** nach: phys.

◦ **nachmittags**: agar. coff. graph. hyper. lyc. lycps. nat-c. nat-s. nux-v. ozone[227] phos.[1] ran-b. rhus-t. sep. sulph. tela[192] valer.
☞ *O; Beine; nachmittags*

◦ ◦ **16** Uhr - **20.30** Uhr: rhus-t.

◦ ◦ **Gehen**: hyper. nat-c. nat-s. valer.

◦ ◦ **Menses,** während: nux-v.
☞ *O; Beine; Menses; während*

◦ ◦ **Mittagsschlaf**:

◦ ◦ ◦ **während**: phos.[1]
☞ *O; Beine; Schlaf; während* ▤ *ALLGEMEINES; C; Schmerz; nachmittags; Mittagsschlaf; während*

◦ ◦ ◦ **nach**: nux-v.
☞ *O; Beine; Schlaf; nach*

◦ **abends**: agar. am-c.[36] am-m. asc-t. aur. carb-v. caust.[1] colch. cycl. dios. ferr. gels. graph. hyper. kali-c. lyc. mag-c. mag-m.[1] meny.[1] mur-ac.[1] murx. nat-c. nit-ac. **PULS.** ran-b. rat. sep. stront-c. stry. sulph. tela[192] thuj. zinc. zinc-p.[58]
☞ *O; Beine; abends*

◦ ◦ **19** Uhr: gels.

◦ ◦ **Bett,** im: carb-v. colch. kali-c. mag-c. mag-m.[1] sulph.
☞ *O; Beine; Bett, im; agg.*

◦ ◦ **Gehen,** beim: sulph.

◦ ◦ **Liegen** agg.: am-c.[36] sep.
☞ *O; Beine; Liegen; agg.*

◦ ◦ **Schlaf,** nach: cycl.
☞ *O; Beine; Schlaf; nach*

◦ ◦ **Sitzen,** beim: meny.[1] stront-c.
☞ *O; Beine; Sitzen; agg.; während*

◦ **nachts**: alum. am-m.[1] ars. aur.[1] calc. carb-an.[1] carb-v. caust. cham. cinnb. coff. colch. dros. euph. ferr. graph.[1] iod.[1] kali-bi. kali-c. lach. mag-s. **Merc. Mez.** nat-m. nit-ac. nux-v. puls. ruta sep. staph. stry. sulph. syph. tax. zinc.
☞ *O; Beine; nachts; agg.*

◦ ◦ **Bett,** im:
☞ *O; Beine; Bett, im; agg.*

◦ ◦ ◦ **agg.**: alum. carb-an.[1] carb-v. coff. colch. euph. ferr. graph.[1] kali-c.[1] puls. sulph. syph. zinc.

◦ ◦ ◦ **amel.**: kali-c. staph. tax.

◦ ◦ **Liegen** auf schmerzhafter Seite, beim: caust.
☞ *O; Beine; Liegen; agg.; erkranktem Teil, auf • O; Beine; Liegen; agg.; schmerzhafter Seite, auf*

◦ ◦ **Schlaf**:

◦ ◦ ◦ **vor**: sulph.

◦ ◦ ◦ **während**: sep.
☞ *O; Beine; Schlaf; während*

◦ **Mitternacht,** nach: merc.
☞ *O; Beine; Mitternacht; nach; 4.30 Uhr*

<> ◦ **Abduktion,** bei: caps.

◦ **Abendessen,** nach dem: sep.

◦ **Abwärtsgehen,** beim: **SABIN.**
☞ *O; Beine; Treppabgehen agg.*

◦ **Anstrengung**:

◦ ◦ **agg.**: am-c. anac. **Caust.** kali-c. **Nat-c.** ol-an.

◦ ◦ **amel.**: carc.[119]

◦ **Aufstehen**:

◦ ◦ **agg.**: ang.[1] arn. carbn-s. cham. chel.[111] chin.[1] cic. **Ferr.** graph.[1] lycps. nat-c. nit-ac. petr.[1] ph-ac. rat. **Rhus-t.**[1] thuj.

◦ ◦ ◦ **Liegen,** vom: nat-c. ph-ac.[1]

◦ ◦ ◦ **Sitzen,** vom: ang.[1] cham. chel.[111] chin.[1] cic. **Ferr.** graph.[1] nit-ac. petr.[1] ph-ac. rat. rhus-t.[1] thuj.
☞ *O; Beine; Aufstehen; agg.; Sitzen, vom; während*

◦ ◦ **amel.**: aur.[1] carb-an.[1] caust. kali-c. mag-c. mur-ac.[1] sil.[1]

◦ ◦ ◦ **Sitzen,** vom: aur.[1] mur-ac.[1]

◦ **Auftreten,** beim: arg-n.[36] asar. calc. lyc.[1] petr. plat.[1] verb.[1]

◦ **Auftreten,** beim: calc.[1]

◦ **Ausstrecken** des Beines:

◦ ◦ **agg.**: ang.[1] **Ars. Caps.** cham. cimx. merc-i-f. rhod. rhus-t. ruta
☞ *O; Beine; Ausstrecken der Glieder; agg.*

◦ ◦ ◦ **Drehen** von einer Seite auf die andere amel., und: merc-i-f. **RHOD. RHUS-T.**

◦ ◦ **amel.**: agar. dros. **Ferr.** ozone[227]
☞ *O; Beine; Ausstrecken der Glieder; amel.*

◦ **Beine** anziehen:
☞ *O; Beine; Anziehen (Hochziehen); agg.; Knie Hochziehen*

◦ ◦ **agg.**: sabad. sabin. samb.[1] spong.[1] thuj.
☞ *M; Hochziehen (Anziehen) von Gliedmaßen; agg. • O; Beine; Heben der Beine; agg.*

◦ ◦ **amel.**: caust. cinnb. guai.[1] mag-m. rhus-t. sep.[1]
☞ *M; Hochziehen (Anziehen) von Gliedmaßen; amel. • O; Beine; Heben der Beine; amel.*

◦ **Berührung**:

◦ ◦ **agg.**: androc.[222] aur. bor.[1] chin. cymbo-ci.[2184] lyc.[1] merc. nit-ac.[1] nux-v. phos. puls.[1] sep.[1]

◦ ◦ **amel.**: am-c.[1] lyc.[1] mang-acet.[1] nat-c.[1] ruta[1] sep.[1] sulph.[1] tarax.[1]

◦ **Bett,** im: germ.[222] iod.[1] iodof. lach. zinc.
☞ *O; Beine; Bett, im; agg.*

◦ ◦ **Heben** der Beine amel.: germ.[222]
☞ *O; Beine; Heben der Beine; amel.*

◦ **Beugen,** beim:

◦ ◦ **Knie**:

◦ ◦ ◦ **agg.**: lyc. puls. tela[192]

◦ ◦ ◦ **amel.**: ars.
☞ *O; Beine; Beugen; amel.; Glieder, der*

◦ ◦ **Körper** vorwärts: bros-g.[259]

◦ **Bewegung**:

◦ ◦ **agg.**: arg. aur. **Berb.** bry. calc. cocc. coff. colch. coloc. dig. gels. **Guai.** iod. iris kalm. kola[1184] kreos. lyc.[1] merc. nat-ar. nat-m. nux-v. ozone[227] petr. ph-ac. phos. plb. sanic. sec. sep. sil. spig. **Staph.**
☞ *O; Beine; Bewegung; agg.; während*

Beine; Oberschenkel; Bewegung; amel. (Forts.)

◦ ◦ **amel.**: aeth. **Agar.** alum. arg. arg-n. caps.[1] cham. coc-c. con. **Dulc.** euph. eupi. **FERR.** hyos. ind. **Indg.** iod. kali-c. kali-s. kreos. **Lyc.** merc-i-f. mosch. mur-ac. **PULS.** rat. **Rhod.** **RHUS-T.** sabin. sep. spig.[1] sulph. tub. valer.[58] zinc. zinc-p.[58]
☞ *O; Beine; Bewegung; amel.*

◦ **Bücken,** beim: sulph.
☞ *O; Beine; Bücken agg.*

◦ **Druck**:

◦ ◦ **agg.**: spig.[1]
☞ *O; Beine; Druck; agg.*

◦ ◦ **amel.**: coff. dulc. nuph. plb.
☞ *O; Beine; Druck; amel.*

◦ **Erschütterung** agg.: valer.

◦ **Essen,** nach dem: dros.
☞ *O; Beine; Essen; nach*

◦ **Fieber,** während: ip. ozone[227] pyrog. tub.
☞ *O; Beine; Fieber; während*

◦ **Froststadium** im Fieber:

◦ ◦ **vor**: nux-v.

◦ ◦ **während**: **Ars.**[5] **BOR.** chin. **Cimx.** **Dulc.** eup-per. euph.[5] ferr. guai.[5] lach.[5] nat-m. puls. **PYROG.** sep.[1]

◦ **Gehen**:

◦ ◦ **agg.**: agar.[1] agn. am-c.[1] **Am-m.** ammc.[4] anag.[1] ang. **Arn.** **Ars.** asar. aur.[1] bar-acet.[36] bar-c.[1] **Berb.** brach. bry. calc.[1] calc-p. camph.[1] carb-v. carbn-s. caust.[1] cham. chel. chin. cic.[36] cist. clem. cocc. coff. **Coloc.** con. crot-h. dios. **Dros.**[1] dulc. euph. ferr. gels. **Guai.** hyos.[1] ind. kali-bi. kali-c. kali-i. kreos. led. lyc.[1] mag-c. mag-s. **Med.** meny.[1] merc. mur-ac.[1] nat-ar. nat-c. nat-m.[1] nat-s. nit-ac. nux-m. nux-v. olnd. ph-ac. plan. plat. plb. **Pyrog.** ran-b. rhus-t. ruta sabad. sabin. sep. sil. **Spig.** spong.[1] squil. stann.[1] **Staph.** sulph.[1] tarent. thuj.[1] tylo-i.[192] verb.[1] viol-t. zinc.[1]

◦ ◦ ◦ **Beginn,** zu: ferr. ph-ac. rhus-t.
☞ *O; Beine; Bewegung; agg.; Beginn, zu*

◦ ◦ ◦ **Freien,** im: guai. verb.[1]

◦ ◦ ◦ **gebeugt** Gehen: bry.

◦ ◦ ◦ **schnelles** Gehen: staph. sulph.[1]

◦ ◦ ◦ **Sitzen,** nach: agar.[1] cocc.
☞ *O; Beine; Sitzen; agg.; nach*

◦ ◦ **amel.**: **Agar.** alum. arg. bar-c. **Bell.** caps. coc-c. **Dulc.**[1] euph. **Ferr.** **Indg.** kali-c. **KALI-S.** lach. **LYC.** **Merc.** mur-ac. ph-ac.[1] phos. **Puls.** rat. **RHOD.** **RHUS-T.** sulph. syph. valer.[58] zinc-p.[58]

◦ **Heben** des Unterschenkels agg.: carb-v. cocc.
☞ *O; Beine; Heben der Beine; agg.*

◦ ◦ **Sitzen,** beim: cocc.
☞ *O; Beine; Sitzen; agg.; während*

◦ **Herunterhängenlassen,** beim, mit Zyanose und Schwellung: lath.[102]
☞ *O; Beine; Herunterhängenlassen der Glieder; agg.*

◦ **Husten,** während: bor.[1] **Caps.**
☞ *O; Beine; Husten agg.*

◦ ◦ **erstreckt** sich zu den Knien: **Caps.**

◦ **Koitus,** nach: agar.[31] nit-ac.
☞ *O; Beine; Koitus agg.*

◦ **Kratzen**:

◦ ◦ **agg.**: caust.[1] euphr. grat. mag-m.[1] mang-acet.[1] plan.
☞ *O; Beine; Kratzen; agg.*

◦ ◦ **amel.**: alum. guai.[1]
☞ *O; Beine; Kratzen; amel., der wundschmerzhaften Teile*

◦ **Kreuzen** der Beine, beim: **Agar.** aur.[1] dig. rhus-t.
☞ *O; Beine; Übereinanderschlagen, Kreuzen, der Beine; agg.*

◦ **Leukorrhö,** bei: mag-s.[144]

◦ **Liegen**:

◦ ◦ **agg.**: alum. am-c. caust. clem. kali-bi. puls. sil. staph. zinc.[1]
☞ *O; Beine; Liegen; agg.*

◦ ◦ ◦ **Seite,** auf schmerzhafter: caust. kali-bi.
☞ *O; Beine; Liegen; agg.; erkranktem Teil, auf* • *O; Beine; Liegen; agg.; schmerzhafter Seite, auf*

◦ ◦ **amel.**: carb-v. phyt.
☞ *O; Beine; Liegen; amel.*

◦ ◦ ◦ **Seite,** auf schmerzhafter: carb-v.
☞ *O; Beine; Liegen; amel.; schmerzhafter Seite, auf*

◦ **Luft**:

◦ ◦ **Freien,** im, agg.: ant-t. **CAUST.**

◦ ◦ **kalte,** agg.: kalm. rhus-t.
☞ *O; Beine; Luft; agg.; kalte*

◦ **Menses**:

◦ ◦ **vor**: **Bry.**[5] cham. crot-h. hyos.[5] mag-m. pitu-a.[164] sep.[5] spong. staph. vib.
☞ *O; Beine; Menses; vor*

◦ ◦ **während**: am-c. **Berb.** bov. **Carb-an.** carl. cast. **Cham.** cimic. **CON.**[5] **Crot-h.** kali-c. **Kali-i.** kali-n. **Kalm.** lac-c. lyc. **Mag-m.** meny.[137] **Nit-ac.** nux-v. petr.[1] **Puls.** **Sars.** spong.[5] stram.[5] **Xan.**
☞ *O; Beine; Menses; während*

◦ **Mittagessen**:

◦ ◦ **während**: sulph.

◦ ◦ **nach**: carbn-s. sep. sulph.

◦ **Narbe,** in einer alten: lach.

◦ **Puls,** synchron mit dem: anac.

◦ **Reiben**:

◦ ◦ **agg.**: sulph.
☞ *O; Beine; Reiben; agg.*

◦ ◦ **amel.**: am-c. anac. mosch. phos.[1] sul-ac. tarent.
☞ *O; Beine; Reiben; amel.*

◦ **Reiten**:

◦ ◦ **nach**: nat-m.

◦ ◦ **wie** nach: mag-m.[1]

◦ **Samenerguss,** nach: **Agar.**
☞ *O; Beine; Pollutionen, nach*

◦ **Schlaf**:

◦ ◦ **vor**: sulph.

◦ ◦ **während**: bar-c. sep.[1]
☞ *O; Beine; Schlaf; während*

◦ ◦ **nach**: acon. **Lach.** ph-ac.[1]
☞ *O; Beine; Schlaf; nach*

◦ ◦ **amel.**: carc.[119] sep.

◦ ◦ ◦ **kurzer**: carc.[119]

- **Schnupfen,** bei: sep.
- **Schütteln** des Beines, beim: merc-i-f.
- **Schweiss**:
  - **agg.**: arn.[5] **Ars.**[5] chin.[5] **Merc.**[5] mez.[5] **Nat-m.**[5] nux-v.[5] rhus-t.[5] **Sep.**[5] staph.[5] thuj.[5]
  - **amel.**: gels.
    ☞ *O; Beine; Schweiss; amel.; während*
- **Sitzen**:
  - **agg.**: **Agar.** alum. am-c. am-m. anac.[1] anis. arg-n. arn. asaf. aur.[1] bell.[1] bov. calc.[1] carb-an.[1] chin. cist. clem. coloc. con. dig. dulc.[1] euph. **Ferr.** grat. **Guai.** **Hep.** ign. ind. iod. kali-c.[1] kali-i. **Kali-s.** kreos. **Lach.** led. lil-t. **LYC.** mag-c. mag-m. mang-acet.[1] mang-m. meny.[85] mill. mur-ac. nat-c. nit-ac.[1] ph-ac.[1] phos.[1] phyt. plat.[1] **PYROG.** ran-b. rat. **Rhod.** rhus-t.[1] ruta sars.[1] sep. sil. spig.[1] squil. stann.[1] stront-c. **Sulph.** tela[192] thuj. valer.[58] verat.[1] verb.[1] zinc.[1] zinc-p.[58]
    - **Beinen,** mit ausgestreckten: meny.[85] plat.[1]
      ☞ *O; Beine; Ausstrecken der Glieder; agg.*
  - **amel.**: aur.[1] hydr. kali-bi. nit-ac.[1] rhus-t.[1] sulph. tylo-i.[192] zinc.[1]
    ☞ *O; Beine; Sitzen; amel.*
    - **Gehen,** nach: hydr.
- **Stehen**:
  - **agg.**: aur. berb. calc. carb-an. euph.[1] euphr. grat. kali-c.[1] mag-s. mez. nat-c. ph-ac. phyt. ran-b. rhus-t.[1] stann. syph. valer. verat.[1] viol-t. **Zinc.**
    ☞ *O; Beine; Stehen; agg.; während*
  - **amel.**: anis. euph. tela[192]
    ☞ *O; Beine; Stehen; amel.*
- **Steifheit,** mit tetanischer: cic.[8]
- **Stuhlgang**:
  - **während**: alum.[5] coloc.[5] **Rhus-t.**
    ☞ *O; Beine; Stuhlgang; beim*
  - **nach**: **Lyc.**[5]
  - **Pressen,** beim: sep.
- **Taubheitsgefühl,** mit: agar. hep.[1] rhod.
- **Treppensteigen** agg.: bar-c. calc. carb-v.[1] hyos. kali-bi. kali-c. kola[1184] lyc. ph-ac.[1] sep.
  ☞ *O; Beine; Steigen agg.; Treppensteigen*
- **Umdrehen** im Bett, beim: kali-n.[1]
- **Urinieren,** beim: berb.[85] carb-an. pareir.
  - **Pressen** zum Urinieren, beim: carb-an. pareir.
- **Wärme**:
  - **agg., Bettwärme**: kali-c.[1] kali-chl.[58] lyc. merc. nat-m. puls.
  - **amel.**:
    - **Bettwärme**: bar-c. caust. lyc.
    - **pulsierende** Wärme: ther.[122]
- **Wehen,** Entbindung, während: calc.[54] nux-v.[54] vib.[54]
- **Wetter**:
  - **nassem,** bei: calc-p. kali-c.
    - **kaltes**: calc-p.
      ☞ *O; Beine; Kälte; bei Kälte, in der Kälte*
  - **Wetterwechsel,** durch: **Berb.**[122] phyt.[137]
- **Wind,** vor einem starken: **Berb.**[122]
- **erstreckt** sich:
  - **abwärts**: aesc. agar. am-m. anac. ant-t. apis ars. asaf. **Aur-m.** bar-c. bell. berb. bros-g.[259] bry. calc-p. canth. caps. carb-v.[1] caust. cham. cic. cinnb. coc-c. coloc. form. **Guai.** kali-bi. **Kali-c.** kali-i. **Kalm.** kreos. lach. lec. led. lyc.[1] mag-c. mag-m. merc. mez.[1] mur-ac. **Murx.** nat-ar. nat-c.[1] **Nit-ac.** nux-v. pall. pareir.[102] ph-ac. phys. plb. ran-b. rat. rhus-t.[122] sars. sec. sep. sil. staph. tep. thuj. vac.[36] xan.
    - **Menses,** während: berb. kali-i. **Nit-ac.** xan.
      ☞ *O; Beine; Menses; während*
    - **Stuhlgang,** während: rhus-t.[122]
      ☞ *O; Beine; Stuhlgang; beim*
  - **aufwärts**: colch. graph.[1] lach. nux-v. puls. sabin. sep.[1] valer. zinc.
  - **außen,** nach: aloe bell. berb. rhus-t.
  - **Brust**: caust. puls.
  - **Ferse**: bros-g.[259] **Lac-d.**
  - **Füße**: anac.[31] asaf. kreos. sil.
    - **Fußsohlen**: kreos.
  - **Fußgelenken,** zu den: apis ars.[1] arund. nat-ar.
  - **hinten,** nach: phos. sulph.
    - **vorn,** und nach: phos.
  - **Hüften**: bry. graph.[1] ruta[1] valer.[58]
  - **Knien,** zu den: agar. ars.[1] **Aur-m.** caps. coloc. grat. **Guai.**[1] nat-c.[1] nat-m.[1] sulph.[1]
    - **Husten,** beim: caps.
      ☞ *O; Beine; Husten agg.*
  - **Lumbalregion**: kali-n.[1]
  - **Penis**: clem.
  - **querüber**: zinc.
  - **Sakralregion**: ruta[1]
  - **Schenkel** hinab:
    - **Husten,** beim: caps.
      ☞ *O; Beine; Husten agg.*
    - **Pressen** zum Urinieren, beim: pareir.
    - **Stuhlgang,** während: **Rhus-t.**
      ☞ *O; Beine; Stuhlgang; beim*
  - **Waden**: chel. valer.
  - **Zehen,** zu den: apis gels. sep.
- **tiefsitzend,** links: fago.[25] lith-c.[25]
- **Innenseite,** medial: agar. aloe am-c. am-m. anac. ant-c. arn. ars-h. asaf. bar-c. bell.[1] berb. bor. bry. calc.[1] calc-p. camph. caps. carbn-s. cass.[36] caul.[36] caust. chel. chin. cic.[36] cocc. coloc. croto-t. dig. ephe.[267] fago.[25] ferr-ma. fl-ac. gels. graph.[36] irid.[222] kali-bi. kali-c. kalm.[8] kreos. lac-ac. lachn.[25] laur. lob-c.[85] lyc. mag-m.[1] mang-acet.[1] meny.[1] merc. merl. mez. mosch. nat-c.[36] nat-m. nat-p. nat-s. nit-ac. ol-an. par. petr.[137] phel. plb. puls. ran-b. rhod. rhus-t.[1] ruta[1] sabad. sabin. samb. sang.[25] sars. sil. spig.[1] spong. stann.[1] staph.[1] stry. sul-ac.[1] sulph. tarax. thuj.[1] verb. zinc.[1]
  - **links**: caul.[36]
    ☞ *O; Beine; links*
  - **rechts**: fago.[25] lachn.[25] lob-c.[85] sang.[25]
    ☞ *O; Arme; rechts • O; Beine; rechts*

Beine; Oberschenkel; Innenseite, medial: (Forts.)

◦ ◦ **vormittags**: sulph.

◦ ◦ **nachmittags**: coloc. stry. sulph.

◦ ◦ **abends**: agar. bry. kali-bi. sulph.[1]

<> ◦ ◦ **Auftreten, beim**: berb.

◦ ◦ **Berührung** agg.: cocc. lyc.

◦ ◦ **Drehen,** beim, im Kreis, nach links: cocc.

◦ ◦ **Druck** agg.: laur.
☞ *O; Beine; Druck; agg.*

◦ ◦ **Gehen,** beim: agar. lyc. mez.

◦ ◦ ◦ **schnell**: mez.

◦ ◦ **Lehnen** zur linken Seite amel.: phel.

◦ ◦ **Menses,** während: phel. sars.
☞ *O; Beine; Menses; während*

◦ ◦ **Reiben**:

◦ ◦ ◦ **agg.**: samb.
☞ *O; Beine; Reiben; agg.*

◦ ◦ ◦ **amel.**: sulph.[1]
☞ *O; Beine; Reiben; amel.*

◦ ◦ **Reiten,** nach: spig.[1]
☞ *O; Beine; Reiten, nach*

◦ ◦ **Sitzen,** beim: calc.[1] dig. ran-b. tarax.
☞ *O; Beine; Sitzen; agg.; während*

◦ ◦ **Treppensteigen,** beim: nat-p.
☞ *O; Beine; Steigen agg.; Treppensteigen*

➡ ◦ ◦ **erstreckt** sich:

◦ ◦ ◦ **Brust,** zur: puls.

◦ ◦ ◦ **hinten,** nach: spong.

◦ ◦ **Genitalien,** in die Nähe der: bar-c. bor. caust. croto-t. ferr-ma. graph.[36] kreos. laur. merc. nat-c.[36] nat-m. nit-ac. rhod. rhus-t.[1] ruta[1] sulph.

◦ ◦ ◦ **Männliche** Genitalien: bar-c. caust. croto-t. ferr-ma. nat-m. nit-ac. rhus-t.[1]

◦ ◦ ◦ **weibliche** Genitalien: bor. graph.[36] kreos. laur. nat-c.[36] sulph.

◦ **Außenseite,** lateral: agar. am-m. anac.[1] anag. ang.[1] arg-m. asaf. aster. aur.[1] bar-c.[1] bell. berb. calc.[1] carb-an. carb-v.[1] caust.[1] cham. chin-s. cic. cocc. coloc. com. **Cupr-acet.**[45] cycl. euph.[1] fl-ac. helo.[137] iris-foe. kali-n. kreos. led. lil-t.[25] lyc.[1] mang. meny.[1] merc-i-f. mez.[1] mur-ac. nat-ar. nat-c.[1] olnd. op. **Ph-ac.**[1] **Phyt.**[25] puls-n.[25] ran-b. rhod. rhus-t. ruta[1] sars.[1] spig.[1] stann.[1] still. sul-ac.[1] sulph.[1] ter. thuj. valer. zinc.[1]

◦ ◦ **links,** erstreckt sich zu den Füßen: **Cupr-acet.**[45]
☞ *O; Beine; links*

◦ ◦ **rechts,** Bewegung amel.: lil-t.[25]
☞ *O; Arme; rechts • O; Beine; rechts*

◦ ◦ **abends**: cham.
☞ *O; Beine; abends*

<> ◦ ◦ **Bewegung** amel.: rhod.
☞ *O; Beine; Bewegung; amel.*

◦ ◦ **Gehen,** beim: mang. mur-ac.

◦ ◦ **Kreuzen** der Beine, beim: stann.[1]
☞ *O; Beine; Übereinanderschlagen, Kreuzen, der Beine; agg.*

◦ ◦ **Sitzen**:

◦ ◦ ◦ **agg.**: bell. cocc. mur-ac. spig.[1]

◦ ◦ ◦ **amel.**: mang.
☞ *O; Beine; Sitzen; amel.*

◦ ◦ **Sitzen,** beim: kreos.
☞ *O; Beine; Sitzen; agg.; während*

◦ ◦ **erstreckt** sich zu den Füßen: cupr-acet.[45] still.

◦ **Vorderseite**: agar. all-c. am-m.[1] anac. ang.[1] ant-c. arg. arg-n. ars. **Aur-m.** bar-c. bell.[1] bell-p.[137] berb. bry. calc-p. carl. cham. chel.[5] chin.[1] cimic.[137] **Coff.** con.[1] cupr. cupr-ar. dig.[1] dios.[25] dros.[1] dulc. euph. hell. hep. **Hyper.** kali-bi. kalm. laur. led. **Lil-t.** lyc. lyss. mag-c. mang-acet.[1] meny. mosch.[5] mur-ac.[1] naja nat-ar. nat-c.[1] nat-m.[5] nat-s. nux-v. olnd. pic-ac. pitu-a.[164] **Plb.**[5] **Puls.**[5] rat. **Rhus-t.** ruta sabad.[5] sabin.[102] samb.[1] sanic. spig.[1] spong.[137] staph. stram. sulph. syph. tarax.[1] **Thuj.** tub. vib. xanth.[137] zinc.[1]

◦ ◦ **rechts**: dios.[25]
☞ *O; Arme; rechts • O; Beine; rechts*

◦ ◦ **morgens**: ars.
☞ *O; Beine; morgens*

◦ ◦ **abends**: sulph.
☞ *O; Beine; abends*

<> ◦ ◦ **Abwärtsgehen,** beim, nicht beim Aufwärtsgehen: sabin.[102]

◦ ◦ **Druck,** bei: sulph. zinc.[1]

◦ ◦ **Gehen**:

◦ ◦ ◦ **agg.**: con.[1] euph. nat-c.[1] olnd. spig.[1] staph.

◦ ◦ ◦ ◦ **Freien,** im: con.[1]

◦ ◦ ◦ **amel.**: bar-c. sulph.

◦ ◦ **Menses,** vor: vib.
☞ *O; Beine; Menses; vor*

◦ ◦ **erstreckt** sich:

◦ ◦ ◦ **Knien,** zu den: agar. bar-c.

◦ ◦ ◦ **Knöchel,** Fußgelenk: nat-ar.

◦ ◦ **Leistenregion,** nahe der: euph. pitu-a.[164]

◦ ◦ **oberer** Teil: tarax.[1]

◦ ◦ **unterer** Teil: agar. anac. **Calc-p. Lyc.** mag-c. pitu-a.[164] **Thuj. Tub.**

◦ ◦ ◦ **rechts**: pitu-a.[164]
☞ *O; Arme; rechts • O; Beine; rechts*

◦ **Rückseite,** posterior: **Agar. Am-m.** ammc.[4] amyg-p.[36] ang.[1] ant-c. **Ars.** asar. bar-acet.[1] bar-c.[1] bell.[1] berb. bros-g.[259] bry. calc. camph. canth. caps.[1] carb-ac. cham. chin.[1] choc.[222] coloc.[137] con. cycl. dig.[1] dios. dros. dulc.[1] euphr. eupi. fl-ac. gnaph.[137] graph. **Hep.**[1] ign. ind. indg. iris kali-bi. kali-c.[1] kali-i. lach. lam. laur. led. lyc.[1] mag-m.[1] mang. meny.[1] merc-i-f. mez.[1] naja[85] nat-m. nit-ac. nuph. nux-m. par. ph-ac. phos. plan.[25] ptel. ran-b. rat. **Rhus-t.**[137] ruta samb.[1] sel. sep.[1] sil. spig.[1] staph.[1] **Sulph.**[1] zinc.

◦ ◦ **rechts,** vertikal: amyg-p.[36]
☞ *O; Arme; rechts • O; Beine; rechts*

◦ ◦ **nachmittags**: naja[85]
☞ *O; Beine; nachmittags*

◦ ◦ **abends**: calc. phos. zinc.
☞ *O; Beine; abends*

◦ ◦ ◦ **Gähnen,** beim: zinc.

◦ ◦ ◦ **Hinlegen,** nach: phos.
☞ *O; Beine; Liegen; agg.; Hinlegen; nach*

<> ◦ ◦ **Auftreten** agg.: bar-c.[1] mez.[1]

◦ ◦ **Bewegung** amel.: caps.[1]
☞ *O; Beine; Bewegung; amel.*

◦ ◦ **Bücken,** beim: dros.
☞ *O; Beine; Bücken agg.*

◦ ◦ **Entspannung** der Muskeln amel.: **Ars.**

◦ ◦ **Gehen,** beim:

◦ ◦ ◦ **agg.**: agar. am-m. con. ran-b. samb.[1]

◦ ◦ ◦ ◦ **Freien,** im: con.

◦ ◦ ◦ **amel.**: dig.[1] zinc.

◦ ◦ **Kreuzen** der Beine, beim: rat.
☞ *O; Beine; Übereinanderschlagen, Kreuzen, der Beine; agg.*

◦ ◦ **Liegen,** beim: asar.
☞ *O; Beine; Liegen; agg.*

◦ ◦ **Sitzen,** beim: **Am-m.** con. dig.[1] hep.[1] ind. led. sep.[1] spig.[1] sulph.[1]
☞ *O; Beine; Sitzen; agg.; während*

◦ ◦ **Stehen,** im: chin.[1] euphr.

◦ **oberer** Teil: aeth. arg.[1] arn. carb-an. carb-v. cham. colch. euphr.[1] kali-c. kali-i. lyc. mez.[1] mosch. ph-ac.[1] plat. puls. sil. spong. thuj.

◦ ◦ **erstreckt** sich aufwärts: cham. euphr.[1]

◦ **mittlerer** Teil: aeth. am-br. am-c. ars. asar. bar-c. bry. calc. chel.[25] chin. cob. cocc. dios. graph. guai.[1] hep. hip-ac.[102] ind.[137] **Indg.** kali-bi. kali-c.[1] kali-i. lach. laur. lil-t. mag-m. mez. murx. nat-c.[1] nat-s. nicc. ol-an. ph-ac. phos. pitu-a.[164] plat. plb. ruta[1] sabin. staph. sulph. thuj. valer. verat. verb.[1]

◦ ◦ **links**: pitu-a.[164]
☞ *O; Beine; links*

◦ ◦ **rechts**: chel.[25]
☞ *O; Arme; rechts • O; Beine; rechts*

◦ ◦ **morgens** im Bett: mag-m.[1]

◦ ◦ **nachmittags** im Sitzen: nicc.

◦ ◦ **abends**: **Kali-i.** mag-m. murx.
☞ *O; Beine; abends*

◦ ◦ ◦ **Bett,** im: mag-m.
☞ *O; Beine; Bett, im; agg.*

◦ ◦ ◦ **Sitzen,** beim: kali-i.
☞ *O; Beine; Sitzen; agg.; während*

◦ ◦ **Berührung,** bei: kali-c.[1]

◦ ◦ **Gehen** agg.: ph-ac. staph. thuj.

◦ ◦ ◦ **Beginn,** zu: ph-ac.
☞ *O; Beine; Bewegung; agg.; Beginn, zu*

◦ ◦ ◦ **Freien,** im: thuj.

◦ ◦ **Menses**:

◦ ◦ ◦ **vor**: mag-m.
☞ *O; Beine; Menses; vor*

◦ ◦ ◦ **während**: am-c. indg.
☞ *O; Beine; Menses; während*

◦ ◦ **Ruhe,** bei: thuj.

◦ ◦ **Sitzen** agg.: kali-i. nicc. plat.

◦ ◦ ◦ **Sitzen,** beim: nicc. plat.
☞ *O; Beine; Sitzen; agg.; während*

◦ ◦ **Stehen** agg.: valer.
☞ *O; Beine; Stehen; agg.; während*

◦ ◦ **Treppensteigen,** beim: calc.
☞ *O; Beine; Steigen agg.; Treppensteigen*

◦ ◦ **erstreckt** sich zu den Knien: ind.[137]

◦ ◦ **tief** sitzend: lil-t. ol-an. sulph. verat.

◦ ◦ **Vorderseite**: cob. **SABIN.** sulph.

◦ ◦ ◦ **Gehen,** beim: **SABIN.**

◦ ◦ ◦ **Ruhe,** während: sulph.
☞ *O; Beine; Ruhe; agg.*

◦ ◦ **Rückseite,** posterior: am-br. dios. hip-ac.[102] laur.

◦ ◦ ◦ **erstreckt** sich zum rechten Unterschenkel: hip-ac.[102]

◦ **zwischen** den Oberschenkeln: am-c. ambr.[58] ars. calc. caust. graph. kali-c. lyc. merc.[58] nat-c. nit-ac. rhod. sep. squil. sulph.

◦ **unterer** Teil: aloe alum. alumn. am-c.[36] ambr.[1] ammc. anac.[1] arn. asaf. asar.[1] bell. berb. bism. calc.[1] calc-p. cann-i. carb-an. cast. caust.[1] cham. chel. cina colch. cupr.[1] dig. dulc.[1] ferr. fl-ac. grat. guai.[1] hell. hep. kali-c.[1] kali-i. kali-n.[1] kreos. led. lil-t. lyc.[1] mag-c. mag-m. mang. mang-acet.[1] meny.[1] mez. myric. nat-m. nit-ac.[1] nux-v. ol-an. olnd. ped.[85] petr.[1] **Ph-ac.** phos. plat.[1] plb. psil.[164] puls. rhus-t.[1] ruta sars.[1] sil. spig.[1] spong. staph. stry. sul-ac. sulo-ac.[36] teucr. thuj. **Tub.** verb.[1] zinc.

◦ ◦ **rechts**: psil.[164]
☞ *O; Arme; rechts • O; Beine; rechts*

◦ ◦ **morgens,** im Bett: hep.

◦ ◦ **abends**: colch. mag-m.[1] mang. nux-v. sars.[1]
☞ *O; Beine; abends*

◦ ◦ ◦ **Bett,** im: colch. mag-m.[1]
☞ *O; Beine; Bett, im; agg.*

◦ ◦ **nachts**: mag-m. sars.[1] sil.
☞ *O; Beine; nachts; agg.*

◦ ◦ **Aufstehen** vom Sitzen, beim: rhus-t.[1]
☞ *O; Beine; Aufstehen; agg.; Sitzen, vom; während*

◦ ◦ **Gehen,** beim: mez. sars.

◦ ◦ ◦ **Freien,** im: sars.

◦ ◦ **Reiben** amel.: phos.[1]
☞ *O; Beine; Reiben; amel.*

◦ ◦ **Sitzen,** im: bell. nat-m. phos. spong. thuj.

◦ ◦ **Stehen,** beim: plb.

◦ ◦ **erstreckt** sich transversal: zinc.

◦ ◦ **Innenseite,** medial: alumn. ammc. calc-p. cann-i. chel. cina dig. fl-ac. kreos. lil-t. puls. stry. sul-ac.

◦ ◦ **Rückseite,** posterior: asar.[1] dulc.[1] guai.[1] petr.[1] sars.[1]

◦ **Femur**: **AGAR.** alumn. am-c.[5] am-m. ang.[1] asar. aster.[193] aur. bar-c. bell. berb. bry. calc. cann-i. carb-an.[1] caust.[5] chin. cob. cocc.[1] colch. coloc. con.[1] dros. **Euph.** fl-ac. graph. guai.[1] hydr-ac.[268] **Indg.** ip. kali-bi. **Led.**[1] mag-c.[1] meny. merc. merc-c. merc-i-r. **Mez.** mur-ac.[1] naja[137] nat-m. nat-s. nit-ac. phos. plut-n.[222] psil.[164] puls. ruta sabin. sep. sil. spig.[1] stann.[1] stront-c. sulph.[1] tep. thuj. verat. verat-v.[193] zinc.
☞ *O; Beine; Knochen*

Beine; Oberschenkel; Femur (Forts.)

◦ ◦ **links**: plut-n.[222]

◦ ◦ **rechts**: hydr-ac.[268]

☞ *O; Arme; rechts • O; Beine; rechts*

◦ ◦ **vormittags**: verat.

☞ *O; Beine; vormittags*

◦ ◦ **abends,** Hinlegen, nach dem: ip. verat.

◦ ◦ **nachts**: aur. dros. **Mez.**

☞ *O; Beine; nachts; agg.*

◦ ◦ ◦ **Schlaf,** im: dros.

☞ *O; Beine; Schlaf; während*

◦ ◦ ◦ **Strecken** des Beins amel.: dros.

☞ *O; Beine; Ausstrecken der Glieder; amel.*

<> ◦ ◦ **Gehen**:

◦ ◦ ◦ **agg.**: cocc.[1] mur-ac.[1]

◦ ◦ ◦ **amel.**: hydr-ac.[268]

◦ ◦ **Kreuzen** der Beine, beim: aur.

☞ *O; Beine; Übereinanderschlagen, Kreuzen, der Beine; agg.*

◦ ◦ **Sitzen,** beim: sep.

☞ *O; Beine; Sitzen; agg.; während*

◦ ◦ **Knochenmark**: bell. naja[137] stront-c.

◦ ◦ **Periost**: led.[1] spig.[1]

◦ **Faszia** lata: euphr.[36] lyc.[36] plect.[36] ter.[36]

◦ ◦ **links**: euphr.[36]

☞ *O; Beine; links*

◦ ◦ **rechts**: plect.[36] ter.[36]

☞ *O; Arme; rechts • O; Beine; rechts*

◦ **Nerven**:

◦ ◦ **N. cruralis**: am-m.[102] ammc.[38] **Apis** ars. coff. **Coloc.**[102] gels.[102] **GNAPH. Lim.**[102] lycps.[102] nat-ar.[102] oena.[102] spig.[102] **Staph.** sulph.[102] xan.

◦ ◦ ◦ **links**: ammc.[38]

☞ *O; Beine; links*

◦ ◦ **Ischias, erstreckt sich zur Mitte des Oberschenkels**: puls-n.[25]

◦ **Muskeln**: coloc.[1] euphr.[36] lac-ac.[36] lepi.[36] lyc.[36] lycps.[25] nat-c.[1] plan.[25] plect.[36] puls-n.[36] ter.[36]

◦ ◦ **rechts,** Rückseite: plan.[25]

☞ *O; Arme; rechts • O; Beine; rechts*

◦ ◦ **Beugemuskeln,** Flexoren:

◦ ◦ ◦ **rechts**: coloc.[1] lycps.[25]

☞ *O; Arme; rechts • O; Beine; rechts*

◦ ◦ ◦ ◦ **Psoas**: coloc.[1]

◦ ◦ ◦ **M. sartorius**: lac-ac.[36] lepi.[36] puls-n.[36]

◦ ◦ ◦ ◦ **links**: lepi.[36]

☞ *O; Beine; links*

◦ ◦ ◦ ◦ **Gehen,** beim: puls-n.[36]

◦ **Haut, äußerlich, rechts**: lith-c.[25] visc.[25]

◦ **Kniesehnen**: **Am-m.** med.[193] nat-p.[102]

☞ *Spannung, Empfindung von; Beine; Oberschenkel; Kniesehnen*

- **Knie**: abrot. **Acon.**[36] acon-c. adam.[222] aegle.[192] aegle-f.[192] **Aesc.**[25] aeth. agar. agn. alet.[85] **All-c.** aloe[36] alum.[1] alum-p.[58] alum-sil.[58] alumn. am-br.[25] am-c.[36] am-m. ambr. aml-n.[36] ammc. amyg-p.[36] **Anac.** anag. androc.[222] **Ang.**[36] ant-c. **Ant-t.**[36] **Apis**[111] apoc. apoc-a.[25] aq-des.[275] aran.[149] **Arg.**[36] arg-n.[36] arge.[102] arge-p.[264] arist-cl.[144] **Arn.**[102] **Ars.** ars-h. **Ars-i.** ars-s-f.[58] arund. asaf.[36] asar.[1] asc-t. aspar. aster. atra-r.[156] **AUR.**[1] aur-ar.[58] aur-i.[58] aur-m.[36] aur-m-n.[85] aur-s.[58] aza.[192] ba-sv. ba-tn.[136] bac.[62] bad. **Bamb-a.**[1184] bapt. bar-acet.[1] **Bar-c.**[36] bar-i.[58] bar-m. bar-s.[58] **Bell.**[1] bell-p.[256] **BENZ-AC.** berb.[36] **Bol.** bor. bov. brach.[36] brom. brucel.[241] **Bry.**[36] bufo cact.[36] cadm-s. cahin. caj.[25] calad. **CALC.** calc-acet.[1] calc-caust. calc-f.[110] calc-i. **Calc-p.**[36] **Calc-s.** calc-sil.[58] calx-b.[194] camph. cand-a.[239] cann-i.[36] cann-s. **Canth.** caps. carb-ac. carb-an.[58] carb-v. carbn-o.[36] carbn-s. card-m. cassi-f.[192] cassi-s.[192] cast. cast-eq. caul.[25] **CAUST.** cedr. cere-b.[36] cham.[36] **CHEL.**[36] chen-v.[85] **Chin.**[1] chin-ar. chin-s. chloram.[149] cic. cimic.[111] **Cimx.** cina **Cinnb.** cist. citl-v.[197] clem. cob. coc-c. coca[36] **Cocc.**[5] cod. colch. **Coloc.**[36] **Com.**[36] **Con.**[36] conv.[2191] **Cop.** corn. cortico.[119] cortiso.[119] croc. crot-c.[36] crot-h. croto-t. cupr. cupr-acet.[45] cupr-ar. curc.[192] cycl.[36] cymbo-ci.[2184] daph. dig. dios.[25] dros. dulc. dys-co.[136] elaps[36] elat.[54] erig. ery-a.[36] eug. euon. eup-per.[25] euph. euphr. eupi. fago.[25] ferr.[5] ferr-ar. ferr-ma. ferr-p.[58] fl-ac. flor-p.[149] form. gamb. **Gels.** gent-l. germ.[222] get.[36] gins. glon.[85] gnaph.[25] goss.[36] gran. graph. grat.[36] grin.[162] **Guai.**[1] guare. guat.[119] gymn.[36] haliae-lc.[222] ham.[36] ***harp.***[1184] helia.[142] hell. hep.[1] hipp. hura hydr.[25] hydrog.[222] hyos. hyper. ign. indg. **Iod.** iodof.[8] ip. irid.[222] iris[85] jac. jac-c. jatr. jug-c. jug-r. junc.[36] kali-ar. kali-bi.[36] **KALI-C.** kali-chl.[111] kali-i. kali-n.[1] kali-p. **Kali-s.** kali-sil.[58] **Kalm.**[36] kerose.[102] kola[1184] kreos.[36] kurch.[192] **Lac-ac.** **Lac-c.** lac-eq.[204] lac-lup.[204] **Lach.** lachn.[36] lact. lap-laz.[227] lappa[102] laur. **LED.**[36] lepro.[197] lil-t. lim-b-c.[204] lith-c.[227] lob.[25] lob-s. loxo-r.[240] **Lyc.**[36] lycps. lyss. m-aust.[85] mag-c. mag-m. mag-s. manc. mang. mang-m.[1] mant-r.[262] med. meli. menth-pu.[36] meny.[1] meph. **Merc.** merc-c. merc-i-f. merc-i-r. merl.[36] **Mez.**[36] mill. mit.[36] morg.[136] morg-g.[136] mosch. mur-ac.[1] murx. mygal. myric.[25] **Myrt-c.** naja nat-ar. nat-c. **Nat-m.**[36] nat-p.[36] **Nat-s.** nat-sil.[58] neon[222] nicc. nit-ac.[36] nux-m. **Nux-v.** ol-an. ol-j.[36] olnd. op. osm.[36] ox-ac. ozone[227] pall. par. ped.[85] petr. ph-ac.[36] phel. **Phos.** phys.[102] **Phyt.** pic-ac. pier-b.[233] pip-m. pitu-a.[164] plan. **Plat. Plb.**[36] plect.[36] plut-n.[269] podo. polyg.[45] polyp-p.[102] por-m.[251] prun.[36] psil.[164] **Psor.**[36] ptel. **Puls.**[1] puls-n.[25] **Pyrog.** pyrus rad-br.[102] ran-a.[45] ran-b. ran-s.[36] raph. rat. rauw.[119] **Rheum**[1] **Rhod. RHUS-T. Rhus-v.** rob.[111] rumx. ruta[137] sabad. sabal.[85] sabin.[5] sal-ac. samb. sanic. sarr.[36] **Sars.**[1] sec. seneg. sep.[1] sil.[36] slag[102] sol-n. spig.[36] spira.[36] spong.[1] squil.[1] stach.[102] stann. staph. stel.[111] **Stict.**[193] stram.[36] **Stront-c.** stroph-s.[119] stry. sul-ac.[1] **Sul-i.**[58] **Sulph.**[36] sumb.[25] syc-co.[136] symph.[102] syph. tab. **Tama.**[197] taosc.[270] tarax. tarent.[36] tax.[36] tax-br.[255] tell. tep. term-a.[192] teucr.

thea[275] thlaspi[111] thuj.[36] til.[36] til-c.[253] tong.[102] trinit.[102] trom. tub.[85] upa. urt-u. valer. **VERAT.**[1] verat-v.[36] **Verb.**[1] viol-t.[36] vip.[36] visc.[102] xan.[85] xero.[102] zinc.[1] zinc-p.[58]
☞ *O; Beine; Knie*

◦ **abwechselnd** mit:

◦ ◦ **Hitze** und Druck auf der Stirn: hell.
☞ *A; Abwechselnd mit*

◦ ◦ **Schmerz** im Ellbogen: dios. visc.[102]
☞ *A; Abwechselnd mit*

◦ ◦ ◦ **Schulter,** und: visc.[102]

◦ **abwechselnde** Seiten: ars. bry. coloc. cycl. mag-m. puls.
☞ *O; Beine; abwechselnde Seiten*

◦ **links**: abrot.[36] adam.[222] ammc.[36] androc.[222] apis[111] arg-n.[119] arge.[102] ars.[1] asc-t.[36] aster. aur.[10] ba-tn.[136] bac.[56] bamb-a.[1184] bapt. benz-ac. brom. calad. calc-p. calx-b.[194] carb-ac.[36] cassi-f.[192] cassi-s.[192] caul.[25] caust.[102] chel.[25] chin. coloc.[36] com.[36] con. dios.[25] eup-per.[25] flor-p.[149] form.[25] germ.[222] get.[45] gymn.[25] haliae-lc.[222] hell.[1] hydr.[36] iodof.[8] kali-i. kalm. kola[1184] lac-lup.[204] lach. lachn. lith-c.[25] lycps.[25] mag-c.[1] mez.[1] myric.[25] nat-m.[1] nat-p.[36] nat-s.[36] neon[222] osm.[36] ozone[227] pall. phos.[1] plan.[36] **Plat.**[1] plut-n.[269] prun.[36] psil.[164] psor. puls-n.[36] rhus-t.[102] sabal.[85] sep.[1] sil.[1] spig.[1] sulph.[1] sumb.[36] tarax.[102] tax.[303] xan.[85] zinc.[1]
☞ *O; Beine; links*

◦ ◦ **rechts,** dann: androc.[222] **Calc-p.** psil.[164]
☞ *O; Arme; rechts*

◦ ◦ **Aufstoßen,** mit: dios.[25]

◦ ◦ **Bewegung** agg.: cassi-f.[192] dios.[25]
☞ *O; Beine; Bewegung; agg.; während*

◦ ◦ **Gehen** agg.: adam.[222] haliae-lc.[222]

◦ ◦ **Reiben** amel.: adam.[222]
☞ *O; Beine; Reiben; amel.*

◦ ◦ **Sitzen** agg.: haliae-lc.[222]

◦ ◦ **Treppabgehen** agg.: germ.[222]
☞ *O; Beine; Treppabgehen agg.*

◦ ◦ **Treppensteigen** agg.: adam.[222] neon[222]
☞ *O; Beine; Steigen agg.; Treppensteigen*

◦ ◦ **erstreckt** sich abwärts, vor Schlaf: neon[222]

◦ ◦ **Ellenbogen,** und rechter: asc-t.[36]

◦ **rechts**: abrot.[36] adam.[222] agar. alum.[1] aran.[149] arg. aur-m-n.[85] bac.[62] benz-ac. calc.[1] calc-p.[54] cann-i.[36] caust.[1] chel.[25] chen-v.[85] **Chin.** cimic.[111] citl-v.[197] coca[36] coloc. com.[25] conv.[2191] eup-per.[25] eupi.[85] fago.[25] fl-ac. gels.[25] grin.[162] hell.[36] hydr.[25] iris[36] junc.[36] kali-n.[1] kola[1184] kurch.[192] lac-lup.[204] lachn.[25] led.[36] lim-b-c.[204] lyc.[58] lycps.[25] mag-c.[1] mant-r.[262] meli. meny.[1] mit.[25] nat-c.[1] nux-m. phyt.[25] pitu-a.[164] plan.[36] por-m.[251] psil.[164] psor.[162] **Puls.**[162] puls-n.[25] ran-s.[36] rat. spig. sulph.[1] tarent.[192] thea[275] til-c.[253] tub.[85] verat.[1] verat-v.[36] **Verb.** xan.[85] zinc.[1]
☞ *O; Arme; rechts • O; Beine; rechts*

◦ ◦ **abwechselnd** mit Schmerzen in der rechten Schläfe: meli.
☞ *A; Abwechselnd mit*

◦ ◦ **links,** dann: aur-m-n.[85] benz-ac. calc-p.[54] iris[36]

◦ ◦ **mittags** agg.: kurch.[192]
☞ *O; Beine; mittags*

◦ ◦ **abends** amel.: kurch.[192]

◦ ◦ **Beugen** agg.: adam.[222] citl-v.[197]

◦ ◦ **Bewegung**:

◦ ◦ ◦ **agg.**: chel.[25] hydr.[25] iris[25]
☞ *O; Beine; Bewegung; agg.; während*

◦ ◦ ◦ **amel.**: com.[25] mit.[25]
☞ *O; Beine; Bewegung; amel.*

◦ ◦ ◦ **Beginn,** zu, agg.: citl-v.[197]
☞ *O; Beine; Bewegung; agg.; Beginn, zu*

◦ ◦ **Gehen**:

◦ ◦ ◦ **agg.**: chen-v.[85]

◦ ◦ ◦ **amel.**: lim-b-c.[204] psil.[164]

◦ ◦ **Herunterhängenlassen,** beim: **Psor.**[162]
☞ *O; Beine; Herunterhängenlassen der Glieder; agg.*

◦ ◦ **Rötung** und Druck, mit: lachn.[25]

◦ ◦ **stürmischem** Regenwetter, bei: puls-n.[25]

◦ ◦ **erstreckt** sich zum Schienbein, verschwindet dann plötzlich: conv.[2191]

◦ ◦ **Hand,** und linke: **Agar.**

◦ **morgens**: abrot. agar.[1] ant-t. arg. asc-t. aur. bamb-a.[1184] bry. calc. carb-ac. cod. coloc. dios. graph. hyper. ign. kali-bi. lac-eq.[204] **Lach.** led. lyc.[1] merl. mez. nat-ar. nat-c. **Nux-v.** ozone[227] phos. rhod. rhus-t. sep. staph. stront-c. sulph.[1] sumb. zinc.[1]
☞ *O; Beine; morgens*

◦ ◦ **4** Uhr - **8** Uhr: ign.

◦ ◦ **Aufstehen**:

◦ ◦ ◦ **beim**: asc-t. kali-bi. lac-eq.[204] led. lyc.[1] ozone[227] **Rhus-t.**
ALLGEMEINES; C; Schmerz; morgens; Aufstehen; beim

◦ ◦ ◦ **nach**: agar.[1] arg. kali-bi. phos. rhod. staph.

◦ ◦ ◦ **amel. nach**: aur. graph.[1]

◦ ◦ **Bett,** im: aur. graph. merl. nux-v. sumb.
☞ *O; Beine; Bett, im; agg.*

◦ ◦ **Bewegung,** bei: ign.

◦ ◦ **Gehen**: bry. lach.

◦ ◦ **Gehen,** beim: nat-c.

◦ ◦ **Sitzen,** beim: nat-c.

◦ **vormittags**: bamb-a.[1184] bov. calc. coloc. dios. jug-c. merc-i-r. nat-c. thuj. trom.
☞ *O; Beine; vormittags*

◦ ◦ **9** Uhr: trom.

◦ ◦ **Gehen,** beim: nat-c.

◦ **mittags**: arund. calc. cinnb. dios. sulph.
☞ *O; Beine; mittags*

◦ ◦ **Fahren** oder Reiten, beim: calc.

◦ **nachmittags**: abrot. alum. ammc. arund. carbn-s. chin. cycl. dios. erig. fago. lyc. lycps. mag-c. **Nat-m.** nicc. phyt. pip-m. ptel. rumx. sars. sep. stront-c. sulph.
☞ *O; Beine; nachmittags*

◦ ◦ **13** Uhr: sars.

◦ ◦ **14** Uhr: sars.

Beine; Knie; nachmittags (Forts.)

◦ ◦ **15** Uhr: sulph.

◦ ◦ **16** Uhr: fago.

◦ ◦ **17** Uhr: chin.
☞ *O; Beine; nachmittags; 17 Uhr*

◦ ◦ **Gehen,** beim: pip-m.

◦ ◦ **Schlaf,** nach: cycl.
☞ *O; Beine; Schlaf; nach*

◦ **abends**: abrot. aeth. alum. am-m. ammc. ant-t. calad. calc. carb-an. cast-eq. caust.[1] cham.[1] cist. cob. colch. coloc. cycl. dios. dulc. erig. fl-ac. kali-bi. kali-c. **Kali-i.** kali-n. lach. **Led.** lyc. lycps. mag-c.[1] murx. nat-c.[1] nat-m.[1] nat-s. petr.[1] phos. plan. plb. ptel. puls. **Rhod.** sep.[1] spong. stront-c. sulph.[1] tarent.[192] thuj. zinc.
☞ *O; Beine; abends*

◦ ◦ **19** Uhr: lyc.

◦ ◦ **19.30 Uhr bis er ins Bett geht**: tarent.[192]

◦ ◦ **21** Uhr: ptel.

◦ ◦ **Bett,** im: ant-t. calad. colch. thuj.
☞ *O; Beine; Bett, im; agg.*

◦ ◦ **Gehen** amel.: coloc.

◦ ◦ **Liegen** agg.: alum. nat-s. petr.[1] spong.
☞ *O; Beine; Liegen; agg.*

◦ ◦ **Sitzen,** beim: led. nat-s.
☞ *O; Beine; Sitzen; agg.; während*

◦ **nachts**: arge-p.[264] bell. cact. caj.[25] calc. calc-i. calc-p. camph. carb-an. carb-v.[1] cast. chel. coc-c. dios. ferr-p.[58] form. gels. graph. **Kali-bi. Kali-i.** lach. led. **Lyc. Merc.** mez. nat-c. **Nat-m.** nat-s. nit-ac. **Petr.** phos. phyt. polyp-p.[102] puls. **Rhod.** spong. **Sulph.** tub.[85] zinc.[1]
☞ *O; Beine; nachts; agg.*

◦ ◦ **22** Uhr: chel.

◦ ◦ **23** Uhr - 7 Uhr: **Sulph.**

◦ ◦ **Bett,** im: carb-an. merc. nat-c. nat-s. nit-ac. puls. rhod. sulph.
☞ *O; Beine; Bett, im; agg.*

◦ ◦ **Erwachen,** beim: led.

◦ ◦ **Schlaf,** im: zinc.[1]
☞ *O; Beine; Schlaf; während*

◦ ◦ **Strecken,** beim: calc-p.
☞ *O; Beine; Ausstrecken der Glieder; agg.*

◦ **Mitternacht**:

◦ ◦ **gegen**: stront-c.

◦ ◦ **nach,** 3 Uhr: tarent.[192]
☞ *O; Beine; Mitternacht; nach; 4.30 Uhr*

◦ **plötzlich auftretend und verschwindend**: bamb-a.[1184]

◦ **allmählich** zu- und abnehmend: zinc.[1]

◦ **periodisch**: sec.
☞ *O; Beine; periodisch*

<> ◦ **Abendessen,** nach dem: sep.

◦ **Anstrengung,** nach: caust. con. dulc. graph. **Mag-c.** nat-c. pier-b.[233] zinc.

◦ **Anwendungen,** warme, amel.: aza.[192]
☞ *O; Beine; Anwendungen, warme, amel.*

◦ **Auffahren** beim Einschlafen, durch: merc.
☞ *O; Beine; Schlaf; Einschlafen*

◦ **Aufstehen**:

◦ ◦ **agg.**:

◦ ◦ ◦ **Knien,** vom: **Spig.** tarent.[192]
☞ *O; Beine; Knien agg. •Knien, nach •Knien agg.*

◦ ◦ ◦ **Sitzen,** vom: agar. ars. asc-t. berb. bov. brucel.[241] calc.[1] carb-v. caust. chin.[1] cocc. coloc. fago. kali-bi. kali-c. lap-laz.[227] mez. mur-ac. **Nux-v.** puls.[1] **RHUS-T.** rumx. sep. **SULPH.** tarent.[192] thuj.[1] **Verat.**[1]
☞ *O; Beine; Aufstehen; agg.; Sitzen, vom; während*

◦ ◦ ◦ ◦ **langem** Sitzen, nach: kali-bi.

◦ ◦ **amel.**: ars.[1] aur. graph. kali-c. phos. sil.[1]

◦ ◦ ◦ **Sitzen,** vom: sil.[1]

◦ **Auftreten,** beim: anac.[1] aur.[1] calc.[111] caust.[1] con. nat-c.[1] plat.[1] sulph.[1] verb.

◦ ◦ **bei** hartem: calc.[111]

◦ **Baden** amel.: aegle.[192]

◦ **Berührung,** bei: acon. ant-c. arn. ars.[1] calc.[1] **Chin.** cymbo-ci.[2184] hyper. lyc.[1] spig.[1] staph.[1] tab.
☞ *Knien agg.*

◦ **Bett,** im: adam.[222]
☞ *O; Beine; Bett, im; agg.*

◦ **Beugen**:

◦ ◦ **agg.**: anac. aspar. canth. carb-an. cham. chel.[25] chin.[1] hell. lith-c.[227] mur-ac. nit-ac.[1] phys. **Spig.**[1] stann. sulph. tab. tarax. til.[36]

◦ ◦ **amel.**: ferr.
☞ *O; Beine; Beugen; amel.; Glieder, der*

◦ **Bewegung**:

◦ ◦ **agg.**: aegle-f.[192] arg. ars. asar. berb. bol. **BRY.** bufo cact. calc.[111] **Carbn-s.** cham. **CHEL.** chin. **Cocc.** coloc. cortico.[149] elaps ferr-p. **Guai.** hep. ign. iod.[1] iris kali-bi. kali-c. **Kalm.** kola[1184] lac-ac. lac-c. lap-laz.[227] **Led.** lyc.[1] lycps. merc. merc-c. nat-ar. nux-m. petr. plan. **Plb.** puls. rheum rhus-t. sars.[1] spong. staph.[1] sulph. verat.
☞ *O; Beine; Bewegung; agg.; während*

◦ ◦ ◦ **Beginn,** zu: calc.[111] **Led.** nat-ar. **Puls. Rhus-t.** verat.
☞ *O; Beine; Bewegung; agg.; Beginn, zu*

◦ ◦ ◦ **Fußes,** des: staph.[1]

◦ ◦ ◦ **seitwärts**: sars.[1]

◦ ◦ **amel.**: agar. androc.[222] arg. asar. aur-m-n. bar-c. bell. calc. camph. carb-ac. cassi-s.[192] cham. com. cycl.[1] dios. indg.[102] jac. kali-c. kali-n. kola[1184] merc-c. mez. mit.[36] mur-ac. phos. plb. psor. puls. rat. rhod. **Rhus-t.** sep. sil. **Stict.** stroph-s.[119] sulph. tab. **Verat.** viol-t. zinc.[1]
☞ *O; Beine; Bewegung; amel.*

◦ ◦ ◦ **fortgesetzte**: cassi-s.[192] **Jac.**
☞ *O; Beine; Bewegung; amel.; fortgesetzte*

◦ ◦ ◦ **vor** und zurück: plb.

◦ **Bücken,** nach: anac. croc. graph. plan.
☞ *O; Beine; Bücken agg.*

◦ **Denken** daran, beim: ox-ac.

◦ **Druck**:
◦ ◦ **agg.**: cassi-s.[192] caust. chel. hell. ol-j. plb. ran-b. spig.
☞ O; Beine; Druck; agg.
◦ ◦ **amel.**: acon-c. aegle.[192] aegle-f.[192] ars. atra-r.[156] mez.[1] plb. tarax.[72] tarent.[192]
☞ O; Beine; Druck; amel.
◦ **Einhüllen,** warm, amel.: nat-c.[1]
◦ **Erwachen,** beim: agar. zinc.
◦ **Essen,** nach dem: bry.
☞ O; Beine; Essen; nach
◦ **Feuer,** in der Nähe von: sumb.
◦ **Fieberhitze,** während: lach.
☞ O; Beine; Fieber; während; Hitzestadium im Fieber
◦ **Freien,** im:
◦ ◦ **agg.**: **CAUST.** phos.[1] **Phyt.**
◦ ◦ **amel.**: pic-ac. sumb.
◦ **Froststadium** im Fieber:
◦ ◦ **vor**: chin-s.
◦ ◦ **während**: agar. ars-h. caust.[5] chin. chin-s. **Cimx. Cocc.** hell.[5] **Nat-m. Nat-s. Nux-v.** phos. podo. puls. pyrog.[58] rhus-t. sep. sulph.
◦ **Frühstück,** während: gels.[64]
◦ **Gähnen,** beim: sars.
◦ **Gehen**:
◦ ◦ **agg.**:
◦ ◦ ◦ **während**: aegle.[192] agar. aloe am-m. ammc. anac.[1] ang. ant-t. arg. arg-n. asaf. asc-t. **Aur.** aur-m-n. aza.[192] bar-acet.[1] **Berb. Bry.** bufo calc. calc-caust. **Calc-p.** camph. caps. carb-an. cassi-s.[192] caust. **CHEL.** chen-v.[85] chin.[1] **Cinnb.** cist. clem. cocc. **Coloc.** con. cop. crot-h. cupr. cycl. dig. dios. dros. dulc.[1] euph. euphr. form. gels. germ.[222] graph. grat. **Guai.** hell. hydr. ip. iris jac. jatr. kali-bi. **Kali-c. Lac-ac. Lach.** lachn. **LED.** lil-t. lyc. **Mag-c.**[1] **Med.** merc. merc-i-r. mez. mur-ac. **Mygal.** nat-c.[1] nat-m. nat-s. nit-ac. petr.[1] ph-ac.[1] phos. phys. pitu-a.[164] plan. rheum rhus-t.[1] sep. spig.[1] staph. stram. stront-c. sulph. thuj.[1] valer. verat. verb. vip. zinc.
◦ ◦ ◦ ◦ **barfuß**: pitu-a.[164]
◦ ◦ ◦ ◦ **Beginn,** zu: thuj.[1]
☞ O; Beine; Bewegung; agg.; Beginn, zu
◦ ◦ ◦ ◦ **Freien,** im: con. dulc.[1] hell. merc. sulph.
◦ ◦ ◦ ◦ **warmem** zu kaltem Ort, von: pitu-a.[164]
▤ ALLGEMEINES; M; Wechsel, Veränderung; agg.; Temperaturwechsel; warm zu kalt, von
◦ ◦ ◦ **nach**: acon. alum. berb. clem. cycl. haliae-lc.[222] hydr. kali-n. mosch. nit-ac. phys. **Rhus-t.** tell. valer.
◦ ◦ **amel.**:
◦ ◦ ◦ **während**: **Agar.** alum. ars. bar-c. bell. calc.[1] chin. coloc. dios. grat. indg. kali-c. kali-n.[1] **Kali-s. LYC.** mur-ac. nat-c. nat-m. nat-s. nit-ac. phos. psil.[164] **Puls. Pyrog. Rhod.** rhus-t. spig.[1] sulph.[1] sumb. **Valer. Verat.**
◦ ◦ ◦ ◦ **Ebene,** auf der: nit-ac.
▤ ALLGEMEINES; M; Gehen; während Gehen agg.; unebenem Boden, auf
◦ ◦ ◦ ◦ **fortgesetztes** Gehen: calc.[1] dios.
◦ ◦ ◦ ◦ **Freien,** im: alum. sumb.
◦ ◦ ◦ **nach**: grat.
◦ **gestützt** auf diesem Bein, wenn beim Gehen: aur. ph-ac.[1]
◦ **Gewitter,** bei: med.
◦ **Hautausschläge,** durch unterdrückte: **Sep.**
◦ **Heben** des Beines agg.: bar-acet.[1] phos.
☞ O; Beine; Heben der Beine; agg.
◦ ◦ **Sitzen,** beim: phos.
☞ O; Beine; Sitzen; agg.; während
◦ **Hochziehen** der Beine amel.: cham.
☞ M; Hochziehen (Anziehen) von Gliedmaßen; amel. •O; Beine; Heben der Beine; amel.
◦ **Hocken,** beim: calc.
☞ O; Beine; Hocken agg. •Knien agg.
◦ **Husten,** während: bry. caps. **Nit-ac.**[5]
☞ O; Beine; Husten agg.
◦ **Kälte**:
◦ ◦ **agg.**: plut-n.[269]
◦ ◦ **amel.**: **Led.** plb. **Puls.**
◦ ◦ **Erkältung,** durch: calc. **Calc-p.** kali-c. **Kalm.** lyc. merc. phos. rhus-t. **Sep.** sil.
☞ O; Beine; Kälte; Erkältung, nach
◦ **Klimakterium,** im: **Arist-cl.**[144] sep.[144]
▤ ALLGEMEINES; C; Schmerz; Klimakterium, im
◦ **Klopfen,** leichtes, macht große Schmerzen: carb-v.[1]
☞ O; Beine; Stoßen, Anstoßen agg.
◦ **Knien** agg.: **Bar-c.** bar-m.
☞ O; Beine; Knien agg. •Aufstehen; agg.; •Berührung, bei •Hocken, beim ▤ ALLGEMEINES; M; Knien
◦ **Kreuzen** der Beine, beim: anag. ang.[85] mur-ac.[1] petr.
☞ O; Beine; Übereinanderschlagen, Kreuzen, der Beine; agg.
◦ **Liegen**:
◦ ◦ **agg.**: agar. bamb-a.[1184] calad. carb-an. con.[1] **Kali-i.** lil-t. merc. nat-m. petr.[1] tarent.[192] til.[36] verat-v.
☞ O; Beine; Liegen; agg.
◦ ◦ ◦ **Seite,** auf der:
◦ ◦ ◦ ◦ **rechts**: verat-v.
◦ ◦ ◦ ◦ **schmerzhafter** Seite, auf: nat-m. tarent.[192]
☞ O; Beine; Liegen; agg.; erkranktem Teil, auf •O; Beine; Liegen; agg.; schmerzhafter Seite, auf
◦ ◦ **amel.**: caj. psil.[164] sulph.
☞ O; Beine; Liegen; amel.
◦ **Menses,** während: cop. mag-c.[1] pitu-a.[164] zinc.
☞ O; Beine; Menses; während
◦ **Mittagessen**:
◦ ◦ **agg.**: mag-c.[1] phos. sep.
◦ ◦ **amel.**: phos.
◦ **Nasswerden,** durch: pitu-a.[164]
◦ **Niesen,** beim: kali-c.
☞ O; Beine; Niesen agg.
◦ **Radfahren** agg.: aza.[192]

Beine; Knie (Forts.)

- **Reiben** amel.: adam.[222] canth.[36] cast. cedr. ol-an. **Phos.** plb. sul-ac.[1] tarent. zinc.
  ☞ *O; Beine; Reiben; amel.*
- **Rückenschmerzen,** mit: aesc.[25]
- **Ruhe** agg.: glon.[85]
  ☞ *O; Beine; Ruhe; agg.*
- **Schlaf,** verhindert den: caust.[1] lyc.[1]
- **schlagen** aneinander:
  ☞ *Klopfen, leichtes, macht große Schmerzen*
- **Schweiß,** während: bar-c.[5] bry.[5] **Calc.**[5] caust.[5] chin.[5] ferr.[5] **Hell.**[5] led.[5] lyc.[5] **Merc.**[5] nat-m.[5] **Nux-v.**[5] phos.[5] puls.[5] **Rhus-t.**[5] **Sep.**[5] stann.[5] staph.[5] **Sulph.**[5] thuj.[5] verat.[5]
- **Schwellung,** mit: lach.
- **Sitzen**:
  - **während**: **Agar.** alet.[85] alum. am-c. am-m. anac.[1] ang. arg.[1] ars. asaf. asc-t. aur-m-n. bar-acet.[1] bar-c. bell. bry. calc.[1] camph. carb-v. cast-eq. chin. cist. coloc. con. crot-h. cycl. dig. dulc. euph. gins. graph. grat. haliae-lc.[222] indg. jatr. kali-c. lach. led. mag-c.[1] mag-m. merc. merl. mez. mur-ac. nat-c.[1] nat-m. nat-s. ozone[227] phys. puls. ran-a. rat. **RHUS-T.** sabad. sep.[1] sil. stann.[1] staph.[1] stroph-s.[119] sul-ac.[1] thuj. verat. verb.[1]
    ☞ *O; Beine; Sitzen; agg.; während*
  - **nach**: bell. berb. con. dig. nit-ac. nux-v. **RHUS-T.** sep. zinc.
    ☞ *O; Beine; Sitzen; agg.; nach*
  - **amel.**: aegle.[192] cassi-s.[192] chin. kali-c. mur-ac. rat. sil. zinc.
    ☞ *O; Beine; Sitzen; amel.*
- **Stehen**:
  - **agg.**: aeth. agar. agn. alumn. ang. arg. berb. calc.[1] carb-an. carb-v. chin. con. cupr. cycl. hell. iod. lach. mag-c. nit-ac. nux-v. plb. podo. rat. rhus-t. rumx. sars.[1] stann. stront-c. **Sulph.**[1] til.[36] valer. verat. verb.[1]
    ☞ *O; Beine; Stehen; agg.; während*
    - **Freien,** im: con.
      ☞ *O; Beine; Luft; agg.; frische*
    - **Sitzen,** nach: rhus-t.
      ☞ *O; Beine; Sitzen; agg.; nach*
  - **amel.**: brucel.[241] chin. sil.
    ☞ *O; Beine; Stehen; amel.*
- **Strecken,** Dehnen:
  - **agg.**: ant-c. bov. calc-p. carb-v.[1] caust. chel. ferr. haliae-lc.[222] **Kali-c.** laur. lyc.[1] med. petr.[1]
    ☞ *O; Beine; Ausstrecken der Glieder; agg.*
  - **amel.**: anac. dros. ferr. mur-ac.
    ☞ *O; Beine; Ausstrecken der Glieder; amel.*
  - **amel. nicht**: meli.[102]
- **Stuhlgang,** nach: dios.
- **Sturz,** Hinfallen, nach: stict.[85]
- **Tanzen,** durch: harp.[1184]
- **Treppabgehen,** beim: arg. **Bad.** cann-s. eupi. helia.[142] kali-c.[137] merc. nit-ac. ozone[227] pier-b.[233] rhus-t. ruta[137] sulph. til.[36] verat.
  ☞ *O; Beine; Treppabgehen agg.*
- **Treppensteigen,** beim: adam.[222] agar. **Alum.**[1] arn. **Bad.** bar-c. bell. bry. cann-s. **Carb-v.** colch. dios. harp.[1184] lac-eq.[204] lith-c. mit.[36] mur-ac. nux-m. phos.[111] pitu-a.[164] **Plb.** sulph. til.[36]
  ☞ *O; Beine; Steigen agg.; Treppensteigen*
- **Umdrehen,** beim:
  - **Bein,** auf dem betroffenen: am-c. calc. verat-v.
  - **Bett,** im: carb-v.[1]
- **Verletzungen,** nach: bell-p.[256] stict.[193]
- **Wärme**:
  - **agg.**: bry. caust. dios. elaps **Guai. LED.** lyc. merc. mosch. petr. plb. puls. sulph. sumb.[25]
    - **Bedeckung,** durch: bry. elaps
      ☞ *O; Beine; Zudecken agg.*
    - **Bettwärme**: caust. dios. **LED.** lyc. merc. mosch. **Petr.** plb. **Puls. Sulph.**
  - **amel.**: androc.[222] ars.[1] canth. caust.
- **Wein,** nach: benz-ac. zinc.
- **Wetter**:
  - **feuchtem,** nassem, bei: bell-p.[256] **Calc. Phyt. Rhus-t.**
  - **Wetterwechsel,** durch: vip.
- ➡ **erstreckt** sich:
  - **abwärts**: alum. bar-c. bry. canth. cham. chin.[1] indg. kali-n. kali-p. kola[1184] lach. lyc.[1] mag-c. mang-m.[1] merl. nat-c. nat-s. op. ph-ac. **Phos.**[1] ran-a.[45] rhus-t. rhus-v. sec. thuj.
  - **aufwärts**: caust. chin. dulc.[1] fago. fl-ac. indg. kali-c. mez. mur-ac. nat-c. nicc. nit-ac. phos. puls. spig. stann.[1] stront-c. sulph. zinc.
  - **außen,** nach: cham.
  - **Beine** hinab: ferr-p. mez.
  - **Darmbeinkamm,** zum: sulph.
  - **Füßen,** zu den: bamb-a.[1184] kali-n. lyc.[1] nat-c.[1] **Phos.**[1] polyg.[45] sil.[1] sulph.[1] **Tarent.**
    - **Fußsohle**: bamb-a.[1184]
  - **Fußgelenk**: bry. caust.[1] cham.[1] indg. rhus-t.[1]
  - **Fußsohlen,** zu den: mag-c. plb.
  - **Hüften,** zu den: caust. lach. **Led.** lyc. mur-ac. nit-ac. puls. sol-n. tarent.
  - **Leistenregion,** in die: rhus-t.
  - **Lumbalregion**: fago. stront-c.
  - **Oberschenkel,** zum: chin. dios. kali-n. mag-c.[1] nicc. rhus-t.
  - **querüber**: rhus-t.
  - **Schienbein,** zum: indg.
  - **Seite** zur anderen, von einer: dios. lac-c. rhus-t.
  - **Spann,** in den: elat. lyc.[1]
  - **Zehen,** zu den: alum. bamb-a.[1184] caust.[1] elat.[54] sulph.[1] valer.
    - **rechts**: elat.[54]
      ☞ *O; Arme; rechts • O; Beine; rechts*

◦ **Seiten**: alum. ammc. ant-c. bamb-a.[1184] bar-c. berb. bry. calc. canth. carbn-s. caust. cham. cinnb. cocc. cortico.[119] cupr-acet.[45] euph. germ.[222] grat. guai.[1] hep. hyper. iod. irid.[222] kali-i. kali-n. laur. meny. merl. mur-ac.[1] nat-m. neon[222] nicc. nit-ac. ol-an. phos. plb. puls.[1] ran-b. rhus-t. sabad. sars. spig.[1] spong.[1] stann. staph. tarax.[1] thuj. til.[36] zinc.

◦ ◦ **Innenseite,** medial: alum. ammc. bamb-a.[1184] bar-c. berb. bry. calc. canth. carbn-s. cham. cinnb. cortico.[119] cupr-acet.[45] euph. germ.[222] grat. irid.[222] laur. meny. nat-m. neon[222] ol-an. phos. plb. ran-b. rhus-t. sars. stann.[1] staph. thuj. til.[36] zinc.
☞ *O; Beine; Knie; innen, medial*

◦ ◦ ◦ **rechts**: germ.[222] neon[222]
☞ *O; Arme; rechts • O; Beine; rechts*

◦ ◦ ◦ **morgens**: ammc.
☞ *O; Beine; morgens*

◦ ◦ ◦ **Bewegung** amel.: zinc.
☞ *O; Beine; Bewegung; amel.*

◦ ◦ ◦ **Gehen**:

◦ ◦ ◦ ◦ **agg.**: cortico.[119] ran-b. rhus-t.

◦ ◦ ◦ ◦ **amel.**: bar-c.

◦ ◦ ◦ **Mittagessen,** nach dem: grat.

◦ ◦ ◦ **Schritt,** bei jedem: phos.

◦ ◦ ◦ **Sitzen,** beim: euph. plb.
☞ *O; Beine; Sitzen; agg.; während*

◦ ◦ ◦ **Stehen,** beim: thuj.
☞ *O; Beine; Stehen; agg.; während*

◦ ◦ ◦ **erstreckt** sich zum großen Zeh: carbn-s.

◦ ◦ **Außenseite,** lateral: ant-c. canth. caust. cham. cocc. hep. hyper. iod. kali-i. kali-n. merl. mur-ac.[1] nicc. nit-ac. sabad. spig.[1] spong.[1] stann. staph. tarax.[1] thuj.

◦ ◦ ◦ **Berührung,** bei: staph.

◦ ◦ ◦ **Gehen,** beim: cham. cocc. nit-ac. staph.

◦ ◦ ◦ **Sitzen,** beim: kali-i. sabad.
☞ *O; Beine; Sitzen; agg.; während*

◦ ◦ ◦ **Stehen,** beim: nicc. stann.
☞ *O; Beine; Stehen; agg.; während*

◦ **Bänder,** beim Auftreten: sumb.[25]

◦ **Sehnen**: ant-t. asar.[1] berb. chin.[1] con. euphr. graph. lith-c.[227] merl. nat-m. ph-ac. phos. raph. rhus-t. samb. sep.[1] spong.[1]

◦ ◦ **abends**: ant-t.
☞ *O; Beine; abends*

◦ ◦ **Aufstehen** vom Sitz, beim: rhus-t.
☞ *O; Beine; Aufstehen; agg.; Sitzen, vom; während*

◦ ◦ **Berührung,** bei: rhus-t.

◦ ◦ **Bewegung,** bei: ph-ac. rhus-t.

◦ ◦ **Gehen,** beim: ant-t. berb. con. euphr.

◦ ◦ ◦ **Freien,** im: con.

◦ ◦ **Stehen,** beim: berb.
☞ *O; Beine; Stehen; agg.; während*

◦ ◦ **Außenseite,** lateral: spong.[1]

◦ **Kniekehle**: agar. agn. **Alum.**[1] am-c. ambr. ammc. anag. androc.[222] ang.[1] ant-c. ant-t.[36] arg. ars. ars-h. asar.[1] aur-m.[36] bamb-a.[1184] bar-c. bell. berb. brom. bry. calc. calc-caust. calc-p.[36] cann-s. canth. carb-an.[58] carbn-o.[36] carbn-s. card-m. cast-eq. caust. cham.[36] chel.[36] chin. cinnb. citl-v.[197] coc-c. cocc. colch. coloc. com.[36] con. conv.[2191] cortico.[119] cortiso.[119] crot-c.[36] cupr. cupr-ar. cycl.[36] dios.[25] dros. elaps[36] euph. fago.[25] fl-ac. gels. graph. grat. guai.[1] gymn.[36] ham.[36] hep.[1] hydrog.[222] hyper. indg. iod. ip. iris[85] jatr. kali-bi.[36] kali-c. kali-chl.[111] kali-i. kali-n.[1] kalm. lac-c. laur. led. lith-c. lyc. mag-c. manc. mang. meny.[1] merc-i-f. merl. mez.[36] mill. mosch. mur-ac.[1] nat-ar. **Nat-c.** nat-m. nat-p.[36] nat-s. nicc. **Nit-ac.** nux-v. ol-an. olnd. op. ox-ac. ozone[227] par. ped.[85] petr. ph-ac.[1] phel. phos. phys.[102] phyt. plat. **Plb.**[36] psil.[164] rad-br.[102] ran-b. rat. rauw.[119] rheum[1] rhod. rhus-t. rhus-v. rumx. sabad. sars.[1] sep. spig.[1] spong.[1] squil.[1] stach.[102] stann. staph. stroph-s.[119] sul-ac.[1] sulph. sumb.[25] tab. tarax. term-a.[192] thuj.[36] til.[36] trinit.[102] valer. verat.[1] vip.[36] zinc.[1]
☞ *O; Beine; Knie; Kniekehle*

◦ ◦ **abwechselnd** mit Drücken in der Achselhöhle: spong.[1]
☞ *A; Abwechselnd mit*

◦ ◦ **links**: ant-t.[36] ars-h. berb.[36] calc-p.[36] com.[36] dios.[25] gymn.[36] kali-bi.[36] nat-p.[36] ozone[227] thuj.[36]
☞ *O; Beine; links*

◦ ◦ ◦ **vormittags,** beim Gehen: gymn.[36]

◦ ◦ ◦ **Ausstrecken** des Fußes, beim, Gehen amel.: calc-p.[36]
☞ *O; Beine; Ausstrecken der Glieder; agg.*

◦ ◦ ◦ **Stehen,** im: berb.[36]

◦ ◦ ◦ **Treppensteigen,** beim: nat-p.[36]
☞ *O; Beine; Steigen agg.; Treppensteigen*

◦ ◦ ◦ **verhindert** Gehen: dios.[25]

◦ ◦ ◦ **erstreckt** sich:

◦ ◦ ◦ ◦ **Knöchel,** zum lateralen: ant-t.[36]

◦ ◦ ◦ ◦ **Unterschenkel,** zum: kali-bi.[36]

◦ ◦ **rechts**: arg.[36] berb.[36] chel.[36] citl-v.[197] dios.[25] fago.[25] hydrog.[222] mez.[36] phys.[102] psil.[164] stach.[102] term-a.[192]
☞ *O; Arme; rechts • O; Beine; rechts*

◦ ◦ ◦ **Bett,** im: arg.[36]
☞ *O; Beine; Bett, im; agg.*

◦ ◦ ◦ **Gehen**:

◦ ◦ ◦ ◦ **agg.**: fago.[25]

◦ ◦ ◦ ◦ **amel.**: psil.[164]

◦ ◦ ◦ **Liegen,** beim: berb.[36]
☞ *O; Beine; Liegen; agg.*

◦ ◦ ◦ **Sitzen,** beim: chel.[36]
☞ *O; Beine; Sitzen; agg.; während*

◦ ◦ ◦ **erstreckt** sich zum Außenrand des Knies: arg.[36]

◦ ◦ **morgens**: zinc.[1]
☞ *O; Beine; morgens*

◦ ◦ **nachmittags,** beim Gehen: bry.

◦ ◦ **abends**: asar.[1] cortiso.[119] lyc.[1]
☞ *O; Beine; abends*

◦ ◦ ◦ **Bett,** im: asar.[1]
☞ *O; Beine; Bett, im; agg.*

◦ ◦ **nachts**: alum. bell. chin. lyc. mur-ac.[1] nit-ac. phos. sep.
☞ *O; Beine; nachts; agg.*

◦ ◦ ◦ **Bett,** im: bell. chin. sep.
☞ *O; Beine; Bett, im; agg.*

Beine; Knie; Kniekehle (Forts.)

◦ ◦ **Aufstehen** vom Sitz, beim: ars-h. chin.[1] mur-ac.[1] nux-v. rat. rhus-t.
☞ *O; Beine; Aufstehen; agg.; Sitzen, vom; während*

◦ ◦ **Berührung** agg.: ph-ac.[1]

◦ ◦ **Beugen**:

◦ ◦ ◦ **agg.**: calc-p. cast-eq. chin. rhus-t. spong.[1]

◦ ◦ ◦ **amel.**: squil.[1]
☞ *O; Beine; Beugen; amel.; Glieder, der*

◦ ◦ **Bewegung**:

◦ ◦ ◦ **agg.**: agn. coloc. hep.[1] **Nat-c.** ph-ac.[1] **Plb.**[36]
☞ *O; Beine; Bewegung; agg.; während*

◦ ◦ ◦ **amel.**: nat-s. staph.
☞ *O; Beine; Bewegung; amel.*

◦ ◦ **Druck** amel.: arg. plb.[36]
☞ *O; Beine; Druck; amel.*

◦ ◦ **Froststadium** im Fieber, während: lyc.
☞ *O; Beine; Fieber; während; Froststadium im Fieber*

◦ ◦ **Gehen**:

◦ ◦ ◦ **agg.**: alum. ang.[1] ars. berb. bry. carb-an. card-m. **Caust.** chel. colch. fago. gels. graph. kali-n.[1] mag-c. mang. nat-ar. nat-c.[58] nat-m. nit-ac.[1] **Nux-v.** phys.[36] phyt. plb.[36] rhod. **Rhus-t.** spong. zinc.[1]

◦ ◦ ◦ ◦ **Beginn,** zu: **Nit-ac.**[1]
☞ *O; Beine; Bewegung; agg.; Beginn, zu*

◦ ◦ ◦ **amel.**: grat. plb.[36]

◦ ◦ **Hand,** anfassen mit der kalten, agg.: am-c.

◦ ◦ **Liegen** agg.: cortiso.[119] staph.
☞ *O; Beine; Liegen; agg.*

◦ ◦ ◦ **Seite,** auf schmerzhafter: cortiso.[119]
☞ *O; Beine; Liegen; agg.; erkranktem Teil, auf • O; Beine; Liegen; agg.; schmerzhafter Seite, auf*

◦ ◦ **Lymphdrüsen,** bei Bewegung: vip.[36]

◦ ◦ **Sitzen**:

◦ ◦ ◦ **agg.**: bar-c. berb. grat. lyc. mang. meny.[1] mur-ac. nat-s. plat. stann. sulph. tarax.

◦ ◦ ◦ ◦ **gekreuzten** Beinen, mit: lyc.
☞ *O; Beine; Übereinanderschlagen, Kreuzen, der Beine; agg.*

◦ ◦ ◦ **amel.**: valer. zinc.
☞ *O; Beine; Sitzen; amel.*

◦ ◦ **Stehen** agg.: agn. berb. cortiso.[119] cycl.[36] graph. meny.[1] par. rumx. squil.[1] stroph-s.[119] verat.[1]
☞ *O; Beine; Stehen; agg.; während*

◦ ◦ **Steigen,** beim: alum.[1]

◦ ◦ **Strecken,** Neigung zum: hydrog.[222]
☞ *O; Beine; Ausstrecken der Glieder; agg.*

◦ ◦ **synchron** mit dem Puls: chin.[1]

◦ ◦ **Wärme** agg.: chin. plb.[36]

◦ ◦ **Zittern,** mit: staph.

◦ ◦ **erstreckt** sich:

◦ ◦ ◦ **abwärts**: agar. **Alum.** mang. merl. mosch. phel. rheum[1] stann. sulph.

◦ ◦ ◦ **Achillessehne,** zur: kali-bi.

◦ ◦ ◦ **Ferse,** zur: **Alum.**

◦ ◦ ◦ **Hüften,** zu den: mur-ac.[1]

◦ ◦ ◦ **Oberschenkel,** zum: agn.[36] cortiso.[119] mag-c. mez.[1] ph-ac. verat.

◦ ◦ ◦ **Unterschenkeln,** zu den: agn.[36] bar-c. carb-an.[58] **Rhus-t.**[58]

◦ ◦ ◦ ◦ **Rücken,** zum: bar-c.

◦ ◦ ◦ **Waden,** zu den: aur-m.[36] conv.[2191] mosch. stann. zinc.[1]

◦ ◦ ◦ ◦ **Reiben** amel.: conv.[2191]
☞ *O; Beine; Reiben; amel.*

◦ ◦ ◦ ◦ **Mitte** der Waden, zur: aur-m.[36]

◦ ◦ **Arterie,** beim Sitzen: cham.[36]

◦ ◦ **Nerv,** erstrecken sich zum Fuß: carbn-o.[36]
☞ *O; Beine; Füße*

◦ **Kniescheibe**: acon.[36] aloe[36] alum.[1] am-c.[36] aml-n.[36] ang.[36] aq-des.[275] arg.[36] arg-n.[36] arn.[102] ars-h. asaf.[36] bamb-a.[1184] bar-c.[36] bar-m. bell.[1] berb.[36] bry.[36] cact.[36] calc. calc-acet.[1] camph. **Carb-ac.** carb-v. caust. cere-b.[36] cham.[36] chel.[36] chin.[1] chloram.[149] cina clem. coc-c. cocc.[5] colch. coloc.[36] con.[36] crot-h. cupr-ar. cycl.[36] ery-a.[36] gels. get.[36] goss.[36] graph. grat.[36] hell. kali-n.[1] kalm.[36] kreos.[36] lac-ac. lachn.[36] led.[36] lith-c.[36] lyc.[36] m-aust.[85] manc. menth-pu.[36] meny.[1] merl.[36] nat-c. nat-m.[36] nat-p.[36] nicc. **Nit-ac.**[36] ol-j.[36] osm.[36] ped.[85] petr. ph-ac.[36] phos. plect.[36] psor.[36] pyrog. rhus-t. samb. sarr.[36] sep.[1] sil.[36] slag[102] spig.[36] spira.[36] staph. stram.[36] stront-c. sulph.[36] tama.[197] taosc.[270] tarax. tarent.[36] tax.[36] tep. thlaspi[111] thuj.[36] valer. verb.[1] viol-t.[36] zinc.[1]
☞ *O; Beine; Knie; Kniescheibe*

◦ ◦ **links**: aml-n.[36] ang.[36] arg.[36] caust.[1] cham.[36] clem.[36] coc-c.[36] con.[36] cycl.[36] ery-a.[36] grat.[36] hell.[36] kalm.[36] kreos.[36] manc.[36] merl.[36] ped.[85] sil.[36] sulph.[36] thuj.
☞ *O; Beine; links*

◦ ◦ ◦ **Beugen** des Knies, beim: hell.[36]
☞ *O; Beine; Beugen; agg.; Glieder, der*

◦ ◦ ◦ **Bewegung** agg.: aml-n.[36] ery-a.[36]
☞ *O; Beine; Bewegung; agg.; während*

◦ ◦ ◦ **Druck** agg.: hell.[36]
☞ *O; Beine; Druck; agg.*

◦ ◦ ◦ **Freien,** agg. im: con.[36]
☞ *O; Beine; Luft; agg.; frische*

◦ ◦ ◦ **Gehen**:

◦ ◦ ◦ ◦ **agg.**: ang.[36] sulph.[36]

◦ ◦ ◦ ◦ ◦ **Freien,** im: ang.[36]

◦ ◦ ◦ ◦ **amel.**: sulph.[36]

◦ ◦ ◦ **Reiben** amel.: manc.[36]
☞ *O; Beine; Reiben; amel.*

◦ ◦ ◦ **Sitzen** agg.: merl.[36] sulph.[36]

◦ ◦ ◦ **Treppensteigen,** beim: thuj.
☞ *O; Beine; Steigen agg.; Treppensteigen*

◦ ◦ ◦ **erstreckt** sich:

◦ ◦ ◦ ◦ **aufwärts** und abwärts: merl.[36]

◦ ◦ ◦ ◦ **Seite,** zur: coc-c.[36]

◦ ◦ **rechts**: arg.[36] asaf.[36] bamb-a.[1184] bell.[36] berb.[36] cact.[36] cere-b.[36] clem. coc-c.[36] coloc.[36] cycl.[36] get.[36] hell.[36] kalm.[36] lachn.[36] led.[36] lyc.[36] nat-c. nat-m.[36] nicc.[36] ph-ac.[36] psor.[36] sarr.[36] spig.[36] stram.[36] tax.[36] thuj.[36] viol-t.[36]
☞ *O; Arme; rechts • O; Beine; rechts*

◦ ◦ ◦ **vormittags**: nat-c.
☞ *O; Beine; vormittags*

◦ ◦ ◦ **nachmittags**: nicc.[36]
☞ *O; Beine; nachmittags*

◦ ◦ ◦ **abends**: coc-c.[36] lyc.[36]
☞ *O; Beine; abends*

◦ ◦ ◦ **Beugen** des Knies, beim: thuj.[36]
☞ *O; Beine; Beugen; agg.; Glieder, der*

◦ ◦ ◦ **Bewegung**:

◦ ◦ ◦ ◦ **agg.**: coc-c.[36]
☞ *O; Beine; Bewegung; agg.; während*

◦ ◦ ◦ ◦ **amel.**: psor.[36]
☞ *O; Beine; Bewegung; amel.*

◦ ◦ ◦ **Druck,** bei: cere-b.[36] coc-c.[36]

◦ ◦ ◦ **Erwachen,** beim: clem.

◦ ◦ ◦ **Gehen**:

◦ ◦ ◦ ◦ **agg.**: arg.[36] coloc.[36]

◦ ◦ ◦ ◦ **amel., fortgesetzte**: coloc.[36]

◦ ◦ ◦ **Liegen,** beim, Bewegung **amel.**: viol-t.[36]
☞ *O; Beine; Bewegung; amel. •O; Beine; Liegen; agg.*

◦ ◦ ◦ **Sitzen**:

◦ ◦ ◦ ◦ **agg.**: bell.[36] spig.[36]

◦ ◦ ◦ ◦ **amel.**: arg.[36]
☞ *O; Beine; Sitzen; amel.*

◦ ◦ ◦ **erstreckt** sich zur Außenseite des Unterschenkels, nachts, Bewegung **agg.**: cact.[36]

◦ ◦ **vormittags**: nat-c.
☞ *O; Beine; vormittags*

◦ ◦ **nachmittags**: nicc. plect.[36]
☞ *O; Beine; nachmittags*

◦ ◦ ◦ **Aufstehen,** beim: plect.[36]

◦ ◦ ◦ **Bücken,** beim: plect.[36]
☞ *O; Beine; Bücken agg.*

◦ ◦ **abends**: coc-c. zinc.
☞ *O; Beine; abends*

◦ ◦ **nachts**: bamb-a.[1184] caust. zinc.
☞ *O; Beine; nachts; agg.*

‹› ◦ ◦ **Auf- oder Abwärtsgehen, beim**: bry.[36] nit-ac.[36] thlaspi[111]

◦ ◦ ◦ **Treppabgehen,** beim: bry.[36] nit-ac.[36]
☞ *O; Beine; Treppabgehen agg.*

◦ ◦ **Aufstehen** vom Sitzen, beim: calc. carb-v.
☞ *O; Beine; Aufstehen; agg.; Sitzen, vom; während*

◦ ◦ **Berührung,** bei: asaf.[36]

◦ ◦ **Beugen** agg.: alum.[1] hell. nit-ac.[1] pyrog.

◦ ◦ **Bewegung**:

◦ ◦ ◦ **agg.**: aml-n. aq-des.[275] berb. coc-c. ery-a. ph-ac. staph.
☞ *O; Beine; Bewegung; agg.; während*

◦ ◦ ◦ **amel.**: led.[36] psor.[36] viol-t.
☞ *O; Beine; Bewegung; amel.*

◦ ◦ **Druck** agg.: alum.[1] coc-c.
☞ *O; Beine; Druck; agg.*

◦ ◦ **Gehen**:

◦ ◦ ◦ **agg.**: acon.[36] ang.[1] arg. berb. bry.[36] calc. chel.[36] coc-c. coloc. crot-h. led. **Nit-ac.** sep.[1]

◦ ◦ ◦ ◦ **Freien,** im: acon.[36]

◦ ◦ ◦ **amel., in der Ebene**: coloc. nit-ac.[36] sulph.[1]

◦ ◦ ◦ ◦ **fortgesetztes**: coloc.

◦ ◦ **Kälte** agg.: aq-des.[275]

◦ ◦ **Knien** agg.: bar-m.
☞ *O; Beine; Knien agg.*

◦ ◦ **Mittagessen,** amel. nach: phos.

◦ ◦ **Reiben** amel.: manc. phos.
☞ *O; Beine; Reiben; amel.*

◦ ◦ **Ruhe,** während: spig.[36]
☞ *O; Beine; Ruhe; agg.*

◦ ◦ **Sitzen**:

◦ ◦ ◦ **agg.**: bell.[1] calc. calc-acet.[36] camph. con. merl. plect.[36] spig.

◦ ◦ ◦ ◦ **Stehen** und Gehen **amel.**: calc-acet.[36]
☞ *O; Beine; Stehen; amel.*

◦ ◦ ◦ **amel.**: arg.
☞ *O; Beine; Sitzen; amel.*

◦ ◦ **erstreckt** sich:

◦ ◦ ◦ **abwärts**: caust.[1]

◦ ◦ ◦ **Hüften,** zu den, anfangs beim Gehen: calc.

◦ ◦ ◦ **innen,** nach: alum.[36] am-c.[36]

◦ ◦ ◦ **Lumbalregion** und wieder zurück: tarent.[36]

◦ ◦ ◦ **Unterschenkeln,** zu den: berb.

◦ ◦ **hinter** Kniescheibe, Bursitis: aq-des.[275] arg-n.[36] arn.[102] sep.[1] slag[102] tama.[197]

◦ ◦ ◦ **links,** Gehen amel.: tama.[197]
☞ *O; Beine; links*

◦ ◦ **über** der Kniescheibe: menth-pu.[36] verb.[1]

◦ ◦ ◦ **rechts,** kleiner Fleck: menth-pu.[36]

◦ ◦ **unter** der Kniescheibe: bell.[1] calc-acet.[1] meny.[1] zinc.[1]

◦ ◦ **Patellarsehne,** links: osm.[36]

- **Unterschenkel**: abrot. acet-ac. acon. adam.[222] aegle.[192] **Aesc.** aeth. **AGAR.**[36] agn. all-c. allox.[119] aloe **Alum.**[1] alum-p.[58] alum-sil.[58] alumn. am-br.[25] am-c. am-m. ambr.[5] aml-n. ammc.[8] amyg-p.[36] **Anac.** anag.[8] anan. androc.[222] ang. ange-s.[255] anis. ant-c.[1] ant-t. ap-g.[102] apis **Apoc.** aran.[192] arg. arg-n. arist-cl.[119] arist-m.[85] **Arn. Ars.** ars-h. ars-i.[25] ars-s-f.[58] arum-d.[25] arund. asaf. asar. asc-t.[36] aster. atista[192] atro. aur. aur-ar.[58] aur-m. aur-m-n. bad.[25] bamb-a.[1184] bani-c.[204] bapt. bar-c. bar-i.[58] bar-s.[58] **BELL.** bell-p.[119] benz-ac.[36] berb. bism.[1] blatta boerh.[192] bol. bor. bov. brach.[36] brass.[222] brom. bros-g.[259] bry. bufo but-ac.[119] cact. cadm-s. cahin. calad. calc. calc-caust.[85] calc-f.[119] calc-p.[36] calc-sil.[58] calx-b.[194] camph. cann-i. cann-s. canth. **Caps.** carb-ac. carb-an. carb-v. **Carbn-s.** carc.[207] card-m. carl. carn-g.[264] cassi-f.[192] cassi-s.[192] cast. cast-eq.[85] caul. **Caust.** cench.[193] cham. chel. chim. chim-m.[8] chin.[1] chin-ar. chin-s.[36] chlol. chlor. chlorpr.[149] choc.[222] cic.[8] cimic.[36] **Cimx.** cina cinnb. cist. clem. cob. cob-n.[119] coc-c. coca cocc. cod.[25]

Beine; Unterschenkel (Forts.)

Coff. colch. coloc. com. con. corn. corv-c.[258] croc. crot-c.[2016] crot-h. croto-t. cupr.[102] cupr-ar. cycl.[1] cymbo-ci.[2184] daph.[102] dig. digin.[36] **Dios.**[25] dirc.[36] dros. **Dulc.**[1] echi. elaps ephe.[267] erig. eug. **Eup-per.** eup-pur. euph. euphr. eupi. fago. falco-p.[265] ferr. ferr-acet.[111] ferr-i. ferr-m. ferr-s. fl-ac. form. franc.[72] gamb. **Gels.**[36] germ.[222] gins. glon. glyc-g. **Gnaph.**[102] goss. granit-m.[194] graph.[1] grat. gua.[25] **GUAI.** guare. gymn. haliae-lc.[222] ham. harp.[1184] hedeo.[77] hell. helo.[102] hep.[36] hipp.[102] hura **Hydr.** hydrog.[222] hyos. hyper. ig-a.[5] ign. ind. indg. **Iod.**[36] ip.[38] irid.[222] iris[25] iris-foe. jac. jal. jatr. jug-c. jug-r. kali-ar. **Kali-bi.** kali-br. **Kali-c.** kali-chl.[58] **Kali-i. Kali-n.** kali-p. **KALI-S.** kali-sil.[58] **Kalm.** kola[1184] **Kreos.** kres.[149] lac-ac. lac-del.[204] **LACH.** lachn.[54] lact. lam.[36] lath.[102] laur. **Led.** lepro.[197] lil-t.[25] lith-c. lob. lob-c.[85] lob-s.[25] lol.[85] **Lyc.**[1] lycpr.[102] lycps. lyss. m-aust.[1] mag-c. mag-m.[1] mag-p.[122] mag-s. maland.[122] manc. mand.[119] mang. mang-acet.[1] mang-m.[72] mang-o.[102] mangi.[197] med. menis.[102] meny.[1] meph.[36] **Merc.** merc-c. merc-cy.[25] merc-i-f. merc-i-r.[137] merl. **Mez.** mill.[36] mit.[36] morg.[136] mosch. mur-ac. murx. musa[197] myric.[25] myris. naja[85] nat-ar. nat-c. nat-m. nat-p. nat-s. nat-sil.[58] neon[222] nicc. nit-ac.[1] **Nux-m. Nux-v.** ol-an.[36] olnd. onos. op. osm. ox-ac. ozone[227] pall. par. paraf.[77] **Petr.**[1] ph-ac. phel. **Phos.** phys.[111] **Phyt.** pic-ac. pier-b.[233] pip-m. pitu-a.[164] plan. **Plat.**[1] **Plb.** plect.[36] plut-n.[222] podo. polyg.[25] polyp-p.[102] prot.[193] prun.[36] psil.[164] psor. ptel. **Puls.** puls-n. **Pyrog.** pyrus ran-a. ran-b. ran-s. raph. rat. rheum[1] **RHOD.**[36] **RHUS-T. Rhus-v.** rumx. ruta[102] sabad. sabin. sal-ac.[8] samb. **Sang.** sarcol-ac.[102] sarr. sars. sec. sel. senec. seneg. **Sep.**[1] sil. sin-n. sol[29] sol-n. sol-t-ae. spig. spong. squil. **Stann. Staph.** stel.[77] stict. still.[36] stram.[1] strep-s.[197] stront-c. stroph-s.[119] **Stry.** sul-ac.[36] sul-i.[58] sulfa.[119] **Sulph.** sumb.[25] syc-co.[136] **Syph.**[149] tab. tarax.[1] tarent. tela[192] tep. ter. term-a.[192] term-c.[192] tet.[36] teucr. thal.[144] thea[192] thuj. til.[36] tong.[102] trif-p.[102] tril-c.[36] trom. **Tub.** tung.[252] tylo-i.[192] ulm.[72] upa. uran-n. ust. vac. valer. vario.[72] **Verat.** verat-v. verb.[1] vesp.[85] vib.[54] vichy-g.[36] viol-t. vip. visc.[25] weil.[9] x-ray[119] xan.[102] zinc. zinc-p.[58]

☞ *O; Beine; Beine*

◦ **abwechselnd** mit:

◦ ◦ **Armschmerzen**: cic.

☞ *A; Abwechselnd mit*

◦ ◦ **kalten** Füßen: rhus-t.

☞ *A; Abwechselnd mit*

◦ ◦ **Schwere** des Kopfes: hell.

☞ *A; Abwechselnd mit* ▯ *KOPF; O; Innerlich, innerer Kopf; abwechselnd mit*

◦ **links**: ars-i.[25] dirc.[36] elaps[85] eupi.[36] gymn.[25] lycps.[25] mang-o.[36] meny.[1] nat-c. plan.[25] tela[192] term-c.[192] visc.[77]

☞ *O; Beine; links*

◦ ◦ **erstreckt** sich:

◦ ◦ ◦ **abwärts**: dirc.[36]

◦ ◦ ◦ **Kniekehle,** zur: eupi.[36]

◦ **rechts**: agar. benz-ac. bov. calx-b.[194] chel. dios.[25] hydrog.[222] ind. lycpr.[102] lycps.[25] myric.[25] nat-c.[54] nat-m.[1] rat. stict. sulfa.[119] thea[192]

☞ *O; Arme; rechts • O; Beine; rechts*

◦ ◦ **erstreckt** sich abwärts: hydrog.[222]

◦ **tagsüber**: murx.

☞ *O; Beine; tagsüber*

◦ **morgens**:

☞ *O; Beine; morgens*

◦ ◦ **agg.**: aesc. agar. ambr. ang. aran. ars.[1] aur. caust. chlor. dios. dulc. **Eup-pur.** ferr. indg. kali-n. kali-p. lach. led. mand.[119] nat-s. plb. prun. psor. rhod. **Sulph.**

◦ ◦ ◦ **5** Uhr: kali-p.

◦ ◦ ◦ **8** Uhr: lach.

◦ ◦ ◦ **Aufstehen,** nach: plb.

◦ ◦ ◦ **Betätigung,** nach: sulph.

◦ ◦ ◦ **Bett,** im: caust. ferr. psor. sulph.

☞ *O; Beine; Bett, im; agg.*

◦ ◦ ◦ **Erwachen,** beim: aur. kali-n. kali-p.

◦ ◦ **amel.**: atista[192]

◦ **vormittags**: ptel. sil.

☞ *O; Beine; vormittags*

◦ **mittags**: com. sulph.

☞ *O; Beine; mittags*

◦ **nachmittags**: alum.[1] alumn. **Coff.** elaps erig. indg. led. lyc. lycps. nicc. nux-m. nux-v. podo. ptel. rumx. sep. sil. sulph.

☞ *O; Beine; nachmittags*

◦ ◦ **14** Uhr - **17** Uhr: sil.

☞ *O; Beine; nachmittags; 17 Uhr*

◦ ◦ **Sitzen,** beim: alum.[1] alumn. sulph.

◦ ◦ ◦ **Schlafen,** und: alum.[1]

◦ ◦ **Gehen,** beim: nicc.

◦ **abends**: agar. alum. am-c. ant-c. arg. ars. bar-c. bry. caust. cham. chel. cinnb. crot-h. cycl.[1] elaps erig. fago. ferr. fl-ac. kali-bi. kali-i. kali-n. kalm. lac-ac. lach. led. lyc. lyss. mag-c.[1] mag-m. merc-c. nat-ar. nat-c.[1] nat-s. nicc. **Phos.** plan. ptel. **PULS.**[1] rat. sang. seneg. sil. staph. still. **Sulph.** uran-n. zinc.

☞ *O; Beine; abends*

◦ ◦ **18** Uhr: elaps ptel.

◦ ◦ **19** Uhr: nat-ar.

◦ ◦ **22** Uhr: fago.

◦ ◦ **Bett,** im: alum. ferr. puls.[1] staph.

☞ *O; Beine; Bett, im; agg.*

◦ ◦ **Sitzen,** beim: nat-s.

☞ *O; Beine; Sitzen; agg.; während*

◦ **nachts**:

☞ *O; Beine; nachts; agg.*

◦ ◦ **agg.**: **AGAR.** alum. am-m.[1] anac. anag. ange-s.[255] aur-m.[58] **Bar-c.** carb-an. caust. cham. **Coff.** com. croc. ferr. form. gels. kali-bi. **Kali-c.**[1] **Kali-i.** lyc. med. **MERC.** merc-c.[122] mez. mill. mur-ac. **NIT-AC.** nux-v. **Petr. Ph-ac.**[1] **Phos. PHYT. Plb. Rhus-t.** sec. sep. spong. **Sulph.** syc-co.[136] **SYPH.** term-a.[192] thuj. tub. verat.

◦ ◦ ◦ **22** Uhr: form.

◦ ◦ ◦ **23** Uhr: com. mill.
◦ ◦ ◦ **Bett,** im: **Phos.** syph.[58]
☞ *O; Beine; Bett, im; agg.*
◦ ◦ ◦ **Erwachen** und Umdrehen im Bett, beim: carb-an.
◦ ◦ ◦ **Schlaf,** verhindert den: ange-s.[255]
◦ ◦ **amel.**: **Puls.**
☞ *O; Beine; nachts; amel.*
◦ **Mitternacht**: lyc.
<> ◦ **Abdecken** amel.: sulph.
◦ **Anstrengung**:
◦ ◦ **nach**: ign. **Nat-m.** sul-ac.
◦ ◦ **während**: lycps.
◦ **Anwendungen,** kalte, amel.: **Led. Puls. Syph.** thuj.
◦ **Ärgernis,** nach: sep.
☞ *O; Beine; Zorn, Ärgernis, nach*
◦ **Aufschreien** vor Schmerz: sep.
◦ **Aufstehen**:
◦ ◦ **agg.**: agar. carb-an. coloc. plan. puls. rat. sulph.
◦ ◦ ◦ **Sitzen,** vom: rat.
☞ *O; Beine; Aufstehen; agg.; Sitzen, vom; während*
◦ ◦ **amel.**: ferr. ph-ac.[1]
◦ ◦ ◦ **Sitzen,** vom: ph-ac.[1]
◦ **Auftreten,** beim: mez.[1] verat.[1]
◦ **Berührung,** bei: acon. bor. con.[1] med.[58] nit-ac.[1] petr.[1] pic-ac.[25] puls.
◦ **Bett,** im: ign. lyc.
☞ *O; Beine; Bett, im; agg.*
◦ **Bettwärme**:
◦ ◦ **agg.**: coloc.[54] **Guai.** lyc. **MERC.** mez. petr. plb. psor. sil. staph. **Sulph. SYPH. VERAT.**
◦ ◦ **amel.**: agar. am-c. ars. **Caust.**[8] cham. cist.[111] lyc. **Merc.** mez. **NUX-V. Ph-ac. Pyrog. Tub.**
◦ **Beugen**:
◦ ◦ **Knie,** der: rhus-t.[1] tela[192]
◦ ◦ **rückwärts**: clem.
☞ *O; Beine; Beugen; agg.; hinten, nach*
◦ **Beugen,** beim: bad. **Plan.**
☞ *O; Beine; Beugen; agg.; Glieder, der*
◦ ◦ **Füße,** der: bad.
◦ **Bewegung**:
◦ ◦ **agg.**: acon. alum. berb. bufo **Carbn-s.** carc.[119] **Colch.** coloc. con. cycl.[1] dig. gels. **Guai.** iod. kali-br. **Kalm.** laur. merc. merc-i-r. nux-v. op. puls. sars. **Staph. Tarax.** thea[192]
☞ *O; Beine; Bewegung; agg.; während*
◦ ◦ ◦ **schnelle,** durch: carc.[119]
◦ ◦ **amel.**: **Agar.** alum. arg. ars-i.[25] bell. carc.[207] coloc. dios. **Dulc.** ferr. **Gels.** indg. iod. kali-c. **Kali-p. KALI-S.** kalm. lyc. mur-ac. nit-ac. ph-ac. plan. **PULS. Pyrog.** rat. **Rhod. RHUS-T.** sil. tarax. **Tub.**
☞ *O; Beine; Bewegung; amel.*
◦ ◦ ◦ **sanfte**: carc.[207]
◦ **Blutung,** bei uteriner: cham.[54] cimic.[54]
◦ **Bücken** agg.: plan.
☞ *O; Beine; Bücken agg.*
◦ **Diarrhö,** bei: manc.
◦ **Druck** amel.: puls.[1] term-a.[192]
☞ *O; Beine; Druck; amel.*
◦ **Ermüdung,** durch: clem.
◦ **Erwachen,** beim: abrot. aur. kali-p.
◦ **Essen**:
☞ *O; Beine; Essen; während*
◦ ◦ **während**: ph-ac.
☞ *O; Beine; Essen; während*
◦ ◦ **nach**: **Kali-c.**
☞ *O; Beine; Essen; nach*
◦ ◦ **amel.**: nat-c.
◦ **Fahren** im Wagen, beim: lyc. nat-m.
☞ *O; Beine; Fahren im Wagen; agg.*
◦ **Fieber,** mit: alum-sil.[58] **Puls.** pyrog.[58] ran-a. **RHUS-T. Spong.** tub.
◦ **Froststadium** im Fieber:
◦ ◦ **vor**: **Eup-per.** eup-pur. nux-v. **Puls.**
◦ ◦ **während**: **Ars.** calc.[5] **Cimx.** eup-per. ferr. kali-n.[1] lyc. **Nat-m.** nux-v. **Puls. PYROG.** rhus-t. sep. **Spong.** sulph. tub.
◦ **Füße** beim Sitzen auf dem Boden ruhen, wenn die: ars.
☞ *O; Beine; Sitzen; agg.; während*
◦ **Gehen**:
◦ ◦ **agg.**:
◦ ◦ ◦ **während**: aesc. am-c. am-m. anac.[1] ang. aur-m. bar-c. berb. bry. calc.[1] canth. carb-an. chel. chlor. cina coloc. con.[1] cupr-ar. cycl.[1] euph.[1] fago. ferr. gels. graph. **Guai.** hep.[1] hyos. ign. lyc. mag-s. nat-p. nat-s. nux-v. petr. ph-ac.[1] phyt. puls. sabad. sil. sol-n. stann. stront-c. sulph. tab. tarax.[1]
◦ ◦ ◦ ◦ **Freien,** im: cina euph.[1] lyc.
◦ ◦ ◦ **nach**: alum. guai. ruta
◦ ◦ **amel.**: **Agar.** alum. am-c. am-m.[31] arg. asaf. bar-c. bell. cina **Dulc.** euph. ferr. grat. **Indg.** kali-c. kali-n.[1] **KALI-S. LYC.** ph-ac. **Puls.** pyrog.[58] rhod. **RHUS-T.** sep.[1] **Tub. Valer. VERAT.**
◦ ◦ ◦ **Freien,** im: cina
◦ ◦ ◦ **gebeugt** Gehen: am-m.[31]
◦ **Heben** der Füße amel.: bar-c. dios.
☞ *O; Beine; Heben der Beine; amel.*
◦ **Herunterhängenlassen,** beim: ars. bar-c. graph.[1] hep. lath.[102] **Puls.**
☞ *O; Beine; Herunterhängenlassen der Glieder; agg.*
◦ ◦ **Zyanose** und Schwellung, mit: lath.[102]
◦ **Hochziehen** der Beine amel.: am-c. cinnb.
☞ *M; Hochziehen (Anziehen) von Gliedmaßen; amel. • O; Beine; Heben der Beine; amel.*
◦ **Husten,** während: bell. caps. carb-an. **Nux-v. Sulph.**
☞ *O; Beine; Husten agg.*
◦ **Kälte**:
◦ ◦ **Erkältung,** durch: **Iod.**
☞ *O; Beine; Kälte; Erkältung, nach*
◦ ◦ **Kaltwerden,** durch: **Agar. Dulc.** ephe.[267] **Kalm.** ph-ac. **Phos. Rhus-t. Tub.**
☞ *O; Beine; Kälte; Kaltwerden, durch*

Beine; Unterschenkel (Forts.)

◦ **Kratzen** agg.: chel.[1] corn. iris-foe. seneg. sulph.
☞ *O; Beine; Kratzen; agg.*

◦ **Kreuzen** der Beine, beim: anag. kali-n.[1] nux-v. phos. **Rhus-t.** stann.[1]
☞ *O; Beine; Übereinanderschlagen, Kreuzen, der Beine; agg.*

◦ ◦ **Bett,** im: phos.
☞ *O; Beine; Bett, im; agg.*

◦ **Liegen**:

◦ ◦ **agg.**: alum. am-m.[31] atista[192] calc. carb-v.[1] com. **Kali-i.** mand.[119]
☞ *O; Beine; Liegen; agg.*

◦ ◦ ◦ **linken** Seite, auf der: com.

◦ ◦ **amel.**: pitu-a.[164]
☞ *O; Beine; Liegen; amel.*

◦ **Luft**:

◦ ◦ **frische,** im Freien:

◦ ◦ ◦ **agg.**: caust. con.[1] graph. still.[102]

◦ ◦ ◦ **amel.**: mez.

◦ ◦ **kalte,** agg.: ars. **Kalm.** prot.[136] **Rhus-t.** tub.
☞ *O; Beine; Luft; agg.; kalte*

◦ **Menses**:

◦ ◦ **während**: **Ambr.**[1] **Bell.** bov. carb-an. con. mag-m. petr.[1] pitu-a.[164] raph. spong.
☞ *O; Beine; Menses; während*

◦ ◦ **nach**: calc-p.

◦ **Metrorrhagie,** bei: bry.[102]

◦ **Mittagessen,** nach dem: agar. sulph.

◦ **Naseschneuzen** agg.: graph.
☞ *O; Beine; Naseschneuzen agg.*

◦ **Nasswerden,** durch: **Rhus-t.**

◦ **Reiben** amel.: phos.
☞ *O; Beine; Reiben; amel.*

◦ **Ruhe,** während: nit-ac.[1]
☞ *O; Beine; Ruhe; agg.*

◦ **Schlaf**:

◦ ◦ **Einschlafen,** beim: kali-c. **Kalm. Lach.**

◦ ◦ **nach** Schlaf agg.: carc.[207] plan.

◦ ◦ ◦ **kurzem,** nach: carc.[207]

◦ ◦ **verhindert** Schlaf: ange-s.[255]

◦ **Schwangerschaft,** während: verat.
☞ *O; Beine; Schwangerschaft, während*

◦ **Schweiß,** während: acon.[5] **Am-c.**[5] bell.[5] bry.[5] **Calc.**[5] graph.[5] ign.[5] **Lyc.**[5] merc.[5] mez.[5] nux-v.[5] ph-ac.[5] puls.[5] **Sep.**[5] sil.[5] staph.[5] **Sulph.**[5]

◦ **Sitzen**:

◦ ◦ **agg.**: agar.[1] alum. am-c.[1] am-m.[1] anac.[1] ant-c.[1] arg. arg-n. ars. bar-c.[1] brom. bry. carb-an.[1] carb-v. caust.[1] chin.[1] cina clem. coloc.[1] con.[1] crot-h. cycl.[1] dig. dios. **Dulc.** euph. indg. iod. kali-n.[1] **KALI-S.** led. lob. meny. mez. mosch. nat-m. nat-s. ph-ac. phos. **Pyrog. Rhod.** rhus-t.[1] ruta sep. sil. stann.[1] staph.[1] sulph. tarax. tela[192] valer.[58]

◦ ◦ **amel.**: cina **Puls.**
☞ *O; Beine; Sitzen; amel.*

◦ **Sprechen,** beim: ol-an.

◦ **Stehen**:

◦ ◦ **agg.**: **Agar.** alumn. arg. berb. caust.[1] dig.[1] **Kali-bi.** mez. nat-s. phos. podo. sil. tarax.
☞ *O; Beine; Stehen; agg.; während*

◦ ◦ **amel.**: cina tela[192]
☞ *O; Beine; Stehen; amel.*

◦ **Strecken,** Dehnen:

◦ ◦ **agg.**: ars. aur. berb. chin.[1] con.[1] dros. plan. ruta
☞ *O; Beine; Ausstrecken der Glieder; agg.*

◦ ◦ **amel.**: ozone[227]
☞ *O; Beine; Ausstrecken der Glieder; amel.*

◦ **Taubheitsgefühl** im anderen, mit: sil.

◦ **Treppensteigen,** beim: ars. bad. nat-m. thuj.
☞ *O; Beine; Steigen agg.; Treppensteigen*

◦ **Urinieren,** beim: nat-c.

◦ **Wehen,** Entbindung, während: cham.[54] vib.[54]

◦ **Wetter**:

◦ ◦ **feuchtem,** nassem, bei:

◦ ◦ ◦ **agg.**: **Dulc.** euph.[122] **Rhus-t. VERAT.**

◦ ◦ ◦ **amel.**: allox.[119]

◦ ◦ **kaltes** agg.: allox.[119]
☞ *O; Beine; Kälte; bei Kälte, in der Kälte*

◦ ◦ **Wetterwechsel,** durch: lach.[111]

➔ ◦ **erstreckt** sich:

◦ ◦ **abwärts**: agar. agn. anac.[1] ant-t.[36] ars.[1] aur-m. bar-c. berb.[111] bism.[1] calc. calc-p. carb-an.[1] caust. cham. chel. cocc. dulc.[1] kali-c. kalm. lach. lyc. mag-c. mag-m. meph.[36] nicc. nux-v. rhod. sil.[1] spig. thuj.[1] verb. zinc.

◦ ◦ **aufwärts**: bell.[1] carb-an.[1] caust.[1] con.[1] guai.[1] lach. lact. meny.[1] nat-m.[1] nit-ac. sulph. tarax.[1] xan.

◦ ◦ **Ferse**: cic.[36] kalm. sep.[1]

◦ ◦ **Füße**: kalm. ph-ac.[137] pic-ac. ptel. **Rhod.** still.

◦ ◦ **Hüften**: nit-ac. nux-v.

◦ ◦ **Hypogastrium**: caust.[1]

◦ ◦ **Knien,** zu den: cymbo-ci.[2184] nit-ac.[1]

◦ ◦ **Knöchel,** Fußgelenk: kali-bi. ptel.

◦ ◦ **Zehen,** zu den: agar. alum. calc. carbn-s.[25] kali-n. nux-v. **Rhod.** sep. zinc.

◦ ◦ ◦ **großer** Zeh: carbn-s.[25]

◦ **Innenseite,** medial: sulph.[1]

◦ **Außenseite,** lateral, links: amyg-p.[36]

◦ **oberer** Teil: am-c.[137] calc.[137] chel. cupr.[1] lyc.[137] nat-s.[137] ph-ac.[1] phyt.[137] puls.[137] sep.[137] sil.[137] staph.[137] sul-i.[137] til.[36]

◦ **unterer** Teil: meny.[1] nit-ac.[111]

◦ **Blutgefäße**: arist-cl.[119] bell-p.[119] brach.[36] calc-f.[149] cham.[1] pitu-a.[164]

◦ ◦ **Venen**:

◦ ◦ ◦ **V. saphena**: brach.[36] calc-f.[149]

◦ ◦ ◦ **Varizen**: arist-cl.[119] bell-p.[119]

◦ ◦ ◦ ◦ **Menses,** vor: arist-cl.[119]
☞ *O; Beine; Menses; vor*

◦ **Knochen**: acon. adam.[222] **AGAR.** agn. all-c. alum. alum-sil.[58] am-c. am-m. ambr. ammc.[8] anac.[36] anag.[8] ang. ant-c. apis aran.[25] arg.[1] arg-n. arn. ars. ars-s-f.[58] arum-d.[25] asaf. asar. asc-t.[36] aur.[58] aur-m. aur-m-n. bad. bamb-a.[1184] bapt. bar-c. bell.[1] berb.[36] bov. brom. bry.[1] bufo calc.[1] calc-p. canth. carb-ac. carb-an. carb-v. card-m. cast-eq.[85] caust. cham.[36] chel. chin.[1] chin-ar. chin-s.[36] cic. cina[36] clem. coc-c. cocc.[58] coff. colch. coloc.[1] com. con. crot-h. cupr.[210] cycl.[1] dig.[1] dios.[25] dros.[168] **Dulc.** ephe.[267] euph. euphr.[1] fago. ferr. ferr-i.[58] fl-ac. gamb. gels.[8] glyc-g. graph. grat. **Guai.**[1] hell.[1] hep. hura hydrog.[222] hyos. hyper.[36] ign. indg. iod.[1] ip.[38] kali-ar. **Kali-bi.** kali-c. **Kali-i.** kali-n. kali-s.[58] kalm.[58] lac-del.[204] lach.[102] lachn.[54] lam.[36] laur.[36] **Led.** lob-s.[25] **Lyc.**[1] lycps. mag-c. mag-m.[1] mag-s. maland.[122] mang. mang-acet.[1] mang-o.[102] meny.[1] **Merc.** merc-c.[85] merl. **Mez.**[1] mill. mosch. mur-ac.[1] musa[197] nat-c. nat-m. nat-s. nit-ac. nux-m. nux-v. ol-an.[36] ozone[227] par. petr.[1] ph-ac. phos.[1] **Phyt.** pic-ac. pier-b.[233] pip-m.[36] plat.[1] plb. plect.[36] plut-n.[222] polyp-p.[102] psil.[164] psor. puls.[1] ran-a. rat. rheum[1] rhod. rhus-t. rumx. ruta sabad. sabin. samb. sarr. sars.[1] sep. sil. spig.[1] spong. stann.[1] staph.[1] stram.[1] stront-c. stry. sul-i.[137] sulph. **SYPH.**[149] tarax. tarent. thal.[144] thuj. trom. tub. valer. verat. verat-v. verb.[85] vichy-g.[36] viol-t.[36] visc.[25] weil.[9] zinc.[36]
☞ *O; Beine; Knochen*

◦ ◦ **links**: chel.[25]
☞ *O; Beine; links*

◦ ◦ **rechts**: asc-t.[36]
☞ *O; Arme; rechts • O; Beine; rechts*

◦ ◦ **Bettwärme amel.**: agar. **Merc.** mez.
☞ *O; Beine; Bett, im; amel.*

◦ ◦ **Knochenmark**: mag-c.[1]

◦ ◦ **Periost**: chin.[1] hyper.

◦ ◦ **Knöchel**: agar.[1] all-c. alum. am-c.[1] ambr. ang.[36] apis arg.[1] arg-n. arn. arum-d.[25] bapt. berb.[36] bov. bry. calc. canth. carb-ac. chel. chin-s. cic.[36] clem. coc-c.[36] coff. coloc. con.[1] dios. gamb.[36] graph.[36] grat. hell.[1] hura[36] indg. iod. kali-bi. kali-c. kali-n.[1] lach. laur.[36] led. mag-m. mang. mez. mur-ac.[1] nat-c.[1] nat-m. nit-ac.[36] ol-an.[36] par. petr.[36] ph-ac.[36] phos. plb. plect.[36] puls. rheum[1] rhod. rhus-t. ruta samb.[1] sars. sil.[1] spig.[1] spong. staph.[36] stront-c. sulph.[36] syph.[56] tarax.[1] tarent. thuj.[1] valer. verat.[36] verat-v. verb.[85] viol-t.[36] zinc.[36]
☞ *O; Beine; Beine; Schienbein; Knöchel*

◦ ◦ **Wadenbein**: agar.[1] all-c. am-c.[1] ang.[36] apis arg. arg-n. arn. arum-d.[25] asaf. berb.[36] bov. bry. canth. carb-ac. chin-s. cic. clem. com.[36] con.[1] dios. dros.[36] fl-ac.[36] hura[36] kali-n.[1] lach. lam.[36] laur. led.[36] mag-m. mang. mur-ac.[1] nat-c.[1] nat-m.[36] par. petr.[36] pip-m.[36] rhod. ruta samb.[1] sarr.[36] sars. sep.[36] sil.[1] stront-c. sulph. thuj.[36] valer. zinc.

◦ ◦ ◦ **links**: arg.[36] com.[36] dios.[36] led.[36] nat-m.[36]
☞ *O; Beine; links*

◦ ◦ ◦ ◦ **abends**: dios.[36]
☞ *O; Beine; abends*

◦ ◦ ◦ ◦ **Stehen, beim**: arg.[36]
☞ *O; Beine; Stehen; agg.; während*

◦ ◦ ◦ **rechts**: asaf. bov.[36] fl-ac.[36] lam.[36] pip-m.[36]
☞ *O; Arme; rechts • O; Beine; rechts*

◦ ◦ ◦ ◦ **nachmittags**: bov.[36]
☞ *O; Beine; nachmittags*

◦ ◦ ◦ ◦ ◦ **erstreckt** sich zu den Knien: bov.[36]

◦ ◦ ◦ ◦ **Knöchel,** über dem: asaf.

◦ ◦ ◦ **Gehen,** beim: arg.[36]

◦ ◦ ◦ **erstreckt** sich zur Wade, nachts beim Erwachen und in Ruhe: dros.[36]

◦ ◦ ◦ **Knöchel, außen, lateral**: agar.[1] all-c. am-c.[1] ang.[36] apis arg. arg-n. arn. arum-d.[25] berb.[36] bov. bry. canth. carb-ac. chin-s. cic. clem. con.[1] dios. hura[36] kali-n.[1] lach. laur. mag-m. mang. mur-ac.[1] nat-c.[1] par. petr.[36] rhod. ruta samb.[1] sars. sil.[1] stront-c. sulph. thuj.[36] valer. zinc.
☞ *O; Beine; Beine; Schienbein; Knöchel; Außenseite, lateral*

◦ ◦ ◦ ◦ **links**: berb.[36]
☞ *O; Beine; links*

◦ ◦ ◦ ◦ **rechts**: ang.[36] arum-d.[25] thuj.[36]
☞ *O; Arme; rechts • O; Beine; rechts*

◦ ◦ ◦ ◦ **morgens,** im Bett: arg-n.

◦ ◦ ◦ ◦ **Gehen,** beim: arg. mang. sulph.

◦ ◦ ◦ ◦ **Sitzen,** beim: agar.[1] arg.[1]

◦ ◦ **Schienbein**: acon. adam.[222] **AGAR.** agn. alum. alum-sil.[58] am-c. am-m. ambr. ammc.[8] anac.[36] anag.[8] ang. ant-c. aran.[25] arg.[1] arg-n. arn. ars. ars-s-f.[58] asaf. asar. asc-t.[36] **Aur.** aur-m. **Aur-m-n.** bad. bamb-a.[1184] bapt. bar-c. bell.[1] berb.[36] bov. brom. bry.[1] bufo calc.[1] **Calc-p.** carb-ac. **Carb-an.** carb-v. card-m. **Cast-eq.**[85] caust. cham.[36] chel. chin.[1] chin-ar. chin-s.[36] cina[36] **Clem.** coc-c. coff. colch. coloc.[1] com. con. crot-h. cupr.[210] cycl.[1] dig.[1] dios.[25] dros.[168] **Dulc.** ephe.[267] euph. euphr.[1] fago. ferr. ferr-i.[58] fl-ac. gamb. gels.[8] glyc-g. graph. grat. **Guai.**[1] hell.[1] hep. hura hydrog.[222] hyos. hyper.[36] ign. indg. **Iod.**[1] ip.[38] kali-ar. **Kali-bi.** kali-c. **Kali-i.** kali-n. kali-s.[58] kalm.[58] lac-del.[204] **LACH.**[102] lachn.[54] laur.[36] **Led.** lob-s.[25] lyc.[1] lycps. mag-c. mag-m.[1] mag-s. maland.[122] mang. mang-acet.[1] mang-o.[102] meny.[1] **Merc.** merc-c.[85] merl. **Mez.**[1] mill. mosch. mur-ac.[1] musa[197] nat-c. nat-m. nat-s. **Nit-ac.** **Nux-m.** nux-v. ol-an.[36] ozone[227] par. petr.[1] **Ph-ac.** **Phos.**[1] **Phyt.** pic-ac. pier-b.[233] plut-n.[222] polyp-p.[102] psil.[164] psor. **Puls.**[1] ran-a. rat. rheum[1] rhod. **RHUS-T.** rumx. ruta sabad. sabin. samb. sarr. sars.[1] sep. sil. spig.[1] spong. stann.[1] staph.[1] stram.[1] stry. sul-i.[137] sulph. syph.[149] tarax. tarent. thal.[144] thuj. trom. tub. valer. verat. verat-v. verb.[85] vichy-g.[36] viol-t.[36] visc.[25] weil.[9] zinc.[36]
☞ *O; Beine; Beine; Schienbein*

◦ ◦ ◦ **links**: ammc.[36] anac.[36] ang.[1] arg.[1] aur. aur-m-n. berb.[36] bov. cina[36] dig.[1] dios.[25] glyc-g. guai.[1] led.[36] lob-s.[25] maland.[122] ozone[227] plut-n.[222] spig.[1]
☞ *O; Beine; links*

◦ ◦ ◦ ◦ **rechts,** dann: ozone[227]
☞ *O; Arme; rechts*

Beine; Unterschenkel; Knochen; Schienbein (Forts.)

○ ○ ○ ○ **abends** im Bett: arg.[1]

○ ○ ○ ○ **Ruhe,** bei: spig.[1]

○ ○ ○ ○ **Fußgelenk,** nahe dem: dios.[25]

○ ○ ○ **rechts**: agar. alum. ammc.[8] anac.[36] arg. asc-t.[36] aur-m-n.[85] bamb-a.[1184] bar-c.[10] berb.[36] carb-an.[1] cast-eq.[85] coloc.[1] dios.[25] ferr-i.[58] guai.[1] hydrog.[222] hyper.[36] ip.[38] lachn.[54] led.[36] lycps.[25] mez.[36] phos.[36] rat. sep.[1] staph.[1] stram.[1] vichy-g.[36] viol-t.[36]
☞ *O; Arme; rechts • O; Beine; rechts*

○ ○ ○ ○ **links,** dann: aur-m-n.[85]

○ ○ ○ ○ **Gehen,** beim, amel. bei Kontakt mit dem Boden: dios.[25]

○ ○ ○ ○ **Ruhe,** bei: coloc.[1] staph.[1]

○ ○ ○ **tagsüber**: clem.
☞ *O; Beine; tagsüber*

○ ○ ○ **morgens**: **Agar.** clem. kali-bi. kali-n.[1] lycps. phos.[1] psor.
☞ *O; Beine; morgens*

○ ○ ○ ○ **Bett,** im: psor.
☞ *O; Beine; Bett, im; agg.*

○ ○ ○ **vormittags**: agar. trom.
☞ *O; Beine; vormittags*

○ ○ ○ **mittags**: agar.
☞ *O; Beine; mittags*

○ ○ ○ **nachmittags**: agar. bamb-a.[1184]
☞ *O; Beine; nachmittags*

○ ○ ○ ○ **Sitzen,** beim: agar.
☞ *O; Beine; Sitzen; agg.; während*

○ ○ ○ **abends**: alum. ang. arg.[1] chin. con. grat. kali-i. kali-n. **Led.** lyc.[1] mez.[1] nat-c. sulph. thuj.
☞ *O; Beine; abends*

○ ○ ○ ○ **18** Uhr: arg.

○ ○ ○ ○ **19** Uhr: sulph.

○ ○ ○ ○ **21** Uhr: thuj.

○ ○ ○ ○ **Bett,** im: alum. arg.[1] con. lyc.[1] mez.[1]
☞ *O; Beine; Bett, im; agg.*

○ ○ ○ **nachts**: agar. **Aur.** carb-an. caust. dulc.[171] hep. **Kali-i.** kalm.[58] merc. mez. nit-ac. nux-v. **Ph-ac. Phyt.** psor. **RHUS-T.** stann.[1] syph.[149] visc.[25]
☞ *O; Beine; nachts; agg.*

○ ○ ○ ○ **Bett,** im: **Aur.** carb-an. dulc.[171] **Merc. Mez.** psor. **RHUS-T.**
☞ *O; Beine; Bett, im; agg.*

○ ○ ○ **plötzlich** auftretend und verschwindend: bamb-a.[1184]

<> ○ ○ ○ **Abstieg** von einem Berg, beim: bar-c.
☞ *O; Beine; Treppabgehen agg.*

○ ○ ○ **alte** Fraktur: mag-m.[1]

○ ○ ○ **Ausstrecken** des Beins agg.: aur.[58] chin.[1]
☞ *O; Beine; Ausstrecken der Glieder; agg.*

○ ○ ○ **Berührung,** bei: lyc.[1] phos.[1] puls.[1]

○ ○ ○ **Bewegung,** bei:

○ ○ ○ ○ **agg.**: anag.[8] berb. cycl.[1] sep.[1]
☞ *O; Beine; Bewegung; agg.; während*

○ ○ ○ ○ **amel.**: **Agar.** arg. arg-n. ars-s-f.[58] aur-m-n. **Dulc.** mang. meny.[1] psor. rhod. **Rhus-t.** valer. verat.
☞ *O; Beine; Bewegung; amel.*

○ ○ ○ **Druck** agg.: asc-t.[36]
☞ *O; Beine; Druck; agg.*

○ ○ ○ **Dysenterie,** bei: merc-c.[85]

○ ○ ○ **Gehen**:

○ ○ ○ ○ **agg.**: alum.[1] anac.[1] ang.[1] bry. carb-an. chin.[1] clem. coc-c. con. crot-h. cycl.[1] dig.[1] ign. lac-del.[204] mag-c. merc. merl. mez. nat-c.[1] nat-m. nat-s. **Nux-m.** phos. rhod. stry. sulph. thuj. zinc.[1]

○ ○ ○ ○ **amel.**: **AGAR.** aur-m-n. bar-c. chin. cycl.[1] dios.[25] **Dulc.** mang. nat-c.[1] **Tub.** valer. verat.

○ ○ ○ **Halsschmerzen,** nach: lach.[102]

○ ○ ○ **Hochlegen** der Beine amel.: aur. bar-c.
☞ *O; Beine; Heben der Beine; amel.*

○ ○ ○ **Kreuzen** der Beine, beim: **RHUS-T.**
☞ *O; Beine; Übereinanderschlagen, Kreuzen, der Beine; agg.*

○ ○ ○ **Liegen** agg.: puls.[137]
☞ *O; Beine; Liegen; agg.*

○ ○ ○ **Menses,** während: kali-c. sep. sil.
☞ *O; Beine; Menses; während*

○ ○ ○ **Schlaf,** verhindert: polyp-p.[102]

○ ○ ○ **Schmerzen** im Hinterkopf, mit: carb-v.

○ ○ ○ **Sitzen**:

○ ○ ○ ○ **agg.**: **Agar.** anac. aur-m-n. chin. coloc. cycl.[1] euph. euphr.[1] grat. led. mang-acet.[1] mez. mur-ac. nat-c.[1] sep.[1] staph. valer.

○ ○ ○ ○ **amel.**: cycl.[1] mang-acet.[1] mur-ac.[1]
☞ *O; Beine; Sitzen; amel.*

○ ○ ○ **Stehen,** im: agar. agn. alum. aur-m-n. mag-c. mang-acet.[1] rat.

○ ○ ○ **Wetter,** bei nassem: **Dulc.** mez. **Phyt. Verat.**

○ ○ ○ **zieht** die Zehen hoch: puls.[1]

○ ○ ○ **erstreckt** sich:

○ ○ ○ ○ **abwärts**: guai.[1] kali-n.[1] nat-c.[1] sars.[1] verat.[1] zinc.[1]

○ ○ ○ ○ **aufwärts**: sars.[1]

○ ○ ○ ○ **Füße**: mag-m.[1] sulph.

○ ○ ○ ○ **Großzehe,** zur: nat-c.[1]

○ ○ ○ ○ **Knöchel,** Fußgelenk: brom.

○ ○ ○ **Mitte** des Schienbeins: mez.[1]

○ ○ ○ **Gelenkköpfe**:

○ ○ ○ ○ **oberer** Teil des Schienbeins: bry.[1] psil.[164]

○ ○ ○ ○ ○ **Vorderseite**: psil.[164]

○ ○ ○ ○ **Knöchel,** innerer, medial: agar. arg. berb. bov. chel. coc-c. coff. hell.[1] hura indg. kali-bi. laur.[36] led. mez. nat-m. ol-an.[36] par. ph-ac.[36] puls. rheum[1] rhus-t. spig.[1] staph.[36] sulph.[36] syph.[56] tarax. tarent. verat-v. verb.[85] viol-t.[36] zinc.[36]
☞ *O; Beine; Beine; Schienbein; Knöchel; Innenseite*

○ ○ ○ ○ ○ **links**: ol-an.[36]

○ ○ ○ ○ ○ **rechts**: staph.[36] sulph.[36] tarent.

○ ○ ○ ○ ○ **abends** im Bett: led.

○ ○ ○ ○ ○ **Sitzen,** beim: berb. par. tarax.

○ ○ ○ ○ ○ **Gehen** agg.: puls.

◦ ◦ ◦ ◦ **Achillessehne,** und, zwischen: rheum[1]
☞ *O; Beine; Beine; Achillessehne*

◦ ◦ ◦ **stellenweise**: ambr. mag-c.

◦ ◦ ◦ ◦ **schmerzhaft**: ambr.

◦ **Muskeln**: bad.[25] calc.[1] cham.[36] gels.[25] pitu-a.[164]

◦ ◦ **mittags**: pitu-a.[164]
☞ *O; Beine; mittags*

◦ ◦ **vordere,** anterior: bad.[25]

◦ ◦ ◦ **Fuß** beugen und Treppen steigen agg.: bad.[25]
☞ *O; Beine; Steigen agg.; Treppensteigen*

◦ ◦ **M. peronäus**: cham.[36]

◦ ◦ **M. gastrocnemius, links**: gels.[25]

◦ **Sehnen**: acon.[36] aesc. aloe[36] alum.[1] am-c. am-m.[137] anac.[137] ant-t.[137] arg.[36] arist-m.[85] aur. aur-m-n.[85] bell.[1] benz-ac. berb.[36] bism.[1] bry. calad. calc. calc-caust.[85] camph.[36] cann-s. carb-ac. carb-an. caust.[36] chel. chin-s.[36] cic. cimic.[36] cinnb. coc-c.[36] colch. dios.[36] euphr. gamb.[36] graph. hedeo.[77] hep.[36] ign. kali-bi.[137] kali-c. kreos. laur.[36] led. lyc.[5] mag-c. med.[102] merc. merl. mez.[36] mill.[36] mit.[36] mur-ac.[8] myric.[36] naja[85] nat-ar.[102] nat-m.[36] nat-s. phys. pitu-a.[164] prun.[36] pyrus rat. rhod.[36] rhus-t. ruta[102] sabad.[36] sep.[137] sil.[1] still.[36] sul-ac. sulph.[36] tarent.[36] tet.[36] thuj.[184] upa.[36] valer.[36] zinc.[36]
☞ *O; Beine; Beine; Achillessehne*

◦ ◦ **Gehen,** beim: chin-s.

◦ ◦ **Achillessehne**: acon.[36] aesc. aloe[36] alum.[1] am-c. am-m.[137] anac.[137] ant-t.[137] arg.[36] arist-m.[85] aur. aur-m-n.[85] bell.[1] benz-ac. berb.[36] bism.[1] bry. calad. **Calc.** calc-caust.[85] camph.[36] **Cann-s.** carb-ac. **Carb-an.** caust.[36] chel. chin-s.[36] cic. cimic.[36] **Cinnb.** coc-c.[36] **Colch.** dios.[36] euphr. gamb.[36] graph. hedeo.[77] hep.[36] ign. **Kali-bi.**[137] kali-c. kreos. laur.[36] **Led.** **Lyc.**[5] mag-c. med.[102] **Merc.** merl. mez.[36] mill.[36] mit.[36] mur-ac.[8] myric.[36] naja[85] nat-ar.[102] nat-m.[36] nat-s. pitu-a.[164] prun.[36] rat. rhod.[36] rhus-t. ruta[102] sabad.[36] sep.[137] sil.[1] still.[36] sul-ac. sulph.[36] tarent.[36] tet.[36] thuj.[184] upa.[36] **Valer.**[36] **Zinc.**[36]
☞ *O; Beine; Beine; Achillessehne*

◦ ◦ ◦ **links**: arist-m.[85] benz-ac.[36] berb.[36] calc-caust.[85] caust.[36] chin-s.[36] cimic.[36] coc-c.[36] dios.[25] kali-bi.[36] myric.[36] prun.[36] rat.[36] sulph.[36] upa.[36]
☞ *O; Beine; links*

◦ ◦ ◦ ◦ **morgens**: sulph.[36]
☞ *O; Beine; morgens*

◦ ◦ ◦ ◦ **Beugen** des Knies, beim: upa.[36]
☞ *O; Beine; Beugen; agg.; Glieder, der*

◦ ◦ ◦ ◦ **Bewegung** agg.: myric.[36]
☞ *O; Beine; Bewegung; agg.; während*

◦ ◦ ◦ ◦ **Druck** agg.: myric.[36]
☞ *O; Beine; Druck; agg.*

◦ ◦ ◦ ◦ **Fußheben,** beim: berb.[36]
☞ *O; Beine; Heben der Beine; agg.*

◦ ◦ ◦ ◦ **Gehen** agg.: berb.[36] chin-s.[36] cimic.[36] coc-c.[36]

◦ ◦ ◦ ◦ ◦ **Freien,** im: cimic.[36]

◦ ◦ ◦ ◦ **Sitzen,** beim: berb.[36] caust.[36]
☞ *O; Beine; Sitzen; agg.; während*

◦ ◦ ◦ ◦ **erstreckt** sich aufwärts: rat.[36]

◦ ◦ ◦ **rechts**: acon.[36] arg.[36] dios.[36] laur.[36] mez.[36] mill.[36] nat-m.[36] tarent.[36] thuj.[36] zinc.[36]
☞ *O; Arme; rechts • O; Beine; rechts*

◦ ◦ ◦ ◦ **morgens**: dios.[36]
☞ *O; Beine; morgens*

◦ ◦ ◦ ◦ **Gehen** im Freiem, beim: acon.[36]

◦ ◦ ◦ **morgens**: sulph.
☞ *O; Beine; morgens*

◦ ◦ ◦ **nachmittags**: sulph.[36]
☞ *O; Beine; nachmittags*

◦ ◦ ◦ **abends**: aloe[36] alum. carb-an.
☞ *O; Beine; abends*

◦ ◦ ◦ **nachts**: mur-ac.
☞ *O; Beine; nachts; agg.*

◦ ◦ ◦ **Anstrengung,** bei: **Ign.**

◦ ◦ ◦ **Auftreten,** beim: rhod.[36]

◦ ◦ ◦ **Bein** herunterhängenlassen agg.: berb.
☞ *O; Beine; Herunterhängenlassen der Glieder; agg.*

◦ ◦ ◦ **Bewegung**:

◦ ◦ ◦ ◦ **agg., fortgesetzte amel.**: pitu-a.[164]
☞ *O; Beine; Bewegung; amel.; fortgesetzte*

◦ ◦ ◦ ◦ **amel.**: alum. aur.[36] sabad.[36] valer.
☞ *O; Beine; Bewegung; amel.*

◦ ◦ ◦ **Gehen**:

◦ ◦ ◦ ◦ **während**: am-m.[137] ant-t.[137] berb. bry. camph.[36] chin-s.[36] cimic. **Cinnb.** coc-c. colch.[137] hep.[36] **Ign.** kali-bi. mag-c. merc.[1] mur-ac.[1] sil.[1] tet.[36] thuj.

◦ ◦ ◦ ◦ ◦ **schnell**: mag-c. thuj.

◦ ◦ ◦ ◦ ◦ **Zehen** läuft, wenn er auf den: kali-bi.

◦ ◦ ◦ ◦ **nach**: cinnb. coc-c. merc.

◦ ◦ ◦ ◦ **amel.**: alum. kali-bi. rhod. rhus-t. valer.[58]

◦ ◦ ◦ ◦ ◦ **fortgesetztes** Gehen: **Kali-bi.** **Rhod.** **Rhus-t.** valer.[58]

◦ ◦ ◦ **Ischialgie,** bei: sep.[137]

◦ ◦ ◦ **Liegen**:

◦ ◦ ◦ ◦ **amel.**: **Mur-ac.**[8]
☞ *O; Beine; Liegen; amel.*

◦ ◦ ◦ ◦ **Bett,** im: hep.[1]
☞ *O; Beine; Liegen; agg.; Bett, im*

◦ ◦ ◦ **Ruhe,** während: alum.[1] aur. sabad.[36]
☞ *O; Beine; Ruhe; agg.*

◦ ◦ ◦ **Schwellung,** mit: kali-bi.[137]

◦ ◦ ◦ **Sitzen,** beim: aur-m-n.[85] **Mur-ac.**[8] valer.[36]
☞ *O; Beine; Sitzen; agg.; während*

◦ ◦ ◦ **Stehen** agg.: benz-ac. berb.[36] rat.
☞ *O; Beine; Stehen; agg.; während*

◦ ◦ ◦ **Strecken** des Beines, Radfahren, beim: thuj.[184]
☞ *O; Beine; Ausstrecken der Glieder; agg.*

◦ ◦ ◦ **Treppensteigen,** beim: rhus-t.
☞ *O; Beine; Steigen agg.; Treppensteigen*

◦ ◦ ◦ **erstreckt** sich aufwärts: rat.

◦ ◦ ◦ **Insertion**: bism.[1] colch.

Beine; Unterschenkel (Forts.)

◦ **Waden**: acon. adam.[222] aegle.[192] aesc. agar.[36] agn. allox.[119] aloe alum.[1] alum-sil.[58] am-c. am-m. ambr.[5] amyg-p.[36] **Anac.** androc.[222] ang. ant-c.[1] ant-t. aran.[192] arg. arg-n. **Arn. Ars.** ars-i.[25] arund. asaf. aster. aur. aur-m. aur-m-n. bad.[25] bamb-a.[1184] bapt. bell. bell-p.[119] benz-ac.[36] berb. bism.[1] boerh.[192] bor. brass.[222] bros-g.[259] bry. but-ac.[119] **Cact.** cahin. **CALC.** calc-f.[119] calc-p.[36] calc-sil.[58] calx-b.[194] camph. cann-i. canth. caps. carb-an. carb-v. carbn-s. carn-g.[264] cassi-f.[192] cassi-s.[192] cast. caul. caust. cham. chel. chim. chim-m.[8] chin.[1] chlol. chlorpr.[149] cic.[8] cina cinnb. cist. clem. coc-c. coca cocc. colch. coloc. con. croc. crot-h. cupr.[102] cycl.[1] dig. digin.[36] dios.[25] dros. dulc.[1] **Elaps** eug. eup-per. euph. euphr. eupi. fago. falco-p.[265] ferr. ferr-i. fl-ac. gamb. **Gels.**[36] germ.[222] gins. glon. granit-m.[194] **Graph.**[1] grat. gua.[25] guai. gymn. haliae-lc.[222] hell. hyos. hyper. ign. indg. iod.[36] irid.[222] iris[25] jal. jatr. jug-c. **Kali-bi.** kali-br. kali-c. kali-chl.[58] kali-i. kali-n. kali-p. kali-sil.[58] kalm. kola[1184] kres.[149] lac-ac. lac-del.[204] lach. laur. led. lepro.[197] lith-c. lob. lob-c.[85] lol.[85] **Lyc.**[1] lycps. lyss. m-aust.[1] mag-c. mag-m.[1] manc. mang. mang-acet.[1] mangi.[197] med. meny.[1] merc. merc-c. merc-cy.[25] **Merc-i-r.**[137] mez. mit.[36] mosch. mur-ac. musa[197] myric.[25] myris. nat-ar. nat-c. nat-m. nat-p. nat-s. neon[222] nit-ac.[1] nux-m. **Nux-v.** olnd. onos. ox-ac. par. paraf.[77] ph-ac. phel. phos. phys.[111] pic-ac. pier-b.[233] pip-m. pitu-a.[164] plat.[1] plb. plut-n.[222] prot.[193] ptel. **Puls.** puls-n. pyrus ran-b. ran-s. raph. rat. **Rhus-t.** rhus-v. rumx. sabad. sabin. sal-ac.[8] sang. sars. sec. sel. sep.[1] sil. sin-n. sol[29] spig. spong. stann. staph. stel.[77] strep-s.[197] stroph-s.[119] stry. sul-ac.[36] sul-i.[58] sulph. sumb.[25] tab. tarax.[1] tarent. tela[192] **Ter.** term-c.[192] teucr. thuj. tril-c.[36] tub.[85] tung.[252] tylo-i.[192] ulm.[72] upa. valer. verat. verat-v. verb.[1] vesp.[85] viol-t. visc.[25] x-ray[119] xan.[102] zinc.
☞ *O; Beine; Beine; Waden*

◦ ◦ **abwechselnd** mit:

◦ ◦ ◦ **Drücken**: gins.
☞ *A; Abwechselnd mit*

◦ ◦ ◦ **Schmerzen** in:

◦ ◦ ◦ ◦ **Arm,** amel. durch Gehen und Reiben: valer.[85]
☞ *A; Abwechselnd mit*

◦ ◦ ◦ ◦ **Fußsohle**: sulph.
☞ *A; Abwechselnd mit*

◦ ◦ **links**: amyg-p.[36] ars-i.[25] bros-g.[259] carn-g.[264] gels.[36] haliae-lc.[222] lob-c.[85] lycps.[25] merc-cy.[25] neon[222] tylo-i.[192]
☞ *O; Beine; links*

◦ ◦ ◦ **rechts,** nach, **morgens**: carn-g.[264]
☞ *O; Beine; morgens*

◦ ◦ **rechts**: agar. bad.[25] brass.[222] bros-g.[259] caust. digin.[36] dios.[25] gels.[36] iris[25] phys.[111] rat. sal-ac.[8] sumb.[25] tarax.[1] term-c.[192] xan.[102]
☞ *O; Arme; rechts • O; Beine; rechts*

◦ ◦ ◦ **Berührung** amel.: tarax.[1]

◦ ◦ ◦ **Treppensteigen** agg.: brass.[222] digin.[36]
☞ *O; Beine; Steigen agg.; Treppensteigen*

◦ ◦ **morgens**: anac.[137] calc-p. gels. lycps. nat-p. plut-n.[222] rhus-t.
☞ *O; Beine; morgens*

◦ ◦ ◦ **Aufstehen** aus dem Bett, beim: anac.[137] nat-p.
☞ *O; Beine; Aufstehen; agg.; Bett, aus dem; während*

◦ ◦ ◦ **Erwachen,** beim: gels. lycps. plut-n.[222]

◦ ◦ ◦ **Treppabgehen,** beim: rhus-t.
☞ *O; Beine; Treppabgehen agg.*

◦ ◦ **nachmittags**: agar.[1] cast. grat. mag-c. nat-c. nat-m. rhus-t. valer.
☞ *O; Beine; nachmittags*

◦ ◦ ◦ **16** Uhr:

◦ ◦ ◦ ◦ **liegt** auf dem Rücken, mit angewinkelten Beinen: nat-m.
☞ *O; Beine; Beugen; agg.; Glieder, der • O; Beine; Liegen; agg.; Rücken, auf dem*

◦ ◦ ◦ ◦ **rechte** Bein über das linke legt, wenn er das: valer.

◦ ◦ ◦ **17** Uhr: cast. valer.
☞ *O; Beine; nachmittags; 17 Uhr*

◦ ◦ **abends**: alum.[1] am-m. anac.[85] bamb-a.[1184] calc. coca ferr-i. mag-m. nat-s. nux-v. **Puls.** ran-b. rat. sil. stann. staph. sulph.[1] verat.
☞ *O; Beine; abends*

◦ ◦ ◦ **Anwinkeln** der Knie beim Sitzen, durch: coca

◦ ◦ ◦ **Bett,** im: anac.[85] mag-m. sil. staph.
☞ *O; Beine; Bett, im; agg.*

◦ ◦ **nachts**: anac. arg-n. ars.[1] bros-g.[259] calc-f.[119] cham. **Gels.** graph.[1] lyc. mur-ac. nux-v. pic-ac. sabad. sulph. vesp.[85]
☞ *O; Beine; nachts; agg.*

◦ ◦ ◦ **Strecken** amel.: calc-f.[119]
☞ *O; Beine; Ausstrecken der Glieder; amel.*

◦ ◦ **Abdecken** amel.: calc-f.[119]

◦ ◦ **Anstrengung** agg.: cassi-f.[192] lepro.[197] musa[197]

◦ ◦ **Anziehen** der Stiefel, beim: graph.

◦ ◦ **Aufstehen,** beim: graph.
▤ *ALLGEMEINES; C; Schmerz; morgens; Aufstehen; beim*

◦ ◦ **Auftreten,** beim: calc.[1] sil.

◦ ◦ **Baden,** nach: pip-m.

◦ ◦ **Berührung,** bei: ant-c.[1] **Calc.**

◦ ◦ **Bett,** im: am-m.
☞ *O; Beine; Bett, im; agg.*

◦ ◦ **Beugen,** beim:

◦ ◦ ◦ **Fuß,** den: calc.

◦ ◦ ◦ **Unterschenkel,** den: chel.

◦ ◦ **Bewegung,** bei:

◦ ◦ ◦ **agg.**: berb. bry. calc. cassi-s.[192] caust.[1] cham. cocc. mangi.[197] myric.[25] nat-c.[1] **Nux-v.** plb. rumx.
☞ *O; Beine; Bewegung; agg.; während*

◦ ◦ ◦ ◦ **Füße,** der: caust.[1] cham.

◦ ◦ ◦ ◦ ◦ **Zehen,** und: caust.[1]

◦ ◦ ◦ **amel.**: agar. am-c. ars-i. cupr. dulc.[1] indg. rat. **Rhus-t.** sabad. strep-s.[197] sulph. valer.
☞ *O; Beine; Bewegung; amel.*

◦ ◦ **Druck**:

◦ ◦ ◦ **agg.**: chel.[25] tylo-i.[192]
☞ *O; Beine; Druck; agg.*

◦ ◦ ◦ **amel.**: boerh.[192] cassi-s.[192] eupi. mangi.[197] plb. tela[192]
☞ *O; Beine; Druck; amel.*

◦ ◦ ◦ ◦ **leichter**: boerh.[192]

◦ ◦ **Entbindung,** nach der: cupr.[102]
☞ *M; Entbindung, nach der*

◦ ◦ **Essen,** nach dem: bry. clem.
☞ *O; Beine; Essen; nach*

◦ ◦ **Froststadium** im Fieber, während: **Ars.** thuj.
☞ *O; Beine; Fieber; während; Froststadium im Fieber*

◦ ◦ **Gehen**:

◦ ◦ ◦ **agg.**:

◦ ◦ ◦ ◦ **während**: adam.[222] alum. anac. arg-n.[36] **Ars.** arund. **CALC.** cann-i. canth. caps. **Carb-an.** cassi-s.[192] chel. chin.[1] fago. germ.[222] grat. gymn. ign. iris jatr. lyc.[1] merc. mez. mur-ac. myric. nat-c.[54] nat-p. nit-ac.[111] **Nux-v.** olnd. onos. plb. puls. ran-b. sil.[1] spig. spong. staph.[1] sulph. thuj. tylo-i.[192] verat-v. viol-t. x-ray[119] zinc.

◦ ◦ ◦ ◦ ◦ **Freien,** im: chin.[1] fago. merc. mez. nat-c.[54] sil.[1]

◦ ◦ ◦ ◦ **nach**: am-m. cinnb. prot.[193] **Rhus-t.**

◦ ◦ ◦ **amel.**: agar. arg. dros. kali-i. rhus-t. strep-s.[197] sulph.[1] valer.

◦ ◦ **Hochziehen** der Füße amel.: cham.

◦ ◦ **Husten,** beim: **Nux-v.**
☞ *O; Beine; Husten agg.*

◦ ◦ **Kratzen**:

◦ ◦ ◦ **agg.**: chel.[1]
☞ *O; Beine; Kratzen; agg.*

◦ ◦ ◦ **amel.**: staph.[1]
☞ *O; Beine; Kratzen; amel., der wundschmerzhaften Teile*

◦ ◦ **Kreuzen** der Beine, beim: dig. valer.
☞ *O; Beine; Übereinanderschlagen, Kreuzen, der Beine; agg.*

◦ ◦ **Liegen**:

◦ ◦ ◦ **agg.**: berb. puls. valer.
☞ *O; Beine; Liegen; agg.*

◦ ◦ ◦ ◦ **gekreuzten** Beinen, mit: valer.
☞ *O; Beine; Übereinanderschlagen, Kreuzen, der Beine; agg.*

◦ ◦ ◦ **amel.**: nux-m.
☞ *O; Beine; Liegen; amel.*

◦ ◦ **Massage** amel.: pitu-a.[164]

◦ ◦ **Menses,** während: berb. mag-m.[1]
☞ *O; Beine; Menses; während*

◦ ◦ **Mittagessen,** nach dem: canth. grat.

◦ ◦ **Reiben**:

◦ ◦ ◦ **agg.**: cassi-s.[192] thuj.
☞ *O; Beine; Reiben; agg.*

◦ ◦ ◦ **amel.**: cast. nat-s. ph-ac.[1]
☞ *O; Beine; Reiben; amel.*

◦ ◦ **Ruhe** agg.: strep-s.[197]
☞ *O; Beine; Ruhe; agg.*

◦ ◦ **Schwellung,** mit Gefühl von: gua.[25]

◦ ◦ **Schwindel,** bei: **Ambr.**[5]

◦ ◦ **Sitzen**:

◦ ◦ ◦ **agg.**: agar. am-m. ars. asaf. berb. bros-g.[259] cast. cina clem.[1] coloc. dros. euph. indg. jatr. kali-i. mang. mur-ac.[1] plat.[1] puls. rat. rhus-t. sul-ac. sulph. tarax.[1] tela[192] tylo-i.[192] valer.

◦ ◦ ◦ **amel.**: tarax.
☞ *O; Beine; Sitzen; amel.*

◦ ◦ **Stehen**:

◦ ◦ ◦ **agg.**: arg-n.[36] arn. arund. berb. bros-g.[259] coloc. euph. euphr. ign. iris kali-i. mag-m.[1] nat-s. nux-m. sulph. tylo-i.[192]
☞ *O; Beine; Stehen; agg.; während*

◦ ◦ ◦ **amel.**: tela[192]
☞ *O; Beine; Stehen; amel.*

◦ ◦ **Steifheit,** mit tetanischer: cic.[8]

◦ ◦ **Strecken,** Dehnen agg.: cassi-s.[192] graph.[1]
☞ *O; Beine; Ausstrecken der Glieder; agg.*

◦ ◦ **Stuhlgang,** während: mangi.[197]
☞ *O; Beine; Stuhlgang; beim*

◦ ◦ **Treppabgehen,** beim: **Arg.** puls-n.
☞ *O; Beine; Treppabgehen agg.*

◦ ◦ **Treppensteigen,** beim: arg-n. rhus-t. sulph.
☞ *O; Beine; Steigen agg.; Treppensteigen*

◦ ◦ **Wärme**:

◦ ◦ ◦ **agg., Bettwärme**: plb.

◦ ◦ ◦ **amel.**: ars.[1] nux-v. plb. upa.

◦ ◦ ◦ ◦ **Bettwärme**: **Nux-v.** plb. upa.

◦ ◦ **Zimmer,** im amel.: grat.
☞ *O; Beine; Zimmer; amel.; warmes Zimmer*

➜ ◦ ◦ **erstreckt** sich:

◦ ◦ ◦ **abwärts**: agar.[1] alum. arn. bism.[1] carb-v. caust. chel. coc-c. eupi. fl-ac. mag-m. ph-ac. phel. sang. sulph. thuj. zinc.

◦ ◦ ◦ **Achillessehne,** zur: fl-ac.

◦ ◦ ◦ **aufwärts**: arn. guai. mag-m. manc. xan.

◦ ◦ ◦ **außen,** nach: berb.

◦ ◦ ◦ **Ferse,** zur: coloc. mag-m.[1] sang.

◦ ◦ ◦ **Knie,** zum: chel. nat-s. rhus-t.

◦ ◦ ◦ ◦ **Kniekehle**: nat-s. rhus-t.

◦ ◦ ◦ **Knöchel,** Fußgelenk: tylo-i.[192]

◦ ◦ ◦ **Oberschenkel,** zum: chel. haliae-lc.[222]

◦ ◦ ◦ **Sakrum,** zum: merc-i-r.[137]

◦ ◦ ◦ **Schienbein** abwärts, das: led.

◦ ◦ ◦ **Zehen,** zu den: sulph.

◦ ◦ **innen,** medial: irid.[222]

◦ ◦ **über** den Waden: sep.[1]

◦ ◦ **Mitte** der Waden: nit-ac.[1]

◦ ◦ **unterhalb** der Waden: lyc.[1] meny.[1] sep.[1]

◦ ◦ ◦ **nahe** dem inneren Knöchel: meny.[1]

◦ ◦ **Muskel,** M. gastrocnemius: agar.[36] benz-ac.[36] calc-p.[36] gels.[36] iod.[36] mit.[36] sul-ac.[36]

◦ ◦ ◦ **links**: gels.[36] mit.[36]
☞ *O; Beine; links*

◦ ◦ ◦ **rechts**: sul-ac.[36]
☞ *O; Arme; rechts • O; Beine; rechts*

Beine; Unterschenkel; Waden; Muskel, M. gastrocnemius (Forts.)

◦ ◦ ◦ **vormittags**: calc-p.[36]
☞ *O; Beine; vormittags*

◦ ◦ ◦ **Sitzen,** beim, Stehen amel.: agar.[36]
☞ *O; Beine; Sitzen; agg.; während • O; Beine; Stehen; amel.*

◦ **stellenweise**: petr. sil.

◦ ◦ **Geschwür,** nach: petr.

- **Knöchel,** Fußgelenk: abrot. absin.[36] acon. act-sp.[102] adam.[222] aegle.[192] agar. agar-ph.[36] agn.[5] **All-c.** all-s. aloe alum. alum-sil.[58] alumn. am-br.[25] am-c.[1] am-m. ambr. ammc. amyg-p.[36] anac. androc.[222] **Ang.** ant-c.[1] **Ant-t.** apis apoc. aran. arg. arg-n. **Arn.** ars.[1] ars-i. arum-d.[25] arum-t.[22] asaf.[5] asar. asc-t.[36] aster.[36] aur. aur-m-n. ba-sv. bamb-a.[1184] bapt. bar-acet.[1] bar-c. bell. benz-ac.[36] berb. bism. **Bol.** bor.[1] bov. brom. bry. bufo but-ac.[102] cact. calc.[1] calc-p. calc-sil.[58] camph. cann-i.[36] cann-s. canth. caps. carb-ac. **Carb-an.** carb-v.[1] carbn-s.[58] cast-eq. **Caul. Caust.**[1] cedr.[25] cere-b.[36] **Cham. Chel.** chin.[1] chin-ar. chin-s.[36] chion.[85] chlf. choc.[222] chr-ac.[54] cic.[1] cimic.[8] cinnb.[137] citl-v.[197] clem. coc-c.[36] coca cocc. cod.[25] coff. colch. coloc.[1] com. con.[1] conv.[38] **Cop.**[36] croc.[72] crot-h. croto-t. cupr. cupr-acet.[45] cycl.[85] dig. digin.[36] dios.[25] dros. dulc.[1] dys-co.[136] erig.[25] euon.[102] eup-per. euph.[1] falco-p.[265] ferr.[36] ferr-ar. ferr-p.[85] fl-ac. form. gamb.[36] gels.[64] gink.[227] gins. gnaph. gran. graph. grat. gua.[85] **Guai.**[1] haliae-lc.[222] ham. ***harp.***[1184] hedeo.[77] hell. hep.[1] hura[36] hyos. hyper. ign. indg. inul.[36] iod.[1] iodof.[8] irid.[222] jatr.[36] jug-c. junc.[123] kali-bi. kali-c. kali-n.[1] kali-sil.[58] **Kalm.**[36] kola[1184] kreos. **Lac-ac.** lac-c. lac-d.[58] lach.[36] lachn.[144] lact. lappa[102] lath.[102] laur.[36] **LED.** lil-t. **Lith-c.** lith-m. lob-s.[85] lol.[36] **Lyc.** lycps.[25] lyss. macrin.[36] mag-c.[1] mag-m.[137] manc. mang. mang-acet.[1] mang-m. med. meny.[1] merc. merc-i-f. merl. **Mez.** mosch. mur-ac.[1] naja nat-ar. nat-c.[1] nat-m.[1] nat-p. nat-s. nat-sil.[58] nit-ac. nit-s-d.[36] nux-v. ol-an.[36] ol-j. olnd.[5] osm. ox-ac. par.[5] pers.[36] petr.[1] ph-ac.[1] **Phos.**[1] phys. **Phyt.** pitu-a.[164] plan. plat.[1] plb. plect.[36] podo.[102] polyg-s.[102] polyp-p.[36] **Prop.**[72] prun.[85] psor. ptel. puls. puls-n.[36] rad-br.[102] ran-b.[5] rat. **Rheum**[1] rhod.[122] rhus-t. rhus-v.[25] rumx. ruta sabin. **Sal-ac.** samb.[1] sang. sars. sel. seneg. sep. sil.[1] sin-n. spig.[1] spong.[1] stann.[1] staph. stel.[102] stict.[25] stram.[1] stront-c.[162] stry.[36] sul-ac. sul-i. sulph.[1] syc-co.[136] syph.[56] tab. taosc.[270] tarax.[1] tarent.[192] tax. tell. tep. tet.[36] teucr. thal.[144] thuj. til. trim.[85] trom. tub.[85] tung.[252] urt-u.[25] valer. verat. verat-v. verb.[85] viol-o. viol-t.[36] **Visc.**[102] xan. zinc.[36]

◦ **abwechselnd** mit Schmerz in Schulter und Ellbogen: visc.[102]
☞ *A; Abwechselnd mit*

◦ **links**: acon.[36] all-c.[36] alum.[36] amyg-p.[36] ang.[36] arum-t.[22] asc-t.[36] aster.[36] bamb-a.[1184] bry.[36] cann-i.[36] **Caul.** chel.[36] chion.[85] dios.[36] erig.[25] gels.[64] haliae-lc.[222] iodof.[8] jatr.[36] kalm.[36] lach.[36] lycps.[25] nit-s-d.[36] phos.[36] plb.[36] prun.[85] puls-n.[36] rumx.[36] sulph.[36] tab.[36] tet.[36] verat.[36]
☞ *O; Beine; links*

◦ ◦ **rechts,** dann: bamb-a.[1184]
☞ *O; Arme; rechts*

◦ ◦ **15** Uhr: tab.[36]

◦ ◦ **morgens,** Treppensteigen, beim: alum.[36]

◦ ◦ **abends**: dios.[36]
☞ *O; Beine; abends*

◦ ◦ **Bewegung** agg.: nit-s-d.[36]
☞ *O; Beine; Bewegung; agg.; während*

◦ ◦ **Gehen** agg.: alum.[36] aster.[36] erig.[25] iodof.[8] sulph.[36]

◦ ◦ ◦ **Freien,** im: iodof.[8]

◦ ◦ **Sitzen,** beim: bry.[36] dios.[36]

◦ ◦ **Stehen,** beim: **Sulph.**[36]
☞ *O; Beine; Stehen; agg.; während*

◦ ◦ **erstreckt** sich:

◦ ◦ ◦ **Hüfte,** zur: puls-n.[36]

◦ ◦ ◦ **Knie,** zum: plb.[36]

◦ ◦ ◦ **Wade,** zur: phos.[36]

◦ **rechts**: agar. all-c.[36] amyg-p.[36] aster.[36] benz-ac.[36] cann-i.[36] carb-ac.[25] carbn-s.[25] cedr.[25] chel.[122] citl-v.[197] cop.[36] digin.[36] dios.[36] dros. harp.[1184] jatr.[36] kali-n.[1] lil-t.[25] lob-s.[36] macrin.[36] nat-m.[1] nat-s.[36] osm. rat. samb.[1] stict.[25] stry.[36] tarent.[192] verat.[36]
☞ *O; Arme; rechts • O; Beine; rechts*

◦ ◦ **morgens**: all-c.[36] dios.[36]
☞ *O; Beine; morgens*

◦ ◦ **nachmittags**: dios.[36] verat.[36]
☞ *O; Beine; nachmittags*

◦ ◦ ◦ **14** Uhr: dios.[36]

◦ ◦ ◦ **15** Uhr: dios.[36]

◦ ◦ **abends**: dios.[36]
☞ *O; Beine; abends*

◦ ◦ **Beugen** agg.: citl-v.[197]

◦ ◦ **Bewegung,** zu Beginn der: citl-v.[197]
☞ *O; Beine; Bewegung; agg.; Beginn, zu*

◦ ◦ **Gehen** agg.: amyg-p.[36] chel.[122] digin.[36]

◦ ◦ **erstreckt** sich zum Schienbein: nat-s.[36]

◦ **tagsüber**: mang-m.
☞ *O; Beine; tagsüber*

◦ **morgens**: all-c. alumn. ang. camph. carb-ac. carbn-s. coca dig. dios. graph. harp.[1184] ign. **Led.** lyc. mag-c. mez. nat-s. nit-ac. nux-v. plb. psor. puls.[1] rheum[1] sep.[36] sulph.
☞ *O; Beine; morgens*

◦ ◦ **Aufstehen**:

◦ ◦ ◦ **während**: dig. nat-s. nit-ac.

◦ ◦ ◦ **nach**: rheum[1]

◦ ◦ **Auftreten,** beim: graph. psor. rheum[1]

◦ ◦ ◦ **Schritt,** bei jedem: graph. psor.

◦ ◦ **Berührung,** bei: sep.[36]

◦ ◦ **Bett,** im: carbn-s.
☞ *O; Beine; Bett, im; agg.*

◦ ◦ **Erwachen,** beim: mez. nat-s. sulph.

◦ ◦ **Fußbewegung,** bei: puls.[1]

◦ ◦ **Gehen**:

◦ ◦ ◦ **agg.**: alumn. ang. camph. dig. harp.[1184] ign. mez. nat-s. nux-v. plb. psor.

◦ ◦ ◦ ◦ **verhindert** Gehen: dig. nat-s.

◦ ◦ ◦ **amel.**: sulph.

◦ ◦ **Stehen,** im: coca

◦ ◦ **vormittags**: cham. chin-s. kali-c.[1]
☞ *O; Beine; vormittags*

◦ **mittags**: con. kali-bi.
☞ *O; Beine; mittags*

◦ ◦ **abends, bis**: con.

◦ **nachmittags**: carbn-s. con. dios. hyos. indg. lyc. polyp-p.[36] ptel. rhus-v.[25] tab. tax. trom. valer. verat.
☞ *O; Beine; nachmittags*

◦ ◦ **15** Uhr: lyc. polyp-p.[36] tab. tax.

◦ ◦ **17** Uhr: lyc.
☞ *O; Beine; nachmittags; 17 Uhr*

◦ **abends**: croto-t. dios.[36] fl-ac. gran. indg. kali-c.[1] led. lyc. merc. nat-c. nat-s. plan. ptel. rhus-v.[25] samb.[1] stram.[1] stront-c. sulph. verat. zinc.
☞ *O; Beine; abends*

◦ ◦ **Bett,** im: lyc. samb.[1] zinc.
☞ *O; Beine; Bett, im; agg.*

◦ ◦ **Gehen,** beim: fl-ac. verat.

◦ ◦ **Liegen,** beim: nat-s. plan.
☞ *O; Beine; Liegen; agg.*

◦ ◦ **Sitzen,** beim: dios.[36]
☞ *O; Beine; Sitzen; agg.; während*

◦ **nachts**: agar. cham. coca dros. kali-c.[1] lyc. mag-m.[137] nat-m. petr.[1] phos.[1] **Sulph.** thal.[144]
☞ *O; Beine; nachts; agg.*

◦ ◦ **23** Uhr - **7** Uhr: sulph.

◦ ◦ **2** Uhr: agar.

◦ ◦ **Erwachen,** beim: kali-c.[1] lyc. nat-m.

◦ ◦ **Liegen,** beim: dros.
☞ *O; Beine; Liegen; agg.*

◦ ◦ **Stehen,** beim: coca
☞ *O; Beine; Stehen; agg.; während*

◦ **Mitternacht**: ambr. coloc. led. stront-c.

◦ ◦ **Bewegung** agg.: led.
☞ *O; Beine; Bewegung; agg.; während*

◦ ◦ **Erwachen,** beim: ambr. coloc.

<> ◦ **Anstrengung,** nach: adam.[222] valer.[58]

◦ **Aufstehen,** nach: coloc. tet.[36]

◦ ◦ **Sitz,** von einem: tet.[36]
☞ *O; Beine; Aufstehen; agg.; Sitzen, vom; nach*

◦ **Auftreten** agg.: alum. anac. ars.[1] bor.[1] bry. caust. chel. coloc. graph. kali-c. **LED.** mag-c.[1] **Mez.** nat-m.[1] nat-s. phos.[1] psor. rhus-t. sil.[1]

◦ ◦ **Fehltritt,** bei: caust. chel. coloc. **LED.**
☞ *O; Beine; Fehltritt, nach einem*

◦ ◦ **linken** Fuß, **mit dem**: anac.

◦ **Baden** amel.: aegle.[192]

◦ **Bandage,** enge, **amel.**: tarent.[192]
▥ *ALLGEMEINES; M; Hochbinden oder Bandagieren amel.*

◦ **Berührung** agg.: ars.[1] graph.[1] kali-n.[1] lyc. mur-ac.[1] nat-m.[1] plat.[1] sep.

◦ ◦ **Gehen,** und: nat-m.[1]

◦ **Beugen** agg.: chin-s.

◦ **Beugen** von Seite zu Seite, beim: caust.

◦ **Bewegung**:

◦ ◦ **11.30 Uhr, muss sich bewegen**: absin.[36]

◦ ◦ **agg.**: adam.[222] agar-ph.[36] **Arn.** ars.[1] bar-c. bol. bry. bufo **Cham. Chel.** cocc. fl-ac. **Guai.** kali-bi. **Kalm.** kreos. lac-c. **Led.** lil-t. mez. nat-s. nit-s-d.[36] staph. sulph.[1] tarent.[192] zinc.
☞ *O; Beine; Bewegung; agg.; während*

◦ ◦ **amel.**: arg. aur-m-n. bism.[1] cham. dios. dros. indg. mez. nat-s. plan. rhod.[122] rhus-t. sulph. tarent.[192] valer.
☞ *O; Beine; Bewegung; amel.*

◦ **Bücken,** beim: cycl.
☞ *O; Beine; Bücken agg.*

◦ **Diarrhö,** bei reichlicher, mit Durst auf große Mengen kalten Wassers: trim.[85]

◦ **Drehen** des Fußes nach außen, beim: ant-c.[1]

◦ **Druck** amel.: acon.[36] aegle.[192] tarent.[192]
☞ *O; Beine; Druck; amel.*

◦ **Erschütterung,** bei: lil-t. valer.

◦ **Erwachen,** beim: ambr. con.[1] mez.

◦ **Froststadium** im Fieber, während: podo.[102]
☞ *O; Beine; Fieber; während; Froststadium im Fieber*

◦ **Gehen**:

◦ ◦ **agg.**:

◦ ◦ ◦ **während**: aegle.[192] agar. alumn. am-m.[1] ambr.[1] ang.[1] aster. benz-ac. berb. bry. calc.[1] calc-p. camph. caust. chel. coloc. con.[1] crot-h.[36] cycl. **Dros.** erig. fl-ac. gins. graph. hep.[1] inul.[36] iodof. kali-c.[1] kali-n. **Kalm.** lach. **Led. Lith-c.**[36] lyc. mag-c. mang-acet.[1] med.[137] merc.[1] mez. nat-m. nat-s. nit-ac. pers.[36] **Phos.** plan. polyp-p.[36] psor. puls.[1] rhus-v. ruta sep.[1] stront-c. stry. sulph.

◦ ◦ ◦ ◦ **Freien,** im: benz-ac. graph. iodof.

◦ ◦ ◦ ◦ **schnell**: con.[1]

◦ ◦ ◦ **nach**: rhus-t. sep.[1]

◦ ◦ **amel.**: ambr.[1] arg. bell. caust.[1] mag-c. ph-ac. **Rhus-t.** sulph. teucr. **VALER.**

◦ ◦ ◦ **lange**: mag-c.

◦ **Gonorrhö,** nach unterdrückter: **Med.** thuj.
▥ *ALLGEMEINES; C; Gonorrhö; unterdrückte Gonorrhö*

◦ **Liegen**:

◦ ◦ **agg.**: aloe ars. aur-m-n. sep.[1]
☞ *O; Beine; Liegen; agg.*

◦ ◦ ◦ **Bett,** im: aloe
☞ *O; Beine; Liegen; agg.; Bett, im*

◦ ◦ **amel.**: sil.
☞ *O; Beine; Liegen; amel.*

◦ **Menses,** nach: nat-p.

◦ **Mittagessen,** nach dem: indg.

◦ **Ödem,** mit: stront-c.[162]

◦ **Reiben**:

◦ ◦ **agg.**: sulph.

◦ ◦ **amel.**: zinc.[1]
☞ *O; Beine; Reiben; amel.*

Beine; Knöchel, Fußgelenk (Forts.)

◦ **Rennen,** beim: berb. mez. valer.
☞ *O; Beine; Rennen; agg.*

◦ ◦ **Treppe** hinauf: valer.

◦ **Schlaf**:

◦ ◦ **während**: tarent.[192]
☞ *O; Beine; Schlaf; während*

◦ ◦ **nach**: conv.[38]
☞ *O; Beine; Schlaf; nach*

◦ **Sitzen**:

◦ ◦ **agg.**: agar.[1] alum.[1] am-m. ang.[1] arg.[1] arg-n. aur-m-n. bry. **Caust.** chel.[1] coloc. con.[1] dig. dios.[36] gins. grat. guai.[1] indg. kali-n.[1] led. nat-s. phys. rhus-t. sep.[1] stann.[1] tet.[36] teucr. **VALER.** verat.[1]

◦ ◦ **amel.**: aegle.[192] cycl.
☞ *O; Beine; Sitzen; amel.*

◦ **Stehen**:

◦ ◦ **agg.**: adam.[222] anac.[1] aur-m-n. berb. camph. chin-s. cycl. kali-n.[1] led. mag-c.[1] med.[193] mez. rat. rhus-v. spig. stront-c. **Sulph. VALER.**
☞ *O; Beine; Stehen; agg.; während*

◦ ◦ **amel.**: cycl.[36]
☞ *O; Beine; Stehen; amel.*

◦ **Strecken** der Füße, beim: dig. ferr.[36] sulph.[1]
☞ *O; Beine; Ausstrecken der Glieder; agg.*

◦ ◦ **Bett,** im: ferr.[36]
☞ *O; Beine; Bett, im; agg.*

◦ **Stuhlgang,** während: verb.[85]
☞ *O; Beine; Stuhlgang; beim*

◦ **Treppensteigen,** beim: alumn. carbn-s.[58] **Plb.** valer.[58]
☞ *O; Beine; Steigen agg.; Treppensteigen*

◦ **Wärme**:

◦ ◦ **agg.**: **Guai.** lac-c. **LED. PULS.**

◦ ◦ **amel.**: am-c. ars. chel. kali-c.[1]

◦ ◦ ◦ **Füße,** der: kali-c.[1]

◦ **Waschen** mit kaltem Wasser amel.: cann-s.

◦ **Zimmer,** amel. im: graph.
☞ *O; Beine; Zimmer; amel.; warmes Zimmer*

◦ **Zubettgehen,** vor dem: ammc.

◦ **erstreckt** sich:

◦ ◦ **Achilles-Sehne, zur**: taosc.[270]

◦ ◦ **aufwärts**: ars. aur. bell. caust.[1] con.[1] ferr. ferr-p.[85] fl-ac. guai.[1] kreos. mang-acet.[1] nat-s. nux-v. phos.[1] plb. ptel.[36] puls. rhus-v. samb.[1] spong.[1]

◦ ◦ **außen,** nach: **Lith-c.** mosch.

◦ ◦ **Ferse,** über die: agar.

◦ ◦ **Fuß,** zum: hell. kreos. stann.

◦ ◦ ◦ **Sohlen,** zu den, beim Sitzen: stann.

◦ ◦ **Hüften,** zu den: tarent.[192]

◦ ◦ **Knie,** zum: ars. guai. kreos. lyc.[1] spong.

◦ ◦ **Sacroiliakalgelnk** und Abdomen, zum, beginnt eine Woche vor Menses, agg. eine Stunde vor deren Einsetzen: pitu-a.[164]

◦ ◦ **Schienbein,** zum: ph-ac.[1]

◦ ◦ **Wade,** zur: con.[1] meny.[137] thuj.[1]

◦ ◦ **Zehen,** zu den: am-c.[1] graph.[1] hell. kreos. lil-t. nat-c.[137] stann.[1]

◦ ◦ ◦ **Sohlen,** über die: kreos.

◦ **innen,** medial: ang. berb. com. dios. dulc.[1] hyper. laur.[36] lob-s.[85] merc. mez.[1] ph-ac.[1] polyg-s.[102] spig.[1] syph.[56] thuj. trom. viol-t.[36] zinc.[36]

◦ ◦ **rechts**: laur.[36] lob-s.[85] polyg-s.[102] syph.[56] zinc.[36]
☞ *O; Arme; rechts • O; Beine; rechts*

◦ **außen,** lateral: abrot. arg-n. berb. bism. caust.[1] chel.[25] dios.[25] dulc.[1] euph.[1] fl-ac. irid.[222] kali-n.[1] meny.[1] merl. mez.[1] nat-c.[1] rat. rhus-t. thuj. verat.

◦ ◦ **links**: dios.[25]
☞ *O; Beine; links*

◦ ◦ **rechts**: irid.[222]
☞ *O; Arme; rechts • O; Beine; rechts*

◦ ◦ **abends**: fl-ac.
☞ *O; Beine; abends*

◦ ◦ **Gehen**:

◦ ◦ ◦ **agg.**: rhus-t.

◦ ◦ ◦ **amel.**: euph.[1]

◦ ◦ **hinter** dem Knöchel: meny.[1]

◦ **Vorderseite**: acon. agar. berb. calc-p. chel. irid.[222] merc-i-f. rumx. ruta

◦ ◦ **links**: irid.[222]
☞ *O; Beine; links*

◦ **Rückseite,** posterior: agar.

◦ **Knochen**: aran. aur. berb. bism. caps. chin-s.[36] cinnb.[137] coloc.[1] crot-h. cupr. cycl.[85] graph. ign. led. mez. puls. ruta sabin. staph.
☞ *O; Beine; Knochen*

◦ ◦ **Talus**:

◦ ◦ ◦ **Ligament,** Ansatzstelle des inneren, lateral, links: chin-s.[36]

◦ ◦ ◦ **Periost**: ign.[36]

◦ ◦ **Fersenbein**: aran. berb. caps. cinnb.[137] coloc.[1] crot-h. cycl.[85] ign.

◦ ◦ ◦ **rechts,** fortgesetzte Bewegung **amel.**: aran.

☞ *O; Arme; rechts • O; Beine; rechts*

◦ ◦ ◦ **Periost**: coloc.[1]

- **Füße**: abrot. achy.[149] acon. acon-l.[36] act-sp.[111] aesc. aeth. agar.[1] agn.[5] ail. all-c.[8] all-s. allox.[119] aloe **Alum.** alum-p.[58] alum-sil.[58] alumn. am-br.[25] **Am-c.** am-m.[36] ambr. ammc.[4] amyg-p.[36] **Anac.** anag. anan. androc.[222] ang.[1] ant-c.[1] ant-t.[36] aphis. **Apis**[54] apoc-a.[36] aran. arg. arg-n.[5] **Arn. Ars.** ars-h. ars-i.[25] ars-met. ars-s-f. arum-d. arum-t. arund.[36] asaf. asar. asc-t. aster. **Aur.** aur-ar.[58] **Aur-m.** aur-m-n. aur-s.[58] aza.[102] bac.[62] bad.[25] bamb-a.[1184] bani-c.[204] bapt. bar-acet.[1] bar-c.[1] bar-s.[58] bell.[1] berb. betul.[1125] bism. blatta bor. bov.[111] brach. bran.[102] brom. bros-g.[259] brucel.[241] bry. bufo[111] cact. cadm.[119] cahin. calad.[36] **Calc. Calc-caust.** calc-f.[119] calc-p. calc-s.[102] calc-sil.[58] calo. camph.[111] cann-i. **Cann-s.** canth. caps.[1] carb-ac. carb-an. **Carb-v.** carbn-o. carbn-s. card-m. carl. cast-eq. **Caul.**[36] **Caust.**[1] cedr.[25] cench.[58] cham. chel.[137] **Chin.**[5] chin-ar. chin-s.[36] choc.[222] chr-ac. cic. cimic. cina cinnb. clem. cob.

coc-c. coca[36] cocc. coff. colch. **Coloc.** colocin.[85] com. con.[1] cop. corh.[72] corn. corv-c.[258] croc. crot-c. crot-h.[111] croto-t. cub. **Cupr.**[1] cupr-ar.[137] cur. **Cycl.** cymbo-ci.[2184] cypra-e.[227] daph. **Dig.** dios. dirc. dor.[25] dros. **Dulc.** dys-co.[136] elaps eos.[72] ephe.[267] eug. euon.[102] eup-per. eup-pur. euph. euphr. eupi.[85] fago.[111] ferr.[58] ferr-ar. ferr-i.[58] ferr-m. ferr-ma. ferr-p. fl-ac. franc.[72] gaert.[136] gamb. gels. gent-l. germ.[222] gins. **Graph.** gua.[85] **Guai.**[1] guare. gymn. haliae-lc.[222] ham.[36] harp.[1184] hell.[1] helo.[144] hep. hip-ac.[119] hura hydr. hydr-ac.[268] hydrc. hydrog.[222] hyos. hyper.[111] ign. indg. iod.[1] ip. iris[25] iris-foe. jal. jatr. jug-r.[36] kali-ar. kali-bi. kali-c.[1] kali-chl.[58] kali-i.[102] kali-n.[1] kali-p. kali-s. kali-sil.[58] kalm. kola[1184] kreos.[5] kurch.[192] lac-ac. lac-c. lac-d.[58] lac-eq.[204] lac-leo.[204] **Lach.** lachn. lact. lap-laz.[227] lar-ar.[251] laur. **Led.**[111] lil-t. lim.[102] **Lith-c.**[102] lob-c.[85] lob-s. **Lyc.**[1] lyss. m-art.[85] m-aust.[102] mag-c. mag-m. mag-p.[137] mag-s. manc. mang. **Mang-acet.**[1] mang-m. mangi.[197] med.[56] meli. menth.[85] meny.[1] meph. **Merc.** merc-c. merc-i-f. merc-i-r. merl. **Mez.** mill.[36] mim-h.[36] morg. mosch. mur-ac. muru.[36] murx. mygal.[25] myric. naja nat-ar. nat-c.[1] **Nat-m.** nat-p. **Nat-s.** nat-sil.[58] neon[222] nicc. nicc-s.[102] nit-ac.[1] nit-s-d.[111] nux-m. **Nux-v.** ol-an. ol-j. olnd. op. orig-v.[25] osm. ox-ac. ozone[227] par. pareir. **Petr. Ph-ac.** phel. phos.[1] phys. **Phyt.** pic-ac. pip-m. pitu-a.[164] plan. plat. plat-m.[111] plb. plut-n.[269] podo.[25] polyg.[137] polyg-s.[102] prun. psil.[164] psor. ptel. puls. ran-a. ran-b. ran-s.[5] raph. rat. rauw.[119] rheum[1] **Rhod. RHUS-T.** rhus-v. rumx. **Ruta**[137] sabad.[137] sabin. samb. sang.[25] sanic. sap-sod.[45] sarr.[36] sars.[1] scol.[1142] sec. sel. senec. sep. **Sil.**[137] skook.[77] sol-n.[25] spig.[1] spira.[36] spong. squil. stann.[1] **Staph.** still. stram. strep-s.[197] stront-c. stroph.[85] stroph-s.[119] stry. sul-ac.[1] sul-i. sulph. sumb. syc-co.[136] **Syph.** tab. tarax.[1] tarent.[58] tart-ac.[85] tax.[303] tax-br.[255] tell.[36] tep. ter. tet.[102] teucr. thal-s.[111] ther.[111] **Thuj.** til. trif-p.[142] trom.[36] tung.[252] tus-f.[36] upa. ust.[36] **Valer. Verat.** verat-v.[36] verb. vesp. vinc. viol-t. vip. visc.[25] wies. xan. zinc. zinc-ar.[137] zinc-i.[137] zinc-p.[58] zing.

☞ *O; Beine; Füße*

◦ **abwechselnd** mit Lähmungsgefühl: hyper.

☞ *A; Abwechselnd mit*

◦ **abwechselnde** Seiten: **Lac-c.** nat-p.

☞ *O; Beine; abwechselnde Seiten*

◦ **links**: ail. amyg-p.[36] androc.[222] ars.[1] ars-i.[25] arum-d.[25] asc-t.[36] bor.[111] cham.[111] coloc.[111] crot-h. ferr-i.[58] gels.[25] hura[111] hyper. kola[1184] meph.[85] mur-ac. murx. nat-m.[1] neon[222] ol-j.[25] psil.[164] puls.[1] sang. sanic. stroph-s.[119]

☞ *O; Beine; links*

◦ ◦ **rechts,** dann: psil.[164]

☞ *O; Arme; rechts*

◦ ◦ **Gehen** agg.: nat-m.[1] stroph-s.[119]

◦ ◦ **Hüpfen,** muss: meph.[85]

◦ ◦ **Außenseite**: arum-d.[25]

☞ *O; Beine; Füße; Seiten der Füße*

◦ **rechts**: bac.[62] chel. germ.[222] harp.[1184] hydr-ac.[268] iris[25] kalm. lar-ar.[251] lil-t.[25] lith-c.[8] mez.[111] nit-ac.[1] plut-n.[222] rat. sep.[1] sulph.[1] verb.[102]

☞ *O; Arme; rechts • O; Beine; rechts*

◦ ◦ **Bewegen** des Fußes nach innen, beim: hydr-ac.[268]

◦ **morgens**: ang. ars.[1] brucel.[241] cench.[58] coloc. dios. harp.[1184] hep. hura kali-bi. mag-c. nat-s. nit-ac.[1] ph-ac.[1] puls. **RHUS-T.** sil. sulph. tarent. thuj.

☞ *O; Beine; morgens*

◦ ◦ **8** Uhr bis nachmittags: coloc.

◦ ◦ **10** Uhr: sil.

◦ ◦ **11** Uhr: hura

◦ ◦ **Aufstehen,** beim: harp.[1184] **RHUS-T.**

ALLGEMEINES; C; Schmerz; morgens; Aufstehen; beim

◦ ◦ **Auftreten,** beim: puls.

◦ ◦ **Bett,** im: hep. nat-s.

☞ *O; Beine; Bett, im; agg.*

◦ ◦ **Erwachen,** beim: mag-c. nat-s. **Sulph.** tarent. thuj.

◦ ◦ **Liegen** amel.: mag-c.

☞ *O; Beine; Liegen; amel.*

◦ **mittags**: am-c. arund. hura

☞ *O; Beine; mittags*

◦ ◦ **linker** brennt, während der andere kalt ist: hura

☞ *O; Beine; links*

◦ **nachmittags**: com. kali-bi. lith-c. mez. phos. ptel. rhus-v. sars.[1]

☞ *O; Beine; nachmittags*

◦ **abends**: acon. agar. all-c. arn. ars. ars-h. bamb-a.[1184] calc. caust. ferr-m. fl-ac. graph. hep.[1] lach. led. lyc. mag-c.[1] merc. nat-s. ph-ac.[1] phos. puls. sang. sil. stront-c. sulph.

☞ *O; Beine; abends*

◦ ◦ **Bett,** im: ars. calc. hep.[1] merc. stront-c. sulph.

☞ *O; Beine; Bett, im; agg.*

◦ ◦ **Gehen,** beim: agar.

◦ **nachts**: agar. ars. ars-met. bar-acet.[1] bar-c. calc. caul. cham. coloc. com. hep. kali-c. lac-c. lyc. merc. **Mez.** nat-c. nat-p. neon[222] phos. pitu-a.[164] plb. rhod. sep.[1] sil. spong. stront-c. sulph. syc-co.[136] **Syph.** verat.

☞ *O; Beine; nachts; agg.*

◦ ◦ **23** Uhr, im Liegen auf der anderen Seite: com.

◦ ◦ **Bett,** im: nat-p. neon[222] sulph.

☞ *O; Beine; Bett, im; agg.*

◦ ◦ ◦ **Menses,** während: nat-p.

☞ *O; Beine; Menses; während*

◦ ◦ **Erwachen,** beim: bar-c.

◦ ◦ **Schlaf,** im: ars-met.

☞ *O; Beine; Schlaf; während*

◦ **Winter,** im: caust.[137]

☞ *O; Beine; Winter, im*

◦ **Abdecken**:

◦ ◦ **agg.**: stront-c.

◦ ◦ **amel.**: androc.[222] med.[56] sanic.[56] sulph.[1]

◦ **Anstrengung,** durch: bar-c. caust. phos. **RHUS-T.**

Beine; Füße (Forts.)

◦ **Aufstehen,** nach: bry.

◦ **Auftreten,** beim: ambr.[111] ang.[1] ars. bell.[1] berb. bry. calc-p. carb-v.[1] caust. cench.[58] harp.[1184] nat-m. **RUTA** tarent. thuj.

◦ ◦ **Taubheitsgefühl,** endet in: berb.

◦ **Baden** amel.:

◦ ◦ **kalt**: rhus-v.[25]
☞ *O; Beine; Baden, kaltes, der Füße, amel.*

◦ ◦ **warm**: cench.[58]

◦ **Ballen**: am-c. aur-m-n. berb.[102] cann-s.[102] cedr.[102] cypra-e.[227] hell.[1] kali-n.[1] lyc.[1] med.[137] mez.[1] mur-ac.[1] nat-c.[1] plat.[1] ran-s. sil.[1] squil.[1] sulph.[1] zinc.[1]

◦ ◦ **rechts**: am-c. aur-m-n.
☞ *O; Arme; rechts • O; Beine; rechts*

◦ ◦ **nachts**: plat.[1]
☞ *O; Beine; nachts; agg.*

◦ ◦ **Gehen,** wenn er beginnt zu: lyc.[1]
☞ *O; Beine; Bewegung; agg.; Beginn, zu*

◦ ◦ **erstreckt** sich zu den Knien: cedr.[102]

◦ **Berührung**:

◦ ◦ **agg.**: acon. bor. bry. chin. ferr-ma. lyc.[111] nux-v.[111] ph-ac.[111] tarent.[111]

◦ ◦ **amel.**: cycl.[1]

◦ **Betätigung** amel.: dios.
☞ *O; Beine; Anstrengung amel.* ▮ *ALLGEMEINES; C; Schmerz; Betätigung amel.*

◦ **Beugen,** beim: coff. sel.

◦ **Bewegung,** bei:

◦ ◦ **agg.**: acon. ars.[1] aur-m.[58] bar-c. bry. bufo calc. caust. cench.[58] cham. chin. coff. **Guai. Led.** nat-c.[1] nit-ac.[1] ph-ac.[1] puls. sel. staph.[1] sulph. thuj.
☞ *O; Beine; Bewegung; agg.; während*

◦ ◦ ◦ **Zehen,** der: nat-c.[1]

◦ ◦ **amel.**: abrot. calo. cur. dios. guai. kali-c. kali-s. lyc. psor. **Rhod. RHUS-T. Verat.** verb.[85]
☞ *O; Beine; Bewegung; amel.*

◦ **Druck**:

◦ ◦ **agg.**: caust.[1] cina coloc.[111] nux-v.[111]
☞ *O; Beine; Druck; agg.*

◦ ◦ ◦ **Stiefel,** der: coloc.[111] nux-v.[111]
▮ *ALLGEMEINES; M; Druck; agg.; Stiefel, Schuhe, durch*

◦ ◦ **amel., Füße gegen den Boden drücken**: cupr-ar.[137] ign.[137] med.[137] zinc-i.[137]
☞ *O; Beine; Druck; amel.*

◦ **Erwachen,** beim: abrot. bad.[25] bar-c.[1] lac-leo.[204] lith-c.[25] sep.

◦ **Essen,** nach dem: graph.
☞ *O; Beine; Essen; nach*

◦ **Fahren,** beim, Stiche von innen nach außen: berb.
☞ *O; Beine; Fahren im Wagen; agg.*

◦ **Fieberhitze,** während: ran-a.
☞ *O; Beine; Fieber; während; Hitzestadium im Fieber*

◦ **Freien,** agg. im: caust.
☞ *O; Beine; Luft; agg.; frische*

◦ **Froststadium** im Fieber:
☞ *O; Beine; Fieber; während; Froststadium im Fieber*

◦ ◦ **während**: chin-s. cupr. eup-per.

◦ ◦ **nach**: cham.

◦ **Gehen**:

◦ ◦ **beim**: agn. alumn. am-m.[1] ambr. ang.[1] ant-t. ars.[1] ars-h. bamb-a.[1184] bar-c. bell. brucel.[241] carb-an. carbn-s. caust. cham. clem. coloc.[36] crot-h. cycl.[1] ferr. **Guai.** hyos.[111] lac-leo.[204] lap-laz.[227] lith-c. lyc. mag-c. nat-c.[1] nat-m.[1] nit-ac. petr. phyt. plb. puls. rhus-v. ruta[137] sabad. sil. stry. sulph. syc-co.[136] tarent. tax. thuj.[1]

◦ ◦ ◦ **Boden,** auf hartem: ruta[137]

◦ ◦ ◦ **Freien,** im: bell. lyc.

◦ ◦ ◦ **Grund,** auf unebenem: hyos.[111]

◦ ◦ **nach**: kali-c. puls.[1] rhus-t.

◦ ◦ ◦ **Freien,** im: **Rhus-t.**

◦ ◦ **amel.**: am-m. arg. ars.[1] bar-acet.[1] bell. coloc. cycl.[1] dig. nat-m. **Puls. RHUS-T.** sep. **Verat.**

◦ ◦ ◦ **Freien,** im: nat-m.

◦ ◦ ◦ **vorsichtig**: ars.[1]

◦ **Heben** agg.: berb.
☞ *O; Beine; Heben agg.*

◦ **Herunterhängenlassen,** beim: m-aust.[102]
☞ *O; Beine; Herunterhängenlassen der Glieder; agg.*

◦ **Ischiassyndrom,** mit: mag-p.[137]

◦ **Kaffee** amel.: calo.

◦ **Klimakterium,** im: sang.
▮ *ALLGEMEINES; C; Schmerz; Klimakterium, im*

◦ **Liegen** im Bett, beim: cur.
☞ *O; Beine; Liegen; agg.; Bett, im*

◦ **Menses,** während: **Am-c.**[5] am-m.[85] ars. mag-c.
☞ *O; Beine; Menses; während*

◦ ◦ **Erbrechen** und Diarrhö, bei: am-m.[85]

◦ **Mittagessen,** nach dem: cahin. carbn-s.

◦ **nasswerden,** nach: dulc.
▮ *ALLGEMEINES; M; Nasswerden; agg.; Füße*

◦ **Nephritis,** bei akuter: apis[54]

◦ **Obstipation,** bei: ol-j.[25]

◦ **Reiben** amel.: zinc.[1]
☞ *O; Beine; Reiben; amel.*

◦ **Ruhe,** während: verb.[85]
☞ *O; Beine; Ruhe; agg.*

◦ **Schlaf,** stört den: sep.[1]

◦ **Schreiben,** beim: coloc.
☞ *O; Arme; Schreiben agg.*

◦ **Schwangerschaft,** während: phos.
☞ *O; Beine; Schwangerschaft, während*

◦ **Schweiß**:

◦ ◦ **durch**: graph. lyc.
☞ *wund, Schmerz mit Empfindlichkeit, wie wund und zerschlagen; Beine; Zehen; Schwitzen, durch*

◦ ◦ **mit**: sil.

◦ **Sitzen,** beim:
☞ *O; Beine; Sitzen; agg.; während*

◦ ◦ **agg.**: alum. arg. asaf. aur-m-n. carb-v. chin.[1] coloc. cycl.[1] dig. manc. mur-ac.[1] nat-c. olnd. **RHUS-T.** stann.[1] tarax. valer.

◦ ◦ **amel.**: stront-c.[111] tarax.
☞ *O; Beine; Sitzen; amel.*

◦ **Stehen,** beim: agn. ang. chin. eup-per. haliae-lc.[222] med.[193] nat-m. **Puls.** rhus-v. **RUTA** sil. squil.[142] tarax.
☞ *O; Beine; Stehen; agg.; während*

◦ ◦ **lange**: squil.[142]

◦ **Steigen,** beim: **LED.** mag-c.[1]

◦ **Stößen,** endet in: daph.

◦ **Strecken** amel.: ign.[137] med.[137] puls.[137]
☞ *O; Beine; Ausstrecken der Glieder; amel.*

◦ **Sturm,** während: caust.

◦ **stützt,** wenn er sich auf den Fuß: calo. tarent.

◦ **Taubheitsgefühl,** endet in: berb.[58]

◦ **Verkäuferinnen,** bei: squil.[102]

◦ **Wärme**:

◦ ◦ **agg.**: agar. aur-m.[58] calc. cham. **Guai.** mag-c. merc. stront-c. sulph. verat.

◦ ◦ ◦ **Bettwärme**: agar. calc. cham. **Mag-c.** merc. stront-c. sulph. verat.

◦ ◦ ◦ ◦ **zugedeckt** sein im Bett agg.: cham.
☞ *O; Beine; Zudecken agg.*

◦ ◦ **amel., Bettwärme**: am-c. **CAUST.** cham. rhus-t.
☞ *O; Beine; Bett, im; amel.*

◦ **Wetter**:

◦ ◦ **nassem,** feuchtem, bei: **Dulc. Rhod. Rhus-t.**

◦ ◦ **Wetterwechsel,** durch: vip.

◦ **Wundheit,** bei: phos.[1]

◦ **erstreckt** sich:

◦ ◦ **aufwärts**: arn.[102] bar-c. dirc. dros. ferr-i. **LED.**[1] nat-m. nit-ac. nux-v. **Plb.** ruta **Sil.** spong. sulph. xan.

◦ ◦ **außen,** nach: lil-t.

◦ ◦ **Fußrücken**: nit-ac.

◦ ◦ **Hüften**: nit-ac. **Nux-v.** sulph.

◦ ◦ **innen,** nach: lach.

◦ ◦ **Knien,** zu den: asaf. bar-c. bell.[1] bry. cedr.[137] dirc. guai.[58] nit-ac. sil. xan.

◦ ◦ **Knöchel,** Fußgelenk: ozone[227]

◦ ◦ **Körper**: **Plb.**

◦ ◦ **Oberschenkel**: caust. ferr.

◦ ◦ **querüber**: mag-m.[5] plat.

◦ ◦ **Schienbein**: bamb-a.[1184] nat-m.

◦ ◦ **Schultern**: bell.[1]

◦ ◦ **Waden**: dros.

◦ ◦ **Zehen,** zu den: chel. graph.[1] kali-bi. kali-c.

◦ **innen,** medial: caust.[1] chin.[1] cina colch. dig.[1] kali-c. led. phos.[1] polyg-s.[102]
☞ *O; Beine; Füße; Seiten der Füße*

◦ ◦ **rechts**: polyg-s.[102]
☞ *O; Arme; rechts • O; Beine; rechts*

◦ **außen,** lateral: am-m. ambr.[1] ang.[1] bism.[1] caust. graph. hep.[1] stann.[1] zinc.[1]
☞ *O; Beine; Füße; Seiten der Füße*

◦ **Seiten**: am-m. ambr.[1] ang.[1] arg. bism.[1] caust. graph. hep.[1] kali-bi.[137] led.[137] lith-c.[137] stann.[1] zinc.[1]
☞ *O; Beine; Füße; Seiten der Füße*

◦ ◦ **abends**: arg.
☞ *O; Beine; abends*

◦ **Mittelfußknochen**: acon.[36] agar.[36] **Alum.** ammc.[36] arg.[36] ars. **Asaf.** asc-t.[36] aur. bad.[36] bell.[36] berb.[102] bism. brom.[36] brucel.[241] bry.[36] calc-p.[36] **Carb-v.**[1] carbn-s.[25] caul.[36] cham.[36] chel.[25] **Chin.**[36] clem.[36] cocc. colch.[36] coloc. com.[36] **Cupr.**[1] cycl.[36] dig. hydr.[36] hydrog.[222] hyos.[36] hyper.[111] kali-n.[5] kalm.[36] lach. **Led.** lith-c.[25] **Merc.** merl.[36] mez. mill.[36] nit-ac.[36] nit-s-d.[36] phos.[111] pitu-a.[164] plan.[36] plat.[1] plat-m.[111] psil.[164] puls.[5] **Ruta Sabin.** sarr.[36] sars.[36] spig.[36] stann. **Staph.**[1] sulph.[36] syph.[111] tax.[303] tell.[36] tep.[36] teucr. ther.[111] thuj.[36] tus-f.[36] ust.[36] verat.[5] verb.[36] visc.[25] zinc.
☞ *O; Beine; Knochen*

◦ ◦ **links**: acon.[36] ammc.[36] arg.[36] asc-t.[36] brucel.[241] calc-p.[36] carbn-s.[36] chin.[36] hydr.[36] hydrog.[222] led.[36] mill.[36] sarr.[36] spig.[36] sulph.[36] tax.[303] tus-f.[36] verb.[36]
☞ *O; Beine; links*

◦ ◦ ◦ **morgens** im Bett: led.[36]

◦ ◦ ◦ **nachmittags**: hydr.[36]
☞ *O; Beine; nachmittags*

◦ ◦ ◦ **18** Uhr: sarr.[36]

◦ ◦ ◦ **Bett,** im: acon.[36]
☞ *O; Beine; Bett, im; agg.*

◦ ◦ ◦ **Bewegung** amel.: hydrog.[222]
☞ *O; Beine; Bewegung; amel.*

◦ ◦ ◦ **Erwachen,** beim: hydrog.[222]

◦ ◦ ◦ **Gehen,** beim: carbn-s.[36] tus-f.[36]

◦ ◦ ◦ **Mittagessen,** nach dem: sulph.[36]

◦ ◦ ◦ **Ruhe,** während: verb.[36]
☞ *O; Beine; Ruhe; agg.*

◦ ◦ ◦ **erstreckt** sich in die Zehen: led.[36]

◦ ◦ **rechts**: asc-t.[36] brom.[36] bry.[36] calc-p.[36] chel.[25] chin.[36] colch.[36] coloc.[36] com.[36] cycl.[36] hyos.[36] kalm.[36] led.[36] mez.[36] nit-s-d.[36] sars.[36] sulph.[36] tell.[36] thuj.[36] ust.[36]
☞ *O; Arme; rechts • O; Beine; rechts*

◦ ◦ ◦ **vormittags,** beim Gehen: bry.[36]

◦ ◦ ◦ **nachmittags**: sars.[36] sulph.[36]
☞ *O; Beine; nachmittags*

◦ ◦ ◦ **abends**: coloc.[36]
☞ *O; Beine; abends*

◦ ◦ ◦ **nachts**: sulph.[36]
☞ *O; Beine; nachts; agg.*

◦ ◦ ◦ **Auftreten,** beim: calc-p.[36]

◦ ◦ ◦ **Bewegung** amel.: com.[36]
☞ *O; Beine; Bewegung; amel.*

◦ ◦ ◦ **Sitzen** agg.: nit-s-d.[36]

◦ ◦ ◦ **Stehen** nach einem Nickerchen, beim: mez.[36]
☞ *O; Beine; Stehen; agg.; während*

◦ ◦ ◦ **erstreckt** sich zu den Zehen: led.[36]

Beine; Füße; Mittelfußknochen (Forts.)

◦ ◦ **morgens**: led.
☞ *O; Beine; morgens*

◦ ◦ **vormittags,** beim Gehen: carbn-s.[36]

◦ ◦ **nachmittags**: bry.[36]
☞ *O; Beine; nachmittags*

◦ ◦ **abends** beim Hinlegen: plan.[36]

◦ ◦ **Berührung** agg.: chin.[36]

◦ ◦ **Erwachen,** beim: bad.[36]

◦ ◦ **Gehen** agg.: bell.[36] caul.[36] hyos.[36] mez. tax.[303]

◦ ◦ **Sitzen,** beim: agar.[36] clem.[36]
☞ *O; Beine; Sitzen; agg.; während*

◦ ◦ **erstreckt** sich zu den Zehen: carbn-s.[25]

◦ ◦ **Periost**: coloc.

◦ ◦ **zweiter** und dritter, links: pitu-a.[164]

◦ **Gelenke**: agar. am-c. ambr. amyg-p.[36] anac. ang. ars. asaf. aster. aur. bell. berb.[102] bov. **Bry.** bufo[111] **Calc.** carbn-s.[58] caust.[1] cedr.[25] chel.[25] clem. coloc. con. dulc. dys-co.[136] graph. **Guai.** hell. **Kali-c.** lar-ar.[251] led.[1] lyss. merc. mez. morg.[136] mosch. nat-m. nat-s. osm. ph-ac. **Phos.** sep. **Staph.** stront-c. tarent. thuj. valer.[58] verat.
☞ *O; Beine; Gelenke*

◦ ◦ **links**: amyg-p.[36]
☞ *O; Beine; links*

◦ ◦ **Bewegung**:

◦ ◦ ◦ **agg.**: led.[1]
☞ *O; Beine; Bewegung; agg.; während*

◦ ◦ ◦ **amel.**: kali-c.
☞ *O; Beine; Bewegung; amel.*

◦ ◦ **Gehen,** beim: mez.

◦ ◦ **Stehen,** beim: berb.[102]
☞ *O; Beine; Stehen; agg.; während*

◦ **Sehnen,** nach Gehen: sulph.[1]

◦ **Fußrücken**: acon.[36] acon-l.[36] aesc. aeth.[36] agar.[36] alum.[1] anac. ang.[1] ant-t.[36] arg. arg-n.[36] arn. ars.[36] asaf. asar.[1] aster. aur.[1] aur-m-n. bamb-a.[1184] bapt. bar-c. bell.[1] berb. brom. brucel.[241] bry. cahin. calc. camph. canth.[36] carb-an. card-m. **Caust.**[36] chel.[36] chin. chin-s.[36] cic.[36] coca[36] cocc. colch.[36] coloc. com.[36] con. **Cop.** cupr.[1] cycl.[1] dig. elaps[36] eup-per. ferr.[36] ferr-i.[58] ferr-m. fl-ac.[36] gins. graph. guai.[1] haliae-lc.[222] ham.[36] harp.[1184] hell.[36] hep. ign. indg. iod.[36] jatr. jug-r.[36] kali-bi. kali-c. kali-i. kali-n.[1] kola[1184] lach. laur. led. lil-t. lyc.[1] lyss. mag-m.[36] manc. mang-acet.[1] merc. merc-i-f. merl. mez. mim-h.[36] mur-ac.[1] muru.[36] nat-c.[1] nat-m.[5] nat-p.[36] nat-s. nux-m. nux-v. ol-j. olnd.[5] osm.[36] ox-ac.[36] par.[5] phos.[36] phys.[36] **Phyt.**[36] pip-m.[36] plan. plat.[1] plb. podo.[85] **Puls. Ran-b.**[5] ran-s.[5] rat. rheum[1] rhus-t.[1] rhus-v. ruta sabin. sang. sars. sep.[1] sil. sol-n.[25] spig.[1] spira.[36] still.[36] stram. strep-s.[197] stroph-s.[119] stry.[36] sul-ac.[36] sulph.[1] syph.[58] tab. **Tarax.** tarent.[192] thuj.[1] tung.[252] valer.[5] verat-v.[36] vesp.[36] visc.[25] xan.[85] zinc. zing.
☞ *O; Beine; Füße; Fußrücken*

◦ ◦ **links**: ant-t.[36] ars.[36] chel.[36] chin-s.[36] fl-ac.[36] jug-r.[36] kali-i. mag-m.[36] sol-n.[25] verat-v.[36] xan.[85]
☞ *O; Beine; links*

◦ ◦ ◦ **nachmittags**: chel.[36] chin-s.[36]
☞ *O; Beine; nachmittags*

◦ ◦ ◦ ◦ **Freien,** im: chel.[36]
☞ *O; Beine; Luft; agg.; frische*

◦ ◦ ◦ **abends**: fl-ac.[36]
☞ *O; Beine; abends*

◦ ◦ ◦ **Froststadium** im Fieber, während: chin-s.[36]
☞ *O; Beine; Fieber; während; Froststadium im Fieber*

◦ ◦ **rechts**: acon.[36] aeth.[36] agar.[36] ant-t.[36] arg-n.[36] canth.[36] caust.[36] coca[36] colch.[36] com.[36] elaps[36] ferr.[36] fl-ac.[36] hell.[36] kola[1184] mag-m.[36] mim-h.[36] nat-p.[36] rat. spira.[36] still.[36] sul-ac.[36] verat-v.[36] vesp.[36]
☞ *O; Arme; rechts • O; Beine; rechts*

◦ ◦ ◦ **nachmittags**: aeth.[36]
☞ *O; Beine; nachmittags*

◦ ◦ ◦ **Ausstrecken** des Fußes, beim: verat-v.[36]
☞ *O; Beine; Ausstrecken der Glieder; agg.*

◦ ◦ ◦ **Gehen,** beim: coca[36] mag-m.[36]

◦ ◦ ◦ **Sitzen,** beim: arg-n.[36]
☞ *O; Beine; Sitzen; agg.; während*

◦ ◦ ◦ **Stehen** und Gehen, beim: still.[36]
☞ *O; Beine; Stehen; agg.; während*

◦ ◦ ◦ **Wetter,** bei warmem: coca[36]
☞ *O; Beine; Luft; agg.; warme*

◦ ◦ ◦ **erstreckt** sich:

◦ ◦ ◦ ◦ **Knien,** zu den: com.[36]

◦ ◦ ◦ ◦ **Zehen,** zu den: caust.[36] nat-p.[36]

◦ ◦ ◦ **Innenseite**: ant-t.[36] verat-v.[36]
☞ *O; Beine; Füße; Seiten der Füße*

◦ ◦ ◦ **Sehnen,** erstreckt sich in die Zehen: caust.[36]

◦ ◦ **nachmittags**: com.
☞ *O; Beine; nachmittags*

◦ ◦ **abends**: agar. arg-n. con. ferr. ferr-i.[58] kali-i.[36] kali-n.[1] led. nat-c.[1] nat-s.
☞ *O; Beine; abends*

◦ ◦ ◦ **22 Uhr**: arg-n.

◦ ◦ ◦ **Bett,** im: con. nat-s.
☞ *O; Beine; Bett, im; agg.*

◦ ◦ ◦ **Gehen,** beim: agar.

◦ ◦ **vormittags**: ars.
☞ *O; Beine; vormittags*

◦ ◦ **morgens**: brucel.[241] hep.
☞ *O; Beine; morgens*

◦ ◦ ◦ **Bett,** im: hep.
☞ *O; Beine; Bett, im; agg.*

◦ ◦ **nachts**: syph.[58]
☞ *O; Beine; nachts; agg.*

◦ ◦ **mittags**: bamb-a.[1184]
☞ *O; Beine; mittags*

◦ ◦ **plötzlich** auftretend und verschwindend: bamb-a.[1184]

◦ ◦ **Auftreten** agg.: ars.[36] nux-m.

◦ ◦ **Ausstrecken,** beim: bry.
☞ *O; Beine; Ausstrecken der Glieder; agg.*

◦ ◦ **Berührung,** bei: alum.[1] puls. sabin.

◦ ◦ **Bewegung**:

◦ ◦ ◦ **agg.**: ang. camph. cop. plb. sulph.[1]
☞ *O; Beine; Bewegung; agg.; während*

◦ ◦ ◦ **amel.**: com.[36] mang-acet.[1]
☞ *O; Beine; Bewegung; amel.*

◦ ◦ **Gehen**:

◦ ◦ ◦ **agg.**: acon. agar. bry. calc. caust.[1] cic.[36] coloc. ham.[36] jug-r.[36] mag-m.[1] plb. sep.[1]

◦ ◦ ◦ ◦ **Freien,** im: acon.

◦ ◦ ◦ ◦ **Gehsteig,** auf: sep.[1]

◦ ◦ ◦ **amel.**: arg. coloc. zinc.

◦ ◦ ◦ ◦ **Freien,** im: coloc.

◦ ◦ **Liegen,** beim: ars.

☞ *O; Beine; Liegen; agg.*

◦ ◦ **Menses,** während: lyss. mag-m.[36]

☞ *O; Beine; Menses; während*

◦ ◦ **Reiben** amel.: nat-c.[1]

☞ *O; Beine; Reiben; amel.*

◦ ◦ **Schlaf,** im: asar.[1]

☞ *O; Beine; Schlaf; während*

◦ ◦ **Schreiben,** beim: coloc.

☞ *O; Arme; Schreiben agg.*

◦ ◦ **Sitzen,** beim: asaf. bell.[1] cycl.[1] mur-ac.[1] nat-s. **Tarax.**

☞ *O; Beine; Sitzen; agg.; während*

◦ ◦ **Stehen** agg.: acon-l.[36] chin. cic.[36] mur-ac.[1] nat-c.[1] tarax.

☞ *O; Beine; Stehen; agg.; während*

◦ ◦ ◦ **sitzen,** und: mur-ac.[1]

◦ ◦ **Stiefel,** durch die: chin-s.[36]

◦ ◦ **Wärme**:

◦ ◦ ◦ **agg.**: plb. tarent.[192]

◦ ◦ ◦ ◦ **Bettwärme**: plb.

◦ ◦ ◦ **amel., Bettwärme**: **CAUST.**

☞ *O; Beine; Bett, im; amel.*

◦ ◦ **Wasser,** kaltes, amel.: tarent.[192]

☞ *O; Beine; Baden, kaltes, der Füße, amel. •O; Beine; Füße; Wasser, kaltes, amel.*

➡ ◦ ◦ **erstreckt** sich:

◦ ◦ ◦ **aufwärts**: camph.

◦ ◦ ◦ **Becken,** zum: ferr-i.

◦ ◦ ◦ **Fersen,** zu den: puls.

◦ ◦ ◦ **Oberschenkel**: camph.

◦ ◦ ◦ **Zehen,** zu den: kali-c. mag-m.[1] merl. syph.

◦ ◦ **außen,** lateral: ang.[1] arn.

☞ *O; Beine; Füße; Seiten der Füße*

◦ ◦ **stellenweise**: muru.[36]

◦ **Fersen**: acon. act-sp.[111] aeth. agar. agn.[5] all-c.[8] alum.[5] am-c. **Am-m.**[1] ambr. anac. anag. anan. androc.[222] ang.[1] ant-c.[10] aran. arg.[1] arg-n.[5] arn. ars.[1] ars-h. arund. aur. aur-ar.[58] aur-m-n. bad.[25] bamb-a.[1184] bapt. bar-c. bell. berb. bism. bor. bros-g.[259] bry. **Calc.** calc-caust. calc-p. calc-sil.[58] cann-s. caps.[1] **Carb-an.**[1] carbn-s. carl. cast-eq. caust. cedr.[25] cham. **Chel.**[25] chin.[1] cic. cimic. cina cinnb. clem. cocc. colch. **Coloc.**[1] con.[1] crot-h. cycl.[8] cymbo-ci.[2184] dios. dros. eup-per. eup-pur. euph. euphr. eupi. fago. **Ferr.**[137] **Ferr-ar.** ferr-ma. fl-ac. graph.[1] haliae-lc.[222] harp.[1184] hell.[1] hep.[1] hydrog.[222] ign.[137] indg. iod.[1] jatr. kali-ar. kali-bi. kali-c.[1] **Kali-i.** kali-n. kali-sil.[58] kreos. lac-c.[111] lac-d.[58] lap-laz.[227] laur. led. lith-c.[36] lob-c.[85] lob-s.[85] lyc.[1] lyss. m-art.[85] mag-c.[1] mag-m. manc. mang. med.[102] meny. meph. merc. merc-i-f. merl. mez. morg.[136] mur-ac.[1] myric.[25] **Nat-c.** nat-m. nat-p. nat-s. nat-sil.[58] nicc. nit-ac.[1] nit-s-d.[111] nux-m. nux-v. ol-an. olnd. osm. par. **Petr.** ph-ac.[1] phos.[1] phys. phyt. pitu-a.[164] plat.[1] plb. podo.[25] polyg.[137] ptel. **PULS.** ran-b. ran-s.[5] raph. **RHOD. Rhus-t.** rhus-v. ruta sabin.[85] sang. sap-sod.[45] sars. sep.[1] sil. spong. stann.[1] staph.[1] stram. stront-c. stry. sul-ac. sulph.[1] tart-ac.[85] tep. ter. tet.[102] teucr. thuj. trom. upa. **Valer.** verat. verb.[45] viol-t.[5] vip. xan. **Zinc.** zinc-p.[58] zing.

☞ *O; Beine; Füße; Fersen*

◦ ◦ **links**: bry. cymbo-ci.[2184] euphr.[144] haliae-lc.[222] lob-c.[85] lob-s.[85] mag-c.[1] myric.[25] nicc. podo.[25] puls. thuj. xan.

☞ *O; Beine; links*

◦ ◦ **rechts**: agar. **Am-m.** ars-h. bad.[25] bamb-a.[1184] chel.[25] euph. harp.[1184] hydrog.[222] lyss. sap-sod.[45] sulph. valer.

☞ *O; Arme; rechts •O; Beine; rechts*

◦ ◦ ◦ **Druck** agg.: bad.[25]

☞ *O; Beine; Druck; agg.*

◦ ◦ **morgens**: am-c. am-m. anac. ars. bamb-a.[1184] bry. eupi. fago. graph. harp.[1184] ign.[809] petr. puls. rhus-t.[1] sang. sul-ac.

☞ *O; Beine; morgens*

◦ ◦ ◦ **3** Uhr: am-m.

◦ ◦ ◦ **Bett,** im: am-m. anac. bry. fago. graph. ign.[1] puls. sang.

☞ *O; Beine; Bett, im; agg.*

◦ ◦ ◦ **Erwachen,** beim: am-c. ars. petr. sul-ac.

◦ ◦ ◦ **Schritt,** beim ersten: ign.[809] rhus-t.[1]

◦ ◦ **nachmittags**: clem. nat-m. nat-s. ran-b.

☞ *O; Beine; nachmittags*

◦ ◦ ◦ **Sitzen,** beim: nat-s.

☞ *O; Beine; Sitzen; agg.; während*

◦ ◦ ◦ **Stehen,** beim: nat-s.

☞ *O; Beine; Stehen; agg.; während*

◦ ◦ **abends**: acon. am-m. ang.[1] lyc. mag-c.[1] merc. **Nat-c.** nat-s. nit-ac.[1] **PULS.** sep.[1] stann.[1] stront-c. sulph.[1] thuj. zinc.

☞ *O; Beine; abends*

◦ ◦ ◦ **21** Uhr, beim Spinnen: nat-s.

◦ ◦ ◦ **Bett,** im: acon. lyc. mag-c.[1] nit-ac.[1] stann.[1] sulph.[1]

☞ *O; Beine; Bett, im; agg.*

◦ ◦ ◦ **Sitzen,** beim: stront-c.

☞ *O; Beine; Sitzen; agg.; während*

◦ ◦ **nachts**: **Am-m.** calc. euphr. kali-n. sep. zinc.[1]

☞ *O; Beine; nachts; agg.*

◦ ◦ ◦ **3** Uhr: **Am-m.**

◦ ◦ ◦ **Bett,** im: **Am-m.** kali-n.

☞ *O; Beine; Bett, im; agg.*

<> ◦ ◦ **Aufstehen**:

◦ ◦ ◦ **agg., vom Sitzen**: graph. puls.[1]

☞ *O; Beine; Aufstehen; agg.; Sitzen, vom; während*

◦ ◦ ◦ **amel.**: bry. puls.

◦ ◦ **Auftreten** agg.: agar. am-m.[1] arg.[1] ars.[1] bell. berb. bros-g.[259] con.[1] graph.[1] lyc.[1] nit-ac.[1] ph-ac.[1] phos.[1] rhus-t. sep.[1] stann.[1] zinc.[1]

Beine; Füße; Fersen (Forts.)

◦ ◦ **Bett,** im: anac.
☞ *O; Beine; Bett, im; agg.*

◦ ◦ **Bewegung**:

◦ ◦ ◦ **agg.**: dros. kreos.
☞ *O; Beine; Bewegung; agg.; während*

◦ ◦ ◦ **amel.**: spong.
☞ *O; Beine; Bewegung; amel.*

◦ ◦ **Einschlafen,** beim: aur.
☞ *O; Beine; Schlaf; Einschlafen*

◦ ◦ **Erfrierung,** alte: carl. phos.[1]
☞ *O; Beine; Erfrierung, nach*

◦ ◦ **Gehen,** beim:

◦ ◦ ◦ **beim**: acon. agar. am-c. am-m. ambr. **Ars.** bell. berb. **Caust.** cedr.[25] chel.[25] cinnb. con. cycl.[1] dros. euph. fago. harp.[1184] jatr. kali-bi. led. lyc. lyss. mang. med.[102] nat-s. nit-ac. nux-v. ph-ac. phos.[1] puls. raph. sep. spong. thuj. **Zinc.**[1]

◦ ◦ ◦ ◦ **Beginn,** zu: puls.
☞ *O; Beine; Bewegung; agg.; Beginn, zu*

◦ ◦ ◦ **nach**: berb. spong.

◦ ◦ ◦ **amel.**: cycl.[137] laur. sulph. **VALER.**

◦ ◦ **Heben** der Füße amel.: phys. phyt.
☞ *O; Beine; Heben der Beine; amel.*

◦ ◦ **Kratzen,** beim: sars.

◦ ◦ **Liegen** auf dem Rücken agg.: ferr.[137]
☞ *O; Beine; Liegen; agg.; Rücken, auf dem*

◦ ◦ **nah** beieinander sind, wenn sie: ign.[137]

◦ ◦ **plethorische** Frauen: sabin.[85]

◦ ◦ **Reiben** amel.: **Am-m.**[1] nat-s.
☞ *O; Beine; Reiben; amel.*

◦ ◦ **Ruhe**:

◦ ◦ ◦ **agg.**: valer.[58]
☞ *O; Beine; Ruhe; agg.*

◦ ◦ ◦ **amel., bei ausgezogenen Stiefeln**: raph. valer.
☞ *O; Beine; Ruhe; amel.*

◦ ◦ **Sitzen** agg.: agar.[1] ang.[1] berb. cann-s. chin.[1] cic. cina cycl.[85] indg. kali-i. mur-ac.[1] rhus-t. ruta sep.[1] sil. spong. **VALER.**

◦ ◦ **Spinnen,** vom: mur-ac.[1]

◦ ◦ **Stehen** agg.: agar. am-c. androc.[222] **Berb.** cham. con. cycl.[8] kali-i. mang. ran-b. rhus-t. sil. spong. zing.
☞ *O; Beine; Stehen; agg.; während*

◦ ◦ ◦ **lange**: zing.

◦ ◦ **Treppensteigen,** beim: carbn-s.
☞ *O; Beine; Steigen agg.; Treppensteigen*

◦ ◦ **Wärme** amel.: stram.

◦ ◦ **Wein,** nach: **ZINC.**

➡ ◦ ◦ **erstreckt** sich:

◦ ◦ ◦ **aufwärts**: agar. plb. spong. sulph.

◦ ◦ ◦ **außen,** nach: sabin.[85]

◦ ◦ ◦ **Brust**: rhus-t.[5]

◦ ◦ ◦ **Füße**:

◦ ◦ ◦ ◦ **Fußballen,** zum: aeth.

◦ ◦ ◦ ◦ **Fußrücken**: sars.[1]

◦ ◦ ◦ **Gesäß,** zum: merc.[1]

◦ ◦ ◦ **Oberschenkel**: ars.[1]

◦ ◦ ◦ **Waden**: eupi.[85]

◦ ◦ ◦ **Zunge**: vip.

◦ **Fußsohlen**: aesc. aeth. agar.[1] agn.[5] ail. all-s. aloe alum. alum-p.[58] alum-sil.[58] alumn. am-c. am-m.[36] ambr. ammc.[4] anac. anag. androc.[222] ang.[1] ant-c.[1] aphis. apoc-a.[36] arg. arg-n.[5] arn. **Ars.** ars-h. ars-s-f. arum-d. arum-t. arund.[36] asaf. asar. asc-t. aster. aur. aur-ar.[58] aur-m. aur-m-n. **Bamb-a.**[1184] bani-c.[204] bar-c.[1] bell.[1] berb. betul.[1125] bor. bov.[111] brach. brom. bros-g.[259] bry. cact. cadm.[119] calad.[36] calc. calc-caust. calc-f.[119] calc-p. calc-s.[102] calc-sil.[58] camph.[111] cann-i. **Canth.** carb-an. carb-v. carbn-s. **CAUST.**[1] cham. chel.[137] chin.[5] chr-ac. cic. clem. coc-c. cocc. colch. coloc. colocin.[85] com. con.[1] cop. corh.[72] croc. crot-h.[111] **Croto-t.** cub. cupr.[1] cycl. cypra-e.[227] daph. dig. dios. dros. dulc. elaps eos.[72] ephe.[267] eup-per. euph. eupi.[85] fago.[111] ferr.[58] fl-ac. gamb. gels. gent-l. graph. **Gua.**[85] guare. harp.[1184] hell.[1] helo.[144] hep. hura hydr. hydrc. hydrog.[222] hyos. ign. iris-foe. jal. jatr. kali-ar. kali-bi. **Kali-c.**[1] kali-chl.[58] kali-i.[102] kali-n.[1] kali-p. kali-s. kali-sil.[58] kalm. kola[1184] **Kreos.**[5] kurch.[192] lac-c. lac-eq.[204] lac-leo.[204] lach. lachn. lact. **Led.**[111] lil-t. lim.[102] lith-c.[102] lob-c.[85] lob-s. **Lyc.**[1] lyss. mag-c. mag-m. mag-s. manc. mang. mangi.[197] med.[56] menth.[85] meny.[1] merc. merc-i-f. merc-i-r. merl. mez. **Morg.** mur-ac. myric. nat-ar. nat-c.[1] nat-m. nat-p. nat-s. nat-sil.[58] nicc. nicc-s.[102] nit-ac.[1] nux-m. nux-v. ol-an. olnd. ox-ac. par. pareir. **Petr.** ph-ac. phel. **Phos.**[1] phyt. pip-m. plan. plat. plb. plut-n.[269] psil.[164] psor. **Puls.** ran-b. ran-s.[5] raph. rauw.[119] rheum[1] rhus-t. rhus-v. ruta[137] sabad.[137] sabin. sang.[25] sanic. sarr.[36] sars.[1] sec. sep. **Sil.** spig.[1] spong. squil. **Stann.**[1] staph. **Still.** stront-c. stry. sul-ac.[1] sul-i. sulph. sumb. **Syc-co.**[136] syph.[102] tab. tarax.[1] tarent.[58] tart-ac.[85] tep. ter. **Thuj.** trif-p.[142] trom.[36] upa. valer. verb. vesp. viol-t. zinc. zinc-ar.[137] zinc-p.[58]
☞ *O; Beine; Füße; Fußsohlen*

◦ ◦ **links**: am-c.[111] bamb-a.[1184] bov.[111] lob-c.[85]
☞ *O; Beine; links*

◦ ◦ **rechts**: bamb-a.[1184] bros-g.[259] camph.[111] crot-h.[111] croto-t.[111] fl-ac.[111] led.[111] menth.[85] plat.[36] sil.[111] tarax.[111]
☞ *O; Arme; rechts • O; Beine; rechts*

◦ ◦ ◦ **links,** dann: bamb-a.[1184]

◦ ◦ ◦ **Treppensteigen,** beim: bros-g.[259]
☞ *O; Beine; Steigen agg.; Treppensteigen*

◦ ◦ **morgens**: alum.[1] bar-c.[1] dios. fl-ac. hep. hydr. nicc. nicc-s.[102] nux-m. ph-ac. phyt. plb. psor. spig.[1] sulph. zinc.
☞ *O; Beine; morgens*

◦ ◦ ◦ **Aufstehen**:

◦ ◦ ◦ ◦ **beim**: fl-ac. nicc.

◦ ◦ ◦ ◦ **nach**: plb.

◦ ◦ ◦ **Auftreten,** beim: spig.[1]

◦ ◦ ◦ **Bett,** im: hep. psor. sulph.
☞ *O; Beine; Bett, im; agg.*

◦ ◦ **vormittags**: nat-c.
☞ *O; Beine; vormittags*

◦ ◦ **nachmittags**: bamb-a.[1184] croto-t. gels. kali-n. nat-c. nux-v. ol-an. plan. trom.[36]
☞ *O; Beine; nachmittags*

◦ ◦ ◦ **16** Uhr: plan.

◦ ◦ ◦ **Liegen,** beim: nux-v.

◦ ◦ **abends**: alum.[1] am-c. ant-c.[1] berb. com. dig. lach. lyc. mag-m.[85] merc. nat-c. ph-ac.[1] phos. rhus-t. sil. sulph.[1] zinc.
☞ *O; Beine; abends*

◦ ◦ ◦ **18** Uhr, bis: sil.

◦ ◦ ◦ **Bett,** im: ant-c.[1]
☞ *O; Beine; Bett, im; agg.*

◦ ◦ ◦ **Kratzen,** nach: am-c.
☞ *O; Beine; Kratzen; agg.*

◦ ◦ ◦ **strecken,** muss die Füße aus dem Bett: mag-m.[85]

◦ ◦ **nachts**: aloe bar-c. calc. canth.[102] cham. fl-ac. hura kali-n.[1] lach. lyc. mag-m. merc-i-f. mur-ac. nat-s. petr. ph-ac. sang. sil. sulph.
☞ *O; Beine; nachts; agg.*

◦ ◦ ◦ **22.30 Uhr**: hura

◦ ◦ ◦ **Boden** stellt, wenn er sie auf den: mur-ac.

◦ ◦ ◦ **Zubettgehen,** vor dem: sulph.

◦ ◦ ◦ **Handflächen,** und: lach.

◦ ◦ **Mitternacht**: sars.

◦ ◦ **Sommer,** im: vesp.
☞ *O; Beine; Sommer, im*

<> ◦ ◦ **abdecken,** muss sich: sanic.[56]

◦ ◦ **Ameisenlaufen,** Kribbeln, mit: arn. berb. mag-m.

◦ ◦ **Aufstehen** agg.: graph. sulph.

◦ ◦ ◦ **Sitzen,** vom: graph.
☞ *O; Beine; Aufstehen; agg.; Sitzen, vom; während*

◦ ◦ **Auftreten** agg.: **Alum.** ars-h. bar-c.[1] berb. brom. bry. **Cann-i. Canth.** con.[1] kali-c.[1] lyc.[1] mez. nat-c.[1] nicc. nit-ac.[1] puls. spig.[1] staph. sulph. **Zinc.**

◦ ◦ **Berührung** agg.: croto-t. puls. sep.

◦ ◦ **Betätigung** amel.: plb.
☞ *O; Beine; Anstrengung amel.*

◦ ◦ **Bett**:

◦ ◦ ◦ **Zubettgehen,** vor dem: am-m.[36]

◦ ◦ ◦ **agg.**: canth. cham. helo.[144] hep. hydrog.[222] mag-m.[58] ph-ac. plb. sang. sulph.

◦ ◦ ◦ ◦ **Herausstrecken** amel. nicht: hydrog.[222]

◦ ◦ ◦ **amel.**: nat-c.

◦ ◦ **Bewegung**:

◦ ◦ ◦ **agg.**: led. plb. spig.
☞ *O; Beine; Bewegung; agg.; während*

◦ ◦ ◦ **amel.**: aloe coloc. hyos. olnd. psor. puls. sabin.
☞ *O; Beine; Bewegung; amel.*

◦ ◦ **Boden** stellt, agg. wenn er den Fuß auf den: mur-ac.[1]

◦ ◦ **Druck**:

◦ ◦ ◦ **agg.**: plb.
☞ *O; Beine; Druck; agg.*

◦ ◦ ◦ **amel.**: bell.[1] plb. zinc-ar.[137]
☞ *O; Beine; Druck; amel.*

◦ ◦ **Entbindung,** nach der: cupr.[102]
☞ *M; Entbindung, nach der*

◦ ◦ **Erwachen,** beim: hydrog.[222]

◦ ◦ **Essen,** nach dem: sil.
☞ *O; Beine; Essen; nach*

◦ ◦ **Fieber,** während: kurch.[192]
☞ *O; Beine; Fieber; während*

◦ ◦ **Gehen**:

◦ ◦ ◦ **agg.**:

◦ ◦ ◦ ◦ **während**: agar. aloe[137] alum. alumn. ambr. androc.[222] ant-c. arg. **Ars.** ars-h. arum-t. **Bamb-a.**[1184] bar-c. bell. berb. bry. cact. calc.[1] **Cann-i.** canth. carb-v. carbn-s. caust. cham. chr-ac. coc-c. cocc. con. cupr. ephe.[267] eup-per. eupi. gels. gent-l. graph. hep.[1] hydrc. ign. kali-c.[1] lac-c. **Led.** lyc. mangi.[197] med. menth.[36] meny.[1] merc. merl. mez. mur-ac.[102] nat-c.[1] nit-ac. nux-v. olnd. par. **Petr.**[102] ph-ac.[102] phos.[1] plb. puls. rhus-t. ruta sabad. sep.[1] sil. squil. staph. sulph. thuj. viol-t. **Zinc.**

◦ ◦ ◦ ◦ ◦ **Freien,** im: hep.

◦ ◦ ◦ ◦ ◦ **Bürgersteig,** auf: aloe[137] ant-c.

◦ ◦ ◦ ◦ ◦ **Sitzen,** nach langem: sulph.

◦ ◦ ◦ ◦ ◦ **Kopfsteinplaster,** auf: hep.[1]

◦ ◦ ◦ ◦ **nach**: ant-c.[1]

◦ ◦ ◦ **amel.**: bar-c. lac-leo.[204] ol-an. verb.

◦ ◦ **Husten** und Fieber, bei: calc-s.[102]

◦ ◦ **kalt**:

◦ ◦ ◦ **kalt** an bei Berührung, fühlen sich: sulph.

◦ ◦ ◦ **sucht** einen kalten Ort für die Fußsohlen: ail. lach.[56] med.[56] sang.[56] sanic.[56] sulph.[56]

◦ ◦ **Klimakterium,** im: sang.[102] sulph.[102]

◦ ◦ **Kopfschmerzen** und Übelkeit, mit: sang.
☞ *O; Beine; Kopfschmerz, während*

◦ ◦ **Liegen** agg.: hydrog.[222]
☞ *O; Beine; Liegen; agg.*

◦ ◦ **Menses,** während: carb-v. eupi.[85] kali-n.[1] petr. raph. sang.[25]
☞ *O; Beine; Menses; während*

◦ ◦ **Müdigkeit,** bei: zinc-ar.[137]

◦ ◦ **Reiben** amel.: alum. ant-c.[1] chel.[137] gamb. kali-n.[1] plb. sulph.
☞ *O; Beine; Reiben; amel.* ▤ *ALLGEMEINES; M; Reiben; amel.; Fußsohlen*

◦ ◦ **Ruhe,** während: staph.[1]
☞ *O; Beine; Ruhe; agg.*

◦ ◦ **Schweiß,** durch: nit-ac.
☞ *O; Beine; Schweiss; agg.*

◦ ◦ **Schwellung** der Füße, mit: sabad.[137]

◦ ◦ **Sitzen** agg.: agar.[1] anac. ang.[1] asaf. carb-v. dros. elaps hell.[1] hydrog.[222] jatr. lac-leo.[204] lyc.[1] merl. mur-ac.[1] nat-s. phos.[1] plat. sars.[1] sep. spig. stann.[1] tarax.[1] thuj.

◦ ◦ **Spinnen,** durch: mur-ac.[1]

Beine; Füße; Fußsohlen (Forts.)

◦ ◦ **Stehen**:

◦ ◦ ◦ **agg.**:
☞ *O; Beine; Stehen; agg.; während*

◦ ◦ ◦ ◦ **während**: anac. berb. croc. sabad. sul-i. syph. zinc-ar.[137]
☞ *O; Beine; Stehen; agg.; während*

◦ ◦ ◦ ◦ **nach**: carb-v. merc. sul-i.
☞ *O; Beine; Stehen; agg.; nach*

◦ ◦ ◦ **amel.**: euph.
☞ *O; Beine; Stehen; amel.*

◦ ◦ **Wärme**:

◦ ◦ ◦ **agg., Bettwärme**: plb.

◦ ◦ ◦ **amel.**: mangi.[197] plb.

◦ ◦ **Zusammenschnürung,** mit Empfindung von: stront-c.

◦ ◦ **erstreckt** sich:

◦ ◦ ◦ **außen,** nach: tarax. thuj.

◦ ◦ ◦ **Hüften**: cann-i.[85] plb.

◦ ◦ ◦ **Knien, zu den**: kali-p. lith-c.[137] puls. sil.

◦ ◦ ◦ ◦ **oberhalb** des Knies, nach: puls. sil.

◦ ◦ ◦ **Lumbalregion**: plb.

◦ ◦ ◦ **Oberschenkel**: ars. led. spong.

◦ ◦ ◦ **Rücken**: puls.

◦ ◦ ◦ **Waden**: puls.[1]

◦ ◦ ◦ **Zehen, zu den**: aur-m-n. caust.[1] croto-t. jatr. merc-i-f. sep.

◦ ◦ ◦ ◦ **großer** Zeh: **Croto-t.** merc-i-f.

◦ ◦ **innen,** medial: cupr.[1] mur-ac.[1]
☞ *O; Beine; Füße; Seiten der Füße*

◦ ◦ **außen,** lateral: ars. harp.[1184] rheum[1]
☞ *O; Beine; Füße; Fußsohlen; Ränder; außen, lateral*

◦ ◦ **Wölbung** der Sohle: anag. bamb-a.[1184] cham. lith-c.[102] mur-ac. myric. psil.[164] rhus-t. ruta[137] sanic. sil.[137]

◦ ◦ ◦ **erstreckt** sich zu den Knien: lith-c.[102]

◦ ◦ **Zehen**:

◦ ◦ ◦ **großen** Zehe, im Bereich der: ph-ac.

◦ ◦ ◦ **zwischen** den Zehen: berb. carb-an. fl-ac. graph. lyc. merc-i-f. mez. nat-c. nat-m. ph-ac. ran-b. syph.[102] zinc.

◦ **stellenweise**: arn.

- **Zehen**: acon. act-sp.[102] adam.[222] aesc. agar.[1] agn. ail. all-c. all-s. aloe alum.[1] alum-p.[58] alum-sil.[58] alumn. am-be.[102] am-c.[5] am-m. ambr. ammc. amyg-p.[36] anac. anag. androc.[222] ang. ant-c.[5] ant-o.[111] ant-t. apis apoc.[8] apoc-a.[25] arg. arg-n. arge-p.[264] **Arn.** ars. ars-h. arum-d. arund. asaf. asar. asc-t.[36] aster. **Aur.**[1] aur-ar.[58] aur-m. aur-m-n. aur-s.[58] ba-sv.[136] bad.[137] bamb-a.[1184] bani-c.[1237] bapt. bar-c.[1] bell-p.[256] **Benz-ac.** berb. bism.[1] blatta bor.[1] both-l.[102] bov. brach. brass.[222] brom. bry. bufo-s. cact. cadm.[119] cadm-s. cahin. calad. **Calc.** calc-p. calc-s. calc-sil.[58] camph. cann-i. cann-s. canth. caps.[5] carb-ac. carb-an. carb-v. carbn-s. carl. cast. **Caul. Caust.** cedr.[25] cench.[58] cham. chel. chin.[5] choc.[222] cic. cimic. cina[5] cinnb. cist. clem.[1] coc-c. cocc. coff. colch. **Coloc.** com. con. conv.[102] croc. crot-c.[36] crot-h. croto-t. cupr.[1] cycl.[1] daph. dig. dios.[25] dros.[1] dulc. elaps[36] elat. eos.[102] euon. eup-per. euphr. fago.[25] ferr. ferr-ma. ferr-p. fl-ac. form. gamb. gels.[64] germ.[222] gins. gnaph. **Graph.** guare. haliae-lc.[222] ham. ***harp.***[1184] hell.[1] hep.[1] hipp. hura hydrog.[222] hyper. ind. indg. iod.[1] iris jal.[102] jatr. jug-r. kali-bi. kali-c.[1] kali-i. kali-n.[1] kali-p. kali-sil.[58] kalm. kola[1184] lac-ac. lac-c.[55] lac-cpr.[261] lac-del.[204] lach. lachn.[85] lact. land.[9] lap-laz.[227] lar-ar.[251] laur. led. lil-t.[25] **Lith-c.**[227] lob-s. **Lyc.**[1] lyss. m-aust.[5] mag-c. mag-m. mag-s. mang. med.[85] menth-pu.[36] meph. merc. merc-i-f. merc-i-r. merc-s. merl. mez. morg.[136] mosch. mur-ac. naja nat-ar.[36] nat-c. nat-m.[36] nat-p. nat-s. nat-sil.[58] neon[222] nicc. nit-ac. nux-m. nux-v.[111] ol-an. ol-suc.[194] olnd. ozone[227] paeon.[85] pall. par. petr.[1] ph-ac.[36] **Phos.**[1] phys. **Phyt.** pic-ac. pip-m. pitu-a.[164] **Plat.** plb. plut-n.[269] prim-v.[102] prun. psil.[164] psor. puls.[1] puls-n. pyrus rad-br.[137] ran-b. ran-s. rat. rheum[1] **RHOD.**[54] rhus-t. rhus-v.[25] rumx. ruta[1] sabad.[137] sabin.[5] sang. sars.[1] sec.[5] sel. sep. **Sil.** spig. stann. staph. **Stict.** stront-c. stry. sul-ac.[1] **Sulph.** syc-co.[136] **Syph.**[102] tab. tarax.[1] tarent.[111] tax.[85] tell. tep. teucr. thal-s.[137] ther.[54] thlaspi[45] thuj. til. til-c.[253] tong.[85] trom.[45] tub.[85] tung.[252] upa. uran.[269] valer.[5] verat. verb. vinc.[4] viol-t. **Zinc.** zinc-p.[58]

◦ **links**: agn. caul.[36] cic.[5] jatr.[111] lac-cpr.[261] mag-c.[1] mag-s.[111] neon[222] spig.[1] trom.[45]
☞ *O; Beine; links*

◦ **rechts**: adam.[222] aur.[5] benz-ac.[85] carb-v.[5] cench.[58] dios.[25] germ.[222] lac-del.[204] lil-t.[25] lyc.[5] mez.[5] nicc.[111] stront-c.[5]
☞ *O; Arme; rechts • O; Beine; rechts*

◦ ◦ **Druck** amel.: dios.[25]
☞ *O; Beine; Druck; amel.*

◦ **tagsüber**: ind.
☞ *O; Beine; tagsüber*

◦ **mittags,** wenn man den Körper nach links beugt: thuj.

◦ **nachmittags**: coloc. mez.
☞ *O; Beine; nachmittags*

◦ **abends**: am-m. androc.[222] arg. asar. cist. coloc. con. kola[1184] lyc. merl. nat-s.
☞ *O; Beine; abends*

◦ ◦ **18** Uhr: arg.

◦ ◦ **20** Uhr: am-m.

◦ ◦ **Bett, im**: asar. con.
☞ *O; Beine; Bett, im; agg.*

◦ ◦ **Einschlafen,** beim: merl.
☞ *O; Beine; Schlaf; Einschlafen*

◦ **nachts**:
☞ *O; Beine; nachts; agg.*

◦ ◦ **agg.**: **Am-c.** androc.[222] coc-c. harp.[1184] kali-c. kola[1184] led. merc. merc-i-f. nat-c. nux-v. plat. sep. sulph. **Syph.**

◦ ◦ ◦ **Liegen** auf dem Rücken, beim: sep.
☞ *O; Beine; Liegen; agg.; Rücken, auf dem*

◦ ◦ ◦ **Schlaf,** im: led.
☞ *O; Beine; Schlaf; während*

◦ ◦ **amel.**: nicc.

◦ **jährlich**: tarent.

◦ **erscheint** langsam, allmählich: am-m.

◦ **verschwindet** langsam, allmählich: am-m.

<> ◦ **Anstoßen agg.**: colch.[137]
☞ *O; Beine; Stoßen, Anstoßen agg.*

◦ **Aufstehen, nach**: asaf.

◦ **Auftreten, beim**: bor.[1] bry. graph.[111] lap-laz.[227] led. sil.[1] thuj.

◦ **ausstreckt, wenn er den Fuß**: bar-c.
☞ *O; Beine; Ausstrecken der Glieder; agg.*

◦ **Berührung, bei**: androc.[222] **Chin.** lyc.[5] nux-v.[5] ph-ac. staph.[1] tarent.[111]

◦ **Bett, im**:
☞ *O; Beine; Bett, im; agg.*

◦ ◦ **agg.**: agar. chel.[25] neon[222]

◦ ◦ **amel.**: am-m.

◦ **Beugen, beim**:

◦ ◦ **Füße**: hipp.

◦ ◦ **Körper, nach links**: thuj.

◦ **Bewegung**:

◦ ◦ **agg.**: am-c. nux-v. plb. thuj.
☞ *O; Beine; Bewegung; agg.; während*

◦ ◦ **amel.**: agar. anac.[1] cocc. coloc. lyc. psor.
☞ *O; Beine; Bewegung; amel.*

◦ **Druck, bei**: cina neon[222]

◦ **Erfrierung, alte**: agar. carl. phos.[1]
☞ *O; Beine; Erfrierung, nach*

◦ **Erwachen, beim**: nat-s.

◦ **Fieber agg.**: elat.[85]

◦ **Froststadium** im Fieber, während: lyc. merc.[5] sulph.[5] thuj.[5]
☞ *O; Beine; Fieber; während; Froststadium im Fieber*

◦ **Gehen**:

◦ ◦ **agg.**: agn. am-c. ant-c. arn. ars. aur-m. aur-m-n. bad.[137] bry. camph. carb-v. carbn-s. caust. croto-t. cycl.[1] dros.[1] hydrog.[222] **Kali-c.** lyc.[137] mag-c.[1] mez.[1] nat-m. nat-s. nit-ac.[5] phos.[1] plb. ran-b. sec.[5] sil.[1] thuj. zinc.

◦ ◦ ◦ **gebeugt**: bad.[137] lyc.[137]

◦ ◦ **amel.**: calc.

◦ **Hühneraugen**: am-c.[1] calc.[1] kali-c.[1] lyc.[1] nit-ac.[1] sep.[1] sil.[1]

◦ **Kälte**:

◦ ◦ **amel.**: aster.

◦ ◦ **agg.**: uran.[269]

◦ **kalten** Füßen, mit: apis

◦ **lähmungsartig**: nat-ar.[36]

◦ **Liegen, beim**: arn.[809] **Asaf.**[809] asar.[809] calc-s.[809] nux-m.[809] sep.[809] sulph.[809]

◦ **Nasswerden** der Füße, nach: nit-ac.

◦ **Reiben** amel.: laur. nicc. phos.
☞ *O; Beine; Reiben; amel.*

◦ **Schlaf, im**: led.
☞ *O; Beine; Schlaf; während*

◦ **Schweiß, durch**: graph. nit-ac.[102] sep.
☞ *Wundheit, Exkoriation; Füße; Zehen, zwischen den; Schweiß, durch •wund, Schmerz mit Empfindlichkeit, wie wund und zerschlagen; Beine; Füße; Schwitzen, durch*

◦ **Sitzen, beim**: am-m. aur-m-n. berb. calc. dig. phos.
☞ *O; Beine; Sitzen; agg.; während*

◦ **Springen, beim**: cycl.

◦ **Stehen, beim**: agar. am-m. anac.[1] ars. calc. nat-m. sil.[1] stann.[1] verat.
☞ *O; Beine; Stehen; agg.; während*

◦ **Stuhlgang, während**: nux-v.
☞ *O; Beine; Stuhlgang; beim*

◦ **Treppensteigen, beim**: coloc.
☞ *O; Beine; Steigen agg.; Treppensteigen*

◦ **Wärme**:

◦ ◦ **agg., Bettwärme**: nux-v. plb.

◦ ◦ **amel.**: harp.[1184]

◦ **erstreckt** sich:

◦ ◦ **aufwärts**: anac.[1] caust. dig. lach. nux-v. pall. stann.[1] thuj.

◦ ◦ **außen, nach**: berb.[111]

◦ ◦ **Brust**: rhus-t.[111]

◦ ◦ **Füße**: anac.[5] psil.[164]

◦ ◦ ◦ **Sohle, zur Wölbung**: psil.[164]

◦ ◦ **Hüften**: **Nux-v. Pall.**

◦ ◦ **Oberschenkel**: caust.[5] nux-v.[137] thal-s.[137]

◦ ◦ **Spann**: anac.[31]

◦ **Unterseite**: alum.[1] con.[1]

◦ **Knochen**: cycl.[5]
☞ *O; Beine; Knochen*

◦ **Gelenke**: agn.[5] all-s. ambr. **Arn.** asaf. aster.[85] aur. berb. bor. bry. calc.[58] calc-p.[58] camph. cann-i.[25] carb-an.[1] caul. caust.[5] **Colch.** coloc. con. dulc. graph. kali-c.[58] **Led.**[1] mez. nat-s. petr.[1] plb. puls. ran-s. rhod.[54] **Sabin.**[5] sang. sep. sil. **Sulph.** teucr.[5] thuj. upa. verat. **Zinc.**[137]
☞ *O; Beine; Gelenke*

◦ ◦ **links**: cann-i.[25]
☞ *O; Beine; links*

◦ ◦ **Auftreten, beim**: bor.

◦ ◦ **Grundgelenk**: mez. sep.

◦ **Nägel**: amyg-p.[85] ant-c.[137] ars-h. asaf.[58] calc-p.[111] camph. carb-v. caust. coc-c. crot-c.[36] eos.[102] eup-per. fl-ac.[137] **Graph.**[137] hep. hura m-aust.[5] merc. merc-s. nit-ac.[102] pitu-a.[164] rad-br.[111] sabad.[137] sars.[1] sil. sulph. syc-co.[136] **Teucr.**[137] thuj.
☞ *O; Nägel; Zehennägel*

◦ ◦ **eingewachsene** Zehennägel, Bewegung agg.: teucr.[137]
☞ *O; Beine; Bewegung; amel.*

◦ ◦ **Gehen, beim**: camph.

◦ ◦ **Wetter, bei kaltem**: calc-p.[58]
☞ *O; Beine; Kälte; bei Kälte, in der Kälte*

◦ ◦ **Umgebung** des Nagels: ant-c.[102] **Fl-ac.**[102] hep.[102] nit-ac.[102] teucr.[102]

◦ ◦ **unterm** Nagel: amyg-p.[85] ant-c.[137] caust. crot-c.[36] eos.[102] eup-per. fl-ac.[137] graph.[137] hep. merc. **Sil.** teucr.[137] thuj.
☞ *O; Nägel; unterm Nagel; Zehennagel*

◦ ◦ ◦ **Wechselfieber, bei**: eup-per.

◦ ◦ **Ränder**: calc-p.[111] rad-br.[111]
☞ *O; Nägel; Ränder*

◦ ◦ **Nagelwurzel**: asaf.[58]
☞ *O; Nägel; Nagelbett*

Beine; Zehen (Forts.)

◦ **Sehnen,** Extensoren, beim Gehen: verat.[1]

◦ **Ballen**: alum. am-c. ambr.[5] ant-c.[5] ars. bor.[144] bry.[5] calc-p. cann-i.[85] cann-s.[5] carb-an.[1] caust. cina[5] colch.[5] daph. dros.[1] gels.[64] hell.[5] hep.[5] lach.[5] lar-ar.[251] lyc.[5] med.[85] mez. nat-p.[58] par.[5] ph-ac. plat.[1] plut-n.[269] puls.[1] ran-s.[5] rhus-t.[5] sabin.[5] sep. sil. spig.[1] sulph. tab. valer.[5]

◦ ◦ **links**: cann-i.[85]
☞ O; Beine; links

◦ ◦ **Erfrierung,** alte: plat.[1]
☞ O; Beine; Erfrierung, nach

◦ ◦ **Gehen,** beim: am-c. ars. caust. ph-ac. plat.[1] sil.

◦ **Spitzen**: am-c. **Am-m.** ant-o.[111] aur.[5] aur-m-n. bamb-a.[1184] berb. camph. caps.[1] chin.[1] con.[1] dig. fl-ac. hyper.[102] kali-c. led. merl. mez. mosch. mur-ac. nat-s. neon[222] puls. ran-b. sars. sil.[102] stry. sulph. syph.[102] zinc.[111]

◦ ◦ **morgens**: bamb-a.[1184]
☞ O; Beine; morgens

◦ ◦ **abends**: am-m. puls. ran-b. zinc.[111]
☞ O; Beine; abends

◦ ◦ **Einschlafen,** beim: merl.
☞ O; Beine; Schlaf; Einschlafen

◦ ◦ **Gehen** im Freien, beim: am-m.

◦ ◦ **Liegen,** beim: sulph.
☞ O; Beine; Liegen; agg.

◦ ◦ **Sitzen,** beim: aur-m-n. sulph.
☞ O; Beine; Sitzen; agg.; während

◦ ◦ **erstreckt** sich nach außen: caps.[1]

◦ **großer** Zeh: aesc. agar.[1] agn. **All-c.** aloe alum.[1] alumn. am-be.[102] **Am-c.**[5] am-m.[5] ambr.[1] ammc. amyg-p.[36] anac. anag. ant-c.[5] apoc.[8] apoc-a.[25] arg. arn. ars.[1] asaf. aster. **Aur.**[1] aur-m. aur-m-n. ba-sv.[136] bamb-a.[1184] bapt. bar-c.[1] **Benz-ac. Berb.** bism.[1] bor.[1] both-l.[102] bov. brach. brass.[222] brom.[36] bry. cahin. calc. calc-p. calc-sil.[58] cann-i. caps.[5] carb-ac. carb-an.[1] carb-v.[1] carbn-s. carl. cast. caust. cedr.[25] chel.[25] chin.[5] choc.[222] cic. **Cimic.** cina[5] cinnb. cist. clem.[1] coc-c. cocc. coff. **Colch.** coloc.[1] com. con. conv.[102] croto-t. cycl. daph. dios.[25] dros.[1] **Dulc.** elaps[36] elat. **Eup-per.** euphr. ferr-ma. fl-ac.[5] form. gamb. gins. gnaph. **Graph.** haliae-lc.[222] harp.[1184] hell.[1] hep.[5] hura hyper. ind. indg. **Iod.**[1] iris jal.[102] jatr. jug-r. kali-bi. kali-c.[1] kali-i. kali-n.[1] kali-sil.[58] kalm. kola[1184] lac-ac. lac-c.[55] lach. lachn.[85] land.[9] lap-laz.[227] lar-ar.[251] laur. **LED.** lith-c.[227] lob-s. **Lyc.**[1] mag-c.[1] mag-m.[1] mag-s. mang. meph. merc. merc-i-f. merc-i-r. merl. mez.[1] mosch. mur-ac.[1] nat-c.[1] nat-m.[36] nat-p. nat-s.[36] neon[222] nit-ac. nux-m. nux-v.[111] ol-an. ol-suc.[194] olnd. ozone[227] paeon.[85] par. petr.[1] ph-ac.[1] phos.[1] phys. **Phyt.** pic-ac. **Pip-m.** plat. **Plb.**[102] prim-v.[102] prun. puls.[5] rad-br.[137] ran-b.[5] **Ran-s.** rat. **Rhod.**[54] rhus-t.[1] ruta sabin.[5] sang. sars.[1] sep. **Sil.** spig.[5] stann. staph.[1] stry. sul-ac.[1] sulph. syc-co.[136] tab. tarax.[1] tarent.[111] tep. teucr. thuj. til-c.[253] tong.[85] tub.[85] tung.[252] upa. uran.[269] verat. viol-t. **Zinc.**[1]

◦ ◦ **abwechselnd** mit Schmerz in:

◦ ◦ ◦ **Daumen**: sulph.
☞ A; Abwechselnd mit

◦ ◦ ◦ **Herz**: nat-p.
☞ A; Abwechselnd mit ▥ HERZ KREISLAUF; A; Abwechselnd mit

◦ ◦ **links**: aesc. agar.[36] agn. alum. **Am-c.** coc-c. dulc.[1] **Eup-per.** harp.[1184] kalm. kola[1184] lachn. lap-laz.[227] lar-ar.[251] led. lob-s.[85] phos.[1] plb.[36] rat. tub.[85]
☞ O; Beine; links

◦ ◦ **rechts**: alum.[1] alumn.[36] ant-c. bamb-a.[1184] benz-ac. both-l.[102] brass.[222] carb-v.[1] chel.[25] cic. cimic. cist. con. dios.[25] dulc. haliae-lc.[222] harp.[1184] iris[36] lac-c.[55] lachn.[54] lyc.[38] mag-c.[1] mag-m.[1] mur-ac.[1] nat-s.[36] neon[222] ol-suc.[194] paeon.[85] phos.[1] pip-m. plb.[36] ran-s. sil.[1] tarax.[1] tong.[85] verat. zinc.
☞ O; Arme; rechts • O; Beine; rechts

◦ ◦ ◦ **links,** dann: **Dulc. Pip-m. Ran-s.**

◦ ◦ ◦ **Gehen agg.**: alum.[1] alumn.[36] brass.[222] carb-v.[1] iris[36] lac-c.[55] lyc.[38] nat-s.[36] ol-suc.[194] sil.[1] tarax.[1]

◦ ◦ **morgens**: alum. anag. ars. jug-r. **LED.** lyc. merc-i-r. ozone[227] sulph.
☞ O; Beine; morgens

◦ ◦ ◦ **7** Uhr: ozone[227]

◦ ◦ ◦ **Bett,** im: ars. jug-r. ozone[227]
☞ O; Beine; Bett, im; agg.

◦ ◦ ◦ **Gehen,** beim: **Led.**

◦ ◦ **vormittags**: nat-c.
☞ O; Beine; vormittags

◦ ◦ **mittags**: pip-m.
☞ O; Beine; mittags

◦ ◦ **nachmittags**: am-m. ol-an. sil.
☞ O; Beine; nachmittags

◦ ◦ ◦ **14** Uhr: ol-an.

◦ ◦ ◦ **11** Uhr: sil.

◦ ◦ **abends**: alumn. am-c. cist. com. euphr. ind. lyc. mag-c.[1] mag-m. mag-s.[36] nat-m. nat-s. phos. puls.[1] sars. sil. stry. thuj. zinc.[1]
☞ O; Beine; abends

◦ ◦ ◦ **Bett,** im:
☞ O; Beine; Bett, im; agg.

◦ ◦ ◦ ◦ **agg.**: **Am-c.** mag-m.

◦ ◦ ◦ ◦ **amel.**: puls.[1]

◦ ◦ ◦ **Hinlegen,** vor dem: mag-s.[36]

◦ ◦ **nachts**: aloe alum. am-c.[1] **Benz-ac.** form. harp.[1184] kali-i. kali-n.[1] mang. **Plb.**[102] thuj.
☞ O; Beine; nachts; agg.

◦ ◦ ◦ **rechts**: plb.[102]
☞ O; Arme; rechts • O; Beine; rechts

◦ ◦ ◦ **Bett,** im: thuj.

◦ ◦ **allmählich** zu- und abnehmend: am-m.

◦ ◦ **Anwendungen,** kalte, amel.: sabin.

◦ ◦ **Auftreten** agg.: alum.[1] asaf. aur-m. berb. bor.[1] sil.

◦ ◦ **Berührung** agg.: arg. chin. kali-c.[1] lyc.[111] mang. nux-v.[111] ph-ac.[1] sabin. tarent.[111]

◦ ◦ **Bett,** im: aloe am-c.[1] jug-r.
☞ O; Beine; Bett, im; agg.

◦ ◦ **Bettwärme** agg.: **Am-c.**

◦ ◦ **Bewegung**:

◦ ◦ ◦ **agg.**: aster. caust. chin. harp.[1184] mosch. phos.[1] sabin.
☞ *O; Beine; Bewegung; agg.; während*

◦ ◦ ◦ **amel.**: cocc. dros. ind. plb.
☞ *O; Beine; Bewegung; amel.*

◦ ◦ **Druck** agg.: alum.[1] hep. nat-s. ruta
☞ *O; Beine; Druck; agg.*

◦ ◦ **Gehen,** beim: alum. alumn. am-m. aur. aur-m. bor. brach. bry. calc-p. chin. con. euphr. hep. **LED.** lith-c.[227] mag-m. nat-m.[1] phos. pip-m. **SIL.** tarax.

◦ ◦ **Liegen**:

◦ ◦ ◦ **agg.**: nux-m.
☞ *O; Beine; Liegen; agg.*

◦ ◦ ◦ **amel.**: puls.
☞ *O; Beine; Liegen; amel.*

◦ ◦ **Mittagessen,** nach dem: mag-s. tong.[85]

◦ ◦ **Reiben** amel.: nat-c.[1]
☞ *O; Beine; Reiben; amel.*

◦ ◦ **Ruhe,** während: ind.
☞ *O; Beine; Ruhe; agg.*

◦ ◦ **Schluckauf,** durch: ph-ac.

◦ ◦ **Schlucken** agg.: ph-ac.[1]

◦ ◦ **Sitzen** agg.: agar.[1] am-m. con.[1] graph. mag-m.[1] nat-m. par. sabin. sil.[1]

◦ ◦ **Spinnrads,** durch bedienen des: mur-ac.[1]

◦ ◦ **Stampfen** amel.: caps.

◦ ◦ **Stehen,** beim: am-m. con. nat-m.[1] rhus-t.[1] sil.
☞ *O; Beine; Stehen; agg.; während*

◦ ◦ **Wetter,** bei nassem: **Am-c.**[122]

◦ ◦ **erstreckt** sich:

◦ ◦ ◦ **aufwärts**: benz-ac. bry. hep.

◦ ◦ ◦ **Brust**: rhus-t.

◦ ◦ ◦ **Ferse**: alum. nat-c.

◦ ◦ ◦ **Hüften**: hep.

◦ ◦ ◦ **Knien,** zu den: merc.

◦ ◦ ◦ **Knöchel,** Fußgelenk, zum: bov. brass.[222]

◦ ◦ ◦ ◦ **innerer** Knöchel: brass.[222]

◦ ◦ **Gelenke**: ambr. ammc. **Apoc.** apoc-a.[25] arn. ars. asaf. aster. aur.[1] ba-sv.[136] **Benz-ac.** berb. bry. calc.[1] calc-p. **Cann-i.** carb-v. **Caust.** cedr.[25] choc.[222] cimic. coff. colch.[85] coloc. con.[1] dulc. elat. **Eup-per.** gnaph. harp.[1184] ind. **Iris** kali-bi. kali-c.[1] kalm. kola[1184] **LED.** lob-s. lyc. nat-m.[1] nat-s. ph-ac. phos. plat. prun. rat. rhod.[54] sabin. sang. sep.[1] sil. stann. sulph. syc-co.[136] til-c.[253] upa. zinc.
☞ *O; Beine; Gelenke*

◦ ◦ ◦ **nachmittags**: sulph.
☞ *O; Beine; nachmittags*

◦ ◦ ◦ **erstreckt** sich das Bein hinauf: cimic.

◦ ◦ ◦ **Grundgelenk**: con.[1]

◦ ◦ **Nagel**: agar. amyg-p.[36] brom.[36] cahin. calc.[1] calc-p. caust. coc-c. colch. coloc.[1] elaps[36] graph. hep.[1] iod.[1] jal.[102] kali-c. lachn.[85] nat-m.[36] nit-ac. sil. sulph. teucr. thuj. zinc.[1]
☞ *O; Nägel; Zehennägel*

◦ ◦ ◦ **nachts** im Bett: sulph.

◦ ◦ ◦ **unter** dem Nagel: amyg-p.[36] cahin. calc.[1] caust. coc-c. coloc.[1] elaps[36] iod.[1] lachn.[85] nit-ac. zinc.[1]
☞ *O; Nägel; unterm Nagel; Zehennagel*

◦ ◦ ◦ ◦ **links**: coloc.[1] lachn.[85]
☞ *O; Beine; links*

◦ ◦ ◦ ◦ **Druck,** bei: amyg-p.[36]

◦ ◦ ◦ ◦ **Schwellung** und Hitze, mit: amyg-p.[36]

◦ ◦ ◦ **Ränder**: brom.[36]
☞ *O; Nägel; Ränder*

◦ ◦ ◦ **Nagelwurzel**: calc-p. jal.[102] nat-m.[36]
☞ *O; Nägel; Nagelbett*

◦ ◦ **Strecksehne**: nat-c.[1]

◦ ◦ **Ballen**: agar.[1] alum. am-c.[1] ambr.[1] ant-c.[5] apoc.[8] ars.[1] bor.[1] **Bry.**[5] cann-i. carb-an.[1] caust.[1] cina[5] **Colch.**[5] con.[1] dros.[1] hep.[5] jal.[102] kali-c.[1] **LED.** lyc.[1] mag-m.[1] mur-ac.[1] par.[5] petr.[1] ph-ac.[1] phos.[1] pic-ac. puls.[5] ran-s.[5] rhus-t.[1] sabin.[5] sep.[1] spig.[5] sulph.[1] tab. zinc.[1]

◦ ◦ ◦ **rechts**: apoc.[8]
☞ *O; Arme; rechts • O; Beine; rechts*

◦ ◦ ◦ **nachts** im Bett: am-c.[1]

◦ ◦ ◦ **Gehen,** beim: ars.[1] lyc.[1]

◦ ◦ **Spitze**: am-c.[5] am-m.[5] arn. asaf. aur-m-n. bar-c.[1] berb. bism.[1] bry. calc. caps.[5] carl. caust. chin.[5] coc-c. colch. con. fl-ac.[5] kali-c.[1] led. mez.[1] nat-s. olnd. par. puls.[5] ran-b.[5] ran-s. sars.[1] sep. stann. staph.[1] sulph. zinc.[1]

◦ ◦ ◦ **Sitzen,** beim: con.
☞ *O; Beine; Sitzen; agg.; während*

◦ **2. Zehe**: bamb-a.[1184] berb. bry. canth. carb-v. caust. cham. colch. coloc. dros.[1] dulc. fl-ac. kali-i. kali-n.[1] led. lyc. mur-ac. nat-s. plb. puls.[1] rat. spig. stront-c. zinc.[1]

◦ ◦ **rechts**: zinc.[1]
☞ *O; Arme; rechts • O; Beine; rechts*

◦ ◦ **Gelenke**: berb. stront-c.
☞ *O; Beine; Gelenke*

◦ ◦ **Nagel,** um den: bamb-a.[1184]
☞ *O; Nägel*

◦ ◦ **Ballen**: puls.[1]

◦ **3. Zehe**: agar. aloe ambr. amyg-p.[36] ars-h. asaf. asc-t.[36] berb. bry. carb-v. chel. colch. dros. fl-ac. form. kola[1184] led. lyc. mag-m. mez.[1] mur-ac. nat-s. rat. sep. sulph. thuj.

◦ ◦ **links**: amyg-p.[36] asc-t.[36]
☞ *O; Beine; links*

◦ ◦ ◦ **Beugen,** beim: amyg-p.[36]

◦ ◦ **morgens**: mag-m.
☞ *O; Beine; morgens*

◦ ◦ **Nagel,** unter dem: ars-h.
☞ *O; Nägel; unterm Nagel; Zehennagel*

◦ **4. Zehe**: agar. amyg-p.[36] asc-t.[36] berb. brom. calc-s. carb-v. chel. colch. dios.[25] dros.[1] elaps[36] fl-ac. form. gamb. mag-c. merc-i-f. mez. mur-ac. nat-s. ph-ac.[1] ran-b. rhus-t. tarax.[1] thuj.

◦ ◦ **links**: amyg-p.[36] asc-t.[36]
☞ *O; Beine; links*

◦ ◦ ◦ **Beugen,** beim: amyg-p.[36]

Beine; Zehen; 4. Zehe (Forts.)

◦ ◦ **rechts**: dios.[25]
☞ *O; Arme; rechts •O; Beine; rechts*

◦ ◦ **Gehen amel.**: elaps[36]

◦ ◦ **Wurzelbereich**: amyg-p.[36]
☞ *O; Nägel; Nagelbett*

◦ **5. Zehe**: agar.[1] aloe am-m. anag. androc.[222] apis arn. ars. asaf. asar. asc-t.[36] blatta bry. calc. cann-s. carb-an. caust. chel. coloc. con. cycl.[1] dios.[25] fago.[25] ferr-ma. fl-ac. graph. harp.[1184] hep.[1] hura kali-bi. led. lith-c.[25] lyc.[1] lyss. mag-c. mag-m. menth-pu.[36] meph. merc-i-f. mez. mosch. mur-ac. nat-c. nat-s. nit-ac. olnd. paeon.[85] ph-ac.[36] psil.[164] puls.[1] rheum[1] rumx. ruta[1] sep. staph. ther.[54] thuj. til. zinc.

◦ ◦ **links**: asc-t.[36] paeon.[85]
☞ *O; Beine; links*

◦ ◦ **rechts**: dios.[25] lith-c.[25] menth-pu.[36] psil.[164]
☞ *O; Arme; rechts •O; Beine; rechts*

◦ ◦ **morgens**: anag. lyc.[1]
☞ *O; Beine; morgens*

◦ ◦ **abends**: zinc.
☞ *O; Beine; abends*

◦ ◦ **nachts**: harp.[1184]

◦ ◦ **Berührung, bei**: lyc.[1]

◦ ◦ **Bewegung agg.**: ph-ac.[36]
☞ *O; Beine; Bewegung; agg.; während*

◦ ◦ **Gehen agg.**: am-m. nat-c. ther.[54]

◦ ◦ **Ruhe, bei**: menth-pu.[36]

◦ ◦ **Schuhe tragen, kann keine**: androc.[222]
☞ *O; Beine; Druck; agg.; Schuhe, der*

◦ ◦ **Stehen, beim**: am-m.
☞ *O; Beine; Stehen; agg.; während*

◦ ◦ **Gelenke**: coloc.
☞ *O; Beine; Gelenke*

◦ ◦ **Nagelbett**: fago.[25]
☞ *O; Nägel; Zehennägel •O; Nägel; Nagelbett*

◦ ◦ **Ballen**: nit-ac. puls.[1]

◦ ◦ ◦ **Gehen, beim**: nit-ac.

◦ **stellenweise**: neon[222] ph-ac.

- **Hüftbein**:
☞ *Nerven; Ischias*

- **stellenweise**: ambr.[5] lyc. mag-c. mosch.[122] naja[85] ph-ac.
▤ *ALLGEMEINES; C; Schmerz; stellenweise*

◙ **anfallsweise auftretender Schmerz**: agar. alum. ambr. anac. ang. ant-t. arg. arg-n. ars. aur. aur-m. aza.[192] bamb-a.[1184] bell. berb. bor. bov. calc. cann-s. caps.[1] carb-v. **CARBN-S.** cast. caul. **Caust.** chin. chin-s. cina cist. coc-c. **Cocc.** coff. coloc. croc. crot-h. euph. euphr. ferr. ferr-m. ferr-ma. gels. graph. grat. harp.[1184] hep. ign. ind. indg. kali-i. kali-n. kalm. kreos. lach. led. lyc. mag-c. **Mag-p.** mang. meny. merc. mosch. mur-ac.[36] nat-c. nat-m. nit-ac. **NUX-V.** olnd. ozone[227] paeon. par. ph-ac. phos. plat. **PLB.** prun. **PULS.** ran-b. rat. rhod. rhus-t. ruta sarr. **Sec.** sep. sil. spig. spong. squil. sul-ac. sulph.[1] tab. tarax. tarent. thuj. tub. ust. verb. zinc. zing.

- **Arme**: agar. anac. ang. ant-t. arg. arg-n. aur. bamb-a.[1184] berb. bor. bov. calc. cann-s. carb-v.[1] carbn-s. **Caust.** **Cina** cocc. coloc. crot-h. euph. euphr. ferr. ferr-m. ferr-ma. gels. ind. kali-n. **Kalm.** kreos. lach. led. lyc. mag-c. **Mag-p.** mang. meny. merc. mosch. mur-ac. nat-m. olnd. ozone[227] ph-ac. plat. plb. prun. puls. **Ran-b.** rat. rhod. ruta sarr. sec. sep. sil. spig. sul-ac. tab. tarax. thuj. ust. verb. zinc.

◦ **Gelenke**: mang.
☞ *O; Arme; Gelenke*

◦ **Schultern**: crot-h. ind. lyc. **Puls.** sarr.
☞ *O; Arme; Schultern*

◦ **Oberarme**: ant-t. bamb-a.[1184] carb-v.[1] carbn-s. gels. led. mag-c. mur-ac. ozone[227] tarax. zinc.
☞ *O; Arme; Oberarme*

◦ **Ellenbogen**: kreos. plb. rat.
☞ *O; Arme; Ellenbogen*

◦ ◦ **Ellenbeuge**: plb.
☞ *O; Arme; Ellenbogen; Ellenbeuge*

◦ **Unterarme**: ang. arg. aur. berb. calc. cocc. ferr. kreos. mosch. mur-ac. **Ph-ac.** plat. plb. ruta verb.
☞ *O; Arme; Unterarme*

◦ **Handgelenke**: **Anac.** **Aur.** bor. bov. spig.
☞ *O; Arme; Handgelenke*

◦ **Hände**: anac. ang. arg-n. calc. cann-s. cina coloc. euph. **Euphr.** ferr-m. kali-n. lyc. mag-c. mang. **Meny.** merc. ph-ac. plat. rhod. ruta sec. sil. tab. thuj. verb.
☞ *O; Arme; Hände*

◦ ◦ **innen,** ulnar: rhod.

◦ ◦ **Gelenke**: anac. kali-n. mag-c.
☞ *O; Arme; Gelenke*

◦ **Finger**: agar. ang. calc. **Euphr.** ferr-ma. lyc. **Meny.** mur-ac. nat-m. olnd. ph-ac. plat. prun. rat. ruta sil. thuj. ust. verb.

◦ ◦ **Daumen**: agar. ferr-ma. nat-m. prun. thuj.
☞ *O; Arme; Finger; Daumen*

◦ ◦ **Gelenke**: lyc.
☞ *O; Arme; Finger; Fingergelenke*

- **Beine**: alum. ambr. anac. ant-t. arg-n. **Ars.** aur-m. bamb-a.[1184] **BELL.** bov. calc. caps.[1] carb-v. carbn-s. cast. **Caust.** chin. chin-s. cist. coc-c. cocc. **Coff.** **Coloc.** croc. **Gels.** graph. grat. harp.[1184] hep. **Ign.** indg. **Kali-i.** **Lyc.** **Mag-p.** merc. mur-ac.[36] nat-c. nat-m. nit-ac. nux-v. par. ph-ac. phos. **PLB.** rhod. **RHUS-T.** sec. sep. sil. spong. squil. sul-ac. sulph.[1] tarax. **Tarent.** thuj. **Tub.** zing.

◦ **Hüften**: alum. arg-n.[36] **Bell.** bov. carb-v. cast. caust. chin.[36] cocc. coloc.[36] nat-c. par. zing.
☞ *O; Beine; Hüften*

◦ ◦ **links**: coloc.[36]
☞ *O; Beine; links*

◦ **Oberschenkel**: alum. **Anac.** arg-n. ars. **Aur-m.** bell. carb-v. carbn-s. chin. coff. coloc. grat. harp.[1184] **Kali-i.** nat-m. nit-ac. **Plb.** **Rhod.** sep. squil. sul-ac.

◦ ◦ **unterer** Teil: alum.

◦ **Knie**: bamb-a.[1184] **BELL.** cast. coloc. croc. lyc. nux-v. phos. **Plb.**
☞ *O; Beine; Knie*

◦ **Unterschenkel**: ambr. ant-t. aur-m. caust. cist. coc-c. cocc. **Gels.** graph. merc. mur-ac.[36] ph-ac. plb. **Rhod.** **RHUS-T.** sul-ac. thuj.
☞ *O; Beine; Beine*

◦ ◦ **Achillessehne**: mur-ac.[36]
☞ *O; Beine; Beine; Achillessehne*

◦ ◦ **Waden**: ambr. ant-t. aur-m. caust. cist. coc-c. graph. plb. thuj.
☞ *O; Beine; Beine; Waden*

◦ **Knöchel,** Fußgelenk: bamb-a.[1184] coloc. hep. indg. sil.

◦ **Füße**: caps.[1] coc-c. nat-m. ph-ac. plb. sec. sep. spong.
☞ *O; Beine; Füße*

◦ ◦ **Fußrücken**: plb.
☞ *O; Beine; Füße; Fußrücken*

◦ ◦ **Fersen**: caps.[1] sep. spong.
☞ *O; Beine; Füße; Fersen*

◦ ◦ **Fußsohlen**: ph-ac. plb.
☞ *O; Beine; Füße; Fußsohlen*

◦ **Zehen**: calc. lyc. merc. plb. tarax.

◦ ◦ **großer** Zeh: lyc. merc.

Anstrengung, Betätigung, Schmerz wie nach heftiger: aesc. lac-as.[274]

- **Beine**: lac-as.[274]

Arthralgie:
☞ *Gelenke*

ausgerenkt, Schmerz wie, Schulter: sulph.[1]

ausstrahlender Schmerz: **Coloc.**[5]
▤ *ALLGEMEINES; E; Ausbreitung, Ausstrahlen von Symptomen •ALLGEMEINES; C; Schmerz; ausstrahlender Schmerz*

beißender Schmerz:

- **Arme**: berb.[111] puls.[5]

- **Oberschenkel**: lyc.[1]

- **Kniekehle** links: com.[36]
☞ *O; Beine; Knie •O; Beine; Knie; Kniekehle*

- **Füße**: ph-ac.[1]
☞ *O; Beine; Füße*

berstender Schmerz: cath-a.[264] caust.[137] chin-s.[111] vib.[111] vip.[111]
▤ *ALLGEMEINES; C; Schmerz; berstender, spaltender, auseinandertreibender Schmerz*

- **Arme**: caust.[137] chin-s.[111] vib.[111] vip.[111]

◦ **Hände**: vib.[111]
☞ *O; Arme; Hände*

◦ **Fingerspitzen**: caust.[137]
☞ *O; Arme; Finger; Fingerspitzen*

- **Füße**: cath-a.[264]

beständiger Schmerz, **Beine**: ail.[25] dios.[25] rhus-v.[25]

betäubender Schmerz:

- **Ellenbogen**: caust.[1]
☞ *O; Arme; Ellenbogen*

- **Beine**: acon.[137] agar.[193] ars.[193] caust.[102] cham.[71] cocc.[71] coff.[193] coloc. dios.[137] glon.[193] gnaph. graph.[54] kalm.[193] lac-c.[193] led.[193] lith-c.[193] lyc. merc.[193] mez.[193] nux-v. olnd.[5] phyt. plat.[193] rhus-t. sep.[193] spig.[193] valer.[185]

◦ **Ischiasnerv**: acon.[137] agar.[193] ars.[193] caust.[102] cham.[71] cocc.[71] **Coff.**[193] **Coloc.** dios.[137] glon.[193] **Gnaph.** graph.[54] **Kalm.**[193] lac-c.[193] led.[193] lith-c.[193] merc.[193] mez.[193] nux-v. **Phyt.** plat.[193] **Rhus-t.** sep.[193] spig.[193] valer.[185]

◦ ◦ **links**: caust.[102]
☞ *O; Beine; links*

◦ ◦ **Taubheit** gelegentlich anstelle der Schmerzen, Betätigung ist dadurch ermüdend: **Graph.**[54]

◦ ◦ **brennender** Schmerz: dios.[137]

◦ **Füße**: lyc.
☞ *O; Beine; Füße*

blitzartiger Schmerz:

- **Fußsohlen**: daph. phel.
☞ *O; Beine; Füße •O; Beine; Füße; Fußsohlen*

- **Zehe,** große: daph.

bohrender Schmerz: act-sp.[111] aesc. aeth. agar. alum.[1] am-c. am-m. anac.[1] ang. ant-s.[85] ant-t.[36] apis aran. arg. arg-n. arn.[5] ars. asaf. asar.[1] aur. aur-m. aur-m-n. aza.[192] bals-p.[36] bamb-a.[1184] bar-c.[1] bell. bism. bov. brom. bufo cadm-s. calc. calc-i. calc-p. canth. caps.[1] carb-an. **Carb-v.** caust. chel. chin.[5] cic. cina clem.[36] cocc. colch. coloc. croto-t. cupr. cycl.[36] daph. dios. dulc. ferr. gins.[171] glyc-g. gran. graph. grat. harp.[1184] hell. hep. ign. ind. indg. kali-bi. kali-i. kali-n.[1] kreos.[36] lach.[102] led. lil-t. m-art.[5] mag-c.[1] mang. meny.[1] merc. merc-i-f. **Mez.** mur-ac.[1] naja[85] nat-c.[1] nat-m.[1] nat-p.[36] nat-s. nit-s-d.[36] nux-m. nux-v. pall. ph-ac.[1] phos. plan. plb. puls. ran-b. ran-s. rhod. rhus-t.[102] sabad. sabin.[5] scorp.[269] sep.[1] sil. spig.[1] spong. stann.[1] staph.[5] sulph. tarax. tep. thal.[144] thea[275] thuj.[36] trom. visc.[25] zinc.
▤ *ALLGEMEINES; C; Schmerz; bohrender Schmerz*

- **Bewegung** agg.: aza.[192]

- **Druck** amel.: aza.[192]

- **Froststadium** im Fieber, vor: **Carb-v.**

- **Knochen**: aran.[144] arg. aur.[58] calc-p.[58] **Carb-v.** caust.[5] cocc.[1] harp.[1184] mang. nat-c.[1] phos. sulph.[5]

- **Gelenke**: arg. arg-n.[5] aur-m. carb-v.[5] caust.[5] clem. colch.[137] coloc. dios.[25] kali-i.[102] mang.[102] merc.[102] **Rhod.** thuj.

◦ **nachmittags**: kali-i.[102] mang.[102] **Merc.**[102]

◦ **Karies,** bei: aur-m.

- **Muskeln,** Flexoren: plan.

- **Arme**: act-sp.[111] alum. am-c. ant-s.[85] ant-t.[36] aran.[25] arg.[5] arg-n. ars. asaf. aur. aur-m-n.[36] bamb-a.[1184] bar-c.[1] bism. bov. bufo[36] calc. canth. carb-an.[1] carb-v. caust.[1] cina[5] clem.[5] cocc. colch. coloc. croto-t. daph. dios.[25] dulc. ferr. gran. hell.[5] hep. kali-bi. kali-n.[1] lach. led. m-art.[5] mag-c.[1] mang. merc-i-f. mez. naja[85] nat-c.[1] **Nat-m.**[5] nat-s. nux-m. nux-v. pall. ph-ac. phos. plan. plb. **Ran-s.** **Rhod.** rhus-t.[1] sabad.[5] sabin.[5] spig.[1] spong. stann.[1] sulph. tep. **Thuj.**[36]

◦ **morgens**: aran. plb.
☞ *O; Arme; morgens*

bohrender Schmerz; **Arme** (Forts.)

◦ **nachmittags**: coloc.
☞ *O; Arme; nachmittags*

◦ **Liegen** auf dem Arm **amel.**: carb-an.[1]

◦ **erstreckt** sich zu den Fingern: gran.

◦ **Knochen**: aran.[25] ars. kali-bi. mang.[5] nat-c.[1] sabad.

◦ ◦ **rechts**: aran.[25]
☞ *O; Arme; rechts*

◦ **Gelenke**: ant-s.[85] carb-v.[5] caust.[5] m-art.[5] rhod.[5] thuj.[5]
☞ *O; Arme; Gelenke*

◦ **Schultern**: arg. arg-n. aur. aur-m-n.[36] bar-c.[1] bufo[36] coloc. **Ferr.** hell. **Mez.** nat-m.[1] nat-s. ph-ac. phos. plb.[5] **Rhod.**[5] stann.[1]
☞ *O; Arme; Schultern*

◦ ◦ **links**: aur. aur-m-n.[36] bar-c.[1] ph-ac.
☞ *O; Arme; links*

◦ ◦ **rechts**: arg. arg-n. ferr.[58] rhod.[5]
☞ *O; Arme; rechts*

◦ ◦ **morgens**: arg. arg-n. mez. nat-m.[1]
☞ *O; Arme; morgens*

◦ ◦ ◦ **Bett,** im: mez.

◦ ◦ ◦ **Erwachen,** beim: nat-m.[1]
☞ *O; Arme; Erwachen, beim*

◦ ◦ **16** Uhr: arg-n.

◦ ◦ **abends**: mez.[1]
☞ *O; Arme; abends*

◦ ◦ **Bewegung**:

◦ ◦ ◦ **agg.**: **Ferr.** mez.[1] phos.

◦ ◦ ◦ **amel.**: mez.

◦ ◦ **Gehen,** beim: mez.
☞ *O; Arme; Gehen; agg.; während*

◦ ◦ **Gewicht** der Bettdecke, durch das: **Ferr.**
☞ *O; Arme; Druck; agg.; Kleidung, der*

◦ ◦ **Hitze** amel.: ferr.

◦ ◦ **Liegen** auf schmerzhafter Seite, beim: ph-ac.
☞ *O; Arme; Liegen; agg.; während; erkranktem Teil, auf •O; Arme; Liegen; agg.; während; Seite, auf der; schmerzhafter Seite, auf*

◦ ◦ **Mittagessen,** nach dem: mez. phos.

◦ ◦ **Sitzen,** beim: aur.
☞ *O; Arme; Sitzen; während*

◦ ◦ **erstreckt** sich:

◦ ◦ ◦ **Ellenbogen,** zu den: ferr.

◦ ◦ ◦ **Fingerspitzen,** zu den: ferr.

◦ ◦ **Deltoideusregion**: bufo[36] stann.[1]
☞ *O; Arme; Schultern; Deltoideus, Region des*

◦ ◦ ◦ **rechts,** beim Heben des Arms: bufo[36]
☞ *O; Arme; Schultern; Deltoideus, Region des; recht*

◦ **Oberarme**: act-sp.[111] ant-t.[36] arg.[5] asaf.[5] aur. aur-m-n.[36] bamb-a.[1184] bufo[36] canth. carb-v. **Cina** cocc. kali-bi. **Mang.** merc-i-f. mez. naja[85] nat-m.[1] plb.[5] rhus-t.[5] stann.[1] tep.
☞ *O; Arme; Oberarme*

◦ ◦ **links,** in der Mitte des Trizeps: naja[85]
☞ *O; Arme; links*

◦ ◦ **rechts**: bamb-a.[1184] merc-i-f.
☞ *O; Arme; rechts*

◦ ◦ **morgens**: mez.
☞ *O; Arme; morgens*

◦ ◦ ◦ **Erwachen,** beim: mez.
☞ *O; Arme; Erwachen, beim*

◦ ◦ **nachts**: mang.
☞ *O; Arme; nachts*

◦ ◦ **Bewegung** amel.: cina mang.
☞ *O; Arme; Bewegung; amel.*

◦ ◦ **Liegen** auf schmerzhafter Seite, beim: mang.
☞ *O; Arme; Liegen; agg.; während; erkranktem Teil, auf •O; Arme; Liegen; agg.; während; Seite, auf der; schmerzhafter Seite, auf*

◦ ◦ **Humerus**: ant-t.[36] **Carb-v.** cocc. kali-bi. **Mang.** tep.

◦ ◦ ◦ **rechts**: ant-t.[36]
☞ *O; Arme; rechts*

◦ ◦ **Nähe** Ellenbogen: aur-m-n.[36]

◦ **Ellenbogen**: alum. am-c. aur.[5] aur-m-n.[36] bufo caust. clem.[5] croto-t. dios.[25] dulc. led. mez. nat-s. nux-m. nux-v. phos. ran-s.[5] spong. thuj.
☞ *O; Arme; Ellenbogen*

◦ ◦ **links**: croto-t.[5]
☞ *O; Arme; links*

◦ ◦ **rechts**: aur.[5] clem.[5]
☞ *O; Arme; rechts*

◦ ◦ **mittags**: croto-t.

◦ ◦ **Bewegung** amel.: dulc.
☞ *O; Arme; Bewegung; amel.*

◦ ◦ **Liegen** auf der anderen Seite, beim: nux-v.

◦ ◦ **erstreckt** sich:

◦ ◦ ◦ **Handgelenke**: dulc.[1]

◦ ◦ ◦ **Schultern**: phos.

◦ ◦ **Ellenbeuge**: am-c.[1] led.
☞ *O; Arme; Ellenbogen; Ellenbeuge*

◦ ◦ **Olecranon**: alum. am-c. caust.
☞ *O; Arme; Ellenbogen; Höcker, Olekranon*

◦ **Unterarme**: am-c. arg-n. asaf. aur. aur-m-n.[36] bov. bufo[36] calc. caust.[1] coloc. dios.[25] dulc. hell. hep. led. mez. nat-c. **Ph-ac.** plan. plb. ran-s. rhus-t.[1] spig.[1] spong. thuj.
☞ *O; Arme; Unterarme*

◦ ◦ **links**: aur-m-n.[36] dios.[25]
☞ *O; Arme; links*

◦ ◦ ◦ **Mitte**: dios.[25]

◦ ◦ **nachts**: arg-n.
☞ *O; Arme; nachts*

◦ ◦ **Bewegung,** bei: rhus-t.[1]
☞ *O; Arme; Bewegung; während*

◦ ◦ **Sitzen,** beim: led.
☞ *O; Arme; Sitzen; während*

◦ ◦ **Vorderseite**: asaf. plb. spong.

◦ ◦ **Knochen**: arg-n. bufo[36] nat-c. **Ph-ac.** rhus-t.[1]

◦ ◦ ◦ **Elle**: arg-n. bufo[36]

◦ **Handgelenke**: arg-n. cina coloc. **Hell.** hep.[1] mez. nat-c.[36] nat-s. plan. ran-s.[5] rhod. sabad.[5] sabin.[5]
☞ *O; Arme; Handgelenke*

◦ ◦ **8** Uhr: arg-n.

◦ ◦ **Gehen,** beim: mez.
☞ *O; Arme; Gehen; agg.; während*

◦ ◦ **Sitzen,** beim: mez.
☞ *O; Arme; Sitzen; während*

◦ ◦ **Erbsenbein**: nat-c.[36]

◦ ◦ ◦ **rechts,** morgens im Bett: nat-c.[36]
☞ *O; Arme; rechts*

◦ **Hände**: ant-s.[85] bism. cina[5] coloc. daph. hep. kali-n.[1] mez. **Nat-c.**[1] pall. ran-s. spig.[1] thuj.[36]
☞ *O; Arme; Hände*

◦ ◦ **Mittelhandknochen**:

◦ ◦ ◦ **links**: thuj.[36]
☞ *O; Arme; links*

◦ ◦ **Gelenke**: ant-s.[85] coloc.
☞ *O; Arme; Gelenke*

◦ ◦ **Handrücken**: hep.
☞ *O; Arme; Hände; Handrücken*

◦ ◦ **Ballen**: kali-n.[1]

◦ ◦ **Handflächen**: mez. spig.[1]
☞ *O; Arme; Hände; Handflächen*

◦ **Finger**: aur. aur-m-n.[36] carb-v. cocc. colch. coloc. daph. hell.[5] lach. led. mag-c.[1] mez. nat-m.[5] nat-s. **RAN-S.** sulph.

◦ ◦ **Knochen**: aur-m-n.[36] ran-s.

◦ ◦ ◦ **rechts**: aur-m-n.[36]
☞ *O; Arme; rechts*

◦ ◦ **Gelenke**: aur. aur-m-n.[36] carb-v. coloc. daph. **Hell.**[5] mez. nat-s.
☞ *O; Arme; Finger; Fingergelenke*

◦ ◦ ◦ **rechts**: aur-m-n.[36]
☞ *O; Arme; rechts*

◦ ◦ **Nägel**: aur-m-n.[36] colch.
☞ *O; Nägel; Fingernägel • O; Arme; Finger; Daumen*

◦ ◦ ◦ **Wurzeln,** rechts: aur-m-n.[36]
☞ *O; Nägel; Nagelbett • O; Arme; links*

◦ ◦ **Fingerrücken**: lach.

◦ ◦ **Fingerspitzen**: sulph.
☞ *O; Arme; Finger; Fingerspitzen*

◦ ◦ **Daumen**: **Led.** mag-c.[1] nat-m.[5]
☞ *O; Arme; Finger; Daumen*

◦ ◦ ◦ **Spitze**: nat-m.[5]
☞ *O; Arme; Finger; Fingerspitzen*

◦ ◦ **Zeigefinger**:

◦ ◦ ◦ **Gelenke**: aur-m-n. carb-v. hell.[1] nat-s.
☞ *O; Arme; Finger; Fingergelenke*

◦ ◦ ◦ ◦ **Grundgelenk**: aur-m-n.

◦ ◦ ◦ ◦ **Mittelgelenk**: carb-v. hell.[1]

◦ ◦ **Mittelfinger**:

◦ ◦ ◦ **3. Fingerglied**: mez.

◦ ◦ ◦ **Interphalangealgelenke**:
☞ *O; Arme; Finger; Fingergelenke*

◦ ◦ ◦ ◦ **Mittelgelenk**: hell.

◦ ◦ ◦ ◦ **Endgelenk**: carb-v.

- **Beine**: act-sp.[111] aesc. aeth. agar. alum.[1] am-c. am-m. anac.[1] ang. apis aran. arg. arg-n. arn.[5] ars. asar.[1] aur. aur-m-n. bals-p.[36] bamb-a.[1184] bell. bism. bov. brom. bufo cadm-s. calc-i. calc-p. canth. caps.[1] carb-an. carb-v. caust. chel. chin.[5] cic. cina clem.[36] cocc. coloc. croto-t. cupr. cycl.[36] dios. gins.[171] glyc-g. graph. grat. harp.[1184] hell. **Ign.** ind. indg. kali-bi. kali-i. kreos.[36] lach.[102] led. lil-t. mag-c.[1] mang. meny.[1] **Merc.** merc-i-f. mez. mur-ac.[1] nat-c.[1] nat-p.[36] nat-s. nit-s-d.[36] nux-m. ph-ac.[1] phos. plan. puls. ran-b. **Ran-s. Rhod.** rhus-t.[102] sabad. sabin.[5] scorp.[269] sep.[1] sil. spig.[1] spong. stann.[1] staph.[5] sulph. tarax. thea[275] trom. visc.[25] zinc.

◦ **Strecken** amel.: act-sp.
☞ *O; Beine; Ausstrecken der Glieder; amel.*

◦ **Knochen**: aran.[25] aur.[5] **Carb-v.** chel.[25] coloc. kali-bi. nat-c. rhod.
☞ *O; Beine; Knochen*

◦ ◦ **links**: chel.[25]
☞ *O; Beine; links*

◦ **Gelenke**: alum. coloc. mag-c. **Zinc.**
☞ *O; Beine; Gelenke*

◦ ◦ **abends**: coloc.
☞ *O; Beine; abends*

◦ ◦ **Gehen,** beim: coloc.

◦ **Ischiasnerv**: lach.[102]

◦ **Gesäßbacken**: cina[36] coloc. merc. staph.
☞ *O; Beine; Gesäßbacken*

◦ ◦ **links,** beim **Sitzen**: staph.[36]
☞ *O; Beine; links*

◦ ◦ **rechts**: merc.[36]
☞ *O; Arme; rechts • O; Beine; rechts*

◦ ◦ **Druck** amel.: cina[36]
☞ *O; Beine; Druck; amel.*

◦ ◦ **Sitzen,** beim: cina
☞ *O; Beine; Sitzen; agg.; während*

◦ ◦ **erstreckt** sich nach außen: cina[36]

◦ ◦ **Gesäßmuskeln**: merc. staph.

◦ **Hüften**: arn. cina[5] **Coloc.** gins.[171] kali-bi.[36] kali-i. **Kreos.** led.[36] lil-t.[25] merc. **Mez.**[36] phos.[36] rhod. staph.
☞ *O; Beine; Hüften*

◦ ◦ **links**: mez.[36]
☞ *O; Beine; links*

◦ ◦ **rechts**: lil-t.[25]
☞ *O; Arme; rechts • O; Beine; rechts*

◦ ◦ **4 Uhr**: **Coloc.**

◦ ◦ **nachts**: gins.[171] **Kali-i.**
☞ *O; Beine; nachts; agg.*

◦ ◦ ◦ **erstreckt** sich zu den großen Zehen: gins.[171]

◦ **Oberschenkel**: act-sp. agar. ang. **Apis** arn.[5] asar.[1] aur-m-n.[85] caps.[1] carb-an. hell. ign. kali-bi. led. merc. merc-i-f. mez. nat-p. phos. ran-b. rhus-t. sabad. scorp.[269] spig. spong. staph. tarax.

◦ ◦ **Bewegung** amel.: caps.[1]
☞ *O; Beine; Bewegung; amel.*

◦ ◦ **Sitzen,** beim: agar.

◦ ◦ **tiefsitzend**: scorp.[269]

◦ ◦ **N. cruralis**: **Apis**

◦ ◦ **Femur**: carb-an. kali-bi. led. mez. phos.
☞ *O; Beine; Knochen*

bohrender Schmerz; **Beine** (Forts.)

◦ **Knie**: agar. alum.[1] am-c.[36] arg-n.[36] aur.[10] **Aur-m-n.**bamb-a.[1184] bufo calc-i. calc-p. canth. **Caust.**[1] chel.[25] coloc. croto-t. dios.[25] grat. **Hell.**[1] indg. kreos.[36] led.[36] mag-c.[1] meny.[1] mez. nat-c. nat-p.[36] nat-s.[36] plan.[36] ran-s.[36] rhus-t.[102] sep.[1] spig.[1] tarax.[102] thea[275] zinc.
☞ *O; Beine; Knie*

◦ ◦ **links**: aur.[10] bamb-a.[1184] caust.[102] coloc.[36] hell.[1] mag-c.[1] nat-p.[36] nat-s.[36] rhus-t.[102] sep.[1] spig.[1] tarax.[102] zinc.[1]
☞ *O; Beine; links*

◦ ◦ **rechts**: agar.[1] alum.[1] aur-m-n.[85] calc-p.[36] caust.[1] chel.[25] hell.[36] led.[36] mag-c.[1] meny.[1] plan.[36] ran-s.[36] zinc.[1]
☞ *O; Arme; rechts • O; Beine; rechts*

◦ ◦ ◦ **links,** dann: aur-m-n.[85]

◦ ◦ **abends**: coloc. mag-c.[1] zinc.
☞ *O; Beine; abends*

◦ ◦ **nachts**: **Calc-i.** calc-p.
☞ *O; Beine; nachts; agg.*

◦ ◦ ◦ **Strecken,** beim: calc-p.
☞ *O; Beine; Ausstrecken der Glieder; agg.*

◦ ◦ **Bewegung**:

◦ ◦ ◦ **agg.**: bufo
☞ *O; Beine; Bewegung; agg.; während*

◦ ◦ ◦ **amel.**: indg.[102] sep.
☞ *O; Beine; Bewegung; amel.*

◦ ◦ **Gehen**:

◦ ◦ ◦ **agg.**: mez.

◦ ◦ ◦ **amel.**: indg.[102]

◦ ◦ **Liegen,** beim: bamb-a.[1184]
☞ *O; Beine; Liegen; agg.*

◦ ◦ **Sitzen,** beim: agar. **Aur-m-n.** coloc. grat. indg. mez.
☞ *O; Beine; Sitzen; agg.; während*

◦ ◦ **Strecken,** Dehnen **agg.**: calc-p.
☞ *O; Beine; Ausstrecken der Glieder; agg.*

◦ ◦ **Kniescheibe**: am-c.[36] arg-n.[36] hell.[1] kreos.[36] led.[36] nat-c. thea[275]
☞ *O; Beine; Knie; Kniescheibe*

◦ ◦ ◦ **links**: kreos.[36]
☞ *O; Beine; links*

◦ ◦ ◦ **rechts**: led.[36] nat-c. thea[275]
☞ *O; Arme; rechts • O; Beine; rechts*

◦ ◦ ◦ ◦ **vormittags**: nat-c.
☞ *O; Beine; vormittags*

◦ ◦ ◦ **erstreckt** sich nach innen: am-c.[36]

◦ ◦ ◦ **hinter** der Kniescheibe: arg-n.[36]

◦ **Unterschenkel**: aeth. agar. **Anac.**[1] aran. arg-n. arn.[5] ars. aur. aur-m-n.[85] bell.[1] bov. brom. caust. chel. cic. cina clem. coloc. cupr. glyc-g. grat. hell. **Ign.** led. mag-c.[1] mang. merc. merc-i-f. mez. nat-c.[1] nat-s. **Nux-m.** phos. rhod. sil. stann.[1] staph.[5] sulph. trom. visc.[25]
☞ *O; Beine; Beine*

◦ ◦ **morgens**: aran.
☞ *O; Beine; morgens*

◦ ◦ **Knochen**:
☞ *O; Beine; Knochen*

◦ ◦ ◦ **Knochenmark**: mag-c.[1]

◦ ◦ ◦ **Knöchel**: arg-n. cic. led. mez. sulph.

◦ ◦ ◦ **Außenknöchel,** morgens im Bett: arg-n.

◦ ◦ ◦ **Schienbein**: agar. anac.[1] aran.[25] ars. **AUR. Aur-m-n.** brom. chel. cina **Clem.** coloc. glyc-g. grat. led. mang. **MERC. Mez.** nat-c.[1] nat-s. stann.[1] sulph. trom. visc.[25]
☞ *O; Beine; Beine; Schienbein*

◦ ◦ ◦ ◦ **links**: aur-m-n. glyc-g.
☞ *O; Beine; links*

◦ ◦ ◦ ◦ **rechts,** dann **links**: aur-m-n.[85]
☞ *O; Arme; rechts*

◦ ◦ ◦ ◦ **morgens**: clem.
☞ *O; Beine; morgens*

◦ ◦ ◦ ◦ **vormittags**: trom.
☞ *O; Beine; vormittags*

◦ ◦ ◦ ◦ **abends**: grat. nat-c.
☞ *O; Beine; abends*

◦ ◦ ◦ ◦ **nachts**: **AUR. MERC. Mez.** stann.[1] visc.[25]
☞ *O; Beine; nachts; agg.*

◦ ◦ ◦ ◦ **Gehen,** beim:

◦ ◦ ◦ ◦ ◦ **agg.**: anac.[1] mez. nat-s.

◦ ◦ ◦ ◦ ◦ **amel.**: **Aur-m-n.** nat-c.[1]

◦ ◦ ◦ ◦ **Sitzen,** beim: agar. **Aur-m-n.** mez. nat-c.[1]
☞ *O; Beine; Sitzen; agg.; während*

◦ ◦ ◦ ◦ **Innenknöchel**: led. sulph.

◦ ◦ ◦ ◦ ◦ **abends,** im Bett: led.

◦ ◦ **Achillessehne**: aur-m-n.[85] bell.[1]
☞ *O; Beine; Beine; Achillessehne*

◦ ◦ ◦ **Sitzen,** beim: aur-m-n.[85]

◦ ◦ **Waden**: coloc. **Cupr.** mez. sulph.
☞ *O; Beine; Beine; Waden*

◦ ◦ ◦ **abends**: sulph.
☞ *O; Beine; abends*

◦ ◦ ◦ **Stehen**: coloc.

◦ **Knöchel,** Fußgelenk: agar. am-c. ang. apis aran. arg-n. aur.[36] aur-m-n. bals-p.[36] bufo chel. clem.[36] coloc. graph. grat. **Hell.**[5] led. merc-i-f. **Mez.** nat-s.[36] nit-s-d.[36] plan. spig.[1]

◦ ◦ **links**: aur.[36] bals-p.[36] clem.[36] mez.[36] nat-s.[36] nit-s-d.[36]
☞ *O; Beine; links*

◦ ◦ ◦ **rechts,** dann: bals-p.[36]
☞ *O; Arme; rechts*

◦ ◦ ◦ **morgens** beim Erwachen: mez.[36]

◦ ◦ **rechts**: aur-m-n.[36] led.[36]
☞ *O; Arme; rechts • O; Beine; rechts*

◦ ◦ ◦ **Sitzen,** beim: led.[36]
☞ *O; Beine; Sitzen; agg.; während*

◦ ◦ ◦ **Stehen,** beim: aur-m-n.[36]
☞ *O; Beine; Stehen; agg.; während*

◦ ◦ **morgens**: mez.
☞ *O; Beine; morgens*

◦ ◦ ◦ **Erwachen**: mez.

◦ ◦ **abends,** beim Hinlegen: plan.

◦ ◦ **Bewegung agg.**: bufo mez.
☞ *O; Beine; Bewegung; agg.; während*

◦ ◦ **Gehen,** beim: coloc. **Mez.**

◦ ◦ **Ruhe** agg.: mez.[36]
☞ *O; Beine; Ruhe; agg.*

◦ ◦ **Sitzen,** beim: agar. coloc. grat. led.

◦ ◦ **Stehen,** beim: aur-m-n. **Mez.**

◦ ◦ **innen,** medial: spig.[1]

◦ ◦ **außen,** lateral: arg-n.

◦ ◦ **Vorderseite**: chel. merc-i-f.

◦ ◦ **Knochen**: aran. **Mez.**
☞ *O; Beine; Knochen*

◦ ◦ ◦ **Fersenbein,** rechts, fortgesetzte Bewegung amel.: aran.

◦ **Füße**: act-sp.[111] aesc. agar. anac.[1] ang. aran. arg. aur. aur-m-n. **Bell.** bism. bufo **Caust.** cocc. coloc. cycl.[36] harp.[1184] hell. led. lil-t. merc. merc-i-f. mez. mur-ac.[1] nat-s. nux-m. puls. **Ran-s.** spig.[1] sulph. tarax. visc.[25] **Zinc.**
☞ *O; Beine; Füße*

◦ ◦ **Bewegung** agg.: bufo
☞ *O; Beine; Bewegung; agg.; während*

◦ ◦ **Seiten**: arg.
☞ *O; Beine; Füße; Seiten der Füße*

◦ ◦ ◦ **abends**: arg.
☞ *O; Beine; abends*

◦ ◦ **Mittelfußknochen**: agar.[36] **Bism.** cycl.[36] led. mez. visc.[25]
☞ *O; Beine; Knochen*

◦ ◦ ◦ **rechts**: cycl.[36]
☞ *O; Arme; rechts • O; Beine; rechts*

◦ ◦ ◦ **morgens**: led.
☞ *O; Beine; morgens*

◦ ◦ ◦ **Gehen,** beim: mez.

◦ ◦ ◦ **Sitzen,** beim: agar.[36]
☞ *O; Beine; Sitzen; agg.; während*

◦ ◦ **Gelenke**: coloc. **Hell.** mez.
☞ *O; Beine; Gelenke*

◦ ◦ ◦ **Gehen,** beim: mez.

◦ ◦ **Fußrücken**: aesc. aur. aur-m-n. coloc. lil-t. mez. nat-s. spig.[1]
☞ *O; Beine; Füße; Fußrücken*

◦ ◦ ◦ **Gehen,** beim: coloc.

◦ ◦ **Ballen**: mur-ac.[1] ran-s.

◦ ◦ **Fersen**: act-sp.[111] agar. anac.[1] aran. aur. aur-m-n. harp.[1184] led. **PULS. Zinc.**
☞ *O; Beine; Füße; Fersen*

◦ ◦ ◦ **abends**: **PULS.**
☞ *O; Beine; abends*

◦ ◦ ◦ **Wein,** nach: **ZINC.**

◦ ◦ **Fußsohlen**: bell. merc-i-f. mez. nux-m. ran-s. tarax.
☞ *O; Beine; Füße; Fußsohlen*

◦ ◦ ◦ **morgens**: nux-m.

◦ ◦ ◦ **nachts**: merc-i-f.

◦ **Zehen**: aesc. agar. aur-m-n. chin.[5] coloc. dios. ind. led. merc. mez. nat-s. nux-m. ph-ac.[1] **Ran-s.** sabin.[5] sil.

◦ ◦ **großer** Zeh: agar. aur-m-n. ind. **LED.** nat-s. **Nux-m. Ran-s. Sil.**

◦ ◦ ◦ **rechts**: **Ran-s.**
☞ *O; Arme; rechts • O; Beine; rechts*

◦ ◦ ◦ **morgens**: **LED.**
☞ *O; Beine; morgens*

◦ ◦ ◦ **abends**: ind.
☞ *O; Beine; abends*

◦ ◦ ◦ **Hinlegen,** nach: **Nux-m.**
☞ *O; Beine; Liegen; agg.; Hinlegen; nach*

◦ ◦ ◦ **Ruhe,** während: ind.
☞ *O; Beine; Ruhe; agg.*

◦ ◦ ◦ **Gelenke**: ind. nat-s.
☞ *O; Beine; Gelenke*

◦ ◦ **5. Zehe**: dios. ph-ac.[1]

- **intermittierend**: aza.[192]

- **lähmungsartig,** Schultern: nat-m.[1]

- **rheumatisch**: plan.

◦ **Knöchel,** Fußgelenk: plan.

◦ **plötzlich,** Fußgelenk, abends beim Hinlegen, erstreckt sich über den Fußrücken: plan.[36]

- **wandernd,** Knie: nat-s.

brechen wollten, Schmerz, als ob Gliedmaßen: ang.[1] arg.[149] arn.[5] ars.[1] aur.[1] bor. bov.[5] bry.[5] cham.[5] chel.[5] cinnb. cocc.[5] cupr.[5] eup-per.[111] ign.[5] kali-c.[1] kali-n.[1] lyc.[1] mag-m.[5] mez.[1] nat-m.[5] nux-v.[5] phos.[111] por-m.[251] puls.[5] rad-br.[102] rhus-v.[85] ruta[5] samb.[1] sil.[1] sulph.[5] tax.[303] thlaspi[45] thuj. zinc.[1]
ALLGEMEINES; C; Schmerz; gebrochen oder als würde etwas brechen, Schmerz wie

- **Arme**: arn.[5] bor. bov.[5] bry.[5] cham.[5] chel.[5] cinnb. cocc.[5] cupr.[5] eup-per.[111] **Ign.**[5] kali-n.[1] mag-m.[5] nat-m.[5] nux-v.[5] **Puls.**[5] rhus-v.[85] ruta[5] samb.[1] sil.[1] sulph.[5] tax.[303] thlaspi[45]

◦ **rechts**: chel.[5]
☞ *O; Arme; rechts*

◦ **Knochen**: nat-m.[5]

◦ **Schultern**: mag-m.[5] thlaspi[45]
☞ *O; Arme; Schultern*

◦ ◦ **links**: **Thlaspi**[45]
☞ *O; Arme; links*

◦ **Oberarme**: bor. cinnb. rhus-v.[85]
☞ *O; Arme; Oberarme*

◦ **Unterarme**: tax.[303]
☞ *O; Arme; Unterarme*

◦ **Hände**: kali-n.[1]
☞ *O; Arme; Hände*

◦ **Handgelenke**: eup-per.[111] kali-n.[1] sil.[1]
☞ *O; Arme; Handgelenke*

◦ ◦ **Bewegung,** bei: sil.[1]
☞ *O; Arme; Bewegung; während*

- **Beine**:

◦ **Steigen,** beim: ars.[1]

◦ **Oberschenkel**: ang.[1] aur.[1] kali-c.[1] mag-m.[1] thuj.

◦ **Knie**: arg.[149] lyc.[1]
☞ *O; Beine; Knie*

◦ **Schienbein,** früher gebrochenes: mag-m.[1]
☞ *O; Beine; Beine • O; Beine; Beine; Schienbein*

◦ **Knöchel**: mez.[1] phos.[111]

◦ **Füße**:

◦ ◦ **Fußaußenkanten,** lateral: zinc.[1]
☞ *O; Beine; Füße • O; Beine; Füße; Seiten der Füße*

◦ ◦ **Fußballen,** links: por-m.[251]

brennender Schmerz: abrot. achy.[149] acon.[111] adam.[222] aesc. agar. ail. all-c. all-s. aloe alum.[5] alum-p.[58] alum-sil.[58] alumn. am-c. am-m. ambr. ammc.[4] anac. anan. androc.[222] androg-p.[97] ang.[5] anh.[149] ant-c. ant-t.[5] anthr.[54] aphis.[8] apis apisin.[5] apoc-a.[36] aq-des.[275] arg. arg-n. arn.[5] **Ars.** ars-h. ars-i.[25] ars-met. ars-s-f. arum-d. arum-t. arund. asaf.[58] asar. aster. aur. aur-ar.[58] aur-m. aur-m-n. aza.[102] bac.[62] bamb-a.[1184] bani-c.[204] bapt. bar-c. **Bell.** benz-ac. berb. bol.[102] bor. bov.[111] brach. bran.[102] brom.[5] bros-g.[259] bry.[5] bufo cadm.[119] calad. calc. calc-f.[119] calc-p. calc-s.[102] calc-sil.[58] camph.[111] cann-i. cann-s. canth.[102] caps. carb-an. **Carb-v.**[809] carbn-s. card-b.[36] card-m. carl. cassi-s.[192] cast. cast-eq. caust.[1] cedr. cench.[58] cham. chel. chin. chin-ar. chr-ac.[54] cic.[5] cimic. cinnb.[54] clem. coc-c. cocc. coff. colch. coloc. colocin.[85] com. con.[137] cop. cor-r.[111] corh.[72] corn. corv-c.[258] croc. crot-c.[2016] crot-h.[111] croto-t.[111] cupr. cur. cycl.[1] daph. dig.[1] dios.[137] diph.[137] dor.[25] dulc.[1] elaps eos.[102] ephe.[267] eup-per. euph. euphr.[36] eupi. eys.[119] fago. ferr.[58] ferr-ma. ferr-p. fl-ac. form. gad.[102] gamb.[36] gels. germ.[222] get.[36] gink.[227] gins. gran. graph. grat. gua.[85] guai.[5] guare. gymn. ham. harp.[1184] hell.[5] helo.[144] helon. hep. hip-ac.[119] hist.[119] hura hydrc.[192] hydrog.[222] hyos. ign.[10] ind. indg. iod. ip. iris iris-foe. jal. jug-c. jug-r. **Kali-ar.** kali-bi. kali-br. kali-c. kali-chl.[58] kali-i. kali-n.[1] kali-p. kali-s. kali-sil.[58] kola[1184] kreos.[5] kurch.[192] lac-c. lach. lachn.[85] lap-laz.[227] lat-m.[111] laur.[5] led.[111] lil-t. lim.[102] lith-c. lith-m. lyc. lyss. m-arct.[5] m-art.[5] m-aust. mag-c. mag-m.[5] manc. mang. mang-acet.[1] mang-m. mangi.[197] marm-w.[194] med.[304] menth-pu.[36] meny.[1] meph. merc. merc-c. merl. mez.[1] mill. mit.[36] morg.[136] mosch. mur-ac. myric. naja nat-ar. nat-c. nat-m. nat-n. nat-p. nat-s. neon[222] nicc. nicc-s.[102] nit-ac. nux-m. nux-v. ol-an. ol-j.[25] olnd. op.[5] osm. ox-ac. ozone[227] paeon. pall. par.[5] peti.[36] petr. **Ph-ac.** phos. phys.[137] phyt. pic-ac. plan. plan-m.[45] plat. plb. plect.[36] polyg.[25] polyg-s.[102] prim-v.[102] prot.[136] prun. psil.[164] psor.[56] ptel. puls.[1] puls-n.[102] querc-r.[257] ran-a.[122] ran-b.[58] ran-s. raph. rat. rauw.[119] rheum[5] rhod. rhus-t.[5] rhus-v.[25] rumx. ruta[1] sabad.[5] sabin. samb. sang. sanic.[56] sars. sec.[144] sel.[122] seneg. sep. sil. sol-t-ae. spig. spong.[5] squil.[5] stann.[1] staph. still.[102] stram. strep-s.[197] stront-c. sul-ac. sul-i. sulph.[36] syph.[56] tab. tarax. tarent.[58] tax.[303] tep. ter. teucr. thal.[144] ther.[137] thuj. til. tub.[304] upa. uran.[269] urt-u. vac.[36] valer. verat. vesp. vinc.[4] viol-t. vip. zinc.[1] zinc-p.[58] zing.

Frostbeulen *ALLGEMEINES; C; Schmerz; brennender Schmerz*

- **morgens**: phos.
- **nachmittags**: gels.
- **abends,** im Bett: carb-v.
- **nachts**: kali-c.
- **Bett,** im: carb-v. fago. led.
- **Bewegung** agg.: marm-w.[194]
- **Kälte,** durch Einwirkung von: phos.[58]
- **Kratzen,** nach: kreos.
- **Menses,** während: **Carb-v.**[102]
  - **Händen** und Fußsohlen, in: carb-v.[102]
    O; Arme; Hände • O; Beine; Füße; Fußsohlen
- **Verlust** von Körpersäften, bei: **Ph-ac.**
  ALLGEMEINES; M; Körpersäften, Verlust von; agg.
- **Venen**: puls.[58]
- **Knochen**: euph.[171]
- **Gelenke**: abrot. ant-t. apis[102] ars.[102] bell.[58] **Carb-v.** **Caust.**[102] chel.[25] colch.[102] eos.[142] gink.[227] gua.[25] guare. kali-c. **Mang.**[102] merc.[102] **Nat-c.** nat-n. **Nit-ac.** **Plat.** rhod.[1] rhus-t.[46] sil.[1] sulph.[102] thuj. zinc.
  - **nachts**: sil.[1]
  - **stellenweise**: mang.[102]
- **Nägel**: alumn. ant-c. calc. calc-p.[111] caust.[5] con.[5] elaps[111] eos.[102] **GRAPH.** hep. merc. nat-m. nit-ac.[5] nux-v. puls. sars.[102] **Sep.** sulph. vinc.[111]
  O; Nägel
  - **unter** den: caust.[5] con.[5] elaps[111] eos.[102] nit-ac.[5] sars.[102] vinc.[111]
  - **Ränder**: calc-p.[111]
    O; Nägel; Ränder
- **Haut,** äußerlich: carb-an.
- **Arme**: achy.[149] acon.[111] adam.[222] aesc. agar. ail. all-c. all-s. aloe[160] alum. alum-p.[58] alum-sil.[58] alumn. am-c.[1] am-m. anac.[5] anan. androg-p.[97] ant-t.[36] anthr.[54] aphis.[8] apis[36] apisin.[5] arg. arg-n. arn. **Ars.** ars-h. ars-s-f.[58] arum-t. arund. **Asaf.** asar. **Aur.** aur-m. aur-m-n.[36] aza.[97] bac.[62] bamb-a.[1184] bani-c.[204] **Bell.** benz-ac.[54] berb. bol.[102] bor.[5] bov. brom. bros-g.[259] bry.[5] bufo calad. calc. calc-f.[119] calc-p. calc-s. calc-sil.[58] cann-i. cann-s.[36] canth. caps. carb-an. **Carb-v.** carbn-s. card-b.[36] card-m. carl. cassi-s.[192] cast. caust.[36] cedr. cench.[58] cham. chel.[36] chin. chr-ac.[54] cinnb.[54] clem. coc-c. cocc. coff. colch. coloc. **Com.** **Con.** cop. cor-r.[111] corh.[72] corn. croc. crot-c. crot-h.[137] croto-t. **Cur.** daph. dig. dios. diph.[137] dulc. elaps eos.[102] ephe.[267] euph. fago. ferr.[58] ferr-ma. ferr-p.[102] fl-ac. form. gad.[102] gamb. germ.[222] get.[36] gins. gran. graph. grat. gua.[25] guare.[36] gymn. ham. harp.[1184] hell.[5] hep. hura hydrog.[222] hyos. iod. ip. iris jug-c. jug-r. kali-ar. kali-bi. kali-c.[1] kali-n. kali-s. kola[1184] kreos. lac-c. lach. lachn. lap-laz.[227] lat-m.[111] laur.[137] led. lil-t.[36] lim.[36] lith-c. lith-m. lyc. lyss. m-arct. **M-art.**[5] m-aust. mag-c. mag-m.[1] mang. mang-m. marm-w.[194] med. meny.[1] merc. mez. mill. mit.[36] morg.[136] mosch. mur-ac. naja nat-c. nat-m. nat-p. nat-s. nicc. nit-ac. nux-m. nux-v. ol-an. ol-j.[25] olnd. op.[5] osm. ox-ac. pall. par. peti.[36] petr. **Ph-ac.** phos. phys.[137] plat. plb. polyg.[25] prim-v.[102] prot.[136] prun. **Puls.** puls-n.[102] ran-a.[122] ran-s. rat. rauw.[119] rhod. **Rhus-t.** rhus-v. rumx. sabad. sabin.[5] samb.[5] sang.[25] sanic. sars. sec. sel.[122] sep. sil.[102] sol-t-ae. spig. spong. squil.[5] **STANN.** staph.[5] stram. stront-c. sul-ac. sulph. tab.[8] tarax. tarent. tax.[303] tep. ter. teucr. ther.[137] thuj. til. tub. upa. **Urt-u.** vac.[36] verat.[1] vesp. vinc. vip. zinc. zinc-p.[58]

◦ **links**: cocc.
☞ *O; Arme; links*

◦ **rechts**: plat.[1] plb.
☞ *O; Arme; rechts*

◦ **morgens**: agar.
☞ *O; Arme; morgens*

◦ **vormittags**: cast.
☞ *O; Arme; vormittags*

◦ **abends**: **Puls.**
☞ *O; Arme; abends*

◦ **nachts**: chin. til.
☞ *O; Arme; nachts*

◦ ◦ **Bett,** im: chin.

<> ◦ **Abdecken** agg.: croto-t.
☞ *O; Arme; Abdecken; agg.*

◦ **Ärgernis,** nach: nat-m.
☞ *O; Arme; Zorn, durch ▤ GEMÜT; M; Zorn, Beschwerden durch*

◦ **Berührung** agg.: croto-t.
☞ *O; Arme; Berührung; agg.*

◦ **Bewegung,** bei: croto-t.
☞ *O; Arme; Bewegung; während*

◦ **Dampf,** Einwirkung von agg.: kali-bi.

◦ **Erregung** agg.: **Alum-sil.**[58]
☞ *O; Arme; Gemütsbewegungen, durch ▤ GEMÜT; M; Erregung; Beschwerden durch; Allgemeinsymptome*

◦ **Kratzen**:

◦ ◦ **agg. nach**: kreos. led. merc. til.

◦ ◦ **amel.**: jug-c.

◦ **Reiben,** beim: croto-t.
☞ *O; Arme; Reiben; agg.*

◦ **stellenweise**: am-c. bry. merc. ph-ac.

◦ **Waschen,** nach: bov.
☞ *O; Arme; Waschen; agg.*

◦ **Zudecken** agg.: rhus-v.
☞ *O; Arme; Bedecken, Zudecken; agg.*

➡ ◦ **erstreckt** sich:

◦ ◦ **aufwärts**: ther.[137]

◦ ◦ **Fingern,** zu den: mag-m.

◦ ◦ **Hand,** in die: fl-ac.

◦ ◦ **Körper,** über den: apis

🯅 ◦ **Knochen**: par.[5] **Rhus-t.**[5]

◦ **Gelenke**: **Carb-v.** graph. **Nat-c.** stront-c.
☞ *O; Arme; Gelenke*

◦ **Schultern**: ail. alumn. am-m. ant-t. **Ars.** aur-m-n.[36] berb. **Carb-v.** carbn-s. caust.[36] clem. cocc. dios. germ.[222] graph. grat. gua.[25] hydrog.[222] **Iris** kali-bi. kali-c. lat-m.[111] lil-t.[36] lyc. mag-m.[1] mang. marm-w.[194] meny.[1] merc. mez.[1] mur-ac. nux-v. par. ph-ac. **Phos.** puls. **RHUS-T.** sep. spong. stront-c.[5] sulph. tab.[8] tax.[303] tep. tub.[193]
☞ *O; Arme; Schultern*

◦ ◦ **links**: aur-m-n.[36] germ.[222] hydrog.[222] tub.[193]
☞ *O; Arme; links*

◦ ◦ ◦ **erstreckt** sich den Arm hinab, Ruhe amel.: germ.[222]

◦ ◦ **rechts**: am-m. **Carb-v.** marm-w.[194] stront-c.[5] **Sulph.**[5] tab.[8] tax.[303]
☞ *O; Arme; rechts*

◦ ◦ ◦ **Stelle,** eine rote: tab.[8]

◦ ◦ **morgens**: tax.[303]
☞ *O; Arme; morgens*

◦ ◦ **abends**: alumn. dios. rhus-t. sep. sulph.
☞ *O; Arme; abends*

◦ ◦ ◦ **Gehen,** beim: rhus-t.
☞ *O; Arme; Gehen; agg.; während*

◦ ◦ ◦ **Hinlegen,** nach: sulph.
☞ *O; Arme; Liegen; agg.; Hinlegen; nach*

◦ ◦ **nachts**: puls.
☞ *O; Arme; nachts*

◦ ◦ **Kratzen,** nach: kali-c.

◦ ◦ **Sitzen,** beim: merc.
☞ *O; Arme; Sitzen; während*

◦ ◦ **Strecken** der Arme nach vorn, beim: tax.[303]
☞ *O; Arme; Ausstrecken der Arme; agg.*

◦ ◦ **erstreckt** sich:

◦ ◦ ◦ **Arm,** über den: mag-m.[1] puls. sulph.

◦ ◦ ◦ **Hüften,** in die: mag-m.

◦ ◦ ◦ **Schulterblatt,** zum: mag-m.[1]

◦ ◦ **tiefsitzend,** links: aur-m-n.[36]
☞ *O; Arme; links*

◦ ◦ **Deltoideusregion**: caust.[36] lil-t.[36] nux-v.
☞ *O; Arme; Schultern; Deltoideus, Region des*

◦ ◦ ◦ **Kratzen** amel.: lil-t.[36]
☞ *O; Arme; Kratzen amel.*

◦ ◦ **stellenweise**: kali-bi. mang.

◦ **Oberarme**: **Agar.**[1] ail. all-c. alum. am-c.[1] ant-t.[36] arg-n. arn. aur. aur-m-n.[36] berb. **Bor.**[5] carb-v. carbn-s. caust.[36] colch. coloc. dig. dulc. fl-ac. graph. hura hydrog.[222] kali-bi. kali-c.[1] lat-m.[111] led. lil-t.[36] lyc. mang. mez. mosch. mur-ac. nat-c. nat-m. nat-s. nux-v. ph-ac. phos. rhus-t. sep. sulph. tarent. ther.[137] thuj. zinc.
☞ *O; Arme; Oberarme*

◦ ◦ **links**: hydrog.[222]
☞ *O; Arme; links*

◦ ◦ **nachts** im Bett: arg-n.

◦ ◦ **Kratzen,** nach: mosch.

◦ ◦ **Mittagessen,** nach dem: zinc.[1]

◦ ◦ **Prickelt** bei Bewegung: coloc.
☞ *O; Arme; Bewegung; während*

◦ ◦ **erstreckt** sich abwärts: all-c.

◦ ◦ **innen,** medial: ant-t.[36] aur-m-n.[36] berb. tarent.

◦ ◦ ◦ **rechts**: ant-t.[36]
☞ *O; Arme; rechts*

◦ ◦ **Rückseite,** posterior: mur-ac. zinc.

◦ ◦ **unterer** Teil: agar.[1] kali-c.[1] led. mez.

◦ ◦ **oberer** Teil: **AIL.** lyc. sulph.

◦ ◦ **Bizeps,** im Bett: rhus-t.

◦ ◦ **Haut,** äußerlich: arg-n. aur. fl-ac. nat-c. phos. sep. sulph. zinc.

◦ ◦ ◦ **Vorderseite**: zinc.

◦ ◦ **stellenweise**: am-c.[1] berb. graph. sulph.

◦ **Ellenbogen**: agar. alum. **Arg.**[1] arund. asaf. bell. berb. calc-p. carb-an. carb-v. chel. coc-c. colch. coloc. kali-n. laur. led. m-art.[5] merc. morg.[136] mur-ac. ph-ac. phos. **Plat.** rat. rhus-t.[5] rhus-v. sep. **Stann.**[5] sulph. tep. ter. teucr.
☞ *O; Arme; Ellenbogen*

brennender Schmerz; **Arme; Ellenbogen** (Forts.)

◦ ◦ **vormittags,** 9 Uhr: sulph.

◦ ◦ **abends**: arg. carb-an.
☞ *O; Arme; abends*

◦ ◦ **nachts**: sep.
☞ *O; Arme; nachts*

◦ ◦ **Ellenbeuge**: kali-n. laur. led. rat. rhus-v. sulph. tep. teucr.
☞ *O; Arme; Ellenbogen; Ellenbeuge*

◦ ◦ **Olecranon**: arg.[1] chel. ph-ac.
☞ *O; Arme; Ellenbogen; Höcker, Olekranon*

◦ **Unterarme**: **Agar.** alum. am-c. am-m. asaf. aur. aur-m. aur-m-n.[36] bell. **Berb.** bor. bov. bry.[5] calad. carb-an. carb-v. carbn-s. card-m. **Caust.** chel. clem. con. euph. **Graph. Kali-bi.** laur. **Led.**[5] lyc. mag-m. mang. merc. mez. mosch. mur-ac. nat-m. nat-s. ol-an. osm. peti.[36] ph-ac. phos. plb. polyg.[25] prun. ran-s. rat. rhus-t. rhus-v. **Spong.** staph. stram. **Sulph.** tarax. tarent. **Thuj. Urt-u.** vip. zinc. zinc-p.[58]
☞ *O; Arme; Unterarme*

◦ ◦ **nachts**: graph. **Zinc.**
☞ *O; Arme; nachts*

◦ ◦ ◦ **liegt, wenn man darauf**: graph.

◦ ◦ **Bewegung, bei**: thuj. zinc.[1]
☞ *O; Arme; Bewegung; während*

◦ ◦ **Druck agg.**: bell.

◦ ◦ **Kratzen, nach**: am-c.[1] bor. caust. clem. laur. sulph.

◦ ◦ **Reiben amel.**: ol-an.
☞ *O; Arme; Reiben; amel.*

◦ ◦ **innen, medial**: aur-m-n.[36]

◦ ◦ **außen, lateral**: osm.

◦ ◦ ◦ **rechts**: osm.
☞ *O; Arme; rechts*

◦ ◦ **Vorderseite**: agar. am-c. berb. calad. chel. ol-an. plb.

◦ ◦ **Rückseite, posterior**: berb. euph. ol-an. osm. prun.

◦ ◦ **Speiche links**: peti.[36]
☞ *O; Arme; links*

◦ ◦ **Haut, äußerlich**: aur-m-n.[36] con. mur-ac.

◦ ◦ ◦ **Rückseite, posterior**: aur-m-n.[36]

◦ ◦ **handgelenknah**: agar. bov. caust. kali-bi. rhus-v. zinc.
☞ *O; Arme; Handgelenke*

◦ ◦ **stellenweise**: am-c. graph. sulph.

◦ **Handgelenke**: agar. arg. arum-t. arund. asar. berb. **Bry.**[5] bufo calc-p. cocc. get.[36] merc. mez. naja nat-c. phos. plat. plb. sabin.[5] stront-c. sulph. thuj. **Tub.** zinc.
☞ *O; Arme; Handgelenke*

◦ ◦ **nachmittags**: sulph.
☞ *O; Arme; nachmittags*

◦ ◦ **abends**: stront-c.
☞ *O; Arme; abends*

◦ ◦ **Kratzen, nach**: calc-p. plb.

◦ ◦ **Reiben agg.**: berb.
☞ *O; Arme; Reiben; agg.*

◦ ◦ **erstreckt** sich:

◦ ◦ ◦ **Finger**:

◦ ◦ ◦ ◦ **Kleiner** Finger: **SULPH.**

◦ ◦ ◦ ◦ **Zeigefinger**: agar. arund. asar.

◦ ◦ ◦ **Händen, zu den, Zeigefinger, bzw. Bereich Zeigefinger, Daumen und Mittelfinger**: agar. asar.

◦ ◦ **Erbsenbein** rechts, nachts: get.[36]
☞ *O; Arme; nachts*

◦ **Hände**: **Achy.**[149] **Acon.**[111] aesc. **AGAR.** ail. all-s. aloe[160] alum. alum-sil.[58] **Am-c.** anac.[5] androg-p.[97] ant-t. anthr.[54] aphis.[8] apis[36] apisin.[5] arg. arg-n. **Ars.** ars-h. ars-s-f.[58] arund. asar.[5] aur-m. aur-m-n.[36] aza.[97] bac.[62] benz-ac.[54] berb. bol.[102] bor. bros-g.[259] **Bry. Calc.** calc-f.[119] **Calc-s.** calc-sil.[58] cann-s.[36] canth. **Caps. Carb-v. Carbn-s.** card-b.[36] carl. cassi-s.[192] cedr. cench.[58] cham. chel.[36] chr-ac.[54] cinnb.[54] cocc.[102] con. cop. corh.[72] corn. crot-h.[137] daph. diph.[137] dulc. elaps fago. ferr.[58] ferr-p.[102] **Fl-ac.** form. gad.[102] get.[36] graph.[1] ham. harp.[1184] hell.[5] hep. hura hyos. iod. ip. jug-r. kali-ar. kali-bi. kali-c. **Kali-s.** lac-c. **Lach.** lachn. laur.[137] led. lil-t. lim.[36] lyc.[5] mag-c. mang. **MED.** merc. mez. mit.[36] mosch. mur-ac. nat-c. nat-m. nat-p. nat-s. nit-ac. nux-m. nux-v. ol-j.[25] op.[5] ox-ac. pall. **Petr.** ph-ac. **PHOS.**[1] phys.[137] plat. prim-v.[102] prot.[136] **Puls.** puls-n.[102] ran-a.[122] rauw.[119] rhod. **Rhus-t.** rhus-v. rumx. sabad. sabin.[5] samb.[5] sang.[25] sanic. sars. **SEC. Sel.**[122] **Sep.**[5] sil.[102] sol-t-ae. **Spong. SQUIL.**[5] **STANN.** staph.[5] stront-c. **SULPH.** tarent. tep. thuj. upa. zinc.
☞ *O; Arme; Hände •Hitze; allgemeine Arzneien; brennend; Arme; Hände*

◦ ◦ **einseitig, eine heiß und blass, andere kalt und Rot**: mez.[85] mosch.

◦ ◦ **links**: fl-ac.[111] nat-m.[111] rhus-t.[111] zinc.[111]
☞ *O; Arme; links*

◦ ◦ **rechts**: bros-g.[259] fago.[111] mit.[36] phos.[111]
☞ *O; Arme; rechts*

◦ ◦ **morgens**: petr. sulph.
☞ *O; Arme; morgens*

◦ ◦ ◦ **Erwachen, beim**: petr.
☞ *O; Arme; Erwachen, beim*

◦ ◦ **vormittags**: fago. nat-s.
☞ *O; Arme; vormittags*

◦ ◦ ◦ **andere kalt ist, während die**: fago.

◦ ◦ **mittags**: am-c. mag-c.

◦ ◦ **nachmittags**: cham. fago. laur. phos.
☞ *O; Arme; nachmittags*

◦ ◦ ◦ **14 Uhr**: laur.

◦ ◦ **abends**: cedr. phos. **PULS. SULPH.**
☞ *O; Arme; abends*

◦ ◦ **nachts**: lac-c. lil-t.[25] ol-j.[25] pall. prot.[136]
☞ *O; Arme; nachts*

<> ◦ ◦ **Bedeckung** der Hände nicht ertragen, kann: phos.[85]
☞ *O; Arme; Bedecken, Zudecken; agg.*

◦ ◦ **Dampf, durch**: kali-bi.

◦ ◦ **Ekzem, bei**: **Merc.**

◦ ◦ **Essen, nach dem**: phos.[1] sulph.
☞ *O; Arme; Essen; nach*

◦ ◦ **Fieber,** während: apisin.[5] hura nux-v.[5]
◦ ◦ ◦ **Hitzestadium**: apisin.[5] nux-v.[5]
◦ ◦ **Froststadium** im Fieber, während: **Spong.**
◦ ◦ **kalt** und taub, oder: **Lyc.**
◦ ◦ **kalte** Füße, durch: phos.
☞ *O; Arme; Kälte; Erkältung, durch*
◦ ◦ **Menses**:
◦ ◦ ◦ **vor**: carb-v.[193]
☞ *O; Arme; Menses; vor*
◦ ◦ ◦ **während**: carb-v. sec.
☞ *O; Arme; Menses; während*
◦ ◦ **nasse** Füße, durch: phos.
☞ *O; Arme; Nässe, Feuchtigkeit agg.*
◦ ◦ **Obstipation,** mit: ol-j.[25]
◦ ◦ **Warmwerden** bei schnellem Gehen, durch: dulc.
☞ *O; Arme; Überhitzung, bei •O; Arme; warm; Warmwerden, durch*
◦ ◦ **Waschen** mit kaltem Wasser agg.: **Caps.**
☞ *O; Arme; Hände in kaltes Wasser halten agg. •O; Arme; Waschen; agg.*
◦ ◦ **erstreckt** sich den Arm hinauf: lil-t.[25]
◦ ◦ **tief** sitzend: ph-ac.
◦ ◦ **innen,** ulnar: anac.[1] sep. stann.[1] zinc.[1]
◦ ◦ **radial**: phos.
◦ ◦ **Mittelhandknochen,** äußerer Druck agg.: card-b.[36]
◦ ◦ **Gelenke**: nat-c. rauw.[119]
☞ *O; Arme; Gelenke*
◦ ◦ ◦ **abends**: nat-c.
☞ *O; Arme; abends*
◦ ◦ **Handrücken**: agar. alum.[1] alum-sil.[58] apis apisin.[5] aur-m. aur-m-n.[36] berb. bry. **Calc.** carl. cop. dulc. fl-ac. harp.[1184] laur. nat-s. nux-v. rhus-v. **Sulph.**
☞ *O; Arme; Hände; Handrücken*
◦ ◦ ◦ **morgens**: sulph.
☞ *O; Arme; morgens*
◦ ◦ ◦ **nachmittags**: nat-s.
☞ *O; Arme; nachmittags*
◦ ◦ ◦ **abends**: **SULPH.**
☞ *O; Arme; abends*
◦ ◦ ◦ **Warmwerden** beim Gehen, durch: dulc.
☞ *O; Arme; Überhitzung, bei •O; Arme; warm; Warmwerden, durch*
◦ ◦ ◦ **Haut,** äußerlich, rechts: aur-m-n.[36]
☞ *O; Arme; rechts*
◦ ◦ **Ballen**: zinc.
◦ ◦ **Handflächen**: acon.[111] aesc. ail. all-s. aloe[160] anac.[5] androg-p.[97] **Anthr.**[54] aphis.[8] apis[36] apisin.[5] ars. aza.[97] benz-ac.[54] berb.[36] bol.[102] bor. **Calc.** calc-f.[119] **Calc-s.** cann-s.[36] **Canth.** **Carb-v.** carbn-s. cassi-s.[192] chel.[36] chr-ac.[54] cinnb.[54] cop. corh.[72] crot-h.[137] diph.[137] ferr.[58] ferr-p.[102] fl-ac. form. gad.[102] graph.[1] ham. **Ip.** lac-c. **Lach.** **Lachn.** lil-t. lim.[36] **LYC.**[5] mag-c. **Med.** merc. mez. mur-ac. nat-c. nat-m. ol-j.[25] ox-ac. **Petr.** **Phos.**[1] phys.[137] prim-v.[102] puls-n.[102] rhus-t.[137] rumx. sabad. **Samb.**[5] **Sang.**[25] sanic. sars. sec. **SEP.**[5] **STANN.** **SULPH.** tarent. tep. upa.
☞ *O; Arme; Hände; Handflächen*
◦ ◦ ◦ **links**: graph.[111] rhus-t.[111]
☞ *O; Arme; links*
◦ ◦ ◦ **rechts**: **Benz-ac.**[54] chr-ac.[54] cinnb.[54] prim-v.[102]
☞ *O; Arme; rechts*
◦ ◦ ◦ **abends**: graph.[1] **LACH.** rumx. upa.
☞ *O; Arme; abends*
◦ ◦ ◦ ◦ **Bett,** im: graph.[1]
◦ ◦ ◦ **nachts**: **LACH.**
☞ *O; Arme; nachts*
◦ ◦ ◦ ◦ **Handflächen** und Fußsohlen: **Lach.**
☞ *O; Arme; Hände; Handflächen •O; Beine; Füße; Fußsohlen*
◦ ◦ ◦ **Mitternacht**: rhus-t.
◦ ◦ ◦ **Bad,** nach einem warmen: nat-c.
☞ *O; Arme; Waschen; agg.*
◦ ◦ ◦ **Essen,** nach dem: phos.[1]
☞ *O; Arme; Essen; nach*
◦ ◦ ◦ **Fieberhitze,** während: cann-s.[36] chel.[36] lim.[36]
◦ ◦ ◦ **Klimakterium,** im: **Sang.**[54] **Sulph.**[102]
◦ ◦ ◦ **Menses,** während: carb-v. petr. sang.[25]
☞ *O; Arme; Menses; während*
◦ ◦ ◦ **Reiben,** nach: **SULPH.**
☞ *O; Arme; Reiben; agg.*
◦ ◦ ◦ **Waschen** agg.: rhus-t.[137]
☞ *O; Arme; Waschen; agg.*
◦ ◦ ◦ **Wellen,** in: phys.[137]
◦ ◦ **Fingern,** zwischen den: alum. berb. iod. laur.[137] rhus-t. rhus-v. sulph.
☞ *O; Arme; Hände; Fingern, zwischen den*
◦ ◦ ◦ **Berührung** von Wasser, bei: laur.[137]
◦ ◦ ◦ **Daumen** und Zeigefinger: alum. berb. iod. rhus-t. sulph.
☞ *O; Arme; Finger; Daumen*
◦ **Finger**: acon. adam.[222] **Agar.** alum. am-m. anan. anthr. apis apisin.[5] ars.[1] arum-t. arund. asaf. aur-m-n. **Aza.**[102] bamb-a.[1184] bell. **Berb.** bor.[1] brom. bufo calc.[111] cann-i. canth.[111] carb-v. card-m. carl. caust. chel. cocc. coff. coloc. con.[1] cor-r.[111] corn.[111] croc. crot-c. dig. elaps eos.[102] ephe.[267] fago. ferr-ma. fl-ac. form.[25] gamb. gins. gran. graph.[1] gymn. hep. hura kali-ar. **Kali-c.** lach. lap-laz.[227] **Laur.** lith-c. lyc. m-arct. m-art.[5] m-aust. mag-c.[5] mang-m. med.[137] merc. mez. mill. mosch. mur-ac. **Nat-c.** nat-m.[137] nat-p. nat-s. nicc. nit-ac.[111] nux-v. ol-an. **Olnd.** osm. par.[5] petr. plat. prun. ran-s. rhod. **Rhus-t.**[5] rhus-v. sabad. sars. sec. **Sil.** spig. stann. staph. sul-ac. **Sulph.**[1] tab. tarax. tep. teucr. ther.[25] thuj.[5] vac.[36] verat.[1] vesp. vinc. vip. zinc.[1]
◦ ◦ **vormittags**: fago.
☞ *O; Arme; vormittags*
◦ ◦ **abends**: alum.
☞ *O; Arme; abends*
◦ ◦ **Seiten**: sars.
◦ ◦ **Gelenke**: apis apisin.[5] bufo cann-i. carb-v. caust. spig.[5] vinc.
☞ *O; Arme; Finger; Fingergelenke*
◦ ◦ **Nägel**:
☞ *O; Nägel; Fingernägel •O; Arme; Finger; Daumen*

brennender Schmerz; **Arme; Finger; Nägel** (Forts.)

◦ ◦ ◦ **Umgebung** der: calc.[111] caust.[111] con. cor-r.[111] kali-c.[111] merc.[111] nit-ac.[111]

◦ ◦ ◦ **unter** den: **Caust.** con.[5] elaps eos.[102] **Sars.** vinc.[111]
☞ *O; Nägel; unterm Nagel*

◦ ◦ **Haut,** äußerlich: ars. fl-ac. zinc.

◦ ◦ ◦ **innen,** medial: zinc.

◦ ◦ **Fingerspitzen**: am-m. anthr. apis apisin.[5] bell. canth.[111] caust. con. corn.[111] **Croc.**[5] crot-c. form.[25] gins. m-art.[5] mang-m. med.[137] mur-ac. nat-m.[137] nat-s. sabad. **Sars. Sil. Sulph.** tab. **Teucr.**[5]
☞ *O; Arme; Finger; Fingerspitzen*

◦ ◦ **Fingerrücken**: brom. cocc. ran-s. sil.

◦ ◦ **Ballen**: **Sulph.**

◦ ◦ **Daumen**: adam.[222] agar. ars.[1] arum-t. arund. berb. chel.[25] con. croc. gran. graph.[1] gymn. **Hep.** lach. lap-laz.[227] laur. lith-c. m-arct. m-aust. merc. mur-ac. nux-v. ol-an. olnd. sars. sil. spig. staph. sulph. teucr. vesp. zinc.
☞ *O; Arme; Finger; Daumen*

◦ ◦ ◦ **morgens** im Bett: ars.[1]

◦ ◦ ◦ **nachmittags**: agar.
☞ *O; Arme; nachmittags*

◦ ◦ ◦ **abends** im Bett: graph.[1]

◦ ◦ ◦ **nachts**: sars.
☞ *O; Arme; nachts*

◦ ◦ ◦ **Gelenke**: chel.[25] spig.
☞ *O; Arme; Finger; Fingergelenke*

◦ ◦ ◦ ◦ **rechts**: chel.[25]
☞ *O; Arme; rechts*

◦ ◦ ◦ **Spitze**: con. croc. gymn. lach. mur-ac. olnd. sil. sulph. teucr.
☞ *O; Arme; Finger; Fingerspitzen*

◦ ◦ ◦ **Ballen**: adam.[222] laur. lith-c. nux-v.

◦ ◦ ◦ ◦ **links**: adam.[222]
☞ *O; Arme; links*

◦ ◦ ◦ **stellenweise**: lach.

◦ ◦ **Zeigefinger**: acon. **Agar.** alum. arund. berb. card-m. chel. con.[1] ferr-ma. fl-ac. hura **Kali-c.** mez.[1] nat-c. olnd. sil.

◦ ◦ ◦ **palmar**: con.[1]

◦ ◦ ◦ **Fingerrücken**: acon. berb.

◦ ◦ ◦ **Gelenke**:
☞ *O; Arme; Finger; Fingergelenke*

◦ ◦ ◦ ◦ **Grundgelenk**: berb. fl-ac.

◦ ◦ ◦ ◦ **interphalangeal**:

◦ ◦ ◦ ◦ ◦ **Mittelgelenk**: berb.

◦ ◦ ◦ ◦ ◦ **Endgelenk**: berb. nat-c.

◦ ◦ ◦ **Haut,** äußerlich: chel.

◦ ◦ ◦ **Spitze**: kali-c. olnd.
☞ *O; Arme; Finger; Fingerspitzen*

◦ ◦ **Mittelfinger**: apis bamb-a.[1184] berb. carb-v. coloc. **Kali-c.** mez. nat-c. sul-ac.

◦ ◦ ◦ **außen,** lateral: berb.

◦ ◦ ◦ **Fingerrücken**: nat-c.

◦ ◦ ◦ **Grundgelenk**: berb. carb-v.
☞ *O; Arme; Finger; Fingergelenke*

◦ ◦ ◦ **Nagel**: kali-c.
☞ *O; Nägel; Fingernägel •O; Arme; Finger; Daumen*

◦ ◦ ◦ **stellenweise**: sul-ac.

◦ ◦ **Ringfinger**: berb. carb-v. nat-p. osm. sil. sulph.[1] tarax. ther.[25]

◦ ◦ ◦ **Innenseite,** oben links: ther.[25]
☞ *O; Arme; links*

◦ ◦ ◦ **Fingerrücken**: sulph.[1]

◦ ◦ ◦ **Gelenke**:
☞ *O; Arme; Finger; Fingergelenke*

◦ ◦ ◦ ◦ **Grundgelenk**: berb. carb-v.

◦ ◦ ◦ ◦ **Mittelgelenk**: nat-p. sil.

◦ ◦ ◦ ◦ ◦ **9** Uhr: sil.

◦ ◦ ◦ **Nagel,** Innenseite: osm.
☞ *O; Nägel; Fingernägel •O; Arme; Finger; Daumen*

◦ ◦ **Kleiner** Finger: apis aur-m-n. fl-ac. kali-c. mill. prun. sabad. spig. stann. sul-ac. tarax. vac.[36] verat.[1] zinc.[1]

◦ ◦ ◦ **innen,** medial: fl-ac. mill.

◦ ◦ ◦ **außen,** lateral: apis prun.

◦ ◦ ◦ **Grundgelenk**: sabad.
☞ *O; Arme; Finger; Fingergelenke*

◦ ◦ ◦ **Fingerspitzen**: apis aur-m-n. fl-ac. kali-c. sul-ac.
☞ *O; Arme; Finger; Fingerspitzen*

- **Handflächen** und Fußsohlen nachts: **Lach.**
☞ *O; Beine; Füße; Fußsohlen*

- **Beine**: achy.[149] adam.[222] aesc. agar. ail. all-c. all-s. aloe alum.[1] alum-p.[58] alum-sil.[58] am-c. ambr. ammc.[4] anac. androc.[222] ang.[5] ant-c. ant-t.[5] **Apis** apisin.[5] apoc-a.[36] aq-des.[275] arg. arn.[5] **Ars.** ars-h. ars-i.[25] ars-met. ars-s-f. arum-d. arund. asaf.[58] aster. aur. aur-ar.[58] aur-m. aur-m-n. aza.[102] bac.[62] bamb-a.[1184] bani-c.[204] bapt. bar-c. bell. benz-ac. berb. bor. bov.[111] brach. bran.[102] brom.[5] bros-g.[259] bry.[5] bufo cadm.[119] calad. **Calc.** calc-f.[119] calc-p. calc-s.[102] calc-sil.[58] camph.[111] cann-s. canth.[102] caps. carb-an. carb-v. carbn-s. carl. cast-eq. caust. cham. chel. chin. chin-ar. cic.[5] cimic. clem. coc-c. cocc. colch. coloc. colocin.[85] con. cop. corh.[72] corn. corv-c.[258] croc. crot-c.[2016] crot-h.[111] croto-t.[111] cupr. cur. cycl.[1] dig. dios.[137] dor.[25] dulc.[1] eos.[102] eup-per. euph. euphr.[36] eupi. eys.[119] fago. ferr.[58] ferr-ma. ferr-p. fl-ac. form. gamb.[36] gels. gink.[227] graph. grat. gua.[85] guai.[5] guare. harp.[1184] hell.[5] helo.[144] helon. hep. hip-ac.[119] hura hydrc.[192] hydrog.[222] hyos. ign.[10] ind. indg. iod. iris iris-foe. jal. jug-r. kali-ar. kali-bi. kali-br. **KALI-C.** kali-chl.[58] kali-i. kali-n.[1] kali-p. kali-s. kali-sil.[58] kola[1184] kreos.[5] kurch.[192] lac-c. lach. lachn.[85] lap-laz.[227] laur.[5] led.[111] lil-t. lim.[102] lith-c. **Lyc.** m-arct.[5] m-art.[5] mag-c. mag-m.[5] manc. mang. mang-acet.[1] mangi.[197] med.[304] menth-pu.[36] meny.[1] meph. merc. merc-c. merl. mez.[1] mit.[36] mosch. mur-ac. myric. nat-ar. nat-c. nat-m. nat-p. nat-s. neon[222] nicc. nicc-s.[102] nit-ac. nux-v. ol-an. ol-j.[25] olnd. ox-ac. ozone[227] paeon. pall. par.[5] petr. **Ph-ac. Phos.** phyt. pic-ac. plan.

plan-m.[45] plat.[1] plb. plect.[36] polyg.[25] polyg-s.[102] prun. psil.[164] psor.[56] ptel. puls.[1] querc-r.[257] ran-b.[58] ran-s. raph. rat. rauw.[119] rheum[5] rhod. **Rhus-t.**[5] rhus-v.[25] ruta[1] sabad.[5] sabin. samb. sang. sanic.[56] sars. sec. seneg. sep. **Sil.** spig. spong.[5] squil.[5] **Stann.** staph. still.[102] stram. strep-s.[197] stront-c. sul-ac. sul-i. sulph.[102] syph.[56] tab. tarax. tarent.[58] tep. thuj. til. tub.[304] uran.[269] valer. verat. vesp. vinc.[4] viol-t. vip. **Zinc.**[1] zinc-p.[58] zing.

◦ **mittags**: agar.
☞ *O; Beine; mittags*

◦ **nachts**: fago. kali-c.
☞ *O; Beine; nachts; agg.*

◦ ◦ **Bett,** im: kali-c.
☞ *O; Beine; Bett, im; agg.*

<> ◦ **Ausziehen,** beim: mez.

◦ **Hinlegen,** nach: fago.[25]
☞ *O; Beine; Liegen; agg.; Hinlegen; nach*

◦ **Kälte,** bei äußerlicher: **Lach.**[5]

➡ ◦ **erstreckt** sich abwärts zu den Füßen: ph-ac.[137]

◦ **Rückseite,** posterior: **Helon. PIC-AC.**

◦ **Knochen**: euph. **RUTA**[5]
☞ *O; Beine; Knochen*

◦ **Gelenke**: bar-c. euph.[142] mang. **Merc.**[5] nat-c. phos. stront-c.
☞ *O; Beine; Gelenke*

◦ ◦ **stellenweise**: **Mang.**

◦ **Ischiasnerv**: **Ars.** bufo **Coloc.**[122] dios.[137] gels. iris[144] lach. lyc. **Phos.** ran-b.[58] rhus-t. ruta

◦ **Gesäßbacken**: agar. arg. bar-c. bry. calc-p. coloc. euphr. lyc. mag-m.[1] mang. **MERC.** mez. nat-c.[1] plan-m.[45] sep. staph.[1] stront-c. sulph. thuj.[1] vinc.[4]
☞ *O; Beine; Gesäßbacken*

◦ ◦ **links**: vinc.[4]
☞ *O; Beine; links*

◦ ◦ **rechts**: euphr.[36]
☞ *O; Arme; rechts • O; Beine; rechts*

◦ ◦ **abends,** nach dem Hinlegen: sulph.

◦ ◦ **Kratzen,** nach: mag-m.[1]
☞ *O; Beine; Kratzen; agg.*

◦ ◦ **Sitzen,** beim: mang.
☞ *O; Beine; Sitzen; agg.; während*

◦ ◦ **zwischen** den Gesäßbacken: arg. nat-c.[1] sep. thuj.[1]

◦ ◦ ◦ **Gehen,** beim: thuj.[1]

◦ ◦ **Gesäßmuskeln**: agar. euphr.

◦ ◦ ◦ **rechts**: euphr.
☞ *O; Arme; rechts • O; Beine; rechts*

◦ **Gesäßbacken** und Oberschenkeln, zwischen: nat-c.[1]
☞ *O; Beine; Gesäßbacken*

◦ **Hüften**: agar. **Ars.** arund. aur-m-n. bell. berb.[36] **Carb-v.** caust.[1] chel.[25] cic.[5] cur. dulc.[5] **Euph.** euphr. gels. hell. iod. iris **Kali-c.**[1] kali-n. kreos. lap-laz.[227] lith-c. mag-c.[1] mag-m. med. nicc. nux-v. ozone[227] **Rhus-t.** ruta[5] tarent. valer. **Zinc.**
☞ *O; Beine; Hüften*

◦ ◦ **links**: berb.[36] chel.[25]
☞ *O; Beine; links*

◦ ◦ **mittags**: nicc.
☞ *O; Beine; mittags*

◦ ◦ ◦ **Kratzen,** nach: nicc.
☞ *O; Beine; Kratzen; agg.*

◦ ◦ **nachmittags**: mag-m.
☞ *O; Beine; nachmittags*

◦ ◦ **abends**: kali-n.[1] mag-m. nicc.
☞ *O; Beine; abends*

◦ ◦ ◦ **Hinlegen,** nach: mag-m.
☞ *O; Beine; Liegen; agg.; Hinlegen; nach*

◦ ◦ ◦ **Kratzen,** beim: mag-m. nicc.

◦ ◦ **nachts**: bell. **Euph.** mag-m.
☞ *O; Beine; nachts; agg.*

◦ ◦ **Beugen** zur schmerzhaften Seite **agg.**: mag-c.[1]

◦ ◦ **Bewegung** amel.: kali-c.[1]
☞ *O; Beine; Bewegung; amel.*

◦ ◦ **Menses**:

◦ ◦ ◦ **vor**: **Kali-c.**
☞ *O; Beine; Menses; vor*

◦ ◦ ◦ **während**: med.
☞ *O; Beine; Menses; während*

◦ ◦ **Ruhe,** während: kali-n.
☞ *O; Beine; Ruhe; agg.*

◦ ◦ **Urinieren,** vor: **Dulc.**[5]

◦ ◦ **erstreckt** sich:

◦ ◦ ◦ **Ferse**: arund.

◦ ◦ ◦ **Schultern**: mag-c.[1]

◦ ◦ **Haut,** äußerlich: aur-m-n. carb-v.

◦ ◦ **Gelenke**: iris kali-n. nux-v.
☞ *O; Beine; Hüften; Hüftgelenke*

◦ ◦ **stellenweise**: rhus-t.

◦ **Oberschenkel**: agar. alum. am-c. androc.[222] **Apis** arg. **Ars.** arund. asaf. aur-m-n. bar-c. **Berb.** **Bor.** bov. bry. **Carb-an.**[5] carb-v. carbn-s. caust.[5] **Chin.**[1] clem. cocc. coloc. con. crot-c. croto-t. dulc. eup-per. **Euph.** euphr.[36] eys.[119] ferr-ma. graph.[1] grat. harp.[1184] kali-c.[102] kali-i. kreos. lachn. laur. led.[102] **Lyc.**[1] mag-m.[1] **Manc.** mang-acet.[1] meny.[5] merc. merc-c.[5] **Mez.**[1] mur-ac. nat-c.[1] nat-s. nux-v.[5] ph-ac. **Phos.** plan. plb. psor. querc-r.[257] rhod. rhus-t.[1] ruta[1] sabin.[5] samb. sars. staph.[1] still.[102] sul-ac. **Sulph.** tab. thuj.[5] til. viol-t.[5] **Zinc.**[1] zinc-p.[58]

◦ ◦ **nachts** im Bett: carb-v. **Euph.** graph.[1]

◦ ◦ **Aufstehen** vom Sitz, beim: chin.[1]
☞ *O; Beine; Aufstehen; agg.; Sitzen, vom; während*

◦ ◦ **Berührung** agg.: androc.[222] bor.[1] phos.

◦ ◦ **Brennnessel,** wie von: querc-r.[257]

◦ ◦ **Gehen,** beim:

◦ ◦ ◦ **agg.**: coloc.

◦ ◦ ◦ **amel.**: ph-ac.[1]

◦ ◦ **Husten** agg.: bor.[1]
☞ *O; Beine; Husten agg.*

◦ ◦ **kalt,** sind dabei: ph-ac.

brennender Schmerz; **Beine; Oberschenkel** (Forts.)

◦ ◦ **Kratzen,** nach:
☞ *O; Beine; Kratzen; agg.*

◦ ◦ ◦ **agg.**: grat. mag-m.[1] plan.
☞ *O; Beine; Kratzen; agg.*

◦ ◦ ◦ **amel.**: alum.
☞ *O; Beine; Kratzen; amel., der wundschmerzhaften Teile*

◦ ◦ **Menses,** während: sars.[5]
☞ *O; Beine; Menses; während*

◦ ◦ **Reiben**:

◦ ◦ ◦ **agg. nach**: sulph.
☞ *O; Beine; Reiben; agg.*

◦ ◦ ◦ **amel.**: phos.[1]
☞ *O; Beine; Reiben; amel.*

◦ ◦ **Sitzen,** beim: asaf. grat. phos.[1]
☞ *O; Beine; Sitzen; agg.; während*

◦ ◦ **Stehen,** beim: ph-ac.

◦ ◦ **erstreckt** sich zu den Knöcheln: apis arund.

◦ ◦ **innen,** medial: agar. bar-c. bor. bry. cocc. croto-t. ferr-ma. kreos. **Lachn.** laur. **Lyc.** mez. rhus-t.[1] ruta[1] samb. sars. sulph.

◦ ◦ ◦ **abends**: agar. bry.
☞ *O; Beine; abends*

◦ ◦ ◦ **Berührung,** bei: **Lyc.**

◦ ◦ ◦ **Gehen,** beim: agar. **Lyc.**

◦ ◦ ◦ **Menses,** während: sars.
☞ *O; Beine; Menses; während*

◦ ◦ ◦ **Reiben,** nach:

◦ ◦ ◦ ◦ **agg.**: samb.
☞ *O; Beine; Reiben; agg.*

◦ ◦ ◦ ◦ **amel.**: sulph.[1]
☞ *O; Beine; Reiben; amel.*

◦ ◦ ◦ **Innenseite,** medial, oben: ruta[1]

◦ ◦ ◦ **nahe** den Genitalien:

◦ ◦ ◦ ◦ **Männliche** Genitalien: bar-c. croto-t. ferr-ma. rhus-t.[1]

◦ ◦ ◦ ◦ **weibliche** Genitalien: bor. kreos. laur. sulph.

◦ ◦ **Außenseite,** lateral: zinc.[1]

◦ ◦ **Vorderseite**: chin.[1]

◦ ◦ **Rückseite,** posterior: agar. lyc.[1] mag-m.[1] mez.[1] ph-ac. staph.[1]

◦ ◦ **Ellenbeuge**: bar-c. mag-m.[1] mang-acet.[1] nat-c.[1] nat-s.

◦ ◦ ◦ **abends**: nat-s.
☞ *O; Beine; abends*

◦ ◦ ◦ **Gehen,** beim: nat-s.

◦ ◦ ◦ **Sitzen,** beim: bar-c.
☞ *O; Beine; Sitzen; agg.; während*

◦ ◦ **Faszia** lata, links: euphr.[36]

◦ **Knie**: adam.[222] am-c. anac. ant-t.[5] apis apisin.[5] aq-des.[275] **Arg. ARS.**[5] ars-h. arund. asaf. bar-c. bell. berb. **Brom.**[5] bry. cann-s. carb-v. cast-eq. **CHEL.** chin. fl-ac. gink.[227] grat. indg. **Iod.** kali-n. lachn.[85] lith-c. **Lyc. M-art.**[5] med.[304] menth-pu.[36] **Mur-ac.** nat-s.[58] nit-ac. petr. ph-ac. **Phos.** plat. plb. **Rhus-t.** sabad. sep. **Stann.**[5] stram. stront-c. sul-ac. **Sulph.** tab. **Tarax.** tarent.[36] tep. thuj.[1] til.[36]
☞ *O; Beine; Knie*

◦ ◦ **links**: adam.[222] med.[304]
☞ *O; Beine; links*

◦ ◦ **rechts,** mit Rötung und Drücken darin: lachn.[25]
☞ *O; Arme; rechts • O; Beine; rechts*

◦ ◦ **morgens**: phos.
☞ *O; Beine; morgens*

◦ ◦ **nachmittags**: lyc.
☞ *O; Beine; nachmittags*

◦ ◦ **Bett,** im: adam.[222]
☞ *O; Beine; Bett, im; agg.*

◦ ◦ **Gehen,** beim:

◦ ◦ ◦ **agg.**: stram.

◦ ◦ ◦ **amel.**: phos.

◦ ◦ **Treppensteigen,** beim: aq-des.[275] sulph.
☞ *O; Beine; Steigen agg.; Treppensteigen*

◦ ◦ **Kniekehle**: am-c. ars-h. **Bar-c.** bell. berb. cast-eq. **Chel.** chin. gink.[227] grat. indg. **Iod.** lith-c. petr. sep. sul-ac. sulph. thuj.
☞ *O; Beine; Knie; Kniekehle*

◦ ◦ ◦ **nachts** im Bett: bell. chin. **Sep.**

◦ ◦ ◦ **Aufstehen** vom Sitzen, beim: chin.[1]
☞ *O; Beine; Aufstehen; agg.; Sitzen, vom; während*

◦ ◦ ◦ **Gehen** amel.: grat.

◦ ◦ ◦ **kalte** Hände agg.: am-c.

◦ ◦ ◦ **Sitzen,** beim: bar-c. grat.
☞ *O; Beine; Sitzen; agg.; während*

◦ ◦ ◦ **warm,** wenn: chin.

◦ ◦ ◦ **Wundheit,** mit: bar-c.

◦ ◦ ◦ **erstreckt** sich abwärts, über Rückseite der Unterschenkel: **Bar-c.**

◦ ◦ **Kniescheibe**: bar-c. lachn.[85] menth-pu.[36] tarax. tarent.[36] thuj.[1]
☞ *O; Beine; Knie; Kniescheibe*

◦ ◦ ◦ **erstreckt** sich zur Lumbalregion und zurück: tarent.[36]

◦ ◦ ◦ **oberhalb,** rechts, kleine Stelle: menth-pu.[36]

◦ **Unterschenkel**: adam.[222] **Agar.** all-c. alum.[1] am-c. **Anac.**[5] ang.[1] ant-c.[5] **Apis** arg.[36] arn. **ARS.** arund.[102] **Asaf.** aur. bamb-a.[1184] bapt. bar-c.[102] bell. berb. bor. bov. bry. calc. cann-s.[5] cast-eq. caust. chel.[1] chin.[5] coc-c. con. corn. crot-c.[2016] crot-h. dig. eupi. gamb.[36] graph.[1] guai.[5] hyos. iris-foe. jug-r. **Kali-bi.** kali-br. **Kali-c.** kali-n.[1] lach. laur.[36] **Led. Lyc.**[122] m-arct.[5] m-art.[5] **Mag-c.** mang-acet.[1] meny.[1] merc-c. merl. mez. mit.[36] mur-ac.[36] nat-c. **Nat-s.**[137] nit-ac.[111] nux-v.[5] ol-an.[36] pall. **Petr.**[36] **Ph-ac.**[137] **Pic-ac.** plb. plect.[36] polyg.[25] prun. psil.[164] puls.[5] ran-s. rheum[1] rhus-t. ruta sabad. sang. sars. seneg. **Sep.** spig.[36] staph.[36] still.[102] stront-c. **Sulph.**[1] syph.[56] **Tarax.**[1] tarent. tep. thuj.[36] verat.[1] viol-t.[36] **Zinc.**[1]
☞ *O; Beine; Beine*

◦ ◦ **rechts**: **Agar.**
☞ *O; Arme; rechts • O; Beine; rechts*

◦ ◦ **morgens**: agar. nat-s. sulph.
☞ *O; Beine; morgens*

◦ ◦ ◦ **Betätigung,** nach: sulph.

◦ ◦ **nachmittags,** im Sitzen: sulph.

◦ ◦ **abends**: agar. **Nat-s.** sang. seneg. sulph.
☞ *O; Beine; abends*

◦ ◦ **nachts**: sep.
☞ *O; Beine; nachts; agg.*

<> ◦ ◦ **Aufstehen,** beim: sulph.

◦ ◦ **Ausstrecken** des Beins **agg.**: berb.
☞ *O; Beine; Ausstrecken der Glieder; agg.*

◦ ◦ **Berührung** **agg.**: bor. con.

◦ ◦ **Bettwärme** **agg.**: sep.

◦ ◦ **Herunterhängenlassen,** beim: graph.[1]
☞ *O; Beine; Herunterhängenlassen der Glieder; agg.*

◦ ◦ **Kratzen**: chel.[1] corn. iris-foe. seneg. sulph.

◦ ◦ **Lufteinwirkung** im Freien, nach: still.[102]
☞ *O; Beine; Luft; agg.; frische*

◦ ◦ **Mittagessen,** nach dem: agar.

◦ ◦ **erstreckt** sich abwärts zum Fuß: ph-ac.[137]

◦ ◦ **oberer** Teil: nat-s.[137]

◦ ◦ **unterer** Teil: meny.[1] nit-ac.[111]

◦ ◦ **Knochen**:
☞ *O; Beine; Knochen*

◦ ◦ ◦ **Knöchel**: all-c. ang.[36] berb.[36] gamb.[36] graph.[36] kali-n.[1] laur.[36] mur-ac.[36] nit-ac.[36] ol-an.[36] petr.[36] ph-ac.[36] plect.[36] rheum[1] ruta spig.[1] staph.[36] sulph.[36] syph.[56] thuj.[36] verat.[36] viol-t.[36] zinc.[36]

◦ ◦ ◦ ◦ **über** dem Knöchel: graph.[36] nit-ac.[36]

◦ ◦ ◦ **Außenknöchel**: all-c. ang.[36] berb.[36] kali-n.[1] petr.[36] ruta thuj.[36]

◦ ◦ ◦ ◦ **links**: berb.[36]
☞ *O; Beine; links*

◦ ◦ ◦ ◦ **rechts**: ang.[36] thuj.[36]
☞ *O; Arme; rechts • O; Beine; rechts*

◦ ◦ ◦ ◦ **über** dem Knöchel: berb.[36]

◦ ◦ ◦ **Schienbein**: agar. ang.[1] arg.[1] arn. bamb-a.[1184] berb. bry. **Caust.** **Kali-bi.** lach. laur.[36] **Mag-c.** ol-an.[36] ph-ac.[36] rheum[1] rhus-t.[1] sabad. spig.[36] staph.[36] sulph.[36] syph.[56] tarax.[1] verat.[1] viol-t.[36] **ZINC.**[36]
☞ *O; Beine; Beine; Schienbein*

◦ ◦ ◦ ◦ **rechts**: bamb-a.[1184]
☞ *O; Arme; rechts • O; Beine; rechts*

◦ ◦ ◦ ◦ **nachts**: **Caust.** **Ph-ac.**
☞ *O; Beine; nachts; agg.*

◦ ◦ ◦ ◦ **plötzlich** auftretend und verschwindend: bamb-a.[1184]

◦ ◦ ◦ ◦ **Innenknöchel**: berb. laur.[36] ol-an.[36] ph-ac.[36] rheum[1] spig.[36] staph.[36] sulph.[36] syph.[56] viol-t.[36] zinc.[36]

◦ ◦ ◦ ◦ ◦ **links**: ol-an.[36]

◦ ◦ ◦ ◦ ◦ **rechts**: laur.[36] staph.[36] sulph.[36] syph.[56] zinc.[36]

◦ ◦ ◦ ◦ ◦ **über** dem Knöchel: spig.[36]

◦ ◦ ◦ ◦ ◦ **Achillessehne** und, zwischen: rheum[1]

◦ ◦ ◦ ◦ **stellenweise**: **Mag-c.**

◦ ◦ **Haut,** äußerlich, links: adam.[222]

◦ ◦ **Achillessehne,** rechts, wie eingeschlafen: arg.[36]
☞ *O; Beine; Beine; Achillessehne*

◦ ◦ **Waden**: agar. alum.[1] am-c. aur. dig. eupi. mang-acet.[1] mez. mit.[36] plb. ran-s. rhus-t. sars. sulph.[1] tarax.[1] tarent. zinc.[1]
☞ *O; Beine; Beine; Waden*

◦ ◦ ◦ **rechts**: **Agar.**
☞ *O; Arme; rechts • O; Beine; rechts*

◦ ◦ ◦ **abends**: alum.[1] sulph.[1]
☞ *O; Beine; abends*

◦ ◦ ◦ **Gehen** im Freien, beim: mez.

◦ ◦ ◦ **M. gastrocnemius, links**: mit.[36]

◦ **Knöchel,** Fußgelenk: adam.[222] agar. all-c. ang.[5] aur.[5] berb. **Bry.**[5] euph. gamb.[36] graph.[36] kali-bi.[58] kali-n.[1] kola[1184] kreos. laur.[36] manc. meny.[1] mur-ac.[36] nat-c. nit-ac.[1] ol-an.[36] petr.[36] ph-ac.[36] plat. plect.[36] polyg-s.[102] **Puls.** rheum[1] **Rhus-t.**[5] rhus-v.[25] ruta spig.[1] staph.[36] **Sulph.** syph.[56] thuj.[36] verat.[1] viol-t.[36] **Zinc.**[36]

◦ ◦ **rechts,** abends: sulph.[36]
☞ *O; Arme; rechts • O; Beine; rechts*

◦ ◦ **abends**: sulph.
☞ *O; Beine; abends*

◦ ◦ **Gehen,** beim: agar.

◦ ◦ **Reiben** **agg.**: sulph.
☞ *O; Beine; Reiben; agg.*

◦ ◦ **erstreckt** sich über die Fußsohlen zu den Zehen: kreos.

◦ ◦ **innen,** medial: laur.[36] polyg-s.[102] syph.[56] viol-t.[36] zinc.[36]

◦ ◦ ◦ **rechts**: laur.[36] polyg-s.[102] syph.[56] zinc.[36]
☞ *O; Arme; rechts • O; Beine; rechts*

◦ ◦ **Außenknöchel** beim Stehen: ruta

◦ ◦ **Vorderseite**: berb.

◦ ◦ **Knochen**: ruta
☞ *O; Beine; Knochen*

◦ ◦ **Fersen,** über den: agar.

◦ **Füße**: **Achy.**[149] aesc. agar. ail. all-s. aloe alum.[5] alum-p.[58] alum-sil.[58] **Am-c.** ambr. ammc.[4] anac. androc.[222] ant-c.[85] ant-t.[5] apis apisin.[5] apoc-a.[36] arg. **Arn.** **ARS.**[5] ars-i.[25] ars-met. ars-s-f. arum-d. arund.[36] aster. aur-m. aza.[102] bac.[62] bamb-a.[1184] bani-c.[204] bapt. bar-c. **Bell.** **Berb.** bor. bov.[111] bran.[102] bros-g.[259] bry. cadm.[119] **Calc.** calc-f.[119] **Calc-s.**[102] calc-sil.[58] camph.[111] cann-s. canth.[102] caps. carb-an. carb-v. **Carbn-s.** carl. **Caust.** cham. chel. chin. chin-ar. clem. coc-c. **COCC.** coloc. colocin.[85] con.[1] cop. corh.[72] corn. corv-c.[258] croc. crot-h.[111] croto-t.[111] cupr. cycl.[1] dor.[25] dulc. eos.[72] eup-per. eupi. fago. ferr.[58] fl-ac. gels. **Graph.** gua.[85] guare. hell.[5] helo.[144] **Hep.** hip-ac.[119] hura hydrc.[192] hydrog.[222] hyos. ign.[10] jal. kali-ar. kali-bi. **Kali-c.** kali-chl.[58] kali-i. kali-n.[1] kali-p. **Kali-s.** kali-sil.[58] kola[1184] kreos.[5] kurch.[192] lac-c. **Lach.** lachn. laur.[5] led.[111] lil-t. lim.[102] lith-c.[25] **LYC.** m-art.[5] mag-c. mag-m. manc. mang. mangi.[197] **MED.**[56] **Merc.** merl. **Mez.**[1] mur-ac. myric. nat-ar. **Nat-c.** **Nat-m.** nat-p. **Nat-s.** neon[222] nicc-s.[102] **Nit-ac.** nux-v. ol-an. ol-j.[25] olnd.[5] ox-ac. petr. **Ph-ac.** **Phos.** phyt. plan. plb. polyg.[25] polyg-s.[102] psor.[56] **Puls.**[5] raph. rat. rauw.[119] rheum[5] rhus-t.[5] rhus-v.[25] **Ruta**[5] sabad.[5] sabin.[5] sang. sanic.[56] sars.[5] **SEC.**[184] **SEP.** **Sil.** **Spig.** spong.[5] **Squil.**[5]

brennender Schmerz; **Beine; Füße** (Forts.)
STANN. Staph.[5] **Stram.** strep-s.[197] stront-c. sul-ac. sul-i. **SULPH.**[102] tab. tarax.[1] tarent.[58] tep. thuj. verat. vesp. viol-t.[5] vip. **Zinc.** zinc-p.[58] zing.
☞ *O; Beine; Füße*

◦ ◦ **abwechselnd** mit Kältegefühl: helo.[264]
☞ *A; Abwechselnd mit*

◦ ◦ **links**: ars-i.[25] bor.[111] cham.[111] coloc.[111] hura[111] neon[222] sang.[111]
☞ *O; Beine; links*

◦ ◦ **rechts**: mez.[111] sulph.[111]
☞ *O; Arme; rechts • O; Beine; rechts*

◦ ◦ **morgens,** im Bett: hep. **Nat-s.**

◦ ◦ **mittags**: am-c. hura
☞ *O; Beine; mittags*

◦ ◦ ◦ **linker** brennt, während der andere kalt ist: hura
☞ *O; Beine; links*

◦ ◦ **abends**: calc. hep. merc. **Nat-s.** sang. stront-c. **Sulph.**
☞ *O; Beine; abends*

◦ ◦ ◦ **Bett,** im: calc. hep. merc. stront-c. **SULPH.**
☞ *O; Beine; Bett, im; agg.*

◦ ◦ **nachts**: ars-met. coloc. helo.[264] lac-c. **Nat-c.** nat-p. neon[222] **Sep.** sil. **SULPH.**
☞ *O; Beine; nachts; agg.*

◦ ◦ ◦ **Bett,** im: helo.[264] nat-p. neon[222] **SULPH.**
☞ *O; Beine; Bett, im; agg.*

◦ ◦ ◦ ◦ **Menses,** während: nat-p.
☞ *O; Beine; Menses; während*

◦ ◦ ◦ **Schlaf,** im: ars-met.
☞ *O; Beine; Schlaf; während*

‹› ◦ ◦ **Baden** in kaltem Wasser **amel.**: rhus-v.[25]
☞ *O; Beine; Baden, kaltes, der Füße, amel. • O; Beine; Füße; Wasser, kaltes, amel.*

◦ ◦ **Berührung agg.**: bor.

◦ ◦ **Bettwärme agg.**: agar. calc. merc. stront-c. **SULPH.**

◦ ◦ **deckt** sie ab: androc.[222] helo.[264] med.[56] sanic.[56] sulph.[1]

◦ ◦ **Fieberhitze,** bei: apisin.[5]
☞ *O; Beine; Fieber; während • O; Beine; Fieber; während; Hitzestadium im Fieber*

◦ ◦ **Gehen**:

◦ ◦ ◦ **während**: carb-an. **Nat-c.** nat-m. phyt.

◦ ◦ ◦ **nach**: kali-c. puls.[1]

◦ ◦ **Klimakterium,** im: sang.

◦ ◦ **Menses,** während: carb-v.[5]
☞ *O; Beine; Menses; während*

◦ ◦ **Obstipation,** mit: ol-j.[25]

◦ ◦ **Schweiß,** mit: **Sil.**

◦ ◦ **innen,** medial, **rechts**: polyg-s.[102]
☞ *O; Beine; Füße; Seiten der Füße*

◦ ◦ **Mittelfußknochen**: ammc.[36] **Ruta**
☞ *O; Beine; Knochen*

◦ ◦ ◦ **links**: ammc.[36]
☞ *O; Beine; links*

◦ ◦ **Gelenke**: carbn-s.[58]
☞ *O; Beine; Gelenke*

◦ ◦ **Fußrücken**: agar. alum.[1] ant-t.[5] ars.[36] bamb-a.[1184] bapt. berb. calc. canth. chin. fl-ac.[36] hep. ign. led.[5] lyc.[1] mag-m. manc. nux-v.[5] olnd.[5] **PULS.** rhus-t. sil. spig. stram. strep-s.[197] **Sulph.** tarax. tarent.[192] thuj.
☞ *O; Beine; Füße; Fußrücken*

◦ ◦ ◦ **links**: ars.[36]
☞ *O; Beine; links*

◦ ◦ ◦ **rechts**: fl-ac.[36]
☞ *O; Arme; rechts • O; Beine; rechts*

◦ ◦ ◦ **morgens** im Bett: hep.

◦ ◦ ◦ **mittags**: bamb-a.[1184]
☞ *O; Beine; mittags*

◦ ◦ ◦ **abends**: agar.
☞ *O; Beine; abends*

◦ ◦ ◦ **Wärme agg.**: tarent.[192]

◦ ◦ ◦ **Wasser,** kaltes, **amel.**: tarent.[192]
☞ *O; Beine; Baden, kaltes, der Füße, amel. • O; Beine; Füße; Wasser, kaltes, amel.*

◦ ◦ **Ballen**: mez.[1] squil.[1]

◦ ◦ **Fersen**: ant-c.[85] arg. arund. bros-g.[259] carl. con.[1] **Cycl.**[1] eupi. fago. **Graph.** hell.[5] **Ign.**[137] **Kali-n.** led.[5] m-art.[5] puls. raph. rheum[5] rhus-t. sabin.[5] sep. spong.[5] **Stann.**[5] sul-ac. tep. verat. viol-t.[5] vip. zinc.[1]
☞ *O; Beine; Füße; Fersen*

◦ ◦ ◦ **morgens**: eupi. fago. graph.
☞ *O; Beine; morgens*

◦ ◦ ◦ ◦ **Bett,** im: fago. **Graph.**
☞ *O; Beine; Bett, im; agg.*

◦ ◦ ◦ **nachts** im Bett: kali-n.

◦ ◦ ◦ **Auftreten,** beim: bros-g.[259] con.[1] zinc.[1]

◦ ◦ ◦ **dicht** nebeneinader sind, wenn die Füße: ign.[137]

◦ ◦ ◦ **Gehen,** beim: cycl.[1] zinc.[1]

◦ ◦ ◦ **erstreckt** sich zur Zunge: vip.

◦ ◦ **Fußsohlen**: aesc. ail. all-s. aloe **Alum.**[5] alum-p.[58] alum-sil.[58] am-c. **Ambr.** ammc.[4] **Anac. Apoc-a.**[36] **Ars.**[5] ars-s-f. arum-d. arund.[36] aur-m. bani-c.[204] bar-c. bell. berb. bov.[111] bros-g.[259] cadm.[119] **CALC.** calc-f.[119] **Calc-s.**[102] calc-sil.[58] camph.[111] **Canth.**[102] **Carb-v. Carbn-s. Caust. Cham.** chel. clem. coc-c. **Cocc. Coloc.** colocin.[85] con.[1] cop. corh.[72] croc. crot-h.[111] croto-t.[111] **Cupr.** dulc. eos.[72] eup-per. ferr.[58] fl-ac. gels. **Graph.** gua.[85] guare. helo.[144] hep. hydrog.[222] ign.[10] jal. kali-ar. kali-bi. kali-c. kali-chl.[58] kali-n.[1] kali-p. **Kali-s.** kali-sil.[58] kola[1184] **Kreos.**[5] kurch.[192] lac-c. **Lach. Lachn. LED.**[111] **Lil-t.** lim.[102] **LYC.** mag-c. **Mag-m. Manc. Mang.** mangi.[197] med.[56] merc. merl. mur-ac. myric. nat-ar. **Nat-c.** nat-m. nat-p. **Nat-s.** nicc-s.[102] nux-v. ol-an. olnd.[5] ox-ac. **Petr. Ph-ac. Phos.** phyt. **Plb.** psor.[56] **PULS.**[5] rauw.[119] rhus-t.[5] ruta[5] sabad.[5] **Sang.** sanic.[56] sec.[184] sep. **Sil. Squil.**[5] stann. staph.[5] **Sul-i. SULPH.**[102] tab. tarax.[1] tarent.[58] tep. vesp. viol-t.[5] **Zinc.** zinc-p.[58]
☞ *O; Beine; Füße; Fußsohlen*

◦ ◦ ◦ **links**: am-c.[111] bov.[111]
☞ *O; Beine; links*

◦ ◦ ◦ **rechts**: bros-g.[259] camph.[111] crot-h.[111] croto-t.[111] fl-ac.[111] led.[111] sil.[111] tarax.[111]
☞ *O; Arme; rechts • O; Beine; rechts*

◦ ◦ ◦ ◦ **Treppensteigen,** beim: bros-g.[259]
☞ *O; Beine; Steigen agg.; Treppensteigen*

◦ ◦ ◦ **morgens**: hep. nicc-s.[102] ph-ac. phyt. zinc.
☞ *O; Beine; morgens*

◦ ◦ ◦ ◦ **Bett,** im: hep.
☞ *O; Beine; Bett, im; agg.*

◦ ◦ ◦ **nachmittags**: gels. ol-an.
☞ *O; Beine; nachmittags*

◦ ◦ ◦ **abends**: am-c. berb. **LACH.** lyc. mag-m.[85] merc. nat-c. ph-ac.[1] **Phos.** sulph.[1] zinc.
☞ *O; Beine; abends*

◦ ◦ ◦ ◦ **herausstrecken,** muss die Füße aus dem Bett: mag-m.[85]

◦ ◦ ◦ ◦ **Kratzen,** nach: am-c.
☞ *O; Beine; Kratzen; agg.*

◦ ◦ ◦ **nachts**: aloe bar-c. **Calc.** canth.[102] **CHAM.** fl-ac. **LACH.** lyc. mag-m. mur-ac. nat-s. petr. **Ph-ac. Sang.** sil. **SULPH.**
☞ *O; Beine; nachts; agg.*

◦ ◦ ◦ ◦ **Boden** stellt, wenn er sie auf den: mur-ac.

◦ ◦ ◦ **Sommer,** im: vesp.
☞ *O; Beine; Sommer, im*

<> ◦ ◦ ◦ **abdecken,** muss sich: sanic.[56]

◦ ◦ ◦ **Bett,** im:
☞ *O; Beine; Bett, im; agg.*

◦ ◦ ◦ ◦ **agg.**: canth. **CHAM.** helo.[144] hep. hydrog.[222] mag-m.[58] **Ph-ac. Plb. Sang. SULPH.**

◦ ◦ ◦ ◦ ◦ **Herausstrecken** amel. nicht: hydrog.[222]

◦ ◦ ◦ ◦ **amel.**: nat-c.

◦ ◦ ◦ **Boden** stellen agg., Fuß auf den: mur-ac.[1]

◦ ◦ ◦ **Essen,** nach dem: sil.
☞ *O; Beine; Essen; nach*

◦ ◦ ◦ **Fieber,** während: ars.[5] kurch.[192]
☞ *O; Beine; Fieber; während*

◦ ◦ ◦ ◦ **Fieberhitze,** während: ars.[5]
☞ *O; Beine; Fieber; während; Hitzestadium im Fieber*

◦ ◦ ◦ ◦ **Froststadium** im Fieber, während: ars.[5]
☞ *O; Beine; Fieber; während; Froststadium im Fieber*

◦ ◦ ◦ **Gehen**:

◦ ◦ ◦ ◦ **agg., beim**: carb-v. coc-c. graph. hep. kali-c. lyc. mangi.[197] **Nat-c. SULPH.**

◦ ◦ ◦ ◦ ◦ **Freien,** im: hep.

◦ ◦ ◦ ◦ ◦ **Sitzen,** nach langem: **SULPH.**

◦ ◦ ◦ ◦ **amel.**: ol-an.

◦ ◦ ◦ **Husten** und Fieber, bei: calc-s.[102]

◦ ◦ ◦ **Kälte**:

◦ ◦ ◦ ◦ **Berührung,** bei: sec.[184] **Sulph.**

◦ ◦ ◦ ◦ **kühlen** Ort für die Füße, sucht einen: ail. lach.[56] med.[56] sang.[56] sanic.[56] sulph.[56]

◦ ◦ ◦ **Klimakterium,** im: sang.[102] **Sulph.**[102]

◦ ◦ ◦ **Kopfschmerz** und Übelkeit, Migräne, bei: **Sang.**
☞ *O; Beine; Kopfschmerz, während*

◦ ◦ ◦ **Liegen agg.**: hydrog.[222]
☞ *O; Beine; Liegen; agg.*

◦ ◦ ◦ **Menses,** während: carb-v. petr. sang.[25]
☞ *O; Beine; Menses; während*

◦ ◦ ◦ **Reiben** amel.: kali-n.[1]
☞ *O; Beine; Reiben; amel.*

◦ ◦ ◦ **Sitzen,** beim: anac. carb-v. hydrog.[222] lyc. mur-ac. tarax.[1]
☞ *O; Beine; Sitzen; agg.; während*

◦ ◦ ◦ **Stehen,** nach: carb-v. merc. sul-i.
☞ *O; Beine; Stehen; agg.; nach*

◦ ◦ ◦ **Wärme** amel.: mangi.[197]

◦ ◦ **Zehen,** zwischen den: **Nat-c.**

◦ **Zehen**: aesc. **Agar. Alum.**[1] am-c. ammc.[4] androc.[222] ant-c. **APIS** apisin.[5] aq-des.[275] **Arn.**[5] ars. arund. **Asaf.**[58] aur. aur-ar.[58] **Aur-m.** benz-ac. **Berb. Bor.** brach. bry.[5] cadm.[119] calad. calc. carb-an. carl. caust. cimic. colch. **Con.** dulc.[1] eos.[102] **Ferr-p.** fl-ac. form. gink.[227] **Hep.** ind. **Kali-c.** kali-p. kreos.[5] lachn.[85] laur.[5] lith-c. **Lyc.** mag-m.[5] meph. merc. mez.[1] mosch. mur-ac. nat-c. neon[222] nit-ac. nux-v. olnd. paeon. par.[5] **Ph-ac.** phos. plat.[1] **Puls.**[1] ran-s. rhus-v.[25] **Ruta**[1] sabin. sars. sec. sep. squil.[5] **Staph. Tarax.** thuj. til. tub.[304] uran.[269] verat. viol-t. zinc.[1]

◦ ◦ **links**: neon[222]
☞ *O; Beine; links*

◦ ◦ **tagsüber**: ind.
☞ *O; Beine; tagsüber*

◦ ◦ **nachts**: plat.
☞ *O; Beine; nachts; agg.*

<> ◦ ◦ **Bett,** im: neon[222]
☞ *O; Beine; Bett, im; agg.*

◦ ◦ **Bettwärme** agg.: nux-v.

◦ ◦ **Erfrierungen,** frühere: agar. carl. phos.[1]
☞ *O; Beine; Erfrierung, nach*

◦ ◦ **Gehen,** beim: phos.

◦ ◦ **Hühneraugen**: am-c.[1]

◦ ◦ **kalten** Füßen, mit: apis

◦ ◦ **nassen** Füßen, nach: nit-ac.

◦ ◦ **unter** den Zehen: alum.[1] con.[1]

◦ ◦ **Ballen**: ant-c.[5] bry.[5] **Kali-c.**[5] laur.[5] **Squil.**[5]

◦ ◦ **Gelenke**: berb.
☞ *O; Beine; Gelenke*

◦ ◦ **Nägel**:
☞ *O; Nägel; Zehennägel*

◦ ◦ ◦ **unter** den Nägeln: caust.[1] eos.[102]
☞ *O; Nägel; unterm Nagel; Zehennagel*

◦ ◦ ◦ **Nagelwurzel**: **Asaf.**[58]
☞ *O; Nägel; Nagelbett*

◦ ◦ **Zehenspitzen**: **Mur-ac.** neon[222] sars. sep.

◦ ◦ **großer** Zeh: aesc. am-c. ammc.[4] ant-c. ars. benz-ac. bor. brach. calc. caust. **Cimic. Colch.** con. form. kali-c. lachn.[85] mez.[1] nit-ac. olnd. ph-ac. plat.[1] **Ran-s.** ruta[1] staph.[1] tub.[304] verat. viol-t. zinc.[1]

◦ ◦ ◦ **links**: aesc. lachn. tub.[304]
☞ *O; Beine; links*

◦ ◦ ◦ **rechts**: ant-c. **Cimic.** con. **Ran-s.** verat.
☞ *O; Arme; rechts • O; Beine; rechts*

brennender Schmerz; **Beine; Zehen; großer** Zeh (Forts.)

◦ ◦ ◦ **morgens** im Bett: ars.

◦ ◦ ◦ **nachts**: form.
☞ *O; Beine; nachts; agg.*

◦ ◦ ◦ **Gehen,** beim: bor. brach.

◦ ◦ ◦ **Gelenke**: **Cimic.** ph-ac.
☞ *O; Beine; Gelenke*

◦ ◦ ◦ **Nagel,** unter dem: calc.[1] lachn.[85] **Nit-ac.**
☞ *O; Nägel; unterm Nagel; Zehennagel*

◦ ◦ ◦ ◦ **links**: lachn.[85]
☞ *O; Beine; links*

◦ ◦ ◦ **Spitze**: calc. con. mez.[1] olnd. staph.[1]

◦ ◦ ◦ **Ballen**: ant-c. **Caust. Kali-c.** zinc.[1]

◦ ◦ **2. Zehe, Ballen**: puls.[1]

◦ ◦ **5. Zehe**: androc.[222] ars. carb-an. meph. nat-c. puls.[1] staph. til.

◦ ◦ ◦ **Gehen,** beim: nat-c.

◦ ◦ ◦ **Ballen**: puls.[1]

- **anfallsweise**: cocc. **Plb.** tarax.

◦ **Zehen**: **Tarax.**

- **Band,** wie von einem, Oberschenkel: bor.

- **Brennesseln,** wie durch, Hände: carl. harp.[1184] nat-m.

◦ **Handrücken**: carl. harp.[1184]

- **drückend,** Großzeh: viol-t.

- **Eisen,** wie von heißem: alum.[5] carb-v.[809]

◦ **Arme**: **Alum.**[5] carb-v.[809]

◦ ◦ **Deltoideusregion**: **Ferr-p.**[809]

- **Erfrierung,** wie nach, Großzeh: zinc.[1]

- **Erfroren,** wie:

◦ **Arme**:

◦ ◦ **Hände**: lyc.[1]
☞ *O; Arme; Hände*

◦ ◦ **Finger**: agar. bor.[1] lyc.

◦ **Zehen**: bor.[1] uran.[269]

- **Feuer,** wie: sec.[144]

- **Funken,** wie durch, Unterschenkel: anac.

- **greifend,** Fußgelenke: sulph.[36]

- **intermittierend,** Zehen: dulc.[1]

- **juckend**:

◦ **Arme**:

◦ ◦ **Hände**: nat-m.[1]
☞ *O; Arme; Hände*

◦ ◦ **Kleiner** Finger: verat.[1]

◦ **Hüften**: lith-c.
☞ *O; Beine; Hüften*

- **Kälte,** mit, Finger: carb-v.[1]

- **Kohlen,** wie von rotglühenden, Fersen: con.[137]

- **kratzend,** Knie: stann.[1]

- **Kribbeln,** und, Zeigefinger: **Agar.**

- **lähmungsartig**: calc.

- **prickelnd,** Hüften: caust.[1]

- **reißend**:

◦ **Daumen**: agar.
☞ *O; Arme; Finger; Daumen*

◦ **Hüftgelenke**: kali-n.
☞ *O; Beine; Hüften •O; Beine; Hüften; Hüftgelenke*

- **rheumatisch,** Beine: apis

- **stechend**:

◦ **Arme**:

◦ ◦ **Unterarme,** stellenweise: ran-s.
☞ *O; Arme; Unterarme*

◦ ◦ **Handflächen**: bor. sulph.[1]
☞ *O; Arme; Hände •O; Arme; Hände; Handflächen*

◦ **Knie**: bell.
☞ *O; Beine; Knie*

- **stechend,** Zehen: dulc.[1]

- **stellenweise**: agar.[58] cop. fl-ac. hist.[119] lyc. mag-c. mang. ph-ac. plan. zinc.[1]

◦ **Hände**: cop. fl-ac. mang. zinc.[1]

◦ ◦ **Handrücken**: cop. fl-ac.

◦ **Beine**: lyc. mag-c. ph-ac.

- **wandernd**: plat.

- **wund,** Arme: dig.[1]

chronischer Schmerz, Ischiasnerv: am-m.[5] **Ars.**[102] asar.[54] calc.[102] carbn-s.[54] **Gels. Ign.**[54] kali-i.[102] **Lyc.**[54] nat-m.[54] phos.[102] **Plb.**[102] ran-b.[102] rhus-t.[54] **Sep.**[148] sulph.[5] visc.[111] zinc.[102]
ALLGEMEINES; C; Schmerz; chronisch

- **zwölf** Jahre lang: rhus-t.[54]

- **schmerzhaften** Kontraktionen der Kniesehnen, mit: **Nat-m.**[54]

- **rechtes** Bein, Bewegung behindert: **Carbn-s.**[54]

drehender, windender Schmerz: bros-g.[259] tarent.[192]

- **Finger,** links: tarent.[192]

drückender Schmerz: acon.[36] adam.[222] aesc.[58] agar. agn.[5] all-c. aloe alum. alum-sil.[58] am-c. am-m.[5] ambr. ammc.[4] anac. anag.[1] ang. ant-c. ant-s.[85] apis arg.[1] arg-n.[36] arn.[5] ars.[1] arum-t. arund. **Asaf.** asar.[1] astac.[36] aur. aur-m-n.[36] bamb-a.[1184] bar-acet.[1] bar-c.[1] bell.[1] bell-p.[256] berb. bism.[1] bor.[1] bov. brom. bry. cact. cadm-s. cahin. calad. calc.[1] calc-p. camph.[1] cann-i. cann-s. caps.[5] carb-ac. carb-an.[1] **Carb-v.**[1] carbn-s. card-m. carl. cassi-s.[192] caust. cham.[36] chel. chin. cic.[36] cimic. cina[5] cinnb. clem. coc-c. cocc.[5] colch. coloc. com. con. cop. cor-r. croto-t. cupr.[1] cycl.[1] cypra-e.[227] dig. digin.[36] dros. dulc.[1] eup-pur. euph. euphr.[1] eupi. ferr-m. ferr-ma. fl-ac. **Gels.** get.[36] gins. graph.[1] grat.[111] guai.[5] guare. hell. hep.[5] hydr. hyos.[1] hyper. ig-a.[5] ign.[36] ind. indg. iod.[1] jal. jatr. junc.[36] kali-bi. kali-c. kali-chl.[58] kali-i. kali-n.[5] kali-p. kali-sil.[58] kalm. kola[1184] kreos.[5] lac-c. lac-d.[58] lach. lap-laz.[227] laur.[5] **Led.**[1] lil-t. lyc.[1] lyss. m-arct.[5] m-art.[5] m-aust.[5] mag-c. mag-m. manc. mang. mang-acet.[1] mang-m. menth.[85] meny. merc. merc-c.[5] merl. mez.[1] mill. mosch. mur-ac.[1] naja nat-c. **Nat-m.** nat-p. nat-s.[111] nit-ac.[1] nit-s-d.[36] nux-m. nux-v.[5] olnd. osm. ox-ac. ozone[227] paeon.[85] pall. par. petr. ph-ac. phos.[1] phyt. plat. plb. plut-n.[222] prun. puls.[5] querc-r.[257] ran-a. ran-b.[5] ran-s. rat. rheum[5] rhod. rhus-t.[1] ruta[1] sabad. sabin. sars.[1] seneg.[36] sep.[36] sil.

spig.[5] spong.[5] stann.[5] staph.[1] stront-c. sul-ac.[1] sul-i.[58] sulph.[1] tab. tarax.[1] tarent. tarent-c.[192] tax.[303] tell.[36] ter. teucr. ther.[54] thuj. tub. valer.[5] verat. verb. viol-o.[137] viol-t.[5] visc.[102] zinc.
☞ *Zusammendrücken, Empfindung von ▤ ALLGEMEINES; C; Schmerz; drückender Schmerz*

- **Bewegung** amel.: rhus-t.[58]
- **Gehen**:
◦ **beim**: **Bar-c.**
◦ **nach,** im Freien: **Chin.**
- **erstreckt** sich abwärts: adam.[222]
- **Knochen**: **Alum.** coloc. kali-c.
- **Gelenke**: agn. **Alum.** calc. carb-an.[1] chin. clem. coloc. **Kali-c. Led.** lyc.[1] nat-s. par.
◦ **Bewegung**:
◦ ◦ **agg.**: led.
◦ ◦ **amel.**: **Kali-c.**
- **Nägel**: m-arct.[5]
☞ *O; Nägel*
- **Beugemuskeln**: arn. cic. **Dros.**
- **Arme**: acon.[5] agar. agn.[5] aloe alum.[5] am-c. am-m. ambr.[5] ammc. **Anac.** ang.[1] **Ant-c.** ant-s.[85] apis **Arg.**[1] arg-n. arn. arum-t. asaf. asar.[5] astac.[36] aur. aur-m-n. bamb-a.[1184] bar-c.[1] **Bell.**[1] bell-p.[256] berb. bism.[5] bor. bov. brom. bry. calc.[1] calc-p. camph. cann-i. cann-s.[36] carb-an.[1] carb-v. carbn-s.[58] card-m. cassi-s.[192] **Caust.**[1] cham.[1] chel. cic.[36] cina[5] clem. coc-c. cocc. colch.[5] coloc. con. cop. cor-r. croto-t. cupr.[1] **Cycl.** dig. dros.[5] **Dulc.** euph.[1] euphr.[1] ferr-ma. **Fl-ac.** gins. graph.[1] grat.[111] guai. guare.[36] hell. hep. hydr. hyos.[1] hyper. ind. indg. iod. jal. jatr. kali-bi. kali-c.[1] kali-chl.[58] kali-n. kali-p. **Kalm.** kola[1184] kreos.[5] lach. laur.[5] led. lil-t. lyc. m-arct.[5] m-art.[5] mag-c. mag-m. manc. mang. mang-acet.[1] meny. merc.[5] merl. mez. mosch. mur-ac.[122] nat-c. nat-m. nat-p. nat-s. nit-ac.[5] nit-s-d.[36] nux-m. nux-v. olnd. osm. ozone[227] petr.[1] **Ph-ac.**[1] phos. **Plat.** plb. plut-n.[222] prun.[111] **Puls.** querc-r.[257] ran-b. ran-s.[5] rat. rhod. rhus-t. ruta[1] sabad.[5] sabin. **Sars.**[5] sep. sil. spig.[1] spong. **Stann. Staph.**[1] stront-c. **Sul-ac.**[1] sul-i.[58] **Sulph.**[1] tarax. tarent. ter. teucr.[5] thuj.[1] valer.[5] verat. verb. viol-o.[137] viol-t.[5] zinc.[1]
◦ **links**: **KALM.** sil.[1]
☞ *O; Arme; links*
◦ **rechts**: cassi-s.[192] **Caust.** cic.[36] **Cycl.** nit-ac.[1]
☞ *O; Arme; rechts*
◦ **vormittags**: tarent.
☞ *O; Arme; vormittags*
◦ **nachmittags**: thuj.
☞ *O; Arme; nachmittags*
◦ **abends**: fl-ac. staph.[1]
☞ *O; Arme; abends*
◦ ◦ **Bett,** im: staph.[1]
◦ **nachts**: **Dulc.** merc.
☞ *O; Arme; nachts*
◦ **Berührung** agg.: staph.[1]
☞ *O; Arme; Berührung; agg.*
◦ **Bewegung**:
◦ ◦ **agg.**: cassi-s.[192] led.[1] staph. sulph.
◦ ◦ **amel.**: camph. dig.[1] dulc.
◦ ◦ ◦ **Arms,** des: dig.[1]
☞ *O; Arme; Bewegung; amel.; Arme, der*
◦ **Druck** amel.: cassi-s.[192]
☞ *O; Arme; Druck; amel.*
◦ **Heben** des Arms, beim: sulph.
☞ *O; Arme; Anheben; agg., der Glieder*
◦ **Husten,** während: dig.
☞ *O; Arme; Husten agg.*
◦ **Liegen,** beim: iod.
◦ **stellenweise**: nux-v.
◦ **Strecken** des Arms, beim: sulph.
☞ *O; Arme; Ausstrecken der Arme; agg.*
◦ **erstreckt** sich:
◦ ◦ **außen,** nach: lil-t. thuj.[1]
◦ ◦ **innen,** nach: lach.
◦ **Innenseite,** medial: tarax.[1]
◦ **Knochen**: **Anac.** ang.[5] arn.[5] asaf.[5] bism.[5] bry.[5] cham.[1] **Coloc.** con. cupr.[5] **Cycl.**[5] **Kali-c.**[5] **Mez. Olnd.**[5] phos. plat.[5] puls.[5] sil.[1] spong.[5] staph.[5] thuj. valer.[5] verat.[5]
◦ ◦ **Bewegung** amel.: coloc.
☞ *O; Arme; Bewegung; amel.*
◦ **Gelenke**: anac. calc. cham.[1] kali-c. mez. nit-ac. sep. sulph. zinc.
☞ *O; Arme; Gelenke*
◦ **Schultern**: acon. agn.[5] aloe am-c. am-m. ammc. **Anac.**[1] ang. ant-s.[85] apis **Arg.** arg-n. arn.[5] arum-t. asar.[5] astac.[36] aur-m-n. bamb-a.[1184] **BELL.** bism.[1] bor. bov. brom. **Bry.** calc.[5] camph. cann-s.[36] carb-an.[5] card-m. **CAUST.** chel. clem. colch.[5] coloc. cop. cor-r. croto-t. dig. dros.[5] fl-ac. guare.[36] **Hell.** hep.[5] hydr. hyper. ind. kali-bi. kali-c.[5] kali-chl.[58] kali-n. kali-p. kalm. kreos.[5] lach. **Laur. LED. Lyc.** mag-c. mag-m. merc. mez.[5] mur-ac. **Nat-c.** nat-m. nat-p. **Nat-s. Nit-ac.**[5] nux-m. nux-v.[5] olnd. petr. ph-ac.[1] phos. plat.[1] plb.[36] plut-n.[222] prun. puls. querc-r.[257] **Ran-b. Rhus-t.** sabad. sabin.[5] **SEP.**[1] sil.[5] stann.[5] **Staph.**[1] stront-c. sul-ac.[1] **SULPH.**[1] teucr.[5] thuj. valer.[5] verat. verb.[1] zinc.
☞ *O; Arme; Schultern*
◦ ◦ **links**: anac.[1] ant-s.[85] aur-m-n.[36] bamb-a.[1184] bell. plut-n.[222] staph.[1] sul-ac.[1]
☞ *O; Arme; links*
◦ ◦ ◦ **rechts,** dann: bamb-a.[1184]
☞ *O; Arme; links; rechts, dann*
◦ ◦ ◦ **Erwachen,** beim: aur-m-n.[36]
☞ *O; Arme; Erwachen, beim*
◦ ◦ ◦ **Gelenke**: ant-s.[85]
☞ *O; Arme; Schultern; Gelenke*
◦ ◦ **rechts**: apis aur-m-n.[36] bamb-a.[1184] laur. ph-ac.[1] plut-n.[222] prun. sil.[1]
☞ *O; Arme; rechts*
◦ ◦ **morgens**: **Phos.** staph.[1]
☞ *O; Arme; morgens*
◦ ◦ **vormittags,** 10 Uhr: kalm.
◦ ◦ **abends**: chel. fl-ac. mez. nat-s. rhus-t.
☞ *O; Arme; abends*

drückender Schmerz; **Arme; Schultern; abends** (Forts.)

◦ ◦ ◦ **Sitzen,** beim: mez. **Rhus-t.**
☞ *O; Arme; Sitzen; während*

◦ ◦ **nachts**: cop. sep.
☞ *O; Arme; nachts*

◦ ◦ **Bewegung**:

◦ ◦ ◦ **agg.**: chel. dig.[1] kali-bi. led. staph.[1]

◦ ◦ ◦ ◦ **Arms,** des: chel. dig.[1] kali-bi. led.
☞ *O; Arme; Bewegung; während; Arme, der*

◦ ◦ ◦ **amel.**: calc. verb.[1]

◦ ◦ ◦ ◦ **Arms,** des: calc.
☞ *O; Arme; Bewegung; amel.; Arme, der*

◦ ◦ **Drücken** amel.: nat-c.

◦ ◦ **Einatmen,** beim: kali-c.[1]
☞ *O; Arme; Einatmen agg.*

◦ ◦ **Erwachen,** beim: zinc.
☞ *O; Arme; Erwachen, beim*

◦ ◦ **Gehen,** beim: aur-m-n. hydr. **Led.** nat-s. ran-b. staph.[1] sulph.
☞ *O; Arme; Gehen; agg.; während*

◦ ◦ ◦ **Sitzen,** nach: ran-b.
☞ *O; Arme; Sitzen; nach*

◦ ◦ **Heben,** beim: coloc. ind. sep.[1] staph.
☞ *O; Arme; Heben agg.*

◦ ◦ **Heben** des Arms, beim: kali-bi. plut-n.[222] sep.[1]
☞ *O; Arme; Anheben; agg., der Glieder*

◦ ◦ **Husten,** während: dig.
☞ *O; Arme; Husten agg.*

◦ ◦ **kalt** werden, wenn sie durch Abdecken: sil.[1]
☞ *O; Arme; Abdecken; agg. • O; Arme; Kälte; Kaltwerden*

◦ ◦ **Zittern,** mit: sul-ac.[1]

◦ ◦ **erstreckt** sich:

◦ ◦ ◦ **Ellenbogen**: carb-an.[5] nux-v.[5] sil.[1] staph.[5]

◦ ◦ ◦ **Hände**: sil.[1]

◦ ◦ **Gelenke**: calc.[5] kali-c.[5] mez.[5] **Nit-ac.**[5] sil.[5] stann.[5]
☞ *O; Arme; Schultern; Gelenke*

◦ ◦ ◦ **rechts**: calc.[5] kali-c.[5] sil.[5]
☞ *O; Arme; rechts*

◦ ◦ **Deltoideusregion**: astac.[36] cann-s.[36] plb.[36] staph.[1] sulph.[1]
☞ *O; Arme; Schultern; Deltoideus, Region des*

◦ **Oberarme**: acon. **Agn.** alum.[5] am-m.[1] **ANAC.** ang.[1] arg.[1] arn.[5] asaf. astac.[36] **AUR.**[1] aur-m-n.[36] **BELL.**[1] berb. bism. bry. **Calc.** camph.[1] cann-s.[36] carbn-s. **Caust.** chel. cic. clem. colch. coloc. con.[1] croto-t. cupr. **Cycl.** euph. fl-ac. gins. hell. indg. jal. jatr. kalm. laur.[5] **Led.** lil-t.[25] **MEZ.**[1] mosch. **Mur-ac.**[5] nat-s. nux-m. ozone[227] petr. **Ph-ac.**[1] phos.[1] plb.[36] puls.[5] rhod.[5] sabad.[5] **Sabin. Sars.**[5] spig.[1] **STANN.**[1] **STAPH.**[1] sulph.[1] tarax.[1] teucr. thuj. zinc.
☞ *O; Arme; Oberarme*

◦ ◦ **links**: **Asaf.** carbn-s. tarax.[1]
☞ *O; Arme; links*

◦ ◦ **rechts**: aur-m-n.[36] **Cycl.** lil-t.[25] ozone[227]
☞ *O; Arme; rechts*

◦ ◦ ◦ **Deltoideus,** Hitzegefühl, erstreckt sich in die Finger: aur-m-n.[36]
☞ *O; Arme; Schultern; Deltoideus, Region des*

◦ ◦ **morgens**: con.[1] euph. fl-ac. mez.
☞ *O; Arme; morgens*

◦ ◦ ◦ **Bett,** im: euph.[1]

◦ ◦ ◦ **Erwachen,** beim: euph. mez.
☞ *O; Arme; Erwachen, beim*

◦ ◦ **abends**: anac.[1] staph.[1]
☞ *O; Arme; abends*

◦ ◦ ◦ **Bett,** im: staph.[1]

◦ ◦ **Aufstützen** auf den Arm, beim: am-m.[1] carbn-s.
☞ *O; Arme; Anlehnen oder Aufstützen mit dem Teil agg.*

◦ ◦ **Berührung,** bei: **Agn.** arg.[1] ph-ac.[1] sabin. spig.[1] **Staph.**
☞ *O; Arme; Berührung; agg.*

◦ ◦ **Bewegung**:

◦ ◦ ◦ **agg.**: ang. berb. **Colch.** fl-ac. led. mez. **Sabin. Staph.**

◦ ◦ ◦ ◦ **Beginn,** zu: mez.
☞ *O; Arme; Bewegung; während; Beginn der Bewegung, zu*

◦ ◦ ◦ **amel.**: am-m.[1] aur-m-n.

◦ ◦ **Gehen** im Freien:
☞ *O; Arme; Gehen; agg.; während; Freien, im*

◦ ◦ ◦ **agg.**: anac.[1]

◦ ◦ ◦ **amel.**: thuj.
☞ *O; Arme; Gehen; amel., im Freien*

◦ ◦ **Menses,** während: berb.
☞ *O; Arme; Menses; während*

◦ ◦ **Schreiben** agg.: ozone[227]
☞ *O; Arme; Schreiben agg.*

◦ ◦ **Sitzen**:

◦ ◦ ◦ **agg.**: anac.[1]

◦ ◦ ◦ **amel.**: cycl. jal.
☞ *O; Arme; Sitzen; amel.*

◦ ◦ **erstreckt** sich:

◦ ◦ ◦ **Ellenbogen**: fl-ac. mez.

◦ ◦ ◦ **Hals,** zum, während Menses: berb.

◦ ◦ **innen,** medial: spig.[1] stann.[1]

◦ ◦ **Vorderseite**: bell.[1]

◦ ◦ **Rückseite,** posterior: acon. aur. camph.[1] stann.[1]

◦ ◦ **Humerus**: **Anac.** ang.[1] aur.[1] bry. con.[1] mez.[1] phos.[1] stann.[1] staph.[1]

◦ ◦ ◦ **Periost**: aur.[1] phos.[1] staph.[1]

◦ ◦ **ellbogennah,** rechts: aur-m-n.[36]

◦ **Ellenbogen**: acon. agar. agn. alum.[5] anac. ang.[1] arg.[1] aur-m-n. bism. **Calc.**[5] camph. carb-an.[1] **Caust.** clem.[1] coc-c. coloc. cop. dig. gins. graph. hell. hep.[1] hyos. indg. iod. **Led.** lyc.[1] mang-acet.[1] mez. nat-s. nux-v.[5] plut-n.[222] rat. ruta sabin.[5] **Sars.** sep.[1] spong. sulph. ter. verat. verb.[1] zinc.
☞ *O; Arme; Ellenbogen*

◦ ◦ **links**: aur-m-n.[36] plut-n.[222]
☞ *O; Arme; links*

◦ ◦ ◦ **erstreckt** sich zum Unterarm, bei Ruhe: aur-m-n.[36]

◦ ◦ **rechts**: aur-m-n.[36]
☞ *O; Arme; rechts*

◦ ◦ **Mittagsschlaf,** nach: graph.

◦ ◦ **abends**: cop.
☞ *O; Arme; abends*

◦ ◦ **aufstützt,** wenn man sich darauf: camph.
☞ *O; Arme; Anlehnen oder Aufstützen mit dem Teil agg.*

◦ ◦ **Bewegung**:

◦ ◦ ◦ **agg.**: agn. led. sulph.

◦ ◦ ◦ **amel.**: aur-m-n. bism. mez.

◦ ◦ **Gehen**:

◦ ◦ ◦ **agg.**:

◦ ◦ ◦ ◦ **während**: anac. ang.[1]

◦ ◦ ◦ ◦ ◦ **Freien,** im: anac.

◦ ◦ ◦ ◦ **nach**: acon.

◦ ◦ ◦ **amel. während**: gins.

◦ ◦ **Herunterhängenlassen** des Arms, beim: ang.[1]

◦ ◦ **Ruhe,** während: aur-m-n.[36]
☞ *O; Arme; Ruhe; agg.*

◦ ◦ **Sitzen,** beim: aur-m-n.[36] gins.

◦ ◦ **Strecken** des Arms, beim: ruta
☞ *O; Arme; Ausstrecken der Arme; agg.*

◦ ◦ **Wärme** amel.: **Caust.**

◦ ◦ **erstreckt** sich:

◦ ◦ ◦ **Hände**: camph.[1]

◦ ◦ ◦ **Unterarme**: aur-m-n. verb.[1]

◦ ◦ **Ellenbeuge**: anac. arg.[1] aur-m-n. carb-an.[1] clem.[1] hyos. iod. rat. sep.[1]
☞ *O; Arme; Ellenbogen; Ellenbeuge*

◦ ◦ ◦ **links,** im Gehen: aur-m-n.[36]
☞ *O; Arme; links*

◦ ◦ ◦ **Gehen,** beim: aur-m-n.
☞ *O; Arme; Gehen; agg.; während*

◦ ◦ ◦ **Strecken,** Dehnen:
☞ *O; Arme; Ausstrecken der Arme; agg.*

◦ ◦ ◦ ◦ **agg.**: clem.[1]

◦ ◦ ◦ ◦ **amel.**: rat.
☞ *O; Arme; Ausstrecken der Arme; amel.*

◦ ◦ **Olecranon**: hep.[1]
☞ *O; Arme; Ellenbogen; Höcker, Olekranon*

◦ **Unterarme**: agar. am-m. ambr.[5] **ANAC.** ant-c. ant-s.[85] arg.[1] asaf. **AUR.** aur-m-n. **Bell.**[1] berb. **Bism.** brom. bry. calc.[1] camph.[36] carbn-s.[58] cina[5] clem. cocc. coloc. con. croto-t. **Cycl.** dig. ferr-ma. fl-ac. gins. graph.[1] hell. hep. hyper. indg.[36] jatr. laur.[5] **Led.** lil-t. lyc. m-arct.[5] **MANG.** mang-acet.[1] meny. **Merl.** mez. mosch. mur-ac. nat-s. nux-v.[5] **OLND.**[5] osm. petr.[1] **Ph-ac.**[5] phos.[1] **Plat.**[1] prun. puls. rhod. ruta[1] sabad.[5] sabin. **Sars.**[1] sep. spig.[1] spong.[1] stann. **Staph.** stront-c. tarax.[1] **Verat.** verb.
☞ *O; Arme; Unterarme*

◦ ◦ **links**: aur-m-n.[36] carbn-s.[58]
☞ *O; Arme; links*

◦ ◦ ◦ **Ruhestellung** der Körperpartie, bei: aur-m-n.[36]

◦ ◦ **rechts**: aur-m-n.[36] **Cycl.**
☞ *O; Arme; rechts*

◦ ◦ **morgens**: bry.
☞ *O; Arme; morgens*

◦ ◦ **Mittagsschlaf,** nach: graph.[1]

◦ ◦ **abends**: fl-ac.
☞ *O; Arme; abends*

◦ ◦ **aufstützt,** agg. wenn man sich darauf: carbn-s.[58]
☞ *O; Arme; Anlehnen oder Aufstützen mit dem Teil agg.*

◦ ◦ **Berührung**:

◦ ◦ ◦ **agg.**: anac.[1] staph.[1]

◦ ◦ ◦ **amel.**: bism. meny. **Staph.**
☞ *O; Arme; Berührung; amel.*

◦ ◦ **Bett,** im: am-m.

◦ ◦ **Bewegung,** bei:
☞ *O; Arme; Bewegung; während*

◦ ◦ ◦ **agg.**: anac. led. **Staph.**

◦ ◦ ◦ **amel.**: am-m. aur-m-n. **Bism.** camph. cocc.

◦ ◦ **Gehen,** beim: calc.[1]

◦ ◦ **Greifen** agg.: prun.
☞ *O; Arme; Greifen, ergreifen von Gegenständen; agg.*

◦ ◦ **Liegen,** beim: am-m. aur-m-n.

◦ ◦ **Schreiben,** beim: am-m. anac. **Cycl.**
☞ *O; Arme; Schreiben agg.*

◦ ◦ **Sitzen,** beim: aur-m-n.
☞ *O; Arme; Sitzen; während*

◦ ◦ **erstreckt** sich zu den Fingern: con. **Cycl.**

◦ ◦ **innen,** medial: camph.[1] mang-acet.[1] tarax.[1]

◦ ◦ **Rückseite**: petr.[1]

◦ ◦ **Knochen**: ant-s.[85] camph.[36] indg.[36] phos.[1] sars.[1]

◦ ◦ ◦ **Speiche**: camph.[1] indg.[36] phos.[1]

◦ ◦ ◦ **Elle**: camph.[36] sars.[1]

◦ ◦ **Beugemuskeln**: plat.[1]

◦ **Handgelenke**: aloe ang.[1] arg. arg-n. **Asaf.**[5] aur. aur-m-n. bar-c.[1] bell. berb. **Bism.**[1] brom. calc-p. camph. cann-i. card-m. cic.[36] coloc. dig. **Guai.** hell. hep.[1] hyos.[1] jatr. kali-c.[5] kola[1184] **Led.** lil-t.[25] meny. **Mez.** nat-s. nit-ac.[1] ozone[227] ruta **Sars.** **Spig.** spong.[5] stann. staph. viol-o. zinc.[1]
☞ *O; Arme; Handgelenke*

◦ ◦ **links**: aur-m-n.[36] camph. cic.[36]
☞ *O; Arme; links*

◦ ◦ ◦ **rechts,** dann: aur-m-n.[36]
☞ *O; Arme; links; rechts, dann*

◦ ◦ **rechts**: ang.[1] aur-m-n.[36] led. lil-t.[25] nit-ac.[1]
☞ *O; Arme; rechts*

◦ ◦ ◦ **links,** dann, im Sitzen: aur-m-n.[36]
☞ *O; Arme; rechts; links, dann*

◦ ◦ ◦ **Ruhestellung** der Körperpartie, bei: aur-m-n.[36]

◦ ◦ **abends**: ang.[1] led. nat-s.
☞ *O; Arme; abends*

◦ ◦ ◦ **Hinlegen,** nach: nat-s.
☞ *O; Arme; Liegen; agg.; Hinlegen; nach*

drückender Schmerz; **Arme; Handgelenke; abends** (Forts.)

◦ ◦ **Bewegung**:

◦ ◦ ◦ **agg.**: ruta staph.

◦ ◦ ◦ **amel.**: aur-m-n.

◦ ◦ **Gehen,** beim: nat-s.
☞ *O; Arme; Gehen; agg.; während*

◦ ◦ **Ruhe,** während: aur-m-n.[36]
☞ *O; Arme; Ruhe; agg.*

◦ ◦ **Schlaf,** bei einem Nickerchen: nit-ac.[1]
☞ *O; Arme; Schlaf; während*

◦ ◦ **Sitzen,** beim: aur-m-n. coloc. led.
☞ *O; Arme; Sitzen; während*

◦ ◦ **innen,** ulnar: zinc.[1]

◦ **Hände**: **Anac.**[1] ang. arg. arg-n. arn. asaf. aur.[1] bell.[36] berb. **Bism.**[5] bry. carb-v. clem. coloc. cupr.[1] cycl. dulc. fl-ac. hell.[36] hep. hyos.[5] kali-c.[1] **Lach. Led.** lil-t. m-arct.[5] **Mang.** meny.[5] **Merc. Mez.** mur-ac. nat-m. nat-s.[36] nit-ac.[5] nit-s-d.[36] **Olnd. Ph-ac.**[5] **Plat.** plb. puls. ran-s.[36] rhod. ruta sabad.[36] sars.[1] sil. stann.[1] **Staph.**[1] teucr.[5] thuj. verb.[1] zinc.
☞ *O; Arme; Hände*

◦ ◦ **Berührung agg.**: cupr.[1] staph.[1]
☞ *O; Arme; Berührung; agg.*

◦ ◦ **Bewegung agg.**: led.[1] staph.[1] verb.[1]
☞ *O; Arme; Bewegung; während*

◦ ◦ **Gehen,** beim: nat-s.
☞ *O; Arme; Gehen; agg.; während*

◦ ◦ **Hände,** beim Schließen der: merc.
☞ *O; Arme; Schließen der Hände agg.*

◦ ◦ **erstreckt** sich:

◦ ◦ ◦ **außen,** nach: lil-t.

◦ ◦ ◦ **innen,** nach: lach.

◦ ◦ **innen,** ulnar: led. nat-s. stann.[1]

◦ ◦ **Gelenke**: ang. asaf. coloc. hell. kali-c.
☞ *O; Arme; Gelenke*

◦ ◦ ◦ **Bewegung amel.**: kali-c.
☞ *O; Arme; Bewegung; amel.*

◦ ◦ ◦ **Erwachen,** beim: asaf.
☞ *O; Arme; Erwachen, beim*

◦ ◦ **Mittelhandknochen**: arg.[1] aur.[1] bell.[36] cupr.[36] hell.[36] led.[36] nat-s.[36] nit-s-d.[36] ran-s.[36] sabad.[36] sars.[1] staph.[1] verb.[36]

◦ ◦ ◦ **rechts**: nat-s.[36] ran-s.[36] verb.[36]
☞ *O; Arme; rechts*

◦ ◦ ◦ ◦ **Bewegung,** bei: verb.[36]
☞ *O; Arme; Bewegung; während*

◦ ◦ ◦ **Berührung agg.**: cupr.[36]
☞ *O; Arme; Berührung; agg.*

◦ ◦ **Handrücken**: anac.[1] ang. arg. arn. asaf. berb. carb-v. cycl. kali-c.[1] staph.[1] verb.[1]
☞ *O; Arme; Hände; Handrücken*

◦ ◦ ◦ **abends**: ang.
☞ *O; Arme; abends*

◦ ◦ **Ballen**: cupr.[1] zinc.

◦ ◦ **Handflächen**: asaf. olnd. plb.
☞ *O; Arme; Hände; Handflächen*

◦ ◦ **Fingern,** zwischen den: led. puls. thuj.
☞ *O; Arme; Hände; Fingern, zwischen den*

◦ **Finger**: acon.[5] **Agar.** agn.[5] **Anac.** ang.[1] arg.[1] arg-n. arn. asaf. aur. bamb-a.[1184] bell.[1] bell-p.[256] **Bism.**[5] bry. caust.[1] chel. colch.[5] coloc. con. cycl. dig. euph.[1] euphr.[1] graph.[1] grat.[111] hell. hyos.[1] indg. laur.[5] **Led. LYC.** m-art.[5] meny. merc.[5] **Mez. Mur-ac.**[122] **Nat-s.** nux-v. olnd. **Ph-ac.**[1] phos. **Plat.** prun.[111] ran-s.[5] rhod. ruta[1] sabad.[5] sabin. **Sars.**[5] sep. spig.[1] spong. stann. staph.[1] sulph.[1] tarax. teucr.[5] thuj.[1] verb. viol-o.[137] viol-t.[5] zinc.[1]

◦ ◦ **Bewegung,** bei: hyos.[1]
☞ *O; Arme; Bewegung; während*

◦ ◦ **Knochen**: olnd. viol-o.[137]

◦ ◦ **Gelenke**: arg. arn. asaf. coloc. con. graph.[5] hell. laur.[5] merc.[5] mez. nat-s. ph-ac.[5] ruta[1] **Sars.** spong.[1] stann. staph.[5]
☞ *O; Arme; Finger; Fingergelenke*

◦ ◦ ◦ **Bewegung amel.**: coloc.
☞ *O; Arme; Bewegung; amel.*

◦ ◦ ◦ **Grundgelenke**: ruta[1]

◦ ◦ ◦ **Mittelgelenke**: ruta[1]

◦ ◦ **Nägel**: caust.[1] m-art.[5]
☞ *O; Nägel; Fingernägel •O; Arme; Finger; Daumen*

◦ ◦ ◦ **unter** den: caust.[1]
☞ *O; Nägel; unterm Nagel*

◦ ◦ **Daumen**: ang.[1] arg.[1] asaf. aur. bamb-a.[1184] colch.[5] euph.[1] graph.[1] grat.[111] hell. indg. laur.[5] led. meny. mez. nat-s. phos. sars.[5] verb.
☞ *O; Arme; Finger; Daumen*

◦ ◦ ◦ **rechts,** dann links: bamb-a.[1184]
☞ *O; Arme; rechts; links, dann*

◦ ◦ ◦ **nachts**: bamb-a.[1184]
☞ *O; Arme; nachts*

◦ ◦ ◦ **innen,** medial: asaf.

◦ ◦ ◦ **Gelenke**: asaf. aur. graph.[1] indg. **Led.** mez. nat-s.
☞ *O; Arme; Finger; Fingergelenke*

◦ ◦ ◦ ◦ **morgens**: mez.
☞ *O; Arme; morgens*

◦ ◦ ◦ ◦ **abends**: nat-s.
☞ *O; Arme; abends*

◦ ◦ ◦ ◦ **Ruhe,** während: aur.
☞ *O; Arme; Ruhe; agg.*

◦ ◦ ◦ **Ballen**: ang.[1] euph.[1] meny.

◦ ◦ **Zeigefinger**: bell.[1] chel. nat-s. tarax. zinc.[1]

◦ ◦ ◦ **Gelenke**: bell.[1] nat-s.
☞ *O; Arme; Finger; Fingergelenke*

◦ ◦ ◦ ◦ **Endgelenk**: bell.[1]

◦ ◦ **Mittelfinger**: nat-s. spong. tarax.

◦ ◦ ◦ **Gelenke**: nat-s. spong.
☞ *O; Arme; Finger; Fingergelenke*

◦ ◦ **Ringfinger, außen, lateral**: thuj.[1]

◦ ◦ **Kleiner** Finger: arg-n. aur. led. nat-s. ph-ac.[1] ruta[1] spig.[1] staph.[1] sulph.[1] tarax. thuj.[1]

◦ ◦ ◦ **Beugen amel.**: ph-ac.[1]
☞ *O; Arme; Beugen; amel.*

◦ ◦ ◦ **Bewegen** der Hände, beim: spig.[1]
☞ *O; Arme; Bewegung; während; Hand, der*

◦ ◦ ◦ **Gehen,** beim: nat-s.
☞ *O; Arme; Gehen; agg.; während*

◦ ◦ ◦ **Ruhe,** während: aur.
☞ *O; Arme; Ruhe; agg.*

◦ ◦ ◦ **Sitzen,** beim: arg-n.
☞ *O; Arme; Sitzen; während*

◦ ◦ ◦ **Gelenke**: ruta[1]
☞ *O; Arme; Finger; Fingergelenke*

◦ ◦ ◦ **Ballen**: staph.[1] sulph.[1]

◦ ◦ ◦ **Spitze**: spig.[1]
☞ *O; Arme; Finger; Fingerspitzen*

- **Beine**: acon.[36] aesc.[58] agar. agn.[5] all-c. aloe alum. am-c. am-m.[5] ambr. ammc.[4] anac.[1] anag.[1] **Ang. Arg.**[1] arg-n. arn.[5] ars.[1] asaf. asar.[1] aur. aur-m-n. bamb-a.[1184] bar-acet.[1] bar-c.[5] bell.[1] berb. bism.[1] bor.[1] brom. bry.[5] cact. cadm-s. cahin. calad. calc.[1] camph. cann-s. caps.[5] carb-ac. carb-an. carb-v.[1] carbn-s. carl. caust. cham.[36] chel. chin.[1] cic.[36] cimic. cinnb. clem. coc-c. cocc.[5] colch. coloc. com. con. cop. croto-t. cupr.[1] cycl.[1] cypra-e.[227] dig. digin.[36] dros. dulc.[1] eup-pur. euph. eupi. ferr-m. ferr-ma. fl-ac. get.[36] gins. graph.[1] guai.[5] guare. hell. hep.[1] hyos.[36] ig-a.[5] ign.[36] ind. indg. iod.[1] jatr. junc.[36] kali-bi. kali-c.[1] kali-i. kali-n.[5] kali-p. kali-sil.[58] kalm. kola[1184] kreos.[5] lac-c. lac-d.[58] lach. lap-laz.[227] **Led.** lil-t. lyc.[1] lyss. m-arct.[5] m-art.[5] m-aust.[5] mag-m. mang. mang-acet.[1] mang-m. menth.[85] meny.[1] merc. merc-c.[5] mez.[1] mill. mosch. mur-ac.[1] naja nat-c.[5] **Nat-m.** nat-s. nit-ac.[1] nit-s-d.[36] nux-m. nux-v.[5] **Olnd.** ox-ac. paeon.[85] pall. petr.[1] **Ph-ac.** phos.[1] phyt. **Plat.** prun. puls.[5] ran-a. ran-b.[5] ran-s. rheum[5] **Rhod.** rhus-t.[1] ruta[1] sabad. sabin.[5] **Sars.**[1] seneg.[36] sep. sil.[1] spig.[1] spong. **Stann.**[1] **Staph.**[5] stront-c. **Sul-ac.**[36] sulph. tab. tarax.[1] tarent. tax.[303] tell.[36] teucr. ther.[54] thuj. tub. valer.[5] **Verat.**[5] verb. viol-t.[5] visc.[102] zinc.[1]

◦ **links**: phos.[1]
☞ *O; Beine; links*

◦ **abends**: nit-ac.[1]
☞ *O; Beine; abends*

◦ **nachts**: kali-n.[1]
☞ *O; Beine; nachts; agg.*

<> ◦ **Gehen**:

◦ ◦ **agg.**:

◦ ◦ ◦ **während**: arg-n.[36] asaf.

◦ ◦ ◦ **nach**: anac.[1]

◦ ◦ **amel. während**: kali-n.[1]

◦ **Greifen,** beim: **Stront-c.**

◦ **Sitzen,** beim: **Arg.**
☞ *O; Beine; Sitzen; agg.; während*

➡ ◦ **erstreckt** sich abwärts: nit-ac.[1] rhod.

◦ **Knochen**: cocc.[5] con. **Guai.** kali-c. kali-n.
☞ *O; Beine; Knochen*

◦ **Gelenke**: bar-c. naja sep. stront-c.
☞ *O; Beine; Gelenke*

◦ **Gesäßbacken**: anac. cact. chin.[1] cimic. cupr.[1] cypra-e.[227] iod.[1] junc.[36] lyc.[1] mez. mill. phos.[1] sars.[1] sep. stann.[1] zinc.[1]
☞ *O; Beine; Gesäßbacken*

◦ ◦ **links**: cimic.[36]
☞ *O; Beine; links*

◦ ◦ **morgens,** im Bett: mez.[36]

◦ ◦ **vormittags**: mill.
☞ *O; Beine; vormittags*

◦ ◦ **Gehen,** beim: mill.

◦ ◦ **Sitzen,** beim: chin.[1] phos.[1] stann.[1]
☞ *O; Beine; Sitzen; agg.; während*

◦ ◦ **Gesäßmuskeln**: cact. cimic. iod.[1] mez.

◦ **Hüften**: acon. aesc.[58] agar. agn.[5] am-m.[5] ambr.[5] ang.[5] arg.[5] arn.[5] **Asar.** aur-m-n. berb. bry.[5] cact. calc.[5] cann-s.[5] carb-v.[1] caust.[5] chin.[5] **Cimic.** cocc. colch.[5] **Coloc.** con. croto-t. cypra-e.[227] **Euph.** ferr-ma. hell.[5] hep.[1] iod.[1] kali-bi. kali-c.[5] **Led.**[5] lyc.[1] lyss. merc-c.[5] mez. mosch. nat-c.[1] nat-m.[5] nat-s. nit-ac.[5] nux-v.[5] pall. petr. phos.[5] **Puls.**[5] rhod.[5] **RHUS-T.**[5] ruta[5] sabad.[5] sabin.[5] sars.[5] **Sep.**[5] **Stann.** staph.[5] teucr.[5] **Zinc.**
☞ *O; Beine; Hüften*

◦ ◦ **links**: acon. cocc. coloc. con. hell. lyc.[1] nat-s.[36] puls.[1]
☞ *O; Beine; links*

◦ ◦ **rechts**: arg.[1] **Asar. Kali-bi. Led. LYSS.** nat-c.[1] nit-ac. sabad. **Sep.**
☞ *O; Arme; rechts • O; Beine; rechts*

◦ ◦ ◦ **Auftreten** mit linkem Fuß, beim: arg.[1]

◦ ◦ **morgens** im Bett: agar.

◦ ◦ **vormittags**: puls.[1]
☞ *O; Beine; vormittags*

◦ ◦ **allmählich** zunehmend und nachlassend: sep.[1]

◦ ◦ **Aufstehen** vom Sitz, beim: nit-ac.[1]
☞ *O; Beine; Aufstehen; agg.; Sitzen, vom; während*

◦ ◦ **Auftreten,** beim: arg.[1] **RHUS-T.**

◦ ◦ **Bewegung**:

◦ ◦ ◦ **agg.**: **Led.**
☞ *O; Beine; Bewegung; agg.; während*

◦ ◦ ◦ **amel.**: puls.[1]
☞ *O; Beine; Bewegung; amel.*

◦ ◦ **Gehen**:

◦ ◦ ◦ **während**: acon. **Aesc.**[58] asar.[1] caust.[1] coloc.

◦ ◦ ◦ **Beginn** des Gehens, zu: nit-ac.[1]
☞ *O; Beine; Bewegung; agg.; Beginn, zu*

◦ ◦ **Husten,** beim: **Caust.**
☞ *O; Beine; Husten agg.*

◦ ◦ **Liegen** auf rechter Seite, beim: sabad.

◦ ◦ **Reiben** amel.: nat-s.
☞ *O; Beine; Reiben; amel.*

◦ ◦ **Sitzen,** beim: arn. aur-m-n. caust.[1] petr. staph.[1]
☞ *O; Beine; Sitzen; agg.; während*

◦ ◦ **Stuhlgang,** während: pall.
☞ *O; Beine; Stuhlgang; beim*

◦ ◦ **Wehen,** Entbindung, während: **Cimic.**

◦ ◦ **erstreckt** sich:

◦ ◦ ◦ **Fußgelenke**: led.[1]

◦ ◦ ◦ **Sakrum,** zum: carb-v.[1]

◦ ◦ **Gelenke**: agn.[5] ang.[5] arg.[5] arn.[5] caust.[5] hell.[5] led.[5] merc-c.[5] nit-ac.[5] puls.[5] rhus-t.[5] sabad.[5] **Sep.**[5] staph.[5]
☞ *O; Beine; Hüften; Hüftgelenke*

drückender Schmerz; **Beine** (Forts.)

◦ **Oberschenkel**: acon. **Agar.** all-c. **Aloe** alum.[5] am-c. **Anac.**[1] anag.[1] ang.[1] arg-n.[36] arn. asar.[1] aur.[1] bar-c. bell.[1] bism. calc.[1] camph. cann-s.[5] caps. carb-an. caust.[1] chel. chin.[1] cic.[36] cocc.[5] coloc. con.[1] croto-t. cupr. cycl.[1] dig. dros. eupi. **Guai.**[5] hell. ign. ind. kali-c. **Kali-i.** kali-p. kali-sil.[58] lac-d.[122] **Led.** lyc.[1] m-arct.[5] m-aust.[5] mang-acet.[1] meny.[1] merc. mez. mosch. **Mur-ac.** nat-s. nit-ac.[1] nux-v. **Olnd.** petr.[1] **Ph-ac.** phyt. prun. puls.[5] rhus-t. **Ruta** sabin. **Sars.**[1] **Sil.**[5] spig.[1] spong.[1] **Stann.**[1] sul-ac.[1] sulph.[1] tarax. tarent. tax.[303] teucr.[5] thuj. tub. valer.[5] verat.[1] verb.[1] zinc.[1]

◦ ◦ **morgens**: con.[1]
☞ *O; Beine; morgens*

◦ ◦ **nachts**: ruta sulph.[1]
☞ *O; Beine; nachts; agg.*

◦ ◦ **Anziehen** der Beine amel.: guai.[1]
☞ *M; Hochziehen (Anziehen) von Gliedmaßen; amel. • O; Beine; Heben der Beine; amel.*

◦ ◦ **Aufstehen** von einem Sitz, beim: ang.[1]
☞ *O; Beine; Aufstehen; agg.; Sitzen, vom; während*

◦ ◦ **Auftreten,** beim: arg-n.[36]

◦ ◦ **Bewegung** amel.: eupi. ind. spig.[1]
☞ *O; Beine; Bewegung; amel.*

◦ ◦ **Druck** agg.: spig.[1]
☞ *O; Beine; Druck; agg.*

◦ ◦ **Gehen,** beim: anag.[1] aur.[1] cic.[36] **Led.** meny.[1]

◦ ◦ **Husten,** während: caps.
☞ *O; Beine; Husten agg.*

◦ ◦ **Menses,** während: **Carb-an.** kali-i. lyc. nux-v.
☞ *O; Beine; Menses; während*

◦ ◦ **Sitzen,** beim:
☞ *O; Beine; Sitzen; agg.; während*

◦ ◦ ◦ **agg.**: coloc. **Guai.** ind. led. mang-acet.[1] mur-ac. rhus-t.[1] sars.[1] spig.[1] verb.[1]

◦ ◦ ◦ **amel.**: aur.[1]
☞ *O; Beine; Sitzen; amel.*

◦ ◦ **Strecken** der Beine, beim: ang.[1]
☞ *O; Beine; Ausstrecken der Glieder; agg.*

◦ ◦ **Stuhlgang,** nach: **Lyc.**

◦ ◦ **erstreckt** sich nach außen: aloe

◦ ◦ **tief** sitzend: ign. merc.

◦ ◦ **innen,** medial: anac. calc.[1] mosch. nit-ac.[1] rhus-t.[1] sars. spong. stann.[1] sul-ac.[1] tarax.

◦ ◦ ◦ **Sitzen,** beim: calc.[1]
☞ *O; Beine; Sitzen; agg.; während*

◦ ◦ ◦ **erstreckt** sich nach hinten: spong.

◦ ◦ ◦ **oberer** Teil: rhus-t.[1]

◦ ◦ **außen,** lateral: anac.[1] ang.[1] olnd. ph-ac.[1] ruta[1] spig.[1] sul-ac.[1]

◦ ◦ **Vorderseite**: bell.[1] dig.[1] lyc.[1] mang-acet.[1]

◦ ◦ **Rückseite**: dros. ind. **Led.** tax.[303] zinc.[1]

◦ ◦ ◦ **links**: tax.[303]
☞ *O; Beine; links*

◦ ◦ ◦ **Beugen,** Krümmen, des Fußes amel.: tax.[303]

◦ ◦ ◦ **Bücken,** beim: dros.
☞ *O; Beine; Bücken agg.*

◦ ◦ ◦ **Gehen**:

◦ ◦ ◦ ◦ **agg.**: tax.[303]

◦ ◦ ◦ ◦ **amel.**: zinc.[1]

◦ ◦ ◦ **Sitzen,** beim: ind. tax.[303]
☞ *O; Beine; Sitzen; agg.; während*

◦ ◦ ◦ **erstreckt** sich zu den Knien: tax.[303]

◦ ◦ **unterer** Teil: asar.[1] bism. hell. nit-ac.[1] petr.[1] ph-ac. sars.[1] spig.[1] spong.[1] thuj. **Tub.** verb.[1]

◦ ◦ ◦ **Rückseite,** posterior: asar.[1] petr.[1] sars.[1]

◦ ◦ **Femur**: con.[1] **Guai.**[5] **Led.** merc. nat-s. spig.[1]
☞ *O; Beine; Knochen*

◦ ◦ ◦ **Periost**: spig.[1]

◦ ◦ **Ischiasnerv** entlang: lac-d.[122]

◦ ◦ **Beugen,** beim: am-c. ang.[1] bar-c. dig. rhus-t. ruta

◦ ◦ **Leistenregion,** unterhalb der: rhus-t.

◦ **Knie**: acon.[5] agn.[5] alum.[36] **Anac.** ang. arg.[1] arg-n. asaf. **Aur.** aur-m-n. bar-acet.[1] bar-c.[5] bell.[1] bor. brom. cadm-s. calad. **Calc.**[1] **Camph.** cann-s. caps.[5] carb-v.[1] chel. chin. cic. clem. coc-c. colch.[5] coloc. com. cop. cupr. cycl. dig. dulc.[1] fl-ac. get.[36] gins. hell. hep.[1] jatr. kali-c. kreos.[5] lac-c. **LED.**[36] m-arct.[5] m-aust.[5] **Mag-m.** mang-m.[1] mez. **Mur-ac.**[5] nat-m.[1] nat-s. nit-ac.[1] ox-ac. plat. ran-a. rheum[1] sabad.[5] sabin.[5] sars. **SIL.** spig.[1] spong.[1] stann. staph.[1] stront-c. **SULPH.**[36] tab. tarax.[1] **Thuj.** verb.
☞ *O; Beine; Knie*

◦ ◦ **rechts**: **Chin.**
☞ *O; Arme; rechts • O; Beine; rechts*

◦ ◦ **abends**: coloc. fl-ac. led. nat-s.
☞ *O; Beine; abends*

◦ ◦ ◦ **Sitzen,** beim: **Led.** nat-s.
☞ *O; Beine; Sitzen; agg.; während*

◦ ◦ **nachts,** beim Erwachen: led.

◦ ◦ **Berührung,** bei: staph.[1]

◦ ◦ **Beugen,** beim: tarax.

◦ ◦ **Bewegung**:

◦ ◦ ◦ **agg.**: hep. lac-c. **Led. Sulph.**
☞ *O; Beine; Bewegung; agg.; während*

◦ ◦ ◦ **amel.**: arg. aur-m-n. com. cycl.[1] kali-c. mez. tab.
☞ *O; Beine; Bewegung; amel.*

◦ ◦ **Druck** amel.: mez.[1]
☞ *O; Beine; Druck; amel.*

◦ ◦ **Gehen**:

◦ ◦ ◦ **während**: anac. arg-n. asaf. cop. cycl. **Led.** nat-s.

◦ ◦ ◦ **nach**: acon.

◦ ◦ **Sitzen,** beim: **Anac.** arg.[1] asaf. **Aur-m-n.** bar-acet.[1] camph. coloc. gins. led. mez. nat-s. ran-a. verb.
☞ *O; Beine; Sitzen; agg.; während*

◦ ◦ **Stehen,** beim: verb.
☞ *O; Beine; Stehen; agg.; während*

◦ ◦ **erstreckt** sich abwärts: mang-m.[1]

◦ ◦ **Kniekehle**: alum. arg.[1] bell.[1] brom. chin. hep.[1] plat. rheum[1] spong.[1] staph.[1] **Sulph.** tarax.[1]
☞ *O; Beine; Knie; Kniekehle*

◦ ◦ ◦ **abwechselnd** mit Drücken in der Achselhöhle: spong.[1]
☞ *A; Abwechselnd mit*

◦ ◦ ◦ **Beugen** des Knies, beim: spong.[1]
☞ *O; Beine; Beugen; agg.; Glieder, der*

◦ ◦ ◦ **Bewegung,** bei: hep.[1]

◦ ◦ ◦ **Gehen,** beim: alum. spong.

◦ ◦ ◦ **Sitzen,** beim: plat. sulph.

◦ ◦ ◦ **erstreckt** sich abwärts: rheum[1] **Sulph.**

◦ ◦ ◦ **Außenseite**: staph.[1] tarax.[1]
☞ *O; Beine; Knie*

◦ ◦ ◦ **Außenbänder**: spong.[1]

◦ ◦ **Kniescheibe**: acon.[5] alum.[36] bell.[1] calc.[1] coc-c. get.[36] led.[36] **Sulph.**[36]
☞ *O; Beine; Knie; Kniescheibe*

◦ ◦ ◦ **links,** beim Sitzen und Gehen: **Sulph.**[36]
☞ *O; Beine; links*

◦ ◦ ◦ **Bewegung** amel.: led.[36]
☞ *O; Beine; Bewegung; amel.*

◦ ◦ ◦ **erstreckt** sich nach innen: alum.[36]

◦ **Unterschenkel**: **Agar.**[36] agn.[5] ambr.[1] ammc.[4] **Anac.**[1] ang.[1] arg. arn.[5] ars.[1] asaf. aur. **Bell.** brom. calc.[1] camph. carb-an. carb-v.[1] carl. caust. cham.[36] chel. chin.[1] cic.[36] clem. coloc.[1] con.[1] cupr.[1] cycl.[1] euph. hell. ig-a.[5] indg. kali-c. kali-n. kalm. lach. **Led.** lil-t. m-arct.[5] m-aust.[5] **Mang.** meny.[1] merc. mez. mur-ac.[1] nat-c.[1] nat-s. nux-m.[5] nux-v.[5] olnd.[5] petr.[1] **Ph-ac.**[1] puls. ran-s. rheum[5] rhus-t.[1] ruta[1] sabad.[5] sabin.[5] sars. sep.[1] sil. **Stann.**[1] staph.[1] tarax.[1] teucr. thuj.[1] valer.[5] verat.[1] verb.[1] viol-t.[5] zinc.
☞ *O; Beine; Beine*

◦ ◦ **morgens**: led.
☞ *O; Beine; morgens*

◦ ◦ **abends**: lach. nat-s.
☞ *O; Beine; abends*

◦ ◦ ◦ **Sitzen,** beim: nat-s.
☞ *O; Beine; Sitzen; agg.; während*

◦ ◦ **Gehen,** beim:

◦ ◦ ◦ **agg.**: anac.

◦ ◦ ◦ **amel.**: sep.[1]

◦ ◦ **Menses,** während: ambr.[1] carb-an.
☞ *O; Beine; Menses; während*

◦ ◦ **Sitzen,** beim: agar.[1] anac. arg. nat-s.

◦ ◦ **Stellen,** die früher geschwürig waren, an den: petr.

◦ ◦ **Knochen**: agar.[1] ammc.[4] ang.[1] ars.[5] asaf. aur. bell. brom. calc.[1] carb-an. caust. cham.[36] chin.[1] coloc.[1] con.[1] cycl.[1] kali-n. kalm. led. meny.[1] merc. mez. nat-c.[1] petr.[1] ph-ac. puls. rhus-t.[1] sabad.[5] sep.[1] sil. stann.[1] staph.[1] thuj.[1] viol-t.[5] zinc.
☞ *O; Beine; Knochen*

◦ ◦ ◦ **Schienbein**: agar.[1] ammc.[4] ang.[1] asaf. aur. bell. brom. calc.[1] carb-an. caust. cham.[36] chin.[1] coloc.[1] con.[1] cycl.[1] kali-n. kalm. led. meny.[1] **Merc.** mez. nat-c.[1] petr.[1] ph-ac. puls. rhus-t.[1] sep.[1] sil. stann.[1] staph.[1] thuj.[1] zinc.
☞ *O; Beine; Beine; Schienbein*

◦ ◦ ◦ ◦ **Beugen** der Knie, beim: rhus-t.[1]
☞ *O; Beine; Beugen; agg.; Glieder, der*

◦ ◦ ◦ ◦ **Bewegung,** bei: cycl.[1]

◦ ◦ ◦ ◦ **Gehen,** beim:

◦ ◦ ◦ ◦ ◦ **agg.**: calc.[1] carb-an. cycl.[1]

◦ ◦ ◦ ◦ ◦ **amel.**: asaf. **Ph-ac.**

◦ ◦ ◦ ◦ **Sitzen,** beim: chin.[1] coloc.[1] con.[1] cycl.[1] staph.[1]
☞ *O; Beine; Sitzen; agg.; während*

◦ ◦ ◦ ◦ **Strecken** der Beine, beim: aur. chin.[1] con.[1]
☞ *O; Beine; Ausstrecken der Glieder; agg.*

◦ ◦ **N. peronäus**: cham.[36]

◦ ◦ **Waden**: agar.[36] **Anac.**[1] ars.[1] calc.[1] cic.[36] **Led.** mur-ac.[1] sep.[1] stann.[1] staph.[1] tarax.[1] verat.[1] verb.[1]
☞ *O; Beine; Beine; Waden*

◦ ◦ ◦ **M. gastrocnemius**: agar.[36]

◦ ◦ ◦ ◦ **Sitzen,** beim, Stehen amel.: agar.[36]
☞ *O; Beine; Sitzen; agg.; während • O; Beine; Stehen; amel.*

◦ ◦ **knienah**: **Chel.** cupr.[1] ph-ac.[1]
☞ *O; Beine; Knie*

◦ **Knöchel,** Fußgelenk: **Agar.**[1] all-c. ambr. ang.[1] arg-n. aur.[36] aur-m-n. berb. bism. bor.[1] brom.[36] camph. **Chel.**[25] clem. coloc. croto-t. cupr. cycl.[5] dig.[36] digin.[36] gins. graph.[1] hell.[36] ign.[36] indg. kola[1184] kreos.[5] lac-c. **Led.** m-aust.[5] mang-m. merc.[1] mez. nat-m.[1] nat-s. nit-ac.[1] nit-s-d.[36] sabin. seneg.[36] sep.[1] spig. staph. stront-c.[5] sul-ac. verat.[36] verb. viol-t.[5] zinc.[1]

◦ ◦ **links**: ambr.[36] arg-n.[36] aur-m-n.[36] brom.[36] coloc.[36] dig.[36] ign.[36] led.[36] mang-m.[36] mez.[36] nat-s.[36]
☞ *O; Beine; links*

◦ ◦ ◦ **morgens** beim Erwachen: mez.[36]

◦ ◦ ◦ **Bewegung** agg.: nat-s.[36]
☞ *O; Beine; Bewegung; agg.; während*

◦ ◦ ◦ **Gehen,** beim: nat-s.[36]

◦ ◦ ◦ **Ruhe,** während: nat-s.[36]
☞ *O; Beine; Ruhe; agg.*

◦ ◦ ◦ **Sitzen,** beim: aur-m-n.[36]
☞ *O; Beine; Sitzen; agg.; während*

◦ ◦ ◦ **Zittern** des Fußes, mit: ign.[36]

◦ ◦ **rechts**: aur.[36] aur-m-n.[36] chel.[36] coloc.[36] hell.[36] indg.[36] led.[36] nat-s.[36] nit-s-d.[36] seneg.[36] verat.[36]
☞ *O; Arme; rechts • O; Beine; rechts*

◦ ◦ ◦ **abends**: nat-s.[36]
☞ *O; Beine; abends*

◦ ◦ ◦ **Mittagessen,** nach dem: indg.[36]

◦ ◦ ◦ **Ruhe,** während: aur-m-n.[36]
☞ *O; Beine; Ruhe; agg.*

◦ ◦ ◦ **Sitzen,** beim: led.[36] nat-s.[36]
☞ *O; Beine; Sitzen; agg.; während*

◦ ◦ **tagsüber**: mang-m.
☞ *O; Beine; tagsüber*

◦ ◦ **morgens**: ang.[1] **Led.** mez. nit-s-d.[36]
☞ *O; Beine; morgens*

◦ ◦ ◦ **Erwachen,** beim: mez.

◦ ◦ **abends**: croto-t. nat-s.
☞ *O; Beine; abends*

drückender Schmerz; **Beine; Knöchel,** Fußgelenk; **abends** (Forts.)

◦ ◦ ◦ **Hinlegen,** nach: nat-s.
☞ *O; Beine; Liegen; agg.; Hinlegen; nach*

◦ ◦ **nachts,** Bewegung agg.: **Led.**

◦ ◦ **Mitternacht,** gegen, beim Erwachen: ambr.

◦ ◦ **Auftreten,** beim: bor.[1]

◦ ◦ **Bewegung**:

◦ ◦ ◦ **agg.**: lac-c. **Led.** nat-s.
☞ *O; Beine; Bewegung; agg.; während*

◦ ◦ ◦ **amel.**: aur-m-n. indg. nat-s.
☞ *O; Beine; Bewegung; amel.*

◦ ◦ **Erwachen,** beim: ambr. mez.

◦ ◦ **Gehen**:

◦ ◦ ◦ **während**: ang.[1] camph. coloc. gins. merc.[1] nat-s. nit-s-d.[36]

◦ ◦ ◦ **nach**: sep.[1]

◦ ◦ **Mittagessen,** nach dem: indg.

◦ ◦ **Ruhe,** während: aur-m-n.[36] nat-s.[36]
☞ *O; Beine; Ruhe; agg.*

◦ ◦ **Sitzen,** beim: agar.[1] arg-n. aur-m-n. chel.[1] coloc. led. nat-s.

◦ ◦ **Stehen,** beim: spig.

◦ ◦ **außen,** lateral: chel.[25]

◦ ◦ **Knochen**: **Bism.** cupr. **Led.** sabin. staph.
☞ *O; Beine; Knochen*

◦ **Füße**: acon.[36] agar. **Alum. Anac.**[1] ang. arg-n. asaf. aur. aur-m-n. bamb-a.[1184] **Bell.**[1] bism. brom. bry.[5] cahin. camph. carbn-s. caust. cinnb. coloc. cupr.[1] cycl.[36] dig. eup-pur. ferr-m. fl-ac. graph.[1] hell.[1] hep.[1] hyos.[36] jatr. kali-c.[1] kali-n.[5] lac-d.[58] lach. **Led.** lil-t. lyc. lyss. m-arct.[5] **Mang-m.** menth.[85] merc. mez. mur-ac.[1] naja nat-c.[5] nat-m. nat-s. nit-s-d.[36] nux-m. nux-v.[5] **Olnd.** petr.[1] **Ph-ac. Plat.** ran-b.[5] rhus-t. ruta[1] sabad. sabin.[5] **Sars.**[1] sep. spig.[1] spong. **Stann.**[1] staph.[1] stront-c. **Sul-ac.**[36] tarax.[1] tell.[36] thuj. verat.[5] verb. viol-t.[5] visc.[102] zinc.[1]
☞ *O; Beine; Füße*

◦ ◦ **abends**: fl-ac. lach. led.

◦ ◦ **Bewegung** agg.: staph.[1]
☞ *O; Beine; Bewegung; agg.; während*

◦ ◦ **Essen,** nach dem: graph.
☞ *O; Beine; Essen; nach*

◦ ◦ **Gehen**:

◦ ◦ ◦ **agg.**: ang.[1]

◦ ◦ ◦ **amel.**: **Coloc.**

◦ ◦ **Schreiben,** beim: coloc.
☞ *O; Arme; Schreiben agg.*

◦ ◦ **Sitzen,** beim: aur-m-n. tarax.
☞ *O; Beine; Sitzen; agg.; während*

◦ ◦ **erstreckt** sich:

◦ ◦ ◦ **außen,** nach: lil-t.

◦ ◦ ◦ **innen,** nach: lach.

◦ ◦ ◦ **Knie,** zum: asaf.

◦ ◦ **innen,** medial: **Led.**
☞ *O; Beine; Füße; Seiten der Füße*

◦ ◦ **außen,** lateral: ang.[1] bism.[1]
☞ *O; Beine; Füße; Seiten der Füße*

◦ ◦ **Mittelfußknochen**: bism. brom.[36] coloc.[36] cupr.[1] dig. hyos.[36] kali-n.[5] led.[36] mez. nit-s-d.[36] sabin.[5] staph.[1] tell.[36] verat.[5]
☞ *O; Beine; Knochen*

◦ ◦ ◦ **rechts**: brom.[36] tell.[36]
☞ *O; Arme; rechts • O; Beine; rechts*

◦ ◦ ◦ **Gehen** agg.: hyos.[36]

◦ ◦ **Gelenke**: **Agar.** ang. asaf. aur. coloc. graph. hell. kali-c. led.[1] lyss. merc. **Mez.** nat-m. nat-s. sep. stront-c.
☞ *O; Beine; Gelenke*

◦ ◦ ◦ **Bewegung**:

◦ ◦ ◦ ◦ **agg.**: led.[1]
☞ *O; Beine; Bewegung; agg.; während*

◦ ◦ ◦ ◦ **amel.**: kali-c.
☞ *O; Beine; Bewegung; amel.*

◦ ◦ **Fußgelenk,** nahe dem: zinc.[1]

◦ ◦ **Fußrücken**: acon.[36] ang. arg-n. aur-m-n. brom. bry.[5] cahin. camph. caust. coloc. cycl.[36] ferr-m. hell. jatr. **Led.** mur-ac.[1] **Nat-c.** olnd.[5] plat. ran-b.[5] sul-ac.[36] tarax. thuj.
☞ *O; Beine; Füße; Fußrücken*

◦ ◦ ◦ **rechts**: acon.[36] sul-ac.[36]
☞ *O; Arme; rechts • O; Beine; rechts*

◦ ◦ ◦ **abends**: arg-n. led.
☞ *O; Beine; abends*

◦ ◦ ◦ ◦ **22 Uhr**: arg-n.

◦ ◦ ◦ **Gehen** im Freien:

◦ ◦ ◦ ◦ **agg.**: acon.

◦ ◦ ◦ ◦ **amel.**: coloc.

◦ ◦ ◦ **Schreiben,** beim: coloc.
☞ *O; Arme; Schreiben agg.*

◦ ◦ ◦ **Sitzen,** beim: cycl. **Tarax.**
☞ *O; Beine; Sitzen; agg.; während*

◦ ◦ ◦ **Stehen** amel.: cycl.[36]
☞ *O; Beine; Stehen; amel.*

◦ ◦ ◦ **Zittern,** mit: plat.

◦ ◦ **Fersen**: alum. anac.[1] ang. bamb-a.[1184] carbn-s. eup-pur. graph.[1] hell.[1] hep.[1] kali-c.[1] lac-d.[58] m-arct.[5] petr.[1] ran-b.[5] ruta[1] spong. stann.[1]
☞ *O; Beine; Füße; Fersen*

◦ ◦ ◦ **Auftreten,** beim: stann.[1]

◦ ◦ **Fußsohlen**: anac.[1] aur. bell.[1] camph. cupr.[1] graph.[1] hell.[1] jatr. kali-c.[1] led. menth.[85] mur-ac.[1] nat-c.[5] nux-m. olnd. ph-ac. plat. rhus-t. ruta[1] sabad. sabin.[5] sars.[1] stann.[1] staph.[1] tarax.[1] verb. viol-t.[5]
☞ *O; Beine; Füße; Fußsohlen*

◦ ◦ ◦ **rechts**: menth.[85]
☞ *O; Arme; rechts • O; Beine; rechts*

◦ ◦ ◦ **Auftreten,** beim: kali-c.[1]

◦ ◦ ◦ **Bewegung,** bei: led.

◦ ◦ ◦ **Druck** amel.: bell.[1]
☞ *O; Beine; Druck; amel.*

◦ ◦ ◦ **Gehen,** beim:

◦ ◦ ◦ ◦ **agg.**: kali-c.[1] led.

◦ ◦ ◦ ◦ **amel.**: **Verb.**

◦ ◦ ◦ **Ruhe,** während: staph.[1]
☞ *O; Beine; Ruhe; agg.*

◦ ◦ ◦ **Sitzen,** beim: hell.[1] plat. sars.[1] stann.[1] tarax.[1]
☞ *O; Beine; Sitzen; agg.; während*

◦ ◦ ◦ **Stehen,** beim: sabad.
☞ *O; Beine; Stehen; agg.; während*

◦ ◦ ◦ **erstreckt** sich zu den Schenkeln: led.

◦ ◦ ◦ **innen,** medial: cupr.[1] mur-ac.[1]
☞ *O; Beine; Füße; Seiten der Füße*

◦ ◦ ◦ **Zeh,** nahe dem großen: ph-ac.

◦ **Zehen**: ang. arg.[1] asaf. bism.[1] bor.[1] brom. calc.[1] camph. carb-ac. caust. chel. clem. **Colch.** coloc. con. cupr.[1] cycl.[1] ferr-ma. gins. graph.[1] guare. hell. jatr. lap-laz.[227] led. lyc.[1] m-art.[5] mez.[1] mosch. nat-s. nux-v.[5] olnd. paeon.[85] petr.[1] ph-ac. phos.[1] plat. puls.[5] rhod. rhus-t.[1] sars.[1] sep. sil.[1] staph.[5] sulph. ther.[54] viol-t.[5]

◦ ◦ **abwechselnd** mit Ziehen: gins.
☞ *A; Abwechselnd mit*

◦ ◦ **nachmittags**: coloc.
☞ *O; Beine; nachmittags*

◦ ◦ **Auftreten,** beim: bor.[1]

◦ ◦ **Bewegung** amel.: coloc.
☞ *O; Beine; Bewegung; amel.*

◦ ◦ **Erfrierungen,** frühere: phos.[1]
☞ *O; Beine; Erfrierung, nach*

◦ ◦ **Gehen,** beim: mez.[1] phos.[1] sil.[1]

◦ ◦ **Knochen**: cycl.[5]
☞ *O; Beine; Knochen*

◦ ◦ **Gelenke**: coloc. con. led.[1] nat-s.
☞ *O; Beine; Gelenke*

◦ ◦ **Nägel**: m-art.[5] sars.[1]
☞ *O; Nägel; Zehennägel*

◦ ◦ **Spitzen**: led. mosch.

◦ ◦ **großer** Zeh: arg.[1] asaf. bism.[1] bor.[1] calc.[1] carb-ac. caust. coloc. cycl. gins. graph.[1] jatr. lap-laz.[227] **LED.** lyc.[1] **Nat-s.** petr.[1] **Plat.** rhod. rhus-t.[1] sep. sulph.

◦ ◦ ◦ **Auftreten,** beim: bor.[1]

◦ ◦ ◦ **Gelenke**: asaf. **Caust. Coloc. LED.** nat-s. rhod.
☞ *O; Beine; Gelenke*

◦ ◦ ◦ **Nagel,** unter dem: calc.[1]
☞ *O; Nägel; unterm Nagel; Zehennagel*

◦ ◦ ◦ **Ballen**: bor.[1] **Caust.** lyc.[1] petr.[1]

◦ ◦ ◦ **Spitze**: bism.[1]

◦ ◦ **4. Zehe**: ph-ac.

◦ ◦ **5. Zehe**: cycl.[1] ferr-ma. **Led.** nat-s. olnd. paeon.[85] ph-ac. ther.[54]

◦ ◦ ◦ **links**: paeon.[85]
☞ *O; Beine; links*

◦ ◦ ◦ **Gehen,** beim: ther.[54]

- **abwärtsdrängend,** Oberschenkel: con. merc.
ALLGEMEINES; C; Schmerz; drängender Schmerz; unten drängend, nach

- **anfallsweise**:

◦ **Unterarme**: arg.

◦ **Beine**:

◦ ◦ **Hüften**: cocc. coloc.
☞ *O; Beine; Hüften*

◦ ◦ **Oberschenkel**: **ANAC.**

◦ ◦ **Knie**: coloc.
☞ *O; Beine; Knie*

◦ ◦ **Fußgelenk**: coloc.[36] indg.

◦ ◦ ◦ **rechts,** Gehen **agg.**: coloc.[36]
☞ *O; Arme; rechts • O; Beine; rechts*

◦ ◦ **Fußsohlen**: ph-ac.
☞ *O; Beine; Füße; Fußsohlen*

- **auseinanderdrückend**:

◦ **Handgelenke**: aloe
☞ *O; Arme; Handgelenke*

◦ **Hände**: **Led.**
☞ *O; Arme; Hände*

◦ **Knöchel,** Fußgelenk: clem.[36]

- **bandagiert,** wie, Oberschenkel: tarent.

- **brennend,** Sohlen: led.[1]

- **dumpf,** Fußgelenk, rechts, beim Sitzen: arg-n.[36]

- **eng** eingewickelt, wie, Großzeh: **Plat.**

- **Finger,** wie mit einem: carb-an.[1]

- **heftig,** rechter Unterarm: aur-m-n.[36]

- **intermittierend,** Arme:

◦ **Schultern**: sul-ac.[1]
☞ *O; Arme; Schultern*

◦ **Oberarme**: anac.[1] asaf. led.
☞ *O; Arme; Oberarme*

- **Kieselsteinen** laufen, Schmerz an den Fersen, als würde man auf: hep.[1]

- **krampfartig**: anac.[1] arg.[1] asaf. bar-c.[1] dros. meny. nat-c. petr. plat.[1] rhus-t.[1] sulph. verat.[1] verb.

◦ **Arme**: anac. arg.[1] asaf. bar-c.[1] dros.[1] meny. petr. plat.[1]

◦ ◦ **Oberarme**: anac.[1] asaf.
☞ *O; Arme; Oberarme*

◦ ◦ **Unterarme**: **Anac.** arg.[1] meny.[1] plat.[1]
☞ *O; Arme; Unterarme*

◦ ◦ **Handgelenke**: bar-c.[1] meny.
☞ *O; Arme; Handgelenke*

◦ **Beine**: anac.[1] dros. nat-c. rhus-t.[1] sulph. verat.[1] verb.

◦ ◦ **Oberschenkel**: anac.[1] rhus-t.[1] verat.[1]

◦ ◦ **Kniekehlen**: sulph.
☞ *O; Beine; Knie • O; Beine; Knie; Kniekehle*

◦ ◦ **Waden**: anac.[1] verat.[1] verb.[1]

◦ ◦ **Fußgelenke**: verb.

◦ ◦ **Fußsohlen**: nat-c.
☞ *O; Beine; Füße; Fußsohlen*

- **Kugel,** wie von einer, linke Hüfte: **Con.**

- **lähmungsartig**:

◦ **Arme**: bell.[1] bism.[1] cham. chel. coloc. cycl. graph. mez.[1] ph-ac.[1] ruta[1] staph.

◦ ◦ **Oberarme**: **BELL.** bism. chel. mez.[1] ph-ac.[1] staph.
☞ *O; Arme; Oberarme*

◦ ◦ **Ellenbogen**: graph.[1]
☞ *O; Arme; Ellenbogen*

◦ ◦ **Unterarme**: bell.[1] bism.[1] **Cycl.** graph. ruta[1] staph.
☞ *O; Arme; Unterarme*

◦ **Hüften**: cocc.
☞ *O; Beine; Hüften*

drückender Schmerz (Forts.)

- **Last,** wie von einer schweren, rechte Schulter: tarent-c.[192]
- **Oft,** Schultern: aur-m-n.[36]
- **Pflock,** wie durch einen, Beine:
  - **Gesäßbacken**: **Anac.**
    ☞ *O; Beine; Gesäßbacken*
  - **Oberschenkel**: **Agar. ANAC.**
- **plötzlich,** Beine:
  - **Oberschenkel,** innen, medial: mosch.
  - **Knie**: nat-s.
    ☞ *O; Beine; Knie*
- **prickelnd,** Ellbogen: verat.
- **pulsierend,** Beine:
  - **Gesäßbacken**: chin.[1]
    ☞ *O; Beine; Gesäßbacken*
  - **Oberschenkel**: stann.
  - **Schienbein**: stann.[1]
- **reißend**:
  - **Gelenke**: led.
  - **Arme**: arg.[1] asar.[1] aur. bell.[1] bism.[1] camph.[1] led.[1] ruta stann.[1] thuj. zinc.
    - **Schultern**: **Led.** zinc.
      ☞ *O; Arme; Schultern*
    - **Oberarme**: arg.[1] aur. bell.[1] camph.[1] led.[1] stann.[1] thuj.
      ☞ *O; Arme; Oberarme*
    - **Handgelenke**: bism.[1] ruta
      ☞ *O; Arme; Handgelenke*
  - **Beine**:
    - **Hüften**: led.[1] sep.[122]
      ☞ *O; Beine; Hüften*
      - **erstreckt** sich nach hinten, von vorne: **SEP.**[122]
    - **Knie**: led.
      ☞ *O; Beine; Knie*
    - **Füße**:
      ☞ *O; Beine; Füße*
      - **Fußrücken**: camph.
        ☞ *O; Beine; Füße; Fußrücken*
      - **Fersen**: stann.[1]
        ☞ *O; Beine; Füße; Fersen*
- **rheumatisch**: anac. ang. dulc. **Merc.** zinc.
  - **Arme**: ang. dulc. zinc.
    - **Ellenbogen**: zinc.
      ☞ *O; Arme; Ellenbogen*
    - **Handrücken,** abends: ang.
      ☞ *O; Arme; abends •O; Arme; Hände •O; Arme; Hände; Handrücken*
  - **Unterschenkel**: anac.
    ☞ *O; Beine; Beine*
- **rhythmisch,** Oberschenkel: **ANAC.**
- **ruckend**:
  - **Kniekehlen**: spong.[1]
    ☞ *O; Beine; Knie •O; Beine; Knie; Kniekehle*
  - **Fußgelenk**: led.[36]
- **schießend,** Oberschenkel: mur-ac.[1] sabin.
- **Schraubstock,** wie in einem:
  - **Hüften**: coloc.[144]
    ☞ *O; Beine; Hüften*
  - **Fersen**: alum.
- **Schuhe** zu eng, als seien die: menth.[85] nux-v.[5]
  - **Fußsohlen**: menth.[85]
    ☞ *O; Beine; Füße; Fußsohlen*
- **spannend,** Füße: stront-c.
- **Stahlband,** wie von einem engen, rechte Kniescheibe: get.[36]
- **ständig,** Ellbogen rechts, in Ruhe, Armbewegung amel.: aur-m-n.[36]
- **stechend,** Oberschenkel: olnd. sul-ac.[1]
- **Stein,** wie durch einen, untere Extremitäten: **Hep.**[5]
  - **Ferse,** unter der: hep.[5]
- **Stiefel** zu eng, als sei der, Fußgelenk, links: sep.[36]
- **stumpfen** Gegenstand, wie durch einen: ang.
  ▤ *ALLGEMEINES; C; Schmerz; stumpfes Instrument verursacht, Schmerz wie durch*
- **verdreht,** wie:
  - **Oberarme**: clem.
    ☞ *O; Arme; Oberarme*
  - **Knie**: clem.
    ☞ *O; Beine; Knie*
- **wandernd**: agar. kali-c. nux-m.
- **wellenartig,** Knie: dulc.[1]
- **wühlend,** Oberarme: clem.
- **zerquetscht,** wie:
  - **Fingerknochen**: olnd.
  - **Zehen**: olnd.
- **ziehend**: agar. anac.[1] bry. camph.[1] coloc. hyos.[1] nat-s. ran-s. spong.[1] staph.[1] sulph.[1] thuj.
  - **Arme**: coloc. hyos.[1] spong. staph. thuj.
    - **Handgelenke**: coloc. hyos.[1] spong. staph.
      ☞ *O; Arme; Handgelenke*
  - **Beine**: agar. anac.[1] bry. camph.[1] nat-s. ran-s. spong.[1] staph.[1]
    - **Knie**: camph.[1] nat-s. spong.[1]
      ☞ *O; Beine; Knie*
      - **Kniekehle**: spong.[1]
        ☞ *O; Beine; Knie; Kniekehle*
    - **Unterschenkel**: agar. anac.[1]
      ☞ *O; Beine; Beine*
    - **Füße**: bry. staph.[1]
      ☞ *O; Beine; Füße*
      - **Fußrücken**: bry.
        ☞ *O; Beine; Füße; Fußrücken*
- **zusammendrückend,** Arme: nat-s.[111] spig.[5] spong.[5] stann.[5]
  - **Ellenbogen**: nat-s.[111]
    ☞ *O; Arme; Ellenbogen*
  - **Handgelenke**: nat-s.[111]
    ☞ *O; Arme; Handgelenke*
- **zusammenschnürend**: anac. arund. aur. cann-s. **Chin.** coloc. ozone[227] sil.
  - **Arme**:
    - **Oberarme**: coloc.
      ☞ *O; Arme; Oberarme*

◦ ◦ **Handgelenke**: ozone[227]
☞ *O; Arme; Handgelenke*

◦ **Knie**: **Anac. Aur.** cann-s. **SIL.**
☞ *O; Beine; Knie*

- **zwickend,** Füße:

◦ **Fußrücken**: thuj.
☞ *O; Beine; Füße; Fußrücken*

◦ **Fußsohlen**: ph-ac.
☞ *O; Beine; Füße; Fußsohlen*

dumpfer Schmerz: apisin.[5] aran.[149] bamb-a.[1184] croc.[5] elat.[36] haliae-lc.[222] hyos.[5] lyss.[738] neon[222] puls-n.[36] rhus-t.[54] tax.[303] xan.[85]
ALLGEMEINES; C; Schmerz; dumpfer Schmerz

- **rechts**: aran.[149] bamb-a.[1184]
☞ *O; Arme; rechts*

- **Arme**: apisin.[5] bamb-a.[1184] croc.[5] hyos.[5] xan.[85]

◦ **Schulter,** rechts: bamb-a.[1184]
☞ *O; Arme; Schultern*

◦ **Ellenbogen**:
☞ *O; Arme; Ellenbogen*

◦ ◦ **links**: xan.[85]
☞ *O; Arme; links*

◦ ◦ **erstreckt** sich:

◦ ◦ ◦ **Hände**: xan.[85]

◦ ◦ ◦ **Schultern**: xan.[85]

- **Beine**:

◦ **Ischiasnerv**:

◦ ◦ **links**:
☞ *O; Beine; links*

◦ ◦ ◦ **periodisch,** agg. beim Aufstehen vom Sitzen: **LYSS.**[738]
☞ *O; Beine; periodisch*

◦ ◦ ◦ **erstreckt** sich zu den Zehen: elat.[36]

◦ ◦ **rechts**:
☞ *O; Arme; rechts • O; Beine; rechts*

◦ ◦ ◦ **nachts**: rhus-t.[54]
☞ *O; Beine; nachts; agg.*

◦ ◦ ◦ **Betätigung** amel.: rhus-t.[54]
☞ *O; Beine; Anstrengung amel.*

◦ ◦ ◦ **Reiben** amel.: rhus-t.[54]
☞ *O; Beine; Reiben; amel.*

◦ ◦ ◦ **Wärme** amel.: rhus-t.[54]

◦ ◦ ◦ **Wetter,** kaltes oder feuchtes, agg.: rhus-t.[54]
☞ *O; Beine; Kälte; bei Kälte, in der Kälte*

◦ **Hüften**:
☞ *O; Beine; Hüften*

◦ ◦ **links**: tax.[303]
☞ *O; Beine; links*

◦ ◦ **rechts**: tax.[303]
☞ *O; Arme; rechts • O; Beine; rechts*

◦ ◦ **Bewegung,** fortgesetzte, amel.: tax.[303]
☞ *O; Beine; Bewegung; amel.; fortgesetzte*

◦ ◦ **Gehen** agg.: tax.[303]

◦ **Oberschenkel**: bamb-a.[1184] haliae-lc.[222]

◦ ◦ **links**: haliae-lc.[222]
☞ *O; Beine; links*

◦ **Knie**: neon[222] tax.[303] xan.[85]
☞ *O; Beine; Knie*

◦ ◦ **links**: neon[222] xan.[85]
☞ *O; Beine; links*

◦ ◦ ◦ **erstreckt** sich abwärts, vor Schlaf: neon[222]

◦ ◦ **rechts**: xan.[85]
☞ *O; Arme; rechts • O; Beine; rechts*

◦ **Unterschenkel**: tax.[303]
☞ *O; Beine; Beine*

◦ **Knöchel,** Fußgelenk: puls-n.[36]

◦ **Fußrücken** links: xan.[85]

durchdringender Schmerz:
☞ *stechender Schmerz*

eingewachsen, Schmerz, als wären Zehennägel: **M-aust.**[5] **Teucr.**[5]

Entzündung, Schmerz wie bei, Zehen:

- **unter** den: **Agar.** carb-v.[1] **NIT-AC. Sil. Sulph.**

- **großer** Zeh: caust.[1] lyc. **Sil.**

Entzündungsschmerz, Beine:

- **Ischiasnerv**: aesc.[102] carbn-s.[54]

◦ **links,** durch Erkältung, kann nicht Gehen: carbn-s.[54]
☞ *O; Beine; links*

◦ **kleinerer** Teil des Nervs: aesc.[102]

- **Knie**: sep.
☞ *O; Beine; Knie*

- **Unterschenkel**: sil.
☞ *O; Beine; Beine*

- **Füße**: arg-n. sil.
☞ *O; Beine; Füße*

◦ **Fußrücken**: sil.
☞ *O; Beine; Füße; Fußrücken*

Erbsen unter den Fußsohlen, Schmerz wie durch harte: nux-m.[137]

Erfrierung, Schmerz wie durch:

- **Kleiner** Finger: verat.[1]

- **Zehen**: asar.[1] bor.[1] bry. carb-an.[1] nit-ac. phos. zinc.[1]

◦ **Ballen**: carb-an.[1]

◦ **großer** Zeh: bry. nit-ac. phos. zinc.[1]

Ermüdung der Glieder, Schmerz wie durch: **Lach. Nux-v.** verat.

Ermüdung, Schmerz wie durch: arg.[5] bell-p.[256] carb-an.[5] cocc.[5] con.[1] dig.[1] dulc.[1] graph.[1] ip.[1] kali-c.[1] kali-n.[1] mag-c.[1] merc.[5] mez.[1] nat-m.[1] nit-ac.[1] nux-v.[5] par.[5] petr.[1] phos.[1] puls.[5] sulph.[1] thuj.[5] trinit.[102] verat.[1]

- **Gelenke**: con.[1] dig. graph.[1]

- **Arme**: arg.[5] carb-an.[5] cocc.[5] kali-n.[1] merc.[5] mez.[1] nit-ac.[1] nux-v.[5] par.[5] petr.[1] puls.[5] thuj.[5] verat.[5]

◦ **Schultern**: kali-n.[1] mez.[1] petr.[1]
☞ *O; Arme; Schultern*

- **Beine**: bell-p.[256] con.[1] dig.[1] dulc.[1] graph.[1] ip.[1] kali-c.[1] mag-c.[1] nat-m.[1] phos.[1] sulph.[1] trinit.[102] verat.[1]

◦ **Knie**: con.[1] dig.[1] dulc.[1] graph.[1] ip.[1] mag-c.[1] sulph.[1] trinit.[102] verat.[1]
☞ *O; Beine; Knie*

◦ ◦ **Kniekehle**: trinit.[102]
☞ *O; Beine; Knie; Kniekehle*

◦ **Unterschenkel**: dig.[1] dulc.[1] sulph.[1]
☞ *O; Beine; Beine*

Ermüdung, Schmerz wie durch; Beine; Unterschenkel (Forts.)
◦ ◦ **Schienbein**: dig.[1] dulc.[1]
☞ *O; Beine; Beine; Schienbein*
◦ ◦ **Waden**: sulph.[1]
☞ *O; Beine; Beine; Waden*
◦ **Füße**: kali-c.[1]
☞ *O; Beine; Füße*
- **kribbelnd**: nat-m.[1]
Fehltritt, Schmerz wie durch, Knöchel, Fußgelenke: chel.[36] coloc.[36] **LED.**[36]
- **Gehen** agg.: chel.[36] coloc.[36]
◦ **Ruhe** amel.: coloc.[36]
feiner Schmerz, Fingerspitzen: staph.[5]
fliegender Schmerz:
- **Oberschenkel**: trom.
- **Fußgelenke**: puls-n.[36]
Fostbeulen, wie durch, Füße: berb. bor. caust. cham. nux-v.
☞ *Frostbeulen; Füße*
fressend:
☞ *stechender Schmerz* ▮ *ALLGEMEINES; C; Schmerz; beißender Schmerz*
gebrochen, Schmerz wie: aesc.[102] aeth. agar.[58] am-c.[111] ang.[5] anis. arn. ars. aur.[1] bar-acet.[1] bor.[1] bov.[5] bry.[36] cahin. calc.[1] calc-p. carb-an. carbn-s. carl. caust. cham. chel. cinnb. coc-c. **COCC.** colch. con.[36] cupr. dios.[25] dros. **EUP-PER.** graph.[1] gua.[25] gymn. haliae-lc.[222] hep.[111] hyos.[5] **Ip.** kali-bi. kali-c. lac-d. lach.[111] lyc. m-arct.[85] m-art.[85] mag-m.[5] merc. merc-c.[122] merc-i-r.[137] mez.[5] mosch.[1] nat-c.[1] nat-m. nit-ac. nux-v. par. ph-ac.[1] phos.[5] plat.[1] plb. psor. puls. pyrog.[58] raph. rhus-v.[85] ruta[111] samb. sep.[5] sil. sulph. tep. ther.[25] thuj. tril.[8] tub. vac. valer. verat.[1] zinc.[137] zing.
▮ *ALLGEMEINES; C; Schmerz; gebrochen oder als würde etwas brechen, Schmerz wie •ALLGEMEINES; C; Schmerz; gebrochen oder als würde etwas brechen, Schmerz wie; Knochen*
- **Teile** auf denen man liegt: mosch.[1]
- **Gelenke**: carb-an. **M-art.**[85] par.
◦ **Bewegung,** bei: par.
- **Arme**: arn. bar-acet.[1] bor.[111] bov.[111] bry. cahin. calc-p. cham. chel.[25] cinnb. coc-c. cocc. cupr. eup-per. gua.[25] gymn. haliae-lc.[222] mag-m.[1] merc-i-r.[137] mez.[137] nat-m. phos. **Puls.**[1] rhus-v.[85] ruta samb. sil. sulph. verat. zinc.[111]
◦ **links**: cahin.
☞ *O; Arme; links*
◦ **Bewegung** agg.: **Puls.**
☞ *O; Arme; Bewegung; während*
◦ **Druck** agg.: **Puls.**
◦ **Knochen**: nat-m.[1]
◦ **Schultern**: **Chel.**[25] **Cocc.** gua.[25] haliae-lc.[222] mag-m.[1] nat-m.
☞ *O; Arme; Schultern*
◦ ◦ **links**: chel.[25] haliae-lc.[222] mag-m.[1]
☞ *O; Arme; links*
◦ **Oberarme**: bar-acet.[1] bor. bov.[111] cinnb. cocc. cupr. haliae-lc.[222] merc-i-r.[137] puls.[1] rhus-v.[85] samb. sulph. zinc.[111]
☞ *O; Arme; Oberarme*
◦ ◦ **Heben** der Arme, beim: **COCC.**
☞ *O; Arme; Anheben; agg., der Glieder*
◦ ◦ **Mitte**: merc-i-r.[137]
◦ **Ellenbogen**: **Bry.** coc-c. phos.
☞ *O; Arme; Ellenbogen*
◦ **Unterarme**: arn. calc-p. cupr. gymn.
☞ *O; Arme; Unterarme*
◦ ◦ **Speiche** links: gymn.
☞ *O; Arme; links*
◦ **Handgelenke**: **EUP-PER. Ruta** sil.
☞ *O; Arme; Handgelenke*
◦ **Hände**: bor.[111]
☞ *O; Arme; Hände*
◦ **Finger**:
◦ ◦ **Daumen**: cham.
☞ *O; Arme; Finger; Daumen*
◦ ◦ **Zeigefinger**: cham.
- **Beine**: agar.[58] am-c.[111] ang.[5] anis. ars. aur.[1] bor.[1] bov.[5] bry.[36] calc.[1] carb-an. carbn-s. caust. chel. cocc. colch. con.[36] cupr. dios.[25] dros. graph.[1] hep.[111] hyos.[5] kali-bi. kali-c. lac-d. lach.[111] lyc. m-arct.[85] mag-m.[5] merc. merc-c.[122] mez.[5] nat-c.[1] nit-ac. nux-v. ph-ac.[1] phos.[5] plat.[1] psor. puls. pyrog.[58] **RUTA**[111] sep.[5] sulph. tep. ther.[25] thuj. tril.[8] tub. vac. valer. verat.[1] zinc.[137] zing.
◦ **Aufstehen** vom Sitzen, beim: **RUTA**
☞ *O; Beine; Aufstehen; agg.; Sitzen, vom; nach*
◦ **Hüften**: chel.[25] cocc.[36] dros.[36] m-arct.[85] ph-ac.[1] plat.[36] **Puls.**[36] tep.[36] tril.[8] verat.[36] zing.
☞ *O; Beine; Hüften*
◦ ◦ **links**:
☞ *O; Beine; links*
◦ ◦ ◦ **Gehen,** beim: dros.[36]
◦ ◦ ◦ **Gehen,** kann nicht: chel.[25]
◦ ◦ **Anheben** des Teils, beim: cocc.[36]
☞ *O; Beine; Heben der Beine; agg.*
◦ ◦ **ausgestreckten** Beinen, mit: plat.[36]
☞ *O; Beine; Ausstrecken der Glieder; agg.*
◦ ◦ **Binden,** festes Einbinden amel.: tril.[8]
◦ ◦ **Gehen,** beim: tep.[36]
◦ ◦ **Sitzen,** beim: verat.[36]
☞ *O; Beine; Sitzen; agg.; während*
◦ **Oberschenkel**: am-c.[111] anis. aur.[1] bor.[1] cocc. cupr.[5] dros.[1] hyos.[5] nat-c.[1] nit-ac. nux-v. plat.[1] puls. pyrog.[58] ruta[111] **Sulph.** tep. **Tub.** valer. verat.[1]
◦ ◦ **Gehen,** beim: dros.[1]
◦ ◦ **Kreuzen** der Beine, beim: aur.[1]
☞ *O; Beine; Übereinanderschlagen, Kreuzen, der Beine; agg.*
◦ ◦ **Sitzen,** beim: anis. plat.[1] verat.[1]
☞ *O; Beine; Sitzen; agg.; während*
◦ ◦ ◦ **ausgestreckten** Beinen, mit: plat.[1]
☞ *O; Beine; Ausstrecken der Glieder; agg.*
◦ ◦ **Stehen,** beim:
☞ *O; Beine; Stehen; agg.; während*
◦ ◦ ◦ **agg.**: valer.
☞ *O; Beine; Stehen; agg.; während*
◦ ◦ ◦ **amel.**: anis.
☞ *O; Beine; Stehen; amel.*

◦ **Knie**: bry.[36] chel. colch. con.[36] cupr. dios.[25] dros. hep. lyc. merc. sep.[5]
☞ *O; Beine; Knie*

◦ ◦ **links,** Bewegung agg.: dios.[25]
☞ *O; Beine; links*

◦ ◦ **Gehen,** beim: dros.

◦ ◦ **Liegen,** beim: merc.

◦ ◦ **Treppensteigen,** beim: colch.
☞ *O; Beine; Steigen agg.; Treppensteigen*

◦ ◦ **Kniescheibe**: bry.[36] con.[36]
☞ *O; Beine; Knie; Kniescheibe*

◦ ◦ ◦ **links,** beim Gehen und Stehen im Freien: con.[36]
☞ *O; Beine; links*

◦ ◦ ◦ **Treppabgehen,** beim: bry.[36]
☞ *O; Beine; Treppabgehen agg.*

◦ **Unterschenkel**: agar.[58] ang.[5] ars. carb-an. graph. hep.[111] merc-c.[122] mez.[1] thuj. vac. **Verat.**[1]
☞ *O; Beine; Beine*

◦ ◦ **nachts**: carb-an. **Merc-c.**[122]
☞ *O; Beine; nachts; agg.*

◦ ◦ ◦ **Erwachen** und Umdrehen im Bett, beim: carb-an.

◦ ◦ **Auftreten,** beim: mez.[1] verat.[1]

◦ ◦ **Treppensteigen,** beim: **Ars.** thuj.
☞ *O; Beine; Steigen agg.; Treppensteigen*

◦ ◦ **Schienbein**: agar.[58]
☞ *O; Beine; Beine; Schienbein*

◦ **Knöchel,** Fußgelenk: bov.[5] calc.[1] carbn-s. caust. graph.[1] hep. mez.[5]

◦ ◦ **rechts,** beim Gehen: hep.[36]
☞ *O; Arme; rechts • O; Beine; rechts*

◦ ◦ **morgens** im Bett: carbn-s.

◦ ◦ **vormittags,** beim Gehen: calc.[36]

◦ ◦ **Gehen,** beim: calc.[1] caust. hep.

◦ **Füße**: hep.[111] kali-bi. kali-c. lac-d. psor. zinc.[137]
☞ *O; Beine; Füße*

◦ **Zehen**: cocc. lach.[111]

gequetscht, Schmerz wie:

- **Arme**: acon.[5] alum.[5] am-m.[5] ambr.[5] anac.[5] ang.[5] arg.[5] ars.[5] asaf.[5] asar.[5] aur.[5] bar-c.[5] bell.[1] calad.[5] calc.[5] cann-s.[5] carb-v.[5] caust.[1] chel.[5] chin.[5] **Cina**[5] colch.[5] con.[5] crot-h.[111] dig.[5] dros.[5] dulc.[5] euph.[5] euphr.[5] ferr.[5] graph.[5] hep.[5] hydr-ac.[268] kali-bi.[111] kali-c.[5] kali-n.[5] kreos.[5] laur.[5] mag-c.[5] mang.[5] meny.[5] merc.[5] mez.[5] mosch.[5] mur-ac.[5] nat-c.[5] olnd.[5] par.[5] petr.[5] **Ph-ac.**[5] plat.[1] puls.[5] rhod.[5] rhus-t.[5] ruta[5] sep.[5] sil.[5] spig.[1] spong.[5] stann.[5] staph.[5] sulph.[5] valer.[5] verb.[5]
▥ *ALLGEMEINES; C; Schmerz; klemmender, quetschender Schmerz*

◦ **links**: hydr-ac.[268]
☞ *O; Arme; links*

◦ **Schultern**: colch.[5] hep.[5] kali-c.[5] mez.[5] ph-ac.[5] puls.[5] sep.[5]
☞ *O; Arme; Schultern*

◦ ◦ **rechts**: hep.[5]
☞ *O; Arme; rechts*

◦ **Oberarme**: am-m.[5] arg.[5] asaf.[5] calc.[5] crot-h.[111] dulc.[5] kali-n.[5] mag-c.[5] meny.[5] mur-ac.[5] olnd.[5] petr.[5] ph-ac.[5] ruta[5] stann.[5] valer.[5]
☞ *O; Arme; Oberarme*

◦ **Ellenbogen**: aur.[5] chel.[5] dros.[5] kreos.[5] rhus-t.[5] spong.[5] verb.[5]
☞ *O; Arme; Ellenbogen*

◦ **Unterarmknochen** links: hydr-ac.[268]
☞ *O; Arme; links • O; Arme; Unterarme*

◦ **Handgelenke**: anac.[5] asaf.[5] bar-c.[5] calc.[5] cina[5] con.[5] ferr.[5] graph.[5] kali-bi.[111] kreos.[5] laur.[5] meny.[5] merc.[5] mosch.[5] par.[5] ph-ac.[5] plat.[5] rhod.[5] staph.[5]
☞ *O; Arme; Handgelenke*

◦ **Hände**: acon.[5] **Ambr.**[5] arg.[5] ars.[5] aur.[5] **Calc.**[5] cann-s.[5] chin.[5] cina[5] euph.[5] hydr-ac.[268] spig.[1]
☞ *O; Arme; Hände*

◦ ◦ **links**: hydr-ac.[268]
☞ *O; Arme; links*

◦ ◦ **Handrücken,** links: hydr-ac.[268]
☞ *O; Arme; links • O; Arme; Hände; Handrücken*

◦ ◦ **Handfläche** links: hydr-ac.[268]
☞ *O; Arme; links • O; Arme; Hände; Handflächen*

◦ **Finger**: anac.[5] asar.[5] bell.[1] caust.[1] euphr.[5] kali-n.[5] mag-c.[5] mang.[5] merc.[5] mur-ac.[5] olnd.[5] ph-ac.[5] plat.[1] sil.[5] spong.[5] sulph.[5] valer.[5] verb.[5]

◦ ◦ **Fingerspitzen**: bell.[1] caust.[1]
☞ *O; Arme; Finger; Fingerspitzen*

◦ ◦ **Daumen**: anac.[5] asar.[5] kali-n.[5] merc.[5] mur-ac.[5] plat.[1] sil.[5] spong.[5] valer.[5] verb.[5]
☞ *O; Arme; Finger; Daumen*

- **Beine**: alum.[5] anac.[5] ang.[5] arg.[5] bar-c.[5] bell.[5] bry.[5] calad.[5] calc.[5] camph.[5] carb-v.[5] caust.[5] cimic.[111] **Cina**[5] colch.[5] **Coloc.**[5] cycl.[5] euphr.[5] graph.[5] iod.[5] kali-bi.[111] kali-c.[5] kurch.[192] led.[5] **Lyc.**[5] mez.[5] mosch.[5] nat-c.[5] nit-ac.[5] olnd.[5] petr.[5] **Ph-ac.**[5] phos.[5] plat-m.[111] ran-b.[5] rhod.[5] ruta[5] sabad.[5] sep.[5] sil.[5] sulph.[5] valer.[5] verat.[5] verb.[5] visc.[111] zinc.[5]
▥ *ALLGEMEINES; C; Schmerz; klemmender, quetschender Schmerz*

◦ **morgens**: kurch.[192]
☞ *O; Beine; morgens*

◦ **Knochen**: petr.[5]
☞ *O; Beine; Knochen*

◦ **Gelenke**: ang.[5] bell.[5] carb-v.[5] mez.[5] petr.[5] rhod.[5] sep.[5] sulph.[5]
☞ *O; Beine; Gelenke*

◦ **Hüften**: **Ang.**[5] bar-c.[5] caust.[5] coloc.[5] ruta[5]
☞ *O; Beine; Hüften*

◦ **Oberschenkel**: cycl.[5] ran-b.[5] ruta[5] sabad.[5] valer.[5] verat.[5]

◦ **Knie**: arg.[5] bry.[5] led.[5]
☞ *O; Beine; Knie*

◦ **Unterschenkel**: **Ang.**[5] bry.[5] camph.[5] euphr.[5] led.[5] olnd.[5] verb.[5]
☞ *O; Beine; Beine*

◦ ◦ **Waden**: **Euphr.**[5] led.[5]
☞ *O; Beine; Beine; Waden*

◦ **Knöchel,** Fußgelenk: caust.[5] kali-bi.[111] sep.[5]

◦ **Füße**: alum.[5] **Ang.**[5] arg.[5] camph.[5] cimic.[111] led.[5]

gequetscht, Schmerz wie; **Beine; Füße** (Forts.)
olnd.[5] plat-m.[111] verb.[5]
☞ *O; Beine; Füße*

◦ ◦ **Knochen**: plat-m.[111]
☞ *O; Beine; Knochen*

◦ ◦ **Fersen**: alum.[5] led.[5]
☞ *O; Beine; Füße; Fersen*

geschwürig, Schmerz wie: agar. all-c.[137] alum.[5] am-c. am-m.[5] ambr. ant-c.[102] aran.[137] arg. ars.[137] asaf. aur. bar-c. bell.[5] benz-ac. berb. bov.[5] bry. calc. calc-p. canth. carb-an.[1] carb-v. caust. chin. cic.[5] cocc.[5] coloc.[111] con.[5] dros.[5] graph.[102] hep. ign.[5] iodof.[139] kali-c. kali-i. kali-n.[1] kola[1184] kreos. laur. led. lyc. m-art.[5] m-aust.[5] mag-c. mang.[5] merc.[5] mosch.[5] mur-ac.[5] nat-c. nat-m.[5] nat-s. nit-ac.[5] nux-v.[5] ol-an. osm. par.[5] ph-ac. phos.[1] pip-m. plat.[5] puls.[5] ran-b.[102] rhod.[5] rhus-t.[5] ruta[85] sars.[5] sep.[1] sil. spig.[5] staph. sul-ac.[5] sulph. teucr.[102] thuj. valer. verat.[5] zinc.
ALLGEMEINES; C; Schmerz; geschwürartiger Schmerz

- **links**: iodof.[139]

- **Nägel**: **Am-m.**[5] bell.[5] berb.[111] calc-p.[111] caust.[5] chin.[5] **Graph.**[5] hep.[5] kali-c.[5] m-art.[5] m-aust.[5] merc.[5] mosch.[5] mur-ac.[5] **Nat-m.**[5] nux-v.[5] **Puls.**[5] ran-b.[5] **Rhus-t.**[5] ruta[5] **Sep.**[5] **Sil.**[5] sul-ac.[5] sulph.[5] thuj.[5]
☞ *O; Nägel*

- **Arme**: alum.[5] am-m.[85] bar-c. bell.[5] berb. bov.[5] bry.[5] calc-p. cic.[5] cocc.[5] con.[5] dros.[5] graph.[1] kali-c.[1] kreos.[5] laur.[5] m-aust.[5] mag-c.[36] mang.[5] nat-c.[5] nat-m.[5] nat-s. ol-an.[111] par.[5] plat.[1] puls. ran-b.[5] sars.[5] sil. sulph. **Thuj.** verat.[5]

◦ **Schultern**: berb. thuj.
☞ *O; Arme; Schultern*

◦ **Humerus**: bar-c.
☞ *O; Arme; Oberarme*

◦ **Ellenbogen**: cic.[5] dros.[5]
☞ *O; Arme; Ellenbogen*

◦ **Finger**: alum.[5] am-m.[85] berb. bry.[5] calc-p. graph.[1] kali-c.[1] kreos.[5] m-aust.[5] mag-c.[36] nat-c.[5] nat-m.[5] nat-s. ol-an.[111] plat.[1] puls. ran-b.[5] sars.[5] **SIL. Sulph.**

◦ ◦ **Nägel**: **Calc-p.** m-aust.[5] nat-s. puls. ran-b.[5]
☞ *O; Nägel; Fingernägel •O; Arme; Finger; Daumen*

◦ ◦ **Fingerspitzen**: alum.[5] am-m.[85] graph.[1] kali-c.[1] nat-c.[5] nat-m.[5] sars.[5] **SIL.**
☞ *O; Arme; Finger; Fingerspitzen*

◦ ◦ **Daumen**:
☞ *O; Arme; Finger; Daumen*

◦ ◦ ◦ **Gelenke**: kali-c.[1]
☞ *O; Arme; Finger; Fingergelenke*

◦ ◦ ◦ **Nagel**: am-m. nat-s.
☞ *O; Nägel; Fingernägel •O; Arme; Finger; Daumen*

◦ ◦ ◦ **Spitze**: mag-c.[36]
☞ *O; Arme; Finger; Fingerspitzen*

◦ ◦ **Zeigefinger**: plat.[1] **SIL.**

- **Beine**: agar. all-c.[137] am-c. am-m.[5] ambr. ant-c.[102] aran.[137] arg. ars.[137] asaf. aur. bar-c. benz-ac. berb. bry. calc. calc-p. canth. carb-an.[1] carb-v. caust. chin. coloc.[111] graph.[102] hep. ign.[5] kali-c. kali-i. kali-n.[1] kola[1184] kreos. laur. led. lyc. m-art.[5] mag-c. mosch.[5] nat-c. nat-m.[5] nat-s. nit-ac.[5] nux-v.[5] ol-an. osm. ph-ac. phos.[1] pip-m. plat.[5] puls.[5] ran-b.[102] rhod.[5] ruta[85] **Sep.**[1] sil. spig.[5] staph. sulph. teucr.[102] thuj. valer. zinc.

◦ **Gesäßbacken**: calc. caust.[123] kali-c.[1] phos. **Puls.**
☞ *O; Beine; Gesäßbacken*

◦ ◦ **zwischen** den Gesäßbacken: caust.[123]

◦ **Hüften**: calc.[1] coloc.[111] ph-ac.[111] sulph.[111]
☞ *O; Beine; Hüften*

◦ **Oberschenkel**: arg. kali-c. nit-ac.[5] **Puls.**[5] sep. staph.

◦ **Knie**: asaf. caust.[1] rhod.[5]
☞ *O; Beine; Knie*

◦ ◦ **Kniescheibe**: asaf.
☞ *O; Beine; Knie; Kniescheibe*

◦ **Unterschenkel**: agar. **Kreos. Nux-v.**[5] osm. puls.
☞ *O; Beine; Beine*

◦ ◦ **Waden**: agar.
☞ *O; Beine; Beine; Waden*

◦ **Knöchel,** Fußgelenk: am-m.[1] hep.[5] **Kali-n.**[5] **Nat-m.**[1] ruta[85]

◦ ◦ **Berührung** und beim Gehen, bei: nat-m.[1]

◦ **Füße**: all-c.[137] am-c. am-m.[5] ambr. aran.[137] ars.[137] aur. bar-c. berb.[122] bry. calc. canth. carb-an. caust. graph. hep. ign.[5] kali-i. kali-n.[1] kreos. laur. lyc. **Mag-c.** nat-c.[111] **NAT-M.** nat-s. **Ph-ac.**[102] phos.[1] puls.[5] ran-b.[102] spig.[5] sulph. thuj. zinc.
☞ *O; Beine; Füße*

◦ ◦ **Ballen**: lyc.[1]

◦ ◦ **Fersen**: all-c.[137] am-c. **AM-M.**[5] aran.[137] ars.[137] aur. **Berb.**[122] carb-an. **Caust.** graph. **Kali-i.** laur. nat-c.[111] **Nat-s. Zinc.**
☞ *O; Beine; Füße; Fersen*

◦ ◦ **Fußsohlen**: ambr. bar-c. calc. **Canth.** graph. **IGN.**[5] kali-n.[1] kreos. lyc. **Nat-s. Phos.**[1] **PULS.**[5] spig.[5] sulph. thuj. zinc.
☞ *O; Beine; Füße; Fußsohlen*

◦ ◦ ◦ **Gehen,** beim: phos.[1]

◦ **Zehen**: am-c. ant-c.[102] aur. berb. bry. calc-p. carb-an.[1] carb-v. caust. chin. graph.[102] **Kali-i.** kola[1184] led. m-art.[5] mosch.[5] nat-c. nat-m.[5] nux-v.[5] ol-an. ph-ac. pip-m. plat.[5] sep.[1] sil. teucr.[102] valer. zinc.

◦ ◦ **Nägel**: ant-c.[102] graph.[102] m-art.[5] mosch.[5] nux-v.[5] teucr.[102]
☞ *O; Nägel; Zehennägel*

◦ ◦ **großer** Zeh: am-c. aur. bry. calc-p. carb-an.[1] caust. chin. led. nat-c. ol-an. pip-m. sil. zinc.

◦ ◦ ◦ **Auftreten,** beim: sil.

◦ ◦ ◦ **Gehen,** beim: aur. bry. calc-p. chin. **LED.** pip-m. **SIL.**

◦ ◦ ◦ **Ballen**: carb-an.[1]

◦ ◦ **3. Zehe**: berb.

gespannt, Schmerz wie, Waden: berb. cupr.

gichtig, durch Gicht bedingter Schmerz:
ALLGEMEINES; C; Schmerz; gichtig

- **Gelenke**: abies-n.[1125] **Abrot. Acon.**[102] aego-p.[1125] **Aesc.**[1125] agar. **AGN.** all-c.[1125] all-s.[1125] **Alum. Am-be.**[25] am-c. am-m. am-p.[85] ambr. anac. anag. ange-a.[1125] ant-c.[58] ant-t. **Ap-g.**[1125] **Apis** apoc-a.[25] arbu.[85] **ARG.** arist-cl.[119] **ARN.**[193] **Ars.** ars-h. **Ars-i.** arum-m.[1125] **Asaf.** asar. aspar.[1125] astac.[85] aur. aur-ar.[58] aur-i.[58] aur-m-n.[102] ba-sv.[136] bac.[62] **Bapt. Bar-c.** bar-i.[58] baros.[1125] **BELL.** bell-p.[102] **Benz-ac.**[193] **BERB.**[1125] berb-a.[1125] **Betul.**[1125] bism. bold.[1125] bor. bos-c.[1125] bov. **BRY. Bufo** cact.[58] **Caj.**[102] calam-a.[1125] **CALC.** calc-f.[58] calc-i.[58] **CALC-P. CALC-S. Callun.**[1125] **Camph.**[1125] cann-s.[1125] canth. caps.[58] carb-an. carb-v. **Carbn-s.**[25] card-b.[1125] care-a.[1125] carl.[102] **CAUST.** cent-u.[1125] cham. chaul.[1125] **Chel. Chin. Chin-ar. Chin-s.**[102] **Cinnb.** clem.[1125] **Cocc.** coch-o.[1125] **COLCH. Colchin.**[102] **Coloc.** con.[36] cupr.[102] cypr.[102] daph.[102] dips-s.[1125] dros. **Dulc.** elmen[9] equis-a.[1125] eucal.[1125] eup-per.[58] eup-pur.[25] **Ferr.** ferr-ar. ferr-i. ferr-p. ferr-pic.[102] **Form.** form-ac.[102] franz.[9] frax-e.[1125] gast.[9] gaul.[1125] genist.[1125] get.[45] gins.[1125] gnaph.[1125] gran.[1125] **Graph.** grat.[1125] **Guai.**[85] harp.[1184] hed.[1125] hell. **Hep. Hyos.** hyper.[1125] iber.[25] **Ign.**[102] ilx-a.[1125] imp.[1125] **Iod.** irid.[102] jab.[102] jug-r.[1125] **Juni-c.**[1125] just.[1125] **Kali-ar.** kali-bi.[102] **KALI-C. Kali-i.** kali-m.[61] kali-n. kali-p. kali-sil.[58] **Kalm.** lact.[1125] **Lappa**[1125] **Laur.** lav-v.[1125] **LED.** lem-m.[1125] levi-o.[1125] lil-t.[1125] linu-u.[1125] lith-br.[25] **Lith-c.**[102] lol.[1125] lupin.[1125] **LYC.** m-arct.[5] m-art.[5] **M-aust.**[5] **MAG-C.** mag-m. mag-p.[58] mand.[1125] mang.[193] **Mang-acet.**[1] marr.[1125] med.[102] menis.[25] menth-pu.[1125] meny. **MERC.** merc-d.[137] **Mez.** mill.[1125] nast.[1125] **Nat-ar. Nat-c.** nat-l.[102] **Nat-m.**[102] nat-p. **Nat-s.**[137] nat-sal.[102] nit-ac. nux-m. **NUX-V.** ol-j. onon.[1125] orig.[1125] orthos.[1125] ox-ac.[193] **Paeon.**[1125] pancreat.[85] past.[1125] petr. **Ph-ac. Phase.**[193] **Phos. Physal.**[1125] **Phyt.** pice-e.[1125] piloc.[102] pin-s.[1125] **Plb.** podo.[25] polygo-o.[1125] pop.[1125] pot-t.[1125] **Prim-v.**[1125] **PSOR. Puls.**[122] querc.[102] rad-br.[137] **Ran-b.** ran-s.[137] rham-cath.[1125] **Rhod. RHUS-T.**[102] ruta **SABIN.**[102] sac-alb.[36] **Sal-ac.** salx-a.[1125] samb. **Sang.** sapo.[1125] saroth.[1125] **Sars.** sec. **SEP. Sil.** sol-t.[1125] solid.[1125] spig. **SPONG.** squil. **Stann. STAPH.** stel.[102] stram. **Stront-c.** sul-ac. sul-i.[58] **SULPH.** tab.[36] tanac.[1125] tarax. tax.[102] **Ter.**[1125] thlaspi[122] **Thuj.** til-c.[253] trif-p.[1125] trig-f-g.[1125] tritic.[1125] ulm.[1125] urea[85] **Urt-u.**[193] valer. verat. verat-v.[25] verb. vero-o.[1125] vinc.[1125] viol-o. viol-t. zinc.
  Gichtknoten •Beine; Zehen; FIEBER, HITZE; C; Rheumatische Fieber

  - **abwechselnd** mit:
    - **Angst**: asaf.[58]
      A; Abwechselnd mit
    - **Asthma**: sulph.
      A; Abwechselnd mit
    - **Erbrechen**: ant-c.[193]
      A; Abwechselnd mit
    - **Metrorrhagie**: sabin.[193]
      A; Abwechselnd mit
    - **Schmerzen** im Kopf: eup-per.[58] sulph.
      A; Abwechselnd mit KOPF; O; Innerlich, innerer Kopf; abwechselnd mit
      - **Stirn**: eup-per.[58] sulph.
  - **Asthma,** bei: benz-ac.[193]
    ATMUNG; C; Asthma, asthmatische Atmung; Begleitsymptome
  - **Diabetes,** bei: phase.[193]
  - **Diarrhö,** nach: ant-c.[137] benz-ac.[137] colch.[137] merc-d.[137] nat-s.[137]
  - **Furcht** vor Berührung, **mit**: arn.[193]
  - **geschwächte** Männer: **Staph.**
  - **Harn,** mit dickem: urt-u.[193]
  - **Hautausschläge**:
    - **vor**: benz-ac.[193]
    - **mit**: **Ant-t.** urea[85]
  - **Hitze** agg.: guai.[85]
  - **Husten** nachlässt, agg. wenn der: coloc.
  - **Klimakterium,** im: **Puls.**[122] **Thlaspi**[122]
  - **nervöser** Ruhelosigkeit, mit: ign.[102]
  - **saurer** Wein agg.: ant-c.[58]
  - **Schwäche,** nach Anfall: bell-p.[102] cypr.[102]
  - **Schweiß** agg.: ox-ac.[193]
  - **unterdrückte** Gicht, durch: **Caj.**[102] nat-m.[102] ox-ac.[102] rhus-t.[102]
  - **Uterusstörungen,** mit: sabin.[102]
  - **Wetterwechsel,** durch: bry.[58]
  - **Zimmer,** im warmen: sabin.[102]
  - **erstreckt** sich von links nach rechts: benz-ac.[193] **Colch.**
  - **kleine** Gelenke: am-be.[25] ran-s.[137]
    O; Gelenke; kleine Gelenke •Beine; Zehen; Gelenke

- **Arme**:
  - **Knochen**: lach.[5]
  - **Gelenke**: **Abrot. Acon.**[102] aesc.[58] agar. **AGN. Alum. Am-be.**[25] am-c. am-m. am-p.[85] ambr. anac. anag. **Ant-c.**[58] ant-t.[58] **Apis** apoc-a.[25] arbu.[85] **ARG.** arist-cl.[119] **ARN.**[193] **Ars.** ars-h. **Ars-i. Asaf.** asar. astac.[85] aur. aur-ar.[58] aur-i.[58] aur-m-n.[102] ba-sv.[136] bac.[62] **Bapt. Bar-c.** bar-i.[58] **BELL.** bell-p.[102] **Benz-ac.**[137] berb.[58] bism. bor. bov. **BRY. Bufo** cact.[58] **Caj.**[102] **CALC.** calc-f.[58] calc-i.[58] **CALC-P. CALC-S.** canth. caps.[58] carb-an. carb-v. **Carbn-s.**[25] carl.[102] **CAUST.**[1] cham. **Chel. Chin. Chin-ar. Chin-s.**[102] **Cinnb. Cocc. COLCH.**[137] **Colchin.**[102] **Coloc.** con.[36] cupr.[102] cypr.[102] daph.[102] dros. **Dulc.** eup-per.[58] eup-pur.[25] **Ferr.** ferr-ar. ferr-i. ferr-p. ferr-pic.[102] **Form.** form-ac.[102] **Graph. Guai.**[85] hell. **Hep. Hyos.** iber.[25] **Ign.**[102] **Iod.** irid.[102] jab.[102] **Kali-ar.** kali-bi.[102] **KALI-C. Kali-i.** kali-m.[61] kali-n. kali-p. kali-sil.[58] **Kalm.**[102] **Laur. LED.** lith-br.[25] **Lith-c.**[102] **LYC.** m-art.[5] **MAG-C.** mag-m. mag-p.[58] mang.[193] **Mang-acet.**[1] med.[102] menis.[25] meny. **MERC.** merc-d.[137] **Mez. Nat-ar. Nat-c.** nat-l.[102] **Nat-m.**[102] nat-p. **Nat-s.**[137] nat-sal.[102] nit-ac. nux-m. **NUX-V.**[102] ol-j. ox-ac.[193] pancreat.[85] petr. **Ph-ac.** phase.[193] **Phos. Phyt.** piloc.[102] **Plb.** podo.[25] **PSOR. Puls.**[122] querc.[102] rad-br.[137] **Ran-b.** ran-s.[137] **Rhod. RHUS-T.**[102] ruta **SABIN.**[102] sac-alb.[36] **Sal-ac.** samb. **Sang. Sars.** sec. **SEP. Sil.**

gichtig, durch Gicht bedingter Schmerz; **Arme; Gelenke** (Forts.)
Spig.[5] **SPONG.** squil. **Stann. STAPH.** stel.[102] stram. **Stront-c.** sul-ac. sul-i.[58] **SULPH.** tab.[36] tarax. tax.[102] thlaspi[122] **Thuj.** urea[85] **Urt-u.**[193] valer. verat. verat-v.[25] verb. viol-o. viol-t. zinc.
☞ *O; Arme; Gelenke • Gichtknoten • Beine; Zehen; Gelenke* ▥ *FIEBER, HITZE; C; Rheumatisches Fieber*

⇄ ◦ ◦ **abwechselnd** mit:
◦ ◦ ◦ **Angst**: asaf.[58]
☞ *A; Abwechselnd mit*
◦ ◦ ◦ **Asthma**: sulph.
☞ *A; Abwechselnd mit*
◦ ◦ ◦ **Erbrechen**: ant-c.[193]
☞ *A; Abwechselnd mit*
◦ ◦ ◦ **Metrorrhagie**: sabin.[193]
☞ *A; Abwechselnd mit*
◦ ◦ ◦ **Schmerzen** im **Kopf**: eup-per.[58] sulph.
☞ *A; Abwechselnd mit* ▥ *KOPF; O; Innerlich, innerer Kopf; abwechselnd mit*
◦ ◦ ◦ ◦ **Stirn**: eup-per.[58] sulph.
☞ *A; Abwechselnd mit*

<> ◦ ◦ **Asthma,** bei: benz-ac.[193]
▥ *ATMUNG; C; Asthma, asthmatische Atmung; Begleitsymptome*

◦ ◦ **Diabetes,** bei: phase.[193]
◦ ◦ **Diarrhö,** nach: ant-c.[137] benz-ac.[137] colch.[137] merc-d.[137] nat-s.[137]
◦ ◦ **Furcht** vor Berührung, mit: arn.[193]
◦ ◦ **geschwächte** Männer: **Staph.**
◦ ◦ **Harn,** mit dickem: urt-u.[193]
◦ ◦ **Hautausschläge**:
◦ ◦ ◦ **vor**: benz-ac.[193]
◦ ◦ ◦ **Hautausschlägen,** mit: **Ant-c.** urea[85]
◦ ◦ **Hitze** agg.: guai.[85]
◦ ◦ **Husten** nachlässt, agg. wenn der: coloc.
☞ *O; Arme; Husten agg.*
◦ ◦ **Klimakterium,** im: **Puls.**[122] **Thlaspi**[122]
◦ ◦ **nervöser** Ruhelosigkeit, mit: ign.[102]
◦ ◦ **saurer** Wein agg.: ant-c.[58]
☞ *O; Arme; Säuren, nach*
◦ ◦ **Schwäche,** nach Anfall: bell-p.[102] cypr.[102]
◦ ◦ **Schweiß** agg.: ox-ac.[193]
☞ *O; Arme; Schweiss; agg.*
◦ ◦ **unterdrückte** Gicht, durch: **Caj.**[102] nat-m.[102] ox-ac.[102] rhus-t.[102]
◦ ◦ **Uterusstörungen,** mit: sabin.[102]
◦ ◦ **Wetterwechsel,** durch: bry.[58]
◦ ◦ **Zimmer,** im geheizten: sabin.[102]
◦ ◦ **erstreckt** sich:
◦ ◦ ◦ **Herz**: colch.[102] kalm.[102]
◦ ◦ ◦ **links** nach rechts: benz-ac.[193] **Colch.**
☞ *O; Arme; links; rechts, dann*
◦ ◦ ◦ **Magen**: ant-c.[102] nux-v.[102]
◦ ◦ **kleine** Gelenke: am-be.[25] ran-s.[137]
☞ *O; Gelenke; kleine Gelenke*

◦ **Ellenbogen**: ars-h. caust. eup-per.[25] kali-i.
☞ *O; Arme; Ellenbogen*
◦ **Hände**: agn. berb.[58] calc. calc-p.[58] **Carbn-s.** gins. hep. led.[139] lyc.[1] med.[51] pin-s. plb. sulph. til-c.[253]
☞ *O; Arme; Hände*
◦ ◦ **Gelenke**: agn. berb.[58] **Calc.** calc-p.[58] **Hep. LYC.**[1] med.[51] pin-s. plb. **Sulph.** til-c.[253]
☞ *O; Arme; Gelenke*
◦ **Finger**: bamb-a.[1184] **Calc.**[5] carb-v. lyc. sabin.[5]
◦ ◦ **Daumengelenke**: carb-v. lyc.
☞ *O; Arme; Finger; Fingergelenke • O; Arme; Finger; Daumen*
◦ ◦ **Mittelfinger**: bamb-a.[1184]

- **Beine**: aca-m.[1125] aego-p.[1125] ambr. ammc. anan. ant-c. apis apoc-a.[25] arn. ars. asaf. aster. aur.[5] ba-sv.[136] bell. benz-ac. **Bry.** calc. calc-p. care-a.[1125] caust. chin.[5] cimic. coff.[54] colch.[85] coloc.[5] con.[1] conv.[1125] crot-h. dig.[5] dulc. elat. eup-per.[58] gnaph. graph. guai. hed.[1125] hep.[5] kali-i. kalm. lach. land.[9] led. lyc. meph. merc.[5] nat-s. nit-ac. nux-v. petr.[36] phos. plat. plb.[36] psor. puls.[5] ran-s. rhod.[54] rhus-t.[5] sabin. samb-e.[1125] sars. sep.[1] sil. sulph. thuj. til-c.[253] verat.[5] zinc.

◦ **Gelenke**: petr.[5] verat.[5]
☞ *O; Beine; Gelenke*
◦ **Ischiasnerv,** **reißend, stechend, agg. bei Bewegung, unregelmäßig erscheinend, dauern mehrere Stunden, vor allem nachts oder nachmittags**: **Coff.**[54]
◦ **Hüften**: **Ars.**[5] **Aur.**[5] bell. **Calc.**[5] **Coloc.**[5] **Dig.**[5] graph.[1] **Hep.**[5] **Led. Lyc.**[5] **Merc.**[5] **Nit-ac.** petr. sep.[5] sil.[5] sulph.[5]
☞ *O; Beine; Hüften*
◦ **Knie**: ant-c. arn.[5] **BENZ-AC. CALC.** chin.[5] con.[1] crot-h. **Eup-per.**[25] **Guai. Lach. Led. Nux-v.** petr.[1] **Puls.**[5] **Rhus-t.**[5] sabin.[5] sep.[1] verat.[1]
☞ *O; Beine; Knie*
◦ ◦ **rechts**: eup-per.[25]
☞ *O; Arme; rechts • O; Beine; rechts*
◦ ◦ **Kniescheibe**: crot-h.
☞ *O; Beine; Knie; Kniescheibe*
◦ **Unterschenkel**: anan. **Apis Bry.** psor. sars.
☞ *O; Beine; Beine*
◦ **Knöchel,** Fußgelenk: ambr.[5] arn.[5] **Bry.**[5] cimic.[8] **LED.** petr.[36] verat.[5]
◦ ◦ **nachts**: petr.[36]
☞ *O; Beine; nachts; agg.*
◦ **Füße**: aca-m.[1125] **Aego-p.**[1125] calc. care-a.[1125] conv.[1125] gnaph.[1125] graph.[1] hed.[1125] kali-i. **Led.** lyc. meph. **Nat-s.** plb.[36] sabin. samb-e.[1125]
☞ *O; Beine; Füße*
◦ ◦ **Fersen**: calc. kali-i. lyc. meph. sabin.
☞ *O; Beine; Füße; Fersen*
◦ **Zehen**: ambr. ammc. ant-c. apoc-a.[25] arn. ars. asaf. aster. ba-sv.[136] benz-ac. bry. calc. calc-p. caust. cimic. colch.[85] con.[1] dulc. elat. eup-per.[58] gnaph. graph. kalm. land.[9] led. lyc. phos. plat. plb.[36] ran-s. rhod.[54] sabin. sil. sulph. thuj. til-c.[253] zinc.

◦ ◦ **Gelenke**: arn. asaf. aster.[85] calc.[58] calc-p.[58] **Caust. Dulc.** graph. ran-s. rhod.[54] **Sabin.** sulph. thuj.
☞ *O; Beine; Gelenke •Gelenke •Gelenke; kleine Gelenke •Arme; Gelenke*

◦ ◦ **großer** Zeh: ambr. ammc. ant-c. apoc-a.[25] arn. ars. asaf. aster. ba-sv.[136] benz-ac. bry. calc. calc-p. caust. cimic. colch.[85] con.[1] dulc. elat. eup-per.[58] gnaph. kalm. land.[9] led. lyc. phos. plat. plb.[36] rhod.[54] sabin. sil. sulph. til-c.[253] zinc.

◦ ◦ ◦ **links**: plb.[36]
☞ *O; Beine; links*

◦ ◦ ◦ **rechts**: plb.[36]
☞ *O; Arme; rechts •O; Beine; rechts*

◦ ◦ ◦ **Gelenke**: ambr. ammc. apoc-a.[25] **Arn.** ars. asaf. aster. ba-sv.[136] **Benz-ac. Bry.** calc. **Calc-p. Caust. Cimic.** colch.[85] con.[1] **Dulc.** elat. eup-per.[58] **Gnaph.** kalm. **LED. LYC.** phos. plat. rhod.[54] **Sabin. Sil.** sulph. til-c.[253] zinc.
☞ *O; Beine; Gelenke*

◦ ◦ ◦ ◦ **links**: ammc. ba-sv.[136]
☞ *O; Beine; links*

- **chronisch**:

◦ **Gelenke**: carbn-s.[25]

◦ **Arme,** Gelenke: carbn-s.[25]
☞ *O; Arme; Gelenke*

- **rezidivierend**:

◦ **Gelenke**: mang.[193]

◦ **Arme,** Gelenke: mang.[193]
☞ *O; Arme; Gelenke*

- **unerträglich**:
ALLGEMEINES; C; Schmerz; unerträglicher Schmerz

◦ **Gelenke**: mang-acet.[1]

◦ **Arme,** Gelenke: mang-acet.[1]
☞ *O; Arme; Gelenke*

grabend:
☞ *bohrender Schmerz ALLGEMEINES; C; Schmerz; bohrender Schmerz*

greifender Schmerz:

- **Arme**: am-c.[1] **Bell.**[5] caust.[36] cere-s.[36] chin-s.[36] ferr.[36] hyos.[5] ign.[5] mag-c.[1] nat-c.[1] nat-m.[5]

◦ **Knochen**: nat-c.[1]

◦ **Schultern**: caust.[36] cere-s.[36] ferr.[36] **Ign.**[5]
☞ *O; Arme; Schultern*

◦ ◦ **Deltoideusregion**: caust.[36] cere-s.[36] ferr.[36]
☞ *O; Arme; Schultern; Deltoideus, Region des*

◦ ◦ ◦ **rechts**: ferr.[36]
☞ *O; Arme; Schultern; Deltoideus, Region des; rechts*

◦ **Oberarme**: caust.[36] cere-s.[36] chin-s.[36] ferr.[36] mag-c.[1]
☞ *O; Arme; Oberarme*

◦ ◦ **Bizepssehne** links, mittags: chin-s.[36]
☞ *O; Arme; links*

◦ **Daumen**: am-c.[1]
☞ *O; Arme; Finger; Daumen*

- **Beine**: agar.[36] graph.[1] ign.[5] kali-n.[1] led.[1] mang-acet.[1] mang-o.[36] merc-i-f.[36] mur-ac.[36] osm.[36] stront-c.[5] sulph.[36]

◦ **Hüften,** beim Sitzen: mur-ac.[36]
☞ *O; Beine; Hüften*

◦ **Waden**: led.[1] mang-acet.[1]

◦ **Fersen**: graph.[1]

◦ **Fußgelenke**: agar.[36] mang-o.[36] merc-i-f.[36] osm.[36] sulph.[36]

◦ ◦ **links,** abends, vor dem Zubettgehen: sulph.[36]
☞ *O; Beine; links*

◦ ◦ **rechts**: agar.[36] mang-o.[36] merc-i-f.[36]
☞ *O; Arme; rechts •O; Beine; rechts*

◦ ◦ ◦ **erstreckt** sich die Wade hoch: agar.[36]

◦ **Fußsohlen**: kali-n.[1]
☞ *O; Beine; Füße •O; Beine; Füße; Fußsohlen*

Grippe, Influenza, Schmerz wie bei: ozone[227]
ALLGEMEINES; C; Grippe, Empfindung wie bei

hämmernder Schmerz, Arme, Knochen: nit-ac.[1]
ALLGEMEINES; C; Schmerz; hämmernder Schmerz

hartnäckiger Schmerz, Ischiasnerv, agg. in Ruhe und besonder zu Beginn des Gehens: **Gels.**[54]

häufiger Schmerz, Schultern: aur-m-n.[36]

Haut ab, als sei die, Ellbogen: chelo.[85]

heftiger, akuter Schmerz:
☞ *schneidender Schmerz*

heftiger Schmerz:

- **Arme**: crot-c.[2016]

- **Beine**: agar.[54] ail.[25] ant-c.[1] asc-t.[25] cann-i.[25] cedr.[25] chel.[25] com.[25] dig.[137] dios.[25] excr-can.[269] form.[25] helon.[25] hydr.[25] lil-t.[25] lycps.[25] merc-cy.[25] mit.[25] pic-ac.[25] vib.[54] visc.[25]

◦ **Ischiasnerv**: agar.[54]

◦ **Hüften**: dig.[137] excr-can.[269] vib.[54]
☞ *O; Beine; Hüften*

◦ ◦ **Wehen,** Entbindung, während: vib.[54]

heißer Schmerz, Beine:

- **Kniekehlen**: sulph.
☞ *O; Beine; Knie •O; Beine; Knie; Kniekehle*

- **Zehen**: acon. thuj.

◦ **großer** Zeh: thuj.

- **Eisen,** wie heißes, N. ischiadicus: **Tell.**[22]

Hernie hervortritt, Schmerz, als ob eine, Hüftregion: wies.[36]

hysterischer Schmerz: arg-n.[102] bell.[102] cham.[102] cocc.[102] cot.[102] cupr.[102] hyos.[102] hyper.[102] ign.[102] lyc.[102] merc.[102] nux-m.[54] nux-v.[102] stram.[102] zinc.[102]

- **Gelenke**: **Arg-n.**[102] cham.[102] cot.[102] hyper.[102] **Ign.**[102] zinc.[102]

- **Arme,** Gelenke: **Arg-n.**[102] cham.[102] cot.[102] hyper.[102] **Ign.**[102] zinc.[102]
☞ *O; Arme; Gelenke*

- **Ischiasnerv**: **Nux-m.**[54]

Intensiv, Ischiasnerv, den Verzweigungen entlang: **Gnaph.**[54]

intermittierender Schmerz:
- **Arme**: anac.[1] asaf. berb. croc. ferr-ma. ind.[36] kali-n.[1] led. lyc. nat-c.[1] sars. stann.[1] sul-ac.[1] trom. zinc.[1]
  ◦ **Schultern**: ind.[36] sul-ac.[1]
  ☞ *O; Arme; Schultern*
  ◦ ◦ **links**: ind.[36]
  ☞ *O; Arme; links*
  ◦ **Oberarme**: anac.[1] asaf. led. sars. zinc.[1]
  ☞ *O; Arme; Oberarme*
  ◦ **Unterarme**: croc. lyc. nat-c.[1] trom.
  ☞ *O; Arme; Unterarme*
  ◦ **Handgelenke**: ferr-ma. stann.[1]
  ☞ *O; Arme; Handgelenke*
  ◦ **Daumen**: berb.
  ☞ *O; Arme; Finger; Daumen*
- **Fersen**: sabin.[85]
  ☞ *O; Beine; Füße •O; Beine; Füße; Fersen*
- **Oberschenkel**: nat-c.[1]
- **Zehen**: dulc.[1]

Jucken, Schmerz mit:
- **Arme**: chin. coloc.[1] hyos.[1] mag-c.[1] nat-m.[1] ph-ac.[1] spig.[1] staph. sulph. verat.[1]
  ◦ **Oberarme**: chin. mag-c.[1] ph-ac.[1] sulph.
  ☞ *O; Arme; Oberarme*
  ◦ **Ellenbogen**:
  ☞ *O; Arme; Ellenbogen*
  ◦ ◦ **Knochen,** Olecranon: spig.[1]
  ☞ *O; Arme; Ellenbogen; Höcker, Olekranon* ▥ *ALLGEMEINES; C; Jucken, Kitzeln, Empfindung von; Knochen*
  ◦ ◦ **Ellenbeuge**: coloc.[1]
  ☞ *O; Arme; Ellenbogen; Ellenbeuge*
  ◦ **Unterarme**: hyos.[1]
  ☞ *O; Arme; Unterarme*
  ◦ **Hände**: nat-m.[1]
  ☞ *O; Arme; Hände*
  ◦ **Finger**:
  ◦ ◦ **Daumen**: staph.
  ☞ *O; Arme; Finger; Daumen*
  ◦ ◦ **Kleiner** Finger: verat.[1]
- **Beine**: anac.[1] berb. coloc.[1] dros. dulc.[1] guai.[1] led. mag-c.[1] mang.[102] meny.[1] nat-m. ran-s. spig.[1] stann.[1] staph.[1] tarax. viol-t.
  ◦ **Hüften**: led. mag-c.[1]
  ☞ *O; Beine; Hüften*
  ◦ ◦ **Kratzen**:
  ◦ ◦ ◦ **agg.**: led.
  ☞ *O; Beine; Kratzen; agg.*
  ◦ ◦ ◦ **amel.**: mag-c.[1]
  ☞ *O; Beine; Kratzen; amel., der wundschmerzhaften Teile*
  ◦ **Oberschenkel**: anac.[1] guai.[1] spig. stann.[1] staph.[1]
  ◦ ◦ **innen,** medial: stann.[1] staph.[1]
  ◦ **Knie**: coloc.[1] mang.[102] meny.[1] viol-t.
  ☞ *O; Beine; Knie*
  ◦ ◦ **Kniekehle**: coloc.[1]
  ☞ *O; Beine; Knie; Kniekehle*
  ◦ **Unterschenkel**: coloc.[1] dulc.[1] staph.[1]
  ☞ *O; Beine; Beine*
  ◦ ◦ **Schienbein**: coloc.[1]
  ☞ *O; Beine; Beine; Schienbein* ▥ *ALLGEMEINES; C; Jucken, Kitzeln, Empfindung von; Knochen*
  ◦ ◦ **Waden**: coloc.[1] staph.[1]
  ☞ *O; Beine; Beine; Waden*
  ◦ **Knöchel**: stann.[1]
  ◦ **Füße**:
  ☞ *O; Beine; Füße*
  ◦ ◦ **Fersen**: berb. nat-m.
  ☞ *O; Beine; Füße; Fersen*
  ◦ ◦ **Fußsohlen**: dros. spig.[1] tarax.
  ☞ *O; Beine; Füße; Fußsohlen*
  ◦ **Zehen**: ran-s. spig.[1]

Keil, Schmerz wie durch einen, Knöchel, rechts: helon.[36]
▥ *ALLGEMEINES; C; Pflock, Keil oder Nagel, Empfindung von einem*

Kieselsteinen laufen, Schmerz an den Fersen, als würde man auf: hep.[1] lyc.[1]

Kitzeln, Schmerz mit: nat-m.[1]

klopfend feiner Schmerz (glucksender Schmerz), Achillessehne, links: berb.[36]

Klopfend, feiner Schmerz (glucksender Schmerz), Fußrücken: chel.[1]

kneifender Schmerz: acon.[5] alum. am-c. anac.[1] ang.[5] ant-c.[1] ant-t.[36] arg. arn.[5] asaf. aur.[1] bar-c. bell.[1] berb. bry. bufo-s. calad.[5] calc. camph. carb-an.[1] carb-v. card-b.[36] caust.[5] chel.[102] chin.[1] cimic.[111] cina colch. coloc.[5] cypra-e.[227] dig. dros.[1] dulc. euph.[5] euphr. ferr. fl-ac. gamb. graph. haliae-lc.[222] hyos.[1] iod. ip. kali-bi.[111] kali-c.[1] kali-i. kali-n.[1] kreos.[5] lac-leo.[204] laur.[5] led. mag-c.[1] mag-m. mang. mang-acet.[1] meny.[1] meph. merc-i-f. mez.[1] mosch. mur-ac.[1] myris. nat-c.[1] nat-m. nat-s. nit-ac. nux-m. ol-an. olnd. osm. par. petr.[5] ph-ac.[1] phos. prun. puls. ran-b.[137] rhod.[5] sabad. sep.[5] sil.[1] spig. spong.[1] stann.[1] staph.[1] stront-c. sul-ac.[1] sulph.[1] thuj. upa. valer.[5] visc.[111] zinc.[1]
▥ *ALLGEMEINES; C; Schmerz; kneifender Schmerz*
- **Knochen**: petr.[5]
- **Gelenke**: ang.[5] bell.[5] kreos. meny. mez.[5] petr.[5] rhod.[5] sep.[5] sulph.[5]
- **Arme**: acon.[5] am-c. ang.[5] arg. bar-c. berb. bry. bufo-s. calad. calc. card-b.[36] caust. chel.[1] cina colch. dig.[1] dulc. euph.[5] euphr. ferr. fl-ac. gamb. ip.[5] kali-c.[1] kali-i. kali-n.[1] kreos.[5] laur.[5] mang. meny.[1] merc-i-f. mez.[1] nat-c.[1] nat-m. nit-ac.[1] nux-m. ol-an. olnd. osm. ph-ac.[1] prun.[111] rhod.[5] sabad.[5] sep.[1] spig. spong.[1] stann.[1] staph.[1] stront-c. sulph.[1]
  ◦ **links**: kali-c.[137]
  ☞ *O; Arme; links*
  ◦ **rechts**: ip.[1]
  ☞ *O; Arme; rechts*
  ◦ **Schultern**: caust.[1] cina[1] colch. ferr. kali-c.[1] mez.[1] ph-ac.[1] rhod.[5] sep.[1] sulph.[1]
  ☞ *O; Arme; Schultern*

◦ ◦ **Deltoideusregion**: caust.[1] ferr.
☞ *O; Arme; Schultern; Deltoideus, Region des*

◦ ◦ ◦ **rechts**: **Ferr.**
☞ *O; Arme; Schultern; Deltoideus, Region des; rechts*

◦ **Oberarme**: acon.[5] ang.[5] arg. calc. caust.[1] cina dig.[5] euph.[5] euphr.[5] gamb. ip.[5] kali-n. kreos.[5] laur.[5] meny.[5] nat-c.[1] nux-m. olnd. osm. ph-ac. sabad.[5] spong.[5] stann.[5] sulph.[5]
☞ *O; Arme; Oberarme*

◦ ◦ **Bewegung** amel.: cina
☞ *O; Arme; Bewegung; amel.*

◦ ◦ **Gehen** im Freiem, beim: calc.
☞ *O; Arme; Gehen; agg.; während; Freien, im*

◦ ◦ **Reiben** amel.: nat-c.[1]
☞ *O; Arme; Reiben; amel.*

◦ ◦ **Humerus**: gamb.

◦ **Ellenbogen**: bufo-s. merc-i-f. prun.
☞ *O; Arme; Ellenbogen*

◦ **Unterarme**: berb. calad. dig.[1] dulc. fl-ac. mang. merc-i-f. nat-m. osm. ph-ac. spig. staph.[1] sulph.
☞ *O; Arme; Unterarme*

◦ ◦ **abends**: fl-ac.
☞ *O; Arme; abends*

◦ ◦ **Druck** amel.: mang.
☞ *O; Arme; Druck; amel.*

◦ ◦ **Ruhe,** während: spig.
☞ *O; Arme; Ruhe; agg.*

◦ ◦ **Rückseite,** posterior: berb. merc-i-f.

◦ ◦ **Elle**: dig.[1]

◦ **Handgelenke**: caust. dig.[1] nat-m. nit-ac.[1] ph-ac. stann.[1]
☞ *O; Arme; Handgelenke*

◦ ◦ **Streckseite**: caust. dig.[1]

◦ **Hände**: bar-c. card-b.[36] chel.[1] euphr. mang. ol-an. ph-ac.[1] spong.[1]
☞ *O; Arme; Hände*

◦ ◦ **Mittelhandknochen,** äußerer Druck agg.: card-b.[36]

◦ ◦ **Handrücken**: chel.[1] euphr. ol-an.
☞ *O; Arme; Hände; Handrücken*

◦ ◦ **Handflächen**: mang. spong.[1]
☞ *O; Arme; Hände; Handflächen*

◦ **Finger**: am-c. bry. caust. colch. euphr. kali-i. kali-n.[1] mang. meny.[1] prun.[111] stront-c. sulph.[1]

◦ ◦ **abends**: colch.
☞ *O; Arme; abends*

◦ ◦ **Daumen**: bry. kali-i. kali-n.[1] mang. meny.[1] prun.[111]
☞ *O; Arme; Finger; Daumen*

◦ ◦ **kleiner,** Ballen: sulph.[1]

- **Beine**: alum. anac.[1] ang.[5] ant-c.[1] ant-t.[36] arn.[5] asaf. aur.[1] bar-c. bell.[1] berb. bry. calad.[5] **Calc.** camph. carb-an.[1] carb-v. caust.[5] chel. chin.[1] cimic.[111] colch. coloc.[5] dig. dros.[1] dulc. graph. haliae-lc.[222] hyos. iod. ip. kali-bi.[111] kali-c.[1] lac-leo.[204] led. mag-c.[1] mag-m. mang. mang-acet.[1] meny.[1] meph. merc-i-f. mez.[1] mosch. mur-ac.[1] myris. **Nat-c.**[1] nat-s. nit-ac. nux-m. osm. par. petr.[5] ph-ac.[1] phos. prun. puls. ran-b.[137] sabad. sep.[5] sil.[1] stann.[1] sul-ac.[1] sulph.[1] thuj. upa. valer.[5] visc.[111] zinc.[1]

◦ **abends**: mez.

◦ **Knochen**: petr.[5]
☞ *O; Beine; Knochen*

◦ **Gesäßbacken**: aur.[1] kali-c.[1] sulph.[1]
☞ *O; Beine; Gesäßbacken*

◦ ◦ **Sitzknorren,** Tuber ischiadicum: aur.[1]

◦ **Hüften**: bar-c.[5] caust.[1] **Coloc.**[5] dros.[5] dulc.[1] haliae-lc.[222] kali-c.[1] lac-leo.[204] led.[1] mag-c.[1] mur-ac.[1] nat-s. zinc.[1]
☞ *O; Beine; Hüften*

◦ ◦ **links**: haliae-lc.[222]
☞ *O; Beine; links*

◦ ◦ **Gehen** agg.: lac-leo.[204]

◦ ◦ **Ruhe,** nur bei: nat-s.
☞ *O; Beine; Ruhe; agg.*

◦ ◦ **Sitzen,** nur während: mur-ac.[1]

◦ **Oberschenkel**: anac.[1] colch. dros.[1] dulc. **Led.** mag-m. mang-acet.[1] meny.[1] ph-ac. prun. sul-ac. zinc.[1]

◦ ◦ **innen,** medial: mag-m. mang-acet.[1] meny.[1] sul-ac.

◦ **Knie**: ang.[1] ant-t.[36] bell.[1] berb.[36] merc-i-f. sil.
☞ *O; Beine; Knie*

◦ ◦ **Kniekehle**: ant-t.[36] bell.[1] berb.[36]
☞ *O; Beine; Knie; Kniekehle*

◦ ◦ ◦ **links**: ant-t.[36]
☞ *O; Beine; links*

◦ ◦ ◦ **rechts,** beim Liegen: berb.[36]
☞ *O; Arme; rechts • O; Beine; rechts*

◦ **Unterschenkel**: ant-c.[1] asaf. berb. dig. hyos. mang. mez.[1] myris. nat-c.[1] nux-m. ph-ac.[1] sabad. sil.[1] stann.[1] thuj.
☞ *O; Beine; Beine*

◦ ◦ **Gehen,** beim: sabad.

◦ ◦ **Schienbein**: mez.[1] sil.[1]
☞ *O; Beine; Beine; Schienbein*

◦ ◦ **Waden**: ant-c.[1] asaf. berb. dig. hyos. mang. myris. nat-c.[1] ph-ac.[1] stann.[1] thuj.
☞ *O; Beine; Beine; Waden*

◦ ◦ ◦ **Bewegung,** bei: nat-c.[1]

◦ ◦ ◦ **Liegen,** beim: berb.

◦ ◦ ◦ **Reiben** amel.: ph-ac.[1]
☞ *O; Beine; Reiben; amel.*

◦ ◦ ◦ **Sitzen,** beim: asaf. berb.

◦ **Knöchel,** Fußgelenk: caust.[5] kali-bi.[111] osm. sep.[5] sulph.[1]

◦ ◦ **rechts**: osm.
☞ *O; Arme; rechts • O; Beine; rechts*

◦ **Füße**: alum. ang.[5] bry. camph. chel. chin.[1] cimic.[111] hyos. ip. nat-c.[1] par. ph-ac. ran-b.[137] sulph.[1] thuj. upa.
☞ *O; Beine; Füße*

◦ ◦ **Fußrücken**: **Camph.** par. sulph.[1] thuj.
☞ *O; Beine; Füße; Fußrücken*

◦ ◦ ◦ **Bewegung** agg.: **Camph.** sulph.[1]
☞ *O; Beine; Bewegung; agg.; während*

◦ ◦ ◦ **erstreckt** sich zu den Schenkeln: **Camph.**

kneifender Schmerz; **Beine; Füße** (Forts.)
◦ ◦ **Fersen**: alum. **Chel.** nat-c.[1] ran-b.[137]
☞ *O; Beine; Füße; Fersen*
◦ ◦ **Fußsohlen**: bry. ph-ac. upa.
☞ *O; Beine; Füße; Fußsohlen*
◦ **Zehen**: bar-c. meph. mosch. ph-ac.[1] puls. sul-ac.[1]
◦ ◦ **Ausstrecken** des Fußes, beim: bar-c.
☞ *O; Beine; Ausstrecken der Glieder; agg.*
◦ ◦ **großer** Zeh: meph.
◦ ◦ **4. Zehe**: ph-ac.[1]
◦ ◦ **5. Zehe**: mosch. ph-ac.[1]
- **enge** Schuhe, wie durch, Füße: chel.[102] cypra-e.[227] ran-b.[137]
◦ **Fersen**: chel.[102] ran-b.[137]
☞ *O; Beine; Füße; Fersen*
- **krampfartig,** Waden: ph-ac.[1]
- **stechend,** Unterschenkel: hyos.[1]
- **zuckend,** mittlerer Zeh: sul-ac.[1]

Knochen herausdrücken würde, Schmerz, als ob der, Füße, Fersen: con.[137] cypra-e.[227]

Knochenmark in den Knochen, Schmerz, als wäre kein: sulph.[1]

Knochenmark sitzend, wie im, Ischiasnerv: **Ruta**[54]

kongestiver Schmerz, Unterschenkel, Varizen, vor Menses: arist-cl.[119]

krallender Schmerz:
ALLGEMEINES; C; Schmerz; greifender, krallender Schmerz
- **Arme**: lach. rhod.
◦ **Handgelenke**: rhod.
☞ *O; Arme; Handgelenke*
- **Beine**:
◦ **morgens**: stront-c.
☞ *O; Beine; morgens*
◦ **Oberschenkel**: bry. con.[1]
◦ ◦ **Rückseite**: con.[1]
◦ **Unterschenkel**:
☞ *O; Beine; Beine*
◦ ◦ **Achillessehne,** rechts: sabad.[36]
☞ *O; Beine; Beine; Achillessehne*
◦ ◦ **Waden**: mang-acet.[1]
☞ *O; Beine; Beine; Waden*
◦ **Füße**: cit-v.[36]
☞ *O; Beine; Füße*

krampfartiger, spasmodischer Schmerz: abrot.[54] acon.[5] agar. alum.[5] alumn.[8] am-m.[5] anac.[31] ang.[102] ant-t.[10] antipyrin.[85] apoc-a.[102] arg.[1] ars.[1] asaf.[8] aur.[1] bani-c.[204] bar-c.[1] bell.[36] berb.[36] bism.[1] bov.[5] bros-g.[259] **Calc.**[102] calc-acet.[1] camph.[1125] canth.[5] carb-v.[1] carbn-s.[25] carn-g.[264] caust.[5] cham.[36] chel.[1] chin.[1] cic.[149] cina[5] cocc.[5] coloc.[1] con.[1] corv-c.[258] croc.[5] **Cupr.**[1] cycl.[36] dig.[5] dulc.[1] euph.[1] falco-p.[265] germ.[222] gins.[36] granit-m.[194] haliae-lc.[222] hep.[1] iod.[1] jatr.[1125] kali-bi.[111] kali-n.[5] lac-del.[204] lac-lup.[204] lact. led.[1] lil-t. mag-m.[1] mag-p.[54] mang-acet.[1] mangi.[197] med.[102] **Meny.**[1] mez.[1] mosch. mur-ac.[36] mygal.[192] naja[137] nat-c.[1] nat-m.[1] nit-ac.[1] nux-v. olnd. petr.[1] ph-ac.[1] phys.[36] pitu-a.[164] plat.[1] plb.[36] pot-a.[1125] raph. rhod.[5] ruta[36] sabin.[5] sarcol-ac.[149] **Sec.**[102] seneg.[5] sil.[1] spig.[5] spong.[1] stann.[1] staph.[1] **Stry.**[72] succ.[194] sul-ac.[1] sulph.[1] syph.[137] tarent.[192] thuj.[1] tril-c.[36] tylo-i.[192] valer.[36] verat.[1125] verat-v.[111] verb.[1] vib.[54] viol-o.[5] xan.[102] zinc-s.[102]
☞ *Krämpfe, Muskelkrämpfe* *ALLGEMEINES; C; Schmerz; krampfartiger Schmerz*
- **rechts**: gins.[36]
☞ *O; Arme; rechts*
- **Angina** pectoris, bei: **Verat.**[54]
- **Druck,** harter, amel.: mygal.[192]
ALLGEMEINES; M; Druck; amel.; fester •*ALLGEMEINES; C; Schmerz; Druck; amel.; fester*
- **Kolik,** nach: abrot.[54]
- **Arme**: acon.[5] agar. alum.[5] am-m.[5] anac.[31] arg.[1] ars.[5] aur.[1] bell.[102] bism.[1] bov.[5] calc.[102] calc-acet.[1] caust.[5] chel.[1] cic.[149] cina[5] cocc.[5] coloc.[1] con.[1] dig.[5] dulc.[1] euph.[1] haliae-lc.[222] kali-bi.[111] kali-n.[5] lact. lil-t. mag-m.[1] mang-acet.[1] meny.[85] mez.[1] mosch. mur-ac.[36] naja[137] nat-c.[1] **Nux-v.**[5] olnd. petr.[5] **Ph-ac.**[1] pitu-a.[164] plat.[5] rhod.[5] ruta[36] sabin.[5] sec.[102] seneg.[5] sil.[1] spig.[5] spong.[1] stann.[1] staph.[1] succ.[194] sul-ac.[102] tarent.[192] tril-c.[36] valer.[36] verat.[85] verat-v.[111] verb. viol-o.[5] xan.[102] **Zinc-s.**[102]
◦ **Schultern**: naja[137] succ.[194] verat-v.[111]
☞ *O; Arme; Schultern*
◦ ◦ **links**: succ.[194]
◦ **Oberarme**: agar. arg.[1] bism.[1] calc-acet.[1] lact. meny.[85] mez.[1] mosch. olnd. ph-ac.[10] ruta[36] valer.[36]
☞ *O; Arme; Oberarme*
◦ ◦ **Muskeln**:
◦ ◦ ◦ **Vorderseite**: bism.[1] ruta[36] valer.[36]
◦ ◦ ◦ **Biceps**: ruta[36] valer.[36]
◦ ◦ ◦ ◦ **rechts**: valer.[36]
☞ *O; Arme; rechts*
◦ **Ellenbogen**: bell.[1] chel.[1] verb.
☞ *O; Arme; Ellenbogen*
◦ **Unterarme**: con.[1] meny.[1] mur-ac.[1] nat-c.[1] spong.[1]
☞ *O; Arme; Unterarme*
◦ **Handgelenke**: bov.[5] xan.[102]
☞ *O; Arme; Handgelenke*
◦ **Hände**: anac.[31] aur.[1] bell.[102] calc.[102] coloc.[1] euph.[1] haliae-lc.[222] mang-acet.[1] meny.[85] pitu-a.[164] **Sec.**[102] sil.[102] stann.[1] tarent.[192] verat.[85]
☞ *O; Arme; Hände*
◦ ◦ **links**: pitu-a.[164]
☞ *O; Arme; links*
◦ ◦ **erstreckt** sich zum Abdomen: verat.[85]
◦ ◦ **Mittelhandknochen,** Bereich der: aur.[1]
◦ ◦ **Handrücken**: stann.[1]
☞ *O; Arme; Hände; Handrücken*
◦ ◦ **Handflächen**: coloc.[1] tarent.[192]
☞ *O; Arme; Hände; Handflächen*
◦ ◦ ◦ **morgens,** 5 Uhr - 6 Uhr: tarent.[192]
☞ *O; Arme; morgens*
◦ ◦ ◦ **nachts**: tarent.[192]
☞ *O; Arme; nachts*

◦ **Finger**: am-m.[5] dulc.[1] lil-t. mag-m.[1] mang-acet.[1] meny.[1] mur-ac.[36] ph-ac.[1] pitu-a.[164] sil.[1] spong.[1] staph.[1]

◦ ◦ **links**: ph-ac.[1] pitu-a.[164]
☞ *O; Arme; links*

◦ ◦ **Menses,** während: am-m.[5]
☞ *O; Arme; Menses; während*

◦ ◦ **Daumen**: dulc.[1] mang-acet.[1] mur-ac.[36] sil.[1] spong.[1]
☞ *O; Arme; Finger; Daumen*

◦ ◦ ◦ **Gelenke**: sil.[1]
☞ *O; Arme; Finger; Fingergelenke*

◦ ◦ ◦ **Ballen**: dulc.[1] mang-acet.[1] mur-ac.[36] spong.[1]

◦ ◦ ◦ ◦ **Schreiben,** beim: mang-acet.[1] mur-ac.[36]
☞ *O; Arme; Schreiben agg.*

◦ ◦ **Zeigefinger**: mag-m.[1] mang-acet.[1]

◦ ◦ **Mittelfinger**: dulc.[1] mang-acet.[1]

◦ ◦ **Ringfinger**: mang-acet.[1]

◦ ◦ **kleiner,** Ballen: staph.[1]

- **Beine**: anac.[31] ang.[102] ant-t.[10] apoc-a.[102] ars.[1] bani-c.[204] bar-c.[1] bell.[36] berb.[36] bros-g.[259] camph.[1125] carb-v.[1] carn-g.[264] cham.[36] chin.[1] con.[1] corv-c.[258] cupr.[1] cycl.[36] euph.[1] falco-p.[265] germ.[222] granit-m.[194] haliae-lc.[222] hep.[1] iod.[1] jatr.[1125] lac-del.[204] lac-lup.[204] led.[1] mag-m.[1] mangi.[197] med.[102] meny.[1] mez.[1] mur-ac.[36] nat-m.[1] nit-ac.[1] nux-v. petr.[1] ph-ac.[1] phys.[36] plat.[1] plb.[36] pot-a.[1125] raph. sarcol-ac.[149] stann.[1] succ.[194] sul-ac.[1] sulph.[1] syph.[137] tarent.[192] thuj.[1] tril-c.[36] tylo-i.[192] verat.[1125] verb.[1] vib.[54] xan.[102]

◦ **links**: tarent.[192]
☞ *O; Beine; links*

◦ **rechts**: ant-t.[10] lac-lup.[204] sulph.[1]
☞ *O; Arme; rechts • O; Beine; rechts*

◦ **Hüften**: bar-c.[1] meny.[1]
☞ *O; Beine; Hüften*

◦ **Oberschenkel**: ang.[1] carb-v.[1] chin.[1] con.[1] cycl. granit-m.[194] mag-m.[1] ph-ac.[1] sarcol-ac.[149] sul-ac.[1] thuj.[1] verb.[1] vib.[54]

◦ ◦ **links**: granit-m.[194]
☞ *O; Beine; links*

◦ ◦ **Gehen** im Freien, beim: verb.[1]

◦ ◦ **Wehen,** Entbindung, während: vib.[54]

◦ ◦ **innen,** medial: mag-m.[1]

◦ ◦ **Vorderseite,** beim Gehen im Freien: con.[1]

◦ ◦ **Rückseite**: ang.[1] **Cycl.**

◦ ◦ **unterer** Teil: thuj.[1]

◦ **Knie**: ang.[102] bell.[36] berb.[36] chin.[1] cycl.[36] nux-v. petr.[1] phys.[36] plb.[36] tarent.[192] xan.[102]
☞ *O; Beine; Knie*

◦ ◦ **Aufstehen,** beim: tarent.[192]

◦ ◦ **Kniekehle**: bell.[36] berb.[36] cycl.[36] phys.[36] plb.[36]
☞ *O; Beine; Knie; Kniekehle*

◦ ◦ ◦ **links,** beim Stehen: berb.[36]
☞ *O; Beine; links*

◦ ◦ ◦ **Gehen**:

◦ ◦ ◦ ◦ **agg.**: phys.[36]

◦ ◦ ◦ ◦ **amel.**: plb.[36]

◦ ◦ ◦ **Stehen,** beim: cycl.[36]
☞ *O; Beine; Stehen; agg.; während*

◦ **Unterschenkel**: ars.[1] bani-c.[204] bros-g.[259] camph.[1125] carn-g.[264] corv-c.[258] cupr.[1] falco-p.[265] haliae-lc.[222] hep.[1] jatr.[1125] lac-del.[204] led.[1] mangi.[197] med.[102] meny.[1] nit-ac.[1] pot-a.[1125] raph. sul-ac.[1] tril-c.[36] tylo-i.[192] verat.[1125]
☞ *O; Beine; Beine*

◦ ◦ **morgens**: ars.[1]
☞ *O; Beine; morgens*

◦ ◦ **Schienbein,** Gehen **agg.**: lac-del.[204]
☞ *O; Beine; Beine; Schienbein*

◦ ◦ **Waden**: bros-g.[259] **Camph.**[1125] carn-g.[264] cupr.[1] falco-p.[265] haliae-lc.[222] jatr.[1125] lac-del.[204] led.[1] **Mangi.**[197] pot-a.[1125] raph. tril-c.[36] tylo-i.[192] verat.[1125]
☞ *O; Beine; Beine • O; Beine; Beine; Waden*

◦ ◦ ◦ **links**: bros-g.[259] carn-g.[264] tylo-i.[192]
☞ *O; Beine; links*

◦ ◦ ◦ **rechts**: bros-g.[259] haliae-lc.[222]
☞ *O; Arme; rechts • O; Beine; rechts*

◦ ◦ ◦ ◦ **Treppensteigen,** beim: bros-g.[259]
☞ *O; Beine; Steigen agg.; Treppensteigen*

◦ ◦ ◦ **Bewegung agg.**: mangi.[197]
☞ *O; Beine; Bewegung; agg.; während*

◦ ◦ ◦ **Druck amel.**: mangi.[197]
☞ *O; Beine; Druck; amel.*

◦ ◦ ◦ **Gehen agg.**: tylo-i.[192]

◦ ◦ ◦ **Sitzen agg.**: tylo-i.[192]

◦ ◦ ◦ **Stehen agg.**: tylo-i.[192]
☞ *O; Beine; Stehen; agg.; während*

◦ ◦ ◦ **erstreckt** sich zum Fußgelenk: tylo-i.[192]

◦ **Fußgelenke**: cham.[36] euph.[1] mez.[1] tarent.[192]

◦ ◦ **Bewegung amel.**: tarent.[192]
☞ *O; Beine; Bewegung; amel.*

◦ ◦ **Ruhe agg.**: tarent.[192]
☞ *O; Beine; Ruhe; agg.*

◦ ◦ **erstreckt** sich zu den Hüften: tarent.[192]

◦ ◦ **außen,** lateral: euph.[1] mez.[1]

◦ ◦ ◦ **Gehen amel.**: euph.[1]

◦ **Füße**:
☞ *O; Beine; Füße*

◦ ◦ **linker,** beim Gehen: nat-m.[1]
☞ *O; Beine; links*

◦ ◦ **Bewegung,** bei: ph-ac.[1]

◦ ◦ **erstreckt** sich zum Abdomen: verat.[85]

◦ ◦ **Mittelfußknochen**: plat.[1]
☞ *O; Beine; Knochen*

◦ ◦ **Fußrücken**: haliae-lc.[222]
☞ *O; Beine; Füße; Fußrücken*

◦ ◦ **Fußsohlen**: apoc-a.[102] bar-c.[1] mur-ac.[36] stann.[1] syph.[137] verb.[144]
☞ *O; Beine; Füße • O; Beine; Füße; Fußsohlen*

◦ **Zehen**: anac.[31] germ.[222] iod.[1] lac-del.[204]

◦ ◦ **rechts**: germ.[222]
☞ *O; Arme; rechts • O; Beine; rechts*

◦ ◦ **erstreckt** sich in den Spann: anac.[31]

◦ ◦ **Grundgelenke**: iod.[1]
☞ *O; Beine; Gelenke*

Kratzen, scharfes, Beine, Knochen: chin.[5] puls.[5] **Rhus-t.**[5] sabad.[5]
▥ *ALLGEMEINES; C; Schmerz; bohrender Schmerz*

kratzender, scharrender Schmerz: am-c. anac.[1] ars. asaf. bry. caust.[5] **CHIN.**[5] cist. coc-c. coloc. dulc.[1] grat. kali-c.[1] led. mag-c.[1] meny.[1] nat-m.[1] petr.[1] **PH-AC.** plb.[58] **RHUS-T. Sabad.** samb. spig.[1] staph.[1] sulph. zinc.[1]
▥ *ALLGEMEINES; C; Schmerz; kratzender, schabender Schmerz*

- **Knochen**: asaf.[5] chin.[5] **PH-AC.** sabad.[5] spig.[1]
- **Gelenke**: bry. **Sabad.**
- **Arme**: anac.[1] asaf. bry. cist. coc-c. mag-c.[1] meny.[1] nat-m.[1] petr.[1] sulph.

◦ **Schultern**: meny.[1]
☞ *O; Arme; Schultern*

◦ **Ellenbogen**: coc-c.
☞ *O; Arme; Ellenbogen*

◦ **Unterarme**: anac.[1] asaf. bry.
☞ *O; Arme; Unterarme*

◦ ◦ **Elle, processus styloideus**: asaf.

◦ **Handgelenke**: cist.
☞ *O; Arme; Handgelenke*

◦ **Finger**:

◦ ◦ **Daumen**: mag-c.[1] nat-m.[1] petr.[1]
☞ *O; Arme; Finger; Daumen*

◦ ◦ **Zeigefinger**: mag-c.[1] nat-m.[1]

- **Beine**:

◦ **Knochen**: am-c.[5] chin.[5]
☞ *O; Beine; Knochen*

◦ **Oberschenkel**: am-c.[36] caust.[5] **Chin.** grat. staph.[1]

◦ ◦ **abends**: am-c.[36]
☞ *O; Beine; abends*

◦ ◦ ◦ **Liegen,** beim: am-c.[36]
☞ *O; Beine; Liegen; agg.*

◦ ◦ **Femur**: caust.[5]
☞ *O; Beine; Knochen*

◦ **Knie**: kali-c.[1] samb.
☞ *O; Beine; Knie*

◦ ◦ **Kniescheibe**: samb.
☞ *O; Beine; Knie; Kniescheibe*

◦ **Unterschenkel,** Knochen: am-c. **ARS. Asaf.** caust.[5] led. **PH-AC. RHUS-T.**
☞ *O; Beine; Knochen • O; Beine; Beine*

◦ ◦ **abends**: am-c.
☞ *O; Beine; abends*

◦ ◦ **Gehen** amel.: am-c.

◦ ◦ **Hochzucken,** lässt die Beine: am-c.

◦ **Waden**: dulc.[1]

◦ **Fußsohlen**: zinc.[1]
☞ *O; Beine; Füße • O; Beine; Füße; Fußsohlen*

kribbelnder Schmerz beim Auftreten, Fußsohlen: con.[1]

kribbelnder Schmerz, Gesäß: kali-c.[1]

kurz, Schmerz wie zu, Schienbein: ozone[227]

lähmungsartiger Schmerz: **Acon.** act-sp. aeth. agar. agn. all-c. aloe alum.[1] am-c. am-m. ambr.[5] anac.[5] ang. ant-c. apis arg. arg-n. **Arn.**[5] ars.[5] ars-s-r.[38] asaf.[5] asar.[5] **Aur.** aur-m-n.[272] bar-acet.[1] bar-c. bell.[1] benz-ac. berb. bism.[5] bov.[5] brom.[5] bry. calc.[1] calen.[82] **Cann-s.**[5] caps.[5] carb-ac.[85] carb-v. carbn-s. card-m. caust.[102] **CHAM.** chel. **Chin.** cimic. **CINA**[5] cist. coc-c. **COCC. COLCH.**[137] coloc. con. croc.[5] crot-h. cur. **Cycl.**[5] dig. dios. **Dros.**[1] dulc. eug. euon. euph.[54] **Euphr.**[5] eupi.[85] fago. **Ferr.** ferr-ar. ferr-m. ferr-ma. fl-ac. graph. guai.[5] hell.[5] hep. hydro-c.[149] hyos. hyper. ign.[5] ind. kali-bi. kali-c.[1] kali-i. kali-n.[5] kali-p.[8] kalm. kreos.[5] lach. lact.[36] lat-m.[111] lath.[102] laur. led.[1] lipp.[36] lyc.[1] lyss. m-aust.[5] mag-c.[1] **Mag-m.**[1] mang. med. meny.[1] meph.[36] merc.[5] **Merc-c.** mez.[5] mosch. mur-ac. nat-c. nat-m. nat-p.[36] nit-ac. **Nux-v.** ol-an. olnd. par.[36] petr.[1] ph-ac.[36] phos.[102] phys. plat.[5] plb. plect.[36] podo. prun. puls. ran-s. rhod. **RHUS-T.** rhus-v. ruta **Sabad.**[5] sabin.[5] samb.[5] **Sars.**[5] sec.[5] sel. seneg.[5] sep.[1] sil. sol-n. spig.[5] stann.[1] **Staph.**[5] stram. stront-c. stroph.[36] sul-ac. sulph. tab. tep. ter. teucr.[5] thuj.[5] til. valer.[5] **Verat.** verb.[5] zinc.
☞ *Arme; gelähmte Teile* ▥ *ALLGEMEINES; C; Schmerz; lähmungsartig*

- **Bewegung** amel.: kali-p.[8]
- **Wärme** amel.: kali-p.[8]
- **Knochen**: calc.
- **Gelenke**: am-c. apis arg. **ARN.** asar. **AUR.** bell. bov. **Calc. CAPS. Carb-v.** cham. **Chin.** cocc. **COLCH. Croc.** dig. **Dros. EUPH.** kali-c. **Led. Mez.** nat-c. nat-m.[36] **Par. Plb. Puls. Rhus-t. Sabin.** sars. **Seneg. STAPH.** stram. **VALER.**
- **Arme**: **Acon.** act-sp. aeth. agar. agn.[5] aloe **Alum.**[1] am-c. am-m.[5] ambr.[5] ang.[5] ant-c. arg. arg-n. arn.[5] ars-s-r.[38] asaf.[36] asar.[5] aur.[5] bar-c.[1] **Bell.**[1] benz-ac. berb. bism.[5] bov.[5] brom.[5] bry. **CALC.**[1] calen.[82] cann-s.[5] caps.[5] carb-v.[5] carbn-s. caust. **CHAM. Chel.**[1] **Chin.**[5] cimic. cina[5] cist. coc-c. cocc.[5] **COLCH.** coloc.[1] con. crot-h.[36] cur. **Cycl.**[5] dig.[1] dros.[5] dulc.[5] euph. eupi.[85] **Ferr.** ferr-m. ferr-ma. graph. guai. hell.[1] **Hep.**[5] **Ign.**[5] ind. kali-bi. kali-c.[5] kali-i. kali-n.[1] kalm. kreos.[5] lact.[36] lat-m.[111] laur. led.[5] lipp.[36] lyc. lyss. m-aust.[5] mag-c.[1] **Mag-m.**[5] mang. med. meny.[5] meph.[36] **Merc.**[5] mez.[1] mosch. mur-ac. **NAT-M.**[5] nat-p. nit-ac.[1] nux-v.[5] par.[5] petr.[1] ph-ac. phos.[5] **Plat.**[5] plb.[36] plect.[36] prun. puls.[5] ran-s. rhod. **Rhus-t.**[5] rhus-v. ruta[5] sabad. sabin.[5] samb.[5] **Sars.**[1] sel. seneg.[5] **SEP.**[5] **SIL.** spig.[5] **Stann. Staph.**[5] stront-c.[5] stroph.[36] sul-ac.[1] sulph. tab. teucr.[5] thuj.[1] valer. **Verat.**[5] verb. **ZINC.**[5]

◦ **Gelenke**: arn. bell. **Bov.**[5] calc. carb-v.[5] caust.[5] cham. chin. cocc. dig.[5] kali-c.[5] nat-m. nit-ac.[5] par.[5] **Sars.**[5] stann.[5] staph.[1] stront-c.[5]
☞ *O; Arme; Gelenke*

◦ **Oberarme**: aloe alum. ant-c.[1] arg. arg-n. asaf.[5] **Bell.** bism.[5] bry. carb-v. caust. cham. **Chel.**[25] **Chin.** cina cocc. con. cycl.[5] **Ferr.**[5] kali-bi. kali-c.[1] led.[5] mez.[1] mur-ac. nit-ac. nux-v.[5] ph-ac.[1] **Phos.** rhus-v. sabin. sep. **Staph.** teucr.[5] thuj. verat.[5]
☞ *O; Arme; Oberarme*

◦ ◦ **links**: chel.[25]
☞ *O; Arme; links*

◦ ◦ **Knochen**: nit-ac. phos.

◦ ◦ ◦ **Humerus**: nit-ac.

◦ **Ellenbogen**: ambr.[5] ang.[5] arg.[5] bell.[1] caps.[5] cham.[1] cina[5] cocc.[5] graph.[1] mez.[5] sabin.[5] samb.[5] staph.[5] stront-c.[5] valer.[5]
☞ *O; Arme; Ellenbogen*

◦ **Schultern**: aeth.[10] ambr.[51] arn.[5] ars-s-r.[38] asaf.[36] asar. **Aur.** **Berb.**[8] brom. calc.[1] calen.[82] **Caust.**[1] **Chel.**[8] **Chin.**[1] euph.[5] **Ferr.** ind. kali-bi. kali-i. kali-n.[36] lact.[36] lat-m.[77] laur.[36] lipp.[36] lyc. lyss.[8] mag-c.[1] mang. mez.[1] mur-ac. **Nat-m.**[1] **Nux-v.**[5] par.[85] ph-ac.[1] phos. plb.[36] plect.[36] prun. **PULS.**[5] **Rhod.**[8] rhus-t.[5] sabin.[5] sars.[1] sep.[5] stann. staph. stront-c.[8] stroph.[36] thuj.[1] valer. verat.[5]
☞ *O; Arme; Schultern*

◦ ◦ **links**: aeth.[10] ambr.[51] asaf.[36] caust.[1] chel.[8] lact.[36] lat-m.[77] lyss.[8] mag-c.[1] par.[85] plect.[36] stront-c.[8]
☞ *O; Arme; links*

◦ ◦ **rechts**: ars-s-r.[38] berb.[8] calc.[1] kali-n.[36] laur.[36] lipp.[36] mez.[1] nat-m.[1] ph-ac.[1] rhod.[8] sars.[1] thuj.[1]
☞ *O; Arme; rechts*

◦ **Ellenbogen**: **Bry.** cham. cina cocc. graph. lyss. prun. sil.[1]
☞ *O; Arme; Ellenbogen*

◦ ◦ **Ellenbeuge**: cina cocc.
☞ *O; Arme; Ellenbogen; Ellenbeuge*

◦ **Unterarme**: **Acon.**[5] aeth. alum.[1] ambr.[5] ant-c. arg-n. bar-c. bell.[1] berb. **Bism.**[5] bov.[5] caust.[36] **Cham.**[36] cocc.[5] colch. cycl.[5] dig.[1] dros.[5] ferr-ma. graph. kali-c.[1] kali-n.[1] **Med.** meny.[5] mosch. nat-m.[5] nit-ac. nux-v.[5] petr.[1] ph-ac. phos.[5] ran-s. rhus-v. ruta[1] sabin.[5] sars.[1] seneg.[5] sil.[1] stann.[5] **Staph.**[5] stront-c.[5] sulph.
☞ *O; Arme; Unterarme*

◦ ◦ **Elle**: caust.[36] cham.[36]

◦ ◦ ◦ **rechts**: caust.[36]
☞ *O; Arme; rechts*

◦ ◦ **N. ulnaris**: cham.[36]

◦ **Handgelenke**: acon. agn. arg. asar. bell. bism.[5] **Bov.**[5] carb-v. cham. chel.[25] chin.[5] coc-c. con. **Cycl.**[5] dig.[5] euph. ign.[5] kali-c.[1] **Kalm.** led.[5] meny.[5] merc.[5] mez. nat-p. nux-v.[5] phos.[5] rhus-v. **Ruta**[5] sabin. stann. verb.[5]
☞ *O; Arme; Handgelenke*

◦ **Hände**: acon.[5] **Act-sp.** agar. agn.[5] am-m.[5] ambr.[5] ang.[5] bar-c.[1] bell.[5] **Bism.**[5] cann-s.[5] caust.[5] cham. chel.[36] **Chin.**[5] cycl.[5] dig. **Kreos.**[5] lat-m.[111] laur.[36] meny.[5] **Merc.**[5] mez.[36] nit-ac. nux-v.[5] ph-ac. sabin.[5] sel. sil. staph.[1] stront-c.[5] tab.
☞ *O; Arme; Hände*

◦ ◦ **Mittelhandknochen**: chel.[36] dig.[36] laur.[36] mez.[36]

◦ ◦ ◦ **rechts**: laur.[36] mez.[36]
☞ *O; Arme; rechts*

◦ ◦ **Gelenke**: dig. staph.[1]
☞ *O; Arme; Gelenke*

◦ **Finger**: acon. agar. arg. asar.[5] aur.[5] bar-c.[1] bell.[1] benz-ac. **Bism.**[5] **Brom.**[5] **Carb-v.**[5] **Caust.** chel.[1] **Chin.**[5] cina[5] cocc.[5] crot-h.[36] **Cycl.**[5] dig.[1] hell.[1] kali-c.[5] kreos.[5] laur. meny.[5] mez.[1] mosch. nit-ac.[1] par.[5] prun. rhod. rhus-t.[5] sabad. sabin.[5] sil. spig.[5] staph.[5] verb.

◦ ◦ **Gelenke**: arg. **Aur.**[5] bell.[5]
☞ *O; Arme; Finger; Fingergelenke*

◦ ◦ **Daumen**: acon. **Caust.** chel. laur. mez.[1] mosch. nit-ac.[1] prun. rhod. sabad.
☞ *O; Arme; Finger; Daumen*

◦ ◦ ◦ **Gelenke**: chel.
☞ *O; Arme; Finger; Fingergelenke*

◦ ◦ **Zeigefinger**: agar. bar-c.[1] bell.[1] chel.[1] dig.[1] sabad. verb.

◦ ◦ ◦ **Gelenke**: bell.[1] chel.[1]
☞ *O; Arme; Finger; Fingergelenke*

◦ ◦ **Kleiner** Finger: hell.[1]

- **Beine**: **Acon.** aeth. agar. agn. all-c. am-c. **Am-m.** anac.[5] ang. arg. ars.[5] asaf.[5] asar.[5] aur. bar-acet.[1] bar-c. bell.[1] berb. bry. calc.[1] caps.[5] carb-ac.[85] **Carb-v.** card-m. caust. **CHAM.** chel. **Chin.** cimic. cina[5] **Cocc.** colch. coloc. con. croc.[5] crot-h. cycl.[5] dig. dios. dros.[1] dulc. eug. euon. euph.[54] euphr.[5] fago. ferr. ferr-ar. guai.[5] hell.[5] **Hep.** hyos. hyper. ign.[5] kali-c.[1] kali-i. kali-n.[5] kalm. kreos.[5] lach. laur. led.[1] **Lyc.**[1] **M-aust.**[5] mag-m.[1] meny.[1] mez.[5] mosch. **Nat-m.** nat-p.[36] nit-ac. **Nux-v.** ol-an. olnd. par. petr.[1] ph-ac. phos.[1] phys. plb. podo. prun. puls. **Rhus-t.** rhus-v. ruta **Sabad.**[5] sabin.[5] **Sars.**[5] **Sec.**[5] **Seneg.**[5] **SEP.**[1] **SIL.** sol-n. **Stann.**[1] staph.[5] stront-c. sul-ac. **Sulph.** tab. tep. ter. thuj.[5] til. valer.[5] **Verat.** verb.[5] zinc.

◦ **Knochen**: led.[5] petr.[5] zinc.[5]
☞ *O; Beine; Knochen*

◦ **Gelenke**: bar-c.[5] euph.[5] lyc.[5] **Sars.**[5] **Seneg.**[5] sep.[5]
☞ *O; Beine; Gelenke*

◦ **Ischiasnerv,** Aufstehen vom Sitz schwierig: **Euph.**[54]

◦ **Hüften**: acon. am-m. arg. asar.[5] **Aur.** **Bell.** cham. chel. cina[5] cocc. dros. euon. hell.[5] led. lyc. m-aust.[5] nux-v.[1] phos.[1] **Plb.**[5] seneg.[5] **Sep.**[5] sol-n. stann.[1] verat.[5] zinc.[36]
☞ *O; Beine; Hüften*

◦ ◦ **links, abends**: zinc.[36]
☞ *O; Beine; links*

◦ **Oberschenkel**: aeth. agar. am-m. ang.[5] arg.[5] ars. asaf.[5] asar.[5] bell. bry. **Carb-v.**[5] caust.[1] cham. chel. **Chin.**[5] **Cina** cocc. colch. dios. dros.[1] dulc. **Ferr.** ferr-ar. **Guai.**[5] hep. hyos.[1] kali-c. kali-i. laur. led.[5] lyc.[1] m-aust.[5] mez. mosch.[5] nit-ac. nux-v. ph-ac.[1] plb.[5] puls.[5] rhus-t.[5] sabin.[5] sep.[1] sil. staph. stront-c. sul-ac. tep. ter. verat. verb.[5] zinc.

◦ ◦ **Vorderseite**: dulc.

◦ **Knie**: agar.[1] all-c. **Anac.**[5] arg. ars.[5] bar-acet.[1] **Bar-c.**[5] berb. caps.[5] carb-v. chel. **Chin.** cocc. colch. coloc. con. croc.[5] crot-h. **Euon.** fago. **Kali-c.** kali-n. lach. **Mag-m.**[5] mosch. nat-m. nux-v.[5] phos.[5] phys. plb. puls. ruta **SABAD.**[5] seneg.[5] staph.[5] sulph. valer.[5] verat.
☞ *O; Beine; Knie*

lähmungsartiger Schmerz; **Beine; Knie** (Forts.)

◦ ◦ **links**: lach.
☞ *O; Beine; links*

◦ ◦ **rechts**: kali-n.[36]
☞ *O; Arme; rechts • O; Beine; rechts*

◦ ◦ **Kniekehle**: agar.[1] con.
☞ *O; Beine; Knie; Kniekehle*

◦ ◦ **Kniescheibe**: kali-n.
☞ *O; Beine; Knie; Kniescheibe*

◦ **Unterschenkel**: acon. **Agar.** agn. am-c. ang.[5] arg. bar-c. bell.[1] card-m. cham. chel. chin. cina[5] cocc. cycl.[5] eug. hep. hyos. ign.[5] kali-c.[1] **Kali-n.**[5] m-aust.[5] mag-m.[1] meny.[1] mez.[1] mosch. nat-m. **Nit-ac.** nux-v. petr.[1] **Phos.** puls.[1] rhus-t.[1] rhus-v. ruta staph.[5] stront-c. sul-ac. sulph. til.
☞ *O; Beine; Beine*

◦ ◦ **Schienbein**: card-m. mez.[1] petr.[1]
☞ *O; Beine; Beine; Schienbein*

◦ ◦ **Waden**: mag-m.[1] nux-v.
☞ *O; Beine; Beine; Waden*

◦ **Knöchel, Fußgelenk**: caps.[5] caust.[36] croc.[5] dros.[1] mez.[5] **Nat-m.**[5] nat-p.[36] par. ph-ac. phos.[1] **Plb.**[36] seneg.[5] til.

◦ ◦ **links**: nat-p.[36]
☞ *O; Beine; links*

◦ ◦ **Sitzen, beim, nach Gehen, erneutes Gehen agg.**: caust.[36]
☞ *O; Beine; Sitzen; agg.; während*

◦ ◦ **Treppensteigen, beim**: plb.[36]
☞ *O; Beine; Steigen agg.; Treppensteigen*

◦ **Füße**: acon. am-m. ang. aur.[5] caust. cham. **Chin.** eug. hyper. kalm. led.[1] nat-m. ol-an. olnd. par. ph-ac. **Plb.** puls. **RHUS-T.** tab.
☞ *O; Beine; Füße*

◦ ◦ **links**: hyper.
☞ *O; Beine; links*

◦ ◦ **Fersen**: caust. puls.
☞ *O; Beine; Füße; Fersen*

◦ ◦ **Fußsohlen**: par.
☞ *O; Beine; Füße; Fußsohlen*

◦ **Zehen**: aur. **Chin.**

◦ ◦ **großer** Zeh: aur.

◉ - **dumpf,** Fußgelenke, während Ruhelage: ph-ac.[36]

- **erschlafft,** als seien die Sehnen, Fußgelenke: par.[36]

- **rheumatisch**: **Caust.**[102] colch.[137] lath.[102] phos.[102]

lanzinierend:
☞ *neuralgischer Schmerz • schneidender Schmerz • stechender Schmerz* ▤ *ALLGEMEINES; C; Schmerz; lanzinierender Schmerz*

locker, Schmerz beim Auftreten, als wären die Kniebänder: sumb.[25]

losgeschlagen, Schmerz, als wäre das Fleisch von den Knochen: apisin.[5] bell.[5] **Bry.**[5] canth.[5] dios.[111] dros.[5] eupi.[85] **Ign.**[5] kali-c.[5] kreos.[5] lach.[5] led.[5] lyc.[5] **Merc.**[5] mosch.[5] nat-m.[5] nit-ac.[5] nux-v.[5] ol-an.[111] **Rhus-t.**[5] **Ruta**[5] staph.[5] **Sulph.**[5] **Thuj.**[5]
▤ *ALLGEMEINES; C; Schmerz; losgeschlagen, Schmerz, als sei das Fleisch von den Knochen*

mahlender Schmerz:
☞ *bohrender Schmerz* ▤ *ALLGEMEINES; C; Schmerz; bohrender Schmerz*

Menses einsetzen, Schmerz, als würden die, Oberschenkel: bry.

Müdigkeit der Glieder, Schmerz wie durch: agar.[5] aloe[111] alum.[5] am-c.[5] amyg-p.[36] anac.[5] ang.[5] ant-t.[5] apisin.[5] arg.[5] arn.[5] ars.[5] asar.[5] bar-c.[5] bell.[5] bism.[5] bov.[5] bufo[111] calc.[5] camph.[5] cann-s.[5] carb-v.[5] caust.[5] cina[5] cocc.[5] coloc.[5] con.[5] croc.[5] crot-h.[111] cupr.[5] dig.[5] dros.[5] dulc.[5] graph.[5] grat.[111] guai.[5] harp.[1184] hep.[5] ign.[5] ip.[5] kali-c.[5] lach.[5] laur.[5] led.[5] mag-c.[5] mang.[5] merc.[5] mez.[5] mosch.[5] mur-ac.[5] nat-c.[5] nat-m.[5] nux-m.[5] nux-v.[5] olnd.[5] par.[5] phos.[5] plat.[5] plb.[5] puls.[5] rheum[5] rhod.[5] ruta[5] sabad.[5] seneg.[5] sep.[5] spong.[5] stann.[5] stront-c.[5] sul-ac.[5] sulph.[5] thuj.[5] valer.[5] verat.[5] zinc.[5]

- **Arme**: agar.[5] aloe[111] alum.[5] amyg-p.[36] anac.[5] ang.[5] apisin.[5] arg.[5] arn.[5] ars.[5] asar.[5] bell.[5] bism.[5] bov.[5] bufo[111] **Calc.**[5] **Carb-v.**[5] cocc.[5] crot-h.[111] cupr.[5] dros.[5] dulc.[5] grat.[111] guai.[5] hep.[5] ign.[5] **Kali-c.**[5] lach.[5] laur.[5] led.[5] merc.[5] mez.[5] mur-ac.[5] nat-m.[5] nux-v.[5] par.[5] phos.[5] plat.[5] plb.[5] puls.[5] rhod.[5] sabad.[5] seneg.[5] **Sep.**[5] spong.[5] stann.[5] stront-c.[5] sul-ac.[5] sulph.[5] thuj.[5] valer.[5] **Verat.**[5]

◦ **Knochen**: anac.[5]

◦ **Schultern**: mez.[5] mur-ac.[5] nat-m.[5]
☞ *O; Arme; Schultern*

◦ **Oberarme**: grat.[111] guai.[5] phos.[5]
☞ *O; Arme; Oberarme*

◦ **Unterarme**: ang.[5] merc.[5] nat-m.[5] nux-v.[5] par.[5]
☞ *O; Arme; Unterarme*

◦ **Handgelenke**: amyg-p.[36] lach.[5] nux-v.[5] rhod.[5] sabad.[5] sul-ac.[5]
☞ *O; Arme; Handgelenke*

◦ **Hände**: ars.[5] crot-h.[111] grat.[111] sulph.[5]
☞ *O; Arme; Hände*

- **Beine**: alum.[5] am-c.[5] amyg-p.[36] anac.[5] ant-t.[5] apisin.[5] arg.[5] bar-c.[5] calc.[5] camph.[5] **Cann-s.**[5] caust.[5] cina[5] coloc.[5] con.[5] croc.[5] dig.[5] dulc.[5] graph.[5] hep.[5] ip.[5] kali-c.[5] laur.[5] led.[5] mag-c.[5] mang.[5] **Mosch.**[5] nat-c.[5] nux-m.[5] nux-v.[5] olnd.[5] phos.[5] puls.[5] rheum[5] **Ruta**[5] stann.[5] sul-ac.[5] verat.[5] zinc.[5]

◦ **Hüften**: cina[5]
☞ *O; Beine; Hüften*

◦ **Oberschenkel**: am-c.[5] anac.[5] camph.[5] caust.[5] kali-c.[5] nat-c.[5] **Rheum**[5]

◦ **Knie**: anac.[5] ant-t.[5] arg.[5] **Cann-s.**[5] caust.[5] con.[5] croc.[5] dig.[5] dulc.[5] graph.[5] hep.[5] ip.[5] laur.[5] mag-c.[5] nat-c.[5] nux-v.[5] verat.[5] zinc.[5]
☞ *O; Beine; Knie*

◦ **Unterschenkel**: apisin.[5] arg.[5] coloc.[5] mosch.[5] olnd.[5] puls.[5] sul-ac.[5]
☞ *O; Beine; Beine*

◦ **Knöchel, Fußgelenk**: **Alum.**[5] amyg-p.[36] arg.[5] caust.[5] croc.[5] mang.[5] nux-v.[5]

◦ ◦ **links**: amyg-p.[36]
☞ *O; Beine; links*

◦ **Füße**: alum.[5] amyg-p.[36] bar-c.[5] **Cann-s.**[5] led.[5] olnd.[5] phos.[5]
☞ *O; Beine; Füße*

◦ ◦ **links**: amyg-p.[36]
☞ *O; Beine; links*

Nagel am großen Zeh ausgerissen, Schmerz, als würde der: thuj.
▥ *ALLGEMEINES; C; Schmerz; gerissen, Schmerz wie; heraus- oder abgerissen, wie*

Nägel treten, Schmerz, als würde man auf, Sohlen: **Cann-i.**

nagender Schmerz: acon.[36] alum. am-c. am-m.[5] aran.[149] **Ars.** aur. aur-ar.[58] aur-m. bar-c. bell. benz-ac. berb. brom. bry. cadm-s. canth.[5] carb-ac.[85] carb-an. choc.[222] cina cocc. dros.[1] dulc. elat. eup-per. eup-pur. euph. fago.[25] ferr. gels.[111] gran. graph. hell.[1] hura hyper. indg. jatr.[36] kali-bi. kali-c.[1] kali-i. kali-n.[1] kalm. kreos. lach.[137] lappa[137] laur. led. lyc.[5] mag-c.[1] mang.[5] mang-acet.[1] meny.[5] merc. nat-c. nat-m. nicc. nit-ac. olnd. pall. par. ph-ac. phos.[5] phys. plat. puls.[5] ran-s. rhus-t.[1] rumx.[111] ruta sant. sarr.[36] sars. sep.[102] spong.[1] staph.[1] stront-c. stry. sulph. tarax. verat. visc.[25] xan.[111] zinc.
▥ *ALLGEMEINES; C; Schmerz; nagender Schmerz*

- **rechts**: aran.[149]
☞ *O; Arme; rechts*
- **nachts**: nit-ac.
- **Knochen**: bell.[5] kali-bi.[111] sulph.[5]
- **Gelenke**: aur-m. **Dros.** mag-c. mang. **RAN-S.** zinc.
◦ **Karies, bei**: **Aur-m.**
- **Beugemuskeln**: merc.
- **Arme**: alum. am-c. **Ars.** bar-c. berb.[111] bry. cadm-s. canth.[5] cina dros.[5] dulc. eup-pur.[25] fago.[25] ferr. gels.[111] gran. graph.[5] hell.[1] indg. jatr.[36] kali-bi. kali-n.[1] kalm. lach.[137] lappa[137] laur. led.[1] mag-c.[1] mang. mang-acet.[1] merc.[5] nat-m. nicc. olnd. ph-ac. phos. plat.[1] puls.[5] ran-s. rhus-t.[1] rumx.[111] ruta[1] sant. sarr.[36] sars.[102] sep.[102] spong.[1] stront-c. sulph. verat.
◦ **tagsüber**: sulph.
☞ *O; Arme; tagsüber*
◦ **Schultern**: am-c. nicc. sulph.
☞ *O; Arme; Schultern*
◦ ◦ **nachts**: sulph.
☞ *O; Arme; nachts*
◦ **Oberarme**: canth. ferr. laur. mang. mang-acet.[1] phos. **Ran-s.**[5]
☞ *O; Arme; Oberarme*
◦ ◦ **links**: **Ferr.**
☞ *O; Arme; links*
◦ ◦ **rechts**: canth.
☞ *O; Arme; rechts*
◦ ◦ **Bewegung** agg.: **Ferr.**
☞ *O; Arme; Bewegung; während*
◦ ◦ **Druck** amel.: laur.
☞ *O; Arme; Druck; amel.*
◦ ◦ **nachts**: mang-acet.[1]
☞ *O; Arme; nachts*
◦ ◦ **Humerus**: canth. mang-acet.[1]
◦ **Ellenbogen**: dulc. indg. mag-c. phos. puls.[5] ran-s. rumx.[111] stront-c.
☞ *O; Arme; Ellenbogen*
◦ ◦ **Sitzen,** beim: phos.
☞ *O; Arme; Sitzen; während*
◦ ◦ **erstreckt** sich zu den Schultern: phos.
◦ **Unterarme**: bry. gels.[111] **Graph.** jatr.[36] kali-n.[1] stront-c.[36]
☞ *O; Arme; Unterarme*
◦ ◦ **abends**: stront-c.
☞ *O; Arme; abends*
◦ ◦ **Knochen**: **Graph.** jatr.[36] kali-n.[1] stront-c.[36]
◦ ◦ ◦ **Elle**: jatr.[36] kali-n.[1] stront-c.[36]
◦ ◦ ◦ ◦ **rechts,** abends: stront-c.[36]
☞ *O; Arme; rechts • O; Arme; abends*
◦ ◦ **N. ulnaris**: jatr.[36]
◦ **Handgelenke**: berb. canth.[5] dros.[5] **Graph.** plat. ran-s.[5] verat.
☞ *O; Arme; Handgelenke*
◦ **Hände**: bar-c. berb. cadm-s. gran. graph.[5] kali-n.[1] kalm. laur. merc. plat.[1] ran-s. sarr.[36] sulph.
☞ *O; Arme; Hände*
◦ ◦ **innen,** ulnar: graph.[5] sulph.
◦ ◦ ◦ **erstreckt** sich zum Zeigefinger: sulph.
◦ ◦ **Mittelhandknochen**: sarr.[36]
◦ ◦ **Ballen**: kali-n.[1]
◦ ◦ **Handflächen**: kalm. **Ran-s.**
☞ *O; Arme; Hände; Handflächen*
◦ ◦ ◦ **links**: ran-s.[137]
☞ *O; Arme; links*
◦ ◦ ◦ **abends**: ran-s.
☞ *O; Arme; abends*
◦ **Finger**: alum. berb.[111] cina fago.[25] kali-bi. kalm. lach.[137] lappa[137] mag-c.[1] merc.[5] nat-m. olnd. ph-ac. phos. **Ran-s.** sant. sars.[102] sep.[102] stront-c.
◦ ◦ **Konvulsionen,** während: sant.
◦ ◦ **Knochen**: ran-s.
◦ ◦ **Fingergrundgelenke**: kalm.
☞ *O; Arme; Finger; Fingergelenke*
◦ ◦ **Nägeln,** unter den: **ALUM.** berb.[137] lach.[137] lappa[137] sars.[102] sep.[102]
☞ *O; Nägel • O; Nägel; unterm Nagel*
◦ ◦ **Fingerspitzen**: berb.[111] fago.[25] nat-m.[5]
☞ *O; Arme; Finger; Fingerspitzen*
◦ ◦ ◦ **erstreckt** sich die Arme hinauf: fago.[25]
◦ ◦ **Daumen**: kali-bi. mag-c.[1] nat-m. olnd.
☞ *O; Arme; Finger; Daumen*
◦ ◦ ◦ **Kratzen,** durch: olnd.
◦ ◦ ◦ **Spitze**: nat-m.
☞ *O; Arme; Finger; Fingerspitzen*
◦ ◦ **Zeigefinger**: kali-bi. phos. ran-s.
◦ ◦ ◦ **Knochen**: ran-s.
- **Beine**: acon.[36] alum. am-c. am-m.[5] **Ars.** aur. aur-ar.[58] **Bell.** benz-ac. berb. brom. canth.[5] carb-ac.[85] carb-an. choc.[222] dros.[1] elat. eup-pur. euph. graph. hura hyper. kali-bi. kali-c.[1] kali-i. kreos. laur. led. **Lyc.**[5] mang.[5] meny.[5] merc. nat-c. nat-m. nit-ac. pall. par. phos.[5] phys. plat. ran-s. ruta sars. staph.[1] stront-c. stry. sulph. tarax. visc.[25] xan.[111] zinc.
◦ **Gehen** amel.: **BELL.**
◦ **Knochen**: canth.[5] dros.[5]
☞ *O; Beine; Knochen*
◦ **Hüften**: am-c. **Am-m.**[122] bell.[36] benz-ac. **Elat. EUP-PUR. Kali-i.** led.[36] pall.
☞ *O; Beine; Hüften*
◦ ◦ **nachts**: **Kali-i.**
☞ *O; Beine; nachts; agg.*

nagender Schmerz; **Beine; Hüften** (Forts.)

◦ ◦ **Sitzen,** beim: **Am-m.**[122]

◦ ◦ **erstreckt** sich abwärts: bell.[36]

◦ **Oberschenkel**: am-m.[5] bell. benz-ac. berb. dros.[1] kali-bi. kali-i. kreos. led. lyc.[5] mang.[5] nit-ac. par. phos.[5] ran-s.[5] stront-c. stry.

◦ ◦ **außen,** lateral: kreos.

◦ ◦ ◦ **Sitzen,** beim: kreos.
☞ *O; Beine; Sitzen; agg.; während*

◦ ◦ **Vorderseite**: berb.

◦ ◦ **Rückseite**: berb. par.

◦ ◦ **mittlerer** Teil, abends, beim Sitzen: kali-i.

◦ ◦ **Femur**: am-m.[5] bell. dros.[1] led. lyc.[5] mang.[5] nit-ac. phos.[5] stront-c.
☞ *O; Beine; Knochen*

◦ ◦ ◦ **Knochenmark**: bell. stront-c.

◦ **Knie**: acon.[36] benz-ac. kali-i. **Merc. Nat-m.** ran-s. zinc.
☞ *O; Beine; Knie*

◦ ◦ **nachts**: **Kali-i. Nat-m.**
☞ *O; Beine; nachts; agg.*

◦ ◦ **Kniescheibe**: acon.[36]
☞ *O; Beine; Knie; Kniescheibe*

◦ **Unterschenkel**: alum. ars. **Aur.** aur-ar.[58] bell. brom. carb-ac.[85] carb-an. choc.[222] dros.[1] euph. **Kali-i.** laur.[5] nat-c. nit-ac. phys. stront-c. tarax. visc.[25]
☞ *O; Beine; Beine*

◦ ◦ **Stehen,** beim: tarax.
☞ *O; Beine; Stehen; agg.; während*

◦ ◦ **Knochen**: carb-ac.[85] carb-an. dros.[1] kali-i. nit-ac. visc.[25]
☞ *O; Beine; Knochen*

◦ ◦ ◦ **Schienbein**: carb-ac.[85] **Carb-an. Kali-i.** nit-ac. visc.[25]
☞ *O; Beine; Beine; Schienbein*

◦ ◦ **Waden**: euph.
☞ *O; Beine; Beine; Waden*

◦ **Knöchel,** Fußgelenk: berb. graph. laur. meny.[1] ran-s.[5] sars. sulph.

◦ ◦ **links**: sulph.[36]
☞ *O; Beine; links*

◦ ◦ **morgens,** beim Erwachen: sulph.

◦ ◦ **Außenknöchel,** hinter dem: meny.[1]

◦ ◦ **Vorderseite**: berb.

◦ ◦ **Knochen**: graph.
☞ *O; Beine; Knochen*

◦ **Füße**: meny.[5] **Ran-s.**[5] visc.[25] xan.[111]
☞ *O; Beine; Füße*

◦ ◦ **Fußrücken,** ein Mittelfußknochen: visc.[25]
☞ *O; Beine; Knochen* • *O; Beine; Füße; Fußrücken*

◦ ◦ **Ballen**: ran-s.

◦ ◦ **Fersen**: ran-s.[5] xan.[111]
☞ *O; Beine; Füße; Fersen*

◦ ◦ ◦ **links**: xan.[111]
☞ *O; Beine; links*

◦ **Zehen**: benz-ac. hyper. kali-c.[1] **Ran-s.**

◦ ◦ **großer** Zeh: kali-c.[1] **Ran-s.**

- **fressendes** Nagen:
▥ *ALLGEMEINES; C; Schmerz; fressender Schmerz*

◦ **Arme**: hell.[1] led.[1] plat.[1] rhus-t.[1] ruta[1] spong.[1] verat.[1]

◦ ◦ **Hände**: plat.[1]
☞ *O; Arme; Hände*

◦ **juckend,** Gesäßbacken: staph.[1]

- **wie** durch nagende Hunde, Gesäßbacken: hura

neuralgischer Schmerz: acon.[1125] aesc. alum.[102] am-m.[85] anac.[102] aran.[111] aran-ix.[149] arg.[102] arn. **ARS.** asaf.[54] bamb-a.[1184] bani-c.[204] **Bell.** bell-p.[256] berb.[102] bry.[102] buni-o.[149] calc.[102] calc-f.[149] **Camph.**[1125] cann-i.[36] cann-s. carbn-s.[58] cath-a.[264] cedr.[102] cere-b.[142] **Cham.**[5] chel. chin.[102] chin-s.[36] cimic.[102] coc-c.[111] cod.[25] coffin.[72] colch.[102] **Coloc.**[102] **Corn.**[54] corn-f.[45] crot-h. croto-t. cupr. dirc. elat.[54] ferr. **Gels.** glon.[54] gnaph.[25] graph. harp.[1184] helod-c.[205] hydrog.[222] hyper.[111] ign.[8] indg.[85] iod. iodof.[8] iris[36] kali-c.[102] kalm. lac-ac. **Lyc. Mag-p.** merc.[102] merc-i-f.[58] mez.[58] morg.[136] nat-ar. nux-v.[102] pall.[102] par.[5] phos. phyt. pip-m.[102] plan.[144] **Plb.** podo.[54] pulm-a.[111] **Puls.**[102] puls-n.[25] rad-br.[144] ran-b. rhus-t.[5] sarr.[36] scut.[102] sep. sil.[5] staph. sulph.[5] syc-co.[136] symph.[102] tab.[36] tarax.[72] **Tarent.** ter. teucr.[102] thal.[144] verat.[137] verb.[45] visc.[102] wye.[85] xan.[102] zinc.[36]
☞ *reißender Schmerz* • *schießender Schmerz* ▥ *ALLGEMEINES; C; Schmerz; neuralgischer Schmerz*

- **ganze** rechte Seite, und Unterdrückung des Urins: elat.[54]
☞ *O; Arme; rechts*

- **Menses,** nach: cimic.[102]

- **Gelenke**: arg.[102] **Cedr.**[102] coloc.[102] plb.[102] zinc.[102]

- **Arme**: **Acon.**[5] aesc. alum.[102] anac.[102] aran.[111] aran-ix.[149] arn. ars. bani-c.[204] berb.[102] bry.[102] **Buni-o.**[149] calc.[85] cann-i.[36] cham.[5] chin-s.[36] cimic.[25] coc-c.[111] coffin.[72] colch.[102] **Corn.**[54] corn-f.[45] crot-h. **Croto-t.** dirc.[36] **Ferr.**[5] glon.[54] graph. hyper.[111] ign.[8] indg.[85] iod. iris[36] kali-c.[102] kalm.[111] lyc. merc.[102] merc-i-f.[58] mez.[58] morg.[136] nat-ar.[36] nux-v.[102] pall.[54] par.[5] phos. pip-m.[102] plb.[36] **Podo.**[54] pulm-a.[111] puls.[102] ran-b. **Rhus-t.**[5] sarr.[36] scut.[102] sep. sil.[5] **Staph.** sulph.[5] syc-co.[136] tab.[36] ter.[137] teucr.[102] verat.[137] visc.[102] wye.[85] zinc.[36]

◦ **links**: cann-i.[36] iris[36]
☞ *O; Arme; links*

◦ **rechts**: corn-f.[45] **Glon.**[54] **Kalm.**[54] pall.[54]
☞ *O; Arme; rechts*

◦ ◦ **Bewegung** agg.: corn-f.[45]
☞ *O; Arme; Bewegung; während*

◦ **Sitzen** agg., Bewegung amel.: indg.[85]
☞ *O; Arme; Bewegung; amel.*

◦ **Muskeln,** brachialis and cervico-brachialis: acon.[5] bry.[5] cham.[5] coc-c.[111] kalm.[111] merc.[5] nux-v.[5] par.[5] rhus-t.[5] sil.[5] sulph.[5] ter.[111] verat.[5]

◦ **Plexus** brachialis, rechts: tab.[36]

◦ **Schultern**: corn-f.[45] dirc.[36] ign.[8]
☞ *O; Arme; Schultern*

◦ ◦ **rechts**: **Ign.**[8]
☞ *O; Arme; rechts*

◦ ◦ **erstreckt** sich hinab zum Herzen: corn-f.[45]

◦ **Oberarme**: **Acon.**[54] alum.[102] bry.[102] hyper.[36] kali-c.[102] kalm.[137] merc.[102] **Nux-v.**[102] pip-m.[102] **Puls.**[102] scut.[102] ter.[137] teucr.[102] verat.[137] visc.[102] wye.[85]
☞ *O; Arme; Oberarme*

◦ ◦ **links**: hyper.[36] wye.[85]
☞ *O; Arme; links*

◦ **Ellenbogen,** rechts, erstreckt sich zur Hand und Schulter: corn-f.[45]
☞ *O; Arme; Schultern*

◦ **Unterarme**: acon.[5] aran.[111] chin-s.[36] ferr.[5] hyper.[111] iod. kalm.[111] pulm-a.[111] rhus-t.[5]
☞ *O; Arme; Unterarme*

◦ ◦ **Elle,** links, morgens: chin-s.[36]
☞ *O; Arme; links • O; Arme; morgens*

◦ ◦ **N. ulnaris**: acon.[5] aran.[111] ferr.[5] hyper.[111] kalm.[111] pulm-a.[111] rhus-t.[5]

◦ **Hände**:
☞ *O; Arme; Hände*

◦ ◦ **links**: wye.[85]
☞ *O; Arme; links*

◦ ◦ **Handflächen**: bani-c.[204]
☞ *O; Arme; Hände; Handflächen*

◦ **Finger**:

◦ ◦ **Nägel**: alum.[102] berb.[102] colch.[102]
☞ *O; Nägel; Fingernägel • O; Arme; Finger; Daumen*

◦ ◦ ◦ **unter** den: berb.[102]
☞ *O; Nägel; unterm Nagel*

◦ ◦ **Daumen**: anac.[102]
☞ *O; Arme; Finger; Daumen*

- **Beine**: acon.[1125] am-m.[85] ars. asaf.[54] bamb-a.[1184] bell. bell-p.[256] calc.[102] calc-f.[149] carbn-s.[58] cath-a.[264] chin.[102] cimic.[102] cod.[25] coloc.[102] cupr. dirc. ferr. gnaph.[25] iodof.[8] iris[36] kalm. lac-ac. nat-ar. pall.[102] phyt. plb. puls-n.[25] symph.[102] tarax.[72] ter. verb.[45] xan.[102]

◦ **Ischiasnerv**: **ACON.**[1125] calc-f.[149] gnaph.[25]
☞ *Beine; Nerven; Ischias*

◦ **Hüften**: bell.[102] calc.[102] chin.[102] cimic.[102] coloc.[102] pall.[102] puls-n.[25]
☞ *O; Beine; Hüften*

◦ ◦ **erstreckt** sich von Hüfte zu Hüfte: **Bell.**[102] calc.[102] chin.[102] **Cimic.**[102] **Coloc.**[102] pall.[102]
☞ *O; Beine; Hüften; erstreckt sich von Hüfte zu Hüfte*

◦ **Oberschenkel**: asaf.[54] carbn-s.[58] cod.[25] iris[36] **Phyt.**[25] plb. puls-n.[25] xan.[1125]

◦ ◦ **links**: iris[36]
☞ *O; Beine; links*

◦ ◦ **Amputationsstumpf,** Oberschenkel: asaf.[54]

◦ ◦ **außen,** lateral: phyt.[25] puls-n.[25]

◦ ◦ **Ischiasnerv** entlang, zur Oberschenkelmitte: puls-n.[25]

◦ **Knie**: bell. iodof.[8] lac-ac. nat-ar. symph.[102] tarax.[72]
☞ *O; Beine; Knie*

◦ ◦ **links**: iodof.[8]
☞ *O; Beine; links*

◦ ◦ **Druck** amel.: **Tarax.**[72]
☞ *O; Beine; Druck; amel.*

◦ **Unterschenkel**: ars. cod.[25] dirc. kalm. nat-ar. xan.[102]
☞ *O; Beine; Beine*

◦ **Knöchel,** Fußgelenk, links: verb.[45]

◦ **Füße,** während Menses, mit Erbrechen und Diarrhö: am-m.[85]
☞ *O; Beine; Füße*

◦ **Zehen**: bell-p.[256] cath-a.[264] phyt.

◦ ◦ **großer** Zeh: phyt.

packender Schmerz, Kniekehle, links, erstreckt sich zum Außenknöchel: ant-t.[36]
▤ *ALLGEMEINES; C; Schmerz; greifender, krallender Schmerz*

pickender Schmerz:
▤ *ALLGEMEINES; C; Schmerz; pickender Schmerz*

- **Finger**: verb.[5]

- **Fußsohlen**: phos.[1]
☞ *O; Beine; Füße • O; Beine; Füße; Fußsohlen*

- **Zehen**: plat.[1]

plötzlicher Schmerz: acon.[5] ang. arg-n.[5] ars.[5] bamb-a.[1184] bar-c. bry. carbn-s. caust.[1] chin-s. cic. cimic.[111] coc-c. coff.[5] coloc.[5] com. croto-t. eup-per.[111] **Form.**[809] indg. iris[111] kali-c.[5] kali-i.[111] kola[1184] lyc. mag-p.[111] meny. mez.[1] mosch. nat-m. nat-s. nux-v.[5] ol-an. op. plb.[5] puls.[5] ran-b. rhus-t.[5] sel.[122] sep. sil.[5] tarent.[192] tell.[36] valer. verat.[5] xan.[8]

- **Oberarme**: croto-t. kali-c. meny.
☞ *O; Arme; Oberarme*

- **Handgelenke**: bar-c. com. lyc.
☞ *O; Arme; Handgelenke*

◦ **Vorderseite**: com.

- **Daumen**: coc-c. ol-an. ran-b.
☞ *O; Arme; Finger; Daumen*

- **Beine**: acon.[5] ang. arg-n.[5] ars.[5] bamb-a.[1184] bar-c. bry. caust.[1] chin-s. cic. cimic.[111] coc-c. coff.[5] coloc.[5] eup-per.[111] indg. iris[111] kali-c.[5] kali-i.[111] kola[1184] lyc. mag-p.[111] mez.[1] mosch. nat-m. nat-s. nux-v.[5] op. plb.[5] puls.[5] rhus-t.[5] sel.[122] sep. sil.[5] tarent.[192] tell.[36] valer. verat.[5] xan.[8]

◦ **Ischiasnerv**:

◦ ◦ **links**: sel.[137]
☞ *O; Beine; links*

◦ ◦ **Wundheitsschmerz,** mit: sel.[122]

◦ **Hüften**: bar-c. lyc.
☞ *O; Beine; Hüften*

◦ **Oberschenkel**: chin-s. mosch. sep.

◦ ◦ **innen,** medial: mosch.

◦ **Knie**: bamb-a.[1184] lyc. mez.[1] nat-s. op.
☞ *O; Beine; Knie*

◦ **Wade,** rechte: xan.[8]

◦ **Fußgelenke**: indg. tell.[36] valer.

◦ **Fersen**: ang. caust.[1] cic.
☞ *O; Beine; Füße • O; Beine; Füße; Fersen*

◦ ◦ **Fußsohlen**: ang. cic.
☞ *O; Beine; Füße; Fußsohlen*

◦ **Zehen**: bry. coc-c. kola[1184] lyc. nat-m. nat-s.

◦ ◦ **großer** Zeh: bry. coc-c. lyc. nat-m. nat-s.

Pochen:
☞ *pulsierender, klopfender Schmerz*

pulsierender, klopfender Schmerz: acro-c-f.[2047] agar.[36] allox.[119] am-m. aml-n.[102] anag. arg. ars.[1] asaf.[122] aza.[192] bamb-a.[1184] bell.[1] berb. bor. brach. bry. calad. calc. carb-v.[5] cassi-s.[192] cath-a.[264] caust. cocc.[5] com. dig.[5] dulc. ephe.[267] gels. haliae-lc.[222] harp.[1184] ign. **KALI-C.** kali-n. kola[1184] lac-del.[204] led. lith-c.[25] lith-m.[36] lob-c.[85] lyss. m-art.[5] mag-c.[5] mag-m.[1] merc.[5] merc-i-f. mez.[1] mur-ac. nat-c.[5] nat-m. nat-s.[137] ol-an. olnd. ped.[85] ph-ac. plat.[5] polyg. ptel. rhod.[5] rhus-t. ruta sep.[5] sil.[5] sol[29] stront-c.[5] sulph. tarax.[5] tarent. term-a.[192] thuj.[5] zinc.[5]
▤ *ALLGEMEINES; C; Schmerz; pulsierender, pochender Schmerz*

- **Nägeln,** unter den: sulph.[5]
☞ *O; Nägel*

- **Arme**: am-m. aml-n.[102] anag. berb. bor. brach. carb-v.[5] cassi-s.[192] caust. cocc.[5] dig.[5] gels. ign. kali-c. kali-n. led. lith-c.[25] lyss. m-art.[5] mag-c.[5] mag-m.[1] merc.[5] merc-i-f. mez.[1] mur-ac. nat-c.[5] nat-m. ph-ac. plat.[5] polyg. rhod.[5] rhus-t. **Sep.**[5] **Sil.**[5] sol[29] stront-c.[5] sulph. tarax.[5] term-a.[192] **Thuj.**[5] zinc.[5]

◦ **Strecken,** Dehnen **agg.**: cassi-s.[192]
☞ *O; Arme; Ausstrecken der Arme; agg.*

◦ **Schultern**: **Led.** m-art.[5] mag-m.[1] **Merc.**[5] mez.[1] mur-ac. ph-ac. rhod.[5] tarax.[5] thuj.
☞ *O; Arme; Schultern*

◦ ◦ **rechts**: rhod.[5]
☞ *O; Arme; rechts*

◦ **Oberarme**: cassi-s.[192] ign. **KALI-C.** mur-ac. nat-m.
☞ *O; Arme; Oberarme*

◦ **Ellenbogen**: **Merc.**[5] thuj.[5]
☞ *O; Arme; Ellenbogen*

◦ **Unterarme**: lyss. merc-i-f.
☞ *O; Arme; Unterarme*

◦ **Handgelenke**: brach. kali-n. **Merc.**[5] polyg.
☞ *O; Arme; Handgelenke*

◦ ◦ **Mittagessen,** beim: kali-n.

◦ **Hände**: am-m. berb. carb-v.[5] gels. merc-i-f. rhus-t. sulph.
☞ *O; Arme; Hände*

◦ ◦ **Knochen**: carb-v.[5]

◦ ◦ **Handflächen**: berb. merc-i-f.
☞ *O; Arme; Hände; Handflächen*

◦ **Finger**: aml-n.[102] anag. bor. caust. lith-c.[25] nat-m. polyg. sil.[5] sol[29] stront-c.[5] term-a.[192] zinc.[5]

◦ ◦ **Gelenke**: polyg. sol[29]
☞ *O; Arme; Finger; Fingergelenke*

◦ ◦ **Fingerspitzen**: bor.[5] sil.[5] stront-c.[5] zinc.[5]
☞ *O; Arme; Finger; Fingerspitzen*

◦ ◦ **Daumen**: bor. caust. nat-m.
☞ *O; Arme; Finger; Daumen*

◦ ◦ ◦ **Spitze**: bor.
☞ *O; Arme; Finger; Fingerspitzen*

◦ ◦ **Zeigefinger,** Nagelrand: term-a.[192]
☞ *O; Nägel • O; Arme; Finger; Daumen*

◦ ◦ **Mittelfinger,** Gelenke: sol[29]
☞ *O; Arme; Finger; Fingergelenke*

- **Beine**:

◦ **Kopfschmerz,** während: lob-c.[85]
☞ *O; Beine; Kopfschmerz, während*

◦ **Hüften**: polyg. ptel.
☞ *O; Beine; Hüften*

◦ **Oberschenkel**: ars.[1] bell.[1] bry. com. haliae-lc.[222] ol-an. tarent.

◦ ◦ **links**: haliae-lc.[222]
☞ *O; Beine; links*

◦ ◦ **mittlerer** Teil: bry.

◦ **Knie**: aza.[192] calad. calc. cassi-s.[192] kali-c.[137] olnd. ped.[85] tarent.
☞ *O; Beine; Knie*

◦ ◦ **Anwendungen,** warme, **amel.**: aza.[192]
☞ *O; Beine; Anwendungen, warme, amel.*

◦ ◦ **Bewegung**:

◦ ◦ ◦ **agg.**: aza.[192]
☞ *O; Beine; Bewegung; agg.; während*

◦ ◦ ◦ **fortgesetzte amel.**: cassi-s.[192]
☞ *O; Beine; Bewegung; amel.*

◦ ◦ **Gehen agg.**: aza.[192]

◦ ◦ **Radfahren agg.**: aza.[192]

◦ ◦ **Kniekehle**: olnd. ped.[85]
☞ *O; Beine; Knie; Kniekehle*

◦ **Unterschenkel**: allox.[119] arg. cath-a.[264] ephe.[267]
☞ *O; Beine; Beine*

◦ ◦ **Schienbein**: arg. ephe.[267]
☞ *O; Beine; Beine; Schienbein*

◦ ◦ **Waden**: allox.[119]
☞ *O; Beine; Beine; Waden*

◦ **Knöchel,** Fußgelenk: lith-m.[36] **Ruta**

◦ ◦ **rechts**: lith-m.[36]
☞ *O; Arme; rechts • O; Beine; rechts*

◦ ◦ **Vorderseite**: ruta

◦ **Füße**:
☞ *O; Beine; Füße*

◦ ◦ **Fußrücken** rechts: agar.[36]
☞ *O; Beine; Füße; Fußrücken*

◦ ◦ **Fersen**: **Nat-c.** nat-s.[137]
☞ *O; Beine; Füße; Fersen*

◦ **Zehen**: asaf.[122] dulc. gels.[809] lac-del.[204] mez.[1] mur-ac. zinc.

◦ ◦ **links**: lac-del.[204]
☞ *O; Beine; links*

◦ ◦ **Laken agg.**: lac-del.[204]

◦ ◦ **Nägel,** Berührung **agg.**: lac-del.[204]
☞ *O; Nägel; Zehennägel*

◦ ◦ **Zehenspitzen**: asaf.[58] mez.[1] zinc.

◦ ◦ **großer** Zeh: **Asaf.**[122] gels.[809]

◦ ◦ **2. Zehe**: dulc.

◦ ◦ **3. Zehe**: mur-ac.

reißender Schmerz: **ACON.** act-sp.[102] aesc. aeth. **AGAR.** agn.[5] all-c.[102] all-s. allox.[119] aloe alum. alum-p.[58] alum-sil.[58] alumn. **Am-c.**[1] **Am-m.** **Ambr.** ammc. anac. anag. ang. anis. ant-c. ant-s.[85] ant-t.[5] anthr. apis apisin.[5] aran.[192] **Arg.** arg-m. arg-n. arge-p.[264] arist-cl.[119] **Arn.** **Ars.** ars-h. ars-i. ars-s-f.[58] asaf. asar. asc-t. astac. aster.[85] atista[192] **AUR.** aur-ar.[58] aur-i.[58]

aur-m. aur-m-n. aur-s.[58] **Bamb-a.**[1184] bapt. bar-acet.[1] **Bar-c.** bar-i.[58] bar-s.[58] bell.[1] bell-p.[102] benz-ac. **Berb.** bism. bor.[1] bov. brom. **Bry.** bufo cact. cadm-s. cahin. calad. **Calc.** calc-ar. calc-caust. calc-i.[58] calc-p.[36] calc-s. calc-sil.[58] camph. cann-i. cann-s. canth. **Caps.** carb-an. **Carb-v. Carbn-s.** card-m. **Carl.** cassi-f.[192] cassi-s.[192] cast. caul.[102] **Caust.** cedr.[102] **Cham. Chel. CHIN. Chin-ar.** chin-s. cic. cimic.[111] cimx. **Cina** cinnb. cist. clem. cob.[102] coc-c. **Cocc.** coff. **Colch.** coll. **Coloc. Con.**[1] conv.[2191] croc. crot-h. croto-t. **Cupr.**[1] cycl.[1] daph. dig.[1] dios. dros.[1] **Dulc.**[1] elat.[54] erig.[111] eucal.[54] euon. eup-per.[58] **Euph.**[5] euphr.[5] eupi. excr-can.[269] fago. **Ferr.** ferr-ar. ferr-i. ferr-m. ferr-p. fl-ac. form. gamb. gaul.[36] **Gels.** gins. goss.[25] gran. **Graph.** grat. gua.[85] **Guai.**[1] harp.[1184] hell. hep. hipp. hura hyos. hyper. ign.[5] indg. inul. iod.[1] ip. iris[25] jatr.[111] kali-ar. kali-bi. **Kali-c.** kali-chl.[58] **Kali-i. Kali-n.** kali-p.[58] kali-s.[58] kali-sil.[58] kalm. knau.[33] kola[1184] kreos. lac-c. **LACH.** lachn.[54] lact. lam. lappa[102] lat-m. laur. led. lil-t. lipp.[1025] lith-c.[227] lob. **Lyc. Lyss.** m-arct.[5] m-art.[5] m-aust.[5] **Mag-c. Mag-m.**[1] mag-s. manc. mang. mang-acet.[1] mang-m. meny. meph.[36] **MERC. Merc-c.**[5] merc-i-f. merc-i-r. merl. mez. mill. mosch.[5] mur-ac.[36] myric. naja nat-ar. **Nat-c.** nat-m. nat-p. **NAT-S.** nat-sil.[58] neon[222] nicc. **Nit-ac.** nux-m. **Nux-v. Ol-an.** olnd. op. osm. ozone[227] paeon. pall.[102] par. petr. **Ph-ac.**[1] phel. **Phos.** phyt. pip-m.[102] plan. plat. plb. plect.[36] plut-n.[269] prun.[36] **Psor. Puls.** querc-r.[257] ran-a.[36] ran-b. raph. rat. rheum[1] **RHOD. RHUS-T.** rhus-v. rumx. ruta sabad. sabin. samb.[1] sang. saroth.[144] sars.[1] scut.[102] **Sec.** sel. seneg.[5] sep. sil.[1] sol[29] sol-n.[25] **SPIG.** spirae.[144] spong. squil.[5] stann. staph.[1] stict.[102] stram. stront-c. stry. sul-ac. sul-i.[58] sulph. syph.[102] **Tab.** tarax.[5] tarent. tax. tell. tep. ter. teucr.[5] **Thal.**[144] ther.[122] thuj. til. til-c.[253] tong.[102] trom.[36] **TUB.** tub-r.[149] vac.[36] valer.[5] verat. verat-v.[102] verb. vinc.[4] viol-t.[5] vip. visc.[25] **Zinc.**[1] **Zinc-p.**[58]

☞ *neuralgischer Schmerz •zuckend ruckender Schmerz (auch reißendes Rucken)* ▤ *ALLGEMEINES; C; Schmerz; reißender Schmerz*

- **abwechselnd** mit Zahnschmerzen: merc.
  ☞ *A; Abwechselnd mit* ▤ *ZÄHNE; A; Abwechselnd mit*
- **einseitig**: ambr.[85] **ARS.**
- **morgens**: carb-v. hep. lyc. meph.
  - **Erwachen,** beim: carb-v. **Hep.**
- **abends**: am-m. **Ars.** con. **Dulc. Ferr.** mag-s. **Puls.** sul-ac. sulph.
  - **Bett,** im: con. **Ferr.**
  - **Sitzen,** beim: am-m.
- **nachts**: **Calc.** carb-v. **Cham. Dulc.** eupi. **Ferr. Hep. Lyc.** merc.[54] nux-v. **Puls. Rhod. RHUS-T.** sabin. sars. **Tub.**
  - **Bett,** treibt ihn aus dem: **Cham. Ferr. Merc.**
  - **Schreck,** Furcht, nach: merc.[54]
    ▤ *GEMÜT; M; Schreck oder Furcht, Beschwerden durch*
- **periodisch**: **Gels.** lyc.
- **Anstrengung,** nach: zinc.
- **Ausstrecken** der Glieder, beim:
  - **agg.**: cham. hipp.
  - **amel.**: allox.[119]
- **Berührung** agg.: **Chin.**
- **Bett** streckt, wenn man das Glied aus dem: merc.
- **Bewegung**:
  - **agg.**: atista[192] guai.[1] naja plb.
  - **amel.**: **AGAR. Arg. Ars. Cham. Euph. Ferr.** kali-p.[58] kali-s.[58] **Lyc.** mur-ac. psor. **Puls. Rhod. RHUS-T.** sep. **Sulph.** thuj. **Tub.**
    - **langsame** Bewegung: **Ferr. PULS.**
- **Bewegung,** zu Beginn der: agar.
- **Druck** agg.: arg.[171] merc. plb.
- **Erhitzung,** nach: zinc.
- **Essen,** nach dem: **Cocc.**
- **Federbett** agg.: sulph.
- **Fieber,** während: **CALC. CARB-V.** cedr.[102] **CHIN. Dulc. Ferr. Kali-c. LYC. Nux-v.** phos. **Puls. Rhus-t. Sep. Sil. Sulph. TUB.**
  ☞ *Fieber; während*
- **Froststadium** im Fieber:
  ☞ *Froststadium im Fieber*
  - **vor**: carb-v.
  - **während**: **ARS. BELL. Caps. Ferr.** graph. hell. **Hep. Kali-c.** kali-s. led. **LYC. Nux-v.** ph-ac. phos. **Puls. RHUS-T. Sabad.** sulph. **Tub.**
  - **nach**: dulc.[1]
- **Getränke,** kalte, agg.: **Cocc.**
- **Gewitter,** bei: **Nat-c.**
- **Kälte**:
  - **Erkältung,** nach: **Dulc. Guai.** sel.
  - **Kaltwerden,** durch: **Phos.**
- **Liegen**:
  - **agg. schmerzhafter Seite auf**: **ARS.**
  - **amel.**: **AM-M.**
- **Menses**:
  - **vor**: **Berb.**
  - **während**: sul-ac.
  - **unterdrückten,** bei: dig.
- **Nasswerden,** nach: **Dulc. RHUS-T.**
- **Reiben** amel.: canth. **Phos.**
- **Schnupfen,** bei: merc.[10] nit-ac.[1]
  ☞ *Schnupfen, bei*
- **Schweiß,** während: **Merc.**[5] **Merc-c.**[5] **Sulph.**[5]
- **Sitzen,** beim: **AGAR. AM-M.** zinc.
- **Speisen,** kalte agg.: **Cocc.**
- **Stehen** agg.: allox.[119]
- **Stuhlgang,** während: rhod.[5] rhus-t.[5]
- **Umherwerfen** im Bett. amel.: cham.
- **Wärme**:
  - **agg., Bettwärme**: sulph.
  - **amel.**: aesc.[58] agar.[58] **Lyc.**
- **warme** Luft, im Freien, amel.: kali-s.[58]
  ▤ *ALLGEMEINES; M; Luft; warme; amel.*

reißender Schmerz (Forts.)

- **Wetter**:
  ◦ **nassem,** bei: **Dulc.** lyc. **Rhod. Rhus-t.**
  ◦ **warmem,** bei: **Colch.**
  ◦ **Wetterwechsel,** durch: **Gels.**
- **erstreckt** sich:
  ◦ **abwärts**: atista[192] rhus-t.[58] **Sulph.**
  ◦ **Füßen,** zu den: mag-s.
  ◦ **Kopf,** zum: carb-v.[1]
- **gelähmte** Teile: arn. **Ars.** bell. calc. caust. **CHAM. Cocc.** croto-t. **Kali-n.** lat-m. **Nux-v. Phos. Plb.** rhus-t. sil.
- **Knochen**: agar.[1] bry. cham.[1] cocc.[85] mez. ph-ac. rhod. spig.[1] tub.[58] zinc.
  ◦ **Periost**: bry. **Mez.** ph-ac. **Rhod.**
  ◦ **lange** Röhrenknochen, in der Mitte: tub.[58] **Zinc.**
- **Streckmuskeln,** im Sitzen: verat.[1]
- **Gelenke**: **Acon. Agn.** aloe am-c.[102] **Ambr.** ant-s. ant-t. apis **ARG.** arist-cl.[119] **Arn.**[137] **Ars. Ars-i. Aur.** aur-ar.[58] aur-s.[58] **BELL. Bov. Bry.** cact. **Calc.** calc-caust. calc-i.[58] **Camph.** carbn-s.[58] **Carl. CAUST. Chin.**[36] cimx. cist. cocc. **Colch. Coloc. Con.** dig. **Dros.** ferr.[5] **Graph.** grat. gua.[25] **GUAI. Harp.**[144] hell. hep. **Hyos.**[1] **Iod. Kali-bi. KALI-C.** kali-i.[139] **Kali-n.** kali-s. kali-sil.[58] kreos. lachn.[25] **Led. LYC.** mang.[5] **MERC.** nat-c.[1] nat-m. nat-p. **Nat-s.** nat-sil.[58] **Nit-ac. Nux-v.** olnd.[5] petr. **Ph-ac. Phos. Plat. PULS.** rhod. **RHUS-T. Sabin. Sars. Sep. Sil.** spig. spirae.[144] **Staph. Stram. STRONT-C. SULPH.** tep. teucr. thuj. **Tub.** vinc.[36] visc.[171] **ZINC. ZINC-P.**[58]
  ◦ **abends**: **Merc.** nat-c.[1] stront-c.
  ◦ ◦ **Hautausschlägen,** bei: **Merc.**
  ◦ **nachts** im Bett: hell. **Hep. MERC.** nat-c.[1]
  ◦ **Bettwärme** amel.: am-c.[102]
  ◦ **Bewegung**:
  ◦ ◦ **agg.**: hyos.[1] led.
  ◦ ◦ **amel.**: **Coloc.**
  ◦ **Fieber,** während: **Calc.** caust. **Hell.** lyc. merc. nux-v. ph-ac. phos. **RHUS-T. Sulph. Tub.**
  ◦ ◦ **Gliedern,** auf denen man nicht liegt, in: nux-v.
  ◦ **Froststadium** im Fieber, während: **Cimx. Hep.** led. lyc. nux-v. phos. **RHUS-T.**
  ◦ **Liegen** auf linker Seite, beim: phos.
  ◦ **Schwangerschaft** agg.: arist-cl.[119]
  ◦ **Wärme** agg.: **Led.**
  ◦ **Zimmer,** warmes, agg.: **Sabin.**
  ◦ **erstreckt** sich:
  ◦ ◦ **abwärts**: **Sulph.**
  ◦ ◦ **langen** Knochen, in die: **Caust.**
- **Nägel**: colch. **Fl-ac.** hep. **Nit-ac.** petr. plat. ran-b. **Sil. Sulph.**
  ☞ *O; Nägel*
- **Sehnen**: agar.[36] cham.[1] gaul.[36]
- **Arme**: **ACON.** act-sp.[102] aesc. aeth. agar. agn. all-c.[102] aloe **Alum.**[5] alum-p.[58] alum-sil.[58] alumn. am-c.[1] **Am-m. Ambr.**[1] ammc.[4] anac. ang.[1] anis. **Ant-c.**[5] ant-s.[85] **Ant-t.**[5] anthr. apis apisin.[5] **Arg.** arg-m. **Arg-n.**[36] arge-p.[264] arn. **Ars.**[1] ars-h. ars-i. ars-s-f.[58] asaf. asar.[5] astac. aur. aur-ar.[58] aur-m. aur-m-n. aur-s.[58] bamb-a.[1184] bapt. bar-c.[1] **Bell.**[1] benz-ac. berb. bism. bor.[1] bov. brom. **BRY.** bufo **Cact.** cadm-s. **Calc.** calc-i.[58] **Calc-p.** calc-sil.[58] camph. cann-s. **Canth. Caps.**[5] carb-an.[1] carb-v. carbn-s. card-m. cast. caul.[102] **CAUST.** cedr.[102] **Cham.** chel. **Chin.** chin-ar. chin-s. cic. cimic. **Cina** cinnb. cist. clem. coc-c. **Cocc.**[5] coff. **Colch.** coll. **Coloc.**[5] **Con.** conv.[2191] croc. crot-h. croto-t. **Cupr.** cycl.[1] daph. dig.[1] dios. dros. **Dulc.** erig.[111] euon. **Euph.** euphr. eupi. **Ferr.** ferr-ar. ferr-i. ferr-m. ferr-p. fl-ac. form. gamb. goss.[25] gran. graph.[1] grat. gua.[85] **Guai.** hell.[1] **Hep.**[1] hipp. hyos. **Hyper.** ign.[5] indg. inul. iod.[1] **Kali-ar. Kali-bi. KALI-C.** kali-chl.[58] kali-i. **Kali-n. Kali-p.** kali-s. kali-sil.[58] kalm. kola[1184] kreos. lac-c. lach.[5] lachn.[85] lact. lappa[102] lat-m. laur. **Led.**[1] lil-t. lipp.[1025] lith-c.[227] **LYC.** lyss. m-arct.[5] m-art.[5] **Mag-c. MAG-M.** mag-s. manc. **Mang.** mang-acet.[1] meny. meph.[36] **MERC.** merc-c. merl. mez. mosch. **Mur-ac.** myric. naja nat-ar. **NAT-C.** nat-m. **Nat-p. NAT-S.** nat-sil.[58] neon[222] nicc. **NIT-AC.** nux-m.[5] **Nux-v.** ol-an. olnd. op. ozone[227] par. petr.[5] **Ph-ac.** phel. **PHOS.**[1] pip-m.[102] plat. **PLB. Psor. Puls.**[1] querc-r.[257] ran-b. raph. rat. rheum[1] **Rhod. RHUS-T.** rhus-v. ruta[1] sabad. sabin. samb. sang. saroth.[144] **Sars.**[1] scut.[102] sec. sel. seneg.[5] sep. **SIL.** sol[29] spig. spong. **Squil.**[5] **Stann.**[1] staph. stram.[5] stront-c.[5] stry. **Sul-ac.**[1] sul-i.[58] **SULPH.** tab. tarax.[5] tell. tep. **Teucr. Thuj.** til. **VALER.** verat.[5] verb.[5] vinc.[4] vip. visc.[102] **Zinc. Zinc-p.**[58]
  ◦ **abwechselnde** Seiten: lac-c. sulph.
  ☞ *O; Arme; abwechselnde Seiten*
  ◦ **links**: asar. cic. kali-c. kali-n. lipp.[1025] phos.[1] puls.[1]
  ☞ *O; Arme; links* ▤ *BRUST; C; Schmerz; Seiten; erstreckt sich; Oberarm, links*
  ◦ **rechts**: bamb-a.[1184] bry.[1] calc. chel. **Cina** goss.[25] mag-m. nat-c. ozone[227] phos. **SULPH.**
  ☞ *O; Arme; rechts*
  ◦ ◦ **Liegen** auf linker Seite, beim: **Mag-m.**
  ◦ **tagsüber**: **Sulph.**
  ☞ *O; Arme; tagsüber*
  ◦ **morgens**: cact. carb-v. cham. eupi. hyper. mag-m. thuj.
  ☞ *O; Arme; morgens*
  ◦ ◦ **Bett,** im: carb-v. eupi. mag-m.
  ◦ ◦ **Erwachen,** beim: cact.
  ☞ *O; Arme; Erwachen, beim*
  ◦ **vormittags, 11 Uhr**: sars.
  ☞ *O; Arme; vormittags*
  ◦ **mittags,** während Menses: nux-v.
  ◦ **nachmittags**: kali-n. sars.
  ☞ *O; Arme; nachmittags*
  ◦ **abends**: alum. cham. hyper. kali-n. lipp.[1025]
  ☞ *O; Arme; abends*
  ◦ ◦ **Luft,** durch Einwirkung von: cham.

◦ **nachts**: alum. am-c. ars. **Calc. Ferr.** form. hyper. kali-n. merc. nat-c.[1] plb. sep.[1] stront-c.
☞ *O; Arme; nachts*

◦ ◦ **22** Uhr: form.

◦ ◦ **3** Uhr: am-c.

◦ ◦ **Bett,** im: stront-c.

<> ◦ **Aufstehen** amel.: nat-c.[1]

◦ **Berührung,** bei: **Chin.**
☞ *O; Arme; Berührung; agg.*

◦ **Bewegung,** bei:
☞ *O; Arme; Bewegung; während*

◦ ◦ **agg.**: chel. dros. kali-n.[1] nit-ac. sep.[1] **Sil.** stann.[1]

◦ ◦ **amel.**: **Agar.** am-m. arg. **Ars.** cina **Lyc. RHUS-T.** thuj.

◦ **Druck,** bei: plb.

◦ **Froststadium** im Fieber, während: **Ars.** ars-h. **Rhus-t.**

◦ **Gehen** amel.: arg. **Kali-s. Rhod. RHUS-T. VALER.**

◦ **Getränke,** kalte, agg.: **Cocc.**

◦ **Handarbeit,** durch: iod. **Rhus-t.**
☞ *O; Arme; Handarbeit, durch*

◦ **Liegen,** beim: ars. kali-n. phos. rhus-t. sabin.

◦ ◦ **Seite,** auf der: ars. kali-n. phos.

◦ ◦ ◦ **linker** Seite, auf: **Phos.**

◦ ◦ ◦ **schmerzhafter** Seite, auf: **Ars.**
☞ *O; Arme; Liegen; agg.; während; erkranktem Teil, auf •O; Arme; Liegen; agg.; während; Seite, auf der; schmerzhafter Seite, auf*

◦ ◦ **stillem** Liegen, bei: **Rhus-t.**
☞ *O; Arme; Stillhalten der Arme agg.*

◦ **Luft,** kalte, agg.: ign.
☞ *O; Arme; Luft; agg.; kalte*

◦ **Menses,** während: bell. kali-n.[1]
☞ *O; Arme; Menses; während*

◦ **Ruhe,** während: ang.[1] nat-c.[1]
☞ *O; Arme; Ruhe; agg.*

◦ **Schreiben,** beim: cinnb.
☞ *O; Arme; Schreiben agg.*

◦ **Sitzen,** beim: nicc. **VALER.**
☞ *O; Arme; Sitzen; während*

◦ **Speisen,** kalte agg.: **Cocc.**

◦ **streckt,** wenn man sie: hipp.
☞ *O; Arme; Ausstrecken der Arme; agg.*

◦ **Taubheitsgefühl,** mit: sep.[1]

➡ ◦ **erstreckt** sich:

◦ ◦ **abwärts**: **Aesc.** bell.[5] calc. camph. **Carb-v.**[5] caust.[1] cham. **Chin.** con.[5] croto-t. kali-c. kali-n. lach. lyc. mang.[5] **Merc.**[5] nat-c. nit-ac.[5] ph-ac.[5] puls. rhod.[5] sabin. sars.[5] seneg.[5] **Sep.**[5] **Sulph.**[5] thuj.[5] zinc.[5]

◦ ◦ **aufwärts**: **Alum.**[5] anac.[5] ant-c.[5] arn. **Ars. Asaf.**[5] aur.[5] **Bell.**[5] calc.[5] colch.[5] con.[5] m-arct.[5] mag-c.[5] nat-c.[5] nat-m.[5] **Nux-v.**[5] ph-ac.[5] rhod.[5] samb.[5] sep. sulph.[5] valer.[5]

◦ ◦ **Fingern,** zu den: aesc. alum. am-m. aur-m. camph. caps. cham. **Chin. Coloc.** croto-t. kali-n.[1] lyc. mag-m. nat-c. sil.

◦ ◦ ◦ **Daumen**: camph. cham. lyc. sil.

◦ ◦ ◦ **Kleiner** Finger: aur-m.

◦ ◦ ◦ **Zeigefinger**: aesc.

◦ ◦ **Handgelenk,** zum: kali-c. kali-n. nat-c.

◦ ◦ **Rücken,** zum: caust.

◦ ◦ **sämtliche** Körperteile, in: **Chin.**[1]

◦ ◦ **Schultern,** in die: ozone[227]

◦ ◦ **Ulnarnerv** entlang, den: aesc. thuj.

◦ **außen,** lateral: mag-m.[1]

◦ **Knochen**: acon.[5] am-c.[5] am-m.[5] ang.[1] **Arg.**[5] arn.[5] ars.[5] **Aur.**[5] bell.[5] benz-ac. bism.[5] cact. canth.[5] carb-v. caust. cham.[1] **CHIN.**[5] cocc.[5] cupr.[5] **Dros.**[5] hell.[1] iod. **Kali-bi.** lach.[5] laur.[5] **Lyc.**[5] meph.[36] **Merc. Merc-c.**[5] mez. nat-c.[5] nit-ac.[5] phos. plb.[5] puls.[5] **RHOD.**[5] **Ruta**[5] sabin.[5] stront-c. sul-ac.[5] sulph. verb.[5] **Zinc.**

◦ **Gelenke**: alum. am-c. ant-s.[85] **Bov.**[122] cact. calc. carb-v. **Caust.**[5] cham.[1] chin. clem.[5] coloc. con. dig. **GRAPH.** grat. hyos.[5] **Iod.**[5] kali-bi. **KALI-C. Kali-n.**[5] lact. **Led.**[5] **Lyc.** m-art.[5] mez.[5] nat-c. nat-m.[5] nit-ac. **PH-AC.** phos. puls. **RHOD.**[5] **Sars.**[5] sep. sil. spig.[5] stram. **Stront-c. Sulph. Teucr. Zinc.**
☞ *O; Arme; Gelenke*

◦ ◦ **morgens**: stront-c.
☞ *O; Arme; morgens*

◦ ◦ **Sitzen,** beim: stront-c.

◦ **Schultern**: acon. aesc. agar. agn. **Alum.** alum-p.[58] alum-sil.[58] alumn. am-c. **Am-m. AMBR.**[5] ammc. ant-t.[5] apisin.[5] **Arg.** arge-p.[264] **Ars.** ars-s-f.[58] asaf.[5] asar.[5] aur-m. bar-c. **BELL. Berb.** bism. bor. **Bov.**[5] **BRY.** cact. calc. calc-p. calc-sil.[58] camph. cann-s. canth.[5] carb-an.[1] **Carb-v.** carbn-s. cast. **Caust.** cham. chel. **Chin.** chin-ar. cic. cist. coc-c. cocc. colch. coloc. con.[5] conv.[2191] croto-t. cupr.[5] dulc. **Euon. FERR.** ferr-ar. ferr-i. **Ferr-m. Ferr-p. Gamb. Graph.** grat. gua.[25] hell. hep. **Hyper.** ign.[5] indg. inul. iod.[1] kali-ar. kali-bi. **KALI-C.** kali-chl.[58] kali-i.[111] **Kali-n.**[1] kali-p. kali-sil.[58] kalm. kreos.[5] lach. lachn. lact. **Laur. Led. LYC. Lyss. Mag-c. Mag-m.**[1] mag-s. **Mang. Merc. Merc-c.**[5] **Mez.** mosch. mur-ac. **Nat-c.**[36] **Nat-m.**[1] nat-p. **Nat-s.** nat-sil.[58] neon[222] nicc. nit-ac.[102] nux-m. nux-v. ol-an. par. ph-ac. phel. **Phos.** plb. psor. **Puls.** querc-r.[257] ran-b.[5] **Rat. Rhod. Rhus-t.** sabin.[5] sang. sars. sec. sep.[1] sil. stann.[5] **Staph.**[36] **Stront-c.**[5] sul-ac. **SULPH.** tep. **Thuj.** verat. verb.[1] **ZINC.**[1] **Zinc-p.**[58]
☞ *O; Arme; Schultern*

◦ ◦ **abwechselnd** mit Pulsieren: bar-c.
☞ *A; Abwechselnd mit*

◦ ◦ **abwechselnde** Seiten: neon[222]
☞ *O; Arme; abwechselnde Seiten*

◦ ◦ **links**: alumn. cic. ferr. graph. nat-c.[1] **Phos.**
☞ *O; Arme; links*

◦ ◦ **rechts**: agar. am-c. arg. bov.[5] cact. carb-v. **Caust.**[5] **Coc-c.** con.[5] conv.[2191] ferr.[58] **Ferr-p.** kali-c.[5] lyc.[5] mag-c.[1] mag-m. merc.[5] nat-m.[5] neon[222] phos.[5] **Rat.** rhod.[5] stann.[5] stront-c.[5] **Sulph.**[5] zinc.[5]
☞ *O; Arme; rechts*

◦ ◦ ◦ **Herunterhängenlassen** des Armes, beim:

◦ ◦ ◦ ◦ **amel.**: neon[222]

◦ ◦ ◦ ◦ **Tragen** von Gegenständen agg.: conv.[2191]
☞ *O; Arme; Tragen von Dingen agg.*

◦ ◦ ◦ **erstreckt** sich in das rechte Schulterblatt: conv.[2191]

reißender Schmerz; **Arme; Schultern** (Forts.)

◦ ◦ **morgens**: am-m. bry. carb-v. coloc. lyc. mag-c.[1] puls. rhod. sulph. verat.
☞ *O; Arme; morgens*

◦ ◦ ◦ **6** Uhr: bry.

◦ ◦ ◦ **Bett, im**: am-m. rhod. sulph.

◦ ◦ ◦ **Erwachen,** beim: **Carb-v.** puls. sulph. verat.
☞ *O; Arme; Erwachen, beim*

◦ ◦ **vormittags**: mag-c.
☞ *O; Arme; vormittags*

◦ ◦ **nachmittags**: arg. chel. indg. kali-n. lyc. mag-c. mag-s. nicc. psor. sulph.
☞ *O; Arme; nachmittags*

◦ ◦ ◦ **16** Uhr: indg. **Lyc.**

◦ ◦ ◦ **17** Uhr: arg. mag-c. sulph.
☞ *O; Arme; nachmittags; 17 Uhr*

◦ ◦ ◦ **Heben** des Arms, beim: nicc.
☞ *O; Arme; Anheben; agg., der Glieder*

◦ ◦ **abends**: kali-n. **Lyc.** mez. nat-m. psor. rhod. sil. zinc.
☞ *O; Arme; abends*

◦ ◦ ◦ **Bett,** im: nat-m. rhod. sil. zinc.

◦ ◦ **nachts**: am-m. bar-c. bell. caust. coloc. **Croto-t.** graph. kali-bi. kali-n.[1] lyc.[1] **Merc.** phos. querc-r.[257] **Sulph.** tep. thuj.
☞ *O; Arme; nachts*

◦ ◦ ◦ **Bett**:

◦ ◦ ◦ ◦ **Zubettgehen,** vor dem: am-m.

◦ ◦ ◦ ◦ **im**: bar-c. coloc. **Phos.**

◦ ◦ ◦ **Bettwärme agg.**: caust. **Merc.** thuj.

◦ ◦ **Mitternacht**: ammc. cast.

◦ ◦ **2** Uhr - 5 Uhr: kali-n.

<> ◦ ◦ **Abwärtsdrücken** des Armes, beim: mag-m.[1]

◦ ◦ **Aufstehen** aus dem Bett **amel.**: kali-n.[1]
☞ *O; Arme; Aufstehen; amel.; Bett, aus dem*

◦ ◦ **Aufstoßen amel.**: sep.[1]
☞ *O; Arme; Aufstoßen amel.*

◦ ◦ **Berührung,** bei: **Chin.** ferr-p.[58] mur-ac.
☞ *O; Arme; Berührung; agg.*

◦ ◦ **Bewegung**:

◦ ◦ ◦ **agg.**: agn. am-m.[1] berb. **Camph.** carb-v. chel. **Ferr-m.** ferr-p. **Graph. Led.** mag-m. **Merc.** mez. nat-c. sil. stann. sulph. verat.

◦ ◦ ◦ **amel.**: arg. carb-an. cocc. **Ferr.** ferr-i. ferr-m. ferr-p. kali-c.[1] **Lyc.** mag-s. nat-c. psor. puls. **RHUS-T.** sulph. thuj. verb.[1]

◦ ◦ ◦ ◦ **langsame**: **Ferr. Ferr-m. Ferr-p. Puls.**

◦ ◦ **Bücken,** beim: bor.
☞ *O; Arme; Bücken agg.*

◦ ◦ **Drehen** im Bett **agg.**: querc-r.[257]

◦ ◦ **Einatmen,** beim: agn.
☞ *O; Arme; Einatmen agg.*

◦ ◦ **Gehen** amel., langsames: **Ferr. Ferr-m.**

◦ ◦ **Haus** geht, wenn man ins: bry.

◦ ◦ **Heben,** kann den Arm nicht: **FERR. Ferr-m.** mag-m.[1]
☞ *O; Arme; Anheben; agg., der Glieder*

◦ ◦ **Herunterhängenlassen** des Armes, beim:

◦ ◦ ◦ **agg.**: thuj.

◦ ◦ ◦ **amel.**: mag-m.[1]

◦ ◦ **Kaltwerden,** beim: **HEP. Lyc. NUX-V. Phos. RHUS-T. Sil. Sulph.**
☞ *O; Arme; Kälte; Kaltwerden*

◦ ◦ **legt,** wenn man den Arm über den Kopf: thuj.

◦ ◦ **Liegen,** beim:

◦ ◦ ◦ **agg. schmerzhafter Seite, auf**: thuj. zinc.
☞ *O; Arme; Liegen; agg.; während; erkranktem Teil, auf •O; Arme; Liegen; agg.; während; Seite, auf der; schmerzhafter Seite, auf*

◦ ◦ ◦ **amel. auf der Seite**:

◦ ◦ ◦ ◦ **linker** Seite, auf: nux-v.

◦ ◦ ◦ ◦ **schmerzhafter** Seite, auf: lyc. puls.
☞ *O; Arme; Liegen; amel.; Seite, auf der; schmerzhafter Seite, auf*

◦ ◦ **Luft**:

◦ ◦ ◦ **in** frischer, freier: lact.

◦ ◦ ◦ **kalte,** amel.: thuj.
☞ *O; Arme; Kälte; amel.*

◦ ◦ **Mittagessen,** nach dem: phos. sep.[1]

◦ ◦ **Reiben** amel.: carb-an.[1] laur.
☞ *O; Arme; Reiben; amel.*

◦ ◦ **Seite**:

◦ ◦ ◦ **liegt,** auf der man: zinc.
☞ *O; Arme; Liegen; agg.; während; Seite, auf der; liegt, agg. auf Seite, auf der man*

◦ ◦ ◦ **nicht** liegt, auf der man: kali-bi.
☞ *O; Arme; Liegen; agg.; während; Seite, auf der; nicht liegt, agg. auf Seite, auf der man*

◦ ◦ **Stricken,** beim: kali-c.
☞ *O; Arme; Stricken; agg.*

◦ ◦ **Wärme**:

◦ ◦ ◦ **agg., Bettwärme**: caust. **Ferr. Thuj.**

◦ ◦ ◦ **amel.**: graph.[1]

◦ ◦ **Wetter,** bei kaltem, nassem: **RHUS-T.**
☞ *O; Arme; Kälte; in der Kälte, während Kälte •O; Arme; Wetter; nasskaltes*

◦ ◦ **erstreckt** sich in die:

◦ ◦ ◦ **Arme**: ars. calc-p. coc-c. ferr. lach. **Lyss.** mag-m.[1] mang. nat-c. ol-an. rat. stront-c. sulph.

◦ ◦ ◦ **Brust**: am-c. mag-c.[1]

◦ ◦ ◦ **Ellenbogen,** zu den: ars. **Croto-t. Ferr-m.** mag-c.[1] nat-c. sars.

◦ ◦ ◦ **Finger**: chin.[1] **Lachn.** lyss. mag-c.[1] mag-m. nat-c.[1] par. thuj. zinc.

◦ ◦ ◦ ◦ **Fingergelenken,** zu den: mag-c.[1]

◦ ◦ ◦ ◦ **Kleiner** Finger: nat-c.[1]

◦ ◦ ◦ **Hals**: arg. berb.

◦ ◦ ◦ **Hände**:

◦ ◦ ◦ ◦ **Handfläche**: mag-m.[1]

◦ ◦ ◦ ◦ **Handrücken**: **Croto-t.**

◦ ◦ ◦ **Handgelenke**: kali-n.[1] mag-c. rat.

◦ ◦ ◦ **Hinterkopf**: berb.

◦ ◦ ◦ **Kopf**: kali-n.[1]

◦ ◦ ◦ **Oberarme**:

◦ ◦ ◦ ◦ **Knochen**: sulph.[1]

◦ ◦ ◦ ◦ **Mitte,** in der: mag-c.[1]

◦ ◦ ◦ **Ohr,** zum: kali-i.[111]

◦ ◦ ◦ **Schlüsselbein,** zum: arg.[1] mag-c. par. sars.

◦ ◦ ◦ **Schulterblatt,** zum: mag-c. mag-m.

◦ ◦ **Rückseite**: nat-m.[1]

◦ ◦ **Deltoideusregion**: kali-n.[1] nat-c.[36] staph.[36] zinc.[1]
☞ *O; Arme; Schultern; Deltoideus, Region des*

◦ ◦ ◦ **links,** vormittags: nat-c.[36]
☞ *O; Arme; links •O; Arme; vormittags •O; Arme; Schultern; Deltoideus, Region des; links*

◦ ◦ ◦ **Sitzen,** beim, amel. bei Bewegung: staph.[36]
☞ *O; Arme; Bewegung; amel. •O; Arme; Sitzen; während*

◦ **Oberarme**: acon. aesc. **Agar.** **Alum.** alum-p.[58] alum-sil.[58] am-c. **Am-m.** anac.[5] ang. ant-c.[5] ant-t.[5] arg. arn. **ARS.** ars-h. aur. aur-ar.[58] aur-m. aur-s.[58] **BELL.** **Berb.** bism. bov. **BRY.** calc. calc-sil.[58] camph. canth. carb-an. **Carb-v.** carbn-s. card-m. cast. **Caust.** cham. chel. **Chin.** cic. cimic. **Cina** clem. coc-c. cocc.[1] **Colch.**[5] coloc. con. croto-t. **Cupr.**[5] dig. **Dros.**[5] eupi. **Ferr.** ferr-ar. ferr-p. **Grat.** guai. hep.[5] hyos.[36] hyper. ign. **Indg.** iod.[5] **Kali-ar.** kali-bi. **Kali-c.** kali-n. kali-p. kali-sil.[58] kalm. **Lach.** lachn. laur. **Led.** lil-t. **Lyc.** **Lyss.** mag-c. **Mag-m.** mag-s.[36] mang. meny.[1] **Merc.** merl.[36] mez. **Mur-ac.** myric.[25] **Nat-c.** nat-m. nat-p. **NAT-S.** nat-sil.[58] nicc. **Nux-v.**[102] ol-an. olnd. petr.[1] ph-ac. phel. phos. pip-m.[102] **PLB.**[36] psor. **Puls.** ran-b. **Rat.** rheum **Rhod.**[36] **Rhus-t.**[1] rhus-v. **Ruta** sabin. sars.[1] scut.[102] sec. sep. **SIL.** spig.[1] **Stann.**[1] **Staph.** stram.[5] sul-ac.[1] **Sulph.** tep. teucr.[102] **Thuj.** til. **Valer.** verat.[102] vinc.[4] visc.[102] **ZINC.** **Zinc-p.**[58]
☞ *O; Arme; Oberarme*

◦ ◦ **abwechselnd** mit reißendem Schmerz in den Hüften: bry.
☞ *A; Abwechselnd mit*

◦ ◦ **links**: agar. **Am-m.** aur.[1] bov. caust. myric.[25] puls.
☞ *O; Arme; links*

◦ ◦ **rechts**: canth. chel.[25] coc-c. eupi. ign. petr.[1] **Ran-b.**
☞ *O; Arme; rechts*

◦ ◦ **morgens**: bry. eupi. mag-s. sulph.
☞ *O; Arme; morgens*

◦ ◦ ◦ **6** Uhr: bry.

◦ ◦ **vormittags**: agar. alum. bry. chel.
☞ *O; Arme; vormittags*

◦ ◦ ◦ **11** Uhr: bry.

◦ ◦ **mittags**: nicc.

◦ ◦ **nachmittags**: bov. canth. nat-s. thuj.
☞ *O; Arme; nachmittags*

◦ ◦ **abends**:
☞ *O; Arme; abends*

◦ ◦ ◦ **agg.**: agar. alum. am-m. clem. con. kali-c. lyc. sars. sulph.

◦ ◦ ◦ ◦ **Hinlegen** amel.: am-m.
☞ *O; Arme; Liegen; amel.; Hinlegen, nach dem*

◦ ◦ ◦ **amel.**: nat-s.

◦ ◦ **nachts**: am-m. caust.[1] kali-bi. puls.
☞ *O; Arme; nachts*

◦ ◦ ◦ **23** Uhr: am-m.

◦ ◦ ◦ **Bettwärme** agg.: caust.[1]

◦ ◦ ◦ **Seite,** auf der man nicht gelegen hat, in der: kali-bi. puls.
☞ *O; Arme; Liegen; agg.; während; Seite, auf der; nicht liegt, agg. auf Seite, auf der man*

◦ ◦ **Mitternacht,** nach: carb-an. nat-c.[1]
☞ *O; Arme; Mitternacht; nach*

◦ ◦ ◦ **3** Uhr: nat-c.[1]

◦ ◦ **schnell** zu- und abnehmend: stann.[1]

◦ ◦ **periodisch**: grat.

◦ ◦ **abgedeckt,** wenn: aur.
☞ *O; Arme; Abdecken; agg.*

◦ ◦ **Anheben** des Arms, beim: **Agar.** carb-an. **Ferr.** mag-c.
☞ *O; Arme; Anheben; agg., der Glieder*

◦ ◦ **Anstrengung,** durch: **RHUS-T.**
☞ *O; Arme; Anstrengung; agg.*

◦ ◦ **Arbeit** agg.: **Rhus-t.**
☞ *O; Arme; Handarbeit, durch*

◦ ◦ **Aufstehen** amel.: bry. nat-c. sulph.

◦ ◦ **Ausstrecken** des Arms amel.: mur-ac.
☞ *O; Arme; Ausstrecken der Arme; amel.*

◦ ◦ **Berührung,** bei: spig.[1] thuj.
☞ *O; Arme; Berührung; agg.*

◦ ◦ **Bett,** im: caust. con. **Lyc.** mag-s. sulph. til.

◦ ◦ **Bettwärme** agg.: caust.

◦ ◦ **Beugung,** agg. bei: rat.
☞ *O; Arme; Beugen; agg.; Glieder beugen*

◦ ◦ **Bewegung**:

◦ ◦ ◦ **agg.**: carb-v. ferr. ferr-p. **Sil.** thuj.

◦ ◦ ◦ **amel.**: am-m. **Arg.** coc-c. con. **Lyc.** mur-ac.[1] psor. **Rhus-t.** sars. staph.[1] sulph. thuj. valer.

◦ ◦ ◦ ◦ **Armbewegung**: mur-ac.[1] sulph.
☞ *O; Arme; Bewegung; amel.; Arme, der*

◦ ◦ ◦ **verhindert** Bewegung: tep.

◦ ◦ **Druck** amel.: cina indg.
☞ *O; Arme; Druck; amel.*

◦ ◦ **Erkältung,** bei sich entwickelnder: phos.
☞ *O; Arme; Kälte; Kaltwerden*

◦ ◦ **Froststadium** im Fieber, während: **Rhus-t.**

◦ ◦ **Gehen**:

◦ ◦ ◦ **agg., beim**: bry. calc. dig. led. sulph.

◦ ◦ ◦ ◦ **Freien,** im: calc.

◦ ◦ ◦ **amel.**: mur-ac. sulph.

◦ ◦ ◦ ◦ **Freien,** im: sulph.
☞ *O; Arme; Gehen; amel., im Freien*

◦ ◦ **Halten** eines Buches, beim: coc-c.
☞ *O; Arme; Greifen, ergreifen von Gegenständen; agg.*

◦ ◦ **Herunterhängenlassen** des Armes amel.: rat. **Rhus-t.**

◦ ◦ **Husten,** beim: alum.
☞ *O; Arme; Husten agg.*

reißender Schmerz; **Arme; Oberarme** (Forts.)

◦ ◦ **Liegen,** beim:

◦ ◦ ◦ **gesunden** Seite, auf der, amel.: cast.

◦ ◦ ◦ **Teil,** auf dem man liegt: carb-an. cast.

◦ ◦ **Niesen,** beim: alum.
☞ *O; Arme; Niesen agg. •Niesen agg.*

◦ ◦ **Reiben** amel.: nat-c.
☞ *O; Arme; Reiben; amel.*

◦ ◦ **Schreiben,** beim: mur-ac. **Valer.**
☞ *O; Arme; Schreiben agg.*

◦ ◦ **Seite**:

◦ ◦ ◦ **liegt,** auf der man: cast.
☞ *O; Arme; Liegen; agg.; während; Seite, auf der; liegt, agg. auf Seite, auf der man*

◦ ◦ ◦ **nicht** liegt, auf der man: kali-bi.
☞ *O; Arme; Liegen; agg.; während; Seite, auf der; nicht liegt, agg. auf Seite, auf der man*

◦ ◦ **Sitzen,** beim: **Am-m.** mur-ac. **Staph.**
☞ *O; Arme; Sitzen; während*

◦ ◦ **Stehen,** beim: nat-c.[1]
☞ *O; Arme; Stehen; agg.*

◦ ◦ **erstreckt** sich:

◦ ◦ ◦ **Achselhöhle,** zur: **Ars.**[122]

◦ ◦ ◦ **Arm** hinab, den: alum. am-m. canth. cast. caust. ferr. guai. **Lach.** mag-c. merc. merl. mur-ac. ol-an. **Rat.** til. **Zinc.**

◦ ◦ ◦ **aufwärts**: **ARS.** kali-c. lach. led.

◦ ◦ ◦ **Ellenbogen,** zu den: rat.

◦ ◦ ◦ **Fingern,** zu den: alum. am-m. aur-m.

◦ ◦ ◦ **Handgelenk,** zum: am-m. mag-c. ol-an. sars.[1]

◦ ◦ ◦ **Schulter,** zur: kali-c. lachn.

◦ ◦ ◦ **Schulterblatt,** zum: alum.

◦ ◦ **innen,** medial: berb. camph. laur. lyc. mang. merl. nat-s. phel. spig.[1] zinc.

◦ ◦ **außen,** lateral: mag-m.[1] phos.[1]

◦ ◦ **Vorderseite**: sulph.[1]

◦ ◦ **Rückseite**: agar. alum. camph. hyos.[36] mag-s.[36] merl.[36] nat-c. plb.[36] rhod.[36] sil. stann.[1] sul-ac.[1] zinc.[1]

◦ ◦ ◦ **links**: hyos.[36] plb.[36] stann.[1]
☞ *O; Arme; links*

◦ ◦ ◦ **rechts**: rhod.[36] sul-ac.[1]
☞ *O; Arme; rechts*

◦ ◦ **Humerus**: acon. agar. alum. **Am-m.** ang. arn. bell. berb. bov. canth. carb-an. caust. **Chin.** cocc.[1] eupi. indg. kali-n. led. mag-m. merc. nat-c. **Nat-s.** nicc. phos. psor. rhus-t.[1] ruta sulph. thuj. **Valer.** zinc.

◦ ◦ ◦ **morgens**: eupi.
☞ *O; Arme; morgens*

◦ ◦ ◦ **vormittags**: agar. alum. nat-s.
☞ *O; Arme; vormittags*

◦ ◦ ◦ **mittags**: nicc.

◦ ◦ ◦ **nachmittags**: nat-s.
☞ *O; Arme; nachmittags*

◦ ◦ ◦ **abends**: sulph.
☞ *O; Arme; abends*

◦ ◦ ◦ **nachts,** 23 Uhr: am-m.

◦ ◦ ◦ **Bewegung** amel.: cocc.[1] psor.
☞ *O; Arme; Bewegung; amel.*

◦ ◦ ◦ **Druck** amel.: canth.
☞ *O; Arme; Druck; amel.*

◦ ◦ ◦ **Gehen,** beim: psor. sulph.
☞ *O; Arme; Gehen; agg.; während*

◦ ◦ ◦ **Sitzen,** beim: **Am-m.** indg.
☞ *O; Arme; Sitzen; während*

◦ ◦ ◦ **erstreckt** sich zum Ellbogen: caust.

◦ ◦ ◦ **Gelenkköpfe**: thuj.

◦ **Ellenbogen**: acon. agar. **Alum.** alum-p.[58] alum-sil.[58] am-c. am-m. **Ambr.**[5] ant-c.[5] arg. arg-n. **ARS.** ars-h. **Ars-i.** ars-s-f.[58] **AUR.**[1] aur-ar.[58] aur-m-n.[36] bar-c. **Berb. BOV.** bry. cact. **Calc.** calc-i.[58] calc-sil.[58] canth. caps.[5] carb-an.[5] **Carbn-s.** cast. **Caust.** chin. **Chin-ar.** cina clem. coc-c. cocc.[1] colch. coloc. con. croc. cycl. **Erig.**[111] euphr. graph. **Grat.** gua.[85] guai.[1] hep. hyper. indg. **IOD. KALI-AR.** kali-bi. **KALI-C.** kali-i. **Kali-n.** kali-p. kali-sil.[58] kalm. **Lachn.**[25] lact. laur. **Led.**[5] lith-c.[227] **LYC.** mag-c. mag-m. mag-s. **Merc. Mez.**[1] mur-ac.[1] nat-c.[1] nat-p. **Nat-s.** nat-sil.[58] nicc. nit-ac. nux-m.[5] olnd. par. ph-ac. phel. **Phos.**[1] psor. puls. ran-b.[5] rat. **RHUS-T.** rhus-v. ruta sabin.[5] sars. sep.[1] sil. spong. stann.[5] staph.[5] **Stront-c.** sul-i.[58] **SULPH.**[1] tab. tarax.[5] tell. tep. thuj. til. valer. verb. **Zinc.**
☞ *O; Arme; Ellenbogen*

◦ ◦ **abwechseln** mit Reißen in den Schultern: tep.
☞ *A; Abwechselnd mit*

◦ ◦ **links**: agar. aur-m-n.[36] **Iod.**
☞ *O; Arme; links*

◦ ◦ **rechts**: arg-n. coloc. phos.[1] **Zinc.**
☞ *O; Arme; rechts*

◦ ◦ **morgens**: bov. lyc. **Zinc.**
☞ *O; Arme; morgens*

◦ ◦ **vormittags**: alum. indg. mag-c.
☞ *O; Arme; vormittags*

◦ ◦ ◦ **10** Uhr, beim Stricken: mag-c.
☞ *O; Arme; Stricken; agg.*

◦ ◦ ◦ **Sitzen** amel.: indg.
☞ *O; Arme; Sitzen; amel.*

◦ ◦ **nachmittags,** 13 Uhr: grat.

◦ ◦ **abends**: alum. lyc. merc. mez.[1] psor. rat. stront-c.
☞ *O; Arme; abends*

◦ ◦ **nachts**: am-c. **ARS. Phos.**
☞ *O; Arme; nachts*

◦ ◦ ◦ **Bett,** im: ars.

◦ ◦ **Ausstrecken** des Armes agg.: lyc.
☞ *O; Arme; Ausstrecken der Arme; agg.*

◦ ◦ **Beugen** des Arms, beim: mez.[1] puls. rat. spong. stront-c.

◦ ◦ **Bewegung**:

◦ ◦ ◦ **agg. während**: chin. graph. lyc. sil. thuj.

◦ ◦ ◦ **amel.**: am-m. aur-m-n. cast. cocc.[1] **Lyc. RHUS-T. SULPH.**

◦ ◦ **Freien,** im: lact.
☞ *O; Arme; Luft; agg.; frische*

◦ ◦ **Gehen** im Freiem, beim: con.
☞ *O; Arme; Gehen; agg.; während •O; Arme; Gehen; agg.; während; Freien, im*

◦ ◦ **Händen** hält, wenn man etwas mit den: **CALC.**
☞ *O; Arme; Greifen, ergreifen von Gegenständen; agg.*

◦ ◦ **Heben** des Arms, beim: graph. rat.
☞ *O; Arme; Anheben; agg., der Glieder*

◦ ◦ **Herunterhängenlassen** des Armes amel.: rat.

◦ ◦ **Liegen** auf linker Seite, beim: **Phos.**

◦ ◦ **Reiben** amel.: phos.[1] **Zinc.**
☞ *O; Arme; Reiben; amel.*

◦ ◦ **Stricken,** beim: mag-c.
☞ *O; Arme; Stricken; agg.*

◦ ◦ **Wärme** amel.: caust. **RHUS-T.**

◦ ◦ **erstreckt** sich:

◦ ◦ ◦ **abwärts**: am-c. berb. colch. kali-bi. kalm. lachn.[25] lyc. merc. nat-c. nicc. nit-ac. rhus-t. rhus-v. ruta sulph.[1] thuj. til. zinc.[1]

◦ ◦ ◦ **Achselhöhle,** zur: **Ars.**

◦ ◦ ◦ **aufwärts**: lachn.[25] sulph.[1] zinc.[1]

◦ ◦ ◦ **Fingern,** zu den: am-c.[1] am-m. kalm. nat-c. puls. thuj.

◦ ◦ ◦ ◦ **Kleiner** Finger: am-c.[1]

◦ ◦ ◦ **Hand,** in die: am-c. berb. kali-bi. merc. phos.[1]

◦ ◦ ◦ **Handgelenk,** zum: **CALC.** colch. guai.[1] lyc. nicc. nit-ac. **RHUS-T.**

◦ ◦ ◦ **Schulter,** zur: ars.[1] lachn. phos. rhus-v.

◦ ◦ ◦ **Unterarms,** in die Mitte des: mag-c.[1]

◦ ◦ **Haut,** Rückseite, posterior: mag-c.

◦ ◦ **Ellenbeuge**: bar-c. canth. hep. **KALI-C.** laur. nat-s. olnd. rat. sep.[1] zinc.
☞ *O; Arme; Ellenbogen; Ellenbeuge*

◦ ◦ ◦ **rechts**: canth.
☞ *O; Arme; rechts*

◦ ◦ ◦ **ausstreckt,** wenn man den Arm: hep.
☞ *O; Arme; Ausstrecken der Arme; agg.*

◦ ◦ **Olecranon**: agar. bov. lyc. mur-ac.[1] nat-c.[1] valer.
☞ *O; Arme; Ellenbogen; Höcker, Olekranon*

◦ ◦ ◦ **Ruhe,** während: agar.
☞ *O; Arme; Ruhe; agg.*

◦ ◦ ◦ **erstreckt** sich zur Ellenbeuge: nat-c.[1]

◦ **Unterarme**: **Acon. Aesc.** aeth. **Agar.**[36] **Alum.** alum-p.[58] alum-sil.[58] am-c. am-m. **Ambr.** anac.[1] ant-t.[5] **Arg. Ars.** ars-s-f.[58] **Asaf.** aur. aur-m. bar-c.[1] bell. **Berb. Bism.** bor. bov. brom. **Bry.**[36] cact. **CALC.** calc-p. calc-sil.[58] camph. canth. **CARB-V.**[36] **Carbn-s. CAUST. Cham.** chel. **Chin.** cic. **Cina** cinnb. clem. coc-c. cocc. **Colch. Coloc.** croto-t. **Cupr.**[36] cycl. **Dig.** dulc.[1] gran. **Graph. Grat. Guai.**[1] hell. hep.[1] hyos. **Hyper.** indg. **Kali-bi.**[36] **KALI-C.** kali-chl.[36] kali-n. kali-p. kali-sil.[58] kalm. lach. lact. laur. led. lyc.[36] mag-c. **Mag-m.**[1] mag-s. mang. mang-acet.[1] meny. **Merc. Merl. Mez.**[36] **Mur-ac.** myric. nat-c.[1] nat-m.[1] **NAT-S. Nicc. Nit-ac.** ol-an. op. par. ph-ac.[1] phel. **Phos.**[1] plb. **Puls.**[1] ran-b. rat. rheum **RHOD. Rhus-t.** ruta sabin. **Sars.** sep.[1] **Sil.** sol[29] stann. **Staph.**[1] **Stront-c. Sulph.**[1] tab. tarax. tep. teucr. **Thuj.** til. **Valer.** verb.[36] **Zinc.** zinc-p.[58]
☞ *O; Arme; Unterarme*

◦ ◦ **links**: **Asaf.** camph. **Carb-v.** coloc. nit-ac.[1] rat. sil.[1]
☞ *O; Arme; links*

◦ ◦ **rechts**: arg. aur. **Bism.** canth.
☞ *O; Arme; rechts*

◦ ◦ ◦ **links,** dann: arg.

◦ ◦ **morgens**: alum. cact. mez. phos.
☞ *O; Arme; morgens*

◦ ◦ ◦ **Erwachen,** beim: alum. cact.
☞ *O; Arme; Erwachen, beim*

◦ ◦ **vormittags**: agar. mag-s. ol-an.
☞ *O; Arme; vormittags*

◦ ◦ ◦ **11** Uhr: mag-s.

◦ ◦ **nachmittags**: **Nat-s.** nicc. thuj.
☞ *O; Arme; nachmittags*

◦ ◦ ◦ **Fahren,** beim: thuj.

◦ ◦ **abends**: alum. brom. nat-s. op. rhod.
☞ *O; Arme; abends*

◦ ◦ **nachts** im Bett: **Ars.** kali-n.[1] **Merc. Rhod.**

<> ◦ ◦ **Berührung** agg.: chin.[1] nit-ac.
☞ *O; Arme; Berührung; agg.*

◦ ◦ **Beugen** des Fingers, beim: asaf.

◦ ◦ **Bewegung**:

◦ ◦ ◦ **agg.**: asaf. carb-v.[1] staph.[1]

◦ ◦ ◦ ◦ **Arms,** des: staph.[1]
☞ *O; Arme; Bewegung; während; Arme, der*

◦ ◦ ◦ ◦ **Finger,** der: asaf.
☞ *O; Arme; Bewegung; während; Finger, der*

◦ ◦ ◦ ◦ **Hand,** der: staph.[1]
☞ *O; Arme; Bewegung; während; Hand, der*

◦ ◦ ◦ **amel.**: **Agar.** am-m. arg. bism. cina cocc. **Lyc. Rhod. Rhus-t.** sars. sulph.[1] **Valer.**

◦ ◦ ◦ ◦ **heftige** Bewegung: am-m.

◦ ◦ **Druck** amel.: mag-m.[1] sulph.
☞ *O; Arme; Druck; amel.*

◦ ◦ **greift,** wenn man etwas: **Calc.**
☞ *O; Arme; Greifen, ergreifen von Gegenständen; agg.*

◦ ◦ **herabhängt,** wenn der Arm: stront-c.

◦ ◦ **Kälte,** bei: phos.

◦ ◦ **Ofenwärme** amel.: cinnb.
▤ *ALLGEMEINES; M; Wärme; amel.; Ofenwärme*

◦ ◦ **Reiben** amel.: chin.[1] phos.[1]
☞ *O; Arme; Reiben; amel.*

◦ ◦ **Schreiben,** beim: cic. cinnb. **Ran-b.**
☞ *O; Arme; Schreiben agg.*

◦ ◦ **Sitzen,** beim: cina nat-s.
☞ *O; Arme; Sitzen; während*

◦ ◦ **Waschen,** nach: lyc.[1]
☞ *O; Arme; Waschen; agg.*

◦ ◦ **Wetter,** bei nassem: **Rhod.**
☞ *O; Arme; Nässe, Feuchtigkeit agg.*

➡ ◦ ◦ **erstreckt** sich:

◦ ◦ ◦ **aufwärts**: mur-ac.[1] thuj.[1]

◦ ◦ ◦ **Fingern,** zu den: alum. asaf. aur-m. carb-v.[1] coloc. mag-m.[1] mur-ac.[36] nat-c.[1] rat. sars.[1] sep.

◦ ◦ ◦ ◦ **Daumen**: mag-m.[1]

reißender Schmerz; **Arme; Unterarme; erstreckt sich; Fingern,** zu den (Forts.)

◦ ◦ ◦ ◦ **Fingerspitzen**: alum. asaf. aur-m. sep.

◦ ◦ ◦ ◦ **Gelenke**: **Coloc.**

◦ ◦ ◦ ◦ **Ringfinger**: rat.

◦ ◦ ◦ **Hände**: **Agar.** alum. am-m. **Berb. Carb-v.** caust. cham. coloc. grat. lyc. mag-m. mur-ac. rat. zinc.

◦ ◦ ◦ **Handgelenke**: alum.[1] bar-c. **Calc.** guai.[1] kali-n.[1]

◦ ◦ **innen,** medial: camph.[1] mag-m.[1] nat-m.[1] phos.[1] sars.[1] thuj.[1] zinc.[1]

◦ ◦ **außen,** lateral: thuj.[1]

◦ ◦ **oberer** Teil: carb-v.[1] caust.[1] sars.[1] zinc.[1]

◦ ◦ **unterer** Teil: mag-m.[1] mez.[1] sep.[1]

◦ ◦ **Knochen**: agar.[36] arg. bar-c.[1] berb. bry.[36] calc. camph. carb-v.[36] caust. chin. cupr.[36] dig. kali-bi.[36] kali-c. kali-chl.[36] kali-n. lyc.[36] mang-acet.[1] mez.[36] ph-ac.[1] phel. puls.[1] sars. sil. sulph.[1] thuj. verb.[36] zinc.

◦ ◦ ◦ **Speiche**: agar. arg. berb. calc. camph. carb-v. caust. chin.[1] kali-bi. mang-acet.[1] **Zinc.**

◦ ◦ ◦ **Elle**: **Agar.**[36] bry.[36] carb-v.[36] caust. chin. cupr.[36] dig. kali-bi.[36] kali-c. kali-chl.[36] kali-n. lyc.[36] mez.[36] phel. sars. sil. thuj. verb.[36] **Zinc.**

◦ ◦ ◦ ◦ **links**: carb-v.[36] mez.[36] verb.[36]
☞ *O; Arme; links*

◦ ◦ ◦ ◦ **rechts**: agar.[36] bry.[36] kali-chl.[36]
☞ *O; Arme; rechts*

◦ ◦ ◦ ◦ **morgens** beim Erwachen: kali-bi.[36]
☞ *O; Arme; Erwachen, beim*

◦ ◦ ◦ ◦ **Berührung agg.**: cupr.[36]
☞ *O; Arme; Berührung; agg.*

◦ ◦ ◦ ◦ **Rückseite**: dig. thuj.

◦ ◦ ◦ ◦ **Mitte,** vormittags: thuj.
☞ *O; Arme; vormittags*

◦ ◦ ◦ ◦ ◦ **Schreiben,** beim: thuj.

◦ ◦ ◦ ◦ **Gelenkkopf,** oberer: phel. sil.

◦ ◦ ◦ ◦ **N. ulnaris, erstreckt sich in die Hände**: lyc.[36]
☞ *O; Arme; Hände*

◦ ◦ ◦ ◦ **Processus** styloideus: kali-c. kali-n.

◦ ◦ **Muskeln**:

◦ ◦ ◦ **Streckmuskeln**: cic.[36] hep.[1] mur-ac.

◦ ◦ ◦ **Beugemuskeln,** Flexoren: **Colch.**

◦ ◦ **Sehnen**: **Calc.** caust. coc-c. kali-n. mag-s. tab.

◦ **Handgelenke**: **Acon.** agar. alum. am-c. am-m. **Ambr.**[5] ammc. anac. **Arg.** arn. ars. **AUR.** aur-ar.[58] bar-c. bell. berb. **Bism.**[1] bor. bov. **Calc. Calc-p.** calc-sil.[58] **CARB-V.** carbn-s. caust. chel. chin. chin-ar. colch. con.[5] cupr. cycl. euphr. gran. grat. **Guai.** ign.[5] inul. kali-ar. kali-bi. **Kali-c.**[1] kali-chl. kali-i. **Kali-n.**[1] kali-sil.[58] lach. lact. laur. **Led.**[5] lyc. **Mag-m.** mag-s. mang.[5] meny. **Merc.** merl. mez. mur-ac. nat-c. nat-m. **NAT-S.** nat-sil.[58] nit-ac. ol-an. ozone[227] **Ph-ac.**[1] phos. plb. **Puls.**[5] ran-b. **Rat.** rhod. **RHUS-T.** ruta sabin. **Sars.** sep. **Sil.** spig. squil.[5] **STANN.** staph. **STRONT-C. SULPH.** tarax.[1] teucr. thuj. **Zinc.**[1] zinc-p.[58]
☞ *O; Arme; Handgelenke*

◦ ◦ **abwechselnd** mit den Händen: berb.
☞ *A; Abwechselnd mit*

◦ ◦ **links**: am-m. bism.[1] sep.[1]
☞ *O; Arme; links*

◦ ◦ **rechts**: bism. calc-p. caust. **Rat.**
☞ *O; Arme; rechts*

◦ ◦ **morgens**: lyc.
☞ *O; Arme; morgens*

◦ ◦ **vormittags**: ran-b. sil. sulph.
☞ *O; Arme; vormittags*

◦ ◦ **nachmittags**: am-m. lyc. mag-s. sars.
☞ *O; Arme; nachmittags*

◦ ◦ ◦ **14** Uhr: sars.

◦ ◦ **abends**: bov. lyc. phos. stront-c.
☞ *O; Arme; abends*

◦ ◦ ◦ **19** Uhr: lyc.

◦ ◦ **nachts**: am-c. **ARS. Aur.** kali-n.[1] **Merc.** nat-m. nat-s. sep.
☞ *O; Arme; nachts*

◦ ◦ ◦ **23** Uhr: nat-s.

◦ ◦ ◦ **Bett,** im: **ARS. Merc.** nat-m.

<> ◦ ◦ **Aufstützen,** beim: merl.

◦ ◦ **Bewegung,** bei:
☞ *O; Arme; Bewegung; während*

◦ ◦ ◦ **agg.**: **Calc.** kali-bi. meny. **Merc.** merl. ozone[227] phos. sep. sil.[36] stann.

◦ ◦ ◦ ◦ **Handgelenks,** des: phos. sep. **Sil.**[36]

◦ ◦ ◦ **amel.**: arg. **Bism.** mur-ac. rhod. **RHUS-T.** sulph.

◦ ◦ **Froststadium** im Fieber, während: ph-ac.[1]

◦ ◦ **Gehen** im Freien, beim: rhod.
☞ *O; Arme; Gehen; agg.; während; Freien, im*

◦ ◦ **greift,** wenn man etwas: **Carb-v.**
☞ *O; Arme; Greifen, ergreifen von Gegenständen; agg.*

◦ ◦ **Herunterhängenlassen,** beim: **Sabin.**

◦ ◦ **Schreiben,** beim: arn.
☞ *O; Arme; Schreiben agg.*

◦ ◦ **Stricken,** beim: kali-c.
☞ *O; Arme; Stricken; agg.*

◦ ◦ **Wärme**:

◦ ◦ ◦ **agg.**: ozone[227]

◦ ◦ ◦ **amel., Bettwärme**: am-c. **Ars.** calc-p. **RHUS-T. Sil.**

◦ ◦ **Zubettgehen,** beim: stront-c.

➡ ◦ ◦ **erstreckt** sich:

◦ ◦ ◦ **aufwärts**: sars.[1]

◦ ◦ ◦ **Ellenbogen,** zu den: ozone[227]

◦ ◦ ◦ **Finger**: am-c. bar-c. caust. chel. kali-c. ozone[227] phos.[1] plb. tarax.[1] zinc.[1]

◦ ◦ ◦ ◦ **Daumen**: ozone[227]

◦ ◦ ◦ ◦ **Kleiner** Finger: am-c.

◦ ◦ ◦ ◦ **Ringfinger**: kali-c.

◦ ◦ ◦ ◦ **Spitzen** von 4. und 5. Finger: chel.

◦ ◦ ◦ **Fingerknöchel**: kali-n.

◦ ◦ ◦ **Handrücken**: ran-b.

◦ ◦ ◦ **querüber**: ph-ac.

◦ ◦ ◦ **Schultern**: sep. **Sil.**

◦ ◦ **innen,** ulnar: kali-c.[1] kali-n.[1] lach. merl. zinc.[1]

◦ ◦ ◦ **erstreckt** sich zu beiden Kleinfingerspitzen: lach.

◦ ◦ **Knochen**: **Arg. Aur.** bell. bism.[1] chin. cupr. lach. lact. nat-c. sabin. spig. teucr.

◦ ◦ **Streckseite**: berb. caust. merl.

◦ ◦ ◦ **erstreckt** sich zum Mittelfinger: caust.

◦ **Hände**: **Acon.** aeth. **Agar. All-c.**[102] alum. alum-p.[58] alum-sil.[58] am-c. am-m. **Ambr.** ammc. anac.[1] anis. ant-s.[85] **Arg.**[1] arn. ars.[36] **Aur.**[1] bapt. bar-c. **Bell.** berb. **Bism.**[1] bor.[1] bov.[5] brom. bry.[36] cadm-s. **Calc. Calc-p.** calc-sil.[58] canth. carb-an. **Carb-v.** carbn-s. cast. **CAUST.** chel.[1] **Chin.**[36] chin-ar. chin-s. **Cina** clem.[5] **Colch.** coll. **Coloc. Cupr.**[1] cycl. dig.[1] dros.[5] dulc. euph. goss.[25] **Graph.**[1] **Grat.**[111] gua.[25] indg. inul. kali-ar. kali-bi. **KALI-C.** kali-chl.[58] **Kali-n.**[1] kali-p. kali-sil.[58] kalm. kola[1184] kreos. lach. lappa[102] lat-m. laur. led. **Lyc. Mag-m.** mag-s. **Mang.** mang-acet.[1] meny. merc. merc-c.[5] merl. **Mez.**[1] mur-ac.[1] nat-c.[1] nat-m.[1] **NAT-S.** nicc. **Nit-ac.**[1] **Ol-an.** par.[5] **Petr.** ph-ac.[1] phel. **Phos.** plat. plb. puls. ran-b. **Rat.** rheum **RHOD.** rhus-t. **Ruta**[5] sabin.[36] sars. sec. **Sel.** sep. **Sil.** sol[29] spig. **Stann.**[1] staph. stront-c. **Sulph.** tab. tep. teucr.[36] thuj. verb.[1] **Zinc.** zinc-p.[58]
☞ *O; Arme; Hände*

◦ ◦ **abwechselnde** Seiten: caust.
☞ *O; Arme; Hände; abwechselnde Seiten*

◦ ◦ **links**: nit-ac.[1] ph-ac.[1] phos.[1]
☞ *O; Arme; links*

◦ ◦ **rechts**: canth. goss.[25] rat.
☞ *O; Arme; rechts*

◦ ◦ **Abdecken** amel.: lyc.[1]
☞ *O; Arme; Abdecken; agg.* • *O; Arme; Abdecken; amel.*

◦ ◦ **abends**: **Alum.** brom. graph. kali-n. led. lyc. mag-m. nat-c. rhod. **Sel.** thuj.
☞ *O; Arme; abends*

◦ ◦ ◦ **Bett,** im: mag-m.

◦ ◦ **Berührung** agg.: **Chin.** nit-ac.[1]
☞ *O; Arme; Berührung; agg.*

◦ ◦ **Bett,** nur im: **Lyc.**

◦ ◦ **Bewegung** agg.: gua.[25]
☞ *O; Arme; Bewegung; während*

◦ ◦ **Druck** agg.: chel.

◦ ◦ **Fahren,** beim: zinc.

◦ ◦ **Federbett,** unter dem: lyc.
☞ *O; Arme; Bedecken, Zudecken; agg.* • *O; Arme; Federbett, im*

◦ ◦ **Herunterhängenlassen** des Armes amel.: arn.

◦ ◦ **Liegen** auf linker Seite, beim: **Phos.**

◦ ◦ **mittags**: thuj.

◦ ◦ **morgens**: ars.[1] carb-v.
☞ *O; Arme; morgens*

◦ ◦ **nachmittags**: kali-bi. laur.
☞ *O; Arme; nachmittags*

◦ ◦ ◦ **14** Uhr: laur.

◦ ◦ **nachts**: lyc.[1] merc. phos. **Sel.**
☞ *O; Arme; nachts*

◦ ◦ ◦ **Bett,** im: phos.

◦ ◦ **Reiben** amel.: kali-n. laur.
☞ *O; Arme; Reiben; amel.*

◦ ◦ **Schreiben,** beim: kola[1184]
☞ *O; Arme; Schreiben agg.*

◦ ◦ **Sitzen,** beim: nat-s.
☞ *O; Arme; Sitzen; während*

◦ ◦ **vormittags**: thuj.
☞ *O; Arme; vormittags*

◦ ◦ **erstreckt** sich:

◦ ◦ ◦ **Ellenbogen,** zu den: kola[1184]

◦ ◦ ◦ **Finger**: kali-c. lyc.

◦ ◦ ◦ **Handrücken**: caust.

◦ ◦ ◦ **Oberarme**: **Ars.** lach. lat-m.

◦ ◦ ◦ **Schultern**: lat-m.

◦ ◦ **innen,** ulnar: arn. berb. bism.[1] cast. lyc. mur-ac.[1] nat-m.[1] nicc. rhod. sep.

◦ ◦ ◦ **Bewegung** amel.: nicc.
☞ *O; Arme; Bewegung; amel.*

◦ ◦ ◦ **Schreiben,** beim: nicc.
☞ *O; Arme; Schreiben agg.*

◦ ◦ ◦ **erstreckt** sich:

◦ ◦ ◦ ◦ **Ellenbogen,** zu den: sep.

◦ ◦ ◦ ◦ **Handgelenke**: lyc.

◦ ◦ ◦ ◦ **Kleiner** Finger: rhod.

◦ ◦ **radial**: canth. caust. kali-bi. ol-an. sulph.

◦ ◦ ◦ **erstreckt** sich zum linken kleinen Finger: sulph.

◦ ◦ **Mittelhandknochen**: arg.[1] ars.[36] aur.[1] bell.[36] berb.[36] bism.[1] bry.[36] calc.[36] caust. chel.[1] chin.[36] cupr.[1] dig.[1] graph.[1] kali-c.[1] nat-c.[1] ph-ac.[1] phos.[1] sabin.[36] stann.[1] teucr.[36] thuj.[36] zinc.[1]

◦ ◦ ◦ **links**: bell.[36] calc.[36]
☞ *O; Arme; links*

◦ ◦ ◦ **rechts**: bry.[36] teucr.[36] thuj.[36]
☞ *O; Arme; rechts*

◦ ◦ ◦ ◦ **Schreiben,** beim: bry.[36]
☞ *O; Arme; Schreiben agg.*

◦ ◦ ◦ **morgens**: ars.[36]
☞ *O; Arme; morgens*

◦ ◦ ◦ **Berührung** agg.: **Chin.**[36]
☞ *O; Arme; Berührung; agg.*

◦ ◦ ◦ **radial**: caust.

◦ ◦ **Gelenke**: ant-s.[85] cadm-s. **Coloc.** indg. lach. phos. spig.[1] sulph.
☞ *O; Arme; Gelenke*

◦ ◦ ◦ **abends**: sulph.
☞ *O; Arme; abends*

◦ ◦ ◦ **nachts**: **Phos.**
☞ *O; Arme; nachts*

◦ ◦ ◦ **Bewegung,** bei: sulph.
☞ *O; Arme; Bewegung; während*

◦ ◦ **Strecksehne**: merl.

◦ ◦ **Handrücken**: anac.[1] caust.[1] chel.[1] kali-c.[1] kali-n.[1] mez.[1] sulph.[1] verb.[1] zinc.[1]
☞ *O; Arme; Hände; Handrücken*

reißender Schmerz; **Arme; Hände** (Forts.)

◦ ◦ **Ballen**: anac.[1] kali-n.[1] mag-m. mang-acet.[1] sil.

◦ ◦ ◦ **abends** im Bett: mag-m.

◦ ◦ **Handflächen**: anis. bapt. bell. berb. calc. carb-v. caust. inul. lyc. mang-acet.[1] spig. stront-c. sulph. thuj. zinc.
☞ *O; Arme; Hände; Handflächen*

◦ ◦ ◦ **abends**: stront-c.
☞ *O; Arme; abends*

◦ ◦ ◦ **erstreckt** sich zu den Unterarmen: stront-c.

◦ ◦ ◦ **Hypothenar**: lyc.

◦ ◦ **Fingern, zwischen den**: aeth. agar. alum. cycl. kali-c. lyc. nat-c.[1] nat-s. phel. ran-b. rat. zinc.
☞ *O; Arme; Hände; Fingern, zwischen den*

◦ ◦ ◦ **Daumen** und Zeigefinger: agar. **Kali-c.** lyc. ran-b. rat. zinc.
☞ *O; Arme; Finger; Daumen*

◦ ◦ ◦ ◦ **Schreiben, beim**: **Ran-b.**
☞ *O; Arme; Schreiben agg.*

◦ ◦ ◦ **Mittelfinger** und Ringfinger: nat-c.[1] nat-s. phel.

◦ ◦ ◦ **Ringfinger** und Kleiner Finger: aeth.

◦ **Finger**: **Acon. Act-sp.**[102] aeth. **Agar.** agn. aloe alum.[5] alum-p.[58] alum-sil.[58] am-c.[1] **AM-M. Ambr.**[1] ammc.[4] anac. ang.[1] ant-c.[5] anthr. apis **Arg.** arg-m. arg-n.[36] arn. **Ars.**[1] ars-i. ars-s-f.[58] asaf. asar.[5] astac. **AUR.** aur-ar.[58] aur-m. aur-m-n. **Aur-s.**[58] bamb-a.[1184] bar-c.[1] **BELL.**[1] benz-ac. **BERB. Bism.** bov. brom. bry. cact. calc. calc-p. calc-sil.[58] camph. canth. carb-an.[1] **CARB-V. Carbn-s.** cast. **Caul.**[102] **CAUST.** cedr.[102] chel. **Chin. Chin-ar.** cist. clem. coc-c. cocc.[5] coff. **Colch. Coloc.**[5] con. croto-t. cupr. **Cycl.**[1] daph. **Dig.**[1] dios. dros. fl-ac. form. gamb. gran. graph.[1] grat. gua.[85] guai. hell.[1] hep.[1] hyper. ign.[5] indg. inul. iod.[1] kali-ar. kali-bi. **Kali-c.** kali-chl.[58] kali-i. **Kali-n.** kali-p. kali-sil.[58] kalm. kola[1184] kreos. **Lach.**[5] lachn.[85] laur. **Led.**[1] **LYC.** m-art.[5] **Mag-c.** mag-m. **Mag-s.** manc. **Mang.** mang-acet.[1] meny. **Merc.** merc-c. merl. **Mez.** mur-ac. naja nat-c. nat-m. nat-p. **Nat-s.** nat-sil.[58] neon[222] nicc. **Nit-ac.** nux-v. ol-an. olnd. op. **Par.** petr.[5] **Ph-ac.** phel. **PHOS.**[1] plb. psor. puls.[1] ran-b. rat. rheum[1] rhod. **Rhus-t.** ruta[1] sabad. sabin. samb. saroth.[144] **Sars.**[1] seneg.[5] sep. **Sil.** sol[29] spig. **Stann.**[1] **Staph. Stront-c.**[5] sul-ac.[1] **SULPH.** tab. tarax.[5] tell. tep. **Teucr.** thuj. til. **Verat.**[5] verb.[5] vinc.[4] vip. **Zinc.** zinc-p.[58]

◦ ◦ **rechts**: **Bism.** chel.
☞ *O; Arme; rechts*

◦ ◦ **morgens**: hell.[1] mez. nat-s.
☞ *O; Arme; morgens*

◦ ◦ **vormittags**: ars. sulph.
☞ *O; Arme; vormittags*

◦ ◦ **abends**: am-m. brom. carb-v. lyc. stront-c. sulph. zinc.[1]
☞ *O; Arme; abends*

◦ ◦ ◦ **18 Uhr**: lyc.

◦ ◦ ◦ **20 Uhr, beim Spinnen**: am-m.

◦ ◦ ◦ **Bett, im**: lyc.

◦ ◦ ◦ **bewegt,** wenn man sie: sulph.
☞ *O; Arme; Bewegung; während; Finger, der*

◦ ◦ ◦ **Einschlafen,** vor dem: sulph.

◦ ◦ **nachts** im Bett: mag-s. phos. puls.[1]

<> ◦ ◦ **Berührung,** bei: **Chin.**
☞ *O; Arme; Berührung; agg.*

◦ ◦ **Bewegung,** während: led. stann.
☞ *O; Arme; Bewegung; während*

◦ ◦ **Kälte** amel.: led. puls.
☞ *O; Arme; Kälte; amel.*

◦ ◦ **Liegen** auf linker Seite, beim: **Phos.**
☞ *O; Arme; links*

◦ ◦ **Schreiben,** beim: nat-s.
☞ *O; Arme; Schreiben agg.*

◦ ◦ **Waschen,** kalt **agg.**: ol-an.
☞ *O; Arme; Waschen; agg.*

◦ ◦ **erstreckt** sich:

◦ ◦ ◦ **Arm**: alum. merc.

◦ ◦ ◦ **Brust,** Ellbogen, Schultern und Handgelenke: vip.

◦ ◦ ◦ **Handgelenke**: mag-c. vip.

◦ ◦ **Knochen**: ph-ac.[1]

◦ ◦ **Gelenke**: acon. **Agar.** agn. am-c. am-m.[1] **Ambr.**[5] anac.[5] ant-c.[5] arg. ars. asaf. **AUR. AUR-S.**[58] berb. bism. brom. bry. calc. calc-sil.[58] carb-v. carbn-s. chin.[5] cist. clem. colch. **Coloc.** dig. graph.[5] hell. ign.[5] kali-bi. kali-c. kali-i. kali-n.[1] kali-sil.[58] lachn. **Led. LYC.** m-art.[5] mag-c. mag-m.[5] merc. merc-c. mez.[1] mur-ac.[36] nat-m.[5] ph-ac.[1] phos. psor. puls. rheum **Rhus-t.** ruta[5] sabad.[5] sabin. samb. **Sars.**[5] sep.[5] **SIL.**[1] spig.[5] stann.[1] staph.[1] stront-c. sul-ac.[5] **Sulph.** teucr. thuj. verb.[5] zinc.
☞ *O; Arme; Finger; Fingergelenke*

◦ ◦ ◦ **abwechselnd** mit **Kopfschmerz**: kali-n.[1]
☞ *A; Abwechselnd mit ▥ KOPF; O; Innerlich, innerer Kopf; abwechselnd mit*

◦ ◦ ◦ **vormittags**: ars. mag-c. sulph.
☞ *O; Arme; vormittags*

◦ ◦ ◦ **abends**: lyc. stront-c.
☞ *O; Arme; abends*

◦ ◦ ◦ **nachts** im Bett: **Phos.**

<> ◦ ◦ ◦ **Aufstehen,** nach: asaf.

◦ ◦ ◦ **Bewegung,** bei: **Led.**
☞ *O; Arme; Bewegung; während*

◦ ◦ ◦ **Druck,** bei: sil.[1]

◦ ◦ ◦ **Einschlafen,** vor dem: sulph.

◦ ◦ ◦ **Gichtknoten,** in: agn. lyc.[1]

◦ ◦ ◦ **erstreckt** sich:

◦ ◦ ◦ ◦ **Handgelenk,** in das: mag-c.

◦ ◦ ◦ ◦ **Schulter,** zur: **Ars.**

◦ ◦ ◦ **Grundgelenke**: agar. brom. kali-i. lyc. mag-c. mez.[1] mur-ac.[36] zinc.

◦ ◦ ◦ ◦ **abends**: kali-i.
☞ *O; Arme; abends*

◦ ◦ ◦ ◦ **zwischen**: mez.[1]

◦ ◦ ◦ **interphalangeal**:

◦ ◦ ◦ ◦ **Mittelgelenk**: agar.[1] carb-v. lyc.[1] mag-c.[1] sabin. staph.[1] **ZINC.**[1]

◦ ◦ ◦ ◦ **Endgelenk**: aur. bism. carb-v.

◦ ◦ **Strecksehne**: hep.[1] puls.[1]

◦ ◦ **Nägel**:
☞ *O; Nägel; Fingernägel •O; Arme; Finger; Daumen*

◦ ◦ ◦ **unter** den: **Bism.** calc-p. fl-ac. kali-c. kali-n. naja
☞ *O; Nägel; unterm Nagel*

◦ ◦ ◦ **Umgebung** der Nägel: kali-n.[36]
☞ *O; Nägel; Umgebung des Nagels*

◦ ◦ **Fingerrücken**: berb. carb-an.[1] hell.[1] nat-c. sars.[1] zinc.

◦ ◦ **Fingerspitzen**: **AM-M.** ambr. arn. **Ars.** bell.[5] berb. **Bism.** calc. caust. chel. colch.[5] cupr. mag-c. mag-s. spig.[5] **Staph.** teucr.[5] vinc.[4] zinc.
☞ *O; Arme; Finger; Fingerspitzen*

◦ ◦ ◦ **morgens** nach dem Aufstehen: mag-c.

◦ ◦ ◦ **abends**: **AM-M.**
☞ *O; Arme; abends*

◦ ◦ ◦ **nachts**: mag-s.
☞ *O; Arme; nachts*

◦ ◦ ◦ **Druck** agg.: chel.

◦ ◦ ◦ **erstreckt** sich zu den Schultern: **Ars.**

◦ ◦ **Daumen**: agar.[1] alum.[5] am-c.[1] am-m. ambr.[1] anac. arg-m. arg-n.[36] asar.[5] astac. aur. aur-m. aur-m-n. bar-c.[1] benz-ac. berb. bism. bov. brom. calc. carb-v. cast. chel. chin. clem. colch.[5] coloc.[5] cupr. dros. fl-ac. gamb. graph.[1] grat. hyper. indg. iod. kali-bi. kali-c. kali-i. kali-n.[1] laur. led.[1] lyc. mag-c. mag-m. mang. mang-acet.[1] merc. merc-c. merl. nat-m. nat-s. neon[222] nicc. nit-ac.[5] par. ph-ac.[1] phel. phos. plb. ran-b. rat. rheum[1] rhod. sabad.[5] seneg.[5] sep.[1] sil. spig. stann.[5] **Staph.** stront-c.[5] sul-ac. sulph. tell. teucr. thuj. zinc.
☞ *O; Arme; Finger; Daumen*

◦ ◦ ◦ **abwechselnde** Seiten: rat.
☞ *O; Arme; abwechselnde Seiten •O; Arme; abwechselnde Seiten; Finger*

◦ ◦ ◦ **links**: bov. kali-c.[1] lyc.[1]
☞ *O; Arme; links*

◦ ◦ ◦ **abends**: hyper. mag-c.
☞ *O; Arme; abends*

◦ ◦ ◦ **nachts**: kali-n.[1]
☞ *O; Arme; nachts*

◦ ◦ ◦ **Schreiben,** beim: ran-b.
☞ *O; Arme; Schreiben agg.*

◦ ◦ ◦ **erstreckt** sich:

◦ ◦ ◦ ◦ **Brust,** zur: sul-ac.[1]

◦ ◦ ◦ ◦ **Ellenbogen,** zum: anac.

◦ ◦ ◦ ◦ **Spitze,** zur, im Sitzen: nat-s.

◦ ◦ ◦ **Seiten**: kali-i. mang.

◦ ◦ ◦ ◦ **innen,** medial: kali-i.

◦ ◦ ◦ ◦ **außen,** lateral: mang.

◦ ◦ ◦ **Knochen**: aur.[1] carb-v.[1] chel.[1] sep.[1] sul-ac.[1]

◦ ◦ ◦ ◦ **Fingergrundglied**: sep.[1]

◦ ◦ ◦ ◦ **Endglied**: aur.[1]

◦ ◦ ◦ **Gelenke**: am-c.[1] am-m. arg-n.[36] aur. aur-m. aur-m-n. bar-c.[1] benz-ac. calc. cast. chel. chin. cupr. graph.[1] grat. iod. kali-bi. **Led.**[1] **Lyc.**[1] merc. merc-c. nat-m. nat-s. neon[222] **SIL.** sul-ac. sulph. tell. thuj. zinc.[1]
☞ *O; Arme; Finger; Fingergelenke*

◦ ◦ ◦ ◦ **Beugen** unmöglich: lyc.[1]

◦ ◦ ◦ ◦ **Bewegung** amel.: led.[1]
☞ *O; Arme; Bewegung; amel.*

◦ ◦ ◦ ◦ **Herunterhängenlassen** des Armes amel.: neon[222]

◦ ◦ ◦ ◦ **Schreiben,** beim: grat.
☞ *O; Arme; Schreiben agg.*

◦ ◦ ◦ ◦ **Grundgelenk,** links: neon[222]
☞ *O; Arme; links*

◦ ◦ ◦ ◦ **interphalangeal**: bar-c.[1] zinc.[1]

◦ ◦ ◦ **Nagel,** unter dem: bar-c.[1] berb. carb-v. fl-ac. kali-c. sulph. zinc.
☞ *O; Nägel •O; Nägel; unterm Nagel •O; Arme; Finger; Daumen*

◦ ◦ ◦ ◦ **nachts** im Bett: sulph.

◦ ◦ ◦ ◦ **erstreckt** sich aufwärts: berb.

◦ ◦ ◦ **Ballen**: am-m. anac. berb. bism. dros. gamb. kali-c. lyc. merl. ph-ac.[1] ran-b. **Sil.** staph.[1] teucr.

◦ ◦ ◦ ◦ **Bewegung** amel.: staph.[1]
☞ *O; Arme; Bewegung; amel.*

◦ ◦ ◦ **Spitze**: ambr.[1] carb-v. lyc. phel. **Staph.** zinc.
☞ *O; Arme; Finger; Fingerspitzen*

◦ ◦ **Zeigefinger**: agar. am-m. ambr. bell.[1] berb. **Bism.** calc. carb-v.[1] caust. chel.[1] colch. con. dig.[1] gamb. grat. iod.[1] kali-bi. kali-c. kali-i. kali-n.[1] kalm. kola[1184] lyc. mag-c. mag-m.[1] mang-acet.[1] merc. merc-c. mez.[1] nat-c. nat-m. nat-s. nicc. nux-v. par. plb. ran-b. rhod. sabad. sep. spig.[1] stann.[1] sul-ac.[1] til. zinc.

◦ ◦ ◦ **nachmittags,** beim Spinnen: nat-s.

◦ ◦ ◦ **abends**: agar. mag-c. mez.
☞ *O; Arme; abends*

◦ ◦ ◦ ◦ **Bett,** im: mez.

◦ ◦ ◦ **nachts**: kali-n.[1]
☞ *O; Arme; nachts*

◦ ◦ ◦ **Schreiben,** beim: ran-b.
☞ *O; Arme; Schreiben agg.*

◦ ◦ ◦ **Strecken,** Dehnen agg.: am-m.

◦ ◦ ◦ **erstreckt** sich:

◦ ◦ ◦ ◦ **Ellenbogen,** zu den: kalm.

◦ ◦ ◦ ◦ **Unterarme**: nat-m.[1]

◦ ◦ ◦ **Seiten**: berb. merc. mez.[1] plb.

◦ ◦ ◦ ◦ **innen,** medial: mez.[1]

◦ ◦ ◦ ◦ **außen,** lateral: merc.

◦ ◦ ◦ **Gelenke**: agar. am-m. ambr. **BELL.**[1] berb. calc. carb-v.[1] caust. chel.[1] iod.[1] kali-c. lyc. mag-m.[1] merc-c. nat-m. nux-v. rhod. spig.[1] stann.[1]
☞ *O; Arme; Finger; Fingergelenke*

◦ ◦ ◦ ◦ **nachmittags**: lyc. rhod.
☞ *O; Arme; nachmittags*

◦ ◦ ◦ ◦ ◦ **Wetter,** bei rauhem: rhod.

◦ ◦ ◦ ◦ **abends**: agar. am-m.
☞ *O; Arme; abends*

reißender Schmerz; **Arme; Finger; Zeigefinger; Gelenke; Grundgelenke** (Forts.)

◦ ◦ ◦ ◦ **Grundgelenke**: berb. calc. carb-v.[1] chel.[1] iod.[1] lyc. mag-m.[1] merc-c. spig.[1] stann.[1]

◦ ◦ ◦ ◦ ◦ **Bewegung amel.**: stann.[1]

◦ ◦ ◦ ◦ ◦ **Druck amel.**: mag-m.[1]

◦ ◦ ◦ ◦ **interphalangeal**:

◦ ◦ ◦ ◦ ◦ **Mittelgelenk**: agar. **BELL.** calc. carb-v.[1] kali-c. nat-m.

◦ ◦ ◦ ◦ ◦ **Endgelenk**: am-m. ambr. bell.[1] nux-v.

◦ ◦ ◦ **Nagel**: am-m. colch. con. kali-c. sep. sul-ac.[1]
☞ *O; Nägel; Fingernägel •O; Arme; Finger; Daumen*

◦ ◦ ◦ ◦ **nachmittags**: am-m.
☞ *O; Arme; nachmittags*

◦ ◦ ◦ ◦ **unter dem, kaltes Wasser agg.**: sul-ac.[1]
☞ *O; Nägel; unterm Nagel*

◦ ◦ ◦ **Sehnen**: nat-m.

◦ ◦ ◦ **Fingerrücken**: grat.

◦ ◦ ◦ **Spitze**: kali-c. nat-m. zinc.
☞ *O; Arme; Finger; Fingerspitzen*

◦ ◦ **Mittelfinger**: agar. am-m. ambr. ang.[1] arg. aur-m. bamb-a.[1184] berb. **Bism.** brom. calc. calc-p. carb-v.[1] caust. cycl. form. hell.[1] iod. kali-c.[1] kali-i. kali-n. lachn.[85] laur. lyc. mag-m. mang-acet.[1] merc. merl. mez.[1] nat-s. nicc. par. ph-ac. plb. ruta[1] sabad. **Sil.** sulph. teucr. til. zinc.

◦ ◦ ◦ **nachmittags**: caust. nat-s.
☞ *O; Arme; nachmittags*

◦ ◦ ◦ ◦ **15 Uhr**: caust.

◦ ◦ ◦ ◦ **Spinnen,** vom: nat-s.

◦ ◦ ◦ **abends**: kali-i.
☞ *O; Arme; abends*

◦ ◦ ◦ **nachts**: lyc.
☞ *O; Arme; nachts*

◦ ◦ ◦ **Abdecken amel.**: lyc.[1]
☞ *O; Arme; Abdecken; agg. •O; Arme; Abdecken; amel.*

◦ ◦ ◦ **Federbett,** unter dem: lyc.
☞ *O; Arme; Bedecken, Zudecken; agg. •O; Arme; Federbett, im*

◦ ◦ ◦ **Mittagessen,** nach dem: aur-m.

◦ ◦ ◦ **innen,** medial: mez.[1]

◦ ◦ ◦ **außen,** lateral: merl.

◦ ◦ ◦ **Knochen**:

◦ ◦ ◦ ◦ **Fingergrundglied**: ph-ac.

◦ ◦ ◦ ◦ **Mittelglied**: nicc. ph-ac. ruta[1]

◦ ◦ ◦ ◦ **Endglied**: mez.[1] zinc.[1]

◦ ◦ ◦ **Gelenke**: agar. am-m. arg. berb. brom. hell.[1] kali-c.[1] lachn.[85] laur. lyc. mag-m. merl. par. ruta[1] sil.
☞ *O; Arme; Finger; Fingergelenke*

◦ ◦ ◦ ◦ **rechts**: lachn.[25]
☞ *O; Arme; rechts*

◦ ◦ ◦ ◦ **Grundgelenke**: berb. lachn.[85] laur. lyc. merl.

◦ ◦ ◦ ◦ **interphalangeal**:

◦ ◦ ◦ ◦ ◦ **Mittelgelenk**: berb. brom. hell.[1] kali-c.[1] mag-m. ruta[1] sil.

◦ ◦ ◦ ◦ ◦ **Endgelenk**: am-m. arg.

◦ ◦ ◦ **Nagel**: ambr. lyc.[1] teucr.
☞ *O; Nägel; Fingernägel •O; Arme; Finger; Daumen*

◦ ◦ ◦ ◦ **unter** dem: lyc.[1]
☞ *O; Nägel; unterm Nagel*

◦ ◦ ◦ **Sehnen**: merl. sil.

◦ ◦ ◦ ◦ **Beugen,** beim: sil.

◦ ◦ ◦ **Spitze**: lyc. merl. zinc.
☞ *O; Arme; Finger; Fingerspitzen*

◦ ◦ **Ringfinger**: agar.[1] aloe ambr. arn. benz-ac. **Bism.** brom. calc. camph. carb-v.[1] colch. cycl. kali-i. mag-m. merc-c. merl. mur-ac.[1] nat-c.[1] ol-an. op. sabad. **Sulph.**[1] teucr. thuj. til. zinc.[1]

◦ ◦ ◦ **vormittags**: sulph.
☞ *O; Arme; vormittags*

◦ ◦ ◦ **abends**: ambr. kali-i.
☞ *O; Arme; abends*

◦ ◦ ◦ **nachts**: nat-c.[1]
☞ *O; Arme; nachts*

◦ ◦ ◦ ◦ **Aufstehen amel.**: nat-c.[1]

◦ ◦ ◦ **Knochen**:

◦ ◦ ◦ ◦ **Fingergrundglied**: arn.

◦ ◦ ◦ ◦ **Endglied**: colch. zinc.[1]

◦ ◦ ◦ **Gelenke**: benz-ac. calc. carb-v.[1] merc-c. mur-ac.[1] op. teucr. thuj.
☞ *O; Arme; Finger; Fingergelenke*

◦ ◦ ◦ ◦ **Grundgelenk**: **Benz-ac.**

◦ ◦ ◦ ◦ **interphalangeal**:

◦ ◦ ◦ ◦ ◦ **Mittelgelenk**: calc. mur-ac.[1] op. thuj.

◦ ◦ ◦ ◦ ◦ **Endgelenk**: teucr.

◦ ◦ ◦ **Nagel,** unter dem: sulph.[1]
☞ *O; Nägel •O; Nägel; unterm Nagel •O; Arme; Finger; Daumen*

◦ ◦ ◦ **Spitze**: arn.
☞ *O; Arme; Finger; Fingerspitzen*

◦ ◦ **Kleiner** Finger: aeth. agar. am-m. ambr.[1] anac. anthr. arg. arn. ars.[1] aur. bar-c.[1] bell.[1] benz-ac. bism. brom. calc. canth. carb-v. chel. coc-c. colch. cycl.[1] hell.[1] indg. inul. iod.[1] kali-c. kalm. laur. lyc. mag-c. merc. mez. mur-ac. nat-c. nat-s. nit-ac. phos.[1] sabin. sars.[1] spig. sulph. tab. teucr. thuj. zinc.

◦ ◦ ◦ **vormittags**: sulph.
☞ *O; Arme; vormittags*

◦ ◦ ◦ **nachmittags**: canth. indg.
☞ *O; Arme; nachmittags*

◦ ◦ ◦ **abends**: ambr. arn.
☞ *O; Arme; abends*

◦ ◦ ◦ **nachts**: nat-c.[1]
☞ *O; Arme; nachts*

◦ ◦ ◦ **Bewegung**:

◦ ◦ ◦ ◦ **agg.**: carb-v. sars.[1]

◦ ◦ ◦ ◦ **amel.**: kali-c.[1]

◦ ◦ ◦ **Knochen**: sars.[1]

◦ ◦ ◦ **Gelenke**: aeth. agar. arg. aur. benz-ac. calc. carb-v.[1] iod.[1] kalm. lyc. mur-ac. nat-s. sabin. teucr.
☞ *O; Arme; Finger; Fingergelenke*

◦ ◦ ◦ ◦ **Grundgelenk**: agar. **Benz-ac.** calc. lyc. sabin.

◦ ◦ ◦ ◦ **interphalangeal**:

◦ ◦ ◦ ◦ ◦ **Mittelgelenk**: agar. calc. iod.[1] mur-ac. sabin.

◦ ◦ ◦ ◦ ◦ **Endgelenk**: aeth. arg. aur. kalm. lyc. sabin. teucr.

◦ ◦ ◦ **Fingerrücken**: mag-c.

◦ ◦ ◦ **Ballen**: mur-ac.

◦ ◦ ◦ **Spitze**: ambr.[1] anthr. arn. carb-v. kali-c. nat-c. spig. zinc.

☞ *O; Arme; Finger; Fingerspitzen*

- **linker** Arm und linkes Bein: form.
- **linker** Arm und rechter Oberschenkel: agar.
- **Beine**: **ACON.** act-sp.[102] aesc. aeth. **Agar.**[1] agn.[5] all-s. aloe **ALUM.**[5] **Alum-p.**[58] **Alum-sil.**[58] alumn. am-c. am-m. **Ambr.** ammc.[4] anac. anag. ang.[1] **Ant-c.** ant-t.[5] aran.[192] **Arg.** arg-n. arn. **ARS.** ars-h. ars-s-f.[58] asaf. asar. asc-t. aster.[85] aur.[5] aur-ar.[58] **Aur-m.** aur-m-n. aur-s.[58] bamb-a.[1184] bapt. bar-acet.[1] **Bar-c.** bar-i.[58] bar-s.[58] **Bell.** bell-p.[102] benz-ac. berb. **Bism.** bor.[1] bov. brom. **BRY.** cadm-s. cahin. calad. **Calc. Calc-ar.** calc-caust. calc-i.[58] calc-p.[36] calc-sil.[58] camph. cann-i. cann-s. **Canth. Caps.** carb-an. **Carb-v.** carbn-s. cassi-f.[192] cassi-s.[192] cast. caul.[102] **CAUST. CHAM. Chel. Chin. Chin-ar.** chin-s. **Cic.** cimic.[111] **Cina** cinnb. cist. clem. cob.[102] coc-c. cocc. coff. **Colch. COLOC.**[1] **Con.**[1] conv.[2191] croc. croto-t. cupr.[1] cycl.[1] daph. dig.[5] dios. dros.[1] **Dulc.** elat.[54] **Euph.**[5] euphr.[5] eupi. excr-can.[269] fago. **Ferr.**[5] ferr-ar. ferr-i. ferr-p. fl-ac. form. gamb. gels.[58] gins. goss.[25] gran. **GRAPH.** grat. gua.[85] **Guai.** harp.[1184] hell.[5] hep. hura hyos. hyper. **Ign.**[5] **Indg.** iod.[1] **Ip.** iris[25] jatr.[111] **KALI-AR. Kali-bi. KALI-C.** kali-chl.[58] kali-i. **Kali-n.** kali-p. **Kali-s.** kali-sil.[58] **KALM.** knau.[33] kola[1184] kreos. lac-c. lach. lachn.[54] lact. lam. laur. led. lob. **LYC.** lyss. m-arct.[5] m-art.[5] m-aust.[5] mag-c. **Mag-m.** mag-s. **Mang.** mang-m. meny.[5] **MERC. Merc-c.**[5] merc-i-f. merc-i-r. merl. mez. mill. mosch.[5] mur-ac.[1] nat-ar. **Nat-c.**[1] **NAT-M.** nat-p. **NAT-S.** nat-sil.[58] neon[222] nicc. **NIT-AC.**[36] nux-m. **Nux-v.** ol-an. olnd. op. ozone[227] pall.[102] par. petr.[1] ph-ac.[1] phel. **Phos.** phyt. plan. plat.[1] **PLB.** plect.[36] plut-n.[269] prun.[36] psor. **Puls.**[5] ran-b.[5] raph. rat. rheum[1] **Rhod.**[5] **RHUS-T.** rumx. ruta sabad. sabin.[5] samb.[1] sang. **Sars.**[1] sec. sel. sep. **SIL.** sol[29] sol-n.[25] spig.[1] spong. **Squil.**[5] **Stann.**[1] staph.[1] stict.[102] stram. **Stront-c. Sul-ac.** sul-i.[58] **SULPH.** syph.[102] tab. **Tarax.**[5] tarent. tax. tep. ter. **Teucr.**[5] ther.[122] thuj. til. til-c.[253] tong.[102] trom.[36] **Tub.** vac.[36] valer.[5] **Verat.** verat-v.[102] verb. vinc.[4] viol-t.[5] vip. visc.[25] **Zinc. Zinc-p.**[58]

◦ **links**: ambr. bamb-a.[1184] con.[1] knau.[33] lyc.[1] sil.[1]

☞ *O; Beine; links*

◦ ◦ **rechts,** nach: ambr.

◦ **rechts**: sulph.[1]

☞ *O; Arme; rechts • O; Beine; rechts*

◦ **morgens**: hep. stront-c.

☞ *O; Beine; morgens*

◦ **abends**: alum. ferr. mag-s. nat-c. sulph.

☞ *O; Beine; abends*

◦ ◦ **Bett,** im: **Ferr. Sulph.**

☞ *O; Beine; Bett, im; agg.*

◦ ◦ **Gehen,** beim: sulph.

◦ **nachts**: alum. anac. **Ars. Cic.** coloc. kali-c.[1] lyc.[1] **Merc. NIT-AC. Rhod.** sulph. **Verat.**

☞ *O; Beine; nachts; agg.*

◦ ◦ **4** Uhr: coloc.

◦ ◦ **Herausstrecken** der Füße aus dem Bett amel.: sulph.

◦ ◦ **liegt,** wenn man darauf: **ARS.**

◦ **Anwendungen,** warme, amel.: **Caust. Cham.**

☞ *O; Beine; Anwendungen, warme, amel.*

◦ **Aufstehen** vom Sitz amel.: mag-c.

☞ *O; Beine; Aufstehen; amel.; Sitzen, vom; während*

◦ **Berührung** agg.: **Chin.**

◦ **Bettwärme**:

◦ ◦ **agg.**: **Sulph.**

◦ ◦ **amel.**: **CAUST. Coloc. LYC. Rhus-t.**

◦ **Bewegung,** während:

☞ *O; Beine; Bewegung; agg.; während*

◦ ◦ **agg.**: alum. ars.[1] **Bry.** cassi-f.[192] iris[25] **Kalm.**

☞ *O; Beine; Bewegung; agg.; während*

◦ ◦ **amel.**: agar.[1] **Arg. Ars.** bell.[58] euph. **Puls. Rhod. RHUS-T.** sep.[1] **Tarax.** valer. zinc.

☞ *O; Beine; Bewegung; amel.*

◦ **Blähungen,** durch eingeklemmte: carb-v.[1]

☞ *O; Beine; Blähungen; Anhäufung von, durch*

◦ **Essen,** beim: ph-ac.

☞ *O; Beine; Essen; während*

◦ **Freien,** agg. im: **CAUST.**

☞ *O; Beine; Luft; agg.; frische*

◦ **Froststadium** im Fieber, während: **Ars. RHUS-T.**

☞ *O; Beine; Fieber; während; Froststadium im Fieber*

◦ **Gehen,** beim:

◦ ◦ **agg.**: nicc. sep. **Sil.** stront-c. sulph.[1]

◦ ◦ **amel.**: bar-c.[1] **BELL. Ferr. Lyc. RHUS-T.** sulph. **Valer.** verat.

◦ **Herunterhängenlassen,** über der Bettkante, amel.: verat.

◦ **Husten,** beim: **Caps.**

☞ *O; Beine; Husten agg.*

◦ **Kaltwerden,** beim: **Phos. Rhus-t.**

☞ *O; Beine; Kälte; Kaltwerden, durch*

◦ **Liegen** auf schmerzhafter Seite agg.: **ARS.**

☞ *O; Arme; Liegen; agg.; während; Seite, auf der; • O; Beine; Liegen; agg.; erkranktem Teil, auf • O; Beine; Liegen; agg.; schmerzhafter Seite, auf*

◦ **Menses,** während: am-c.[5] **Am-m.**[5] ambr.[5] **Bell. Berb.** bry. cham. con. petr.[5] phos.[5] **Puls.**[5] rhus-t. sep. spong.[5] stram.[5] sul-ac.

☞ *O; Beine; Menses; während*

◦ **Sitzen,** beim: agar. **Alum.** arn. **BELL.** ph-ac. sulph.[1] valer.

☞ *O; Beine; Sitzen; agg.; während*

◦ ◦ **niedrig**: sulph.[1]

reißender Schmerz; **Beine** (Forts.)

◦ **Stehen,** beim: sulph.
☞ *O; Beine; Stehen; agg.; während*

◦ **strecken,** muss das Bein: sulph.[1]

◦ **Stuhlgang,** während: **Rhus-t.**
☞ *O; Beine; Stuhlgang; beim*

◦ **Sturm,** während: caust.

◦ **Wetter,** bei nassem: **Dulc. Rhod. Rhus-t.**

➡ ◦ **erstreckt** sich:

◦ ◦ **abwärts**: acon.[5] **Agar.**[5] **Agn.**[5] **Alum.**[5] anac.[5] ant-c.[5] ant-t.[5] **Ars.** aur.[5] bar-acet.[1] **Bar-c.** bell.[58] bism.[5] canth.[5] caps.[5] **Carb-v.**[5] caust.[5] **Cham. Chin.**[5] **Cic.** colch.[5] croc.[5] dulc.[5] euphr.[5] eupi. ferr.[5] **Graph.**[5] kali-c.[5] **Kalm.** laur.[5] **Lyc.**[5] **M-aust.**[5] mag-c.[5] mag-s. **Merc.**[5] mez.[5] **MUR-AC.**[5] nat-c.[1] nat-m.[5] **Nux-v.**[5] ph-ac.[5] phos.[5] puls.[5] rhod.[5] **Rhus-t.**[5] sabin.[5] sars.[5] **Sep.**[5] sil.[5] spig.[5] stann.[5] **Sulph.** thuj.[5] valer. verat. verb.

◦ ◦ **aufwärts**: **Acon.**[5] **ANAC.**[5] **Arn.**[5] **Ars.**[5] **BELL.**[5] bov.[5] calc.[5] carb-v.[5] **Caust.**[5] chin.[5] clem.[5] con.[5] **Dulc.**[5] euphr.[5] meny.[5] merc.[5] nat-c.[1] **Nit-ac.**[5] **Nux-v.** phos.[5] **Puls.**[5] rhod.[5] rhus-t.[5] sars.[5] **Sep.** spig.[5] spong.[5] **Stront-c.** thuj.[5] valer.[5]

◦ **Knochen**: **AGAR.** am-m. anac.[5] ang.[5] **Arg.**[5] ars. asaf.[5] **Aur.**[5] **Bar-c.**[5] **Bism.**[5] bor.[5] calc.[5] carb-v. **Chin.**[5] **Con.**[5] graph.[5] **Hep.**[5] kali-bi.[111] **Kali-c. Kali-n.** laur.[5] **Lyc.**[5] mag-c. mag-s. **Merc. Merc-c.**[5] mez. **NIT-AC.** ph-ac.[5] phos. **RHOD.**[5] ruta[5] sabin.[5] sep.[5] staph.[5] stront-c. **Teucr.**[5] thuj. verat.[5] **Zinc.**
☞ *O; Beine; Knochen*

◦ ◦ **Periost,** erstreckt sich zum großen Zeh: ars.

◦ **Gelenke**: bar-acet.[1] **Bell.** calc. hyos.[5] **Iod.**[5] kali-bi.[111] **Kali-c.**[5] **Kali-n.**[5] **Led.**[5] lyc.[5] **Merc.**[5] mosch.[5] petr.[5] **RHOD.**[5] **Sars.**[5] sep.[5] **Stront-c. Sulph.**[5] **Teucr. Zinc.**[5]
☞ *O; Beine; Gelenke*

◦ **Ischiasnerv**: ruta[58]

◦ **Gesäßbacken**: agar. ambr. aur-m. bamb-a.[1184] **Bar-c.** berb. chin.[1] cina coc-c. colch. dros. kali-c.[1] kali-n. lyc. mag-m. merl. mez. mill. nat-c. nat-m.[1] ozone[227] sep.[1] tep.[36] thuj. zinc.
☞ *O; Beine; Gesäßbacken*

◦ ◦ **links**: agar.[36] bamb-a.[1184] coc-c.[36]
☞ *O; Beine; links*

◦ ◦ ◦ **Ruhe,** während: coc-c.[36]
☞ *O; Beine; Ruhe; agg.*

◦ ◦ **rechts**: ozone[227]
☞ *O; Arme; rechts • O; Beine; rechts*

◦ ◦ **vormittags**: mill.
☞ *O; Beine; vormittags*

◦ ◦ **nachmittags**: ozone[227]
☞ *O; Beine; nachmittags*

◦ ◦ **abends**: nat-c.[1]
☞ *O; Beine; abends*

◦ ◦ **plötzlich** einsetzend, plötzlich verschwindend: ozone[227]

◦ ◦ **periodisch**: **Bar-c.**
☞ *O; Beine; periodisch*

◦ ◦ **Aufstehen,** beim:

◦ ◦ ◦ **agg.**: dros.

◦ ◦ ◦ **amel.**: agar.

◦ ◦ **Bewegung**:

◦ ◦ ◦ **agg.**: bamb-a.[1184]
☞ *O; Beine; Bewegung; agg.; während*

◦ ◦ ◦ **amel.**: kali-n.
☞ *O; Beine; Bewegung; amel.*

◦ ◦ **Druck** amel.: bamb-a.[1184]
☞ *O; Beine; Druck; amel.*

◦ ◦ **Erwachen,** beim: agar.[1]

◦ ◦ **Gehen,** beim: bamb-a.[1184] berb. mag-m.

◦ ◦ **Sitzen** amel.: mag-m. nat-c.[1]
☞ *O; Beine; Sitzen; amel.*

◦ ◦ **Stehen,** beim: nat-c.
☞ *O; Beine; Stehen; agg.; während*

◦ ◦ **erstreckt** sich:

◦ ◦ ◦ **abwärts**: aur-m. **Bar-c.** thuj.

◦ ◦ ◦ **Anus,** zum: colch.

◦ ◦ ◦ **Hüften** und Leistenregion, in: nat-m.[1]

◦ ◦ ◦ **Oberschenkel,** zum: bamb-a.[1184]

◦ ◦ **zwischen** den Gesäßbacken: ambr.

◦ ◦ **innen,** medial: sep.[1]

◦ ◦ **Gesäßmuskeln**: agar. coc-c.

◦ **Hüften**: **Acon.** aesc. agar.[1] agn. all-s. alum. **Alum-p.**[58] **Alum-sil.**[58] **Am-m.** ambr.[1] ang.[36] ant-t.[5] **Arn. Ars.** asaf.[36] aur-m. bamb-a.[1184] bar-c. bell.[58] **Berb.** bry. **Calc.** calc-p. cann-s. **Canth. Caps.** carb-an.[36] **Carb-v. Caust.** cham.[5] chin.[36] cimic.[111] cina clem. coc-c. colch. **Coloc. CON.**[5] cycl.[5] daph. dig.[5] dios.[25] dulc. elat.[54] **Euph. FERR.** ferr-i. ferr-p. gamb. gins.[144] graph. hep. **Iod.** iris[25] **Kali-ar.** kali-bi. **KALI-C.** kali-i.[36] **Kali-n. Kali-p.** kali-sil.[58] **Kalm.** kreos. lach.[36] lachn. **Led. Lyc.** mag-c. **MAG-M.**[36] mag-s. mang.[5] merc. **Merc-c.**[5] merc-i-f. **Mez.** mur-ac.[36] **Nat-c. Nat-m.**[5] nat-p. nat-s.[58] **Nat-sil.**[58] nicc. **Nux-v.**[5] ol-an. ozone[227] par. ph-ac. phos.[5] plb.[5] **Puls.**[5] **Rat.** rhod. **Rhus-t.** sabad.[5] sabin. samb. **Sep.**[1] **Sil.** stann. stram. stront-c. sulph.[1] **Syph.** tab. tax. tep. ter. teucr.[5] thuj. til-c.[253] tong.[36] visc.[25] **Zinc.**[1] zinc-p.[58]
☞ *O; Beine; Hüften*

◦ ◦ **abwechselnd** mit Reißen im rechten Oberarm: bry.
☞ *A; Abwechselnd mit*

◦ ◦ **links**: acon. am-m.[1] asaf.[36] carb-an.[36] kali-i.[36] lyc.[1] mag-c. mag-s.[36] tong.[36] visc.[25]
☞ *O; Beine; links*

◦ ◦ ◦ **Menses,** während: carb-an.[36]
☞ *O; Beine; Menses; während*

◦ ◦ ◦ **Sitzen**:

◦ ◦ ◦ ◦ **agg.**: asaf.[36]

◦ ◦ ◦ ◦ **amel.**: carb-an.[36] tong.[36]
☞ *O; Beine; Sitzen; amel.*

◦ ◦ ◦ **Stehen,** beim: carb-an.[36] tong.[36]
☞ *O; Beine; Stehen; agg.; während*

◦ ◦ **rechts**: agar. agn. bamb-a.[1184] coc-c. daph. dios.[25] iris[25] lachn. **Mag-m.** mur-ac.[36] **Nat-c.** ozone[227] ter.
☞ *O; Arme; rechts • O; Beine; rechts*

◦ ◦ ◦ **Gehen,** beim: dios.[25] mur-ac.[36]

◦ ◦ **morgens**: **Ars.** **Mag-m.** stront-c.
☞ *O; Beine; morgens*

◦ ◦ **vormittags**: nat-c.
☞ *O; Beine; vormittags*

◦ ◦ **nachmittags**: kali-n. mag-c. mag-m.
☞ *O; Beine; nachmittags*

◦ ◦ ◦ **16** Uhr, hält die ganze Nacht an: mag-c.

◦ ◦ **abends**: ferr. kali-n. lyc. mag-m. mag-s. nat-c. sulph.[1]
☞ *O; Beine; abends*

◦ ◦ ◦ **Zubettgehen,** nach dem: **Ferr.** lyc. **Mag-m.** nat-c.

◦ ◦ **nachts**: agar.[1] arn. mag-c. mag-m. **Merc.** nat-s.[58] sep.[1] syph.[58]
☞ *O; Beine; nachts; agg.*

◦ ◦ **Atmen,** beim: alum.
☞ *O; Beine; Atmen; agg.; beim*

◦ ◦ **Bettwärme** agg.: **MERC.**

◦ ◦ **Bewegung,** während:
☞ *O; Beine; Bewegung; agg.; während*

◦ ◦ ◦ **agg.**: acon. **Calc.** **Coloc.** **Iod.** **Merc.** sil.
☞ *O; Beine; Bewegung; agg.; während*

◦ ◦ ◦ **amel.**: agn. alum. **Euph.** **Ferr.** kali-n. nat-c.[1] **RHUS-T.**
☞ *O; Beine; Bewegung; amel.*

◦ ◦ **Druck** amel.: **Merc-i-f.**
☞ *O; Beine; Druck; amel.*

◦ ◦ **Gehen,** beim:

◦ ◦ ◦ **agg.**: **Aesc.** caust. **Coloc.** mag-m. **Rhus-t.** samb. **Sil.** sulph.[1]

◦ ◦ ◦ **amel.**: bell.[58] **Ferr.** stront-c.

◦ ◦ **Husten** agg.: **Caps.**
☞ *O; Beine; Husten agg.*

◦ ◦ **Liegen**:

◦ ◦ ◦ **während**: ferr. mag-m. nat-c.
☞ *O; Beine; Liegen; agg.*

◦ ◦ ◦ **gesunden** Seite, auf der, amel.: mag-m.
☞ *O; Beine; Liegen; amel.; schmerzloser Seite, auf*

◦ ◦ **Menses,** während: nat-c.
☞ *O; Beine; Menses; während*

◦ ◦ **Reiben** amel.: ol-an.
☞ *O; Beine; Reiben; amel.*

◦ ◦ **Ruhe** agg.: ang.[36]
☞ *O; Beine; Ruhe; agg.*

◦ ◦ **Sitzen,** beim: am-m. caust. euph. kali-c. par. ph-ac.
☞ *O; Beine; Sitzen; agg.; während*

◦ ◦ **Stehen,** beim: **Coloc.** **Rhus-t.**
☞ *O; Beine; Stehen; agg.; während*

◦ ◦ **Wehen,** Entbindung, während: mag-m.[54]

◦ ◦ **erstreckt** sich:

◦ ◦ ◦ **abwärts**: **Alum.** am-m. bamb-a.[1184] bell.[58] caust. chin.[36] **Coloc.** **Kalm.** led. lyc. mag-m. mag-s. **Rat.** tep.

◦ ◦ ◦ **Fuß,** zum: caps. **Kalm.** lyc. mag-s. sep.

◦ ◦ ◦ **Hypogastrium,** zum: zinc.[1]

◦ ◦ ◦ **Ischias** hinab: calc. **Coloc.** lyc.

◦ ◦ ◦ **Knie,** zum: canth. **Caps.** colch. **Coloc.** **Kali-c.** lach.[36] **Lyc.** **Mag-m.** nat-s.[58] **Rat.** **Rhus-t.** sil.

◦ ◦ ◦ ◦ **Husten,** beim: **Caps.**
☞ *O; Beine; Husten agg.*

◦ ◦ ◦ **Knöchel,** Fußgelenk, zum: calc.[1]

◦ ◦ ◦ **Lumbalregion,** in die: alum.

◦ ◦ ◦ **Magen,** zum: bry.

◦ ◦ ◦ **Sakrum,** in das: **Carb-v.**

◦ ◦ ◦ **Zehen,** zu den: nicc.

◦ ◦ **Knochenmark,** links, erstreckt sich zum Knie, abends im Bett: mag-m.[36]
☞ *O; Beine; Knie*

◦ **Oberschenkel**: acon. **Agar.**[1] aloe **ALUM.** **Alum-p.**[58] alum-sil.[58] **Am-c.** **Am-m.** anac.[1] ang.[1] ant-t. arn. **ARS.**[1] **Ars-s-f.**[58] asaf. asar. **AUR.** aur-ar.[58] **Aur-m.** aur-s.[58] bapt.[102] bar-acet.[36] **Bar-c.**[1] **Bell.**[1] bell-p.[102] benz-ac. berb. bor. bry. **Calc.**[1] calc-sil.[58] **Camph.** canth. caps. **Carb-an.** carb-v. carbn-s. cast. **Caust.** cham. chel. **CHIN.**[1] **Chin-ar.** **Cic.**[36] cina cinnb. **Clem.** cob.[102] coc-c. cocc.[111] coff. **Colch.** **Coloc.** con.[1] cycl. **Dios.**[102] dros. **Dulc.**[1] elat.[54] **Euph.**[1] eupi. ferr. **Ferr-ar.** gamb. **Graph.** grat. **Guai.**[1] hep. hyper. iod.[5] **Kali-ar.** kali-bi. **Kali-c.** kali-chl.[58] **Kali-i.** kali-n. kali-s. kali-sil.[58] **Kalm.** kreos. lach. lam. laur. led. **LYC.** lyss. m-arct.[5] mag-c. mag-m. mag-s. mang. **Merc.** merc-i-f. **Merl.** **Mez.** **Mur-ac.** nat-ar. **Nat-c.**[1] **Nat-m.** **NAT-S.** nat-sil.[58] nicc. nit-ac. nux-v. ol-an. ozone[227] par. petr. **Ph-ac.**[1] phel. phos. **Phyt.** plat.[5] **PLB.** prun. **Puls.** ran-b. **Rat.** rhod. **RHUS-T.** sabad. sabin. **Sars.**[1] sec. sel. sep. **Sil.** **Spig.**[1] **Stann.**[1] **Stront-c.** sul-ac. **Sulph.**[1] **Syph.** tax. tep. ter. teucr. ther.[122] thuj. trom. vac.[36] **Valer.** viol-t.[5] visc.[25] **ZINC.** **Zinc-p.**[58]

◦ ◦ **links**: **Am-m.** kali-i. mag-m.[1] sep.
☞ *O; Beine; links*

◦ ◦ **rechts**: **Am-m.** clem. **Phyt.** sep.[1]
☞ *O; Arme; rechts • O; Beine; rechts*

◦ ◦ **morgens**: bar-c. graph. ran-b. rhod. sulph.
☞ *O; Beine; morgens*

◦ ◦ ◦ **Aufstehen,** nach: bar-c.

◦ ◦ **nachmittags**: **Coff.** graph. nat-c. nux-v. ozone[227]
☞ *O; Beine; nachmittags*

◦ ◦ ◦ **Menses,** während: nux-v.
☞ *O; Beine; Menses; während*

◦ ◦ ◦ **Schlaf,** nach: nux-v.
☞ *O; Beine; Schlaf; nach*

◦ ◦ **abends**: am-m. colch. graph. kali-c.[1] lyc. mag-m.[1] nat-c. ran-b. stront-c.
☞ *O; Beine; abends*

◦ ◦ ◦ **Bett,** im: mag-m.[1]
☞ *O; Beine; Bett, im; agg.*

◦ ◦ **nachts** im Bett:

◦ ◦ ◦ **agg.**: **Alum.** carb-an.[1] coff. colch. kali-c.[1] puls. sulph. **Syph.**

◦ ◦ ◦ **amel.**: tax.

◦ ◦ **Abendessen,** nach dem: sep.

◦ ◦ **angewinkelten** Knien, bei: lyc.
☞ *O; Beine; Beugen; agg.; Glieder, der*

reißender Schmerz; **Beine; Oberschenkel** (Forts.)

◦ ◦ **Aufstehen,** beim:

◦ ◦ ◦ **agg., von einem Sitz**: cic. thuj.
☞ *O; Beine; Aufstehen; agg.; Sitzen, vom; während*

◦ ◦ ◦ **amel.**: carb-an.[1] caust. kali-c. mag-c. sil.[1]

◦ ◦ **Berührung,** bei: **Chin.**

◦ ◦ **Bewegung**:

◦ ◦ ◦ **agg.**: aur. berb. bry. calc. coff. **Coloc. Kalm. Merc.** ozone[227] **Plb.** sec.
☞ *O; Beine; Bewegung; agg.; während*

◦ ◦ ◦ **amel.**: **Alum.** coc-c. **Dulc. Euph.** merc-i-f. mur-ac. **Rat. Rhod. RHUS-T.** sep. **Sulph. Valer.** zinc.
☞ *O; Beine; Bewegung; amel.*

◦ ◦ **Druck** amel.: coff.
☞ *O; Beine; Druck; amel.*

◦ ◦ **Essen,** nach dem: dros.
☞ *O; Beine; Essen; nach*

◦ ◦ **Fieber,** während: ozone[227]
☞ *O; Beine; Fieber; während*

◦ ◦ **Gehen**:

◦ ◦ ◦ **agg.**:

◦ ◦ ◦ ◦ **während**: agar. ars. aur. bar-acet.[36] bar-c.[1] cic. **Coff.** con. dulc. lyc.[1] mur-ac.[1] **Nit-ac.** ran-b. sep.

◦ ◦ ◦ ◦ **nach**: clem.

◦ ◦ ◦ **amel.**: **Alum.** coc-c. **Dulc.** euph. **LYC.** mur-ac. rat. **Rhod. RHUS-T.** sulph. syph. **Valer.**

◦ ◦ **Kratzen,** beim: caust.[1]

◦ ◦ **Kreuzen** der Beine, beim: agar.
☞ *O; Beine; Übereinanderschlagen, Kreuzen, der Beine; agg.*

◦ ◦ **Liegen,** beim:
☞ *O; Beine; Liegen; agg.*

◦ ◦ ◦ **agg.**: **Alum.** clem.
☞ *O; Beine; Liegen; agg.*

◦ ◦ ◦ **amel.**: **Phyt.**
☞ *O; Beine; Liegen; amel.*

◦ ◦ **Luft**:

◦ ◦ ◦ **Freien,** im, agg.: **Caust.**

◦ ◦ ◦ **kalte,** agg.: **Kalm. Rhus-t.**
☞ *O; Beine; Luft; agg.; kalte*

◦ ◦ **Menses**:

◦ ◦ ◦ **während**: carb-an. kali-c. nux-v. **Petr.**
☞ *O; Beine; Menses; während*

◦ ◦ ◦ **nach**: **Con.**[5]

◦ ◦ **Mittagessen,** nach dem: sep. sulph.

◦ ◦ **Reiben** amel.: sul-ac.
☞ *O; Beine; Reiben; amel.*

◦ ◦ **Reiten,** nach: nat-m.

◦ ◦ **Sitzen,** beim:
☞ *O; Beine; Sitzen; agg.; während*

◦ ◦ ◦ **agg.**: agar. **Alum. AM-M.** asaf. bell.[1] calc.[1] carb-an.[1] clem. coloc. **Dulc.** euph. hep. kali-c. **LYC.** mag-c. mur-ac. nit-ac.[1] ph-ac. **Phyt. Rat. Spig.** stann.[1] zinc.[1]

◦ ◦ ◦ ◦ **Hinsetzen,** beim: nit-ac.[1]
☞ *O; Beine; Sitzen; agg.; Hinsetzen*

◦ ◦ ◦ **amel.**: aur. nit-ac.[1]
☞ *O; Beine; Sitzen; amel.*

◦ ◦ **Stehen,** beim: carb-an. euph.[1] kali-c.[1] mez. nat-c. **Phyt.** ran-b.

◦ ◦ **Strecken,** das Bein, **amel.**: agar. ozone[227]
☞ *O; Beine; Ausstrecken der Glieder; amel.*

◦ ◦ **Taubheitsgefühl,** mit: agar. hep.[1] rhod.

◦ ◦ **Wärme**:

◦ ◦ ◦ **amel.**: ther.[122]

◦ ◦ ◦ **Bettwärme**:

◦ ◦ ◦ ◦ **agg.**: kali-c.[1] kali-chl.[58] merc.

◦ ◦ ◦ ◦ **amel.**: bar-c. **Caust. LYC.**

◦ ◦ **erstreckt** sich:

◦ ◦ ◦ **abwärts**: agar. **Am-m.** ant-t. **Aur-m.** canth. carb-v. caust. cham. **Cic.** kali-i. **Kalm.** lach. led. lyc.[1] mag-c. mag-m. nat-c.[1] ph-ac. **PLB.** rat. **Rhus-t.**[122] sec. sil. tep. thuj. vac.[36]

◦ ◦ ◦ ◦ **Stuhlgang,** während: rhus-t.[122]
☞ *O; Beine; Stuhlgang; beim*

◦ ◦ ◦ **aufwärts**: colch. nux-v. **Valer.** zinc.

◦ ◦ ◦ **Fußgelenken,** zu den: ars.[1]

◦ ◦ ◦ **Hüften,** in die: graph.[1]

◦ ◦ ◦ **Knie,** zum: ars.[1] dulc.[1] guai.[1] nat-c.[1] sulph.[1]

◦ ◦ **innen,** medial: **Am-m.** berb. calc.[1] caps. cic.[36] kali-bi. kali-c. merl. plb. sulph. zinc.

◦ ◦ **außen,** lateral: **Am-m.** anac.[1] bar-c.[1] berb. carb-an. caust. cycl. euph.[1] kali-n. led. lyc.[1] mez.[1] nat-c.[1] ph-ac.[1] **Phyt.** ran-b. **Rhus-t.** sars.[1] spig.[1] **Valer.** zinc.

◦ ◦ **Vorderseite**: am-m.[1] ars.[1] bar-c.[1] chin.[1] **Coff.** con.[1] euph.[1] mag-c.[1] mur-ac.[1] **PLB.**

◦ ◦ **Rückseite**: agar.[1] bell.[1] canth. dulc.[1] eupi. graph. hep. kali-bi. kali-c.[1] kali-i. **Lam.** mag-m.[1] phos. rat. **Sel.**

◦ ◦ ◦ **Kreuzen** der Beine, beim: rat.
☞ *O; Beine; Übereinanderschlagen, Kreuzen, der Beine; agg.*

◦ ◦ **oberer** Teil: arn. colch. kali-c. lyc. mez. puls. thuj.

◦ ◦ **unterer** Teil: aloe alum. carb-an. cast. colch. dulc.[1] hep. kali-c. kali-i. kreos. led. mag-c. mag-m. mang. mez. **Nit-ac.** ol-an. plb. puls. **Rhus-t.** sars.[1] sil. teucr.

◦ ◦ ◦ **morgens,** im Bett: hep.

◦ ◦ ◦ **abends**: colch. mag-m.[1] sars.[1]
☞ *O; Beine; abends*

◦ ◦ ◦ ◦ **Bett,** im: colch. mag-m.[1]
☞ *O; Beine; Bett, im; agg.*

◦ ◦ ◦ **nachts**: mag-m. sars.[1] sil.
☞ *O; Beine; nachts; agg.*

◦ ◦ ◦ **Gehen,** beim: mez.

◦ ◦ ◦ **Stehen,** beim: plb.

◦ ◦ ◦ **erstreckt** sich vor und zurück: sil.

◦ ◦ **Femur**: **Am-m.** ang.[1] mur-ac. **Nit-ac.** spig.[1] stann.[1] sulph.[1] thuj. **Zinc.**
☞ *O; Beine; Knochen*

◦ ◦ ◦ **Periost**: spig.[1]

◦ ◦ **Leistenbeuge**: ant-t. gamb.

◦ ◦ **Leistenregion,** nahe der: ozone[227]

◦ ◦ ◦ **Bewegung** agg.: ozone[227]
☞ *O; Beine; Bewegung; agg.; während*

◦ ◦ ◦ **Strecken** amel.: ozone[227]
☞ *O; Beine; Ausstrecken der Glieder; amel.*

◦ **Knie**: **Acon. Agar. ALUM. Alum-p.**[58] **ALUM-SIL.**[58] am-c. am-m. ambr. ammc. **Anac.**[5] arg.[1] **Arg-n.**[36] **ARN.**[5] ars. ars-h. asar. asc-t. aur-m.[36] bar-acet.[1] **BAR-C.** bar-i.[58] **BAR-S.**[58] **BELL. Berb.**[36] **Brom.**[5] bry. calad. **Calc.** calc-caust. calc-i.[58] calc-sil.[58] camph. cann-i. canth. carb-an. carb-v.[5] carbn-s. cassi-f.[192] cast. **Caust.** cham.[1] **CHIN.**[1] **Cist. Clem.** coc-c. cocc.[5] **Colch.** coloc. **Con.** conv.[2191] croto-t. dios. dulc. euph. excr-can.[269] fago. fl-ac. gran. grat.[36] guai. hep. hyper. ign. **Indg.** iod. iris jatr. kali-bi.[36] **KALI-C. Kali-chl.**[58] kali-i. **Kali-n.**[1] kali-p. kali-sil.[58] kreos.[36] **Lach.** lachn.[36] lact. laur. **LED. LYC.**[1] lyss. m-arct.[5] m-aust.[85] mag-c. **Mag-m.** mag-s. mang. **Merc.** merl. mez.[36] mill. **Mur-ac.**[1] **Nat-c.**[1] nat-m. nat-p. **Nat-s.** nat-sil.[58] nicc. nit-ac. nux-v.[5] ol-an. op. par. petr.[1] ph-ac. **Phos.** plat.[5] **Plb.**[36] plect.[36] plut-n.[269] psor.[36] **PULS.** ran-b. rat. **Rhod. RHUS-T.** sabad.[5] **Sars.**[1] **Sep.**[1] **SIL. Spig.**[1] **Stann.**[1] stict.[102] **Stront-c.** sul-ac.[1] sul-i.[58] **Sulph.**[1] tarax. teucr. thuj. til. tong.[102] **Valer.** verat-v.[102] vip. **ZINC.** zinc-p.[58]
☞ O; Beine; Knie

◦ ◦ **abwechselnde** Seiten: ars. mag-m. puls.
☞ O; Beine; abwechselnde Seiten

◦ ◦ **links**: calad. cassi-f.[192] **Kali-i.** lachn. plut-n.[269] **Psor.** sulph. zinc.[1]
☞ O; Beine; links

◦ ◦ **rechts**: agar. cassi-f.[192] **Coloc.** kali-n.[1] lachn.[36] rat. spig. zinc.
☞ O; Arme; rechts • O; Beine; rechts

◦ ◦ **morgens**: asc-t. lyc. merl. stront-c. zinc.
☞ O; Beine; morgens

◦ ◦ ◦ **Aufstehen,** beim: asc-t.

◦ ◦ ◦ **Bett,** im: merl.
☞ O; Beine; Bett, im; agg.

◦ ◦ **mittags**: **Sulph.**
☞ O; Beine; mittags

◦ ◦ **nachmittags**: alum. carbn-s. chin. fago. lyc. nicc. sars. sulph.
☞ O; Beine; nachmittags

◦ ◦ ◦ **13** Uhr: sars.

◦ ◦ ◦ **14** Uhr: sars.

◦ ◦ ◦ **15** Uhr: sulph.

◦ ◦ ◦ **16** Uhr: fago.

◦ ◦ ◦ **17** Uhr: chin.
☞ O; Beine; nachmittags; 17 Uhr

◦ ◦ **abends**: alum. ammc. caust.[1] **Cist.** coloc. kali-bi. kali-c. kali-n. led. **LYC.** mag-c.[1] nat-s. petr. phos. **Puls. Sulph.**
☞ O; Beine; abends

◦ ◦ ◦ **Gehen** amel.: **Coloc.**

◦ ◦ ◦ **Liegen,** nach: alum. **Nat-s.**

◦ ◦ **nachts**: carb-an. **Kali-i. LYC.** merc. nat-c. nat-s. nit-ac. **Puls.** rhod. sulph.
☞ O; Beine; nachts; agg.

◦ ◦ ◦ **Bett,** im: carb-an. **Merc.** nat-c. nat-s. nit-ac. **Puls.** rhod. **SULPH.**
☞ O; Beine; Bett, im; agg.

◦ ◦ **Mitternacht**: stront-c.

<>

◦ ◦ **Abendessen,** nach dem: sep.

◦ ◦ **Aufstehen** vom Sitz, beim:
☞ O; Beine; Aufstehen; agg.; Sitzen, vom; während

◦ ◦ ◦ **agg.**: calc.[1] caust. mur-ac.

◦ ◦ ◦ **amel.**: sil.[1]
☞ O; Beine; Aufstehen; amel.; Sitzen, vom; während

◦ ◦ **Auftreten,** beim: caust.[1]

◦ ◦ **Berührung,** bei: **Chin.**

◦ ◦ **Bett**:

◦ ◦ ◦ **Zubettgehen,** vor dem: ammc.

◦ ◦ ◦ **im**: **SULPH.**

◦ ◦ **Bewegung**:

◦ ◦ ◦ **agg.**: ars. asar. **Chin.** kali-bi. **LED. Merc.** plb.
☞ O; Beine; Bewegung; agg.; während

◦ ◦ ◦ **amel.**: **Agar.** asar. **Bell.** kali-n. psor. **Rat. RHUS-T. Sil.**
☞ O; Beine; Bewegung; amel.

◦ ◦ **Druck,** bei:

◦ ◦ ◦ **agg.**: plb. spig.
☞ O; Beine; Druck; agg.

◦ ◦ ◦ **amel.**: plb.
☞ O; Beine; Druck; amel.

◦ ◦ **Einhüllen,** warm, amel.: nat-c.[1]

◦ ◦ **Erkältung,** bei sich entwickelnder: **Calc. Kali-c. Lyc. Merc.** phos. plut-n.[269] **RHUS-T.** sep. **Sil.**
☞ O; Beine; Kälte; Kaltwerden, durch

◦ ◦ **Essen,** nach dem: bry.
☞ O; Beine; Essen; nach

◦ ◦ **Freien,** agg. im: **CAUST.** phos.[1]
☞ O; Beine; Luft; agg.; frische

◦ ◦ **Gähnen,** beim: sars.

◦ ◦ **Gehen**:

◦ ◦ ◦ **agg.**:

◦ ◦ ◦ ◦ **während**: **Am-m.** asc-t. bar-acet.[1] berb. calc. camph. dulc. grat. lachn. **LED.** merc. nit-ac. **Spig.** stront-c. **Sulph.** zinc.

◦ ◦ ◦ ◦ ◦ **Freien,** im: dulc.

◦ ◦ ◦ ◦ **nach**: clem. nit-ac.

◦ ◦ ◦ **amel. während**: **Agar.** alum. bar-c. bell. coloc. grat. **Indg.** kali-n.[1] mur-ac. **PULS. RHUS-T.** sulph.[1]

◦ ◦ **Kreuzen** der Beine, beim: mur-ac.
☞ O; Beine; Übereinanderschlagen, Kreuzen, der Beine; agg.

◦ ◦ **Liegen**:

◦ ◦ ◦ **agg.**: con.[1]
☞ O; Beine; Liegen; agg.

◦ ◦ ◦ **amel. nach Hinlegen**: sulph.

◦ ◦ **Mittagessen,** nach dem:

◦ ◦ ◦ **agg.**: mag-c.[1] phos. sep.

◦ ◦ ◦ **amel.**: phos.

◦ ◦ **Reiben** amel.: canth.[36] cast. ol-an. **Phos.** plb. sul-ac.[1] **Zinc.**
☞ O; Beine; Reiben; amel.

reißender Schmerz; **Beine; Knie** (Forts.)

◦ ◦ **Schlaf,** verhindert: caust.[1] lyc.[1]

◦ ◦ **Sitzen,** beim:
☞ *O; Beine; Sitzen; agg.; während*

◦ ◦ ◦ **agg.**: **Agar. Arg.** bar-c. con. dulc. kali-c. led. mag-m. merl. **Mur-ac.** puls. **Rat.** sep.[1] **Sil.** stann.[1] thuj.

◦ ◦ ◦ **amel.**: zinc.
☞ *O; Beine; Sitzen; amel.*

◦ ◦ **Stehen,** beim:
☞ *O; Beine; Stehen; agg.; während*

◦ ◦ ◦ **agg.**: **Agar.** berb. mag-c. sars.[1] sulph.[1]
☞ *O; Beine; Stehen; agg.; während*

◦ ◦ ◦ **amel.**: sil.
☞ *O; Beine; Stehen; amel.*

◦ ◦ **Strecken,** beim: petr.[1]
☞ *O; Beine; Ausstrecken der Glieder; agg.*

◦ ◦ **Wärme**:

◦ ◦ ◦ **agg., Bettwärme**: **Led. MERC.** plb.

◦ ◦ ◦ **amel.**: **CAUST.**

◦ ◦ **Wetterwechsel,** bei: vip.

◦ ◦ **erstreckt** sich:

◦ ◦ ◦ **abwärts**: **ALUM. Bar-c.** bry. canth. chin.[1] indg. **Lyc.** merl. nat-c. nat-s. op. phos.[1] thuj.

◦ ◦ ◦ **aufwärts**: caust. **Chin.** dulc. fago. fl-ac. mez. mur-ac. nat-c. nicc. nit-ac. phos. puls. spig. stann.[1] stront-c. sulph. zinc.

◦ ◦ ◦ **Darmbeinkamm,** zum: sulph.

◦ ◦ ◦ **Füßen,** zu den: lyc.[1] sil.[1] sulph.[1]

◦ ◦ ◦ **Hüften,** zu den: caust. mur-ac. nit-ac. puls.

◦ ◦ ◦ **Knöchel,** Fußgelenk, zum: bry. caust.[1] cham.[1] indg. rhus-t.[1]

◦ ◦ ◦ **Lumbalregion**: fago. stront-c.

◦ ◦ ◦ **Oberschenkel,** zum: chin. mag-c.[1] nicc.

◦ ◦ ◦ **Zehen,** in die: **Alum.** caust.[1] sulph.[1]

◦ ◦ **hinter** dem Knie: sep.[1]

◦ ◦ **innen,** medial: alum. bar-c. calc. ol-an. ran-b. stann.[1]
☞ *O; Beine; Knie; innen, medial*

◦ ◦ ◦ **Gehen,** beim:

◦ ◦ ◦ ◦ **agg.**: ran-b.

◦ ◦ ◦ ◦ **amel.**: bar-c.

◦ ◦ **außen,** lateral: canth. caust. hep. hyper. iod. kali-i. kali-n. spig.[1]

◦ ◦ ◦ **Sitzen,** beim: kali-i.
☞ *O; Beine; Sitzen; agg.; während*

◦ ◦ **Kniekehle**: ars. aur-m.[36] berb. calc. calc-caust. conv.[2191] excr-can.[269] iod. kali-bi.[36] kali-c. kali-n.[1] lyc.[1] mag-c. merl. mez.[36] **Mur-ac.**[1] nat-m. ph-ac. phos. plb.[36] sars.[1] **Tarax. Valer. Zinc.**
☞ *O; Beine; Knie; Kniekehle*

◦ ◦ ◦ **links,** erstreckt sich Unterschenkel hinab: kali-bi.[36]
☞ *O; Beine; links*

◦ ◦ ◦ **rechts**: mez.[36]
☞ *O; Arme; rechts • O; Beine; rechts*

◦ ◦ ◦ **morgens**: zinc.
☞ *O; Beine; morgens*

◦ ◦ ◦ **abends**: lyc.[1]
☞ *O; Beine; abends*

◦ ◦ ◦ **nachts**: mur-ac.[1] phos.
☞ *O; Beine; nachts; agg.*

◦ ◦ ◦ **Aufstehen** vom Sitz, beim: mur-ac.[1]
☞ *O; Beine; Aufstehen; agg.; Sitzen, vom; während*

◦ ◦ ◦ **Bewegung** agg.: plb.[36]
☞ *O; Beine; Bewegung; agg.; während*

◦ ◦ ◦ **Gehen**: kali-n. plb.[36]

◦ ◦ ◦ **Gehen** agg.: berb. kali-n.[1] **Zinc.**

◦ ◦ ◦ **Sitzen,** beim:
☞ *O; Beine; Sitzen; agg.; während*

◦ ◦ ◦ ◦ **agg.**: mur-ac. tarax.

◦ ◦ ◦ ◦ **amel.**: **Valer. Zinc.**
☞ *O; Beine; Sitzen; amel.*

◦ ◦ ◦ **Wärme** agg.: plb.[36]

◦ ◦ ◦ **erstreckt** sich:

◦ ◦ ◦ ◦ **Hüften**: mur-ac.[1]

◦ ◦ ◦ ◦ **Oberschenkel**: mag-c. mez.[1] ph-ac.

◦ ◦ ◦ ◦ **Waden,** in den: aur-m.[36] conv.[2191] zinc.[1]

◦ ◦ ◦ ◦ ◦ **Reiben** amel.: conv.[2191]

◦ ◦ ◦ ◦ ◦ **Mitte** der Waden, zur: aur-m.[36]

◦ ◦ **Kniescheibe**: **ALUM.** arg.[1] arg-n.[36] berb.[36] carb-v.[5] caust. chin.[1] clem. cocc.[5] **Colch.** con. grat.[36] kreos.[36] lachn.[36] m-aust.[85] merl. phos. plect.[36] psor.[36] stront-c. **Sulph.**[1] zinc.
☞ *O; Beine; Knie; Kniescheibe*

◦ ◦ ◦ **links**: grat.[36] kreos.[36] merl.[36] sulph.[36]
☞ *O; Beine; links*

◦ ◦ ◦ ◦ **Gehen** amel.: **Sulph.**[36]

◦ ◦ ◦ ◦ **Sitzen,** beim: merl.[36]
☞ *O; Beine; Sitzen; agg.; während*

◦ ◦ ◦ ◦ **erstreckt** sich aufwärts und abwärts: merl.[36]

◦ ◦ ◦ **rechts**: berb.[36] clem. lachn.[36] psor.[36]
☞ *O; Arme; rechts • O; Beine; rechts*

◦ ◦ ◦ ◦ **Bewegung** amel.: psor.[36]
☞ *O; Beine; Bewegung; amel.*

◦ ◦ ◦ ◦ **Erwachen,** beim: clem.

◦ ◦ ◦ **nachts**: caust.
☞ *O; Beine; nachts; agg.*

◦ ◦ ◦ **Bewegung,** bei:

◦ ◦ ◦ ◦ **agg.**: berb.
☞ *O; Beine; Bewegung; agg.; während*

◦ ◦ ◦ ◦ **amel.**: psor.
☞ *O; Beine; Bewegung; amel.*

◦ ◦ ◦ **Gehen** amel.: sulph.[1]

◦ ◦ ◦ **Mittagessen,** amel. nach: phos.

◦ ◦ ◦ **Reiben** amel.: phos.
☞ *O; Beine; Reiben; amel.*

◦ ◦ ◦ **Sitzen,** beim: con. merl. plect.[36]
☞ *O; Beine; Sitzen; agg.; während*

◦ **Unterschenkel**: **Acon.** agar. agn. **ALUM.** alum-p.[58] **ALUM-SIL.**[58] alumn. am-c. **Am-m.** **Ambr.** ammc.[4] anac.[85] anag. ant-c.[5] ant-t.[5] aran.[192] arg. **Arg-n.** arn. **Ars.** **Ars-s-f.**[58] asaf. aur-m. bamb-a.[1184] bar-c. bar-i.[58] **BELL.** berb. bism.[1] bor. bov.[36] brom. **BRY.** cadm-s. **Calc.** calc-p. **Calc-sil.**[58] camph. canth. caps. **Carb-an.** **Carb-v.** carbn-s. cassi-s.[192] cast. **CAUST.** **Cham.**[1] chel. **Chin.** **Chin-ar.**[58] chin-s. **Cic.** cina **Cinnb.** colch. **Coloc.** con. croc. croto-t. cupr.[1] cycl.[1] **Dios.**[102] **Dulc.**[36] **Euph.** **Ferr.** form. gamb.[36] **Graph.** grat. **Guai.**[1] harp.[1184] hell. hep.[1] **Hyper.** **Ign.** **Indg.** iod. ip. iris[25] kali-ar. kali-bi. **Kali-c.** kali-chl.[58] **Kali-i.** **Kali-n.** kali-p. kali-s. kali-sil.[58] **Kalm.** kreos.[5] lach. lachn.[54] lact. laur. **Led.** **Lob.** **Lyc.**[1] m-arct.[5] m-aust.[5] mag-c. **Mag-m.**[1] mang. **Merc.** merc-c.[5] merl. **Mez.** mill. mur-ac. nat-ar. nat-c. nat-m. nat-p. **NAT-S.** nat-sil.[58] nicc. **Nit-ac.** nux-v. ol-an. olnd. op. ozone[227] pall. par. petr. ph-ac.[36] phel. phos.[1] plb. prun.[36] **Puls.** ran-b. raph. rat. **RHOD.** **RHUS-T.** sabad. sabin.[5] samb.[1] **Sars.**[1] sel. **Sep.**[1] **Sil.**[1] sol[29] spong. **Stann.** **Staph.** stront-c. sul-i.[58] **SULPH.** tab. **Tarax.** teucr. thuj.[36] til. tub. valer. verat.[1] verb. visc.[25] **Zinc.** zinc-p.[58]
☞ *O; Beine; Beine*

◦ ◦ **rechts**: rat.
☞ *O; Arme; rechts • O; Beine; rechts*

◦ ◦ **morgens**: ambr. dulc. sulph.
☞ *O; Beine; morgens*

◦ ◦ ◦ **Bett,** im: sulph.
☞ *O; Beine; Bett, im; agg.*

◦ ◦ **vormittags**: sil.
☞ *O; Beine; vormittags*

◦ ◦ **mittags**: sulph.
☞ *O; Beine; mittags*

◦ ◦ **nachmittags**: alumn. indg. led. nicc. nux-v . sil. sulph.
☞ *O; Beine; nachmittags*

◦ ◦ ◦ **14** Uhr - **17** Uhr: sil.
☞ *O; Beine; nachmittags; 17 Uhr*

◦ ◦ ◦ **Gehen,** beim: nicc.

◦ ◦ **abends**: alum. caust. kali-bi. kali-i. kali-n. led. **Lyc.** nicc. **Sulph.**
☞ *O; Beine; abends*

◦ ◦ **nachts**: **Alum.** am-m.[1] anag. **Ferr.** form. kali-c.[1] **Lyc.** **Merc.** **NIT-AC.** sulph.
☞ *O; Beine; nachts; agg.*

◦ ◦ ◦ **22** Uhr: form.

◦ ◦ **Mitternacht**: lyc.

<> ◦ ◦ **Abdecken** amel.: **Sulph.**

◦ ◦ **Bettwärme**:

◦ ◦ ◦ **agg.**: **MERC.** plb. sil. **Sulph.**

◦ ◦ ◦ **amel.**: **Agar.** **CAUST.** **Cham.** **LYC.** **Tub.**

◦ ◦ **Bewegung** amel.: agar. **Alum.** arg. **BELL.** ferr. kalm. **Rat.** **Rhod.** **RHUS-T.** sil. **Tarax.** **Tub.**
☞ *O; Beine; Bewegung; amel.*

◦ ◦ **Blutung,** bei uteriner: cham.[54]

◦ ◦ **Essen,** beim: ph-ac.
☞ *O; Beine; Essen; während*

◦ ◦ **Freien,** agg. im: **CAUST.** con.[1]
☞ *O; Beine; Luft; agg.; frische*

◦ ◦ **Froststadium** im Fieber, während: **Ars.** **Ferr.** kali-n.[1] **Rhus-t.** **Sulph.** **Tub.**
☞ *O; Beine; Fieber; während; Froststadium im Fieber*

◦ ◦ **Gehen,** beim:

◦ ◦ ◦ **agg.**: bar-c. euph.[1] **Sil.** stann. **SULPH.**

◦ ◦ ◦ ◦ **Freien,** im: euph.[1]

◦ ◦ ◦ **amel.**: agar. **Alum.** arg. asaf. **Bar-c.** **BELL.** cina **Euph.** **Ferr.** grat. **Indg.** kali-n.[1] **LYC.** **RHUS-T.** **Tub.** **VALER.**

◦ ◦ ◦ ◦ **Freien,** im: cina

◦ ◦ **Kleidung,** warme, amel.: agar. ars. **LYC.**

◦ ◦ **Liegen,** beim: **Alum.**
☞ *O; Beine; Liegen; agg.*

◦ ◦ **Menses,** während: mag-m. sep.[5]
☞ *O; Beine; Menses; während*

◦ ◦ **Metrorrhagie,** bei: bry.[102]

◦ ◦ **Reiben** amel.: phos.
☞ *O; Beine; Reiben; amel.*

◦ ◦ **Schwangerschaft,** während: verat.
☞ *O; Beine; Schwangerschaft, während*

◦ ◦ **Sitzen,** beim: agar. **Alum.** am-c.[1] caust.[1] cina euph. **Indg.** kali-n.[1] ph-ac. sil. stann. staph. **SULPH.** **VALER.**
☞ *O; Beine; Sitzen; agg.; während*

◦ ◦ **strecken,** will den Unterschenkel: ozone[227]

◦ ◦ **Taubheitsgefühl** im andern, mit: **Sil.**

◦ ◦ **Wehen,** Entbindung, während: cham.[54]

◦ ◦ **erstreckt** sich:

◦ ◦ ◦ **abwärts**: agar. agn. ars. aur-m. **Bar-c.** calc-p. carb-an.[1] caust. **Cham.** chel. harp.[1184] **Lyc.** nicc. nux-v. thuj. verb. **Zinc.**

◦ ◦ ◦ **aufwärts**: **BELL.** caust.[1] con.[1] guai.[1] lach. sulph.

◦ ◦ ◦ **Zehen,** in die: **ALUM.** nux-v. zinc.

◦ ◦ **oberer** Teil: cupr.[1]

◦ ◦ **Blutgefäße**: cham.[1]

◦ ◦ **Knochen**: agar. alum. am-c. ambr. ammc.[4] arg. arg-n. arn. ars. bell. berb. bov.[36] bry. canth. carb-an. carb-v.[1] caust. cic.[36] colch. con. cycl.[1] dulc.[36] euph. ferr. graph. grat. guai.[1] harp.[1184] hep. kali-bi. kali-c. kali-i. kali-n. kalm.[58] lachn.[54] led. lyc.[1] mag-m. mang. merl. mez.[1] mur-ac.[1] nat-c.[1] nat-m. nat-s. nit-ac. par. ph-ac. phos.[1] puls. rat. rhod. samb.[1] sars.[1] sep. sil. spong. staph. stront-c. sulph. thuj. verat.[1] zinc.
☞ *O; Beine; Knochen*

◦ ◦ ◦ **Wadenbein**:

◦ ◦ ◦ ◦ **rechts,** nachmittags, erstreckt sich zu den Knien: bov.[36]
☞ *O; Arme; rechts • O; Beine; rechts*

◦ ◦ ◦ ◦ **Außenknöchel**: arn. canth. con.[1] dulc.[36] kali-n. mag-m. nat-c.[1] par. rhod. samb.[1] stront-c. zinc.

◦ ◦ ◦ **Knöchel**: agar. alum. am-c. ambr. arg. arn. berb. canth. cic.[36] con.[1] grat. kali-n. mag-m. mez. nat-c.[1] nat-m. par. phos. puls. rhod. samb.[1] sil. spong. stront-c. zinc.

reißender Schmerz; **Beine; Unterschenkel; Knochen** (Forts.)

◦◦◦ **Schienbein**: agar. alum. am-c. ambr. ammc.[4] **Arg.** arg-n. **Ars.** bell. berb. **Bry.** carb-an. **Caust. Colch.** con. cycl.[1] dulc.[36] euph. **Ferr.** graph. grat. guai.[1] harp.[1184] hep. **Kali-bi. KALI-C. Kali-i.** kali-n. kalm.[58] lachn.[54] **Led.** lyc.[1] mang. merl. mez.[1] mur-ac.[1] nat-c.[1] nat-s. **NIT-AC. Ph-ac. Phos.**[1] **Puls.** rat. **Rhod.** sars.[1] **Sep. Sil.** spong. staph. **Sulph.** thuj. verat.[1] **Zinc.**
☞ *O; Beine; Beine; Schienbein*

◦◦◦◦ **rechts**: agar. arg. harp.[1184] lachn.[54] rat.
☞ *O; Arme; rechts • O; Beine; rechts*

◦◦◦◦ **morgens**: dulc.[36] kali-n.[1] phos.[1]
☞ *O; Beine; morgens*

◦◦◦◦ **abends**: con. kali-i. kali-n. led. lyc.[1] mez.[1] **Sulph.**
☞ *O; Beine; abends*

◦◦◦◦◦ **Bett,** im: con. lyc.[1] mez.[1]

◦◦◦◦ **nachts**: agar. carb-an. caust. hep. kalm.[58] **Ph-ac.**
☞ *O; Beine; nachts; agg.*

◦◦◦◦ **Bewegung**:

◦◦◦◦◦ **agg.**: cycl.[1]

◦◦◦◦◦ **amel.**: arg. **Rhod.**

◦◦◦◦ **Gehen,** beim: con. sulph. thuj.

◦◦◦◦ **Menses,** während: kali-c. **Sep. Sil.**
☞ *O; Beine; Menses; während*

◦◦◦◦ **Sitzen,** beim:
☞ *O; Beine; Sitzen; agg.; während*

◦◦◦◦◦ **agg.**: euph. grat. led. mang. mur-ac.

◦◦◦◦◦ **amel.**: mur-ac.[1]

◦◦◦◦ **erstreckt** sich:

◦◦◦◦◦ **abwärts**: guai.[1] kali-n.[1] sars.[1] verat.[1] zinc.[1]

◦◦◦◦◦ **Zehe,** in die große: nat-c.[1]

◦◦◦◦ **Innenknöchel**: **Agar.** arg. berb. dulc.[36] puls. zinc.

◦◦ **N. plantaris, rechts**: ph-ac.[36]

◦◦ **Achillessehne**: **Alum.** bell. berb.[36] bism.[1] **Calc. Caust.**[36] cic. **Colch.** gamb.[36] hep.[1] **Ign. Kali-c.** mez.[36] **Mur-ac.**[5] nat-s. prun.[36] rat. thuj.[36] **Zinc.**
☞ *O; Beine; Beine; Achillessehne*

◦◦◦ **links**: berb.[36] caust.[36] rat.[36]
☞ *O; Beine; links*

◦◦◦◦ **Sitzen,** beim: caust.[36]
☞ *O; Beine; Sitzen; agg.; während*

◦◦◦◦ **erstreckt** sich aufwärts: rat.[36]

◦◦◦ **rechts**: mez.[36] thuj.[36]
☞ *O; Arme; rechts • O; Beine; rechts*

◦◦◦ **abends**: **Alum.**
☞ *O; Beine; abends*

◦◦◦ **Anstrengung,** bei: **Ign.**

◦◦◦ **Gehen,** beim: **Ign.**

◦◦◦ **Liegen** im Bett, beim: hep.[1]
☞ *O; Beine; Liegen; agg.; Bett, im*

◦◦◦ **Stehen,** beim: berb.[36] rat.

◦◦◦ **erstreckt** sich aufwärts: rat.

◦◦◦ **Ansatz,** am: bism.[1] colch.

◦◦ **Waden**: agar. **Alum.** alum-sil.[58] am-m. ambr. anac.[85] aran.[192] arn. ars. aur-m. bamb-a.[1184] berb. bry. calc. **Calc-p.** calc-sil.[58] canth. carb-v. carbn-s. cassi-s.[192] cast. **Caust.** chin. cic. cina colch. **Coloc.** croc. dulc.[36] euph. **Ign. Indg.** iris[25] kali-bi. kali-c. **Kali-chl.**[58] kali-i. kali-n. kali-sil.[58] laur. led. lob. lyc.[1] mag-c. mag-m.[1] mang. merc. mez. mur-ac. nat-c. nat-m. **NAT-S.** olnd. par. phel. plb. ran-b. raph. rat. sabad. sep.[1] sil.[1] sol[29] staph. sulph. tab. teucr. **Valer.** visc.[25] **Zinc.**
☞ *O; Beine; Beine; Waden*

◦◦◦ **rechts**: agar. **Caust.** iris[25] rat.
☞ *O; Arme; rechts • O; Beine; rechts*

◦◦◦ **nachmittags**: cast. mag-c. nat-c. **VALER.**
☞ *O; Beine; nachmittags*

◦◦◦◦ **16** Uhr, wenn man das rechte Bein über das linke legt: **Valer.**

◦◦◦◦ **17** Uhr: cast. valer.
☞ *O; Beine; nachmittags; 17 Uhr*

◦◦◦ **abends**: am-m. anac.[85] bamb-a.[1184] mag-m. nat-s. ran-b. sil. sulph.
☞ *O; Beine; abends*

◦◦◦◦ **Bett,** im: anac.[85] sil.
☞ *O; Beine; Bett, im; agg.*

◦◦◦ **nachts**: mur-ac. sabad.
☞ *O; Beine; nachts; agg.*

◦◦◦ **Bett,** im: am-m.
☞ *O; Beine; Bett, im; agg.*

◦◦◦ **Bewegung**:

◦◦◦◦ **agg.**: berb. caust.[1] plb.
☞ *O; Beine; Bewegung; agg.; während*

◦◦◦◦◦ **Fuß** und Zehen, von: caust.[1]

◦◦◦◦ **amel.**: dulc.[1] indg. **Rat.** sabad. sulph. **Valer.**
☞ *O; Beine; Bewegung; amel.*

◦◦◦ **Druck** amel.: plb.
☞ *O; Beine; Druck; amel.*

◦◦◦ **Essen,** agg. nach dem: bry.
☞ *O; Beine; Essen; nach*

◦◦◦ **Froststadium** im Fieber, während: sil.[1]

◦◦◦ **Gehen**:

◦◦◦◦ **agg.**: canth. cassi-s.[192] **Ign.** olnd. plb. ran-b.

◦◦◦◦ **amel.**: agar. kali-i. **VALER.**

◦◦◦ **Kreuzen** der Beine, beim: valer.[58]
☞ *O; Beine; Übereinanderschlagen, Kreuzen, der Beine; agg.*

◦◦◦ **liegt** mit gekreuzten Gliedern: **Valer.**
☞ *O; Beine; Übereinanderschlagen, Kreuzen, der Beine; agg.*

◦◦◦ **Mittagessen,** nach dem: canth.

◦◦◦ **Reiben**:

◦◦◦◦ **agg.**: cassi-s.[192]
☞ *O; Beine; Reiben; agg.*

◦◦◦◦ **amel.**: cast. nat-s.
☞ *O; Beine; Reiben; amel.*

◦◦◦ **Sitzen,** beim: agar. am-m. ars. cina coloc. euph. indg. mur-ac. rat. sulph. **VALER.**
☞ *O; Beine; Sitzen; agg.; während*

◦◦◦ **Stehen,** beim: berb. coloc. euph. **Ign.** kali-i. mag-m.[1] sulph.
☞ *O; Beine; Stehen; agg.; während*

◦ ◦ ◦ **Strecken,** Dehnen **agg.**: cassi-s.[192]
☞ *O; Beine; Ausstrecken der Glieder; agg.*

◦ ◦ ◦ **Wärme**:

◦ ◦ ◦ ◦ **agg., Bettwärme**: plb.

◦ ◦ ◦ ◦ **amel.**: ars.[1]

◦ ◦ ◦ **erstreckt** sich:

◦ ◦ ◦ ◦ **abwärts**: arn. carb-v. caust. dulc.[36] mag-m. phel. sulph. zinc.

◦ ◦ ◦ ◦ **aufwärts**: arn. mag-m.

◦ ◦ ◦ ◦ **Ferse,** zur: **Coloc.** mag-m.[1]

◦ ◦ ◦ ◦ **Kniekehle,** zur: nat-s.

◦ ◦ ◦ ◦ **Zehen,** in die: sulph.

◦ ◦ ◦ **oberer** Teil: sep.[1]

◦ ◦ ◦ **unterer** Teil: lyc.[1] sep.[1]

◦ **Knöchel,** Fußgelenk: **Acon. Agar.** alum. alum-sil.[58] am-c. am-m. ambr. ammc. **Arg. ARN.**[5] **Ars. Aur.**[5] bar-acet.[1] **BELL.** berb. bism. calc. **Calc-p.** camph. canth. carb-an. carbn-s. caust.[1] cham. **Chin.** chin-ar. cic.[1] clem. **Colch.** coloc.[1] con.[1] **Dros.** dulc.[1] euph. gins. grat. gua.[85] **Guai.** hell. hep.[5] indg. kali-bi. **KALI-C.**[1] kali-n. kali-sil.[58] kreos. lac-c. lact. **Led.**[5] **Lyc.** m-aust.[5] mag-m.[5] mang-m. merc.[5] merl. mez.[1] nat-ar. nat-c.[1] nat-m. **Nat-s.** nux-v.[5] ol-an. par.[5] phos.[1] plan. puls.[1] ran-b.[5] rat. rhod.[5] **RHUS-T.** rumx. ruta[5] sabin. samb.[1] **Sep.**[1] sil. spong. stann.[1] staph. stront-c. sulph. tarax.[1] tarent.[192] tep. **Teucr.** thuj. til. trom. visc.[25] **Zinc.**[1]

◦ ◦ **rechts**: agar. carbn-s.[25] dros. kali-n.[1] nat-m.[1] rat. samb.[1] tarent.[192]
☞ *O; Arme; rechts • O; Beine; rechts*

◦ ◦ **morgens**: nat-s. puls.[1]
☞ *O; Beine; morgens*

◦ ◦ ◦ **Bewegung** des Fußes, bei: puls.[1]

◦ ◦ ◦ **Erwachen,** beim: nat-s.

◦ ◦ **mittags**: con. kali-bi.
☞ *O; Beine; mittags*

◦ ◦ ◦ **abends,** bis: con.

◦ ◦ **nachmittags**: carbn-s. con. lyc. trom.
☞ *O; Beine; nachmittags*

◦ ◦ ◦ **17** Uhr: lyc.
☞ *O; Beine; nachmittags; 17 Uhr*

◦ ◦ **abends** im Bett: samb.[1]

◦ ◦ **nachts**: kali-c.[1] lyc. nat-m. phos.[1]
☞ *O; Beine; nachts; agg.*

◦ ◦ ◦ **Erwachen,** beim: kali-c.[1] **Lyc.** nat-m.

◦ ◦ **Mitternacht**: coloc. stront-c.

◦ ◦ ◦ **Erwachen,** beim: coloc.

<> ◦ ◦ **Bewegung**:

◦ ◦ ◦ **agg.**: ars.[1] kali-bi. tarent.[192]
☞ *O; Beine; Bewegung; agg.; während*

◦ ◦ ◦ **amel.**: arg. cham. dros. **RHUS-T.** sulph.
☞ *O; Beine; Bewegung; amel.*

◦ ◦ **Gehen**:

◦ ◦ ◦ **agg.**: camph. **Dros.** plan. puls.[1]

◦ ◦ ◦ **amel.**: **Bell.** teucr.

◦ ◦ **Liegen,** beim:
☞ *O; Beine; Liegen; agg.*

◦ ◦ ◦ **agg.**: ars. sep.[1]
☞ *O; Beine; Liegen; agg.*

◦ ◦ ◦ **amel.**: sil.
☞ *O; Beine; Liegen; amel.*

◦ ◦ **Reiben** **amel.**: zinc.[1]
☞ *O; Beine; Reiben; amel.*

◦ ◦ **Sitzen,** beim: agar.[1] am-m. arg. coloc. con.[1] kali-n.[1] sep.[1] stann.[1] teucr.
☞ *O; Beine; Sitzen; agg.; während*

◦ ◦ **Stehen,** beim: kali-n.[1] rat.
☞ *O; Beine; Stehen; agg.; während*

◦ ◦ **Wärme** **amel.**: am-c. ars. kali-c.[1]

◦ ◦ ◦ **Füße,** der: kali-c.[1]

◦ ◦ **Zubettgehen,** vor dem: ammc.

◦ ◦ **erstreckt** sich:

◦ ◦ ◦ **Knien,** zu den: ars. **Guai.** kreos. spong.

◦ ◦ ◦ **oben,** nach: **BELL.** caust.[1] con.[1] samb.[1]

◦ ◦ ◦ **Zehen,** zu den: am-c.[1] hell. stann.[1]

◦ ◦ **innen,** medial: dulc.[1] mez.[1] thuj.

◦ ◦ **außen,** lateral: berb. bism. caust.[1] dulc.[1] kali-n. merl. nat-c.[1] rat. thuj.

◦ ◦ **Vorderseite**: agar. berb. rumx.

◦ ◦ **Fersenbein,** Periost: coloc.[1]
☞ *O; Beine; Knochen*

◦ **Füße**: aeth. **Agar.** agn.[5] all-s. alum. alum-p.[58] alum-sil.[58] alumn. am-c. am-m.[36] ambr.[1] ammc. anac. ang.[1] ant-c. **Arg.** arg-n. arn.[5] **ARS. Ars-s-f.**[58] aster.[85] **Aur.** aur-ar.[58] aur-m-n. bamb-a.[1184] bapt. bar-c. **Bell.** berb. **Bism.** bor.[1] bov. bry. cahin. **Calc.** calc-caust. calc-p.[36] **Calc-sil.**[58] **Camph.** canth.[36] caps. carb-an.[1] carb-v.[1] carbn-s.[25] **CAUST.**[1] **Cham. CHIN.**[5] chin-ar. chin-s. cic. cina cocc. **Colch. Coloc.** con. croto-t. cupr.[1] dros. **Dulc.** euph.[5] **Ferr.**[5] **Graph.** gua.[85] hell.[1] hep. hyos. hyper. ign.[5] iris[25] jatr. kali-ar. kali-bi. **Kali-c.** kali-i. **Kali-n.**[1] kali-p. kali-sil.[58] **Kalm.** kola[1184] kreos. lach. laur.[5] led. **Lyc.** m-arct.[5] m-art.[5] mag-c.[1] mag-m. **Merc.**[1] **Merc-i-r.** merl. **Mez.**[1] mur-ac.[1] nat-ar. **Nat-c. Nat-m.**[1] nat-p. **NAT-S.** nat-sil.[58] neon[222] nit-ac.[36] nux-v. ol-an. olnd. par. petr. ph-ac.[5] phel. **Phos.**[1] phyt. plat.[1] plb. psor. **Puls. Rat.** rheum[1] **RHOD.**[5] sabin. sars. sec. sep. **Sil.** sol-n.[25] spig. spong. **Stann.**[1] staph.[1] **Stront-c.** sul-ac. **Sulph.** tab. tep. **Ter.** thuj.[36] trom.[36] valer. verat. vinc.[4] viol-t.[5] vip. **Zinc.**
☞ *O; Beine; Füße*

◦ ◦ **abwechselnd** mit Lähmungsgefühl: hyper.
☞ *A; Abwechselnd mit*

◦ ◦ **links**: ars.[1] nat-m.[1] puls.[1]
☞ *O; Beine; links*

◦ ◦ **rechts**: iris[25] nit-ac.[1] **Rat.** sep.[1] sulph.[1]
☞ *O; Arme; rechts • O; Beine; rechts*

◦ ◦ **morgens**: ars.[1] nit-ac.[1]
☞ *O; Beine; morgens*

◦ ◦ **nachmittags**: kali-bi.
☞ *O; Beine; nachmittags*

◦ ◦ **abends**: graph. lach.
☞ *O; Beine; abends*

◦ ◦ **nachts**: **Ars.** hep. **Merc.** phos. rhod. **Sulph.**
☞ *O; Beine; nachts; agg.*

reißender Schmerz; **Beine; Füße** (Forts.)

<> ◦ ◦ **Auftreten,** beim: carb-v.[1]

◦ ◦ **Berührung,** bei: **Chin.**

◦ ◦ **Bettwärme** amel.: **Am-c. Caust. Cham.**
☞ *O; Beine; Bett, im; amel.*

◦ ◦ **Bewegung** agg.: bar-c. **Cham.** nat-c.[1]
☞ *O; Beine; Bewegung; agg.; während*

◦ ◦ ◦ **Zehen,** der: nat-c.[1]

◦ ◦ **Freien,** agg. im: **Caust.**
☞ *O; Beine; Luft; agg.; frische*

◦ ◦ **Froststadium** im Fieber, nach: **Cham.**

◦ ◦ **Gehen**:

◦ ◦ ◦ **agg.**: agn. **Sil.**

◦ ◦ ◦ **amel.**: am-m. **Bell.**

◦ ◦ **Menses,** während: am-m.
☞ *O; Beine; Menses; während*

◦ ◦ **Mittagessen,** nach dem: cahin.

◦ ◦ **Nasswerden,** nach: **Dulc.**

◦ ◦ **Reiben** amel.: zinc.[1]
☞ *O; Beine; Reiben; amel.*

◦ ◦ **Schwangerschaft,** während: phos.
☞ *O; Beine; Schwangerschaft, während*

◦ ◦ **Sturm,** während: caust.

◦ ◦ **Wetterwechsel,** bei: vip.

◦ ◦ **zugedeckt** sein im Bett agg.: cham.
☞ *O; Beine; Bett, im; agg. •O; Beine; Zudecken agg.*

◦ ◦ **erstreckt** sich:

◦ ◦ ◦ **Knien,** zu den: bar-c. bry.

◦ ◦ ◦ **Oberschenkel**: caust.

◦ ◦ ◦ **Zehen,** zu den: graph.[1] kali-bi. kali-c.

◦ ◦ **innen,** medial: caust.[1] cina colch. **KALI-C.** phos.[1]
☞ *O; Beine; Füße; Seiten der Füße*

◦ ◦ **außen,** lateral: am-m. ambr.[1] bism.[1] graph. stann.[1] **Zinc.**
☞ *O; Beine; Füße; Seiten der Füße*

◦ ◦ **Mittelfußknochen**: arg.[1] bry.[36] calc-p.[36] carb-v.[1] carbn-s.[25] chin.[36] coloc.[36] led.[36] nit-ac.[36] rhod.[5] spig.[36] staph.[1] sulph.[36] thuj.[36]
☞ *O; Beine; Knochen*

◦ ◦ ◦ **links**: calc-p.[36] led.[36] spig.[36]
☞ *O; Beine; links*

◦ ◦ ◦ ◦ **morgens** im Bett: led.[36]

◦ ◦ ◦ **rechts**: bry.[36] coloc.[36] led.[36] sulph.[36] thuj.[36]
☞ *O; Arme; rechts •O; Beine; rechts*

◦ ◦ ◦ ◦ **vormittags,** beim Gehen: bry.[36]

◦ ◦ ◦ ◦ **abends**: coloc.[36]
☞ *O; Beine; abends*

◦ ◦ ◦ ◦ **nachts**: sulph.[36]
☞ *O; Beine; nachts; agg.*

◦ ◦ ◦ **Berührung** agg.: **Chin.**[36]

◦ ◦ **Fußrücken**: **Aeth.**[36] ang. **Arg. Arn.** ars. bamb-a.[1184] berb. bry. **Camph.** canth.[36] caust.[36] cic.[36] colch. coloc. **Con.** cupr.[1] graph. ign. jatr. kali-bi. kali-c. kali-i.[36] kali-n.[1] kola[1184] led. lyc. mag-m.[36] merc. merl. mez. nat-c.[1] **Nat-s.** plat. plb. **Puls.** rat. rheum[1] sabin. sil. sol-n.[25] spig. sulph. tab. thuj. valer.[5] zinc.
☞ *O; Beine; Füße; Fußrücken*

◦ ◦ ◦ **links**: mag-m.[36] sol-n.[25]
☞ *O; Beine; links*

◦ ◦ ◦ ◦ **Gehen,** beim: mag-m.[36]

◦ ◦ ◦ **rechts**: aeth.[36] canth.[36] caust.[36] kola[1184] rat.
☞ *O; Arme; rechts •O; Beine; rechts*

◦ ◦ ◦ ◦ **nachmittags**: aeth.[36]
☞ *O; Beine; nachmittags*

◦ ◦ ◦ ◦ **erstreckt** sich in die Zehen: caust.[36]

◦ ◦ ◦ **vormittags**: ars.
☞ *O; Beine; vormittags*

◦ ◦ ◦ **abends**: con. kali-i.[36] kali-n.[1] nat-s.
☞ *O; Beine; abends*

◦ ◦ ◦ ◦ **Bett,** im: con. nat-s.
☞ *O; Beine; Bett, im; agg.*

◦ ◦ ◦ **plötzlich** einsetzend, plötzlich verschwindend: bamb-a.[1184]

<> ◦ ◦ ◦ **Berührung** agg.: sabin.

◦ ◦ ◦ **Bettwärme** agg.: plb.

◦ ◦ ◦ **Bewegung** agg.: ang. plb.
☞ *O; Beine; Bewegung; agg.; während*

◦ ◦ ◦ **Gehen**:

◦ ◦ ◦ ◦ **agg.**: cic.[36] mag-m.[1] plb.

◦ ◦ ◦ ◦ **amel.**: zinc.

◦ ◦ ◦ **Liegen,** beim: ars.
☞ *O; Beine; Liegen; agg.*

◦ ◦ ◦ **Sitzen,** beim: nat-s.
☞ *O; Beine; Sitzen; agg.; während*

◦ ◦ ◦ **Stehen,** beim: cic.[36]
☞ *O; Beine; Stehen; agg.; während*

◦ ◦ ◦ **erstreckt** sich:

◦ ◦ ◦ ◦ **aufwärts**: **Camph.**

◦ ◦ ◦ ◦ **Fersen,** zu den: puls.

◦ ◦ ◦ ◦ **Oberschenkel**: **Camph.**

◦ ◦ ◦ ◦ **Zehen,** zu den: kali-c. mag-m.[1] merl.

◦ ◦ **Ballen**: colch.[5] dros.[5] hell.[1] kali-n.[1] lyc.[1] plat.[1]

◦ ◦ ◦ **nachts**: plat.[1]
☞ *O; Beine; nachts; agg.*

◦ ◦ **Fersen**: aeth. am-c.[1] **AM-M.**[1] anac. ang.[5] **Arg. Arg-n. Arn.**[5] **Ars.** aur.[5] bapt. berb. bism. calc-caust. caps. carb-an.[1] caust.[1] chin.[5] cina **Colch.** coloc.[1] dros. euph.[5] graph. ign.[5] kali-i. kreos. led. **Lyc.** m-arct.[5] m-art.[5] mag-c.[1] merc.[1] merl. mez. mur-ac.[1] nat-s. par. petr. phyt. plb. sep.[1] **Sil.** stann.[1] staph.[1] stront-c. sul-ac. sulph. **Ter.** viol-t.[5] zinc.
☞ *O; Beine; Füße; Fersen*

◦ ◦ ◦ **morgens**: am-m. anac. petr. sul-ac.
☞ *O; Beine; morgens*

◦ ◦ ◦ ◦ **3** Uhr: am-m.

◦ ◦ ◦ ◦ **Bett,** im: am-m. anac.
☞ *O; Beine; Bett, im; agg.*

◦ ◦ ◦ ◦ **Erwachen,** beim: petr. sul-ac.

◦ ◦ ◦ **nachmittags,** im Stehen: nat-s.

◦ ◦ ◦ **abends**:
☞ *O; Beine; abends*

◦ ◦ ◦ ◦ **21** Uhr, beim Spinnen: nat-s.

◦ ◦ ◦ ◦ **Bett,** im: mag-c.[1] stann.[1]
☞ *O; Beine; Bett, im; agg.*

◦◦◦◦ **Sitzen,** beim: stront-c.
☞ *O; Beine; Sitzen; agg.; während*

◦◦◦ **nachts**: am-m.
☞ *O; Beine; nachts; agg.*

◦◦◦◦ **Bett,** im: am-m.
☞ *O; Beine; Bett, im; agg.*

◦◦◦ **Auftreten** agg.:
☞ *Auftreten, beim*

◦◦◦ **Auftreten,** beim: berb. sep.[1]

◦◦◦ **Bett,** im: anac.
☞ *O; Beine; Bett, im; agg.*

◦◦◦ **Bewegung,** bei: dros.

◦◦◦ **Gehen,** beim:

◦◦◦◦ **agg.**: berb. dros. nat-s.

◦◦◦◦ **amel.**: sulph.

◦◦◦ **Reiben** amel.: am-m.[1] nat-s.
☞ *O; Beine; Reiben; amel.*

◦◦◦ **Sitzen,** beim: cina kali-i. mur-ac.[1]
☞ *O; Beine; Sitzen; agg.; während*

◦◦◦ **Spinnen,** durch: mur-ac.[1]

◦◦◦ **Stehen,** beim: berb. kali-i.
☞ *O; Beine; Stehen; agg.; während*

◦◦◦ **erstreckt** sich:

◦◦◦◦ **aufwärts**: plb. sulph.

◦◦◦◦ **Gesäß,** zum: merc.[1]

◦◦ **Fußsohlen**: agar. agn.[5] **Alumn.** am-c. am-m.[36] ammc. ang.[1] **Arg. Ars.** aster.[85] aur. aur-ar.[58] aur-m-n. bell. berb. calc. calc-sil.[58] chin.[5] cic. **Colch.** coloc. con. croto-t. cupr.[1] graph. gua.[85] hep. hyos. **KALI-C.** kali-n.[1] kali-sil.[58] mag-m. **Merc-i-r.** merl. mez.[1] mur-ac.[1] nat-c. **Nat-s.** neon[222] nux-v. olnd. par. phel. phos.[1] plb. psor. puls. sabin. sars. sep. sil. stront-c. sulph. **Ter.** thuj.[36] trom.[36] valer. zinc.
☞ *O; Beine; Füße; Fußsohlen*

◦◦◦ **vormittags**: nat-c.
☞ *O; Beine; vormittags*

◦◦◦ **nachmittags**: kali-n. nux-v. trom.[36]
☞ *O; Beine; nachmittags*

◦◦◦◦ **Liegen**: nux-v.

◦◦◦ **abends**: mag-m. sil. sulph.
☞ *O; Beine; abends*

◦◦◦◦ **18** Uhr, bis: sil.

◦◦◦ **nachts**: kali-n.[1]
☞ *O; Beine; nachts; agg.*

◦◦◦ **Mitternacht**: sars.

◦◦◦ **Bettwärme** agg.: plb.

◦◦◦ **Bewegung**:

◦◦◦◦ **agg.**: neon[222] plb.
☞ *O; Beine; Bewegung; agg.; während*

◦◦◦◦ **amel.**: coloc. hyos. psor. sabin.
☞ *O; Beine; Bewegung; amel.*

◦◦◦ **Druck**:

◦◦◦◦ **agg.**: plb.
☞ *O; Beine; Druck; agg.*

◦◦◦◦ **amel.**: plb.
☞ *O; Beine; Druck; amel.*

◦◦◦ **Erwachen,** beim: neon[222]

◦◦◦ **Gehen,** beim: agar. bell. berb. con. graph. merl.

◦◦◦ **Menses,** während: kali-n.[1]
☞ *O; Beine; Menses; während*

◦◦◦ **Reiben** amel.: plb. sulph.
☞ *O; Beine; Reiben; amel.*

◦◦◦ **Sitzen,** beim: agar.[1] ang.[1] merl. mur-ac.[1] nat-s. phos.[1]
☞ *O; Beine; Sitzen; agg.; während*

◦◦◦ **Spinnen,** vom: mur-ac.[1]

◦◦◦ **Zubettgehen,** vor dem: am-m.[36]

◦◦◦ **zusammenschnürend**: stront-c.

◦◦◦ **erstreckt** sich:

◦◦◦◦ **Fußrücken,** zum: puls.

◦◦◦◦ **Knie,** nach oberhalb der: puls. sil.

◦ **Zehen**: **Acon. Act-sp.**[102] agar.[1] **Agn.**[5] alum.[5] am-c. **Am-m.** ambr. ammc.[4] **Anac.** ant-c. **Arg.** arn. asaf. **Aur.**[5] aur-m. aur-s.[58] bar-c. **Benz-ac.** berb. **Bism.** brom. bry. calc. calc-sil.[58] camph. canth. carb-an. **Carb-v.** carbn-s. **Caul.**[102] **Caust. CHIN.** cic. clem. coc-c. cocc. **Colch. Coloc.**[1] con.[1] croc. croto-t. dios. dros.[1] dulc. gamb. **Graph.** hell.[5] hep. hura indg. iod.[1] jatr.[111] kali-bi. **KALI-C.** kali-i. kali-n. kali-sil.[58] lachn.[54] laur. **Led.** lyc. lyss. m-arct.[5] mag-c. mag-m. mag-s. merc. merl. mez. mur-ac.[1] **Nat-c.**[1] nat-m. nat-p. nat-s. nat-sil.[58] nicc. ol-an. pall.[102] par. petr.[1] **Ph-ac.**[1] phos. **Plat.**[1] plb. psor. puls.[5] **Rat.** ruta sabin.[5] sang. sars.[1] sep. sil. spig.[1] stann.[1] **Stront-c.** sulph. syph.[102] tarax.[5] tarent. tep. **Teucr.**[5] thuj. valer.[5] vinc.[4] zinc. zinc-p.[58]

◦◦ **links**: **Agn.** cic.[5] jatr.[111] mag-c.[1] mag-s.[111] spig.[1]
☞ *O; Beine; links*

◦◦ **rechts**: aur.[5] carb-v.[5] lyc.[5] mez.[5] nicc.[111] stront-c.[5]
☞ *O; Arme; rechts • O; Beine; rechts*

◦◦ **abends**: **AM-M.** arg. lyc.
☞ *O; Beine; abends*

◦◦◦ **18** Uhr: arg.

◦◦◦ **20** Uhr: am-m.

◦◦ **nachts**:
☞ *O; Beine; nachts; agg.*

◦◦◦ **agg.**: plat. sulph.

◦◦◦ **amel.**: nicc.

<> ◦◦ **Aufstehen,** nach: asaf.

◦◦ **Berührung,** bei: **Chin.**

◦◦ **Bett** amel.: am-m.
☞ *O; Beine; Bett, im; amel.*

◦◦ **Bettwärme** agg.: plb.

◦◦ **Bewegung**:

◦◦◦ **agg.**: plb.
☞ *O; Beine; Bewegung; agg.; während*

◦◦◦ **amel.**: anac.[1] cocc. psor.
☞ *O; Beine; Bewegung; amel.*

◦◦ **Erwachen,** beim: nat-s.

◦◦ **Gehen,** beim: **Agn. Camph.** carb-v. croto-t. mag-c.[1] nat-s. plb.

◦◦ **Hühneraugen**: am-c.[1]

◦◦ **Reiben** amel.: laur. nicc. phos.
☞ *O; Beine; Reiben; amel.*

◦ ◦ **Sitzen,** beim: **Am-m.** berb. phos.
☞ *O; Beine; Sitzen; agg.; während*

◦ ◦ **Stehen,** beim: am-m. anac.[1] stann.[1]

◦ ◦ **verrenkt,** verstaucht: croto-t.

◦ ◦ **erstreckt** sich aufwärts: anac.[1] stann.[1]

◦ ◦ **Gelenke**: agn.[5] arg.[5] **Aur.**[5] **Caust.**[5] kali-c.[5] sabin.[5] stront-c.[5] **Teucr.**[5]
☞ *O; Beine; Gelenke*

◦ ◦ **Nägel**: **Camph. Carb-v.** caust. graph. hep. hura thuj.
☞ *O; Nägel; Zehennägel*

◦ ◦ ◦ **Gehen,** beim: **Camph.**

◦ ◦ **Ballen**: colch.[5] dros.[5] hell.[5] plat.[1] valer.[5]

◦ ◦ **Spitzen**: **AM-M. Camph.**

◦ ◦ **großer** Zeh: agar.[1] am-c. **Am-m.** anac. **Ant-c.** arg. arn. aur-m. bar-c. **Benz-ac.** berb. bism. brom. calc. calc-sil.[58] carb-an. carbn-s. caust. cic. coc-c. cocc. colch. coloc.[1] con.[1] croto-t. dros.[1] dulc.[1] graph. hep. indg. iod.[1] kali-bi. **Kali-c.** kali-i. kali-n. kali-sil.[58] lachn.[54] lyc. mag-c.[1] mag-m. mag-s. merc. merl. mez. mur-ac.[1] nat-c.[1] nat-m. ol-an. par. petr.[1] ph-ac.[1] plat.[1] plb. rat. ruta sang. sars.[1] sep.[1] **Sil. Sulph.** tarent. tep. thuj. **Zinc.**[1]

◦ ◦ ◦ **links**: coc-c. dulc.[1] rat.
☞ *O; Beine; links*

◦ ◦ ◦ **rechts**: cic. lachn.[54] mag-c.[1] mag-m.[1] mur-ac.[1] sil.[1] **Zinc.**
☞ *O; Arme; rechts • O; Beine; rechts*

◦ ◦ ◦ **vormittags**: nat-c. sil.
☞ *O; Beine; vormittags*

◦ ◦ ◦ ◦ **11** Uhr: sil.

◦ ◦ ◦ **nachmittags**: am-m. ol-an.
☞ *O; Beine; nachmittags*

◦ ◦ ◦ ◦ **14** Uhr: ol-an.

◦ ◦ ◦ **abends**: mag-m. mag-s. sars. sil.
☞ *O; Beine; abends*

◦ ◦ ◦ ◦ **Bett,** im: mag-m.
☞ *O; Beine; Bett, im; agg.*

◦ ◦ ◦ ◦ **Hinlegen,** vor dem: mag-s.
☞ *O; Beine; Liegen; agg.; Hinlegen; vor*

◦ ◦ ◦ **nachts**: kali-i.
☞ *O; Beine; nachts; agg.*

◦ ◦ ◦ **Berührung agg.**: arg.

◦ ◦ ◦ **Bewegung amel.**: cocc. dros. plb.
☞ *O; Beine; Bewegung; amel.*

◦ ◦ ◦ **Druck agg.**: ruta
☞ *O; Beine; Druck; agg.*

◦ ◦ ◦ **Gehen,** beim: con. hep. mag-m. nat-m.

◦ ◦ ◦ **Reiben amel.**: nat-c.[1]
☞ *O; Beine; Reiben; amel.*

◦ ◦ ◦ **Sitzen,** beim: agar. **Am-m.** con.[1] mag-m.[1] par.
☞ *O; Beine; Sitzen; agg.; während*

◦ ◦ ◦ **Spinnen,** vom: mur-ac.[1]

◦ ◦ ◦ **Stehen,** beim: **Am-m.** con. nat-m.
☞ *O; Beine; Stehen; agg.; während*

◦ ◦ ◦ **erstreckt** sich:

◦ ◦ ◦ ◦ **Ferse**: nat-c.

◦ ◦ ◦ ◦ **Knien,** zu den: merc.

◦ ◦ ◦ **Grundgelenk**: con.[1]
☞ *O; Beine; Gelenke*

◦ ◦ ◦ **Strecksehne**: nat-c.[1]

◦ ◦ ◦ **Nagel**: colch. coloc.[1] hep. iod.[1] **Thuj.** zinc.[1]
☞ *O; Nägel; Zehennägel*

◦ ◦ ◦ ◦ **unter** dem: coloc.[1] iod.[1] zinc.[1]
☞ *O; Nägel; unterm Nagel; Zehennagel*

◦ ◦ ◦ ◦ ◦ **links**: coloc.[1]

◦ ◦ ◦ **Ballen**: agar.[1] caust.[1] con.[1] dros.[1] petr.[1] ph-ac.[1]

◦ ◦ ◦ **Spitze**: arn. bar-c. bism. caust. **KALI-C.** sars.[1] zinc.[1]

◦ ◦ **2. Zehe**: berb. canth. carb-v. dulc. kali-i. lyc. plb. rat. stront-c. zinc.[1]

◦ ◦ ◦ **rechts**: zinc.[1]
☞ *O; Arme; rechts • O; Beine; rechts*

◦ ◦ ◦ **Gelenke**: berb. stront-c.
☞ *O; Beine; Gelenke*

◦ ◦ **3. Zehe**: ambr. bry. carb-v. lyc. mez. rat.

◦ ◦ **4. Zehe**: carb-v. gamb. mag-c.

◦ ◦ **5. Zehe**: arn. caust. graph. kali-bi. lyss. mag-c. mag-m. mez. nat-s. sep. thuj. zinc.

◦ ◦ ◦ **abends**: zinc.
☞ *O; Beine; abends*

\- **anfallsweise**: alum. ambr. anac. arg. aur. aur-m. calc. caps. carb-v. carbn-s. cast. chin. cocc. coff. coloc. kali-n. led. lyc. merc. mur-ac.[36] nat-m. paeon. **PLB.** rhod. sep. sulph.[1] thuj. zinc.

◦ **Arme**: arg. aur. **CALC.** carb-v.[1] cocc. kali-n. led. lyc. mur-ac.[36] nat-m. rhod. sep. thuj. zinc.

◦ ◦ **Oberarme**: carb-v.[1] led. **Zinc.**
☞ *O; Arme; Oberarme*

◦ ◦ **Unterarme**: arg. aur. **Calc.** cocc. mur-ac.[36]
☞ *O; Arme; Unterarme*

◦ ◦ **Hände**: rhod. thuj.
☞ *O; Arme; Hände*

◦ ◦ ◦ **innen,** ulnar: rhod.

◦ ◦ **Daumen**: lyc. nat-m.
☞ *O; Arme; Finger; Daumen*

◦ ◦ ◦ **Gelenke**: lyc.
☞ *O; Arme; Finger; Fingergelenke*

◦ **Beine**: alum. ambr. aur-m. caps. carb-v. carbn-s. cast. chin. coff. coloc. merc. plb. sulph.[1]

◦ ◦ **Hüften**: **Alum.** carb-v. chin.[36] **Coloc.**
☞ *O; Beine; Hüften*

◦ ◦ **Oberschenkel**: alum. carb-v. carbn-s. **Chin.** coff. **Coloc. PLB.**

◦ ◦ ◦ **unterer** Teil: alum.

◦ ◦ **Knie**: cast.
☞ *O; Beine; Knie*

◦ ◦ **Unterschenkel**: ambr. aur-m. plb.
☞ *O; Beine; Beine*

◦ ◦ ◦ **Waden**: ambr. aur-m. plb.
☞ *O; Beine; Beine; Waden*

◦ ◦ **Füße**:
☞ *O; Beine; Füße*

◦ ◦ ◦ **Fußrücken**: plb.
☞ *O; Beine; Füße; Fußrücken*

◦ ◦ ◦ **Fersen**: caps.
☞ *O; Beine; Füße; Fersen*

◦ ◦ ◦ **Fußsohlen**: plb.
☞ *O; Beine; Füße; Fußsohlen*

◦ ◦ **Zehen**: merc. plb.

◦ ◦ ◦ **großer** Zeh: merc.

- **auseinanderreißend**: calc.[5] carb-v.[5] kali-bi.[111] nat-c. sep.[5] teucr.[5]
ALLGEMEINES; C; Schmerz; berstender, spaltender, auseinandertreibender Schmerz

◦ **Beine**: **Calc.**[5] **Carb-v.**[5] kali-bi.[111] sep.[5] teucr.[5]

◦ ◦ **Zehen**: kali-bi.[111]

- **beißend,** Beine:

◦ **Oberschenkel**: graph. lyc.

◦ **Zehen**: merl.

- **blitzartig,** Sohlen: phel.

- **bohrend,** Knie: agar.[1] canth.

- **brennend**: agar. **Ars.** bell. carb-v. con. dig.[85] merl. rat. ruta[1] sabin. visc.[25]

◦ **Arme**:

◦ ◦ **Hände**: merl.
☞ *O; Arme; Hände*

◦ ◦ **Daumen**: agar. carb-v.
☞ *O; Arme; Finger; Daumen*

◦ ◦ ◦ **Spitze**: carb-v.
☞ *O; Arme; Finger; Fingerspitzen*

◦ **Beine**:

◦ ◦ **Oberschenkel**: merl. visc.[25]

◦ ◦ **Unterschenkel**: bell.
☞ *O; Beine; Beine*

◦ ◦ **Fußsohlen**: sabin.
☞ *O; Beine; Füße; Fußsohlen*

◦ ◦ **Zehe,** große: con. rat. ruta[1]

- **drehend,** Oberarme: cham.

- **drückend**:

◦ **Arme**:

◦ ◦ **Oberarme**: arg.[1] aur. merl. stann.[1]
☞ *O; Arme; Oberarme*

◦ ◦ **Handgelenke**: arg. guai. stann.
☞ *O; Arme; Handgelenke*

◦ ◦ **Hände**: stann.[1]
☞ *O; Arme; Hände*

◦ ◦ **Finger**: stann.[1]

◦ ◦ ◦ **Gelenke**: stann.[1]
☞ *O; Arme; Finger; Fingergelenke*

◦ **Beine**:

◦ ◦ **Hüften**: ambr.[1] zinc.
☞ *O; Beine; Hüften*

◦ ◦ **Waden**: berb.

- **dumpf,** Handgelenke: lyc.[1]

- **entzündlich,** Unterschenkel:

◦ **Unterschenkel**: sil.
☞ *O; Beine; Beine*

◦ **Fußrücken**: sil.
☞ *O; Beine; Füße •O; Beine; Füße; Fußrücken*

- **Fleisch** lose sei, als ob das: nat-m.[1] sulph.[1]

- **Fleisch** von den Knochen gerissen, als würde das, Hände, radial: ol-an.
ALLGEMEINES; C; Schmerz; gerissen, Schmerz wie; heraus- oder abgerissen, wie

- **geschwürig,** Großzeh: ol-an. plat.

- **gichtig**:

◦ **Mittelfinger**: bamb-a.[1184]

◦ **Beine**:

◦ ◦ **Füße**: graph.[1]
☞ *O; Beine; Füße*

◦ ◦ **Zehen**: ant-c. **Benz-ac. Graph.**

◦ ◦ ◦ **großer** Zeh: ant-c. benz-ac.

- **intermittierend**:

◦ **Arme**: kali-n.[1] zinc.[1]

◦ ◦ **Oberarme**: zinc.[1]
☞ *O; Arme; Oberarme*

◦ **Oberschenkel**: nat-c.[1]

- **kneifend,** Unterarme: dulc.[1]

- **konvulsivisch,** Handgelenke: ph-ac.

- **krampfartig**: anac. ang. aur.[1] bell.[1] bism.[1] calc.[1] cina con.[1] gran. kali-c.[1] kali-n.[1] meny.[1] nat-c. ran-b. ruta stann.[1]

◦ **Arme**: aur.[1] bell.[1] bism.[1] calc.[1] cina gran. kali-n.[1] meny.[1] nat-c. ruta

◦ ◦ **Oberarme**: meny.[1]
☞ *O; Arme; Oberarme*

◦ ◦ **Ellenbogen**: aur.[1]
☞ *O; Arme; Ellenbogen*

◦ ◦ **Unterarme**: calc.[1] cina gran. ruta
☞ *O; Arme; Unterarme*

◦ ◦ **Handgelenke**: aur.[1]
☞ *O; Arme; Handgelenke*

◦ ◦ **Fingergelenke**: kali-n.[1]
☞ *O; Arme; Finger; Fingergelenke*

◦ **Beine**:

◦ ◦ **Oberschenkel**: nat-c.[1]

◦ ◦ **Unterschenkel**: con.[1] ran-b. stann.[1]
☞ *O; Beine; Beine*

◦ ◦ ◦ **Schienbein**: con.[1]
☞ *O; Beine; Beine; Schienbein*

◦ ◦ ◦ **Waden**: ran-b.
☞ *O; Beine; Beine; Waden*

◦ ◦ **Knöchel,** Fußgelenk: kali-c.[1]

◦ ◦ **Füße**:
☞ *O; Beine; Füße*

◦ ◦ ◦ **Fußrücken**: nat-c.[1]
☞ *O; Beine; Füße; Fußrücken*

◦ ◦ ◦ **Fersen,** wenn die Beine gekreuzt sind: ang.
☞ *O; Beine; Füße; Fersen*

◦ ◦ **Zehen**: **Anac.**

- **kribbelnd,** Gesäßbacken: kali-c.[1]

- **lähmungsartig**: agar. bell.[1] bism. carb-v. caust.[1] **CHAM.** chel.[1] **Chin.** cina cocc. **COLCH.** dig.[1] dros.[1] ferr. ferr-m. hell.[1] kali-n.[1] kali-p.[58] lyc.[1] **Mag-m.** meny. mez.[1] nat-m. **Phos. Plb.** rhod. sars.[1] sep.[1] sil.[1] stann. staph. til.

◦ **Gelenke**: **BELL.** chin. cocc. dig. **STAPH.**

reißender Schmerz; **lähmungsartig** (Forts.)

◦ **Arme**: agar. bell.[1] bism. carb-v. **Cham.** chel.[1] **Chin. Cina** cocc. colch. dig.[1] ferr. **Ferr-m.** hell.[1] kali-n.[1] mag-m. meny. nat-m. phos. rhod. sars.[1] sil.[1] stann.

◦ ◦ **Schultern**: agar. carb-v. chin.[1] **Ferr. Ferr-m.** kali-n. rhod. stann.[1]

☞ *O; Arme; Schultern*

◦ ◦ **Oberarme**: **BELL.** carb-v. **Chin.** phos.

☞ *O; Arme; Oberarme*

◦ ◦ ◦ **Humerus**: phos.

◦ ◦ **Unterarme**: **Bism.** cocc. **Colch.** kali-n.[1] nat-m. phos. sars.[1] sil.[1] stann.

☞ *O; Arme; Unterarme*

◦ ◦ **Handgelenke**: bell. **Bism.** meny. stann.

☞ *O; Arme; Handgelenke*

◦ ◦ **Mittelhandknochen**: chel.[36] dig.[36]

☞ *O; Arme; Hände*

◦ ◦ **Finger**: bell.[1] chel.[1] dig.[1] hell.[1] meny.

◦ ◦ ◦ **Gelenke**: dig.

☞ *O; Arme; Finger; Fingergelenke*

◦ ◦ ◦ **Daumengelenke**: chel.

☞ *O; Arme; Finger; Fingergelenke • O; Arme; Finger; Daumen*

◦ ◦ ◦ **Zeigefinger**: bell.[1] chel.[1] dig.[1]

◦ ◦ ◦ ◦ **Gelenke**: bell.[1] chel.[1]

☞ *O; Arme; Finger; Fingergelenke*

◦ ◦ ◦ **Kleiner** Finger: hell.[1]

◦ **Beine**: agar. bell.[1] caust.[1] **Cham.** chin. dros.[1] lyc.[1] mez.[1] sep.[1] til.

◦ ◦ **Oberschenkel**: bell.[1] caust.[1] lyc.[1] mez. sep.[1]

◦ ◦ **Knie**: **Chin.**

☞ *O; Beine; Knie*

◦ ◦ **Unterschenkel**: agar. bell.[1] **Cham.** mez.[1] til.

☞ *O; Beine; Beine*

◦ ◦ ◦ **Schienbein**: mez.[1]

☞ *O; Beine; Beine; Schienbein*

◦ ◦ **Knöchel,** Fußgelenk: dros.[1] til.

- **Nerv** herausgerissen, als würde ein: sol[29]

▥ *ALLGEMEINES; C; Schmerz; gerissen, Schmerz wie; heraus- oder abgerissen, wie*

- **plötzlich**: ang. bar-c. carbn-s. caust.[1] cic. croto-t. kali-c. lyc. meny. op. ran-b.

◦ **Daumen**: ran-b.

☞ *O; Arme; Finger; Daumen*

◦ **Beine**:

◦ ◦ **Knie**: lyc. op.

☞ *O; Beine; Knie*

◦ ◦ **Füße**:

☞ *O; Beine; Füße*

◦ ◦ ◦ **Fersen**: caust.[1]

☞ *O; Beine; Füße; Fersen*

◦ ◦ ◦ **Fußsohlen**: ang. cic.

☞ *O; Beine; Füße; Fußsohlen*

◦ **Arme**:

◦ ◦ **Oberarme**: croto-t. kali-c. meny.

☞ *O; Arme; Oberarme*

◦ ◦ **Handgelenke**: bar-c.

☞ *O; Arme; Handgelenke*

- **pulsierend**:

◦ **Arme**:

◦ ◦ **Schultern**: sil.

☞ *O; Arme; Schultern*

◦ ◦ **Hände,** Gelenke: spig.[1]

☞ *O; Arme; Gelenke • O; Arme; Hände*

◦ ◦ **Finger**: spig.[1]

◦ **Beine**:

◦ ◦ **Hüften**: **Merc.**

☞ *O; Beine; Hüften*

◦ ◦ **Oberschenkel**: caust. lyc.[1] phos. sec. sil.

◦ ◦ **Unterschenkel**: arg. valer.

☞ *O; Beine; Beine*

◦ ◦ ◦ **Waden**: **VALER.**

☞ *O; Beine; Beine; Waden*

◦ ◦ **Knöchel,** Fußgelenk: ol-an.

◦ ◦ **Zehen**:

◦ ◦ ◦ **Großzehe,** links: dulc.[1]

◦ ◦ ◦ **2. Zehe, links**: dulc.

- **rheumatisch**: acon. am-m. ambr. ammc. ars. ars-h. asar. bry. calc. caust. chel. **Colch.** croto-t. ferr. ferr-m. ferr-p. gran. graph. grat. **Guai.** hell. hyper. kali-bi. kalm. lach. lyc. merc. nat-m. nit-ac. nux-m. petr. **Puls.** rhod. **RHUS-T. Sulph.** zinc.

◦ **Arme**:

◦ ◦ **Schultern**: **Bry. Ferr. Ferr-m.** ferr-p. grat. kali-bi. nat-m. nux-m. puls. **RHUS-T.**

☞ *O; Arme; Schultern*

◦ ◦ **Oberarme**: ferr-p. nat-m.

☞ *O; Arme; Oberarme*

◦ ◦ **Ellenbogen**: **Ars. Calc. Lyc. RHUS-T.**

☞ *O; Arme; Ellenbogen*

◦ ◦ **Handgelenke**: gran. zinc.

☞ *O; Arme; Handgelenke*

◦ ◦ **Hände**: ammc. chel. **Graph.** puls.

☞ *O; Arme; Hände*

◦ ◦ **Kleiner** Finger: hell.

◦ **Beine**:

◦ ◦ **Hüften**: **Acon. Calc.** graph. **Kalm. Rhus-t.**

☞ *O; Beine; Hüften*

◦ ◦ **Knie**: ars-h. asar. hyper. **Lach. RHUS-T.**

☞ *O; Beine; Knie*

◦ ◦ **Unterschenkel**: ambr. **Calc. CAUST.** colch. graph. **Kalm. Lyc. Merc.** nit-ac. petr. rhod. **RHUS-T. Zinc.**

☞ *O; Beine; Beine*

◦ ◦ **Füße**: croto-t. **Graph.** puls.

☞ *O; Beine; Füße*

◦ ◦ **Zehen**: croto-t. **Graph.**

◦ ◦ ◦ **großer** Zeh: croto-t.

- **rhythmisch,** Beine:

◦ **Oberschenkelrückseite,** abends nach Liegen: phos.

◦ **Schienbein**: phos.[1]

☞ *O; Beine; Beine • O; Beine; Beine; Schienbein*

- **ruckend**: acon. agar.[1] am-c.[1] asar.[1] caust. **CHIN.**[1] dig.[1] lyc. mag-c.[1] mur-ac.[1] paeon. ph-ac. puls. rhus-t. sil. sulph. zinc.[1]

◦ **Gelenke**: acon. caust. **CHIN. RHUS-T.** sulph.
◦ **Arme**: agar.[1] am-c.[1] **CHIN.**[1] dig.[1] mag-c.[1] mur-ac.[1] ph-ac. puls. sil. sulph. zinc.[1]
◦ ◦ **Schultern**: am-c.[1] **Chin.** sulph.
☞ *O; Arme; Schultern*
◦ ◦ **Oberarme**: **Chin.** mag-c.[1] ph-ac. sulph.
☞ *O; Arme; Oberarme*
◦ ◦ **Unterarme**: mur-ac.[1]
☞ *O; Arme; Unterarme*
◦ ◦ **Handgelenke**: chin.[1]
☞ *O; Arme; Handgelenke*
◦ ◦ **Hände**: chin.[1]
☞ *O; Arme; Hände*
◦ ◦ **Finger**: agar.[1] chin.[1] dig.[1] zinc.[1]
◦ ◦ ◦ **Ringfinger**: agar.[1]
◦ ◦ ◦ **Kleiner** Finger: agar.[1]
◦ **Beine**:
◦ ◦ **Oberschenkel**: chin.[1] mag-c.[1] **Rhus-t.**
◦ ◦ **Knie**: chin.[1] puls.[1]
☞ *O; Beine; Knie*
◦ ◦ ◦ **Kniescheibe**: chin.[1]
☞ *O; Beine; Knie; Kniescheibe*
◦ ◦ **Unterschenkel**: lyc.
☞ *O; Beine; Beine*
◦ ◦ **Füße**: chin.[1]
☞ *O; Beine; Füße*
◦ ◦ **Zehen**: chin.[1]

- **Splitter,** wie von einem, Zeigefinger: agar.
- **stechend**:
◦ **Gelenke**: **LED. Zinc.**
◦ **Handgelenke**: **Arn.** calc. sep. staph.
☞ *O; Arme; Handgelenke*
◦ **Hände**: zinc.
☞ *O; Arme; Hände*
◦ **Oberschenkel**: coloc. dulc. iod. lyc. mag-c.[1] mur-ac. sep.
◦ **Knie**: alum. calc. sil.
☞ *O; Beine; Knie*
◦ **Waden**: staph.
◦ **Füße**: berb. bry. merl. staph.[1] zinc.
☞ *O; Beine; Füße*
◦ ◦ **Fußrücken**: berb.
☞ *O; Beine; Füße; Fußrücken*
◦ ◦ **Fersen**: merl. staph.[1]
☞ *O; Beine; Füße; Fersen*
◦ ◦ **Fußsohlen**: zinc.
☞ *O; Beine; Füße; Fußsohlen*
◦ **Zehen**: berb. zinc.
◦ ◦ **großer** Zeh: berb. zinc.

- **wandernd**: **AM-M.** arg. berb. camph. **Carbn-s. Caust.** cham. **Colch.** con.[1] **Ferr. Kali-bi.** kali-s.[58] lact. laur. lyc. **Merc.** merl. nat-s. **Puls.** rhod. stann.
◦ **Gelenke**: **Camph. Kali-bi.**
◦ **Arme**: berb. **Kali-bi.** merl. stann.
◦ ◦ **Gelenke**: kali-bi.
☞ *O; Arme; Gelenke*
◦ ◦ **Oberarme**: merl.
☞ *O; Arme; Oberarme*
◦ ◦ **Hände**: berb. stann.
☞ *O; Arme; Hände*
◦ **Beine**:
◦ ◦ **Knie**: lact.
☞ *O; Beine; Knie*
◦ ◦ **Unterschenkel**: lact. rhod.
☞ *O; Beine; Beine*
◦ ◦ **Knöchel,** Fußgelenk: lact.
◦ ◦ **Füße**: merl.
☞ *O; Beine; Füße*

- **wellenartig,** Hände: mez.
- **zerreißend,** Waden: plb.
- **zerrissen,** wie:
◦ **abgerissen**:
☞ *Ausgerissen, Empfindung wie; Arme*
◦ ◦ **Muskeln** von den Knochen:
☞ *Muskeln von den Knochen gerissen, Empfindung als seien die*
◦ ◦ **Schultern**: **Sep.**[5]
☞ *O; Arme; Schultern*
◦ ◦ **Beine**: hep.[5] phos. teucr.[5]
◦ ◦ ◦ **Hüftgelenke**: hep.[5]
☞ *O; Beine; Hüften • O; Beine; Hüften; Hüftgelenke*
◦ ◦ ◦ **Knie**: phos.
☞ *O; Beine; Knie*
◦ **aufgerissen,** wie, Knie: calad. mag-c.

- **ziehend**:
◦ **Gelenke**: calc-caust. **Chin.**[36]
◦ ◦ **Anstrengung,** bei: calc-caust.
◦ **Arme**:
◦ ◦ **Schultern**: alum. coc-c. dulc.
☞ *O; Arme; Schultern*
◦ ◦ **Oberarme**: bry. cina coc-c. mur-ac.[1] **Thuj.**
☞ *O; Arme; Oberarme*
◦ ◦ **Handgelenke**: guai. kali-bi. mez. **RHUS-T.**
☞ *O; Arme; Handgelenke*
◦ ◦ **Daumen**: anac. clem. mag-m. zinc.
☞ *O; Arme; Finger; Daumen*
◦ **Beine**:
◦ ◦ **Hüften**: acon. ars. aur-m. dulc. kali-bi. kreos. ter. zinc.[1]
☞ *O; Beine; Hüften*
◦ ◦ **Oberschenkel**: **Acon.** agar.[1] **Anac. Ars.** carb-an. **Chin.** clem. **Coloc.** dulc.[1] kreos. merc. nux-v. **RHUS-T.**[122] spig. stann. tep. thuj.
◦ ◦ ◦ **Stuhlgang,** während: rhus-t.[122]
☞ *O; Beine; Stuhlgang; beim*
◦ ◦ ◦ **Unterschenkel**: dulc.[1] kreos.
◦ ◦ **Knie**: arg-n. ars. caust.[1] cham.[1] cocc. merl. stann.[1] **Sulph.** thuj.
☞ *O; Beine; Knie*
◦ ◦ ◦ **Kniekehle**: ars.
☞ *O; Beine; Knie; Kniekehle*
◦ ◦ ◦ **Kniescheibe**: cocc. merl.
☞ *O; Beine; Knie; Kniescheibe*

reißender Schmerz; **ziehend; Beine** (Forts.)

◦ ◦ **Waden**: calc. kali-n.

◦ ◦ **Knöchel,** Fußgelenk: dulc.[1]

◦ ◦ **Füße**: ars. berb. bov. colch. kali-c.[1] merl. stann.[1] zinc.[1]
☞ *O; Beine; Füße*

◦ ◦ ◦ **Fußrücken**: berb. merl.
☞ *O; Beine; Füße; Fußrücken*

◦ ◦ ◦ **Fußsohlen**: colch.
☞ *O; Beine; Füße; Fußsohlen*

◦ ◦ **Zehen**: agar.[1] carb-an. clem. kali-bi. mez. sars.[1] sulph. zinc.

◦ ◦ ◦ **großer** Zeh: agar.[1] kali-bi. mez. sars.[1]

- **Zucken,** mit: am-c.[1] **Am-m.**[1] asaf. bell.[1] brom. cact. camph.[1] chin. colch. cupr.[1] dig.[1] dulc.[1] guai.[1] kali-i. kali-n. kreos. laur. led. lyc.[1] mag-c. mag-m.[1] merc. merl. nicc. ph-ac.[1] plb. rat. rhus-t. spig. stann. staph.[1] stront-c. sul-ac. sulph. tab. zinc.[1]

◦ **Gelenke**: led.

◦ **Arme**: am-m.[1] brom. camph.[1] colch. cupr.[1] dig.[1] dulc.[1] laur. mag-c. mag-m.[1] merc. merl. ph-ac.[1] rat. rhus-t. stann. staph.[1] sul-ac. sulph.

◦ ◦ **Oberarme**: camph.[1] mag-c. merc. merl. sulph.
☞ *O; Arme; Oberarme*

◦ ◦ **Ellenbogen**: rhus-t.[1]
☞ *O; Arme; Ellenbogen*

◦ ◦ **Unterarme**: cupr.[1] dulc.[1]
☞ *O; Arme; Unterarme*

◦ ◦ **Handgelenke**: colch. laur. **RHUS-T.**
☞ *O; Arme; Handgelenke*

◦ ◦ **Hände**: cupr.[1] rat. stann.
☞ *O; Arme; Hände*

◦ ◦ **Finger**: am-m.[1] brom. dig.[1] mag-m.[1] ph-ac.[1] rat. staph.[1] sul-ac.

◦ ◦ ◦ **Gelenke**: ph-ac.[1]
☞ *O; Arme; Finger; Fingergelenke*

◦ ◦ ◦ **Daumen**: brom. rat. staph.[1] sul-ac.
☞ *O; Arme; Finger; Daumen*

◦ ◦ ◦ **Zeigefinger**: dig.[1] mag-m.[1]

◦ ◦ ◦ **Mittelfinger**: mag-m.[1]

◦ **Beine**:

◦ ◦ **Oberschenkel**: asaf. bell.[1] **Chin.** guai.[1] mag-c. nicc. rhus-t. stront-c.

◦ ◦ ◦ **unterer** Teil: **Rhus-t.**

◦ ◦ **Knie**: brom. kali-i. kreos. plb.
☞ *O; Beine; Knie*

◦ ◦ **Unterschenkel**:
☞ *O; Beine; Beine*

◦ ◦ ◦ **Schienbein**: lyc.[1]
☞ *O; Beine; Beine; Schienbein*

◦ ◦ ◦ **Waden**: am-m. zinc.[1]
☞ *O; Beine; Beine; Waden*

◦ ◦ **Füße**:
☞ *O; Beine; Füße*

◦ ◦ ◦ **Fußrücken**: cupr.[1] spig. tab.
☞ *O; Beine; Füße; Fußrücken*

◦ ◦ ◦ **Fersen**: am-c.[1] mag-c.[1] merl.
☞ *O; Beine; Füße; Fersen*

◦ ◦ ◦ **Fußsohlen**: cupr.[1] kali-n.
☞ *O; Beine; Füße; Fußsohlen*

◦ ◦ **Zehen**: am-m.[1] brom. chin.

◦ ◦ ◦ **großer** Zeh: am-m.[1] brom.

- **zusammenschnürend**:

◦ **Oberarme**: merl.
☞ *O; Arme; Oberarme*

◦ **Fußgelenk**: stront-c.

remittierend, N. Ischiadikus, agg. abends, amel. bei Bewegung: **Ferr.**[54]

Rempeln, Schmerz wie ein, Oberarm, Mitte: anac.[137]

rheumatischer Schmerz, Rheumatismus: abies-n.[36] **Abrot.** achy.[149] **Acon.** act-sp.[102] adam.[222] adon.[102] aego-p.[1125] **Aesc.** aeth.[1125] **Agar.**[102] agav-t.[149] agn. agri.[1125] alch-v.[1125] all-c. all-s. allox.[149] alum.[137] alumn. am-be.[102] am-c.[36] am-caust.[102] am-m.[102] am-p.[102] **Ambr.** aml-n. ammc. ampe-qu.[25] anac. anag.[102] anan. andr.[102] ang. ange-a.[1125] **Ant-c.**[102] ant-s.[85] **Ant-t.**[8] anthro.[102] aphis. **Apis**[47] apoc. apoc-a.[25] aran.[149] aran-ix.[149] arbu.[102] **Arg.** arg-n. arge.[102] arist-cl.[149] **ARN.**[102] **ARS.** ars-h. **Ars-i.**[36] ars-s-f.[58] arum-m.[1125] asaf. asar. asc-c.[25] asc-t.[102] aspar. astac. atro.[102] **Aur.** aur-ar.[58] aur-i.[58] aur-m.[58] **AUR-M-N.** aven.[102] ba-sv. ba-tn.[136] bac.[77] **BAD.** bapt. bar-acet.[72] bar-c.[58] baros.[1125] **Bell.** bell-p.[119] **BENZ-AC.**[102] **Berb.**[102] berb-a.[149] beryl.[149] betul.[1125] bol. bold.[1125] bor.[102] bos-c.[1125] both-l.[102] bov.[5] brach.[36] bran.[102] brom. **BRY.**[102] buni-o.[149] but-ac.[149] **Cact.**[22] cadm-s. calad. calam-a.[1125] **Calc.**[102] calc-caust.[102] calc-f.[193] **Calc-hp.**[168] **Calc-p.**[72] **Calc-s.** calc-sil.[58] **Callun.**[1125] **Camph.**[102] cann-s. canth.[102] **Caps.**[102] **Carb-ac. Carb-v. Carbn-s.**[25] carc.[193] card-m. care-a.[1125] **Casc.**[102] cass.[36] **Caul.**[102] **CAUST.**[10] cedr.[25] cent-u.[1125] **CHAM.** chaul.[1125] **CHEL.**[1125] chim. **Chin.**[102] **Chin-ar.** chin-s. chion.[36] chlf. chlor.[85] cich.[1125] **Cimic.**[102] cinnb. cist. citl-v.[197] clem.[102] coca[25] cocc. coch-o.[1125] cod.[25] coff. **COLCH.**[102] colchin.[102] **Coloc.**[102] com.[25] con. conch.[36] conv.[102] cop. **Corn.** cot.[36] croc.[5] **Crot-c. Crot-h. Croto-t.** cupr.[210] cycl.[85] daph.[102] dicha.[144] **Dig.** dios.[102] dips-s.[1125] dros.[102] **Dulc.**[58] dys-co.[136] echi.[137] elaps elat.[1125] ephe.[1125] equis-a.[1125] erig. ery-a. eucal.[25] euon.[102] eup-per.[102] eup-pur.[25] euph.[5] euph-a.[85] euphr. excr-can.[269] fago.[102] **Ferr. Ferr-ar.** ferr-i.[102] ferr-m. ferr-p.[8] ferr-pic.[102] **Fil.**[1125] fl-ac. **FORM.**[85] form-ac.[77] franc.[102] **Frax-e.**[1125] gaert.[136] gast.[9] gaul.[100] **Gels.**[102] genist.[1125] get.[102] gins.[102] glon. glyc.[102] glyc-g. **Gnaph.**[72] gran.[102] granit-m.[194] graph. grat. grin.[162] gua.[102] **GUAI. Ham.**[102] ***harp.***[1184] hecla.[102] hed.[144] hedeo.[25] helia.[102] hell. helon.[25] **Hep.** hip-ac.[149] hipp.[102] hydr. hydr-ac.[268] hydrc. hymosa[102] hyos. hyper. iber.[25] **Ign.** ignis[194] ilx-a.[25] imp.[1125] ind. indg. iod.[102] iodof.[8] iris irisin.[102] jab.[1125] jac. jac-c.[1125] jal. jatr. jug-c. jug-r. **Juni-c.**[1125] just.[1125] **Kali-ar. Kali-bi.** kali-br.[102] **Kali-c.** kali-chl.[8] kali-cy.[25] kali-hp.[25] **KALI-I.** kali-m.[61] kali-n. kali-p.[58] **Kali-s.** kali-sil.[58] **KALM.** kreos.[5] **Lac-ac.**[102] **Lac-c.** lac-d.[58] **Lach.** lact. lap-laz.[227] **Lappa**[102] lath.[102] lav-v.[1125] **LED.**[102] lem-m.[1125] levi-o.[1125] lil-t.[102] linu-u.[1125] lith-br.[25] lith-c.[102] lith-l. lob.[25] lob-s.[85] lol.[1125] lupin.[1125] **LYC.**[10] lycpr.[102] lycps.[25] lysim.[1125] lyss. m-art.[5] **Macrin.**[102] **Mag-c.** mag-m. mag-p. mag-s. manc. mand.[1125] mang.[102] mang-acet.[72] mang-m.[102] mangi.[197] marr.[1125] **MED.**[102] meli.[102] melis.[1125] menis.[25] meph. **Merc.**[102] merc-c.[102] merc-i-f. merc-i-r. merc-s. merl.[1125] methyl.[102] methyl-sal.[102] **Mez.**[102] mill. mim-h.[102] morg.[136] morg-g.[136] mur-ac. myrt-c.[45] naja nast.[1125] **NAT-AR.**[36] nat-c. nat-l.[102] nat-m.[148] nat-p.[102] nat-s.[137] nat-sal.[100] nicc. **Nit-ac.**[102] nit-m-ac.[102] nux-m. **Nux-v.** nyct.[102] ol-an. ol-j.[102] olnd. **Onon.**[1125] op.[102] orig.[1125] orig-v.[25] orthos.[1125] ox-ac.[102] paeon.[102] pall. par.[1125] paull.[25] **Petr.** petros.[102] **Ph-ac.**[193] phase.[1125] phel. **Phos.**[10] phys. physal.[1125] **PHYT.**[25] pic-ac. pice-e.[1125] pin-s.[102] pitu-a.[164] plan.[36] plan-m.[45] plat. plb. podo. polygo-o.[1125] polyp-p.[36] pop.[1125] prim-o.[72] **Prim-v.**[1125] prop.[102] prun. psil.[164] **Psor.** ptel. ptych-o.[1125] **PULS.**[102] puls-n. pyre-p.[1125] pyrog.[58] querc-r.[1125] **Rad-br.**[102] ran-a.[45] **Ran-b.**[102] ran-s.[102] rham-cal.[102] rham-cath.[102] rheum **RHOD.**[102] rhus-r.[10] **RHUS-T.**[102] rhus-v.[102] rob.[1125] rumx. **Ruta** sabad. sabin.[102] **Sal-ac.** **Salx-a.**[1125] samb.[1125] samb-e.[1125] **SANG.** sanic. sapo.[1125] **SARS.** sass.[1125] schran-u.[88] sec.[102] senec.[137] **Sep.**[102] **Sil.** sin-a.[1125] sin-n. skook.[85] sol-n.[1125] **Solid.**[102] sorb-au.[1125] spig.[8] spirae.[1125] spong. squil. stann. staph. **Stel.**[102] stict.[102] still.[102] stram. strept.[149] stront-c. stroph.[85] stry.[102] sul-ac. sul-i.[58] sul-ter.[85] sulfa.[149] **SULPH.**[10] sumb.[25] syc-co.[136] **Syph.**[102] tanac.[25] tarax.[144] **Tarent.** tax.[102] tell. **Ter.** teucr. thlaspi[45] thuj.[10] thymol.[1125] thymu.[102] thymu-v.[1125] thyr.[102] **Til.**[102] trif-p.[142] trig-f-g.[1125] trio.[25] tritic.[1125] trom.[45] tub.[58] ulm.[72] urt-c.[137] **Urt-u.** ust. vac.[36] **Valer.** vario.[122] **Verat.** verat-v.[102] vero-o.[1125] vesp. viol-o.[139] viol-t. visc.[102] wies.[36] wild.[9] wye.[102] xan.[1125] zinc. zinc-p.[58] zing.

☞ *Gelenke •Arme; ▤ FIEBER, HITZE; C; Rheumatisches Fieber •ALLGEMEINES; C; Schmerz; rheumatischer Schmerz •KLINISCHES; C; Rheumatismus, kalter*

- **abwechselnd** mit:
  - **Atemnot**: guai.
    ☞ *A; Abwechselnd mit*
  - **Bluthusten,** Hämoptö: led.[122]
    ☞ *A; Abwechselnd mit*
  - **Brustbeschwerden**: led.
    ☞ *A; Abwechselnd mit •Schmerzen im; Herz ▤ BRUST; A; Abwechselnd mit*
  - **Diarrhö**: **Abrot.**[102] cimic. dulc. graph.[102] **Kali-bi.**[103] lappa[85]
    ☞ *A; Abwechselnd mit ▤ REKTUM; C; Diarrhö; allgemeine Arzneien; abwechselnd mit; Rheumatismus*
    - **Dysenterie**: kali-bi.[103]
  - **gastrischen** Symptomen: ant-c.[193] **KALI-BI.**
    ☞ *A; Abwechselnd mit ▤ MAGEN; A; Abwechselnd mit*
  - **Gemütssymptomen**: cimic.[137]
    ☞ *A; Abwechselnd mit ▤ GEMÜT; A; Abwechselnd mit*
  - **Hämorrhoiden**: abrot.
    ☞ *A; Abwechselnd mit*
  - **Harnwegsbeschwerden**: benz-ac.[137]
    ☞ *A; Abwechselnd mit*
  - **Hautausschlägen**: croto-t. kalm.[58] staph.
    ☞ *A; Abwechselnd mit ▤ HAUT; A; Abwechselnd mit*
  - **Kopfschmerz**: ars.[58]
    ☞ *A; Abwechselnd mit ▤ KOPF; O; Innerlich, innerer Kopf; abwechselnd mit*
  - **Lungenbeschwerden**: **KALI-BI.**
    ☞ *A; Abwechselnd mit ▤ BRUST; A; Abwechselnd mit*
  - **Magenstörung**: kali-bi.[102]
    ☞ *A; Abwechselnd mit*
  - **Schmerzen** im:
    - **Herz**: benz-ac. nat-p.[193]
      ☞ *A; Abwechselnd mit •Brustbeschwerden ▤ BRUST; O; Innerlich •HERZ KREISLAUF; A; Abwechselnd mit •ALLGEMEINES; C; Schmerz; abwechselnd mit; Herzsymptomen*
    - **Nieren**: benz-ac.[58]
      ☞ *A; Abwechselnd mit ▤ NIEREN; A; Abwechselnd mit*
  - **Urtikaria**: urt-u.[72]
    ☞ *A; Abwechselnd mit*
- **links** nach rechts: **LACH.** naja **Rhus-t.**
  ☞ *O; Arme; rechts •links; rechts, dann*
- **rechts** nach links, von: bell-p.[119] dulc.[58] **LYC.**
  ☞ *O; Arme; rechts*
- **abends**: urt-u.[25]
- **nachts**: **Acon.**[102] arn.[102] cham.[102] **Cimic.**[102] **Colch.**[102] dios.[25] eucal.[102] **Kali-i.**[102] kali-m.[102] kalm.[102] lac-ac.[102] **Led.**[102] **Merc.**[102] mez.[58] naja[36] phyt.[102] **Puls.**[102] rhod.[2] rhus-t.[102] sars.[102] sil.[102] **Sulph.**[102]
  - **Bett,** im: naja[36]
- **periodisch,** jeden 2. Tag: chin.[102]
- **Frühling,** im: **Colch.**
- **Sommer,** im: sulph.[193]
- **Asthma,** bei: benz-ac.[137]
  ▤ *ATMUNG; C; Asthma, asthmatische Atmung; Begleitsymptome*
- **Aufstoßen,** mit: nat-c.[137]
- **Bad,** nach heißem: rhus-t.[36]
- **Berührung** agg.: acon.[102] act-sp.[102] apis[102] **Arn.**[102] **Bry.**[102] **Chin.**[102] **Colch.**[102] iod.[102] lac-c.[102] ran-b.[102] rhus-t.[102] sal-ac.[102]
- **Bewegen** der Glieder, unfähig zum: abrot.[137]
- **Bewegung,** durch:
  - **agg.**: act-sp.[102] agav-t.[149] apis[102] **Arn.**[102] **Bry.**[102] **Calc.**[102] **Chin.**[102] cimic.[102] clem.[102] colch.[102] form.[102] get.[102] guai.[102] iod.[102] **Kali-m.**[102] kalm.[102] lac-c.[102] led.[102] **Merc.**[102] nux-v.[102] phyt.[102] ran-b.[102] sal-ac.[102] **Stel.**[102]
  - **amel.**: bell-p.[144] bry.[58] cham.[102] chin.[102] dulc.[102] ferr.[102] lyc.[58] **Puls.**[102] rhod.[102] **Rhus-t.**[102] verat.[102]
    - **fortgesetzte**: bell-p.[144] bry.[58] **Lyc.**[58]

rheumatischer Schmerz, Rheumatismus (Forts.)

- **Blähungsabgang** amel.: coloc.[85]
  ALLGEMEINES; M; Blähungsabgang; amel.
- **blauen** Flecken auf der Haut, mit: mang.[85]
- **Colchicum-Missbrauch, durch**: led.[102]
- **Diabetes,** bei: lac-ac.[193]
- **Diarrhö**:
  ◦ **mit**: asc-t.[137] nat-s.
  ◦ ◦ **chronisch**: **Nat-s.**
  ◦ **nach**: abrot.[137] cimic.[137] dulc.[137] **Kali-bi.**
  ◦ **unterdrückte,** durch: **Abrot.** acon.[102]
- **Druck** amel.: bry.[102] form.[102]
- **Entzündung** der Tonsillen, nach: echi.[122] guai.[122] lach.[122] phyt.[122]
  ALLGEMEINES; M; Entzündung, nach
- **erhitzt,** wenn: euph-a.[85]
- **Ermattung** und Schwermut, mit: harp.[1184]
- **Frauenkrankheiten,** bei: **Cimic.**[1125]
- **Gehirn,** metastasiert zum: bell.[102] op.[102]
  ALLGEMEINES; C; Metastasierung (Übergang einer Krankheit auf ein anderes Organ oder Organsystem)
- **Getränke,** kalte, agg., wenn überhitzt: bry.[58]
- **Gonorrhö,** nach unterdrückter: **Acon.**[102] arg-n.[102] atro.[102] benz-ac.[58] **Calc-p.**[122] **Cann-s.**[102] **Canth.**[102] caps.[102] **Clem.** con. **Cop.** crot-h. daph. gels.[8] guai.[102] iod.[102] irisin.[102] jac.[102] jac-c.[1125] kali-i.[102] kalm. **Lyc. MED. Merc.**[102] nat-s.[102] petros.[102] **Phyt. Puls. Sars. Sep. Sulph. THUJ.**
  ☞ *Gelenke; Gonorrhö, nach unterdrückter •Arme; Gelenke;* ▤ *ALLGEMEINES; C; Gonorrhö; unterdrückte Gonorrhö*
- **Hautausschläge**:
  ◦ **mit**: dulc.[137] lith-c.[171]
  ◦ ◦ **befallenen** Partie, auf der: lith-c.[171]
  ◦ **nach** akuten: dulc.
  ☞ *Arme; Ellenbogen; Verschwinden eines flüchtigen Exanthems, nach*
- **Herz**:
  ◦ **Beschwerden** der Herzklappen, mit: lith-c.[171]
  HERZ KREISLAUF; O; Herz und Herzregion; Herzklappen
  ◦ **Metastasen** zum, mit: adon.[102] aven.[102] cact.[102] **Colch.**[1125] **Kalm.**[102] lith-c.[102] merl.[1125] prop.[102] **Spig.**[102] spirae.[1125]
  ALLGEMEINES; C; Metastasierung (Übergang einer Krankheit auf ein anderes Organ oder Organsystem)
- **Kälte**:
  ◦ **agg.**:
  ◦ ◦ **Erkältung,** nach einer: acon. arn. **Bry.** calc. **Calc-p. Coloc. Dulc.** gels. **Guai.** med.[58] **Merc. Nit-ac.** ph-ac. **Rhus-t.** sulph.
  ◦ ◦ **Kaltwerden,** durch: arg.[58] bar-c.[58] bell.[58] colch.[58] nat-ar.[58] nux-m.[809] **Ph-ac. RHUS-T.** rumx.[58]
  ◦ ◦ ◦ **Kopfes,** des: bell.[58]
  ◦ ◦ **plötzliche** Kälte, durch: bell-p.[119]
  ◦ **amel.**: am-c.[137] **Guai.** kali-c.[193] kali-i.[168] **Lac-c. LED. PULS. SEC.**
- **katarrhalischen** Symptomen, vor oder nach: stict.[85]
- **Luft**:
  ◦ **Freien,** amel. im: kali-m.[102] puls.[102]
  ◦ **kalte,** agg.: lycps.[36]
- **Massage** amel.: bell-p.[119]
- **Menses**:
  ◦ **während** amel.: cimic.[144] hip-ac.[149]
  ◦ **nach**: cimic.[58]
  ◦ **unterdrückten,** bei: bry.[102] cimic.[102] rhus-t.[102]
- **Nephritis,** bei: arge.[102]
- **nervösen** Personen, bei, leichte Fälle: viol-o.[102]
- **Nierenbeschwerden,** bei: cann-s.[1125] rad-br.[137] ter.[137]
- **Niesen** agg.: tell.[111]
- **Obstipation,** mit: casc.[85]
- **Otitis** media, nach: **Phyt.**[1125]
- **Quecksilber-Missbrauch, durch**: arg. arn. asaf. **Bell.** calc. **Carb-v. Cham. CHIN. GUAI. HEP. Kali-i. Lach.** lyc. mez. **Nit-ac.** ph-ac. **Phyt.** podo. puls. rhod. **SARS. Sulph.** valer.
- **Ruhe,** durch:
  ◦ **agg.**: euph.[102] puls.[102] rhod.[102] **Rhus-t.**[102]
  ◦ **amel.**: bry.[102] get.[102]
- **Scharlach,** bei: bry.[102] **Rhus-t.**[102] spig.[102]
- **Schneeschmelze,** bei: calc-f.[193]
  ALLGEMEINES; M; Schnee agg.; Schneeschmelze, agg. bei
- **Schneeschmelze,** bei der: calc-p.[102]
- **Schweiß,** mit: ant-t.[85] **Calc.**[102] **FORM.** hep.[102] lac-ac.[102] **MERC.** rham-cath.[102] sal-ac.[102] **Sulph. Til.**
  ◦ **lindert** nicht: ant-t.[85]
- **Sitzen,** beim: tarax.[144]
- **Stellen,** die am wenigsten mit Fleisch bedeckt sind, an: sang.
- **Sturm,** vor: puls.[102] **Rhod.**[102] rhus-t.[102]
  ALLGEMEINES; M; Wetter; windigem, stürmischem, bei; vor
- **syphilitisch**: **Benz-ac. Fl-ac. Guai.**[102] hecla.[102] hep.[102] jac.[102] kali-bi. **KALI-I.** kalm. **Merc. Nit-ac.** nit-m-ac.[102] **Phyt.** still.[102]
  ALLGEMEINES; C; Syphilis
- **Tonsillitis,** nach: echi.[137] guai.[137] lach.[137] **Phyt.**[1125]
- **treibt** ihn aus dem Bett: **CHAM. Ferr.** lac-c. led. **MERC.** sulph. **Verat.**
  ☞ *nachts; Bett, treibt aus dem*
- **Überhitzung** und Anstrengung, durch: ferr-pic.[171] **Zinc.**
- **Unterdrückung,** durch:
  ◦ **Ausscheidungen,** von: abrot.[102]
  ◦ **Hämorrhoiden,** von: **Abrot.**
  ◦ **Hautausschlägen,** von: dulc.[171]
  ◦ **Schweiß,** von: **Dulc.**[58]

- **Urinieren,** große Mengen, amel.: hyper.[45]
  ALLGEMEINES; M; Urinieren; amel. nach U.; reichlichem, nach
- **Urtikaria,** mit: urt-c.[137]
- **Wärme**:
  - **agg.**: cham.[102] kali-m.[102] **Led.**[102] **Merc.**[102] **Puls.**[102]
  - **amel.**: **Ars.**[102] bry.[102] caust.[102] kali-bi.[102] nux-m.[102] rhus-t.[102] **Sil.**[102]
- **wechselt** den Ort, bei Berührung: **Sang.**[122]
- **Wetter**:
  - **feuchtem,** nassem, bei:
    - **agg.**: arn.[102] ars.[102] **Calc-p.**[102] cimic.[102] **Colch.**[102] **Dulc.**[102] kali-i.[102] **Merc.**[102] nat-s.[102] nux-m.[102] **Phyt.**[102] ran-b.[102] **Rhod.**[102] **Rhus-t.**[102] sars.[102] verat.[102]
    - **amel.**: caust.[102] hep.[193] nux-v.[193]
      ALLGEMEINES; M; Wetter; nasses Wetter; amel.
  - **kaltes,** durch: acon.[102] arg.[58] ars. **BRY.**[102] calc.[58] **CALC-P.** carb-v. caust.[102] cimic.[58] **Colch.** **Dulc.** form.[144] **Kali-bi.** **Kalm.** med.[58] nit-ac. nux-m.[102] **Nux-v.** **Ph-ac.** **Phos.** **Puls.** ran-b.[58] **Rhod.**[102] **RHUS-T.** stroph.[85] sul-ac. **Tub.**
    - **nassem,** bei: arg.[58]
    - **trockenem,** bei: **Acon.**[102] bry.[102] caust.[102] nux-m.[102] **Rhod.**[102]
  - **warmem,** bei: bry. **COLCH.** **Kali-bi.** kali-s.[137] rhod.[137]
    - **ersten** warmen Tagen, an den: bry.
  - **Wetterwechsel,** durch: chel.[58] nux-m.[1125]
- **Wind,** durch kalten: acon.[58]
- **erstreckt** sich:
  - **abwärts,** zu den Füßen: alum.[137] cact.[102] caps.[137] kalm.[102] lyc.[137] meph.[8] puls.[137] rhus-t.[137]
  - **aufwärts**: arn.[102] **Kalm.** lach.[122] **LED.** sulph.[85]
  - **Beinen,** zu den: apoc-a.[85] **Kali-c.**
  - **diagonal**: asc-t.[85]
  - **Kreuz,** über: cimic.[168] lac-c.[102] mang-acet.[72]
    ALLGEMEINES; C; Schmerz; erstreckt sich; Kreuz, über
  - **Rücken**: lycps.[8]
- **verletzte** Körperteile: **Caust.**
- **Knochen**: abies-n.[36] achy.[149] **Calc-sil.**[58] conch.[36] lac-ac.[36]
  - **Bewegung** agg.: lac-ac.[36]
- **Gelenke**: abrot. achy.[149] **Acon.**[102] act-sp.[8] aesc.[58] agar.[102] agn.[139] all-c. allox.[149] am-be.[102] am-caust.[102] am-p.[102] ant-s.[85] **Ant-t.** **Apis**[102] apoc. apoc-a.[25] aran-ix.[144] arbu.[102] arg.[102] **Arn.** ars. ars-i. **Ars-s-f.** asc-c.[25] asc-t.[102] **AUR.** aur-m.[58] bar-acet.[72] **Bell.** bell-p.[119] **Benz-ac.**[102] berb. **BRY.**[102] **Cact.** **Calc.** **CALC-P.** **Calc-s.** **Calc-sil.**[58] camph.[102] cann-s. carbn-s.[58] carc.[193] **Casc.**[102] **Caul.**[58] **CAUST.**[102] cedr. **Cham.** **Chel.** **Chim.** chin.[102] **Chin-s.** chlf. **Cimic.** citl-v.[197] clem. **Cocc.** **COLCH.**[37] **Colchin.**[102] **Coloc.** con. cop.[102] dig.[102] dios.[102] dros.[102] **Dulc.**[102] **Eup-per.**[102] euphr.[58] **Ferr.** ferr-i. **FERR-P.** **FORM.**[171] franc.[102] gast.[9] **Gaul.**[1125] gels. gins.[102] glyc-g.[85] graph.[72] **Guai.** ham. hed.[144] **Hep.** hymosa[102] hyper.[45] ign. indg. **IOD.** iris[25] **KALI-BI.**[102] kali-c. **Kali-chl.** kali-cy.[25] **Kali-i.** kali-m.[61] kali-p.[58] **Kali-s.** **Kalm.** kreos. **Lac-ac.** **Lac-c.**[102] **Lach.** lap-laz.[227] **LED.**[102] lith-c.[102] lith-l.[72] lob.[25] **LYC.**[1102] lycps.[25] lysim.[1125] macrin.[102] **Mang.** mangi.[197] med.[94] **Merc.**[102] methyl-sal.[102] mim-h.[102] morg.[136] morg-g.[136] nat-l.[102] **Nat-m.** nat-p. **Nat-s.** nat-sal.[102] **Nux-v.** nyct.[102] ol-j. **Onon.**[1125] orthos.[1125] ox-ac. petr.[58] **Phos.** **Phyt.** pic-ac. pin-s.[102] **Prop.**[102] **Psor.** **Puls.**[46] **Rad-br.**[102] ran-b. **Rham-cath.**[102] rheum **Rhod.**[8] **RHUS-T.**[47] rhus-v.[25] rumx.[58] **Ruta**[102] **Sabin.**[102] **Sal-ac.** **Salx-a.**[1125] samb.[1125] **Sang.** sec. senec. sep. solid.[102] **SPIG.** spong. **Staph.** stel.[72] stict.[25] still.[102] strept.[149] stront-c. stry.[102] sul-i.[58] **Sulph.** syph.[102] **Ter.** teucr. thlaspi[1125] thuj. thymol.[1125] til.[102] tub.[111] **Urt-u.**[1125] verat.[102] **Verat-v.**[102] **Viol-o.**[102] viol-t. wild.[9]
  FIEBER, HITZE; C; Rheumatisches Fieber
  - **nachts**: kali-m.[61]
  - **Bettwärme** agg.: kali-m.[61]
  - **Bewegung**:
    - **agg.**: kali-m.[61]
    - **Verlangen** nach Bewegung, die aber agg.: form.[171]
  - **Gonorrhö,** nach unterdrückter: clem. con. cop. lyc. **MED.** merc. phyt. psor. **THUJ.**
    Gonorrhö, nach unterdrückter ALLGEMEINES; C; Gonorrhö; unterdrückte Gonorrhö
  - **Hautausschlägen,** nach: dulc.[102]
  - **konzentriert** sich in einem Gelenk, beginnt aber zunächst in mehreren: med.[168]
  - **erstreckt** sich von den Armen zu den Beinen: **Kalm.**
  - **große** Gelenke: **Acon.**[102] arbu.[102] arg.[102] asc-t.[102] **Bry.**[102] dros.[102] glyc-g.[85] **Merc.**[102] mim-h.[102] rhus-t.[102] stict.[102] verat-v.[102]
    - **Schmerz** und Schwellung, mit viel: glyc-g.[85]
  - **monartikulär**: acon.[102] apis[102] **Bry.**[102] caust.[102] chin.[102] cop.[102] merc.[102]
  - **kleine** Gelenke: **Act-sp.**[8] agn.[139] apoc-a.[25] benz-ac.[102] bry.[102] caul.[58] colch.[37] hed.[144] hyper.[45] kali-bi.[102] lac-c.[102] **Led.**[102] lith-c.[102] lith-l.[72] lyc.[1102] med.[94] puls.[46] **Rhod.**[8] rhus-t.[47] ruta[102] **Sabin.**[102] stict.[25] strept.[149] viol-o.[102]
    O; Gelenke; kleine Gelenke • Gelenke; kleine
    - **Bewegung** amel.: lith-l.[72]
    - **gonorrhoisch**: med.[94]
    - **Uterusbeschwerden,** mit: caul.[58]
- **Muskeln**: **Acon.**[1125] bell-p.[119] cimic.[171] **Colch.**[1125] ham.[1125] **LED.**[1125] lysim.[1125] par.[1125] **Ran-b.**[1125] **Rhod.**[1125] **Rhus-t.**[1125] samb.[1125] **Sang.**[171] thuj.[1125] valer.[1125]
- **Nerven**: bell-p.[119]
- **Sehnen**: arn.[102] form-ac.[102] get.[102] phyt.[102] rhod.[102] **Rhus-t.**[102]

rheumatischer Schmerz, Rheumatismus; **Arme** (Forts.)

- **Arme**: abrot.[102] achy.[149] acon.[102] act-sp.[72] adam.[222] **Aesc.** agar. agn. all-c. allox.[149] alumn. am-be.[25] am-caust.[102] am-m. am-p.[102] ambr. ammc.[36] ampe-qu.[25] anac. anan. ang.[5] **ANT-C.**[102] ant-s.[85] **Ant-t.** apis[102] apoc. apoc-a.[25] aran-ix.[149] arbu.[102] arg.[102] arg-n.[85] arn. ars. ars-i.[36] ars-s-f.[58] asaf. asc-c.[25] asc-t.[102] aspar. astac. aur. aur-ar.[58] aur-m.[58] ba-sv. bapt. bar-acet.[72] bell. bell-p.[119] benz-ac.[102] berb.[102] berb-a.[149] bor.[1] brom. **BRY. Cact.** calc. calc-caust.[36] calc-hp.[168] **CALC-P.**[8] calc-s. calc-sil.[58] camph.[102] cann-s. carb-ac. carb-v. carbn-s. carc.[193] card-m. casc.[102] caul.[102] caust.[102] cedr. cham. **Chel.** chim. chin.[102] chin-s. chlf. **Cimic.** clem. coca[25] cocc. coff. **COLCH.**[102] colchin.[102] **Coloc.** com. con. cop. crot-c. croto-t. cupr.[210] dig. dios.[102] dros.[102] **Dulc.**[102] dys-co.[136] elaps ery-a. eucal.[25] eup-per.[102] eup-pur.[25] euph.[5] euphr. fago.[102] **FERR.**[58] ferr-ar. **Ferr-i.** ferr-m. ferr-p. fl-ac. form.[171] franc.[102] gaert.[136] gaul.[102] gels. gins.[102] glon. glyc-g.[85] gnaph.[25] gran.[102] granit-m.[194] graph. grat. gua.[102] **Guai.** ham. harp.[1184] hed.[144] hedeo.[25] hell. hep. hipp.[102] hydr. hymosa[102] hyos. hyper. iber.[25] **Ign.**[36] ilx-a.[25] ind. indg. iod. iodof.[8] iris[25] jac. jatr. jug-c. kali-bi.[58] kali-c. kali-chl.[58] kali-cy.[25] kali-hp.[25] kali-i. kali-m.[61] kali-n. kali-p.[58] kali-s. **Kalm.** kreos. lac-ac. lac-c.[102] lach. lappa[102] **Led.**[102] lith-br.[25] lith-c.[102] lith-l. lob.[25] **Lyc.** lycpr.[102] lycps.[25] lyss. macrin.[102] mag-c. mag-m. mag-s. manc. mang. med. meph.[139] **MERC.** merc-c.[36] **Merc-i-f.** methyl-sal.[102] mez. mim-h.[102] morg.[136] morg-g.[136] myrt-c.[45] naja **Nat-ar.** nat-c. nat-l.[102] nat-m. nat-p. nat-s. nat-sal.[102] nicc. nit-ac. nux-m.[1125] **Nux-v.**[1] nyct.[102] ol-an. ol-j.[25] olnd. orig-v.[25] ox-ac. paeon.[102] pall. paull.[25] petr.[58] ph-ac.[193] phel. phos. phys. **Phyt.** pic-ac. pin-s.[102] pitu-a.[164] plan. plan-m.[45] podo. prim-o.[72] prop.[102] prun. psil.[164] psor. ptel. **Puls.**[102] puls-n.[25] rad-br.[102] **Ran-b.** ran-s.[102] rham-cath.[102] rheum **RHOD.**[102] rhus-r.[10] **RHUS-T.**[102] rhus-v.[102] rumx.[58] ruta[102] sabin.[102] sal-ac. **SANG.** sanic. sars. sec. senec.[25] sep.[102] solid.[102] spig. spong. squil. stann. staph. stel.[85] stict.[102] still.[102] stram.[1] stront-c. stry. sul-i.[58] **SULPH.** syc-co.[136] syph.[8] tanac.[25] tell. ter. **Teucr.** thlaspi[45] thuj. til.[102] trio.[25] trom. tub.[58] ulm.[72] urt-u. ust. vac.[36] **Valer.** vario.[122] **VERAT.** verat-v.[102] viol-o.[102] viol-t. wye.[102] zinc. zing.

◦ **links**: chel.[25] lycps.[25]
☞ *O; Arme; links*

◦ **rechts**: carbn-s.[25] granit-m.[194] iodof.[8] morg-g.[136] sang.[25]
☞ *O; Arme; rechts*

◦ **Gelenke**: acon.[102] act-sp.[72] anan. ant-s.[85] apis[102] arbu.[102] arg.[102] asaf. asc-t.[102] benz-ac.[102] **BRY.**[102] caul.[102] caust.[102] chin.[102] clem. colch.[102] con. cop. dros.[102] dulc.[102] form.[171] glyc-g.[85] hed.[144] **Hep. KALI-BI.**[102] kali-m.[61] kalm. lac-c.[102] **Lach. Led.**[102] lith-c.[102] lith-l. **LYC.** med. **Merc.**[102] mim-h.[102] petr.[58] **Phos.** phyt. psor. puls.[102] **Rhod.**[102] **RHUS-T.**[102] ruta[102] **Sabin.**[102] sars. **SPIG.** stann. stict.[102] thuj. verat-v.[102] viol-o.[102]
☞ *O; Arme; Gelenke* • ▯ *FIEBER, HITZE; C; Rheumatisches Fieber*

◦ ◦ **nachts**: kali-m.[61]
☞ *O; Arme; nachts*

◦ ◦ **Bettwärme** agg.: kali-m.[61]

◦ ◦ **Bewegung**:

◦ ◦ ◦ **agg.**: kali-m.[61]

◦ ◦ ◦ **Verlangen** nach Bewegung, die aber agg.: form.[171]

◦ ◦ **Gonorrhö,** nach unterdrückter: clem. con. cop. lyc. **MED.** merc. phyt. psor. **THUJ.**
☞ *Gonorrhö, nach unterdrückter* ▯ *ALLGEMEINES; C; Gonorrhö; unterdrückte Gonorrhö*

◦ ◦ **Hautausschlägen,** nach: dulc.[102]

◦ ◦ **konzentriert** in einem, aber beginnt in mehreren: med.[168]

◦ ◦ **erstreckt** sich von den oberen zu den unteren Extremitäten: **Kalm.**

◦ ◦ **große** Gelenke: **Acon.**[102] arbu.[102] arg.[102] asc-t.[102] **Bry.**[102] dros.[102] glyc-g.[85] **Merc.**[102] mim-h.[102] rhus-t.[102] stict.[102] verat-v.[102]

◦ ◦ ◦ **Schmerz** und Schwellung, mit viel: glyc-g.[85]

◦ ◦ **monartikulär**: acon.[102] apis[102] **Bry.**[102] caust.[102] chin.[102] cop.[102] merc.[102]

◦ ◦ **kleine** Gelenke: **Act-sp.**[72] benz-ac.[102] bry.[102] **Caul.**[102] **Colch.**[102] hed.[144] kali-bi.[102] lac-c.[102] **Led.**[102] lith-c.[102] lith-l. **Puls.**[102] rhod.[102] ruta[102] **Sabin.**[102] viol-o.[102]
☞ *O; Gelenke; kleine Gelenke*

◦ **Muskeln**: asc-t.[25] cimic.[25] kali-hp.[25] stict.[25]

◦ **Schultern**: acon. agar.[8] alumn. am-m. ammc. ant-t. apis aran-ix.[149] ars. aur. aur-ar.[58] **Ba-sv.** bapt. **Berb.** brom. **Bry.**[36] **Cact. Calc.** calc-caust.[36] **Calc-p.** carb-ac. carb-v. carbn-s. card-m.[8] **Caust. Chel. Chim. Chin.** chin-s.[36] **Cimic. COLCH. Coloc.**[54] crot-c. cupr.[210] dig. **Dulc.** dys-co.[136] ery-a. fago.[25] **FERR. Ferr-i. Ferr-m. Ferr-p.**[139] **Fl-ac.** form. gaert.[136] granit-m.[194] graph. grat. **Guai. Ham.** ign.[36] ind. **Iod. Iris** jatr. jug-c. **Kali-bi. Kali-c.** kali-chl.[58] **Kali-i.** kali-m.[61] **Kali-n. Kalm. Lac-ac. Lac-c.** lach. **Led.** lith-c.[117] lith-l.[85] lob.[25] **Lyc.** lycpr.[85] lyss. mag-c. mag-m. mang. **MED.** meph.[139] **Merc.** merc-c.[36] merc-i-f. morg.[136] morg-g.[136] myrt-c.[45] naja **Nat-ar. Nat-c. Nat-m.** nat-p. nit-ac. nux-m.[1125] nux-v.[1] ol-an. olnd. pall. ph-ac. **Phos.** phys. **Phyt.** plan. prim-o.[72] **Puls.** ran-b. **RHOD.** rhus-r.[10] **RHUS-T.**[8] rhus-v.[25] sabin. **Sang.**[100] **Sanic.**[85] **Staph.** stel.[102] **Stict.**[8] stram.[1] stront-c. stry. **SULPH.** syc-co.[136] syph.[8] tanac.[25] **Thuj.** trom. urt-u.[85] **Ust.** viol-o.[139] zinc.[36]
☞ *O; Arme; Schultern*

◦ ◦ **abwechselnde** Seiten: lac-c.[58]
☞ *O; Arme; abwechselnde Seiten*

◦ ◦ **links**: ferr.[85] kali-m.[61] sanic.[85]
☞ *O; Arme; links*

◦ ◦ **rechts**: **Coloc.**[54] ferr-p.[85] lob.[25] lycpr.[85] morg-g.[136] stict.[25]
☞ *O; Arme; rechts*

◦ ◦ **nachts**: gaert.[136]
☞ *O; Arme; nachts*

◦ ◦ **Hitze amel., sitzt mit dem Rücken am Feuer**: sanic.[85]

◦ ◦ **Ruhe agg.**: fago.[25]
☞ *O; Arme; Ruhe; agg.*

◦ ◦ **erstreckt** sich aufwärts, zum Nacken: lac-ac.

◦ ◦ **Deltoideusregion**: agar.[8] bry.[36] calc-caust.[36] card-m.[8] chin-s.[36] ferr.[58] ferr-p.[139] ign.[36] lycpr.[85] meph.[139] merc-c.[36] morg-g.[136] nux-m.[1125] nux-v.[1] **Rhus-r.**[10] rhus-t.[8] sang.[100] stict.[8] stram.[1] syph.[8] urt-u.[85] **Viol-o.**[139] zinc.[36]
☞ *O; Arme; Schultern; Deltoideus, Region des*

◦ ◦ ◦ **links**: calc-caust.[38] chin-s.[36] rhus-t.[8]
☞ *O; Arme; links • O; Arme; Schultern; Deltoideus, Region des; links*

◦ ◦ ◦ **rechts**: agar.[8] bry.[36] calc-caust.[36] **Card-m.**[8] chin-s.[36] ferr-p.[139] lycpr.[85] meph.[139] merc-c.[36] morg-g.[136] nux-v.[1] rhus-r.[10] sang.[100] stict.[8] urt-u.[85]
☞ *O; Arme; Schultern; Deltoideus, Region des; rechts*

◦ ◦ ◦ **Heben** des Arms **amel.**: zinc.[36]
☞ *O; Arme; Anheben; amel.; Arme*

◦ **Oberarme**: alumn. anac. **Ars.** ars-i. aspar. bry. calc.[36] calc-p. carbn-s. card-m. chel. **Chim.** coff. **Colch.** croto-t. dulc. **FERR. Ferr-i.** ferr-p. **Fl-ac.** guai.[58] hyos. iod. iris **Kalm.** merc. morg-g.[136] nat-ar.[58] nat-m. phos. **Phyt.** ptel. **Rhod. RHUS-T. SANG.** sanic. stict.[25] stram.[1] syc-co.[136] urt-u. verat. zinc.
☞ *O; Arme; Oberarme*

◦ ◦ **rechts**: **Nat-ar.**[58]
☞ *O; Arme; rechts*

◦ ◦ **Knochen**: **Ars-i. Ferr.** fl-ac.

◦ ◦ **Bizeps,** rechts: calc.[36]

◦ **Ellenbogen**: acon. adam.[222] aesc.[58] ammc. ant-t.[36] ars. **Ba-sv.** bapt. **Bry.** calc. **Carbn-s.** caust. chel.[25] **Colch.** coloc. cupr. euphr. **Ferr.** form.[25] grat. guai. hydr. hyper. iris **Kali-bi.** kali-chl.[58] kalm. lach. lith-c.[227] lob.[25] lyc. lycpr.[102] mag-s. mez. morg-g.[136] nat-ar. **Nat-c.** nicc. pitu-a.[164] prun. ran-b. rhus-t. rhus-v. sal-ac. sep. syc-co.[136] tub.[58] ust. zinc.
☞ *O; Arme; Ellenbogen*

◦ ◦ **links**: ant-t.[36] chel.[25]
☞ *O; Arme; links*

◦ ◦ **rechts**: adam.[222] form.[25] lob.[25]
☞ *O; Arme; rechts*

◦ **Unterarme**: **Aesc.** agar. asc-t. bapt. chel. chin-s.[36] **Colch.** form.[25] **Hydr.** hyos. iris lyc. lycps.[25] merc. merc-i-f. **Nit-ac. Phyt.**[36] **Podo.** psil.[164] **Rhus-t.** sang.[36] stict.[25] stry.
☞ *O; Arme; Unterarme*

◦ ◦ **links**: lycps.[25]
☞ *O; Arme; links*

◦ ◦ **rechts**: form.[25] lycps.[25]
☞ *O; Arme; rechts*

◦ ◦ **innen,** ulnar: phyt.[36]

◦ ◦ **Ulnarnerv**: chin-s.[36]

◦ **Handgelenke**: abrot.[102] **Act-sp.** aesc. ammc. arg-n.[85] asc-t. **Ba-sv.** benz-ac.[102] calc.[102] calc-p.[8] **Caul. Caust.**[102] chel. chin-s. clem. **Colch.** crot-c. ery-a. euphr. ferr-p. form. gran. grat. **Guai.** hipp.[102] iris[25] **Jug-c. Kali-bi.** kalm. lac-ac. **Lach.** lycpr.[72] lycps.[25] mag-s. **Morg.** morg-g.[136] nat-ar. nat-p. prop.[102] ptel. **Puls. Rhod.**[102] **RHUS-T.** rhus-v.[102] **RUTA Sabin.**[102] sep.[102] stel.[85] stict. syc-co.[136] ulm.[72] urt-u. **Vac. Vario.**[122] **Viol-o.** wye.[102] zinc.
☞ *O; Arme; Handgelenke*

◦ ◦ **links**: arg-n.[85]
☞ *O; Arme; links*

◦ ◦ **rechts**: lycpr.[72] morg-g.[136]
☞ *O; Arme; rechts*

◦ ◦ **Schreiben,** nach dem: chin-s.
☞ *O; Arme; Schreiben agg.*

◦ ◦ **oberhalb** des Handgelenks: ulm.[72]

◦ ◦ **radial**: ferr-p.

◦ ◦ **fibrinös**: morg-g.[136]

◦ **Hände**: act-sp. aesc. alumn. ambr.[102] ammc.[36] ant-c.[85] ant-t. ars-i.[36] asc-t. bapt. berb.[102] berb-a.[149] bor.[1] calc. calc-hp.[168] **CAUL. Caust.**[102] chel. chin-s. **Clem. COLCH.** coloc. com. cupr.[210] ery-a. euphr. ferr. gaert.[136] glon. gran. graph. **Guai.** iris[25] kali-bi. lac-ac. **Lac-c.** lach. led.[102] lith-c.[171] lyc. lycpr.[102] lycps.[25] manc. med. **Merc-i-f.** morg.[136] nat-p. orig-v.[25] phyt. plan. podo. psil.[164] ptel. **Puls. RHUS-T. Ruta**[102] sang. **Stry.** syc-co.[136] tell. teucr. thlaspi[45] ust. vac.[36] **Viol-o.** zinc. zing.
☞ *O; Arme; Hände*

◦ ◦ **links**: lycps.[25]
☞ *O; Arme; links*

◦ ◦ **Mittelhandknochen**: ammc.[36] ars-i.[36]

◦ ◦ **Gelenke**: **Act-sp. Aesc.** alumn. ant-c.[85] berb-a.[149] **Calc. CAUL.** chin-s. **Colch. Coloc.** ferr. **Glon. Gran. Guai. Kali-bi.** lac-ac. lach. lith-c.[171] **Manc.** nat-p. plan. **Podo.** psil.[164] tell. teucr. thlaspi[45]
☞ *O; Arme; Gelenke*

◦ ◦ ◦ **nachmittags**: chin-s.
☞ *O; Arme; nachmittags*

◦ ◦ ◦ **Hautausschlägen** auf den Fingern, mit: lith-c.[171]

◦ ◦ ◦ **erstreckt** sich zum Herzen: nat-p.

◦ ◦ **Handrücken**: zinc.
☞ *O; Arme; Hände; Handrücken*

◦ **Finger**: **Act-sp.**[102] alumn. ambr. **Ant-c.**[102] ba-sv. bapt. benz-ac.[58] berb.[102] **Calc. Caul.** clem. **COLCH.** fago.[102] gran.[102] graph. grat. gua.[102] harp.[1184] hell. hydr. hyper. jac. kali-bi.[58] lach. lappa[102] **Led.**[102] lith-c.[227] lyc.[102] med.[102] morg.[136] morg-g.[136] nicc. paeon.[102] ph-ac.[193] **Phyt.** psil.[164] puls.[102] ran-s.[102] **Rhus-t.**[102] sang. tell. thuj. ust.

◦ ◦ **Daumen**: ambr. **Ba-sv.** caul. graph. jac. lith-c.[227] morg.[136] morg-g.[136]
☞ *O; Arme; Finger; Daumen*

◦ ◦ ◦ **Gelenke**: ambr. caul. **Graph.** lith-c.[227]
☞ *O; Arme; Finger; Fingergelenke*

◦ ◦ **Zeigefinger**: **Hydr.**

◦ ◦ **Ringfinger**: sang. thuj.

◦ ◦ ◦ **Gelenke**: sang. thuj.
☞ *O; Arme; Finger; Fingergelenke*

◦ ◦ **Kleiner** Finger: hell. hyper. lach. tell.

◦ ◦ ◦ **Gelenke**: hyper. **Lach.**
☞ *O; Arme; Finger; Fingergelenke*

rheumatischer Schmerz, Rheumatismus (Forts.)

- **Beine**: abrot.[102] acon. act-sp.[102] agar.[5] agav-t.[149] agn. all-s. allox.[149] am-be.[102] am-c.[36] am-m.[102] ambr. aml-n. ammc. anac. anan. ang. **Ant-c.** ant-t. aphis. **Apis** apoc. apoc-a.[25] aran-ix.[149] arg. arg-n. arist-cl.[149] **Arn.**[102] ars. ars-h. asaf. asar. asc-c.[25] asc-t.[36] aur. ba-sv. ba-tn.[136] bapt. bell. benz-ac. berb. bol. bor.[102] both-l.[102] bov.[5] brach.[36] brom. **Bry.** cact. cadm-s. calad. calc. calc-p.[58] calc-s. carb-ac. **Carb-v. Carbn-s.** carc.[193] card-m. cass.[36] caul.[102] **Caust.**[102] cedr.[25] cham. chel. chin. chin-s. chion.[36] cimic. cinnb. cist. **Clem.** cocc. cod.[25] colch.[102] com.[25] con. conv.[102] cop. corn. croc.[5] croto-t. cupr.[210] cycl.[5] daph.[102] dios.[102] dulc. dys-co.[136] elaps erig. ery-a. eup-per.[25] eup-pur.[25] euph.[5] excr-can.[269] ferr. ferr-i. ferr-p. form. franc.[72] gaert.[136] gels.[8] glon. gnaph.[72] granit-m.[194] graph. grin.[162] gua.[102] **Guai.** ham. harp.[1184] hedeo.[25] helia.[102] helon.[25] hep. hydr. hydr-ac.[268] hyper. iber.[25] ignis[194] iod.[36] iris jac. jal. jatr. jug-r. kali-bi. **Kali-c.**[102] kali-i.[102] kali-n. **Kalm.** kreos.[5] lac-ac. **Lac-c.**[58] lach. lact. **LED.** lith-br.[25] lith-c.[102] lob.[25] lob-s.[85] lyc. lycps.[25] lyss. mag-m. mag-s. mang.[85] mang-m.[102] med. meli.[102] menis.[25] meph. **Merc.** merc-c. merc-i-f. merc-i-r. mez.[1] morg.[136] morg-g.[136] naja nat-ar.[36] nat-m. nat-p.[102] nat-s. nicc. nit-ac.[102] nux-m. nux-v. ol-an. ol-j. orig-v.[25] paeon.[102] pall. paull.[25] petr. **Ph-ac.**[102] **Phos. Phyt.** plan.[36] plb. podo. polyp-p.[36] prop.[102] psor.[162] ptel. **Puls.**[102] puls-n. rad-br.[102] ran-a.[45] ran-b.[1] **Rhod.** rhus-t. rumx. ruta sabad. sabin. sal-ac. sang.[36] sanic. sars. schran-u.[88] sec.[102] senec.[25] **Sep.** sil.[102] sin-n. stann. stel.[102] stict. still.[111] stram. stront-c. stry. sul-ac. sulph.[102] sumb.[25] syc-co.[136] syph.[102] tarent. teucr. thuj. trif-p.[142] trio.[25] trom.[45] urt-u. ust. valer.[102] **Verat.** verat-v. vesp. viol-o. viol-t. visc.[102] **Zinc.**

◦ **abwechselnde** Seiten: **Lac-c.**
☞ O; Beine; abwechselnde Seiten

◦ **links,** Sehnen fühlen sich beim Gehen verkürzt an: phyt.[25]
☞ O; Beine; links

◦ **Urtikaria,** mit: urt-u.[25]

◦ **Wärme** amel.: ignis[194]

◦ **erstreckt** sich:

◦ ◦ **Armen,** zu: **Led.**

◦ ◦ **aufwärts**: arn.[102]

◦ **Gelenke**: am-be.[25] apoc-a.[25] asc-c.[25] asc-t.[25] cedr.[25] ham.[25] sang.[25] senec.[25] stict.[25]
☞ O; Beine; Gelenke

◦ ◦ **große** Gelenke: asc-c.[25] stict.[25]

◦ ◦ **kleine** Gelenke: am-be.[25] stict.[25]
☞ O; Gelenke; kleine Gelenke

◦ **Hüften**: abrot. **Acon.** all-s. allox.[149] ant-t.[36] arn. **Ba-sv.**[136] cact. calad. calc. **Carb-ac. Carbn-s.** chel.[58] **COLCH.** cupr.[210] erig. excr-can.[269] ferr. **Ferr-i.**[58] form. graph. harp.[1184] helon.[25] hydr. **Kali-bi. Kalm. Lac-c. Led. Lyc.** mag-s. **Med.** meph. merc-i-f. merc-i-r. nat-ar.[36] nat-m.[1] **Nit-ac.** nux-m. ph-ac. **Phos. Phyt.** plb. podo. **Puls.** rhod. **RHUS-T.** sabad. sang. sanic. schran-u.[88] sep. sin-n. stann. stram. sulph. tarent. **Valer.** verat-v. zinc.
☞ O; Beine; Hüften

◦ ◦ **links**: **Acon.** ant-t.[36] ba-sv.[136] ferr. lyc. nat-m.[1] sang. **Sanic. Stram.**
☞ O; Beine; links

◦ ◦ ◦ **rechte** Schulter, und: **Ferr.**
☞ O; Arme; Schultern

◦ ◦ **rechts**: calad. carb-ac. erig. helon.[25] led. nux-m. **Sep.**
☞ O; Arme; rechts • O; Beine; rechts

◦ ◦ ◦ **linke** Schulter, und: **LED.**
☞ O; Arme; Schultern

◦ ◦ **Gelenkpfanne,** schießend, zum Knie, agg. beim Umherbewegen: nat-ar.[36]
☞ O; Beine; Hüften; Hüftgelenke • O; Beine; Knie

◦ **Oberschenkel**: agar.[1] ang. ant-t. **Arg-n. Ars.** asc-t. ba-sv.[136] ba-tn.[136] bapt. bell. berb.[102] **Bry.**[102] **Carb-v.** carbn-s. cass.[36] chel.[102] colch.[102] daph.[102] **Dulc.** granit-m.[194] **Guai.** hydr. hydr-ac.[268] iod. kali-bi. **Kali-c.** lach. led.[102] lyc. lycps.[25] mag-s. meph.[36] merc. mez. naja orig-v.[25] ph-ac. **Phyt.**[102] plb. puls-n.[25] rhod. **Rhus-t.** sabin. sang.[25] sanic. sep.[1] **Stann.** stel.[102] stry. valer.[102] verat. **Zinc.**

◦ ◦ **links,** bei Anstrengung: lycps.[25]
☞ O; Beine; links

◦ ◦ **rechts**: cass.[36]
☞ O; Arme; rechts • O; Beine; rechts

◦ ◦ **Innenseite,** medial, rechts, abwechselnd mit Schmerz in der Brust: sang.[25]
BRUST; A; Abwechselnd mit

◦ ◦ **Femur**: hydr-ac.[268]
☞ O; Beine; Knochen

◦ **Knie**: **Acon. Agar.** aml-n. ammc. anac. apoc. arg.[102] arist-cl.[149] **Ars.** ars-h. asar. asc-t. aur. **Ba-sv.** ba-tn.[136] bapt. **Benz-ac. Berb.** bol. brach.[36] brom. **BRY.** cact. **CALC. Calc-p.** carbn-s.[58] **Caust.** cham. chel. **Chin.**[102] cimic. **Cinnb. Clem.**[36] **Cocc.** cod.[25] con. cop. daph.[102] dios.[102] **Dulc.**[102] dys-co.[136] elaps[102] ery-a. eup-per.[25] ferr-p. form. gels.[8] glon. gnaph.[25] graph. grin.[162] **Guai.** helia.[102] hydr. hyper. iod. iris **Jac.** jug-r. **Kali-bi. KALI-C. Kali-i.**[102] **Kalm.** lac-ac. **Lac-c. Lach. Led.** lob.[25] **Lyc.** lycps.[25] **Mang.**[102] **Med.** meli.[102] **Merc.**[102] merc-i-r. mez.[1] morg.[136] morg-g.[136] nat-m. nat-p.[102] nicc. **Nux-v.** ol-j. **Petr. Phos. Phyt.**[25] plb. psor.[162] ptel. **Puls.**[102] puls-n. rad-br.[102] ran-b.[1] **Rhod. RHUS-T.** sabin.[102] sal-ac. sanic. sep. **Stict.** stry. syc-co.[136] **Thuj.** trom. **Verat-v.** visc.[102] zinc.
☞ O; Beine; Knie

◦ ◦ **abwechselnde** Seiten: lac-c.[58]
☞ O; Beine; abwechselnde Seiten

◦ ◦ **links**: ba-tn.[136] bapt. **Berb.** eup-per.[25] **Glon.** helia.[102] lycps.[25] **Phyt.**
☞ O; Beine; links

◦ ◦ **rechts**: cinnb. gels.[8] grin.[162] jac. kali-bi. led. lob.[25] nicc. phos. **Phyt.**[25] psor.[162]
☞ O; Arme; rechts • O; Beine; rechts

◦ ◦ ◦ **Herunterhängenlassen,** beim: **Psor.**[162]
☞ O; Beine; Herunterhängenlassen der Glieder; agg.

◦ ◦ ◦ **Luft,** agg. in frischer, bei feuchtem Wetter: phyt.[25]
☞ O; Beine; Luft; agg.; frische

◦ ◦ **Kniescheibe**: clem.[36]
☞ *O; Beine; Knie; Kniescheibe*

◦ ◦ ◦ **links**: clem.[36]
☞ *O; Beine; links*

◦ **Unterschenkel**: agar.[5] am-c. ambr. aml-n. anac. anan. ang. ant-t. asaf. asc-t.[36] **Bell.** berb. bov.[5] **Bry. Cact.** calc. carb-v. **Carbn-s.** carc.[193] card-m. caust.[5] chel.[102] cimic. clem. colch. corn. croc.[5] daph.[102] **Dulc. Elaps** franc.[72] graph. **Guai.** ham. hyper. iod.[36] jal. **Kali-c.** kali-n. **Kalm.** kreos.[5] **Lach. Led. Lith-c. Lyc.** lycps. lyss. mag-m. mag-s. **Med.** meph.[36] merc. mez.[1] nat-m. nat-s.[111] **Nit-ac.** pall. petr. ph-ac. phos. **Phyt.** plb. puls. ran-a.[45] **Rhod. Rhus-t.** rumx. ruta sang.[102] sars. sep. stel.[77] still.[111] stront-c. stry. sumb.[25] teucr.[5] ust. valer.[102] **Verat.** viol-t. zinc.
☞ *O; Beine; Beine*

◦ ◦ **links**: elaps mag-s. zinc.
☞ *O; Beine; links*

◦ ◦ **rechts**: **Kalm.** lach. ruta viol-t.
☞ *O; Arme; rechts • O; Beine; rechts*

◦ ◦ **Gonorrhö,** nach: **MED. Sars.**

◦ ◦ **erstreckt** sich zu den Füßen: meph.[36]

◦ ◦ **Schienbein**: rumx. zinc.
☞ *O; Beine; Beine; Schienbein*

◦ ◦ **Achillessehne**: bry. cimic.
☞ *O; Beine; Beine; Achillessehne*

◦ ◦ **Waden**: ant-t. iod.[36] jal. lach. lycps. plb. puls. stel.[77] sumb.[25]
☞ *O; Beine; Beine; Waden*

◦ ◦ ◦ **rechts,** beim Gehen: sumb.[25]
☞ *O; Arme; rechts • O; Beine; rechts*

◦ ◦ ◦ **M. gastrocnemius**: iod.[36]

◦ **Knöchel,** Fußgelenk: abrot.[102] acon. **Act-sp.**[102] am-c.[36] **Ba-sv.** bapt. cact. calc-p.[58] **Caul.**[102] caust.[102] **Chel.** chin-s. chion.[36] clem. cod.[25] colch. gnaph. gua.[102] **Guai.** jatr.[36] **Kalm. Lac-c. Led.**[102] lob-s.[85] **Lyc.** lycps.[25] mang.[102] mang-m.[102] med.[102] **Ol-j.** plan.[36] polyp-p.[36] **Prop.**[102] **Puls.**[102] rad-br.[102] **Rhod.**[102] **Ruta**[102] sang.[36] sil.[102] stel.[102] stict.[25] stram. sulph.[102] syc-co.[136] syph. urt-u. **Verat-v.** viol-o. zinc.

◦ ◦ **links**: chion.[36] jatr.[36] lycps.[25] plan.[36]
☞ *O; Beine; links*

◦ ◦ **rechts**: am-c.[36] sang.[36] stict.[25]
☞ *O; Arme; rechts • O; Beine; rechts*

◦ ◦ **vormittags**: jatr.[36]
☞ *O; Beine; vormittags*

◦ ◦ **Vorderseite**: acon.

◦ ◦ **innen,** medial, rechts: lob-s.[85]

◦ **Füße**: am-m.[171] anan. ant-c. aphis. asc-t.[36] **Aur.** bapt. calc. **Caust.** chin. colch. croto-t. cupr.[210] dys-co.[136] ferr. ferr-i. franc.[72] gaert.[136] graph.[171] **Guai. HEP.** jatr. **Lach. LED.**[171] lith-c. mag-m. mang.[85] med. meph. **Merc.** merc-i-r. nat-s. **Nit-ac.** ol-j. orig-v.[25] phos. **Phyt.** plb. puls.[171] **Rhod.** rhus-t. **Ruta** sabin.[171] sars. sec.[102] sil.[58] stram. stry. syc-co.[136] syph. trif-p.[142] vesp. zinc.
☞ *O; Beine; Füße*

◦ ◦ **links**: ol-j.[25]
☞ *O; Beine; links*

◦ ◦ **rechts**: vesp.[36]
☞ *O; Arme; rechts • O; Beine; rechts*

◦ ◦ **Wasser,** kaltes, amel.: **Led.**[102] sec.[102]
☞ *O; Beine; Baden, kaltes, der Füße, amel. • O; Beine; Füße; Wasser, kaltes, amel.*

◦ ◦ **Mittelfußknochen**:
☞ *O; Beine; Knochen*

◦ ◦ ◦ **links**: chin.[36]
☞ *O; Beine; links*

◦ ◦ ◦ **rechts**: asc-t.[36]
☞ *O; Arme; rechts • O; Beine; rechts*

◦ ◦ **Fußrücken**: chin. ferr. ferr-i. ol-j. rhus-t. syph. vesp.
☞ *O; Beine; Füße; Fußrücken*

◦ ◦ **Fersen**: am-m.[171] anan. bapt. graph.[171] led.[171] mang.[85] meph. phyt. puls.[171] **RHOD.** sabin.[171]
☞ *O; Beine; Füße; Fersen*

◦ ◦ ◦ **Kälte** amel.: sabin.[171]

◦ ◦ ◦ **kann** keinerlei Gewicht auf den Fersen ertragen: mang.[85]

◦ ◦ **Fußsohlen**: aphis. calc. jatr. med. sil.[58] trif-p.[142]
☞ *O; Beine; Füße; Fußsohlen*

◦ **Zehen**: **Act-sp.**[102] agn. am-be.[102] am-m.[102] apoc. apoc-a.[25] arg. arn.[102] asc-t.[36] **AUR. Benz-ac.** bor.[102] both-l.[102] bry. **Caul.**[102] caust.[102] cinnb. cist. **Colch.**[102] conv.[102] croto-t. daph.[102] **Gnaph.**[72] graph. hyper. kali-c.[102] lac-c. **Led. Lith-c.**[102] nit-ac.[102] ol-an. paeon.[102] ph-ac.[102] **Puls.**[102] rhod.[102] sabin. **Sil.**[102] stict. stront-c. syph.[102] **Teucr.** trom.[45]

◦ ◦ **links**: trom.[45]
☞ *O; Beine; links*

◦ ◦ **Gelenke**: apoc-a.[25]
☞ *O; Beine; Gelenke*

◦ ◦ **Spitzen**: am-m.[102] **Hyper.**[102] kali-c.[102] **Sil.**[102] syph.[102]

◦ ◦ **großer** Zeh: agn. am-be.[102] apoc. arn.[102] **Benz-ac.** bor.[102] both-l.[102] bry. cinnb. cist. **Colch.**[102] conv.[102] croto-t. gnaph.[72] hyper. kali-c.[102] lac-c. **Led.** ol-an. rhod.[102] sabin. sil.[102]

◦ ◦ ◦ **links**: agn. **Led.**
☞ *O; Beine; links*

◦ ◦ ◦ **rechts**: **Benz-ac.** bry. cist. lac-c.
☞ *O; Arme; rechts • O; Beine; rechts*

\- **akut**: **Acon.** agar.[102] am-be.[102] am-caust.[102] **Ant-c. Ant-t.**[8] apis[47] **Arn.**[102] **Ars.** aur-m.[58] bac.[77] **Bell.** benz-ac.[37] berb.[102] **BRY.** cact.[22] **Calc.**[102] calc-p.[72] calc-s. camph.[102] **Casc.**[102] caul. caust.[127] **Cham. Chel.** chin. chin-s. chlor.[85] cimic. clem.[102] **COLCH. Colchin.**[102] coloc.[102] cycl.[85] **Dulc. Eup-per.**[102] **Ferr-p.**[8] form-ac.[77] franc.[102] gaul.[100] gels.[102] gins.[102] glon. glyc-g. guai.[102] ham.[102] hymosa[102] ign. **Iod.**[8] **Kali-bi.** kali-c.[102] **Kali-chl.**[8] kali-i.[1102] **Kalm. Lac-c. Lach.** led.[20] lil-t.[102] lith-c.[51] lyc.[102] macrin.[102] **Med.**[56] **MERC.** methyl-sal.[102] nat-l.[102] **Nat-sal.**[100] **Nux-v.** nyct.[102] ox-ac.[102] petr.[102] phyt.[58] **Prop.**[102] **Puls.** rad-br.[100] ran-b.[102] rham-cal.[102] **Rhod. RHUS-T.** ruta[102] sabin.[111] sal-ac. sang. spig.[8] **Stel.**[102] stict.[102] still.[102] strept.[149] stry.[102] sulfa.[149] **Sulph.**[8] syc-co.[136] syph.[102] thuj.[100] til.[102] verat. **Verat-v.**[102] viol-o.[139]

◦ **Abklingen** der Menses, bei: cycl.[85]

- **chronisch**: agri.[1125] **Am-p.**[102] ant-c.[102] anthro.[102] arbu.[102] arn.[102] **Ars.**[102] asc-t.[102] benz-ac.[102] berb.[102] bry.[102] calc.[102] **Calc-caust.**[102] caps.[102] carbn-s.[25] caul.[102] caust.[10] chaul.[1125] chel.[1125] **Chin.**[102] **Cimic.**[102] **Colch.**[102] croto-t.[1125] **Dulc.**[102] euon.[102] ferr.[102] ferr-i.[102] ferr-pic.[102] guai.[102] hep.[102] **Iod.**[102] kali-bi.[102] **Kali-br.**[102] kali-c.[102] **Kali-i.**[137] lac-ac.[102] led.[102] **Lith-c.**[102] lyc.[10] mang.[102] med.[102] merc.[102] merc-c.[102] methyl.[102] mez.[102] nat-m.[148] nat-p.[102] nat-s.[102] **Ol-j.**[102] petr.[102] phase.[1125] phos.[10] phyt.[25] ptych-o.[1125] **Puls.**[102] rad-br.[102] rhod.[102] **Rhus-t.**[102] ruta[102] sabin.[102] sal-ac.[102] sep.[102] sil.[102] **Stel.**[102] still.[102] **Stroph.**[85] sulph.[10] tax.[102] thuj.[10] thymu.[102] thyr.[102]
☞ *Entzündung; chronisch; Gelenke* ▥ *ALLGEMEINES; C; Schmerz; chronisch*

◦ **Ankylose,** mit: kali-i.[137]

◦ **Gelenke**: **Am-p.**[102] asc-t.[102] med.[102]

◦ **Arme,** Gelenke: **Am-p.**[102] asc-t.[102] med.[102]
☞ *O; Arme; Gelenke*

◦ **Beine**: carbn-s.[25] phyt.[25]

- **kurz,** als seien die Sehen zu, Finger: ph-ac.[193]
▥ *ALLGEMEINES; C; Kurz, Empfindung wie zu*

- **plötzlich**: form.[85]

- **rezidivierend**: nat-s.[137] senec.[137]

- **skrofulös**: abrot.[1125]

- **wandernd,** Beine: lycps.[25]

rhytmischer Schmerz, Beine:

- **Oberschenkel**: anac.

- **Schienbein**: phos.[1]
☞ *O; Beine; Beine • O; Beine; Beine; Schienbein*

- **Füße**: carl. nat-m.
☞ *O; Beine; Füße*

◦ **Fersen**: carl.
☞ *O; Beine; Füße; Fersen*

- **Zeh,** großer: ant-c.

roh, Schmerz wie: arg. berb. bor. bov.[5] caust. cic.[5] dig.[5] fl-ac. graph.[5] hep.[5] hura[102] merc-i-f. nat-m. nux-v.[5] phos.[5] polyg. ptel. rhus-t.[5] til-c.[253]

- **Arme**: arg. berb. bor. bov.[5] caust. cic.[5] dig.[5] fl-ac. graph.[5] hep.[5] hura[102] merc-i-f. nat-m. nux-v.[5] phos.[5] polyg. rhus-t.[5] til-c.[253]

◦ **Oberarme**: graph.[5]
☞ *O; Arme; Oberarme*

◦ **Ellenbogen**: til-c.[253]
☞ *O; Arme; Ellenbogen*

◦ **Unterarme**: cic.[5] hep.[5] rhus-t.[5]
☞ *O; Arme; Unterarme*

◦ **Handflächen**: berb. merc-i-f.
☞ *O; Arme; Hände • O; Arme; Hände; Handflächen*

◦ **Finger**: arg. bor. caust. fl-ac. **Graph.**[5] hura[102] merc-i-f. nat-m. polyg.

◦ ◦ **Gelenke**: arg.
☞ *O; Arme; Finger; Fingergelenke*

◦ ◦ **Fingerspitzen**: hura[102]
☞ *O; Arme; Finger; Fingerspitzen*

◦ ◦ **Daumen**: bor. caust. fl-ac. merc-i-f. nat-m.
☞ *O; Arme; Finger; Daumen*

◦ ◦ ◦ **Gelenke**: caust. nat-m.
☞ *O; Arme; Finger; Fingergelenke*

◦ ◦ ◦ **Spitze**: bor.
☞ *O; Arme; Finger; Fingerspitzen*

◦ ◦ **Zeigefinger**: polyg.

- **Hüften**: polyg. ptel.
☞ *O; Beine; Hüften*

ruckender Schmerz:
☞ *zuckend ruckender Schmerz (auch reißendes Rucken) • zuckender Schmerz*

schabender, scharrender Schmerz:
☞ *kratzender, scharrender Schmerz*

schießend:
☞ *stechender Schmerz*

schießender Schmerz: **Acon.**[5] adam.[222] **Aesc.** aeth. **Agar.** agn. ail. alum. alumn. am-c.[1] am-m. ambr.[85] amyg-p.[36] anac. ant-c.[85] apis arg. arg-n.[5] ars.[5] ars-i. arum-d.[25] asc-t.[36] aster. aur.[5] aur-m. bar-c. bell. berb. brach. bry. bufo **Calc.**[1] calc-p. calc-s. camph. cann-i.[25] cann-s. caps. carb-an.[1] carb-v.[111] carbn-o. carbn-s.[25] cassi-s.[192] caust.[1] cedr.[25] chel.[25] choc.[222] cimic.[111] cinnb. cocc. coff.[5] colch. coloc.[5] **Con.** crot-h. croto-t.[8] cupr. cupr-ar. daph. dig.[85] dios.[25] dulc. elat.[85] eup-per.[111] eup-pur.[54] ferr.[36] ferr-p.[85] form.[25] **Gels.** germ.[222] graph.[1] guai. ham. **Hep.** hydrog.[222] hyper. ind. iod. iodof.[85] iris[111] **Kali-bi.** kali-c.[5] kali-i.[111] kalm.[102] lac-ac. lach. lat-h.[301] lec. led.[5] lept. lil-t.[25] lith-c. lob-s.[25] lyc. lyss. mag-p.[111] mag-s. magn-gr.[72] manc. med. meph.[85] **Merc.** merc-c.[5] merc-s. mez.[5] myric.[25] naja[36] nat-ar.[58] nat-c.[1] nat-f.[144] nat-m.[5] nat-p. nat-s.[111] nicc-s. nit-ac.[1] nux-v.[5] osm.[36] ox-ac.[36] ozone[227] pall. petr.[1] phos.[85] phys.[25] phyt.[111] pic-ac. pip-m. plan.[25] plat. plb.[5] podo. polyg.[25] ptel. puls.[5] rad-br.[144] ran-b.[85] rhod.[1] rhus-t.[5] rumx.[25] ruta sabad. sabin.[102] sal-ac.[54] sang. sars.[5] scut.[102] sec.[45] sep. sil.[5] sol-n. spig. stann. stict.[25] still. stram. stroph-s.[119] sulph. sumb. tanac.[25] tarent. tax.[303] tep.[36] teucr.[102] thal.[144] thuj. trom. urt-u.[25] valer. verat.[5] vib.[54] visc.[25] xan.
☞ *neuralgischer Schmerz • stechender Schmerz* ▥ *ALLGEMEINES; C; Schmerz; schießender oder blitzartiger Schmerz*

- **links**: aesc. iodof.[85]

- **morgens**: kali-bi.

- **Bewegung**:

◦ **durch**: guai.[1]

◦ **amel., anhaltende**: agar.

◦ **Beginn,** zu: agar.

- **Froststadium** im Fieber, während: sec.[45]

- **Geräusch,** durch: cocc.

- **Husten,** beim: caps.

- **Niesen,** beim: caps.
☞ *Niesen agg.*

- **erstreckt** sich aufwärts, nach Verletzungen: hyper.[58]

- **Gelenke**: arum-d.[25] asc-t.[144] **Camph.** cann-i.[25] carbn-s.[25] cedr.[25] chel.[25] form.[25] **Hep.** iris[25] lil-t.[25] myric.[25] phys.[25] plan.[25] polyg.[25] rhod.[1] rumx.[25] sang.[25] sil.[1] stict.[25] tep. trom. verat.

◦ **nachts**: sil.[1]

◦ **große** Gelenke: chel.[25] form.[25] lil-t.[25] myric.[25] plan.[25] rumx.[25]

◦ **kleine** Gelenke: arum-d.[25] cann-i.[25] cedr.[25] polyg.[25]
☞ *O; Gelenke; kleine Gelenke*

- **Arme**: acon. adam.[222] aesc. agar. ail. alum. alumn. am-c. am-m. amyg-p.[36] anac.[1] apis arum-d. asc-t.[36] aur-m.[58] bell. berb. brach. calc. calc-p. calc-s. cann-s. carbn-s.[25] caust.[1] chel.[25] choc.[222] cimic.[111] cinnb. **Con.** crot-h. **Croto-t.**[8] cupr. daph. dulc. elat.[85] **Ferr.** form. gels.[64] guai. ham. hydrog.[222] **Hyper.**[45] ind. iris[25] kali-c.[102] **Kalm.**[102] lac-ac. lat-h.[301] lept. **Lith-c.** mag-p.[111] manc. merc. merc-s. mez.[5] naja nat-ar.[58] nat-m.[5] nat-p. nicc-s. nit-ac.[1] **Nux-v.**[102] ox-ac. phos.[1] phys.[25] phyt. pic-ac. pip-m.[102] plan.[25] plb. polyg.[25] ptel. **Puls.**[5] ran-b.[85] **Rhus-t.**[5] sabin.[85] sang. sars.[5] scut.[102] sep.[1] sil.[1] sol-n. stann. stict.[25] **Still.** sulph. sumb. tanac.[25] tarent. tep. teucr.[102] thuj. trom. urt-u.[25] valer. verat.[102] visc.[102]
☞ *Oberarme*

◦ **links**: adam.[222] ind.[36] sol-n.[25]
☞ *O; Arme; links*

◦ ◦ **rechts,** nach: adam.[222]
☞ *O; Arme; links; rechts, dann*

◦ **abends**: sep. sulph.
☞ *O; Arme; abends*

◦ **periodisch**: cinnb.

<> ◦ **Husten,** während: puls.
☞ *O; Arme; Husten agg.*

◦ **Ruhe,** während: sep.
☞ *O; Arme; Ruhe; agg.*

➡ ◦ **erstreckt** sich:

◦ ◦ **abwärts**: aesc. cann-s. cimic.[111] daph. **Ferr.** **Manc.** phos. pic-ac. rhus-t.[111] still.

◦ ◦ ◦ **links**: cimic.[111] rhus-t.[111]

◦ ◦ **Arme** hinab: acon.[111] aesc. mez.[111] nat-ar.[58] puls.[111] rhus-t.[111] sars.[111]

◦ ◦ ◦ **links**: mez.[111] rhus-t.[111]

◦ ◦ ◦ **rechts**: acon.[111]
☞ *O; Arme; rechts*

◦ ◦ **Handgelenk,** zum: aesc.

◦ **Schultern**: ail. alum. alumn. am-c. asc-t.[36] bell. **Calc.** calc-p. carbn-s.[25] croto-t.[8] elat. **Ferr.** form. gels. hydrog.[222] ind.[36] iris lac-ac. lith-c. nit-ac.[1] ox-ac. phys. ptel. **Rhus-t.** stict.[25] still.[25] sulph. tanac.[25] tep. trom.
☞ *O; Arme; Schultern*

◦ ◦ **abwechselnd** mit Schießen in den Ellbogen: tep.
☞ *A; Abwechselnd mit*

◦ ◦ **links**: hydrog.[222]
☞ *O; Arme; links*

◦ ◦ **rechts**: asc-t.[85] gels.[36] iris
☞ *O; Arme; rechts*

◦ ◦ **morgens**: gels. phys. sulph. trom.
☞ *O; Arme; morgens*

◦ ◦ ◦ **Bett,** im: sulph.

◦ ◦ ◦ **Frühstück,** nach dem: gels.
☞ *O; Arme; Frühstück, nach dem*

◦ ◦ **abends**: sulph.
☞ *O; Arme; abends*

◦ ◦ **nachts** vor dem Schlafen: sulph.

◦ ◦ **Bewegung** nach links **agg.**: asc-t.[36]
☞ *O; Arme; Bewegung; während*

◦ ◦ **Gehen,** beim: lac-ac.

◦ ◦ **Hitze** agg.: rhus-t.

◦ ◦ **Liegen** auf der Seite, beim: rhus-t.

◦ ◦ **erstreckt** sich:

◦ ◦ ◦ **abwärts**: **Ferr.**

◦ ◦ ◦ **Schultern,** zu den: ind.[36]

◦ ◦ ◦ **Wirbelsäule,** zur: gels.[85]

◦ ◦ **Gelenke**: am-c. calc-p. ferr. ox-ac. tep.
☞ *O; Arme; Schultern; Gelenke*

◦ ◦ ◦ **erstreckt** sich in den Arm: calc-p. ferr.

◦ **Oberarme**: acon. arum-d. **Ferr.** mez.[5] phos.[1] puls.[5] rhus-t.[5] sars.[5] still.[144] sulph. tep.
☞ *O; Arme; Oberarme*

◦ ◦ **links**: mez.[5] rhus-t.[5]
☞ *O; Arme; links*

◦ ◦ **rechts**: acon.[5]
☞ *O; Arme; rechts*

◦ ◦ **abends**: sulph.
☞ *O; Arme; abends*

◦ ◦ **Gehen,** beim: sulph.
☞ *O; Arme; Gehen; agg.; während*

◦ ◦ **erstreckt** sich zu den Fingern: still.[144]

◦ ◦ **Rückseite**: acon.

◦ ◦ **Humerus**: arum-d. sulph.

◦ **Ellenbogen**: acon. bell. **Calc-p.** carbn-s.[25] guai. mag-p.[111] naja nat-m.[5] phys.[25] pic-ac.[25] plb. tarent. tep. thuj. trom.
☞ *O; Arme; Ellenbogen*

◦ ◦ **abwechselnd** mit Schießen in den Schultern: tep.
☞ *A; Abwechselnd mit*

◦ ◦ **links**: calc-p. mag-p.[111] nat-m.[5] pic-ac.[25]
☞ *O; Arme; links*

◦ ◦ ◦ **rechts,** dann: **Calc-p.**
☞ *O; Arme; links; rechts, dann*

◦ ◦ **rechts**: phys.[25]
☞ *O; Arme; rechts*

◦ ◦ **morgens**: trom.
☞ *O; Arme; morgens*

◦ ◦ **mittags**: tarent.

◦ ◦ **nachmittags**: naja
☞ *O; Arme; nachmittags*

◦ ◦ **erstreckt** sich:

◦ ◦ ◦ **Fingern**: plb. thuj.

◦ ◦ ◦ **Handgelenken**: acon. **Guai.**

schießender Schmerz; **Arme** (Forts.)

◦ **Unterarme**: **Acon.** anac.[1] aur-m.[58] bell. carbn-s.[25] form. ham. phys.[25] plb. sabin.[85] still. thuj. trom.
☞ *O; Arme; Unterarme*

◦ ◦ **tagsüber**: carbn-s.[25]
☞ *O; Arme; tagsüber*

◦ ◦ **Bewegung, bei**: acon.
☞ *O; Arme; Bewegung; während*

◦ ◦ **erstreckt** sich zu den Fingern: plb. still. thuj.

◦ **Handgelenke**: **Acon.** bell. brach. ferr.[5] lat-h.[301] merc-s. polyg.[111] sep.[1] sil.[1] sol-n. tarent. trom.
☞ *O; Arme; Handgelenke*

◦ ◦ **links**: ferr.[5] polyg.[111]
☞ *O; Arme; links*

◦ ◦ **rechts**: tarent.[111]
☞ *O; Arme; rechts*

◦ ◦ **abends**: tarent.
☞ *O; Arme; abends*

◦ ◦ **Bewegung, bei**: sep.[1]
☞ *O; Arme; Bewegung; während*

◦ ◦ **erstreckt** sich:

◦ ◦ ◦ **Arm** hinauf, nachts: sil.[1]
☞ *O; Arme; nachts*

◦ ◦ ◦ **entlang** der Elle zum Ellbogen: acon. bell.

◦ ◦ ◦ **Hand, in die**: lat-h.[301]

◦ **Hände**: acon. amyg-p.[36] apis berb. calc-s. chel.[25] ferr. form. iris[25] lat-h.[301] lith-c.[25] merc.[36] nicc-s. pic-ac. sulph.
☞ *O; Arme; Hände*

◦ ◦ **Bewegung amel.**: acon.
☞ *O; Arme; Bewegung; amel.*

◦ ◦ **Mittelhandknochen**: merc.[36]

◦ ◦ **Fingergrundgelenke**: chel.[25] iris[25]
☞ *O; Arme; Gelenke*

◦ ◦ **Handrücken**: berb. ferr.
☞ *O; Arme; Hände; Handrücken*

◦ ◦ **Ballen**: sulph.

◦ ◦ **Handflächen**: lat-h.[301] sulph.
☞ *O; Arme; Hände; Handflächen*

◦ ◦ ◦ **22 Uhr**: sulph.

◦ ◦ **Fingern, zwischen den, links**: amyg-p.[36]
☞ *O; Arme; links •O; Arme; Hände; Fingern, zwischen den*

◦ **Finger**: acon. agar. am-m. arum-d. bell. berb. carbn-s.[25] caust.[1] chel.[25] choc.[222] cinnb. crot-h. dulc. elat.[85] gels.[64] hyper.[45] ind. iris[25] lept. lith-c. merc. nat-p. nicc-s. phys.[25] phyt. plan.[25] polyg.[25] sabin.[85] sang. stann. stict.[25] sulph. sumb. tarent. tep. trom.

◦ ◦ **erstreckt** sich zum Ellbogen: caust.[1]

◦ ◦ **Gelenke**: **Acon.** caust.[1] iris[25] phys.[25] phyt. plan.[25] polyg.[25] sang.[25] tep. trom.
☞ *O; Arme; Finger; Fingergelenke*

◦ ◦ ◦ **rechts**: phys.[25]
☞ *O; Arme; rechts*

◦ ◦ ◦ **vormittags**: trom.
☞ *O; Arme; vormittags*

◦ ◦ **Nägel**:
☞ *O; Nägel; Fingernägel •O; Arme; Finger; Daumen*

◦ ◦ ◦ **Umgebung** der: lith-c. merc.

◦ ◦ ◦ **unter** den: caust.
☞ *O; Nägel; unterm Nagel*

◦ ◦ **Fingerspitzen**: **Am-m.** bell. berb. elat.[85] lept. **Sulph.**
☞ *O; Arme; Finger; Fingerspitzen*

◦ ◦ ◦ **abends**: **Am-m.**
☞ *O; Arme; abends*

◦ ◦ ◦ **nachts**: **Sulph.**
☞ *O; Arme; nachts*

◦ ◦ ◦ **Fieber agg.**: elat.[85]

◦ ◦ ◦ **Froststadium** im Fieber, während: bell.

◦ ◦ **Daumen**: arum-d. dulc. gels.[64] phys.[25] phyt. sang. tarent.
☞ *O; Arme; Finger; Daumen*

◦ ◦ ◦ **rechts**: gels.[64] phys.[25]
☞ *O; Arme; rechts*

◦ ◦ ◦ **Ballen**: tarent.

◦ ◦ ◦ **Spitze**: phyt.
☞ *O; Arme; Finger; Fingerspitzen*

◦ ◦ **Zeigefinger**: chel.[25] nat-p. phys.[25] stann. tarent.

◦ ◦ ◦ **Gelenke**: chel.[25]
☞ *O; Arme; Finger; Fingergelenke*

◦ ◦ **Mittelfinger**: cinnb. nat-p. phys.[25] sumb.

◦ ◦ ◦ **Gelenke**: sumb.
☞ *O; Arme; Finger; Fingergelenke*

◦ ◦ **Ringfinger**: crot-h. trom.

- **Beine**: acon. aesc. aeth. agar. agn. ail. **Alum.** am-c.[1] am-m. ambr.[85] anac. ant-c.[85] apis arg. arg-n.[5] ars.[5] ars-i. arum-d.[25] aster. aur.[5] aur-m. bar-c. **BELL.** berb. brach. bry. bufo calc.[1] calc-p. cann-i.[25] caps. carb-an.[1] carb-v.[111] carbn-o. carbn-s.[25] cassi-s.[192] cedr.[25] chel.[25] choc.[222] cimic.[111] cinnb. coff.[5] colch. **Coloc.** con.[137] cupr-ar. daph. dios.[25] dulc. elat.[85] eup-per.[111] eup-pur.[54] ferr.[36] ferr-p.[85] form.[25] gels.[36] germ.[222] graph.[1] guai. hydrog.[222] hyper. ind. iod. **Iris**[36] kali-bi. kali-c.[1] kali-i.[111] lach. lec. led.[5] lil-t.[25] lob-s.[25] lyc. lyss. mag-p. mag-s. med. meph.[85] merc-c.[5] mez.[5] myric.[25] naja nat-c.[1] nat-s.[111] nit-ac.[1] **Nux-v.** osm.[36] ox-ac.[36] ozone[227] pall. petr.[1] phos.[85] phys.[25] phyt.[111] pip-m. plan.[25] **PLB.** podo. polyg.[25] puls.[5] rhus-t. rumx.[25] ruta sabad. sabin.[102] sal-ac.[54] sep.[1] sil.[5] stann. stram. stroph-s.[119] sulph. tarent. tax.[303] tep.[36] **THAL.**[144] thuj. trom. verat.[5] vib.[54] visc.[25] xan.

<> ◦ **Bettwärme amel.**: **Mag-p.**
☞ *O; Beine; Bett, im; amel.*

◦ **Bewegen,** gezwungen, sich zu, was aber agg.: **THAL.**[144]
☞ *O; Beine; Bewegung; agg.; während*

◦ **Gehen amel.**: **BELL.**

◦ **Stuhlgang,** während: rhus-t.
☞ *O; Beine; Stuhlgang; beim*

➡ ◦ **erstreckt** sich:

◦ ◦ **abwärts**: aesc. anac. **PLB.**

◦ ◦ **aufwärts**: cedr.[25] guai.[137] nux-v.[137]

◦ ◦ ◦ **Knochen, durch die**: cedr.[25]

◦ ◦ **Ischiasnerv** hinab, den: **Coloc.** dios.[137] elat.[85] eup-pur.[54] iris[54] lach.[54] **Ruta** sal-ac.[54]

◦ ◦ ◦ **links**: elat.[85] eup-pur.[54] iris[54] lach.[54] sal-ac.[54]
☞ *O; Beine; links*

◦ ◦ ◦ ◦ **Bewegung** agg.: **Iris**[54]
☞ *O; Beine; Bewegung; agg.; während*

◦ ◦ ◦ ◦ **lähmungsartige** Empfindung, nach Bewegung: eup-pur.[54]

◦ ◦ ◦ ◦ **Fuß,** zum, dann starkes Hitzegefühl wie von heißem Eisen in den betroffenen Teilen, dann Schwitzen und allgemeine Erschöpfung, Schmerzen agg. nach Schlaf: **Lach.**[54]

◦ ◦ ◦ ◦ **ziehend,** an der Austrittsstelle, von hinten nach vorne zu den Knieen und Zehen, Gefühl, der Fuß steht auf einem Ameisenhaufen: **Sal-ac.**[54]

◦ **Ischias,** links, erstreckt sich zu den Zehenspitzen: elat.[36]

◦ **Gesäßbacken**: carbn-o. ozone[227] tax.[303]
☞ *O; Beine; Gesäßbacken*

◦ ◦ **links**: tax.[303]
☞ *O; Beine; links*

◦ ◦ ◦ **erstreckt** sich in den Oberschenkel: tax.[303]

◦ ◦ **rechts**: ozone[227]
☞ *O; Arme; rechts • O; Beine; rechts*

◦ ◦ **kommt** und geht: ozone[227]

◦ **Hüften**: ail. am-m.[1] **ARS.** bell. bry. **Calc.** calc-p. caps. **Chel.** cimic.[111] cinnb. colch. **Ferr.** form. lach. lil-t.[25] merc-c.[5] mez.[5] nat-s.[111] nux-v. phyt.[111] plan.[25] sabad. sabin.[85] **Sulph.** thuj. visc.[25]
☞ *O; Beine; Hüften*

◦ ◦ **links**: am-m.[1] chel.[25] nat-s.[111] visc.[25]
☞ *O; Beine; links*

◦ ◦ **rechts**: chel. lil-t.[25] plan.[25] sabad. sulph.
☞ *O; Arme; rechts • O; Beine; rechts*

◦ ◦ ◦ **Aufstehen** vom Sitz, beim: chel.
☞ *O; Beine; Aufstehen; agg.; Sitzen, vom; während*

◦ ◦ **abends**: **Ferr.** form. **Sulph.**
☞ *O; Beine; abends*

◦ ◦ ◦ **19** Uhr: form.

◦ ◦ **nachts,** vor Schlaf: **Sulph.**

◦ ◦ **Bewegung** amel.: sulph.
☞ *O; Beine; Bewegung; amel.*

◦ ◦ **Frösteln,** mit: lil-t.[25]

◦ ◦ **Gehen** amel.: **Ferr.**

◦ ◦ **Husten,** beim: caps.
☞ *O; Beine; Husten agg.*

◦ ◦ **Kopfschmerz,** mit: lil-t.[25]
☞ *O; Beine; Kopfschmerz, während*

◦ ◦ **erstreckt** sich:

◦ ◦ ◦ **Abdomen,** in das: chel.

◦ ◦ ◦ **Femur** herab, den: **Sulph.**

◦ ◦ ◦ **Fuß,** zum: **Caps.** lach. sulph.

◦ ◦ ◦ **Knie,** zum: **Caps. Nux-v.**

◦ ◦ ◦ **Waden,** zu den: thuj.

◦ ◦ **Gelenke**: colch. **Ferr.** sulph.
☞ *O; Beine; Hüften; Hüftgelenke*

◦ ◦ ◦ **tagsüber**: sulph.
☞ *O; Beine; tagsüber*

◦ ◦ ◦ **morgens**: **Sulph.**
☞ *O; Beine; morgens*

◦ ◦ ◦ **abends** im Bett: **Ferr.**

◦ ◦ ◦ **nachts**: sulph.
☞ *O; Beine; nachts; agg.*

◦ **Oberschenkel**: acon. aesc. **Alum.** anac.[31] **Apis ARS.** ars-i. arum-d.[25] aur-m. **BELL.** calc.[1] **Calc-p.** choc.[222] cinnb. form. ind. iris kali-bi. **Kali-c.** lec. myric. naja nat-c.[1] sep. sil. stram. sulph. tarent. trom.

◦ ◦ **rechts**: arum-d.[25]
☞ *O; Arme; rechts • O; Beine; rechts*

◦ ◦ **mittags**: form.
☞ *O; Beine; mittags*

◦ ◦ **nachts**: kali-bi. sulph.
☞ *O; Beine; nachts; agg.*

◦ ◦ ◦ **Schlaf,** vor: sulph.

◦ ◦ **Auftreten,** beim: calc.[1]

◦ ◦ **Gehen**:

◦ ◦ ◦ **agg., schnelles**: sulph.[1]

◦ ◦ ◦ **amel.**: sulph.

◦ ◦ **Sitzen,** beim: bell.

◦ ◦ **erstreckt** sich:

◦ ◦ ◦ **abwärts**: aesc. apis aur-m. calc-p. form. kali-bi. **Kali-c.** lec. sep.

◦ ◦ ◦ **Fuß,** zum: anac.[31]

◦ ◦ ◦ **Zehen,** zu den: **Apis** sep.

◦ ◦ **Rückseite**: choc.[222] ind. **Kali-c.**

◦ ◦ **Muskeln**: nat-c.[1]

◦ ◦ **N. cruralis**: apis

◦ **Knie**: **Acon.** agar. agn. ant-c.[85] apis ars.[5] **Bar-c.** bell.[36] brach. bufo calc.[1] carb-v.[111] cassi-s.[192] **Coloc.** cupr-ar. **Ferr-p.** form.[25] **Iod.** iris[85] **Kali-bi.** led.[5] lyss. myric.[25] **NIT-AC.** petr.[1] phys.[36] podo. rhus-t. rumx.[25] sulph. tep. trom.
☞ *O; Beine; Knie*

◦ ◦ **links**: cassi-s.[192] form.[25] myric.[25]
☞ *O; Beine; links*

◦ ◦ **nachts**: ferr-p.[58] **Kali-bi.**
☞ *O; Beine; nachts; agg.*

◦ ◦ **Bewegung** agg.: bufo **Coloc. Ferr-p.**
☞ *O; Beine; Bewegung; agg.; während*

◦ ◦ **Druck** agg.: cassi-s.[192]
☞ *O; Beine; Druck; agg.*

◦ ◦ **Gehen,** beim: cassi-s.[192] **Coloc.** sulph.

◦ ◦ ◦ **Freien,** im: sulph.

◦ ◦ **Husten,** beim: nit-ac.
☞ *O; Beine; Husten agg.*

◦ ◦ **Knien,** beim: **Bar-c.**
☞ *O; Beine; Knien agg.*

◦ ◦ **Sitzen**:

◦ ◦ ◦ **agg.**: calc.[1]

◦ ◦ ◦ **amel.**: cassi-s.[192]
☞ *O; Beine; Sitzen; amel.*

◦ ◦ **Stehen** agg.: calc.[1] nit-ac. sulph.
☞ *O; Beine; Stehen; agg.; während*

schießender Schmerz; **Beine; Knie** (Forts.)

∘ ∘ **Treppensteigen,** beim: agar.
☞ *O; Beine; Steigen agg.; Treppensteigen*

∘ ∘ **erstreckt** sich von Seite zu Seite: rhus-t.

∘ ∘ **Kniekehle**: agn. bell. cupr-ar. iris[85] phys.[36] sulph.
☞ *O; Beine; Knie; Kniekehle*

∘ ∘ ∘ **links,** Strecken, durch:

∘ ∘ ∘ **Sitzen,** beim: sulph.

∘ ∘ ∘ **Stehen,** beim: agn.
☞ *O; Beine; Stehen; agg.; während*

∘ ∘ **Kniescheibe**: bell.[36] carb-v.[111] cupr-ar.
☞ *O; Beine; Knie; Kniescheibe*

∘ ∘ ∘ **rechts,** im Sitzen: bell.[36]
☞ *O; Arme; rechts • O; Beine; rechts*

∘ **Unterschenkel**: **Acon.** aesc. aeth. alum. anac. arum-d.[25] bell. calc-p. cann-i. carb-an.[1] carbn-s.[25] chel.[25] **Con. Ferr. Gels.**[36] graph. guai. hydrog.[222] **Hyper.** ind. iod. lob-s.[25] lyc. naja plb. **Rhus-t.** sep.[1] **Sil.** sulph. tarent. vib.[54] xan.
☞ *O; Beine; Beine*

∘ ∘ **rechts**: hydrog.[222] ind.
☞ *O; Arme; rechts • O; Beine; rechts*

∘ ∘ ∘ **erstreckt** sich abwärts: hydrog.[222]

∘ ∘ **abends** im Bett: **Ferr.**
☞ *O; Beine; abends*

∘ ∘ **Wehen,** Entbindung, während: vib.[54]

∘ ∘ **erstreckt** sich:

∘ ∘ ∘ **aufwärts**: **Guai.** xan.

∘ ∘ ∘ **Großzehe,** zur: carbn-s.[25]

∘ ∘ **Knochen**:
☞ *O; Beine; Knochen*

∘ ∘ ∘ **links**: chel.[25]
☞ *O; Beine; links*

∘ ∘ ∘ **Periost**: hyper.

∘ ∘ ∘ **Schienbein**: arum-d.[25] lob-s.[25] sep.[1]
☞ *O; Beine; Beine; Schienbein*

∘ ∘ ∘ ∘ **links**: lob-s.[25]
☞ *O; Beine; links*

∘ ∘ ∘ ∘ **Außenknöchel** rechts: arum-d.[25]

∘ ∘ **Achillessehne**: bell.[36] tarent.[36]
☞ *O; Beine; Beine; Achillessehne*

∘ ∘ ∘ **rechts**: tarent.[36]
☞ *O; Arme; rechts • O; Beine; rechts*

∘ ∘ **Waden**: alum. bell. **Calc-p.** gels.[36] graph. **Lyc. Plb.** sulph. tarent.
☞ *O; Beine; Beine; Waden*

∘ ∘ ∘ **rechts**: gels.[36]
☞ *O; Arme; rechts • O; Beine; rechts*

∘ ∘ ∘ **abends**: sulph.
☞ *O; Beine; abends*

∘ ∘ ∘ **Anziehen** der Stiefel, beim: graph.

∘ **Knöchel,** Fußgelenk: **Acon.** agar. apis arum-d.[25] aur. berb. bufo **Calc-p.** choc.[222] **Ferr-p.**[85] guai. naja nux-v. osm. phys.[25] sep. trom.[36] xan.

∘ ∘ **rechts,** 15 Uhr: trom.[36]
☞ *O; Arme; rechts • O; Beine; rechts*

∘ ∘ **Bewegung** agg.: bufo
☞ *O; Beine; Bewegung; agg.; während*

∘ ∘ **erstreckt** sich:

∘ ∘ ∘ **aufwärts**: aur. ferr-p.[85] guai. nux-v.

∘ ∘ ∘ **Bein,** in das, beim Auftreten: nux-v.[36]

∘ ∘ ∘ **Knie**: guai.

∘ ∘ **Fersen,** über den: agar.

∘ **Füße**: agar. alum. ant-c.[85] arg. aster. bell. calc-p. carbn-s.[25] chel.[25] con.[137] daph. ferr.[36] germ.[222] graph.[1] hydrog.[222] iris[36] **KALI-C.** meph.[85] nat-c.[1] nit-ac.[1] osm.[36] ox-ac.[36] phos.[85] plb. puls.[5] sabin.[102] sep.[1] sil.[5] stroph-s.[119] sulph. tarent. tep.[36] trom. xan.
☞ *O; Beine; Füße*

∘ ∘ **linker,** beim Gehen: stroph-s.[119]
☞ *O; Beine; links*

∘ ∘ **rechts**: germ.[222] iris[36]
☞ *O; Arme; rechts • O; Beine; rechts*

∘ ∘ **nachts**: phos.[85]
☞ *O; Beine; nachts; agg.*

∘ ∘ **Gehen,** beim: bell. nat-c.[1] tarent.

∘ ∘ **Schwangerschaft,** während: phos.[85]
☞ *O; Beine; Schwangerschaft, während*

∘ ∘ **erstreckt** sich zu den Knien: xan.

∘ ∘ **Mittelfußknochen**: carbn-s.[25] sabin.[102] tep.[36]
☞ *O; Beine; Knochen*

∘ ∘ ∘ **erstreckt** sich zu den Zehen: carbn-s.[25]

∘ ∘ **Fußrücken**: ferr.[36] osm.[36] ox-ac.[36] sep.[1]
☞ *O; Beine; Füße; Fußrücken*

∘ ∘ ∘ **rechts**: ferr.[36]
☞ *O; Arme; rechts • O; Beine; rechts*

∘ ∘ **Fersen**: ant-c.[85] chel.[25] con.[137] graph.[1] hydrog.[222] nit-ac.[1] puls.[5] sabin.[102] sep.[1] sil.[5] trom.
☞ *O; Beine; Füße; Fersen*

∘ ∘ ∘ **rechts**: chel.[25] hydrog.[222]
☞ *O; Arme; rechts • O; Beine; rechts*

∘ ∘ ∘ **Auftreten,** beim: graph.[1] nit-ac.[1]

∘ ∘ **Fußsohlen**: agar. alum. bell. calc-p. daph. nat-c.[1] plb. sulph.
☞ *O; Beine; Füße; Fußsohlen*

∘ ∘ ∘ **nachts** vor dem Zubettgehen: sulph.

∘ ∘ ∘ **Gehen,** beim: agar. bell. nat-c.[1] plb.

∘ ∘ ∘ **erstreckt** sich zu den Hüften: plb.

∘ **Zehen**: **Acon.** agar. alum. am-c.[1] am-m. ambr.[85] apis aster. aur.[5] calc-p. cann-i.[25] cedr.[25] chel.[25] daph. dios.[25] dulc. **Elat.**[85] kali-bi. kali-c.[1] med. nux-v. pall. pip-m. stann. sulph. tarent. tax.[85]

∘ ∘ **Fieber** agg.: elat.[85]

∘ ∘ **erstreckt** sich zu den Hüften: nux-v. **Pall.**

∘ ∘ **Spitzen**: **Am-m.** aur.[5]

∘ ∘ ∘ **abends**: am-m.
☞ *O; Beine; abends*

∘ ∘ **großer** Zeh: alum. cann-i. cedr.[25] chel.[25] daph. dios.[25] kali-bi. kali-c.[1] pip-m. stann. sulph. tarent.

∘ ∘ ∘ **rechts**: chel.[25] dios.[25]
☞ *O; Arme; rechts • O; Beine; rechts*

∘ ∘ ∘ **Gelenke**: **Cann-i.** cedr.[25] kali-bi. **Stann.**
☞ *O; Beine; Gelenke*

◦ ◦ ◦ **Ballen**: kali-c.[1]

◦ ◦ ◦ **Nägel**: sulph.

☞ *O; Nägel; Zehennägel*

◦ ◦ ◦ ◦ **nachts** im Bett: sulph.

◦ ◦ ◦ **Spitze**: stann.

◦ ◦ **Hühneraugen**: am-c.[1]

◦ ◦ **Gelenke**: **Cann-i.**[25]

☞ *O; Beine; Gelenke*

◦ ◦ **Ballen**: alum. calc-p. cann-i.[25] daph.

◦ ◦ ◦ **links**: cann-i.[25]

☞ *O; Beine; links*

- **anfallsweise,** Unterschenkel: **Gels.**
- **dumpf,** Knöchel, Fußgelenk: naja[36]
- **krampfartig**: plat.
- **plötzlich,** Beine: acon.[5] arg-n.[5] ars.[5] cimic.[111] coff.[5] **COLOC.**[5] eup-per.[111] **Iris**[111] kali-c.[5] kali-i.[111] mag-p.[111] **Nux-v.**[5] plb.[5] puls.[5] rhus-t.[5] sep. sil.[5] verat.[5]

◦ **Oberschenkel**: sep.

- **reißend,** Hüften, erstreckt sich zu den Unterschenkeln: colch.
- **splitterartig,** Sohlen: **Agar.**
- **stechend,** Füße, endet mit Stößen, wie Stromstöße: daph.

☞ *Stromschlag, Schmerz wie durch einen; Beine*

- **Stromstöße,** wie, Gelenke: verat.

☞ *stechender Schmerz; Stöße, wie, Gelenke*

Schläge verursacht, Schmerz wie durch:

- **Arme**: am-m.[5] anac. ang.[5] **Arn.**[5] bar-acet.[1] bar-c.[5] cic.[5] cina[5] colch.[5] cycl.[5] **Dulc.**[5] graph.[5] hell.[1] kali-c.[5] kreos.[5] lyc.[5] m-arct.[5] m-art.[5] mang.[5] mez.[5] nit-ac.[1] nux-m.[5] nux-v.[5] olnd.[5] **Plat.**[1] **Puls.**[5] ruta[5] sars.[5] stann.[1] sul-ac.[1] sulph.[5] tarax.[5]

◦ **Schultern**: cic.[5] colch.[5] nit-ac.[1] plat.[1] stann.[1]

☞ *O; Arme; Schultern*

◦ **Oberarme**: **Anac.** bar-acet.[1] cina[5] cycl.[5] hell.[1] kreos.[5] plat.[1]

☞ *O; Arme; Oberarme*

◦ **Ellenbogen**: ang.[5] **Ruta**[5]

☞ *O; Arme; Ellenbogen*

◦ **Unterarme**: cic.[5] sul-ac.[1]

☞ *O; Arme; Unterarme*

◦ ◦ **Knochen,** Elle: sul-ac.[1]

◦ **Hände**: arn.[5]

☞ *O; Arme; Hände*

◦ **Finger**: **Ruta**[5]

- **Beine**: agar.[5] am-c.[5] anac.[5] **Arn.**[5] ars.[5] bar-c.[1] bov.[5] caust.[5] chel.[25] cina[5] euph.[1] hell.[5] hep.[5] ign.[5] kali-c.[5] kreos.[5] lyc.[1] m-art.[5] m-aust.[5] mez.[5] mosch.[5] nat-m.[5] nux-m.[5] phos.[5] plat.[5] puls.[5] ruta[5] sep.[1] sul-ac.[5] sulph.[1]

◦ **Hüften**: cina[5] kali-c.[1] **Ruta**[5]

☞ *O; Beine; Hüften*

◦ **Oberschenkel**: am-c.[5] **Ars.**[5] bar-c.[1] bov.[5] caust.[5] chel.[25] cina[5] euph.[5] hep.[5] kali-c.[5] lyc.[1] nat-m.[5] phos.[5] sep.[5] sul-ac.[1] sulph.[1]

◦ ◦ **Mitte, rechts**: chel.[25]

◦ **Knie**: arn.[5] mez.[5] plat.[5] **Sul-ac.**[5]

☞ *O; Beine; Knie*

◦ **Unterschenkel**: agar.[5] anac.[5] arn.[5] euph.[1] hell.[1] hep.[5] mez.[5] plat.[5] sep.[1]

☞ *O; Beine; Beine*

◦ ◦ **Schienbein**: hell.[1] sep.[1]

☞ *O; Beine; Beine; Schienbein*

◦ ◦ ◦ **Innenknöchel**: hell.[1]

◦ ◦ **Waden**: euph.[1]

☞ *O; Beine; Beine; Waden*

◦ **Füße**: hell.[5] ign.[5] nux-m.[5]

☞ *O; Beine; Füße*

◦ **Zehen**: chel.[25] mez.[5] ruta[5]

◦ ◦ **Bett,** im: chel.[25]

☞ *O; Beine; Bett, im; agg.*

schneidender Schmerz: acon.[36] acon-l.[36] adam.[222] aegle.[192] agar. agn. ail.[25] all-c.[102] alum.[1] am-br.[25] am-c. am-m. ambr. amyg-p.[36] anac. ang.[5] ant-c. ant-t.[111] apis arg. arg-n.[111] arn. ars. ars-h. ars-i. ars-met. arund. asc-t.[36] aur-m. aur-m-n. bamb-a.[1184] bani-c.[204] bapt. bar-c. bell. benz-ac.[36] berb. bism.[5] bov. bry.[5] bufo[111] cadm-s. calc. calc-p. canth.[111] caps. carb-ac. carb-an.[1] cath-a.[264] caul.[25] caust. cedr.[25] chel. chin-s. cimic.[102] cina colch.[102] coloc. con. cortico.[119] crot-h.[111] cycl.[36] dig. dios.[25] dros.[1] dulc. elaps eup-per. eup-pur. fago.[25] flor-p.[149] form. gamb. gels.[64] germ.[222] gins.[36] gnaph.[8] graph.[1] guare. haliae-lc.[222] ham.[36] harp.[1184] hep. hura[36] hydr. hyos.[1] hyper. ign.[5] ignis[194] ind.[36] iodof. irid.[222] iris[36] kali-bi. kali-c.[111] kali-i. kali-m.[61] kalm.[102] lac-c. lam.[26] lat-h.[301] led. lyc. lyss. m-art.[85] mag-c. mag-m. manc. mang.[5] mang-acet.[1] med. meny.[5] merc-i-f.[36] mez. mim-h.[36] mosch.[5] mur-ac. nat-c. nat-p.[36] nat-s. neon[222] ol-an. osm. ox-ac.[36] paeon. petr. ph-ac.[1] phos.[5] phyt. pip-m. plan-m.[45] plat. plb.[36] plut-n.[222] polyp-p.[36] psil.[164] puls. rhus-t. rhus-v. sabad. samb.[5] sang. sars.[137] sep. sil.[1] spig.[36] stann. stram. stry.[36] sul-ac. sulph. tarent.[192] tax.[303] tela[36] tell. tep.[36] teucr.[5] thuj. upa.[36] uro-h.[264] ust.[36] verat. vesp. zinc.[5]

ALLGEMEINES; C; Schmerz; schneidender Schmerz

- **Husten,** beim: caps.
- **Niesen,** beim: caps.
- **Knochen**: kali-m.[61] sabad.[144]
- **Gelenke**: acon.[102] alum.[5] bry.[102] cadm-s. **Caul.**[102] cimic.[102] guare. hydr.[25] hyos. kalm.[102] **Sabad.** sang.[25] vesp.
- **Muskeln**: m-art.[85]
- **Arme**: acon.[5] adam.[222] all-c.[102] alum.[5] am-m. ambr.[85] **Anac.**[1] ang.[5] apis arn. ars.[5] ars-h. ars-i. ars-met. arund. bani-c.[204] bapt. bar-c. bell.[1] berb.[102] bism.[5] bov. bufo[111] caul.[36] caust. cedr. chel. colch.[102] coloc. con.[1] dig. dios.[111] dros.[5] eup-pur. gamb. graph.[1] haliae-lc.[222] harp.[1184] hep. hura[36] hydr. hyos.[5] hyper. **Ign.** ignis[194] ind.[36] irid.[222] iris kali-bi.[111] kali-c. lac-c. m-art.[5] manc. mang.[5] mang-acet.[1] med. merc-i-f. mosch.[5] **Mur-ac. Nat-c.** neon[222] ox-ac. petr. ph-ac. phos.[5] plan-m.[45] plat. plb.[36] psil.[164] puls.[5] rhus-t.[5] rhus-v. samb.[5] sang.[25] sars.[137] sil. spig.[1] stann.[1] stry. sul-ac. sulph.[36] tell. teucr.[5] thuj. ust.[36] verat. zinc.[5]

schneidender Schmerz; **Arme** (Forts.)

◦ **links**: dig.[85]
☞ *O; Arme; links*

◦ **rechts**: ignis[194]
☞ *O; Arme; rechts*

◦ **Knochen**: bufo[111]

◦ **Triceps**: hura[36]

◦ **Schultern**: anac. **Bell.** caust. colch. **Coloc. Dig.** dios.[25] eup-pur. haliae-lc.[222] ign. ignis[194] irid.[222] iris[25] kali-bi.[111] manc. merc-i-f. sil. spig. sul-ac. sulph.[36] thuj. verat.
☞ *O; Arme; Schultern*

◦ ◦ **links**: haliae-lc.[222] irid.[222]
☞ *O; Arme; links*

◦ ◦ **rechts**: caust.[111] dios.[25] ignis[194] iris[25] sulph.
☞ *O; Arme; rechts*

◦ ◦ **vormittags**: sulph.
☞ *O; Arme; vormittags*

◦ ◦ ◦ **Gehen,** beim: sulph.
☞ *O; Arme; Gehen; agg.; während*

◦ ◦ **abends**: iris[25]
☞ *O; Arme; abends*

◦ ◦ **beugt,** wenn man den Arm nach vorn: ign.

◦ ◦ **Bewegung** agg.: haliae-lc.[222] irid.[222] iris[25]
☞ *O; Arme; Bewegung; während*

◦ ◦ **erstreckt** sich nach außen: bell.

◦ ◦ **Deltoideusregion**: caust. spig. sulph.[36]
☞ *O; Arme; Schultern; Deltoideus, Region des*

◦ ◦ ◦ **3** Uhr: sulph.[36]

◦ **Oberarme**: alum.[5] anac. ars-i. bar-c. caust. **Chel.** haliae-lc.[222] hura[36] hydr. ignis[194] ind.[36] irid.[222] iris lac-c. manc. **Plat.** spig. sulph.[36]
☞ *O; Arme; Oberarme*

◦ ◦ **links**: haliae-lc.[222]
☞ *O; Arme; links*

◦ ◦ **rechts**: irid.[222]
☞ *O; Arme; rechts*

◦ ◦ **Beugen** des Arms, beim: anac.

◦ ◦ **Bewegung** amel.: ignis[194]
☞ *O; Arme; Bewegung; amel.*

◦ ◦ **Schreiben,** beim: ars-i.
☞ *O; Arme; Schreiben agg.*

◦ ◦ **Strecken** des Arms, beim: anac.
☞ *O; Arme; Ausstrecken der Arme; agg.*

◦ ◦ **Innenseite,** medial, links: irid.[222]
☞ *O; Arme; links*

◦ ◦ **Bizeps**: hura[36] hydr. ind.[36] iris

◦ ◦ ◦ **erstreckt** sich zur Schulter, beim Heben des Armes agg.: ind.[36]

◦ **Ellenbogen**: alum.[111] bell. caust. cedr. con. graph.[1] haliae-lc.[222] harp.[1184] hep. hydr. manc. med. mur-ac. neon[222] ph-ac. plb.[111] puls.[5] tell.
☞ *O; Arme; Ellenbogen*

◦ ◦ **rechts**: neon[222]
☞ *O; Arme; rechts*

◦ ◦ **Bewegung,** bei: med.
☞ *O; Arme; Bewegung; während*

◦ ◦ **drehen** des Arms, beim: harp.[1184]

◦ ◦ **Gehen,** beim: bell.
☞ *O; Arme; Gehen; agg.; während*

◦ ◦ **Ellenbeuge**: con. mur-ac.
☞ *O; Arme; Ellenbogen; Ellenbeuge*

◦ ◦ ◦ **Beugen,** beim: mur-ac.

◦ ◦ **Olecranon**: haliae-lc.[222]
☞ *O; Arme; Ellenbogen; Höcker, Olekranon*

◦ **Unterarme**: ars-met. bell. bism. **Bov.** dros. irid.[222] mosch. mur-ac. plan-m.[45] **Teucr.**
☞ *O; Arme; Unterarme*

◦ ◦ **innen,** ulnar: irid.[222]

◦ ◦ **Mitte,** links: plan-m.[45]
☞ *O; Arme; links*

◦ ◦ **oberer** Teil: mur-ac.

◦ ◦ **unterer** Teil: bell. dros. **Teucr.**

◦ ◦ **Muskeln,** Extensoren: mur-ac.

◦ **Handgelenke**: adam.[222] alum.[5] arn. bani-c.[204] bell. bism.[5] bov. dros.[5] mosch.[5] mur-ac.[5] ph-ac. phos.[5] **Plan-m.**[45] rhus-t.[5] rhus-v. spig.[1] stry. teucr.[5]
☞ *O; Arme; Handgelenke*

◦ ◦ **abends**: rhus-v.
☞ *O; Arme; abends*

◦ ◦ **Druck** agg.: adam.[222]

◦ ◦ **erstreckt** sich in die Finger: rhus-v.

◦ **Hände**: ambr.[85] anac.[1] caul.[85] gamb. mur-ac. **Nat-c.** plb.[36] psil.[164] stann. stry. ust.[36]
☞ *O; Arme; Hände*

◦ ◦ **Mittelhandknochen**: anac.[1] plb.[36] ust.[36]

◦ ◦ ◦ **rechts**: ust.[36]
☞ *O; Arme; rechts*

◦ ◦ ◦ **Druck** amel.: plb.[36]
☞ *O; Arme; Druck; amel.*

◦ ◦ **Gelenke,** beim Schließen: caul.[85]
☞ *O; Arme; Schließen der Hände agg. •O; Arme; Gelenke*

◦ ◦ **Handflächen**: gamb. psil.[164]
☞ *O; Arme; Hände •O; Arme; Hände; Handflächen*

◦ **Finger**: adam.[222] all-c.[102] ars.[5] bapt. bell.[1] berb.[102] caul.[36] colch.[102] con.[1] dios.[111] hyper. mang.[5] mang-acet.[1] merc-i-f. mur-ac. neon[222] petr. ph-ac. sang.[25] sars.[137] stann.[1] stry. zinc.[5]

◦ ◦ **Gelenke**: bapt. caul.[36] dios.[111] mur-ac. ph-ac. sang.[25]
☞ *O; Arme; Finger; Fingergelenke*

◦ ◦ ◦ **Mittelgelenk**: caul.[36]

◦ ◦ ◦ ◦ **Faustschluss** agg.: caul.[36]
☞ *O; Arme; Schließen der Hände agg.*

◦ ◦ **Nägel**: all-c.[102] berb.[102] colch.[102] petr.[137] sars.[137]
☞ *O; Nägel; Fingernägel •O; Arme; Finger; Daumen*

◦ ◦ ◦ **unter** den: all-c.[102] berb.[102] colch.[102]
☞ *O; Nägel; unterm Nagel*

◦ ◦ **Fingerspitzen**: ars.[5] hyper. petr.
☞ *O; Arme; Finger; Fingerspitzen*

◦ ◦ **Daumen**: adam.[222] con.[1] merc-i-f. stry. zinc.[5]
☞ *O; Arme; Finger; Daumen*

◦ ◦ ◦ **erstreckt** sich zum kleinen Finger: adam.[222]

◦ ◦ ◦ **Ballen**: adam.[222]

◦ ◦ **Zeigefinger**: mang-acet.[1]

◦ ◦ **Kleiner** Finger: bell.[1] stann.[1]

◦ ◦ ◦ **Ballen**: stann.[1]

- **Beine**: acon.[36] acon-l.[36] aegle.[192] agar. agn. ail.[25] alum.[1] am-br.[25] am-c. ambr. amyg-p.[36] anac. ant-c. ant-t.[111] arg. arg-n.[111] ars. ars-h. asc-t.[36] aur-m. aur-m-n. bamb-a.[1184] bar-c. bell. benz-ac.[36] berb. bry.[5] bufo[111] calc. calc-p. canth.[111] carb-ac. carb-an.[1] cath-a.[264] caul.[25] caust. cedr.[25] chel. chin-s. cina coloc. con. cortico.[119] crot-h.[111] cycl.[36] dig. dios.[25] dros.[1] dulc. elaps eup-per. fago.[25] flor-p.[149] form. gamb. gels.[64] germ.[222] gins.[36] gnaph.[8] **Graph.** guare. haliae-lc.[222] ham.[36] hyos.[1] ign.[5] iodof. irid.[222] iris[36] kali-bi. kali-c.[111] kali-i. lam.[26] lat-h.[301] led. lyc. lyss. m-art.[85] mag-c. mag-m. manc. meny.[5] merc-i-f.[36] mez. mim-h.[36] mur-ac. **Nat-c.** nat-p.[36] nat-s. neon[222] ol-an. osm. ox-ac.[36] paeon. ph-ac.[1] phyt. pip-m. plat. plb.[36] plut-n.[222] polyp-p.[36] puls. rhus-t. sang. sep. sil.[1] spig.[36] stann. stram. stry. sul-ac. sulph. tarent.[192] tax.[303] tela[36] tell. tep.[36] thuj.[1] upa.[36] uro-h.[264] ust.[36] verat.

◦ **Druck** amel.: tarent.[192]
☞ *O; Beine; Druck; amel.*

◦ **Gehen** agg.: tarent.[192]

◦ **Gelenke**: hyos.[5]
☞ *O; Beine; Gelenke*

◦ **Gesäßbacken**: alum. germ.[222]
☞ *O; Beine; Gesäßbacken*

◦ ◦ **links,** Sitzen agg.: germ.[222]
☞ *O; Beine; links*

◦ ◦ **vormittags**: alum.
☞ *O; Beine; vormittags*

◦ ◦ **erstreckt** sich in die Beine: germ.[222]

◦ **Hüften**: agn. ail.[25] alum. bell.[102] berb. **Bry.**[54] calc. caust. **Coloc.**[5] dig. dios.[25] gamb. gins. gnaph.[8] graph. **Ign.** irid.[222] kali-bi. kali-c.[111] kali-i. lam.[26] lyc. mur-ac.[1] nat-s.[58] **Phyt.** tell. thuj.[36]
☞ *O; Beine; Hüften*

◦ ◦ **links**: irid.[222] kali-i.
☞ *O; Beine; links*

◦ ◦ **rechts**: agn. dios.[25] kali-c.[111]
☞ *O; Arme; rechts • O; Beine; rechts*

◦ ◦ **Bewegung,** bei: lyc.

◦ ◦ **Menses,** vor: lam.[26]
☞ *O; Beine; Menses; vor*

◦ ◦ **Sitzen,** beim: calc. mur-ac.[1]
☞ *O; Beine; Sitzen; agg.; während*

◦ ◦ **erstreckt** sich:

◦ ◦ ◦ **Abdomen**: gins.

◦ ◦ ◦ **Fuß,** zum: bry.[54] gnaph.[8]

◦ ◦ ◦ ◦ **Wehen,** bei, agg. durch Berührung oder Bewegung: bry.[54]
☞ *O; Beine; Bewegung; agg.; während*

◦ ◦ ◦ **Hüfte** zur anderen, von einer: bell.[102]
☞ *O; Beine; Hüften; erstreckt sich von Hüfte zu Hüfte*

◦ ◦ ◦ **Knie,** in beide: nat-s.[58]

◦ ◦ **Gelenkpfanne,** erstrecken sich zu den Waden, anfallsweise beim Gehen: thuj.[36]
☞ *O; Beine; anfallsweise*

◦ **Oberschenkel**: am-br.[25] amyg-p.[36] ant-t. arg.[5] **Aur-m. Bell.** bry.[5] **Calc.** dig. dros.[1] gels.[64] germ.[222] graph.[111] **Ign.**[5] stann. stram. **Stry. Sul-ac.** tax.[303]

◦ ◦ **links**: am-br.[25] gels.[64]
☞ *O; Beine; links*

◦ ◦ **rechts**: germ.[222]
☞ *O; Arme; rechts • O; Beine; rechts*

◦ ◦ **Bewegung,** bei: calc.

◦ ◦ **Kreuzen** der Beine, beim: dig.
☞ *O; Beine; Übereinanderschlagen, Kreuzen, der Beine; agg.*

◦ ◦ **Menses,** während: stram.
☞ *O; Beine; Menses; während*

◦ ◦ **Sitzen,** beim: bell.
☞ *O; Beine; Sitzen; agg.; während*

◦ ◦ **Vorderseite,** links: tax.[303]

◦ ◦ **Rückseite,** rechts, vertikal: amyg-p.[36]

◦ **Knie**: **Acon.** ant-t.[111] arg.[5] arg-n.[111] bar-c. bufo[111] **Calc.** calc-p. caul.[25] cortico.[119] dios.[25] fago.[25] flor-p.[149] form. graph. **Ign.**[5] kali-bi. lat-h.[301] manc. mez. nat-p. neon[222] pip-m. plat. plb.[36] sep. stry. **Sul-ac.** tax. thuj.[111] verat.
☞ *O; Beine; Knie*

◦ ◦ **links**: caul.[25] flor-p.[149]
☞ *O; Beine; links*

◦ ◦ **rechts**: fago.[25]
☞ *O; Arme; rechts • O; Beine; rechts*

◦ ◦ **nachts**: form.
☞ *O; Beine; nachts; agg.*

◦ ◦ **Gehen,** beim: **Calc-p.** lat-h.[301]

◦ ◦ **tiefsitzend,** rechts: neon[222]

◦ ◦ **Kniekehle**: dios.[25] plb.[36] sep. thuj.[111]
☞ *O; Beine; Knie; Kniekehle*

◦ ◦ ◦ **rechts**: dios.[25]
☞ *O; Arme; rechts • O; Beine; rechts*

◦ ◦ ◦ **Bewegung** agg.: plb.[36]
☞ *O; Beine; Bewegung; agg.; während*

◦ ◦ ◦ **Druck** amel.: plb.[36]
☞ *O; Beine; Druck; amel.*

◦ **Unterschenkel**: agar. alum.[1] **Anac.** arg. ars-h. bell. calc.[1] carb-ac. cath-a.[264] chel. coloc.[1] con. dios.[25] dros.[1] gamb. guare. ign.[5] irid.[222] lyc.[5] mag-c. mur-ac.[1] nat-c.[54] ph-ac.[1] **Plat. Rhus-t.** stry. **Thuj.** upa.[36]
☞ *O; Beine; Beine*

◦ ◦ **Bewegung,** bei: con.

◦ ◦ **Stehen,** beim: arg.
☞ *O; Beine; Stehen; agg.; während*

◦ ◦ **Knochen**:
☞ *O; Beine; Knochen*

◦ ◦ ◦ **Wadenbein,** links, im Stehen: arg.[36]

◦ ◦ ◦ **Schienbein**: calc.[1] carb-ac. dios.[25] mag-c.
☞ *O; Beine; Beine; Schienbein*

◦ ◦ ◦ ◦ **Innenknöchel,** links: dios.[25]

◦ ◦ **Achillessehne**: dios.[25] upa.[36]
☞ *O; Beine; Beine; Achillessehne*

◦ ◦ ◦ **links,** beim Beugen der Knie: upa.[36]
☞ *O; Beine; links*

◦ ◦ **Waden**: alum.[1] **Chel.** coloc.[1] dros.[1] irid.[222] mur-ac.[1] nat-c.[54] ph-ac.[1] stry. **Thuj.**
☞ *O; Beine; Beine; Waden*

schneidender Schmerz; **Beine; Waden** (Forts.)

◦ ◦ ◦ **Gehen,** beim: nat-c.[54] **Thuj.**

◦ ◦ ◦ ◦ **Freien,** im: nat-c.[54]

◦ ◦ ◦ **Sitzen,** beim: mur-ac.[1]
☞ O; Beine; Sitzen; agg.; während

◦ **Knöchel,** **Fußgelenk**: arg. benz-ac.[36] cedr.[25] **Coloc.** cycl.[36] dios.[25] eup-per. gins.[36] haliae-lc.[222] ham.[36] hyos.[1] iodof. irid.[222] lyss. meny.[1] merc-i-f.[36] mim-h.[36] ox-ac.[36] polyp-p.[36] rhus-t. sang.[36] spig.[36] stry. tela[36] tell. tep.[36]

◦ ◦ **links**: benz-ac.[36] dios.[25] haliae-lc.[222] ham.[36] iodof.[8] irid.[222] **Mim-h.**[36] polyp-p.[36] spig.[36]
☞ O; Beine; links

◦ ◦ ◦ **morgens,** beim Auftreten: spig.[36]

◦ ◦ ◦ **Belastung,** bei, während Gehen: benz-ac.[36]

◦ ◦ ◦ **Gehen,** beim: iodof.[8] polyp-p.[36]

◦ ◦ ◦ ◦ **Freien,** im: iodof.[8]

◦ ◦ **rechts**: cedr.[25] cycl.[36] gins.[36] merc-i-f.[36] ox-ac.[36]
☞ O; Arme; rechts • O; Beine; rechts

◦ ◦ ◦ **Bücken,** beim: cycl.[36]

◦ ◦ ◦ **Gehen,** beim: cycl.[36]

◦ ◦ **Gehen,** beim: benz-ac. cycl.[36] iodof. polyp-p.[36] tep.[36]

◦ ◦ ◦ **Freien,** im: benz-ac. iodof.

◦ ◦ **stützt** den Körper während des Gehens: benz-ac.[36]

◦ ◦ **außen,** lateral: meny.[1]

◦ **Füße**: acon.[36] acon-l.[36] alum. am-c. ambr. ars. asc-t.[36] bamb-a.[1184] calc.[1] cedr.[25] **Chin-s.** coloc. crot-h.[111] dios. dulc. elaps eup-per. haliae-lc.[222] lyc. m-art.[85] mag-m. meny.[5] mur-ac. **Nat-c.** nat-p.[36] nat-s. ol-an. osm. plat. plut-n.[222] puls. sil. sulph. thuj.[1] uro-h.[264] ust.[36]
☞ O; Beine; Füße

◦ ◦ **Froststadium** im Fieber, während: **Chin-s.**
☞ O; Beine; Fieber; während; Froststadium im Fieber

◦ ◦ **Gehen,** beim: thuj.[1]

◦ ◦ **erstreckt** sich:

◦ ◦ ◦ **quer** über: plat.

◦ ◦ ◦ **Zehen,** zu den: uro-h.[264]

◦ ◦ **Mittelfußknochen**:

◦ ◦ ◦ **links**: acon.[36] asc-t.[36]
☞ O; Beine; links

◦ ◦ ◦ ◦ **Bett,** im: acon.[36]
☞ O; Beine; Bett, im; agg.

◦ ◦ ◦ **rechts**: ust.[36]
☞ O; Arme; rechts • O; Beine; rechts

◦ ◦ **Gelenke**: cedr.[25]
☞ O; Beine; Gelenke

◦ ◦ **Fußrücken**:
☞ O; Beine; Füße; Fußrücken

◦ ◦ ◦ **links,** erstreckt sich zu den Zehen: nat-p.[36]
☞ O; Beine; links

◦ ◦ ◦ **Stehen,** beim: acon-l.[36]
☞ O; Beine; Stehen; agg.; während

◦ ◦ **Fersen**: am-c. crot-h.[111] eup-per. haliae-lc.[222] m-art.[85] mag-m. nat-s. puls. sulph.
☞ O; Beine; Füße; Fersen

◦ ◦ ◦ **links**: haliae-lc.[222]
☞ O; Beine; links

◦ ◦ ◦ **Gehen** agg.: haliae-lc.[222]

◦ ◦ **Fußsohlen**: alum. ars. bamb-a.[1184] calc.[1] coloc. dios. dulc. elaps mur-ac. ol-an. sil. sulph.
☞ O; Beine; Füße; Fußsohlen

◦ ◦ ◦ **links**: bamb-a.[1184]
☞ O; Beine; links

◦ ◦ ◦ **nachts**: sulph.

◦ ◦ ◦ **Sitzen,** beim: elaps
☞ O; Beine; Sitzen; agg.; während

◦ ◦ ◦ **erstreckt** sich zu den Schenkeln: ars.

◦ ◦ ◦ **Wölbung** der Sohle: bamb-a.[1184] mur-ac.

◦ **Zehen**: alum.[1] ant-c. aur-m. aur-m-n. calc. carb-an.[1] cedr.[25] cina coloc. con. dios.[25] fago.[25] haliae-lc.[222] iris[36] lat-h.[301] led. paeon. ph-ac.[1] puls. sang. sep. **Sil.**[1] stry. sulph.

◦ ◦ **rechts,** **Druck amel.**: dios.[25]
☞ O; Arme; rechts • O; Beine; rechts

◦ ◦ **nachts**:
☞ O; Beine; nachts; agg.

◦ ◦ ◦ **Liegen** auf dem Rücken, beim: sep.
☞ O; Beine; Liegen; agg.; Rücken, auf dem

◦ ◦ ◦ **Schlaf,** im: led.
☞ O; Beine; Schlaf; während

◦ ◦ **Autofahren,** beim: lat-h.[301]

◦ ◦ **Gehen,** beim: aur-m.

◦ ◦ **Nägeln,** unter den: sil.[1]
☞ O; Nägel; unterm Nagel; Zehennagel

◦ ◦ **großer** Zeh: alum.[1] ant-c. aur-m. aur-m-n. cedr.[25] con. haliae-lc.[222] iris[36] ph-ac.[1] sang. stry. sulph.

◦ ◦ ◦ **rechts**: alum.[1] aur-m. haliae-lc.[222] iris[36]
☞ O; Arme; rechts • O; Beine; rechts

◦ ◦ ◦ ◦ **Gehen** agg.: alum.[1] aur-m.

◦ ◦ ◦ **morgens**: alum. sulph.
☞ O; Beine; morgens

◦ ◦ ◦ **Auftreten,** beim: alum.[1]

◦ ◦ ◦ **Berührung,** bei: ph-ac.[1]

◦ ◦ ◦ **Gehen** agg.: alum. aur-m.

◦ ◦ ◦ **erstreckt** sich zu den Fersen: alum.

◦ ◦ ◦ **Gelenke**: cedr.[25]
☞ O; Beine; Gelenke

◦ ◦ **5. Zehe**: fago.[25]
☞ O; Nägel; Zehennägel • O; Nägel; Nagelbett

- **abgeschnitten,** wie:

◦ **Finger**: mosch.[5]

◦ **Zehen**: mosch.[5]

- **anfallsweise,** Unterschenkel: thuj.

- **anhaltend,** Beine: ail.[25]

- **heftig,** Knöchel, Fußgelenk, links, 9 Uhr: stry.[36]

- **lähmungsartig,** Ellbogen: graph.[1]

- **rhythmisch,** Großzeh: ant-c.

- **wandernd,** Knöchel, links: cimic.[36]

- **zuckend,** Großzeh: ph-ac.[1]

Schnüren abbinden, Schmerz wie durch, Waden: lol.[85]

schraubender Schmerz: carb-an.[1] sulph.[1]

- **Hüften**: sulph.[1]
  ☞ *O; Beine; Hüften*

Sehne überschnappt, als ob eine, beim Auftreten, Oberschenkel, Mitte: plb.

Sehne überschnappt, Schmerz, als ob die, Ellbogen: sars.[1]

spasmodisch, konvulsivisch:

springender, fliegender Schmerz:
☞ *wandernder Schmerz, von einer Stelle zur anderen*

stechender Schmerz: abrot.[102] absin.[36] **Acon.** act-sp.[102] adam.[222] **Aesc.** aeth. **Agar.** agn. ail. alet.[85] all-c.[102] aloe **Alum.** alum-p.[58] alum-sil.[58] alumn. am-c. am-m. ambr.[1] ammc. amyg-p.[36] anac.[1] anag.[8] anan. androc.[222] ang. anis. ant-c.[5] ant-t.[5] **Apis** apisin.[5] apoc. aq-des.[275] aran.[149] **Arg.** arg-n. arge-p.[264] arn. **Ars.** ars-h. ars-i. ars-met. ars-n.[111] ars-s-f.[58] arum-d. arum-t. arund. asaf. asar.[1] asc-t.[36] aster. atro. aur. aur-ar.[58] aur-i.[58] aur-m. aur-m-n. aur-s.[58] bad.[25] **Bamb-a.**[1184] bani-c.[1237] bapt. bar-acet.[102] bar-c.[1] bar-i.[58] bar-m. bar-s.[58] bell.[1] benz-ac. **Berb.** bor. bov. brach. brom. bros-g.[259] **Bry.** bufo bufo-s. cact. cadm-s. cahin. calad. **Calc.** calc-acet.[1] calc-ar. calc-caust. calc-i.[58] calc-p.[111] calc-s. calc-sil.[58] calx-b.[194] camph. cand-a.[239] cann-i. cann-s. canth. caps.[5] carb-ac. carb-an.[1] carb-v. carbn-o. **Carbn-s.** carl. cast. cast-eq. caust. cedr. cham. chel.[1] chin. chin-ar. chin-s. chlor. cic.[1] cimic. cina cinnb. cist. citl-v.[197] clem.[1] cob. coc-c. coca cocc.[5] coff.[5] **Colch.** coloc. com. **Con.** corn. corn-f.[45] cot.[36] croc. crot-c.[36] crot-h. croto-t. cub. cupr. cupr-ar. **Cur.**[144] cycl. cymbo-ci.[2184] cypra-e.[227] daph. dig.[1] dios.[25] dor. dros.[1] **Dulc.** echi. elaps[36] **Elat.** ephe.[267] euon. eup-per. euph. euphr. eupi.[85] excr-can.[269] fago. falco-p.[265] **Ferr.** ferr-ar. ferr-i. ferr-ma. ferr-p. fl-ac.[102] form. gamb. **Gels.** gent-l. gink.[227] gins. glon. gnaph.[8] goss.[25] gran. graph. grat.[36] **Guai.** guare. gymn.[36] haliae-lc.[222] ham. harp.[1184] hell. **Hep.** hura[85] hydr. hydrc.[192] hydro-c.[2147] hydrog.[222] hyos. hyper. ign. ind. indg. inul. iod. ip.[38] **Iris** iris-foe. jatr. jug-r. kali-acet. **Kali-ar. Kali-bi. KALI-C.** kali-chl.[58] **Kali-i.** kali-n. kali-p. **KALI-S.**[58] kali-sil.[58] kalm. kola[1184] kreos.[5] kurch.[192] lac-ac. lac-c. lach. lachn. lact. lap-laz.[227] lappa[102] lar-ar.[251] **Laur.** led.[5] lept. lil-t. lith-c.[137] lob.[36] lob-c.[85] lob-s. **Lyc.** lycps. lyss. m-arct.[5] m-art.[5] m-aust.[5] mag-c. mag-m.[1] mag-s. manc.[111] mang. mang-acet.[1] med.[304] meli. menth-pu.[36] meny.[1] meph. **Merc.** merc-c.[5] merc-i-f. merc-s. merl. mez.[36] mill. mosch. mur-ac.[36] mygal.[25] myric.[25] naja nat-ar. nat-c. nat-f.[144] **Nat-h.** nat-m.[5] **Nat-p. Nat-s.** nat-sil.[58] neon[222] nicc. **Nit-ac.** nit-s-d.[111] nuph. nux-m.[5] nux-v. ol-an.[137] olnd. op. osm. ox-ac. ozone[227] paeon.[85] pall. par. ped.[85] petr. ph-ac. phel. phos. phys. phyt.[36] pic-ac.[102] pier-b.[233] pip-m. pitu-a.[164] plan. plan-m.[45] plat. **Plb.** plect.[36] plut-n.[222] podo.[85] por-m.[251] prun. psil.[164] **Psor.** ptel. **Puls.** querc-r.[257] ran-b. ran-s.[137] raph. rat. rheum[1] rhod. **RHUS-T.** rhus-v. ros-d.[305] rumx. ruta[1] sabad. sabin. sac-alb. samb. sang. sanic. sarcol-ac.[119] sars. scorp.[269] scroph-n.[36] sec. sel.[5] senec. seneg. **Sep.** sieg.[144] sil. sol-m. sol-n. spect.[271] **Spig.** spong. squil. stann. staph. **Stel.** stict. still. stram. stront-c.[5] stroph.[85] stry. sul-ac.[1] sul-i.[58] **Sulph.** sumb. syph.[85] tab. tarax. **Tarent.** tax.[303] tela[192] tell. tep. ter. teucr. thea[275] ther.[144] thuj. til. til-c.[253] tong.[85] trom. tub. tung.[252] tylo-i.[192] upa. uran.[269] uro-h.[264] urt-u. ust. v-a-b.[36] **VALER.** verat. verat-v. verb. vero-o.[232] vesp.[137] vichy-g.[36] viol-o. viol-t. vip. xan. zinc. zinc-p.[58] zing.
☞ *schießender Schmerz* ▤ *ALLGEMEINES; C; Schmerz; stechender Schmerz*

- **links**: **Aesc.**
- **morgens**: **Kali-bi.** nat-h. phos.
  - **Bett,** im: **Nat-h.**
- **nachmittags**: elaps plan.
  - **16** Uhr: elaps
- **abends**: **Ars.** calc. **Dulc. Led.** par. plan. plb. sil. sulph.
  - **Schlaf,** vor: sulph.
- **nachts**: bad.[25] **Dulc. Ferr. Hep.** kali-c. **Sil.**
  - **2** Uhr - 3 Uhr: **KALI-C.**
- **Betätigung** im Freien amel.: plan.
- **Bewegung**:
  - **agg.**: **Guai.** hyos. **Plb.**
  - **amel.**: agar. alum. **Arg. Ferr. Kali-c. KALI-S. Phos.** psor. **RHUS-T. Stel. Tub. Valer.**
    - **fortgesetzte**: agar.
- **Druck**:
  - **agg.**: harp.[1184] phos. plb.
    ▤ *MAGEN; C; Schmerz; Berührung, durch*
  - **amel.**: ars. plb.
- **Erhitzung,** nach: zinc.
- **Fieber,** während: **Dulc.** psor. **RHUS-T.** sulph.
- **Froststadium** im Fieber:
  - **vor**: calc. **Plb.** rhus-t.
  - **während**: **Ars. Hep.** lyc. psor. **Rhus-t.**
- **Gehen** amel.: **Alum. Ars. Kali-c. Kali-s. Phos.** psor. **Rhus-t.**
- **Geräusch** agg.: cocc.
- **Hautausschlägen,** nach: **Dulc.**
- **Husten,** beim: caps.
- **Knien,** beim: ozone[227]
- **Menses,** während: **Graph.**
- **Niesen,** beim: caps.
  ☞ *Niesen agg.*
- **Reiben** amel.: **Plb.**
- **Sitzen,** beim: plan. zinc.
- **Wärme**:
  - **agg., Bettwärme**: **Carb-v. Led.** stel.
  - **amel.**: agar.[58]
- **Wetter**:
  - **kaltem** Wetter, bei: nit-ac.[58]
  - **Wetterwechsel,** durch: carbn-s.[58]

stechender Schmerz (Forts.)

- **Zimmer,** warmes, **agg.**: plan. stel.
- **erstreckt** sich:
  - **aufwärts**: hyper.[58]
  - **innen,** nach: phyt.
- **gelähmtes** Glied: ars. nux-v.
- **Gelenke**: abrot.[58] acon. agar. **Agn.** aloe androc.[222] **Apis** aran.[149] **Arn.** ars.[5] **Asaf. Bar-c. Bell.** benz-ac.[38] **Bov. BRY. CALC. Calc-sil.**[58] **Camph.** caps.[58] carb-v.[5] **Carbn-s.** carl. **Caust.** cedr. cham. chin.[5] clem. **Cocc. Colch. Con.** dig. **Dros. Graph. Guai. HELL. Hep. Hyos. Ign.** ind. **KALI-C. Kali-i. Kali-n.** kali-p. **Kali-s.** kali-sil.[58] **Kreos.** lac-ac. **Led. Mag-m. MANG. Meny. MERC. Merc-c.** mill. nat-c.[1] **Nat-m.** nit-ac.[5] par. ph-ac.[5] **Phos.** phys. **Plan. Puls.** ran-b.[58] **Rhod. RHUS-T. SABIN. Sars.**[5] **Sep. SIL. SPIG. Spong. Stann. Staph.** stict. **Stront-c. Sul-ac. SULPH. TARAX. THUJ.** til-c.[253] trom. verat. **ZINC.**
  - **abends**: acon. nat-c.[1] par.
  - **nachts**: cedr. **Kali-i.** nat-c.[1] sil.
  - **Aufstehen** von einem Sitz, beim: **Rhus-t.**
  - **Berührung,** bei: bry.
  - **Betätigung,** bei: calc.
  - **Bewegung,** bei:
    - **agg.**: **Bry. Hyos.** sars.[5]
    - **amel.**: dros. **Rhus-t.**
  - **Druck,** bei: zinc.
  - **Erkältung,** nach: caust.
  - **Fieber,** während: **Hell.** merc. **RHUS-T.** sil. thuj.
  - **Froststadium** im Fieber:
    - **vor**: **Calc.**
    - **während**: **Calc. HELL.**
  - **Husten,** beim: caps.[58]
  - **erstreckt** sich:
    - **Knochen,** in die: cham.
    - **querüber**: **ZINC.**
- **Muskeln**: dig.[85]
- **Nägel**: alum. **Calc.** calc-p.[111] caust. coc-c.[111] colch.[5] fl-ac.[5] **Graph.** hep.[5] led.[5] mosch. **Nat-m.**[5] nit-ac.[5] nux-v. petr.[5] plat.[5] **Puls.** ran-b.[5] rhus-t. sep. sil.[5] sulph.[5]
  ☞ *O; Nägel*
  - **unter** den: led.[5]
- **Sehnen**: **KALI-C.**
- **Arme**: abrot. acon. aesc. aeth. agar. agn. ail. alet.[85] all-c.[102] aloe alum. alum-p.[58] alum-sil.[58] alumn. am-c. am-m. ambr. ammc. anac. androc.[222] ang. anis. ant-c. ant-t. **Apis** apisin.[5] arg.[1] arg-n. arge-p.[264] arn. ars.[1] ars-h. ars-i.[25] ars-met. arund. asaf. asar.[5] asc-t. aster. aur.[1] aur-ar.[58] aur-i.[58] aur-m. aur-m-n. aur-s.[58] bamb-a.[1184] bani-c.[204] bapt. bar-acet.[1] bar-c.[1] bell.[1] benz-ac. berb. bor. bov. brach. brom. bry. bufo bufo-s. cact. cahin. calad. calc. calc-acet.[36] calc-ar. calc-i.[58] calc-p. calc-s. calc-sil.[58] calx-b.[194] camph. cand-a.[239] cann-i. cann-s. canth. caps. carb-ac. carb-an. carb-v.[1] carbn-o. **Carbn-s.** cast. cast-eq. caust. cedr. cham. chel. chin. chin-ar. chin-s. chlor. **CIC. Cina**[5] cinnb. cist. citl-v.[197] clem. cob. coc-c. **Cocc.**[5] colch. coloc.[36] com. **Con.**[1] corn. corn-f.[45] cot.[36] croc. crot-c.[36] crot-h. **Croto-t. Cupr.** cycl.[5] cymbo-ci.[2184] cypra-e.[227] daph. **Dig.** dios. dor. dros.[5] **Dulc.** elaps[137] elat.[54] ephe.[267] euph.[5] euphr. eupi. fago. falco-p.[265] **Ferr.** ferr-ar. ferr-i. ferr-ma. ferr-p. fl-ac. form. gamb. gels. gins. glon. gran. graph. grat. **Guai.** guare. ham. harp.[1184] hell. hep. hura hydr. hydrc.[192] hydrog.[222] hyos. hyper. ign. ind. indg. inul. iod. iris jug-r. kali-acet. kali-bi. **Kali-c.**[1] kali-i. **Kali-n.**[1] kali-p. kali-sil.[58] kalm. kola[1184] kreos.[5] kurch.[192] lac-ac. lac-c. lach. lact. lappa[102] lar-ar.[251] laur. led. lept. lil-t. **Lith-c.** lob.[36] lob-s.[85] **Lyc.** lycps. lyss. m-arct.[5] m-art.[5] mag-c. **Mag-m.**[1] mag-s. manc. mang.[36] mang-acet.[1] med. menth-pu.[36] meny. **Merc.** merc-c. merc-i-f. merc-s. merl. mez. mill. mosch. mur-ac.[36] mygal.[192] myric. naja nat-ar.[58] nat-c.[1] nat-m. nat-p. nat-s. neon[222] nicc. nit-ac. nux-m.[5] nux-v.[5] ol-an. olnd. op. osm. ox-ac. ozone[227] paeon. pall. par. petr. ph-ac.[1] phel. **PHOS.** phys. **Phyt.** pic-ac. pitu-a.[164] plat. plb. plut-n.[222] psil.[164] psor. ptel. puls. querc-r.[257] **Ran-b. Ran-s.**[5] raph. rat. rheum[1] **Rhod. RHUS-T.** rhus-v. ros-d.[305] rumx. ruta[5] **Sabad.** sabin.[5] sac-alb. samb. sang. sarcol-ac.[119] **Sars.** sec. sel.[5] senec. seneg. **Sep.** sieg.[144] sil. sol-n. spect.[271] spig. spong. squil. stann. staph.[1] **Stict. Still.** stram. stront-c. stry. sul-ac.[1] **Sulph.**[1] sumb. tab. tarax. **Tarent.** tax.[303] tep. ter. teucr.[5] thea[275] ther.[144] **Thuj.**[1] til. til-c.[253] trom. tung.[252] uran.[269] urt-u. ust. v-a-b.[36] valer.[5] verat. verb. viol-o. viol-t. vip. xan.[85] zinc. zinc-p.[58]
  - **links**: mygal.[192]
    ☞ *O; Arme; links*
  - **rechts**: **Caust.** corn-f.[45] phos.[1]
    ☞ *O; Arme; rechts*
  - **morgens,** 7.30 Uhr: fago.
  - **abends**: **Ars.** fl-ac. gamb. lact. phys. sep. sulph.
    ☞ *O; Arme; abends*
    - **17** Uhr: phys.
      ☞ *O; Arme; nachmittags; 17 Uhr*
    - **19** Uhr: sulph.
  - **nachts**: alum. calc. cham. dulc. fl-ac. phos.[1]
    ☞ *O; Arme; nachts*
    - **22** Uhr: fl-ac.
  - **periodisch**: cist.
  - **Anstrengung,** bei: sep.[1]
    ☞ *O; Arme; Anstrengung; agg.*
  - **Beugen** des Arms, beim: petr.[1]
  - **Bewegung,** bei:
    ☞ *O; Arme; Bewegung; während*
    - **agg.**: phos.[1] urt-u. zinc.
    - **amel.**: arg. ars. dros.[1] dulc. sep.
  - **Erkältung,** während Schwitzen, durch: **Dulc.**
    ☞ *O; Arme; Kälte; Erkältung, durch •O; Arme; Schweiss; agg.*
  - **Froststadium** im Fieber, während: ars-h.

◦ **Gehen,** beim: ant-c.
☞ *O; Arme; Gehen; agg.; während*

◦ **Heben** des Arms, beim: cic.[1]
☞ *O; Arme; Anheben; agg., der Glieder*

◦ **Husten,** beim: **Puls.**
☞ *O; Arme; Husten agg.*

➡ ◦ **erstreckt** sich:

◦ ◦ **abwärts**: aesc. cann-s. caust.[1] cupr. daph. **Ferr.** fl-ac. **Manc.** petr. phos. pic-ac. puls. **RHUS-T.** still.

◦ ◦ **aufwärts**: petr.[1]

◦ ◦ **Brust,** zur: caust.[1]

◦ ◦ **Fingerspitzen,** in die: cist. puls.

◦ ◦ **Handgelenk,** zum: asc-t.

◦ **innen,** medial: arn. benz-ac. carbn-o. chel. lept.

◦ **Knochen**: acon.[5] asaf.[5] bufo **Calc.**[5] chin.[5] cocc.[5] **Dros.**[5] lach.[5] m-arct.[5] merc. mez. par.[5] petr. **Sars.** valer.[5]

◦ **Gelenke**: ars.[5] bar-c.[5] bov.[5] bry. **Calc.** carb-v.[5] dros. ferr. graph. hell.[5] **Hep.**[5] hyos.[5] iod.[5] **Kali-c.**[5] **Kali-n.**[5] laur. led. lyc. **Mang.**[5] **Merc.**[5] nit-ac.[5] phos. puls. **Sars.**[5] **Sep.** **Sil.**[5] **Spig.**[5] **Stann.** staph. **Sul-ac.** **Sulph.** tab. **Thuj.**[5] viol-t. zinc.[5]
☞ *O; Arme; Gelenke*

◦ **Muskeln**: asaf. pitu-a.[164]

◦ ◦ **Beugemuskeln,** Flexoren: asaf.

◦ **Haut,** äußerlich, lateral: benz-ac. tarax.

◦ **Schultern**: acon. aesc. **Agar.** agn.[5] ail. alet.[85] **ALUM.** alum-sil.[58] alumn. am-c. am-m.[102] ambr. ammc. anac.[5] androc.[222] ang. apis ars. ars-i. asaf.[5] asar. asc-t. aur. aur-ar.[58] aur-i.[58] aur-s.[58] **BELL.** berb. bor. brom. **BRY.**[36] **CALC.** calc-i.[58] calc-p. calc-s. calc-sil.[58] calx-b.[194] camph. canth. carb-an. **Carb-v.** **CARBN-S.** caust. cham. **Chel.** **Chin.**[5] chin-ar. **Cic.** cina clem. **Cocc.** colch. crot-h. croto-t. cupr. dig. dulc. elat. ephe.[267] euphr. eupi.[36] **FERR.**[5] ferr-ar. **Ferr-i.** ferr-p. fl-ac. form. gels. glon. **Graph.** grat. **Guai.** harp.[1184] hell. hura hydr. hydrc.[192] hyper. **IGN.** indg. inul. iod. **Iris** **Kali-c.**[5] kali-n. kali-p. kali-sil.[58] kola[1184] **Kreos.** kurch.[192] lac-ac. lach. **Laur.** **Led.** lith-c. lob.[36] **Lyc.**[36] mag-c. mag-m. med. meny.[1] **Merc.**[36] merc-i-f. mez.[1] mill. mosch.[5] mur-ac. myric.[25] nat-c. nat-m. nat-p. nat-s. nicc. nit-ac.[1] nux-m. **Nux-v.** ox-ac.[58] pall. petr. **Phos.** phys. phyt. plat. plb. plut-n.[222] ptel. **Puls.**[1] querc-r.[257] **RAN-B.** ran-s. raph. **Rhus-t.** ruta sabad. sarcol-ac.[119] **Sars.** senec. sep. **Sil.** spig.[102] squil. stann.[1] **Staph.**[1] stront-c. stry. **Sul-ac.** **Sulph.** tab. tax.[303] tep. thea[192] **Thuj.**[1] trom. uran.[269] v-a-b.[36] **Valer.** verat. verb. viol-t.[5] zinc. zinc-p.[58]
☞ *O; Arme; Schultern*

◦ ◦ **abwechselnde** Seiten: mag-m.[1]
☞ *O; Arme; abwechselnde Seiten*

◦ ◦ **links**: androc.[222] asaf.[5] **Bell.** **Calc.**[5] **Graph.** kali-c.[5] med. nat-m.[5] staph.[5] sulph. tax.[303] thea[192] verat.[5] viol-t.[5]
☞ *O; Arme; links*

◦ ◦ ◦ **Husten,** beim: sulph.
☞ *O; Arme; Husten agg.*

◦ ◦ **rechts**: alet.[85] **Apis** asaf.[5] bor. brom. calc.[5] calx-b.[194] carb-v. **Carbn-s.**[58] caust. **Chel.** colch. ferr.[5] harp.[1184] hydrc.[192] iris kola[1184] kurch.[192] merc-i-f. pall. plut-n.[222] **RAN-B.** stront-c.[5] sulph.[5] thuj.[5]
☞ *O; Arme; rechts*

◦ ◦ ◦ **Bewegung** agg.: hydrc.[192]
☞ *O; Arme; Bewegung; während*

◦ ◦ ◦ **Druck** agg.: kurch.[192]

◦ ◦ ◦ **Husten,** beim: bor.
☞ *O; Arme; Husten agg.*

◦ ◦ ◦ **Liegen auf schmerzhafter Seite agg.**: hydrc.[192] kurch.[192]
☞ *O; Arme; Liegen; agg.; während; erkranktem Teil, auf •O; Arme; Liegen; agg.; während; Seite, auf der; schmerzhafter Seite, auf*

◦ ◦ **morgens**: carb-an. carb-v. colch. gels. hura lyc. nat-m. phys. puls. sil. sulph. trom.
☞ *O; Arme; morgens*

◦ ◦ ◦ **10** Uhr: sil.

◦ ◦ ◦ **Armbewegung,** bei: puls.
☞ *O; Arme; Bewegung; während; Arme, der*

◦ ◦ ◦ **Bett,** im: sulph.

◦ ◦ ◦ **Essen,** nach dem: gels.
☞ *O; Arme; Essen; nach*

◦ ◦ ◦ **Husten,** während: carb-an.
☞ *O; Arme; Husten agg.*

◦ ◦ **mittags,** vor dem Essen: senec.
☞ *O; Arme; Essen; vor*

◦ ◦ **nachmittags**: canth. chel. euphr. hyper. indg. kreos. laur. mag-c. nicc. ptel. stront-c.
☞ *O; Arme; nachmittags*

◦ ◦ ◦ **14** Uhr: hyper. laur.

◦ ◦ ◦ **16** Uhr: indg. ptel.

◦ ◦ **abends**: calc-s. fl-ac. lyc. merc. mur-ac. puls. sulph.
☞ *O; Arme; abends*

◦ ◦ **nachts**: alum. graph. phyt. plut-n.[222] **Sulph.**
☞ *O; Arme; nachts*

◦ ◦ **Anwendungen,** kalte, **agg.**: thea[192]

◦ ◦ **Atmen,** beim: berb. nit-ac. stann.
☞ *O; Arme; Atmen agg.*

◦ ◦ **Ausatmen,** beim: caust. sulph.[1]

◦ ◦ **Berührung** agg.: nit-ac.[1] staph.[1]
☞ *O; Arme; Berührung; agg.*

◦ ◦ **Bettwärme** agg.: **Sulph.**

◦ ◦ **Bewegung,** bei:
☞ *O; Arme; Bewegung; während*

◦ ◦ ◦ **amel.**: **Cocc.** iod. **Kali-c.** med. phos.[1] **RHUS-T.** sulph.[1]

◦ ◦ ◦ **agg.**: carb-v. cupr. ign. **Iris** kola[1184] puls. rhus-t. staph. sulph.

◦ ◦ ◦ ◦ **Arms,** des: **Puls.** **RHUS-T.** staph.
☞ *O; Arme; Bewegung; während; Arme, der*

◦ ◦ ◦ ◦ **Kopfes,** des, von Seite zu Seite: cupr.
☞ *O; Arme; Bewegung; während; Kopfes, des*

◦ ◦ **Druck** amel.: hydrc.[192]
☞ *O; Arme; Druck; amel.*

◦ ◦ **Einatmen,** beim: berb. hyper. nit-ac.[1] sulph.[1]
☞ *O; Arme; Einatmen agg.*

◦ ◦ **Frösteln,** bei: nit-ac.

stechender Schmerz; **Arme; Schultern** (Forts.)

◦ ◦ **Froststadium** im Fieber, während: **Hell.**

◦ ◦ **Gehen,** beim:
☞ *O; Arme; Gehen; agg.; während*

◦ ◦ ◦ **agg.**: dig. lac-ac.

◦ ◦ ◦ **amel.**: **RHUS-T.** thuj.

◦ ◦ **Heben** des Arms, beim: agar. cic. **Iris Led.** mag-m. sars. sul-ac.
☞ *O; Arme; Anheben; agg., der Glieder*

◦ ◦ **Husten,** durch: bor. carb-an. chin.[5] hyper. merc. puls. **Sep.** sulph. verat.
☞ *O; Arme; Husten agg.*

◦ ◦ **Liegen,** beim: hydrc.[192] **RHUS-T.** sulph.

◦ ◦ ◦ **erkrankten** Teil, auf dem: hydrc.[192] sulph.

◦ ◦ **Menses,** anstelle der: ars.

◦ ◦ **Mittagessen,** nach dem: calc. phos. zinc.

◦ ◦ **Schlaf,** vor: sulph.

◦ ◦ **Sitzen,** beim: ox-ac.
☞ *O; Arme; Sitzen; während*

◦ ◦ **Wetter,** bei feuchtkaltem: carbn-s.
☞ *O; Arme; Kälte; in der Kälte, während Kälte • O; Arme; Wetter; nasskaltes*

◦ ◦ **erstreckt** sich:

◦ ◦ ◦ **abwärts**: carbn-s. caust. **Ferr.** harp.[1184] **Kreos. Rhus-t.** sabad. sil. squil. sulph.

◦ ◦ ◦ **Brust,** zur: **Camph. Sulph.**

◦ ◦ ◦ **Fingern,** zu den: **Kreos. Rhus-t.**

◦ ◦ ◦ **Halsmuskeln,** in die: cham. chel.

◦ ◦ ◦ **Hand,** in die: caust.

◦ ◦ ◦ **Herz,** zum, und Rücken: spig.[102]

◦ ◦ ◦ **Hüften,** in die: mag-m.[1]

◦ ◦ ◦ **Oberarm,** zum: querc-r.[257]

◦ ◦ **Deltoideusregion**: agar. bry.[36] caust. eupi.[36] lob.[36] lyc.[36] meny.[1] merc.[36] ox-ac.[58] puls.[1] stann.[1] thuj.[1] v-a-b.[36]
☞ *O; Arme; Schultern; Deltoideus, Region des*

◦ ◦ ◦ **links**: merc.[36]
☞ *O; Arme; links • O; Arme; Schultern; Deltoideus, Region des; links*

◦ ◦ ◦ **rechts**: eupi.[36]
☞ *O; Arme; Schultern; Deltoideus, Region des; rechts*

◦ ◦ ◦ **11** Uhr: v-a-b.[36]

◦ **Oberarme**: abrot. acon. agar.[36] agn. all-c. **Alum.** alum-p.[58] alum-sil.[58] anac. **ANT-C.**[5] ant-t.[36] arg.[1] arn. ars-met. asaf. aur-m-n.[36] bar-c. bell. berb. brom. **BRY.** calc. calc-acet.[1] calc-p. calc-sil.[58] cann-s. canth. carb-v.[1] **Carbn-s.** caust.[1] chel. chin. chin-ar. chin-s. cina citl-v.[197] coc-c. **Cocc.**[1] coloc. con. dig. dulc. elaps[85] euph.[5] euphr. eupi.[36] fago.[25] **Ferr.** form. graph. grat. **Guai.** hell. ind. indg.[36] **Kali-c.** kali-n. kali-sil.[58] lact. laur. **Led.** lob.[36] lyc. mag-c. mag-m.[5] mang.[36] mang-acet.[1] meny.[1] merc.[36] merc-i-f. mez. nat-s. nux-m. nux-v.[5] olnd. ox-ac.[58] ph-ac.[1] **Plat.** plb. puls.[1] ran-s.[5] rhod. **Rhus-t.**[1] rumx. sabad. sabin. samb.[1] **Sars.**[1] sil. spect.[271] spong.[5] squil.[5] stann.[1] staph. stram. stry. sulph. tarax.[1] tep. teucr.[5] ther. **Thuj.** v-a-b.[36] valer.[5] xan.[85] zinc.[1]
☞ *O; Arme; Oberarme*

◦ ◦ **links**: aur-m-n.[36] citl-v.[197] elaps[85] xan.[85]
☞ *O; Arme; links*

◦ ◦ ◦ **morgens**: citl-v.[197]
☞ *O; Arme; morgens*

◦ ◦ **rechts**: caust. **Cocc.** sulph.[1]
☞ *O; Arme; rechts*

◦ ◦ **morgens**: zinc.
☞ *O; Arme; morgens*

◦ ◦ **nachmittags**: form.
☞ *O; Arme; nachmittags*

◦ ◦ **abends**:
☞ *O; Arme; abends*

◦ ◦ ◦ **agg.**: calc. elaps stry. sulph.

◦ ◦ ◦ **amel.**: nat-s.

◦ ◦ **nachts**: caust.
☞ *O; Arme; nachts*

◦ ◦ **Anziehen,** beim: zinc.[1]

◦ ◦ **Berührung** amel.: thuj.
☞ *O; Arme; Berührung; amel.*

◦ ◦ **Bewegung**:

◦ ◦ ◦ **agg.**: **BRY.** caust.

◦ ◦ ◦ **amel.**: chin. **Cocc. Kali-c. RHUS-T.** sabad. tarax.

◦ ◦ **Buch** hält, wenn man ein: coc-c.
☞ *O; Arme; Greifen, ergreifen von Gegenständen; agg.*

◦ ◦ **Gehen**:

◦ ◦ ◦ **agg., beim**: dig. sulph. thuj.[1]

◦ ◦ ◦ ◦ **Freien,** im: thuj.[1]

◦ ◦ ◦ **amel.**: cina

◦ ◦ **Heben** des Arms, beim: agar. bry. caust.
☞ *O; Arme; Anheben; agg., der Glieder*

◦ ◦ **Mittagessen,** nach dem: canth. zinc.

◦ ◦ **Reiben** amel.: caust. tarax.
☞ *O; Arme; Reiben; amel.*

◦ ◦ **Sitzen,** beim: calc.
☞ *O; Arme; Sitzen; während*

◦ ◦ **Strecken** des Arms **agg.**: ind.
☞ *O; Arme; Ausstrecken der Arme; agg.*

◦ ◦ **trägt,** wenn man etwas: caust.[1]
☞ *O; Arme; Tragen von Dingen agg.*

◦ ◦ **erstreckt** sich:

◦ ◦ ◦ **Ellenbogen**: lyc.

◦ ◦ ◦ **Finger**: **Rhus-t.**

◦ ◦ ◦ **Schultern**: mang. ther.

◦ ◦ ◦ **Unterarme**: chel.

◦ ◦ **innen,** medial: asaf. berb. carb-v.[1] chel. con. led. mang. nux-m. rhus-t.[1] rumx. samb.[1] tarax.

◦ ◦ **außen,** lateral: caust.[1] tarax.[1]

◦ ◦ **Rückseite**: acon. tarax.[1]

◦ ◦ **Humerus**: agar.[36] ant-t.[36] brom. bry. calc. canth. caust.[1] chin-s. cocc.[1] coloc. indg.[36] mang.[36] merc.[36] mez. sabin. sars.[1] stram. sulph.

◦ ◦ ◦ **abends**: chin-s.
☞ *O; Arme; abends*

◦ ◦ ◦ **Gehen,** beim: merc.
☞ *O; Arme; Gehen; agg.; während*

◦ ◦ ◦ **Gelenkköpfe**: agar.[36] ant-t.[36] brom. chin-s. indg.[36] mang.[36] merc.[36] **Sabin.** stram.

◦ ◦ ◦ ◦ **links**: ant-t.[36] mang.[36]
☞ *O; Arme; links*

◦ ◦ ◦ ◦ **innen,** medial, rechts: indg.[36]

◦ ◦ ◦ ◦ **außen,** lateral: chin-s. merc.[36] stram.

◦ **Ellenbogen**: acon. agar. aloe alum. alum-p.[58] alum-sil.[58] am-c. ammc. androc.[222] apis apisin.[5] **Arg.** arg-n. **Asaf.** aster.[85] bell. berb. bov. brom. **Bry.** calc. **Calc-p.** calc-s. calc-sil.[58] calx-b.[194] caps. carb-an.[1] carbn-s.[58] caust. cedr. cham. chel. chin.[1] coc-c. cocc.[1] colch. coloc. com. con. cupr. eupi. falco-p.[265] ferr.[36] graph.[1] grat.[4] guai. guare. harp.[1184] hell. hep. hura hydr. indg. iris kali-bi. kali-c. kali-n. kalm. kola[1184] kreos.[5] laur. led. lyc. mag-c. mag-m. mang-acet.[1] menth-pu.[36] meny.[5] **Merc.** merc-i-f. mez. mur-ac. naja nat-c. nat-m. nux-m.[5] ozone[227] phos.[1] phys. plb. ran-s.[5] raph. rat. rhod. sabad. sabin.[85] **Sars.**[5] **Sep.** sil. **Spig.**[1] spong. stry. tab. tarax. tarent. tax.[303] tep. ter. ther.[144] **Thuj.** trom. valer.[5] viol-t. zinc.[1]
☞ *O; Arme; Ellenbogen*

◦ ◦ **links**: aster.[85] calc-p. calx-b.[194] ferr.[36] kali-bi. menth-pu.[36] tax.[303]
☞ *O; Arme; links*

◦ ◦ ◦ **rechts,** dann: **Calc-p.**
☞ *O; Arme; links; rechts, dann*

◦ ◦ ◦ **Reiben** amel.: menth-pu.[36]
☞ *O; Arme; Reiben; amel.*

◦ ◦ **rechts**: falco-p.[265]
☞ *O; Arme; rechts*

◦ ◦ **morgens**:
☞ *O; Arme; morgens*

◦ ◦ ◦ **7.30 Uhr**: ozone[227]

◦ ◦ ◦ **8** Uhr: mag-c. trom.

◦ ◦ **vormittags**: cham.
☞ *O; Arme; vormittags*

◦ ◦ **mittags**: cham. lyc. tarent.

◦ ◦ **nachmittags**: com. kali-n. naja
☞ *O; Arme; nachmittags*

◦ ◦ **abends**: bov. chel. eupi. lyc. mag-m. thuj. zinc.
☞ *O; Arme; abends*

◦ ◦ ◦ **17** Uhr - **22** Uhr: chel.

◦ ◦ **nachts**: graph.[1]
☞ *O; Arme; nachts*

◦ ◦ **Berührung** amel.: thuj.[1]
☞ *O; Arme; Berührung; amel.*

◦ ◦ **Bewegung**:

◦ ◦ ◦ **agg. während**: mag-c. spong.

◦ ◦ ◦ **amel.**: arg. cocc.[1]

◦ ◦ **drehen** des Arms, beim: harp.[1184]

◦ ◦ **Froststadium** im Fieber, während: hell.

◦ ◦ **Gähnen,** beim: zinc.[1]
☞ *O; Arme; Gähnen, beim*

◦ ◦ **Heben** des Arms, beim: ozone[227]
☞ *O; Arme; Anheben; agg., der Glieder*

◦ ◦ **Schreck,** Furcht, nach: phos.[1]
GEMÜT; M; Schreck oder Furcht, Beschwerden durch

◦ ◦ **Strecken** des Arms, beim: mez.
☞ *O; Arme; Ausstrecken der Arme; agg.*

◦ ◦ **erstreckt** sich:

◦ ◦ ◦ **abwärts**: acon. bov. caps. cupr. **Guai.** thuj.

◦ ◦ ◦ **Fingern,** zu den: bov. cupr. thuj.

◦ ◦ ◦ **Handgelenke**: acon. **Guai.**

◦ ◦ ◦ **Schulter,** zur: colch. indg. ther.[144]

◦ ◦ **außen,** lateral: thuj.[1]

◦ ◦ **Haut,** Rückseite, posterior: laur. sabad. thuj.

◦ ◦ ◦ **Bewegung** amel.: sabad.
☞ *O; Arme; Bewegung; amel.*

◦ ◦ **Ellenbeuge**: asaf. coc-c. coloc. grat.[4] kali-c. led. merc-i-f. nat-c. rat. **Spig.** tarent.
☞ *O; Arme; Ellenbogen; Ellenbeuge*

◦ ◦ ◦ **rechts**: merc-i-f. rat.
☞ *O; Arme; rechts*

◦ ◦ ◦ **morgens**: kali-c.
☞ *O; Arme; morgens*

◦ ◦ ◦ **Froststadium** im Fieber, vor: rat.

◦ ◦ ◦ **Ruhe,** während: coc-c. coloc.
☞ *O; Arme; Ruhe; agg.*

◦ ◦ ◦ **erstreckt sich zum Ellenbogenhöcker,** Olecranon: grat.[4]

◦ ◦ **Olecranon**: agar. arg. arg-n. bry. calc. carb-an.[1] coc-c. mur-ac. nat-m. sep. spig.[1] spong.
☞ *O; Arme; Ellenbogen; Höcker, Olekranon*

◦ ◦ ◦ **nachts**: sep.
☞ *O; Arme; nachts*

◦ ◦ ◦ **Beugen** des Arms, beim: bry.

◦ ◦ ◦ **Ruhe,** während: arg-n.
☞ *O; Arme; Ruhe; agg.*

◦ **Unterarme**: **Acon.** aesc. aeth. agar. agn.[5] alum. **Anac.**[5] ang.[5] ant-c. apis arg.[1] arn. asaf. asar. aur-m. bamb-a.[1184] bapt. bell.[1] benz-ac. **Berb.**[36] bor. **Bov.** **Bry.**[5] bufo **Calc.**[5] calc-acet.[36] camph. caps.[5] **Carb-an.** carbn-s. cast. **Caust.**[1] cham. chel. chin-s. **CIC.**[1] clem. cocc.[5] coloc. com.[36] con. cot.[36] cupr. cycl. **Dig.** dios. dros.[1] euphr.[5] eupi. fl-ac. form.[36] graph. **Guai.** ham. hydrc.[192] hyos.[1] iris kali-bi. kali-i. kalm.[36] lyc. m-arct.[5] mag-c.[1] mag-m. mang.[5] mang-acet.[1] meny. merc. mez. mosch.[5] myric. nat-ar.[58] nat-c. nit-ac.[1] ol-an.[36] olnd.[5] ox-ac. **Ph-ac.**[1] plb. psil.[164] **Ran-b.** **Ran-s.** raph. rhod. rhus-t.[5] sabad. sabin. samb.[36] **Sars.**[1] senec. **Sil.** spig. **Spong.** staph. still. stram. stront-c. sul-ac. tab. tarax.[1] tarent. teucr.[5] **Thuj.** til-c.[253] trom. tung.[252] viol-t. **Zinc.**
☞ *O; Arme; Unterarme*

◦ ◦ **links**: aesc.
☞ *O; Arme; links*

◦ ◦ **rechts**: bamb-a.[1184] mag-c.
☞ *O; Arme; rechts*

◦ ◦ **morgens**: kali-bi. mez.
☞ *O; Arme; morgens*

◦ ◦ ◦ **Erwachen,** beim: kali-bi.
☞ *O; Arme; Erwachen, beim*

◦ ◦ **vormittags**: mag-c.
☞ *O; Arme; vormittags*

◦ ◦ **mittags,** vor dem Essen: senec.
☞ *O; Arme; Essen; vor*

stechender Schmerz; **Arme; Unterarme** (Forts.)

◦ ◦ **abends**: fl-ac. thuj.
☞ *O; Arme; abends*

◦ ◦ **nachts**: alum.
☞ *O; Arme; nachts*

◦ ◦ **Anstrengung, bei**: tab.
☞ *O; Arme; Anstrengung; agg.*

◦ ◦ **Berührung**:
☞ *O; Arme; Berührung; agg.*

◦ ◦ ◦ **agg.**: cupr.

◦ ◦ ◦ **amel.**: tarax.[1]
☞ *O; Arme; Berührung; amel.*

◦ ◦ **Bewegung, bei**: acon. spig.
☞ *O; Arme; Bewegung; während*

◦ ◦ **Schreiben, beim**: berb. cic.[1] lyc. ox-ac. thuj.
☞ *O; Arme; Schreiben agg.*

◦ ◦ **Sitzen, beim**: sabin. thuj.
☞ *O; Arme; Sitzen; während*

◦ ◦ **erstreckt** sich:

◦ ◦ ◦ **abwärts**: chel. **Ran-s.** sars.

◦ ◦ ◦ **aufwärts**: asaf. thuj.[1] zinc.

◦ ◦ ◦ **Finger,** in die: eupi. nit-ac.[1] plb. sars.[1] still. thuj.

◦ ◦ ◦ **Handrücken,** zum: nit-ac.[1]

◦ ◦ **innen,** ulnar: berb. caust.[1] cham. chin-s. com.[36] con. form.[36] kalm.[36] mag-c.[1] ox-ac. ph-ac.[1] psil.[164] sars.[1] thuj.

◦ ◦ ◦ **N. ulnaris**: com.[36] form.[36]

◦ ◦ ◦ ◦ **links**: form.[36]
☞ *O; Arme; links*

◦ ◦ **radial**: mang-acet.[1] thuj.[1]

◦ ◦ **oberer** Teil: arn. eupi. meny. ol-an. thuj.

◦ ◦ **Radialarterie**: cot.[36]

◦ ◦ **Knochen**: arg.[1] bapt. berb.[36] ol-an.[36] ph-ac.[1]

◦ ◦ ◦ **Speiche**: arg.[1] bapt. berb.[36] ol-an.[36]

◦ ◦ **Beugemuskeln**: tarent.

◦ ◦ **Haut,** äußerlich: agar.

◦ ◦ **Sehnen**: caust.[1]

◦ ◦ **Gelenkköpfe**: calc-acet.[36] ol-an.[36] samb.[36]

◦ ◦ ◦ **außen,** lateral: ol-an.[36] samb.[36]

◦ **Handgelenke**: **Acon.** agn.[5] **Alum.**[1] alum-sil.[58] am-c.[5] anac.[1] ang.[1] apis arg.[1] arn. ars. ars-i. aster. aur. aur-ar.[58] aur-i.[58] aur-m. aur-s.[58] bapt. bar-c. bell. berb. **Bov.** brach. **Bry.** calc.[1] calc-acet.[36] calc-ar. calc-sil.[58] canth. carbn-s. caust. cham. chel. chin. chin-s. clem. cob. colch. com. con. corn. cypra-e.[227] dig.[1] dulc. euphr. ferr. graph. ham. **Hell.** hura hydrc.[192] hyper. indg. inul. iod. kali-bi. **KALI-C.** kali-n. kali-sil.[58] kalm. laur. **Led.** lyc. lycps. mang. mang-acet.[1] meny. **Merc.** merc-s. mosch.[5] **Nat-m.** nux-v.[5] ol-an.[36] op. ox-ac. **Phos.**[5] plat. rhod. rhus-t.[5] **Ruta**[5] **Sabin. Samb.**[1] **Sars. SEP.**[1] **Sil.** sol-n. **Spig.**[1] spong. squil. staph. **Sulph.** tarent.[192] tax.[303] thuj. trom. tung.[252] verb.[5] zinc.
☞ *O; Arme; Handgelenke*

◦ ◦ **abwechselnde** Seiten: lyc.
☞ *O; Arme; abwechselnde Seiten*

◦ ◦ **links**: sep.[1] tax.[303]
☞ *O; Arme; links*

◦ ◦ **rechts**: canth. hydrc.[192]
☞ *O; Arme; rechts*

◦ ◦ **morgens**: lyc.
☞ *O; Arme; morgens*

◦ ◦ **nachmittags**: canth. lyc. tarent.[192]
☞ *O; Arme; nachmittags*

◦ ◦ **abends**: euphr. hell. rhod. tarent.
☞ *O; Arme; abends*

◦ ◦ ◦ **Gehen** im Freien, beim: hell.
☞ *O; Arme; Gehen; agg.; während; Freien, im*

◦ ◦ **nachts**: calc. sil.[1]
☞ *O; Arme; nachts*

‹›

◦ ◦ **Arbeit,** bei der: alum.[1] caust.
☞ *O; Arme; Handarbeit, durch*

◦ ◦ **Bewegung**:

◦ ◦ ◦ **agg.**: arn. calc. hydrc.[192] indg. kali-c. sep.[1] spig.[1] tarent.[1]

◦ ◦ ◦ ◦ **Arm** von Seite zu Seite: hydrc.[192]
☞ *O; Arme; Bewegung; während; Arme, der*

◦ ◦ ◦ ◦ **Zeigefingers,** des: spig.[1]
☞ *O; Arme; Bewegung; während; Finger, der*

◦ ◦ ◦ **amel.**: bar-c. dulc. samb. spong.

◦ ◦ **Druck** amel.: tarent.[192]
☞ *O; Arme; Druck; amel.*

◦ ◦ **Gehen** im Freien, beim: clem.
☞ *O; Arme; Gehen; agg.; während; Freien, im*

◦ ◦ **greift,** wenn man etwas: aur-m. bov. iod. nat-m.
☞ *O; Arme; Greifen, ergreifen von Gegenständen; agg.*

◦ ◦ **Heben** von irgendetwas, beim: hydrc.[192] iod.
☞ *O; Arme; Heben agg.*

◦ ◦ **Herunterhängenlassen** des Arms agg.: tarent.[192]

◦ ◦ **Reiben** amel.: laur.
☞ *O; Arme; Reiben; amel.*

◦ ◦ **Ruhe** amel.: tarent.[192]
☞ *O; Arme; Ruhe; amel.*

◦ ◦ **Schreiben,** beim: lyc. ox-ac. sil.
☞ *O; Arme; Schreiben agg.*

◦ ◦ **synchron** mit dem Puls: samb.

◦ ◦ **warm** werden, wenn die Hände: **Bry.**
☞ *O; Arme; warm; Warmwerden, durch*

◦ ◦ **Waschen,** beim: alum.
☞ *O; Arme; Waschen; agg.*

◦ ◦ **Zusammenbringen** von Daumen, Zeigefinger und Mittelfinger, beim: bov.

◦ ◦ **erstreckt** sich:

◦ ◦ ◦ **aufwärts**: bell. bry. canth. cham. mang-acet.[1] sabin. sars.[1] sil.[1] staph.

◦ ◦ ◦ **Finger,** zum: lyc. sep.

◦ ◦ ◦ **Schulter,** zur: staph.

◦ ◦ **innen,** ulnar: anac.[1] bell. berb. calc.[1] samb.[1]

◦ ◦ **radial**: arg. dig.[1] sars.

◦ ◦ **Haut,** äußerlich, Vorderseite: arg.[1] colch.

◦ ◦ **Streckseite**: chin-s. dig.[1] led.

◦ **Hände**: acon. aesc.[81] **All-c.**[102] am-c. am-m. ambr. **Anac.**[1] ang. anis. apis apisin.[5] arge-p.[264] arn. ars.[1] ars-i.[25] arund. asaf. aur.[1] bamb-a.[1184] bapt. bar-c. **Bell.**[1] berb. bor. bov. bry. cahin. calad. **Calc.** calc-p.[36] calc-s. camph. cann-s. canth. caps. carb-ac. **Carb-an.** carb-v. carbn-s. **Caust.** cham. chel.[36] chin.[1] **Cina** clem. colch.[5] **Coloc.**[36] con. crot-h.[36] cupr. cycl. dios. dulc.[5] elaps[36] euphr. eupi. ferr. form. gamb. gels. gins. glon. graph.[1] guai. hell.[1] hydrc.[192] hyper. ign. kali-acet. **Kali-c.** kali-n.[1] kali-sil.[58] **Kalm.** kreos.[5] lac-ac. lach. lappa[102] laur.[5] led. lil-t. lyc. m-arct.[5] m-art.[5] mag-c. **Mag-m.** mag-s. manc. mang-acet.[1] merc. merc-c.[5] merc-i-f. mez. mill. mosch. mur-ac.[1] nat-ar.[58] nat-m. **Nat-s.** nicc. nit-ac. nux-v. ol-an. pall.[36] par. petr. ph-ac. phos.[1] phyt.[111] pic-ac. plat. **Plb.** psil.[164] puls. **Ran-b.** ran-s. rhod. **Rhus-t.** ros-d.[305] sabad. samb. **Sars.** sel.[5] seneg. sep. sieg.[144] sil. spig. **Spong.** squil. stann.[1] staph. **Sulph.** tab. tarent. thea[275] thuj. til-c.[253] **Verb.**[1] vip. **Zinc.**[1] zinc-p.[58]
☞ *O; Arme; Hände*

◦ ◦ **links**: thea[275]

◦ ◦ **morgens**:
☞ *O; Arme; morgens*

◦ ◦ ◦ **Bett,** im: petr.[1]

◦ ◦ ◦ **Erwachen,** beim: thuj.
☞ *O; Arme; Erwachen, beim*

◦ ◦ **vormittags**: thuj.
☞ *O; Arme; vormittags*

◦ ◦ **abends**: arge-p.[264] lac-ac. mag-m. plat. rhod.
☞ *O; Arme; abends*

◦ ◦ ◦ **Bett,** im: mag-m. plat.

◦ ◦ **nachts** 22 Uhr: cham.

◦ ◦ **Atemzug,** bei jedem: am-c.
☞ *O; Arme; Atmen agg.*

◦ ◦ **Berührung,** bei: lyc.
☞ *O; Arme; Berührung; agg.*

◦ ◦ **Bewegung**:

◦ ◦ ◦ **agg.**: am-m. caust.[1] vip.

◦ ◦ ◦ ◦ **Arme,** der: caust.[1]
☞ *O; Arme; Bewegung; während; Arme, der*

◦ ◦ ◦ **amel.**: acon. **Rhus-t.**

◦ ◦ **Gehen** im Freien, beim: am-m.
☞ *O; Arme; Gehen; agg.; während; Freien, im*

◦ ◦ **Konvulsionen,** während: aesc.[81]

◦ ◦ **Schreiben,** beim: **Coloc.**
☞ *O; Arme; Schreiben agg.*

◦ ◦ **Stößen** im Herzen, bei: glon.

◦ ◦ **Waschen**:
☞ *O; Arme; Waschen; agg.*

◦ ◦ ◦ **während**: clem.[1]

◦ ◦ ◦ **nach**: aesc.

◦ ◦ **Wasser**:

◦ ◦ ◦ **agg.**: clem.[1]

◦ ◦ ◦ **amel., kaltes**: apis
☞ *O; Arme; Kälte; amel.*

◦ ◦ **erstreckt** sich:

◦ ◦ ◦ **Ellenbogen,** zu den: ang. **Caust.**

◦ ◦ ◦ **Finger**: cina euphr. gels. petr.

◦ ◦ ◦ **Kehlkopf** und zurück zur Hand, zum: euphr.

◦ ◦ ◦ **Oberarme**: canth.

◦ ◦ **innen,** ulnar: anac.[1] berb. carb-an. merc-i-f. mill. stann.[1] tarent.

◦ ◦ **radial**: cham. phos.

◦ ◦ **Mittelhandknochen**: ars.[1] calc.[36] calc-p.[36] carbn-s.[36] cham.[36] chel.[36] chin.[1] coloc.[36] elaps[36] mang-acet.[1] pall.[36] ph-ac.[1] sars.[1] thuj.[36]

◦ ◦ ◦ **links**: calc.[36] calc-p.[36] carbn-s.[36]
☞ *O; Arme; links*

◦ ◦ ◦ ◦ **abends**: calc-p.[36]
☞ *O; Arme; abends*

◦ ◦ ◦ ◦ **Bett,** im: carbn-s.[36]

◦ ◦ ◦ **rechts**: chel.[36] elaps[36] thuj.[36]
☞ *O; Arme; rechts*

◦ ◦ ◦ ◦ **Druck** agg.: chel.[36]

◦ ◦ ◦ **Fieber,** während: thuj.[36]

◦ ◦ ◦ **Schreiben,** beim: coloc.[36]
☞ *O; Arme; Schreiben agg.*

◦ ◦ **Gelenke**: bamb-a.[1184] bry. sars. **Sep. Spig.** squil.
☞ *O; Arme; Gelenke*

◦ ◦ ◦ **links**: bamb-a.[1184]
☞ *O; Arme; links*

◦ ◦ ◦ **Greifen,** beim: bamb-a.[1184]
☞ *O; Arme; Greifen, ergreifen von Gegenständen; agg.*

◦ ◦ **Handrücken**: anac.[1] ars-i.[25] berb. caust.[1] elaps[36] ferr. lyc.[1] **Merc-c.**[5] sulph.[1] zinc.[1]
☞ *O; Arme; Hände; Handrücken*

◦ ◦ ◦ **rechts**: ars-i.[25]
☞ *O; Arme; rechts*

◦ ◦ **Ballen**: anac.[1] carb-an. cham. cupr. kali-n.[1] mag-m. mang-acet.[1] ran-s. sil. sulph. zinc.[1]

◦ ◦ ◦ **abends,** im Bett: mag-m.

◦ ◦ **Handflächen**: acon. anis. apis bamb-a.[1184] berb. bor. calad. calc. cann-s. carb-an. caust. clem. **Con.** crot-h.[36] eupi. gamb. graph.[1] hell.[1] hydrc.[192] kali-acet. lyc. mag-c. mang-acet.[1] mur-ac.[1] nat-ar.[58] nat-m. nat-s. nicc. nit-ac. par. ph-ac. phos.[1] psil.[164] rhus-t. **Sel.**[5] seneg. sep. sieg.[144] staph. **SULPH.** thuj. til-c.[253] verb. zinc.[1]
☞ *O; Arme; Hände; Handflächen*

◦ ◦ ◦ **rechts**: hydrc.[192]
☞ *O; Arme; rechts*

◦ ◦ ◦ **morgens,** im Bett: calc.

◦ ◦ ◦ **abends**: bor. calad. graph.[1] lyc. sulph. thuj.
☞ *O; Arme; abends*

◦ ◦ ◦ ◦ **22** Uhr: sulph.

◦ ◦ ◦ ◦ **Bett,** im: graph.[1]

◦ ◦ ◦ **Mitternacht**: rhus-t.

◦ ◦ ◦ **Wasser,** kaltes, **amel.**: apis
☞ *O; Arme; Kälte; amel.*

◦ ◦ ◦ **erstreckt** sich:

◦ ◦ ◦ ◦ **Ellenbogen,** zu den: eupi.

◦ ◦ ◦ ◦ **Rückseite** der Unterarme: gamb.

◦ ◦ ◦ **Hypothenar,** links: psil.[164]
☞ *O; Arme; links*

◦ ◦ ◦ **Mitte**: bamb-a.[1184]

◦ ◦ ◦ **Wölbung** der Handfläche: acon. cann-s.

stechender Schmerz; **Arme; Hände** (Forts.)

◦ ◦ **Fingern,** zwischen den: aur.[1] carbn-s. cycl. ol-an. puls. ran-s. verb.[1]
☞ *O; Arme; Hände; Fingern, zwischen den*

◦ ◦ ◦ **Daumen** und Zeigefinger: aur.[1] ol-an. verb.[1]
☞ *O; Arme; Finger; Daumen*

◦ ◦ ◦ **Zeigefinger** und Mittelfinger: ran-s.

◦ **Finger**: abrot. acon. aesc. aeth. agar. agn. aloe alum. am-c. **Am-m.** ambr. **Anac.** ang. ant-c. ant-t. **Apis** apisin.[5] arg-n. arn. ars.[1] arund. asaf. asar.[5] aur-m-n. bamb-a.[1184] bani-c.[204] bapt. bar-acet.[1] bar-c.[1] bell.[1] berb. bov. brom. bry. bufo bufo-s. cact. **Calc.** calc-p. calc-sil.[58] camph. cand-a.[239] cann-i. cann-s. caps. carb-ac. carb-an. **Carb-v.**[1] carbn-s. cast. **Caust.** cham. chel. chin. **CIC.** cina[5] cinnb. clem. coc-c. cocc.[5] colch. com. con.[1] croc. crot-c.[36] crot-h. cupr. cycl.[5] cymbo-ci.[2184] daph. **Dig.** dios. dros.[5] dulc. elaps[137] elat.[54] euphr. fago. ferr-ma. fl-ac. gamb. gins. gran. graph. grat. guai. **Hell.** hep. hura hydrog.[222] hyos. hyper. ign. ind. indg. iod. jug-r. kali-bi. **KALI-C.**[1] kali-n.[1] kali-sil.[58] kalm. **Lach.** lar-ar.[251] laur. led. lept. lil-t. lith-c. lob-s.[85] lyc. lycps. lyss. m-arct.[5] m-art.[5] mag-c. **Mag-m.**[1] mag-s. manc. mang.[36] mang-acet.[1] meny. merc. merc-c. merc-i-f. merl. **Mez.** mosch. mur-ac.[36] nat-ar.[58] **Nat-c.**[1] **Nat-m.** nat-p. **Nat-s.** neon[222] nicc. nit-ac. nux-v.[5] olnd. osm. ox-ac. paeon. pall. par. petr. ph-ac.[1] phos. phyt. plat. plb. puls. ran-b. **Ran-s.**[5] rheum[1] **Rhod. Rhus-t.** sabad. sabin.[5] sang. **Sars.** sec. sep. sil. spig. spong. **Stann.** staph.[1] stict. stram. **Sul-ac.**[1] sulph.[1] sumb. tab. tarax. tarent. tep. **Thuj.**[1] til. til-c.[253] trom. tung.[252] ust. valer.[5] verat. **Verb.** viol-o. **Viol-t.** vip. xan.[85] zinc.

◦ ◦ **links**: elat.[54] xan.[85]
☞ *O; Arme; links*

◦ ◦ **morgens**: dios. mez.
☞ *O; Arme; morgens*

◦ ◦ ◦ **7 Uhr**: dios.

◦ ◦ **vormittags**: trom.
☞ *O; Arme; vormittags*

◦ ◦ **nachmittags**: thuj.
☞ *O; Arme; nachmittags*

◦ ◦ **abends**: alum.[1] ang. thuj.
☞ *O; Arme; abends*

◦ ◦ **Atemzug, bei jedem**: am-c.
☞ *O; Arme; Atmen agg.*

◦ ◦ **Aufstehen** vom Sitzen, beim: carb-v.
☞ *O; Arme; Aufstehen; agg.; Sitzen, vom*

◦ ◦ **Bewegung** amel.: am-m.
☞ *O; Arme; Bewegung; amel.*

◦ ◦ **erfrorene,** ehemals: lyc.[1]
☞ *O; Arme; Unterkühlung, durch*

◦ ◦ **Kälte,** während: gins.

◦ ◦ **Luft,** kalte, agg.: am-c.
☞ *O; Arme; Luft; agg.; kalte*

◦ ◦ **Schreiben,** beim: bapt. **Bry.**
☞ *O; Arme; Schreiben agg.*

◦ ◦ **erstreckt** sich:

◦ ◦ ◦ **Ellenbogen**: caust.[1]

◦ ◦ ◦ **Fingerspitzen**: berb. dros.[1]

◦ ◦ **Knochen**: ph-ac.[1]

◦ ◦ **Gelenke**: **Acon.** aloe am-m. asaf. aur-m-n. bar-c. calc. camph. **Carb-v.**[1] carbn-s. cham. com. con.[1] ferr-ma. **Hell.** hyper. indg. iod. kali-bi. mang. meny.[1] mosch. nat-m. nit-ac. paeon. ph-ac. phyt. plat. **Sars.**[5] **Sep.** spig. stann. stict. sul-ac.[1] **Sulph.** tep. thuj. trom. zinc.
☞ *O; Arme; Finger; Fingergelenke*

◦ ◦ ◦ **Grundgelenke**: aloe calc. com. kali-bi. sul-ac.[1]

◦ ◦ ◦ **Mittelgelenke**: carb-v.[1] con.[1]

◦ ◦ **Nägel**:
☞ *O; Nägel; Fingernägel •O; Arme; Finger; Daumen*

◦ ◦ ◦ **unter** den: calc. caust. con. elaps[137] graph. nat-m. nat-s. puls. sil. sulph.
☞ *O; Nägel; unterm Nagel*

◦ ◦ ◦ **Umgebung** der: lith-c. merl. nat-m.[36]

◦ ◦ ◦ ◦ **Ruhe,** während: nat-m.[36]
☞ *O; Arme; Ruhe; agg.*

◦ ◦ **Fingerrücken**: caust. nat-m.[1] sabad.

◦ ◦ **Ballen**: **RHUS-T.**

◦ ◦ **Fingerspitzen**: abrot. alum. am-c. **AM-M.** ambr. apisin.[5] arund. asar.[144] aur-m-n. bamb-a.[1184] bell. berb. bufo-s. carb-an. chin. coc-c. con. dros.[5] elat. fago. graph. hyos. **Lach.** laur.[5] led. lept. m-arct.[5] m-art.[5] mag-m.[1] merl. mez. mur-ac. nat-m.[5] nat-s.[111] nicc. olnd.[5] osm. **PETR.** phyt.[111] puls. **Ran-s.**[5] **RHUS-T.** sabad.[5] sabin.[5] sec. spig. **Stann.** staph.[5] **SULPH.**[36] **Thuj.** verb.[5] viol-o.[5] vip.
☞ *O; Arme; Finger; Fingerspitzen*

◦ ◦ ◦ **abends**: **Am-m.**
☞ *O; Arme; abends*

◦ ◦ ◦ **nachts**: bamb-a.[1184] **Sulph.**
☞ *O; Arme; nachts*

◦ ◦ ◦ **Froststadium** im Fieber, während: bell.

◦ ◦ ◦ **Gehen** im Freien, beim: **Am-m.**
☞ *O; Arme; Gehen; agg.; während; Freien, im*

◦ ◦ ◦ **greift,** wenn man irgendetwas: **RHUS-T.**
☞ *O; Arme; Greifen, ergreifen von Gegenständen; agg.*

◦ ◦ ◦ **Herunterhängenlassen** des Gliedes agg.: sulph.[36]

◦ ◦ ◦ **Reiben** amel.: mag-m.[1]
☞ *O; Arme; Reiben; amel.*

◦ ◦ ◦ **erstreckt** sich den Arm hinauf: fago.

◦ ◦ **Daumen**: agar. agn. am-m. ambr. anac. ars. asaf. asar.[5] bani-c.[204] bapt. bar-c. bell.[1] berb. bry. calc-p. carb-an. carb-v. carbn-s. cham. clem. coc-c. colch. con.[1] cymbo-ci.[2184] dig. dulc. elat.[54] fl-ac. gamb. gran. graph. grat. **Guai.** hura ign. kali-n.[1] laur. led. lith-c. lob-s.[85] lyc. lycps. mag-c. mag-s. manc. mang-acet.[1] meny.[36] merc. merc-c. mez. mur-ac.[36] nat-c.[1] nat-m. nat-s. nux-v.[5] ox-ac. pall. petr. ph-ac. phyt. ran-b. rheum[1] sabad. sabin.[5] sang. sars. sep. sil. spong. **Staph.** stram. sulph. tab. tarent. thuj. til. verat. verb.[1] vip. **Zinc.**
☞ *O; Arme; Finger; Daumen*

◦ ◦ ◦ **abwechselnd** mit Stichen im Großen Zeh: sulph.
☞ *A; Abwechselnd mit*

◦ ◦ ◦ **links**: lith-c. ox-ac.
☞ *O; Arme; links*

◦ ◦ ◦ **rechts**: guai.
☞ *O; Arme; rechts*

◦ ◦ ◦ **morgens**: ars. stram.
☞ *O; Arme; morgens*

◦ ◦ ◦ ◦ **Bett,** im: ars. stram.

◦ ◦ ◦ **nachmittags**: lyc.
☞ *O; Arme; nachmittags*

◦ ◦ ◦ **abends,** im Bett: graph.[1]

<> ◦ ◦ ◦ **Berührung** amel.: anac.[1]
☞ *O; Arme; Berührung; amel.*

◦ ◦ ◦ **Bewegung** amel.: anac.[1]
☞ *O; Arme; Bewegung; amel.*

◦ ◦ ◦ **Druck**:

◦ ◦ ◦ ◦ **agg.**: dig.[1]

◦ ◦ ◦ ◦ **amel.**: mag-c. tarent.
☞ *O; Arme; Druck; amel.*

◦ ◦ ◦ **Schreiben,** beim: ox-ac. sabad.
☞ *O; Arme; Schreiben agg.*

◦ ◦ ◦ **erstreckt** sich:

◦ ◦ ◦ ◦ **außen,** nach: meny.[36]

◦ ◦ ◦ ◦ **Handrücken**: asaf.

◦ ◦ ◦ **Gelenke**: agn. am-m. bar-c. bry. cham. clem. con.[1] gran. grat. ign. laur. led. nat-c. nat-m. sars. spong. thuj. til. verb.[1] zinc.[1]
☞ *O; Arme; Finger; Fingergelenke*

◦ ◦ ◦ ◦ **Grundgelenk**: agn. bry. cham. grat. ign. led. nat-m. sars. thuj. til. verb.[1]

◦ ◦ ◦ ◦ **Endgelenk**: am-m. bar-c. gran. ign. laur. nat-c. spong. thuj. zinc.[1]

◦ ◦ ◦ **Daumenrücken**: ph-ac.[1]

◦ ◦ ◦ **Ballen**: am-m. anac. berb. carb-an. carb-v. dig. elat.[54] gamb. graph. hura lith-c. manc. ox-ac. petr. ph-ac. **Sil.** tarent. verat.

◦ ◦ ◦ ◦ **abends** beim Schreiben: ox-ac.

◦ ◦ ◦ **Nagel,** unter dem: am-m. bani-c.[204] bapt. coc-c. fl-ac. **Graph.** kali-n.[1] nat-c.[1] **Thuj. Zinc.**
☞ *O; Nägel •O; Nägel; unterm Nagel •O; Arme; Finger; Daumen*

◦ ◦ ◦ ◦ **Nagelwurzel**: fl-ac. nat-c.[1]

◦ ◦ ◦ **Spitze**: agar. am-m. ambr. bar-c. berb. calc-p. graph. lob-s.[85] mag-s. merc-c. mez. mur-ac.[36] nat-c.[1] nat-m. nat-s. phyt. sabad. sep. staph. vip. **Zinc.**
☞ *O; Arme; Finger; Fingerspitzen*

◦ ◦ ◦ ◦ **abends**:
☞ *O; Arme; abends*

◦ ◦ ◦ ◦ ◦ **Sitzen,** beim: am-m.

◦ ◦ ◦ ◦ ◦ **Gehen,** beim: merc-c.

◦ ◦ ◦ ◦ **Mittagessen,** nach dem: mag-s.

◦ ◦ ◦ ◦ **Halten** eines Gegenstandes **agg.**: mez.
☞ *O; Arme; Greifen, ergreifen von Gegenständen; agg.*

◦ ◦ ◦ ◦ **Berührung,** bei: mur-ac.[36]
☞ *O; Arme; Berührung; agg.*

◦ ◦ ◦ ◦ **Erwachen,** beim: nat-m.
☞ *O; Arme; Erwachen, beim*

◦ ◦ **Zeigefinger**: aeth. agar. agn. ambr. arn. bamb-a.[1184] bapt. bar-acet.[1] berb. bov. calc. camph. carb-ac. carb-an.[1] carb-v. cham. chel. coc-c. croc. dig. gamb. grat. hura indg. kali-c.[36] kalm. lar-ar.[251] lyc. lyss. mag-c. meny. merc. mur-ac.[1] nat-c. nat-m. nat-p. nat-s. par. petr. phos. rhod. rhus-t. sabad. sep. **Sil.** stann.[1] staph.[1] sulph. tarent. thuj. verb.[1] zinc.

◦ ◦ ◦ **morgens**: lyc.
☞ *O; Arme; morgens*

◦ ◦ ◦ **abends,** im Bett: hura rhod. thuj.

◦ ◦ ◦ ◦ **17** Uhr: thuj.
☞ *O; Arme; nachmittags; 17 Uhr*

◦ ◦ ◦ ◦ **20** Uhr: hura

◦ ◦ ◦ **plötzlich** auftretend und verschwindend: bamb-a.[1184]

<> ◦ ◦ ◦ **Beugen** des Arms, beim: carb-v.[1]

◦ ◦ ◦ **Bewegung,** bei: verb.
☞ *O; Arme; Bewegung; während*

◦ ◦ ◦ **Strecken** des Fingers **agg.**: kali-c.[1]

◦ ◦ ◦ **erstreckt** sich nach außen: meny.

◦ ◦ ◦ **Fingerrücken**: grat. nat-m. par. rhus-t.

◦ ◦ ◦ **Fingerspitzen**: bamb-a.[1184] berb. carb-an.[1] kali-c.[36] mur-ac.[1] nat-c. nat-s. rhus-t. sulph. zinc.

◦ ◦ ◦ ◦ **Berührung,** bei: mur-ac.[1]
☞ *O; Arme; Berührung; agg.*

◦ ◦ ◦ ◦ **greift,** wenn man etwas: **Rhus-t.**
☞ *O; Arme; Greifen, ergreifen von Gegenständen; agg.*

◦ ◦ ◦ **Gelenke**: agar. agn. arn. bapt. bar-acet.[1] berb. bov. calc. carb-ac. carb-v. cham. gamb. hura indg. kali-c. lyc. mag-c. nat-m. nat-s. petr. stann.[1] sulph. verb.[1]

◦ ◦ ◦ ◦ **abends**: nat-m.
☞ *O; Arme; abends*

◦ ◦ ◦ ◦ **Arbeiten,** beim: bov.
☞ *O; Arme; Handarbeit, durch*

◦ ◦ ◦ ◦ **interphalangeal**:

◦ ◦ ◦ ◦ ◦ **Mittelgelenk**: arn. carb-v. indg. kali-c. nat-m.[1] verb.[1]

◦ ◦ ◦ ◦ ◦ **Endgelenk**: agn. cham. gamb. hura lyc. petr. stann.[1] sulph.

◦ ◦ ◦ ◦ **Grundgelenk**: agar. bapt. bar-acet.[1] berb. carb-ac. mag-c.

◦ ◦ ◦ **Haut,** äußerlich: berb. camph. carb-an.[1] carb-v. kali-c.[1] nat-m.

◦ ◦ ◦ **Nägel**: coc-c. kali-c.[1] sep. thuj.

◦ ◦ ◦ **Strecken** des Fingers **agg.**: kali-c.[1]

◦ ◦ **Mittelfinger**: ant-t. arn. bamb-a.[1184] bell.[1] calc. carb-an. carb-v. cast. caust.[1] chel. cinnb. cupr. dios. euphr. gamb. kali-bi. kali-c.[1] kali-n.[1] lach. lyc. mag-m.[1] mang. merc. mez. nat-p. olnd. ox-ac. ph-ac.[1] sep. sil. stann. sul-ac. sulph. sumb. thuj. verat. viol-o.

◦ ◦ ◦ **nachmittags,** 17 Uhr: thuj.
☞ *O; Arme; nachmittags; 17 Uhr*

◦ ◦ ◦ **abends**: bamb-a.[1184] lyc.
☞ *O; Arme; abends*

◦ ◦ ◦ **Gelenke**:
☞ *O; Arme; Finger; Fingergelenke*

stechender Schmerz; **Finger; Mittelfinger; Gelenke** (Forts.)

◦ ◦ ◦ ◦ **Grundgelenk**: carb-v. mang.

◦ ◦ ◦ ◦ **Mittelgelenk**: sep. thuj.

◦ ◦ ◦ ◦ **Endgelenk**: ant-t. arn. carb-v.

◦ ◦ ◦ **Nagel,** unter dem: kali-c.[1] lyc.[1]
☞ *O; Nägel •O; Nägel; unterm Nagel •O; Arme; Finger; Daumen*

◦ ◦ ◦ **Proximaler** Fingerknochen: ph-ac.[1]

◦ ◦ ◦ **Spitze**: arn. bell.[1] cast. kali-c.[1] lyc. mag-m.[1] mez. stann. viol-o.

◦ ◦ ◦ ◦ **21** Uhr: cast.

◦ ◦ **Ringfinger**: ant-c. arg-n. cann-s. carbn-s. caust. crot-h. hura kali-c. kali-n.[1] mag-m.[1] mang.[36] mang-acet.[1] nat-c. phyt. sil. sulph.[1] thuj. trom. viol-t.

◦ ◦ ◦ **Bewegung** amel.: viol-t.
☞ *O; Arme; Bewegung; amel.*

◦ ◦ ◦ **Gelenke**: mang.[36] mang-acet.[1] sil.
☞ *O; Arme; Finger; Fingergelenke*

◦ ◦ ◦ ◦ **9** Uhr: sil.

◦ ◦ ◦ ◦ **Grundgelenk**: mang.[36]

◦ ◦ ◦ **Fingerrücken**: sulph.[1]

◦ ◦ ◦ **Nagel,** unter dem: sulph.[1]
☞ *O; Nägel •O; Nägel; unterm Nagel •O; Arme; Finger; Daumen*

◦ ◦ ◦ **Spitze**: mag-m.[1]
☞ *O; Arme; Finger; Fingerspitzen*

◦ ◦ **Kleiner** Finger: aloe am-m. anac. arg-n. ars.[1] asaf. aur-m-n. bar-c.[1] berb. brom. bry. bufo cact. caps. carb-v.[1] carbn-s. **Caust.** cham. fl-ac. hydrog.[222] kali-c.[1] laur. led. merc-i-f. merl. nat-c.[1] nat-m. neon[222] phyt. sang. sars. sil. sul-ac.[1] sulph.[1] tarax. thuj.[1] verb. zinc.

◦ ◦ ◦ **Knochen,** distaler: carb-v.[1] neon[222]

◦ ◦ ◦ **Gelenke**: aloe anac. brom. bry. bufo merc-i-f. sars.
☞ *O; Arme; Finger; Fingergelenke*

◦ ◦ ◦ ◦ **Grundgelenk**: aloe anac. merc-i-f. sars.

◦ ◦ ◦ ◦ **Mittelgelenk**: brom. bufo

◦ ◦ ◦ **Ballen**: berb. caps. sulph.[1]

◦ ◦ ◦ **Spitze**: am-m. arg-n. aur-m-n. bar-c.[1] fl-ac. kali-c.[1] merl. sul-ac.[1]
☞ *O; Arme; Finger; Fingerspitzen*

- **Beine**: abrot.[102] absin.[36] acon. act-sp.[102] aesc. aeth. **Agar.**[1] agn. ail. aloe **Alum.** alum-p.[58] alum-sil.[58] alumn. am-c.[5] am-m. ambr.[1] ammc. amyg-p.[36] anac. anag.[8] anan. androc.[222] ang. ant-c.[5] ant-t.[5] apis apisin.[5] apoc. aq-des.[275] **Arg.** arg-n. arge-p.[264] arn. ars. ars-h. ars-i. ars-n.[111] arum-d. arum-t. arund. asaf. asar. asc-t.[36] aster. atro. aur. aur-ar.[58] aur-m. aur-m-n. aur-s.[58] bad.[25] bamb-a.[1184] bani-c.[1237] bapt. bar-acet.[1] bar-c.[1] bar-i.[58] bar-m. bar-s.[58] **BELL.** benz-ac. berb. bor. bov. brach. bros-g.[259] bry. bufo bufo-s. cadm-s. cahin. calc. calc-caust. calc-i.[58] calc-p. calc-s. calc-sil.[58] camph. cann-i. cann-s. canth. caps.[5] carb-an. carb-v. carbn-o. **Carbn-s.** carl. cast. cast-eq. caust. cedr.[102] cham. chel. chin.[5] chin-ar. chin-s. chlor. cic. cimic. cina[5] cinnb. cist. clem. cob. coc-c. coca **Cocc.** coff.[5] colch. coloc. con. cot.[36] crot-c.[36] crot-h. croto-t. cub. cupr. cupr-ar. cycl. daph. **Dig.** dios.[25] dor. dros.[1] dulc. echi. elaps[36] elat. ephe.[267] euon. eup-per. euph. euphr. eupi.[85] excr-can.[269] fago. **Ferr.** ferr-ar. ferr-ma. ferr-p. fl-ac.[5] form. gamb. gels. gent-l. gink.[227] gins. glon. gnaph.[8] goss.[25] gran. graph. **Grat.**[36] **Guai.**[1] gymn.[36] haliae-lc.[222] ham. harp.[1184] hell.[1] hep.[1] hura hydr. hydrog.[222] hyos. hyper. ign. ind. indg. inul. iod.[1] ip.[38] iris iris-foe. jatr. jug-r. kali-ar. kali-bi. **Kali-c.**[1] kali-chl.[58] kali-i. **Kali-n.**[1] kali-p. **Kali-s.** kali-sil.[58] kalm. kola[1184] kreos.[5] lac-ac. lac-c. lach. lachn. lap-laz.[227] lar-ar.[251] laur. led. lil-t. lith-c. lob-c.[85] lob-s. **Lyc.**[1] lyss. m-arct.[5] m-art.[5] m-aust.[5] **Mag-c.**[1] mag-m.[1] mag-s. **Manc.** mang. mang-acet.[1] med.[304] meli. menth-pu.[36] meny.[1] meph. **MERC.**[5] **Merc-c.**[5] merc-i-f. merl. mez. mill. mosch.[5] mur-ac.[1] mygal.[25] myric.[25] naja nat-ar. nat-c.[5] nat-m.[36] **Nat-p.**[58] nat-s. nat-sil.[58] neon[222] nicc. nit-ac. nit-s-d.[111] nuph. nux-m.[5] **Nux-v.** ol-an. olnd. op. osm. ox-ac. ozone[227] pall. par. ped.[85] petr.[1] ph-ac.[36] phel. **Phos.**[1] phys. phyt.[36] pic-ac. pier-b.[233] pip-m. pitu-a.[164] plan-m.[45] plat.[1] **PLB.** plect.[36] plut-n.[222] podo.[85] por-m.[251] prun. psil.[164] psor. ptel. **Puls.**[1] ran-b. **Ran-s.** raph. rat. rheum[1] rhod. **RHUS-T.** rhus-v. ros-d.[305] rumx. ruta[1] sabad. sabin.[5] samb. sang. sanic. **Sars.** scorp.[269] scroph-n.[36] sec. senec. **Sep. Sil.** sol-m. sol-n. spig. spong. squil. **Stann.** staph.[1] stel. stict. still. stram.[1] stront-c.[5] stroph.[85] stry. sul-ac.[1] sul-i.[58] **SULPH.** tab. tarax. **Tarent.** tax.[303] tela[192] tell. tep. teucr. **Thuj.** til-c.[253] tong.[85] trom. tub. tung.[252] tylo-i.[192] upa. uran.[269] uro-h.[264] valer. verat. verat-v. verb. vichy-g.[36] viol-t. vip. xan. zinc. zinc-p.[58] zing.

◦ **morgens**: med.[304] tarent.[192]
☞ *O; Beine; morgens*

◦ **abends**: **Ars.** nat-m.
☞ *O; Beine; abends*

◦ **nachts**: **Merc.**
☞ *O; Beine; nachts; agg.*

◦ **Aufstehen** von einem Sitz, beim: mag-c.
☞ *O; Beine; Aufstehen; agg.; Sitzen, vom; während*

◦ **Auftreten,** bei festem: merc.

◦ **Berührung,** bei: merc. **Nit-ac.**

◦ **Bewegung**:

◦ ◦ **agg.**: tarent.[192]
☞ *O; Beine; Bewegung; agg.; während*

◦ ◦ **amel.**: arg. **Kali-c. Kali-s.** stel.
☞ *O; Beine; Bewegung; amel.*

◦ **Druck** amel.: tarent.[192]
☞ *O; Beine; Druck; amel.*

◦ **Froststadium** im Fieber, während: ferr. **Tub.**
☞ *O; Beine; Fieber; während; Froststadium im Fieber*

◦ **Gehen,** beim:

◦ ◦ **agg., Froststadium im Fieber, während**: sep.

◦ ◦ **amel.**: arg. ars. **BELL. Cocc. KALI-C. KALI-S. Lyc.** med.[304] **PULS. RHUS-T. Stel. Tub.**

◦ **Knien,** nach: op.
☞ *O; Beine; Knien agg.*

◦ **Kratzen,** durch:

◦ ◦ **agg.**: prun.
☞ *O; Beine; Kratzen; agg.*

◦ ◦ **amel.**: sil.[1]
☞ *O; Beine; Kratzen; amel., der wundschmerzhaften Teile*

◦ **Liegen** amel.: tarent.[192]
☞ *O; Beine; Liegen; amel.*

◦ **Ruhen,** nach: op.

◦ **Stehen** agg.: tarent.[192]
☞ *O; Beine; Stehen; agg.; während*

◦ **Stuhlgang,** während: **Rhus-t.**
☞ *O; Beine; Stuhlgang; beim*

◦ **erstreckt** sich:

◦ ◦ **abwärts**: aesc. anac. ars.[1] **Kali-c. Kali-i.**[122] **Sil.**

◦ ◦ **aufwärts**: bar-c. lob-c.[85] med.[58]

◦ **innen,** medial: plb.

◦ **Knochen**: ars. **Bell.** carb-v. caust. chin.[5] **Dros.**[5] graph. **Iod.** lyc. **Merc.** nit-ac. puls.[5] samb.[5] **Sep.**[5] sil. stront-c. valer.[5] viol-t.[5] zinc.
☞ *O; Beine; Knochen*

◦ ◦ **erstreckt** sich zu den großen Zehen: ars.

◦ ◦ **Periost**: ars.

◦ **Gelenke**: acon. bar-c. bell.[5] cadm-s. calc. colch. dros.[5] dulc. euphr.[5] **Hep.**[5] hyos.[5] **Kali-c.**[5] **Kali-n.**[5] mag-c. **Mang.**[5] merc. nux-v. petr. phos. rhus-t.[5] sep.[5] **SIL.**[5] **Spig.**[5] stront-c. **Sul-ac.**[5] tarax.[5] **Thuj.**[5]
☞ *O; Beine; Gelenke*

◦ **Muskeln**: psil.[164]

◦ **Ischiasnerv** links: ham.[36]

◦ **Gesäßbacken**: **Alum.** ang.[1] ant-c. asaf. aur. bamb-a.[1184] bar-c. berb. **Calc. CALC-P.** carbn-o. caust.[1] cham. chin-s. con. cot.[36] dros.[1] dulc. euphr. gels.[36] **Guai.** hyos.[1] laur. lyc.[1] mang-acet.[1] meny.[1] merc. mur-ac.[1] nat-m.[1] ol-an. ozone[227] par. plb. prun. psil.[164] sars.[1] stann.[1] staph. sulph. tab. viol-t. zinc.[1]
☞ *O; Beine; Gesäßbacken*

◦ ◦ **links**: cot.[36] gels.[36] ozone[227] viol-t.[36]
☞ *O; Beine; links*

◦ ◦ ◦ **Hinlegen,** beim: viol-t.[36]
☞ *O; Beine; Liegen; agg.; Hinlegen; während*

◦ ◦ ◦ **erstreckt** sich zum Hüftgelenk: gels.[36]

◦ ◦ **rechts**: asaf.[36] bamb-a.[1184] cham.[36] psil.[164]
☞ *O; Arme; rechts • O; Beine; rechts*

◦ ◦ **nachmittags**:
☞ *O; Beine; nachmittags*

◦ ◦ ◦ **15.30 Uhr**: ol-an.

◦ ◦ ◦ **Gehen,** beim: chin-s.[36]

◦ ◦ **abends** im Bett: staph.

◦ ◦ **Kratzen**:

◦ ◦ ◦ **agg. durch**: prun.
☞ *O; Beine; Kratzen; agg.*

◦ ◦ ◦ **amel.**: staph.
☞ *O; Beine; Kratzen; amel., der wundschmerzhaften Teile*

◦ ◦ **Mittagessen,** beim: laur.

◦ ◦ **Sitzen,** beim: alum. calc-p. guai. mang-acet.[1]
☞ *O; Beine; Sitzen; agg.; während*

◦ ◦ **Stehen,** beim: berb.
☞ *O; Beine; Stehen; agg.; während*

◦ ◦ **erstreckt** sich in Hüfte und Leistenregion: nat-m.[1]

◦ ◦ **Gesäßmuskeln**: asaf. aur. cham. chin-s. con. hyos.[1] meny.[1] mur-ac.[1] staph. tab. viol-t.

◦ ◦ **Sitzknorren,** Tuber ischiadicum: dros.[1] mang-acet.[1]

◦ **Hüften**: acon. aeth. **Agar.** agn. ail. **ALUM.** alum-p.[58] alum-sil.[58] am-c.[5] **Am-m.** ammc.[4] anan. androc.[222] ang.[5] ant-t. **Apis** apoc. **Arg.**[1] arge-p.[264] **ARS. ASAF.**[5] aster. aur. bar-c. **BELL. Berb. Bry. Calc.**[1] calc-p. calc-sil.[58] cann-s.[5] canth. caps.[1] **CARB-AN. Carbn-s.** cast. **Caust.**[1] **Cham.**[5] **Chel.** chin. **Chin-ar.** chin-s. cic. **Cina** cinnb. clem. coca cocc.[36] colch. **Coloc.** con.[1] crot-h.[36] cupr. dios.[25] dros.[5] dulc.[1] euon. **Euph. Euphr.** eupi. **FERR.** ferr-ar. ferr-p. **Fl-ac.** form. gnaph.[8] gran. graph. grat. ham. **Hell.** hep.[5] hyos.[1] **Ign.**[5] **Kali-bi. Kali-c. Kali-i.** kali-n. **Kalm.** kola[1184] kreos. lac-c. **Lach.**[5] laur. led. lil-t. **Lyc.** m-arct.[5] **Mag-c.**[1] mag-m. manc. mang. mang-acet.[1] med.[85] meny.[1] **Merc. Merc-c.** mez. mur-ac.[1] nat-ar. nat-c. **Nat-m.** nat-p. **Nat-s.**[36] nat-sil.[58] **Nit-ac.** nux-v. olnd.[5] ox-ac. par. ph-ac. **Phos.** phyt. plan-m.[45] **PLB.** ptel. puls.[5] raph. rhod.[5] **RHUS-T.**[5] rumx.[111] sabad. sabin.[85] sars.[111] **Sep. Sil.** sol-m. sol-n. spong.[5] staph. stel. still. stram. sulph. tab. tax.[303] tell. teucr. thuj. valer.[5] verat-v. viol-t. **Zinc.**[1] zinc-p.[58]
☞ *O; Beine; Hüften*

◦ ◦ **links**: **Am-m.**[122] **CARB-AN.** cic. cocc. med.[85] nat-s. rumx.[111] sars.[111] sep. stram.
☞ *O; Beine; links*

◦ ◦ **rechts**: ammc.[4] androc.[222] chel. cocc.[36] **Coloc.** dios.[25] fl-ac. kola[1184] lil-t. **Lyc.** merc-c. nat-m.[5] sabad. sep. sulph. zinc.[1]
☞ *O; Arme; rechts • O; Beine; rechts*

◦ ◦ ◦ **Aufstehen** von einem Sitz, beim: chel.
☞ *O; Beine; Aufstehen; agg.; Sitzen, vom; während*

◦ ◦ ◦ **Gehen,** beim: cocc.[36]

◦ ◦ **morgens**: mang-acet.[1] nat-m. sabin.[85] sulph.
☞ *O; Beine; morgens*

◦ ◦ ◦ **Aufstehen,** beim: mang-acet.[1] nat-m. **Sulph.**

◦ ◦ **nachmittags**: canth. merc-c. plb. ptel.
☞ *O; Beine; nachmittags*

◦ ◦ ◦ **16 Uhr**: ptel.

◦ ◦ ◦ **Bewegen** des re. Arms nach links, beim: plb.

◦ ◦ **abends**: ant-t. nat-s.[36] sep. sulph. tab.
☞ *O; Beine; abends*

◦ ◦ ◦ **Bett,** im: ant-t. **Sep.**
☞ *O; Beine; Bett, im; agg.*

◦ ◦ ◦ **Druck** agg.: nat-s.[36]
☞ *O; Beine; Druck; agg.*

◦ ◦ **nachts**: **Am-m. LYC. Merc. Sep.** sulph.
☞ *O; Beine; nachts; agg.*

◦ ◦ **periodisch**: **Merc.**
☞ *O; Beine; periodisch*

stechender Schmerz; **Beine; Hüften** (Forts.)

<> ◦ ◦ **Aufstehen** von einem Sitz, beim: chel.
☞ *O; Beine; Aufstehen; agg.; Sitzen, vom; während*

◦ ◦ **Auftreten,** beim: arg.[1] calc.[1] dulc.[1] mang-acet.[1]

◦ ◦ **Berührung** agg.: bry.

◦ ◦ **Beugen** zur schmerzhaften Seite agg.: mag-c.[1]

◦ ◦ **Bewegung,** bei:

◦ ◦ ◦ **agg.**: agn. calc. **Coloc.** crot-h.[36] **Merc.** merc-c. nat-ar. **Sulph.**
☞ *O; Beine; Bewegung; agg.; während*

◦ ◦ ◦ **amel.**: caust. kali-n.[1] laur. **Meny. Merc-c.** nat-c. sabad. stel.
☞ *O; Beine; Bewegung; amel.*

◦ ◦ **Bücken,** beim: calc. **Thuj.**
☞ *O; Beine; Bücken agg.*

◦ ◦ **Druck** amel.: **Am-m.** sulph.
☞ *O; Beine; Druck; amel.*

◦ ◦ **Einatmen,** beim: alum. sabin.[85]
☞ *O; Beine; Einatmen, beim*

◦ ◦ **Froststadium** im Fieber, während: ail.
☞ *O; Beine; Fieber; während; Froststadium im Fieber*

◦ ◦ **Fußballspielen,** nach: carc.[304]

◦ ◦ **Gehen**:

◦ ◦ ◦ **agg., beim**: ammc.[4] arg. berb. bry. calc. cocc. **Coloc.** dulc.[1] euphr. gran. ham. meny.[1] merc. nat-c. nat-m.[1] **Nat-s.** sol-m.

◦ ◦ ◦ ◦ **gebeugt** Gehen: **Bry.**

◦ ◦ ◦ **amel.**: **Ferr. Kali-i.** plb. sep.

◦ ◦ ◦ ◦ **langsam**: **Sep.**

◦ ◦ **Gehen,** beim, zu Beginn: calc.[1] ph-ac.
☞ *O; Beine; Bewegung; agg.; Beginn, zu*

◦ ◦ **Husten,** beim: bell. caps.[1] sulph.
☞ *O; Beine; Husten agg.*

◦ ◦ **Mittagessen,** nach dem: phos.[1]

◦ ◦ **Reiben** amel.: phos.
☞ *O; Beine; Reiben; amel.*

◦ ◦ **Sitzen,** beim: ammc.[4] **CARB-AN.** con.[1] euph. kali-c. **Kali-i.** laur.
☞ *O; Beine; Sitzen; agg.; während*

◦ ◦ **Stehen,** beim: kali-c. **Kali-i.** kali-n. laur. meny.[1]
☞ *O; Beine; Stehen; agg.; während*

◦ ◦ **Strecken** des Unterschenkels amel.: dulc.[1]
☞ *O; Beine; Ausstrecken der Glieder; amel.*

◦ ◦ **Stuhlgang,** während: cinnb.
☞ *O; Beine; Stuhlgang; beim*

◦ ◦ **Tragen,** beim: caps.

◦ ◦ **Treppensteigen,** beim: carbn-s.[58] ph-ac.
☞ *O; Beine; Steigen agg.; Treppensteigen*

◦ ◦ **Wärme**:

◦ ◦ ◦ **agg.**: still.

◦ ◦ ◦ **amel.**: **Coloc.**

◦ ◦ **Zucken** einzelner Muskeln, mit: cina

➡ ◦ ◦ **erstreckt** sich:

◦ ◦ ◦ **Abdomen,** zum: caust.[1] chel. coca

◦ ◦ ◦ **abwärts**: aeth. aster. **Bry.** calc-p. caust.[1] cinnb. colch. ferr. **Kalm. PLB. Sil. Sulph.**

◦ ◦ ◦ **außen,** nach: merc-c.

◦ ◦ ◦ **Brust,** zur: phos.

◦ ◦ ◦ **Darmbein** zum andern, von einem: lil-t.

◦ ◦ ◦ **Ferse,** zur: **Kali-i.**

◦ ◦ ◦ **Fuß,** zum: bry. **Caps.** gnaph.[8] sulph.

◦ ◦ ◦ **Genitalien,** zu den: eupi.

◦ ◦ ◦ **hinten,** nach: crot-h.[36] laur.

◦ ◦ ◦ **Knie,** zum: **Bry.** caps. colch. **Coloc. Kali-c. Kali-i.** mez. nat-ar. **PLB.**

◦ ◦ ◦ **Leistenregion**: dulc.[1]

◦ ◦ ◦ **Lumbosakralregion,** zur: alum.

◦ ◦ ◦ **Rücken,** zum: plan-m.[45]

◦ ◦ ◦ **Schienbein,** zum: ferr.

◦ ◦ ◦ **Schultern**: mag-c.[1]

◦ **Oberschenkel**: acon. aesc. aeth. **AGAR.**[5] **Alum.** ammc. **Anac.**[1] ang.[1] apis **Arg.** arn. **ARS.** ars-i. arund. asaf. asar.[1] aster. **Aur-m.** bapt. bar-c. **BELL.** berb. **Bov. Bry. Calc.**[1] **Calc-p.** cann-s. canth. caps.[1] **Carb-an.** carb-v. carbn-s. caust. cham. chel.[5] chin.[1] chin-ar. chin-s. cinnb. cocc.[1] coff. **Coloc.** con. dig. dros.[1] dulc.[1] euphr.[36] eupi. **Ferr.** ferr-ar. ferr-ma. form. gamb. gels. graph. grat. **Guai.**[1] harp.[1184] hell. hyos.[5] **Ign.**[5] **Ind.** inul. ip. iris iris-foe. kali-bi. **Kali-c. Kali-i. Kali-s.** kali-sil.[58] **Kalm.** kreos. lac-ac.[36] lach. lachn.[25] laur. led. lith-c. lob-c.[85] lyc.[1] m-arct.[5] m-aust.[5] mag-c. mag-m. manc. **Mang.** mang-acet.[1] **Meny.**[1] meph. **Merc.** merc-c.[5] merc-i-f. merl. mez. mosch.[5] **Mur-ac.**[1] myric. naja nat-ar. **Nat-c.** nat-m. **Nat-p.**[58] nat-sil.[58] nit-ac. nuph. nux-m.[5] **Nux-v. Olnd.** ox-ac. **Pall.** par.[5] ped.[85] ph-ac.[1] **Phos.** phyt. plb.[5] plut-n.[222] psil.[164] **Ptel.** puls.[5] rat. rhod. **RHUS-T.**[1] ruta **SABAD.**[5] sabin. **Samb.**[1] **Sars.** scorp.[269] **Sep. Sil. SPIG.**[1] spong. squil. **Stann.**[1] staph. stict. stram. stront-c. stry. **Sulph.**[1] tab. **TARAX. Tarent.** tax.[303] teucr.[5] **Thuj.** trom. tylo-i.[192] verb. viol-t.[5] **Zinc.** zinc-p.[58]

◦ ◦ **links**: tylo-i.[192]
☞ *O; Beine; links*

◦ ◦ **morgens**: harp.[1184] nat-c. nat-m.
☞ *O; Beine; morgens*

◦ ◦ ◦ **Aufstehen,** beim: nat-m.

◦ ◦ ◦ **Sitzen,** beim: nat-c.

◦ ◦ **vormittags**: bry.
☞ *O; Beine; vormittags*

◦ ◦ **mittags**: form.
☞ *O; Beine; mittags*

◦ ◦ **nachmittags,** beim Gehen: nat-c.

◦ ◦ **abends**: caust.[1] mur-ac.[1]
☞ *O; Beine; abends*

◦ ◦ **nachts**: ars. calc. **Cinnb.** coff. ferr. graph. **Kali-bi.**[85] kali-c. nat-m. nit-ac. **Staph.** zinc.
☞ *O; Beine; nachts; agg.*

◦ ◦ ◦ **Bett,** im:
☞ *O; Beine; Bett, im; agg.*

◦ ◦ ◦ ◦ **agg.**: **Ferr.** graph. zinc.

◦ ◦ ◦ ◦ **amel.**: **Kali-c. Staph.**

<> ◦ ◦ **Anziehen,** Hochziehen der Beine:
☞ *O; Beine; Anziehen (Hochziehen); agg.; Knie Hochziehen*

◦ ◦ ◦ **agg.**: sabad. samb.[1] spong.[1] thuj.
☞ *M; Hochziehen (Anziehen) von Gliedmaßen; agg. • O; Beine; Heben der Beine; agg.*

◦ ◦ ◦ **amel.**: mag-m.
☞ *M; Hochziehen (Anziehen) von Gliedmaßen; amel. • O; Beine; Heben der Beine; amel.*

◦ ◦ ◦ **muss** die Beine Anziehen: sep.[1]

◦ ◦ **Aufstehen,** beim:

◦ ◦ ◦ **Bett,** aus dem: nat-c. ph-ac.[1]
☞ *O; Beine; Aufstehen; agg.; Bett, aus dem; während*

◦ ◦ ◦ **Sitzen,** vom, amel.: mur-ac.[1]
☞ *O; Beine; Aufstehen; amel.; Sitzen, vom; während*

◦ ◦ **Auftreten,** beim: **Calc.** lyc.[1]

◦ ◦ **Berührung,** bei: puls.[1]

◦ ◦ **Bett,** im: lach. zinc.
☞ *O; Beine; Bett, im; agg.*

◦ ◦ **Bewegung**:

◦ ◦ ◦ **agg.**: coff. **Coloc.** iris kreos. merc. nat-ar. ph-ac. plb. staph.
☞ *O; Beine; Bewegung; agg.; während*

◦ ◦ ◦ **amel.**: alum. arg. **Kali-c. Kali-s. Rhus-t.**
☞ *O; Beine; Bewegung; amel.*

◦ ◦ **Druck** amel.: dulc. nuph. plb.
☞ *O; Beine; Druck; amel.*

◦ ◦ **Gehen**:

◦ ◦ ◦ **Beginn,** zu: ferr. ph-ac.
☞ *O; Beine; Bewegung; agg.; Beginn, zu*

◦ ◦ ◦ **während**: berb. bry. calc. carb-v. caust.[1] cocc. con. kali-c. **Kali-i.** lyc. mur-ac.[36] nat-c. plb. sabad. sep. sil. **Spig.** spong.[1] staph. sulph.[1] tylo-i.[192] zinc.[1]

◦ ◦ ◦ ◦ **gebeugtem** Gehen, bei: **Bry.**

◦ ◦ ◦ ◦ **schnellem,** bei: sulph.[1]

◦ ◦ ◦ **amel.**: **Agar.** alum. **Arg. Dulc. Ferr. Kali-c. Kali-s.** lach. **Rhus-t.** sulph.

◦ ◦ **Kratzen** amel.: guai.[1]
☞ *O; Beine; Kratzen; amel., der wundschmerzhaften Teile*

◦ ◦ **Liegen,** beim: puls. zinc.[1]
☞ *O; Beine; Liegen; agg.*

◦ ◦ **Menses,** vor: staph.
☞ *O; Beine; Menses; vor*

◦ ◦ **Pulsschlag,** bei jedem: **Anac.**

◦ ◦ **Reiben** amel.: anac. mosch.
☞ *O; Beine; Reiben; amel.*

◦ ◦ **Schlaf**:

◦ ◦ ◦ **vor**: **Sulph.**

◦ ◦ ◦ **nach**: **LACH.**
☞ *O; Beine; Schlaf; nach*

◦ ◦ **Sitzen**:

◦ ◦ ◦ **während**: **BELL. Con. Dulc.** kali-c. **Kali-i.** mur-ac. nat-c. ph-ac. **Spig.**
☞ *O; Beine; Sitzen; agg.; während*

◦ ◦ ◦ **amel.**: tylo-i.[192]
☞ *O; Beine; Sitzen; amel.*

◦ ◦ ◦ **Hinlegen,** beim: bov. ph-ac.[1]
☞ *O; Beine; Sitzen; agg.; Hinsetzen*

◦ ◦ **Stehen,** beim: calc. carb-an. euphr. rhus-t. stann.
☞ *O; Beine; Stehen; agg.; während*

◦ ◦ **Steigen,** beim: ph-ac.[1]

➡ ◦ ◦ **erstreckt** sich:

◦ ◦ ◦ **abwärts**: aesc. apis **Ars. Aur-m. Bry.** calc-p. carb-v. cinnb. coloc. **Kali-c. Kali-i. Kalm.** mur-ac. **Nux-v.** pall. **Sil.** staph.

◦ ◦ ◦ **aufwärts**: **Lach.**

◦ ◦ ◦ **außen,** nach: berb. rhus-t.

◦ ◦ ◦ **Brust**: caust.

◦ ◦ ◦ **Fußsohle,** in die: kreos.

◦ ◦ ◦ **querüber**: **ZINC.**

◦ ◦ ◦ **Zehen,** in die: **Apis**

◦ ◦ **innen,** medial: arn. bar-c. berb. calc. carbn-s. chel. cocc. lac-ac. lachn.[25] laur. lob-c.[85] mang-acet.[1] nat-m. plut-n.[222] sabad. sabin. spong. stann.[1] **Staph.**[1] stry. sulph.[1] tarax. verb.

◦ ◦ ◦ **rechts**: lachn.[25] lob-c.[85]
☞ *O; Arme; rechts • O; Beine; rechts*

◦ ◦ ◦ **nachmittags**: stry.
☞ *O; Beine; nachmittags*

◦ ◦ ◦ **Auftreten,** beim: berb.

◦ ◦ ◦ **Berührung,** bei: cocc.

◦ ◦ ◦ **Druck** agg.: laur.
☞ *O; Beine; Druck; agg.*

◦ ◦ ◦ **Reiben** amel.: sulph.[1]
☞ *O; Beine; Reiben; amel.*

◦ ◦ ◦ **Sitzen,** beim: calc. tarax.
☞ *O; Beine; Sitzen; agg.; während*

◦ ◦ ◦ **Genitalien,** in Nähe der: nat-m. plut-n.[222]

◦ ◦ ◦ ◦ **Männern,** bei: nat-m.

◦ ◦ **außen,** lateral: anac.[1] asaf. bar-c. bell. calc.[1] caust.[1] cham. cocc. iris-foe. mang. mur-ac. rhod. spig.[1] tax.[303]

◦ ◦ ◦ **abends**: cham.
☞ *O; Beine; abends*

◦ ◦ ◦ **Bewegung** amel.: rhod.
☞ *O; Beine; Bewegung; amel.*

◦ ◦ ◦ **Gehen,** beim: mang. mur-ac.

◦ ◦ ◦ **Hitze,** mit lokaler: tax.[303]

◦ ◦ ◦ **Sitzen**:

◦ ◦ ◦ ◦ **agg., beim**: bell. cocc. mur-ac. spig.[1]
☞ *O; Beine; Sitzen; agg.; während*

◦ ◦ ◦ ◦ **amel.**: mang.
☞ *O; Beine; Sitzen; amel.*

◦ ◦ **Vorderseite**: agar.[5] ang.[1] chel.[5] dros.[1] mosch.[5] nat-m.[5] plb.[5] puls.[5] sabad.[5] samb.[1]

◦ ◦ **Rückseite**: berb. canth. caps.[1] chin.[1] con. dulc.[1] euphr. guai.[1] iris **Kali-bi. Kali-c. Kali-i.** laur. meny.[1] merc-i-f. nuph. sil. spig.[1] staph. zinc.

◦ ◦ ◦ **abends,** beim Gähnen: zinc.

◦ ◦ ◦ **Bewegung** amel.: caps.[1]
☞ *O; Beine; Bewegung; amel.*

stechender Schmerz; **Beine; Oberschenkel; Rückseite** (Forts.)

◦ ◦ ◦ **Gehen** im Freien, beim: con.

◦ ◦ ◦ **Sitzen,** beim: con. spig.[1]
☞ *O; Beine; Sitzen; agg.; während*

◦ ◦ ◦ **Stehen,** beim: chin.[1] euphr.

◦ ◦ **oberer** Teil: aeth. carb-v. cham. euphr.[1] kali-i. mez. ph-ac.[1] plut-n.[222] sil. spong. thuj.

◦ ◦ ◦ **erstreckt** sich aufwärts: cham. euphr.[1]

◦ ◦ **unterer** Teil: alum. anac.[1] arn. asaf. **BELL.** berb. calc.[1] caust.[1] cham. dig.[1] dulc.[1] ferr. grat. guai.[1] kreos. led. mang. mang-acet.[1] meny.[1] nux-v. olnd. ped.[85] phos. psil.[164] rhus-t.[1] ruta sars. spong. staph. **Zinc.**

◦ ◦ ◦ **rechts**: psil.[164]
☞ *O; Arme; rechts • O; Beine; rechts*

◦ ◦ ◦ **abends**: **Mang.** nux-v.
☞ *O; Beine; abends*

◦ ◦ ◦ **Aufstehen** vom Sitzen, beim: rhus-t.[1]
☞ *O; Beine; Aufstehen; agg.; Sitzen, vom; während*

◦ ◦ ◦ **Gehen** im Freien, beim: sars.

◦ ◦ ◦ **Reiben** amel.: phos.[1]
☞ *O; Beine; Reiben; amel.*

◦ ◦ ◦ **Sitzen,** beim: **BELL.** phos. spong.

◦ ◦ ◦ **erstreckt** sich transversal: **ZINC.**

◦ ◦ ◦ **Rückseite**: dulc.[1] guai.[1]

◦ ◦ **Femur**: cocc.[1] dros.[1] mur-ac.[1] psil.[164]
☞ *O; Beine; Knochen*

◦ ◦ ◦ **Gehen,** beim: cocc.[1] mur-ac.[1]

◦ ◦ **Faszia** lata, links: euphr.[36]

◦ ◦ **Schneidermuskel**: lac-ac.[36]

◦ ◦ **N. cruralis**: **Apis** ars. **Coff. Staph.**

◦ ◦ **Beugen,** beim: cann-s. caust. dig. gamb. grat. sil. spong.

◦ ◦ ◦ **Gehen,** beim: dig. spong.

◦ **Knie**: acon. aeth. **Agar.** agn.[36] aloe[36] **ALUM.** alum-p.[58] alum-sil.[58] am-m. ammc. anac.[1] androc.[222] ang.[36] ant-c. ant-t. **Apis** apisin.[5] apoc. aq-des.[275] **Arg.**[36] arn. ars. ars-i. arund. asaf.[36] asar.[1] asc-t.[36] aur. aur-ar.[58] aur-m. aur-m-n. **Bamb-a.**[1184] bapt. bar-acet.[1] **BAR-C.** bar-i.[58] bar-m. bar-s.[58] **BELL.**[1] berb. bov. brach. **Bry.** bufo **CALC.** calc-caust. calc-i.[58] **Calc-s.** calc-sil.[58] camph. canth. **Carb-an.** carb-v. carbn-s. caust.[1] cedr. cham.[36] chel.[36] chin. chin-ar. cina cinnb. clem. coc-c.[36] **COCC. Coloc.**[36] con. crot-c.[36] cupr-ar. dulc.[1] **Elaps** euph. **Euphr.** eupi.[85] excr-can.[269] ferr-ma. ferr-p. gink.[227] gran. graph. grat. **Guai.**[1] gymn.[36] ham. **Hell.** hep. hura hydr. hyper.[45] **Ign.** indg. **Iod.** iris **Kali-ar.** kali-bi. **KALI-C.** kali-chl. kali-n. kali-p. **Kali-s.** kali-sil.[58] **Kalm.** kola[1184] kreos.[36] lac-ac. lac-c. lach. lachn. lap-laz.[227] laur. **Led.** lith-c.[36] lyc.[36] lyss. m-aust.[5] mag-c. mag-m. manc. mang. med. meny.[1] **Merc.** merc-c. merc-i-f. merl. mez. mill. mur-ac.[1] myric. nat-ar. nat-c. **Nat-m.**[36] nat-p. nat-s. nat-sil.[58] nicc. **NIT-AC.** nux-v. ol-an. olnd. ozone[227] par.[5] **Petr.** ph-ac.[36] **Phos.** phys. phyt. pip-m. plan-m.[45] plb.[36] plect.[36] podo. ptel. **PULS.**[5] raph. rat. rheum **Rhod. Rhus-t.** rumx. sabad. samb. sanic. **Sars.**[1] **Sep.**[1] **Sil.** spig. spong. **Stann. STAPH.** stict. stront-c. stry. sul-ac.[1] **Sul-i.**[58] **SULPH.**[1] tab. tarax. tarent.[192] tax.[303] tep. **Thuj.** til-c.[253] trom. uran.[269] valer. verat. verb.[1] viol-t.[36] vip. zinc.[1]
☞ *O; Beine; Knie*

◦ ◦ **links**: aq-des.[275] asc-t.[36] bamb-a.[1184] gymn.[25]
☞ *O; Beine; links*

◦ ◦ **rechts**: kola[1184] til-c.[253]
☞ *O; Arme; rechts • O; Beine; rechts*

◦ ◦ **morgens**: bamb-a.[1184] calc. ign. lyc. nat-c. phos. rhod. **Staph.**
☞ *O; Beine; morgens*

◦ ◦ ◦ **4** Uhr - **8** Uhr: ign.

◦ ◦ ◦ **Aufstehen,** nach: phos. rhod. **Staph.**

◦ ◦ ◦ **Bewegung,** bei: ign.

◦ ◦ ◦ **Gehen,** beim: nat-c.

◦ ◦ ◦ **Sitzen,** beim: nat-c.

◦ ◦ **vormittags**: bamb-a.[1184] bov. calc.
☞ *O; Beine; vormittags*

◦ ◦ **mittags,** beim Fahren: calc.

◦ ◦ **nachmittags, 16** Uhr, beim Gehen: pip-m.

◦ ◦ **abends**: aeth. **Alum. Am-m.** ant-t. calc. kali-c. lyc. petr.[1] plb. ptel. spong. stront-c. tarent.[192] thuj.
☞ *O; Beine; abends*

◦ ◦ ◦ **19.30 Uhr bis er ins Bett geht**: tarent.[192]

◦ ◦ ◦ **21** Uhr: ptel.

◦ ◦ ◦ **Bett,** im: ant-t.
☞ *O; Beine; Bett, im; agg.*

◦ ◦ ◦ **Liegen,** beim: petr.[1] spong.
☞ *O; Beine; Liegen; agg.*

◦ ◦ **nachts**: bell. **Calc. Camph.** carb-an. chel. **Kali-bi.** phos.
☞ *O; Beine; nachts; agg.*

◦ ◦ ◦ **22** Uhr: chel.

◦ ◦ **Auffahren,** durch, beim Einschlafen: merc.
☞ *O; Beine; Schlaf; Einschlafen*

◦ ◦ **Aufstehen** von einem Sitz, beim: agar. bov. rhus-t. thuj.[1]
☞ *O; Beine; Aufstehen; agg.; Sitzen, vom; während*

◦ ◦ **Auftreten,** beim: anac.[1] caust.[1] verb.

◦ ◦ **Berührung,** bei: ant-c. **Arn. Hyper.**[45] tab.

◦ ◦ **Bett,** im: thuj.
☞ *O; Beine; Bett, im; agg.*

◦ ◦ **Beugen,** beim: cham. mur-ac. spig.[1] tab.

◦ ◦ **Bewegung,** bei:

◦ ◦ ◦ **agg.**: **Bry.** bufo cham. coloc. **Elaps** ferr-p. led. merc-c. plb. sars.[1] spong. **Staph. Sulph.**
☞ *O; Beine; Bewegung; agg.; während*

◦ ◦ ◦ ◦ **Seite,** zur: sars.[1]

◦ ◦ ◦ **amel.**: **Calc.** camph. **Cham. Kali-c.** lap-laz.[227] merc-c. phos. viol-t.
☞ *O; Beine; Bewegung; amel.*

◦ ◦ **Bewegung,** vor und zurück, **amel.**: plb.
☞ *O; Beine; Bewegung; amel.*

◦◦ **Gehen**:
◦◦◦ **agg.**:
◦◦◦◦ **Beginn** des Gehens, zu: thuj.[1]
☞ *O; Beine; Bewegung; agg.; Beginn, zu*
◦◦◦◦ **während**: agar. aloe am-m. aur-m-n. **Bry.** bufo **Calc.** calc-caust. caust. cinnb. cocc. coloc. dulc.[1] euphr. hell. lach. **Led.** lyc. merc. mur-ac. nat-c.[1] petr. rheum rhus-t.[1] spig. sulph. thuj. **Valer.**
◦◦◦◦◦ **Freien,** im: dulc.[1] hell. merc. sulph.
◦◦◦ **amel. während**: alum. **Kali-c.** nat-m. phos. **Rhus-t.** spig.[1]
◦◦◦◦ **Freien,** im: **Alum.**
◦◦ **Gewitter,** bei: med.
◦◦ **Husten,** beim: nit-ac.
☞ *O; Beine; Husten agg.*
◦◦ **Knien,** beim: bar-c. **Bar-m.**
☞ *O; Beine; Knien agg.*
◦◦ **Kreuzen** der Beine, beim: mur-ac.[1]
☞ *O; Beine; Übereinanderschlagen, Kreuzen, der Beine; agg.*
◦◦ **Schlaf,** verhindert: caust.[1]
◦◦ **Sitzen,** beim:
☞ *O; Beine; Sitzen; agg.; während*
◦◦◦ **agg.**: alum. **Am-m.** asaf. aur-m-n. **Calc.** euph. indg. merc. nat-c.[1] **Rhus-t.** stann. staph. sul-ac.[1]
◦◦◦ **amel.**: mur-ac. rat. sil.
☞ *O; Beine; Sitzen; amel.*
◦◦ **Stehen**:
◦◦◦ **während**: aeth. calc.[1] hell. nit-ac. plb. rat. rhus-t. rumx. sulph.
☞ *O; Beine; Stehen; agg.; während*
◦◦◦ **Sitzen,** nach: rhus-t.
☞ *O; Beine; Sitzen; agg.; nach*
◦◦ **Strecken,** beim:
◦◦◦ **agg.**: bov. laur. med.
☞ *O; Beine; Ausstrecken der Glieder; agg.*
◦◦◦ **amel.**: mur-ac.
☞ *O; Beine; Ausstrecken der Glieder; amel.*
◦◦ **Treppabgehen,** beim: ozone[227]
☞ *O; Beine; Treppabgehen agg.*
◦◦ **Treppensteigen,** beim: agar. bar-c. bry. sulph.
☞ *O; Beine; Steigen agg.; Treppensteigen*
◦◦ **verrenkt,** verstaucht, wie: **Arn.** petr.
◦◦ **Wärme** durch Bettzeug agg.: bry. **Elaps**
☞ *O; Beine; Zudecken agg.*
◦◦ **Wetterwechsel,** durch: vip.
◦◦ **Zucken** einzelner Muskeln, mit: euph.
➡ ◦◦ **erstreckt** sich:
◦◦◦ **aufwärts**: dulc.[1]
◦◦◦ **außen,** nach: cham.
◦◦◦ **Fußsohle**: bamb-a.[1184]
◦◦◦ **Hüften,** zu den: **Lach.** lyc. plan-m.[45]
◦◦◦ **querüber**: rhus-t.
◦◦◦ **Unterschenkeln,** zu den: ferr-p. mez.
◦◦◦ **Zehen,** in die: bamb-a.[1184]

◦◦ **innen,** medial: ammc. aq-des.[275] bamb-a.[1184] bar-c. berb. bry. canth. carbn-s. cham. cinnb. euph. gink.[227] grat. laur. meny. nat-m. phos. plb. rhus-t. sars. staph. tax.[303] thuj. zinc.[1]
☞ *O; Beine; Knie; innen, medial*
◦◦◦ **rechts**: tax.[303]
☞ *O; Arme; rechts • O; Beine; rechts*
◦◦◦ **morgens**: ammc.
☞ *O; Beine; morgens*
◦◦◦ **Bewegung** amel.: zinc.
☞ *O; Beine; Bewegung; amel.*
◦◦◦ **drückend**: zinc.[1]
◦◦◦ **Gehen,** beim: rhus-t.
◦◦◦ **Mittagessen,** nach dem: grat.
◦◦◦ **Schritt,** bei jedem: phos.
◦◦◦ **Sitzen,** beim: euph. plb.
☞ *O; Beine; Sitzen; agg.; während*
◦◦◦ **Stehen,** beim: thuj.
☞ *O; Beine; Stehen; agg.; während*
◦◦◦ **erstreckt** sich zu den großen Zehen: carbn-s.
◦◦ **außen,** lateral: ant-c. cham. cocc. merl. mur-ac.[1] nicc. nit-ac. sabad. stann. staph. tarax. thuj.
◦◦◦ **Berührung,** bei: staph.
◦◦◦ **Gehen,** beim: cham. cocc. nit-ac. staph.
◦◦◦ **Sitzen,** beim: sabad.
◦◦◦ **Stehen,** beim: nicc. stann.
☞ *O; Beine; Stehen; agg.; während*
◦◦ **Sehnen**: ant-t. berb. con. euphr. merl. nat-m. ph-ac. phos. raph. **Rhus-t.** samb.
◦◦◦ **abends**: ant-t.
☞ *O; Beine; abends*
◦◦◦ **Aufstehen** vom Sitz, beim: **Rhus-t.**
☞ *O; Beine; Aufstehen; agg.; Sitzen, vom; während*
◦◦◦ **Berührung,** bei: **Rhus-t.**
◦◦◦ **Bewegung,** bei: ph-ac. **Rhus-t.**
◦◦◦ **Gehen,** beim: ant-t. berb. con. euphr.
◦◦◦◦ **Freien,** im: con.
◦◦◦ **Stehen,** beim: berb.
☞ *O; Beine; Stehen; agg.; während*
◦◦ **Kniekehle**: agar. agn.[36] ammc. ang.[1] bell. berb. **Bry.** carb-an. carbn-s. chel.[36] coc-c. coloc. crot-c.[36] cupr-ar. guai.[1] gymn.[36] lyc. mang. merc-i-f. mill. nat-m. nit-ac. ol-an. ozone[227] plb.[36] rat. sars.[1] sep. stann. sul-ac.[1] sulph. tab. tax.[303] thuj.
☞ *O; Beine; Knie; Kniekehle*
◦◦◦ **links**: gymn.[36] ozone[227]
☞ *O; Beine; links*
◦◦◦◦ **vormittags,** beim Gehen: gymn.[36]
◦◦◦ **rechts**: chel.[36] tax.[303]
☞ *O; Arme; rechts • O; Beine; rechts*
◦◦◦◦ **Sitzen,** beim: chel.[36]
☞ *O; Beine; Sitzen; agg.; während*
◦◦◦ **nachmittags,** beim Gehen: bry.
◦◦◦ **nachts**: lyc. nit-ac.
☞ *O; Beine; nachts; agg.*
◦◦◦ **Aufstehen** von einem Sitz, beim: rat.
☞ *O; Beine; Aufstehen; agg.; Sitzen, vom; während*

stechender Schmerz; **Beine; Knie; innen,** medial (Forts.)

◦ ◦ ◦ **Bewegung,** bei: agn. coloc. plb.[36]

◦ ◦ ◦ **Druck** amel.: plb.[36]
☞ *O; Beine; Druck; amel.*

◦ ◦ ◦ **Froststadium** im Fieber, während: **Lyc.**
☞ *O; Beine; Fieber; während; Froststadium im Fieber*

◦ ◦ ◦ **Gehen,** beim: ang.[1] berb. **Bry.** carb-an. mang.

◦ ◦ ◦ **Sitzen,** beim: mang. stann. sulph.
☞ *O; Beine; Sitzen; agg.; während*

◦ ◦ ◦ **Stehen,** beim: agn. berb.
☞ *O; Beine; Stehen; agg.; während*

◦ ◦ ◦ **erstreckt** sich zu Ober- und Unterschenkeln: agn.[36]

◦ ◦ ◦ **Seiten**: guai.[1]

◦ ◦ **Kniescheibe**: aloe[36] ang.[36] arg.[36] asaf.[36] bamb-a.[1184] **Bar-m.** bell.[1] calc. **Camph.** carb-v. caust.[1] cham.[36] cina coc-c.[36] coloc.[36] cupr-ar. graph. kreos.[36] lac-ac. lachn. lith-c.[36] lyc.[36] manc. meny.[1] merl. nat-m.[36] nicc. ph-ac.[36] plect.[36] sep.[1] spig. staph. sulph.[1] thuj. uran.[269] verb.[1] viol-t.[36]
☞ *O; Beine; Knie; Kniescheibe*

◦ ◦ ◦ **links**: ang.[36] cham.[36] kreos.[36] manc.[36] merl.[36] thuj.
☞ *O; Beine; links*

◦ ◦ ◦ ◦ **Gehen** im Freiem, beim: ang.[36]

◦ ◦ ◦ ◦ **Reiben** amel.: manc.[36]
☞ *O; Beine; Reiben; amel.*

◦ ◦ ◦ ◦ **Sitzen,** beim: merl.[36]
☞ *O; Beine; Sitzen; agg.; während*

◦ ◦ ◦ ◦ **Treppensteigen,** beim: thuj.
☞ *O; Beine; Steigen agg.; Treppensteigen*

◦ ◦ ◦ **rechts**: asaf.[36] bamb-a.[1184] coc-c.[36] coloc.[36] lyc.[36] nat-m.[36] nicc.[36] ph-ac.[36] spig.[36] uran.[269] viol-t.[36]
☞ *O; Arme; rechts • O; Beine; rechts*

◦ ◦ ◦ ◦ **nachmittags**: nicc.[36]
☞ *O; Beine; nachmittags*

◦ ◦ ◦ ◦ **abends**: coc-c.[36] lyc.[36]
☞ *O; Beine; abends*

◦ ◦ ◦ ◦ **Gehen**:

◦ ◦ ◦ ◦ ◦ **agg.**: coloc.[36]

◦ ◦ ◦ ◦ ◦ **amel., fortgesetztes**: coloc.[36]

◦ ◦ ◦ ◦ **Liegen,** beim, Bewegung amel.: viol-t.[36]
☞ *O; Beine; Bewegung; amel. • O; Beine; Liegen; agg.*

◦ ◦ ◦ ◦ **Sitzen,** beim: spig.[36]
☞ *O; Beine; Sitzen; agg.; während*

◦ ◦ ◦ **nachmittags**: nicc. plect.[36]
☞ *O; Beine; nachmittags*

◦ ◦ ◦ ◦ **Bücken,** beim: plect.[36]
☞ *O; Beine; Bücken agg.*

◦ ◦ ◦ **nachts**: bamb-a.[1184]
☞ *O; Beine; nachts; agg.*

<> ◦ ◦ ◦ **Aufstehen** von einem Sitz, nach: carb-v.
☞ *O; Beine; Aufstehen; agg.; Sitzen, vom; nach*

◦ ◦ ◦ **Bewegung**:

◦ ◦ ◦ ◦ **agg.**: ph-ac. staph.
☞ *O; Beine; Bewegung; agg.; während*

◦ ◦ ◦ ◦ **amel.**: viol-t.
☞ *O; Beine; Bewegung; amel.*

◦ ◦ ◦ **Gehen**:

◦ ◦ ◦ ◦ **während**: ang.[1] calc. coloc. sep.[1]

◦ ◦ ◦ ◦ **fortgesetztes,** amel.: coloc.

◦ ◦ ◦ **Knien,** beim: **Bar-m.**
☞ *O; Beine; Knien agg.*

◦ ◦ ◦ **Reiben** amel.: manc.
☞ *O; Beine; Reiben; amel.*

◦ ◦ ◦ **Ruhe,** während: spig.[36]
☞ *O; Beine; Ruhe; agg.*

◦ ◦ ◦ **Sitzen,** beim: bell.[1] camph. merl. spig.
☞ *O; Beine; Sitzen; agg.; während*

➡ ◦ ◦ ◦ **erstreckt** sich:

◦ ◦ ◦ ◦ **abwärts**: caust.[1]

◦ ◦ ◦ ◦ **Hüften,** zu den, anfangs beim Gehen: calc.

◦ ◦ ◦ **oberhalb** der Kniescheibe: verb.[1]

◦ ◦ ◦ **hinter** der Kniescheibe: sep.[1]

◦ ◦ ◦ **unterhalb** der Kniescheibe: bell.[1] meny.[1]

◦ **Unterschenkel**: acon. aesc. aeth. **Agar.** agn. aloe **Alum.** alum-p.[58] alum-sil.[58] alumn. am-c. am-m. ammc.[8] amyg-p.[36] **Anac.**[36] anag.[8] ang. ant-c. **Apis** arg.[1] arg-n. arge-p.[264] arn.[5] ars. **Asaf.** aster. atro. aur. bamb-a.[1184] bapt. bar-c.[10] **Bell.** berb. bov. **BRY.**[5] **Calc.** calc-p. calc-sil.[58] camph. cann-i. caps. **Carb-an.** carb-v. carbn-s. **Caust.** cham. chel. **Chin.**[1] chin-s. cimic. cina[36] clem.[1] cob. coc-c. **Cocc.** coff. **Coloc.**[1] **Con.** cycl.[1] dig.[1] dios. dros. dulc. echi. **Euph.** euphr.[1] eupi. **Ferr.** gamb. **Gels.** glon. **Graph.** grat. **Guai.** hell. hep.[36] hydrog.[222] hyos.[5] **Hyper.** ign.[1] ind. indg. iod. ip.[38] jatr. jug-r. kali-c. kali-chl.[58] **Kali-i.** kali-n. kali-s. kali-sil.[58] **Kalm.** lac-ac. lach. led. lob-c.[85] lob-s.[25] **Lyc.** m-arct.[5] m-art.[5] m-aust.[5] mang. mang-acet.[1] meny.[1] **Merc.** merc-c. **Mez.**[36] mosch. **Mur-ac.**[1] myric.[25] naja nat-ar. nat-c. nat-m.[36] nat-p. nat-sil.[58] nit-ac. **Nux-v.** pall. par. petr. ph-ac. phos. pic-ac. pier-b.[233] **Plat.** **Plb.** plut-n.[222] por-m.[251] **Puls.** ran-s. raph. rheum **Rhus-t.** rhus-v. ruta[5] sabad.[36] sabin.[5] **Samb.** sars. sec. senec. **Sep.**[1] **SIL.** spig. spong. staph. stict. stram.[1] sul-ac. sulph. **TARAX.** tarent. tax.[303] tela[192] teucr.[5] **Thuj.** **Tub.** upa. valer. verb.[85] vichy-g.[36] viol-t.[36] vip. xan. zinc.[1]
☞ *O; Beine; Beine*

◦ ◦ **linker,** außen: amyg-p.[36]
☞ *O; Beine; links*

◦ ◦ **rechts**: myric.[25] stict.
☞ *O; Arme; rechts • O; Beine; rechts*

◦ ◦ **nachmittags**: alum.[1] alumn. lyc.
☞ *O; Beine; nachmittags*

◦ ◦ ◦ **Sitzen,** beim: alum.[1] alumn.
☞ *O; Beine; Sitzen; agg.; während*

◦ ◦ ◦ ◦ **Schlafen,** und: alum.[1]

◦ ◦ **abends**: alum. **Ferr.** lac-ac. lyc.
☞ *O; Beine; abends*

◦ ◦ ◦ **Bett,** im: alum. **Ferr.**
☞ *O; Beine; Bett, im; agg.*

<> ◦ ◦ **Aufstehen,** beim: carb-an.

◦ ◦ **Bewegung**:
◦ ◦ ◦ **agg. während**: coloc. merc. sars.
☞ *O; Beine; Bewegung; agg.; während*
◦ ◦ ◦ **amel.**: alum. **Kali-c. Kali-s. Lyc. Rhus-t. Tub.**
☞ *O; Beine; Bewegung; amel.*
◦ ◦ **Einschlafen,** beim: **Lach.**
☞ *O; Beine; Schlaf; Einschlafen*
◦ ◦ **Essen** amel.: **Nat-c.**
◦ ◦ **Fahren** im Wagen, beim: nat-m.
☞ *O; Beine; Fahren im Wagen; agg.*
◦ ◦ **Froststadium** im Fieber, während: ferr. lyc.
☞ *O; Beine; Fieber; während; Froststadium im Fieber*
◦ ◦ **Gehen**:
◦ ◦ ◦ **agg., beim**: anac.[1] **Sulph.**
◦ ◦ ◦ **amel.**: agar. **Kali-c. Kali-s.** lyc. **Rhus-t. Tub.**
◦ ◦ **Herunterhängenlassen,** beim: graph.[1]
☞ *O; Beine; Herunterhängenlassen der Glieder; agg.*
◦ ◦ **Kreuzen** der Beine, beim: nux-v. phos.
☞ *O; Beine; Übereinanderschlagen, Kreuzen, der Beine; agg.*
◦ ◦ **Menses,** während: raph.
☞ *O; Beine; Menses; während*
◦ ◦ **Naseschneuzen,** beim: graph.
☞ *O; Beine; Naseschneuzen agg.*
◦ ◦ **Sitzen,** beim: am-m.[1] euph. phos.
☞ *O; Beine; Sitzen; agg.; während*
◦ ◦ **Stehen,** beim: phos. sil. tarax.
☞ *O; Beine; Stehen; agg.; während*
◦ ◦ **Stuhlgang,** während: rhus-t.
☞ *O; Beine; Stuhlgang; beim*
➡ ◦ ◦ **erstreckt** sich:
◦ ◦ ◦ **abwärts**: berb.[111] chel. **Kalm. Sil.**
◦ ◦ ◦ **aufwärts**: bell.[1] **Guai.** tarax.[1] **Xan.**
◦ ◦ **Knochen**:
☞ *O; Beine; Knochen*
◦ ◦ ◦ **Knöchel**: agar.[1] apis arg.[1] arg-n. bapt. berb. bov. bry. chel. chin-s. clem. coc-c. coff. dios. indg. iod. kali-c. lach. mang. nat-c.[1] nat-m. nit-ac. par. phos. puls. rhus-t. sars. sil.[1] spig.[1] sulph. tarax.[1] thuj.[1] valer. verb.[85]
◦ ◦ ◦ **Wadenbein**: agar.[1] apis arg.[1] arg-n. bov. bry. chin-s. clem. dios. dros.[1] mang. nat-c.[1] sars. sil.[1] sulph. thuj.[1]
◦ ◦ ◦ ◦ **erstreckt** sich:
◦ ◦ ◦ ◦ ◦ **Wade,** zur, nachts beim Erwachen und in Ruhe: dros.[36]
◦ ◦ ◦ ◦ ◦ **aufwärts,** nachts beim Erwachen: dros.[1]
◦ ◦ ◦ ◦ **Außenknöchel**: agar.[1] apis arg.[1] arg-n. **Bov.** bry. chin-s. clem. dios. mang. nat-c.[1] sars. sil.[1] sulph. thuj.[1]
◦ ◦ ◦ ◦ ◦ **Sitzen,** beim: agar.[1] arg.[1]
◦ ◦ ◦ ◦ ◦ **Gehen,** beim: mang. sulph.
◦ ◦ ◦ **Schienbein**: alum. am-m. ammc.[8] anac.[36] anag.[8] ang.[1] **Ant-c.** arg.[1] aur. bamb-a.[1184] bar-c.[10] **Berb.** bov. bry. carb-an.[1] cham. chel. **Chin.**[1] cina[36] coc-c. coff. coloc.[1] dig.[1] euphr.[1] guai.[1] hydrog.[222] hyper. ign.[1] indg. ip.[38] kali-c. kali-i. led.[36] lob-s.[25] meny.[1] mez.[36] nat-c.[1] nat-m. par. ph-ac.[1] phos.[36] pier-b.[233] puls. rhus-t. samb. sep.[1] spig.[1] staph.[1] stram.[1] **SULPH.** tarax. thuj. verb.[85] vichy-g.[36] viol-t.[36] **Zinc.**[1]
☞ *O; Beine; Beine; Schienbein*
◦ ◦ ◦ ◦ **links**: ammc.[36] ang.[1] arg.[1] aur. berb.[36] bov. cina[36] dig.[1] guai.[1] led.[36] lob-s.[25] spig.[1]
☞ *O; Beine; links*
◦ ◦ ◦ ◦ ◦ **abends** im Bett: arg.[1]
◦ ◦ ◦ ◦ ◦ **Ruhe,** bei: spig.[1]
◦ ◦ ◦ ◦ **rechts**: alum. ammc.[8] anac.[36] bamb-a.[1184] bar-c.[10] berb.[36] carb-an.[1] coloc.[1] guai.[1] hydrog.[222] ip.[38] **Led.**[36] mez.[36] phos.[36] sep.[1] staph.[1] stram.[1] vichy-g.[36] viol-t.[36]
☞ *O; Arme; rechts • O; Beine; rechts*
◦ ◦ ◦ ◦ ◦ **Ruhe,** bei: coloc.[1] staph.[1]
◦ ◦ ◦ ◦ **nachmittags**: bamb-a.[1184]
☞ *O; Beine; nachmittags*
◦ ◦ ◦ ◦ **abends** im Bett: alum. arg.[1]
◦ ◦ ◦ ◦ **plötzlich** einsetzend, plötzlich verschwindend: bamb-a.[1184]
◦ ◦ ◦ ◦ **Bewegung**:
◦ ◦ ◦ ◦ ◦ **agg.**: anag.[8]
◦ ◦ ◦ ◦ ◦ **amel.**: meny.[1]
◦ ◦ ◦ ◦ **Gehen,** beim: chin.[1] nat-c.[1] zinc.[1]
◦ ◦ ◦ ◦ **Sitzen,** beim: nat-c.[1]
☞ *O; Beine; Sitzen; agg.; während*
◦ ◦ ◦ ◦ **Innenknöchel**: berb. chel. coc-c. coff. indg. nat-m. par. puls. rhus-t. spig.[1] tarax. verb.[85]
◦ ◦ ◦ ◦ ◦ **Sitzen,** beim: berb. par. tarax.
◦ ◦ ◦ ◦ ◦ **Gehen,** beim: puls.
◦ ◦ **Achillessehne**: am-c. aur. bell.[1] berb. camph.[36] cimic. hep.[36] mur-ac.[5] nat-m.[36] rhus-t. sabad.[36] sil.[1] sul-ac. **Sulph.**[5] tarent. thuj.[36]
☞ *O; Beine; Beine; Achillessehne*
◦ ◦ ◦ **links**:
☞ *O; Beine; links*
◦ ◦ ◦ ◦ **Gehen,** beim: berb.[36]
◦ ◦ ◦ ◦ **Sitzen,** beim: berb.[36]
☞ *O; Beine; Sitzen; agg.; während*
◦ ◦ ◦ **rechts**: nat-m.[36] thuj.[36]
☞ *O; Arme; rechts • O; Beine; rechts*
◦ ◦ ◦ **Bewegung amel.**: aur.[36] sabad.[36]
☞ *O; Beine; Bewegung; amel.*
◦ ◦ ◦ **Gehen,** beim: camph.[36] hep.[36] sil.[1]
◦ ◦ ◦ **Glied** herabhängt, wenn das: berb.
☞ *O; Beine; Herunterhängenlassen der Glieder; agg.*
◦ ◦ ◦ **Ruhe,** während: aur. sabad.[36]
☞ *O; Beine; Ruhe; agg.*
◦ ◦ **Waden**: **Agar.** aloe **Alum.** alum-sil.[58] am-c. am-m. ang. arg-n. asaf. bell. berb. **Bry.**[5] calc. **Calc-p.** calc-sil.[58] camph. carb-v. caust. chel. chin.[1] clem.[1] coc-c. coloc.[1] con. cycl.[1] dros. dulc. euph. eupi. gamb. **Graph.** grat. **Guai.** hell. **Indg.** jatr. kali-n. led. lob-c.[85] **Lyc.** mang. mang-acet.[1] meny. merc. mur-ac.[1] nat-p. nux-v. ph-ac. pier-b.[233] **Plb.** por-m.[251] puls. **Rhus-t.** sars. sil. **Spig.** spong. **Staph. Sulph.** tarax. **Tarent.** tax.[303] tela[192] thuj. upa. xan.
☞ *O; Beine; Beine; Waden*

stechender Schmerz; **Beine; Unterschenkel; Waden** (Forts.)

◦ ◦ ◦ **links**: lob-c.[85] por-m.[251] tela[192]
☞ *O; Beine; links*

◦ ◦ ◦ **rechts**: tax.[303]
☞ *O; Arme; rechts • O; Beine; rechts*

◦ ◦ ◦ **nachmittags**: grat.
☞ *O; Beine; nachmittags*

◦ ◦ ◦ **abends**: sulph.
☞ *O; Beine; abends*

◦ ◦ ◦ **Anziehen** der Stiefel, beim: graph.

◦ ◦ ◦ **Auftreten,** beim: sil.

◦ ◦ ◦ **Bettwärme** amel.: plb. upa.
☞ *O; Beine; Bett, im; amel.*

◦ ◦ ◦ **Beugen,** beim: chel.

◦ ◦ ◦ **Bewegung,** bei: berb. calc.

◦ ◦ ◦ **Druck** amel.: plb. tela[192]
☞ *O; Beine; Druck; amel.*

◦ ◦ ◦ **Gehen**:

◦ ◦ ◦ ◦ **agg., beim**: arg-n. chin.[1] grat. merc. nat-p. sil.[1] spong. staph.

◦ ◦ ◦ ◦ ◦ **Freien,** im: **Chin.**[1] merc. sil.[1]

◦ ◦ ◦ ◦ **amel. während**: **Dros. Rhus-t.**

◦ ◦ ◦ **Kratzen**:

◦ ◦ ◦ ◦ **agg.**: chel.[1]
☞ *O; Beine; Kratzen; agg.*

◦ ◦ ◦ ◦ **amel.**: staph.[1]
☞ *O; Beine; Kratzen; amel., der wundschmerzhaften Teile*

◦ ◦ ◦ **Liegen,** im: puls.

◦ ◦ ◦ **Mittagessen,** nach dem: grat.

◦ ◦ ◦ **Reiben,** nach: thuj.
☞ *O; Beine; Reiben; agg.*

◦ ◦ ◦ **Sitzen**:

◦ ◦ ◦ ◦ **agg.**: am-m. asaf. clem.[1] **Dros.** mang. mur-ac.[1] **Rhus-t.** tarax.[1] tela[192]

◦ ◦ ◦ ◦ **amel.**: tarax.
☞ *O; Beine; Sitzen; amel.*

◦ ◦ ◦ **Spaziergang,** nach: am-m.

◦ ◦ ◦ **Stehen** amel.: tela[192]
☞ *O; Beine; Stehen; amel.*

◦ ◦ ◦ **Zimmer,** in einem, amel.: grat.
☞ *O; Beine; Zimmer; amel.; warmes Zimmer*

◦ ◦ ◦ **erstreckt** sich:

◦ ◦ ◦ ◦ **abwärts**: chel. eupi. ph-ac. **Sulph.**

◦ ◦ ◦ ◦ **aufwärts**: **Guai.** xan.

◦ ◦ ◦ ◦ **außen,** nach: berb.

◦ ◦ **Knöchel,** Fußgelenk, nahe dem: arge-p.[264] meny.[1]

◦ **Knöchel,** Fußgelenk: abrot. absin.[36] **Acon.** agar. agn.[5] **Alum.** ambr. androc.[222] ang.[1] ant-c. apis apoc. arg.[1] arg-n. arge-p.[264] **Arn.**[5] ars.[5] ars-i. asaf.[5] **Asar.**[5] aur. bapt. bar-c. berb. **Bov.** bry. bufo **Calc.** calc-p. calc-sil.[58] cann-s. carb-v. carbn-s.[58] caust.[1] cham. chel. chin-s. clem. coc-c. coff. colch. coloc. con.[1] croto-t. dios.[25] dros. ferr-p. form. gins. gran. graph. grat.[36] guai.[1] ham. harp.[1184] **Hell.** hep. ign. indg. iod.[1] kali-c.[1] kali-sil.[58] **Kreos.** lach. led. **Lith-c. Lyc.** m-aust.[5] mang. mang-acet.[1] meny.[1] merc. mosch. naja nat-c.[1] nat-m. nat-sil.[58] nit-ac.[1] nux-v. ol-an. olnd.[5] osm. par. petr. ph-ac.[1] phos.[1] psor. **Puls. Rhod.**[122] **Rhus-t.**[1] **Ruta** sang. sars. scroph-n.[36] sep. **Sil.**[1] spig.[1] stann.[1] staph. stront-c. **Sulph.** tarax.[1] thuj.[1] trom. tung.[252] valer. verat.[1] verb.[85] viol-t. xan. zinc.

◦ ◦ **links, Bewegung agg.**: grat.[36]
☞ *O; Beine; links*

◦ ◦ **morgens,** bei jedem Schritt: graph. psor.

◦ ◦ **vormittags**: chin-s. kali-c.[1]
☞ *O; Beine; vormittags*

◦ ◦ **abends**: kali-c.[1] lyc. merc. stront-c. zinc.
☞ *O; Beine; abends*

◦ ◦ ◦ **Bett,** im: lyc. zinc.
☞ *O; Beine; Bett, im; agg.*

◦ ◦ **nachts,** im Liegen: dros.

<> ◦ ◦ **Auftreten,** beim: alum. graph. harp.[1184] kali-c. phos.[1] psor. sil.[1]

◦ ◦ **Bewegung**:

◦ ◦ ◦ **agg. bei**: bar-c. bufo grat.[36] kreos. sulph.[1]
☞ *O; Beine; Bewegung; agg.; während*

◦ ◦ ◦ **amel.**: **Cham.** rhod.[122]
☞ *O; Beine; Bewegung; amel.*

◦ ◦ **Erwachen,** beim: con.[1]

◦ ◦ **Gehen,** beim: agar. berb. con.[1] harp.[1184] kali-c.[1] **Lach.** lyc. mang-acet.[1] sulph.

◦ ◦ ◦ **schnell**: con.[1]

◦ ◦ **Rennen,** beim: berb.
☞ *O; Beine; Rennen; agg.*

◦ ◦ **Sitzen,** beim: ang.[1] con.[1] guai.[1]

◦ ◦ **Stehen,** beim: berb.

◦ ◦ **Steigen,** beim: carbn-s.[58]

◦ ◦ **Strecken** des Fußes, beim: sulph.[1]
☞ *O; Beine; Ausstrecken der Glieder; agg.*

◦ ◦ **Stuhlgang,** während: verb.[85]
☞ *O; Beine; Stuhlgang; beim*

◦ ◦ **Waschen** mit kaltem Wasser amel.: cann-s.

➡ ◦ ◦ **erstreckt** sich:

◦ ◦ ◦ **außen,** nach: lith-c. mosch.

◦ ◦ ◦ **Ferse,** über die: agar.

◦ ◦ ◦ **Füße**: hell. kreos.

◦ ◦ ◦ **Knie**: guai.

◦ ◦ ◦ **oben,** nach: aur. caust.[1] guai. mang-acet.[1] nux-v.

◦ ◦ ◦ **Waden**: con.[1]

◦ ◦ ◦ **Wadenbein**: ph-ac.[1]

◦ ◦ ◦ **Zehen,** zu den: graph.[1] hell. kreos.

◦ ◦ **innen,** medial: berb. ph-ac.[1]

◦ ◦ **außen,** links: dios.[25]

◦ ◦ **Vorderseite**: berb.

◦ ◦ **Knochen**: aur. puls.
☞ *O; Beine; Knochen*

◦ ◦ **Außenknöchel,** unter dem, beim Gehen: nat-c.[1]

Füße: abrot.[102] acon.[5] **Act-sp.**[102] aeth. agar. agn. ail. **Alum.** alum-p.[58] alum-sil.[58] am-c. am-m. ambr. ammc.[36] amyg-p.[36] **Anac.** androc.[222] ang. ant-c.[1] ant-t.[36] apis arg. arg-n.[5] arn. ars. arum-d. arum-t. arund. asaf.[5] asar. asc-t.[36] aster. aur.[1] aur-ar.[58] aur-m-n. aur-s.[58] bad.[25] **Bamb-a.**[1184] bani-c.[204] bar-c. **Bell.** berb.[85] bor. **Bov.** bros-g.[259] **Bry.** bufo calc. calc-caust. **Calc-p.** calc-sil.[58] camph. **Canth.**[36] carb-an. **Carb-v.** carbn-s.[36] carl. caust. cedr.[102] cham.[36] chel. chin. chin-ar. cic. cina clem. coc-c. cocc. coff.[5] coloc. con. crot-h. cub. cupr. daph. dig. dor. dros. elaps ephe.[267] eup-per. euph. euphr. eupi.[85] fago. ferr-ma. **Ferr-p.** **Fl-ac.** gamb. gent-l. **Graph.** **Guai.**[1] haliae-lc.[222] **Hell.** hep. hura hyos. hyper. ign. iod.[1] iris iris-foe. jatr. kali-ar. **KALI-C.** kali-n. **KALI-S.** **Kali-sil.**[58] **Kalm.** kreos.[5] led. lob-c.[85] lob-s. lyc. m-arct.[5] m-art.[5] m-aust.[5] mag-c.[1] mag-m. mag-s. manc. mang. med.[304] meli. meny.[1] meph. **Merc.** merc-c.[5] merl.[36] mez.[1] **MUR-AC.**[1] mygal.[25] **NAT-C.**[1] nat-m.[1] nat-p. nat-s. nat-sil.[58] nicc. **Nit-ac.**[1] **Nux-v.** ol-an. olnd. ozone[227] par. petr. ph-ac.[1] **Phel.** phos. phyt.[36] pic-ac. pitu-a.[164] plat.[1] plb. podo.[85] por-m.[251] psil.[164] **Puls.**[1] **Ran-b.** **Ran-s.**[5] raph. rheum[1] rhod. rhus-t. rhus-v. ruta sabin. samb. sang. **Sars.** senec. **Sep.** **Sil.** spig.[1] spong. stann. staph. stront-c.[5] stroph.[85] stry. sul-ac. **SULPH.** tarax. tarent. tax.[303] **Thuj.** trom. tung.[252] valer. verb.[36] viol-t. vip. xan. zinc. zing.
☞ *O; Beine; Füße*

links: amyg-p.[36] asc-t.[36] psil.[164]
☞ *O; Beine; links*

rechts, dann: psil.[164]
☞ *O; Arme; links; rechts, dann • O; Arme; rechts*

morgens beim Erwachen: sil. thuj.

10 Uhr: sil.

nachmittags: mez.
☞ *O; Beine; nachmittags*

nachts: phos. sulph.[1]
☞ *O; Beine; nachts; agg.*

<> **Aufsetzen** des Fußes auf den Boden, beim: tarent.

Auftreten, beim: ars. bell.[1] **Berb.**[58] calc-p. **Nat-m.** tarent.

Bewegung, bei:

agg.: bar-c. bufo calc. chin. sulph.
☞ *O; Beine; Bewegung; agg.; während*

amel.: guai. **Kali-c.** **Kali-s.** **Lyc.** **Rhus-t.** verb.[85]
☞ *O; Beine; Bewegung; amel.*

Essen, nach dem: graph.
☞ *O; Beine; Essen; nach*

Fahren, beim, Stiche von innen nach außen: berb.
☞ *O; Beine; Fahren im Wagen; agg.*

Froststadium im Fieber, während: **Eup-per.**
☞ *O; Beine; Fieber; während; Froststadium im Fieber*

Gehen:

agg.:

beim, im Freien: bell. lyc.

nach: kali-c.

amel., Freien, im: nat-m.
☞ *O; Beine; Luft; amel., frische*

Gehen, beim: nat-m.[1] tarent.

Ruhe, während: verb.[85]
☞ *O; Beine; Ruhe; agg.*

Sitzen, beim: asaf. manc.
☞ *O; Beine; Sitzen; agg.; während*

Stehen, beim: agn. nat-m. **Puls.** sil.
☞ *O; Beine; Stehen; agg.; während*

Taubheitsgefühl, endet in: **Berb.**[58]

Wetterwechsel, bei: vip.

Wundheit, bei: phos.[1]

➡ **erstreckt** sich:

aufwärts: bar-c. **Plb.** ruta xan.

Fußgelenk, in das: ozone[227]

Knie, zum: bell.[1] xan.

Mittelfußknochen: ammc.[36] calc-p.[36] carbn-s.[36] cham.[36] merl.[36] mez.[36] thuj.[36] verb.[36]
☞ *O; Beine; Knochen*

links: ammc.[36] verb.[36]
☞ *O; Beine; links*

Ruhe, während: verb.[36]
☞ *O; Beine; Ruhe; agg.*

rechts beim Auftreteten: calc-p.[36]
☞ *O; Arme; rechts • O; Beine; rechts*

vormittags, beim Gehen: carbn-s.[36]

Ballen: berb.[111] lyc.[1] mez.[1] plat.[1] sulph.[1] zinc.[1]

Fußrücken: acon.[5] agar.[1] **Anac.** ang.[1] ant-t.[36] arg-n.[5] asaf.[5] asar.[1] aur.[1] bamb-a.[1184] bell.[1] berb.[137] canth.[36] chel.[36] chin.[1] coloc.[1] guai.[1] hep.[1] iod.[36] kali-c.[1] lyc.[1] merc-c.[5] mur-ac.[1] nat-m.[5] nux-v.[5] par.[5] phyt.[36] podo.[85] **PULS.**[5] ran-b.[5] ran-s.[5] rheum[1] rhus-t.[1] ruta **Sep.**[1] spig.[1] sulph.[1] tarax.[1] tung.[252] zinc.[1]
☞ *O; Beine; Füße; Fußrücken*

links: ant-t.[36] chel.[36]
☞ *O; Beine; links*

nachmittags, im Freien: chel.[36]

rechts: canth.[36]
☞ *O; Arme; rechts • O; Beine; rechts*

Bewegung agg.: sulph.[1]
☞ *O; Beine; Bewegung; agg.; während*

Gehen auf dem Gehsteig, beim: sep.[1]

Schlaf, im: asar.[1]
☞ *O; Beine; Schlaf; während*

Sitzen, beim: bell.[1] mur-ac.[36]

Stehen und Sitzen, im: mur-ac.[1]

Fersen: aeth. agar.[1] agn.[5] **Am-c.**[5] am-m. ambr. ang.[1] ars.[1] arund. bad.[25] bamb-a.[1184] bar-c. berb. bros-g.[259] **BRY.** calc. calc-sil.[58] carl. chel. chin.[1] cic. cina con. eup-per. euphr. eupi. ferr-ma. **Graph.** hep. ign. iod.[1] kali-ar. kali-c. kali-n. **Kali-sil.**[58] kreos. lob-c.[85] lyc.[1] m-arct.[5] m-art.[5] mag-c.[1] **Manc.** mang. meny. merc. nat-c. nat-m. nat-p. **Nat-s.** nat-sil.[58] nicc. nit-ac. nux-v. ol-an. olnd. **Petr.** ph-ac.

stechender Schmerz; **Füße; Fersen** (Forts.)
pitu-a.[164] por-m.[251] **Puls. Ran-b.** ran-s.[5] rhod. **RHUS-T.** ruta **Sabin.**[85] sang. sars. **Sep. Sil.** spong. stront-c.[5] stry. sul-ac. sulph. thuj. trom. **VALER.** zinc.
☞ *O; Beine; Füße; Fersen*

◦ ◦ ◦ **links**: euphr.[144] lob-c.[85] nicc. thuj.
☞ *O; Beine; links*

◦ ◦ ◦ **rechts**: agar. bad.[25] bamb-a.[1184] chel. por-m.[251] sulph.
☞ *O; Arme; rechts • O; Beine; rechts*

◦ ◦ ◦ ◦ **Druck** agg.: bad.[25]
☞ *O; Beine; Druck; agg.*

◦ ◦ ◦ **morgens**: bamb-a.[1184] bry. eupi. ign. puls. **Rhus-t.** sang.
☞ *O; Beine; morgens*

◦ ◦ ◦ ◦ **Bett,** im: bry. puls. sang.
☞ *O; Beine; Bett, im; agg.*

◦ ◦ ◦ **nachmittags**: nat-m. nat-s. **Ran-b.**
☞ *O; Beine; nachmittags*

◦ ◦ ◦ ◦ **Sitzen,** beim: nat-s.
☞ *O; Beine; Sitzen; agg.; während*

◦ ◦ ◦ **abends**: ang.[1] mag-c.[1] merc. nit-ac.[1] sep.[1] thuj.
☞ *O; Beine; abends*

◦ ◦ ◦ ◦ **Bett,** im: mag-c.[1] nit-ac.[1]
☞ *O; Beine; Bett, im; agg.*

◦ ◦ ◦ **nachts**: am-m. calc. euphr. sep.
☞ *O; Beine; nachts; agg.*

◦ ◦ ◦ ◦ **Bett,** im: am-m.
☞ *O; Beine; Bett, im; agg.*

<> ◦ ◦ ◦ **Aufsetzen** des Fußes, beim: graph. por-m.[251]

◦ ◦ ◦ **Aufstehen** amel.: bry. puls.

◦ ◦ ◦ **Auftreten** mit dem Fuß, beim: ars.[1] bros-g.[259] **Nit-ac. Rhus-t.** sep.

◦ ◦ ◦ **Bewegung**:

◦ ◦ ◦ ◦ **agg. bei**: kreos.
☞ *O; Beine; Bewegung; agg.; während*

◦ ◦ ◦ ◦ **amel.**: spong.
☞ *O; Beine; Bewegung; amel.*

◦ ◦ ◦ **Gehen**:

◦ ◦ ◦ ◦ **während**: berb. con. nat-s. thuj.

◦ ◦ ◦ ◦ **nach**: berb. spong.

◦ ◦ ◦ **Kratzen,** beim: sars.

◦ ◦ ◦ **Reiben** amel.: am-m. nat-s.
☞ *O; Beine; Reiben; amel.*

◦ ◦ ◦ **Sitzen,** beim: agar.[1] ang.[1] berb. cic. cina **Rhus-t.** ruta sep.[1] sil. spong. **VALER.**
☞ *O; Beine; Sitzen; agg.; während*

◦ ◦ ◦ **Stehen,** beim: berb. con. ran-b. **Rhus-t.** sil. spong.
☞ *O; Beine; Stehen; agg.; während*

➡ ◦ ◦ ◦ **erstreckt** sich:

◦ ◦ ◦ ◦ **aufwärts**: agar. spong.

◦ ◦ ◦ ◦ **außen,** nach: sabin.[85]

◦ ◦ ◦ ◦ **Fuß,** zum:

◦ ◦ ◦ ◦ ◦ **Fußrücken**: sars.[1]

◦ ◦ ◦ ◦ ◦ **Fußballen,** zum: aeth.

◦ ◦ ◦ ◦ **Oberschenkel,** zum: ars.[1]

◦ ◦ ◦ ◦ **Waden,** in die: eupi.[85]

◦ ◦ **Fußsohlen**: aeth. **Agar.** agn. ail. alum. alum-p.[58] alum-sil.[58] am-c. ang. ant-c.[1] arn. ars. arum-t. asar. aur-m-n. bamb-a.[1184] bani-c.[204] bell. berb.[85] **BOR. BRY.** calc. calc-caust. calc-p. calc-sil.[58] camph. carb-an. chin. cic. clem. coc-c. cocc. coloc. con. crot-h. cub. daph. dig. dros. elaps eup-per. eupi.[85] **Fl-ac.** gamb. gent-l. graph. hura **Ign.** iris-foe. jatr. kali-n. **Kalm.** kreos.[5] led. lob-c.[85] lob-s. lyc. m-aust.[5] mag-m. mag-s. meny.[1] mur-ac.[1] **NAT-C.**[1] nat-m.[1] nat-p. nat-s. nat-sil.[58] nicc. nit-ac.[1] nux-v. ol-an. olnd. par. ph-ac.[1] phos. plat.[1] plb. psil.[164] **PULS.**[1] ran-s.[5] raph. rheum[1] **Rhus-t.** rhus-v. sabin. sars. sep. sil. spig.[1] staph. stry. sulph. **TARAX.** tax.[303] thuj.
☞ *O; Beine; Füße; Fußsohlen*

◦ ◦ ◦ **links**: lob-c.[85]
☞ *O; Beine; links*

◦ ◦ ◦ **rechts, dann links**: bamb-a.[1184]
☞ *O; Arme; rechts*

◦ ◦ ◦ **morgens**: alum.[1] fl-ac. nicc.
☞ *O; Beine; morgens*

◦ ◦ ◦ ◦ **Aufstehen** aus dem Bett, beim: fl-ac. nicc.
☞ *O; Beine; Aufstehen; agg.; Bett, aus dem; während*

◦ ◦ ◦ **nachmittags**: bamb-a.[1184] **Nat-c.**
☞ *O; Beine; nachmittags*

◦ ◦ ◦ **abends**: alum.[1] ant-c.[1] dig. hura ph-ac.[1] **Rhus-t.** sulph.
☞ *O; Beine; abends*

◦ ◦ ◦ ◦ **22.30 Uhr**: hura

◦ ◦ ◦ ◦ **Bett,** im: ant-c.[1]
☞ *O; Beine; Bett, im; agg.*

<> ◦ ◦ ◦ **Auftreten,** beim: berb.[85] bry. nat-c.[1] nicc. nit-ac.[1] spig.[1] staph. sulph.

◦ ◦ ◦ **Berührung,** durch: sep.

◦ ◦ ◦ **Bewegung**:

◦ ◦ ◦ ◦ **agg. während**: spig.
☞ *O; Beine; Bewegung; agg.; während*

◦ ◦ ◦ ◦ **amel.**: olnd.
☞ *O; Beine; Bewegung; amel.*

◦ ◦ ◦ **Gehen**:

◦ ◦ ◦ ◦ **während**: agar. bell. cocc. con. eupi. gent-l. meny.[1] plb. **Rhus-t.** sep.[1]

◦ ◦ ◦ ◦ **nach**: ant-c.[1]

◦ ◦ ◦ ◦ **amel.**: mur-ac.[36]

◦ ◦ ◦ **Menses,** während: eupi.[85] raph.
☞ *O; Beine; Menses; während*

◦ ◦ ◦ **Reiben** amel.: alum. ant-c.[1] gamb. kali-n.
☞ *O; Beine; Reiben; amel.*

◦ ◦ ◦ **Schwitzen,** beim: **NIT-AC.**

◦ ◦ ◦ **Sitzen,** beim: dros. jatr. mur-ac.[36] sars. sep. spig. tarax.
☞ *O; Beine; Sitzen; agg.; während*

◦ ◦ ◦ **Stehen**:

◦ ◦ ◦ ◦ **agg.**: berb.
☞ *O; Beine; Stehen; agg.; während*

◦ ◦ ◦ ◦ **amel.**: mur-ac.[36]
☞ *O; Beine; Stehen; amel.*

◦ ◦ ◦ **erstreckt** sich:
◦ ◦ ◦ ◦ **außen,** nach: **Tarax.** thuj.
◦ ◦ ◦ ◦ **Hüften,** zu den: plb.
◦ ◦ ◦ ◦ **Waden,** in die: puls.[1]
◦ ◦ ◦ **innen,** medial: mur-ac.[1]
☞ *O; Beine; Füße; Seiten der Füße*
◦ ◦ ◦ **außen,** lateral: ars. rheum[1]
☞ *O; Beine; Füße; Fußsohlen; Ränder; außen, lateral*
◦ ◦ ◦ **Ballen**: am-c. aur-m-n.
◦ ◦ ◦ **Wölbung** der Sohle: bamb-a.[1184] tax.[303]
◦ **Zehen**: **Acon. Agar.**[1] agn. ail. **Alum.** alum-p.[58] alum-sil.[58] alumn. am-c.[5] **Am-m.** ambr.[1] ammc. amyg-p.[36] ang. ant-c.[5] ant-t.[5] apis arg-n. **ARN.** ars. arum-d. arund. **ASAF.** aster. aur. aur-m. **Aur-m-n.** aur-s.[58] bamb-a.[1184] bani-c.[1237] bar-c.[1] benz-ac. **Berb.** bov. **Bry.** bufo-s. cadm-s. cahin. **Calc.** calc-p. calc-sil.[58] cann-i. cann-s. canth. caps.[5] **CARB-V. Carbn-s.** carl. cast. **Caust.** cham. chel. chin.[5] cina[5] cist. coc-c. cocc. coff.[5] colch. **Coloc.** con. croto-t. cycl. daph. dig. dros.[1] dulc. elaps[36] elat. euphr. fago. ferr-ma. fl-ac.[5] form. gamb. gink.[227] gins. graph. harp.[1184] **Hell.**[1] **Hep.**[1] hura hyper. iod.[1] jatr. kali-bi. **Kali-c.**[1] kali-n.[1] kali-sil.[58] **Kalm.** kola[1184] kreos.[5] lach. lar-ar.[251] laur. led. **Lyc.**[1] m-arct.[5] mag-c.[1] mag-m.[1] mag-s. med. menth-pu.[36] **Merc.**[5] merl. mez. mosch.[5] mur-ac.[1] **Nat-c.**[5] nat-m.[36] nat-s. neon[222] **NIT-AC.** nit-s-d.[111] **Nux-v.** olnd. ozone[227] **Pall.** par. petr.[1] ph-ac.[36] phos.[1] pip-m. plat.[1] plb. psil.[164] **Puls.**[1] **RAN-B. RAN-S.** rat. rheum[1] **Rhus-t.** ros-d.[305] ruta[1] sabad. **Sabin.**[5] sang. sep. **SIL.** spig. stann. staph.[1] **Stict.** stry. sul-ac.[1] **Sulph.** tarax. tarent. tax.[303] teucr. thuj. til-c.[253] tong.[85] uro-h.[264] **VERAT.** verb. zinc.
◦ ◦ **mittags,** Beugen des Körpers nach links, beim: thuj.
◦ ◦ **nachmittags**: mez.
☞ *O; Beine; nachmittags*
◦ ◦ **abends**: cist. lyc. merl. nat-s. uro-h.[264]
☞ *O; Beine; abends*
◦ ◦ ◦ **Einschlafen,** beim: merl.
☞ *O; Beine; Schlaf; Einschlafen*
◦ ◦ **nachts**: **Nux-v.**
☞ *O; Beine; nachts; agg.*
◦ ◦ **entsteht** langsam: am-m.
◦ ◦ **vergeht** langsam: am-m.
<> ◦ ◦ **Bett,** im: agar.
☞ *O; Beine; Bett, im; agg.*
◦ ◦ **Beugen** des Körpers nach links, beim: thuj.
◦ ◦ **Bewegung**:
◦ ◦ ◦ **agg.**: gink.[227] nux-v.
☞ *O; Beine; Bewegung; agg.; während*
◦ ◦ ◦ **amel.**: agar. cocc.
☞ *O; Beine; Bewegung; amel.*
◦ ◦ **Druck** agg.: neon[222]
☞ *O; Beine; Druck; agg.*
◦ ◦ **Froststadium** im Fieber, während: lyc.
☞ *O; Beine; Fieber; während; Froststadium im Fieber*

◦ ◦ **Gehen**:
◦ ◦ ◦ **agg., beim**: arn. carbn-s. croto-t. dros.[1] **Lyc.** ran-b.
◦ ◦ ◦ **amel.**: calc.
◦ ◦ **Kälte** amel.: aster.
◦ ◦ **Sitzen,** beim: aur-m-n. calc.
☞ *O; Beine; Sitzen; agg.; während*
◦ ◦ **Stehen,** beim: **Agar.** calc. **Verat.**
☞ *O; Beine; Stehen; agg.; während*
◦ ◦ **Stuhlgang,** während: nux-v.
☞ *O; Beine; Stuhlgang; beim*
◦ ◦ **verrenkt,** verstaucht, wie: croto-t.
➡ ◦ ◦ **erstreckt** sich:
◦ ◦ ◦ **aufwärts**: lach. **Nux-v.** pall.
◦ ◦ ◦ **außen,** nach: berb.[111]
◦ ◦ ◦ **Fuß,** Wölbung der Sohle: psil.[164]
◦ ◦ ◦ **Hüften,** zu den: **Nux-v.** pall.
◦ ◦ **Hühneraugen**: sep.[1] sil.[1]
◦ ◦ **Gelenke**: asaf. berb. cann-i. harp.[1184] led.[5]
☞ *O; Beine; Gelenke*
◦ ◦ **Spitzen**: am-c. am-m. aur-m-n. bamb-a.[1184] berb. caps.[1] chin.[1] dig. fl-ac. kali-c. merl. mez. nat-s. nit-s-d.[111] puls. ran-b. stry. sulph.
◦ ◦ ◦ **morgens**: bamb-a.[1184]
☞ *O; Beine; morgens*
◦ ◦ ◦ **abends**: am-m. puls. ran-b.
☞ *O; Beine; abends*
◦ ◦ ◦ **Einschlafen,** beim: merl.
☞ *O; Beine; Schlaf; Einschlafen*
◦ ◦ ◦ **Gehen** im Freien, beim: am-m.
◦ ◦ ◦ **Liegen,** beim: sulph.
☞ *O; Beine; Liegen; agg.*
◦ ◦ ◦ **Sitzen,** beim: aur-m-n. sulph.
☞ *O; Beine; Sitzen; agg.; während*
◦ ◦ ◦ **erstreckt** sich nach außen: caps.[1]
◦ ◦ **Ballen**: alum. ambr.[5] ant-c.[5] ant-t.[5] **Bry.**[5] calc-p. cann-s.[5] cina[5] coff.[5] colch.[5] daph. dros.[1] hep.[5] **Kali-c.**[5] lyc.[5] mur-ac.[36] par.[5] puls.[5] ran-s.[5] rhus-t.[5] **Sabin.**[5] spig.[1]
◦ ◦ **großer** Zeh: agar. agn. alum. alumn. am-c.[5] am-m.[5] ambr.[1] ammc. amyg-p.[36] ant-c.[5] arn. ars. **Asaf.** aster. **Aur-m.** aur-m-n. bamb-a.[1184] bar-c.[1] **Benz-ac. Berb.** bov. bry. cahin. calc.[1] **Calc-sil.**[58] **Cann-i.** caps.[5] carb-v. carl. cast. **Caust.** chel. chin.[5] cina[5] **Cist.** coc-c. colch. coloc. con. croto-t. daph. dros.[5] elaps[36] euphr. ferr-ma. fl-ac.[5] form. gamb. gink.[227] gins. graph. hell.[1] **Hep.**[5] hura hyper. iod.[1] jatr. kali-bi. **Kali-c.**[1] kali-n.[1] kali-sil.[58] **Kalm.** kola[1184] lach. lar-ar.[251] laur. **Led. Lyc.** mag-c.[1] mag-m.[1] mag-s. merl. mez.[1] mur-ac.[1] nat-m.[36] nat-s. nit-ac. nit-s-d.[111] olnd. ozone[227] par. ph-ac.[1] phos.[1] pip-m. plat.[1] puls.[5] ran-b.[5] **Ran-s.** rat. rhus-t.[1] sabin.[5] sang. sep. **Sil.** spig.[5] stann. staph.[1] sul-ac.[1] sulph. tarax. tarent. teucr. thuj. til-c.[253] tong.[85] verat. zinc.
◦ ◦ ◦ **abwechselnd** im Daumen: sulph.
☞ *A; Abwechselnd mit*
◦ ◦ ◦ **links**: agn. alum. coc-c. kalm. kola[1184] lar-ar.[251] led. phos.[1]
☞ *O; Beine; links*

stechender Schmerz; **Beine; Zehen; großer** Zeh (Forts.)

◦ ◦ ◦ **rechts**: alumn. bamb-a.[1184] benz-ac. **Cist.** lyc. nit-s-d.[111] phos.[1] **Ran-s.** tong.[85]
☞ *O; Arme; rechts • O; Beine; rechts*

◦ ◦ ◦ **morgens,** im Bett: ars. ozone[227]

◦ ◦ ◦ ◦ **7** Uhr: ozone[227]

◦ ◦ ◦ **abends**: alumn. **Cist.** euphr. lyc. mag-c.[1] nat-m. phos.
☞ *O; Beine; abends*

◦ ◦ ◦ **nachts**: alum. form. kali-n.[1] thuj.
☞ *O; Beine; nachts; agg.*

◦ ◦ ◦ ◦ **Bett,** im: thuj.
☞ *O; Beine; Bett, im; agg.*

◦ ◦ ◦ **allmählich** zunehmend, allmählich abnehmend: am-m.

◦ ◦ ◦ **Auftreten,** beim: asaf. **Aur-m.** berb.

◦ ◦ ◦ **Bewegung** agg.: phos.[1]
☞ *O; Beine; Bewegung; agg.; während*

◦ ◦ ◦ **Druck,** bei: **Hep.** nat-s.

◦ ◦ ◦ **Erfrierung,** wie nach: **Nit-ac.** zinc.[1]
☞ *O; Beine; Erfrierung, nach*

◦ ◦ ◦ **Gehen,** beim: alumn. am-m. euphr. nat-m.[1] phos. tarax.

◦ ◦ ◦ **Mittagessen,** nach dem: mag-s. tong.[85]

◦ ◦ ◦ **Sitzen,** beim: **Con.** graph. nat-m. sabin. sil.[1]
☞ *O; Beine; Sitzen; agg.; während*

◦ ◦ ◦ **Stampfen** amel.: caps.

◦ ◦ ◦ **Stehen,** beim: am-m. nat-m.[1] rhus-t.[1] sil.
☞ *O; Beine; Stehen; agg.; während*

◦ ◦ ◦ **synchron** mit dem Puls: berb. hep.

◦ ◦ ◦ **erstreckt** sich:

◦ ◦ ◦ ◦ **aufwärts**: benz-ac. **Hep.**

◦ ◦ ◦ ◦ **Brust,** zur: rhus-t.

◦ ◦ ◦ ◦ **Hüften,** zu den: **Hep.**

◦ ◦ ◦ ◦ **Knöchel**: bov.

◦ ◦ ◦ **Gelenke**: **Benz-ac.** berb. calc.[1] **Cann-i.** kali-bi. **Led.** nat-m.[1] nat-s. sep.[1] sil. stann.
☞ *O; Beine; Gelenke*

◦ ◦ ◦ **Ballen**: alum. am-c. ambr.[1] ant-c.[5] **Bry.**[5] **Cann-i. Caust.** cina[5] colch.[5] dros.[5] gink.[227] hep.[5] **Kali-c.**[1] mag-m.[1] mur-ac.[1] par.[5] ph-ac.[1] phos.[1] puls.[5] ran-s.[5] rhus-t.[1] sabin.[5] spig.[5] zinc.[1]

◦ ◦ ◦ **Nagel**: amyg-p.[36] cahin. caust. coc-c. elaps[36] iod.[1] kola[1184] nat-m.[36] **Sil.** sulph. **Thuj.**
☞ *O; Nägel; Zehennägel*

◦ ◦ ◦ ◦ **unter** dem: amyg-p.[36] cahin. caust. coc-c. elaps[36] iod.[1]
☞ *O; Nägel; unterm Nagel; Zehennagel*

◦ ◦ ◦ ◦ ◦ **Druck,** bei: amyg-p.[36]

◦ ◦ ◦ ◦ ◦ **Schwellung** und Hitze, mit: amyg-p.[36]

◦ ◦ ◦ ◦ **Nagelwurzel**: nat-m.[36]
☞ *O; Nägel; Nagelbett*

◦ ◦ ◦ **Spitze**: am-c.[5] am-m.[5] aur-m-n. bar-c.[1] bry. caps.[5] carl. chin.[5] coc-c. colch. **Con.** fl-ac.[5] kali-c.[1] **Led.** mez.[1] nat-s. olnd. par. puls.[5] ran-b.[5] **Ran-s.** sep. stann. staph.[1] sulph. zinc.

◦ ◦ ◦ ◦ **Sitzen,** beim: **Con.**
☞ *O; Beine; Sitzen; agg.; während*

◦ ◦ **2. Zehe**: bamb-a.[1184] canth. cham. dros.[1] kali-n.[1] **Led.** puls.[1] spig.

◦ ◦ ◦ **Nagel,** um den: bamb-a.[1184]
☞ *O; Nägel • O; Nägel; Umgebung des Nagels*

◦ ◦ ◦ **Ballen**: puls.[1]

◦ ◦ **3. Zehe**: agar. asaf. chel. dros. **Led.** nat-s. sep. sulph.

◦ ◦ **4. Zehe**: agar. amyg-p.[36] berb. chel. dros.[1] mez. nat-s. ran-b. rhus-t. tax.[303] thuj.

◦ ◦ ◦ **rechts**: tax.[303]
☞ *O; Arme; rechts • O; Beine; rechts*

◦ ◦ ◦ **Grundgelenk**: amyg-p.[36]
☞ *O; Beine; Gelenke*

◦ ◦ **5. Zehe**: agar.[1] am-m. apis asaf. calc. cann-s. chel. con. hep.[1] hura lyc.[1] menth-pu.[36] ph-ac.[36] puls.[1] rheum[1] ros-d.[305] ruta[1] thuj.

◦ ◦ ◦ **rechts**: menth-pu.[36]
☞ *O; Arme; rechts • O; Beine; rechts*

◦ ◦ ◦ **morgens**: lyc.[1]
☞ *O; Beine; morgens*

◦ ◦ ◦ **Bewegung** agg.: ph-ac.[36]
☞ *O; Beine; Bewegung; agg.; während*

◦ ◦ ◦ **Gehen,** beim: am-m.

◦ ◦ ◦ **Ruhe,** bei: menth-pu.[36]

◦ ◦ ◦ **Stehen,** im: am-m.

◦ ◦ ◦ **Ballen**: puls.[1]

- **anfallsweise**: alum. bamb-a.[1184] calc. carbn-s. cast. caust. gels. lyc. mur-ac.[36] nat-c. par. ph-ac. phos. plb. sep. spong. tarax. ust. verb.

◦ **Arme**:

◦ ◦ **Oberarme**: carbn-s. tarax.
☞ *O; Arme; Oberarme*

◦ ◦ **Finger**: ust. verb.

◦ **Beine**: alum. bamb-a.[1184] calc. cast. caust. **Gels.** lyc. mur-ac.[36] nat-c. par. phos. plb. sep. spong.

◦ ◦ **Hüften**: alum. cast. nat-c. par.
☞ *O; Beine; Hüften*

◦ ◦ **Oberschenkel,** distal: alum.

◦ ◦ **Knie**: bamb-a.[1184] phos.
☞ *O; Beine; Knie*

◦ ◦ **Unterschenkel**: caust. **Gels.** mur-ac.[36] plb.
☞ *O; Beine; Beine*

◦ ◦ ◦ **Achillessehne**: mur-ac.[36]
☞ *O; Beine; Beine; Achillessehne*

◦ ◦ ◦ **Waden**: caust. plb.
☞ *O; Beine; Beine; Waden*

◦ ◦ **Fersen**: sep. spong.

◦ ◦ **Zehen**: calc. lyc.

◦ ◦ ◦ **großer** Zeh: lyc.

- **anhaltend,** großer Zeh: arn. caust.

- **beißend,** Beine:

◦ **Knie**: sep.
☞ *O; Beine; Knie*

◦ **Zehen**: nat-m.**Hyper.**

- **bohrend**:
  - **Oberarme**: asaf. mang-acet.[1] rhus-t.
    - ☞ *O; Arme; Oberarme*
  - **Beine**:
    - **Oberschenkel**: anac.[1] ph-ac.[1] rhus-t.[1] tarax.[1]
    - **Knie**: hell.
      - ☞ *O; Beine; Knie*
    - **Schienbein**: euphr.[1] staph.[1]
      - ☞ *O; Beine; Beine • O; Beine; Beine; Schienbein*
    - **Fersen**: **Puls.**
    - **Zehen**:
      - **Spitzen**: chin.[1]
      - **großer** Zeh: sabin.
- **brennend**: agar. alum. anac.[1] apis arg. **ARS.** arund. asaf. aur. bar-acet.[102] berb. bufo calc-p. carb-an. caust. chel. cic.[1] coloc. dig.[1] fl-ac. gamb. graph. ign. iod. iris lachn. lith-c. mag-c. meny.[1] merl. mez.[1] mur-ac.[1] olnd. ph-ac.[1] plat.[1] plb. puls.[1] rhod. rhus-t. sep. spig. stann. staph. stram. sul-ac. sulph. tarax.[1] thuj.[1] zinc.[1]
  - **Gelenke**: ign.
  - **Arme**:
    - **Schultern**: berb. graph. mez.[1] mur-ac.[1] plb. stann.
      - ☞ *O; Arme; Schultern*
      - **Acromion**: berb.
    - **Oberarme**: arg.[1] asaf. berb. calc-p. dig. rhus-t. zinc.
      - ☞ *O; Arme; Oberarme*
    - **Ellenbogen**: **Arg.**
      - ☞ *O; Arme; Ellenbogen*
    - **Unterarme**: **Berb.** spig.
      - ☞ *O; Arme; Unterarme*
    - **Hände**: gamb. plat.[1] rhod. sulph.
      - ☞ *O; Arme; Hände*
    - **Finger**: alum.[1] caust. dig.[1] iod. staph.[1] stram.
      - **Daumen**: dig.[1] staph.[1] stram.
        - ☞ *O; Arme; Finger; Daumen*
  - **Beine**: agar. alum. anac.[1] apis arg. ars. arund. asaf. berb. bufo carb-an. caust. chel. cic.[1] coloc. fl-ac. graph. iris lachn. lith-c. mag-c. meny.[1] merl. mur-ac.[1] olnd. ph-ac.[1] plat.[1] puls.[1] rhus-t. sep. staph. sul-ac. sulph. tarax.[1] thuj.[1] zinc.[1]
    - **Hüften**: cic.[1] mag-c.
      - ☞ *O; Beine; Hüften*
    - **Oberschenkel**: anac.[1] **ARS.** arund. berb. carb-an. graph. iris meny.[1] mur-ac. olnd. sulph.
      - **Unterschenkel**: meny.[1]
    - **Knie**: apis **Arg.** asaf. lachn. lith-c. merl. mur-ac.[1] **Staph.** sul-ac.
      - ☞ *O; Beine; Knie*
      - **außen,** lateral: merl. mur-ac.[1] staph.
      - **Kniescheibe**: asaf. lachn.
        - ☞ *O; Beine; Knie; Kniescheibe*
    - **Unterschenkel,** Knochen:
      - ☞ *O; Beine; Knochen • O; Beine; Beine*
      - **Außenknöchel**: thuj.[1]
      - **Schienbein**: arg.[1]
        - ☞ *O; Beine; Beine; Schienbein*
    - **Füße**: agar. alum. berb. bufo coloc. fl-ac. ph-ac.[1] puls.[1] rhus-t. sep. sul-ac. **Sulph.** zinc.[1]
      - ☞ *O; Beine; Füße*
      - **Fersen**: agar. puls.[1] sep. sul-ac.
        - ☞ *O; Beine; Füße; Fersen*
      - **Fußsohlen**: alum. berb. **Fl-ac.** ph-ac.[1]
        - ☞ *O; Beine; Füße; Fußsohlen*
    - **Zehen**: alum. arund. berb. caust. chel. mag-c. plat.[1] sep. tarax.[1]
      - **großer** Zeh: alum. berb. **Caust.** mag-c. plat.[1] sep. tarax.[1]
        - **Spitze**: sep.
- **Distel,** wie von einer, Zeigefinger: aeth.
- **drückend**:
  - **Daumen**: sars.[1]
    - ☞ *O; Arme; Finger; Daumen*
  - **Füße**: **Cina**
    - ☞ *O; Beine; Füße*
- **durchbohrend,** Fersen: rhod.
- **eingeschlafen,** wie:
  - **Arme**: **Sil.**
  - **Füße**: lyc.
    - ☞ *O; Beine; Füße*
- **elektrisch,** wie, Beine:
  - **Oberschenkel**: agar.
    - ☞ *Stromschlag, Schmerz wie durch einen; Beine*
  - **Kniescheibe**: coc-c.[36]
    - ☞ *Stromschlag, Schmerz wie durch einen; Beine*
    - **abends**: coc-c.[36]
      - ☞ *O; Beine; abends*
  - **Zehe,** große: sabin.
    - ☞ *Stromschlag, Schmerz wie durch einen; Beine*
- **Erfroren,** wie:
  - **Finger**: spig.
  - **Zeh,** kleiner: lyc.[1]
- **feines** Stechen:
  - **Arme**:
    - **Unterarme**: bell.[1] stram. tarax.
      - ☞ *O; Arme; Unterarme*
    - **Hände**: arn. arund. clem. led. nat-m.
      - ☞ *O; Arme; Hände*
  - **Zehe,** große: caust. kali-c. led. mag-s. rhus-t. sulph.
- **fressend,** Sohlen: plat.[1]
  - *ALLGEMEINES; C; Schmerz; fressender Schmerz*
- **gespannt,** Kniescheibe: spig.
- **heftig**:
  - **Arme**:
    - **Handgelenke**: arn. bov. phos.
      - ☞ *O; Arme; Handgelenke*
    - **Hände**: gamb. merc-i-f. psil.[164]
      - ☞ *O; Arme; Hände*
      - **Handflächen**: gamb. psil.[164]
        - ☞ *O; Arme; Hände; Handflächen*
    - **scharf stechend, Unterarme**: berb. cast. merc. ph-ac.
  - **Hüften**: caust.
    - ☞ *O; Beine; Hüften*

stechender Schmerz (Forts.)

- **heftig,** Füße, beim Auftreten, endet in Taubheit: **Berb.**
- **heiß**:

◦ **gelähmte** Gliedmaßen: **ARS.**

◦ **Beine**:

◦ ◦ **Kniekehlen**: sulph.
☞ *O; Beine; Knie •O; Beine; Knie; Kniekehle*

◦ ◦ **Zehen**: **Acon.** thuj.

◦ ◦ ◦ **großer** Zeh: thuj.

- **intermittierend,** Daumen: berb.
- **juckend**:

◦ **Arme**:

◦ ◦ **Oberarme**: ph-ac.[1]
☞ *O; Arme; Oberarme*

◦ ◦ **Ellenbogen**:
☞ *O; Arme; Ellenbogen*

◦ ◦ ◦ **Ellenbeuge**: coloc.[1]
☞ *O; Arme; Ellenbogen; Ellenbeuge*

◦ ◦ ◦ **Olecranon**: spig.[1]
☞ *O; Arme; Ellenbogen; Höcker, Olekranon*

◦ ◦ **Unterarme**: hyos.[1]
☞ *O; Arme; Unterarme*

◦ ◦ **Hände**: nat-m.
☞ *O; Arme; Hände*

◦ ◦ **Daumen**: **Staph.**
☞ *O; Arme; Finger; Daumen*

◦ **Beine**:

◦ ◦ **Gesäßbacken**: mur-ac.[36] stann.[1]
☞ *O; Beine; Gesäßbacken*

◦ ◦ **Hüften**: led. mag-c.[1]
☞ *O; Beine; Hüften*

◦ ◦ ◦ **Kratzen**:

◦ ◦ ◦ ◦ **agg.**: led.
☞ *O; Beine; Kratzen; agg.*

◦ ◦ ◦ ◦ **amel.**: mag-c.[1]
☞ *O; Beine; Kratzen; amel., der wundschmerzhaften Teile*

◦ ◦ **Oberschenkel**: anac.[1] guai.[1] **Spig.** stann.[1] **Staph.**[1]

◦ ◦ ◦ **innen,** medial: stann.[1] staph.[1]

◦ ◦ **Knie**: coloc.[1] meny.[1] viol-t.
☞ *O; Beine; Knie*

◦ ◦ ◦ **Kniekehle**: coloc.[1]
☞ *O; Beine; Knie; Kniekehle*

◦ ◦ **Unterschenkel**: coloc.[1] dulc.[1] staph.[1]
☞ *O; Beine; Beine*

◦ ◦ ◦ **Schienbein**: coloc.[1]
☞ *O; Beine; Beine; Schienbein*

◦ ◦ ◦ **Waden**: coloc.[1] staph.[1]
☞ *O; Beine; Beine; Waden*

◦ ◦ **Knöchel,** Fußgelenk: stann.[1]

◦ ◦ **Füße**:
☞ *O; Beine; Füße*

◦ ◦ ◦ **Fersen**: berb. nat-m.
☞ *O; Beine; Füße; Fersen*

◦ ◦ ◦ **Fußsohlen**: dros. spig.[1] tarax.
☞ *O; Beine; Füße; Fußsohlen*

◦ ◦ **Zehen**: ran-s. spig.[1]

- **kaltes** Stechen in gelähmten Teilen: agar.
- **krampfartig**: calc. cimic. **Cina** plat. rhus-t.[1] ruta[1] sil.

◦ **Arme**: **Cina**

◦ ◦ **Oberarme**: cina
☞ *O; Arme; Oberarme*

◦ **Beine**:

◦ ◦ **Oberschenkel**: calc.[1]

◦ ◦ **Hüften**: cina
☞ *O; Beine; Hüften*

◦ ◦ **Fußgelenke**: rhus-t.[1]

◦ ◦ **Füße**: cina
☞ *O; Beine; Füße*

◦ ◦ **Zehen**: calc. cina ruta[1] sil.

◦ ◦ ◦ **5. Zehe**: ruta[1]

- **kribbelnd**:

◦ **Handflächen**: anis.
☞ *O; Arme; Hände •O; Arme; Hände; Handflächen*

◦ **Beine**:

◦ ◦ **Knie**: carb-an.[1]
☞ *O; Beine; Knie*

◦ ◦ **Fußsohlen**: arn. berb. mag-m.
☞ *O; Beine; Füße; Fußsohlen*

◦ ◦ **Zehe, große**: berb. plat.[1]

- **lähmungsartig,** Beine:

◦ **Oberschenkel**: sep.[1]

◦ **Knie**: bar-acet.[1]
☞ *O; Beine; Knie*

- **Nadeln,** wie durch: agar. ars.[137] bamb-a.[1184] calc. caust.[5] cocc.[5] colch.[137] corn-f.[45] lach.[5] led.[5] lith-c.[137] lob-c.[85] lyc.[5] manc.[111] mez.[36] ol-an.[137] petr.[1] pic-ac.[102] plb.[111] ran-s.[137] rhus-t. ros-d.[305] syph.[85] vesp.[137] zinc.

◦ **Nägeln,** unter den: led.[5]
☞ *O; Nägel*

◦ **Handgelenke**: colch.[137]
☞ *O; Arme; Handgelenke*

◦ **Hände**: colch.[137]
☞ *O; Arme; Hände*

◦ **Handflächen und Fußsohlen**: syph.[85]
☞ *O; Beine; Füße; Fußsohlen*

◦ **Daumen**: zinc.
☞ *O; Arme; Finger; Daumen*

◦ **Beine**: agar. ars.[5] bamb-a.[1184] calc. caust.[5] cocc.[5] lach.[5] lob-c.[85] lyc.[5] manc.[111] mez.[36] petr.[1] ran-s.[137] rhus-t. ros-d.[305]

◦ ◦ **Kniescheibe**: manc.[111]

◦ ◦ **Schienbein** rechts: mez.[36]
☞ *O; Beine; Beine •O; Beine; Beine; Schienbein*

◦ ◦ **Füße**: bamb-a.[1184] lyc.[5] rhus-t. ros-d.[305]
☞ *O; Beine; Füße*

◦ ◦ ◦ **Fersen**: lyc.[5]
☞ *O; Beine; Füße; Fersen*

◦ ◦ ◦ **Fußsohlen**: bamb-a.[1184] rhus-t.
☞ *O; Beine; Füße; Fußsohlen*

◦ ◦ ◦ ◦ **Gehen,** beim: **Rhus-t.**

◦ ◦ **Zehen**: calc. petr.[1] ran-s.[137]

◦ ◦ ◦ **großer** Zeh: ran-s.[137]

◦ **eiskalt,** Beine: agar.
ALLGEMEINES; C; Eisige, eiskalte, Empfindung; Eisnadeln, wie
◦ **heiß**: ars.[137] lith-c.[137] ol-an.[137] vesp.[137]
◦ **kalt**: **Agar.**[137] ars.[137]
- **Nägel,** wie durch, Beine:
◦ **Oberschenkel**: asc-t. harp.[1184]
◦ **Knie,** innen, medial: nat-m.
☞ *O; Beine; Knie • O; Beine; Knie; innen, medial*
◦ **Fersen**: bros-g.[259] rhus-t. spong.[85]
◦ ◦ **Haut,** unter der: **Rhus-t.** spong.[85]
◦ **Zehe,** große: colch. **Graph.** hep.[1] kali-c. teucr.
- **plötzlich**:
◦ **Handgelenke**: lyc.
☞ *O; Arme; Handgelenke*
◦ **Beine**:
◦ ◦ **Hüften**: bar-c.
☞ *O; Beine; Hüften*
◦ ◦ **Oberschenkel**: chin-s. sep.
◦ ◦ **Knie**: bamb-a.[1184] lyc. mez.[1]
☞ *O; Beine; Knie*
◦ ◦ ◦ **verschwindet** plötzlich: bamb-a.[1184]
◦ ◦ **Knöchel,** Fußgelenk: harp.[1184] indg.
◦ ◦ **Zehe,** große: lyc. nat-m. nat-s.
- **prickelnd**:
◦ **Hände**: plat.
☞ *O; Arme; Hände*
◦ **Beine**:
◦ ◦ **Kniekehlen**: sul-ac.[1]
☞ *O; Beine; Knie • O; Beine; Knie; Kniekehle*
◦ ◦ **Füße**:
☞ *O; Beine; Füße*
◦ ◦ ◦ **Fersen**: carl.
☞ *O; Beine; Füße; Fersen*
◦ ◦ ◦ **Fußsohlen**: ant-c. bell.[1] sep.
☞ *O; Beine; Füße; Fußsohlen*
◦ ◦ **Zehe,** große: sul-ac.[1] zinc.
- **prickelnd,** stechend:
◦ **Arme**:
◦ ◦ **Handflächen**: staph.
◦ ◦ **Daumen,** beim Schreiben: sabad.
☞ *O; Arme; Finger; Daumen*
◦ **Fersen**: berb.
- **pulsierend**:
◦ **Gelenke**: led.
◦ **Arme**:
◦ ◦ **Handgelenke**: canth.
☞ *O; Arme; Handgelenke*
◦ ◦ **Wölbung** der Handfläche: acon.
◦ **Beine**:
◦ ◦ **Hüften**: arg.
☞ *O; Beine; Hüften*
◦ ◦ **Oberschenkel**:
◦ ◦ ◦ **außen,** lateral: cocc.
◦ ◦ ◦ **Rückseite**: berb.
◦ ◦ ◦ **unterer** Teil: spong.
◦ ◦ **Unterschenkel**: coc-c. meny.[1]
☞ *O; Beine; Beine*
◦ ◦ ◦ **Schienbein**: meny.[1]
☞ *O; Beine; Beine; Schienbein*
◦ ◦ **Füße**:
☞ *O; Beine; Füße*
◦ ◦ ◦ **Fersen**: **Ran-b.**
☞ *O; Beine; Füße; Fersen*
◦ ◦ ◦ **Fußsohlen**: berb. clem. con.[1]
☞ *O; Beine; Füße; Fußsohlen*
◦ ◦ **Zehen**:
◦ ◦ ◦ **großer** Zeh, Spitze: mez.[1] zinc.
◦ ◦ ◦ **5. Zehe**: con.
- **reißend**: am-c. arg. **Ars.** asar.[1] bell.[1] berb. bry. calc. calc-acet.[1] camph. carb-an.[1] **Carbn-s.** caust. chel.[1] chin. colch. coloc. dig.[1] guai. hell. kali-c. kali-i. lyc. mang-acet.[1] merc. mosch. petr. ph-ac. phos. rhus-t. sabin. **Sec.** sep. sil. sul-ac.[1] tarax. verb. zinc.
◦ **Gelenke**: **Calc.** camph. sabin.
◦ **Arme**:
◦ ◦ **Oberarme**:
☞ *O; Arme; Oberarme*
◦ ◦ ◦ **Schultern**: asar. caust. mosch. petr. sil.[1] sul-ac.[1]
☞ *O; Arme; Schultern*
◦ ◦ ◦ **Oberarme**: calc-acet.[1] dig.[1]
☞ *O; Arme; Oberarme*
◦ ◦ **Handgelenke**: calc. mang-acet.[1] rhus-t. sabin.
☞ *O; Arme; Handgelenke*
◦ ◦ **Hände**: bell.[1] chel.[1] verb. zinc.
☞ *O; Arme; Hände*
◦ ◦ ◦ **Handflächen**: verb.
☞ *O; Arme; Hände; Handflächen*
◦ **Beine**:
◦ ◦ **Hüften**: colch. ph-ac.
☞ *O; Beine; Hüften*
◦ ◦ **Oberschenkel**: asar.[1] carb-an.[1] hell. kali-c. kali-i. ph-ac. sep. zinc.
◦ ◦ **Knie**: arg. asar.[1] berb. bry. **Calc.** lyc. merc.
☞ *O; Beine; Knie*
◦ ◦ ◦ **Kniescheibe**: arg.
☞ *O; Beine; Knie; Kniescheibe*
◦ ◦ **Unterschenkel**:
☞ *O; Beine; Beine*
◦ ◦ ◦ **Schienbein**: guai.[1] phos.[1] rhus-t.[1]
☞ *O; Beine; Beine; Schienbein*
◦ ◦ ◦ **Waden**: calc. mang-acet.[1]
☞ *O; Beine; Beine; Waden*
◦ ◦ **Knöchel,** Fußgelenk: caust. guai.[1]
◦ ◦ **Füße**: chin. guai. phos. sil.
☞ *O; Beine; Füße*
◦ ◦ ◦ **Fersen**: sil.
☞ *O; Beine; Füße; Fersen*
◦ ◦ ◦ **Fußsohlen**: chin. phos.
☞ *O; Beine; Füße; Fußsohlen*
◦ ◦ **Zehen**: am-c. tarax.
◦ ◦ ◦ **großer** Zeh: am-c.

stechender Schmerz (Forts.)

- **rheumatisch,** Beine:
  - **Hüften**: chel. **Lyc.**
    ☞ *O; Beine; Hüften*
  - **Oberschenkel**: bapt.
  - **Knie**: acon. asar. chel. **KALI-C. Lach.**
    ☞ *O; Beine; Knie*
  - **Knöchel,** Fußgelenk, Gehen agg.: form.[36]
  - **Zehe,** große: hyper.
- **rhythmisch,** Füße: carl. nat-m.
  - **Fersen**: carl.
    ☞ *O; Beine; Füße; Fersen*
- **ruckend**: **CARBN-S.** crot-c.[36] meny.[1] ph-ac.[1]
  - **Arme**:
    - **Oberarme**: **Carbn-s.**
      ☞ *O; Arme; Oberarme*
    - **Finger**: **Carbn-s.** crot-c.[36]
      - **Daumen**: **Carbn-s.**
        ☞ *O; Arme; Finger; Daumen*
  - **Beine**:
    - **Gesäßmuskeln**: meny.[1]
    - **Unterschenkel**: **Carbn-s.**
      ☞ *O; Beine; Beine*
    - **Fußsohlen**: ph-ac.[1]
      ☞ *O; Beine; Füße; Fußsohlen*
    - **Zehen**: carbn-s.
- **schießend,** Beine:
  - **Knie**: berb.
    ☞ *O; Beine; Knie*
  - **Fersen**: eupi.
- **schneidend,** Beine:
  - **Fersen**: berb. eupi. lyc.[1]
  - **Zehe,** große: sil.
- **Splitter,** wie durch: agar. arn. ars-h. asaf. bell. calc-p.[111] carb-v. coc-c. colch. fl-ac.[102] haliae-lc.[222] hep. hura[85] hydrog.[222] ign. lach. lar-ar.[251] mang. nat-c. nat-m.[5] neon[222] **Nit-ac.** paeon.[85] par. petr. ph-ac. plat. puls. ran-b. rhus-t. sil. sulph. til-c.[253]
  ▥ *ALLGEMEINES; C; Schmerz; Splitterschmerz*
  - **Nägeln,** unter den: calc-p.[111] coc-c.[111] colch.[5] fl-ac.[5] hep.[5] nat-m.[5] **NIT-AC.**[5] petr.[5] plat.[5] ran-b.[5] **SIL.**[5] **Sulph.**[5]
    ☞ *O; Nägel*
  - **Arme**: agar. arn. bell. carb-v. colch. fl-ac. haliae-lc.[222] hep. hura[85] hydrog.[222] ign. lach. lar-ar.[251] neon[222] nit-ac. par. petr. plat. puls. ran-b. sil. sulph.
    - **Oberarme**: agar. **Nit-ac.**
      ☞ *O; Arme; Oberarme*
    - **Haare** an den Händen berührt werden, wenn die: ign. par.
      ☞ *O; Arme; Berührung; agg.; Haare, der • O; Arme; Hände*
      - **subkutan**: par.
    - **Finger**: **ARN. Bell.** carb-v. colch. fl-ac. haliae-lc.[222] hep. hura[85] hydrog.[222] lach. lar-ar.[251] neon[222] **NIT-AC.** petr. plat. puls. ran-b. sil. sulph.
      - **Abszess,** mit: hydrog.[222]
      - **Nägeln,** unter den: bell. carb-v. **Fl-ac.** hep. lar-ar.[251] **NIT-AC.** petr. plat. ran-b. **Sil. Sulph.**
        ☞ *O; Nägel • O; Nägel; unterm Nagel • O; Arme; Finger; Daumen*
      - **Daumen**:
        ☞ *O; Arme; Finger; Daumen*
        - **Gelenke**: colch.
          ☞ *O; Arme; Finger; Fingergelenke*
        - **Nagel**: hura[85] neon[222]
          ☞ *O; Nägel; Fingernägel • O; Arme; Finger; Daumen*
          - **unter** dem Nagel: hura[85]
      - **Zeigefinger** rechts: haliae-lc.[222]
      - **kleiner** Finger, links, Spitze: haliae-lc.[222]
        ☞ *O; Arme; links*
  - **Beine**: agar. ars-h. asaf. coc-c. fl-ac.[102] mang. nat-c. **Nit-ac.** paeon.[85] petr. ph-ac. rhus-t. sil. sulph. til-c.[253]
    - **Wadenbein,** über dem Außenknöchel: asaf.
      ☞ *O; Beine; Knochen • O; Beine; Beine*
    - **Füße**:
      ☞ *O; Beine; Füße*
      - **Fersen**: mang. nat-c. nit-ac. **Petr.** ph-ac. **Rhus-t.** sulph.
        ☞ *O; Beine; Füße; Fersen*
      - **Fußsohlen**: agar.
        ☞ *O; Beine; Füße; Fußsohlen*
    - **Zehen**:
      - **Nägel**: ars-h. coc-c. fl-ac.[102] **Nit-ac. Sil. Sulph.**
        ☞ *O; Nägel; Zehennägel*
      - **großer** Zeh: agar. coc-c. nit-ac. paeon.[85] til-c.[253]
        - **rechts**: paeon.[85]
          ☞ *O; Arme; rechts • O; Beine; rechts*
        - **Nagel**: agar. **NIT-AC.**
          ☞ *O; Nägel; Zehennägel*
      - **3. Zehe, unter dem Nagel**: ars-h.
        ☞ *O; Nägel; unterm Nagel; Zehennagel*
  - **Glassplitter,** Ellbogen: hydrog.[222]
- **stechend,** scharf:
  - **Arme**:
    - **Ellenbogen**: arg. berb. sil.
      ☞ *O; Arme; Ellenbogen*
    - **Hände**: aesc. ambr. crot-h.[36] led. merc. squil.[1] sulph.
      ☞ *O; Arme; Hände*
      - **Handflächen**: crot-h.[36]
        ☞ *O; Arme; Hände; Handflächen*
    - **Finger**: ambr. **Apis** arund. hura sil.
      - **Daumenballen**: hura
        ☞ *O; Arme; Finger; Daumen*
  - **Beine**:
    - **Fersen**: bad. berb. sep.
    - **Zehen**: **Verat.**
- **Stellen,** kleine, Gesäßbacken: **CALC-P.**
- **stellenweise**: rhus-t.
- **stellenweise,** Ellbogen: ozone[227]
- **Stöße,** wie, Gelenke: verat.
  ☞ *schießender Schmerz; Stromstöße, wie, Gelenke*

- **Stößen,** enden in, Füße: daph.

- **wandernd**: acon. arg. arn. ars-h. aur. berb. cast-eq. cedr. con. ferr. graph. kali-n. **KALI-S.**[58] kalm. lac-c. lyc. merl. plat. psor. **Puls. Stel.** sulph.

◦ **Gelenke**: acon. cedr.

◦ **Beine**:

◦ ◦ **Oberschenkel**: graph.

◦ ◦ **Waden**: berb.

◦ **Arme**: arg. ars-h. cast-eq. con. lac-c. lyc. plat. **Puls.** sulph.

◦ ◦ **Oberarme**: lyc.
☞ *O; Arme; Oberarme*

◦ ◦ **Hände**: con. plat.
☞ *O; Arme; Hände*

- **wechseln** den Ort:

◦ **Hände**: euphr.
☞ *O; Arme; Hände*

◦ **Knie**: asaf. cham. lyc.
☞ *O; Beine; Knie*

◦ ◦ **Sitzen,** beim: asaf.

- **wund,** wie, Knie: bry.

- **Ziehen,** nach, Knie: guai. **Staph.**

- **ziehend**: bry. calc. caust.[1] clem.[1] guai.[1] mang-acet.[1] ph-ac. plb. **Puls.** rhus-t.[1] thuj.

◦ **Gelenke**: puls.

◦ **Arme**: bry. caust.[1] clem.[1] mang-acet.[1] ph-ac. plb. rhus-t.[1] thuj.

◦ ◦ **Oberarme**: plb. thuj.
☞ *O; Arme; Oberarme*

◦ ◦ **Unterarme**: caust.[1] clem. mang-acet.[1]
☞ *O; Arme; Unterarme*

◦ ◦ **Handgelenke**: clem.[1]
☞ *O; Arme; Handgelenke*

◦ ◦ **Handflächen**: ph-ac.

◦ ◦ **Daumen**: bry.
☞ *O; Arme; Finger; Daumen*

◦ **Beine**:

◦ ◦ **Kniescheibe**: calc.

◦ ◦ **Schienbein**: guai.[1]
☞ *O; Beine; Beine • O; Beine; Beine; Schienbein*

◦ ◦ **Zehe,** große: bry.

- **Zucken,** mit:

◦ **Gelenke**: carbn-s.

◦ **Arme**:

◦ ◦ **Handgelenke**: **Bry.** carbn-s.
☞ *O; Arme; Handgelenke*

◦ ◦ **Hände**: caust.[1] **Cina** lyc. mez.
☞ *O; Arme; Hände*

◦ ◦ **Daumen**: nat-s.
☞ *O; Arme; Finger; Daumen*

◦ **Beine**:

◦ ◦ **Oberschenkel**: ang. carbn-s. mag-m. mang-acet.[1] sabad. stann. stram.

◦ ◦ ◦ **innen,** medial: sabad.

◦ ◦ ◦ **unterer** Teil: mang-acet.[1]

◦ ◦ **Unterschenkel**:
☞ *O; Beine; Beine*

◦ ◦ ◦ **Schienbein**: mez.[1]
☞ *O; Beine; Beine; Schienbein*

◦ ◦ ◦ **Waden**: guai.[1]
☞ *O; Beine; Beine; Waden*

◦ ◦ **Füße**: bamb-a.[1184] carbn-s. **Cina** dig. nat-s. ph-ac.
☞ *O; Beine; Füße*

◦ ◦ ◦ **Fußsohlen**: bamb-a.[1184] dig. nat-s. ph-ac.
☞ *O; Beine; Füße; Fußsohlen*

◦ ◦ **Zehen**: berb. carbn-s. **Cina** hell.[1] kali-n. merl.

◦ ◦ ◦ **großer** Zeh: berb. hell.[1] kali-n.

- **zwickend,** ziehend, 4. Zehe: berb.

Steifigkeitsschmerz, Ellenbogen: am-acet.[5] ang.[5] **Kali-c.**[5] **Lyc.**[5] sep.[5]

stellenweise: agar.[58] hist.[119] kali-bi. **Mangi.**[197] plan. rhus-t.

stellenweise, Oberschenkel: mang. scorp.[269]

stichelnder Schmerz:
☞ *stechender Schmerz*

stoßender Schmerz:

- **Arme**: am-c.[5] anac.[5] ang.[5] arn.[5] bar-c.[5] bov.[5] caust.[5] cic.[5] cina[5] colch.[5] con.[5] cycl.[5] hell.[5] hep.[5] iod.[5] lyc.[5] petr.[5] plat.[5] ruta[5] sars.[5] stann.[5] zinc.[5]
▥ *ALLGEMEINES; C; Schmerz; Stöße oder Schläge, Schmerz wie*

◦ **Schultern**: cic.[5] colch.[5]
☞ *O; Arme; Schultern*

◦ **Oberarme**: anac.[5] bar-c.[5] cina[5] cycl.[5] hell.[5] plat.[5]
☞ *O; Arme; Oberarme*

◦ **Ellenbogen**: ang.[5] caust.[5] hep.[5] ruta[5]
☞ *O; Arme; Ellenbogen*

◦ **Unterarme**: bov.[5] cic.[5]
☞ *O; Arme; Unterarme*

◦ **Hände**: arn.[5] stann.[5]
☞ *O; Arme; Hände*

◦ **Finger**: ruta[5]

- **Beine**: agar.[5] am-c.[5] anac.[5] arn.[5] bov.[5] caust.[5] cina[5] euph.[5] hell.[5] hep.[5] ign.[5] kali-c.[5] mez.[5] nat-m.[5] nux-m.[5] plat.[5] ruta[5] sul-ac.[5] sulph.[5]
▥ *ALLGEMEINES; C; Schmerz; Stöße oder Schläge, Schmerz wie*

◦ **Hüften**: cina[5] ruta[5]
☞ *O; Beine; Hüften*

◦ **Oberschenkel**: am-c.[5] bov.[5] caust.[5] cina[5] euph.[5] hep.[5] kali-c.[5] nat-m.[5] sulph.[5]

◦ **Knie**: arn.[5] mez.[5] plat.[5] sul-ac.[5]
☞ *O; Beine; Knie*

◦ **Unterschenkel**: agar.[5] anac.[5] arn.[5] euph.[5] hep.[5] mez.[5] plat.[5]
☞ *O; Beine; Beine*

◦ **Füße**: hell.[5] ign.[5] nux-m.[5]
☞ *O; Beine; Füße*

◦ **Zehen**: mez.[5] ruta[5]

Stromschlag, Schmerz wie durch einen: adam.[222] agar.[85] anac.[36] arn.[36] atista[192] bamb-a.[1184] caust.[137] chen-v.[8] coc-c.[36] dios.[8] fl-ac.[36] hydrog.[222] lyc.[36] m-art.[56] **Phyt.**[72] tarax.[36] thal.[72] valer.[36] verat.[36]
☞ *Elektrischem Strom, Empfindung von • Schlägen, Stößen, Empfindung von; blitzartig* ▥ *ALLGEMEINES; C; Schlag, Stoß, Empfindung wie durch; Stromstoß, wie elektrischer Schlag • ALLGEMEINES; C; Schmerz; Strom, Schmerz wie elektrischer*

Stromschlag, Schmerz wie durch (Forts.)

- **Gelenke**:
  ☞ *schießender Schmerz; Stromstöße, wie, Gelenke*

- **Arme**: adam.[222] agar.[36] arn.[36] chen-v.[8] fl-ac.[36] hydrog.[222] lyc.[36] m-art.[56] tarax.[36] valer.[36] verat.[36]

◦ **links** nach rechts: adam.[222]
  ☞ *O; Arme; links; rechts, dann*

◦ **Schulter,** linke: hydrog.[222] lyc.[36]
  ☞ *O; Arme; links • O; Arme; Schultern*

◦ ◦ **erstreckt** sich zur Hand: lyc.[36]

◦ **Oberarme**: fl-ac.[36] tarax.[36] valer.[36]
  ☞ *O; Arme; Oberarme*

◦ ◦ **links**: fl-ac.[36] tarax.[36]
  ☞ *O; Arme; links*

◦ ◦ **Humerus**: valer.[36]

◦ **Ellenbogen**: agar.[36] verat.[36]
  ☞ *O; Arme; Ellenbogen*

◦ **Unterarm,** links: chen-v.[8]
  ☞ *O; Arme; links • O; Arme; Unterarme*

◦ **Handgelenke**: m-art.[56]
  ☞ *O; Arme; Handgelenke*

- **Beine**: agar.[85] anac.[36] atista[192] bamb-a.[1184] caust.[137] coc-c.[36] dios.[8] verat.[36]
  ☞ *schießender Schmerz; stechend, Füße, endet mit Stößen, wie Stromstöße • stechender Schmerz; elektrisch, wie, Beine; Oberschenkel • stechender Schmerz; elektrisch, wie, Beine; Kniescheibe • stechender Schmerz; elektrisch, wie, Beine; Zehe, große*

◦ **nachts**: bamb-a.[1184]
  ☞ *O; Beine; nachts; agg.*

◦ **Hüften**:
  ☞ *O; Beine; Hüften*

◦ ◦ **links,** erstreckt sich zum Kopf, im Liegen: dios.[8]
  ☞ *O; Beine; links*

◦ ◦ **rechts,** erstreckt sich zur Ferse, Bewegung agg.: atista[192]
  ☞ *O; Arme; rechts • O; Beine; rechts*

◦ **Oberschenkel**:
  ☞ *stechender Schmerz; elektrisch, wie, Beine; Oberschenkel*

◦ **Knie**: coc-c.[36] verat.[36]
  ☞ *O; Beine; Knie*

◦ ◦ **Kniescheibe,** rechts, abends: coc-c.[36]
  ☞ *O; Beine; Knie; Kniescheibe*

◦ **Schienbein** links: anac.[36]
  ☞ *O; Beine; Beine • O; Beine; Beine; Schienbein*

◦ **Füße**:
  ☞ *O; Beine; Füße • schießender Schmerz; stechend, Füße, endet mit Stößen, wie Stromstöße*

◦ **Zehe,** große:
  ☞ *stechender Schmerz; elektrisch, wie, Beine; Zehe, große*

sumsender Schmerz: berb.

- **Finger**: berb.

überwältigender, betäubender Schmerz, Knöchel: thuj.[1]

unerträglicher Schmerz, Knochen, Periost: mang-acet.[1]
  ▤ *ALLGEMEINES; C; Schmerz; unerträglicher Schmerz*

verbrannt, Schmerz wie:
  ▤ *ALLGEMEINES; C; Schmerz; verbrannt, verbrüht, wie*

- **Arme**: bell.[1] nat-c.[5] nux-v.[5] prun.[111] rhus-t.[5] sil.[5]

◦ **Ellenbogen**: bell.[1]
  ☞ *O; Arme; Ellenbogen*

◦ **Finger**: nat-c.[5] prun.[111] sil.[5]

- **Fersen**: plut-n.[222]

- **Fußsohlen**: plut-n.[222]

- **Zehe,** große: caust.[1]

verletzt, Schmerz wie, Knöchel, nach Aufsetzen der Füße auf den Boden, gespanntes und taubes Bein: chin-s.[36]

verrenkt, Schmerz wie:
  ☞ *Abgetrennt, Empfindung wie • verstaucht, gezerrt, Schmerz wie* ▤ *ALLGEMEINES; C; Verletzungen (Sturz, Prellung, Quetschung, Schlag etc.); Verstauchung, Zerrung, Distorsion*

- **Gelenke**: adam.[222] agar. anac. ang.[144] **Arn.** cahin. caps. eupi.[85] hura[144] hyper.[144] **Ign.** kali-i. med.[85] merc. nit-ac. phos. puls. stram. sulph.
  ▤ *ALLGEMEINES; C; Schmerz; ausgerenkt, Schmerz wie*

◦ **links**: cahin.

- **Arme**: acon.[5] adam.[222] agar.[38] alum. am-c.[85] am-m.[85] anac.[1] ang.[5] **Ant-t.**[36] arn. bry. bufo[36] calc-p. caps. carb-an.[1] carb-v.[193] caust. chel.[25] cina[1] cocc.[1] cor-r. croc. cupr. eup-per.[10] eupi.[85] fl-ac.[5] gels.[64] graph.[1] gua.[85] harp.[1184] ign.[5] kali-n.[5] kreos.[142] kurch.[192] lap-laz.[227] laur.[5] lim-b-c.[204] lyc.[5] mag-c.[111] mag-m. merc. mez. myrt-c. nat-m.[5] nicc. nux-m.[5] nux-v.[1] olnd. ox-ac.[10] phos. psil.[164] puls.[1] rhod.[5] rhus-t.[1] rhus-v.[25] ruta sars.[1] sep. stann.[5] sulph.[5] thuj.[1] tub.[85]
  ▤ *ALLGEMEINES; C; Schmerz; ausgerenkt, Schmerz wie*

◦ **Schultern**: agar. anac.[1] ant-t.[36] caps. caust. chel.[25] cor-r. **Croc.** fl-ac. gua.[85] **Ign.** lyc.[1] **Mag-c.**[1] mag-m. merc. mez. myrt-c. nicc. olnd. psil.[164] puls.[1] **RHUS-T. Sep.** sulph.
  ☞ *O; Arme; Schultern*

◦ ◦ **links**: chel.[25]
  ☞ *O; Arme; links*

◦ ◦ **rechts**: ant-t.[36]
  ☞ *O; Arme; rechts*

◦ ◦ **Bewegung,** bei: lyc.[1] mag-c.[1]
  ☞ *O; Arme; Bewegung; während*

◦ ◦ **Menses,** während: mag-c.[1]

◦ **Unterarmknochen**:
  ☞ *O; Arme; Unterarme*

◦ ◦ **Speiche**: cocc.[36]

◦ ◦ **Elle**: cocc.[1]

◦ **Ellbogen,** Strecken agg.: kurch.[192]
  ☞ *O; Arme; Ellenbogen*

◦ **Handgelenke**: adam.[222] agar.[38] am-c.[85] am-m.[85] ang.[36] **Arn. Bry.** bufo[36] carb-an.[1] cina[1] eup-per.[10] gels.[64] harp.[1184] ign.[1] lap-laz.[227] lim-b-c.[204] mez. nux-v.[1] **Ox-ac.**[10] phos.[8] rhus-t.[1] sars.[1] thuj.[1] tub.[85]
  ☞ *O; Arme; Handgelenke • verstaucht, gezerrt, Schmerz wie; Arme; Handgelenke*

◦ ◦ **Bewegung,** bei: **Arn. Bry. Mez.** rhus-t.[1] tub.[85]
  ☞ *O; Arme; Bewegung; während*

◦ **Hände**: eupi.[85] lim-b-c.[204]
☞ *O; Arme; Hände*

◦ ◦ **Gelenke**: eupi.[85] lim-b-c.[204]
☞ *O; Arme; Gelenke*

◦ **Finger**: acon.[5] alum. ang.[5] calc-p. cupr. fl-ac.[5] graph.[1] ign.[5] kali-n.[5] kreos.[142] laur.[5] lyc.[5] mag-c.[111] nat-m.[5] nux-m.[5] phos. puls.[1] rhod.[5] ruta stann.[5] sulph.[5]

◦ ◦ **Gelenke**: acon.[5] alum. fl-ac.[5] **Graph.**[5] ign.[5] kali-n.[5] laur.[5] lyc.[5] mag-c.[111] nat-m.[5] nux-m.[5] phos. rhod.[5] ruta stann.[5] sulph.[5]
☞ *O; Arme; Finger; Fingergelenke*

◦ ◦ ◦ **rechts**: mag-c.[111]
☞ *O; Arme; rechts*

◦ ◦ ◦ **Grundgelenke**: alum. ruta

◦ ◦ **Daumengelenke**: calc-p. cupr. graph.[1] kreos.[142] puls.[1]
☞ *O; Arme; Finger; Fingergelenke • O; Arme; Finger; Daumen*

◦ ◦ ◦ **links**: kreos.[142]
☞ *O; Arme; links*

- **Beine**: adam.[222] agar.[5] am-c.[1] am-m.[1] ang.[111] arg. arn. arum-t. bamb-a.[1184] bell.[36] brom.[36] bry. bufo[111] calc.[111] calc-p. caust. chel.[36] chin-s.[36] chr-ac.[54] coca[36] con.[5] cycl.[1] dros.[36] dulc.[36] elaps[137] euph.[1] eupi.[85] fl-ac.[5] gels. harp.[1184] hedeo.[77] hura[111] ign. ip. irid.[102] iris[85] kali-bi. kreos. lachn.[144] laur.[111] lim-b-c.[204] mag-m.[1] mang-m.[36] merc. mosch. nat-m.[111] nux-v.[36] osm.[111] ozone[227] pall.[111] pip-m. prun.[137] psor. puls.[1] ruta[171] sanic.[111] sarr. sep.[137] spect.[271] spig.[85] sulph.[36] syph.[85] tarax.[1] ther.[25] thuj. tril.[8] verat-v.[36] wild.[36] zinc.[5]
▤ *ALLGEMEINES; C; Schmerz; ausgerenkt, Schmerz wie*

◦ **Gesäßbacken**: hura[36]
☞ *O; Beine; Gesäßbacken*

◦ **Hüften**: agar.[5] am-c.[5] am-m.[1] ang.[1] bamb-a.[1184] bry.[5] calc-p.[137] **Caust.** chel.[5] con.[5] dulc.[36] euph.[1] fl-ac.[5] harp.[1184] hura[111] **Ign.** ip. irid.[102] iris[85] kreos. laur.[111] mag-m.[1] merc. mosch. nat-m.[111] osm.[111] pall.[111] psor. **PULS.** sanic.[111] sep.[137] spect.[271] sulph. tarax.[1] thuj.[111] tril.[8] zinc.[5]
☞ *O; Beine; Hüften*

◦ ◦ **links**: am-m.[1] caust.[111] chel.[5] dulc.[36] hura[111] irid.[102] iris[85] **Kreos.** laur.[111] pall.[111] sulph.
☞ *O; Beine; links*

◦ ◦ ◦ **Gehen,** beim, **Ausstrecken amel.**: dulc.[36]
☞ *O; Beine; Ausstrecken der Glieder; amel.*

◦ ◦ **rechts**: agar.[5] con.[5] nat-m.[111] spect.[271] sulph.[111] thuj.[111]
☞ *O; Arme; rechts • O; Beine; rechts*

◦ ◦ **Auftreten,** beim: **Caust.** dulc.[36] psor. sulph.

◦ ◦ **Sitzen,** beim: ip.
☞ *O; Beine; Sitzen; agg.; während*

◦ **Knie**: **Arg. Arn.** bufo[111] elaps[137] eupi.[85] gels. harp.[1184] **Ign.** merc. ozone[227] pip-m. puls.[1] spig.[85] thuj.
☞ *O; Beine; Knie*

<>

◦ ◦ **rechts**: eupi.[85]
☞ *O; Arme; rechts • O; Beine; rechts*

◦ ◦ **morgens** beim Aufstehen: ozone[227]

◦ ◦ **Abwärtsgehen,** beim: harp.[1184]

◦ ◦ **Steigen,** beim: harp.[1184]

◦ ◦ **Kniescheibe**: gels.
☞ *O; Beine; Knie; Kniescheibe*

◦ **Knöchel**: adam.[222] ang.[1] **Bry.** calc.[1] **Calc-p.** chel.[36] chin-s.[36] chr-ac.[54] coca[36] cycl.[1] dros.[36] eupi.[36] hedeo.[77] kali-bi. lachn.[144] lim-b-c.[204] mang-m.[36] nux-v.[36] prun.[137] ruta[171] sulph.[36] verat-v.[36] wild.[36]

◦ ◦ **links**: sulph.[36]
☞ *O; Beine; links*

◦ ◦ ◦ **19 Uhr - 20 Uhr, beim Gehen**: sulph.[36]

◦ ◦ **rechts**:
☞ *O; Arme; rechts • O; Beine; rechts*

◦ ◦ ◦ **Gehen,** beim: **Dros.**[36] verat-v.[36]

◦ ◦ ◦ **Ruhe,** während: eupi.[36]
☞ *O; Beine; Ruhe; agg.*

◦ ◦ **morgens** beim Erwachen: nux-v.[36]

◦ ◦ **Ersteigen** eines Hügels, beim: wild.[36]
☞ *O; Beine; Steigen agg.*

◦ ◦ **Gehen,** beim: dros.[36] nux-v.[36] verat-v.[36]

◦ ◦ **Sitzen,** beim: mang-m.[36]
☞ *O; Beine; Sitzen; agg.; während*

◦ ◦ **Talus,** Ansatz des lateralen Innenbandes, links: chin-s.[36]
☞ *O; Beine; Knochen*

◦ **Füße**: ang.[111] arum-t. bell.[36] bufo[111] calc.[111] **Cycl.**[1] eupi.[85] lim-b-c.[204]
☞ *O; Beine; Füße*

◦ ◦ **Gehen,** beim: cycl.[1]

◦ ◦ **Mittelfußknochen,** beim Gehen: bell.[36]
☞ *O; Beine; Knochen*

◦ ◦ **Gelenke**: ang.[111] bufo[111] calc.[111]
☞ *O; Beine; Gelenke*

◦ **Zehen**: am-c.[1] brom.[36] syph.[85]

◦ ◦ **rechts**: syph.[85]

◦ ◦ **großer** Zeh:

◦ ◦ ◦ **Nagelränder**: brom.[36]
☞ *O; Nägel; Zehennägel • O; Nägel; Ränder*

◦ ◦ ◦ **Ballen,** nachts im Bett: am-c.[1]

verstaucht, gezerrt, Schmerz wie: acon.[36] aesc.[102] agar.[36] agn.[5] all-s. aloe alum.[5] alumn. am-c.[1] am-m.[5] ambr.[1] amyg-p.[36] anac. androc.[222] ang. ant-c.[1] ant-t.[5] arg.[38] arg-n. arn. ars.[36] arum-t.[22] asaf.[122] asar. asc-t.[36] aur.[1] aur-m. bamb-a.[1184] bar-c. bell.[5] bell-p.[102] berb. bor. bov. bry. bufo[111] cadm-s.[36] calad.[5] calc. calc-acet.[36] calc-p. calc-sil.[58] camph. cann-s.[5] caps. carb-ac.[8] **Carb-an.**[1] carb-v. carbn-s. cast-eq. caust. cham. chel. chin.[1] chin-s.[36] chr-o.[36] cina cist. coc-c. coca[36] cocc. cod. coloc. con. cop. cor-r. croc.[5] croto-t.[5] cupr. cur. cycl.[36] dig. dios. dros.[5] dulc.[5] elaps eup-per. euph.[1] ferr. ferr-m. ferr-ma. fl-ac.

verstaucht, gezerrt, Schmerz wie (Forts.)
gels. gent-l. gran. graph. ham.[36] hedeo.[123] hell.[36] hep.[5] hipp. hyper. ign. inul.[36] ip. iris[111] jug-c. jug-r. junc.[36] kali-bi. kali-c.[1] kali-n.[1] kali-sil.[58] kalm. kreos. lac-cpr.[261] lach. lachn.[85] lact. lat-h.[301] laur. **LED.**[111] lyc. lyss. m-arct.[5] m-art.[5] m-aust.[5] mag-c. mag-m.[5] mang. meny.[1] merc. merc-i-r. mez.[5] **MILL.**[8] mosch. mur-ac. nat-c. nat-m. nat-s. nicc. nit-ac. nux-m. nux-v.[5] olnd.[5] ox-ac. pall. par. paull-p.[36] petr.[1] ph-ac. phos. plat. plb. plut-n.[222] prun. psil.[164] psor. puls. ran-b.[5] rat. rheum[1] rhod.[5] **RHUS-T.** rhus-v. rob.[111] ruta[5] sabin.[5] sanic. sarr.[102] sars. seneg. sep.[1] sil. sol-t-ae. spig.[1] spong. stann.[1] staph.[5] stront-c.[162] sulph. tab. tarent.[192] tax.[303] tell. tep. ter. tet.[36] thuj.[36] til. valer. verat. verb. vesp. zinc.[5]
☞ *verrenkt, Schmerz wie ▥ ALLGEMEINES; C; Verletzungen (Sturz, Prellung, Quetschung, Schlag etc.); Verstauchung, Zerrung, Distorsion • ALLGEMEINES; C; Schmerz; verrenkt, verstaucht, gezerrt, Schmerz wie*

- **links**: bamb-a.[1184]
- **Herunterhängenlassen** des Gliedes amel.: tax.[303]
- **Strecken,** Dehnen agg.: tax.[303]
- **Gelenke**: agar. agn. alum. am-c. **Ambr.** arg. **Arg-n. ARN.** ars. **Arum-t.** bar-c. bell. bell-p.[102] **Bry. Calc. Calc-p.** caps. carb-ac. **Carb-an. Caust.** cham. chel. chin.[1] cocc. **Con. Cor-r.** dig. ferr. fl-ac. **Graph. Ign.** kali-c. **Kali-n.** kali-sil.[58] **Lach. LED. Lyc.** mag-c. **Merc.** mez. **Nat-m.** nit-ac.[1] nux-v. par. **Petr. PHOS.**[1] **Prun. PULS.** ran-b. **Rhod. RHUS-T. Ruta** sabin. sars. **Sep.** sil. **Spig.** spong. **Stann.** staph. **SULPH.** thuj. valer. verat.
  ◦ **Bewegung,** durch schnelle: phos.[1]
  ◦ **Gehen,** nach: nit-ac.[1]
- **Arme**: acon.[36] agar. agn.[5] aloe alum.[1] alumn. am-c.[5] am-m.[5] **Ambr.**[5] amyg-p.[36] anac.[1] ang.[1] ant-t.[5] arg. arg-n. **Arn.** ars.[5] asar. aur-m. bamb-a.[1184] bar-c.[5] bell.[5] berb. bor. bov. bry. bufo[111] calc. calc-p. calc-sil.[58] camph.[1] caps.[5] carb-an. carb-v. cast-eq. caust. cham. cina cist. coc-c. coca[36] cocc.[5] coloc.[5] con.[5] croc.[5] cupr.[1] cur. cycl. dios. dros.[5] eup-per.[111] euph.[1] ferr. ferr-m. gels. graph. hep. hipp.[8] hyper. **Ign.**[5] jug-c. kali-n. kalm. kreos. lach. lachn.[85] lact. lat-h.[301] laur. led.[5] lyc. lyss. m-arct.[5] m-art.[5] m-aust.[5] mag-c. mag-m.[5] mang. merc. mez.[1] mur-ac. nat-c. nat-m. nicc. nit-ac.[5] nux-m. nux-v. olnd.[5] ox-ac. pall. petr. **Phos.** plut-n.[222] prun. psil.[164] puls. **Rhod.** rhus-t. ruta sabin.[5] sars. seneg. sep.[1] sil. spig. stann. staph.[5] stront-c. sulph.[1] tab. tell. tep. ter. thuj. verat.[1] verb. vesp. zinc.
  ◦ **links**: nit-ac.[1]
  ☞ *O; Arme; links*
  ◦ **vormittags**: petr.
  ☞ *O; Arme; vormittags*
  ◦ **Bewegung** agg.: mez.[1]
  ☞ *O; Arme; Bewegung; während*
  ◦ **Gelenke**: stann.[1]
  ☞ *O; Arme; Gelenke*
  ◦ **Schultern**: agar.[36] agn.[5] **ALUM.** alumn. **Ambr. Ant-t.**[5] arg. **ARN.**[5] ars.[5] asar. berb. **Bov.**[5] bry. caps.[5] caust. coc-c. coca[36] **CROC.**[5] cycl. dros.[5] hep. **IGN.**[5] lyc. m-art.[5] **Mag-c.**[1] mang. merc. mez.[5] mur-ac. **Nat-m.** nicc. nit-ac.[5] nux-v.[5] olnd.[5] pall. petr.[1] phos. puls. rhod. **RHUS-T.** ruta[1] **Sabin.**[5] **Sep.**[1] spig. stann.[1] **Staph.**[5] **SULPH.** ter. thuj. vesp.
  ☞ *O; Arme; Schultern*
  ◦ ◦ **rechts**: agn.[5] sabin.[5] staph.[5]
  ☞ *O; Arme; rechts*
  ◦ ◦ **abends**: **Ambr.**
  ☞ *O; Arme; abends*
  ◦ ◦ **nachts**: sep.
  ☞ *O; Arme; nachts*
  ◦ ◦ **Aufstützen** auf den Tisch, beim: sep.[1]
  ☞ *O; Arme; legt den Arm; Tisch, auf den*
  ◦ ◦ **Bewegung**:
  ◦ ◦ ◦ **agg.**: asar. mag-c.[1] petr. ruta sep. staph. vesp.
  ◦ ◦ ◦ ◦ **Arms,** des: asar. mag-c.[1] petr. ruta sep. **Staph.** vesp.
  ☞ *O; Arme; Bewegung; während; Arme, der*
  ◦ ◦ ◦ **amel.**: arg. mur-ac. nicc. stann.[1]
  ◦ ◦ **Gehen** amel.: arg.
  ◦ ◦ **Heben** des Arms, beim:
  ☞ *O; Arme; Anheben; agg., der Glieder*
  ◦ ◦ ◦ **agg.**: **ALUM.** alumn. mag-c.[1] petr.[1] phos. **Sulph.**
  ☞ *O; Arme; Anheben; agg., der Glieder*
  ◦ ◦ ◦ **amel.**: ruta[1]
  ☞ *O; Arme; Anheben; amel.; Arme*
  ◦ ◦ **Liegen,** beim: coc-c.
  ◦ ◦ **Mittagessen,** nach dem: sep.[1]
  ◦ ◦ **Schreiben,** beim: sep.[1]
  ☞ *O; Arme; Schreiben agg.*
  ◦ ◦ **erstreckt** sich zu den Handgelenken: puls.
  ◦ ◦ **Deltoideusregion**:
  ☞ *O; Arme; Schultern; Deltoideus, Region des*
  ◦ ◦ ◦ **links**: agar.[36] coca[36]
  ☞ *O; Arme; links • O; Arme; Schultern; Deltoideus, Region des; links*
  ◦ ◦ ◦ ◦ **22** Uhr: coca[36]
  ◦ ◦ ◦ **rechts,** morgens: coca[36]
  ☞ *O; Arme; morgens • O; Arme; Schultern; Deltoideus, Region des; rechts*
  ◦ ◦ ◦ **9** Uhr: coca[36]
  ◦ **Oberarme**: agar.[36] alum.[1] bry.[5] caust.[1] coca[36] euph.[1] rhod.[5] **Rhus-t.** ter. thuj.[5]
  ☞ *O; Arme; Oberarme*
  ◦ **Ellenbogen**: alum.[5] **Ambr. ARN.**[5] cur. ferr-m. gels.[85] lach. mang. nicc. psil.[164] puls. **RHUS-T.**[5] tab. tell.
  ☞ *O; Arme; Ellenbogen*
  ◦ ◦ **rechts**: gels.[85]
  ☞ *O; Arme; rechts*
  ◦ **Unterarme**: aur-m. calc. cocc.[5] led.[1] nat-c. tab.
  ☞ *O; Arme; Unterarme*
  ◦ ◦ **unterer** Teil: **Calc.**

◦ **Handgelenke**: agar. alumn. **AM-C.**[5] am-m.[5] **Ambr.**[5] amyg-p.[36] arg-n. **ARN.** bar-c.[5] **Bov. Bry.** bufo[111] **CALC.** calc-sil.[58] **CARB-AN.** carb-v. cast-eq. **CAUST. Cina** cist. con.[5] dios. eup-per.[111] ferr. ferr-m. gels. graph. hep. **Hipp.**[8] hyper. ign.[5] jug-c. kali-n. **Lach.** laur. led.[5] **Lyc.** lyss. m-art.[5] mag-c. mag-m.[5] mez.[1] nat-m. nux-v. **Ox-ac.** petr. phos. prun. puls. **Rhod. RHUS-T. RUTA Sabin.**[5] sars. seneg. sil. stann. **Stront-c. SULPH.**[1] tep. thuj. **Verb.** zinc.
☞ *O; Arme; Handgelenke • verrenkt, Schmerz wie; Arme; Handgelenke*

◦ ◦ **links**: **Agar.** hipp.[8] **Rhus-t.**
☞ *O; Arme; links*

◦ ◦ **rechts**: amyg-p.[36] **CALC.** gels. **Lyc.** mez.[1] **Ox-ac.**
☞ *O; Arme; rechts*

◦ ◦ **morgens**: lyss.
☞ *O; Arme; morgens*

◦ ◦ **vormittags**: ox-ac.
☞ *O; Arme; vormittags*

◦ ◦ **mittags**: alumn.

◦ ◦ **abends**: lach.
☞ *O; Arme; abends*

◦ ◦ ◦ **Anstrengung,** bei: lach.
☞ *O; Arme; Anstrengung; agg.*

◦ ◦ **nachts**: arg-n.
☞ *O; Arme; nachts*

<> ◦ ◦ **Arbeit,** während der: caust.
☞ *O; Arme; Handarbeit, durch*

◦ ◦ **Beugen,** beim: ferr-m.

◦ ◦ **Bewegung,** bei:
☞ *O; Arme; Bewegung; während*

◦ ◦ ◦ **agg.**: bov. **Bry.** hyper. mez.[1]

◦ ◦ ◦ **amel.**: prun. rhod. sulph.[1]

◦ ◦ ◦ ◦ **schnell**: sulph.[1]

◦ ◦ **greift,** wenn man etwas: amyg-p.[36] **RHUS-T.**
☞ *O; Arme; Greifen, ergreifen von Gegenständen; agg.*

◦ ◦ **Schreiben,** beim: lyc.
☞ *O; Arme; Schreiben agg.*

◦ ◦ **Wetter,** bei rauhem: **Rhod.**
☞ *O; Arme; Wetter; rauhem, bei*

◦ ◦ **erstreckt** sich in die Ringfinger und kleinen Finger beim Hängenlassen des Armes: cast-eq.

◦ **Hände**: acon.[36] **Am-c.** am-m.[1] **Ambr.**[5] anac.[1] **Arn.** bamb-a.[1184] bar-c.[1] bov. **Bry. CALC. Carb-an.** carb-v. **Caust.** con.[5] dios. hep. kali-n. kalm. nit-ac.[1] phos. plut-n.[222] prun. puls. rhod. **Rhus-t. Ruta** sabin. seneg. sil. **Sulph.**[122] thuj. verb. zinc.
☞ *O; Arme; Hände*

◦ ◦ **Mittelhandknochen** rechts: acon.[36]

◦ ◦ **Gelenke,** bei Bewegung: bamb-a.[1184]
☞ *O; Arme; Gelenke*

◦ ◦ **Handrücken**: am-m.[1] bar-c.[1]
☞ *O; Arme; Hände; Handrücken*

◦ **Finger**: acon.[5] aloe alum. **Ambr.**[5] ang.[1] bar-c.[5] bell.[5] calc-p. camph.[1] cham. con.[1] cupr.[1] graph.[1] ign.[5] kali-n. kreos. lachn.[85] lat-h.[301] laur.[5] lyc.[1] m-arct.[5] m-art.[5] m-aust.[5] mag-c.[1] **Nat-m.**[1] nux-m. olnd.[5] petr.[1] phos.[1] prun. puls.[5] rhod. spig.[1] stann. sulph. verat.[1] verb.[1]

◦ ◦ **Fingergrundgelenke**: nat-m.
☞ *O; Arme; Finger; Fingergelenke*

◦ ◦ **Daumen**: acon.[5] ang.[1] calc-p. camph.[1] cham. con.[1] cupr.[1] **Graph.**[1] kali-n. **KREOS.** lachn. lat-h.[301] laur.[5] **M-art.**[5] m-aust.[5] nat-m.[1] petr.[1] **Phos.**[1] prun. puls.[5] rhod. spig.[1] sulph. verat.[1] verb.[1]
☞ *O; Arme; Finger; Daumen*

◦ ◦ ◦ **links**: **Kreos.** lat-h.[301]
☞ *O; Arme; links*

◦ ◦ ◦ **Bewegung,** bei: phos.[1]
☞ *O; Arme; Bewegung; während*

◦ ◦ ◦ **Greifen,** beim: phos.
☞ *O; Arme; Greifen, ergreifen von Gegenständen; agg.*

◦ ◦ ◦ **Schreiben,** beim: prun.
☞ *O; Arme; Schreiben agg.*

◦ ◦ ◦ **Gelenke**: ang.[1] calc-p. camph.[1] con.[1] cupr.[1] graph.[1] kali-n. nat-m.[1] petr.[1] phos.[1] rhod. spig.[1] sulph. verat.[1] verb.[1]
☞ *O; Arme; Finger; Fingergelenke*

◦ ◦ ◦ ◦ **Grundgelenk**: verb.[1]

◦ ◦ **Zeigefinger**: alum. cham. lachn.[85] spig.[1] stann.

◦ ◦ **Mittelfinger**: mag-c.[1]

◦ ◦ **Ringfinger**: phos.[1]

◦ ◦ **Kleiner** Finger: lyc.[1] nux-m. phos.[1]

- **Beine**: aesc.[102] agar.[36] agn.[5] all-s. aloe alum.[5] am-c.[1] am-m.[5] ambr.[1] anac. ang. ant-c.[1] arg.[38] **Arn.** ars.[36] arum-t.[22] asc-t.[36] aur.[1] bamb-a.[1184] bar-c. bell.[5] berb. bry. bufo[111] calad.[5] calc. calc-acet.[36] calc-p. calc-sil.[58] camph. cann-s.[5] caps. carb-ac.[8] carb-an.[1] **Carb-v.** carbn-s. **Caust.** cham. chel. chin.[1] chin-s.[36] chr-o.[36] coca[36] cocc. cod. coloc. con. cop. croto-t.[5] cupr. cycl.[36] dig. dros.[5] dulc.[5] elaps eup-per. euph.[1] ferr-ma. fl-ac. gent-l. gran. graph. ham.[36] hedeo.[123] hell.[36] hep.[5] hipp. hyper. ign. inul.[36] ip. iris[111] jug-r. junc.[36] kali-bi. kali-c.[1] kali-n.[1] kalm. kreos. lac-cpr.[261] lach. laur. led.[111] lyc. m-art.[5] m-aust.[5] mag-m.[5] meny.[1] merc. merc-i-r. mez. mill.[8] mosch. mur-ac. nat-c. **Nat-m.** nat-s. nit-ac. nux-m. nux-v. olnd.[5] pall. paull-p.[36] petr.[1] ph-ac. phos. plat. plb. plut-n.[222] prun. psor. puls. ran-b.[5] rat. rheum[1] rhod.[5] rhus-t. rhus-v. rob.[111] ruta[5] sanic. sarr.[102] sars. seneg. sep.[1] sil. sol-t-ae. spig.[1] stann.[1] staph.[5] stront-c.[162] sulph. tarent.[192] tell. tep. tet.[36] thuj.[36] til. valer. verat. zinc.[5]

◦ **links**: tarent.[192]
☞ *O; Beine; links*

<> ◦ **Gehen**:

◦ ◦ **agg.**: am-c.[1]

◦ ◦ **amel.**: tarent.[192]

◦ **Ischialgie,** bei: tell.[137]

◦ **Sitzen,** beim: ip.

◦ **Sitzhöcker,** tuber ischiadicum: hep.[1]
☞ *O; Beine; Gesäßbacken*

verstaucht, gezerrt, Schmerz wie; **Beine; Hüften** (Forts.)

◦ **Hüften**: **Aesc.**[102] agar.[5] agn.[5] am-c.[5] **Am-m.**[5] anac.[1] ang.[1] **Arg.**[36] **Arn.** ars.[1] bamb-a.[1184] **Bar-c.**[5] bell.[5] **BRY.**[5] **Calc. Calc-p.**[102] **Caust.**[5] cham. chin. **Coloc.**[102] con. dulc.[5] **Euph.** hep. **Ign.** ip. iris[111] kali-n. kreos.[5] laur. led.[5] lyc. merc-i-r. mez. **NAT-M.** nit-ac. nux-v. olnd.[5] pall. petr. **Phos.** psor. **Puls. Rhod. RHUS-T.** rhus-v. sarr.[102] seneg. sol-t-ae. stann. **Sulph.**[1] tell.
☞ *O; Beine; Hüften*

◦ ◦ **links**: caust.[5] laur. lyc.[1] nat-m.[1]
☞ *O; Beine; links*

◦ ◦ **rechts**: pall. rhod.
☞ *O; Arme; rechts • O; Beine; rechts*

◦ ◦ **morgens**: ars.[1] kali-n. lyc.
☞ *O; Beine; morgens*

◦ ◦ **abends**: cham. con. merc-i-r.
☞ *O; Beine; abends*

◦ ◦ **nachts**: ars.[1]
☞ *O; Beine; nachts; agg.*

<> ◦ ◦ **Atmen,** bei tiefem: nat-m.

◦ ◦ **Aufstehen** vom Sitz, beim: anac.[1]
☞ *O; Beine; Aufstehen; agg.; Sitzen, vom; während*

◦ ◦ **Auftreten,** beim: arg.[36]

◦ ◦ **Bewegung,** bei: ang.[1] **Euph.** lyc.[1] petr. sulph.[1]

◦ ◦ **Gehen**:

◦ ◦ ◦ **während**: arg. calc. cham. con. hep. lyc. mez. rhod. stann.

◦ ◦ ◦ ◦ **Freien,** im: cham. hep. mez.

◦ ◦ ◦ **nach**: tell.

◦ ◦ **Niesen,** beim: arg.
☞ *O; Beine; Niesen agg. • Niesen agg. • wund, Schmerz mit Empfindlichkeit, wie wund und zerschlagen; Beine; Hüften; Niesen, beim*

◦ ◦ **erstreckt** sich in die Lumbosakralregion, Sakrum: lyc.

◦ **Oberschenkel**: am-c. ambr.[1] caps. euph.[1] led.[1] mez.[5] nat-m.[5] rhus-t.[1] stann.[1] staph.[1]

◦ ◦ **Abspreizen,** beim: caps.

◦ ◦ **Gehen,** beim: stann.[1]

◦ ◦ **Innenseite,** oberer Teil: rhus-t.[1]

◦ ◦ **Beugen** des Unterschenkels, beim: euph.[1]

◦ ◦ **knienah**: ambr.[1]
☞ *O; Beine; Knie*

◦ **Knie**: agar. agn.[5] am-c. ambr.[1] ang.[36] arg. arn.[5] ars.[1] calad.[5] calc.[1] calc-acet.[36] **Calc-p.** cann-s.[5] carbn-s. **CAUST.**[5] chin.[1] cod. con. cycl.[36] elaps gent-l. graph. hipp. **Ign.** ip. kali-bi. kali-c. kali-n.[1] kreos. **Lach. Lyc.** meny.[1] nat-c. nat-m. nit-ac.[36] nux-m. petr.[1] phos. plat.[1] plb.[5] prun. puls.[5] **Rhod.**[5] **RHUS-T.**[5] rob.[111] sars. spig.[1] staph.[5] sulph.[1] tell.
☞ *O; Beine; Knie*

◦ ◦ **links**: ars.[1] sulph.[1]
☞ *O; Beine; links*

◦ ◦ **rechts**: arg. calc.[1] nat-c.[1] nux-m. sulph.[1]
☞ *O; Arme; rechts • O; Beine; rechts*

◦ ◦ **morgens**: arg. cod. sulph.[1]
☞ *O; Beine; morgens*

◦ ◦ ◦ **Aufstehen,** nach: arg.

◦ ◦ **vormittags,** beim Gehen: nat-c.

◦ ◦ **abends**: petr.[1] sulph.[1]
☞ *O; Beine; abends*

<> ◦ ◦ **Aufstehen,** beim: ars.[1] kali-bi. kali-c.

◦ ◦ ◦ **Sitzen,** nach langem: kali-bi.
☞ *O; Beine; Aufstehen; agg.; Sitzen, vom; nach*

◦ ◦ **Auftreten,** beim: plat.[1] sulph.[1]

◦ ◦ **Bewegung,** bei: arg. nux-m.

◦ ◦ **Drehen** des Beines, beim: am-c.

◦ ◦ **Fieberhitze,** während: lach.
☞ *O; Beine; Fieber; während; Hitzestadium im Fieber*

◦ ◦ **Gehen**:

◦ ◦ ◦ **während**: agar. **Calc-p.** graph. ip. lyc. nat-c.[1] nat-m. petr.[1] spig.[1] **Sulph.**

◦ ◦ ◦ **nach**: tell.

◦ ◦ ◦ **ebenem** Boden, auf, amel.: nit-ac.

◦ ◦ **Liegen**:

◦ ◦ ◦ **während**: petr.[1]
☞ *O; Beine; Liegen; agg.*

◦ ◦ ◦ **Hinlegen** amel.: **Sulph.**
☞ *O; Beine; Liegen; amel.; Hinlegen*

◦ ◦ **Sitzen,** beim: am-c. calc.[1]
☞ *O; Beine; Sitzen; agg.; während*

◦ ◦ **Treppabgehen,** beim: nit-ac.
☞ *O; Beine; Treppabgehen agg.*

◦ ◦ **Treppensteigen,** beim: nux-m.
☞ *O; Beine; Steigen agg.; Treppensteigen*

◦ ◦ **erstreckt** sich zu den Oberschenkeln: kali-n.

◦ ◦ **Kniescheibe**: ang.[36] arn.[5] calc.[1] calc-acet.[36] **Cann-s.**[5] cycl.[36] kali-n.[1] nit-ac.[36] **Rhus-t.**[5]
☞ *O; Beine; Knie; Kniescheibe*

◦ ◦ ◦ **links**: ang.[36] cycl.[36]
☞ *O; Beine; links*

◦ ◦ ◦ **Gehen**:

◦ ◦ ◦ ◦ **agg., Treppabgehen agg.**: nit-ac.[36]
☞ *O; Beine; Treppabgehen agg.*

◦ ◦ ◦ ◦ **amel., auf ebenem Boden**: nit-ac.[36]

◦ ◦ ◦ **Sitzen,** beim, Stehen und Gehen amel.: calc-acet.[36]
☞ *O; Beine; Sitzen; agg.; während • O; Beine; Stehen; amel.*

◦ **Unterschenkel**: agar. aloe[36] alum.[5] am-c. ars.[1] bry.[8] calc.[1] carb-ac.[8] chin-s.[36] graph.[1] hedeo.[123] kreos.[36] meny.[1] mill.[8] tet.[36]
☞ *O; Beine; Beine*

◦ ◦ **Gehen,** beim: am-c.

◦ ◦ **M. tibialis anterior**: calc.[1]
☞ *O; Beine; Beine; Schienbein*

◦ ◦ **Achillessehne**: aloe[36] bry.[8] carb-ac.[8] chin-s.[36] hedeo.[123] kreos.[36] mill.[8] tet.[36]
☞ *O; Beine; Beine; Achillessehne*

◦ ◦ ◦ **links**: aloe[36] carb-ac.[8] chin-s.[36] hedeo.[123] kreos.[36]
☞ *O; Beine; links*

◦ ◦ ◦ ◦ **Gehen,** beim: chin-s.[36]

◦ ◦ ◦ **rechts**: mill.[8]
☞ *O; Arme; rechts • O; Beine; rechts*

◦ ◦ ◦ **Gehen**:

◦ ◦ ◦ ◦ **agg.**: chin-s.[36] hedeo.[77] tet.[36]

◦ ◦ ◦ ◦ ◦ **Beginn** des Gehens, zu: hedeo.[77]

◦ ◦ ◦ ◦ **amel.**: tet.[36]

◦ ◦ **Waden**: graph.[1]
☞ *O; Beine; Beine; Waden*

◦ ◦ **Innenknöchel,** am: meny.[1]

◦ **Knöchel,** Fußgelenk: agar.[36] all-s. aloe **ANAC.** ang.[36] ant-c.[1] arg.[38] **ARN.** ars.[1] arum-t.[22] asc-t.[36] bar-c. **Bry.**[5] bufo[111] **Calc.** calc-sil.[58] camph.[36] carb-v.[1] **Caust.** chel. chin.[1] chin-s. chr-o.[36] coca cocc. cycl. dig. dros. eup-per. fl-ac. gran. graph. hell.[36] hep.[1] ign. inul.[36] junc.[36] kali-bi. kali-n.[1] lac-cpr.[261] laur. **LED.** lyc.[36] **Merc.** mez.[1] mosch. nat-m. nat-s. nit-ac. nux-v. paull-p.[36] ph-ac. **Phos.** plat. plb. plut-n.[222] **Prun.**[36] psor. puls. rheum[1] **Rhod.**[5] **RHUS-T. RUTA** sep.[1] **Sil. Stront-c.**[162] **SULPH.** tep. thuj.[36] **Valer.** verat. **ZINC.**

◦ ◦ **links**: agar.[36] ang.[36] arum-t.[22] asc-t.[36] chin-s.[36] gran.[36] hell.[36] junc.[36] lac-cpr.[261] plut-n.[222] **Prun.**[36]
☞ *O; Beine; links*

◦ ◦ ◦ **abends**: gran.[36]
☞ *O; Beine; abends*

◦ ◦ ◦ **Beugen,** beim, während Sitzen: chin-s.[36]

◦ ◦ ◦ **Ruhe,** während: junc.[36]
☞ *O; Beine; Ruhe; agg.*

◦ ◦ **rechts**: coca[36] kali-n.[36] lyc.[36] nat-s.[36] paull-p.[36] thuj.[36]
☞ *O; Arme; rechts • O; Beine; rechts*

◦ ◦ ◦ **morgens,** beim Aufstehen: nat-s.[36]

◦ ◦ ◦ **nachts,** im Stehen: coca[36]

◦ ◦ ◦ **Stehen,** beim: coca[36]
☞ *O; Beine; Stehen; agg.; während*

◦ ◦ **morgens**: camph. coca dig. ign. nat-s. nit-ac. nux-v. plb. psor. rheum[1]
☞ *O; Beine; morgens*

‹› ◦ ◦ ◦ **Aufstehen**:

◦ ◦ ◦ ◦ **während**: dig. nat-s. nit-ac.

◦ ◦ ◦ ◦ **nach**: rheum[1]

◦ ◦ ◦ **Gehen**:

◦ ◦ ◦ ◦ **während**: camph. ign. nux-v. plb. psor.

◦ ◦ ◦ ◦ **verhindert** Gehen: dig. nat-s.

◦ ◦ ◦ **Stehen,** beim: coca

◦ ◦ **abends**: gran. verat.
☞ *O; Beine; abends*

◦ ◦ ◦ **Gehen,** beim: verat.

◦ ◦ **nachts,** im Stehen: coca

◦ ◦ **Aufrichten,** beim, nach einem Spaziergang: camph.[36]

◦ ◦ **Auftreten,** beim: anac. ars.[1] caust.

◦ ◦ ◦ **Fehltritt,** durch: caust.

◦ ◦ ◦ **linken** Fuß, auf den: **ANAC.**

◦ ◦ **Beugen,** beim: chin-s.

◦ ◦ **Beugen** von einer Seite zur anderen, beim: caust.

◦ ◦ **Bewegung,** bei: cocc. sulph.[1] zinc.

◦ ◦ **Bücken,** beim: cycl.
☞ *O; Beine; Bücken agg.*

◦ ◦ **Drehen** des Fußes nach außen, beim: ant-c.[1]

◦ ◦ **Gehen**:

◦ ◦ ◦ **agg., beim**: caust. cycl. **Dros.** fl-ac. graph. hep.[1] inul.[36] **Phos.** psor. puls. sep.[1] sulph.

◦ ◦ ◦ ◦ **Freien,** im: graph.

◦ ◦ ◦ **amel.**: plut-n.[222] **VALER.**

◦ ◦ ◦ ◦ **fortgesetztes** Gehen: plut-n.[222]

◦ ◦ **Liegen,** im Bett: aloe
☞ *O; Beine; Liegen; agg.; Bett, im*

◦ ◦ **Ödem,** mit: **Stront-c.**[162]

◦ ◦ **Rennen,** beim, Treppe hoch: **VALER.**
☞ *O; Beine; Rennen; agg.*

◦ ◦ **Ruhe,** während: junc.[36]
☞ *O; Beine; Ruhe; agg.*

◦ ◦ **Sitzen,** beim:

◦ ◦ ◦ **amel.**: cycl.
☞ *O; Beine; Sitzen; amel.*

◦ ◦ ◦ **agg.**: plut-n.[222]

◦ ◦ **Stehen,** beim: chin-s. cycl. sulph. **VALER.**

◦ ◦ **Strecken,** beim: dig.
☞ *O; Beine; Ausstrecken der Glieder; agg.*

◦ ◦ **Zimmer** amel.: graph.
☞ *O; Beine; Zimmer; amel.; warmes Zimmer*

◦ ◦ **außen,** lateral: kali-n.[1] mez.[1]

◦ **Füße**: ang. **ARN.** ars.[36] bar-c. bell.[5] berb. **Bry.** calc. **Camph.** carb-v. carbn-s. caust. cham. chin-s.[36] coca[36] cop. croto-t. cupr. **Cycl.**[36] **Dros.**[5] euph.[1] ferr-ma. ham.[36] **Hep.** hyper. **Kalm.** kreos. lac-cpr.[261] led.[111] m-art.[5] m-aust.[5] merc. mosch.[5] mur-ac. nat-m. nux-v. phos. prun. puls. ran-b.[5] **RHUS-T.** ruta[5] sanic. sil. sulph. til. valer. zinc.
☞ *O; Beine; Füße*

◦ ◦ **links**: hyper. lac-cpr.[261] sanic.
☞ *O; Beine; links*

◦ ◦ **morgens**: **RHUS-T.**
☞ *O; Beine; morgens*

◦ ◦ **Berührung** amel.: cycl.[1]

◦ ◦ **Gehen**:

◦ ◦ ◦ **agg.**: ars.[1] cycl.[1]

◦ ◦ ◦ **amel.**: cycl.[1]

◦ ◦ **Fußrücken**: ars.[36] bar-c. chin-s.[36] coca[36] ham.[36]
☞ *O; Beine; Füße; Fußrücken*

◦ ◦ ◦ **links**:
☞ *O; Beine; links*

◦ ◦ ◦ ◦ **nachmittags**: chin-s.[36]
☞ *O; Beine; nachmittags*

◦ ◦ ◦ ◦ **Wetter,** bei warmem: coca[36]

◦ ◦ ◦ **Auftreten,** beim: ars.[36]

◦ ◦ ◦ **Gehen,** beim: ham.[36]

◦ ◦ **Fersen**: euph.[1] led.[111]
☞ *O; Beine; Füße; Fersen*

◦ ◦ **Fußsohlen**: cham. cupr. **Cycl.** mur-ac.
☞ *O; Beine; Füße; Fußsohlen*

◦ ◦ ◦ **Gehen** amel.: cycl.[36]

verstaucht, gezerrt, Schmerz wie; **Beine** (Forts.)

◦ **Zehen**: all-s. aloe am-c.[1] **Arn.** aur.[1] berb. bry. carb-an.[1] coloc. croto-t.[5] **Hep.**[5] jug-r. kali-c.[1] lyc. mez. mosch. petr.[1] prun. ran-b.[5] rat. sil. **Zinc.**[5]

◦ ◦ **abends**: coloc.
☞ *O; Beine; abends*

◦ ◦ **Treppensteigen, beim**: coloc.
☞ *O; Beine; Steigen agg.; Treppensteigen*

◦ ◦ **Ballen**: **Am-c.**[5]

◦ ◦ **Gelenke**: all-s. bry. carb-an.[1] petr.[1]
☞ *O; Beine; Gelenke*

◦ ◦ **großer** Zeh: aloe **Am-c.**[1] **Arn.** aur.[1] jug-r. kali-c.[1] lyc. mez. mosch. prun. rat. sil.

◦ ◦ ◦ **morgens**: jug-r.
☞ *O; Beine; morgens*

◦ ◦ ◦ ◦ **Bett,** im: jug-r.

◦ ◦ ◦ **nachts**: aloe am-c.[1]
☞ *O; Beine; nachts; agg.*

◦ ◦ ◦ **Bett,** im: aloe am-c.[1] jug-r.
☞ *O; Beine; Bett, im; agg.*

◦ ◦ ◦ **Bewegung** agg.: mosch.
☞ *O; Beine; Bewegung; agg.; während*

◦ ◦ ◦ **Gelenke**: **Arn.** aur.[1] kali-c.[1] prun. rat.
☞ *O; Beine; Gelenke*

◦ ◦ **4. Zehe**: berb.

- **alten** Verstauchung, wie von einer, Handgelenk: am-c.[1]

- **anfallsweise,** Beine:
☞ *O; Beine; anfallsweise*

◦ **Hüften**: caust.
☞ *O; Beine; Hüften*

◦ **Knöchel**: hep.

- **lähmend,** Arme:

◦ **Schultern**: stann.[1]
☞ *O; Arme; Schultern*

◦ **Handgelenke**: mez.[1]
☞ *O; Arme; Handgelenke*

- **plötzlich**:

◦ **Hüften**: lyc.
☞ *O; Beine; Hüften*

◦ **Knie**: lyc.
☞ *O; Beine; Knie*

◦ **Zehen**: lyc.

- **zerrissen,** wie, Schulterbänder: mez.[5] nux-v.[5]

◦ **abgerissen,** wie, Schulterbänder: mez.[5]
▤ *ALLGEMEINES; C; Schmerz; gerissen, Schmerz wie; heraus- oder abgerissen, wie*

Wachstumsschmerzen:
☞ *Unterschenkel* ▤ *ALLGEMEINES; C; Schmerz; Wachstumsschmerzen*

- **nachts,** Unterschenkel: calc-p.[159]
☞ *O; Beine; nachts; agg.*

- **Unterschenkel**: agar.[58] ap-g.[102] asaf.[224] aur.[1] bell. **Calc-p.**[122] cench.[193] cimic. **Eup-per.** ferr-acet.[111] **GUAI.** hipp.[102] kali-p.[122] m-aust.[122] mag-p.[122] manc.[102] mang.[102] morg.[136] nat-p.[108] **PH-AC. PHOS.**[11] syph.[85]
▤ *ALLGEMEINES; C; Schmerz; Wachstumsschmerzen*

wandernder Schmerz, von einer Stelle zur anderen: acon. aesc. agar. alum-sil.[58] **AM-M.** anag. andr.[102] ant-t. apoc.[102] apoc-a.[72] arg. **Arn.** ars. ars-h. ars-s-f.[58] asaf. aur. aur-ar.[58] **Bamb-a.**[1184] bapt. bell. benz-ac.[46] berb.[58] brucel.[241] bry.[36] cact. **Calc-p.** camph. **CARBN-S.** cast-eq. **Caul.**[102] **Caust.** cedr. cham. chel. chin.[36] chin-ar. choc.[222] cimic.[102] cinnb. clem. coca cocc. colch.[102] coll.[1125] coloc. curc.[192] daph.[85] dios. ery-a. euphr. ferr-p.[58] fl-ac. form.[85] gels.[85] ***harp.***[1184] hell. hydr. hyper. ign. iris **Kali-bi.** kali-n. **KALI-S. Kalm.** kola[1184] lac-ac. **LAC-C.** lach. laur. led.[1102] lil-t. **Lyc.** lycps. **Mag-p.** magn-gr.[72] mang.[102] **Mangi.**[197] med. merc-c. merc-i-r. **Merl.** mosch. nat-ar. nat-s. **Nux-m.** nux-v. orig-v.[25] osm. ph-ac.[102] **Phyt.**[102] pip-m. plan. plat.[809] **Plb.** plut-n.[222] polyg. psil.[164] psor. **PULS.** puls-n.[25] ran-a. **Rhod.**[102] rhus-v. sabin. sal-ac.[102] sang. sars. senec. sep. **Sil.** sol-n. **Stel.**[102] succ.[194] sulph.[102] syph.[56] **Tarent.** tell. trom. **Tub.** valer. **Verat-v.** vib.
▤ *ALLGEMEINES; C; Schmerz; wandernder Schmerz*

- **Bewegung** amel.: brucel.[241] stel.[85]

- **Ruhe** agg.: puls.[102]
▤ *ALLGEMEINES; C; Schmerz; Ruhe; agg.*

- **erstreckt** sich abwärts: kalm.[85]

- **Gelenke**: aesc.[58] anag. **Ant-t. Ars. AUR.** benz-ac.[46] berb.[58] bry.[36] **Calc-p. Camph.** cedr. chel. choc.[222] **Cinnb. Coca Cocc. Colch.** daph.[85] ferr-p.[58] form. hell. **Hyper. Iris KALI-BI. Kali-s. Kalm.** lac-ac. **LAC-C. Lach.** led.[1102] lycps.[56] **Mang. Merc-c.** nat-ar. nat-s. ph-ac.[102] phyt. **PULS. Rhod.** sabin. **Stel.**[85] syph.[56] tub.[58]
▤ *ALLGEMEINES; C; Schmerz; wandernder Schmerz; Gelenke*

- **Arme**: arg. ars. ars-h. ars-s-f.[58] asaf. cact. cast-eq. **Caul.** chel. choc.[222] coloc. ery-a. euphr. fl-ac. harp.[1184] hyper. iris kali-bi. kali-s. kalm. **Lac-c.** med. nat-ar. **Phyt. Pip-m.** plan. polyg. psor. **Puls.** rhus-v. senec. sol-n. sulph. tell.

◦ **Schultern**: cact. harp.[1184] hyper. **Kali-s. Phyt.** senec.
☞ *O; Arme; Schultern*

◦ **Oberarme**: phyt.
☞ *O; Arme; Oberarme*

◦ **Ellenbogen**: cact.
☞ *O; Arme; Ellenbogen*

◦ **Unterarme**: nat-ar.
☞ *O; Arme; Unterarme*

◦ **Handgelenke**: **Kalm.** polyg. **Puls.**
☞ *O; Arme; Handgelenke*

◦ **Hände**: ars-h. choc.[222] euphr. **Iris** tell.
☞ *O; Arme; Hände*

◦ **Finger**: ars-h. coloc. iris nat-ar. polyg. psor. sulph.

◦ ◦ **Gelenke**: coloc. polyg. psor. sulph.
☞ *O; Arme; Finger; Fingergelenke*

◦ ◦ **Zeigefinger**: polyg.

- **Beine**: aesc. ars-h. **Ars-s-f.**[58] brucel.[241] **Caul.** choc.[222] clem. colch. coloc. curc.[192] dios. fl-ac. harp.[1184] hydr. **Iris Kali-bi. Kalm. Lac-c. Lach.** lil-t. lycps. mag-p. med. nat-s. orig-v.[25] osm. psil.[164] psor. puls. puls-n.[25] ran-a. **Sang.** tarent. trom. vib.
  - ◦ **Hüften**: brucel.[241] **Colch.** curc.[192] **Iris** med.
    ☞ *O; Beine; Hüften*
  - ◦ **Oberschenkel**: brucel.[241] fl-ac. harp.[1184] hydr. **Iris Kali-bi.** orig-v.[25] puls-n.[25] trom.
  - ◦ ◦ **9** Uhr: trom.
  - ◦ **Knie**: clem. dios. iris kali-bi. **Kalm.** lac-c. lil-t. lycps. nat-s. osm. psil.[164] psor.[36] **Puls.** ran-a. tarent.
    ☞ *O; Beine; Knie*
  - ◦ ◦ **erstreckt** sich von Knie zu Knie: dios. **LAC-C.**
  - ◦ ◦ **Kniescheibe**: psor.[36]
    ☞ *O; Beine; Knie; Kniescheibe*
  - ◦ ◦ ◦ **Bewegung** amel.: psor.[36]
    ☞ *O; Beine; Bewegung; amel.*
  - ◦ **Füße**: ars-h. choc.[222] coloc. iris psor. **Puls.**
    ☞ *O; Beine; Füße*
  - ◦ ◦ **Gelenke**: coloc.
    ☞ *O; Beine; Gelenke*
  - ◦ ◦ **Fußsohlen**: psor.
    ☞ *O; Beine; Füße; Fußsohlen*
  - ◦ **Zehen**: clem.
- **rheumatisch**: andr.[102] apoc.[102] **Caul.**[102] chin.[36] cimic.[102] colch.[102] coll.[1125] form.[85] kali-bi.[102] kali-s.[102] kalm.[102] **Lac-c.**[102] mang.[102] orig-v.[25] phyt.[102] puls.[102] puls-n.[25] rhod.[102] **Stel.**[102] sulph.[102]
  - ◦ **Oberschenkel**: orig-v.[25] puls-n.[25]

wechseln den Ort, Zehen: arg-n.

wehenartiger Schmerz, Beine: aloe carb-v.

- **Unterschenkel**: carb-v.
  ☞ *O; Beine; Beine*

Wehtun, quälendes: abrot.[36] acon.[36] adam.[222] aegle-f.[192] aesc. **AGAR.** agn. ail. all-c. allox.[119] aloe alum. alum-p.[58] alum-sil.[58] am-c. am-m.[102] ambr. ammc.[36] anac. androc.[222] ang. ange-s.[255] **Ant-c.** ant-t.[36] apis apoc. apoc-a.[25] aran.[192] arg. arg-n.[102] arge-p.[264] **Arn. Ars.** ars-i.[111] arum-d.[25] arum-t.[58] asaf. asar. asc-t. **Aur.** aur-ar.[58] aza.[102] **Bapt.** bar-c. **Bell.** bell-p.[256] benz-ac. berb. bol. bor. both-a.[3070] bov. brach.[36] brass.[222] brom.[102] **Bry.**[36] bufo but-ac.[119] cact. caj.[25] calc. **Calc-p.** calc-sil.[58] calx-b.[194] cann-i. caps. carb-ac. carb-an. **Carb-v.** carbn-s. carc.[119] **Carl.** carn-g.[264] cassi-f.[192] cassi-s.[192] cast.[111] cast-eq. caul. caust. cere-s. **Cham.**[36] chel. chim. chin.[111] chin-ar. chin-s. chlol. chlor. choc.[222] cic. **Cimic.** cinnb. clem. cob. coc-c. coca[36] **Cocc.**[102] colch.[102] coloc. com. con. cop. corn. corv-c.[258] croc. croto-t. cupr. cupr-acet.[45] cupr-ar. **Cur.** cycl.[1] daph. dig. dios.[25] dirc. dol. dros.[102] dubin.[102] dulc.[1] **Echi.**[72] elat. erig. eucal.[25] eug. euon. **EUP-PER.** euph.[122] euphr. fago. falco-p.[265] ferr. ferr-ar. ferr-i. ferr-p.[137] ferr-s. fl-ac. form. gamb. **Gels.** gent-l. germ.[222] get.[45] glon. graph. gua.[25] guai.[102] gymn. haliae-lc.[222] ham. hedeo.[25] hell. helon. hep. hura **Hydr.** hydrc. hydrog.[222] hyos. iber.[25] ign. ignis[194] ind. iod. **IP.** irid.[222] jac-c. jal.[102] jatr. jug-c. jug-r.[111] kali-bi. kali-br.[25] kali-c. kali-i. kali-n. kali-p. kali-sil.[58] **Kalm.** lac-ac. lac-c. lac-d. lach. lact.[36] lat-h.[301] laur. led. lil-t. lim.[102] lith-c.[102] lob. lob-s. **Lyc.** lycpr.[72] lycps. lyss. mag-c. mag-m. mag-s. mang. mang-m. marm-w.[194] med. meli.[102] menis.[25] meny. **Merc.** merc-c. merc-i-f. merc-i-r. mez. mill.[36] mit.[36] mosch. **Mur-ac.** myric. myrt-c.[25] naja[85] nat-ar. **Nat-m.** nat-p. nat-s. neon[222] nit-ac. nit-s-d.[36] nux-m. **NUX-V.** oci-s.[119] ol-an. ol-j. olnd. op. osm.[36] ox-ac.[36] ozone[227] paeon. petr. ph-ac. phos. phys. **Phyt.** pic-ac. pip-m.[36] plan. plb. plut-n.[222] podo. polyg.[45] polyp-p.[36] prun.[102] ptel. **Puls.**[102] puls-n. **Pyrog.** pyrus queb.[102] rad-br.[72] ran-a.[36] ran-s.[102] raph. rhod. **RHUS-T.** rhus-v.[25] rumx. ruta sabad.[102] sabal.[85] sabin.[85] salx-p.[36] **Samb.** sang. sap-sod.[45] sarcol-ac.[102] sarr.[102] scol.[1142] sec.[102] sep. sil. sin-n. sol-n.[25] spect.[271] spig.[102] spong. stann. staph.[102] **Stel.**[102] still.[36] stram. stront-c. stroph-s.[119] stry. stry-p.[102] succ.[194] sul-i. sulph. sumb. **Syph.** tab.[36] tarax. tarent. tax. tela[192] tell.[111] tep. teucr. thea[192] thuj.[36] thyr.[72] trom.[36] **Tub.** tub-m.[151] tung.[252] upa. uran.[269] uran-n. uro-h.[264] ust. vac. vario.[122] **Verat.** verat-v. verb. vesp. viol-t. vip. x-ray[119] xan. zinc.[137] zinc-ar.[137] zing.

- **links**: **Sumb.**
- **rechts**: jal.[8]
  ☞ *O; Arme; rechts*
- **morgens**: carn-g.[264] myric. naja[85]
  - ◦ **7** Uhr: myric.
  - ◦ **Erwachen,** beim: naja[85]
- **vormittags**: am-c. nat-ar.
- **nachmittags**: nit-ac. ptel.
- **nachts**: am-c. **Aur. Merc. Nux-v.** podo.
- **Bett,** im: carl. **MERC.**
- **Bewegung** amel.: am-c. ferr.[58] **Mur-ac. Puls. RHUS-T.** thuj.[58] **Tub.**
- **Druck** amel.: oci-s.[119]
- **Erwachen,** beim: ptel.[111] puls. tell.
- **Fieber,** während: puls. **Pyrog. Rhus-t. Tub.**
- **Froststadium** im Fieber, während: aran. arn. ars. **EUP-PER. Ip.** nat-m. **Nux-v. PYROG. Rhus-t.** sabad. tub.
- **Gehen,** beim:
  - ◦ **agg.**: op.
  - ◦ **amel.**: nat-ar. **PYROG. RHUS-T. Tub.**
- **Koitus,** nach: tub.
- **Liegen** auf den Gliedern, beim: dros.
- **Schnupfen,** bei: **Acon.**[5] ars.[5] bell.[5] **Bry.**[5] chin.[5] **Eup-per.**[102] **Gels.**[111] hep.[5] merc.[5] nat-m.[5] **Puls.**[5] **Sep.**[5] sulph.[5]
- **Wetter,** bei kaltem, nassem: calc-sil.[58]
  ALLGEMEINES; C; Schmerz; Wetter; nasses agg.
- **Knochen**: arn. ars. arum-t.[58] bol.[25] calc-p.[58] chin. **EUP-PER.** falco-p.[265] ferr. form. gels.[25] **IP. Lyss.** mag-c. **Mur-ac.** nat-m. nit-ac. plut-n.[222] puls. pyrog. rhus-t. tarent.[58] **Tub.**
  - ◦ **Froststadium** im Fieber, während: **Arn. Ars.** arum-t.[58] chin. **EUP-PER. Ferr. IP.** mag-c. mur-ac. nat-m. **Puls. Pyrog. Rhus-t.**

Wehtun, quälendes (Forts.)

- **Gelenke**: aesc. all-c. bol.[102] cann-i. carb-an. **Carl.** caul.[25] **Chin-s.** choc.[222] clem. dios.[25] erig. **Gels.** irid.[222] kali-c. **Kalm.** led. merc. mosch. ol-j.[25] phos. ptel. pyrus rhod. rhus-t. sap-sod.[45] spect.[271] thea[192]

◦ **Frösteln,** mit: bol.[102]

◦ **Froststadium** im Fieber, während: cann-i.

- **Muskeln**:

◦ **Beugemuskeln,** Flexoren: ptel.

◦ **Streckmuskeln**: calc-p.

- **Arme**: abrot. acon.[137] aegle-f.[192] aesc. agar. ail. allox.[119] aloe alum. am-m. anac. androc.[222] ang. apis arg. arg-n. arge-p.[264] arn. **Ars.** arum-d.[25] asaf. bapt.[102] bar-c. bell. bell-p.[256] benz-ac. berb. bol. bor. both-a.[3070] brom. **Bry.** bufo[36] but-ac.[119] **Cact. Calc.** calc-p. calc-sil.[58] cann-i. **Carb-ac.** carb-an. carb-v. carbn-s. carc.[138] cassi-s.[192] cast.[111] cast-eq. caul. caust. cere-s. cham.[137] chel. chin. chin-ar.[58] chin-s. chlor. choc.[222] cic. cimic.[25] cinnb. clem. coc-c. coca cocc. coloc. com. croc. croto-t. cupr. cur. cycl.[1] dios. dirc. dol. **Dulc.** elat. erig.[25] eucal.[25] **EUP-PER.** euph. **Euphr.** fago. ferr-i. ferr-p.[137] fl-ac. gamb. gels. germ.[222] get.[45] glon. gua.[25] gymn. haliae-lc.[222] ham. hedeo.[25] hell. hep. hura hydr. hydrog.[222] hyos. iber.[25] ind. iod. ip. irid.[222] jac-c. jal.[102] jatr. jug-c.[25] jug-r.[111] kali-bi. kali-br.[25] kali-c. kali-n. kali-p. kalm. lac-c. lac-d.[122] lach. lact.[36] lat-h.[301] laur. led. lil-t. lith-c.[102] lob. lob-s.[85] lyc. lycps. lyss. mag-s. mang. marm-w.[194] menis.[25] merc. merc-i-f. merc-i-r. mez. mosch. myric. myrt-c.[25] naja[85] nat-ar. nat-m. nat-p. nat-s. neon[222] **Nit-ac.** nux-m. nux-v. ol-an. ol-j. osm. ox-ac. paeon. ph-ac. phos. phys. phyt. pip-m. plan.[25] plb. plut-n.[222] podo. prun. ptel. puls.[8] puls-n.[25] raph. rhod. rhus-t. rhus-v. rumx. ruta sabad. sabin. sang. sarr.[102] sep. sil. sin-n. sol-n.[25] spect.[271] spig. spong. stann. staph. still.[36] stram. stry. succ.[194] sulph. **Sumb.** syph.[111] tab.[111] tarax. tarent. tax. tela[192] tep. teucr. thea[192] thuj. trom. tung.[252] uro-h.[264] ust. verat. verat-v. verb. vesp. xan. zinc. zing.

◦ **links**: carb-ac.[111] cast.[111] croc.[111] dios.[111] fl-ac.[111] iber.[25] ip.[111] jug-r.[111] marm-w.[194] nat-ar.[111] rhod.[111] sumb. tela[192]
☞ *O; Arme; links*

◦ **rechts,** Heben agg.: germ.[222]
☞ *O; Arme; rechts • O; Arme; Heben agg.*

◦ **morgens**: fago.
☞ *O; Arme; morgens*

◦ **vormittags**: jac-c. jug-c. verat-v.
☞ *O; Arme; vormittags*

◦ **nachmittags**: erig. verat-v.
☞ *O; Arme; nachmittags*

◦ **nachts**: sang.[25]
☞ *O; Arme; nachts*

<> ◦ **Berührung** agg.: ip.
☞ *O; Arme; Berührung; agg.*

◦ **Bewegung** agg.: nat-ar. tela[192]
☞ *O; Arme; Bewegung; während*

◦ **Essen,** nach dem: cocc.
☞ *O; Arme; Essen; nach*

◦ **Schreiben,** beim: merc-i-f.
☞ *O; Arme; Schreiben agg.*

◦ **Schweregefühl,** mit: bell-p.[256]

◦ **Singen,** beim: stann.

◦ **erstreckt** sich:

◦ ◦ **abwärts**: sumb.

◦ ◦ **Fingern,** zu den: calc-p. euphr. hydrog.[222]

◦ ◦ **Unterarm,** in den: dios.

◦ **Knochen**: apis calc-p. **EUP-PER.** glon.

◦ **Gelenke,** große: bol.[25]
☞ *O; Arme; Gelenke*

◦ **Beugemuskeln**: puls-n.[25]

◦ **Schultern**: abrot. acon. aesc. agar.[36] ail. arg. arge-p.[264] arum-d.[25] asaf. bol.[102] bor. brom. bufo[36] **Calc.** calc-p. calc-sil.[58] cann-i. carb-ac. carb-an. carc.[138] **Caust.** chel. chin-s.[36] coca coloc. croc. croto-t. cur. dios. elat. fago. ferr-i. germ.[222] get.[45] haliae-lc.[222] hura hydr. hydrog.[222] ind. irid.[222] jatr. jug-c.[25] kali-bi. kali-p. lac-c. lach. lact.[36] laur.[36] led. lil-t. lob-s.[85] lyss. menis.[25] merc-i-f. mez. mosch. myric. naja nat-ar. **Nat-m. Nit-ac.** phos.[36] phyt. pip-m. plan.[25] plb. prun. sep. sil. sin-n. **Staph.** still. sumb. syph.[111] teucr. trom. ust. verat. verat-v. verb. zinc.
☞ *O; Arme; Schultern*

◦ ◦ **links**: **Arum-d.**[45] haliae-lc.[222] hydrog.[222] lob-s.[25] plan.[25]
☞ *O; Arme; links*

◦ ◦ ◦ **Schreiben,** beim: lob-s.[25]
☞ *O; Arme; Schreiben agg.*

◦ ◦ **rechts**: arum-d.[25] carb-ac.[25] germ.[222] irid.[222] jug-c.[25]
☞ *O; Arme; rechts*

◦ ◦ ◦ **Beugen** vorwärts, beim: carb-ac.[25]

◦ ◦ **morgens**:
☞ *O; Arme; morgens*

◦ ◦ ◦ **4 Uhr**: fago.

◦ ◦ ◦ **Bett,** im: sumb.

◦ ◦ ◦ **Erwachen,** beim: coca
☞ *O; Arme; Erwachen, beim*

◦ ◦ **mittags**: phyt.

◦ ◦ **nachmittags**: chel. coloc. dios.
☞ *O; Arme; nachmittags*

◦ ◦ ◦ **13 Uhr**: dios.

◦ ◦ ◦ **13.30 Uhr**: chel.

◦ ◦ **abends**: carb-ac. mez. still.
☞ *O; Arme; abends*

◦ ◦ ◦ **Beugen** vorwärts, beim: carb-ac.

◦ ◦ **nachts**: sil.
☞ *O; Arme; nachts*

◦ ◦ **Atmen,** bei tiefem: **Chel.**

◦ ◦ **Bett,** im: fago. sumb.

◦ ◦ **Beugen** des Arms, beim: laur.

◦ ◦ **Bewegung**:

◦ ◦ ◦ **agg.**: calc. calc-sil.[58] croc. ind. nat-ar.

◦ ◦ ◦ ◦ **Arms,** des: calc. croc. nat-ar.
☞ *O; Arme; Bewegung; während; Arme, der*

◦ ◦ ◦ ◦ **Beginn,** zu: ind.
☞ *O; Arme; Bewegung; während; Beginn der Bewegung, zu*

◦ ◦ ◦ **amel.**: calc. carc.[138] kali-p. verb.

◦ ◦ **Erkältung,** bei sich entwickelnder: sil.
☞ *O; Arme; Kälte; Kaltwerden*

◦ ◦ **Frösteln,** mit: bol.[102]

◦ ◦ **Gehen,** beim: arg. brom.
☞ *O; Arme; Gehen; agg.; während*

◦ ◦ **Heben** des Arms, beim: coloc.
☞ *O; Arme; Anheben; agg., der Glieder*

◦ ◦ **Liegen** auf schmerzhafter Seite **agg.**: nat-m.
☞ *O; Arme; Liegen; agg.; während; erkranktem Teil, auf • O; Arme; Liegen; agg.; während; Seite, auf der; schmerzhafter Seite, auf*

◦ ◦ **Schreiben,** beim: lob-s.[85]
☞ *O; Arme; Schreiben agg.*

◦ ◦ **Wärme** amel.: carc.[138]

◦ ◦ **erstreckt** sich:

◦ ◦ ◦ **Arm**: brom.

◦ ◦ ◦ **Ellenbogen,** zu den: abrot. plb.

◦ ◦ ◦ **Finger**: elat. hydrog.[222]

◦ ◦ ◦ **Hüften**: phyt.[45]

◦ ◦ **Deltoideusregion**: agar.[36] bufo[36] chin-s.[36] haliae-lc.[222] lact.[36] laur.[36] phos.[36]
☞ *O; Arme; Schultern; Deltoideus, Region des*

◦ ◦ ◦ **links**: haliae-lc.[222]
☞ *O; Arme; links • O; Arme; Schultern; Deltoideus, Region des; links*

◦ ◦ ◦ **Heben** des Arms, beim: chin-s.[36]
☞ *O; Arme; Anheben; agg., der Glieder*

◦ ◦ ◦ **rechts,** beim Heben des Armes: bufo[36]
☞ *O; Arme; Anheben; agg., der Glieder • O; Arme; Schultern; Deltoideus, Region des; rechts*

◦ ◦ ◦ **erstreckt** sich in den Nacken: phos.[36]

◦ **Oberarme**: abrot. acon.[137] agar.[36] allox.[119] anac. arg. arg-n. arn.[137] arum-d.[25] asaf. bell.[137] bry.[137] bufo[36] calc. **Caust.**[102] cham.[137] chin-ar.[58] chin-s.[36] cic.[137] cinnb. com. cupr. **EUP-PER.** euph. gels.[137] haliae-lc.[222] hydrog.[222] hyos. iod. jatr. kali-n. kali-p. lact.[36] laur.[36] led. lob. mag-s. menis.[25] merc-i-r. mez. ox-ac. paeon. phos.[36] phyt. rhod. **RHUS-T.** rumx. sabad. sabin. sil. spect.[271] stann. still. stram. sulph. sumb.[36] tep. verat. verat-v. vesp. zinc.
☞ *O; Arme; Oberarme*

◦ ◦ **links**: hydrog.[222]
☞ *O; Arme; links*

◦ ◦ **morgens,** im Bett: euph.

◦ ◦ **vormittags**: com.
☞ *O; Arme; vormittags*

◦ ◦ **abends**: anac. ox-ac.
☞ *O; Arme; abends*

◦ ◦ ◦ **Gehen** im Freien: anac.
☞ *O; Arme; Gehen; agg.; während; Freien, im*

◦ ◦ ◦ **Sitzen,** im: anac.

<> ◦ ◦ **Berührung,** bei: arg. sabin.
☞ *O; Arme; Berührung; agg.*

◦ ◦ **Bewegung**:

◦ ◦ ◦ **agg.**: sabad. **Sabin.**

◦ ◦ ◦ **amel.**: kali-p.

◦ ◦ **Fahren** oder Reiten, beim: abrot.

◦ ◦ **Singen,** beim: stann.

➡ ◦ ◦ **erstreckt** sich zu den Fingern: hydrog.[222]

◦ ◦ **Rückseite,** posterior: jatr.

◦ ◦ **Muskeln**:

◦ ◦ ◦ **Trizeps,** links: sumb.[25]
☞ *O; Arme; links*

◦ ◦ ◦ **Bizeps** links, wenn gestreckt oder berührt: sumb.[36]
☞ *O; Arme; links • O; Arme; Berührung; agg.*

◦ ◦ **Humerus**: acon.[137] arn.[137] arum-d.[25] asaf. bell.[137] bry.[137] cham.[137] cic.[137] gels.[137] hyos. iod. mag-s. ox-ac. phyt. rhod. sil. still. sulph. verat. verat-v.

◦ ◦ ◦ **rechts**: arum-d.[25] bry.[137] gels.[137] phyt.[137]
☞ *O; Arme; rechts*

◦ ◦ ◦ **abends**: ox-ac.
☞ *O; Arme; abends*

◦ ◦ ◦ **Bewegung** agg.: phyt.
☞ *O; Arme; Bewegung; während*

◦ ◦ ◦ **Gelenkköpfe**:

◦ ◦ ◦ ◦ **außen,** lateral: asaf. sil. verat-v.

◦ ◦ ◦ ◦ **untere**: still. verat.

◦ **Ellenbogen**: aesc. ang. arg. asaf. both-a.[3070] caul. clem. coc-c. dios. erig. fl-ac. gels. glon. gymn. ham. hep. hydr. led. marm-w.[194] merc-i-f. neon[222] ol-an. ol-j. phos. **Podo.** prun. rumx. ruta sep. spong. still. sumb. thuj. ust. xan.
☞ *O; Arme; Ellenbogen*

◦ ◦ **abwechselnd** mit Schmerzen in den Knien: dios.
☞ *A; Abwechselnd mit*

◦ ◦ **links**: gels.[25] neon[222]
☞ *O; Arme; links*

◦ ◦ **rechts**: marm-w.[194]
☞ *O; Arme; rechts*

◦ ◦ **morgens**: sumb.
☞ *O; Arme; morgens*

◦ ◦ ◦ **Bett,** im: sumb.

◦ ◦ **abends**: fl-ac. **Still.**
☞ *O; Arme; abends*

◦ ◦ **Bewegung,** bei:
☞ *O; Arme; Bewegung; während*

◦ ◦ ◦ **agg.**: hydr. prun.

◦ ◦ ◦ **amel.**: ol-an. ust.

◦ ◦ **Wetter,** bei nassem: erig.
☞ *O; Arme; Nässe, Feuchtigkeit agg.*

◦ ◦ **erstreckt** sich zum Unterarm: dios. xan.

◦ ◦ **um** den Ellenbogen, Bereich: gels.

◦ ◦ **Ellenbeuge**: arg. clem.
☞ *O; Arme; Ellenbogen; Ellenbeuge*

◦ ◦ ◦ **Druck** amel.: arg.
☞ *O; Arme; Druck; amel.*

◦ ◦ ◦ **Strecken** des Arms, beim: clem.
☞ *O; Arme; Ausstrecken der Arme; agg.*

◦ ◦ **Olecranon**: hep. spong.
☞ *O; Arme; Ellenbogen; Höcker, Olekranon*

◦ ◦ ◦ **Bewegung,** bei: hep.
☞ *O; Arme; Bewegung; während*

Wehtun, quälendes; **Arme** (Forts.)

◦ **Unterarme**: agar. aloe anac. arum-d.[25] bell. berb. **Calc-p. Carb-ac.** carb-an. carbn-s. chin-s. chlor. cic. cinnb. cocc. com.[36] dios. elat. **EUP-PER.** fl-ac. hell. hyos. irid.[222] jatr. led. lycps. **Merc. Merc-i-f.** merc-i-r. nat-ar. nat-s. nit-ac. nux-m. nux-v. phys. phyt. **Rhus-t.** rumx.[25] sabad. **Sabin.** sep. sil. spig. sulph. tarent. trom. verat-v.
☞ *O; Arme; Unterarme*

◦ ◦ **links**: arum-d.[25] **Carb-ac.** rumx.[25]
☞ *O; Arme; links*

◦ ◦ **morgens**: nat-ar.
☞ *O; Arme; morgens*

◦ ◦ **vormittags**: trom.
☞ *O; Arme; vormittags*

◦ ◦ **nachmittags**: lycps. nat-s. sulph.
☞ *O; Arme; nachmittags*

◦ ◦ ◦ **16** Uhr: sulph.

◦ ◦ **abends**: com. dios. phyt.
☞ *O; Arme; abends*

◦ ◦ ◦ **Zubettgehen,** nach dem: phyt.

◦ ◦ **nachts**: aloe com.
☞ *O; Arme; nachts*

◦ ◦ ◦ **23** Uhr: com.

<> ◦ ◦ **Berührung** agg.: **Sabin.**
☞ *O; Arme; Berührung; agg.*

◦ ◦ **Beugen** des Arms, beim: sabad.

◦ ◦ **Bewegung,** bei:
☞ *O; Arme; Bewegung; während*

◦ ◦ ◦ **agg.**: sabad. **Sabin.**

◦ ◦ ◦ **amel.**: **RHUS-T.** spig.

◦ ◦ **Erwachen,** beim: lycps.
☞ *O; Arme; Erwachen, beim*

◦ ◦ **Schreiben,** beim: anac.
☞ *O; Arme; Schreiben agg.*

◦ ◦ **Sitzen,** beim: led. **RHUS-T.**
☞ *O; Arme; Sitzen; während*

◦ ◦ **erstreckt** sich:

◦ ◦ ◦ **außen,** nach: nux-v.

◦ ◦ ◦ **Finger,** kleiner: dios.[25]

◦ ◦ ◦ **Hand,** in die: elat. fl-ac. nit-ac. trom.

◦ ◦ **Rückseite,** posterior: berb. chin-s.

◦ ◦ ◦ **vormittags**: chin-s.
☞ *O; Arme; vormittags*

◦ ◦ **oberer** Teil: irid.[222]

◦ ◦ **Knochen**:

◦ ◦ ◦ **Speiche**: **Sabin.**

◦ ◦ ◦ **Elle**: verat-v.

◦ ◦ **M. extensor carpis radialis, rechts, erstreckt sich durch den Arm**: com.[36]

◦ **Handgelenke**: arn. asaf. bar-c. bol. bry. calc-p. carb-ac. cast-eq. **Caul.** cic. com. dios. ferr-p.[137] gels. haliae-lc.[222] irid.[222] **Lac-d.**[122] lach. **Led.** lycps. mang. mez. naja nat-ar. nat-p. neon[222] nit-ac. osm. phys. pip-m. plut-n.[222] podo. ptel. rhus-t. rhus-v. rumx. sil. spect.[271] stann. still. stry. sulph. tarent. tung.[252] uro-h.[264] verat-v.
☞ *O; Arme; Handgelenke*

◦ ◦ **links**: haliae-lc.[222] lycps. sulph.
☞ *O; Arme; links*

◦ ◦ **rechts**: neon[222] plut-n.[222]
☞ *O; Arme; rechts*

◦ ◦ **morgens**: osm. stry. sulph.
☞ *O; Arme; morgens*

◦ ◦ ◦ **Stuhlgang,** nach: osm.

◦ ◦ **vormittags**: lycps. pip-m.
☞ *O; Arme; vormittags*

◦ ◦ **nachmittags**: lycps.
☞ *O; Arme; nachmittags*

◦ ◦ **abends**: gels. led. verat-v.
☞ *O; Arme; abends*

◦ ◦ ◦ **21** Uhr: gels.

◦ ◦ ◦ **Sitzen,** beim: **LED.**

◦ ◦ **nachts,** beim Erwachen: mez.
☞ *O; Arme; Erwachen, beim*

<> ◦ ◦ **Froststadium** im Fieber, vor: arn. podo.

◦ ◦ **Kraftverlust,** mit: ferr-p.[137]

◦ ◦ **Menses,** während: nat-p.
☞ *O; Arme; Menses; während*

◦ ◦ **Schreiben** agg.: pip-m.
☞ *O; Arme; Schreiben agg.*

◦ ◦ **erstreckt** sich:

◦ ◦ ◦ **Ellenbogen**: lach.

◦ ◦ ◦ **Zeigefinger**: asaf.

◦ ◦ **ulnar,** links: irid.[222]
☞ *O; Arme; links*

◦ **Hände**: aegle-f.[192] aesc. ang. arg-n. arum-d.[25] asaf. calc-p.[36] carb-v. cere-s. choc.[222] clem. croc. cycl.[1] dios. elat. erig.[25] euphr. haliae-lc.[222] ham. hell.[36] hep. kali-c. kalm. lat-h.[301] laur.[36] led.[36] lycps. merc. merc-i-f. mez.[36] nat-s. nit-ac. phos.[36] phys. ptel. sol-n.[25] spect.[271] still.[36] thea[192] verb.
☞ *O; Arme; Hände*

◦ ◦ **links**: arum-d.[25]
☞ *O; Arme; links*

◦ ◦ **rechts**: aegle-f.[192] arum-d.[25] dios.[25] thea[192]
☞ *O; Arme; rechts*

◦ ◦ **morgens**: dios.
☞ *O; Arme; morgens*

◦ ◦ **13** Uhr, im Sitzen: lycps.

◦ ◦ **abends**: led.
☞ *O; Arme; abends*

◦ ◦ **nachts**: dios.
☞ *O; Arme; nachts*

<> ◦ ◦ **Abdecken** agg.: thea[192]
☞ *O; Arme; Abdecken; agg.*

◦ ◦ **Betätigung** amel.: dios.
☞ *O; Arme; Anstrengung; amel.*

◦ ◦ **Bewegung** agg.: aegle-f.[192] thea[192]
☞ *O; Arme; Bewegung; während*

◦ ◦ **Druck** amel.: aegle-f.[192]
☞ *O; Arme; Druck; amel.*

◦ ◦ **Wetter,** bei feuchtem, nassem: erig.[25]
☞ *O; Arme; Nässe, Feuchtigkeit agg.*

➡ ◦ ◦ **erstreckt** sich:

◦ ◦ ◦ **Ellenbogen**: cere-s.

◦ ◦ ◦ **Finger**: elat. lat-h.[301]

◦ ◦ **Handrücken**: arg-n. carb-v. cycl.[1] hep. kali-c. merc. verb.
☞ *O; Arme; Hände; Handrücken*

◦ ◦ ◦ **Mitternacht,** nach: hep.
☞ *O; Arme; Mitternacht; nach*

◦ ◦ **Mittelhandknochen**: calc-p.[36] hell.[36] laur.[36] led.[36] mez.[36] phos.[36] still.[36]

◦ ◦ ◦ **links**: calc-p.[36] still.[36]
☞ *O; Arme; links*

◦ ◦ ◦ **rechts**: laur.[36] mez.[36]
☞ *O; Arme; rechts*

◦ ◦ **Gelenke**: clem. haliae-lc.[222] **Kali-c.** phys.
☞ *O; Arme; Gelenke*

◦ ◦ ◦ **rechts**: haliae-lc.[222]
☞ *O; Arme; rechts*

◦ ◦ **Handflächen**: merc-i-f. nat-s.
☞ *O; Arme; Hände; Handflächen*

◦ **Finger**: abrot. am-m. ang. apis arn. asaf. berb. bry. calc-p. cann-i. carb-ac. caust. chel. chin. cic. coloc. com. dios. euphr. fago. fl-ac. gamb. gymn. ham. hell. kali-bi. kalm. laur. led. lob-s.[85] merc-i-r. mez. naja[85] nat-m. osm. phos. phys. phyt. pip-m. rhus-t. rhus-v. sabad. sang. sol-n.[25] spong. stann. sumb. tax. teucr. zinc.

◦ ◦ **links,** beim Schreiben: lob-s.[25]
☞ *O; Arme; links*

◦ ◦ **morgens**: merc-i-r.
☞ *O; Arme; morgens*

◦ ◦ **Schreiben,** beim: fago. lob-s.[85]
☞ *O; Arme; Schreiben agg.*

◦ ◦ **Gelenke**: bry. cann-i. coloc. com. kali-bi. led. tax.
☞ *O; Arme; Finger; Fingergelenke*

◦ ◦ ◦ **Grundgelenk**: tax.

◦ ◦ **Nägeln,** unter den: caust.
☞ *O; Nägel • O; Nägel; unterm Nagel*

◦ ◦ **Fingerspitzen**: com. phyt.
☞ *O; Arme; Finger; Fingerspitzen*

◦ ◦ **Daumen**: asaf. berb. calc-p. chel. chin. dios. laur. osm. phos. sang.
☞ *O; Arme; Finger; Daumen*

◦ ◦ ◦ **21** Uhr: dios.

◦ ◦ ◦ **Benutzung,** bei: phos.

◦ ◦ ◦ **Gelenke**: asaf. berb. osm.
☞ *O; Arme; Finger; Fingergelenke*

◦ ◦ ◦ **Ballen,** rechts: sang.

◦ ◦ **Zeigefinger**: abrot. am-m. calc-p. carb-ac. com. dios. fl-ac. nat-m. phys. rhus-v. sabad. spong. stann. sumb. teucr. zinc.

◦ ◦ ◦ **abends**: dios. rhus-v.
☞ *O; Arme; abends*

◦ ◦ ◦ **Bewegung,** bei: sabad.
☞ *O; Arme; Bewegung; während*

◦ ◦ ◦ **Gelenke**: am-m. nat-m. phys. spong. sumb. zinc.
☞ *O; Arme; Finger; Fingergelenke*

◦ ◦ ◦ ◦ **Grundgelenk**: am-m. nat-m.

◦ ◦ ◦ ◦ **interphalangeal**:

◦ ◦ ◦ ◦ ◦ **Endgelenk**: zinc.

◦ ◦ ◦ ◦ ◦ **Mittelgelenk**: sumb.

◦ ◦ ◦ **Ballen**: calc-p.

◦ ◦ ◦ **Spitze**: teucr.
☞ *O; Arme; Finger; Fingerspitzen*

◦ ◦ **Mittelfinger**: phos. pip-m. rhus-t.

◦ ◦ ◦ **morgens,** im Bett: rhus-t.

◦ ◦ **Ringfinger**: **Arn.** led. naja pip-m.

◦ ◦ **Kleiner** Finger: arn. gamb. naja[85]

◦ ◦ ◦ **Gelenke**: arn. gamb.
☞ *O; Arme; Finger; Fingergelenke*

- **Beine**: abrot.[36] acon.[36] aesc. agar. agn. ail. allox.[119] alum. alum-p.[58] alum-sil.[58] am-m.[102] ambr. ammc.[36] anac. androc.[222] ang. ange-s.[255] ant-t.[36] apoc. apoc-a.[25] aran.[192] arg. arg-n.[102] arge-p.[264] arn. ars. ars-i.[111] arum-d.[25] asaf. asar. asc-t. aur. aur-ar.[58] aza.[102] bapt. bar-c. bell. bell-p.[256] berb. bol. bov. brach.[36] brass.[222] brom.[102] bry.[36] bufo but-ac.[119] caj.[25] calc. **Calc-p.** calx-b.[194] cann-i. caps. carb-ac. carb-an. carbn-s. carc.[119] carl. carn-g.[264] cassi-f.[192] cast-eq. caul. caust. cham.[36] chel. chim. chin.[111] chin-ar. chin-s. chlol. choc.[222] cic. **Cimic.** cinnb. clem. cob. coc-c. coca[36] cocc.[102] colch.[102] coloc. com.[36] con. cop. corn. corv-c.[258] croc. cupr. cupr-acet.[45] cupr-ar. cur. cycl. daph. dig. dios.[25] dros.[102] dulc.[1] erig. eucal.[25] eug. euon. **EUP-PER.** euph.[122] fago. ferr. ferr-i. ferr-s. fl-ac. gamb. **GELS.** gent-l. germ.[222] glon. graph. guai.[102] gymn. haliae-lc.[222] ham. hedeo.[25] hell. helon. hep. hydr. hydrog.[222] ign. ignis[194] ind. ip. irid.[222] jal.[102] jatr. jug-c. kali-bi. kali-br.[25] kali-c. kali-i. kali-n. kali-sil.[58] kalm. lac-ac. lac-d. lach. lat-h.[301] laur. led. lil-t. lim.[102] lob-s. lyc. lycpr.[72] lycps. lyss. mag-c. mag-m. mang-m. **Med.** meli.[102] menis.[25] meny. merc. merc-i-f. merc-i-r. mez. mill.[36] mit.[36] mosch. mur-ac. myric. naja nat-ar. nat-m. nat-p. nat-s. nit-ac. nit-s-d.[36] nux-m. nux-v. ol-j. olnd. op. osm.[36] ox-ac.[36] ozone[227] petr. ph-ac. phos. phys. phyt. pic-ac. pip-m.[36] plan. plb. plut-n.[222] podo. polyg.[45] polyp-p.[36] prun.[102] ptel. puls.[102] puls-n. pyrog. pyrus ran-a.[36] **RHUS-T.** rhus-v.[25] rumx. sabad.[102] sabal.[85] sabin.[85] salx-p.[36] sap-sod.[45] sarcol-ac.[102] scol.[1142] sep. sil. sin-n. spect.[271] spig.[102] spong. staph.[102] still.[36] stram. stront-c. stroph-s.[119] stry. succ.[194] sul-i. sulph. sumb. syph. tab.[36] tarax. tarent. tela[192] tell.[111] tep. teucr. thea[192] thuj.[36] trom.[36] **Tub.** tung.[252] upa. uran.[269] uran-n. vac. vario.[122] verat. verat-v. viol-t. vip. x-ray[119] xan. zinc.[137] zinc-ar.[137] zing.

◦ **links**: verat-v.[111]
☞ *O; Beine; links*

◦ **morgens**: androc.[222] aur. carb-ac.[25] plut-n.[222] puls-n.[25]
☞ *O; Beine; morgens*

◦ ◦ **Erwachen,** beim: androc.[222] aur. plut-n.[222]

◦ **abends**: still.
☞ *O; Beine; abends*

◦ **nachts**: med. podo.[25]
☞ *O; Beine; nachts; agg.*

<> ◦ **Bett,** im: puls-n.[25]
☞ *O; Beine; Bett, im; agg.*

Wehtun, quälendes; **Beine** (Forts.)

◦ **Bewegung**:

◦ ◦ **agg. nach**: calc-p.
☞ *O; Beine; Bewegung; agg.; während • O; Beine; Bewegung; agg.; nach*

◦ ◦ **amel.**: agar.[58] plut-n.[222] **Puls. RHUS-T.**
☞ *O; Beine; Bewegung; amel.*

◦ **Fahren** oder Reiten, beim: rumx.

◦ **Fieber,** während: nat-s.[58] **Puls. RHUS-T.**
☞ *O; Beine; Fieber; während*

◦ **Froststadium** im Fieber, während: nat-s.[58] nux-v. **RHUS-T.** tarent.[58]
☞ *O; Beine; Fieber; während; Froststadium im Fieber*

◦ **Gehen**:

◦ ◦ **agg., beim**: merc. nux-m.

◦ ◦ **amel.**: nat-s.[58] **Tub.**

◦ **Menses**:

◦ ◦ **vor**: caul.[26] gels.[26]
☞ *O; Beine; Menses; vor*

◦ ◦ **während**: calc-p. caul. cimic.
☞ *O; Beine; Menses; während*

◦ **Schwangerschaft,** während: ham.[137]
☞ *O; Beine; Schwangerschaft, während*

◦ **Stehen,** im: aesc.

◦ **Wärme** amel.: agar.[58]

◦ **Wetter,** bei nassem: **Calc-p.** euph.[122]

◦ **innen,** medial: dios.[25]

◦ **Rückseite,** posterior: cassi-f.[192] **Helon. PIC-AC.**

◦ **Knochen**: lyc. mag-m. **Mez.** nit-ac.[111] ph-ac. phos. **Puls.** rumx. still.[111] zinc.
☞ *O; Beine; Knochen*

◦ **Gelenke**: ferr-i.
☞ *O; Beine; Gelenke*

◦ **Gesäßbacken**: bry. **Calc.** calc-p. cupr. mosch.[36] phys.[36] staph.
☞ *O; Beine; Gesäßbacken*

◦ ◦ **erstreckt** sich in die Leistenregion: mosch.[36]

◦ **Hüften**: aesc. ail. arge-p.[264] bapt. brass.[222] bry.[36] carb-ac.[25] carb-an. carn-g.[264] **Caust.** cupr-acet.[45] dios. eup-per. fl-ac.[36] gamb. gent-l. germ.[222] haliae-lc.[222] ham. hep. ignis[194] irid.[222] kali-bi. lach. lyss. med. menis.[25] merc-i-f. merc-i-r. mit.[36] mosch. ozone[227] **Phos. Phyt.** plan. plut-n.[222] puls. puls-n. **Rhus-t.** sabad. salx-p.[36] staph. still. tab. tarent. tela[192] tep.[36] verat.
☞ *O; Beine; Hüften*

◦ ◦ **links**: carn-g.[264] ignis[194] irid.[222] menis.[25] tela[192]
☞ *O; Beine; links*

◦ ◦ **rechts**: brass.[222] carb-ac.[25] carn-g.[264] dios.[25] fl-ac.[36] haliae-lc.[222] mit.[36] ozone[227]
☞ *O; Arme; rechts • O; Beine; rechts*

◦ ◦ ◦ **Gehen,** beim: carb-ac.[25]

◦ ◦ ◦ **Sitzen,** beim: haliae-lc.[222]
☞ *O; Beine; Sitzen; agg.; während*

◦ ◦ ◦ **erstreckt** sich zur Inguinalregion, Sitzen agg.: brass.[222]

◦ ◦ **morgens**: aesc. germ.[222] phos.
☞ *O; Beine; morgens*

◦ ◦ ◦ **Aufstehen** amel.: phos.
☞ *O; Beine; Bewegung; amel.*

◦ ◦ **abends**: dios.
☞ *O; Beine; abends*

◦ ◦ **nachts,** beim Erwachen: puls-n.

◦ ◦ **Bewegung**:

◦ ◦ ◦ **agg.**: bry.[36]
☞ *O; Beine; Bewegung; agg.; während*

◦ ◦ ◦ **amel.**: ignis[194]
☞ *O; Beine; Bewegung; amel.*

◦ ◦ **Bücken,** beim: gent-l.
☞ *O; Beine; Bücken agg.*

◦ ◦ **Erwachen,** beim: hep.

◦ ◦ **Gehen,** beim: ham. plut-n.[222] staph.

◦ ◦ **Kraftverlust** in den Beinen, mit: staph.[137]

◦ ◦ **Liegen** amel.: plut-n.[222]

◦ ◦ **Menses,** vor: lach.
☞ *O; Beine; Menses; vor*

◦ ◦ **Mittagessen,** nach dem: kali-bi.

◦ ◦ **Sitzen,** beim:

◦ ◦ ◦ **agg.**: eup-per. ignis[194] **Rhus-t.** sabad. staph. verat.
☞ *O; Beine; Sitzen; agg.; während*

◦ ◦ ◦ **amel.**: plut-n.[222]

◦ ◦ **Stehen,** im: plut-n.[222]

◦ ◦ **erstreckt** sich:

◦ ◦ ◦ **Fuß,** zum, lateral: cupr-acet.[45]

◦ ◦ ◦ **Ischiasnerv** entlang: carb-an.

◦ ◦ ◦ **Knöchel,** Fußgelenk: aesc. merc-i-r. plan.

◦ ◦ **Femur**:
☞ *O; Beine; Knochen*

◦ ◦ ◦ **links**: menis.[25]
☞ *O; Beine; links*

◦ ◦ ◦ **Hüftpfanne,** rechts: salx-p.[36]

◦ **Oberschenkel**: agar. anac. arg-n.[102] **Arn.**[102] asar. **Bapt.**[102] bol. bry. calc.[54] calc-p. caps. carb-ac. carc.[119] caust. chim. chin. cimic.[102] cinnb. cob. cocc. **Colch.**[102] cupr. cycl. daph. dig. dios.[102] dros. eup-per.[102] fl-ac. **Gels.** germ.[222] guai.[102] ham. hell. hep. ind. **Ip.** irid.[222] kali-bi. kali-i. **Lach.** laur.[102] led. lil-t.[102] lyc. lycps. mag-c.[102] med.[58] menis.[25] meny. merc-i-f. merc-i-r. mez. mur-ac. naja nat-ar. nat-p. nat-s. **Ph-ac.**[102] phos. phys. phyt. pic-ac. plut-n.[222] ptel. **Pyrog. RHUS-T.** sabad. sarcol-ac.[102] sep. spig. staph. still. stry. sulph. sumb. tela[192] tep. **Thuj. Tub. Vario.**[102] verat. verat-v. x-ray[119]

◦ ◦ **links**: tela[192]
☞ *O; Beine; links*

◦ ◦ **rechts,** Flexoren: lycps.[25]
☞ *O; Arme; rechts • O; Beine; rechts*

◦ ◦ **morgens,** im Bett: sumb.

◦ ◦ **mittags**: tela[192]
☞ *O; Beine; mittags*

◦ ◦ **nachmittags**: lycps. tela[192]
☞ *O; Beine; nachmittags*

◦ ◦ **abends**: cycl. gels. tela[192]
☞ *O; Beine; abends*

◦ ◦ ◦ **19** Uhr: gels.

◦ ◦ ◦ **Schlaf,** nach: cycl.
☞ *O; Beine; Schlaf; nach*

◦ ◦ **nachts**: cinnb. **Kali-bi.** sulph.
☞ *O; Beine; nachts; agg.*

◦ ◦ **Anstrengung** amel.: carc.[119]
☞ *O; Beine; Anstrengung amel.*

◦ ◦ **Aufstehen,** beim: lycps.

◦ ◦ **Bett,** im, Hochlegen der Füße amel.: germ.[222]
☞ *O; Beine; Heben der Beine; amel.*

◦ ◦ **Bewegung,** bei:

◦ ◦ ◦ **agg.**: dig.
☞ *O; Beine; Bewegung; agg.; während*

◦ ◦ ◦ **amel.**: mur-ac. **RHUS-T.** tub.
☞ *O; Beine; Bewegung; amel.*

◦ ◦ **Fieber,** während: **Ip.** pyrog. **TUB.**
☞ *O; Beine; Fieber; während*

◦ ◦ **Gehen,** beim: calc-p. meny. staph.

◦ ◦ **Schlaf,** kurzer, amel.: carc.[119]

◦ ◦ **Treppensteigen,** beim: sep.
☞ *O; Beine; Steigen agg.; Treppensteigen*

◦ ◦ **Wehen,** Entbindung, während: calc.[54]

◦ ◦ **erstreckt** sich:

◦ ◦ ◦ **abwärts**: caps. nat-ar. phys.

◦ ◦ ◦ **Beine,** in die: tela[192]

◦ ◦ ◦ **Knie,** zum, bei Husten: caps.

◦ ◦ **Innenseite,** medial: irid.[222]

◦ ◦ **Außenseite,** lateral: nat-ar. still.

◦ ◦ ◦ **erstreckt** sich zu den Füßen: still.

◦ ◦ **Vorderseite,** anterior: cupr. dig. hell. nat-ar. nat-s. pic-ac.

◦ ◦ ◦ **erstreckt** sich zu den Knöcheln: nat-ar.

◦ ◦ **Rückseite,** posterior: carb-ac. dros. ind. led. mez. naja ptel.

◦ ◦ **Mitte** des Oberschenkels: asar. chin. cocc. lach.

◦ ◦ **unterer** Teil des Oberschenkels: lyc. **Thuj.** tub.

◦ ◦ **Femur**: bry. fl-ac. **IP. Merc-i-r.** phos. plut-n.[222] tep.
☞ *O; Beine; Knochen*

◦ **Knie**: abrot.[36] acon.[36] **Aesc.**[25] agar. ammc.[36] anac.[102] androc.[222] apoc. apoc-a.[25] aran.[192] arg. arg-n.[119] asc-t. aur.[102] bar-c. bell. berb. brach.[36] brom. bry. caj.[25] calc. calc-p.[36] cann-i.[36] carb-ac. caust.[102] chel. cic. clem. cob. coc-c.[36] coca[36] coloc.[102] com.[36] con.[102] cop. corn. cycl. dios. dulc.[1] erig. **Eug.** fago.[25] fl-ac. gamb. germ.[222] glon. hell. hep. **Hydr.**[36] ip. irid.[222] jatr. kali-bi. lach. lat-h.[301] led. lil-t. lob-s. lyc. lycps. lyss. mang-m. med. **Meli.**[102] **Merc.** mez.[137] mit.[85] **Mur-ac.** nat-m. nux-v. **Ol-j.** op. osm.[36] petr. phys. plan.[36] plb. **Podo.** polyg.[45] ptel. puls-n.[25] pyrus **RHUS-T.** rhus-v. rumx. sabal.[85] spect.[271] spig.[102] **Stram.** stront-c. stroph-s.[119] sumb.[25] syph. tab. tarax.[102] tep. thuj.[36] upa. verat-v.[36] xan. zinc.
☞ *O; Beine; Knie*

◦ ◦ **abwechselnde** Seiten: cycl.
☞ *O; Beine; abwechselnde Seiten*

◦ ◦ **links**: abrot.[36] ammc.[36] arg-n.[119] aur.[102] calc-p.[36] carb-ac.[36] caust.[102] coloc.[102] com.[36] dios.[36] hydr.[36] lycps.[25] osm.[36] plan.[36] puls-n.[36] rhus-t.[102] sabal.[85] spig.[102] sumb.[36] tarax.[102]
☞ *O; Beine; links*

◦ ◦ **rechts**: abrot.[36] calc-p.[36] cann-i.[36] coca[36] lycps.[25] puls-n.[25] verat-v.[36]
☞ *O; Arme; rechts • O; Beine; rechts*

◦ ◦ ◦ **stürmischem** Regenwetter, bei: puls-n.[25]

◦ ◦ **morgens**: bry. carb-ac. dios. lach. sumb.
☞ *O; Beine; morgens*

◦ ◦ ◦ **Bett,** im: sumb.
☞ *O; Beine; Bett, im; agg.*

◦ ◦ ◦ **Gehen,** beim: bry. **Lach.**

◦ ◦ **mittags**: dios.
☞ *O; Beine; mittags*

◦ ◦ **nachmittags**: dios. lycps.
☞ *O; Beine; nachmittags*

◦ ◦ **abends**: cob. cycl. dios. erig. **Led.** lycps.
☞ *O; Beine; abends*

◦ ◦ **nachts**: caj.[25] coc-c. **Kali-bi.**
☞ *O; Beine; nachts; agg.*

◦ ◦ **Auftreten,** bei festem agg.: calc.[111]

◦ ◦ **Bewegung**:

◦ ◦ ◦ **agg.**: lycps.
☞ *O; Beine; Bewegung; agg.; während*

◦ ◦ ◦ **amel.**: **Agar.** bar-c. cycl. dios. **Mur-ac. RHUS-T.**
☞ *O; Beine; Bewegung; amel.*

◦ ◦ **Feuer,** in der Nähe von: sumb.

◦ ◦ **Froststadium** im Fieber, während: **Nat-m.** nux-v. **Rhus-t.**
☞ *O; Beine; Fieber; während; Froststadium im Fieber*

◦ ◦ **Gehen**:

◦ ◦ ◦ **agg.**: germ.[222] **Hydr.** lat-h.[301] nat-m. stront-c.

◦ ◦ ◦ **amel., in kühler Luft**: sumb.

◦ ◦ **Hinlegen,** nach dem: lil-t.
☞ *O; Beine; Liegen; agg.; Hinlegen; nach*

◦ ◦ **Hitze** agg.: sumb.[25]

◦ ◦ **Rückenschmerzen,** mit: aesc.[25]

◦ ◦ **Sitzen,** beim: agar. bar-c. led. **RHUS-T.**
☞ *O; Beine; Sitzen; agg.; während*

◦ ◦ **Stehen** agg.: stront-c.
☞ *O; Beine; Stehen; agg.; während*

◦ ◦ **erstreckt** sich zu den Füßen: **Polyg.**[45]

◦ ◦ **innen,** medial: irid.[222]
☞ *O; Beine; Knie; innen, medial*

◦ ◦ **Kniekehle**: androc.[222] arg. berb. brom. fago.[25] hep. ip. mez.[137] plb. rumx. stroph-s.[119]
☞ *O; Beine; Knie; Kniekehle*

◦ ◦ ◦ **rechts,** beim Gehen: fago.[25]
☞ *O; Arme; rechts • O; Beine; rechts*

◦ ◦ ◦ **Stehen,** beim: rumx. stroph-s.[119]
☞ *O; Beine; Stehen; agg.; während*

◦ ◦ **Kniescheibe**: acon.[36] calc. coc-c.[36] osm.[36] tep. thuj.[36]
☞ *O; Beine; Knie; Kniescheibe*

◦ ◦ ◦ **links,** erstreckt sich zur Seite: coc-c.[36]
☞ *O; Beine; links*

◦ ◦ ◦ **rechts,** beim Beugen der Unterschenkel: thuj.[36]
☞ *O; Arme; rechts • O; Beine; rechts*

◦ ◦ ◦ **Gehen** im Freien, beim: acon.[36]

◦ ◦ ◦ **Patellarsehne,** links: osm.[36]

◦ **Unterschenkel**: aesc. agar. agn. allox.[119] alum. alum-p.[58] alum-sil.[58] ambr. anac. androc.[222] ang. ange-s.[255] aran.[192] arg-n.[102] **Arn.**[102] **Ars.** asc-t. aur. aur-ar.[58] bapt. berb. bol. brom. **Bry.** bufo but-ac.[119] calc.[102] calc-p. calx-b.[194] **Carb-ac. Carb-an.** caust. cham.[36] chel. chin-ar. chin-s. chlol. cic. cimic.[102] clem. cocc.[102] **Colch.**[102] com. cupr-ar. dig. dios.[25] erig. **Eup-per.** euph.[122] fago. ferr-s. fl-ac. gamb. **Gels.** graph. guai.[102] ham. hydrog.[222] ign. **IP.** jatr. kali-bi. **Kali-c. Kali-i.** kali-n. kali-sil.[58] kalm. **Lac-ac. LACH.** laur. **Led.** lil-t. lycps. lyss. mag-c.[102] med. **Merc.** merc-i-f. merc-i-r. mez. mit.[36] **Mur-ac.** myric. nat-m. nit-ac. nux-v. **PH-AC.** phos. **Phyt.** plut-n.[222] ptel. puls. **PYROG. RHUS-T.** rumx. sabad.[102] sarcol-ac.[102] sep. sil. sin-n. spect.[271] staph.[102] still. stroph-s.[119] stry. sul-i. sumb. syph. tarax. teucr. thea[192] **TUB.** uran.[269] uran-n. vac. **Vario.**[122] verat-v. zinc.
☞ *O; Beine; Beine*

◦ ◦ **rechts**: calx-b.[194] dios.[25] lycps.[25] thea[192]
☞ *O; Arme; rechts • O; Beine; rechts*

◦ ◦ **morgens**: agar. aur.
☞ *O; Beine; morgens*

◦ ◦ ◦ **Erwachen,** beim: aur.

◦ ◦ **vormittags**: lach. ptel.
☞ *O; Beine; vormittags*

◦ ◦ ◦ **8 Uhr**: lach.

◦ ◦ **mittags**: com.
☞ *O; Beine; mittags*

◦ ◦ **nachmittags**: erig. lycps. ptel. sep.
☞ *O; Beine; nachmittags*

◦ ◦ **abends**: erig. fago. **Still.** uran.[269] uran-n.
☞ *O; Beine; abends*

◦ ◦ ◦ **22 Uhr**: fago.

◦ ◦ **nachts**: ange-s.[255] caust. med.
☞ *O; Beine; nachts; agg.*

◦ ◦ ◦ **Schlaf,** verhindert den: ange-s.[255]

◦ ◦ **Aufdecken** agg.: thea[192]

◦ ◦ **Bewegung**:

◦ ◦ ◦ **agg.**: dig. laur. merc-i-r. thea[192]
☞ *O; Beine; Bewegung; agg.; während*

◦ ◦ ◦ **amel.**: dios. **Mur-ac.** puls. **RHUS-T.**
☞ *O; Beine; Bewegung; amel.*

◦ ◦ **Fieber,** während: puls. **Pyrog. RHUS-T. TUB.**
☞ *O; Beine; Fieber; während*

◦ ◦ **Froststadium** im Fieber:
☞ *O; Beine; Fieber; während; Froststadium im Fieber*

◦ ◦ ◦ **vor**: **Eup-per.** puls.

◦ ◦ ◦ **während**: **EUP-PER. Nat-m.** nux-v. **RHUS-T. Tub.**

◦ ◦ **Gehen,** beim:

◦ ◦ ◦ **agg.**: bry. cupr-ar. phyt.

◦ ◦ ◦ **amel.**: kali-n. pyrog.[58] **RHUS-T.**

◦ ◦ **Husten,** bei: **Carb-an.**

◦ ◦ **Liegen** auf linker Seite, beim: com.

◦ ◦ **Menses**:

◦ ◦ ◦ **während**: ambr.
☞ *O; Beine; Menses; während*

◦ ◦ ◦ **nach**: calc-p.

◦ ◦ **Schlaf,** verhindert den: ange-s.[255]

◦ ◦ **Sitzen,** beim: agar. brom. led. **RHUS-T.**
☞ *O; Beine; Sitzen; agg.; während*

◦ ◦ **Wetter,** bei nassem: euph.[122]

◦ ◦ **erstreckt** sich:

◦ ◦ ◦ **Ferse**: kalm.

◦ ◦ ◦ **Hüften**: nit-ac.

◦ ◦ ◦ **Zehen,** zu den: kali-n.

◦ ◦ **Knochen**:
☞ *O; Beine; Knochen*

◦ ◦ ◦ **Knöchel**: berb. chin-s. cic. graph. laur. mez. verat-v.

◦ ◦ ◦ **Wadenbein**:

◦ ◦ ◦ ◦ **links**: com.[36] dios.[36]
☞ *O; Beine; links*

◦ ◦ ◦ ◦ ◦ **abends**: dios.[36]

◦ ◦ ◦ ◦ **rechts**: fl-ac.[36]
☞ *O; Arme; rechts • O; Beine; rechts*

◦ ◦ ◦ ◦ **Außenknöchel**: cic. laur.

◦ ◦ ◦ **Schienbein**: agar. agn. anac. berb. bufo **Carb-ac.** cham.[36] chin-ar. clem. com. fago. fl-ac. gamb. hydrog.[222] ign. **LACH.** lycps. mez. nat-m. nit-ac. **PH-AC.** plut-n.[222] sep. sil. stry. verat-v.
☞ *O; Beine; Beine; Schienbein*

◦ ◦ ◦ ◦ **rechts**: lycps.[25]
☞ *O; Arme; rechts • O; Beine; rechts*

◦ ◦ ◦ ◦ **tagsüber**: clem.
☞ *O; Beine; tagsüber*

◦ ◦ ◦ ◦ **morgens**: lycps.
☞ *O; Beine; morgens*

◦ ◦ ◦ ◦ **vormittags**: agar.
☞ *O; Beine; vormittags*

◦ ◦ ◦ ◦ **nachmittags,** im Sitzen: agar.

◦ ◦ ◦ ◦ **Gehen,** beim: clem. ign. stry.

◦ ◦ ◦ ◦ **Sitzen,** beim: agar. anac.
☞ *O; Beine; Sitzen; agg.; während*

◦ ◦ ◦ ◦ **Stehen,** im: agn.

◦ ◦ ◦ ◦ **N. peronäus**: cham.[36]

◦ ◦ ◦ ◦ **Innenknöchel**: berb. mez. verat-v.

◦ ◦ **Waden**: allox.[119] androc.[222] ang. aran.[192] ars. berb. but-ac.[119] chlol. eup-per. fago. **Gels.** jatr. **Kali-bi.** led. lycps. lyss. merc. mit.[36] mur-ac. myric. plut-n.[222] ptel. **Puls.** rumx. sep. sin-n. stroph-s.[119] tarax. teucr.
☞ *O; Beine; Beine; Waden*

◦ ◦ ◦ **links**: lycps.[25]
☞ *O; Beine; links*

◦ ◦ ◦ **morgens,** beim Erwachen: lycps.

◦ ◦ ◦ **Bewegung** agg.: plut-n.[222] rumx.
☞ *O; Beine; Bewegung; agg.; während*

◦ ◦ ◦ **Gehen,** beim: fago. myric.

◦ ◦ ◦ ◦ **Freien,** im: fago.

◦ ◦ ◦ **M. gastrocnemius, links**: mit.[36]

◦ **Knöchel**: **Agar.**[36] ang.[1] bry.[36] calc-p. cann-i. carb-ac. cast-eq. chel.[36] cimic. coloc. com.[36] con. cycl. dios.[25] hell. irid.[222] jug-c. **Lac-d.** laur. **Led.** naja nat-p. nit-s-d.[36] ox-ac.[36] phys. plan. **Podo.** polyp-p.[36] ptel.[36] puls-n.[36] ran-a.[36] **Rhus-t.** rhus-v.[25] sep. sin-n. stront-c. stry.[36] sul-i. tab.[36] trom.[36] zinc.

◦ ◦ **links**: bry.[36] plan.[36] ptel.[36] tab.[36] trom.[36]
☞ *O; Beine; links*

◦ ◦ ◦ **Mitternacht,** gegen: trom.[36]

◦ ◦ ◦ **Gehen** amel.: bry.[36]

◦ ◦ ◦ **Sitzen,** beim: bry.[36]
☞ *O; Beine; Sitzen; agg.; während*

◦ ◦ ◦ **erstreckt** sich zur Wade, Bewegung amel.: ptel.[36]

◦ ◦ **rechts**: agar.[36] carb-ac.[36] chel.[36] com.[36] irid.[222] ox-ac.[36] puls-n.[36]
☞ *O; Arme; rechts • O; Beine; rechts*

◦ ◦ ◦ **morgens**: carb-ac.[36]
☞ *O; Beine; morgens*

◦ ◦ ◦ **2** Uhr: agar.[36]

◦ ◦ ◦ **23.30 Uhr**: com.[36]

◦ ◦ ◦ **Sitzen,** beim: chel.[36]
☞ *O; Beine; Sitzen; agg.; während*

◦ ◦ ◦ **äußere**: irid.[222]

◦ ◦ **morgens**: ang.[1] carb-ac.
☞ *O; Beine; morgens*

◦ ◦ ◦ **Gehen,** beim: ang.[1]

◦ ◦ **10** Uhr: stry.[36]

◦ ◦ **nachmittags**: rhus-v.[25]
☞ *O; Beine; nachmittags*

◦ ◦ **abends**: rhus-v.[25]
☞ *O; Beine; abends*

◦ ◦ **Betätigung** amel.: dios.[36]
☞ *O; Beine; Anstrengung amel.*

◦ ◦ **Bewegung** amel.: plan. ran-a.[36] **RHUS-T.**
☞ *O; Beine; Bewegung; amel.*

◦ ◦ **Gehen,** beim:

◦ ◦ ◦ **während**: ang.[36] calc-p. cycl. stront-c.

◦ ◦ ◦ **nach**: **Rhus-t.**

◦ ◦ **Menses,** nach: nat-p.

◦ ◦ **Sitzen,** beim:
☞ *O; Beine; Sitzen; agg.; während*

◦ ◦ ◦ **agg.**: bry. chel. phys. **RHUS-T.**

◦ ◦ ◦ **amel.**: cycl. stry.[36]
☞ *O; Beine; Sitzen; amel.*

◦ ◦ **Stehen,** im: cycl. stront-c.

◦ ◦ **Achillessehne**: **Cimic.** dios.[25]

◦ ◦ ◦ **links**: dios.[25]
☞ *O; Beine; links*

◦ **Füße**: agar. allox.[119] **Am-m.**[102] ang. ant-t.[36] arn.[102] arum-d.[25] asaf. aza.[102] bar-c. bov. brom.[102] bry.[36] calc. calc-p. carbn-s. carl. caust. chel. chin.[111] clem. **Coloc.** com.[36] croc. **Cur.** dios. dros.[102] euon.[102] fago. ferr. gymn. ham. hell.[36] hydr. jatr. **Kali-c.** kalm. lac-ac. led.[36] lil-t. lim.[102] merc-i-f. mez. mill.[36] nit-ac. olnd. petr. phos. phyt. pip-m.[36] prun.[102] ptel. puls.[102] rhus-t. sabin.[85] sap-sod.[45] scol.[1142] spong. still.[36] stry. sul-i. **Sulph.** sumb. verat. viol-t. vip. xan. zinc.[122] zinc-ar.[137] zing.
☞ *O; Beine; Füße*

◦ ◦ **nachmittags**: ptel.
☞ *O; Beine; nachmittags*

◦ ◦ **nachts,** beim Erwachen: bar-c.

◦ ◦ **Betätigung** amel.: dios.
☞ *O; Beine; Anstrengung amel.*

◦ ◦ **Gehen,** beim: phyt. stry.

◦ ◦ **Liegen** im Bett, beim: **Cur.**
☞ *O; Beine; Liegen; agg.; Bett, im*

◦ ◦ **Sitzen,** beim: olnd.
☞ *O; Beine; Sitzen; agg.; während*

◦ ◦ **erstreckt** sich:

◦ ◦ ◦ **Hüften**: nit-ac.

◦ ◦ ◦ **Oberschenkel**: ferr.

◦ ◦ **links,** entlang der Außenpartien: arum-d.[25]
☞ *O; Beine; Füße; Seiten der Füße*

◦ ◦ **Mittelfußknochen**:
☞ *O; Beine; Knochen*

◦ ◦ ◦ **links**: led.[36] mill.[36]
☞ *O; Beine; links*

◦ ◦ ◦ ◦ **erstreckt** sich in die Zehen: led.[36]

◦ ◦ ◦ **nachmittags**: bry.[36]
☞ *O; Beine; nachmittags*

◦ ◦ ◦ **Periost**: **Coloc.**

◦ ◦ **Gelenke**: clem. **Kali-c.** phos.
☞ *O; Beine; Gelenke*

◦ ◦ **Fußrücken**: ant-t.[36] asaf. chel. **Coloc.** com.[36] hell.[36] jatr. lil-t. merc-i-f. mez. pip-m.[36] still.[36] stry.[36] xan.
☞ *O; Beine; Füße; Fußrücken*

◦ ◦ ◦ **links**: ant-t.[36]
☞ *O; Beine; links*

◦ ◦ ◦ **rechts**: hell.[36] still.[36]
☞ *O; Arme; rechts • O; Beine; rechts*

◦ ◦ ◦ **Bewegung** amel.: com.[36]
☞ *O; Beine; Bewegung; amel.*

◦ ◦ ◦ **Sitzen,** beim: asaf.
☞ *O; Beine; Sitzen; agg.; während*

◦ ◦ **Fersen**: agar. calc-p. carbn-s. carl. ferr. kali-c. phyt. puls. sabin.[85] sap-sod.[45] spong. **Zinc.**[122] zing.
☞ *O; Beine; Füße; Fersen*

◦ ◦ ◦ **rechts**: sap-sod.[45]
☞ *O; Arme; rechts • O; Beine; rechts*

◦ ◦ ◦ **Erfrierung,** alte: carl.
☞ *O; Beine; Erfrierung, nach*

◦ ◦ ◦ **Gehen,** beim: spong.

◦ ◦ ◦ **Heben** der Füße amel.: phyt.
☞ *O; Beine; Heben der Beine; amel.*

◦ ◦ ◦ **Stehen,** nach langem: zing.
☞ *O; Beine; Stehen; agg.; nach*

◦ ◦ **Fußsohlen**: asaf. caust. chin.[111] croc. dios. hydr. kali-c. lim.[102] puls.[102] **Rhus-t.** stry. sul-i. sumb. viol-t. zinc-ar.[137]
☞ *O; Beine; Füße; Fußsohlen*

◦ ◦ ◦ **morgens**: dios. hydr.
☞ *O; Beine; morgens*

◦ ◦ ◦ **Gehen,** beim: kali-c. **Rhus-t.** viol-t.

◦ ◦ ◦ **Müdigkeit,** bei: zinc-ar.[137]

◦ ◦ ◦ **Sitzen,** beim: asaf.

◦ ◦ ◦ **Stehen,** im: croc. sul-i. zinc-ar.[137]

◦ ◦ ◦ **Kniekehle**: rhus-t.

◦ **Zehen**: arn. bell-p.[256] calc. calc-p. cann-i. carb-ac. carl. choc.[222] cimic. coc-c. coloc. cupr. dios.[25] euon. graph. ham. hell. jal.[102] kali-c. led. mag-c. mez. mosch. nat-s. phos. phys. puls-n. pyrus sulph. tung.[252] zinc.[137]

◦ ◦ **Erfrierung,** alte: carl.
☞ *O; Beine; Erfrierung, nach*

◦ ◦ **Gehen,** beim: mez. phos.

◦ ◦ **Ballen**: sulph.

◦ ◦ **Zehenspitzen**: zinc.[137]

◦ ◦ **großer** Zeh: calc. calc-p. cann-i. carb-ac. choc.[222] cimic. coc-c. graph. jal.[102] **Kali-c.** mag-c. nat-s. phys. tung.[252]

◦ ◦ ◦ **Gelenke**: **Cann-i.** choc.[222] cimic. nat-s.
☞ *O; Beine; Gelenke*

◦ ◦ ◦ ◦ **erstreckt** sich aufwärts: cimic.

◦ ◦ ◦ **Nagelwurzel**: calc-p. jal.[102]
☞ *O; Nägel; Zehennägel • O; Nägel; Nagelbett*

◦ ◦ **5. Zehe**: coloc. dios.[25]

◦ ◦ ◦ **rechts**: dios.[25]
☞ *O; Arme; rechts • O; Beine; rechts*

◦ ◦ ◦ **Gelenke**: coloc.
☞ *O; Beine; Gelenke*

- **anhaltend,** Beine: dios.[25] rhus-v.[25]

- **Hühneraugen,** wie durch: asc-t.

- **intermittierend**:

◦ **Unterarme**: trom.

◦ **Fersen**: sabin.[85]

- **Kälte,** wie durch: nit-ac.

- **krampfartig,** Handgelenke: com.

- **lähmungsartig**:

◦ **Handgelenke**: nat-p.
☞ *O; Arme; Handgelenke*

◦ **Oberschenkel**: verat.

- **pulsierend,** Zehen: arn.

- **rheumatisch**:

◦ **Schultern**: **Caust.** nat-ar. plan.
☞ *O; Arme; Schultern*

◦ **Handgelenke**: nat-ar.
☞ *O; Arme; Handgelenke*

◦ **Knie**: brach.[36]
☞ *O; Beine; Knie*

- **wandernd**: chin-ar. clem. plan.

◦ **Arme**: plan.

◦ **Unterschenkel**: chin-ar.
☞ *O; Beine; Beine*

◦ **Knie**: clem.
☞ *O; Beine; Knie*

Wellen, in:
☞ *wellenartiger Schmerz*

wellenartiger Schmerz: acon.[1] anac.[5] arn.[5] asaf.[5] **Bamb-a.**[1184] cocc. harp.[1184] kron.[9] mez.[5] olnd.[5] plat.[1] rhod.[5] sep.[1]
▯ *ALLGEMEINES; C; Schmerz; wellenartiger Schmerz*

- **Arme**: acon.[1] plat.[1]

◦ **Unterarme**: acon.[1] plat.[1]
☞ *O; Arme; Unterarme*

◦ ◦ **links**: acon.[1]
☞ *O; Arme; links*

- **Beine**: anac.[5] arn.[5] asaf.[5] bamb-a.[1184] cocc. kron.[9] mez.[5] olnd.[5] plat.[1] rhod.[5] sep.[1]

◦ **Liegen,** beim: kron.[9]
☞ *O; Beine; Liegen; agg.*

◦ **Femur**: sep.[1]
☞ *O; Beine; Knochen*

◦ **Knie**: bamb-a.[1184]
☞ *O; Beine; Knie*

◦ **Unterschenkel**: cocc. plat.[1]
☞ *O; Beine; Beine*

◦ ◦ **erstreckt** sich abwärts: cocc.

wiederkehrend: bac.[62]

wühlender Schmerz:
▯ *ALLGEMEINES; C; Schmerz; bohrender Schmerz*

- **Nägel**: caust.[5]
☞ *O; Nägel*

- **Arme**: am-m.[5] bar-c.[5] carb-an.[5] carb-v.[5] cina[5] cocc.[5] croc.[5] m-art.[5] mang.[5] merc.[5] mez.[5] nat-c.[5] **Nat-m.**[1] ol-an.[111] **Rhod.**[5] rhus-t.[5] ruta[5] stann.[5] **Thuj.**[36]

◦ **Knochen**: **Carb-an.**[5] mang.[5] thuj.[5]

◦ **Schultern**: bar-c.[5] mez.[5] nat-m.[5]
☞ *O; Arme; Schultern*

◦ **Oberarme**: cocc.[5] mang.[5] nat-m.[1] stann.[5]
☞ *O; Arme; Oberarme*

◦ **Unterarme**: cina[5] croc.[5] rhus-t.[5]
☞ *O; Arme; Unterarme*

◦ **Handgelenke**: rhus-t.[5]
☞ *O; Arme; Handgelenke*

◦ **Mittelhandknochen,** wenn die Hände im Bett über dem Kopf liegen: thuj.[36]
☞ *O; Arme; links • O; Arme; Hände*

◦ **Finger**: ol-an.[111]

- **Hüften**: arn.[5] ruta[5]
☞ *O; Beine; Hüften*

- **Oberschenkel**: arn.[5] asar.[5] caps.[5]

- **Knie**: hell.[36] **Mang.**[5] **Rhod.**[5] spig.[1] zinc.[5]
☞ *O; Beine; Knie*

◦ **Kniescheibe,** rechts: hell.[36]
☞ *O; Beine; Knie; Kniescheibe*

- **Unterschenkel**: arn.[5] bov.[5] cina[5] **RHOD.**[5] spig.[1] stann.[5]
☞ *O; Beine; Beine*

◦ **Schienbein**: spig.[1]
☞ *O; Beine; Beine; Schienbein*

◦ **Waden**: spig.[1]
☞ *O; Beine; Beine; Waden*

- **Füße**: asaf.[5] bell.[5] merc.[5] mur-ac.[5] nux-m.[5] **RHOD.**[5] spig.[1]
☞ *O; Beine; Füße*

- **Zehen**: agar.[5] **Rhod.**[5]

wund, Schmerz mit Empfindlichkeit, wie wund und zerschlagen: abrot. **Acon.** adam.[222] aegle-f.[192] aesc.[102] **Agar.** agn. ail. **All-c.**[8] aloe **Alum.** alum-p.[58] alum-sil.[58] alumn. am-c.[5] am-m. ambr. aml-n. ammc. anac.[1] androc.[222] ang. ant-c. ant-t. anthr. **Apis** apisin.[5] apoc. aq-mar.[149] aran.[102] **Arg.** arg-m.[36] arg-n.[5] **ARN.**[5] ars. ars-h. ars-i.[25] ars-met. ars-s-f.[58] arum-t. arund. asaf. asar. aspar. aster. **Aur.**[1] aur-m. aur-m-n. aur-s.[58] **Bad.** bamb-a.[1184] bani-c.[204] **BAPT.** bar-acet.[1] **Bar-c.**[102] bar-s.[58] **BELL.**[111] bell-p.[119] benz-ac.[111] berb. beryl.[119] bism. bol.[102] bor. bov. brach. brom.[102] bros-g.[259] **Bry.**[36] bufo calad.[36] **Calc.** calc-acet.[1] calc-p. calc-s. calc-sil.[58] calo. calx-b.[194] camph. canch.[25] **Cann-s.**[36] canth. caps.[1] **Carb-ac. Carb-an. CARB-V. CARBN-S.** card-m. carl. cassi-s.[192] cast-eq. caul. **Caust.** cedr. cench.[58] cham. **CHEL.** chim. chim-m.[8] **Chin. Chin-s.** chlf. chlor. chr-ac. cic. **CIMIC.** cina cinnb. **Cist.** citl-v.[197] **Clem.**[1] cob. coc-c.[36] coca **Cocc.** coff. **Colch.** coloc. com. **Con.**[1] cop. cot.[36] croc. crot-c. crot-h. croto-t. cupr. cupr-acet.[45] cupr-ar.[36] cur. cycl.[1] cymbo-ci.[2184] cyt-l.[119] **Daph.** dig.[1] dios.[25] **Dros.**[1] **DULC.** elaps elat. ephe.[267] equis. ery-a.[36] **EUP-PER.** eup-pur.[102] euph. eupi. excr-can.[269] fago.[111] falco-p.[265] ferr. ferr-ar. ferr-i. ferr-p.[58] fl-ac. form. formal.[102] gad.[36] **Gels.**[36] germ.[222] gins. glon. gran. granit-m.[194] graph. grat. gua.[85] **Guai.** haliae-lc.[222] **Ham.**[36] harp.[1184] hedeo.[122] hell.[36] **Hep.** hipp. hom.[102] hura[36] hydr.[25] hydr-ac.[268] hydrog.[222] hyos.[36] hyper.[111] ign. ind.[36] indg. iod.[1] **IP.**[5] iris jatr. jug-r.[36] kali-ar. kali-bi. kali-br. kali-c.[58] kali-i. kali-n.[5] kali-p. kali-s. kali-sil.[58] **Kalm.**[102] kola[1184] **Kreos. Lac-ac. Lac-c.** lac-eq.[204] lac-leo.[204] **Lach.**[5] lact. lam.[36] lappa[137] lat-h.[301] laur.[5] **Lec. Led.** lil-t. linu-u.[36] lith-c.[25] lob-s. **Lyc.**[1] **Lyss.** m-arct.[5] m-art.[5] m-aust.[5] mag-c.[1] **Mag-m.**[5] mag-s.[144] maland.[122] manc. **MANG.** mang-acet.[1] mang-m.[36] med.[85] meli.[102] menis.[25] **Meny.** meph. **Merc.** merc-c.[5] merc-cy. merc-i-f. merc-i-r. merc-n. mez.[1] mill.[36] mit.[25] mosch. mur-ac. murx. musa[197] **Myric.**[25] naja nat-ar.[102] nat-c. **NAT-M.**[1] nat-n. nat-p. nat-s. nat-sil.[58] nicc. **NIT-AC.** nux-m. **NUX-V.** ol-an. ol-j. olnd. op. osm. ox-ac. ozone[227] pall. par.[5] ped.[85] peti.[36] petr.[102] **Ph-ac.** phel. **Phos.**[5] phys. **Phyt.**[46] **Pic-ac.** pip-m. pitu-a.[164] plan.[25] plan-m.[45] plat.[1] plb. plumbg. plut-n.[222] podo. polyg.[137] por-m.[251] prot.[136] prun.[102] psor. ptel. **Puls.** puls-n. pyrog.[58] pyrus querc-r.[257] ran-b. ran-s. raph. rat. **Rhod. RHUS-T.**[5] rhus-v.[36] rob. rumx. **RUTA** sabad. sabin.[5] sal-ac.[8] sang. sanic.[102] sapin.[36] sarr.[36] sars. schran-u.[88] sec.[5] sel.[36] senec.[25] seneg. sep. **SIL.** sol-n. spect.[271] spig.[1] **SPONG.**[5] squil. **Stann. STAPH.** stict.[102] still. stram. stront-c.[5] stroph-s.[119] stry. succ.[194] sul-ac.[1] sul-i. **SULPH.** sumb.[36] syph.[102] tab.[111] tanac.[25] tarax.[102] tarent.[192] tax.[303] tell. tep. ter. teucr. thal-s.[111] ther.[111] **Thuj.**[1] til. trom.[45] **Tub.** tung.[252] ulm.[72] uro-h.[264] urt-u. vac.[36] valer. verat. verb.[45] viol-o. viol-t. vip. visc.[137] **Zinc.** zinc-p.[58] zing.

☞ Empfindlich, Gliedmaßen sind ▮ ALLGEMEINES; C; Schmerz; wund und zerschlagen, Schmerz wie

- **rechts**: caust.
  ☞ O; Arme; rechts
- **tagsüber**: sulph.
- **morgens**: aesc. apoc. arg-n. **Aur.** carb-v.[1] clem. harp.[1184] lyc. nat-m. **NUX-V.** ptel. rhus-t. staph. sulph. zinc.[1]
  - **4** Uhr: **Lyc.**
  - **6** Uhr: ptel.
  - **Aufstehen,** nach:
    - **agg.**: carb-v.[1] **Nat-m.** sulph.
    - **amel.**: **Aur.**
  - **Bett,** im: **Aur. Rhus-t. Staph. Zinc.**
  - **Erwachen,** beim: zinc.[1]
- **vormittags**: mag-m.
- **mittags**: sulph.
- **nachmittags**: cina cob. con.[1] kali-c. pall. **Staph.** thuj.
  - **Schlaf,** nach: con.[1]
- **abends**: am-c. ferr-i. petr. sil.[1]
  - **Hinlegen,** beim: petr.
- **nachts**: cycl. nat-m. **Nux-v.**
  - **Schlaf,** nach: cycl.
- **Anstrengung,** nach: **Agar.** cimic. **RHUS-T.**
- **Aufstehen**:
  - **beim**: ant-t. eup-per.[25]
  - **nach** dem amel.: naja **Nux-v.**
- **Berührung,** bei: graph.[1]
- **Bett,** bei Kontakt mit dem: **ARN.** aur. merc-n. **Nux-v.** pyrog.[58] **Rhus-t.**
- **Bewegung**:
  - **agg. während**: aesc. agar. androc.[222] bamb-a.[1184] **Bry.** carb-an. chin. croc. graph.[1] guai.[1] **Ham.** lach. nat-ar.[8] **Nux-v.**
    - **fortgesetzte**: nat-ar.[8]
  - **amel.**: aur. pyrog.[58] **RHUS-T. Tub.**
    - **fortgesetzte**: **RHUS-T.**
- **Druck,** bei: arg.[171] **Cina** dulc.[58] harp.[1184]
- **Erwachen,** beim: aesc. carb-ac.[25] naja sulph. **Zinc.**
- **Fieberhitze,** während: arn. ars. bell. **CHIN.** dulc.[58] mang.[58] **Nat-m. Nux-v.** phos. **PULS.** pyrog.[58] **Rhod.** sulph.[1] **Tub.**
- **Froststadium** im Fieber, während: aran.[102] **Arn. Bapt.** bell.[5] bol.[102] canch.[102] **Caps.**[102] chin.[102] chin-s.[102] **Eup-per.**[102] eup-pur.[102] formal.[102] **Gels.**[102] hom.[102] nat-m.[102] **Nux-v.** phel.[102] **Rhus-t. Tub.**
- **Gehen**:
  - **agg.**:
    - **während**: apoc.
    - **nach**: raph. rhod. **RUTA**
  - **amel.**: agar. **Aur.** clem. ruta
    - **Freien,** im: clem.
- **Geschwür** auf dem Glied, bei: graph.[1]

wund, Schmerz mit Empfindlichkeit, wie wund und zerschlagen (Forts.)

- **Kälte,** während: gins.
- **Kaltwerden,** durch: **Ph-ac.**
- **Koitus,** nach: **SIL.**
- **Kopfschmerz,** bei: bamb-a.[1184]
- **Liegen,** beim: androc.[222] arn. graph. lyc. **Nux-v.** rhus-t. ruta
  - ◦ **Seite**:
  - ◦ ◦ **liegt,** auf der man: **ARN.** graph. **RUTA**
  - ◦ ◦ **nicht** liegt, auf der man: **Rhus-t.**
- **Menses**:
  - ◦ **vor**: nit-ac.[1] phos.
  - ◦ **während**: carb-v. cimic.[58] nit-ac. phos. sep. verat.[5]
  - ◦ ◦ **spärlichen** M., bei: carb-v.
- **Mittagessen,** nach dem: nit-ac.[1]
- **Schlaf,** nach: **Arg-n.** ptel.
- **Schreck,** bei: merc.
- **Schweiß,** während: **Arn.**[5] ars.[5] bell.[5] bry.[5] calc.[5] **Chin.**[5] cocc.[5] **Hep.**[5] ign.[5] mag-c.[5] merc.[5] mosch.[5] **Nat-m.**[5] **Nux-v.**[5] ph-ac.[5] phos.[5] **Puls.**[5] **Rhod.**[5] rhus-t.[5] ruta[5] **Sep.**[5] sil.[5] spig.[5] **Sulph.**[5] thuj.[5] valer.[5] verat.[5]
  ALLGEMEINES; C; Schmerz; Schweiß, während
- **Sitzen,** beim: asaf. bry. pyrog.[58] ruta sabad.
  - ◦ **Gehen,** nach Spaziergang: **Ruta**
- **Stehen,** beim: alum. sulph.
- **Treppensteigen,** beim: phos.
- **Wärme** amel.: **Nux-v. RHUS-T.**
- **gelähmtes** Glied: plb.
- **Knochen**: agar.[1] am-m. anac. androc.[222] ang.[5] aran.[102] arg. asaf.[5] bad.[171] bar-c.[5] bol.[102] bov.[5] calc. canch.[102] caps.[102] chin.[102] chin-s.[102] cocc.[5] **Crot-h. EUP-PER.**[102] eup-pur.[102] fl-ac.[5] formal.[102] gels.[102] graph.[1] hep.[5] **Ign.**[5] **IP. Kali-bi. Lyss. Mang.** meph.[36] nat-c.[5] nat-m.[102] nat-n.[144] **Nit-ac. NUX-V.**[102] phel.[102] phos.[5] puls.[5] rhus-t.[58] **Ruta**[5] sulph. tub.[58] verat. zinc.[5]
  - ◦ **morgens** im Bett: **NUX-V.**
  - ◦ **Froststadium** im Fieber, während: aran.[102] bol.[102] canch.[102] **Caps.**[102] chin.[102] chin-s.[102] **Eup-per.**[102] eup-pur.[102] formal.[102] **Gels.**[102] nat-m.[102] nux-v.[102] phel.[102]
  - ◦ **Sitzen,** beim: am-m.
  - ◦ **lange**: agar.[1] **Calc.**
- **Gelenke**: abrot. **Acon.**[102] **Agar. Alum.** alum-p.[58] alumn. am-m.[102] anac. androc.[222] ang. **Apis** apoc. **ARG. ARN. AUR.** bar-s.[58] **Bell.** bell-p.[102] berb.[58] **Bov.** bry.[102] bufo calad. **Calc.** caps.[1] carb-an. **Carb-v. Carbn-s. Caust.** cedr.[25] **Cham.** chel. **CHIN.** chlf. cimic.[58] **Cist.** clem. cob. coff. **Colch.**[102] coloc. **Con. Crot-h.** cupr. **Dig.**[1] **Dros.** dulc.[1] **Ferr.** guai.[102] **Ham.**[102] hedeo.[25] hep.[102] hydr.[25] hyos. **Hyper.** kali-i. kalm.[102] **Lac-c.** lappa[137] **Led. Lith-c.** maland.[122] mang.[58] meli.[102] **Mez. Mur-ac. Nat-m.** nat-n. nat-p. **Nit-ac. NUX-V.** par. petr.[58] **PH-AC.** phos. phys. **Phyt.**[102] pic-ac. plb. **PULS.** pyrus querc-r.[257] **RHUS-T. Ruta** sabin.[102] **Sep. Spig.** squil. stict.[102] **Sulph.** trom.[45] tub. **Verat. Verb.**[102] viol-o. zinc.
  ALLGEMEINES; C; Schmerz; wund und zerschlagen, Schmerz wie; Gelenke
  - ◦ **morgens**: abrot. anac. androc.[222] aur. caps.[1] carb-v. chin. cob. coff. nit-ac. nux-v. **PH-AC.** pyrus rhus-t. verat.
  - ◦ ◦ **Bett,** im: anac. androc.[222] aur. carb-v. chin. coff. **NUX-V. Rhus-t.**
  - ◦ ◦ **Erwachen,** beim: abrot.
  - ◦ **vormittags**: aur.
  - ◦ **abends**: cham.
  - ◦ ◦ **19** Uhr: cham.
  - ◦ **nachts**: **Con.** spig.
  - ◦ **Abwärtsgehen,** beim: **Arg.**
  - ◦ **Aufstehen,** beim, amel.: aur. coff. **Nux-v.**
  - ◦ **Berührung,** bei: dulc.[1] petr.[58]
  - ◦ **Beugen,** nach: coff.
  - ◦ **Bewegung,** bei:
  - ◦ ◦ **agg.**: agar. **Arg. Arn. Calc.** chin.[1] nux-v. petr.[58]
  - ◦ ◦ **amel.**: caps.[1] **Chin.** coloc. **CON. RHUS-T. TUB.**
  - ◦ **Kaltwerden,** durch: **Ph-ac.**
  - ◦ **Liegen**:
  - ◦ ◦ **agg.**: aur. **Nux-v.**
  - ◦ ◦ **schmerzhafter** Seite amel. auf: **Nux-v. Rhus-t.**
  - ◦ **Menses,** während: cimic.[58]
  - ◦ **Nasenbluten,** nach: agar.
  - ◦ **Schlaf,** nach einem Nickerchen: dig.[1]
  - ◦ **Sitzen,** beim: coloc.
- **Nägel**: alum.[5] ant-c.[5] calc.[5] caust.[5] **Graph.**[5] hep.[5] m-arct.[5] m-art.[5] m-aust.[5] merc.[5] mez.[5] nat-m.[5] nux-v.[5] puls.[5] **Sep.**[5] sulph.[5]
  ☞ *O; Nägel*
- **Sehnen**: bry. **Calc-p.** crot-h.[36] par.[36]
- **Arme**: abrot. **Acon.** adam.[222] aegle-f.[192] aesc. agar. agn. ail. all-c. aloe alum. alumn. am-c. am-m. aml-n. ammc. anac. ang.[1] apis arg. arg-m.[36] arg-n.[111] **ARN.** ars. ars-h. ars-met. arum-t. asaf. asar.[5] aster. aur. aur-m-n. bamb-a.[1184] bani-c.[204] bapt. bar-acet.[1] bar-c.[5] bell. benz-ac.[111] berb. **Beryl.**[119] bism. bor.[5] bov. brach. brom. **Bry. Calc.**[5] calc-p. calc-s. calx-b.[194] camph. **Cann-s.** canth. **Carb-ac.** carb-an. carb-v.[5] carbn-s. card-m. cassi-s.[192] cast-eq. caul. **CAUST.**[1] cedr. cham. chel. chin. chin-s. chlf. **Cic.** cina[5] cinnb. cist. citl-v.[197] clem. coc-c. coca **Cocc.** coff. colch. coloc.[1] com. **CON.**[111] cop. **Croc.** crot-c. crot-h. croto-t. cupr.[1] cupr-ar.[36] **Cur.** cycl. cymbo-ci.[2184] dig. dios. dros.[1] **Dulc.**[5] elaps **EUP-PER.** eupi. fago. **Ferr.** ferr-ar. ferr-i. ferr-p.[58] fl-ac.[111] gels. germ.[222] glon. gran. granit-m.[194] graph.[5] grat. guai.[5] haliae-lc.[222] ham. hell. hep.[5] hura hydr.[25] hyper. ign. ind.[36] indg. iod. iris kali-bi.[36] kali-c.[1] kali-i. kali-n.[1] kali-sil.[58] kreos. lac-ac. **Lach.** laur. led. lil-t. linu-u.[36] lith-c.[25] lyc. lyss. m-arct.[5] m-art.[5] m-aust.[5] mag-c.[1] mag-m. mag-s. mang.[5] meph. merc. merc-c.[5] merc-i-f. merc-i-r. mez.[1] mit.[25] mur-ac.[5] nat-ar.[102] nat-c. nat-m. nat-p. nat-s.[58] nicc. **Nit-ac.**[1] nux-v. ol-an. ol-j. olnd.[5] ox-ac. ozone[227] par.[5] ped.[85] peti.[36] petr.

Ph-ac. phos. phyt. pic-ac. pip-m. pitu-a.[164] plan. plan-m.[45] **Plat.**[5] plb.[5] plumbg. podo. prun. psor. **Puls.**[5] ran-b. rhod.[137] **Rhus-t.** rhus-v. rob. rumx. **RUTA** sabin.[5] sal-ac. sang.[25] sanic.[102] sapin.[36] sarr.[36] **Sars.** schran-u.[88] sec. senec.[25] **Sep. Sil.**[5] sol-n.[25] spig.[1] **Spong.**[1] stann. staph. still. stram. stront-c.[5] stry. succ.[194] sul-ac. sul-i.[58] **Sulph.**[1] sumb.[36] tab. tanac.[25] tax.[303] tell. tep. ter. thuj. tung.[252] urt-u.[25] valer. **VERAT.**[102] verb. vip. **Zinc.** zing.[102]

◦ **links**: arum-t.[58] cassi-s.[192] germ.[222] merc-i-f. sumb.
☞ *O; Arme; links*

◦ **rechts**: calx-b.[194] **Merc-i-f.** nit-ac.[1] urt-u.[25]
☞ *O; Arme; rechts*

◦ ◦ **Bewegung** agg.: calx-b.[194]
☞ *O; Arme; Bewegung; während*

◦ **tagsüber**: sulph.
☞ *O; Arme; tagsüber*

◦ **morgens**: abrot. ign. nux-v. **Ph-ac.** tab. zinc.
☞ *O; Arme; morgens*

◦ ◦ **Erwachen,** beim: abrot.
☞ *O; Arme; Erwachen, beim*

◦ **mittags**: merc-i-r.

◦ **abends**:
☞ *O; Arme; abends*

◦ ◦ **agg.**: mag-m. zinc.

◦ ◦ **amel.**: merc-i-r.

◦ **nachts**: anac. merc-i-f. plb.
☞ *O; Arme; nachts*

‹› ◦ **Anheben** des Arms **agg.**: cassi-s.[192] **Nit-ac.** verat.[1] zinc.[1]
☞ *O; Arme; Anheben; agg., der Glieder*

◦ **Anziehen** des Mantels, **beim**: merc-i-r.

◦ **Arbeit** amel.: caust.

◦ **Bewegung**:

◦ ◦ **amel.**: caust. **Dulc.**

◦ ◦ **agg. bei**: arg. **Calc.** croc. ferr. kali-bi. merc-i-f. plb. sulph.

◦ ◦ ◦ **passive** Bewegung: merc-i-f.

◦ **Druck,** bei: cassi-s.[192] **Cina Merc-i-f.**

◦ **Erwachen,** beim: chel. mag-s. rumx. sulph.
☞ *O; Arme; Erwachen, beim*

◦ **Essen,** nach dem: clem.
☞ *O; Arme; Essen; nach*

◦ **Freien,** amel. im: caust.[1]
☞ *O; Arme; Luft; amel., frische*

◦ **Gehen**:

◦ ◦ **agg.**: cassi-s.[192] dios.

◦ ◦ **amel.**: verat.

◦ **Hitze** amel.: **Ferr.**

◦ **Liegen,** beim:

◦ ◦ **erkrankter** Seite, auf: merc-i-f.
☞ *O; Arme; Liegen; agg.; während; erkranktem Teil, auf*

◦ ◦ **Teile,** auf denen man liegt: anac. cocc.

◦ **Reiben,** beim: **Merc-i-f.**
☞ *O; Arme; Reiben; agg.*

◦ **Ruhe,** während: aur-m-n.[36]
☞ *O; Arme; Ruhe; agg.*

◦ **Schreiben,** beim: **Merc-i-f.**
☞ *O; Arme; Schreiben agg.*

◦ **Schwangerschaft,** während: zing.[102]

◦ **Sitzen,** beim: berb. bry. caust. coloc.
☞ *O; Arme; Sitzen; während*

◦ **umfasst,** wenn man sie: **Calc.**

◦ **Knochen**: agar.[5] ang.[5] asaf.[5] bar-c.[5] bov.[5] **Cocc.**[5] **Hep.**[5] ign.[5] nat-m.[5] phos.[5] puls.[5] **Ruta**[5] zinc.[5]

◦ **Gelenke**: agar.[5] alum. alumn. aur.[5] aur-m-n. bov.[5] chin.[5] **Dros.**[5] ign. m-art.[5] merc-c.[5] **Mur-ac.**[5] nat-m.[5] nit-ac.[5] ph-ac. senec.[25] sulph.[5]
☞ *O; Arme; Gelenke*

◦ ◦ **Beugen** rückwärts, beim: ign.
☞ *O; Arme; Beugen; agg.; Glieder beugen; rückwärts*

◦ **Schultern**: abrot. acon. adam.[222] aegle-f.[192] aesc. alum. am-c. aml-n. arg. arg-m.[36] arn. aur. bapt. berb. brach. brom. calc-p. calc-s. camph. cann-s. carb-ac. chel. **Chin. Cic.** cina[58] citl-v.[197] cocc. **Coloc.**[1] **Con.** cop. crot-c. crot-h. cupr. **Dros.**[1] elaps fago. **Ferr.** ferr-p.[58] fl-ac. gels. **Gran.** granit-m.[194] ham. hep. **Ign.** ind. iod. **Kali-c.**[1] kali-i. kali-n. lach. laur. **Led. Lyc.** lyss. m-arct.[5] m-art.[5] mag-c. merc-i-f. mez. mur-ac. nat-c. **Nat-m.** nit-ac. **NUX-V.** ozone[227] ped.[85] petr.[1] phos. pic-ac. plat. **Podo.** psor. ruta sal-ac.[36] sanic. sarr. sars. sep. spig.[1] staph. stram. stry. sul-i.[58] sulph. tax.[303] thuj. urt-u.[36] **Verat.** zinc.[36]
☞ *O; Arme; Schultern*

◦ ◦ **links**: ind. kali-c.[1] **Kali-i.** mag-c.[1] sulph.
☞ *O; Arme; links*

◦ ◦ **rechts**: adam.[222] carb-ac.[25] citl-v.[197] coloc. ferr.[5] ferr-p.[58] **Merc-i-f.** ozone[227] psor.
☞ *O; Arme; rechts*

◦ ◦ ◦ **Druck** agg.: citl-v.[197]

◦ ◦ ◦ **Eis** amel.: citl-v.[197]

◦ ◦ ◦ **Gehen,** beim: carb-ac.[25]
☞ *O; Arme; Gehen; agg.; während*

◦ ◦ ◦ **Liegen auf dem Teil agg.**: citl-v.[197]

◦ ◦ **abends**: am-c. calc-s. mag-c.[1]
☞ *O; Arme; abends*

‹› ◦ ◦ **Ärgernis,** nach: coloc.[1]
☞ *O; Arme; Zorn, durch* ▤ *GEMÜT; M; Zorn, Beschwerden durch*

◦ ◦ **Arm** auf den Rücken zu legen ist unmöglich: **Ferr.**

◦ ◦ **Aufstoßen** amel.: mag-c.[1]
☞ *O; Arme; Aufstoßen amel.*

◦ ◦ **Berührung,** bei: ferr-p.[58] kali-c.[1]
☞ *O; Arme; Berührung; agg.*

◦ ◦ **Betätigung,** bei: pic-ac.
☞ *O; Arme; Anstrengung; agg.*

◦ ◦ **Beugen** des Arms, beim: crot-h.

◦ ◦ **Bewegung**:

◦ ◦ ◦ **agg., des Armes**: aegle-f.[192] **Arg.** cann-s. dros. fago. **Ham.** ign. kali-c. mag-c.[1] nat-m. sanic. sars. stram. sulph.[1]
☞ *O; Arme; Bewegung; während; Arme, der*

◦ ◦ ◦ **amel.**: kali-c.[1] lyc. sulph.[1]

◦ ◦ ◦ ◦ **Arms,** des: **Lyc.** sulph.[1]
☞ *O; Arme; Bewegung; amel.; Arme, der*

◦ ◦ **Druck** amel.: aegle-f.[192]
☞ *O; Arme; Druck; amel.*

◦ ◦ **Erwachen,** beim: acon. chel. fl-ac. nux-v.
☞ *O; Arme; Erwachen, beim*

◦ ◦ **Freien,** amel. im: calc-s.
☞ *O; Arme; Luft; amel., frische*

◦ ◦ **Gähnen,** beim: mag-c.
☞ *O; Arme; Gähnen, beim*

◦ ◦ **Gehen,** beim: arg. carb-ac.
☞ *O; Arme; Gehen; agg.; während*

◦ ◦ **Heben,** beim: nat-m.[1]
☞ *O; Arme; Heben agg.*

◦ ◦ **Heben** des Arms, **beim**: dros.[1] gran. nat-m.
☞ *O; Arme; Anheben; agg., der Glieder*

◦ ◦ **Liegen,** beim: **Lyc.**

◦ ◦ **liegt,** Schulter, **auf der man**: dros.[1] **Ign. Lach.**
☞ *O; Arme; Liegen; agg.; während; Seite, auf der; liegt, agg. auf Seite, auf der man*

◦ ◦ **morgens**: abrot. calc-s. chel. cupr. fl-ac. kali-n.
☞ *O; Arme; morgens*

◦ ◦ ◦ **Aufstehen,** beim: cupr.
☞ *O; Arme; Aufstehen; agg.; Bett, aus dem*

◦ ◦ ◦ **Erwachen,** beim: abrot. calc-s. chel. fl-ac.
☞ *O; Arme; Erwachen, beim*

◦ ◦ **nachts**: acon. merc-i-f. **Sulph.**
☞ *O; Arme; nachts*

◦ ◦ ◦ **Liegen** auf der Seite, **beim**: acon. merc-i-f.

◦ ◦ **Schlaf,** nach: acon.
☞ *O; Arme; Schlaf; nach*

◦ ◦ **Schreiben** agg.: merc-i-f.
☞ *O; Arme; Schreiben agg.*

◦ ◦ **Sitzen,** beim: coloc.
☞ *O; Arme; Sitzen; während*

➡ ◦ ◦ **erstreckt** sich:

◦ ◦ ◦ **Arm,** in den ganzen: ind.[36]

◦ ◦ ◦ **Hände**: sarr.

◦ ◦ ◦ **Handgelenke**: brach. verat.

◦ ◦ **unterhalb** der Schulter:

◦ ◦ ◦ **links**: kali-i.
☞ *O; Arme; links*

◦ ◦ ◦ **rechts**: kali-c.
☞ *O; Arme; rechts*

◦ ◦ **Gelenke**: cic. cupr. ign. **Nux-v.**
☞ *O; Arme; Schultern; Gelenke*

◦ ◦ **Deltoideusregion**: arg-m.[36] petr.[1] sal-ac.[36] tax.[303] urt-u.[36] zinc.[36]
☞ *O; Arme; Schultern; Deltoideus, Region des*

◦ ◦ ◦ **links**: arg-m.[36] zinc.[36]
☞ *O; Arme; links • O; Arme; Schultern; Deltoideus, Region des; links*

◦ ◦ ◦ **rechts**: sal-ac.[36] urt-u.[36]
☞ *O; Arme; Schultern; Deltoideus, Region des; rechts*

◦ ◦ ◦ **Druck** agg.: tax.[303]

◦ **Oberarme**: adam.[222] aesc. agar. **Agn.** am-m. ammc. anac. ang. arg.[36] arg-m.[36] ars-h. arum-t. asaf. bar-c. bell. bov. brach. **Calc.** canth. caust.[5] cedr. cina cinnb. **Cocc.** coff. croc. crot-h. cupr. cycl.[8] **EUP-PER.** eupi. ferr.[5] ferr-i. fl-ac. glon. graph. grat. **Guai.**[5] ham. hell. **Hep.** ign. indg. iod. iris kali-c. kreos. laur. led. lyc. lyss. m-aust.[5] mag-c.[1] mag-m. mez. mur-ac. nat-c. **Nat-m.** nicc. **Nit-ac.** ox-ac. ozone[227] petr.[1] **Ph-ac. Phos.** phyt. plan. plat. plb.[5] puls.[5] **Ruta**[5] sal-ac.[36] sapin.[36] sarr. **Sep.**[1] sil. **Stann.** stry. sul-i.[58] **Sulph.**[1] **Sumb.**[36] tax.[303] tep. thuj. urt-u.[25] valer.[5] verat. zinc.
☞ *O; Arme; Oberarme*

◦ ◦ **links**: ozone[227] sulph.[1]
☞ *O; Arme; links*

◦ ◦ **rechts**: adam.[222] cinnb. tax.[303]
☞ *O; Arme; rechts*

◦ ◦ **morgens**: bov. ham.
☞ *O; Arme; morgens*

◦ ◦ **abends**: stry.
☞ *O; Arme; abends*

◦ ◦ **nachts**: sep.[1]
☞ *O; Arme; nachts*

<> ◦ ◦ **Berührung,** bei: **Cycl.**[8] kreos. mag-c.[1] mez. nat-c.
☞ *O; Arme; Berührung; agg.*

◦ ◦ **Bewegung,** bei:
☞ *O; Arme; Bewegung; während*

◦ ◦ ◦ **agg.**: cocc. **Cycl.**[8] grat. ham. nat-c. nat-m. plan. plat. sep.

◦ ◦ ◦ ◦ **Arm** nach hinten und vorn: **Nat-m.**
☞ *O; Arme; Bewegung; während; Arme, der • O; Arme; Bewegung; während; Arme, der; rückwärts*

◦ ◦ ◦ **amel.**: cupr. kali-c. **Lyc.** mur-ac.

◦ ◦ **Druck** amel.: bov.
☞ *O; Arme; Druck; amel.*

◦ ◦ **Erwachen,** beim: fl-ac.
☞ *O; Arme; Erwachen, beim*

◦ ◦ **Heben,** beim: nat-m.[1]
☞ *O; Arme; Heben agg.*

◦ ◦ **Heben** des Arms, **beim**: grat. kali-c. nat-m. nit-ac. plan.
☞ *O; Arme; Anheben; agg., der Glieder*

◦ ◦ **kalten** Händen, **mit**: nit-ac.[1]

◦ ◦ **Mittagessen,** nach dem: thuj.

◦ ◦ **Schlaf,** im: sep.[1]
☞ *O; Arme; Schlaf; während*

◦ ◦ **Sitzen,** beim: phos.
☞ *O; Arme; Sitzen; während*

◦ ◦ **Strecken** des Gliedes **agg.**: phyt. plat. verat.
☞ *O; Arme; Ausstrecken der Arme; agg.*

◦ ◦ **Treppensteigen,** beim: **Calc.**
☞ *O; Arme; Steigen agg.*

➡ ◦ ◦ **erstreckt** sich:

◦ ◦ ◦ **Handgelenken,** zu den: verat.

◦ ◦ ◦ **Schultern**: laur.

◦ ◦ **Humerus**: aesc. ang. bov. **Cocc.** croc. glon. graph. ham. **HEP.** laur. phos. sarr. **Sil.** thuj. zinc.

◦ ◦ ◦ **außen,** lateral, **rechts**: aesc.

◦ ◦ ◦ **Gelenkköpfe**: glon. graph. laur. phos. thuj.

◦ ◦ **Muskeln**:

◦ ◦ ◦ **Biceps**: brach. ham.[36] sapin.[36]

◦ ◦ ◦ ◦ **rechts,** Druck **agg.**: ham.[36]
☞ *O; Arme; rechts*

◦ ◦ ◦ ◦ **Druck** agg.: sapin.[36]

◦ ◦ ◦ **Trizeps**: arg.[36] mur-ac. sumb.[36]

◦ ◦ ◦ ◦ **links**: sumb.[36]
☞ *O; Arme; links*

◦ ◦ ◦ ◦ **rechts,** bei Druck: arg.[36]
☞ *O; Arme; rechts*

◦ **Ellenbogen**: adam.[222] agar. all-c. alum. am-c. ammc.[4] ang.[1] asaf. aur-m-n.[36] bar-c. bov. brom. calc-p. camph. carb-an.[1] **Carb-v.**[8] caust. cedr. cinnb. clem. colch. con. **Crot-h.**[111] cycl.[1] dros.[1] dulc.[1] haliae-lc.[222] hep.[1] hydr.[25] ind.[36] iod. lach. led. linu-u.[36] mag-s. merc-i-f. nat-s. **Ol-j.** phos.[1] plat.[1] puls. **Ruta**[5] stann. still. succ.[194] sul-ac. **Sulph.** tell. ter. thuj. valer. verat. zinc.
☞ *O; Arme; Ellenbogen*

◦ ◦ **links**: agar. ind.[36] phos.[1] succ.[194]
☞ *O; Arme; links*

◦ ◦ **rechts**: adam.[222] aur-m-n.[36]
☞ *O; Arme; rechts*

◦ ◦ **morgens**: carb-v. puls.
☞ *O; Arme; morgens*

◦ ◦ ◦ **Bett,** im: **Carb-v.**

◦ ◦ ◦ **Bewegung,** bei: puls.

◦ ◦ **vormittags**: thuj.
☞ *O; Arme; vormittags*

◦ ◦ **abends**: am-c. still.
☞ *O; Arme; abends*

◦ ◦ **nachts**: merc-i-f.
☞ *O; Arme; nachts*

<> ◦ ◦ **Aufstützen** auf den Arm, beim: ang.[1]
☞ *O; Arme; Anlehnen oder Aufstützen mit dem Teil agg.*

◦ ◦ **Berührung** agg.: **Carb-v.**[8] cycl.[1] dros.[1] dulc.[1]
☞ *O; Arme; Berührung; agg.*

◦ ◦ **Beugen,** beim: dulc.

◦ ◦ **Bewegung**:

◦ ◦ ◦ **agg.**: clem. cycl.[1]

◦ ◦ ◦ **amel.**: ang.[1] aur-m-n.

◦ ◦ ◦ ◦ **Arms,** des: ang.[1]
☞ *O; Arme; Bewegung; amel.; Arme, der*

◦ ◦ **Faustschluss,** beim: sulph.[1]
☞ *O; Arme; Schließen der Hände agg.*

◦ ◦ **Gehen,** nach: tell.

◦ ◦ **Heben,** beim: sulph.
☞ *O; Arme; Heben agg.*

➡ ◦ ◦ **erstreckt** sich:

◦ ◦ ◦ **Schultern**: haliae-lc.[222]

◦ ◦ ◦ **Unterarme**: haliae-lc.[222] led.

◦ ◦ **Ellenbeuge**: caust. hep. valer. zinc.
☞ *O; Arme; Ellenbogen; Ellenbeuge*

◦ ◦ ◦ **Schreiben,** beim: valer.
☞ *O; Arme; Schreiben agg.*

◦ ◦ ◦ **streckt,** wenn man den Arm: hep.
☞ *O; Arme; Ausstrecken der Arme; agg.*

◦ ◦ **Olecranon**: carb-an.[1] hep.[1] stann.
☞ *O; Arme; Ellenbogen; Höcker, Olekranon*

◦ ◦ ◦ **Beugen** des Arms, beim: stann.

◦ **Unterarme**: acon. ail. aloe **ARN.** ars. ars-met. aur-m-n.[36] bamb-a.[1184] bar-acet.[1] bism.[1] brach.[36] **Calc.** calc-p. camph. canth. carb-an. **CAUST.** cedr. chel. **Cic.** coca com. con. **Croc.**[5] croto-t. cupr. **Cycl.** cymbo-ci.[2184] dig. **EUP-PER.** germ.[222] ham. hep. hura iod. kali-bi. led. lyc. merc. merc-i-f. merc-i-r. mez. mur-ac. nat-m.[1] nit-ac.[1] ol-an. olnd.[5] peti.[36] **Ph-ac.** phos. plan. plan-m.[45] prun. **Rhus-t.** **Ruta** sabin. sal-ac. sanic.[102] sarr.[36] sil. stront-c.[5] sul-ac. sulph. thuj. **Zinc.**
☞ *O; Arme; Unterarme*

◦ ◦ **links**: cymbo-ci.[2184] nat-m.[1] sanic.[102]
☞ *O; Arme; links*

◦ ◦ **rechts**: aur-m-n.[36] **Cycl.** merc-i-f.
☞ *O; Arme; rechts*

◦ ◦ ◦ **Ruhe,** während: aur-m-n.[36]
☞ *O; Arme; Ruhe; agg.*

◦ ◦ **vormittags**: led.
☞ *O; Arme; vormittags*

◦ ◦ **nachts**: cycl.
☞ *O; Arme; nachts*

<> ◦ ◦ **Berührung,** bei: nit-ac.[1] zinc.[1]
☞ *O; Arme; Berührung; agg.*

◦ ◦ **Bewegung,** bei:
☞ *O; Arme; Bewegung; während*

◦ ◦ ◦ **agg.**: nit-ac. zinc.

◦ ◦ ◦ **amel.**: aur-m-n.

◦ ◦ **dreht,** wenn man den Arm: zinc.

◦ ◦ **Druck,** bei: nat-m.[1]

◦ ◦ **Koitus,** nach dem, Flexion, bei: sabin.

◦ ◦ **liegt,** wenn er auf dem Tisch: ph-ac.
☞ *O; Arme; legt den Arm; Tisch, auf den*

◦ ◦ **erstreckt** sich zu den Fingern: iod.

◦ ◦ **außen,** lateral: nit-ac.[1]

◦ ◦ **Rückseite**: bar-acet.[1] con.

◦ ◦ **mittlerer** Teil, links: plan-m.[45]
☞ *O; Arme; links*

◦ ◦ **Knochen**: ars. bism.[1] brach.[102] calc. mez. nat-m.[1] peti.[36] phos. rhus-t. ruta sarr.[36] sil.

◦ ◦ ◦ **Speiche**: bism.[1] peti.[36] phos. **Rhus-t.** sarr.[36] sil.

◦ ◦ ◦ ◦ **links,** bei Berührung: peti.[36]
☞ *O; Arme; links • O; Arme; Berührung; agg.*

◦ ◦ ◦ **Elle**: ars. bism.[1] brach.[102] calc. mez. ruta sarr.[36]

◦ ◦ ◦ ◦ **oberer** Teil: mez.

◦ ◦ ◦ ◦ **unterer** Teil: **Calc.**

◦ ◦ **M. flexor carpi ulnaris**: brach.[36]

◦ ◦ ◦ **rechts**: brach.[36]
☞ *O; Arme; rechts*

◦ **Handgelenke**: alumn. ammc. arg. asaf. aur-m-n. bani-c.[204] bar-c.[5] bism.[5] bor.[5] bov. brach. **Calc.** calx-b.[194] camph. caust. cham. con.[5] croc.[5] cupr.[5] **Dros.** **EUP-PER.** hep.[1] led. lyss. mez.[1] mur-ac.[5] nat-c.[36] nat-m. nat-p. nit-ac. ph-ac.[5] phos.[5] pip-m. plan-m.[45] podo. puls.[5] rhod.[137] rhus-t.[5] **RUTA** sabin.[5] sep. spong.[5] tanac.[25] thuj. zinc.
☞ *O; Arme; Handgelenke*

◦ ◦ **links,** morgens: tanac.[25]
☞ *O; Arme; links • O; Arme; morgens*

wund, Schmerz mit Empfindlichkeit, wie wund und zerschlagen; **Handgelenke** (Forts.)

◦ ◦ **rechts**: calx-b.[194] **Plan-m.**[45]
☞ *O; Arme; rechts*

◦ ◦ ◦ **Bewegung agg.**: calx-b.[194]
☞ *O; Arme; Bewegung; während*

<> ◦ ◦ **Ruhe,** während: aur-m-n.
☞ *O; Arme; Ruhe; agg.*

◦ ◦ **Wetter,** bei kaltem, nassem: ruta
☞ *O; Arme; Kälte; in der Kälte, während Kälte •O; Arme; Wetter; nasskaltes*

◦ ◦ **Erbsenbein** rechts, beim Liegen oder drauf Drücken: nat-c.[36]

◦ **Hände**: abrot. alumn. am-m. arg. **Arn.** ars. asaf. bamb-a.[1184] bani-c.[204] bell. bism. brach.[36] calc.[5] calc-p. carb-an.[1] carb-v. cina[5] con.[111] crot-h. cupr-ar. dros.[1] ferr. graph. **Hep.** hura iod.[1] **Kali-bi.**[36] lil-t. mag-c.[1] mez.[36] nat-ar.[102] nat-c. nat-m. nat-s.[58] nicc. **Nit-ac.**[5] olnd. ph-ac. phos. pitu-a.[164] **Rhus-t.**[137] rhus-v. **Ruta** sanic.[102] **Sars.**[5] sil. succ.[194] sulph. sumb.[36] verat.[102] verb.[1] vip.
☞ *O; Arme; Hände*

◦ ◦ **links**: pitu-a.[164] sanic.[102] succ.[194]
☞ *O; Arme; links*

◦ ◦ **morgens**:
☞ *O; Arme; morgens*

◦ ◦ ◦ **Erwachen,** beim: mag-c.[1]
☞ *O; Arme; Erwachen, beim*

◦ ◦ ◦ **Liegen** amel.: mag-c.[1]

<> ◦ ◦ **Bewegung,** bei: sil.

◦ ◦ **Drehen** der Hand **agg.**: bamb-a.[1184]

◦ ◦ **Schreiben,** beim: bamb-a.[1184]
☞ *O; Arme; Schreiben agg.*

◦ ◦ **erstreckt** sich:

◦ ◦ ◦ **Arm,** in den, bei Bewegung der Hand: hep.

◦ ◦ ◦ **Ellenbogen,** zum: dros.[1]

◦ ◦ **innen,** ulnar: carb-an.[1]

◦ ◦ **Mittelhandknochen**: alumn. arg. asaf. iod.[1] kali-bi.[36] mez.[36] nat-c.[36] verb.[1]

◦ ◦ ◦ **erster**: iod.[1]

◦ ◦ ◦ **vierter**: verb.[1]

◦ ◦ **Gelenke**: alumn. **Arg.** asaf.
☞ *O; Arme; Gelenke*

◦ ◦ **Handrücken**: bamb-a.[1184] carb-v. con.[111] graph. hep. hura **Ruta**
☞ *O; Arme; Hände; Handrücken*

◦ ◦ **Handflächen**: am-m. ars. nat-c. nat-s.[58] rhus-t.[137]
☞ *O; Arme; Hände; Handflächen*

◦ ◦ **Fingern,** zwischen den: **Ars.** graph. nat-ar.[102] sumb.[36]
☞ *O; Arme; Hände; Fingern, zwischen den*

◦ **Finger**: agar. alum. am-c. apis arg-n.[111] arn. benz-ac.[111] brach. bry. calc-p. calx-b.[194] camph. cann-s. carb-an. carb-v.[5] caul. caust.[1] chin-s. cina[5] coc-c. com. croc. crot-h. cupr.[1] cupr-ar.[36] dios. dulc.[5] fl-ac.[111] graph.[5] haliae-lc.[222] hep.[5] hura iod. kali-c.[1] kali-n.[1] kreos. lac-ac. **LED.** lith-c.[25] lyc. merc-i-r. mez.[1] nat-c. nat-m. nit-ac.[1] olnd.[5] par.[5] petr. phos. pitu-a.[164] plan-m.[45] **Plat.**[5] ran-b. rhus-t. ruta sabin.[5] sang.[25] sars. schran-u.[88] sec. sep. **Sil.**[5] spig.[1] spong.[1] sulph.[1] tung.[252] verb. vip.

◦ ◦ **links**: pitu-a.[164]
☞ *O; Arme; links*

◦ ◦ **morgens**: merc-i-r.
☞ *O; Arme; morgens*

◦ ◦ **berühren,** wenn sie einander:
☞ *O; Arme; Berührung; agg. •Empfindlich, Gliedmaßen sind; Arme; Finger; hält die Finger gespreizt*

◦ ◦ **Bewegung** amel.: ruta
☞ *O; Arme; Bewegung; amel.*

◦ ◦ **Knochen**:

◦ ◦ ◦ **Periost**: **LED.**

◦ ◦ ◦ **Endglied**: nat-m.[1]

◦ ◦ **Gelenke**: alum. bry. carb-v.[5] caul. caust.[5] iod. kali-c.[58] lac-ac. lyc. nat-m. sabin.[5] sep. spig.[5] sulph.
☞ *O; Arme; Finger; Fingergelenke*

◦ ◦ ◦ **Endgelenk**: alum. sep.

◦ ◦ **Nägel**: caust.[1] cupr-ar.[36] kali-n.[1] lith-c.[25] **Petr.** sang.[25]
☞ *O; Nägel; Fingernägel •O; Arme; Finger; Daumen •Empfindlich, Gliedmaßen sind; Arme; Finger; Nägel*

◦ ◦ ◦ **unter** den: caust.[1] kali-n.[1]
☞ *O; Nägel; unterm Nagel*

◦ ◦ ◦ **Nagelwurzel**: cupr-ar.[36] sang.[25]
☞ *O; Nägel; Nagelbett*

◦ ◦ **Fingerspitzen**: calc-p. nat-c. plan-m.[45] **Sars.** sulph.[111]
☞ *O; Arme; Finger; Fingerspitzen*

◦ ◦ **Daumen**: am-c. arn. brach. calc-p. calx-b.[194] coc-c. cupr.[1] hura kreos. mez.[1] phos. ran-b. spig.[1] spong.[1] vip.
☞ *O; Arme; Finger; Daumen*

◦ ◦ ◦ **links**: am-c. kreos. phos.
☞ *O; Arme; links*

◦ ◦ ◦ ◦ **Kaltwerden,** beim: am-c.
☞ *O; Arme; Kälte; Kaltwerden*

◦ ◦ ◦ **rechts**: calx-b.[194]
☞ *O; Arme; rechts*

◦ ◦ ◦ **Gelenke**:
☞ *O; Arme; Finger; Fingergelenke*

◦ ◦ ◦ ◦ **Grundgelenk**: spig.[1]

◦ ◦ ◦ ◦ **interphalangeal**: spong.[1]

◦ ◦ ◦ **Ballen**: arn. hura ran-b.

◦ ◦ ◦ **Nägeln,** unter den: mez.[1]
☞ *O; Nägel •O; Nägel; unterm Nagel •O; Arme; Finger; Daumen*

◦ ◦ ◦ **Wurzel** links: phos.
☞ *O; Arme; links*

◦ ◦ ◦ **Spitze**: calc-p. vip.
☞ *O; Arme; Finger; Fingerspitzen*

◦ ◦ **Zeigefinger**:

◦ ◦ ◦ **Gelenke**: caust. crot-h. lac-ac. spig.[1]
☞ *O; Arme; Finger; Fingergelenke*

◦ ◦ ◦ ◦ **Grundgelenk**: spig.[1]

◦ ◦ **Mittelfinger**: agar. cann-s. carb-an. dios. kali-c.[1]

◦ ◦ ◦ **Gelenke**: agar. carb-an.
☞ *O; Arme; Finger; Fingergelenke*

◦ ◦ **Ringfinger**: ruta sulph.[1]

◦ ◦ ◦ **Mittelgelenk**: sulph.[1]
☞ *O; Arme; Finger; Fingergelenke*

◦ ◦ **Kleiner** Finger: chin-s. haliae-lc.[222] nit-ac.[1] sulph.[1] verb.

◦ ◦ ◦ **Gelenke**: chin-s. sulph.[1]
☞ *O; Arme; Finger; Fingergelenke*

◦ ◦ ◦ ◦ **Mittelgelenk**: sulph.[1]

◦ ◦ ◦ **Fingerspitze,** links: haliae-lc.[222]
☞ *O; Arme; links*

- **Beine**: abrot. acon. adam.[222] aegle-f.[192] aesc.[102] agar. agn. all-c.[8] aloe **Alum.** alum-p.[58] **Alum-sil.**[58] alumn. am-c.[5] am-m. ambr. anac.[1] androc.[222] **Ang.** ant-c. **Ant-t.** apis apisin.[5] aq-mar.[149] arg. arg-n.[5] **Arn. Ars.** ars-h. ars-i.[25] arum-t. arund. asaf. asar. aspar. aster. **Aur.**[1] aur-m. bad. bamb-a.[1184] bapt. bar-c.[102] **Bell.**[111] bell-p.[119] **Berb.** bor. bov. brach. brom.[102] bros-g.[259] bry. bufo calad.[36] **Calc.** calc-acet.[1] calc-p. calc-s. calo. calx-b.[194] camph. canch.[25] cann-s.[36] canth. caps.[1] carb-ac. carb-an. **Carb-v.** carbn-s. card-m. carl. cassi-s.[192] cast-eq. caul. **CAUST.** cench.[58] cham. **Chel.** chim. chim-m.[8] chin. chin-s. chlf. chlor. chr-ac. cic. cimic. cina cinnb. cist. clem.[1] cob. coc-c.[36] coca **Cocc.** coff. coloc. com. **Con.**[1] cop. cot.[36] croc. crot-h. croto-t. cupr. cupr-acet.[45] **CYCL.**[1] cymbo-ci.[2184] daph. dig.[1] dios.[25] **Dulc.** elaps ephe.[267] equis. ery-a.[36] **EUP-PER.** euph. excr-can.[269] fago.[111] falco-p.[265] ferr. ferr-i. fl-ac. form. gad.[36] gels.[36] germ.[222] gins. graph. grat. gua.[25] guai. haliae-lc.[222] ham.[36] hedeo.[122] hell.[36] **Hep.** hipp. hura[36] hydr-ac.[268] hydrog.[222] hyos.[36] hyper.[111] ign. indg. iod.[1] ip.[5] jatr. jug-r.[36] kali-ar. kali-bi. **Kali-c.**[58] kali-i. kali-n.[5] kali-p. kali-s. kali-sil.[58] kola[1184] kreos. lac-ac. lac-c. lac-eq.[204] lac-leo.[204] lach.[5] lact. lam.[36] lat-h.[301] laur.[5] **Led.** lil-t. linu-u.[36] lith-c.[25] lob-s. **Lyc.**[1] lyss. m-arct.[5] m-art.[5] m-aust.[5] **Mag-c.**[1] mag-m.[5] mag-s.[144] manc. **Mang.** mang-acet.[1] mang-m.[36] med.[85] menis.[25] meny. meph. merc. merc-c.[5] merc-cy. merc-i-f. merc-i-r. mez.[1] mill.[36] mit.[25] mosch. mur-ac. murx. musa[197] myric.[25] nat-ar.[102] **Nat-c.** nat-m.[1] nat-p. nat-s. nicc. **Nit-ac.**[102] nux-m. **Nux-v.** ol-an. ol-j. olnd. op. osm. par.[5] **Petr.**[102] **Ph-ac.** phel. **Phos.**[5] phyt.[46] pic-ac. plan.[25] plat.[1] plb. plut-n.[222] polyg.[137] por-m.[251] prot.[136] prun.[102] psor. ptel. **Puls.** puls-n. ran-b. rat. **RHOD. RHUS-T.**[5] **Rhus-v.** rumx. **RUTA** sabad. sabin.[5] sal-ac.[8] sang. sanic.[102] sarr.[36] sars. sec.[5] sel.[36] seneg. **Sep. SIL.** sol-n. spect.[271] spig.[1] **Spong.**[5] squil. **Stann.** staph. stroph-s.[119] succ.[194] sul-ac.[1] sul-i. **Sulph.** syph.[102] tab.[111] tanac.[25] tarax.[102] tarent.[192] tax.[303] tell. tep. teucr. thal-s.[111] ther.[111] thuj.[1] tung.[252] ulm.[72] uro-h.[264] urt-u. vac.[36] **Valer.**[111] **Verat.** verb.[45] viol-t. visc.[137] **Zinc.** zing.

◦ **abwechselnde** Seiten: cic.[36]
☞ *O; Beine; abwechselnde Seiten*

◦ **rechts**: ang.[1]
☞ *O; Arme; rechts • O; Beine; rechts*

◦ **morgens**: abrot.[122] carb-an. **Caust.** mit.[36] nux-v.[122] **Ph-ac.** stann.[1]
☞ *O; Beine; morgens*

◦ ◦ **Aufstehen,** beim: **Nux-v.**[122] stann.[1]

◦ ◦ **Erwachen,** beim: abrot.[122]

◦ **vormittags**: mit.[36] nat-s. ptel.
☞ *O; Beine; vormittags*

◦ **nachmittags**: myric.
☞ *O; Beine; nachmittags*

◦ **abends**: sulph.
☞ *O; Beine; abends*

◦ **nachts**: phos.
☞ *O; Beine; nachts; agg.*

◦ **Aufstehen** zum Gehen, beim: cycl.[1] **Eup-per.**

◦ **Berührung,** bei: chel.[25]

◦ **Bewegung,** bei: calc.[1]

◦ **Gehen**:

◦ ◦ **agg.**:

◦ ◦ ◦ **während**: aesc. **Chel.**

◦ ◦ ◦ **nach**: agar. **Berb. RUTA** sol-n.[25] sulph.

◦ ◦ ◦ ◦ **Freien,** im: **Sulph.**

◦ ◦ **amel.**: tarent.[192]

◦ **Ischiassyndrom,** bei, plötzlich: sel.[137]

◦ **Liegen** auf schmerzhafter Seite, beim: graph.[1]
☞ *O; Beine; Liegen; agg.; erkranktem Teil, auf • O; Beine; Liegen; agg.; schmerzhafter Seite, auf*

◦ **Menses**:

◦ ◦ **vor**: caul.
☞ *O; Beine; Menses; vor*

◦ ◦ **während**: caul. mag-m.[1] nit-ac. sep.
☞ *O; Beine; Menses; während*

◦ **Sitzen** agg.: apis tarent.[192]

◦ **Stehen,** beim: alum. alumn.
☞ *O; Beine; Stehen; agg.; während*

◦ **Tanzen** amel.: sep.
ALLGEMEINES; M; Tanzen; amel.

◦ **Treppensteigen,** beim: nat-m.[1] stann.
☞ *O; Beine; Steigen agg.; Treppensteigen*

◦ **innen,** medial: petr.

◦ **Knochen**: agar.[5] aur.[5] calc.[1] cann-s.[5] chin.[5] graph.[5] **Hep.**[5] **Led.** mag-c.[5] **Mang. Nit-ac.** petr.[5] phos.[5] puls.[5] **RUTA**[5] sep.[5] ther.[111] valer.[5]
☞ *O; Beine; Knochen*

◦ **Gelenke**: agar. **Arg.** aur.[5] calc. chin.[5] **Dig.** merc-c.[5] **Mur-ac.**[5] nat-c. ph-ac. ruta[5] sarr. sep. verb.[45]
☞ *O; Beine; Gelenke*

◦ ◦ **Abwärtsgehen,** beim: arg.
☞ *O; Beine; Treppabgehen agg.*

wund, Schmerz mit Empfindlichkeit, wie wund und zerschlagen; **Beine; Gesäßbacken** (Forts.)

◦ **Gesäßbacken**: agar.[1] arg. **Ars.** calc-p. card-m. caust.[5] cench.[58] cist. eup-per.[25] euph. excr-can.[269] **Hep.** hura hydrog.[222] lyc. mag-m. mag-s. merc. nat-m. nit-ac. nux-v. phos.[1] **Puls.** sanic. sel. seneg. sep. sulph.[1] tax.[303] thuj.[58] zinc.
☞ *O; Beine; Gesäßbacken*

◦ ◦ **links**: eup-per.[25] euph.[36]
☞ *O; Beine; links*

◦ ◦ ◦ **Bewegung, bei**: euph.[36]
☞ *O; Beine; Bewegung; agg.; während*

◦ ◦ **5** Uhr: tax.[303]

◦ ◦ **Berührung, bei**: sulph.[1]

◦ ◦ **Bewegung** agg.: hydrog.[222]
☞ *O; Beine; Bewegung; agg.; während*

◦ ◦ **Gehen, beim**: arg.[36] mag-s.

◦ ◦ **Menses, während**: cench.[58]
☞ *O; Beine; Menses; während*

◦ ◦ **Sitzen**:

◦ ◦ ◦ **während**: agar. caust. cench.[58] **Hep.** phos.[1] sel. sep.
☞ *O; Beine; Sitzen; agg.; während*

◦ ◦ ◦ **nach**: agar.[1] puls.[1]
☞ *O; Beine; Sitzen; agg.; nach*

◦ ◦ **zwischen** den Gesäßbacken: caust.[5] sulph.[1]

◦ ◦ **Gesäßmuskeln**: arg. euph. hura **Puls.** seneg. zinc.

◦ **Hüften**: abrot. **Acon.** aegle-f.[192] aesc. agar. all-c. alum. alumn.[1] **Am-c.**[5] am-m. anac. apis apisin.[5] **Arg. Arn.** ars.[1] bamb-a.[1184] bapt.[25] bov. bry. calc. carb-ac. carb-an. **Caust.** chin.[5] **Cina** cob. coff.[5] cop. **Croc.** crot-h. cupr-acet.[45] dulc.[1] equis. euph.[1] excr-can.[269] **Ferr.** fl-ac. form. gad.[36] gins. graph.[36] gua.[25] ham.[36] hep.[85] hura kali-bi. **Kali-c.** kali-n.[5] kali-sil.[58] kola[1184] kreos. lach. **Laur.** lil-t. m-arct.[5] m-aust.[5] mag-c.[1] mag-m. manc. mang. mang-acet.[1] meny.[36] **Nat-c.** nat-m. par.[5] **PH-AC.**[1] phos. phyt. puls. rat. **RUTA**[1] sang.[25] sarr.[36] sars.[1] seneg. **SEP.**[1] **Sil. Staph. Sulph.**[1] tarent. tell. thuj. visc.[137] zinc. zing.
☞ *O; Beine; Hüften*

◦ ◦ **links**: apisin.[5] nat-m.[1] sang.[25]
☞ *O; Beine; links*

◦ ◦ **rechts**: bry.[36] ham.[36] lil-t. nat-c.[1] sars.[1] **Sep.**
☞ *O; Arme; rechts • O; Beine; rechts*

◦ ◦ ◦ **Bewegung** agg.: bry.[36]
☞ *O; Beine; Bewegung; agg.; während*

◦ ◦ ◦ **Menses, vor**: sars.[1]
☞ *O; Beine; Menses; vor*

◦ ◦ **morgens**: agar. alum. ars.[1] bry. excr-can.[269] fl-ac. mag-m. rat.
☞ *O; Beine; morgens*

◦ ◦ ◦ **Aufstehen,** beim und nach: agar. excr-can.[269] fl-ac.

◦ ◦ ◦ **Gehen, beim**: mag-m.

◦ ◦ **vormittags**: am-m. equis. nat-c.
☞ *O; Beine; vormittags*

◦ ◦ ◦ **Menses, während**: nat-c.
☞ *O; Beine; Menses; während*

<>

◦ ◦ **nachts**: ars.[1] caust. form. kali-bi. nat-m. phos.
☞ *O; Beine; nachts; agg.*

◦ ◦ ◦ **Bett,** im: form. phos.
☞ *O; Beine; Bett, im; agg.*

◦ ◦ ◦ **liegt,** wenn man darauf: **Caust.** kali-bi.

◦ ◦ **Aufstehen** vom Sitz, beim: anac. kali-bi. nat-c. sang.[25] sep.[1] tarent.
☞ *O; Beine; Aufstehen; agg.; Sitzen, vom; während*

◦ ◦ **Berührung, bei**: ruta[1] sulph.[1]

◦ ◦ **Beugen** zur schmerzhaften Seite agg.: mag-c.[1]

◦ ◦ **Bewegung** agg.: aegle-f.[192] **Arg.** cob. croc. euph.[1] fl-ac. **Kali-c.** ph-ac.[1] sep. sulph.
☞ *O; Beine; Bewegung; agg.; während*

◦ ◦ ◦ **Beginn,** zu: **Sep.**
☞ *O; Beine; Bewegung; agg.; Beginn, zu*

◦ ◦ ◦ **Körpers,** des, zur Seite: euph.[1] sulph.

◦ ◦ ◦ ◦ **Sitzen,** beim: euph.[1]
☞ *O; Beine; Sitzen; agg.; während*

◦ ◦ **Bücken,** beim: **Sil.**
☞ *O; Beine; Bücken agg.*

◦ ◦ **Druck**:

◦ ◦ ◦ **agg.**: alum. alumn.[1] caust. **Cina**
☞ *O; Beine; Druck; agg.*

◦ ◦ ◦ **amel.**: aegle-f.[192]
☞ *O; Beine; Druck; amel.*

◦ ◦ **Froststadium** im Fieber, während: **ARN.**
☞ *O; Beine; Fieber; während; Froststadium im Fieber*

◦ ◦ **Gehen**:

◦ ◦ ◦ **agg.**: alum. bry. caust. cop. excr-can.[269] hep.[85] kali-bi. mag-m. ph-ac. sang.[25] sil.[36] tarent. tell.

◦ ◦ ◦ ◦ **Beginn,** zu: ph-ac.
☞ *O; Beine; Bewegung; agg.; Beginn, zu*

◦ ◦ ◦ ◦ **lange** geht, wenn er: excr-can.[269]

◦ ◦ ◦ **amel.**: agar. nat-c.[1] sep.

◦ ◦ **Liegen,** beim: caust. cop. kali-bi. nat-m. sep. sil.[36] staph.
☞ *O; Beine; Liegen; agg.*

◦ ◦ ◦ **Liegen** auf den Teilen, beim: **Caust.** cop. kali-bi. nat-m. sep.

◦ ◦ **Menses**:

◦ ◦ ◦ **vor**: calc. **Lach.**
☞ *O; Beine; Menses; vor*

◦ ◦ ◦ **während**: **Mag-m. Nat-c.**
☞ *O; Beine; Menses; während*

◦ ◦ **Niesen,** beim: **Kali-c.**
☞ *O; Beine; Niesen agg. • Niesen agg. • verstaucht, gezerrt, Schmerz wie; Beine; Hüften; Niesen, beim*

◦ ◦ **Sitzen,** beim:
☞ *O; Beine; Sitzen; agg.; während*

◦ ◦ ◦ **agg.**: kali-bi. mang-acet.[1] meny.[36] sang. sil.[36] sulph.

◦ ◦ ◦ **amel.**: tarent.
☞ *O; Beine; Sitzen; amel.*

◦ ◦ **Stehen,** beim: tarent.
☞ *O; Beine; Stehen; agg.; während*

◦ ◦ **Treppensteigen,** beim: ph-ac.
☞ *O; Beine; Steigen agg.; Treppensteigen*

◦ ◦ **Wärme** amel.: excr-can.[269]

➡ ◦ ◦ **erstreckt** sich:

◦ ◦ ◦ **abwärts**: aesc.

◦ ◦ ◦ **Fußaußenkante**: cupr-acet.[45]

◦ ◦ ◦ **Fußgelenk**: manc.

◦ ◦ ◦ **Knie**: abrot. gad.[36]

◦ ◦ ◦ ◦ **Kniescheibe**: gad.[36]

◦ ◦ ◦ **Schultern**: mag-c.[1]

◦ **Oberschenkel**: **Acon.** all-c. **Am-c.**[5] am-m. ambr.[58] anac.[1] androc.[222] ang. arg. **Arn.** ars. asar.[1] aur.[1] bapt. bar-c. **BELL.**[1] berb. bov. bros-g.[259] bry. **Calc. Calc-p.** calo. **Camph.** caps. carb-ac.[36] carbn-s. **CAUST.** cham. **Chel.** chin. clem. **COCC.** coff. crot-h. croto-t. cupr.[1] cymbo-ci.[2184] dig. dulc. eup-per. ferr-i. fl-ac. gels. graph. grat. **Guai. Ham. Hep.** hyper. ign. indg. iod. kali-bi. kali-c.[1] kali-n.[1] kola[1184] kreos. lach. lact. laur. **Led.**[1] **Lyc.**[1] lyss. m-arct.[5] mag-c.[1] **Mag-m.** mag-s.[144] mang. mang-acet.[1] **MENY. Merc.** merc-i-f. mez. mosch. murx. myric.[25] nat-ar. **Nat-c.**[1] nat-m. nat-p. nat-s. nicc. **Nit-ac. Nux-v.** ol-an. olnd. **Ph-ac.** phel. phos. **Plat.** plb. **Puls.** rhod. **RHUS-T. RUTA** sabin. sang. sanic. sars. seneg. **Sep. Sil.** spig.[1] squil. staph.[1] sul-ac.[1] sul-i.[58] **Sulph.** tab. tanac.[25] tarax.[1] **Thuj. VALER.** viol-t. zinc.[1]

◦ ◦ **rechts**: bros-g.[259] calc.[111] **Camph.** tanac.[25]
☞ *O; Arme; rechts •O; Beine; rechts*

◦ ◦ **morgens**: caust. kali-n.[1] lyc. nat-c.[1] **Sulph.** valer. viol-t.
☞ *O; Beine; morgens*

◦ ◦ ◦ **Aufstehen,** nach: valer.

◦ ◦ ◦ **Bett,** im: **CAUST.**
☞ *O; Beine; Bett, im; agg.*

◦ ◦ ◦ **Erwachen,** beim: kali-n.[1] **Sulph.**

◦ ◦ **nachmittags,** beim Gehen: hyper. nat-s. valer.

◦ ◦ **abends**: kali-c.[1] mag-c. mag-m.[36] meny.[1]
☞ *O; Beine; abends*

◦ ◦ ◦ **Bett,** im: mag-c. mag-m.[36]
☞ *O; Beine; Bett, im; agg.*

◦ ◦ ◦ **Sitzen,** beim: meny.[1]

◦ ◦ **nachts**: aur.[1] caust. sep.[1] sulph.[1]
☞ *O; Beine; nachts; agg.*

◦ ◦ ◦ **Oberschenkel,** auf dem man liegt, in dem: **Caust.**

<> ◦ ◦ **Anheben** des Beins im Sitzen, beim: cocc.
☞ *O; Beine; Heben der Beine; agg.*

◦ ◦ **Anstrengung,** bei: ol-an.

◦ ◦ **Ausstrecken,** beim: caps. **RUTA**
☞ *O; Beine; Ausstrecken der Glieder; agg.*

◦ ◦ **Berührung** amel.: am-c.[1] lyc.[1] mang-acet.[1] nat-c.[1] ruta[1] sep.[1] sulph.[1] tarax.[1]

◦ ◦ **Beugen,** beim:

◦ ◦ ◦ **Knie,** der: **Puls.**

◦ ◦ ◦ **Körper** vorwärts: bros-g.[259]

◦ ◦ **Bewegung,** bei:

◦ ◦ ◦ **agg.**: arg. cocc.[85] dig. lyc.[1] nux-v. phos.
☞ *O; Beine; Bewegung; agg.; während*

◦ ◦ ◦ **amel.**: caps.
☞ *O; Beine; Bewegung; amel.*

◦ ◦ **Erschütterung** agg.: valer.

◦ ◦ **Froststadium** im Fieber, während: **Ars.** eup-per.
☞ *O; Beine; Fieber; während; Froststadium im Fieber*

◦ ◦ **Gehen**:

◦ ◦ ◦ **agg.**:

◦ ◦ ◦ ◦ **Beginn** des Gehens, zu: ph-ac. **RHUS-T.**
☞ *O; Beine; Bewegung; agg.; Beginn, zu*

◦ ◦ ◦ ◦ **während**: am-c.[1] **Arn.** calc.[1] chel. cocc. **Guai.** mag-c. nat-c. nat-s. olnd. ph-ac. **Sil.** spig. staph.

◦ ◦ ◦ ◦ ◦ **Freien,** im: guai.

◦ ◦ ◦ ◦ ◦ **schnell**: staph.

◦ ◦ ◦ ◦ ◦ **Sitzen,** nach: cocc.

◦ ◦ ◦ ◦ **nach**: **Arn.** calc. **Camph.** crot-h. mag-c. meny. merc. ph-ac. **Ruta**

◦ ◦ ◦ **amel. während**: **BELL.** caps.

◦ ◦ **hochgezogenem** Bein, bei: sabin.
☞ *O; Beine; Anziehen (Hochziehen); agg.; Knie Hochziehen •O; Beine; Heben der Beine; agg.*

◦ ◦ **Kratzen,** nach: mang-acet.[1]
☞ *O; Beine; Kratzen; agg.*

◦ ◦ **Leukorrhö,** bei: mag-s.[144]

◦ ◦ **Liegen,** beim: caust. kali-bi. sil. staph.
☞ *O; Beine; Liegen; agg.*

◦ ◦ ◦ **Teile,** auf denen man liegt: **Caust.** kali-bi.

◦ ◦ **Menses**:

◦ ◦ ◦ **vor**: sep.[5]
☞ *O; Beine; Menses; vor*

◦ ◦ ◦ **während**: **Am-c.** bov. **Nit-ac.**
☞ *O; Beine; Menses; während*

◦ ◦ **Reiben** amel.: am-c.
☞ *O; Beine; Reiben; amel.*

◦ ◦ **Schlaf**:

◦ ◦ ◦ **während**: sep.[1]
☞ *O; Beine; Schlaf; während*

◦ ◦ ◦ **nach,** agg.: ph-ac.[1]
☞ *O; Beine; Schlaf; nach*

◦ ◦ **Schreiten,** beim vorwärts: nit-ac.[1]

◦ ◦ **Schwitzen** amel.: **Gels.**
☞ *O; Beine; Schweiss; amel.; während*

◦ ◦ **Sitzen,** beim: chin. ign. kali-c. kreos. meny. sil. sulph.
☞ *O; Beine; Sitzen; agg.; während*

◦ ◦ **Stehen,** beim: grat. kali-c.[1]
☞ *O; Beine; Stehen; agg.; während*

◦ ◦ **Treppensteigen,** beim: calc. **Ph-ac.**
☞ *O; Beine; Steigen agg.; Treppensteigen*

◦ ◦ **Umdrehen** im Bett, beim: kali-n.[1]
☞ *O; Beine; Bett, im; agg.*

◦ ◦ **umfasst,** wenn man ihn: merc.

◦ ◦ **Wetter,** bei feuchtkaltem: **CALC-P.**
☞ *O; Beine; Kälte; bei Kälte, in der Kälte*

➡ ◦ ◦ **erstreckt** sich:

◦ ◦ ◦ **Lumbalregion**: kali-n.[1]

◦ ◦ ◦ **Waden**: chel. valer.

wund, Schmerz mit Empfindlichkeit, wie wund und zerschlagen; **Beine; Oberschenkel** (Forts.)

◦ ◦ **zwischen** den Oberschenkeln: am-c. ambr.[58] ars. calc. **CAUST.** graph. kali-c. lyc. merc.[58] **Nat-c. Nit-ac.** rhod. **Sep.** squil. sulph.

◦ ◦ **innen,** medial: bell.[1] **Camph.** caust. cocc. croto-t. fl-ac. graph.[36] kreos. merc. mez. nat-c.[36] nat-m. nat-p. nit-ac. phel. rhod. spig.[1] staph.[1] sulph.[1] thuj.[1]

◦ ◦ ◦ **abends**: sulph.[1]
☞ *O; Beine; abends*

◦ ◦ ◦ **Drehen,** beim, im Kreis nach links: cocc.

◦ ◦ ◦ **Gehen,** bei schnellem: mez.

◦ ◦ ◦ **Lehnen** zur linken Seite **amel.**: phel.

◦ ◦ ◦ **Menses,** während: phel.
☞ *O; Beine; Menses; während*

◦ ◦ ◦ **Reiten,** nach: spig.[1]
☞ *O; Beine; Reiten, nach*

◦ ◦ ◦ **Treppensteigen,** beim: nat-p.
☞ *O; Beine; Steigen agg.; Treppensteigen*

◦ ◦ ◦ **Genitalien,** in Nähe der: caust. croto-t. **GRAPH.**[36] kreos. **Merc.** nat-c.[36] nat-m. nit-ac. rhod.

◦ ◦ ◦ ◦ **Männliche** Genitalien: caust. **Croto-t.** nat-m. nit-ac.

◦ ◦ ◦ ◦ **weibliche** Genitalien: **Graph.**[36] kreos. nat-c.[36]

◦ ◦ **außen,** lateral: anac.[1] aur.[1] meny.[1] sulph.[1] zinc.[1]

◦ ◦ **Vorderseite**: arg. cham. **Hep.** laur. **Lyss.** nat-c.[1] nux-v. olnd. plb. **RUTA** sabin.[102] spig.[1] **Sulph.** tarax.[1] zinc.[1]

◦ ◦ ◦ **abends**: **Sulph.**
☞ *O; Beine; abends*

◦ ◦ ◦ **Druck,** bei: **Sulph.** zinc.[1]

◦ ◦ ◦ **Gehen,** beim: nat-c.[1] olnd. spig.[1]

◦ ◦ ◦ **Schreiten,** beim abwärts, aufwärts nicht: sabin.[102]

◦ ◦ ◦ **oberer** Teil: tarax.[1]

◦ ◦ **Rückseite,** posterior: bros-g.[259] chin. fl-ac. ign. **Indg.** lyc.[1] mang. mez.[1] phos.[1] **RUTA** zinc.[1]

◦ ◦ **mittlerer** Teil: am-c. bar-c. bry. **Calc.** chel. cocc. graph. hep. indg. kali-bi. kali-c.[1] laur. mag-m. nat-c.[1] nat-s. nicc. ph-ac. phos. plat. ruta[1] sabin. thuj. valer.

◦ ◦ ◦ **nachmittags** im Sitzen: nicc.

◦ ◦ ◦ **abends,** im Bett: mag-m.

◦ ◦ ◦ **Berührung,** bei: kali-c.[1]

◦ ◦ ◦ **Gehen,** beim:

◦ ◦ ◦ ◦ **Beginn,** zu: ph-ac.
☞ *O; Beine; Bewegung; agg.; Beginn, zu*

◦ ◦ ◦ ◦ **Freien,** im: thuj.

◦ ◦ ◦ **Menses,** während: am-c. indg.
☞ *O; Beine; Menses; während*

◦ ◦ ◦ **Sitzen,** beim: nicc. plat.
☞ *O; Beine; Sitzen; agg.; während*

◦ ◦ ◦ **Stehen,** beim: valer.

◦ ◦ ◦ **Treppensteigen,** beim: **Calc.**
☞ *O; Beine; Steigen agg.; Treppensteigen*

◦ ◦ **unterer** Teil: cupr.[1] kali-c.[1] lyc.[1] nit-ac.[1] sul-ac.[1]

◦ ◦ **Femur**: am-c.[5] bry. **Calc.** graph. led.[1] mag-c.[1] meny. **Mez.** nit-ac. phos. **PULS. RUTA** sabin. **Sil.** sulph.
☞ *O; Beine; Knochen*

◦ ◦ ◦ **Periost**: led.[1]

◦ ◦ **Beugen,** beim: berb. bov. dig. laur. mang. nat-s. sars.

◦ ◦ ◦ **abends**: nat-s.
☞ *O; Beine; abends*

◦ ◦ ◦ **Gehen,** beim: nat-s.

◦ ◦ ◦ **Menses**:

◦ ◦ ◦ ◦ **vor**: sars.
☞ *O; Beine; Menses; vor*

◦ ◦ ◦ ◦ **während**: bov.
☞ *O; Beine; Menses; während*

◦ **Knie**: abrot. acon. adam.[222] aegle-f.[192] aesc. alum. ambr. ang. apis[102] **Arg. ARS.**[1] ars-h. asaf. asar. aspar. **Aur.** bar-c.[36] bell.[5] **Berb.** brach. **Bry.** bufo calc. calc-acet.[1] calc-p. calx-b.[194] camph. canth. carb-ac. carb-an. caust.[102] chel.[25] **Chin.** chin-s. cic. cist. coloc.[102] **Con.** cupr. cupr-acet.[45] cycl. dios.[36] elaps ery-a.[36] fago.[25] **GRAPH.** ham.[36] hell. **Hep.** hura hydr-ac.[268] hyos. jatr. **Kali-ar.** kali-bi. **Kali-c.** kali-n. kali-p. lac-ac. lac-c. lac-eq.[204] lach. **LED.** linu-u.[36] lyc. m-art.[5] mag-c. manc. **Meph.** mez. mur-ac. myric. nat-ar. nat-c. nat-m. nat-p. nat-s. nit-ac. **Nux-v.** ol-an. **Ol-j.** petr. ph-ac.[5] phos. **Plat.**[1] plb. por-m.[251] **Puls.**[1] rhod. **Rhus-t.**[102] rhus-v. rumx. ruta sabad. sarr. sep.[1] sil.[36] spig.[1] **Stann.** staph. succ.[194] sulph. tab.[111] tarax.[102] tarent. tax.[303] tell. thuj. urt-u. **Verat.** zinc.[1]
☞ *O; Beine; Knie*

◦ ◦ **abwechselnde** Seiten: cycl.
☞ *O; Beine; abwechselnde Seiten*

◦ ◦ **links**: aur.[102] calx-b.[194] caust.[102] coloc.[102] **Con.** phos.[1] plat.[1] rhus-t.[102] spig.[102] tarax.[102]
☞ *O; Beine; links*

◦ ◦ **rechts**: adam.[222] hydr-ac.[268] por-m.[251]
☞ *O; Arme; rechts • O; Beine; rechts*

◦ ◦ ◦ **Beugen agg.**: adam.[222]

◦ ◦ ◦ **Gehen agg.**: hydr-ac.[268]

◦ ◦ ◦ **Hinlegen,** beim: hydr-ac.[268]
☞ *O; Beine; Liegen; agg.; Hinlegen; während*

◦ ◦ **morgens**: aur. graph. lac-eq.[204] nux-v. zinc.
☞ *O; Beine; morgens*

◦ ◦ ◦ **Aufstehen**:

◦ ◦ ◦ ◦ **amel. nach**: aur. graph.[1]

◦ ◦ ◦ ◦ **beim**: lac-eq.[204]

◦ ◦ ◦ **Bett,** im: aur. graph. nux-v.
☞ *O; Beine; Bett, im; agg.*

◦ ◦ **abends**: abrot. dios. lach. thuj.
☞ *O; Beine; abends*

◦ ◦ ◦ **Bett,** im: thuj.
☞ *O; Beine; Bett, im; agg.*

◦ ◦ **nachts**: **GRAPH.** puls.[1]
☞ *O; Beine; nachts; agg.*

<>

◦ ◦ **Aufstehen** vom Sitz, beim:
☞ *O; Beine; Aufstehen; agg.; Sitzen, vom; während*

◦ ◦ ◦ **agg.**: ars. **Berb.** sulph. verat.[1]

◦ ◦ ◦ **amel.**:
☞ *O; Beine; Aufstehen; amel.; Sitzen, vom; während*

◦ ◦ ◦ ◦ **während**: phos.

◦ ◦ ◦ ◦ **nach**: aur. graph.

◦ ◦ **Berührung,** bei: ars.[1] spig.[1]

◦ ◦ **Beugen agg.**: adam.[222] aspar. carb-an. chel.[25] hell. spig. sulph.

◦ ◦ **Bewegung**:

◦ ◦ ◦ **agg.**: aegle-f.[192] **Arg.** chin. **Kali-c.** nat-ar. puls.[1] verat.[1]
☞ *O; Beine; Bewegung; agg.; während*

◦ ◦ ◦ ◦ **Beginn,** zu: nat-ar.
☞ *O; Beine; Bewegung; agg.; Beginn, zu*

◦ ◦ ◦ **amel.**: carb-ac. cycl. **Puls.** sulph.
☞ *O; Beine; Bewegung; amel.*

◦ ◦ **Druck**:

◦ ◦ ◦ **agg.**: caust. chel. hell.
☞ *O; Beine; Druck; agg.*

◦ ◦ ◦ **amel.**: aegle-f.[192]
☞ *O; Beine; Druck; amel.*

◦ ◦ **Froststadium** im Fieber:
☞ *O; Beine; Fieber; während; Froststadium im Fieber*

◦ ◦ ◦ **vor**: chin-s.

◦ ◦ ◦ **während**: chin-s. phos.

◦ ◦ **Gehen**:

◦ ◦ ◦ **agg.**:

◦ ◦ ◦ ◦ **während**: **Arg. Bry. Calc-p.** carb-an. con. cycl. dios. mag-c.[1] mur-ac. nat-s. thuj. zinc.

◦ ◦ ◦ ◦ ◦ **Freien,** im: con.

◦ ◦ ◦ ◦ **nach**: **Berb.** succ.[194] tell.

◦ ◦ ◦ **amel.**: ars. **Puls.**

◦ ◦ **Heben** des Beines beim Sitzen **agg.**: phos.
☞ *O; Beine; Heben der Beine; agg.*

◦ ◦ **Liegen** auf schmerzhafter Seite, beim: nat-m.
☞ *O; Beine; Liegen; agg.; erkranktem Teil, auf • O; Beine; Liegen; agg.; schmerzhafter Seite, auf*

◦ ◦ **Menses,** während: mag-c.
☞ *O; Beine; Menses; während*

◦ ◦ **Niesen,** beim: **Kali-c.**
☞ *O; Beine; Niesen agg. • Niesen agg.*

◦ ◦ **Sitzen,** beim:
☞ *O; Beine; Sitzen; agg.; während*

◦ ◦ ◦ **agg.**: ang. arg. ars. asaf. bry. coloc. jatr. sabad. sep.

◦ ◦ ◦ **amel.**: zinc.
☞ *O; Beine; Sitzen; amel.*

◦ ◦ **Stehen** im Freien, beim: con.
☞ *O; Beine; Luft; agg.; frische*

◦ ◦ **Treppabgehen,** beim: sulph. verat.
☞ *O; Beine; Treppabgehen agg.*

◦ ◦ **Treppensteigen,** beim: lac-eq.[204] mur-ac.
☞ *O; Beine; Steigen agg.; Treppensteigen*

◦ ◦ **Seiten**: cupr-acet.[45] puls.[1]

◦ ◦ ◦ **innen,** medial: cupr-acet.[45]
☞ *O; Beine; Knie; innen, medial*

◦ ◦ **Sehnen**: sep.[1]

◦ ◦ **Kniekehle**: ambr. dios.[36] fago.[25] ham.[36] kali-n. manc. mez. plb. stann. tax.[303] zinc.[1]
☞ *O; Beine; Knie; Kniekehle*

◦ ◦ ◦ **rechts**: dios.[36] fago.[25] tax.[303]
☞ *O; Arme; rechts • O; Beine; rechts*

◦ ◦ ◦ ◦ **Gehen,** beim: fago.[25]

◦ ◦ ◦ **morgens**: zinc.[1]
☞ *O; Beine; morgens*

◦ ◦ ◦ **Gehen**: zinc.[1]

◦ ◦ **Kniescheibe**: acon. alum. **Arg.** bar-c.[36] bry. calc-acet.[1] **Carb-ac.** chin. ery-a.[36] hell. **Led.** nit-ac. petr. sil.[36] zinc.[1]
☞ *O; Beine; Knie; Kniescheibe*

◦ ◦ ◦ **links**: arg.[36] ery-a.[36] hell.[36] sil.[36]
☞ *O; Beine; links*

◦ ◦ ◦ ◦ **Beugen** der Knie, beim: hell.[36]
☞ *O; Beine; Beugen; agg.; Glieder, der*

◦ ◦ ◦ ◦ **Druck agg.**: hell.[36]
☞ *O; Beine; Druck; agg.*

◦ ◦ ◦ **rechts**:
☞ *O; Arme; rechts • O; Beine; rechts*

◦ ◦ ◦ ◦ **Gehen,** beim: arg.[36]

◦ ◦ ◦ ◦ **Sitzen amel.**: arg.[36]
☞ *O; Beine; Sitzen; amel.*

◦ ◦ ◦ **Beugen** der Knie, beim: hell. nit-ac.[1]
☞ *O; Beine; Beugen; agg.; Glieder, der*

◦ ◦ ◦ **Gehen,** beim: arg. **Led.** nit-ac.

◦ ◦ ◦ ◦ **ebenem** Boden, auf, **amel.**: nit-ac.

◦ ◦ ◦ **Sitzen amel.**: arg.
☞ *O; Beine; Sitzen; amel.*

◦ ◦ ◦ **Treppabgehen,** beim: nit-ac.
☞ *O; Beine; Treppabgehen agg.*

◦ ◦ ◦ **unterhalb** der Kniescheibe: calc-acet.[1] zinc.[1]

◦ **Unterschenkel**: acon. adam.[222] aesc. agar. aloe[36] alum. alum-p.[58] alum-sil.[58] alumn. am-m. ang. ant-c.[1] ant-t. apis arg. arn. ars-i.[25] asaf. asar. aur. aur-m. bad. **BELL.** bell-p.[119] **Berb.** brach. bry. bufo **Calc.** calc-p.[58] calx-b.[194] canth. carb-ac. carb-an. carbn-s. card-m. cassi-s.[192] cast-eq. **CAUST.** cham.[36] chel. chim. chim-m.[8] chin.[1] chlor. cic. cimic. clem. coc-c.[36] coca coff. **Coloc.** con. croc. crot-h. dig.[1] dios.[25] **EUP-PER.** fago. ferr. ferr-i. gels.[36] germ.[222] graph. **Guai.** hedeo.[122] hell.[36] hura[36] hyos. iod.[1] jatr. kali-bi. **KALI-C.** kali-n. kali-p. kali-s. kali-sil.[58] lac-ac. lam.[36] **Led.** lil-t.[25] lyc. lyss. m-art.[5] m-aust.[5] mag-c. mag-m.[1] mang. mang-acet.[1] med.[58] merc. merc-cy. **Mez.**[1] mill.[36] mit.[25] mosch. mur-ac.[1] musa[197] myric.[36] nat-ar. **Nat-c.** nat-m. nat-p. nat-s. **Nit-ac.** nux-m. nux-v. osm. petr. **Ph-ac.**[1] phos. **Phyt.** pic-ac. plan.[25] plb. prot.[136] prun. psor. **Puls.**[1] puls-n. **Rhus-t. RUTA** sal-ac.[8] sarr.[36] **Sep.**[1] sil. sol-n. stann. staph.[1] succ.[194] sul-ac.[36] **Sulph.**[1] syph. tarent. tep. thuj. tung.[252] ulm.[72] valer. zinc.[1]
☞ *O; Beine; Beine*

wund, Schmerz mit Empfindlichkeit, wie wund und zerschlagen; **Beine; Unterschenkel** (Forts.)

· · **abwechselnd** mit Prellungsgefühl in der Armen: cic.
☞ *A; Abwechselnd mit*

· · **links**: ars-i.[25] plan.[25]
☞ *O; Beine; links*

· · **morgens**: caust. chlor. ferr. kali-n. plb. prun.
☞ *O; Beine; morgens*

· · · **Aufstehen,** nach: plb.

· · · **Bett,** im: **CAUST.** ferr.
☞ *O; Beine; Bett, im; agg.*

· · · **Erwachen,** beim: kali-n.

· · **abends**: alum. bry. lyss. mag-m. puls.[1]
☞ *O; Beine; abends*

· · · **Bett,** im: puls.[1]
☞ *O; Beine; Bett, im; agg.*

· · **nachts**: gels. **Merc. Mez.** nux-v. sulph.
☞ *O; Beine; nachts; agg.*

‹› · · **Aufstehen,** amel. nach dem: ferr.

· · **Berührung,** bei: con.[1]

· · **Bewegung**:

· · · **agg.**: **Bufo** dig. nux-v. **Puls.**
☞ *O; Beine; Bewegung; agg.; während*

· · · **amel.**: ars-i.[25]
☞ *O; Beine; Bewegung; amel.*

· · **Drücken** mit den Händen amel.: puls.[1]
☞ *O; Beine; Druck; amel.*

· · **Erschöpfung,** nach: clem.

· · **Gehen**:

· · · **während**: **Aesc.** aur-m. berb. canth. carb-an. chlor. coloc. con.[1] ferr. graph. ph-ac.[1] sol-n.

· · · **nach**: guai. **RUTA**

· · **Hinlegen,** beim: alum. calc.
☞ *O; Beine; Liegen; agg.; Hinlegen; während*

· · **Luft,** kalte, agg.: prot.[136]
☞ *O; Beine; Luft; agg.; kalte*

· · **Menses,** während: petr.
☞ *O; Beine; Menses; während*

· · **Sitzen,** beim: bry. ruta sep.
☞ *O; Beine; Sitzen; agg.; während*

· · **Stehen,** beim: alumn. dig.[1]
☞ *O; Beine; Stehen; agg.; während*

· · **taub,** und: bad.

· · **Treppensteigen,** beim: bad. nat-m.
☞ *O; Beine; Steigen agg.; Treppensteigen*

· · **Urinieren,** beim: **Nat-c.**

· · **innen,** medial: sulph.[1]

· · **Knochen**: adam.[222] agar. alum.[1] alum-sil.[58] arg. asaf. asar. aur. aur-m. calc. calc-p.[58] carb-an. caust. cham.[36] chin.[1] coc-c.[36] coff. con. dios.[25] graph. hell.[36] hura[36] hyos. iod.[1] kali-bi. kali-c. kali-s. lam.[36] mag-c. mang. mang-acet.[1] merc. mez. mur-ac.[1] nat-m. nit-ac. nux-v. petr. phos. psor. puls.[1] rhus-t. ruta sarr.[36] sep.[1] sil. syph. thuj. valer.
☞ *O; Beine; Knochen*

· · · **Periost**: chin.[1]

· · · **Knöchel**: arg. coc-c.[36] hell.[36] hura[36] mur-ac.[1] valer.

· · · **Wadenbein**: hura[36] lam.[36] mur-ac.[1] sarr.[36] valer.

· · · · **rechts**: lam.[36]
☞ *O; Arme; rechts • O; Beine; rechts*

· · · · **Außenknöchel**: hura[36] mur-ac.[1] valer.

· · · **Schienbein**: adam.[222] agar. alum.[1] alum-sil.[58] arg. asaf. **Asar. Aur. Aur-m. Calc.** calc-p.[58] carb-an. caust. cham.[36] coff. con. dios.[25] graph. hell.[36] hyos. iod.[1] **Kali-bi.** kali-c. **Kali-s.** mag-c. **Mang.** mang-acet.[1] merc. **Mez.** nat-m. **Nit-ac.** nux-v. petr. **PHOS.** psor. **Puls.**[1] **Rhus-t. RUTA** sep.[1] **Sil. Syph.** thuj.
☞ *O; Beine; Beine; Schienbein*

· · · · **rechts,** beim Gehen, amel. durch Berührung: dios.[25]
☞ *O; Arme; rechts • O; Beine; rechts*

· · · · **morgens,** im Bett: psor.

· · · · **abends**: alum.
☞ *O; Beine; abends*

· · · · **nachts**: merc. **Mez.** nit-ac. nux-v.
☞ *O; Beine; nachts; agg.*

· · · · · **Bett,** im: **Merc. Mez.**

· · · · **Bewegung,** bei: sep.[1]

· · · · **Gehen,** beim: alum.[1] carb-an. mag-c.

· · · · **Sitzen** agg.: sep.[1]

· · · · **Stehen,** beim: alum. mag-c. mang-acet.[1]

· · · · **zieht** die Zehen hoch: puls.[1]

· · · · **Innenknöchel**: **Arg.** hell.[36]

· · **Muskeln**:

· · · **Vorderseite,** rechts, agg. beim Beugen des Fußes und Treppensteigen: bad.[25]

· · · **M. peronäus**: cham.[36]

· · **Achillessehne**: **Aesc.** aloe[36] **Bry.** carb-ac. **Cimic.** coc-c.[36] hedeo.[122] mill.[36] myric.[36]
☞ *O; Beine; Beine; Achillessehne*

· · · **links**: coc-c.[36] myric.[36]
☞ *O; Beine; links*

· · · · **Bewegung** agg.: myric.[36]
☞ *O; Beine; Bewegung; agg.; während*

· · · · **Druck** agg.: myric.[36]
☞ *O; Beine; Druck; agg.*

· · · **rechts**: mill.[36]
☞ *O; Arme; rechts • O; Beine; rechts*

· · · **abends**: aloe[36]
☞ *O; Beine; abends*

· · **Varizen**: bell-p.[119]

· · **Waden**: **Aesc.** alum. ant-c.[1] ant-t. arn. ars-i.[25] berb. **Bry.** calx-b.[194] cassi-s.[192] caust. **Chel.** chim. chim-m.[8] clem. coca croc. crot-h. **EUP-PER.** fago. **Ferr.** ferr-i. **Gels.**[36] germ.[222] jatr. **Kali-c.** lac-ac. mag-m.[1] merc-cy. mez.[1] mosch. musa[197] nat-m. **Nux-m.** nux-v. pic-ac. plb. puls-n. rhus-t. sal-ac.[8] sep.[1] stann. staph.[1] succ.[194] sul-ac.[36] tung.[252] ulm.[72]
☞ *O; Beine; Beine; Waden*

· · · **links**: ars-i.[25] succ.[194]
☞ *O; Beine; links*

· · · **rechts**: **Sal-ac.**[8]
☞ *O; Arme; rechts • O; Beine; rechts*

· · · **abends**: ferr-i. mag-m. stann.
☞ *O; Beine; abends*

· · · · **Bett,** im: mag-m.
☞ *O; Beine; Bett, im; agg.*

· · · **nachts**: **Gels.**
☞ *O; Beine; nachts; agg.*

<> ◦ ◦ ◦ **Berührung,** bei: ant-c.[1]

◦ ◦ ◦ **Essen,** nach dem: clem.
☞ *O; Beine; Essen; nach*

◦ ◦ ◦ **Gehen,** beim: alum. **Chel.** germ.[222] staph.[1]

◦ ◦ ◦ **Menses,** während: mag-m.[1]
☞ *O; Beine; Menses; während*

◦ ◦ ◦ **Ruhe** amel.: cassi-s.[192]
☞ *O; Beine; Ruhe; amel.*

◦ ◦ ◦ **Sitzen,** beim: jatr.
☞ *O; Beine; Sitzen; agg.; während*

◦ ◦ ◦ **Strecken** des Gliedes **agg.**: germ.[222]
☞ *O; Beine; Ausstrecken der Glieder; agg.*

◦ ◦ ◦ **M. gastrocnemius**: gels.[36] sul-ac.[36]

◦ ◦ ◦ ◦ **rechts**: sul-ac.[36]
☞ *O; Arme; rechts • O; Beine; rechts*

◦ ◦ **stellenweise**: sil.

◦ **Fußgelenk**: agar.[36] agn. am-m. arg.[1] arn.[58] ars.[1] berb. bry.[102] cann-s.[36] cham. chlf. cinnb. clem. coc-c.[36] con.[36] cot.[36] crot-h.[36] dig.[1] falco-p.[265] gins. hell.[36] hep.[1] hura[36] hyos. ign.[36] jatr.[36] **Kali-n.**[5] led.[102] mag-c.[36] mang-m.[36] med.[58] **Mez.** mur-ac.[1] nat-m. plat.[1] prun.[102] rhus-v. **Ruta** sel.[36] sil. spig. sulph.[102] tarent.[192] thuj.[58] valer.

◦ ◦ **links**: agar.[36] cann-s.[36] con.[36] gins.[36] mang-m.[36] nat-m.[36] valer.[36]
☞ *O; Beine; links*

◦ ◦ ◦ **Fahren** im Wagen, beim: valer.[36]
☞ *O; Beine; Fahren im Wagen; agg.*

◦ ◦ ◦ **Sitzen,** beim: gins.[36]
☞ *O; Beine; Sitzen; agg.; während*

◦ ◦ ◦ **Waschen,** kalt **amel.**: cann-s.[36]

◦ ◦ **rechts**: mang-m.[36]
☞ *O; Arme; rechts • O; Beine; rechts*

◦ ◦ **tagsüber**: cot.[36]
☞ *O; Beine; tagsüber*

◦ ◦ **morgens**: mag-c.
☞ *O; Beine; morgens*

◦ ◦ **nachmittags**: hyos. **Valer.**
☞ *O; Beine; nachmittags*

◦ ◦ **abends,** nachts, Liegen auf der rechten Seite unmöglich: nat-m.[36]

<> ◦ ◦ **Auftreten,** beim: mag-c.[1] nat-m.[1]

◦ ◦ **Bandage,** enge, **amel.**: tarent.[192]

◦ ◦ **Berührung,** bei: ars.[1] mur-ac.[1] nat-m. plat.[1]

◦ ◦ **Bewegung** amel.: mez.
☞ *O; Beine; Bewegung; amel.*

◦ ◦ **Druck** amel.: tarent.[192]
☞ *O; Beine; Druck; amel.*

◦ ◦ **Erschütterung** agg.: **Valer.**

◦ ◦ **Gehen**:

◦ ◦ ◦ **während**: am-m. crot-h.[36] mag-c. mez. nat-m.

◦ ◦ ◦ **langes,** amel.: mag-c.

◦ ◦ **Schlaf** agg.: tarent.[192]

◦ ◦ **Sitzen,** beim: arg.[1] gins.
☞ *O; Beine; Sitzen; agg.; während*

◦ ◦ **Stehen,** beim: mag-c.[1] mez. valer.
☞ *O; Beine; Stehen; agg.; während*

◦ ◦ **erstreckt** sich zur Mitte des Schienbeins, beim Gehen, längeres Gehen **amel.**: mag-c.[36]

◦ ◦ **Talus,** Periost: ign.[36]
☞ *O; Beine; Knochen*

◦ ◦ **Außenknöchel,** unter dem: mur-ac.[1]

◦ ◦ **stellenweise**: sel.[36]

◦ **Füße**: aesc.[102] agar. all-c.[8] aloe alum. alum-sil.[58] alumn. am-m. ambr. ang. **Ant-c.** ant-t. **Arg.** arg-n.[5] arn.[102] ars. arum-t. arund. aster. bar-c. bell.[111] berb. bor. brach. bry.[36] calad.[36] calc. calc-p. calc-s. canth. caps.[1] carb-ac. carb-an. carb-v. carbn-s. carl. caust. cham. chin. chr-ac. cimic. **Cina** clem. cocc. coloc. com. con. crot-h. cycl.[8] eup-per. euph. fago.[111] ferr. fl-ac. **Graph.** haliae-lc.[222] hep. hydrog.[222] hyos.[36] hyper.[111] ign. indg. jatr. jug-r.[36] kali-ar. kali-bi. kali-c. kali-i. kali-n.[5] kola[1184] lac-c. lac-leo.[204] lact. lat-h.[301] laur.[5] led. lil-t. **LYC.** lyss. mag-c.[1] mag-m.[5] mang. med. merc. merc-i-r. **Mez.** myric.[25] nat-c. nat-m. nat-s. nit-ac. nux-m. nux-v. ol-j. op. petr.[102] ph-ac. phos. phyt.[46] plb. plut-n.[222] polyg.[137] por-m.[251] psor. puls. ran-b. rhus-v. rumx. **RUTA** sabad. sanic.[102] sarr.[36] sars. sep. **SIL.** spect.[271] spig.[1] squil. stann. staph. stroph-s.[119] succ.[194] sul-ac.[1] sul-i. sulph. syph.[102] teucr. thal-s.[111] ther.[111] thuj. uro-h.[264] valer.[111] zinc.
☞ *O; Beine; Füße*

◦ ◦ **links**: kola[1184] por-m.[251] succ.[194]
☞ *O; Beine; links*

◦ ◦ **morgens**:
☞ *O; Beine; morgens*

◦ ◦ ◦ **Auftreten,** beim: puls.

◦ ◦ ◦ **Erwachen,** beim: haliae-lc.[222] mag-c. nat-s.

◦ ◦ ◦ **Liegen** amel.: mag-c.
☞ *O; Beine; Liegen; amel.*

◦ ◦ **nachmittags**: phos.
☞ *O; Beine; nachmittags*

◦ ◦ **abends**: **Arn.** mag-c.[1]
☞ *O; Beine; abends*

◦ ◦ **nachts**: plb. **Sulph.**
☞ *O; Beine; nachts; agg.*

<> ◦ ◦ **Druck,** bei: cina

◦ ◦ **Essen,** nach dem: graph.
☞ *O; Beine; Essen; nach*

◦ ◦ **Gehen,** beim:

◦ ◦ ◦ **agg.**: alumn. cham. lac-leo.[204] **RUTA SIL.**

◦ ◦ ◦ **amel.**: arg. sep.

◦ ◦ **Schwitzen,** durch: graph. **LYC.**
☞ *O; Beine; Schweiss; agg. • Beine; Zehen; Schweiß, durch*

◦ ◦ **Sitzen,** beim: **Arg.**
☞ *O; Beine; Sitzen; agg.; während*

◦ ◦ **Stehen,** beim: ang. haliae-lc.[222] **RUTA** squil.[102]

◦ ◦ **Steigen,** beim: mag-c.[1]

◦ ◦ **außen,** lateral: hep.[1]
☞ *O; Beine; Füße; Seiten der Füße*

wund, Schmerz mit Empfindlichkeit, wie wund und zerschlagen; **Beine; Füße** (Forts.)

◦ ◦ **Mittelfußknochen**: hyos.[36] hyper.[111] led.[36] phos.[111] puls.[5] sarr.[36] ther.[111]
☞ *O; Beine; Knochen*

◦ ◦ ◦ **rechts**: hyos.[36] led.[36]
☞ *O; Arme; rechts • O; Beine; rechts*

◦ ◦ **Fußrücken**: **BRY.**[36] carb-an. chin. cocc. com. eup-per. indg. jug-r.[36] kali-i. laur. mag-m.[1] nat-c.[5] puls.[5] sil. stroph-s.[119] thuj.[1]
☞ *O; Beine; Füße; Fußrücken*

◦ ◦ ◦ **links**: jug-r.[36] kali-i.
☞ *O; Beine; links*

◦ ◦ **Ballen**: berb.[111] med.[137] nat-c.[1] por-m.[251]

◦ ◦ **Fersen**: agar. all-c.[8] am-m. ant-c.[1102] arg.[1] arg-n.[5] bell. berb. bor. calc-p. caps.[1] carl. caust. **Cimic.** cocc. **Cycl.**[8] euph. fago. jatr. kali-bi. lac-c.[137] lat-h.[301] laur.[5] **LED.** lyss. mag-m. **Mang.** med.[102] myric.[25] nux-m. nux-v. ph-ac. plut-n.[222] polyg.[137] puls. ran-b. sep. teucr. valer.[111] zinc.[58]
☞ *O; Beine; Füße; Fersen*

◦ ◦ ◦ **links**: lat-h.[301] myric.[25] plut-n.[222] puls.
☞ *O; Beine; links*

◦ ◦ ◦ **rechts**: euph.
☞ *O; Arme; rechts • O; Beine; rechts*

◦ ◦ ◦ **Auftreten, beim**:

◦ ◦ ◦ ◦ **auf** die Fersen: agar. arg.[1] bell. ph-ac.[1] zinc.[58]

◦ ◦ ◦ **Gehen,** beim: am-m. bell. caust. **Cycl.**[8] euph. fago. jatr. **Kali-bi. Led.** lyss. mang. med.[102] nux-v. ph-ac. plut-n.[222] puls. sep.

◦ ◦ ◦ ◦ **Freien,** im: **Cycl.**[8]

◦ ◦ ◦ **Stehen,** beim: agar. berb. mang.
☞ *O; Beine; Stehen; agg.; während*

◦ ◦ **Fußsohlen**: aesc.[102] aloe **ALUM. ALUM-SIL.**[58] alumn. ambr. **ANT-C. Arg.** arg-n.[5] arn.[102] ars. arum-t. aster. **BAR-C.** bell.[111] berb. brach. calad.[36] calc. canth. carb-v. **Carbn-s.** caust. cham. chr-ac. **Coloc.** con. crot-h. eup-per. fago.[111] graph. hep. hydrog.[222] **Ign.** kali-c. kali-n.[5] **Lac-c.** lac-leo.[204] lact. **LED.** lil-t. lyc. mag-m.[5] **MED.** merc. mez. **NAT-C.** nit-ac. **Nux-m.** nux-v. **Petr.**[102] ph-ac.[102] phos. plb. plut-n.[222] psor. **Puls.** rhus-v. **Ruta** sabad. **Sanic.**[102] sarr.[36] sars. **Sil.** spect.[271] spig.[1] squil. stann. staph. sul-ac.[1] sul-i. sulph. syph. thuj. **Zinc.**
☞ *O; Beine; Füße; Fußsohlen*

◦ ◦ ◦ **morgens**:
☞ *O; Beine; morgens*

◦ ◦ ◦ ◦ **Aufstehen,** nach: plb.

◦ ◦ ◦ ◦ **Auftreten,** beim: spig.[1]

◦ ◦ ◦ ◦ **Bett,** im: psor.
☞ *O; Beine; Bett, im; agg.*

◦ ◦ ◦ **nachts**: bar-c.
☞ *O; Beine; nachts; agg.*

<> ◦ ◦ ◦ **Betätigung,** körperliche, amel.: plb.
☞ *O; Beine; Anstrengung amel.*

◦ ◦ ◦ **Erwachen,** beim: hydrog.[222]

◦ ◦ ◦ **Gehen,** beim:

◦ ◦ ◦ ◦ **agg.**: Aloe **ALUM.** alumn. ambr. **ANT-C. Arg. Ars.** arum-t. **Bar-c.** calc. **Canth.** carb-v. carbn-s. cham. chr-ac. **Con.** eup-per. graph. **HEP.** lac-c. **LED. LYC. MED. Mez. Nat-c. Nit-ac.** nux-v. phos. plut-n.[222] **Puls. RUTA** sabad. **Sil.** squil. staph. sulph. thuj. **Zinc.**

◦ ◦ ◦ ◦ **amel.**: bar-c. lac-leo.[204]

◦ ◦ ◦ **Sitzen,** beim: lac-leo.[204] thuj.

◦ ◦ ◦ **Stehen,** beim: sul-i.
☞ *O; Beine; Stehen; agg.; während*

◦ ◦ ◦ **Steinpflaster** agg.: **Ant-c.**

◦ ◦ ◦ **Wärme** amel.: plb.

◦ ◦ **Zehen,** zwischen den: berb. carb-an. **Fl-ac. Graph.** lyc. merc-i-r. mez. **Nat-c. Nat-m.** ph-ac. ran-b. syph.[102] **ZINC.**

◦ **Zehen**: agar. alum. arn. **Ars.** aster. aur.[1] bar-c.[102] berb. brom.[102] bry. calc. camph. **Canth.** carb-an. caust. **Cina** clem.[1] coff. **Coloc.** con.[1] cycl.[1] daph. dios.[25] fl-ac. graph. hipp. hydrog.[222] kali-c.[58] lach.[5] led. lob-s. lyc.[1] m-art.[5] m-aust.[5] med.[85] merc-i-r. mez.[1] mur-ac. nat-ar.[102] nat-c. **Nat-m.**[1] **NIT-AC.**[102] ph-ac. phos.[5] pic-ac. plat.[1] por-m.[251] puls. ran-b. rhus-t.[5] ruta sabin.[5] sep. sil. staph. sulph. syph.[102] thuj.[1] tung.[252] zinc.

◦ ◦ **Beugen** des Fußes, beim: hipp.

◦ ◦ **Druck,** bei: **Cina**

◦ ◦ **Gehen,** beim: cycl.[1] hydrog.[222] lyc. zinc.

◦ ◦ **Schwitzen,** durch: graph. nit-ac.[102] sep.
☞ *O; Beine; Schweiss; agg. • Wundheit, Exkoriation; Füße; Zehen, zwischen den; Schweiß, durch • Beine; Füße; Schweiss; durch*

◦ ◦ **Springen,** beim: cycl.

◦ ◦ **Hühneraugen**: kali-c.[1]

◦ ◦ **Gelenke**: **Camph.** kali-c.[58] puls.
☞ *O; Beine; Gelenke*

◦ ◦ **Ballen**: **Ars.** caust. lach.[5] lyc.[5] med.[85] ph-ac. plat.[1] rhus-t.[5] sil.

◦ ◦ ◦ **Erfrierungen,** alte: plat.[1]
☞ *O; Beine; Erfrierung, nach*

◦ ◦ ◦ **Gehen,** beim: **Ars.** caust. ph-ac. plat.[1] sil.

◦ ◦ **Zehenspitzen**: con.[1] ran-b. zinc.[111]

◦ ◦ ◦ **abends**: ran-b. zinc.[111]
☞ *O; Beine; abends*

◦ ◦ **großer** Zeh: alum. **Arn.** aur.[1] **Bry.** clem.[1] led. lob-s. lyc.[1] **Nat-c.** nat-m.[1] pic-ac. **Sulph.** tung.[252] zinc.

◦ ◦ ◦ **Gelenke**: aur.[1] bry. lob-s. nat-m.[1]
☞ *O; Beine; Gelenke*

◦ ◦ ◦ **Ballen**: **LED.** lyc.[1] pic-ac.

◦ ◦ ◦ ◦ **Gehen,** beim: lyc.[1]

◦ ◦ ◦ **Spitze**: zinc.

◦ ◦ **3. Zehe**: mez.[1]

◦ ◦ **4. Zehe**: dios.[25]

◦ ◦ ◦ **rechts**: dios.[25]
☞ *O; Arme; rechts • O; Beine; rechts*

◦ ◦ **5. Zehe**: agar. bry. mur-ac. staph.

◦ ◦ **stellenweise**: ph-ac.

- **anfallsweise**:
  ◦ **Schultern**: crot-h.
  ☞ *O; Arme; Schultern*
  ◦ **Beine**: caps.[1] plb. sul-ac.
  ◦ ◦ **Oberschenkel**: sul-ac.
  ◦ ◦ **Knie**: plb.
  ☞ *O; Beine; Knie*
  ◦ ◦ **Fersen**: caps.[1]
- **brennend,** Arme:
  ◦ **Fersen**: cycl.[137]
  ◦ **Zehen**: lyc.
- **entzündet,** wie, Sohlen: nit-ac.
- **Gang,** wie nach einem langen: ozone[227]
- **geschlagen,** wie, Beine: gua.[85]
  ◦ **Hüften**: gua.[85]
  ☞ *O; Beine; Hüften*
- **geschwürig,** wie, Zehen: ph-ac.
- **Heben,** wie nach, Schultern: mez.[1]
- **Knien,** wie nach langem, Kniescheibe: **Bry.**[36]
- **lähmungsartig**:
  ◦ **Knochen**: **Calc.**
  ◦ **Gelenke**: **Arn. Calc.**
  ◦ **Arme**: alum. coloc.[1] dulc. led. mag-c. ph-ac.
  ◦ ◦ **Schultern**: **Led.** mag-c.
  ☞ *O; Arme; Schultern*
  ◦ ◦ **Hände**: ph-ac.
  ☞ *O; Arme; Hände*
  ◦ **Beine**: calc.[1] mag-m.[1] ph-ac.
  ◦ ◦ **Waden**: mag-m.[1]
  ◦ ◦ **Füße**: ph-ac.
  ☞ *O; Beine; Füße*
- **Liegen** auf etwas Hartem, wie durch, Beine: arn.[5]
- **plötzlich,** Knöchel: valer.
- **rheumatisch,** Schultern: granit-m.[194]
- **Schlittschuh** Laufen, wie nach zu viel, Oberschenkel: crot-h.
- **stellenweise**: **KALI-BI.**
- **Sturz,** wie durch:
  ◦ **Hüften**: arg.[1]
  ☞ *O; Beine; Hüften*
  ◦ **Oberschenkel**: plat.[1]
- **ziehend,** Knöchel, abends: rhus-v.[36]
- **zuckend,** Sohlen: sul-ac.[1]

wundgescheuert, Schmerz wie:
- **Arme**: ambr.[5] arn.[5] aur.[5] bov.[5] cic.[5] **Con.**[5] dig.[5] graph.[5] hep.[5] kali-c.[5] mez.[5] petr.[5] plat.[5] rhus-t.[5] spong.[5] stann.[5] thuj.[5] zinc.[5]
  ◦ **Finger**: ambr.[5] kali-c.[5] petr.[5]
- **Großzehballen,** beim Gehen: ars.[1]

zerquetscht, zermalmt, Schmerz wie:
ALLGEMEINES; C; Schmerz; zerquetscht, Schmerz wie
- **Arme**: acon.[5] **ARN.**[5] bufo[111] caust.[5] chel.[25] cina[5] cupr.[5] cycl.[5] dros.[5] fl-ac.[5] guai.[137] gymn.[137] hell.[5] hep.[5] kali-n.[5] kreos.[5] lat-h.[301] merc.[5] mez.[5] mur-ac.[5] plat.[5] prun.[111] **Ruta**[5] spig.[5] stann.[1] sul-ac.[5] verb.[5]
  ◦ **Knochen**: merc.[5]
  ◦ **Gelenke**: bufo[111]
  ☞ *O; Arme; Gelenke*
  ◦ **Schultern**: acon.[5] dros.[5]
  ☞ *O; Arme; Schultern*
  ◦ **Oberarme**: cycl.[5] hell.[5] kreos.[5] merc.[5] mez.[5] stann.[1]
  ☞ *O; Arme; Oberarme*
  ◦ ◦ **Humerus,** links: stann.[1]
  ☞ *O; Arme; links*
  ◦ **Ellenbogen**: dros.[5] plat.[5]
  ☞ *O; Arme; Ellenbogen*
  ◦ **Unterarme**: dros.[5] guai.[137] gymn.[137] hep.[5] mur-ac.[5] sul-ac.[5]
  ☞ *O; Arme; Unterarme*
  ◦ **Hände**: dros.[5] spig.[5]
  ☞ *O; Arme; Hände*
  ◦ **Finger**: caust.[5] cina[5] cupr.[5] fl-ac.[5] kali-n.[5] lat-h.[301] plat.[5] prun.[111] ruta[5] verb.[5]
  ◦ ◦ **Fingerspitzen**: caust.[5] lat-h.[301]
  ☞ *O; Arme; Finger; Fingerspitzen*
  ◦ ◦ **Daumen**: cina[5] plat.[5]
  ☞ *O; Arme; Finger; Daumen*
- **Fußgelenke**: caust.[1]

zerreißend:
☞ *reißender Schmerz*

zerrender Schmerz, als würde gezogen:
- **Fieber,** während: cassi-f.[192]
- **Arm,** rechter: germ.[222]
- **Trizeps,** rechts: zing.[36]
  ☞ *O; Arme; Oberarme*
- **Finger,** rechts: germ.[222]
- **Schneidermuskel,** links: lepi.[36]
- **Unterschenkel**: cob-n.[119] strep-s.[197] visc.[119]
  ☞ *O; Beine; Beine*
  ◦ **Waden**: strep-s.[197]
  ☞ *O; Beine; Beine; Waden*
- **Kniekehle** rechts: dios.[36]
  ☞ *O; Beine; Knie •O; Beine; Knie; Kniekehle*
- **Faden,** wie durch einen, Handgelenk: manc.

zerschlagen, wie wund und:
☞ *wund, Schmerz mit Empfindlichkeit, wie wund und zerschlagen*

ziehender Schmerz: abrot. acon. aesc. aeth. agar. agn. aloe **Alum.** alum-p.[58] alum-sil.[58] alumn. **Am-c.** am-m.[31] **Ambr.**[1] aml-n. ammc. amyg-p.[36] anac. anag. ang. ant-c. ant-s. ant-t. aphis. apis apisin.[5] apoc-a.[102] **Arg.** arg-m. arg-n. arge-p.[264] arn. **Ars.** ars-h. ars-i. asaf. asar. asc-t. aster. aur. aur-ar.[58] aur-i.[58] aur-m. aur-m-n. aur-s.[58] **Bapt.** bar-acet.[102] bar-c.[1] bar-m. bar-s.[58] bell. benz-ac. berb. bism.[1] bol. bor. bov. brach.[102] brom. **Bry.** bufo cact. cahin. calad. calc.[1] calc-p. calc-s. calc-sil.[58] calen.[85] camph. cann-i. cann-s. canth. caps. carb-ac.[85] carb-an. **CARB-V.** carbn-h. **Carbn-s.** card-m. carl. cast. cast-eq. **Caul.** caust. cham. **Chel. Chin.** chin-ar. chin-s. cic.[1] cimic. cimx.[144] cina cinnb. cist. cit-v. clem. cob. coc-c. **Cocc.** coff.[5] colch. **Coloc.**[36] com. con. cortiso.[119] croc. crot-c.[36] crot-h. croto-t. **Cupr.** cupr-ar. cycl. cypra-e.[227] dig.[1] dios. dros. **Dulc.** elaps ephe.[267] erig.[25] euon. euph. euphr. eupi. ferr. ferr-ar. ferr-i.[58] ferr-m.

ziehender Schmerz (Forts.)

ferr-ma. ferr-p. fl-ac. form. gamb.[36] gels. gent-c. gink.[227] gins. glon. goss. gran. **Graph.** grat. gua.[25] guai.[1] ham. harp.[1184] hell. **Hep.** hipp.[36] hydr. hyos. hyper. ign. ind. indg. iod. ip.[1] iris jac-c.[36] jatr. jug-r. kali-ar. **Kali-bi.** **Kali-c.** kali-chl.[58] kali-i. kali-n. kali-p.[58] kali-s. kali-sil.[58] kalm. kreos.[5] lach. lact. laur. **Led.** lil-t.[25] **Lyc.** m-arct.[5] m-art.[5] m-aust.[5] mag-c. mag-m.[1] mag-p. mag-s. manc. mang. mang-acet.[1] mang-m. med. menis.[25] meny. meph. **Merc.** merc-c. merc-i-f. merl. **Mez.** mill. morph. mosch. mur-ac.[1] myric.[25] naja nat-ar. nat-c. **Nat-m.**[1] nat-p. nat-s. nat-sil.[58] **NIT-AC.**[1] nit-s-d.[111] nux-m. **Nux-v.** ol-an. olnd. op. osm. ost.[36] ox-ac. oxal.[45] pall. par. petr.[1] ph-ac. phel. phos. phys. phyt. pic-ac. plan.[25] **Plat.**[1] plb. plect.[36] plut-n.[269] polyg.[122] polyp-p.[36] ptel. **Puls.**[1] puls-n.[36] pyrus ran-a.[36] ran-b. ran-s. rat. rheum **Rhod.** **RHUS-T.** rhus-v. rumx. ruta[1] sabad. sabin. samb.[1] sang. sanic. saroth.[144] sars. scorp.[269] **Sec.** seneg. sep. sil. sin-n. sol-n. sol-t-ae. spig. spirae.[144] spong. squil. stann.[1] staph. stram.[1] stront-c. stry. sul-ac.[1] sul-i.[58] **SULPH.** sumb.[25] tab. tarax.[1] tarent.[58] tell. tep. ter. teucr.[5] thea[275] ther. **Thuj.** til. trio.[25] tub. upa. uran.[269] ust. **Valer.** verat. verat-v. verb. vib. vinc. viol-o. viol-t. wild.[36] zinc. zinc-p.[58] zing.

ALLGEMEINES; C; Schmerz; ziehender Schmerz

- **links**: cocc.[1] mez.[1]
- **morgens**: acon. aur. calc-p. hep. nux-v.
  ◦ **Erwachen,** beim: **Aur.** **Hep.** **Nux-v.**
- **vormittags**: merc.
- **nachmittags**: calc. lyc.
- **abends**: calc-p. coloc. led. mag-s. ph-ac. **Puls.** rhus-t. **SULPH.**
  ◦ **18** Uhr: **RHUS-T.**
  ◦ **21** Uhr: mag-s.
- **nachts**: bell. calc. **CARB-V.** **Cham.** cit-v. graph.[1] hep. **Lyc.** merc. **Nux-v.** **Puls.** **Rhod.** **RHUS-T.** sabin.
- **Bewegung,** durch:
  ◦ **agg.**: cann-s. caps. **Led.** naja **Nux-v.** sabad. thuj. verat.
  ◦ **amel.**: **Arg.** ferr. kali-p.[58] led. **Lyc.** meph.[36] nux-m. **Rhod.** **RHUS-T.** thuj. tub.[58] **VALER.**
- **Erkältung,** nach: nit-ac.[1] zing.
- **Federbett** agg.: sulph.[1]
- **Freien,** amel. im: sabin.
- **Froststadium** im Fieber:
  ◦ **vor**: tub.[58]
  ◦ **während**: **Ars.** ferr. hell.[1] lyc.[1] **Merc.** **Nux-v.** ph-ac.[1] **Puls.** **RHUS-T.** tub.[58]
  ◦ **nach**: puls.
- **Gehen,** beim:
  ◦ **agg.**: coloc. verat.
  ◦ **amel.**: **Lyc.** tub.[58] **VALER.** verat.
- **Kälte,** während: graph. **Puls.** ther.[58]
- **Konvulsionen,** vor: ars. **Bell.**[86] **Cupr.**[86] nux-v.[86] **Sec.**[86]
- **Liegen,** beim: **RHUS-T.**
- **Menses,** während: con. **NUX-M.** **Spong.** stram.
- **Sitzen,** beim: coloc. led. **VALER.**
- **Strecken** amel.: nit-ac.
- **Wärme**:
  ◦ **agg., Bettwärme**: sulph.
  ◦ **amel.**: cham. kali-p.[58] **Nux-v.** **Rhus-t.**
- **Wein,** agg. nach: **Led.** mez.
- **Wetter,** bei nassem: gels.[64]
- **erstreckt** sich:
  ◦ **abwärts**: lyc.
  ◦ **aufwärts**: mag-c.[1]
- **gelähmte** Glieder: **Cocc.**
- **Knochen**: cham. **Chin.** **Cocc.** gels. kali-c. led. merc. **Mez.** nit-ac.[1] puls.[1] sulph. tub.[58]
  ◦ **Periost**: nit-ac.[1]
  ◦ **lange** Röhrenknochen: **Led.**
- **Gelenke**: acon. **Aloe**[102] am-c.[1] am-m.[102] ang. ant-s. ant-t. apoc-a.[102] arg. aur-m-n.[36] bar-acet.[1] **Bry.** calc. carb-ac.[25] **Carl.** caul.[25] caust.[102] cham. chin.[102] **Cimx.** **Cist.** clem. coc-c. **Colch.**[102] coloc. **Gins.**[102] hyos.[1] kali-bi. **Led.** lyc. m-art.[85] menis.[25] mez. nat-c. nat-m. nat-p.[58] nat-s. nit-ac. **Nux-m.** **Par.** phos. plan.[25] plat. **Puls.** rhod. **Rhus-t.**[102] saroth.[144] sec. spirae.[144] staph.[1] sulph.[1] tep. verat-v.[25]
  ◦ **links**: aur-m-n.[36]
  ◦ **morgens**: cham. phos.
  ◦ ◦ **Aufstehen,** nach: phos.
  ◦ **abends**: nat-c. nat-s. **Puls.**
  ◦ **Bewegung** amel.: coloc. phos.
  ◦ **Erwachen,** nach: nat-c.
  ◦ **Froststadium** im Fieber:
  ◦ ◦ **vor**: calc.
  ◦ ◦ **während**: **CIMX.**
  ◦ **Gehen,** beim: ang.
  ◦ **Haltung** des Gelenks, bei ungünstiger: staph.[1]
  ◦ **Sitzen,** beim: coloc.
  ◦ **Wein,** nach: **Led.**
  ◦ **Muskeln,** in Nähe zu den: hyos.[1]
- **Sehnen**: cham.[1]
- **Arme**: acon. aesc. aeth. **Agar.** agn. aloe alum. alum-p.[58] alum-sil.[58] am-c. am-m. ambr. aml-n. ammc. anac. anag. **Ang.**[1] ant-c. ant-t. apis apisin.[5] **Arg.** arg-m.[36] **Arg-n.** arn. **Ars.** ars-h. asaf. asar. aster. aur. aur-ar.[58] aur-m. aur-m-n. bapt. **Bar-c.**[1] bar-s.[58] bell. berb. bol. bor. bov.[5] brach.[102] brom. bry. bufo cact. calad. **Calc.** calc-p. calc-sil.[58] camph. cann-s. canth.[5] caps. carb-ac. carb-an.[1] **Carb-v.**[1] carbn-h. carbn-s. card-m. cast-eq. caul. **CAUST.** cham.[5] **Chel.** chin. chin-ar. chin-s. cic.[36] cimic. cimx.[144] **Cina** cinnb. cist. cit-v. **Clem.** coc-c. cocc. coff.[5] colch. **Coloc.** com. con. croc. crot-c.[36] crot-h. croto-t. **Cupr.** cycl. cypra-e.[227] dig. dios. dros. dulc.[1] elaps erig.[36] euon. euph. euphr. eupi. **Ferr.** ferr-ar. ferr-i. ferr-m. ferr-ma. ferr-p. fl-ac. form. gels.[64]

gent-c. gins. glon. gran. **Graph.**[1] grat. gua.[25] **Guai.** ham. harp.[1184] hell. **Hep.**[1] hydr. hyos. hyper. ign.[36] ind. indg. iod. ip. iris jac-c.[36] jatr. kali-bi. kali-c.[1] kali-chl. **Kali-n.** kali-p. kali-sil.[58] kalm. kreos. lach.[36] lact. laur. led.[5] lil-t. **LYC.** m-arct.[5] **M-art.**[5] m-aust.[5] **Mag-c. Mag-m.** mag-p. mag-s. **Mang.** mang-acet.[1] menis.[25] meny.[1] meph. merc. merc-c. merc-i-f. merl. mez. morph. mosch. **Mur-ac.**[1] naja nat-c.[1] nat-m. nat-p. nat-s. nat-sil.[58] **Nit-ac.**[1] nux-m. **NUX-V.** ol-an. **Olnd.**[5] op. osm. pall. par. petr. ph-ac. phos.[1] phys.[25] **Phyt.** plan. **Plat.**[1] plb. ptel.[111] **Puls.** puls-n. ran-b.[144] ran-s.[36] rat. rheum **Rhod. RHUS-T. Rhus-v.** ruta sabad. sabin.[5] samb.[5] sang. sanic. sars.[1] sec. seneg. **Sep. Sil.** sin-n. sol-n. spig. spong. squil.[5] stann. **Staph.**[1] stram. stront-c. stry. **Sul-ac.**[36] **Sulph.** sumb.[25] tab. tarax. tell. tep. ter. **Teucr.**[5] **Thuj.** til. upa. uran.[269] ust. **Valer.**[5] verat. verb. vinc. viol-o. **Zinc.**[1] zinc-p.[58] zing.

◦ **abwechselnde** Seiten: sulph.
☞ *O; Arme; abwechselnde Seiten*

◦ **links**: aur.[1] carb-ac.[25] carb-v.[1] cupr.[81] cycl.[1] kali-c.[1] lyc.[1] nat-m.[1] plat.[1] **RHUS-T.**
☞ *O; Arme; links*

◦ ◦ **Konvulsionen,** vor: cupr.[81]

◦ **rechts**: **Arg-n.** bar-c. caust. phos.[1]
☞ *O; Arme; rechts*

◦ **morgens**: lyc.
☞ *O; Arme; morgens*

◦ **vormittags**: sulph.
☞ *O; Arme; vormittags*

◦ **nachmittags**: elaps thuj. zinc. zing.
☞ *O; Arme; nachmittags*

◦ **abends**: croto-t. kali-n.[1] phos.[1] staph. thuj.[1] zing.
☞ *O; Arme; abends*

◦ **nachts**: acon. **Ars. Calc. CARB-V.** caust. phos. puls. **RHUS-T.**
☞ *O; Arme; nachts*

◦ ◦ **liegt,** wenn man darauf: acon. **Carb-v.**

◦ **Anheben** des Arms, beim: cocc. sulph.[1]
☞ *O; Arme; Anheben; agg., der Glieder*

◦ **Berührung** agg.: staph.
☞ *O; Arme; Berührung; agg.*

◦ **Bewegung**:

◦ ◦ **agg.**: con.[1] meph. sulph.

◦ ◦ **amel.**: arg. aur.[1] bell. camph. coloc. lyc. **Rhod. RHUS-T.** sep.[1] **Valer.**

◦ **Fieber,** wie durch katarrhalisches: sep.[1]

◦ **Froststadium** im Fieber, während: ars-h.

◦ **Gehen** amel.: **VALER.**

◦ **Herunterhängenlassen,** beim: **Cina** kali-n.

◦ **Kälte,** mit: chel.[25]

◦ **Konvulsionen,** vor epileptischen: cupr.

◦ **Liegen,** beim:

◦ ◦ **Arm** unter dem Kopf, mit dem: staph.[1]
☞ *O; Arme; legt den Arm; Kopf, unter den*

◦ ◦ **Rücken,** auf dem: cham.
☞ *O; Arme; Liegen; agg.; während; Rücken, auf dem*

◦ ◦ **schmerzhaften** Teil, auf dem:

◦ ◦ ◦ **agg.**: cina[1]

◦ ◦ ◦ **amel.**: cham.
☞ *O; Arme; Liegen; amel.; Seite, auf der; schmerzhafter Seite, auf*

◦ **Luftzug**: chin. verat.

◦ **Menses,** während: spong. **Stram.**
☞ *O; Arme; Menses; während*

◦ **nach** vorn gezogen, Empfindung wie, wenn sie herunterhängen: phos.

◦ **Schnupfen,** bei: sep.[5]

◦ **Schreiben**:

◦ ◦ **während**: **MAG-P.** sul-ac.
☞ *O; Arme; Schreiben agg.*

◦ ◦ **nach**: thuj.
☞ *O; Arme; Schreiben agg.*

◦ **Seite,** auf der man liegt: **CARB-V.** cina[1]
☞ *O; Arme; Liegen; agg.; während; Seite, auf der;*

◦ **Sitzen,** beim: **VALER.**
☞ *O; Arme; Sitzen; während*

◦ **Steifheit,** mit: chel.[25]

◦ **Strecken** des Arms, beim: sulph.[1]
☞ *O; Arme; Ausstrecken der Arme; agg.*

◦ **Strecken,** muss den Arm: nat-m.[1]

◦ **verrenkt,** verstaucht, wie: nit-ac.
☞ *O; Arme; Verstauchen, Verrenken, nach*

◦ **Wetter**:

◦ ◦ **nassem,** bei: **Rhod. Rhus-t.**
☞ *O; Arme; Nässe, Feuchtigkeit agg.*

◦ ◦ **stürmischem,** bei: **Rhod.**

◦ **Zimmer,** warmes, agg.: zing.
☞ *O; Arme; Zimmer, im; agg. im warmen*

◦ **erstreckt** sich:

◦ ◦ **abwärts**: agar. apis aur.[1] cist. con.[1] cycl. form. **Kali-c. Lyc.** m-art.[85] **Nux-v.** ol-an. pall. ph-ac. puls. rhus-t. rhus-v. seneg. **Sep.** sil.

◦ ◦ ◦ **Fingern,** zu den: agar. apis cist. cycl. lyc. m-art.[85] ol-an. puls. rhus-t. rhus-v. **Sep.** sil.

◦ ◦ ◦ **Hand,** in die: kali-c. rhus-v.

◦ ◦ **aufwärts**: aesc. **Ars.** bry. chel. con. crot-h. cycl.[1] lach. lyc. m-art.[85] mag-c. nux-v. plat.[1] rhus-t. sep. sil.[1] thuj.[1]

◦ ◦ ◦ **Brust,** zur: lach.

◦ ◦ ◦ **Fingern,** zu den: aesc. bry. chel. crot-h. cycl.[1] **Lyc.** m-art.[85] **Rhus-t. Sep.** sil.[1] thuj.[1]

◦ ◦ ◦ ◦ **Kleiner** Finger: sil.[1]

◦ ◦ ◦ **oben** und unten, nach, bei Bewegung: con.

◦ ◦ **Hand,** in die: kali-c.[1]

◦ ◦ **Handgelenk,** zum: am-c. **Puls.**

◦ ◦ **innen,** nach: laur.

◦ ◦ **nach** vorn anzuheben, bei dem Versuch, den Arm: plb.

◦ **tief** sitzend: euph. sulph.

◦ **Knochen**: acon.[5] alum. ant-t.[5] arn.[5] asaf.[5] bar-c. bry.[5] canth.[5] carb-v. caust. cham.[1] chin.[5] cocc.[1] coloc.[1] crot-h.[36] euph.[5] ip.[5] kali-bi.[111] lyc. mag-c. nat-m. nit-ac. plb.[5] puls.[5] **RHOD.**[5] sabin.[5] samb.[5] sep. spig.[5] staph.[5] teucr.[5] **Thuj. Valer.** verat.[5]

ziehender Schmerz; **Arme** (Forts.)

◦ **Gelenke**: **Am-c.**[5] calc.[5] carb-v.[1] caul. caust.[1] cham.[1] clem.[5] graph.[5] hyos.[5] kali-bi. kali-c.[5] kreos. lyc.[5] m-art.[5] **Mang.** mez.[5] nat-m.[5] ph-ac.[5] **RHOD.**[5] sep.[5] **Sulph.**[1] teucr.[5] zinc.[5]
☞ *O; Arme; Gelenke*

◦ ◦ **Bewegung** agg.: caust.[1]
☞ *O; Arme; Bewegung; während*

◦ ◦ **erstreckt** sich von Gelenk zu Gelenk: sulph.[1]

◦ **Muskeln**:

◦ ◦ **Beugemuskeln,** Flexoren: asaf. bol. ham.

◦ ◦ **M. brachialis**: menis.[25]

◦ **Schultern**: **Acon.** aeth. agar.[5] am-c. am-m. ambr. ammc.[36] anac. anag. ang. apis apisin.[5] **Arg.** arg-m.[36] **Arg-n.** arn. ars. asaf.[5] asar. aur-m. aur-m-n.[36] bapt. bell. berb. bor. brom. **Bry.**[36] calc. camph. canth. carb-ac.[25] carb-an.[5] **Carb-v.**[1] carbn-s. card-m. caust.[36] cham. chel. cimx.[144] clem. coc-c.[36] cocc. colch. coloc. con.[5] crot-h. cupr. dios. dros. dulc.[1] elaps[36] euph. ferr-m. ferr-p. gent-c. gins. glon. hell. hep. hyper. ign. iod. **Iris** jatr. kali-bi. **Kali-c.** kali-n.[1] kali-sil.[58] kreos. lach. lact. led. lil-t. **Lyc.** m-art.[5] **Mag-m.** mang. mang-acet.[1] menis.[25] merc.[5] mez. mosch.[5] naja nat-c. **Nat-m.** nat-p.[36] nat-s. nux-v. ol-an. pall. petr. ph-ac. **Phos.** phys.[25] **Plat.**[1] plb.[5] **Puls.** ran-s. **Rhod.** rhus-t. sabad. sabin.[5] sang. sanic. **Sep.**[1] sil. spig.[36] stann.[1] **Staph.**[1] **Sulph.**[5] sumb.[25] tab. teucr. thuj. uran.[269] valer.[36] verat. **Zinc.**[1] zing.
☞ *O; Arme; Schultern*

◦ ◦ **abwechselnd** mit:

◦ ◦ ◦ **Kratzen,** Scharren im Rachen: sulph.
☞ *A; Abwechselnd mit*

◦ ◦ ◦ **ziehendem** Schmerz in den Hüften: bry.
☞ *A; Abwechselnd mit*

◦ ◦ **abwechselnde** Seiten: mag-m.[1]
☞ *O; Arme; abwechselnde Seiten*

◦ ◦ **links**: aeth. aur-m-n.[36] carb-ac.[25] chel.[25] dios.[25] naja[85] nat-p. phys.[25] sumb.[25]
☞ *O; Arme; links*

◦ ◦ ◦ **rechts,** dann: aeth.
☞ *O; Arme; links; rechts, dann*

◦ ◦ ◦ **morgens**: naja[85]
☞ *O; Arme; morgens*

◦ ◦ ◦ **erstreckt** sich zum kleinen Finger: chel.[25]

◦ ◦ **rechts**: agar.[5] am-c. am-m. aur-m-n.[36] carb-v. caust.[5] chel.[25] coc-c. con.[5] euph. ferr-p. **Lyc.** merc.[5] nat-c.[1] **Nat-m.**[5] rhod.[5] sep.[1] sulph.[5] thuj.
☞ *O; Arme; rechts*

◦ ◦ **tagsüber**: dios.[25]
☞ *O; Arme; tagsüber*

◦ ◦ **morgens**: carb-v.[1] coloc. dios. hyper. kali-c. naja nat-m. rhod. **Sep.** staph.
☞ *O; Arme; morgens*

◦ ◦ ◦ **Bett,** im: **Nat-m.** staph.

◦ ◦ ◦ **Erwachen,** beim: coloc. kali-c. **Nat-m.**
☞ *O; Arme; Erwachen, beim*

◦ ◦ **vormittags**: cham. lyc.
☞ *O; Arme; vormittags*

◦ ◦ **abends**: ambr. chel. lach. lyc. nat-m. nat-s.
☞ *O; Arme; abends*

◦ ◦ **nachts**: acon. coloc. thuj. zing.
☞ *O; Arme; nachts*

◦ ◦ ◦ **Bett,** im: coloc.

<> ◦ ◦ **Abdecken** der Partie, beim: nat-m.
☞ *O; Arme; Abdecken; agg.*

◦ ◦ **Aufstehen,** nach: cocc. coloc. thuj.

◦ ◦ **Bett,** im, **agg.**: aur-m. coloc. lyc. nat-m. staph.

◦ ◦ **Bewegung**:

◦ ◦ ◦ **agg.**: caust. ferr-p. **Iris** mag-m. staph.[1]

◦ ◦ ◦ ◦ **Arms,** des: staph.[1]
☞ *O; Arme; Bewegung; während; Arme, der*

◦ ◦ ◦ **amel.**: am-m. **Arg.** carb-v.[1] cocc. ign. **Rhus-t.** sep. thuj.

◦ ◦ **Bücken,** beim: bor.
☞ *O; Arme; Bücken agg.*

◦ ◦ **Druck** agg.: crot-h.

◦ ◦ **Freien,** im: nat-c.
☞ *O; Arme; Luft; agg.; frische*

◦ ◦ **Gehen**:

◦ ◦ ◦ **agg.**:

◦ ◦ ◦ ◦ **beim,** im Freien: brom.

◦ ◦ ◦ ◦ **nach**: pall.

◦ ◦ ◦ **amel.**: euph.

◦ ◦ **Heben** der Arme, beim: anag. bry. calc. coc-c. cocc. **Iris** mag-m. sanic. zinc.[1]
☞ *O; Arme; Anheben; agg., der Glieder*

◦ ◦ ◦ **Essen,** nach dem: cocc.
☞ *O; Arme; Essen; nach*

◦ ◦ **Liegen** agg.: stann. staph.[1] thuj.

◦ ◦ ◦ **Arm** unter dem Kopf, mit dem: staph.[1]
☞ *O; Arme; legt den Arm; Kopf, unter den*

◦ ◦ ◦ **schmerzhaften** Seite, auf der: thuj.
☞ *O; Arme; Liegen; agg.; während; erkranktem Teil, auf •O; Arme; Liegen; agg.; während; Seite, auf der; schmerzhafter Seite, auf*

◦ ◦ **Mittagessen,** nach dem: sep.[1]

◦ ◦ **Sitzen,** beim: coloc. led.
☞ *O; Arme; Sitzen; während*

◦ ◦ **Stehen,** beim aufrecht: arn.
☞ *O; Arme; Stehen; agg.*

◦ ◦ **Wind,** im: carb-v.[1]

➡ ◦ ◦ **erstreckt** sich:

◦ ◦ ◦ **Arm**: bry. chel. cimx. mang-acet.[1]

◦ ◦ ◦ **Brust,** zur Rückseite der: dios.

◦ ◦ ◦ **Deltoideusregion**: zinc.[1]

◦ ◦ ◦ **Ellenbogen,** zu den: carb-ac. petr.

◦ ◦ ◦ **Fingerspitzen**: apis chel. cimx.[144] elaps **Nux-v. Rhus-t.**

◦ ◦ ◦ **Hals**: anag. apis

◦ ◦ ◦ ◦ **Nacken**: anag. apis

◦ ◦ ◦ **Hände**: elaps[36] **Lyc.** plat.[1]

◦ ◦ ◦ **Handgelenke**: chel. **Puls.**

◦ ◦ ◦ **Kopf**: nat-m.[1]

◦ ◦ ◦ **Oberschenkel**: nux-v.

◦ ◦ **streckt,** wenn man den Arm: anag.

◦ ◦ **Deltoideusregion**: ammc.[36] arg. arg-m.[36] asar. bell. bry.[36] card-m. caust.[36] coc-c.[36] kali-n.[1] nat-p.[36] sanic. spig.[36] stann.[1] staph.[1] valer.[36]
☞ *O; Arme; Schultern; Deltoideus, Region des*

◦ ◦ ◦ **links**: nat-p.[36] spig.[36] valer.[36]
☞ *O; Arme; links • O; Arme; Schultern; Deltoideus, Region des; links*

◦ ◦ ◦ ◦ **Schreiben,** beim: valer.[36]
☞ *O; Arme; Schreiben agg.*

◦ ◦ ◦ **rechts**: ammc.[36] arg-m.[36] bry.[36] caust.[36] coc-c.[36]
☞ *O; Arme; Schultern; Deltoideus, Region des; rechts*

◦ ◦ ◦ ◦ **9 Uhr**: ammc.[36]

◦ **Oberarme**: acon. **Agar.** aloe alum. alum-p.[58] alum-sil.[58] am-m. ammc.[36] anac. anag. ang. ant-c. ant-t. apisin.[5] arg. arg-m.[36] arg-n. **Ars.** ars-h. asaf. asar. aster. aur. aur-m. aur-m-n.[36] bar-c. **Bell. Berb.** bry. bufo **Calc.** calc-sil.[58] camph. canth. carb-ac. **Carb-v.** carbn-s. card-m. **Caust.** chel. cina[5] clem. coc-c. cocc. coloc. com. con. cupr. dig. **Dulc.** elaps[36] euph. ferr-ma. ferr-p. gins. graph. grat. hep. ign.[5] indg. ip. kali-bi. kali-c. **Kali-n.**[1] lach. lact. led. **LYC.** mag-c. mag-m. mang. meny.[85] mez. mosch.[5] **Mur-ac.**[5] nat-m. nat-p.[36] nat-s. nit-ac. **Nux-v.** ol-an. olnd.[5] par. petr. **Ph-ac. Phos.** phyt. **Plat.** plb. puls.[5] **Rhod. Rhus-t.**[1] rhus-v. ruta sabin. sanic. **Sep. Sil.** sin-n. spig.[1] spong. **Stann.**[1] **Staph.**[1] stram. sul-ac. **Sulph.** ter. **Thuj. Valer.**[36] verat.[1] vinc. zinc. zinc-p.[58] zing.
☞ *O; Arme; Oberarme*

◦ ◦ **links**: **Agar.** alum. coloc.
☞ *O; Arme; links*

◦ ◦ **rechts**: arg. arg-n. aur-m-n.[36] **BELL. Caust.** coloc. ferr-p. staph.[1]
☞ *O; Arme; rechts*

◦ ◦ ◦ **Haut**: aur-m-n.[36]

◦ ◦ **tagsüber**: coloc.
☞ *O; Arme; tagsüber*

◦ ◦ **morgens**: agar. kali-c. lyc.
☞ *O; Arme; morgens*

◦ ◦ ◦ **Erwachen,** beim: agar. kali-c.
☞ *O; Arme; Erwachen, beim*

◦ ◦ **vormittags**: agar. com.
☞ *O; Arme; vormittags*

◦ ◦ **abends**: com. kali-bi. led. lyc. staph.[1] sulph. zinc. zing.
☞ *O; Arme; abends*

◦ ◦ ◦ **Bett,** im: led. lyc. staph.[1]

◦ ◦ **nachts**: **Ars.**
☞ *O; Arme; nachts*

◦ ◦ **Mitternacht**: sulph.

◦ ◦ **Aufstehen,** nach: arg-n.

◦ ◦ **Bewegung** amel.: **Arg.** aur. camph. coc-c. cocc. con. **Valer.**
☞ *O; Arme; Bewegung; amel.*

◦ ◦ **Druck**:

◦ ◦ ◦ **agg.**: **Arg.** spig.[1]

◦ ◦ ◦ **amel.**: mag-c.
☞ *O; Arme; Druck; amel.*

◦ ◦ **Epilepsie**:
☞ *Konvulsionen, vor epileptischen*

◦ ◦ **Gehen,** beim: camph.
☞ *O; Arme; Gehen; agg.; während*

◦ ◦ **Heben** des Arms, beim: **Rhus-t.**
☞ *O; Arme; Anheben; agg., der Glieder*

◦ ◦ **Hinlegen,** nach: ip.
☞ *O; Arme; Liegen; agg.; Hinlegen; nach*

◦ ◦ **Konvulsionen,** vor epileptischen: cupr.

◦ ◦ **Luftzug** agg.: ant-c.[1]

◦ ◦ **Mittagessen,** nach dem: canth.

◦ ◦ **Schreiben,** beim: anag. **Valer.**
☞ *O; Arme; Schreiben agg.*

◦ ◦ **Sitzen,** beim: calc. dig.
☞ *O; Arme; Sitzen; während*

◦ ◦ **Wärme** amel.: ant-c.

◦ ◦ **Wetter,** bei nassem: rhod. sanic.
☞ *O; Arme; Nässe, Feuchtigkeit agg.*

◦ ◦ **erstreckt** sich:

◦ ◦ ◦ **abwärts**: **Agar.** anac. berb. carb-ac. carb-v. kali-bi. lach. **Lyc.** sulph.

◦ ◦ ◦ **aufwärts**: ph-ac.

◦ ◦ ◦ **Handgelenk,** zum: elaps[36]

◦ ◦ **innen,** medial: bell. bry. camph. carb-v.[1] con. led. **Lyc.** mang. nat-s. rhus-t.[1]

◦ ◦ ◦ **erstreckt** sich zu den Handgelenken: lyc.

◦ ◦ **außen,** lateral: **Sanic.** stann.[1]

◦ ◦ **Rückseite**: acon. con. lyc.

◦ ◦ **unterer** Teil: **AGAR.**[122] caust.[1] grat. sil. zinc.[1]

◦ ◦ **Humerus**: agar. alum. arg. aur. bar-c. carb-v. caust. coc-c. cocc. euph. ip. kali-bi. mez. nit-ac. plb. sabin. **Sulph.** ter. verat.[1] zinc.

◦ ◦ ◦ **morgens**: ter.
☞ *O; Arme; morgens*

◦ ◦ ◦ **vormittags**: agar.
☞ *O; Arme; vormittags*

◦ ◦ ◦ **Mitternacht,** nach: **Sulph.**
☞ *O; Arme; Mitternacht; nach*

◦ ◦ ◦ **Bewegung** amel.: aur.
☞ *O; Arme; Bewegung; amel.*

◦ ◦ ◦ **Hinlegen,** nach: ip.
☞ *O; Arme; Liegen; agg.; Hinlegen; nach*

◦ ◦ ◦ **Gelenkköpfe**: arg. coc-c.

◦ ◦ ◦ ◦ **nachts**: coc-c.
☞ *O; Arme; nachts*

◦ ◦ **Bizeps**: mang. ruta **Valer.**[36]

◦ ◦ ◦ **rechts,** erstreckt sich nach unten: valer.[36]
☞ *O; Arme; rechts*

◦ ◦ ◦ **7 Uhr - 9 Uhr, beim Schreiben**: valer.[36]

◦ **Ellenbogen**: acon. agar. aloe ambr.[5] **Arg. ARS.** aur-m. aur-m-n. **Bell.**[1] berb. **Bry.** canth. carb-an. carb-v. carbn-s. caul. caust. cham.[1] chel. chin.[1] coc-c. coloc. com. con. crot-c.[36] dig. dios. dulc. elaps[36] euphr. gels. graph. grat. guai.[1] hell. kali-bi. **Kali-c.** kali-n. kali-sil.[58] lach. lact. led. lyc. mag-c. **Mang.** mez. **Mur-ac. Nat-c.** nat-s. nat-sil.[58] nux-v.[5] petr. ph-ac. phos. puls. rat. rhod. **Rhus-t.** rhus-v. ruta sabad. sec. seneg. sil. stann. staph. stront-c. **SULPH.** tab. thuj. valer. verat. viol-o. zinc.
☞ *O; Arme; Ellenbogen*

◦ ◦ **links**: agar.
☞ *O; Arme; links*

◦ ◦ **rechts**: canth. phos.[1] sulph.[1]
☞ *O; Arme; rechts*

◦ ◦ **morgens**: carb-v.[1] lyc. thuj.
☞ *O; Arme; morgens*

◦ ◦ **nachmittags**: gels. sulph.
☞ *O; Arme; nachmittags*

◦ ◦ ◦ **15 Uhr**: gels.

◦ ◦ **abends**:
☞ *O; Arme; abends*

◦ ◦ ◦ **Bett,** im: mag-c. **Nat-c.**

◦ ◦ ◦ **Liegen,** beim: **Nat-c.**

◦ ◦ **nachts**: **ARS. Phos.**
☞ *O; Arme; nachts*

<> ◦ ◦ **Berührung agg.**: chin.[1] sil.
☞ *O; Arme; Berührung; agg.*

◦ ◦ **Beugen,** beim: chel. dulc.

◦ ◦ **Bewegung**:

◦ ◦ ◦ **agg. während**: **BRY. Coloc.** rhus-t. sil. staph.

◦ ◦ ◦ **amel.**: carb-v.[1] dulc. graph. mez. **Rhus-t.**

◦ ◦ **Drehen,** beim: tab.

◦ ◦ **Sitzen,** beim: **Rhus-t.** sulph.
☞ *O; Arme; Sitzen; während*

◦ ◦ **Strecken** der Arme, beim: ruta
☞ *O; Arme; Ausstrecken der Arme; agg.*

◦ ◦ **Wind,** im: carb-v.

➡ ◦ ◦ **erstreckt** sich:

◦ ◦ ◦ **abwärts**: kali-bi. lach. mez. sec. seneg. thuj.

◦ ◦ ◦ **Achselhöhle**: **ARS.**

◦ ◦ ◦ **aufwärts**: kali-n.[1] stann.

◦ ◦ ◦ **Handgelenk,** zum: dulc.[1] guai.[1] rhus-t. sulph.[1]

◦ ◦ **Knochen**: sil.

◦ ◦ **Gelenkköpfe**: arg. coc-c.

◦ ◦ **Ellenbeuge**: arg. **Caust.** chin.[1] elaps[36] hell. kali-n. **Puls. Rat.** thuj. valer. verat.
☞ *O; Arme; Ellenbogen; Ellenbeuge*

◦ ◦ ◦ **Schreiben,** beim: valer.
☞ *O; Arme; Schreiben agg.*

◦ ◦ ◦ **Strecken** des Arms **amel.**: rat.
☞ *O; Arme; Ausstrecken der Arme; amel.*

◦ ◦ **Olecranon**: carb-an. lact.
☞ *O; Arme; Ellenbogen; Höcker, Olekranon*

◦ **Unterarme**: acon. **Agar.** aloe alum. alum-p.[58] alum-sil.[58] am-c. am-m. ambr. anac. **Ang.**[5] **Ant-c.**[1] apisin.[5] arg. arg-n. arn. ars. asaf. aster. bar-c. bell. berb. brach.[102] brom. bry. bufo calad. **CALC.** calc-p. calc-sil.[58] canth. **Carb-v.**[1] carbn-s. **CARD-M. CAUST.** cham. **Chel.**[36] chin. chin-s. cimic. cina cist. **Clem.**[111] coc-c. cocc. coloc. com. con. croc. croto-t. cupr. **Cycl.** cypra-e.[227] dig.[5] dios.[36] **Dulc.** euph. eupi. ferr. ferr-ma. fl-ac. gels. gins. gran. graph.[1] harp.[1184] hell. hep. ind. indg.[36] jac-c.[36] kali-bi. kali-c. kali-chl. kali-n.[5] kali-sil.[58] kalm. kreos. laur. led. lyc. m-art.[5] mag-c. **Mag-p.** mang. **Meny.** merc-i-f. merl.[36] **Mez.** mosch. mur-ac. nat-c. nat-m. nat-p. nat-s. nat-sil.[58] **Nit-ac. Nux-v.** olnd. op. osm. pall. petr. phos. **Phyt. Plat. Puls.**[1] ran-b.[144] ran-s. **Rhod. RHUS-T. Rhus-v.**[111] ruta sabin. samb.[36] sars.[1] seneg. **Sep.** sil.[36] spong. stann. **Staph. Sulph.**[36] tarax. tell. teucr.[5] **Thuj.**[36] **Valer. Verat.** zinc. zinc-p.[58] zing.
☞ *O; Arme; Unterarme*

◦ ◦ **abwechselnd** mit Druckgefühl: gins.
☞ *A; Abwechselnd mit*

◦ ◦ **links**: **Agar.** chel. clem.[111] harp.[1184] kali-c.[1] kreos.[111] led.[111] pall.[111] rhus-v.[111] sil.[111] thuj.[111]
☞ *O; Arme; links*

◦ ◦ **rechts**: ant-c. coloc. ferr-ma. mag-c.
☞ *O; Arme; rechts*

◦ ◦ **morgens**: alum. bry. eupi. lyc. thuj.
☞ *O; Arme; morgens*

◦ ◦ ◦ **Erwachen,** beim: alum.
☞ *O; Arme; Erwachen, beim*

◦ ◦ **vormittags**: sil.
☞ *O; Arme; vormittags*

◦ ◦ **nachmittags**: ind. sulph. thuj.
☞ *O; Arme; nachmittags*

◦ ◦ **abends**: alum. bufo kali-c.[1] mosch. op. sulph.
☞ *O; Arme; abends*

◦ ◦ ◦ **Bett,** im: mosch.

◦ ◦ **periodisch**: cist. gran.

<> ◦ ◦ **Anstrengung,** bei: berb.
☞ *O; Arme; Anstrengung; agg.*

◦ ◦ **Anwendungen,** warme, amel.: **Chel. Chin. Dulc.** ferr. gran. **Kali-c.** kalm. lyc. **Nit-ac. NUX-V. RHUS-T.** sil. **Zinc.**

◦ ◦ **Beugen** des Arms, beim: dulc.[1] mur-ac.

◦ ◦ **Bewegung**:

◦ ◦ ◦ **agg.**: carb-v. staph.[1]

◦ ◦ ◦ **amel.**: alum. am-m.[1] **Arg.** calc. cina con. dulc.[36] mag-c. mosch. **RHUS-T.** thuj.

◦ ◦ **Fahren** oder **Reiten,** beim: bry.

◦ ◦ **Freien,** amel. im: pall.
☞ *O; Arme; Luft; amel., frische*

◦ ◦ **Kopfschmerz,** mit: verat.

◦ ◦ **Liegen,** beim: laur.

◦ ◦ **Schreiben,** beim: brach.[102] **MAG-P.** ran-b.[144]
☞ *O; Arme; Schreiben agg.*

◦ ◦ **streckt,** wenn man den Arm: cina
☞ *O; Arme; Ausstrecken der Arme; agg.*

◦ ◦ **erstreckt** sich:

◦ ◦ ◦ **abwärts**: am-m. ant-c. calc. cham. chel. clem. cocc. com. cupr. ind. kali-c. kreos. lyc.[111] nat-m. phos. **Rhod.** sulph. thuj.

◦ ◦ ◦ **aufwärts**: anac. ars. brom.

◦ ◦ ◦ **Fingern,** zu den: agar. am-m. carb-v.[1] cist. clem. cupr. ind. kreos. mur-ac.[1] phos. sars.[1]

◦ ◦ ◦ ◦ **Daumen,** zum: cupr.

◦ ◦ ◦ ◦ **Kleiner** Finger: **Cist.**

◦ ◦ ◦ **Hand,** in die: alum.[1] carb-v.[1] chel. cocc. kali-c. lyc. mag-c. meny.

◦ ◦ ◦ ◦ **Handflächen**: chel. **Meny.**

◦ ◦ ◦ **Handgelenk,** zum: carb-v.[1] cham.

◦ ◦ **innen,** ulnar: arn. aster. cham. chel.[36] chin.[36] chin-s. cycl.[36] dios.[36] dulc.[36] euph.[36] jac-c.[36] kreos.[36] led.[36] lyc.[36] merl.[36] nat-m.[36] phyt.[36] sil.[36]

◦ ◦ ◦ **links**: chin.[36] dulc.[36] kreos.[36] lyc.[36] phyt.[36]
☞ *O; Arme; links*

◦ ◦ ◦ ◦ **morgens** im Bett: lyc.[36]

◦ ◦ ◦ ◦ **Berührung** agg.: chin.[36]
☞ *O; Arme; Berührung; agg.*

◦ ◦ ◦ **nachmittags,** beim Schreiben: chin-s.

◦ ◦ **radial**: **CARD-M. Thuj.**

◦ ◦ **Vorderseite**: aloe ant-c.[1] arg. asaf. berb. carb-v. **Hep.** meny. nat-s. sars.[1] thuj.

◦ ◦ ◦ **morgens**: thuj.
☞ *O; Arme; morgens*

◦ ◦ ◦ **Anstrengung,** nach: berb.
☞ *O; Arme; Anstrengung; agg.*

◦ ◦ **Rückseite**: acon. mang. petr.

◦ ◦ **oberer** Teil: carb-v.[1] eupi. hell. staph. sulph.

◦ ◦ **unterer** Teil: ant-c.[1] indg. mez. olnd. zing.

◦ ◦ **Knochen**: acon. **Arg-n.** arn. bar-c. calad. canth. carb-v.[1] chin. cycl. dulc. euph. indg.[36] kali-bi. kreos. led. lyc. **Merc-i-f.** nat-m. phyt. puls.[1] sabin. samb.[36] staph. sulph.[36] thuj.[36] zinc.

◦ ◦ ◦ **links**: merc-i-f.
☞ *O; Arme; links*

◦ ◦ ◦ **Radius**: carb-v.[1] euph. indg.[36] samb.[36] staph. sulph.[36] thuj.[36]

◦ ◦ ◦ ◦ **rechts**: indg.[36] sulph.[36] thuj.[36]
☞ *O; Arme; rechts*

◦ ◦ ◦ ◦ ◦ **mittags**: sulph.[36]

◦ ◦ ◦ ◦ **Ruhe,** während: samb.[36]
☞ *O; Arme; Ruhe; agg.*

◦ ◦ ◦ ◦ **Radius,** Gelenkkopf: staph.

◦ ◦ ◦ **Elle**: chin. **Cycl.** dulc. euph. kreos. lyc. nat-m. phyt.

◦ ◦ **Muskeln**:

◦ ◦ ◦ **Streckmuskeln**: hep. mur-ac.

◦ ◦ ◦ **Beugemuskeln,** Flexoren: com. **Hep.**

◦ ◦ **Sehnen**: hep. nat-c.

◦ ◦ **Haut,** äußerlich, oben rechts, als würde die Haut von einem Pflaster hochgezogen: nat-c.[1]

◦ **Handgelenke**: acon. aml-n. ammc. anac.[5] anag. ang.[1] arg. **Ars. Asaf. Asar.** aster. bapt. bar-c. bor. bov. calc. calc-p. calc-sil.[58] **Carb-v.** carbn-s. **Caul. Caust.** cham. chel.[25] cina cist. clem. coloc. com. con. **Cycl.** dig. dios. euph. euphr. ferr-ma. fl-ac. gels.[64] grat. guai. ham. hell. hydr. hyos. hyper. kali-bi. kali-c.[1] kali-chl. kali-n.[1] kali-sil.[58] led. **Lyc. Mang.** mez. morph. mosch.[5] nat-m. nat-p. nat-s. nit-ac. nux-v.[5] ph-ac. ptel. puls-n.[25] **Rhod. RHUS-T. Rhus-v.** sabin. samb.[1] sars. sep. sil. spong. squil.[1] stann. staph. stront-c. sul-ac. **SULPH.** tarax. tep. teucr.[5] thuj. upa. verb. zinc.
☞ *O; Arme; Handgelenke*

◦ ◦ **abwechselnd** mit Schmerzen in der Stirn: sulph.
☞ *A; Abwechselnd mit*

◦ ◦ **rechts**: gels.[64]
☞ *O; Arme; rechts*

◦ ◦ **morgens**: calc. carb-v. hyper. lyc.[1]
☞ *O; Arme; morgens*

◦ ◦ ◦ **Bett,** im: calc. hyper. lyc.[1]

◦ ◦ **nachmittags**: aster. ptel.
☞ *O; Arme; nachmittags*

◦ ◦ **abends**: ang.[1] ars.[1] com. euphr. lyc. **Rhod.** staph.
☞ *O; Arme; abends*

◦ ◦ **nachts**: **Ars.** fl-ac. nat-m.
☞ *O; Arme; nachts*

◦ ◦ ◦ **20** Uhr - 23 Uhr: fl-ac.

<> ◦ ◦ **Anstrengung** der Hände, **bei**: sulph.
☞ *O; Arme; Anstrengung; agg.*

◦ ◦ **Aufstehen,** nach: coloc.

◦ ◦ **Bewegung,** bei:
☞ *O; Arme; Bewegung; während*

◦ ◦ ◦ **agg.**: calc-p. caust. kali-c.[1] staph.

◦ ◦ ◦ **amel.**: **Arg.** carb-v. con. **Rhod. RHUS-T.** samb. zinc.

◦ ◦ **Menses,** während: nat-p.
☞ *O; Arme; Menses; während*

◦ ◦ **syphilitisch**: **Asaf.**
▥ *ALLGEMEINES; C; Syphilis*

◦ ◦ **Wetter,** bei stürmischem: rhod.

◦ ◦ **Wind,** im: carb-v.

➡ ◦ ◦ **erstreckt** sich:

◦ ◦ ◦ **Arm**: arg. bar-c. calc.[1] com.

◦ ◦ ◦ **außen,** nach: caust.

◦ ◦ ◦ **Elle**: samb.[1]

◦ ◦ ◦ **Ellenbogen,** zu den: kali-n.[1] rhus-v. sulph.[1]

◦ ◦ ◦ **Finger**: asar. caust. grat. hell. **Rhus-v.** squil.[1] tarax. thuj.

◦ ◦ ◦ ◦ **Fingerspitzen**: thuj.

◦ ◦ ◦ ◦ **Zeigefinger**: asar. hell.

◦ ◦ ◦ ◦ ◦ **Daumen,** und: asar.

◦ ◦ ◦ **Hände**: stann.[1]

◦ ◦ **innen,** ulnar: stann.[1]

◦ ◦ **radial**: arg. hydr. sabin. stann.

◦ ◦ **palmar**: kali-c.[1] kali-n.[1]

◦ ◦ **Periost,** beim Heben des Arms: coloc.

◦ **Hände**: acon.[5] aesc. agar. agn. aloe am-c. ambr.[5] anac. ang. ant-t.[36] apisin.[5] arg. arg-n. arn. ars. asaf. asar.[5] aur. aur-m. aur-m-n. bell.[5] bry. **Calc.**[36] calc-sil.[58] cann-s. canth.[36] caps. carb-an.[1] carb-v.[36] carbn-s. card-m. **CAUST.** cham. chel. chin. chin-s. **Cina** cist. **Clem.** colch. coloc. dios. elaps erig.[36] euph. **Euphr.** ferr-i. grat. ham. hell.[5] hyos.[5] ign.[36] jac-c.[36] jatr. kali-bi. kali-c. kali-sil.[58] kreos.[5] lach.[36] lact. led. lyc. m-arct.[5] mag-c. mag-m. mag-s. **Mang.** mang-acet.[1] meny. merc. merl. mez.[36] mosch.[5] mur-ac. nat-c. nat-p. nat-s. **Nit-ac.** nux-v. ol-an. par.[36] petr. ph-ac. phos. phyt. plat. plb.[36] ptel. puls.[36] puls-n.[25] ran-s.[36] **RHOD.**[36] **RHUS-T.** ruta[5] **Sabin.** samb.[5] sec. seneg.[5] sep. **Sil.** spig. squil.[5] stann. staph.[1] **Stront-c.** sul-ac.[36] **Sulph.**[36] tab. tell. teucr.[5] thuj. valer.[5] viol-o. zinc.[1] zing.
☞ *O; Arme; Hände*

ziehender Schmerz**; Hände** (Forts.)

◦ ◦ **rechts**: ant-t.[36]
☞ *O; Arme; rechts*

◦ ◦ **morgens**: ars.[1] dios. kali-bi. lyc. ph-ac.
☞ *O; Arme; morgens*

◦ ◦ **abends**: nat-s. nit-ac. ph-ac. ptel.
☞ *O; Arme; abends*

<> ◦ ◦ **Bewegung, bei**: caps. meny.
☞ *O; Arme; Bewegung; während*

◦ ◦ **Einschlafen, beim**: nit-ac.[1]
☞ *O; Arme; Schlaf; Einschlafen, beim*

◦ ◦ **Erkältung, durch**: cham.
☞ *O; Arme; Kälte; Erkältung, durch*

◦ ◦ **Erwachen, beim**: nit-ac.
☞ *O; Arme; Erwachen, beim*

◦ ◦ **Hände, beim Schließen der**: chin.
☞ *O; Arme; Schließen der Hände agg.*

◦ ◦ **Mittagessen, nach dem**: kali-bi.

◦ ◦ **Nassmachen** der Hand mit warmem Wasser, nach: **Phos.**
☞ *O; Arme; Nässe, Feuchtigkeit agg.*

◦ ◦ **Schließen** der Hand, beim Greifen: chin.[1]
☞ *O; Arme; Greifen, ergreifen von Gegenständen; agg.*

◦ ◦ **Schreiben**:

◦ ◦ ◦ **während**: euph. meny. **Sil.**
☞ *O; Arme; Schreiben agg.*

◦ ◦ ◦ **nach**: thuj.[1]
☞ *O; Arme; Schreiben agg.*

◦ ◦ **verrenkt, verstaucht, wie**: nit-ac.
☞ *O; Arme; Verstauchen, Verrenken, nach*

◦ ◦ **erstreckt** sich:

◦ ◦ ◦ **Arm**: nat-s.

◦ ◦ ◦ **aufwärts**: nux-v.

◦ ◦ ◦ **außen, nach, beim Klavierspielen**: merl.

◦ ◦ ◦ **Ellenbogen, zu den**: phyt. sep.[1] tab.

◦ ◦ ◦ **Finger**: canth. colch. nat-s.

◦ ◦ ◦ **innen, nach**: mag-c. mag-s. nux-v. sec.

◦ ◦ ◦ **Ringfinger, zum**: elaps

◦ ◦ **innen,** ulnar: anac.[1] arn. carb-an.[1] sep.

◦ ◦ **Mittelhandknochen**: agar.[36] ars.[1] aur-m-n.[36] calc.[36] canth.[36] carb-v.[36] erig.[36] ign.[36] lach.[36] led.[36] mang.[36] mang-acet.[1] mez.[36] nat-c.[1] nat-s.[36] par.[36] plb.[36] puls.[36] ran-s.[36] rhod.[36] sabin.[36] staph.[36] sul-ac.[36] sulph.[36]

◦ ◦ ◦ **links**: agar.[36] sabin.[36]
☞ *O; Arme; links*

◦ ◦ ◦ **rechts**: aur-m-n.[36] carb-v.[36] erig.[36] ign.[36] lach.[36] mang.[36] sul-ac.[36]
☞ *O; Arme; rechts*

◦ ◦ ◦ ◦ **abends**: erig.[36]
☞ *O; Arme; abends*

◦ ◦ ◦ ◦ **Mittagessen, nach dem**: sul-ac.[36]

◦ ◦ ◦ **Bewegung, bei**: staph.[36]
☞ *O; Arme; Bewegung; während*

◦ ◦ ◦ **erstreckt** sich zu den Unterarmen: rhod.[36]

◦ ◦ **Gelenke**: **ANAC.** ang. ars. aur-m-n. chel. clem. coloc. **Mang.** nat-p. nat-s. phos. puls-n.[25] thuj.
☞ *O; Arme; Gelenke*

◦ ◦ ◦ **links**: puls-n.[25]
☞ *O; Arme; links*

◦ ◦ ◦ **Ruhe, während**: aur-m-n.
☞ *O; Arme; Ruhe; agg.*

◦ ◦ **M. flexor digitorum communis**: jac-c.[36]

◦ ◦ **Sehnen**: ferr-i. led.[1] nat-c.[1] spig.

◦ ◦ ◦ **Streckmuskeln**: ferr-i. led.[1] nat-c.[1]

◦ ◦ **Handrücken**: **Anac.** arg. asaf. chel. chin.[1] **Ferr-i.** jatr. kali-bi. lyc. staph.[1] viol-o. zinc. zing.
☞ *O; Arme; Hände; Handrücken*

◦ ◦ ◦ **Bewegung, bei**: staph.[1]
☞ *O; Arme; Bewegung; während*

◦ ◦ **Ballen**: aur-m. nat-c.

◦ ◦ ◦ **Schreiben, beim**: nat-c.
☞ *O; Arme; Schreiben agg.*

◦ ◦ **Handflächen**: aloe aur-m. **Caust.** chin. **Coloc.** led. nat-s. **Rhus-t.** sabin. zinc.[1] zing.
☞ *O; Arme; Hände; Handflächen*

◦ ◦ ◦ **abends**: nat-s.
☞ *O; Arme; abends*

◦ ◦ ◦ **erstreckt** sich zu den Fingern: **Caust.** sabin.

◦ ◦ **Daumen** und **Zeigefinger, zwischen**: agar.
☞ *O; Arme; Hände; Fingern, zwischen den •O; Arme; Finger; Daumen*

◦ ◦ **stellenweise**: arn.

◦ **Finger**: acon. agar. aloe alum. am-c. am-m. ambr. aml-n. anac. ang.[1] **ANT-C.** ant-t. apisin.[5] arg. arg-n. arn. ars. asaf. **Asar.** aur. aur-m-n. bar-c.[1] **Bell.** berb. bov.[5] bry. cact. calad. calc. **Camph.** canth.[5] carb-an.[1] **Carb-v.**[1] carbn-s. card-m. **Caul. Caust.** cham.[5] chel. chin. cic.[36] cina cist. **Cit-v.** clem. coc-c. cocc. coff.[5] colch. **Coloc.** com. con. croc. croto-t. cupr. dig. dios. dulc.[1] euon. eupi. ferr-ma. ham. hell. hep.[1] hyos. indg. kali-bi. kali-c.[1] kali-n. kali-sil.[58] kreos. led.[5] lyc. m-arct.[5] m-aust.[5] mag-s. mang. meny.[1] merc. mez. mosch. mur-ac.[1] nat-c.[1] nat-m. nat-s. nit-ac.[1] nux-m. nux-v. ol-an. olnd.[5] par. **Petr.** ph-ac. phos.[1] plan. plat.[1] plb. ptel.[111] **Puls.** puls-n. rat. rheum rhod. **RHUS-T.** rhus-v. ruta sabad. sabin.[5] sars.[1] seneg. sep. **Sil.** spig. spong. stann. staph.[1] **Stront-c.** sulph. tep. teucr.[5] thuj. upa. ust. valer.[5] verb. zinc.[1]

◦ ◦ **morgens**: kali-c.
☞ *O; Arme; morgens*

◦ ◦ **vormittags**: thuj.
☞ *O; Arme; vormittags*

◦ ◦ **nachmittags**: sulph.
☞ *O; Arme; nachmittags*

◦ ◦ **abends**: asar. lyc. sulph.
☞ *O; Arme; abends*

◦ ◦ ◦ **Bett, im**: asar.

◦ ◦ **nachts**: **Merc.** phos. puls.[1]
☞ *O; Arme; nachts*

<> ◦ ◦ **Bewegung, bei**: hyos.[1]
☞ *O; Arme; Bewegung; während*

◦ ◦ **Nassmachen** mit warmem Wasser, nach: phos.
☞ *O; Arme; Nässe, Feuchtigkeit agg.*

◦ ◦ **Schlaf, im**: rheum
☞ *O; Arme; Schlaf; während*

◦ ◦ **Sitzen,** beim: aur-m-n. **RHUS-T.**
☞ *O; Arme; Sitzen; während*

◦ ◦ **erstreckt** sich:

◦ ◦ ◦ **Ellenbogen**: eupi. nat-m. plat.

◦ ◦ ◦ **Schultern**: nux-m.

◦ ◦ **Gelenke**: aloe am-c.[5] aml-n. anac.[5] ang.[5] **ANT-C.** asaf. aur. **Bar-c.** bell.[5] bov.[5] carb-v. card-m. **CAUST.** chel.[5] cist. **Coloc.** com. croc. euon. hyos. kali-c. nat-s. ol-an. olnd.[5] ph-ac. phos. plan. plat. rhod. **Rhus-t.** ruta[1] seneg. sep. sil. spig.[5] spong.[5] stann. staph. **SULPH.**[5] tep. ust.
☞ *O; Arme; Finger; Fingergelenke*

◦ ◦ ◦ **abends**: staph.
☞ *O; Arme; abends*

◦ ◦ ◦ **Bewegung**:

◦ ◦ ◦ ◦ **agg.**: staph.[1]

◦ ◦ ◦ ◦ **amel.**: coloc. **RHUS-T.**

◦ ◦ ◦ **Grundgelenke**: card-m. com. croc. kali-c. ol-an. ph-ac. staph.

◦ ◦ ◦ ◦ **Bewegung**:

◦ ◦ ◦ ◦ ◦ **agg.**: staph.

◦ ◦ ◦ ◦ ◦ **amel.**: com.

◦ ◦ ◦ **Mittelgelenk**: ruta[1]

◦ ◦ **Muskeln,** Extensoren: hep.[1]

◦ ◦ **Fingerspitzen**: am-c. **Ars.** kreos. petr. zinc.
☞ *O; Arme; Finger; Fingerspitzen*

◦ ◦ ◦ **erstreckt** sich:

◦ ◦ ◦ ◦ **Arm** hinab, den: **Ars.** zinc.

◦ ◦ ◦ ◦ **Hand,** in die: am-c.

◦ ◦ **Daumen**: acon. aloe alum. ambr. anac. ang.[1] arg. **Arn.** ars. bar-c. bry. chel. chin. coc-c. cocc. colch. **Coloc.** con. cupr. dulc.[1] ferr-ma. indg. kali-bi. meny.[1] mosch. nat-c.[1] nat-m. nat-s. nit-ac.[1] ol-an. par. puls. rhus-v. sabad. spig. spong. stann.[1] sulph. thuj. zinc.
☞ *O; Arme; Finger; Daumen*

◦ ◦ ◦ **abwechselnd** mit Ziehen zum Hinterkopf: arg.
☞ *A; Abwechselnd mit*

◦ ◦ ◦ **nachmittags**: sulph.
☞ *O; Arme; nachmittags*

◦ ◦ ◦ **abends**: thuj.
☞ *O; Arme; abends*

<> ◦ ◦ ◦ **Anstrengung** agg.: sulph.
☞ *O; Arme; Anstrengung; agg.*

◦ ◦ ◦ **Bewegung**:

◦ ◦ ◦ ◦ **agg.**: Coloc.

◦ ◦ ◦ ◦ **amel.**: nat-c.[1] thuj.

◦ ◦ ◦ **Schreiben,** beim: thuj.
☞ *O; Arme; Schreiben agg.*

◦ ◦ ◦ **Zucken** der Arme, bei: cocc.

◦ ◦ ◦ **erstreckt** sich:

◦ ◦ ◦ ◦ **Arm** hinauf: ars. chin. colch. spong. zinc.

◦ ◦ ◦ ◦ **Handgelenk,** zum: nat-c.[1]

◦ ◦ ◦ **Knochen,** distaler: bar-c.

◦ ◦ ◦ **Gelenke**: aloe ang.[1] bar-c. chel. colch. coloc. nat-s. nit-ac.[1] spig. thuj.
☞ *O; Arme; Finger; Fingergelenke*

◦ ◦ ◦ ◦ **Grundgelenk**: colch. coloc. nit-ac.[1] spig. thuj.

◦ ◦ ◦ ◦ ◦ **Einschlafen,** beim: nit-ac.[1]

◦ ◦ ◦ ◦ ◦ **Erwachen,** beim: nit-ac.[1]

◦ ◦ ◦ ◦ **Endgelenk**: bar-c.

◦ ◦ ◦ **Nagel,** unter dem: nat-m.
☞ *O; Nägel • O; Nägel; unterm Nagel*

◦ ◦ ◦ **Spitze**: zinc.
☞ *O; Arme; Finger; Fingerspitzen*

◦ ◦ ◦ **Ballen**: cupr. dulc.[1] **Spong.**

◦ ◦ **Zeigefinger**: acon. agar. alum. anac. arg.[1] arg-n. bar-c.[1] berb. calc. camph. carb-v. caust. chel. chin. dig. euon. kali-bi. lyc. mang. nit-ac.[1] par. petr. plat.[1] ruta sabad. stann.[1] staph.[1] sulph. thuj. ust. verb.

◦ ◦ ◦ **vormittags**: thuj.
☞ *O; Arme; vormittags*

◦ ◦ ◦ ◦ **11** Uhr: thuj.

◦ ◦ ◦ **abends**: anac. kali-bi. mang.
☞ *O; Arme; abends*

◦ ◦ ◦ ◦ **Bett,** im: kali-bi.

◦ ◦ ◦ **erstreckt** sich aufwärts: chin.

◦ ◦ ◦ **Endglied**: stann.[1]

◦ ◦ ◦ **Gelenke**: arg.[1] arg-n. berb. calc. camph. euon. lyc. ruta staph.[1] ust.
☞ *O; Arme; Finger; Fingergelenke*

◦ ◦ ◦ ◦ **Grundgelenk**: arg.[1] euon.

◦ ◦ ◦ ◦ **Mittelgelenk**: arg-n. berb. calc. camph. lyc. staph.[1] ust.

◦ ◦ ◦ **Strecksehne**: nit-ac.[1]

◦ ◦ **Mittelfinger**: am-m. arg. ars. bell. calc.[1] carb-v.[1] chel. chin. cocc. croto-t. mang. par. stann.[1] sulph. thuj. upa. zinc.[1]

◦ ◦ ◦ **nachmittags**: sulph.
☞ *O; Arme; nachmittags*

◦ ◦ ◦ **abends,** im Bett: ars.

◦ ◦ ◦ **Gelenke**: arg. bell. carb-v.[1] upa.
☞ *O; Arme; Finger; Fingergelenke*

◦ ◦ ◦ ◦ **Endgelenk**: carb-v.[1]

◦ ◦ **Ringfinger**: arg. **Calc.** cina kali-bi. kreos. mur-ac.[1] rat. ruta[1] stann. sulph. upa. zinc.[1]

◦ ◦ ◦ **Ruhe,** während: cina rat.
☞ *O; Arme; Ruhe; agg.*

◦ ◦ ◦ **Gelenke**: arg. mur-ac.[1] ruta[1] upa.
☞ *O; Arme; Finger; Fingergelenke*

◦ ◦ ◦ ◦ **nachts**: ruta[1]
☞ *O; Arme; nachts*

◦ ◦ **Kleiner** Finger: arn. bry. calad. caust. chel. com. kali-bi. kali-c.[1] kali-n. nat-s. ph-ac. phos.[1] ruta sars.[1] sil. sulph. thuj.

◦ ◦ ◦ **morgens,** beim Aufstehen: kali-bi.

◦ ◦ ◦ **abends**: arn.
☞ *O; Arme; abends*

◦ ◦ ◦ **Beugen** amel.: ph-ac.

◦ ◦ ◦ **Bewegung**:

◦ ◦ ◦ ◦ **agg.**: sars.[1]

◦ ◦ ◦ ◦ **amel.**: thuj.

◦ ◦ ◦ **Knochen**: sars.[1]

ziehender Schmerz**; Arme; Finger; Ringfinger** (Forts.)

◦ ◦ ◦ **Gelenke**: caust. ruta
☞ *O; Arme; Finger; Fingergelenke*

◦ ◦ ◦ ◦ **nachts**: ruta
☞ *O; Arme; nachts*

◦ ◦ ◦ **Spitze**: kali-c.[1]
☞ *O; Arme; Finger; Fingerspitzen*

- **Beine**: abrot. **Acon.** aesc. aeth. **Agar.**[1] agn. aloe **Alum.** alum-p.[58] alum-sil.[58] alumn. am-c.[1] am-m.[31] ambr.[1] ammc. amyg-p.[36] anac. **Ang.** ant-c. ant-t. aphis. apis apisin.[5] **Arg.** arg-m. **Arg-n.** arge-p.[264] arn. ars. ars-i. asaf. asar. asc-t. aster. aur. aur-ar.[58] aur-i.[58] aur-m-n. aur-s.[58] **Bapt.** bar-acet.[102] **BAR-C.** bar-m. **BAR-S.**[58] bell. benz-ac. berb. bism.[1] bor. bov. brom. **BRY.** cact. cahin. calc. calc-p.[36] calc-sil.[58] calen.[85] camph. cann-i. cann-s.[5] canth. caps. carb-ac. carb-an. **CARB-V.**[1] carbn-s. card-m. cast. caul. **Caust. CHAM. CHEL.** chin.[1] chin-ar. chin-s. cic.[1] cimic. cina cinnb. cist. clem. cob. coc-c. cocc. coff.[5] colch. coloc. com. **Con.** cortiso.[119] croc. crot-h. croto-t. cupr. cupr-ar. cycl.[1] dig. dios. dros. **Dulc.** elaps ephe.[267] erig.[25] euon. euphr.[1] eupi. **Ferr.** ferr-ar. ferr-i.[58] ferr-m. ferr-ma. fl-ac. gamb.[36] **Gels.**[64] gink.[227] gins. goss. gran. **GRAPH.**[1] grat. gua.[25] guai.[1] ham. harp.[1184] hell. **HEP.** hipp.[36] hyos. hyper. ign. ind. indg. **Iod.** ip.[1] jatr. jug-r. kali-ar. kali-bi. **Kali-c.**[1] kali-chl.[58] kali-i. kali-n.[1] kali-p. kali-s. kali-sil.[58] **Kreos.**[5] lach. lact. led. lil-t.[25] **LYC.** m-arct.[5] m-art.[5] **M-aust.**[5] mag-c. mag-m. mag-s. manc. **Mang.** mang-acet.[1] mang-m. med. menis.[25] meny.[1] meph.[85] **Merc.** merc-c. merc-i-f. merl. mez. mill. mosch. **Mur-ac.**[1] myric.[25] naja nat-ar. **Nat-c. Nat-m.** nat-p. nat-s. nat-sil.[58] **Nit-ac.**[1] nit-s-d.[111] nux-m. **Nux-v.** ol-an. olnd. op. osm. ost.[36] ox-ac. oxal.[45] par. petr.[1] ph-ac.[1] phel. **Phos.**[1] phys. phyt. pic-ac. plan.[25] plat. plb. plect.[36] plut-n.[269] polyg.[122] polyp-p.[36] ptel. **Puls.** puls-n.[36] pyrus ran-a.[36] ran-b. ran-s.[5] rat. **Rhod.**[5] **RHUS-T.** rhus-v. rumx. ruta sabad. sabin. samb.[1] sang. sars. scorp.[269] sec. **Sep.**[1] **Sil.** sol-n. sol-t-ae. spig. spong. squil. stann. staph.[5] stram.[1] **Stront-c.** stry. **Sul-ac.**[5] sul-i.[58] **Sulph.** tab. tarax.[1] tarent.[58] tep. ter.[36] ther. thuj. til. trio.[25] **Tub.** upa. **Valer.**[58] verat. verat-v. verb.[102] vib. vinc. viol-t. wild.[36] **Zinc.** zinc-p.[58] zing.

◦ **links**: bar-acet.[102] **Bar-c. Carb-v.** con.[1] nat-m.[1] petr.[1]
☞ *O; Beine; links*

◦ **rechts**: chel. dios.[25] nit-ac.[1] phos.[1]
☞ *O; Arme; rechts • O; Beine; rechts*

◦ **morgens**:
☞ *O; Beine; morgens*

◦ ◦ **Aufstehen,** nach: kali-bi.

◦ ◦ **Bett,** im: **Sulph.**
☞ *O; Beine; Bett, im; agg.*

◦ **abends**: carb-v.[1] caust.[1] **Nat-m.** nit-ac. **PULS.** sil. stront-c. sulph. zinc.
☞ *O; Beine; abends*

◦ ◦ **Bett,** im: carb-v.[1] puls.[58] **Sulph.**
☞ *O; Beine; Bett, im; agg.*

◦ ◦ **Bewegung** amel.: stront-c.
☞ *O; Beine; Bewegung; amel.*

◦ **nachts**: **Nat-c.** nat-m. phos.[1] **Tub.** zinc.[1]
☞ *O; Beine; nachts; agg.*

◦ **Bewegung**:

◦ ◦ **agg. während**: **Gels.** gua.[25]
☞ *O; Beine; Bewegung; agg.; während*

◦ ◦ **amel.**: **Arg-n.** ferr. iod. lyc.[1] merc-i-f. **RHUS-T.** sep.[1] stront-c. **Tub. VALER.**
☞ *O; Beine; Bewegung; amel.*

◦ **Fieber,** mit: kali-n.[1]

◦ **Gehen**:

◦ ◦ **agg.**:

◦ ◦ ◦ **während**: asaf. coloc. **Gels. Hep.**

◦ ◦ ◦ **nach**: anac.[1]

◦ ◦ **amel.**: **Lyc. RHUS-T. Tub. VALER.**

◦ **Kälte,** bei Kälteeinwirkung: **Calc-p. Phos.** rhus-t.[58]

◦ **Konvulsionen,** vor: ars.[81]

◦ **Menses**:

◦ ◦ **vor**: phos. sep.
☞ *O; Beine; Menses; vor*

◦ ◦ **während**: con. goss.[122] nit-ac.[1] nux-m. rhus-t. sep. **Spong.**
☞ *O; Beine; Menses; während*

◦ **Schweiß,** durch unterdrückten: rhus-t.[58]

◦ **Sitzen,** beim: **Arg-n.** chin. iod. **VALER.**

◦ **Stehen,** beim: valer.[58]
☞ *O; Beine; Stehen; agg.; während*

◦ **Sturm,** während: caust.[1]

◦ **Wetter,** bei nassem: rhus-t.[58]

◦ **erstreckt** sich:

◦ ◦ **abwärts**: chel. gels. graph.[1] nat-m.[1] nit-ac. **Puls.** sil.

◦ ◦ **aufwärts**: sep.[1]

◦ ◦ **Kopf,** zum: thuj.

◦ ◦ **Schulter,** zur: bell.[1]

◦ ◦ **Zehenspitzen,** in die: calc.[1]

◦ **Knochen**: anac. **Bar-c.**[5] bry.[5] calc. cann-s.[5] caust.[1] **Chin. Con.** cupr.[5] graph. **Hep.**[5] ip.[5] **Kali-c.** mag-c. merc-c.[5] nit-ac.[5] olnd.[5] ph-ac.[5] phos.[5] **Puls.**[5] **RHOD.** sabad.[5] sabin. sep. staph.[5] **VALER.** zinc.
☞ *O; Beine; Knochen*

◦ ◦ **Periost**: rhod.

◦ ◦ ◦ **nachts**: rhod.
☞ *O; Beine; nachts; agg.*

◦ ◦ ◦ **Bewegung** amel.: rhod.
☞ *O; Beine; Bewegung; amel.*

◦ ◦ ◦ **Wetter,** bei nassem: rhod.

◦ **Gelenke**: caul.[25] chel. hyos.[5] lyc. **Merc.**[5] petr.[5] **RHOD.**[5] sep. stront-c.
☞ *O; Beine; Gelenke*

◦ **Muskeln**:

◦ ◦ **M. gastrocnemius, links**: gels.[25]

◦ ◦ **M. sartorius, links, beim Gehen**: puls-n.[25]

◦ **Ischiasnerv** links: nat-p.[36]

◦ **Gesäßbacken**: agar.[1] aloe bar-c. berb. bry. calc.[1] **Camph. Chin.** croto-t. cupr. cycl. dig.[1] gels. mang. mang-acet.[1] mez. mosch. nat-m. nit-ac. ph-ac. **Rhus-t.** sep.[1] sil. sulph. verat. zinc.
☞ *O; Beine; Gesäßbacken*

◦ ◦ **links**: agar.[1] **Cycl.**[8] gels.[36] ph-ac.
☞ *O; Beine; links*

◦ ◦ **rechts**: **Rhus-t.** sep.[1] sulph.[36]
☞ *O; Arme; rechts • O; Beine; rechts*

◦ ◦ ◦ **Bücken,** beim: sulph.[36]
☞ *O; Beine; Bücken agg.*

<> ◦ ◦ **Aufstehen** vom Sitz, beim: mang-acet.[1]
☞ *O; Beine; Aufstehen; agg.; Sitzen, vom; während*

◦ ◦ **Druck** amel.: **Rhus-t.**
☞ *O; Beine; Druck; amel.*

◦ ◦ **Erwachen,** beim: agar.[1]

◦ ◦ **Gehen,** beim: ph-ac.

◦ ◦ **Sitzen,** beim:
☞ *O; Beine; Sitzen; agg.; während*

◦ ◦ ◦ **agg.**: **Chin. Cycl.**[8]

◦ ◦ ◦ **amel.**: mang.
☞ *O; Beine; Sitzen; amel.*

◦ ◦ **Stehen,** beim:
☞ *O; Beine; Stehen; agg.; während*

◦ ◦ ◦ **agg.**: chin. mang. verat.[36]
☞ *O; Beine; Stehen; agg.; während*

◦ ◦ ◦ **amel.**: **Cycl.**[8]
☞ *O; Beine; Stehen; amel.*

◦ ◦ **Wein,** nach: zinc.

◦ ◦ **erstreckt** sich:

◦ ◦ ◦ **Füßen,** zu den: nit-ac.

◦ ◦ ◦ **Leistenregion,** in die: mosch.[36]

◦ ◦ **Gesäßmuskeln**: camph. cycl. gels. mosch. **Sulph.** verat.

◦ **Hüften**: acon. aeth. alumn.[36] am-c. am-m. **Ant-c.** arg. **Arg-n.**[36] arge-p.[264] **Arn. Ars.**[1] asar.[36] aster. aur. bapt. benz-ac. berb.[36] bry. **Calc.**[1] calc-p. camph. cann-s.[36] **Caps. Carb-an. Carb-v. Carbn-s.** caust. cham. **CHEL.** chin. cinnb. clem. coc-c. **Cocc.** colch. **Coloc. Con.** crot-h. cycl. **Dig. Dulc.**[36] eupi.[85] ferr-ma. gels. hell. **Hep. Kali-bi.** kreos.[5] **Led.** lil-t.[25] lyc. m-aust.[5] mang. meny.[36] meph. merc-c.[36] mosch. naja nat-c. **Nat-m.** nat-p. **Nit-ac.** nux-v.[58] ol-an.[36] oxal.[45] par. petr. ph-ac. **Phyt.** plat. plb. polyg.[122] **PULS.** ran-b. rhod. **Rhus-t.** ruta **Sep.** sil.[1] spig. stann.[1] **Stront-c. Sulph.** ter. ther. **Thuj.** til. valer.[58] verat. **ZINC.** zing.
☞ *O; Beine; Hüften*

◦ ◦ **links**: **Acon.** aeth. **Am-m. ANT-C.** asar.[36] cann-s.[36] colch.[36] coloc.[36] dulc.[36] stann.[1] **Sulph.**
☞ *O; Beine; links*

◦ ◦ ◦ **vormittags**: coloc.[36]
☞ *O; Beine; vormittags*

◦ ◦ ◦ **Gehen** agg.: asar.[36]

◦ ◦ ◦ **rechts,** nach: cann-s.[36] dulc.[36]

◦ ◦ **rechts**: **Chel.** eupi.[85] kali-bi. lil-t.[25] nit-ac. sep.[1] ther.
☞ *O; Arme; rechts • O; Beine; rechts*

◦ ◦ ◦ **Bewegung** amel.: lil-t.[25]
☞ *O; Beine; Bewegung; amel.*

◦ ◦ ◦ **erstreckt** sich zu den Oberschenkeln: eupi.[85]

◦ ◦ **morgens**: ars.[1] colch. stront-c.
☞ *O; Beine; morgens*

◦ ◦ **vormittags**: sulph.
☞ *O; Beine; vormittags*

◦ ◦ **nachmittags**: alumn.[36] chel. ol-an.[36] sulph.
☞ *O; Beine; nachmittags*

◦ ◦ ◦ **16** Uhr: alumn.[36] ol-an.[36]

◦ ◦ **abends**: **Ant-c.** calc.[1] crot-h. ran-b. ther.
☞ *O; Beine; abends*

◦ ◦ ◦ **Gehen,** beim: ant-c. calc.[1] crot-h. ran-b.

◦ ◦ **nachts**: **Coloc.**
☞ *O; Beine; nachts; agg.*

<> ◦ ◦ **Aufstehen** vom Sitzen, beim: nit-ac.
☞ *O; Beine; Aufstehen; agg.; Sitzen, vom; während*

◦ ◦ **Berührung** agg.: **Caps.**

◦ ◦ **Beugen,** beim:

◦ ◦ ◦ **Körper,** rückwärts: **Caps.**
☞ *O; Beine; Beugen; agg.; hinten, nach*

◦ ◦ ◦ **Unterschenkel,** nach hinten: ant-c.

◦ ◦ **Bewegung**:

◦ ◦ ◦ **agg.**:
☞ *O; Beine; Bewegung; agg.; während*

◦ ◦ ◦ ◦ **Beginn,** zu: nit-ac.
☞ *O; Beine; Bewegung; agg.; Beginn, zu*

◦ ◦ ◦ ◦ **während**: **Acon.** gels. sep.
☞ *O; Beine; Bewegung; agg.; während*

◦ ◦ ◦ **amel.**: **Arg.** lil-t. **RHUS-T.** ther.
☞ *O; Beine; Bewegung; amel.*

◦ ◦ ◦ **behindert** Bewegung: sil.[1]

◦ ◦ **Druck** amel.: **Bry.**
☞ *O; Beine; Druck; amel.*

◦ ◦ **Gehen,** beim:

◦ ◦ ◦ **agg.**: **Am-m. Ant-c.** asar. bry. calc. **Carb-v.** caust.[1] coloc. **Hep.** ran-b. **Sulph.**

◦ ◦ ◦ **amel.**: chin. cinnb. **Rhus-t.** ther.

◦ ◦ **Liegen,** beim:

◦ ◦ ◦ **gebeugten** Knien, mit, amel.: **Coloc.**
☞ *O; Beine; Beugen; amel.; Glieder, der*

◦ ◦ ◦ **schmerzhafter** Seite amel. auf: ferr-ma.
☞ *O; Beine; Liegen; amel.; schmerzhafter Seite, auf*

◦ ◦ **Menses,** während: nit-ac.[1]
☞ *O; Beine; Menses; während*

◦ ◦ **Schnupfen,** bei: sep.

◦ ◦ **Sitzen,** beim: arn. caust. chin. meny.[36] **RHUS-T.** ther.
☞ *O; Beine; Sitzen; agg.; während*

◦ ◦ ◦ **Oberschenkel,** mit ausgestrecktem: **Arn.**

◦ ◦ **Stehen,** beim:
☞ *O; Beine; Stehen; agg.; während*

◦ ◦ ◦ **agg.**: valer.[58] verat.
☞ *O; Beine; Stehen; agg.; während*

◦ ◦ ◦ **amel.**: chin.[1]
☞ *O; Beine; Stehen; amel.*

◦ ◦ **Zurückziehen** des Beins, beim: ferr-ma.

ziehender Schmerz**; Hüften; erstreckt** sich (Forts.)

➡ ◦ ◦ **erstreckt** sich:

◦ ◦ ◦ **abwärts**: aeth. am-c. cann-s. **Carb-an. Carb-v.** carbn-s. chin.[36] cinnb. crot-h. kali-bi. lil-t. nat-m. nit-ac.[1] **Puls. Rhus-t.** sep. ther. thuj.

◦ ◦ ◦ **aufwärts**: sep.[36]

◦ ◦ ◦ **Fuß,** zum: bry.[54] thuj.

◦ ◦ ◦ ◦ **Wehen,** Entbindung, während: bry.[54]

◦ ◦ ◦ **innen,** nach: thuj.

◦ ◦ ◦ **Knie,** zum: arg-n.[36] rhus-t.[1]

◦ ◦ ◦ **Leistenregion**: **Oxal.**[45]

◦ ◦ ◦ **rechten** Seite, zur: stann.[1]

◦ ◦ ◦ **Sakrum,** zum: ant-c. stann.[1]

◦ ◦ **stellenweise**: til.

◦ **Oberschenkel**: acon. **Agar.** agn. **Alum.** alum-p.[58] alum-sil.[58] alumn. am-c. am-m. ambr. amyg-p.[36] **Anac.** ang.[1] ant-c. apis arg.[1] arg-m. **Arg-n.** ars. ars-i. asaf. asar. asc-t. aster. aur. bar-c. bar-m. bar-s.[58] **Bell.** berb. bry. calc. calc-p. **Camph.** canth. caps.[1] **Carb-ac. Carb-an.**[1] **Carb-v. Carbn-s. Caul.**[36] **Caust.**[1] cham. **CHEL. Chin. Chin-ar. Cic.** cinnb. **Clem.** cob. coc-c. cocc. colch. **Coloc.** con. cupr. **Cycl.** dig.[1] **Dulc.**[1] ephe.[267] euon. euphr.[1] eupi. **Ferr.** ferr-ar. ferr-i. gamb. **Gels.** graph. grat. gua.[25] **Guai.**[1] **Hep.** hyos. ind. iod. ip.[1] kali-bi. **KALI-C.** kali-chl. kali-n.[1] kali-p. kali-sil.[58] kreos. lach. led. lil-t.[25] **Lyc.**[36] m-arct.[5] m-aust.[5] mag-c. mang-m. menis.[25] meny. meph. **Merc.** merc-c. merl. **Mez.**[1] mosch. mur-ac. myric. nat-ar. nat-c. **Nat-m.** nat-p.[36] nat-s. nat-sil.[58] **Nit-ac. Nux-m. Nux-v.**[54] **Ol-an.** op. par. phos.[1] plan.[25] **Plat.**[1] plb. plect.[36] **PULS.** puls-n.[36] **Ran-b.** rat. **Rhod. RHUS-T.**[1] rhus-v. ruta[1] sabad. sabin. samb.[1] sars.[1] scorp.[269] **Sep. Sil.** spig.[1] spong. squil. **Stann.**[1] staph.[1] **Stram.** sul-i.[58] **SULPH.** tab. tep. ter.[36] **Thuj.** tub.[58] valer. verat.[1] verb.[1] vib. viol-t. **Zinc.** zinc-p.[58] zing.

◦ ◦ **links**: amyg-p.[36]
☞ *O; Beine; links*

◦ ◦ **rechts**: **Camph. Chel.** lil-t.[25] nat-m.[1] plan.[25] sep.[122] sulph.
☞ *O; Arme; rechts • O; Beine; rechts*

◦ ◦ ◦ **links,** dann: sulph.

◦ ◦ ◦ **Schmerzen** im rechten Hypochondrium, mit: sep.[122]

◦ ◦ ◦ **außen,** Bewegung amel.: lil-t.[25]

◦ ◦ ◦ **Muskeln,** hinten, posterior: plan.[25]

◦ ◦ **morgens**: kali-n. **Sulph.**
☞ *O; Beine; morgens*

◦ ◦ **nachmittags**: agar. lyc. phos.[1] **Ran-b.** sep. sulph.
☞ *O; Beine; nachmittags*

◦ ◦ ◦ **Mittagsschlaf,** beim: phos.[1]

◦ ◦ **abends**: carb-v. colch. cycl. kali-c. meny.[1] nit-ac. **PULS.** rat. **Sulph.** thuj. **Zinc.** zinc-p.[58]
☞ *O; Beine; abends*

◦ ◦ ◦ **Bett,** im: carb-v. colch. kali-c. **Sulph.**
☞ *O; Beine; Bett, im; agg.*

◦ ◦ ◦ **Schlaf,** nach: cycl.
☞ *O; Beine; Schlaf; nach*

◦ ◦ **nachts**: ars. kali-c. nat-m. **PULS.**
☞ *O; Beine; nachts; agg.*

◦ ◦ **Mitternacht,** nach: merc.
☞ *O; Beine; Mitternacht; nach; 4.30 Uhr*

<> ◦ ◦ **Aufstehen** von einem Sitz:
☞ *O; Beine; Aufstehen; agg.; Sitzen, vom; während*

◦ ◦ ◦ **agg.**: ang.[1] chin. graph.[1] rat. rhus-t.[1] thuj.

◦ ◦ ◦ **amel.**: aur.[1]
☞ *O; Beine; Aufstehen; amel.; Sitzen, vom; während*

◦ ◦ **Auftreten,** beim: plat.[1]

◦ ◦ **Bettwärme**:

◦ ◦ ◦ **agg.**: kali-c. **Lyc. Merc. Nat-m. PULS.**

◦ ◦ ◦ **amel.**: **CAUST. Lyc.**

◦ ◦ **Bewegung**:

◦ ◦ ◦ **agg.**: iod. nat-m.
☞ *O; Beine; Bewegung; agg.; während*

◦ ◦ ◦ **amel.**: arg-n. con. **Dulc. Ferr.** hyos. iod. **PULS. RHOD. RHUS-T.** zinc-p.[58]
☞ *O; Beine; Bewegung; amel.*

◦ ◦ **Bücken,** beim: sulph.
☞ *O; Beine; Bücken agg.*

◦ ◦ **Freien,** agg. im: **CAUST.**
☞ *O; Beine; Luft; agg.; frische*

◦ ◦ **Froststadium** im Fieber:
☞ *O; Beine; Fieber; während; Froststadium im Fieber*

◦ ◦ ◦ **vor**: **Nux-v.**

◦ ◦ ◦ **während**: ferr. **Puls.** sep.[1]

◦ ◦ **Gehen**:

◦ ◦ ◦ **agg.**:

◦ ◦ ◦ ◦ **während**: agar.[1] agn. ang. asar. berb. carb-v. **Carbn-s.** clem. **COLOC.** con. gels. hyos.[1] ind. kali-bi. kreos. nat-m.[1] **Nux-v.** plan. plat. squil. **Sulph. Verb. Viol-t.**

◦ ◦ ◦ ◦ ◦ **Sitzen,** nach: agar.[1]

◦ ◦ ◦ ◦ **nach**: camph.[1]

◦ ◦ ◦ **amel.**: bar-c. dulc.[1] **Lyc.** phos. **RHUS-T. Sulph. Valer.** zinc-p.[58]

◦ ◦ **Hochziehen** der Beine amel.: **Caust.** cinnb. guai. **Rhus-t.**
☞ *O; Beine; Heben der Beine; amel.*

◦ ◦ **Koitus,** nach: nit-ac.
☞ *O; Beine; Koitus agg.*

◦ ◦ **Kreuzen** der Beine, beim: agar. **Rhus-t.**
☞ *O; Beine; Übereinanderschlagen, Kreuzen, der Beine; agg.*

◦ ◦ **liegen** darauf, amel.: carb-v.
☞ *O; Beine; Liegen; amel.*

◦ ◦ **Menses**:

◦ ◦ ◦ **vor**: cham. spong. **Vib.**
☞ *O; Beine; Menses; vor*

◦ ◦ ◦ **während**: **Cham.** con.[1] **Puls.** spong. **Stram.**
☞ *O; Beine; Menses; während*

◦ ◦ **Mittagessen**:

◦ ◦ ◦ **während**: sulph.

◦ ◦ ◦ **nach**: sulph.

◦ ◦ **Schnupfen,** bei: sep.

◦ ◦ **Sitzen,** beim:
☞ *O; Beine; Sitzen; agg.; während*

◦ ◦ ◦ **agg.**: am-c. anac.[1] arg-n. aur.[1] chin. dig. dulc.[1] iod. led. mang-m. meny. mur-ac. nit-ac.[1] plat. ran-b. **RHOD. RHUS-T.** spig.[1] squil. **Sulph. Thuj.** valer.[58] verb.[1] zinc-p.[58]

◦ ◦ ◦ ◦ **Hinsetzen,** beim: nit-ac.[1]
☞ *O; Beine; Sitzen; agg.; Hinsetzen*

◦ ◦ ◦ **amel.**: aur. kali-bi. nit-ac.[1] rhus-t.[1] sulph.
☞ *O; Beine; Sitzen; amel.*

◦ ◦ **Stehen,** beim: kali-c. rhus-t.[1] verat.[1] viol-t.
☞ *O; Beine; Stehen; agg.; während*

◦ ◦ **Steifheit,** mit tetanischer: **Cic.**[8]

◦ ◦ **Steigen,** beim: **Bar-c.** hyos. kali-bi. kali-c. lyc.
☞ *O; Beine; Steigen agg.*

◦ ◦ **Strecken** der Knie **amel.**: agar.
☞ *O; Beine; Ausstrecken der Glieder; amel.*

◦ ◦ **Stuhlgang,** während: coloc.[5]
☞ *O; Beine; Stuhlgang; beim*

◦ ◦ **verrenkt,** verstaucht, wie: carb-v.

◦ ◦ **Wehen,** Entbindung, während: nux-v.[54]

➜ ◦ ◦ **erstreckt** sich:

◦ ◦ ◦ **abwärts**: **Agar.** anac. apis asaf. bar-c. bell. bry. **Calc-p.** carb-v.[1] **Coc-c.** coloc. kreos. merc. mez.[1] mur-ac. nux-v. **Ran-b.** sil.

◦ ◦ ◦ **aufwärts**: graph.[1] sep.[1]

◦ ◦ ◦ **außen,** nach: bell.

◦ ◦ ◦ **Füßen,** zu den: asaf. **Sil.**

◦ ◦ ◦ **Fußsohle,** zur: kreos.

◦ ◦ ◦ **hinten,** nach: phos. sulph.

◦ ◦ ◦ ◦ **vorn,** und nach: phos.

◦ ◦ ◦ **Hüften,** zu den: bry. ruta[1]

◦ ◦ ◦ **Knie,** in die: **Agar.** coloc. grat. guai.[1] nat-m.[1]

◦ ◦ ◦ **Penis,** zum: clem.

◦ ◦ ◦ **Sakralregion,** zur: ruta[1]

◦ ◦ ◦ **Zehen,** zu den: apis **Gels.**

◦ ◦ **innen,** medial: am-c. ant-c. asaf. berb. caul.[36] chel. chin. **Coloc.** dig. ephe.[267] gels. kali-bi. nat-m.[36] nat-p.[36] nit-ac. par. ran-b. sil. stann.[1] sulph. thuj. zinc.

◦ ◦ ◦ **links**: caul.[36]
☞ *O; Beine; links*

◦ ◦ ◦ **vormittags**: sulph.
☞ *O; Beine; vormittags*

◦ ◦ ◦ **nachmittags**: **Coloc.** sulph.
☞ *O; Beine; nachmittags*

◦ ◦ ◦ **abends**: kali-bi.
☞ *O; Beine; abends*

◦ ◦ ◦ **Sitzen,** beim: dig. ran-b.
☞ *O; Beine; Sitzen; agg.; während*

◦ ◦ **außen,** lateral: agar. anac. ang.[1] arg-m. aster. berb. carb-v. cic. coloc. led. meny.[1] op. stann.[1] ter. thuj. valer. zinc.

◦ ◦ ◦ **Kreuzen** der Beine, beim: stann.[1]
☞ *O; Beine; Übereinanderschlagen, Kreuzen, der Beine; agg.*

◦ ◦ **Vorderseite**: agar. ant-c. arg. arg-n. bar-c. bry. dig. dulc. kali-bi. lyc. **Meny.** rat. samb.[1] staph.[1] stram. **Sulph. Vib.**

◦ ◦ ◦ **abends**: sulph.
☞ *O; Beine; abends*

◦ ◦ ◦ **Gehen amel.**: bar-c. **Sulph.**

◦ ◦ ◦ **Menses,** vor: **Vib.**
☞ *O; Beine; Menses; vor*

◦ ◦ ◦ **erstreckt** sich zu den Knien: agar. bar-c.

◦ ◦ **Rückseite,** posterior: **Agar. Am-m.** ant-c. asar. bry. calc. caps.[1] **Cycl.** dig.[1] dulc.[1] led. lyc. **Nat-m.** ran-b. samb.[1] zinc.

◦ ◦ ◦ **abends**: calc.
☞ *O; Beine; abends*

◦ ◦ ◦ **Bewegung amel.**: caps.[1]
☞ *O; Beine; Bewegung; amel.*

◦ ◦ ◦ **Gehen,** beim:

◦ ◦ ◦ ◦ **agg.**: **Agar.** am-m. **Ran-b.** samb.[1]

◦ ◦ ◦ ◦ **amel.**: dig.[1] zinc.

◦ ◦ ◦ **Liegen,** beim: asar.
☞ *O; Beine; Liegen; agg.*

◦ ◦ ◦ **Sitzen,** beim: **Am-m.** dig.[1] led.

◦ ◦ **oberer** Teil: ang.[1] arg.[1] carb-an. chin. euphr.[1] gamb. graph. merl. mez.[1] mosch. nat-m. **Plat.** thuj.

◦ ◦ ◦ **erstreckt** sich aufwärts: euphr.[1]

◦ ◦ ◦ **Beugen** des Beins, beim: ang.[1] arg.[1] chin. gamb. graph. merl. nat-m. thuj.

◦ ◦ **mittlerer** Teil: guai.[1] kali-bi. mez. staph.[1] sulph. thuj. verb.[1]

◦ ◦ ◦ **Ruhe,** bei: thuj.

◦ ◦ **unterer** Teil: am-c. caust.[1] kali-n.[1] led. mez. myric. nat-m. plat.[1] sars.[1] thuj. verb.[1]

◦ ◦ ◦ **Sitzen,** beim: nat-m. thuj.

◦ ◦ **Schneidermuskel,** beim Gehen: puls-n.[36]

◦ ◦ **Femur**: alumn. asar. bar-c. berb. carb-an.[1] **Chin.** cob. colch. coloc. graph. guai.[1] ip.[1] kali-bi. meny. merc-c. mez.[1] nat-m. sabin. sep.
☞ *O; Beine; Knochen*

◦ ◦ **Faszia** lata: lyc.[36] plect.[36] ter.[36]

◦ ◦ ◦ **rechts**: plect.[36] ter.[36]
☞ *O; Arme; rechts • O; Beine; rechts*

◦ **Knie**: **Acon. Agar.** agn. aloe **Alum.** alum-p.[58] alum-sil.[58] am-c. ambr. ammc. **Anac.** ang.[85] ant-c. arg. arg-n. ars. ars-i. asar.[1] aster. aur.[1] aur-ar.[58] aur-i.[58] aur-m-n. aur-s.[58] bapt. benz-ac. berb. **BRY.** cact. **Calc.**[1] calc-p.[36] calc-sil.[58] camph.[1] cann-i. cann-s. canth. **Caps.** carb-an. carb-v. carbn-s. card-m. **Caul. CAUST.** cham.[1] **Chel.**[25] **Chin.**[1] **Chin-ar.** cist. clem. cocc. coff.[5] coloc. com. cortiso.[119] croc. crot-h. cupr. cupr-ar. cycl.[36] dig. dios. elaps[36] goss.[36] gran. graph. grat. **Guai.** harp.[1184] hell. hep. indg. iod.[1] jug-r. kali-ar. kali-bi. kali-c. kali-chl.[58] kali-n. kali-p. kali-s. kali-sil.[58] kreos.[5] lach. **Led. Lyc. M-art.**[5] m-aust.[5] mag-c. **Mag-m.**[5] med. meny.[1] merc-c. mez. mosch. **Mur-ac.** naja nat-ar. nat-c.[1] **Nat-m.** nat-p. **Nat-s.** nat-sil.[58] nit-ac. nux-v. ol-an. olnd. osm. **Ox-ac.** par. ph-ac. phel. **Phos.**[1] phyt. plat. plect.[36] plut-n.[269] ptel. **PULS.** rat. **Rhod. Rhus-t.** rhus-v. sabad. sabin. sec. sep. sil.[1] spig. spong. stann. staph. **Stront-c.** sul-i.[58] **Sulph.** tarax.[1] thuj.[36] verat.[1] verb.[102] **Zinc. Zinc-p.**[58]
☞ *O; Beine; Knie*

ziehender Schmerz**; Beine; Knie** (Forts.)

◦ ◦ **abwechselnde** Seiten: bry. coloc. puls.
☞ *O; Beine; abwechselnde Seiten*

◦ ◦ **links**: nat-m.[1] plut-n.[269] sil.[1]
☞ *O; Beine; links*

◦ ◦ **rechts**: chel.[25]
☞ *O; Arme; rechts • O; Beine; rechts*

◦ ◦ **morgens**: dios. kali-bi. nux-v.
☞ *O; Beine; morgens*

◦ ◦ ◦ **Aufstehen,** nach: kali-bi.

◦ ◦ ◦ **Bett,** im: nux-v.
☞ *O; Beine; Bett, im; agg.*

◦ ◦ **vormittags**: coloc.
☞ *O; Beine; vormittags*

◦ ◦ **nachmittags**: ammc. cycl. dios. lyc. ptel. sep. stront-c. sulph.
☞ *O; Beine; nachmittags*

◦ ◦ ◦ **Schlaf,** nach: cycl.
☞ *O; Beine; Schlaf; nach*

◦ ◦ **abends**: cham.[1] lyc. nat-c.[1] nat-m.[1] sep.[1] sulph.[1]
☞ *O; Beine; abends*

◦ ◦ ◦ **19** Uhr: lyc.

◦ ◦ **nachts**: spong. sulph. zinc.
☞ *O; Beine; nachts; agg.*

◦ ◦ **periodisch**: sec.
☞ *O; Beine; periodisch*

<> ◦ ◦ **Aufstehen,** nach: chin.[1] cocc. coloc. sep.

◦ ◦ ◦ **Sitz,** vom: chin.[1] cocc. sep.
☞ *O; Beine; Aufstehen; agg.; Sitzen, vom; nach*

◦ ◦ **Aufstellen** des Fußes auf den Boden, beim: aur.

◦ ◦ **Auftreten,** beim: aur.[1]

◦ ◦ **Belastung,** bei: ph-ac.[1]

◦ ◦ **Bett,** im: rhod.
☞ *O; Beine; Bett, im; agg.*

◦ ◦ **Bettwärme** agg.: **CAUST. Lyc.**

◦ ◦ **Beugen,** beim: anac.

◦ ◦ **Bewegung,** bei:

◦ ◦ ◦ **agg.**: coloc. iod.[1] staph.
☞ *O; Beine; Bewegung; agg.; während*

◦ ◦ ◦ **amel.**: agar. arg. **Rhod. Rhus-t.**
☞ *O; Beine; Bewegung; amel.*

◦ ◦ **Erwachen,** beim: agar.

◦ ◦ **Freien,** agg. im: **CAUST.**
☞ *O; Beine; Luft; agg.; frische*

◦ ◦ **Gehen**:

◦ ◦ ◦ **agg., beim**: anac.[1] ang. aur. **Calc.** chin.[1] clem. coloc. **Cupr.** kali-c. **Led.** ph-ac.[1] phos. sep. spig. staph. verat.

◦ ◦ ◦ **amel.**:

◦ ◦ ◦ ◦ **während**: **Agar.** chin. **Lyc. PULS. RHOD. RHUS-T.**

◦ ◦ ◦ ◦ **nach**: grat.

◦ ◦ **Kreuzen** der Beine, beim: ang.[85]
☞ *O; Beine; Übereinanderschlagen, Kreuzen, der Beine; agg.*

◦ ◦ **Liegen** agg.: **Agar.**
☞ *O; Beine; Liegen; agg.*

◦ ◦ **Menses,** während: zinc.
☞ *O; Beine; Menses; während*

◦ ◦ **Schwellung,** mit: lach.

◦ ◦ **Sitzen,** beim:
☞ *O; Beine; Sitzen; agg.; während*

◦ ◦ ◦ **agg.**: **Agar.** anac.[1] calc.[1] chin. coloc. cycl. dig. lach. led. mez. **Nat-m. RHUS-T.** staph.[1] verat.

◦ ◦ ◦ **amel.**: chin. kali-c.
☞ *O; Beine; Sitzen; amel.*

◦ ◦ **Stehen,** beim:
☞ *O; Beine; Stehen; agg.; während*

◦ ◦ ◦ **agg.**: ang. **Calc.** carb-v. chin. cupr. cycl. stann. verat.
☞ *O; Beine; Stehen; agg.; während*

◦ ◦ ◦ **amel.**: chin.
☞ *O; Beine; Stehen; amel.*

◦ ◦ **Steigen,** beim: alum.[1]

◦ ◦ **Strecken,** Dehnen:

◦ ◦ ◦ **agg.**: caust.
☞ *O; Beine; Ausstrecken der Glieder; agg.*

◦ ◦ ◦ **amel.**: anac.
☞ *O; Beine; Ausstrecken der Glieder; amel.*

◦ ◦ **Wein,** nach: benz-ac. zinc.

➡ ◦ ◦ **erstreckt** sich:

◦ ◦ ◦ **abwärts**: cham. kali-n. lach. mag-c. nat-s. ph-ac. rhus-v. sec.

◦ ◦ ◦ **aufwärts**: indg. kali-c. nit-ac.

◦ ◦ ◦ **Füßen,** zu den: kali-n. nat-c.[1] phos.[1]

◦ ◦ ◦ **Fußgelenken,** zu den: rhus-t.[1]

◦ ◦ ◦ **Fußsohlen,** in die: mag-c.

◦ ◦ **Kniekehle**: agar. agn. alum. **Arg.** asar.[1] **Bry.** calc-p.[36] cann-s. canth. carb-an. carbn-s. **Caust.** chin.[1] cortiso.[119] **Cycl.** elaps[36] graph. **Led.** lyc. mag-c. meny.[1] mosch. mur-ac. **Nat-m.** nat-s. **Nux-v.** ol-an. ph-ac. phel. **Phyt.** rhod. **Rhus-t.** stann. staph. tarax.[1] thuj.[36] verat.[1] zinc.
☞ *O; Beine; Knie; Kniekehle*

◦ ◦ ◦ **links**: calc-p.[36] thuj.[36]
☞ *O; Beine; links*

◦ ◦ ◦ ◦ **Ausstrecken** des Fußes, beim, Gehen amel.: calc-p.[36]
☞ *O; Beine; Ausstrecken der Glieder; agg.*

◦ ◦ ◦ **rechts**:
☞ *O; Arme; rechts • O; Beine; rechts*

◦ ◦ ◦ ◦ **Bett,** im: arg.[36]
☞ *O; Beine; Bett, im; agg.*

◦ ◦ ◦ ◦ **erstreckt** sich zum äußeren Rand des Knies: arg.[36]

◦ ◦ ◦ **abends**: asar.[1] cortiso.[119]
☞ *O; Beine; abends*

◦ ◦ ◦ ◦ **Bett,** im: asar.[1]
☞ *O; Beine; Bett, im; agg.*

◦ ◦ ◦ **Steigen,** beim: alum.

◦ ◦ ◦ **Aufstehen** von einem Sitz, beim: **Nux-v. Rhus-t.**
☞ *O; Beine; Aufstehen; agg.; Sitzen, vom; während*

◦ ◦ ◦ **Beugen** der Knie, beim: **Rhus-t.**
☞ *O; Beine; Beugen; agg.; Glieder, der*

◦ ◦ ◦ **Bewegung** amel.: nat-s. staph.
☞ *O; Beine; Bewegung; amel.*

◦ ◦ ◦ **Druck** amel.: arg.
☞ *O; Beine; Druck; amel.*

◦ ◦ ◦ **Gehen,** beim: **Caust.** graph. mag-c. nat-m. **Nux-v. Phyt.** rhod. zinc.

◦ ◦ ◦ **Liegen,** beim:

◦ ◦ ◦ ◦ **erkrankter** Seite, auf: cortiso.[119]
☞ *O; Beine; Liegen; agg.; erkranktem Teil, auf*

◦ ◦ ◦ ◦ **Hinlegen,** beim: staph.
☞ *O; Beine; Liegen; agg.; Hinlegen; während*

◦ ◦ ◦ **Sitzen,** beim: lyc. meny.[1] mur-ac. nat-s.

◦ ◦ ◦ ◦ **gekreuzten** Beinen, mit: **Lyc.**
☞ *O; Beine; Übereinanderschlagen, Kreuzen, der Beine; agg.*

◦ ◦ ◦ **Stehen,** beim: cortiso.[119] cycl. graph. meny.[1] verat.[1]
☞ *O; Beine; Stehen; agg.; während*

◦ ◦ ◦ **synchron** mit dem Puls: chin.[1]

◦ ◦ ◦ **Zittern,** mit: staph.

◦ ◦ ◦ **erstreckt** sich:

◦ ◦ ◦ ◦ **abwärts**: agar. mosch. phel. stann.

◦ ◦ ◦ ◦ **Oberschenkel**: cortiso.[119] verat.

◦ ◦ ◦ ◦ **Waden**: mosch. stann.

◦ ◦ ◦ ◦ **Zehen,** zu den: **Cycl.**[8]

◦ ◦ ◦ **außen,** lateral: tarax.[1]

◦ ◦ ◦ **Sehnen**: asar.[1] chin.[1]

◦ ◦ **Kniescheibe**: berb. calc.[1] caust. crot-h. cycl.[36] goss.[36] plect.[36]
☞ *O; Beine; Knie; Kniescheibe*

◦ ◦ ◦ **links**: cycl.[36]
☞ *O; Beine; links*

◦ ◦ ◦ **rechts**: cycl.[36]
☞ *O; Arme; rechts • O; Beine; rechts*

◦ ◦ ◦ **nachmittags,** beim Aufstehen: plect.[36]

◦ ◦ ◦ **Gehen,** beim: crot-h.

◦ ◦ ◦ **erstreckt** sich in die unterschenkel: berb.

◦ **Unterschenkel**: acon. aesc. **Agar.**[1] agn. **Alum. Am-c.**[1] **Am-m.**[31] **Anac.** ang. ant-c.[1] ant-t. arg. arg-n. arn. **Ars.** asaf. aster. aur-m-n. **Bapt. Bar-c.** bar-s.[58] **Bell.**[1] benz-ac. berb. bism.[1] bor. brom. **Bry.** cahin. **Calc.** calc-p.[36] calc-sil.[58] camph. cann-i. cann-s.[122] caps. **Carb-an.** carb-v. carbn-s. cast. **Caul. Caust.** cham. **CHEL.**[25] chin.[1] cic.[8] cimic. cina cinnb. cist. clem. coc-c. cocc. colch. coloc. com. con. crot-h. cupr. **Cycl.**[1] dig. dios. dulc.[1] elaps ephe.[267] eupi. **Ferr.** ferr-m. fl-ac. gamb.[36] **Gels.**[36] gins. goss. graph.[1] gua.[25] **Guai.** ham. hell. **Hep.**[1] hyos.[5] hyper. ign. indg. iod. kali-ar. kali-bi. **Kali-c.** kali-chl.[58] kali-i. kali-n. kali-p. kali-s. kali-sil.[58] kreos. lach.[36] lact. **Led. Lyc.** m-art.[5] m-aust.[5] **Mag-c.** mag-m.[1] mag-s. manc. mang. mang-acet.[1] med. **Meny.**[1] meph.[36] **Merc.** merc-c. **Mez.**[1] mill. mosch. mur-ac.[36] myric.[25] naja[85] nat-ar. nat-c. **Nat-m.**[36] **Nat-s.** nat-sil.[58] nit-ac.[1] nux-m. **Nux-v.** ol-an. olnd. petr.[1] ph-ac.[36] phos. phys. phyt. plat.[1] **PULS.**[5] pyrus ran-a. rat. **Rhod. RHUS-T. Rhus-v.** rumx. sabad. sabin. sang. sars.[1] sec. **Sep. Sil.** sol-t-ae. spig. spong. squil. stann.[1] staph. stront-c. stry. sulph.[1] tab. **Tarax.**[1] thuj. til. **Tub.** upa. valer.[36] verat. verat-v. viol-t. zinc. zinc-p.[58]
☞ *O; Beine; Beine*

◦ ◦ **rechts**: **Agar. Chel.** nat-m.[1]
☞ *O; Arme; rechts • O; Beine; rechts*

◦ ◦ **morgens**: ang. ars. indg. **Sulph.**
☞ *O; Beine; morgens*

◦ ◦ **nachmittags**: elaps
☞ *O; Beine; nachmittags*

◦ ◦ **abends**: ant-c. arg. bar-c. caust. cham. cycl.[1] fl-ac. lyc. mag-c.[1] nat-c.[1] phos. **PULS.** rat. **Sil. Sulph.** zinc.
☞ *O; Beine; abends*

◦ ◦ **nachts**: anac. carb-an. cham. com. kali-c.[1] **Lyc.** mill. ph-ac.[1] phos. thuj. **Tub.** verat.
☞ *O; Beine; nachts; agg.*

◦ ◦ ◦ **23** Uhr: com. mill.

<> ◦ ◦ **Aufsetzen** der Füße auf den Boden im Sitzen, beim: **Ars.**
☞ *O; Beine; Sitzen; agg.; während*

◦ ◦ **aufstehen,** muss vom Sitz: ph-ac.[1]

◦ ◦ **Aufstehen,** nach: coloc.

◦ ◦ **Aufstehen** von einem Sitz, beim: rat.
☞ *O; Beine; Aufstehen; agg.; Sitzen, vom; während*

◦ ◦ **Bett,** im: ign. **Lyc.**
☞ *O; Beine; Bett, im; agg.*

◦ ◦ **Bettwärme**:

◦ ◦ ◦ **agg.**: **Lyc.**

◦ ◦ ◦ **amel.**: **CAUST.**

◦ ◦ **Beugen** rückwärts, beim: clem.
☞ *O; Beine; Beugen; agg.; hinten, nach*

◦ ◦ **Bewegung**:

◦ ◦ ◦ **agg.**: **Gels.** iod.
☞ *O; Beine; Bewegung; agg.; während*

◦ ◦ ◦ **amel.**: **Iod.** ph-ac. **PULS. RHOD. RHUS-T. Tarax.**
☞ *O; Beine; Bewegung; amel.*

◦ ◦ **Fahren** oder Reiten, beim: lyc.

◦ ◦ **Freien,** im:
☞ *O; Beine; Luft; agg.; frische*

◦ ◦ ◦ **agg.**: **Caust.** graph.

◦ ◦ ◦ **amel.**: **Mez.**

◦ ◦ **Froststadium** im Fieber:
☞ *O; Beine; Fieber; während; Froststadium im Fieber*

◦ ◦ ◦ **vor**: **Nux-v.**

◦ ◦ ◦ **während**: **Puls. Rhus-t. Tub.**

◦ ◦ **Gehen,** beim:

◦ ◦ ◦ **agg.**: anac. ang. cina coloc. **Gels.** hep.[1] hyos. lyc. nat-s. **Nux-v.** stront-c. tarax.[1]

◦ ◦ ◦ ◦ **Freien,** im: cina **Lyc.**

◦ ◦ ◦ **amel.**: agar. am-m.[31] **Lyc.** ph-ac. **Puls. RHOD. RHUS-T.** sep. **Tub.** valer.[58]

◦ ◦ ◦ ◦ **gebeugt** Gehen: am-m.[31]

ziehender Schmerz**; Beine; Unterschenkel; Gehen,** beim (Forts.)

◦ ◦ **Hochziehen** der Beine amel.: cinnb.
☞ *M; Hochziehen (Anziehen) von Gliedmaßen; amel. • O; Beine; Heben der Beine; amel.*

◦ ◦ **Kaltwerden,** beim: **Phos.**
☞ *O; Beine; Kälte; Kaltwerden, durch*

◦ ◦ **Kreuzen** der Beine, beim: kali-n.[1] phos.
☞ *O; Beine; Übereinanderschlagen, Kreuzen, der Beine; agg.*

◦ ◦ ◦ **Bett,** im: **Phos.**

◦ ◦ **Liegen,** beim: am-m.[31]

◦ ◦ **Menses,** während: **Con.** spong.
☞ *O; Beine; Menses; während*

◦ ◦ **Sitzen,** beim:
☞ *O; Beine; Sitzen; agg.; während*

◦ ◦ ◦ **agg.**: agar. am-c. am-m.[1] anac.[1] ant-c.[1] arg-n. **Ars.** bar-c.[1] carb-an.[1] caust. chin. coloc. cycl. dig. iod. led. meny. mez. rhus-t.[1] stann.[1] **Tarax.** valer.[58]

◦ ◦ ◦ ◦ **herabhängendem** Fuß, mit: **Ars.**
☞ *O; Beine; Herunterhängenlassen der Glieder; agg.*

◦ ◦ ◦ **amel.**: cina
☞ *O; Beine; Sitzen; amel.*

◦ ◦ **Sprechen,** beim: ol-an.

◦ ◦ **Stehen,** beim:
☞ *O; Beine; Stehen; agg.; während*

◦ ◦ ◦ **agg.**: caust.[1] mez. nat-s. tarax.
☞ *O; Beine; Stehen; agg.; während*

◦ ◦ ◦ **amel.**: cina
☞ *O; Beine; Stehen; amel.*

◦ ◦ **erstreckt** sich:

◦ ◦ ◦ **abwärts**: anac.[1] ant-t.[36] bism.[1] calc. dulc.[1] kali-c. lach. lyc.[111] mag-c. mag-m. meph.[36] rhod. sil.[1] spig. thuj.[1]

◦ ◦ ◦ **Ferse,** zur: cic.[36] sep.[1]

◦ ◦ ◦ **Knie,** zum: nit-ac.[1]

◦ ◦ ◦ **oben,** nach: carb-an.[1] lach. lact. meny.[1] nat-m.[1] nit-ac.

◦ ◦ ◦ **Zehen,** in die: agar. calc. rhod. sep.

◦ ◦ **Knochen**: acon. agar. am-c.[1] anac. ang. ant-c. arg. arg-n. ars. asaf. aur-m-n. bar-c. bell.[1] brom. bry. calc. calc-p. carb-an. carb-v. caust. chel. chin.[1] clem. coloc. crot-h. cycl.[1] dig. ephe.[267] graph. hyper.[36] indg. kali-ar. kali-bi. kali-c. kali-n. lach.[36] led. mag-m.[1] mag-s. mang. mang-acet.[1] merc. mez.[1] mill. mosch. nat-c.[1] nat-m.[36] nat-s. nit-ac. nux-v. petr.[1] ph-ac.[36] puls. ran-a. rhus-t. sabin. sars.[1] sil. staph. sulph. thuj. valer. zinc.[1]
☞ *O; Beine; Knochen*

◦ ◦ ◦ **Wadenbein**: am-c.[1] kali-n.[1] lach.[36] led.[36] nat-m.[36]

◦ ◦ ◦ ◦ **links**: led.[36] nat-m.[36]
☞ *O; Beine; links*

◦ ◦ ◦ ◦ **Außenknöchel**: am-c.[1] kali-n.[1]

◦ ◦ ◦ **Schienbein**: acon. **Agar. ANAC.** ang. **Ant-c. Arg.** arg-n. ars. asaf. aur-m-n. bar-c. bell.[1] brom. bry. calc. **Calc-p.** carb-an. carb-v. caust. chel. **Chin.**[1] clem. **Coloc.** crot-h. cycl.[1] dig. ephe.[267] graph. hyper.[36] indg. kali-ar. kali-bi. **Kali-c.** kali-n. **Led.** mag-m.[1] mag-s. **Mang.** mang-acet.[1] **Merc.** mez.[1] mill. mosch. nat-c.[1] nat-s. nit-ac. nux-v. petr.[1] ph-ac.[36] **Puls.** ran-a. **Rhus-t.** sabin. sars.[1] sil. **Staph.** sulph. thuj. valer. zinc.[1]
☞ *O; Beine; Beine; Schienbein*

◦ ◦ ◦ ◦ **rechts**: hyper.[36]
☞ *O; Arme; rechts • O; Beine; rechts*

◦ ◦ ◦ ◦ **morgens**: kali-bi.
☞ *O; Beine; morgens*

◦ ◦ ◦ ◦ **mittags**: **Agar.**
☞ *O; Beine; mittags*

◦ ◦ ◦ ◦ **nachmittags,** im Sitzen: agar.

◦ ◦ ◦ ◦ **abends**: ang. arg. chin. **Sulph.** thuj.
☞ *O; Beine; abends*

◦ ◦ ◦ ◦ ◦ **18** Uhr: arg.

◦ ◦ ◦ ◦ ◦ **19** Uhr: sulph.

◦ ◦ ◦ ◦ ◦ **21** Uhr: thuj.

◦ ◦ ◦ ◦ **Abstieg** von einem Berg, beim: bar-c.
☞ *O; Beine; Treppabgehen agg.*

◦ ◦ ◦ ◦ **Bewegung** amel.: arg-n. **AUR-M-N. Mang. VALER.**
☞ *O; Beine; Bewegung; amel.*

◦ ◦ ◦ ◦ **Gehen,** beim:

◦ ◦ ◦ ◦ ◦ **agg.**: ang.[1] crot-h. cycl.[1] thuj.

◦ ◦ ◦ ◦ ◦ **amel.**: **Agar. Aur-m-n.** bar-c. chin. cycl.[1] **Mang. VALER.**

◦ ◦ ◦ ◦ **Sitzen,** beim:
☞ *O; Beine; Sitzen; agg.; während*

◦ ◦ ◦ ◦ ◦ **agg.**: **Agar.** chin. coloc. cycl.[1] mang-acet.[1] staph. **VALER.**

◦ ◦ ◦ ◦ ◦ **amel.**: cycl.[1] mang-acet.[1]

◦ ◦ ◦ ◦ **Stehen,** beim: agar. mang.
☞ *O; Beine; Stehen; agg.; während*

◦ ◦ ◦ ◦ **Strecken** der Beine, beim: chin.[1]
☞ *O; Beine; Ausstrecken der Glieder; agg.*

◦ ◦ ◦ ◦ **erstreckt** sich:

◦ ◦ ◦ ◦ ◦ **Knöchel,** Fußgelenk: brom.

◦ ◦ ◦ ◦ ◦ **abwärts**: nat-c.[1] zinc.[1]

◦ ◦ ◦ ◦ ◦ **Füße**: mag-m.[1] sulph.

◦ ◦ ◦ ◦ ◦ **aufwärts**: sars.[1]

◦ ◦ ◦ ◦ **N. plantaris, rechts**: ph-ac.[36]

◦ ◦ **Sehnen**: acon.[36] aesc. alum.[1] benz-ac. berb.[36] calc. cann-s.[122] carb-an. chel. gamb.[36] graph. kali-bi. lyc. mag-c. mur-ac.[1] naja[85] nat-m.[36] nat-s. phys. pyrus sulph.[36] thuj. valer.[36] zinc.[36]
☞ *O; Beine; Beine; Achillessehne*

◦ ◦ ◦ **Achillessehne**: acon.[36] aesc. alum.[1] benz-ac. berb.[36] **Calc.** cann-s.[122] **Carb-an.** chel. gamb.[36] graph. **Kali-bi.** lyc. mag-c. **Mur-ac.**[1] naja[85] nat-m.[36] nat-s. sulph.[36] thuj. valer.[36] **Zinc.**[36]
☞ *O; Beine; Beine; Achillessehne*

◦ ◦ ◦ ◦ **rechts**: nat-m.[36] zinc.[36]
☞ *O; Arme; rechts • O; Beine; rechts*

◦ ◦ ◦ ◦ **nachmittags**: sulph.[36]
☞ *O; Beine; nachmittags*

∘∘∘∘ **abends**: carb-an.
☞ *O; Beine; abends*

∘∘∘∘ **Bewegung amel.**: alum. **VALER.**
☞ *O; Beine; Bewegung; amel.*

∘∘∘∘ **Gehen**:

∘∘∘∘∘ **agg.**: mag-c. mur-ac.[1] thuj.

∘∘∘∘∘ **amel.**: alum.

∘∘∘∘ **Ruhe,** während: alum.[1]
☞ *O; Beine; Ruhe; agg.*

∘∘∘∘ **Sitzen,** beim: **VALER.**[36]
☞ *O; Beine; Sitzen; agg.; während*

∘∘∘∘ **Stehen,** beim: berb.[36]
☞ *O; Beine; Stehen; agg.; während*

∘∘ **Waden**: acon. agar.[1] agn. **Alum. Anac.** ang. ant-c.[1] ant-t. **Arg. Arg-n.** arn. **Ars.** asaf. aster. aur-m-n. bapt. berb. bism.[1] bry. cahin. calc. **Calc-p.**[36] camph. **Cann-i.** caps. **CARB-AN.** carbn-s. cast. caul. caust. chel.[25] **Cic.**[8] cist. coc-c. cocc. colch. coloc. con. **Cupr.** dios. dulc.[1] eupi. fl-ac. gels.[36] gins. graph.[1] gua.[25] **Guai.** hell. hyos.[5] hyper. **Kali-bi.** kali-i. kali-n. **Kali-p. Led.** lyc. manc. med. meny.[1] **Mez.**[1] mur-ac.[36] myric.[25] nat-ar. nat-c. nat-s. nit-ac.[1] nux-m. **Nux-v.** plat.[1] **Puls.**[5] pyrus rat. **Rhus-t.** rhus-v. rumx. sabin. sang. sec. **SIL.** spig. stann.[1] **Sulph.**[1] tab. thuj. upa. verat. verat-v. viol-t. zinc.
☞ *O; Beine; Beine; Waden*

∘∘∘ **abwechselnd** mit:

∘∘∘∘ **Druck**: gins.
☞ *A; Abwechselnd mit*

∘∘∘∘ **Schmerz** in den Sohlen: sulph.
☞ *A; Abwechselnd mit*

∘∘∘ **links**: gels.[64]
☞ *O; Beine; links*

∘∘∘ **rechts**: **Agar.** gels.[64]
☞ *O; Arme; rechts • O; Beine; rechts*

∘∘∘ **nachmittags**: agar.[1] cast.
☞ *O; Beine; nachmittags*

∘∘∘ **abends**: alum. calc. **Puls.** rat. verat.
☞ *O; Beine; abends*

∘∘∘ **nachts**: ars.[1] graph.[1]
☞ *O; Beine; nachts; agg.*

∘∘∘ **Aufstehen,** beim: graph.

∘∘∘ **Bewegung,** bei: cocc. myric.[25]

∘∘∘ **Druck** agg.: chel.[25]
☞ *O; Beine; Druck; agg.*

∘∘∘ **Fieber,** vor: hyos.[5] puls.[5]
☞ *O; Beine; Fieber; vor*

∘∘∘ **Froststadium** im Fieber, während: **Ars.** thuj.
☞ *O; Beine; Fieber; während; Froststadium im Fieber*

∘∘∘ **Gehen**:

∘∘∘∘ **agg.**: alum. **Anac.** cann-i. **CARB-AN. Lyc.** nat-c. **Nux-v. Sil.** spig. verat-v. viol-t.

∘∘∘∘ **amel.**: agar. arg. sulph.[1]

∘∘∘ **Hinlegen** amel.: nux-m.
☞ *O; Beine; Liegen; amel.; Hinlegen*

∘∘∘ **Schwellungsgefühl,** mit: gua.[25]

∘∘∘ **Sitzen**:

∘∘∘∘ **während**: cast. coloc. kali-i. mur-ac.[36] puls. sulph.
☞ *O; Beine; Sitzen; agg.; während*

∘∘∘∘ **Hinsetzen,** nach Gehen: plat.[1]
☞ *O; Beine; Sitzen; agg.; Hinsetzen*

∘∘∘ **Stehen,** beim: arn. nat-s. nux-m.
☞ *O; Beine; Stehen; agg.; während*

∘∘∘ **Steifheit,** mit tetanischer: **Cic.**[8]

∘∘∘ **Strecken,** beim: graph.[1]
☞ *O; Beine; Ausstrecken der Glieder; agg.*

∘∘∘ **Treppabgehen,** beim: arg.
☞ *O; Beine; Treppabgehen agg.*

∘∘∘ **Treppensteigen,** beim: arg-n.
☞ *O; Beine; Steigen agg.; Treppensteigen*

∘∘∘ **erstreckt** sich:

∘∘∘∘ **abwärts**: agar.[1] alum. bism.[1] chel. coc-c. fl-ac. sang. thuj. zinc.

∘∘∘∘ **Achillessehne,** in die: fl-ac.

∘∘∘∘ **aufwärts,** zum Rücken: manc.

∘∘∘∘ **Fersen,** in die: sang.

∘∘∘∘ **Knie,** in die: chel. rhus-t.

∘∘∘∘∘ **Kniekehle**: rhus-t.

∘∘∘∘ **Oberschenkel,** in die: chel.

∘∘∘ **mittlerer** Teil: nit-ac.[1]

∘∘∘ **M. gastrocnemius**: calc-p.[36] gels.[36]

∘∘∘∘ **links**: gels.[36]
☞ *O; Beine; links*

∘ **Knöchel,** Fußgelenk: abrot. **Agar.** alum. alum-sil.[58] am-c.[1] ambr.[1] anac.[1] ang.[1] arg.[36] **Ars.** aster. aur-m-n. bapt.[36] bism.[1] bov.[5] cact. camph. cann-s. **Caul.** caust. cham. chel.[36] clem. coloc. com. cupr. dig. dios. dulc.[5] erig.[25] fl-ac. gink.[227] guai.[1] hipp.[36] indg. kali-bi.[36] kali-c. kali-n.[1] kali-sil.[58] kreos. **Led.**[36] lyc. m-aust.[5] mang-m. med. merc.[5] mez. naja nat-m. nat-s. nit-ac. nit-s-d.[36] ost.[36] phos.[1] polyp-p.[36] ptel. puls-n.[36] ran-a.[36] rhod. rhus-t.[36] rhus-v.[36] sil.[36] spig. spong.[1] staph.[36] stram.[1] stront-c.[36] sulph. tarax. thuj.[36] **VALER.** verat.[1] wild.[36] zinc.

∘∘ **links**: arg.[36] aur-m-n.[36] bapt.[36] chel.[36] erig.[25] fl-ac.[36] indg.[36] led.[36] lyc.[36] nat-s.[36] polyp-p.[36] ptel.[36] rhus-v.[36] sil.[36] sulph.[36] thuj.[36]
☞ *O; Beine; links*

∘∘∘ **morgens** beim Erwachen: sulph.[36]
☞ *O; Beine; morgens*

∘∘∘ **17** Uhr: lyc.[36]
☞ *O; Beine; nachmittags; 17 Uhr*

∘∘∘ **abends**: nat-s.[36]
☞ *O; Beine; abends*

∘∘∘ **Gehen** agg.: erig.[25]

∘∘∘ **Liegen** agg.: aur-m-n.[36]
☞ *O; Beine; Liegen; agg.*

∘∘∘ **Sitzen,** beim: indg.[36]
☞ *O; Beine; Sitzen; agg.; während*

∘∘∘ **erstreckt** sich:

∘∘∘∘ **Bein,** über das gesamte, abends, beim Gehen, Ruhen amel.: fl-ac.[36]

∘∘∘∘ **Wade,** Bewegung agg.: ptel.[36]

ziehender Schmerz**; Beine; Knöchel,** Fußgelenk (Forts.)

◦ ◦ **rechts**: coloc.[36] dig.[36] fl-ac.[36] hipp.[36] indg.[36] kali-bi.[36] led.[36] nat-s.[36] ost.[36] puls-n.[36] rhus-t.[36] rhus-v.[36] stront-c.[36] sulph.[36]
☞ *O; Arme; rechts • O; Beine; rechts*

◦ ◦ ◦ **links,** dann: rhus-v.[36]

◦ ◦ ◦ **morgens**: hipp.[36]
☞ *O; Beine; morgens*

◦ ◦ ◦ **18** Uhr: sulph.[36]

◦ ◦ ◦ **abends**: stront-c.[36]
☞ *O; Beine; abends*

◦ ◦ ◦ **Gehen,** beim: fl-ac.[36]

◦ ◦ ◦ **Sitzen,** beim: dig.[36]
☞ *O; Beine; Sitzen; agg.; während*

◦ ◦ ◦ **erstreckt** sich zum **Knie**: rhus-v.[36]

◦ ◦ **tagsüber**: mang-m.
☞ *O; Beine; tagsüber*

◦ ◦ **morgens**: ang. hipp.[36] lyc. sulph.
☞ *O; Beine; morgens*

◦ ◦ ◦ **Erwachen,** beim: sulph.

◦ ◦ ◦ **Gehen,** beim: ang.

◦ ◦ **vormittags**: cham.[36] kali-c.[1]
☞ *O; Beine; vormittags*

◦ ◦ ◦ **Freien,** amel. im: cham.[36]
☞ *O; Beine; Luft; amel., frische*

◦ ◦ ◦ **Ruhe** agg.: cham.[36]
☞ *O; Beine; Ruhe; agg.*

◦ ◦ **nachmittags**: indg. ptel.[36]
☞ *O; Beine; nachmittags*

◦ ◦ ◦ **17** Uhr: ptel.[36]
☞ *O; Beine; nachmittags; 17 Uhr*

◦ ◦ **abends**: fl-ac. indg. kali-c.[1] lyc. nat-s. ptel. stram.[1] stront-c.[36] sulph.
☞ *O; Beine; abends*

◦ ◦ ◦ **Gehen,** beim: fl-ac.

◦ ◦ **nachts**: cham. kali-c.[1] nat-m. polyp-p.[36]
☞ *O; Beine; nachts; agg.*

◦ ◦ ◦ **Erwachen,** beim: kali-c.[1] nat-m.

◦ ◦ **Aufstehen,** nach: coloc.

◦ ◦ **Auftreten,** beim: kali-c. nat-s.

◦ ◦ **Bewegung**:

◦ ◦ ◦ **agg.**: fl-ac. staph.
☞ *O; Beine; Bewegung; agg.; während*

◦ ◦ ◦ **amel.**: arg. bism.[1] indg. **Valer.**
☞ *O; Beine; Bewegung; amel.*

◦ ◦ **Gehen,** beim:

◦ ◦ ◦ **agg.**: ang.[1] coloc. erig. fl-ac.[36]

◦ ◦ ◦ **amel.**: arg. **VALER.**

◦ ◦ **Liegen,** beim: aur-m-n.
☞ *O; Beine; Liegen; agg.*

◦ ◦ **Sitzen,** beim: ang.[1] caust. dig. indg. nat-s. **VALER.** verat.[1]
☞ *O; Beine; Sitzen; agg.; während*

◦ ◦ **Stehen,** beim: anac.[1] camph. kali-n.[1] spig.
☞ *O; Beine; Stehen; agg.; während*

◦ ◦ **erstreckt** sich:

◦ ◦ ◦ **aufwärts**: ars. fl-ac. guai.[1] kreos. phos.[1] rhus-v. spong.[1]

◦ ◦ ◦ **Knie,** in die: ars.[36] lyc.[1] rhus-v.[36]

◦ ◦ ◦ **querüber,** Bewegung agg.: staph.[36]

◦ ◦ ◦ **Sohlen** und **Zehen,** durch: kreos.[36]

◦ ◦ ◦ **Waden,** in die: thuj.[1]

◦ **Füße**: acon. agar. alum. alumn. am-c. ammc. **Anac.** ang. ant-c. aphis. arg. arg-n.[36] arn. **Ars.** asaf. asc-t. aster. **Aur.** aur-ar.[58] aur-m-n. aur-s.[58] bapt. bar-c. bell. berb. bor. bov. bry. cact. calc. calen.[85] camph. cann-s. canth. carb-an.[1] carb-v.[1] carbn-s. **Caul.** **Caust.**[1] cham. **CHEL.** chin.[1] chin-ar. chin-s. cic. clem. coc-c. cocc. colch.[5] **Coloc.** com. con. crot-h. cupr. cycl.[1] dig. dios. dros. dulc. ferr. ferr-i.[58] fl-ac. gins. ham. hep. hyos. hyper. ign. indg. jatr. kali-ar. kali-bi. kali-c.[1] kali-p. kali-sil.[58] kreos.[5] lach. led. **Lyc.** **Mag-c.** mang. mang-acet.[1] meph.[85] merc. **Mez.** mosch. mur-ac.[1] naja nat-c.[1] nat-m.[1] nat-p. nat-s. nit-ac.[1] nit-s-d.[111] nux-v. **Ol-an.** olnd. par. petr. ph-ac.[1] plat.[1] plb. ptel. **PULS.** ran-b. rat. **Rhod.**[5] **RHUS-T.** rhus-v. sars. sec. sep. sil. sol-n. spong. stann. staph.[5] **Stront-c.** **Sulph.** tarax. thuj. valer.[58] verat.[1] verb.[102] vinc. zinc. zing.
☞ *O; Beine; Füße*

◦ ◦ **links**: ars.[1] ferr-i.[58] nat-m.[1]
☞ *O; Beine; links*

◦ ◦ **rechts**: **Chel.** verb.[102]
☞ *O; Arme; rechts • O; Beine; rechts*

◦ ◦ **morgens**: ang. ars.[1] kali-bi. ph-ac.[1]
☞ *O; Beine; morgens*

◦ ◦ **nachmittags**: com.
☞ *O; Beine; nachmittags*

◦ ◦ **abends**: agar. ars. caust. hep.[1] ph-ac.[1]
☞ *O; Beine; abends*

◦ ◦ ◦ **Bett,** im: ars. hep.[1]
☞ *O; Beine; Bett, im; agg.*

◦ ◦ ◦ **Gehen,** beim: agar.

◦ ◦ **nachts**: agar. calc.
☞ *O; Beine; nachts; agg.*

◦ ◦ **23** Uhr, im Liegen auf der anderen Seite: com.

◦ ◦ **Aufstehen,** nach: bry.

◦ ◦ **Bettwärme** amel.: **CAUST.** **RHUS-T.**
☞ *O; Beine; Bett, im; amel.*

◦ ◦ **Bewegung** agg.: nit-ac.[1]
☞ *O; Beine; Bewegung; agg.; während*

◦ ◦ **Freien,** agg. im: **CAUST.**
☞ *O; Beine; Luft; agg.; frische*

◦ ◦ **Gehen,** beim: bar-c. clem. coloc. crot-h. ferr.[85] nit-ac. petr.

◦ ◦ **Gehen,** muss vorsichtig: ars.[1]

◦ ◦ **Sitzen,** beim:
☞ *O; Beine; Sitzen; agg.; während*

◦ ◦ ◦ **agg.**: aur-m-n.[36] calen.[85] carb-v.[1] chin.[1] coloc. cycl.[1] mur-ac.[1] **RHUS-T.**[36] valer.[8] verat.[1]
☞ *O; Beine; Sitzen; agg.; während*

◦ ◦ ◦ **amel.**: tarax.
☞ *O; Beine; Sitzen; amel.*

◦ ◦ **Stehen,** beim: chin. tarax.
☞ *O; Beine; Stehen; agg.; während*

◦ ◦ **erstreckt** sich:

◦ ◦ ◦ **aufwärts**: dros. led.[1] nit-ac. **Sil.** **Spong.** sulph.

◦ ◦ ◦ **Fußrücken**: nit-ac.

∘ ∘ ∘ **Hüften,** zu den: sulph.

∘ ∘ ∘ **Knien,** zu den: nit-ac. sil.

∘ ∘ ∘ **Schultern,** zu den: bell.[1]

∘ ∘ ∘ **Waden,** in die: dros.

∘ ∘ **innen,** medial: chin.[1] dig.[1]
☞ *O; Beine; Füße; Seiten der Füße*

∘ ∘ **Mittelfußknochen**: arg.[36] chin.[36] colch.[36] com.[36] cupr.[1] led.[36] nit-s-d.[36] rhod.[5] staph.[5] sulph.[36]
☞ *O; Beine; Knochen*

∘ ∘ ∘ **links**: arg.[36] sulph.[36]
☞ *O; Beine; links*

∘ ∘ ∘ ∘ **Mittagessen,** nach dem: sulph.[36]

∘ ∘ ∘ **rechts**: chin.[36] colch.[36] com.[36] led.[36]
☞ *O; Arme; rechts • O; Beine; rechts*

∘ ∘ ∘ ∘ **Bewegung** amel.: com.[36]
☞ *O; Beine; Bewegung; amel.*

∘ ∘ ∘ ∘ **erstreckt** sich zu den Zehen: led.[36]

∘ ∘ **Gelenke**: am-c. **Anac.** ang. ars. bov. caust. dulc. merc. mosch. stront-c. thuj. valer.[58]
☞ *O; Beine; Gelenke*

∘ ∘ **Fußrücken**: ang.[1] arg. arg-n.[36] arn. asaf. aster. **Bry.** camph. **Caust.**[36] chel. chin. cic.[36] colch.[36] coloc. com. con. cycl.[1] dig. ferr. ferr-i.[58] gins. ham. indg. jatr. kali-bi. led. mang-acet.[1] mur-ac.[1] nat-c.[1] nat-s. nux-v. ran-b. rhus-v. sars. tarax. zing.
☞ *O; Beine; Füße; Fußrücken*

∘ ∘ ∘ **links**:
☞ *O; Beine; links*

∘ ∘ ∘ ∘ **Sitzen,** beim: arg-n.[36]
☞ *O; Beine; Sitzen; agg.; während*

∘ ∘ ∘ ∘ **erstreckt** sich zu den Knien: com.[36]

∘ ∘ ∘ **rechts**: caust.[36] colch.[36]
☞ *O; Arme; rechts • O; Beine; rechts*

∘ ∘ ∘ ∘ **Sehnen,** erstreckt sich in die Zehen: caust.[36]

∘ ∘ ∘ **nachmittags**: com.
☞ *O; Beine; nachmittags*

∘ ∘ ∘ **abends**: nat-c.[1]
☞ *O; Beine; abends*

∘ ∘ ∘ **Bewegung,** bei:

∘ ∘ ∘ ∘ **agg.**: camph.
☞ *O; Beine; Bewegung; agg.; während*

∘ ∘ ∘ ∘ **amel.**: mang-acet.[1]
☞ *O; Beine; Bewegung; amel.*

∘ ∘ ∘ **Gehen,** beim:

∘ ∘ ∘ ∘ **agg.**: coloc.

∘ ∘ ∘ ∘ **amel.**: arg.

∘ ∘ ∘ **Reiben** amel.: nat-c.[1]
☞ *O; Beine; Reiben; amel.*

∘ ∘ ∘ **Sitzen,** beim: cycl.[1] mur-ac.[1]
☞ *O; Beine; Sitzen; agg.; während*

∘ ∘ ∘ **Stehen,** beim: chin. mur-ac.[1] nat-c.[1] tarax.

∘ ∘ ∘ **außen,** lateral: ang.[1] arn.
☞ *O; Beine; Füße; Seiten der Füße*

∘ ∘ **Fersen**: acon. anac. ang. **Ant-c.** aur. aur-m-n. bell.[111] berb. cann-s. carb-an.[1] chin.[1] con. crot-h.[111] indg. kreos.[111] led. lyc. merc. nit-s-d.[111] par. **Plat.**[1] ptel. rhus-t. sep. sulph.[1] thuj.
☞ *O; Beine; Füße; Fersen*

∘ ∘ ∘ **abends** im Bett: acon. lyc. sulph.[1]

∘ ∘ ∘ **Einschlafen,** beim: aur.
☞ *O; Beine; Schlaf; Einschlafen*

∘ ∘ ∘ **Gehen,** beim: berb. led.

∘ ∘ ∘ **Sitzen,** beim: cann-s. chin.[1] indg.
☞ *O; Beine; Sitzen; agg.; während*

∘ ∘ ∘ **Stehen,** nach: berb.
☞ *O; Beine; Stehen; agg.; nach*

∘ ∘ **Fußsohlen**: **Alumn.** ammc. **Anac.** aphis. asc-t. aster. aur-m-n. bar-c. **Bell.** cact. caust.[1] cham. cic. **Colch.**[5] coloc. com. con. crot-h. cupr. **Hep.** hyos. ign. jatr. **Kali-p.** kreos.[5] led. mag-c. mez. nit-ac.[1] nux-v. sars. sil. spong. sulph. verb.[102]
☞ *O; Beine; Füße; Fußsohlen*

∘ ∘ ∘ **morgens,** im Bett: sulph.

∘ ∘ ∘ **abends**: com.
☞ *O; Beine; abends*

∘ ∘ ∘ **Auftreten,** beim: mez.

∘ ∘ ∘ **Gehen,** beim: cupr.

∘ ∘ ∘ **erstreckt** sich:

∘ ∘ ∘ ∘ **Oberschenkel**: spong.

∘ ∘ ∘ ∘ **Zehen,** zu den: aur-m-n. caust.[1] jatr.

∘ ∘ **stellenweise**: arn.

∘ **Zehen**: agar.[1] am-c.[1] anac. ang. ant-c. arg-n. asaf. asar. asc-t. aster. **Aur.** **Aur-m-n.** bar-c. berb. bry. cact. **Camph.** cann-s.[5] carb-an. **Caul.** caust. chel. cic.[1] clem. coc-c. cocc. colch. coloc. com. con. cycl.[1] dig. gels.[64] ham. hell. indg. jatr. kali-bi. led. lyc. m-aust.[5] mag-m. mez. nat-c. nat-m. nat-s. nit-s-d.[111] ol-an. petr.[1] plat. plb. rat. rhus-t. rhus-v. ruta sabin. sars. **Sep.**[1] sil. stront-c. sulph. tarax.[1] **Thuj.** verat. vinc. zinc.

∘ ∘ **abends**: asar. con. nat-s.
☞ *O; Beine; abends*

∘ ∘ ∘ **Bett,** im: asar. con.
☞ *O; Beine; Bett, im; agg.*

<>

∘ ∘ **Bewegung** amel.: lyc.
☞ *O; Beine; Bewegung; amel.*

∘ ∘ **Gehen,** beim: aur-m-n.

∘ ∘ **Sitzen,** beim: **Aur-m-n.**

∘ ∘ **erstreckt** sich aufwärts: anac. caust. dig. **Thuj.**

∘ ∘ **Ballen**: cann-s.[5]

∘ ∘ **Gelenke**: aur. berb. sabin. sil. verat.
☞ *O; Beine; Gelenke*

∘ ∘ **großer** Zeh: agar.[1] am-c.[1] **Ant-c.** aur. bar-c. bry. caust. chel. coc-c. colch. coloc. com. con. cycl. jatr. kali-bi. led. nat-m. nat-s. petr.[1] plat. plb. rhus-t. sars. sep.[1] sulph. **Thuj.**

∘ ∘ ∘ **abends**: com. thuj.
☞ *O; Beine; abends*

∘ ∘ ∘ **Bewegung,** bei:

∘ ∘ ∘ ∘ **agg.**: caust.
☞ *O; Beine; Bewegung; agg.; während*

∘ ∘ ∘ ∘ **amel.**: plb.
☞ *O; Beine; Bewegung; amel.*

ziehender Schmerz**; Beine; Zehen; großer** Zeh (Forts.)

◦ ◦ ◦ **Sitzen,** beim: agar.[1]

◦ ◦ ◦ **erstreckt** sich aufwärts: bry.

◦ ◦ ◦ **Gelenke**: led. nat-s. **Sulph.**
☞ *O; Beine; Gelenke*

◦ ◦ ◦ ◦ **nachmittags**: sulph.
☞ *O; Beine; nachmittags*

◦ ◦ ◦ **Spitze**: bar-c.

◦ ◦ ◦ **Ballen**: am-c.[1] petr.[1]

◦ ◦ **2. Zehe**: caust. colch. plb.

◦ ◦ **3. Zehe**: colch.

◦ ◦ **4. Zehe**: colch. tarax.[1]

◦ ◦ **5. Zehe**: cycl.[1]

◦ **Stellen,** kleine: naja[85]

- **anfallsweise**: ant-t. arg-n. ars. bor. cann-s. cist. coc-c. **Cocc.** coloc.[36] croc. ferr-ma. graph. grat. lyc. mag-c. merc. nat-m. ph-ac. phos. rhod. sep. squil. thea[275] thuj. zing.

◦ **Arme**:

◦ ◦ **Schultern**: lyc.
☞ *O; Arme; Schultern*

◦ ◦ **Oberarme**: ant-t. mag-c.
☞ *O; Arme; Oberarme*

◦ ◦ **Handgelenke**: bor.
☞ *O; Arme; Handgelenke*

◦ ◦ **Hände**: cann-s. lyc.
☞ *O; Arme; Hände*

◦ ◦ **Finger**: ferr-ma. lyc.[1] thuj.

◦ ◦ ◦ **Daumen**: ferr-ma. thuj.
☞ *O; Arme; Finger; Daumen*

◦ **Beine**: ant-t. arg-n. ars. cist. coc-c. cocc. coloc.[36] croc. graph. grat. lyc. merc. nat-m. ph-ac. phos. rhod. sep. squil. thuj. zing.

◦ ◦ **Hüften**: arg-n.[36] cocc. coloc.[36] zing.
☞ *O; Beine; Hüften*

◦ ◦ ◦ **links**: coloc.[36]
☞ *O; Beine; links*

◦ ◦ **Oberschenkel**: arg-n. ars. grat. nat-m. **Rhod.** sep. squil.

◦ ◦ **Knie**: coloc. croc. lyc. phos.
☞ *O; Beine; Knie*

◦ ◦ **Unterschenkel**: ant-t. cist. coc-c. graph. merc. ph-ac. thuj.
☞ *O; Beine; Beine*

◦ ◦ ◦ **Waden**: ant-t. cist. coc-c. graph. thuj.
☞ *O; Beine; Beine; Waden*

◦ ◦ **Knöchel,** Fußgelenk: coloc.[36]

◦ ◦ ◦ **rechts,** Gehen **agg.**: coloc.[36]
☞ *O; Arme; rechts • O; Beine; rechts*

◦ ◦ **Füße**: coc-c. nat-m. ph-ac.
☞ *O; Beine; Füße*

- **bohrend**:

◦ **Knie**: mez.
☞ *O; Beine; Knie*

◦ **Knöchel,** Fußgelenk: mez.[36]

- **brennend,** Arme:

◦ **Hüften**: til.
☞ *O; Beine; Hüften*

◦ **Oberschenkel**: rat.

◦ **Unterschenkel**: nat-c.[1] rat.
☞ *O; Beine; Beine*

◦ ◦ **Schienbein**: nat-c.[1]
☞ *O; Beine; Beine; Schienbein*

◦ **Knöchel**: spig.[36]

◦ **Füße**: tarax.
☞ *O; Beine; Füße*

- **drückend,** Beine:

◦ **Oberschenkel**:

◦ ◦ **innen,** medial: stann.[1]

◦ ◦ **außen,** lateral: stann.[1]

◦ **Waden**: bry. gins. nat-c.

- **dumpf,** Fußgelenke: rhus-v.[36]

- **durchdringend,** Fußknöchel, rechts, nachmittags: sulph.[36]

- **Entzündlich,** Beine:

◦ **Knie**: sep.
☞ *O; Beine; Knie*

◦ **Füße**: arg-n.
☞ *O; Beine; Füße*

- **Ermüdung,** wie durch, Füße: kali-c.[1]

- **Faden,** wie von einem, Arme: plat.[1]

◦ **Schultern**: plat.[1]
☞ *O; Arme; Schultern*

- **gichtig**:

◦ **Arme**:

◦ ◦ **Gelenke**: caust.[1]
☞ *O; Arme; Gelenke*

◦ ◦ **Handgelenke**: caust.
☞ *O; Arme; Handgelenke*

◦ **Knie**: **Ant-c.** crot-h. sep.[1]
☞ *O; Beine; Knie*

◦ ◦ **gichtig,** Kniescheibe: crot-h.
☞ *O; Beine; Knie • O; Beine; Knie; Kniescheibe*

- **greifend,** kneifend:

◦ **Waden**: sulph.

◦ **Knöchel,** erstreckt sich von einem zum anderen: ferr-ma.[36]

- **intermittierend**:

◦ **Unterarme**: croc. lyc. nat-c.[1]

◦ **Handgelenke**: ferr-ma. stann.[1]
☞ *O; Arme; Handgelenke*

- **Konvulsivisch,** spasmodisch, Arme:

◦ **Oberarme**: meny.[85]
☞ *O; Arme; Oberarme*

◦ **Hände**: meny.[85]
☞ *O; Arme; Hände*

◦ **Finger**: meny.[85]

- **krampfartig**: anac. ang. arg. arg-n. ars. asaf. aur.[1] cact. calc.[1] calc-p. cann-s. carb-an. carb-v. caust. chin.[1] cina coloc. cycl. dig.[1] dulc.[1] elaps euphr. gels. **Graph.**[1] grat. hep.[1] hyper. iod. kali-n.[1] kalm. lact. laur. lyc. mag-c. manc. mang. meny. merc-i-f. mosch. mur-ac.[1] nat-c.[1] nat-m.[1] nux-m. olnd. par. petr.[1] ph-ac. phos.[1] **Plat.** rhod.[122] rhus-t. rhus-v. ruta[1] samb.[1] sep. sil. stann.[1] sulph.[36] thuj. valer. verat. verb.[102] vinc. zinc.[1]

◦ **Gelenke**: **Par. Plat.**

◦ **Arme**: anac. ang. arg. aur. calc-p. cann-s. chin. cina dulc.[1] elaps euphr. graph.[1] grat. kali-n. kalm. lact. laur. lyc. mag-c. meny.[1] mosch. mur-ac. nat-c. nat-m. nux-m. ph-ac. phos.[1] plat. rhod. rhus-t. ruta[1] sil. stann.[1] valer. zinc.[1]

◦ ◦ **Oberarme**: grat. mag-c. nat-m. ruta[1] **Valer.**
☞ *O; Arme; Oberarme*

◦ ◦ **Ellenbogen**: **Rhus-t.**
☞ *O; Arme; Ellenbogen*

◦ ◦ **Unterarme**: anac. ang. arg.[1] calc-p. cina graph.[1] kalm. laur. lyc. **Meny.** mur-ac. nat-c. plat. **Rhod.** zinc.
☞ *O; Arme; Unterarme*

◦ ◦ **Handgelenke**: calc-p.
☞ *O; Arme; Handgelenke*

◦ ◦ **Hände**: anac. ang. arg. aur. cann-s. chin. **Cina** euphr. grat. lact. lyc. mosch. ph-ac. **Plat. Sil.**
☞ *O; Arme; Hände*

◦ ◦ ◦ **Handrücken**: anac. arg.
☞ *O; Arme; Hände; Handrücken*

◦ ◦ **Finger**: anac. dulc.[1] meny.[1] phos.[1] plat.[1] stann.[1] zinc.[1]

◦ ◦ ◦ **Daumen**: anac. dulc.[1] meny.[1]
☞ *O; Arme; Finger; Daumen*

◦ ◦ ◦ **Zeigefinger**: plat.[1]

◦ ◦ ◦ **Mittelfinger**: stann.[1]

◦ ◦ ◦ **Kleiner** Finger: phos.[1]

◦ ◦ **Schultern**: **Plat.**
☞ *O; Arme; Schultern*

◦ **Beine**: anac. ang. arg. **Arg-n.** ars. aur.[1] cact. calc.[1] carb-an. carb-v. caust. chin.[1] cina coloc. cycl. dig.[1] dulc.[1] gels. graph.[1] **Hep.**[1] hyper. iod. kali-n.[1] lyc. manc. mang. meny. merc-i-f. mosch. mur-ac.[1] nat-c.[1] nat-m.[1] olnd. petr.[1] ph-ac. phos.[1] plat. rhod.[122] rhus-v. ruta[1] samb.[1] sep. sil. **Sulph.**[36] thuj. valer. verat. verb.[102] vinc.

◦ ◦ **Gesäßbacken**: calc.[1] mang. ph-ac.[1]
☞ *O; Beine; Gesäßbacken*

◦ ◦ **Hüften**: aur. **Coloc.** plat. verat.
☞ *O; Beine; Hüften*

◦ ◦ **Oberschenkel**: anac. arg-n. ars. aur.[1] carb-v. chin. **Cycl.** dig.[1] **Gels. Iod.** kali-n.[1] lyc. **Meny.** mur-ac.[1] plat. rhus-v. ruta[1] samb.[1] **Sep. Sulph.** thuj. valer. verat. **Verb.**

◦ ◦ ◦ **Vorderseite**: meny.

◦ ◦ **Knie**: arg. lyc. olnd. phos.[1] sulph. verb.[102]
☞ *O; Beine; Knie*

◦ ◦ **Unterschenkel**: anac. ang. arg. carb-an. caust. chin. cina coloc. dulc.[1] graph.[1] hep.[1] manc. **Meny.** mosch. nat-c.[1] nat-m.[1] petr.[1] ph-ac.[1] plat. **Rhod.**[122] sil. sulph.
☞ *O; Beine; Beine*

◦ ◦ ◦ **Schienbein**: nat-c.[1] petr.[1]
☞ *O; Beine; Beine; Schienbein*

◦ ◦ ◦ **Waden**: **ANAC.** ang. arg. **Carb-an.** coloc. graph.[1] manc. plat. **Sil.** sulph.
☞ *O; Beine; Beine; Waden*

◦ ◦ **Fußgelenke**: arg. sulph.[36]

◦ ◦ ◦ **rechts,** erstreckt sich nach außen: sulph.[36]
☞ *O; Arme; rechts • O; Beine; rechts*

◦ ◦ **Füße**: arg. cact. chin.[1] hyper. nat-m.[1] ph-ac. plat.[1] verb.[102]
☞ *O; Beine; Füße*

◦ ◦ ◦ **Fußrücken**: arg.
☞ *O; Beine; Füße; Fußrücken*

◦ ◦ ◦ **Fersen**: plat.[1]
☞ *O; Beine; Füße; Fersen*

◦ ◦ ◦ **Fußsohlen**: cact. verb.[102]
☞ *O; Beine; Füße; Fußsohlen*

◦ ◦ **Zehen**: **Anac.** plat. vinc.

◦ ◦ ◦ **großer** Zeh: plat.

- **lähmungsartig**: acon. agar. agn. aloe am-c. ant-c. arg. arg-n. **Aur.** bar-c.[1] bell. bry. carb-ac.[85] carb-v. caust. cham.[1] chel. chin. cina cist. **Cocc.** colch. con. dulc. ferr-ma. graph. **Hep.** hyos. kali-bi. kali-c.[1] kali-p.[58] **Mag-m.**[1] meny. meph. mez. mosch. nat-m. nit-ac. **Nux-v.** par. petr.[1] phos.[1] ran-s. **RHUS-T.** rhus-v. sabad. sabin. seneg. sep. sil. staph. sul-ac.[1] ter. thuj. verb.

◦ **Gelenke**: cham. nat-m. staph.[1]

◦ **Arme**: agar. aloe am-c. ant-c. arg. arg-n. bar-c.[1] bell.[1] bry. caust. cham.[1] chel.[25] chin. **Cina** cist. cocc. con. ferr-ma. graph. kali-bi. kali-c.[1] mag-m.[1] meph. mez. mosch. nit-ac.[1] **Nux-v.** petr.[1] phos. ran-s. **RHUS-T. Rhus-v.** sabad. sabin. seneg. sep. sil. staph.[1] sul-ac.[1] thuj. verb.

◦ ◦ **Herunterhängenlassen,** muss sie: sep.[1]

◦ ◦ **Schultern**: chel. kali-bi. **Phos.** staph. thuj.
☞ *O; Arme; Schultern*

◦ ◦ **Oberarme**: aloe arg. arg-n. **BELL.** bry. **Caust.** cina cocc. con. kali-c. **Phos.** rhus-v. sabin. sep.
☞ *O; Arme; Oberarme*

◦ ◦ **Ellenbogen**: bell.[1] cham.[1] graph.
☞ *O; Arme; Ellenbogen*

◦ ◦ **Unterarme**: ant-c. arg-n. ferr-ma. kali-c.[1] mosch. nit-ac. petr.[1] ran-s. **Rhus-v.**
☞ *O; Arme; Unterarme*

◦ ◦ **Handgelenke**: arg. chel.[25] con. **Rhus-v.** sabin.
☞ *O; Arme; Handgelenke*

◦ ◦ **Hände**: cham.[1] mez. nit-ac. sil.
☞ *O; Arme; Hände*

◦ ◦ **Finger**: agar. bar-c.[1] bell.[1] mosch. nit-ac.[1] sabad. **Sil.** staph.[1] verb.

◦ ◦ ◦ **Daumen**: mosch. nit-ac.[1] sabad.
☞ *O; Arme; Finger; Daumen*

◦ ◦ ◦ **Gelenke**: staph.[1]
☞ *O; Arme; Finger; Fingergelenke*

◦ ◦ ◦ **Zeigefinger**: agar. bar-c.[1] sabad. verb.

◦ **Beine**: acon. agar. agn. arg. aur. bell. carb-ac.[85] **CARB-V. Chel.** cocc. colch. dulc. hep. hyos. kali-c.[1] mag-m.[1] meny. mez. nat-m. nit-ac. nux-v. par. petr.[1] phos.[1] rhus-t. rhus-v. staph. ter.

◦ ◦ **Oberschenkel**: agar. bell. cocc. colch. dulc. **Hep.** hyos.[1] **KALI-C. Nux-v.** staph. ter.

◦ ◦ ◦ **Vorderseite**: dulc.

ziehender Schmerz**; lähmungsartig; Beine** (Forts.)

◦ ◦ **Knie**: chel. mag-m.[1] nat-m. staph.
☞ *O; Beine; Knie*

◦ ◦ **Unterschenkel**: acon. agn. arg. bell. chel. hep. hyos. kali-c.[1] meny. nat-m. nit-ac. nux-v. petr.[1] **Phos.** rhus-t.[1] **Rhus-v.**
☞ *O; Beine; Beine*

◦ ◦ ◦ **Schienbein**: petr.[1]
☞ *O; Beine; Beine; Schienbein*

◦ ◦ ◦ **Waden**: **Nux-v.**
☞ *O; Beine; Beine; Waden*

◦ ◦ **Knöchel,** Fußgelenk: phos.[1]

◦ ◦ **Füße**: acon. aur. **RHUS-T.**
☞ *O; Beine; Füße*

◦ ◦ **Zehen**: aur.

◦ ◦ ◦ **großer** Zeh: aur.

- **Menses** einsetzen, als würden die, Oberschenkel: bry.

- **Pflaster,** wie von einem, Unterarme: nat-c.[1]

- **plötzlich**:

◦ **Daumen**: coc-c. ol-an.
☞ *O; Arme; Finger; Daumen*

◦ **Zehe,** große: coc-c.

- **pulsierend,** Fußrücken: arg.

- **reißend**:

◦ **Gelenke**: coloc.

◦ **Arme**: **Ars.** carb-an.[1] carb-v. **Caust.** cham. **Cina** colch. coloc. grat. guai. hell. kali-bi. mez. ol-an. puls. rhus-t.

◦ ◦ **Handgelenke**: guai. kali-bi. mez. **RHUS-T.**
☞ *O; Arme; Handgelenke*

◦ ◦ **Finger**: carb-an.[1]

◦ **Beine**:

◦ ◦ **Oberschenkel**: **Acon. Anac.** berb. **Chin.** clem. **Coloc. Dulc. Guai.** merc. nux-v. **RHUS-T.** spig. stann. tep. thuj.

◦ ◦ ◦ **innen,** medial: berb.

◦ ◦ **Knie**: bry. clem. nat-m. ol-an.
☞ *O; Beine; Knie*

◦ ◦ ◦ **Kniekehle**: nat-m.
☞ *O; Beine; Knie; Kniekehle*

◦ ◦ **Waden**: calc. kali-n.

◦ ◦ **Knöchel,** Fußgelenk: clem. kali-bi.[36] spong. tarax.[36]

◦ ◦ ◦ **links**: tarax.[36]
☞ *O; Beine; links*

◦ ◦ ◦ **rechts**: kali-bi.[36]
☞ *O; Arme; rechts • O; Beine; rechts*

◦ ◦ **Füße**: ars. bov.
☞ *O; Beine; Füße*

◦ ◦ **Zehen**: carb-an. clem. sulph. zinc.

- **rheumatisch**:

◦ **Arme**: agar.[1] anac. ant-t. carb-v. card-m. caust. chel. chin-s. dulc. elaps euphr. gran. ign. lyc. mez. naja nat-m. phys. **Phyt.**[36] puls. rhus-t. sanic. zinc. zing.

◦ ◦ **Schultern**: agar.[1] carb-v. lyc. naja phys.
☞ *O; Arme; Schultern*

◦ ◦ **Oberarme**: anac. card-m. chel. dulc. ign. nat-m. sanic.
☞ *O; Arme; Oberarme*

◦ ◦ **Ellenbogen**: caust. euphr. mez. **Rhus-t.** zinc.
☞ *O; Arme; Ellenbogen*

◦ ◦ **Unterarme**: chel. chin-s. lyc. **Phyt.**[36] **RHUS-T.**
☞ *O; Arme; Unterarme*

◦ ◦ ◦ **innen,** ulnar: phyt.[36]

◦ ◦ **Handgelenke**: chel. euphr. **RHUS-T.** zinc.
☞ *O; Arme; Handgelenke*

◦ ◦ **Hände**: ant-t. euphr. puls. **RHUS-T.** zinc. zing.
☞ *O; Arme; Hände*

◦ ◦ ◦ **Handrücken**: zinc.
☞ *O; Arme; Hände; Handrücken*

◦ ◦ **Finger,** Gelenke, Grundgelenke: card-m.
☞ *O; Arme; Finger; Fingergelenke*

◦ **Beine**: agar.[1] ang. carb-v. cimic. elaps[85] gink.[227] iod. jatr. lyc. meph. mez.[1] phos. rhod. rhus-t. sep.[1] stram. verat. **Zinc.**

◦ ◦ **Hüften**: lyc. meph. **Rhod. Rhus-t.**
☞ *O; Beine; Hüften*

◦ ◦ **Oberschenkel**: agar.[1] ang. carb-v. iod. meph. **RHOD. RHUS-T.** sep.[1] verat. **Zinc.**

◦ ◦ **Knie**: iod. mez.[1] **Rhus-t. Zinc.**
☞ *O; Beine; Knie*

◦ ◦ **Unterschenkel**: ang. carb-v. cimic. elaps[85] iod. lyc. mez.[1] **Phos.** zinc.
☞ *O; Beine; Beine*

◦ ◦ ◦ **links**: elaps[85]
☞ *O; Beine; links*

◦ ◦ ◦ **Schienbein**: zinc.
☞ *O; Beine; Beine; Schienbein*

◦ ◦ **Knöchel,** Fußgelenk: gink.[227] stram.

◦ ◦ **Fußsohlen**: jatr.
☞ *O; Beine; Füße; Fußsohlen*

- **ruckend**:

◦ **Arme**: nux-m. plat.[1] stann.[1] sulph.[1]

◦ ◦ **Hände**: plat.
☞ *O; Arme; Hände*

◦ ◦ **Finger**: plat.[1] stann.[1] sulph.[1]

◦ ◦ ◦ **Zeigefinger**: plat.[1]

◦ ◦ ◦ **Mittelfinger**: stann.[1]

◦ **Beine**:

◦ ◦ **Oberschenkel,** unterer Teil: plat.[1]

◦ ◦ **Knie**: chin.[1] stann.[1]
☞ *O; Beine; Knie*

◦ ◦ ◦ **Kniekehle**: chin.[1]
☞ *O; Beine; Knie; Kniekehle*

◦ ◦ **Unterschenkel**: carb-an. cic.[36] thuj.[1]
☞ *O; Beine; Beine*

◦ ◦ ◦ **Schienbein**: carb-an.
☞ *O; Beine; Beine; Schienbein*

◦ ◦ **Knöchel,** Fußgelenk, rechts, schießt zur Ferse und auch aufwärts: rhus-v.[36]

- **schneidend,** Füße: bell.

- **spannend**:

◦ **Gelenke**: **Aloe**[102] am-c.[102] am-m.[102] caust.[102] chin.[102] cimx.[102] **Colch.**[102] **Gins.**[102] mez.[102] **Puls.**[102] **Rhus-t.**[102] **Sulph.**[102]

◦ **Arme**: arg.

- **stechend**:
◦ **Gelenke**: calc.
◦ **Arme**: am-c. spong. squil.
◦ ◦ **Oberarme**: spong.
☞ *O; Arme; Oberarme*
◦ ◦ **Handgelenke**: squil.
☞ *O; Arme; Handgelenke*
◦ **Hüften**: arg-n.[36] clem.
☞ *O; Beine; Hüften*
◦ **Oberschenkel**: am-c.[1] hyos.
- **stechend,** Knie: nat-c. nat-m.[1] sil.
- **Stöße,** Hände: phyt.
▤ *ALLGEMEINES; C; Schmerz; Stöße oder Schläge, Schmerz wie*
- **verrenkt,** verstaucht, wie, Handgelenke: zinc.
- **wandernd**: acon. arg-n. bry. caust. cham. **Chin.** **Cocc. Colch.** dulc. harp.[1184] jatr. kali-n. mez. nux-m. puls.[1] rhus-v. **Sulph.** thea[275]
◦ **Gelenke**: acon. cham.
◦ **Arme**: rhus-v.
◦ **Beine**:
◦ ◦ **Hüften**: bry.
☞ *O; Beine; Hüften*
◦ ◦ **Oberschenkel**: dulc. mez. nux-m. rhus-v.
◦ ◦ **Zehen**: arg-n.
- **wellenartig,** Oberschenkel: mez.
- **Zucken,** endet mit, Knie: nit-ac.[1]
- **zuckend**:
◦ **Arme**:
◦ ◦ **Gelenke**: sulph.[1]
☞ *O; Arme; Gelenke*
◦ ◦ **Handgelenke**: calc.
☞ *O; Arme; Handgelenke*
◦ **Beine**:
◦ ◦ **erstreckt** sich zum Penis: clem.
◦ ◦ **Hüften**: colch. sil.[1]
☞ *O; Beine; Hüften*
◦ ◦ **Knie**: stann.
☞ *O; Beine; Knie*
◦ ◦ **Waden**: mez.[1]
- **Zuckungen,** beginnt mit: **Cocc.**
- **Zuckungen,** endet mit, Beine: **Sil.**
◦ **Unterschenkel**: **Sil.**
☞ *O; Beine; Beine*
- **Zusammenziehen,** wie ein, Hüften: polyg.[122]
- **zwickend,** Füße: kali-c.

Zittern, Schmerz wie mit, Fußrücken: plat.

zuckend ruckender Schmerz (auch reißendes Rukken): acon.[5] agar. agn.[5] alum.[1] am-c. am-m. ambr.[5] anac. ang. ant-c.[5] ant-t.[5] arg.[5] arg-n.[5] arn.[5] ars. asaf.[5] asar.[5] atro.[25] bell. bry.[5] calc.[5] calc-p.[54] cann-s.[5] canth.[5] caps.[5] carb-an. **CARBN-S.** caust. chel.[25] chin.[1] cic.[1] cimic.[25] cina[5] cinnb. cocc.[5] cod.[25] coff.[5] crot-c.[36] cupr.[5] cycl.[5] dig.[1] euphr.[5] fl-ac. gels. goss.[25] guare.[25] hell.[5] hyos.[1] ign.[5] ip.[5] kali-bi. kali-c.[137] kali-n. kreos.[5] lach.[5] lachn.[25] lact. laur.[5] led.[5] lyc. m-aust.[5] mag-c.[1] mag-m.[1] mang. menis.[25] meny.[1] mez. mosch.[5] mur-ac.[1] mygal.[25] nat-c. nat-m. nit-ac. nux-m. nux-v.[5] olnd.[5] op.[5] paeon. pall. par. ph-ac.[1] phos. plat.[1] plb.[5] **Puls.**[5] ran-b. ran-s. rat. rheum[5] rhod.[137] rhus-t. rhus-v. ruta sabad.[5] sabin.[5] sec. sil. spig.[5] spong.[1] squil.[5] stann.[1] staph.[5] stram.[5] sul-ac.[1] sulph. sumb.[25] tarax.[5] teucr.[5] thuj.[1] valer.[5] verat.[5] zinc.[1]
▤ *ALLGEMEINES; C; Schmerz; zuckender, rukkender Schmerz*
- **Husten,** während: arg-n.[5]
- **Gelenke**: acon. carbn-s.[25] caust. chin. mang. nat-c. plat. rhus-t. sul-ac. sulph. verat.
- **Nägel**: mosch.[5]
☞ *O; Nägel*
- **Arme**: acon.[5] agar.[1] am-c.[1] anac. **Arn.** ars. bell. calc.[5] carbn-s. caust. chin.[1] **Cic.**[8] cimic.[25] cocc. crot-c.[36] dig.[1] fl-ac. kali-bi.[111] lact. led. mag-c.[1] mang. menis.[25] meny. mez. mosch. mur-ac.[1] nat-c. nat-m. nux-m. pall. ph-ac. plat. puls. ran-b. ran-s. rheum rhus-t. rhus-v. ruta sabad.[5] sil.[1] spig.[1] squil.[1] stann.[1] staph. sul-ac.[5] sulph.[1] tarax. valer. verat. zinc.[1]
◦ **Gelenke**: acon. caust. chin. mang. nat-c. plat. rhus-t. sul-ac. sulph. verat.
☞ *O; Arme; Gelenke*
◦ **Schultern**: am-c.[1] arn. ars. chin. fl-ac. mez. mosch. puls. sil. sulph.[1] tarax.
☞ *O; Arme; Schultern*
◦ ◦ **erstreckt** sich abwärts: sulph.[1]
◦ **Oberarme**: anac. chin. kali-bi. lact. mag-c.[1] menis.[25] meny.[85] ph-ac. puls. **Ran-b.** rhus-t. ruta sil.[1] sulph. tarax. valer.
☞ *O; Arme; Oberarme*
◦ ◦ **rechts**: sil.[1]
☞ *O; Arme; rechts*
◦ **Ellenbogen**: nat-m.[1] rhus-t. sulph.[1]
☞ *O; Arme; Ellenbogen*
◦ ◦ **links**: nat-m.[1]
☞ *O; Arme; links*
◦ ◦ **erstreckt** sich abwärts: sulph.[1]
◦ **Unterarme**: led. mur-ac.[1] sil.[1]
☞ *O; Arme; Unterarme*
◦ ◦ **links**: sil.[1]
☞ *O; Arme; links*
◦ **Handgelenke**: anac. calc.[5] pall. rhus-t. spig.[1] squil.[1] sul-ac.[5]
☞ *O; Arme; Handgelenke*
◦ **Hände**: carbn-s.[25] chin. mez. nat-c. puls.
☞ *O; Arme; Hände*
◦ **Handgelenke**: chin.[1]
☞ *O; Arme; Handgelenke*
◦ **Hände**:
☞ *O; Arme; Hände*
◦ ◦ **innen,** ulnar: arn.
◦ ◦ **Mittelhandknochen**: anac. chin.
◦ **Finger**: acon.[5] agar.[1] **Am-c.**[1] anac. ars. carbn-s. chin.[1] cimic.[25] cocc. crot-c.[36] dig.[1] kali-bi.[111] meny. mez. nat-m. ph-ac. ran-s. rheum rhus-t. sabad.[5] spig.[1] stann.[1] staph. sulph.[1] zinc.[1]

zuckend ruckender Schmerz (auch reißendes Rucken); **Arme; Finger** (Forts.)

◦ ◦ **Gelenke**: anac. nat-m. rhus-t. spig.[1]
☞ *O; Arme; Finger; Fingergelenke*

◦ ◦ ◦ **Grundgelenke**: spig.[1]

◦ ◦ **Daumen**: am-c.[1] carbn-s. sabad.[5]
☞ *O; Arme; Finger; Daumen*

◦ ◦ **Mittelfinger**: stann.[1] sulph.[1]

◦ ◦ ◦ **links, brennend, zuckend**: sulph.[1]
☞ *O; Arme; links*

◦ ◦ **Ringfinger**: agar.[1]

◦ ◦ **Kleiner** Finger: agar.[1] chin.[1]

◦ ◦ ◦ **links**: chin.[1]
☞ *O; Arme; links*

- **Beine**: acon.[5] agar. agn.[5] alum.[1] am-c. am-m. ambr.[5] anac. ang. ant-c.[5] ant-t.[5] arg.[5] arn.[5] asaf.[5] asar.[5] atro.[25] bry.[5] calc-p.[54] cann-s.[5] canth.[5] caps.[5] carb-an. carbn-s. chel.[25] chin.[1] **CIC.**[1] cimic.[25] **Cina**[5] cinnb. cocc.[5] cod.[25] coff.[5] cupr.[5] cycl.[5] euphr.[5] gels. goss.[25] guare.[25] hell.[5] hyos.[1] **IGN.**[5] **Ip.**[5] kali-bi. kali-c.[137] kali-n. kreos.[5] **Lach.**[5] lachn.[25] laur.[5] led.[5] lyc. m-aust.[5] mag-c.[1] mag-m.[1] mang. meny.[1] mez. mosch.[5] mygal.[25] nat-c. nit-ac. nux-v.[5] olnd.[5] **Op.**[5] par. ph-ac.[1] phos. plat.[1] plb.[5] **Puls.**[5] ran-s. rat. rheum[5] rhus-t. sabad.[5] sabin.[5] sil. spig.[5] spong.[1] **Squil.**[5] stann.[1] staph.[5] **STRAM.**[5] sul-ac.[1] sulph. sumb.[25] tarax.[5] teucr.[5] thuj.[1] **Valer.**[5] verat.[5]

◦ **Ischiasnerv**: calc-p.[54] kali-c.[137]

◦ ◦ **erstreckt** sich abwärts, mit Wärmegefühl: calc-p.[54]

◦ ◦ **Hüfte**:
☞ *O; Beine; Hüften • Rucken; Beine; Hüften; Ischialgie, bei*

◦ **Hüften**: ant-c.[5] cann-s.[5] cocc.[5] kali-bi. **Lyc.** mag-m. **MEZ.** nux-v.[5] **Puls.** sil. **Sulph.** teucr.[5] valer.[5]
☞ *O; Beine; Hüften*

◦ **Oberschenkel**: ang. arg.[5] arn.[5] asaf.[5] canth.[5] caps.[5] chin.[1] cinnb. **Gels.** kreos.[5] led. m-aust.[5] mag-c.[1] mag-m.[1] mang. meny.[85] mez. mosch.[5] nat-c. nux-v.[5] olnd.[5] plat.[1] plb.[5] puls. rat. rheum[5] rhus-t. sabad.[5] sil. spong.[5] squil.[5] staph.[5] tarax.[5] valer. verat.[5]

◦ ◦ **Sitzen** mit ausgestreckten Beinen, beim: meny.[85]
☞ *O; Beine; Sitzen; agg.; während*

◦ ◦ **unterer** Teil: plat.[1]

◦ **Knie**: acon.[5] alum.[1] **Am-c.** am-m.[5] **Anac.** arg.[5] canth.[5] carbn-s.[25] chel.[25] **Chin.**[1] euphr.[5] kreos.[5] laur.[5] m-aust.[5] nux-v.[5] puls.[1] spig.[5] spong.[1] stann.[1] valer.[5] verat.[5]
☞ *O; Beine; Knie*

◦ ◦ **Kniekehle**: chin.[1] spong.[1]
☞ *O; Beine; Knie; Kniekehle*

◦ ◦ **Kniescheibe**: alum.[1] chin.[1]
☞ *O; Beine; Knie; Kniescheibe*

◦ **Unterschenkel**: agn.[5] am-c. am-m.[5] anac. ant-t.[5] arn.[5] asaf.[5] bry.[5] carb-an. carbn-s. cic.[36] cina[5] cinnb. coff.[5] **CUPR.**[1] cycl.[5] lyc. m-aust.[5] meny.[1] mez. nit-ac. olnd.[5] op.[5] phos. plb.[5] puls.[5] ran-s.[5] rat. rhus-t. squil.[5] tarax.[5] thuj.[1]
☞ *O; Beine; Beine*

◦ ◦ **Schienbein**: carb-an. meny.[1]
☞ *O; Beine; Beine; Schienbein*

◦ ◦ **Waden**: cupr.[1]
☞ *O; Beine; Beine; Waden*

◦ **Knöchel,** Fußgelenk: **Puls.**[5]

◦ **Füße**: arn.[5] asaf.[5] canth.[5] chin.[1] cic.[5] coff.[5] cupr.[5] hyos.[1] ign.[5] **Ip.**[5] kali-n. laur.[5] led.[5] ph-ac.[1] rat. spig.[5] sul-ac.[1] valer.[5] verat.[5]
☞ *O; Beine; Füße*

◦ ◦ **Fußsohlen**: ph-ac.[1] sul-ac.[1]
☞ *O; Beine; Füße; Fußsohlen*

◦ **Zehen**: agar. **Am-m.** carbn-s. chin.[1] cic.[1] cimic.[25] **CUPR.**[5] hell.[5] mez. par. ph-ac.[1] ran-s. sabin.[5]

◦ ◦ **großer** Zeh: agar. ph-ac.[1]

zuckender Schmerz: acon.[1] agar.[36] all-c.[8] am-c.[36] am-m.[1] ammc.[38] amyg-p.[36] anag.[77] ang. arn.[1] ars.[1] ars-h.[54] arund.[36] asaf. bamb-a.[1184] bell.[36] berb.[58] brom. bry.[1] calc.[1] calc-p.[36] carb-an.[36] carbn-s. cast.[36] cast-eq.[8] caust.[1] cedr.[8] chin.[1] cic.[137] cimic.[37] cinnb.[1] clem. coch.[8] coloc.[1] cupr.[1] dig. dulc.[1] euph. eupi.[36] guai.[1] hyos.[1] ign.[1] junc.[36] kali-c.[1] kali-i. kali-n. kreos. lact.[8] lar-ar.[251] led.[1] lith-c.[36] lyc.[8] m-art.[5] m-aust.[1] mag-c.[1] mag-m. mang-acet.[1] meny.[1] meph.[8] mez.[1] morph.[54] mosch.[5] nat-c.[1] nat-s. nicc. nux-v.[8] op.[38] pall.[38] petr.[1] ph-ac. phos.[1] plat.[36] plb. prun.[36] puls.[36] ran-b.[5] ran-s.[5] rat. rheum[5] rhod.[38] rhus-t. sabad. sil.[1] spig. squil.[1] stann. staph.[1] stram. stront-c. sul-ac.[1] sulph.[36] tab. tarax.[1] tet.[36] thuj.[137] valer.[5] verat.[36] verin.[10] visc.[77] zinc.[1]

- **karzinomatösen** Beschwerden, bei: **Morph.**[54]

- **Gelenke**: **Puls.**[8] spig.[51]

- **Arme**: acon.[1] anag.[77] ang.[36] arn.[1] ars-h.[54] arund.[36] asaf.[38] bell.[36] brom. calc.[1] calc-p.[36] carbn-s.[36] cast.[36] cast-eq.[8] **Chin.**[1] cic.[137] coch.[8] coloc.[36] dig.[1] dulc.[1] kali-n.[1] lact.[8] led.[1] lith-c.[36] m-art.[5] **M-aust.**[1] mag-c.[8] mag-m.[1] mang-acet.[1] meny.[1] meph.[8] mez.[1] nat-c.[1] nat-s. **Nux-v.**[8] ph-ac.[1] plat.[1] **Puls.**[5] ran-b.[5] ran-s.[5] rat. rheum[5] rhod.[38] rhus-t.[5] sil.[1] squil.[1] stann.[1] staph.[1] sul-ac.[1] sulph.[1] tarax.[5] tet.[36] thuj.[137] valer.[5]

◦ **erstreckt** sich abwärts: **M-aust.**[1]

◦ **Knochen**: **Chin.**[5]

◦ **Gelenke**: carbn-s. led. sulph.[1]
☞ *O; Arme; Gelenke*

◦ **Schultern**: ang.[36] arn.[8] **Ars-h.**[54] **Puls.**[5] tarax.[5]
☞ *O; Arme; Schultern*

◦ ◦ **erstreckt sich zum Mittelfinger**: **Arn.**[8]

◦ **Oberarme**: calc.[1] cast.[36] coloc.[36] mang-acet.[1] rhus-t.[5] sil.[1] tarax.[5] tet.[36] valer.[5]
☞ *O; Arme; Oberarme*

◦ ◦ **rechts**: calc.[1] coloc.[36] mang-acet.[1] sil.[1]
☞ *O; Arme; rechts*

◦ ◦ **außen,** lateral, rechts: mang-acet.[1]

◦ ◦ **Haut,** Innenseite, medial, links: cast.[36] tet.[36]
☞ *O; Arme; links*

◦ **Unterarme**: led.[1] plat.[1] rhod.[38] sil.[1]
☞ *O; Arme; Unterarme*

◦ ◦ **links**: rhod.[38] sil.[1]
☞ *O; Arme; links*

◦ ◦ **Speiche** links: plat.[1]
☞ *O; Arme; links*

◦ **Ellenbogen**: rhus-t.[5]
☞ *O; Arme; Ellenbogen*

◦ **Handgelenke**: arund.[36] calc.[36] carbn-s.[36] cast-eq.[8] kali-n.[1] rhus-t.[5] squil.[1]
☞ *O; Arme; Handgelenke*

◦ ◦ **links**: cast-eq.[8]
☞ *O; Arme; links*

◦ ◦ **nachts**: calc.[36]
☞ *O; Arme; nachts*

◦ **Hände**: **Chin.**[5] lact.[8] meph.[8] nat-c.[1] ph-ac.[1] stann.[1]
☞ *O; Arme; Hände*

◦ ◦ **links**: meph.[8]
☞ *O; Arme; links*

◦ ◦ **Gelenke**: ph-ac.[1]
☞ *O; Arme; Gelenke*

◦ ◦ **Fußrücken** rechts: nat-c.[1]
☞ *O; Arme; Hände; Handrücken*

◦ ◦ **Daumen** und Zeigefinger, zwischen, beim Schreiben: stann.[1]
☞ *O; Arme; Hände; Fingern, zwischen den •O; Arme; Finger; Daumen*

◦ **Finger**: acon.[1] anag.[77] arn.[1] asaf.[38] brom. calc.[1] calc-p.[36] **Chin.**[1] coch.[8] dig.[1] dulc.[1] lith-c.[36] **Mag-c.**[8] mag-m.[1] mang-acet.[1] meny.[1] mez.[1] nat-s. ph-ac.[1] ran-s.[5] rat. rheum[5] rhus-t.[5] sil.[1] stann.[1] staph.[1] sul-ac.[1]

◦ ◦ **Knochen**: mez.[1]

◦ ◦ **Gelenke**: rhus-t.[5]
☞ *O; Arme; Finger; Fingergelenke*

◦ ◦ **Fingerspitzen**: sul-ac.[1]
☞ *O; Arme; Finger; Fingerspitzen*

◦ ◦ **Daumen**: acon.[1] anag.[77] asaf.[38] brom. nat-s. rat. staph.[1] sul-ac.[1]
☞ *O; Arme; Finger; Daumen*

◦ ◦ ◦ **links**: anag.[77] asaf.[38]
☞ *O; Arme; links*

◦ ◦ ◦ **rechts**: acon.[1] sul-ac.[1]
☞ *O; Arme; rechts*

◦ ◦ ◦ **Knochen,** links: asaf.[38]
☞ *O; Arme; links*

◦ ◦ **Zeigefinger**: calc-p.[36] dig.[1] mag-m.[1] mang-acet.[1] sil.[1]

◦ ◦ ◦ **Grundgelenk,** links: calc-p.[36]
☞ *O; Arme; links •O; Arme; Finger; Fingergelenke*

◦ ◦ **Mittelfinger**: coch.[8] dulc.[1] mag-m.[1]

◦ ◦ ◦ **Endglied,** links: coch.[8]
☞ *O; Arme; links*

◦ ◦ ◦ **Grundgelenk,** rechts: dulc.[1]
☞ *O; Arme; Finger; Fingergelenke*

◦ ◦ **kleiner,** links: chin.[1] meny.[1]
☞ *O; Arme; links*

- **Beine**: agar.[36] all-c.[8] am-c.[36] ammc.[38] amyg-p.[36] ang. ars.[1] asaf. bamb-a.[1184] bell.[36] berb.[58] brom. bry.[1] calc.[1] carb-an.[36] carbn-s. caust.[1] chin.[1] cimic.[37] cinnb.[1] clem. coloc.[36] cupr.[1] dig. euph. eupi.[36] guai.[1] hyos.[1] ign.[1] junc.[36] kali-c.[1] kali-i. kali-n. kreos. lar-ar.[251] lith-c.[36] lyc.[8] m-aust.[1] mag-c.[1] mag-m. mang-acet.[1] meny.[1] mez.[1] mosch.[5] nat-s. nicc. pall.[38] petr.[1] ph-ac. phos.[1] plat.[36] plb. prun.[36] puls.[36] rhus-t. sabad. sil.[1] spig. stann. stram. stront-c. sulph.[36] tab. tarax.[1] verat.[36] verin.[10] visc.[77] zinc.[1]

◦ **Gesäßbacken**: phos.[1]
☞ *O; Beine; Gesäßbacken*

◦ **Hüften**: bry.[36] kali-c.[1] kali-n.[1] mag-m.[54] **Mez.**[8] pall.[38] puls.[36]
☞ *O; Beine; Hüften*

◦ ◦ **links**: kali-c.[1] pall.[38]
☞ *O; Beine; links*

◦ ◦ ◦ **Drehen** der Oberschenkel, beim: kali-c.[1]

◦ ◦ **morgens**: **Bry.**[36] puls.[36]
☞ *O; Beine; morgens*

◦ ◦ ◦ **Gehen** amel.: puls.[36]

◦ ◦ **Gehen** agg.: **Bry.**[36]

◦ ◦ **Wehen,** Entbindung, während: mag-m.[54]

◦ ◦ **erstreckt** sich zu den Knien: **Mez.**[8]

◦ **Oberschenkel**: ammc.[38] amyg-p.[36] ang. asaf. bell.[1] **Calc.**[1] carb-an.[36] carbn-s. caust.[1] chin. clem. coloc.[1] guai.[1] mag-c. mag-m. mang-acet.[1] nicc. petr.[1] phos.[1] rhus-t. sabad. sil.[1] stann. stram. stront-c. zinc.[1]

◦ ◦ **links**: ammc.[38] petr.[1]
☞ *O; Beine; links*

◦ ◦ **rechts**: amyg-p.[36] calc.[1] coloc.[1] sil.[1]
☞ *O; Arme; rechts •O; Beine; rechts*

◦ ◦ ◦ **Stelle,** kleine: calc.[1]

◦ ◦ **erstreckt** sich in den Penis: clem.

◦ ◦ **Unterschenkel**: mang-acet.[1] rhus-t.

◦ ◦ **innen,** medial: sabad. zinc.[1]

◦ ◦ **N. cruralis, links**: ammc.[38]

◦ **Knie**: berb.[58] brom. caust.[1] **CHIN.**[1] euph. junc.[36] kali-i. kreos. **Lyc.**[8] mag-c.[1] mez.[1] plb. prun.[36] stann. verat.[1]
☞ *O; Beine; Knie*

◦ ◦ **links**: **Mez.**[1] prun.[36]
☞ *O; Beine; links*

◦ ◦ **rechts**: junc.[36] verat.[1]
☞ *O; Arme; rechts •O; Beine; rechts*

◦ ◦ **erstreckt** sich zu den Oberschenkeln: mag-c.[1]

◦ ◦ **Kniescheibe,** linke: caust.[1]
☞ *O; Beine; Knie; Kniescheibe*

◦ **Unterschenkel**: ars.[1] bell.[36] bry.[1] cinnb.[1] eupi.[36] lyc.[1] m-aust.[1] meny.[1] mez.[1] sulph.[36] tarax.[1] visc.[77]
☞ *O; Beine; Beine*

◦ ◦ **links**: eupi.[36] meny.[1] visc.[77]
☞ *O; Beine; links*

◦ ◦ ◦ **erstreckt** sich zur Kniekehle: eupi.[36]

◦ ◦ **erstreckt** sich abwärts: ars.[1]

◦ ◦ **Schienbein**:
☞ *O; Beine; Beine; Schienbein*

◦ ◦ ◦ **oberer** Teil: bry.[1]

◦ ◦ ◦ **Mitte**: mez.[1]

◦ ◦ **Waden**: m-aust.[1] tarax.[1]
☞ *O; Beine; Beine; Waden*

◦ ◦ ◦ **rechts,** Berührung amel.: **TARAX.**[1]
☞ *O; Arme; rechts •O; Beine; rechts*

◦ **Knöchel,** Fußgelenk: **Lyc.**[8]

zuckender Schmerz; **Beine** (Forts.)

◦ **Füße**: all-c.[8] bamb-a.[1184] coloc.[36] cupr.[1] dig. hyos.[1] ign.[1] kali-n. lith-c.[36] mag-c.[1] nat-s. ph-ac. plat.[36] spig. tab.
☞ *O; Beine; Füße*

◦ ◦ **rechts**: lith-c.[8]
☞ *O; Arme; rechts • O; Beine; rechts*

◦ ◦ **Gehen,** beim: coloc.[36]

◦ ◦ **Fußrücken**: cupr.[1] spig. tab.
☞ *O; Beine; Füße; Fußrücken*

◦ ◦ **Fersen**: all-c.[8] ign.[1] lith-c.[36] mag-c.[1]
☞ *O; Beine; Füße; Fersen*

◦ ◦ ◦ **links**: mag-c.[1]
☞ *O; Beine; links*

◦ ◦ ◦ **Ballen,** innerlich, morgens im Bett: ign.[1]

◦ ◦ **Fußsohlen**: bamb-a.[1184] cupr.[1] dig. kali-n. nat-s. ph-ac. plat.[36]
☞ *O; Beine; Füße; Fußsohlen*

◦ ◦ ◦ **rechts**: plat.[36]
☞ *O; Arme; rechts • O; Beine; rechts*

◦ **Zehen**: agar.[36] am-c.[36] berb.[58] lar-ar.[251] mosch.[5] **Verat.**[36]

◦ ◦ **Nägel**: mosch.[5]
☞ *O; Nägel; Zehennägel*

◦ ◦ **großer** Zeh:

◦ ◦ ◦ **links**: agar.[36] lar-ar.[251]
☞ *O; Beine; links*

◦ ◦ ◦ **Ballen**: am-c.[36]

- **kurz,** wie zu, Psoasmuskel, rechts: **COLOC.**[1]
ALLGEMEINES; C; Kurz, Empfindung wie zu

Zuckungen, endet mit, Beine: sil.

zusammengezogen, wie: polyp-p.[102]

zusammenziehender Schmerz: am-c.[36] am-m.[171] bell.[102] chin.[1] cocc.[102] cupr.[102] hyos.[102] ign.[102] lyc.[102] med.[102] merc.[102] mez.[1] nat-m.[171] nux-v. squil.[1] stram.[102] sul-ac.[1] zinc.[102]

- **Oberarme**: mez.[1]
☞ *O; Arme; Oberarme*

- **Unterarme**: mez.[1]

- **Beugesehnen,** Nerven, Ischias: am-m.[171] nat-m.[171]

- **Oberschenkel**: am-c.[36] sul-ac.[1]

◦ **unterer Teil, Rückseite**: am-c.[36]

- **Kniekehlen**: am-c.[36] squil.[1]
☞ *O; Beine; Knie • O; Beine; Knie; Kniekehle*

- **Unterschenkel**: lyc.[1] med.[102] sul-ac.[1]
☞ *O; Beine; Beine*

◦ **Waden,** beim Gehen: lyc.[1]
☞ *O; Beine; Beine; Waden*

- **Füße**: chin.[1]
☞ *O; Beine; Füße*

- **hysterisch**: bell.[102] **Cocc.**[102] **Cupr.**[102] hyos.[102] **Ign.**[102] lyc.[102] merc.[102] nux-v.[102] stram.[102] zinc.[102]

- **kurz,** als seien die Sehnen zu, Hände, Gelenke: nux-v.
ALLGEMEINES; C; Kurz, Empfindung wie zu

zwängender Schmerz:

- **Arme**: berb.[58] carb-an. chin-s. hipp. hydrog.[222] mang. merc. pyrus **Rhus-t.** stram. sulph. teucr.

◦ **Oberarme**: chin-s. hipp. merc. sulph.
☞ *O; Arme; Oberarme*

◦ ◦ **abends**: chin-s.
☞ *O; Arme; abends*

◦ ◦ **Schreiben,** beim: chin-s.
☞ *O; Arme; Schreiben agg.*

◦ ◦ **Humerusköpfe**: merc.

◦ **Ellenbogen**: carb-an.
☞ *O; Arme; Ellenbogen*

◦ ◦ **abends**: carb-an.
☞ *O; Arme; abends*

◦ **Unterarme**: chin-s. mang. stram.
☞ *O; Arme; Unterarme*

◦ ◦ **erstreckt** sich zu den Fingern: stram.

◦ ◦ **Muskeln,** Extensoren: stram.

◦ **Handgelenke,** nach Schreiben: hydrog.[222]
☞ *O; Arme; Handgelenke*

◦ **Finger**: berb.[58] rhus-t.

◦ ◦ **Fingerrücken**: rhus-t.

- **Knie,** tiefsitzend, rechts: germ.[222]
☞ *O; Beine; Knie*

- **Unterschenkel**:
☞ *O; Beine; Beine*

◦ **Menses,** während: cham.[5] spong.[5] stram.[5]
☞ *O; Beine; Menses; während*

◦ **N. tibialis, rechts, abends**: chin-s.[36]
☞ *O; Beine; Beine; Schienbein*

◦ **Waden,** beim Sitzen: **VALER.**
☞ *O; Beine; Beine; Waden*

- **Füße**:
☞ *O; Beine; Füße*

◦ **Mittelfußknochen** links:

◦ ◦ **Bewegung** amel.: hydrog.[222]

◦ ◦ **Erwachen,** beim: hydrog.[222]

◦ **Fußrücken**: chin-s.[36] phys.[36]
☞ *O; Beine; Füße; Fußrücken*

◦ ◦ **links,** im Fieberfrost: chin-s.[36]

- **Zehen**: berb.

◦ **4. Zehe**: berb.

zwickend, kneifend, drehender Schmerz:

- **Hüften**: caust.[5] cocc.[5] mag-c.[5] mosch.[5]
☞ *O; Beine; Hüften* *ALLGEMEINES; C; Schmerz; scharf, zwickend*

- **Unterschenkel**: ph-ac.[5] valer.[5]
☞ *O; Beine; Beine*

◦ **Waden**: ph-ac.[5]
☞ *O; Beine; Beine; Waden*

- **Zehen**: am-m.[5] kali-bi.[111]

ABWECHSELNDE SYMPTOME

SEITEN

ZEIT

MODALITÄTEN

ERSTRECKT SICH

ORT

CHARAKTERISTIKA EIGENTÜMLICHKEITEN

ABWECHSELNDE SYMPTOME

ABWECHSELND mit Frost, Beschwerden erscheinen: ant-c. ars. ars-s-f.[58] aur.[5] **CALC.**[5] chin.[5] croc.[5] euph. glon.[111] hell.[5] kali-c.[5] led. lyc. mez.[122] nat-m.[5] **Nux-v.**[5] phos. **PLAT.**[5] sabad. spig.[122] verat.
ALLGEMEINES; A; Abwechselnde, alternierende Zustände

Gemütssymptomen, Frost abwechselnd mit: croc.[5] **Plat.**[5]
GEMÜT; A; Abwechselnd mit

Hitze:
FIEBER, HITZE; A; Abwechselnd mit; Frösten

Schmerz, Frost abwechselnd mit: chin.[5] **Hell.**[5] kali-c.[5] nat-m.[5]
ALLGEMEINES; A; Abwechselnde, alternierende Zustände

- **Gliedern,** in den: **Hell.**[5]
EXTREMITÄTEN; A; Abwechselnd mit

Schweiß, Frost abwechselnd mit: ant-c. ars. ars-s-f.[58] calc. chin.[122] euph. glon.[111] led. lyc. mez.[122] nux-v. **Phos.** sabad. spig.[122] sulph. thuj. verat.
FIEBER, HITZE; C; Stadien; Schweiß; abwechselnd mit Frösteln •SCHWEISS; A; Abwechselnd mit

SEITEN

EINSEITIG: acon.[5] alum. alum-p.[58] alum-sil.[58] ambr. anac. ant-t. **Arn.** ars.[5] **Bar-c.** bar-s.[58] bell. **BRY. CARB-V. CAUST. Cham. Chel.** chin. cocc. croc. dig. dros. elat. ferr. ign. ip.[5] kali-c. kali-p. **Kali-sil.**[58] **Lach. LYC. MOSCH.**[5] nat-c. nat-m. nat-p. nat-sil.[58] **NUX-V. Par.** petr.[5] ph-ac. **Phos.** plat. **PULS.** ran-b. **Rheum**[5] **RHUS-T.** ruta sabad. sabin. sars. **Sep. SIL.** spig. stann. stram. sul-ac. **Sulph. Thuj.** verat. **Verb.**
ALLGEMEINES; S; Einseitig

Taubheitsgefühl, mit: **Puls.**

LINKS: ant-c.[1] arn.[5] ars.[5] **Bar-c.** bar-s.[58] **CARB-V. CAUST.** chin.[5] **DROS.** elaps ferr. **Lach. LYC.** nat-c. nat-m.[5] par.[5] phos.[5] **Rhus-t.** ruta **Sil.** spig. **Stann.** sulph. **THUJ.**
ALLGEMEINES; S; Links

Konvulsionen, vor epileptischen: **Sil.**

RECHTS: apis[111] arn. **BRY.** caust. **CHEL.** eupi. haliae-lc.[222] **Lyc. Nat-m.** nux-v. **Par.** petr.[5] ph-ac.[5] **Phos.** plat.[5] puls. ran-b. **RHUS-T.** sabin.
ALLGEMEINES; S; Rechts

Hitze der linken Seite, mit: **Rhus-t.**

ZEIT

TAGSÜBER: alum. **Ant-c.**[5] ant-t.[5] **Aran.**[72] ars. arund. **Asar.**[5] bapt. camph. carb-an. **CHIN.** cupr.[5] **DROS.**[5] gels. graph. **HELL.**[5] hep.[5] kali-ar. **Kali-c.**[5] kali-p. mag-s. merc. nat-c.[5] **Nat-m.** nat-s. neon[222] nit-ac. plan. por-m.[251] **Rhod.**[5] **Sabin.**[5] sanic.[85] sars. **Sil.**[5] spig.[5] **Sul-ac.**[5] tarent. verat.[5] viol-o.[5]
ALLGEMEINES; Z; Tagsüber; agg.

Fieber nachts, mit: alum.

Schweiß nachts, mit: ars.

MORGENS: acon. agar.[5] ail.[58] aloe alst-s. alum.[58] am-c. am-m. ambr.[5] **Anac.**[5] **ANG.** ant-c.[5] ant-t. **Apis** apisin.[5] **Arn. Ars.** ars-s-f.[58] asaf. **Bamb-a.**[1184] bapt. bar-c.[5] bar-m. bar-s.[58] bell.[1] berb. bol. bor. **BOV.**[36] calad.[5] **CALC.**[36] calc-p. calc-s. calc-sil.[58] calen. carb-ac. carb-an.[1] carb-v.[5] carbn-s. caust. cedr. cench.[58] chel. chin. chin-ar. chin-s. cimic. cimx. cina[5] clem. cocc. coff. coloc.[5] **CON.**[5] **Cycl.**[5] dros. euphr.[5] eupi. **Ferr. Ferr-ar.** ferr-i. **Gels. Graph.** harp.[1184] helo.[264] hydr. ip. kali-ar. kali-c.[5] kali-chl.[58] kali-p. kali-sil.[58] **Kreos.**[5] **LED. Lyc.**[36] m-arct.[5] mag-c. mag-m.[36] **Mang. Merc.**[36] merc-s. mez. **Mur-ac.** nat-c.[36] **NAT-M.** nat-s. nat-sil.[58] **NIT-AC.** nux-m.[5] ol-j.[25] op. petr. ph-ac. **Phos.** phyt. plb. puls. rheum[5] **Rhod.** rhus-t.[5] **Rhus-v.** ruta sars. sil. **SPIG.** stann. **Staph.**[5] stram. sul-ac.[1] **Sumb.** tarent. **Thuj.** trom. zinc.
ALLGEMEINES; Z; Morgens, 5 Uhr - 9 Uhr; agg.

5 Uhr: ant-t. **Apis** bol. **Bov. Chin.** coff. con. dios. dros. nat-m. sep. sil.

- **Fieber,** nach 36 Std.: apis

6 Uhr: **Arn. Bov.** chin-s. dros. eup-per.[122] **Ferr.** graph. **Hep.** hura **Lyc.** nat-m. **Nux-v.** ph-ac. podo.[102] sil. stram. **VERAT.**

- **7** Uhr, bis: podo.[102]

- **9** Uhr, bis: bov. chin-s. eup-per. nux-v.

- **10** Uhr, bis: eup-per.[122]

6.30 Uhr: hura

7 Uhr: am-m. bov. dios. dros. **EUP-PER.** ferr. graph. **Hep.** hura nat-m. nux-v. **PODO.** sil. stram.

- **9** Uhr, bis: dros. **EUP-PER.** nat-m. **Podo.**

- **einen** Tag starker Frost, leichter Frost am Mittag des darauffolgenden Tages: **EUP-PER.**
☞ *Mittags*

7.30 Uhr: ferr.

8 Uhr: ail.[58] ars. asaf. bov. chin-s. cocc. dios. dros. **EUP-PER.** hura lyc. mez. nat-m. phos. podo. puls. sil. sulph.

- **9** Uhr, bis: ars. asaf. dros. eup-per. hura

8.30 Uhr: chin-ar.

9 Uhr: alst-s. ang. ant-t. asaf. bol. bov. carb-ac. cench.[58] dros. **EUP-PER.** ferr-i. hydr. ip. kali-c. **Lyc.** mag-c. merc-s. mez. **Nat-m.** ph-ac. rhus-t. sep. stann. staph. sulph.

MORGENS; 9 Uhr (Forts.)

- **10** Uhr, bis: bov. eup-per. ferr-i. rhus-t.
- **11** Uhr, bis: **Alst-s.** bol. cench.[58] **NAT-M. Stann.**

Vormittag hindurch, den: **Arn.** ars. eup-per. **Nat-m.** petr. plb.
☞ *Vormittags*

abends, bis: bapt. hell. mag-c. nat-c. plb.
☞ *Abends*

<> **Aufstehen**:

- **beim**: puls.[1]
- **nach**: acon. aloe bor. **CALC.** calc-p. canth. hep. mag-m. mang. meny. merc. nat-c. nat-s. nux-v. **Spig. VERAT.**

Bett, im: **Ang.** apis **Arn. Bov.** carb-an.[1] carbn-s. caust. chin. chin-ar. **Chin-s.** con. **Graph.** hep.[1] kali-c. kali-n. **Led.** lyc. mag-s. **MERC. Mur-ac. NAT-M. Nit-ac. NUX-V.** rhod. sars. staph. sulph. **VERAT.**

Erwachen, beim: ant-t. arn. ars. ars-s-f.[58] bamb-a.[1184] bell.[1] bry. canth. **Chel.** cimic. con. **Lyc.** mag-s. **Merc.** nat-c. nat-s. nit-ac. rhus-t. sep. sulph. tarent. thuj. trom. zinc.

Frühstück:

- **während**: carb-an. eupi. gels. graph. verat.
- **nach**: calc-s. carb-an. eupi. gels. graph.[1] ther.[25] verat.

▤ *ALLGEMEINES; M; Frühstück; nach*

Menses, während, nach Ohnmachtsschwäche: **NUX-V.**
▤ *ALLGEMEINES; M; Ohnmacht, nach*

nächtlichen Samenergüssen, nach: merc.
▤ *ALLGEMEINES; M; Samenergüsse; agg.*

Ofenwärme agg.: **Ferr-i.** lyc. mag-c.

Schlaf, im: caust. nat-m.

Schweiß, nach: mag-s. op.

starker Frost an einem Morgen, leichter am nächsten: **Eup-per.**
☞ *Nachmittags*

unbedeckt, wenn: clem. **NUX-V.**

Zimmer, im: sul-ac.[1]

VORMITTAGS: aeth. agar. alst-c. alst-s. alum.[5] alum-p.[58] alum-sil.[58] am-c.[5] **AMBR.**[5] **ANG.**[5] **Ant-c.**[5] ant-t.[5] **ARS.**[5] **ARS-S-F.**[58] **Asar.**[5] asc-t. bamb-a.[1184] bapt. bar-c.[5] bar-s.[58] bell.[5] berb. bol. bor.[5] **Bov.**[5] bry.[5] **CACT. CALC.** calc-sil.[58] calen. cann-s.[5] canth. caps. carb-an.[5] **CARB-V.** cast. cham. **Chin.**[5] **Chin-ar.** cimic. cob. cocc. colch. con. cop. **CYCL.**[5] dios. **DROS.**[5] eup-pur. **Euphr.**[1] fago. ferr-i. formal.[102] gamb. gels. graph.[5] grat. guai.[5] hep.[5] hura hyos. ip. kali-ar. kali-c.[5] kali-p. kali-sil.[58] lar-ar.[251] laur. **Led.** lob. lyc.[1] mag-c.[5] mag-m.[1] mag-s. **Merc.** merc-i-r. merc-s. merl. mur-ac.[5] **Nat-ar. NAT-C. NAT-M.**[5] nat-sil.[58] nit-ac.[1] op. par.[5] petr. **Ph-ac. PHOS.** plat.[5] plb.[5] **Puls.** ran-b.[5] rhod.[5] rhus-t. **Sabad.**[5] **Sars.**[1] **Sep.** sil. **STANN.**[36] staph.[5] stram.[5] **STRONT-C.**[5] **Sul-ac.**[5] **SULPH. Thuj.** verat.[122] **VIOL-T.**[5] wye.[102] zinc.[5]
▤ *ALLGEMEINES; Z; Vormittags, 9 Uhr - 12 Uhr; agg.*

9 Uhr:

- **10** Uhr, bis: mag-s.[102]
- **11** Uhr, bis: bapt.[102] bol.[102] mag-s.[102] nat-m.[102] wye.[102]

10 Uhr: agar. alst-s. **Ars.** bapt. berb. bol. bor.[5] cact. carb-v. chin. chin-s. cimic. colch. eup-per. fago. ferr-i. gels. led. lob. mag-s. merc. merc-s. **NAT-M.** nux-v. petr. ph-ac. phos. puls. rhus-t. sep. sil. **STANN.** sulph. thuj. verat.[122]

- **11** Uhr, bis: agar. **Ars.** bor.[5] carb-v. lob. **NAT-M. Nux-v.** sulph.
- **14** Uhr, bis: merc-s.
- **15** Uhr, bis: sil. sulph.
- **17** Uhr, bis: **Sulph.**

10.30 Uhr: cact. **Caps.** hura lob. nat-m.

10.45 Uhr - 11 Uhr: bor.[5] **NAT-M.**[5]

11 Uhr: **Bapt.** berb. bol. **CACT.** calc. canth. carb-v. cast. cham. **Chin-s.** cob. **Cocc.** gels. hyos. **Ip.** kali-c. lob. nat-c. **NAT-M. NUX-V.** op. podo. puls. **Sep.** sil. sulph. wye.[102]

- **mittags,** bis: cob. ip. kali-c. sulph.
☞ *Mittags*
- **16** Uhr, bis: **Cact.** gels.
- **an** dem einen Tag, am nächsten Tag um 16 Uhr: **Calc.**
- **23** Uhr, und: **CACT.**
- **Geruch** von Speisen, mit Widerwillen, selbst gegen den: **Cocc.**

17 Uhr, bis: sulph.

<> **Erwachen,** beim: canth.

Ofenwärme agg.: bapt. ferr-i. lyc.

Schlaf, während: phos.

Stuhlgang, nach: dios.

Zimmer, in einem warmen: sil.

MITTAGS: agar. alum.[1] alum-p.[58] alum-sil.[58] anac. **Ant-c.**[5] apis arg.[5] **Arg-n. Arn. Ars.** ars-s-f.[58] asar.[5] bapt. bar-c. bar-s.[58] bol. **Bor.** bry. calc.[5] chel. **Chin.** chin-ar. chin-s. cic. cina cocc. colch. croc. dig. **Elaps** ferr. ferr-ar. ferr-i. graph. kali-bi. kali-p. kali-sil.[58] lac-ac. **Lach. LOB. LYC.** mag-c.[5] mag-s. merc. merl. **NAT-M.** nit-ac. nux-v.[5] op. petr. ph-ac. **Phos.**[5] **PULS.**[1] ran-b.[5] rob. sabad. samb. sarr. senec. **Sil.** spira. staph. stram.[5] **SULPH.**[36] tax.[303] thuj. tub. zinc.
▤ *ALLGEMEINES; Z; Mittag, 12 Uhr, gegen; agg.*

14 Uhr, bis: **ARS.** ars-s-f.[58] bol. **Lach.** sulph.

<> **Baden,** nach: sulph.
▤ *ALLGEMEINES; M; Baden, Waschen; agg.*

Hitze, gefolgt von: colch.

Menses, während: phos.[1]

Mittagessen, nach dem: alum.[1] grat. mag-s. puls.[1]

Schlaf, nach: bry.

NACHMITTAGS: acon. aesc. alum.[5] alum-p.[58] am-c.[5] am-m. anac.[1] **ANG.**[36] ant-c.[5] ant-t. **APISIN.**[5] **ARG. ARS.**[36] ars-h. arum-t. **ASAF.**[5] asar.[5] bapt. bar-c.[5] bar-s.[58] bell.[5] bell-p.[256] berb. bol. **BOR.** bov. **Bry.**[36] calc. camph.[5] **Canth.**[36] caps. **CARB-AN.** carb-v.[5] carbn-s. cedr.

cench.[58] **CHIN. CHIN-AR.** chin-m.[85] cic. cimic. **Cina** cob. coc-c. **COCC.**[5] coff. colch. coloc. **CON.** cop. **Croc.**[5] cur. cycl. dig.[1] dios.[111] **Dros.** elaps elat. **EUPHR.**[5] ferr-p. gamb. **Graph. GUAI.**[5] hell. hep. hyos.[5] ign.[5] ip.[36] iris-t.[85] **Kali-ar.** kali-bi. kali-c. **KALI-N.**[5] kali-p. kali-s. kali-sil.[58] kreos. **Lach. LAUR.** lec. led. lob. **LYC.**[5] m-arct.[5] m-aust.[5] mag-c. mag-m.[5] med. merc.[5] merl.[36] mez.[5] nat-ar. nat-c.[36] nat-m.[36] nat-s. **NIT-AC.** nux-m. op. ox-ac. petr. plan. podo. por-m.[251] **Psor. PULS.**[5] **RAN-B.**[5] **SABAD.** samb. sang. sarr. sars. **Sep.**[1] **Sil. Spig.** spong.[5] stann.[5] **Staph.**[1] **STRAM.** sul-ac.[5] **Sulph.**[36] tarent. teucr.[5] **Thuj.** tub. valer.[5] verat.[5] wye.[85] **ZINC.**[1] zinc-p.[58]

ALLGEMEINES; Z; Nachmittags, 13 Uhr - 18 Uhr; agg.

13 Uhr: arg. **ARS.** ars-s-f.[58] **Cact.** canth. chel. cina coff. colch. elat. eup-per. ferr. ferr-p. gels. kali-ar.[58] **Lach.** merc. nat-ar. nat-m. nux-m. phos. **PULS.** sabad. sars. sil. sulph.

- **14** Uhr, bis: arg. **ARS.** eup-per. ferr. merc. nat-m. **Puls.**

13.30 Uhr: wye.[85]

14 Uhr: **ARS.** ars-s-f.[58] bor. **Calc.** canth. caust. chel. cic. cur. **Eup-per. Ferr.** gels. hell. iris-t.[85] **Lach.** laur. lob. nat-ar. **Nit-ac.** plan. **Puls.** sang. sarr. sil. sulph.

- **15** Uhr, bis: cur. **Lach.**
- **16** Uhr, bis: gels.
- **18** Uhr, bis: bor.

14.30 Uhr: led.

15 Uhr: **ANG. ANT-T. APIS** apisin.[5] **ARS.** ars-h. asaf. **BELL.**[5] bol. calc. canth. **CEDR.** cench.[58] **Chel. CHIN-S.** cic. coff. con.[5] cur. eup-per. ferr. kali-ar. kali-c. kali-n.[1] lach. lyc.[102] med. nux-v. petr. puls. sabad. **Samb.** sil. **STAPH. THUJ.**

- **16** Uhr, bis: **Apis** asaf. canth. **Lach.** lyc.[102] med. puls. thuj.[102]
- **17** Uhr, bis: **APIS Con.** ferr.
- **18** Uhr, bis: **Ars.** eup-per. ferr.
- **21** Uhr, bis: cedr.
- **12** Stunden andauernd: **CANTH.**
  ☞ *Tertiana*
- **bis** zum Zubettgehen: puls.
- **später,** und: **Apisin.**[5] **Con.**[5] staph.[5] thuj.[5]

16 Uhr: aesc. anac. **APIS** ars. asaf. bell.[5] bol. bov.[5] canth. caust. **CEDR.** cham. chel. **Chin-s.** cob. con. dios.[111] eupi. gamb. gels.[85] graph.[5] hell.[5] **Hep.**[5] ip. kali-ar. kali-c. kali-i. lec. **LYC.** mag-m.[5] nat-m. **Nat-s. Nux-v.** petr. ph-ac. phel. **PULS.** sabad. samb. sep. sil. sulph.[1] valer.[5] zinc.[5]

- **17** Uhr, bis: **APIS** cob. gels.[85] graph. mag-m.[1]
- **18** Uhr, bis: nat-m. sulph.[1]
- **19** Uhr, bis: kali-c. kali-i. nat-m.
- **20** Uhr, bis: bell.[5] **Bov.**[5] graph.[5] hell.[5] **Hep.**[5] kali-i. **LYC. Mag-m.**[5] **Nat-s.** sabad. zinc.[5]

◦ **Taubheitsgefühl** in den Händen und eiskalten Füßen um 19 Uhr, mit: **Lyc.**

- **22** Uhr, bis: phel.
- **Eiseskälte** und Gänsehaut, mit: nat-s.

17 Uhr: alum. am-m. apis ars. ars-s-f.[58] bov. canth. caps. carb-an. cast. **Cedr.** chel. chin. chin-m.[85] cimic. coloc. con. dig. eup-per. ferr. gamb. gels. graph. hell. **Hep.** hura ip. **KALI-C.** kali-i. kali-s. **LYC.** mag-c. **Nat-m.** nat-s. nux-m. nux-v. phos. puls. **Rhus-t.** sabad. samb. sarr. sep. sil. sulph. **Tarent. THUJ. Tub.**

- **18** Uhr, bis: am-m. caps. **Cedr.** chel. hell. **Kali-c.** phos. puls. sulph. **Thuj.**
- **19** Uhr, bis: canth. **Hep.**
- **20** Uhr, bis: alum. **Carb-an.** gamb. **Hep. Nat-m.** nat-s. sulph.

17.30 Uhr: **Nat-m.**

Mittagsschlaf, nach: merc.[5]

dauert bis zum Einschlafen abends: graph.
☞ *Abends*

Morgen, dauert bis zum: canth. kali-i. sars.
☞ *Morgens*

4 Stunden andauernd: nux-v.

Diarrhö, nach: ox-ac.

Freien, im: caust.[1]

Gehen, nach: graph.

Hitze:

- **mit,** und Schweiß um 17 Uhr: nux-v.
- **nach**: nux-v. **PULS.** stram.

Menses, während: nat-c. nat-m. **Nat-s.** phos.[1]

- **ersten** Tag, am: nat-m.

Mittagessen, nach dem: **ANAC.** bor. **Carb-an.** caust. coc-c. colch. cycl. mag-m. merl.[36] nit-ac. nux-v. puls. spig. **Sulph.** thuj.

Schlaf, nach: acon. anac.[1] **Bry.** con. cycl. merc.[5] sabad.

ALLGEMEINES; M; Schlaf; nach Schlaf; Mittagsschlaf

Schweiß, mit: dig. gels. nat-m. sarr.

- **kalter**: gels. sarr.

warmen Zimmer, sogar in einem: mag-m. rhus-t.

lange andauernd:
☞ *C; Schüttelfrost; langdauernd*

stetig zunehmendes Frösteln ohne nachfolgende Hitze oder Schweiß: lyc.

ABENDS: **Acon.**[5] aesc. agar.[1] **Agn.**[5] **ALUM.**[5] alum-p.[58] alum-sil.[58] **AM-C. AM-M.** ambr.[5] androc.[222] ant-c.[5] ant-t. **APIS APISIN.**[5] aran.[85] **Arg.**[5] **ARN. ARS. Aur.**[5] bar-c.[36] bar-m. bar-s.[58] berb. bol. **Bor. Bov.**[5] brom. **BRY.** bufo[111] cact. **CALAD. CALC.**[5] calc-ar. calc-s. **Canth.**[36] **Caps.**[36] carb-ac. **Carb-an.**[5] **Carb-v.**[1] **Carbn-s.** cast. **Caust.**[5] **Cedr.** cham.[36] **CHEL. CHIN.** chin-ar. **Chin-s.** cimx. **COCC.**[5] coff. colch. coloc.[5] con.[1] **Croc. CYCL.**[1] dios. dros. **Dulc.**[5] euph. fago. **Ferr.** ferr-ar. ferr-i.[58] form. **Gamb. Gels. GRAPH. Guai.**[5] guare. hell.[5] hydr. **HYOS. Ip.** kali-ar.[58] kali-bi. **KALI-N.**[1] **Kali-p.** lac-c. lac-leo.[204] **Lach.** lachn. lap-laz.[227] lar-ar.[251] **Laur.** lec. led. **LYC.**[1] **Mag-c. Mag-m.** mag-p.[102] **Mang.** menthol[102]

ABENDS (Forts.)
meph.[36] **MERC.** **Merc-c.**[5] mez.[5] **Mur-ac.**[36] naja nat-ar. **Nat-c.**[36] **Nat-m.** nat-p. nat-sil.[58] **Nit-ac.** **Nux-m.** **NUX-V.**[5] ol-j.[122] op. **Par.** **PETR.** **PH-AC.**[1] **PHOS.** phys. pip-m. **PLAT.** **PLB.**[5] podo. **PULS.** **RAN-B.**[5] ran-s.[5] raph. **Rhod.**[5] **RHUS-T.**[36] **SABAD.** **Sabin.**[5] samb. sang. sarr. sel. **SIL.** spig.[36] spong.[5] **Squil.**[1] **STANN.**[5] stram. stront-c.[5] sul-ac.[5] tarax. **Teucr.**[5] **Thuj.** verat.[5] **Zinc.**[5] zinc-p.[58]
ALLGEMEINES; Z; Abends, 18 Uhr - 21 Uhr; agg.

18 Uhr: am-m. ant-t. arg-n. arn.[122] ars. ars-s-f.[58] bell. bov. canth. caps. carb-an. **Cedr.** cham. chel. gamb. graph. hell. **HEP.** **KALI-C.** kali-i. kali-n. kali-p. kali-s. lachn. lyc. mag-m. mur-ac. naja **Nat-m.** nat-s.[58] nicc. nux-m. **Nux-v.** **Petr.** ph-ac. phel. phos. puls. rhus-t. samb. sep. **Sil.** stram. sulph. tarent. thuj.[1] tub.

- **19** Uhr, **bis**: hep. mur-ac. nicc. stram. **Tub.**
- **19.30, bis**: thuj.[1]
- **20** Uhr, **bis**: ars. gamb. **Hep.** kali-i. mag-m. naja nicc. sulph.
  - **hält** an bis:
    - **4** Uhr: gamb.
    - **5** Uhr: gamb. **HEP.** nicc.
- **21** Uhr, **bis**: arn.[122] nat-s.[58]
  - **Fieber,** mit: arn.[122]
- **22** Uhr, **bis**: kali-i. phel.
- **Mitternacht,** bis: lachn.

19 Uhr: alum. am-m. ars. ars-s-f.[58] **Bov.** calc. canth. carb-an. carbn-s. cast. caust. **Cedr.** chel. **Chin-s.** colch. elaps **Ferr.** **Gamb.** graph. hell. **HEP.** kali-i. kali-n. **Lyc.** mag-c. mag-m. mang. nat-m. **NAT-S.** nux-v. petr. ph-ac. phel. phos. **Puls.** **PYROG.** **RHUS-T.** sil. **Sulph.** **Tarent.** thuj. **Tub.**

- **21** Uhr, **bis**: chel. mag-c.
- **22** Uhr, **bis**: bov. phos.
- **wie** bespritzt mit eiskaltem Wasser, oder als ob kaltes Blut durch die Adern läuft, kalt bei Bewegung, agg. Essen und Trinken: **RHUS-T.**

19.30 Uhr: calc. cast. caust. **Ferr.** mag-s. thuj.

20 Uhr: alum. ars. ars-s-f.[58] bar-c. **Bov.** canth. carb-an. carbn-s. cast. chel. **Coff.** **Elaps** form. gamb. graph. hell. **Hep.** kali-ar.[58] kali-i. lyc. mag-c. mag-m. mag-s. mur-ac.[36] naja nux-v. ph-ac. phel. phys. pip-m. rat. **Rhus-t.** sil. sulph. tarax.

21 Uhr: am-c. **Ars.** bol. bor. **Bov.** **Bry.** canth. carb-an. cedr. croc. cycl. elaps gamb. gels. hydr. kali-n. laur. mag-c. mag-m. mag-s. merc. merl. nux-m. nux-v. ph-ac. phel. rat. sabad. sarr. sulph.

- **22** Uhr, **bis**: elaps mag-c. mag-m. sarr.
- **Mitternacht,** bis: am-c.
- **10** Uhr, bis: **Mag-s.**

22 Uhr: **Ars.** ars-h. ars-s-f.[58] **Bov.** cact. canth. carb-an. cench.[58] **Chin-s.** elaps euph. hydr. **Kali-i.** lach. mag-c. **Petr.** ph-ac. phel. sabad.

22.30 Uhr: chel.

23 Uhr: **Ars.** **CACT.** canth. **Carb-an.** euph. lec. naja sulph. tub.[58]

Mitternacht, dauert bis: calad. **Merc.** phos. **Tub.**

Sonnenuntergang, bei: **Ars.** carb-ac. **Ign.** **Puls.** thuj.

Abdomen, mit Brennen im: nat-c. **Phos.**

Aufstehen, beim: bor. canth.

Ausziehen, beim: acon. bell.[1] calc. cocc. fago. mag-c. **Merc.** nat-ar. nit-ac. op. plat. **Rhus-t.** spig. tarent. **Tub.**
ALLGEMEINES; M; Ausziehen; agg.

Bett, im:

- **agg.**: agar. **ALUM.** **Alum-p.**[58] alum-sil.[58] am-c. aran.[85] ars. ars-s-f.[58] aur. bamb-a.[1184] bell.[1] bry. **Calc.** calc-ar. carb-an. cast. **Chel.** **Chin.** chin-s. coc-c. colch. **Dros.** ferr. guare. kali-c.[1] kali-n. lyc. mag-c. mag-s. **Merc.** mur-ac. nat-ar. nat-c. nat-m. nat-p. nat-sil.[58] **Nit-ac.** nux-v. op. petr. **Phos.** raph. rhus-t. sang. **Sil.** spig.[1] **Sulph.** tarent. thuj. **Tub.**
- **amel.**: chin-s. mag-c. mag-m. **Nat-s.** **Rat.**

Bewegung, bei: apis brom. bry. calad. colch. nux-v.

Erwachen, beim: nat-c. nux-m. ph-ac.[1]

Essen:

- **während**: bov.
- **nach**: **Calc.** con.[1] **Kali-c.** nux-v.

Gehen, beim: petr.

Hinlegen:

- **agg. nach**: acon. am-m. **Aur.** bov. bry. camph. caps. **Cham.** grat. hell. lac-c. lyc. merc. nat-c. nat-m. nicc. nit-ac. **Nux-v.** par. ph-ac. phos. **Podo.** **PULS.** sabad. sars. spig.[1]
ALLGEMEINES; M; Liegen; während; Hinlegen, unmittelbar nach
- **amel.**: sulph.[1]

Hitze:

- **Hitzewallungen,** mit: petr. thuj.
C; Frösteln; abends; Hitzewellen im Gesicht, mit
- **nachfolgende,** ohne: calc. lyc. sabad. sulph.

Kälte, durch äußere: nux-m.

Kolik, mit: led.

Konvulsioenen und Hitze danach, halten die ganze Nacht an: cina

Menses, während: nat-c.[1]

Schlaf:

- **vor**: carb-v. lyc. nux-v. **Phos.** samb.[1] staph.[1]
C; Frösteln; abends; Einschlafen, beim ALLGEMEINES; M; Schlaf; vor dem Schlafen
- **bei** betäubendem: lyc.
- **Einschlafen,** beim: calc. graph. lyc.[1] sil.
ALLGEMEINES; M; Schlaf; Einschlafen

Schmerzen, bei: cycl. ign. **PULS.**
M; Schmerzen, mit; mit

Schreiben, beim: sulph.

Schweiß, vor: carb-an. cedr. sabad.

Stuhlgang, während: alum. sulph.

Tee trinken, nach: ox-ac.
ALLGEMEINES; C; Speisen und Getränke; Tee; agg.

Trinken, nach: nat-m.

vermischt mit Hitze, dann Hitze ohne Schweiß: **Kali-s.**

Wärme:

- **agg.**: **Mur-ac.**

- **amel. nicht**: calc. canth. chin. cina laur. **NUX-V.** rhus-t.

Zimmer, warmes, **agg.**: arg-n. chlor. laur. nat-m. puls.

dauert die ganze Nacht: bov. cina gamb. hyos. ip. lyc. nux-v. puls. rhus-t. sarr.
☞ *Nachts; agg.*

NACHTS:

agg.: agar.[5] aloe **Alum.** **Alum-p.**[58] **Am-c.**[5] **Am-m.**[31] ang.[5] ant-t. **Aran.**[72] arg.[5] arist-cl.[119] **Ars-i.** **Ars-s-f.**[58] arum-t. **AUR.**[5] bamb-a.[1184] **Bar-c.**[5] bar-s.[58] **Bell.** berb. bol-lu.[72] bor.[5] bry.[5] cact.[102] calad. **Calc.**[26] canch. canth. caps. **CARB-AN.** chin-ar. coff.[5] colch. con. **Dros.** **EUP-PER.** euphr. **FERR.** **FERR-AR.** **FERR-I.** ferr-p. gamb. graph. **HEP.**[5] **Iod.**[5] kali-ar. kali-n.[1] kali-s. kali-sil.[58] kreos.[5] lac-lup.[204] laur.[5] loxo-r.[240] m-arct.[5] mag-s.[119] mang.[5] meny. **MERC.**[5] **Merc-c.**[5] merl. mur-ac. nat-ar.[58] nat-m.[5] **NUX-V.** op. **PAR.** petr.[5] ph-ac.[5] **PHOS.**[1] phyt. puls. pyrog.[137] ran-s.[5] rat. sabad. sanic.[85] sars. sep. spig.[5] spong.[5] **Squil.**[1] staph.[5] stram. sul-i.[58] thuj. zinc.[5]
▤ *ALLGEMEINES; Z; Nachts, 21 Uhr - 5 Uhr; agg.*

- **23** Uhr: cact.[102] tub.[58]

- **Aufstehen**:
  - **agg. beim**: ant-t.
  - **amel.**: sul-i.[58]

- **Bett,** im:
  - **agg.**: ars-i.[58] canch. canth. **CARB-AN.** chel.[25] dros. euphr. **Ferr-i.** ferr-p. hep. mag-c. mag-m.[1] mag-s. meny. nat-ar.[58] sars. sil. sul-i.[58] **Sulph.**
    - **Hand** aus dem Bett streckt, wenn der die: **Canth. Hep. Sil.**
      ☞ *M; Bett; agg.; Strecken der Hand aus dem Bett, beim*
  - **amel.**: phos.[1]

- **Erwachen,** und beim: aloe am-m.[31] carb-an. chel. graph. phos.[1] sars. sil.

- **hepatisch**: mag-s.[119]

- **Kopf,** mit heißem: colch.

- **Menses,** während: arist-cl.[119]

- **Schweiß,** bei: eup-per.

- **Übelkeit,** nach: phyt.

- **Zimmer,** in einem warmen: rat.

niemals nachts: chin.

MITTERNACHT:

vor: alum. **Am-c.**[5] **Arg.**[5] arund. aur.[5] cact. calad.[5] carb-an.[5] caust. chin.[5] **Mur-ac.** nit-ac. **Phos.**[5] **PULS.**[5] rhod.[5] sabad.[5] sulph.[5] verat.[5]
▤ *ALLGEMEINES; Z; Mitternacht; vor*

gegen: **Ars.**[5] ars-s-f.[58] cact. canth. **CAUST.**[5] **Chin.** chin-ar. grat. hep.[5] lyc.[1] mez. mur-ac. nat-m. nit-ac. nux-v.[102] raph. sep. sil.[5] stram.[5]
▤ *ALLGEMEINES; Z; Mitternacht; gegen*

- **Menses,** vor: lyc.[1]

nach: aloe alum. am-m. arn. **ARS.** ars-s-f.[58] benz-ac.[111] **Bor.** bry. **CALAD.**[5] canth. cassi-f.[192] caust. cham.[5] cimic. cina cocc.[5] coff. con. dios. dros.[5] eup-per. ferr.[22] **Hep.** kali-ar. kali-c.[5] kali-n.[5] lach. laur.[5] led. lyss. mag-s. mang-acet.[1] merc. mez.[1] nat-ar. nat-m. **Nux-v.** ol-j.[25] **Op.** petr.[5] ph-ac. phos.[5] puls. ran-s.[5] rhus-t. sarr. sec.[45] sil. squil.[5] **Sulph.**[5] tax. **Thuj.**
▤ *ALLGEMEINES; Z; Mitternacht; nach*

- **1** Uhr: aloe **ARS.**[102] ars-s-f.[58] canth. dios. kali-ar. nat-m. puls. sil.
  - **2** Uhr, bis: aloe ars.[102] dios.
  - **7** Uhr, bis, häufige Fröste: **Sil.**

- **2** Uhr: **ARS.** benz-ac.[111] bor. canth. caust. hep. **KALI-C.**[5] lach. nat-ar. puls. rhus-t.[5] sarr. sil. tax.
  - **4** Uhr, bis: bor.

- **3** Uhr: aloe am-m. canth. **Cedr.** cimic. cina eup-per. **FERR.** led. lyss. nat-m. ol-j.[25] rhus-t. sil. **Thuj.**
  - **Erwachen,** beim: cimic. **FERR.**

- **4** Uhr: **Alum.** am-m. **ARN.** ars-s-f.[58] bry. **CEDR.**[58] con. ferr.[22] nat-m. nux-v. ph-ac. sec.[45] sil. sulph.
  - **5** Uhr, bis: bry. **Nux-v. Sulph.**
  - **10** Uhr, bis: sec.[45]
  - **16** Uhr, und: ars-s-f.[58] cedr. ferr.[22]
  - **Schweiß,** vor: **CEDR.**[58]

FRÜHLING, im: **Ant-t.** **Ars.** canth. **Carb-v.** cham. **Gels.** **LACH.** nux-m. **PSOR.** sep. sulph.
☞ *Herbst und Frühling • Jährlich • Periodisch* ▤ *ALLGEMEINES; Z; Frühling; agg.*

Herbst, und:
☞ *Herbst und Frühling* ▤ *ALLGEMEINES; Z; Herbst; agg. • ALLGEMEINES; Z; Herbst und Frühling agg.*

SOMMER, im: ang. bapt. bell. bry. caps. casc. cedr. chin. lach. nat-m. **PSOR.**
☞ *Jährlich • Periodisch* ▤ *ALLGEMEINES; Z; Sommer; agg.*

Wetter, bei heißem: ang. bapt. bell. bry. chin.
☞ *M; Tropische Länder agg. • M; Wetter; warmem, bei* ▤ *ALLGEMEINES; M; Wetter; heißes Wetter agg.*

HERBST, im: **AESC.** ars. bapt. **BRY.** chin. **COLCH.** **NAT-M.** **Nux-v.** rhus-t. **SEP.** verat.
☞ *Herbst und Frühling • Jährlich • Periodisch* ▤ *ALLGEMEINES; Z; Herbst; agg.*

HERBST und Frühling: apis **Ars.** **LACH.** **PSOR.** sep. tub.[56]
☞ *Frühling, im • Herbst, im • Jährlich; halbjährlich • Periodisch* ▤ *ALLGEMEINES; Z; Frühling; agg.*

ANTEPONIEREND, früher eintretend: ant-t. apis[111] **ARS.** bell. **BRY.** cham. chin. chin-ar. **CHIN-S.** eup-per. gamb. ign. **NAT-M.** nux-m. **NUX-V.** sep.

jeden:

- **Tag** um 2 Stunden: cham.
- **2. Tag**: ant-t. ars. chin. ign. nat-m. nux-m. nux-v.
  - **1** Stunde, um: ars. chin. ign. nat-m. nux-v.
  - **2** Stunden, um: nux-m.
  - **mehrere** Stunden, um: ant-t.

2 Stunden bei jedem Anfall, ungefähr um: **Chin-s.**

oder postponierend (später eintretend): **Bry.** chin. gamb. **Ign.**

HÄUFIG, mehrmals am Tag: bell.[1] both-l.[3070]

JÄHRLICH: **Ars.** **CARB-V.** crot-h.[111] **LACH.** **Nat-m.** **Psor.** **Rhus-t.** **RHUS-V.** sep. **Sulph.** tarent.[111] **Thuj.** tub. **Urt-u.** vip.[111]
☞ *Frühling, im • Sommer, im • Herbst, im • Periodisch*

halbjährlich: lach. **Sep.**
☞ *Herbst und Frühling*

PERIODISCH, Periodizität:
☞ *Frühling, im • Sommer, im • Herbst, im • Herbst und Frühling • Jährlich • Tage, Intervalle • Quartana • Quotidiana • Tertiana* ▥ *ALLGEMEINES; Z; Periodisch*

2 Wochen, alle: ars.[5] calc.[5] chin.[5] kali-bi.[111] puls.[5]

deutlich und regelmäßig periodisch: aesc. ang. apis **ARAN.** ars-i.[58] **Bov.** **CACT.**[85] **Caps.** **CEDR.** **CHIN-S.** cina **Ferr.** **Gels.** **Hell.** lyc. **Nat-s.** podo. **Pyrog.** **Sabad.** sanic.[85] **Spig.** stann. staph. **Tarent.** thuj.

- **täglich**: sanic.[85]
- **11** Uhr oder 23 Uhr: cact.[85]

jährlich:
☞ *Jährlich*

jedes Jahr: ars.[5] carb-v.[5] crot-h.[111] lach.[5] rhus-t.[5] sulph.[5] tarent.[111] thuj.[5] vip.[111]

nicht ganz deutlich periodisch: acon. am-m. ambr. bell. camph. canth. carb-an. carb-v. caust. chel. cic. coloc. mag-c. **PSOR.** **SEP.**

Stunde wiederkehrend, immer zur selben: **ANT-C.** **Apisin.**[5] aran.[111] ars.[5] **BOV.**[5] bufo[111] cact.[111] **CEDR.**[111] **Chin-s.**[111] **Chion.**[111] cina[5] con.[5] graph.[5] **Hell.**[5] hep.[5] ign.[5] kali-bi.[111] **Kali-c.**[5] **Lyc.**[5] mag-m.[5] phos.[5] **SABAD.**[5] **SPIG.**[5] stann.[5] staph.[5] **Thuj.**[5]
▥ *ALLGEMEINES; Z; Periodisch; Stunde, zur selben*

Tage, Intervalle:
☞ *• Quartana • Quotidiana • Tertiana*

- **2. Tag, jeden**: **BROM.**[5] **Carb-an.**[5] hyos.[45] lach.[5] lyc.[5] nat-m.[58] sanic.[85]
- **7. Tag, jeden**: am-m. canth. **Chin.** lyc. plan.
- **14. Tag, jeden**: am-m. **ARS.** **Calc.** **Chin.** **Chin-s.** kali-bi.[111] **LACH.** plan. psor. **Puls.**
- **21. Tag, jeden**: chin-s. mag-c. psor. sulph. **Tub.**
- **28. Tag, jeden**: nux-m. **NUX-V.** puls. **SEP.** tub.

Uhrzeit, immer exakt zur gleichen: **Aran.** cact. **Cedr.** chin-s.[110] gels.[85]

unregelmäßig: **ARS.** **Eup-per.** ign. **Ip.** kali-ar. **Meny.** mill. **NUX-V.** **PSOR.** **PULS.** samb. **SEP.**

POSTPONIEREND: alst-s. bry. canth.[5] chin. cina **GAMB.** ign. **Ip.** kali-bi.[111] phos.[5]

QUARTANA (jeden 3. Tag): acon. alum.[5] anac. ant-c. apis **Arn.** **ARS.** **ARS-I.** ars-s-f.[58] baj.[102] bapt. bell. brom. bry. bufo carb-v. chin. chin-ar. chin-s. **CIMX.** cina clem. coff. cor-r. dulc. **Elat.** eup-per. eup-pur. gamb. **HYOS.** **Ign.** **IOD.** ip. kali-ar. lach. **LYC.** **Meny.** mill. nat-c.[5] **Nat-m.** nit-ac.[5] nux-m. **Nux-v.** petr.[5] plan. podo. **PULS.** **Rhus-t.** **SABAD.** sep. sul-i.[58] sulph. thuj. **VERAT.**
☞ *Periodisch • Periodisch; Tage, Intervalle*

Q. duplicata: **Ars.** chin. **DULC.** eup-per. **Eup-pur.** gamb. iod. lyc. nux-m. puls. rhus-t.

<> - **Diarrhö,** mit beständiger, an den fieberfreien Tagen: **IOD.**

QUOTIDIANA (jeden Tag): acon. aesc. agar. alum. alum-p.[58] anac. **Ang.** ant-c.[5] ant-t. apis **ARAN.** **Arn.** **ARS.** ars-s-f.[58] arund. asaf. bapt. bar-c. bell. bol. bry. **CACT.** **Calc.** camph. **Caps.** carb-v. **Cedr.** cham. chel. chin. chin-ar. **Chin-s.** cic. **Cina**[5] con. **Cur.** cycl. **Dros.** dulc. elaps elat. **Eup-per.** eup-pur. **Ferr.** ferr-ar. gamb. **Gels.** graph. hell.[5] hep. ign.[5] **IP.** **Kali-ar.** kali-bi. **Kali-br.**[8] kali-c. kali-s. lach. led. lob. **Lyc.**[5] mag-c. meny. **NAT-M.** **Nat-s.** nit-ac. nit-s-d.[102] nux-m. **NUX-V.** op. petr. **Phos.** plan. plb.[102] **Podo.** **PULS.** **Pyrog.** **Rhus-t.** sabad.[5] **Samb.** sarr. sep. **Spig.** stann. staph. stram. sulph. **Tarent.** thuj. verat.
☞ *Periodisch • Periodisch; Tage, Intervalle*

Q. duplicata: ant-c. apis ars. bapt. **Bell.** **Chin.** dulc. **ELAT.** **GRAPH.** led. nux-m. **Puls.** rhus-t. **Stram.** **Sulph.**

wiederkehrend, zur selben Stunde: ant-c.[5] cina[5] hell.[5] ign.[5] lyc.[5] **Sabad.**[5]

- **16** Uhr, hält bis 20 Uhr an: hell.[5] **Lyc.**[5]

<> **heftiger** Frost am Morgen des einen Tages, leichter am Nachmittag des anderen: eup-per.
☞ *Morgens • Nachmittags*

TERTIANA (jeden 2. Tag): aesc. alum. anac. ant-c. ant-t. **Apis** **ARAN.** arn. **ARS.** ars-i. ars-s-f.[58] bar-c. **Bar-m.** bell.[5] bol. bor.[1] **Brom.** **BRY.** **Calc.** calc-i.[58] **Canth.** **CAPS.** carb-an. carb-v. **Cedr.** **Cham.** **Chin.** **Chin-ar.** **Chin-s.** cic. **Cimx.** cina cor-r. dros. dulc. elat. **EUP-PER.** **EUP-PUR.** **Ferr.** ferr-ar. gamb. gels. graph.[5] hyos. ign. iod. **IP.** kali-ar. **Lach.** **Lyc.** **Mez.** mill. **Nat-m.** nux-m. **NUX-V.** petr. plan. **Podo.** **PULS.** **Rhus-t.** sabad. sarr. sep. staph. stram.[5] sul-i.[58] sulph. **Thuj.** verat.
☞ *Nachmittags; 15 Uhr; • Periodisch • Periodisch; Tage, Intervalle*

T. duplicata, 2 Anfälle innerhalb 48 Std. : aesc. apis **ARS.** bell.[5] chin. dulc. elat. eup-pur. gamb. graph.[5] lyc. nux-m. **PULS.** **RHUS-T.** stram.[5] thuj. verat.

UNREGELMÄßIG:
☞ *Periodisch*

MODALITÄTEN

BEGLEITSYMPTOMEN, mit anderen: **Acon.**[5] agar.[5] agn.[5] alum.[5] am-c.[5] am-m.[5] ambr.[5] anac.[5] ant-c.[5] ant-t.[5] arn.[5] **ARS.**[5] asar.[5] aur.[5] bar-c.[5] bell.[5] **Bor.**[5] bov.[5] **BRY.**[5] calad.[5] **Calc.**[5] camph.[5] canth.[5] **Caps.**[5] carb-an.[5] carb-v.[5] caust.[5] **Cham.**[5] chel.[5] **Chin.**[5] cic.[5] cina[5] cocc.[5] coff.[5] coloc.[5] con.[5] croc.[5] cupr.[5] cycl.[5] dig.[5] dros.[5] dulc.[5] euph.[5] ferr.[5] graph.[5] **Hell.**[5] **Hep.**[5] hyos.[5] **Ign.**[5] iod.[5] ip.[5] kali-c.[5] kali-n.[5] **Kreos.**[5] lach.[5] laur.[5] led.[5] **Lyc.**[5] m-arct.[5] m-aust.[5] mag-m.[5] mang.[5] meny.[5] merc.[5] mez.[5] mur-ac.[5] nat-c.[5] **Nat-m.**[5] nit-ac.[5] nux-m.[5] **NUX-V.**[5] olnd.[5] op.[5] par.[5] petr.[5] ph-ac.[5] phos.[5] plat.[5] plb.[5] **PULS.**[5] ran-b.[5] rhod.[5] **RHUS-T.**[5] ruta[5] **Sabad.**[5] sabin.[5] samb.[5] sars.[5] sec.[5] sel.[5] seneg.[5] sep.[5] sil.[5] spig.[5] spong.[5] squil.[5] stann.[5] staph.[5] stram.[5] stront-c.[5] sul-ac.[5] sulph.[5] tarax.[5] teucr.[5] thuj.[5] valer.[5] **Verat.**[5] viol-t.[5] zinc.[5]

ALKOHOLMISSBRAUCH: led. **Nux-v.**
☞ *Wein agg.* ▤ *ALLGEMEINES; C; Speisen und Getränke; Alkohol, alkoholische Getränke;*

ANFASSEN kalter Dinge, durch: bell.[5] nat-m.[5] sil.[5] **Zinc.**[5]
▤ *ALLGEMEINES; M; Greifen, Ergreifen oder Halten von Gegenständen; agg.*

ANGST, durch: acon. ars. gels. **Tub.**

ANSTRENGUNG, nach: arn. **Ars.** bar-c. bry.[5] eup-per. kali-s. merc. nux-v. rhus-t. sil. sulph. zinc-val.[137]
▤ *ALLGEMEINES; M; Anstrengung, körperliche; agg., Anstrengung*

geistiger Anstrengung, nach:
☞ *Geistiger Anstrengung, nach*

ARBEIT in Wasser, durch: **CALC. Rhus-t.**
☞ *Aufenthalt, Wohnen am Wasser, durch • Stehen im Wasser, durch* ▤ *ALLGEMEINES; M; Wasser; Arbeiten in Wasser;*

ÄRGER, nach: acon. ars. bry. gels. merc. **Nux-v. Rhus-t. Tarent.**
☞ *Gemütserregung, nach • Zorn, nach* ▤ *GEMÜT; M; Zorn, Beschwerden durch*

ARSEN-MISSBRAUCH, Folge von: ip.

ATEMWEGSBESCHWERDEN, mit: acon.[5] anac.[5] **Apisin.**[5] arn.[5] **ARS.**[5] bov.[5] bry.[5] caps.[5] chin.[5] **Cina**[5] **Ferr.**[5] **Ign.**[5] **Ip.**[5] **KALI-C.**[5] lach.[5] lyc.[5] **MEZ.**[5] nat-m.[5] nux-m.[5] **Nux-v.**[5] phos.[5] **PULS.**[5] **Rhus-t.**[5] **SENEG.**[5] sep.[5] stram.[5] sulph.[5] verat.[5] **Zinc.**[5]
☞ *Einatmen, beim*

AUFENTHALT, Wohnen am Wasser, durch: **Calc. Nat-m. Nat-s. Nux-v.**
☞ *Arbeit in Wasser, durch*

AUFFAHREN aus dem Schlaf: ang.[1]

AUFSTEHEN:

beim: acon.[5] am-m.[5] arn.[5] ars.[5] **Bell.**[5] bor.[5] **Bry.**[5] calc.[5] canth.[5] carb-v.[5] cham.[5] coloc.[5] euphr.[1] graph.[5] hell.[5] lach.[5] laur.[5] mang.[5] meny.[5] merc.[5] **MERC-C.**[5] mez.[5] mur-ac.[5] nat-c.[5] nat-m.[5] nux-v.[5] phos.[5] puls.[5] ran-b.[5] **Rhus-t.**[5] spig.[5] squil.[5] staph.[5] sulph.[5] verat.[5]

- **Liegen,** vom: acon.[5] **Am-m.**[5] arn.[5] ars.[5] **Bell.**[5] bor.[5] **Bry.**[5] **CALC.**[5] canth.[5] carb-v.[5] **Cham.**[5] coloc.[5] euphr.[1] graph.[5] **Hell.**[5] **Lach.**[5] laur.[5] mang.[5] meny.[5] **MERC.**[5] **MERC-C.**[5] mez.[5] mur-ac.[5] nat-c.[5] nat-m.[5] **Nux-v.**[5] **Phos.**[5] puls.[5] ran-b.[5] **Rhus-t.**[5] **Spig.**[5] squil.[5] staph.[5] **Sulph.**[5] verat.[5]
▤ *ALLGEMEINES; M; Aufstehen; agg.; Liegen, vom*

amel.: am-c.[5] **Ambr.**[5] ant-t.[5] arg.[5] ars.[5] **AUR.**[5] bell.[5] dros.[5] euph.[5] ferr.[5] ign.[5] **Iod.**[5] led.[5] lyc.[5] mag-c.[5] merc.[5] merc-c.[5] **Nat-c.**[5] plat.[5] **Puls.**[5] rhod.[5] **Rhus-t.** sel.[5] **Sep.**[5] stront-c.[5] sulph.[5] verat.[5]

AUSZIEHEN, Entblößen, Abdecken, beim:

agg.: **Acon.**[5] **AGAR.**[5] am-c. **Am-m.**[5] **Arg.**[5] **Arg-n. ARN.**[137] **Ars.** ars-h. asar.[5] atista[192] aur.[5] aur-ar.[58] **Bell. Bor.**[5] bry.[5] **Calc.** calc-sil.[58] canth.[5] **Caps.** carb-an. card-m. **CHAM.**[5] **CHIN.** chin-ar. **CLEM.**[5] cocc.[5] colch.[5] con.[5] **CYCL.** dig.[5] dros.[5] **Eup-per. Ferr. HEP.** kali-n. kurch.[192] lach.[5] **Mag-c.**[137] **Merc.** merl. mez.[5] **Mosch.**[5] nat-m. nit-ac. **NUX-M.**[5] **NUX-V.**[137] **Phos.** plat.[5] **Puls.**[5] **PYROG.**[809] rhod.[5] **RHUS-T.** samb.[5] **Sep. SIL.** spong.[5] **SQUIL.**[5] **STRAM.** stront-c.[5] **Tarent. Thuj.**[5] tub.[58] vero-o.[232]
▤ *ALLGEMEINES; M; Abdecken, Entblößen; agg.*

- **nachts**: **MAG-C.**
☞ *Z; Nachts; agg.* ▤ *FIEBER, HITZE; O; Innerliche Hitze; nachts; Abdecken, muss sich, was Frösteln verursacht*

- **Bewegung** der Bettdecken, bereits durch geringe: arn.[137] nux-v.[137]

- **Hand**: mag-c.[137]
▤ *ALLGEMEINES; M; Abdecken, Entblößen; agg.; Hände, der*

amel.: **Apis** calc-s.[137] **CAMPH.** ign.[58] **Ip. Led.**[5] med. puls. **SEC. Sep.**

Verlangen, das Abdomen zu entblößen: tab.[102]

BADEN:

agg.: ant-c. aran. bell. calc. calc-s. cedr. eupi. lat-h.[301] rhus-t. sulph. tarent. **Tub.**
☞ *Nasswerden, durch • C; Frösteln; Waschen, beim* ▤ *ALLGEMEINES; M; Baden, Waschen; agg.*

- **kaltes**: ant-c. aran. calc. cedr. rhus-t. tarent.
▤ *ALLGEMEINES; M; Baden, Waschen; agg.; kaltes • ALLGEMEINES; M; Kälte; agg.*

wenn zu häufig: ant-c. **Calc. Rhus-t. Tarent.**

amel., warmes: sol[236]

BEDECKEN:

agg.:
☞ *Ausziehen, Entblößen, Abdecken, beim; amel. • Unbedeckt sein, will, bei kalter trockener Haut, doch will bei Hitze und Schweiß bedeckt sein* ▤ *ALLGEMEINES; M; Bedecken, Zudecken; agg.*

amel.:
☞ *Ausziehen, Entblößen, Abdecken, beim; agg.*

BERÜHRUNG agg.: **ACON.**[5] ang.[5] apis apisin.[5] bell.[5] cham.[5] **CHIN.** colch.[5] cupr-ar.[111] hep.[5] hyos.[5] **Kali-c.**[102] kali-i.[111] **Lyc.**[5] **NUX-V.**[5] phos.[5] plb.[1] puls.[5] ran-b.[5] sabin.[5] sep.[5] **Sil.**[102] **Spig.**[5] staph.[5] sulph.[5]
▤ *ALLGEMEINES; M; Berührung, Berührtwerden; agg.*

BERÜHRUNG agg. (Forts.)

Kleidung, der: cupr-ar.[111]

ALLGEMEINES; M; Berührung, Berührtwerden; agg.; Kleidung, durch die

BESCHWERDEN:

anderen Beschwerden, mit: ars.[5] **Ign.**[5] **M-arct.**[5] **Puls.**[5] **Rhus-t.**[5]

Einsetzen anderer B., beim: **Acon.**[5]

BETT:

agg.: **Acon.**[5] agar.[1] **AGN.**[5] **ALUM.**[5] alum-sil.[58] am-c.[5] am-m.[5] **Ambr.**[5] **Ang.**[5] ant-t.[5] aran.[85] arg.[5] arn.[5] **Ars.**[5] ars-i. **AUR.**[5] aur-i.[58] aur-s.[58] bamb-a.[1184] bar-c. bar-m. bar-s.[58] **Bell.**[5] berb.[111] bor.[5] **Bov. Bry.**[5] calad.[5] calc.[5] calc-sil.[58] canth. caps.[5] **CARB-AN.**[5] **Carb-v.**[5] caust.[5] cench.[58] **CHEL.**[5] **CHIN.**[5] chin-ar. clem.[5] colch. coloc.[5] dios. **DROS.**[5] **FERR.**[5] ferr-ar. graph.[5] guai.[5] hell.[5] **HEP.**[5] **HYOS. Ign.**[162] iod.[5] ip.[5] **Kali-c.**[5] kali-n.[5] **Kali-p.** kreos.[5] laur.[5] **Lec. Led. LYC.**[5] **Mag-c.**[5] mag-m.[5] mang.[5] meny.[5] **MERC.**[5] **Merc-c.**[5] **Mur-ac.** nat-ar. nat-c.[5] nat-m.[5] **Nat-s. NIT-AC.**[5] **NUX-V. Par.**[5] petr.[5] **Ph-ac. PHOS.** plat.[5] **PULS.**[5] **Rhod.**[5] rhus-t. **Sabad.**[5] sabin.[5] samb.[5] sang. sars.[5] sec.[184] **Sel.**[5] sep.[5] **SIL.**[5] spig.[5] spong.[5] squil.[5] stann.[5] staph.[5] stram. stront-c.[5] sul-ac.[5] **SULPH.**[5] tarent.[137] **Thuj.**[5] tub.[137] verat.[5] **Zinc.**[5] zinc-p.[58]

ALLGEMEINES; M; Bett; agg.; im

- **Strecken** der Hand aus dem Bett, beim: **BAR-C. Canth. HEP. NUX-V.**[137] phos. **RHUS-T. Sil.** tarent.[137] **TUB.**[137]

  Z; Nachts; agg.; Bett, im; agg.;

- **Umdrehen** im, beim: acon.[5] agar.[1] alum-sil.[58] **Bry.**[5] caps.[5] hep.[5] lyc.[5] nat-m.[5] **NUX-V. PULS.**[5] sec.[184] sil.[5] staph.[5] **Stram.** sulph.[5]

  ALLGEMEINES; M; Drehen; Bett, im

amel.: adam.[222] am-c. bry.[5] canth.[5] **CAUST.** cimx. cocc.[5] con.[5] hell. **KALI-C.**[5] **Kali-i. KALI-N.**[5] **Lachn.** mag-c.[5] **MAG-M.**[5] mag-s. mez.[5] mosch. nat-c.[5] nit-ac.[5] **Nux-v.**[5] **Podo.** puls.[5] **PYROG. Rhus-t.**[5] sars.[5] **Squil.**[5] stram.[5] sulph.[5] tub.[58]

Aufstehen, beim:

- **agg.**: bar-c. bism. bor. **CALC. Canth.** cham. ferr-i. mag-c. **MERC.** mez. **NUX-V. Phos. Rhus-t. Sil.**

  ALLGEMEINES; M; Aufstehen; agg.; Liegen, vom

- **amel.**: am-c. ambr. ant-t. arg. ars. aur. bell. dros. euph. ferr. ferr-i.[58] ign. **IOD.** led. **Lyc.** mag-c. merc. merc-c. **Nat-c.** plat. **Puls.** rhod. rhus-t. sel. **Sep.** stront-c. sulph. **Verat.**

  ALLGEMEINES; M; Aufstehen; amel.; Bett, aus dem

wenn nicht im: bor.[5] canth.[5] cham.[5] hell.[5] **Mez.**[5]

BEWEGUNG:

während: **Acon. Agar.** aloe alum.[5] ant-c. **Ant-t. APIS APISIN.**[5] arn.[5] ars.[102] ars-i. ars-s-f.[58] asaf.[5] asar.[5] bar-c.[5] **Bell.** beryl.[144] brom. **BRY. Camph.** cann-s. **Canth. CAPS.** casc. caust.[1] cedr. cench.[58] cham. chel.[5] chin.[5] cocc.[5] **COFF.**[5] colch.[5] con.[5] croto-t. **Cur.** cycl. eup-per. gels. hell.[5] **Hep.** iod. kali-ar. **Kali-c. Kali-n.**[5] kali-sil.[58] led.[5] **Merc.**[5] **MERC-C.** mez.[5] **Nat-m. Nit-ac. NUX-V.**[102] ozone[227] petr. plan. **Plb.**[5] podo. psor. ran-b.[5] **RHUS-T.**[137] rumx. sang. sel.[5] **SEP.**[809] **SIL.**[5] **SPIG.**[102] **SQUIL.**[5] staph.[5] sul-ac. sulph. **Thuj.**

Schreiben, beim

- **Arme,** der: rhus-t.[137]

  ALLGEMEINES; M; Bewegung; während; Arme, der

- **Augen,** der: sep.[809]
- **Füße,** der: merc.[5]
- **Hand,** der: caust.[1]
- **leichter**: ars.[102] beryl.[144] **Nux-v.**[102] sep.[809] **Spig.**[102]

  ALLGEMEINES; M; Bewegung; während; leichter Bewegung, bei

nach: agar.[5] **ARS.** cadm-s. cann-s.[5] canth.[5] kali-c.[5] nux-v.[5] phos.[5] **PULS.**[5] rat. **RHUS-T.** sep.[5] stann.[5] valer.[5] zinc.[5]

ALLGEMEINES; M; Bewegung; nach

amel.: **Acon.** apis arn. asar. bell. **Caps.** cycl. **Dros.** harp.[1184] **Kreos.**[5] mag-m. merc. mez. nit-ac. nux-v. podo. **PULS.**[5] rhus-t. sabin.[5] sep. sil. spig. staph.[5] sul-ac.[5] **Tarent.**

BLUMENDUFT agg.: lac-c.[137]

DENKEN an die Kälte agg.: chin-ar.

DIARRHÖ, bei: aloe ambr. ant-t.[5] apis kali-n. phos.[1] puls.[5] sulph. verat.[5]

Stuhlgang; während

DRUCK:

agg., mit der Hand: meny.[5]

amel.: **Bry.**[137] phos.[137]

ALLGEMEINES; M; Druck; amel.

EINATMEN, beim: chin.[5]

Atemwegsbeschwerden, mit

EINFLÜSSE, durch äußere:

Arbeiten mit, durch:

- **Ton,** Lehm: **CALC.**
- **Wasser**:

  Arbeit in Wasser, durch

Boden, durch frisch umgegrabenen: **Nat-m.**

feuchten Räumen, durch Schlafen: aran. **Ars. Calc.** carb-v. chin-ar. lach. **Nat-s. Rhus-t.**

ALLGEMEINES; M; Nasswerden; agg.; Räume, feuchte, nasse

Kälteeinwirkung, nach: **Acon.** ang. ant-c. **Aran.** arn. **Ars.** bar-c. bol. **Bry.** cact. **CALC.** canth. carb-ac. carb-v. cean.[102] **CEDR. Chin.** chin-ar. **Chin-s.** dros. **Dulc.** eucal. eup-per. ferr. **Hep.** ip. kali-c. lach. led. nat-m. **Nat-s.** nux-v. psor. **RHUS-T.** sep. spig. sulph. **Tarent.** zinc.

Sumpfgebieten, durch Leben in (Einfluss von Malaria): **ARAN.** carb-ac. cean.[102] **CEDR. Chin.** chin-ar. **Chin-s. Eucal.** eup-per. **Ferr.** ip. **Nat-m. Nat-s. Nux-v. PSOR. Sulph.**

Wetter, warmes:

Z; Sommer, im

EINHÜLLEN, warm, amel., danach heftiges Fieber und Schweiß: cench.[58] kola[1184] sil.

ALLGEMEINES; M; Fieber; vor

ENTKLEIDEN:

Ausziehen, Entblößen, Abdecken, beim

EPILEPSIE:
☞ *Konvulsionen; nach epileptischen*

ERBRECHEN:

nach: ant-t.[5] cupr.[5] nat-m.[5] **Verat.**[5]
▤ *ALLGEMEINES; M; Erbrechen; agg. nach Erbrechen*

mit:
▤ *MAGEN; C; Erbrechen; allgemeine Arzneien; Froststadium;*

ERHITZT, wenn: acon.[5] **Ant-c.**[5] ant-t. bell. **Bry.**[5] cact. **Calc.** camph.[5] **CARB-V.** caust.[5] cimic.[111] **Clem.** colch. dig.[5] glon. ip.[5] **Kali-c.** kali-s.[85] lach. nat-c. nat-m.[5] **Nat-s.** **Nux-v.**[5] op.[5] phos.[5] **PULS.** ran-b.[58] **RHUS-T.**[122] samb.[137] sep.[5] **SIL.** **Thuj.** verat.[137] zinc.[5]
☞ *Nasswerden, durch; überhitzt, wenn •Zimmer, warmes; agg.*

erhitzt sich leicht: caust.[5] cimic.[111]
▤ *ALLGEMEINES; M; Erhitzung, Warmwerden; agg.*

Feuer, durch: ip.[5]

Sonnenhitze, durch: bell. **Cact.** glon. lach. nat-c.
☞ *Sonnenschein; agg.* ▤ *ALLGEMEINES; M; Sonne; agg. •ALLGEMEINES; M; Wärme; agg.; Sonnenhitze, durch*

ERREGUNG, nach: acon.[85] asar.[5] calc. cic. **GELS.** ign. teucr.
☞ *Ärger, nach •Neuigkeiten, durch traurige •Schreck oder Furcht, durch •Zorn, nach* ▤ *GEMÜT; M; Erregung; Beschwerden durch; •ALLGEMEINES; M; Erregung; agg.*

ERSTICKUNGSGEFÜHL, mit:
▤ *ATMUNG; C; Atemnot, Dyspnoe, erschwerte Atmung; Froststadium im Fieber, während*

ERWACHEN:

beim: **ALUM.** am-c.[5] **Ambr.**[5] **ARN.**[5] ars.[5] aur.[5] **Bry.**[5] calc.[5] carb-an.[5] carb-v.[5] card-m. caust.[5] haliae-lc.[222] hep.[5] **Lyc.**[5] mag-c.[1] mag-m.[5] merc.[5] **Mur-ac.**[5] nat-m.[5] nit-ac.[5] **Nux-v.** phos.[5] plat.[5] puls.[5] rhus-t. sabad.[5] samb.[5] sars.[5] **Sep.**[5] sil.[5] staph.[5] sulph.[5] tarent. thuj.[5] verat.[5] zinc.
▤ *ALLGEMEINES; M; Erwachen; agg.*

jedesmal sobald er erwacht: **AM-M.** arn.

ESSEN:

vor: ambr.[5] bov.[5] calc.[5] **Carb-an.**[5] carb-v.[5] chin.[5] euph.[5] **Graph.**[5] iod.[5] laur.[5] lyc.[5] **Nat-c.**[5] phos.[5] puls.[5] rhus-t.[5] sep.[5] sulph.[5]
▤ *ALLGEMEINES; M; Essen; vor*

während: apis bov. carb-an.[5] carb-v.[5] cocc.[5] con.[5] **EUPH.**[5] ferr-p.[85] kali-c.[5] lyc. nit-ac.[5] **Ran-s.**[5] raph. **Rhus-t.** sep.[5] sil. **Staph.**[5] sulph.[809]
▤ *ALLGEMEINES; M; Essen; während*

nach: acon. agar. alum. alum-sil.[58] am-c. am-m. ambr.[5] anac. ant-t.[5] arg-n. **Ars.**[5] ars-s-f.[58] **ASAR.** bell. bor. bov.[5] **Bry.** **Calc.** calc-sil.[58] camph. cann-i.[85] cann-s. canth.[5] **CARB-AN.** carb-v. carbn-s. **Caust.** cham. chel.[5] chin. cist.[111] coc-c. coloc. **Con.** cop. cor-r.[111] croc. cupr.[5] cur. cycl. dig. ferr.[5] graph. ign.[5] iod.[5] **Ip.** iris[111] kali-ar. kali-bi.[111] **Kali-c.**[5] kali-p. lach.[5] laur.[5] **Lyc.** medus.[300] mez.[5] nat-c.[5] nat-m. nat-p. nat-sil.[58] nit-ac. **NUX-V.** par.[5] petr.[5] ph-ac. phos. puls. **RAN-B.** **Rhus-t.**[5] sabad.[5] sel. sep. sil. squil.[5] staph. stront-c.[5] **Sulph.** **TARAX.** **TEUCR.**[5] ther. **Verat.** **ZINC.**[5] zinc-p.[58] ziz.[111]

- **agg.**: acon.[5] agar. alum. alum-sil.[58] am-c. am-m. anac. ant-t.[5] **Arg-n.** **ARS.** ars-s-f.[58] **ASAR.** **BELL.** bor. **Bry.** **Calc.** calc-sil.[58] camph. cann-i.[85] **CARB-AN.** **Carb-v.** carbn-s. **Caust.** cham. chin. cist.[111] coc-c. coloc. con. cor-r.[111] croc. cycl. dig. **Graph.** ign. **Ip.** **Iris**[111] kali-ar. kali-bi.[111] **KALI-C.** kali-p. **Lach.**[5] **Lyc.** nat-c. nat-m. nat-p. nat-sil.[58] nit-ac. **Nux-v.** par.[5] **Petr.** ph-ac. phos. puls. **RAN-B.** **Rhus-t.** sel. sep. sil. staph. **Sulph.** **TARAX.** **Teucr.**[5] ther. verat. **Zinc.**[5] zinc-p.[58]
▤ *ALLGEMEINES; M; Essen; nach*

- **amel.**: acon. **AMBR.**[5] **Ars.**[5] bov.[5] cann-s. canth.[5] chel.[5] cop. cupr.[5] **Cur.** ferr.[5] ign.[5] **IOD.**[5] **Kali-c.**[5] laur.[5] medus.[300] mez.[5] **Nat-c.**[5] petr.[5] **Phos.** rhus-t.[5] sabad.[5] squil.[5] stront-c.[5] ziz.[111]
▤ *ALLGEMEINES; M; Essen; amel.; nach*

Unvorsichtigkeit beim Essen, durch: ant-c. cycl. **IP.** **Nux-m.** **PULS.**
☞ *Magenstörungen, mit*

FAULSCHLAMMGASE, durch: **Pyrog.**
▤ *ALLGEMEINES; M; Gas agg.*

FEUER agg., am: pulx.[137]

FIEBER, ohne:
☞ *C; Frösteln*

GÄHNEN: arn.[5] caust.[5] **Cina**[5] cycl.[5] graph.[5] ign.[5] ip.[5] meny.[5] mur-ac.[5] **Nux-v.**[5] olnd.[5] phos.[5] rhus-t.[5] sabad.[5] **Sars.**[5] staph.[5]

GÄHNEN, beim:
▤ *SCHLAF; C; Gähnen; allgemeine Arzneien;*

GÄNSEHAUT:
▤ *HAUT; C; Gänsehaut*

GEHALTEN werden, will: **Gels.** **Lach.**[56]
☞ *C; Schüttelfrost; gehalten werden, will, damit es ihn nicht so stark schüttelt*

hinabgedrückt, und: lach.[56]

GEHEN:

während: acon. anac.[5] ant-t. arn. ars. ars-s-f.[58] asaf. bamb-a.[1184] bell.[5] bor.[5] bry.[5] carb-an.[5] carb-v.[5] cham. chel.[5] **Chin.** chin-ar. cocc.[5] colch.[5] con.[5] dig.[5] euph.[5] hell.[5] hep.[5] kali-ar.[54] mag-m. mang.[5] meny.[1] merc.[5] merc-c.[5] nux-m.[5] nux-v.[5] petr.[1] ph-ac.[5] sel.[5] sil.[5] spig.[5] **Squil.**[5] sul-ac.[5] sulph.[5] tarax.[5]

- **Freien,** im: acon. anac.[5] **Ant-t.** **ARS.** ars-s-f.[58] bamb-a.[1184] bell.[5] bor.[5] bry.[5] carb-an.[5] carb-v.[5] cham. **CHEL.**[5] **CHIN.** chin-ar. cocc.[5] colch.[5] con.[5] dig.[5] **EUPH.**[5] hep.[5] kali-ar.[54] mag-m. mang.[5] **Merc.**[5] **MERC-C.**[5] nux-m.[5] **NUX-V.**[5] petr.[1] ph-ac.[5] sel.[5] **Sil.**[5] **Spig.**[5] sul-ac.[5] **Sulph.**[5] tarax.[5]
▤ *ALLGEMEINES; M; Gehen; während Gehen agg.; Freien, im*

- **Wind,** im: chin.
▤ *ALLGEMEINES; M; Gehen; während Gehen agg.; Wind, im*

nach: agar.[5] am-c. anac. **Ars.** bry. calc.[1] cann-s. canth.[5] carb-v. kali-c. laur. mag-c.[1] nit-ac. nux-v.[5] **Puls.** rhus-t. **Sep.** spong. staph. zinc.
▤ *ALLGEMEINES; M; Gehen; nach Gehen agg.*

- **Freien,** im: agar.[5] am-c. anac. **Ars.** **Bry.** cann-s. carb-v. kali-c. laur. nit-ac. **Nux-v.**[5] **Puls.** **Rhus-t.** **Sep.** spong. staph. zinc.
▤ *ALLGEMEINES; M; Gehen; nach Gehen agg.; Freien, im*

GEHEN (Forts.)

amel. im Freien: **Alum.**[5] aur.[5] caps.[5] dulc.[5] lyc.[5] mag-c.[5] mag-m.[5] **PULS.**[5] rhus-t.[5] sabin.[5] sep.[5] spong.[5] **STAPH.**[5] **SUL-AC.**[5]
ALLGEMEINES; M; Gehen; amel.; während Gehen amel.;

GEISTIGER Anstrengung, nach: aur. colch. nat-m.[5] **Nux-v.** tub.[58] zinc-val.[137]
ALLGEMEINES; M; Geistige Anstrengung; agg.

GELBSUCHT, bei: chel.[85]

GEMÜTSBEWEGUNGEN, nach:
☞ *Erregung, nach* *GEMÜT; M; Gemütsbewegungen agg.; nach*

GERÄUSCH, durch: ther.[137]
ALLGEMEINES; M; Geräusch, Lärm; agg.

GETRÄNKE:

agg.:

- **kalte**: ars. casc. cedr. eup-per. haliae-lc.[222] lyc. nux-v. rhus-t. sulph.
ALLGEMEINES; C; Speisen und Getränke; kalte; Getränke, kalte; agg.

◦ **Warme** Getränke werden vertragen: **Ars.** casc. **Cedr. Eup-per. Lyc. Nux-v. Rhus-t.** sulph.

- **warme**: **Alum.**[5] bell.[137] cham. **Puls.**[137]
ALLGEMEINES; C; Speisen und Getränke; warme; Getränke; agg.

◦ **Suppe**: **Alum.**[5]
ALLGEMEINES; C; Speisen und Getränke; Suppe; agg.

amel., warme: alum-sil.[58] bry. eupi. kola[1184]
ALLGEMEINES; C; Speisen und Getränke; warme; Getränke;

HAARE sträuben sich:
☞ *O; Äußerlich; Haare sträuben, als würden sich die •C; Frösteln; Haaresträuben, Empfindung von •C; Schüttelfrost; Haaren, mit gesträubten* *HAUT; C; Gänsehaut*

HITZE:

agg., Feuerhitze: ip.[5]

mit:
FIEBER, HITZE; M; Frost, Fieberfrost; mit

- **äußerliche**: ars.[1] mur-ac.[1]

ohne nachfolgende Fieberhitze: acon. agar.[1] **Aran.** bov. calc. camph. chin. ferr.[22] **Hep.** led. lyc. mez. **Mur-ac.** nit-ac. ph-ac. ran-b. sabad. sep. staph. sulph.

HUSTEN, durch: apis[137] **Ars.**[5] bry.[5] calc.[5] carb-v.[5] **Con.**[5] cupr.[5] eup-per.[137] hyos.[5] **Mez.**[5] nat-c. nux-v.[5] phos.[5] **PULS.**[5] **Rhus-t.**[5] **Sabad.**[5] sep.[5] sulph.[5] thuj.[137] tub.[111] verat.[5]

JUCKEN der Haut, mit: alum.[5] mez.[5]

KÄLTE, durch:

Sommer, im: acon. aran. cham. dulc. rhus-t.

Erkältung, nach: acon.[5] ars.[5] bell.[5] **Bry.**[5] calc.[5] **Camph.**[5] cham.[5] chin.[5] graph.[5] **Lyc.**[5] **Merc.**[5] **Nux-v.**[5] phos.[5] **Puls.**[5] rhus-t.[5] **Sep.**[5] sil.[5] spig.[5] sulph.[5] verat.[5]

Blutgefäßen, in den:
☞ *O; Innerlich; Blutgefäße*

Knochen, der:
☞ *O; Innerlich; Knochen*

Körpers, des:
HAUT; C; Kälte; allgemeine Arzneien

Wasser, kaltes:

- **über** ihn gegossen Empfindung, als würde es:
☞ *C; Wasser; gegossen, als würde es über ihn*

- **über** ihn gespritzt, Empfindung, als würde es:
☞ *C; Wasser; kaltes; über ihn gespritzt, als würde kaltes W.*

KEHLKOPFBESCHWERDEN, bei: bor.[5] carb-v.[5] caust.[5] dros.[5] **Hep.**[5] mang.[5] phos.[5] spong.[5]

KOITUS oder Pollution, nach: graph.[5] merc.[5] nat-m.[5]
ALLGEMEINES; M; Koitus; nach

KONVULSIONEN:

vor: **Tarent.**[86]

während: **Ars.**[5] calc.[5] **Camph.**[54] **Lach.** merc. nux-v.

- **epileptischen**: **Ars.**[5] **Calc.**[5]

nach epileptischen: ars.[5] **Calc.**[5] camph.[5] carb-v.[5] cocc.[5] **CUPR.**[5] sil.[5] sulph.[5] verat.[5]

KOPFSCHMERZ, mit:
KOPF; C; Schmerz, Kopfschmerz; Froststadium im Fieber;

Stirn:
KOPF; C; Schmerz, Kopfschmerz; Stirn; Froststadium im Fieber;

KRATZEN agg.: agar.[5] mez.[137] petr.[137] staph.[5]
ALLGEMEINES; M; Kratzen; agg.

KUMMER, durch: **Gels. Ign.**
GEMÜT; M; Kummer, Sorgen, Besorgnis, Beschwerden durch

LIEGEN:

agg.: acon.[111] am-c.[5] am-m. ant-c.[1] aran.[85] arn.[5] ars.[5] aur.[5] berb.[111] **Bry.**[5] calc.[5] caps.[5] cham. **Chin.**[5] **Cimx.** ferr-ma. graph.[1] hell.[5] **Mag-c.**[5] **Merc.**[5] mur-ac. nat-c.[111] **Nit-ac.**[5] nux-v. par.[5] phel. podo. puls.[137] sabin.[5] samb.[5] sars.[5] scorp.[269] **Sel.**[5] spig.[5] spong.[5] squil.[5] tell.[111] ther.[111] thuj.[5]

- **Hinlegen,** um zu schlafen: aran.[85] graph.[1]

◦ **Berührung** der Bettwäsche, durch, ob Baumwolle oder Wolle, er erkältet sich: aran.[85]

- **Rücken,** auf dem: tell.[111]
ALLGEMEINES; M; Liegen; während; Rücken, auf dem

- **Seite**:

◦ **liegt,** auf der man: **Arn.**[5] calc.[5] mur-ac. thuj.[5]

◦ **nicht** liegt, auf der man: ant-c.[1] ferr-ma.

amel.:

- **während**: arn.[5] asar.[5] bar-c.[5] bell.[5] **Bry.**[5] calc.[5] canth.[5] cocc.[5] colch.[5] **Kali-c.**[5] **Kali-n.**[5] **Mag-m.**[5] nat-m.[5] **NUX-V.**[5] phos.[1] sil. squil.[5] zinc.

- **nach**: kali-i. merl. nit-ac. rhus-t. sulph.
ALLGEMEINES; M; Liegen; amel.; nach

LUFT:

Empfindung von kalter Luft, von der Wirbelsäule über den Körper sich erstreckend, wie eine epileptische Aura: agar.

Freien, im:

- **agg.**: **AGAR.**[5] **Alum.**[5] alum-sil.[58] **AM-C.**[5] **ANAC.**[5] **Ant-t. ARS.** ars-s-f.[58] **ASAR.**[5] bamb-a.[1184] **BAPT. Bar-c.** bar-s.[58] bell.[5] bol. bor.[5] bov. brom. **Bry.**[5] bufo[111] calad.[5] **CALC.** calc-p. calc-sil.[58] calen. **Camph. Cann-s.**[5] canth.[5]

Caps. carb-ac. carb-an.[5] carb-v.[5] caust.[1] **Cham.**[5] **CHEL.**[5] **CHIN. Chin-ar.** cocc.[5] **COFF.** colch. **Con.**[5] **CYCL.** dulc.[5] **Euph.** guai.[5] **HEP.**[5] **IGN. Kali-ar.** kali-c.[5] **Kali-chl.** kali-n.[5] kali-p. kali-sil.[58] kreos.[5] **Laur.** m-aust.[5] mag-m.[5] mag-s. mang.[5] **MERC. Merc-c.**[5] **Mosch.** nat-m. **Nit-ac.**[5] **NUX-M.**[5] **NUX-V.**[5] **PETR.**[5] ph-ac.[5] phos. **PLAT.**[5] **PLB.**[5] **Puls. Ran-b. Rhod.**[5] **RHUS-T.**[5] sars.[5] sel.[5] **SENEG.**[5] **SEP.**[5] **Sil.** spig.[5] stram.[5] stront-c.[5] sul-ac.[5] **Sulph.**[5] tab. **Tarax.**[5] thuj.[5] **Viol-t.**[5] **ZINC.**[5] zing.
SCHWINDEL; M; Gehen; beim; Freien, im • ALLGEMEINES; M; Luft; frische, im Freien; agg.

- **amel.**: acon.[5] alum. **Ang.**[5] ant-c.[5] **APIS** arg.[5] **ASAR.**[5] bar-c.[5] **BRY. CAPS.** cic.[5] cocc. croc.[5] **Graph.**[5] hell.[5] **IP.** lil-t.[111] lyc.[5] **Mag-c. Mag-m.** meny.[5] **Mez.**[5] nat-m.[5] phos.[5] pip-n.[111] **PULS.** ran-s.[5] **Sabin.**[5] sep.[137] spong. stann.[5] **Staph. SUL-AC.** sulph.[5] tub.[137]
ALLGEMEINES; M; Luft; frische, im Freien; amel.
  - **Betätigung,** bei: alum. **CAPS.** mag-c. mag-m. **PULS.** spong. staph. sul-ac.

kalte:

- **Gehen** in die kalte L., ins Freie:
  - **agg.**: aesc. **AGAR. Ars.** ars-s-f.[58] berb.[111] bry. **Calc.** calc-sil.[58] **Camph. CAPS.** caust. cham. **COFF. CYCL.** dig. ferr-i.[58] hell. hep. kali-ar. kali-c. kali-sil.[58] **MEZ.** mit.[85] mosch. nat-ar. nat-c. nat-p. nat-sil.[58] nux-m. **NUX-V.** petr. phos. puls. **Rhod. Rhus-t.** sabad. sanic.[85] sep. sil. spig. verat. **Zinc.** zinc-p.[58]
  ☞ *Wetter; windigem, stürmischem, bei; kaltem* *ALLGEMEINES; M; Luft; kalte; agg.*
    - **Zimmer,** warmes, agg.: **Puls.**
  - **amel.**: **MEPH.**[36]
- **in**: **AGAR.**[5] **Ars.**[5] berb.[111] bry.[5] **Camph.**[5] **CAPS.**[5] caust.[5] cham.[5] **COFF.**[5] **Cycl.**[5] dig.[5] hell.[5] hep.[5] kali-c.[5] **MEZ.**[5] mosch.[5] nux-m.[5] **NUX-V.**[5] petr.[5] phos.[5] **Rhod.**[5] **Rhus-t.**[5] sabad.[5] sep.[5] sil.[5] spig.[5] verat.[5]
ALLGEMEINES; M; Luft; kalte; agg.

Seeluft, am Meer: **Nat-m. Nat-s.**
ALLGEMEINES; M; Luft; Seeluft, am Meer; agg.

warme:
☞ *Zimmer, warmes; agg.*

- **fühlt** sich kalt an: thuj.

LUFTZUG: agar.[5] alum.[5] **Ant-c.**[5] apisin.[5] asar.[5] bar-c.[36] bry.[5] carb-an.[5] colch.[5] **Euphr.**[5] graph.[1] hep.[5] m-arct.[5] **Nat-m.**[5] ozone[227] ruta[5]

MAGENSTÖRUNGEN, mit: ant-c. bry.[1] **IP. Puls.**
☞ *Essen; Unvorsichtigkeit beim Essen, durch*

MEER am:
☞ *Luft; Seeluft, am Meer*

MENSES:

vor: acon.[5] aloe[111] am-c.[5] ant-t.[5] bar-c.[5] berb. **CALC.**[5] carb-v.[5] cham.[5] coloc.[5] con.[5] **Kali-c. Kreos. LYC.**[5] mag-c.[137] mang.[5] merc.[5] nux-v.[5] phos.[5] **PULS.**[5] **Ruta**[5] **Sep.**[5] **SIL. Sulph.**[5] **Thuj.**[5] **Verat.**[5]

Beginn, zu: berb.[111] kola[1184] piloc.[137] sil.[5] verat.[5]
ALLGEMEINES; M; Menses; Beginn, zu

während: acon.[5] agar.[5] aloe **Am-c.**[5] am-m.[5] apis[102] **Bell.** berb. bry. bufo cact.[111] **Calc.** carb-an.[5] cast. caul. **Cham.**[5] cimic.[111] cocc.[5] coff. cupr.[5] **Cycl.** eupi. gels.[111] glyc.[102] **GRAPH.**[5] ign.[5] ip. kali-c.[5] kali-i. kali-n.[1] **Kreos.** lach. **Led. Lyc.**[5] mag-c. nat-c.[1] nat-m.[5] nat-p. **Nat-s. Nux-v.**[5] ozone[227] **Phos.**[5] plat.[102] **PULS.**[5] rhus-t.[5] **Sec. SEP. SIL. SULPH.** tab.[111] thuj. **Verat.**[5] **Vib.** zinc.
ALLGEMEINES; M; Menses; während

- **Gehen,** beim: mag-c.
- **unbedeckt,** wenn: mag-c.
- **zwischen** den: eupi.

nach: bor.[5] chin-s.[111] **Graph.**[5] jug-r. kali-c.[5] kreos.[5] lyc.[5] nat-m.[5] **Nux-v.** phos.[5] **Puls.**[5]
ALLGEMEINES; M; Menses; nach

NASSWERDEN, durch: acon. **Aran.** bar-c. bell.[5] **Bry.**[5] **Calc. Cedr.** clem. colch. **Dulc.** hep.[5] lappa[137] led.[137] lyc.[5] **Nat-s.** nux-m.[5] puls.[5] **RHUS-T.** sars.[5] **SEP.** sil. **Tarent.** thuj.[137]
☞ *Baden; agg. • C; Frösteln; Waschen, beim*

überhitzt, wenn: acon. **Calc. Clem.** colch. **Rhus-t.** sep. sil.
☞ *Erhitzt, wenn* *ALLGEMEINES; M; Nasswerden; agg.; erhitzt, wenn*

NEUIGKEITEN, durch traurige: calc. cic. ign. teucr.
☞ *Gemütserregung, nach* *GEMÜT; M; Neuigkeiten, Nachrichten agg.; schlechte*

REITEN, beim: kali-c.[1]
ALLGEMEINES; M; Reiten; agg.

RUHE:

agg.: **Dros.**[5] **Kreos.**[5]
ALLGEMEINES; M; Ruhen, Ausruhen; agg.

amel.: **Squil.**[5]
ALLGEMEINES; M; Ruhen, Ausruhen; amel.

SÄUREN, nach: lach.[102] verat.[5]

SCHLAF:

Beginn, zu: tub.[85]

während: acon.[5] aeth. alum.[5] **Am-c.**[5] ambr.[5] arge-p.[264] **Ars.** aur.[5] bell.[5] **BOR.**[5] bov. bry.[5] cadm-s. calad. calc. carb-an.[5] carb-v.[5] carbn-s. caust.[5] cham.[5] chin.[5] grat. hep.[5] hyos. **Ign.** indg. **Lyc.**[5] merc.[5] **Mur-ac.**[5] **Nat-m. Op. Ph-ac.** phos.[5] **Puls.**[5] sabad.[5] samb. sars.[5] sep.[5] sil.[5] staph.[5] **Sulph.**[5] verat.[5] **Zinc.**[5]
ALLGEMEINES; M; Schlaf; während

nach:
ALLGEMEINES; M; Schlaf; nach Schlaf

- **agg.**: acon. **Agar. ALUM. AM-M. Ambr. Arn.**[5] ars. bry. cadm-s. calc. caust. con. croto-t. cycl. **Lyc.**[137] merc. nit-ac. nux-v. phos. puls. rhus-t. sabad. samb. sars. sep. sil. staph. sulph. tarent. thuj. verat. zinc. zinc-p.[58]
  - **ersten,** im: lyc.[137]
- **amel.**: arn.[5] ars.[5] bry. calad.[5] calc. caps.[5] chin.[5] colch.[5] cupr.[5] ferr. fl-ac.[5] kreos.[5] **Nux-v.**[5] **PHOS.**[5] psil.[164] rhus-t. samb.[5] **Sep.**[5]
ALLGEMEINES; M; Schlaf; amel.; nach Schlaf

SCHLUCKEN agg.: **Merc-c.** sulph.[5]

SCHMERZEN, bei:

bei: **Agar.**[137] ang.[5] **Aran. Ars.**[5] asaf.[5] aur. bamb-a.[1184] bar-c.[5] bor.[5] **BOV.**[5] bry.[5] calc-p.[111] **Camph.**[137] caps.[5] caust.[5] chel.[85] cocc.[5] coff.[102] **COLOC.**[5] cupr.[5] cycl. **DULC.**[5] **Euph.**[5] **Graph.**[5] **Hep.**[5] **Ign.**[5] **KALI-BI.**[111] kali-c.[5] **KALI-N.** kali-sil.[58] lach.[5] **Led.** lyc.[5] **M-arct.**[5] **MEZ.**[5] nat-c. nat-m.[5] nat-s.[111] petr. phyt.[111] plat.[5] plb.[5] **PULS.**[5] ran-b.[5] **Rhus-t.**[5] sars.[5] **SEP.**[5] sil.[5] **Squil.**[5] sulph.[5] tell.[85]

☞ *Z; Abends; Schmerzen, bei*

nach: **Kali-c.**[5]

SCHNUPFEN, mit: anac.[5] **Ant-t.**[5] bry.[5] calad.[5] caps.[5] caust.[5] **Cham.**[5] **GRAPH.**[5] hep.[5] nat-c.[5] **Nux-v.**[5] **PULS.**[5] spig.[5] spong.[5] sulph.[5]

SCHRECK oder Furcht, durch: acon.[5] bell.[5] **GELS.** ign.[5] lyc. **Merc.**[5] nux-v.[5] op.[5] plat.[5] **Puls.**[5] sil.[5] **Verat.**[5]

☞ *Gemütserregung, nach ▥ GEMÜT; M; Schreck oder Furcht, Beschwerden durch*

SCHREIBEN, beim: agar. zinc.[1]

☞ *Bewegung; während ▥ ALLGEMEINES; M; Schreiben; agg.*

SCHWEIß:

vor: ant-c. ars. ars-s-f.[58] bamb-a.[1184] bry. calad. **CAPS. Carb-v.** carbn-s.[58] **CAUST.** cham. dig. eup-per. hep.[137] kali-c. lach. **LYC.** mag-s. mez. nat-m. nux-v.[137] op. petr. ph-ac. phos. puls. rhus-t. sabad. sarr. **Sep.** sulph. **Thuj.** verat.

\- **Hitze,** ohne zwischenzeitliche:

▥ *FIEBER, HITZE; C; Stadien*

nach: bamb-a.[1184] bell.[1] vero-o.[232]

▥ *ALLGEMEINES; M; Schweiß; nach Schweißabsonderung*

mit: alum. am-c.[1] **Ars.** ars-s-f.[58] calc. cedr. **CHAM.** cinnb. cupr. dig. **Eup-per.** euph. ferr. gels. granit-m.[194] harp.[1184] jab.[102] kali-ar. lach.[137] led. lyc. mur-ac.[36] nat-m. nux-v. **PULS.** pyrog. **Rhus-t.** sabad. sang. sars. sulph. tab.[137] thuj. til-c.[253] tub.[137] verat.

☞ *C; Schüttelfrost; Schweiß, mit ▥ SCHWEISS; M; Kälteschauern, mit*

\- **je** mehr er schwitzt, desto kälter wird ihm: **Cinnb.**

▥ *SCHWEISS; C; Kalt; Schweiß verstärkt die Kälte des Körpers*

unterdrücktem, bei:

▥ *ALLGEMEINES; M; Schweiß; Unterdrückung der Schweißabsonderung, Folgen von*

SCHWINDEL, mit: chel.[5] cocc.[5] led.[5] merc.[5] plb.[5] **Puls.**[5] rhus-t.[5] scorp.[269] sep.[5] verat.[5] **Viol-t.**[5]

SEPTISCHEN Zuständen, bei: **Pyrog.**[102] tarent-c.[102]

▥ *FIEBER, HITZE; C; Septisches Fieber*

SITZEN:

agg.: ambr.[5] caps.[5] carb-v.[809] con.[5] **DROS.**[5] hell.[5] **Ip.**[5] **KREOS.**[5] lyc.[5] meny.[5] nit-ac.[1] nux-v.[5] ph-ac.[5] **Phos.**[5] plat.[5] **Puls.**[5] rhus-t.[5] sep.[5]

▥ *ALLGEMEINES; M; Sitzen; agg.*

\- **Aufsetzen** im Bett: nit-ac.[1]

\- **Warmem,** im: **Ip.**[5] meny.[5] **Nux-v.**[5]

amel.: **Bry.**[5] colch.[5] cupr.[5] dros.[5] ign. merc.[5] **Nux-v.**[5] **SQUIL.**[5]

▥ *ALLGEMEINES; M; Sitzen; amel.*

SONNENSCHEIN:

agg.: nat-m.[137]

☞ *Erhitzt, wenn; Sonnenhitze, durch*

amel.: **Anac.**[5] **Con.**[5] plat.[5] stront-c.[5]

☞ *Wärme; Verlangen nach; Sonnenwärme*

SPEISEN, warme, agg.: **Alum.**[5] **Bell.**[5] bry.[5] **PULS.**

▥ *ALLGEMEINES; C; Speisen und Getränke; warme;*

SPRECHEN:

agg.: ars.[1] calc.[5] ph-ac.[5] teucr.[5]

▥ *ALLGEMEINES; M; Sprechen; agg.*

\- **unangenehmen** Dingen, von: calc.[5] **Teucr.**[5]

▥ *ALLGEMEINES; M; Sprechen; agg.; unangenehme Dinge, über*

Drang zu: podo.[137]

STECHEN in der Haut, mit: nat-m.[5]

STEHEN im Wasser, durch: arn. **Calc.** led. mag-p.[85] **Rhus-t.**

☞ *Arbeit in Wasser, durch ▥ ALLGEMEINES; M; Wasser; Waten im W.*

kaltes: mag-p.[85]

STUHLGANG:

vor: aloe ant-c. ant-t.[5] **Ars.** bapt. **Bar-c.** benz-ac. bry.[5] **Calad.**[5] camph.[102] caps.[5] carb-an.[5] carb-v.[5] caust.[5] cham.[5] chin-s. colch.[5] dig.[5] elat.[102] graph.[5] ip. m-arct.[5] **M-aust.**[5] mag-m. mang.[5] mang-acet.[1] **MERC.**[5] **MEZ.**[5] nat-c.[5] nat-m.[5] nux-m.[5] nux-v.[5] **Phos. Puls.**[5] rheum[5] spig.[5] **Verat.**[5]

☞ *C; Frösteln; Stuhlgang; vor*

während: aloe alum.[5] alum-sil.[58] ang.[5] ant-t.[36] **Ars.**[5] bell.[5] bov.[5] bry. cact. **Calad.**[5] calc.[5] calc-sil.[58] caps. cast. cham.[5] chin.[5] colch.[193] **Coloc.**[5] com.[193] con.[5] **Dig.**[5] **Ferr-m.** grat. hyos.[5] ind. ip. jatr. kali-c.[5] lyc. mag-m.[5] mang-acet.[1] **Merc.**[5] merc-c.[5] **Mez.**[5] nat-c.[5] nat-m.[5] nit-ac.[5] phos.[5] plat. **Podo.** ptel.[111] **PULS.**[5] rheum **Rhus-t.** ric.[193] **SEC.**[5] sep.[5] sil.[5] **SPIG.**[5] stann.[5] staph.[5] **Sulph.**[5] trom. **VERAT.**[5] vib.

☞ *Diarrhö, bei •C; Frösteln; Stuhlgang; während ▥ ALLGEMEINES; M; Stuhlgang; während Stuhlgang*

nach: aloe[102] ambr.[5] ang.[5] ars.[5] bov.[5] bufo calc.[5] camph.[102] **Canth.**[5] caps.[5] carb-an.[5] carb-v.[5] caust.[5] coloc.[5] dios. form.[102] graph.[5] grat. ip.[102] **Kali-c.**[5] lach.[5] lyc. mag-m.[5] mag-p. med.[111] **Merc.**[5] merc-c. **MEZ.**[5] nit-ac.[5] nux-v.[5] ox-ac. paeon. petr. phos.[5] **PLAT.**[5] **PULS.**[5] rheum[5] **Sec.**[102] sel.[5] staph.[5] stram.[5] stront-c. sulph.[1] tab.[102] verat.[5]

☞ *C; Frösteln; Stuhlgang; nach ▥ ALLGEMEINES; M; Stuhlgang; nach Stuhlgang*

Stuhldrang, mit: dulc.[137]

STURM aufzieht, wenn ein: bry.[5] gels.[111] zinc.[5]

▥ *ALLGEMEINES; M; Wetter; windigem, stürmischem, bei;*

SUMPF, Aufenthalt in Sumpfgebieten agg.: **Ang. Cedr.** chin. **Chin-s.** eucal. **Nat-m. NAT-S.** nux-v.

TRINKEN:

agg.: alum. ant-t.[5] **Arn.**[5] **ARS.**[5] ars-s-f.[58] asaf.[5] **ASAR.**[5] bry.[5] cadm-s. **CALC.** calen.[85] cann-s. canth.[5] **CAPS. Chel. CHIN. Chin-ar.** cimx. cina[5] cocc.[5] **Con.** croc.[5] **Elaps EUP-PER.** hep.[5] kali-ar. lach.[5] **Lob.** lyc. merc.[809] mez.[5] nat-m.[5] nit-ac.[5] **NUX-V.**[5] puls.[5] **Rhus-t.**[5] sep. **Sil.**[5] sulph.[5] **Tarax. Tarent.**[58] thuj. **VERAT.**
▤ *ALLGEMEINES; M; Trinken; beim*

- **beschleunigt** und verstärkt den Frost und verursacht Übelkeit: **Eup-per.**

amel.: bry.[5] carb-an.[5] **CAUST.**[5] **CUPR.**[5] **Graph. Ip.** manc.[137] mosch.[5] **Nux-v.**[5] olnd.[5] **Phos.**[5] rhus-t.[5] **Sil.**[5] spig.[5] tarax.[5]
▤ *ALLGEMEINES; M; Trinken; amel. nach*

TROPISCHE Länder agg.: **Ang. Bry. CEDR.** chin. **Nat-m. NAT-S.** podo. ter.
☞ *Z; Sommer, im; Wetter, bei heißem • Wetter; warmem, bei* ▤ *ALLGEMEINES; M; Tropengebiete, feucht, warm, sumpfig*

ÜBERHITZT, wenn:
☞ *Erhitzt, wenn*

UMDREHEN im Bett, beim:
☞ *Bett; agg.;*

UNBEDECKT sein, will, bei kalter trockener Haut, doch will bei Hitze und Schweiß zugedeckt sein: **Camph.**
▤ *HAUT; C; Trockenheit*

URINIEREN:

vor: arn.[5] bor.[5] bry.[5] coloc.[5] hyper. med. **NIT-AC.** nux-v.[5] puls.[5] rhus-t.[5] sulph.[5] thuj.[5]
☞ *C; Frösteln; Urinieren; vor* ▤ *ALLGEMEINES; M; Urinieren; vor U. agg.*

während: **Acon.**[102] bell.[5] eug. **Gels.** kali-ar.[162] kali-n.[36] **Lyc.** merc.[5] **Nit-ac.**[5] nux-v.[5] phos.[5] **PLAT.**[5] puls.[5] **Sars.**[5] senec. sep. squil.[5] **Stram.** sulph.[5] **Thuj.**[5] verat.[5]
☞ *C; Frösteln; Urinieren; während* ▤ *ALLGEMEINES; M; Urinieren; während U. agg.*

nach: **Arn.** calc.[5] caust.[5] eug. hep.[5] iod.[5] **Med.** nat-m.[5] petr.[5] **PLAT.**[5] puls.[5] rhod.[5] sars. sep.[5] stram.[5] sulph.[5] thuj.[5]
☞ *C; Frösteln; Urinieren; nach; •C; Kriechender Frost; Urinieren, nach* ▤ *ALLGEMEINES; M; Urinieren; nach U. agg.*

- **beginnt** im Blasenhals und breitet sich nach oben aus: sars.

Harnverhaltung, mit: rhus-t.[193]

Urindrang, mit: dulc.[137]

WÄRME:

agg.: alum.[5] anac.[5] ant-c.[5] apis[102] **Apisin.**[5] ars.[5] asar.[5] bar-c.[5] bov.[5] bry.[5] **Camph.**[102] canch.[102] canth.[5] caust.[5] chin.[5] chin-s.[102] cina[5] cocc.[5] colch.[5] croc.[5] dulc.[5] graph.[5] guai.[5] hell.[5] hep.[102] iod.[5] **IP.**[5] kali-c.[5] lach.[5] laur.[5] lyc.[5] mag-m.[5] med.[102] meny.[5] merc.[5] mez.[5] mur-ac.[5] nat-m.[5] nux-v.[5] ph-ac.[5] phos.[5] plat.[5] puls.[5] ran-b.[5] rhus-t.[5] ruta[5] sabin.[5] sanic.[102] sars.[5] **Sec.**[102] sep.[5] sil.[5] spong.[5] staph.[5] sul-ac.[5] sulph.[5] teucr.[5] thuj.[5]
▤ *ALLGEMEINES; M; Wärme; agg.*

- **Ofenwärme**: **Alum.**[5] **Anac.**[5] ant-c.[5] **APISIN.**[5] **Ars.**[5] asar.[5] bar-c.[5] **Bov.**[5] bry.[5] canth.[5] caust.[5] chin.[5] **Cina**[5] **COCC.**[5] colch.[5] croc.[5] **Dulc.**[5] graph.[5] **Guai.**[5] hell.[5] iod.[5] **IP.**[5] kali-c.[5] lach.[5] **Laur.**[5] lyc.[5] **Mag-m.**[5] meny.[5] **Merc.**[5] **MEZ.**[5] mur-ac.[5] nat-m.[5] **Nux-v.**[5] ph-ac.[5] **Phos.**[5] plat.[5] **PULS.**[5] ran-b.[5] rhus-t.[5] **Ruta**[5] sabin.[5] **Sars.**[5] sep.[5] sil.[5] **Spong.**[5] **Staph.**[5] sul-ac.[5] sulph.[5] teucr.[5] thuj.[5]
▤ *ALLGEMEINES; M; Wärme; agg.; Ofenwärme*
•ALLGEMEINES; C; Wärme; Verlangt nicht nach Wärme, während Froststadium im Fieber

amel.: **Aesc.** arg. arn. **ARS.**[5] aur.[5] bamb-a.[1184] **BAR-C.**[5] **BELL.** camph.[5] canth.[5] **CAPS.** carb-an. **Caust.**[5] chel. **Chin. Chin-ar. Cic.**[5] cimx. clem.[5] cocc. colch. **CON.**[5] cor-r. **Eup-per.** ferr. **Gels.** ***harp.***[1184] **Hell.**[5] **Hep.**[5] hyos. **IGN.**[5] **KALI-C.**[5] kali-i. kali-sil.[58] kola[1184] kreos. **Lach.**[5] **Lachn.** laur.[5] **MENY.**[5] merl. **Mez.** mosch.[5] nat-c. **NUX-M.**[5] **NUX-V. Plat.**[5] **Podo.** pyrog.[58] rhod.[5] **RHUS-T. SABAD.**[5] samb.[5] sep. **Sil.**[5] **Squil.**[5] **Stram.** stront-c.[5] sulph.[5] **Tarent. Ther.** tub.[58]
▤ *ALLGEMEINES; M; Wärme; amel.*

- **Bettwärme,** aber nicht Ofenwärme: kali-i. kreos. podo. tarent.
▤ *ALLGEMEINES; M; Wärme; amel.; Bettwärme*

- **Bügeleisen,** durch heißes: **Caps. LACHN.**

◦ **Zudecken,** aber nicht durch: lachn.

- **Ofenwärme**: canth.[5] cic.[5] hell.[5] **IGN.**[5] **Meny.**[5] **Nux-m.**[5] **Sabad.**[5]
▤ *ALLGEMEINES; M; Wärme; amel.; Ofenwärme*

unerträglich: **APIS Camph. IP. PULS. SEC. SEP.** staph.

Verlangen nach:

- **amel. nicht**: acon. alum. alum-p.[58] **ARAN.** arist-cl.[161] bamb-a.[1184] bell. bov. **Cadm-s.**[102] calc. calc-i.[58] calc-sil.[58] camph. caust.[102] cench.[58] **Chin.** chin-s.[102] cic. **Cina** cocc. colch. con. dros. ferr. **Hep.** kali-i. **LACH.** laur.[102] lyc. mag-p.[102] meny. **Merc. Nat-m. NUX-V.** ozone[227] **Phos.** podo. puls.[102] pulx.[102] **Pyrog.** sil. **Tarent.** thea[275] verat.

- **Bettwärme,** amel. aber nicht: sul-i.[58]

- **Ofenwärme**: bov.[171] chin. **Gels.** hep.[171] lach.[171] laur. mosch. **Rhus-t.** ruta[85] thea[275]

◦ **Frost** wird jedoch stärker dabei: chin.

◦ **geht** ihm schlecht, wenn der Ofen kalt ist: **Laur.**

- **Sonnenwärme**: anac. con.
☞ *Sonnenschein; amel.*

WEHEN, Entbindung:

Wochenbett, im: sulph.[5]
▤ *ALLGEMEINES; M; Wehen, Entbindung; Wochenbett, im*

WEIN agg.: cina[5]
☞ *Alkoholmissbrauch* ▤ *ALLGEMEINES; C; Speisen und Getränke; Wein;*

WETTER:

kaltem, feuchtem, nassem, bei: am-c.[5] **Aran.** bell. **Calc.** cedr. cur. **Dulc. Ferr.** lyc.[5] mang.[5] merc.[5] **NAT-S. NUX-M.**[5] **RHUS-T.** sulph.[5] verat.[5] zinc.
▤ *ALLGEMEINES; M; Wetter; kaltes, feuchtes Wetter; agg.*

warmem, bei: ant-c. **Ars.** bapt. **Bell. Bry.** calc. **CAPS.** carb-v. **Cedr.** chin. cina **Ip. LACH.** nat-m. puls. **SULPH. Thuj.**
☞ *Z; Sommer, im; Wetter, bei heißem • Tropische Länder agg.*

WETTER (Forts.)

windigem, stürmischem, bei: agra.[102] **Bry.**[5] cham.[5] chin.[5] lyc.[5] nit-ac.[1] nux-m.[5] nux-v.[5] phos.[5] puls.[5] rhod.[5] **Rhus-t.**[5] sanic.[137] **ZINC.**[5]
ALLGEMEINES; M; Wetter; windigem, stürmischem, bei; während

- **kaltem**: agra.[102]
Luft; kalte; Gehen in die kalte L., ins Freie; agg. ALLGEMEINES; M; Wetter; windigem, stürmischem, bei; während; kaltem, bei

ZAHNSCHMERZEN, bei: euph.[5] **Kali-c.**[5] mez.[5] **PULS.**[5] rhus-t.[5]

ZIMMER, warmes:

agg.: **Acon.** **Alum.**[5] am-c.[1] **ANAC.**[5] **ANT-C.**[5] **APIS** **APISIN.**[5] **Arg-n.** **Ars.**[1] asar.[5] bar-c.[1] bar-s.[58] **Bov.**[5] **BRY.**[5] canth.[5] caust.[5] chin.[1] **Cina**[5] cinnb. **Clem.**[5] **COCC.**[5] colch.[5] croc.[5] **Dulc.**[5] graph.[5] grat.[58] **Guai.**[5] hell.[5] **IOD.**[5] **IP.**[5] kali-br.[85] kali-c.[5] lach.[5] **Laur.**[5] lyc.[5] m-aust.[5] **Mag-m.**[5] meny.[5] **Merc.**[5] **MEZ.**[5] mur-ac.[5] nat-m.[5] nux-v.[5] ol-an.[111] ph-ac.[5] **Phos.**[5] plat.[1] **PULS.**[5] ran-b.[5] rhus-t.[1] **Ruta**[5] sabin.[5] sanic.[85] **Sars.**[5] **SEC.** **Sep.** sil.[5] **Spong.**[5] **Staph.**[5] **SUL-AC.**[5] sulph.[5] teucr.[5] thuj.[5]
Erhitzt, wenn •Luft; warme •C; Frösteln; Zimmer; Betreten eines warmen Z., beim, von Draußen kommend ALLGEMEINES; M; Zimmer, im; agg.; warmes Zimmer

- **Eintreten** von draußen, beim: am-c.[1] **Arg-n.** ars.[1] bar-c.[1] chin.[1] plat.[1] rhus-t.[1]
C; Schüttelfrost; Haus, beim Eintreten in das, von draußen •C; Schüttelfrost; Zimmer, warmes; agg.; Eintreten in ein, beim ALLGEMEINES; M; Zimmer, im; agg.; Eintreten in das Zimmer, beim

amel.: **Aesc.** agar.[5] am-c.[5] **ARS.** **Bar-c.**[5] bell. brom. calad.[5] **Camph.**[5] canth.[5] carb-an.[5] carb-v.[5] **Caust.**[5] cham.[5] **CHEL.**[5] **Chin.** **Chin-ar.**[58] **Cic.** coff.[5] con.[5] gels. guai.[5] hell.[5] **Hep.**[5] **IGN.**[5] **KALI-AR.** **Kali-bi.** **KALI-C.**[5] kali-sil.[58] kreos.[5] **Lach.** laur.[5] mag-c.[5] mang.[5] **MENY.**[5] merc.[5] merc-c.[5] mez. nat-ar. **NUX-M.**[5] **Nux-v.**[5] petr.[5] **Plat.**[5] ran-b.[5] rat. rhod.[5] **Rhus-t.**[5] **SABAD.**[5] sel.[5] **Sep.** sil.[5] spig.[5] **Sul-ac.**[5] sulph.[5] **Tarent.** **Ther.** valer.[5] zinc.[5]
ALLGEMEINES; M; Zimmer, im; amel.; warmes Zimmer

nicht amel. im, auch nicht am warmen Ofen: **Acon.** **Alum.** alum-p.[58] **ANAC.** **Ant-c.** **APIS** aran. arg-n. ars. ars-i. ars-s-f.[58] asar. bamb-a.[1184] **Bapt.** bar-c.[5] bell. **BOV.** **BRY.** cact. calc. canth. carb-ac. caust.[5] **Chin.** choc.[222] cic. **Cina** cinnb. clem. **COCC.** colch. croc.[5] dios. dros. **Dulc.** ephe.[267] euphr. **Ferr-i.** graph.[1] guai. hell. hep. iod. **IP.** kali-c.[5] kali-i. **Kreos.** lach. **Laur.** lyc. **Mag-m.** meny.[5] **Merc.** **MEZ.** mur-ac.[5] **Nat-m.** nit-ac.[1] nux-m. **NUX-V.** ph-ac. **Phos.** plat.[5] **Podo.** **PULS.** ran-b.[5] rhus-t.[5] **Ruta** sabad.[171] sabin. sars. **Sep.** **Sil.** **Spong.** **Staph.** stry. **Sul-ac.** sulph. teucr. thuj. til. **VERAT.**
O; Innerlich; Wärme agg.

drückende Wärme, glaubt zu ersticken: **APIS**

ZORN, nach: acon.[5] ars.[5] aur.[193] **BRY.** **Cham.** **NUX-V.** teucr.[5]
Ärger, nach •Gemütserregung, nach GEMÜT; M; Zorn, Beschwerden durch

ERSTRECKT SICH

ABSTEIGEND:
Erstreckt sich; abwärts

AUFSTEIGEND:
Erstreckt sich; aufwärts

AUSGEHEND von (Körperteile, von denen der Frost ausgeht):

links: **Carb-v.** caust.

rechts: bry. nat-m. rhus-t.

Abdomen:

- **im,** und breitet sich von dort aus: ambr.[137] **APIS** **Ars.**[137] **Bell.** calad. calc. **Camph.** cann-s. coloc. cur. **IGN.** meny.[193] merc. par. phos.[137] sep.[137] teucr. verat.
ABDOMEN; C; Kälte, Empfindung von •ABDOMEN; C; Kälte, Empfindung von; erstreckt sich

- **vom,** zu Fingern und Zehen: calad.

Arme: **BELL.** carb-v. dig. **HELL.** **Ign.** lyc.[5] med.[193] merl. mez. nux-m. plat. psor. raph.[193] sulph.[1]

- **links**:
  - **Beine,** und: **Nux-m.**
  - **Hand,** und: **Carb-v.**
- **rechter,** und rechte Seite: **Merl.**
- **beide** gleichzeitig: **Bell.** hell. mez.
- **Oberschenkel,** und: psor.

Beine: cedr. **Chin.** cocc.[85] kali-bi. lepro.[197] **Nux-m.** ox-ac. puls. rhus-t. sabad.[171] sep. thuj.

Blasenhals, nach Urinieren: sars.
BLASE; C; Kälte, Empfindung von; Blasenhals ausgehend, vom, nach Urinieren

Brust: **APIS** ars. **Carb-an.** chin.[102] **Cic.** cina kreos. lith-c. merl. nux-v. ran-b.[193] rhus-t. **Sep.** spig. sulph.[1]

- **rechts**: **Merl.**
- **Gehen** im Freien, beim: ran-b.[193]

Cervikalregion: arg-n.[5] lyc.[5] psil.[164] puls. staph. thuj.[5] valer.
RÜCKEN; C; Kälte (Frost, und Empfindung von); Cervikalregion

Epigastrium: **Bar-c.**[5] bell.[5] calc.[5] spig.[5]

Extremitäten: arn.[137] **Bell.**[137] **Carb-v.**[137] caust.[137] nat-m.[58] sec.[137] sulph.[137]

Finger: **Bry.** coff. cycl. dig. meny. **NAT-M.** nux-v. puls. **Sep.** stann. **Sulph.**

- **Fingerspitzen**: **BRY.** cycl. dig. meny. nat-m. puls. sep. stann. sulph.
  - **Zehen,** und: **BRY.** cycl. dig. meny. nat-m. **SEP.** stann. **Sulph.**

Füße: acon.[5] alum.[1] apis arn. bar-c. bor. bry. calc. calc-s. **Chel.** cimx. coff. dig. ferr.[22] **GELS.** helo.[171] **Hyos.** kali-bi. lyc. mag-c. **NAT-M.** nux-m. **Nux-v.** puls. **Rhus-t.** sabad. sabin. sars.[8] **Sep.** spig.[1] **Sulph.** vesp.[102]

- **rechts**: chel. lyc. sabin.
- **Fußsohlen**: dig.

Fußgelenke: chin. lach. puls.

Gesäß: puls.

Gesicht: acon. arn. bar-c. berb. bor. calc. carb-ac. **Caust. Cham.** ign. kreos. laur. merc. petr. phos. puls. **Rhod.** ruta staph. stram.

Hals: sep.

Hände: apis bry. carb-v. **Chel.** dig. eup-per. ferr. **GELS.** ip. merc.[5] merl. nat-m. nux-m. **Nux-v.** op. puls.[58] rhus-t.[809] sabad. sabin. samb. **Sep. Sulph.**

- **links**: **Carb-v.** nux-m.

- **rechts**: merl.

- **Füße,** und: apis bry. carb-v. chel. dig. **Ferr. Gels. NAT-M.** nux-m. op. puls.[58] rhus-t.[809] sabin. samb. sulph.

Handflächen und **Fußsohlen**: dig.

Handgelenk, im linken: **Nux-m.**

Hinterkopf:

☞ *Kopf; Hinterkopf*

Kinn: stram.[5]

Knie: apis benz-ac. puls. thuj.

Knochen, heftig: pyrog.[193]

Kopf: agar.[5] arg-n.[85] arum-t. **Bar-c.** bell.[5] cast-eq.[111] kalm.[111] lyc.[5] mosch. nat-m. phys.[111] sil.[5] stann. valer.[5]

- **Hinterkopf**: agar.[5] arg-n.[85] bell.[5] sil.[5] **Valer.**[5]

- **Scheitel**: arum-t. cast-eq.[111] kalm.[111] lyc.[5]

Kopfhaut: mosch.

Lippen: **BRY.**

Magen: arn. **Bar-c.** bell. cadm-s. calc. caust. cur. helon. iris[111] merl. mez.[1] sec.[5] spig.

- **Magengrube**: **Arn.** bar-c. **Bell.** cadm-s. **CALC.** caust. cur. **Helon.** merl. mez.[1] spig.

Nabel: puls.

Nase: nat-c. sabad. sulph. tarax. tub. zinc.

Oberschenkel: cedr. **Cham. Rhus-t.** ther. **THUJ.**

Rücken: am-m.[193] ant-t. **Arg.** arg-n.[5] ars-s-f.[58] bapt. bell.[5] **Bol.** bov. **BRY.**[809] cact. canth. **CAPS.** cast.[193] caust.[137] cedr. chel.[5] cocc.[85] croc. dios.[25] **DULC. Eup-per.**[111] **Eup-pur.**[85] **Gamb.** gels.[137] hydrc. **Hyos.**[5] kali-i. **LACH.** lachn.[193] led. lept. **Lyc.**[5] merc.[809] nat-m. nit-ac.[5] **Nux-v.** psil.[164] puls. **Pyrog.** rhod.[5] **Rhus-t.** sanic.[85] sarr. sec.[137] sep. spig. spong. staph. stront-c.[5] stroph.[137] stry.[102] sulph.[5] tarent. thuj.[5] tub.[193] valer.[5] verat.

- **Cervikalregion**: arg-n.[5] chel.[5] lyc.[5] psil.[164] thuj.[5] valer.[5]

▯ *KOPF; C; Schmerz, Kopfschmerz; Schmerz in anderen Körperteilen, mit; Hals; Nacken*

- **Dorsalregion**: am-m.[193] bol. caps. cast.[193] dios.[25] **Eup-per.** eup-pur.[171] gels. **LACH.** lachn.[193] led. nat-m. pyrog. rhus-t. sanic.[85] sarr. sep. tub.[193]

◦ **Schulterblätter**: am-m.[193] bol. caps. cast.[193] dios.[25] eup-pur.[171] lachn.[193] led. pyrog. **Rhus-t.** sanic.[85] sarr. sep. tub.[193]

◦ ◦ **links**: dios.[25]

◦ ◦ **zwischen** den Schulterblättern: am-m.[193] bol. **CAPS.** cast.[193] eup-pur.[171] lachn.[193] led. **Pyrog.** rhus-t. sanic.[85] sarr. **Sep.** tub.[193]

- **erstreckt** sich:

◦ **auf** und ab:

▯ *RÜCKEN; C; Kälte (Frost, und Empfindung von); erstreckt sich; auf und ab, erstreckt sich*

◦ **aufwärts**: gels.[85]

- **Lumbalregion**: bell.[5] eup-per.[111] **Eup-pur.**[85] gels.[137] hydrc. **Hyos.**[5] lach. **NAT-M.** rhod.[5] stront-c.[5] stroph.[137] sulph.[5] tarent.

◦ **erstreckt** sich aufwärts und abwärts, mit viel Schüttelfrost: eup-pur.[85]

Sakrum: bell.[1] gels.[102] puls.

- **erstreckt** sich zum Hinterkopf: gels.[102]

Scheitel:

☞ *Kopf; Scheitel*

scrobiculus cordis:

☞ *Magen; Magengrube*

Waden: **Lach.** lyc. ox-ac.

Wirbelsäule, zu den Armen: lept.[137]

Zehen: **Bry.** coff. ferr.[22] **NAT-M. Sep.** sulph.

BEGINNT in einzelnen Körperteilen:

☞ *Ausgehend von (Körperteile, von denen der Frost ausgeht, in denen er beginnt)*

ERSTRECKT sich:

abwärts: abies-c.[102] acon. **AGAR.** am-m. aml-n. apis ars. ars-h. arum-t. bar-c. **Bell.** bor. brom. brucel.[241] calad. canth. carb-ac. caust. cedr. chel. **Cic.** cocc. **Coff.** colch. croc. **Eup-per.** eup-pur. **Gels.**[111] kalm.[111] kreos. lach. lil-t. lob. lyc.[5] mag-c. merc.[5] **Mez. MOSCH.** nat-m.[5] **Phos.** phys.[111] plat.[1] **Psor. Ruta**[5] **Sabad. Staph. STRAM.** stront-c.[5] **Sul-ac.** sulph. thuj. **Valer.** vario.[111] **VERAT.** zinc.

▯ *RÜCKEN; C; Kälte (Frost, und Empfindung von); erstreckt sich; abwärts*

- **Kopf** zu den Zehen, vom: verat.

aufwärts: **Acon.** agar.[5] am-m. ammc. ang. ars. ars-s-f.[58] bar-c. benz-n. bufo[111] calc. **Calc-p.** canth. carb-an. caust. chel.[5] cimx. **Cina** coff. colch.[5] croc. **Dig.** dulc. eup-per. **Gels. Hyos.** kali-bi. kali-i. kali-p.[58] **Lach.** mag-c. mag-s. meny.[5] merl. nat-s. nux-m.[5] **Nux-v.**[809] ox-ac. **Phos. Puls.** rhus-t.[5] **Ruta**[5] **SABAD. Sars. Sep.** spig.[1] staph. stront-c.[5] **SULPH.** thuj.[5] verat.

▯ *RÜCKEN; C; Kälte (Frost, und Empfindung von); erstreckt sich; aufwärts*

- **Körper** hoch, den: ars-s-f.[58] kali-p.[58]

außen, nach: ant-t.[5]

hinten, nach: merc.[5]

Kopf, zum: glon.[137]

ORT

ÄUßERLICH: **ACON.** **Aeth.** agar.[5] **Alum.** alum-sil.[58] am-c. **AM-M.**[5] ambr. ant-c. **Ant-t.** **Apis** aran. arg. arn.[5] **ARS.** **Ars-i.** ars-s-f.[58] asar.[5] bar-c. **Bar-m.** bar-s.[58] bell. bor.[5] bov. bry. calc. calc-i.[58] calc-sil.[58] **CAMPH.** cann-s.[5] canth.[5] caps. carb-v.[5] **Caust.** cham. chel. chin. cic.[5] cimic. cimx. cina cocc.[5] coff.[5] colch. coloc.[5] con. croc.[5] crot-h. cupr-ar. **Dig.** dulc. euph.[5] **Euphr.** ferr-m. gamb. gels. graph.[5] hell.[5] hep. hyos. **IGN.** iod. **Ip.** kali-ar. kali-bi. kali-c. kali-chl. kali-p. kali-sil.[58] kreos.[5] lach. laur. led. lyc. m-arct.[1] m-art.[5] **M-aust.**[5] mag-c. mang.[5] meny. **Merc.** **Merc-c.** **Mez.** mosch. mur-ac. naja nat-c.[5] nat-m. nat-s. **NIT-AC.** nux-m. nux-v. **OLND.** par. petr. ph-ac.[5] **Phos.** **PLAT.**[5] plb. **Puls.** ran-b. ran-s.[5] rhod.[5] rhus-t. **Ruta**[5] **Sabad.** sabin.[5] samb.[5] **Sec.** sep. sil. spig. spong.[5] staph.[5] stront-c.[5] sul-ac. **Sulph.** tarent.[111] thuj. til. valer.[5] **VERAT.** **Verat-v.** **Verb.** viol-t.[5] **ZINC.** **Zinc-p.**[58]

morgens: acon. aeth.
☞ Z; Morgens

nachmittags: chel. gels. puls.
☞ Z; Nachmittags

- **Schweiß,** bei: gels.

abends: am-c. calc. dulc. **Gamb.** nat-m. nux-m. ran-b. rhus-t.
☞ Z; Abends

- **dauert** bis 4 Uhr: gamb.
- **Bett,** im: nat-m.

nachts: bov. bry. crot-h. nit-ac. phos.
☞ Z; Nachts; agg.

- **Erwachen,** nach: bov. bry.
- **Schlaf,** im: crot-h.

dauert 36 Stunden, mit Durst, ohne Verlangen nach Wärme, keine Angst vor freier Luft, ohne nachfolgende Fieberhitze: **Mez.**

Entblößen, beim: arg.

Stuhldrang, bei: ant-c.

Stupor, im: hep.

Spitzen der Finger, Zehen, der Nase usw.: meny.[5]

stellenweise: agar.[5] am-m.[5] **Ambr.** arn.[5] ars. bell. bry. canth.[5] **CAUST.** **Cham.** hep. **IGN.** **Led.** lyc. mang.[5] merc. **MEZ.** mosch. nux-v. **Par.** petr. **PULS.** rhus-t. **SEP.** **Sil.** **Spig.** tarent.[111] thuj.
☞ Orte, Körperteile; einzelne Körperteile

Cholera, wie bei: **CAMPH.** colch. **Sec.** **VERAT.**

Haare sträuben, als würden sich die: am-c. **Bar-c.** calc. cina dulc. meny. nit-ac. puls. **Sil.**
☞ C; Frösteln; abends; Haaresträuben, Empfindung von • C; Frösteln; Haaresträuben, Empfindung von • C; Schüttelfrost; Haaren, mit gesträubten ▤ HAUT; C; Gänsehaut

DURCH und durch: am-c.[137] aran.[137] calc.[137] cinnb.[137] elaps[137] kali-bi.[137] mosch.[137]

HAUT, wie unmittelbar unter der: acon.[5] am-m.[5] arg-n.[5] ip.[5]

INNERLICH: abies-c.[111] **ACON.** adam.[222] aeth. agar.[1] **Agn.** all-c. **Alum.** alum-p.[58] alum-sil.[58] ambr. **ANAC.** ang. ant-c. ant-t. **APIS** aran.[111] arg-n. **Arn.** **ARS.**[5] ars-i. ars-s-f.[58] asaf.[5] asar.[5] atro. bamb-a.[1184] bar-c. **Bell.**[116] **Berb.** bov. **Bry.** **CALC.**[5] calc-i.[58] calc-sil.[58] camph.[5] **Canth.** **Caps.** carb-an.[1] **Carb-v.**[5] **CAUST.** **Cham.** **Chel.** **CHIN.**[5] **Chin-s.** cic.[5] cimic. cist. **COCC.** **Coff.** colch. coloc. **Con.** cor-r. croc. cypra-e.[227] **DIG.** **Dros.** dulc.[5] elaps[36] ephe.[267] **Euphr.**[1] eupi. gamb. gink.[227] graph.[5] guai. **Hell.** helo.[223] **HEP.** ign. iod. **IP.** kali-ar. **KALI-C.** kali-n.[5] kali-p. kali-sil.[58] **Kreos.** lac-c. lach. lap-laz.[227] laur. lyc.[5] m-aust.[5] mag-c.[5] mang-acet.[1] **Meny.**[5] **MERC.** merc-c. **Mez.**[5] mosch.[5] mur-ac.[5] nat-ar. nat-c. **Nat-m.** nat-p. **Nat-s.** nat-sil.[58] nit-ac. **NUX-V.** ol-an.[111] olnd.[5] ozone[227] paeon. par. peti.[36] petr. ph-ac. **PHOS.** plat.[1] plb.[5] **Psor.** **PULS.** pyrog.[137] ran-b. **Rheum**[5] **Rhus-t.** ruta sabad.[5] sars.[1] sec.[5] **Sep.**[5] **Sil.** spig. spong.[5] **Squil.**[1] staph.[1] stront-c.[5] sul-ac.[1] sul-i.[58] **SULPH.**[5] **Tarent.** ther. thuj. valer.[5] verat. **Verb.**[5] zinc.[5]

morgens: arg-n. **Con.** **Lyc.** merc. sulph. ther.
☞ Z; Morgens

- **Bett,** im: lyc. merc.
- **Frühstück,** während: ther.

vormittags: euphr.[1] lyc.[1] **Merc.** sulph.
☞ Z; Vormittags

mittags: kali-c. psor.
☞ Z; Mittags

nachmittags: ang. **Ars.** cocc. guai. phos. psor. staph.[1]
☞ Z; Nachmittags

- **15** Uhr: staph.[1]
- **Hitze,** Fieberhitze:
  - **nach** der: guai.
  - **ohne** nachfolgende: ang.

abends: atro. caust. cocc. eupi. **Gamb.** guai. hell. lyc. mang-acet.[1] nit-ac. par. petr. phos. plb. psor. squil.[1]
☞ Z; Abends

- **Einschlafen,** beim: phos.
- **Hinlegen**: hell. squil.[1]
  - **agg.**: **HELL.**

nachts: ambr. anac. arn. cist. dig. **Dros.** kreos. nux-v. petr. puls. **Sil.** squil.[1] verat.
☞ Z; Nachts; agg.

- **Erwachen,** beim: arn.
- **Luft**:
▤ ALLGEMEINES; M; Luft; Nachtluft, agg.
  - **in** frischer, im Freien: anac.
  - **kalte** Luft durch die Knochen strömt, als ob: verat.
- **Schlaf,** im ersten: dig.
- **Zimmer,** warmes, agg.: **Anac.** cist. kreos. puls.

Mitternacht: caust.

Anwendungen, warme, amel.: bamb-a.[1184]

Wärme agg.: **Ip.**
☞ M; Zimmer, warmes; nicht amel. im, auch nicht am warmen Ofen

erstreckt sich nach außen: ant-t.[36] helo.[223]

Blutgefäße: abies-c.[111] **ACON.** ant-c. ant-t. **ARS.** bell.[116] lyc. plb.[5] **RHUS-T.** sulph.[116] **VERAT.**
☞ *C; Blut ist kalt wie Eiswasser* ▯ *GEMÜT; C; Sprechen, Reden; allgemeine Rubriken; verworren;*

Knochen: adam.[222] aran.[111] ars.[5] berb. **Calc.**[5] chin.[5] dulc.[5] elaps[36] gink.[227] graph.[5] lyc.[5] merc. ozone[227] peti.[36] pyrog.[137] sep.[5] **Sulph.**[809] verat. zinc.[5]
▯ *ALLGEMEINES; O; Knochen*

- **21** Uhr - 22 Uhr: elaps[36]
- **mittags**: peti.[36]
- **Knochenmark**: aran.[111] chin.[5]

INNERLICH und äußerlich: calc.[5]

KNOCHEN:
☞ *Innerlich; Knochen*

OBERKÖRPER: agar.[5] arg.[36] bar-c.[5] **CINA**[5] euph.[1] gels.[36] **Ip.** mag-m.[1] meny.[1] nat-m.[36] plat.[1] rhus-t.[5]

nachts, beim Anheben der Decke: arg.[36]
☞ *Z; Nachts; agg.*

aufregenden Nachrichten, beim Lesen von: gels.[36]

ORTE, Körperteile:

einzelne Körperteile: **Acon.**[5] agar.[5] **Agn.**[5] alum.[5] am-c.[5] am-m.[5] **AMBR.** anac.[5] ang.[5] ant-c.[5] **Ant-t.**[5] apisin.[5] arg.[1] **Arn.**[5] ars. asaf.[5] asar. **Aur.**[5] bamb-a.[1184] bar-c.[5] bell. bism.[5] bor.[5] bov.[5] bry. calad. **Calc. Camph.**[5] cann-s.[5] canth.[5] caps.[5] carb-an.[5] carb-v.[5] **Caust.** cham.[5] **Chel.**[5] **Chin.**[5] cic.[5] cimic.[36] **Cina**[5] cocc.[5] coff.[5] colch.[5] coloc.[5] **Con.**[5] croc.[5] cupr.[5] cycl.[5] **Dig.**[5] dros.[5] dulc.[5] euph.[1] euphr.[5] ferr.[5] gels.[36] glon.[111] **Graph.**[5] guai.[5] guare.[36] hell.[5] hep. hyos.[5] **IGN.**[5] iod.[5] ip.[5] kali-bi.[102] **Kali-c.**[5] **Kali-n.**[5] **Kreos.**[5] lach.[5] laur.[5] **Led.** lyc. m-arct.[5] m-art.[5] m-aust.[5] mag-c.[5] mag-m.[1] mang.[5] **MENY.**[1] **Merc.**[5] merc-c.[5] **MEZ. Mosch.** mur-ac.[5] nat-c.[5] nat-m.[5] **Nit-ac.**[5] nux-m.[5] **NUX-V.**[5] ol-an.[36] olnd.[5] op.[5] **Par.**[5] petr.[5] **Ph-ac.**[5] **Phos.**[5] plat.[1] plb.[5] **PULS.**[5] **Ran-b.**[5] rhod.[5] **RHUS-T.**[5] **Ruta**[5] sabad.[5] sabin.[5] samb.[5] sars.[5] sec.[5] sel.[5] seneg.[5] **SEP. Sil. SPIG.**[5] spong.[5] squil.[5] stann.[5] **STAPH.**[5] stram.[1] stront-c.[5] sul-ac.[5] **Sulph.**[5] tarax.[5] teucr.[5] thuj. valer.[5] **VERAT.** verb.[5] viol-t.[5] zinc.
☞ *Äußerlich; stellenweise* ▯ *ALLGEMEINES; O; Teile, Körperteile, einzelne*

- **Mitte** des Körpers, in der: cimic.[36]

erkrankte Körperteile: **Ang.**[5] ars. bry.[5] calc.[5] caps.[58] caust. cocc. colch.[5] crot-h.[111] dulc. graph. lach. **Led.** meny.[5] merc. mez.[5] nux-v. petr. plat. plb. rhod. **Rhus-t.** sec.[5] **Sil.** thuj.
▯ *ALLGEMEINES; C; Kälte, Empfindung von; Körperteile, betroffene; erkrankte Teile*

schmerzhafte Teile: kali-i.[58]

RÜCKSEITE des Körpers: **Cham.**[5] **COCC.**[5] croc.[5] **IGN.**[36] **RHUS-T.** stront-c.[5]

Zimmer, warmes, amel.: **IGN.**[36]

UNTERKÖRPER: acon.[5] **ARN.**[5] guare.[36] nux-v.[5] ol-an.[36] puls.[5] sars.[5]

Bewegung im Freien, nach: ol-an.[36]

VORDERSEITE des Körpers: **Cham.**[5] puls.[5] stram.[1] sulph.[5]
▯ *FIEBER, HITZE; S; Einseitig, auf einer Körperhälfte*

CHARAKTERISTIKA EIGENTÜMLICHKEITEN

ALLGEMEINE Arzneien (Frieren, Kälte, Frost): abies-c.[102] **ACON.**[5] **Aesc.** aeth. **Agar.** agn. ail. alst-c. **Alum.** alum-p.[58] **Am-c.**[5] am-m. **Ambr. Anac.** ang.[5] **Ant-c. ANT-T. Anthr. APIS** aq-mar.[149] **ARAN. Arg.**[5] arg-n.[185] **ARN. ARS.** ars-i. arum-t. asaf. asar. astac.[102] atha.[102] aur. aur-m. bac.[62] **Bad.**[185] bapt. bar-c. bar-m.[58] **Bell.** bell-p.[119] berb. **Bism.**[5] bol. **Bor.**[5] **Bor-ac.**[102] both-l.[3070] **Bov.**[5] **BROM.**[5] **BRY.**[5] bufo cact. cadm-s. calad. **Calc. Calc-ar. CALC-F.**[185] calc-i.[58] **Calc-p.** calc-s.[185] **CALC-SIL.**[185] calen.[102] **Camph.** camph-br.[102] cann-i. **Cann-s.**[5] **CANTH. CAPS.**[5] **Carb-an. CARB-V.** carbn-o.[122] **CARBN-S.** carn-g.[264] cass.[36] cast. **Caust.**[5] **CEDR. Cham. CHEL. CHIN.** chin-ar.[185] **CHIN-S. Chlol.**[102] **Cic.** cimic. **Cimx.** cina cinnb.[185] **Cist.**[185] clem.[5] coca cocain.[102] **Cocc.**[5] coff. **Colch. Coloc.**[5] **CON.**[5] cop. corn. corn-f.[102] crat.[102] croc. crot-h. croto-t. cupr. cupr-ar. **Cycl.** daph. **Dig.** dios. **Dros.**[5] dulc. **Echi.**[102] **Elaps** elat. euon. **EUP-PER. Eup-pur. EUPH.**[5] **Euphr.**[5] eupi. **Ferr.** ferr-ar.[58] gamb. **GELS. Graph.** grat. guai. ***harp.***[1184] **Hell.**[5] **HELO. Hep. Hyos. HYPER.**[185] **IGN. Iod. IP. Jatr.**[102] **KALI-AR.**[185] kali-bi. **Kali-c.** kali-fcy.[198] **Kali-i. Kali-n.**[5] **KALI-P.**[185] **Kreos.**[5] lac-c. lac-d.[137] lac-lup.[204] **Lach. Lachn.** lap-laz.[227] lar-ar.[251] **Laur.**[5] **LED.** lil-t. lith-c. lob. lob-s.[85] loxo-r.[240] luf-op.[102] **LYC.** lyss. **M-ARCT.**[5] **M-art.**[5] m-aust.[5] **Mag-c.**[58] mag-m. **Mag-p.**[102] mag-s. mang. **Med.**[185] **MENY. MERC.**[5] **Merc-c.**[5] **MEZ.** morph.[102] mosch. **Mur-ac.** naja **Nat-ar.** nat-c. **NAT-M.** nat-p. nicc. **NIT-AC. NUX-M. NUX-V. Olnd.**[5] **Op.** par. **Petr. Ph-ac.** phel. **Phos.** phyt. pimp.[102] plan. plat. **PLB.**[5] plut-n.[269] **Podo.** por-m.[251] **Psor. PULS.** pyrog.[102] rad-br.[102] **RAN-B.**[5] ran-s.[5] rheum[5] **Rhod.**[5] **RHUS-T. Rob. RUMX.**[185] **RUTA**[5] **SABAD. Sabin.**[5] **Samb.** sang. sarr. **Sars.**[5] **SEC.** sel. senec. seneg. **SEP. Sil.** spect.[271] spig. **SPONG.**[5] squil.[5] stann. **STAPH. Stram. Stront-c.**[5] **Sul-ac. SULPH.**[5] **Sumb.** symph.[137] tab.[111] **Tarax. Tarent. Tela**[102] **Teucr.**[5] ther. **THUJ.** thyr.[137] **Tub.**[185] uran.[269] valer. **VERAT. VERAT-V.** verb.[1] viol-o.[5] viol-t.[5] vip. **Zinc.**[5]
▯ *ALLGEMEINES; C; Hitze; Lebenswärme, Mangel an • ALLGEMEINES; C; Kälte, Empfindung von • ALLGEMEINES; C; Reaktion; Reaktionsmangel*

ANFLÜGE von Frost: acon.

ANHALTEND, Menses, während: cast. cycl. **Kreos.** rhus-t.

BLUT ist kalt wie Eiswasser: abies-c.[102] rhus-t.[1]
☞ *O; Innerlich; Blutgefäße* ▯ *HERZ KREISLAUF; C; Wasser, Empfindung wie von; kaltes;*

BÖSARTIG: acon.[137] apis **ARN. Ars.** ars-s-f.[58] **Bell. Cact. Camph. Caps.** chin-s. cur. elat. **GELS. Hyos.** ip.[58] **Lyc. Nat-s. NUX-V. Op. PSOR. Puls. Stram.** sul-ac. sulph. tarent. **VERAT.** verat-v.

BÖSARTIG (Forts.)

hochgradige Hyperämie:

- **Erstickungsgefühl,** heftiges, und Kongestion im warmen Zimmer, Frost beginnt in der Brust: **Apis**
- **heftiger** Blutandrang zum Kopf, kalter Körper, mit Durst, Frostempfindung am heftigsten in der Magengrube, Körper wie zerschlagen: **ARN.**

rotes Gesicht, Delirium, berstender Kopfschmerz, blasses Gesicht beim Niederlegen, rotes Gesicht beim Aufsetzen: **Bell.**

FRÖSTELN: abies-c.[72] abrot. acon.[5] acon-f.[85] aconin.[85] adam.[222] **Aesc.** aeth. **Agar.**[5] **Agn.** agra.[102] ail. all-c. aloe **Alum.**[1] alum-p.[58] alum-sil.[58] am-c. am-m. am-p.[102] **Ambr.** aml-n. **ANAC.** ang. ant-c.[102] ant-s.[85] **Ant-t.** anth.[102] **Apis Apisin.**[5] apoc.[25] **Aran.**[102] aran-ix.[149] arg. **Arg-n.**[102] arist-cl.[144] **ARN. Ars. Ars-i.**[102] ars-s-r.[102] **Asaf. ASAR.**[171] asc-t. astac.[102] atista[192] atra-r.[149] atro.[25] aur.[102] aur-ar.[58] aur-m. aur-s.[58] **Bac.**[149] **Bamb-a.**[1184] bani-c.[204] **Bapt.**[102] **BAR-C.**[54] **Bar-m. Bcg**[149] **BELL.** benz-ac. berb. bism. bol.[102] **Bor.**[5] **Bov.** brom. **BRY.** bufo **Cact.** cadm.[149] cadm-s.[171] calad. **CALC.**[5] **Calc-ar.**[102] calc-f.[149] calc-i.[58] calc-s. **Calc-sil.**[102] calen.[102] **CAMPH.**[102] canch.[102] cann-i.[25] cann-s.[5] canth. caps.[54] carb-ac. **Carb-an. CARB-V.**[1] **CARBN-S.** card-m. cast.[36] caul. **CAUST.** cedr.[102] cench.[58] **Cham. CHEL. Chin.**[1] **CHIN-AR.**[58] **Chin-s.** chloram.[149] choc.[222] **CIC.**[5] cimic.[122] cimx. cina cinnb. cist.[54] **Clem.** coca[54] cocain.[102] **COCC. Coff.**[54] **COLCH.** coloc.[102] com.[102] **Con.**[60] conv.[102] corn.[122] corn-f.[45] crat.[102] **CROC.** crot-c.[2016] croto-t. cupr.[1] cupr-ar.[25] curc.[192] cycl.[1] cymbo-ci.[2184] daph. dig. dios.[25] **Dros.**[102] dulc. **Echi.**[102] elaps[85] elat.[102] erech.[25] eup-per.[102] eup-pur. euph. **EUPHR.**[54] eupi.[85] **FERR.**[54] ferr-c.[45] ferr-i.[58] ferr-p. form-ac.[192] gamb. **Gels.**[54] gink.[227] gins. glon.[58] glyc.[193] goss.[122] **GRAPH.**[5] grat. **Guai.** guare.[25] haliae-lc.[222] ***harp.***[1184] **Hell.**[5] helo.[111] **HEP.**[54] hom.[102] hura[111] hydr. hydrog.[222] **Hyos.**[5] hyper. iber.[25] **Ign.** iod. **IP.**[85] irid.[222] iris[85] jab.[142] jatr.[102] kali-ar.[58] kali-bi.[111] kali-br.[8] kali-c.[54] kali-chl.[10] kali-i. kali-n.[54] kali-p.[58] **Kali-s.** kali-sil.[58] kola[1184] **Kreos.** lac-ac.[144] lac-c.[137] lac-d.[54] lac-lox-a.[204] **Lach.** lachn. lact. lar-ar.[251] lat-h.[301] **Laur. Led.**[102] lept. lim-b-c.[204] lith-c.[25] lob. lob-p.[102] loxo-r.[240] **LYC.** lycps. **M-ARCT.**[5] m-aust.[5] **Mag-c.**[1] mag-m. **Mag-p.**[102] mag-s. mang. med. medus.[300] menis.[25] meny. **Merc. Merc-c. MEZ.**[102] mill. mit.[36] morph.[102] mosch.[54] mur-ac. musa[197] mygal.[8] myric.[25] naja[144] nat-ar. nat-c.[54] **NAT-M.**[5] nat-p. **Nat-s.** nat-sil.[58] neon[222] **NIT-AC. NUX-M.**[54] **NUX-V.** ol-j.[25] **Olnd.** op. ox-ac. oxal.[45] ozone[227] paeon.[102] **Par.**[5] **Petr.**[65] ph-ac. **PHOS.** piloc.[102] pime.[85] pimp.[102] pitu-a.[164] plan.[25] **Plat.**[1] **PLB.** plut-n.[269] podo. polyg.[45] psor. ptel.[25] **PULS.**[102] puls-n.[25] pulx.[102] pyrog. rad-br.[102] **RAN-B. Ran-s.** rheum[5] rhod. **Rhus-t.**[102] ric.[102] ruta[5] **SABAD. SABIN.** samb.[5] sang. sarcol-ac.[149] sars.[102] **Sec.**[102] senec. **Seneg.**[5] **SEP.**[809] **SIL.** sol[236] **SPIG.** spong.[5] squil.[54] **Stann.** staph. stram. stront-c. **SUL-AC.**[1] **SULPH.** sumb. syph.[58] **Tab.** tama.[197] **TARAX.**[1] **Tarent.** tax.[303] **Tela**[192] ter. **TEUCR.**[54] ther.[111] thuj. **Thyr.**[102] trom.[102] tub.[58] tung.[209] vac.[102] valer. vario.[85] **Verat.** verat-v.[25] **VERB.**[5] viol-t. vip.[111] **Zinc.** zing. ziz.[54]

ALLGEMEINES; C; Hitze; Lebenswärme, Mangel an • ALLGEMEINES; C; Kälte, Empfindung von

abwechselnd mit Hitzegefühl:

☞ *A; Abwechselnd mit FIEBER, HITZE; A; Abwechselnd mit; Frösteln, trockene, brennende Hitze*

morgens: acon. am-c. anac. ang. arg. arg-n. **Arn.** asaf. bani-c.[204] bov. carb-an. cench.[58] chel. chin.[1] chin-ar. con. corn-f.[45] eup-per. euph. ferr. form-ac.[192] gels.[85] hep. kali-ar.[58] kali-p.[58] mag-c. mag-m.[1] mag-s. mang. mez. mur-ac. nat-c. nat-m. nit-ac. nux-v. rhod. sabin. sep.[1] sil. tub.[193] zinc.

- **5** Uhr - 6 Uhr: tub.[193]
- **andauernd**:
  - **Tag,** den ganzen: ferr. kali-p.[58] mag-c. mang. mez. nat-m. sabin. **SIL.**
  - **Vormittag,** den ganzen: **Arn.**
- **Aufstehen,** beim und nach dem: acon. arg-n. mag-m.[1] mang. mur-ac. nat-c. nux-v. sep.[1]
- **Erwachen,** beim: ang. **Arn.** chel. mag-s. rhod. zinc.

vormittags: aeth. agar. ambr. arg-n. asar. bar-c. **Chin-ar.**[58] chin-s. cycl.[36] gamb. guai. kali-c. laur. led. mag-c. mag-m. mur-ac. nat-c.[54] **NAT-M.** plat.[1]

- **Haare** sträuben sich: mag-m.
- **Mittagessen,** vor dem, amel. durch Essen: ambr.

mittags: apis bry. lac-ac. lob.

- **Schlaf,** nach: bry.

nachmittags: **Acon.** am-c. anac. arg. ars. **Bar-c.** bell.[1] bry. carb-an. caust. **CHIN-AR.**[58] chin-s. cina con. **Croc.** cycl.[36] dulc. graph. kali-chl. kali-n. lac-lox-a.[204] lat-h.[301] **Lyc.** mag-c. mag-m.[36] meny. merc. nat-c.[1] nat-m. nit-ac. petr. ph-ac. phos. podo. ran-b. sep.[1] sil.[1] stram. sulph.[1]

- **15** Uhr - 18 Uhr, mit Kopfschmerz: lac-lox-a.[204]
- **16** Uhr: mag-c. mag-m.[36] sep.[1]
- **Mittagsschlaf,** nach: anac. **Bry.** merc.

  ☞ *Kriechender Frost; nachmittags; Mittagsschlaf, nach ALLGEMEINES; M; Schlaf; nach Schlaf; Mittagsschlaf*

- **Menses,** während: nat-m.
- **Mittagessen,** nach dem: anac. ars. bell.[1] carb-an.
- **Mittagsschlaf,** nach: cycl.[36]
- **nachfolgende** Hitze, ohne: nit-ac. ph-ac.
- **Ofenwärme** amel. nicht, aber amel. durch warmes Zudecken im Bett: **Podo.**

  ALLGEMEINES; M; Wärme; amel.; Bettwärme

abends: **Acon.** agar. all-c. alum.[1] am-c. **Am-m.** ambr. apis arg. arg-n.[36] arn. aur. aur-ar.[58] bar-c. bell. bov. brom. bry. calad. **Calc.** canth. caps. carb-an. carb-v. carbn-s. cedr.[102] cench.[58] cham. choc.[222] cimx. cocc. colch. croc. cycl.[1] dulc. **Ferr.** ferr-i.[58] graph. guai. hep. ign. kali-c. kali-chl.[10] kali-i. kali-n. kali-s. kali-sil.[58] kreos. lar-ar.[251] lyc. lycps. mag-c.[102] mag-m. mag-p.[122] mag-s. mang. meny. merc. **Merc-c.** **Mur-ac.** nat-c. nat-m. **Nat-p.** **Nat-s.** nit-ac. op. petr. phos. podo. **Psor.** **PULS.** ran-b. **Rhus-t.** sep. squil.[1] sulph. **Tarent.** thuj. tub.[58] zinc.

- **andauernd,** die ganze Nacht, mit kalten Beinen: aur.
- **Einschlafen,** beim: lyc. phos.
  ☞ *Z; Abends; Schlaf; vor* *ALLGEMEINES; M; Schlaf; Einschlafen*
- **Erwachen,** jedesmal beim: **AM-M.**
- **Essen,** nach dem: croc. **Kali-c.**
- **Gehen,** beim: puls.
- **Haaresträuben,** Empfindung von: am-c. **Bar-c.** calc. **Dulc.** nit-ac.
  ☞ *O; Äußerlich; Haare sträuben, als würden sich die • Haaresträuben, Empfindung von*
- **Hitzewellen** im Gesicht, mit: nit-ac. petr.
  ☞ *Z; Abends; Hitze; Hitzewallungen, mit*
- **Kopfschmerz**:
  ◦ **vor** Stirnkopfschmerz: cedr.[102]
  ◦ **mit**: **Acon.** bry. mag-p.[122]
- **Liegen,** im Bett:
  ALLGEMEINES; M; Liegen; während; Bett, im
  ◦ **beim**: am-m. aur. bov. bry. cench.[58] colch. kali-sil.[58] lyc. **Merc.** merc-c. **Mur-ac.** phos.[1] podo. **Zinc.**
  ◦ **amel.**: kali-i. kali-n. mag-m. mag-s. tub.[58]
- **Ofenwärme** agg.: merc.
  ALLGEMEINES; M; Wärme; agg.; Ofenwärme
- **Schläfrigkeit,** mit: lycps. nat-m. op.
- **Übelkeit** und kalten Gliedern, mit: apis

nachts: acon. agar. aloe am-c. am-m. aur-ar.[58] bamb-a.[1184] bov. calc.[10] caps. carb-v.[1] **Card-m.** caust. croc. curc.[192] eup-per.[25] graph. grat. hep.[85] irid.[222] iris[85] kali-i. lach. merc-c. myric.[25] nat-c.[1] op. ozone[227] sabad. sil.[1] staph.[1] verat.[58]

- **21.30 Uhr, muss zu Bett gehen, gefolgt von Schüttelfrost**: **Sabad.**
- **22** Uhr: myric.[25]
- **andauernd,** die ganze Nacht: graph.
- **Ausziehen,** beim: acon. **Merc-c.** op.
- **Hinlegen,** nach dem, und sooft sie erwacht, ohne Durst: **AM-M.**
- **Menses**:
  ◦ **vor**: aloe calc.[10]
  ◦ **während**: **Lach.**
- **Schlaf,** im: am-c. grat. nat-c.[1] sil.[1]
  ALLGEMEINES; M; Schlaf; während
- **Schweiß,** mit: eup-per.[25]

Abdecken, durch:
FIEBER, HITZE; M; Abdecken; Frösteln, lässt ihn

Anheben des Bettzeugs, beim: agar.[1]

Atem, mit heißem: anac.[102]

Aufstehen, beim: plan.[25]

Baden, warmes, amel.: ozone[227] sol[236]

Berührung, bei: acon.[102]

Bett:
- **Zubettgehen,** beim: haliae-lc.[222]
  ALLGEMEINES; M; Bett; agg.; Zubettgehen, beim
- **im** Bett: adam.[222] **Sarcol-ac.**[149]
- **außerhalb** des, Hitze im Bett: mez.
  ALLGEMEINES; M; Bett; agg.; Aufstehen aus dem

Bewegung, durch: acon. ant-t. **Apis** **Arn.** calc. **Chin-s.** **Merc.** **NUX-V.** **Podo.** **RHUS-T.** sep.[809] spig.[102] **Stram.** sulph.
☞ • *FIEBER, HITZE; M; Bewegung; ruft Frösteln hervor • SCHWEISS; M; Bewegung; Frösteln hervor, ruft • SCHWEISS; M; Bewegung; Frösteln hervor, ruft*
- **geringste**: acon. arn. calc. nux-v. rhus-t. sep.[809] spig.[102] stram. sulph.
  ALLGEMEINES; M; Bewegung; während; leichter Bewegung, bei
  ◦ **Bettwäsche,** der: acon. **ARN.** **Calc.** **NUX-V.** rhus-t. stram. sulph.
  ☞ *Luftzug, nach*

Blutung, bei uteriner: ferr.[54] ip.[54]

Diarrhö, bei: haliae-lc.[222] ptel.[25] puls-n.[25]

Eiterung, bei: chin-s.[122]

Erbrechen, beim: dulc.
ALLGEMEINES; M; Erbrechen; agg. während Erbrechen

erregende Neuigkeiten, durch: gels. sulph.
☞ *schlechte Nachrichten, durch*

Erwachen, beim: card-m. irid.[222] staph.
ALLGEMEINES; M; Erwachen; agg.

Essen:
- **während**: carb-an. euph. ran-s.
- **nach**:
  ◦ **agg.**: alum-p.[58] **Ars.** asar. calc. carb-an. caust. cycl.[36] kali-c. kali-sil.[58] nux-v. ran-b.[144] rhus-t. sil. sulph. tarax. teucr. zinc.
  ◦ **amel.**: kola[1184] nat-c.[122]
  ALLGEMEINES; M; Essen; amel.; nach

Feuer, sogar am: ars-s-r.[102] cadm.[149] **Cadm-s.**[171] neon[222]

Fieber:
- **vor**: bry.[5] chin.[5] ign.[5] puls.[5]
  ALLGEMEINES; M; Fieber; vor
- **während**:
  FIEBER, HITZE; M; Frösteln, mit
- **nach**: **Puls.**[5]

Fieberfreien Stadium, im: anac. **Ars.** bry. caps. cocc. daph. dig. **Hep.** led. nat-m. puls. ran-s. sabad. sil. verat.

Freude, durch: gels.[54]

FRÖSTELN (Forts.)

Frühstück, nach dem: puls.[102]

Furcht, durch: **GELS.**[54]
GEMÜT; M; Schreck oder Furcht, Beschwerden durch

Gehen:
- **beim,** im Freien: acon. cham. chin. dig. euph. hep.[102] led. merc-c. plb.
ALLGEMEINES; M; Gehen; während Gehen agg.; Freien, im
- **nach**: gins. kali-ar.[58]

Haaresträuben, Empfindung von: am-c. bar-c. calc. caust. dulc. grat. mag-m. mur-ac. nit-ac.
☞ *O; Äußerlich; Haare sträuben, als würden sich die •abends; Haaresträuben, Empfindung von •Schüttelfrost; Haaren, mit gesträubten HAUT; C; Gänsehaut*

Heimweh, durch: caps.[100]
GEMÜT; M; Heimweh, Beschwerden durch

Herzerkrankung, bei: crat.[102]

Hitze:
- **mit**:
FIEBER, HITZE; M; Frost, Fieberfrost; mit
- **Hitzewellen,** gefolgt von: sang.[54]

Hypochondrie, bei: ars.[60] con.[60] puls.[60]

Jucken, mit: mag-c.[1] mez.[102] petr.[65] puls.[65]
- **Abdomens,** des: mag-c.[1]
ABDOMEN; M; Frösteln, mit

Kaffe-Missbrauch, durch: **Cham. Nux-v.** tax.[303]
ALLGEMEINES; C; Speisen und Getränke; Kaffee; agg. •ALLGEMEINES; C; Speisen und Getränke; Kaffee; agg.;

Koitus, nach: graph.[5] merc.[5] nat-m.
ALLGEMEINES; M; Koitus; nach

Konvulsionen, nach epileptischen: cupr.[1]

Kopfschmerz:
- **vor**: erech.[25] tab.[85]
- **während**: **Acon.**[102] agar.[54] am-c.[54] ant-t.[58] **Arg-n.**[36] ars.[5] bry.[102] cadm-s.[85] **CALC.**[54] camph.[102] cast.[36] **CAUST.**[54] cedr.[102] chel.[85] chin.[102] chin-s.[54] cist.[54] coca[54] **COFF.**[54] **COLOC.**[54] con.[1] conv.[102] **CUPR.**[54] cycl.[8] dios.[25] dros.[54] elat.[54] erech.[25] eup-per.[102] eupi.[85] **Ferr.**[54] glon.[58] graph.[5] ign.[54] kali-bi.[111] **KALI-C.**[54] kola[1184] kreos.[5] **LAC-D.**[54] lac-lox-a.[204] lact.[102] lim-b-c.[204] mag-p.[122] mang.[102] menis.[25] **MERC.**[54] mez.[54] **MOSCH.**[54] nit-ac.[54] **Nux-v.**[54] ozone[227] **PULS.**[54] puls-n.[25] **SANG.**[36] sep.[5] **SIL.**[54] **SULPH.**[54] **Thuj.**[54] verat.[58] zing.[54] ziz.[54]
  - **einseitig**: **IGN.**[54]
  - **Menorrhagie,** bei: chin-s.[54]
  - **Pulsieren** im Hinterkopf, nach: dros.[54]
  - **Schläfe,** rechts: ziz.[54]
- **nach**: alum.[54] **Rhus-t.**[54]

Lachen, nach: hura[111]

lokalisiertes Brennen und generalisiertes Frösteln: caps.[85]

Luft:
- **in** frischer, freier: anac.[102] caust. chin. **Chin-ar.**[58] cycl.[36] kali-chl.[36] neon[222]
  - **Fieberhitze** im Zimmer, und: caust. **Chin.**
ALLGEMEINES; M; Zimmer, im; agg.; Luft, und frische
    - **Körper,** über den gesamten, aber nicht bei kalter Luft: caust.
- **als** ob kalte Luft auf unbedeckte Teile bläst: mosch.
ALLGEMEINES; O; Teile, Körperteile, einzelne; unbedeckte Teile

Luftzug, nach: am-p.[102] caust.[1] hep.[102]
☞ *M; Luftzug •Bewegung, durch; geringste; ALLGEMEINES; M; Zugluft; agg.*

Magenbeschwerden, mit: **Ant-c.**[102] anth.[102] arg-n.[102] ars.[102] bol.[102] canch.[102] eup-per.[102] **Ip.**[102] lyc.[102] **Nux-v.**[102] puls.[102]

Menses:
- **vor**: aloe am-c. ant-c.[54] **Ant-t.**[54] apis[193] **Calc. Caul.** cham.[193] cimic.[8] con.[193] glyc.[193] goss.[122] graph.[193] **Ign.**[54] jab.[142] **Kali-c. Kreos. LYC. Mag-c.** mang.[5] nat-m. nux-v. plat.[193] **PULS. Sep. SIL.**[26] sulph.[193] thuj.[5] verat.
  - **Teilen,** von speziellen, anfallsweise: **Sil.**[26]
- **während**: am-c. arist-cl.[144] bell. berb. **Bry.** bufo calc. **Carb-an.** carbn-s. cast. **Caul.** cimic.[8] cocc. cycl. eupi.[85] **Graph.** haliae-lc.[222] ip. kali-i. **Kreos. Lach.**[193] led.[58] **Mag-c.** nat-c.[36] **Nat-m. Nat-p. Nux-v. Phos.** plat.[122] **PULS. Sec. SEP. SIL. SULPH. Tab.** verat.[58] zinc. zing.
SCHWEISS; C; Kalt; Menses; während •HAUT; C; Kälte; allgemeine Arzneien; Menses; während •ALLGEMEINES; M; Menses; während
- **unterdrückte,** durch: puls.[5]
ALLGEMEINES; M; Menses; unterdrückt

Mittagessen, nach dem: mag-p.[102]

Muskelkrämpfen, mit: lac-ac.[144]

nachfolgende Hitze, ohne: agn. lyc. nat-c.[54]

Nephritis, bei: apis[54]

Obst, nach: adam.[222]
ALLGEMEINES; C; Speisen und Getränke; Obst; agg.

Ofenhitze, durch: pulx.[102]

Pollutionen, nach: graph.[5] merc.[5] nat-m.[5]

Regen agg.: aran.[102]

rheumatischen Beschwerden, bei: bapt.[102] hom.[102] led.[102] **Merc.**[102] rhus-t.[102]

schlechte Nachrichten, durch: sulph.
☞ *erregende Neuigkeiten, durch GEMÜT; M; Neuigkeiten, Nachrichten agg.; schlechte •GEMÜT; M; Schreckliche Dinge, traurige Geschichten berühren tief*

Schmerzen, bei: alum-sil.[58] **Ars.** bar-c.[54] bry.[54] calc.[54] caps.[54] **Caust.** coloc.[102] dulc.[102] euphr.[54] graph.[54] hep.[54] kali-c.[54] kali-n.[54] led.[54] lyc.[54] mag-c.[1] merc.[1] mez.[102] nat-m.[54] **Puls.**[102] rhus-t.[102] sep. squil.[54] tela[192]
- **Abdomen,** im: caps.[1] mag-c.[1] merc.[1]
ABDOMEN; M; Frösteln, mit
  - **brennend**: caps.[1] mag-c.[1]
- **brennend**: caps.[54] hep.[54]
- **Gesicht,** im: coloc.[102] dulc.[102] **Mez.**[102] **Puls.**[102] rhus-t.[102]
- **pulsierend,** pochend: hep.[54]

Schnupfen, mit:
NASE; C; Schnupfen; allgemeine Arzneien; Frösteln, mit

Schweiß:
- **vor**: corn.[25] dios.[25] guare.[25]
- **mit**: acon. ail. am-c. aml-n. ant-c. apoc.[25] arg-n. ars. bry. **Calc.** calc-i.[58] **Caps.** chin. cocc.[102] dig. dios.[25] **EUP-PER.** eup-pur. euph. led. lyc.[5] **Nat-m.** **NUX-V.** ol-j.[25] petr. phos. piloc.[102] psor. puls. **Pyrog.** sabad. sang. sulph. thuj. **TUB.**
- **ohne**: eup-per.[25] nat-m.[45]
- **Bettwärme agg.**: arg-n.
ALLGEMEINES; M; Wärme; agg.; Bettwärme

Schwindel:
- **mit**: apisin.[5] caps.[144] mag-c.[144] rhus-t.[144]
- **nach**: nat-c.[36]
ALLGEMEINES; M; Schwindel agg.

Sonne amel.: anac.[102]
ALLGEMEINES; M; Sonne; amel.

Sprechen über unangenehme Dinge, durch: teucr.[54]
ALLGEMEINES; M; Sprechen; agg.; unangenehme Dinge, über

Stuhlgang:
- **vor**: **Ars.** bapt. bar-c. benz-ac. calad. camph.[102] coloc.[137] dig. elat.[102] ip. lac-c.[137] mang. **Merc.** **Mez.** nat-c. phos. ptel.[111] **Puls.**[5] rheum[5] sulph.[137] verat.
☞ *M; Stuhlgang; vor*
- **während**: aesc. **Ars.** bell. calc-s. **Colch.**[102] com.[102] dig.[5] ip.[102] **Jatr.**[102] kali-c.[5] mag-m. **Merc.**[102] mez. podo.[85] rheum ric.[102] **Sec.**[102] **Sil.** stann. trom.[102] **VERAT.** vip.[111]
☞ *M; Stuhlgang; während*
- **nach**: ang.[5] bufo canth.[5] grat. mag-m. mez.[5] paeon.[102] **Plat.** rheum[5]
☞ *M; Stuhlgang; nach*
- **Stuhldrang,** bei: mag-m.[1]

Suppe, nach heißer: alum.[1]
ALLGEMEINES; C; Speisen und Getränke; Suppe; agg.

Trinken:
- **beim**: ars. caps.[144] **Chin-ar.**[58] kali-ar.[58] verat.[58]
- **nach**: adam.[222] caps.[5] chin.[5] nux-v.[5] tarax.[1] verat.[5]
ALLGEMEINES; M; Trinken; nach

Übelkeit, bei:
MAGEN; C; Übelkeit; Frost; während

Urindrang:
- **vor**: senec.
- **bei**: hyper. **Med.**
- **nach**: caust.[1]

Urinieren:
- **vor**: **Med.** nit-ac.
☞ *M; Urinieren; vor* *ALLGEMEINES; M; Urinieren; vor U. agg.*
- **während**: **Acon.**[102] gels.[102] **Lyc.** **Nit-ac.** **PLAT.** sars.[102] sep. **Stram.** thuj.
☞ *M; Urinieren; während* *ALLGEMEINES; M; Urinieren; während U. agg.*
- **nach**:
ALLGEMEINES; M; Urinieren; nach U. agg.
  - **agg.**: arn. **PLAT.** puls. sep. sulph. thuj.
  ☞ *M; Urinieren; nach •Kriechender Frost; Urinieren, nach*
  - **amel.**: med.

warm anzufassen, aber: corn.[122]

Wärme:
- **agg., Ofenwärme**: colch.[85]
- **amel. nicht**: aran.[102]

Waschen, beim: bry. zinc.
☞ *M; Baden; agg. •M; Nasswerden, durch*

Wehen:
- **bei** den Wehen: gels.[8] sep.[8]
- **nach** den Wehen: **Kali-c.** **Kali-i.**

Wehen, Entbindung, während: ars.[54] cimic.[122] nux-m.[54] puls.[54]
☞ *M; Wehen, Entbindung; während*
- **Eröffnungsphase,** in der: cimic.[122]

Wind, durch kalten: agra.[102]
ALLGEMEINES; M; Wetter; windigem, stürmischem, bei; während;

Zimmer:
- **Betreten** eines warmen Z., beim, von Draußen kommend: am-c. ars. bar-c. bry.
☞ *M; Zimmer, warmes; agg.* *ALLGEMEINES; M; Zimmer, im; agg.; Eintreten in das Zimmer, beim*
- **warmes** Z. agg.: adam.[222] ant-c.[102] aran-ix.[149] arg-n.[36] bry. carb-ac. cinnb. colch.[85] gink.[227] grat. iod. kali-br.[8] lact. ozone[227] **Puls.** tax.[303]
ALLGEMEINES; M; Zimmer, im; agg.; warmes Zimmer
  - **mehr** im warmen Z. als im Freien: bry. grat. **Puls.**

Zorn, nach: aur.[102] bry.[60] cham.[102] nux-v.[60]

erstreckt sich nach innen: astac.[102] dros.[102]

Haut, äußerlich, mit innerer Hitze: ip.[85]

Teile, die berührt werden: spig.

Anfälle, häufige:
- **schläft** zwischendurch: **NUX-M.**
- **kurz**: ferr.

eisige Kälte: acon.[5] agar.[5] calc.[5]

grundlos: bac.[149]

nervös: asar.[171] corn-f.[45] oxal.[45] tax.[303]

unangenehm: alum.[1]

FROSTSCHAUER über den ganzen Körper: acon.[5] agar.[5] alum.[5] **ANAC.**[5] **Ang.**[5] ant-t.[5] **ASAF.**[5] **ASAR.**[5] aur.[5] **Bar-c.**[5] bell.[5] bry.[5] cann-s.[5] cham.[5] chin.[5] **COLCH.**[5] **Con.**[5] croc.[5] form.[111] **KALI-C.**[5] led.[5] **Meny.**[5] mez.[5] nat-m.[5] nux-v.[5] par.[5] ph-ac.[5] **PULS.**[5] rhus-t.[5] **Ruta**[5] sabad.[5] **SAMB.**[5] sars.[5] sec.[5] sil.[5] **SPIG.**[5] sul-ac.[5] thuj.[5] valer.[5] vario.[111] verat.[5] verb.[5]
☞ *Schüttelfrost*

HEFTIGER Frost: aran. arn. ars. bell. bov. bry. camph. cham. chin. ferr. hep. ign. ip.[58] lach. led. mez. nat-m. nux-v. op. puls. **Pyrog.**[58] rhus-t. sep. stram. sulph. valer. verat.
☞ *Schüttelfrost; gehalten werden, will, damit es ihn nicht so stark schüttelt*

HEFTIGER Frost (Forts.)

Bewusstlosigkeit, mit: **Ars. Bell.** camph. **Hep.** lach. **NAT-M.** nux-v. op. puls. stram. valer.

bläulich kaltes Gesicht und Hände, marmorierte Haut: **NUX-V. Rhus-t.**

Delirium, mit: **Arn. Ars. Bell.** bry. cham. **CHIN.** ip.[58] **NAT-M.** nux-v. puls. **Sep.** stram. sulph. **Verat.**

GEMÜT; C; Delirium; Froststadium im Fieber, während

Durst und rotem Gesicht, mit, nachmittags: **FERR.**

Z; Nachmittags

Hitze, ohne nachfolgende: **ARAN.** bov. camph. hep. **Led. Mez.**

rotem Gesicht und Durst, mit: **FERR. Ign.**

INTERMITTIERENDES Fieber und Schüttelfrost, bei Sepsis: tarent-c.[102]

FIEBER, HITZE; C; Septisches Fieber

KÄLTESCHAUER:

Schüttelfrost

KONGESTIV:

Bösartig

KRIECHENDER Frost: acon. all-c. aloe alum. am-m. ambr. aml-n. anac. **Ang.** ant-t. anthr. apis arg-n. ars. ars-h. ars-s-f.[58] asaf. bell. berb. bol. **Bry.** bufo calad. calc. calc-p. calen. camph. carb-an. caust. cham. chlor. cimx. cina clem. coff. coloc. crot-h. croto-t. dig. dros. eug. frax.[122] gins. grat. ham. hep. kali-i. lyc. med.[85] meny. merc. merc-c. merc-s. mez. **Nat-m.** ph-ac. plat. **Psor.** puls. ran-b. rhus-t. ruta samb. sars. sec. sep. sin-a. **Spig.** stram. sul-ac. **Sulph. Thuj.** til. **Tub.** valer. verat. viol-t. zinc.[36] zing.

abwechselnd mit Hitze: anthr.

A; Abwechselnd mit

morgens: cina lyc. meny. spig. viol-t.

Z; Morgens

- **Aufstehen** aus dem Bett, beim, kriechende Kälte im Abdomen: meny.

ABDOMEN; M; Kälte, mit allgemeiner

vormittags: aloe chlor.

Z; Vormittags

- **Gehen** in ein warmes Zimmer, beim: aloe

nachmittags: alum. arg-n. bry. calc. calen. carb-an. caust. psor. thuj.

Z; Nachmittags

- **16** Uhr - 18 Uhr: alum. arg-n.

- **Mittagessen,** nach dem: thuj.

- **Mittagsschlaf,** nach: bry.

Frösteln; nachmittags; Mittagsschlaf, nach

abends: am-m. arg-n. **Ars.** ars-h. ars-s-f.[58] bell. calc. chlor. gins. kali-i. lyc. nat-m. psor. **Puls.** rhus-t. sul-ac. thuj. **Tub.** zing.

Z; Abends

nachts: hep. merc-c. puls. tub.

Z; Nachts; agg.

Aufstehen vom Sitzen, beim: coff.

Bewegung, bei: acon. sin-a.

Luft, in kalter: anac. bufo

Stehen, beim: coloc. ham.

Stuhlgang:

- **vor**: **Mez.**

- **während**: nat-m.

- **nach**: ambr. grat.

Urinieren, nach: eug. plat. sars. sep.

M; Urinieren; nach •Frösteln; Urinieren; nach;

Zimmer, warmes, agg.: aloe **Puls.** ran-b.

Oberkörper: zinc.[36]

untere Körperhälfte: zinc.[36]

LANG andauernd:

Schüttelfrost; langdauernd

LEICHTER Frost: **Ars.**[102] aza.[102] carb-v.[102] chin.[102] cina[102] eup-per.[102] eup-pur.[102] **Ip.**[102]

NERVÖSER Frost: asar.[1125] gels.[172] rhus-v.[111] zinc-val.[137]

ALLGEMEINES; C; Schaudern, nervöses

Furcht, durch: gels.[172]

GEMÜT; M; Schreck oder Furcht, Beschwerden durch

Wehen, Entbindung, in Eröffnungsphase: gels.[54]

M; Wehen, Entbindung; während

PLÖTZLICH: bar-c. croc.[5] graph.[1] tax.[303]

vormittags, mit Gänsehaut und Sträuben der Haare: bar-c.

Z; Vormittags

RIGOR:

Schüttelfrost

SCHAUDERN:

Schüttelfrost

SCHÜTTELFROST: abies-c.[25] absin.[36] **ACON.**[5] acon-l.[36] adam.[222] **Aesc.**[36] aeth. aether[36] agar.[8] **Agn.**[5] aloe alum. alum-p.[58] alum-sil.[58] **Am-c.**[5] am-m.[85] **Ambr.**[5] aml-n. anac.[36] anag.[36] androc.[222] ang.[5] ant-c. ant-s.[85] **Ant-t.** aphis.[85] **Apis**[8] **Apisin.**[5] aq-mar.[149] **Aran. ARG.**[5] arg-n. arn.[5] **ARS. Ars-i. ARS-S-F.**[58] arum-i.[36] asaf.[5] **Asar.**[54] aster.[36] aur.[5] aur-ar.[58] aur-i.[58] aur-s.[58] bamb-a.[1184] bapt. **Bar-c.**[5] bar-m. bar-s.[58] bart.[36] **Bell.**[5] bell-p.[256] berb. beryl.[149] blatta-a.[36] bol.[36] bond.[36] bor.[5] **Bov. BROM. BRY.** bufo[111] buni-o.[149] buth-aust.[149] **Cact.**[36] cadm.[149] cahin.[36] calad. **Calc.** calc-f.[149] **Calc-i.**[58] calc-p.[58] calc-s.[36] calc-sil.[58] **CAMPH.** cand-a.[239] cann-i.[36] **Cann-s.**[5] **Canth. Caps. Carb-an.**[5] **Carb-v.**[5] carbn-s.[36] carl.[36] cast.[36] caul.[102] **CAUST.**[5] cedr. cench.[58] **Cham.**[5] **CHEL.**[36] **CHIN.**[5] **Chin-ar.**[144] **CHIN-S.** cic.[5] cimic.[102] cimx. **Cina** cit-v.[36] **Clem.**[5] cob-n.[149] coc-c.[36] coca[38] **COCC. Coff.**[36] **COLCH. Coloc.**[5] con. cor-r. croc.[5] crot-h.[144] cupr. cupr-s.[36] cycl.[5] cypra-e.[227] dig.[5] digin.[36] dios.[36] **Dros.**[5] dulc. elae.[36] **Elaps**[36] eug.[36] euon.[85] **Eup-per. Eup-pur. Euph.**[122] **Euphr.**[5] eupi.[36] fagu.[36] **FERR.**[85] **FERR-I.** ferr-p. form-ac.[111] galv.[85] **Gamb.** gast.[36] **Gels.** gink.[227] gins.[36] gran.[36] graph. grat.[36] **Guai.**[5] haem.[36] harp.[1184] **Hell.** helo.[264] **HEP.** hura[36] hydr-ac.[36] hydrc.[36] hydrog.[222] **Hyos.** hyper.[36] **IGN.** indg.[10] **Iod.**[36] **IP.**[5] irid.[222] iris-fl.[36] **Jab.**[1125] junc.[36] kali-ar. kali-bi.[36] **Kali-br.**[8] **Kali-c.**[5] kali-chl. **Kali-i.** kali-m.[192] kali-n.[5] kali-p. **Kali-s.** kali-sil.[58] kalm. kiss.[36] kola[1184] **Kreos.** lac-lox-a.[204] **Lach.**[5] **Laur.**[5] **LED.** lepro.[197] linu-c.[36] lipp.[36] lith-c.[227] **Lob. LYC.** lyss.

M-arct.[5] m-art.[5] **M-aust.**[5] **Mag-c.**[36] mag-m.[5] mag-p.[102] mag-s. mand.[36] **Mang.**[5] mang-acet.[1] marm-w.[194] **MENY.**[5] **Merc.**[5] **Merc-c.** merc-i-r.[36] merc-s.[36] merl.[36] **Mez.** morph.[36] **Mosch.**[5] **Mur-ac.**[5] **Nat-ar.** **Nat-c.** **NAT-M.**[5] nat-p. **Nat-s.** nat-sil.[58] nicc.[56] nit-ac. **NUX-M.** **NUX-V.**[5] ol-an.[36] **OLND.**[5] **Op.** osm.[36] ox-ac. ozone[227] **Par.**[5] ped.[36] **Petr.** **Ph-ac.**[5] phel.[36] **PHOS.**[5] phys.[36] phyt.[36] plan. **Plat.**[5] **Plb.**[5] **Podo.** polyp-p.[36] **PSOR.**[144] ptel.[36] **PULS.** puls-n. **PYROG.**[144] pyrus[36] **RAN-B.**[5] **Ran-s.**[5] raph. rat.[36] **Rheum**[5] rhod.[5] **RHUS-T.** **RUTA**[5] **SABAD.** **SABIN.** **SAMB.** sang. sapin.[36] sarr. sars.[5] **Sec.** sel.[5] senec.[36] **Seneg.**[5] **SEP.** **Sil.**[1] sin-n.[36] sol[236] spect.[271] **SPIG.**[5] spong. stann.[36] **STAPH.** **Stram.**[5] stront-c.[5] stry.[36] sul-ac.[5] sul-i.[58] **SULPH.**[5] **Tab.** **Tarax.**[5] **Tarent.** tax.[303] ter. **Teucr.**[5] thal.[144] ther.[8] **THUJ.** til.[36] til-c.[253] tub.[111] upa.[36] uran-n.[36] vac.[36] valer.[5] verat. verat-v.[36] **Verb.**[5] vinc.[36] **Viol-o.**[5] vip.[36] zinc.[5] **Zinc-p.**[58] zinc-s.[36]

☞ *Frostschauer über den ganzen Körper • Zittern und Schaudern, mit FIEBER, HITZE; M; Kälteschauer, mit*

abwechselnd mit Hitze: aster.[36] bol.[36] kali-bi.[36] mang.[36] merc.[36] nicc.[36] ph-ac.[36] puls.[36] raph.[36] stry.[36] tab.[36]

☞ *A; Abwechselnd mit*

einseitig: alum.[5] ambr.[5] anac.[5] ant-t.[5] arn.[5] bar-c.[5] **Bell.**[5] bry.[5] **Caust.**[5] cham.[5] chin.[5] **Cocc.**[5] croc.[5] dig.[5] ign.[5] kali-c.[5] lyc.[5] nat-c.[5] **NUX-V.**[5] par.[5] ph-ac.[5] phos.[5] plat.[5] **Puls.**[5] **Rhus-t.**[5] ruta[5] sabad.[5] sars.[5] spig.[5] stann.[5] stram.[5] sul-ac.[5] sulph.[5] thuj.[5] **VERB.**[5]

tagsüber: **Kali-c.**[5] lyc.[36] mosch.[36] nux-v.[36] **Sil.**[5] viol-o.[5]

☞ *Z; Tagsüber*

morgens: acon. anac.[36] ant-c. ars. bov.[36] **Calc.**[36] caps. carb-v. cast.[36] chin. cocc. coff. coloc.[36] con.[5] cor-r. cycl.[36] dios.[36] **Hell.** hura[36] ign.[36] kali-c.[5] kali-n.[1] kreos. lyc.[36] mag-m.[36] mag-s. **Mang.** **Merc.**[36] nat-ar. nat-c.[36] **Nat-m.** nux-m. nux-v. **Podo.** rat. rhus-t.[5] sarr. sep. spong. staph.[5] sulph.[1] **Verat.**[36] verat-v.[36]

☞ *Z; Morgens*

- **4** Uhr: anac.[36]
- **5** Uhr: cast.[36]
- **8** Uhr: dios.[36] sulph.[1]
- **Aufstehen,** beim: acon. coloc.[36] kreos. mag-m.[36] mag-s. nat-c.[36] nux-v.
- **Bett,** im: mag-s.[36] merc.[36] nux-v.[1]
- **Erwachen,** beim und nach dem: ign.[36] nat-c.[36] sep.[1] verat.[36]
- **Gehen,** beim: lyc.[36] sep.
- **Hitze,** ohne nachfolgende: cocc.
- **Kälte,** ohne: cycl.[36]
- **Schlucken,** beim: dios.[36]
- **Stuhlgang,** während: dios.[36]

vormittags: ang. arg-n. **ARS.**[5] bov. carb-an. chin.[5] chin-s. eup-per.[58] graph.[36] hep.[36] kali-c.[5] kali-n. mag-m.[1] mez.[36] nat-c. **NAT-M.** nit-ac.[1] **Nux-v.** ol-an.[36] op. ph-ac. **PHOS.** podo. puls. sars.[1] senec.[36] sep. **Stann.**[36] staph. stront-c.[5] tax.[303]

☞ *Z; Vormittags*

- **10** Uhr: stann.[36]
- **11** Uhr: nat-c.[36] sep. tax.[303]
  - **16** Uhr, bis: sep.
- **fliegender** Hitze, mit: bov.
- **Freien,** im: hep.[36]
- **Hitze,** ohne nachfolgende: kali-n. nat-c.

mittags: ant-c. grat. hura[36] mag-m. psor.[36] sars.[1] **Sep.** sulph.[36]

☞ *Z; Mittags*

- **Mittagessen**:
  - **während**: grat.
  - **nach**: mag-m.

nachmittags: aeth.[36] alum.[5] alum-sil.[58] **Ang.**[36] apisin.[5] **ARS.**[36] ars-s-f.[58] arum-i.[36] **Asaf.**[5] bell.[5] bry.[36] cact.[36] **Canth.**[36] cast. cham. chel. **Chin.** chin-s. cocc. coff. con. croc. dig.[1] digin.[36] eupi.[36] **FERR.** hura[36] hydr-ac.[36] hydrc.[36] ign.[5] ip.[36] kali-i. kali-n.[1] lac-lox-a.[204] lyc.[5] m-arct.[5] m-aust.[5] mag-m.[5] mand.[36] nat-c.[36] nat-m.[36] **Nux-v.** petr. ph-ac. phel.[36] **PHOS.** psor. puls.[5] **Rhus-t.**[36] sabad. sep.[1] spong.[5] **Staph.**[36] sulph.[36] zinc.[1]

☞ *Z; Nachmittags*

- **14** Uhr: cact.[36]
- **15** Uhr: ang.[36] canth.[36] lac-lox-a.[204] staph.[36]
  - **18 Uhr, bis, mit Kopfschmerz**: lac-lox-a.[204]
- **16** Uhr: canth.[36] **Ip.**[36] nat-m.[36] phel.[36] sulph.[36] zinc.[1]
  - **19** Uhr, bis: nat-m.[36]
  - **20** Uhr, bis: sulph.[36] zinc.[1]
  - **22** Uhr, bis: phel.[36]
  - **nachts,** bis: phel.[36]

    ☞ *Z; Nachts; agg.*
- **17** Uhr: ars.[36] nat-c.[36] **Rhus-t.**[36] sulph.[36]
  - **18** Uhr, bis: sulph.[36]
  - **abends,** bis: nat-c.[36]

    ☞ *Z; Abends*
- **Mittagsschlaf,** beim: sep.[1]
- **Morgen,** bis zum nächsten: kali-i.
- **Kälte** und blauen Nägeln, mit, vor Hitze ohne nachfolgenden Schweiß: **Nux-v.**
- **Luft,** bei der geringsten Berührung mit frischer: nux-v.

abends: **Acon.**[5] agar.[1] alum.[5] **AM-C.** am-m.[85] anag.[36] ang.[36] **ARS.** ars-s-f.[58] asar. **Aur.**[5] bamb-a.[1184] bar-c.[36] bell.[1] bov.[5] **CALC.**[5] calc-sil.[58] camph.[36] **Canth.**[36] **Caps.**[36] carb-an.[5] **Carb-v.**[1] carl.[36] caust.[5] cench.[58] cham.[36] **CHEL.** **Chin.** cob-n.[149] coc-c.[36] **COCC.**[5] coloc.[36] croc. cycl.[1] digin.[36] dulc.[5] **Elaps** **Ferr.**[85] gamb. grat. hell.[5] **Hep.** hyos. hyper.[36] **IGN.** kali-c.[36] kali-i. kali-n.[1] **KALI-S.** kali-sil.[58] **Lach.** led. **LYC.**[1] mag-c. mag-m. mag-s. mang. **Merc.** merl.[36] mez. nat-c.[36] nat-m. nat-s.[56] nicc.[56] nit-ac. nux-m. nux-v.[5] ol-an.[36] ox-ac. ozone[227] **Petr.** ph-ac. phel.[36] **Phos.** puls-n. **PYROG.** rat.[36] rhus-t.[36] **SABAD.** sabin.[5] sars.[1] **Sep.** **Sil.** spig.[36] spong. staph. stront-c. sulph.[1] tab. **Tarent.** thuj. verat.[5] **Zinc.**[36]

☞ *Z; Abends*

SCHÜTTELFROST; abends (Forts.)

- **18** Uhr: caps.[36] lyc.[36] nicc.[36] phel.[36] **RHUS-T.**[36]
  - **19** Uhr, bis: lyc.[36]
  - **22** Uhr, bis: phel.[36]
  - **morgens,** bis: nicc.[36]
- **19** Uhr: gamb. phos.[36]
  - **4** Uhr, bis: gamb.
- **19.30 Uhr**: mag-s.[36] ol-an.[36]
  - **20.30 Uhr, bis**: ol-an.[36]
- **20** Uhr, beginnt in den Füßen, mit gesträubten Haaren: bar-c.
- **21** Uhr:
  - **agg.**: coc-c.[36] mag-s.
    - **10** Uhr, bis: mag-s.
  - **amel., im Bett**: phel.[36]
- **Ausziehen**:
  - **während**: agar. mag-c.
  - **nach**: spong.
- **Bett,** im: agar.[1] am-c. am-m.[85] anag.[36] ars.[85] aur.[5] bamb-a.[1184] calc-sil.[58] carb-an.[5] carb-v.[1] cench.[58] **Chel.** chin. ferr.[85] hell.[5] kali-c.[36] lyc.[1] mag-c. mag-m. mag-s. **Merc. Mez.** nat-m. nat-s.[56] nicc.[56] nux-v.[5] phos.[10] rat.[36] rhus-t. sabad. sars.[1] **Sil.** sulph.[1] tab. thuj.
  - **amel.**: mag-m. mag-s. sars.[1]
- **Einschlafen,** beim: am-c. phos. staph.
- **Erektion,** mit plötzlicher: bar-c.[36]
- **Essen,** nach dem: rhus-t.[36]
- **Freien,** im: mang. spig.[36] zinc.[36]
- **Gehen** im Freiem, beim: **ARS. Chin.**
- **Haus,** im: mang.
- **Hitze,** ohne nachfolgende: **Led.**
- **Liegen**:
  - **agg.**: ang.[36] aur.[36] camph.[36] carl.[36] coloc.[36] mag-m.[36] merc.[36] nat-c.[36] **Rhus-t.**[36]
  - **amel.**: sulph.[36]
- **Stuhlgang,** nach: ol-an.[36]
- **Treppensteigen,** beim: mag-m.[36]
  ALLGEMEINES; M; Steigen; agg.
- **Wangen,** mit brennenden: **Cham.**[36]

nachts: acon. agar.[26] arg.[5] ars. bor.[5] bry.[5] buni-o.[149] **Calc.**[26] calc-p. carb-v.[36] carbn-s.[36] caust.[1] cench.[58] cham. chel. chin. coca[36] cocc. coff. dros. elaps[36] euph.[36] gamb. gink.[227] hep.[5] kali-c. kali-i. lach. laur. m-arct.[5] mag-c.[36] mag-m. **Merc.**[5] nat-m. nat-s. nux-v. petr. **Phos.**[1] plat. rhus-t. samb. sars. staph.[5] sulph.[1] tab. tax.[303] uran-n.[36]
☞ Z; Nachts; agg.

- **22** Uhr: coca[36] elaps[36] mag-c.[36]
  - **Bett,** im: mag-c.[36]
  - **Gebäuden,** in: coca[36]
    ALLGEMEINES; M; Luft; Zimmerluft; agg.
- **23** Uhr: buni-o.[149] tax.[303]
- **Ausziehen,** beim: euph.[36]
- **Erwachen,** beim: carb-v.[36] caust.[1] phos.[1] sulph.[1]
- **Freien,** im: **ARS.** calc. calc-p. caust. **Cham.** chel. chin. coff. lach. mag-m. nux-v. plat. rhus-t. tab.
- **Hinlegen,** beim: **Acon.**
- **Menses,** vor: agar.[26] calc.[26]
- **Zubettgehen,** vor dem: cocc. laur. nat-m. **Samb.**

Mitternacht:
- **um,** beim Erwachen: sulph.[36]
  ☞ Z; Mitternacht; gegen
- **nach**: cedr.[36] nat-s.[36]
  ☞ Z; Mitternacht; nach
  - **3** Uhr: cedr.[36]

Frühling, im: **Psor.**[144]

häufig: lyc.[5]

Abdecken, durch: arg.[5] bor.[85] **Cham.**[5] clem.[5] **Puls.**[5] thuj.[5]
FIEBER, HITZE; M; Kälteschauer, mit; Abdecken, durch

Abendessen, beim: bov.[36]

alkoholische Getränke, durch: **Cina**[5]

Anziehen, nach dem: calc-p.[36]

Aufstehen, nach:
- **agg.**: lyc.[36] rhus-t.[5] staph.[5]
- **amel.**: nat-c.[36]

Aufstoßen, während: dios.[36] dulc.[137] sabad.[36]

Berührung, durch: chin.[5] **Spig.**[5]

Bett:
- **im**: acon.[5] **Aur.**[5] bell.[5] **Bry.**[5] chin. coff. **Dros.**[5] kali-c.[5] m-arct.[5] mag-c.[1] mag-m.[1] mag-s. merc.[5] nat-c.[5] nat-m.[36] **Nat-s.**[8] rhus-t.[5] **Sel.**[5] staph.[5] sulph.[36]
- **Strecken** der Hand aus dem, beim: **HEP.** phos. **RHUS-T.**
- **Umdrehen** im, beim: puls.[5]

Bewegung:
- **agg.**: alum. ant-t. beryl.[149] **Caps.** caust.[36] cedr. chin.[5] con.[5] eup-per. merc.[5] nux-v.[5] sang. sil. sul-i.[58] sulph.[36] thuj.
  - **Bett,** im: **Sulph.**[36]
  - **geringste**: beryl.[149]
- **amel.**: dros.[36]

bitterem Geschmack, bei: dios.[36]

Delirium, mit rasendem: cimx. tarent.

Durst:
- **vor**: chin.[5] hell.[5]
- **während**: acon.[5] ang.[5] caps.[5] cham.[5] fagu.[36] led.[5] lipp.[36] nux-v.[5] rhus-t.[5] **Ruta**[5] staph.[5]

Durstlosigkeit, mit: ang.[5] **Aur.**[5] bry.[5] chel.[5] chin.[5] cina[5] **DROS.**[5] **Hell.**[5] hyos.[5] led.[5] **Meny.**[5] **Nat-c.**[5] nux-v.[5] olnd.[5] rhus-t.[5] **Sabad.**[5] spig.[5] spong.[5] **STAPH.**[5] tarax.[5]

Einatmen, beim: **BROM.**

Erbrechen:
- **vor**: kali-c.[36] **Verat.**[36]
  ALLGEMEINES; M; Erbrechen; agg. vor Erbrechen
- **nach**: sul-ac.[36] thuj. zinc.

Erwachen, beim: mez.[36]

Essen:
- **während**: caps. cham.[36] graph. lyc. mag-m. staph.[5]
- **nach**: agar.[5] alum.[5] am-m.[5] **Ars.**[5] digin.[36] ign.[36] **Ip.**[5] lyc.[5] **Rhus-t.**[5] staph.[5] sulph.[5] tab.[36] verat.[5]

Freude, durch: acon.[54] kali-c.[54]

Froststadium:
- **vor**: ars.[5] **Bry.**[5] ip.[5] lach.[5]
  - ◦ **Durst,** ohne: ip.[5]
- **während**: bry.[5] lach.[5] tax.[303]
- **ohne**: **Meny.**[5]

Frühstück, nach dem: graph.[36]

Fuß den Boden berührt, wenn der: phys.[36]

Gähnen, beim: arn. cast.[36] cina cycl.[5] ip.[5] meny.[5] mur-ac.[5] nux-v.[5] olnd.[5] phos.[5] plat.[1] sars.[5] thuj.[137]

gehalten werden, will, damit es ihn nicht so stark schüttelt: **Gels. Lach.**
☞ *M; Gehalten werden, will •Heftiger Frost*

Gehen:
- **während**: arn.[36] chel. mang-acet.[1] tarax.[1]
  - ◦ **Freien,** im: chel. mang-acet.[1] tarax.[1]
- **nach**:
  - ◦ **agg.**: meny.[36]
  - ◦ **amel., flottes Gehen**: calc-p.[36]

Gemütsbewegungen, durch: asar.[54]

Gesicht livid: **Rhus-t.**

Getränken, mit Verlangen nach kalten: lith-c.[227]

Haarebürsten, beim: sel.[5]
▤ *ALLGEMEINES; M; Haarekämmen, durch; agg.*

Haaren, mit gesträubten: **Am-c.** bar-c. calc. caust. cina dulc. meny. nit-ac. puls. sil.
☞ *O; Äußerlich; Haare sträuben, als würden sich die •Frösteln; Haaresträuben, Empfindung von ▤ HAUT; C; Gänsehaut*

Haus, beim Eintreten in das, von draußen: aeth. arg-n. caust. chin.
☞ *M; Zimmer, warmes; agg.; Eintreten von draußen, beim •Zimmer, warmes; agg.;*

Haut, mit kalter und blauer: **Camph.** carb-v. chin. nux-m. nux-v. **Rhus-t. Sec.**

Hitze:
- **vor**: ang.[5] apisin.[5] asar.[5] **Bell.**[5] bry.[5] canth.[5] carb-v.[5] cocc.[5] con.[5] cycl.[5] graph.[5] ign.[5] lach.[5] laur.[5] led.[5] mosch.[5] nux-v.[5] puls.[5] sabad.[5] **Sep.**[5] sil.[5] staph.[5] **Sulph.**[5]
  - ◦ **Durst,** mit: con.[5] sulph.[5]
- **mit**: **Acon.**[5] anac.[5] ant-c.[1] **ARN. Ars.**[5] asar.[5] **Bell.** bell-p.[256] bry. cact. calc.[5] cann-i. caps.[5] cham. **Chel. Chin.** chin-ar.[144] cocc. coff.[5] crot-h.[144] dros.[5] **Hell.** hep. hyos. ign. kali-c.[5] **Lach.** m-aust.[5] mag-c.[144] mang. merc. mosch. **Nux-v.**[5] psor.[144] puls. rheum[5] **Rhus-t.** sep. spig.[5] staph.[1] sulph.[5] tab. thuj. vip.[36] **Zinc.**[5]
  - ◦ **Gesicht,** im: anac.[5] ars.[5] bell-p.[256] calc.[5] dros.[5] kali-c.[5] staph.[1] **Thuj.**
    - ◦ ◦ **Durst,** ohne: anac.[5] ars.[5] calc.[5] dros.[5] kali-c.[5]
  - ◦ **Kopfes,** des: ant-c.[1] **ARN. BELL.** bry. **Cact.** mang.
    - ◦ ◦ **Stirn,** der: ant-c.[1]
- **ohne** nachfolgende Fieberhitze: **ARAN.** bov. camph. canth. cast. cocc. graph. hep. kali-c. kali-n. led. lyc. mez. mur-ac. nat-c.[1] sep. **STAPH.** sulph. verat.
  - ◦ **Durst,** oder: **SEP. Staph. Sulph.**
  - ◦ **Menses,** während: nat-c.[1]
  - ◦ **Schweiß,** oder: **ARAN.** bov. canth. cast.

Husten, während: adam.[222] puls.[36]

Kaffee, nach: digin.[36]

Kaltes Anfasst, wenn man irgendetwas: **Zinc.**

Klimakterium, im: buth-aust.[149]

Kopfschmerz, mit: acon.[36] agar.[8] alum.[1] am-c.[36] **Apis**[8] **Ars.**[8] bamb-a.[1184] bor.[36] canth.[36] **Chel.**[36] chin.[1] coca[38] dig.[38] euon.[85] ferr.[85] galv.[85] **Gels.**[8] gran.[10] indg.[10] kali-c.[1] lach.[85] **Mez.**[5] sep.[1] sulph.[85] tarax.[85] tarent.[36] **Ther.**[8] vip.[36] zinc.[8]

Krämpfen, bei: **Hell.**

Liegen:
- **agg.**: cit-v.[36] sabin.[5]
- **amel.**: kali-n.[36] nux-v.[5]

Luft:
- **frische**:
  - ◦ **agg.**: am-c.[5] **Ars.**[5] bell.[5] caust.[5] cham.[5] chin.[5] hep.[5] laur.[5] mag-m.[5] **Nit-ac.**[5] nux-v.[5] ph-ac.[5] plat.[5] rhus-t. **Tarax.**[5] zinc.[5]
    - ◦ ◦ **Zudecken,** Bedeckung amel. nicht: rhus-t.
  - ◦ **amel.**: ang.[5] staph.[5]
- **kalter,** in: cham.[5] mosch.[5]

Menses:
- **vor**: ant-t.[26] sep.[36] sul-ac.[26] tab.[26]
- **während**: nat-c.[1] nux-v.[36] phos.[1] **Puls.**[5] sapin.[36]

Mittagessen, vor dem: ars.[36] cann-i.[36] grat.[36] sulph.[36]

Ohnmachtsschwäche, mit: asaf.[36]

pulsierenden Schmerzen im Hinterkopf, mit: bor.

Ruhe, in: **Dros.**[5]

Schlaf:
- **Einschlafen,** beim: am-c.[36] **BELL.**[36] calc.[36] ign.[36] merc-c.[36] mez.[36] rhus-t.[36]
- **tiefem,** mit, und Schnarchen: **Op.**

Schlucken, beim und nach dem: merc-c.

Schmerzen, bei: **Ars.**[36] bor.[36] croc.[36] euph.[36] gran.[36] mag-m.[36] ran-b.[5] sars.[36] sep.[36] sulph.[1]
- **Abdomen,** im: bor.[36] **Croc.**[36]
- **Kopf,** im: gran.[36] sars.[36]
- **Magen,** im: ars.[36] euph.[36]
- **Rektum,** im: mag-m.[36]

Schreck, Furcht, durch: merc.
▤ *GEMÜT; M; Schreck oder Furcht, Beschwerden durch*

Schwäche, mit: meny.[85]

Schweiß, mit: acon.[5] alum. aml-n. ant-t. arg-n. cedr. coff. cupr. **Eup-per.** hell. led. lyc. **Merc. NUX-V.** puls. pyrog. raph. **Rhus-t.** sep. sulph. tab. verat.
☞ *M; Schweiß; mit ▤ SCHWEISS; M; Kälteschauern, mit*

SCHÜTTELFROST (Forts.)

Schwindel, mit: chel.[5] rhus-t.[5]

Sitzen, beim: adam.[222] hyper.[36] nat-m.[36]

Stuhlgang:

- **vor**: carb-an. caust. chin-s. mag-m. merc. **Mez.**[5]
- **während**: aesc.[36] **Bell.** calc-s.[36] **Coloc.**[5] mag-m. mez.[36] nit-ac. **Rheum**[5] stann. **Sulph.**[5] **VERAT.**[36] vip.[111]
- **nach**: acon-l.[36] ang.[5] canth.[5] carb-an. grat.[36] **Kali-c.**[5] mag-m.[1] **Merc.**[5] **MEZ.**[5] **Plat.** ptel.[36] **Rheum**[5]
- **Stuhldrang,** bei: mag-m.[36]

Symptomen, mit vielen: euph.[122]

Trinken:

- **während**: alum. arn. ars. calc. calc-s. cann-s. **CAPS.** chel. **Chin.** elaps eup-per.[58] lyc. **NUX-V.**
- **nach**: cann-s.[5] **Caps.**[5] **Chin.**[5] elaps[36] lyc.[36] m-aust.[5] nux-v.[5] verat.[5]

unangenehme Dinge, bei Druck durch: phos.[36]

Urinieren:

- **vor**: **Coloc.**[5] **Nit-ac.**[5]
- **während**: **Nit-ac.**[5] **Plat.**[5] stram.[137] thuj.[137]
- **nach**: eug.[36] iod.[36] **Kali-c.**[5] **PLAT.**[5] rhod.[5]

Wärme:

- **agg.**: apisin.[5] cina[5] ruta[5]
  - ◦ **Ofenwärme**: cina[5] ruta[5]
- **amel., Ofenwärme**: ars.[5] bar-c.[5] ign.[5] kali-c.[5] nux-v.[5] rhus-t.[5]

Waschen, beim: bry.[36] zinc.[36]

Wehen, Entbindung, während: caul.[102] cimic.[102] sep.[54]

☞ *M; Wehen, Entbindung; während*

- **zugedeckt** sein, möchte: sep.[54]

Widerspruch, durch: elaps[36]

Wind, durch: zinc.[1]

Zimmer, warmes:

- **agg.**: alum.[5] **Ars.**[5] caust.[5] colch. mag-m.[5] meny.[5] mez.[5] plat.[1] ptel.[25] rhus-t.
  - ◦ **Eintreten** in ein, beim: colch. plat.[1] rhus-t.

    ☞ *M; Zimmer, warmes; agg.; Eintreten von draußen, beim • Haus, beim Eintreten in das, von draußen*
- **amel.**: chin.[5]

Zugluft, durch: acon. bar-c. bry. **Caps. CHIN.** mosch. phys. verat.

☞ *M; Luftzug*

erstreckt sich abwärts: calc-p.[58] **Sabad.**[5]

innerlich: **Coff.**[5]

Knochen: ph-ac.[5]

▤ *ALLGEMEINES; O; Knochen*

Oberkörper: chel.[36] cina[36] **Meny.**[5] rhus-t.[36]

- **erstreckt** sich zum Kopf, als stünden die Haare zu Berge: cina[36]

partiell: acon.[5] am-c.[5] ang.[5] arg.[5] arn.[5] **Ars.**[5] asaf.[5] aur.[5] bar-c.[5] **Bell.**[5] bor.[5] bov.[5] **Bry.** camph.[5] cann-s.[5] canth.[5] caps. carb-v.[5] caust.[5] **Cham.**[5] chel.[5] **Chin.**[5] **Cina**[5] cocc. coff.[5] coloc.[5] croc.[5] dig.[5] graph. guai.[5] hell. hep. ign. ip.[5] kali-c.[5] kali-n.[5] lach.[5] laur.[5] led.[5] m-arct.[5] m-aust.[5] mag-m.[5] mang.[5] meny.[5] merc.[5] mez.[5] mosch.[5] nat-c.[5] nat-m.[5] nux-v.[5] par.[5] ph-ac.[5] phos.[5] plat.[5] **Puls.** ran-b.[5] rhod.[5] rhus-t. **Ruta**[5] sabad.[5] sabin. samb. seneg.[5] sep.[5] sil.[5] spig.[5] spong. staph. stram.[5] stront-c.[5] sulph.[5] thuj. valer.[5] **Verat.** zinc.[5]

- **einzelne** Teile: caust.[5] **CHAM.**[5] chin.[5] ip.[5] **Spig.**[5]
- **erkrankte** Teile: **Ang.**[5] **Ars.**[5]

Rücken, Rückseite des Körpers: coff.[36] **Croc.**[5]

anfallsweise: vinc.[36] vip.[36]

häufig, tagsüber: sil.[1]

langdauernd: ant-t. **ARAN. Ars.** bapt. bov. calad. camph. canth. caps. cina **Gamb.** hell. hep. hyos. kali-i. kalm. kreos. **Led. Lyc. Mez.** nat-c. **Nux-v.** podo. puls. **Pyrog.**[144] **Rhus-t.** sec. **Sep. Verat.**

☞ *Vorherrschend (gegenüber anderen Fieberstadien)*

- **12** Stunden lang: canth.
- **Tag,** den ganzen, mit ziehenden Schmerzen in Hals und Rücken: verat.
- **24** Stunden lang, ohne Hitze, Schweiß oder Durst: **Aran.**
- **36** Stunden lang, mit nachfolgender Hitze: mez.
- **nichts** amel.: **ARAN. Nux-v.**
- **Hitze**:
  - ◦ **ohne** Hitze oder nachfolgende Fieberhitze: **ARAN.** bov. camph. canth. hep. led. lyc. mez. verat.
    - ◦ ◦ **Schweiß,** oder: **ARAN.** bov. canth. **Lyc.**
  - ◦ **wenig** Hitze, kein Durst: puls.

Luft, die sie anbläst, wie durch: lac-lox-a.[204]

wandernd: nux-v.[5]

Wasser, Empfindung wie überschüttet mit kaltem: sabad. **Verb.**[5]

- **nachmittags**: sabad.

VERLÄNGERTES Froststadium: aran.[102] bol.[102] cact.[102] canch.[102] **Caps.**[102] **Chin-s.**[102] eup-pur.[102] ip.[102] meny.[102] nat-m.[102] **Nux-v.**[102] plb.[102] podo.[102] puls.[102] pyrog.[102] **Sabad.**[102] **Verat.**[102] verat-v.[102]

VORHERRSCHEND (gegenüber anderen Fieberstadien): alum. am-m. **ANT-C. Ant-t. Apis ARAN. ARN.** ars. aur. bol. bor. **Bov. BRY. CAMPH. CANTH. CAPS.** carb-v. **Caust. CEDR. CHIN. CHIN-S.** cimic. cina **Cocc.** cycl. dros. elat. eup-per. **Gamb.** graph. hep. kali-c. kali-n. kali-s. laur. led. **Lyc. MENY.** meph. merc. merl. **MEZ.** mur-ac. nat-c. **NAT-M.** nicc. **NUX-V. Petr.** ph-ac. phos. plat. plb. podo. **Puls.** ran-b. rhus-t. **Rob. SABAD.** sarr. **SEC.** sep. **STAPH.** sulph. thuj. **VERAT.**

☞ *Schüttelfrost; langdauernd*

morgens: bry. **EUP-PER.** hep. **NAT-M. NUX-V. Podo.** sep. **VERAT.**

☞ *Z; Morgens*

mittags: **Ant-c.** elat. **SULPH.**

☞ *Z; Mittags*

nachmittags: apis arn. **ARS. LYC.** plb. **PULS. Rhus-t.** thuj.

☞ *Z; Nachmittags*

abends: alum. arn. **Cina** cycl. **Hep. Kali-s.** mur-ac. ph-ac. **Phos. PULS. RHUS-T. Sulph.**
☞ *Z; Abends*

nachts: apis gamb. **Merc.** phos.
☞ *Z; Nachts; agg.*

Anfall besteht nur aus Frost: aran. bov. camph. canth. hep. led. **Lyc.** mez. mur-ac. ran-b. sabad.

Hitze oder Durst, ohne: mur-ac. sep. staph. sulph.

lang andauernder Frost:

- **ohne** Hitze, Schweiß oder Durst: **ARAN.** bov.
- **wenig** Hitze, kein Durst: **Lyc.** puls.

WANDERND: bar-c.[5] **Puls.**[5]

WASSER:

gegossen, als würde es über ihn: **Anac. Ant-t.** ars. **Bar-c.** canth.[102] **Chin.** cimx. **Led. Mag-c. MERC.** mez. puls.[137] **Rhus-t.** stram. **Thuj.**[5]

gespritzt, auf den Rücken: caust. lyc.

kaltes:

- **äußerlich** über die Brust gegossen, beim Trinken, Empfindung wie: **Verat.**
- **Stehen** in kaltem Wasser, Empfindung wie: **Carb-v.**[5] form.[111] gels.[111] lyc.[5] mag-c.[5] meny.[5] merc.[5] nat-m.[5] sabin.[5] sep.[5]
- **Tropfen** auf die Partie getröpfelt, als würden: berb.[111]
- **über** ihn gespritzt, als würde kaltes W.: **Agar.** ail. alum.[5] **Anac.**[5] ant-t. apis **ARN.** ars. **Bar-c.** berb.[102] bry. **Chel. Chin.** croc.[5] **Led.**[5] lil-t. lyc. mag-c.[5] **Merc.**[5] mez. nat-m. nux-v. phel. **Phos. Puls. RHUS-T.**[8] **Sabad.** spig. **Thuj.**[5] **Verat. Verb.**[5]

◦ **19** Uhr: **Rhus-t.**[8]

Rücken gespritzt, Empfindung wie auf den: ars. caps. caust.
ALLGEMEINES; C; Tropfenfallen, Empfindung von

Rücken hinunterlaufen, als würde es den: agar. alumn. ars. caust. mag-p.[144]

- **Schlüsselbein** hinab über die Brust in schmalem Streifen zu den Zehen, vom: caust.

WECHSELNDER Typ: **Elat. Eup-per. IGN.** meny. **PULS.** sep.

WELLEN, in: bufo[111] carb-an.[137] gels.[102]

Sakrum zum Hinterkopf, vom: gels.[102]

WIEDERHOLT: lyc.[5]

WIND, Empfindung wie blasender:

Schulterblättern, zwischen den: **Caust.**

Fußsohlen, über die, während der Körper schwitzt: acon.

Körper, über den: asar. camph. caust. **Chin.** cimx. croc. cupr. hep. **Laur.** mosch. ph-ac.[1] rhus-t. samb.

ZITTERN und Schaudern, mit: acon. **Agar. Agn.**[122] **ANAC. ANT-T.** apis arn. ars. ars-s-f.[58] asaf. bell. berb. bor. bov. brom. bry. bufo[111] calc. calc-f.[149] calc-sil.[58] camph.[5] cann-s. canth. caps. carb-an. cench.[58] cham. chin. chin-s. choc.[222] cic. cimic. **Cina**[5] cocc. con. **Croc. Eup-per.** ferr. ferr-ar. gels. hyos.[5] kali-n. **Led.** lyc. merc. merc-i-f. mygal. nat-c. nat-m. nux-v. olnd. op. **Par.** petr. ph-ac.[1] phos. pip-n.[111] **PLAT.** psor. **Puls.** rhus-t. sabad. **SIL.** stram. sulph. **Tarent.** teucr. ther. **Valer.** zinc.
☞ *Schüttelfrost*

morgens: anac.
☞ *Z; Morgens*

mittags: gels.
☞ *Z; Mittags*

nachmittags: asaf. carb-an.
☞ *Z; Nachmittags*

abends: cench.[58] nat-m. ph-ac.[1] plat. teucr.
☞ *Z; Abends*

nachts: bor.
☞ *Z; Nachts; agg.*

innerlich: lyc. par.

- **vormittags**: lyc. par.
☞ *Z; Vormittags*
- **abends**: par.
☞ *Z; Abends*

ZUGLUFT, wie durch: ozone[227]

ABWECHSELNDE SYMPTOME

SEITEN

ZEIT

MODALITÄTEN

ERSTRECKT SICH

ORT

CHARAKTERISTIKA EIGENTÜMLICHKEITEN

ABWECHSELNDE SYMPTOME

ABWECHSELND mit Fieber, Beschwerden erscheinen: abies-n.[102] acon. agn. all-c. all-s. alum. alum-p.[58] am-c. am-m.[5] ambr.[5] androc.[222] ang. ange-s.[255] ant-s. ant-t. apis arn. ars. ars-i. ars-s-f.[58] asar.[1] aster. atro.[25] aur.[1] bamb-a.[1184] bapt. bar-c. bar-s.[58] **BELL.** bol. bor. bov. brom. bry.[5] bufo buth-aust.[119] calad. **CALC.**[5] calc-i.[58] calc-sil.[58] canth.[5] carb-ac. caust. cench.[58] chin.[5] chin-ar. chin-s. choc.[222] cimic.[809] cocc. coff.[5] colch.[5] coloc.[5] cupr. cycl. cypra-e.[227] dig. dros. dulc.[8] elaps eup-per. euph. gels.[137] granit-m.[194] graph. hell. helon. hep. hura hydr.[137] hydrog.[222] hyos. ign. iod. ip. kali-bi. kali-c.[5] kali-i. kali-p. kali-sil.[58] kalm. kreos. lach.[5] lachn.[85] led.[5] lil-t.[111] lob. lyc. mag-m. mag-s. marm-w.[194] med. merc-c. mosch. myric. naja[144] nat-c.[1] nat-m. nat-s. nicc. nit-ac.[5] nux-m.[137] nux-v. ol-an.[137] ozone[227] ph-ac. phos. phyt.[102] plat.[1] plut-n.[222] podo. polyg.[111] psor. ptel.[25] puls.[1] rheum rhod.[5] rhus-t.[5] samb.[5] sang. sec. sel. sep.[5] sil. sol-n. solid.[102] spect.[271] spig.[5] stram. sul-ac. symph.[45] tarent. ter.[111] tung.[252] valer.[5] verat.[5] zinc. zinc-p.[58]
ALLGEMEINES; A; Abwechselnde, alternierende Zustände

Frösteln, trockener, brennender Hitze, Fieber abwechselnd mit: **Bell.** sang.
ALLGEMEINES; A; Abwechselnde, alternierende Zustände

Frösten, Fieber abwechselnd mit: abies-n.[102] acon. agar. **Agn.** all-c. all-s. alum. alum-p.[58] am-c. **AM-M. Ambr.**[5] androc.[222] ang. ange-s.[255] ant-s. **Ant-t.** apis arn. **ARS. Ars-i.** ars-s-f.[58] asar.[1] aster. atro.[25] aur.[1] bamb-a.[1184] **Bapt. Bar-c.** bar-s.[58] **BELL.** bol. bor. bov. brom. **BRY.**[5] bufo buth-aust.[119] **CALC.** calc-i.[58] calc-sil.[58] canth.[5] carb-ac. caust. cench.[58] **Cham.** chel. **CHIN.** chin-ar. chin-s. choc.[222] **Cimic.**[809] **COCC.** coff.[5] colch. **Coloc.**[5] cupr. cycl. cypra-e.[227] **Dig.** dros. **Dulc.**[8] **Elaps** eup-per. **GELS.**[137] granit-m.[194] graph. **Hell.** helon. **HEP.** hura hydr.[137] hydrog.[222] **Hyos. Ign. Iod. Ip.** kali-bi. kali-c.[5] kali-i. kali-n. kali-p. **Kalm. Kreos.** lach. lachn.[85] **Laur.**[122] led.[5] lob. **LYC. Mag-m.** mag-s. marm-w.[194] med. meny. **MERC.** merc-c. mosch. myric. naja[144] nat-c.[1] nat-m. nat-s. nicc. nit-ac.[5] nux-m.[137] **NUX-V.**[5] ol-an.[137] ozone[227] **PH-AC. Phos.** phyt.[102] plat.[1] plut-n.[222] podo. polyg.[111] **Psor.** ptel.[25] puls.[1] rheum **Rhod.**[5] **RHUS-T.**[5] sabad. samb. **Sang. Sec. Sel. Sep. Sil.** sol-n. solid.[102] spect.[271] spig.[5] stram. sul-ac. **Sulph.** symph.[45] **Tarent.** ter.[111] thuj. tung.[252] valer.[5] **Verat.**[5] **Zinc. Zinc-p.**[58]
ALLGEMEINES; A; Abwechselnde, alternierende Zustände

- **Kälteschauern**: agar. ars. bov. caust. chin. cycl. **Elaps** hep. lach. lob. merc. mosch. nicc. ph-ac. podo. sabad. sang.
- **Schaudern**: ars. mag-s. mosch.
- **vormittags**: **Calc.** chin. elaps thuj.
- **mittags**: kali-n.[1]
- **nachmittags**: bamb-a.[1184] calc. **Chin.** chin-s. kali-n. lob. myric. rhus-t. sep. sulph.
  - **Essen,** nach: sep.
  - **Freien,** im: **Chin.**
- **abends**: all-c. all-s. alum. am-c. ant-s. **Bar-c.** buth-aust.[119] cench.[58] cocc. elaps kali-c. kali-n. lyc. merc. nat-m.[1] ph-ac. puls.[1] sep.[1] sulph.[1]
  - **18** Uhr: buth-aust.[119]
  - **20** Uhr: elaps
  - **Bett,** im: am-c.
- **nachts**: **ACON.** ang. **Bar-c.** hura ip. mag-s. **Merc.** phos. sabad. sep. spect.[271] sulph.
  - **Schweiß,** mit: **Ip.**
    SCHWEISS; A; Abwechselnd mit
- **Bewegung,** bei: ant-t. bry.[58]
- **Hitze,** gefolgt von: verat.[5]
- **Husten,** während: **Nux-v.**[5] rhus-t.[5]
- **Kopfschmerz,** während: ozone[227]
  KOPF; O; Innerlich, innerer Kopf; abwechselnd mit
- **Menses,** während: am-c. thuj.
- **Schreck,** durch: lyc.
- **Schweiß,** gefolgt von: bry.[5] **Kali-c.**[5] spig.[5]
- **Zorn,** durch: **NUX-V.**[54]
- **Zuckungen,** mit ungestümen: **Nat-m.**

Schweiß: **Am-m.**[5] apis ars. ars-s-f.[58] aur.[5] bell.[5] calad. calc. **Chin.**[5] colch.[5] **Euph.** kali-bi. kali-c.[1] kali-i. kali-sil.[58] lach.[5] **Led.**[5] lil-t.[111] lyc. nat-c.[5] nux-v. phos. puls. sabad. sac-alb. **Samb.**[5] sep.[5] sulph. thuj. **Verat.**
SCHWEISS; A; Abwechselnd mit • SCHWEISS; A; Abwechselnd mit; Hitze

- **Frost** mit Schweiß: aur.[5]
  FROST; A; Abwechselnd mit • SCHWEISS; A; Abwechselnd mit

SEITEN

EINSEITIG, auf einer Körperhälfte: acon.[5] agar.[5] **Agn.**[5] **ALUM.** am-m.[5] anac.[5] ang.[5] ant-c.[5] ant-t.[5] apis[137] arn.[31] ars.[5] asaf. asar.[5] bar-c.[5] **Bell.** bor.[5] bov.[5] brom.[5] **BRY.** calc.[5] cann-s.[5] caps.[5] carb-an.[5] carb-v. **Caust. CHAM.** chel. cina[5] **Clem.** cocc.[5] coff.[5] colch.[5] coloc.[5] cycl.[5] **DIG.** dros.[5] dulc.[5] euph.[5] **Graph.** hell.[5] hyos.[5] **Ign.**[5] **Kali-c.** laur.[5] **LYC.** mag-c.[5] mag-m.[5] mang. meny.[5] merc.[5] mez.[5] **MOSCH.** mur-ac. nat-c. nat-m.[5] nit-ac.[5] **NUX-V.** olnd.[5] **PAR. Ph-ac. Phos.** plat. plb.[5] **PULS.** ran-b.[5] rheum[5] **Rhus-t.** ruta[5] sabad.[5] sars.[5] seneg.[5] sep.[5] spig. squil.[5] stann.[5] staph. **Stront-c.**[5] sul-ac. **Sulph. Tarax.** teucr.[5] thuj. verat. verb. viol-o. zinc.
FROST; O; Vorderseite des Körpers • ALLGEMEINES; S; Einseitig

EINSEITIG, auf einer Körperhälfte (Forts.)

Hand und Fuß auf einer Seite rot und kalt, auf anderer Seite heiß, abends und in der Nacht: **Puls.**

Seite, auf der man liegt: arn.[31] mag-m.

LINKE Körperseite: acon.[5] agar.[5] anac. ant-c. bell. calc.[5] caps.[5] chel.[5] cina[5] cocc.[5] coff.[5] cycl.[5] euph.[5] graph.[5] hell.[5] hyos.[5] ign.[5] **LYC.** meny.[5] merc. **Mez.** nat-m. nit-ac.[5] nux-v. **Par.** ph-ac. **Plat. Ran-b.** rheum[5] **RHUS-T.** ruta[5] sars.[5] seneg.[5] sep.[5] spig.[5] **STANN.** sul-ac.[5] **Sulph.** tarax.[5] teucr.[5] thuj. viol-o.[5] zinc.[5]
ALLGEMEINES; S; Links

Kälte der rechten, bei: par. **RHUS-T.**

RECHTE Körperseite: **ALUM.** am-m.[5] ant-c.[5] ant-t.[5] ars.[5] asaf.[5] asar.[5] bar-c.[5] **Bell.** bor.[5] bov.[5] brom.[5] **Bry.** cann-s.[5] carb-v. **Cham.** clem.[5] colch.[5] coloc.[5] **Dros.**[5] dulc.[5] fl-ac. ign.[5] kali-c. laur.[5] lyc.[5] **Mag-c.** mag-m. mosch. mur-ac.[5] nat-c. **Nux-v.** olnd.[5] op.[36] **PHOS.** plb.[5] **Puls. Ran-b.** rhus-t.[5] sabad. sep.[5] spig. squil.[5] staph.[5] stront-c.[5] thuj.[5] tub. verb.
ALLGEMEINES; S; Rechts

ZEIT

TAGSÜBER: ail. ant-t. bell. berb. carb-v. eup-per. ox-ac. sep. sil. sulph. thuj.
ALLGEMEINES; Z; Tagsüber; agg.

nur während des Tages: ail. ant-t. bell. berb. carb-v. **Eup-per.** ox-ac. sep. sulph. thuj.

periodisch während des Tages: sil.
ALLGEMEINES; Z; Periodisch

MORGENS: acon-c. aeth. am-c.[1] am-m.[1] **Ang. APIS Arn.** ars-s-f.[58] bamb-a.[1184] bar-c. bism.[5] bor. **Bry.** camph. carb-an. cench.[58] chel. chin. cimic. coff. coloc.[1] corv-c.[258] croc. cycl. dor.[25] dros. eup-per.[25] euph.[5] fl-ac. glon. **Hep.** hydrog.[222] iod. ip.[5] **Kali-i.** lac-c. lach. laur.[5] lyc.[5] m-art.[5] mag-m.[1] meph.[36] mez.[5] musa[197] neon[222] nicc. nux-m. ox-ac. petr.[1] phos.[1] phyt. puls.[5] **Rhus-t. Sabad.**[5] sang. sarr. sars.[1] spect.[271] spong.[1] staph.[5] **SULPH.**[1] tarent.[192] teucr. vip.
ALLGEMEINES; Z; Morgens, 5 Uhr - 9 Uhr; agg.

4 Uhr - **5** Uhr: sep.[1]

5 Uhr: neon[222]

8 Uhr - **14** Uhr: dor.[25]

Aufstehen, nach: aeth. am-m.[1] calc. camph. carb-an. chel. coloc.[1] lach. mag-c. petr. rhus-t. sabad. sep. sulph. tarent.[192]

- **Umhergehen,** und: aeth. camph. chel. petr. sep. sulph.

Bett, im: apis ars. cench.[58] ign. kali-c.[1] nicc. nux-v. petr. **PULS. Sep.**[809] sulph.

- **5** Uhr: apis cench.[58]

◦ **Schüttelfrost,** gefolgt von: **Apis**

Erwachen, beim: acon-c. aeth. bamb-a.[1184] camph. chel. corv-c.[258] eup-per. hydrog.[222] lac-c. petr. sep. sulph.[1]

- **amel.**: sulph.[1]
ALLGEMEINES; M; Erwachen; amel.

Fieberfrost, ohne:
☞ *M; Frost, Fieberfrost; ohne Frost*

Frösteln, mit: **APIS** arn. **ARS.** caust. cham. coff. kali-bi. kali-c. kali-i. sulph. thuj.

Frühstück, nach dem: bar-c. calc. croc. ign. iod. mag-m.[1] phos.[1] sabad. sars.[1] staph.
ALLGEMEINES; M; Frühstück; nach

Gehen im Freien, nach: nux-v.

Kaffee, nach: cham.[1]

Samenergüssen, nach: petr.[1]
ALLGEMEINES; M; Samenergüsse; agg.

Schlaf, im: sulph.[1]

VORMITTAGS: alum. **Am-c.** am-m. ant-c.[5] aq-mar.[149] **Arg.**[5] arg-n.[54] berb. calc-sil.[58] cann-s.[5] caps. cedr. **Eup-per.** euphr.[58] ham. ign.[5] **Kali-c.**[5] lac-d.[58] **Mag-c.** nat-c.[5] ozone[227] ph-ac.[1] sabad.[5] sars. sep. **Sil.**[1] sol-n. stann.[5] stram.[5] valer.[5] **Verat.**[5] zinc.
ALLGEMEINES; Z; Vormittags, 9 Uhr - 12 Uhr; agg.

abwechselnd mit Frost: calc. cham. thuj.
☞ *A; Abwechselnd mit* *FROST; A; Abwechselnd mit*

9 Uhr: am-c. **CHAM.** lac-d.[58]

9 Uhr bis **17** Uhr: **Kali-c.**

10 Uhr: aq-mar.[149] rhus-t.

- **wie** mit heißem Wasser begossen, oder als ob heißes W. durch die Adern fließt: **RHUS-T.**

10 Uhr - **20** Uhr: sil.[1]

11 Uhr: arg. calc.[1] ozone[227] ph-ac.[1] sil.

- **mittags,** bis: calc.[1]

- **13** Uhr, bis: arg.

- **17** Uhr, bis: ph-ac.[1]

- **Durst** und Frösteln, mit: sil.

Frösteln, mit: ars. **Bapt. CHAM.** kali-c. sil. sulph. thuj.

Hitze am ganzen Körper, mit Ausnahme des Kopfes: arg.

Menses, vor: am-c.

MITTAGS: **Arg.**[5] ars-h. bell.[1] ferr-i. mag-c.[1] merc. tarent.[192]
ALLGEMEINES; Z; Mittag, 12 Uhr, gegen; agg.

NACHMITTAGS: acon. alum-p.[58] alum-sil.[58] am-m. ambr. **Anac.** ant-t. **APIS** aq-des.[275] **Arn.**[56] **ARS.** ars-i.[58] **Asaf.** asar. aster. aza.[85] bar-c. **BELL.** bol.[25] bor. bov. **Bry.** cact. cahin. calad. calc-ar. calc-i.[58] calc-s. calc-sil.[58] calen. caps. carb-an. cench.[58] **Chin.** chlor. cina croc. dros. eupi. fago.[25] ferr-i. **GELS.** hell. hura **Iod.**[5] iris kali-p. kali-sil.[58] lac-ac. laur.[5] lil-t.[102] **Lyc.**[5] lyss. mag-c. mag-m. mag-s. meny. nat-c. nux-v. par.[5] phyt. plan. plb.[5] podo. polyg.[45] psor. ptel. **PULS.**[36] ran-b. raph. rhod. rhus-t. **Ruta** sabin. samb.[5] sarr. sars.[1] senec. **Sep.** sol-n.[25] spong. **Squil. Stann.**[5] **Staph.** still. sul-i.[58] sulph. thuj. til. trom. tub.[212] valer. zinc.
☞ *C; Hektisches Fieber* *ALLGEMEINES; Z; Nachmittags, 13 Uhr - 18 Uhr; agg.*

abwechselnd mit Frost: **CALC.** kali-n. sul-i.[58] sulph.[1]
☞ *A; Abwechselnd mit* ▤ *FROST; A; Abwechselnd mit*

13 Uhr: ars. cact. hura lac-ac. lyc. still.

- **16 Uhr, bis, mit schwerem Kopfschmerz**: lac-ac.

14 Uhr: chlor. mag-c. mag-s. phos.[1] **PULS.** rhus-t. sang. sol-n.

- **15** Uhr, bis: phos.[1]
- **Kälte** um 16 Uhr, gefolgt von: **PULS.**

15 Uhr: acon. apis[8] cedr.[171] cench.[58] clem. coff. ferr. lyc. nicc. **Sang.** tub.[212]

- **16** Uhr, bis: clem. lyc.
- **17** Uhr, bis: cedr.[171]
- **Mitternacht,** bis: cench.[58] tub.[212]

16 Uhr:

- **gegen**: anac. chel. fago.[25] hell. **Hep.** ip. **Lyc.** phos.[58] stann. stram.
  ◦ **17** Uhr, bis: stann.
  ◦ **20** Uhr, bis: **Hell. Lyc.**
  ◦ **Mitternacht,** bis: phos.[58] **Stram.**
  ◦ **Essen** amel.: **Anac.**
- **nach**: anac.[5] lyc.[5] stann.[5]

17 Uhr: con. kali-c. kali-n. nat-c. nit-ac. phos. rhus-t. sulph. thuj.

Frösteln:

- **vor**: kali-c. kali-n.
  ◦ **Freien,** im: kali-c.
- **mit**: anac. **APIS Ars.** caust. coff. **Colch.** cur. hyos. kali-c. **Podo. Rhus-t.** sil. sulph.

Gehen:

- **während**: bry. thuj.
- **Freien,** nach Gehen im: meny.

Hinlegen, nach: bry. carb-an. chel. coff. mag-m. nicc. **PULS.** rhus-t.[36] sul-ac. sulph. zinc.

Kälte, mit äußerer: sulph.

Mittagessen:

- **während**: **Mag-m.** sul-ac. thuj. valer.
- **nach**: alum. bar-c. dig. **Lach.** nit-ac. phos. plan. ptel. raph. sabin. sul-ac. til.

Rheuma, und: aza.[102]

Schlaf, nach: bor. **Calad.** ferr. nat-m.
▤ *ALLGEMEINES; M; Schlaf; nach Schlaf; Mittagsschlaf*

ABENDS: **ACON.** aegle.[192] **Agn.**[5] alum-p.[58] **Alum-sil.**[58] am-c. **Am-m.**[5] **Ambr.**[5] anac.[1] **ANG.**[5] ant-c.[5] anthr. apis **APISIN.**[5] aq-des.[275] aran. arg. arg-n. **Arn.**[5] **Ars.** ars-h. **Asar.**[5] aster. atista[192] **BAC.**[62] bar-c. bar-m. bar-s.[58] **BELL.** bol. **Bor.**[5] **BRY.** bufo[111] calad. **Calc.**[1] **Calc-s.** **Calc-sil.**[58] calen. caps. carb-ac. carb-an.[5] **Carb-v.**[1] carbn-s. cench.[58] **Cham. CHIN.** chin-s. choc.[222] clem. coc-c. cocc. **Coff.**[5] con. croc. curc.[192] cycl. euphr. ferr-i. gall-ac.[85] gels.[25] **Graph.**[5] **Guai.**[5] **Hell.**[5] **Hep. Iod.**[5] ip. kali-i. kali-n.[1] kali-p. kali-sil.[58] knau.[33] kurch.[192] lac-ac. **LACH.** lat-h.[301] **Laur.**[5] lec. led. loxo-r.[240] **LYC.** m-arct.[5] **Mag-c.**[5] mag-m. mag-s. **MENY.**[5] **Mez.** naja nat-c.[5] nat-m. nux-v. ol-j.[85] par.[5] **PH-AC.**[1] **PHOS.**[1] **Psor.** **PULS.** ran-b. **Ran-s.**[5] raph. rhod. **RHUS-T.** ruta[1] sabad. sabin. **Samb.**[1] sarr. **Sars. Sep. SIL.** sol-n. spong.[1] still.[25] stram. **Sulph.**[1] tarent.[58] tela[192] **Teucr.**[5] **THUJ.**[5] verat-v.[137] vip. zinc-p.[58]
▤ *ALLGEMEINES; Z; Abends, 18 Uhr - 21 Uhr; agg.*

18 Uhr: ant-t. arg-n. berb. bor. calc. carb-v.[1] caust.[1] chin. cocc. hep. kali-c. lac-ac. lachn.[36] lim-b-c.[204] lyc. nux-v. phos.[1] rhod. **Rhus-t.**

- **19** Uhr, bis: calc.[1] phos.[1]
- **20** Uhr, bis: calc. caust.[1] **LYC.**
- **Mitternacht,** bis: lachn.[36]

19 Uhr: aesc. ambr. bov. elaps **Lyc.** mag-s. petr. puls. rhus-t.

- **Mitternacht,** bis, nach Frost um 16 Uhr: **Aesc.**

20 Uhr: alum-sil.[58] ant-t. ars. coff. ferr. hep. lachn. mur-ac. naja nicc. **Phos.** sol-n. sulph.

- **21** Uhr, bis: ars. sulph.

Nacht, dauert die ganze: acon. bol. cocc. graph. hep. lach. lyc. puls. **Rhus-t.** sarr. sil. tarent.[58]
☞ *Nachts*

- **Schaudern,** vor: cocc.

morgens, und: **Hep.**
☞ *Morgens*

Bett, im: **Acon.** agn. anac.[1] arg. asar. bar-c. bor. bov. bry. calc. calen. carb-ac. chel. coc-c. coff. hell. hep. kali-c. kali-n.[1] mag-m. mosch. samb.[1] sars. sul-ac.[1] sulph.[1] thuj. verat.[1] zinc.[1]

- **Hinlegen,** nach: **Acon.** asar. bar-c. **BRY.** carb-ac. chel. coff. hell. mag-m. samb.[1] sul-ac.[1] sulph.[1] zinc.[1]
  ▤ *ALLGEMEINES; M; Liegen; während; Hinlegen, unmittelbar nach*
- **Schweiß,** mit: bor. bov. calc. verat.[1]

Delirium, mit: **Psor.**

Essen, nach dem: anac. ang. raph.

Frost, nach: acon. apis ars. berb. graph. guai. petr. sulph.

Frösteln, mit: **Acon.** anac. apis arn. ars. ars-s-f.[58] bapt. bor. carb-v. caust. **Cham.** choc.[222] coff. **Elaps** ferr-i. hep. kali-c. kali-i. mur-ac.[58] nat-m. sabin. **Sil.** sulph. thuj.

Zimmer, beim Eintreten in das: ang. nicc. **PULS.** sul-ac. sulph. zinc.
▤ *ALLGEMEINES; M; Zimmer, im; agg.; Eintreten in das Zimmer, beim*

NACHTS: **ACON.** aegle-f.[192] aesc.[102] **Alum. Alum-sil.**[58] **Am-c.**[5] am-m. androc.[222] **Ang.**[5] ant-c. ant-t. **Apis** apisin.[5] arn.[5] **ARS.**[5] ars-h. **Ars-i.** ars-s-f.[58] atista[192] aur-ar.[58] bac.[62] bamb-a.[1184] **BAPT.** bar-s.[58] **BELL.** benz-ac. boerh.[192] bor. **BRY.** bufo[111] cadm-s. **Calc.**[1] calc-ar.[85] calc-s. camph.[5] **Cann-s.**[5] caps. **CARB-V. CAUST.**[5] cench.[58] **Cham. CHIN.** chloram.[149] choc.[222] cic. **Cimic. CINA Cinnb. Clem.** coca **Cocc.** coff. **COLCH.** cur. cycl. dig. **Dros.** elaps ferr-p.[111] fl-ac.[137] glon. **GRAPH. HEP.**[5] hura hydr. hydrog.[222] hyos. iod.[137] **Kali-bi.** kali-c.[1] kali-i.[111] **Kali-n.**[5] kali-p.[58] kali-s. **Kali-sil.**[58] lac-d.[85] **LACH.** laur.[5] led.[5] lil-t. **Lyc.** m-arct.[5] **M-art.**[5] **Mag-c.**[5] **MERC.**[36] **Merc-cy. Morph.** **Nat-ar.** nat-c.[1] **Nat-s.** nux-m.[5] **Nux-v.** paeon.

NACHTS (Forts.)

Petr.[1] **Ph-ac.**[1] **PHOS.** plb. psor. **PULS.** ran-b.[5] **Ran-s.**[5] rheum[5] rhod.[5] **RHUS-T. Sabad.** sabin.[5] samb.[137] sec.[5] **Sep. Spig.**[1] spong.[1] **Squil.**[5] **STAPH.**[5] **Stram. Stront-c.**[5] **SULPH.** tama.[197] **Tarax.**[1] tax. tela[192] thuj. urt-u.[85] ust. **Viol-t.**[5] vip.[111] zinc. zinc-p.[58]
☞ *M; Bett* ▥ *ALLGEMEINES; Z; Nachts, 21 Uhr - 5 Uhr; agg.*

21 Uhr: **BRY.** lac-d.[85] lyc. mag-s. nit-ac.

22 Uhr: alum-sil.[58] ars. elaps hydr. lach. petr.

23 Uhr: cench.[58] mag-m.

2 Uhr: **Ars.** bor. tax.

3 Uhr: ang. calc-ar.[85] thuj.

- **nach**: calc-ar.[85]

3 Uhr - **5** Uhr: kali-c.[58]

periodisch: fl-ac.[137]

<> **Angst** und Schweiß, **mit**: alum. calc.

Erwachen, beim: **BAR-C.** benz-ac. calad. carb-v. coloc. mag-m.[1] sil.[1] **SULPH.** tarax.[1] zinc.

- **amel.**: **Calad.**

Frösteln, mit: acon. **Agar.** apis **Ars. Ars-s-f.**[58] bapt. carb-v. carbn-s. caust. cham. coca coff. **Colch.** cur. **Elaps Graph. Kali-bi. Rhus-t. Sil. SULPH.** thuj. tub.

Frösteln tagsüber, **Hitze in der Nacht**: choc.[222] dros.

Hunger, mit: kali-p.[58]

Schweiß, mit: agar. alum. am-m. **Ant-c. BELL.** bor. bry. calc. caps. carb-an. cedr. cimic. cina **Colch. Con.** ferr. glon. hydrog.[222] ign. mag-c. mag-m. **MERC.** merc-d.[1] nat-m. nit-ac. nux-v. op. **PHOS. Psor. PULS. RHUS-T.** sabad. **Sep.** spig.[1] staph. stram. **SULPH.** thuj. verat.

- **klebrig-kalter Schweiß und beschleunigter Puls**: cimic.

MITTERNACHT:

vor: acon. agar. alum. am-m.[5] ant-c. ars. **BRY.** cadm-s. **CALAD.** calc.[5] **Carb-v.** cham. **Chin-s.** coff.[5] elaps eug. ferr.[5] **Graph.** hydr. kreos.[5] **Laur.** lyc. **Mag-m.** mag-s. nit-ac. petr.[5] ph-ac.[1] phos. puls. rhod.[5] rhus-t.[1] sabad. samb.[5] sep. spong.[5] staph.[5] sulph.[1] verat.
▥ *ALLGEMEINES; Z; Mitternacht; vor*

gegen: aegle-f.[192] **ARS.** calad. cham. coc-c. elaps lyc. mag-m. mag-s. nux-v. petr. **Rhus-t.** sep. sil.[1] spig. **Stram.** sulph. verat.
▥ *ALLGEMEINES; Z; Mitternacht; gegen*

- **8** Uhr, bis: sil.[1]

- **mittags,** und: ars. **Elaps** spig. stram. sulph.
☞ *Mittags*

<> - **Menses,** vor: lyc.

- **Schlaf,** während, **amel. beim Erwachen**: **Calad.**

- **Schweiß,** mit, **beim Liegen auf dem Rücken**: **Cham.**
▥ *ALLGEMEINES; M; Liegen; während; Rücken, auf dem*

nach: ang. ant-c.[1] **ARS.**[102] ars-s-f.[58] benz-ac.[111] bor. bry.[5] calc.[5] cassi-s.[192] caust. chin. cic. cimic. coff.[5] dros. elaps ferr. **Ferr-ar.** ign. **Kali-c.** kreos.[5] **Lyc.**[26] m-art.[5] mag-c. mag-m. merc. nat-m. neon[222] nit-ac.[1] **Petr.**[5] ph-ac.[5] phos. **Puls.**[5] ran-b. **RAN-S.**[5] **Rhod.**[5] rhus-t.[5] sabad. **Samb.**[5] sars. spong.[5] **Staph.**[5] sul-ac.[1] sulph. thuj.
▥ *ALLGEMEINES; Z; Mitternacht; nach*

- **1** Uhr - 6 Uhr: cassi-s.[192]

- **2** Uhr - 3 Uhr: benz-ac.[111]

- **3** Uhr: ars.[102]

- **3** Uhr - 5 Uhr: kali-c.[58]

- **4** Uhr: neon[222]

<> - **Menses,** vor: lyc.[26]

SOMMER, im: ant-c. **Arn.**[5] **Ars. Bell. Bry.**[5] **Calc. Caps.**[5] carb-v. cedr. chin. cina[5] eup-per. **Gels. Ip.**[5] **Lach.**[5] nat-m. **Psor.**[185] puls. **Sulph.** thuj. verat.
☞ *Periodisch* ▥ *ALLGEMEINES; Z; Sommer; agg.*

HERBST, im: aesc. **Ars.** bapt. **BRY. Calc. Carb-ac.** carb-v. chin. **COLCH. Eup-per.** lach. **NAT-M. Nux-v.** puls. **Rhus-t. SEP. Verat.**
☞ *Periodisch* ▥ *ALLGEMEINES; Z; Herbst; agg.*

WINTER, im: calc. carb-v. chin. nux-m. puls. **Rhus-t.** sulph. verat.
☞ *Periodisch* ▥ *ALLGEMEINES; Z; Winter; agg.*

ANTEPONIEREND: ant-t.[56] ars.[171] bell.[56] **Bry.**[56] **Cham.**[8] chin.[56] chin-s.[56] eup-per.[56] ign.[8] malar.[56] merc.[56] morph.[56] nat-m.[56] **NUX-V.** ol-j.[36] thuj.[73]

PERIODISCH: agki-p.[85] am-m.[5] ant-c.[5] ars.[144] bol.[25] buni-o.[149] cact.[102] cedr.[144] chin.[102] chin-s.[110] cina[5] dor.[25] fago.[25] gels.[25] hyos.[85] ign.[5] lachn.[25] sabad.[144] sil.[5] sol-n.[25] stann.[5] still.[25] tarent.[2020]
☞ *Sommer, im • Herbst, im • Winter, im • Quartana • Quotidiana • Tertiana • C; Intermittierendes Fieber, Wechselfieber, Malaria, chronisch; Periodizität* ▥ *ALLGEMEINES; Z; Periodisch*

jährlich: agki-p.[85]

4-8 Tage, alle: hyos.[85]

regelmäßig:

- **Tag,** jeden, **zur selben Stunde**: cact.[102] cedr.[144] sabad.[144] sil.[5] stann.[5]

- **Woche,** jede: am-m.[5] chin.[102]

- **14** Tage, alle: ars.[144]

- **21** Tage, alle: buni-o.[149]

QUARTANA (jeden 3. Tag): anac.[5] aran.[25] bufo[85] chin.[1] granit-m.[194] hell.[1] hyos.[5] oci-s.[119] puls.[5] sabad.[5] sin-a.[36]
☞ *Periodisch • C; Intermittierendes Fieber, Wechselfieber*

QUOTIDIANA (jeden Tag): ars.[1] cact.[85] cedr.[25] eucal.[25] gels.[25] granit-m.[194] hydr.[25] ign.[1] lob.[25] ptel.[25]
☞ *Periodisch • C; Intermittierendes Fieber, Wechselfieber*

11 Uhr: cact.[85]

TERTIANA (jeden 2. Tag): **Alum.**[5] anac.[5] **Ant-c.**[5] **Apisin.**[5] aran.[25] arn.[5] **Ars.**[5] bar-c.[5] **Bell.**[5] **Bry.**[5] calc.[1] canch.[25] **Canth.**[5] **Caps.**[5] carb-v.[5] **Cham.**[5] **Chin.**[5] cic.[5] cina[5] dros.[5] dulc.[5] ferr.[5] gels.[25] granit-m.[194] graph.[5] hell.[5] hyos.[5] ign.[5] **Ip.**[5] **Lach.**[5] lyc.[1] meny.[5] merc.[5] mez.[5] **Nat-m.**[5] nux-m.[5] **Nux-v.**[5] oci-s.[119] ol-j.[25] petr.[5] ptel.[25] **Puls.**[5] ran-b.[5] **Rhus-t.**[5] **Sabad.**[5] sep.[5] sil.[5] staph.[5] stram.[5] **Sulph.**[5] **Thuj.**[5] **Verat.**[5] zinc.[5]
☞ *Periodisch • C; Intermittierendes Fieber, Wechselfieber*

MODALITÄTEN

ABDECKEN:

amel.: acon. **Ars. Bov. Cham.** chin. chin-ar. coloc. ferr. ign. **Led.** lyc. mur-ac. nux-v. plat. **Puls. Staph.** verat.

Abneigung gegen: acon. androc.[222] **Arg-n.** ars. aur. aur-ar.[58] **BELL. Calc. Camph.** carb-an. **Chin-s.** clem. coff. **Colch.** con. **Gels. Graph. Hell. Hep.** ign.[102] **MAG-C. Mag-m.** manc. **Merc.** nat-c. nux-m. **NUX-V.** ph-ac. phos. **PSOR. PULS. PYROG. RHUS-T. SAMB. Sil. SQUIL.** stann.[102] **STRAM. Stront-c.** sul-ac.[1] **Tarent. TUB.**

Frösteln, lässt ihn: acon. agar. **Apis ARN.** ars. atista[192] aur. bar-c. **Bell. Calc.** carb-an. cham. **CHIN. Chin-s.** gels. graph. hell. hep. **NUX-V. Psor.** pyrog. **RHUS-T.** samb. sarr. **Sep.** squil. stram. symph.[45] **Tarent. TUB.**

☞ *Kälteschauer, mit; Abdecken, durch*

- **in** jedem Stadium des Fiebers: arn. ars. aur. carb-an. **Chin. Gels.** graph. hell. **Hep. NUX-V. Pyrog. RHUS-T. SAMB.** squil. stram. **Tarent.**

- **Schmerzen,** und: squil.

▤ *ALLGEMEINES; C; Schmerz; Abdecken, durch; Fieberhitze, bei*

Schaudern, mit:

☞ *Kälteschauer, mit; Abdecken, durch*

Schmerzen, durch das Abdecken: stram.[1]

▤ *ALLGEMEINES; C; Schmerz; Abdecken, durch; Fieberhitze, bei*

Verlangen danach, möchte unbedeckt sein: **ACON. APIS Arn. Ars. Ars-i.** ars-s-f.[58] asar. **Bar-c.** bor. **Bov.** bry. calad. calc. cham. **CHIN. Chin-ar. Coff.** elaps[85] **EUPH. FERR.** ferr-i. fl-ac. **Hep. IGN.** iod. kali-i.[58] **Lach.** led. lyc. **Mag-c.** med. **MOSCH. MUR-AC. NAT-M. Nit-ac. OP. PETR. Phos. Plat. PULS.** rhus-t. **SEC.** spig. **STAPH.** sul-i.[58] **Sulph.** tax.[303] thuj. **Verat.**

ABSONDERUNGEN, Ausscheidungen, durch unterdrückte: cham.[137] merc.[58]

ANSTRENGUNG:

durch: acon. alum. **Ant-c.** ant-t. arg. ars. calc.[58] **Camph. Chin.** ferr. merc. nit-ac. nux-v. olnd. ox-ac. **Rhus-t.** samb. **Sep.** spig. spong. stann. stram. **Sumb.** valer.

▤ *ALLGEMEINES; M; Anstrengung, körperliche; agg., Anstrengung*

nach:

- **agg.**: am-m. brom. fl-ac. pyrog. rhus-t. sep.

▤ *ALLGEMEINES; M; Anstrengung, körperliche; agg., Anstrengung*

- **amel.**: ign. **Sep.** stann.

▤ *ALLGEMEINES; M; Anstrengung, körperliche; amel., Anstrengung*

ÄRGERNIS, Hitze durch: acon. **Cham.** nux-v. **Petr.** ph-ac. phos. **SEP.** staph.

☞ *Gemütsbewegungen, durch •Zorn, Fieberanfälle hervorgerufen durch* ▤ *GEMÜT; M; Zorn, Beschwerden durch*

BETT:

☞ *Z; Nachts*

im:

- **agg.**: **Acon.** adam.[222] agar. agn. am-c. am-m. ant-c. ant-t. **Apis** arg. **Arn.** asar. bapt. bor. **Bry. Calc.** calen. carb-an. **Carb-v.** cench.[58] cham. chel. chin-s. clem. coc-c. **COFF.** con. eug. graph. hell. hep. **Kali-c.** kali-chl. kali-p. **Led.** mag-c. **MAG-M.** mag-s. **MERC. Mez.** mosch. nicc. nit-ac. nux-v. ph-ac. phos. **PULS. Rhus-t.**[111] samb. sars. sil. spong. squil. **SUL-AC. Sulph.** thuj.

☞ *Wärme; agg.* ▤ *ALLGEMEINES; M; Bett; agg.; im*

◦ **Hinlegen,** beim: rhus-t.[111]

◦ **treibt** ihn nachts aus dem: graph. **Merc.**

- **amel.**: agar. bell. canth. **Caust.** cic. cocc. con. hyos. lach. **Laur. Nux-v.** sil. squil. staph. stram.

- **Gefühl** von Hitze im Bett, jedoch Abneigung, sich abzudecken: **Coff.** merc.

Aufstehen aus dem, nach: acon. agn. am-c. ambr. ant-t. ars. asar. bell. calc. carb-an. carb-v. chel. chin. coloc. dros. **Hell.** ign. iod. kali-c. mang. **Merc.** mez. petr. plat. sel. sep. spig. stront-c. sul-ac. sulph. valer. **Verat.**

▤ *ALLGEMEINES; M; Aufstehen; agg.; Liegen, vom*

Hand herausstrecken:

☞ *Frösteln, mit; Hände aus dem Bett herausgestreckt werden, wenn die*

Hitze beim Aufstehen aus dem: nicc. **Thuj.**

- **Umhergehen,** und: nicc.

BEWEGUNG:

agg.: agar. alum. am-m. ant-c. ant-t. **Ars.**[5] bell. beryl.[119] bry. **Camph.** canth. **CHIN.** chin-s. con. cur. **Nux-v. Sep.** spig.[1] spong.[1] **STANN.**[5] stram. sul-ac. tarent.[192] thea[192]

- **geringste,** verursacht Schaudern: beryl.[119]

amel.: agar. apis **CAPS.** chloram.[149] cycl. ferr. **Lyc.** merc-c. phos.[137] puls. rhus-t. sabad. samb. sel. spect.[271] tarax. valer.

ruft Frösteln hervor:

▤ *FROST; C; Frösteln; Bewegung, durch*

ruhig, bewegungslos, verhalten, möchte sich in jedem Stadium: **BRY.** gels. puls.[193]

BIER, durch:

☞ *Trinken; agg.;*

BLUTUNG amel.: bell.[58]

▤ *ALLGEMEINES; M; Blutung, Blutabsonderung; amel.*

BÜCKEN, beim: bry. **Kali-c. MERC.** merc-c.[5] sep.

▤ *ALLGEMEINES; M; Bücken; agg.*

DELIRIUM, mit:

☞ *C; Brennende, glühende Hitze; Delirium, mit rasendem*

DIARRHÖ, nach: ars.[1] elat.[171] phos.[1]

☞ *Stuhlgang; nach*

DYSENTERIE, bei: bapt.[137] ferr-p.[137] nux-v.[1]

EITERUNG, mit: calc-s.[102] verat-v.[102]

ENTBINDUNG, nach der:

☞ *C; Wochenbettfieber* ▤ *ALLGEMEINES; M; Wehen, Entbindung; Wochenbett, im*

ERBRECHEN:

agg. während: acon. aeth. all-s. **Ant-c. ANT-T. Arn. Ars.** asar.[5] bac.[62] bapt.[137] bell. bor.[1] **Bry.** cact. carb-v.[5] **Cham.** chin.[5] **Cina Cocc.** con. crot-h. cupr.[5] dor. **Elat. EUP-PER.** eup-pur. ferr. ferr-ar.[58] ferr-p. guare.[36] hep. ign. **Ip.** kali-c. lach. **Lyc.** nat-c.[5] **NAT-M.** nat-p.[58] nux-v. phos.[5] puls. sil.[5] squil.[5] **Stram.** sulph.[5] ther.[85] thuj. tub. **Verat.**
MAGEN; C; Erbrechen; allgemeine Arzneien; Hitze; •ALLGEMEINES; M; Erbrechen; agg. während Erbrechen

amel.: acon. dig. puls. sec.
ALLGEMEINES; M; Erbrechen; amel.

ERKÄLTUNG, durch: **Acon.**[1] agar.[5] alum.[5] am-c.[5] anac.[5] **Ant-c.**[5] arn.[5] **Ars.**[5] aur.[5] bar-c.[5] **Bell.**[5] boerh.[192] **Bry.**[5] **Calc.**[5] camph.[5] **Carb-v.**[5] caust.[5] **Cham.**[5] **Chin.**[5] cocc.[5] **Coff.**[5] **Coloc.**[5] **Con.**[5] croc.[5] cupr.[5] **Cycl.**[5] dig.[5] dros.[5] **Dulc.**[5] **Ferr-p.**[111] **Fl-ac.**[5] **Graph.**[5] **Hep.**[5] hydro-c.[2147] **Hyos.**[5] ign.[5] **Ip.**[5] **Kali-c.**[5] led.[5] **Lyc.**[5] mag-c.[5] **Mang.**[5] **Merc.**[5] nat-c.[5] **Nat-m.**[5] **Nit-ac.**[5] nux-m.[5] **Nux-v.**[5] op.[5] petr.[5] ph-ac.[5] **Phos.**[5] plat.[5] **Puls.**[5] ran-b.[5] **Rhus-t.**[5] ruta[5] sabin.[5] **Samb.**[5] sars.[5] sel.[5] **Sep.**[5] **Sil.**[5] **Spig.**[5] stann.[5] staph.[5] stront-c.[5] sul-ac.[5] **Sulph.**[5] valer.[5] **Verat.**[5] **Verat-v.**[111]

ERREGUNG agg.: aloe[111] **CAPS.**[54] phos.[137] sep.[5]
☞ *Gemütsbewegungen, durch* *GEMÜT; M; Erregung; Beschwerden durch; •ALLGEMEINES; M; Erregung; agg.*

ERWACHEN, beim: bell.[5] bor.[5] laur.[102] lim-b-c.[204] phos.[5] sulph.[5] thuj.[5]
ALLGEMEINES; M; Erwachen; agg.

ESSEN:

agg.:

- **während**: am-c. **Bar-c.** cham. chlor.[8] mag-m. nux-v. psor. sil. spig. staph.[111] sul-ac. tab.[111] thuj. valer. viol-t.
ALLGEMEINES; M; Essen; während
  - **Mittagessen**: mag-m. sul-ac. thuj. valer.
- **nach**: alum. **Ang.** arg-n. asaf. bar-c. bell.[1] bor. **Bry. Calc. Caust.** cham. chlor.[8] con.[5] croc. cycl. dig. fl-ac. graph. hep.[5] ign. ind. iod. **Lach.** lact.[58] **Lyc.** mag-c. mag-m. nat-m. **Nit-ac. Nux-v.** par.[5] petr. **PHOS.** plan. psor. ptel. pyrog. ran-b.[85] raph. sabad. sabin. **Sep.** sil. spig.[5] sul-ac. sulph. til. **Viol-t.**[5]
ALLGEMEINES; M; Essen; nach
  - **Frühstück**: bar-c. calc. croc. ign. iod. sabad. sulph.
  - **Mittagessen**: bar-c. bell.[1] **Dig.** nit-ac. phos. plan. ptel. sabin. sep. sul-ac. til.

amel.:

- **während**: **ANAC.** ign. lach. mez. zinc.
ALLGEMEINES; M; Essen; amel.; während
- **nach**: **ANAC.** ars. **CHIN.** cur. ferr. ign. iod. nat-c. phos. rhus-t. stront-c.
ALLGEMEINES; M; Essen; amel.; nach

FAHREN, beim:

Wagen, im:

- **agg.**: **Graph.**[5] **Psor.**
ALLGEMEINES; M; Fahren im Wagen oder mit der Bahn; während Fahren
- **amel.**: kali-n. **Nit-ac.**
ALLGEMEINES; M; Fahren im Wagen oder mit der Bahn; amel.

Wind, nach Fahren im: nit-ac.
ALLGEMEINES; M; Wetter; windigem, stürmischem, bei; nach

FLEISCH, nach: mag-c.[5]
ALLGEMEINES; C; Speisen und Getränke; Fleisch;

FROST, Fieberfrost:

mit: abies-c.[25] **ACON.** agn.[5] ail.[25] **Alum.**[5] am-c.[5] am-m.[5] ambr. aml-n.[111] **Anac.** ant-c. ant-t.[5] apis[102] apoc.[58] aq-mar.[149] arg-n.[54] **Arn.**[5] **ARS.** ars-i. ars-s-f.[58] asar. atro.[25] aza.[192] bamb-a.[1184] bapt.[25] bar-c.[5] bar-m.[58] **BELL.** benz-ac. bol.[25] **Bry.** bufo cact.[25] **CALC.** camph.[5] canth.[5] caps. carb-v. cassi-s.[192] **CHAM.** chel. chin.[5] **Chin-s.** chlorpr.[149] choc.[222] **Cina**[5] citl-v.[197] **Cocc.** coff. colch.[5] coloc. cycl.[1] **Dig.** dios.[25] **Dros.** ephe.[267] eup-per.[25] euph.[5] fago.[25] **Ferr.** ferr-ar. **Gels.**[137] **Graph. HELL. IGN.**[5] iod. ip. jab. kali-ar. kali-c.[5] kreos. kurch.[192] lac-del.[204] lac-lup.[204] lach.[5] lat-m.[119] **Led.** loxo-r.[240] lyc. meny.[85] **Merc. Mez.** mosch.[5] mygal.[25] myric.[25] nat-c. nat-m. **Nat-s.** nicc. **NIT-AC. NUX-V.**[5] ol-j.[25] **Olnd. Par.**[5] petr. ph-ac.[5] phos. plat.[5] **Plb. Podo.**[137] polyg.[25] **Puls. Pyrog.**[137] ran-b. **RHUS-T.**[5] rhus-v.[25] sabad.[5] sabin. **Samb. Sang.** sec. sel.[5] **Sep.** sil. spig. spong.[5] **Squil.**[5] staph. **Stram. SULPH.**[5] tab.[111] **Tarent.** term-c.[192] ther.[25] **Thuj. Verat.**[5] yohim.[102] **Zinc.**
☞ *Frösteln, mit*

- **Baden,** nach: term-c.[192]
- **Hitze** ohne Schweiß: sulph.[5]
- **Hitze** und Schweiß: cassi-s.[192] **Jab. Mez. Nux-v. Verat.**[5]
- **lang** andauernd: podo.[137] pyrog.[137]
- **Schweiß,** ohne nachfolgenden: **Graph.**
- **einzelne** Partien, gleichzeitig Hitze in anderen: aml-n.[111] chin.[5] **Ign.**[5] nux-v.[5] **Rhus-t.**[5] sabad.[5]
- **Schüttelfrost**: **Sec.**

ohne Frost: acet-ac. acon. aegle-f.[192] aesc. alum. ambr. **Anac. Ang.** ant-c. ant-t. **APIS Arn. ARS.** ars-s-f.[58] **Bapt. BELL.** benz-ac. bor. bov. **BRY.** cact. **Calc.** carb-v. carbn-s. caust. cedr. **CHAM. Chin.** chin-ar. **Cina** citl-v.[197] clem. coff. coloc. con. cur. elaps eup-per. eup-pur.[54] **Ferr. Ferr-ar. Ferr-p. GELS.** graph. hep. hydr. **Ip.** kali-ar. kali-bi. kali-c. kali-s.[58] lach. lachn. **Lyc.** lyss. mag-m. mag-s. mang. med. merl. nat-m. nat-sil.[58] nicc. nux-m. **Nux-v.** petr. phos. plat. podo. puls. **RHUS-T.** sabad. sabin. sang. sil. spig. stann. **Stram.** sulph. tax. **Thuj.**

- **morgens**: arn. ars. bry. calc. caust. eup-per. hep. kali-bi. kali-c. nat-m. petr. podo. rhus-t. sulph. thuj.
☞ *Z; Morgens*
  - **6 Uhr - 10 Uhr**: rhus-t.
  - **7 Uhr**: podo.
  - **9 Uhr**: kali-c.

- **vormittags**: ars. bapt. cact. calc. **Cham.** eup-pur.[54] **GELS.** lyc. med. nat-m. nux-m. nux-v. rhus-t. spig. sulph. thuj.
  ☞ *Z; Vormittags*
  - ◦ **9** Uhr - 12 Uhr: **CHAM.**
    ☞ *Z; Mittags*
  - ◦ **10** Uhr: **GELS. NAT-M. Rhus-t.** thuj.
  - ◦ ◦ **11** Uhr, bis: gels. **NAT-M.** thuj.
  - ◦ **11** Uhr: **Bapt.** cact. **Calc.** med. **NAT-M.** thuj.
- **mittags**: ars. spig. stram. sulph.
  ☞ *Z; Mittags*
- **nachmittags**: aesc. anac. ang. apis **ARS. BELL. Bry.** calc. caust. cedr. chin. chin-ar. clem. coff. con. cur. eup-per. ferr. ferr-ar. **Gels.** graph. hep. ip. kali-ar. kali-bi. kali-c. lyc. nat-m. nicc. nux-v. petr. puls. rhus-t. sabin. **Sang. Sil.** stann. sulph.
  ☞ *Z; Nachmittags*
  - ◦ **12** Uhr - 13 Uhr: sil.
  - ◦ **13** Uhr - 14 Uhr: **ARS.**
  - ◦ **14** Uhr: cur. kali-c. **PULS.**
  - ◦ ◦ **15** Uhr, bis: cur. kali-c.
  - ◦ **15** Uhr: apis ars. clem. coff. cur. ferr. lyc. nicc. sang.
  - ◦ ◦ **16** Uhr, bis: **APIS** clem. lyc. **Sang.**
  - ◦ **16** Uhr: **ANAC. Apis** ars. graph. hep. **Ip.** kali-bi. **LYC.** puls. stann.
  - ◦ ◦ **die** ganze Nacht andauernd: ars. **Hep.** puls. stann.
    ☞ *Z; Nachts*
  - ◦ ◦ **20** Uhr, bis: **Lyc.**
  - ◦ **17** Uhr: con. kali-bi. kali-c. petr. sabin. stann.
  - ◦ ◦ **18** Uhr, bis: petr.
  - ◦ ◦ **sehr** schlechte Laune: con.
  - ◦ **17.30 Uhr, mit Prickeln in der Zunge**: cedr.
- **abends**: acon. aesc. alum. ambr. anac. ang. ant-t. apis arn. ars. **Bapt. BELL.** bor. bov. **BRY.** calc. carb-v. caust. **Cham.** chin. chin-ar. **Cina** coff. coloc. eup-per. ferr. ferr-ar. ferr-p. hep. ip. kali-ar. kali-bi. kali-c. kali-s.[58] lach. lachn. lyc. nat-m. nicc. nux-m. nux-v. **Petr.** plat. podo. **PULS. RHUS-T.** stann. sulph. thuj.
  ☞ *Z; Abends*
  - ◦ **18** Uhr: ant-t. calc. carb-v. caust. cham. kali-c. lachn. lyc. **NUX-V.** petr. rhus-t.
  - ◦ ◦ **19** Uhr, bis: **Calc.** nux-v.
  - ◦ ◦ **20** Uhr, bis: ant-t. caust.
  - ◦ ◦ **Mitternacht,** bis: lachn.
  - ◦ ◦ **Abend,** am: cham. lyc. **Nux-v. Rhus-t.**
    ☞ *Z; Nachts*
  - ◦ **19** Uhr: aesc. ambr. bov. **Calc.** lyc. **Nux-v.** petr. rhus-t.
  - ◦ ◦ **20** Uhr, bis: ambr.
  - ◦ ◦ **Mitternacht,** bis: aesc.
  - ◦ **20** Uhr: coff. ferr. hep. sulph.
  - ◦ **täglich,** zur gleichen Stunde, Fieber mit Kurzatmigkeit: cina
- **nachts**: acon. ang. ant-t. apis **ARS.** ars-s-f.[58] **BAPT. BELL. BRY. Calc. Carb-v.** caust. cham. **Cina** coff. ferr. **Ferr-ar.** gels. hep. ip. **Kali-bi.** lachn. lyc. nat-m. nat-sil.[58] nicc. nux-v. petr. **Phos.** podo. **Puls. RHUS-T.** stram. sulph. thuj.
  ☞ *Z; Nachts*
  - ◦ **21** Uhr - 2 Uhr: nat-sil.[58]
- **Mitternacht**:
  - ◦ **vor**: acon. ant-c. ars. **BRY.** cact. calc. **Carb-v.** cham. elaps hydr. lach. lyc. mag-m. mag-s. nat-m. petr. puls. sabad.
  - ◦ ◦ **22** Uhr: ars. elaps **Hydr.** lach. petr. sabad.
  - ◦ ◦ **23** Uhr: cact. **Calc.** mag-m.
  - ◦ **gegen**: **ARS.** kali-c. med. nux-v. stram. sulph.
  - ◦ ◦ **2** Uhr, bis: **ARS.**
  - ◦ ◦ **3** Uhr, bis: **ARS.** kali-c. med.
  - ◦ **nach**: ang. arn. **ARS.** benz-ac. bor. ferr. kali-c. lyc. nat-m. sulph. tax. thuj.
  - ◦ ◦ **1** Uhr - 2 Uhr: **ARS.**
  - ◦ ◦ **2** Uhr: **ARS.** benz-ac. kali-c.
  - ◦ ◦ ◦ **4** Uhr, bis: kali-c.
  - ◦ ◦ **3** Uhr: ang. thuj.
  - ◦ ◦ **4** Uhr: arn.

FROST, Fieberfrost, ohne:
☞ *Frost, Fieberfrost; ohne Frost*

FRÖSTELN, mit: acon. agar. **Anac.** androc.[222] **APIS Arn. Ars.** atista[192] bapt. bar-c. bar-m. **Bell.** bor. bros-g.[259] **CALC.** camph.[1] carb-v. carbn-s.[58] cassi-s.[192] **Caust. Cham.** cocc.[102] **COFF. Colch.** cur. dros. **Elaps** hep. kali-ar. **KALI-BI. Kali-c.** kali-i. **Kali-s.** lach. lachn. led. lyss.[85] **Merc.** nat-m. nux-v. ozone[227] phos. **Podo. PULS. Pyrog.** sabin. sec. **Sep.** sil. **Spig. Squil.** stram. **Sulph. Tarent. THUJ. Tub. VERAT.** yohim.[102] **Zinc.**
☞ *Frost, Fieberfrost; mit*

abwechselnd mit Hitze, die bei Berührung nicht tastbar ist: merc.
☞ *A; Abwechselnd mit*

zieht sich noch lange ins Hitzestadium hinein: **Podo. Pyrog.**

Anheben der Bettdecke, beim:
☞ *Abdecken; Frösteln, lässt ihn*

Bewegung, bei geringster:
▤ *FROST; C; Frösteln; Bewegung, durch*

Hände aus dem Bett herausgestreckt werden, wenn die: arn. **Bar-c.** bor. **Hep. NUX-V.** pyrog. stram. **Tarent. TUB.**

Schweiß, mit: cocc.[102]

GEHEN im Freien:

agg.:
▤ *ALLGEMEINES; M; Gehen; während Gehen agg.; Freien, im*

- **während**: am-c. am-m. arg. bell. bor. bry. **CAMPH.** caust. chin. con.[1] cur. hep. hyos. led.[1] m-aust.[5] meny. **Nux-v.** ph-ac. rhus-t. sabad. **Sep.** spig. staph. tarax. thuj.
  ☞ *Luft; frische, im Freien; agg. •Luft; frische, im Freien; agg.; verstärkt das Fieber*

GEHEN im Freien (Forts.)

- **nach**: ars. calc.[1] caust. meny.[1] **Petr. RAN-S. Rhus-t.** sabin. **Sep.**
  ▥ *ALLGEMEINES; M; Gehen; nach Gehen agg.; Freien, im*

amel.: alum. asar. caps. cic. lyc. mag-c. mosch. **Phos. Puls.** sabin. tarax.
  ▥ *ALLGEMEINES; M; Gehen; amel.; während Gehen amel.;*

GEISTIGER Anstrengung, nach:

agg.: ambr. bell. nux-v. **Olnd.**[5] phos. **Sep.**[5] sil. spong.[137]
  ▥ *GESICHT; C; Hitze; allgemeine Arzneien; geistige Anstrengung, durch •ALLGEMEINES; M; Geistige Anstrengung; agg.*

amel.: ferr. nat-m.
  ▥ *ALLGEMEINES; M; Geistige Anstrengung; amel.*

GEMÜTSBEWEGUNGEN, durch: **CAPS.**[54]
  ☞ *Ärgernis, Hitze durch •Erregung agg. •Gespräch, Unterhaltung, durch •Heimweh, durch •Schreck, Furcht, durch •Sorgen, durch •Zorn, Fieberanfälle hervorgerufen durch* ▥ *GEMÜT; M; Gemütsbewegungen agg.; nach*

GERÄUSCH, durch: bry.
  ▥ *ALLGEMEINES; M; Geräusch, Lärm; agg.*

GESCHWÄTZIGKEIT, mit:
  ▥ *GEMÜT; C; Geschwätzigkeit, Redseligkeit; Fieber, während*

GESPRÄCH, Unterhaltung, durch: sep.
  ☞ *Gemütsbewegungen, durch* ▥ *ALLGEMEINES; M; Gespräch, Unterhaltung; agg.*

GETRÄNKE:

agg., warme: mag-c.[58] sumb.
  ▥ *ALLGEMEINES; C; Speisen und Getränke; warme; Getränke;*

amel., kalte: bamb-a.[1184]
  ☞ *Trinken; amel.; Wasser, kaltes* ▥ *ALLGEMEINES; C; Speisen und Getränke; kalte; Getränke, kalte;*

GRIPPE, Influenza:
  ▥ *KLINISCHES; C; Grippe, Influenza*

HANDARBEIT, durch: merc.[5]
  ▥ *ALLGEMEINES; M; Handarbeit agg.*

HAUTBESCHWERDEN, mit:
  ☞ *C; Exanthem, Fieber mit (z.B. bei Masern)*

HEIMWEH, durch: caps.[137] carc.[233]
  ☞ *Gemütsbewegungen, durch* ▥ *GEMÜT; M; Heimweh, Beschwerden durch*

HEIßE Jahreszeit:
  ☞ *Z; Sommer, im*

HERZBESCHWERDEN, bei: acon.[76]

HUSTEN agg.: am-c. **Ambr.**[5] ant-t. **Arn. Ars.** bell. carb-v. chin.[137] hep. hyos. ign.[137] iod. ip. kreos. lach. led. lyc. m-arct.[5] mag-m. mur-ac.[137] nat-c. nat-m.[137] nux-v. phos. puls. **Sabad.**[5] sep.[1] **Squil.**[5] sulph. thuj.[137]

HUT aufsetzen, agg.: agar.[1]
  ☞ *Wärme; agg.;*

IMPFUNGEN, nach: carc.[207]
  ▥ *ALLGEMEINES; M; Impfung; nach*

KÄLTE, mit äußerer: aran.[85] arn. **Ars.** bell. bell-p.[256] bry. calc. canth.[102] carb-v.[1] chin. corv-c.[258] euph. hell. iod. lith-c.[227] merc. mez. mosch. ph-ac. phos. plat.[58] puls. rhus-t. sabad. spong. stann. sulph.[1] tab.[111] verat.

KÄLTESCHAUER, mit: acon. adam.[222] am-c.[5] anac. ant-t. **Apis ARN. Ars.** asar.[5] bar-c. **Bell.** beryl.[119] bor.[5] bov. bry. bufo[111] buth-aust.[149] **Calc.** calen. caps.[5] carb-v. carbn-s. **CAUST. Cham.**[5] chel.[5] chin. **Chin-s.** cina cocc. coff.[5] coloc.[5] **Cur.** cycl. **Dros. Elaps**[54] **Eup-per.** ferr.[85] **GELS.** graph.[5] **HELL.**[5] **Hep.** hydro-c.[149] ign. **Ip.** kali-bi. kali-c.[5] kali-i.[137] **Lach.** lob. mag-m. **Mag-p.** meny. merc. mosch. mur-ac.[36] **NUX-V.** petr. ph-ac. phos.[5] plat. **Podo.** psor. puls. rheum[5] **Rhus-t.** sabad. **Samb.**[5] sec.[137] sep.[5] sil.[5] spig.[5] stram. **SULPH. Tarent.** tub. verat.[5] vip.[85] **Zinc.**
  ☞ *Schaudern; Hitze, bei* ▥ *FROST; C; Schüttelfrost*

abwechselnd mit Fieberhitze: acon. am-c.[5] ars. asar.[5] **BELL.** bor.[5] bov. **Bry.** calc. caust. **Cham.**[5] chel.[5] chin. **Cocc.** coff.[5] coloc.[5] cycl. **Dros. Elaps** graph.[5] hep. **Ip.** kali-bi. kali-c.[5] lach. lob. **MERC.** mosch. **Nux-v.** ph-ac. phos.[5] **Plat.** rheum[5] rhus-t.[5] sabad. **Sep.**[5] sil.[5] spig.[5] **Sulph.**[5] verat.[5]

Abdecken, durch: apis **ARN.** bar-c. **Calc.** chin. **Chin-s.** lach. **NUX-V. Psor. Rhus-t.** stram. **Tarent. TUB.**
  ☞ *Abdecken; agg. •Abdecken; Frösteln, lässt ihn* ▥ *FROST; C; Schüttelfrost; Abdecken, durch*

Bewegung, durch: apis **Arn.** beryl.[119] **NUX-V.** podo. stram.

- **geringste**: beryl.[119]
  ▥ *ALLGEMEINES; M; Bewegung; während; leichter Bewegung, bei*

Durst:

- **mit**: caps.[5]

- **ohne**: **Hell.**[5] spig.[5]

Schweiß, gefolgt von: caps.[5]

Schweiß mit Hitze, und: **NUX-V.** podo. **Rhus-t.** sulph.

Trinken, durch: bell. calen. **CAPS.** elaps[54] **Eup-per. NUX-V.**

- **Wasser,** kaltes: **Bell.** calen. **CAPS.** elaps[54] eup-per. **Nux-v.**

KATHETERISIERUNG, nach: **Acon.**[85] camph-ac.[102] petros.[85]
  ▥ *ALLGEMEINES; M; Katheterisierung, Beschwerden durch*

KOITUS, nach: graph. nux-v.
  ▥ *ALLGEMEINES; M; Koitus; nach*

KONVULSIONEN:

vor: zinc.[81]

mit:
  ☞ *C; Intensive Hitze, hohes Fieber; Konvulsionen, mit*

nach: calc.[1]

LESEN, beim: **Ambr.**[5] **Olnd.**[5]

LIEGEN:

Hinlegen, nach dem: **Agn.**[5] **Chel.**[5] **Coff.**[5] **Hell.**[5] puls.[5] rhus-t.[5] **Samb.**[5] spong.[5] squil.[5]

ruhigem Liegen, bei: arn.[5]

LUFT:

Abneigung gegen kalte und warme: cocc.

frische, im Freien:

- **agg.**: ang.[1] chin. cur. nux-v. staph.[1]
  ☞ Gehen im Freien; agg.; während ▯ ALLGEMEINES; M; Luft; frische, im Freien; agg.

◦ **verstärkt** das Fieber: chin. cur. **NUX-V.**
  ☞ Gehen im Freien; agg.; während

- **amel.**: canth. mosch. **Nat-m.** phos.[1]
  ▯ ALLGEMEINES; M; Luft; frische, im Freien; amel.

LUFTZUFÄCHELN, mit Verlangen nach, anstelle von Durst: **Carb-v.**[137]
▯ ALLGEMEINES; C; Fächeln, Zufächeln von Luft; Verlangen danach

MASERN:
☞ C; Exanthem, Fieber mit (z.B. bei Masern); Rubeola

MENSES:

vor: am-c. calc. carb-an. con. cupr. iod. kali-c. lyc. merc.[26] nit-ac. puls. sep. thuj. tub-sp.[151]

während: **Acon.** aesc. **Bell.** bry. **Calc.**[102] carb-an. gels. **Graph.** helon. hyos.[5] kali-bi. kreos. mag-c. mag-m. mag-s.[10] merc. nat-m. nit-ac.[1] nux-v. **Phos.** pitu-a.[164] pyrog.[111] rhod. **SEP.** **Sulph.** thuj.[102] uran-n.[25]
▯ ALLGEMEINES; M; Menses; während

- **nachts**: calc.[102]
  ☞ Z; Nachts

MONONUKLEOSE, nach: carc.[193]
▯ ALLGEMEINES; M; Mononukleose, Nachwirkungen von

NÄSSE, Feuchtigkeit agg.: chin-ar.[58]

REFLEX durch lokale Reizung, als: **Cham.**[102] **Cina**[102] gels.[102] ign.[102] ip.[102] merc.[102] nux-v.[102] sang.[102] sulph.[102] verat-v.[102]

RUHE agg.: achy.[149] spect.[271] tarent.[192]
▯ ALLGEMEINES; M; Ruhen, Ausruhen; agg.

SÄUGLINGEN, bei: acon.[54]

SÄUREN, nach: lach.[56]

SCHAUDERN: acon. bell. bov. caps. cham. coff. hell. hyos.[85] ign.[5] kali-i. nat-m. nux-v. rheum rhus-t. zinc.

abwechselnd mit Hitze: bov.

<> **Erwachen,** beim: ign.[5]

Hitze, bei: acon. **Bell.** caps. **CHAM.** coff. **Hell.** ign. **Kali-i.** nat-m. **Nux-v.** rheum **Rhus-t.** zinc.
☞ Kälteschauer, mit

◉ - **anhaltend,** eine Wange rot und heiß: coff.

SCHIFF, an Bord von einem: bapt.[102]
▯ ALLGEMEINES; M; Schiff, Beschwerden durch Fahren mit dem

SCHLAF:

Hitze kommt im Schlaf: **Acon.**[5] **Alum.** anac. ant-t.[5] apis apisin.[5] **Ars.** astac. **Bar-c.** bell.[5] **Bor.** bov. **Bry.** **CALAD.** **Calc.**[5] camph.[5] caps. cham. chin. chin-ar. cic.[5] **Cina** con.[5] croc.[5] cycl. **Dulc.** gels. gins. hep.[5] hyos.[5] ign.[5] **Lach.** **Led.**[5] lil-t. **Lyc.** m-arct.[5] merc. merc-c.[5] **MEZ.** **Nat-c.** **Nat-m.** nat-p. **Nit-ac.** **Nux-m.**[5] nux-v.[5] **OP.**[5] **Petr.** ph-ac.[5] **Phos.**[5] **Puls.**[5] ran-b. **Rheum** **Rhus-t.**[5] **SAMB.** sec.[5] sep. **Sil.** spong.[5] stram.[5] tarax. thuj. **Ust.** valer.[5] vario. verat.[5] **Viol-t.**[5]
▯ ALLGEMEINES; M; Schlaf; während

- **Hitze** und Frost, zwischen: **Nux-v.**[5] rhus-t.[5]

- **kalte** Füße und Schweiß beim Erwachen: **SAMB.**

- **Kinder** und ältere Menschen: **Op.**[54]

◉ - **betäubender** Schlaf: acon.[5] **Ant-t.**[5] **Apisin.**[5] bell.[5] calc.[5] camph.[5] cic.[5] con.[5] croc.[5] hep.[5] hyos.[5] ign.[5] led.[5] nux-m.[5] **Op.**[5] ph-ac.[5] phos.[5] puls.[5] rhus-t.[5] sec.[5] spong.[5] stram.[5] valer.[5] verat.[5]

nach:
▯ ALLGEMEINES; M; Schlaf; nach Schlaf

- **agg.**: agar. anac. arn. ars. **Bell.** **Bor.** calad. calc. caust. cic. **Cina** cocc. coloc. con. **Ferr.** ferr-ar. ferr-p. hep. ip. kreos. lyc. mag-m. merc. **Mosch.** nat-m. nit-ac. **Op.** petr. ph-ac. **SULPH.** **TARAX.** tarent.[192] thuj. zinc.

- **amel.**: **CALAD.** chin. colch. hell. nux-v. **Phos.** **Sep.**
  ▯ ALLGEMEINES; M; Schlaf; amel.; nach Schlaf

SCHMERZEN, mit:

durch: ars.[1] carb-v. cham. sec.

- **Magen,** im: sec.

mit: bry.[137] canth.[137] carb-v.[5] rhus-t.[137] spong.[76]

- **Herzen,** im: spong.[76]

SCHRECK, Furcht, durch: chen-a.[54] op.[54]
☞ Gemütsbewegungen, durch ▯ GEMÜT; M; Schreck oder Furcht, Beschwerden durch

SCHWEIß:

amel.: ars.[137] lyc.[137] rhus-t.[137]
▯ ALLGEMEINES; M; Schweiß; amel.

Hitze, während:
▯ SCHWEISS; M; Hitze; agg. während

ohne Schweiß: acon. alum. am-c. anac.[1] **Apis** **Aran.** arg-n. arn. **ARS.** ars-i. ars-s-f.[58] **BELL.** bism. **Bov.** **BRY.** **CACT.** **Cahin.**[144] calc. caps. carbn-s. **Cham.** chin. coff. colch. cor-r. corn. crot-h. dulc. **Eup-per.** **GELS.** **Graph.** **Hyos.** ign. iod. **Ip.** kali-ar. kali-bi. **Kali-c.** kali-p. **Kali-s.** kali-sil.[58] lach. led. **Lyc.** mag-c. merl. nat-ar. nat-c. nat-m. nat-sil.[58] nit-ac. **NUX-M.** nux-v. olnd. op. **Ph-ac.** phel. **Phos.** **Plat.** **Plb.** **Psor.** puls. ran-b. **Rhus-t.** sabad. sang. scol.[85] sec. sil. spong. squil. staph. sul-i.[58] **Sulph.** tub. verb.
☞ C; Trockene Hitze ▯ HAUT; C; Trockenheit; Unfähigkeit zu Schwitzen

- **21** Uhr - 2 Uhr: nat-sil.[58]

- **rechter** Arm: scol.[85]

unterdrückt: rhus-t.[58]
▯ ALLGEMEINES; M; Schweiß; Unterdrückung der Schweißabsonderung, Folgen von

SITZEN, beim:

agg.: alum.[5] calc.[5] graph.[1] mang.[5] phos. rhus-t.[1] **SEP.**[5]
☞ *Stehen, im; amel.* ▤ *ALLGEMEINES; M; Sitzen; agg.*

amel.: nux-v.
☞ *Stehen, im; agg.* ▤ *ALLGEMEINES; M; Sitzen; amel.*

SONNE:

Gehen in der Sonne, beim: ant-c.

Sonnenhitze, in der: **Ant-c. Bell. Cact. Glon.** lyss. nat-c. puls. sep.
▤ *ALLGEMEINES; M; Sonne; agg.* •*ALLGEMEINES; M; Wärme; agg.; Sonnenhitze, durch* •*C; Sonnenstich*

SORGEN, durch: **Lach.**[54]
☞ *Gemütsbewegungen, durch* ▤ *GEMÜT; M; Sorgen; agg.*

SPEISEN, warme, **agg.**: mag-c.[58]
▤ *ALLGEMEINES; C; Speisen und Getränke; warme;*

SPRECHEN, beim: **Ars.**[5] **Sel.**[5] sep.[5] squil.[5]
▤ *ALLGEMEINES; M; Sprechen; agg.*

STEHEN, im:

agg.: arg. con. **Mang.** puls. rhus-t.
☞ *Sitzen, beim; amel.*

amel.: bell. cann-s. iod. ip. phos. sel.
☞ *Sitzen, beim; agg.*

STRECKEN amel.: tax.[303]
▤ *ALLGEMEINES; M; Strecken, Recken; amel.*

STUHLGANG:

vor: calc. croto-t. cupr. **Mag-c. Merc. Phos.** samb. verat.

während: ars. cham. puls. rad-br.[102] rhus-t. sulph.
▤ *ALLGEMEINES; M; Stuhlgang; während Stuhlgang*

nach: ars. bry. caust. nux-v. rhus-t. sel.
☞ *Diarrhö, nach* ▤ *ALLGEMEINES; M; Stuhlgang; nach Stuhlgang*

STURM, vor und während: sil.[1]
▤ *ALLGEMEINES; M; Wetter; windigem, stürmischem, bei;*

SYPHILIS, bei: **Bapt.**[102] chin.[102] **Chin-s.**[102] gels.[102] **Merc.**[102] phyt.[102]
▤ *ALLGEMEINES; C; Syphilis*

TABAKRAUCHEN, beim: cic. ign. sep.
▤ *ALLGEMEINES; M; Tabak; agg.*

TEMPERATURWECHSEL, nach plötzlichem: achy.[149]
▤ *ALLGEMEINES; M; Wechsel, Veränderung; agg.;*

TRINKEN:

agg.: ars. bar-c. bell. calc. canth. carb-v. cham. cocc. ferr. fl-ac. gins. ign. iod. nat-m. nux-v. rhus-t. sep. sil. sulph. tama.[197] tarent.[192]
▤ *ALLGEMEINES; M; Trinken; beim*

- **Bier**: **Bell. Ferr.** rhus-t. sulph.
▤ *ALLGEMEINES; C; Speisen und Getränke; Bier; agg.*

- **Kaffee**: canth. cham. rhus-t.
▤ *ALLGEMEINES; C; Speisen und Getränke; Kaffee; agg.*

- **Wasser,** kaltes: calc. canth. ign. **Rhus-t.** sep. tama.[197] tarent.[192]

◦ **Frösteln,** verursacht:
☞ *Kälteschauer, mit; Trinken, durch; Wasser, kaltes*

◦ **Überhitzung,** nach: tama.[197]

- **Wein**: ars. **Carb-v.** fl-ac. gins. iod. nat-m. nux-v. sil.
▤ *ALLGEMEINES; C; Speisen und Getränke; Wein; agg.*

amel.: ars. bism. caust. cupr. fl-ac. lob. med.[85] op. phos. sep.
▤ *ALLGEMEINES; M; Trinken; amel. nach*

- **Kaffee**: ars.
▤ *ALLGEMEINES; C; Speisen und Getränke; Kaffee; amel.*

- **Wasser,** kaltes: bism. **CAUST.** cupr. fl-ac. lob. op. **Phos.** sep.
☞ *Getränke; amel., kalte*

TUBERKULOSE, bei: acon.[102] all-s.[102] ars.[102] ars-i.[102] **Bapt.**[102] calc-i.[102] chin.[102] **Chin-ar.**[102] chin-m.[102] **Ferr-p.**[102] iod.[102] lyc.[102] nit-ac.[102] phos.[102] sang.[102] sil.[102] stann.[102]

VENEN, mit erweiterten:
☞ *C; Brennende, glühende Hitze; erweiterten Blutgefäßen, mit*

VERLETZUNGEN, nach: **Acon.**[5] **Apisin.**[5] **ARN.**[5] **Ars.**[122] bry.[5] cact.[85] **Calen.**[193] carb-v.[5] **Chin.**[122] **Coff.**[54] croc.[5] euphr.[5] ham.[102] hep.[5] **Iod.**[122] **Lach.**[5] led.[193] **Lyss.**[122] merc.[5] myris.[102] nat-c.[5] **Nit-ac.**[5] ph-ac.[5] phos.[5] **Puls.**[5] **Rhus-t.**[5] **Staph.**[5] **Sul-ac.**[5] **Sulph.**[5] tam.[142]
▤ *ALLGEMEINES; M; Unfall, Beschwerden durch* •*ALLGEMEINES; C; Verletzungen (Sturz, Prellung, Quetschung, Schlag etc.)*

WÄRME:

agg.: acon. **APIS** bry. calc. cham. coff. ferr. ign. led. lyc. mur-ac. nux-v. op. petr. **PULS.** rhus-t. staph. sulph. verat.
☞ *Bett; im; agg.* ▤ *ALLGEMEINES; M; Wärme; agg.*

- **Bettzeug,** Bedeckung: acon. **APIS** calc. **Cham.** coff. ferr. **IGN. Led.** lyc. mur-ac. nux-v. op. **Petr. PULS.** rhus-t. staph. sulph. verat.
☞ *Hut aufsetzen, agg.* •*Zimmer, warmes; agg.* ▤ *ALLGEMEINES; M; Bedecken, Zudecken; agg.*

amel.: cham.[58]
▤ *ALLGEMEINES; M; Wärme; amel.*

WASCHEN:

agg.: am-c. rhus-t. sep. sulph.

amel.: **APIS** bapt. **FL-AC.** hydrc.[192] **PULS.**

- **Füße**: hydrc.[192]

WEIN, nach:
☞ *Trinken; agg.;*

WETTER:

warmem, bei: nit-ac.[1]
☞ *C; Tropenfieber*

Wetterwechsel:
☞ *Temperaturwechsel, nach plötzlichem* ▤ *ALLGEMEINES; M; Wetter; Wetterwechsel; agg.*

ZAHNSCHMERZEN, bei:
▤ *ZÄHNE; C; Schmerz, Zahnschmerz; Fieber, während*

ZAHNUNG, während der: **Acon.**[5] agar.[5] ars.[5] bell.[5] bor.[5] bry.[5] **Calc.**[5] **Cham.**[5] cic.[5] coff.[5] cupr.[5] **Ferr-p.**[54] **Gels.**[54] hep.[5] hyos.[5] ign.[5] ip.[5] lach.[5] merc.[5] merc-c.[5] nit-ac.[5] **Nux-v.**[5] phyt.[54] puls.[5] **Rheum**[54] rhus-t.[5] sec.[5] sil.[5] stram.[5] **Sulph.**[5] thuj.[5] **Verat-v.**[54]
ALLGEMEINES; M; Zahnung, Beschwerden durch

ZIMMER, warmes:

agg.: **Am-m.** ang. **APIS** **Bry.** **Ip.** kali-c.[1] kali-n.[5] **Lyc.** mag-m. nat-m. nicc. plan. **PULS.** rhod.[5] sul-ac. **Sulph.** zinc.
☞ *Wärme; agg.; Bettzeug, Decken, durch ALLGEMEINES; M; Zimmer, im; agg.; warmes Zimmer*

unerträglich, ist: **APIS**

ZORN, Fieber hervorgerufen durch: acon. **CHAM.** **Cocc.** coloc. ign. nat-m. nux-v. **Petr.** **SEP.** **STAPH.**
☞ *Ärgernis, Hitze durch •Gemütsbewegungen, durch •C; Schleichendes Fieber; Zorn, durch •C; Stillfieber (stillende Frauen); Zorn, durch GEMÜT; M; Zorn, Beschwerden durch •GEMÜT; C; Zorn, Ärger; Fieber, während*

ERSTRECKT SICH

ABSTEIGEND:
☞ *Erstreckt sich; abwärts*

AUFSTEIGEND:
☞ *Erstreckt sich; aufwärts*

ERSTRECKT sich:

abwärts: acon. agar. **Alum.** bar-c. **Bell.** calc-p. canth. **Caust.** chel. cic. coff. colch. croc. euphr. laur. mag-c. mez. mosch. nat-c. op. par. ruta sabad.[5] sabin. staph. stront-c. sul-ac. tax.[303] thuj. valer. verat. zinc.

aufwärts: **Acon.** agar. alum. alum-p.[58] am-m. ang. ant-t. arg.[5] arund. bell. calad. canth. carb-an. **Cina** colch. croto-t. dig. glon. **Hyos.** kali-c. **Lach.** led. lyc. mag-c.[5] mang. **Nat-m.** **PHOS.** **Plb.**[5] puls.[5] sabad. sars. **SEP.** spig.[5] stann.[5] staph.[5] stront-c.[5] **SULPH.** sumb. **Verat.**

ORT

ADERN, in den:
☞ *Innerliche Hitze; brennend; •C; Brennende, glühende Hitze; innerlich;*

ANTERIOR:
☞ *Vorderseite des Körpers*

ÄUßERLICHE Hitze: **ACON.** aeth. agar.[5] **Agn.** ail. alum. alum-sil.[58] am-c. am-m.[5] ambr.[5] **Anac.** ang.[5] ant-c.[5] **Ant-t.** apis arg.[5] **Arn.** **ARS.**[5] **Ars-i.** ars-s-f.[58] asaf. asar. atro. aur.[5] bapt. bar-c. **BELL.** berb. bism. bor.[5] bov.[5] **BRY.** calad.[5] **Calc.** calc-ar. calc-sil.[58] camph.[5] cann-i. cann-s.[5] **CANTH.** **Caps.** carb-an.[5] **Carb-v.** carbn-s. **Caust.**[5] cedr. **CHAM.** chel. **Chin.**[5] **Chin-s.** chlor. cic. cimic. cina[5] clem.[5] coc-c. **COCC.** **Coff.** **Colch.**[5] **Coloc.** con. cor-r. croc.[5] crot-h. cupr. cycl.[5] dig. dros. **Dulc.**[5] elaps euph.[5] euphr.[5] ferr.[5] gamb. **Graph.**[5] guai.[5] **Hell.** hep. hydrog.[222] **HYOS.**[5] **IGN.** iod. ip. jatr. kali-ar. kali-bi.[111] kali-c. kali-chl. kali-i. kali-n. kali-sil.[58] kreos.[5] lac-c. **Lach.** laur. led.[5] **Lyc.** m-arct.[56] m-art.[5] m-aust.[5] mag-c. mag-m.[5] mang.[5] meny. **MERC.**[5] **Merc-c.** mez.[5] mosch.[5] mur-ac. nat-ar. nat-c.[5] nat-m. nit-ac.[1] nux-m.[5] **Nux-v.** olnd.[5] **OP.**[5] par. petr.[5] ph-ac.[5] **Phos.** phyt. plat.[5] plb. ptel. **PULS.**[5] pyrog. ran-b. ran-s.[5] raph. rat. **Rheum** rhod.[5] **RHUS-T.** ruta sabad.[5] sabin.[5] samb.[5] sars.[5] sec. sel.[5] seneg.[5] sep. **SIL.** spig. spong.[5] **Squil.** **Stann.**[5] staph.[5] **STRAM.** stront-c.[5] sul-ac. sul-i.[58] **Sulph.** tab. tarax.[5] **Tarent.** teucr.[5] **Thuj.** valer.[5] verat. verb.[5] viol-o.[5] viol-t.[5] zinc.

morgens: bell. canth.
☞ *Z; Morgens*

- **10** Uhr - **15** Uhr: canth.

nachmittags:
☞ *Z; Nachmittags*

- **16** Uhr: coff. ptel.
- **Frösteln,** mit: ars. ign.
  - **Röte** ohne innere Hitze, und: **IGN.**

abends: anac. ars. coff. elaps iod. nat-ar. nat-m. plb. rhus-t. squil.[1] sulph.
☞ *Z; Abends*

- **20** Uhr: coff. nat-ar.
- **21** Uhr: elaps
- **22** Uhr: ars.
- **23** Uhr: nat-m.
- **Hinlegen,** nach: coff. squil.[1]

nachts: **Bry.** **Colch.** hep. kali-bi. phos. ptel. rhus-t.
☞ *Z; Nachts*

- **2** Uhr, beim Erwachen: hep.
- **Mittagessen,** nach dem: ptel.

Frösteln, mit: **Acon.** agn. alum. alum-sil.[58] **Anac.** **Arn.** **ARS.**[5] ars-s-f.[58] asar. atro. **Bell.** berb. **Bry.** **CALC.** **CALC-AR.** calc-sil.[58] cann-i. chin.[5] **Cocc.** **Coff.** colch.[5] coloc. dig. dros. gamb. **Hell.** hep. **IGN.** kali-bi.[111] **Kali-n.** lac-c. **Lach.** **Laur.** **Lyc.** **Meny.** merc.[5] mez.[5] mur-ac. nat-m. **NUX-V.** par. **Phos.** plat.[5] plb. puls.[5] **PYROG.** ran-b. raph. rat. rheum sel.[5] **SEP.** **Sil.** **Squil.** sul-i.[58] **Sulph.** tab. **THUJ.** **Verat.**

- **fliegende** Hitze: ars.[5] merc.[5] plat.[5] **Puls.**[5]

gelber Haut, mit: merc-c.

Luft zugefächelt haben, möchte, statt Durst, während Hitze: **CARB-V.**

Empfindung von Hitze:

- **äußere** Hitze, ohne dass diese objektiv tastbar ist: **CHAM.** ign.
- **Kälte** des ganzen Körpers, bei: bar-c.

BLUTGEFÄßEN, Empfindung von Fieber in den, nachts: nit-ac.[1]
☞ Innerliche Hitze; brennend; •C; Brennende, glühende Hitze; innerlich;

HINTERER Teil des Körpers:
☞ Rückseite des Körpers

INNERLICHE Hitze: **ACON.**[5] agar. **Aloe**[122] alum. am-c.[5] am-m.[5] ambr.[5] **Anac.** ang.[5] ant-c.[5] ant-t.[137] apis[137] **Apisin.**[5] arg.[5] **ARN.**[137] **ARS.** ars-i. asaf.[5] asar.[5] aur. bar-c.[5] **BELL.**[5] berb. bism.[5] bor.[5] bov.[5] **Brom. BRY.** calad.[5] **Calc. Camph.**[137] cann-s.[5] **Canth.**[5] caps. carb-an.[5] **Carb-v.**[1] **Caust. CHAM.**[5] chel.[122] chin.[111] **Cic.**[5] cina[137] citl-v.[197] clem.[1] cocc.[5] **Coff.**[137] colch.[5] coloc.[1] com.[111] **Con.**[5] croc.[5] **Cupr.**[5] **Cycl.**[5] dig.[137] dros.[137] dulc.[5] **Euph.**[5] **Ferr.** ferr-ar. ferr-i. **Ferr-p. Fl-ac.** graph.[1] guai.[5] **Hell.** hep.[5] hydrog.[222] hyos. ign. **Iod.** ip.[137] **Kali-ar. Kali-c.**[5] kali-n.[5] kali-p. kreos.[5] **Lach.**[5] **LAUR. Led.**[5] lim-b-c.[204] **Lyc.** m-arct.[5] m-art.[5] m-aust.[5] **MAG-C.** mag-m.[1] mang.[5] mang-acet.[1] **Med. Meny.**[5] **MERC.**[5] merc-c.[5] methys.[137] **Mez. Mosch. Mur-ac.**[5] nat-c.[1] nat-m. **Nit-ac.** nux-m.[5] **NUX-V.** olnd.[5] op. par.[5] petr.[1] **PH-AC.**[137] **PHOS.**[5] plat.[137] **Plb.**[111] **PULS.**[5] ran-b.[5] ran-s.[5] **Rhod.**[5] **RHUS-T. Ruta**[5] **Sabad.** sabin.[5] samb.[5] sang. sars. **Sec.** seneg.[5] **Sep.**[5] **Sil.**[5] **Spig.**[1] spong.[5] **Squil. Stann.**[5] **Staph.**[5] stram.[5] stront-c.[5] sul-ac. sul-i.[137] **SULPH.** tarax.[5] tax.[303] teucr.[5] thuj.[5] til-c.[253] valer.[5] **VERAT.** viol-t.[5] xan.[111] **Zinc.**[1]

morgens: alum. carb-v.[1] caust. petr.[1]
☞ Z; Morgens

- **8** Uhr: caust.

nachmittags: graph.[1]
☞ Z; Nachmittags

abends: anac. calc.[1] chel.[122] lim-b-c.[204] **Puls.** spig.[1] zinc.[1]
☞ Z; Abends

- **Durst,** ohne, nach dem Hinlegen: chel.[122]

nachts: calc.[1] clem.[1] mag-c. mag-m.[1] mang-acet.[1] petr.[1] spig.[1]
☞ Z; Nachts

- **Abdecken,** muss sich, was Frösteln verursacht: **MAG-C.**
▥ FROST; M; Ausziehen, Entblößen, Abdecken, beim; agg.; nachts

Frost, mit:

- **äußerlicher** Frost: **ACON.**[137] agar.[5] am-m.[5] anac. ant-t.[137] apis[137] **Arn.**[137] **ARS.**[137] ars-i. asar.[5] bar-c.[5] **Bell.**[137] bry. calad.[5] **CALC.**[5] **CAMPH.**[137] cann-s.[5] canth.[5] caps. carb-v.[137] caust.[5] **Cham.**[137] **Chel.** chin. cic.[5] cina[137] citl-v.[197] cocc.[5] coff.[137] con.[5] croc.[5] cupr.[5] dig.[137] dros.[137] dulc.[5] **Euph.**[5] **Ferr.** ferr-ar. **Ferr-i.** graph.[1] hell.[5] hyos.[137] **Ign. Iod. Ip.**[137] **Kali-ar. Kali-c.**[5] merc.[5] methys.[137] **Mez. MOSCH.**[137] nat-c.[1] nat-m.[5] nit-ac.[137] nux-v. olnd.[5] **Ph-ac.**[137] **Phos.** plat.[137] **Puls. Rhus-t.**[122] sabad. sang. sars. **Sec. Sil.** spong.[5] squil. stann.[5] sul-ac. sul-i.[137] sulph.[137] til-c.[253] **VERAT.**[137] **Zinc.**
  - **Durst,** mit: **Calc.**[5] **Kali-c.**[5]
  - **Frösteln**: graph.[1]
  - **kalt** anfühlt, während sich der Körper: **Carb-v. Ferr.** sars.
  - **Kälte** einzelner Partien, mit: **Acon.**[137] ant-t.[137] apis[137] arn.[137] ars.[137] bell.[137] calc.[137] **Camph.**[137] carb-v.[137] cham.[137] chin. cina[137] coff.[137] dig.[137] dros.[137] hyos.[137] ign. ip.[137] kali-c.[137] methys.[137] **Mosch.**[137] nit-ac.[137] **Nux-v.** ph-ac.[137] plat.[137] rhus-t.[122] sulph.[137] verat.[137]
  - **Schweiß,** mit kaltem: anac.
- **innerlicher** Frost: petr.[5]

Menses, während: nat-m.[1]

brennend: acon.[5] agar. **Ars.** aur. bell.[5] brom. bry. calc. caps. cham.[5] chin.[111] com.[111] hell. hyos. med. mez. **Mosch.** nat-m. nit-ac. op. phos.[111] plb.[111] puls.[5] rhus-t. **SEC.** sep.[5] sil.[5] sulph. verat. xan.[111]

- **9** Uhr: brom.
- **äußerer** Kälte und heftigem Durst, mit: acon.[5] ars.[5] bell.[5] bry.[5] calc.[5] cham.[5] puls.[5] rhus-t.[5] sep.[5] sil.[5] sulph.[5] verat.[5]
- **Blutgefäßen,** in den: agar. **ARS. Aur. Bry. Calc.** chin.[111] com.[111] **Hyos. Med.** nat-m. nit-ac. op. phos.[111] plb.[111] **RHUS-T. Sulph.** verat. xan.[111]
☞ Blutgefäßen, Empfindung von Fieber in den, nachts •C; Brennende, glühende Hitze; innerlich; Blut scheint in den Adern zu brennen

schmerzhaft: phos.[5]

KÖRPERTEILE, vom Fieber befallene:

bedeckte Körperteile: arg.[58] bor.[5] cham.[1] **Thuj.**
▥ ALLGEMEINES; O; Teile, Körperteile, einzelne; bedeckte

einzelne Körperteile: **Acon.**[5] agar.[5] agn.[5] alum.[5] am-c.[5] am-m.[5] ambr.[5] **Aml-n.**[111] anac.[5] ang.[5] ant-c.[5] ant-t.[5] arg. **Arn.**[5] **Ars.**[5] asaf.[5] asar.[5] aur.[5] bapt.[111] bar-c.[5] **Bell.**[5] berb.[36] bism.[5] bor.[5] bov.[5] **Bry.**[5] calad.[5] **Calc.**[5] camph.[5] cann-s.[5] **Canth.**[5] caps.[5] carb-an.[1] **Carb-v.**[5] carbn-s.[36] caust.[5] cham.[1] chel.[5] chin.[5] cic.[5] cina[5] clem.[5] cocc.[5] coff.[5] colch.[5] coloc.[5] con.[5] croc.[5] cupr.[5] cycl.[1] dig.[5] dros.[5] dulc.[5] euph.[1] euphr.[5] ferr.[5] fl-ac.[36] glon.[111] **Graph.**[5] guai.[5] guare.[36] hell.[5] hep.[5] hyos.[5] ign.[5] iod.[5] ip.[5] iris[111] kali-c.[5] kali-n.[5] kreos.[5] lach.[5] lact.[36] **Laur.**[5] led.[5] **Lyc.**[5] m-arct.[56] m-art.[5] m-aust.[5] mag-c.[5] mag-m.[5] mang.[5] meny.[1] **Merc.**[5] **Mez.**[5] mosch.[5] mur-ac.[5] nat-c.[5] nat-m.[5] nit-ac.[5] nux-m.[5] **Nux-v.**[5] olnd.[5] op.[5] par.[5] petr.[5] **Ph-ac.**[5] **Phos.**[5] pic-ac.[36] pip-m.[36] plat.[1] plb.[5] **Puls.**[5] ran-b.[5] ran-s.[5] rheum[5] rhod.[5] rhus-t.[5] ruta[5] **Sabad.**[5] sabin.[5] samb.[5] sars.[5] sec.[5] sel.[5] seneg.[5] **Sep.**[5] sil.[5] spig.[5] spong.[5] squil.[5] stann.[5] staph.[5] stram.[5] stront-c.[5] sul-ac.[5] **Sulph.**[5] tarax.[5] teucr.[5] thuj.[5] tub. valer.[5] verat.[5] verb.[5] viol-o.[5] viol-t.[5] zinc.
▥ ALLGEMEINES; O; Teile, Körperteile, einzelne

- **Kopf,** aber weniger am: **Arg.**

erkrankte Körperteile: **ACON.**[5] alum.[5] arn. bell. **Bry.**[5] **Guai.**[5] lach.[5] m-art.[5] phos.[5] **Puls.**[5] **Sulph.**[5]

OBERKÖRPER: acon.[5] **AGAR. Aml-n.**[111] **Anac.**[36] **Arn.** berb.[36] bism.[5] bry. carb-an.[36] carbn-s.[36] cina **Coloc.**[36] croc.[5] dros.[36] euph.[1] fl-ac.[36] guare.[36] iris[111] lact. laur.[36] lyc.[36] meny.[36] merc.[36] nux-v. **Par.** pic-ac.[36] pip-m.[36] plat.[1] plb.[36] **Puls.**[36] rhod.[36] rhus-t. sabad.[5] sel.

nachmittags: puls.[36]
☞ *Z; Nachmittags*

abends: dros.[36] fl-ac.[36] lyc.[36] pip-m.[36]
☞ *Z; Abends*

- **19** Uhr - 20 Uhr: fl-ac.[36]

- **Bett,** im: lyc.[36]

nachts: carb-an.[36] merc.[36]
☞ *Z; Nachts*

- **Bett,** im: carb-an.[36]

2 Uhr, beim Erwachen: lyc.[36]

eiskalten Füßen, mit: lact.

Frösteln, während: anac.[36]

Frühstück, beim: plb.[36]

Haus, beim Eintreten ins: rhod.[36]

Sitzen agg.: meny.[36]

RÜCKSEITE des Körpers: am-c.[5] calc.[5] carb-an. carb-v. caust.[5] **CHAM.** lyc. meny.[5] mur-ac. nat-c. nat-m. rhus-t.[5] sep. sil.[5] stann.[5] sulph. thuj.

STELLENWEISE: agar.[102] **Apisin.**[5] arg-n.[5] carb-v.[5] cycl.[5] sel.[5] tub.[137] verat.[5] zinc.[5]

ÜBERALL, außer am Kopf: ang.[1] sulph.[1]

UNTERE Hälfte des Körpers: caust. hep. kali-c.[5] lyc. nat-c. nat-m. **Op.** ph-ac.[5] puls.[5] stann.

VORDERSEITE des Körpers: am-m.[5] canth. caps. **Cham.** cic.[5] cina croc. **IGN.** iod. led. mez. mosch.[5] ran-b.[5] **RHUS-T.** sec. sel.

CHARAKTERISTIKA EIGENTÜMLICHKEITEN

ALLGEMEINE Arzneien: abies-n.[36] acet-ac.[8] achy.[149] **ACON.** adam.[222] aesc. aeth. agar. agn. agro.[36] ail.[36] alch-v.[1125] **All-c.**[185] all-s.[10] aloe[4] alst-s. alum. am-c. **AM-M.**[5] **Ambr.** anac. androc.[222] **Ang. ANT-C.**[5] **ANT-T.** anthr. **APIS Apisin.**[5] aq-des.[275] aq-mar.[149] aran. **Arg.**[5] **ARG-N.**[185] arist-cl.[119] **ARN. ARS.** ars-h. **ARS-I.**[193] **Arum-t.** asaf. asar.[5] asc-t.[25] atro.[25] aur.[5] **AUR-I.**[185] aur-m. aur-s.[58] bad.[25] bals-p.[25] **Bapt. Bar-c.** bcg[149] **BELL.** bell-p.[119] benz-ac. berb.[1125] beryl.[149] bism.[5] bol. bor.[5] both-l.[3070] **Bov.**[5] brom. **BRY.** buth-aust.[149] **CACT.** cadm-s. cahin. calad.[5] **Calc.** callun.[1125] calo.[85] camph. canch.[25] cann-s.[5] **Canth. Caps.** carb-an. carb-v. **Carbn-chl.**[137] **Carbn-s.** carc.[149] card-m.[25] casc. cassi-s.[192] caul. caust. cean.[1125] cedr. cench.[36] cent-u.[1125] **CHAM.**[5] **Chel.** chim.[25] **CHIN.**[5] chin-ar.[8] **CHIN-S.** chloram.[149] cic.[1] cimic. cimx. **CINA**[5] clem.[5] **Coc-c.**[185] **Cocc. COFF.**[5] **Colch.** coloc.[1] colos.[39] **CON.** cop. corn.[25] corn-f. corv-c.[258] crat.[1125] croc. crot-c.[2016] crot-h. cupr. **Cur. Cycl.** cypra-e.[227] cyt-l.[119] **Dig.** dor.[25] dros. **Dulc. Elaps** elat. eucal. **Eup-per.** eup-pur. **Euph.**[5] euphr.[5] eys.[119] fago.[25] **Ferr.** ferr-ar.[58] ferr-i.[185] ferr-ma.[85] **FERR-P. Fl-ac.** frax-e.[1125] gali.[1125] **GELS.** gink.[227] **Glon.**[185] granit-m.[194] **Graph.** guai.[5] guare.[25] gymn.[85] **Hell. HEP.**[5] hydr.[25] **Hydrog.**[222] **HYOS.**[5] iber.[25] **IGN.**[5] ilx-a.[1125] imp.[1125] **Iod. IP.** iris[25] kali-bi. **Kali-br.**[185] **Kali-c.**[5] kali-chl. **KALI-I.** kali-n.[5] **Kali-s.**[185] **Kreos. Lac-c.** lach. lachn. **Laur. Led.** lith-c.[25] lob. loxo-r.[240] **LYC.** m-arct.[1] **M-AUST.**[56] **Mag-c.** mag-m. mag-s. mang. mangi.[197] **Med.**[185] menth.[1125] **Meny.**[1125] **Merc. Merc-c. Merc-cy. Merl. MEZ.** mill. morph.[36] mosch. **Mur-ac.** musa[197] mygal.[192] myric.[25] narc-ps.[1125] nat-c. **NAT-M.** nat-p.[58] nat-s. **Nit-ac. Nux-m. NUX-V.** ol-j.[25] olnd.[5] **OP.**[5] oxyg.[233] par.[5] parth.[85] petr. **Ph-ac. PHOS.** phyt.[8] pic-ac.[137] plan.[25] plan-l.[1125] plat.[5] plb. **Podo.** pop.[25] **Psor.** ptel.[25] **PULS.** puls-n.[25] pulx.[72] ran-b.[5] **Ran-s.**[5] rham-f.[1125] **Rheum**[5] **Rhod.**[5] **RHUS-T. Rhus-v. Ruta**[5] sabad. **Sabin. Salx-a.**[1125] **SAMB.**[5] **Sang.** sarr. sars.[1] **SEC.** sel.[5] semp.[1125] seneg. **SEP.**[5] **SIL.** sol-n.[25] spect.[271] **Spig.**[5] spira.[36] spirae.[36] **SPONG. SQUIL. STANN.**[5] **STAPH.**[5] still.[25] **STRAM.** stront-c.[5] **Sul-ac. Sul-i.**[58] **SULPH.**[5] **Sumb. Tab.**[185] tama.[197] **TARAX. Tarent.** ter. term-c.[192] teucr. thea[275] thuj. thymu-v.[1125] **Til.**[1125] trig-f-g.[1125] trio.[25] tritic.[1125] tung.[1237] urt-u.[36] **VALER.**[5] **VERAT. Verat-v.** verb.[5] verbe-o.[1125] viol-o.[5] **Viol-t.**[5] **Zinc.**[5] ziz.[25]

ADYNAMISCHES Fieber: bry.[102] elaps[111] **Ferr-p.**[111] **Gels.**[111] kali-i.[111] mur-ac.[5] ph-ac.[137] rhus-t.[102] sil.[5] sulph.[5]

rheumatischen Beschwerden, bei: bry.[102] **Rhus-t.**[102]

ANFALLSWEISE auftretend: adam.[222] agar.[1] am-m. apis aran. arn.[171] ars. arund. **Bac.**[62] bov. **Bry.** buni-o.[149] **Calc.** camph. carb-v. cham. chin. chin-s. cina cocc. dros. eup-per. ferr.[171] hep.[171] ign. ip. kali-bi. led. lyc. meny. **Merc.** mez. nat-m. nit-ac. nux-v. op. plan-m.[45] psor. puls. sabad.[171] samb. sep. sil. verat. zinc.
☞ *Wechselhaftes Fieber, wechselnd im Charakter*

morgens: arn.[171] bov.[171] eup-per. ferr.[171] hep.[171] kali-bi. nux-v.[171] verat.[171]
☞ *Z; Morgens*

- **6** Uhr: arn.[171] bov.[171] ferr.[171] hep.[171] nux-v.[171] verat.[171]

11 Uhr: calc.

nachmittags: agar.[1] calc. lyc. sil.
☞ *Z; Nachmittags*

- **15** Uhr: lyc.

abends: calc. ferr.[171] hep.[171] lyc. verat.[171]
☞ *Z; Abends*

- **18** Uhr: ferr.[171] hep.[171] verat.[171]

- **19** Uhr: hep.[171] lyc.

nachts: kali-bi. **MERC.**
☞ *Z; Nachts*

Gehen im Freiem, beim: sep.[1]

Sitzen, beim: sep.[1]

regelmäßige Anfälle: **Chin. CHIN-S.** cina sabad.[171]

unregelmäßige Anfälle: apis aran. **ARS.** bov. camph. carb-v. dros. **Eup-per.** ign. **Ip.** led. lyc. **Meny.** mez. **NUX-V. PSOR. PULS.** samb. **SEP.** verat.
☞ *Intermittierendes Fieber, Wechselfieber, Malaria, chronisch; Stadien; teilweise oder unregelmäßig auftretend • Unregelmässige Stadien*

ANFALLSWEISE, unregelmäßige Anfälle (Forts.)

- **Froststadium**:
  - **kurz,** lange Hitzephase, kein Durst: **IP.**
  - **lang,** wenig Hitze, kein Durst: **PULS.**
- **ein** Stadium fehlt: **Apis** aran. **ARS.** bov. camph. dros. led. lyc. meny. mez. verat.

zunehmend, an Intensität: ars. **Bry.** eup-per. **Nat-m.** nux-v. **Psor. PULS.**

ÄNGSTLICHE Hitze:
GEMÜT; C; Angst; Fieber;

ANSTECKUNGSFIEBER: acon.[28] carb-ac.[25] **Cedr.**[8] **Chin.**[25] eucal.[54] eup-per.[56] gels.[25] plan.[25] verat-v.[25]
Intermittierendes Fieber, Wechselfieber, Malaria, chronisch • Remittierendes Fieber

ASTHENISCH: arn.[102] **GELS.**[8] led.[56] mur-ac.[56] phyt.[102]

BEWUSSTSEINSTRÜBUNG, mit:
Continua febris, gleichbleibendes Fieber, Typhus, Fleckfieber; Stupor, mit

BRENNENDE, glühende Hitze: **ACON.** agar. **Agn.**[5] aloe alum. alum-p.[58] am-c.[5] anac. ant-c. ant-t. **APIS** apisin.[5] arg-n.[5] arn. **ARS.** ars-s-f.[58] arund. **Asar.**[5] aur-ar.[58] bac.[62] bapt. bar-c. bar-m. bar-s.[58] **BELL.**[54] berb. bism. **Brom.**[5] **Bry.** bufo cact. calad.[5] calc. calc-p.[111] **Cann-s.** canth. **Caps.**[5] carb-an.[5] **Carb-v.** carbn-s. caust. cedr. **Cham.** chel. chin. chin-ar. chin-s. **Chlor. Cina**[5] clem.[5] coc-c. cocc.[5] coff. colch. coloc. **Con.** crot-h. cub.[85] cur. cycl. dig. **Dulc. Elaps** eup-per.[58] euph.[5] ferr. **GELS.** gink.[227] gins. glon.[111] graph. guai.[58] **Hell. Hep. Hyos.** ign.[137] ip. **Kali-ar.** kali-c.[5] kali-n. kreos.[5] lach. laur. **Led. Lyc.** lyss. mag-c. mag-m.[5] manc. **Med.** merc. **Merc-c.** merl. mez. mosch. mur-ac. naja[144] nat-m.[5] nit-ac.[5] nux-m. **Nux-v.** ol-an.[111] **OP.** petr. **PHOS.**[5] phyt.[111] plat.[5] plb. podo.[111] **PULS.** ran-s. rheum[5] rhod. **Rhus-t.** rhus-v. sabad.[5] sabin. **Samb.** sarr. sars. **Sec.** sel.[5] sep.[1] sil.[1] spig. **Spong. Squil.**[5] **Stann.**[5] staph. stram. sulph. **Tarent.** thuj. **TUB.** verat. viol-o.[5] zinc.[1]
Intensive Hitze, hohes Fieber

abwechselnd mit:
- **Frost**: **Laur.**
  A; Abwechselnd mit FROST; A; Abwechselnd mit
- **Frösteln**: **BELL.**
  A; Abwechselnd mit

morgens: ars. **Bry. Cham.** ign. nat-m. nux-v. rhus-t. sep.[1] sulph. thuj.
Z; Morgens

vormittags: bry. cham. lyc. **NAT-M. Nux-v. Phos.** rhus-t. sulph. thuj. verat.
Z; Vormittags

- **9** Uhr - 12 Uhr: **CHAM.**
  Z; Mittags

nachmittags: **APIS Ars.** ars-s-f.[58] **BELL.** berb. **Bry.** cur. **Hep.** hyos. ign. lyc. nat-m. nit-ac. nux-v. **PHOS. Puls.** rhus-t. stram. sulph.
Z; Nachmittags

- **16** Uhr:
  - **ganze** Nacht an, hält die: **Hep.**
    Z; Nachts
  - **mehrere** Stunden lang: **LYC.**
- **vorübergehenden** Frösten, mit: cur.

abends: **Acon.** agar. apis **Ars.** ars-s-f.[58] **BELL.** berb. **Bry. Carb-v. Cham.** cina hell. hep. **Hyos.** ign. ip. **LYC. Merc-c.** mosch. nat-m. nit-ac. nux-v. **PHOS. PULS. RHUS-T.** staph. sulph. thuj. verat.
Z; Abends

nachts: **ACON.** agar. alum-p.[58] anac. apis arn. **ARS.** ars-s-f.[58] arund. **Bapt. Bar-c. BELL. Berb. BRY. CACT.** calc. cann-s. canth. **Carb-v.** carbn-s. caust. cedr. **Cham.** chel. chin-s. **Cina** coc-c. coff. **Colch.** coloc. **Con.** dulc. **Graph. Hep.** hyos. ign. kali-n. **Lach.** lyc. merc. nat-m. **Nit-ac.** nux-m. **Nux-v. Op.** petr. **PHOS. PULS.** ran-s. rhod. **RHUS-T.** rhus-v. spig. staph. **Stram.** sulph. thuj. **Tub.** verat.
Z; Nachts

- **21** Uhr - 24 Uhr: **Bry.**
- **Bett,** im, unerträgliche glühende Hitze: **PULS.**
- **Angst,** mit: acon. **Apis ARS.** bar-c. bry. rhus-t.
- **Durst,** ohne: **Apis ARS.**
- **Schlaflosigkeit,** bei: bar-c. **Cham.** graph. hyos. **Phos.**

Mitternacht:
- **vor**: agar. ars. **BRY. Cham.** laur. puls. sep. verat.
- **gegen**: **ARS.** lyc. **Rhus-t.** stram. sulph. verat.
- **nach**: **ARS.** ign. lyc. merc. nat-m. **Phos.** sulph. thuj.
  - **3** Uhr: **Thuj.**

Tag, den ganzen: chin. thuj.

Abdomen, im, bei Krupp: cub.[85]

Delirium, mit rasendem: **BELL.** canth. **STRAM.** verat.
Continua febris, gleichbleibendes Fieber, Typhus, Fleckfieber; cerebralis • Zerebrospinales Fieber, Fleckfieber

Durst:
- **unstillbarem,** mit: **ARS.** bell. colch. hep. **PHOS.**
- **Verlangen,** zugedeckt zu sein, und: manc.

empfindet die Hitze selbst nicht: canth.

erweiterten Blutgefäßen, mit: aloe **Bell. CHIN.** chin-s. cycl. dig. ferr. **Hyos. Led. MERL. Puls.** sars.

Fieber, ohne: cham.[137] graph.[137] ign.[137] lach.[137]

Gehen im Freien agg.: chin.

Kopf und Gesicht, außer an, diese Teile sind schweißbedeckt: stram.

Prickeln am ganzen Körper, mit: **CHIN.** gels.

Schlaf, im: gins. **SAMB.** thuj.

Schüttelfrost, unterbrochen von, dann innere brennende Hitze mit großem Durst: sec.

Schweiß, mit:
SCHWEISS; C; Heiß

schweißgebadetem Zustand, selbst in, und rotes Gesicht: op.

äußerlich, innerlich aber kalt: **ARS.**

Haut und Fleisch, zwischen: brom.[5]

innerlich:

- **Blut** scheint in den Adern zu brennen: **ARS. Bry.** hyos.[5] **Med. RHUS-T.** verat.[5]
  ☞ O; Blutgefäßen, Empfindung von Fieber in den, nachts •O; Innerliche Hitze; brennend; Blutgefäßen, in den
- **Körperteile**: mez.

innerlich und äußerlich, Körper brennend heiß: **BELL.**[54]

stellenweise:

- **Stelle,** die sich bei Anfassen kalt anfühlt, an: **Arn.**
- **vereinzelte** Stellen: sel. zinc.[1]

Teile, auf denen man liegt: lyss. manc.

ätzende, beißende Hitze: calc-p.[111] **Lach.**[5] phos.[5] sabad.[5]

Funken, Empfindung wie: alum. am-c.[5] ant-c. bar-c.[5] calad.[5] cina[5] **Clem.**[5] graph.[5] kali-c.[5] led. lyc. mag-m.[5] mez. nat-m.[5] nit-ac.[5] ol-an.[111] **Rheum**[5] sec. **Sel.**[5] **Sulph.** viol-o.[5]

stechend, scharf: **Apis** merc-c.

trockene, brennend glühende Hitze, ausgehend von Kopf und Gesicht, mit Durst nach kalten Getränken: **Acon.**

BRUZELLOSE: bapt.[102] bry.[102] **Colch.**[102] merc.[102] rhus-t.[102]

CHAGRES-FIEBER, maligne Malaria: sulph.[85]

CHRONISCH:

☞ Intermittierendes Fieber, Wechselfieber, Malaria, chronisch

CONTINUA febris, gleichbleibendes Fieber, Typhus, Fleckfieber: acet-ac.[8] achy.[102] acon.[5] aeth.[10] agar. ail. alum.[5] alumn.[102] am-c. amor-r.[149] ant-c.[58] ant-t. anth.[1030] anthr. apis arg.[5] arg-n.[8] arn. **ARS.** ars-s-f.[58] **ARUM-T.** asar.[5] atro.[25] **BAPT.** bell.[5] bor.[5] **BRY.** cadm-s.[58] calad. calc.[5] **Camph.**[5] cann-i.[25] **Canth. Caps.** carb-ac.[25] **Carb-an. CARB-V.** caust.[5] cham.[5] chel. **CHIN. Chin-ar.**[111] **Chin-s.** chinin.[1125] chlol.[110] **CHLOR.** chloram.[149] cic. cimic.[25] cina[5] **Cocc. COLCH.** con.[5] coto[1125] **CROT-H.** cupr.[5] cupr-ar.[102] cur.[45] cyt-l.[149] dig.[5] dor.[25] dulc.[5] **ECHI.**[1125] elaps[102] **Eucal.**[102] eup-a.[5] **Eup-per.**[111] euphr. ferr.[5] ferr-m.[8] ferr-p.[111] gaul.[1125] **GELS.** geum[1125] glon. graph.[5] gymn.[25] haem.[102] ham.[102] **Hell.** hep. hydr.[102] hydr-ac. hydrin-s.[102] **HYOS.** ign.[5] ilx-a.[1125] iod.[5] ip.[5] iris[25] kali-bi. kali-c.[5] kali-m.[61] kali-n. **Kali-p.** kreos.[102] lac-lup.[204] **LACH.** lachn.[85] laur.[102] lept.[102] **Lyc.** lycps. lythr-s.[1125] maland.[122] mang. **MERC.**[5] merc-c.[5] merc-cy.[102] merc-d.[1] merc-i-r.[102] methyl.[102] mez.[5] mill. **Mosch. MUR-AC.** nat-m.[5] nat-s. **Nit-ac.** nux-m.[102] **Nux-v.** oci-s.[119] **Op.** par.[5] petr. **Ph-ac. PHOS.** plan.[25] plb.[36] **Psor.** puls.[5] **Pyrog.** quas.[1125] rheum[5] rhus-g.[25] **RHUS-T. Rhus-v.** rob.[1125] sang.[102] sars.[1] **Sec.** sel.[5] seneg.[5] sep.[5] **Sil.** spig.[5] stann.[5] staph.[5] **STRAM.** stry.[102] **Sul-ac.**[5] **SULPH.**[5] sumb.[25] tarax.[5] tarent. **Ter.**[102] thuj.[5] trio.[25] tub.[85] **Urt-u.**[85] vac.[102] valer.[102] verat. verat-v. xan.[85] xero.[102] zinc.

☞ Septisches Fieber •Zymotisches Fieber (bei Eiterungen)

nachmittags: agar. apis **Ars. Bry. Canth.** chin. colch. dig. **Gels. Hyos.** ip. kali-n. **LACH.** lyc. **Nit-ac.** nux-v. ph-ac. **PHOS.** puls. rhus-t. stram. sul-ac. sulph.

☞ Z; Nachmittags

- **16** Uhr - 20 Uhr: **Lyc.**
- **16** Uhr bis Mitternacht: **Stram.**
- **17** Uhr: kali-n. rhus-t. sulph.

abends: arn. **Ars. BRY. Carb-v. Cham.** chin. hell. hep. ign. ip. **Lach. LYC. Mur-ac.** nit-ac. nux-v. **PH-AC. PHOS. PULS. RHUS-T.** sul-ac. **Sulph.**

☞ Z; Abends

- **19** Uhr: **Lyc. Rhus-t.**
- **20** Uhr: hep. mur-ac. phos. sulph.
- **21** Uhr - 24 Uhr: **Bry.**

nachts: am-c. apis **ARS.** ars-s-f.[58] arum-t. **BAPT.** bell. **BRY.** calad. **CARB-V.** cham. **CHIN. CHIN-AR.** cocc. **Colch.** hyos. **Kali-bi. LACH.** lyc. **MERC.** merc-d.[1] **Mur-ac. Nux-v. Op. Ph-ac. Phos. Puls. RHUS-T. Stram.** sul-ac. **SULPH.**

☞ Z; Nachts

- **Temperatur** steigt sehr hoch: **BELL. Bry. Hyos.** rhus-t. **Stram.**

Mitternacht:

- **vor**: ars. **Bapt. BRY.** calad. **CARB-V.** lach. lyc. nux-v. **Stram.**
  - **22** Uhr: lach.
- **gegen**: **Ars.** lyc. **Rhus-t. Stram. Sulph. Verat.**
- **nach**: **ARS.** bry. chin. chin-ar. lyc. nux-v. **PHOS. RHUS-T. Sulph.**

Arbeiter, nach Verabreichung von Serum gegen Typhus: bapt.[102]

Bewusstlosigkeit, mit: **HELL. HYOS.** lyc. **OP. Ph-ac.** stram.

Cholera, nach: bry.[1] rhus-t.[1]

Fleckfieber mit geschwollenen Ohrspeicheldrüsen und empfindlichen Knochen: **Mang.**

gastrischen Beschwerden, mit: **Bry.**[102] canth.[102] carb-v.[102] **Hydr.**[102] merc.[102] nux-v.[102] puls.[102]

Kehlkopfbeschwerden, mit: apis[102] merc.[102]

Lungenentzündung, bei:

☞ Lungenentzündung, bei

Sorgen, durch: cham.[54]

GEMÜT; M; Sorgen; agg.

Trinkern, bei: hyos.[122]

Typhuspneumonie:

BRUST; C; Entzündung; typhoid, Lungen

Zorn, durch: **Cham.**[54]

GEMÜT; M; Zorn, Beschwerden durch

cerebralis: **Apis** arn. **Bapt. Bry.** canth. cic. **Gels. HYOS. Lach. Lyc.** nux-m. **Op. Ph-ac. Phos. Rhus-t. STRAM.** sumb.[25] verat. verat-v.

☞ Brennende, glühende Hitze; Delirium, mit rasendem •Zerebrospinales Fieber, Fleckfieber

epidemisch: gymn.[25]

CONTINUA febris, gleichbleibendes Fieber, Typhus, Fleckfieber (Forts.)

exanthematisches Fieber: **Ail. APIS** arn. ars. arum-t. **Bapt.**[111] **BELL.** bry. calc. carb-v. caust.[5] chin-ar.[111] chlor. **Eup-a.**[5] **Euphr.** ferr-p.[111] **Gels.**[111] lach. merc. mur-ac. nux-m. ph-ac. phos. **RHUS-T.** sec. stann. sulph.
☞ *Exanthem, Fieber mit (z.B. bei Masern)*

- **Schweiß,** mit kaltem, klebrigem: chlor.

Geschwürsbildung, Stadium der: carb-ac.[25]

hämorrhagisch, mit Blutungen: alum.[102] **Alumn.**[102] ars.[102] **Bapt.**[102] carb-v. chin.[102] **CROT-H.** elaps[102] **Ham.**[102] hydrin-s.[102] ip.[102] kreos.[102] **Lach. Mill. Mur-ac.**[102] **Nit-ac.**[102] nux-m.[102] **Ph-ac.**[102] **PHOS.** sec.[102] **Sul-ac. Ter.**[102]
☞ *Petechien, mit •Dengue-Fieber*

- **dunkles,** dünnes Blut sickert aus den Kapillaren: crot-h. **Sul-ac.**

Kongestion, mit: ant-t. arn. ars. **Bry.** carb-v. **Gels.** glon. hell. **Lach.** lyc. mosch. op. ph-ac. phos. sang. sulph. tarent. verat. zinc.

- **drohende**:

◦ **Gehirnlähmung**: hell. **Lach. Lyc. OP. Ph-ac. Phos.** tarent. zinc.

◦ **Kollaps**: carb-v.

◦ **Lungenlähmung**: **Ant-t.** ars. carb-v. **Lyc.** mosch. **Phos.** sulph.

Lungenentzündung, bei: am-c. **Ant-t.** ars.[102] bell.[102] **BRY. Carb-v.** chel. chin. **Hyos. Ip.** kali-bi. lach.[102] **Lyc.** mur-ac.[102] nit-ac. **PHOS.** puls.[102] **Rhus-t. Sang.**[102] **Sulph.** ter.[102] tub.[85]

- **Fäulnis,** mit: ars.[102] mur-ac.[102]

Nervenfieber, schleichendes: **Ars.**[5] bell.[5] camph.[5] chin.[5] cocc.[5] con.[5] cupr.[5] dig.[5] ferr.[5] hell.[5] hyos.[5] ign.[5] iod.[5] merc.[5] merc-c.[5] nux-v.[5] **Ph-ac.**[5] **Phos.**[5] sep.[5] stann.[5] staph.[5] verat.[5]
☞ *Reizfieber; allmählich ansteigendes*

Petechien, mit: anthr. **Arn. Ars. Bapt.** camph. caps. **Carb-v. Chin. CHLOR. Lach.** maland.[122] **MUR-AC.** nit-ac. **Phos. Rhus-t. Sec.** sulph.
☞ *hämorrhagisch, mit Blutungen*

- **faul** und kadaverartig, Stuhl riecht, Zunge sieht braun, trocken, ledrig aus, extremer Kräfteverfall: **ARS.**

- **fauler** Atem, behauptet, es fehle ihm nichts: **ARN.**

- **stinkender** Stuhl, Darmblutungen, Sopor, außerordentliche Schwäche, sinkt im Bett zu einem Häufchen zusammen: **MUR-AC.**

schleimige Form: alum.[5] ars.[5] **Asar.**[5] bell.[5] bor.[5] bry.[5] **Calc.**[5] cham.[5] **Chin.**[5] cina[5] dig.[5] **Dulc.**[5] graph.[5] hyos.[5] **Ign.**[5] ip.[5] lyc.[5] **Merc.**[5] merc-c.[5] mez.[5] **Nux-v.**[5] par.[5] **Phos.**[5] **Puls.**[5] rheum[5] **Rhus-t.**[5] sel.[5] seneg.[5] sep.[5] spig.[5] stann.[5] sul-ac.[5] **Sulph.**[5] **Thuj.**[5] zinc.[5]

septisch:
☞ *Septisches Fieber*

Stupor, mit: apis **Arn. Ars.** arum-t. **BAPT. Bry. CARB-V. Chin.** chin-s. cic. cocc. **Crot-h. Gels. HELL. HYOS. Lach.** lyc. **MUR-AC.** nux-v. **OP. PH-AC. Phos. Rhus-t.** sec. **Stram.** verat. **ZINC.**

Typhus abdominalis: **Acet-ac.**[8] aeth.[10] **Alumn.**[8] ant-t. apis **Arg-n.**[8] arn. **Ars. BAPT.**[1125] **BRY.**[102] canth. caps. carb-ac. cham. chel.[102] chin. chinin.[1125] cocc.[1020] **COLCH.** crot-h. cyt-l.[149] dulc.[28] echi.[1125] ferr-m.[8] geum[1125] haem.[102] ilx-a.[1125] ip. lept.[102] **Lyc.** lythr-s.[1125] merc. **Mur-ac.** nat-s. **Nit-ac.** nux-v.[102] op.[37] **Ph-ac. PHOS.** plb.[36] **Quas.**[1125] **RHUS-T.** rob.[1125] **Sec. Stram.**[54] **Sulph. Ter.** verat. zinc.[37]

- **biliös**: **Bry.**[102] chel.[102] haem.[102] lept.[102] **Merc.**[102] nux-v.[102]

- **Gelbsucht,** mit: cham. chin. **Crot-h.** lyc. merc. **Nat-s.** sulph.

DAUERFIEBER:
☞ *Continua febris, gleichbleibendes Fieber, Typhus, Fleckfieber*

DENGUE-FIEBER: **Acon.**[54] apis[56] aran.[56] ars.[54] arum-t.[160] bapt.[1072] bell.[54] **Bry.**[54] canth.[102] chin.[54] coloc.[54] **EUP-PER.**[54] ferr.[54] gels.[85] ham.[54] ip.[54] merc.[54] nux-v.[54] podo.[54] **Rhus-t.**[54] rhus-v.[102] sanic.[1072] sec.[54] sul-ac.[54]
☞ *Continua febris, gleichbleibendes Fieber, Typhus, Fleckfieber; hämorrhagisch, mit Blutungen •Zymotisches Fieber (bei Eiterungen)*

DRÜSENFIEBER, Mononukleose, akut oder chronisch: cadm.[149] carc.[178] hir.[149]
▤ *ALLGEMEINES; M; Mononukleose, Nachwirkungen von •ALLGEMEINES; C; Entzündung; chronisch;*

EINTAGSFIEBER, Erkältungsfieber (F. ephemera): plat.[8] verat-v.[25]

abends: plat.[8]
☞ *Z; Abends*

Schwindel, Kopfschmerz, Trübsichtigkeit und Schmerz in Rücken und Nacken, mit: verat-v.[25]

EISEN, Hitze wie durch heißes: alum.[5] mag-c.[5]

ENTZÜNDUNGSFIEBER: acet-ac. **Acon.** apis arn. ars. bar-c.[5] **BELL. BRY. Cact.** calad.[5] calc.[5] camph.[5] cann-s.[5] canth. caust.[5] **Cham.** chin. cocc.[5] coff.[5] **Colch.** coloc.[5] con. dig. dros.[5] dulc. **Gels.** hep. hyos. ign.[5] ip. kali-c. kali-m.[61] **Kali-n.**[5] kola[1184] **Lach.** laur.[5] lyc. **MERC.** mez.[5] nat-c.[5] nat-m.[5] nit-ac. nux-v. op.[5] ph-ac.[5] **Phos. PULS. RHUS-T.** rhus-v.[25] sabad.[5] sec.[5] seneg.[5] sep. sil. spig.[5] spong.[5] squil.[5] staph.[5] stram.[5] sul-ac. **Sulph.** tub.[85] verat.
☞ *Septisches Fieber* ▤ *ALLGEMEINES; C; Entzündung*

ERRATISCHES Fieber: puls.[137]

EXANTHEM, Fieber mit (z. B. bei Masern): achy.[149] **ACON.**[102] aeth.[102] **Ail.**[102] **Am-c.**[102] am-m.[5] anac.[102] **Ant-c.**[5] ant-t.[102] **APIS**[102] apisin.[5] aral.[25] arg-n. arn.[5] ars.[102] ars-i.[25] arum-t.[102] asim.[102] aur.[31] bapt.[102] bar-c.[5] bell.[102] **BRY.**[102] calc. **Camph.**[102] canth. carb-ac.[102] **Carb-v.**[102] caust.[5] cham.[5] **Chel.** chim.[8] chim-m.[8] **CHIN.**[5] chin-ar.[8] chin-s.[102] **Chlor.** cimic.[102] cina[31] cist.[1125] clem.[5] cocc.[5] **Coff.**[102] com.[102] con.[31] cop. croc.[5] crot-c. **Crot-h.**[102] cupr.[102] cupr-acet.[102] **Dros.**[102] dubin.[102] dulc.[102] echi.[102] eucal.[102] eup-per.[111] euph.[5] **EUPHR.**[1125] ferr-p.[111] galeg.[1125] **Gels.**[102] geum[1125] hep.[102] hippoz.[102] hoit.[72] hydr.[102]

hydr-ac.[102] hyos.[5] ign. ilx-a.[1125] iod.[5] ip.[5] kali-ar.[102] **Kali-bi.**[102] kali-c.[102] kali-chl.[102] kali-m.[102] kali-n.[5] kali-p.[58] kali-s.[102] lac-c.[102] lach.[102] led.[102] lyc. mag-c.[5] merc.[102] merc-c.[102] merc-cy.[102] merc-i-r.[102] merc-pr-r.[102] mill.[102] mur-ac.[102] nit-ac.[5] nux-m. nux-v.[31] op.[102] ph-ac.[102] **Phos.**[102] phyt.[102] pimp.[1125] prim-o.[102] **PULS.**[5] puls-n.[25] **Rhus-t.**[102] samb.[1125] sang.[102] sarr.[8] sec.[102] sil.[5] sin-a.[1125] sin-n.[102] sol-n.[102] spig.[102] spong.[102] **Squil.** **Stict.**[102] **Stram.**[102] **SULPH.**[102] tab.[102] ter. thuj.[5] tub.[102] urt-u.[102] vario.[102] verat. verat-v.[102] viol-o.[102] xan.[25] zinc.[102]

☞ *Continua febris, gleichbleibendes Fieber, Typhus, Fleckfieber; exanthematisches Fieber* 📖 *HAUT; C; Entzündung •HAUT; C; Hautausschläge; Masern*

Pocken, Variola: acon.[102] am-c.[102] am-m.[5] anac.[102] ant-c.[5] ant-t.[102] apisin.[5] arn.[5] ars.[102] **Bapt.**[102] bell.[102] **Bry.**[102] **Carb-ac.**[102] chin-s.[102] cimic.[102] clem.[5] cocc.[5] crot-h.[102] cupr-acet.[102] gels.[102] **Hep.**[102] hippoz.[102] hydr.[102] hyos.[5] **Kali-bi.**[102] lach.[102] merc.[102] merc-i-r.[102] mill.[102] mur-ac.[102] nit-ac.[5] op.[102] ph-ac.[102] phos.[102] puls.[5] rhus-t.[102] **Sarr.**[8] sec.[102] sil.[5] sin-n.[102] sulph.[102] **Thuj.**[5] vario.[102] verat-v.[102]

☞ *HAUT; C; Hautausschläge; Pocken*

- **Komplikationen,** mit:
  - **Adenitis**: **Merc-i-r.**[102] rhus-t.[102]
  - **Fieber**:
    - **Eiterung,** mit: acon.[102] bell.[102] merc.[102] **Rhus-t.**[102]
    - **Initialfieber**: **Acon.**[102] **Bapt.**[102] **Bell.**[102] gels.[102] vario.[102] **Verat-v.**[102]

◉ - **bösartig**: am-c.[102] ant-t.[102] **Ars.**[102] bapt.[102] **Carb-ac.**[102] **Crot-h.**[102] **Lach.**[102] **Mur-ac.**[102] ph-ac.[102] phos.[102] **Rhus-t.**[102] sec.[102] sulph.[102] vario.[102]

- **vereinzelt**: **Ant-t.**[102] **Bapt.**[102] bell.[102] gels.[102] sulph.[102]
- **zusammenfließend,** konfluierend: ars.[102] hippoz.[102] **Merc.**[102] phos.[102] sulph.[102] vario.[102]

Röteln, Rubeola: achy.[149] **ACON.**[5] aeth.[102] **Ail.**[102] am-c.[102] apis[102] aral.[25] ars.[102] arum-t.[25] bapt.[102] bell.[102] bry.[102] camph.[102] carb-ac.[25] carb-v.[102] cist.[1125] coff.[102] crot-h.[102] cupr-acet.[102] dros.[102] euphr.[1125] galeg.[1125] gels.[25] ilx-a.[1125] kali-bi.[102] kali-c.[102] lach.[102] merc.[102] merc-c.[102] merc-i-r.[102] mur-ac.[102] op.[102] **PULS.**[102] puls-n.[25] rhus-t.[102] samb.[1125] sang.[102] stict.[102] stram.[102] sulph.[102] tub.[102] verat-v.[102] viol-o.[102] zinc.[102]

☞ *HAUT; C; Hautausschläge; Röteln*

- **Adenitis,** mit: kali-bi.[102] merc-i-r.[102]
- **Folgeerkrankungen**: am-c.[102] **Ars.**[102] bry.[102] camph.[102] coff.[102] **Cupr-acet.**[102] dros.[102] kali-c.[102] merc.[102] merc-c.[102] op.[102] **Puls.**[102] sang.[102] stict.[102] **Sulph.**[102] **Tub.**[102] zinc.[102]
- **niedriges** Fieber, Toxikämie: **Ail.**[102] **Ars.**[102] bapt.[102] carb-v.[102] crot-h.[102] **Lach.**[102] **Mur-ac.**[102] **Rhus-t.**[102] sulph.[102]
- **zerebralen** und konvulsivischen Symptomen, mit: aeth.[102] apis[102] **Bell.**[102] camph.[102] coff.[102] **Cupr-acet.**[102] stram.[102] verat-v.[102] viol-o.[102] zinc.[102]

◉ - **bösartige** oder epidemische Verlaufsform: ail.[102] **Ars.**[102] crot-h.[102] lach.[102]

Scharlach, bei: achy.[149] **Acon.**[102] aeth.[102] **AIL.**[102] **AM-C.**[102] am-m.[5] **APIS**[102] apisin.[5] **Arg-n.** arn.[5] **Ars.**[102] ars-i.[25] **Arum-t.**[102] **Asim.**[102] aur.[31] **Bapt.**[102] bar-c.[5] **BELL.**[102] **Bry.**[102] **Calc.** camph.[102] canth. **Carb-ac.**[102] **Carb-v.**[102] caust.[5] **Cham.**[5] chim.[8] chim-m.[8] chin.[5] **Chin-ar.**[8] cina[31] cist.[1125] coff.[102] com.[102] con.[31] croc.[5] **Crot-c.** **Crot-h.**[102] **Cupr.**[102] cupr-acet.[102] dubin.[102] dulc.[5] **ECHI.**[102] eucal.[102] euph.[5] galeg.[1125] **Gels.**[25] hep.[5] hoit.[72] hydr-ac.[102] hyos.[102] ilx-a.[1125] **Iod.**[5] ip.[5] kali-ar.[102] kali-chl.[102] kali-m.[61] kali-p.[58] kali-s.[102] lac-c.[102] **LACH.**[102] **LYC.** **MERC.**[5] merc-cy.[102] merc-i-r.[102] **Mur-ac.**[102] **NIT-AC.** nux-m. nux-v.[31] op.[1] **Ph-ac.**[5] **Phos.**[102] phyt.[102] pimp.[1125] **RHUS-T.**[102] samb.[1125] sang.[102] sec. sil.[102] sin-a.[1125] sin-n.[1125] sol-n.[102] spig.[102] **Stram.**[102] **Sulph.**[102] tab.[102] **TER.** thuj.[5] verat-v.[25] xan.[25] **Zinc.**[102]

☞ *HAUT; C; Hautausschläge; Scharlach*

<> - **Exanthem,** bei unterdrücktem: bry.[1125] gels.[25]

📖 *ALLGEMEINES; M; Hautausschläge; agg., Unterdrückung von Hautausschlägen •ALLGEMEINES; M; Scharlach, Folgekrankheiten nach; unterdrücktem Scharlach, nach*

- **Herzschwäche,** bei: camph.[1125] hyos.[1125]
- **Hitze,** mit glühender: op.[1]
- **Petechien,** mit: ail.[25]
- **roh,** blutig, juckend, schmerzhafte Oberfläche, muss daran Zupfen und bohrt mit dem Finger hinein: arum-t.[102]
- **Zellgewebsentzündung,** mit: ail.[102] am-c.[102] **Apis**[102] lach.[102] **Rhus-t.**[102] verat-v.[171]

◉ - **Bösartigkeit,** Neigung zur, Adynamie: **Ail.**[102] am-c.[102] **Apis**[102] **Ars.**[102] ars-i.[25] arum-t.[102] bapt.[102] **Carb-ac.**[102] carb-v.[102] crot-h.[102] cupr-acet.[102] echi.[102] hydr-ac.[102] **Lach.**[102] merc-cy.[102] **Mur-ac.**[102] phos.[102] **Rhus-t.**[102] tab.[102] verat-v.[25] xan.[25] zinc.[102]

- **miliare** Form: **Acon.**[102] ail.[102] am-c.[102] apis[102] ars.[102] bry.[102] **Coff.**[102] kali-ar.[102] lach.[102] rhus-t.[102]
- **nervösen,** konvulsivischen, zerebralen Symptomen, mit: aeth.[102] ail.[102] am-c.[102] apis[102] ars.[102] **Bell.**[102] camph.[102] cupr.[102] **Cupr-acet.**[102] **Hyos.**[102] rhus-t.[102] **Stram.**[102] sulph.[102] zinc.[102]
- **unregelmäßig**: **Acon.**[5] **Am-c.**[5] am-m.[5] **Apisin.**[5] arn.[5] **Ars.**[5] bar-c.[5] **Bell.**[5] **Bry.**[5] carb-v.[5] caust.[5] cham.[5] coff.[5] **Croc.**[5] dulc.[5] euph.[5] hep.[5] **Hyos.**[5] iod.[5] ip.[5] **Lach.**[5] **Merc.**[5] ph-ac.[5] phos.[5] rhus-t.[5] stram.[5] **Sulph.**[5] thuj.[5] **Zinc.**[5]

Windpocken, Varizellen: **Acon.**[102] **Ant-c.**[102] apis[102] bry.[102] **Dulc.**[102] kali-m.[102] led.[102] **Merc.**[102] **Rhus-t.**[102] urt-u.[102] vario.[102]

☞ *HAUT; C; Hautausschläge; Windpocken*

EXANTHEMATISCH:

☞ *Exanthem, Fieber mit (z.B. bei Masern)*

FÄULNIS:

☞ *Zymotisches Fieber (bei Eiterungen)*

FLECKFIEBER, Typhus exanthematicus:

☞ *Continua febris • Zerebrospinales Fieber, Fleckfieber*

GALLIGES Fieber: **ACON.**[5] alum.[5] ant-c.[5] ant-t.[5] arn.[5] **Ars.**[5] asaf.[5] asar.[5] asc-t.[85] aur.[5] **Bapt.**[102] **BELL.**[5] **Bol.**[8] **Bry.**[5] calc.[5] card-m.[111] **CHAM.**[1] chin.[102] cocc.[5] **Coff.**[5] **COLOC.**[5] corn.[25] croc.[5] crot-h.[102] cupr.[5] **Dig.**[5] elat.[85] euon.[102] euon-a.[85] **Eup-per.**[54] gels.[102] **Graph.**[5] ham.[10] hydr.[25] hyos.[5] **IGN.**[5] ip.[5] iris[25] **Lach.**[5] lept.[102] **Lyc.**[5] mag-c.[5] mag-m.[5] malar.[85] **Merc.**[5] merc-c.[102] merc-d.[72] mez.[5] **Mur-ac.**[5] nat-c.[5] nat-m.[5] **Nat-s.**[111] nux-m.[5] **NUX-V.**[5] nyct.[102] oci-s.[119] **Op.**[5] petr.[5] ph-ac.[5] **Phos.**[5] **PLAT.**[5] podo.[25] polyp-p.[72] **Puls.**[5] ran-b.[5] rhus-t.[5] samb.[5] sec.[5] sel.[5] seneg.[5] sep.[5] sil.[5] spong.[5] stann.[5] **Staph.**[5] stram.[5] stront-c.[5] sulph.[5] tarax.[5] trio.[25] verat.[5] verb.[5] zinc.[5]

☞ *Gastrisches Fieber*

Schwäche, durch: hydr.[25]

Zorn, nach: cham.[1]

GEMÜT; M; Zorn, Beschwerden durch

anfallsweise, heftig: trio.[25]

intermittierend: podo.[25]

remittierend: corn.[25] podo.[25]

GASTRISCHES Fieber: **Acon.** alum.[54] ang.[1125] **ANT-C. ANT-T. ARS.** asaf.[5] **Asar.**[5] aur.[5] **BAPT.**[25] **Bell. BRY.** calc.[102] canth. carb-v. card-m.[58] **Cham. Chel. Chin.**[1125] **Cocc.**[5] coff.[5] colch. coloc. cupr. cycl.[5] **Dig.**[5] eup-per. ferr-p.[137] **Gels.** geum[1125] hydr.[102] ign. **IP.** iris kali-m.[61] lyc.[102] mag-m. mag-s. **Meny.**[1125] **Merc.** mez.[5] mur-ac. nat-c.[5] nat-s. **Nux-v.** ph-ac.[102] phos. plb.[5] **Podo. PULS. Quas.**[1125] rheum **Rhus-t.** sant.[102] **Sec.** squil.[5] staph.[5] **Sulph. Tarax.**[1125] **Verat.** zing.[1125]

☞ *Galliges Fieber* *MAGEN; C; Entzündung, Gastritis*

Übelkeit, Erbrechen, trockene Zunge, sieht aus wie gedörrt, Tachykardie, Abdomen empfindlich, Diarrhö: bapt.[25]

absteigend: alum.[54]

GELBFIEBER: ACON. All-c.[8] am-c.[5] ant-t.[5] **Apisin.**[5] arg.[5] **Arg-n. Arn.**[5] **ARS.**[110] **Ars-h. BELL. Bry. Cadm-s.** calc. **CAMPH. CANTH.** carb-ac.[102] **CARB-V.** cham.[5] **Chin.** chin-s.[102] coff. coloc.[5] crot-c.[102] **CROT-H.**[110] cupr.[102] daph. dig.[5] eup-per.[58] gels.[102] gua.[102] hell.[5] hep. **Hyos.**[102] ip. **LACH.** lob. merc.[5] mur-ac.[58] **Nat-s.** nit-ac.[5] **NUX-V.** op.[102] **Phos.** plb.[5] **Psor.** puls.[5] rhus-t. sabad.[5] sabin.[102] **Sep.**[5] **Sul-ac.**[5] sulph.[5] **Ter.** verat. verat-v.[25]

☞ *Zymotisches Fieber (bei Eiterungen)*

Folge von Injektionen, als: ars.[110]

Schweiß durch Luftzug unterdrückt wurde, wenn: **Cadm-s.**

3. Stadium, Blutung mit starker Gesichtsblässe, heftiger Kopfschmerz, gr oße Schwere der Glieder, Zittern des Körpers: **CARB-V.**

Prophylaxe: ars.[110] crot-h.[110]

GICHTIG: urt-u.[102]

☞ *Rheumatisches Fieber*

HÄMORRHAGISCH:

☞ *Continua febris, gleichbleibendes Fieber, Typhus, Fleckfieber; hämorrhagisch, mit Blutungen*

HEFTIG:

☞ *Intensive Hitze, hohes Fieber*

HEKTISCHES Fieber: abrot. **Acet-ac.** acon.[102] am-c. anth.[1030] arg. arn. **ARS. ARS-I.** ars-s-f.[58] aur-m. **Bals-p.**[25] **Bapt.**[102] bar-c.[5] bell.[5] bol.[25] bry. **Calc. Calc-hp.**[111] calc-i.[102] **Calc-p. Calc-s.** calc-sil.[58] **CAPS.** carb-an. **Carb-v.** chim.[25] **Chin.**[1125] **Chin-ar. Chlor.** cocc. con.[5] corh.[102] crot-h. **Cupr.** dig.[5] dros.[5] dulc.[5] eucal.[25] eup-per.[25] eup-pur.[25] ferr.[5] ferr-p. gels.[102] graph.[5] guai. hell.[5] hep. hyper.[111] ign.[5] **IOD.** ip. **KALI-AR. Kali-c.** kali-i.[111] **Kali-p. Kali-s.** lac-d.[58] **Lach.** led.[5] **LYC.** med. **Merc.** merc-c.[5] mez. mill. nat-c.[5] nat-m.[5] nit-ac. nux-v. ol-j.[25] **Ph-ac.** phel.[102] **PHOS.** prun-c.[25] **Puls. Pyrog.** rhus-g.[25] **SANG.**[25] **Senec. SEP. SIL. Stann.**[122] staph.[5] sul-ac. **Sulph. Tarent.** thuj. **TUB.** verat.[5] zinc.[5]

☞ *Z; Nachmittags*

täglich, 11 Uhr - 12 Uhr oder 13 Uhr: arg.

☞ *Z; Vormittags • Z; Mittags*

10 Uhr: **Stann.**[122]

21 oder 22 Uhr bis Mitternacht: corh.[102]

Abzehrung, Abmagerung, mit deutlicher: chin.[1125]

ALLGEMEINES; C; Abmagerung; allgemeine Arzneien

Bluthusten, Hämoptö, mit: mill.

Bronchitis, bei chronischer: bals-p.[25]

Eiterungen, bei: bals-p.[25]

Frösten, mit: bol.[25] ol-j.[25]

Husten, mit: sang.[25]

Nierenkrankheit, bei chronischer: chim.[25]

Puls, mit unregelmäßigem und schwachem: eup-per.[25]

Schmerz in der Milz, mit anhaltendem: ol-j.[25]

Schweiß nachts, mit: eucal.[25] eup-pur.[25] rhus-g.[25]

Tuberkulose, bei: bals-p.[25] bol.[25]

Wangenröte, mit umschriebener: sang.[25]

HEUFIEBER:

NASE; C; Schnupfen; allgemeine Arzneien;

HITZESTADIUM, ohne, Fieber ohne Hitze: agar. am-m. **ARAN.** ars.[102] benz. bism.[25] bol.[102] **Bov.** camph. canth. **Caps.** card-m.[102] **Caust.** cean.[102] chin.[102] chin-s.[102] cimx.[102] cocc. **Dig.**[8] ferr.[102] gamb. gels.[102] graph. **Hep.** hydr.[102] ign.[102] ip.[102] kali-bi.[72] kali-c. kali-i.[1102] kali-n. led.[102] **Lyc.** mag-c. **Mez.** mur-ac. nat-c. nat-m.[102] nux-v.[102] ph-ac. podo.[102] puls.[102] ran-b. rhus-t. **Sabad. STAPH.** sul-ac. **SULPH. Thuj. Verat.**[102]

adynamisch:

- **Hydrämie** und Chlorose, bei: chin.[102] puls.[102]

- **morgens** Kopfschmerz, fahles Gesicht, Schwermut, Obstipation, Amenorrhö, vergrößerte Leber, Verlangen nach Ruhe: nat-m.[102]

Apyrexie mit großer Schwäche, Ruhelosigkeit, Gesicht gedunsen, erdfahl, ödematöse Erscheinungen, Beschwerden in Leber- und Milzregion, schlaflos, Krämpfe, Durchfall, Albuminurie: ars.[102]

Durst, mit: ars.[102] cimx.[102] ign.[102]

Erbrechen, mit: ip.[102] verat.[102]

- **Schmerzen** in Abdomen, Rücken, Lumbalregion: verat.[102]

gastroenterische Symptome: chin.[102] hydr.[102] **Ip.**[102] **Nux-v.**[102] puls.[102]

Gelbsucht, mit: ars.[102] bol.[102] card-m.[102] nux-v.[102] podo.[102]

Milz, mit vergrößerter: ars.[102] **Cean.**[102] chin.[102] chin-s.[102] ferr.[102] nat-m.[102]

nervösen Beschwerden, mit: gels.[102]

Rückfalle durch Diätfehler: ip.[102]

▤ *ALLGEMEINES; C; Rückfall, erneutes Auftreten von Beschwerden*

Schmerzen, mit: led.[102]

HOHES Fieber:

☞ *Intensive Hitze, hohes Fieber*

HYPERTHERMIE: crot-h.[111] naja[111]

☞ *Intensive Hitze, hohes Fieber*

HYPOTHERMIE, Untertemperatur: acetan.[102] arg-n.[54] **Ars.**[54] ars-h.[54] atra-r.[149] cact.[54] chin-s.[137] chlor.[54] chlorpr.[149] coli.[149] cupr-acet.[54] diph.[149] eucal.[54] kali-br.[54] kali-p.[54] lycps.[54] nat-sal.[137] pyrog.[149] reser.[149] sapo.[85]

INTENSIVE Hitze, hohes Fieber: abrot. **ACON. Ant-t. Apis ARN. ARS. Arum-t. Aur.** aur-ar.[58] bapt.[137] **BELL. Bry.** buth-aust.[119] cact. canth. caps. carb-v. carbn-s.[58] chel. chin. chin-ar.[137] **Chin-s.** chlor. cic. cina coff. **Colch. CON.** corv-c.[258] croc. crot-h. cupr. dig. dulc. ferr-ar. **GELS.** granit-m.[194] hep. hoit.[72] hydrc.[192] **Hyos.** iod. iodof.[36] ipom.[119] **Kali-ar.** kali-i. **Lach.** lachn.[85] led.[193] lob-e.[85] loxo-r.[240] **Lyc.**[193] mag-c. mangi.[197] marm-w.[194] med.[304] meny. merc-c. **MEZ.** mur-ac.[137] naja **NAT-M. Nat-s.**[122] nit-ac. nux-m. **Nux-v. Op.** oxyg.[233] ph-ac. **Phos.** psor.[58] **PULS. PYROG. RHUS-T.** samb. sang. sanic.[85] sarr. **SEC. Sil.** sol-t.[233] staph. **Stram.** stroph.[85] sulph.[137] term-a.[192] **Thlaspi**[45] thuj. **Tub.** vario.[15] verat-v.[137] vip.[36]

☞ *Brennende, glühende Hitze • Hyperthermie*

1 Uhr - 2 Uhr, agg.: lachn.[85]

abends, Untertemperatur am Morgen: verat-v.[137]

☞ *Z; Abends*

nachts, mit Schlaflosigkeit: sanic.[85]

☞ *Z; Nachts*

Benommenheit und Bewusstlosigkeit, mit: **Bell. Cact. NAT-M. OP. Phos.**

Delirium, im: ant-t. **Apis ARS. BELL. Bry.** carb-v. chin. **Chin-s. Chlor.** coff. granit-m.[194] hep. hyos. iod. lachn.[85] led.[193] lyc.[193] **NAT-M.** nux-v. **OP.** phos.[193] **PULS.** sarr. sec. **STRAM.** vip.[36]

Erwachen, beim: granit-m.[194]

Konvulsionen, mit: **BELL. Cic. Hyos.** op. **STRAM.**

▤ *ALLGEMEINES; C; Konvulsionen; Hitze; während*

Schlaf:

- **während**: **Ant-t.** apis caps. chin. **Gels. Lach.** lyc. **MEZ. Nat-m. Nux-m. OP. Rhus-t.** stram.
- **nach**: cina op.

Kopf und Gesicht heiß, Körper kalt: **ARN. Bell. Op. Stram.**

INTERMITTIERENDES Fieber, Wechselfieber, Malaria, chronisch: abies-n.[102] absin.[1125] acon.[102] agar. alst-c.[100] alst-s.[36] **ALUM.** am-c.[5] am-m.[102] **Am-pic.**[102] anac.[5] ang.[85] ant-c.[5] ant-o.[85] ant-t. anth.[1030] **Apis** aran.[102] arg-n. arist-cl.[119] arn.[102] **ARS.** ars-br.[102] **Ars-i.**[102] ars-s-f.[58] arum-t.[111] asaf.[5] asar.[5] asc-t.[1125] aur.[5] aza.[102] baj.[102] bapt.[111] bar-c.[5] **BELL.** benz-ac.[111] **Bol.**[8] bol-lu.[77] bov.[5] **Bry.**[5] bufo[111] **Buni-o.**[149] buth-aust.[119] cact. calad.[5] calam-a.[1125] **CALC.** calc-ar.[102] **Calc-p.** calc-s. calli.[102] camph.[102] camph-br.[102] canch.[25] cann-s.[5] canth. **Caps.**[5] **Carb-ac.** carb-an.[1] **Carb-v.**[102] card-b.[1125] caust.[5] cean.[102] **Cedr.**[102] cent.[102] ceph.[77] cham.[5] chel.[5] chelo.[102] **CHIN.**[102] **Chin-ar.**[102] chin-b.[102] **Chin-m.**[102] chin-s.[102] **CHININ.**[1125] chion.[102] cic.[5] cimx.[102] **Cina**[5] cist.[111] citl-v.[197] clem.[5] coc-c.[111] cocc.[102] coff.[5] colch. coloc.[5] corn.[102] **Corn-f.**[25] croc.[5] crot-h.[102] cupr.[5] cycl.[5] dict.[1125] dros.[5] **Echi.**[72] elat.[102] **Eucal.**[102] euon-a.[25] eup-c.[1125] **Eup-per.**[102] **Eup-pur.**[102] euphr.[5] **FERR.** ferr-ar. **Ferr-i.** ferr-p.[102] fl-ac.[5] fum.[1125] gels. **Gent-l.**[1125] gent-q.[85] geum[1125] glech.[1125] graph. grin.[1125] guare.[36] **HELIA.**[102] hell.[5] **Hep.** hydr.[102] hyos.[45] **Ign.**[102] ilx-a.[72] **Iod. Ip. Iris**[111] kali-ar. kali-bi.[111] kali-c.[5] kali-i.[111] kali-m.[61] kali-n.[5] kali-p.[111] **KALI-S.** lac-d.[111] **Lach.**[102] laur.[102] led. **Lepro.**[197] lept.[111] lil-t.[111] lob.[25] **LYC.** lyss.[85] mag-c.[5] mag-m.[5] mag-p.[111] maland.[102] malar.[102] mangi.[197] meny.[5] merc.[5] methyl.[85] mez.[1125] mill.[1125] mosch.[5] mur-ac.[8] naja[111] nat-c.[5] **NAT-M.** nat-p.[111] **NAT-S.** nicc.[111] **NIT-AC.** nux-m. **Nux-v.** ol-j.[25] op.[102] ost.[102] par.[5] **Petr.**[5] ph-ac.[5] phel.[102] **Phos.**[5] phyt.[111] plan.[25] plb.[5] podo.[111] polyg-a.[100] polyp-p.[102] **Pop.**[72] prun-c.[25] **PSOR.** ptel.[25] puls.[102] pyre-p.[1125] **PYROG.**[102] querc.[102] ran-b.[5] ran-s.[5] rheum[5] rhod.[5] **Rhus-t.**[5] **Sabad.**[5] sabin.[5] samb.[5] sang.[111] sec. sed-ac.[102] sel.[5] senec.[111] **SEP. Sil. Spig.** spong.[5] stann.[5] **Staph.**[5] stram.[5] sul-ac.[5] **SULPH.** sym-r.[1125] tarax.[5] **TARENT. Tela**[102] tell.[111] teucr.[5] ther.[111] **Thuj.**[5] **TUB.** ulm.[1125] urt-u.[111] valer.[5] verat.[102] verat-v.[102] verb.[5] verbe-h.[72] vip.[111] zinc.[5]

☞ *Z; Quartana • Quotidiana • Tertiana • Anteckungsfieber • Remittierendes Fieber* ▤ *ALLGEMEINES; M; Malaria, Beschwerden durch*

morgens: eup-per.[25]

☞ *Z; Morgens*

vormittags: guare.[36]

☞ *Z; Vormittags*

mittags: lob.[25]

☞ *Z; Mittags*

abends: cedr.[25]

☞ *Z; Abends*

Periodizität:

☞ *Z; Periodisch*

- **Stunde,** jeweils zur selben: ant-c.[5] cedr.[111] cina[5] coc-c.[111] ign.[5] ip.[5] sabad.[5] sel.[5]
- **1** - 3 Tage, alle: nux-v.[5]
- **1** - 4 Tage, alle: sabad.[5]
- **täglich**: ars.[1] ign.[1] verb.[5]
  - **zweimal** am Tag: verb.[5]

INTERMITTIERENDES Fieber, Wechselfieber, Malaria, chronisch; **Periodizität** (Forts.)

- **2. Tag, jeden**: calc.[1] cham.[5] **Chin.**[5] crot-h.[111] hyos.[45] ip.[5] nat-m.[5]
- **2. oder 3. Tag, jeden**: anac.[5] verat.[5]
- **3** Tage, alle: anac.[5] eup-per.[111] hydr.[111]
- **3** - 4 Tage, alle: asar.[5] aur.[5] caps.[5]
- **4** Tage, alle: ars.[5] eup-per.[111]
- **7** Tage, alle: am-m.[5] ars.[5] calc.[5] canth.[5] cedr.[111] chin.[1] eup-per.[111] iris[111] kali-c.[5] lac-d.[111] nux-m.[5] phos.[5] sabad.[5] sang.[111] sil.[5] sulph.[5]
- **8** Tage, alle: sulph.[5]
- **10** Tage, alle: kali-p.[111] lach.[5]
- **10** - 14 Tage, alle: lach.[5]
- **14** Tage: ars.[5] calc.[5] chel.[5] chin-s.[111] ign.[5] lach.[5] nicc.[111] phyt.[111] puls.[5] sulph.[5]
- **14** Tage lang agg., dann 14 Tage amel.: mag-m.[5]
- **21** Tage, alle: aur.[5]
- **2** - 3 Monate, alle: lept.[111] valer.[5]
- **jährlich**: crot-h.[111] urt-u.[111]
- **regelmäßigen** Abständen, in sehr: cedr.[25]

Frühling, jeden: caps.[5] cina[5] ip.[5] **Lach.**[5] **Verat.**[5]

Sommer, im: **Arn.**[5] **Bry.**[5] caps.[5] cina[5] ip.[5] **Lach.**[5]

☞ *Z; Sommer, im*

alte Menschen, mit Koma: alum. nux-m. **Op.**

Bluthusten, Hämoptö, mit: **Arg-n.**

Chinin-Missbrauch, nach: am-m.[102] aran.[102] arn.[102] **Ars.**[102] ars-i.[102] **Calc-ar.**[102] carb-v.[102] cean.[102] chelo.[102] chin.[58] **Chin-ar.**[102] eucal.[102] eup-per.[102] ferr.[102] **Hydr.**[102] **Ip.**[102] **Lach.**[102] maland.[102] malar.[102] **Nat-m.**[102] puls.[102] sulph.[102] verat.[102]

☞ *verdorbene Fälle*

Gicht, mit: ferr. led.

Magenbeschwerden, mit: ip.[1125]

nervöse, hysterische Personen: aran.[102] cocc.[102] ign.[102]

Rheumatismus, mit: led.

Schmerz im Periost, mit: mur-ac.[8]

Schweiß amel.: lyss.[85]

Strecken, mit Neigung sich zu: cimx.[102]

Tuberkulose, bei: bapt.[111]

Vergrößerung, mit:

- **Leber,** der: ferr-ar. ferr-i. **Lyc.** nat-m. **NIT-AC.**
- **Milz,** der: **Carb-ac.** ferr-ar. ferr-i.

anfallsweise, nach Schläfrigkeit: corn-f.[25]

fest verwurzelt, bereits lange andauernd: abies-n.[102] am-m.[102] aran.[102] **Ars.**[102] ars-br.[102] calc-ar.[102] canch.[102] carb-v.[102] corn.[102] corn-f.[102] **Helia.**[102] ign.[102] **Nat-m.**[102] **Puls.**[102] pyrog.[102] querc.[102] tela[102]

hartnäckig: anth.[1030] canch.[25] ptel.[25]

Kongestion, mit: camph.[102] **Op.**[102] **Verat.**[102]

langdauernder Hitze, mit: **ANT-T.** cact. canth. colch. **Ferr.** hep. ip. sec. sil. **Tarent.**

M. faciparum:

▤ *FROST; C; Bösartig*

Malaria subacuta: **Ars.**[102] cedr.[102] chelo.[102] chin-s.[102] gels.[25] **Ip.**[102] maland.[102] **Nux-v.**[102]

maskiert: **Ars.** ip. nux-v. **Sep.** spig. **Tarent. Tub.**

neuere Fälle: acon.[102] aran.[102] ars.[102] chin.[102] chin-s.[102] ip.[102]

perniziös: **Ars.**[102] camph.[102] chin-b.[102] **Chin-s.**[102] crot-h.[102] **Verat.**[102]

prophylaktisch: ars.[110] chin-s.[102] nat-m.[110]

- **Regionen**:
  - **Malariaregionen,** beim Betreten von: ars.[110]
  - **Malariaregionen,** vor Eintritt in: nat-m.[110]

Stadien:

- **regelmäßig,** klar definiert: chin.[102] **Chin-s.**[102]
- **teilweise** oder unregelmäßig auftretend: aran.[102] **Ars.**[102] cact.[102] **Carb-v.**[102] eup-per.[102] eup-pur.[102] **Ip.**[102] nat-m.[102]

  ☞ *Anfallsweise auftretend; unregelmäßige Anfälle •Unregelmässige Stadien*

Typhusartigem Verlauf, neigt zu: **Ars.** gels.

☞ *Remittierendes Fieber; typhusartigem Verlauf, neigt zu*

unklare Fälle, in malariafreien Regionen: ip.[102] nux-v.[102]

unterdrückt: chin-s.[102] elat.[102]

▤ *ALLGEMEINES; M; Malaria, Beschwerden durch; unterdrückte Malaria, durch*

unvollständig: **Ars.** puls.[58]

verdorbene Fälle: ars. **Calc. Ferr. Ip.** nat-m. nux-v. **SEP.** sulph. **Tarent.**

☞ *Chinin-Missbrauch, nach*

KALA-AZAR: androg-p.[97] ars.[102] boerh.[97] **Ferr-ar.**[171] nat-m.[171] swer-ch.[97] trich-d.[97]

▤ *ABDOMEN; C; Vergrößert; Milz*

Kindern, bei: androg-p.[97] ars.[102]

▤ *ALLGEMEINES; M; Kindern, Beschwerden bei*

KATARRHALISCHES Fieber: **ACON.** arn.[5] **Ars.** asc-c.[25] asc-t.[25] bapt.[25] bar-m. **Bell.**[5] **BRY.** camph.[5] carb-v. caust.[5] **CHAM.**[5] chin.[5] cimic.[25] cocc.[5] coff.[5] con. **Dulc.**[5] eug.[85] euphr.[58] **Ferr-p.** gels.[25] glyc-g.[85] graph. **HEP.** ign.[5] ip.[5] kali-chl. **Kali-i.** kali-m.[61] knau.[33] lach. mang.[5] **MERC.** merc-k-i.[85] myrt-c.[85] **NUX-V.**[5] ph-ac. phos.[5] pop-c.[85] **Puls.**[5] **Rhus-t. Sabad.** sep. sil.[1] spig.[5] squil.[5] stann.[5] **Sulph.**[5] verat.[5]

☞ *Rheumatisches Fieber* ▤ *AUGEN; C; Katarrh •OHREN; C; Katarrh •NASE; C; Katarrh; allgemeine Arzneien •INNERER HALS; C; Katarrh •MAGEN; C; Entzündung, Gastritis; katarrhalisch, eitrig •ABDOMEN; C; Katarrh •REKTUM; C; Katarrh des Rektums •BLASE; C; Katarrh, schleimig-eitrige Absonderung •NIEREN; C; Katarrh •HARNRÖHRE; C; Absonderung; eitrig •KEHLKOPF LUFTRÖHRE; C; Katarrh •BRUST; C; Katarrh, Lungen •ALLGEMEINES; C; Katarrh*

Menses, während: **Graph.**

KONGESTIV:

☞ *Intensive Hitze, hohes Fieber; Kopf und Gesicht heiß, Körper kalt*

KONTINUIERLICHES Fieber: ☞ *Continua febris, gleichbleibendes Fieber*

KURZ:
☞ *Eintagsfieber, Erkältungsfieber (F. ephemera)*

LANG andauernde Hitze: acon. **Ant-t.** apis **Arn. Ars.** aster. bar-m. **Bell.** bol. **Cact.** calc-f. **Caps. CHAM.** chin. colch. elaps eup-per. **Ferr. GELS.** graph. **Hep.** hyos. lach. laur. lyc. nat-m. **Nux-v. Sec.** sil. **Sulph. Tarent.**

Frost, vor: apis

Schlaf, mit: **Chin.**

LEICHTE Fieber: **Acon.**[102] arn.[102] **Ars.**[102] **Bapt.**[102] bell.[102] bry.[102] camph.[102] **Ferr-p.**[102] gels.[102] ip.[102] merc.[102] nux-v.[102] puls.[102] **Rhus-t.**[102]
☞ *Niedriges, schwaches Fieber*

MALARIA:
☞ *Intermittierendes Fieber, Wechselfieber, Malaria, chronisch*

MASKIERT:
☞ *Intermittierendes Fieber, Wechselfieber, Malaria, chronisch; maskiert*

NERVÖSE Hitze: acon.[5] arg.[5] arn.[5] **Ars.**[5] **Bell.**[5] **BRY.**[5] camph.[5] carb-v.[5] cham.[5] chin.[5] cocc.[5] cupr.[5] geum[1125] hell.[5] **Hyos.**[5] kali-n.[5] **Lach.**[5] lyc.[5] meny.[1125] **Merc.**[5] merc-c.[5] mez.[5] **MUR-AC.**[5] nat-m.[5] nux-m.[5] **Nux-v.**[5] **Op.**[5] **Ph-ac.**[5] phos.[5] puls.[5] **RHUS-T.**[5] **Stram.**[5] sul-ac.[5] **Sulph.**[5] verat.[5]

morgens amel.: rhus-t.[5]
▤ *ALLGEMEINES; Z; Morgens, 5 Uhr - 9 Uhr; amel.*

abends agg.: bry.[5]
☞ *Z; Abends*

NIEDRIGES, schwaches Fieber: **Ail.**[102] **Arn.**[102] **Ars.**[102] bapt.[102] camph.[102] cocc.[102] crot-h.[102] eup-a.[102] **Lach.**[102] **Mur-ac.**[102] nit-s-d.[102] **Ph-ac.**[102] phos.[102] pyrog.[102] **Rhus-t.**[102] ter.[102] **Urt-u.**[102]
☞ *Leichte Fieber*

PAPAGEIENKRANKHEIT, Psittakose: achy.[149]

PARATYPHUS: **ALL-S.**[1125] **BAPT.**[1125]

PLÖTZLICH:
☞ *Anfallsweise auftretend* ▤ *ALLGEMEINES; C; Hitze; Hitzewallungen*

REIZFIEBER: acet-ac. acon. arn. **ARS.** bapt. bell. **Bry.** calc-s. **Camph.** canth. **Carb-v.** cham. **Chin. Cocc.** croto-t. cupr. dig. **Gels.** hell. hyos. **LACH. Lyc.** merc. **Mur-ac. Nat-m. Nux-v.** op. **Ph-ac.** phos. plb. podo. **Puls. Rhus-t. Sec.** sil. sulph. thuj. verat.

allmählich ansteigend: **Acet-ac. ARS. Bry.** calc-s. **Camph.** canth. **Chin.** cocc. hell. lach. **Lyc. Mur-ac. Ph-ac. Phos.** plb. **Sec.** sil. sulph. thuj.
☞ *Continua febris, gleichbleibendes Fieber, Typhus, Fleckfieber; Nervenfieber, schleichendes*

REMITTIERENDES Fieber: **ACON.** ant-c.[102] **Ant-t.** apis[31] arn. **ARS.** ars-s-f.[58] bapt. **BELL.** bol. **BRY.** calc.[31] carb-ac. **CHAM.** chin.[31] **Chin-s.**[102] **Cina**[102] **Cocc.** coff. colch. coloc.[31] crot-h.[102] dor.[144] eucal.[25] eup-per.[25] ferr. ferr-p.[58] **Gels.** granit-m.[194] hyos.[102] ign. **Ip. Lach. Lepro.**[197] lept.[102] **Lyc.** mag-c.[31] mag-s. mangi.[197] **MERC.**[31] merc-d.[102] mur-ac. **Nat-s.** nit-ac.[102] **Nux-v.** nyct.[102] ph-ac. phos. **Podo.**[102] **Polyp-p.**[54] psor. ptel.[25] puls. rhus-t. sant.[102] sec. sep. stram. **Sulph.** tarax. ter.[171] tub. verat. verat-v.[25]
☞ *Ansteckungsfieber • Intermittierendes Fieber, Wechselfieber, Malaria, chronisch*

morgens: **Arn.** bry. mag-c. podo. **Rhus-t.** sulph.
☞ *Z; Morgens*

nachmittags: **ARS.** ars-s-f.[58] **BELL. Bry.** chin. **GELS.** ign. **LACH. Lyc.** nux-v.
☞ *Z; Nachmittags*

abends: **Acon.** arn. ars-s-f.[58] **BELL. Bry.** chin. lach. **LYC.** mag-c. merc. mur-ac. nux-v. ph-ac. **Phos.** puls. **RHUS-T. Sulph.**
☞ *Z; Abends*

nachts: acon. ant-t. **ARS.** ars-s-f.[58] bapt. cham. coff. lyc. mag-c. mag-s. **MERC.** nux-v. ph-ac. **Phos. Puls. RHUS-T. Sulph.**
☞ *Z; Nachts*

Herbst, jeden: carb-ac.

gastrointestinaler Reizung, mit heftiger: eup-per.[25]

rheumatischen Beschwerden, mit: chin-s.[102]

Röte einer Wange, Blässe der anderen: **Acon. CHAM.**

Gallenfieber, niedriges: bry.[102] **Crot-h.**[102] **Eup-per.**[102] gels.[102] ip.[102] merc-d.[102] nyct.[102] podo.[102]

Malaria, durch: eucal.[25] eup-per.[25] gels.[25]

Säuglinge: **ACON.** ant-c.[102] ant-t.[31] apis[31] ars. **BELL. Bry.** calc.[31] **CHAM.** chin.[31] cina[102] coloc.[31] **GELS. Ip.** lept.[102] mag-c.[31] merc.[31] nux-v. phos.[31] ptel.[25] puls.[102] rhus-t.[31] sant.[102] sulph.

typhusartigem Verlauf, neigt zu: ant-t. arn. **ARS. Bapt. BRY.** carb-ac. colch. dor.[144] **Gels.** ip. **Mur-ac.** ph-ac. phos. **PSOR.** puls. **RHUS-T.** sec. ter.[171] tub.
☞ *Intermittierendes Fieber, Wechselfieber, Malaria, chronisch; Typhusartigem Verlauf, neigt zu*

- **Blutungsneigung,** mit: ter.[171]

- **Chinin-Missbrauch, nach**: arn. **ARS. Ip.** puls. **RHUS-T.**

REZIDIVIEREND, bei Kindern in der Anamnese: carc.[207]

RHEUMATISCHES Fieber: **Acon.**[5] ant-c.[5] ant-t.[5] **Apisin.**[5] aran.[149] **Arn.**[5] **Ars.**[5] **Bell.**[5] benz-ac.[111] **Bry.**[5] buni-o.[149] calc.[5] camph.[5] cann-s.[5] carb-v.[5] carc.[207] caul.[111] caust.[5] **Cham.**[5] **Chin.**[5] cimic.[25] coff.[5] **Colch.**[5] cortiso.[119] cupr.[5] dulc.[5] elmen[9] euphr.[5] **Ferr-p.**[111] form-ac.[102] gels.[25] ign.[5] ip.[5] kali-chl.[54] kali-m.[102] lach.[5] mangi.[197] **Merc.**[5] mez.[5] morg.[136] **Nux-v.**[5] phos.[5] **Puls.**[5] ran-b.[5] rhod.[5] **Rhus-t.**[5] sabad.[5] senec.[111] sil.[5] spong.[85] squil.[5] stann.[5] staph.[5] **Sulph.**[5] teucr.[5] thuj.[5] tub.[102] valer.[5] verat.[5]
☞ *Gichtig • Katarrhalisches Fieber* ▤ *EXTREMITÄTEN; C; Entzündung; rheumatisch; • EXTREMITÄTEN; C; Gichtknoten • EXTREMITÄTEN; C; Schmerz; gichtig, durch Gicht bedingter Schmerz; • EXTREMITÄTEN; C; Schmerz; gichtig, durch Gicht bedingter Schmerz; • EXTREMITÄTEN; C; Schmerz; rheumatischer Schmerz, Rheumatismus • EXTREMITÄTEN; C; Schmerz; rheumatischer Schmerz, Rheumatismus; • EXTREMITÄTEN; C; Schmerz; rheumatischer Schmerz, Rheumatismus;*

periodisch, wandernd: senec.[111] teucr.[5]

Kindheit, in der: carc.[207]

Überhitzung, nach, mit Entstehung von Herzbeschwerden: kali-chl.[54] spong.[85]

RÜCKFALLFIEBER: **Acon.**[102] ars. **Bapt.**[102] **Bry.**[102] **CALC.** cimic.[102] **Eucal.**[102] eup-per.[102] **FERR.** lac-lup.[204] **PSOR.** rhus-t.[102] **SULPH. Tub.**
▥ *ALLGEMEINES; C; Rückfall, erneutes Auftreten von Beschwerden*

SCHARLACH, bei:
☞ *Exanthem, Fieber mit (z.B. bei Masern); Scharlach, bei*

SCHLEICHENDES Fieber: acet-ac. **Ars.** bac.[62] **Chin.** cocc.[54] colch. con. **Sec. Sulph. Tub.**

Zorn, durch: **COCC.**[54]
☞ *M; Zorn, Fieberanfälle hervorgerufen durch* ▥ *GEMÜT; M; Zorn, Beschwerden durch*

SCHMERZLOS: ph-ac.[137] phos.[137]

SCHÜTTELFROST:
☞ *Intermittierendes Fieber, Wechselfieber, Malaria, chronisch*

SCHWANKEND: chel.[137] chin-ar.[137] echi.[137] **Pyrog.**[137] sul-ac.[137] verat-v.[137] **Zinc.**[137]

SCHWARZWASSERFIEBER: **Ars.**[137] chin-s.[85] **Coco-n.**[1125] crot-h.[137] lyc.[137]

SEPTISCHES Fieber: acet-ac. ail.[111] **Am-c.**[5] **ANTHR. Apis** arg-n.[5] **ARN. ARS. BAPT. Bell.** berb. **BRY.** bufo[111] **Cadm-s.** carb-ac.[111] **Carb-v. CARBN-S.**[58] chin.[1125] chin-ar.[111] **CROT-C. CROT-H. Cur. ECHI.** elaps[111] ferr.[5] ferr-p.[111] kali-bi.[58] **KALI-P.** kreos.[5] **LACH. LYC. Merc.** merc-cy.[111] **MUR-AC.** naja[111] nit-ac.[5] op. **Ph-ac. PHOS. Puls. PYROG. Rhus-t. Rhus-v.** sul-ac.[5] **SULPH.** tarent.[111] **TARENT-C.** verat.[5] verat-v.[111] vip.[111]
☞ *Continua febris, gleichbleibendes Fieber, Typhus, Fleckfieber •Entzündungsfieber •Wochenbettfieber •Zymotisches Fieber (bei Eiterungen)* ▥ *BLUT; C; Sepsis, Blutvergiftung, Pyämie •FROST; M; Septischen Zuständen, bei •FROST; C; Intermittierendes Fieber und Schüttelfrost, bei Sepsis*

Abort, nach: **Pyrog.**[58]
▥ *ALLGEMEINES; M; Abort, Beschwerden nach*

SONNENSTICH: **Acon.**[5] am-c.[5] **Ant-t.**[5] **Bell.**[5] **Bry.**[5] **Camph.**[5] caps.[5] **Carb-v.**[5] coff.[5] **Dig.**[5] **Hep.**[5] ign.[5] ip.[5] **Kali-c.**[5] mez.[5] nat-m.[5] nux-v.[5] olnd.[5] **Op.**[5] **Phos.**[5] sep.[5] **Sil.**[5] staph.[5] **Thuj.**[5] **Zinc.**[5]

STADIEN:

Frost, gefolgt von Hitze: **ACON. Alum.** am-c. am-m. ambr. anac. ang. ant-c.[5] **Ant-t.** apis aran. **Arn.** ars.[5] asar. bapt. bar-c. **Bell.**[5] berb. bor.[5] bov. bry. cact. calc. camph. canth. **CAPS.** carb-an. **Carb-v.** cassi-s.[192] caust. cedr. cham. **Chin.** chin-ar.[58] choc.[222] **Cina** cocc. coff. **Colch.** con.[1] **Corn.** croc. **CYCL.**[5] dig.[5] **Dros.** dulc. elaps **Eup-per.** eup-pur. ferr. ferr-ar.[58] ferr-i.[58] gels. **Graph.** guai. hell. **Hep.** hydrog.[222] **HYOS. IGN. IOD. IP.** kali-bi. kali-c. kali-n. kreos. lach. laur. **LYC.** lyss.[85] **Mag-c.** mag-m. mang-acet.[1] meny.[1] merc.[5] **Merc-c.** mez. mur-ac.[1] **Nat-c. NAT-M. Nat-s.** nit-ac. nux-m. **NUX-V. Op.** ox-ac.[58] **Petr.**[5] ph-ac.[5] **Phos.** plat.[1] plb.[5] podo.[85] psor. **PULS. RHUS-T.** sabad. sabin. samb. **SANG.** sars.[1] **Sec.** seneg. sep.[5] sil. **Spig. Spong.** squil. staph. **Stram.** sul-i.[58] **SULPH.**[5] tarax.[58] thuj.[1] tub.[111] **Valer.** vario.[36] **Verat.**

- **einzelne** Stellen: cycl.[5]

- **abwechselnd** mit Durst, dann Schweiß: sabad.
☞ *A; Abwechselnd mit*

- **beide** Stadien mit Durst: ant-c.[5] sulph.[5]

◦ **Frost,** gefolgt von, mit Durst: sulph.[5]

- **Durst**:

◦ **mit**: ant-c.[1] bell.[5] bor.[5] cassi-s.[192] hep.[5] merc.[5] petr.[5] rhus-t. sulph.[5]

◦ **ohne**: am-m. ars.[5] bor.[5] **Hep.** kali-n. nat-m. nit-ac. ph-ac.[5] sep.[5] sulph.[5]

◦ **Schweiß,** gefolgt von: kali-c. thuj.[1]

- **innerem** Frost, mit, dann Hitze und Schweiß: phos.

- **Schweiß**:

◦ **gefolgt** von: am-c. am-m. apis **ARS.**[5] bell. bor.[1] bov. **Bry.** cact. caps. carb-an. carb-v. cassi-s.[192] caust. cedr. cham. **CHIN.** chin-ar.[58] cina cocc. corn. dig. dros. **Eup-per. Eup-pur.** ferr-i.[58] gels. **Graph.** hep. **Ign. IP.** kali-c. kali-n.[1] **Lach.** lyc. lyss.[85] mag-m. nat-c. **Nat-m. Nat-s.** nit-ac. **NUX-V.** op. ox-ac.[58] plb.[5] podo.[85] **PULS. Rhus-t. Sabad.** sabin. samb. sep. **Spong.** staph. **Sulph.** thuj. **Verat.**

◦ ◦ **saurer**: lyc.

◦ ◦ **Schluckauf**: ars.[5]

◦ **mit**: **Acon.** alum. am-m.[4] anac. ant-t. **BELL.** bry. **Caps.** carb-v. **CHAM. Chin.** choc.[222] cina dig.[5] eup-per. **Ferr.** graph. hell. **Hep.** ign. kali-c. mez. nat-m. nit-ac. **Nux-v. OP.** phos. **Puls. RHUS-T. Sabad.** sars.[1] spig. sulph. tub.[111]

◦ ◦ **Gesicht,** im: alum.

◦ **ohne**: graph. nat-m. sep.[5] tarax.[58]

Frost gefolgt von Schweiß, ohne zwischenzeitliche Hitze: alum.[1] am-m. arg.[1] ars.[5] bell. **Bry.** cact. **CAPS. Carb-an.** carb-v. carbn-s. **CAUST.** cedr. cham. chel. cimx. **Clem. Dig.** graph.[1] hell. hyos. kali-c. kali-n. **LYC.**[5] mag-c.[1] mag-m.[1] merc. merc-c. **MEZ.** mur-ac.[1] nat-m. nat-s. nux-v. **Op. PETR.** ph-ac. phos. **Rhus-t.** sabad. sep. spig. staph. sulph.[1] **THUJ. Verat.**

- **Durst,** gefolgt von: lyc.[5]

- **Hitze,** gefolgt von: ars.[5] **BELL.**

◦ **Schluckauf**: ars.[5]

- **Schweiß**:

◦ **Hitze,** gefolgt von: bell.

◦ **kaltem,** mit: ars. verat.

◦ **ohne** Fieberhitze und Durst: am-m. bry. caust. **Staph.**

Frost mit Durst, gefolgt von Hitze: cina[5] ign.[5] spong.[5] thuj.[5]

- **Durst**:

◦ **gefolgt** von Schweiß: thuj.[5]

◦ **mit,** gefolgt von Schweiß: spong.[5]

◦ **ohne,** gefolgt von Schweiß: ign.[5]

Frost ohne Durst, gefolgt von Hitze mit Durst: ars.[5] cycl.[5] dros.[5] hell.[5] petr.[5] ph-ac.[5]

Hitze:

- **abwechselnd** mit Frost:
  FROST; A; Abwechselnd mit
  ◦ **Schweiß,** gefolgt von: bry. kali-c. meny. spig. verat.
  ☞ *A; Abwechselnd mit*
  ◦ ◦ **Hitze,** gefolgt von: bry. kali-c. spig. verat.
  ☞ *A; Abwechselnd mit*
  ◦ ◦ ◦ **Schweiß,** schließlich: bry. kali-c. spig.
  ☞ *A; Abwechselnd mit*
- **Durst,** und:
  ◦ **abwechselnd** mit Frost: calc.[5]
  ☞ *A; Abwechselnd mit FROST; A; Abwechselnd mit*
  ◦ **Schweiß,** vor: coff.[5]
- **gefolgt** von:
  ◦ **Frost**: ail. alum.[1] am-m. ang. apis asar. **Bell. Bry.** calad. **CALC.** caps. **Caust.** chin. coloc. dros.[1] dulc. elaps eup-pur. **Hell.** ign. kali-c. lyc. meny. merc. nat-m. nicc. nit-ac.[5] **NUX-V.** petr. **Phos. PULS. Pyrog.** rhus-t. **SEP.** sol[29] **STANN. Staph.** stram. sul-ac.[5] **Sulph.** thuj. **Tub.** verat-v.[4]
  ◦ ◦ **Hitze,** gefolgt von: am-m. rhus-t. stram.
  ◦ ◦ ◦ **Schweiß,** gefolgt von: **Rhus-t.**
  ◦ **Frösteln**: ars.[1]
  ◦ **Kälte**: bufo[111] calc.[5] caust.[5] **Nux-v.**[5] sang.[111] sep.[5] sulph.[5]
  ◦ ◦ **eisige**: bufo[111]
  ◦ **Kälteschauer**: alum.[5] **Ang.**[5] caps.[5] cocc.[5] hell.[5] nat-m.[5] puls.[5] rhus-t.[5] sol[29] **Sulph.**[5]
  ◦ **Schweiß,** gefolgt von Frösteln: calad.[137] kali-bi.[137]
- **Schweiß**:
  ◦ **mit**:
  ◦ ◦ **Kälte,** mit äußerer, gefolgt von Frost, dann Hitze mit äußerer Kälte: aloe am-c. ant-c. ant-t. calad. calc. carb-v. hell. ign. **Phos.** ran-s. sil.
  ◦ ◦ ◦ **Hitze,** gefolgt von: aloe am-c. ant-c. ant-t. calad. calc. carb-v. hell. ign. ran-s. sil.
  ◦ **vor**: agar.[1] alum.[1] **Am-m.** aml-n.[111] ant-c.[5] ant-t. **ARS.** bell. bor. bry. calad.[5] calc. caps. carb-an. **Carb-v. CHAM. Chin.** cina **COFF.** corn. dros.[58] graph. hell. hep. **Ign. Ip.** kali-bi.[111] kali-c.[1] kali-n.[1] kreos. lach. lob. lyc. **Mang.** nit-ac. **Nux-v.** op. ox-ac.[58] petr. puls. **Ran-s.** rhod. **RHUS-T. Sieg.**[4] **Sil.** spong. staph. stront-c. sulph. tab.[111] **VERAT.**
  ◦ ◦ **Durst,** gefolgt von: ant-c.[5] calad.[5]
  ◦ ◦ ◦ **Hitze,** gefolgt von: ant-c.[5]
  ◦ ◦ **Frost,** gefolgt von: calad.[5] kali-bi.[111] tab.[111]
  ◦ ◦ **kalter**: aml-n.[111] caps. **Verat.**

Schweiß:

- **abwechselnd** mit Frösteln: ant-c. calc. nux-v. sac-alb.
  ☞ *A; Abwechselnd mit FROST; A; Abwechselnd mit; Schweiß*
- **Fieberhitze,** während:
  ◦ **Kälte** und Hitze, unregelmäßig vermischt: cedr.
  ◦ **trockener** Hitze, gefolgt von: ant-c.
- **Frost**:
  ◦ **nach**:
  ◦ ◦ **Hitze**:
  ◦ ◦ ◦ **abwechselnd** mit: carb-ac. corn. kali-c. meny. verat.
  ◦ ◦ ◦ **gefolgt** von: bry.
  ◦ ◦ ◦ **mit**: calc. caps. sulph.
  ◦ **vor**: ars.[5] **Carb-v.** chin.[5] euphr.[1] **Hep.** mez.[5] **Nux-v.** spig.[5]
  ◦ ◦ **Schweiß,** gefolgt von: ars.[5] chin.[5] mez.[5] nux-v. spig.[5]
  ◦ ◦ ◦ **abwechselnd**: ars.[5] chin.[5] mez.[5] nux-v.[5] spig.[5]
  ◦ ◦ ◦ **Hitze,** mit: nux-v.
- **Hitze,** gefolgt von: caps.[5] eucal.[111] **Nux-v.**[5]
  ◦ **Frost,** gefolgt von: eucal.[111]
- **Hitze,** mit, folgt auf Frost: acon. agn.[5] alum. am-m.[5] anac. ant-c. ant-t.[5] bell. bry.[5] calc.[5] canth.[5] **Caps.** carb-an.[5] **Caust.**[5] **Cham.** chin. cina clem.[5] cocc.[5] dros.[5] graph. hell. hep. ign. ip.[5] kali-c. kreos.[5] lach.[5] **Lyc.**[5] merc.[5] mosch.[5] nat-m. nicc. nit-ac. nux-v. op. phos. puls. rheum[5] rhus-t. **Sabad.** samb.[5] sel.[5] sep.[5] spig. stram.[5] sulph. verat.[5]
- **tritt** auf, nachdem die Hitze bereits lange nachgelassen hat, mit Erneuerung alter Symptome: ars.

STADIEN unregelmäßig:
☞ *Unregelmässige Stadien*

STILLFIEBER (stillende Frauen): **ACON.**[5] **ARN.**[5] ars.[5] bell.[5] bor.[5] **BRY.**[5] **Calc.**[5] carb-v.[5] **Cham.**[54] chin.[5] **Coff.**[5] con.[5] dulc.[5] ign.[5] kali-c.[5] **Lach.**[5] merc.[5] nux-v.[5] op.[5] **Ph-ac.**[5] phos.[5] **Puls.**[5] **RHUS-T.**[5] **Sep.**[5] **Sil.**[5] squil.[5] staph.[5] sulph.[5] zinc.[5]
BRUST; C; Hitze; Mammae

Zorn, durch: **Cham.**[54]
☞ *M; Zorn, Fieberanfälle hervorgerufen durch GEMÜT; M; Zorn, Beschwerden durch*

SUMPFFIEBER: abies-n.[171] asc-t.[25] camph.[171] helo.[171]

gallig, biliös: asc-t.[85]

Reisfeldern, in: asc-t.[25]

TROCKENE Hitze: acet-ac. achy.[149] **ACON.** aesc. ail. alum. alum-p.[58] am-c. am-m.[5] ambr.[5] aml-n. anac. ant-c.[5] ant-t. **Apis Apisin.**[5] arg. arg-n. **Arn. ARS.** ars-i. **Ars-s-f.**[58] arum-t. bapt. bar-c. bar-m. **BELL.** bism. bol. bov. **BRY.** cact. **Calc.** calc-p. calc-sil.[58] camph. cann-s.[5] canth.[5] caps.[5] carb-an. **Carb-v.** carbn-s. **CAUST. Cedr. Cham. Chel. Chin.** chin-ar. chin-s. chlor. cimx. cina clem. coc-c. cocc. **COFF. COLCH. Coloc.** con. cor-r. croc.[5] crot-h. cupr.[5] cycl.[5] **DULC.** elaps ephe.[267] eupi.[85] **Ferr. Ferr-ar.** ferr-i. **Ferr-p.** gels. gins. **Graph.** hell. **Hep.** hyos. hyper. ign. **Iod.** iodof.[36] **IP.**[5] **Kali-ar. Kali-c.** kali-cy. kali-n. kali-p. kali-s. kali-sil.[58] kreos.[5] lach. lact. laur.[5] led. lil-t.[111] **Lyc.** m-art.[5] m-aust.[5] mag-s. mang.[5] meny. **MERC.**[5] **Merc-c.**[5] mosch.[5] **Mur-ac.** nat-ar. **Nat-c.**[5] nat-m. nat-s. **Nit-ac.** nux-m. **NUX-V. Op.** par.[5] **Petr.**[1] **PH-AC.**[1] **PHOS.** phys. plb. ptel. **PULS.** pyrog.[58] **Ran-b.**[5] ran-s. raph. rheum[5] **Rhod. Rhus-t.** rhus-v. ruta[5] sabad.[5] sabin.[5] **Samb.**[137] sarr. **Sec.** sel.[5] sep. **Sil.**[5] spig.[1] **Spong. Squil.**[5] stann. staph. **Stram. Stront-c.**[5] sul-ac.[1] **SULPH. Sumb.** tarax.[5] **Tarent.** thea **Thuj.** tub. tub-m.[151] valer.[5] verat.[5] **Viol-t.** zinc.[5]
☞ *M; Schweiß; ohne Schweiß*

TROCKENE Hitze (Forts.)

tagsüber: bar-m.
☞ Z; Tagsüber

morgens: ail. **Arn. Bry.** calc. cocc. nit-ac. petr.[1] sulph.
☞ Z; Morgens

- **Erwachen,** beim: **Arn.**

mittags: eupi.[85]
☞ Z; Mittags

nachmittags: alum. arg-n. **Ars.** chel. elaps ferr. gels. nat-s.
☞ Z; Nachmittags

- **14** Uhr, abwechselnd mit Frost, wie mit kaltem Wasser bespritzt: chel.
☞ A; Abwechselnd mit ▥ FROST; A; Abwechselnd mit

- **Frösteln,** mit: arg-n.

- **Schlaf,** im: alum.

abends: aesc. apis ars. bapt. bell. **Calc-p.** carb-v. **CHIN.** coff. coloc. elaps graph. **Kali-c.** ph-ac.[1] **Plb. PULS.** sul-ac.[1]
☞ Z; Abends

- **19** - 21 Uhr, dann Frost bis 22 Uhr: elaps

- **Bett,** im, mit Frösteln im Rücken: coff.

- **Einschlafen,** beim: ph-ac.[1]

- **Venen** erweitert und brennende Hände, sucht kühle Orte: **PULS.**

nachts: **ACON.** alum-p.[58] anac. ant-t. apis arn. **ARS.** bapt. **Bar-c. Bar-m. BELL. BRY.** calc. calc-sil.[58] carb-an. carb-v. **Carbn-s. Caust. Cedr.** cham. chel. chin-ar. chin-s. **Cina Clem.** coc-c. **Cocc.** coff. **Colch.** coloc. **Con.** dulc. **Ferr. Graph.** hep. hyos. kali-n. **Lach.** lyc. mur-ac. **Nit-ac.** nux-m. **Nux-v.** ph-ac.[1] **PHOS. Puls.** ran-s. raph. rhod. **RHUS-T. Rhus-v.** samb.[137] spig.[1] **Sumb. Tarent.** thea thuj. **Tub.**
☞ Z; Nachts

aufsteigende Hitze und glühende rote Wangen, ohne Durst, nach Schlaf: cina

Bewegung, bei: **Bry.**

Delirium, mit: **ARS. BELL. Bry. Chin-s. Coff. Lach. Lyc. Phos. RHUS-T.**

Gehen im Freien, beim: arg. nat-m. **Sumb.**

Geräusch, durch: bry.

Koitus, nach: **Nux-v.**

krampfartigem Würgen, mit: **CIMX.**

Menses, vor: con.

Schlaf:

- **Einschlafen,** beim: **SAMB.**
▥ ALLGEMEINES; M; Schlaf; Einschlafen

- **während**: bov. bry. gins. ph-ac. **SAMB.** thuj. viol-t.

schweißige Hände, agg. wenn sie aus dem Bett gestreckt werden: **Hep.**

treibt ihn aus dem Bett: ant-t.

Venen an Armen und Händen geschwollen ohne Durst: **CHIN.** sumb.

Körperteile, bedeckte: **THUJ.**

heiße Dämpfe zum Gehirn aufsteigen, als ob: ant-t. sarr. sulph.

stechend, wie durch Nadeln: bol. chin. gels. nit-ac.

TROPENFIEBER: CEDR. Gels. nat-s. **PSOR. Ter.** urt-u.[102]
☞ M; Wetter; warmem, bei

TYPHOID:
☞ Continua febris, gleichbleibendes Fieber, Typhus, Fleckfieber • Remittierendes Fieber; typhusartigem Verlauf, neigt zu

TYPHUS:
☞ Continua febris, gleichbleibendes Fieber, Typhus, Fleckfieber

UNDULIEREND, Brucellose: ars.[1002] merc-k-i.[110]

UNREGELMÄSSIGE Stadien: ARS. BRY. citl-v.[197] **Ip. NUX-V.** op. **Sep.** vip.[85]
☞ Anfallsweise auftretend; unregelmäßige Anfälle • Intermittierendes Fieber, Wechselfieber, Malaria, chronisch; Stadien;

UNTERTEMPERATUR:
☞ Hypothermie, Untertemperatur

URETHRALFIEBER: Acon.[102] ars.[102] chin.[102] chin-ar.[102] **Gels.**[102] hep.[102] lach.[102] phos.[102] rhus-t.[102] sil.[102]
▥ BLASE; C; Entzündung • HARNRÖHRE; C; Entzündung, Chorda

VORRANGIGES Hitzestadium: ars.[5] **Bell.**[5] benz-ac.[111] **Bry.**[5] ip.[5] **Lach.**[5] verat.[5]

WASSER über ihn gegossen, als würde heißes, nachts: ars.
☞ Z; Nachts

WASSER, wie übergossen mit heißem:
▥ ALLGEMEINES; C; Hitze; Hitzewallungen;

WECHSELHAFTES Fieber, wechselnd im Charakter: arn. ars. **Elat.** eup-per. eupi. ferr. **IGN.** ip. meny. nux-v. **Psor. PULS.** sep. **Verat-v.**[102]

☞ Anfallsweise auftretend

Chinin-Missbrauch, nach: arn. ars. **Elat. Eup-per.** ferr. ign. **Ip.** nux-v. **PULS.**

homöopathischen Arzneien, nach Missbrauch von: **SEP.**

häufig: **Elat.** ign. **Psor. Puls.**

keine 2 Anfälle, die sich gleichen: **PULS.**

WOCHENBETTFIEBER: Acon.[5] ail.[25] ant-c.[5] anth.[1030] anthr. **Apis Arg-n. ARN.** ars. **Bapt.**[25] bell. **Bry.** calc.[5] cann-i.[25] canth.[102] **Carb-ac.**[8] card-m.[25] **CHAM.** chin.[5] chin-ar.[111] **Chin-s.**[102] cimic. cocc.[5] coff.[54] **COLOC.**[54] con.[5] croc.[5] crot-h.[111] cypr.[25] **ECHI.**[1125] **Ferr.** gels. helon.[25] **Hydr-ac.**[102] **Hyos.** ign. ip. kali-br.[25] kali-c. kali-m.[61] **Kali-p.**[8] kreos.[5] **LACH. LYC.** med.[85] merc.[5] merc-c.[85] mill. **Mur-ac. NUX-V.** op. phos. phyt.[85] plat. podo.[54] **PULS.** puls-n.[25] **PYROG. RHUS-T.** sabal.[85] sabin.[5] sal-ac.[85] sec. **Sep.**[5] sil. stram.[5] **SULPH.** ter.[102] til.[122] verat. **Verat-v.**[102] zinc.[5]
☞ Septisches Fieber • Zymotisches Fieber (bei Eiterungen) ▥ ALLGEMEINES; M; Wehen, Entbindung; Wochenbett, im

Eiterung, bei Absorption der: bapt.[25]

Entrüstung, durch: **Coloc.**[54]
▥ GEMÜT; M; Entrüstung, Empörung, Unwille, Beschwerden durch

Erregung, durch: coff.[54]

infektion, Streuung der: bapt.[25]

Lochien, durch unterdrückte: **Lyc.** mill. puls. **SULPH.**

Sepsis, nach: **ECHI.**[1125]

bösartig: ail.[25]

WUNDFIEBER:

☞ *M; Verletzungen, nach*

WURMFIEBER: Acon.[5] ambr.[5] anac.[5] ars.[5] asar.[5] bell.[5] **Calc.**[5] **Chin.**[5] cic.[5] **Cina**[5] dig.[5] **Ferr.**[5] **Graph.**[5] hyos.[5] ign.[5] indg.[85] kali-c.[5] **Merc.**[5] nat-m.[5] **Nux-v.**[5] passi.[102] petr.[5] phos.[5] **Plat.**[5] puls.[5] ruta[5] **Sabad.**[5] sabin.[5] sant.[102] **Sil.**[5] **Spig.**[5] spong.[5] stann.[5] stram.[5] **Sulph.**[5] teucr.[5] thuj.[5] valer.[5]

ZEREBROSPINALES Fieber, Fleckfieber: **ACON.**[809] aeth. agar. am-c. ant-t. **APIS Arg-n. Arn.**[809] **Ars.**[809] atro.[25] bapt. **BELL. Bry.**[809] cact. **Calc.**[809] camph. canth. **Carb-v.**[809] **Cic. Cimic.** cocc. crot-h. **Cupr.**[809] dig. dor.[25] eup-per.[25] **GELS.**[809] glon. **Hell.**[809] hydr-ac. **Hyos.**[809] **Ign. Lyc.**[809] **Nat-m. NAT-S. Nux-v. OP. Phos. Plb.**[809] psor.[809] **RHUS-R.**[809] **Rhus-t. Sil.**[809] sol-n. **Sulph.**[809] tarent. verat.[809] **VERAT-V.**[25] **Zinc.**

☞ *Brennende, glühende Hitze; Delirium, mit rasendem • Continua febris, gleichbleibendes Fieber, Typhus, Fleckfieber; cerebralis* ▤ *HAUT; C; Purpura; haemorrhagica • HAUT; C; Purpura; haemorrhagica;*

Erschöpfung, vollständige, unwillkürliche Stühle und Schluckauf: **ARN.**[809] **Ars.**[809] **Carb-v.**[809]

Flecken, mit purpurnen: **Bell.**[809] **Cimic.**[809] **Rhus-t.**[809]

Folgeerscheinungen, mit Lähmung verbundene: **Cupr.**[809] **Plb.**[809]

Genesung, verzögerte, sich hinziehende: **Calc.**[809] psor.[809] **Sil.**[809] **Sulph.**[809]

Kaubewegungen, mit: bry.[809]

Kindern, bei: **Sulph.**[45]

Opisthotonus, mit: **Bry.**[809] **Cic.**[809] **Cimic.**[809] **NUX-V.**[809] **Rhus-r.**[809] **Verat-v.**[809]

Wundheit, mit intensiver, und Schmerz überall, Erbrechen, Schmerz im Hinterkopf und Nacken: eup-per.[25]

1. Stadium: **Acon.**[809] **GELS.**[809] verat.[809] verat-v.[25]

komatös: **Arn.**[809] hydr-ac.[809] **Hyos.**[809] **Lyc.**[809] **OP.**[809] **RHUS-T.**[809]

Kongestions-Stadium: **BELL.**[809] **Glon.**[809] **Hell.**[809] **Hyos.**[809] **Stram.**[809] **Verat-v.**[809]

ZICKZACK Fieberkurve: verat-v.[102]

ZYMOTISCHES Fieber (bei Eiterungen): acet-ac. ail.[58] alum.[122] alumn.[122] am-c.[58] anthr. apis arg-n.[58] **ARN. ARS.** ars-s-f.[58] arum-t.[58] **BAPT. Bell.** berb. **BRY. Cadm-s.** canth.[5] carb-v. **CARBN-S. Chin.**[5] **CROT-H. Cur.** dig.[5] **ECHI.** ham.[122] **HYOS.** ip. kali-bi.[58] **KALI-P.** kreos.[58] **LACH. LYC. MERC.** merc-c.[5] **MUR-AC.** nit-ac.[122] nux-m. **NUX-V.** op. ph-ac. **Phos.** pic-ac.[171] psor.[52] **Puls. Pyrog. RHUS-T.** rhus-v. sal-ac.[46] staph.[56] sul-ac.[56] **SULPH.** tarent. ter.[122]

☞ *Continua febris, gleichbleibendes Fieber, Typhus, Fleckfieber • Dengue-Fieber • Gelbfieber • Septisches Fieber • Wochenbettfieber* ▤ *BLUT; C; Sepsis, Blutvergiftung, Pyämie*

ABWECHSELNDE SYMPTOME

SEITEN

ZEIT

MODALITÄTEN

ERSTRECKT SICH

ORT

CHARAKTERISTIKA EIGENTÜMLICHKEITEN

3408 **SPÄRLICH**
3408 **STEIF** machend
3408 **STRÖMEN**, in ☞ *Reichlich •ALLGEMEINES; C; Absonderungen; gussweise*
3408 **TROCKNET** häufig ein
3408 **ÜBERMÄßIG**, exzessiv, nachts
3408 **UNFÄHIG** zu schwitzen ☞ *FIEBER, HITZE; M; Schweiß; ohne Schweiß*
3408 **VERSCHWINDET**, wenn Übelkeit einsetzt
3408 **VIEL** Schweiß ☞ *Reichlich*
3408 **WARM**
3408 **ZÄH** ☞ *Klebrig, zäh*

ABWECHSELNDE SYMPTOME

ABWECHSELND mit Schweiß, Beschwerden erscheinen: **Am-m.**[5] **Apis** aur.[5] bell.[5] **Chin.**[5] colch.[5] glon.[111] lach.[5] **Led.**[5] lil-t.[111] **NAT-C.** **Samb.**[5] sep.[5]
ALLGEMEINES; A; Abwechselnde, alternierende Zustände

Trockenheit der Haut, Schweiß, abwechselnd mit: apis[137] **Nat-c.**[5]
HAUT; A; Abwechselnd mit

<> **Hitze,** Schweiß, abwechselnd mit: apis
FIEBER, HITZE; A; Abwechselnd mit; Schweiß •ALLGEMEINES; A; Abwechselnde, alternierende Zustände

SEITEN

ABWECHSELNDE Seiten: agar.[137]
ALLGEMEINES; S; Abwechselnde Seiten

EINSEITIG: acon. alum.[5] **Ambr.** anac.[5] ant-t.[122] arn.[122] aur-m-n. **Bar-c.** bell. **Bry.** carb-v.[5] **Caust.**[5] cham. **Chin.** **Cocc.**[5] dig.[85] fl-ac. ign.[5] jab.[85] lyc. merc. merl. nux-m. **NUX-V. PETR. Phos.** piloc.[102] **Puls.**[5] ran-b. rheum[5] rhus-t. sabin. **Spig.**[5] stann.[5] stram. **Sulph. THUJ.**
☞ *O; Körperteile, betroffene; einzelne Körperteile*
ALLGEMEINES; S; Einseitig

LINKS: ambr.[5] anac.[5] **BAR-C. Chin.** fl-ac. jab.[85] kali-c.[5] phos. piloc.[54] **PULS.** rhus-t. spig.[5] stann.[5] sulph.

RECHTS: aur-m-n. bell. bry. fl-ac.[5] haliae-lc.[222] merl. nux-v. **Phos.** piloc.[54] **Puls.** ran-b. sabin.
ALLGEMEINES; S; Rechts

ZEIT

TAGSÜBER: agar. am-c. am-m. ambr. anac. **Ant-t.** apis[58] ars-s-f.[58] bell. bry. **CALC. Carb-an.** carbn-s. caust. **Chin.** chin-ar.[116] colch.[122] **Con. Dulc. FERR.** ferr-ar. **Ferr-p.** granit-m.[194] **Graph.** guai. **HEP.** kali-bi. **KALI-C.** kali-sil.[58] lach.[116] laur. led. **LYC. Merc. NAT-C. NAT-M. Nat-p. Nit-ac. PH-AC.** puls. pyrog.[111] **Rheum** sal-ac.[116] samb. **Sel. SEP.**[1] sil. **Staph. Stram.** sul-ac. **SULPH.** syph.[111] tub.[111] verat. **Zinc.**[5]
ALLGEMEINES; Z; Tagsüber; agg.

Tag und Nacht, ohne Erleichterung zu bringen: apis[58] ars-s-f.[58] chin-ar.[116] **Colch.**[122] **HEP.** lach.[116] pyrog.[111] **Sal-ac.**[116] samb. sep.[1] syph.[111] tub.[111]

Schlaf, im: bell. caust. con. lyc.

Schließen der Augen, beim: **CON.**

Übelkeit und Ermattung, mit: **MERC.**

Wachzustand, im: **SAMB.**
☞ *M; Erwachen; agg.*

MORGENS: acon. acon-c. **Alum.**[1] alum-p.[58] alum-sil.[58] **AM-C. Am-m.**[1] ambr.[58] androc.[222] ang. **Ant-c.** ant-t. apisin.[5] arg.[5] **Arg-n.** arn.[5] **Ars.**[1] ars-i. ars-s-f.[58] **Aur.**[5] aur-i.[58] aur-s.[58] bamb-a.[1184] bell. benz-ac. **Bor.**[1] **Bov. BRY.** bufo **CALC.** calc-i.[58] calc-sil.[58] canth. caps. **Carb-an. CARB-V. Carbn-s. Caust.** cham. **CHEL. Chin. Chin-ar.** chin-s. **Cic.**[5] cimic.[111] cimx. **Clem.**[5] cocc. **Coff.** coloc. **Con.** dig. dros. **Dulc.**[5] elaps ephe.[267] eug. **Euph.** euphr.[1] eupi. falco-p.[265] **FERR. Ferr-ar.** ferr-i. ferr-p. gamb. graph. grat. guai. haliae-lc.[222] **HELL.**[5] **HEP.** hyper. ign. **IOD.**[1] kali-ar. **Kali-c.** kali-chl.[58] kali-i. **KALI-N.** kali-p. kali-s. kali-sil.[58] kreos. lach.[5] lachn. lar-ar.[251] laur.[5] led.[5] **Lyc.** m-arct.[5] m-art.[5] m-aust.[5] **Mag-c.** mag-m. mag-s. **MERC. Merc-c.**[5] merl. mez. **MOSCH.**[5] **Mur-ac.**[5] nat-ar. nat-c. nat-m.[1] nat-p. nat-s. nicc. **NIT-AC. NUX-V. Op.**[5] ox-ac. **Par.**[5] petr.[5] **PH-AC. PHOS.** phys. por-m.[251] **PULS.** ran-b.[85] **Ran-s.**[5] rhod.[5] **RHUS-T.**[5] **Ruta**[5] **Sabad. SAMB.** sang. **Sel.**[5] senec. **SEP. SIL.** spig. **Spong.**[1] **STANN.**[102] **Stront-c.**[5] **Sul-ac.**[5] sul-i.[58] **SULPH.** tarax.[5] thuj. **VERAT.** zinc.
ALLGEMEINES; Z; Morgens, 5 Uhr - 9 Uhr; agg.

4 Uhr - **6** Uhr: arg-n.[5]

5 Uhr: bamb-a.[1184] bov. haliae-lc.[222]

- 6 Uhr, bis: bamb-a.[1184] bov.

6 Uhr: alum. sil.

6 Uhr - **7** Uhr: sulph.

mittags, bis: **Ferr.**

früh: stann.[102]

<> **Bett,** im: alum.[1] am-m. ant-c.[1] bamb-a.[1184] benz-ac. bufo **CALC.** caps. chin. con. **FERR.** graph.[1] kali-c. kali-i. kali-n. lyc. nat-c. nicc. phos.

Erwachen, beim und nach dem: acon-c. alum-sil.[58] am-m.[1] androc.[222] **Ant-c.** ant-t. ars.[1] bry. carb-an. carb-v. chel. chin. con. dig. ephe.[267] euphr.[1] falco-p.[265] ferr. gamb. hyper. iod.[1] lar-ar.[251] mag-s. **Nux-v.** ph-ac. phos. phys. por-m.[251] ran-b.[85] **SAMB. SEP.** spong.[1] **SULPH.**
☞ *M; Wach ist, nur wenn man*

Frühstück, nach dem: **Carb-v.** grat.
ALLGEMEINES; M; Frühstück; nach

Hitze, nach: ars. graph. nit-ac. **PULS.**

Kaffee, nach: cham.

Menses, vor: nat-s.

Schlaf, im: **ANT-C.** bell. bor.[1] **Bov.** bufo **Chel. Chin. Chin-s.** con. **FERR.** ign. lachn. nat-m.[1] ph-ac.[1] **PULS.** zinc.

Seite, auf der: ambr.[58]

unruhigen Nacht, nach einer: arg-n. lyc.

VORMITTAGS: acon.[5] **AGAR.** ars. bamb-a.[1184] carb-v.[5] cic.[5] **FERR.** gels. **Hep.**[5] ign. merc.[5] **Nat-c.**[5] nat-m.[5] nux-m. phos. sabad.[5] **Sel.**[5] sep. sil.[5] staph.[5] stront-c.[5] sul-ac. sulph. sumb. **Valer.**
ALLGEMEINES; Z; Vormittags, 9 Uhr - 12 Uhr; agg.

7 Uhr - **12** Uhr: phos.

9 Uhr, nach Stuhlgang: sumb.

Anstrengung, bei: gels. sulph. valer.

Menses, während: agar. ars. sep. sulph.

Schlaf, im: nux-m.

MITTAGS: acon. cham. cinnb. clem. valer.

NACHMITTAGS: agar.[5] all-s. alum.[5] am-m. ant-t. ars. bamb-a.[1184] **Bell.**[1] **Berb.** calad. calc-s. canth. caps.[5] carb-an. cina ferr. ferr-i. **Fl-ac.**[5] gall-ac.[36] gamb. gels. **Hep.** kali-c. kali-n. lac-lox-a.[204] laur.[5] lyc.[5] mag-m. mag-s. nat-ar. **Nat-m.** nat-p. nicc. nit-ac. **Nux-v.** op. phos. por-m.[251] psil.[164] ptel. puls. rhus-t.[5] sarr. **Sel.**[5] sil. stann.[5] staph. sulph. thuj.[5] zinc.[5]
ALLGEMEINES; Z; Nachmittags, 13 Uhr - 18 Uhr; agg.

13 Uhr - **15** Uhr: kali-c.

13 Uhr - **16** Uhr: phos.

15 Uhr: bamb-a.[1184] ferr. lac-lox-a.[204] mag-s. sil.

- **17** Uhr, bis: bamb-a.[1184] sil.

- **18** Uhr, bis, mit Kopfschmerz: lac-lox-a.[204]

16 Uhr: bell.[1] por-m.[251]

- **Mitternacht,** bis: bell.[1]

17 Uhr: por-m.[251] psil.[164] puls. sarr.

Fieberhitze, während: ferr. gamb. nit-ac.

Kälte, während: gels.

Schlaf, im: ant-t. calad. carb-an. nat-m. nit-ac.
C; Reichlich; nachmittags; Mittagsschlaf, beim
ALLGEMEINES; M; Schlaf; nach Schlaf; Mittagsschlaf

ABENDS: acon.[5] **Agar.** am-m.[5] anac. ant-t.[5] anthro. apisin.[5] **Ars.** asar. bamb-a.[1184] **Bar-c.**[5] bell. berb. bol. bor.[5] bov. bry.[5] cahin. calad. **Calc.** calc-s. canth. caps.[5] carb-v. carbn-s. caust.[5] **Cham.**[5] chel. **Chin.**[5] chin-s. cocc. **Coloc.**[5] **Con.**[5] dig. elaps eug. ferr. **Fl-ac.**[5] gall-ac.[36] graph.[5] **Hell.**[5] **Hep.** hyos.[5] ip.[5] kali-c. kali-n.[1] lach. led. lyc.[5] mag-c. mag-m.[1] mag-s. **Meny.** **Merc.** merc-c. **Mur-ac.** nat-m. nat-p. op.[5] ph-ac.[5] **Phos.** plan.[45] plb. por-m.[251] psor. puls. rat. rhus-t. samb. **Sarr.** **Sars.**[5] **Sel.**[5] sep. sil.[5] **Spig.**[5] **Spong.**[5] stram.[5] sul-ac.[5] **Sulph.** sumb. **Tarax.**[5] thuj. **Verat.** zinc.[5]
ALLGEMEINES; Z; Abends, 18 Uhr - 21 Uhr; agg.

18 Uhr: dig. plb. **Psor.**

18 Uhr - **20** Uhr: **Sulph.**[162]

19 Uhr: elaps mag-s.

19 Uhr - **1** Uhr: **SAMB.**

20 Uhr: ferr. mag-s. sumb.

- **Übelkeit** und Hitze, mit: ferr.

21 Uhr: por-m.[251]

Nacht, dauert die ganze: bol. chel. cocc. **HEP.** **Kali-c.** led. **Meny.** **PULS.**

periodisch, jeden Abend, dauert die ganze Nacht: anthro. meny.

Bett, im: **Agar.** ars. asar. calc. eug. ferr. kali-n.[1] **Meny.** **MERC.** rat. **SULPH.** verat.

Fieber, nach: plan.[45]

Hitze, während: carb-v.

Ruhe, sogar in: cahin. **Sarr.**

NACHTS: abies-c.[102] **Acet-ac.**[102] acon.[7045] **Agar.** **Agarin.**[102] agn. aloe **Alum.** alum-p.[58] alum-sil.[58] **AM-C.**[5] **AM-M.**[5] **AMBR.**[5] **Anac.**[1] androc.[222] ang. ant-o.[85] ant-t. anthr. anthro. apis apisin.[5] apoc-a.[25] aran-ix.[149] arg. **Arg-n.** arist-cl.[119] **Arn.** **ARS.**[102] ars-h. **Ars-i.**[102] ars-s-f.[58] **Asar.** asc-t. atro.[102] **Aur.**[5] aur-i.[58] aur-s.[58] **BAC.**[62] bamb-a.[1184] **BAR-C.** bar-m. bell.[1] benz-ac.[111] benzo.[102] berb. bol.[25] bor. bov.[5] brucel.[241] **BRY.** **CALC.**[1] calc-hp.[25] calc-i.[58] **Calc-p.** calc-s. calc-sil.[58] camph-ac.[102] **Canth.** caps.[5] carb-ac. **CARB-AN.** **CARB-V.** **Carbn-s.** casc. **CAUST.** cham. **Chel.** **CHIN.** **Chin-ar.** chin-s. choc.[222] chrysan.[142] **CIC.**[5] cimic.[25] cimx. cina cist. **Clem.** cob-n.[119] coca **Cocc.** coff.[5] colch. **Coloc.**[5] **CON.** corv-c.[258] **Croc.**[36] **Cupr.**[5] cur. cycl. cymbo-ci.[2184] **Dig.**[1] dios. **DROS.** **Dulc.** dys-co.[136] erio.[102] **Eup-per.** euph.[5] **Euphr.** eupi. fago. **FERR.**[5] **Ferr-ar.** **Ferr-i.** **Ferr-p.**[102] foll.[1201] form.[111] gaert.[136] gall-ac.[102] gamb. germ.[222] granit-m.[194] **GRAPH.** **Guai.**[5] haliae-lc.[222] hell. **HEP.**[1] hura hydrog.[222] hyos. ign. **Iod.** **IP.**[5] **Jab.**[102] **KALI-AR.** kali-bi. kali-br.[36] **KALI-C.**[5] **Kali-chl.**[58] kali-i.[102] **Kali-n.**[1] **Kali-p.** **KALI-S.** **Kali-sil.**[58] kola[1184] kreos.[5] lac-d.[122] lac-leo.[204] **LACH.** lap-laz.[227] lar-ar.[251] **Laur.** lec. **LED.** lipp.[1025] lob. **LYC.**[102] m-arct.[5] m-art.[5] m-aust.[5] **Mag-c.**[5] **Mag-m.**[5] mag-s. manc. mand.[144] **Mang.** mant-r.[262] med. **Meny.** **MERC.**[809] **MERC-C.** **Mur-ac.**[1] mut.[136] myos.[102] myric.[25] **Nat-ar.** **Nat-c.** **Nat-m.** nat-p. nat-s. nat-sil.[58] nat-tel.[102] **NIT-AC.**[1] **Nux-v.** ol-j.[25] op. ox-ac. ozone[227] **PETR.**[5] **PH-AC.**[102] **PHOS.**[102] phys.[25] phyt. piloc.[102] plat.[5] plb. plut-n.[222] **Pop.**[25] por-m.[251] **Prun.**[137] psor. ptel.[25] **PULS.** pyrog.[58] raph. rat. rheum rhod.[5] rhus-g.[25] **RHUS-T.** ros-d.[305] sabad. **Sabin.**[5] salv.[102] salx-n.[85] **SAMB.**[102] sang.[111] sec.[102] **Sel.**[5] senec.[25] **SEP.** **SIL.**[1] **SPIG.**[5] **SPONG.**[5] **STANN.**[102] **STAPH.** still.[25] **Stram.**[5] **Stront-c.** sul-ac.[58] sul-i.[58] **SULPH.**[1] sumb. **Syph.**[8] tab. tama.[197] **TARAX.** tarent. tax.[102] thal.[250] ther.[25] **THUJ.** til. tub.[162] uro-h.[264] **Valer.** **Verat.** vero-o.[232] **Viol-o.**[5] **VIOL-T.**[5] **ZINC.**[5] zinc-p.[58]
ALLGEMEINES; Z; Nachts, 21 Uhr - 5 Uhr; agg.

abwechselnd mit Trockenheit der Haut: **Apis** **NAT-C.**
A; Abwechselnd mit HAUT; A; Abwechselnd mit

22 Uhr: bor. bry. laur.

- **morgens,** bis: laur.

- **10** Uhr, bis: **Bry.**

- **Frösteln,** bei: **Bry.**

23 Uhr: carb-an.[1] lac-leo.[204] sil.

- **2** Uhr, bis: carb-an.[1]

dauert die ganze Nacht, ohne Erleichterung: **HEP.** kali-c. **MERC.** phos.[137] puls.

- **Geschwätzigkeit,** mit: **PULS.**

2. Nacht, periodisch jede: bar-c. kali-c.[5] kali-n. **NIT-AC.** sep.[5]

Anämie, und: ferr-p.[102]

Bedeckung, Zudecken, durch: chin. nit-ac.[1]

- **leicht** bedeckt ist, auch wenn man nur: **Chin.**

Erwachen, beim: alum. anac.[1] bamb-a.[1184] bell.[1] canth. **Chin.** choc.[222] **Cycl.** dros. kola[1184] led. **Mang.** merc-c. nat-m. nit-ac.[1] nux-v. plut-n.[222] sep. sil.[1] staph. sulph.[1] thuj.

Fieber, Apyrexie, während der: cimx.

Fieberhitze, während: **Acet-ac.**[102] bol.[25] carb-v. chel.[25] cimic.[25] hep.[102] hydrog.[222] ol-j.[25] pop.[25] ptel.[25] rhus-g.[25] still.[25] stront-c. sulph. ther.[25]

Hinlegen, nach: ang. **Hep.** meny. rhus-t. sabad. sil.
ALLGEMEINES; M; Liegen; während; Hinlegen, unmittelbar nach

Husten, beim: nat-c.[5] senec.[25]

Klimakterium, im: foll.[1201] stront-c.[137]

Koitus, nach: **Agar.**[5] nat-c.[5]

lang dauernde, muffig schimmelig riechende Nachtschweiße: **Cimx.**
ALLGEMEINES; C; Absonderungen; modrig, muffig, schimmlig

Lungenbeschwerden, bei: salv.[85]

Menses:

- **vor**: bell. graph. sulph. **VERAT.**
- **während**: arist-cl.[119] asar. bell. bor.[1] kali-c. kreos.[5] sulph.

Miliaria, Frieselausschlag, mit juckendem: **Rhus-t.**

Schlaf, im: agar. anac. ant-t. **Bell.** brucel.[241] calc.[1] carb-an. chel. **Chin.** chin-s. con. cycl. dig.[1] dys-co.[136] eup-per. euphr. gall-ac.[198] hyos. kali-n.[1] merc.[809] mur-ac.[1] mut.[136] nat-c. nit-ac. phos. **PULS.** thuj. **Tub.**[162]
☞ *M; Schlaf; während*

Schnupfen, mit: hep.[5] **Merc.**[5]

Stupor, im: puls.

stuporähnlichem Schlaf, bei einem: **PULS.**

Tuberkulose, bei: **Acet-ac.**[102] acon.[7045] **Agarin.**[102] **Ars.**[102] ars-i.[102] atro.[102] calc-hp.[25] **Chin.**[102] erio.[102] gall-ac.[102] hep.[102] kali-i.[102] lyc.[102] myos.[102] myric.[25] **Ph-ac.**[102] **Phos.**[102] **Piloc.**[102] pop.[25] salv.[102] samb.[102] sec.[102] senec.[25] **Sil.**[102] stann.[102]
☞ *M; Tuberkulose, bei*

Wachsein, beim: calc.[1] cham. hep.[1]
☞ *M; Wach ist, nur wenn man*

Unterkörper: croc.[36]

MITTERNACHT:

vor: am-m.[5] ant-t.[5] **Ars.**[5] asar.[5] bell.[5] bry.[5] **Calc.** canth.[5] **Carb-an.**[5] carb-v. cham.[5] chin.[5] **Con.**[5] **Hep.**[5] kali-n.[5] **Lach.**[5] laur.[5] led.[5] **Lyc.**[5] mag-c.[5] **Meny.**[5] **Merc.**[5] **Mur-ac.** nat-c.[5] nat-m.[1] op.[5] ph-ac.[1] phos.[1] ran-b.[5] rhus-t.[5] sabad.[5] samb.[5] sars.[5] **Sep.**[5] staph.[1] **Sulph.**[5] **Tarax.**[5] thuj.[5] valer.[5] **Verat.**[5]
ALLGEMEINES; Z; Mitternacht; vor

gegen: acon. alum. am-m. arg. arn. **Ars.** bar-c. bar-m. bell. berb. bol. canth. cham. clem. colch. con. dig. dros. **Ferr.** **Fl-ac.**[162] haliae-lc.[222] hep. ip. kali-ar. kali-c. kali-chl.[58] lach. lyc. mag-c. mag-m. mag-s. merl. **Mur-ac.** nat-m. nux-v. op. par. ph-ac. **Phos.** plat.[1] rhus-t. sabad. **Samb.** sil. staph. sulph.
ALLGEMEINES; Z; Mitternacht; gegen

- **hält** bis zum Morgen an: mag-c. mag-m. **Phos.**
- **Erwachen,** beim: bell. bol. colch. con. phos. sulph.
- **Liegen** auf dem Rücken, beim: cham.
ALLGEMEINES; M; Liegen; während; Rücken, auf dem

nach: acon. **Agar.** alum. am-c.[58] **Am-m.**[5] **Ambr.** arg. **Ars.**[58] **Aur.**[5] bamb-a.[1184] **Bar-c.** bar-s.[58] bell.[1] bol. bor.[58] bov.[5] **Bry.** **Calc.** calc-ar. calc-sil.[58] caps.[5] carb-an. caust. **Chel.** **Chin.**[5] **Clem.** coloc. con.[1] **Dros.** eupi. **FERR.** ferr-m. gamb. graph. **Hell.**[5] **Hep.**[5] hyos.[5] kali-c. kali-s. lachn. **Laur.**[5] lyc. m-arct.[5] m-art.[5] mag-c.[5] **Mag-m.**[5] med.[111] merc. merl. nat-c. nat-m.[5] nat-s.[58] nicc. **NUX-V.** par. ph-ac.[5] **PHOS.**[5] plb.[5] psor. puls. ran-s.[5] **Rhus-t.**[5] **Sabad.**[5] **SAMB.**[5] sep. **Sil.** **Stann.**[5] staph.[1] **Sulph.**[5] tab.[111] **Tarax.**[5] tell. thuj.[5] **TUB.**
ALLGEMEINES; Z; Mitternacht; nach

- **1** Uhr: ars.[58] mag-c.
  - **2** Uhr, bis: ars.[58]
- **2** Uhr:
  - **3** Uhr, bis: merc.
  - **5** Uhr, bis: puls.
- **3** Uhr: am-c.[58] bry. **Calc.** calc-ar. carb-an. clem. ferr-m. merl. nat-c. nux-v. par. **PSOR.** stann. sulph.
  - **Schlaf,** im: **Merl.** nat-c.
- **3 Uhr - 16 Uhr**: eupi. rhus-t.
- **4** Uhr: bamb-a.[1184] bell.[1] carb-an. **Caust.** **Chel.** **Ferr.** gamb. sep. **Stann.** tell.
  - **Erwachen,** beim: bell.[1]
  - **Schlaf,** im: **Carb-an.** **CHEL.**
- **früh**: bov.[5] mag-c.[5] mag-m.[5] med.[111] phos.[5] rhus-t.[5] stann.[5] sulph.[5] tab.[111] thuj.[5]
- **Erwachen,** beim: bell.[1]

JEDEN 2. Tag:
☞ *Periodisch; Tag, jeden 2.*

PERIODISCH: alum.[5] **Ant-c.**[5] **Ars.** **Bar-c.** **Bov.**[5] calc.[5] caps.[5] carb-v.[5] **Chin.**[5] cina[5] **Ferr.**[5] ign.[5] **Ip.**[5] kali-c.[5] kali-n.[5] lach.[5] lyc.[5] mur-ac.[5] **Nat-m.**[5] **Nit-ac.**[5] rhus-t.[5] sabad.[5] **Sep.**[5] sil. spig.[5] staph.[5] stry.[111] sulph.[5] verat.[5]
☞ *Tag, jeden 2. • C; Intermittierend, zeitweise aussetzend* *ALLGEMEINES; Z; Periodisch*

Stunde, zur selben: ant-c.[1] **Bov.**[5] **Cina**[5] ign.[5] **Sabad.**[5] spig.[5]
ALLGEMEINES; Z; Periodisch; Stunde, zur selben

Tag, jeden 2.: **Ant-c.** bar-c.[5] **Ferr.** kali-n.[5] **Nit-ac.**[5]
☞ *ALLGEMEINES; Z; Periodisch; Jeden; 2.;*

Morgen, jeden 2.: **Ant-c.**[5] **Ferr.**[5]

Abend, jeden 2.: **Bar-c.**

Nacht, jede 2.: kali-c.[5] sep.[5]

MODALITÄTEN

ABDECKEN, Entblößen:

agg.: staph.[1]

ALLGEMEINES; M; Abdecken, Entblößen; agg.

amel.: acon. **Apisin.**[5] asar.[5] **Bell. Bov.**[5] calc. **Camph. CHAM. Chin.** coff.[5] **Euph.**[5] **Fl-ac.**[5] **Ign.**[5] iod.[5] **Led. LYC. Mosch.**[5] **Mur-ac.**[5] **Nit-ac.** nux-v.[5] **OP.**[1] ph-ac.[5] phos.[5] plat.[5] **Puls.** seneg.[5] spig. **Staph.** sulph. **Thuj.** verat.

☞ *Verlangen danach*

Abneigung gegen: acon. aeth. am-c.[5] arn. ars. aur. bar-c. **Calc.** carb-an. carb-v.[5] chin. **Clem.** cocc.[5] coff.[5] colch. con. **Eup-per.** gels. graph.[5] **Hell.** hep. jab.[111] kali-c.[5] kreos.[5] lach.[5] **Mag-c.**[5] mag-m. merc.[5] nat-ar. **Nat-c.** nat-m.[5] nux-m. **NUX-V. Petr.**[5] rhod.[5] **RHUS-T.** sabad.[5] **SAMB.** sec.[5] **Sep.**[5] sil. squil. **Stram. Stront-c.** tub. viol-t.[5]

Verlangen danach: **Acon.** bros-g.[259] calc. **Camph.** ferr. iod. **LED. Mur-ac.**[8] **Nat-m. Op. SEC.** spig. staph. verat. **Zinc.**

☞ *amel.*

ABMAGERUNG, mit: led.[5]

ALLGEMEINES; C; Abmagerung; allgemeine Arzneien

ABSONDERUNGEN, durch unterdrückte: bell.[5]

ALLES und Jegliches verursacht Schweiß: berb.[137]

ANGST, bei: acon.[58] alum. **Alum-p.**[58] am-c. **Ambr.** ant-c. arn. **ARS.** ars-s-f.[58] aur-m-n.[272] **Bar-c.**[5] bell.[1] benz-ac. berb. bov.[5] bry. **CALC.** calc-p. calc-sil.[58] cann-s. canth.[5] carb-an. **Carb-v.** carbn-s. carc.[207] **Caust. CHAM. CHIN.** chin-ar. cic. cimx. clem.[1] cocc. **Coff.**[5] croc.[5] **Cupr.**[54] **FERR. Ferr-ar. FL-AC.** graph. hep.[5] ign.[5] ignis[194] kali-bi. kali-n. kola[1184] kreos. lyc.[5] m-arct.[5] **Mag-c. MANG. Merc. Merc-c.** mez. mur-ac. **Nat-ar. NAT-C.**[5] **Nat-m. Nat-p.** nit-ac. **NUX-V.**[5] ox-ac. **PH-AC. Phos.** plb. **Puls.** rheum[5] **Rhus-t.** sabad.[5] samb. **Sel.**[5] **SEP.**[54] sil. spong.[76] stann. staph. stram. sul-ac.[1] **Sulph.** tab. tarent. **Thuj.** verat.

☞ *Gemütsbewegungen, nach* *GEMÜT; M; Angst, Beängstigung, Beschwerden durch*

morgens: **Sep.**[54]

abends: ambr. sulph.

nachts: **ARS.** carb-an. **Carb-v.** nat-m.

Herzschmerzen, mit: spong.[76]

Mittagessen, nach: calc.

geschehen könnte, vor dem, was: carc.[207]

ANSTRENGUNG:

bei geringfügiger: acon. aeth. **AGAR.** alum-p.[58] am-m.[5] ambr. aml-n. ant-c.[58] **Ars. ARS-I.** ars-s-f.[58] asar. **Bac.**[62] bamb-a.[1184] bapt. bell. benz-ac. berb. **Brom. Bry.** bufo[111] but-ac.[72] **CALC.** calc-f.[119] calc-i.[58] **CALC-S.** calc-sil.[58] camph. canth. caps. carb-an. carb-v. **Carbn-s.** caust. cham.[5] **Chel. Chin. Chin-ar.** chin-s. cinnb. **Cist.** coc-c.[809] **Cocc.** corn. **Cupr.** eup-per.[10] **Eupi. FERR.** ferr-ar. **FERR-I. Ferr-m.** ferr-p. **Gels. GRAPH. Hep. IOD.** irid.[222] kali-ar. **KALI-C. Kali-n.**[5] **KALI-P. Kali-s.** kali-sil.[58] kreos. lach. lap-laz.[227] led. **LYC.** mag-c. med.[54] meph.[111] **Merc. Nat-ar. NAT-C. Nat-m. Nat-p. NAT-S. Nat-sil.**[58] **NIT-AC.** nux-v.[5] op. ozone[227] petr.[1] **Ph-ac.**[54] **PHOS.** phyt. plut-n.[222] **PSOR. Rheum**[5] **RHUS-T.** sabad. sel. **SEP. Sil.** spect.[271] spig. **Stann.**[5] sul-ac. sul-i.[58] **SULPH.** tab. thuj. **TUB.**[36] valer. verat. wye.[85]

☞ *Bewegung; während • Gehen; agg. • Schreiben, beim*

nach: agar. **Sep.**[5] sul-ac.[5]

ALLGEMEINES; M; Anstrengung, körperliche; agg., Anstrengung

- **Vorderseite** des Körpers: agar.

amel. nach: agar. bry. **Ign.**[5] polyg. sep. stann.[5] sul-ac.[5]

ALLGEMEINES; M; Anstrengung, körperliche; amel., Anstrengung

ÄRGERNIS, nach: acon. bry. **Cham.** lyc. **Petr. SEP.** staph. verat.

☞ *Gemütsbewegungen, nach* *GEMÜT; M; Zorn, Beschwerden durch*

ATEMNOT, bei: anac. **Ant-t.** apis **ARS.** arund. **CARB-V. Lach.** lyc. mang. mangi.[197] meny.[36] nux-v. psor.[36] samb.[137] sep. sil. **Sulph.** thuj. tub.[36] verat.

☞ *C; Reichlich; Atemnot, mit* *ATMUNG; C; Atemnot, Dyspnoe, erschwerte Atmung; Schweiß;*

chronisch: tub.[36]

ATEMWEGE, bei Beschwerden der: m-arct.[5]

ATMEN, tiefes, amel.: por-m.[251]

ALLGEMEINES; M; Einatmen; amel.;

AUFSTEHEN aus dem Bett, beim: apisin.[5] **Bry.**[5] **Calc.**[5] carb-v.[5] cham.[5] hep.[5] **Lach.**[5] lyc.[5] nat-m.[5] nux-v.[5] ph-ac.[5] phos.[5] rhod.[5] **Rhus-t.**[5] **Samb.**[5] **Sel.**[5] sep.[5] sil.[5] staph.[5] sul-ac.[5] sulph.[5] thuj.[5]

ALLGEMEINES; M; Aufstehen; agg.;

BEDECKUNG oder Wärme amel.: **Clem.**[137] graph.[137] hep.[137] nat-c.[137] **NUX-V.**[137] rhus-t.[137] **Samb.**[137] stront-c.[137]

BESCHÄFTIGUNG, bei: berb.

☞ *Geistige Anstrengung; agg.*

BETT:

im:

- **agg.**: **Alum.** am-m. ang. ant-c.[5] ant-t.[5] arg-n. ars. ars-i. ars-s-f.[58] asar. bell.[5] bry. bufo **CALC.**[5] calc-i.[58] **Camph.** caps. carb-an.[5] carb-v.[5] **Caust.**[5] **Cham.** chin.[5] dirc. dulc. eug. **Euph.**[5] **FERR.** ferr-ar. ferr-i. granit-m.[194] **HELL.**[5] hep.[5] iod. jab.[111] kali-ar. kali-c. kali-n. lach.[5] lyc.[5] mag-c.[5] **Meny.**[5] **Merc. Mur-ac.** nat-ar. nat-c. **Nit-ac.** nux-v.[5] op.[5] ph-ac.[5] phos. plb. **Puls.**[5] ran-b.[5] **Rhus-t. Ruta**[5] sabad.[5] **Samb.** sars.[5] **Sel.** sep.[5] sil.[5] sol-n. staph.[5] sul-ac.[5] sul-i.[58] **Sulph.** tarax.[5] thuj.[5] valer.[5] verat.

ALLGEMEINES; M; Bett; agg.; im

◦ **Klimakterium,** im: bell.[5] **Calc.**[5] jab.[111] lach.[5] nux-v.[5] sep.[5] **Sul-ac.**[5] valer.[5]

◦ **Schweiß** und Frösteln, sobald er im Bett warm wird: arg-n.

- **amel.**:

☞ *Liegen; amel., im Bett*

Aufstehen amel.: alum.[5] ambr.[5] ant-c.[5] ant-t.[5] ars. bell. bry.[5] **Calc. Camph.** caps.[5] carb-an.[5] caust.[5] **Chin.**[5] con.[5] cycl.[5] dulc.[5] ferr.[5] **Hell.** hep. ign.[5] iod.[5] kali-c.[5] lach. lyc. meny.[5] **Merc.** mur-ac.[5] nux-v.[5] **Puls. RHUS-T.** ruta[5] sabad.[5] **Sel.**[5] **Sep. Spig.**[5] staph.[5] sulph. tarax.[5] thuj.[5] **Valer.**[5] **VERAT. Viol-t.**[5]
▤ ALLGEMEINES; M; Bett; amel.; Aufstehen aus dem

BEWEGUNG:

während: acon.[5] agar. alum. alum-sil.[58] am-m. **Ambr.** anac. ant-c. ant-t. **Ars.** ars-i. ars-s-f.[58] arund. asar.[5] bar-c.[5] **Bell.**[5] **Brom.**[5] **BRY. CALC.** calc-i.[58] calc-sil.[58] camph. **Canth.**[5] **CARB-AN.**[5] **Carb-v.**[5] **CARBN-S. Caust.** cham. **CHIN.** chin-ar. **Chin-s. COCC.**[5] cur. dulc.[5] eup-per.[56] **FERR.** ferr-ar. ferr-i. **Fl-ac.**[5] gels. **GRAPH.** guai.[5] **HEP. Iod.**[5] iodof.[36] ip. kali-ar. **Kali-bi. KALI-C. Kali-n.**[5] kali-sil.[58] lach.[5] **Led.**[5] **LYC.**[5] mag-c. mag-m. **MERC.** merc-c.[5] nat-ar. **NAT-C.**[5] **NAT-M.**[5] **Nit-ac. NUX-V.** op.[5] petr.[5] ph-ac.[5] phos. por-m.[251] **PSOR.** puls. **Rheum**[5] rhod.[5] rhus-t.[5] sabad.[5] samb.[5] **SEL.**[5] **SEP. SIL.**[5] spig.[5] **STANN.** staph.[5] **Stram. Sul-ac.**[5] sul-i.[58] **SULPH.** thuj. **Valer.**[5] **VERAT. Zinc.**
☞ Anstrengung; bei geringfügiger • Gehen; agg.

nach: agar.[5] **Ars.**[5] carb-v.[5] caust.[5] hyos.[5] kali-c.[5] **Rhus-t.**[5] **Sep.**[5] stann.[5] stram.[5] **Sul-ac.**[5] **Valer.**[5]
▤ ALLGEMEINES; M; Bewegung; nach

amel.: anac.[5] **Ars.** asar.[5] bell.[5] calc.[5] **CAPS.** con. cycl.[5] dulc.[5] ferr. lyc. **MERC.** ph-ac.[5] **Puls. RHUS-T.** sabad. **SAMB.** sel.[5] sep. sil.[5] spong.[5] **Sul-ac.** sulph. tarax.[5] thuj. **Valer.** verat.

- **bei** jeder B. verschwindet Schweiß und Hitze tritt auf: **Lyc.**

Frösteln hervor, ruft: eup-per. eup-pur. hep. **NUX-V.** psor. **Tub.**
▤ FROST; C; Frösteln; Bewegung, durch • FROST; C; Frösteln; Bewegung, durch

BLÄHUNGSABGANG, bei: kali-bi.
▤ ABDOMEN; C; Blähungen, Flatulenz; Schweiß, während

DIARRHÖ:

bei:
▤ REKTUM; C; Diarrhö; allgemeine Arzneien; Schweiß;

nach: phos.[1]

ENTKRÄFTUNG, durch:
☞ Schwäche, durch

ERBRECHEN, mit:
▤ MAGEN; C; Erbrechen; allgemeine Arzneien;

ERREGUNG, nach: ars-s-f.[58] bamb-a.[1184] bar-c. graph. lach.[58]
☞ Gemütsbewegungen, nach ▤ GEMÜT; M; Erregung; Beschwerden durch; • ALLGEMEINES; M; Erregung; agg.

ERWACHEN:

agg.: am-m.[5] ambr.[5] **Ant-c.**[5] arn.[5] **Ars-s-f.**[58] bamb-a.[1184] bor.[5] caps.[5] carb-ac.[111] cham.[5] chel.[5] **Chin-ar.**[58] coloc.[5] con.[102] croc.[5] cycl.[5] dros.[5] dulc.[5] euphr.[5] haliae-lc.[222] hep.[102] ip.[5] kali-c.[5] kreos.[5] laur.[5] led.[5] merc.[102] mez.[5] nat-c.[5] nit-ac.[5] nux-v.[5] **Par.**[5] ph-ac.[102] phos.[102] ptel.[25] puls.[5] ran-b.[5] rumx.[137] sabad.[5] **Samb.**[102] sep.[137] spong.[5] sulph.[137] tarax.[5] ther.[25] thuj.[5]
☞ Z; Tagsüber; Wachzustand, im ▤ ALLGEMEINES; M; Erwachen; agg.

- **tiefem** Schlaf, aus: rumx.[137]

amel.: apisin.[5] cass.[36] **Chel.**[5] euphr.[5] ferr.[5] hyos.[5] m-arct.[5] **Nux-v.**[5] puls.[5] rhus-t.[5]
▤ ALLGEMEINES; M; Erwachen; amel.

- **hört** plötzlich auf, mit dem Erwachen: apisin.[5] euphr.[5] rhus-t.[5]

beim und nach dem:

- **agg.**: alum. anac. **Ant-c.** ant-o. arn. **Ars.** ars-s-f.[58] bar-c. bell. bov. bry. **Calad. Calc.** calc-sil.[58] canth. carb-an. carb-v. carbn-s. caust. cedr. **Chel. Chin. Chin-ar.** cic. **Clem.** colch. con. corn. cycl. dig. **Dros.** euphr. eupi. **Ferr.** ferr-ar. glon. graph. **Hell.**[5] hep. hyper. ign. jug-c. lac-c. lach.[137] led. lyc. mag-c. mag-m. mang. **Merc.** merc-c. nat-m. nicc. **Nux-v.** par.[137] ph-ac. **Phos.** pip-m. ptel. **Puls.**[5] ran-b. rat. rumx. **SAMB. SEP.** sil. stann. staph. **SULPH. Tarax. Til.**[22] tub.[304]
☞ Wach ist, nur wenn man

- **amel.**: ant-c. **Ars.** bell. **CALC. Cham.** chin. cycl. **Euphr. Hell. NUX-V.** op. **PHOS. Plat. PULS.** sel. **Sep.** sil. stram. **Sulph. THUJ.**

ESSEN:

während: am-c.[5] ant-t. arg. ars. ars-s-f.[58] bamb-a.[1184] **Bar-c.** bar-s.[58] **Benz-ac.** bor. bry. **Calc.** calc-sil.[58] **CARB-AN. CARB-V. CARBN-S.** caust.[5] cham.[5] cocc. **Con.** eupi.[85] germ.[222] graph. guare. hep.[5] **Ign.**[5] kali-ar. **KALI-C. Kali-p.** laur.[5] lyc.[5] mag-m.[5] **MERC.** nat-c. **Nat-m. NIT-AC.** nux-v. ol-an. phos. **Psor.**[144] **Puls.** sars. **SEP.** sil. spig.[5] sul-ac. teucr.[5] thea[192] valer. viol-t.
▤ ALLGEMEINES; M; Essen; während

nach: alum.[5] arg. ars. benz-ac.[111] bor.[5] **BRY. CALC.** calc-sil.[58] **CARB-AN. CARB-V. CARBN-S.** cast.[111] **Caust. Cham.** chin.[5] con. **Crot-c.** crot-h. ferr. ferr-ar. graph. guare.[85] **Kali-c.** kali-sil.[58] **Laur. Lyc.** nat-c.[5] nat-m. **NIT-AC. Nux-v.** par.[5] petr. ph-ac. **PHOS.** psor. sel. **SEP. Sil.** sul-ac.[5] **SULPH.** thuj. verat.[5] **Viol-t.**
▤ ALLGEMEINES; M; Essen; nach

- **warmen** Speisen, nach: **Sul-ac.**[5]

amel.:

- **beim**: anac. **Ign.** lach. mez. **PHOS.** zinc.
▤ ALLGEMEINES; M; Essen; amel.; während

- **nach**: alum. **Anac. Chin.** cupr.[5] cur. **Ferr.** fl-ac.[5] ign.[5] ignis[194] kali-c.[5] **LACH. Nat-c.** petr.[5] **Phos. Rhus-t.** sep. verat.
▤ ALLGEMEINES; M; Essen; amel.; nach

FIEBER:

vor: caps.[5] chin.[5] nux-v.[5] samb.[5]
▤ ALLGEMEINES; M; Fieber; vor

nach: ant-t. **ARS. Bell.**[58] bov. bry. cact.[25] **Calad.** calc. carb-v. cassi-s.[192] **Chin. Chin-ar. Chin-s.** coloc. **Cupr. Ferr.** ferr-p.[58] **Gels.** glon. graph. hell. **Hep.** kali-n. **Lach. Lyc.** merc.[137] nat-ar. nat-c. nat-m. **Nat-s. Nux-v.** op.[137] ph-ac.[137] **Phos.** plan-m.[45] **Puls.** pyrog.[137] **Rhus-t.** spig. spong.[1] stram.[137] sulph.[137] tab. thlaspi[45] thuj. tril-c.[36] tub.[137] verat-v.[137] **Zinc.**

hektischem, bei: stront-c.[5]

FREMDEN Personen, bei Anwesenheit von: ambr. **BAR-C.** lyc. **Sep.** stram.
☞ *Gemütsbewegungen, nach* ▥ *GEMÜT; C; Furcht; Fremden, vor*

FRÖSTELN, mit:
▥ *FROST; C; Frösteln; Schweiß;*

GASTRISCHEN Beschwerden, bei:
☞ *Magenbeschwerden, bei*

GEHEN:

agg.: **Agar.** agn.[5] am-m.[5] ambr. anac.[5] ant-c. ant-t.[5] asar.[5] bar-c.[5] bar-s.[58] **Bell.** benz-ac. brom.[5] **Bry.** calad.[5] **CALC.**[5] calc-sil.[58] canth. **Carb-an.** carb-v. **Caust.** cham.[5] chin. chin-s. **Coc-c. Cocc.**[5] coloc. dulc.[5] eug. ferr.[5] ferr-m. fl-ac.[5] **Graph.**[5] **Guai.**[58] **Hep.**[1] hydr-ac. **Iod.**[5] ip. **Kali-c.**[1] kali-n.[5] kali-sil.[58] lach.[5] led. **Lyc.**[1] mag-c.[5] **Merc.**[5] **Nat-c.**[5] **Nat-m.**[5] nit-ac. **NUX-V.**[5] op. petr.[5] ph-ac.[1] phos. **PSOR. Puls.**[5] **Rheum**[5] **Rhod.** rhus-t.[5] ruta[5] **Sel.**[5] seneg.[5] **SEP.**[5] sil. spig.[5] **Stann.**[5] staph.[5] stram.[5] sul-ac.[5] **SULPH.** sumb. ther. thuj.[5] til. valer. **Verat.**[5] zinc.
☞ *Anstrengung; bei geringfügiger •Bewegung; während*

- **Freien, im**: **Agn.**[5] am-m.[5] ant-c. bell. **BRY. Calc.**[5] **Carb-an.** carb-v. **CAUST.** cham.[5] **CHIN.** coloc. ferr.[5] **Guai.**[58] hep.[1] kali-c.[1] led. lyc.[1] **Merc.**[5] nit-ac. **Nux-v.**[5] ph-ac.[1] **Phos.** rhod. rhus-t.[5] **Ruta**[5] **Sel.**[5] sep.[5] spig.[5] stram.[5] **Sulph.** sumb. thuj.[5] zinc.
▥ *ALLGEMEINES; M; Gehen; während Gehen agg.; Freien, im*

◦ **kalter** Luft, in: **Calc.**[5]

amel., Freien, im: alum. **ARS.** bry. **Caps.**[5] con.[5] dulc.[5] graph. lyc.[5] nux-v. phos.[5] puls. rhod.[5] rhus-t.[5] sep.[5] septi.[5] sulph.[1] tarax.[5] thuj. viol-t.[5] zinc.[1]
▥ *ALLGEMEINES; M; Gehen; amel.; während Gehen amel.;*

nach, im Freien:

- **agg.**: alum.[5] ant-c.[5] bry.[5] canth.[5] ferr.[5] led.[5] meny.[5] **Petr.**[5] phos.[5] **Rhod.**[5] rhus-t.[1] **Ruta**[5] **SEP.**[5]
▥ *ALLGEMEINES; M; Gehen; nach Gehen agg.; Freien, im*

- **amel.**: cham. chel. **Puls. Thuj.**

GEISTIGE Anstrengung:

agg.: act-sp. aur.[1] bell. bor. **CALC.** calc-sil.[58] graph. **HEP.** hyos. **Kali-c. LACH.** lyc. nat-m. nux-v. phos. pip-n.[111] **Psor. SEP.** sil. sin-n.[54] staph.[5] **Sulph.** tub.
☞ *Beschäftigung, bei* ▥ *ALLGEMEINES; M; Geistige Anstrengung; agg.*

amel.: ferr. nat-c.
▥ *ALLGEMEINES; M; Geistige Anstrengung; amel.*

GEMÜTSBEWEGUNGEN, nach: phys.[137] rhus-t.[137] sep.[137]
☞ *Angst, bei •Ärgernis, nach •Fremden Personen, bei Anwesenheit von •Erregung, nach •Gespräch, Unterhaltung, durch •Nachrichten, durch unangenehme •Raserei, bei •Schreck, Furcht, durch •Schwermut, bei •Tadel, nach •C; Nervöser Schweiß* ▥ *GEMÜT; M; Gemütsbewegungen agg.; nach*

GESELLSCHAFT agg.: thuj.[137]

GESPRÄCH, Unterhaltung, durch: **Ambr.**
☞ *Gemütsbewegungen, nach* ▥ *ALLGEMEINES; M; Gespräch, Unterhaltung; agg.*

GETRÄNKE, warme, agg.: bry. **Kali-c.**[5] mag-c.[58] **Merc.** phos. sil.[58] sul-ac.
▥ *ALLGEMEINES; C; Speisen und Getränke; warme;*

GRIPPE, nach: aml-n.[102]

HERZBESCHWERDEN, bei: spong.[137]

HERZKLOPFEN, bei: acon.[5] agar. ars. boerh.[192] calc.[137] caust.[1] chin.[5] hep.[5] ign.[5] jab.[137] **Lach.** lyc.[5] merc. ph-ac.[5] phos.[5] **Rhus-t.**[5] sars.[5] **Sep.**[5] spig.[5] spong.[137] sulph.[5] tab.[137] tub.[304] verat.[137]
▥ *HERZ KREISLAUF; C; Herzklopfen; Schweiß;*

HITZE:

agg. während: acon.[5] agar. ail.[25] **ALUM.** am-m.[5] anac.[1] androc.[222] **Ant-c.** ant-t. anth.[1030] apis **Ars.**[5] ars-s-f.[58] asc-t. **Bell.**[5] berb. bol.[25] bor. bry.[5] **Calc.** calc-sil.[58] camph. canth. **CAPS.**[5] carb-an. carb-v. cassi-s.[192] cedr. **Cham.** chel. chin. choc.[222] cimic.[25] cina citl-v.[197] cob. colch. **CON.**[5] cor-r. cupr-ar.[25] **Dig.** eup-per. euph.[1] ferr. gamb. germ.[222] glon. granit-m.[194] guare. **HELL.** hep.[5] hydr-ac. ign. **Ip.** iris[25] kali-bi. **Kali-i.** kali-n.[1] lac-c. lac-leo.[204] lachn.[25] lat-h.[301] laur. lob-c.[85] mag-c. mag-m. **Med.**[111] **Merc.**[5] **MEZ.** myric.[25] **NAT-C.** nat-m. nat-p. **Nat-s.** nit-ac. nux-m.[102] **Nux-v.**[5] ol-j.[25] **OP.** ox-ac. par. ph-ac.[1] **PHOS.**[5] plb.[5] **Podo.** pop.[25] **PSOR.** ptel.[25] **PULS. PYROG.** raph. rhus-g.[25] **Rhus-t.**[5] **Sabad. SAMB. Sars.**[5] **Sep.** sol[29] sol-t-ae. spig.[5] spong.[5] **STANN.**[5] **Staph.** still.[25] **STRAM.**[5] stront-c. stry.[111] **SUL-AC. SULPH. Sumb.** tama.[197] tarax.[5] ther.[25] thuj. **TUB.** valer. **Verat.**[5] viol-t.[5] yohim.[102]
▥ *ALLGEMEINES; C; Hitze; Hitzewallungen; Schweiß;*

- **Durst**:

◦ **mit**: con.[5] hep.[5] merc.[5] rhus-t.[5] stann.[5]

◦ ◦ **Frösteln, dann**: stann.[5]

◦ **ohne**: am-m.[5] bell.[5] bry.[5] caps.[5] hep.[5] nux-v.[5] phos.[5] spig.[5] stram.[5] verat.[5]

amel.:
☞ *Bedeckung oder Hitze amel.*

HUSTEN:

durch: acon. agar.[58] ant-c. ant-t. apis arg-n. **ARS.** ars-s-f.[58] bell. brom. bry. **Calc.** calc-s.[137] calc-sil.[58] caps. carb-an. **Carb-v.** carbn-s. **Caust. Cham.** chin. chin-ar. cimx. dig. **Dros.** eug. eupi. **Ferr.** ferr-ar. guare. **HEP. Ip.** kali-c. **Kali-n.** lach. lyc. **Merc.** nat-ar. nat-c. nat-m. nat-p. nit-ac.[58] **Nux-v.** ph-ac. **PHOS.** psor. puls. **Rhus-t. Sabad. SAMB.** sel. seneg. **SEP.** sil. **Spong.** squil. sulph. tab. **Thuj.** tub.[36] **Verat.**
▥ *HUSTEN; M; Schweiss; mit*

nachts: chin. dig. eug. kali-bi. lyc. **Merc.** nat-c. nit-ac. psor. sulph.

Hustenanfälle enden mit Schweiß: ars. brom. **Ign.**

HYSTERISCHEM Anfall, nach: **Kali-c.**[54]

JUCKEN der Haut, nach: **Apisin.**[5] cham.[5] **Coloc.**[5] lyc.[5] rhus-t.[5]

KÄLTE:

während: **Arg-n.** gels. hydrog.[222] lachn. psor. **Puls.** raph. **VERAT.**

nach: aml-n. carbn-s. corn. kali-cy. mur-ac. petr. senec. sil. sulph. thuj.

Beine, der, mit: calc.[1]

Hände, der, mit: arn.[5] bell.[5] **Camph.**[5] **Caust.**[5] cham.[5] chin.[5] gink.[227] ip.[5] lyc.[5] mez.[5] nit-ac.[1] **Nux-v.**[5] phos.[5] **Rhus-t.**[5] **Samb.**[5] **Sel.**[5] **Sep.**[5] squil.[5] **Sulph.**[5] thuj.[5] **Verat.**[5]

KÄLTESCHAUERN, mit: acon.[5] alum. aml-n. ant-t. arg-n. both-l.[137] cedr. coff. cupr. **Eup-per.** hell. led. lyc. **Merc.** **NUX-V.** puls. pyrog. raph. **Rhus-t.** sep. sulph. tab. verat.
FROST; M; Schweiß; mit •FROST; C; Schüttelfrost; Schweiß, mit

geringem Schweiß, nach: both-l.[137]

KAMILLENTEE agg.: vip.[85]

KLIMAKTERIUM, im: agar.[1125] aur.[91] bell.[46] camph.[58] chin.[111] **Con.**[8] **Crot-h.**[122] ferr.[122] hep.[72] jab.[46] **Lach.**[54] **Lyc.**[54] nux-v.[102] **Ph-ac.**[8] **SALV.**[1125] **Sep.**[8] **Sul-ac.**[54] sulph.[100] **Ter.**[54] til.[72] tub.[187] valer.[46]

KOITUS, nach: **Agar.** **Calc.** chin. **Eug.** **GRAPH.** kali-c.[5] lach.[5] nat-c. petr.[5] sel. **SEP.** sulph.[5]
☞ *Samenergüssen, nach •C; Reichlich; Koitus, nach* *ALLGEMEINES; M; Koitus; nach*

KOLIK, bei: mez. nux-v. plan. plb. sulph.

KOMA, im: benz-ac.[137]

KONVULSIONEN:

vor: **Bry.**[54] **Merc.**[5]

während: ant-c.[5] ars. art-v.[85] **Bell.** bry.[54] **BUFO** calc.[5] camph. carb-an.[5] cham.[5] **Merc.**[5] **Nux-v.**[5] op. rhus-t.[5] sel.[5] **Sep.**[5] stram.[58] sulph.[5] **Verat.**[5]

- epileptische: ant-c.[5]

nach: acon. ars. art-v.[85] bell.[5] bry.[5] calc.[5] caust.[5] cedr. cham.[5] chin.[5] **Cupr.**[5] **Ferr.**[5] hep.[5] **Ign.**[5] mag-c.[5] merc.[5] nux-v.[5] **Olnd.**[5] plb.[5] samb.[5] sec. sel.[5] **Sep.**[5] sil.[5] stram.[5] stry. **Sulph.**[5] verat.[5]

- epileptischen: **Cupr.**[5] plb.[5]

KOPFSCHMERZ:

Beginn, zu: nat-m.[5]

während: acon.[5] ant-c. apis arg. arn. **Ars.** **Bry.**[5] canth. carb-v.[1] caust. cham.[5] chin-s. ferr.[5] glon. graph. hyos. kali-n. lachn. lyc. mag-s. **Merc.** nat-m.[95] nat-s. **Nux-v.**[5] op. ox-ac. phel.[193] plat. puls. rhus-t.[5] **Sulph.**[162] tarent.
KOPF; C; Schmerz, Kopfschmerz; Schweiss; mit

nach: asc-c.[85] croto-t.[36] ferr. **Glon.**[8] lyc.[1] **Sep.**[54] **Sulph.**[54]

KRANKHEIT, nach akuter: **Jab.**[8] psor.[102]

KRATZEN, muss: mang-acet.[1]
HAUT; C; Jucken; Schweiß agg.

LIEGEN:

während: asar.[5] **Caps.** cham.[5] chel. **FERR.** ferr-ar. ham. hyos.[5] lach.[111] **Mag-s.** **MENY.** merc. nat-c.[5] op. ph-ac.[5] podo. **Puls.**[5] rhod.[5] **RHUS-T.**[5] **SAMB.** sel.[5] **Sep.** tama.[197] **Tarax.**[5] tarent. valer.[5] verat.[5]

- rechter Seite, auf: lach.[111]
ALLGEMEINES; M; Liegen; während; Seite, auf der; rechter Seite, auf

amel., im Bett: ars.[5] **Bell.**[5] **Bry.**[5] calc.[5] caust.[5] con.[5] hep.[5] kali-c.[5] lach.[5] lyc.[5] **Nux-v.**[5] rhus-t.[5] sil.[5] squil.[5] staph.[5] **Stram.**[5] sulph.[5]
ALLGEMEINES; M; Liegen; amel.; während;

LUFT:

in frischer, im Freien:

- agg.: agar.[5] anac.[5] bell.[5] **Bry.** **CALC.** caps. **Carb-an.** carb-v. **Caust.** cham.[5] **Chin.** ferr.[5] **Guai.**[5] hep. ip. kali-c. lach. lyc.[5] nux-v.[5] petr.[5] ph-ac.[5] **PSOR.** **Rhod.**[5] ruta sel.[5] sep.[5] **Sil.** stram.[5] sul-ac.[5] thuj. valer.
ALLGEMEINES; M; Luft; frische, im Freien; agg.

◦ **Betätigung,** bei: **Bry.** calc. carb-an. caust. **Chin.**

- amel.: alum. **Ars.**[5] graph.
ALLGEMEINES; M; Luft; frische, im Freien; amel.

kalter, in: ars. **BRY.** **CALC.** carb-an. caust.[5] chin.[5] guai.[5] hep.[5] kali-c.[5] **Lyc.** nux-v.[5] rhus-t.[5] sep.[58] verat.
ALLGEMEINES; M; Luft; kalte; agg.

MAGENBESCHWERDEN, bei: carb-v.[102] nat-m.[102] nit-ac.[102] sep.[102]

MANIE, Geisteskrankheit, nach: **CUPR.**[54]

MENSES:

vor: bar-c.[5] bell. bor.[5] bov.[5] calc. **Graph.** **Hyos.** kola[1184] lyc.[5] mang.[5] nat-s. phos. sep.[5] sil.[193] **Sulph.** **Thuj.** **VERAT.**
☞ *C; Reichlich; Menses; vor*

Beginn, zu: acon.[5] caust.[5] cham.[5] **Hyos.**[5] **Phos.**[5] sep.[5] verat.[5]
ALLGEMEINES; M; Menses; Beginn, zu

während: agar. ars. asar. bell. **Bor.** bry.[5] calc.[5] **Caust.** cham.[5] chin.[5] coc-c.[111] coff. **Graph.** **Hyos.** kali-c. kola[1184] kreos. lyc.[5] mag-c. **Mag-m.** murx. nat-s.[111] nux-v.[137] phos.[5] sars.[193] sec. **Sep.** sil.[5] stram.[193] sulph. tell.[193] **VERAT.**
☞ *C; Kalt; Menses; während* *BRUST; C; Schweiß; Menses, während •ALLGEMEINES; M; Menses; während*

nach: ph-ac.[1]
ALLGEMEINES; M; Menses; nach

MITTAGESSEN, nach: **Carb-an.** dig. mag-m. phos. ptel. sep. thuj.
ALLGEMEINES; M; Mittagessen; agg.

NACHRICHTEN, durch unangenehme: calc-p.
☞ *Gemütsbewegungen, nach* *GEMÜT; M; Neuigkeiten, Nachrichten agg.; schlechte*

RASEREI, bei: acon. ant-t. ars. **Bell.** **Canth.**[5] caust.[5] hyos. lyc. merc. nat-c. nat-m. nit-ac. nux-v. **Op.** ph-ac. phos. puls. sabad.[5] **Stram.** verat.
☞ *Gemütsbewegungen, nach* *GEMÜT; M; Raserei, rasende Wut, Beschwerden durch*

RAUCHEN, durch: ars.[5] ign.[5] ip.[5] lach.[5] nat-m.[1] sel.[5] spig.[5] staph.[5] tarax.[5] thuj.[1]
▥ *ALLGEMEINES; M; Tabak; agg.*

RHEUMATISMUS, bei: asc-t.[137]

RUHE, in:

agg.: anac.[5] apisin.[5] **Ars.**[5] **Asar.**[5] **Calc.**[5] caps.[5] **Con.**[5] **Ferr.**[5] lyc.[5] ph-ac.[5] rhus-t.[5] **Samb.**[5] **Sep.**[5] sil.[5] spong.[5] staph.[5] sul-ac.[5] **Sulph.**[5] tarax.[5] valer.[5]
▥ *ALLGEMEINES; M; Ruhen, Ausruhen; agg.* •*ALLGEMEINES; C; Schwäche; Liegen; agg.* •*ALLGEMEINES; C; Schwäche; Sitzen; agg.*

amel.: ant-t.[5] **Bell.**[5] **Bry.**[5] calad.[5] camph.[5] carb-an.[5] hep.[5] ip.[5] **Led.**[5] merc.[5] nat-c.[5] nat-m.[5] **Nux-v.**[5] phos.[5] plat.[5] **Sel.**[5] staph.[5]
▥ *ALLGEMEINES; M; Ruhen, Ausruhen; amel.*

SAMENERGÜSSEN, nach: **Calc.** nat-m.[5] puls. **Sep.** sulph.
☞ *Koitus, nach* ▥ *ALLGEMEINES; M; Samenergüsse; agg.*

SCHAUDERN, nach: dig.[85] rhus-v. stry. thuj.

SCHLAF:

vor: **Ant-t.**[5] arn.[5] **ARS.**[5] ars-h.[54] bor.[5] **Calad.**[5] **Cham.**[5] ign.[5] **Merc.**[5] mez.[5] nat-m.[5] nux-m.[5] **OP.**[5] **Phos.**[5] plb.[5] **Rhus-t.**[5] sabad.[5] sep.[5]
▥ *ALLGEMEINES; M; Schlaf; vor dem Schlafen*

Beginn, zu:

- **agg.**: aeth. am-c. ant-c. **ARS. Bell.**[5] bry.[5] **Calc. Carb-an.**[5] carb-v.[5] chin.[5] **Con.** graph.[5] hep.[111] lyc. **Mag-c. MERC.** mez. **MUR-AC.** op. **Phos.** puls. rhus-t. **Sanic.** sars. **Sep.** sil. **SULPH.** tab. **TARAX. THUJ.** til.[102] verat.

- **amel.**: bry. **Merc.** nux-m. nux-v.[5] ph-ac. phos. **SAMB. Sep.**

während: **Acet-ac.**[54] **Acon.**[5] agar. **Agarin.**[102] am-c.[1] aml-n.[111] anac. ange-s.[255] **Ant-c.** ant-s.[85] **Ant-t.**[5] **Apisin.**[5] aral.[72] **Arn. Ars. Ars-i.**[102] **Ars-s-f.**[58] **Bamb-a.**[1184] bar-c. bar-s.[58] **BELL.**[5] bol.[102] bor. **Bov.**[5] bros-g.[259] bry. bufo **Calad.**[5] calc.[5] calc-sil.[58] camph.[5] **CAPS.**[5] **Carb-an.** carb-v. carbn-s. carc.[210] cass.[36] **Caust. CHAM. CHEL. CHIN.**[5] **Chin-ar. Chin-s.** chrysan.[102] cic.[5] cina clem. **CON.**[5] corn.[36] croc.[5] cupr.[116] **Cycl.**[5] dig. dros. dulc. dys-co.[136] eup-per. euph. **Euphr.**[5] eupi.[85] **FERR.**[5] **Ferr-ar. Ferr-p.** hep.[5] hydrog.[222] **HYOS.**[5] ign. **Iod.**[102] ip.[5] **Jab.**[102] kali-ar. kali-c. kali-i.[102] **Kali-p.** kali-sil.[58] **Lac-c.** lach.[5] lachn. led.[5] lob. lyc. m-arct.[5] m-art.[5] m-aust.[5] **Merc.** merc-c.[5] **MEZ.** mur-ac. mut.[136] nat-c. **Nat-m.** nat-tel.[102] nit-ac. nux-m.[5] nux-v. **OP.**[5] petr.[5] **Ph-ac.**[5] **Phos.**[5] phyt.[102] picro.[102] **PLAT. PODO. Pop.**[102] prun.[111] psor. **PULS.**[5] rhod.[5] **RHUS-T.**[5] rumx.[137] **Sabad. Salv.**[102] samb. sang.[102] sanic.[102] sec.[5] **SEL. Sep. SIL. Spig.**[5] spong.[5] stann.[102] staph.[102] stram.[5] stront-c.[102] **Sulph.** syc-co.[136] tama.[197] **Tarax.** thal-s.[102] **THUJ.** til.[36] **TUB.** valer.[5] verat.[5] zinc. zinc-p.[58]
☞ *Z; Nachts; Schlaf, im* ▥ *ALLGEMEINES; M; Schlaf; während*

- **betäubender** Schlaf: acon.[5] **ANT-T.**[5] **Apisin.**[5] bell.[5] calc.[5] camph.[5] **Chin.**[5] cic.[5] con.[5] croc.[5] hep.[5] hyos.[5] ip.[5] led.[5] nux-m.[5] **OP.**[5] ph-ac.[5] phos.[5] **PULS.**[5] **RHUS-T.**[5] sec.[5] spong.[5] stram.[5] valer.[5] verat.[5]

- **nicht** im Schlaf andauernd: ars.

- **tiefem,** bei: ant-s.[85] puls.[137] rumx.[137]

- **Träumen,** beim:
▥ *SCHLAF; C; Träumen; Schweiß, mit*

- **trockene** Hitze während Schlaf, Schweiß beim Erwachen: **SAMB.**

nach: euphr.[5] samb.[5]

amel.: ars. bell. bry. carb-an. chin. **Hell.**[5] hep. **Merc. Nux-v.** ph-ac. **Phos. Puls.**[5] **SAMB.** sep.[5] thuj.[5]

SCHLIEßEN der Augen, beim: bell.[5] **Bry.** calc. carb-an. caust.[5] chin.[5] **CON.** graph.[5] **Lach.** mag-m.[5] puls.[5] sep.[5] sulph.[5] thuj.
▥ *ALLGEMEINES; M; Schließen; Augen, der;*

SCHMERZEN, bei:

durch: acon. **ANT-T.**[5] **Ars.**[5] bell. **BRY.**[5] calc. caust. **Cham. Chel.** chin. cocc.[1] **Coloc.** dios.[111] dulc. ephe.[267] form. gels.[111] **Hep.** hyos. iris[111] **LACH.** lyc. mag-p.[85] **MERC. NAT-C.** nit-ac.[58] phos.[1] **Podo.** puls.[137] **Rhus-t.** sel. **SEP.** spig. **Stach.**[5] still. stram. sul-ac.[1] **Sulph.** sumb. **Tab.** tarent.[192] thuj. **TIL.**[111] verat.
▥ *ALLGEMEINES; M; Schmerzen agg. andere Beschwerden*

nach: chel.

SCHNUPFEN, bei: ars.[5] **Calc.**[5] cham.[5] kali-c.[5] lyc.[5] **Merc.**[5] nat-m.[5] **Sil.**[5]

SCHRECK, Furcht, durch: acon.[5] **Anac.** bamb-a.[1184] **Bell. Calc.**[5] caust.[5] **Cham.**[5] gels. lyc. nux-v.[5] **OP. Petr.**[5] **Phos.**[5] puls.[5] sabad.[5] samb.[5] sep.[5] sil. spong.[5] sulph.[5]
☞ *Gemütsbewegungen, nach* •*C; Nervöser Schweiß* ▥ *GEMÜT; M; Schreck oder Furcht, Beschwerden durch*

SCHREIBEN, beim: bor. **Hep. Kali-c. Psor. SEP. Sulph. Tub.**
☞ *Anstrengung; bei geringfügiger* ▥ *ALLGEMEINES; M; Schreiben; agg.*

SCHWÄCHE, durch: am-c.[5] berb.[111] chin.[5] ferr.[5] kali-c.[5] kali-n.[5] nat-m.[5] ph-ac.[5] rhus-g.[85] sul-ac.[5] verat.[5]

SCHWEIß agg.:
▥ *ALLGEMEINES; M; Schweiß; während Schweißabsonderung*

SCHWERMUT, bei: acon.[5] **Apisin.**[5] ars.[5] bell.[5] **Calc.**[5] calc-p. chin.[5] **Con.**[5] hep.[5] nux-v.[5] rhus-t.[5] sabin.[5] **Sep.**[5] **Sulph.**[5] thuj.[5]
☞ *Gemütsbewegungen, nach*

SEIFE, durch Geruch von: germ.[222]

SEXUELLER Erregung, bei: lil-t.[58]
▥ *GEMÜT; M; Erregung; Beschwerden durch;* •*ALLGEMEINES; M; Sexualität; Erregung, sexuelle, agg.*

SITZEN, beim:

agg.: am-c. **Anac. ARS. Asar. Calc.** caps. caust. chin. **Con. Ferr. Kali-bi.** lyc. mang. nat-c. ph-ac. phos. rhod. **Rhus-t. Sep.**[5] spong. **Staph. Sul-ac.**[5] sulph. tarax. valer.

amel., aufrecht: por-m.[251]

SPEISEN, warme, agg.: bell.[5] **Bry.** carb-an. **Carb-v.** cham. euph.[5] **Ferr. Kali-c.** lach. mag-c.[58] ph-ac. **PHOS.** puls. sep. **SUL-AC. Thuj.**
ALLGEMEINES; C; Speisen und Getränke; warme;

SPRECHEN, beim:

agg.: alum.[5] ambr. anac.[5] bamb-a.[1184] bry.[5] **Calc.**[5] carb-an.[5] carb-v.[5] cham.[5] chin.[5] **Fl-ac.**[5] graph. hep.[5] **Iod. Merc.**[5] nat-c.[5] nat-m.[5] nux-v.[5] **Ph-ac.**[5] **Rhus-t.**[5] **Sel.**[5] sep.[5] sil.[1] sul-ac.[5] **Sulph.** verat.[5]
EXTREMITÄTEN; C; Schweiß; allgemeine Arzneien; Arme; •ALLGEMEINES; M; Sprechen; agg.

- **Öffentlichkeit,** in der: bamb-a.[1184]

amel.: ferr.[5] **Hep.**[5] nat-c.[5]

STUHLGANG:

vor: **Acon.** ant-t. bac.[149] **Bell.** bry. calc. caps. caust. dulc. kali-c. kola[1184] **MERC.** op. phos. rhus-t. **TROM. Verat.**

während: acon. agar. alum.[58] ars. bell. calc. carb-v. cham. chin. croto-t. **Dulc.** ferr. ferr-ar. hep. ip. kola[1184] lipp.[1025] **MERC.** nat-m. physal.[102] rhus-t. sep. **Stram. Sulph.** trom. **VERAT.**
ALLGEMEINES; M; Stuhlgang; während Stuhlgang

nach: acet-ac.[102] **ACON.** aloe ant-t.[102] ars. calc. camph. carb-v. **CAUST.** chin. con.[5] croto-t. kali-c. lach. **Merc.** nat-c.[137] ph-ac.[102] phos. plb.[137] rhus-t. **Samb. Sel.** sep. sulph. sumb. tab.[102] tub.[102] **VERAT.**
ALLGEMEINES; M; Stuhlgang; nach Stuhlgang

- **warmer** Schweiß wird kalt und klebrig: **MERC.**

amel.: bor.[5] **Bry.**[5] puls.[5] **Rhus-t.**[5] **Spig.**[5] sulph.[5] thuj.[1] verat.[5]
ALLGEMEINES; M; Stuhlgang; amel.; nach Stuhlgang

STURM, vor: rhus-t.[5]
ALLGEMEINES; M; Wetter; windigem, stürmischem, bei;

TADEL, nach: reser.[263]
☞ *Gemütsbewegungen, nach* *GEMÜT; M; Vorwürfe, Schelte, Beschwerden durch*

TEE, nach: thea[275]
ALLGEMEINES; C; Speisen und Getränke; Tee;

TRÄUMEN, bei:
SCHLAF; C; Träumen; Schweiß, mit

TRINKEN:

agg.: acon. aloe apis aran-ix.[149] arn.[54] ars. **Calc.**[54] cast. cham. chin. **Cocc.** con. eug.[54] ferr.[5] hep.[5] kali-c.[102] kali-p. lach. **Merc.** op. phos.[5] **Puls.** rhod.[5] rhus-t. **Sel.** sil.[5] stram.[5] sul-ac. sulph. sumb. tarax.[5] ther.[25] thuj. **Verat.**[5]
ALLGEMEINES; M; Trinken; beim

- **abends**: eug.[54]

- **Suppe,** nach: aran-ix.[149]
ALLGEMEINES; C; Speisen und Getränke; Suppe; agg.

- **Wein** amel.: acon. apis con. lach. **Op.** sul-ac. thuj.
ALLGEMEINES; C; Speisen und Getränke; Wein; amel.

amel.: apisin.[5] bry.[5] **Caust. Chin-s.** cupr. ip.[5] nux-v. **Op.**[5] **Phos.** puls.[5] sep.[5] sil. spig.[5] tarax.[5] thuj.
ALLGEMEINES; M; Trinken; amel. nach

TUBERKULOSE, bei: acet-ac.[4] agarin.[100] am-caust.[10] ars.[5] ars-i.[51] bell.[46] bol.[8] bry.[5] calc.[5] calc-p.[8] carb-v.[5] chin.[5] **Coto**[85] eupi.[111] ferr.[5] form-ac.[77] hep.[5] jab.[8] laur.[85] ph-ac.[5] phal.[85] phos.[5] **SALV.**[1125] samb.[5] sep.[5] sil.[5] stann.[5] sulph.[5]
☞ *Z; Nachts; Tuberkulose, bei*

URINIEREN:

vor: ant-t.[5] bry.[5] **Coloc.**[5] merc-c.[102] ph-ac.[5] **Rhus-t.**[5]
ALLGEMEINES; M; Urinieren; vor U. agg.

während: acon.[1] bell.[5] **Hep.**[5] ip.[5] lyc.[5] **Merc.**[5] merc-c.[102] ph-ac.[5] sep.[5] sulph.[5] **Thuj.**[5]
ALLGEMEINES; M; Urinieren; während U. agg.

nach: bell.[5] coloc.[5] **Hep.**[5] merc.[5] merc-c.[102] nat-m.[5] sel.[5] staph.[5] sulph.[5] **Thuj.**[5]
ALLGEMEINES; M; Urinieren; nach U. agg.

WACH ist, nur wenn man: ars.[5] bell.[5] bry.[5] carb-an.[5] chin.[5] hep.[5] **Merc.**[5] **Nux-v.**[5] ph-ac.[5] **Phos.**[5] **Puls.**[5] **SAMB.** sep. thuj.[5]
☞ *Z; Morgens; Erwachen, beim und nach dem •Z; Nachts; Wachsein, beim •Erwachen; beim und nach dem;*

WASCHEN:

agg.: graph.[5]

amel.: apisin.[5] **Asar.**[5] **Calc.**[5] caust.[5] **Euphr.**[5] **Fl-ac.**[5] **Nux-v.**[5] **Puls.**[5] rhod.[5] sabad.[5] spig.[5] thuj.[137]

WEHEN, Entbindung:

während: nat-c.[54] puls.[54]
ALLGEMEINES; M; Wehen, Entbindung; während

nach: **ACON.**[5] **BRY.**[5] calc.[58] **Chin.**[5] kali-c.[102] sulph.[5] verat.[5]
ALLGEMEINES; M; Wehen, Entbindung; Wochenbett, im

WIND:

vor:
☞ *Sturm, vor*

im: ars.[5] **Bell.**[5] cham.[5] chin.[5] cur. lyc.[5] phos.[5]

- **kalter** W. agg.: cur.
ALLGEMEINES; M; Wetter; windigem, stürmischem, bei; während; kaltem, bei

ZIMMER:

agg. im: acon. agn.[5] **Apis** bry. carb-v.[1] caust. cist.[58] **Fl-ac. IP. Nux-v. Phos.** plan. **PULS.** rhod. rhus-t. sep. sulph. valer.

- **warmen** Z., im: carb-v.[1] cist.[58] plan.
ALLGEMEINES; M; Zimmer, im; agg.; warmes Zimmer

◦ **unerträglich**: plan.

amel. im: acon.[137] **Bell.**[5] calc.[5] caps.[5] carb-an.[5] carb-v.[5] **Cham.**[5] chin.[5] **Con.**[5] ferr.[5] lach.[5] **Merc.**[5] **Nux-v.**[5] petr.[5] rhus-t.[5] **Sel.**[5] sep.[5] **Sil.**[5] spig.[5] stram.[5] thuj.[5] valer.[5]

- **warmen** Z., im: acon.[137]
ALLGEMEINES; M; Zimmer, im; amel.; warmes Zimmer

ZORN, durch: acon. bry. **Cham.** cupr. ferr-p.[58] lyc. **Petr. SEP.** staph.
GEMÜT; M; Zorn, Beschwerden durch

ZUDECKEN agg.: **Acon.**[5] cham.[5] chin.[5] led.[5] **Puls.**[5] spig.[5]
ALLGEMEINES; M; Bedecken, Zudecken; agg.

ZUGEDECKT sein, will dennoch: aeth.[85]

ERSTRECKT SICH

ERSTRECKT sich:
abwärts: sep.
aufwärts: arn. **Bell.**

ORT

GELENKEN, über: am-c.[5] lyc.[5]
KÖRPER, am ganzen, außer:
Beine: chin.[1] lyc.[1] phos.[1]
- **Füße**: chin.[1] phos.[1]
- **Oberschenkel**: lyc.[1]
- **Unterschenkel**: lyc.[1]
Gesicht: **Rhus-t. Sec.**
☞ Kopf • C; Reichlich; Körperteile, betroffene; unbedeckten Körperteilen, an, außer dem Kopf
Kopf: adam.[222] ars.[137] **Bell.** bor-ac.[144] cann-s.[5] dys-co.[136] frax.[137] hydrog.[222] m-arct.[5] med.[212] merc. mur-ac.[1] nux-v. **RHUS-T. SAMB. Sec. Sep.** skook.[85] sulph.[1] tab.[111] **THUJ.**
☞ Gesicht • C; Reichlich; Körperteile, betroffene; unbedeckten Körperteilen, an, außer dem Kopf ▥ KOPF; C; Trocken
- **Stirn**: tab.[111]
KÖRPERTEILE, betroffene:
bedeckte Körperteile: **ACON. BELL.** both-a.[3070] calc.[5] **Cham. CHIN. Ferr.** led. lyc.[5] **Nit-ac.** nux-v. **Puls.** sanic.[85] sec. spig. **Staph.**[5] **Thuj.** verat.[5]
☞ C; Reichlich; Körperteile, betroffene; bedeckten Körperteilen, an ▥ ALLGEMEINES; O; Teile, Körperteile, einzelne; bedeckte
- **nachts**: bell. **CHAM. CHIN. Ferr. Nit-ac.** nux-v. sec. **Thuj.**
berühren, Körperteile, die sich: nicc-s.[142] sanic.[85]
einzelne Körperteile: **Acon.**[5] agar.[5] agn.[5] am-c.[5] am-m.[5] **Ambr.**[5] anac.[5] ang.[5] ant-t.[5] apis arg. arn.[5] ars.[5] ars-s-f.[58] asaf.[5] asar.[5] aur.[5] aza.[102] bar-c.[5] bar-s.[58] bell.[1] bell-p.[256] benz. berb. bor.[5] bov.[5] **Bry.**[5] calad.[5] **CALC.**[5] **Calc-p.** calc-sil.[58] camph.[5] cann-s. canth.[5] caps.[54] carb-an.[5] carb-v.[5] carbn-o.[36] **CAUST.**[5] **Cham.** chel.[5] chin.[5] cic.[5] **Cina**[5] cinnb. clem.[5] coc-c.[36] cocc.[5] coff.[5] coloc.[5] con.[1] croc.[5] cupr.[5] cycl.[5] dig.[5] dros.[5] dulc.[5] eup-per. euph. euphr.[5] ferr.[5] fl-ac.[36] get.[36] **Graph.**[5] guai.[5] hell. hep. hyos.[5] **IGN.**[54] iod.[5] ip.[5] jal.[85] kali-bi.[36] kali-c.[5] kali-n.[5] kreos.[5] lach.[5] lat-m.[111] laur.[5] **Led.**[5] **Lyc.** m-arct.[5] m-art.[5] m-aust.[5] mag-c.[5] mag-m.[5] mag-s.[10] mang.[5] **Merc.**[5] merc-c.[5] **MEZ.** morph.[36] mosch.[5] mur-ac.[5] nat-c.[5] nat-m.[5] nicc-s.[102] nit-ac.[5] nux-v.[5] op.[5] par.[5] **Petr.**[5] ph-ac.[5] phos.[5] piloc.[5] plat.[5] plb.[5] plect.[102] **Psor.** ptel.[111] **PULS.**[5] **Pyrog.** ran-a.[102] ran-s.[5] **Rheum**[5] rhod.[5] rhus-t.[5] ruta[5] sabad.[5] sabin.[5] samb.[5] sanic. sars.[5] sec.[5] **Sel.**[5] **SEP.**[5] **Sil.**[5] **Spig.** spong. squil.[5] **Stann.**[5] staph.[5] stram.[5] stront-c.[5] sul-ac.[5] **Sulph.**[5] tarax.[5] tell.[111] **Thuj. Tub.** valer.[5] verat. vesp.[102] viol-t.[5] zinc.[5]
☞ S; Einseitig • erkrankte Körperteile • Stellenweise • C; Reichlich; Körperteile, betroffene; bedeckten Körperteilen, an ▥ KOPF; C; Schweiß, Kopfschweiß • ALLGEMEINES; O; Teile, Körperteile, einzelne
erkrankte Körperteile: acon.[85] **AMBR. ANT-T.** anthro.[10] ars. **Asaf.**[5] asar.[116] both-a.[3070] bry. calc.[5] **Caust.** chin.[116] **Cocc. Coff.** fl-ac. guai.[116] hell.[116] kali-c.[5] lyc.[5] **MERC.** nat-c. nit-ac. nux-v. petr.[116] puls.[116] **RHUS-T. Sep.** sil. **Stann.** stram. **Stront-c.**[5] tarent-c.[137] thuj.[116]
☞ einzelne Körperteile • schmerzhafte Körperteile • C; Reichlich; Körperteile, betroffene; erkrankten Körperteilen, an
- **morgens**: **Ambr.**
Jucken, mit: sulph.[5]
liegt, Körperteile, auf denen man: **Acon.** ars.[5] **Bell.** bry. **CHIN.** fl-ac.[5] **NIT-AC.** nux-v. puls. **Sanic.** sep.[5] vesp.[102]
- **Jucken,** mit: vesp.[102]
nicht liegt, Körperteile auf denen man: acon.[137] **Benz.** nux-v.[137] thuj.
schmerzhafte Körperteile: both-a.[3070] kali-c.
☞ erkrankte Körperteile • C; Reichlich; Körperteile, betroffene; erkrankten Körperteilen, an
unbedeckte Körperteile: acon.[137] aran.[192] bell.[122] **Puls.**[122] **Thuj.**
▥ ALLGEMEINES; O; Teile, Körperteile, einzelne; unbedeckte Teile
- **nachts,** mit Ausnahme des Kopfes: **Thuj.**
OBERKÖRPER: acon.[5] agar.[5] **Anac.**[5] **Ant-t.**[5] arg. arn.[5] **ASAR.** aza.[102] bar-c.[5] bell.[1] berb. **Bov.**[5] calc.[54] **Camph.**[5] canth.[5] **Caps.**[54] **Carb-v.**[36] carbn-o.[36] caust.[5] **Cham.** chel.[36] chin. cina coc-c.[36] dig. dulc. eup-per. euphr.[5] fl-ac.[36] get.[36] graph.[8] **Guai.**[5] **Ign.**[54] ip. jal.[85] kali-bi.[36] **KALI-C.** lat-m.[111] laur. mag-c.[5] mag-m.[5] mag-s.[10] merc.[5] merc-c.[5] morph.[36] mosch.[5] mur-ac.[5] nat-c.[5] **Nit-ac. Nux-v.**[36] **OP. PAR.** petr.[5] ph-ac.[8] phos.[5] piloc.[5] plb.[5] ptel.[111] puls.[5] **Rheum** rhus-t.[5] **Ruta**[5] sabad.[5] **Samb.**[54] sanic.[85] **Sars.**[54] **Sec.** sel.[5] **Sep.**[5] sil. spig. **Sul-ac.**[36] tax.[303] tell.[111] thuj. tub.[111] valer. verat.
morgens: carbn-o.[36] chel.[36] coc-c.[36] nux-v.[36]
- **nachmittags,** bis: chel.[36]
- **Bett,** im: carbn-o.[36]
19 Uhr - 20 Uhr: fl-ac.[36]
Mitternacht bis 5 Uhr: coc-c.[36]
Fieber, nach: get.[36]
Schlaf, vor: berb.
Sitzen, beim: sul-ac.[36]
stellenweise: merc.[5] ptel.[111] tell.[111]
Wehen, Entbindung, während: calc.[54]
Zimmer, warmes, agg.: carb-v.[36]
erstreckt sich abwärts: sanic.[85]

RÜCKSEITE des Körpers: ars.[5] bell-p.[256] calc.[5] caust.[5] **CHIN.**[5] **Dulc.**[5] ferr.[5] guai.[5] lach.[5] led.[5] mang.[5] mosch.[5] **Mur-ac.**[5] nat-c.[5] **Nux-v.**[5] par.[5] petr.[5] **Ph-ac.**[5] **Puls.**[5] sabin.[5] sel.[102] **SEP.**[5] **SIL.**[54] **Stann.**[5] stram.[5] **SULPH.**[5]

RUMPF, am: lyc.[5] sil.[5]

STELLENWEISE: acon.[5] agar.[5] agn.[5] am-c.[5] am-m.[5] ambr.[5] anac.[5] ang.[5] ant-t.[5] arg-n.[5] arn.[5] ars.[5] asaf.[5] aur.[5] bar-c.[5] bell.[5] bor.[5] bov.[5] bry.[5] calad.[5] calc.[5] calc-p.[111] camph.[5] canth.[5] caps.[5] carb-an.[5] carb-v.[5] cham.[5] chel.[5] chin.[5] cic.[5] cina[5] clem.[5] cocc.[5] coff.[5] coloc.[5] con.[5] croc.[5] cupr.[5] cycl.[5] dig.[5] dros.[5] dulc.[5] euphr.[5] ferr.[5] graph.[5] guai.[5] hell.[5] hep.[5] hyos.[5] ign.[5] iod.[5] ip.[5] kali-c.[5] kali-n.[5] kreos.[5] kres.[149] laur.[5] led.[5] lyc.[5] m-art.[5] mag-m.[5] mang.[5] merc. mez.[5] mosch.[5] nat-c.[5] nat-m.[5] nit-ac.[5] nux-v.[5] op.[5] par.[5] petr.[137] ph-ac.[5] phos.[5] plat.[5] plb.[5] puls.[5] ran-s.[5] rheum[5] rhod.[5] rhus-t.[5] ruta[5] sabad.[5] sabin.[5] samb.[5] sars.[5] sec.[5] sel.[5] sep.[5] sil.[5] spig.[5] spong.[5] squil.[5] stann.[5] staph.[5] stram.[5] stront-c.[5] sul-ac.[5] sulph.[5] tarax.[5] tell.[54] thuj.[5] valer.[5] verat.[5] viol-t.[5] zinc.[5]
☞ *Körperteile, betroffene; einzelne Körperteile*

UNTERKÖRPER: am-c. am-m. apis ars. asaf.[5] aur.[5] bry.[5] calc.[5] cinnb. coc-c.[38] coloc. con.[5] **CROC.** cycl. dros.[5] euph. ferr.[54] **Hyos.** **Iod.**[54] kali-n.[5] mang. merc. nit-ac. nux-v.[5] **Phos.**[5] ran-a.[102] sanic.[102] sep. sil.[5] thuj. **Zinc.**[5]

morgens: coc-c.[38]

VORDERSEITE des Körpers: agar. **Ambr.**[5] anac.[5] **ARG.** arn. **Asar.**[5] bell.[5] **Bov.**[5] **Calc.** canth. cina[5] **COCC.** dros.[5] **Euphr.**[5] **Graph.** ip.[5] kali-n. laur.[5] merc. merc-c.[5] nat-m.[5] nux-v. **PHOS.**[36] plb.[5] por-m.[251] rheum[5] ruta[5] sabad.[5] sec.[5] **SEL.** staph.[5]

Mittagessen amel.: phos.[36]
▥ *ALLGEMEINES; M; Mittagessen; amel.*

CHARAKTERISTIKA EIGENTÜMLICHKEITEN

ALLGEMEINE Arzneien, Schweiß: **Acet-ac.** **Acon.** aesc. aeth. **Agar.** ail.[58] all-c. alst-c. alst-s.[47] alum. am-acet.[85] am-c. am-m. ambr. aml-n. **Anac.**[5] ang. **Ant-c.** **ANT-T.** anthr. anthro. apis apisin.[5] apoc. apoc-a.[25] aq-mar.[149] aran-ix.[149] arg. arg-n. arn. **ARS.**[5] ars-i. arum-t.[25] arund. asaf. asc-t.[45] aur. bapt. **Bar-c.** **Bell.** benz-ac. berb. bol. bov. **Brom.**[5] **BRY.**[5] bufo cact. cahin. calad. **CALC.** calc-i.[58] calc-s.[137] camph. canch.[58] cann-i. canth.[11] **Caps.** carb-ac. **Carb-an.** **CARB-V.**[5] card-m.[25] caust. **Cedr.** **CHAM.**[5] chel. **CHIN.** **Chin-s.** cic. cimic.[25] cimx. cinnb. cist.[58] clem. **Cocc.** coff. colch. coloc. **Con.**[5] corn. corn-f.[25] corv-c.[258] crot-c. crot-h. croto-t. cupr. cupr-ar.[25] cur. cycl. daph. **Dig.** dios. dros. **Dulc.** **Elaps** **Elat.** eup-per. eup-pur. euphr.[58] eupi. falco-p.[265] **FERR.** ferr-ar.[58] **Fl-ac.**[5] gamb. **Gels.** gink.[227] glon. glyc-g. **Graph.** grat. **Guai.** guare.[25] hell. **HEP.** hydr-ac. **HYOS.**[5] ign. **Iod.** **IP.**[5] iris jab. jatr. kali-ar.[58] kali-bi. **Kali-c.**[5] kali-i. **Kali-n.**[5] kali-s. kalm. knau.[33] kreos. lac-ac. lac-as.[274] **LACH.**[5] lachn. lappa[25] lat-h.[301] laur. led. lil-t. lina.[45] lob. **LYC.** m-arct.[5] m-art.[5] **Mag-c.** mag-s. **Mang.**[5] med.[137] meny. **MERC.**[5] merc-c. merc-cy. merl. **Mez.** morph. mosch. mur-ac. myric. naja **Nat-ar.** **Nat-c.**[5] **NAT-M.** nicc. **Nit-ac.**[5] nux-m. **NUX-V.** ol-j.[25] **OP.** **Ox-ac.** oxyg.[85] par. **PETR.**[5] **PH-AC.**[5] **PHOS.** phys. piloc.[102] plan. plat. plb. **Podo.** **PSOR.** ptel.[25] puls. **Ran-s.** rheum **RHOD.**[5] **RHUS-T.**[5] rob. **Ruta**[5] sabad. sabin. sal-ac. **SAMB.** sang. sarr. **Sars.**[5] **Sec.** **SEL.**[5] senec. **SEP.** **SIL.** sol[236] sol-n.[25] spig. spong. stann. **STAPH.**[5] **STRAM.**[5] stry. **SUL-AC.**[5] **SULPH.**[5] sumb. tab. **TARAX.**[5] tarent. tax. teucr. ther. **Thuj.**[5] trio. tub.[137] **VALER.**[5] **VERAT.** **Verat-v.** vip. wye.[58] **Zinc.**[5] **Zing.** ziz.

ABSTEIGEND:
☞ *E; Erstreckt sich; abwärts*

ABWESEND, kein Schweiß, schwitzt nicht:
☞ *Empfindung, als würde man Schwitzen, doch ohne Feuchtigkeit auf der Haut* ▥ *FIEBER, HITZE; M; Schweiß; ohne Schweiß •HAUT; C; Trokkenheit; Unfähigkeit zu Schwitzen*

ANFÄLLEN auftretend, in: por-m.[251] **Valer.**[5]

AUFSTEIGEND:
☞ *E; Erstreckt sich; aufwärts*

AUSBRECHEN, als wolle Schweiß: asar.[5] calc.[5] croc.[5] **Ign.**[5] iod.[5] **Puls.**[5] sars.[5] **Stann.**[5] sulph.[5]

AUSWASCHEN, lässt sich schwer: **Lac-d.**[54] **Mag-c.** **Merc.** sep.[85]
☞ *Färbt die Wäsche*

AUSZEHREND, zehrend: acet-ac. aml-n.[122] **ANT-T.** **Ars.** **Ars-h.**[54] asc-t.[111] ba-sv.[136] camph. **Carb-v.** **Chin.** chrysan.[72] **EUPI.** ferr.[85] **Iod.**[54] **Kali-n.**[5] **Lach.** **Lyc.** mill. **Nit-ac.** **PILOC.**[54] **Psor.** **Sec.** sul-ac.[46] thyr.[122]
☞ *Lang andauernd •Reichlich •Schwächend, erschöpfend*

Klimakterium, im: **Aml-n.**[122] thyr.[122]

BLUTIG: acro-c-f.[2047] **Anag.**[122] arn. ars.[5] calc. cann-i.[122] cann-s.[5] cham. chin.[5] clem. cocc.[122] **CROT-H.**[81] **Cur.** **Dulc.**[122] ferr.[122] hell.[5] **LACH.** **Lyc.** **Nux-m.** **Nux-v.** petr. phos.[5] **Sel.**[122] thuj.[122]
▥ *ALLGEMEINES; C; Absonderungen; blutig, blutstreifig*

nachts: **Cur.**

Konvulsionen, während: crot-h.[81]

Kratzen, nach: chin.[5]

BRENNEND: **Merc.**[5] **Mez.** **NAT-C.** verat.
☞ *Scharf*

DAMPFEND: bell.[193] psor.[162]

EMPFINDUNG, als würde man Schwitzen, doch ohne Feuchtigkeit auf der Haut: alum. **Am-c.** bapt. bor. bov. calc. camph. cimx. croc. **Ferr.** glon. **IGN.** iod. kola[1184] merc-acet.[1] nicc. phos. puls. **Raph.** sars. senec. **STANN.** sul-ac. sulph. thuj.

ERSCHÖPFEND:
☞ *Schwächend, erschöpfend* ▥ *ALLGEMEINES; C; Schwäche; Schweiß;*

FARBE:

bläulich: cupr.[38] **Indg.**[122] iod.[122] kali-i.[122]
▥ *ALLGEMEINES; C; Absonderungen; bläulich*

- **grün**: cupr.[38]

braun: ars.[122] **Bell.**[122] carb-an.[122] lac-c.[122] **Lach.**[122] sel.[122] thuj.[122]
▥ *ALLGEMEINES; C; Absonderungen; bräunlich*

gelb: lac-c.[122] rheum[122] **Verat.**[122]

rot: arn.[5] **CARB-V.**[5] **Dulc.**[5] **Lach.**[5] nux-m.[5]

FÄRBT die Wäsche: agar.[5] anag.[122] **Arn.** ars. bar-c. bar-m. **BELL.** benz-ac.[122] benz-n.[36] bry. cadm-s. **Calc.**[122] cann-i.[122] carb-an.[56] carb-v. carl.[36] cham.[122] chin. chin-ar. cit-ac.[232] clem.[122] cocc.[122] crot-c. crot-h.[111] cub.[36] cupr. cur.[122] dulc. elat.[8] ferr. ferr-ar. gast.[36] **Graph.** guat.[119] hell.[122] hep.[111] indg.[122] iod.[1057] ip. jug-r.[36] kali-i.[122] **Lac-c.**[122] lac-d. **LACH. Lyc.**[102] mag-c. mag-m.[1057] med.[56] **Merc.** nat-m.[1094] nit-ac.[148] nux-m. **Nux-v.** phos.[122] rheum[5] sel. sep.[1057] thuj. tub. verat.[5] wies.[36]
☞ *Auswaschen, lässt sich schwer* ▥ *ALLGEMEINES; C; Absonderungen; Flecken hinterlassend*

blau: **Indg.**[122] iod.[122] kali-i.[122]
▥ *ALLGEMEINES; C; Absonderungen; bläulich*

blutig: anag.[122] **Arn.**[122] ars.[122] calc. cann-i.[122] **Cham.**[122] chin.[122] **Clem.** cocc.[122] crot-h. **Cur.**[122] dulc.[122] hell.[122] **LACH. Lyc.** merc.[122] **NUX-M. Nux-v.**[122] phos.[122] **Sel.**[122]

- **nachts**: cur.[122]

braun: ars. bell. carb-an. graph.[5] iod.[148] lac-c.[122] lach.[5] mag-c.[5] nit-ac.[148] sel.[122] sep.[148] thuj.[122] wies.[36]
▥ *ALLGEMEINES; C; Absonderungen; bräunlich*

- **gelb**: ars. **Bell.** carb-an. graph.[5] lac-c.[122] **Lach.**[5] mag-c.[5] sel.[122] thuj.[122]

dunkel: bell.[122]

gelb: ars. **Bell.** benz-n.[36] bry. cadm-s. **CARB-AN.**[56] carl.[36] **Chin.** chin-ar. cit-ac.[232] **Crot-c.** cub.[36] elat.[8] **Ferr.** ferr-ar. gast.[36] **GRAPH.** guat.[119] hep.[111] iod.[1057] **Ip.** jug-r.[36] lac-c.[122] lac-d. **LACH.** lyc.[102] **Mag-c.** mag-m.[1057] **MERC.** nat-m.[1094] **Rheum**[5] **SEL.** sep.[1057] **Thuj.** tub. **Verat.**[5]
▥ *ALLGEMEINES; C; Absonderungen; Flecken hinterlassend; gelb*

- **nachts**: **Carb-an.**[56]

grün: agar.[5] cupr. jug-r.[36]

- **gelb**: jug-r.[36]

rot: **Arn. Calc.**[122] **Carb-v.** cham.[122] chin.[122] clem.[122] **Crot-h.**[111] **Dulc.** ferr.[122] gast.[54] **LACH. Lyc.**[122] **NUX-M. Nux-v.** thuj.

schwer auszuwaschen: **Lac-d.**[122] **Mag-c. Merc.**

weiß: **Sel.**[5]

FETTIG:
☞ *Ölig*

FLIEGEN an, zieht: bry.[111] **Calad.** puls. sumb. thuj.

GEHEMMT: scol.[77]

GERUCH:

aashaft: **Ars.** art-v. bac.[62] **Lach.**[809] **Psor.**[54] pyrog.[111] thuj.

Alkohol, wie: alco.[36] sec.[36]

aromatisch: all-c.[111] benz-ac. cop.[122] guare. petr.[5] rhod. sep.[5] urt-u.[111]

Arzneien, ähnlich den entsprechenden: asaf. benz. camph. carbn-h. chen-a.[36] iod. ol-an.[36] phos. sulph.[36] sumb.[36] tab. ter.[36] valer.

- **morgens**: sulph.[36]

beißend: **Cop.**[54] fl-ac.[137] gast.[36] **Ip.**[54] rhus-t.[5] **Sep.**[54] sulph.[58] thuj.[58]

bitter: benz-n.[36] dig.[5] verat.

- **morgens**: verat.

◉ - **Mandeln,** bitterer Geruch, wie: benz-n.[36]
▥ *ALLGEMEINES; C; Absonderungen; Mandeln, riechen wie Bitter-M.*

Blut, wie: **Lyc.**

durchdringend: bapt.[58]

Eier, wie verdorbene: plb.[5] **Staph.**[5] sulph. wies.[36]
☞ *faulig • kränklich • übelriechend • widerlich, abstoßend*

Essig, wie: iris[85]
☞ *sauer*

fäkal, vor Stuhlgang: sac-l.[111]

faulig: **Ars.**[5] **Bapt.** both-a.[3070] **CARB-V.** con. kali-p.[58] lach.[809] led. **Mag-c.** med.[85] nux-v.[5] **PSOR.** pyrog.[58] **Rhus-t.**[5] sil.[5] **Spig. STAPH. STRAM.**[5] verat.
☞ *Eier, wie verdorbene • kränklich • übelriechend • widerlich, abstoßend*

fehlender Geruch, geruchlos: bell.[5] **Bry.**[5] calc.[5] chin.[5] colch.[5] dulc.[5] kali-c.[5] lyc.[5] nux-m.[5] olnd.[5] op.[5] phos.[5] sec.[5] sil.[5] sulph.[5]

geruchlos: ant-c.[5] rhus-t.[5] sep.[5]

Hefe, wie: torul.[72]

Hering, wie eingelegter: vario.[122]

Holunderblüten, wie: **Sep.**

Honig, wie: apoc-a.[102] thuj.
▥ *ALLGEMEINES; C; Absonderungen; Honig, wie*

Kaffee, wie frischer: bamb-a.[1184]

kampferartig: camph.[5]

Kartoffelsuppe, wie: ozone[227]

käsig: bry.[137] con.[5] **Hep.**[137] phos.[137] plb. sanic.[137] sep.[137] sulph.

- **alter** Käse, wie: bry.[137] **HEP.**[809] sanic.[137]
▥ *ALLGEMEINES; C; Absonderungen; Käse, riecht wie alter*

Knoblauch, wie: adam.[222] **Art-v.**[111] bov.[37] calag.[122] kali-p.[137] lach.[8] lyc.[137] osm.[8] phos.[36] **SULPH.**[122] tell.[8] thuj.[58]

Koalabär, wie beim: lat-h.[301]

kränklich: **Chin.** thuj.
☞ *Eier, wie verdorbene • faulig • übelriechend • widerlich, abstoßend*

lasziv, während Menses: stram.[36]

Lauch, wie: thuj.[122]

Mäuse, wie: sil.[137] tub.[122]

Moschus, wie: **Apis Apisin.**[5] bism.[5] mosch. **Puls.**[5] **Sulph.** sumb.

muffig, modrig: arn. bor.[137] **Cimx.** crot-h.[137] m-arct.[5] merc.[5] merc-c.[5] nux-v. ol-an.[137] **Psor. Puls. Rhus-t.** sanic.[137] **Stann.** staph.[137] syph.[85] tax.[303] teucr.[137] thuj.[111] thyr.[111]
ALLGEMEINES; C; Absonderungen; modrig, muffig, schimmlig

- **Kleider,** wie alte: tax.[303]
- **Regenwasser,** wie abgestandenes: sanic.[137]

ölig: petr.[5] sabin.[36]

ranzig, nachts: thuj.

rauchig: bell.

Rhabarber, wie: **Rheum**[5]

sauer: **Acon.** adam.[222] alco.[36] all-s.[36] **Arn. ARS.** ars-s-f.[58] **Asar.**[54] bapt.[58] **Bell.**[5] bros-g.[259] **BRY.** bufo[111] **Calc.**[102] calc-s. calc-sil.[58] **CARB-V. Carbn-s. Caust. CHAM.**[5] chel. **Chin.**[5] **Cimx.** cina[58] clem.[122] **COLCH.** colos.[102] cop.[36] corv-c.[258] **Cupr.**[54] ems[9] ferr. ferr-ar. ferr-m. **Fl-ac.** gast.[36] **Graph. HEP. Hyos.**[5] **Ign.**[5] **IOD. Ip.** iris[111] **Kali-c.**[1] kalm.[54] kreos.[102] lac-ac. lac-d.[102] **Lach.**[54] **LED.**[5] **LYC. Mag-c.**[102] **MERC.**[54] nat-m. **Nat-p. NIT-AC. Nux-v.**[102] phyt.[54] piloc.[36] pitu-a.[164] plect.[36] **PSOR.** puls. pyrog.[102] **Rheum**[102] **Rhus-t.** rob.[25] **Ruta**[54] **Samb.**[54] sanic.[102] **SEP. SIL.**[1] spect.[271] spig.[5] staph.[5] **Sul-ac.**[85] sul-i.[58] **SULPH.** sumb. tarent. tep.[36] **Thuj.** urt-u.[111] **VERAT.** zinc.[1]
Essig, wie

- **einseitig**: nux-v.[102]
- **morgens**: **Bry. Carb-v. Iod.** lyc. nat-m. rhus-t. sep.[1] sul-ac. **SULPH.**
- **vormittags**: sulph.
- **nachmittags**: **Fl-ac.**
- **nachts**: **Arn.** ars. asar.[54] bros-g.[259] bry. carbn-s. **Caust.** cop.[36] **Graph. HEP.** iod. **Kali-c.**[1] lyc. mag-c. **MERC.**[54] nat-m. nit-ac. **Phyt.**[54] plect.[36] **Sep.** sil.[1] **Sulph. Thuj. Zinc.**[1]
  - **Schlaf,** im: bros-g.[259] bry.
- **Kindern,** bei: mag-c.[102] rheum[102] sul-ac.[85]
  ALLGEMEINES; M; Kindern, Beschwerden bei
- **Konvulsionen,** während: cupr.[54]
- **Speichel,** durch Unterdrückung von: ems[9]
- **Stuhlgang,** während: rob.[25]
- **Zahnung,** während der: kreos.[102]
  ZÄHNE; M; Schweiss; mit Schweiß • ALLGEMEINES; M; Zahnung, Beschwerden durch

scharf: lac-leo.[204] rhus-t.[5]

Schwefel, wie: **Phos.**[5] **Sulph.**[36]

Schwefelsäure, wie: plb.[5] staph.[5] sulph.[5]

stark: bani-c.[204] haliae-lc.[222] lac-leo.[204] merc-c.[36] rhus-t.[5] stram.[5] tax.[303]

stark riechend: art-v. **Bov.** cop. ferr. goss. **Lac-c.**[54] **Lach. Lyc. Sep.** stram. **Tell.**

- **Menses,** während: **Stram. Tell.**

Stinktier, wie ein: chel.[809]

süß-sauer: bry.[5] **PULS.**[5]

Süßholz, wie: **Sep.**[5]

süßlich: apis **Ars.**[54] bamb-a.[1184] bani-c.[204] bry.[5] **Calad. Merc.**[5] puls.[5] **Sep.**[54] thuj. **Uran-n.**[54]

- **sauer**: **Bry.**[5] **Puls.**[5]

übelriechend: aesc. all-s.[54] aloe[54] am-c. am-m.[5] ambr.[54] anac. aq-mar.[149] arn. **Ars.**[54] aur-m.[54] bac.[62] **Bapt.**[111] **BAR-C.**[5] bell.[5] bov.[5] **Canth.**[5] **Carb-ac.** carb-an. **Carb-v.**[5] cimic.[54] coloc.[5] con. crot-h.[111] **Cycl.**[5] daph.[72] dios.[111] **Dulc.** eucal.[54] **Euphr.**[5] ferr. fl-ac.[5] **GRAPH.**[5] **Guai.**[5] **HEP. Kali-c.**[5] **Kali-p.**[111] lac-c.[111] lach.[5] lappa[25] led. lyc. m-arct.[56] **Mag-c.**[5] mag-m.[5] med.[85] **Merc.** merc-c.[54] **NIT-AC.**[5] **NUX-V.**[5] **Petr.**[5] **PHOS.**[5] plb.[5] **Psor. PULS.**[5] pyrog. **Rhod.**[5] **Rhus-t.**[5] rob. sec.[36] **SEL.**[5] **Sep.**[5] **SIL.**[5] spig.[54] **STAPH.**[5] stram.[5] sulph.[54] tell. tere-ch.[149] thuj. **Tub.** vario.[54] **Verat.**[5] zinc.
Eier, wie verdorbene • faulig • kränklich • widerlich, abstoßend

- **Hautausschlägen,** bei: **Dulc.**
  HAUT; C; Hautausschläge; Schweiß, während
- **Husten,** nach: **Hep.**

Urin, wie: benz-ac.[58] berb. bov.[122] **CANTH.** card-m.[111] caust. **Coloc.**[5] ery-a. graph.[85] lyc.[111] nat-m.[111] **NIT-AC.** pier-b.[233] plb.[111] rhus-t.[111] sec.[111] thyr.[111] urt-u.[111] ust.[137]

- **nachts**: graph.[85]
- **Pferdeurin,** wie: **NIT-AC.**

Veilchen, wie: sep.[102]

verbrannt: **BELL.**[5] **Bry.**[5] m-art.[5] **Sulph.**[5] thuj.[5]

verbrannt, wie:
verbrannt

Wein, wie: sec.[5]

Weißbrot, wie: **Ign.**[5]

widerlich, abstoßend: acon.[5] all-s. aloe am-c. ambr.[5] ange-s.[255] apis aran.[192] **ARN. Ars.** ars-s-f.[58] art-v.[81] asar.[5] aur-m. aur-s.[272] bac.[62] bamb-a.[1184] bani-c.[204] **Bapt. BAR-C. BAR-M.** bar-s.[58] bell. bov.[5] bry.[5] **But-ac.** calc.[102] calc-sil.[58] camph.[5] **Canth.**[5] carb-ac.[56] **CARB-AN. Carb-v. CARBN-S.** carc.[146] cassi-f.[192] caust.[5] cham.[5] chin.[102] chlor.[36] cimic. cimx. cocc. coloc.[5] **Con.** croc.[137] **Cycl.** daph. **DULC. EUPHR.** eupi. **Ferr.**[54] ferr-ar. **Fl-ac. GRAPH. Guai.**[137] **HEP.** hyos.[5] ign.[5] ind.[36] iod.[5] ip.[5] kali-acet.[36] kali-ar. **KALI-C.**[5] kali-i.[111] kali-p. lac-c.[137] **Lach.** lar-ar.[251] **LED.**[5] **LYC.**[54] m-arct.[5] m-art.[73] **Mag-c.** mand.[185] med.[137] **MERC. Merc-c.** merc-meth.[36] **Merl.** mosch.[5] murx.[58] nat-m.[5] **NIT-AC. NUX-V.** oci-s.[119] oena.[36] ol-an.[102] osm.[102] ozone[227] **PETR. Phos.** plb.[5] plut-n.[222] podo.[58] **Psor.**[56] **PULS.**[1] pulx.[72] **Pyrog.**[85] rheum[5] **Rhod.**[5] **Rhus-t.** rob. sac-l.[85] sanic.[137] saroth.[144] sec.[137] **Sel. SEP.**[54] **SIL.** sol-t-ae.[85] **Spig.** stann.[137] **STAPH. Stram. SULPH.**[5] sumb.[36] **Syph.**[137] tann-ac.[102] tarax. tax.[102] **Tell.** thea[192] **THUJ.** tub.[212] tung.[252] vario.[111] **Verat.** visc.[119] wies.[85] **Zinc.**[5]
Eier, wie verdorbene • faulig • kränklich • übelriechend ALLGEMEINES; C; Absonderungen; übelriechend, stinkend

- **einseitig**: **BAR-C.**

GERUCH; widerlich, abstoßend (Forts.)

- **morgens**: carb-v. dulc. merc-c. nux-v.
- **nachmittags**: **Fl-ac.**
- **nachts**: ars. **CARB-AN.** carb-v. con. cycl. dulc. euphr. **Ferr.**[54] graph. **Guai.**[54] **Lyc.**[54] mag-c. **MERC.** nit-ac. nux-v. **PSOR.**[144] puls.[1] rhus-t. saroth.[144] **Sep.**[54] spig. staph. tax.[102] **Tell.** thuj.
  - **Schlaf,** im: cycl.
- **Mitternacht**: mag-c. merl.
- **Anstrengung,** bei: nit-ac.
- **Bewegung,** bei: eupi. mag-c.
- **empfindet** ihn selbst als: sulph.[5]
- **Fieber,** während: bac.[62]
- **Husten,** nach: hep. merl.
  ALLGEMEINES; M; Husten; nach
- **Konvulsionen,** nach: art-v.[81]
- **Lochien,** nach den: pyrog.[85]
- **Menses,** während: psor.[137] stann.[137] stram.
- **Hautfalten,** in den: psor.[56]
- **abwaschen,** lässt sich nicht: lac-c.[137] med.[137]
- **unsauber**: guai.[137]

würzig: **Rhod.**[5]

Zwiebeln, wie: art-v.[137] **Bov.**[5] **Calc.**[8] ignis[194] kali-i.[137] kali-p.[111] lach.[5] **Lyc.**[5] osm.[111] ozone[227] petr.[137] phos.[5] sin-n.[111] tell.[111] thuj.[193] tung.[252]

- **Konvulsionen,** nach: art-v.[137]

GLÄNZEND: phos.[1]

HÄUFIG, kurze Ausbrüche: acon.[5] cham.[5] cupr.[5] **Ip.**[5] **Nat-c.**[5] spig.[5] **Stann.**[5] **Sul-ac.**[5] **Valer.**[5]

HEISERKEIT, während: bry.[5]

HEIß: **ACON.**[172] adam.[222] **Aesc.** aml-n.[111] anac.[5] ange-s.[255] ant-c.[5] aphis.[102] asar.[5] asc-t. aur.[5] bapt.[25] **Bell.** bism.[5] bry. calc.[137] calc-sil.[58] calx-b.[194] camph.[5] canth.[5] **Caps.**[54] **Carb-v.** **CHAM.**[102] chel. chen-a.[102] chin. cocc. **Coff.**[5] **CON.** corn. corn-f.[25] dig. dros.[5] glon.[137] haliae-lc.[222] **Hell.**[5] hydrog.[222] **IGN.** ignis[194] **IP.** kreos.[5] lach.[5] led.[5] lith-c.[25] lyc.[5] merc-i-r. nat-c. **NUX-V.** **OP.**[102] par.[5] penic.[111] **Ph-ac.**[54] phos. pip-n.[111] plut-n.[222] **PSOR.** puls. **Pyrog.** rauw.[119] **Rhus-t.**[54] **Sabad.**[5] sang.[111] **SEP.**[137] sil. spect.[271] **Stann.** staph. **Stram.** **Sulph.** thuj. til.[102] verat. verat-v.[102] **Viol-t.**[5]

Anstrengung, durch: calx-b.[194]

Bewusstlosigkeit, mit: calc.[137] sep.[137]

Konvulsionen, während:
Warm; Konvulsionen; während

Schmerzen im Abdomen, bei: cham.[102]

Schreck, Furcht, durch: acon.[172]
GEMÜT; M; Schreck oder Furcht, Beschwerden durch

Wehen, Entbindung, während: acon.[54]

Beine, mit Ausnahme der: op.[102]

HYPERHIDROSE: acon.[102] ars.[102] carb-v.[102] jab.[102] merc.[102]

INTERMITTIEREND, zeitweise aussetzend: ant-c. bell. chin.[58] coloc. cupr-ar.[85] ferr. kali-n. nux-v. **Sep.** sil.
Z; Periodisch

klebrig-kalt: cupr-ar.[85]

KALT: acet-ac. **Acon.** act-sp. aeth.[54] **Agar.** agar-ph.[36] ail.[54] alco.[36] aloe[111] **AM-C.**[76] ambr.[5] aml-n.[111] **Anac.**[149] anh.[119] **Ant-c.** **ANT-T.**[171] **Anthr.** apis apoc.[25] apoc-a.[25] aran.[149] **Arn.** **ARS.**[5] ars-i. ars-s-f.[58] asaf.[5] aur.[5] **Aur-m.** bar-c. bar-m. bar-s.[58] bell. benz-ac. bol-lu.[36] both-l. bros-g.[259] **Bry.**[36] **Bufo** buth-aust.[149] cact.[58] cadm-s.[58] calad. **Calc.**[54] calc-i.[58] calc-p.[111] calc-s. calc-sil.[58] **CAMPH.**[54] **Cann-i.**[54] cann-s. **Canth.** caps. **Carb-ac.** **CARB-V.** **Carbn-s.** cast.[144] **Cench.**[122] cent.[36] cham. **CHIN.**[809] **CHIN-AR.** chion.[144] chlol.[54] **Chlor.** cimic. **CINA**[5] cinnb. **Cist.** **COCC.**[144] coff. coff-t.[36] colch.[58] coloc.[5] con.[5] corn. croc. **Crot-c.** crot-h. **CUPR.**[137] **Cupr-acet.**[8] cupr-ar.[25] **Cur.** cyt-l.[119] **Dig.** digin.[36] **Dros.**[137] **Dulc.**[5] **Elaps** esp-g.[111] euon-a.[25] **Euph.** euph-c.[25] euph-l.[77] euphr. fago. **FERR.** **Ferr-ar.** **Ferr-i.** ferr-p.[111] frag.[36] gels. **Graph.** **HELL.**[54] **HEP.** hura **Hydr-ac.**[268] hydrog.[222] **HYOS.**[54] **Ign.**[5] iod. **IP.**[54] ipom.[119] jatr.[54] kali-ar. kali-bi.[58] **Kali-c.**[58] kali-cy.[36] kali-n. kali-p.[111] kalm. kola[1184] kron.[9] lac-c. **Lach.**[54] lachn. lat-m.[2020] laur.[54] lil-t.[111] **Lob.**[137] lol.[36] **LYC.** lyss.[54] m-arct.[85] m-art.[5] manc. mang.[5] mang-acet.[1] med.[58] **MERC.**[5] **MERC-C.**[54] merc-cy.[25] merc-pr-r.[36] **Mez.** morph. mur-ac. **Naja**[85] narcot.[36] **Nat-ar.** **Nat-c.** nat-m. nat-p. nat-sil.[58] nit-ac. **NUX-V.**[5] ol-j.[25] op.[36] ox-ac. paeon.[54] **Petr.**[54] **Ph-ac.**[5] **Phos.**[36] pic-ac.[54] plan. **Plb.**[137] plut-n.[222] podo. **Psor.** **PULS.**[5] pyrog. ran-s.[5] **Rheum**[5] rhus-t.[1] rob.[144] **Ruta** sabad.[5] sang.[8] sanic.[85] sars.[54] **SEC.**[54] seneg. **SEP.** sil.[54] **SPIG.**[5] **Spong.** stann. **Staph.** **Stram.** **Stront-c.** stry.[144] **Sul-ac.** sul-i.[58] sulo-ac.[149] **SULPH.** sumb. **Tab.**[137] tell.[76] **Ter.**[54] tere-ch.[149] term-c.[192] thea[36] **Ther.**[144] **Thuj.**[5] til-c.[253] **Tub.** **VERAT.**[54] **VERAT-V.**[54] **Vip.** vip-a.[149] wye.[85] zinc. zinc-p.[58]
GEMÜT; C; Angst; Schweiss; • ALLGEMEINES; C; Ohnmachtsgefühl, Ohnmachtsschwäche, Ohnmacht; Schweiss;

morgens: **Ant-c.** canth. chin. esp-g.[111] euph. ruta

nachmittags: **GELS.** phos. verat-v.

abends: anac. hura phos.[36] psor.

- **18** Uhr: psor.

nachts: aeth.[102] am-c. buth-aust.[149] chin. coloc. croc. cupr. cur. **Dig.** fago. hydr-ac.[268] iod. lob. mang-acet.[1] op. plut-n.[222] rhus-t. **SEP.** thuj.

Alptraum, beim Erwachen aus einem: hydrog.[222]

Angst, durch: hydrog.[222]
GEMÜT; M; Angst, Beängstigung, Beschwerden durch

- **Erwachen,** durch: hydrog.[222]

Anstrengung, nach der geringsten körperlichen oder geistigen: act-sp. **Calc.** cocc.[144] **HEP.** kron.[9] **SEP.**

Aufstehen aus dem Bett, beim: bry.[36]

Bewegung, bei: ant-c. ant-t.[72] sep.

- **geringster** B., bei: ant-t.[72]
  ALLGEMEINES; M; Bewegung; während; leichter Bewegung, bei

Blutung, bei: **CHIN.**[809] ip.[54] laur.[54]

- **Uterusblutung**: **CHIN.**[809] ip.[54] laur.[54]

Diarrhö, bei: aeth.[54] ant-t.[54] **Ars.**[54] calc.[54] **Camph.**[54] cupr.[54] cupr-ar.[25] euon-a.[25] euph-c.[25] hell.[54] jatr.[54] merc-cy.[25] pic-ac.[54] **Sec.**[54] **Sil.**[54] sulph.[54] **Tab.**[54] ter.[54] **Verat.**[54]

Dysmenorrhö, bei: cast.[144] **Sars.**[54] **Verat.**[54]

Erbrechen, bei: **Ant-t.**[171] **CAMPH.**[54] chion.[144] **Ip.**[54] thea[36] ther.[144] **VERAT.**[54] **Verat-v.**[54]

Essen:

- **während**: MERC.

 ◦ **Angst,** und: MERC.

- **nach**: digin.[36] sang.[8] sul-ac.

Fieber, während: ail.[25] cupr-ar.[25] ipom.[119] naja[85] ol-j.[25] ther.[25]

 ALLGEMEINES; M; Fieber; während

Furcht, durch: verat.[172]

 GEMÜT; M; Schreck oder Furcht, Beschwerden durch

Gehen, beim: carb-v.[58] rhus-t.[1]

- **Freien,** im: rhus-t.[1]

Geschwätzigkeit, nach: cupr.[137]

Herzklopfen, bei: am-c.[76] tell.[76]

Hitze, mit Empfindung von innerer: anac.[149] bros-g.[259]

Husten:

- **während**: ant-t.[137] verat.[137]

- **nach**: dros.[137]

Kaffee, nach: digin.[36]

 ALLGEMEINES; C; Speisen und Getränke; Kaffee; agg.

Konvulsionen, während: calc.[81] camph.[58] **Cupr.**[54] **Ferr.** stram. stry.[144] **Verat.**[54] verat-v.[54]

Kopfschmerz:

- **während**: **Gels.** graph. **Verat.**[54]

- **nach**: gels.[36]

leicht zu erregen: ther.[137]

Liegen, beim: thea[36]

Manie, bei: stram.[58]

Menses:

- **vor**: mang.[5] thuj.[5]

- **während**: ars. coff. phos. **Sars. Sec. VERAT.**

 ☞ *M; Menses; während* *FROST; C; Frösteln; Menses; während*

Schweiß verstärkt die Kälte des Körpers: cinnb. cist.

 FROST; M; Schweiß; mit; je mehr er schwitzt, desto kälter wird ihm

Schwindel, bei: ail.[54] ign.[5] **Merc-c.**[54] ther.[54] thuj.[5] verat.[5]

Stuhlgang, während: **Ars.**[5] **Dulc.**[5] **MERC.**[5] plb.[137] sulph. thuj. verat.

Übelkeit, bei: ail. ant-t.[137] **Calc.**[54] hydr-ac.[268] **Ip.**[54] **Lach.**[54] lob.[137] **PETR.**[54] **Tab.**[54] **Verat.**[54] verat-v.[54]

- **Schwindel,** und: ail.

Urinieren, nach: bell. **Coloc.**[5]

Wahnvorstellungen, bei: hydrog.[222]

Wallungen, in Form von: wye.[85]

Zigarre, nach einer: op.[36]

Körper, am, warmer Schweiß auf den Handflächen: **Dig.**

Anfälle von kaltem Schweiß, plötzliche: **Crot-h.** stry.[144] tab.[137]

klebrig-kalt:

 ☞ *Klebrig und kalt*

- **Blutung,** bei: CHIN.

- **Froststadium** im Fieber, während: corn. cupr.[54] lyss.[54] **VERAT.**[54]

- **Wehen,** Entbindung, während: dig.[54] hyos.[54]

KLEBRIG und kalt: absin.[36] acet-ac. acon. act-sp.[11] **Aeth.**[85] agar.[144] aloe[111] aml-n. anac. ant-c. **Ant-t.** anthro. apis arge-p.[264] arn. **ARS.** ars-s-f.[58] benz-n.[36] both-l.[3070] brom.[11] **Bry.**[5] cact.[54] cadm-m.[36] **Calc. CAMPH.** canth. carb-ac.[11] carb-an. carb-v. carbn-h.[36] cath-a.[264] **Cench.**[36] **CHAM.** chin.[137] chlor.[36] cimic. clem. cocc. coff. coff-t.[36] colch. coloc.[5] **Corn. Crot-c.** crot-h.[122] croto-t.[36] cub.[36] cupr.[54] cupr-ar.[111] daph. dig.[54] elat. fago. falco-p.[265] **FERR. FERR-AR. Ferr-i. FERR-P. Fl-ac.**[5] form.[8] gast.[36] glon. guat.[119] haliae-lc.[222] **Hell. Hep.** hydr.[36] hydr-ac.[54] hydrog.[222] hyos.[54] iod. **Ip.**[8] jatr. kali-bi.[36] kali-cy.[36] kali-n.[36] kali-o.[36] kali-ox.[36] lach.[122] lachn. lil-t.[36] lim-b-c.[204] lob.[36] lup.[72] **LYC.**[122] lyss.[54] med.[56] **MERC.**[54] **Merc-c.** merc-pr-r.[36] **Merc-s.**[36] mez. morph. **Mosch.** mur-ac.[36] **Naja**[36] naphtin.[36] nat-c.[171] nat-m.[143] **Nux-v.** olnd.[36] op. ox-ac. oxyu-s.[237] **PH-AC.** phal.[72] **PHOS.** phys.[36] **Plb.**[54] **Psor.** pyrog.[56] sanic.[85] **Sec.** sol-t.[36] **Spig. Spong.** stann. stry.[36] **Sul-ac.**[122] sul-i.[58] sulph.[36] sumb. tab.[36] tanac.[36] tax.[36] ter.[122] trach.[36] **Tub. VERAT.**[54] verat-v.[111] vip. zinc. zinc-m.[36] zinc-s.[36]

 ☞ *Kalt; klebrig-kalt* *HAUT; C; Feucht-kalt*

rechts: haliae-lc.[222]

morgens: mosch.

abends: **Act-sp.**[11] anthro. brom.[11] carb-ac.[11] clem. fl-ac.[5] lim-b-c.[204] sumb.

nachts: cupr. fago. hep. hydrog.[222] **Lyc.**[54] **Merc.**[54] ter.[168]

- **Schlaf,** im: hydrog.[222]

Auffahren aus dem Schlaf, beim: daph.

Bett, im: plb.[54]

Blutung, bei: **CHIN.**[809]

Einschlafen, beim: daph.[54]

 ALLGEMEINES; M; Schlaf; Einschlafen

Erwachen, beim: cath-a.[264]

Froststadium, im: corn. cupr.[54] lyss.[54] **VERAT.**[54]

Klimakterium, im: **Crot-h.**[122] **Lach.**[122] **Lyc.**[122] **Sul-ac.**[122] **Ter.**[122]

Wehen, Entbindung, während: dig.[54] hyos.[54]

KLEBRIG und zäh: abies-c.[72] acon.[5] agar. **Anac.**[5] **Ant-t.**[5] anthr. anthro. **Arn.**[5] **Ars.**[5] bamb-a.[1184] both-l. brom. bry.[5] calc.[5] **Camph.**[5] cann-i. canth. caust. **CHAM.**[5] chlor. **Coloc.**[5] crot-h. **DIG.**[5] **Ferr.**[5] **Fl-ac.** guat.[119] **Hell.**[5] **Hep.**[5] **Iod.**[5] kali-bi. kali-br. lachn. **LYC.**[5] **Merc.**[5] **Mosch.**[5] nux-v.[5] op. **Ph-ac.**[5] phal.[72] **PHOS.**[5] **Plb.**[5] **Sec.**[5] **Spig.**[5] tab. tax. **VERAT.**[5] verat-v.[144]

 ☞ *Ölig*

abends: anthro. fl-ac.

KRITISCH, in kritischer Fieberphase: **Acon.**[116] bapt. bell.[116] bry. **Canth.**[116] chlor. pneu.[116] **Pyrog.** rhus-t.[116]

LANG andauernd: am-c. am-m. anthro. **Ars. CAUST.** cimx. con. cupr. dulc.[1] **FERR. Ferr-ar. Gels. HEP. Led.** merc.[137] **SAMB. Verat.**
☞ *Auszehrend, zehrend • Reichlich • Schwächend, erschöpfend*

hält während der Fieberlosigkeit an: **Verat.**

NERVÖSER Schweiß: jab.[46] rhus-t.[137] sep.[28]
☞ *M; Gemütsbewegungen, nach • M; Schreck, Furcht, durch*

NICHT schwächend: **Calad.**[5] carb-an.[5] cic.[5] m-art.[5] rhus-t.[5] sep.[5] tarax.[5]

ÖLIG: Agar.[54] arg. arn.[111] **Ars.**[54] aur.[54] **BRY.** bufo calc. carb-v.[102] **CHIN.** croc. **Fl-ac.**[5] lup.[102] lyc.[122] **Mag-c.**[1] med.[111] **MERC.** merc-c.[102] **Nat-m.**[5] nux-v. ol-j.[36] petr.[111] plb.[54] **Psor.**[54] raph.[102] rhus-t.[5] **Rob.** sanic.[102] **Sel. STRAM.** sumb. **THUJ.** thyr.[111]
☞ *Klebrig, zäh*

tagsüber: bry.

morgens: bry. chin.

nachts: **Agar.**[54] bry. croc. mag-c.[1] **MERC.**

PARTIELL:
☞ *O; Körperteile, betroffene; einzelne Körperteile*

PLÖTZLICH auftretend: acon.[7045] aml-n. apis[111] ars. bell. carb-v.[137] **Carbn-s.** clem. colch.[137] **Crot-h.** hyos.[111] **Ip.** led. merc-cy.[111] tab.[137] valer.[111]

nachmittags: clem.

Frost, bei: tab.[137]

Gehen im Freien, beim, mit Frösteln: led.

verschwindet plötzlich, und: **BELL.** colch.[137]

REICHLICH: abrot. **Acet-ac. Acon.** aesc. aeth. agar. agarin.[100] alum. am-c. am-m. ambr. aml-n.[102] amyg-am.[137] androc.[222] ange-s.[255] ant-c. ant-o.[85] **ANT-T.** anthro. apis[137] apoc-a.[25] aral.[102] arg-n. arge-p.[264] arist-cl.[119] **ARS.** ars-i. ars-s-f.[58] asar. asc-t.[45] atro.[1125] aur. aur-i.[58] **Aur-m. AUR-M-N.** aur-s.[58] ba-sv.[136] **BAC.**[62] bamb-a.[1184] bapt. **Bar-c. BELL.**[102] benz. benz-ac.[36] berb. bol. both-a.[3070] both-l.[3070] bov.[1125] bros-g.[259] brucel.[241] **BRY.** bufo buth-aust.[119] cact. **CALC.** calc-ar.[58] calc-hp.[47] calc-i.[58] calc-p. calc-s. **Calc-sil.**[58] **Camph.** canth. **Caps.** carb-ac.[25] **CARB-AN. CARB-V. CARBN-S.** carc.[146] casc. cassi-f.[192] cast. cath-a.[264] **Caust. CEDR.** cham.[102] chel. **CHIN. CHIN-AR. CHIN-S.** chion.[144] chlor.[197] cic. **Cist.** citl-v.[197] clem.[102] coc-c. coca[36] cocain.[38] cocc. **Colch.** coloc. con. cop. corn. **Corn-f.**[25] croc.[102] **Crot-c.** crot-h.[102] **Cupr.** cypra-e.[227] **Dig.** dros.[58] dulc. elaps elat. ems[9] esin.[85] eucal.[171] eup-per. eup-pur. eupi.[85] fago. **FERR.**[102] **FERR-AR. Ferr-i. Ferr-p. Fl-ac.** franz.[9] gall-ac.[85] **Gels.** geum[1125] glyc-g. granit-m.[194] graph. guai.[58] guare.[25] haliae-lc.[222] hed.[119] hell.[1125] **HEP.**[102] hydr.[137] **Hydrc.**[36] hydro-c.[2147] **Hyos.**[85] hyper.[102] **Iod. Ip. JAB.**[102] jal.[122] jatr.[1125] **KALI-AR. KALI-BI. KALI-C.** kali-n. **KALI-P.** kali-s. kali-sil.[58] kola[1184] kurch.[192] **Lac-ac.** lac-c. lac-d.[58] lac-eq.[204] **Lach.**[102] lact. lar-ar.[251] lat-h.[301] led.[1125] levi-o.[1125] lith-c. lob.[137] lob-p.[85] **LYC.**[110] **Mag-c.**[1] mag-m. maia-l.[204] mang. med.[58] **MERC.** merc-c. merc-i-r. merc-s. **Mez.** morph.[10] mur-ac.[1] murx. naja[36] **Nat-ar. Nat-c. NAT-M. Nat-p.** nat-sil.[58] **Nit-ac.** nit-s-d.[36] **Nux-v.**[102] **Op.** oxyu-s.[237] ozone[227] par. paro-i.[149] petr.[1] **PH-AC. Phos.** phys.[25] piloc. pitu-a.[164] plan.[45] plut-n.[222] podo. polyp-p.[72] **PSOR.** ptel.[25] **Puls.** pyrog.[58] querc-r.[257] rhod. rhus-g.[102] **Rhus-t.** rob. **Sabad. Sac-alb.**[210] sal-ac. **SALV.**[1125] **SAMB.** sang. sanic.[85] sarr. sars.[1] **Sec. Sel.** seneg.[36] **SEP. SIL.** sol-n.[25] spect.[271] **Spong.** stann. staph. stram.[137] stront-c.[102] stroph.[85] sul-ac.[46] sul-i.[58] **Sulph.** syc-co.[136] syph.[193] tab.[58] **Tarax.** tarent. **Teucr.**[197] thal.[250] thea[192] **Thuj.**[137] **Thyr.**[102] til.[122] til-c.[253] **TUB.**[137] tung.[252] uro-h.[264] ust.[8] valer.[137] vario.[56] **VERAT.** verat-v. vip.[36] wye.[72] xan.[85] zinc. zinc-p.[58]
☞ *Auszehrend, zehrend • Lang andauernd • Schwächend, erschöpfend*

abwechselnd mit trockener heißer Haut: apis[137]
☞ *A; Abwechselnd mit HAUT; A; Abwechselnd mit*

Tag und Nacht, ohne Erleichterung: **HEP. Merc. Samb.**

tagsüber, im Schlaf: **Caust.**

morgens: acon. am-c. am-m. ars. bry. carb-v. caust. cham. chin. **CHIN-S.** dulc. **FERR. Ferr-ar. MAG-C. Merc.** nat-c. nat-m. nat-p. **Nit-ac. OP. Ph-ac. PHOS. Puls. Rhus-t.** sep. **SIL.** sulph.

- **ganzen** Tag andauernd, den: ferr.
- **Bett,** im: am-m. **FERR.**
- **Erwachen,** nach: **Ferr. Sep. SULPH.**
- **Schlaf,** im: **Chin-s. Puls.**
- **heiß** und trocken: **Cham.** chin. **OP.** phos.

nachmittags: caust. **Fl-ac.** sel. staph.

- **Hitze,** mit: staph.
- **Mittagsschlaf,** beim: **Caust.** sel.
☞ *Z; Nachmittags; Schlaf, im*

abends: bar-c. bol. chel. coca[36] con. fl-ac. samb. sarr. sulph.

- **19** Uhr - **1** Uhr, trockene Hitze kommt wieder beim Zubettgehen: **SAMB.**
- **Nacht,** dauert die ganze: bol.
- **2. Abend, jeden**: bar-c.
- **Fieber,** mit hohem: con.

nachts: acet-ac. am-m. ant-c. ant-o.[85] **Ant-t.** anthro. apoc-a.[25] arg-n. **Ars.** ars-i. ars-s-f.[58] asar. bac.[62] **Bamb-a.**[1184] bar-c. benz. berb. bol. brucel.[241] **Bry.** buth-aust.[119] cact. **Calc-p.** canth. caps. carb-ac. **Carb-an.** carb-v. carbn-s. casc. caust. cham. chel. **Chin.** chin-s. **Cic. Clem.** coloc. corn. cupr. dig.[85] eucal.[171] eupi.[85] fago. **Ferr-p.** gall-ac.[85] graph. **HEP.** iod. **KALI-AR. KALI-C.** kali-n. **Kali-p. Kali-sil.**[58] kola[1184] lac-d.[122] **Lob. Lyc.** mag-c.[1] med.[58] **MERC.** merc-i-r. merc-s. nat-ar. **Nat-c. Nat-m.** nat-p. **NIT-AC.** ozone[227] par. petr.[1] **Ph-ac. PHOS.** phys.[25] **Psor.** ptel.[25] pyrog.[58] sabad. sac-alb.[210] **Samb.** sarr. sars.[1] **SIL.** spect.[271] **Spong.** stann. stram. stront-c.[102] sul-ac.[46] sul-i.[58] **SULPH.** syc-co.[136] syph.[193] **Tarax. THUJ.** til.[102] til-c.[253] valer. **Verat.** wye.[72] xan.[85]

- **3** Uhr, nach: bry. clem. nat-c. par.
- **4** Uhr, nach: **Stann.**
- **2. Nacht, jede**: bar-c. kali-n. **Nit-ac.**
- **Erwachen** hört der Schweiß auf und kommt wieder beim Einschlafen, beim: cham.
  ALLGEMEINES; M; Erwachen; agg.; Schlaf oder beim Einschlafen, aus dem
- **Schlaf,** im: carb-an. **Chin.** chin-s. kola[1184] nat-c. **Phos.** syc-co.[136] **Thuj.** til.[102] til-c.[253]
- **Schlaflosigkeit,** bei: bar-c. **Cham.** cic. corn. iod. **SULPH.**
- **Träume,** durch: kola[1184]

Mitternacht:
- **vor**: **Carb-v.**
- **nach**: acon. alum. am-m. ambr. ars. bol. clem. coloc. graph. **KALI-C.** mag-c. mag-m. phos. sil. sulph.
- **hält** bis zum Morgen an: graph. mag-c. **Phos.**

Abendessen, nach dem: plan.[45]

Atemnot, mit: chlor.[197] mang.
M; Atemnot, bei *ATMUNG; C; Atemnot, Dyspnoe, erschwerte Atmung; Schweiß; mit*

Betätigung, durch leichteste: psor.[56]

Delirium, bei: carb-ac. stram.

Diarrhö, bei:
REKTUM; C; Diarrhö; allgemeine Arzneien; Schweiß;
- **chronisch**: tub.[137]
- **Urinabgang,** und: **Acon.**
  ◦ **Urinabgang,** und reichlichem: acon.

Entbindung, nach der: cham.[102] samb.[102] stram.[102]

Erbrechen:
- **bei**: acon.[102] chion.[144]
- **nach**: lob.[171]
  ALLGEMEINES; M; Erbrechen; agg. nach Erbrechen

Erwachen, beim: am-m. canth. carb-ac.[25] chin. dros.[58] **Ferr.** lac-d.[58] ptel.[25] **SAMB.**[85] **Sep.** **SULPH.**
- **trockene** Hitze im Schlaf, und: samb.[85]

Fieber:
- **während**: bol.[25] brucel.[241] haliae-lc.[222] lob-p.[85] ptel.[25] rhus-g.[25]
- **nach**: hed.[119]
- **ohne**: asc-t.[45]

Frost, nach kongestivem: hed.[119] nux-v.

Gehen, beim: bry. canth. caust. chin. chin-s. kali-c. lyc.[1] **Merc.** ph-ac.[1] **PSOR.** rhod. sel. **Sep.** **Sulph.** zinc.
- **Freien,** im: **CAUST.** **Chin.** lyc.[1] ph-ac.[1] rhod. sel. **Zinc.**

Gesellschaft agg.: thuj.[137]

Herzsymptomen, mit Linderung der: clem.[102] dig.
BRUST; C; Zusammenschnüren, Spannung, Enge, Empfindung von; Schweiss; amel.

Husten, bei: chlor.[197]

Klimakterium, im: aml-n.[102] bell.[102] crot-h.[102] hep.[102] **Jab.**[102] lach.[102] nux-v.[102] **Sep.**[102] til.[102] valer.[102]

Koitus, nach: **Agar.**
M; Koitus, nach

Krankheit, nach langwieriger: jal.[122] kali-c.[122] psor.[122]

Luftzufächeln amel.: chlor.[197]
ALLGEMEINES; M; Luftzufächeln; amel.

Manie, bei: stram.[137]

Menses:
- **vor**: hyos. thuj.
  M; Menses; vor
- **Beginn,** zu: bamb-a.[1184]
- **während**: **Graph.** **Hyos.** **Murx.** **Verat.**

Musik, durch: **Tarent.**
ALLGEMEINES; M; Musik; agg.

Ohnmacht, bei: hydr.[137]

Pubertät, in der: **SALV.**[1125]
ALLGEMEINES; M; Pubertät; während

Rheuma zunimmt, wenn das: til.[122]

Schlaf:
- **während**: acon.[7045] aral.[102] camph. carb-an. **Chin.** chin-s. con.[58] dulc.[36] hyos.[85] merc.[58] mur-ac.[1] nat-c. **Op.** ozone[227] **Phos.** podo. syc-co.[136] **Thuj.** til.[122]
- **nach**: ant-o.[85]

Schwäche:
- **durch**: rhus-g.[102]
- **allgemeiner,** mit: ant-o.[85]
  ALLGEMEINES; C; Schwäche; Schweiß; mit Schweiß

Sitzen, bei ruhigem: **KALI-BI.**

Sonnenhitze, durch: citl-v.[197]
ALLGEMEINES; M; Sonne; agg. •ALLGEMEINES; M; Wärme; agg.; Sonnenhitze, durch

Symptomen, mit vielerlei: samb.[137]

Übelkeit, mit: lob.[137]

wach, nur wenn: **Samb.** sep.

Wetter, bei warmem: lyc.[110]

Zudecken agg.: chlor.[197]

Körperteile, betroffene:
- **bedeckten** Körperteilen, an: bell. **CHAM.** **CHIN.** **Ferr.** **Nit-ac.** nux-v. sec. **Thuj.**
  O; Körperteile, betroffene; bedeckte Körperteile •O; Körperteile, betroffene; einzelne Körperteile *ALLGEMEINES; O; Teile, Körperteile, einzelne; bedeckte*
- **erkrankten** Körperteilen, an: **ANT-T.**
  O; Körperteile, betroffene; erkrankte Körperteile •O; Körperteile, betroffene; schmerzhafte Körperteile
- **unbedeckten** Körperteilen, an, außer dem Kopf: **Thuj.**
  O; Körper, am ganzen, außer; Gesicht •O; Körper, am ganzen, außer; Kopf

erschöpfend:
schwächend

plötzlich: valer.[137]

schwächend: bry. carb-an. casc. **Chin.** chin-s. ferr.[102] gels. **Merc.** **Ph-ac.** **Phos.** rhod. rhus-t. samb.
Schwächend, erschöpfend *ALLGEMEINES; C; Schwäche; Schweiß; durch*
- **nicht** schwächend: casc. rhus-t. **SAMB.**
- **stinkend,** und: carb-an. merc.

SALZIG: nat-m.[137] **Sel.**[122]
▥ *ALLGEMEINES; C; Absonderungen; salzig schmeckend*

Ablagerungen, salzige, nach Schwitzen: nat-m.[137] sel.[122]

SCHARF: all-s. **Caps. CHAM.** coff.[5] **CON.**[5] cub.[36] fl-ac. form.[111] graph. **Hell.**[5] iod. **Ip.**[5] **Lac-ac.** lac-leo.[204] lyc. merc. nat-m.[5] **Nit-ac.**[5] **Par.**[5] ran-b.[5] rhus-t. sil.[5] **TARAX.**[5] tarent.[111] zinc.[5]
☞ *Brennend* ▥ *ALLGEMEINES; C; Absonderungen; ätzend, scharf*

SCHWÄCHEND, erschöpfend: acet-ac.[100] acon.[5] **Adeps-s.**[10] ambr.[5] **Aml-n. Ant-c.**[5] ant-o.[36] ant-t.[5] anthr.[56] **Arn.**[5] **Ars.**[5] ars-i.[51] ars-s-f.[58] **Bar-c.**[5] **Bry.**[5] bufo[36] calad.[5] **Calc.**[5] calc-hp.[111] calc-p.[137] **Camph.**[5] canth.[5] **CARB-AN.**[5] **Carb-v.**[8] cast.[137] **Caust.**[5] **CHIN.**[5] **CHIN-S.**[8] chrysan. **Cocc.**[5] corn.[85] corn-f.[46] **Croc.**[137] cub.[36] der.[36] dig.[5] eucal.[100] eup-per.[102] **Ferr.**[5] ferr-i.[171] graph.[5] hep.[8] hydr.[56] **Hyos.**[5] **Iod.**[5] **Kali-n.**[5] kali-p.[77] lyc.[5] m-arct.[5] **MERC.**[5] **Nat-m.**[5] **Nit-ac.**[137] nit-s-d.[102] **Nux-v.**[5] **Op.**[8] ost.[36] **Ph-ac.**[5] **Phos.**[5] phyt.[46] piloc.[85] **Psor.**[111] **Rhod.**[5] rhus-a.[171] rob.[36] **SAMB.**[137] **Sang.**[8] **SEP.**[5] **Sil.**[5] **STANN.**[5] sul-ac.[46] **Sulph.**[5] **SYPH.**[56] **Tarax.**[5] **Tarent.**[8] **Tub.**[8] verat.[5]
☞ *Auszehrend, zehrend • Lang andauernd • Reichlich • Reichlich; schwächend* ▥ *ALLGEMEINES; C; Schwäche; Schweiß;*

Entbindung, nach der: samb.[137]

Erkrankung, nach akuter: piloc.[85]

Fieber, nach: cast.[137]

Schlaf, im: ant-o.[36]

Verletzung der Wirbelsäule, nach: nit-ac.[137]
▥ *ALLGEMEINES; M; Unfall, Beschwerden durch*

faulig: croc.[137]

SPÄRLICH: alum.[137] ant-c. apis **Ars.**[8] calad. casc. chin-s. cimx. **Cina** conv.[102] croc. cycl. dulc. elaps **Eup-per.** eup-pur. gamb. graph.[137] ign. **Ip.** kali-c. kali-i. kreos.[54] lach. led. lepro.[197] mangi.[197] **Nux-m.** nux-v. phel. ran-b.[54] sang.[137] sep. sil. tama.[197] verat.[58]

heftigem Frost, nach einem: eup-per.

STEIF machend:

Haar: sel.[137]

Wäsche: **MERC.** nat-m.[5] sel.

STRÖMEN, in:
☞ *Reichlich* ▥ *ALLGEMEINES; C; Absonderungen; gussweise*

TROCKNET häufig ein: apis[102]

ÜBERMÄßIG, exzessiv, nachts: salx-n.[85]

UNFÄHIG zu schwitzen:
▥ *FIEBER, HITZE; M; Schweiß; ohne Schweiß*

VERSCHWINDET, wenn Übelkeit einsetzt: sin-n.[102]

VIEL Schweiß:
☞ *Reichlich*

WARM: acon. anac.[10] ant-c.[10] arum-t.[25] asar.[10] bapt.[25] bell.[81] benz. both-a.[3070] bufo[81] camph. carb-v.[10] cham. chel.[25] cocc. corn-f.[25] dig.[10] dros. guare.[25] ign. ip.[5] kali-c. kreos.[10] lach. led. nat-m. nux-v.[81] op.[10] phos. podo.[25] puls.[10] sec.[81] sep. sil.[148] sol-n.[25] staph.[10] stram. stry.[144] thuj.[10] til.[102] verat.[10]

morgens: carb-v.[10]

abends: anac.[10] puls.[10]

nachts: staph.[10] thuj.[10]

2. Morgen, jeden: ant-c.[10]

Erwachen, amel. beim: thuj.[10]

Konvulsionen:

- **während**: bell.[81] bufo[81] nux-v.[81] op.[54] sec.[81] sil.[10] stry.[144]

- **nach** epileptischen: sil.[148]

Schläfrigkeit, bei: op.[10]

Sitzen, beim: asar.[10]

Unwohlsein, führt zu:
▥ *GEMÜT; C; Ruhelosigkeit, Nervosität; Schweiss; agg.*

reichlich, und, beim Einschlafen: til.[102]

ZÄH:
☞ *Klebrig, zäh*

ABWECHSELNDE SYMPTOME

SEITEN

ZEIT

MODALITÄTEN

ORT

CHARAKTERISTIKA EIGENTÜMLICHKEITEN

SCHMERZ,
schmerzhafte Empfindungen

ABWECHSELNDE SYMPTOME

ABWECHSELND mit Hautsymptomen, Beschwerden erscheinen: **Apis** ars. **Calad.**[5] calc.[54] carc.[184] caust.[102] **Croto-t.**[5] cupr.[210] dulc.[5] **Graph.**[5] **Hep.** lach. med.[212] mut.[136] **NAT-C.**[5] phenob.[149] rat.[193] **Rhus-t.**[5] staph. stroph.[137] syph.[36]
ALLGEMEINES; A; Abwechselnde, alternierende Zustände

SEITEN

LINKS: adam.[222] med.[304]
ALLGEMEINES; S; Links

RECHTS: adam.[222] neon[222] parth.[197]
ALLGEMEINES; S; Rechts

ZEIT

MORGENS: am-m.[5] ant-c.[5] bov.[5] bry.[5] cycl.[5] hell.[5] **Hep.**[1] irid.[222] kali-n.[5] lach.[5] m-arct.[5] mag-c.[1] mang.[5] nux-v.[5] petr.[5] puls.[5] ruta[1] **Sars.**[5] sep.[1] **Sulph.**[5]
ALLGEMEINES; Z; Morgens, 5 Uhr - 9 Uhr; agg.

VORMITTAGS: cycl.[5] lach.[5]
ALLGEMEINES; Z; Vormittags, 9 Uhr - 12 Uhr; agg.

NACHMITTAGS: ant-c.[5] coloc.[5] gels.[36] laur.[5] plan.[36] rhus-t.[5] valer.[5]
ALLGEMEINES; Z; Nachmittags, 13 Uhr - 18 Uhr; agg.

ABENDS: **Agn.**[5] **Alum.** **AM-M.**[5] anac.[5] ant-c.[5] ars.[1] bar-c.[5] bov.[5] bry.[5] bufo[111] **Carb-an.**[36] **Carb-v.**[5] **Caust.**[5] chin.[5] **Cocc.**[5] **Coloc.**[5] **Cycl.**[5] hell.[5] **IGN.**[5] **KREOS.** laur.[5] led.[5] m-arct.[5] m-aust.[5] mag-m.[1] mang-acet.[1] **Mez.**[1] mur-ac.[5] neon[222] **NUX-V.**[5] op.[5] petr.[1] plan.[36] plb.[5] **PULS.**[5] ran-b.[5] ran-s.[5] **Rhod.**[5] **RHUS-T.**[5] sabad.[5] sars.[1] **Sel.**[5] seneg.[5] sep.[1] sil.[1] stann.[5] **STAPH.**[5] **SULPH.**[1] tarax.[5] thuj.[36] **Zinc.**[5]
ALLGEMEINES; Z; Abends, 18 Uhr - 21 Uhr; agg.

NACHTS: am-c.[1] ant-c.[5] **Ars.**[1] **Bar-c.**[5] **Bov.** bry.[5] bufo[111] calad.[5] cann-s.[5] **Carb-v.**[5] **Cham.**[1] chin.[5] **CHLOL.** cina[5] **Cinnb.** **Clem.** cocc.[5] **Con.** dig.[5] **Dol.** dulc.[1] **Euphr.**[5] **GRAPH.** **Hep.** ign.[5] **Kali-bi.**[36] mag-c.[1] mag-m.[5] **MERC.**[5] **Mez.** **Nux-v.** **Olnd.**[5] **Phos.**[5] psor.[137] **PULS.**[5] **RHUS-T.**[5] **Sabad.**[5] sabin.[5] sars.[5] **Spong.**[5] **Staph.**[5] **SULPH.**[1] thuj. thyr.[72] **Til.** **Verat.**[5] viol-t.[5] zinc.[5]
ALLGEMEINES; Z; Nachts, 21 Uhr - 5 Uhr; agg.

SOMMER, im:
- **agg.**: kali-c.[5] lach.[5] mur-ac.[5] nat-m.[5]
  ALLGEMEINES; Z; Sommer; agg.
- **amel.**: aesc.[111] petr.[5] psor.[111]
  ALLGEMEINES; Z; Sommer; amel.

WINTER, im: alum.[5] graph.[5] petr.[5] psor.[111]
ALLGEMEINES; Z; Winter; agg.

PERIODISCH: parth.[197] tub.[111] vip.[111]
ALLGEMEINES; Z; Periodisch

MODALITÄTEN

ABDECKEN agg.: kali-ar.[111] olnd.[5] rhus-t.[5] sec.[5]
ALLGEMEINES; M; Abdecken, Entblößen; agg.

BERÜHRUNG agg.: **Acon.**[5] ang.[5] ant-c.[5] **Ant-t.**[5] asaf.[5] bry.[5] **Canth.** caps.[5] **Caust.** cina[5] colch.[5] **HEP.** laur.[5] **Merc.**[36] **Mez.** nat-m.[1] nux-m.[5] oena.[137] **Olnd.**[5] plb.[5] puls.[1] sabad.[5] sabin.[36] **SPIG.**[5] **Thuj.**
ALLGEMEINES; M; Berührung, Berührtwerden; agg.

BETTWÄRME agg.: **Aeth.** **Alum.** **Anac.** **Ant-c.** cann-s.[5] **CARB-V.**[5] **Caust.**[5] chin.[5] **Clem.** **Cocc.** **Kali-s.**[58] kreos.[36] m-art.[5] **MERC.**[5] **Mur-ac.**[5] pic-ac.[111] **PSOR.** **PULS.**[5] **Rhus-t.** sabad.[5] **Sars.**[5] **Sep.** **Sil.**[5] **SPONG.**[5] **SULPH.** **Til.** verat.[5]
ALLGEMEINES; M; Wärme; agg.;

HARNWEGE, mit Beschwerden der: carb-v.[137] cham.[137] chin.[137] ign.[137] lyc.[102] nux-v.[137] plb.[137] viol-t.[137]

KLEIDUNG agg.: bad.[137] oena.[137] olnd.[137]
ALLGEMEINES; C; Kleidung; unerträglich, ist

LUFT agg.:
- **frische**: acon.[5] ars.[137] **Calc.**[5] hep.[137] kali-c.[5] led.[5] **Lyc.**[5] **NAT-C.**[5] **Nit-ac.**[1] nux-m.[5] olnd.[137] **PETR.**[5] plb.[5] **Rumx.**[137] sars. staph.[5] **Sulph.**
  ALLGEMEINES; M; Luft; frische, im Freien; agg.
- **kalte**: **Apis** **Ars.** **Dulc.** **Kali-ar.** kali-c.[5] nat-s. **Nit-ac.** **RHUS-T.** rhus-v.[111] **Rumx.** **Sabad.**[5] **Sars.**[5] **Sep.**
  ALLGEMEINES; M; Kälte; agg. •ALLGEMEINES; M; Luft; kalte; agg.

MENSES:
- **vor**: ant-t.[137] apis[54] aur.[5] bor.[5] carb-v.[1] clem.[5] con.[5] **Dulc.**[5] graph.[5] **Kali-c.** **Mag-m.** mez.[5] nat-m.[5] psor.[111] sang.[111] sars.[5] sep.[5] stram.[5] **Sulph.**[5] thuj.[5] verat.[5]
- **während**: all-s.[72] am-c.[137] apisin.[5] bell.[5] bor.[137] calc. calc-p.[137] **Carb-v.** **Con.** **Dulc.** **Graph.**[5] **Kali-c.**[1] kali-m.[137] kreos.[5] lyc.[5] mag-c. mag-m.[137] med.[137] **Nat-m.**[137] nux-m.[5] nux-v.[54] petr.[54] sang. sars.[85] **Sep.** stram.[137] **Verat.**
  ALLGEMEINES; M; Menses; während
- - **spärlichen,** bei: con.[137]
- **nach**: kreos.[137] med.[137]
  ALLGEMEINES; M; Menses; nach
- **unterdrückt,** ausbleibend: bell.[5] kali-m.[85] **Phos.**[5] sulph.[5]
  GEMÜT; M; Menses; unterdrückte, durch

NIERENBESCHWERDEN, bei: cub.[85]
▮ *NIEREN; M; Haut, mit Beschwerden der*

SÄUREN agg.: **Bell.**[5] **Rhus-t.**[5]

SYPHILIS, bei sekundärer: **ARS. ARS-I.**[58] **Asaf.**[102] **Aur.** aur-ar.[58] **Aur-m. Aur-m-n. Cinnb. Cor-r. Fl-ac. Graph.**[102] **Hep. Kali-bi. KALI-I. LACH. Lyc. MERC. MERC-C. MERC-I-R. NIT-AC. Petr. Phos.**[54] **PHYT. Sars. SIL.**[58] **Staph. Still. Sulph.**[54] **SYPH. THUJ.**
▮ *ALLGEMEINES; C; Syphilis*

ÜBERESSEN agg.: bry.[5] carb-v.[137] **IP.**[5] puls.[5]
▮ *ALLGEMEINES; M; Essen; nach;*

WOLLE agg.: bac.[62] com.[111] merc.[137] rhus-t.[137]
☞ *C; Jucken; Wolle agg.* ▮ *ALLGEMEINES; C; Kleidung; unerträglich, ist;*

ZIMMER, im agg.: sulph.[5]

ORT

ALLGEMEINE Arzneien: agar.[1125] all-s.[1125] anag.[1125] ane-n.[1125] ant-c.[5] ap-g.[1125] apisin.[5] aq-mar.[72] arg.[149] arn.[1125] **ARS.**[5] asaf.[5] aspar.[1125] asper.[1125] bals-p.[1125] **Bell.**[1125] bell-p.[1125] **Betul.**[1125] bov.[5] bran.[1125] calc.[5] caps.[1125] care-a.[1125] cent-u.[1125] chaul.[1125] cic.[1125] cist.[1125] **Clem.**[1125] coch-o.[1125] com.[1125] cop.[1125] **Croto-t.**[5] **Euph-cy.**[1125] gaul.[1125] genist.[1125] ger-r.[1125] graph.[5] hep.[5] jug-c.[1125] **Jug-r.**[1125] juni-c.[1125] lach.[5] lam.[1125] **Lappa**[1125] lina.[1125] lyc.[5] manc.[1125] marr.[1125] **MERC.**[5] **Mez.**[1125] oena.[1125] olnd.[1125] petr.[5] pice-e.[1125] pin-s.[1125] psor.[111] puls.[5] pyre-p.[1125] **Querc-r.**[1125] **RHUS-T.**[5] santa.[1125] sapo.[1125] **Sass.**[1125] scab-s.[1125] sep.[5] sil.[5] sin-a.[1125] staph.[1125] **SULPH.**[5] tarax.[1125] thuj.[5] ust.[1125]

FALTEN und Winkel: graph.[5] psor.[111] sulph.[5]

TALGDRÜSEN: Calc.[5]

UNTER der Haut, Empfindungen werden wahrgenommen direkt: acon.[5] agar.[5] alum.[137] arg.[1] bell.[5] brom.[5] cic.[5] **COCAIN.** ip.[5] kali-acet.[137] lach.[5] mag-c.[137] mag-m.[5] merc.[5] par.[5] phos.[5] sec.[5] ter.[137] vario.[111] **Zinc.**[5]

CHARAKTERISTIKA EIGENTÜMLICHKEITEN

ABBLÄTTERN:
☞ *Hautausschläge; abschilfernd*

ABBLÄTTERND, feine Schuppen:
☞ *Hautausschläge; Krusten, mit*

ABSCHILFERUNG:
☞ *Hautausschläge; abschilfernd;*

ABSZESS: ant-c.[5] ant-t.[5] ars.[5] **Asaf.**[5] bell.[5] bry.[5] bufo[111] calc.[5] cic.[5] cist.[25] cocc.[5] con.[5] **Croc.**[5] dulc.[5] **Hep.**[5] **Iod.**[5] kali-c.[5] lach.[5] lap-a.[25] mag-c.[5] merc.[5] **MYRIS.**[144] nat-c.[5] nat-m.[5] ol-j.[25] petr.[5] **PHOS.**[5] **Puls.**[5] **Pyrog.**[144] sec.[5] sep.[5] **Sieg.**[144] **SIL.**[5] staph.[5] sulph.[5] **Syph.**[144]
☞ *Entzündung • Schwellung; allgemeine Arzneien* ▮ *ALLGEMEINES; C; Abszesse, Eiterung; allgemeine Arzneien*

reif werden, will nicht: ars.[5] bell.[5] hep.[5] lach.[5] merc.[5] puls.[5] sil.[5]

skrofulös: cist.[25] lap-a.[25]

AKTINOMYKOSE: hecla.[102] hippoz.[102] kali-i.[85] nit-ac.[85] pyrog.[77] thymol.[119]

AMEISENLAUFEN, Kribbeln: **Acon.**[5] acon-f. aesc. **Agar.**[36] agn. alco.[10] all-s. **Alum.** alum-p.[58] alum-sil.[58] am-c. am-m.[36] anac. ant-t.[137] apis apisin.[5] **Aran.** arg. arge-p.[264] arn.[5] **Ars.**[5] **Ars-i.** ars-s-f.[58] arund. aur. aur-ar.[58] aur-s.[58] **Bar-c.**[5] bar-m. **Bar-s.**[58] bell.[137] bor. both-l.[3070] bov. bufo buth-aust.[119] cadm-s.[137] calad. calc.[137] calc-p.[137] calc-s. calc-sil.[58] cann-i. cann-s. canth. caps. carb-an.[137] carb-v. **Carbn-s.** cath-a.[264] caust.[5] cham. chel.[137] chin. **Chin-ar.** cimic.[137] cist.[137] clem.[36] **COCA**[187] cocain.[85] **Cocc.**[5] colch.[5] con. cot.[36] croc. **Crot-c.** cycl.[36] cymbo-ci.[2184] dulc. euphr. fago.[25] **Ferr.** ferr-p. fl-ac.[5] frax.[137] gamb. gent-c. germ.[222] gink.[227] ham.[122] hip-ac.[119] hist.[119] **Hyper.** ign.[139] **Iod.** kali-c.[5] kali-chl.[58] kali-s. **Kalm.**[111] kres.[149] lac-c.[137] lach. lat-h.[301] lat-m.[119] **Laur.** led. lup.[72] **LYC.**[137] m-arct.[5] m-art.[5] m-aust.[5] mag-c. **Mag-m.** mang. **Med.** merc. merc-c. **Mez.** morph.[36] mur-ac. myric.[137] naja[85] nat-ar. **Nat-c. Nat-m.** nat-p. nat-sil.[58] neon[222] nit-ac.[137] **Nux-v.**[5] oena.[137] **Olnd.** onos. op.[5] osm.[111] **Par.**[5] **PH-AC.**[1] **Phos.**[137] **Pic-ac. Plat.**[5] plb. psor.[58] **Puls.**[5] **Ran-b.** ran-s. **RHOD.**[137] **RHUS-T.**[5] **Sabad.**[5] samb.[5] sars. **SEC.**[137] sel.[5] sep.[137] **Sil.**[137] spig.[5] spong. **Staph.**[137] stram.[1] succ.[194] sul-ac.[5] sul-i.[58] **SULPH.**[137] tab. tarax.[5] **TARENT.** thea[36] thuj.[5] tub.[56] **Urt-u.** vario.[111] **VIOL-T.**[5] **Visc.**[137] **Zinc.** zinc-p.[58]
▮ *GESICHT; C; Ameisenlaufen, Kribbeln • ALLGEMEINES; C; Ameisenlaufen, Kribbeln*

morgens: ferr. mag-c. staph.[1]
☞ *Z; Morgens*

vormittags: mag-c. sars.
☞ *Z; Vormittags*

abends: cist. gent-c. mag-c. ph-ac.[1] sil.[1] **SULPH.**
☞ *Z; Abends*

- **Ausziehen,** beim: sil.[1]
- **Liegen,** beim: **Cist.** ph-ac.[1]

nachts: arge-p.[264] bar-c.[1] carb-v. cath-a.[264] **Cist.** dulc.[36] gamb. mag-m. ph-ac. sulph.
☞ *Z; Nachts*

- **Erwachen,** beim: bar-c.[1] carb-v.
- **Froststadium** im Fieber, während: gamb.
- **Hinlegen,** nach: **Cist.** ph-ac.

▮ *ALLGEMEINES; M; Liegen; während; Hinlegen, unmittelbar nach*

Erektion, während: tarent.

Fieberhitze, bei: croc.[5]

Froststadium im Fieber, während: gamb. samb.[5]

Geräusch, durch: cath-a.[264]
▮ *ALLGEMEINES; M; Geräusch, Lärm; agg.*

Haus, beim Eintreten ins: phos.

Kleidung, Berührung der, agg.: oena.[137]
☞ *M; Berührung agg. • M; Kleidung agg.* ▮ *ALLGEMEINES; M; Berührung, Berührtwerden; agg.; Kleidung, durch die*

Kratzen:
- **durch**: acon.[5] bar-c.[5] caust.[5] colch.[5] kali-c.[5] plat.[5] puls.[5] rhus-t.[5] sabad.[5] sulph.[5]
- **agg.**: dulc.
- **amel.**: croc. zinc.

Nachrichten, durch schlechte: calc-p.[137]
▯ *GEMÜT; M; Schreckliche Dinge, traurige Geschichten berühren tief*

Reiben amel.: sec.[137] zinc.
▯ *ALLGEMEINES; M; Reiben; amel.*

Samenerguss, nach: ph-ac.
▯ *ALLGEMEINES; M; Samenergüsse; agg.*

Schweiß, während: apisin.[5] arn.[5] **Ars.**[5] **Cocc.**[5] colch.[5] **Croc.**[5] **Nux-v.**[5] plat.[5] **Puls.**[5] **Rhod.**[5] **Rhus-t.**[5] sel.[5] **Sep.**[5] spig.[5] sulph.[5] **Tarax.**[5] thuj.[5]

sexueller Erregung, **bei**: mez. tarent.
▯ *GEMÜT; M; Erregung; Beschwerden durch; Allgemeinsymptome •GEMÜT; M; Erregung; Beschwerden durch; sexuelle •ALLGEMEINES; M; Sexualität; Erregung, sexuelle, agg.*

Taubheitsgefühl, mit: euphr. gink.[227]

Wärme amel.: acon.

erstreckt sich:
- **aufwärts** von den Füßen: nat-m.
  ▯ *EXTREMITÄTEN; C; Ameisenlaufen, Kribbeln; Beine; Füße; erstreckt sich;*
- **außen,** nach: chel.[137]

gelähmten Teilen, in: cadm-s.[137] **Phos.** plb.

Haarwurzeln, an den: ph-ac.[58]

Haut, unter der, subkutan: agar.[36] **Alco.**[10] am-m.[36] cadm-s.[58] clem.[36] cocain.[85] cot.[36] ign.[139] kres.[149] lup.[72] par.[5] ph-ac.[85] phos.[36] sec.[36] sil.[37] stram.[1] thea[36] tub.[56] vario.[111] zinc.[37]
☞ *O; Unter der Haut, Empfindungen werden wahrgenommen direkt •Mäuse unter der Haut kriechen, Empfindung als ob*
- **Sand,** wie durch: cocain.[85]
  ▯ *ALLGEMEINES; C; Sand, Empfindung von*
- **Würmer,** wie durch:
  ▯ *ALLGEMEINES; C; Würmern unter der Haut, Empfindung von*

Körper, am ganzen: cist.[137]

Narben, in allen: **Phos.**[5]

Flöhe, wie durch: gent-c.[85] lat-h.[301]

Füßen, beginnt an den:
☞ *erstreckt sich; aufwärts von den Füßen*

juckend: colch.[111]

Maus läuft, als ob eine: ant-t.[137] **Bell.**[137] **Calc.**[137] cimic.[137] frax.[137] lac-c.[137] lyc.[137] nit-ac.[137] phos.[137] rhod.[137] sep.[137] **Sil.**[137] staph.[137] sulph.[137]
- **links**: nit-ac.[137]
- **kalte,** eine: ant-t.[137] frax.[137] lac-c.[137]
  - **Menses,** vor: ant-t.[137]
    ☞ *M; Menses; vor*

Spinne, wie eine: visc.[137]

stellenweise: cymbo-ci.[2184]

Tier, wie ein krabbelndes: cycl.[36]

ANASARKA:
☞ *Schwellung; allgemeine Arzneien;*

ANÄSTHESIE, Empfindungslosigkeit: acet-ac.[102] acon. **All-s. Alum.** alum-p.[58] alum-sil.[58] ambr. **Anac. Arg-n.** arn. **Ars.** ars-i. atro.[25] aur.[102] bell. bry. bufo[58] cadm-s.[58] calc. calc-f.[119] **Camph.** cann-i. **Caps. Carb-ac.** carbn-o.[36] **Carbn-s.** carl. caul. caust. cham. **CHIN.** chin-ar. chin-s. chlol. **Cic. Cocc.** con. croto-chlol.[85] cupr-ar. cycl. elae.[85] gink.[227] hell. hyos. **Ign.**[102] iod. **Kali-br. Kali-i.** laur. **Lepro.**[197] lyc. mand.[144] meph. **Merc.** mosch. naja[110] nat-m. **NUX-M.**[144] **NUX-V.** oena. **OLND. Op. Petr.** ph-ac. **Phos.** pip-m.[144] plat. **Plb.** pop-c.[102] psil.[164] **PULS. RHUS-T. Sec.** sep. stram. sul-i.[58] sulph. tarent. ter. verat-v. vinc. **Zinc.** zinc-p.[58]
☞ *Taubheitsgefühl* ▯ *ALLGEMEINES; C; Empfindungslosigkeit*

morgens, beim Erwachen: **Ambr.**
☞ *Z; Morgens*

Hautausschlag, nach unterdrücktem: **Zinc.**
▯ *ALLGEMEINES; M; Hautausschläge; agg., Unterdrückung von Hautausschlägen*

stellenweise: bufo[58] calc-f.[119]
☞ *Taubheitsgefühl; stellenweise* ▯ *ALLGEMEINES; C; Empfindungslosigkeit; Körperteile; einzelne Teile •ALLGEMEINES; C; Taubheitsgefühl, Empfindungslosigkeit; Stellen, an kleinen*

ANGIOM:
☞ *Naevi*

ANHYDROSIS:
☞ *Trockenheit* ▯ *FIEBER, HITZE; M; Schweiß; ohne Schweiß*

ANTHRAX, Milzbrand:
☞ *Hautausschläge; Karbunkel*

ATHEROM, Balggeschwulst: **Agar.** am-c. anac. ant-c. **APISIN.**[5] **Aur.**[5] bac.[102] **BAR-C.** bell.[42] **Benz-ac.**[102] brom.[102] **CALC.**[5] calc-sil.[72] cath-a.[264] **Caust.**[5] coloc. con.[5] daph.[102] **GRAPH.**[5] **Hep.** hydr.[111] iod.[5] kali-br.[8] kali-c. **Kali-i.**[102] lach.[5] m-arct.[5] med.[212] merc-i-r.[36] mez.[102] **Nit-ac.** ph-ac. **Phos.**[5] phyt.[102] plb.[5] rhus-t. **Sabin. Sil.**[42] spong. staph.[42] **Sulph.**[5] **THUJ.**[5] zinc.[5]
☞ *Tumoren, Gewächse; Lipom* ▯ *KOPF; C; Atherom •ALLGEMEINES; C; Tumoren; Atherom*

Talgdrüsenzyste: bell.[42] **Calc.**[5] cath-a.[264] graph.[42] kali-br.[42] sil.[42] staph.[42] thuj.[42]
☞ *O; Talgdrüsen*

ATROPHIE der Haut: ars.[102] calc-f.[149] cocc.[102] graph.[102] pip-m.[36] rad-br.[144] sabad.[102] sulph.[102] thal-s.[102]

dermal: thal-s.[102]

AUFGEDUNSENHEIT, Empfindung von:
☞ *Schwellung; Empfindung von Schwellung*

AUFGESPRUNGEN, Risse, feine: **Aesc.** agar. allox.[149] **Alum.**[5] alum-sil.[58] alumn.[85] am-c.[5] am-m. **Anan.** ant-c. ant-t. apis aran-ix.[149] **Arn.** ars.[5] **Arum-t.** aur. bani-c.[204] bar-c. bell.[5] bell-p.[149] beryl.[119] bov. bry.[5] cadm-s. **CALC.** calc-f.[51] calc-sil.[58] **CALEN.** caps.[5] carb-ac. carb-an.[5] carb-v. carbn-s.[58] cast-eq.[102] caust.[5] cench.[58] cham.[5] chel. chin.[5] choc.[222] cist.[111]

AUFGESPRUNGEN, Risse, feine (Forts.)
CLEM.[5] colch. cor-r. cortico.[149] cortiso.[149] **Cycl.** cymbo-ci.[2184] dros.[5] dulc.[5] fago.[25] fl-ac. foll.[149] **GRAPH.**[1] guare. ham. **HEP.**[26] hydr. hydro-c.[149] hydrog.[222] ign.[5] kali-bi. **Kali-c.**[1] kali-i. kali-sil.[58] kreos.[5] **Lach. Lyc. MAG-C.**[5] mag-m. maland.[193] mang. med.[212] meny.[5] **Merc.**[5] merc-i-r.[111] mez.[5] mom-b.[72] mur-ac.[1] nat-ar.[102] **Nat-c.**[1] **NAT-M.** nit-ac. nux-v.[5] ol-an. olnd.[137] par.[5] paro-i.[149] **PETR.**[5] ph-ac.[5] **PHOS.**[5] prim-o.[85] psor.[58] pull-g.[181] **PULS.**[5] ran-b.[72] **RHUS-T.** ruta sabad.[5] **Sal-ac.**[85] **SARS.**[5] sel.[5] **SEP. Sil.**[5] squil.[5] staph. stront-c.[5] **Sulo-ac.**[102] **SULPH.** tab. tarax.[5] verat.[5] viol-t. **Zinc.** zinc-o.[45]
☞ *Hautausschläge; Herpes; •Rauh •Risse, tiefe •Trockenheit ▥ GESICHT; C; Aufgesprungen, rissig •EXTREMITÄTEN; C; Aufgesprungene Haut*

Gehen oder Reiten, durch: ruta[85]

AUS der Haut Fahren, Gefühl zum: thuj.[137]

AUSWÜCHSE:
☞ *Tumoren, Gewächse • Warzen • Wucherungen, Auswüchse*

BALGGESCHWULST:
☞ *Atherom, Balggeschwulst*

BARTFLECHTE:
▥ *GESICHT; C; Hautausschläge; Sykosis barbae*

BAZIN, Morbus, Erythema induratum, Tuberculosis cutis indurativa: bac.[85] sec.[85] tub.[85]

BEHAARUNG, ungewöhnliche:

allgemeine Arzneien: bac.[62] chlorpr.[149] cortico.[119] cortiso.[144] lyc.[5] med.[111] ol-j.[102] thuj. thymu.[137] thyr.[111] tub.[102]

- **Stellen,** an ungewöhnlichen: lyc.[5] med.[111] ol-j.[102] thuj. thyr.[111] tub.[102]

◉ - **maskuline,** bei Frauen: cortico.[119]
▥ *GESICHT; C; Haarwuchs; Oberlippe, über der, bei Frauen*

- **weiß** auf der Brust bis zum Zwerchfell, weiter unten schwarz: bac.[62]

Empfindung von Behaarung: rauw.[119]
▥ *ALLGEMEINES; C; Haargefühl, Empfindung, wie von einem Haar*

BEIßEN, Empfindung von:
☞ *Schmerzen, schmerzhafte Empfindungen; beißend*

BISSE, Stiche durch Insekten:
☞ *Insektenstiche*

BLUBBERN, Wallen, Empfindung von: calc.
▥ *ALLGEMEINES; C; Blubbern, Wallen, feinem Pochen, Empfindung von*

BLUTET: acro-c-f.[2047] coca[36] phos.[36] tarent.[192] trinit.[102]
☞ *Blutung, unter der Haut, Ekchymosen •Purpura*

Blutegeln, nach, schwer zu stillen: phos.[36]
▥ *ALLGEMEINES; M; Blutegel, angesetzte, agg.*

Kratzen, nach: tarent.[192]

✗ **Haut,** unter der, subkutan: trinit.[102]
☞ *O; Unter der Haut, Empfindungen werden wahrgenommen direkt •Blutung, unter der Haut, Ekchymosen*

BLUTUNG, unter der Haut, Ekchymosen:
☞ *Blutung •Blutung; Haut, unter der, subkutan*

allgemeine Arzneien: aeth.[85] allox.[149] anthr. arg-n. arge-p.[264] **ARN.**[102] **Ars.**[102] bad. **Bar-c.**[5] bar-m. bell.[5] bell-p.[102] benz-n.[36] bor.[5] both-l.[102] **Bry.** calc. **Carb-v.**[102] carc.[187] cham. chin. chlf.[111] chlol. chloram.[149] cic.[5] coca coll.[25] **Con.** cop.[111] cosm.[25] **Crot-h.** cub.[111] dulc. erig.[171] euphr. **Ferr.** foll.[149] **Ham.**[102] **Hep. Hyper.**[111] iod.[5] iodof.[111] kali-chl.[111] **Kreos.**[5] **Lach.** lat-h.[301] laur. **LED.** loxo-r.[240] **Mag-m.**[5] meli.[144] merc.[5] mill.[58] morg.[136] mur-ac.[102] nat-m.[809] **Nux-v.** par. **Petr.**[5] **PH-AC. PHOS.** plb. **Polygo-o.**[1125] ptel.[36] **Puls. Pyrog.**[111] **Rhus-t.**[5] ruta **SEC. SUL-AC. Sulph.** supren.[102] tab.[111] **Tarent. Ter.** thal.[144] **Thlaspi**[111] uran-n.[85] verbe-h.[25] vip.[36]
☞ *Farbe, Verfärbung; rot; Flecke •Hautausschläge; Petechien •Naevi; Spidernaevi •Purpura; haemorrhagica*

- **jedes** Jahr wiederkehrend: crot-h.

<> - **Fieber,** während: **Arn.**[102] **Ars.**[102] carb-v.[102] mur-ac.[102]

◉ - **punktförmig**: benz-n.[36]

Empfindung wie bei Ekchymosis: **Arn.**[5] calc.[5] chin.[5] ferr.[5] nux-v.[5] par.[5] **Ruta**[5] sec.[5] sul-ac.[5]

BLUTZIRKULATION, langsame: sec.[36]

BRENNEN:
☞ *Schmerzen, schmerzhafte Empfindungen; brennend*

BRÜCHIG:
☞ *Trockenheit*

CANTHARIDEN, Symptome wie durch: chlor.[36]

CHLOASMA:
☞ *Farbe, Verfärbung; braun, Leberflecke •Farbe, Verfärbung; Chloasma (lokalisierte Braunfärbung)*

DEKUBITUS:
☞ *Wundliegen, Dekubitus; allgemeine Arzneien*

DEKUBITUS, Wundliegen:
☞ *Wundliegen, Dekubitus; allgemeine Arzneien*

DERMOGRAPHISMUS:
☞ *Streifen*

rot:
☞ *Farbe, Verfärbung; rot; Kratzen, nach*

weiß:
☞ *Hautausschläge; Urtikaria (Nesselsucht); Kratzen;*

DERMOID, Teratom: calc.[137] nat-c.[137] nat-m.[137] nit-ac.[137]

DÜNN, Empfindung, die Haut sei: thuj.[111]

DÜNNER, die Haut wird: cortico.[149]
☞ *Empfindlichkeit •Empfindlichkeit; allgemeine Arzneien •Verletzlich, empfindlich*

EINGEDRÜCKT, eingedellt, durch äußerlichen Druck: apisin.[5] ars. **BOV.**[5] caps.[137] phos.[5] verat.
▥ *KLINISCHES; C; Wassersucht; Äußerlich*

Instrumenten, durch Gebrauch von: bov.[5]

EIS, Empfindung wie durch:

Nadeln, Empfindung wie durch eiskalte: **Agar. Ars.**
☞ *Kälte; allgemeine Arzneien; eiskalt; ▥ ALLGEMEINES; C; Eisige, eiskalte, Empfindung; Eisnadeln, wie*

Wasser, Empfindung wie durch eiskaltes: acon.[5] galv.[85]

EITERUNG:
☞ *Ungesunde Haut, jeder Kratzer eitert oder heilt nur schwer*

zur Förderung der: ars.[5] bell.[5] calc.[5] cath-a.[264] **Hep.**[5] kreos.[5] lach.[5] lyc.[5] merc.[5] sil.[5]

EKZEM:
☞ *Hautausschläge; Ekzem*

ELASTIZITÄT, fehlende:
☞ *Steifheit, unelastisch*

EMPFINDLICHKEIT:
☞ *Dünner, die Haut wird • Verletzlich, empfindlich • Schmerzen, schmerzhafte Empfindungen; wund und zerschlagen, wie • Schmerzen, schmerzhafte Empfindungen; zerschlagen, wie wund und*

allgemeine Arzneien: **Acon.**[5] **Agar.** alum. alum-sil.[58] am-c.[5] am-m. ambr.[58] ang.[5] anh.[149] ant-c.[5] ant-t.[5] **APIS Arg-n.** arist-cl.[119] arn. ars. ars-s-f.[58] asaf.[137] aur. aur-ar.[58] aur-s.[58] bac.[62] **Bad.**[102] bamb-a.[1184] bar-c. bar-s.[58] **BELL.** bell-p.[102] bov. **Bry.**[5] bufo cadm-s.[58] calad.[58] **Calc.**[5] calc-f.[119] **Calc-s.** calc-sil.[58] camph.[102] cann-s. canth. caps. carb-an. carb-v.[5] cham. **CHIN. Chin-ar.** chin-s.[102] **Chlor.** choc.[222] cimic. cina[5] coc-c.[111] **Coff.** colch.[5] **Con.** corv-c.[258] **CROT-C.** crot-h. croto-t.[102] cupr. cupr-ar.[111] cycl. cymbo-ci.[2184] **Dol.**[102] dulc.[5] fago.[102] **Ferr.**[137] ferr-ar. **Ferr-p.** fl-ac.[5] gels. haliae-lc.[222] harp.[1184] **HEP.**[137] **Hyos.** ign.[5] **Ip.** kali-ar. kali-c.[5] kali-i.[85] **Kali-p. Kali-s. Kreos. Lac-c.**[122] lac-d.[162] **LACH.** lat-h.[301] laur.[5] **Led.** lith-c.[45] lyc.[5] **LYSS.** m-arct.[5] m-aust.[5] **Mag-c.** mag-p.[58] mand.[119] mang.[144] **MERC.** mez. morg.[136] **Morph.**[171] **Mosch.** mur-ac.[5] nat-c.[5] **Nat-m. Nat-p.**[58] nat-sil.[58] **Nit-ac.**[137] **Nux-m.**[5] **Nux-v.**[5] olnd.[5] op.[5] osm.[102] ox-ac.[102] paeon.[102] par. **PETR.**[5] **PH-AC.** phos. plan.[111] **PLB.**[5] por-m.[251] **Psor.**[102] puls.[5] ran-b. ran-s. rhod.[5] **Rhus-t.** rumx.[102] ruta[137] sabad.[5] **Sang.** sars.[5] **Sec. Sel.** semp.[102] **Sep.**[5] **SIL.** sol-n.[25] spect.[271] **Spig.**[5] spong. squil. stann. staph. succ.[194] sul-ac. **SULPH.**[102] tarent.[111] tarent-c.[102] tax.[303] thea[275] **Ther.**[102] **Thuj.** tub.[193] verat. verat-v.[25] **Vinc.**[8] xero.[102] **Zinc.** zinc-p.[58] ziz.[36]
☞ *Dünner, die Haut wird • Verletzlich, empfindlich • Schmerzen, schmerzhafte Empfindungen; wund und zerschlagen, wie • Schmerzen, schmerzhafte Empfindungen; zerschlagen, wie wund und* ▤ *ALLGEMEINES; C; Empfindlichkeit*

- **linke** Seite: **Lach.**
- **rechte** Seite: **Crot-h.**
- **Berührung,** gegen: **Acon.**[5] ang.[5] anh.[149] ant-c.[5] **Ant-t.**[5] bry.[5] calc-f.[119] camph.[102] cina[5] colch.[5] cymbo-ci.[2184] laur.[5] mand.[119] mang.[144] nux-m.[5] **Olnd.**[5] puls.[5] sabad.[5] **SPIG.**[5] tax.[303] thea[275] ziz.[36]
  ☞ *M; Berührung agg.*
  - **Kälte,** und: camph.[102] mang.[144]
  - **Kleidung,** durch die: thea[275]
    ☞ *M; Kleidung agg.*
- **Druck,** gegen: corv-c.[258] mand.[119]
- **Froststadium** im Fieber, während: camph.[5] **Nux-v.**[5]
- **kalte** Gegenstände, gegen: **LAC-D.**[162]
- **Klopfen,** gegen leichtes: colch.[5] sep.[5]
- **Luft,** gegen frische: **Calc.**[5] kali-c.[5] **Lyc.**[5] **NAT-C.**[5] **PETR.**[5]
  ☞ *M; Luft agg.; frische*
- **Nasswerden,** gegen: **Am-c.**[5] **Calc.**[5] carb-v.[5] dulc.[5] mur-ac.[5] rhod.[5] sep.[5]
  ▤ *ALLGEMEINES; M; Nasswerden; agg.*
- **Rasieren** agg.: ox-ac.[102]
  ▤ *ALLGEMEINES; M; Rasieren; agg.*
- **Reibung,** bereits gegen geringe: vinc.[8]
- **Reibung,** gegen, Scheuert leicht auf: arist-cl.[119] por-m.[251]
- **Sonne,** gegen: morg.[136] tub.[193]
- **Wasser,** gegen heißes: bamb-a.[1184]
  ▤ *ALLGEMEINES; M; Wasser; heißes Wasser; agg.*
- **Wetterwechsel,** durch: dulc.[102] hep.[102] kali-c.[102] psor.[102] **Sulph.**[102]
  ▤ *ALLGEMEINES; M; Wetter; Wetterwechsel; agg.*
- **stellenweise**: ferr.[137] hep.[137] tax.[303]

geringe oder fehlende Empfindlichkeit:
☞ *Anästhesie, Empfindungslosigkeit*

ENG anliegend, Empfindung wie zu: cann-i.[85] **Croto-t.** hura[119]

ENTZÜNDUNG: achy.[149] **Acon.** agn. aloe[1125] alth.[1125] alum. am-acet.[10] **Anac.** ant-c. **Apis** apisin.[5] arg.[149] arist-cl.[119] **Arn. Ars.** ars-s-f.[58] **Asaf. Aur.** ba-tn.[136] bad. **Bar-c. Bar-m.** bell.[1125] beryl.[119] **Bor. Brom.**[5] bry. bufo[85] cadm.[149] **Calc.** calen.[1125] camph. cann-s. canth. carc.[233] caust. **CHAM.** chel.[8] chlol. chlorpr.[149] cina cocc. colch. com.[137] con. cortico.[119] cosm.[25] croc. crot-h. **Dulc.** echi.[1125] euph. euphr.[1125] excr-can.[269] falco-p.[265] galph.[149] **Gels.** graph. **HEP.** hyos. kali-br.[36] **Kali-s.** kreos. lach. lepro.[197] loxo-r.[240] lyc. m-arct.[5] mand.[119] mang. menth.[1125] **MERC.**[117] merc-c.[5] merl.[1125] mez. morph.[36] nat-c. nat-m. **Nit-ac. Petr.** ph-ac.[58] phos.[5] plan.[25] **Plb.** psor.[102] **PULS.** rad-br.[171] ran-b. raph.[102] **RHUS-T.** rhus-v.[25] ruta semp.[25] sep. **SIL.**[8] sol-n.[1125] **Staph. Sulph.**[36] symph.[1125] tarent-c. verat. vip.[142] x-ray[119] yuc.[1125] zinc.
☞ *Abszess • Schwellung; allgemeine Arzneien* ▤ *FIEBER, HITZE; C; Exanthem, Fieber mit (z.B. bei Masern) • ALLGEMEINES; C; Entzündung*

Ödem, mit bösartigem: com.[137]

Röntgenstrahlen, durch: **Aloe**[1125]

Sonnenstrahlung, durch: chlorpr.[149]
▤ *ALLGEMEINES; M; Licht; agg.; Sonnenlicht*

Gelenkbeugen, in den: **Ba-tn.**[136]
▤ *ALLGEMEINES; C; Entzündung • ALLGEMEINES; C; Entzündung; Äußerlich*

subkutan: bell.[1125] echi.[1125] **SYMPH.**[1125]
▤ *ALLGEMEINES; C; Entzündung • ALLGEMEINES; C; Entzündung; Äußerlich*

Talgdrüsen: chel.[8] **Kali-br.**[36] lyc.[102] merc.[117] morph.[36] psor.[102] raph.[102] **SIL.**[8] sulph.[36]
☞ *O; Talgdrüsen* ▤ *ALLGEMEINES; C; Entzündung • ALLGEMEINES; C; Entzündung; Äußerlich*

allergisch: carc.[233] excr-can.[269] galph.[149]

radioaktive Strahlung, durch: rad-br.[171]

schmerzhaft: **Phos.**[5]

EPITHELIOME: abr.[85] acet-ac. alum.[58] alumn.[54] ant-m.[110] **ARAN.**[5] arbu.[102] arg. arg-n. **ARS.**[5] **ARS-I.** ars-s-f.[58] ars-s-r.[110] aur. aur-ar.[58] **Bell.** **BROM.**[5] bufo[110] cadm.[110] calc. calc-p. calc-sil.[58] carb-ac.[116] **Carb-an.**[5] carbn-s.[102] chel.[5] chim.[1125] chr-ac.[102] cic.[85] clem. **CON.** **Cund.**[137] dulc.[5] epip.[110] euph.[102] formal.[110] fuli.[102] **Gali.**[142] ger-r.[1125] helio.[1125] **Hep.**[5] hippoz.[171] ho.[102] **Hydr.** **Hydrc.**[116] kali-ar.[85] kali-bi.[110] kali-chl.[8] **Kali-s.** **Kreos.** **Lach.**[5] **Lap-a.**[111] lob-c.[102] **LYC.** mag-m.[149] mag-s.[85] merc. merc-c.[54] methyl.[85] nat-cac.[102] nat-m.[54] nectrin.[85] nit-ac.[54] onop.[1125] oxal.[1125] phos. **Phyt.** puls.[54] rad-br.[102] raja-s.[149] **Ran-b.** ran-s.[137] sars.[5] scroph-n.[102] sed-ac.[1125] **Sep.**[5] **Sil.** sol[110] spong.[5] stram.[5] **SULPH.**[5] **Thuj.** uran-n.[54] x-ray[110] **Zinc.**[5]

flach: cund.[137]

ERNÄHRUNG der Haut gestört, trophische Störung: thal-s.[102]

ERSCHLAFFUNG der Haut, Empfindung von: haliae-lc.[222]

ERYSIPEL: **ACON.**[31] **Am-c.**[5] am-m. **Anac.** anac-oc.[122] anan. ant-c. **Anthr.** **APIS**[31] **ARIST-CL.**[144] **ARN.**[171] **Ars.**[5] **Ars-i.** ars-s-f.[58] arund. astac.[54] atro.[102] **Aur.** aur-ar.[58] aur-s.[58] bar-c.[5] bar-m. **BELL.**[5] **Bor.** both-l.[72] **Bry.**[5] bufo cadm-s. **Calc.** calc-i.[58] calc-sil.[58] calen.[8] **Camph.** **Canth.** carb-ac. **Carb-an.**[5] carb-v.[5] **Carbn-s.**[58] caust. cerv.[36] **Cham.**[5] chel. chen-a.[1125] **Chin.**[5] chinin.[1125] cich.[1125] cist.[1125] **Clem.**[5] colch. com. cop.[102] **CROT-C.** **Crot-h.** croto-t. cub.[4] cupr. cupr-acet.[102] dor.[25] dulc. **Echi.** elat.[85] **EUPH.**[5] **Euph-cy.**[1125] euph-l.[77] ferr.[102] ferr-p.[102] frag.[36] gast.[36] **Gels.**[25] ger-r.[1125] **GRAPH.**[122] grat.[36] gymn.[25] **Hep.**[5] hippoz.[8] hydr.[102] hydrc.[1125] hydro-v.[25] hyos.[5] inul.[1125] **Iod.**[5] **Ip.**[5] **Jug-c.** jug-r.[102] kali-ar. **Kali-c.** **Kali-chl.** kali-i. **Kali-p.** kali-s. kali-sil.[58] lac-c.[58] **LACH.**[31] lappa[25] led.[58] **Lyc.**[122] lyss.[36] mag-c. mag-s.[119] manc.[1125] mang. meph.[36] **MERC.**[5] mez. **Mur-ac.**[8] myrrh.[1125] nat-ar. nat-c.[5] nat-m. nat-p. nat-s. **Nit-ac.**[5] passi.[85] petr. **Ph-ac.** **Phos.**[5] plan.[25] plb. podo.[85] polyg.[25] prim-o.[102] psor.[102] ptel.[25] **Puls.**[5] puls-n.[36] pyre-r.[1125] pyrog.[111] ran-b. ran-s.[5] rhod. **RHUS-T.**[31] **Rhus-v.**[25] ros-d.[1125] **Ruta** sabad. sabin. **Samb.**[5] sars. scab-s.[1125] sec.[36] semp.[25] sep. **Sil.** sol-n.[25] spong. stann. staph. stram. sul-i.[58] **Sulph.**[5] syph.[193] tarent.[2020] **Tarent-c.** tax.[102] **Ter.** **Teucr-sc.**[1125] **Thuj.**[36] tub.[111] **Tus-fa.**[1125] urt-u.[25] verat. verat-v. verbe-h.[25] verbe-u.[102] vesp. vip.[111] wies.[36] **Xero.**[102] zinc. zinc-acet.[85]

abwechselnde Seiten: lac-c.[58]

links nach rechts, erstreckt sich von: lach. **Rhus-t.**

rechts nach links, erstreckt sich von: anac-oc.[122] **Apis** arund. **Graph.** **Lyc.** sulph.

GESICHT; C; Erysipel; rechts; links, nach

alten Menschen, bei: am-c. carb-an.[102] graph.[122] zinc-acet.[85]

Fieber, ohne: **Graph.**[102] hep.[102] lyc.[102]

Gallensymptomen und katarrhalischen Symptomen des Duodenums, mit: hydr.[102]

Gehirnsymptomen, bei: am-c.[31]

Kindern, bei: acon.[31] apis[31] bell.[31] bry.[31] graph.[31] lach.[31] merc.[31] puls.[31] rhus-t.[31] sulph.[31]

konstitutionelle Neigung dazu: calen.[102] **Graph.**[102] lach.[102] psor.[102] sulph.[102]

Kratzen agg.: **Am-c.** ant-c. arn. ars. **Bell.** bor. bry. calc. calc-sil.[58] canth. carb-an. carb-v. **Graph.** **Hep.** hyos. **Lach.** **Lyc.** mag-c. **MERC.** nat-ar. nat-c. nit-ac. petr. phos. puls. ran-b. **RHUS-T.** samb. sil. spong. **Sulph.** thuj.

Menses, während: **Graph.**

☞ *M; Menses; während*

Neugeborenen, bei: apis[102] bell.[102] camph.[102]

Ödem, mit hartnäckigem: **Apis**[102] ars.[102] aur.[102] graph.[102] hep.[102] lyc.[102] sulph.[102]

Reperkussion: cupr-acet.[102]

Schwellung, mit: **Acon.** **Am-c.**[5] **APIS** **ARN.**[5] **Ars.** **BELL.** **Bry.**[5] **Calc.** calc-sil.[58] canth. **Carb-an.**[5] carb-v. **Carbn-s.**[58] caust. chin. **Clem.**[5] **CROT-C.** euph. **GRAPH.**[5] **HEP.**[5] kali-c. **Lach.** led.[58] **Lyc.**[5] mag-c. **MERC.** mur-ac.[5] nat-ar. **Nat-c.**[5] nat-m. **Nit-ac.**[5] petr. ph-ac. **Phos.**[5] **Puls.**[5] **RHUS-T.**[102] rhus-v. ruta **Samb.**[5] sars. sep. sil. **SULPH.**[5] **Thuj.** **Verat-v.** zinc.

- **ausgeprägt,** mit Brennen, Juckreiz und Beißen: rhus-t.[102]

traumatisch: calen.[102] led.[58] psor.[102]

Urtikaria, mit: **Astac.**[54]

Verletzung, nach:

☞ *traumatisch*

Metastasierung zum Gehirn: crot-h.[85] **Lach.**[54]

ALLGEMEINES; C; Metastasierung (Übergang einer Krankheit auf ein anderes Organ oder Organsystem)

Symptome erstrecken sich zu den Hirnhäuten: camph.[85]

Gelenken, über: **BRY.**[5]

beginnend: cerv.[36]

Bläschen, mit: am-c. **Anac.** anac-oc.[102] arn.[102] **Ars.** astac. bar-c. **Bell.** bry. **Canth.** carb-ac.[102] carb-an. **Carbn-s.** caust.[102] chin.[5] com. croto-t. **EUPH.** **GRAPH.** **Hep.** **Kali-chl.** kali-s. **Lach.** mez. petr. phos. puls. ran-b. **RHUS-T.** **Rhus-v.** sabad. sec.[36] **Sep.** staph. stram. **Sulph.** ter.[102] urt-u. verat-v.[102] verbe-h.[25] verbe-u.[102]

Blasen, mit Bildung von: euph.[36]

blau und dunkel: arn.[171]

bösartig: both-l.[72]

chronisch: **Graph.** gymn.[25] lappa[25] polyg.[25] ptel.[25] **Ter.**

erratisch: apis[102] **Ars.**[102] bell. chin.[102] **Graph.**[102] hep.[102] hydr.[102] mang. **Mur-ac.** **PULS.**[5] rhus-t. sabin. sulph.

fauliger Geruch: kali-p.[58]

gangränös: acon. **Anthr.** **Apis** **ARS.** **Bell.** **Camph.** **CARB-V.** chin. com. **CROT-C.** **Hippoz.** hyos. **LACH.** mur-ac. **Rhus-t.** **Sabin.** **SEC.** **Sil.** ter.

☞ *Gangrän, durch Verbrennungen oder gangränöse Wunden* *ALLGEMEINES; C; Entzündung; gangränös*

glatt: **Apis** **BELL.** kali-p.[58]

Jucken, mit auserdordentlichem: croto-t.[85]

papulös: gels.[25]

phlegmonös: acon.[102] anthr.[102] arn.[102] **Ars.**[102] bell.[102] both-l.[102] crot-h.[102] ferr-p.[102] graph.[102] **Hep.**[102] hippoz.[102] **Lach.**[102] merc.[102] **Rhus-t.**[102] rhus-v.[25] sil.[102] tarent.[2020] **Tarent-c.**[102] verat-v.[102]

Scharlach, bei: **AM-C.**[5] **Arn.**[5] **Ars.**[5] **Bar-c.**[5] **BELL.**[5] **Bry.**[5] carb-v.[5] cham.[5] euph.[5] hep.[5] **Hyos.**[5] **Iod.**[5] ip.[5] merc.[5] **Phos.**[5] **Sulph.**[5]

stechend: thuj.[36]

Stellen, an kleinen umschriebenen: sol-n.[25]

streifig: **Graph.**

wandernd:

☞ *erratisch*

wiederkehrend: **Apis** **Crot-h.** ferr-p.[102] graph.[102] nat-m.[102] rhus-t.[102] sulph.[102]

- **chronisch,** und: ferr-p.[102] **Graph.**[102] nat-m.[102] **Rhus-t.**[102] **Sulph.**[102]

wund:

- **Druck,** durch: grat.[36]

- **liegt,** wenn man darauf: thuj.[36]

zurücktretend: lyc.[122]

ERYTHEM:

☞ *Hautausschläge; Urtikaria (Nesselsucht) •Wundheit durch Reibung der Haut gegeneinander (Intertrigo)*

E. exsudativum multiforme: antipyrin.[102] bor-ac.[102] cop.[102] vesp.[102]

E. nodosum: acon.[102] ant-c.[102] **Apis**[102] **Arn.**[102] ars.[102] bcg[149] beryl.[149] chin.[102] chin-ar.[102] **Chin-s.**[102] ferr.[102] led.[102] loxo-r.[240] morg.[136] nat-c.[1] ptel.[102] **Rhus-t.**[102] **Rhus-v.**[102] saroth.[144] **Thal.**[144] tub.[144]

☞ *Hautausschläge; Urtikaria (Nesselsucht); knötchenförmig •Knötchen, umschriebene Verhärtungen ▯ EXTREMITÄTEN; C; Erythema nodosum*

E. simplex: **Acon.**[102] **Antipyrin.**[102] apis[102] **Arn.**[102] ars-i.[102] **Bell.**[102] bell-p.[149] bufo[102] cadm.[149] **Canth.**[102] chlol.[102] chlorpr.[149] echi.[102] gaul.[102] grin.[102] kali-c.[102] kres.[149] lac-ac.[102] **Merc.**[102] **Mez.**[102] narc-ps.[102] nux-v.[102] plb-chr.[102] **Rhus-t.**[102] rob.[102] ter.[102] thal.[144] urt-u.[102] ust.[102] verat-v.[102] xero.[102]

juckend: antipyrin.[142]

vielgestaltig: chloram.[149] hip-ac.[149]

EXKORIATION, Wundheit: acon.[5] aegle.[192] agar. alco.[36] alum. am-c. anac.[5] ang.[5] ant-c. **Arg.** **Arn.** **Ars.** **Ars-i.** ars-s-f.[58] **ARUM-T.**[137] aur. bamb-a.[1184] **BAR-C.** bar-s.[58] bell. bor.[5] bov. bry. **CALC.** **CALC-S.** calc-sil.[58] canth. carb-an.[5] **Carb-v.**[5] **CARBN-S.** **Caust.**[5] **Cham.**[5] **Chin.** clem. colch. **Con.**[5] dros. **GRAPH.**[1] guare.[36] **Hep.** hura[36] hydr. **IGN.**[5] iod. kali-ar. kali-c. **Kali-chl.** kali-s. kali-sil.[58] kreos. lach. laur. **LYC.**[5] m-art.[5] m-aust.[5] mang. **MERC.**[5] **Merc-c.** **NAT-M.**[36] nat-p. **NIT-AC.** **Olnd.**[36] par. **PETR.** ph-ac. phos. plb. **PSOR.**[111] puls.[5] **RHUS-T.**[36] ruta sabin. sars. sel.[5] **SEP.**[5] sil.[5] squil. sul-ac. sul-i.[58] **SULPH.**[5] tarax.[1] til. vinc.[4] viol-t.

☞ *Hautausschläge; phagedänisch •Nagen, Fressen, Empfindung von •Wundheit durch Reibung der Haut gegeneinander (Intertrigo)*

Ausziehen agg.: aegle.[192]

Berührung, bei: guare.[36]

☞ *M; Berührung agg.*

Kindern, bei: acon.[5] **Bor.**[5] **Carb-v.**[5] caust.[5] **CHAM.**[5] graph.[1] ign.[5] lyc.[5] **Merc.**[5] puls.[5] sep.[5] sil.[5] sulph.[5]

Kratzen, nach: agar. **Alum.** am-c. anac.[5] ang.[5] ant-c. arg.[58] arn. **Bar-c.** bov. calc. calc-sil.[58] **Carbn-s.** caust. chin. dros. **GRAPH.** hep. kali-c. kali-sil.[58] kreos. **Lach.** **Lyc.** mang. merc. **Olnd.** **PETR.** phos. plb. **Psor.**[111] puls. rhus-t. ruta sabin. sel.[5] **Sep.** sil. squil. sul-ac. **Sulph.** tarax.[1] **Til.** vinc.[4]

☞ *Jucken; Kratzen, muss sich; wundkratzen, muss sich*

Reiben, bei leichtem: olnd.[36]

Schweiß, durch salzigen: nat-m.[36]

feucht: rhus-t.[36]

stellenweise: **Merc.**[5]

FARBE, Verfärbung:

blass: **Acet-ac.**[54] adam.[222] am-c.[58] **Anan.** androc.[222] ant-t.[54] **Apis** arg.[171] **Ars.**[54] ars-s-f.[58] atro.[25] bar-c. bar-s.[58] **BELL.** benz-ac. bor.[58] **CALC.** calc-p.[58] **Calc-s.** calc-sil.[58] **Carb-ac.** carb-an. **Carb-v.**[54] carc.[149] caust. **Chin.** **Chin-ar.** **COCC.** **Con.** **Cupr.** **Dig.** dys-co.[136] **FERR.**[54] **Ferr-ar.** **Ferr-p.** **Fl-ac.** graph. **Hell.** **Helon.** ign. ip.[54] kali-ar. kali-br.[36] **Kali-c.** **Kreos.** **Lac-d.**[122] lach. laur.[54] **LYC.** mang. med.[58] **Merc.** **Merc-c.** **Nat-c.**[54] **Nat-m.** **Nat-s.** **NIT-AC.** **Nux-v.** olnd. op.[54] ph-ac. **Phos.** **PLAT.** **Plb.**[54] **Podo.**[25] **PULS.** pyrog.[58] sabin. sang. **SEC.** **Sep.** **Sil.** **Spig.** staph. **Sul-ac.** **SULPH.** sumb. tab. thuj.[58] tub.[58] valer. **VERAT.** zinc. ziz.[36]

- **Blutung,** bei uteriner: acet-ac.[54] carb-v.[54] ferr.[54] ip.[54] laur.[54] plb.[54]

- **Kindern,** bei: podo.[25]

- **Säuglingen,** bei: ant-t.[54] ars.[54] op.[54]

- **Flecke**: lach.

☞ *bläulich; Flecke*

bläulich: acon. **Aeth.** agar.[5] agar-ph.[36] agav-a.[102] ail.[102] am-c. amyg-am.[36] anan. ang.[5] anil.[36] ant-c. **Ant-t.** anthr. **Apis** **Apisin.**[5] **Arg-n.** arn. **Ars.**[5] ars-s-f.[58] asaf.[5] aur. aur-ar.[58] bad. **Bapt.**[111] bar-c.[5] bar-m. **Bell.**[137] benz-n.[36] berb. bism. bor. both-l.[102] **Brom.** bry. bufo cadm-s. calc. calc-sil.[58] **Camph.**[36] cand-a.[239] **Carb-an.** **CARB-V.** carbn-o.[36] **Carbn-s.** cary.[36] chin.[54] chin-ar. chlol. chlor.[36] coca cocc.[5] colch.[36] con. cop. **Cor-r.**[111] crat.[102] **CROT-C.**[2016] **Crot-h.** **Cupr.** cur. **DIG.** dulc. elaps[137] euphr. ferr.[5] **Ferr-p.**[137] gels. glon.[111] hell.[8] hep. **Hydr-ac.**[54] iod.[36] ip.[102] kali-ar.[142] **Kali-bi.** **Kali-br.**[8] kali-i.[102] kreos.[5] kres.[144] lac-c. lac-eq.[204] **LACH.**[5] lat-m.[119] **Laur.** led. lyc. mag-m.[5] mang.[85] merc. **Merc-c.**[5] merc-cy.[137] methyl.[171] morg.[136] morph.[102] mosch. mur-ac. naja nat-m. nit-ac. **Nux-m.** **NUX-V.** **OP.** **Ox-ac.**[102] oxyu-s.[237] **Ph-ac.** phos. **Phyt.**[137] plat. **Plb.** puls. rhus-t.[5] ruta samb. sant.[25] sars. **Sec.** sep.[5] sil. sol-t.[36] spong. **Stram.** stry.[36] sul-ac. sulph. syph. tab.[36] **Tarent.** **Tarent-c.** ter. thuj.[5] thymol.[119] **VERAT.**[5] **VERAT-V.** vip.[111] zinc.[102] zinc-m.[36]

FARBE, Verfärbung; **bläulich** (Forts.)

- **Blutung,** bei uteriner: chin.[54]
- **Froststadium** im Fieber, während: **Apisin.**[5] cocc.[5] **Lach.**[5] merc.[5] **Nux-v.**[5] verat.[5]
- **Konvulsionen,** während: camph.[36] hydr-ac.[54] laur.[54]
- **Quetschung,** nach: **Arn.**[5] bell.[5] con.[5] lach.[5] puls.[5] sul-ac.[5]
- **Säuglingen,** bei: lach.[54]
- **Stuhlgang,** während: ars.[5] **Carb-v.**[5]
  ALLGEMEINES; M; Stuhlgang; während Stuhlgang
- **Verletzungen,** durch: **Arn.**[137] bell.[137] con.[137] lach.[137] puls.[137] sul-ac.[137]
- **Waschen,** nach: phos.[5]
- **bläulich-rote Flecke**: phyt.[137] plb.[137]
- **Brennen,** mit: anthr.[137] ars.[137] lach.[137]
- **Flecke**: aeth. **Agar.**[5] agav-a.[102] **Ail.**[102] anan. ant-c. anthr. apis arg-n. **ARN. ARS.**[5] ars-s-f.[58] bad. **Bapt.**[111] **Bar-c.**[5] bar-m. berb. bor. both-l.[102] **Bry.** calc. cand-a.[239] **Carb-an. Carb-v.** cary.[36] chlol. **Con.** crot-c.[2016] **CROT-H.** dulc. euphr. **Ferr.**[5] **Hell.**[8] **Hep.** kreos.[5] **Lac-c. LACH.**[5] laur. **Led. Lyc. Mag-m.**[5] mang.[85] merc. morg.[136] **Morph.**[102] mosch. nit-ac. **Nux-m. Nux-v. Op.** ox-ac.[102] **PH-AC. PHOS.** phyt.[137] **Plat.** plb. **Puls. Rhus-t.**[5] ruta **Sars. SEC. Sep.**[5] sil. **SUL-AC. Sulph.** tarent. ter. thuj.[5] verat.[5] **Vip.**[111]
  ☞ *blass; Flecke • rot; blaurote Flecke*
  - **jährlich** wiederkehrend: **Crot-h.**
  - **Hautausschlägen,** nach: ferr.[5] lach.[5] rhus-t.[5] thuj.[5]
- **grün**: zinc.[102]
- **Leiche,** wie eine: sant.[25]
- **verhärtete** Stellen: **Sars.**

bläulich-schwarz: aeth.[85] arn.[5] bell.[5] con.[5] lach.[5] puls.[5] sul-ac.[5]

- **Quetschung,** nach: **Arn.**[5] bell.[5] con.[5] lach.[5] puls.[5] sul-ac.[5]

braun, Leberflecke: am-c. **Ant-c.** ant-t. **Arg-n.** arn. **Ars.**[36] ars-h.[102] ars-i. ars-s-f.[58] **Aur.** aur-ar.[58] bac.[102] bad. bell-p.[119] berb.[36] bor. bry. cadm-s. calc. calc-p. calc-s. calc-sil.[58] cand-a.[239] cann-s.[1] canth. **Carb-v. Carbn-s.** carc.[207] caul.[111] caust.[1] chel.[5] cob.[8] coch.[8] **Con.** cop. cor-r. crot-h. croto-t.[36] cund.[36] **CUR.** dros. **Dulc.** ferr.[1] ferr-ar.[58] ferr-i. graph. guare.[8] **HYOS.**[5] **Iod.**[36] kali-ar. kali-bi. kali-c. kali-p. kali-s.[58] kali-sil.[58] kres.[149] **LACH. Laur.** led.[5] **LYC.**[5] **MERC. Merc-c.**[5] merc-i-r. **Mez.**[36] nat-ar. **Nat-c.**[5] nat-m.[5] nat-p. **NIT-AC. Nux-v.** op.[5] ozone[227] petr. petros.[1125] **Phos.**[36] **Plb.** puls. **Rhus-t.**[5] rob.[111] ruta sabad. **Sanic.**[56] sec.[36] **SEP.** sil. stann. stram.[36] sul-ac. sul-i.[58] **SULPH.**[1] tarent. term-a.[192] **Thuj. Tub.**
  ☞ *Chloasma (lokalisierte Braunfärbung)*

- **Hautausschlägen,** nach: term-a.[192]
- **Kratzen,** nach: iod.[36]
- **Schuppen,** nach Abfallen von: croto-t.[36]
- **unbedeckten** Körperteilen, an: ars.[36]
  ☞ *M; Abdecken agg.* *ALLGEMEINES; O; Teile, Körperteile, einzelne; unbedeckte Teile*
- **abschilfernd**: mez.[36]
- **dunkelbraun**: ars-h.[102]
- **eiternd**: ferr.[1]
- **entzündet**: ferr.[1]
- **erhaben**: caust.[1]
- **gelblich**: lyc.[5] **Nat-c.**[5] phos.[36] sec.[36]
- **juckend**: caust.[1] lyc.[1] sulph.[1]
- **rötlich**: stram.[36]
- **schmutzig**: iod.[36]
- **zahlreich**: carc.[207]

braun-rot: cann-s.[5] nit-ac.[1]

- **Flecke**: cann-s.[5]

bronzefarbene: adren.[85] arg-n.[10] ars.[168] ars-h.[38] myric.[25] podo.[25]

Café-au-lait: astra-e.[149] carc.[119]

Chloasma (lokalisierte Braunfärbung): acet-ac.[3070] ant-c.[54] **Ars.**[54] cadm-s.[72] card-m.[58] caul.[111] coch.[54] **Con.**[5] halo.[149] lyc.[5] merc-i-r.[54] mez.[54] nat-ar.[36] nux-v.[5] paull.[72] plb.[54] pyrar.[77] rob.[111] sep.[5] sul-ac.[54] sulph.[8]
  ☞ *braun, Leberflecke*

- **Klimakterium,** im: **Plb.**[54]

dunkel: agav-a.[25] arg-n.[5] ars. aur. bac.[62] bar-c. calc-p.[111] carb-an. con. cur.[45] euphr.[122] gels.[111] lach. lepro.[197] lyc. op. sec.

- **Flecke**: agav-a.[25] ars. aur. bar-c. carb-an. con. euphr.[122] lach. lyc. op. sec.
  - **alten** Männern, bei: ars. aur. bar-c. **Carb-an. Con.** euphr.[122] **Lach. Lyc.** op. **Sec.**
- **tief** dunkel: **Arg-n.**[5] **Bac.**[62] **Calc-p.**[111] cur.[45] gels.[111]
  - **Fieber,** während: cur.[45]

dunkler, Haut wird: pitu-p.[119]

düster, dunkel: arn.[58] ars-i.[137] calc-p.[137] carb-v.[58] kali-p.[58] merc.[137] verat.[58]

Farbschattierungen, in allen, Flecke: crot-c.[137]

feuchte Flecke: ant-c. ars. carb-v. **Croto-t. Hell.** kali-c. lach. sel. **SIL. Sulph.** tarax.

Flecke: acon. am-c. ant-c. ant-t. ars. aur. bar-c. bell. berb.[102] bry. calc. canth. carb-an. carb-v. caust. chel. cocc. con. cor-r. crot-c.[137] crot-h. croto-t. cycl. euph. ferr. graph. hell. hep. hyos. kali-c. kreos. lach. led. lepro.[197] lyc. mag-c. mang. med.[102] merc. merc-d.[102] naja[144] nat-m. nit-ac.[102] op. pall. petr. ph-ac. phos. pitu-a.[164] puls. rat. rhus-t. sabad. sec. sel. sep. sil.[102] squil. stram. sul-ac. sulph.[102] sumb. tarax. tell.[111] ust.[102] verat. vip.
  ☞ *Flecken, umschriebene Stellen*

- **jährlich** wiederkehrend: **Crot-h.**
- **Ekzem,** durch: berb.[102]
- **Kratzen,** nach: **Am-c.** ant-c. bell. calc. cocc. cycl. graph. mag-c. mang. merc. nit-ac. ph-ac. **Phos. Rhus-t. Sabad.** sep. sil. sul-ac. **Sulph.** tell.[111] verat.
- **bläulich**:
  ☞ *bläulich; Flecke*
- **bläulich-rot**:
  ☞ *rot; blaurote Flecke*

- **kleine**: ant-t. bry. lach. led. lyc. merc. op. rat. squil. **Sul-ac.** vip.
- **Totenflecke** bei alten Menschen: ars. aur. bar-c. **Con. Lach. Lyc.** op. **Sec.**
  ☞ *Purpura; alten Menschen, bei*
- **umschriebene** Pigmentierung nach ekzematöser Entzündung: berb.[102] lach.[102] **Lyc.**[102] med.[102] merc.[102] merc-d.[102] **Nit-ac.**[102] sil.[102] sulph.[102] ust.[102]
  ALLGEMEINES; M; Entzündung, nach

Flohstiche, wie: **Acon.** pall.

gelb, Gelbsucht, Ikterus: absin.[1125] acal.[72] **ACON.**[54] adon.[1125] aesc.[198] agar. agn. agri.[1125] alco.[36] all-s.[36] **Aloe** alum.[198] alum-p.[58] alum-sil.[58] alumn.[58] am-be.[25] am-c. **Am-m.**[102] **Ambr.** ant-c.[5] ant-n-l.[85] **Ant-t.**[5] apisin.[5] arg-n.[8] arn. **Ars.** ars-i.[54] art-v.[1125] asaf. asper.[1125] astac.[85] **Aur.**[102] aur-ar.[58] aur-m-n.[85] **BELL.**[31] bell-p.[1125] **Berb.** blatta-a.[85] bol.[25] both-l.[3070] bov. **Brom.**[5] **BRY.**[31] bufo cadm.[149] calam-a.[1125] **CALC.**[31] calc-ar.[36] calc-i.[58] **Calc-p.** calc-s. calc-sil.[58] calen.[1125] **Cann-s.**[5] **Canth. CARB-V.**[137] carbn-s. **Card-b.**[1125] **CARD-M.**[198] casc.[102] **Caust. Cean.**[102] cedr. cent-u.[1125] **CHAM. CHEL.**[72] chelo.[10] chen-a.[85] **CHIN.**[54] **Chin-ar.** chin-s. **CHION.**[85] chlor.[36] chloram.[149] chlorpr.[149] chol.[72] **Cich.**[1125] cina coca cocc. coll.[193] coloc.[31] **CON.**[102] **Corn.** corn-f. **CROC.**[5] crot-c. **CROT-H.**[111] cupr. cupr-acet.[36] cupr-ar.[36] cupr-s.[36] cur.[122] curc.[1125] **DIG.**[54] **Dol.**[102] **Dulc.**[31] elaps elat.[54] eup-per. euph. euphr.[1125] fel.[100] **Ferr.** ferr-ar. **Ferr-i.** frax-e.[1125] gels.[36] gent-l.[1125] glech.[1125] granit-m.[194] graph. hed.[1125] **Hell.**[5] **Hep.**[31] hip-ac.[119] hippoz.[198] **Hydr.**[137] hydrc. iber.[25] **Ign.**[137] ilx-a.[1125] inul.[1125] **IOD.** ip.[31] iris jug-c.[47] juni-c.[1125] just.[77] kali-ar. kali-bi. kali-br.[36] kali-c. kali-chl.[58] kali-i.[198] kali-p. kali-pic.[36] kali-s.[58] kali-sil.[58] kiss.[36] **LACH.** lat-m.[2020] **Laur.**[198] lem-m.[1125] **Lept.**[102] lina.[72] lipp.[36] lob.[102] loxo-r.[240] lup.[72] **LYC.** lycps.[1125] mag-m.[198] mang. **Marr.**[1125] med.[198] menth-pu.[1125] meny.[1125] **MERC.**[102] merc-d.[102] **Morg.** morph.[36] mur-ac.[809] myric.[137] nast.[1125] nat-ar. nat-c. **Nat-m.** nat-p. **NAT-S.** nig-s.[1125] **NIT-AC.**[31] nuph.[36] **NUX-V.**[122] olnd. **Op.**[172] orig.[1125] orig-v.[1125] ost.[102] oxal.[1125] petr. ph-ac.[54] **PHOS.** pic-ac.[54] plan.[1125] plan-l.[1125] plat-m.[36] **PLB.**[102] **Podo.**[198] polyg.[1125] pop.[25] pot-t.[1125] psor. **Ptel.**[198] **Puls.**[31] quas.[1125] ran-b. rham-f.[1125] **Rheum**[137] rhus-t.[5] ric.[25] rumx.[102] ruta sabad. **Sang. Sec. SEL.**[198] **SEP. Sil.** spect.[271] **Spig.** spira.[36] stann. still.[54] sul-ac. sul-i.[58] **SULPH.** tab. tama.[1125] **TARAX.**[1125] tarent. thuj. thyr.[102] trinit.[72] tritic.[1125] tub. verat. vero-o.[1125] vip. **Yuc.**[72] zinc.[198]

- **vormittags**: gels.[36]
  ☞ *Z; Vormittags*
- **abends**: phos.[36]
  ☞ *Z; Abends*
- **Sommer,** jeden: chin-ar. **Chion.**
- <> **Abdomen,** mit juckendem: cham.[137]
- **Amenorrhö,** bei: chion.[102]
- **Anämie,** bei: phos.[85]
- **Apfelwein,** durch: chion.[137]
  ALLGEMEINES; C; Speisen und Getränke; Apfelwein; agg.
- **Ärgernis,** nach: aur-m-n.[85] **Cham.** kali-c. **Nat-s.**
  GEMÜT; M; Zorn, Beschwerden durch
- **Begleitsymptom,** als: phos.[137]
- **Blähungen,** mit: carb-v.[5] cham.[5] chin.[5] ign.[5] lyc.[5] nux-v.[5] plb.[5]
- **Blutung,** bei uteriner: plb.[54]
- **Diarrhö**:
  - **mit**: ip.[1125] lycps.[1125]
  - **nach**: chin.[137]
- **Erbrechen,** mit: hip-ac.[119]
- **Fieber**:
  - **mit**: card-m.[137] crot-h.[36] **Quas.**[1125] vip.[137]
  - **Wechselfieber,** nach: am-c. **Ars. Chin-s. Con.** ferr. nat-c. nat-m. **Nux-v. Sang. SEP. Tub.**
- **Fieberhitze,** während: **Ferr.** lach. **Nux-v.**
- **Froststadium** im Fieber, während: ambr.[5] ant-c.[5] **Apisin.**[5] ars.[5] bell.[5] bry.[5] calc.[5] **Cham.**[5] **Chin.**[5] con.[5] dig.[5] ferr.[5] hell.[5] ign.[5] nat-m.[5] **Nux-v.**[5] op.[5] **Puls.**[5] **Rhus-t.**[5] sep.[5]
- **Gallensteinen,** bei: **Chel.**[1125] podo.[137]
- **Gehirnbeschwerden,** bei: **Phos.**[8]
- **Gemütserregung,** nach: **ACON.**[5] bry.[102] **CHAM.**[5] lach.[102] **NUX-V.**[5] **Phos.**[54] vip.[102]
  GEMÜT; M; Gemütsbewegungen agg.; nach
  •ALLGEMEINES; M; Erregung; agg.
- **Harnwegssymptomen,** mit: carb-v.[137] cham.[137] chin.[137] ign.[137] lyc.[137] nux-v.[137] plb.[137]
  ☞ *M; Harnwege, mit Beschwerden der*
- **Hautausschlägen,** nach: kali-br.[36] nuph.[36]
- **katarrhalischen** Beschwerden, nach: am-m.[102] **Chel.**[102] **Chin.**[102] chion.[102] chloram.[149] dig.[102] **Hydr.**[102] lob.[102] **Merc.**[102] nux-v.[102] podo.[102]
- **Konvulsionen,** bei: agar.
- **Kopfschmerz,** mit: sep.[137]
- **Kränkung,** nach: bry. **Lyc.**
  GEMÜT; M; Kränkung, Beleidigung, Verdruss, Beschwerden durch
- **Kummer,** durch: ph-ac.[54]
  GEMÜT; M; Kummer, Sorgen, Besorgnis, Beschwerden durch
- **Lungenentzündung,** bei: merc.[137]
- **Lungensymptomen,** mit: card-m.[137] chel.[137] hydr.[137]
- **Masturbation,** nach: chin.[137]
- **Menses,** bei unterdrückten: chion.[85] **Phos.**[5]
  ☞ *M; Menses; unterdrückt, ausbleibend*
- **nervöse** Erregung, durch: phos.[137]
  GEMÜT; M; Erregung; Beschwerden durch; Allgemeinsymptome
- **Neugeborenen,** bei: **Acon.** aesc.[198] alum.[198] ars.[31] bell.[31] **Bov.** bry.[31] calc.[31] card-m.[198] cham.[31] chel.[193] **Chin.** chion.[193] coll.[193] coloc.[31] con.[198] dig.[31] dol.[198] dulc.[31] elat.[85] hep.[31] hippoz.[198] ign.[31] iod.[198] ip.[31] kali-i.[198] lach.[31] laur.[198] lept.[198] **Lup.**[72] lyc.[31] mag-m.[198] med.[198] merc.[31] merc-d.[102] myric.[137] **Nat-s.** nit-ac.[31] nux-v.[31] phos.[198] podo.[198] ptel.[198] puls.[31] sel.[198] sep. sulph.[31] zinc.[198]
  - **Stuhl,** mit biliösem: elat.[85]

FARBE, Verfärbung (Forts.)

- **Obst,** durch unreifes: rheum[137]
  ▤ *ALLGEMEINES; C; Speisen und Getränke; Obst; agg.; unreifes*
- **Schreck,** Furcht, durch: **ACON.**[54] cham.[172] op.[172]
  ▤ *GEMÜT; M; Schreck oder Furcht, Beschwerden durch*
- **Schwangerschaft,** während: aur. phos.[85]
- **sexuellem** Exzess, nach: chin.[137]
  ▤ *ALLGEMEINES; M; Sexualität; Exzessen, nach sexuellen*
- **stillenden** Frauen, bei: chion.[85]
  ▤ *ALLGEMEINES; M; Stillen, Saugen an Mamillen, agg.*
- **Stuhl,** mit schwarzem und teerartigem: lept.[102]
- **Trinkern,** bei: rumx.[102]
- **Überessen,** zu reichhaltige Speisen, durch: carb-v.[137]
  ☞ *M; Überessen agg.* ▤ *ALLGEMEINES; C; Speisen und Getränke; Fett, fettige Speisen; agg.*
- **Verlust** von Körperflüssigkeiten, durch: chin.[137]
  ▤ *ALLGEMEINES; M; Körpersäften, Verlust von; agg.*
- **Wetter,** in den ersten heißen Tagen des Jahres: vip.[36]
- **Zorn,** nach: acon.[5] astac.[85] **Aur.**[54] **Aur-m-n.**[54] **Bry.** cham. **Nat-s. NUX-V.**
  ▤ *GEMÜT; M; Zorn, Beschwerden durch •GESICHT; C; Farbe, Verfärbung; gelb; Zorn, nach*
- **bösartig**: acon.[54] **Ars.**[54] ars-i.[54] chel.[54] **Chin.**[54] **CROT-H.**[8] **Dig.**[54] dol.[187] elaps[54] **Lach.**[54] merc.[102] **PHOS.**[8] **Pic-ac.**[54]
- **chronisch**: aur.[102] chel.[102] **Con.**[102] iod.[102] **Phos.**[102] sulph.[137]
  ◦ **Rückfälle**: sulph.[137]
  ▤ *ALLGEMEINES; C; Rückfall, erneutes Auftreten von Beschwerden*
- **Flecke**: alum-sil.[58] ambr. ant-t.[5] **ARN.** ars. aur-ar.[58] calc-i.[58] canth. **CON.**[102] crot-c. crot-h.[111] cur.[122] dol.[102] elaps **FERR.** hydrc. iod. kali-ar. kali-c. **Lach. Lyc. Nat-c.** nat-p. nux-v.[122] **PETR. PHOS.** plb.[102] **Psor. Rhus-t.**[5] **Ruta** sabad. **SEP.** stann. sul-i.[58] **SULPH. Thuj.** vip.
  ◦ **dunkel**: ant-t.[5] crot-h.[111]
  ◦ **werden** grün: con.[102]
- **hämatogen**: phos.[137]
- **hämolytisch**: cadm.[149] chlorpr.[149] crot-h.[202] lach.[155]
- **juckend**: dol.[193] thyr.[102]
- **obstruktiv,** Verschlussikterus: chel.[72] fel.[100]
- **orangefarben**: **Elat.**[54]
- **Ringe**: **Nat-c.** nat-m.

glänzende Flecke: **Calc.** phos.

glatte Flecke: carb-an. carb-v. cor-r. lach. mag-c. petr. sumb.

grau: arg.[5] dig.[36] iod. kreos.[5] lach.[5] laur.[5] merc.[5] nit-ac. phos.[5] plb.[5] sec.[5] tab.[111] tax.[36] zinc.[5]
- **aschfahl**: dig.[36]
- **Blei,** wie: **Plb.**[5] sec.[5] tax.[36]
- **Flecke**: iod. nit-ac.

grau-blau: **Arg-n.**[36] benz-n.[36]

grau-braun: bac.[62]

grau-gelb: alco.[36]

grünlich: agar-cps.[36] arn. ars. bufo carb-v. con. crot-h. cupr.[5] kali-n.[5] lach. med. nit-ac. sep. sol-a.[36] sul-ac. trach.[36] verat. vip.
- **blass**: sol-a.[36]
- **Flecke**: **Arn.** ars. **Bufo** carb-v. **CON.** crot-h. kali-n.[5] **Lach.** med. nit-ac. sep. sul-ac. verat. vip.
- **grünlich-gelb**: trach.[36]

Kaffeefarben:
  ☞ *Café-au-lait*

kupferfarben: alum.[5] ars.[5] bad.[111] calc.[5] calc-p.[61] canth.[5] carb-an.[5] carb-v.[5] cor-r.[8] cori-r.[137] croto-t.[36] kali-i.[102] lach.[8] led.[5] lyc.[5] med.[137] merc.[1] merc-d.[8] mez.[5] nit-ac.[8] phos.[5] **Rhus-t.**[137] ruta[5] sil.[72] **Stram.**[8] sulph.[102] syph.[8] ust.[56] verat.[5]
  ☞ *Hautausschläge; kupferfarben*
- **Flecke**: alum.[5] **Ars.**[5] bad.[111] calc.[5] canth.[5] **Carb-an.**[5] carb-v.[5] **Cor-r.**[8] croto-t.[36] kali-i.[102] **Lach.**[8] led.[5] lyc.[5] **Med.**[137] **Merc.**[1] **Merc-d.**[8] **Mez.**[5] **Nit-ac.**[8] phos.[5] **Rhus-t.**[5] ruta[5] sil.[72] sulph.[102] **Syph.**[8] ust.[56] **Verat.**[5]
  ◦ **Hautausschlägen,** nach: med.[137]
  ◦ **runde**: merc.[1]
- **syphilitische** Flecke: **Carb-an.**[102] carb-v.[102] **Cor-r.**[102] kali-i.[102] lyc.[102] merc.[102] nit-ac.[102] sulph.[102]
  ☞ *M; Syphilis, bei sekundärer*

Leberflecke:
  ☞ *braun, Leberflecke*

linsenförmige Flecke: calc. rhus-t. vip.

livid:
  ☞ *bläulich*

marmoriert: ail.[111] am-c.[58] arn. ars. bapt.[58] bell.[58] **Carb-v.**[85] chel.[25] chlol. cic.[58] con.[137] cop. **Crot-h.** cupr.[102] glon.[36] kali-bi.[137] kali-br.[25] kali-c. kali-m.[137] **LACH.** lat-m.[144] led.[58] lil-t.[137] manc.[137] naja[85] **Nat-m.**[137] nux-m. **Nux-v.** ox-ac. phos.[111] puls.[58] rhus-t. sars.[137] sulph.[137] syph.[137] tarent-c.[193] **Thuj.**[85] **Verat-v.**
- **Froststadium** im Fieber, während: arn. crot-h. kali-br.[8] **Nux-v.** rhus-t.
- **Waschen,** nach: kali-c. phos.[111]
- **Geschwüre,** um: carb-v.[85]
- **fleckweise**: chel.[25] kali-br.[25] tarent-c.[193]

matte Flecken: lepro.[197]

Muttermale:
  ☞ *Naevi*

orange: elat.[102]

pfirsichfarbene Flecke mit rotem Fleck in der Mitte: phos.[36]

Pigmentstörung: chlorpr.[149] cortico.[149] kres.[149] levo.[149] pitu-p.[149] sulfa.[149] thal.[149]

purpurfarben: abrot.[137] acon.[54] agav-a.[25] ail.[102] amyg-am.[36] **Arg-n.**[36] ars-h.[36] bell.[5] carbn-o.[36] crot-h.[58] ham.[58] lach.[58] **MUR-AC.**[8] ptel.[36] sec.[58] sul-ac.[5] sulph.[58] tarent.[85]
- **Hautausschläge**:
  ◦ **unterdrückten,** nach: abrot.[137]
  ◦ **rund** um: **Crot-h.**[58] **Lach.**[58]

- **Säuglingen,** bei: acon.[54]
- **entzündete** Stellen: **Sulph.**[58]
- **Flecke**: agav-a.[25] **Bell.**[5] ptel.[36] sec.[58] **Sul-ac.**[5]

rosa, nach Kratzen: sep.[36] vesp.[36]

- **stellenweise**: vesp.[36]
  ALLGEMEINES; C; Farbe, Verfärbung; rosa Flecken

rot: acet-ac.[36] achy.[149] **Acon.**[5] acon-c.[36] aeth. **AGAR.**[102] agn. ail.[111] all-c.[36] alum. alum-p.[58] **Am-c.** am-caust.[36] am-m. ambr. ammc.[36] amyg-am.[36] ant-c. ant-t. anthr. **APIS** apisin.[5] **Arn.** ars. ars-i. ars-s-f.[58] arum-t.[25] astac.[36] atista[192] atro.[25] aur. bad.[111] bapt.[25] bar-c. bar-s.[58] bart.[36] **BELL.**[137] bell-p.[119] benz-ac. berb. bomb-chr.[36] bomb-pr.[36] bov. brom. **Bry.**[5] bufo[137] buth-aust.[119] calad. calc. calc-i.[58] calc-p.[36] calc-sil.[58] camph. cann-s.[36] canth. caps. carb-an. carb-v. carbn-s.[58] card-b.[85] carl.[85] cath-a.[264] caust.[5] celt.[36] cham. chel. chin. chin-s.[111] chlol. chlor.[36] chol. cinnb. cist. clem. coc-c. coca[36] cocc.[5] coff. colch.[36] coll. **Com.**[102] con.[5] cop. cor-r. cortiso.[149] croc. **Crot-c.**[2016] **Crot-h.**[36] **Croto-t.** cub.[85] cupr. cur.[45] cycl. delphin.[36] dros. **Dulc.**[1] elaps euph. fago.[25] ferr. ferr-ar. ferr-i. ferr-ma.[5] ferr-p. ferul.[36] fl-ac. gamb.[36] gast.[36] **GRAPH.**[1] harp.[1184] hell.[36] hep. hura[36] hydr.[111] hyos. ign.[5] iod. ip. jab.[36] jug-c. kali-ar. kali-br.[36] kali-c.[5] kali-i. kali-n. kali-s. kali-sil.[58] kalm.[36] kreos. lach.[137] lat-k.[36] led.[5] lepro.[197] **LYC.**[1] lyss.[36] m-arct.[5] m-art.[5] mag-c. mag-m. **Manc.** mang. med.[102] meph.[36] **MERC.**[137] merc-c.[36] mez. nat-ar. nat-c.[54] **Nat-m.** nat-p. nit-ac. nux-m.[36] **Nux-v.** oena. ol-j. olnd. **OP.** ox-ac.[36] ozone[227] paeon. pall.[36] par. ped.[36] petr. **Ph-ac. Phos.** phyt. pic-ac.[111] plat.[5] plb. podo.[36] polyg.[25] psor.[58] **PULS.** puls-n.[36] pyrog.[137] ran-s.[36] rauw.[119] rhod. **RHUS-T.**[137] rhus-v.[36] ruta **Sabad.** samb. sant.[25] sapin.[36] sars. scol.[36] sec. sep. sil. sin-n.[36] sol-n.[25] spect.[271] spira.[36] spong. squil. stann. **STRAM.** sul-ac. sul-i.[58] **Sulph.**[5] sumb. syph. tab. **Tarax.** tarent.[36] tax.[36] tell. tep. ter.[111] teucr. thal.[144] thuj.[5] til. tub.[36] urt-u.[25] ust. verat.[5] verat-v.[85] veronal[102] vesp.[36] vinc.[36] vip. wies.[36] zinc. zinc-p.[58] zing.[36]

- **nachmittags**:
  Z; Nachmittags
  - **14** Uhr: **Rhus-t.**[36]
  - **16** Uhr: nux-m.[36]
- **nachts**: atista[192] ol-j.[36]
  Z; Nachts
  - **Bett,** im: ol-j.[36]
- **Mitternacht,** nach, 2 Uhr: puls-n.[36]
- **periodisch**: tarent.[36]
- **Bienenstich,** durch: sep.[1]
- **Druck** amel.: chin-s.[36] merc-c.[36]
- **Fieber**:
  - **nach**: cur.[45]
  - **Fieberhitze,** während: apisin.[5] ars.[1] bell.[1] canth.[5] **Ign.**[5]
- **Fußbad,** nach kaltem: calc-p.[36]
- **Hautrötung** am ganzen Körper: cub.[85]
- **Husten,** während: nit-ac.[36]
- **Juckreiz,** nach: atista[192] gamb.[36]
- **Kälte,** während: croto-t.[36]
- **Kratzen,** nach: agar. alum.[5] am-c. ant-c. arn. **Bell.** bov. calc.[5] canth. chin. cycl.[5] **Dulc.**[5] euph.[5] gamb.[36] **Graph.** hyos.[5] kali-c.[5] kali-n.[5] kreos. lyc. m-art.[5] **MERC.**[5] **Nat-m.** nit-ac.[5] **Nux-v. Olnd.** op. ozone[227] **Par.**[5] petr. ph-ac. puls. **RHUS-T.** ruta spong. **SULPH.**[5] tarax. teucr. thal.[144] verat-v.[85]
  Hautausschläge; Kratzen, nach
- **Pusteln,** nach: kali-br.[36]
- **Reiben,** durch: nat-m.[36] vinc.[36]
- **Schweiß,** mit: rauw.[119]
- **Stuhlgang,** während: ars.[5] **Carb-v.**[5]
- **Flecke**: acon.[5] aeth. agar.[102] agn. ail.[111] **Alum.** alum-p.[58] **AM-C.** am-caust.[36] am-m. **Ambr. Ant-c.** ant-t. anthr. **Apis** apisin.[5] **Arn. ARS.** ars-i. ars-s-f.[58] arum-t.[25] atro.[25] aur. bad.[111] bar-c. bar-s.[58] **BELL.** benz-ac. **Berb.** bomb-pr.[36] brom. **Bry.**[5] buth-aust.[119] calad. **CALC.**[5] calc-i.[58] calc-sil.[58] cann-s.[36] canth. caps. **Carb-an. Carb-v.**[5] carbn-s.[58] card-b.[85] carl.[85] caust.[5] cham. chel. chin. chin-s.[111] **Chlol.** chlor.[36] chol. cinnb. cist. clem. **Coc-c.** coca[36] **COCC.** coff. **CON.**[5] cop. cor-r. croc. crot-c.[2016] **Crot-h. Croto-t.** cupr. **Cycl. Dros. Dulc.**[1] elaps euph. fago.[25] ferr. ferr-ar. ferr-i. ferr-ma.[5] fl-ac. **Graph.**[1] harp.[1184] hep. hydr.[111] hyos. iod. **Ip. Jug-c.** kali-ar. **Kali-c.**[5] kali-i. kali-n. kali-s. kali-sil.[58] kalm.[36] kreos. **LACH.** lat-k.[36] **Led.**[5] lepro.[197] **Lyc.**[1] m-arct.[5] m-art.[5] **Mag-c.** mag-m. mang. med.[102] **MERC.** mez. nat-ar. nat-c.[54] nat-m. nat-p. **NIT-AC.** nux-v. oena. ol-j. op. par. **Petr. PH-AC.**[58] **PHOS.**[5] phyt. **Pic-ac.**[111] plat.[5] **Plb.** puls. rhod. **RHUS-T.**[5] ruta **SABAD.**[5] **Samb.** sant.[25] sapin.[36] sars. scol.[36] sec. **SEP. Sil.** sol-n.[25] spect.[271] spira.[36] spong. squil. **Stann. Stram. SUL-AC.** sul-i.[58] **SULPH.**[1] sumb. syph. **Tab.** tep. **Teucr.** thuj.[5] urt-u.[25] ust. verat. veronal[102] vip. wies.[36] zinc. zinc-p.[58]
  Blutung, unter der Haut, Ekchymosen; allgemeine Arzneien •Purpura; haemorrhagica GESICHT; C; Farbe, Verfärbung; rot; Flecke
  - **Abschilferung,** nach: **Carb-an. Fl-ac.**
  - **Baden,** nach: **Am-c.** phos.[5] sulph.[1]
    - **Seife,** mit: sulph.[1]
  - **Entzündung,** nach: bry.[5]
  - **Luft,** in kalter: **Sabad.**[5]
    M; Luft agg.; kalte
  - **Wärme** agg.: fl-ac.
  - **Gewebe** über den Knochen dünn ist, wo das: ph-ac.[58]
- **Oberkörper**:
  - **Kratzen** agg.: tarax.[36]
- **Bienenstiche,** wie, fleckweise, bei Uterusblutung: apis[54]
- **blassen** Flecken, mit:
  - **blass-rot**: **Apisin.**[5] nat-c. phos. **Sil.** teucr.
  - **Kälte,** bei: **Sabad.**[5]

FARBE, Verfärbung; **rot**: (Forts.)

- **blaurote** Flecke: acon.[5] **Anthr.** apis **Apisin.**[5] **Ars. Bell.** calc.[5] **Cor-r.**[111] crot-h. elaps **Lach. PHOS. Sul-ac.**[5]
  ☞ bläulich; Flecke
  - **Knötchen,** Erythema nodosum: acon.[5]
- **bräunlich** rote Flecke: calc. cann-s. **Carb-v. NIT-AC. Phos. SEP.** thuj.[85]
  - **marmoriert**: thuj.[85]
- **brennende** Flecke: kali-c.[1] lyc.[1] sulph.[1]
- **dunkel-rot, Flecke**: bell.[5]
- **Erysipel,** Oberkörper: stram.[36]
- **feuchte** Stellen: croto-t.
- **feuerrot** oder rosig: acon. apisin.[5] bell. cop.[36] ferr-ma. sapin.[36] stram. vip.[111]
  - **Flecke**: acon. bell. ferr-ma. stram.
- **glatte,** harte Flecke: **Carb-an.**
- **hell,** Flecken: **Arn.**[5] teucr.[5]
- **juckende** Stellen: con.[1] dulc.[1] graph.[1] kali-c.[1] lyc.[1]
- **kupferfarbene** Flecke: alum. **Ars.** bad.[111] calc. cann-s. **CARB-AN.** carb-v. chol. **Cor-r.** croto-t. **Kreos. LACH.** led. lyc.[5] med.[102] **Mez. Nit-ac.** phos. phyt. **Rhus-t.** ruta syph. ust. **Verat.**
  - **Abschilferung,** nach: **Carb-an.** chol.
- **marmorierte** Flecke: carb-v.[5] **Caust.**[5] lyc.[5] plat.[5] thuj.[5]
- **Netzwerk**: **Brom.**[5]
- **pigmentiert,** Muttermal:
  ☞ Naevi
- **rosa** Flecken: cann-s. carb-an. carb-v. cocc. cop. **Nat-c.**[54] rhod. sars. sep. **Sil.**[5] tep. teucr.
- **rot-violett, Flecke**: con.[5] ferr. nit-ac. phos. **VERAT.**[5]
- **Rotwein,** wie, Flecke: **Cocc. SEP.**
- **scharlach-rot**: acon. am-c. am-m. arn. ars. arum-t.[25] atro.[25] bar-c. bell. bry. carb-an. carb-v. caust. cham. chin-s.[111] chlol.[111] chlor.[111] coff. **Croc.** dulc. euph. hep. hydr.[111] hyos. iod. ip. lach. merc. ph-ac. phos. rhus-t. sant.[25] sol-n.[25] **Stram.** sulph.
  - **Oberkörper**: am-c.[36] atro.[36]
  - **Flecke**: acon. **AM-C.** am-m. arn. **Ars.** arum-t.[25] atro.[25] bar-c. **BELL. Bry. Carb-an.** carb-v. caust. cham. chin-s.[111] chlol.[111] chlor.[111] coff. **Croc.** dulc. euph. hep. hydr.[111] **Hyos.** iod. ip. lach. **MERC.** ph-ac. phos. rhus-t. sant.[25] sol-n.[25] **Stram. Sulph.**
    ☞ Hautausschläge; Scharlach, bei
- **schmerzhafte** Stellen: squil.[72]
- **Streifen,** nach Kratzen: amyg-am.[36] apisin.[5] bell.[137] bufo[137] calc. carb-v. carl.[85] com.[102] cortiso.[149] crot-h.[36] euph. lach.[137] merc.[137] par. ph-ac. **Phos.** pyrog.[137] rhus-t.[137] **Sabad.** sulph.[5]
- **Wein,** wie, Flecken: **Cocc.**[5]
- **Zinnober,** wie: hyos.[5]

schmutzig: ars. **Bac.**[62] berb. bor. bry. bufo **Ferr. Ferr-i.** ferr-pic.[137] **Iod.** merc. **Nat-m. Nit-ac.** petr.[137] phos. **Plb. PSOR.** sabin. sec. stram. **SULPH.** tarent. **Thuj.** tub.
☞ Schmutzig, sieht aus wie

- **Flecke**: berb. sabin. **Sec.**
- **grau**: **Iod.**

schwärzlich: acon. aeth. anac.[5] ant-c. **Apis Arg-n. ARS.** asaf. aur. both-l.[3070] bufo-s.[36] **Carb-v.** chel. cic.[36] **Crot-h.** dig.[5] ferr. graph.[5] jasm.[36] kali-ar.[142] lac-eq.[204] **Lach.** nat-c.[5] nit-ac.[5] ph-ac. phos.[58] phyt. **PLB.** rhus-t. sabin.[85] sars.[58] scol.[36] **SEC.** sol-n.[85] spig. sul-ac.[5] sulph.[5] tarent.[36] vip.
ALLGEMEINES; C; Farbe, Verfärbung; schwarze Verfärbung äußerer Partien, Gangrän

- **Konvulsionen,** bei: jasm.[36]
- **Metallteile** auf der Haut, **durch**: sulph.[36]
- **Pickel,** an Stelle von: bufo-s.[36]
- **Poren**: **Dig.**[5] **Graph.**[5] **Nat-c.**[5] **NIT-AC.**[5] sabin.[85] **SULPH.**[5]
- **Flecke**: aeth. anac.[5] **Ars.** cic.[36] **Crot-h.** ferr. **Lach.** phos.[58] rhus-t. sars.[58] scol.[36] sec. **Sul-ac.**[5] **Vip.**

stechende Flecke, Stellen: canth. chel. lach. lyc. merc. **Nit-ac. Puls. SIL.**

sternförmig: stram.

Streifen: ph-ac.[1]

verbrannt, wie, Flecke: ant-c. **Ars.** carb-v. caust. **Cycl.** euph. hyos. kreos. rhus-t. sec. stram.

Violett: bell.[1] chlorpr.[149]

wehtun, Flecke die: bry. **Ferr.** hep. **Led.** nat-m. ph-ac. **Puls.** sil. verat.

weinfarben: sep.[137]

weiß: alum. am-c. ant-t.[8] **APIS ARS.** ars-s-f.[102] aur. berb. calc. calc-f.[137] calc-sil.[58] carb-ac.[85] carb-an. carb-v. cob-n.[149] coca cortico.[149] **Fl-ac.** graph.[102] **KALI-C.** kali-i.[185] kres.[149] lac-c. lyc.[148] med.[212] merc. mica[142] **Nat-c.** nat-f.[119] nat-m.[102] nit-ac. ozone[227] phos. pip-m.[102] pitu-a.[164] pitu-p.[149] prot.[142] pyrar.[77] sel.[137] sep.[5] sil. sulo-ac.[149] sulph. sumb.[102] syph.[193] thuj.[5] valer.[171] zinc.[5] zinc-p.[102] ziz.[25]

- **Schwellung,** mit: ziz.[25]
- **bläulich** werdend, Flecke: **Calc.**
- **dunklen** Rändern, Flecke mit: **Calc.**
- **Flecken,** Vitiligo: **Alum.** am-c. ant-t.[8] **ARS. Ars-s-f.**[102] **Aur. Berb. Calc.** calc-f.[137] **Calc-sil.**[58] carb-ac.[85] carb-an. cob-n.[149] coca cortico.[149] graph.[102] kali-i.[185] kres.[149] lyc.[148] med.[212] **Merc.** mica[142] **Nat-c.** nat-m.[102] nit-ac. ozone[227] **Phos.** pip-m.[102] pitu-a.[164] pitu-p.[149] prot.[142] pyrar.[77] sel.[137] **SEP.**[5] **SIL.** sulo-ac.[149] **Sulph.** sumb.[102] syph.[193] thuj.[5] zinc.[5] zinc-p.[102]
  - **Schorf** abgefallen ist, nachdem: pip-m.[102]
  - **Traum** von weißen Dingen, nach: ozone[227]
- **juckende** Flecke, Menses agg.: pitu-a.[164]
- **rote** Partien werden: valer.[171]
- **weiß-bräunlich, Flecke**: thuj.[5]

FEIGWARZEN:
☞ *Wucherungen, Auswüchse; Feigwarzen*

FETTIG: agar.[5] aur.[5] bani-c.[204] bar-c.[5] **Bry.**[5] bufo[111] calc.[5] **Chin.**[5] germ.[222] iris[137] kali-p.[137] mag-c.[5] maland.[85] **Merc.**[5] **Nat-m.**[5] ol-an.[137] plb.[5] psor.[56] puls.[137] raph.[102] **Sanic.**[56] sel.[5] stram.[5] sulph.[5] thuj.[5] valer.[137]
▤ *GESICHT; C; Fettig*

behaarte Partien, besonders: maland.[85]

FETTIGE Degeneration, Muskeln: lac-d.[58]

FEUCHT, während Froststadium im Fieber: bufo[111]

FEUCHT-KALT: abies-c.[137] **Acon.**[5] am-c.[5] **Ant-t.**[5] arn.[5] ars.[5] atro.[25] **Bry.**[5] calc.[5] **Cham.**[5] chin.[5] corn.[25] corn-f.[25] cub.[85] dig.[5] dor.[25] ferr.[5] hep.[5] **Iod.**[5] lachn.[25] **LYC.**[5] **Merc.**[5] mosch.[5] nux-v.[5] **Ph-ac.**[5] **PHOS.**[5] plb.[5] sec.[5] spig.[5] **Verat.**[5] verat-v.[25]
▤ *SCHWEISS; C; Klebrig und kalt*

FISSUREN:
☞ *Risse, tiefe*

FISTEL:
☞ *Geschwüre; Fisteln, mit*

FLECKEN, enzündliche:
☞ *Hautausschläge; Flecken, größere, entzündliche*

FLECKEN, umschriebene Stellen: agar. ail.[25] ars.[36] bell.[5] **Calc-p.**[36] carbn-o.[36] chel.[25] cic.[5] croc.[5] croto-t.[36] cupr-acet.[36] graph.[5] hydr.[36] hyos.[5] kali-c.[5] kali-i.[111] lyc.[5] m-arct.[5] mag-c.[5] mang.[5] merc.[5] merc-c.[36] nat-m.[5] nat-s.[111] ph-ac.[5] polygo-o.[1125] sep.[5] sil.[5] sol-n.[25] sulph.[36] sumb.[36] urt-u.[25] valer.[5] vesp.[36]
☞ *Farbe, Verfärbung; Flecke*

Kratzen, nach: mang.[5]

beulenartig: kali-c.[5] kali-i.[111] nat-s.[111] sil.[5]

entblößt, roh: **GRAPH.**[5]

erhaben: chel.[25] **Hydr.**[36] merc.[5] urt-u.[25]

feuchter Grund: cupr-acet.[36]

Flüssigkeit, gefüllt mit: croto-t.[36]

groß: ail.[25]

herpesartig: merc.[5] nat-m.[5] sep.[5]

linsengroß: chel.[25] vesp.[36]

rund: chel.[25] merc-c.[36]

schmerzlos: lyc.[5] **Mag-c.**[5]

umgrenzt: croc.[5] m-arct.[5]

unregelmäßige: sol-n.[25]

zusammenfließend: **Bell.**[5] **Cic.**[5] hyos.[5] ph-ac.[5] valer.[5]

FREMDKÖRPER, kleine, oder Sand unter der Haut, Empfindung wie durch: bomb-pr.[85] **COCAIN.**
☞ *O; Unter der Haut, Empfindungen werden wahrgenommen direkt* ▤ *ALLGEMEINES; C; Fremdkörper, Empfindung wie von einem •ALLGEMEINES; C; Sand, Empfindung von*

FRESSENDE Empfindung:
☞ *Nagen, Fressen, Empfindung von*

FROSTBEULEN:
▤ *EXTREMITÄTEN; C; Frostbeulen •ALLGEMEINES; M; Erfrierung, Beschwerden durch*

FUNKEN auf der Haut, Empfindung wie von elektrischen: agar. **Arg.** calc. **Calc-p.** nat-m. **SEC.** **Sel.**
▤ *EXTREMITÄTEN; C; Elektrischem Strom, Empfindung von •ALLGEMEINES; C; Elektrizität; Funken, Empfindung wie elektrische •ALLGEMEINES; C; Schlag, Stoß, Empfindung wie durch; Stromstoß, wie elektrischer Schlag*

FURUNKEL:
☞ *Hautausschläge; Furunkel*

GANGLIEN: **Am-c.**[5] arn. aur-m. **Carb-v.** ph-ac. **Phos.** plb. rhus-t. **Ruta** **SIL.**[5] sulph. zinc.
▤ *ALLGEMEINES; C; Tumoren; Ganglion*

GANGRÄN, durch Verbrennungen oder gangränöse Wunden: acon. **Agar.** ail.[102] all-c.[102] alum. am-c.[31] am-m.[54] ant-c. ant-t.[5] **ANTHR.**[8] apis arn.[5] **ARS.**[137] **Asaf.** bell. both-l.[102] brass.[102] brom.[5] calc. calen.[54] **Canth.** caps. carb-ac.[116] carb-an.[102] **Carb-v.** **CAUST.** chin.[54] chlor.[102] chr-o.[102] cist.[171] con.[5] crot-h. cupr.[58] cupr-ar.[102] cycl. **Echi.**[1125] ergot.[85] euph.[54] ferr-p.[102] hell. hyos. hyper.[54] iod.[5] kali-chl.[102] kali-p.[102] **Kreos.**[116] kres.[149] lach.[137] lepro.[197] loxo-r.[240] mag-c. merc.[5] **Merc-c.**[5] mur-ac. op.[5] ph-ac.[54] phos.[34] plb.[5] **Polyg-pe.**[102] ran-a.[102] ran-b. **Rhus-t.** ruta sabin. sal-ac.[102] sars.[58] **SEC.**[1125] sep.[56] sil. solid.[111] squil.[5] **Stram.** sul-ac.[5] sulph. tarent. tarent-c. ter.[54] vip.[137]
☞ *Erysipel; gangränös •Geschwüre; gangränös •Geschwüre; gangränös;* ▤ *ALLGEMEINES; C; Entzündung; gangränös •ALLGEMEINES; C; Farbe, Verfärbung; schwarze Verfärbung äußerer Partien, Gangrän*

alten Menschen, bei: all-c.[102] am-c.[102] am-m.[54] **Ars.**[5] **Carb-v.** chin.[54] con.[54] cupr.[58] euph.[54] kreos.[5] **LACH.**[54] **Ph-ac.**[54] **Plb.**[5] sars.[58] **SEC.** sep.[56] sul-ac.[102]

Verletzung, durch, traumatisch: am-m.[54] **ANTHR.**[8] **Arn.**[5] ars.[58] **Calen.**[54] **Hyper.**[54] **LACH.**[5] **Sul-ac.**[54]
☞ ▤ *ALLGEMEINES; M; Unfall, Beschwerden durch*

Diabetes, bei: **Ars.**[116] carb-ac.[116] con.[5] echi.[1125] **Kreos.**[116] kres.[149] lach.[5] **SEC.**[1125] solid.[111]

feucht: brom.[5] **Carb-v.** **CHIN.** **Hell.** ph-ac. phos.[34] squil. tarent. **Vip.**[111]

Flecke: ars.[137] crot-h. cycl. **Hyos.** lach.[137] sec. vip.[137]

heiß: acon. ars. bell. crot-h.[78] mur-ac. op.[5] **Sabin.** **SEC.**[5]

kalt: ant-t. **ANTHR.**[8] **ARS.** **Asaf.** bell. brom.[5] **Canth.** caps. **Carb-v.** con. crot-h. **Euph.** iod.[5] **Lach.** merc. **Merc-c.**[5] **PLB.** ran-b. **SEC.** **Sil.** **SQUIL.**[5] sul-ac. sulph. tarent-c. **Ter.**[54]

neural: kres.[149]

trocken: **SEC.**[1125]

GÄNSEHAUT: achy.[149] **Acon.**[5] acon-l.[36] act-sp.[36] adam.[222] aesc. aeth.[36] agar. all-s.[36] am-m.[36] **Ang.**[36] ant-t. anth.[36] arg-n. **Ars.** asar.[5] aur.[5] aur-m.[36] bar-acet.[36] bar-c.[5] bar-m. **Bell.** bell-p.[256] benz-ac.[36] berb. beryl.[149] bor. bov. **Bry.** bufo[137] cadm.[149] cadm-br.[85] cadm-s.[137] **Calc.**[122] calc-sil.[58] calen.[8] **Camph.**[137] **Cann-s.**[5] canth.[5] caps.[122] carb-ac.[36] carb-an.

GÄNSEHAUT (Forts.)

carbn-s.[36] card-b.[36] **Caust.**[5] cerv.[36] chel.[36] **Chin.**[5] chin-ar. chin-s.[36] chlor. **Croc.** croto-t. cupr.[86] cymbo-ci.[2184] cypra-e.[227] delphin.[36] digin.[36] dulc. gels.[8] gink.[227] grat. guare.[36] haem.[36] ham.[36] **HELL.**[5] hyos.[36] ign.[5] irid.[222] kali-i. lach.[5] lachn.[85] lar-ar.[251] laur.[5] **Led.**[5] lepi.[36] **Lyc.**[36] mag-m.[36] manc.[36] mang.[36] mang-acet.[1] meny.[5] merc. merl. mez.[5] mim-h.[36] mur-ac. nat-c.[5] **Nat-m.** **Nat-s.**[36] nit-ac. **NUX-V.**[5] op.[36] ozone[227] **Par.** paull-p.[36] ped.[85] peti.[36] **Phos.** plan.[36] plat. plut-n.[269] por-m.[251] psor.[36] ptel.[36] puls.[26] ran-b.[5] rhod.[5] rhus-v.[36] ruta **Sabad.**[5] sabin.[5] sars.[5] sec.[5] sep.[81] **Sil.**[5] sphing.[36] stann.[5] staph.[5] sul-ac.[5] sulph.[36] tab. tarent.[36] **Thuj.**[5] tub.[193] **VERAT.**[1]
▤ *EXTREMITÄTEN; C; Gänsehaut • FROST; O; Äußerlich; Haare sträuben, als würden sich die • FROST; C; Frösteln; Haaresträuben, Empfindung von • FROST; C; Schüttelfrost; Haaren, mit gesträubten*

morgens: chin-s. mang.[36] nux-v.[36] sep.[1]
☞ *Z; Morgens*

- **Aufstehen,** beim: mang.[36]

vormittags: bar-c.[36] sulph.[36]
☞ *Z; Vormittags*

mittags: all-s.[36] psor.[36]
☞ *Z; Mittags*

14 Uhr: plan.[36]

15 Uhr: ang.[36]

16 Uhr: nat-s.[36]

16.30 Uhr: lyc.[36]

17 Uhr - 20 Uhr: carb-ac.[36]

abends: all-s.[36] aur.[36] chel.[36] mang-acet.[1] thuj.[36]
☞ *Z; Abends*

- **Bett,** im: chel.[36]

23 Uhr: carb-ac.[36]

Abendessen, nach dem: am-m.[36]

Bewegung, bei: achy.[149]

Essen, beim: mag-m. sil.[5]
▤ *ALLGEMEINES; M; Essen; während*

Fieberhitze, während: aeth.[36] hell.

Freien, im: acon.[5] act-sp.[36] agar. caust. chin. sars. staph.[5] sulph.[5]
☞ *M; Luft agg.; frische*

Gehen, beim: lyc.

Händen, mit heißen: cadm-s.[137]

Haus, im: calc. tub.[193]

Hitzegefühl, das über den Körper läuft, mit: guare.[36]

Konvulsionen:

- **vor**: Cupr.[86]

- **während,** mit Jucken: sep.[81]

Menses, vor: puls.[26] sep.[26]
☞ *M; Menses; vor*

Mittagessen:

- **während**: mag-m.[36]

- **nach**: am-m.[36] sulph.[36]

Nachrichten, beim Sehen oder Hören der: ozone[227]

Nasenbluten, bei: camph.[137]

Ohnmacht, nach: sep.[36]
▤ *ALLGEMEINES; M; Ohnmacht, nach*

Schaudern, mit: ang.[5] aur.[5] bar-c.[5] bell-p.[256] **Camph.**[5] cann-s.[5] **Caust.**[5] chin.[5] ign.[5] laur.[5] led.[5] mez.[5] **Sabad.**[5] sabin.[5] sars.[5] stann.[5] staph.[5] sul-ac.[5] thuj.[5] verat.[5]

Schlaf, im: guare.[36] peti.[36]

Sodbrennen, bei: cadm-s.[137] **Calc.**[122]

Stuhlgang:

- **vor**: benz-ac.[36]

- **nach**: ang.[36] grat.
▤ *ALLGEMEINES; M; Stuhlgang; nach Stuhlgang*

Trinken, nach: act-sp.[36] cadm-s. **Caps.**[122] **Chin.** verat.[1]
▤ *ALLGEMEINES; M; Trinken; nach*

Zimmer, warmes, **agg.**: adam.[222] meny.[36] mez.
☞ *M; Zimmer, im agg.* ▤ *ALLGEMEINES; M; Zimmer, im; agg.; warmes Zimmer*

erkrankte Teile: guare.[36]

plötzlich, Haare stehen zu Berge, während Fieberfrost: bar-c. dulc. meny.[5]

GELBSUCHT, Ikterus:
☞ *Farbe, Verfärbung; gelb, Gelbsucht, Ikterus*

GERUCH, übler:
▤ *SCHWEISS; C; Geruch; widerlich, abstoßend*

GESCHWÜRARTIGER Schmerz:
☞ *Schmerzen, schmerzhafte Empfindungen; geschwüriger Schmerz*

GESCHWÜRE: abrot. acet-ac.[58] **Acon.** acro-c-f.[2047] aesc.[111] agar.[5] agn.[5] agri.[1125] ail.[111] alch-v.[1125] alco.[36] all-c. aloe[1125] **Alum.**[5] alum-p.[58] alum-sil.[58] alumn. **Am-c.**[34] am-m.[5] ambr.[5] ampe-qu.[25] anac.[5] anac-oc.[102] anag.[102] **Anan.** ang.[1] ant-c. ant-t. anth.[1030] **Anthr.** ap-g.[72] apis[34] apisin.[5] aq-mar.[72] aq-sil.[93] aral.[1125] arg.[5] **Arg-n.**[137] arist-cl.[144] arn.[5] **ARS.**[137] **ARS-I.** ars-s-f.[58] **ASAF.** asc-ac.[1125] asper.[1125] aster.[8] **Aur.** aur-ar.[58] aur-i.[58] aur-m. aur-m-n. **Aur-s.**[122] bals-p.[1125] bapt. bar-c. bar-i.[102] **Bar-m.** **Bell.** bell-p.[1125] benz-ac. berb.[36] beryl.[119] bism.[137] bor. bos-c.[1125] both-l.[36] bov.[5] **Brom.**[5] **Bry.** bufo[58] cadm.[110] calam-a.[1125] calc.[137] calc-f.[102] calc-i.[102] calc-m.[116] calc-p.[137] **Calc-s.** **Calc-sil.**[58] calen.[8] callun.[1125] camph. canth.[34] caps.[5] carb-ac.[25] carb-an.[102] **CARB-V.**[137] carbn-o.[36] **CARBN-S.** card-b.[1125] card-m. **Caust.**[1] cedr.[1125] cench. cent-u.[1125] **Cham.** chel.[5] chim.[102] chin.[5] chin-ar. chin-s.[54] chlor. cic.[5] cich.[1125] cina **Cinnb.**[137] cist.[25] clem.[5] cocc. coff. colch. coloc.[5] com.[171] **Con.**[5] cop.[1125] cor-r. cory.[1125] croc.[5] crot-c. crot-h.[137] croto-t.[102] cund.[1125] **Cupr.** cupr-ar.[36] cycl.[5] dig.[5] dor.[36] dros. dulc.[5] **Echi.**[102] eucal.[25] euph. ferr.[5] ferr-ar. ferr-i.[102] ferr-ma.[5] ferr-p. **Fl-ac.** formal.[110] fuli.[72] gali.[102] gast.[36] gels.[102] **Ger.**[102] ger-r.[1125] glech.[1125] **Graph.**[1] grat.[72] grin. guai.[5] ham.[58] hecla.[234] hell.[5] hell-v.[85] **HEP.**[137] hippoz. ho.[72] hydr.[137] hydrc. hyos. hyper. ign. insulin[72] **Iod.**[5] ip.[5] iris[1125] jac.[85] jug-r.[102] **Kali-ar.** **KALI-BI.**[137] kali-br.[8] **Kali-c.**[137] **KALI-CHL.** kali-i. kali-n. kali-p. **KALI-S.** kali-sil.[58] kalm. **Kreos.**[137] lac-c.[58] **LACH.**[137] lap-a.[77] lappa[1125] laur. led. lepro.[197] liatr.[72] lina.[1125] linu-u.[1125] lol.[1125] loxo-r.[240] **LYC.** lysim.[1125] lyss. m-arct.[5] m-art.[5] m-aust.[5] mag-c.[58] mag-i.[102] mag-m. mang.[137] mang-acet.[1] med.[137] meli.[1125] menth.[36] **MERC.**[137] merc-acet.[85] merc-c.[137] merc-cy.[137] merc-d.[36] merc-i-f. merc-i-r. merc-pr-r.[102] merc-s.[54] **Mez.**[137] mill.[54] morg.[136] mosch. mur-ac.[102] **Myris.**[1125] naja **Nast.**[1125] **Nat-ar. Nat-c.** nat-i.[102] **Nat-m.**[137] nat-p. nat-s.[137] **NIT-AC.** nux-m.[5] nux-v. olnd. op.[5] **Paeon.** par. **Petr. Ph-ac. Phos.**[137] **PHYT.**[171] pimp.[1125] **Pip-m.**[36] plat.[5] plb. plb-i.[102] polyg.[137] prun-c.[25] **Psor. PULS.**[5] **Pyrog.**[56] querc-r.[1125] rad-br.[144] ran-a.[36] ran-b.[137] ran-s.[137] rat.[137] rhus-r.[34] **Rhus-t.**[137] rhus-v.[36] rumx. ruta[5] sabad.[5] sabin. sac-alb.[36] salx-a.[1125] samb. sang.[25] sanguis.[1125] **Sars.** sass.[1125] scab-s.[1125] scroph-n.[102] **Sec.** sed-ac.[1125] sel.[5] semp.[1125] seneg. **Sep.**[137] sieg.[144] **SIL.**[5] sol-n.[25] sol-t.[1125] spig. spong.[5] squil. stann.[10] **Staph.** still.[25] stram. stront-c. sul-ac.[5] sul-i.[58] **SULPH.** symph.[1125] syph.[85] syzyg.[85] tarax.[5] tarent.[137] tarent-c.[193] tell. ter.[111] teucr-s.[1125] thlaspi[137] **Thuj.**[5] **Trig-f-g.**[1125] tus-fa.[1125] ulm.[1125] valer. vario.[137] verat. verbe-o.[1125] vesp.[36] vinc. vince.[1125] viol-t. vip.[137] x-ray[110] xan.[85] **Zinc.** zinc-i.[102] zinc-o.[45] zinc-p.[58] zinc-s.[137]

ALLGEMEINES; C; Geschwüre

links: aster.[85]

Frühling, im: **Calc. Cench. Lach.**

alten Menschen, bei: pyrog.[56] **Sec.**[8] tarent-c.[72]

Anwendungen, kalte, amel. den Schmerz:

☞ *schmerzhaft; Anwendungen;*

Asa fötida, Stinkasant, riechen wie: asaf.[36]

Dekubitus, Wundliegen:

☞ *Wundliegen, Dekubitus •Wundliegen, Dekubitus; allgemeine Arzneien*

Diabetes, bei: syzyg.[102]

Hitze:

- **agg.**: cham.[137] fl-ac.[137] **Led.**[137] lyc.[137] **Puls.**[137]
- **amel.**: ars.[137] clem.[137] con.[137] **HEP.**[137] **Lach.**[137] rhus-t.[137] **Sil.**[137] syph.[137]

indolent, unempfindlich: **Iod.**

Kältegefühl in den Geschwüren, mit: ang.[5] **Ars. BRY. Dig.**[5] hep.[137] merc. **NAT-M.**[137] petr. phos.[137] plb. **Rhus-t.** sep.[137] **Sil.** thuj.

Koitus agg.: kreos.[137]

Kratzen, nach: **Agar.**[5] ang.[5] ant-c. **Ars. Asaf.** bar-c. bell. bry. calc. carb-an. carb-v. **Caust.** chin. con. graph. **Hep. Iod.** kreos. **LACH. Lyc.** mang. menth.[36] **Merc.** mez. nat-c. **Nit-ac. Petr.** ph-ac. phos. puls. ran-b. **Rhus-t.** sabin. sep. **Sil.** staph. **SULPH.** thuj.

Luft, kalte, amel.: **Dros. LED. PULS.**

Menses, agg. während: **Graph.**[5]

☞ *M; Menses; während*

Narben, in: asaf.[58]

☞ *Narben*

Ödem, um das: lyc.[5] **Rhus-t.**[5]

ödematöse Patienten: ars.[5] graph.[5] hell.[5] lyc.[5] merc.[5] rhus-t.[5] squil.[5] sulph.[5]

Reiben, durch: ang.[1]

Riss, Rhagade, durch: sep.[36]

Scharlach, durch: cham.[1]

Senfwickel, durch: calc-p.[137]

Stupor, mildem Delirium und Entkräftung, mit: bapt.[102]

Trinkern, bei: sul-ac.[58]

Tumorentfernung, nach: hydr.[137]

Verbrennung, durch: sep.[36]

Verletzung, nach leichter: mang.[137]

Wärme:

- **agg.**: **Cham.** dros. euph. **Fl-ac.** hydr. led. **Lyc. Merc.** puls.[5] **Sabin. Sec.**
- **amel.**: **Ars.** clem.[5] con.[5] hep.[5] **LACH.** rhus-t.[5] **SIL. Syph.**

Waschen agg.: **Hydr.**

Furunkel, um: hep.[137]

Gelenke:

- **auf** Gelenken: nux-v.[5]
- **oberhalb** von Gelenken: bor.[5] sep.[5]
- **Umgebung** von Gelenken, in: **COLOC.**[5] **PH-AC.**[5] **SEP.**[5]

Hautzonen, betroffene:

- **Knochen** liegt, wo die Haut dicht über: merc.[58] mez.[36]
- **unter** der Haut, subkutan: cic.[5] sec.[5]

☞ *O; Unter der Haut, Empfindungen werden wahrgenommen direkt*

Knorpel: merc-c.[54]

untere Körperhälfte: paeon.[72]

Warzen, um: ant-c. **Ars. Calc.** caust.[5] **Nat-c.** nat-s.[83] phos.

abblätternd, feine Schuppen: **Lyc.**[5]

ablösend, sich:

☞ *Absonderungen; eitrig, stinkend, ätzend*

absondernd: kali-ar.[137] kali-c.[137] kali-s.[137] nat-s.[137] **Rhus-t.**[137] zinc-s.[137]

- **gelbes** Wasser: kali-s.[137]

Absonderung, mit beißender, wie Bläschenekzem: **AMBR. ARS.** calc.[5] calc-s.[58] chin.[5] **Graph.** hep.[5] lach.[5] lyc. merc. nat-c.[5] petr. phos. puls. rhus-t.[5] sep. **Sil. Staph.** sulph. zinc.[5]

☞ *ekzematöse Ränder, kupferfarben*

- **Umgebung**: hep.[5] lach.[5] rhus-t.[5]

Absonderungen: acon. acro-c-f.[2047] agar. ail.[111] alco.[36] alum. alum-p.[58] am-c. ambr. anac. anan.[102] ang.[5] ant-t. anthr.[102] apis apisin.[5] arg. arg-n.[34] arn. ars. ars-i.[58] ars-s-f.[58] asaf.[5] aster.[102] aur.[5] aur-ar.[58] aur-i.[58] aur-s.[58] bapt.[102] bar-c. bell. bor. bov. brom.[5] bry. calc. calc-f.[102] calc-p. calc-s. calc-sil.[58] calen.[111] canth.[34] caps. carb-ac.[102] carb-an. carb-v. carbn-s. caust.[5] cham. chel.[34] chin. cic. cina cist.[58] clem.[5] coff. com.[36] con. cor-r.[102] croc. crot-c. crot-h. croto-t.[102] cund.[25] cupr. cycl. dor.[36] dros. dulc. echi.[102] eucal.[102] euph.[34] ferr.[5] ferr-ma.[5] fl-ac.[58] gels.[102] ger.[102] graph. grin. guai. ham.[111] hell. hep. hippoz. hydr. hyos. hyper. ign. iod. ip. kali-ar. kali-bi. kali-c. kali-chl. kali-i. kali-n. kali-p. kali-s. kali-sil.[58] kreos. lach.[5] led. lepro.[197] lyc. m-art.[5] mag-c.

GESCHWÜRE; Absonderungen (Forts.)
mang. **Merc.**[5] merc-c. mez. mur-ac.[102] naja nat-ar. nat-c. nat-m. nat-p. nat-s. nit-ac. nux-m. nux-v. op.[36] paeon.[102] par. petr. ph-ac.[58] phos. plat. plb. psor.[111] puls. pyrog. ran-b. ran-s. rhus-t. rhus-v.[36] ruta sabad. sabin. sang. sars. sec. sel. sep.[5] sil.[5] sol-n.[25] spig. spong. squil. staph. sul-ac. sul-i.[58] sulph. tell. thuj. verat. vinc. viol-t. zinc. zinc-p.[58]
▤ *ALLGEMEINES; C; Absonderungen*

- **blutig**: ant-t. **Anthr.** **Apisin.**[5] arg. arn. **ARS.** **Ars-i.** **ASAF.** bell. calc-s. canth. carb-an. **Carb-v.** carbn-s. **Caust.** com. **Con.** croc. **Dros.** ferr-ma.[5] graph. ham.[58] **HEP.** hyos. iod. kali-ar. **Kali-c.** kali-s. kali-sil.[58] kreos. lach. **Lyc.** m-art.[5] **MERC.** mez. nat-m. **Nit-ac.** **Petr.** ph-ac. phos. **Puls.** pyrog. rhus-t. ruta sabin. **Sars.** sec. sep. **Sil.** sul-ac. sul-i.[58] sulph. thuj. zinc. zinc-p.[58]
☞ *blutend*
  - **schwarz**: carb-v.[58]
- **bräunlich**: anac. **Anthr.** ars. **Bry.** calc. carb-v. con. nit-ac.[58] puls. rhus-t. **Sil.**
- **dick**: calc-s.[58] caps.[5] **Com.**[36] merc.[5] sep.[5] **SIL.**[5]
▤ *ALLGEMEINES; C; Absonderungen; dick*
- **dünn**: ant-t. ars. ars-s-f.[58] **ASAF.** calc-sil.[58] **Carb-v.** **CAUST.** dros. fl-ac.[58] **Iod.** **Kali-c.** **Kali-i.** kali-sil.[58] **Lyc.** **MERC.** nit-ac. **Phos.** plb. puls. **Pyrog.** ran-b. ran-s. rhus-t. rhus-v.[36] ruta sec.[5] **Sil.** staph. sul-ac.[58] sul-i.[58] **Sulph.** thuj.
▤ *ALLGEMEINES; C; Absonderungen; wässrig, dünn*
- **eitrig**:
☞ *eiternd*
- **eitrig,** stinkend, ätzend: acro-c-f.[2047] **Anan.**[102] ant-t.[34] **Anthr.**[102] arg-n.[34] ars.[102] asaf.[102] aur.[34] bapt.[102] calc.[34] calc-f.[102] **Calen.**[102] canth.[34] **Carb-ac.**[102] **Carb-v.**[102] caust.[34] cham.[34] chel.[34] chin.[34] **Com.**[36] con.[102] croto-t.[102] dor.[36] **Echi.**[102] eucal.[102] euph.[34] fl-ac.[102] gels.[102] **Ger.**[102] graph.[34] **Hep.**[102] lach.[102] lyc.[34] **Merc.**[102] merc-c.[102] **Mez.**[102] mur-ac.[102] **Nat-c.**[54] **Nit-ac.**[102] paeon.[102] ph-ac.[102] psor.[102] puls.[102] pyrog.[102] ran-b.[34] rhus-t.[34] sec.[34] sep.[34] sil.[102] sul-ac.[34] sulph.[102] **Thuj.**[102]
☞ *eiternd*
- **eiweißartig**: **Calc.** **Puls.**
▤ *ALLGEMEINES; C; Absonderungen; eiweißartig*
- **faulig**: ail.[111] **Am-c.** **Anthr.** **Ars.** **Asaf.** aur. aur-ar.[58] bapt.[111] bell. bor. **Brom.**[5] bry. **Calc.** **Calc-s.** **Calc-sil.**[58] **Carb-v.** caust. chel. **Chin.** cic. con. crot-h.[111] cycl. **Graph.** **HEP.** kali-ar.[137] kreos. **Lach.**[5] lyc. mang. merc. mez. **MUR-AC.** nat-c. nit-ac. nux-m. nux-v. **Ph-ac.** phos. plb. puls. **Rhus-t.** ruta sabin. sec. sep. **SIL.** staph. sul-ac. **Sulph.** thuj.
- **fressend**: acro-c-f.[2047] agar. am-c. anac. apisin.[5] **ARS.** **ARS-I.** ars-s-f.[58] bell. **Calc.**[5] carb-an. **Carb-v.** **CAUST.** cham. **Chel.**[5] cist.[58] **Clem.**[5] **CON.**[5] crot-c. cupr. **Fl-ac.** **Graph.** **HEP.**[5] hippoz. ign. **Iod.** **KALI-BI.** **Kali-i.** **Kreos.**[5] lach. **Lyc.** **MERC.** mez. nat-c. nat-m. **Nit-ac.** nux-v. **Petr.** **Phos.** plb. puls. **Ran-b.** **Ran-s.** **RHUS-T.** rhus-v.[36] ruta sep. **SIL.** spig. **Squil.** **Staph.** **Sul-ac.**[5] sul-i.[58] **Sulph.**[5] zinc.
▤ *ALLGEMEINES; C; Absonderungen; ätzend, scharf*
- **gelatineartig**: arg. arn. bar-c. cham. ferr. **Graph.**[102] **Kali-bi.**[102] merc. sep. **Sil.**
▤ *ALLGEMEINES; C; Absonderungen; gelatineartig*
- **gelb**: acon. acro-c-f.[2047] alum. alum-p.[58] am-c. ambr. anac. ang.[5] arg. ars. ars-i.[58] ars-s-f.[58] aur. aur-ar.[58] aur-i.[58] aur-s.[58] bov. bry. **Calc.** calc-s. calc-sil.[58] **Calen.**[111] caps. **Carb-v.** carbn-s. **Caust.** cic. **Clem.** con. croc. dulc. graph. hep. **Hydr.** iod. **KALI-BI.** kali-n. **Kali-p.** kali-s. **Kreos.** lyc. mang. **Merc.** **MEZ.** nat-ar. nat-c. nat-m. nat-p. **Nit-ac.** nux-v. **Phos.** **PULS.** ran-b. rhus-t. rhus-v.[36] ruta sec. sel. **Sep.** **Sil.** spig. **Staph.** sul-ac. sul-i.[58] sulph. thuj. viol-t.
▤ *ALLGEMEINES; C; Absonderungen; gelb*
- **gelblich-grün**: aur.[5] **Brom.**[5] **Caust.**[5] clem.[5] merc.[5] sep.[5] **Sil.**[5]
- **geruchlos**: calc.[5] caust.[5]
- **grau**: ambr. ars. carb-ac. **CAUST.** chin. **Kali-chl.** lyc. merc. sep. **Sil.** thuj.
▤ *ALLGEMEINES; C; Absonderungen; grau*
- **graugelb**: **Caust.**[5] merc.[5]
- **grün**: **Ars.** **Asaf.** aur. aur-ar.[58] calc-sil.[58] **Carb-v.** **Caust.** clem. com. kali-chl. **Kali-i.** kreos. **Lyc.** merc. naja nat-c. **Nat-s.** **Nux-v.** par. **Phos.** **Puls.** **RHUS-T.**[5] sec. sep. **Sil.** staph. **Sulph.**
▤ *ALLGEMEINES; C; Absonderungen; grün*
- **jauchig**: acro-c-f.[2047] am-c. ant-t. **Anthr.**[102] **ARS.**[102] **Asaf.**[102] aster.[102] aur. aur-ar.[58] bov. calc. **Carb-ac.**[102] **Carb-an.** **CARB-V.** **Carbn-s.** **Caust.** **Chin.** cic. clem. **Con.** cor-r.[102] **Dros.** graph. **Hep.** **Kali-ar.** **Kali-c.** kali-i. **Kali-p.** kali-sil.[58] kreos. **Lach.** **LYC.** mang. **MERC.** **Mez.**[102] mur-ac. **NIT-AC.** nux-v. ph-ac. **Phos.** plb. **Psor.** **Ran-b.** **Ran-s.** **RHUS-T.** **Sang.** sec. sep. **SIL.** squil. **Staph.** **Sul-ac.**[5] sulph.
  - **faulig**: anthr.[102] **Ars.**[102] asaf.[102] mez.[102]
- **käsig**: merc. **Sil.**[5]
- **klebrig,** an der Wäsche klebend: mez.[36]
- **Maden,** mit: ars. calc. lepro.[197] merc. **Sabad.** **Sil.** sulph.
- **ölig**: ham.[111] mez.[5]
- **reichlich**: acon. arg.[5] arg-n. **Ars.** **Asaf.** **Bell.**[5] bry. **Calc.** canth. carbn-s. **Chin.** cic. cist.[58] **Fl-ac.** graph. hep.[5] **IOD.** **Kali-c.** kali-sil.[58] kreos. lach.[5] lyc. mang. **Merc.** mez. nat-c. ph-ac. **Phos.** plb.[5] **PULS.** **Rhus-t.** ruta sabin. **SEP.** **Sil.** squil. **Staph.** **Sul-ac.**[5] sul-i.[58] sulph. thuj.
▤ *ALLGEMEINES; C; Absonderungen; reichlich, übermäßig*
- **salzig**: ambr.[5] sil.[5] staph.[5]
▤ *ALLGEMEINES; C; Absonderungen; salzig schmeckend*
- **sauer** riechend: calc. graph. **HEP.** **Merc.** nat-c. sep. **Sulph.**
☞ *übelriechend; Käse, wie alter*
- **schwärzlich**: **Anthr.** bry.[5] chin. ham.[58] lyc. sec.[58] **Sulph.**[5]
  - **Flecken** hinterlassend: bry.[5] **Sulph.**[5]
▤ *ALLGEMEINES; C; Absonderungen; Flecken hinterlassend*

- **spärlich**: acon. **Ars.** bar-c. **Bell.** bov. bry. **CALC.** carb-v. caust. chin. cina clem. **Coff. Cupr.** dros. **Dulc. Graph. HEP.**[5] hyos. ign. ip. kali-bi.[111] kreos. **LACH.** led. lyc. **Mag-c. MERC. Merc-c.**[5] nux-v. **Petr. Phos. Plat.** plb. puls. rhus-t. sars. **Sep. SIL.** spong. **Staph.** sulph. **Verat.**
- **talgartig**: **Merc. Merc-c.**
- **übelriechend**: ail.[111] alco.[36] alum. alum-p.[58] **Am-c. Anan.**[102] **Anthr. Apis ARS.** ars-s-f.[58] **ASAF. Aur.**[5] aur-ar.[58] aur-s.[58] **BAPT.** bell. bor. bov. brom.[5] **Bry. Calc.** calc-f.[102] calc-p. **Calc-s.** calc-sil.[58] **Calen.**[102] **Carb-ac. CARB-AN. CARB-V.**[5] **CARBN-S.** caust. **Chel. Chin.** cic. clem. com. **CON.**[5] crot-h. croto-t.[102] cund.[25] cycl. echi.[102] eucal.[102] **Ferr.**[5] fl-ac.[102] gels.[102] **Ger.**[102] **Graph.** grin. **Guai. HEP.** hydr. **Hyper. Kali-p. Kreos.**[5] **LACH. LYC.** mang. **MERC.** merc-c.[102] **Mez. Mur-ac.** nat-c. **Nat-p. NIT-AC.** nux-m. nux-v. op.[36] **PAEON. Petr. PH-AC. Phos.** plb. **Psor. Puls.** pyrog.[58] **RHUS-T.** rhus-v.[36] ruta sabin. **Sars. Sec. Sep. SIL.** sol-n.[25] **STAPH.** sul-ac. **SULPH.** tell. thuj. vinc.
  ☞ *faulig ▤ ALLGEMEINES; C; Absonderungen; übelriechend, stinkend*
  - **Aas,** riecht wie: **Brom.**[5] carb-v.[5]
  - **Eier,** wie verdorbene: **Brom.**[5] **Calc.**[5]
  - **faulig**: **Am-c. Anthr. ARS. ASAF.** bapt. bell. bor. **Calc. Calc-s. CHEL.** chin. cycl. graph. **HEP.** kali-p.[58] lach. lyc. **Merc. MUR-AC. Nit-ac. Ph-ac. Phos. PSOR. PULS.** pyrog.[58] rhus-t. **Sars. Sep. SIL.** sulph.
    ☞ *▤ ALLGEMEINES; C; Absonderungen; faulig*
  - **Heringslake,** wie: **Graph. Lach.**[5] **Tell.**
  - **Käse,** wie alter: calc.[5] **Con.**[5] **Hep.** sulph.
    ☞ *sauer riechend ▤ ALLGEMEINES; C; Absonderungen; Käse, riecht wie alter*
- **vermehrt**:
  ☞ *reichlich*
- **wässrig**: acro-c-f.[2047] ant-t. **Ars.** ars-i. ars-s-f.[58] **ASAF.**[5] calc. carb-v. **CAUST.** clem. con. **Dros.** fl-ac.[58] **Graph.** hell.[5] **Iod. Kali-c.** lyc. **MERC.** nit-ac. nux-v. **Petr.** ph-ac.[58] plb. psor.[111] puls. **Ran-b. Ran-s. Rhus-t.** ruta **Sil.** squil. staph. sul-i.[58] sulph. thuj.
- **weißlich**: **Am-c. Apisin.**[5] ars. **Calc.** carb-v. hell. lach.[5] **Lyc. MEZ. Puls.** sep. sil. sulph. thuj.[5]
- **wundmachend**:
  ☞ *fressend*
- **zäh**: ars. asaf. **Bov.** cham. **Con. Graph. Hydr. KALI-BI.**[111] merc. mez. ph-ac. phos. sep. sil. staph. viol-t.
  ▤ ALLGEMEINES; C; Absonderungen; zäh, schwierig abzulösen

Ameisenlaufen, Kribbeln, mit: acon. ant-t. **ARN.** bell. caust. **Cham. Clem.** colch. **Con.** croc. graph. hep. kali-c. **Lach.** merc. nat-c. nat-m. nat-p. nux-v. ph-ac. plb. puls. ran-b. **RHUS-T.** sabin. sec. **SEP.** spong. staph. sul-ac. sulph. thuj.

atonisch: bals-p.[1125] **Card-b.**[1125] ulm.[1125]

ausbreitend, sich: **Ars.** bor. calc. chel.[102] **Merc.** merc-c.[102] merc-i-f.[111] ph-ac.[102] **Phyt.** sabad. **Sars. Sil.** staph.

ausgestanzt, wie: vario.[137]

Bläschen, umgeben von: **Ars.** bell. caust. ferr-ma.[5] **Fl-ac.**[102] **Hep.**[102] **LACH.** m-art.[5] merc. **MEZ.**[102] nat-c. **Nat-m.** petr. phos. puls.[5] **Rhus-t.** sep. **Thuj.**
  ☞ *Hautausschläge; Sudamina, Schweißfriesel; geschwürig*
- **rotem** glänzendem Hof, mit: fl-ac.[102] hep.[102] **Mez.**[102]

blutend: acet-ac.[58] am-c.[34] ant-t. arg. **Arg-n.** arn. **ARS.**[1] **Ars-i.** ars-s-f.[58] **Asaf.** bar-m.[58] bell. bov.[34] **Calc.** calc-s. calen.[34] carb-an. **CARB-V.**[102] carbn-s. caust.[5] cham.[34] **Con.** croc. **Crot-h.** dros.[36] dulc.[102] ferr-ma.[5] **Graph.** ham.[58] **HEP.** hydr. **Hyos.**[5] **Iod.** kali-ar. **Kali-c.** kali-s. **Kali-sil.**[58] kalm. kreos.[102] **LACH. LYC. M-art.**[5] **MERC.** merc-c.[65] **Mez.**[102] mill.[58] nat-m. **NIT-AC.**[102] nux-v.[34] **Petr.**[102] **PH-AC. PHOS. PULS.**[58] pyrog.[58] **Ran-b.** rhus-t. ruta sabin. **Sec.** sep. **Sil. Sul-ac.** sul-i.[58] **Sulph.** thlaspi[137] thuj. zinc. zinc-p.[58]
  ☞ *Absonderungen; blutig*
- **nachts**: **Kali-c.**
  ☞ *Z; Nachts*
- **Berührung,** bei: ars.[102] **Carb-v.**[102] dulc.[102] ham.[65] **HEP.**[102] **Hydr.** kreos.[102] **Lach.**[102] merc.[102] merc-c.[65] **Mez.**[102] **Nit-ac.**[102] petr.[102] phos.[102]
  ☞ *M; Berührung agg.*
  - **leicht**: ars.[102] **Carb-v.**[102] dulc.[102] hep.[102] kreos.[102] **Lach.**[102] merc.[102] mez.[102] **Nit-ac.**[102] **Petr.**[102] **Phos.**[102]
- **Menses**:
  - **vor**: **PHOS.**[36]
    ☞ *M; Menses; vor*
  - **während**: **PHOS.**
    ☞ *M; Menses; während*
- **Verbinden,** beim: ars.[36] dros.[36] nit-ac.[36]
- ◉ **Ränder**: **ARS.** asaf. caust. hep. lach. **Lyc. Merc.** ph-ac. phos. puls. sep. **Sil.** sulph. thuj.
- **schwarzes** Blut: ars.[1] ham.[58] lach.[58] puls.[58]
  - **klumpig**: ars.[1] puls.[58]
- **übelriechend**: caust.[5]

bösartig:
  ☞ *Krebs*

chronisch: arist-cl.[144] cadm.[110] croc.[5] cund.[25] **Cupr.**[5] formal.[110] **Lach.**[5] polyg.[25] ran-b.[5] rhus-t.[5] sang.[25] sol-n.[25] staph.[5] x-ray[110]
- **Blutung,** heraussickernde, kaum Schmerz: cadm.[110] formal.[110] x-ray[110]

Drüsen betreffend: ars.[5] phos.[5] sil.[5]

durchbohrt, wie: kali-bi.[58] loxo-r.[240] phyt.[171]

Eiter absorbierend: **Iod.**[5] **Phos.**[5] sil.[5]

eiternd: acon. am-c. ambr. anac. ang.[5] ant-c. ant-t. arg. arn. **ARS.** ars-i. **ARS-S-F.**[58] **ASAF.** aur. aur-ar.[58] aur-s.[58] bar-c. **Bell.** bor.[8] bry. calc. **Canth.** caps. carb-an. **Carb-v.** carbn-o.[36] carbn-s. **CAUST.** cham. chel. chin. cic. clem. cocc. con. croc. dros. dulc. ferr-ma.[5] graph. hell. **HEP.** hyos. ign. **IOD.** ip. kali-ar. kali-c.

GESCHWÜRE; eiternd (Forts.)
kali-chl.[58] kali-i.[36] kali-n. **Kali-s.** kali-sil.[58] kreos. lach. led. **Lyc.** m-art.[5] mang. **MERC.** mez. mur-ac. nat-c. nat-m. nat-p. **Nit-ac.** nux-v. petr. **Ph-ac. Phos.** phyt.[111] plb. **PULS.** ran-b. ran-s. **RHUS-T.** ruta sabad. sabin. sars. sec. sel. **Sep. SIL.** spig. spong. squil. **Staph.** sul-ac. sul-i.[58] **SULPH.** thuj. viol-t. zinc.
☞ *Absonderungen; eitrig, stinkend, ätzend*

eitrig:
☞ *entzündet*

ekzematöse Ränder, **kupferfarben**: kali-bi.[102]
☞ *Absonderung, mit beißender, wie Bläschen-ekzem*

empfindlich: alum. alum-p.[58] am-c. anac. ang.[5] arg-n.[58] **ARN. Ars.** ars-i. **ASAF.** aur. aur-ar.[58] aur-i.[58] aur-s.[58] **Bell. Calen.**[102] carb-an. carb-v. carbn-s. **Caust.** cham.[36] **Chin.** chin-ar. cic. **Clem. COCC.** coff. con. **Cor-r.** croc. cupr. dig. **Dulc. Ferr.**[5] **Graph. GUAI.**[5] **HEP. Hydr.** hyos. **Iod. Kali-bi.**[111] kreos. **LACH.** led. **LYC. Merc. Mez.** mur-ac. nat-c. nat-m. nat-p. nit-ac. **Nux-v. Paeon. Petr. Ph-ac.** phos. **PULS.** ran-b. ran-s. rhus-t. sabin. **Sec.** sel. **Sep. Sil.** squil. **Staph.** sul-ac.[58] sul-i.[58] sulph. tarent-c.[102] thuj. verat.
☞ *schmerzhaft*

- **nachts**: **Cham.**[36]
☞ *Z; Nachts*

- **Wetter,** bei kaltem: kali-bi.[111]

- **Umgebung**: **Ars. ASAF.** bell. caust. cocc. **Hep. LACH.** lyc. merc. mez. mur-ac. nat-c. nux-v. petr. phos. **PULS.** rhus-t. sep. sil.

◉ - **Ränder**: **ARS. ASAF.** caust. clem. **HEP. Lach. Lyc. MERC.** mur-ac. petr. ph-ac. phos. puls. ran-b. sep. **SIL.** sulph. **Thuj.**

entblößt, freigelegt: carb-v.[36] nit-ac.[36]

entzündet: **ACON.** agn. am-c.[34] ant-c. apis[34] arg-n.[34] arist-cl.[144] arn. **ARS.** ars-s-f.[58] asaf. aur.[34] bar-c. **Bell.** bor. bov. **BRY.**[5] **Calc.** calen.[102] canth.[34] carb-an.[102] carb-v.[34] caust. **Cham.** cina cinnb. clem.[34] cocc. colch. coloc.[5] con. croc. cupr. dig. graph.[5] **HEP.** hyos. ign. kali-c.[34] kreos. **Lac-c. Lach.** led. loxo-r.[240] **Lyc.** m-arct.[5] m-art.[5] mang. **MERC.**[5] merc-d.[36] **Mez.**[5] mur-ac.[34] **Nat-c.**[5] **Nat-m.** nat-p. **Nit-ac.** nux-v. petr. ph-ac.[5] **PHOS.** phyt.[102] plb. **Puls.** ran-b. **Rhus-t. Ruta**[5] sars. sep. **SIL. Staph.** sul-ac.[5] **Sulph.** thuj. verat. zinc.

- **Ränder**: merc.[5]

erhabenen verhärteten Rändern, mit: **Apis ARS. ASAF.**[5] bry. calc.[122] calen.[102] carb-an. **Caust.**[5] cic. cina cinnb. clem. **Hep.** hydr. **Kali-ar. Kali-bi.**[111] lach. **LYC.**[5] **Merc.** mur-ac. **Nit-ac. Petr.** ph-ac. **Phos. PULS.**[5] ran-b. rhus-t.[5] sep. **SIL.** staph. **Sulph. Thuj.**[5]

- **ödematös**: lyc.[5] **Rhus-t.**[5]

- **unterminierte** Ränder: kali-bi.[111]

Farbe:

- **bläulich**: aesc.[58] arn. **ARS.**[193] **Asaf. Aur.** aur-ar.[58] bell. bry. calc. calc-f.[102] calc-sil.[58] carb-an.[102] **Carb-v. Con.** crot-h.[137] **HEP.**[5] **Kali-i.** kali-s. **LACH.**[193] **Lyc. Mang.**[85] **Merc.** mur-ac.[102] nit-ac. ph-ac. sec. seneg. **SIL.**[193] staph. tarent-c.[102] thuj.[137] verat. vip.[137]
  - ◦ **Basis**: **Ars.**[102] calc-f.[102] carb-an.[102] lach.[36] mur-ac.[102] tarent-c.[102]
  - ◦ **Ränder**: **Asaf.** kali-s. **Mang.**[85] nit-ac.
  ☞ *marmorierter Hof*
  - ◦ ◦ **Verletzung,** nach leichter: mang.[85]
  - ◦ **rot**: ars.[193] lach.[193] sil.[193]

- **blauschwarz**: carb-v.[5] crot-h.[111] lach.[5] tarent.[111] vip.[111]

- **bräunlich**: berb.[36]

- **dunkel**: cupr-ar.[36]

- **gelb**: calc. cor-r. nit-ac. plb. staph. sulph. zinc.

- **gesprenkelt**: arn.[5] ars.[5] **Con.**[5] ip.[5] **Lach.**[5] sul-ac.[5]

- **graue** Basis: **Merc.**[36] nit-ac.[5] syph.[85] thuj.[5]

- **rote** Ränder: **Acon.** aesc.[111] ant-c. arn. **ARS. ARS-S-F.**[58] **Asaf.** bar-c. bell. bor. bry. **Calc.** caust.[1] **Cham.** cocc. cupr. dor.[36] fl-ac. graph.[1] **HEP.** hyos. ign. **Kali-bi.** kreos. **Lach.**[5] led. **Lyc. Merc. MEZ.**[5] nat-c. nat-p. nit-ac. nux-v. **Petr.** ph-ac. phos. plb. **PULS.**[5] ran-b. **Rhus-t.** sars. sep. **SIL.**[5] **STAPH.**[5] **SULPH.** thuj. verat. zinc.
  - ◦ **dunkel**: aesc.[111] lach.[5] mez.[5] puls.[5] sil.[5] staph.[5]

- **schwarz**: ant-t. **ANTHR. ARS. Asaf.** bell. bism.[137] calc-f.[102] carb-an.[102] **CARB-V. Carbn-s. Con.** euph. grin. ham.[58] ip.[5] kali-ar.[137] kali-bi. **LACH. LYC. Mur-ac.**[36] **Plb. Rhus-t.**[5] sars. **SEC. Sil.** squil. **Sul-ac. Sulph.** tarent-c.[102] thuj.
  - ◦ **Basis**: **ARS.** calc-f.[102] carb-an.[102] **Ip.**[5] lach. mur-ac.[36] plb. sil. sulph. tarent-c.[102] thuj.
  - ◦ **Flecke** im Zentrum: **Kali-bi.**
  - ◦ **Ränder**: **Ars.** con. **LACH.** sil. sulph.

- **weiß**:
  - ◦ **Basis**: merc-d.[36]
  - ◦ **Flecken,** mit: **Ars.** calc. con. **LACH. MERC.** phos. sep. **SIL.** sulph. thuj.

Fisteln, mit: **Agar. ANT-C.**[5] ars. **Asaf. Aur.**[5] aur-ar.[58] aur-s.[58] bar-c. **Bell. Berb.**[111] **BRY. CALC. Calc-f.**[111] calc-m.[116] **Calc-p.** calc-s. **Calc-sil.**[58] calen.[102] carb-ac. **Carb-v.** carbn-s. **CAUST.** chel. **Cinnb.**[171] clem. **Con.** eucal.[25] **Fl-ac. Hep. Hippoz.** kali-i.[102] kreos. lach.[5] led. **LYC. Merc. Mill.**[54] nat-c. **Nat-m.** nat-p. **Nit-ac. Petr.** ph-ac.[5] **PHOS.** phyt.[102] **PULS.** rhus-t. **RUTA**[5] sabin. sel. sep. **SIL.** stann.[10] **Staph.** stram. **SULPH.**[5] **Ter.**[111] **Thuj.**
▤ *ALLGEMEINES; C; Fisteln • ALLGEMEINES; C; Fisteln; Geschwüre mit Fistelbildung, auf der Haut*

- **feuerrot**: cinnb.[171]

flach: **Am-c.** ang.[5] **Ars. Asaf.** bell. **Carb-an.**[5] **Carb-v.**[171] **Chin.** cor-r. hydr.[137] **LACH. LYC. MERC. Nat-c.**[5] **NIT-AC. Petr.**[5] **Ph-ac.** polyg.[137] **Puls. Ran-b. Sel.**[5] **Sep. Sil. Thuj.**
☞ *oberflächlich*

- **Klimakterium,** im: polyg.[137]

Furunkel, durch: **Calc-p.**

gangränös: acon.[5] am-c. am-m.[5] ant-t.[5] anthr. **Ars.**[5] **ASAF.** aur.[5] bapt. bell.[5] bism. both-l.[3070] caps.[110] carb-v. **CHIN.**[5] cinnb. com.[111] con. crot-c. crot-h. euph. graph.[36] kali-bi. kali-p. kreos. lach. lyc. merc.[5] mill. mur-ac.[5] nit-ac.[102] petr.[5] ph-ac.[5] plb.[5] rad-br.[144] ran-b.[5] rhus-t. sabin.[5] sac-alb.[36] salx-a.[1125] sars. **SEC.**[5] **Sil.** **Squil.** sul-ac. sulph.[5] tarent-c.[102] vip.[111]
☞ *Gangrän, durch Verbrennungen oder gangränöse Wunden •phagedänisch ▤ ALLGEMEINES; C; Farbe, Verfärbung; schwarze Verfärbung äußerer Partien, Gangrän*

- **feucht**: **CHIN.**[5]

- **heiß**: acon.[5] ars.[5] bell.[5] mur-ac.[5] sabin.[5] **SEC.**[5]

◦ **feucht**: acon.[5] **Ars.**[5] **Bell.**[5] mur-ac.[5] **Sabin.**[5] **Sec.**[5]

- **kalt**: ant-t.[5] ars.[5] **Asaf.**[5] bell.[5] con.[5] **Lach.**[5] **Plb.**[5] ran-b.[5] **SEC.**[5] **SQUIL.**[5]

- **kalt** trocken: acon.[5] am-c. am-m.[5] ant-t.[5] **Anthr.** **ARS.**[5] **Asaf.** aur.[5] **Bapt.** bell.[5] bism. both-l.[3070] caps.[110] **Carb-v.** **Chin.** **Cinnb.** com.[111] **Con.** **Crot-c.** **Crot-h.** euph. **Graph.**[36] kali-bi. kali-p. **Kreos.** **LACH.** **LYC.** merc.[5] mill. **Mur-ac.**[5] nit-ac.[102] plb.[5] rad-br.[144] ran-b.[5] rhus-t. sabin.[5] sac-alb.[36] **Sars.** **SEC.**[5] **Sil.** squil. sul-ac. sulph.[5] tarent-c.[102] vip.[111]
☞ *Gangrän, durch Verbrennungen oder gangränöse Wunden*

- **Ränder**: anthr.[102] **Ars.**[102] **Carb-v.**[102] kreos.[102] lach.[102] nit-ac.[102] sec.[102] **Sul-ac.**[102] tarent-c.[102]

geschwollen: acon. agn. arn. **Ars.** aur. **BAR-C.**[5] **BELL.** **BRY.** **Calc.** **Carb-an.** **Carb-v.**[5] caust. **Cham.** cic. cocc. **CON.**[5] dulc. graph.[1] **Hep.** **Iod.**[5] **Kali-c.** led. **LYC.** mang. **MERC.** **Nat-c.** **Nat-m.** nat-p. **Nit-ac.** nux-v. **Petr.** ph-ac. **Phos.** plb. **PULS.** **RHUS-T.** sabin. samb. **SEP.** **SIL.** staph. **SULPH.** **Vip.**

- **Hof**: acon. ars. **Bell.** caust. cham. graph.[1] **Hep.** lyc. **Merc.** nat-c. nux-v. petr. phos. **PULS.** **Rhus-t.** **Sep.** sil. staph.

- **Ränder**: **Ars.** bry. **Calc.** carb-an. caust. cic. **Hep.** lyc. **MERC.** petr. ph-ac. phos. **Puls.** **Sep.** **SIL.** **Sulph.**

getüpfelt: arg-n.[137] ars.[137] kali-bi.[137] med.[137]

gezackten Rändern, mit: **Ars.** **Carb-v.** hep. kali-bi.[137] lach. **MERC.** merc-cy.[36] **Nit-ac.** **Petr.** **PH-AC.** phyt.[137] sars.[137] **Sil.** staph. sulph. **Thuj.**

- **zickzackförmig**: **Nit-ac.**

glänzend: fl-ac. hydr.[111] **Lac-c.** mag-c.[58] mez.[36] **Phos.** puls. sil. staph. syph.

- **Basis**: hydr.[111]

- **Ränder**: fl-ac. mez.[36] phos. puls. sil.

gleichmäßiger Rand: kali-bi.

Granulationen, mit überschießenden: alum. alumn. ant-c. **Arg-n.** **ARS.** bell. **Calc.** **Carb-an.** **Carb-v.** **Carbn-s.** caust. **Cham.** cinnb. clem. **Crot-c.** graph. **Hydr.** kreos. **Lach.**[137] **Merc.** mur-ac.[102] **Nit-ac.** **Petr.** phos. sabin. **SEP.** **SIL.** staph. **Sulph.** **Thuj.**

- **Ränder**: lach.[137]

Granulationen, wildes Fleisch: alum.[5] ant-c.[5] **ARS.**[5] bell.[5] carb-an.[5] carb-v.[5] **Caust.**[5] **CHAM.**[5] clem.[5] **Graph.**[5] kreos.[5] **Lach.**[5] merc.[5] **PETR.**[5] phos.[5] sabin.[5] **SEP.**[5] **SIL.**[5] staph.[5] **Sulph.**[5] thuj.[5]

granulös: sac-alb.[36]

hartnäckig: both-l.[36] crot-h.[36] ran-a.[36]

heiß: acon.[5] bry.[5] lyc.[5] ruta[5] sep.[5]

Herpes, nach: merc.[36] **Sars.**

indolent: **Agar.** agn. alum. **Alum-p.**[58] **Alumn.** ambr.[34] ampe-qu.[25] anac. **Anag.**[102] ant-c.[34] arn.[34] **ARS.** **Ars-i.** ars-s-f.[58] aster.[102] bals-p.[25] bar-c.[102] bell.[34] bry.[34] **Calc.** calc-f.[102] **Calc-i.**[102] **Calc-p.** calc-s. **Calc-sil.**[58] calen.[34] camph. carb-ac.[25] carb-an. **Carb-v.** carbn-s. caust.[34] cham.[34] chel.[102] chin.[34] clem.[34] com. **CON.** crot-h. cund.[25] cupr.[102] **Dulc.** eucal.[36] **Euph.** fl-ac. fuli.[102] **Ger.**[102] **Graph.** hep.[137] **Hippoz.** **Hydr.**[137] **Iod.** ip. kali-ar. **KALI-BI.**[111] kali-c. **Kali-i.**[102] **Kali-s.**[58] **LACH.** **Laur.** liatr.[72] **LYC.** m-art.[5] mang.[58] merc.[5] mez.[34] **Mur-ac.** **Nit-ac.** nux-v.[34] olnd. **Op.** paeon.[102] petr. **PH-AC.** phos. phyt.[102] plb. polyg.[25] **Psor.** **Puls.** pyrog.[102] rhus-r.[34] rhus-t. sabin.[34] **Sang.** **Sars.** **Sec.** **Sep.** **SIL.** **Still.** stram. sul-ac.[58] **Sul-i.**[58] **SULPH.** syph.[102] syzyg.[102] thuj.[34] verat.[34] xan.[85] zinc. zinc-p.[58]
☞ *schmerzlos*

- **Tumorentfernung,** nach: hydr.[137]

juckend: acro-c-f.[2047] agn.[5] **Alum.**[5] alum-p.[58] alum-sil.[58] am-c. ambr. anac. ant-c. ant-t.[5] arn. **ARS.** bar-c. bell. **Bov.**[5] bry. calc. canth. carb-v. **Caust.** cham. chel. **Chin.** clem. con. dros. **Graph.** **HEP.** ip. kali-ar.[137] kali-n. kreos. lach. led. **LYC.** **Merc.** **MEZ.** nat-c. nat-m. **Nit-ac.** nux-v. petr. **Ph-ac.** phos. **Psor.** **Puls.** **Ran-b.** **Rhus-t.** ruta sabad. sabin. sars. sel. **Sep.** **SIL.** squil. **Staph.** **Sulph.** **Thuj.** verat. viol-t. zinc. zinc-p.[58]

- **nachts**: **Lyc.** staph.
☞ *Z; Nachts*

- **Umgebung**: **Agn.**[5] **Ant-t.**[5] ars. bell. caust. clem. **HEP.** **Lach.** **Lyc.** merc. mez. nat-c. nux-v. petr. ph-ac. phos. **PULS.** **Ran-b.** rhus-t. sabin. sep. **SIL.** staph. sulph.

Knoten, mit harten: sabin.[5]

Krebs: acro-c-f.[2047] **Ambr.** ant-c. **Anthr.** apis arg-n.[137] **ARS.** **Ars-i.** **ARS-S-F.**[58] **Aster.**[102] aur. aur-ar.[58] aur-i.[58] **AUR-S.**[122] bell. **Brom.**[5] **BUFO** calc. **Calc-s.** calc-sil.[58] **Carb-ac.** **Carb-an.** **Carb-v.** **Carbn-s.** caust. chel. chim.[102] chin-s.[54] clem. **Con.** **Crot-c.** crot-h.[36] cund. dor.[36] dulc. **Ferr.**[5] fl-ac.[116] fuli.[102] **Gali.**[102] **Graph.** **HEP.** **Hippoz.** hydr.[1125] kali-ar. kali-bi.[58] kali-c. **Kali-i.** **Kreos.** **Lach.** **LYC.** **Lyss.** mang.[137] **Merc.** **Merc-c.**[137] mill.[58] mur-ac. **Nit-ac.** **Petr.** **Ph-ac.** **Phos.** **Phyt.** ran-b.[137] ran-s.[137] **Rhus-t.** rumx. sabin. sars. **Sep.** **SIL.** sol-n.[25] spong. squil. **Staph.** **Sul-ac.**[5] sul-i.[58] **SULPH.** syph.[111] tarent-c.[102] **Thuj.**
▤ *ALLGEMEINES; C; Geschwüre; karzinomatös •ALLGEMEINES; C; Krebs und krebsartige Leiden*

- **blutend**: **Hydr.**[1125]

- **Rändern,** mit blauen: mang.[137]

- **sarkomartig**: ant-c. **Apis** **Ars.** **HEP.** kreos. **Merc.** **NIT-AC.** **Phos.** sabin. sulph. thuj.

kreisrund: **Kali-bi.**[111]

GESCHWÜRE (Forts.)

Kriebeln, mit: acon. arn. bell. caust. cham. clem. con. hep. lach. phos. rhus-t. sec. sep. sulph.

- **nachts**: rhus-t.
  ☞ *Z; Nachts*

Krusten, bilden: anac.[5] ant-c.[5] **ARS.**[5] ars-s-f.[58] bar-c. **BELL.**[1] bov. bry. **CALC. Calc-s. Calc-sil.**[58] carb-an. cham.[36] cic. clem. **CON. Graph.**[36] **Hep. Kali-bi.** kali-i.[111] **Kali-s.** led. **LYC. MERC. MEZ.**[36] mur-ac. olnd. petr.[5] **Ph-ac.** puls. ran-b. **RHUS-T.** sars. **Sep. SIL.** spong.[5] staph. **SULPH.** viol-t.

- **Kratzen,** nach: kali-bi.[36]

◉ - **gelb**: **MEZ.**[36]

- **Heringslake,** wie: graph.[36]

- **schwarze** Borke: bell.[1] **KALI-BI.**

lupusartig: scroph-n.[102]

marmorierter Hof: arn. **Ars. CARB-V. CON. Crot-h.** ip. **LACH. Led. PULS. Sul-ac.**
☞ *Farbe; bläulich;*

multiple: **Bar-m.**

oberflächlich: am-c. ang.[5] ant-c. ant-t. **Ars. Asaf.** bell. berb.[36] carb-an. carb-v. **Chin.** cor-r.[102] **LACH. LYC. Merc. Mez.** nat-c. **Nat-m. Nit-ac.** petr. **Ph-ac.** phos. puls. ran-b. **Sel. Sep. Sil.** staph. sulph. thuj.
☞ *flach*

ödematös: acro-c-f.[2047] ars.[5] graph.[5] hell.[5] loxo-r.[240] lyc.[5] merc.[5] rhus-t.[5] squil.[5] sulph.[5]

perforierend: **Kali-bi.**[111] merc-c.[5] **Sil.**[5]

phagedänisch: acro-c-f.[2047] agar. ant-t.[34] **Anthr. ARS. Ars-s-f.**[58] aur.[34] aur-m-n. bor. brom.[58] **Calc.** calc-sil.[58] **CARB-V.** carbn-s.[58] **CAUST.** cham. **CHEL.** cic. cinnb. cist.[58] clem. con. **Crot-c. Crot-h.** cund.[1125] dulc. ger-r.[1125] **Graph. Hep.** hydr.[58] hydrc. **Hyper. Kali-ar. Kali-c. Kali-p.** kali-sil.[58] **Lach.** led. **LYC. MERC. Merc-c.**[58] merc-cy.[137] merc-d.[102] **Merc-i-r. Mez.** nat-ar. **Nat-c. Nat-m. NIT-AC. PETR.** phos.[5] **Puls. RAN-B. RAN-S. Rhus-t.** rhus-v.[36] sars. **Sep. SIL.** squil. staph. **Sul-ac. Sulph.** zinc.
☞ *gangränös •tief* ▯ *ALLGEMEINES; C; Phagedänisch (ins Gewebe eindringende, fressende Prozesse)*

Pickel, umgeben von: acon. **Ars.** bell. **CARB-V. Caust.** cham. ferr-ma.[5] fl-ac. grin.[102] **Hep. LACH.** lyc. m-art.[5] merc. **Mez.** mur-ac. nat-c. **Petr.** phos. **Puls.** ran-s. **Rhus-t. Sep.** sil. staph. **Sulph.**
☞ *Hautausschläge; Pickel, Blütchen; geschwürig*

Pusteln, umgeben von: calc. caust. clem. **Hep. Mez. Mur-ac.** ph-ac. rhus-t. **Sil.** sulph.
☞ *Hautausschläge; Pusteln; geschwürig*

Quecksilber, durch: **Asaf. Aur. Bell.**[5] **Carb-v. Cist. HEP. Kali-bi. KALI-I. Lach. Lyc. Mez.**[5] **NIT-AC. PH-AC. PHYT. SARS.** sep. **SIL. Staph.**[5] **Sulph. Thuj.**[5]

Ränder zerfressen: **Bor.**[5]

reizbar: arn.[34] ars.[34] bar-c.[34] bell.[34] calen.[34] canth.[34] carb-ac.[25] carb-v.[34] caust.[34] chin.[34] con.[34] cund.[25] cupr.[34] dros.[34] euph.[34] graph.[34] hep.[34] hyos.[34] iod.[34] kali-c.[34] lyc.[34] merc.[34] mur-ac.[34] nit-ac.[34] nux-v.[34] petr.[34] rhus-r.[34] rhus-t.[34] sep.[34] sil.[34] sul-ac.[34] sulph.[34]

rohes Fleisch, Basis wie: ars.[102] **Com.**[36] merc.[102] **Nit-ac.**[102]

rund, ausgestanzt: kali-bi.[111] merc.[137] phyt.[111]

Schanker: cinnb.[58]

schimmernd:
☞ *glänzend*

schleimige Ränder: lach.[58]

schmerzhaft: acon. acro-c-f.[2047] agar. agn. alum. alum-p.[58] alum-sil.[58] alumn.[102] am-c. ambr. anac. ang.[5] ant-c. anthr. apis apisin.[5] arg. **Arn.**[5] **ARS.** ars-i.[58] **Ars-s-f.**[58] **Asaf.** aur. aur-ar.[58] aur-s.[58] bar-c. bar-m. **BELL.**[1] bov. brom.[5] bry. bufo[111] calc.[1] calc-s. calc-sil.[58] camph. canth. carb-ac. **Carb-an. Carb-v.** carbn-s. **Caust.** cham. chin. chin-ar. cic.[5] cinnb. clem.[5] **Cocc.** colch. con. cor-r. cupr. cupr-ar.[36] cycl. dig. dros. dulc. euph. ferr-ar. ferr-ma.[5] **Fl-ac.**[102] **Graph.** ham.[102] **Hep.** hydr. hyos. ign. iod. kali-ar.[137] **Kali-bi.**[36] kali-c. kali-chl.[58] kali-n. kali-p. kali-s. kali-sil.[58] kalm. **Kreos. LACH.**[36] **Led. Lyc.** m-arct.[5] m-art.[5] m-aust.[5] mag-c. mag-m. mang. mang-acet.[1] **MERC.** merc-acet.[85] merc-s.[54] mez.[5] **Mur-ac.**[5] nat-ar.[58] nat-c. nat-m. nat-p. **Nit-ac. Nux-v.** paeon. par. petr. **Ph-ac.**[1] **Phos. Phyt.** plat.[5] plb. **Puls.** ran-b. ran-s. rhus-t. ruta[5] sabad. sabin. sars. sec. sel. **Sep. Sil.** sol-n.[25] spong. squil. staph.[1] stram. stront-c. sul-ac.[5] sulph. syph. tarax.[5] tarent-c.[193] thuj. valer. verat. zinc. zinc-p.[58]
☞ *empfindlich*

- **morgens**: ars.[1]
  ☞ *Z; Morgens*

- **nachts**: **Asaf.** cham. **Cinnb. Con. Merc.**
  ☞ *Z; Nachts* ▯ *ALLGEMEINES; C; Schmerz; nachts*

‹› - **alte** Geschwüre: **Ars.**[36]

- **Anwendungen**:
  ◦ **agg.**:
  ◦ ◦ **kalte**: **Merc.**[54] **Merc-s.**[54] nit-ac.[47] sil.[47]
  ◦ ◦ **warme**: **Merc-s.**[54]
  ◦ **amel., kalte**: **Cham. Fl-ac. LED. Lyc. PULS. Sec.**[54]

- **Berührung,** bei: nat-c.[54] nat-m.[36]
  ☞ *M; Berührung agg.*

- **Bettwärme,** durch: cinnb. dros. **Merc. Puls.**
  ☞ *M; Bettwärme agg.*

- **Erwachen,** beim: rhus-t.[5]

- **Essen,** vor dem: puls.[1]

- **Husten,** beim: con.[1]

- **Knochen,** affizieren die: ang.[22]

- **Liegen,** beim: mur-ac.[36]

- **Menses,** während: **Cham.**
  ☞ *M; Menses; während*

- **Sitzen,** beim: mur-ac.[36]

- **Wetter,** bei kaltem: **Kali-bi.**

✝ - **Umgebung**: **Ars. Asaf.**[5] hep. **Lach.** mez.[1] **PULS.**
  ◦ **Berührung,** bei: mez.[1]
  ☞ *M; Berührung agg.*

- **beißend**: ars. bell. bry. calc. carb-an. caust. cham.[1] chin. colch. dig. **Euph. Graph.**[5] kali-bi.[111] **Lach. Led. Lyc.** mang. merc. mez. nat-c. nat-p. petr. ph-ac. **PULS.** ran-b. rhus-t.[1] ruta sel. sil. staph. sul-ac.[5] **Sulph.** thuj. zinc.
  - **nachts**: cham.[1] rhus-t.
    ☞ *Z; Nachts*
  - **Gehen** im Freien, beim: rhus-t.[1]
    ☞ *M; Luft agg.; frische*
- **Blitzschlag,** wie durch, an einer Stelle, agg. Wärme: fl-ac.[102]
- **bohrend**: arg. aur. bell. calc. caust. chin. hep. **Kali-c.** nat-c. nat-m. puls. ran-s. sep. **Sil. Sulph.** thuj.
- **brennend**: acro-c-f.[2047] alumn.[102] ambr. **ANTHR. Apisin.**[5] **ARS. Ars-s-f.**[58] asaf. aur. aur-ar.[58] aur-s.[58] bar-c. bar-m. bell. **Bov.**[5] **Brom.**[5] bry. **Bufo** calc. calc-s. calc-sil.[58] canth. **Carb-ac. Carb-an. CARB-V. CARBN-S. CAUST. Cham.** chin. chin-ar. cinnb. **Clem. Con. Dros.** ferr-ar. graph. **Hep. Hydr.** ign. kali-ar. kali-bi.[111] **Kali-c.** kali-chl.[58] kali-p. kali-s. kali-sil.[58] **Kreos. Lach. LYC.** mang. **MERC. Mez. Mur-ac.**[5] **Nat-ar. Nat-c.** nat-m. nat-p. **Nit-ac. Nux-v.** petr. ph-ac. **Phos. Plb. PULS. Ran-b. RHUS-T.** sars. sec. sel. sep. **SIL.** squil. **Staph.** stront-c. sul-ac.[58] **SULPH.** syph. tarent-c.[193] **Thuj. Zinc.** zinc-p.[58]
  - **abends,** nach dem Hinlegen: staph.[36]
    ☞ *Z; Abends*
  - **nachts**: **Anthr.** bell.[1] **Carb-v.** cham.[1] **Hep. Lach. Merc.** rhus-t. sep.[1] **Staph.**
    ☞ *Z; Nachts*
  - **Berührung,** bei: ars. bell. canth. carb-v. **Lach. Lyc.** merc. mez. puls. rhus-t. sil. sulph.
    ☞ *M; Berührung agg.*
  - **Froststadium** im Fieber, während: ars.[5] merc.[5]
  - **Menses,** während: **Carb-v.**
    ☞ *M; Menses; während*
  - **Umgebung**: **Ars. Asaf.** bell. **Caust.** cham. hep. **Lach. Lyc. Merc.** mez. mur-ac. nat-c. nux-v. petr. phos. **PULS. Rhus-t.** sep. **Sil.** staph.
  - **Ränder**: **ARS.** asaf. carb-an. **Caust.** clem. **Hep. Lach. LYC. MERC. Mur-ac.**[5] petr. ph-ac. phos. puls. ran-b. sep. **SIL.** staph. sulph. thuj.
- **drückend**: camph. carb-v. chin. **Graph.** mez. **PAEON.** par. **Phyt. SIL.**
- **Eiterung,** Schmerz wie bei: am-c. anac. arn. ars. **Asaf.** aur. bar-c. **Bry. Calc. Carb-v.** chin. colch. **Con.** cycl. dros. euph. **Graph.** hep. hyos. iod. kali-c. kreos. led. nat-m. nit-ac. nux-v. par. petr. **PHOS. PULS. Ran-b. Rhus-t.** ruta sars. sec. **SIL.** staph. **Sulph.** valer. verat. zinc.
- **fressend**: **Calc-sil.**[58] hep.[36] merc.[36] **Sil.**[36]
- **grabend**: chin.[36]
- **nagend**: agar. **Agn. Bar-c.** bell. bufo[111] calc. **Cham.** cycl. **DROS. Hep.** hyos. **Kali-c.** lach. led. lyc. mang. **Merc.** mez. nat-c. ph-ac. **Phos. Plat. Puls. Ran-s.** rhus-t. **Ruta** sep. **STAPH.** sul-ac. **Sulph.** thuj.
- **pulsierend**: acon. acro-c-f.[2047] **Apisin.**[5] arn. ars. **Ars-s-f.**[58] **Asaf.** bar-c. bell. bov. **Bry. Calc.** calc-s. caust. cham. chin. **Clem.**[36] con. ferr-ma.[5] **Hep.** hyos. ign. **Kali-c.** kali-s. kali-sil.[58] kalm. **Lach.**[5] **Lyc.** m-art.[5] **MERC.** mez. **Mur-ac.**[137] **Nat-c.** nat-m. nit-ac. petr. ph-ac. phos. puls. rhus-t. ruta sabad. sars. sep. **Sil.** staph. **SULPH.** thuj.
    ▤ *ALLGEMEINES; C; Schmerz; pulsierender, pochender Schmerz*
  - **morgens**: clem.[36]
    ☞ *Z; Morgens*
  - **nachts**: **Hep. MERC.**
    ☞ *Z; Nachts*
  - **Gehen,** beim: mur-ac.[137]
- **Ränder**: **Ars.** asaf. cinnb.[36] hep. lach. lyc. **Merc.** merc-acet.[85] mez.[36] ran-b.[5] **Sil.**
- **reißend**: **Ars.** bell.[1] bry. **Calc.**[1] canth. carb-v. caust. clem. cocc. **Cycl.** ferr-ma.[5] **Graph.** kali-c. kali-sil.[58] **LYC.** m-art.[5] **Merc.** mez. nat-c. nit-ac. **Nux-v.** phos. puls. rhus-t. **Sep.** sil. **Staph.**[1] **SULPH.** zinc.
  - **Bewegung,** bei: bell.[1]
  - **Umgebung**: calc.[1] staph.[1]
- **schießend**: **ARS. Asaf.** clem. **Hep. LYC. Phyt. Puls. Staph.**
    ▤ *ALLGEMEINES; C; Schmerz; schießender oder blitzartiger Schmerz*
- **Schlag,** Stoß, wie durch: clem.[5]
    ▤ *ALLGEMEINES; C; Schmerz; Stöße oder Schläge, Schmerz wie*
- **schneidend**: **Arn. BELL. Calc.** cic. **Clem.** dros. graph. ign. kali-ar.[137] **Lyc.** mag-m. **Merc.**[5] mur-ac. **Nat-c.** ph-ac. plat. rhus-t. **Ruta** sep. **Sil.** sul-ac.
- **Splitter,** wie durch einen: ham.[102] hep.[102] **Nit-ac.**[102]
- **stechend**: acon. alum. alum-p.[58] alum-sil.[58] ant-c. **Apis Apisin.**[5] arn. **ARS. ARS-S-F.**[58] **Asaf.** bar-c. **Bell.** bov. **Bry.** bufo[111] calc. calc-sil.[58] camph. canth. **Carb-an. Carb-v.**[5] carbn-s. **Caust.** cham. chin. chin-ar. **Cinnb.** clem. cocc. con. cycl. **Graph. Hep. Hydr.** kali-n. led. **Lyc.** m-arct.[5] mag-c. mang. mang-acet.[1] **MERC. Mez.**[1] **Mur-ac. Nat-ar.**[58] **Nat-c.** nat-m. nat-p. **NIT-AC. Nux-v. Petr.** ph-ac.[1] phos. **PULS. Ran-b. Rhus-t.** sabad. **Sabin.** sars. sel. **Sep. SIL.** spong. squil. **Staph.** sul-ac.[58] **SULPH. Thuj.**
  - **abends**: mez.[1]
    ☞ *Z; Abends*
  - **nachts**: mang-acet.[1] rhus-t. sep.[1]
    ☞ *Z; Nachts*
  - **alte** Geschwüre: mez.[36]
  - **Lachen,** beim: hep.[1]
  - **Sitzen,** beim: ars.[36]
  - **Verbinden,** nach: lyc.[36]
  - **Hof,** im: acon. **Ars. ASAF.** bell. cham. cocc. hep. lyc. **Merc.** mez. mur-ac. nat-c. nit-ac.[1] nux-v. petr. phos. **PULS.** rhus-t. sabin. sep. **Sil.** staph. **Sulph.**
  - **Ränder**: **ARS.** ars-s-f.[58] **Asaf.** bry. **Clem. Hep. Lyc. MERC.** mez.[1] mur-ac. petr. phos. **Puls.** ran-b. sep. **SIL.** staph. **Sulph.** thuj.
    - **Berührung,** bei: clem.
      ☞ *M; Berührung agg.*
  - **Splitter,** wie durch: hep. **NIT-AC.**

GESCHWÜRE; schmerzhaft (Forts.)

- **Stiche**:
  ☞ *stechend*

- **Stöße,** Schmerz wie durch: ang.[5] **Arn.**[5] cic.[5] **Clem.**[5] mez.[5] mur-ac.[5] plat.[5] **Ruta**[5] sul-ac.[5]
  ▤ *ALLGEMEINES; C; Schmerz; Stöße oder Schläge, Schmerz wie*

- **verbrannt,** wie: alum. ant-c. **ARS.** bar-c. bell. bry. calc. **Carb-v.** caust. **Cycl.** hyos. ign. kreos. lach. **Nux-v.** puls. sabad. **Sec.** sep. stram.
  ▤ *ALLGEMEINES; C; Schmerz; verbrannt, verbrüht, wie*

- **Wehgefühl,** Wehtun, Umgebung: bell. camph. carb-v. chin. **Graph.** par. sil.

- **Wehtun,** mit: alum. alum-p.[58] ambr. ant-c. arn. ars. bell. bry. calc. canth. caust. **Cham.** cic. ferr-ma.[5] **Graph. HEP.** hyos. ign. kali-bi.[36] kali-c. kali-sil.[58] lach.[36] **Lyc.** m-art.[5] m-aust.[5] **Merc. Mez.**[5] **Nat-m.** nux-v. **Ph-ac. Phos. PULS. Rhus-t. Sep.** sil. **Staph.** sul-ac. **Sulph. Thuj.** zinc. zinc-p.[58]

  ◦ **nachts**: **Hep.** lyc. **Merc.** rhus-t.
  ☞ *Z; Nachts*

  ◦ **Ränder**: lach.[36]

- **wühlend**: **Asaf.** bell. bry. bufo[111] calc. carb-v. chin. kali-bi.[111] lyc. nat-c. phos. ruta sep. stront-c. sulph.

  ◦ **Ränder**: kali-bi.[111]

- **wund** und zerschlagen, wie: ang.[5] **Arn.** ars.[5] bar-c.[5] cham. chin. cocc. **Con.** graph.[5] **HEP.** hyos.[1] kali-c.[5] nat-m. nux-v. phos.[5] **Puls.**[5] rhus-t. ruta sil.[5] staph.[5] **Sulph.** tarax.[5] zinc.[5]

  ◦ **Bewegung,** durch: hyos.[1]

- **ziehend**: **Calc.**[5] clem.[5] graph.[5] mez.[1] nit-ac.[5] staph.[5]

- **zuckendem** Schmerz, mit: arn. **Asaf.** aur. bell. bry. **Calc. CAUST.** cham. chin. clem. cupr. graph. lyc. merc. nat-c. **Nat-m.** nit-ac. **Nux-v.** petr. phyt. **PULS. Rhus-t.** ruta sep. **SIL. Staph.**[1] sulph.
  ▤ *ALLGEMEINES; C; Schmerz; zuckender, rukkender Schmerz*

  ◦ **Umgebung**: staph.[1]

schmerzlos: ambr. anac. ant-t. arn. **Ars.** aur. **Bapt.** bar-c. **Bell.** bov. **Bry. Calc.** camph. carb-an. **Carb-v.** cham. chel. chin. cic. **Cocc. Con.** croc. **Dulc.** ferr-ma.[5] fl-ac. graph. **Hell. Hyos.** ign. ip. **Lach.** laur. led. **LYC.** m-art.[5] merc. **Nit-ac.**[5] nux-m. nux-v. **Olnd. OP. PH-AC.**[102] **Phos.** phyt.[111] plat. **Puls.** rhus-t. **Sec. Sep.** staph. **Stram. Sulph.**[5] syph.[102] verat. zinc. zinc-p.[58]
  ☞ *indolent*

- **unregelmäßig,** gezackte Basis, Eiter wie schmutzig, keine Rötung: ph-ac.[102]

schmutzig aussehend: **Arn. Ars.** calc. **LACH. Lyc. MERC.** mosch. **NIT-AC.** nux-m.[5] ph-ac.[102] sabin. **Sulph. Thuj.**

- **Eiter,** ohne Schmerz oder Röte, uneben, gezackte Basis: ph-ac.[102]

schorfig:
  ☞ *Krusten, bilden*

Schuppen bedeckt, Umgebung von glänzenden: com.[171]

schwammig: alum. **Ant-c.** ant-t. **ARS.** bell. calc. **CARB-AN. Carb-v. Carbn-s.** caust. cham. **Clem.** con. **Ferr.**[5] graph. **Hep. Iod. Kreos. LACH. Lyc. MERC.** nit-ac. nux-v. **Petr. Ph-ac. Phos.** rhus-t. sabin. **Sep. SIL. Staph.** sul-ac.[5] **Sul-i.**[58] **Sulph. THUJ.**

- **Ränder**: **ARS. Carb-an.** caust. clem. **Lach.** lyc. merc. petr. ph-ac. phos. sep. **SIL.** staph. sulph. thuj.

skorbutisch: **Symph.**[1125]

skrofulös: **Aster.**[8] bar-c.[5] bar-i.[102] **Calc.**[102] calc-p.[36] callun.[1125] chin.[102] cist.[25] ferr-i.[102] gast.[36] hep.[102] iod.[102] **Kali-br.**[8] kali-i.[102] mag-i.[102] merc-i-f.[102] merc-i-r.[102] nat-i.[102] nit-ac.[102] plb-i.[102] **Sil.**[102] sul-i.[102] sulph.[102] zinc-i.[102]

Spannung, mit: arn. **Asaf.** aur. **Bar-c.** bell. bry. calc. carb-an. carb-v. **Caust.** cham. chin. cinnb.[36] clem. cocc. **CON.** graph. hep. **Iod.** kali-c. kreos. **Lach.** lyc. **Merc.** mez. mur-ac. nat-c. nit-ac. nux-v. petr. ph-ac. **Phos. Phyt. PULS. Rhus-t.** sabin. sep. sil. **Spong.** staph. **STRONT-C. SULPH.** thuj. zinc.

- **Ränder**: **Asaf.** bell. caust. cham. cinnb.[36] cocc. hep. **Lach.** lyc. merc. mez. mur-ac. nat-c. nux-v. petr. ph-ac. phos. **PULS.** rhus-t. sabin. sep. sil. staph. **Stront-c. Sulph.**

speckig: ant-c. **Ars.** cupr. **Hep.** kali-bi. **Kreos.**[5] **MERC. Nit-ac. Phyt. SABIN.**[5] sil.[5] sulph. thuj.

- **Basis**: ars. hep. **Merc.** nit-ac.

steif:
  ☞ *verhärtet*

syphilitisch: anan. **ARS.** ars-i.[58] **Asaf.**[102] **Aur.** aur-ar.[58] **Aur-m. Aur-m-n. Aur-s.**[58] **Carb-v. Cinnb.**[102] **Cist.** cor-r.[102] cory.[1125] **Crot-c.** cund.[8] **Fl-ac.**[102] graph.[102] **Hep. IOD. Kali-bi. Kali-chl. KALI-I.** lac-c. **Lach.** lyc.[102] **MERC. MERC-C.** merc-cy.[102] merc-d.[102] **Merc-i-r. Merc-pr-r.**[102] mez. **NIT-AC. Petr. PHYT.** rumx. sang. **Sars.** sil.[58] **Staph. Still.** stram. **Sulph.**[54] **Syph. THUJ.**
  ☞ *M; Syphilis, bei sekundärer*

tief: acro-c-f.[2047] **Agar. Ant-c. Anthr. ARS. ARS-S-F.**[58] **Asaf. Aur.** aur-ar.[58] **Aur-s.**[58] **Bell. Bov. CALC. CALC-S. Calc-sil.**[58] **Carb-v.** carbn-s. caust. chel. clem. **Com.**[171] **Con.** dor.[36] ferr-ma.[5] **Hep. Hippoz. Hydr. KALI-BI.**[102] kali-c.[137] **Kali-i.** kreos. **LACH.** led. **Lyc.** m-art.[5] **MERC. Merc-c.** merc-d.[36] mez.[137] **Mur-ac.** nat-ar. nat-c. nat-m. nat-p. **NIT-AC. Petr. Ph-ac.**[5] phos.[102] **Psor. PULS.** rad-br.[137] rat.[137] rhus-t. ruta sabin. **Sars.** sel. **Sep. SIL.** staph. stram. **SULPH. Syph.** tarent.[137] tarent-c.[102] thuj.
  ☞ *phagedänisch*

- **harte** Ränder: com.[171]

- **regelmäßiger** Rand, wie ausgestanzt: kali-bi.[102] phos.[102]

Trauma, durch: arn.[102] con.[102]

trichterförmig: acro-c-f.[2047]

trocken: **KALI-BI.** mag-c.[58] mang.[137] phyt.[102] sang. sec.[58]

- **hart**: mang.[137]

- **Ränder**: **Sang.**

- **speckige** Basis, trocken: phyt.[102]

übelriechend:
☞ *Absonderungen; übelriechend*

überschießend, mit Granulationsbildung: ap-g.[102] aq-sil.[93] **Ars.**[102] carb-an.[102] **Caust.**[102] fl-ac.[102] lach.[47] **Nit-ac.**[102] petr.[102] ph-ac.[102] **Sil.**[102] thuj.[102]

umgeben von kleineren Geschwüren: calc.[137] hep.[137] lach.[85] mez.[137] phos.[102] rhus-t.[137] sil.[102]

ungesund, schädlich: alum. am-c. **Apisin.**[5] bar-c. bor. **Calc. Calc-sil.**[58] caps.[110] carb-v. caust. **CHAM.**[5] **CHEL.** clem. **Con.** croc. cupr-ar.[36] **Graph.** hell. **HEP. Hippoz.** kali-c. kali-sil.[58] **LACH.**[5] lepro.[197] lyc. mag-c. mang. **Merc.** mur-ac. nat-c. nat-p. **NIT-AC.** nux-v. op.[5] **Petr.** ph-ac. phos. plb. **Rhus-t. Sep.** sieg.[144] **SIL.** squil. **STAPH.**[5] **Sulph.** viol-t.

unregelmäßig:
☞ *gezackten Rändern, mit*

unterdrückt: ars.[5] bry.[5] clem.[5] cupr.[5] dulc.[5] **Lach.**[5] **Sulph.**[5]

Varizen, geschwürige: aesc.[111] alco.[36] am-m.[34] anac. ant-t. aq-mar.[72] arn.[34] **Ars. Calc.** calc-f.[102] calen.[102] **Carb-v. Card-m. CAUST.** chin.[34] cinnb. clem.[72] crot-h. cund.[102] eucal.[102] **Fl-ac.** graph. grin. ham. hydr. insulin[72] kreos. **Lach. LYC.** merc. mez. morg.[136] phyt.[102] psor.[102] **PULS.** pyrog. **Rhus-t.** sars. **Sec.**[45] **Sil.** sul-ac. **Sulph.** thuj. verat.[34] **Zinc.**
▥ *HERZ KREISLAUF; C; Krampfadern, Varizen; geschwürig werdend •EXTREMITÄTEN; C; Geschwüre; Varizen, im Zusammenhang mit •EXTREMITÄTEN; C; Geschwüre; Varizen, im Zusammenhang mit; Arme •EXTREMITÄTEN; C; Geschwüre; Varizen, im Zusammenhang mit; Beine*

vaskulär: aur.[5] lyc.[5] merc.[5]

verbrannt, wie: ant-c.[5] cycl.[5] sec.[5]

verhärtet: agn. alum. **Alumn.**[102] **Arg.** arn. **Ars.** ars-i. ars-s-f.[58] **Asaf. Aur.** aur-ar.[58] bar-c. **BELL.** brom. **Bry. CALC.** calc-f.[102] calc-s. **Calc-sil.**[58] **Carb-an. Carb-v. Carbn-s.** caust. cham. chel. **Chin.** cic. cina **Clem.** com. **Con.**[102] cund.[25] cupr. cycl. **Dulc. Fl-ac.** graph.[58] **Hep. Hydr.** hyos. iod. **Kali-bi. Lach.** led. **LYC. Mang. Merc. Merc-i-f. Merc-i-r.** mez. nat-c. nit-ac. nux-v. paeon.[102] petr. ph-ac. phos. plb. **PULS.** ran-b. ran-s. sang. sel. sep. **SIL.** staph. sul-i.[58] sulph. syph.[102] thuj. verat.

- **Basis**: **Alumn.**[102] calc.[58] **Calc-f.**[102] com.[102] con.[102]
- **glänzend**: fl-ac. phos. **Puls. Sil.**
- **Ränder**: alum. **ARS. Asaf.** bry. **CALC.** calc-f.[102] **Carb-an. Carb-v. Caust.** cic. cina clem. **Com.** cund.[25] **Fl-ac.** graph.[58] **Hep. Lach. LYC. MERC. Nit-ac.** paeon.[102] petr. ph-ac. **Phos. PULS.**[5] ran-b. **Sang.** sep. **SIL.** staph. **SULPH.** thuj.
- **Umgebung**: arn. **Ars. ASAF. Bell.** caust. cham. cina hep. **LACH. Lyc.** merc. mez. nat-c. nux-v. petr. phos. **PULS.** sep. sil. staph. sulph.

wabenförmig: cinnb.[137]

Warzen:
- **Ursprung** in W., haben ihren: thuj.[83]
- **warzenförmig**: ars. calc. **Nat-c.** phos. thuj.[5]

Wiederaufbrechen von alten Geschwüren: **Ars.** carb-v.[137] cench. crot-h. **Kreos. Lach. Sep.** sil. vip.[137]
☞ *Narben; brechen auf*
- **Frühling,** im: cench. **Lach.**
- **teilweise** verheilt, wenn: **KREOS.**

wiederkehrend: lach.[5] sil.[5] sulph.[5] vip.[111]

zerfransten Rändern, mit: **Hep.**[5] lach.[5] **Merc.**[5] nit-ac.[72] **Ph-ac.**[5] sil.[5] staph.[5] sulph.[5] **Thuj.**[5]

zottig, rauh:
☞ *gezackten Rändern, mit*

Zucken, mit: cham.[36]

zusammenfließend: ant-t.[5]

GEZOGEN, Empfindung, als würde an der Behaarung: **Acon.**[5] alum.[5] arg-n.[5] arn.[5] ars.[5] bar-c.[5] bry.[5] canth.[5] caust.[5] chin.[5] coloc.[5] **Kali-c.**[5] kali-n.[5] kreos.[5] **Laur.**[5] lyc.[5] mag-c.[5] mag-m.[5] mur-ac.[5] ph-ac.[5] **Phos.**[5] **Rhus-t.**[5] sel.[5] sep.[139] sulph.[5]

GLÄNZEND: acon.[5] **APIS BELL. Chel. Colch. Kreos.** lepro.[197] med. nat-m.[58] neon[222] plb.[58] sel.[58] stram.[102] thuj.[58]
☞ *Wächsernes Aussehen*

Knochen, über den: lepro.[197]

◉ **rotem** Hauch, mit: stram.[102]

GLATT, fein: alum.[137] atro.[25] phos.[137] sulph.[36] sumb.[36] ter.[137]
☞ *Weiches Gefühl*

stellenweise: sulph.[36] sumb.[36]

GLITZERNDE Schuppen: **Euphr.**[5] rhus-t.[5]
☞ *Hautausschläge; Schuppen, mit*

GRANULATIONEN, wuchernde: calen.[102] loxo-r.[240] nit-ac.[102] sabin.[102] **Sil.**[102] thuj.[102]

HAARAUSFALL: Alum. ars. **Calc.** carb-an. **Carb-v. Graph. Hell.**[5] kali-c. lach. lat-m.[119] lepro.[197] **Nat-m.** op. phos. pitu-p.[119] sabin. **Sec. Sel.** sulph. tax.[85] thal-s.[122] tub.[36]
▥ *ALLGEMEINES; C; Ausfallen der Haare*

Schweiß, während: lat-m.[119]

Flecken, an hypopigmentierten: lepro.[197]

HÄMANGIOM:
☞ *Wucherungen, Auswüchse; Fungus, Schwamm;*

HAUTAUSSCHLÄGE: abrom-aug.[97] abrot. absin.[1125] acet-ac. acetan.[5] achy-a.[97] **Acon.**[5] acon-c.[36] acro-c-f.[2047] act-sp. adam.[222] adon.[137] aegle.[192] aegle-f.[192] aeth.[31] aethi-a.[77] aethi-m.[102] **Agar.**[36] agar-em.[107] agav-a.[25] agav-t.[149] agki-p.[1202] agn.[5] ail.[25] alco.[36] all-c. all-s.[54] allox.[119] aln.[25] aloe[36] alth.[1125] **Alum.**[5] alum-met.[5] alum-p.[58] alum-sil.[58] **Alumn. AM-C.**[1] am-caust.[4] **Am-m.**[1] ambr.[1] ambro.[85] aml-n.[36] ammc.[8] ampe-qu.[25] amph.[36] amyg-am.[36] amyg-d.[3020] amyg-p.[36] **Anac.**[5] anac-oc.[93] anag. **Anan.** androc.[222] ane-n.[1125] ang.[5] ange-a.[1125] anil. **ANT-C.**[1] ant-n-l.[85] ant-o. **Ant-s. Ant-t.** anthr. anthro.[102] antipyrin.[72] ap-g.[1125] aphis. **Apis**[36] **Apisin.**[5] apoc. aq-des.[275] aq-mar.[149] aran.[25] aran-ix.[144] arbu.[72] arg.[1] arg-n.[5] arge-p.[264] arist-cl.[119] arn.[5] **ARS.**[5] ars-br.[10] ars-h. **ARS-I.**[25] ars-s-f.[58] ars-s-r.[85] art-v.[85] arum-d.[25] arum-i.[36] arum-t. arund.[36] asaf.[5] asar.[5] asc-t.[25] asim.[142] astac.[5]

HAUTAUSSCHLÄGE (Forts.)

aster.[85] atista[192] atro.[1125] **Aur.** aur-ar.[58]
aur-br.[162] aur-i.[58] aur-m.[36] aur-m-n. aur-s.[58]
aven.[1125] aza.[97] ba-sv.[136] ba-tn.[136] bac.[62]
bad.[25] bals-p.[102] bamb-a.[1184] bani-c.[204] bapt.[25]
BAR-C. bar-i.[58] **Bar-m.**[102] bar-s.[58] bart.[36]
bcg[149] **Bell.**[1] bell-p.[25] benz-ac. berb. berb-a.[58]
beryl.[119] betul.[1125] bism. bix.[102] boerh.[192] bol.[72]
bol-lu.[36] bomb-chr.[36] bomb-pr.[36] bond.[36] bor.[1]
bor-ac.[100] bos-c.[1125] both-a.[3070] both-l.[36] **Bov.**[5]
brom.[5] bros-g.[259] bruc. brucel.[241] **Bry.**[5] bufo[58]
bufo-s. buni-o.[149] but-ac.[149] cact. cadm.[149]
cadm-s.[36] caj.[85] **Calad.**[5] **CALC.**[5] calc-acet.[102]
calc-ar.[58] calc-caust.[36] calc-chln.[72] **Calc-f.**
calc-hp.[102] calc-i.[58] calc-l.[85] calc-m.[31]
Calc-p.[36] calc-pic.[5] **CALC-S.**[36] calc-sil.[58]
calen.[85] callun.[1125] calo.[97] calth.[36] calx-b.[194]
camph. cand-a.[239] cann-s.[1] **Canth.**[5] caps.[5]
carb-ac.[25] **CARB-AN.**[1] **Carb-v.**[1] carbn-o.[36]
CARBN-S. carc.[154] card-m.[102] carl.[36] casc.[85]
cassi-f.[192] cassi-s.[192] cast. cast-eq.[54]
cath-a.[264] caul. **CAUST.**[1] cedr.[1125] cench.[58]
cent.[36] cephd.[97] cere-b.[77] cetr.[1125] cham.[5]
chaul.[1125] chel.[5] chim.[36] chin.[1] chin-ar.[58]
chin-s. chinin.[1125] chlf.[111] chlol.[25] chlor.[36]
chloram.[149] chlorpr.[142] choc.[222] chol.[1] chr-s.[102]
chrys-ac.[85] chrysar.[72] **CIC.**[5] cimic.[25] cimx. cina
Cinnb. **Cist.** cit-v.[36] citl-v.[197] **CLEM.**[1] cob.
cob-n.[119] coc-c. coca[25] cocc.[1] coch-o.[1125]
cod.[36] **Coff.**[5] col-a.[97] colch.[36] **Coloc.**[5] com.[25]
CON.[1] conch.[102] conv.[38] cop. cor-r.[31] corn.[8]
corn-a.[85] corn-f.[25] corn-s. cortico.[149] cortiso.[119]
corv-c.[258] cory.[25] cosm.[25] crat.[142] **Croc.**[5]
crot-c.[36] crot-h.[54] **Croto-t.** cub.[4] cund. cupr.[5]
cupr-acet.[233] cupr-ar.[25] cupr-o.[192] cupr-s.[36]
cur.[36] curc.[192] **Cycl.** cymbo-ci.[2184] cyn-d.[97]
cypr. cypra-e.[227] cyt-l.[102] daph. des-ac.[149] dig.[5]
dios.[10] dip.[72] dol. **Dros.**[5] **DULC.**[8] dys-co.[136]
echi.[102] echi-p.[114] elae.[142] elaps[36] elat.[54]
electr.[85] elmen[9] emetin.[102] ephe.[1125] equis.[102]
equis-a.[1125] erech.[142] erig.[25] erio.[36] eryth.[102]
eucal.[25] eug. euon. euon-a.[1125] eup-per.[36]
euph.[5] euph-cy.[1125] euph-l.[142] euphr.[5] eupi.
excr-can.[269] **Fago.**[25] falco-p.[265] ferr.[5] ferr-ar.[100]
ferr-i. ferr-m. ferr-ma.[5] ferr-p.[111] ferr-pic.[111]
ferul.[36] fil.[1125] **Fl-ac.** foll.[1125] form. form-ac.[72]
formal.[72] frag.[142] frax.[72] fuli.[102] fum.[1125]
gaert.[136] galeg.[1125] gali.[25] gall-ac.[36] galph.[193]
gamb.[36] gast.[36] gels.[25] genist.[1125] gent-c.
gent-l. ger-r.[1125] germ.[222] gink.[227] gins. glon.
glyc.[77] gnaph.[1125] goss.[25] gran. granit-m.[194]
GRAPH.[5] grat. grin. guai.[5] guano[102] guare.[25]
gunp.[77] gymne.[97] haliae-lc.[222] hall[36] ham.[8]
harp.[1184] hecla.[234] hed.[119] hedeo.[5] helia.[1125]
Hell. helo.[264] helon.[8] **Hep.**[5] hip-ac.[149] hipp.[36]
hippoz.[54] hist.[119] ho.[85] hom.[58] hura[36] hydr.[25]
hydr-ac. hydrc.[36] hydrog.[222] hyos.[1] hyper.
ichth.[54] ign.[5] ignis[194] ind.[36] indg. indol.[77]
insulin[72] inul.[1125] iod.[1] iodof.[36] **Ip.**[5] irid.[222] iris[25]
iris-foe.[36] jab. jac.[31] jac-c. jatr. jatz.[9] **JUG-C.**
JUG-R.[31] juni-c.[1125] juni-v.[36] kali-acet. **Kali-ar.**
Kali-bi.[8] **KALI-BR.**[8] **KALI-C.**[1] kali-chl.[8]
kali-cy. kali-hp.[45] **Kali-i.**[36] kali-m.[61] **Kali-n.**[137]
kali-p.[58] **KALI-S.** kali-sil.[58] kalm. kam.[85] kiss.[36]
kola[1184] kosen[9] **KREOS.**[5] kres.[149] kurch.[192]
lac-ac. lac-c.[8] lac-cpr.[261] lac-d. lac-del.[204]
lac-eq.[204] lac-lup.[204] lac-v.[85] **Lach.**[58] lachn.
lact. lam.[102] land.[9] lap-laz.[227] lappa[25] lar-ar.[251]
lat-h.[301] laur.[5] lav-v.[1125] **LED.** lepro.[197]
levi-o.[1125] **Lil-t.**[25] lim.[36] lim-b-c.[204] lina.[1125]
linu-u.[1125] lipp.[36] lith-c.[8] lob.[25] lob-c.[36] lob-e.[102]
lob-p.[85] lol.[111] loxo-r.[240] luf-b.[97] **LYC.**[5] lycps.[25]
lyss. m-arct.[5] m-art.[1] m-aust.[1] **Mag-c.**[1]
Mag-m.[1] mag-p. mag-s. maland.[56] **Manc.**[36]
mand.[119] mang.[5] mang-acet.[1] mangi.[197]
mant-r.[262] marm-w.[194] med.[85] medus.[85]
melit.[85] menis.[25] menth.[72] meny.[36] meph.[36]
MERC. merc-acet.[36] merc-aur.[102] merc-br.[36]
Merc-c. merc-d.[137] merc-i-f.[31] merc-i-r.[31]
merc-k-i.[110] merc-n.[102] merc-pr-a.[85]
merc-pr-r.[102] merc-s.[85] merc-tn.[102] merl.
MEZ.[1] micr.[77] mill. moni.[193] **Morg.**[136]
morg-g.[136] morph.[36] mosch.[5] mucor[142]
Mur-ac.[1] murx.[36] musa[197] mut.[136] mygal.[192]
myric.[5] myris.[1125] nabal.[25] naja[36] naphtin.[85]
narc-ps.[171] nast.[1125] nat-acet.[5] **Nat-ar.**
nat-br.[10] **Nat-c.**[1] nat-cac.[102] nat-f.[119] nat-h.[36]
NAT-M.[1] nat-p.[8] **Nat-s.** nat-sal.[36] nat-sil.[58]
neon[222] nicc.[36] **Nit-ac.**[1] nit-m-ac.[102] nuph.[25]
nux-m.[5] **Nux-v.**[5] nyct.[97] oci-s.[119] oena.[25]
ol-an.[36] ol-j.[111] ol-myr.[102] **OLND.** op.[5] oper.[102]
orig-v.[25] osm. ov.[72] ox-ac. oxyg.[85] ozone[227]
paeon.[1125] pall.[36] par.[5] parth.[197] paull.[54] ped.[36]
per.[36] pers.[36] **PETR.** **Ph-ac.**[1] phase.[1125] phel.
phlor.[85] **Phos.**[1] phys.[25] physal.[72] phyt.[8] pic-ac.
pice-e.[1125] pier-b.[233] piloc.[5] pimp.[1125] pin-s.[72]
pip-m. pip-n.[85] pitu-a.[164] pitu-p.[119] pix.[36] plan.[25]
plat.[5] platan.[1125] plb.[5] plb-chr.[36] plb-i.[85] plect.[36]
plumbg-eu.[1125] plut-n.[222] podo.[36] polyg.[45]
polyg-pe.[102] pop.[122] pop-c.[102] por-m.[251]
pot-a.[58] pot-t.[1125] prim-f.[102] prim-o.[72] prim-v.[102]
prot.[136] prun. pseuts-m.[255] psil.[164] **PSOR.**[54]
ptel.[25] pull-g.[181] **PULS.**[1] puls-n.[25] pyrog.[65]
querc-r.[1125] quill.[1125] rad-br.[137] ran-b.[5] ran-s.
raph.[36] rat.[36] ratt-n.[204] rauw.[144] rham-cath.[1125]
rham-f.[1125] rheum[1] rhod.[5] rhus-a.[1125]
rhus-d.[809] rhus-r.[93] **RHUS-T.**[5] **RHUS-V.** rob.[36]
ros-d.[305] rubu-f.[1125] **Rumx.**[25] russ.[36] **RUTA**[5]
sabad.[5] sabal.[1125] sabin.[5] sac-alb.[36] **SAL-AC.**
salv.[1125] samars.[110] samb.[5] samb-c.[85] sang.
sani-eu.[1125] sanic. sant.[25] sap-sod.[45] sapin.[36]
sapo.[1125] sarcol-ac.[149] saroth.[137] sarr.[36] **Sars.**[1]
scab-s.[1125] schran-u.[88] scol.[142] scorp.[269]
scroph-n.[72] sec.[5] sed-ac.[1125] sedi.[36] sel.[5]
semp.[25] senec.[85] seneg.[5] senn. **SEP.**[1] serp.[45]
sieg.[144] **SIL.**[1] skook.[77] sol[236] sol-a.[36] sol-n.[25]
sol-t.[193] sol-t-ae.[36] solid.[102] spect.[271] sphing.[85]
Spig.[1] spira.[36] spong.[1] **Squil.**[5] stann.[1]
STAPH.[1] staphycoc.[77] stel.[102] stict.[111] still.[8]
stram.[5] strep-s.[197] stront-c.[5] stront-n.[102]
stroph.[102] stry.[102] stry-ar.[54] stry-p.[102] succ.[194]
sul-ac.[1] **Sul-i.** sulfa.[119] sulfon.[5] sulfonam.[149]
sulo-ac.[72] **SULPH.**[5] sumb.[25] syc-co.[136] **Syph.**
tab.[36] tama.[1125] tarax.[1] tarent. tarent-c. tax.[36]
tela[192] **Tell.**[111] tep.[36] ter. tere-ch.[149] term-a.[192]
term-c.[192] tet.[36] teucr.[5] thal.[144] thal-s.[85] thea[192]
ther. thlaspi[29] **Thuj.**[1] thymol.[1125] thyr.[137] til.[36]
til-c.[253] titan.[72] torul.[72] trif-p. trig-f-g.[1125] tril.[1125]
trinit.[102] trio.[25] tritic.[1125] trom. tub.[15] tub-a.[56]
tub-m.[149] tub-r.[149] tung.[252] ulm.[1125] upa.[85]
ur-ac.[85] uran.[269] uran-n.[25] urea[85] urine[85]
uro-h.[264] urt-u.[8] ust. uva.[102] vac. valer.[5] vario.[54]
Verat.[1] verat-v.[25] verb.[1] verbe-h.[25]
verbe-o.[1125] verin.[36] vero-o.[232] veronal[102]
vesp. vinc.[4] **Viol-o.** **Viol-t.**[5] vip. voes.[36] wies.[36]
x-ray[65] xan.[85] xero.[102] **Zinc.**[5] zinc-acet.
zinc-m.[36] zinc-o.[102] zinc-p.[58] zinc-s.
zinc-val.[102] zing. ziz.[25]

▯ *GESICHT; C; Hautausschläge*

abwechselnd mit:

- **Allgemeinsymptomen**: **Calad.**[5] **Rhus-t.**[5]
  ☞ *A; Abwechselnd mit*
- **Asthma**:
  ☞ *A; Abwechselnd mit ▯ ATMUNG; C; Asthma, asthmatische Atmung; abwechselnd mit; Hautausschläge*
- **Atemwegssymptomen**: ars.[193] **Calad.**[5] croto-t. kali-ar.[193] kalm.[193] lach. mez.[193] mut.[136] psor.[193] rhus-t.[5] sulph.[193]
  ☞ *A; Abwechselnd mit •Urtikaria (Nesselsucht); abwechselnd mit; Asthma ▯ ATMUNG; A; Abwechselnd mit •ATMUNG; C; Asthma, asthmatische Atmung; abwechselnd mit; Hautausschläge •HUSTEN; M; Gonorrhö, durch unterdrückte •HUSTEN; M; Krätze, nach Unterdrückung von •BRUST; A; Abwechselnd mit; Hautsymptomen*
- **Diarrhö**:
  ☞ *A; Abwechselnd mit ▯ REKTUM; C; Diarrhö; allgemeine Arzneien; abwechselnd mit; Hautausschlägen*
- **Dysenterie**: rhus-t.
  ☞ *A; Abwechselnd mit*
- **inneren** Krankheiten: ars.[137] croto-t.[137] **Graph.** rhus-t.[137]
  ☞ *A; Abwechselnd mit*
- **Krämpfen**: ars.[193] zinc-s.[142]
  ☞ *A; Abwechselnd mit*
- **Schleimhäute,** Erkrankungen der: aln.[85]
  ☞ *A; Abwechselnd mit*
- **Schmerzen** in den Gliedern: croto-t.[122] staph.[122]
  ☞ *A; Abwechselnd mit ▯ EXTREMITÄTEN; A; Abwechselnd mit*
- **Spannungsgefühl** in der Brust:
  ☞ *A; Abwechselnd mit ▯ BRUST; A; Abwechselnd mit •BRUST; C; Beklemmung; abwechselnd mit; Hautausschlägen*
- **Verdauungsbeschwerden**: graph.[137]
  ☞ *A; Abwechselnd mit*

links: adam.[222] ang.[36] aster.[102] bac.[56] brucel.[241] bry.[36] citl-v.[197] cymbo-ci.[2184] germ.[222] hydr-ac.[268] morg-g.[136] nat-f.[119] nat-s.[58] pitu-a.[164] plan.[25] plut-n.[222] sanic.[85] tub.[108]

rechts: adam.[222] am-m. calc.[85] calx-b.[194] cinnb. cymbo-ci.[2184] iris[54] kali-ar.[85] mangi.[197] morg.[136] neon[222] oxyg.[85] pitu-a.[164] rhus-v.[36] sars.[85] sulfa.[119] **Tama.**[197] trio.[25]

abends: **Alum.** am-m.[36] ars.[1] bart.[36] bor. graph. **Kreos.** mag-m. mez.[1] **Nux-v.** sil.[72] staph. tarent-c.[192] vero-o.[232]
☞ *Z; Abends*

periodisch: ail.[85] apisin.[5] arn.[5] **ARS.** calc.[5] dulc.[5] foll.[1125] hep.[5] hydr.[111] hyos. **Iod.** kreos.[5] **Lyc.** **Merc.** nat-m.[5] nat-s.[111] nit-ac. phos. phyt. **Rhus-t.**[5] sec.[5] sil. staph. sul-i.[111] **Sulph.** tub.[111]

- **jährlich**: ail.[85]

Frühling, im: bell. **Crot-h.** graph.[65] **Lach.** **Nat-s.** **PSOR.**[65] rhus-t. sang.[102] **Sars.** **Sep.**

Sommer, im: bov.[102] calc.[5] graph.[193] **Kali-bi.** kalm. led. mur-ac.[1] **Sars.**[37] sel.[193]

Winter, im:

- **agg.**: **Aloe** alum. ars.[102] **Calc.** caust.[144] **Dulc.** **Hep.** **Kali-br.** kali-c. **Mang.** **Merc.** **Mez.** **Petr.** **Psor.** **RHUS-T.** sabad.[102] **Sep.** sil.[144] **Stront-c.** sulph. thuj.[144]
- **amel.**: kali-bi.[102] sars.[102]

Abstillen, nach dem: dulc.[8]

Baden:

- **kaltes**:
  - **agg.**: **Ant-c.** **Calc-p.** thuj.[137]
    ☞ *Kälte; agg. ▯ ALLGEMEINES; M; Baden, Waschen; agg.; kaltes*
  - **amel.**: irid.[222] **Lyc.** puls.[73]
    ☞ *Kälte; amel. ▯ ALLGEMEINES; M; Baden, Waschen; amel.; kaltes*
- **warmes,** amel.: rhus-t.[58]
  ▯ ALLGEMEINES; M; Baden, Waschen; amel.; warmes

Bewegung, nach: **Con.**[5] nat-m.[5]
▯ ALLGEMEINES; M; Bewegung; nach

Fisch, nach: ars.[5] astac.[58] hom.[58] sep.[5]
▯ ALLGEMEINES; C; Speisen und Getränke; Fisch; agg.

Frost, Frösteln, durch: apis apisin.[5] **Ars.**[5] bry.[5] caps.[5] chlol.[122] ign.[5] kali-m.[61] **NAT-M.** **Nux-v.**[5] **RHUS-T.**
▯ ALLGEMEINES; M; Froststadium im Fieber; Beschwerden durch

Harnwege, bei Beschwerden der: lyc.[102] viol-t.[171]
☞ *M; Harnwege, mit Beschwerden der*

Husten, bei: **Carb-v.**[5]

Impfung, nach: **Ammc.**[8] bac.[62] crot-h.[102] kali-m.[114] maland.[57] med.[304] mez. sars.[8] skook.[85] sulph. syc-co.[136] vario.[184]
▯ ALLGEMEINES; M; Impfung; nach

Kälte:

- **agg.**: agar.[137] **Ant-c.** **Apis** **Ars.** **Calc-p.** caust. **CLEM.** **Dulc.** **Hep.**[137] **Kali-ar.** kali-br. kali-c.[5] lac-c.[193] lac-d.[137] mang. nat-s. **Nit-ac.** petr.[137] **Psor.** **RHUS-T.** rhus-v.[111] **Rumx.** **Sars.**[5] **Sep.** **Sulph.** thuj.
  ▯ ALLGEMEINES; M; Kälte; agg.
- **amel.**: **Calc.**[5] cassi-s.[192] dol.[193] **Dulc.** hep.[5] irid.[222] kali-bi. kali-i.[162] **Lyc.** por-m.[251] puls.[73] tarent.[192] tarent-c.[192] thea[192]
- **Abkühlung,** durch: **ARS.** calc.[193] calc-p.[193] dulc.[8] rhus-t.[102] rumx.[102] sars. sep.[102]
  ▯ ALLGEMEINES; M; Kälte; Kaltwerden; agg.

Kopfschmerz, während: kreos.[809]

Kratzen, nach: agar.[36] alum.[1] alum-p.[58] alum-sil.[58] **AM-C.**[5] **Am-m.** anac. **Ant-c.**[5] ant-t. arg.[5] arg-n.[5] arn. **Ars.**[1] **Ars-s-f.**[58] **Bar-c.**[5] bar-s.[58] bell.[5] beryl.[119] **Bov.** bry.[5] bufo[102] **Calc.**[5] **Calc-sil.**[58] canth. caps.[5] carb-an.[5] **Carb-v.**[5] carbn-s. cassi-s.[192] **CAUST.**[1] chin. chin-ar. cic.[5] **Cist.** cit-v.[36] cob. coca[36] cocc. coff.[5] **Con.**[5] cupr. cupr-ar. cupr-o.[192] **Cycl.**[5] dros. **DULC.** euph.[5] fago.[36] falco-p.[265] germ.[222] **GRAPH.**[1] grat. hell. **Hep.**[5] hyos.[5] ip.[36] kali-ar. **Kali-c.**[5] kali-n.[1] kali-s. kali-sil.[58] kola[1184] **Kreos.**[5] **LACH.**[36] laur. led.[5] **LYC.**[5] m-aust.[5] mag-c.[1] mag-m.[1] mag-p.[111] mag-s.[36] mang.

HAUTAUSSCHLÄGE; Kratzen, nach (Forts.)
mang-acet.[1] meny.[36] **Merc.**[5] **MEZ.** mosch. nat-ar.[148] nat-c.[1] nat-m.[5] nat-sil.[58] nicc.[36] **Nit-ac.**[5] nux-v. ol-an. **Olnd.** op.[36] **Par.**[5] parth.[197] **Petr.**[5] ph-ac. **Phos.** plan.[36] plb. plut-n.[222] podo.[36] por-m.[251] **Psor. Puls.**[5] **Ran-b.** rhod. **RHUS-T.**[5] rumx.[144] ruta **Sabad.**[5] sabin.[5] **Sars.**[5] sel. **SEP.**[5] **Sil.**[5] spig.[36] spong.[5] squil. **Staph.**[5] stront-c. sul-ac.[5] **SULPH.**[1] tarax.[36] tarent.[192] tarent-c.[192] **Thuj.**[5] **Til.** verat.[5] vesp.[36] viol-t.[5] **Zinc.**[1] zinc-p.[58]
☞ *Farbe, Verfärbung; rot; Kratzen, nach • Urtikaria (Nesselsucht); Kratzen;*

Laktation:
☞ *stillenden Frauen, bei*

langsame Entwicklung: ail.[58] am-c.[102]
☞ *Furunkel; Reifend; • Herpes; schmerzlos, unempfindlich*

- **exanthematösen** Erkrankungen, bei: ail.[58]
☞ *flüchtiges Exanthem; langsame Entwicklung des Ausschlags bei akuten Exanthemen*

Luft:

- **in** frischer, im Freien: led. **Nit-ac.**[1] sars. sep.[102]
☞ *M; Luft agg.; frische*

- **kalte**:

◦ **agg.**: **Apis Ars.** caust. **Dulc. Kali-ar.** kali-br. kali-c.[5] mang. nat-s. **Nit-ac. Psor. RHUS-T.** rhus-v.[111] **Rumx. Sars.**[5] **Sep.**
☞ *M; Luft agg.; kalte • Kälte; agg.*

◦ **amel.**: **Calc.**[5] dol.[193] **Dulc.** hep.[5] kali-bi. kali-i.[162] tarent.[192] tarent-c.[192]
☞ *Kälte; amel.*

Magenbeschwerden, bei: **Ant-c.**[102] ars.[102] **Carb-v.**[102] **Carbn-s.**[8] cimic.[102] cop.[102] dulc.[102] iris[72] kali-m.[61] kali-s.[193] lyc.[102] **Merc.**[8] **Nux-v.**[102] **Puls.**[102] rob.[102] trio.[25]

Menses:

- **vor**: apis[54] aur.[5] aur-m. carb-v.[1] cimic.[193] con.[5] **Dulc.**[5] foll.[149] graph.[26] **Kali-c.** mag-c.[102] **Mag-m.** med.[102] mez.[5] nat-m.[5] nat-s.[58] nux-m.[116] nux-v.[26] psor.[137] sang.[111] sars.[36] sep.[5] **Sulph.**[5] verat.[5]
☞ *M; Menses; vor*

- **während**: agar. all-s.[72] am-c.[137] apisin.[5] aur-m. bell.[5] bov.[122] bry. calc. carb-v.[5] caust. **Cimic.**[102] **Con. Dulc.** eug. **Graph.** hyos.[85] **Kali-c.** kali-n.[54] kreos.[5] lac-c.[54] mag-c. mang-acet.[72] med.[137] **Merc.** nux-m. nux-v.[54] petr.[54] psor. puls. sang. sars.[85] sec. **Sep.** sil. staph. ust.[102]
☞ *M; Menses; während • Juckend; Menses; während*

Metastase zu den Lungen (nach Unterdrückung): acon.[193] apis[193] ars.[193] carb-v.[193] dulc.[193] hep.[193] ip.[193] psor.[193] puls.[193] sec.[193] sulph.[193]
▤ *ALLGEMEINES; C; Metastasierung (Übergang einer Krankheit auf ein anderes Organ oder Organsystem)*

Milch, durch: calc.[1] sep.[1] **TUB.**[162]
▤ *ALLGEMEINES; C; Speisen und Getränke; Milch; agg.*

Quecksilber-Missbrauch, durch: agn. ars. bell. **Calc.**[5] carb-v. **CAUST. Chin.** dulc. hep. iod. **KALI-I.** nit-ac. **PSOR. Puls.** rhus-t. sars. **Sel. SEP.** sil. **Staph. Sulph.**[5] thuj. valer.

Reibung, leichte, **agg.**: bad.[137] olnd.[137] sep.[137] sulph.[137] vinc.[137]

- **fortgesetzte**: sep.[137]

- **Kleidung,** der: bad.[137] olnd.[137]
☞ *M; Kleidung agg.*

Schinkenspeck, nach Essen von: **Puls.**[5]
▤ *ALLGEMEINES; C; Speisen und Getränke; Speck; agg.*

Schweiß, während: canth.[102] **Con.**[5] **Dulc.** op.[5] **RHUS-T. Sep.**[5] **Thuj.**[5]

Schwellung der Lymphdrüsen, **mit**: agar.[5] astac.[137] brom.[102] **Bry.**[5] **Calc.**[5] calc-s.[102] caust.[5] **Dulc.**[5] lyc.[5] merc.[102] mez.[5] **Sil.**[5] viol-t.[137]

Schwellung, mit: acon. am-c. anac.[72] arn. ars. **Bell.** bry. calc. canth. carb-v. caust. chin. cic. con. euph. fago.[25] germ.[222] graph.[1] harp.[1184] hep. **Kali-c.** lyc. mag-c. **MERC.** nat-c. nat-m. nit-ac. petr. ph-ac. phos. psor. **Puls. RHUS-T.** ruta **Samb.** sars. **Sep.** sil. **Sulph. Thuj.**

Sonne, durch: acon.[85] aegle.[192] aur-m-n.[272] camph. clem. cortiso.[119] **Kali-i.**[162] **Mur-ac.**[8] nat-m.[31] sol-t.[193] **Staph.**[162] stront-c.[102] sulfa.[119] **SULPH.**[162] tarent.[192]
▤ *ALLGEMEINES; M; Sonne; agg.*

stillenden Frauen, bei: dulc.[137] **Sep.**

Überhitzung, durch: apis **Bov. Carb-v. Con. Kali-i.**[162] lyc. **NAT-M. Psor. Puls.**
☞ *flüchtiges Exanthem; überhitzt, wenn • Urtikaria (Nesselsucht); Wärme;*

Verdauungsstörung, durch: **Ant-c.**[122]
▤ *ALLGEMEINES; M; Verdauungsstörung, durch*

Verletzung, leichte, **agg.**: alum.[137]

Vollmond, bei: bov.[142]
▤ *ALLGEMEINES; M; Mond; agg.; Vollmond*

Wärme agg.: aeth. **Alum.** alum-sil.[58] anac. ant-c.[1] apis **Aur-s.**[272] bov. cassi-s.[192] **Caust. Clem.** cocc. con. cortiso.[119] dulc. euphr. hydr-ac.[268] kali-acet. kali-c.[102] **Kali-i.** kreos. **Led. Lyc.** mag-m. **MERC. Mez. Morg.**[136] mur-ac. nat-ar. nat-m. nit-ac. **Petr. Psor. Puls.** rhus-t. **Rhus-v.**[162] sars. sep.[122] staph. **SULPH.**[122] tarent.[192] tarent-c.[192] tela[192] teucr. thea[192] til. urt-u. verat.

- **Bettwärme**: aeth. **Alum.** anac. ant-c.[1] caust. **Clem.** cocc. **Kali-acet.** kreos. mag-m. merc. mur-ac. **Petr. PSOR. Puls. Rhus-t. Rhus-v.**[162] sars. sep.[122] staph. **SULPH.** tarent.[192] thea[192] **Til.** verat.
☞ *M; Bettwärme agg.*

Waschen:

- **agg.**: allox.[119] canth. **CLEM. Dulc.** germ.[222] hydr. lac-c.[193] med.[85] **Merc.** mez. **Morg.**[136] nat-h.[36] nux-v. phos. **Psor. Rhus-v.**[162] sars. **SULPH.** urt-u.

◦ **Wasser,** in kaltem: **CLEM. Dulc.** lac-c.[193] **Sulph.** thuj.
☞ *Kälte; agg.*

- **amel., warmes**: rhus-t.[58]

Wetter:

- **feuchtem,** nassem, bei: **Mag-c.** narc-ps.[171] vero-o.[232]
▤ *ALLGEMEINES; M; Wetter; nasses Wetter; agg.*

- **warmem,** heißem, bei: aegle-f.[192] bov. hyper.[137] kali-bi.[85] sars.[102]
▤ *ALLGEMEINES; M; Wetter; heißes Wetter agg.*

Haut Knochen bedeckt, wo die: ars. bell.[1] cact. **Cist.**[102] cymbo-ci.[2184] goss.[25] hura[36] kali-bi.[168] mag-m. neon[222] sul-ac.[1] syc-co.[136]

Körperteile:

- **bedeckte**: aegle-f.[192] ant-t.[5] cic.[5] cupr-o.[192] kreos.[5] **Led. Thuj.**
  ALLGEMEINES; O; Teile, Körperteile, einzelne; bedeckte
  - **Krusten,** honigartig: ant-t.[5] cic.[5] kreos.[5]
- **behaarte** Bereiche: agar. ars. bell-p.[122] bros-g.[259] calc. calc-f.[103] caust.[122] choc.[222] cic.[171] clem.[102] cypra-e.[227] euph.[142] fago.[144] hydr.[102] kali-bi.[111] kali-br.[36] kali-c.[5] kali-i. kali-p.[137] kali-sil.[58] **Lach.** lap-laz.[227] **Lith-c.** lyc. med.[137] **Merc.**[5] mez.[58] **Morg. Nat-m.** nit-ac. olnd.[102] ozone[227] petr.[36] ph-ac. **RHUS-T.** sep. sil.[5] spect.[271] staph. **SULPH.**[122] tell.
  - **Kopfhaut,** außer: cic.[171] kali-bi.[111] kali-c.[5] **Lach.** mez.[171] nat-m.[171] sil.[5]
- **schwitzende** Körperteile: **Apisin.**[5] ars.[5] bry.[5] calc.[5] caps.[809] **Con.**[5] ip.[5] lyc.[5] nat-m.[5] **Op.**[5] puls.[5] **Rhus-t.**[5] **Sep.**[5] sulph.[5] **Thuj.**[5]
- **verletzte** Körperteile: calc-p.[65] **Dulc.**
  ☞ Narben; Ekzem auf

abblätternd, schorfig:
☞ Krusten, mit

abschilfernd:

- **allgemeine** Arzneien: acet-ac. **Acon.**[5] agar. **AM-C.**[5] **Am-m.** ant-c.[5] ant-t. apis **Ars.**[5] **Ars-i.** ars-s-f.[58] **Arum-t.**[102] **Aur.** bar-c. **BELL.** bor.[5] **Bov.** bufo[58] calc.[5] calc-s. calc-sil.[58] canth. caps. carb-an. caust. cham. **Clem. Coloc.** com.[25] con. cortico.[119] crot-h. croto-t.[5] cupr. dig. **Dulc.**[5] elaps euph. ferr. ferr-p. fl-ac.[5] foll.[149] **Graph.**[5] **Hell.** hep.[137] hydr.[25] **Hydrc.**[72] iod. **Kali-ar. Kali-c.** kali-m.[137] **KALI-S.** kali-sil.[58] kreos. lach. lat-h.[301] **Laur. Led.** lepro.[197] lyc.[5] **Mag-c.** manc. medus.[85] **Merc.**[5] **Merc-c.**[5] **MEZ.** mosch. musa[197] **Nat-ar.** nat-c. nat-m. nat-p. nat-sil.[58] nit-ac.[137] **OLND.** op.[5] par. petr.[58] **Ph-ac. Phos.** phyt.[137] pip-m.[25] pip-n.[111] plat. plb. **PSOR. Puls.** ran-b.[5] ran-s. **Rhus-t.**[5] **Rhus-v.** ruta[144] sabad. sars.[137] **SEC.**[5] sel. **SEP.**[5] **Sil.**[5] spig. **Staph.** sul-ac. sul-i.[58] **Sulph.**[5] tarax. teucr. **Thuj.**[5] thyr.[137] til-c.[253] urt-u. **Verat.**[5] vip.[122]
  ☞ Schuppen, mit • Verhärtung; schält sich
  - **Scharlach,** nach: arum-t.[102]
  - **erkrankten** Körperteilen, Ausschlag an: rhus-t.[5]
  - **verhärteten** Partikeln, Abschilferung von: am-c.[5] ant-c.[5] bor.[5] **Graph.**[5] lepro.[197] ran-b.[5] **SEP.**[5] **Sil.**[5] sulph.[5]
- **Empfindung** von Abschilferung: **Agar.**[5] alum.[5] am-c.[5] **Bar-c.**[5] bufo[111] calc.[5] **Lach.**[5] merc.[5] **Ph-ac.**[5] **Phos.**[5] sep.[5] sulph.[5]
- **juckend**: arum-t.[25] com.[25]
- **Schuppen,** weiße: ars.[5] calc.[5] com.[111] croto-t.[5] dulc.[5] lyc.[5] merc.[5] sep.[5] sil.[5] thuj.[5]

Absonderung, mit: aegle.[192] **Aethi-a.**[102] **Alum.** alum-p.[58] alum-sil.[58] **Anac.** anag. **Ant-c.** ant-t. arist-cl.[119] **Ars. Ars-i.** ars-s-f.[58] atista[192] aur.[54] **Bar-c.** bell. bell-p.[122] beryl.[149] bor. **Bov.**[5] bry. bufo cact. cadm-s. **Calc.** calc-f.[149] **Calc-s.** calc-sil.[58] canth. caps. carb-an. **CARB-V. CARBN-S.** cassi-s.[192] **Caust.** cham. chrysar.[102] **Cic.** cist. **Clem. Con.**[1] crot-c.[36] crot-h. **Croto-t.** cupr. **DULC.** germ.[222] **GRAPH. Hell. Hep.** hydr. iod. **Jug-c. Kali-ar. Kali-br. Kali-c.** kali-chl. kali-p.[58] **Kali-s.** kali-sil.[58] **Kreos. Lach.** lappa[25] led. **LYC. Manc. MERC.** merc-i-f. **MEZ.** morg-g.[136] mur-ac. nat-ar. nat-c.[58] **NAT-M.** nat-p. **Nat-s.** nat-sil.[58] **Nit-ac.** nux-v. **OLND. Petr. Ph-ac. Phos.** phyt. pitu-a.[164] **Psor.** puls. **Rad-br.**[144] ran-b. ran-s.[5] **RHUS-T.** rhus-v. ruta sabin. sanic.[171] **Sars.** sec.[58] **Sel. SEP. SIL. SOL-N. Squil.**[5] **STAPH.**[5] still. stront-c.[102] sul-ac. **Sul-i. Sulph.** tarax. tarent.[192] tarent-c.[192] **Tell.** thea[192] **Thuj.** vario.[102] vinc. **Viol-t.** zinc. zinc-p.[58]
☞ Nässen (ohne Ausschlag)

- **Kratzen,** nach: alum. alum-p.[58] alum-sil.[58] ars. bar-c. bell. bov. bry. calc. carb-an. **Carb-v.** caust. cic. con. dulc. **GRAPH.** hell. hep. **Kali-c. Kreos. LACH.** led. **LYC.** merc. mez. nat-c. nat-m. nat-sil.[58] nit-ac. **Olnd. Petr. RHUS-T.** ruta sabin. sars. sel. **Sep.** sil. squil. **Staph.** sul-ac. sulph. tarax. tarent.[192] thuj. viol-t.
  ☞ Kratzen, nach • Nässen (ohne Ausschlag); Kratzen, nach
- **blutig**: ant-c. calc. crot-h. lach. merc. nux-v.
- **dick**: aur.[54] bov.[5] calc.[5] merc. nat-c.[58] psor.[58]
  ALLGEMEINES; C; Absonderungen; dick
- **dünn**: cupr. **Dulc.** hell. **NAT-M.** psor.[58] **Rhus-t.** rhus-v. sol-n.
  ALLGEMEINES; C; Absonderungen; wässrig, dünn
- **Eiter**: cassi-s.[192] clem. dulc.[1] graph. **Hep.** lyc. mez.[58] nat-c.[1] nat-m. **Nit-ac.** psor.[58] sec.[58] **Sulph.**
- **fressend**: **Ars.** ars-s-f.[58] **Calc.** caps. carbn-s. **Clem.** con.[1] **Graph.** merc. merc-i-f. **Nat-m.** ran-s. **Rhus-t. Squil.**[5] **SULPH. Thuj.**
  ALLGEMEINES; C; Absonderungen; ätzend, scharf
- **gelb**: **Alum. Anac. ANT-C.** ars. bar-c. **Calc.** canth. carb-an. **CARB-V. CARBN-S.** caust. **Clem.** cupr. **Dulc. Graph. Hep.** iod. **Kali-c. Kali-s.** lach. **Lyc.** merc. **Nat-m.** nat-p. **NAT-S. NIT-AC. PHOS. PULS. Rhus-t. SEP. SIL.** sol-n. **SULPH. Thuj. Viol-t.**
  ALLGEMEINES; C; Absonderungen; gelb
- **grünlich**: ant-c. **Kali-chl. Rhus-t.**[5] sec.[58]
  ALLGEMEINES; C; Absonderungen; grün
- **honigartig**: graph.[103] nat-p.[58]
  ALLGEMEINES; C; Absonderungen; Honig, wie
- **jauchig**: ant-t. clem. **Ran-s.**[5] **Rhus-t.**
- **klebrig,** leimartig: **Calc. Carbn-s. GRAPH.** mez.[58] **Nat-m.** sulph.
  ALLGEMEINES; C; Absonderungen; klebrig, leimartig
- **übelriechend**: kali-p.[58] sanic.[171] **Staph.**[5]
  ALLGEMEINES; C; Absonderungen; übelriechend, stinkend
  - **Fischlake,** wie: sanic.[171]

HAUTAUSSCHLÄGE; Absonderung (Forts.)

- **weiß**: bor. **CALC.** calc-sil.[58] **Carb-v.** caust. **Dulc.** graph. lyc. merc. mez.[58] **Nat-m. Phos.** psor.[58] **PULS.** sep. **SIL.**
  ▯ *ALLGEMEINES; C; Absonderungen; weiß*
- **zerstört** das Haar: ars. bell-p.[122] lyc. merc. mez.[58] **Nat-m. Rhus-t.**
  ☞ *Körperteile; behaarte Bereiche* ▯ *KOPF; C; Hautausschläge; nässend; zerfrisst die Haare* •*ALLGEMEINES; C; Absonderungen; Haar, zerstören das*

Akne: abrot.[111] agar.[809] alco.[36] am-c.[102] ambr.[102] amph.[36] amyg-d.[3020] **Ant-c.** ant-s.[10] ant-t.[58] anthr.[58] aran-ix.[149] arge-p.[264] **ARIST-CL.**[144] arn.[102] **Ars.**[809] **Ars-br.**[102] **Ars-i.**[85] ars-s-f.[58] ars-s-r.[102] art-v.[85] asim.[102] aster.[142] **AUR.** aur-ar.[58] aur-br.[162] aur-m. aur-m-n.[102] aur-s.[58] bac.[62] bamb-a.[1184] bar-c. bar-s.[58] **Bell.**[85] bell-p.[102] berb.[10] berb-a.[102] bor.[102] bov.[102] brom.[102] bros-g.[259] bufo[111] cadm-s. **Calc.**[37] calc-f.[119] calc-p. **Calc-pic.**[162] **Calc-s.**[102] **CALC-SIL.** cand-a.[239] cann-s. canth. caps. carb-ac. **CARB-AN.**[809] **CARB-V. CARBN-S.** carc.[119] cath-a.[264] **CAUST.** chel. chloram.[149] chlorpr.[149] chrysar.[72] cic. cimic.[102] citl-v.[197] clem. cob.[102] **Con.**[10] **Cop.**[137] cortico.[149] cortiso.[144] **Crot-h.**[137] croto-t.[102] cur.[36] cycl.[54] cymbo-ci.[2184] dios.[809] **DULC.**[54] elaps[102] **Eug. FL-AC.**[122] foll.[1125] glon.[122] glyc.[77] graph.[20] grat.[809] guare.[54] harp.[1184] hed.[119] **HEP.**[809] hydr.[809] hydr-ac.[268] hydrc.[51] ichth.[72] ind.[102] iod.[102] iris jug-c.[1125] **Jug-r.**[10] **KALI-AR.**[122] kali-bi.[111] **KALI-BR.**[809] kali-c.[102] kali-i.[111] kali-m.[192] kola[1184] **Kreos.** lac-cpr.[261] lac-eq.[204] **Lach.** lap-laz.[227] **LAPPA**[1125] led. lim-b-c.[204] **LYC.**[102] mag-c.[122] mag-m.[58] mag-p.[193] mag-s.[119] manc.[184] mangi.[197] med.[304] merc.[102] mez. morg.[136] morg-g.[136] mur-ac.[122] nabal.[102] **Nast.**[1125] nat-br.[10] nat-c.[809] **NAT-M.**[809] nat-p.[122] **Nit-ac.**[162] **NUX-V.**[85] ov.[72] oxyg.[233] ozone[227] petr. **Ph-ac.**[809] **PHOS.**[122] **Pitu-a.**[164] pix.[36] plb. prot.[193] prun.[142] pseuts-m.[255] **Psor. Puls.**[10] querc-r.[257] rad-br. **RHOD.**[122] rhus-r.[93] rhus-t.[809] rob.[36] ros-d.[305] rumx.[137] ruta sabin.[54] sang.[102] sanic. saroth.[149] **SARS.**[137] sec.[1125] sel. **SEP. SIL.** staph.[162] staphycoc.[77] sul-ac. sul-i.[85] sulfa.[119] sulo-ac.[72] **Sulph.**[809] sumb.[809] syc-co.[136] **SYPH.**[122] tell.[149] **Ter.**[1125] **TEUCR.**[122] thal-s.[85] **Thuj.**[809] tritic.[1125] **Tub.** tub-m.[149] tub-r.[149] uran.[269] uran-n. uro-h.[264] verat. viol-o. viol-t.[54] **ZINC.**[122] zing.[102]
  ☞ *Pickel, Blütchen* ▯ *GESICHT; C; Hautausschläge; Akne*

allergisch: apis[162] bov.[1125] dulc.[162] galph.[193] **GRAPH.**[162] med.[162] morg-g.[136] puls.[162] tub.[162] urt-u.[162]
- **Milch,** durch: **TUB.**[162]
  ☞ *Milch, durch*

Anthrax, Milzbrand:
  ☞ *Karbunkel*

ausbreitend, sich: ars-i.[111] **Calc.**[5] **Clem. Hep. Psor. Sars. Sulph.**

beißend:
  ☞ *schmerzhaft; intensiv schmerzhaft*

Bisse, wie kleine: acon.[5] **Agar.**[54] ant-t.[5] aran-ix.[149] bell.[5] dulc.[5] fago.[144] graph.[1] iris[36] **Jug-r.**[5] lap-laz.[227] mez.[5] phys. ros-d.[305] sec.[5] stram.[5]

Bläschen: acon.[5] acon-c.[36] acro-c-f.[2047] adam.[222] adon.[137] aegle.[192] aeth. **Agar.** ail.[58] all-s.[36] aloe alum. alum-p.[58] alum-sil.[58] **Am-c.**[1] **AM-M.**[1] ambr. aml-n.[36] ammc.[36] amph.[36] **Anac.**[5] anac-oc.[102] anag. androc.[222] **ANT-C. ANT-T.**[36] anthr. antipyrin.[102] aphis. apis apisin.[5] aq-mar.[149] aran. arg. arg-n.[5] arist-cl.[119] arn.[5] **ARS.**[5] ars-h. ars-i. ars-s-f.[58] arund. asc-t.[25] aster. atista[192] **Aur.**[5] aur-ar.[58] aur-m-n.[36] aur-s.[58] **Bar-c.**[5] bar-s.[58] **BELL.**[1] bell-p.[119] benz-ac. berb. berb-a.[144] bor. both-l.[36] **Bov.** brom.[54] bruc. brucel.[241] **Bry.**[5] **Bufo**[58] buni-o.[149] but-ac.[149] cadm.[149] calad. **Calc.**[1] calc-caust.[36] calc-f.[54] calc-p. **Calc-s. Calc-sil.**[58] calth.[36] camph. cand-a.[239] **Cann-s.**[5] **CANTH.**[5] **Caps. CARB-AC.**[36] **Carb-an.**[1] **Carb-v.**[5] carbn-o. **Carbn-s.**[25] carc.[140] cassi-s.[192] cath-a.[264] caul.[1125] **CAUST.**[1] cham.[5] **Chel.**[5] chim.[36] **Chin.**[5] chin-ar. chin-s.[36] **Chlol.**[8] chlor.[36] chloram.[149] chlorpr.[142] **Cic.**[8] **Cimic.** cina[5] cinnb. cist. cit-v. **CLEM.**[5] cob-n.[119] cocc. coloc.[1111] com. con.[5] conv.[102] cop. **Corn.**[72] corn-s. cortiso.[149] croc.[5] crot-h.[36] **CROTO-T.**[5] cub.[4] cupr. cupr-ar. cycl. cymbo-ci.[2184] cypr.[25] cyt-l.[102] daph. dig.[5] **DULC.**[5] elae.[36] elaps[36] erech.[142] erig.[25] eup-per.[171] **EUPH.**[36] euph-cy.[1125] **Euphr.**[10] fago.[25] ferr-i. ferr-ma.[5] **Fl-ac.** gamb. **Gast.**[36] gink.[227] **Graph.**[5] grat. grin. guai.[5] guare. haliae-lc.[222] ham. harp.[1184] hedeo.[5] **Hell.**[1] helon.[111] **Hep.**[1] hipp. hura[36] hydr.[36] hydrog.[222] hyos.[1] hyper.[1125] ign.[5] ignis[194] ind.[36] indg. iod.[5] ip.[5] **Iris** jac.[102] jug-c.[25] **Jug-r. Kali-ar.**[58] **Kali-bi.**[36] kali-br.[36] **Kali-c. Kali-chl. Kali-i.**[36] **Kali-n.**[1] kali-p. **Kali-s.** kali-sil.[58] kola[1184] **Kreos.**[36] kres.[149] lac-ac. lac-c.[8] lacer.[85] **LACH.**[5] lachn. **Lact.** lap-laz.[227] lar-ar.[251] laur.[5] **Led.**[5] lepro.[197] lith-c.[227] lob.[25] lob-c.[25] loxo-r.[240] **Lyc.**[5] m-arct.[5] m-art.[5] **Mag-c.**[1] mag-m. mag-p. mag-s. maland.[56] **MANC.** mand.[119] mang.[5] mang-acet.[1] marm-w.[194] med.[8] medus.[102] meph. **Merc.**[10] **Merc-c.**[5] merc-cy. merc-i-r. merc-p.[102] merl. **Mez.**[1] morg.[136] **Morg-g.**[136] mur-ac.[1] naja[36] nat-ar.[58] **NAT-C.**[1] nat-h. **NAT-M.**[58] **Nat-p. Nat-s.** nat-sil.[58] nicc. **NIT-AC.**[1] **Nux-v.**[1] nyct.[97] oena. ol-an. ol-j.[36] **Olnd.**[5] op. osm. ox-ac. ozone[227] pall. par. **Petr.**[1] ph-ac.[5] phel. **PHOS.**[1] phyt.[25] pitu-a.[164] plan.[25] plat.[5] plb.[5] plut-n.[269] podo.[36] por-m.[251] psil.[164] **PSOR.**[144] ptel. **Puls.**[5] **RAN-B.**[5] **Ran-s.**[5] raph.[36] rat. rheum rhod.[5] rhus-d.[142] **RHUS-T.**[5] **RHUS-V. Rumx.** ruta sabad.[5] **Sabin.**[5] sal-ac. samb.[5] sang.[8] sanic. saroth.[144] **Sars.**[36] **Sec.**[5] **Sel.**[5] seneg. senn. **SEP.**[1] **Sil.** sol-n.[25] spig.[5] spira.[36] **Spong. Squil.** stann.[5] **Staph.** still.[25] stram.[36] stront-c.[5] **Sul-ac.** sul-i.[58] sulo-ac.[149] **SULPH.**[5] sumb.[25] syc-co.[136] **Syph.**[122] tab. tarax.[1] tarent.[192] tarent-c.[192] tax.[36] tela[192] **Tell.** tep. ter. term-c.[192] thea[192] **Thuj.** trinit.[102] trio.[25] tub.[304] upa.[85] uran-n.[25] urt-u.[8] valer. verat.[5] verat-v.[137] vero-o.[232] vinc. vip. wies.[36] x-ray[119] zinc.[5] zinc-p.[58] zinc-s. zing.

<> - **Aphthen,** mit: corn.[122]
- **Diarrhö,** bei: croto-t.[1125]
- **Husten,** nach: led.[85]
  ▯ *ALLGEMEINES; M; Husten; nach*

- **Kratzen,** nach: **Am-c. Am-m.** ant-c. ars. ars-s-f.[58] bar-c. bar-s.[58] bell. bry. calc. caust. chin. **Cycl.** dulc. graph. grat. **Hep.** kali-ar. kali-c. kreos. **LACH.** laur. mag-c.[1] mang. merc. nat-c. nat-m. nicc. ol-an. **Phos.** psor.[111] **Ran-b. RHUS-T.** rumx.[144] sabin. sars. sel. sep. spong. **Sulph.**
  ☞ *Kratzen, nach*
- **Lebererkrankung,** bei chronischer: corn.[72]
- **Luft,** kalte, agg.: **Dulc.**
  ☞ *M; Luft agg.; kalte •Luft; kalte; agg.*
- **Scharlach,** bei: manc.[1125]
- **Stomatitis,** bei aphthöser: corn.[72]
- **Haarfollikeln,** an: kali-br.[36] petr.[36]
  ☞ *Körperteile; behaarte Bereiche*
- **Knochenpartien,** über hervorstehenden: hura[36]
  ☞ *Haut Knochen bedeckt, wo die*
- **Körperöffnungen,** um: calc-f.[149]
  ▯ *ALLGEMEINES; O; Körperöffnungen, Beschwerden der oder an*
- **roher** Hautfläche, bilden sich auf: anag. rhus-t. staph.
- **subkutan**: both-l.[36] phyt.[36]
- **tief** sitzend, nach Kratzen: **Lach.**[36]
  ☞ *Kratzen, nach*
- **Verbrennungsnarben,** in: mag-c.[36]
- **abblätternd,** feine Schuppen: anac. hell. kali-bi. merc.[58] nat-c. nat-m. nit-ac. ran-b. sil. sulph.
- **Abschälend**: **Bry.** puls. rhus-t.
- **Absonderung,** wässrig-dünn: acro-c-f.[2047]
- **berstend**: mez.[5]
- **Blasen**:
  ☞ *Blasen; Blut, gefüllt mit •Blasen; Serum, mit weinrotem*
- **bläulich**: **Anthr. ARS.** bell. calc.[5] con. crot-h.[111] kali-bi.[111] **LACH. RAN-B. Rhus-t.**[5] vip.
  - **Mitte,** in der: calc.[5] kali-bi.[111]
- **Blut,** gefüllt mit: **Ail. ARS.** aur. bry. camph. canth.[5] carb-ac. crot-h.[36] fl-ac. graph. kali-p. **LACH.** lepro.[197] nat-c. **Nat-m. Phos.**[5] **SEC.**[5] sep.[5] sulph.
- **braun**: anag. ant-c. carb-v. lyc. mez. nit-ac. phos. sep. thuj.
- **dicht** zusammenstehend: ran-b. rhus-t. tell.[111] verat.
  ☞ *gruppenförmig angeordnet*
- **elliptisch**: elaps[36]
- **entzündet**: am-m. anac. bar-c. bell. **Croto-t.** dulc. kali-n. rhus-t. rhus-v.
- **erysipelatös**:
  ☞ *Erysipel; Bläschen, mit*
- **fein**: acro-c-f.[2047] arn.[36] ars.[36] chlor.[36] **Lach.**[36] merc.[36] nat-m.[36] rhus-t.[36] tab.[36]
- **feucht**: hell. hep. lach. mang. **Merc.** phos. ran-b. ran-s. **RHUS-T.** sulph. vip.
- **Flecken**:
  - **darauf**: dulc. iod. lach. merc. rhus-t. spong.
  - **hinterlassen**: caust.
- **gangränös**: acon.[5] **Ars.** bell. **Bufo Camph.** carb-v. **LACH.** mur-ac. phos.[5] **Ran-b. Sabin. Sec.** sil.
- **gelb**: euph.[36] kali-br.[36] med.[304] **Rhus-t.**[36]
- **geschwürig**: crot-h.[144]
- **grünlich**: iod.[809] sulph.[809]
- **gruppenförmig** angeordnet: anag.[142] ran-b.[144] rhus-v. sulph.
  ☞ *dicht zusammenstehend*
- **hart**: lach. ph-ac. phos.[1] sil.
- **heiß**: arn.[36] stram.[36]
- **juckend**: aeth. am-c.[31] am-m. **Anac.** ant-c. ant-t. apis arn.[36] ars-h. bry. **CALC.** calth.[36] cand-a.[239] **Canth. Carb-ac.**[36] carbn-s.[25] caust. chel.[25] clem.[58] con.[5] croto-t. daph. dulc.[5] ferr-ma.[5] **Fl-ac. Gast.**[36] **Graph.** guare.[25] **Jug-r.** kali-c. kola[1184] **Lach.** lob.[25] m-art.[5] mag-c. **Mez. Nat-c.** phos.[5] plan.[25] plb.[5] psor.[111] **Rhus-t.** rhus-v.[36] rumx. saroth.[144] sel. **Sep.** sil. sulph. tab.[111] tarent.[192] tarent-c.[192] tell.
  - **abends**: kali-c.
    ☞ *Z; Abends*
  - **nachts**: **Graph.**
    ☞ *Z; Nachts*
  - **Bettwärme** agg.: aeth.
    ☞ *M; Bettwärme agg. • Wärme agg. • Wärme agg.; Bettwärme*
  - **Luft,** in kalter: **Rumx.**
    ☞ *M; Luft agg.; kalte •Luft; kalte; agg.*
  - **Reiben** amel.: **CARB-AC.**[36]
  - **unbedeckt,** wenn: **Rumx.**
    ☞ *M; Abdecken agg.*
  - **Zimmer,** warmes, agg.: apis
    ☞ *M; Zimmer, im agg.*
  - **um** alte Narben: **Fl-ac.**
- **klein**: acro-c-f.[2047] ail.[58] am-m. cann-s. carbn-o.[122] croto-t.[5] fl-ac. graph. hell. lach. manc.[122] mang. merc. nat-m. nit-ac. rhus-t. thuj.
  - **groß,** und: carbn-o.[122] **Manc.**[122]
- **miliar**: acon.[5]
- **nervös** bedingt: pitu-a.[164]
- **neuralgisch**: cist.[1125]
- **platzen** unter Druck: elae.[36]
- **rheumatisch**: mez.[1125]
- **Risse** bildend: acro-c-f.[2047] **Bry. Crot-h. Lach.** mang.[58] phos. **Vip.**
- **rot**: anac. **Ant-c.** calc. calc-p. cann-s. cic. crot-h. croto-t. cycl. cypr.[25] fl-ac. kali-c. kali-chl. lach. loxo-r.[240] mang. merc. nat-c. **Nat-m.** ol-an. plan.[25] **RHUS-T.**[36] rhus-v.[25] sil. stram.[36] sulph. tab. valer. vip.
  - **Hof**: anac. **Calc.** cann-s. crot-h. croto-t. kali-c. kali-chl. **Nat-c.** sil. sulph. tab. vip.
    ☞ *Hof, mit*
- **scharfe** Flüssigkeit enthaltend: acon.[5] bufo[111] caust.[5] crot-h.[111] **Graph.**[5] ran-b.[5] ran-s.[36] rhus-t.[5] stram.[36]
  ▯ *ALLGEMEINES; C; Absonderungen; ätzend, scharf*

HAUTAUSSCHLÄGE; Bläschen (Forts.)

- **schmerzhaft**: agar. am-c. am-m. anac. anag. arn.[36] **Ars.** aur. bar-c. bell. bov. calc. calc-caust.[36] canth. carb-ac.[36] carb-an. carb-v. carbn-s. caust. cham. clem.[58] com.[111] con. croto-t. cypr.[25] dulc.[5] gast.[36] graph. guare. hell. hep. kali-c. kali-n.[1] lach. mag-c. mag-m. mang. merc. mez. mur-ac. nat-c. nat-m. nit-ac. ph-ac. phel. phos. plat. psor.[36] ran-b. rhod. rhus-t. rhus-v.[36] seneg. sep. sil. spig. spong. staph. sulph. tab.[36] tarent.[192] tell. thuj. vip.[111]
  - ◦ **beißend**: calc-caust.[36]
  - ◦ **brennend**: agar. am-c. am-m. **Anac.** anag. **ARS.** aur. **Bar-c.** bov. calc. canth. carb-ac.[36] carb-an. carb-v. carbn-s. **Caust.** com.[111] **Croto-t.** cypr.[25] dulc.[5] **Gast.**[36] graph. guare. hep. kali-n.[1] lach. mag-c. mag-m. mang. **Merc. Mez. Mur-ac. Nat-c. Nat-m.** nit-ac. phos. plat. **Ran-b.** rhus-t.[1] rhus-v.[36] seneg. **Sep.** sil. **Spig.** spong. staph. sulph. vip.[111]
    - ◦ ◦ **Reiben,** nach: **CARB-AC.**[36]
  - ◦ **Geschwürig,** wie: mez. mur-ac.
  - ◦ **schießend**: **Nat-c.**
  - ◦ **schneidend**: graph.
  - ◦ **stechend**: am-c. calc. cham. clem.[58] croto-t. nat-m. **NIT-AC. Rhus-t.**[809] sil. spong. **Staph.** tarent.[192] **Tell.**
  - ◦ **Wehtun,** mit: arn.[36] con. graph. hell. mag-c. mang. nat-c. ph-ac. phel. plat. rhod. rhus-t. rhus-v. sil. staph. thuj.
  - ◦ **wund,** empfindlich wie: psor.[36] rhus-v.[36] tab.[36]
    - ◦ ◦ **Berührung,** bei: **Psor.**[36] tab.[36]
      ☞ *M; Berührung agg.*
  - ◦ **ziehend**: clem.
- **schmerzlos**: stront-c. sulph.
- **schwarz**: **Anthr.** arg-n. **ARS. LACH.** nat-c. petr. vip.
  ☞ *schwärzlich*
- **Sonnenhitze,** wie durch: clem.
  ☞ *Sonne, durch*
- **Spitz**: arn.[36]
  ▥ *ALLGEMEINES; C; Tumoren; konisch, spitz*
- **syphilitisch**: **Cinnb.**[102] kali-i.[102] merc-c.[102] **Merc-i-r.**[102] syph.[102] thuj.[102]
  ☞ *M; Syphilis, bei sekundärer*
- **transparent**: mag-c.[36] merc.[36] phos.[36] **Ran-b.**[36] **RHUS-T.**[36] rhus-v.[36] urt-u.[36]
- **traubenförmig** angeordnet: bufo rhus-t.
- **trocken**: rhus-t.
- **Ulcus** phagedaenicum: am-c. ars. bor. **Calc.** caust. cham. clem. crot-h.[144] graph. hep. kali-c. **Mag-c.** mang.[58] merc. nat-c. **Nit-ac. Petr.** sep. **Sil. Sulph.**
- **verbreiten** sich durch die enthaltene Flüssigkeit: arn.[5]
- **Verbrennung,** wie durch: bell.[36] **Ran-b.**[5] spira.[36]
- **Wanzenbisse,** wie, am ganzen Körper, außer an Waden, Brust und Gesicht, mit Jucken am ärgsten abends von 17 bis 19 Uhr und nachts: kreos.[36]
- **weiß**: amph.[36] hep.[36] **Lach.**[36] naja[36] **RHUS-T.**[36] sulph.[36]
- **zusammenfließend**: alum. **Cic.** croto-t.[36] cypr.[25] petr.[36] phel. rhus-t. rhus-v.[36] **Sulph.**

Blasen: ail.[58] all-c.[102] alum. alum-sil.[58] am-c. am-m. ambr. **Anac. ANT-C.**[5] anthr. anthro.[102] apis[102] arist-cl.[119] **Ars.** ars-s-f.[58] aur. aur-ar.[58] aur-s.[58] bell. bell-p.[149] berb-a.[149] bomb-chr.[36] bor. bry. **Bufo** calc. camph. canth.[58] carb-an. carb-v.[58] carbn-s.[25] **CAUST. Cham.** chlorpr.[149] **Clem.** com.[25] cosm.[25] crot-h. cupr. **Dulc.** dys-co.[136] elaps[36] fago.[25] falco-p.[265] gaert.[136] germ.[222] **Graph.** haliae-lc.[222] hep. **Kali-ar.** kali-bi.[58] **Kali-c.** kali-s. kali-sil.[58] **Kreos.** lach.[54] lam.[102] lappa[137] lat-h.[301] led. loxo-r.[240] lyc. m-art.[5] **Mag-c.** manc.[122] meph. **Merc.** mez.[137] naja[85] nat-ar. **Nat-c.** nat-m. nat-p. nat-s.[58] nit-ac. **Petr.** ph-ac. phos. plb.[58] plut-n.[222] prim-o.[72] psor.[137] ptel.[25] **Ran-b. Ran-s.**[102] **RHUS-T.**[102] rhus-v.[25] sec. sel.[58] **Sep. Sil.** squil.[102] **Sulph.** syph.[137] urt-u.[25] verat. verat-v.[25] vip. zinc.
- **Blut,** gefüllt mit: ail.[94] ant-c.[5] **Ars.** carb-v.[94] crot-h.[94] **LACH.**[54] sec.[137]
- **gelb**: com.[25]
- **groß**: ran-s.[102]
- **klein**: apis[102] **Canth.**[102] naja[85] nat-c.[137] nat-m.[102] **Rhus-t.**[102] sec.[102]
  - ◦ **weiß,** entzündeter Grund, juckend: naja[85]
- **Serum,** mit weinrotem: ail.[25]
- **Verbrennung,** wie durch eine: ambr. aur. bell. **Canth.** carb-an. carbn-s.[25] clem. cosm.[25] lyc. manc.[122] nat-c. phos. plut-n.[222] sep. sulph.
- **Verbrühung** der Haut, durch: carbn-s.[25] cosm.[25]

blau, dunkel: **Ail.** anthr.[54] arg-n. ars.[5] bell.[5] carb-an.[5] carb-v.[5] con.[5] **Crot-h.** cupr.[5] dig.[5] kali-chl.[111] **Lach.**[5] nux-v.[5] op.[5] ox-ac.[111] **Ran-b.** rhus-t.[5] sars. sec.[5] **Sulph.** verat.[5] vip.[111]

blutend: aeth.[31] alum. ant-t. apis arg.[5] ars. ars-s-f.[58] bov. bry.[5] calc. chin. cocc. coff.[5] cupr-ar. cycl.[5] dulc. euph.[5] falco-p.[265] hep.[5] hyos.[5] kali-ar. kali-c.[5] kali-n.[5] **Lach.** lyc. m-aust.[5] mang.[58] med. **MERC.**[5] merc-c. mez.[1] **Nit-ac.**[5] nux-v. olnd. **Par.**[5] **Petr.** plut-n.[222] **Psor. Sep.** spig.[36] **SULPH.** til.
- **Kratzen,** nach: agar.[36] alum.[1] anac. ant-t. arg.[5] arg-n.[36] **Ars.** ars-s-f.[58] bell.[36] **Bov.** bufo[102] **Calc.** chin. **Cist.** cit-v.[36] cob. coca[36] cocc. coff.[5] cupr. cupr-ar. cycl.[5] **Dulc.**[8] euph.[5] falco-p.[265] **Hep.** hyos.[5] kali-c.[5] kali-n.[1] kola[1184] **Lach.**[58] **Lyc.** m-aust.[5] meny.[36] **Merc.**[5] **Mez.** mosch. nat-ar.[148] nit-ac.[5] nux-v. **Par.**[5] **Petr.** phos.[36] plut-n.[222] por-m.[251] **Psor. Rhus-t.** sep. spig.[36] staph. stront-c. **SULPH.** thuj. **Til.**
  ☞ *Kratzen, nach •Juckend; Flecke bluten nach Kratzen •Pusteln; blutend; Kratzen, nach •Jucken; Bluten der Haut; Hautausschläge Bluten, nach Kratzen •Jucken; Kratzen, muss sich; Blutet, bis es*

bräunlich: aegle.[192] anag. dulc. nit-ac. ph-ac. phos. puls.[58]

brennend:
☞ *schmerzhaft; brennender Schmerz*

Bullae:
☞ *Blasen; Blut, gefüllt mit •Blasen; Serum, mit weinrotem*

chronisch: aln.[25] ampe-qu.[25] ars-i.[25] clem.[1] gali.[25] menis.[25] sol-n.[25] still.[25] verat.[1]

circinatus:
☞ *Herpes; ringförmig, circinatus*

dreckige: allox.[119]

dunkel: agav-a.[25] ail.[111] apisin.[5] atro.[25] lat-h.[301] puls-n.[25] sec.[5]

durchscheinend: merc.

Eiterbeulen:
☞ *Furunkel*

eiternd: alum. am-c. **ANT-C. Ant-t.**[5] apis **Ars. Ars-s-f.**[58] **Bar-c.** bar-s.[58] bell. **Bor.** cadm-s. **Calc.** calc-s. calc-sil.[58] carb-v. **Carbn-s.** caust. **CHAM.** chel. chin-s.[111] **CIC.**[5] **Clem.** cocc. **Con.** croc. cycl. **Dulc.** euphr. ferr-ma.[5] **GRAPH.** hell. **Hep.** jug-c. **Kali-bi.**[111] kali-c. **Kali-s.** lach. led. **LYC.** m-art.[5] mag-c. mang. **MERC.** mur-ac. **Nat-ar. Nat-c.** nat-m. nat-p. **NIT-AC.** nux-v. olnd. par. **PETR.** ph-ac. phos. plb. **Psor.** puls. **RHUS-T.** ros-d.[305] **Samb. Sars.** sec. **SEP. SIL. Spig.**[5] **Squil. Staph. Sulph.** tarax. thuj. verat. viol-o. **Viol-t. Zinc.** zinc-p.[58]
☞ *Pusteln*

eitrig:
☞ *eiternd*

Ekthyma (flache Hauteiterung): ant-c. ant-t. arg-n.[36] ars. bell.[102] bor. carb-ac.[25] cham. cic. cist.[102] **Croto-t.** hydr.[102] **Jug-c. Jug-r.**[102] **Kali-bi.** kali-br. kali-i. kreos.[102] **Lach.**[102] lyc. merc. nit-ac. petr. rhus-t. sec. **Sil.** staph. sulph. thuj.
☞ *Impetigo (Eiterflechte)*

- **pustelartig**: arg-n.[36]

Ekzem: acon.[102] aethi-a.[142] **Aethi-m.**[102] alco.[36] allox.[149] aln.[102] alum.[5] alum-p.[58] alum-sil.[58] am-c.[5] am-m. ammc.[8] anac.[102] anag.[1125] ange-a.[1125] ant-c.[102] anthro.[102] ap-g.[1125] aq-mar.[149] aran-ix.[149] arbu.[102] arg-n. arist-cl.[144] arn.[36] **ARS.**[102] **ARS-I. ARS-S-F.**[58] astac. atro.[1125] aur. aur-ar.[58] **Aur-m. Aur-m-n.**[272] **AUR-S.**[272] bac.[62] bals-p.[1125] bar-c.[5] **BAR-M.** bell.[5] bell-p.[149] **Berb.**[1125] **Berb-a.**[72] beryl.[149] betul.[1125] bor. **Bov.**[5] brom.[54] bry.[5] **Calad. CALC.**[5] calc-f.[111] calc-i.[102] calc-p.[102] **CALC-S. Calc-sil.**[58] callun.[1125] cand-a.[239] **Canth.**[54] caps.[102] carb-ac. carb-an.[5] **Carb-v.**[5] carbn-s. carc.[119] cast-eq.[102] caul.[1125] **Caust.**[5] cere-b.[77] cetr.[1125] cham.[1125] chaul.[1125] **Chin-s.**[102] chlol.[36] chlorpr.[149] chrysar.[102] **CIC.**[5] **Cist.**[102] clem.[5] coch-o.[1125] cod.[36] com.[102] con.[1] cop. corn.[85] corn-a.[85] cortico.[149] cosm.[25] **CROTO-T.**[102] cupr.[5] cur.[111] cycl. dol.[1125] **DULC.**[1] equis-a.[1125] euph.[102] euph-cy.[1125] fago.[85] falco-p.[265] ferr.[36] ferr-ar.[100] fil.[1125] fl-ac. foll.[149] form-ac.[77] formal.[72] frax.[72] fuli.[102] **Fum.**[1125] galeg.[1125] genist.[1125] ger-r.[1125] gnaph.[1125] **GRAPH.**[102] guai.[5] hell.[5] **HEP.**[5] hippoz.[102] ho.[85] hydr. hydrc.[102] insulin[72] **Iris**[85] **JUG-C. JUG-R.** juni-c.[1125] **Kali-ar.** kali-bi. kali-br.[54] kali-c.[5] **Kali-chl.**[111] kali-i.[36] kali-m.[114] **Kali-s.** kali-sil.[58] kreos.[102] lac-ac.[102] lach.[5] lam.[1125] **LAPPA**[137] lat-h.[301] led.[5] **Lith-c.** lol.[1125] **Lyc.**[5] maland.[57] **Mang.**[187] mang-acet.[72] mangi.[197] **Merc.**[102] merc-c.[102] merc-d.[102] merc-pr-r.[102] **MEZ.**[5] morg.[136] mur-ac.[8] mut.[136] myris.[1125] **Nast.**[1125] nat-ar.[102] nat-c.[5] nat-m.[5] nat-p. **Nat-s.**[8] nit-ac.[5] nux-v.[102] **OLND.**[5] osm.[72] paeon.[1125] pers.[102] **PETR.**[102] ph-ac.[5] phase.[1125] phos.[5] **Phyt.**[102] pic-ac.[85] pice-e.[1125] piloc.[102] pimp.[1125] pip-m.[1125] pix.[36] platan.[1125] **Plb.**[102] podo.[102] polyg-pe.[102] por-m.[251] pot-t.[1125] prim-o.[85] prim-v.[102] **PSOR.**[111] **Ran-b. RHUS-T.**[5] rhus-v. rubu-f.[1125] rumx.[102] ruta[5] sabal.[1125] sabin.[5] salv.[1125] sani-eu.[1125] sanic.[85] sapo.[1125] sarcol-ac.[149] **Sars.**[102] scab-s.[1125] sec.[5] sel.[5] **Sep.**[5] serp.[45] **Sil.**[5] skook.[85] solid.[1125] squil.[5] **Staph.**[5] stry.[102] stry-ar.[102] stry-p.[102] sul-ac.[5] **SUL-I.**[111] sulo-ac.[149] **SULPH.**[5] tama.[1125] tarax.[5] tarent.[58] tarent-c.[193] tell.[85] ter.[1125] tere-ch.[149] **Thuj.**[5] thyr.[56] titan.[72] trig-f-g.[1125] tritic.[1125] tub.[102] ulm.[1125] ur-ac.[85] urea[85] urt-u.[1125] ust.[102] verbe-o.[1125] vero-o.[1125] **Vinc.**[54] **Viol-t.**[5] x-ray[102] xero.[102] zinc.[5] zinc-p.[102]

- **abwechselnd** mit innerlichen Beschwerden: **Graph.**
☞ *A; Abwechselnd mit • abwechselnd mit; inneren Krankheiten*

- **periodisch**: foll.[1125]
☞ *periodisch*

- **Amenorrhö,** bei: mang-acet.[72]

- **Baden** im Meer, durch: **Mang.**[187]
ALLGEMEINES; M; Baden, Waschen; agg.; Meer, im

- **gastrischen** Beschwerden, bei: ant-c.[102] iris[85]
☞ *Magenbeschwerden, bei*

- **Harnwegs-, Magen-, Leberstörungen, bei**: lyc.[102]
☞ *M; Harnwege, mit Beschwerden der • Harnwege, bei Beschwerden der • Magenbeschwerden, bei*

- **Impfung,** nach: **Ammc.**[8] kali-m.[114] maland.[57] mez.
☞ *Impfung, nach*

- **Kindern,** bei: carc.[119] frax.[72] mangi.[197] viol-t.[72]

- **Klimakterium,** im: **Mang-acet.**[72] sep.[155]

- **Menses**:
  - **während**: mang-acet.[72]
  ☞ *M; Menses; während • Menses; während*
  - **unterdrückten,** bei: arist-cl.[1125] kali-m.[85]
  ☞ *M; Menses; unterdrückt, ausbleibend*

- **neurasthenischen** Personen, bei: **Anac.**[102] ars.[102] phos.[102] stry.[102] **Stry-ar.**[102] stry-p.[102] viol-t.[102] zinc-p.[102]

- **rheumatischen,** gichtigen Personen, bei: alum.[102] arbu.[72] form-ac.[72] lac-ac.[102] **Rhus-t.**[102] ur-ac.[102] urea[102]

- **Salz** oder salzigen Speisen, nach: form-ac.[77] **Nat-m.**[8]
ALLGEMEINES; C; Speisen und Getränke; Salz oder salzige Speisen; agg.

- **Schreck,** Furcht, durch: aethi-a.[85]
GEMÜT; M; Schreck oder Furcht, Beschwerden durch

- **Sonne,** durch: **Mur-ac.**[8]
☞ *Sonne, durch*

- **Strumapatienten,** bei: **Aethi-m.**[102] **Ars-i.**[102] calc.[102] **Calc-i.**[102] calc-p.[102] caust.[102] cist.[102] croto-t.[102] **Hep.**[102] merc.[102] merc-c.[102] rumx.[102] sep.[102] sil.[102] tub.[102]

- **Körper,** über den ganzen: croto-t.[102] rhus-t.[102]

- **unbedeckten** Körperteilen, an: ars.[36]

- **Wunden,** in der Nachbarschaft von: formal.[72]

HAUTAUSSCHLÄGE; Ekzem (Forts.)

◉ - **bläschenartig**: pic-ac.[85]

- **chronisch**: am-c.[5] bar-c.[5] berb.[1125] calc-f.[111] chaul.[1125] cupr.[5] cur.[111] euph-cy.[1125] guai.[5] mang-acet.[72] **Nat-c.**[5] **Psor.**[111] sec.[5] sep.[5] solid.[1125] sul-i.[111] **Sulph.**[5] vero-o.[1125] viol-t.[5]

- **eiternd**: aethi-a.[142] dulc.[1]

- **feucht**: alum.[5] am-c.[5] ange-a.[1125] ars.[5] ars-i.[58] atro.[1125] **Bar-c.**[5] bell.[5] **Bov.**[5] brom.[54] bry.[5] calc.[5] calc-f.[111] calc-s.[58] canth.[54] carb-an.[5] **Carb-v.**[5] caust.[5] cham.[1125] chlol.[36] cic.[5] **Clem.**[5] con.[1] cupr.[5] cur.[111] dulc.[1] galeg.[1125] genist.[1125] gnaph.[1125] **Graph.**[5] guai.[5] hell.[5] **Hep.**[5] **Kali-br.**[54] kali-c.[5] kali-chl.[111] kreos.[5] lach.[5] lappa[137] led.[5] **Lyc.**[5] merc.[5] merc-c.[102] merc-pr-r.[102] mez.[5] nat-c.[5] nat-m.[5] **Nat-s.**[8] nit-ac.[5] **Olnd.**[5] **Petr.**[5] ph-ac.[5] phos.[5] phyt.[54] pot-t.[1125] prim-o.[85] **Psor.**[111] **Rhus-t.**[5] **Ruta**[5] sabin.[5] sanic.[85] scab-s.[1125] sec.[5] **Sel.**[5] **Sep.**[5] **Sil.**[5] squil.[5] **Staph.**[5] sul-ac.[5] sul-i.[111] **Sulph.**[5] tarax.[5] tere-ch.[149] thuj.[5] tub.[102] vinc.[54] viol-t.[5] zinc.[5]

◦ **rechte** Seite: canth.[54]

<> ◦ **Kindern,** bei: lappa[137]

- **gichtig**: arbu.[102] ur-ac.[85] urea[85]

- **hereditär**: psor.[122]

- **hornig**: sarcol-ac.[149]

- **künstlich** hervorgerufen: sulph.[36]

- **madidans**:

☞ *feucht*

- **syphilitisch**: **Ars.**[102] **Graph.**[102] kreos.[102] merc.[102] petr.[102] phyt.[102] **Sars.**[102] skook.[85]

☞ *M; Syphilis, bei sekundärer*

- **trocken**: **ALUM-SIL.**[58] berb-a.[72] calc-s.[85] cortico.[149] foll.[149] morg.[136] platan.[1125] por-m.[251]

<> ◦ **Eisprung,** Ovulation, während: foll.[149]

◦ **Kindern,** bei: calc-s.[85] morg.[136]

◦ **Menses,** vor: foll.[149]

☞ *M; Menses; vor •Menses; vor*

- **Varizen**: allox.[149] arist-cl.[144]

- **wund,** wie aufgescheuert: **Skook.**[85]

- **zerstört** das Haar:

☞ *Körperteile; behaarte Bereiche •Absonderung, mit; zerstört das Haar*

empfindlich: ant-c. arg. bell. germ.[222] **HEP.** lach. led. nit-ac. par. sabad. spig. stann. valer.

☞ *schmerzhaft; intensiv schmerzhaft •Schmerzen, schmerzhafte Empfindungen; wund und zerschlagen, wie*

entzündet: am-c.[1] ars. calc. hep.[5] **Lyc.**

erhaben, erhöht: anac. ars. asaf. **Bry.** calc. carb-v. caust. cic.[5] cop. crot-h. cupr-ar. dulc. elaps[193] graph. kola[1184] lach. merc. mez. op. phos. sulph. tab. tarax. valer. vero-o.[232]

- **Gemütsbewegungen,** nach: elaps[193]

▥ *GEMÜT; M; Gemütsbewegungen agg.; nach*

erysipelatös:

☞ *Erysipel*

Exkoriation:

☞ *Exkoriation, Wundheit •phagedänisch*

fein: agar.[5] alum.[5] am-c.[5] ars.[5] bell.[5] **Bry.**[5] carb-v.[5] clem.[5] cocc.[5] con.[5] dulc.[5] **Graph.**[5] **Hep.**[5] iod.[5] **Ip.**[5] kreos.[5] led.[5] merc.[5] merc-c.[5] mez.[5] nat-m.[5] nux-v.[5] par.[5] ph-ac.[5] phos.[5] puls.[5] rhus-t.[5] sars.[5] sulph.[5] valer.[5] zinc.[5]

feucht:

☞ *Absonderung, mit*

flach: **Am-c.** ang.[5] ant-c. ant-t. **Ars. Asaf. BELL.** carb-an. euph. **LACH. Lyc.** merc. **Nat-c.** nit-ac. petr. **Ph-ac.** phos. plan.[25] puls. **Ran-b. Sel. Sep. Sil.** staph. sulph. thuj.

Flecke: agar. ail. ars. berb. **Calc. Carb-v. Graph. Iris** jug-c. **Kali-bi. Kali-c. Lith-c.** mang. petr.[58] phos. **Puls. Sars. Sep.** serp.[45] thuj. **Viol-t.**

Flecken, größere, entzündliche: adam.[222] aegle.[192] **Agar.** agav-a.[102] ail.[45] aloe alum.[5] alumn. am-c. am-m. anac. **Ant-c.** antipyrin.[102] **Apis** arg. arg-n. arn. **Ars.**[36] ars-s-f.[58] **Asaf.** aur. aur-m. bani-c.[204] bar-c. **Bell.** berb. **Berb-a.**[102] bond.[36] bov. **Bry.** calc. canth. caps. **Carb-an.** carb-v. caust. chel. chin.[111] chlol. cimx. cit-v.[36] cocc. coff. con. conv.[38] cop.[36] cortiso.[149] croc. **Crot-h.** croto-t. cymbo-ci.[2184] dig. dros. dulc. elaps[36] euph. fago.[36] **Fl-ac.**[36] germ.[222] goss.[25] **Graph. Guai.** guare.[25] haliae-lc.[222] hell. **Hep.** hura[36] **Hyos.** ign. indg. iod.[137] irid.[222] jug-r. kali-ar.[58] **Kali-bi.** kali-c. kali-chl. **Kali-i.** kali-sil.[58] kreos.[58] lac-ac. lac-eq.[204] **Lach. Led.**[36] loxo-r.[240] **Lyc.** m-arct.[5] m-art.[5] **Mag-c.** mag-m. **Mang.** marm-w.[194] med.[102] **Merc.** mez.[36] mur-ac. nat-c. nat-m. nat-sil.[58] neon[222] nicc. **Nit-ac.** nuph.[36] **Nux-v.** oena.[137] olnd. op. orig-v.[25] **Petr.** ph-ac. **Phos.** phyt. plan.[36] psil.[164] psor. **Puls.** puls-n.[25] rhod. **Rhus-t. Rhus-v.** ruta sabad.[111] sabin. sac-alb.[36] samb-c.[85] **Sars. Sec.** sel. sep. **Sil.** sol-n.[36] solid.[102] spig. spong. **Squil.** stann. **Staph.** stram.[36] sul-ac.[102] **Sulph.**[36] sumb.[25] **Thuj.** urt-u. vac.[36] valer. verat. viol-t. vip. zinc.

<> - **Kratzen,** nach: fago.[36] kali-c. lach. lyc. merc. nat-c. nit-ac. op. rhus-t. spig. verat. zinc.

☞ *Kratzen, nach*

◉ - **abblätternd**: bond.[36]

- **beißend**: **Apis**[36] **Petr.** sars. stram. zinc.

- **bläulich**: sul-ac.[56]

- **Brennen** beim Reiben: plan.[36]

- **entzündet**: hep. mang. **Merc. Phos. Sil.**

- **gelb**: ant-c. sep.[102] sulph.

- **hart**: am-m. phos. sars.

- **juckend**: cit-v. fago.[36] **Graph.** nuph.[36] sep.[1] thuj.[5]

◦ **abends agg.**: nuph.[36]

☞ *Z; Abends*

◦ **Kratzen agg.**: fago.[36]

☞ *Kratzen, nach*

◦ **nässend**: **GRAPH.** thuj.[5]

☞ *Jucken; Kratzen, muss sich; Blutet, bis es*

- **rot**: apis[36] arg-n. carb-v. chlol. cinnb. cit-v.[36] **Cop.**[36] croto-t. elaps[36] fago.[36] **Fl-ac.** hura[36] iod.[137] kreos.[58] lach. led.[36] loxo-r.[240] med.[102] merc. mur-ac. nat-p.[58] nuph.[36] oena.[137] op. phos. plan.[36] rhus-t. sac-alb.[36] sol-n.[36] sul-ac.[102] sulph. thuj.[5] urt-u. vac.[36]

◦ **Hitze agg.**: vac.[36]

◉ ◦ **abschilfernd**: fl-ac. thuj.[5]
◦ **erhaben**: **Fl-ac. Rhus-t.**
◦ **Erysipel,** wie: apis[36]
◦ **Nesselsucht**: **Apis**[36]
◦ **scharlachartig**: sol-n.[36]
- **Schuppen,** bedeckt mit silbrigen: nuph.[36]
- **unregelmäßig** geformt: ars.[36]
- **Wasser** enthaltend: graph. mag-c.
- **weiß**: apis[36] ars.[36]
◦ **Urtikaria,** wie: **Apis**[36]

Flohstiche, wie: acon.[5] **Agar.**[54] ant-t.[5] aran-ix.[149] bell.[5] dulc.[5] fago.[144] graph.[1] **Jug-r.**[5] mez.[5] sec.[5] stram.[5]
☞ *Bisse, wie kleine*

flüchtiges Exanthem: **ACON. Agar.** agav-a.[25] agav-t.[149] **Ail.**[102] alum. alum-p.[58] **AM-C.** am-m. anac. **Anan. Ant-c. Ant-t.**[102] **Apis** aq-mar.[149] **Arn. ARS.** ars-i. ars-s-f.[58] arum-t.[58] arund. asaf. atro.[25] bar-c. bar-m. bar-s.[58] **BELL.** berb-a.[149] bov. **BRY.** bufo **Calad. Calc.** calc-i.[58] **Calc-s.** calc-sil.[58] camph.[102] **Canth. Carb-v.** carbn-s. carl.[36] cassi-s.[192] **CAUST. CHAM.** chel. chin-s. **Chlol.** chloram.[149] **Clem.** cocc. **Coff. Com.** con. cop.[8] corn.[8] cortiso.[149] croto-t. cupr.[185] cupr-acet.[102] curc.[192] dig. dros. **Dulc.** elaps erio.[36] euph. euphr. gels.[185] **Graph.** hell. **Hep. Hyos.** iod. iodof.[56] **Ip. Jug-c. Kali-ar. Kali-bi. Kali-br.** kali-chl.[36] **Kali-s.** kreos. **Lach.**[102] lat-h.[301] **Led.** lith-c.[45] lyc. mangi.[197] **MERC. MEZ.** mur-ac.[102] **Nat-m.** nit-ac. nux-v. op. par. petr. **PH-AC.** phos. phyt.[58] **Psor. PULS.** puls-n.[36] rheum **RHUS-T.** rhus-v. sanic.[85] sars. **Sec. Sel. Sep.**[1] **Sil.** sol-n.[102] spong. **Staph. STRAM.**[102] sul-i.[58] **SULPH.** syph. tab. tarax.[36] term-a.[192] teucr. tub.[193] urt-u. valer. verat.[102] verat-v.[102] vesp.[193] viol-t. zinc.[102] zinc-p.[58]
☞ *körnig*
- **nachts**: chlol.
☞ *Z; Nachts*

<> - **Anwendungen,** kalte, amel.: term-a.[192]
- **Belladonna-Missbrauch, nach**: hyos.
- **Bienenstich,** durch: sep.[1]
- **Enge** der Brust wechselt mit Asthma: **Calad.**
☞ *A; Abwechselnd mit* ▥ *BRUST; A; Abwechselnd mit*
- **Entbindung,** nach der: **Bry.** cupr. **Ip.**
▥ *ALLGEMEINES; M; Wehen, Entbindung; Wochenbett, im*
- **Kindern,** bei: acon. **Bry. Cham.** ip. lith-c.[45] sulph.
- **Konvulsionen,** während: cupr.[54]
- **Kratzen**:
◦ **agg.**: am-c. am-m. ant-c. bov. bry. calc. carbn-s. caust. dulc. graph. ip. **Lach.** led. **Merc.** mez. ph-ac. phos. puls. **Rhus-t.** sars. sel. sil. spong. staph. **Sulph.** verat. viol-t. zinc.
☞ *Kratzen, nach*
◦ **amel.**: curc.[192] term-a.[192]
- **Luft,** in kalter: apis dulc. sars. sep.
☞ *M; Luft agg.; kalte •Luft; kalte; agg.*
- **Menses**:
◦ **vor**: **Dulc.**
☞ *M; Menses; vor •Menses; vor*
◦ **während**: **Con.**
☞ *M; Menses; während •Menses; während*
- **überhitzt,** wenn: apis lyc.
☞ *Überhitzung, durch*
- **Wärme**:
◦ **agg.**: cortiso.[149]
☞ *Wärme agg.*
◦ **amel., Bettwärme**: bry.[85]
▥ *ALLGEMEINES; M; Wärme; amel.; Bettwärme*
- **Wetterwechsel,** durch: **Apis**
- **Wundheit,** mit: **Sulph.**
- **Zimmer,** beim Betreten eines warmen, aus dem Freien: apis ars.
☞ *M; Zimmer, im agg.* ▥ *ALLGEMEINES; M; Zimmer, im; agg.; Eintreten in das Zimmer, beim*

◉ - **bläulich**: **ACON. Ail.**[102] am-c. bell. **Coff. LACH.**[102] mur-ac.[102] **Phos.** phyt.[110] sep. sol-n.[102] stram. **Sulph.**

<> ◦ **Scharlach,** bei: **Ail.**[102] **Lach.**[102] mur-ac.[102] sol-n.[102]
- **bräunlich**: mez.
- **brennend**: agar. clem. ph-ac.[1] teucr.
◦ **juckend,** und: agar. clem. teucr.
- **chronisch**: am-c. clem. mez. **Staph.**
- **dicht** zusammenstehend:
◦ **juckend,** und: agar. bry. calad. sulph.
◦ **weiß,** mit Brennen: agar. bry. nux-v.
- **feucht**: carb-v.
- **feuerrot**: **ACON. BELL.** stram. sulph.
- **Flecken,** große entzündliche: **Agar.** lyc.
☞ *Flecken, größere, entzündliche*
- **fleckförmig** angeordnet: **Ail.**
- **fleckig**: curc.[192]
- **glatt,** nach Scharlach: bell.[110]
- **grob,** dunkel, nach Scharlach: ail.[110] phyt.[110] rhus-t.[110] sulph.[110]
- **juckend**: calad.[8] phyt.[36] sep.[1] tarax.[36] term-a.[192]
◦ **abwechselnd** mit Asthma: calad.[8]
☞ *A; Abwechselnd mit*
◦ **Oberkörper,** Kratzen agg.: tarax.[36]
☞ *Kratzen, nach*
- **Knötchen,** mit: tub.[193]
- **Kribbeln** am Oberkörper, Kratzen agg.: tarax.[36]
☞ *Kratzen, nach*
- **langsame** Entwicklung des Ausschlags bei akuten Exanthemen: ant-t.[102] apis[102] **BRY.** cupr.[102] dulc.[102] gels.[102] ip.[102] **Stram.**[102] sulph.[102] tub.[102] verat-v.[102] **Zinc.**[102]
☞ *langsame Entwicklung; exanthematösen Erkrankungen, bei*
- **livid,** fast: ail.[36]
- **rauh**: ail.[110] lith-c.[45] phyt.[110] rhus-t.[110] sulph.[110]
- **rot**: dulc.[36] erio.[36] mez.[58] **Puls-n.**[36] **STRAM.**[36]
◦ **morgens**: erio.[36]
☞ *Z; Morgens*

HAUTAUSSCHLÄGE; flüchtiges Exanthem (Forts.)

- **scharlachartig**: **ACON. AM-C.** ars. arum-t.[58] atro.[25] **BELL. BRY.** calc. carb-v. caust. **Chlol.** chloram.[149] **Coff.** com. cop.[8] corn.[8] dulc. hyos. iod. iodof.[56] **Ip. Kali-bi.** lach. **Merc.** ph-ac. phos. phyt.[58] rhus-t. sulph. zinc.
  ☞ *Masern*
- **schimmernd** und glatt: bell.[58]
- **schwarz**: **Lach.**
  ☞ *schwärzlich*
- **stechend,** beißend: nat-m. viol-t.
- **unterdrückt**: ail.[102] ant-t.[102] apis[102] ars.[102] bry. calc.[102] camph.[102] cupr.[185] cupr-acet.[102] gels.[185] ip.[102] lach.[102] rhus-t.[58] stram.[102] sulph.[102] verat.[102] zinc.[102]
  ◦ **Exanthematischem** Fieber, bei: **Ail.**[102] ant-t.[102] apis[102] ars.[102] **BRY.** calc.[102] camph.[102] cupr.[185] **Cupr-acet.**[102] gels.[185] **Ip.**[102] **Lach.**[102] **Stram.**[102] sulph.[102] verat.[102] **Zinc.**[102]
- **weiß**: agar. **Apis ARS.** bov. **Bry.** calad. calc. ip. nux-v. **Phos.** rhus-v. sars. **Sulph. VALER.**
  ◦ **Freien,** im: sars.
  ☞ *M; Luft agg.; frische •Luft; in frischer, im Freien*
  ◦ **Zimmer,** im: calc.
  ☞ *M; Zimmer, im agg.*

fötid: **Ars.** ars-s-f.[58] carb-ac.[25] **Graph. Hep.** kali-p. **Lach.** lappa[25] **Lyc. Merc.** mez. **Nit-ac. PSOR.** rhus-t. **Sep. Sil.** staph. **SULPH.** vinc.

fressend:
☞ *phagedänisch*

Furunkel: abrot. absin.[36] acon.[34] aegle.[192] aeth.[102] agar. alco.[36] aloe[111] alth.[1125] alum. alum-p.[58] alum-sil.[58] alumn. am-c.[36] am-m. ambro.[85] **Anac.** anan.[102] **Ant-c.**[54] ant-t. **Anthr.**[85] **Apis Apisin.**[5] **ARN.**[137] **Ars.**[102] **Ars-i.** ars-s-f.[58] ars-s-r.[85] aur.[5] aur-ar.[58] aur-s.[58] bals-p.[1125] **Bar-c. BELL.**[5] **Bell-p.**[149] **BERB.**[122] bos-c.[1125] **BROM.**[5] bry.[5] bufo cadm-s.[85] **Calc.**[102] calc-chln.[85] calc-f.[149] calc-hp.[102] calc-i.[58] **CALC-M.**[102] calc-p.[102] **Calc-pic.**[102] **Calc-s.** calc-sil.[58] carb-an. carb-v.[5] carbn-s. carc.[187] cassi-s.[192] cedr.[1125] chin. chin-ar. cist. coc-c. coca[36] cocc. colch.[5] **Con. Crot-h.** cupr-ar.[25] dulc. **Echi.**[102] elaps elat.[85] **Euph. Ferr-i.**[102] ferr-ma.[5] fl-ac. gaert.[136] gast.[36] gels.[102] **Graph.** grat.[36] gunp.[85] hall[36] **HEP.**[102] hippoz.[102] ho.[85] hydr.[111] **HYOS. Ichth.**[102] ign. insulin[72] **Iod.** iris jug-r. kali-bi. kali-br.[8] kali-c.[5] **Kali-i.** kali-n. kalm.[36] kreos.[5] **LACH. Lappa**[137] laur. **Led.** lina.[1125] linu-u.[1125] lob-p.[85] **LYC.** m-art.[1] **Mag-c.** mag-m. mag-s.[85] maland.[85] mangi.[197] **Med.**[137] **MERC.** merc-br.[36] mez. micr.[77] mur-ac. **Myris.**[1125] nat-ar. nat-c. **Nat-m.** nat-p. nat-s.[111] nat-sal.[85] nat-sil.[58] **Nit-ac.**[5] nux-m. **Nux-v.** ol-j.[25] ol-myr.[102] op.[5] oper.[102] ozone[227] **PETR. Ph-ac. Phos. Phyt.** pic-ac.[137] plut-n.[222] prot.[142] **PSOR.** puls. pyrog.[102] querc-r.[257] **RHUS-T.**[5] rhus-v.[85] russ.[36] sabin.[85] sani-eu.[1125] sanic.[142] sapin.[36] sapo.[85] saroth.[144] sars.[1] **Sec.**[56] senec.[85] **Sep.** sieg.[144] **Sil.** sol-a.[85] spect.[271] spira.[36] spong. stann. staph. staphycoc.[77] stram. **Sul-ac. Sul-i.**[58] **SULPH.**[137] syph.[171] tarent. tep.[36] **Thuj.**[36] torul.[72] **Trig-f-g.**[1125] tril.[1125] tub.[137] urine[85] viol-t. vip.[122] wies.[36] zinc. zinc-o.[102] zinc-p.[58]
☞ *Karbunkel •Lepra •Pocken, Variola* ▥ *ALLGEMEINES; C; Abszesse, Eiterung; allgemeine Arzneien*

- **periodisch**: arn.[5] **ARS.** hep.[5] hydr.[111] hyos. **Iod.** kreos.[5] **Lyc. Merc.** nat-m.[5] nat-s.[111] nit-ac. phos. phyt. rhus-t.[5] sec.[5] sil. staph. sul-i.[111] **Sulph.**
  ☞ *periodisch*
- **Frühling,** im: bell. **Crot-h. Lach.**
  ☞ *Frühling, im*
- **Impotenz,** bei: pic-ac.[137]
- **Kinder,** Neigung dazu: mag-c.[137]
- **Menses,** während: am-c.[102] med.[102] merc.[137]
- **Pocken,** bei: **Hep.**[102] phos.[102] sulph.[102]
- **Körper,** am ganzen: viol-t.[137]
- **Körperteile,** betroffene:
  ◦ **unbedeckte** Teile: ars.[36]
  ◦ **verletzte** Körperteile: **Dulc.**
  ☞ *Körperteile; verletzte Körperteile*
- **tief** sitzend: am-c.[36]
- **Aufeinanderfolge** von: anthr.[85] arn.[137] sulph.[137]
- **bedeckt,** verborgen: senec.[85] spect.[271]
- **blau**: alco.[36] **Anthr.** bufo crot-h. lach.
- **Blutbeulen**: alum. alum-p.[58] **Anthr.**[102] arn. ars.[102] aur.[5] **Bell. Bry.**[5] **Calc.** crot-h.[102] euph. hyos. **Iod.** iris kali-bi. kalm.[36] lach.[5] **Led. Lyc.** mag-c. mag-m. **Mur-ac. Nat-m.** nit-ac. ph-ac. **PHOS.** pyrog.[102] sec. sep. **Sil.** sul-ac. sul-i.[58] sulph. thuj. zinc.[1]
  ◦ **Flecken, wie, an verschiedenen Stellen**: kalm.[36]
- **dunkel** bläulich Rot: lach.[5] sec.[5]
  ☞ *blau, dunkel*
- **Eiter** an der Spitze: grat.[36]
- **feucht**: thuj.[36]
- **Flecken,** hinterlassen: berb.[122]
- **gangränös**: acon.[34] arn.[34] bell.[34] hep.[34] merc.[34] sulph.[34]
- **groß**: ant-t. **Apis** bufo **Hep.** hyos. **Lach. Lyc.** merc. nat-c. **Nit-ac.** nux-v. phos. sil. viol-t.
- **grünlicher** Eiter: **Sec.**
- **Gruppen** auftretend, in: echi.[137] ichth.[102] plut-n.[222] sil.[137] sulph.[137] syph.[137]
- **heilen** langsam: lappa[25]
- **juckend**: bell-p.[149] **Kali-br.**[8] thuj.[36]
- **klein**: **ARN.**[5] bar-c. cassi-s.[192] dulc. ferr-ma.[5] **Fl-ac. Kali-br.**[8] **KALI-I.** lappa[137] **Lyc.** m-art.[1] mag-c. mag-m. med.[137] nat-m. nux-v. pic-ac.[137] plut-n.[222] sec.[56] sulph.[5] tarent. tub.[137] viol-t. zinc.
  ◦ **Menses,** während: med.[137]
  ☞ *M; Menses; während •Menses; während •Menses, während*
  ◦ **schmerzhaft**: arn.[5] **Sec.**[56] sulph.[5]
- **Narbenbildend**: kali-i.[137]
- **Ödem** und Infiltrat, mit: saroth.[144]
  ▥ *ALLGEMEINES; C; Infiltration*
- **Öffnungen,** mit vielen: hep.[5] lyc.[5] nit-ac.[5]
- **reifen**:
  ◦ **langsam**: hep. lyc.[104] prot.[142] sanic.[142] sil. sulph.
  ☞ *langsame Entwicklung •Herpes; schmerzlos, unempfindlich*
  ◦ **nicht**: sanic.[137]

- **scharlachrot**: apisin.[5] bell.[5]
- **schmerzhaft**: aegle.[192] am-c.[36] anthr.[5] apisin.[5] arn.[5] ars.[5] bell-p.[149] berb.[36] calc-pic.[171] carb-v.[5] hall[36] **Hep.**[5] mur-ac. ozone[227] pic-ac.[171] sars.[1] sec.[36] sil. spira.[36] tarent.[111]
  - **beißend**: aegle.[192] apisin.[5] mur-ac. ozone[227] sars.[1] sil.
    - **Berührung,** bei: mur-ac. ozone[227] sars.[1] sil.
      ☞ *M; Berührung agg.*
    - **brennend,** und: apisin.[5]
  - **brennend**: am-c.[36] **Anthr.**[5] **Ars.**[5] bell-p.[149] carb-v.[5] hall[36] **Tarent.**[111]
    - **Berührung,** bei: hall[36]
      ☞ *M; Berührung agg.*
  - **schneidend**: sec.[36]
- **schmerzlos**: russ.[36]
  ALLGEMEINES; C; Schmerzlosigkeit von Beschwerden, die gewöhnlich schmerzhaft sind
- **unempfindlich**: alco.[36]
- **wiederkehrend**: ant-c.[54] **Arn.**[102] ars.[102] berb.[102] calc.[102] **Calc-m.**[102] calc-p.[102] **Calc-pic.**[102] echi.[102] hep.[102] lyc.[5] **Sulph.**[102] **Syph.**[171] torul.[72] tub.[102]
- **zahlreich**: bell-p.[25] lappa[25]
- **zurückbildend,** sich: lyc.[122]

gelb: **Agar.** alum-p.[58] anac. **Ant-c.** ars. ars-s-f.[58] aur. **Bar-c.** bar-m. bar-s.[58] bufo cadm-s. calc-s. cassi-s.[192] chel. **Cic.** cocc. cupr. **Dulc. Euph.** hell. kali-c. **Kali-chl.** kreos. lach. led. lyc.[5] **MERC.** mez.[58] **Nat-c.**[5] nat-s. **Nit-ac.** par. ph-ac. pitu-a.[164] psor.[58] ran-s. raph. **Rhus-t.** sep. **Spong.** tab. til-c.[253] valer.

- **gelb-braun**: lyc.[5] **Nat-c.**[5]

genabelt, mit zentraler Vertiefung: ant-t.[5] kali-bi.[111]

geschwürig:
☞ *schmerzhaft; geschwürartiger Schmerz*

grau: ars.[5]

grießartig: am-c. falco-p.[265] graph. **Hep.** nat-m. phos. zinc.

grindartig, schorfig:
☞ *Krusten, mit*

gruppenförmig angeordnet: **Agar.** alum.[5] anag.[102] **Calc.** ph-ac. ran-b. rhus-t. staph. verat.
☞ *zusammenfließend*

gruppenförmig angeordnet:
☞ *gruppenförmig angeordnet*

hart: agar. **Ant-c.** aur. bov.[5] carb-an.[5] caust. fl-ac.[58] graph.[5] kali-bi.[111] mez. nit-ac.[5] plan.[25] **Ran-b.** rhus-t. serp.[45] sol-n.[25] spig. valer.

Herpes: acet-ac. acon.[65] aegle.[192] aegle-f.[97] aethi-a.[102] agar. aln.[25] **ALUM.** alum-p.[58] alum-sil.[58] am-c. **AMBR.** anac.[1125] anag.[85] **Anan.** ant-c. ant-t. **Anthro.**[8] **Apis**[102] apisin.[5] arg-n. arn. **ARS.**[102] ars-br.[72] **Ars-i.** ars-s-f.[102] asc-t.[1125] aster.[72] aur. aur-ar.[58] aur-i.[58] aur-m. **Aur-s.**[58] ba-tn.[136] bac.[193] **Bar-c. Bar-m.** bar-s.[58] bell.[65] **Bell-p.**[149] berb. **Berb-a.**[1125] bor. **BOV.** brom.[5] **Bry.** bufo cact. cadm-s.[36] calad. **CALC.** calc-acet.[102] calc-f.[119] calc-i.[58] **CALC-S.** calc-sil.[58] **Canth.** caps. **Carb-ac.**[102] **Carb-an. Carb-v.** carbn-o.[72] **CARBN-S.** carc.[184] **Caust.** cedr. cham. chel. chin.[36] chinin.[1125] chlorpr.[149] chrys-ac.[85] chrysar.[102] **Cic. Cist.**[1125] **CLEM.** cocc. com. **CON.** cop.[142] cortico.[119] cosm.[25] crot-h. **Croto-t.** cupr. cycl. dip.[72] dol. **DULC.**[5] dys-co.[136] equis.[102] eucal.[102] eup-per. euph.[5] fl-ac.[5] form-ac.[77] **GRAPH.** grat. grin.[72] guare.[36] hell. **Hep.** hydrc.[144] hydrog.[222] hyos. hyper.[72] iod. iris[72] jug-c. jug-r. juni-c.[1125] **Kali-ar. Kali-bi. KALI-C. Kali-chl. Kali-i.** kali-n. kali-p. **Kali-s.** kali-sil.[58] kalm.[8] **Kreos. Lac-c.**[65] lac-d.[58] lac-eq.[204] **Lach.** lat-h.[301] **Led.** lepro.[197] lith-c. **LYC.** m-arct.[5] **Mag-c. Mag-m.** mag-s. manc. mand.[144] mang.[5] med. menis.[25] menth.[72] **MERC.**[8] merc-c.[5] mez. morg.[136] morg-g.[136] morph.[102] mosch. mucor[142] mur-ac. **Nat-ar. Nat-c. NAT-M.** nat-p. **Nat-s.** nat-sil.[58] **Nit-ac.** nux-v. oci-s.[119] ol-j.[85] **Olnd. Par. PETR.**[5] **Ph-ac. Phos.**[65] phyt. pip-m.[102] plb. prot.[142] prun.[72] **Psor.** puls. **Ran-b.** ran-s.[144] rham-cath.[1125] rhod. rhus-a.[1125] **RHUS-T.** rob. rumx. ruta sabad. sac-alb.[36] sal-ac.[72] sanic.[220] **Sars.** sel. semp.[102] **SEP.** sieg.[144] **SIL.**[5] sol-n.[25] spect.[271] sphing.[85] spig. **Spong.** squil. stann. **Staph.** stram. stry-ar.[102] sul-ac.[5] sul-i.[58] **SULPH.** syc-co.[136] tarax. tax. **TELL.** ter.[111] teucr. thal.[144] thuj.[5] torul.[1125] tub.[111] valer. vario. verat. viol-t. xero.[102] **Zinc.** zinc-p.[72] zinc-val.[102]

- **abwechselnd** mit Brustbeschwerden und dysenterischen Stühlen: rhus-t.
  ☞ *A; Abwechselnd mit • abwechselnd mit; Dysenterie* *BRUST; A; Abwechselnd mit*
- **rechte** Seite: iris[54] kali-ar.[85]
  ☞ *rechts*
- **Frühling,** jeden: **Sep.**
  ☞ *Frühling, im*
- **Drüsenschwellung,** mit: dulc.[102]
- **Fieber,** bei: carb-v. cop.[142] **NAT-M.** rhus-t.
- **gastrischen** Beschwerden, bei: **Carbn-s.**[8] iris[72] **Merc.**[8]
  ☞ *Magenbeschwerden, bei*
- **Menses**:
  - **während**: bell.[5] petr.[54]
    ☞ *M; Menses; während • Menses; während*
  - **unterdrückten,** bei: bell.[5]
    ☞ *M; Menses; unterdrückt, ausbleibend*
- **Obstipation,** durch: cop.[142]
  ALLGEMEINES; M; Obstipation; agg.
- **Schwangerschaft,** während: phos.[220] sanic.[220] sep.[102]
- **Drüsen,** auf: dulc. graph.
- **Körper,** am ganzen: dulc. **Psor. Ran-b.**
- **alt**: sac-alb.[36]
- **ausbreitend**: agar.[36] alum. caps. carbn-s. clem.[162] dulc. **MERC.** nat-c.[1]
- **blutend**: anac. bell.[36] dulc. lyc.
  ☞ *blutend; Kratzen, nach*
- **breitet** sich aus durch Verschmelzung, mit umgebenden Pickeln oder Pusteln: hep.[102]

- **brennend**: agar. alum. alum-p.[58] am-c. **Ambr.**[5] anac. **ARS.** aur. aur-i.[58] bar-c. bell. **Bov.**[5] **Bry.**[5] calad. **Calc.** caps. carb-an. **Carb-v.**[5] **CAUST.** cic. clem. cocc. **Con.** dulc. hell. hep. **Kali-c.** kali-n. kali-sil.[58] kreos. lach. **LED.**[5] **Lyc.** m-arct.[10] **Mang. MERC.** mez. **Mosch.**[5] nat-c. nat-m. nux-v. olnd. par. petr. ph-ac. phos. plb. **Psor.** puls. ran-b. **RHUS-T.** sabad. sars. **SEP.**[5] **Sil.** spig. spong. squil. **Staph.**[5] stram. **Sulph.** teucr. thuj. verat. viol-t. zinc.
- **chronisch**: aln.[25] **Anthro.**[8] menis.[25] sol-n.[25]
- **eiternd**: **Ars.**[5] bell. cadm-s. cic. clem. cocc. con. cycl. **Dulc.** hep. jug-c. led. **Lyc.** mag-c. **MERC. NAT-C.**[5] **NAT-M.**[5] **Petr.** plb. puls. **RHUS-T.** sars. **SEP. Sil.**[5] spig. staph. sulph. tarax. thuj. verat. viol-t. **Zinc.**[5]
- **feucht**: alum. am-c. anag.[85] ars. bar-c. **Bell.**[5] **BOV.**[5] bry. cact. cadm-s. **CALC.** carb-an. **CARB-V.**[5] **CAUST.** cic. cist. **CLEM.**[5] **CON.**[5] **DULC. GRAPH.** grat. hell. **HEP.**[5] kali-c. **KREOS.** lach. led. **LYC. MERC. Merc-c.**[5] mez. nat-c. **Nat-m.**[5] nit-ac. **Olnd. Petr.**[5] **PH-AC.** phos. **Psor.** ran-b. **RHUS-T.** ruta **SEP. Sil.** squil. staph. **Sul-ac.**[5] **SULPH.** tarax. **Tell.** thuj. viol-t.
- **fleckförmig**: **Ant-c.** caust. con. crot-h. **Graph.** hyos. **LYC. MERC.** mur-ac. **Nat-c.** nat-m. nit-ac. petr. phos. sabad. sars. **SEP.** sil. **SULPH.** zinc.
  - **braun**: SEP.
- **fressend**: alum. alum-p.[58] am-c. **Ars.**[5] bar-c. **Calc.** carb-v. carbn-s.[25] caust. chel. **Clem. Con. Dulc.**[5] **GRAPH.** hell. hep. kali-c. kali-sil.[58] lach. **Lyc.**[5] mag-c. mang. **MERC.**[5] mur-ac. **NAT-C.**[5] **NAT-M.**[5] nit-ac. nux-v. olnd. par. **Petr.** ph-ac. phos. plb. **Rhus-t. Sep. SIL.** squil. staph. **Sulph.** tarax. viol-t. **Zinc.**[5]
- **gelblich**: agar. ars. carbn-s. cic. cocc. cupr. **Dulc.** hell. kreos. led. **Lyc. Merc.** nat-c. nit-ac. par. sep. **Sulph.**
  - **braun**: carbn-s. cupr. dulc. lyc. **Nat-c.**
- **geschwürig** werdend: bell.[36] kali-i.[36]
- **grau**: ars.
- **gruppenförmig** angeordnet: dulc.
- **juckend**: agar. **Alum.**[5] alum-p.[58] alum-sil.[58] am-c. ambr. anac. **Ant-t. ARS.** aur-i.[58] bar-c. bell. **BOV.**[5] **Bry.**[5] calad. calc. **Calc-sil.**[58] caps. carb-an. carb-v.[5] **Caust.** chel. cic. **CLEM.** cocc. **Con.**[5] cupr. dulc. **GRAPH.**[5] hep. jug-r. kali-ar.[58] **Kali-c.** kali-sil.[58] **Kreos.**[5] lach. lat-h.[301] **LED.**[5] lyc. m-arct.[5] mag-c. mag-m. **Mang.**[5] **Merc.** mez.[5] mur-ac.[5] nat-c. nat-m. **NIT-AC.**[5] nux-v. olnd. par. **Petr.**[5] ph-ac. phos. plb. puls. ran-b. ran-s. **RHUS-T.** sabad. sars. **SEP. SIL.**[5] spig. spong. squil. stann. **Staph.**[5] **Sulph.** tarax. **Thuj.**[5] valer. verat. viol-t. zinc.
  - **abends**: **STAPH.**[5]
    ☞ *Z; Abends*
  - **nachts**: **Staph.**[5]
    ☞ *Z; Nachts*
  - **Menses**:
    - **vor**: carb-v.[1] mez.[5]
      ☞ *M; Menses; vor •Menses; vor*
    - **während**: carb-v.[5]
      ☞ *M; Menses; während •Menses; während*
- **kleieartig**: **Ars.**[5] aur.[5] **Calc.**[5] **Dulc.**[5] lyc.[5] **Mag-c.**[5] **Phos.**[5] **SEP.**[5] **SIL.**[5] sulph.[5] **THUJ.**[5]
- **Krusten,** bildet: alum. alum-p.[58] am-c. ambr. anac. **Ars. Aur. Aur-m.** bar-c. bell. bov. bry. **CALC. Calc-sil.**[58] caps. carb-an. carb-v. **Cic.**[5] **Clem. CON.** cupr. **Dulc. GRAPH.**[5] guare.[36] hell. hep. kali-c. kali-sil.[58] kreos. lach. **Led. LYC.**[5] mag-c. **MERC. Mez. Mur-ac.**[5] nat-m. nit-ac. nux-v. olnd. par. petr. **Ph-ac.** phos. plb. puls. ran-b. **RHUS-T.** sars. **Sep. Sil.** squil. **Staph.**[5] **SULPH. THUJ.**[5] verat. **Viol-t.** zinc.
  - **weiß**: **Graph.**[5] **Lyc.**[5]
- **mehlig**: am-c. **ARS.** aur. bov. bry. **CALC.** cic. **Dulc.** graph. kreos. led. **Lyc.** merc. mur-ac. **PHOS. Sep. SIL.** sulph. thuj. verat.
  ☞ *Schuppen bildend; weiß;*
- **Phlyktänen**: carbn-s.[25]
- **pustelartig**: kali-i.[36]
- **Quecksilber,** durch Anwendung von: aur. mosch. **Nit-ac.**
- **reißend**: ars. bell. bry. cadm-s.[36] **Calc.** carb-v. carbn-s.[58] caust. clem. cocc. dulc. graph. guare.[36] kali-c. **LYC.** m-arct.[5] merc. **Mez.** nat-c. nit-ac. nux-v. phos. puls. rhus-t. **Sep. Sil.** staph. **Sulph. Zinc.**
- **rezidivierend**: **Graph.**[58]
- **ringförmig,** circinatus: aegle.[192] aegle-f.[97] anac. anag. **Apisin.**[5] ars-s-f.[102] **BAC.**[193] **Bar-c.** bar-s.[58] **Brom.**[5] **Calc.** calc-acet.[102] carc.[184] chrys-ac.[85] chrysar.[102] **Clem.**[22] dulc. dys-co.[136] equis.[102] **Eup-per. Graph.** hell. hep. **Hydrc.**[144] iod. juni-c.[1125] lac-eq.[204] lepro.[197] **Lith-c. Mag-c.**[22] med.[85] morg.[136] mucor[142] **Nat-c. NAT-M.** oci-s.[119] ol-j.[85] phos. **PHYT.** psor.[184] semp.[25] **SEP.**[102] spect.[271] spong. sulph. syc-co.[136] **TELL.**[102] ter.[111] thuj. torul.[72] **TUB.**[122]
  ☞ *Trichophytie, Scherpilzflechte* ▥ *GESICHT; C; Hautausschläge; Herpes; circinatus, tonsurans •KLINISCHES; C; Schwammige, fungöse, Wucherungen*
  - **Frühling,** jeden: **SEP.**
  - **Flecken,** isolierte: sep.[102]
  - **Ringe,** ineinander verschlungene: tell.[102]
  - **unterdrückt**: tub.[122]
- **Risse,** bildet schmerzhafte: alum. ars.[5] aur. bry. cadm-s. **Calc. CLEM.**[5] cycl. dulc.[5] graph. hep. kali-c. kreos. lach. lyc. **MAG-C.**[5] mang. **Merc.**[5] nat-c. nat-m. nit-ac. petr. **PHOS.**[5] **Puls. Rhus-t.** ruta sars. **SEP.** sil. **SULPH.** viol-t. zinc.
  ☞ *Aufgesprungen, Risse, feine •Krusten, mit*
- **rot**: am-c. ars. **Bry.** cic. **Clem. Dulc.** kreos. **Lach.** led. **Lyc. Mag-c.** mag-s. **Merc.** olnd. petr. ph-ac. staph. tax. tell.
- **schmerzhaft**: **Clem.**[5] **Dulc.**[5]
- **schmerzlos,** unempfindlich: lyc. mag-c. psor.
  ☞ *langsame Entwicklung •Furunkel; Reifend; langsam*

- **Schuppen** bildend: agar. anac. anan. ars. aur. bell. bov. cact. cadm-s. **CALC.** carbn-s.[58] cic. **CLEM.**[5] **Con.** cupr. **Dulc. Graph.** hep. hyos. kali-ar.[58] kali-c. **Led.**[5] **Lyc. MAG-C.**[5] **MERC.** nat-m. olnd. ph-ac. **PHOS.**[5] plb. **Psor.** ran-b. rhus-t. **Sep.** sil. staph. **Sulph.** teucr. thuj. zinc.
  - **weiß**: anac. ars. calc. dulc. graph. lyc. sep. sil. thuj. zinc.
    - **trocken** mehlig: ars. calc. dulc. lyc. sep. sil. thuj.
      ☞ *mehlig*
- **stechend,** brennend: alum. alum-p.[58] alum-sil.[58] anac.[5] **Ars.** bar-c. bell. bov. bry. calc. calc-sil.[58] caps. carb-v. caust. **CLEM.** cocc. con. cycl. graph. hell. hep. kali-c. kali-sil.[58] kreos. led. lyc. m-arct.[5] mag-c. **Merc.** mez. mur-ac. nat-c. nat-m. **Nit-ac.** nux-v. petr. phos. **Puls.** ran-b. ran-s. **Rhus-t.** sabad. **SEP. Sil.** spong. squil. staph. **Sulph.** thuj. viol-t. zinc.
- **syphilitisches** Aussehen: kali-i.[36]
- **trocken**: alum. alum-sil.[58] ars. **Bar-c. BOV.**[5] bry. cact. **CALC.**[5] **Calc-sil.**[58] carb-v. caust. **Clem.**[5] cocc. cupr. dol. **DULC.**[5] **FL-AC.**[5] **Graph.**[5] **Hep.** hyos. kali-i. **Kreos.**[5] **LED.** lyc. **MAG-C.**[5] mang.[102] med. **MERC.**[5] nat-c. nat-m. nit-ac. par. **Petr.**[5] ph-ac. **PHOS.** psor. **RHUS-T.**[5] **Sars.**[5] **SEP. SIL.** stann. **Staph.** sulph. **Teucr.**[5] **THUJ.**[5] valer. **Verat.**[5] viol-t. **Zinc.**
- **unterdrückt**: alum. ambr. **Calc. Lach. Lyc.** nat-c. **Rhus-t.**[5] sep. **Sulph.**
- **weißlich**: anac. thuj. zinc.
- **wundmachend**:
  ☞ *fressend*
- **Zoster,** Gürtelrose: acon.[65] agar. anac.[1125] apis[102] arg-n. arn. **Ars.**[102] asc-t.[1125] aster.[72] **Ba-tn.**[136] bell.[65] bry. bufo canth. carbn-o.[72] carbn-s. caust. cedr. cham. chinin.[1125] chlorpr.[149] **Cist.**[1125] **Clem.** com. cosm.[25] crot-h. croto-t. dip.[72] dol. dulc.[5] euph.[5] form-ac.[77] **Graph.** grin.[72] **Hep.** hyper.[72] iod. **IRIS**[72] kali-ar.[102] **Kali-bi. Kali-chl.** kali-i. **Kalm.**[8] lac-c.[65] **Lach.** mand.[144] menth.[72] **MERC.**[8] **MEZ.** morg-g.[136] morph.[102] nat-c. **Nat-m. Petr.**[5] phos.[65] pip-m.[102] prun.[72] puls. **RAN-B.** ran-s.[144] rham-cath.[1125] rhus-a.[1125] **RHUS-T.** sal-ac.[72] sel. semp.[102] **Sep.** sieg.[144] **Sil.**[5] sphing.[85] staph. stry-ar.[102] **Sulph. Thal.**[144] **Thuj.**[5] torul.[1125] tub.[111] **Vario.** zinc. zinc-p.[72] zinc-val.[102]
  ABDOMEN; C; Hautausschläge; Herpes; Herpes zoster
  - **rechte** Seite: iris[85]
  - **gastrischen** Störungen, bei: iris[72] **Merc.**[8]
    ☞ *Magenbeschwerden, bei*
  - **Geschwüren,** nach verschwinden von: euph.[5] petr.[5] sil.[5] thuj.[5] tub.[111]
  - **neuralgische** Schmerzen, hartnäckige, nach Herpes zoster:
    ALLGEMEINES; C; Schmerz; Herpes; zoster, nach • ALLGEMEINES; C; Schmerz; neuralgischer Schmerz; Herpes; nach
  - **Blasen,** große: ran-s.[144]
    ☞ *Blasen; groß*
  - **chronisch**: ars.[102] semp.[102]
- **zuckendem** Schmerz, mit: calc. caust. cupr. lyc. puls. **RHUS-T.** sep. sil. **Staph.**

Hirsekörnchen, wie:
☞ *körnig*

Hof, mit: aloe[36] anac.[5] ant-c.[5] ant-t.[5] berb.[36] bor.[1] bov. calad. **Calc.** cann-s. caust.[36] chel.[25] cic.[5] cocc.[5] crot-h. croto-t.[36] dig.[36] dulc.[1] gels.[36] kali-bi.[111] kali-c. kali-chl. lach. lipp.[36] morph.[36] **Nat-c.** nat-m.[1] nit-ac. nux-m.[36] par. ph-ac. psil.[164] ruta sanic. sil.[5] sulph. tab. thuj.[5] uran-n.[25] vip.

hornig: **Ant-c.** ars.[5] **Ran-b.**

Hydroa:
☞ *Bläschen*

Ichthyose:
☞ *Schuppen, mit; Ichthyose, "Fischschuppenkrankheit"*

Impetigo (Eiterflechte): aln.[102] alum. am-c. ant-c. ant-s.[102] ant-t.[8] aran-ix.[149] **Ars.** ars-i. **Arum-t.**[111] bac.[142] bar-c. calc. calc-m.[102] carb-ac. carb-v. carbn-s.[25] caust. chlol.[36] cic. clem. con. croto-t. **Dulc.** dys-co.[142] euph.[102] ferr-ar.[100] ferr-i.[72] foll.[1125] graph. **Hep. Iris Jug-c.** jug-r.[142] **Kali-bi.** kali-i.[36] kali-n.[102] kreos. lact. lappa[25] linu-u.[1125] lyc. maland.[193] merc. **Mez.**[102] nat-c. nat-m. **Nit-ac.** olnd. **Ph-ac.** phos. **Rhus-t.** rhus-v.[102] sars. sep.[148] sil. staph. staphycoc.[77] sulph. **Syc-co.**[136] thuj.[102] tub.[193] **Viol-t.**[1125]
☞ *Ekthyma (flache Hauteiterung)*

- **Mädchen,** bei jungen: sep.[148]

Insektenstiche, wie, rot: bell.[1]

Juckend: acon. aegle-f.[192] aeth. **Agar.** agn.[5] ail.[45] aln.[102] **Alum.** alum-p.[58] alum-sil.[58] **Am-c.** am-m.[5] ambr. **Anac.** anag. **Ant-c. Ant-t.** anthro.[102] apis[111] **Apisin.**[5] arg. arist-cl.[144] **Arn.**[5] **ARS. Ars-i.** ars-s-f.[58] arum-t.[25] asaf. asc-t.[36] aur.[5] **Aur-m-n.**[272] aur-s.[272] bac.[8] bamb-a.[1184] bar-c. bar-s.[58] bell. bell-p.[256] beryl.[119] bor. bov. **BRY.**[5] bufo **Calad. Calc.**[94] **Calc-p. Calc-s. Calc-sil.**[58] **Canth.** caps. carb-ac.[25] carb-an. **CARB-V.** carbn-s. cassi-s.[192] **CAUST. Cham.** chel. chin-s. cic. cimic. cina **CLEM.** cocc. **Com.**[111] con.[5] corn.[25] **Croto-t.** cupr. dig. dol.[54] dros.[5] dulc.[26] euph.[5] fago.[122] ferr-ma.[5] fl-ac.[58] granit-m.[194] **GRAPH.**[5] guare. **Hep.** ho.[85] **Ign.** iod.[5] ip. iris **Jug-c. Jug-r.** kali-acet. **Kali-ar.** kali-bi. kali-br. **Kali-c.**[5] **Kali-i.**[162] kali-n. kali-p. **Kali-s.** kali-sil.[58] **Kreos.** lac-eq.[204] **Lach.** lat-h.[301] laur. **Led.**[5] lob.[25] **Lyc.**[5] m-arct.[5] m-art.[5] m-aust.[5] mag-c. mag-m. maland.[122] mang. mangi.[197] med.[304] menis.[25] **MERC.**[5] **MEZ.**[5] mur-ac. nabal.[25] nat-ar. nat-c. **NAT-M.**[5] nat-s. nat-sil.[58] **NIT-AC.** nuph.[25] **NUX-V. OLND.** op.[5] **Par.**[5] **Parth.**[197] ped.[142] **Petr.** ph-ac. **Phos. Phyt.** pic-ac.[111] pitu-a.[164] plan.[25] plb. polyg.[25] psil.[164] **Psor. Puls.** puls-n.[25] **Ran-b.** ran-s. **RHUS-T.** rumx. ruta[142] sabad. sabin. sang.[111] **Sars. SEL.**[5] **SEP.**[5] **Sil.**[5] sol-n.[25] spect.[271] **Spig.**[5] spong.[5] **Squil.** stann. **STAPH.** stram. stront-c. sul-ac.[5] **SULPH.** sumb.[25] syph.[144] tarax. tarent.[192] tarent-c.[192] teucr. thuj. til. trio.[25] tub. uran.[269] urt-u.[25] ust. valer. verat. vero-o.[232] **VIOL-T.** vip.[36] x-ray[56] zinc. zinc-p.[58]

HAUTAUSSCHLÄGE; Juckend (Forts.)

- **tagsüber** und abends: sil.[72]
  ☞ *Z; Abends • abends*
- **abends**: **Alum.** bor. graph. kreos. mag-m. mez.[1] staph.
  ☞ *Z; Abends • abends*
- **nachts**: ant-c. ant-t. **Ars.** ars-i. asc-t.[36] **Clem.** croto-t. dol.[54] graph. **Iris** kali-bi. kreos. **MERC. Mez.** olnd. pitu-a.[164] **Rhus-t.** staph. ust. verat. viol-t.
  ☞ *Z; Nachts*
- **Ausziehen,** beim: **Ars-i. Kali-ar.** nat-s. **RUMX.**
  ▤ *ALLGEMEINES; M; Ausziehen; agg.*
- **Berührung** agg.: mez.
  ☞ *M; Berührung agg.*
- **Fleisch,** nach: ruta[142]
  ▤ *ALLGEMEINES; C; Speisen und Getränke; Fleisch; agg.*
- **Hitze**:
  ◦ **agg.**: **KALI-I.**[162]
  ◦ **Ofenhitze** amel.: **Rumx. Tub.**
- **Luft**:
  ◦ **in** frischer, im Freien: led. **Nit-ac.**
  ☞ *M; Luft agg.; frische • Luft; in frischer, im Freien*
  ◦ **kalte**:
  ◦ ◦ **agg.**: **Kali-ar. Psor. Rumx.**
  ☞ *M; Luft agg.; kalte • Luft; kalte; agg.*
  ◦ ◦ **amel.**: kali-bi. kali-i.[162]
  ☞ *Luft; kalte; amel.*
- **Menses**:
  ◦ **vor**: apis[111] aur.[5] carb-v.[26] con.[111] dulc.[26] kali-c.[111] mag-m.[111] mez.[111] nat-m.[111] sang.[111] sars.[111] sep.[111] verat.[111]
  ☞ *M; Menses; vor • Menses; vor*
  ◦ ◦ **alte** Hautausschläge: carb-v.[26]
  ◦ **während**: carb-v. **Kali-c.**
  ☞ *M; Menses; während • Menses; während*
- **Sturm,** vor: graph.
  ▤ *ALLGEMEINES; M; Wetter; windigem, stürmischem, bei; vor*
- **überhitzt,** wenn: **Kali-i.**[162]
  ☞ *Überhitzung, durch*
- **Wärme** agg.: aeth. **Alum.** alum-sil.[58] anac. ant-c. **Aur-s.**[272] bov. **Caust. Clem.** cocc. kali-acet. **Kali-i.**[162] kreos. **Led. Lyc.** mag-m. **MERC. Mez.** mur-ac. nat-ar. **Psor. Puls.** rhus-t. sars. staph. **Sulph.** tarent.[192] til. verat.
  ☞ *Wärme agg.*
  ◦ **Bettwärme**: aeth. **Alum.** anac. ant-c. caust. **Clem.** cocc. **Kali-acet.** kreos. mag-m. merc. mur-ac. **PSOR. Puls. Rhus-t.** sars. staph. **SULPH. Til.** verat.
  ☞ *M; Bettwärme agg. • Wärme agg.; Bettwärme • Jucken; Wärme; agg.; Bettwärme • Jucken; Warmwerden agg.*
  ◦ **Feuerschein**: **Mez.**
  ▤ *ALLGEMEINES; M; Wärme; agg.; Feuer, durch*
- **Waschen**:
  ◦ **agg.**: clem. mez. sulph.
  ☞ *Waschen; agg.*
  ◦ ◦ **kaltes**: **Clem.**
  ☞ *Waschen; agg.; Wasser, in kaltem*
  ◦ **amel., kaltes**: fago.[122]
- **Wolle,** durch Arbeiten mit: staph.[122]
  ☞ *M; Wolle agg.*
- **Zahnung,** während der: calc.[94]
- **Zimmer,** warmes, agg.: alum-p.[58] **Sep.**
  ☞ *M; Zimmer, im agg.*
- **Flecke** bluten nach Kratzen: **SULPH.**
  ☞ *blutend; Kratzen, nach • Jucken; Kratzen, muss sich; Blutet, bis es*
- **stellenweise**: agn.[5] am-m.[5] arn.[5] bell-p.[256] **Con.**[5] dros.[5] euph.[5] graph.[5] iod.[5] **Kali-c.**[5] led.[5] lyc.[5] m-art.[5] merc.[5] mez.[5] nat-m.[5] op.[5] par.[5] sep.[5] sil.[5] spong.[5] **Sul-ac.**[5]

Karbunkel: abrom-aug.[97] achy-a.[97] acon.[102] agar. alco.[36] ant-t. **Anthr. Apis Arn. ARS.**[5] ars-i.[102] ars-s-f.[58] asim.[85] aza.[97] bals-p.[1125] **BELL.** bell-p.[149] bor-ac.[100] both-l.[102] bov.[5] bry.[37] **Bufo** calc-caust.[93] calc-chln.[72] calc-f.[72] calc-p.[37] calc-s.[8] calen.[85] **Canth.**[37] caps. **Carb-ac.**[25] carb-an. carb-v.[171] **Cephd.**[97] **Chin.**[54] chlor.[8] col-a.[97] coloc. **Crot-c. Crot-h.** cupr-ar.[72] cyn-d.[97] **Echi.** echi-p.[114] electr.[85] euph.[56] ferr-p.[72] fl-ac.[46] glyc.[77] gunp.[77] gymne.[97] ham.[8] **Hep. Hippoz.**[54] ho.[85] **Hyos.** insulin[72] iod.[5] ip.[85] jug-r.[162] kali-c.[37] kali-i.[54] kali-m.[72] kali-p.[85] kreos.[37] **Lach.** lappa[102] **Led.**[72] linu-u.[1125] lob.[85] luf-b.[97] **LYC.**[5] med.[54] merc.[20] mur-ac. myris.[72] nit-ac. op.[5] **Ph-ac.**[8] phos.[122] phyt. pic-ac. **Pyrog.**[102] **Rhus-t. Sang.**[8] **Scol.**[102] **Sec. SIL.** staphycoc.[77] stram.[58] sul-ac.[72] **Sulph. Tarent.**[8] **Tarent-c.** ter.[1125] ther.[85] thuj.[36] torul.[88] **Trig-f-g.**[1125] tub.[56] vip.[72]
☞ *Furunkel* ▤ *EXTREMITÄTEN; C; Anthrax, Milzbrand*

- **bläulich-rot**: lach.[137]
- **brennend**: **Anthr. Apis Ars.** carb-v.[171] coloc. **Crot-c.** crot-h. hep. **TARENT-C.**
- **purpurfarben,** mit kleinen Bläschen in der Umgebung: **Crot-c. LACH.**
- **stechend**: **APIS** carb-an. **Nit-ac.**

knötchenförmig: **Agar.**[5] **Alum.**[5] am-c.[5] **Ant-c.**[5] ant-t.[5] ars.[5] beryl.[119] **Bry.**[5] calc.[5] caust.[5] chel.[5] cic.[5] cocc.[5] con.[5] **Dulc.**[5] hell.[5] hep.[5] ign.[5] kali-c.[5] kali-n.[5] lach.[5] **Led.**[5] lyc.[5] mag-c.[5] mag-m.[5] mang.[5] **Mez.**[5] nat-c.[5] nat-m.[5] olnd.[5] ph-ac.[5] puls.[5] ruta[5] sabin.[5] sec.[5] sel.[5] sil.[5] spig.[5] squil.[5] **Staph.**[5] stram.[5] tarax.[5] thuj.[5] valer.[5] verb.[5]

knotig, tuberkulös:
☞ *Tuberkel*

Kopfgrind: aln.[25] iris[25] lappa[25] sumb.[25]

körnig: **Agar.** am-c. ars. **Carb-v.** cocc. graph. **Hep.**[5] kreos. led. nat-m. nux-v. par. phos. pitu-a.[164] valer. zinc.
☞ *flüchtiges Exanthem*

- **nachts**: pitu-a.[164]
  ☞ *Z; Nachts*

kreideartig: calc.[5]

Krusten, mit: **Agar. Alum.** alum-p.[58] alumn.[58] am-c. am-m. ambr. **Anac.**[36] anag.[36] **Anan. ANT-C.** ant-t. **Anthr.** apis arg-n.[137] **ARS.**[5] **ARS-I. ARS-S-F.**[58] **Aur.** aur-ar.[58] **Aur-m.** aur-s.[58] bac.[149] **BAR-C.** bar-m. bar-s.[58] **Bell.**[5] berb. **Bov.**[111] **Bry.** bufo[111] **CALC.** calc-i.[58] **CALC-S.**

calc-sil.[58] **Caps. Carb-an.** carb-v. **CARBN-S. Caust.** cham. **Chel.** chin. chin-s. chrysar.[72] **CIC. Cist. Clem.**[137] coca[36] com. **CON.**[5] cosm.[25] croto-t. cupr. cupr-s.[36] **DULC.** elaps **Fl-ac. GRAPH.**[73] gunp.[77] hecla.[234] hell. **Hep.** hydr. hyper. iod. **Jug-c. Kali-ar. Kali-bi.** kali-br.[36] **Kali-c.** kali-chl. **Kali-i.** kali-p. **Kali-s.** kali-sil.[58] kreos. **Lach. Lappa Led.** lepro.[197] **Lith-c. LYC.**[5] mag-c. mag-m.[137] manc.[137] med.[85] **MERC.** merc-aur.[111] **Merc-i-r. MEZ.** morg-g.[136] **Mur-ac.**[5] **NAT-M.** nat-p. **NIT-AC.**[5] nux-v. ol-j.[1125] **OLND.**[137] paeon. par. **PETR.** ph-ac. **Phos. Phyt.** pip-m.[1125] plb. podo.[36] **Psor. Puls.** rad-br.[137] **RAN-B. RHUS-T. Rhus-v.**[36] ruta **Sabad.** sabin. sang. **Sars. Sep.**[5] serp.[45] **SIL. Spong.** squil. **Staph.** sul-ac. **SULPH.** syph.[137] tarent.[111] tell. thea[192] thuj. vac. **Verat.** vinc.[137] **Viol-t.** vip. zinc.[5] zinc-p.[58]
☞ *Herpes; Risse, bildet schmerzhafte*

- **erneuern** sich täglich: croto-t.
- **Kratzen, nach**: alum. am-c. am-m. ant-c. ars. **Ars-s-f.**[58] **Bar-c.** bell. bov. bry. **Calc. Calc-sil.**[58] caps. carb-an. carb-v. carbn-s. cic. **Con. Dulc. Graph. Hep.** kali-ar. kali-c. kali-s. kali-sil.[58] kreos. led. **LYC. Merc.** mez. nat-m. petr. phos. puls. ran-b. **RHUS-T.** sabad. sabin. sars. sep. sil. **Staph. SULPH.** thuj. verat. viol-t. zinc. zinc-p.[58]
☞ *Kratzen, nach*
- **Quecksilber-Missbrauch, nach**: **KALI-I.**
☞ *Quecksilber-Missbrauch, durch*
- **Wetter,** bei warmem: bov.
☞ *Wetter; warmem, heißem, bei*
- **Körper,** am ganzen: ars. **DULC. Psor.**
- **abfallende**: nit-ac.[137]
- **absondernd,** grünlich, blutig: ant-c.
- **anhaftend**: arg-n.[137] lyc.[137]
- **aufgesprungen,** rissig: viol-t.[36]
- **ausbreitend,** sich: **Clem. Psor.** sulph.
- **beißend**: puls.
- **bleifarben**: ars.[5]
- **blutend**: merc. **Mez.** phos.[36]
☞ *blutend; Kratzen, nach*
- **braun**: am-c. ant-c. berb. dulc.[58] lepro.[197] manc.[137] olnd.[137]
- **brennend**: am-c. **Ant-c.** calc. cic. kali-bi.[36] puls. sars.
- **dick**: bov.[111] **Calc.** clem.[137] dulc.[137] kali-bi.[137] merc-aur.[111] mez.[58] petr.[137] **Viol-t.**[36]
- **Eiter** darunter: bov.[137] lyc.[137] mez.[5] nit-ac.[5] thuj.[137]
- **eiternd**: **Ars.** plb. sil. **Sulph.**
- **entzündet**: calc. **Lyc.**
- **erhaben**: mez.[36]
- **feucht**: alum. anag.[36] **Anthr. ARS. Bar-c. CALC. CARBN-S. Cic.** clem. dulc.[58] **GRAPH. Hell. Hep. Kali-s. LYC. MERC. MEZ.** nit-ac.[137] **Olnd.** petr.[58] phos. plb. ran-b. **RHUS-T.** rhus-v.[36] ruta sep. **Sil. STAPH. SULPH.** vinc.[137] viol-t.[137]
- **flach**: merc.[36]
- **Flecke,** große: hydr. kali-c. **Merc. NIT-AC.** sabin. sil. thuj. zinc.
- **gelb**: anac.[36] **Ant-c.** aur. aur-m. **Bar-m. Calc. Calc-s.** carb-v. **Cic.** cupr. dulc. graph.[73] hyper. iod. **Kali-bi. Kali-s.** kreos. **Merc. Mez.** nat-p. nit-ac.[5] **Petr.** ph-ac. rhus-v.[36] **Spong. Staph.** sulph. **Viol-t.**
- **gelb** weiß: **Mez.**
- **glänzend**: olnd.[137]
- **grau**: ars. merc. **Sulph.**
- **grünlich**: ant-c. calc. petr. sulph. thea[192]
- **hart**: **RAN-B.**
- **Heuallergie,** bei: **GRAPH.**[162]
☞ *allergisch*
- **honigfarben,** honigartig: ant-c.[5] carb-v. cic.[5] kreos.[5]
▯ *ALLGEMEINES; C; Absonderungen; Honig, wie*
- **hornig**: ant-c. graph. **RAN-B.**
- **konisch**: sil.[137] syph.[137]
- **nässend**:
☞ *feucht*
- **rot**: merc.[5] nat-m.[36]
- **schmerzhaft**: kali-bi.[36]
- **schmutzig**: psor.[137]
- **schwarz**: **Ars.**[5] bell.[5] chin. vip.
☞ *schwärzlich*
- **stellenweise**: alum.[5] **Calc.**[5] **Clem.**[5] **CON.**[5] cosm.[25] dulc.[5] **GRAPH.**[5] **LYC.**[5] **Mur-ac.**[5] **Sep.**[5] **THUJ.**[5]
- **trocken**: **Ars. Ars-i. AUR. AUR-M. Bar-c. Calc.** chin-s. graph. lach. led. merc. **Ran-b.** sulph. thuj. **Viol-t.**
- **übelriechend**: graph. lyc. med.[85] **Merc.** plb. **Psor.** staph. **SULPH.**
- **Wasser,** mit hervorsickerndem: staph.[5]
- **weiß**: **Alum.** ars.[5] **Calc. Graph.**[5] **Lyc.**[5] **Mez. NAT-M.** tell. thuj. zinc.[5]
- **Zäh**: viol-t.[137]
- **zähe** Flüssigkeit absondernd: viol-t.[137]
▯ *ALLGEMEINES; C; Absonderungen; zäh, schwierig abzulösen*

kupferfarben: aegle.[192] agar. alum. alum-p.[58] **ARS.**[5] **Ars-i.** aur. benz-ac.[137] cadm-s.[102] **Calc.** calc-i.[102] cann-s. **CARB-AN.** carb-v. cor-r. **Hydrc.**[102] **Kali-i. Kreos.** lach.[137] led. **Lyc.** med.[137] **Merc.** merc-d.[137] **Mez. Nit-ac.** phos. **Psor. Rhus-t.** ruta sars.[137] syph. ust. **Verat.**
☞ *Farbe, Verfärbung; kupferfarben*
- **dicht** stehend: agar. calc.
☞ *zusammenfließend*
- **Flecke**: benz-ac.[137] lach.[137] med.[137] **Merc. Mez. Nit-ac.** ust.

Lepra: alum. anac. ant-t. **Ars.** ars-i.[25] bac.[62] **Bad.**[102] bar-c. bix.[102] **Calc.** calo.[102] **Carb-ac. Carb-an. Carb-v. Carbn-s. Caust. CHAUL.**[1125] com. con. crot-h. cupr.[1] cupr-acet.[8] cupr-ar.[36] cur.[102] daph.[85] **Dip.**[102] elae.[102] form. **Graph.** guano[102] hell. **Ho.**[93] hura[102] hydrc. iod. **Iris** jatr.[102] kali-c. **Kali-i.** kam.[85] **Lach.** lepro.[197] mag-c. mang. **Meph.** merc.[102] **Nat-c.** nat-m. nit-ac. **Nuph.** oena.[102] petr. **Phos. Pip-m.**[102] **Psor. SEC. Sep. Sil.** still.[25] **SULPH.** syph.[85] tarent.[2020] thymol.[1125] thyr.[102] **Tub.** zinc.
☞ *Furunkel* ▯ *KLINISCHES; C; Lepra*

HAUTAUSSCHLÄGE (Forts.)

livide: agav-a.[25] ail.[25] atro.[25] buni-o.[149] puls-n.[25]

Masern: **ACON.**[137] **Ail.**[37] **Am-c.** am-m.[58] **Ant-c.** ant-t.[5] **APIS Apisin.**[5] **Arn. Ars.**[36] arum-t.[144] **Bell.** bor.[5] **BRY.** caj.[85] camph. **Carb-v. Carbn-s.** cham. **Chel.** chin. chin-s.[144] **Chlor. Coff. Cop.** croc.[85] **Crot-h.**[137] cub.[111] **Dros.** dulc.[31] elat.[85] **EUPHR. Ferr-p.**[137] **Gels.** gink.[227] hyos. ign. **Ip. Kali-bi.** kali-s. mag-c. maland.[122] merc.[31] nux-v. op.[5] **Phos.** phyt. pix.[111] **PULS.**[137] puls-n.[25] rad-br.[144] **Rhus-t.** sal-ac.[144] **Squil. Stram.** sulfa.[119] **SULPH.** ter.[111] tub.[111] tub-a.[56] ust.[144] verat. xan.[85] zinc.

▥ *FIEBER; C; Exanthem, mit; Masern* ☞ *flüchtiges Exanthem; scharlachartig*

- **Flecken**: ars.[36]
- **hämorrhagisch**: **Crot-h.**[137] ferr-p.[137]
- **prophylaktisch,** im Inkubationsstadium: **Acon.**[137] ars.[137] puls.[137]

masernartig:

☞ *Röteln*

mehlig: am-c. **ARS.** aur. bov. bry. bufo **CALC.** cic. **Dulc.** graph. hip-ac.[119] kali-ar.[58] kali-chl. kreos. led. **Lyc.** merc. mur-ac. nit-ac. petr.[58] **PHOS. Sep. SIL.** sulph. thuj. verat.

- **weiß**: **Ars. Calc.** dulc. **KALI-CHL.** lyc. sep. sil. thuj.

miliar:

☞ *Sudamina, Schweißfriesel*

Milium, Hautgrieß: **Calc-i.**[102] staph.[102] tab.[102]

☞ *Strophulus*

Mitesser:

▥ *GESICHT; C; Hautausschläge; Mitesser, Komedonen*

Molluscum: brom.[102] bry.[102] calc.[72] calc-ar.[102] germ.[222] kali-i.[102] lyc.[102] merc.[102] nat-m.[102] sil.[72] sulfa.[119] sulph.[8] teucr.[102] thuj.[185]

- **contagiosum,** Dellwarze: **Brom.**[72] bry.[72] calc.[72] **Calc-ar.**[72] carc.[210] germ.[222] jug-c.[25] kali-i.[72] lepro.[197] lyc.[72] merc.[72] nat-m.[72] sac-alb.[210] sil.[72] **Sulph.**[8] teucr.[72] **Thuj.**[185]
- **fibrosum**: sil.[72]
- **granulosum**: sulfa.[119]

Morphaea: ars.[102] **Phos.**[102] sil.[102]

☞ *Sklerodermie*

nässend:

☞ *Absonderung, mit*

Nesselausschlag:

☞ *Urtikaria (Nesselsucht)*

Papeln, papulös: aegle.[192] allox.[119] ant-t.[171] **Anthr.**[56] anthro.[142] apoc.[144] aran.[25] arum-d.[25] asc-t.[25] aur. bell-p.[149] berb-a.[149] **Beryl.**[119] cadm.[149] **Calc.** calo.[102] **Caust.** cham. chel.[25] chloram.[149] cimic.[25] coca[25] cub.[85] cycl. euph.[144] gels. **Grin.** hippoz. **Hydrc. Iod. Kali-bi. Kali-c. KALI-I.**[102] kali-s. kres.[149] lach.[102] lyc. menis.[25] **Merc.**[102] merc-c.[102] merc-i-f.[45] merc-i-r.[102] morg-g.[136] nabal.[25] nat-f.[119] **Petr.** phos. phyt.[25] pic-ac. plan.[25] psor.[58] rumx.[25] sap-sod.[45] **Sep.** sil. sol-n.[25] sulfa.[119] **Sulph. Syph.** x-ray[119] zinc. ziz.[25]

☞ *Lichen, Flechte*

- **Fieber** oder Juckreiz, ohne: cub.[85]
- ◉ **bläschenartig**: anthro.[142]
- **juckend**: aegle.[192]
- **syphilitisch**: **Calo.**[102] kali-i.[102] lach.[102] merc.[102] merc-c.[102] **Merc-i-r.**[102]

☞ *M; Syphilis, bei sekundärer*

Pemphigus: acon. am-m.[65] **Anac.** antipyrin.[102] apis[65] **Ars.** arum-t.[102] bell. bufo calc. calth.[102] canth. carbn-o.[102] caust. chin. chlorpr.[149] cop.[1125] **Crot-h. Dulc.** gamb.[65] hep. hippoz.[65] hydrc. iodof.[144] jug-c. kali-p.[65] lac-c.[65] **LACH.** lepro.[197] lipp.[85] **Lyc. Manc.**[102] **Merc. Merc-c.**[102] merc-pr-r.[102] **Nat-m. Nat-s.** nat-sal.[102] **Nit-ac.** ph-ac. phos. **Psor.** ran-b. ran-s. raph.[102] rheum[148] **Rhus-t.** rhus-v.[85] **Sars.** scroph-n.[85] **Sep. Sil.** sul-ac. sulfonam.[149] **Sulph.** syph.[85] ter.[65] thuj.

Petechien: acon.[5] ail.[25] apoc. **Arn. ARS.**[1] ars-s-f.[58] aur-m. **Bapt.** bell.[5] berb. bor.[5] **BRY.** calc.[102] **Camph.** canth. **Chel.**[5] chin.[5] chlf.[111] chlol.[111] chloram.[149] **Con.** conch.[102] cop.[36] **Crot-h.** cub.[111] cupr. cur.[102] dulc. eup-per. fago.[25] frag.[36] hep.[5] **Hyos.** iod.[5] iodof.[111] kali-chl.[111] kali-i.[36] **Kreos.**[5] **Lach. Led.**[5] maland.[122] merc.[5] mur-ac.[102] nat-m. nux-v. **Ph-ac.** phel. **PHOS.**[36] plb.[5] puls.[5] **Pyrog.**[111] **RHUS-T.** ruta **Sec.** sedi.[36] sil. squil. stram. **SUL-AC.**[5] tab.[111] tax.[36] ter. vario.[36] zinc-m.[36]

☞ *Blutung, unter der Haut, Ekchymosen; allgemeine Arzneien •Naevi; Spidernaevi*

- **abends,** nach Kratzen: ars.[36]

☞ *Z; Abends •abends •Kratzen, nach*

- <> **alten** Menschen, bei: **Con.**
- **Fieber,** bei:

▥ *FIEBER, HITZE; C; Continua febris, gleichbleibendes Fieber, Typhus, Fleckfieber; Petechien, mit*

- ◉ **falsche**: **Acon.**[5] **Bell.**[5] **Puls.**[5]
- **feucht** nach Kratzen: ars.[1]

☞ *Kratzen, nach*

- **schmerzhaft,** abends: ars.[1]

☞ *Z; Abends •abends*

- **stellenweise**: cop.[36] **Phos.**[36]

phagedänisch: alum. alum-sil.[58] am-c. **ARS.**[5] **Arum-t.**[111] **Bar-c.** bar-s.[58] **Bor. Calc. Calc-sil.**[58] carb-an.[5] carb-v. carbn-s. caust. **CHAM.** chel. **Clem.**[5] **Con.** croc. **GRAPH.** hell. **Hep.** hydr.[111] kali-ar. kali-c. kali-sil.[58] lach. lyc. **Mag-c.**[5] mang. merc. mur-ac. **Nat-c.** nat-m. nat-p. **Nit-ac.** nux-v. olnd. **Par.**[5] **PETR.** ph-ac. phos. plb. psor.[58] **Rhus-t.** sars. **Sep. SIL. Squil. Staph.** sulph. tarax. **Viol-t.**

☞ *Exkoriation, Wundheit •Sudamina, Schweißfriesel; geschwürig* ▥ *ALLGEMEINES; C; Phagedänisch (ins Gewebe eindringende, fressende Prozesse)*

Pickel, Blütchen: abrot.[137] acetan.[5] **Acon.**[36] **Agar.** agki-p.[1202] ail.[85] allox.[149] aloe alum. alum-p.[58] alumn.[36] am-c. am-m. ambr. ammc. amph.[36] amyg-p.[36] anac.[36] **ANT-C.** ant-s.[85] **Ant-t.** apis[36] apoc.[36] aran. arg. arg-n.[36] arist-cl.[119] arn. **ARS.**[36] ars-br.[85] ars-i.[137] ars-s-f.[58] ars-s-r.[85] arund.[36] asim.[102] aster.[137] **Aur.** aur-ar.[58] aur-br.[162] bar-c. **Bar-m.** bar-s.[58] **Bell.** bell-p.[102] benz-ac.[111] berb.[36] **Berb-a.**[102] bomb-pr.[36] bond.[36] bor.[5] bov. brom. **Bry.**[36]

bufo **Calad.**[36] calc. **Calc-p. Calc-pic.**[102] **Calc-s.**[36] calc-sil.[58] **Canth.** caps. carb-ac.[85] **Carb-an.** carb-v. **Carbn-s.** carc.[187] carl.[36] **CAUST. Cham.** chel. chin. chin-ar. chin-s.[36] chlf.[111] chlol.[111] cic. cimic. cina[36] cinnb.[36] **Cist.** cit-v.[36] clem.[36] cob.[102] coc-c. **Cocc.** coloc. **Con.**[36] cop.[111] cortico.[119] cortiso.[119] corv-c.[258] crot-c.[36] crot-h.[36] croto-t.[36] cub. cupr. cycl. dig.[36] dios.[85] dros.[36] **Dulc.**[36] echi.[102] elaps[36] **Eug.**[102] euphr. fago.[36] falco-p.[265] ferr.[36] ferr-ma.[5] **Fl-ac. Gamb.**[36] gast.[36] gels.[36] granit-m.[194] **Graph.**[1] grat.[36] guai. guare.[36] ham.[36] hed.[119] hell. **Hep.** hip-ac.[149] hipp.[36] hura[36] hydr-ac.[268] **Hydrc.**[102] hyos. hyper.[36] ind.[36] indg.[85] iod. iodof.[111] ip.[36] iris[36] jug-c.[85] jug-r.[85] **Kali-ar.** kali-bi.[111] kali-br.[36] **Kali-c.** kali-chl.[36] **Kali-i.**[36] kali-m.[61] kali-n. kali-p. kali-s. kali-sil.[58] **Kreos.** lac-c.[54] lac-eq.[204] **Lach.**[36] lachn.[85] lappa[102] lar-ar.[251] lat-h.[301] laur.[36] **Led.**[36] lob-c.[36] **Lyc.** m-art.[5] mag-c.[1] mag-m. mag-s.[36] maland.[85] mang. med.[137] menis.[25] meny.[36] meph. **MERC.** merc-acet.[36] **Merc-c.** merc-i-r.[36] **Mez.**[1] morph.[36] mosch.[36] **Mur-ac.** murx.[36] nabal.[25] naja[85] nat-ar. **Nat-c.** nat-h.[36] **NAT-M. Nat-p. Nat-s.** nat-sil.[58] nicc.[36] **NIT-AC. Nux-v.** ol-an. ol-j.[36] olnd.[102] op.[36] ox-ac.[36] pall.[36] par. ped.[85] per.[36] petr. **PH-AC. PHOS.** phyt.[25] pic-ac.[85] pier-b.[233] piloc.[5] pip-m.[111] pitu-a.[164] pix.[111] plan.[25] plb. por-m.[251] psor. **PULS.** querc-r.[257] rad-br.[102] raph.[36] rat.[36] **RHUS-T.** ros-d.[305] rumx.[25] ruta sabad. sabin. **Sars.** sel. **Seneg.**[36] **SEP. Sil.** sol-n.[25] spig. **Spong. Squil.** stann. **Staph.** stram.[36] stront-c. sul-ac. sul-i.[58] sulfon.[5] sulph.[1] sumb.[85] tab. tarax. tarent.[192] tarent-c.[77] tell. ter.[36] teucr. **Thuj. Til.**[36] tub.[85] uran.[269] urine[85] vac.[36] valer. verat. vinc.[85] viol-t. wies.[36] x-ray[119] **ZINC.** ziz.[25]
☞ *Pusteln*

- **abends**: am-m.[36]
  ☞ *Z; Abends •abends*
- **nachts**: ant-c.[36] graph.[36]
  ☞ *Z; Nachts*
- **Mitternacht**: **Rhus-t.**[36]
- **Abmagerung,** bei: abrot.[137]
  ALLGEMEINES; C; Abmagerung; allgemeine Arzneien
- **Berührung** agg.: dig.[36]
  ☞ *M; Berührung agg.*
- **berührungsempfindlich**: berb. calad. **HEP.**
  ☞ *M; Berührung agg.*
- **Erwachsenen,** bei: aster.[171]
- **jungen** Menschen, bei: kali-br.[25]
- **Kratzen,** nach: agar. am-c. am-m. **Ant-c.** ars. bar-c. bov. bry. **Caust.** chin. cocc. con. cycl. dros. dulc. graph. hep. ip. kali-c. laur. merc. nat-c. nat-m. **Nit-ac.** petr. ph-ac. phos. plan.[36] **Puls. Rhus-t.** sabad. sabin. sars. sel. **SEP.** sil. spong. squil. staph. stront-c. **Sulph.** verat. **Zinc.**
  ☞ *Kratzen, nach*
  - **weiße** Pickel: agar. **Ars.** bov. bry. ip. sulph.
- **Masturbation,** durch: crot-h.[137] ph-ac.[137]
  ALLGEMEINES; M; Masturbation, Beschwerden durch
- **Menses**:
  - **vor**: graph.[137] mag-m.[137] psor.[137] sep.[137]
    ☞ *M; Menses; vor •Menses; vor*
  - **während**: lac-c.[54]
    ☞ *M; Menses; während •Menses; während*
  - **nach**: med.[137]
    ☞ *M; Menses; nach*
- **Reiben,** nach: **Psor.**[36]
- **Trinkern,** bei: kreos. lach. led.
- **schwitzenden** Teilen, auf: con.
- **abblätternd**: crot-c.[36]
- **abgeflacht**: morph.[36]
- **Absonderung** von dickem Serum, mit: chin-s.[36]
- **blutend**: arg-n.[36] **Cist.** cit-v.[36] falco-p.[265] meny.[36] par. rhus-t. stront-c. thuj.
  ☞ *blutend; Kratzen, nach*
  - **Kratzen,** nach: arg-n.[36] cit-v.[36]
    ☞ *blutend; Kratzen, nach*
- **dicht** zusammenstehend: cham. staph. thuj. verat.
- **dick**: dulc.[36]
- **entzündet**: agar. berb. bry. **Chel.** falco-p.[265] gels.[36] naja[85] nit-ac. petr. por-m.[251] querc-r.[257] stann. sulph.
- **fein**: ham.[36]
- **fettig**: kreos.[36]
- **feucht**: **Calc.** graph. kali-c. nat-s. ol-an. puls. sil. sulph. thuj. zinc.
- **furunkelartig**: gels.[36] sulph.[36]
- **gelb**: crot-c.[36] gast.[36]
- **gereizt**: mosch.[36] nat-h.[36]
  - **Trinken** von kaltem Wasser, durch: nat-h.[36]
- **geschwollen**: anac.[36] hura[36]
- **geschwürig**: **Merc.** nit-ac. ph-ac. sabin. sep.
  ☞ *Geschwüre; Pickel, umgeben von*
- **hart**: agar. alumn.[36] ars-i.[137] **Bov.** gels.[36] nit-ac. plan.[25] rhus-t. sabin. sol-n.[25] valer. verat.
- **heiß**: kali-br.[36] morph.[36]
- **Hof,** mit: berb.[36] gels.[36] morph.[36]
  ☞ *Hof, mit*
- **juckend**: acon. allox.[149] ambr. ammc. **Ant-c.**[1] ant-t.[36] **Apis** arg-n.[36] **Ars.** bar-c. berb.[36] bov. **Bry.** calad.[36] calc. calc-s.[36] carb-an. carbn-s. **Caust.** cham. cina[36] cocc. **Con.** croto-t.[36] dulc. fago.[36] falco-p.[265] gast.[36] **GRAPH.** guare.[36] hell.[36] **Hep.** hura[102] kali-c. kali-i.[162] kali-n.[36] kali-sil.[58] kreos.[36] lach.[36] laur. led.[1] lyc. mag-c.[1] mag-m. mag-s.[36] menis.[25] merc. morph.[36] mur-ac.[122] nabal.[25] nat-c. nat-m. nat-s. **Nit-ac.** ph-ac. phyt.[25] plan.[25] **Psor.** puls. querc-r.[257] rhus-t.[36] rumx.[25] sars. **Sep. Sil.** sol-n.[25] squil.[1] staph. stront-c. **Sulph.** tarent.[36] **TELL.** til. zinc. ziz.[25]
  - **morgens**: hell.[36]
    ☞ *Z; Morgens*
  - **abends**: cina[36]
    ☞ *Z; Abends*
  - **Mitternacht**: rhus-t.[36]

HAUTAUSSCHLÄGE; Pickel, Blütchen; **Juckend** (Forts.)

<> ◦ **Berührung,** bei: fago.[36] mag-s.[36]
☞ *M; Berührung agg.*

◦ **Bettwärme** agg.: ant-c.[1] mur-ac.[122]
☞ *M; Bettwärme agg. • Wärme agg. • Wärme agg.; Bettwärme*

◦ **Bewegung** amel.: fago.[36]

◦ **Freien,** amel. im: fago.[36]

◦ **Warmwerden** agg.: caust. **KALI-I.**[162] sars. **Tell.** til.

◦ **vorspringenden** Knochenpartien, an allen: hura[102]
☞ *Haut Knochen bedeckt, wo die*

- **kitzelnd,** agg. im Bett: lach.[36]
- **konisch**: crot-c.[36]
- **kribbelnd**: canth.
☞ *prickelnd*
- **Krusten,** mit: calc. merc. plan.[25] squil.
◦ **grüne**: **Calc.**
- **kupferfarben**: kali-i.
- **Mückenstiche,** wie: iris[36]
☞ *Bisse, wie kleine*
- **nässend**: calc-p.[36]
- **prickelnd**: bell. caust. mag-m. verat.
☞ *kribbelnd*
- **Pusteln,** wie: stram.[36]
☞ *Flecken, größere, entzündliche*
- **rissig**: merc-acet.[36]
- **rot**: acon.[36] apoc.[36] bell.[36] bry.[36] **Carl.**[36] cina[36] crot-h.[36] dig.[36] dulc.[36] fago.[36] ferr.[36] gels.[36] hura[36] ip.[36] kali-chl.[36] kali-i.[36] lach.[36] led.[36] morph.[36] op.[36] rat.[36] tarent.[192] vac.[36]

◦ **abends**: cina[36]
☞ *Z; Abends*

◦ **nachts**: apoc.[36]
☞ *Z; Nachts*

◦ **Kratzen,** nach: ip.[36] op.[36]
☞ *Kratzen, nach*

- **schälen** sich ab: elaps[36]
- **schmerzhaft**: agar. alum. ant-c. ant-t. apis[36] arg. arn. ars. ars-s-f.[58] bell. berb.[36] bond.[36] bov. calad.[36] calc. calc-p. canth. caps. caust. cham. **Cist.** clem.[36] cocc. coloc. con. croto-t.[36] dig. dros.[36] dulc. falco-p.[265] gamb.[36] gast.[36] graph.[1] grat.[36] guai. ham.[36] hell. hep. hura[36] hydr-ac.[268] hyos. ind.[36] kali-br.[36] kali-c. kali-chl. kali-i. kali-n. kreos. lach.[36] lat-h.[301] laur.[36] lob-c.[36] lyc. mag-m.[1] mag-s.[36] mang. merc. mez.[1] mur-ac. murx.[36] nat-c. nat-h.[36] nat-s. nicc.[36] nit-ac. nux-v. pall.[36] petr. ph-ac. phos. plb. puls. rhus-t. sabin. sel. seneg.[36] sol-n.[25] spig. spong. squil. stann. staph. stront-c. sulph.[1] tarent.[192] teucr. til. verat. zinc.

◦ **beißend**: agar. bell. calc. cham. coloc. dig. kali-c. kali-n. lyc. merc. teucr. verat.

◦ **brennend**: agar. **ARS.** bov. canth. caust.[1] cocc.[85] graph.[1] kali-c. lach.[36] mag-m.[1] mag-s.[36] merc. murx.[36] nat-h.[36] nat-s. nicc.[36] ph-ac. **Rhus-t.** squil. stann.[36] staph. stront-c. sulph.[1] tarent.[36] til.

◦ ◦ **abends**: tarent.[36]
☞ *Z; Abends*

◦ ◦ **Essen,** beim: nicc.[36]

◦ ◦ **Kratzen,** nach: caust.[1] graph.[1] mag-m.[1] mag-s.[36] nicc.[36] sulph.[1]
☞ *Kratzen, nach*

◦ ◦ **Waschen,** nach: nat-h.[36]
☞ *Waschen; agg.*

◦ **nagend,** juckend: ant-c. ant-t. berb.[36] **Caust.** mang. nit-ac.

◦ **reißend**: dulc.

◦ **Spannungsgefühl,** mit: arn. bov. con. gamb.[36] mang. nat-s.

◦ **Splitter,** wie durch einen: arn. hep. **Nit-ac.**

◦ **stechend**: alum. ant-c. arn. **Bell.** berb.[36] calc-p. **Canth.** caps. caust. clem.[36] cocc. dros.[36] gast.[36] hell. kali-c. kali-n. kreos. mez.[1] nat-c. petr. squil. staph.

◦ **wund,** empfindlich wie: alum. apis[36] arg. bell. bond.[36] bov. calad.[36] calc. clem. croto-t.[36] grat.[36] guai. ham.[36] **Hep.** hura[36] hyos. ind.[36] kali-br.[36] laur.[36] lob-c.[36] mez. pall.[36] ph-ac. **Rhus-t.** sabin. sel. seneg.[36] spig. stann. tarent.[192] teucr. verat. zinc.

◦ ◦ **Berührung,** bei: hura[36]
☞ *M; Berührung agg.*

- **schwarz**: ars.[137] aster.[137] carb-v. crot-c.[36] kali-bi.[111] ped.[85] psor.[111] spig.
☞ *schwärzlich*

◦ **Mitte,** nach Exfoliation: crot-c.[36]

- **Spitz**: amyg-p.[36] ars.[36] dulc.[36]
- **subkutan**: alumn.[36] gast.[36] raph.[36]
- **transparent**: con.[36] per.[36]
- **wässriger** Inhalt: corv-c.[258] lachn.[85]
- **weiß**: calad.[36] con.[36] rat.[36] til.[36]
- **zusammenfließend**: cic. mur-ac. ph-ac. tarent. valer.

Pityriasis:
☞ *Schuppen, mit • Pityriasis*

Pocken, Variola: acon.[5] agar. am-m. anac.[5] **Ant-c.**[5] **ANT-T.**[5] **Apis Arn. Ars.** bapt.[65] **Bell.**[5] **Bry.** bufo[111] camph.[65] cann-s.[5] canth. **Carb-ac.**[25] carb-v. caust.[1] cham. cimic.[25] clem. cocc. coff.[65] crot-h.[65] croto-t.[65] cund.[65] cupr-acet.[85] euon. gels.[65] hydr.[25] hyos. **Iod. Kali-bi.** kali-br.[25] **Kreos.** lac-c.[65] lach. **Led.**[5] lepro.[197] lyc. maland.[137] med.[65] **MERC.** merc-i-f.[45] mill. mur-ac.[5] **Nat-m.** nat-s.[65] nit-ac.[5] petr.[65] ph-ac.[65] phos.[65] psor. **Puls.**[5] pyrog.[65] **RHUS-T.**[5] sanic.[65] **SARR.**[171] sec.[5] sep.[5] sil.[5] spig. stram. **Sulph.** syph.[65] **Thuj.**[5] tub.[65] vac.[137] vario.[137] verat.[65] verat-v.[65] **Zinc.**
▥ *FIEBER,C; Exanthem, mit; Pocken* ☞ *Furunkel • Pocken*

- **brennende** Empfindung: **ARS.** lach. merc.
- **eiternd**: bell. **Merc.** sulph.
- **groß**: ant-t.[5]
- **prophylaktisch**: maland.[137] **SARR.**[171] vac.[137] vario.[137]
- **Pseudopocken,** pockenartig: acon.[5] **Bell.**[5] **Puls.**[5] rhus-t.[5]

- **schwarz**: ant-c.[5] **ARS.**[5] **Bell.**[5] bry. hyos. **Lach. Mur-ac.**[5] **RHUS-T. Sec.**[5] **Sep.**[5] **Sil.**[5] spig.
  ☞ •*schwärzlich*
- **weißlich**: iod. lyc.
- **zusammenfließend**:
  ☞ *zusammenfließend*

Psoriasis: alum. am-c. ambr. ant-t.[102] ap-g.[1125] aran-ix.[149] **Ars. ARS-I.** ars-s-f.[58] ars-s-r.[85] asaf.[102] aster.[102] aur. aur-ar.[58] aur-m-n.[102] **BERB-A.**[1125] bor. bry. bufo **Calc. Calc-s. Canth.** carb-ac. carc.[207] cast-eq.[54] chaul.[1125] chel.[1125] **Chin. Chrysar.**[102] cic. cist.[1125] **Clem.** cor-r. cortiso.[119] cupr. cupr-acet.[102] des-ac.[149] dulc. dys-co.[136] elae.[142] emetin.[102] **Euph-cy.**[1125] falco-p.[265] ferr.[54] ferr-ar.[100] fl-ac.[102] foll.[1125] form.[54] form-ac.[102] **Graph.** guai.[1125] hep.[102] hydrc.[1125] ichth.[54] iod. **Iris Kali-ar.** kali-bi.[102] **Kali-br. Kali-c.** kali-p. **Kali-s.** lac-c.[149] led. **Lob. LYC.** mag-c. **Mang.** mangi.[197] med.[65] **Merc.**[36] merc-aur.[102] merc-c. merc-i-r. merc-k-i.[110] **Mez. MORG-G.**[136] mur-ac. naphtin.[102] nat-ar.[102] nat-m.[102] **Nit-ac.** nit-m-ac.[102] nuph. olnd.[187] **Petr.** ph-ac. **Phos.**[54] **PHYT.** pip-m.[1125] plat.[102] **Psor. Puls. Querc-r.**[1125] quill.[1125] rad-br.[88] ran-b. **Rhus-t.** rumx.[171] sapo.[1125] sarcol-ac.[149] saroth.[144] **Sarr. Sars. SEP. Sil.** sol-n.[1125] **STAPH.**[162] stel.[102] stry-ar.[54] stry-p.[102] sul-i.[58] **Sulph.** tell. ter.[102] teucr. thuj. **THYR.**[72] tub.[102] ust.[102] x-ray[72]

- **Fettleibigkeit** bei: thyr.[72]
- ◉ **ausgebreitet,** generalisiert: ars. ars-i. calc. cic. clem. dulc. **Graph.** lyc. merc-i-r. **Mez.** mur-ac. **Puls.**[122] rhus-t. sulph. thuj.
- **chronisch**: cist.[1125] **HYDRC.**[1125]
- **hartnäckig,** veraltet: calc. carb-ac. clem. **Kali-ar. Mang.** merc. petr. puls. rhus-t. **Sep. Sil.** sulph.
- **kreisförmig**: **HYDRC.**[1125]
- **stellenweise**: merc.[36]
- **syphilitisch**: ars. **ARS-I.** asaf.[102] aur. **Cor-r. Graph.**[102] **Kali-bi.**[102] kali-br. **MERC. Nit-ac. Phos.**[54] **PHYT. Sars.** thuj.
  ☞ *M; Syphilis, bei sekundärer*

purpurfarben:
  ☞ *livide*

Pusteln: agar. aln.[102] am-c. am-m. anac. **Ant-c.** ant-o.[85] **Ant-s. ANT-T.** anthr. anthro. apis arn. **ARS.**[36] ars-i. **ARS-S-F.**[58] arum-t.[36] arund.[36] asaf.[102] asc-t.[25] **Aur.** aur-s.[58] bac.[62] **Bell. Bell-p.**[144] **Berb.** berb-a.[149] bor. bov. bry. bufo calad. **Calc.** calc-p. **Calc-s. Calc-sil.**[58] calo.[102] canth. **Carb-ac. Carb-v. Carbn-s. Carl.**[36] **Caust.** cench. cham. **Chel.** chin-s.[36] **Cic.** cimic. cina cinnb.[58] **Clem.**[58] cocc. **Con.** cop. crot-c.[36] **Crot-h. Croto-t.** cupr-acet.[36] cupr-ar. cupr-o.[192] cycl. dros. **Dulc.** echi.[102] eup-per.[36] euph. fl-ac.[102] gast.[36] graph. grat. guare.[36] **Hep.**[102] hippoz. hydr-ac. **Hydrc. Hyos.** ign.[102] ind.[36] iod. ip.[36] **Iris** jug-c. jug-r. kali-ar. **Kali-bi. Kali-br.**[36] kali-c. kali-chl. **Kali-i.** kali-m.[61] kali-n. kali-s. kali-sil.[58] **Kreos.** lach.[102] lat-h.[301] led.[36] lyc. mag-m. mag-s. maland.[122] **Merc.** merc-c.[102] merc-i-f.[111] merc-i-r.[111] merc-n.[102] **Mez.** morg-g.[136] mur-ac. myris.[102] nat-c. **Nat-m. Nit-ac.**[37] nux-v. op.[5] par. **Petr.** ph-ac. phos.[122] phyt.[102] pic-ac.[25] pier-b.[233] podo.[85] **Psor. Puls.** ran-b. rheum[1] **RHUS-T.** rhus-v.[36] sabad.[144] sap-sod.[45] **Sars.** scol.[142] sec. **Sep. Sil.** sol-n.[25] squil. **STAPH.** still.[25] stram. sul-i.[102] sulfa.[119] **SULPH.** tab. tarent.[111] tarent-c. tax.[102] tell. thuj. vac.[36] vario.[102] viol-t. vip.[144] zinc. zinc-s.[111]
  ☞ *eiternd •Pickel, Blütchen* ▥ *ALLGEMEINES; C; Abszesse, Eiterung; allgemeine Arzneien*

- <> **Anwendungen,** kalte, amel.: tarent.[192]
- **Baden,** kaltes, agg.: **Dulc.**
- **Kratzen,** nach: am-m. ant-c. ars. bell. bry. cycl. hyos. merc. puls. **RHUS-T.** sil. staph. **Sulph.** tarent.[192]
  ☞ *Kratzen, nach*
- ◉ **abblätternd,** feine Schuppen: anac. ant-c. ant-t. bov. croto-t. dulc. **Kali-chl.** merc.
- **Ausschlägen,** Ekzem, auf: kreos.
- **Bläschen** vermischt, mit: ant-t.
- **blaue** Flecke hinterlassend: rheum[1]
- **bläulich**: ant-t.[8] rheum[1]
  - **rotes** Mal, hinterlassen ein: **ANT-T.**[8]
- **blutend**: ant-t. bell.[36]
  ☞ *blutend; Kratzen, nach*
  - **Kratzen,** nach: bell.[36]
    ☞ *blutend; Kratzen, nach*
- **bösartig**: **ANTHR.** apis **ARS. Bell. Bufo** canth. **Carb-v.** cench. **Crot-h. LACH.** maland.[122] myris.[102] phos.[122] **Ran-b. Rhus-t. Sec. Sil. Tarent-c.**
- **braun**: ant-t.
- **brennend**: am-c. canth. eup-per.[36] **Graph.**[36] jug-r. led.[36] mez.[1] petr. tarent.[192]
  - **Abdecken,** beim: mez.[1]
    ☞ *M; Abdecken agg.*
  - **Berührung,** bei: canth.
    ☞ *M; Berührung agg.*
  - **Kratzen** agg.: led.[36]
    ☞ *Kratzen, nach*
- **dünnwandig,** brechen auf, entleeren ätzenden Eiter, sich ausbreitend, die Haut zerfressend: ant-t.
- **einzelne**: kali-br.[25]
- **entzündet**: anac. croto-t. **Kali-bi.** rhus-t. sep. stram.
- **fettig**: kreos.
- **feucht**: bell.
- **flach**: tax.[102]
- **Flecken,** sind bedeckt mit Pusteln: jug-r. lyc.
- **gelb**: anac. carb-v. clem.[58] hyos. lat-h.[301] **Merc.** staph. viol-t.
- **geschwürig**: ant-t. **Ars.** croto-t. cupr-ar. **Dulc.** mag-m. **Merc.** nat-c. **Sars.** sil.
  ☞ *Geschwüre; Pusteln, umgeben von*
- **glänzend**: croto-t.[36]
- **groß**: cimic.[25] kali-br.[25] tax.[102]

HAUTAUSSCHLÄGE; Pusteln (Forts.)

- **grün**: jug-r. **Sec.** viol-t.
- **Haar** auf der Spitze, mit einem: kali-bi.[111] petr.[5]
- **hart**: anac. ant-c. crot-h. nit-ac.
- **juckend**: anac.[36] ant-t. anthro. arund.[36] berb. chin-s.[36] **Croto-t.** cupr-o.[192] **Dulc.** graph. hydr-ac. **Kali-bi.** merc. nux-v. petr. **Rhus-t.** sars. **Sulph.** tax.[72] zinc-s.[111]
  - ◦ **nachts**: **Kali-bi.**
    ☞ *Z; Nachts*
- **kitzelnd**: mez.
- **klein**: ant-t. hydrc. kali-i. kali-n. puls.
- **knotig**: anthro. cham.
- **Krätze,** wie: arund.[36]
- **krätzeartig**: clem. grat.
- **Kuhpocken,** wie: ant-t.[36]
- **milchig**: rhus-v.[36]
- **Pocken,** wie: ant-o.[85]
- **Pocken,** wie, Oberkörper: ars.[36]
- **rissig**: rhus-t.
- **rosa**: ars. dulc.
- **rot**: anac. ant-t. ars. berb. bor. calad. caust. **CIC.** cimic. crot-h. croto-t. graph. hydr-ac. hydrc. kali-br.[36] kali-c. lach. mez. **Nit-ac.** par. pic-ac.[25] thuj.
  - ◦ **Hof**: anac. ant-t. bor. calad. lach. nit-ac. par. thuj.
    ☞ *Hof, mit*
- **schmerzhaft**: ant-t. ars. berb. clem.[36] gast.[36] **Kali-br.** lat-h.[301] pic-ac.[25] stram. viol-t.
- **Schorf,** bedeckt mit: anac.[5] ant-t.[5] **Bov.**[5] croto-t.[5] kali-bi.[111] tarent.[111]
- **schuppig**: merc. sep.[122]
- **schwarz**: ant-c.[5] ant-t. **ANTHR.** bry. hyos.[5] kali-bi.[111] **LACH. Mur-ac.** nat-c. rhus-t. **Sec.**[5] thuj.[111]
  ☞ *schwärzlich*
- **Spannungsgefühl,** mit: ant-t. crot-h. kali-n. mag-s.
- **stechend**: am-c. berb. dros. rhus-t. **Sep.**
- **syphilitisch**: **Ant-t.**[37] asaf.[102] **Calo.**[102] fl-ac.[102] **Hep.**[102] ign.[102] **Kali-bi. Kali-i.**[8] lach.[102] **Merc-n.**[102] mez.[102] nit-ac.[37]
  ☞ *M; Syphilis, bei sekundärer*
- **trocken**: **Merc.**
- **übelriechend**: anthr. ars. bufo viol-t.
- **unempfindlich,** indolent: **Kali-br. Psor.**
- **unterentwickelt**: kali-br.[25]
- **Vertiefung** in der Mitte, mit: vac.[36]
- **Wasser** enthaltend: anac.[36] arum-t.[36] kali-i. rhus-t. stram.
- **weiß**: ant-c. ant-t. calad. cimic. cop. cycl. puls.
  - ◦ **Spitzen,** weiße: **Ant-c.** ant-t. puls.
- **Windpocken,** wie: kali-bi.[36]
- **wund**: calad. merc.
- **zusammenfließend**: ant-t. **CIC.** ip.[36] **Merc.**

reißend:
☞ *schmerzhaft; reißender Schmerz*

Rhus, Giftsumach, durch Kontakt oder Vergiftung mit: agar. am-c. **ANAC.**[54] anac-oc.[93] anag.[5] arn. ars-i.[809] **Bry.** clem.[58] **CROTO-T.** cupr. **Graph. Grin.** kali-s. led. lob. **Nuph.** plan. ran-b.[58] **RHUS-D.**[809] **RHUS-T.**[809] rhus-v.[111] **Sang. Sep.** sulph. verbe-h.[85]

ringförmiges, kleieartiges Ekzem: anag.[8]

Ringworm:
☞ *Herpes; ringförmig, circinatus • Trichophytie, Scherpilzflechte*

rissig, mit Fissuren: alum.[5] aur.[5] bry.[5] **Calc.**[5] cycl.[5] graph.[5] hep.[5] kali-c.[5] kreos.[5] lach.[5] lyc.[5] mag-c.[5] mang.[5] merc.[5] nat-acet.[5] nat-c.[5] nat-m.[5] nit-ac.[5] petr.[5] **Puls.**[5] **Rhus-t.**[5] ruta[5] **Sars.**[5] **Sep.**[5] sil.[5] **Sulph.**[5] viol-t.[5] zinc.[5]

Roseolen: **ACON.** ail.[58] bad.[102] **Bell. BRY.** carb-v. **Coff.** cop.[36] cub.[85] **Hyos.** iod.[5] ip. kali-i. lach.[36] **Merc.**[102] merc-c.[102] merc-i-r.[102] nit-ac.[5] nux-v. phos. phyt.[102] **PULS.** rhus-t. sars. sulph.
- **syphilitisch**: **KALI-I. Merc.**[102] merc-c.[102] merc-i-r.[102] **Phos.** phyt.[102]
  ☞ *M; Syphilis, bei sekundärer*

rot: acon. aegle.[192] **Agar.** agav-a.[25] ail.[25] **AM-C.** anac. **Anan. Ant-c.**[5] ant-t. apis **Arn. Ars.** ars-i.[25] arum-t.[25] atro.[25] aur. aur-ar.[58] bac.[62] bapt.[25] bell.[1] bell-p.[149] berb. bor. **Bry.**[5] buni-o.[149] **Calc.** caust.[5] cham. chel. chin-s. **Chlol.**[25] cic. cimic.[25] cinnb.[85] **Clem.** cocc. **Com.**[25] con. cop. cor-r.[85] corn-f.[25] croto-t. **Cycl.**[5] cypra-e.[227] **Dulc.** fago.[25] fl-ac. gels.[25] genist.[85] germ.[222] granit-m.[194] **Graph.** hydr-ac.[268] jug-c.[25] **Kali-bi. KALI-C.** kali-i.[36] kali-s. lach. lat-h.[301] **Led.**[5] lyc. m-art.[5] **Mag-c.** mang.[85] **MERC. Mez. Nit-ac.** ox-ac. petr. ph-ac. **PHOS.** phyt.[58] pic-ac.[25] plan.[25] polyg.[25] por-m.[251] psil.[164] puls-n.[25] **Rhus-t.**[36] rumx.[25] sabad. sant.[25] sars. sep. sil. sol-n.[25] **Spig.**[5] staph. **Stram.**[36] **SUL-AC. SULPH.** tab. tarent.[192] tarent-c.[192] term-a.[192] thuj. til. tub.[58] urt-u.[25] valer. verat. verb.[5] vero-o.[232] vip.
- **Wärme agg.**: hydr-ac.[268]
  ☞ *Wärme agg.*
- ◉ **dunkle** zusammenfließende Flecke: genist.[85]
- **erhabene** Stellen: mang.[85]
- **Hof,** roter: anac. ant-c.[5] ant-t. bor. cocc. dulc.[1] psil.[164] tab.
  ☞ *Hof, mit*
- **Insektenstiche,** wie: bell.[1] lat-h.[301]
- **juckend**: aegle.[192] phyt.[36] puls-n.[25] tarent-c.[192] term-a.[192] urt-u.[25]
  - ◦ **Kratzen** amel. nicht: term-a.[192]
- **knötchenförmig**: bac.[62]
- **korallenrot**: cor-r.[85]
- **papulös**: gels.[25] kali-i.[36]
- **rot** gefleckt: cinnb.[85] cypra-e.[227] dulc.[36] mang.[85] merc. verat.
- **scharlach-rot**: **Anan.** arum-t.[25] atro.[25] chlol.[25] com.[25] cop. dulc.[36] jug-c.[25] phyt.[58] polyg.[25] por-m.[251] rhus-t.[36] sol-n.[25] **STRAM.**[36]
- **trockene,** stark juckende Flecke: granit-m.[194] tarent-c.[192]

rotbraun, übelriechend: syph.[102]

Röteln: **Acon.**[5] **Ant-c.**[5] **Ant-t.**[5] **Bell.**[5] **Bry.**[5] carb-v.[5] cist.[1125] **Coff.**[5] ip.[5] merc.[5] phos.[5] **Puls.**[5] rhus-t.[5] stram.[36] sulph.[5] **Thuj.**[5] ust.[36]

▤ *FIEBER, C; Exanthem, mit; Röteln*

ruckend:

☞ *schmerzhaft; zuckenden Schmerzen, mit*

Rupia: aethi-m.[102] alum. ant-t.[102] **ARS.**[102] berb-a.[102] bor. calc. caust. cham. clem. **Fl-ac. Graph. Hep.** hydr.[102] kali-c. kali-hp.[45] **Kali-i.**[102] lach.[102] lyc. **Maland.** merc.[102] merc-i-r.[102] **Mez.** nat-c. **Nat-m. Nat-s.** nit-ac.[102] petr. **Phyt.**[102] rhus-t. sec.[102] sep. sil. staph. sulph. **Syph.**[102] thuj. thyr.[102]

- **syphilitisch**: ars.[102] **Berb-a.**[102] kali-hp.[45] kali-i.[102] **Merc.**[102] **Nit-ac.**[102] phyt.[102] syph.[102]

☞ *M; Syphilis, bei sekundärer*

Scabies, Krätze: **ABSIN.**[1125] aegle.[192] agn. aloe[102] alum. ambr. **Ant-c.** ant-t. anthro.[102] apis **ARS. Aster. Bals-p.**[1125] **Bar-m.** bell. betul.[1125] bry. **Calc. Canth.**[5] carb-ac. carb-an. **CARB-V. CARBN-S. CAUST.** chin. **Clem.** coloc. con. **Cop.**[1125] croto-t. **Cupr. Dulc.** elaps[36] ferr-ma.[5] fum.[1125] **Graph.** grat.[1125] guai. **Hep.** inul.[1125] iod. juni-c.[1125] **KALI-S. Kreos. LACH.** lav-v.[1125] led. lepro.[197] **Lyc.** m-art.[5] **Mang. Merc.** merc-c.[5] merc-i-f. mez. **Nat-c.** nat-m. nat-s.[58] nit-ac. nux-v.[102] olnd. orig-v.[1125] petr. **Ph-ac.** plumbg-eu.[1125] **PSOR.** puls. ran-s.[1125] rham-cath.[1125] rhus-t. rhus-v.[102] rumx. sabad. sarr.[25] sars. scab-s.[1125] scroph-n.[1125] **SEL. SEP. Sil.** squil. staph. **Sul-ac. SULPH.** tarax. thuj. valer. **VERAT. Zinc.**

- **Bäckern, bei**: calc.[5] dulc.[5] graph.[5] **Lyc.**[5] rhus-t.[5] sulph.[5]

- **blutend**: calc. dulc. **Merc.** sulph.

☞ *blutend; Kratzen, nach*

- **eiternd**: aegle.[192]

- **fettig**: **Ant-c.**[5] **Caust.** clem. cupr. **Kreos. MERC. Merc-c.**[5] sel. **Sep. Squil.**[5] **STAPH.**[5] sulph.

- **feucht**: calc. **Carb-v.** carbn-s.[58] caust. clem. con. dulc. **Graph.** kreos. **Lyc.** merc. petr. sep. sil. squil. staph. sulph.

- **Getreidekrätze**: **Apis** rumx.

- **trocken**: **Ars.** calc. **Carb-v.**[5] caust. clem. **Cupr.**[5] dulc. graph. **Hep.** kreos. **Led.** lyc. **Merc.** merc-i-f. nat-c. petr. ph-ac. **Psor. SEP. SIL.** staph. **Sulph.** valer. **VERAT.**[5] zinc.

- **unterdrückt**: agn. alum. ambr. ant-c. ant-t. **Ars.** bell. calc. **Carb-v. Caust.** chin. **Dulc.** graph. hep. iod. kreos. lach. nat-c. nat-m. nit-ac. ph-ac. psor. puls. rhus-t. sars. **Sel. Sep.** sil. staph. **SULPH.** thuj. valer. verat. zinc.

◦ **Quecksilber** und **Schwefel, durch**: agn. ars. bell. calc. carb-v. **CAUST. Chin.** dulc. hep. iod. nit-ac. **PSOR. Puls.** rhus-t. sars. **Sel. SEP.** sil. **Staph.** thuj. valer.

☞ *Quecksilber-Missbrauch, durch*

Schanker: cinnb.[58] merc-i-r.[58]

Scharlach, bei: acon. **AIL.**[22] **AM-C.** am-m.[5] **APIS**[144] **Apisin.**[5] arn.[58] **Ars. Arum-t.** asim.[142] bar-c. **BELL. Bry. Calc.** caps.[85] **Carb-ac. Carb-v.** caust.[5] **Cham.** chin.[5] coff.[5] **Com.**[36] cop.[144] **Croc.**[85] **Crot-h.** cub.[4] **Cupr.** dulc.[5] eucal.[77] euph.[5] **Gels.** hep. **Hyos.** iod.[5] ip.[58] **LACH. LYC. MERC. MUR-AC.**[122] **NIT-AC. Ph-ac. Phos.** phyt. pyrog.[77] **RHUS-T.** rob.[144] **Stram.**[102] **Sulph.**[22] ter.[144] **Zinc.**

☞ *Farbe, Verfärbung; rot; scharlach-rot;* ▤ *FIEBER,C; Exanthem, mit; Scharlach • ALLGEMEINES; M; Scharlach, Folgekrankheiten nach*

- **Flecken,** in größeren: **Ail.**

- **gangränös**: **Ail. AM-C. Ars.** caps.[85] **CARB-AC.** croc.[85] **Lach. Phos.**

◦ **sieht** aus wie: caps.[85] croc.[85]

- **glatt**: **Am-c. BELL.** euph.[5] hyos. merc.

- **petechial,** mit Petechien: mur-ac.[122]

- **purpurfarben**: mur-ac.[122]

- **roh**: apis[144]

- **unterdrückt**: **Ail.**[22] **Bry.**[22] stram.[102] **Sulph.**[22]

- **zurücktretendes** Exanthem: **Am-c.** arn.[58] bry.[58] ip.[58] **Phos. Sulph. ZINC.**

schmerzend, fressend:

☞ *schmerzhaft; beißender Schmerz*

schmerzhaft: acon. agar. agn. alum. alum-p.[58] alum-sil.[58] am-c. am-m. ambr. anac. ant-c. ant-t. anthr.[123] apis arg. arist-cl.[161] **ARN. Ars.** ars-i.[25] ars-s-f.[58] **Asaf.** aur. aur-ar.[58] aur-s.[58] bar-c. bar-m. bar-s.[58] **BELL.**[5] berb. beryl.[149] bor. bov. bry. bufo[111] calad.[5] calc. calc-p.[58] calc-s. calc-sil.[58] camph. cann-s. canth. caps. carb-ac. carb-an. carb-v. carbn-s. cassi-s.[192] caust. cham. chel. **Chin.** chin-ar. cic. **Clem.** cocc. coff. colch. coloc. com. **Con.** croto-t. cub. **Cupr.** cycl. cypr.[25] dig. dol. dros. **Dulc.** euph. euph-l.[142] fago.[25] ferr. ferr-ma.[5] germ.[222] graph. guai. hell. **Hep.** hydr.[25] ign. ip. kali-ar. kali-bi. **Kali-c.** kali-i. kali-n. kali-s.[58] kali-sil.[58] kreos. kres.[149] **Lach.** laur. led. **LYC.** m-arct.[5] m-art.[5] m-aust.[5] **Mag-c. Mag-m.** mang. **Merc.** mez. mur-ac. nat-ar. nat-c. nat-m. nat-p. nat-sil.[58] nit-ac. **NUX-V.**[5] olnd. op. par. petr. **PH-AC.** phos. phyt.[111] plat. plb. polyg.[25] psil.[164] psor. **Puls.** ran-b. ran-s. rhod. rhus-t. ruta sabad. sabin. sars.[1] sel. seneg. **Sep. SIL. Spig. Spong.** squil.[5] stann. staph. still. stram.[1] stront-c. sulfa.[119] **SULPH.** tarax. tarent-c.[192] teucr. thuj. til. urt-u. valer. **Verat.** verb. vesp.[171] viol-o. viol-t. zinc. zinc-p.[58]

- **aufgeschürft**:

☞ *Exkoriation, Wundheit*

- **beißender** Schmerz: **Agar.**[5] agn. alum. alum-p.[58] am-c. **Am-m.** ant-c. arn. ars.[1] bell. bor. bov. **Bry. Calc.** calc-sil.[58] camph. canth. caps. carb-an. carb-v. carbn-s. **Caust.** cham. chel. chin. cocc. **Colch.** coloc. con. dros. **EUPH.** hell. **Ip. Lach. LED. Lyc.** m-arct.[5] m-aust.[5] mag-c. mang. **Merc.**[5] **Mez.** mur-ac. nat-c. nat-m. nux-v. **Olnd.** op. petr. ph-ac. phos. **Plat.**[5] **PULS.** ran-b. ran-s. rhod. **Rhus-t.** sel. sil. spig. **Spong.** still. stront-c. **Sulph.** thuj. verat. viol-t.

◦ **nachts**: ars.[1]

☞ *Z; Nachts*

- **brennender** Schmerz: acon.[5] agar. alum. alum-p.[58] alum-sil.[58] **Am-c.** am-m. **Ambr.** anac. **Ant-c.**[5] ant-t. anthr.[123] **APIS Arg.**[5] arist-cl.[161] **ARS.** ars-i.[25] ars-s-f.[58] aur. aur-s.[58] bar-c. bar-s.[58]

HAUTAUSSCHLÄGE; schmerzhaft; brennender Schmerz (Forts.)
Bell. berb. beryl.[149] bov. **Bry.** bufo **Calad.**[5] **Calc.** calc-p.[58] **Calc-s. Calc-sil.**[58] cann-s. **Canth.** caps. **CARB-AC. Carb-an. Carb-v. Carbn-s. CAUST.** chin. chin-ar. **CIC. Clem.** cocc. coff. colch. com. **Con.** croto-t. cub. cypr.[25] dig. dulc. euph. euph-l.[142] fago.[25] germ.[222] **GRAPH.** guai. hell. **Hep.** hydr.[25] ign. kali-ar. **Kali-bi. Kali-c.** kali-i. **Kali-n.** kali-s. kali-sil.[58] kreos. kres.[149] **Lach.** laur. led. **Lyc.** m-arct.[5] m-art.[5] m-aust.[5] mang. **MERC. Mez.** nat-ar. **Nat-c.**[5] nat-m. nat-p. nat-sil.[58] nit-ac. **Nux-v. Olnd.**[5] **Par.**[5] petr. **Ph-ac.**[5] **Phos.** plat. plb. polyg.[25] **Psor. Puls. Ran-b. RHUS-T.** sabad. sars.[1] seneg. sep. **Sil. Spig.**[5] spong. squil. stann. **Staph.** stram. stront-c. sulfa.[119] **Sulph.** tarent-c.[192] teucr. thuj. til. urt-u. verat. vesp.[171] viol-o. **VIOL-T.**[5] zinc. zinc-p.[58]

◦ **nachts**: ars. caust. **Merc. RHUS-T.** staph. til.
☞ *Z; Nachts*

◦ **Berührung agg.**: cann-s. canth. **Merc.**
☞ *M; Berührung agg.*

◦ **Freien,** im: led.
☞ *M; Luft agg.; frische • Luft; in frischer, im Freien*

◦ **Kratzen,** nach:
☞ *Kratzen, nach*

◦ ◦ **agg.**:
☞ *Kratzen, nach • Schmerzen, schmerzhafte Empfindungen; brennend; Kratzen; agg.*

◦ ◦ **amel.**: **Kali-n.**

◦ **Reiben,** nach: sars.[1]

◦ **Waschen**:

◦ ◦ **beim**: germ.[222] **Merc.**
☞ *Waschen; agg.*

◦ ◦ **nach,** in kaltem Wasser: clem. thuj.
☞ *Waschen; agg.; Wasser, in kaltem*

◦ ◦ **Essig,** mit, **amel.**: vesp.[171]
▤ *ALLGEMEINES; C; Speisen und Getränke; Essig; amel.*

- **geschwürartiger** Schmerz: am-c. **Am-m.** ant-c. ars. bar-c. caps. caust. con. graph. kali-c. laur. **Mang.** merc. **Phos. Puls. Rhus-t. Sep. SIL. Staph.** sulph. tarax. zinc.

- **intensiv** schmerzhaft: acon. agar. **Alum.** alum-p.[58] ambr. ant-c. apis **ARG.** ars. **Aur.** aur-ar.[58] bar-c. bar-s.[58] **Bry.** bufo[111] **Calc.** cann-s. canth. caps. carb-an. carbn-s. chel. chin. **Cic.** coff. **Colch.** dol. **Dros.** ferr. ferr-ma.[5] **GRAPH.** hell. **HEP.** ign. kali-c. **Kali-s.** kali-sil.[58] lach. led. lyc. m-art.[5] m-aust.[5] mag-c. **Mang.** merc. mez. nat-c. **Nat-m. Nit-ac.** nux-v. olnd. **Par. Petr. Ph-ac.** phos. phyt.[111] plat. **Puls.** ran-b. **Rhus-t.** ruta sabin. sars. sel. **SEP.** sil. **Spig.** spong. **Squil.** staph. **Sulph.** tarax.[5] teucr. valer. **Verat. Zinc. Zinc-p.**[58]
☞ *empfindlich • stechender Schmerz • Urtikaria (Nesselsucht)* ▤ *ALLGEMEINES; C; Schmerz; wund und zerschlagen, Schmerz wie*

- **reißender** Schmerz: acon. arn. ars. bell.[5] **Bry. Calc.** canth. carb-v. caust. clem. cocc. dulc. graph. kali-c. **LYC.** m-art.[5] merc. **Mez.** nat-c. nit-ac. nux-v.[5] phos. puls. **Rhus-t. Sep. Sil. Staph. Sulph.** zinc.

- **Splitterschmerz,** bei Berührung: **Hep. Nit-ac.**
☞ *M; Berührung agg.*

- **stechender** Schmerz: acon. alum. alum-p.[58] alum-sil.[58] am-m. **Anac.** ant-c. **APIS** arn. **Ars.** ars-s-f.[58] asaf. **Bar-c.** bar-m. bar-s.[58] **Bell.** bov. **Bry.** calc. calc-sil.[58] camph. canth. caps. carb-v. caust. cham. chin. **CLEM.** cocc. **Con. Cycl.** dig. **Dros.** ferr-ma.[5] graph. guai. hell. **Hep.** ign. kali-ar. kali-c. kali-s.[58] kali-sil.[58] kreos. **Led.** lyc. m-arct.[5] m-art.[5] mag-c. **Merc.** mez. mur-ac. nat-ar. nat-c. **Nat-m.** nat-sil.[58] **NIT-AC.** nux-v. petr. phos. **Plat.** psil.[164] **PULS. Ran-b.** ran-s. **Rhus-t.** sabad. **Sabin.** sars.[1] sel. **SEP. SIL.** spong. **Squil.**[5] **Staph.** stram.[1] stront-c. **SULPH.** thuj. **Urt-u.** verb. **Viol-t.** zinc.
☞ *intensiv schmerzhaft • Urtikaria (Nesselsucht)*

- **zuckenden** Schmerzen, mit: asaf.[5] calc. **Caust.** cham. chin. cupr. lyc. **Puls. RHUS-T.** sep. sil. **Staph.**

schmerzlos: aegle.[192] **Ambr. Anac.** ant-c. ant-t. bell. cham. **Cocc. Con.** cycl. dros. **Hell. Hyos.** lach. laur. **LYC. Olnd.** ph-ac. phos. puls. rhus-t. samb. **Sec.** spig. staph. **Stram. Sulph.**

schmutzig: merc. **Psor. Sulph.** syph.

Schuppen, mit: acon.[36] agar. alum. alumn.[58] am-c. **Am-m.**[137] anac. anag. ant-c.[5] arg. arg-n.[5] **ARS. Ars-i.** ars-s-f.[58] **Aur.** aur-ar.[58] bar-c.[5] **Bar-m.** bcg[149] **Bell.**[36] berb.[36] bor. bov.[5] bry. bufo cact. cadm-s. **Calad. Calc.** calc-p.[137] calc-s. **Calc-sil.**[58] canth. caps.[5] carb-ac. carb-an. carb-v. chin. chlol.[36] chlor.[36] cic. cinnb.[102] cist.[58] **CLEM.**[5] colch.[102] coloc. com. con.[5] cupr. cupr-acet.[36] cycl. dulc.[5] dys-co.[136] elaps[36] euph-l.[72] **Fl-ac.**[102] granit-m.[194] **Graph.** hep. **Hydrc.** hyos. ichth.[77] iod.[102] iris[25] kali-ar.[36] **Kali-bi.** kali-c. kali-chl. kali-hp.[45] kali-i.[102] kali-m.[137] kali-p.[58] **Kali-s.** kali-sil.[58] kola[1184] kosen[9] kreos. lac-c. lach. lat-h.[301] **Led.** lepro.[197] lyc. **Mag-c.**[5] mag-p.[111] manc.[137] mang. med.[148] **Merc.** merc-c.[102] merc-i-f.[102] merc-n.[102] merc-pr-r.[102] merc-tn.[102] mez. morg-g.[136] **Nat-ar.** nat-c.[102] **Nat-m.** nat-p.[58] **Nit-ac.** nuph.[65] oena.[102] ol-j. **OLND.** parth.[197] petr. **PHOS.**[5] **PHYT.** pip-m.[36] platan.[102] **Plb. Psor.**[65] puls. rad-br.[144] ran-b.[36] **Rhus-t.** sabad.[5] sabin. sang. sanic.[137] sarr.[65] **Sars.**[102] **SEP. Sil.** skook.[77] staph. still.[25] sul-ac.[5] sul-i.[58] **Sulph.**[5] **Syph.**[51] tell.[65] teucr.[65] thuj. thyr. til.[36] tub.[36] uran.[269] verat.[5] viol-t.[5] zinc.
☞ *Glitzernde Schuppen • abschilfernd; allgemeine Arzneien • trocken • Pityriasis*

- **Kratzen,** nach: alum.[5] am-c.[5] am-m.[5] ant-c.[5] arg-n.[5] ars.[5] **Bar-c.**[5] bell.[5] bov.[5] bry.[5] **Calc.**[5] **Calc-sil.**[58] caps.[5] carb-an.[5] carb-v.[5] cic.[5] **Con.**[5] **Dulc.**[5] **Graph.**[5] **Hep.**[5] kali-c.[5] kreos.[5] led.[5] **LYC.**[5] mag-p.[111] **Merc.**[5] mez.[5] nat-m.[5] parth.[197] petr.[5] phos.[5] puls.[5] ran-b.[5] **RHUS-T.**[5] **Sabad.**[5] sabin.[5] sars.[5] sep.[5] sil.[5] **Staph.**[5] sul-ac.[5] **SULPH.**[5] thuj.[5] verat.[5] viol-t.[5] zinc.[5]
☞ *Kratzen, nach*

◦ **alten** Menschen, bei: arg-n.[5] bar-c.[5] con.[5] mag-p.[111] sul-ac.[5]

- **türkisches** Dampfbad amel.: ars.[36]

- **Gelenkbeugen,** in den: dys-co.[136]

- **untere** Körperhälfte: bell.[36]

- **braun**: am-m.[137] kali-ar.[36]
- **fleckförmig** angeordnet: ars.[5] **CLEM.**[5] cupr-acet.[36] dulc.[5] hydrc. kali-c. **MAG-C.**[5] **Merc.** **NIT-AC.** **PHOS.**[5] **Puls.** sabin. sil. **Sulph.**[5] thuj. uran.[269] zinc.
- **gelb**: bar-m.[58] **KALI-C.** nat-p.[58]
- **herpesartig**: ran-b.[36]
- **Ichthyose,** "Fischschuppenkrankheit": anag. **Ars.** **Ars-i.** aur. bcg[149] calc. chin. chlor.[36] clem. coloc. graph. hep. **Hydrc.**[102] ichth.[77] iod.[102] kali-i.[102] kosen[9] lac-c. lepro.[197] lyc. med.[148] merc.[102] mez. nat-c.[102] nuph.[65] oena.[102] ol-j. petr. **PHOS.** pip-m.[85] platan.[102] plb. psor.[65] rad-br.[144] sarr.[65] sep. sil. sulph. syph.[51] tell.[65] teucr.[65] thuj. **Thyr.** tub.[65]
- **kleieartig**: agar. alum. am-c. anac. arg. **ARS.** ars-i. ars-s-f.[58] aur. aur-ar.[58] bor. bry. **CALC.** calc-p.[137] canth. carb-ac. carb-an. carb-v. chlor. **Cic.** clem. **Colch.**[102] **Dulc.** graph. iod. **Kali-ar.** **KALI-CHL.** kali-i. **KREOS.** lach. led. **Lyc.** mag-c. mang. merc. mez. **Nat-ar.** nat-m. **Nit-ac.** olnd. petr. phos. **PHYT.** pip-m.[102] rad-br.[137] ran-b. rhus-t. sanic.[137] **Sep.** **SIL.** staph. sulph. **Thuj.** tub.[56]
- **mehlig**: ars.[36]
- **rot**: til.[36]
- **Schuppenflechte,** wie bei: chlor.[36]
- **syphilitisch**: **Ars.**[102] ars-i.[102] **Ars-s-f.**[102] bor.[102] **Cinnb.**[102] fl-ac.[102] kali-i.[102] merc.[102] merc-c.[102] merc-i-f.[102] merc-n.[102] **Merc-pr-r.**[102] merc-tn.[102] **Nit-ac.**[102] **Phos.**[102] phyt.[102] **Sars.**[102] sulph.[102]
  ☞ *M; Syphilis, bei sekundärer*
- **weiß**: anac. **Ars.** graph. **KALI-CHL.** lat-h.[301] lyc. nat-ar.[58] pip-m.[36] thuj. tub.[36] zinc.
  ◦ **Flecke,** hinterlassen weiße Flecke nach dem Abfallen: pip-m.[36]

schwammig, fungös:
☞ *Trichophytie, Scherpilzflechte*

schwärzlich: aegle.[192] ant-c.[5] ant-t. **ANTHR.** arg-n. **ARS.**[5] ars-i.[111] asaf. aster.[137] **Bell.**[5] **Bry.** **Calc-p.** carb-v. chin. con. crot-c.[36] crot-h. dros. hyos.[5] kali-bi.[111] **LACH.** **Mur-ac.**[5] nat-c. nat-m. nit-ac. ped.[85] petr.[1] psor.[111] ran-b. **RHUS-T.**[36] scol.[36] **Sec.**[5] **Sep.**[5] **Sil.**[5] spig. **Still.** tarent-c.[192] thuj.[111] tub.[137] vip.

skorbutische Stellen: anan. merc. merc-c. sol-n.[25] still.[25]

skrofulös: aln.[25] **Bov.**[1125] jatz.[9] sarr.[25]

Spannungsgefühl, mit: alum. ant-t. **Arn.** bar-c. bell. bry. canth. carb-an. **CAUST.** cocc. con. hep. kali-c. mez. olnd. **Phos.** puls. **RHUS-T.** sabin. sep. spong. staph. **Stront-c.** sulph. thuj.

Spitz: **Ars.**[5]

Splitter, wie durch:
☞ *schmerzhaft; Splitterschmerz, bei Berührung*

stechend:
☞ *schmerzhaft; stechender Schmerz*

stellenweise: agav-a.[25] ail.[25] chel.[25] fago.[25] hip-ac.[149] sant.[25] sol-n.[25] urt-u.[25]

sternförmig:
☞ *Petechien ▮ BRUST; C; Petechien; sternförmig*

Strophulus: apis[102] **Bor.**[102] calc.[102] **Cham.**[102] cic.[102] led.[102] merc.[137] rhus-t.[102] **Spira.**[102] sulph.[137] sumb.[102]
☞ *Milium, Hautgrieß*

Sudamina, Schweißfriesel: **ACON.**[5] **Agar.** ail.[25] alum.[5] am-c. am-m. anac. anag. **Ant-c.** **Ant-t.**[5] anthr. apis arn.[5] **Ars.** ars-s-f.[58] arum-i.[36] asaf.[5] aur. **BELL.** berb. bor-ac.[111] bov.[5] brom.[5] **BRY.**[5] bufo but-ac.[149] **Calad.**[5] calc. calc-p. camph. cann-s. canth. **Carb-v.** carbn-s. **Caust.** cent.[36] **Cham.**[5] chel. chin.[5] chin-s. chlol.[111] chlorpr.[149] cic. clem. cob-n.[149] cocc.[5] coff.[5] com. con.[1] cop.[111] crot-h. croto-t. cub.[111] cupr. cupr-ar. cur.[122] dig.[5] dulc. euph.[144] **Euphr.** graph. hell. **Hep.** hura[85] hydr. hyos.[5] iod.[5] iodof.[111] **IP.**[5] **Jab.**[102] kali-bi.[85] kali-c. kali-chl. kali-i.[162] kali-n. kreos. kurch.[192] lac-c. lach. **Led.**[5] lyc.[122] mag-c. mag-m. manc.[171] mang. **MERC.** merc-c.[5] **Mez.** mur-ac. narc-ps.[171] nat-c. **NAT-M.**[58] nat-s. nit-ac. **Nux-v.**[122] ol-an. op.[5] par.[5] petr.[58] **Ph-ac.** phos. plat. plb. psor. **Puls.** ran-b. ran-s. raph. rheum[5] **RHUS-T.** rhus-v. ruta[5] sabad. **Sars.** sec. **Sel.**[5] sep.[122] **Sil.**[5] sol-t.[193] **Spong.**[5] **Staph.**[162] stram.[5] sul-ac. **SULPH.**[122] sumb.[25] tab. teucr.[5] thuj. urt-u.[102] valer. **Verat.**[5] **Viol-t.**[5] vip. zinc.

- **Ausziehen** agg.: kurch.[192]
- **Kindern,** bei: **ACON.**[5] **Cham.**[5] sulph.[5]
- **Kratzen,** nach: spong.[5]
  ☞ *Kratzen, nach*
- **Menses,** vor: dulc.[26]
  ☞ *M; Menses; vor •Menses; vor*
- **Scharlach,** bei: **ACON.**[5] **Bry.**[5] coff.[5] dulc.[5] **Ip.**[5] **Rhus-t.**[5] sulph.[5]
- **Sonneneinwirkung,** durch: acon.[85] camph. **Kali-i.**[162] sol-t.[193] **Staph.**[162]
  ☞ *Sonne, durch*
- **Wetter**:
  ◦ **nassem,** bei: narc-ps.[171]
  ☞ *Wetter; feuchtem, nassem, bei*
  ◦ **warmem,** bei: kali-bi.[85]
  ☞ *Wetter; warmem, heißem, bei*
- **Geschwüre,** um:
  ☞ *Geschwüre*
- **Wunde,** um eine: **Lach.** rhus-t.
- **eiternd**: **Am-m.** aur. bov. calc. carb-v. graph. mag-c. **Nat-c.** nit-ac. petr. phos. puls. ran-b. ran-s. rhus-t. sars. sulph. vip. zinc.
- **gelb**: **Agar.** am-m. anac. anag. ant-c. anthr. ars. ars-s-f.[58] bufo calc-p. carbn-s. chel. cic. clem. com. crot-h. croto-t. cur.[122] **DULC.** euph.[144] **Euphr.** **Hydr.** **Kali-n.** kreos. lach. lyc.[122] **MANC.**[171] **Merc.** mur-ac. nat-c. nat-s. nux-v.[122] ph-ac. psor. ran-b. ran-s. raph. **RHUS-T.** **Rhus-v.** sep.[122] sulph.[122] tab. vip.
  ◦ **abschilfernd**: manc.[171]
  ◦ **fleckweise**: cur.[122] lyc.[122] nux-v.[122] sep.[122] sulph.[122]
- **geschwürig**: **Calc.** caust. **Clem.** cupr-ar. graph. **Merc.** nat-c. petr.[58] **SULPH.** **Zinc.**
  ☞ *Geschwüre; Bläschen, umgeben von •phagedänisch*

HAUTAUSSCHLÄGE; Sudamina, Schweißfriesel (Forts.)

- **purpurfarben,** Miliaria rubra: **Acon.**[5] bell.[5] **Coff.**[5] nat-m.[5]
- **Spannungsgefühl,** mit: am-m. hura[85] kali-n. mag-c. mag-m. mur-ac. nat-c.
  - **sehr,** entleeren ihren Inhalt, wenn sie angestochen werden: hura[85]
- **transparent**: con.[1] kali-c. lach. **Mag-c.** mag-m. mang. merc. nat-s.[111] **Ran-b.**
- **villosus,** zottig: acon.[5] anac.[5] bor-ac.[111] brom.[5] chlol.[111] cop.[111] cub.[111] iod.[5] iodof.[111] merc.[5] ph-ac.[5]
- **wässrig**: ars.[1] **Bell.** bov. canth. clem. cupr. graph. kali-c. kali-n. merc. nat-c. nat-m.[58] nat-s.[58] ol-an. plat. plb. **Rhus-t.** rhus-v. sec. **Sulph.** tab. vip. zinc.
- **weiß**: agar.[5] am-c. **ARS.**[5] berb. bor-ac.[111] bov.[5] **Bry.**[5] cann-s. caust. clem. con.[1] graph. hell. hep. ip.[5] **Kali-chl. Lach. Merc.** mez. **Nat-c.** nat-m.[58] phos. rhus-t.[1] sabad. sulph. **Thuj.** valer.
  - **teilweise**: bor-ac.[111]

sykotisch: med.[102]
ALLGEMEINES; C; Sykose, sykotische Konstitution

symmetrisch: arn.[142] kali-i.[137] lac-c.[184] lac-d.[184] parth.[197] syph.[184] thyr.[184]
ALLGEMEINES; C; Symmetrische Beschwerden

syphilitisch: aln.[25] arg-n. ars. **ARS-I. Aur.** aur-ar.[58] bac.[62] bad. cory.[25] dulc. **Fl-ac. Guai. Hep. Kali-bi.** kali-chl. **KALI-I.** kreos. **Lach. Lyc. MERC. MERC-C. MERC-I-F. MERC-I-R. NIT-AC.** petr. ph-ac.[31] **Phyt.** plat. rhus-t. rumx. sang. sars. sep. **Sil.** sol-n.[25] staph. still. **SYPH. Thuj.**
☞ *M; Syphilis, bei sekundärer*

Tinea, Flechte:

- **favosa,** Tinea capitis, Kopfgrind:
☞ *Herpes; ringförmig, circinatus*
- **Pityriasis** versicolor, Kleienflechte:
☞ *Pityriasis*

transparent: cina **Merc.** nat-s.[111] **RAN-B.**

traubenförmig angeordnet: agar. **CALC. Rhus-t.**[5] staph. verat.
ALLGEMEINES; C; Tumoren; Trauben, wie

trocken: **Alum.** alum-p.[58] alum-sil.[58] alumn.[102] anac. anag. ant-c.[102] arist-cl.[119] **ARS. ARS-I. Ars-s-f.**[58] **AUR. AUR-M. BAR-C.** bar-s.[58] **Berb-a.**[102] **Bov. Bry.** bufo cact. cadm.[149] calad. **CALC. CALC-S.** canth.[102] carb-ac.[25] **Carb-v. Carbn-s.** caust. clem. cocc. com. cory.[102] **Cupr. Dulc. Fl-ac.** granit-m.[194] **Graph.** guare.[25] **Hep.** hydr-ac. hydrc.[72] hyos. **Iod.**[102] **Kali-ar. Kali-c. Kali-chl.** kali-i. kali-m.[102] kali-n.[5] kali-s. kali-sil.[58] **Kreos. LED.** lith-c.[102] **Lyc. Mag-c. Maland.**[102] **Merc. MEZ.** morg.[136] nat-c. nat-m. nat-p. nat-sil.[58] nit-ac.[102] par. **Petr. Ph-ac. PHOS.** phyt.[102] pip-m.[102] pitu-a.[164] pix.[102] por-m.[251] **Psor. Rhus-t.**[5] **Sars.** sel. **SEP.** serp.[45] **SIL.** stann. **Staph. Sulph.** tarent.[192] tarent-c.[192] teucr. thuj. tub.[102] valer. **VERAT. Viol-t.** xero.[102] **Zinc.**
☞ *Schuppen, mit*

- **Hitze,** durch: pitu-a.[164]
- **bluten** nach Kratzen: alum. **Ars. Calc. Lyc. Petr. Sulph.**
☞ *blutend; Kratzen, nach*

Tuberkel: agar. alum. am-c. **Am-m.** anac. ang. **Ant-c.** apis aran. arn. **Ars.** ars-i. aur.[102] bac.[62] **Bar-c.** bar-m. bar-s.[58] bell. berb. bov. **Bry. CALC.** calc-p. calc-s. canth. **Carb-an. Carb-v.** carbn-s. **CAUST.** cham. **Cic.** cocc. **Con.** crot-h. dig. **Dulc. Fl-ac. Graph.** guare.[36] hell. **Hep.** hydrc.[102] ign. kali-ar. **Kali-bi. Kali-br.** kali-c. kali-chl. **Kali-i.** kali-n. kali-s. **LACH. LED. Lyc.** mag-c. mag-m. mag-s. mang. mang-acet.[1] **Merc.** merc-c. merc-i-r.[102] **Mez. Mur-ac.** nat-ar. **Nat-c. Nat-m.** nicc. **Nit-ac.** nux-v. **Olnd.** op. **Petr.** ph-ac. **Phos.** phyt. puls. **Rhus-t.** rhus-v. sang.[111] sec. sel. sep. **Sil.** spig. squil. stann. **Staph.** still.[102] stram. stront-c. sul-ac. **Sulph.** syph.[58] tarax. **Thuj.** tub. valer. verat. zinc.

- **Sommer,** im: **Kali-bi.**
☞ *Sommer, im*
- **Winter,** im: **Kali-br.**
☞ *Winter, im; agg.*
- **Kratzen,** nach: mang-acet.[1] zinc.[1]
☞ *Kratzen, nach*
- **Stichwunde,** nach einer: sep.
- **abblätternd,** feine Schuppen: sulph.
- **abschilfernd**: sang.[111]
- **bösartig**: ars.
- **eiternd**: am-c. bov. **Caust. Fl-ac. Kali-bi.** nat-c. nit-ac. **Sil.**
- **entzündet**: am-m. rhus-t. thuj.[36]
- **erhaben**: olnd. rhus-v. valer.
- **erysipelatös**: **Nat-c. Phos.** sil.
- **feucht**: kali-n. sel.
- **gelb**: **Ant-c.** rhus-t.
- **genabelt**: **Kali-bi. Kali-br.**
- **geschwürig**: am-c. bov. **Caust. Fl-ac. Nat-c.** sec.
- **glatt**: ph-ac.
- **grobe**: guare.[36]
- **hart**: am-c. am-m. ant-c. bar-c. bov. **Bry.** con. **Lach. Mag-c. Mag-s.** nat-m. phos. rhus-t. valer.
- **höckerig**: **Kali-bi. Nat-c.** phos. sil. **Tub.**
- **juckend**: am-m.[1] aur. canth. carb-an. cham. cocc. dulc. graph. kali-c. kali-n. lach. lyc. mag-c. mag-s. mur-ac. nat-m. nit-ac. op. rhus-t. staph. stram. stront-c. tub. zinc.
- **lepraartig**: **Nat-c.** phos. **Sil.**
- **miliar**: nat-m.
- **purpurfarben**: tub.
- **rot**: **Am-c.** berb. bov. carb-an. carb-v. cocc. dig. dulc. **Hep.** kali-chl. kali-i. **Lach. Led.** mag-c. mag-m. **Merc.** mur-ac. nat-m. nit-ac. op. ph-ac. puls. sep. spig. sulph. **Thuj.** verat.
  - **Hof,** roter: cocc. dulc. ph-ac.
  ☞ *Hof, mit*
- **schleimig**: **Fl-ac. Nit-ac. Thuj.**

- **schmerzhaft**: am-c. am-m. ars. bac.[62] bell. bov. calc. carb-an. caust. cham. cocc. con. dulc. kali-i. lach. led. lyc. mag-c. mag-m. mag-s. mang. merc. mur-ac. nicc. nit-ac. ph-ac. phos. rhus-t. squil. staph. stram. thuj.[36] zinc.
  - **beißend**: calc. caust. dulc. kali-i. led. mag-c. phos. rhus-t. squil. stram.
  - **brennend**: am-c. am-m. calc. **Carb-an.** cocc. dulc. kali-i. mag-m. mag-s. mang. **Merc.** mur-ac. nicc. **Nit-ac.** phos. **Staph.**
  - **nagend**: rhus-t.
  - **reißend**: cham. con.
  - **spannend**: caust. mur-ac.
  - **ziehend**: cham.
- **schmerzlos**: arn. bell. graph. ign. led. olnd. squil. verat.
- **syphilitisch**: ars. **Ars-i.** aur.[102] **Carb-an.**[102] dulc. fl-ac. hep. hydrc.[102] kali-bi. **Kali-i. Merc.** merc-i-r.[102] **Nit-ac.** phyt. sil. still.[102] thuj.
  ☞ *M; Syphilis, bei sekundärer*
- **warzenförmig**: lyc. **Thuj.**
- **wässrig**: graph. mag-c.
- **weich**: bell. crot-h. lach.
- **weiß**: ant-c. dulc. sep. sulph. valer.
- **wund**: ant-c. caust. ph-ac. sep.
  - **schmerzhaft**: ant-c. caust. ph-ac.

übelriechend: **Graph.**[5] **Petr.**[5] **STAPH.**[5] **Vinc.**[111]

unterdrückte Hautausschläge: acon. agar.[171] ail.[58] alum. am-c. ambr. anac.[193] ant-c.[85] apis[135] arn.[193] **Ars. Ars-i.** ars-s-f.[58] asaf.[85] atro.[25] **Bell. BRY.** calad. calc. camph.[85] carb-an. **Carb-v. Caust. Cham.** cic.[8] con. **Cupr.** cupr-acet.[85] **DULC.**[171] fl-ac.[193] **Gels. Graph.** hell.[1125] **Hep.** ign.[193] **IP.** kali-c. **Kali-s.** kalm.[58] kreos.[809] lach. **Lyc.** merc. **Mez. Nat-c.** nit-ac. **Nux-m.** nux-v.[193] op. **PETR. PH-AC.** phos. plb.[85] **PSOR. Puls. Rhus-t.** sars. sel. **Sep.** sil. **Staph. STRAM.** sul-ac. sul-i.[58] **SULPH.** thuj. **Tub.** urt-u.[137] verat. **Viol-t. ZINC. ZINC-P.**[58]
ATMUNG; C; Asthma, asthmatische Atmung; Hautausschläge; Unterdrückung, nach •ALLGEMEINES; M; Hautausschläge; agg., Unterdrückung von Hautausschlägen

- **Einwirkung** feuchtkalter Luft, durch: dulc.[171]
  ☞ *M; Luft agg.; kalte*

Urtikaria (Nesselsucht): **Acon.**[31] aegle-f.[192] agar. all-c.[102] alum. alum-p.[58] alum-sil.[58] am-c. am-m. amyg-am.[36] anac.[36] **ANT-C.** ant-t. anthro.[102] **Antipyrin.**[102] ap-g.[85] **APIS**[36] **Apisin.**[5] arn. **ARS.**[3020] **Ars-i. ARS-S-F.**[58] arum-d.[25] **ASTAC.**[102] aur. aur-ar.[58] aur-s.[58] bar-c. bar-m. bar-s.[58] bart.[36] **Bell.** bell-p.[119] benz-ac. berb.[111] berb-a.[149] bol.[72] bol-lu.[36] bomb-chr.[85] bomb-pr.[85] **Bov. Bry.** bufo **Calad. CALC.** calc-l.[85] calc-p.[193] **CALC-S.** calc-sil.[58] camph.[102] cann-s. canth. caps. carb-an. **Carb-v. CARBN-S.** cassi-s.[192] cath-a.[264] **CAUST.** cham. chel. chin. chin-ar. **Chin-s.**[36] **CHLOL.** chlor.[36] chloram.[149] chlorpr.[149] chol.[102] cic. cimic.[102] cina[193] cob-n.[119] coca cocc. **CON. COP. Corn.** cortico.[149] crot-c.[103] **Crot-h.** croto-t. cub.[36] cund.[102] **Cupr.** cupr-acet.[233] cupr-o.[192] cypr.[193] cypra-e.[227] dig. dol.[193] dros. **DULC.** dys-co.[136] echi.[1125] **Elat.**[54] **Ephe.**[1125] fago.[102] ferr-i. form.[137] **Frag.** gaert.[142] gall-ac.[85] **Galph.**[193] gast.[36] gels. **Graph.** harp.[1184] helia.[1125] hell. **HEP.**[137] hist.[119] hom.[58] hydr. **Ichth.**[102] **Ign.** iod. ip. jug-c. **Kali-ar. Kali-br. Kali-c.** kali-chl.[102] kali-i. kali-n. kali-p. kali-s. kali-sil.[58] kola[1184] **Kreos.** lach. lam.[1125] **LED.** lepro.[197] linu-u.[72] lob.[137] loxo-r.[240] **Lyc.** lycps.[36] mag-c. mag-m. mang. med.[56] medus.[72] merc. **Mez.** moni.[193] morg-g.[136] morph.[102] mur-ac. myric.[5] nat-ar. **Nat-c.** nat-f.[119] **NAT-M.**[137] **Nat-p.** nat-s. nat-sal.[36] nat-sil.[58] **Nit-ac. Nux-v.** olnd. op. ox-ac.[144] pall. paull.[54] **Petr.** ph-ac. **Phos.** physal.[72] phyt. pic-ac.[111] pin-s.[102] pip-n.[111] pitu-p.[119] podo.[36] polyg.[137] pot-a.[58] prim-o.[144] **Psor.** ptel.[137] **Puls.** puls-n.[25] ran-b.[1125] rheum[102] **RHUS-T.**[36] rhus-v. rob.[102] rumx.[102] ruta sabin. **Sal-ac.** sang.[25] sanic.[102] sant.[36] saroth.[144] **Sars.**[5] sec. sel. **Sep.** sil. skook.[85] sol-a.[36] spig. spong. squil. stann. staph. stram. stroph.[111] stry.[102] **Sul-ac. Sul-i.** sulfa.[119] sulo-ac.[149] **SULPH.** tarax. tarent.[192] tarent-c.[192] tela[192] ter. term-a.[192] tet.[85] **THUJ. Til. Trio.**[36] tub.[193] **URT-U.** ust.[102] uva.[102] valer. vario.[122] **Verat.** verb. verin.[36] vesp.[36] viol-t. voes.[36] wies.[36] zinc. zinc-p.[58]
☞ *Erythem •schmerzhaft; intensiv schmerzhaft •schmerzhaft; stechender Schmerz*

- **abwechselnd** mit:
  ☞ *A; Abwechselnd mit*
  - **Asthma**: apis[193] calad. graph.[162]
    ☞ *A; Abwechselnd mit •abwechselnd mit; Atemwegssymptome* *ATMUNG; C; Asthma, asthmatische Atmung; abwechselnd mit; Hautausschläge*
  - **Krämpfen**: ars.[193]
    ☞ *A; Abwechselnd mit •abwechselnd mit; Krämpfen*
  - **Krupp**: ars.[102]
    ☞ *A; Abwechselnd mit*
  - **Rheumatismus**: **Urt-u.**
    ☞ *A; Abwechselnd mit*
- **tagsüber**: lycps.[36]
- **morgens**: bart.[36] **Bell.** bov.[72]
  ☞ *Z; Morgens*
  - **Erwachen,** beim: bov.[72]
- **nachmittags**: chlol. tarent.[192]
  ☞ *Z; Nachmittags*
- **abends**: bart.[36] **Kreos. Nux-v.** tarent-c.[192]
  ☞ *Z; Abends •abends*
- **nachts**: ant-c.[102] **APIS** ars.[102] **Bov. Chlol. Cop.** hydr. **Nux-v. Puls.**
  ☞ *Z; Nachts*
- **Mitternacht,** agg. nach: cob-n.[149]
- **erscheint** plötzlich, verschwindet plötzlich: antipyrin.[72] dys-co.[136]
  - **Kälte,** mit innerer: antipyrin.[72]
- **periodisch,** jedes Jahr: urt-u.[25]
- **Frühling,** jeden: rhus-t.
  ☞ *Frühling, im*

HAUTAUSSCHLÄGE; Urtikaria (Nesselsucht) (Forts.)

<> - **alkoholischen** Getränken, nach: chol.[102]
- **Antibiotika,** nach: moni.[193]
- **Anwendungen,** kalte, amel.: term-a.[192]
- **asthmatischen** Beschwerden, mit: **Apis**
  ▥ *ATMUNG; C; Asthma, asthmatische Atmung; Begleitsymptome*
- **Atmung,** mit erschwerter: apis[137]
- **Ausziehen** agg.: puls.[72]
- **Baden**:
  - **agg.**: bov.[72] calc-p. lach.[193] phos. sep.[148] sulph.[148] **Urt-u.**
    - **kaltes**: **Calc-p.**
      ☞ *Baden; kaltes; agg.*
  - **amel., kaltes**: puls.[73]
    ☞ *Baden; kaltes; amel.*
- **Berührungsempfindlich,** sehr: hep.[193]
  ☞ *M; Berührung agg.*
- **Betätigung,** nach heftiger: apis[102] calc.[102] **Con.** hep.[102] **Nat-m. Psor.** sanic.[102] **Urt-u.**
- **Bewegung,** heftige, agg.: nat-m.[36]
  ☞ *Bewegung, nach* ▥ *ALLGEMEINES; M; Bewegung; während; heftiger Bewegung, bei*
- **Denken** daran, durch: ox-ac.[144]
  ☞ *M; Denken an die Beschwerden agg.*
- **Diarrhö,** mit: apis[102] bov.[102] **Puls.**[102]
- **Eier** agg.: tela[192]
  ▥ *ALLGEMEINES; C; Speisen und Getränke; Eier; agg.*
- **Erbrechen,** mit: apis[193] cina[193]
- **Erdbeeren,** durch: bry.[10] frag.[142]
  ▥ *ALLGEMEINES; C; Speisen und Getränke; Erdbeeren; agg.*
- **Erosion** an den Zehen, mit: sulph.[102]
- **Erregung,** bei: bov.[102] rheum[102]
  ▥ *GEMÜT; M; Erregung; Beschwerden durch; Allgemeinsymptome*
- **Fieber**:
  - **während**: **APIS** chlor. **Cop.** cub. **IGN. RHUS-T. Rhus-v. Sulph.**
  - **nach**: **Apis**[36] hep.[58] rhus-t.[58]
  - **unterdrücktes,** durch: elat.[85]
- **Fisch,** agg. nach Essen von: ars.[8] astac.[58] hom.[58]
  ☞ *Fisch, nach* ▥ *ALLGEMEINES; C; Speisen und Getränke; Fisch; agg.*
  - **Muscheln**:
    ☞ *Schalentiere (Muscheln, Krebse etc.)*
  - **Salzwasserfische**: ars.[8] hom.[58]
  - **Süßwasserfische**: astac.[58]
- **Fleisch,** nach: **ANT-C.**
  ▥ *ALLGEMEINES; C; Speisen und Getränke; Fleisch; agg.*
- **Folgeerscheinungen,** mit, durch unterdrückte Nesselsucht: apis[102] urt-u.[102]
- **Froststadium** im Fieber:
  - **vor**: **Hep.**
  - **während**: apis apisin.[5] **Ars.** chlol.[122] ign. **NAT-M. RHUS-T.**
    ☞ *Frost, Frösteln, durch*
  - **nach**: chol.[1] **Elat. Hep.**
  - **intermittierendem,** bei: ign.[102] nat-m.[102]
  - **plötzliche** Auswirkung: chlol.[171]
    ☞ *Frost, Frösteln, durch*
- **gastrische** Störungen, durch: **Ant-c.**[102] ars.[102] carb-v.[102] cop.[102] dulc.[102] kali-s.[193] nux-v.[102] **Puls.**[102] rob.[102] trio.[25]
  ☞ *Magenbeschwerden, bei*
- **Gehen** in kalter Luft, beim: **Sep.**
  ☞ *M; Luft agg.; kalte*
- **Gemüse,** durch: cypr.[193] urt-u.[193]
  ▥ *ALLGEMEINES; C; Speisen und Getränke; Gemüse; agg.*
- **Gemütsbewegungen,** durch: anac.[102] bov.[102] dys-co.[136] ign.[102] kali-br.[102] puls.[212]
  ▥ *GEMÜT; M; Gemütsbewegungen agg.; nach*
- **Getränke** agg.:
  - **kalte**: bell.
  - **warme**: chlol.[72]
- **heftiges** Einsetzen, mit Ohnmachtsschwäche: camph.[102]
- **Herzklopfen,** mit: bov.[137]
- **Hinlegen**:
  - **amel.**: urt-u.
  - **vor**: lycps.[36]
- **Insektenstiche,** durch: apis[193]
- **Kälte**:
  - **agg.**: **Dulc.**[137]
    ☞ *Kälte; agg.*
  - **Kaltwerden,** durch: ars.[102] calc.[193] calc-p.[193] dulc.[8] rhus-t.[102] rumx.[102] sep.[102]
    ☞ *Kälte; Abkühlung, durch*
- **Kälte,** mit innerer: pin-s.[142]
- **Katarrh,** bei: all-c.[102] dulc.[102]
- **Kindern,** bei: acon.[31] apis[31] ars.[31] bell.[31] bry.[31] calc.[31] cop.[102] dulc.[31] hep.[31] nux-v.[31] puls.[31] rhus-t.[31] sulph.[31] urt-u.[31]
- **Kleiderdruck,** durch: med.[56]
  ☞ *M; Kleidung agg.* ▥ *ALLGEMEINES; M; Druck; agg.; Kleidung, durch die*
- **Klimakterium,** agg. im: morph.[102] ust.[102]
- **Krabben,** nach dem Essen von: tet.[36]
- **Kratzen**:
  - **agg.**: agar. alum. am-c. am-m. ant-c. ars. ars-s-f.[58] bar-c. bry. **Calc.** calc-sil.[58] carb-an. carb-v. carbn-s. **Caust.** chin. chin-ar. cic. cocc. con. **DULC. Graph.** hell. **Hep.** ip. **LACH.** led. **Lyc.** mag-c. mag-m. mang. merc. **MEZ.** nat-c. nat-m. nit-ac. nux-v. olnd. **Petr.** podo.[36] puls. **RHUS-T.** ruta sel. sep. sil. spig. **Staph.** sulph. tarent-c.[192] thuj. verat. vesp.[36] zinc. zinc-p.[58]
    ☞ *Kratzen, nach*
  - **amel.**: term-a.[192]
- **Lebersymptomen,** mit: astac.[5] myric.[5] ptel.[137]

- **Leprakranken,** bei: lach.[36]
- **Luft**:
  ◦ **frische**:
  ◦ ◦ **agg.**: nit-ac.[1] sep.[102]
  ☞ *M; Luft agg.; frische •Luft; in frischer, im Freien*
  ◦ ◦ **amel.**: aegle-f.[192] calc.[102] tarent-c.[192]
  ◦ **kalte**:
  ◦ ◦ **agg.**: ars.[102] caust. dulc.[102] kali-br. nat-s. **Nit-ac. RHUS-T.** rumx. **Sep.**
  ☞ *M; Luft agg.; kalte •Luft; kalte; agg.*
  ◦ ◦ **amel.**: **Calc.** dol.[193] **Dulc.** tarent-c.[192]
  ☞ *Luft; kalte; amel.*
  ◦ **Wetterwechsel,** durch: **Apis**
- **Madenwürmern,** mit: urt-u.[111]
- **Malaria,** durch unterdrückte: elat.[102]
  ▤ *ALLGEMEINES; M; Malaria, Beschwerden durch; unterdrückte Malaria, durch*
- **Meer** am: ars. kali-i.[168] mag-m.
  ▤ *ALLGEMEINES; M; Luft; Seeluft, am Meer; agg.*
- **Menses**:
  ◦ **vor**: cimic.[193] **Dulc. Kali-c.** mag-c.[102] nat-m.[162]
  ☞ *M; Menses; vor •Menses; vor*
  ◦ **während**: bell. bov.[122] **Cimic.**[102] **Dulc.**[102] **Kali-c.** mag-c.[102] puls. sec. ust.[102]
  ☞ *M; Menses; während •Menses; während*
  ◦ ◦ **reichlichen,** bei: bov.[122]
  ◦ **nach**: kreos.[137]
  ☞ *M; Menses; nach*
  ◦ **verzögerte,** durch: puls.[72]
- **Nasswerden,** durch: **RHUS-T.**
- **Neuralgie,** nach: mez.[122]
- **Obstipation,** mit: cop.[36]
- **Ödem,** mit: **Apis**[102] vesp.[102]
- **Petechien** oder erysipelatösem Hautausschlag, mit: frag.[102]
- **Reiben** amel.: elat.[54]
- **rheumatischer** Lähmigkeit, Herzklopfen und Diarrhö, bei: **Bov.**[102] dulc.[102]
- **Rheumatismus,** bei: pin-s.[102] **RHUS-T. URT-U.**
- **Schalentiere** (Muscheln, Krebse etc.): apis[85] ars.[171] astac.[85] camph.[102] ter.[111] tet.[85] urt-u.[111]
  ▤ *ALLGEMEINES; C; Speisen und Getränke; Muscheln agg.*
- **Schaudern,** mit: ap-g.[85] urt-u.[137]
- **Schlaf** amel.: apis[36]
- **Schweiß**:
  ◦ **während**: **RHUS-T.**
  ☞ *Schweiß, während*
  ◦ **nach**: **APIS**[8]
- **Speisen,** durch:
  ◦ **Erdbeeren**: frag.[58]
  ▤ *ALLGEMEINES; C; Speisen und Getränke; Erdbeeren; agg.*
  ◦ **Fisch**:
  ☞ *Fisch, agg. nach Essen von*
  ◦ **Mehl**: pot-a.[58]
  ◦ **Obst,** Schweinefleisch oder Buchweizen: puls.[58]
  ▤ *ALLGEMEINES; C; Speisen und Getränke; Buchweizen; agg. •ALLGEMEINES; C; Speisen und Getränke; Obst; agg. •ALLGEMEINES; C; Speisen und Getränke; Schweinefleisch; agg.; Geruch von*
  ◦ **reichhaltige**: puls.[46]
  ▤ *ALLGEMEINES; C; Speisen und Getränke; Fett, fettige Speisen; agg.*
- **Übelkeit**:
  ◦ **vor**: sang.
  ◦ **mit**: sang.[25]
- **Überanstrengung,** durch: **Ant-c.**[122]
- **Wärme**:
  ◦ **agg.**: apis bov. con. dulc. kali-c.[102] kali-i. led. lyc. nat-m. nit-ac. psor. puls. sep.[122] sulph. tarent-c.[192] tela[192] urt-u.
  ☞ *Wärme agg.*
  ◦ ◦ **Betätigung,** körperliche, durch: **Apis Bov. Con. Dulc.** kali-c.[102] **Kali-i. Led. Lyc. NAT-M.** nit-ac. **Psor. Puls. Sulph. URT-U.**
  ☞ *Überhitzung, durch*
  ◦ ◦ **Bettwärme**: sep.[122]
  ☞ *M; Bettwärme agg. •Wärme agg.; Bettwärme*
  ◦ **amel., Betätigung, durch Warmwerden bei**: ars.[102] chlol.[102] **Hep.** lyc.[137] **Sep.**
- **Wasser,** kaltes, amel.: apis[102] dulc.[102]
- **Wein,** durch: **Chlol.**
  ▤ *ALLGEMEINES; C; Speisen und Getränke; Wein; agg.*
- **Wetterwechsel,** durch: **Apis**
- **Witterungseinflüsse,** durch: chlol.[102] **Dulc.**[102] rhus-t.[102]
- **Würmern,** bei:
  ☞ *Madenwürmern, mit*
- **Zementallergie**: calc.[193] petr.[193] rhus-t.[193] sil.[193]
- **unbedeckte** Teile: apis[193]
  ☞ *M; Abdecken agg.* ▤ *ALLGEMEINES; O; Teile, Körperteile, einzelne; unbedeckte Teile*
- **akut**: amyg-am.[36] chlor.[36] cub.[36]
- **Allergie,** durch:
  ☞ *allergisch •Striemen*
- **bläulich-weißen Rändern, mit**: cob-n.[119]
- **blutet** nach Kratzen: coca[36]
  ☞ *blutend; Kratzen, nach*
- **chronisch**: **Anac.**[102] **Ant-c.**[102] antipyrin.[102] **Ars.**[102] **Astac.**[102] **Bov.**[102] calc.[102] **Chlol.**[54] **Cop.**[102] cund.[102] **Dulc.**[102] hep.[102] ichth.[102] **Lyc.**[102] nat-m.[102] **Rhus-t.**[102] sep.[102] stroph.[102] **Sulph.**[102] **Urt-u.**[102]
  ◦ **Kindern,** bei: cop.[102]
  ◦ **wiederkehrend**: hep.[102]
- **flach,** plaquesförmig: form.[137] lob.[137]
- **höckerig,** knotenartig: anac.[38] ars.[3020] bol.[72] bol-lu.[36]
- **Jucken**:
  ◦ **mit**: dulc.[102] nit-ac.[1] term-a.[192] voes.[36]
  ◦ ◦ **Freien,** im: nit-ac.[1]
  ☞ *M; Luft agg.; frische •Luft; in frischer, im Freien*
  ◦ ◦ **Brennen** nach Kratzen, kein Fieber: dulc.[102]
  ◦ **ohne**: uva.[102]

HAUTAUSSCHLÄGE; Urtikaria (Nesselsucht) (Forts.)

-**knötchenförmig**: **Agar. Alum.** alum-p.[58] alum-sil.[58]am-c. am-m. anac. **Ant-c.** ant-t. **APIS** arn. ars. **ARS-S-F.**[58] aur. bar-c. bar-m. bar-s.[58] bell. bov.[102] **Bry. CALC.** calc-sil.[58] cann-s. canth. caps. **Carb-an. Carb-v.** carbn-s. **CAUST. Chel.** chin. **Chlol.** chlor. cic. coca cocc. con. **Cop.** croto-t. dig. dros. **DULC.** gels. graph. hell. **Hep.** ign. **Iod.** ip. **Jug-c.** kali-ar. **Kali-br. Kali-c.** kali-i. kali-n. kali-s. **Kali-sil.**[58] kreos. **LACH. Led. Lyc. Mag-c.** mag-m. **Mang.** merc. **MEZ.** mur-ac. nat-ar. nat-c. **Nat-m.** nat-p. nit-ac. nux-v. olnd. op. pall. **Petr.** ph-ac. phos. phyt. **Puls.** puls-n.[25] **RHUS-T.** rhus-v. **Ruta** sabin. **Sec.** sel. **Sep. Sil.** spig. spong. squil. stann. **Staph.** stram. sul-ac. **Sulph.** tarax. ter. thuj. **Urt-u.** valer. **Verat.** verb. viol-t. zinc.

☞ *Erythem; E. nodosum*

◦ **rosig**: **Bell. Bry. Chlol. Chlor.** coca cop. croto-t. gels. jug-c. kali-br. kali-i. merc. **Nat-c.** petr. phos. phyt. **RHUS-T.** sil. **STRAM.** ter.

- **linear,** besonders ausgeprägt in der Nähe der Gelenke: bomb-chr.[85]

- **livid** (bläulich): **Apis**

- **purpurfarben**: chin-s.[137]

- **rezidivierend**: hep.[137]

- **riesig**: apis[137] chloram.[149] kali-i.[122]

- **Striemen**: amyg-am.[36] anac.[36] **Apis**[36] chin-s.[36] chlor.[36] rhus-t.[36] sant.[36] trio.[36] vesp.[36]

◦ **schwarz**: rhus-t.[36]

☞ *schwärzlich*

◦ **weiß**: **Apis**[36] sant.[36]

- **weiß**: nat-m.[137]

- **zurücktretend**: stroph.[111]

Variola:

☞ *Pocken, Variola*

Variola, Pocken:

☞ *Pocken, Variola*

verhärtet: cortiso.[119]

Violett: ail.[25]

weißlich: agar. anan. ant-c.[5] ant-t.[5] apisin.[5] **ARS. Ars-i.** bor. bov. bry. cimic.[25] com. con.[1] hep.[1] ip. kali-chl.[58] merc. **Mez.** op.[5] phos. plan.[25] plb.[5] **Puls.** sec.[5] sulph. thuj. **Valer.** zinc.[5]

- **milchig**: zinc.[5]

- **Spitzen**: **Ant-c.**[5] ant-t.[5] **Puls.**

welk: kali-c.[5] mang.[5] ph-ac.[5]

wiederkehrend, rezidivierend: ambr.[5] **Calc.**[5] graph.[5] lyc.[5] **Sulph.**[5] tub.[111]

Windpocken: acon. **ANT-C.**[85] **Ant-t.** apis[185] ars. asaf. **Bell.** bry.[65] calc.[31] canth. **Carb-v.** caust. chlorpr.[149] clem.[31] coff. con. cycl. dulc.[31] gels.[65] graph.[31] hep.[31] hyos. ip. lat-h.[301] **Led. Merc.** merc-c.[58] nat-c. nat-m. psor.[185] **PULS. Rhus-t.** sec.[5] **Sep.** sil.[5] **SULPH. Thuj.** vario.[65]

▤ *FIEBER; C; Exanthem, mit;Windpocken*

- **emphysematös**: sec.[5] sil.[5]

- **schmerzhaft** bei Druck: ant-c.[85]

zuckend: calc.[5] caust.[5] cupr.[5] lyc.[5] puls.[5] **Rhus-t.**[5] sep.[5] sil.[5] **Staph.**[5]

zusammenfließend: agar. **Ant-t. Caps. Chlol. CIC.**[5] hyos. kali-bi.[111] kola[1184] **Ph-ac.** phos. rhus-v. uran.[269] valer.

☞ *gruppenförmig angeordnet •kupferfarben; dicht stehend*

HEILT schwer:

☞ *Ungesunde Haut, jeder Kratzer eitert oder heilt nur schwer* ▤ *ALLGEMEINES; C; Wunden; Heilung, Wundheilung;*

HERPES:

☞ *Hautausschläge; Herpes*

HITZE (ohne Fieber): acon.[54] ail.[25] aloe aml-n.[25] apis[171] apoc.[58] arn. ars. arum-t.[25] asc-t.[25] atro.[25] aur-m-n.[36] bapt.[25] bell.[193] bol.[25] bor. bry. cadm.[119] calc. caust.[5] cham.[171] chin. cimic.[25] cocc.[5] coloc. corn-f.[25] cub.[85] cypr.[25] dig.[85] dor.[25] dulc. ephe.[267] excr-can.[269] fago.[25] ferr-p.[122] fl-ac.[58] gaert.[136] gels.[85] glon.[58] graph. guare.[25] haliae-lc.[222] hep. hist.[144] hydr.[25] hyos.[5] iod.[45] iris[25] kali-bi. lach. lachn.[25] lept.[25] lith-c.[25] lyc.[1] mag-c. mez.[58] mur-ac. mygal.[25] nat-m. neon[222] nit-ac.[1] nux-v. ol-j.[25] petr.[58] phos. pop.[72] ptel.[25] puls. rhus-g.[25] rhus-t. rhus-v.[25] samb.[45] sang.[25] schran-u.[88] sec.[58] sel.[144] sep. sil. sol-n.[25] spig-m.[36] spong.[5] stram.[5] stry.[144] sulph. syzyg.[72] ter.[137] tril-c.[36] verat-v.[25]

nachts: fl-ac. **GRAPH.** nat-m. rhus-v.[25]

☞ *Z; Nachts*

Bedecken, Zudecken, muss sich: excr-can.[269]

Betätigung, bei: calc. nat-m.

Erwachen, beim: fl-ac. nat-m. puls. **Sil.**

fieberartiges Schaudern über den gesamten Körper: cub.[85]

Frösteln, Frost:

- **vor**: bol.[25] iris[25]

- **nach**: guare.[25] mygal.[25] ol-j.[25]

- **mit**: excr-can.[269]

Froststadium im Fieber, während: cocc.[5]

Koitus, nach: **Graph.**

Konvulsionen:

- **vor**: bell.[193]

- **während**: acon.[54] stry.[144]

Kratzen, nach: spong.[5] sulph.

Schlaf, während: samb.[72]

Schwellung, mit: cypr.[25] guare.[25] rhus-v.[25]

Haut, unter der, subkutan: ter.[137]

☞ *O; Unter der Haut, Empfindungen werden wahrgenommen direkt*

kleinen Bereichen, in: cadm.[119]

ungleich verteilt: apis[171] cham.[171]

fleckweise: gaert.[136] hist.[144] sel.[144]

lang anhaltend: aur-m-n.[36]

prickelnd, Oberkörper: **Syzyg.**[72]

HORNIG: Sil.[5]

HYPERÄSTHESIE:

☞ *Empfindlichkeit*

ICHTHYOSE:

☞ *Hautausschläge; Schuppen, mit;*

IKTERUS:
☞ *Farbe, Verfärbung; gelb, Gelbsucht, Ikterus*

IMPFFOLGEN: **Acon.**[102] ant-t.[102] apis[102] **Bell.**[102] merc.[102] phos.[102] **Sil.**[102] sulph.[102] **Thuj.**[102] vac.[102]
ALLGEMEINES; M; Impfung; nach

INSEKTENSTICHE:
ALLGEMEINES; C; Wunden; Bisse, Stiche

allgemeine Arzneien: acet-ac.[102] acon. all-c.[1125] aloe[1125] am-c.[102] am-caust.[102] **Am-m.**[5] androc.[222] **Ant-c.**[5] **Anthr. Apis Arn.** ars. bamb-a.[1184] **Bell.** bry. bufo **Calad.** camph.[102] **Carb-ac.**[193] cath-a.[264] caust. **Cedr.** coloc. crot-h.[102] **Echi.**[102] **Grin.**[102] gua.[102] gymne.[102] hippoz.[102] hydr-ac.[102] hyper. ip.[122] kali-c.[5] kali-ma.[102] kreos. **Lach.** lat-m.[137] **LED.** merc. mosch.[102] **Nat-m.** petros.[1125] pulx.[137] samb.[85] scorp.[269] seneg. sep. sil. sisy.[102] spirae.[102] staph.[144] sul-ac. sulph. tab.[122] tarent. til-c.[253] **URT-U.**
GESICHT; C; Schwellung; allgemein; Bienenstiche, durch •ALLGEMEINES; C; Wunden; Bisse, Stiche; giftige Tiere, durch

- **Bienen,** Stiche durch: aloe[1125] scorp.[269]
- **Wespen,** Hornissen, Stiche durch: all-c.[1125] carb-ac.[193]

Empfindung wie durch Insektenstiche: cary.[36] graph.[1] iod.[36] lycps.[8] pall.[36] rhus-v.[36]

- **Flohstiche,** Empfindung wie durch: cary.[36] iod.[36] pall.[36] rhus-v.[36]

JUCKEN: abrom-aug.[192] abrot.[36] acon.[5] acon-c.[36] adam.[222] aegle.[192] aegle-f.[192] aesc.[58] aeth.[137] **AGAR.**[1125] **Agn.**[5] ail.[45] alco.[36] all-c.[36] all-s. aln.[102] aloe **Alum.**[137] alum-p.[58] alum-sil.[58] alumn.[36] **Am-c.**[137] am-m. **AMBR.** ammc.[36] amph.[36] amyg-p.[36] anac. anac-oc.[122] anag. **Anan.** ang.[5] **Ant-c.**[5] ant-s.[85] ant-t. **Anthr. Antipyrin.**[102] ap-g.[85] **APIS**[137] apisin.[5] **Apoc-a.**[36] aran-ix.[149] **Arg.**[137] arg-n. arge-p.[264] arist-cl.[144] arn.[5] **ARS.**[102] **Ars-i.** ars-s-f.[58] arum-d.[25] arum-i.[36] arum-t.[137] asaf.[5] asar.[137] asc-t.[36] asim.[102] **Astac.** aster. atista[192] atro.[36] aur. aur-m. aur-m-n. aur-s.[58] bac.[149] bad.[25] bals-p.[1125] bamb-a.[1184] bar-acet.[102] **Bar-c.**[5] bar-m. **Bar-s.**[58] bell. **Bell-p.**[102] benz-ac. berb.[102] **Berb-a.**[144] bism. bol.[36] bomb-chr.[36] bomb-pr.[85] bor. both-l.[3070] **BOV.** brach.[36] bran.[36] brom. bros-g.[259] brucin.[36] **Bry.**[5] bufo[36] buni-o.[149] buth-aust.[149] cact. cadm.[149] cadm-s. caj.[36] **Calad.**[1125] **Calc.**[137] calc-acet.[1] calc-f.[149] calc-i.[36] **Calc-p.**[78] calc-s. calc-sil.[58] calen.[36] calx-b.[194] camph. cand-a.[239] cann-i.[58] cann-s. canna[36] canth. caps.[5] **Carb-ac. Carb-an. CARB-V.**[1] carbn-o.[36] **CARBN-S.** carc.[187] card-m. carn-g.[264] cassi-s.[192] cath-a.[264] **CAUST.**[137] cedr. cem.[77] cench.[58] cere-b.[77] cham.[137] **CHEL.** chin.[1] **Chin-ar.** chin-s.[36] **CHLOL.**[8] chlor.[8] choc.[222] chr-ac.[36] chr-o.[36] chrysar.[102] **Cic.** cimic.[25] cina cinnb. **Cist.**[137] cit-v.[36] **Clem.**[137] cob.[144] cob-n.[119] coc-c.[137] **Cocc.** cod.[8] coff.[137] coff-t.[36] colch. coll. **Coloc.** com.[193] **Con.**[137] conv.[38] cop. corn.[25] cortico.[149] cortiso.[119] cosm.[25] cot.[36] croc. **Crot-h. Croto-t.**[162] cub.[36] culx.[58] **Cupr.** cupr-ar. cupr-c.[25] cupr-o.[192] cupr-s.[36] curc.[192] **Cycl.** cymbo-ci.[2184] cypra-e.[227] delphin.[36] **Dig.**[1] dios.[36] **Dol.** dros.[137] **Dulc.**[137] elae.[102] elat.[54] euon.[36] euon-a.[77] euph. euphr.[5] eupi.[36] excr-can.[269] **Fago.**[36] falco-p.[265] ferr.[137] ferr-ma.[5] ferul.[36] **Fl-ac.**[144] foll.[1125] form. franz.[36] **Gall-ac.**[36] **Gamb. Gels.** ger-r.[1125] germ.[222] glon.[36] goss.[36] gran.[102] granit-m.[194] **GRAPH.** grat.[1125] grin.[102] guai. guano[102] guare.[36] guat.[119] haliae-lc.[222] ham.[36] harp.[1184] hell. hep.[36] hip-ac.[149] hist.[144] hom.[85] hura[36] hydr. **Hydrc.** hydro-c.[2147] hyos.[137] hyper. ichth.[102] **Ign.**[5] imp.[36] indg. inul.[36] iod.[137] **Ip.**[137] irid.[222] iris[36] iris-foe.[36] jug-c. **Jug-r.**[85] **Kali-ar.**[137] **Kali-bi.**[137] kali-br. **Kali-c.**[36] kali-chl. kali-i.[185] kali-m.[36] kali-n.[5] kali-p. **Kali-s.** kali-sil.[58] kalm.[36] knau.[33] kola[1184] **Kreos.**[36] kres.[149] kurch.[192] lac-ac.[36] lac-d.[58] lac-leo.[204] **LACH.**[137] lachn. **Lact.**[144] lap-laz.[227] lat-h.[301] laur. **Led.**[137] lepro.[197] lept.[36] lil-t.[36] linu-c.[36] lipp.[36] lith-c.[227] lob.[137] lob-p.[85] lob-s.[85] lol.[36] loxo-r.[240] **LYC.** lycps.[36] lyss. m-arct.[5] m-art.[5] m-aust.[5] **MAG-C.** mag-m. mag-s.[144] maland.[102] manc.[36] mang.[137] mang-acet.[1] mang-m. mangi.[197] mant-r.[262] **Med.**[137] medus.[300] mela.[36] menis.[36] menth.[1125] menthol[102] meny. meph.[36] **MERC.**[137] **Merc-c.**[5] merc-i-f.[36] merc-n.[85] merl.[36] **MEZ.** morg.[136] **Morph.**[36] mosch. mur-ac.[5] murx.[102] myric.[85] nabal.[36] naja[36] narcot.[36] **Nat-ar. Nat-c. NAT-M.**[137] nat-p. **Nat-s.**[36] nat-sal.[36] nat-sil.[58] neon[222] nicc.[36] **Nit-ac.**[36] nuph.[85] **Nux-v.**[137] oena.[36] **OL-AN.** ol-j.[36] **Olnd. Op.** osm. ov.[102] oxyg.[233] ozone[227] paeon.[36] pall.[809] par.[137] parth.[197] paull.[54] ped.[36] pen.[36] per.[36] **Petr.**[102] ph-ac. phel.[36] **Phos.** phyt. pic-ac.[137] pier-b.[233] pin-s.[36] pitu-a.[164] **Pix.**[102] plan.[36] **Plat.** plb.[5] plut-n.[222] podo.[85] por-m.[251] prim-o.[102] prot.[136] prun. **PSOR.**[137] ptel.[36] **PULS.**[5] **PULS-N.**[36] pulx.[102] querc-r.[257] rad-br.[144] **RAN-B.**[137] ran-s. raph.[36] rat.[36] ratt-n.[204] rheum rhod.[137] **RHUS-T.**[137] **Rhus-v.** ros-d.[305] rumx.[137] **Ruta**[137] **Sabad.**[171] sabin.[137] sal-ac. samb. sang.[137] sanic.[85] sapin.[36] sarcol-ac.[149] **Sars.**[36] schran-u.[88] scol.[36] scroph-n.[36] sec. sel. seneg. **SEP.**[36] ser-a-c.[36] **SIL.**[137] sol[236] sol-n.[36] sol-o.[36] sol-t-ae.[36] spect.[271] sphing.[36] spig. spira.[36] spirae.[144] **SPONG. Squil.**[5] stann.[137] **STAPH.**[5] still.[36] stram. **Stront-c.** stroph.[137] stry.[144] succ.[194] sul-ac. sul-i.[58] sulo-ac.[38] **SULPH.**[137] sumb.[137] syph.[137] syzyg.[102] **Tab.**[8] tama.[197] tarax. **TARENT.** tarent-c.[102] tax.[303] tell.[22] tep.[36] ter.[102] teucr. thea[36] ther.[58] **Thuj.**[5] thyr.[137] **Til.** tril-c.[36] trinit.[102] trio.[36] **TUB.**[193] uran.[269] **URT-U.**[137] valer. verat.[5] verat-v.[144] vero-o.[1125] **Vesp.**[36] vinc.[4] viol-o. **Viol-t.**[5] visc.[119] voes.[36] wies.[36] xero.[102] zinc. zinc-p.[58] zinc-s.[11]
GESICHT; C; Jucken

abwechselnd mit Schmerz: stroph.[137]
☞ *A; Abwechselnd mit* *ALLGEMEINES; C; Schmerz; abwechselnd mit; Jucken*

rechts: con.[1]

tagsüber: cinnb.[36] **Graph.**[5] hydr.[36] mez.[54] morph.[36] sil.[36]

morgens: am-c. am-m.[5] amph.[36] ant-c.[5] arum-i.[36] bov.[5] bry.[5] calc. chin-s.[36] cimic.[36] coloc.[1] cycl.[5] guat.[119] hell.[5] **Hep.**[5] kali-c.[1] kali-n.[5] lach.[5] led.[1] m-arct.[5] mag-c.[36] mag-m.[1] mang.[5] nux-v.[5] petr.[36] puls.[5] **Rhus-t.** rumx. ruta[5] **Sars.**[5] sep.[5] sol-t-ae.[36] spong.[1] staph. stram. **Sulph.**[36] tama.[197]
☞ *Z; Morgens*

JUCKEN; morgens (Forts.)

- **4** Uhr: sol-t-ae.[36] tama.[197]
- **6** Uhr: arum-i.[36]
- **Aufstehen**:
  ◦ **beim**:
  ◦ ◦ **agg.**: coloc.[1] hep.[1] **Rumx.** ruta[1] **Sars.**
  ◦ ◦ **amel.**: ruta[36]
  ◦ **nach**: cimic.[36] coloc.[5] **Hep.**[5] mag-m.[1] ruta[5] sars.[5]
- **Bett,** im: **Calc.** coloc. petr. **Rhus-t.** spong. sulph.
- **Erwachen,** beim: coloc.[1] led.[1] m-arct.[5] petr.[36] spong.[1] stram. **Sulph.**[36]
  ALLGEMEINES; M; Erwachen; agg.

vormittags: cycl.[5] lach.[5]
☞ *Z; Vormittags*

mittags: meny.[36]
☞ *Z; Mittags*

nachmittags: ant-c.[5] chel.[36] coloc.[5] com.[36] gels.[36] laur.[5] nicc.[36] plan.[36] rhus-t.[5] sars.[36] til.[36] valer.[5]
☞ *Z; Nachmittags*

- **16** Uhr: gels.[36]
- **17** Uhr - **19** Uhr: sars.[36]

abends:

- **agg.**: **Agn.**[5] all-c.[36] alum. alumn.[36] **AM-M.**[36] ammc.[36] anac.[36] ang.[1] ant-c.[5] ant-t.[36] apis arge-p.[264] ars.[5] asc-t.[36] asim.[102] bar-c. bell.[1] berb-a.[149] bomb-pr.[85] bov.[5] bry.[36] calad. calc.[1] calc-s.[58] camph.[1] **Carb-an.** **Carb-v.** **Caust.**[5] chin.[5] chr-ac.[36] chr-o.[36] **Cocc.**[36] **Coloc.** com.[36] **Con.** **Cycl.** dios.[36] fago.[36] ferr-ma.[36] fl-ac.[36] gamb.[36] hell.[5] hyper.[36] **IGN.**[5] kali-c.[1] kali-chl.[58] kali-m.[36] kali-n.[1] **KREOS.** lach.[36] laur.[5] led.[5] lyc. m-arct.[5] m-aust.[5] mag-m.[1] med.[193] **Merc.** **Mez.**[1] morph.[36] mur-ac.[36] naja[36] nat-c.[36] nat-m.[36] nuph.[85] **NUX-V.**[36] olnd. op.[5] parth.[197] ped.[36] ph-ac.[1] plan.[36] plat.[1] plb.[5] **PULS.** puls-n.[25] ran-b.[5] ran-s.[5] **Rhod.**[36] **RHUS-T.**[5] sabad.[5] sars.[36] **Sel.**[5] seneg.[5] sep.[5] sil.[36] stann.[5] **STAPH.**[5] sulph.[58] tama.[197] tarax.[5] tell. thuj. til. tub.[85] **Zinc.**
  ☞ *Z; Abends*
  ◦ **18** Uhr: dios.[36]
  ◦ **20** Uhr: tama.[197]
  ◦ **Dämmerung,** in der: parth.[197]
  ◦ **Ausziehen,** beim: cocc.[36] gamb.[36] hyper.[36] rhod.[36] sil.[36]
  ◦ **Bett,** im: **Alum.** anac.[36] ang.[1] ant-t.[36] bar-c. bell.[1] calad. calc.[1] calc-s.[58] camph.[1] **Carb-an.** carb-v. coloc. con. cycl. kali-chl.[58] kali-m.[36] kali-n.[1] lyc. merc. mez.[1] mur-ac. naja[36] nat-c. nat-m.[36] nux-v. ph-ac.[1] plat.[1] **Puls.** sars. sulph.[58] tell. thuj. til. tub.[85] zinc.
  ◦ **Einschlafen,** beim: rhod.[36]
  ◦ **Feuer,** beim Sitzen am: fago.[36]
  ◦ **Gehen,** beim: lach.[36]
  ◦ **Hinlegen,** nach: am-m.[36] asc-t.[36] bry.[36] fago.[25] mur-ac.[36] nat-c.[36] nux-v.[36] puls-n.[25] sars.[36]
  ◦ **Schweiß,** während: fl-ac.[36]
- **amel.**: amph.[36] cact. kali-c.[1] mur-ac.[36] sars.[1]
  ◦ **Bett,** im: kali-c.[1] sars.[1]
  ◦ **Kratzen,** durch: mur-ac.[36]

nachts: **Agar.**[36] ail. alum-p.[58] am-c. am-m. ant-c.[36] ap-g.[85] arg-n. arn.[36] ars.[5] atista[192] **Bar-c.**[5] bar-s.[58] berb.[36] bov. bry.[5] cadm-s.[36] calad.[5] cand-a.[239] cann-s.[5] carb-v.[5] **CARBN-S.** card-m. carn-g.[264] cassi-s.[192] cath-a.[264] **Caust.** cem.[77] **Cham.**[5] chin.[5] **CHLOL.** cina[5] cinnb.[36] **Cist.** **Clem.** cocc.[5] con.[5] corn.[25] croc. cupr-o.[192] curc.[192] cycl.[8] dig.[5] **Dol.** dulc.[1] **Euphr.**[5] fago.[25] ferul.[36] fl-ac.[36] gamb. gels. **Graph.** ign.[5] iris kali-ar. **Kali-bi.**[36] kali-c.[36] kali-i.[8] kali-m.[36] kreos. kurch.[192] **Lach.** lachn. **Led.** lyss. mag-c.[1] mag-m.[5] manc. med.[102] mela.[36] **MERC.**[5] merc-i-f. **Mez.** mosch.[36] nat-m.[36] nux-v. ol-j.[36] **Olnd.**[5] parth.[197] ped.[36] per.[36] petr.[1] **Phos.**[5] pic-ac.[36] plan.[36] plat.[1] psor.[137] **PULS.**[5] puls-n.[36] rad-br.[85] **Rhus-t.**[5] **Sabad.**[36] sabin.[5] sanic.[85] sapin.[36] sars.[36] **Sil.** **Spong.**[5] **Staph.**[5] stram. stry.[36] **SULPH.**[36] tama.[197] tell.[22] thuj. thyr.[72] til.[36] trio.[36] tub.[56] **URT-U.** **Verat.**[5] viol-t.[5] zinc.[5] zinc-s.[11]
☞ *Z; Nachts*

- **22** Uhr: plan.[36]
- **22** Uhr - **23** Uhr: fl-ac.[36]
- **23** Uhr: kali-c.[36]
- **Ausschlag,** Exanthem, ohne: thyr.[137]
  ☞ *Z; Nachts*
- **Ausziehen,** beim: **Kali-i.**[8]
- **Bett,** im: cadm-s.[36] kali-bi.[36] ol-j.[36] per.[36] pic-ac.[36] puls-n.[36] sabad.[36] sars.[36] tama.[197]
- **Erwachen,** beim: berb.[36]
- **Schlaf**:
  ◦ **Einschlafen,** vor dem: **SULPH.**[36]
  ◦ **während**: ant-c.[36]
- **Schweiß,** während: nat-m.[36]

Mitternacht:

- **vor**: bry.[5] puls.[5]
- **gegen**: cob-n.[119] dulc.[1] rhus-v.[36]
  ◦ **3** Uhr, bis: dulc.[1]
- **nach**: dulc.[5] sabad.[5] sabin.[5] thuj.[36]

März, im: fl-ac.

Frühling, im: fl-ac. lach. sulph.[5]

Winter, im: parth.[197]

periodisch: rhus-v.[36]

Abdecken amel.: calc-f.[149]

Abschilferung, mit: arum-t.[25] clem.[137] rhus-t.[36] wies.[36]

Absonderungen, durch: **Calc.**[137] fl-ac.[137] led.[137] mang.[137] **Med.**[137] par.[137] rhod.[137] **Rhus-t.**[137] sulph.[137] tell.[137]

alten Menschen, bei: alum.[137] arg.[149] ars.[5] bar-acet.[102] **Calad.**[1125] **Dol.**[1125] dulc.[137] fago.[102] fl-ac.[144] grat.[1125] kreos.[5] merc.[5] **Mez.** olnd.[5] op.[5] sulph.[5] urt-u.[137] vero-o.[1125]
ALLGEMEINES; M; Alten Menschen, Beschwerden bei

Anfällen, vor den: ign.[5] kali-bi.[111] puls.[5]

Anstrengung:

- **nach**: Nat-m.
  ▯ *ALLGEMEINES; M; Anstrengung, körperliche; agg., Anstrengung*
- **amel.**: agar.[58] apis[36] bufo[36]
  ▯ *ALLGEMEINES; M; Anstrengung, körperliche; amel., Anstrengung*

Anwendungen:

- **kalte** amel.: curc.[192] tama.[197]
- **warme,** amel.: rhus-v.[36] tub.[197]

Anziehen, beim: nux-v.[5]

Atmung, Kurzatmigkeit, bei: lob.[111]

Ausziehen:

- **agg.**: abrom-aug.[192] aegle.[192] am-m. anac. ap-g.[85] **ARS.**[5] ars-i. asim. cact. carb-v.[37] carc.[187] **COCC.**[5] conv.[38] **Dros.** gamb. ham.[36] hyper. jug-r.[85] kali-ar. kali-bi.[111] kali-br. kurch.[192] mag-c. med.[56] **Merc.**[8] mez. mur-ac. **Nat-s. Nit-ac.**[111] **NUX-V.**[5] **Olnd.** pall. ph-ac. phos.[111] psor.[56] **PULS.**[5] rhod. **RUMX.** sil. stann. **Staph.** sulph.[36] tell.[137] **Tub.**
  ▯ *RÜCKEN; C; Jucken; Cervikalregion; abends; Ausziehen, beim •RÜCKEN; C; Jucken; Dorsalregion; Schulterblätter; zwischen den;*
  - **blutig** Kratzen, muss sich, Blutet dann lange, keine Krustenbildung, die ganze Nacht hindurch: ars-i.
    ☞ *Z; Nachts*
- **amel.**: aegle-f.[192] curc.[192]
  ▯ *ALLGEMEINES; M; Ausziehen; amel.*

Baden:

- **amel.**: aegle.[192] aegle-f.[192] anac.[85] apis[111] ars.[184] clem.[58] fago.[111] kali-i.[185] phyt.[111] rad-br.[144] ratt-n.[204] rhus-t.[58] rhus-v.[36] sil.[5] syph.[137]
  - **heißes**: anac.[85] ars.[184] rad-br.[144] rhus-t.[58] rhus-v.[36] sil.[5] syph.[137]
  - **kalt**: aegle-f.[192] apis[111] fago.[111] kali-i.[185] phyt.[111]
- **agg.**: adam.[222] bell-p.[149] bov.[5] calc.[5] calc-p.[78] **Clem.**[5] curc.[192] **Dulc.**[5] euon-a.[77] germ.[222] lach.[144] lipp.[36] mag-c.[5] mez.[58] sulph.[220] tub.[56]
  - **heiß**: bell-p.[149] calc.[5] euon-a.[77] mez.[58]

Berührung:

- **agg.**: ail.[45] cadm-s.[36] caps.[5] cocc.[65] mez.[8] nat-m.[1] ran-b.[102] rhus-t.[8] tarent.[192] tub.[36]
  ☞ *M; Berührung agg.*
- **amel.**: benz-ac.[36]
  ▯ *ALLGEMEINES; M; Berührung, Berührtwerden; amel.*

Bett, im: alum.[5] **Alumn.**[36] anac.[5] ang.[5] ant-c.[5] **Bov.**[5] calc.[5] camph.[5] **Carb-an.**[5] **CARB-V.**[5] **Caust.**[5] **Cham.**[5] chin.[5] cic.[5] clem.[5] cob.[144] **Cocc.**[5] **Coloc.**[5] con.[5] **Cycl.**[5] fago.[36] kali-ar.[137] kreos.[5] led.[137] lyc.[5] m-arct.[5] m-aust.[5] mag-s.[144] **Merc.**[5] mez.[5] mur-ac.[5] **NUX-V.**[5] ph-ac.[5] pic-ac.[137] plat.[5] **Psor.**[137] **Puls.**[5] rad-br.[144] **Rhus-t.**[5] sars.[5] seneg.[5] sil.[137] staph.[5] **Sulph.**[5] thuj.[5] verat.[5] **Zinc.**[5]
  ☞ *Wärme; agg.; •Warmwerden agg.*

- **Federbett**: **Cocc.**[5]
  ▯ *ALLGEMEINES; M; Federbett agg.*

Bewegung agg.: apisin.[5] guat.[119] **RHUS-T.**[36]

Bluten der Haut:

- **amel. durch Bluten der Haut**: croto-t.[58]
- **Hautausschläge** Bluten, nach Kratzen: alum.[5] arg.[5] **Ars. Bov. Calc.**[5] cand-a.[239] chin.[5] cocc. coff.[5] croto-t.[58] cupr-ar. cycl.[5] **Dulc.** euph.[5] ferr-ma.[5] hep.[5] hyos.[5] kali-c.[5] kali-n.[5] kurch.[192] **Lach.**[5] **Lyc.**[5] m-art.[5] **Merc.**[5] mez.[1] nit-ac.[5] nux-v.[5] **Par.**[5] petr. pix.[8] **Psor.**[111] sep.[1] **SULPH. Til.**
  ☞ *Hautausschläge; blutend; Kratzen, nach •Kratzen, muss sich; Blutet, bis es*
  - **Heraussickern** von Blut: alum.[5] calc.[5] chin.[5] kali-c.[5] **Lach.**[5] **Lyc.**[5] nux-v.[5] psor.[111]

Denken daran agg.: lat-h.[301] med.[85] parth.[197]
  ☞ *M; Denken an die Beschwerden agg.*

Diabetes, bei: agar.[1125] calad.[1125] mang.[137]

Erbrechen, nur amel. durch: **Ip.**
  ▯ *ALLGEMEINES; M; Erbrechen; amel.*

Erregung, bei: bry.[1]
  ▯ *GEMÜT; M; Erregung; Beschwerden durch; Allgemeinsymptome*

Essen:

- **agg.**:
  - **während**: croto-t.[162]
  - **nach**: calc-p. dulc.[36]
- **amel.**: anac.[144] chel.[137] guat.[119]
  - **geringe** Mengen: guat.[119]

Fieber, während: hydr.[36] ign.[72] kali-br. morph.[36] spong.[5]

- **Hitzestadium,** im: spong.[5]

Fleisch, nach: ruta
  ▯ *ALLGEMEINES; C; Speisen und Getränke; Fleisch; agg.*

Froststadium im Fieber:

- **während**: alum.[5] **Am-c.**[5] ars.[5] bry.[5] graph.[5] **Hep. Led.**[5] lyc.[5] m-aust.[5] **Mang.**[5] merc.[5] mez.[5] nat-m.[5] nux-v.[5] **Petr.** rhus-t.[5] sars.[5] sulph.[5]
- **nach**: graph.[1]

Gehen, beim: cinnb. ign.[36] ped.[36] sulph.

- **Freien,** im: cinnb. **Sulph.**
  ☞ *M; Luft agg.; frische* ▯ *ALLGEMEINES; M; Gehen; während Gehen agg.; Freien, im*

geistiger Anstrengung, bei: **Agar.**
  ▯ *ALLGEMEINES; M; Geistige Anstrengung; agg.*

Gelbsucht, bei: dol.[137] **Hep.** myric.[85] pic-ac.[85] ran-b.[137] thyr.[137] trinit.[102]

Hämorrhoidalblutung, bei: calc.[8]

Hämorrhoiden, bei: calc.[8]

Hautausschlag:

- **Ausbruch** von Bläschen amel.: rhus-t.[36]
  ▯ *ALLGEMEINES; M; Hautausschläge; amel.*
- **ohne**: aegle.[192] agar.[58] **ALUM.** alum-sil.[58] **ARS.** calc-sil.[58] carc.[207] cist. cupr.[137] curc.[192] **Dol.**[85] fago.[193] **Gels.** graph.[58] harp.[1184] hist.[119] kola[1184] lach. lith-c.[227] mangi.[197] med. **Merc. MEZ.** nat-m.[122] ozone[227] **Petr. Psor.** sil.[144] spong.[58] **Sulph.** tama.[197] tarent.[192] thyr.[137]
  - **Kratzen** agg.: dol.[85]
  - **Leberbeschwerden** oder Gelbsucht, bei: **Dol.**[22]

JUCKEN; Hautausschlag (Forts.)

- **Ort** des früheren Ausschlags, am: calc-acet.[1]
- **unterdrückten** Hautausschlägen, nach: **Ars.**
  ALLGEMEINES; M; Hautausschläge; agg., Unterdrückung von Hautausschlägen

Hitzewallungen, nach: sep.[1]

Insektenstiche, durch: **Calad.**[5]
Mückenstich, nach

Kälte:

- **agg.**: cadm-s.[36] clem.[137] graph.[36] lac-ac.[144] thuj.[137] tub.[137]
- **amel.**: bell-p.[149] berb.[137] calad.[85] fago.[36] fl-ac.[144] sarcol-ac.[149]
  ALLGEMEINES; M; Kälte; amel.
- **Kaltwerden,** durch: **Ars.**[5] **Caust.**[5] sars.[5] sil.[5] **Spong.**[5]

Kleidung agg.: harp.[1184]
M; Kleidung agg.

Klimakterium, im: calad.[102]

Koitus, nach: **Agar.**
ALLGEMEINES; M; Koitus; nach

Kratzen:

- **agg.**: **Agar.**[5] ail.[45] **Alum.**[5] alum-p.[58] alum-sil.[58] am-m. **ANAC.** anag. **Apisin.**[5] aran-ix.[149] **Arg.** arg-n.[54] **Arn.** **ARS.**[5] **Ars-s-f.**[58] asar.[137] atista[192] bar-c. berb.[102] **Bism.** **Bov.** bros-g.[259] buni-o.[149] caj.[36] **CALAD.**[5] calc. calc-sil.[58] cand-a.[239] cann-s. canth. **CAPS.** carb-an. carb-v. **Caust.** cham. chel. cinnb. coff. **Con.** croto-t.[111] culx.[58] cupr. **Dol.** dros. dulc.[137] fago.[36] ferr-ma.[5] graph.[137] guai. ip. kali-ar.[58] kali-c.[137] kali-sil.[58] kreos. lac-ac.[36] lach.[5] lachn. lat-h.[301] **Led.** lyss.[85] m-art.[5] mag-c. mang. **Merc.**[5] merc-i-f.[36] **Mez.** mur-ac. nat-ar. nat-c. olnd.[137] par. ph-ac. phos. phyt. **PULS.** rad-br.[137] **RHUS-T.** rhus-v. sanic.[85] sars.[1] sel.[137] seneg. sep. **Sil.** spig. spong. squil. stann. **Staph.** stram. **Stront-c.** **SULPH.** **Til.** tril-c.[36] tub.[58] verat.[137]
  - **kräftiges**: croto-t.[111]
  - **Haut,** Jucken unter der: agar.[5]
    O; Unter der Haut, Empfindungen werden wahrgenommen direkt
- **amel.**: agar. **Agn.**[5] alum. alum-sil.[58] am-c. am-m. ambr. anac.[5] ang.[5] ant-c. ant-t. apis arn. ars. **ASAF.** bar-c.[5] bell. bor. bov. **Brom.** **Bry.** cadm-s. **CALC.** calc-s. camph. **Cann-s.** **Canth.** caps.[5] carb-an. cassi-s.[192] caust. chel.[5] chin.[5] cic. **Cina** clem.[5] coloc.[5] com. con. **Croto-t.** culx.[58] cupr-o.[192] **CYCL.**[5] cypra-e.[227] dig.[5] **Dros.** dulc.[5] **Fl-ac.**[5] form. **Guai.** hep. hist.[144] hydr. **Ign.** **Jug-c.** kali-ar. **Kali-c.** **Kali-chl.**[58] **Kali-n.**[5] kali-s. **Kreos.** lac-leo.[204] lat-h.[301] laur. led.[5] m-arct.[5] m-aust.[5] **Mag-c.** mag-m.[5] **Mang.** meny. merc.[5] mez.[5] mosch. **MUR-AC.** **NAT-C.** nat-m.[36] nat-p. neon[222] nit-ac. nux-v.[5] **OL-AN.**[144] olnd.[5] ph-ac.[5] **PHOS.** plat.[5] **Plb.**[5] prun. ran-b. rhus-t. **Ruta**[5] sabad. sabin.[5] sal-ac. samb. **Sars.** sec. sel. seneg. **Sep.** spig.[5] spong. squil.[5] stann. staph.[5] sul-ac. **Sulph.** tarax. **Thuj.** uran.[269] valer. viol-t.[5] **Zinc.**
  ALLGEMEINES; M; Kratzen; amel.
  - **nach** Kratzen: dulc.[5]
  - **vorübergehend**: **AGN.**[5] anac.[5] bar-c.[5] caps.[5] chel.[5] chin.[5] clem.[5] coloc.[5] cycl.[5] dig.[5] led.[5] mag-m.[5] merc.[5] mez.[5] nux-v.[5] olnd.[5] ph-ac.[5] plat.[5] plb.[5] ruta[5] sabin.[5] spig.[5] squil.[5] staph.[5] viol-t.[5]
- **amel. nicht**: acon. agar. agn. **Alum.** am-c. am-m. ambr. **Ang.**[5] ant-c. ant-t. **Arg.** arn. asaf. aur. **Bar-c.** bar-s.[58] bell. bism. bomb-pr.[85] bor. **Bov.** **Calad.** camph. carb-an. carb-v. caust. cham. chel. cina clem. cocc. coff. colch. coloc. croc. cupr. dig. dulc.[58] euph. euphr. **Ferr-ma.**[5] **Hell.** hyos. iod. **Ip.** laur. m-arct.[5] **M-art.**[5] **Mag-m.** **Med.** mur-ac. nat-c. nux-v. op. **Plat.** prun. **PULS.** **Ran-s.** rheum rhus-t. ruta samb. sars.[1] sec. seneg. sil. **Spig.** **SPONG.** stann. stram. sul-ac. tarax. teucr. valer. visc.[111]
- **anderer Stelle auf, Jucken tritt nach Kratzen an**: **Agar.** alum. anac. arn.[5] asaf.[5] calc. **Canth.** carb-an. chel. con.[1] **Cycl.**[5] **IGN.**[5] m-arct.[5] mag-c. mag-m. **Mez.** nit-ac.[5] pall. sars.[1] **Spong.** **Staph.** **Sul-ac.** tax.[303] tub.[85] zinc.
  wandernd

Kratzen, muss sich: agar. ail.[45] alum. am-c. ant-c. arg.[58] arn. ars.[58] arum-t.[137] bar-c. bov. calc. carb-v. carbn-s. caust. chin. chlol. choc.[222] cist.[58] coff.[137] culx.[58] cycl.[5] dol.[58] dros. dulc.[58] granit-m.[194] graph. hep. hyos.[36] kali-c. kali-n.[1] kali-sil.[58] kreos. lach. led. lyc. m-art.[5] mang. med. merc. mez.[58] nat-m.[122] nit-ac.[1] olnd. parth.[197] petr. phos. pitu-a.[164] pix.[45] plb. psor. ptel.[36] puls. rhus-t. ruta sabin. sep. sil. squil. staph.[5] sul-ac. sulph. tama.[197] tax.[303] til. vinc.[4]

- **blutet,** bis es: **Agar.** **Alum.**[102] **Arg.** **ARS.** **Bar-c.** **Bov.** carb-v. **Chlol.** choc.[222] coff.[137] dol.[58] kali-n.[1] led. **Med.** mez.[1] nat-m.[122] nit-ac.[1] parth.[197] phos.[1] pitu-a.[164] **Psor.** **Puls.** tama.[197] tax.[303]
  Hautausschläge; blutend; Kratzen, nach • Hautausschläge; Flecken, größere, entzündliche; jukkend; nässend • Hautausschläge; Juckend; Flecke bluten nach Kratzen • Bluten der Haut; Hautausschläge Bluten, nach Kratzen
  - **Schlaf,** während: pitu-a.[164]
  - **schmerzhaft,** dann wird es: alum.[102]
- **wundkratzen,** muss sich: **Agar.** **Alum.** am-c. ant-c. arg.[58] arn. ars.[58] arum-t.[137] bar-c. bov. calc. **Carbn-s.** caust. chin. cist.[58] dros. dulc.[58] **GRAPH.** hep. kali-c. kali-sil.[58] kreos. **Lach.** **Lyc.** m-art.[5] mang. merc. mez.[58] **Olnd.** **PETR.** phos. plb. **Psor.** puls. **Rhus-t.** ruta sabin. **Sep.** sil. squil. sul-ac. **Sulph.** **Til.**
  Exkoriation, Wundheit; Kratzen, nach

Liegen:

- **agg.**: arn.[36] bry.[5] camph.[5] fago.[36] guat.[119] **IGN.**[5] ip.[5] kreos.[5] m-arct.[5] m-art.[5] m-aust.[5] nat-p.[36] **Nux-v.**[5] puls-n.[36] sil.[36] tarax.[5] thuj.[36]
- **amel.**: urt-u.

Luft:

- **frische,** im Freien:
  - **agg.**: ars.[137] hep.[137] led.[5] **Nit-ac.**[5] olnd.[137] petr.[137] **Rumx.**[137] still.[144] sulph.[5]
    M; Luft agg.; frische
  - **amel.**: culx.[58] fago.[144] stront-c.[137]

- **kalte**:
  - ◦ **agg.**: apis cadm-s. dulc.[102] **Hep.**[102] kali-ar. lac-ac. merc.[36] nat-s.[102] nit-ac. **Olnd.**[102] paeon.[36] parth.[197] petr.[102] puls-n.[36] rhus-t.[102] **Rumx.** sep. spong. **Staph.** tell. **Tub.**
    ☞ *M; Luft agg.; kalte*
  - ◦ ◦ **Fahren,** Reiten in kalter L., beim: puls-n.[36]
  - ◦ **amel.**: berb.[102] fago.[36] graph.[102] **Kali-bi.** mez.[102] stroph.[137]

Menses, während:
☞ *M; Menses; während*
- **agg.**: **Graph. Kali-c.** lyc.[5] phos.
  ☞ *M; Menses; während*
- **amel.**: cycl.[137]
  ▤ *ALLGEMEINES; M; Menses; amel.; während*

Mittagessen, nach: parth.[197]
▤ *ALLGEMEINES; M; Mittagessen; agg.*

Mückenstich, nach: calad.[5]
☞ *Insektenstiche, durch*

Reiben:
- **agg.**: **PULS.**[1]
  ▤ *ALLGEMEINES; M; Reiben; agg.*
- **amel.**:
  - ◦ **festes,** grobes: puls-n.[36]
  - ◦ **leichtes,** sanftes: croto-t.[102] dios.[137] med.[137] parth.[197]
    ▤ *ALLGEMEINES; M; Reiben; amel.; sanftes Reiben*
- **ändert** den Ort beim: tub.[137]

Schinkenspeck, nach Essen von: **Puls.**[5]
▤ *ALLGEMEINES; C; Speisen und Getränke; Speck; agg.*

Schlaf:
- **Einschlafen,** beim: **Osm.** por-m.[251]
- **während**: agn.[5] am-c. ars. bamb-a.[1184] **Bar-c.** carb-v. caust. con. dulc. mag-m. **Phos.** sars. sulph. zinc.
  ▤ *ALLGEMEINES; M; Schlaf; während*
- **nach**: parth.[197] urt-u.[85]

Schmerz aufhört:
- **wenn** Schmerz aufhört: alum.[102] **Ars.**[102] **Croto-t.**[102] ign. lyc. murx.[102] pix.[102] psor.[102] sep.[102] stront-c. sulph.[102] til.[102]
- **Kratzen,** nach dem: ars.[1] bar-c.[1] sulph.[1]

Schwangerschaft, in der: chlol.[8] cocc.[65] dol.[65] ichth.[102] sabin.[137] sep.[8] tab.[8]

Schweiß agg.: aegle.[192] bry.[5] calc.[5] cann-s.[5] **Cham.**[5] cocc.[36] **Coloc.**[5] fl-ac.[5] ip.[5] led.[5] **Lyc.**[5] **Mang.**[5] **Merc.** mur-ac.[1] nat-m.[1] op.[5] **Par.**[5] parth.[197] **Rhod.**[5] **Rhus-t.**[5] **Sabad.**[5] spong.[5] tell.[36]
▤ *SCHWEISS; M; Kratzen, muss •ALLGEMEINES; M; Schweiß; während Schweißabsonderung*

Sitzen, beim: chel.[5] cycl.[36] ped.[36]

Sonne, durch: aegle.[192] parth.[197]

Stimulantien amel.: acon.[102]
▤ *ALLGEMEINES; C; Speisen und Getränke; Stimulantien; amel.*

Tee, nach: nat-m.[36]
▤ *ALLGEMEINES; C; Speisen und Getränke; Tee; agg.*

Trinkern, bei: carb-v. lach. nux-v. sulph.

Übelkeit:
- **vor**: sang.
- **bei**: **Ip.**[5] lob.[102]
- **Kratzen** bis zum Erbrechen, muss: **Ip.**

überhitzt, wenn: ign. **Lyc.**

Wärme:
- **agg.**: aegle-f.[192] aeth. alum. alum-p.[58] alum-sil.[58] anac. ant-c. apis arg-n. ars. asim.[102] bar-c. bar-s.[58] bell-p.[102] bov. cadm-s. calad. calc. calc-f.[149] calc-s. cann-s.[5] carb-an. carb-v.[5] carbn-s. card-m. caust.[5] chin.[5] cinnb. cist.[10] clem. cob. cocc. coloc. cortiso.[119] cot.[36] cupr-ar. cycl. dulc.[36] **Euphr.**[5] gels. graph. kali-ar. kali-bi. kali-br. kali-c. kali-chl. kali-i.[185] kali-s. kreos.[36] led. lyc. lyss. m-art.[5] mag-c. menis.[36] merc.[5] mez. morg.[136] mur-ac.[5] nat-m. nat-p. nux-v. ph-ac. phos. pic-ac.[111] psor. puls.[5] rhus-t. sabad.[5] sars.[5] sep. sil.[5] spong.[5] **Staph.**[5] sulph. tell.[22] thuj. til. tub.[56] urt-u. verat.[5] zinc. zinc-p.[58]
  ▤ *ALLGEMEINES; M; Wärme; agg.*
  - ◦ **Bettwärme**: **Aeth. Alum.** alum-p.[58] alum-sil.[58] **Anac. Ant-c. Apis** arg-n. **Ars.** asim.[102] bar-c. bar-s.[58] bell-p.[102] **Bov.** cadm-s. calad. **Calc.** calc-f.[149] calc-s. cann-s.[5] carb-an. **CARB-V.**[5] **Carbn-s.** card-m. **Caust.**[5] chin.[5] cinnb. cist.[10] **Clem.** cob. **Cocc.** coloc. cortiso.[119] cot.[36] cupr-ar. **Cycl.** dulc.[36] **Gels. Graph. Kali-ar. Kali-bi.** kali-br. kali-c. kali-chl. kali-i.[185] **Kali-s.** kreos.[36] **Led. Lyc.** lyss. m-art.[5] mag-c. menis.[36] **MERC.**[5] **Mez.** morg.[136] **Mur-ac.**[5] **Nat-m. Nat-p.** nux-v. ph-ac. **Phos.** pic-ac.[111] **PSOR. PULS.**[5] **Rhus-t.** sabad.[5] **Sars.**[5] **Sep. Sil.**[5] **SPONG.**[5] **SULPH. Tell.**[22] thuj. **Til.** tub.[56] **Urt-u.** verat.[5] zinc. zinc-p.[58]
    ☞ *M; Bettwärme agg. •Hautausschläge; Juckend; Wärme agg.; Bettwärme •Bett, im*
- **amel.**: aeth.[137] apis[36] ars.[102] calc-sil.[58] caust.[36] clem.[137] croto-t.[162] dulc.[36] hep.[36] kali-ar.[36] kali-c.[36] kreos.[36] mang.[36] morg.[136] nat-s.[36] nit-ac.[36] petr.[102] psor.[36] rhus-t.[162] rumx. sars.[36] sep.[36] sil.[36] spong.[36] staph.[36] still.[36] tell.[36] **TUB.**[58]
  ▤ *ALLGEMEINES; M; Wärme; amel.*
  - ◦ **Feuer,** durch: tub.[58]
  - ◦ **Ofenwärme**: calc-sil.[58] clem.[137] **Rumx. TUB.**
    ▤ *ALLGEMEINES; M; Wärme; amel.; Ofenwärme*

Warmwerden agg.: **Aeth. Alum.** arg-n. **Bov.**[5] clem. cob. **Cocc.**[5] cod.[85] com. cupr-o.[192] **Dol.** fl-ac.[36] gels. ign.[5] **Kali-ar.** kali-i.[185] **Led. Lyc.**[5] mang.[5] mang-acet.[1] **MERC.** mez. morg.[136] mur-ac. **Nat-ar.** petr.[5] **PSOR. Puls.**[36] rhus-v.[36] sabad.[5] **Sars.**[5] **Sep.**[36] **Sil.**[5] **Staph.**[5] **SULPH. URT-U.** verat.[5]
☞ *Hautausschläge; Juckend; Wärme agg.; •Bett, im*
- **tagsüber**: bov.[5] **Ign.**[5] **LYC.**[5] mang.[5] petr.[5] puls.[5] sabad.[5]
- **Gehen,** durch: **PULS.**[36]

JUCKEN (Forts.)

Waschen:

- **kaltes**:
  - **agg.**: ant-c.[144] clem.[102] tub.[102]
  - **amel.**: berb-a.[149] fago.[36]
  - **amel. nicht**: tama.[197]
- **warmes**:
  - **amel.**: parth.[197] rhus-t.[58] rhus-v.[36]
  - **amel. nicht**: tama.[197]

wechselt den Ort, das Jucken: mez.[102] **Staph.**[102]

Wischen mit der Hand amel.: dros.[137]
ALLGEMEINES; M; Wischen, über Körperteile; amel.

Wolle agg.: com.[193] **Hep.** merc.[137] morg.[136] nat-m.[148] phos. psor. puls. rhus-t.[137] sulph. tub.[193]
M; Wolle agg. ALLGEMEINES; C; Kleidung; unerträglich, ist; wollene

Zudecken agg.: aegle.[192] curc.[192] parth.[197]
ALLGEMEINES; M; Bedecken, Zudecken; agg.

Haut, unter der, subkutan: agar.[36] arg.[1] con.[1] merc-c.[36]
O; Unter der Haut, Empfindungen werden wahrgenommen direkt

Hautfalten: kurch.[192] psor.[111] sel.[102]
O; Falten und Winkel

Körperöffnungen: ambr.[5] caust.[5] fl-ac.[102] petr.[5] sulph.[5]
ALLGEMEINES; O; Körperöffnungen, Beschwerden der oder an

Körperteile, juckende:

- **behaarte** Körperteile: agar.[5] carb-an.[5] carb-v.[5] clem.[36] fago.[36] kali-bi. kali-c.[5] lyss. menth-pu.[85] **Rhus-t.**[5] sulph.[5]
- **erkrankte** Körperteile: **Acon.**[5] agar.[137] dig.[1]
  ALLGEMEINES; C; Jucken, Kitzeln, Empfindung von; Körperteile, betroffene; erkrankte Teile
- **gelähmte** Körperteile: phos.
- **liegt,** Körperteile auf denen man: carb-v.[1] chin. con.[1]
- **nicht** liegt, Körperteile auf denen man: chin.[1] ruta[5]
- **schwitzende** Körperteile: all-s. am-c. ant-c.[5] **Apisin.**[5] bar-c.[5] benz-ac. bry.[5] calc. cann-s. caust.[5] cedr. **Cham.** coloc. fl-ac. ip. led. **Lyc. MANG.** merc.[5] op. par. puls.[5] rhod. rhus-t. sabad. sil.[5] spong. staph.[5] sulph. thuj.[5] viol-t.[5]
  stellenweise; schwitzende Stellen
- **unbedeckte** Körperteile: atista[192]
  M; Abdecken agg. ALLGEMEINES; O; Teile, Körperteile, einzelne; unbedeckte Teile

Oberkörper: **Ars.**[5]

Vorderseite des Körpers, wie durch Flohstiche, nachts: dulc.[36]
Z; Nachts

anfallsweise: cortiso.[111]

angenehmes:
wollüstig

Bäckern, bei:
Hautausschläge; Scabies, Krätze; Bäckern, bei

chronisch: arum-d.[25] cupr-ar.[25]

dehnt sich aus nach Kratzen: **Anac.**[5] cann-s.[5] chel.[5] spong.[5]

Flohstiche, wie durch: lat-h.[301] pall.[809] visc.[119]

fressend: ruta[137]

Gräser, durch, in der Prairie, Savanne: led.[102] rhus-t.[102] rumx.[102] sulph.[102]

heftig: agar. ail.[45] arge-p.[264] cub.[85] cypra-e.[227] dros. dulc. granit-m.[194] graph.[1] ip. lach. lyc.[58] merc.[58] mez. op. prot.[136] ther.[58] zinc-s.[11]

- **Stücke** reißen, könnte sich geradezu in: ail.[45]

intensiv:
heftig

Kitzeln, Jucken mit: acon. agar. alum. am-m. **Ambr.** apis[137] **Arg.** bry. bufo calc. canth. caps. caust.[137] **Cham.**[137] chel. chin. cist.[137] coc-c.[137] cocc. **Colch.** com.[36] con.[137] dig. dros. euph. euphr. ferr.[137] hyos.[137] ign. **IOD.**[137] ip.[137] kali-bi.[137] kali-c.[5] **Lach.**[137] mang. **Merc.** mur-ac. nat-m.[137] **NUX-V.**[137] phos. **Plat.** prun. **Puls.** ran-b. **Rhus-t. Rumx.**[137] ruta **Sabad.** sang.[137] sec. sel. **Sep. SIL. Spig.** spong. squil. stann.[137] staph. **Sulph.** sumb.[137] tarax. teucr.

- **Kratzen,** nach: agar. ambr. caps. chin. cocc. merc. **SABAD. Sil.** spig. teucr.
- **unerträglich**: coc-c.[137]

Kribbeln, mit: **Acon. AGAR.** agn. aloe[111] **Alum.** alum-p.[58] am-c. ambr. ant-c. **Arg. Arn.** ars. ars-s-f.[58] asaf. aur. aur-s.[58] **Bar-c. Bar-s.**[58] bell. bor. bov. bry. calad. calc. calc-s. calc-sil.[58] camph. cann-s. canth. caps. carb-v. **Carbn-s. Caust.** chel. chin. cina cist.[58] cocc. **COLCH. Con.** croc. **Dig.** euphr. ferr-ma.[5] graph. guai. hep. ign. kali-ar. **Kali-c.** kali-chl.[58] kali-p. kali-s. kali-sil.[58] lach. lat-h.[301] laur. led. **LYC.** m-arct.[5] m-art.[5] m-aust.[5] mag-c. mag-m. mang. **Merc.** mur-ac. nat-ar. **Nat-c.** nat-m. nat-p. nit-ac. **Nux-v.** ol-an.[111] **Olnd.** pall. par. **Ph-ac.** phos. **PLAT. PLB. PULS. Ran-b.** ran-s. **Rhod. RHUS-T. Sabad.** sabin. **Sec.** sel. **SEP. Sil. SPIG.** spong. squil. **STAPH.** sul-ac. **SULPH.** tab.[111] **TARENT.** tell.[137] teucr. thuj. verat. viol-t. zinc. zinc-p.[58]

nervöses: arg.[137]

Parasiten, wie durch: sabad.[171]

plötzlich: amyg-p.[36] hom.[85] ph-ac.[36] rhus-v.[36] zinc.[36]

Prickeln, Jucken mit: acon.[5] agn.[5] alum.[5] am-m.[5] anac.[5] ang.[5] ant-c.[5] arg.[5] **Arn.**[5] ars.[5] asaf.[5] asar.[5] aur.[5] **Bar-c.**[5] bell.[5] bov.[5] **Bry.**[5] calad.[5] calc.[5] camph.[5] cann-s.[5] canth.[5] caps.[5] carb-an.[5] carb-v.[5] caust.[5] cham.[5] chel.[5] chin.[5] clem.[5] **Cocc.**[5] colch.[5] **Con.**[5] **Cycl.**[5] dig.[5] **Dros.**[5] dulc.[5] euph.[5] euphr.[5] **Graph.**[5] guai.[5] hell.[5] hep.[5] hyos.[5] ign.[5] iod.[5] **Kali-c.**[5] kali-n.[5] kreos.[5] lach.[5] laur.[5] led.[5] lob.[137] lyc.[5] m-arct.[1] m-art.[1] m-aust.[56] mag-c.[5] mag-m.[5] mang.[5] meny.[5] **Merc.**[5] mez.[5] mosch.[5] **Mur-ac.**[5] nat-c.[5] **Nat-m.**[5] nit-ac.[5] nux-v.[5] olnd.[5] op.[5] par.[5] petr.[5] ph-ac.[5] phos.[5] plat.[5] plb.[5] **Puls.**[5] ran-b.[5] ran-s.[5] rheum[5] rhod.[5] **Rhus-t.**[5] ruta[5] **Sabad.**[5] sabin.[5] samb.[5] sars.[5] sel.[5] **Sep.**[5] **Sil.**[5] **Spig.**[5] **Spong.**[5] squil.[5] **Stann.**[5] **Staph.**[5] stram.[5] stront-c.[5] succ.[194] sul-ac.[5] **Sulph.**[5] tarax.[5] teucr.[5] **Thuj.**[5] verat.[5] **Viol-t.**[5] zinc.[5]

quälend: lat-h.[301] urt-u.[36]

schmerzhaft, Jucken ist: acon. agar.[36] agn. all-s.[36] alum. alum-p.[58] am-c. am-m. ambr. anac. ant-c. ant-t.[36] apis apisin.[5] arg. arg-n. arn. ars. ars-i. ars-s-f.[58] asaf. asar. aur. aur-s.[58] **Bar-c.** bar-m. bar-s.[58] bell.[1] berb. bism.[5] bor. bov. brom.[36] bry. bufo[111] calad. calc. calc-p. calc-s. calc-sil.[58] calx-b.[194] camph. cann-s. canth. caps. carb-an. carb-v. carbn-s. caust. cham. chel. chin. chin-ar. chlol. cic. cimic. cinnb. clem. coc-c. cocc. coff. colch. coloc. com. con. cop. crot-h. croto-t.[72] cupr. cycl.[5] cymbo-ci.[2184] cypra-e.[227] dig. dros. dulc. euph. euphr.[5] ferr-ma.[5] glon.[36] granit-m.[194] graph. guai. hell. hep. hyos. ign.[5] iod. ip. jug-c. kali-ar. kali-bi. kali-c. kali-chl.[58] kali-n. kali-p. kali-s. kali-sil.[58] kreos. lach. lachn. laur. led. lyc. lycps.[36] m-arct.[5] m-art.[5] m-aust.[5] mag-c. mag-m. mang. mang-acet.[1] meny. merc. merc-c.[5] merc-n.[85] mez. mosch. mur-ac. nat-ar. nat-c. nat-m.[1] nat-p. nat-sil.[58] nicc. nit-ac.[36] nux-v. ol-an. ol-j.[36] olnd. op. paeon. pall. par. **Petr.**[1] ph-ac. phel. phos. plat. plb. psor.[111] ptel. puls. ran-b. ran-s. rheum rhod. rhus-t. rumx. ruta sabad. sabin. samb. sars.[1] schran-u.[88] sec. sel. seneg. sep. sil. spig. spong. squil. stann. staph. stram. stront-c. sul-ac. sul-i.[58] **Sulph.** tarax. tarent. tell. teucr. thuj.[5] til. urt-u. valer. verat. viol-o. viol-t. wies.[36] zinc. zinc-p.[58]

- **Kratzen,** beim: croto-t.[72]
- **schmerzhaften** Teile Jucken, die: carbn-s. ign. thuj.
- **Ätzen,** Fressen, Nagen, Jucken mit: agar.[5] **AGN.**[5] alum.[5] ambr.[5] anac.[5] **Ant-c.**[5] arg.[5] ars.[5] **Bar-c.**[5] bell.[5] **Bism.**[5] bry.[5] canth.[5] caps.[5] cham.[5] clem.[5] cocc.[5] con.[5] cycl.[5] **Dig.**[5] dros.[5] euph.[5] ferr-ma.[5] graph.[5] guai.[5] hell.[5] hyos.[5] kali-c.[5] **Led.**[5] **Lyc.**[5] m-art.[5] m-aust.[5] meny.[5] merc.[5] mez.[5] nat-c.[5] nux-v.[5] **Olnd.**[5] par.[5] ph-ac.[5] phos.[5] **Plat.**[5] puls.[5] ran-s.[5] rhod.[5] rhus-t.[5] **RUTA**[5] sep.[5] spig.[5] **Spong.**[5] squil.[5] stann.[5] **Staph.**[5] sulph.[5] tarax.[5] thuj.[5] verat.[5]
  ▤ *ALLGEMEINES; C; Schmerz; fressender Schmerz*
- **Beißen,** Jucken mit: **AGAR. Agn.** alum. alum-p.[58] am-c. **Am-m.** ant-c. ant-t.[36] arn. bar-m. bell. **Berb.** bor. **Bov. Bry. Calc.** calc-p. calc-sil.[58] camph. canth. caps. carb-an. **Carb-v. Caust.** cham. chel. chin. cimic. coc-c. cocc. colch. coloc. **Con.** dros. **Dulc. Euph.** hell. ip. kali-n. **Lach. LED. Lyc.** m-arct.[5] m-aust.[5] mag-c. mang. mang-acet.[1] **Merc. Mez.** mur-ac. **Nat-c.** nat-m. nat-p. nicc. **Nux-v. OL-AN. OLND.** op. **Paeon. Petr. Ph-ac.** phos. plat. **Psor.** ptel. **PULS.** ran-b. ran-s. rhod. rhus-t. **Rumx.** ruta sel. sep. **Sil.** spig. **Spong. Staph.**[137] stront-c. **Sulph. Tarent. Tell. Thuj. URT-U.** verat. viol-t. wies.[36] zinc. zinc-p.[58]
  - ◦ **Schwitzen,** nach: cocc. mang-acet.[1]
    ☞ *Schmerzen, schmerzhafte Empfindungen; beißend; Schweiß; durch*
  - ◦ **Salz,** wie durch: wies.[36]
- **Brennen,** Jucken mit: **Acon. Agar.**[36] **Agn.** alum.[137] alum-p.[58] am-c. ambr. **Anac.**[5] ant-c. **Apis** apisin.[5] **Arg.**[5] arn. **ARS.** ars-i. ars-s-f.[58] asaf. aur. aur-s.[58] **Bar-c.** bar-s.[58] **Bell.** berb. bism. **Bov. BRY.**[1] **Calad.**[5] **Calc. Calc-p.** calc-s. calc-sil.[58] calx-b.[194] camph. cann-s. canth. caps. carb-an. carb-v. **Caust.** cham. chin. chin-ar. **CHLOL. CIC.**[5] cinnb. clem. cocc. coff. colch.[36] coloc. **Com. Con.** cupr. cymbo-ci.[2184] cypra-e.[227] dig. dros. dulc. **Euph.**[5] **Ferr-ma.**[5] glon.[36] granit-m.[194] **GRAPH.** guai. hell. **Hep.** hyos. ign. iod. **Jug-c. Kali-ar. Kali-bi. Kali-c.** kali-chl.[58] **Kali-n.**[5] **Kali-s.** kali-sil.[58] kreos. **LACH.** lachn. laur. led. **LYC.** lycps.[36] m-arct.[5] m-art.[1] m-aust.[1] mag-c. mang. meny. **Merc. Merc-c.**[5] **Mez.** mur-ac. nat-ar. nat-c. nat-m. nat-p. nit-ac. **Nux-v.**[5] olnd. op. pall. petr. ph-ac. phel. **Phos.** plat. plb. psor.[111] **PULS.** ran-b. rhod. **RHUS-T.**[137] ruta sabad. samb. sars. schran-u.[88] sec. sel. seneg. **Sep.**[85] **SIL. Spig.** spong. **Squil.** stann. staph. stram. stront-c. sul-ac. sul-i.[58] **SULPH.** teucr. thuj. til. **Urt-u.** valer. verat. viol-o. viol-t. zinc. zinc-p.[58]
  - ◦ **nachts**: **Bov.** calx-b.[194] lachn. **Mez. Til.**
    ☞ *Z; Nachts*
  - ◦ **Insektenstiche,** durch: **Calad.**[5]
  - ◦ **Koitus,** nach: agar.[36]
  - ◦ **Kratzen,** durch: sep.[85]
    ☞ *Schmerzen, schmerzhafte Empfindungen; brennend; Kratzen; agg.*
  - ◦ **Körperteile,** betroffene:
    - ◦ ◦ **behaarte** Körperteile: rhus-t.[137]
    - ◦ ◦ **schmerzhafte** Körperteile: alum.[137]
  - ◦ **Brennesseln,** wie durch: bry.[1] calc-p. **CHLOL.** cocc. colch.[36] lycps.[36] **URT-U.**
  - ◦ **fleckweise**: calx-b.[194]
- **Eiterung,** mit:
  - ◦ **Kratzen,** nach: arn.[5] asaf.[5] bar-c.[5] bry.[5] calc.[5] carb-v.[5] con.[5] cycl.[5] **Graph.**[5] hep.[5] kali-c.[5] led.[5] nat-m.[5] petr.[5] **Phos.**[5] **Puls.**[5] ran-b.[5] **Rhus-t.**[5] **Sil.**[5] staph.[5] **Sulph.**[5] zinc.[5]
- **Reißen,** Jucken mit: **Bell.**[1] bry. **Lyc.** sil. **Staph.** sulph. zinc.
  - ◦ **Kratzen,** nach: bell.[1]
- **Schießender** Empfindung, Jucken mit: all-s.[36]
- **Stechen,** Jucken mit: acon. **Agar.**[36] agn. alum. alum-p.[58] am-c. anac. ant-c. **APIS Apisin.**[5] arg. **Arn.** ars. ars-i. ars-s-f.[58] asaf. asar. aur. aur-s.[58] **Bar-c. Bar-s.**[58] bell. bov. brom.[36] **BRY.** calad. calc. calc-sil.[58] camph. cann-s. canth. caps. carb-an. carb-v. carbn-s. **Caust.** cham. chel. chin. **CHLOL.** clem. coc-c. **Cocc.** coff. colch. **Con. Cop.** crot-h. **CYCL.**[5] dig. **Dros.** dulc. euph. **Euphr.**[5] **GRAPH.** guai. hell. hep. hyos. **Ign.**[5] iod. kali-ar. **Kali-c.** kali-chl.[58] kali-n. kali-p. kali-s. kali-sil.[58] kreos. lach. laur. led. lyc. m-arct.[5] m-art.[5] m-aust.[5] mag-c. mag-m. mang. meny. **Merc.** merc-c.[5] merc-n.[85] mez. mosch. **Mur-ac.** nat-c. **Nat-m.**[1] nat-p. nat-sil.[58] nit-ac.[36] nux-v. ol-j.[36] olnd. op. par. petr.[1] ph-ac. phos. plat. plb. **PULS.** ran-b. ran-s. rheum rhod. **RHUS-T.** ruta **Sabad.** sabin. samb. sars.[1] sel. **Sep. Sil. Spig. SPONG.** squil. **Stann. Staph.** stram. stront-c. sul-ac. **Sulph.**[1] tarax. tell. teucr. **THUJ.**[5] **Til. URT-U.** verat. **VIOL-T. Zinc.**[5] zinc-p.[58]
  ▤ *ALLGEMEINES; C; Schmerz; stechender Schmerz*
  - ◦ **morgens** beim Aufstehen: sars.[1]
    ▤ *ALLGEMEINES; C; Schmerz; morgens; Aufstehen; beim*

JUCKEN; schmerzhaft; Stechen, Jucken mit (Forts.)

◦ **abends**: nat-m.[1] petr.[1] sars.[1]
☞ *Z; Abends*

◦ ◦ **Bett,** im: nat-m.[1]

◦ **Bett,** im warmen: **Bar-s.**[58]
☞ *M; Bettwärme agg.*

◦ **Kratzen,** nach: sulph.[1]

◦ **Stromstoß,** wie durch: agar.[36] nit-ac.[36]
ALLGEMEINES; C; Schmerz; Strom, Schmerz wie elektrischer

- **Wehtun,** mit: alum. am-m. ambr. apisin.[5] **Arg.** arg-n. aur. berb. bry. bufo[111] calc. cann-s. cic. colch. dros. ferr-ma.[5] **Graph.** hep. kali-c. kali-sil.[58] led. lyc. m-arct.[5] m-art.[5] mag-c. mang. merc. mez. mur-ac. nat-c. nat-m.[5] nit-ac.[5] nux-v. olnd. par. petr. **PLAT.** puls. **Rhus-t.** ruta sabin. sars. **Sep.** sil. squil. staph. **Sulph.** valer. verat. **Zinc.**

- **Zucken,** Jucken mit: calc. **Carbn-s.** caust. **Lyc.** nat-m. puls. rhus-t.

stellenweise: agn. alum.[1] am-c.[5] am-m. anac.[36] ant-c.[5] arg.[36] arn. aster. bell.[5] benz-ac.[72] **Berb.** berb-a.[144] cadm.[149] calc.[5] caps.[1] caust. cocc.[1] **CON.**[5] cycl.[5] cymbo-ci.[2184] dros. dulc.[36] euph. fago.[25] ferr-ma.[5] **Fl-ac.** glon.[36] **Graph.**[5] **Iod.** jug-c. **Kali-c. Lach.** lat-h.[301] **Led. Lyc.** m-art.[5] mag-c.[5] mang.[5] merc.[5] **Merc-i-f.**[36] mez. **Nat-m.** neon[222] **Nit-ac.**[5] op. ozone[227] par. petr.[58] ph-ac.[5] phos.[5] rhus-t.[5] sabad.[5] sel.[58] sep.[5] **Sil.**[5] spong. **Sul-ac.**[5] **SULPH.**[5] tell. verat.[5] vesp.[36] **Zinc.**

- **Kratzen**:

◦ **agg.**: **Am-c.**[5] ant-c.[5] bell.[5] calc.[5] cocc.[5] cycl.[5] graph.[5] mag-c.[5] mang.[5] merc.[5] nit-ac.[5] ph-ac.[5] **Phos.**[5] **Rhus-t.**[5] **Sabad.**[5] sep.[5] sil.[5] sul-ac.[5] **Sulph.**[5] tell.[111] verat.[5]

◦ **amel.**: neon[222]

- **schwitzende** Stellen: **Tell.**
☞ *Körperteile, juckende; schwitzende Körperteile*

- **Stellen** erstrecken sich über den ganzen Körper, juckende: berb-a.[144]

- **Brennesseln,** wie durch: cocc.[1] cymbo-ci.[2184]

- **Leberflecke**: **Caust.**

Taubheitsgefühl, mit: cod.[72] cycl.[85]

unerträglich: ail.[45] amyg-p.[36] anac-oc.[122] aur-m-n.[85] loxo-r.[240] mez.[102] podo.[85]

wandernd: **Agar.** am-c.[137] arge-p.[264] **Bar-c.** berb. camph.[1] **Canth.** caust. cench.[58] cham. **Con.** dulc.[1] graph. jug-c. kali-c. mag-m. mang. **Merc.** mez. neon[222] olnd. **Puls.** rat. rhus-v. sars.[85] sil.[111] spong. staph. succ.[194] **Sulph.**[111] tama.[197] tub.[85] zinc.
☞ *Kratzen; anderer Stelle auf, Jucken tritt nach Kratzen an*

- **Kratzen,** beim: neon[222] sars.[85]

wollüstig: ambr. anac. ang.[5] arg. cadm-s.[36] lach.[36] m-arct.[5] meny. **Merc.** mur-ac. plat. puls. sabad. sep. **Sil.** spig. spong. stry.[144] **SULPH.**

wund: med.[137]

Zucken, Jucken mit: calc.[5] caust.[5] **Lyc.**[5] nat-m.[5] puls.[5] rhus-t.[5]

KÄLTE der Haut:

allgemeine Arzneien: abies-c.[102] acet-ac.[54] **ACON.**[5] aeth. agar. agn. ail. alum. alum-p.[58] alum-sil.[58] am-c. am-m. ambr.[1] anac. **Anan.**[36] ant-c. ant-m.[102] **Ant-t.** apis[171] apoc-a.[25] arg. arg-n.[58] arn. **ARS. Ars-i.** ars-s-f.[58] asaf. asar.[54] asc-t.[25] atro.[25] aur. aur-ar.[58] aur-i.[58] aur-s.[58] bar-c. bar-m. bar-s.[58] **Bell.**[102] berb. bism. bol.[25] both-l.[102] bov. bry.[54] buth-aust.[144] **Cact.** cadm-s. calad. **CALC.** calc-i.[58] **CALC-P.** calc-sil.[58] **CAMPH.**[8] camph-br.[25] cann-i.[25] **Cann-s.**[5] canth.[72] **Caps.** carb-ac. carb-an.[36] **Carb-v. CARBN-S. Caust.** cedr.[25] **Cham.**[171] **Chel. Chin. Chin-ar.** chlol.[137] **Cic.** cina cocc. **Coff. Colch.** coloc. con. corn.[25] corn-f.[25] crat.[102] croc. **Crot-h.**[60] croto-t. **Cupr.** cupr-ar.[72] cycl. **DIG. Dios.** dor.[25] dros. dulc.[72] eup-per.[25] eup-pur. euph. euphr. fago.[25] **Ferr.** ferr-ar. **Ferr-i.** ferr-p. gali.[25] **Graph.** guare.[25] **Hell. HELO.** hep. hip-ac.[119] **HYDR-AC.**[54] hyos. **Ign.** iod. **IP.** iris[25] jatr. **Kali-ar. Kali-br.**[8] **Kali-c.** kali-chl.[137] kali-m. kali-n.[137] kali-p. **Kali-s.** kali-sil.[58] kreos. **Lac-d.**[122] **Lach.** lachn. lat-m.[72] **LAUR. Led. Lyc.** m-arct.[85] m-art.[5] m-aust.[5] mag-c. mag-m. mang. med.[102] menth.[72] meny. **Merc. Merc-c. Merc-cy.**[25] **Mez.** mosch. mur-ac. mygal.[25] nat-ar. nat-c. nat-m. nat-p. nat-sil.[58] neon[222] nicot.[102] **Nit-ac. NUX-M.**[137] **Nux-v.** oena. ol-j.[25] olnd. **Op. OX-AC.** par. petr.[36] ph-ac. **Phos. Phyt.** plan.[25] **Plat. Plb.**[36] **Podo.** puls. puls-n.[25] pyrog.[102] ran-b. rhod. **RHUS-T.** ruta sabad. sabin. **Samb.** sang. sars. **SEC.** sel. seneg. **SEP. Sil.** spig. spong. squil. stann. staph. stram. stront-c. sul-ac.[5] sul-i.[58] **SULPH. Sumb. Tab.**[72] tarax. tarent. teucr. **Ther.** thuj. uran.[269] valer.[58] **VERAT.** verat-v. verb. vip.[36] zinc. zinc-p.[58]

- **abwechselnd** mit Hitze: stram.
☞ *A; Abwechselnd mit*

- **links**: caust. dros. **Lach. Sil.**

◦ **Konvulsionen,** vor epileptischen: **Sil.**

- **rechts**: par.[102]

◦ **links** heiß: par.[102]

- **abends**: dulc.[36]
☞ *Z; Abends*

- **nachts**: **Ars. Camph. Carb-v. Hyos. Mosch.** uran.[269]
☞ *Z; Nachts*

- **abdecken,** muss sich: **Camph.** canth.[72] cupr.[72] dulc.[72] **Sec.** tab.[72]

◦ **Abdomen,** das: **Tab.**[72]

- **Betätigung,** bei: plb. **Sil.**

- **Diarrhö,** bei: aeth. **Camph. Jatr. Laur.** tab. **Verat.**

- **Entbindung,** während:
☞ *Wehen, Entbindung, während*

- **Essen,** nach dem: camph. ran-b.

- **Fieber,** während: **Camph. Iod.** m-arct.[85]

- **Geistesstörung,** bei: crot-h.[60]

- **Hitze,** mit innerer: bar-c. euph. **Ferr. Ign. Iod.** mosch. plat.[58] **Verat. Zinc.**

- **Konvulsionen,** während: aeth.[193] agar.[1] anan. **Bell.**[102] **Camph.** caust. cic. **Hell.** hydr-ac.[54] hyos. mosch. **Nicot.**[102] **OENA.** op. sil. stram. **Verat.**
  - **einseitig**: **Sil.**
  - **links**: sil.[81]
- **Kratzen,** nach: agar. mez. petr.
- **Menses**:
  - **vor**: **Sil.**
    ☞ M; Menses; vor
  - **während**: arg-n.[58] coff. dig. **Led. Tab.** thuj. **Verat.**
    ☞ M; Menses; während ▯ FROST; C; Frösteln; Menses; während
  - **nach**: graph.
    ☞ M; Menses; nach
- **Schmerzen,** bei: ars.
- **Schwangerschaft,** während: **Nux-m.**
- **Stuhlgang**:
  - **während**: sul-ac.[5]
  - **nach**: croto-t.
- **Wehen,** Entbindung, während: camph.[54] coff. nux-m.[85] sec.[54]
  ▯ ALLGEMEINES; M; Wehen, Entbindung; während
- **Zittern,** mit: mosch. op.
- **Zucken** der Glieder im Schlaf, mit: ambr.[1]
- **Körperteile,** betroffene:
  - **einzelne** Körperteile: apis[171] cham.[171]
  - **erkrankte** Körperteile: caps. caust. **Led.** merc. mez. petr.[58] **Sil.**
  - **verletzte** Körperteile: **LED.**
- **Nerven,** entlang schmerzhafter: **Led.** merc. sil.
  ▯ ALLGEMEINES; C; Schmerz; Nerven
- **Oberkörper**: ip.
- **unter** der Haut: acon.[5] agar.[5] arg.[5] ip.[5] merc.[5]
  ☞ O; Unter der Haut, Empfindungen werden wahrgenommen direkt
- **Wasser** sitzen, als würde er bis zum Bauch in kaltem: plb.[36]
- **eiskalt**: agar. anan.[36] ant-t. arg. **Ars.** asar.[54] **Bry.**[54] buth-aust.[144] cadm-s. **Calc. CAMPH.** carb-an.[36] **CARB-V.** cupr. cupr-ar.[72] hell. lachn. lat-m.[149] merc-cy.[25] **Nat-m.** par. petr. **Sec.** tarent. valer.[58] **Verat.** vip.[36]
  ☞ Marmor, wie ▯ ALLGEMEINES; C; Kälte, Empfindung von; eisige Kälte; Körpers, des
  - **einzelne** Teile: **Asar.**[54]
  - **Eisnadeln** unter der Haut, wie stichelnde: buth-aust.[149]
    ▯ ALLGEMEINES; C; Eisige, eiskalte, Empfindung; Eisnadeln, wie
  - **Regen,** wie im eiskalten: buth-aust.[144]
  - **stellenweise**: **Agar.** arg. **Par.** petr. **VERAT.**
    ☞ Eis, Empfindung wie durch; Nadeln, Empfindung wie durch eiskalte •stellenweise ▯ EXTREMITÄTEN; C; Kälte; allgemeine Arzneien; eiskalt; stellenweise •ALLGEMEINES; C; Kälte, Empfindung von; stellenweise
- **Marmor,** wie: **Camph.**[8] chlol.[137] **Hydr-ac.**[54] lat-m.[72] petr.[36]
  ☞ eiskalt
- **stellenweise**: **Agar.** arg. berb. caust. mez.[58] mosch. **Par.** petr. tarent.[111] **VERAT.**
  ☞ eiskalt; stellenweise
- **trocken**: camph.[137] nux-m.[137]
  ☞ Trockenheit

Empfindung von Kälte: adam.[222] anh.[144] arn. **Calc.** caust. chel. lac-d.[122] m-arct.[5] m-art.[5] **M-AUST.**[5] menth.[72] **Merc. Mosch. Plat.** por-m.[251] puls. **Rhus-t.** sec. **Verat-v.**

- **Übelkeit,** mit: lac-d.[122]
- **Luft,** bei normaler: menth.[72]

KÄLTESCHAUDERN unter der Haut: kres.[149]
▯ ALLGEMEINES; C; Beben

KAPILLAREN, gestaute: camph.[36] chlor.[36]
▯ HERZ, KREISLAUF, C; Erweiterung, Auftreibung; Blutgefäße

KELOID:
☞ Narben

KLEBRIG: abies-c.[137] bry.[5] germ.[222] **Iod.**[5] phos.[137]

Waschen amel.: germ.[222]

KLEIEARTIGER, schuppiger Überzug auf der Haut:
☞ Hautausschläge; Schuppen, mit;

KNIFF bleibt erhöht: caps.[137]

KNISTERN: carb-v.[137]

KNÖTCHEN, umschriebene Verhärtungen: **Agar.**[5] agav-t.[149] ail.[111] **Alum.**[137] alumn.[58] am-c. am-m.[5] anac.[5] **ANT-C. Ant-t.**[5] anthr.[5] **Apisin.**[5] arg-n. ars.[5] **Ars-i. Ars-s-f.**[58] aur. **Bar-c.** bell.[5] berb.[111] **Beryl.**[149] bor. bov.[5] brom.[5] **Bry.**[5] bufo cadm.[149] **CALC.** calc-sil.[58] cann-s.[5] canth.[5] caps.[5] **Carb-an.** carb-v.[5] **Carbn-s.**[58] **Caul.**[111] **CAUST.**[1] **Chel.** chin. chlol.[111] cic. cinnb.[137] **Clem.** cocc.[5] coloc.[162] **CON.** crot-h.[111] croto-t.[5] dig.[5] dros.[5] **Dulc.** elae.[142] eucal.[25] euph.[5] form.[137] **Graph.** guai.[137] hell.[5] **Hep.**[137] hydr-ac.[111] ign.[5] **Iod.** ip.[5] iris[111] kali-acet.[137] kali-ar.[102] **Kali-bi.**[36] kali-br.[111] **Kali-c.**[1] kali-i.[111] kali-n.[5] kali-s.[111] kali-sil.[58] kreos.[5] **Lach.**[5] **Led.** lepro.[197] **LYC.**[137] m-arct.[5] m-art.[5] **Mag-c.**[137] **Mag-m.**[5] **Mang.** med.[137] **Merc.** merc-i-f.[111] merc-i-r.[111] **MEZ.**[5] **Mur-ac.** nat-c.[5] **Nat-m.**[5] nat-s.[111] nit-ac.[5] nux-v.[5] olnd.[5] op.[5] par. **Petr.**[137] ph-ac.[5] **PHOS.**[137] phyt.[137] psor.[58] **Puls.**[5] puls-n.[25] **Ran-b. RHOD.**[5] **RHUS-T. Ruta**[5] sabad. sabin.[5] **Sars. Sec.**[5] sel.[5] **SEP.** serp.[45] **SIL.**[5] spig.[5] spong.[5] squil. stann.[5] **Staph.**[1] still.[85] stram.[5] sul-ac.[5] **SULPH.**[5] tarax.[5] ther.[137] **Thuj.** trinit.[72] tub.[162] urt-u.[111] valer.[5] verat. verb.[5] viol-t.[5] zinc.[5] zinc-s.[111]
☞ Erythem; E. nodosum •Verhärtung ▯ ALLGEMEINES; C; Verhärtungen, Indurationen

Ärger, Verdruss, nach: **Coloc.**[162]
▯ GEMÜT; M; Kränkung, Beleidigung, Verdruss, Beschwerden durch

Geschwüren, nach: kali-bi.[36]

Kratzen, nach: kali-c.[1]

Haut, unter der, subkutan: agav-t.[149] alum.[137] kali-acet.[137] mag-c.[137]
☞ O; Unter der Haut, Empfindungen werden wahrgenommen direkt

wo früher ein Furunkel saß: lyc.[137]

KNÖTCHEN, umschriebene Verhärtungen (Forts.)

bläulich: **Mang.** mur-ac. phos. sars.
- **stellenweise**: **Phos. Sars.**

empfindlich: staph.[58]

entzündet: beryl.[149] phos.[137]
- **granulomatös**: beryl.[149]

feucht, nach Kratzen: staph.[1]

gestielt: lepro.[197]

gichtig, arthritisch:
EXTREMITÄTEN; C; Gichtknoten

hart: form.[137] hep.[137] mag-c.[137] petr.[137] phyt.[137]
- **Gelenke,** um die: form.[137]

Honigwabe, wie eine: petr.[36]

hornig: **Ant-c.** graph.

juckend: staph.[1]

klein: kali-ar.[102] lepro.[197]

purpurfarben: lach.[58] sep.[58]

rosafarben: **Nat-c.**[5] nat-m.[5] phos.[5] sil.[5]

rot: med.[137] petr. sabad. trinit.[72] tub.[162]
- **empfindlich**: petr.

schmerzhaft: caust.[1] hep. petr.[137] phyt.[137] staph.[1]
- **brennend**: **Hep.** staph.[1]
  - **Kratzen,** nach: staph.[1]
- **stechend**: caust.[1]
- **wund**: petr.[137]

stellenweise: phos.[36]

weiß: agar.[5] ars.[5] bov.[5] bry.[5] crot-h.[111] ip.[5] sulph.[5]
- **Kratzen,** nach: agar.[5] **Ars.**[5] bov.[5] bry.[5] crot-h.[111] ip.[5] sulph.[5]

zahlreich: kali-ar.[102]

KNUBBEL:
Knötchen, umschriebene Verhärtungen

KONDYLOME:
Wucherungen, Auswüchse; Feigwarzen

KRÄTZE, Scabies:
Hautausschläge; Scabies, Krätze

KREBS:
Epitheliome

KRIBBELN:
Ameisenlaufen, Kribbeln

KRIECHEN:
Ameisenlaufen, Kribbeln

KURZ, Empfindung als sei die Haut zu: eupi.[85]
ALLGEMEINES; C; Kurz, Empfindung wie zu

LÄUSE: am-c. ars. bac.[85] bros-g.[259] cocc.[102] **Der.**[1125] ferr-ma.[5] lach. led.[137] lob.[85] **Lyc.** m-art.[5] **Merc.** **Nat-m.**[102] nit-ac. olnd. **Psor.** **Pyre-r.**[1125] **Sabad.** staph. **Sulph.** verat.[1125] vinc.
MÄNNLICHE GENITALIEN; C; Filzläuse • ALLGEMEINES; M; Parasiten, Beschwerden durch

Juckreiz: led.[137]

LENTIGO:
Sommersprossen

LICHEN, Flechte:
Hautausschläge; Papeln, papulös • Verdickung der Haut; allgemeine Arzneien;

atrophisch: calc-f.[149]

L. planus: agar.[102] anac.[102] **Ant-c.**[102] apis[102] arn.[65] **Ars.**[102] **Ars-i.**[102] calc.[65] chin.[65] chin-ar.[102] dulc.[65] iod.[102] **Jug-c.**[102] **Kali-bi.**[102] kali-i.[102] led.[102] lyc.[65] merc.[102] nux-v.[65] ph-ac.[65] phos.[65] puls.[65] sarcol-ac.[149] sars.[102] sep.[65] staph.[102] **Sul-i.**[102] sulph.[85] thal.[144]
MUND; C; Liechen planus, Knötchenflechte

L. Vidal: alum.[102] am-m.[102] **Anan.**[102] **Ant-c.**[102] ant-t.[36] apis[102] **Ars.**[102] aven.[1125] **Bell.**[102] bov.[102] bry.[102] **Calad.**[102] caps.[1125] cast-v.[102] cent-u.[1125] cop.[1125] dips-s.[1125] dulc.[102] **Jug-c.**[102] kali-ar.[102] **Kreos.**[102] **Led.**[102] **Lyc.**[102] merc.[102] nabal.[102] nat-c.[102] **Phyt.**[102] **Plan.**[102] **Rumx.**[102] sep.[102] sul-i.[102] **Sulph.** til.[102]

LICHTEMPFINDLICHKEIT, Photosensibilität: chlorpr.[149] fago.[144] hyper.[144]

LOCKER, Empfindung, als hinge die Haut: ant-c. bell. carb-an.[137] iris[111] kreos. lach.[5] ol-an.[137] **PHOS.** sabad. thuj.[5]
Schlaffe Haut • Schwellung; Empfindung von Schwellung *ALLGEMEINES; C; Locker, lose, Empfindung wie*

Knochen abgerissen, wie von den: ol-an.[137]

LUPUS, fressende Flechte: abr.[72] agar. alum. alum-sil.[58] alumn. ant-c. apis[102] aq-mar.[72] arg-n. arist-cl.[1125] **ARS.** ars-i. aur.[102] aur-ar.[72] aur-i.[102] aur-m. bac.[62] **Bar-c.** bell. calc. calc-i.[102] calc-s.[102] calc-sil.[58] calen.[1125] **Carb-ac.** **Carb-v.** card-b.[1125] **Caust.** chaul.[1125] chel.[1125] chinin.[1125] cic. **Cist.** cund.[102] ferr-pic.[102] form-ac.[8] graph. guare. hep. hydr.[102] **Hydrc.** irid.[102] jug-c.[25] kali-ar. **Kali-bi.**[8] kali-c. **Kali-chl.** kali-i.[102] **Kali-s.** kali-sil.[58] **Kreos.** lach. lepro.[197] **LYC.** m-arct. mag-c.[5] merc-i-r. nat-c.[5] nat-sil-f.[85] **NIT-AC.** ol-j. onop.[1125] phos.[5] **Phyt.** **Psor.** pyrar.[77] ran-b.[58] rhus-t. sabin. **Sars.**[1125] sass.[1125] sep. **Sil.** spong. staph. sulph. teucr-sc.[1125] thiosin.[102] **THUJ.** titan.[72] tub.[85] urea[102] x-ray[102]
KLINISCHES; C; Lupus erythematodes disseminatus

L. erythematodes:
KLINISCHES; C; Lupus erythematodes disseminatus

L. vulgaris: abr.[102] apis[102] **Ars.**[102] **Ars-i.**[102] **Aur.**[102] aur-ar.[72] aur-i.[102] calc.[102] calc-i.[102] calc-s.[102] **Cist.**[102] cund.[102] ferr-pic.[102] form-ac.[8] graph.[102] **Hep.**[102] **Hydr.**[102] **Hydrc.**[102] irid.[102] **Kali-bi.**[8] **Kali-i.**[102] lepro.[197] lyc.[102] nat-sil-f.[85] nit-ac.[102] phyt.[102] staph.[102] **Sulph.**[102] thiosin.[102] thuj.[102] titan.[72] **Tub.**[102] urea[102] x-ray[102]
Tuberkulose der Haut

MASERN:
Hautausschläge, Masern

MÄUSE unter der Haut kriechen, Empfindung als ob: sec.[85]
O; Unter der Haut, Empfindungen werden wahrgenommen direkt • Ameisenlaufen, Kribbeln; Haut, unter der, subkutan

MITESSER:
GESICHT; C; Hautausschläge; Mitesser, Komedonen

MOLLUSCUM:
☞ *Hautausschläge; Molluscum*

MORPHAEA:
☞ *Sklerodermie*

MUTTERMALE, fleckförmig: **Calc.** carb-v. carc.[207] graph.[36] med.[212] nit-ac. petr. ph-ac. pitu-p.[119] **PULS.** sil. sul-ac. **Sulph.** tarent. **Thuj.**
☞ *Naevi • Warzen • Wucherungen, Auswüchse*

juckend und stechend: graph.[36] thuj.

- **Reiben** amel.: graph.[36]

traubenförmig angeordnet: carc.[207]

NAEVI: abrot.[111] **ACET-AC.** arn.[5] ars.[5] bell-p.[102] bor.[34] **Calc.** calc-f.[111] carb-an.[5] **Carb-v.**[137] carc.[149] con.[137] cund.[54] **Ferr-p.**[111] **FL-AC.** **Graph.**[5] ham.[111] hep.[34] iod.[34] lach.[137] **Lyc.** med.[111] merc.[5] nit-ac.[5] nux-v. ox-ac.[85] **Petr.**[5] **Ph-ac.**[5] **PHOS.**[137] plat.[137] rad-br.[111] rumx.[111] **Sep.**[137] **Sil.**[5] sul-ac.[5] **Sulph.**[137] **Thuj.**[137] ust.[111] vac.
☞ *Muttermale, fleckförmig • Wucherungen, Auswüchse*

aufgesetzt, wie: bell-p.[102]

glatt: con.[137] phos.[137] sep.[137] sulph.[137]

klein, bei Säuglingen und Kleinkindern: ox-ac.[85]

rot: med.[111]

Spidernaevi: carb-v.[137] lach.[137] **Plat.**[137] sep.[137] thuj.[137]
☞ *Blutung, unter der Haut, Ekchymosen; allgemeine Arzneien • Hautausschläge; Petechien*

NAGEN, Fressen, Empfindung von: **Agar.** **AGN.**[8] alum. ambr. anac. ant-c. arg. ars. **Bar-c.** bell. bism. bry. canth. caps. cham. clem. cocc. con. **Cycl.** **Dig.** **Dros.** euph. ferr-ma.[5] graph. guai. hell. hyos. kali-c. led. **LYC.** m-art.[5] **Meny.** merc. mez. nat-c. nat-p. nux-v. **OLND.** par. ph-ac. phos. **PLAT.** puls. **Ran-s.** rhod. rhus-t. **Ruta** sep. spig. **Spong.** squil. stann. **STAPH.** sulph. tarax. thuj. **Verat.**
☞ *Exkoriation, Wundheit* ▥ *ALLGEMEINES; C; Schmerz; nagender Schmerz;*

Kratzen, nach:

- **agg.**: agar. alum. ant-c. bar-c. canth. caps. cycl. dros. kali-c. led. **Lyc.** **OLND.** par. ph-ac. phos. puls. rhus-t. ruta spong. **Staph.** tarax. verat.

- **amel.**: agn.[8]

NARBEN: acet-ac.[137] all-c.[111] alum. alumn.[85] ant-c. ant-t.[72] apis[3070] ars.[5] asaf.[58] aster.[144] **Bac.**[62] bad. bamb-a.[1184] bell-p.[122] **Bor.** both-a.[3070] both-l.[3070] calc.[122] calc-f.[111] calc-p. calc-sil.[162] calen.[1125] **Carb-an.** carb-v.[1] carc.[193] **Caust.** cench. chin.[1] con.[1] croc. **Crot-h.** **Croto-t.**[54] cupre-l.[85] dros.[111] eug.[8] ferr.[5] fil.[1125] **FL-AC.**[5] gast.[36] glon.[122] **GRAPH.**[58] hep.[3070] hydr-ac.[268] hyper.[58] **Iod.** junc.[122] kali-bi. kali-c.[1] kali-i. kali-m.[61] kali-sil.[58] **Lach.** lar-ar.[251] lat-h.[301] led.[137] lim-b-c.[204] loxo-r.[240] lyss. m-art.[102] mag-c. mag-m.[1] merc. mez.[1] naja[111] nat-c. **Nat-m.** nit-ac. nux-v. ozone[227] paeon.[110] petr.[1] **PHOS.** **PHYT.**[58] plut-n.[222] prot.[142] psor.[122] puls.[1] rad-br.[137] rhus-t.[122] sabin.[102] sars.[137] sep.[1] **SIL.** staph.[58] stram. stront-c.[144] sul-ac.[102] sul-i.[142] sulph.[1] symph.[1125] syph.[111] tell.[137] thiosin.[122] thuj.[5] thyr.[77] tub.[122] vac.[85] **Vip.**[116]
▥ *EXTREMITÄTEN; C; Narben • ALLGEMEINES; C; Tumoren; Keloid*

Amputation, nach, wird geschwürig: calc-p.[3070]

Geschwüre:

- **Narbe** bleibt zurück, nach Verschwinden des Geschwürs: bor.[3070] graph.[3070] kali-bi.[3070]

- **Geschwürsbildung** in Narben: petr.[1]

Gelenken, nahe bei: fl-ac.[3070]

aufgesprungen, rissig: crot-h.[36] gast.[36] kali-c.[5]
☞ *Risse, tiefe*

Bläschen, auf der Narbe oder in der Umgebung: **Fl-ac.** gast.[36]

Blasenbildung auf N.: mag-c.

blau: ant-c. asaf.[58] **Bad.** cench. ferr.[5] lach. rhus-t.[5] **Sep.**[122] sul-ac. thuj.[5]

bläulich-rot, nach Pusteln: ant-t.[72]

bluten: both-l.[3070] crot-h.[3070] **Lach.** m-art.[85] phos. sep.[1]

bösartig, werden:
☞ *maligne Entartung* ▥ *ALLGEMEINES; C; Krebs und krebsartige Leiden; Narben, in alten*

braun: crot-h.[111] lach.[5]

brechen auf: asaf. **Bor.** both-l.[3070] calc-p. **Carb-an.** carb-v.[1] **Caust.** con. croc.[137] **Crot-h.**[3070] fl-ac.[5] glon.[122] **Graph.**[102] **Iod.** **Lach.** m-art.[102] nat-c. **Nat-m.** **PHOS.** sars.[137] **SIL.** stront-c.[144] sulph. vip.[116]
☞ *Geschwüre; Wiederaufbrechen von alten Geschwüren*

- **Alkoholmissbrauch,** durch: crot-h.[3070]
▥ *ALLGEMEINES; C; Speisen und Getränke; Alkohol, alkoholische Getränke; agg.*

- **eitern**: croc.[137]

- **Risse** und Verbrennungen: sars.[137]
☞ *Risse, tiefe*

- **schmerzlos**: crot-h.[3070]
▥ *ALLGEMEINES; C; Schmerzlosigkeit von Beschwerden, die gewöhnlich schmerzhaft sind*

dick: graph.[137]

eingezogen: calc-sil.[162] carb-an. **Kali-bi.** kali-i. sil. syph.[137]

eiternd: bor.[3070] carb-an.[3070] croc.[3070]

Ekzem auf: calc-p.[111]
☞ *Hautausschläge; Körperteile; verletzte Körperteile*

erhaben: **Bad.**

erhaben, verfärbt: bad.[137]

gangränös, werden: ars.[3070] lach.[3070]

geschwürig werdend: asaf.[137] calc-p.[137] paeon.[110]

glänzend: sil.

grün: led.[102]

hart: calc-f.[8] fl-ac.[5] **GRAPH.**[122] kali-bi.[111] phyt.[142]

Hof, umgeben von purpurnem: lach.[3070]

jucken: alum. calc-f.[142] **Fl-ac.** **Iod.** led.[137] naja[111] ozone[227]

Keloid: alumn.[85] ars.[122] **Bad.**[193] bell-p.[122] calc.[122] calc-f.[111] carb-v.[122] **CARC.**[193] caust.[5] crot-h.[122] **Fl-ac.**[102] graph.[5] hyper.[122] iod.[5] junc.[122] kali-bi.[111] lach.[122] merc.[122] nit-ac.[102] nux-v.[122] phos.[122] phyt.[122] psor.[122] **Rad-br.**[144] rhus-t.[122] sabin.[102] **Sil.**[72] sul-ac.[122] sulph.[122] thiosin.[122] tub.[122] vip.[122]
▥ *ALLGEMEINES; C; Tumoren; Keloid*

NARBEN (Forts.)

Knötchen: fl-ac.[5] sil.

kreisrund: rhus-t.[5]

Kribbeln, Ameisenlaufen darin: junc.[36]

maligne Entartung: **Graph.**[122] sil.[5]

Operationsnarben: graph.[110]

Pickel, umgeben von vielen kleinen: lach.[3070]

Pickeln, mit: fl-ac.[5] iod.

purpurfarben: asaf.[137]

rot, werden: ant-c. bad. cench.[58] **Fl-ac. LACH.** lim-b-c.[204] **Merc.** nat-m. sil. stram. **Sul-ac.**[102] sul-i.[142]

- **blau,** oder: sul-ac.[102]

- **Rändern,** an den: **Fl-ac.**

schmerzhaft, werden: all-c.[111] apis[3070] ars.[5] asaf.[3070] aster.[144] bamb-a.[1184] both-a.[3070] **Carb-an.** carb-v.[1] caust. chin.[1] con.[1] crot-h. eug.[8] fl-ac. graph.[1] hep.[3070] **Hyper.** kali-c.[1] kali-sil.[58] **Lach.**[5] lim-b-c.[204] lyss. mag-m.[1] mez.[1] **Nat-m. Nit-ac.** nux-v. petr.[1] phos. phyt.[111] plut-n.[222] puls.[1] sep.[1] **SIL.** staph.[58] sul-ac.[5] sulph.[1] symph.[1125] tell.[137] thuj.[5]

- **alte** Narben: both-a.[3070]

- **aufbrechen,** bevor sie: lach.[3070]

- **Berührung,** bei: hep.[1] puls.[1]

  ☞ *M; Berührung agg.*

- **Freien,** agg. im: graph.[1]

  ☞ *M; Luft agg.; frische*

- **Wetterwechsel,** bei: carb-an. **Nit-ac.**

  ▥ *ALLGEMEINES; C; Schmerz; Wetter; Wetterwechsel, durch*

- **Knochen**: mag-m.[1]

- **brennend**: apis[3070] ars.[5] **Carb-an.** carb-v.[5] **Graph.**[5] hep.[3070] hyper.[58] lach.[5] tell.[137]

- **brennend,** stechend, wie durch Insekten: apis[3070] **Carb-an.** hyper.[58] **Sil. Sul-ac.**

- **drückend**: carb-v.[1] kali-c.[1] petr.[1] sulph.[1]

- **neuralgisch**: asaf.[3070]

  ▥ *ALLGEMEINES; C; Schmerz; neuralgischer Schmerz*

- **reißend**: carb-v.[1] graph.[1] petr.[1] sep.[1]

- **schießend,** aufwärts: hyper.[58]

- **spannend**: kali-c.[1] lach.[5]

- **stechend**: chin.[1] mez.[1] petr.[1] **Sil.** sul-ac.[5] thuj.[5]

- **wund,** wie: caust. **Fl-ac.** nux-v. **SIL.**

- **ziehend**: graph.[1] phyt.[111] sep.[1]

schuppig: fl-ac.[5]

schwarz, werden: asaf. graph.[58]

Venen belegt, mit: cench.

verwachsen: dros.[111]

weiß: kali-bi.[111] rad-br.[137] syph.[111]

Ziehen in der N.: phyt.[36]

zusammengezogen: phos.[36]

NÄSSEN (ohne Ausschlag): alum.[5] ant-c. ant-t.[5] ars.[5] ars-i.[111] ars-s-f.[58] asc-t.[45] **Bar-c.**[5] bar-s.[58] bell. **Bov.** bry. bufo[111] **Calc.** calc-sil.[58] canth.[5] caps.[58] carb-an. **CARB-V.** caust.[5] cic. **Clem.** cocc.[1] con. cub.[85] dulc.[5] ferr-ma.[5] **GRAPH.**[5] guare.[36] hell. hep. kali-ar. **Kali-c.**[5] kali-s. kali-sil.[58] **Kreos. Lach. Led. LYC.**[5] m-art.[5] **Merc.** merc-c.[5] mez. nat-c. nat-m. nit-ac. olnd. **Petr.** ph-ac. phos. **Psor.**[5] rad-br.[137] **RHUS-T.** ruta sabin. sars. **Sel.**[5] **Sep.** sil. squil. **Staph. Sul-ac.** sulph. tarax. thuj. vinc. viol-t.[5]

☞ *Hautausschläge; Absonderung, mit*

Kratzen, nach: **Alum.** ars. **Ars-s-f.**[58] bar-c. bar-s.[58] bell. bov. bry. calc. calc-sil.[58] carb-an. **Carb-v. Caust.**[5] cic. cocc.[1] con. **Dulc.**[5] ferr-ma.[5] **GRAPH.** hell. hep. kali-ar. **KALI-C.**[5] kali-s. kali-sil.[58] **Kreos. LACH.** led. **LYC.** m-art.[5] merc. **Mez.** nat-c. nat-m. nit-ac. **Olnd. Petr.** rad-br.[137] **RHUS-T.** ruta sabin. sars. **Sel.**[5] **Sep.** sil. squil. **Staph.** sul-ac. sulph. tarax. thuj. **Viol-t.**[5]

☞ *Hautausschläge; Absonderung, mit; Kratzen, nach*

blutig, nach kratzen: alum.[5] ars.[5] cocc.[5]

klebrig: **Graph.**[5] lyc.[5]

stellenweise: ant-c. carb-v. **Hell.** kali-c. lach. led. petr. sabin. sel. **SIL. Sulph.** tarax. vinc.

NEKROSE: loxo-p.[240] loxo-r.[240]

NETZFÖRMIGE Venenzeichnung, Adernetz: bac.[62] berb. **Calc. Carb-v. Caust.** chin.[102] chin-s.[102] clem. **Crot-h.** lach.[193] lyc. nat-m. ox-ac. plat. sabad. stram.[193] thuj.

▥ *BRUST; C; Kappilarnetz •BRUST; C; Petechien •HERZ KREISLAUF; C; Auftreibung, Erweiterung; Blutgefäße •HERZ KREISLAUF; C; Krampfadern, Varizen; netzartig in der Haut*

Frösteln, bei: chin.[102] chin-s.[102]

NEUROTISCHE Hautphänomene: agar.[102]

ÖLIG:

☞ *Fettig*

PEDIKULOSE:

☞ *Läuse*

PELLAGRA:

▥ *KLINISCHES; C; Pellagra (Vitamin B Mangel-Syndrom)*

PERGAMENT, wie:

☞ *Verhärtung; Pergament, wie*

PETECHIEN:

☞ *Hautausschläge; Petechien*

PITYRIASIS: acon.[1125] agar.[54] anac.[37] aran-ix.[149] arg.[54] **Ars.**[37] ars-i.[25] bac.[72] **Berb-a.**[100] **Calc.**[37] carb-ac.[46] caul.[85] clem.[54] **Colch.**[102] eryth.[72] fl-ac.[38] graph.[54] kali-ar.[36] kali-br.[54] **Mang.**[8] **Merc.**[37] merc-pr-r.[102] **Mez.**[8] nat-ar.[72] nat-m.[54] olnd.[54] **Phos.**[8] phyt.[58] pip-m.[102] psor.[36] **Sep.**[102] **Sil.**[8] staph.[102] **Sul-ac.**[102] sul-i.[102] sulo-ac.[72] sulph.[36] tell.[85] ter.[8] **Thuj.**[54] thyr.[85] toxo.[149]

☞ *Hautausschläge; Schuppen, mit*

P. rosea: acon.[1125]

P. versicolor, Kleieflechte: ars-i.[25]

POCKEN:

☞ *Hautausschläge; Pocken, Variola*

PRELLUNGSSCHMERZ:

☞ *Schmerzen, schmerzhafte Empfindungen; zerschlagen, wie wund und*

PRICKELN, Empfindung von: **Acon.** adam.[222] aesc.[58] agar. ant-t. **APIS** arg.[58] ars.[5] ars-i.[25] arum-d.[25] arum-t.[25] atista[192] bar-c. bell.[5] berb. calc-p.[111] cann-i. carb-ac.[85] carbn-s.[58] cham.[5] cimic. cist.[58] cocc.[5] **Colch.** croc. dig.[85] dros. euph.[5] gels.[64] germ.[222] haliae-lc.[222] **HAM.** hecla.[149] hip-ac.[149] kali-ar. kali-c.[137] kalm.[111] kres.[149] **LOB.** loxo-r.[240] **LYC.** m-arct.[1] m-art.[5] mag-m. med. merc-c.[5] mez. mosch. nabal.[25] naja[85] nat-m. neon[222] nit-ac. nux-v. ph-ac.[58] plan.[25] **PLAT.** plut-n.[222] prot.[136] psor.[58] ran-b.[58] **Ran-s.** rhod.[5] **RHUS-T.** rumx.[25] sabad. **Sang.**[8] sel.[85] sep. sul-ac. **SULPH.** sumb. taosc.[270] tax.[303] **Urt-u.** verat-v.[25] zinc.

☞ *Schmerzen, schmerzhafte Empfindungen; beißend • Schmerzen, schmerzhafte Empfindungen; Splitter, wie durch einen • Schmerzen, schmerzhafte Empfindungen; stechend, wie durch Insekten* ▥ *ALLGEMEINES; C; Prickeln, Empfindung von; Äußerlich*

Ameisenlaufen, nach: germ.[222]

Baden, nach: germ.[222]

Erwachen, beim: bell.[5]

Gehen im Freien, beim: **Sulph.**

☞ *M; Luft agg.; frische*

Hitze agg.: gels.[64]

Kratzen, nach: cocc.[5]

Taubheitsgefühl, mit: tax.[303]

Wärme:

- **agg.**: kali-ar. plan.[25] sulph. sumb.

◦ **Bettwärme**: **SULPH.**

☞ *M; Bettwärme agg.*

- **amel.**: atista[192]

einzelne Teile: sel.[85]

wandernd: tax.[303]

PRURIGO:

☞ *Jucken*

PSORIASIS:

☞ *Hautausschläge; Psoriasis*

PURPURA:

☞ *Blutung*

alten Menschen, **bei**: ars. bar-c. bry. con. **Lach.** op. rhus-t. **SEC.** sul-ac.

☞ *Farbe, Verfärbung; Flecke; Totenflecke bei alten Menschen*

Ameisenlaufen, mit: phos.[65]

Entkräftung, mit hochgradiger: lach.[72]

haemorrhagica: alet.[65] aln.[102] am-m.[65] **Arn.** ars. ars-i. ars-s-f.[58] asc-ac.[1125] bell. berb. both-l.[102] bov. bry. calen.[1125] **Carb-v.** carc.[207] chin.[65] chin-s. chlol. **Cimic.**[809] cor-r. croc.[65] **Crot-h. Cupr.** erig.[25] ferr.[65] ferr-pic.[102] gast.[36] **Ham.** hyos. iod. ip.[102] **Kali-i. LACH. LED.** meli.[65] merc.[102] merc-c.[102] mill.[102] mur-ac.[65] naja[102] nat-n.[102] nit-ac.[65] nux-v. **Ph-ac. PHOS.** ptel.[25] pyrog.[65] **Rhus-t.** rhus-v.[102] ruta sabin.[65] sal-ac.[72] **SEC.** sil. squil.[36] stram. **SUL-AC.** sulph. **TER.** thlaspi[102] tub.[65] ust.[65] vip.[36]

☞ *Blutung, unter der Haut, Ekchymosen; allgemeine Arzneien • Farbe, Verfärbung; rot; Flecke* ▥ *EXTREMITÄTEN; C; Farbe, Verfärbung; Purpura haemorrhagica • FIEBER, HITZE; C; Zerebrospinales Fieber, Fleckfieber*

- **Flecke**: vip.[36]

▥ *FIEBER, HITZE; C; Zerebrospinales Fieber, Fleckfieber*

juckend: phos.[65] sulfon.[102]

miliaris, Pünktchen: acon. am-c. am-m. arn. bell. coff. dulc. sul-ac. sulph.

rheumatica: acon.[102] ars.[102] **Bry.**[102] merc.[102] **Rhus-t.**[102] rhus-v.[102]

Thrombozytopenie, idiopathische, Morbus Werlhof: acon.[102] **Arn.**[102] **Ars.**[102] **ASC-AC.**[1125] bapt.[102] bell.[102] bov.[102] bry.[102] carb-v.[102] chin-s.[102] chlorpr.[149] cit-v.[1125] coloc.[102] **Crot-h.**[102] cupr.[102] **Ham.**[102] jug-r.[102] kali-i.[102] **Lach.**[102] merc.[102] merc-c.[102] nig-s.[1125] ph-ac.[102] **Phos.**[102] rhus-t.[102] sal-ac.[102] sec.[102] **Sul-ac.**[102] sulfon.[102] ter.[102] thuj.[102] verat-v.[102]

- **Kolik,** mit: bov.[102] coloc.[102] cupr.[102] merc-c.[102] thuj.[102]

- **Schwäche,** mit: arn.[102] **Ars.**[102] carb-v.[102] lach.[102] merc.[102] **Sul-ac.**[102]

QUETSCHUNG, blutend: bell-p.[119]

RÄNDER, Randbereiche: ambr.[137] caust.[137] graph.[137] hep.[137] nat-p.[137] nit-ac.[137] petr.[137] psor.[137] **Sulph.**[137]

Jucken: ambr.[137] caust.[137] petr.[137]

RÄUDE der Haustiere:

☞ *Hautausschläge; Scabies, Krätze*

RAUH: Alum. Alumn.[1] **Am-c.**[5] anag. **Apisin.**[5] apoc.[58] ars. **Ars-i.** bar-c. **Bell.**[5] bry. **CALC.** calen.[137] croto-t. fl-ac.[5] granit-m.[194] **Graph.** hep. hyper.[137] **Iod.** kali-c.[5] kali-i. **Laur.**[5] **Lith-c.** mang.[58] merc. mez. **Nat-c. Nat-m.** nit-ac.[5] olnd. **Parth.**[197] **PETR.** ph-ac. phos. phyt.[137] **Plb.** psor.[111] **Rhus-t.** ruta[5] sabad.[111] sap-sod.[45] sars. **Sec. SEP.** stram. **SULPH.** tub.[137] zinc.[111] zinc-o.[45]

☞ *Aufgesprungen, Risse, feine • Trockenheit • Trokkenheit; rauh*

Winter, im: alumn.[1]

Knötchen, wie durch kleine: hyper.[137]

REIßEN:

☞ *Schmerzen, schmerzhafte Empfindungen; reißend*

REIZBAR: Merc.[5] pix.[8] rad-br.[137]

Talgdrüsenausgänge: pix.[8]

☞ *O; Talgdrüsen*

RHAGADEN:

☞ *Risse, tiefe*

RINGE um den Körper, Empfindung wie kalte: helo.[72]

RISSE, tiefe: acon.[809] acon-l.[36] adam.[222] **Aesc.** agar.[1] ail. all-c.[1125] allox.[119] aloe **ALUM.**[5] alum-p.[58] alum-sil.[58] am-c.[58] am-m. ambr. anac-oc.[102] anag.[162] anan. androc.[222] **Ant-c.** ant-t.[5] anthr.[187] anthro.[102] apis apisin.[5] aq-mar.[149] aral.[1125] aran.[149] aran-ix.[149] arist-cl.[119] **Arn.**[5] ars.[5] ars-s-f.[58] arum-t. arund.[102] atista[192] **AUR.**[5] aur-ar.[58] **Aur-m.** aur-m-n.[36] aur-s.[58] ba-sv.[136] ba-tn.[136] bac.[226] **Bad.** bals-p.[25] bani-c.[204] bapt. bar-c.[5] bar-s.[58] bcg[149] bell.[5] bell-p.[149] beryl.[119] bism. bor.[5] bov.[5] bry.[1] bufo[111] cact.[102] **CALC.**[5] calc-f.[72] calc-p.[137] calc-s.[58] calc-sil.[58] calen.[8] cann-s.[5] caps.[5]

RISSE, tiefe (Forts.)
carb-ac. **Carb-an.**[5] carb-v.[5] **CARBN-S.** cast-eq.[36] **Caust.**[137] cench.[58] **Cham.** chel. chin.[1] chin-ar. chlorpr.[149] cimic. cinnb. cist.[58] clem.[102] coc-c.[111] colch. coloc.[5] com. con. cop. cor-r. corn-a.[85] cortico.[119] cortiso.[119] croc.[5] crot-h.[36] croto-t.[102] cund.[72] cupr. cur. **CYCL.**[5] cymbo-ci.[2184] dicha.[144] dig.[5] dros. dys-co.[136] echi.[102] eug. eup-per. **EUPHR.**[5] eupi.[85] fago.[171] falco-p.[265] ferr.[137] fl-ac.[5] foll.[149] gast.[36] glyc.[102] **GRAPH.**[5] guare. haliae-lc.[222] ham. harp.[1184] hecla.[234] hell.[5] helo.[85] **HEP.** hydr. hydro-c.[2147] hydrog.[222] hyos.[58] ign. ind. **IOD.**[5] iris jatr. kali-ar. kali-bi. kali-c.[5] kali-i. kali-p. **Kali-s.** kali-sil.[58] kalm. kola[1184] **Kreos.**[5] lac-c.[85] lac-lup.[204] **Lach.**[5] lam.[1125] lap-laz.[227] lar-ar.[251] lat-h.[301] lat-m.[119] led.[102] lepro.[197] lim-b-c.[204] lith-c.[227] **Lyc.**[5] m-art.[5] m-aust.[5] mag-c.[5] mag-m. mag-p.[85] **Maland.**[56] **Mang.** mang-acet.[1] med.[137] meny.[1] **Merc.**[5] merc-c. merc-i-r. merc-pr-r.[102] mez.[5] mill. **Morg.** morg-g.[136] mosch. mur-ac.[1] naja[36] nat-ar. **Nat-c.**[1] **NAT-M.**[5] nat-sil.[58] nicc. **Nit-ac.**[5] **NUX-V.**[1] ol-an.[111] olnd. osm. ozone[227] **Paeon.** par.[5] parth.[197] ped.[85] **PETR.**[1] ph-ac.[1] phel.[102] phos.[1] phyt. pip-m.[36] pip-n.[111] pitu-a.[164] pix.[102] plat.[5] plb. por-m.[251] pot-t.[1125] prim-o.[144] prot.[136] **Psor.** ptel.[25] **PULS.** querc-r.[1125] ran-b.[102] rat.[102] ratt-n.[204] rauw.[119] rheum[5] **RHUS-T.**[5] rhus-v.[25] ros-d.[305] **Ruta**[5] sabad.[5] sabin.[5] sanic.[102] sarr.[36] **SARS.** sec. sel.[5] **SEP.**[5] **Sil.**[5] skook.[77] spig. squil. staph.[1] stram. sul-ac.[5] sul-i.[122] **SULPH.**[1] syc-co. syph.[58] tab. tarax.[5] tarent.[192] tarent-c.[192] tax.[303] ter. teucr. thlaspi[102] **THUJ.**[5] til-c.[253] tub.[85] tub-m.[142] tub-r.[149] uran.[269] urt-u. valer.[5] verat. viol-t. visc.[119] x-ray[102] xero.[102] **ZINC.**[1] zinc-p.[58]
☞ *Aufgesprungen, Risse, feine*

Sommer, agg. im: coc-c.[111]

Winter, im: alum. **CALC. Calc-s. CARBN-S. Graph. PETR. Psor. SEP. SULPH.**

Waschen, nach: alum. **Ant-c.** bry. **CALC. Calc-s.** cham. kali-c. lyc. nit-ac. **Puls.** rhus-t. sars. **SEP. SULPH.** zinc.

Körperöffnungen, an: cund.[72] sulph.[5]
▥ *ALLGEMEINES; O; Körperöffnungen, Beschwerden der oder an*

neue Haut bildet Risse und brennt: **Sars.**

bluten leicht: **Parth.**[197] rhus-v.[25]

brennend: petr. sars. zinc.

feucht: aloe

gelb: merc.

geschwürig: bry. merc.

juckend: harp.[1184] merc. **Petr.**

klein: aran.[149] merc-i-r.[137]

Quecksilber-Missbrauch, nach: **Hep. Nit-ac. Sulph.**

schmerzhaft: **Graph.** harp.[1184] mang. nit-ac.[162] petr.[162] sars.[162] x-ray[102] zinc.

stinkend: **Merc.**

tief, blutig: alum.[5] graph.[5] harp.[1184] **Merc. NIT-AC. PETR.** psor.[58] puls. **Sars. Sulph.**

RÖTELN:
☞ *Hautausschläge, Röteln*

ROH:
☞ *Exkoriation, Wundheit*

RUNZELIG: abrot.[111] alum.[47] am-c. ambr. **Ant-c.** apis arg-n.[5] **Ars.** bar-c.[5] berb.[58] **Bor.** bry. bufo[111] calc. camph. canch.[102] cham. **CHIN.**[5] chlor. **Cocc.**[137] **Con. Cupr. Dulc.**[5] falco-p.[265] graph. hell. hep. **Iod.**[5] **Kali-ar. Kali-br.**[8] kali-c.[5] **Kreos. Lyc.** manc. merc. merc-c.[5] **Mez.** mur-ac. nat-m.[58] nux-v. op.[5] ph-ac. phos. phyt. plb. psor.[58] rheum rhod. rhus-t. rumx.[137] sabad. sanic.[102] **Sars. SEC. Sep. Sil.**[5] **Spig.**[5] stram. **Sulph.** sumb.[25] syph.[171] urt-u. **Verat.** verat-v. viol-o. x-ray[56] zinc.[58]
☞ *Welke Haut* ▥ *EXTREMITÄTEN; C; Runzlig, faltig •EXTREMITÄTEN; C; Runzlig (wie durch Wasser) •ALLGEMEINES; C; Runzelig, faltig; allgemeine Arzneien*

RUPIA:
☞ *Hautausschläge; Rupia*

SARKOIDOSE: beryl.[149]

SCHABEN oder Kratzen, Empfindung von: **Lyc.**[5] par.[5] rhus-t.[5]
▥ *MUND; C; Kratzen, Scharren, Empfindung von •MUND; C; Rauheit •MUND; C; Schmerz; kratzender, schabender, scharrender Schmerz*

SCHÄLT sich:
☞ *Wundliegen, Dekubitus; allgemeine Arzneien*

SCHARLACH:
☞ *Hautausschläge, Scharlach*

SCHIMMEL auf der Haut bildet, als ob sich: sil.[137]

SCHLAFFE Haut: **Abrot.**[8] agar. ang.[5] ant-t. **Apis** ars.[102] aster.[102] bar-c.[102] bor. bufo[111] **CALC. Camph. Caps.** cham. chel.[102] **Chin. Clem. Cocc.** con. croc. **Cupr.** dig. euph. **Ferr.** graph. harp.[1184] hell. **Hep.**[102] **Hyos. Iod.** ip. **Lach. Lyc.** mag-c. merc. morph.[102] nat-c. nat-m.[102] op.[102] plb.[5] puls. rheum sabad. salv.[102] sanic.[102] sars.[102] sec. seneg. sil. **Spong.** sul-ac. sulph. thyr.[102] **Verat.**
☞ *Locker, Empfindung, als hinge die Haut •Schwellung; Empfindung von Schwellung* ▥ *ALLGEMEINES; C; Schlaffes Gefühl*

SCHMUTZIG, sieht aus wie: allox.[149] am-c.[30] **Apis ARG-N.**[137] **Ars. Bac.**[62] bry. **Caps.** card-m.[137] caust.[72] **Chel.**[137] **Cupr.**[137] cur.[72] **Ferr.**[5] ferr-pic.[85] guat.[119] **Iod.**[5] kali-p.[137] lyc.[30] **Mag-c.**[137] merc. nat-m.[85] **Nux-v.**[30] petr.[5] phos. **PSOR. Sanic.** sec. **SULPH.** thuj.
☞ *Farbe, Verfärbung; schmutzig •Ungesunde Haut, jeder Kratzer eitert oder heilt nur schwer* ▥ *GEMÜT; C; Schmutzigkeit; allgemeine Arzneien •GESICHT; C; Schmutzig*

Gelenke, um die: ferr-pic.[85]

SCHNEIDEN:
☞ *Schmerzen, schmerzhafte Empfindungen; schneidend*

SCHNUR unter der Haut, Empfindung wie von einer dünnen: euph.[85]
☞ *O; Unter der Haut, Empfindungen werden wahrgenommen direkt*

SCHWAMMIGE Wucherungen:
▥ *KLINISCHES; C; Schwammige, fungöse, Wucherungen*

SCHWARZ, blau:
☞ *Blutung, unter der Haut, Ekchymosen; allgemeine Arzneien •Farbe, Verfärbung; bläulich •Farbe, Verfärbung; schwärzlich*

SCHWELLUNG:

allgemeine Arzneien: acal.[102] **Acet-ac.**[72] acon. acro-c-f.[2047] **Agar.**[72] agn. all-c.[36] aloe am-c.[5] **Am-m.**[5] **Anac.**[36] ant-c.[5] antipyrin.[102] aphis.[187] **APIS**[187] **Apisin.**[5] apoc.[58] arg.[137] **Arn. ARS.**[5] **Ars-i.** ars-s-f.[58] **Asaf.**[5] **Aur.** aur-ar.[58] **Bar-c.**[5] bar-m. **BELL.**[5] bell-p.[102] beryl.[119] bor. both-l.[102] **Bov.**[171] **BRY.**[5] bufo[111] cahin.[72] **Calc.**[5] calc-m.[72] cann-s.[5] **CANTH. Caps.**[5] carb-an. carb-v. caust. cham.[1] chel. **CHIN.**[5] chin-ar. chloram.[149] **CIC.** cina clem. cocc. **COLCH.**[5] **Coloc. Con. Cop.**[36] corv-c.[258] crot-h. **Cupr.**[5] cycl. **DIG.**[36] dros.[5] **DULC.** elat.[72] ephe.[1125] eup-per. **EUPH.**[5] euphr.[5] **FERR.** ferr-ar. ferr-i. ferul.[36] fl-ac. form.[36] frag.[85] graph.[5] guai. guare.[25] **HELL.** hep.[72] hippoz.[102] hist.[144] **Hydrc.** hyos. **Iod.**[5] ip.[5] **Kali-ar.** kali-bi.[36] kali-br. **Kali-c.**[5] **Kali-n.** kali-s. kali-sil.[58] kola[1184] kreos. **LACH.** laur.[5] **LED.**[5] **LYC.**[5] mag-c. mang. **MERC.**[5] **Merc-c.**[5] mez.[5] morph.[36] mosch.[5] **Mur-ac.**[5] nabal.[36] nat-ar. nat-c.[5] **Nat-m.** nat-p.[36] nat-s. nat-sal.[102] nit-ac. nux-m. **NUX-V.**[5] olnd.[5] **Op.** petr. ph-ac. **Phos.** pitu-p.[119] **Plb.**[5] prim-o.[102] **Prun.**[72] **PULS.**[5] puls-n.[36] rheum[5] **Rhod. RHUS-T.**[5] **RUTA** sabad. **Sabin.**[5] **Samb.**[5] sars.[5] sec.[5] **SENEG.**[5] **Sep.**[5] sil.[5] sol-n.[36] spig. spong. squil. stann. staph.[5] stram.[85] stront-c. sul-ac. sul-i.[58] sulo-ac.[149] **SULPH.**[5] syph.[137] tell. teucr.[5] ther. thuj.[5] **Thyr.**[102] urt-u.[72] verat. vip.[36] ziz.[25]

☞ Abszess • Entzündung ▥ ALLGEMEINES; C; Schwellung; allgemeine Arzneien

- **Bienenstiche,** durch:

  ▥ GESICHT; C; Schwellung; allgemein; Bienenstiche, durch

- **Kratzen,** nach: am-c.[5] ant-c. arn. ars. bell. bry. **Calc.**[5] canth. **Caust.**[5] chin. con. **Dulc.**[5] **Hep.**[5] hist.[144] kali-bi.[36] kali-c. kali-sil.[58] kreos. **LACH.** led. **Lyc.** mang. **Merc. MEZ.**[5] nat-ar.[58] nat-c.[5] nat-m. nit-ac. op.[5] phos. **Puls. Rhus-t.** sabin. samb. sep. sil. spig.[5] sul-ac. **Sulph.** verat.[5]

- **Drüsen,** subkutan: nabal.[36]

- **Haut,** unter der, subkutan: ferul.[36]

  ☞ O; Unter der Haut, Empfindungen werden wahrgenommen direkt

- **Körperteile,** betroffene:

  ◦ **einzelne** Teile: acon.[5] **Ant-c.**[5] **Arn.**[5] **BRY.**[5] canth.[5] **Chin.**[5] **Cocc.**[5] **Colch.**[5] lach.[5] **PULS.**[5] **Rhus-t.**[5] spig.[5]

  ◦ **erkrankte** Teile: **Acon.**[5] **Agn.**[5] ant-c. arn. ars. asaf. aur. **BELL. BRY.**[5] **Calc. Canth.** carb-an. carb-v. **Caust.** chin. clem. **Cocc.**[5] con. dig. dulc. euph. ferr. graph. guare.[25] hell. **Hep.** iod. **KALI-C.** lach. **Led.**[5] **Lyc.** mag-c. **Mang.**[5] **MERC.** mur-ac. nat-c. nat-p. **Nit-ac.** nux-v. petr. ph-ac. **Phos.** plb. **PULS. Rhod.**[5] **RHUS-T.** ruta **Sabin.**[5] **Samb.** sars. sec. **SEP. Sil.** spig. **Spong.** stram. **SULPH.** thuj.

  ◦ **gelähmte** Teile: plb.[5]

  ◦ **unbedeckte** Teile: rhus-t.[5]

  ☞ M; Abdecken agg. ▥ ALLGEMEINES; O; Teile, Körperteile, einzelne; unbedeckte Teile

- **Lymphdrüsen**: bar-c.[5] **Sil.**[5]

- **blass**: **Ant-c. APIS Arn. Ars.** bell. **BRY.** calc. chin. cocc. con. dig. euph. ferr. graph. hell. hep. **Iod.** kali-c. kreos. lach. **LYC.** merc. nit-ac. nux-v. phos. plb. **Puls.** rhod. **Rhus-t. Sabin.** sep. sil. spig. sul-i.[58] **Sulph.**

- **bläulich-schwarz**: acon. am-c. **Arn. ARS.** aur. **Bell.** carb-v. con. **Dig.** hep. **LACH.** mang. **Merc.** nux-v. **Op.** ph-ac. phos. plb. **PULS.** samb. sec. seneg. sil. sul-ac. **Verat.**

- **bräunlich**: **Thyr.**[102]

- **eiternd**: sil.[5] **Staph.**[5] sulph.[5]

- **entzündet**: **ACON.**[5] agn. am-c. ant-c. **Arn.**[5] **Ars. Asaf.**[5] bell. bor. **BRY.** calc. canth. carb-v. caust. cocc. **Colch.**[5] con. crot-h. graph.[1] **Hep.** hyos. **Iod.**[5] lach. lyc. mang. **MERC.** mez. mur-ac. nat-c. nit-ac. petr. phos. **PULS. RHUS-T.**[5] sars. sep. **Sil. Sulph.** thuj. verat.

  ◦ **Ekzeme**: graph.[1]

  ☞ Hautausschläge; Schwellung, mit

- **flach**: **Apisin.**[5]

- **gespannt**: ant-c.[5] **BRY.**[5] chin.[5] led.[5] puls.[5] **RHUS-T.**[5] **Sabin.**[5] **Samb.**[5]

- **gichtig**: acon.[5] ant-c.[5] arn.[5] asaf.[5] **Bry.**[5] chin.[5] cocc.[5] **Colch.**[5] **Led.**[5] **Puls.**[5] **Rhus-t.**[5] **Sabin.**[5]

- **glänzend**: **Arn. Ars. BRY.** merc. **Puls.**[5] **Rhus-t. Sabin.**[5] sol-n.[36] **Sulph.**

- **hart,** fest: acon. agn. all-c.[36] ant-c. **ARN.**[5] ars. asaf. bell. **BRY.** bufo[111] calc. **Caust.** chin. cina **Con.**[5] dig. dulc. graph. hell. hep. lach. **Led.** lyc. merc. mez. nux-v. ph-ac. **PHOS.** plb. **PULS. RHUS-T.** sabin. **Samb.** sep. sil. sol-n.[36] spong. squil. **Stront-c. Sulph. Ther.**

- **heiß**: **Acon.**[5] am-c.[5] **Ant-c.**[5] **Arn.**[5] **Asaf.**[5] **Bell.**[5] **BRY.**[5] **Calc.**[5] canth.[5] carb-an.[5] **Chin.**[5] **Clem.**[5] **Cocc.**[5] **Colch.**[5] **Euph.**[5] **Hep.**[5] kali-c.[5] **LED.**[5] **Merc.**[5] nux-v.[5] petr.[5] **Phos.**[5] **PULS.**[5] **RHUS-T.**[5] samb.[5] sars.[5] **Sec.**[5] **Sulph.**[5]

- **juckend**: anac.[36] **Apisin.**[5]

- **kalt**: **Ars. ASAF.**[5] bell. **Cocc.**[5] **Con.** cycl. **Dig.**[5] dulc. lach. **Rhod.**[5] sec. spig.

- **kribbelnd**: acon. **Arn.** caust. chel. colch. con. lach. **Merc.** nat-c. nux-v. ph-ac. **Puls. RHUS-T.** sec. **Sep.** spig. **Sulph.**

- **Metastase,** als: dulc.[5]

  ▥ ALLGEMEINES; C; Metastasierung (Übergang einer Krankheit auf ein anderes Organ oder Organsystem)

- **ödematös**: acet-ac.[72] acon. **Agar.**[72] **ANT-C.** antipyrin.[102] apis[187] **Apisin.**[5] apoc.[58] **ARS.**[5] **Ars-i.** aur. aur-ar.[58] **Bell. BRY.**[5] cahin.[72] calc-m.[72] cann-s.[5] **Canth.**[5] carb-an.[5] cham.[1] chel. **CHIN.** chin-ar. **Colch.** coloc. con. **Dig.**[5] **Dulc.**[5] elat.[72] ephe.[1125] eup-per. euph. **Ferr. Ferr-ar.** frag.[85] guai. **HELL.**[5] hep.[72] hyos. iod. kali-ar. kali-c.[5] kali-n. kali-s. kali-sil.[58] kola[1184] lach.[5] **Led. Lyc. Merc.**[5] mez. mur-ac. nat-c. **Nat-m.** nat-p. **Nat-s.** nit-ac. **Nux-m.** olnd. op. phos. pitu-p.[119] plb. **Prun.**[72] **PULS.** rhod. **Rhus-t.**[5] **Ruta**[5] **Sabin. Samb.** sars. sec. seneg. sep.[5] sil. **SQUIL.** stram.[85] sul-i.[58] sulo-ac.[149] **SULPH. TELL.** urt-u.[72] verat.

  ▥ ALLGEMEINES; C; Schwellung; allgemeine Arzneien; ödematös

SCHWELLUNG; ödematös (Forts.)

◦ **Angst,** mit anhaltender: **Ars.**[54]

◦ **Malaria,** nach: **Ars.**[5] dulc.[5] kali-c.[5] sep.[5]

◦ **Menses,** bei unterdrückten: cham.[1]
☞ *M; Menses; unterdrückt, ausbleibend*

◦ **Nässen** der Haut, mit: **Rhus-t.**[5]

◦ **Scharlach,** nach: dig.[5] **Hell.**[5] **LACH.**[5] **Merc.**[5] **Rhus-t.**[5] stram.[85]
▤ *ALLGEMEINES; M; Scharlach, Folgekrankheiten nach*

◦ **Schweißfriesel,** nach: **Ars.**[5] bry.[5] carb-an.[5] **Hell.**[5] kali-c.[5] **Rhus-t.**[5]

◉ ◦ **Quincke Ödem, angioneurotisch**: agar.[72] antipyrin.[102] **Apis**[187] calc-m.[72] ephe.[1125] hell.[72] hep.[72] pitu-p.[119] urt-u.[72]

- **rissig**: bell.[5]

- **rot**: am-c.[5] ant-c.[5] apisin.[5] arn.[5] asaf.[5] bry.[5] **Carb-v.**[5] chin.[5] merc-c.[5] nat-c.[5] nux-v.[5] olnd.[5] petr.[5] puls.[5] rhus-t.[5] sabin.[5] sars.[5] **Thuj.**[5]

◦ **dunkelrot**: **Ant-c.**[5] **Arn.**[5] **Asaf.**[5] **Bry.**[5] **Chin.**[5] nux-v.[5] olnd.[5] **Puls.**[5] **Rhus-t.**[5] **Sabin.**[5]

◦ **gestreift**: apisin.[5]

◦ **hellrot**: **Apisin.**[5]

- **Sack, wie ein**: apisin.[5] kali-c.[5]

- **schmerzhaft**: acon. agn. ant-c. apis apisin.[5] **Arn.** ars. bell. bry. calc. canth. carb-an. carb-v. caust. chel. chin. cocc. colch.[5] coloc. con. crot-h. cycl. dig. dulc. euph. ferr. graph. hell. hep. hyos. iod. kali-ar. kali-c. kali-n. lach. led.[5] lyc. mag-c. mang. merc. mez. mur-ac.[5] nat-ar. nat-c. nit-ac. nux-v. olnd.[5] op. petr.[5] ph-ac. phos.[5] **Puls. Rhus-t.** ruta sabad. samb. sec. sep. sil. **Spig.** spong. squil. stann. **Staph.**[5] sul-i.[58] sulph. thuj.

◦ **beißend**: rhus-t.[5]

◦ **brennend**: **Acon.** ant-c. **Apisin.**[5] **Arn. ARS. Bell. BRY.** calc. carb-an. carb-v. caust. chin. cocc. colch. coloc. crot-h. dulc. euph. hell. hep. hyos. iod. kali-ar. kali-c. **Lach.** led. **LYC.** mang. **Merc.** mez. **Mur-ac.**[5] nat-ar. nat-c. nux-v. olnd.[5] op. petr.[5] ph-ac. **PHOS. Puls. Rhus-t.** samb. sec. sep. **Sil. Spig.** spong. squil. stann. sul-i.[58] **SULPH.**

◦ **reißend**: colch.[5] **Led.**[5]

◦ **stechend**: acon. agn. ant-c. **APIS Apisin.**[5] arn. ars. **BRY.** canth. **CAUST.** chel. chin. **Cocc.** con. cycl. dig. ferr. graph. kali-n. lach. **Led.**[5] mag-c. mang. mez. **Nit-ac.** nux-v. phos.[5] **PULS. Rhus-t.** ruta sabad. sep. sil. spong. **Sulph. Thuj.**

◦ **ziehend**: arn.[5] led.[5]

- **schmerzlos**: **Euphr.**[5] **Rhus-t.**[5]

- **schwammig**: **Ant-c. ARS.** ars-i. bar-c.[5] **Bell.**[5] calc. **Carb-an.** carb-v. caust. clem. con. graph. iod. kreos. **LACH.** lyc. merc. mez.[5] nit-ac. nux-v. petr. ph-ac. **Phos.** rhus-t. sabin. **Seneg.**[5] sep. **SIL.** sul-i.[58] **Sulph.** thuj.

- **speckig**: ant-c.[5] **BAR-C.**[5] merc.[5] **Sabin.**[5] **Spong.**[5] **Sulph.**[5]

- **stellenweise**: apis[36] plb.[5] sep.[36] vip.[36]

- **Urtikaria, wie**: nat-p.[36]

- **wässrig**: **Colch.**[5] **Led.**[5] **Plb.**[5] sec.[5]

- **weich**: dig.[36] form.[36]

- **weiß**: **ANT-C.**[5] **Apisin.**[5] ars.[5] bell.[5] calc.[5] dig.[36] euph.[5] graph.[5] iod.[5] **Lyc.**[5] merc.[5] nux-v.[5] rhus-t.[5] sabin.[5] sep.[5] sil.[5] **Sulph.**[5] **Thuj.**[5]

- **Wespenstich,** wie: cop.[36]

Empfindung von Schwellung: alum. **Am-m.** ant-c. arn. **Ars.** aur. **BELL. Bry.** canth. caps. carb-v. **Chin.** cic.[5] cocc. con. dig. dulc. guai. hep. hyos. ign. **Kali-n.** kreos. lach. **Laur.** merc. nit-ac. nux-m. nux-v. **Par.** plat. **PULS. RHUS-T.** sabin. sars. seneg. sep. sil. **Spig.** spong. stann. **Staph.** sul-ac. sulph. verat. zinc.
☞ *Locker, Empfindung, als hinge die Haut • Schlaffe Haut* ▤ *ALLGEMEINES; C; Schwellung; Empfindung von Schwellung*

SCHWERE, Empfindung von: ratt-n.[204]

SCHWIELEN:
☞ *Verhärtung; Schwielen, wie*

SCHWITZEN, unfähig zu:
☞ *Trockenheit*

SCROFULODERM, Tuberculosis Cutis: calc-i.[102] calc-s.[102] petr.[102] phos.[37] scroph-n.[102] still.[72] ther.[102]
☞ *Tuberkulose der Haut*

SEBORRHÖ:
▤ *KOPF; C; Seborrhö*

SKLERODERMIE: alum.[102] **Ant-c.**[102] arg-n.[102] ars.[102] berb-a.[102] **Bry.**[102] calc.[187] calc-f.[149] caust.[102] **Croto-t.**[102] echi.[102] **Elae.**[100] **Hydrc.**[102] kali-c.[187] kalm.[85] kres.[149] lac-c.[149] lyc.[102] parathyr.[142] petr.[102] phos.[102] pyrar.[77] rad-br.[111] ran-b.[102] rhus-t.[102] rhus-v.[187] sarcol-ac.[149] sars.[102] **Sep.**[809] sil.[102] still.[102] sulph.[102] syc-co.[149] thiosin.[72] **Thyr.**[102]
☞ *Hautausschläge; Morphaea • Steifheit, unelastisch • Unelastisch*

SOMMERSPROSSEN: alum.[5] **Am-c.**[5] **Ant-c.**[5] ant-t. ars.[5] bad.[102] bar-c.[5] bell.[5] **Bry.**[5] **Calc.** canth.[5] carb-an.[5] carb-v.[5] caust.[5] chel.[5] cic.[5] con.[5] cycl.[5] dros. **Dulc.** euph.[5] **Ferr.**[5] gaert.[136] **Graph.** hep.[5] hyos.[5] iod. iris-g.[85] kali-c. kam.[85] kreos.[5] lach.[5] laur. led.[5] **LYC.** merc. mez. **Mur-ac. NAT-C.**[5] nat-m.[5] nat-p. **Nit-ac.**[1] **Nux-m.**[5] op.[5] petr. ph-ac.[5] **PHOS.**[5] plb. **Puls.**[5] rhus-t.[5] sec.[5] **Sep.**[5] sil.[5] stann. stram.[5] sul-i.[58] **Sulph.** tab.[102] tam.[85] thuj. valer.[5] verat.[5]
▤ *GESICHT; C; Sommersprossen*

Alter, im: ars.[5] bar-c.[5] **Con.**[5] lach.[5] op.[5]

dunkel: nit-ac.[1]

stichelnd: canth.[5] chel.[5] nit-ac.[5] puls.[5]

verbrannt, sehen aus wie: ant-c.[5] **Ars.**[5] carb-v.[5] caust.[5] **Cycl.**[5] euph.[5] hyos.[5] kreos.[5] rhus-t.[5] sec.[5] stram.[5]

weiß: **Alum.**[5] am-c.[5] **ARS.**[5] carb-an.[5] **Phos.**[5] **Sep.**[5] **SIL.**[5]

wund, wie: bry.[5] **Ferr.**[5] hep.[5] **Led.**[5] nat-m.[5] ph-ac.[5] sil.[5] verat.[5]

zusammenfließend: **Bell.**[5] **Cic.**[5] hyos.[5] ph-ac.[5] valer.[5]

SONNENBRAND:
☞ *Verbrennungen* ▤ *ALLGEMEINES; M; Sonne; agg.;*

SONNENBRÄUNUNG, schnelle: bac.[62] tub.[36]

SPANNUNG, Empfindung von: acon. agn. alum. alum-p.[58] alum-sil.[58] am-c. am-m. anac. ang.[5] ant-c. **Apisin.**[5] arg. **Arg-n. Arn.** ars. ars-i. asaf. asar. aur. aur-ar.[58] **Bapt. Bar-c.** bar-m. bar-s.[58] bell. berb. bor. bry. bufo[111] cact.[137] calc. cann-i.[58] canth. carb-an. carb-v. **CAUST.** cham. chin. chin-s.[111] colch. **Coloc. Con.** crot-h. dig. dulc. euph. eupi.[85] guai. hell. hep. iod. kali-c. kali-p.[102] kali-s. kali-sil.[58] kreos. lach. laur. led. lyc. m-arct.[5] mag-m. mang. meny. merc. mez. mosch. mur-ac. nat-c. nat-m. nat-s. **NIT-AC. Nux-v.** olnd. par.[54] petr. ph-ac. phel.[111] **PHOS.** pic-ac.[111] **Plat.** plb. **Puls.** querc-r.[257] rhod. **Rhus-t.** ruta sabad. sabin. sars. **Sep.** sil. **Spig.** spong. stann. staph. **STRONT-C.** sul-i.[58] **Sulph.** tarax. thuj. verat. verb. **Viol-o.** viol-t. zinc.
▤ *ALLGEMEINES; C; Spannung, Empfindung von*

Erregung, bei: par.[54]
▤ *GEMÜT; M; Erregung; Beschwerden durch; Allgemeinsymptome*

Kratzen, nach: ang.[5] caust. **Lach.** ph-ac. ruta spig. **Stront-c.**

Krebsoperation, nach: kali-p.[102]
▤ *ALLGEMEINES; M; Operationen, Beschwerden durch*

eng, wie zu: meny.[85] pic-ac.[111]

SPLITTER, Schmerz wie von einem:
☞ *Schmerzen, schmerzhafte Empfindungen; Splitter, wie durch einen*

STEATOM:
☞ *Atherom, Balggeschwulst*

STECHEN:
☞ *Schmerzen, schmerzhafte Empfindungen; stechend, wie durch Insekten*

STEIFHEIT, unelastisch: ant-c. apisin.[5] ars. **Bov.** bufo[111] cortiso.[119] **Cupr.** dulc. lach. phos.[5] ran-b. **Rhus-t.** sep. sil.[102] thyr.[85] **Verat.**[5]
☞ *Sklerodermie*

Morphaea: ars.[102] **Phos.**[102] sil.[102]

Sklerodermie:
☞ *Sklerodermie*

STICHE, Bisse durch Insekten:
☞ *Insektenstiche*

STICHELN:
☞ *Schmerzen, schmerzhafte Empfindungen; stechender, stichelnder, Schmerz*

STREIFEN: Bell.[137] bufo[111] **Carb-v.**[137] ceph.[137] euph.[5] **Hep.**[137] merc.[137] mygal.[137] parth.[197] **Phos.**[137] sabin.[137] sil.[137]

rot:
☞ *Farbe, Verfärbung; rot; Kratzen, nach*

weiß:
☞ *Hautausschläge; Urtikaria (Nesselsucht); Kratzen;*

STRIAE:
☞ *Steifheit, unelastisch*

STROPHULUS infantum, Prurigo simplex acuta: kam.[85]

TAUBHEITSGEFÜHL: acon.[58] alum.[5] **Ambr. ANAC.** ang.[5] anh.[149] ant-t. arg-n.[137] bufo[137] calc-f.[119] cann-i. cham. choc.[222] cod.[72] con. **Crot-c.** cycl.[1] cyt-l.[119] euphr. ferr-ma.[5] gels.[58] gink.[227] **Hyper.** kali-br.[111] kreos.[5] kres.[149] lach. lepro.[197] **Lyc.** m-art.[1] medus.[36] nux-m.[144] **Nux-v. Olnd.** op.[5] **Ph-ac.** phos. plat. plb. **Puls. SEC.** sep. stram. sulph. verat-v.[25]
☞ *Anästhesie, Empfindungslosigkeit*

morgens, beim Erwachen: **Ambr.**
☞ *Z; Morgens*

Berührung amel.: nux-m.[144]

Jucken, nach: cod.[72] cycl.[1]

Kälte, durch Einwirkung von: acon.[58]

Kratzen, nach: alum.[5] ambr. **Anac.** ang.[5] cham. con. cycl. **Lach.** lyc. **OLND.** ph-ac. phos. plb. sep. **Sulph.**

stellenweise: **Ambr.**[111] bufo[137] calc-f.[119] gels.[58] lepro.[197]
☞ *Anästhesie, Empfindungslosigkeit; stellenweise* ▤ *ALLGEMEINES; C; Empfindungslosigkeit; Körperteile; einzelne Teile* •*ALLGEMEINES; C; Taubheitsgefühl, Empfindungslosigkeit; Körperteile, betroffene; einzelne Teile* •*ALLGEMEINES; C; Taubheitsgefühl, Empfindungslosigkeit; Stellen, an kleinen*

wolleartiges Gefühl: anh.[149]

TINEA:
☞ *Hautausschläge; Herpes;* •*Trichophytie, Scherpilzflechte*

TONISCH: salv.[102]

TRICHOPHYTIE, Scherpilzflechte: abr.[5] ant-c.[102] ant-t.[102] **Ars.**[102] **Bac.**[102] calc.[102] calc-i.[102] **Chrysar.**[102] **Graph.**[102] hep.[102] jug-c.[102] jug-r.[102] kali-s.[102] lyc.[102] mez.[102] nicc-s.[809] psor.[137] ran-b.[137] rhus-t.[102] semp.[102] **Sep.**[102] sulph.[102] **Tell.**[102] ter.[111] tub.[102] viol-t.[102]
☞ *Hautausschläge; Herpes;* •*Wucherungen, Auswüchse; fungös, schwammig* ▤ *KLINISCHES; C; Schwammige, fungöse, Wucherungen*

Körper, am ganzen: psor.[137] ran-b.[137]

Oberkörper, einzelne Stellen: sep.[102]

Ringe, sich überschneidende, über großen Körperflächen, mit Fieber und großen konstitutionellen Beschwerden: tell.[102]

Ringflechte:
☞ *Hautausschläge; Herpes; ringförmig, circinatus*

TROCKENHEIT: Achy.[149] **Acon.**[5] acon-f. aeth.[8] agar.[1] **Alum.** alum-p.[58] alum-sil.[58] **Am-c.** am-caust.[4] am-m. ambr. anac. anh.[149] ant-c. **Ant-t. Anthr. Apis Apisin.**[5] **Apoc.**[8] arg. arg-n. arist-cl.[144] **ARN.**[5] **ARS.**[5] **Ars-i.** ars-s-f.[58] arum-t.[25] asaf. atro.[25] bapt.[25] bar-c.[1] bar-m. bar-s.[58] bcg[149] **BELL.** bell-p.[149] **Berb-a.**[72] **Bism.** bol.[25] bor. **BRY.** bufo cahin.[144] **CALC.** calc-i.[58] **Calc-s.** calc-sil.[58] calx-b.[194] **Camph. Cann-s.** canth. caps. carb-an. **Carb-v. Carbn-s.** care-a.[1125] caust. cench.[36] **CHAM. Chel. CHIN. Chin-ar.** choc.[222] cic.[36] clem. cocc. **Coff. COLCH.** coloc. con. cortico.[119] cortiso.[149] cosm.[25] croc. **Crot-h.** croto-t.[102] cupr. cycl. cypra-e.[227] diph.[137] **DULC.** elmen[9] ems[9] **EUP-PER.** falco-p.[265] **Ferr.** ferr-ar. ferr-i.[58] ferr-ma.[5] ferr-p. fl-ac.[137] galeg.[1125] gels.[85] glon.[58] **GRAPH.**[5] guare.[36] guat.[119]

TROCKENHEIT (Forts.)

haliae-lc.[222] hell. hep. **Hydr-ac.** hydrc.[102] **HYOS.**[5] ign. **Iod. IP.**[5] ipom.[119] iris[25] **JAB.**[1125] **KALI-AR.** kali-bi. **KALI-C.** kali-chl.[58] kali-i.[111] kali-n. kali-p. kali-s. kali-sil.[58] kreos. **Lach.** lap-laz.[227] lar-ar.[251] lat-h.[301] laur. **LED.** lepro.[197] lept.[25] **Lith-c. LYC.** m-arct.[5] m-art.[5] m-aust.[5] **MAG-C.**[1] maland.[56] mand.[144] mang. mangi.[197] menth.[1125] **Merc. Merc-c.**[5] mez. mosch. **Mur-ac.**[5] murx.[137] **Nat-ar. Nat-c.**[1] **Nat-m.** nat-p. nat-sil.[58] neon[222] nep.[149] **Nit-ac. NUX-M.**[54] nux-v. **OLND. OP.**[5] orig-v.[1125] par. **Parth.**[197] **PETR.** ph-ac. **PHOS. Phyt. PILOC.**[1125] pipe.[100] pitu-a.[164] **Plat. PLB.**[54] plut-n.[222] polyg.[111] **Psor.** ptel.[25] pull-g.[181] **Puls.** pyrog.[102] querc-r.[257] ran-b. ran-s. ratt-n.[204] rheum rhod. rhus-g.[25] **Rhus-t.** rhus-v.[25] rubu-f.[1125] rumx. ruta **SABAD.**[5] sabin. sac-alb.[210] **SAMB.**[36] samb-e.[1125] sang.[137] sanic.[85] sap-sod.[45] sarcol-ac.[149] sars.[102] schran-u.[88] scol.[36] **SEC.** sel. **SENEG. Sep.** serp.[45] **SIL.** skook.[85] spig. spig-m.[36] **Spirae.**[1125] **SPONG.**[5] **Squil.** stann. **Staph. STRAM.** stront-c. stroph.[85] sul-ac. sul-i.[58] **SULPH.**[122] **Sumb.** tab.[111] tama.[197] tarax. tax.[303] tell.[85] **TEUCR.** teucr-sc.[1125] thea[102] thuj. **Thyr.**[72] **TIL.**[1125] tril-c.[36] **Tub.**[137] tub-r.[149] tus-p.[1125] ust.[137] vac.[36] valer. vario.[102] **Verat. VERB.** vero-o.[232] vince.[1125] **Viol-o.** viol-t. vip.[36] weil.[9] x-ray[56] zinc. zinc-p.[58]

☞ Aufgesprungen, Risse, feine • Rauh ▥ GESICHT; C; Trockenheit; allgemeine Arzneien

morgens im Bett: mag-c.[1]

☞ Z; Morgens

nachts: nat-c.[1]

☞ Z; Nachts

Blutung, bei uteriner: plb.[54]

Essen, nach dem: mag-c.[5]

Fieber, während:

- **biliösem,** bei: lept.[25]
- **Hitzestadium**: **Acon.**[5] arum-t.[25] atro.[25] bapt.[25] bol.[25] ip.[5] iris[25] lept.[25] **Op.**[5] ptel.[25] rhus-g.[25] rhus-v.[25] sang.[25]

▥ ALLGEMEINES; M; Fieber; während

Gelbsucht, bei: sang.[137]

Harn, mit spärlichem: pipe.[100]

☞ M; Harnwege, mit Beschwerden der

Klimakterium, im: **SULPH.**[122]

Konvulsionen, während: acon.[54]

Ödem, Wassersucht, bei: **Cahin.**[54]

Pollution, nach: bar-c.[1]

Säuglingen, bei: ars.[54]

Unfähigkeit zu Schwitzen: acon. **Alum.** am-c. ambr. **Anac.** apis apoc. arg. arn. **ARS. Ars-i. BELL. Berb-a.**[102] bism. bry. cahin.[144] calc. calc-sil.[58] cann-s. **Cham. Chin.** coff. **COLCH. Con.** cupr. **Dulc.** eup-per. **GRAPH.** hyos. iod. ip. kali-ar. **KALI-C.** kali-s. kali-sil.[58] laur. **Led. Lyc.** mag-c. **Maland.**[102] mand.[144] merc. merc-c. nat-m. nit-ac. **NUX-M.** nux-v. olnd. op. **Ph-ac.** phos. plat. **PLB. Psor.** puls. **Rhus-t.** sabad. **Samb.** scol.[36] sec. seneg. sep. **SIL.** spong. **SQUIL. Staph.** sulph. tax.[303] teucr. thuj. verb. viol-o.

☞ Untätig, inaktiv ▥ FIEBER, HITZE; M; Schweiß; ohne Schweiß

- **Betätigung,** bei: arg. **Calc. Nat-m. PLB.**

Wehen, Entbindung, während: nux-m.[85]

brennend: **Achy.**[149] **ACON.** alum. am-m. ambr. anac. ant-c. ant-t. **Apis** arg. **Arn. ARS.** ars-s-f.[58] bar-c. bar-m. bar-s.[58] **BELL.** bism. **BRY. Calc.** camph. cann-s. canth. caps. carb-v. carbn-s. caust. cham. **Chel.** chin. clem. **Cocc. Coff.** colch. coloc. con. croc. cupr. cycl. **Dulc.** ferr. ferr-ma.[5] glon.[58] graph. **Hell.** hep. hyos. ign. ip. **Kali-ar. Kali-c.** kali-n. kali-s. kreos. **LACH.** laur. **Led. LYC.** m-arct.[5] m-art.[5] m-aust.[5] mag-c.[58] mang. **Merc.** mosch. mur-ac. nat-c. nat-m. nat-p. nat-sil.[58] **Nit-ac.** nux-m. **NUX-V. OP.** par. **Ph-ac. PHOS.** phyt.[111] **PULS.** pyrog.[102] ran-b. rheum rhod. **Rhus-t.** ruta sabad. sabin. **Samb. Sec.** sel. **Sep. Sil.** spig. spong. **Squil. Stann. Staph. STRAM.** stront-c. sul-ac. **Sulph.** tarax. thuj. **VALER.** verat. viol-t. zinc. zinc-p.[58]

heiß: am-caust.[4] cic.[36] tell.[85] ust.[137]

Pergament, wie: **Ars.**[5] ip.[5]

- **Fieberhitze,** bei: **Ip.**[5]

rauh: iod. **Lith-c.** merc. nat-c.

☞ Rauh

rissig, wie: murx.[137]

stellenweise: ars.[36]

TUBERKULOSE der Haut: cadm.[149] **Chin-ar.**[8] chinin.[1125] **Hydrc.**[8] kali-i.[54] **Psor.**[8] rhus-t.[10] rumx.[54] samb.[54] sil.[8] tub.[8]

☞ Lupus, fressende Flechte; L. vulgaris • Scrofuloderm; Tuberculosis cutis ▥ KLINISCHES; C; Tuberkulose

TUMOREN, Gewächse: arg-n.[36] bell.[36] beryl.[149] cist.[25] cupr-ar.[25] fago.[36] guare.[25] lap-a.[25] phyt.[36]

☞ Wucherungen, Auswüchse ▥ ALLGEMEINES; C; Tumoren

eiternd, schmerzlos: phyt.[36]

Furunkel, wie blinde: fago.[36]

hart, subkutan: **Bell.**[36]

▥ ALLGEMEINES; C; Tumoren; fest, hart

Lipom: beryl.[149]

☞ Atherom, Balggeschwulst ▥ ALLGEMEINES; C; Tumoren; Lipom, Fettgeschwulst

Papillom: beryl.[149]

▥ ALLGEMEINES; C; Tumoren; Papillom

UNELASTISCH: kalm.[85] **Rhus-t.**[137] verat.[137]

☞ Sklerodermie

UNGESUNDE Haut, jeder Kratzer eitert oder heilt nur schwer: alum. alum-p.[58] alum-sil.[58] am-c. ant-c.[137] **Apis Arn.**[137] **Ars.**[5] **Asaf.**[5] **BAR-C.**[5] **Bar-m. Bell.**[5] **BOR.**[5] **Bov.**[171] **Bufo CALC.** calc-f.[111] calc-s. calc-sil.[193] calen.[102] cand-a.[239] caps. carb-an.[5] **Carb-v. CARBN-S. CAUST. CHAM. CHEL.**[5] clem. con. **Croc.**[5] crot-h. **Dulc.**[5] **Fl-ac. GRAPH.** ham. hell. **HEP.** hydr.[102] kali-bi.[111] kali-c. kreos.[5] **LACH. Lyc.** mag-c. maland.[85] **Mang.**[137] **MERC.**[5] mez.[5] mur-ac. **NAT-C.**[5] **NAT-M.**[5] nat-p. nat-sil.[58] nit-ac. nux-v. olnd.[5] op.[5] par.[5] **PETR.** ph-ac. **Phos.** pip-m.[102] plb. **PSOR. Puls.**[5] **Pyrog.**[102] querc-r.[257] **RHUS-T. Sars.** sec.[58] sel.[85] **Sep. SIL.**[5] squil. **STAPH.**[5] still. sul-ac.[5] **Sulph.** tab.[111] tarax. **Tarent.** thuj.[137] tub-r.[149] vario.[77] **Viol-t.**[5] x-ray[56] **Zinc.**[5]

☞ *Eiterung • Schmutzig, sieht aus wie* ▤ *ALLGEMEINES; C; Wunden; eiternd • ALLGEMEINES; C; Wunden; Heilung, Wundheilung;*

Gelenke, um die: mang.[137]

Hautpartien: bor.[5] **SIL.**[5]

▤ *ALLGEMEINES; O; Schleimhäute, Beschwerden der*

UNREIN:

☞ *Schmutzig, sieht aus wie*

UNTÄTIG, inaktiv: alum. ambr. **ANAC.** ang.[5] ant-c. ant-t. apoc.[137] **Ars.** ars-i. ars-s-f.[58] bell. **Bry. Calc.** camph. carb-an. carb-v. caust. cham. chin. cocc. **CON.** cycl. dig. **Dulc.** graph. hell. hep. iod. **Ip. KALI-C. KALI-P.** kali-s. lach. **Laur.** led. **LYC.** merc. mur-ac. **Nat-c.** nat-m. **Nat-p. Nit-ac.** nux-v. **Olnd.** op. petr. **PH-AC.** phos. plat. plb. **Psor.** puls. rhod. rhus-t. ruta sabin. sars. **Sec.** sep. **Sil.** spong. squil. staph. stram. sul-i.[58] **Sulph.** thuj. verat. zinc.

☞ *Trockenheit; Unfähigkeit zu Schwitzen*

VERBRANNT aussehende Flecke: carbn-o.[36] cycl.[5]

VERBRENNUNGEN: aca-m.[1125] acet-ac.[54] **Acon.**[5] agar. aloe[144] alth.[1125] alum. alumn.[54] anac.[144] ant-c. arist-cl.[144] arn.[54] **ARS. Bar-c.**[10] **Bell.**[10] both-l.[144] **Bry.**[10] calc. calc-f.[111] calc-p.[122] calc-s.[26] **Calen.**[54] camph.[102] **CANTH.** carb-ac.[85] **Carb-v. Carbn-s.**[54] **Caust.**[85] chin.[10] cic.[54] cosm.[25] crot-h.[54] cycl. des-ac.[149] **Echi.**[1125] eucal.[77] euph. ferr.[10] gaul.[102] grin.[102] **Ham.**[54] hed.[119] **Hep.**[54] hoit.[149] hyos.[10] **Hyper.**[54] **Ign.**[10] ignis[194] iris[1125] jab.[102] **Kali-bi.**[26] kali-c.[10] kali-chl.[54] **Kreos.** lach. lam.[1125] lappa[1125] mag-c. **Mag-m.**[10] **Merc.**[10] merl.[1125] mom-b.[102] **Nat-c.**[10] **Nux-v.**[10] op.[10] par.[10] paraf.[102] passi.[85] petr.[54] phos.[137] **Pic-ac.**[137] **Plan.**[54] plan-l.[1125] plat.[10] plb. pop.[1125] **Puls.**[54] rad-br.[137] ran-b.[122] **Rhus-t.** ruta sabad.[10] **Sec.** semp.[25] sep.[10] sieg.[144] **Sil.**[54] sol-t.[1125] spira.[85] squil.[1125] **Stram. Sul-ac.**[10] **Ter.**[54] thuj.[10] tus-fa.[1125] **URT-U.**[809] verat.[10] x-ray[137]

▤ *ALLGEMEINES; C; Verletzungen (Sturz, Prellung, Quetschung, Schlag etc.) • ALLGEMEINES; C; Wunden*

Dampf, durch heißen: kali-bi.[26]

Eiterung, mit: calc-s.[26]

Gas, durch: both-l.[144]

Haut, mit unverletzter: urt-u.[25]

Röntgenstrahlen, durch: calc-f.[111] phos.[137] rad-br.[137] x-ray[137]

▤ *ALLGEMEINES; M; Röntgenstrahlung, Einwirkung von*

Sonne, durch:

▤ *ALLGEMEINES; M; Sonne; agg.; Sonnenbrand*

Wasser, durch heißes: sol-t.[1125]

▤ *ALLGEMEINES; M; Wasser; heißes Wasser; agg.*

heilen nicht oder entwickeln böse Nachwirkungen: carb-ac.[85] caust.[85]

VERDICKUNG der Haut:

☞ *Verhärtung; Verdickung, mit*

allgemeine Arzneien: ant-c. ars. **Cic. Dulc.** graph. iod. kali-bi. lach. petr.[122] **Ran-b. RHUS-T. Sep.**[5] thuj. **Verat.**

- **Kratzen,** nach: ant-c. ars. cic. **Dulc.** graph. **Iod. Kali-bi. Lach.** petr.[122] **Ran-b. RHUS-T. Sep.**[5] thuj. verat.

☞ *Lichen, Flechte • Verhärtung; Verdickung, mit*

Empfindung von Verdickung: ratt-n.[204]

VERHÄRTUNG: acon. aeth. alum.[58] am-c. anac. ant-c. **Ant-t.**[137] arg-n.[5] ars.[54] asim.[8] bac.[62] bar-c.[5] bell.[5] bor. bros-g.[259] calc. calc-f.[137] camph. cast-eq.[137] chin. choc.[222] cic.[122] cist.[137] clem. crot-h. cupr.[5] dig. dulc. elae.[72] ferr-pic.[102] fl-ac.[58] graph. haliae-lc.[222] hydr.[102] hydr-ac. hydrc.[137] kali-c. kres.[149] lach. led. lepro.[197] lith-c. lyc. mag-c.[102] nit-ac.[102] op. par. petr.[122] phos. psor.[58] rad-br.[137] ran-b. **RHUS-T.**[5] sabad.[102] sal-ac.[102] sars. **Sep.**[137] sil. squil. sulph. thal.[144] thuj. til-c.[253] verat. viol-t.[5]

☞ *Knötchen, umschriebene Verhärtungen*

Säuglingen, bei: ars.[54]

Pergament, wie: acon. aeth. **ARS.** bac.[62] calc-f.[137] camph. **Chin.** crot-h. dig. dulc. kali-c. led. **Lith-c. Lyc.** mag-c.[102] op. petr.[137] phos. rhus-t. sabad.[102] **Sars. Sil.** squil.

- **feucht,** aber: bac.[62]

schält sich: am-c. ant-c. asim.[8] bor. dulc. **Graph. Lach.** ran-b. **Rhus-t. Sep. Sil.** sulph. til-c.[253]

☞ *Hautausschläge; abschilfernd; allgemeine Arzneien*

Schwielen, wie: am-c. **Ant-c.** bar-c.[5] bor. **Dulc.** elae.[102] **Ferr-pic.**[102] fl-ac.[58] **GRAPH.** hydr.[102] lach. led. lyc. **Nit-ac.**[102] petr.[102] **Ran-b. Rhus-t.** sal-ac.[102] sars.[102] **SEP. Sil.** sulph. thuj.

▤ *EXTREMITÄTEN; C; Hornhaut*

Verdickung, mit: alum.[58] am-c. anac. **ANT-C.** arg-n.[5] **Ars.** bell.[5] bor. bros-g.[259] **Calc.** cast-eq.[137] choc.[222] **Cic.**[122] cist.[137] clem. cupr.[5] **Dulc.** elae.[72] **Graph.** hydr-ac. hydrc.[137] kali-c. **Lach.** lepro.[197] **Lyc.** par. petr.[122] phos. psor.[58] rad-br.[137] **Ran-b. RHUS-T. SEP.**[137] sil. sulph. thal.[144] thuj. til-c.[253] verat. viol-t.[5]

☞ *Verdickung der Haut • Verdickung der Haut; allgemeine Arzneien; Kratzen, nach*

- **purpurfarben**: sep.[137]

VERLAUSUNG:

☞ *Läuse*

VERLETZLICH, empfindlich: petr.[137]

☞ *Dünner, die Haut wird • Empfindlichkeit • Empfindlichkeit; allgemeine Arzneien*

VERLETZUNGEN:

▤ *ALLGEMEINES; C; Verletzungen (Sturz, Prellung, Quetschung, Schlag etc.)*

VERNARBT:

☞ *Narben*

VERRUCA:

☞ *Warzen*

VERSCHRUMPELT:

☞ *Runzelig*

VERWACHSEN, adhärent: **Arn.** asaf. aur. chin. croto-t.[5] hell. merc. par. ph-ac. puls. ruta sabin. sil. staph.

Knochen, am: arn. **Asaf.** aur. chin. croto-t.[5] hell. merc. **Ph-ac.** puls. ruta sabin. **Sil.** staph.

VITILIGO:

☞ *Farbe, Verfärbung; weiß;*

WÄCHSERNES Aussehen: **ACET-AC. APIS ARS.** bac.[62] calc.[5] calc-p.[58] chin. colch.[5] **Cupr. FERR. Ip.** lyc. **LYCPS.** nat-m.[58] **Phos. Sil.** tub.[58]

☞ *Glänzend*

WÄRME:

☞ *Hitze (ohne Fieber)*

WARZEN: acet-ac. alco.[2090] alum. **Am-c.**[5] ambr.[1] **Anac.**[5] anac-oc.[102] anag.[102] anan. **Ant-c.** ant-t.[5] arg-n.[137] **Ars.**[5] ars-br.[102] ars-i.[111] **Aur.** aur-ar.[58] aur-m. aur-m-n. aur-s.[58] ba-tn.[136] **BAR-C. BAR-S.**[58] **BELL.** bell-p.[256] **Benz-ac.** berb. bor.[5] **Bov.**[83] bufo **CALC.**[83] calc-cal.[77] calc-o-t.[85] calc-p.[2090] **CALC-S.** calc-sil.[58] calen.[2090] camph. caps. carb-an.[1] carb-v. carc.[119] cast.[102] cast-eq.[102] **CAUST.** cham. chel. chin. chr-ac.[2090] chr-o.[102] cinnb. clem. cocc. colch.[5] con.[809] croc. cund.[36] cupr. **DULC.**[137] dys-co.[136] eucal.[2090] **Euph.**[5] euph-cy.[1125] euphr. ferr. ferr-ar. ferr-ma.[83] ferr-p. ferr-pic.[142] **Fl-ac.**[5] germ.[222] graph.[1] hecla.[111] hell.[137] **Hep.** hyos. iod. kali-ar. kali-bi.[2090] kali-br.[111] kali-c.[1] **Kali-chl.** kali-i.[83] kali-m.[102] kali-ma.[85] kali-n.[1] kali-s. kali-sil.[58] **Lac-c. Lach.**[5] lyc. m-aust.[5] **Mag-c.**[5] mag-m.[142] **Mag-s.**[137] mang.[2090] **Med.**[162] meny.[137] merc.[58] **MERC-C.** merc-i-f.[137] mill. **NAT-C. Nat-m.**[5] nat-p. **NAT-S. NIT-AC.**[137] nit-s-d.[83] **Ox-ac.** pall.[2090] petr.[83] **Ph-ac.** phase.[85] phos.[83] phyt. pic-ac.[111] pitu-a.[164] **Psor.** rad-br.[142] ran-b. rheum rhod.[5] **RHUS-T.**[5] **Ruta**[5] sabad.[83] sabin.[5] sang.[8] sars.[58] scorp.[269] sec. sel.[2090] semp.[102] seneg. **SEP.**[5] **Sil.** spig. spong. staph.[137] sul-ac. **SULPH.**[1] syc-co.[65] syph.[111] tax.[303] **THUJ.** verat. verr.[2090] x-ray[102]

☞ *Muttermale, fleckförmig • Wucherungen, Auswüchse ▤ ALLGEMEINES; C; Warzen, innerlich*

berührungsempfindlich: **Caust. Cupr.** hep. **Nat-c.** nat-m. **STAPH. Thuj.**

☞ *M; Berührung agg.*

Entbindung, nach der: calc.[2090]

Mädchen, bei jungen: sep.[8] sulph.[8] thuj.[8]

Masturbation, durch: nit-ac.[83] sep.[83] sulph.[83] thuj.[83]

Pferden, bei: lach.[83] thuj.[83]

Quecksilber-Missbrauch, nach: **Aur. Nit-ac.** sars.[83] **Staph.**

Salzmissbrauch, durch: nat-m.[83] nit-s-d.[83]

Taubheit des Gehörs, mit: ferr-pic.[171]

Unterdrückung:

- **Absonderungen,** nach: med.[162]

- **Beschwerden** nach: meny.[137] merc.[58] nit-ac.[137] staph.[137] **Thuj.**[137]

Waschen, kalt agg.: dulc.

innerlich: caust.[83]

Absonderung, mit käsiger: germ.[222]

alte: **Calc. Caust.** cund.[83] **Kali-c.** nat-m.[83] **Nit-ac.** rhod.[5] rhus-t. sars.[83] sulph. **Thuj.**

- **werden** größer: cund.[83]

aufgesprungen, schartig, mit schorfigem Hof: lyc.[102]

blumenkohlartig: nit-ac.[83] ran-b.[83] thuj.[83]

blutend: ambr.[5] bell-p.[256] calc.[8] **CAUST.**[102] cinnb. ferr.[65] ferr-ma.[83] hep. iod.[65] kali-c.[65] lyc. merc.[65] nat-c. **Nit-ac.**[102] ph-ac. **Rhus-t.** staph. syc-co.[65] **THUJ.**

- **Waschen,** durch: **Nit-ac.**

- **gezackt,** groß: caust.[102] **Nit-ac.**[102]

bösartig: ars.[83]

braun: **Sep. Thuj.**

brechen auf: calc.[83]

☞ *eiternd • eiternd; allgemeine Arzneien*

brennend: am-c. ars. hep. lyc. nit-ac.[83] **Petr.** phos. **Rhus-t. Sabin.**[54] sep. sulph. thuj.[58]

dick: dulc.[5]

dunkel: sep.[83] thuj.[83]

dünner Epidermis, mit: **Nit-ac.**

eingekerbt, gezähnt: calc. euphr. lyc. nit-ac. **Ph-ac.** rhus-t. sabin. sep. staph. **Thuj.**

eiternd:

☞ *brechen auf*

- **allgemeine** Arzneien: **Ars.**[5] **Bov.**[83] **Calc.**[83] calc-sil.[58] **Caust. Hep.** kali-sil.[58] **Nat-c.** phos.[83] **Sil. Thuj.**

☞ *brechen auf*

◦ **bestehende** Warze, entwickelt rote Spitze, eitert und verschwindet dann: bov.[83]

◦ **Heilt** anschließend ab: calc.[83]

- **Empfindung** von Eiterung, abends im Bett: petr.[83]

☞ *Z; Abends*

entzündet: am-c. ars.[83] bell. bov. **Calc.** calc-sil.[58] **Caust.** dulc.[83] **Hep.** lyc. nat-c. **Nit-ac.** rhus-t. ruta[83] sars. sep. **Sil.** staph. sulph. thuj.

fadenförmig: med.[65]

Feigwarzen:

☞ *Wucherungen, Auswüchse; Feigwarzen*

fester Korpus, hornige Spitze: caust.[83] rhus-t.[83] sep.[83]

feucht: calc.[83] **Caust.** lyc. **NIT-AC.**[83] ph-ac. psor. **Rhus-t.** sabin.[83] staph. **THUJ.**[102]

- **juckend,** flach und breit: thuj.[102]

- **übelriechend**: nit-ac.[83]

flach: acet-ac. ant-c.[83] ba-tn.[136] berb. calc.[5] **Caust. DULC.** dys-co.[136] fl-ac. lach. merc-i-f.[137] nat-m.[5] ruta[102] **Sep. Thuj.** verr.[2090]

- **glatt** und wund: ruta[102]

fleischig: **Calc. Caust. Dulc.** sil. verr.[2090]

☞ *groß ▤ ALLGEMEINES; C; Tumoren; fleischig*

frisch aussehend: cund.[36]

geschwürig werdend: **Ars.**[5] calc.[1] caust.[5] hell.[137] hep.[83] **Nat-c.**[5] phos.[5] sil.[83] thuj.[83]

gestielt: **CAUST.**[83] **Dulc.** **Lyc.** **Med.**[83] nat-s.[111] **NIT-AC.** ph-ac. pitu-a.[164] **Rhus-t.** sabin.[5] sep.[83] sil. **Staph.** tax.[303] **Thuj.**

- **klein,** am ganzen Körper: caust.[83]

- **Köpfen,** mit kleinen, wie junge Champignons, an verschiedenen Körperteilen und Oberschenkeln: med.[83]

- **weich** und klein: pitu-a.[164]

gezackt: calc.[5] **CAUST.** euphr.[83] **Lyc.**[83] **NIT-AC.** ph-ac. rhus-t. sabad.[83] sabin.[5] **Sep.** staph. **THUJ.**

- **umgeben** von leberfarbenem Hof, mit kleieartiger Abschuppung: lyc.[83]

glatt: **ANT-C.** calc.[102] **DULC.** lach.[5] nat-m.[5] nat-s.[111] nit-ac.[5] psor.[111] ruta thuj.[5]

granulös: arg-n.[137]

groß: **Caust.** cund.[36] **DULC.**[137] kali-c. mag-s.[137] nat-c. nat-m.[83] **NIT-AC.** ph-ac. **Rhus-t.** sabad.[83] **Sep.** **Sil.** **THUJ.**[102] verr.[2090]

☞ *fleischig*

- **alte** Warzen werden größer: cund.[36]

- **streuend**: thuj.[102]

- **weich**: dulc.[137] mag-s.[137]

Gruppen, in, Herde: dulc.[83] lach.[83] nat-m.[83] psor.[83] sep.[83] thuj.[83]

hart: **Ant-c.** **Calc.** calc-sil.[58] **Caust.** **Dulc.**[5] fl-ac. lach. ran-b. **Sep.** **Sil.** **Sulph.** thuj.[5]

☞ *hornig*

hautfarben, beinahe: calc.[83]

hohl, werden: **Calc.**

hornig: **ANT-C.** bor.[83] **Calc.**[83] **Caust.**[83] dulc. fl-ac.[83] graph. lach.[83] nat-c.[1] **Nit-ac.** ran-b. rhus-t.[102] **Sep.**[83] **Sulph.** thuj.

☞ *hart*

- **breit**: rhus-t.[102]

- **Oberfläche**: calc.[83]

- **Spitze**: caust.[83] rhus-t.[83] sep.[83]

isoliert: calc.[83] caust.[83] **Lyc.** nat-c.[83] **Thuj.**

juckend: calc.[83] carb-an.[1] con.[809] euphr. graph.[1] hep.[83] **Kali-c.** kali-n.[1] **Nit-ac.** phos. psor. **Sabin.**[54] **Sep.** sulph.[1] thuj.

kitzelnd: sulph.[36]

klein: bar-c. bar-s.[58] berb. **Calc.**[83] **Caust.**[102] cund.[83] **Dulc.**[5] ferr. ferr-ma.[83] ferr-p. hep. lach. med.[83] **Nit-ac.** pitu-a.[164] psor.[111] rhus-t. **Sars.** **Sep.** **Sulph.** **Thuj.**

- **Entbindung,** nach der: calc.[83]

▤ *ALLGEMEINES; M; Wehen, Entbindung; Wochenbett, im*

- **am** ganzen Körper: caust.[102]

konisch: ant-t.[5] nat-m.[5] thuj.[36]

▤ *ALLGEMEINES; C; Tumoren; konisch, spitz*

Kriebeln, mit: sulph.[36]

lupoid: ferr-pic.[102]

Multiple: ferr-pic.[142]

neu entstehende oder kürzlich entstandene: nat-c.[83]

pulsierend: ars.[83] **Calc.** caust.[83] hep.[83] kali-c. lyc. nit-ac.[83] **Petr.** sep. **Sil.** sulph.

rauh, körnig: calc.[83] caust.[5] med.[83] nat-m.[83] sep.[83] **Thuj.**[36]

- **Oberfläche** weißlich und hornig: calc.[83]

reißend:

☞ *schmerzhaft; reißend*

riechen wie alter Käse: **Calc.** **Graph.** **Hep.** **THUJ.**

rissig: thuj.[5]

rot: ars.[83] bell.[83] bov.[36] **Calc.**[83] caust.[83] cund.[36] nat-s.[102] **Thuj.**

- **am** ganzen Körper: nat-s.[102]

- **bohnengroß**: calc.[83]

- **bösartiges** Aussehen: ars.[83]

- **Streifen,** mit: bell.[83]

rund: **Calc.**

schmerzhaft: am-c. ambr.[83] ant-c. ars.[83] bar-c. bar-s.[58] bell-p.[256] **Bov.** **Calc.** calc-sil.[58] **Caust.** con.[1] euphr.[83] fl-ac.[5] graph.[1] hep.[83] kali-c. kali-s. kali-sil.[58] lach.[83] lyc. nat-c.[36] nat-m.[83] **Nit-ac.** petr.[36] phos. rhus-t. ruta[83] sabad.[83] sabin. sep. sil. staph. sulph. **Thuj.**

- **Menses** amel.: thuj.[36]

- **Schlaf,** verhindert: ars.[83]

◉ - **brennend,** beißend: nat-m.[36]

- **furunkelartig**: calc.[83]

- **hart,** steif und glänzend: sil.[102]

- **prickelnd**: ant-c.[83] calc.[83] lyc.[83] nit-ac.[83] petr.[83] rhus-t.[83] sep.[83] sil.[83] sulph.[83]

▤ *ALLGEMEINES; C; Schmerz; stichelnder Schmerz, wie Nadelstiche*

◦ **abends,** im Bett: petr.[83]

☞ *Z; Abends*

- **reißend**: am-c.

- **schießend**: ars.[65] bov.[83] nit-ac.[65] sulph.[36]

- **schneidend**: nat-m.[83]

- **Stechen,** heftiger, scharfer Schmerz: am-c. ant-c. bar-c. bar-s.[58] **Bov.** **Calc.** caust. euphr.[83] graph.[1] **HEP.**[83] kali-sil.[58] lyc. **NIT-AC.** rhus-t. sep. sil. staph. sulph. **THUJ.**

◦ **Geschwür** bilden, als würde sich ein: hep.[83]

- **stichelnd**: hep.[83] **Nit-ac.**[102] staph.[102] thuj.[102]

- **wund,** Schmerz mit Empfindlichkeit wie: ambr.[83] ars.[83] hep.[83] lach.[83] nat-c.[36] nat-m.[83] nit-ac.[83] petr.[36] ruta[83] sabad.[83] thuj.[36]

◦ **Berührung,** bei: petr.[36] thuj.[36]

☞ *M; Berührung agg.*

◦ **Druck,** bei: nat-c.[36]

- **ziehend**: con.[1]

- **zupfend**: **Nit-ac.**[36]

schwarz: calc.[5] hecla.[111]

skrofulös: aur.[83]

Spitz: ba-tn.[136]

spröde: ant-c.[83]

stechend:

☞ *schmerzhaft; Stechen, heftiger, scharfer Schmerz*

sykotisch: alum.[83] aur.[83] cinnb.[83] med.[83] mill.[83] nat-s.[83] nit-ac.[102] ph-ac.[83] sars.[83]

▤ *ALLGEMEINES; C; Sykose, sykotische Konstitution*

syphilitisch: **Aur.** aur-ar.[58] aur-m. aur-m-n. **Aur-s.**[58] cinnb.[83] **Hep.** kali-i.[83] **Merc.** **NIT-AC.** staph. **Thuj.**

☞ *M; Syphilis, bei sekundärer*

WARZEN (Forts.)

trocken: **Dulc.**[5] fl-ac.[58] sars.[58] **Staph. Sulph.**[5]

wachsend: kali-c.[1]

weich: alum.[83] **Ant-c. Calc.**[83] nat-s.[111] **NIT-AC.**[83] sil. **Thuj.**

- **Basis** beinahe hautfarben, Oberfläche hart, rauh, weißlich, hornig: calc.[83]

- **dünne** Epidermis, nässend: nit-ac.[83]

- **schwammig**: alum.[83]

WASSER, Empfindung wie durch kaltes:
☞ *Eis, Empfindung wie durch; Wasser, Empfindung wie durch eiskaltes*

WEIßFLECKENKRANKHEIT:
☞ *Farbe, Verfärbung; weiß; Flecken*

WELKE Haut: **Ars.** calc.[5] calc-sil.[58] **Camph.** caps. cham. **CHIN.** clem. cocc. croc. **Dulc.**[5] **Ferr. Ferr-ar. Ferr-p.** hyos. **Iod.** kali-c. kali-sil. lyc.[5] merc. nat-m.[5] **Ph-ac.** phos. plb.[5] rheum rhod.[5] **Sars.**[5] **SEC.** seneg. **Sil.**[5] spong. sulph.[5] **Verat.**
☞ *Runzelig*

WINDPOCKEN:
☞ *Hautausschläge, Windpocken*

WUCHERUNGEN, Auswüchse: acet-ac. alum.[5] alumn. anac. anan.[2090] **Ant-c.** ant-t. apis **Arg-n.**[54] ars. ars-i. aur. aur-m. aur-m-n. aur-s.[58] bell. benz-ac. beryl.[144] bry.[5] **CALC.**[137] calc-sil.[58] **Carb-an. Carb-v. Carbn-s.** carc.[193] **CAUST.**[5] cham.[5] cinnb. clem. cocc. con. dulc.[5] euph. euphr.[36] **Fl-ac. GRAPH.**[5] **Hep.** iod. jac.[2090] kali-bi.[83] kali-chl. kali-i.[36] kali-m.[83] kreos. lac-c. lach. **LYC.** m-aust.[5] manc. med. merc. merc-c. merc-d.[83] merc-i-r.[2090] merc-n.[85] mez.[5] mill.[2090] nat-c.[137] nat-m. nat-s. **NIT-AC.**[137] nux-v. petr. ph-ac.[137] phos. phyt. pic-ac.[83] plat-m.[85] plb. plut-n.[222] psor. puls. **Ran-b.**[5] rhus-t.[137] sabad.[83] sabin. sang. sanic.[83] sars.[5] sec.[5] sel.[5] sep.[809] **Sil.**[137] **STAPH.**[137] sul-i.[58] **Sulph.** syph.[111] tarent.[2090] teucr. **THUJ.**[137]
☞ *Muttermale, fleckförmig • Naevi • Tumoren, Gewächse • Warzen*

anschwellende, entzündete, ödematöse Wucherungen: ars. carb-an. hep. **Nat-c. Phos. Sil.** sulph.
▤ *ALLGEMEINES; C; Schwellung; allgemeine Arzneien; ödematös*

Feigwarzen: acet-ac.[83] alum.[83] alumn. anac. anan.[2090] ant-t. **Apis** arg-n.[83] **Aur. Aur-m.** aur-m-n. bell.[5] benz-ac.[83] bry.[5] **Calc.**[83] caust. cham. **Cinnb.** con.[83] **Dulc.**[5] euph. **Euphr.**[36] graph.[83] **Hep.**[83] iod.[5] jac.[2090] kali-bi.[83] **Kali-chl.**[83] **Kali-i.**[83] kali-m.[83] kreos.[2090] lac-c. **LACH.**[5] **Lyc.**[83] m-aust.[5] **MED.**[83] **Merc. MERC-C.** merc-d.[83] merc-i-r.[2090] merc-n.[85] mez.[5] mill.[2090] **NAT-S.**[83] **NIT-AC.** nux-v.[5] **PH-AC. Phos.** phyt.[83] pic-ac.[83] plat-m.[85] plut-n.[222] psor.[83] puls.[83] rhus-t.[5] sabad.[83] **Sabin.**[36] sanic.[83] **Sars.**[83] sec.[5] sel.[5] **Sep.**[809] sil.[5] **Staph. Sulph.**[83] syph.[111] tarent.[2090] **Teucr. THUJ.**[83]

- **Frauen,** besonders: merc-d.[83] sabad.[83]

- **Kindern,** bei: merc-c.[2090]

- **Mond** agg., zunehmender: thuj.[83]
▤ *ALLGEMEINES; M; Mond; agg.; zunehmender*

- **Quecksilbervergiftung,** nach: aur.[83] lyc.[83] nit-ac.[83] staph.[83]

- **Schanker**:
  - **nach**: kali-i.[83]
  - **kompliziert** mit: arg-n.[83] cinnb.[83] kali-bi.[83] merc.[83] nat-s.[83] nit-ac.[83] ph-ac.[83] staph.[83] thuj.[83]

- **Schmerzen** in den Knochen, mit: ph-ac.[83]

- **alt,** langwierig, bei kachektischen Patienten: kali-i.[83]

- **blumenkohl- oder maulbeerartig**: staph.[83] thuj.[83]

- **blutend**: arg-n.[83] **Cinnb. Med. NIT-AC.** sulph. **THUJ.**

- **breit,** Condylomata lata: acet-ac.[83] euphr.[83] merc-d.[83] nit-ac. **Thuj.**

- **brennend**:
☞ *schmerzhaft; brennend*

- **bulbös**: alum.[83]

- **eiternd**: **Thuj.**
☞ *feucht*

- **empfindlich**: staph.[58]

- **entzündet**: plut-n.[222]

- **Erdbeeren,** wie: med.[83]

- **fächerförmig**: **Cinnb.** sulph. **Thuj.**

- **fadenförmig**: staph.[83]

- **faulig**: sabin.[137]

- **feucht**: acet-ac.[83] **Apis** benz-ac.[83] calc.[83] caust. euphr. graph.[83] hep.[83] kali-chl.[83] kali-i.[83] lyc.[83] med.[83] merc. merc-c. merc-d.[83] nat-s.[83] **NIT-AC.** psor. sabin. sanic.[83] staph. sulph. **THUJ.**
☞ *eiternd*
  - **Absonderung,** reichliche: benz-ac.[83] med.[83]
  ▤ *ALLGEMEINES; C; Absonderungen; reichlich, übermäßig*
  - **gelbe** Flüssigkeit: med.[83]

- **flach**: acet-ac. euphr.[83] nit-ac.[83] sars.[83] sulph.[83] thuj.[83]

- **gespalten**: lyc.[83] nit-ac.[83] thuj.[83]

- **gestielt**: caust. lyc. nit-ac. ph-ac. sabad.[83] staph.[137] thuj.

- **Gonorrhö,** kompliziert mit: cinnb.[83] con.[83] kali-m.[83] lyc.[83] merc-c.[83] nit-ac.[83] pic-ac.[83] puls.[83] sars.[83] sulph.[83] thuj.[83]

- **grünlich**: nat-s.[83]

- **Hahnenkamm,** geformt wie ein: euphr.[83] staph.[83] sulph.[83]

- **hornig**: thuj.

- **juckend**: cinnb.[83] euphr.[83] lyc. phyt.[83] psor. sabad.[83] **Sabin.** sep.[809] staph. thuj.
  - **Gehen,** besonders beim: euphr.[83]
  - **Gelenke,** um die: cinnb.[83]

- **konisch**: kali-chl.[83] merc.[83] thuj.[83]
▤ *ALLGEMEINES; C; Tumoren; konisch, spitz*

- **rasches** Wachstum: **Thuj.**

- **schmerzhaft**: apis cinnb. euphr.[36] merc-d.[83] nit-ac. ph-ac. psor.[83] sabad.[83] **Sabin.**[36] thuj.[36]
  ◦ **Berührung,** selbst ohne: sabin.[36]
  ◦ **beißend**: thuj.[83]
  ◦ **brennend**: apis **Cinnb.** euphr.[36] merc-d.[83] **Nit-ac.** ph-ac. psor.[83] sabad.[83] sabin.[36] **Thuj.**[36]
  ◦ ◦ **Berührung,** bei: euphr.[36] sabin.[36] thuj.[36]
  ☞ *M; Berührung agg.*
  ◦ **stechend**: euphr.[36] thuj.[36]
  ◦ ◦ **Gehen,** besonders beim: euphr.[36]
  ◦ **Stiche,** splitterartige: **NIT-AC.**
  ◦ **wund**: euphr.[36] sabin.[36] thuj.[83]
  ◦ ◦ **Berührung,** bei: euphr.[36] thuj.[83]
  ☞ *M; Berührung agg.*
- **schmerzlos**: lyc.[83]
- **syphilitisch**: aur. aur-m. aur-m-n. **Cinnb.** kali-i. **Merc. NIT-AC.** staph. syph.[111] **Thuj.**
  ☞ *M; Syphilis, bei sekundärer*
- **trocken**: acet-ac.[83] cinnb.[83] lyc. merc. merc-c. nit-ac. sars. staph. sulph. thuj.
- **tubulär**: thuj.[83]
- **übelriechend**: calc.[83] graph.[83] hep.[83] med. merc-d.[83] **Nit-ac.** sanic.[83] thuj.[83]
  ◦ **alter** Käse, wie: calc.[83] hep.[83] thuj.[83]
  ◦ **Fischlake,** wie: sanic.[83]
  ◦ **Heringslake,** wie: calc.[83] graph.[83] hep.[83] thuj.[83]
- **unterdrückte,** Beschwerden durch:
  ▤ *ALLGEMEINES; M; Kondylome, Beschwerden durch unterdrückte*
- **weich** und schwammig: alum.[83] nat-s.[83] sulph.[83]
- **weiß**: lyc.[83]

feucht: merc-c. **Nit-ac.** psor. **Sabin.** staph. sulph. **THUJ.**

flach, glatt: sars.[5] sulph.[5]

fleischig: ars. calc.[137] **Staph. Thuj.**
▤ *ALLGEMEINES; C; Tumoren; fleischig*

fungös, schwammig: alum.[5] ant-c.[5] ant-t.[5] **Ars.**[5] bell.[5] calc.[5] **CARB-AN.**[5] carb-v.[5] **Caust.**[5] cham.[5] **Clem.**[5] con.[5] dulc.[5] graph.[5] iod.[5] kreos.[5] **LACH.**[5] lyc.[5] merc.[5] nit-ac.[5] nux-v.[5] petr.[5] ph-ac.[5] **Phos.**[5] rhus-t.[5] sabin.[5] **Sep.**[5] **Sil.**[5] **Staph.**[5] **Sulph.**[5] **Thuj.**[5]
☞ *Trichophytie, Scherpilzflechte* ▤ *KLINISCHES; C; Schwammige, fungöse, Wucherungen*

Fungus, Schwamm:
- **Blumenkohlgewächse**: **ANT-C. Ars.** clem. **Con.** iod. **Kreos.** lac-c. **LACH. Nit-ac.** petr. phos. rhus-t. sabin. sang. **SIL. Staph.** sulph. **THUJ.**
- **Hämangiom**: ant-t. **ARS.** bell. calc. **CARB-AN. Carb-v.** clem. **Kreos. Lach. Lyc.** manc.[102] **Merc. Nat-m. Nit-ac.** nux-v. **PHOS. Rhus-t.** sep. **SIL.** staph. **Sulph. THUJ.**
  ▤ *ALLGEMEINES; C; Krebs und krebsartige Leiden; Hämangiom*
- **markartig,** Markschwamm: bell. **Carb-an. Phos.** sil. sulph. **Thuj.**
- **syphilitisch**: **Ars. ARS-I.** aur. aur-m. aur-m-n. **Iod. LACH. Manc. MERC. MERC-C. NIT-AC. SIL.** staph. thuj.
  ☞ *M; Syphilis, bei sekundärer*

gestielt: lyc.[5]

gezackt: nat-c.[137] ph-ac.[137] rhus-t.[137] thuj.[137]

glatt: **Thuj.**

granuliert: beryl.[144] calc.[137] nit-ac.[137] staph.[137] thuj.[137]

hart: ran-b.[102]

hornig: **ANT-C.** mez. **Ran-b.** sep. sil.[137] sulph. thuj.

rot: **NAT-S.** thuj.

schwammig:
☞ *fungös, schwammig*

WUND, Empfindung wie: acon. agar.[5] **Alum.** ambr. **Ant-c.** arg. **Arn. Ars.** aur. aur-ar.[58] aur-s.[58] bad.[144] bar-c. bor. **Bry. Calc.** calc-sil.[58] cann-s. canth. caps. carb-an. carb-v. caust. chel. chin. chin-ar. **Cic. CIMIC.** coff. colch. crot-c.[2016] crot-h. **Dros. EUP-PER.** ferr. ferr-ar. ferr-ma.[5] ferr-p. gink.[227] **Glon. Graph.** ham. hell. **HEP. Ign.** kali-acet.[137] kali-c. kali-s. kali-sil.[58] lach.[137] led. lyc. mag-c. mang. **Merc.** mez. mosch. nat-c. **Nat-m. Nat-p.** nat-sil.[58] **Nit-ac. Nux-v.** olnd. par. **Petr.** ph-ac. phos. **Plat. Puls.** ran-b. **Rhus-t.** ruta sabin. sars. sel. **SEP.**[5] sil. spig. spong. squil. staph.[5] **Still.** sul-ac. **Sulph.** teucr. thuj.[137] valer. verat. **ZINC.**
☞ *Exkoriation Wundheit •Schmerzen, schmerzhafte Empfindungen; wund und zerschlagen, wie*

Gelenkbeugen, in: sep.[5]

WUNDEN:
▤ *ALLGEMEINES; C; Wunden*

WUNDHEIT durch Reibung der Haut gegeneinander (Intertrigo): acon.[5] **Aeth.**[102] agn.[102] **Am-c. Ambr. Arist-cl.**[1125] arn. ars. astra-e.[149] **Bar-c.** bell.[102] **Bor.**[5] calc.[31] **Calc-s.** calc-sil.[58] **Carb-v.**[5] **CAUST.**[5] **Cham.**[5] **Chin.** fago.[102] **GRAPH.**[5] **Hep.**[31] **Hydr.**[25] **Ign.**[5] jug-r.[102] kali-ar. kali-br.[102] **Kali-c.** kali-chl. kali-s.[58] **Kali-sil.**[58] **KREOS. LYC.**[5] **Mang. Merc.**[5] mez.[102] morg.[136] **Nat-m.** nat-s.[58] **Nit-ac.** nux-v. ol-an. olnd. ox-ac.[102] **Petr.** ph-ac. phos. **Phyt.** plb. psor.[102] puls.[5] querc-r.[1125] rhus-t. ruta sabin. **Sep.**[5] **Sil.**[5] squil. **Sul-ac. SULPH.**[5] syc-co.[136] syph. tub.[102]
☞ *Erythem • Exkoriation, Wundheit*

Kindern, bei: acon.[5] **Bor.**[5] calc.[31] **Carb-v.**[5] caust.[5] **CHAM.**[5] graph.[5] hep.[31] hydr.[25] ign.[5] lyc.[5] **Merc.**[5] puls.[5] **Querc-r.**[1125] sep.[5] sil.[5] sulph.[5]
▤ *ALLGEMEINES; M; Kindern, Beschwerden bei*

Zahnung, während der: caust.[102] lyc.[102]
▤ *ALLGEMEINES; M; Zahnung, Beschwerden durch*

WUNDLIEGEN, Dekubitus:

allgemeine Arzneien: **Agar.** all-c.[85] **Am-c.**[5] am-m. ambr. ang.[5] ant-c. apisin.[5] **Arg-n. ARN.**[102] ars.[102] bapt.[102] **Bar-c.** bell. bov. bry.[5] bufo[111] **CALC.** calc-p. camph.[85] canth. carb-ac.[102] carb-an. **CARB-V.**[809] carbn-o.[36] carc.[207] **Caust.**[5] **CHAM. CHIN.** chin-s.[111] chlol.[85] coff. colch. crot-h. dros.[5] echi.[111] euph. **Fl-ac. GRAPH.** gunp.[77] **Hep.** hippoz.[102] **Hydr.**[58] hyper.[85] **IGN.**[5] kali-ar. **Kali-c.**[5] kali-ma.[102] kreos.[5] **LACH.**[102] **LYC.** m-arct.[5] mag-m. **Mang.**[5] **MERC.** merc-c.[5] mez. mur-ac.[102] **Nat-c.** nat-m. nit-ac. nux-m.[102] nux-v. **OLND.**[5] op. paeon.[102] peti.[85] **PETR.** ph-ac. **Phos.**[5] plb.

WUNDLIEGEN, Dekubitus; **allgemeine** Arzneien (Forts.)

podo.[111] **Puls.** pyrog.[102] rhus-t.[5] **RUTA** sabin.[5] sars.[5] sec.[102] sel. **SEP. SIL.** spig. **SQUIL. SUL-AC.**[5] **SULPH.** ter. tub.[85] valer.[137] vinc.[4] vip.[102] zinc.

- **Fieber,** während: arn.[102] **Ars.**[102] bapt.[102] carb-v.[102] **Lach.**[102] mur-ac.[102] pyrog.[102] **Sec.**[102]
- **Kindern,** bei: ant-c. bar-c. bell. **Calc.** carb-v.[5] **CHAM. Chin. IGN.**[5] **Kreos.**[5] **N=☐.** merc. puls. **RHUS-T.**[5] ruta **Sep.** sil. squil. **SULPH.**
- **Kratzen,** nach: **Dros.**[5] olnd.[5] sabin.[5]
- **schnell**: valer.[137]

Gefühl wie übersät mit wunden Stellen: arg.[5] sulph.[5]

WÜRMER unter der Haut, Empfindung wie:

☞ *O; Unter der Haut, Empfindungen werden wahrgenommen direkt ALLGEMEINES; C; Würmern unter der Haut, Empfindung von*

ZUCKEN: mang.[137] merc-n.[36] phos.[36] rhus-t.[5] sec.[137] tab.[137]

ALLGEMEINES; C; Zuckungen

Fieberhitze, bei: rhus-t.[5]

Haut, unter der, subkutan: merc-n.[36] phos.[36]

☞ *O; Unter der Haut, Empfindungen werden wahrgenommen direkt*

ZUSAMMENZIEHUNG: alum. am-m. anac. asar. bell. bism. bry. carb-v. **Chin.** cocc. cupr. ferr. **Graph.** kali-c. kreos. lyc. merc. nat-m. nit-ac. **Nux-v.** olnd. par.[5] petr. phos. **Plat.** plb. puls. ran-s. rhod. **RHUS-T.** ruta sabad. sec. **Sel.** sep. sil. spig. stann. stront-c. sul-ac. sulph. zinc.

Froststadium im Fieber, während: **Par.**[5]

ZYSTEN:

☞ *Atherom, Balggeschwulst*

SCHMERZ, schmerzhafte Empfindungen:

acet-ac.[36] achy.[149] acon.[36] adam.[222] aegle.[192] agar.[137] agn. alco.[36] all-c. aloe[36] alum. alum-p.[58] alum-sil.[58] am-c.[1] am-m.[10] ambr.[5] aml-n.[25] anac.[36] anan. ang.[5] ant-c.[5] ant-t.[36] anthr. apis apisin.[5] arg.[5] arg-n. arge-p.[264] arn.[36] ars.[137] ars-i. ars-s-f.[58] asaf.[5] asar. atha.[36] atro.[36] aur.[137] aur-ar.[58] aur-i.[58] aur-s.[58] bac.[62] bad.[25] bapt.[102] bar-c. bar-m. bar-s.[58] bell. bell-p.[119] berb. bism. bomb-pr.[85] bor. both-l.[3070] bov. brom.[5] bry.[5] bufo buth-aust.[149] cadm.[149] calad.[5] calc. calc-i.[58] calc-p. calc-s. calc-sil.[58] calx-b.[194] camph. cann-s.[58] canth.[137] caps.[171] carb-ac.[36] carb-an.[5] carb-v.[1] carbn-o.[36] carbn-s. caust.[1] cham.[1] chel.[5] chin.[36] chin-ar. chlor. cic. cimic.[36] cina[5] cinch.[36] cinnb. clem.[5] coc-c. cocc. coff. colch.[5] coloc.[5] com.[25] con. convo-d.[36] cop. cosm.[25] croc. crot-c.[36] crot-h. croto-t. cupr. cycl.[137] cymbo-ci.[2184] cyt-l.[119] dig.[5] dios. dol. dor.[25] dros.[5] dulc.[5] elat.[54] euon.[36] eup-per.[58] euph. euph-cy.[1125] euph-l.[36] euphr. fago.[25] ferr. ferr-ar. ferr-i. ferr-ma.[5] ferr-p. fl-ac.[5] form.[102] gamb.[36] gels.[36] germ.[222] glon. graph.[137] grin.[102] guai. ham. harp.[1184] hell.[5] hep.[5] hip-ac.[149] hist.[119] hydrog.[222] hyos.[1] ign.[137] iod.[5] ip.[5] iris[111] juni-v.[36] kali-ar. kali-bi. kali-c.[5] kali-chl.[58] kali-i.[58] kali-n. kali-p. kali-s.[58] kali-sil.[58] kalm.[36] kola[1184] kreos. lac-c. lac-d.[58] lach.[5] lachn.[25] n9Ìî.[36] lat-h.[301] laur.[5] led. lil-t.[36] loxo-r.[240] lyc.[5] lyss. m-arct.[5] m-art.[5] m-aust.[5] mag-c.[1] mag-m. mag-s.[111] manc. mang.[5] mang-acet.[1] medus.[102] menth.[72] meny.[5] merc.[137] merc-c.[5] merl.[36] mez. mosch.[5] mur-ac.[36] myric.[25] naja[111] nat-ar. nat-c. nat-m. nat-p. nat-s.[10] nat-sil.[58] neon[222] nicc. nit-ac.[5] nux-m.[36] nux-v. ol-an. olnd.[5] op. pall. par. parth.[197] petr.[122] ph-ac. phel. phos.[5] phyt.[111] plan.[25] plat. plb.[137] prot.[136] psor.[111] puls. rad-br.[171] ran-b.[137] ran-s.[5] raph.[36] rat.[10] rhod.[10] rhus-t.[137] rhus-v.[36] rumx.[25] ruta sabad.[5] sabin.[5] samb.[5] sang.[137] sant.[25] sars.[5] scroph-n.[36] sec.[58] seL.[5] seneg. sep. sil. sin-n.[36] sol-n.[36] spig.[5] spong.[5] squil. stann.[5] staph. still. stram. stront-c.[5] sul-ac.[5] sul-i.[58] sulph. syph.[193] tab. tarax. tarent.[58] tell. ter.[137] teucr. ther.[72] thuj. til.[36] tril-c.[36] uran.[269] urea[85] urt-u. ust.[137] valer. verat. verat-n.[137] verat-v.[137] vesp.[102] viol-o.[5] viol-t.[5] vip.[36] visc.[111] voes.[36] wies.[36] zinc.[5] zinc-o.[45] zinc-p.[58]

morgens:

☞ *Z; Morgens*

- **Aufstehen,** nach: cimic.[36]

ALLGEMEINES; C; Schmerz; morgens; Aufstehen; nach

- **Bett,** im: carb-v.[1]

ALLGEMEINES; C; Schmerz; morgens; Bett, im

vormittags: lyc.[36]

☞ *Z; Vormittags ALLGEMEINES; C; Schmerz; vormittags*

nachmittags: gels.[36] plan.[36]

☞ *Z; Nachmittags ALLGEMEINES; C; Schmerz; nachmittags*

- **16** Uhr: gels.[36]

ALLGEMEINES; C; Schmerz; nachmittags; 16 Uhr

abends: alum. am-m.[36] carb-an.[36] cycl. mang-acet.[1] plan.[36] thuj. zinc.
☞ *Z; Abends* ▤ *ALLGEMEINES; C; Schmerz; abends*

- **Aufstehen,** beim: mang-acet.[1]
- **Bett,** im: alum. cycl. thuj. zinc.

nachts: am-c.[1] anac. ars. cann-s. carb-v. cinnb. clem. coc-c. con. dol. mag-c.[1] merc. nux-v. olnd. rhus-t. sulph.[1] syph.[193] thuj.
☞ *Z; Nachts* ▤ *ALLGEMEINES; C; Schmerz; nachts*

- **Bett,** im: coc-c. mag-c.[1] sulph.[1] syph.[193]
- **Schlaf,** vor: coc-c.
▤ *ALLGEMEINES; M; Schlaf; vor dem Schlafen*

periodisch, fleckweise: lyc.[36]
▤ *ALLGEMEINES; C; Schmerz; periodisch*

Anwendungen, kalte, **amel.**: ant-t.[36]

Ausziehen agg.: aegle.[192]

Bad verlässt, wenn er das: sin-n.[36]

Berührung, bei: canth. caust.[1] cymbo-ci.[2184] ferr. lat-h.[301] merc.[36] sabin.
☞ *M; Berührung agg.* ▤ *ALLGEMEINES; C; Schmerz; Berührung, durch*

Betätigung, körperliche, im Feien **amel.**: plan.[36]
▤ *ALLGEMEINES; C; Schmerz; Betätigung amel.* •*ALLGEMEINES; C; Schmerz; Luft; Freien, amel. im*

Bettwärme agg.: kali-s.[58] sep.[1] sulph.[1]
☞ *M; Bettwärme agg.*

Druck amel.: ign.[137] lat-h.[301]
▤ *ALLGEMEINES; M; Druck; amel.* •*ALLGEMEINES; C; Schmerz; Druck; amel.*

Erregung, durch: bry.[1]
▤ *GEMÜT; M; Erregung; Beschwerden durch; Allgemeinsymptome* •*ALLGEMEINES; C; Schmerz; Erregung agg.*

Fieber:

- **während**: bac.[62]
▤ *ALLGEMEINES; C; Schmerz; Fieber, während*
- **ohne**: graph.[137] lach.[137]

Fieberhitze, während: chin.[1]
▤ *ALLGEMEINES; C; Schmerz; Fieber, während; Hitzestadium*

Froststadium im Fieber, während: bry.[5] gamb. nat-m.[5] petr.[5] rhus-t.[5] samb.[5] sars.[5] verat.[5]
▤ *ALLGEMEINES; C; Schmerz; Froststadium im Fieber, während*

Gehen, beim: petr.[1]

Hand auf die Stelle legen amel.: atha.[36]
▤ *ALLGEMEINES; M; Auflegen der Hand auf die kranke Stelle; amel.*

Hand aufgelegen hat, an der Stelle, wo die: hyos.[1]

Kälte agg.: agar.[137] aur.[137] plb.[137] rhus-t.[137]
▤ *ALLGEMEINES; C; Schmerz; Kälte; agg.*

Kälte, mit: buth-aust.[149] verat-v.[137]

- **Extremitäten,** der: buth-aust.[149]

Koitus, nach: agar.
▤ *ALLGEMEINES; C; Schmerz; Koitus, nach*

Kratzen:

- **agg.**: agar. **Alum.** alum-p.[58] **Ars.** ars-s-f.[58] **BAR-C.** bar-s.[58] bell. calc. caps. carb-an.[5] chin. cocc. con. euphr. ferr-ma.[5] ign.[5] kola[1184] kreos. led. m-art.[5] menth.[72] nat-m. nux-v. par. **Petr.** ph-ac. phyt.[111] plb. puls. rhus-t. sel. sep. **SIL.** squil. staph. **SULPH.** thuj. verat.
- **amel.**: anac.[36] arn.[36]
- **ändert** den Ort beim: sulph.[1]

Lachen, durch: bry.[36]
▤ *ALLGEMEINES; M; Lachen agg.*

Liegen:

- **amel.**: mang-acet.[1]
▤ *ALLGEMEINES; C; Schmerz; Liegen; amel.*
- **Hinlegen,** nach dem: arn.[36] fago.[25] mur-ac.[36] sil.[36]
  - ◦ **Mittagsschlaf,** zum: arn.[36]

Luft, kalte frische agg.: rhus-t.[1]
☞ *M; Luft agg.; frische* ▤ *ALLGEMEINES; C; Schmerz; Luft; kalte agg.*

Luftzug, durch kalten: caps.[171]
▤ *ALLGEMEINES; M; Zugluft; agg.* •*ALLGEMEINES; C; Schmerz; Zugluft, durch*

Schlaf, nach: alco.[36] urt-u.
▤ *ALLGEMEINES; M; Schlaf; nach Schlaf*

- **Alkoholrausch,** nach: alco.[36]

Schweiss:

- **durch**: acon.[5] ars.[5] bell.[5] bry.[5] caps.[5] lach.[5] lyc.[5] merc. mez. nat-c. petr.[5] phos.[5] puls.[5] rhus-t.[5] sep.[5] sil.[5] stann.[5] verat.
- **vor**: voes.[36]
- **mit**: cann-s.[58]

Warmwerden agg.: bry.[1] kali-s.[58] sep.[1] sulph.[1]

Waschen:

- **agg.**: merc.[36]
- **amel.**: nux-m.[36]

Wasser, nach Arbeiten in kaltem: caps.[171] thuj.
▤ *ALLGEMEINES; M; Wasser; Arbeiten in Wasser; agg.* •*ALLGEMEINES; C; Schmerz; Wasser agg., Arbeiten im*

Wein, nach: merc.[36]
▤ *ALLGEMEINES; C; Speisen und Getränke; Wein; agg.*

Zimmer, warmes, agg.: plan.[36]
☞ *M; Zimmer, im agg.*

Haut, unter der, subkutan: lact.[36] **Zinc.**[5]
☞ *O; Unter der Haut, Empfindungen werden wahrgenommen direkt*

Knochennähe, in: cycl.[137] merc.[137] sang.[137]

Körperteile, betroffene:

- **behaarte,** außer am Kopf: acon.[36]
- **liegt,** Teile, auf denen man: chin.[36] lyss. manc. sulph.
  - ◦ **Kratzen** amel.: chin.[36]

stellenweise: agar. agn. aloe[36] am-c. am-m. apis ars. ars-s-f.[58] bell. bry.[5] cadm.[149] calx-b.[194] canth.[5] carb-v. caust. cham.[36] chel.[5] **Clem.**[5] cocc.[1] coloc.[36] croc. cupr. **Dulc.**[5] fago.[25] ferr. fl-ac. hep.[5] hist.[119] iod. kali-ar. kali-c. lach. led.[5] lyc.[36] mag-c. mag-m. merc. mez. nat-m.[5] nat-s. nit-ac.[5] petr.[122] ph-ac. plat. puls.[5] ran-b.[137] rhus-t. sang.[111] sel. sil.[5] sul-ac. **SULPH.** tab. thuj. verat.[5] viol-o. zinc.
▤ *ALLGEMEINES; C; Schmerz; stellenweise*

- **sitzende** Lebensweise, durch: ran-b.[137]
▤ *ALLGEMEINES; M; Sitzende Lebensweise agg.*

Beißen: acon.[36] **Agar.** agn. aloe[36] alum. alum-p.[58] alum-sil.[58] am-c. **Am-m.**[36] ant-c. arn. bar-m. bell. bell-p.[119] berb. bor. bov. **Bry.** bufo[111] **Calad. Calc.** camph. canth. caps. carb-an.[36] **Carb-v.** carbn-s. **Caust.** cham.[36] chel. chin.[36] coc-c. cocc.[36] **Colch.** coloc.[36] **Con.** dros. euon.[36] **EUPH. Gamb.** germ.[222] hell. **Ip.** kreos. **Lach.** lact.[36] **LED. Lyc.** lyss. m-arct.[5] m-aust.[5] mag-c.[1] mang. merc. merc-c.[5] **Mez.** mur-ac.[36] nat-c. nat-m. nat-p. nat-sil.[58] nicc. **Nux-v. Olnd.** op. pall. par.[5] petr. ph-ac. phel. phos. plat. **PULS.** ran-b. ran-s. rhod. rhus-t. ruta sel. sep. sil.[36] spig. **Spong.** stront-c. **Sulph.**[1] syph.[193] tarax. tarent.[58] thuj.[65] verat. viol-t.[36] voes.[36] zinc. zinc-p.[58]
☞ Prickeln, Empfindung von ▥ ALLGEMEINES; C; Schmerz; beißender Schmerz

- **abends**: am-m.[36] carb-an.[36]
  ☞ Z; Abends
- **nachts** im Bett: coc-c. mag-c.[1] sulph.[1] syph.[193]
  ☞ Z; Nachts
  - **Schlaf,** vor: coc-c.
- **Baden,** nach: germ.[222]
- **Fieberhitze,** bei: cham.[5]
- **Froststadium** im Fieber, während: gamb.
- **Hinlegen,** nach: mur-ac.[36] sil.[36]
- **Kratzen**:
  - **nach**: am-c. **Am-m.** bry. calc. canth. carb-an. carb-v. carbn-s. **Caust.** chin. con. dros. **Euph.** hell. ip. kreos. **LACH. Led. Lyc.** mang. merc. **Mez.** nat-c. nat-m. nat-sil.[58] nux-v. **OLND.** petr. ph-ac. **Puls.** ran-b. ruta sel. sep. sil. **Spong. SULPH.**[5] zinc. zinc-p.[58]
  - **ändert** den Ort beim: sulph.[1]
- **Schlaflosigkeit,** bei:
  ▥ SCHLAF; C; Schlaflosigkeit; allgemeine Arzneien; Beißen in der Haut, durch
- **Schweiß**:
  - **durch**: cham.[1] **Con.**[5] **Ip.**[5] **Par.**[5] puls.[5] tarax. thuj.[65]
    ☞ Jucken; schmerzhaft, Jucken ist; Beißen, Jukken mit; Schwitzen, nach •brennend; Schweiß, durch
  - **vor**: voes.[36]
- **Haut,** unter der, subkutan: lact.[36]
  ☞ O; Unter der Haut, Empfindungen werden wahrgenommen direkt
- **Körperteile,** betroffene:
  - **behaarte,** außer am Kopf: acon.[36]
  - **liegt,** Teile, auf denen man, Kratzen amel.: chin.[36]
- **stellenweise**: aloe[36] cham.[36] cocc.[36] coloc.[36] nat-m.
- **stechend**: viol-t.[36]

Brennen: acet-ac.[36] **Achy.**[149] **ACON.**[5] aegle.[192] **Agar.** agn. alco.[36] all-c. alum.[5] alum-p.[58] **Alum-sil.**[58] am-c. am-m. **Ambr.** aml-n.[25] anac.[36] anan. ang.[36] ant-c. ant-t.[36] **Anthr. APIS Arg. Arn.**[36] **ARS.** ars-i. ars-s-f.[58] asaf. asar. atha.[36] atro.[36] aur. aur-ar.[58] aur-i.[58] aur-s.[58] bac.[62] bapt.[102] bar-c. bar-m. bar-s.[58] **BELL.** berb. bism. bomb-pr.[85] both-l.[3070] bov. **Brom.**[5] **BRY.**[5] **Bufo** buth-aust.[149] cadm.[149] calad.[5] **Calc.** calc-i.[58] calc-p. **Calc-s.** calc-sil.[58] calx-b.[194] camph. cann-s. canth. **Caps.**[171] carb-ac.[36] **Carb-an. Carb-v.** carbn-o.[36] carbn-s. **Caust.** cham. chel. chin. chin-ar. **Cic.** cimic.[36] cinch.[36] cinnb. clem. **Cocc.**[1] coff. colch. **Coloc.**[5] com.[25] con. convo-d.[36] cop. cosm.[25] croc. crot-c.[36] **Croto-t.** cupr. cycl. dig. dol. dor.[25] dros. **Dulc.** elat.[54] euon.[36] eup-per.[58] **Euph.** euph-cy.[1125] euph-l.[36] fago.[25] **Ferr.** ferr-ar. ferr-i. ferr-ma.[5] ferr-p. fl-ac.[5] **Form.**[102] gels.[36] graph. grin.[102] guai. hell. **Hep.**[5] hip-ac.[149] hist.[119] hydrog.[222] **Hyos.**[1] **Ign. Iod.** juni-v.[36] kali-ar. **KALI-BI. Kali-c.** kali-chl.[58] kali-i.[58] **Kali-n.** kali-p. **Kali-s.** kali-sil.[58] kalm.[36] kola[1184] **Kreos.** lac-c. lac-d.[58] **LACH.** lachn.[36] **Laur.** led.[5] lil-t.[36] loxo-r.[240] **LYC.**[36] lyss. m-arct.[5] m-art.[5] m-aust.[5] mag-c. mag-m. manc. mang. mang-acet.[1] medus.[102] meny. **Merc. Merc-c.**[5] merl.[36] **Mez.** mosch.[5] mur-ac. nat-ar. nat-c. **Nat-m.**[5] nat-p. nat-s. nat-sil.[58] neon[222] nit-ac. nux-m.[36] **Nux-v.** ol-an. olnd. **Op.** par. parth.[197] petr.[122] ph-ac. **PHOS.**[5] plan.[36] **Plat.** plb. psor.[111] **Puls.**[5] rad-br.[171] **Ran-b.**[137] ran-s.[36] raph.[36] rhod. **RHUS-T.** rhus-v.[36] ruta sabad.[5] sabin. samb. sang.[111] sant.[25] sars.[5] scroph-n.[36] sec. **Sel.**[5] seneg. **SEP.**[5] **SIL.**[5] sin-n.[36] sol-n.[36] **Spig.** spong. **Squil.** stann.[5] **Staph.** stram. stront-c.[5] sul-ac. sul-i.[58] **SULPH.** tab. tarent. **Ter.**[137] teucr. thuj. til. tril-c.[36] urea[85] **Urt-u. Ust.**[137] valer. verat.[5] verat-v.[137] vesp.[102] viol-o. viol-t. vip.[36] wies.[36] zinc. zinc-p.[58]
▥ ALLGEMEINES; C; Schmerz; brennender Schmerz •ALLGEMEINES; C; Schmerz; brennender Schmerz; Äußerlich

- **morgens**:
  - **Aufstehen,** nach: cimic.[36]
    ☞ Z; Morgens
  - **Bett,** im: carb-v.[1]
    ☞ Z; Morgens
- **vormittags**: lyc.[36]
  ☞ Z; Vormittags
- **nachmittags**: gels.[36] plan.[36]
  ☞ Z; Nachmittags
  - **16** Uhr: gels.[36]
- **abends**: mang-acet.[1] plan.[36]
  ☞ Z; Abends
  - **Aufstehen,** beim: mang-acet.[1]
- **nachts**: **Ars. Carb-v.** cinnb. clem. **Con. Dol. Merc.** nux-v. **Olnd.** rhus-t.
  ☞ Z; Nachts
- **Anwendungen,** kalte, amel.: ant-t.[36]
- **Ausziehen** agg.: aegle.[192]
- **Bad,** beim Verlassen: sin-n.[36]
- **Berührung,** bei: **Canth.** caust.[1] **Ferr.** merc.[36] sabin.
  ☞ M; Berührung agg.
- **Betätigung** im Freien amel.: plan.[36]
- **Erhitzung,** durch: bry.[1]
- **Erregung,** durch: **Bry.**
  ▥ GEMÜT; M; Erregung; Beschwerden durch; Allgemeinsymptome
- **Fieber**:
  - **während**: bac.[62]
  - **ohne**: graph.[137] lach.[137]

- **Froststadium** im Fieber, während: petr.[5] sars.[5]
- **Gehen,** beim: petr.[1]
- **Hand** auf die Stelle amel.: atha.[36]
- **Hand** aufgelegen hat, an der Stelle, wo die: hyos.[1]
- **kalt** anzufassen, aber: sec.[58]
- **Kälte,** mit: buth-aust.[149] verat-v.[137]
  - ◦ **Extremitäten,** der: buth-aust.[149]
- **Koitus,** nach: agar.
- **Kratzen**:
  - ◦ **agg.**: agar. alum.[5] **Am-c.** am-m. ambr. **Anac.**[5] ant-c. arg.[5] arn. **ARS.**[5] ars-s-f.[58] bar-c. **Bell.** bov. **Bry. Calad.**[5] calc. calc-sil.[58] cann-s. canth. caps. carb-an. carb-v. carbn-s. **CAUST.** chel. cic. cocc. coff. **Con.**[5] croto-t. cycl. dros. **Dulc.** euon.[36] euph. fago.[36] ferr-ma.[5] graph. **HEP.**[5] kali-ar. kali-c. kali-p. **Kali-s.** kali-sil.[58] kola[1184] **Kreos. Lac-c.** lac-d.[58] **LACH.** lachn.[36] laur. **Led. Lyc.** m-arct.[5] m-art.[5] mag-c. mag-m. mang. **MERC.** mez. **Mosch.**[5] nat-c. nat-m. nat-s. nit-ac. nux-v. **OLND.** par. **Petr.** ph-ac. **Phos.** plan.[25] **PLAT.** psor.[111] puls. ran-b. raph.[36] rhod. **RHUS-T. Sabad.**[5] sabin. samb. sars. scroph-n.[36] sel. seneg. **SEP. SIL.** spig. spong. **Squil. Staph. Stront-c.**[5] **SULPH.** thuj. **Til.** tril-c.[36] verat. viol-t. zinc. zinc-p.[58]
    ☞ *Jucken; schmerzhaft, Jucken ist; Brennen, Jukken mit; Kratzen, durch* ▥ *EXTREMITÄTEN; C; Hautausschläge; brennend; Kratzen, nach*
  - ◦ **amel.**: anac.[36] arn.[36]
- **Liegen**:
  - ◦ **amel.**: mang-acet.[1]
  - ◦ **Hinlegen,** nach dem: arn.[36] fago.[25]
    - ◦ ◦ **Mittagsschlaf,** zum: arn.[36]
- **Luftzug,** kalter, agg.: caps.[171]
- **Reiben,** beim:
  ☞ *Kratzen*
- **Schlaf,** nach: alco.[36] **Urt-u.**
  - ◦ **Alkoholrausch,** nach: alco.[36]
- **Schweiß,** durch: acon.[5] **Ars.**[5] bell.[5] bry.[5] caps.[5] lach.[5] lyc.[5] merc. **MEZ. NAT-C.** petr.[5] phos.[5] puls.[5] **Rhus-t.**[5] **Sep.**[5] sil.[5] stann.[5] verat.
  ☞ *beißend; Schweiß; durch*
- **Sonne,** durch:
  ▥ *ALLGEMEINES; M; Sonne; agg.; Sonnenbrand*
  - ◦ **links**: hydrog.[222]
- **Waschen**:
  - ◦ **agg.**: merc.[36]
  - ◦ **amel.**: nux-m.[36]
- **Wasser,** kaltes, agg.: caps.[171] parth.[197] thuj.
  - ◦ **Arbeiten** darin: caps.[171] thuj.
- **Wein,** nach: merc.[36]
- **Zimmer,** warmes, agg.: plan.[36]
  ☞ *M; Zimmer, im agg.*
- **stellenweise**: **Agar. AGN.** am-c. **Am-m.** apis **Ars.** ars-s-f.[58] bell. bry.[5] cadm.[149] canth. **Carb-v.** caust. chel. cocc.[1] croc. cupr. fago.[25] ferr. **Fl-ac.** hep.[5] hist.[119] iod. kali-ar. **Kali-c.** lach. **Led.**[5] lyc.[36] mag-c. mag-m. **Merc. Mez.** nat-m.[5] nat-s. petr.[122] **PH-AC.** plat. ran-b.[137] **Rhus-t.** sang.[111] **Sel.**[5] sil.[5] **Sul-ac. SULPH.** tab. thuj. verat.[5] viol-o. zinc.
  - ◦ **periodisch**: lyc.[36]
  - ◦ **sitzende** Lebensweise, durch: ran-b.[137]
  - ◦ **Brennesseln,** wie durch: cocc.[1]
- **Teile,** auf denen man liegt: lyss. manc. **Sulph.**
- **Brennesseln,** wie durch: calc-p. cocc. dulc.[36] **URT-U.**
- **Dampf,** wie durch: fl-ac.[5]
- **Feuer,** wie: rad-br.[171] **Viol-o.**[5]
- **Flammen,** wie durch: sec.[144] viol-o.
- **fleckweise**: calx-b.[194]
- **Funken,** wie durch: agar. arg. calc. **Calc-p.** nat-m. **SEC. Sel.**[5]
- **Mückenstiche,** wie durch: kalm.[36]
- **Senfpflaster,** wie durch: **Kali-c.**[36]
- **wandernd**: arn.[36]
  ▥ *ALLGEMEINES; C; Schmerz; wandernder Schmerz*

Eiterungs- oder geschwürartiger Schmerz, nach Kratzen: arn.[5] asaf.[5] bar-c.[5] bry.[5] calc.[5] carb-v.[5] con.[5] cycl.[5] **Graph.**[5] hep.[5] kali-c.[5] led.[5] nat-m.[5] petr.[5] **Phos.**[5] **Puls.**[5] ran-b.[5] **Rhus-t.**[5] **SIL.**[5] staph.[5] **Sulph.**[5] zinc.[5]

Empfindlichkeit, wie wund und zerschlagen:
☞ *zerschlagen, wie wund und*

geschwüriger Schmerz: alum. am-c. **AM-M.** ambr. anac. ang.[5] arn. ars. asaf. bar-c. bell. bov. **Bry.** calc. canth. caps. carb-v. carbn-s. caust. cham. **Chin. Cic.** cocc. con. cycl. dros. ferr. **GRAPH.** hep. ign. kali-ar. **Kali-c. Kali-i.** kali-n. kali-s. kali-sil.[58] kreos. lach. laur. led. mag-c. mag-m. **Mang.** merc. mur-ac. nat-c. **Nat-m.** nat-p. nit-ac. nux-v. petr. ph-ac. **Phos. PULS.** ran-b. **RHUS-T.** ruta sars. **Sep.** sil. spig. spong. stann. staph. **Sul-ac.** sulph. tarax. **Thuj.** verat. zinc.
☞ *wund und zerschlagen, wie •zerschlagen, wie wund und* ▥ *ALLGEMEINES; C; Schmerz; geschwürartiger Schmerz*

- **Berührung,** bei: **Canth.**
  ☞ *M; Berührung agg.*
- **Kratzen,** nach: am-c. **AM-M.** arn. asaf. bar-c. bell. bry. calc. carb-v. caust. chin. cic. con. cycl. **Graph.** hep. kali-c. led. mag-m. mang. merc. nat-m. petr. **Phos. Puls.** ran-b. **RHUS-T.** sep. **SIL.** spig. staph. sul-ac. **Sulph.** thuj. verat. zinc.

Nagen:
☞ *Nagen, Fressen, Empfindung von* ▥ *ALLGEMEINES; C; Schmerz; nagender Schmerz*

raffend, wie zusammengerafft: acon.[111] ther.[111]

Reißen: ambr. anac. arg-n. ars. bar-c. bell. berb. bry. calc. **Camph.** cann-s. chlor. coloc. cycl. ferr-ma.[5] **Graph. Kreos.** lyc. m-arct.[85] m-art.[5] **Nit-ac. Phos.** plan. puls. rhus-t. sep. sil. staph. sulph.
▥ *ALLGEMEINES; C; Schmerz; reißender Schmerz*

- **Kratzen,** nach: ars. bell. bry. calc. cycl. ferr-ma.[5] **Lyc.** puls. rhus-t. sep. sil. staph. **SULPH.**

Schneiden: **BELL.** calc. dros. graph. ign. lyc. mur-ac. **Nat-c.** ph-ac. rhus-t. sep. sil. sul-ac. **Viol-t.**
ALLGEMEINES; C; Schmerz; schneidender Schmerz

Splitter, wie durch einen: calad. **HEP. NIT-AC.**
Prickeln, Empfindung von • stechend, wie durch Insekten ALLGEMEINES; C; Schmerz; Splitterschmerz

Stechen, feines: **Acon.** alum. anac. **APIS** arg. arge-p.[264] arn. ars. ars-i. ars-s-f.[58] **ASAF.** bar-c. bar-s.[58] bell. **Bry.**[1] calc. calc-sil.[58] cann-s. canth. caps. carb-v. caust. chin.[1] cina **Cocc.** colch. con. dig. dros. dulc. **HAM.** hell. hep. hyos. ign. iod. **Kali-bi.** kali-c. **Kali-s.**[58] lach. loxo-r.[240] **Lyc.** m-art.[5] mag-c. meny. **Merc. Mez.** myric.[25] **Nux-v.** olnd. ph-ac. phos. plan.[25] plat. prot.[136] **Puls.** ran-b. ran-s. **Rhus-t.** rumx.[25] sabad. samb. sel. sep.[1] **Sil.** spig. spong. squil. stann. **STAPH. Sul-ac. Sulph.**[1] tell.[102] **Ther.**[72] **THUJ. URT-U.** viol-t.
Prickeln, Empfindung von • Splitter, wie durch einen

- **abends,** wenn man im Bett warm wird: sep.[1] sulph.[1]
Z; Abends • M; Bettwärme agg.

- **Bettwärme** agg.: **Kali-s.**[58]
M; Bettwärme agg.

- **Erregung,** durch: **Bry.**[1]
GEMÜT; M; Erregung; Beschwerden durch; Allgemeinsymptome

- **Fieberhitze,** während: chin.[1]

Stiche, durchdringende: **Acon.**[5] **Agar.** agn. alum.[5] am-c.[1] am-m. anac.[5] ant-c. **APIS** arg.[5] **Arn.**[5] ars.[5] ars-i. **Asaf.**[5] **BAR-C.**[5] bell.[5] **BRY.**[5] bufo calad.[5] **Calc.**[5] calc-sil.[58] cann-s.[5] **Canth.**[5] caps.[5] carb-v.[5] **Carbn-s. Caust.**[5] chel.[5] **Chin.** chin-ar. cina[5] clem. coc-c. **Cocc.**[5] coff. **Colch.**[5] con. **Crot-h. Croto-t. Cycl.** dig.[5] dios. dros.[5] dulc.[5] euphr. **GRAPH.** guai. hell.[5] hep.[5] hyos.[5] ign.[5] iod.[5] kali-ar. kali-c.[5] kali-n. kali-p. kali-s. kreos. lach.[5] **LYC.**[5] m-arct.[5] m-art.[5] m-aust.[5] mag-c.[5] mag-s.[111] meny.[5] **Merc.**[5] merc-c.[5] mez.[5] mur-ac. nat-c. nat-m.[5] nat-p. **Nit-ac.**[5] nux-v.[5] olnd.[5] par. ph-ac.[5] **Phos.**[5] plan. plat.[5] plb. **PULS.**[5] ran-b.[5] ran-s.[5] rhod. **RHUS-T.**[5] ruta **Sabad.**[5] sabin. samb.[5] sars. sel.[5] **Sep.**[5] **Sil.**[5] spig.[5] **SPONG.**[5] squil.[5] **Stann.**[5] **Staph.**[5] stront-c. sul-ac.[5] **Sulph.**[5] **Tarax.** tell. teucr. **Thuj.**[5] uran.[269] verat. **VIOL-T.**[5] visc.[111] zinc. zinc-p.[58]

- **abends,** im Bett: alum. cycl. thuj. zinc.
Z; Abends

- **nachts**: am-c.[1] anac. cann-s. merc. thuj.
Z; Nachts

- **Fieberhitze,** während: chin.[5] olnd.[5] sabad.[5]

- **Frost,** während: bry.[5] nat-m.[5] rhus-t.[5] **Samb.**[5]

- **Kratzen,** nach: agar.[5] alum. am-m. anac.[5] arn. ars. asaf. **BAR-C.** bell. **Bry.** calad.[5] calc. calc-sil.[58] cann-s. canth. carbn-s. **Caust.** chel. chin. cocc. con. **Cycl.** dros. dulc. **Graph.** hell. kali-ar. kali-c. kali-s. **Lach.** lyc. **Merc.** mez. nit-ac. nux-v. par. ph-ac. **Puls.** ran-b. **RHUS-T.** ruta **Sabad.** sars. sel. sep. sil. **Spong. Squil.** staph. stront-c. **SULPH.** tarax. teucr. thuj. **Viol-t.** visc.[111] zinc.

- **Schweiß,** mit: cann-s.[58]

- **stellenweise**: anac.[5] canth.[5] chel.[5] nit-ac.[5] puls.[5]

- **brennend**: **Acon.**[5] alum.[5] anac.[5] arg.[5] arn.[5] ars.[5] **Asaf.**[5] **Bar-c.**[5] bell.[5] **Bry.**[5] calc.[5] cann-s.[5] caps.[5] carb-v.[5] caust.[5] cina[5] **Cocc.**[5] colch.[5] **Dig.**[5] dros.[5] dulc.[5] hell.[5] hep.[5] hyos.[5] ign.[5] iod.[5] kali-c.[5] lach.[5] **Lyc.**[5] m-arct.[5] m-art.[5] m-aust.[5] mag-c.[5] mag-s.[111] meny.[5] **Merc.**[5] **Merc-c.**[5] **Mez.**[5] **Nux-v.**[5] olnd.[5] ph-ac.[5] phos.[5] **Plat.**[5] **Puls.**[5] ran-b.[5] ran-s.[5] **Rhus-t.**[5] sabad.[5] samb.[5] sel.[5] sep.[5] **Sil.**[5] spig.[5] spong.[5] squil.[5] stann.[5] **Staph.**[5] **Sul-ac.**[5] **Sulph.**[5] **Thuj.**[5] viol-t.[5]

- **Splitter,** wie durch einen:
Splitter, wie durch einen

- **Stromstöße,** wie elektrische: agar.

verbrannt, versengt, Schmerz wie: **Ars.**[137] **Canth.**[137] ran-b.[137] verat-n.[137] verat-v.[137]
ALLGEMEINES; C; Schmerz; verbrannt, verbrüht, wie

wund und zerschlagen, wie: acon. agar.[5] **ALUM.**[5] ambr.[5] **Ant-c.**[5] arg. **Arn. Ars. AUR.**[5] bad.[25] bar-c. bor. **Bry.**[5] **Calc.** calx-b.[194] cann-s.[5] canth. caps.[5] carb-an. carb-v. caust. chel. chin. chin-ar. **Cic. CIMIC.** coff. colch. crot-h. **Dros. Dulc.**[5] **EUP-PER.** fago.[25] ferr. ferr-ar. ferr-p. **Glon. Graph.** ham. harp.[1184] hell. **HEP.**[5] **Ign.** kali-c. kali-s. led. lyc. m-art.[5] m-aust.[5] mag-c. **Mang.**[5] **Merc.** mez.[5] mosch. nat-c. **Nat-m. Nat-p. Nit-ac. Nux-v.**[5] olnd.[5] **Par.**[5] **PETR.**[5] ph-ac.[5] phos.[5] **Plat. Puls.** ran-b. **Rhus-t.**[5] ruta sabin.[5] **SARS.**[5] sel. **SEP.** sil.[5] spig. spong. squil. staph.[5] **Still.** sul-ac. **SULPH.**[5] teucr. **THUJ.**[5] valer. verat.[5] **ZINC.** zinc-o.[45]
Empfindlichkeit • Empfindlichkeit; allgemeine Arzneien • Hautausschläge; empfindlich • geschwüriger Schmerz • zerschlagen, wie wund und

- **Froststadium** im Fieber, während: verat.[5]

- **Kleidung** agg.: harp.[1184]
M; Kleidung agg.

- **Kratzen,** nach: agar.[5] alum.[5] ambr.[5] ant-c.[5] bry.[5] cann-s.[5] caps.[5] hep.[5] m-art.[5] m-aust.[5] mang.[5] mez.[5] nux-v.[5] olnd.[5] petr.[5] ph-ac.[5] phos.[5] **Rhus-t.**[5] sabin.[5] sil.[5] staph.[5] sulph.[5]

- **fleckweise**: calx-b.[194]

- **stellenweise**: fago.[25] zinc-o.[45]

zerschlagen, wie wund und: arg. **Arn.** cic. con.[1] dros. dulc. olnd. plat. rhus-t. sul-ac.
Empfindlichkeit • Empfindlichkeit; allgemeine Arzneien • geschwüriger Schmerz • wund und zerschlagen, wie

ziehend, nach Kratzen: cycl.[5]
ALLGEMEINES; C; Schmerz; ziehender Schmerz

Zwicken, unter der Haut: lact.[36]
ALLGEMEINES; C; Schmerz; scharf, zwickend

ABWECHSELNDE SYMPTOME

SEITEN

ZEIT

MODALITÄTEN

ERSTRECKT SICH

ORT

CHARAKTERISTIKA EIGENTÜMLICHKEITEN

SCHMERZ,
Schmerzen im allgemeinen

ABWECHSELNDE SYMPTOME

ABWECHSELNDE, alternierende Zustände: **Abrot.**[162] absin. acet-ac. **ACON.** **Act-sp.**[111] aesc.[36] **Aeth.**[8] **Agar.**[5] agki-p.[1202] **Agn.**[10] all-c. **Aloe**[809] **ALUM.**[1] alum-p.[58] alumn.[137] am-c.[5] **AM-M.**[5] **Ambr.**[1] aml-n.[111] ammc.[10] amylam.[137] anac.[1] anan.[36] androc.[222] ang.[36] ange-s.[255] **Anh.**[119] **ANT-C.**[5] **Ant-t.** **Apis**[54] apisin.[5] apoc.[58] aran.[149] arg. **Arg-n.** arge-p.[264] arist-cl.[119] **Arn.** **ARS.** **Ars-i.** ars-s-f.[58] **Asaf.**[5] asar.[1] asim.[54] astac.[36] aster.[36] **Atro.**[54] **AUR.**[5] aur-ar.[58] **Aur-i.**[58] aur-m.[58] aur-m-n.[36] **Aur-s.**[58] **Bar-c.** bar-i.[58] bar-s.[58] **BELL.**[1] bell-p.[256] **Benz-ac.**[8] **Berb.** bism.[1] bol.[36] **Bor.** **BOV.** **Brom.** brucel.[241] **BRY.**[5] bufo **Buth-aust.** **Cact.**[137] **Calad.**[5] **CALC.**[5] calc-ar.[137] calc-p.[10] calc-s.[54] calx-b.[194] **Camph.**[54] camph-br.[85] cand-a.[239] **Cann-i.**[36] **Cann-s.**[5] canth.[5] **Caps.**[1] **Carb-ac.**[25] **Carb-an.**[10] carb-v.[5] carbn-o. carbn-s.[36] **Carc.**[162] **Casc.** cassi-s.[192] cast.[10] **Caust.** cedr.[25] **Cench.**[122] cere-b.[36] **Cham.**[1] **CHEL.** **CHIN.** chin-ar. chin-b.[54] chlf.[46] chlol. choc.[222] **Cic.**[8] **Cimic.**[58] **Cina**[5] clem.[36] cob-n.[119] coc-c.[58] **COCC.**[1] **Coff.** colch.[5] **COLL.**[25] **Coloc.**[5] **Con.**[5] conv.[111] cop. cor-r.[111] corn-f.[45] cortico.[119] cortiso.[119] **CROC.**[5] **Crot-c.**[111] crot-h.[10] **Croto-t.**[5] cub.[36] **Cupr.**[5] **Cycl.**[5] cyt-l.[119] der. **Dig.**[10] dios. **Dros.**[54] **Dulc.**[8] ephe.[267] eug.[10] eup-per.[58] **Euph.** **Euphr.**[1] fago.[25] falco-p.[265] **FERR.** ferr-ar. **Ferr-i.** **Ferr-p.**[58] fl-ac. foll.[149] form.[116] gamb.[36] **GELS.**[36] germ.[222] gink.[227] gins. **Glon.**[36] **Gnaph.** **Graph.**[5] guare.[36] haliae-lc.[222] **Hell.**[5] helo. **HEP.** hist.[119] hura **Hydr.** hydrog.[222] **Hyos.**[1] hyper. hypoth.[149] **IGN.** **IOD.**[5] **Ip.**[5] irid.[222] **Iris**[58] jab. kali-ar. **KALI-BI.**[36] **Kali-br.**[54] **Kali-c.** **Kali-chl.**[54] kali-fcy.[198] kali-i.[58] kali-m.[137] **Kali-n.**[5] kali-p.[29] kali-s. kali-sil.[58] **Kalm.**[58] kola[1184] **Kreos.**[5] **LAC-C.**[58] **Lac-d.** lac-leo.[204] lac-lup.[204] **Lach.**[5] lachn.[36] lapa.[36] lappa[85] lar-ar.[251] **Laur.** **LED.**[5] **Lil-t.** **LYC.**[1] **Lycps.** lyss.[54] **M-arct.**[1] mag-c.[10] **Mag-m.**[1] mag-p.[58] mag-s. magn-gr.[85] **Manc.** mand.[149] **Mang.** mang-acet.[1] mant-r.[262] **Med.**[185] meli. meny.[1] meph.[36] **MERC.**[1] merc-c.[1] merc-i-f.[36] mez.[10] **Morph.**[102] **MOSCH.**[5] mur-ac.[36] **Murx.** musa[197] myris.[54] **Naja**[36] **Nat-ar.** **NAT-C.**[5] **Nat-m.** nat-p.[8] **Nat-s.**[54] neon[222] nicc.[36] nid.[149] **NIT-AC.** **NUX-M.**[54] **NUX-V.**[5] oci-s.[119] oena.[10] ol-an.[10] **OLND.**[144] onop.[149] **OP.** ox-ac.[58] ozone[227] **Par.**[5] paraf.[102] petr.[10] **PH-AC.**[5] phenob.[149] **Phos.**[1] phyt.[85] pitu-a.[164] plan.[102] **PLAT.** **Plb.**[5] **PODO.**[58] polyg. por-m.[251] prot.[149] **Psor.**[36] **Ptel.** **PULS.** rad-br.[102] **Ran-b.**[162] raph.[36] rauw.[119] **Rheum**[5] **Rhod.**[5] **RHUS-T.**[5] **Ruta**[5] **SABAD.**[5] sabin.[36] sac-alb. **Samb.**[5] **Sang.**[8] sanic.[56] sarr.[36] **SARS.** scorp.[269] **Sec.**[54] **Senec.**[30] **Seneg.** **Sep.**[1] **SIL.**[1] sin-a.[5] sol-n. spig.[1] spig-m.[36] spong.[1] **Squil.**[1] stann.[5] **Staph.**[30] **STRAM.** stront-c.[5] stroph.[111] stry.[36] **Sul-ac.**[5] sul-i.[58] sulfa.[149] sulfon.[72] **SULPH.**[1] sumb. syph.[36] **Tab.** tarax. **Tarent.**[8] tax.[303] tell.[149] tep. ter.[111] term-c.[192] **Thuj.**[36] thyr.[85] **Tub.**[122] **Urt-u.** **VALER.**[5] vario.[102] **Verat.**[5] verb.[5] vero-o.[232] vinc.[4] **Viol-o.** vip.[36] visc.[102] wye. xan.[85] **ZINC.** **Zinc-p.**[58] zing. ziz.[36]

☞ *C; Metastasierung (Übergang einer Krankheit auf ein anderes Organ oder Organsystem) • C; Veränderliche, unstete Symptome • C; Wechsel, Veränderung; Symptome, ständiger Wechsel, Veränderung der • C; Widersprüchliche und abwechselnde Zustände*

SEITEN

ABWECHSELNDE Seiten: acon.[5] adam.[222] aesc.[111] agar.[5] aloe[111] alum.[137] ang.[5] ant-c. apisin.[5] arn.[5] ars. **Aur-m-n.**[272] bamb-a.[1184] **Bell.**[5] bell-p.[256] **Berb.**[137] brom.[5] **BRY.** calc.[5] calc-p.[137] carb-v.[5] caust.[5] cham. chel.[5] **CHIN.** cic.[36] **CIMIC.**[809] cina[5] **COCC.**[5] colch. coloc. con.[5] cupr.[5] cycl.[5] dig.[5] dios.[137] dulc.[5] echi.[111] euon. fl-ac.[5] gels.[111] glon.[111] gnaph.[111] graph.[137] haliae-lc.[222] ham.[111] hell.[5] hydr-ac.[268] hydrog.[222] hyper. ign.[5] irid.[222] **Iris** **Kali-bi.**[137] kali-c.[5] kali-i.[137] kali-n.[137] kalm.[137] **LAC-C.**[58] lac-eq.[204] lach.[5] lappa[111] **Lil-t.** lob.[111] lyc.[1] lycps.[111] lyss.[111] mag-m.[1] mag-p.[137] manc.[111] mang.[5] merc. mez.[5] mosch.[137] naja[111] nat-c. **Nat-m.**[5] nat-p. nat-s.[137] neon[222] **Nux-v.**[5] ol-an.[85] onos. ozone[227] **PHOS.**[137] phys.[137] phyt.[111] pic-ac.[111] plan. plat.[1] plb.[5] **Puls.**[137] rad-br.[111] ran-b.[5] rat. rhod.[5] **Rhus-t.**[137] rumx.[111] samb. sep.[5] sil.[5] **Sin-a.**[137] **Sin-n.**[137] stann.[5] staph.[5] **Sulph.**[1] ter. thuj.[5] ust.[137] verat. **Zinc.**[137]

☞ *C; Widersprüchliche und abwechselnde Zustände*

EINSEITIG: acet-ac.[58] **Acon.**[5] **Aesc.**[25] **Agar.**[5] **Agn.**[5] aloe[111] **ALUM.**[5] **Alum-p.**[58] alum-sil.[58] **ALUMN.**[54] am-c.[5] **AM-M.**[22] **Ambr.**[5] aml-n.[85] **ANAC.**[5] ang.[5] ant-c.[5] ant-t.[5] aphis. **Apis**[54] apisin.[5] **Apoc.**[8] aran-ix.[149] **Arg.**[5] **ARG-N.**[5] **ARN.**[1] **Ars.** **ASAF.**[5] **ASAR.**[1] **Aur.** aur-ar.[58] aur-m. **Aur-m-n.** aur-s.[58] **Bar-c.**[1] **BAR-S.**[58] **BELL.**[5] benz-ac. **Bism.** bor.[1] both-l.[3070] **Bov.**[5] **Brom.**[5] **BRY.**[5] cadm-s. **Calc.**[1] calc-acet.[111] **Calc-p.**[26] calc-s.[58] camph.[5] cann-s.[5] **Canth.**[5] **CAPS.**[5] carb-ac.[36] carb-an.[5] **CARB-V.**[5] carbn-s. **CAUST.** **CHAM.**[1] **Chel.**[5] chen-a.[54] **Chin.**[1] **Chin-s.**[10] chion.[102] chlor.[111] chlorpr.[149] **CIC.**[5] cimic.[25] **Cina**[5] citl-v.[197] **Clem.**[5] **Coc-c.**[54] coca[25] **COCC.**[5] **COFF.**[5] colch.[5] **COLOC.**[1] **CON.**[5] **Croc.**[5] cub.[36] **Cupr.** cur.[102] **CYCL.**[5] **Daph.**[36] **DIG.**[1] dios.[25] dros.[5] **Dulc.**[5] elaps[36] elat. euon. euph.[5] euphr.[5] **Ferr.** ferr-p. ferr-s.[36] **Fl-ac.** **Gels.** **Glon.** **Graph.**[1] **Guai.**[5] ham.[111] hell.[5] **HEP.**[36] hippoz. hist.[119] hura[36] **Hyos.**[5] **Ign.**[1] ind. indg.[111] iod.[5] **IP.**[5] irid.[111] **IRIS** **Kali-bi.** **KALI-C.**[5] **Kali-chl.**[58] kali-n.[5] **KALI-P.** **Kali-sil.**[58] kalm. kola[1184] **KREOS.**[5] lac-c. **Lac-d.** **LACH.**[5] lact. **Laur.** led.[1] lepro.[197] lob.[1] **LYC.**[1] **LYSS.** **M-arct.**[5] m-art.[5] m-aust.[5] mag-c.[1] mag-m.[5] **Mang.**[5] **Mangi.**[197] meli.[111] meny.[5] **MERC.**[5] **Merc-c.**[137] merc-d.[102] **Mez.**[1]

EINSEITIG (Forts.)

MOSCH.[5] **Mur-ac.**[5] murx. nat-ar. nat-c.[5] **Nat-m.**[1] nat-p.[58] nat-s. nicc. nit-ac.[1] nux-m.[5] **NUX-V.**[5] oena.[36] **Olnd.**[5] **Onos.** orig.[36] ozone[227] **PAR.**[5] **PETR.** **PH-AC.**[5] **PHOS.** **Phyt.** pic-ac.[111] plan.[25] **PLAT.**[1] **Plb.**[5] prun.[111] **Psor.** ptel. **PULS.**[1] pyrog.[111] rad-br.[111] **Ran-b.**[5] ran-s.[5] raph.[111] **Rheum**[5] **Rhod.** **RHUS-T.**[5] **Rob.**[36] ruta[5] **Sabad.**[5] **Sabin.**[5] samb.[1] **SANG.**[54] **SARS.**[5] **Sec.**[5] sel.[5] seneg.[5] **SEP.**[5] **SIL.**[5] sin-a.[137] sin-n.[111] sol-n.[25] **SPIG.** spong.[5] squil.[5] **Stann.**[5] **Staph.**[5] stict. **Stram.** **Stront-c.**[5] stroph.[137] **SUL-AC.**[5] **SULPH.** **Syph.** tab.[58] **Tarax.**[5] **Tarent.**[54] tax.[303] tell.[36] ter.[111] teucr.[5] thala.[149] ther.[137] **THUJ.** til.[36] tub.[58] upa.[85] uran-n.[25] valer.[5] **Verat.** **VERB.**[5] viol-o.[5] viol-t.[5] vip.[36] x-ray[119] xan.[36] **ZINC.**[5] ziz.[25]

erstreckt sich zur anderen Seite, und dort agg.: arg-n.[137] ferr.[137] iris[137] lac-c.[137] **LYC.**[137] mang.[137] tub.[137]

Teil, auf dem man liegt, agg. sich:
☞ *M; Liegen; während; Körperteil, auf dem man liegt, agg. sich dadurch*

KREUZ, über: acon. agar.[116] agn. **Alum.** am-c. am-m. ambr.[5] anac.[5] ant-c. ant-t. apiol.[137] arg. arn. ars. ars-i. asar. asc-t.[36] bac.[62] bar-c. **Bell.** berb.[137] bism. bor. both-l.[122] bov. brom. bry. calad. calc. camph. cann-s. caps. carb-an.[5] carb-v. carc.[166] caust. cham. **Chel.** **Chin.** cic. cina coff. colch. coloc. con. croc. cupr. cycl. dig. dulc. euph. euphr.[58] ferr. fl-ac.[5] glon.[111] graph. hell. hep. hydrog.[222] hyos. hyper. ign. iod. ip. kali-bi.[137] kali-c.[5] kali-i.[137] kali-m.[137] kali-n.[1] **Kalm.**[137] lac-c.[111] lach.[5] laur. led. lyc.[5] m-arct.[5] m-art.[5] m-aust.[5] mag-c. mag-m.[5] **Mang.** med.[102] meny. merc. merc-i-f. mez. mill. mur-ac. murx.[137] nat-c. nat-m. nit-ac. nux-m. nux-v. olnd. op. par. perh.[149] ph-ac. **Phos.** plat. plb. puls.[5] ran-b. ran-s. rheum rhod. **Rhus-t.** ruta sabad. sabin. samb. sars. sec. sel. seneg. sep.[137] **Sil.** spig. spong. squil. stann.[5] staph. stict.[137] stram. sul-ac.[5] **Sulph.** tarax. teucr. thuj.[5] valer. verat.[5] verb. viol-o. viol-t. zinc.[5]

links oben und rechts unten: **AGAR.** **Alum.** **Anac.** ant-t.[102] **Arn.** ars. **Asc-t.**[36] bac.[62] bar-c. bell. **Both-l.**[122] brom. camph. caps. **Carb-an.** cham. chel. chin. coff. con. cycl. euphr. **Fl-ac.** hep. hydrog.[222] hyper. **Kali-c.** kali-n. lach. laur. **LED.** m-arct.[5] m-aust.[5] mag-m. meny. merc. mill. mur-ac. nat-m. nit-ac. nux-m. nux-v. olnd. op. par. ph-ac. **Puls.**[5] ran-s. rhod. **RHUS-T.** sabad. sabin. samb. sars. sec. seneg. spong. **Squil.** **Stann.** staph. stram. sulph. **TARAX.** teucr. **Thuj.** valer. **Verat.** **Verb.** **Viol-t.**

links unten und rechts oben: acon. **Agar.**[116] agn. am-c. am-m. **AMBR.** **Ant-c.** ant-t. arg. ars-i. asar. asc-t.[36] bism. **Bor.** **Both-l.**[122] **Bov.** brom.[102] bry. calad. **Calc.** cann-s. carb-v. **Caust.** chel. cic. cina colch. coloc. croc. cupr. dig. dulc. euph. euphr.[58] **Ferr.** graph. hell. hyos. ign. iod. ip. kali-n.[1] **Lyc.** m-art.[5] mag-c. mang. med.[102] **Merc-i-f.** mez. mur-ac. **Nat-c.** nux-v. perh.[149] **PHOS.** plat. **Plb.** ran-b. rheum rhus-t. ruta sel. **Sil.** spig. **SUL-AC.** viol-o.

LINKS: abrot.[36] **Acet-ac.** achy.[149] **ACON.** act-sp.[102] adam.[222] adon.[111] aegle.[192] aegle-f.[192] **Aesc.** aeth.[10] **Agar.**[1] agki-p.[1202] **Agn.** ail.[25] alco.[10] **ALL-C.** all-s. allox.[119] aloe[8] **ALUM.**[1] alum-sil.[58] alumn.[5] **Am-br.**[25] **AM-C.**[1] am-i.[304] **AM-M.**[1] **AMBR.**[5] aml-n.[36] ammc.[4] ampe-qu.[102] amph.[36] amyg-am.[10] amyg-p.[36] **ANAC.**[1] **ANAG.**[54] androc.[222] **Ang.**[5] ange-s.[149] anh.[149] anis. **ANT-C.** ant-s.[36] **ANT-T.**[5] **Aphis.**[72] **Apis**[8] **APISIN.**[5] apoc.[25] aq-des.[275] aq-mar.[149] aran.[25] aran-ix.[144] **ARG.**[1] arg-m.[36] **ARG-N.**[5] arge.[102] arist-cl.[119] arist-m.[36] **ARN.**[5] **ARS.**[5] ars-h. **Ars-i.** ars-met. ars-s-f.[1] ars-s-r. **Art-v.**[54] **Arum-d.**[45] **ARUM-T.** arund.[8] **ASAF.**[5] **ASAR.**[1] **Asc-t.**[8] **Aspar.**[8] **Aster.**[36] astra-e.[149] astra-me.[102] atista[192] atra-r.[149] **AUR.** **Aur-m.**[36] **Aur-m-n.**[54] aur-s.[58] aza.[192] **Ba-sv.**[136] ba-tn.[136] bac.[56] bad.[25] **Bamb-a.**[38] bani-c.[204] bapt.[25] bar-acet.[4] **Bar-c.**[1] bar-m. bart.[36] bcg[149] **BELL.**[5] **Bell-p.**[54] **Benz-ac.**[36] **Berb.**[8] beryl.[119] **Bism.** blatta blatta-a.[36] boerh.[192] bol.[25] **BOR.**[1] both-a.[3070] **Bov.**[5] brach.[36] **BROM.**[1] bros-g.[259] brucel.[241] **BRY.** bufo[36] **Buni-o.**[149] **CACT.**[8] cadm.[149] cahin. caj.[36] calad.[5] **CALC.**[1] calc-acet.[1] **Calc-ar.**[54] calc-caust.[36] calc-f.[111] **Calc-p.**[26] **Calc-s.** calcul-r.[77] calen.[45] calx-b.[194] **Camph.**[1] cann-i.[25] **CANN-S.**[5] **Canth.**[5] **CAPS.**[1] **Carb-ac.** **CARB-AN.** **CARB-V.** **Carbn-s.** carc.[193] **Card-m.**[25] **Carl.** carn-g.[264] cass.[36] cassi-f.[192] cassi-s.[192] cast.[36] cast-eq.[8] cath-a.[264] **Caul.** **CAUST.**[1] cean.[102] **CEDR.** **Cench.**[58] cere-b.[36] **CHAM.**[1] **CHEL.**[1] **Chen-a.** chen-v.[8] chim.[8] **CHIN.**[5] **Chin-ar.**[8] chin-b.[8] **Chin-s.**[10] chion.[36] chlor. chloram.[149] choc.[222] chr-ac. chr-o.[36] **Cic.**[1] **Cimic.**[25] **CINA**[1] **Cinnb.**[1] cist.[8] cit-v.[36] citl-v.[197] **CLEM.**[1] cob. cob-n.[119] coc-c.[25] coca[36] **Cocc.**[1] coch.[8] cod.[25] **Coff.** coff-t.[36] **Colch.**[5] **COLOC.**[5] colocin.[36] **Com.**[8] **CON.**[1] conch.[36] conv.[25] cop. **Cor-r.** corn. corn-f.[45] cortico.[119] cortiso.[119] corv-c.[258] cot.[36] crat.[102] **CROC.**[5] **Crot-c.** **Crot-h.** **Croto-t.**[5] cund.[36] **Cupr.**[1] **Cupr-acet.**[8] cupr-ar.[25] **Cur.**[38] curc.[192] **Cycl.**[1] cymbo-ci.[5] cypra-e.[227] cyt-l.[119] daph. **DIG.** **DIOS.**[25] diph.[137] dirc.[36] **DROS.** **DULC.**[1] **Echi.** **Elaps** elat.[36] ems[9] ephe.[267] equis.[36] erig.[25] ery-a.[25] **Eug.**[8] euon.[36] **Eup-per.** eup-pur.[25] **EUPH.**[1] **Euphr.**[1] **Eupi.**[36] **Fago.**[25] falco-p.[265] **FERR.**[5] **Ferr-i.**[36] ferr-ma. ferr-p.[8] ferr-s.[36] **FL-AC.**[5] flav.[149] flor-p.[149] **Form.**[25] form-ac.[116] franz.[9] gall-ac.[25] **Gamb.**[8] **GELS.**[36] genist. gent-c. germ.[222] get.[45] gink.[142] gins.[36] **GLON.**[111] glyc-g. goss. gran.[36] granit-m.[194] **GRAPH.**[1] grat.[36] gua.[36] **GUAI.**[1] guare.[25] gymn.[25] haliae-lc.[222] hall[36] halo.[149] ham.[36] harp.[1184] **Hedeo.**[25] helia.[36] helio.[36] hell.[1] helo. helod-c.[205] **HEP.**[1] hepat.[25] hip-ac.[149] hipp.[8] hir.[149] hura[36] **Hydr.** hydr-ac. hydrang.[102] hydrc.[36] **Hydro-c.**[2147] **Hydrog.**[222] **Hyos.**[1] **Hyper.** iber.[25] ictod. **IGN.**[5] ignis[194] imp.[204] **Ind.**[36] **Indg.**[36] **Iod.**[1] iodof.[8] **IP.**[5] **Ipom.**[8] irid.[102] iris[25] jac. jac-c.[8] jatr.[36] jug-c.[25] jug-r.[36] kali-ar. **KALI-BI.** kali-br.[36] **KALI-C.** **Kali-chl.**[58] **KALI-I.**[111] kali-m.[61] **Kali-n.** **Kali-p.**[111] kali-s. **KALM.** kiss.[36] knau.[33] **KOLA**[1184] **KREOS.**[5] kres.[144] kurch.[192] lac-ac.[36] **Lac-c.**[40] lac-cpr.[261] **Lac-d.**[56] lac-del.[204] **Lac-f.** lac-leo.[204] lac-lox-a.[204] lac-lup.[204] **LACH.**[5] lachn.[15] **Lact.** lam.[36] lap-laz.[227] lar-ar.[251] lat-h.[301] **Lat-m.**

LAUR.[5] **LED.** lepi.[36] lept.[25] **Lil-t.**[25] lim-b-c.[204] lipp.[1025] **Lith-c.**[25] **LOB.** lob-c.[25] lob-e.[85] **Lob-s.**[102] loxo-r.[205] **LYC.** lycpr.[36] **Lycps.** **Lyss.**[144] **M-ARCT.**[5] m-art.[5] **M-AUST.**[1] **Mag-c.** **Mag-m.** **Mag-p.**[8] mag-s.[10] magn-gr.[85] maia-l.[204] maland.[56] **Manc.**[36] **Mang.** mang-acet.[1] mang-m.[36] **Mangi.**[197] marm-w.[194] **Med.** meli. menis.[25] menth.[36] menth-pu.[36] menthol[72] **Meny.**[1] meph.[8] **MERC.**[5] **Merc-c.**[1] merc-cy.[25] merc-f.[5] **Merc-i-f.** **Merc-i-r.**[36] **Merl.**[8] **MEZ.**[1] **Mill.**[5] **Mim-h.**[36] mit.[36] morg.[136] morg-g.[136] mosch.[5] **Mur-ac.**[1] murx. musa[197] mygal.[192] myos.[85] myric.[25] myris.[5] **Myrt-c.**[5] nabal.[25] **Naja**[25] nat-ar.[36] **Nat-c.**[5] nat-h.[36] **NAT-M.**[1] nat-n.[85] nat-p.[36] **Nat-s.**[8] nat-sil.[58] neon[222] **Nicc.** nid.[149] **NIT-AC.**[1] nit-m-ac. nit-s-d.[36] nuph.[36] **Nux-m.**[5] **NUX-V.**[5] oci. oena.[36] **Ol-an.**[8] ol-j.[25] **OLND.**[5] onop.[149] **Onos.** op.[5] oreo.[102] **Osm.**[36] **OX-AC.** oxyg.[85] ozone[227] paeon.[85] pall.[36] **Par.**[5] paraf.[102] **PAREIR.**[8] paro-i.[149] parth.[77] paull.[85] paull-p.[36] pect.[72] ped.[85] perh.[149] peti.[36] **Petr.**[1] **Ph-ac.**[5] **Phel.**[162] **PHOS.**[1] phys.[25] **Phyt.** **Pic-ac.** pip-m. pip-n.[111] pitu-a.[164] pix.[45] **Plan.** plan-m.[45] **Plat.** **PLB.**[5] plect.[36] plut-n.[222] podo.[25] polyg.[25] polyp-p.[36] por-m.[251] **Prun.**[36] psil.[164] **Psor.**[36] ptel.[25] pull-g.[181] **PULS.**[122] puls-n.[25] pulx.[102] pyrog.[137] quas.[142] querc-r.[257] **RAN-B.**[5] **Ran-s.**[5] raph. **Rat.**[8] ratt-n.[204] rauw.[119] **RHEUM**[5] **RHOD.** rhus-g.[25] rhus-r.[111] **RHUS-T.**[1] rhus-v.[25] rob.[36] **RUMX.** **RUTA**[1] **SABAD.** sabal.[85] **SABIN.**[5] sac-l.[55] sal-ac.[54] **Samb.**[1] **Sang.** sanguin-n.[58] **Sanic.** sapin.[36] sapo.[102] sarcol-ac.[144] **SARS.** scirr.[85] scol.[1142] scroph-n.[85] scut.[25] **Sec.**[809] **SEL.**[5] **Senec.**[25] **SENEG.**[5] **SEP.**[1] sieg.[144] **SIL.**[1] **Sin-n.**[8] skat.[72] skook.[85] sol[236] **Sol-n.**[102] spect.[271] sphing.[36] **SPIG.**[5] spira.[36] **SPONG.**[5] **SQUIL.**[1] **STANN.**[1] **STAPH.** **Stict.** still.[25] **STRAM.**[5] strep-s.[197] **Stront-c.** stroph.[85] stroph-s.[119] **Stry.** succ.[194] **Sul-ac.**[1] sul-i.[58] sulfonam.[149] **SULPH.**[1] **Sumb.** syc-co.[62] **Syph.**[8] **Tab.**[36] **Tama.**[197] tanac.[25] **TARAX.**[1] **Tarent.** tarent-c.[192] tax.[36] tela[192] **TELL.** tep.[36] ter.[10] term-a.[192] term-c.[192] tet.[36] **TEUCR.** thala.[149] thea[192] **Ther.** **Thlaspi**[29] **THUJ.** thyr.[72] til.[36] til-c.[253] tong.[10] toxo.[149] trif-p.[25] tril-c.[36] trio.[25] trom.[36] **Tub.** tub-a.[102] tung.[209] tylo-i.[192] upa.[36] uran.[269] uran-n.[8] urt-u. **Ust.** uva.[102] v-a-b.[149] vac.[36] **Valer.**[2] **Verat.**[1] verat-v.[25] **VERB.** vesp. vib. vinc.[4] **VIOL-O.**[5] **Viol-t.**[5] vip. vip-a.[149] visc.[25] wye.[85] xan.[25] yuc.[36] **ZINC.**[1] zinc-chr.[111] zinc-i.[111] zinc-val.[85] zing.[8] ziz.[25]

rechts, dann: acon. all-c.[111] aloe androc.[222] arg-n.[5] arn.[102] ars.[5] benz-ac.[122] brom.[5] calc.[5] calc-p. **Colch.** dulc. elaps ferr.[5] **Form.**[111] form-ac.[116] hed.[119] hydrog.[222] **Iod.**[122] kali-c. kreos. lac-c.[102] **LACH.** merc-i-r.[111] naja nit-m-ac. nux-m.[137] nux-v.[5] phyt. psil.[164] puls.[5] **Rhus-t.** sabad.[5] stann.[5] tarax.[5]

RECHTS: **Abies-c.** abrot.[36] acet-ac. **Acon.**[1] act-sp. adam.[222] adlu.[149] aegle.[192] aegle-f.[192] **Aesc.**[8] **Aeth.**[36] **Agar.**[1] agki-p.[1202] **Agn.**[5] **Ail.** alet.[85] **All-c.** all-s.[36] allox.[119] aloe[28] **ALUM.** alum-p.[58] **Alumn.**[36] am-be. am-br.[25] **AM-C.**[5] **AM-M.** **Ambr.**[1] aml-n.[111] ammc.[4] amph.[36] amyg-am.[36] amyg-p.[36] **Anac.**[1] anag. anan.[5] androc.[222] **Ang.**[1] ango.[85] anis.[36] **Ant-c.**[1] **Ant-t.** anthr. ap-g.[102] **Aphis.**[31] **APIS**[36] **APISIN.**[5] apoc.[8] apoc-a.[36] aq-des.[275] aq-mar.[36] aquil.[102] aran.[25] aran-ix.[149] **ARG.**[1] arg-m.[36] **Arg-n.** arge-p.[264] arist-m.[36] **ARN.**[5] **ARS.**[1] ars-h. ars-i.[25] ars-met.[8] ars-s-f.[1] ars-s-r.[38] art-v.[54] arum-d.[25] arum-t.[54] arund. **Asaf.**[36] **Asar.** asc-t.[25] aspar. astac.[36] aster.[36] **Astra-e.**[149] astra-me.[102] atista[192] **AUR.**[1] aur-ar.[58] **Aur-i.**[58] aur-m.[36] **Aur-m-n.**[36] aur-s.[58] bac.[8] bad.[25] bamb-a.[1184] bani-c.[204] **BAPT.**[25] bar-acet.[36] **BAR-C.** **Bar-m.** **Bar-s.**[58] **BELL.**[1] **Bell-p.**[149] **Benz-ac.** **Berb.** **BISM.**[5] blatta **BOR.**[1] both-a.[3070] **Both-l.**[5] **Bov.**[5] **Brach.**[111] brass.[222] **BROM.**[5] bros-g.[259] bruc. brucel.[241] **BRY.**[1] bufo[36] bufo-s. but-ac.[119] buth-aust.[119] **CACT.**[8] cahin. caj.[25] calad.[5] **CALC.**[1] calc-acet.[1] calc-ar.[36] calc-caust.[36] calc-i.[58] **Calc-p.**[36] calc-s.[58] calc-sil.[58] calen.[36] calx-b.[194] **Camph.** cann-i.[25] **CANN-S.**[5] **CANTH.**[5] **Caps.**[8] **CARB-AC.** **CARB-AN.**[1] **CARB-V.**[1] **CARBN-S.** carc.[119] **Card-m.**[122] **Carl.**[36] carn-g.[264] cass.[36] cassi-f.[192] cassi-s.[192] cast. cast-eq. cath-a.[264] **CAUST.**[1] **Cedr.** cench.[5] cere-b.[36] cere-s.[36] **Cham.**[1] **CHEL.**[1] **CHEN-A.**[5] chen-v.[85] chim. **Chin.**[1] **Chin-ar.** chin-b.[85] **Chin-s.**[36] chlf.[36] chlor. chloram.[149] choc.[222] chr-ac.[8] **CIC.**[1] **Cimic.** cimx. **Cina**[1] cinnb.[8] **Cist.** citl-v.[197] **CLEM.** cob. **COC-C.**[809] coca[25] **Cocc.**[1] cod.[25] **Coff.**[5] **Colch.**[5] colchin.[85] **COLOC.**[1] **COM.**[36] **CON.**[1] conv.[38] cop.[36] cor-r. corn.[54] corn-f.[45] cortico.[119] cortiso.[119] corv-c.[258] cot.[36] **Croc.**[5] **CROT-C.**[36] **CROT-H.**[8] croto-t.[5] cub.[36] culx.[58] cund.[36] **Cupr.**[1] cupr-acet.[54] **Cupr-ar.** **Cur.**[54] curc.[192] **Cycl.** cymbo-ci.[5] cyn-d.[149] cypra-e.[227] cyt-l.[119] daph. dicha.[149] **Dig.**[1] digin.[36] **Dios.** dirc.[85] dol. dor.[8] **Dros.**[1] **Dulc.**[1] **Echi.** **Elaps**[36] **Elat.**[54] electr.[56] ephe.[267] equis.[36] erech.[25] erig.[25] erio.[102] eug.[36] euon.[36] eup-per.[25] eup-pur. **Euph.**[5] **EUPHR.**[5] eupi.[36] fago.[25] falco-p.[265] **FERR.** ferr-acet.[102] ferr-ar. ferr-i.[58] **FERR-M.** ferr-ma. **Ferr-p.** ferr-pic.[102] **FL-AC.**[5] **Form.**[25] form-ac.[102] gall-ac.[25] **Gamb.** **Gels.**[8] gent-c.[36] germ.[222] get.[36] gink.[149] **Gins.** **Glon.**[54] gnaph.[8] goss.[25] gran.[36] granit-m.[194] **GRAPH.**[1] grat.[8] grin.[162] **Guai.** guare.[25] gymn.[25] haliae-lc.[222] **Ham.** harp.[149] **Hell.**[1] helo.[77] helod-c.[205] **Helon.** **HEP.**[1] hip-ac.[119] hipp.[36] hura[36] hydr.[25] hydr-ac.[111] **Hydrc.**[54] **Hydrog.**[222] **Hyos.** hyosin.[137] **Hyper.**[8] hypoth.[149] ichth.[102] **IGN.**[5] ignis[194] ind.[36] **Indg.**[36] inul.[36] **IOD.**[1] iodof.[8] **Ip.**[1] irid.[85] irid-m.[139] **IRIS**[8] iris-foe.[36] jac. jal.[8] jatr.[36] **Jug-c.**[25] junc.[36] **Kali-bi.**[36] kali-br.[25] **KALI-C.**[1] kali-chl.[36] kali-cy.[110] **KALI-I.** kali-m.[36] **KALI-N.**[1] **Kali-p.**[58] **Kali-s.**[58] kali-sil.[58] **Kalm.**[36] kiss.[36] knau.[33] kola[1184] **Kreos.**[5] kurch.[192] lac-ac.[8] **Lac-c.**[54] lac-cpr.[261] lac-del.[204] lac-eq.[204] lac-leo.[204] lac-lox-a.[204] lac-lup.[204] **LACH.**[5] lachn.[25] lact.[36] lam.[36] lap-laz.[227] lar-ar.[251] lat-h.[301] **Laur.**[5] lec. **LED.** lepi.[36] lepro.[197] **Lept.** **Lil-t.**[25] lim.[102] lim-b-c.[204] lipp.[36] **LITH-C.** lith-m.[36] **Lob.** lob-c.[8] lob-e.[85] lob-s.[25] loxo-r.[205] **LYC.**[1] **Lycpr.**[102] **Lycps.**[36] **LYSS.** **M-arct.**[5] **M-art.**[5] m-aust.[5] macrin.[36] **Mag-c.** **Mag-m.**[1] **MAG-P.** mag-s.[1] maia-l.[204] maland.[56] manc.[36] mand.[149] **Mang.**[5] mang-acet.[1] mang-m.[36] mang-o.[36] **Mangi.**[197] mant-r.[262] marm-w.[194] **Med.** mein.[9] meli. menth.[85] menth-pu.[36] **Meny.**[1] meph.[8]

RECHTS (Forts.)

MERC.[122] **MERC-C.**[5] merc-d.[111] **Merc-i-f.**[8] **Merc-i-r.**[36] merl. methys.[149] **MEZ.**[1] mill.[5] mim-h.[36] mit.[25] moly.[149] morg.[136] morg-g.[136] morph. **Mosch.**[5] **MUR-AC.**[1] **MURX. Musa**[197] **Mygal.**[8] myric.[25] nabal.[25] naja[36] **Nat-ar.**[36] **NAT-C.**[1] **NAT-M.**[5] nat-p.[36] **NAT-S.** nat-sil.[58] neon[222] **Nicc. NIT-AC.**[5] nit-s-d.[36] **Nux-m.**[5] **NUX-V.**[1] **Oci.** oci-s.[119] oena.[36] **Ol-an.** ol-j.[25] ol-suc.[194] **Olnd.**[5] onos. **Op.**[5] osm.[36] ost.[36] **Ox-ac.**[36] oxyg.[85] ozone[227] paeon.[85] **Pall.**[36] **Par.**[5] paull-p.[36] ped.[36] **PETR.**[1] **Ph-ac.**[1] phase.[72] **PHEL. PHOS.** phys.[25] **Phyt.**[25] **Pic-ac.** pimp.[5] pip-m.[36] **Pitu-a.**[164] **Plan. Plan-m.**[45] **PLAT.**[1] **PLB.** plect.[36] plut-n.[222] **Podo.**[25] polyg.[25] polyg-pe.[111] polyg-s.[102] por-m.[251] prim-v.[102] **PRUN.** prun-v.[85] psil.[149] **PSOR.**[36] ptel.[25] **Pull-g.**[181] **PULS.**[1] puls-n.[25] pyrog.[58] quas.[102] querc-r.[257] rad-br.[85] ran-a.[137] **RAN-B. RAN-S.**[5] **Raph.**[111] **RAT.**[36] ratt-n.[204] rauw.[119] rheum[5] **RHOD.** rhus-r.[10] **RHUS-T. Rhus-v.**[111] rumx.[25] **Ruta**[1] **SABAD.**[5] **Sabin.**[5] **Sal-ac.**[8] salv.[45] salx-p.[36] **Samb.**[1] **SANG.** sanguin-n.[85] **Sanic.** sant.[25] sap-sod.[45] sapin.[36] saroth.[36] sarr.[36] **SARS.**[1] scut.[25] **SEC.**[5] sel.[5] **Senec. SENEG.**[5] **SEP. SIL.**[1] sin-n. sol[29] sol-n.[25] solid.[85] spect.[271] **SPIG.**[1] spira.[36] spirae.[144] **SPONG.**[1] **Squil.**[5] stach.[102] **Stann.**[1] **STAPH.**[1] **Stict.**[8] still.[36] **STRAM.**[1] **STRONT-C.**[5] stry.[36] **SUL-AC.**[1] **Sul-i.**[38] sulfa.[119] **SULPH. Sumb. Syph.**[8] tab.[8] **Tama.**[197] tanac.[25] taosc.[270] **TARAX.**[1] **Tarent.** tarent-c.[192] tax.[36] tela[192] **Tell.**[26] tep.[36] **Ter.** term-a.[192] term-c.[192] **Teucr.**[5] thea[192] ther. thiop.[149] thlaspi[122] **THUJ.**[5] thyr.[137] til. til-c.[253] tong.[36] trom.[36] **Tub.**[36] tub-a.[102] tung.[252] tylo-i.[192] upa.[36] uran.[269] uran-n.[8] uro-h.[264] **Urt-u.**[85] ust.[8] **Valer.**[5] vario.[111] ven-m.[149] **VERAT.**[5] verat-v.[8] **Verb. Vero-o.**[232] vesp.[36] vichy-g.[36] **VIOL-O.** viol-t.[5] vip.[36] visc.[25] wild.[36] wye.[36] x-ray[102] xan.[25] yuc.[36] **ZINC.**[1] zinc-ar.[137] zinc-i.[85] zing.[36] ziz.[25]

links, dann: acet-ac. acon. am-c.[5] ambr.[5] anac.[122] androc.[222] ap-g.[102] **Apisin.**[5] ars.[36] ars-met. aspar. bar-c.[122] bell. benz-ac.[111] bros-g.[259] bry.[5] calc-p.[111] canth.[5] carb-ac.[25] **Caust.**[122] chel.[5] choc.[222] cub.[36] cupr.[5] graph.[193] hydrog.[222] lil-t.[111] **LYC.** merc-i-f.[111] mez. ol-j.[25] ox-ac.[111] **Phos.**[5] ptel.[36] rheum[122] rumx.[111] **SABAD.**[5] sang. saroth.[36] spong. sul-ac.[5] sulph. syph.[111] thiop.[149] **Verat.**[5]

ZEIT

TAGSÜBER:

agg.: acon.[5] **Agar. ALUM.**[1] **Am-c.**[5] am-m.[1] ambr.[5] anac.[5] ang.[5] ango.[25] **Ant-c.**[5] **Ant-t.**[5] apis[54] **Arg.**[5] **Arg-n.** arn.[5] **Ars. Arum-t. Asar.**[5] aur.[5] **Bar-c.**[5] bell. bism.[5] bor.[5] **Both-l.**[3070] bov.[5] brom. **Bry.**[5] cact.[25] **CALC. Calc-p.** calc-sil.[58] camph.[5] **Carb-an. Carb-v.**[5] **CARBN-S.**[25] carl. cast.[10] **Caust.**[54] cedr.[25] cench.[58] **Cham.**[54] **CHEL.**[25] **CHIN. Cic.**[54] cimic.[25] **Cina**[8] clem. cob. coca[36] **Cocc.**[5] coloc.[5] com.[36] **Con.**[1] cortico.[119] **Crot-h.** cupr.[5] **CYCL.**[36] dig.[5] digin.[36] dios.[25] **DROS.**[5] **Dulc.** elaps[36] eup-per. euph.[10] **EUPHR.**[5] **FERR.**[5] gamb. glon.[111] granit-m.[194] **Graph.**[5] **HELL.**[5] **HEP.**[1] hydr. hydr-ac.[268] hyos.[5] ign. ind. **IOD.** ip.[36] iris[36] **Kali-bi. KALI-C.**[1] kali-i.[137] kali-n.[1] kali-p.[58] kali-sil.[58] **KALM.** kreos.[5] lac-c.[58] lac-d.[58] **LACH.**[5] lath.[137] laur. led.[5] lob-s.[25] **LYC.**[1] lyss.[36] m-aust.[5] mag-c.[1] mag-m.[5] mag-s. **Mang.**[5] mang-m. **Med.**[54] meny.[5] **Merc.**[5] **Merc-c.**[36] mez. mosch.[36] mur-ac. murx. **Nat-ar.**[36] **NAT-C.**[1] **NAT-M.**[1] **Nat-p.** neon[222] nicc. **Nit-ac.**[5] nuph.[36] **NUX-V.** ol-an.[36] op. ox-ac. **Petr. PH-AC.** phel.[36] **Phos.** phys.[36] pic-ac. pip-m.[36] plan.[25] plat.[36] plb. plut-n.[222] por-m.[251] psor.[56] ptel. **Puls.**[5] pyrog.[111] ran-b.[5] ran-s.[5] **Rhod.**[5] **Rhus-t.**[5] rumx. **Sabin.**[5] **SANG.** sanic.[85] sars. **Sec.**[5] **SEP.**[1] **Sil.**[5] **SOL-N.**[5] sol-t-ae. spig.[5] **SPONG. STANN.**[5] **Staph.**[1] **STICT. STRAM.** succ.[194] **Sul-ac.**[5] **SULPH.**[1] syph.[111] tab.[36] tanac.[25] tarent. tax.[36] **Thuj.**[5] trif-p.[25] tub.[111] ust.[25] **Verat.**[5] verb.[54] viol-o.[5] viol-t.[5] xan.[54] **Zinc.**[1]

- **Sonnenlauf** zu- und abnehmend, mit dem: acon.[5] glon.[111] kali-bi.[111] kalm.[111] nux-v.[5] **Sang.**[111] spig.[5] stram.[5] sulph.[5]

- **Sonnenaufgang** bis Sonnenuntergang: **Med.**[122]

amel.: **Agar.**[5] alum.[102] arn.[5] bry.[5] cham.[5] cob-n.[119] **Cycl.**[5] helon.[111] hydrog.[222] **Jal.**[111] kali-c.[5] **Mag-p.**[111] merc.[58] nat-p.[58] nat-s.[58] **Petr.**[5] psor.[137] sep.[5] syph.[102]

- **Schweiß,** außer: **Nat-s.**[58]

MORGENS, 5 Uhr - 9 Uhr:

agg.: abrot. absin. **Acal.** acet-ac. **ACON.**[1] act-sp.[111] adam.[222] aegle.[192] aegle-f.[192] **Aesc. Aeth.**[36] **AGAR.**[1] agki-p.[1202] **Agn.**[5] **Ail.** alco.[36] **ALL-C.** all-s. allox.[119] **Aloe**[28] **ALUM. ALUM-P.**[58] **Alum-sil.**[58] **Alumn. Am-br. AM-C.**[1] **AM-M.**[1] **AMBR.**[1] aml-n. ammc.[36] amor-r.[149] amph.[36] amyg-p.[36] **ANAC.** anag. androc.[222] **ANG.**[5] **Ant-c.**[1] ant-s. **ANT-T.**[5] **APIS**[36] **APISIN.**[5] apoc.[36] **Aq-mar.**[149] aran. aran-ix.[144] **ARG.**[1] **ARG-N.**[36] arge-p.[264] arist-cl.[119] **ARN.**[1] **ARS.**[1] ars-h.[54] **ARS-I.**[25] **Ars-met.**[54] **ARS-S-F.**[1] ars-s-r. art-v. arum-d.[25] **ARUM-T.** arund. **Asaf. ASAR.**[809] asc-t.[36] **Asim.**[8] aspar. astac.[36] aster.[36] atista[192] atra-r.[149] atro.[36] **AUR.**[1] aur-ar.[58] aur-i.[58] **Aur-m.**[54] **Aur-m-n.**[272] **AUR-S.**[36] aza.[192] ba-tn.[136] bac.[56] **Bamb-a.**[1184] bani-c.[204] **Bapt.** bar-acet. **BAR-C. Bar-i.**[58] **Bar-m.**[58] **Bar-s.**[58] bart.[36] **BELL.** bell-p.[144] benz-ac. **Berb.**[10] bism.[1] boerh.[192] **Bor.**[1] both-a.[3070] **BOV.**[10] brach. **Brom.**[5] bros-g.[259] bruc.[10] brucel.[241] **BRY.**[5] bufo[36] **Cact.** cadm.[119] **Cahin.** caj.[36] **Calad.**[54] **CALC.**[1] calc-acet.[1] calc-ar.[58] calc-caust.[36] calc-f.[36] calc-i.[58] **CALC-P.**[10] **Calc-s.**[36] **Calc-sil.**[58] calx-b.[194] **Camph.** cand-a.[239] canni-i.[25] **Cann-s. Canth.**[5] **CAPS. Carb-ac. CARB-AN.**[1] **CARB-V.**[1] **CARBN-S.**[25] carc.[119] card-m.[25] carl.[36] carn-g.[264] casc.[36] cassi-f.[192] cassi-s.[192] **Cast.**[10] **Cast-eq.** cath-a.[264] **CAUST.**[1] cedr.[25] cench.[58] cere-b.[36] **CHAM.**[1] **CHEL.**[5] **CHIN.**[1] **Chin-ar.** chin-b.[54] **Chin-s.**[111] chion.[144] **Chlol.**[36] chlor.[36] chloram.[149] chlorpr.[149]

choc.[222] **Chr-ac.**[36] chr-o.[36] **Cic.**[5] **Cimic.** **Cimx.**[54] **CINA**[5] **Cinnb.**[36] **Cist.**[36] cit-v.[36] citl-v.[197] **CLEM.** cob.[36] cob-n.[102] **Coc-c.**[36] **Coca**[25] **Cocc.**[1] cod.[25] **Coff.**[5] **Colch.** **Coloc.** colocin.[36] com. **CON.**[1] conv. convo-s.[119] **Cop.** cor-r. **CORN.** cortico.[119] cortiso.[102] corv-c.[258] cot.[36] **CROC.**[5] **Crot-h.** **Croto-t.** cund. **Cupr.**[1] cupr-acet.[36] **Cupr-ar.** cupr-s. **Cur.** curc.[192] **CYCL.**[1] cymbo-ci.[5] cypra-e.[227] daph. der.[36] **Dig.**[1] digin.[36] **DIOS.** dirc.[36] dor.[25] **DROS.**[5] **Dulc.**[1] echi. elaps[54] ephe.[267] equis.[36] erech.[25] erig. ery-a.[25] ery-m.[36] eucal.[36] eug.[36] eup-a.[36] **EUP-PER.**[25] **Eup-pur.** **Euph.**[1] **EUPHR.** eupi. excr-can.[269] fago.[25] falco-p.[265] **FERR.** **Ferr-ar.**[58] **Ferr-i.**[36] **Ferr-m.** ferr-ma. **Ferr-p.**[36] **Fl-ac.**[5] flav.[149] **Form.** gall-ac.[25] **Gamb.**[36] **GELS.**[22] gent-l.[36] germ.[222] gink.[227] glon.[36] gnaph.[25] goss.[25] gran.[36] granit-m.[194] **GRAPH.**[1] **Grat.** grin.[102] **GUAI.**[1] guare.[36] gymn. haem.[36] haliae-lc.[222] **HAM.** ***harp.***[1184] hed.[119] **HELL.**[1] helo.[77] helon.[25] **HEP.**[1] hipp.[36] hir.[149] hura[36] **Hydr.** hydr-ac.[268] hydrc.[192] hydro-c.[2147] **Hydrog.**[222] **HYOS.**[1] **Hyper.** **Iber.**[25] ichth.[77] **IGN.**[1] ignis[194] ind. indg.[36] inul.[36] **IOD.**[1] **IP.**[5] irid.[222] iris[25] iris-fl.[36] jab. jac. jac-c.[36] jatr. **Jug-c.** jug-r. junc.[36] just.[111] **KALI-AR.**[58] **KALI-BI.**[8] **Kali-br.**[25] **KALI-C.**[1] **Kali-chl.**[54] kali-cy.[36] **Kali-i.**[36] **KALI-N.**[1] **Kali-p.**[58] **Kali-s.**[58] **Kali-sil.**[58] **Kalm.**[36] kiss.[36] knau.[33] **Kola**[1184] **Kreos.**[5] kres.[149] kurch.[192] **Lac-ac.** **Lac-c.** **Lac-d.** lac-del.[204] lac-eq.[204] lac-h.[229] lac-leo.[204] lac-lox-a.[204] **LACH.**[5] lachn.[25] lact.[10] lap-laz.[227] lar-ar.[251] lat-h.[301] lat-m.[111] laur.[5] lec. **LED.** lepi.[36] lept.[25] **Lil-t.**[8] lim-b-c.[204] lipp.[1025] **Lith-c.** lob. lob-c.[25] lob-s.[85] lol.[111] loxo-r.[205] **LYC.**[1] **Lycps.** **LYSS.**[162] **M-arct.**[5] **M-art.**[1] **M-aust.**[1] **MAG-C.**[1] mag-f.[149] **MAG-M.**[5] **Mag-s.**[8] magn-gr.[102] maia-l.[204] maland.[56] **Manc.** mand.[119] **Mang.**[5] mang-acet.[1] **Mangi.**[197] mant-r.[262] marm-w.[194] **MED.** meli.[36] menis.[25] menth.[36] menth-pu.[36] meny.[1] **Meph.** **MERC.**[5] **Merc-c.**[5] **Merc-i-f.**[36] **Merc-i-r.**[8] merc-s.[36] merl.[36] **Mez.**[1] mill.[58] mit.[36] **Morg.** morg-g.[136] morph.[36] **MOSCH.**[1] **MUR-AC.** **Murx.**[144] **Musa**[197] **Mygal.** myric.[25] **Myrt-c.**[5] nabal.[36] **Naja**[36] narcot.[36] **NAT-AR.**[36] **NAT-C.** nat-h. nat-hchls.[36] **NAT-M.**[1] **Nat-n.**[111] **Nat-p.**[36] **NAT-S.**[10] nat-sil.[58] neon[222] nicc.[36] nicc-s.[102] **NIT-AC.**[1] nit-s-d.[36] **Nuph.**[8] **Nux-m.**[5] **NUX-V.**[1] oci-s.[119] ol-an.[36] **Ol-j.**[25] **OLND.**[5] **ONOS.** **OP.** osm.[36] ost.[36] ox-ac.[8] ozone[227] paeon. pall.[36] **PAR.** pareir. parth.[197] ped.[36] peti.[36] **PETR.**[1] petros.[36] **PH-AC.**[1] phel.[36] **PHOS.**[1] phys.[36] **Phyt.**[36] **Pic-ac.** pier-b.[233] pip-m. pitu-a.[75] **Plan.**[25] **Plat.**[1] **Plb.**[5] plect.[36] plut-n.[222] **PODO.**[25] polyp-p.[36] por-m.[251] prot.[136] prun.[10] psil.[164] **Psor.**[36] **Ptel.**[36] **PULS.**[1] puls-n.[25] pyrus[36] querc-r.[257] **RAN-B.**[5] **Ran-s.**[5] raph.[36] rat.[36] ratt-n.[204] rauw.[119] **Rheum**[1] **RHOD.**[2] **RHUS-T.**[1] **Rhus-v.** **RUMX.**[8] **RUTA** **Sabad.**[5] **Sabin.**[5] **Sac-alb.**[36] **Sal-ac.** **SAMB.**[5] **Sang.**[8] **Sanic.** sapin.[36] **Sarr.** **Sars.**[1] scut.[36] **SEC.** **SEL.**[5] **Senec.**[8] **Seneg.**[5] **SEP.**[1] **SIL.**[1] sin-n. sol[236] sol-n.[25] sol-t-ae.[36] spect.[271] sphing.[36] **SPIG.**[1] spirae.[36] **Spong.**[1] **SQUIL.**[5] **STANN.**[1] **STAPH.**[1] stel.[102] stict.[54] still.[25] **Stram.**[5] **Strep-s.**[197] **Stront-c.**[5] **Stry.** succ.[194] **SUL-AC.**[1] **Sul-i.**[58] **SULPH.**[1] **Sumb.**[54] syc-co.[136] syph.[55] **Tab.** **Tama.**[197] tanac.[25] taosc.[270] **Tarax.**[1] **Tarent.** tarent-c.[192] tax. tela[192] tell.[36] ter.[36] term-c.[192] tet.[36] **Teucr.**[5] thea[36] **Ther.** thlaspi[102] **THUJ.**[5] **Til.**[36] trif-p.[25] tril-c.[36] trio.[25] trom.[36] **TUB.**[36] tung.[209] **Upa.**[36] uran.[269] uran-n.[25] uro-h.[264] ust.[36] vac.[127] **VALER.**[5] ven-m.[149] **VERAT.**[1] **Verat-v.**[25] **Verb.**[1] vib-p.[250] vichy-g.[36] viol-o.[36] viol-t.[5] vip. visc.[119] xan.[54] xero.[72] yohim.[85] **ZINC.** **Zinc-p.**[58] zinc-val.[111] zing.[36]

☞ *M; Frühstück*

- **5** Uhr: aloe[111] apisin.[5] both-a.[3070] bov. **Chin.**[5] cob. dros.[5] helon. **Kali-c.**[5] kali-i. nat-c.[58] **Nat-m.**[5] nat-p.[111] ph-ac.[5] **Podo.** rumx.[111] sep.[5] sil.[5] **Sulph.**[5] tung.[209]
  - **9** Uhr, bis: both-a.[3070]
- **6** Uhr: aloe **Alum.**[5] arn.[5] bov.[5] calc-p. ferr.[5] glon.[102] **Hep.**[5] lyc.[5] **Nux-v.**[5] ox-ac. sep. sil. sulph. tung.[209] **VERAT.**[137]
  - **mittags,** bis: glon.[102]
- **7** Uhr: eup-per. **Hep.**[5] nat-c.[5] **Nux-v.**[5] podo. sep.[5]
- **8** Uhr: cact.[137] chin-s.[137] **Eup-per.**[137] gels.[137] lob-c.[85] nat-c.[137] nat-m.[137] nux-v.[137] phos.[137] sabad.[137] sep.[137] sulph.[137]
  - **Mittag,** bis zum, agg.: cact.[137] **Chin-s.**[137] **Eup-per.**[137] **Gels.**[137] nat-c.[137] **NAT-M.**[137] nux-v.[137] phos.[137] sabad.[137] sep.[137] sulph.[137]
- **Dämmerung** amel.: colch.[5] syph.[111]

  ☞ *M; Licht; amel.; Zwielicht, in der Dämmerung*
- **Dämmerung** und Sonnenaufgang, zwischen: aur.[102] **Merc.**[102] phyt.[102] **Syph.**[102]
- **Sonnenaufgang** agg.:
  - **vor**: lyc.[5]
  - **nach**: **Cham.**[5] m-art.[5] m-aust.[5] **Nux-v.** plat. **Puls.**[5] rhus-t.[5] syph.[122]
- **Tagesverlauf,** im:
  - **agg.**: acon.[5] bry.[5] echi.[111] glon.[111] sang.[111] spig.[5] stram.[5]
  - **amel.**: agar.[5] cycl.[5] helon.[111]
- **Morgen** eines Tages und Nachmittag des nächsten: eup-per.[111] lac-c.[55]
  - **Nachmittag** des nächsten: **Lac-c.**[55]
- **nachmittags,** und: sars.[5]
- **abends,** und: alum.[5] bac.[56] bov.[5] **Calc.**[5] caust.[5] coc-c.[111] **Graph.**[5] guai.[5] **Kali-c.**[5] lach.[5] **Lyc.**[5] nit-ac.[5] **Phos.**[5] psor.[111] **Rhus-t.**[5] sang.[111] **SEP.**[5] **Stram.**[5] **Stront-c.**[5] **Thuj.**[5] verat.[5] zinc.[5]
- **nachts,** und: iod.[5] nat-c.[5]
- <> **Aufstehen,** beim: cob-n.[149]
- **Bett,** im: aloe[111] **Am-m.**[5] **Ambr.**[5] bry.[5] con.[5] **Kali-c.**[5] **Lyc.**[5] **Nux-v.**[5] phos.[5] sep.[5] **Sulph.**[5]
- **Erwachen,** beim: aesc.[137] **AM-M.**[122] **AMBR.**[122] apis[144] **Arn.**[122] **ARS.**[122] bell-p.[144] cadm.[119] **CALC.**[122] **Carb-v.**[122] **CAUST.**[122] **Chel.**[122] chin.[122] cob-n.[119] **Cocc.**[122] **Con.**[122] cub.[36] **Dig.**[122] **Euphr.**[5] ferr-ar.[58] flav.[149] **Graph.**[122] **HEP.**[122] **Hydrog.**[222] **Hyos.**[122] **Ign.**[122] **Kali-ar.**[122] **Kali-c.**[122] lac-lox-a.[204] **LACH.**[122] **Lyc.**[122] mag-c.[144] **NUX-V.**[122] **PHOS.**[122] **Phyt.**[122] plut-n.[222] prot.[149] **PULS.**[122] **RHUS-T.**[122] samb.[122] **SEP.**[122] **Staph.**[122] **SULPH.**[122] tax.[303]

MORGENS, Erwachen; **amel.** (Forts.)

amel.: acon.[5] **Agar.**[116] ail.[25] am-m.[5] ambr.[10] apis[102] arist-cl.[119] cench.[58] chel.[137] cinnb.[58] fl-ac.[54] graph. jug-c.[102] kreos.[5] m-arct.[5] mag-s. merc.[5] nux-m.[5] nux-v.[5] **Phos.**[1] ran-b.[5] rhod. rhus-t.[5] sang.[111] still.[102] uran.[269] xero.[102] zinc.[10]

☞ *M; Erwachen; amel. •M; Schlaf; amel.; nach Schlaf*

VORMITTAGS, 9 Uhr - 12 Uhr:

agg.: **Acon.** aesc.[25] aeth.[36] **AGAR.**[5] ail. all-c. aloe[36] **Alum.** **Alumn.**[36] **Am-c.**[5] **Am-m.**[5] **AMBR.**[5] **Anac.** **ANG.**[5] **Ant-c.**[36] ant-t.[5] apis apisin.[5] aq-mar.[149] aran. **Arg.**[5] **Arg-n.** **Arn.** **ARS.**[1] ars-i.[25] **Arum-t.**[102] asaf.[5] **Asar.**[5] asc-t. aster.[85] atro.[25] **Aur.** aur-ar.[58] bamb-a.[1184] **Bapt.** **Bar-c.** bar-m. **Bar-s.**[58] **Bell.**[1] berb. blatta-a.[36] bor.[1] **Bov.**[5] bros-g.[259] **Bry.**[5] **CACT.** **CALC.**[5] calc-p.[36] calc-s. **CANN-I.**[36] **CANN-S.**[5] **Canth.**[5] **Carb-an.** **CARB-V.**[5] carbn-s.[36] **Carl.**[36] carn-g.[264] cast.[36] cast-eq.[8] **Caust.**[1] cedr.[8] **CHAM.**[5] chel.[5] **Chin.** **Chin-ar.** **Chin-s.**[36] cic.[5] cimic.[25] cimx. cina[5] cinnb. clem.[5] **Cob.** coc-c. cocc.[5] colch.[5] **Coloc.**[5] com.[36] **Con.** cop. corn.[36] croc.[5] cupr.[1] **CYCL.**[5] dig.[5] **DIOS.** **DROS.**[5] dulc.[5] elaps[36] equis.[36] erig. erio.[36] ery-a. **Eup-per.**[58] eup-pur.[54] euph.[5] **Euphr.**[1] fago.[36] falco-p.[265] **FERR.**[5] **Fl-ac.**[5] gamb.[36] **GELS.**[36] genist. glon. **Graph.** grat.[10] **Guai.**[5] haliae-lc.[222] halo.[149] ham.[36] harp.[1184] hell.[36] **HEP.**[5] hipp.[36] hura[36] hydr.[36] hyper. ign.[5] ind. indg.[36] indol.[36] iod.[5] **Ip.** jac. jac-c. jatr.[36] **Jug-c.** kali-bi.[36] **Kali-c.** kali-chl.[58] kali-cy. kali-i. kali-n.[1] kali-p. kalm.[54] kola[1184] **Kreos.** lac-ac. lac-c.[111] **Lach.** lachn. lact. **Laur.**[5] **Led.**[5] lil-t.[36] lith-c.[25] **Lyc.** lycps.[36] lyss. m-arct.[5] m-aust.[5] **Mag-c.**[10] mag-m.[1] mag-p. mag-s.[36] **Mang.**[5] mang-acet.[1] med. meli. **Merc.** merc-c.[5] merc-i-r. merc-s.[36] **Mez.**[5] mill. mit.[36] mosch.[4] mur-ac.[5] musa[197] myric.[36] naja **Nat-ar.**[36] **NAT-C.**[1] **NAT-M.**[1] nat-p.[36] **Nat-s.** nicc.[36] **Nit-ac.**[1] **Nux-m.**[5] **NUX-V.** oena.[36] ol-an.[36] op.[5] ox-ac.[36] ozone[227] paeon.[36] par.[5] **Pareir.**[54] peti. petr.[5] **Ph-ac.**[5] phel.[36] **PHOS.** phys.[36] phyt.[36] **Pic-ac.**[36] pip-m.[36] plan.[25] plat.[5] plb.[5] plect.[36] **PODO.**[25] polyp-p.[36] psil.[164] psor. ptel.[25] **PULS.**[1] **Ran-b.**[5] ratt-n.[204] **Rhod.**[36] **Rhus-t.**[5] rumx.[25] **SABAD.**[5] **Sars.**[1] schran-u.[88] **Sec.** **Sel.**[5] seneg.[5] **SEP.**[1] **Sil.**[1] sol-n. **SPIG.**[5] spong.[5] squil.[5] **STANN.**[1] **STAPH.**[5] **Stram.**[5] **STRONT-C.**[5] stry. **SUL-AC.**[5] **SULPH.**[5] sumb. **Tarax.**[5] **Tarent.** tax.[303] tell.[36] **Teucr.**[5] **Thuj.**[5] til.[36] tong.[36] trom.[36] tub.[36] uro-h.[264] urt-u.[36] ust. **Valer.**[5] **Verat.**[5] verat-v.[36] verb.[5] **VIOL-T.**[5] wye.[85] xan. **Zinc.** zing.[36]

- **9** Uhr: bry.[5] carn-g.[264] cedr.[8] **Cham.** **Eup-per.**[111] kali-bi.[111] kali-c. lac-c.[111] nat-m.[116] nat-s.[137] nux-v.[5] podo. sep.[5] stann.[116] sul-ac.[137] sumb. uro-h.[264] **Verb.**[102]
  - **11 Uhr, bis**: stann.[116]
  - **14 Uhr, bis**: nat-m.[116]
  - **16 Uhr, bis**: verb.[102]
- **10** Uhr: **Ars.**[5] bor.[5] cench.[58] chin.[5] chin-s.[137] cimic. eup-per.[111] gels.[102] **Iod.**[5] med.[137] meli.[111] **NAT-M.**[137] nux-v. petr.[5] **Phos.**[5] **Rhus-t.**[5] sep.[102] sil.[5] **Stann.**[5] **Sulph.**[102] thuj.[5] tub.[122]
  - **11 Uhr, bis**: gels.[102] **Nat-m.**[102] **Sep.**[102] sulph.[102]
  - **15 Uhr, bis**: chin-s.[137] nat-m.[137] tub.[122]
- **11** Uhr: arg. arg-n.[116] ars. arum-t. asaf.[5] asar. bapt.[111] berb. cact. **Chin-s.**[111] cimic. cob. cocc.[5] falco-p.[265] **Gels.**[111] hydr. hyos. ind.[116] ip. lach.[5] mag-p.[111] mit.[85] nat-c.[5] **NAT-M.**[5] nat-p.[111] **Nux-v.**[5] **Phos.**[5] phyt. puls.[5] **Rhus-t.**[5] **Sep.**[5] **Stann.**[5] **SULPH.** viol-t.[102] **Zinc.**[5]

amel.: **Alum.** cupr-acet.[45] lil-t.[102] **LYC.** nat-sil.[58]

MITTAG, 12 Uhr, gegen:

agg.: abies-n. acon.[5] aeth.[36] **Agar.** aloe[36] alum.[1] alum-p.[58] alumn. am-c. ambr. anac. **Ant-c.**[5] **ARG.**[5] **Arg-n.** arge.[102] **Arn.**[5] **Ars.** ars-s-f.[1] arund. asar.[5] aster.[36] **Aur.** bamb-a.[1184] bar-c. bar-s.[58] bell.[1] bol.[5] **Bor.** bov.[5] bruc.[10] bry.[5] calad. calc.[5] **Calc-p.** carb-v.[1] **Caust.**[5] **Cedr.** **CHAM.** **Chel.** **Chin.** chin-s.[36] cic.[1] clem. cob. coca[25] colch. coloc.[5] com.[36] con.[5] dig.[1] dios.[36] dirc.[36] echi.[111] **Elaps** **EUP-PER.** euph.[10] euphr.[36] fago. falco-p.[265] **Ferr.** form. gels.[36] gent-l. glon.[36] **Graph.** grat. halo.[149] ham. hura[36] hyper. ign.[5] indg. kali-bi. **Kali-c.** kali-n.[1] kalm. **Lach.** laur.[5] **LOB.**[25] **LYC.**[36] lyss. m-arct.[5] **Mag-c.** mag-m.[1] mag-p.[144] mag-s. manc. mang.[5] merc. merc-i-f. **Mez.** mosch.[5] mur-ac.[5] murx. **Naja** nat-c.[1] **NAT-M.** nat-s. nicc. nit-ac.[1] **Nux-m.** **Nux-v.**[5] olnd. ox-ac.[36] paull-p.[36] petr.[1] ph-ac.[5] **Phos.**[1] phys.[36] pic-ac.[36] pip-m.[36] psor.[36] ptel. **PULS.**[1] **Puls-n.** ran-b.[5] ran-s.[5] **Rhus-t.** sabad.[5] sang. sarr. sars.[1] schran-u.[88] **Sel.**[5] **Sep.** **Sil.**[1] spig. spong.[5] stann.[5] staph. **Stram.**[5] stront-c.[5] stry.[36] **SULPH.**[122] tab.[102] tela[192] ther.[36] thuj.[5] ust. **Valer.**[116] **Verat.** verat-v. verb.[5] **Zinc.**[1] zinc-p.[58] zing.

- **16** Uhr, **bis**: alum.[137] ars.[137] bell.[137] lach.[137] lyc.[137] puls.[137] **Sil.**[137] thuj.[137] zinc.[137]
- **Mitternacht,** bis: lach.[116]
- **zunehmend** bis Mittag, dann abnehmend: acon.[5] arg-n.[5] bry.[5] echi.[111] gels.[111] glon.[111] kali-bi.[111] **Kalm.**[111] nat-m.[5] nux-v.[5] **Sang.**[111] sanic.[122] spig.[102] stann.[5] stram.[5] stront-c.[5] sulph.[5] tab.[102]
- **Essen,** nach dem:
  - **agg.**: grat.[111] halo.[149] **Mag-m.**[116] **Nat-c.**[116] nux-m.[116] valer.[116]
  - **amel.**: **CHEL.** nat-s.[116]

amel.: still.[25]

NACHMITTAGS, 13 Uhr - 18 Uhr:

agg.: abrot. **Acon.** **Aesc.** aeth.[36] **AGAR.**[1] agn.[5] ail. **All-c.**[54] all-s.[54] **Aloe**[36] **ALUM.**[1] **ALUM-P.**[58] **Alum-sil.**[58] alumn.[36] **Am-c.**[5] **Am-m.**[1] **Ambr.**[1] ammc.[36] **Anac.**[5] anan. androc.[222] **ANG.**[5] ange-s.[149] **ANT-C.**[1] **Ant-t.**[36] **APIS**[54] **APISIN.**[5] aran.[36] **ARG.**[5] arg-m. **ARG-N.** arge-p.[264] **Arn.**[5] **ARS.**[36] ars-i.[58] ars-met. **Ars-s-f.**[58] **Arum-t.**[36] **ASAF.**[5] **Asar.**[5] asc-t.[36] aster.[54] atro.[36] aur.[5] aur-i.[58] aur-m. aur-m-n.[272] **Bad.**[25] **Bamb-a.**[1184] bapt.[54] bar-c.[1] bar-s.[58] **BELL.**[1] bell-p.[256] benz.[102] **Berb.**[36] **Bism.**[5] bol.[25] **BOR.**[5] both-a.[3070] **Bov.**[5] brom.[36] bros-g.[259] **BRY.**[5] bufo bufo-s.[36] buth-aust.[149] cact.[36] cahin. caj.[36] calad.[5] **Calc.**[1] calc-ar. calc-f. **Calc-p.**[36] **Calc-s.**[36] calc-sil.[58] calen.[36] camph.[5] cann-i.[36] cann-s.[1] **CANTH.**[5] **Caps.**[5] **CARB-AN.**[5] **Carb-v.** carbn-s. carc.[138] carl.[36] **Cast.** cath-a.[264] **Caust.** cedr.[25] **Cench.**

CHAM.[1] **CHEL.**[1] **CHIN.**[1] **CHIN-AR.** **CHIN-S.** chlol. choc.[222] **Cic.**[5] **Cimic.**[36] **Cina** cinnb.[36] cist. clem.[36] cob. coc-c.[6020] coca[25] **COCC.** cod.[25] **Coff.**[5] **Colch.** **Coloc.**[1] com.[36] **CON.**[5] cop.[36] corn.[36] cortiso.[119] corv-c.[258] **Croc.**[5] crot-h.[36] croto-t.[36] **Cupr.**[58] cupr-acet.[45] cur. curc.[192] **Cycl.** cymbo-ci.[2184] cyn-d.[149] cyt-l.[149] **Dig.**[1] digin.[36] dios.[36] dirc.[36] **Dros.** **Dulc.**[1] elaps[36] equis.[36] erig.[36] ery-a.[36] **Eug.**[102] **Eup-per.** eup-pur. euph.[5] **EUPHR.**[5] eupi.[36] fago.[25] falco-p.[265] **FERR.** **Ferr-ar.** ferr-i.[36] ferr-m.[54] ferr-p.[36] **Fl-ac.**[5] **Form.** franz.[36] gall-ac.[36] gamb.[36] **GELS.**[36] gent-l. germ.[222] gins.[36] glon.[58] granit-m.[194] **Graph.** grat.[36] **GUAI.**[5] haliae-lc.[222] ham.[36] harp.[1184] **Hell.** helon.[36] **Hep.** hip-ac.[119] hipp. hura[36] hydr.[36] hydr-ac.[36] hydrc.[36] hydrog.[222] **Hyos.** **Hyper.** iber. **IGN.**[5] ind.[36] indg.[36] **Iod.**[1] ip.[5] **Iris**[36] iris-foe.[36] jug-c. jug-r. **Kali-ar.**[162] **Kali-bi.**[36] kali-br.[8] **Kali-c.** kali-chl.[36] kali-cy.[36] kali-i. **KALI-N.**[1] kali-p. kali-s. **Kali-sil.**[58] kalm. kola[1184] kreos.[5] kurch.[192] lac-ac. **Lac-c.** lac-lox-a.[204] lac-lup.[204] **LACH.**[111] lachn. lact. lat-h.[301] **LAUR.**[5] lec. **Led.**[5] lil-t.[25] lim-b-c.[204] lith-c.[25] lob. lob-s.[25] **LYC.**[1] lycps.[25] lyss.[36] m-arct.[5] m-aust.[5] mag-c.[1] mag-m.[1] mag-p. mag-s.[36] **Mang.**[5] mang-acet.[1] mangi.[197] marm-w.[194] med. meny.[5] **MERC.**[5] **Merc-c.** merc-i-f.[36] **Merc-i-r.** **Merc-s.** merl.[36] methys.[149] **Mez.** mill.[36] mit.[36] **MOSCH.**[5] **MUR-AC.**[1] murx.[36] musa[197] myric.[25] myris.[36] **Naja**[36] nat-ar.[36] **Nat-c.**[1] **Nat-m.**[1] nat-p. **Nat-s.**[36] nat-sil.[58] nicc.[36] **NIT-AC.**[1] nux-m.[5] **NUX-V.**[5] o-a-n.[149] **Ol-an.**[36] op.[5] opun-a.[36] osm. ox-ac.[36] ozone[227] paeon.[36] pall.[36] par.[5] paull-p.[36] ped.[36] peti.[36] petr.[1] **Ph-ac.**[1] phel.[36] **PHOS.**[1] phys.[36] phyt.[36] pic-ac. pip-m.[36] pitu-a.[164] plan.[25] **Plat.** **Plb.**[5] plect.[36] plut-n.[222] podo.[36] polyg.[45] por-m.[251] psil.[164] **Psor.** **Ptel.**[36] **PULS.**[5] puls-n.[36] **RAN-B.**[5] **Ran-s.**[5] raph. rat. **Rheum**[5] rhod.[5] **RHUS-T.**[1] rhus-v.[25] **Rumx.** **Ruta**[5] **SABAD.**[5] sabin.[5] **Samb.**[5] **Sang.**[8] sapin.[36] sarr.[36] **SARS.**[1] scirr.[162] **Sec.**[5] **SEL.** senec.[36] **Seneg.**[5] **SEP.**[1] **SIL.**[1] sin-a.[36] **SIN-N.** sol-n.[25] sol-t-ae.[36] **Spig.**[1] **Spong.**[1] **Squil.** **Stann.**[5] **STAPH.**[1] stict. **Still.**[25] **STRAM.**[5] **Stront-c.**[5] stry.[36] sul-ac.[5] sul-i.[58] **SULPH.**[1] sumb.[36] syph.[58] **Tab.**[10] tama.[197] tarax. **Tarent.**[36] tarent-c.[192] tax. tela[192] tell.[36] **TEUCR.**[5] thea[171] ther. thiop.[149] **THUJ.**[5] til.[36] tong.[36] trom.[22] tub. uran-n.[25] uro-h.[264] ust.[25] **VALER.**[5] **Ven-m.**[149] **Verat.** verat-v.[36] verb.[5] vichy-g.[36] **Viol-t.**[5] x-ray[102] **ZINC.**[1] **ZINC-P.**[58] zing.[36]

- **13** Uhr: arg. **Ars.**[58] both-a.[3070] cact.[111] carc.[154] chel.[116] cina[5] grat.[111] kali-c.[5] **Lach.**[5] mag-c. phos.[5] **Puls.**[5]
  - ◦ **14** Uhr, bis: ars.[58]
  - ◦ **18** Uhr, bis: both-a.[3070] carc.[154]
  - ◦ **21** Uhr, bis: chel.[116]
- **14** Uhr: ars.[5] aur-m-n.[272] bros-g.[259] calc. chel.[5] corv-c.[258] cur.[85] elaps[36] **Eup-per.**[111] falco-p.[265] ferr.[5] **Form.**[809] gels.[111] lach. lob. mag-p.[111] nit-ac. ol-an.[102] puls. sang.
  - ◦ **15** Uhr, bis: **AUR-M-N.**[272] cur.[85] **Form.**[809]
  - ◦ **21** Uhr, bis: ol-an.[102]
- **14** Uhr, 15 Uhr oder 16 Uhr bis zum Morgen: syph.[116]
- **14.30 Uhr**: hell.
- **15** Uhr: **Ang.**[5] ant-t.[5] **Apis**[116] ars. asaf.[5] asar. **BELL.** bry.[58] cedr.[111] cench. chel.[5] **Chin-s.**[111] clem. con.[5] fago.[25] ind.[85] lycps.[25] nat-m.[5] neon[222] plut-n.[222] samb.[5] sang.[111] sep. sil. staph. sulph. **Thuj.**
  - ◦ **17** Uhr, bis: fago.[25] lycps.[25] sep.
  - ◦ **18** Uhr, bis: apis[116] ind.[85]
  - ◦ **20** Uhr, bis: neon[222]
  - ◦ **3** Uhr, bis: bell.[58]
- **16** Uhr: **Aesc.**[111] allox.[149] alum. anac. apis[137] **Apisin.**[5] ars.[5] arum-t. **Aur-m-n.**[272] both-a.[3070] bov. buth-aust.[119] cact.[111] calc-p. carb-v. **Caust.**[137] **Cedr.**[111] cench.[58] chel. **Chin-s.**[162] cob. **Coloc.**[5] cupr.[210] eys.[119] gels.[116] germ.[222] **Hell.** hep.[5] hyos.[137] ip.[5] kali-c. lachn. **LYC.** mag-m. mang.[5] med.[102] meli.[102] merc-s.[85] mur-ac. nat-m.[5] nat-s. nit-ac.[5] nux-m. **Nux-v.**[5] phos.[137] plat. puls.[137] rhus-t.[137] sabad.[5] sep.[137] stront-c. sulph. syph.[137] thuj.[102] trom.[22] verb.[5] vero-o.[232] zinc.[5]
  - ◦ **17** Uhr, bis: allox.[149] merc-s.[85]
  - ◦ **18** Uhr, bis: alum.[1] apis[135] both-a.[3070] eys.[119] gels.[116] sep.
  - ◦ **19** Uhr, bis: coloc.[116] **Lyc.**[116] vero-o.[232]
  - ◦ **20** Uhr, bis: alum. **Apis**[137] bov. buth-aust.[119] **Caust.**[137] chin-s.[162] coloc.[5] **Hell.** hyos.[137] **LYC.** mag-m. med.[102] nux-m. phos.[137] plat.[137] **Puls.**[137] **Rhus-t.**[137] sabad.[5] **Sep.**[137] sulph. zinc.[5]
  - ◦ **22** Uhr, bis: alum. chel. plat.
  - ◦ **4** Uhr, bis: thuj.[102] trom.[22]
  - ◦ **hell** wird, bis es: syph.[137]
- **17** Uhr: alum.[5] ange-s.[149] **Aur-m-n.**[272] **Bamb-a.**[1184] bov.[5] buth-aust.[149] carc.[187] caust.[5] cedr.[111] **Chin.**[5] cimic. **Coloc.** con. falco-p.[265] **Gels.**[111] **Hep.** hip-ac.[149] hyper.[111] kali-c. lil-t. **Lyc.**[5] mag-p.[102] med.[102] methys.[149] nat-m.[5] nux-v.[5] psil.[164] **PULS.** **Rhus-t.**[5] scirr.[162] sulph.[5] **THUJ.**[5] tub.[111] valer.[5] zinc.[102]
  - ◦ **18** Uhr, bis: ange-s.[149] carc.[187] mag-p.[102] med.[102] methys.[149] scirr.[162]
  - ◦ **19** Uhr, bis: zinc.[102]
  - ◦ **20** Uhr, bis: **Lil-t.**
- **abends,** und: kali-c.[5]

amel.: **Anac.** cinnb. cob-n.[119] cortico.[119] gels.[137] hecla.[149] hed.[149] hydrog.[222] iber.[25] irid.[222] kali-c.[149] **Nat-s.**[111] neon[222] phyt.[111] rhus-t.[5] **Sep.**[5] tell.[36]

ABENDS, 18 Uhr - 21 Uhr:

agg.: abrot. **ACON.**[5] act-sp.[162] adam.[222] aegle.[192] aesc. aeth. aether[36] **Agar.** **Agn.**[5] alf.[77] **ALL-C.**[36] **Aloe** **ALUM.**[1] alum-p.[58] **Alum-sil.**[58] **Alumn.** am-br. **AM-C.**[1] am-caust.[36] **AM-M.**[1] **AMBR.**[1] **Ammc.**[36] ampe-qu.[102] amyg-p.[36] **Anac.**[1] anag.[36] androc.[222] **ANG.**[1] ango.[25] **ANT-C.**[1] **ANT-T.**[5] anth.[36] anthro.[54] aphis.[54] **APIS** **APISIN.**[5] apoc. aq-des.[275] aq-mar.[149] aral. aran.[25] **Arg.**[1] **Arg-n.**[5] arge-p.[264] **ARN.**[1] **ARS.**[1] ars-h. **Ars-i.** **ARS-S-F.**[1] arum-t.[36] arund. **Asaf.**[5] **Asar.**[1] asc-t.[36] asim.[36] astac.[36] aster.[36]

ABENDS, 18 Uhr - 21 Uhr; **agg.** (Forts.)

atha.[36] atista[192] atra-r.[149] atro.[36] **AUR.**[1] aur-ar.[58] aur-i.[58] **AUR-S.**[122] aza.[192] bad.[25] bamb-a.[1184] bani-c.[204] **Bapt.**[25] **Bar-c.**[1] **Bar-m.** bar-s.[58] bart.[36] bcg[149] **BELL.**[1] bell-p.[256] benz-ac. **Berb.**[36] **Bism.**[5] boerh.[192] bol.[25] **Bor.**[1] **Bov.**[5] brach.[36] **BROM.**[5] bros-g.[259] brucel.[241] **BRY.**[5] bufo[36] bufo-s.[36] buth-aust.[119] cact. **Cahin.**[36] **CALAD.**[5] **CALC.**[1] calc-acet.[1] **CALC-AR.**[58] **Calc-p.** **CALC-S.**[36] **CALC-SIL.**[58] **Camph.**[1] cann-i. cann-s.[5] **Canth.**[5] **CAPS.**[1] carb-ac. **CARB-AN.**[1] **CARB-V.**[1] **CARBN-S.**[25] carc.[119] carl.[36] carn-g.[264] cassi-f.[192] cassi-s.[192] cast.[10] **Cast-eq.** **CAUST.**[1] **Cedr.**[25] **Cench.**[58] **CHAM.**[1] **CHEL.** **CHIN.** **Chin-ar.** chin-b.[8] **Chin-s.**[36] chlor. chloram.[149] chlorpr.[119] choc.[222] chr-ac.[36] cic.[1] **Cimic.**[25] **CINA**[5] cinnam.[54] **Cinnb.** **Cist.** citl-v.[197] clem.[5] cob.[36] **Coc-c.** coca[36] **COCC.**[5] **Coch.**[8] **Cod.**[25] **Coff.** **COLCH.**[5] **COLOC.**[5] com.[36] **Con.**[1] cop.[36] corn.[36] cortiso.[119] cot.[36] **CROC.**[5] crot-c.[36] **Crot-h.**[36] croto-t.[36] cub.[36] culx.[58] cund.[36] **Cupr.**[1] cupr-ar. **Cupr-s.**[54] **Cur.** curc.[192] **CYCL.**[1] cymbo-ci.[2184] cyn-d.[149] daph. **DIG.**[1] digin.[36] **Dios.**[36] dirc.[36] **DROS.**[1] **DULC.**[1] echi. **Elaps**[36] ephe.[267] equis.[36] erig.[25] eug.[36] euon-a.[102] **Eup-per.** **Euph.**[5] euph-a.[36] **EUPHR.**[1] eupi.[36] eys.[119] fago.[25] falco-p.[265] **Ferr.**[1] **Ferr-ar.** **Ferr-i.**[36] ferr-ma.[36] **Ferr-p.**[36] **Fl-ac.**[5] flor-p.[149] **Form.** franz.[36] gall-ac.[36] **Gamb.**[36] **Gels.**[25] gent-c. gent-l.[36] germ.[222] gins.[36] glon.[36] gran.[36] **GRAPH.**[1] grat.[36] **Guai.**[5] guare.[36] haliae-lc.[222] ham.[36] harp.[1184] hecla.[149] **HELL.**[1] helo.[264] helon.[36] **HEP.**[1] hip-ac.[119] hipp.[36] hura[36] hydr.[36] hydr-ac.[36] **Hydrog.**[222] **HYOS.**[1] hyper.[36] **IGN.**[1] ignis[194] ind. indg.[36] inul. **Iod.**[1] **IP.**[1] irid.[222] **Iris**[25] iris-foe.[36] jac-c.[36] jug-r.[36] **Kali-ar.**[58] **Kali-bi.**[36] **Kali-br.**[8] **KALI-C.**[1] kali-chl.[10] **Kali-i.**[36] kali-m.[36] **KALI-N.**[1] **Kali-p.**[58] **KALI-S.** kali-sil.[58] **KALM.** kola[1184] **KREOS.**[5] lac-ac. **Lac-c.** lac-h.[229] lac-leo.[204] lac-lup.[204] **LACH.**[5] lachn.[25] lact.[10] lar-ar.[251] lat-h.[301] **LAUR.**[5] **Lec.** **LED.**[1] **Lil-t.**[36] lim-b-c.[204] **Lith-c.** **Lob.** lob-s.[25] **LYC.**[1] **Lycps.** **Lyss.**[54] **M-arct.**[1] **M-art.**[5] **M-aust.**[5] **MAG-C.**[1] **MAG-M.**[1] mag-s.[10] maland.[122] **Manc.** **MANG.**[5] mang-acet.[1] mangi.[197] marm-w.[194] med.[58] menth.[85] **MENY.**[1] meph.[8] **MERC.**[1] **Merc-c.**[5] merc-i-f. **Merc-i-r.**[36] merl.[36] **MEZ.**[1] mill.[36] morph.[36] mosch.[5] **Mur-ac.**[1] murx.[36] musa[197] myric.[36] nabal.[36] **Naja** **Nat-ar.**[36] **Nat-c.**[1] **NAT-M.**[1] nat-n. **NAT-P.**[36] **Nat-s.**[10] **Nat-sil.**[58] neon[222] nep.[149] **NICC.** **NIT-AC.**[1] nuph.[25] **NUX-M.** **NUX-V.**[1] oena.[36] ol-an.[36] ol-j. **Olnd.**[5] **Op.**[36] opun-a.[36] osm.[36] **Ox-ac.**[36] ozone[227] paeon. **Pall.** palo.[149] **Par.**[5] ped.[36] penic.[157] **PETR.**[1] **PH-AC.**[1] phel.[36] **PHOS.**[1] phys.[36] phyt.[36] **Pic-ac.**[36] pip-m.[36] pitu-p.[149] plan.[25] **PLAT.**[1] **PLB.**[5] plect.[36] plumbg.[36] plut-n.[222] podo.[8] prun.[10] psil.[164] **Psor.**[36] **Ptel.**[25] **PULS.**[1] puls-n.[25] **PYROG.** **RAN-B.**[5] ran-r.[102] **RAN-S.**[5] raph. rat.[36] rauw.[119] rham-cal.[102] rheum[1] **RHOD.**[5] **RHUS-T.**[1] rhus-v.[25] ros-d.[305] **RUMX.**[36] **RUTA**[1] **SABAD.**[5] **Sabin.**[5] **Sac-alb.**[36] sal-ac. samars.[809] **SAMB.**[1] **Sang.**[8] **Sanic.** **Sarr.**[36] **Sars.**[1] scut.[36] **Sec.**[5] **Sel.**[5] **Senec.** **SENEG.**[5] **SEP.**[1] **SIL.**[1] sin-a.[36] **SIN-N.**[36] sol[236] sol-n.[25] sol-t-ae.[36] spect.[271] **Spig.**[1] **Spong.**[1] **Squil.**[1] **STANN.**[1] **STAPH.**[1] **Still.** **Stram.**[1] **STRONT-C.**[5] stry.[36] **SUL-AC.**[1] **Sul-i.**[58] **SULPH.**[1] **Sumb.**[36] **Syph.**[58] **Tab.**[36] tanac.[25] **Tarax.**[5] **TARENT.**[36] tarent-c.[192] tax.[303] tela[192] tell.[36] ter. **Teucr.**[5] thea[36] ther.[54] thiop.[149] **THUJ.**[1] til.[36] trio.[25] trom.[36] **Tub.** tung.[252] upa.[36] uran.[269] uran-n.[25] uro-h.[264] v-a-b.[149] **VALER.**[5] **VERAT.**[1] verat-v.[36] **Verb.**[5] vesp. vichy-g.[36] **Viol-o.**[5] viol-t.[5] x-ray[102] xero.[102] yuc.[36] **ZINC.**[1] **ZINC-P.**[58] **Zing.**[36]

- **18** Uhr: alum.[5] ampe-qu.[102] anac.[137] androc.[222] ang.[5] ant-t.[5] arg.[5] bapt. brom.[102] calc.[122] calc-p. carc.[119] caust. **Cedr.**[111] choc.[222] culx.[58] cupr-acet.[102] dig. guai.[102] hell.[102] hep. hyper. **Kali-c.**[149] kali-i. kreos. lachn. laur.[5] lil-t.[116] mez.[102] nat-m.[5] **NUX-V.**[5] penic.[157] petr.[5] **Puls.**[5] rauw.[149] **Rhus-t.**[5] **Sep.**[5] **Sil.**[5] **Sumb.** syph.
  - **19** Uhr, bis: carc.[119] culx.[58] **Hep.**
  - **20** Uhr, bis: rauw.[149]
  - **21** Uhr, bis: androc.[222]
  - **22** Uhr, bis: kali-c.[149]
  - **4** Uhr, bis: guai.[102]
  - **6** Uhr, bis: kreos. lil-t.[116] **Syph.**
  - **Mitternacht,** bis: anac.[137] brom.[102] mez.[102]
  - **morgens,** bis: hell.[102]
- **19** Uhr: alum.[5] ant-c. bov. cedr.[111] chin-s.[111] culx.[58] elaps[36] ferr.[5] gamb.[111] gels.[111] **Hep.**[5] ip.[5] **Lyc.** nat-m.[5] **Nat-s.**[111] **Nux-v.**[5] petr. puls.[5] pyrog.[111] rhus-t. **Sep.**[5] sulph.[5] tarent.[111]
- **20** Uhr: **Alum.**[809] arg-n.[122] **Bov.**[122] bry.[122] carb-v.[122] caust.[5] coff.[5] elaps[111] gels.[122] hep.[5] lyc.[122] mag-c.[5] merc.[5] merc-i-r. mur-ac.[122] phos.[122] plut-n.[222] puls.[122] **Rhus-t.**[5] rumx.[122] **SULPH.**[122] syph.[116] tarax.
  - **Mitternacht,** bis: arg-n.[122] **Bov.**[122] **BRY.**[122] carb-v.[122] gels.[122] lyc.[122] mur-ac.[122] phos.[122] puls.[122] rumx.[122] sulph.[122]
  - **3** Uhr, bis: syph.[116]
- **21** Uhr:
  - **agg.**: **Ars.**[809] **Bov.**[5] **BRY.** calc.[122] **Gels.**[111] hydrog.[222] merc.[5] mur-ac. sulph.
  - **amel.**: med.[162]
- **nachts,** und: cench.[58] lil-t.[116] mag-c.[5]
- **Sonnenuntergang**:
  - **nach**: ang.[5] aur.[137] bry. ign. kreos.[137] lycps.[111] merc.[5] phyt.[111] **PULS.**[5] rhus-t. syph.[111]
  - **Sonnenaufgang,** bis: **Aur.** cimic. colch. **Merc.**[5] phyt.[102] plut-n.[222] **SYPH.**[122]
  - **amel.**: coca[111] lil-t.[111] med.[111] sel.[5]
- **Dämmerung,** in der: **Am-m.** **Ang.**[5] arg-n.[5] **Ars.** ars-i.[809] ars-s-f.[58] berb.[111] **CALC.**[5] **Caust.** cham.[5] dig. graph.[5] lycps.[25] mang.[5] nat-m. nat-s.[111] **Phos.** plat.[5] plb. **PULS.** rhus-t. staph. sul-ac. valer.

  ☞ *M; Licht; agg.; Zwielicht, in der Dämmerung* ▥ *GEMÜT; Z; Abends; Dämmerung, in der*
- **periodisch,** 2. Abend, jeden: **Puls.**

<> - **Anstrengung,** nach: coloc.[36]
☞ *M; Anstrengung, körperliche; agg., Anstrengung*

- **Einschlafen,** vor dem: **Plat.**
- **Essen,** nach dem:
  - ◦ **agg.**: indg. petr.[1]
  - ◦ **amel.**: **Sep.** tarent. upa.[85]
  - ◦ ◦ **Gemütssymptome**: tarent.
- **Freien,** agg. im: **Am-c.** carb-an. **Carb-v.**[5] **Merc.** nit-ac. **Sulph.**[5]
- **Hinlegen,** nach dem:
  - ◦ **agg.**: ars. graph.[116] hep.[116] **Ign. Led. Merc.**[116] **Phos.** puls.[116] sel.[116] stront-c. **Sulph.** thuj.
  - ◦ **amel.**: kali-n.

amel.: **Aloe** am-c.[1] anac.[1] aran-ix.[144] arg. arn. asaf. **AUR. Aur-m-n.**[54] bism.[1] bor.[102] bruc.[10] **Bry.** calc.[58] carc.[184] clem.[10] cob-n.[119] coca[25] coloc. cortiso.[149] cypra-e.[227] euphr.[144] gink.[227] ham. harp.[1184] hed.[149] hydr.[36] hydrog.[222] irid.[222] kali-bi. kali-n.[5] lac-eq.[204] lach.[5] lith-c.[227] lob.[102] lyc. mag-c.[1] medus.[300] meny.[5] **Nat-m.** nat-s.[10] nicc.[36] nit-ac. nux-v.[8] ozone[227] phos.[5] podo.[116] **Puls.**[1] ran-b. rat.[184] rhus-t.[5] ruta **SEP.** stel.[102] sulph.[10] tab.[111] tanac.[25] thyr.[149] tub.[193] verb.[1] viol-t. visc.[119] **Zinc.**
☞ *Dämmerung, in der*

- **16** Uhr bis zum Zubettgehen: alum.
- **Dämmerung,** in der: alum. **Bry.**[5] lac-eq.[204] meny.[5] **Phos.** tab.[111] tub.[193]
☞ *•M; Licht; amel.; Zwielicht, in der Dämmerung*

NACHTS, 21 Uhr - 5 Uhr:

agg.: abel.[149] abies-c.[25] abies-n. **Abrot. Acet-ac. ACON.**[1] adam.[222] adel.[36] aegle-f.[192] **Aesc. Aeth.**[10] aether[36] **Agar.**[1] agki-p.[1202] **Agn.** ail. alet.[58] all-s.[8] **Aloe ALUM. ALUM-P.**[58] **Alum-sil.**[58] **Alumn. Am-br. AM-C.**[1] **AM-M.**[1] **AMBR.**[1] **Ammc.**[36] amyg-p.[36] **Anac.**[1] anan. androc.[222] **Ang.**[1] **Anh.**[144] **ANT-C.**[1] ant-o.[36] **Ant-t.**[5] anth.[36] **Anthr.** anthro.[36] aphis.[36] **APIS Apisin.**[5] **Apoc.** aq-des.[275] aq-mar.[149] aquil.[102] **Aral. Aran. ARG. ARG-N.**[5] arge-p.[264] **ARIST-CL.**[144] **ARN.**[5] **ARS.**[1] ars-h.[54] **ARS-I.**[58] ars-met. **ARS-S-F.**[54] **Ars-s-r.** arum-d.[25] **Arum-t.** arund.[36] **ASAF. Asar.**[5] asc-t.[36] **Aster.**[36] atista[192] atra-r.[149] atro.[10] **AUR.**[1] aur-ar.[58] **Aur-br.**[102] **Aur-i.**[58] **Aur-m. AUR-M-N.**[272] **AUR-S.**[58] **BAC.**[56] bad. **Bamb-a.**[1184] bani-c.[204] **BAPT.**[54] bar-acet.[111] **BAR-C.**[1] bar-i.[58] **Bar-m. Bar-s.**[58] bcg[149] **BELL.**[1] bell-p.[256] benz.[102] **BENZ-AC.** benz-n.[36] **Berb.** berb-a.[149] bism.[5] boerh.[192] **Bol.**[36] **BOR.**[1] **BOV.**[8] **Brom.**[5] bros-g.[259] brucel.[241] **BRY.**[5] **Bufo** but-ac.[102] **CACT.** cadm-s.[36] cahin.[36] **Calad. CALC.**[1] **Calc-ar.**[36] calc-caust.[36] **Calc-f. CALC-I.**[58] **CALC-P. CALC-S.**[36] **CALC-SIL.**[58] calx-b.[194] **CAMPH.** camph-br.[25] cand-a.[239] **Cann-i.**[25] **Cann-s.**[5] **CANTH.**[36] **Caps.**[5] **Carb-ac. CARB-AN.**[1] **CARB-V.** carbn-h.[36] **CARBN-S.**[25] carc.[119] card-m. carl.[36] carn-g.[264] cass.[36] cassi-s.[192] **Cast.**[10] cath-a.[264] **CAUST.**[1] **Cedr. Cench.**[58] cent.[36] cere-s.[36] **CHAM.**[1] chap.[149] **CHEL.** chim. **CHIN.**[1] **CHIN-AR. Chin-s.**[10] chion.[102] **CHLOL. Chlor.**[54] chlorpr.[149] choc.[222] chr-ac.[36] **CIC.**[1] **CIMIC.**[809] cimx. **CINA** cinch.[36] **CINNB.**[36] **Cist. Cit-v.** citl-v.[197] **Clem.**[1] cob. cob-n.[119] **Coc-c. Coca**[36] **Cocc.**[1] cocci-s.[171] **Cod.**[25] **COFF.**[5] coffin.[25] **COLCH.**[5] **Coloc.**[1] colocin.[36] com.[25] **CON.**[1] **Cop. Cor-r.**[36] corn.[25] cortico.[119] corv-c.[258] **Croc.**[5] **Crot-c.**[36] **Crot-h.**[36] **CROTO-T.** cub.[36] cund.[36] **CUPR.**[54] cupr-acet. cupr-ar. cupr-s.[36] **Cur.** curc.[192] **CYCL.**[1] cymbo-ci.[5] **Cypr.**[8] cyt-l.[119] **Daph. DIG.**[5] **Dios.**[25] dirc. **Dol. DROS.**[1] **DULC.**[1] dys-co.[136] **Elaps Elat.**[54] **EQUIS. Ery-a.** eucal. **Eug. EUP-PER. Eup-pur. Euph. EUPHR.**[5] eupi. fago.[25] falco-p.[265] **FERR.**[5] **FERR-AR. FERR-I.**[58] **Ferr-p.**[36] **Ferr-pic.**[102] ferul.[36] **FL-AC.**[36] flav.[149] form.[36] form-ac.[192] gaert.[136] gall-ac.[36] **Gamb. Gels.** germ.[222] get.[36] gink.[227] **Glon.** glyc.[102] gnaph.[36] gran.[85] granit-m.[194] **GRAPH.**[1] grat.[10] **Guai.**[5] guano[36] guare.[36] **Haem.**[36] haliae-lc.[222] **HAM.**[25] harp.[1184] hed.[119] **Hell.**[1] **Helon. HEP.**[1] hip-ac.[149] hipp.[36] hura[36] **Hydr. Hydr-ac.**[162] hydrc.[192] **Hydrog.**[222] **HYOS.**[5] **HYPER.**[1125] iber.[25] **Ign.**[1] ind. indg.[8] **IOD.**[1] iodof.[56] **IP.**[5] irid.[222] **Iris**[25] iris-foe.[36] **Jab. Jal.**[102] jatr. jug-c. **KALI-AR.**[58] **KALI-BI.**[36] **KALI-BR.**[122] **KALI-C.**[1] **Kali-chl.**[36] **KALI-I.**[8] **Kali-m.**[36] **KALI-N.**[1] **Kali-p.**[54] **KALI-S.**[58] **Kali-sil.**[58] **Kalm.** kiss.[36] kola[1184] **KREOS.** kurch.[192] lac-ac.[54] **LAC-C.** lac-d. lac-leo.[204] lac-lup.[204] **LACH.**[5] lachn.[25] **Lact.** lap-laz.[227] lar-ar.[251] lat-h.[301] **Laur.**[5] lec. **LED.**[1] **LIL-T.**[25] lim-b-c.[204] **Lina.**[85] lipp.[1025] **Lith-c. Lob.** lob-d.[85] lob-s.[25] lol.[111] loxo-r.[205] **LYC.**[1] lycps.[36] **Lyss. M-arct.**[1] **M-art.**[5] **M-AUST.**[5] **MAG-C.**[1] **MAG-M.**[1] **MAG-P. Mag-s.** malar.[149] manc. mand.[119] **MANG.**[5] mang-acet.[1] mangi.[197] marm-w.[194] **MED.** meli.[36] **Meny.**[5] **Meph. MERC.**[1] merc-acet.[10] **MERC-C.**[5] **Merc-cy. Merc-i-f. Merc-i-r.**[36] merc-k-i.[110] merc-pr-r.[1] merc-s.[36] merl. **Mez.**[1] mill. moly.[149] morg.[136] morg-g.[136] **Morph. Mosch.**[36] **Mur-ac.**[1] **MURX. Mygal.**[162] myric.[25] **NAJA Nat-ar.**[36] **Nat-c.**[1] **NAT-M.**[5] **Nat-p.**[36] **Nat-s.**[54] **Nat-sil.**[58] neon[222] nep.[149] nicc.[10] nicot.[36] **NIT-AC.**[1] nitro-o.[36] **NUX-M. NUX-V.**[54] nym.[36] ol-an.[36] **Ol-j.**[8] **OLND. OP.**[1] opun-a.[36] orig.[36] osm.[36] ost.[36] **Ox-ac.**[36] ozone[227] paeon. **Pall. PAR.** pareir.[54] ped.[36] **Per.**[5] **PETR.**[1] petros. **PH-AC.**[1] **Phel.**[1125] phenob.[157] **PHOS.**[1] **Phys. PHYT. PIC-AC.**[36] pier-b.[233] pip-m.[36] pitu-a.[164] pitu-p.[149] pix.[85] **Plan. PLAT.**[54] **PLB.**[5] plect.[36] plut-n.[222] **Podo.** polyp-p.[36] **Pop.**[25] por-m.[251] prot.[136] **PRUN.** psil.[149] **PSOR.**[8] ptel.[25] **PULS.**[1] puls-n.[25] pyrog.[58] queb.[77] **QUERC-R.**[1125] rad-br.[85] **Ran-b.**[5] **Ran-s. Raph.**[36] rat.[10] **Rheum**[1] **Rhod.**[5] **RHUS-T.**[1] **Rhus-v. Rob.**[25] ros-d.[305] **RUMX. RUTA Sabad.**[5] **Sabal.**[102] **Sabin.**[5] sac-l.[55] sal-ac. **SAMB.**[5] **SANG.**[25] sanguin-n.[85] **Sanic.** sant.[25] sapin.[36] sapo.[102] sarcol-ac.[149] saroth.[144] sarr. **Sars.**[1] scirr.[85] scut.[25] **SEC.**[5] **Sel.**[5] **Senec.**[54] **Seneg.**[5] senn.[102] **SEP.**[1] sieg.[144] **SIL.**[1] sin-n.[36] sol[29] sol-n.[25] sol-t-ae.[36] solid.[102] spect.[271] **SPIG.**[1] spira.[36] spirae.[36] **SPONG.**[1] **Squil.**[1] **STANN.**[1] **STAPH.**[1] stict.[58] still.[25] **STRAM. STRONT-C.**[5] stry.[36] succ.[194] **Sul-ac.**[1] **SUL-I.**[36] **SULPH.**[1] **Sumb. Syc-co.**[162] **SYPH.**[8] **Tab.**[36] tama.[197] tanac.[25] taosc.[270] **TARAX.**[1] **Tarent.**[36] tarent-c.[192] tax. tela[192] **TELL.**[22] tep. **TER.** term-a.[192] **Teucr.**[5] thea[20] **Ther.**[162] thiop.[149] **THUJ.**[1] thymol.[119] **Thyr.**[102] **Til.** tong.[85] tril-c.[36] trom. **TUB.**[122] upa.[36] uran.[269] **Uran-n.** uro-h.[264] **URT-U. Ust.**[54] **Valer.**[5] **VERAT.**[1] verat-v. **Verb.** vesp. vib. vinc.[4] **Viol-o.**[5] **VIOL-T.**[5] vip.[10] visc. xero.[102] yuc.[36] **ZINC.**[1] **ZINC-P.**[58] zinc-s.[11] zing. ziz.[25]

NACHTS, 21 Uhr - 5 Uhr; **agg.** (Forts.)

- **Mitternacht,** bis nach: sanic.[102]
- **22** Uhr: **Ars.**[5] **Bov.**[5] cham. **CHIN-S.**[111] **Graph.**[5] ign.[5] lach.[5] petr.[5] podo. puls.
- **23** Uhr:
  - **agg.**: aral.[111] ars.[5] bell. **Cact.** calc.[5] carb-an.[5] lach. rumx. sil. sulph.[5] tax.[303]
  - **amel.**: bor.[137]
- **2. Nacht, jede**: **Puls.** rumx.[122] sil.[122]

<> - **Erwachen,** beim: ambr.[5] bry.[5] carb-v.[5] chin.[5] **COCC.**[5] **Colch.**[5] hydrog.[222] ip.[5] lach.[10] nat-c.[5] nat-m.[5] **NUX-V.**[5] ph-ac.[5] **PULS.**[3] ruta[5] sabin.[5] **Sel.**[5] sep.[5] spong.[137]
- **Freien,** im: am-c.[5] carb-v.[5] merc.[5] nat-s.[111] nit-ac.[5] sulph.[5]
- **Liegen,** beim: ant-t.[102]
- **Mond,** bei Vollmond und Neumond: sil.[5]
  ☞ M; Mond; agg.; Neumond • M; Mond; agg.; Vollmond
- **Schreck,** Furcht, nach: merc.[54]
  ▥ GEMÜT; M; Schreck oder Furcht, Beschwerden durch

amel.: alum.[5] ang.[5] arg.[5] cass.[36] caust.[5] cupr-acet.[102] granit-m.[194] lac-lup.[204] laur.[5] mand.[119] med.[122] petr.[5] plan.[111]

MITTERNACHT:

vor: alum.[5] **Am-c.**[5] am-m.[5] anac. **Ang.**[5] **Ant-t.**[5] aran.[102] **Arg.**[5] **ARS.**[5] **Ars-s-f.**[58] asar.[5] aur.[5] bar-c. **Bell.**[5] bov.[5] **BRY.**[5] **CALAD. Calc. Cann-s.**[5] canth.[5] caps.[5] **Carb-an.**[5] **CARB-V. Carbn-s.**[58] **Caust.**[1] **CHAM.**[5] chel. chin.[5] **Cina**[54] **COFF.**[5] colch. **Coloc. Con.**[5] dulc. euph.[1] **Ferr. Fl-ac.**[5] **Graph.**[5] **Hep.**[5] ign. **KALI-AR.** kali-c.[1] kali-chl.[58] kali-n.[5] kreos.[5] **Lach.**[5] **Laur.**[5] **LED.**[5] **LYC.**[5] **M-arct.**[5] **M-art.**[5] m-aust.[5] **Mag-c. Mag-m.**[10] **Mang.**[5] **Meny.**[5] **Merc.**[5] **Mez.**[5] **MUR-AC.**[5] nat-c.[5] **Nat-m.**[1] **Nit-ac.**[5] nux-m.[5] nux-v.[5] **Op.**[54] petr.[1] **PHOS.**[1] phyt. pic-ac.[36] **Psor. PULS.**[5] **Ran-b.**[5] **RAN-S.** rhod.[5] **RHUS-T.**[1] **SABAD.**[5] samb.[5] sars.[5] **Sep.**[5] **Spig.**[5] **SPONG.**[5] **Squil. Staph.**[1] **Stront-c.**[10] sul-ac.[1] **Sulph.**[5] **Tarax.**[5] teucr. thuj.[5] **Valer.**[5] **Verat.**[5] viol-t. zinc.[5]

gegen: **ACON.**[5] agar. ambr.[1] aral.[137] aran.[102] arg.[5] **Arg-n. ARS.** ars-i.[102] bell.[1] brom.[102] bry. calad.[5] calc.[1] canth.[5] **CAUST.**[5] **Cham. Chin.** cymbo-ci.[5] dig.[5] **Dros.**[5] **FERR.** hed.[149] hep.[5] kali-bi.[111] kali-c.[5] lach.[5] lyc.[1] **Mag-m.**[5] **Mur-ac.**[5] nat-m.[5] nux-m.[5] nux-v.[5] op.[5] **Phos.** plat.[1] puls.[1] **Rhus-t.**[5] **Samb.**[5] sep. sil.[1] spong.[5] **Stram. Sulph.** verat.[5] zinc.[30]

nach: **Acon.**[5] aesc.[102] aeth.[102] **Agar.** all-c. aloe[36] alum.[1] alum-p.[58] alum-sil.[58] **Am-c.**[5] **Am-m.**[5] **Ambr.**[1] anac.[5] **Ang.**[5] ant-c.[1] ant-s.[36] **Ant-t.**[5] apisin.[5] arn. **ARS.** arum-d.[25] asaf. asc-t.[54] **Aur.**[5] aur-ar.[58] aur-m. bac.[149] bamb-a.[1184] bapt.[36] bar-i.[58] bar-m. **Bell.**[1] benz-ac. **Bor.**[5] **Bov. Bry.**[5] bufo **CALAD.**[5] **Calc.**[1] calc-ar. calc-f.[144] calc-p.[36] **Cann-s.**[54] **Canth.**[5] **Caps.**[5] **Carb-an.**[5] **Carb-v.** cast.[36] caul. **Caust.**[5] cedr.[36] cham.[5] **Chel.**[5] **Chin.**[5] chin-ar.[8] chin-s. cic.[5] cimic. cist. **Clem.**[5] coc-c.[58] cocc.[5] **Coff.**[5] coloc.[5] com. con.[1] croc. **Cupr.**[5] cur.[102] cycl.[116] dig.[36] **Dios.** dor.[25] **DROS.**[5] **Dulc.** eup-per. euph.[54] euphr. eupi.[36] **FERR. Ferr-ar.** ferr-i. ferr-p.[102] gink.[149] **Graph.** guare.[111] hed.[119] **Hell.**[5] **HEP.**[5] hydro-c.[2147] **Hyos.**[5] **Ign.**[5] **Iod.**[5] iris **Kali-ar. Kali-bi.**[36] kali-br. **KALI-C.**[1] kali-cy.[102] kali-i. **KALI-N.**[1] **Kali-sil.**[58] kola[1184] kreos.[5] lac-eq.[204] **Lach.** lachn.[54] **Laur.**[5] **Led.**[5] **Lyc.**[26] m-arct.[1] **M-art.**[5] m-aust.[5] **MAG-C.**[1] mag-f.[149] **Mag-m.**[1] mag-s. mand.[144] **Mang.**[10] mang-acet.[1] mangi.[197] med. **MERC.**[1] merc-acet.[1] **MERC-C.**[5] **Mez.**[1] mur-ac.[5] **NAT-AR. Nat-c.**[5] nat-m.[5] nat-p. **Nat-s.**[102] nat-sil.[58] nicc. **Nit-ac.**[1] nux-m.[5] **NUX-V.**[5] **Op.**[5] oxyg.[233] penic.[149] **Petr.**[5] **Ph-ac.**[1] phel.[36] **PHOS.**[1] phyt. pip-m.[36] **Plat.**[5] plb.[5] plut-n.[222] **PODO.**[111] psor. ptel.[25] **Puls.**[1] rad-br.[111] ran-b.[5] **RAN-S.**[5] rat.[10] **Rhod.**[5] **RHUS-T.**[5] ric.[111] rumx. ruta **Sabad.**[5] sabin. **SAMB.**[5] sars.[5] sel.[5] seneg. **Sep.**[36] **SIL.**[1] spig.[5] **SPONG.**[54] **Squil.**[1] **Stann.**[1] **Staph.**[1] **Sul-ac.**[1] sul-i.[111] **SULPH.**[36] syc-co.[136] syph. tab.[111] **Tarax.**[5] tax. **THUJ.**[5] tung.[252] uro-h.[264] verat. viol-o. zinc.[1] zing.

- **4** Uhr, bis: am-c.[137] **Ars.**[137] caust.[137] cedr.[137] dros.[137] kali-bi.[137] lach.[137] **Nat-m.**[137] nux-v.[137] **PODO.**[137] rumx.[137] **Sulph.**[137] thuj.[116] verat.[137]
- **mittags,** bis:
  - **agg.**: **Ars.** cist. puls.[102]
  - **amel.**: puls.[102]
- **1** Uhr: **ARS.**[122] carb-v.[5] caul. cocc. kali-ar. lachn. mag-m. mur-ac. psor. **Puls.**[111]
  - **2** Uhr, bis: **Ars.**[122]
  - **3** Uhr, bis: **Kali-ar.**
- **2** Uhr: aesc.[102] aeth.[102] all-c. aloe[102] am-c.[102] arist-cl.[119] ars.[111] aur-m. bac.[102] bell.[102] bell-p.[144] benz-ac. canth.[137] **Caust.**[5] chel.[102] cina[102] coc-c.[102] com.[111] cur.[102] dros. ferr. gink.[149] graph.[5] harp.[1184] hed.[144] **Hep.** iris[111] **Kali-bi.**[102] **Kali-br. KALI-C.**[102] kali-cy.[102] kali-p.[102] lach.[5] lachn. lyc.[5] mag-c. med.[193] mez.[5] nat-m.[5] nat-s.[102] **Nit-ac.**[5] nux-v.[102] ox-ac.[102] podo.[102] ptel.[102] **Puls.**[5] rhod.[102] ric.[111] rumx.[102] sars.[5] **Sil.**[5] spig.[5] sulph.[102] thuj.[102] tub.[102]
  - **3** Uhr, bis: **Ars.**[111] gink.[149] kali-bi.[116]
  - **4** Uhr, bis: arist-cl.[119] harp.[1184] **KALI-C.** med.[193] podo.[85]
  - **5** Uhr, bis: aesc.[102] aeth.[102] **Aloe**[102] am-c.[102] bac.[102] bell.[102] bell-p.[144] chel.[102] cina[102] coc-c.[102] cur.[102] hed.[144] **Kali-bi.**[102] **Kali-c.**[102] kali-cy.[102] kali-p.[102] nat-s.[102] **Nux-v.**[102] ox-ac.[102] **Podo.**[102] ptel.[102] rhod.[102] **Rumx.**[102] sulph.[102] thuj.[102] tub.[102]
- **3** Uhr: aeth.[102] **Am-c.**[102] **Am-m.**[116] ant-c. ant-t. arist-cl.[144] **Ars.**[58] bapt. bor.[116] **Bry.**[5] calc. calc-f.[144] canth.[5] caust.[144] **Cedr.**[111] chin. con. cupr.[210] dulc. euphr. ferr.[5] hed.[119] iris **Kali-ar.**[58] kali-bi.[116] **KALI-C.** kali-n. kali-p.[122] **Mag-c.**[144] mag-f.[149] mag-m. mand.[144] mangi.[197] med.[85] **Nat-m.**[5] nux-v.[116] plut-n.[222] podo. **Psor.**[137] raph.[85] **Rhus-t.**[5] sec. **Sel.**[5] sep. sil.[5] staph. **Sulph.**[5] syph.[116] **Thuj.** uro-h.[264] zinc.
  - **nach**: hed.[119]
  - **4** Uhr, bis: aeth.[102] am-c.[102] am-m.[116] arist-cl.[144] caust.[116] kali-bi.[116] kali-c.[116] med.[85] nux-v.[116] raph.[85]
  - **5** Uhr, bis: bor.[116] calc-f.[144] caust.[144] kali-c.[58] mag-c.[144] mand.[144] syph.[116]

- **4** Uhr: alum.[137] alumn. **Am-m.**[5] anac.[5] **Apisin.**[5] **Arn.**[137] aur.[137] **Bor.**[5] bry.[137] **Caust.**[5] **CEDR.**[111] chel.[137] coloc.[5] **Con.**[5] cycl.[116] eup-per.[137] ferr.[5] ferr-p.[102] hep.[137] **Ign.**[5] kali-bi.[137] kali-c.[5] kali-cy.[102] lach.[137] **Lyc.**[5] mag-c.[144] med.[122] **Mur-ac.**[5] **Nat-c.**[137] nat-m.[137] **Nat-s.**[111] nit-ac.[5] **NUX-V.**[137] penic.[149] podo.[137] **Puls.**[5] rad-br.[111] rumx.[137] sep.[5] sil.[5] stann.[5] **Sulph.**[137] verat.[137]
  - ◦ **6** Uhr, bis: ferr-p.[102]
  - ◦ **16** Uhr, bis: kali-cy.[102] **MED.**[122] nux-v.
  - ◦ **8** Uhr, bis: alum.[137] arn.[137] aur.[137] bry.[137] chel.[137] **Eup-per.**[137] hep.[137] kali-bi.[137] lach.[137] **Nat-m.**[137] nux-v.[137] **PODO.**[137] rumx.[137] **Sulph.**[137] verat.[137]
- **morgens,** und: bac.[149]

amel. nach: anac.[137] form.[137] **LYC.** mand.[119] nat-p.[58] nat-s.[58] ran-s.[137]

- **Schweiß,** außer: **Nat-s.**[58]

FRÜHLING:

agg.: all-c.[122] aral.[102] **Ars. Ars-br.**[102] **AUR.**[5] aur-m-n.[54] bar-m. brom.[58] brucel.[241] **Bry.**[5] calc-p.[111] **Carb-v.**[5] **Cench. Chel. Colch.** con.[85] **Crot-h.**[111] **Dulc.**[5] **GELS.** ham.[111] hed.[144] hep. iod.[144] **Iris Kali-bi.** kali-s.[122] **LACH.** m-arct.[5] merc.[5] merc-i-f.[85] nat-c.[5] **Nat-s.**[122] nit-s-d.[102] nux-m.[5] **Puls.**[5] **RHUS-T.**[5] **Sars.**[5] sec. sel.[5] **Sep. Sulph.**[5] urt-u.[111] **VERAT.**[5]

- **Beschwerden** seit: con.[85] kali-bi.[85] merc-i-f.[85]
- **kalten** Tagen, an: all-c.[85]
- **Temperaturwechsel,** durch: all-c.[122] ant-t.[122] **Gels.**[122] kali-s.[122] **Nat-s.**[122]
  ☞ *M; Wechsel, Veränderung; agg.; Temperaturwechsel*
- **Wetterwechsel** agg.: all-c.[102] ant-t.[102] gels.[102] kali-s.[102] nat-s.[102]

amel.: flav.[149]

SOMMER:

☞ *M; Wetter; Wärme, feuchte, schwüle*

agg.: **Acon.**[5] **Aeth.** aloe[111] **Alum.** alum-sil.[58] **ANT-C.**[5] apis[122] apisin.[5] arg-n. **Arn.**[5] **ARS.**[5] ars-i. aur-m-n.[54] bar-c. **BELL.**[5] bor. bov.[5] brom.[122] **BRY.**[5] **Calc. CAMPH.**[54] **Caps.**[5] **CARB-V.**[5] **Carbn-s.** cham. **Chion.** cina[5] cinnb. coff.[58] colch.[5] **Corn.**[85] croc.[102] crot-h.[111] croto-t.[102] cupr.[5] **DULC.**[5] ferr-p.[111] **FL-AC. Gamb.**[54] **GELS.** ger.[102] **GLON.**[111] graph. grat.[137] **Guai. Hell.**[5] **Iod. Ip.**[5] iris[111] kali-bi.[111] kali-br.[111] kali-c.[5] kali-i.[111] **LACH.**[5] **Lyc.**[122] **Merc.**[5] mur-ac.[5] **NAT-C.**[122] **Nat-m.**[5] nit-ac.[102] nux-m.[5] **Nux-v.**[5] **Ph-ac.**[5] **Phos.**[5] pic-ac.[102] **PODO.**[111] **PULS.**[5] rheum[5] rhod.[122] rhus-t.[5] sabin.[102] **Sel.** sep.[122] sin-n.[85] sul-i.[58] syph.[58] verat-v.[111] vesp.
☞ *M; Wetter; Wärme, feuchte, schwüle* ▤ *FIEBER, HITZE; Z; Sommer, im*

- **Sommersonnenwende**: apis[122] **BELL.**[122] brom.[122] **Bry.**[122] **Carb-v.**[122] **Gels.**[122] iris[122] **Kali-bi.**[122] **LACH.**[122] **Lyc.**[122] nat-c.[122] **Nat-m.**[122] nux-v.[122] **Puls.**[122] rhod.[122] sep.[122] **Verat.**[122]
- **Ende** des Sommers, warme Tage und kühle Nächte: dulc.[58] merc.[56]
  ☞ *Herbst; agg.; warme Tage, kalte, feuchte Nächte*
- **kalten** Tagen, nach, im Sommer: **BRY.**[54]
- **Kindern,** bei: **Ip.**[122]

amel.: aesc.[111] alum.[102] ars-i.[111] aur.[102] aur-ar.[58] aur-m.[137] calc-p.[102] calc-sil.[58] caust.[122] ferr.[102] **Petr.**[5] psor.[111] sil.[102] stront-c.[5]

Beschwerden seit: podo.[85] sin-n.[85]

SOMMER- und Wintersonnenwende agg.: bry.[122] **Kali-bi.**[122] nat-m.[122] nux-v.[122] rhod.[122] **Verat.**[122]

HERBST:

agg.: **Ant-t. Ars.**[5] **Aur.**[5] aur-m-n.[54] bar-m. brom.[58] **BRY.** calc-p.[111] carb-v.[5] **Chin.** cic. **Coloc.**[5] **Dulc.**[5] **Graph.**[122] hed.[144] hep. ign.[5] iris[111] **KALI-BI.**[122] **LACH.** m-arct.[5] **MERC.**[5] merc-c.[5] **NAT-M.** nux-m.[5] puls.[5] rhod.[85] **RHUS-T.**[5] sulph.[5] **VERAT.**[5]
▤ *GEMÜT; Z; Herbst, im •GEMÜT; M; Annäherung von Personen agg.*

- **warme** Tage, kalte, feuchte Nächte: merc.[102]
  ☞ *Sommer; agg.; Ende des Sommers, warme Tage und kühle Nächte*

amel.: flav.[149]

Beschwerden seit: kali-bi.[85]

HERBST und Frühling agg.: bry.[122] **Kali-bi.**[122] m-arct.[5] nat-m.[122] nux-v.[122] rhod.[122] **Verat.**[122]

WINTER:

agg.: **Aesc. Agar. Alum.**[5] **AM-C.**[5] ammc. **Ant-t.**[5] **ARG.**[809] **ARN.**[809] **ARS.**[1] ars-i.[58] **AUR.**[122] aur-ar.[58] aur-s.[58] **Bar-c.**[122] **Bell.** bor.[122] bov. brucel.[241] **CALC.** calc-sil.[58] **CAMPH.**[122] **Caps.**[122] carb-an. **Carb-v.**[5] **Caust. Cham.**[5] cic.[122] cina **Cist. Cocc.**[122] colch.[122] **Con.**[122] **Ferr.** ferr-ar. **FL-AC. Graph.**[122] **HELL.**[122] **HEP.**[122] **Hyos.**[122] **Ign.**[5] **Ip.**[5] **KALI-C.**[5] kali-m.[137] **Kali-p.** kali-sil.[58] **Kalm. LYC.**[122] mag-c. **MANG.**[122] **Mez.**[5] **MOSCH.**[122] nat-ar. nat-c. nat-m.[122] nit-s-d.[102] **NUX-M.**[5] **PETR.**[5] ph-ac. **Phos.** prot.[149] **PSOR. Rhod.**[122] **RHUS-T.**[5] ruta **Sabad.** sanguin-n.[85] sars. sec.[5] **SEP. Sil.** spig. spong. **Stann. STRONT-C.**[122] **SULPH.** syph.[58] viol-t. visc.[102]
▤ *FIEBER, HITZE; Z; Winter, im*

- **Wintersonnenwende**: **Aur.**[122] bry.[122] **Calc.**[8] calc-p.[122] cic.[122] colch.[122] **Dulc.**[122] graph.[122] hep.[122] ign.[122] **Kali-bi.**[122] merc.[122] nat-m.[122] nux-v.[122] **Rhod.**[122] **RHUS-T.**[122] **Verat.**[122]

amel.: glon.[58] ilx-a.[102] ilx-c.[122] sul-i.[58]

Beschwerden seit: sanguin-n.[85]

BEGINNT plötzlich, und hört plötzlich auf, die Beschwerde:
☞ *C; Plötzliche, schnell entstehende Symptome und Manifestationen*

PERIODISCH: acon. adam.[222] **Agar.**[5] ail.[102] aloe[36] **ALUM.**[5] alum-p.[58] am-acet.[5] am-br. am-c.[5] am-m.[5] ambr.[5] amor-r.[149] **Anac.**[5] anis.[8] **Ant-c.**[5] ant-t.[5] **Apis** apisin.[5] **Aran.**[36] **ARG.**[5] **Arg-n.**[54] **Arn.**[5] **ARS.**[1] ars-h.[54] ars-met.[102] **Asaf.** atro. **Aur.**[5] aur-ar.[58] aur-m. **AUR-M-N.**[272] **Bar-c.**[5] **Bell.**[54] bol.[25] both-a.[3070] **Bov.**[5] brucel.[241] bry. bufo[162] buth-aust.[119] **CACT.** cadm-s.[111] **Calc.**[5] calc-ar. calc-s. **Cann-s.**[5] **Canth.**[122] **Caps.**[5] carb-ac.[25] **Carb-v.**[5] **CARBN-S.**[25] card-m.[58] carl.[102] caust.[36] **CEDR.** cench.[122] cent.[36] **CHAM. Chel.**[5] **CHIN. CHIN-AR. CHIN-S.** chion.[51] chlorpr.[85] chr-ac.[102] **CIC. Cimic.**[25] cina[5]

PERIODISCH (Forts.)
cinnb.[111] clem.[137] **Cocc.** colch.[5] **COLOC.** **Con.**[1] crot-h.[10] **CUPR.** **Cycl.**[8] dig. dios.[102] dros.[5] echi.[111] elaps[111] epip.[111] **Eucal.**[122] **Eup-per.**[58] **Euphr.** **Ferr.**[5] fl-ac.[5] form. **Gels.**[25] gnaph.[25] **Graph.** guai.[85] hedeo.[25] hell.[5] hep.[5] hyos.[5] **Ign.**[5] **IP.**[5] **Iris**[25] **Kali-ar.** **Kali-bi.** **Kali-br.** **Kali-c.** **Kali-cy.**[25] kali-n.[5] kali-p.[111] kalm.[111] **Kreos.**[36] lac-c. lac-d. **Lach.**[5] laur.[5] **Lept.**[8] lil-t.[111] lob.[25] **Lyc.**[1] lycps.[122] **LYSS.**[738] **Mag-c.**[10] mag-m.[5] mag-s.[144] mang.[5] meny. **Merc.** merc-c. **Mosch.**[54] **Mur-ac.** naja[25] nat-c.[5] **NAT-M.**[1] nat-n.[116] nat-p. **Nat-s.**[36] nicc. **NIT-AC.**[5] **Nux-m.**[5] **NUX-V.**[5] oxyt.[102] paeon. pall.[111] par.[5] **Parth.**[197] petr.[5] ph-ac.[1] **PHOS.** plan.[25] **Plat.**[5] **Plb.**[36] prim-o.[102] **PRUN.** psor. **Puls.**[5] ran-s.[10] **Rhod.**[5] **Rhus-t.**[5] rhus-v.[36] **Sabad.**[5] **SANG.**[25] sec.[5] sel.[5] senec.[116] **Seneg.** **SEP.**[5] **SIL.**[5] **Spig.**[5] squil.[5] **Stann.**[5] **Staph.**[5] still.[25] **Stram.** stront-c.[137] stry.[102] sul-ac.[5] **Sulph.**[1] syc-co.[136] **Tab.** **Tarent.**[122] tell.[36] thal.[144] ther.[111] thuj.[5] **Tub.**[36] tub-r.[151] uro-h.[264] urt-u.[102] **Verat.**[5] verb.[5] vip.[10] visc.[25] zinc.[5]

2. Tag, jeden:
☞ *Jeden; 2.;*

Stunde, zur selben: **Apisin.**[5] **Aran.** ars.[5] **BOV.**[5] bufo[111] **Cact.** **CEDR.**[111] cench.[122] chin.[58] **Chin-s.**[85] **Chion.**[111] **Cina**[5] cocc.[10] con.[5] graph.[5] **Hell.**[5] hep.[5] ign.[5] ip.[116] kali-bi. kali-br.[122] **Kali-c.**[5] **Lyc.**[5] mag-m.[5] nat-m.[5] phos.[5] **SABAD.**[5] sel.[58] **SPIG.**[5] stann.[5] staph.[5] sulph.[58] tarent.[122] **Thuj.**[5] tub.[122] verb.[137]

- **Neuralgie,** täglich zur selben Stunde: cedr.[162] chin-s.[85] **KALI-BI.** sabad.[171] sulph.[58]

2 mal täglich: verb.[137]

täglich: **Aran.**[111] ars.[5] caps.[5] ip.[5] nux-v.[5] puls.[5] thal.[144]

Jeden:

- **2.**:
  - **Tag**: **Alum.**[5] **Anac.**[5] ars.[5] bar-c.[5] calc.[5] canth.[137] carb-v.[5] cham.[116] **CHIN.** chin-s.[10] clem.[137] crot-h.[10] **Ferr.**[5] fl-ac.[102] **Ip.**[116] kali-ar.[85] kali-n.[5] **Lyc.**[5] lycps.[122] **Nat-c.**[5] nat-m.[1] **Nit-ac.**[5] nux-v.[1] oxyt.[102] psor.[122] puls.[1] **Rhod.**[5] rhus-t.[137] sep.[5]
  - **morgens**: **Alumn.**[54]
  - **abends**: calc.[111] **Puls.**[10]
  - **Magensymptome** täglich zur selben Stunde, oder: ip.[111]
- **3. Tag**: anac.[116] aur.[116] chin-s.[10] eup-per.[111] kali-ar.[58] kali-br.[122] lyc.[122] mag-c.[54]
  - **Schwangerschaft,** in der: **Lyc.**[122] **Mag-c.**[54]
- **3** - 4 Tage, alle: aur.[111]
- **4. Tag**: ars.[58] aur.[116] eup-per.[116] kali-br.[122] lyc.[5] puls.[5] sabad.[5]
- **7. Tag**: am-m. ars.[58] ars-h.[54] aur.[111] aur-m.[116] canth. carc.[196] cedr.[116] **Chin.** croc.[116] eup-per.[116] gels.[111] **Iris**[111] kali-ar.[58] lac-d.[111] lyc. nux-m.[116] **PHOS.**[111] plan. rhus-t. sabad.[116] sang.[111] sil.[5] **SULPH.**[122] tell.[36] tub.
- **10. Tag**: kali-p.[111] lach.[5] phos.[5]
  - **14. Tag, bis**: kali-p.[111]
- **14. Tag**: am-m. **ARS.** ars-met.[54] bufo[162] **Calc.** canth.[122] carl.[85] chel.[116] **Chin.** chin-s. **Con.** **Ign.**[116] kali-br.[122] **LACH.** mag-m.[111] nicc.[111] phyt.[116] plan. psor. **Puls.** sang.[111] sulph.[5]
  - **agg. und amel.**: mag-m.[111]
- **21. Tag**: ant-c. ars.[102] ars-met.[102] **Aur.** **Chin-s.** **Mag-c.** psor. sulph. **Tarent.** **Tub.**
- **28. Tag**: adam.[222] carl.[85] mag-c.[10] **Nux-m.**[122] **NUX-V.** puls. **SEP.** tub.
- **42. Tag**: ant-c.[137] mag-m.[5]
- **90. Tag**: chin.[137]
- **2** - 3 Wochen, alle: ars.[102] brucel.[241]
- **2** - 4 Wochen, alle: brucel.[241] carl.[102] ox-ac.[102] sulph.[102]

halbe Jahr, jedes: adam.[222] lach.[137] sep.[137]

jährlich: agki-p.[102] ail.[102] am-c.[5] **Ant-t.**[5] **ARS.**[122] buth-aust.[119] carb-v.[102] carc.[119] cench. crot-h.[102] echi.[111] elaps[111] gels.[111] hydrog.[222] kali-bi.[111] **Lach.**[5] lyc.[5] naja[111] nat-m.[5] nicc.[111] psor.[111] **Rhus-t.**[5] rhus-v.[36] sulph.[102] tarent. thuj. tub.[184] urt-u.[111] vip.[111]

Intervallen, Beschwerden kehren wieder in gleichmäßigen: **Aran.**[171] **CARBN-S.**[122] cupr.[5]

- **halbe** oder ganze Stunde, jede: **CUPR.**[5]

MODALITÄTEN

AMEL. und agg., ohne ersichtlichen Grund: alum.[137] psor.[137]
☞ *C; Widersprüchliche und abwechselnde Zustände*

ABDECKEN, Entblößen:

agg.: **Acon.** acon-f. **AGAR.**[5] **Am-m.**[5] ant-c. apoc.[102] **Arg.**[5] **ARN.**[137] **ARS.** asar.[5] atista[192] **Atro.** **AUR.**[5] **Bell.** **Bor.**[5] **Bry.**[5] camph. cann-s.[5] canth.[5] **Carb-an.**[5] carb-v. caust.[5] **CHAM.**[5] **Cic.** **CLEM.**[5] coc-c. **Cocc.** **Coff.** **Colch.** **CON.**[5] cor-r.[193] croto-t. cupr.[102] dig.[5] dios. dros.[5] **Dulc.** **Graph.** ***harp.***[1184] hell. **HEP.**[5] hyos. **Ign.** ip.[54] **KALI-AR.** kali-i. kali-p. **Kali-sil.**[58] kalm.[85] kreos. **Lach.** led. **LYC.**[1] **Lycps.** m-arct.[85] m-aust.[5] **Mag-c.** **Mag-m.** **MAG-P.** mang-acet.[1] meny. **MERC.**[5] mez.[1] **Mosch.**[5] **Mur-ac.**[5] naja **Nat-c.** **Nat-m.**[1] nat-p. **NUX-M.** **NUX-V.**[5] olnd.[5] **Ph-ac.** plat.[5] psor.[5] **Puls.**[5] rheum[1] **RHOD.** **RHUS-T.**[5] **RUMX.** sabad. **SAMB.** sanguin-n.[85] sec.[5] **Sep.** **SIL.**[1] **Spong.**[5] **SQUIL.**[5] **STRAM.** **STRONT-C.**[5] sulph.[5] **Thuj.**[5] til. zinc-p.[58]
☞ *Kälte; Kaltwerden; agg. •Kälte; Kaltwerden; nach, agg.*

- **einzelne** Teile: acon. agar. ant-c. arg. arn. ars. aur. aur-ar.[58] bar-c. bell. benz-ac. bor. **Bry.** calc. camph. canth. carb-v. cham. chin. chin-ar. cic. clem. cocc. coff. colch. con. cor-r.[193] cupr.[102] graph. **HEP.**[5] hyos. ign. **Ip.**[54] kali-ar. kali-c. kali-p. kali-sil.[58] kreos. lach. led. m-aust.[5] mag-c. mag-m. merc. mez. naja nat-c. nat-p. nit-ac. nux-m. nux-v. ph-ac. phos. **PSOR.**[5] puls. rhod. **RHUS-T.**[5] rumx. sabad. samb. sep. **SIL.** squil. staph. stram. stront-c. **Thuj.** til. tub.[193]
☞ *Kälte; Kaltwerden; agg.; agg., Körperteils, eines*
- **Füße,** der: **Calc.**[102] cupr.[102] nux-m.[102] **SIL.**

- **geringstes**: hep.[5] nux-v.[5] rhus-t.[5] sil.[5]
- **Hände,** der: mag-c.[137] **RHUS-T.**
- **Kopfes,** des: acon. agar. ant-c. arg. arn. **Ars. Aur.** aur-ar.[58] **Bar-c. BELL.** benz-ac. bor. camph. canth. **Carb-v.** cham. chin. chin-ar. cic. clem. cocc. coff. **Colch. Con.** cor-r.[193] **Graph. Hyos.** ign. kali-ar. **Kali-c.** kali-p. kali-sil.[58] kreos. **Lach.** led.[5] m-aust.[5] mag-c. mag-m. **Merc. Mez.** naja nat-c. nat-p. **Nit-ac. Nux-m. NUX-V.**[5] ph-ac. **Phos. Psor.** puls.[5] rhod. **RHUS-T. Rumx.** sabad. samb. **Sep. SIL. Squil.** staph. stram. **Stront-c. Thuj.** til. tub.[193]

  ☞ *Einhüllen, Bedecken; amel.; Kopfes, des •Nasswerden; agg.; Kopf* ▤ *KOPF; C; Empfindlich, kalte Luft, gegen •KOPF; C; Schmerz, Kopfschmerz; nasswerden, durch; Kopf*

amel.: **Acon.**[5] alum.[5] apisin.[5] ars.[5] asar.[5] aur.[5] **Bor.**[5] bry.[5] **Calc.**[5] calc-s.[58] camph.[5] cann-s.[5] carb-v.[5] cham.[5] chin.[5] coff.[5] **Ferr.**[5] glon.[102] hydrog.[222] ign.[5] **IOD.**[5] **Iodof.**[56] kali-i.[111] kali-s.[111] lach.[5] led.[102] lil-t.[137] **LYC.**[5] **M-arct.**[5] **M-art.**[5] merc.[5] mosch.[5] mur-ac.[5] nit-ac.[5] nux-v.[5] onos.[102] op.[5] phos.[5] plat.[5] **PULS.**[5] rhus-t.[5] sanic.[137] sars.[137] **Sec.**[5] seneg.[5] sep.[5] **Spig.**[5] staph.[5] **Sulph.**[5] **Tab.**[102] thuj.[5] **Verat.**[5]

- **Hals** und **Brust**: ferr.[85] sars.[137]
- **Kopfes,** des: **Acon.**[5] asar.[5] aur.[5] **Bor.**[5] bry.[5] **Calc.**[5] **Carb-v.** cham.[5] chin.[5] **Ferr.**[5] glon.[102] ign.[5] **IOD.**[5] lach.[5] led.[102] **LYC.**[5] **M-arct.**[5] **M-art.**[5] merc.[5] mur-ac.[5] nit-ac.[5] op.[5] phos.[5] plat.[5] **Puls.**[5] sec.[5] seneg.[5] sep.[5] **Spig.**[5] staph.[5] **Sulph.**[5] thuj.[5] **Verat.**[5]

  ☞ *Einhüllen, Bedecken; agg.; Kopfes, des*

  ◦ **Qualen,** wenn der Kopf bedeckt ist: led.[102]

ABFÜHRMITTEL-MISSBRAUCH:

▤ *KLINISCHES; M; Arzneimittel-Missbrauch, Vergiftungen durch; Abführmittel*

ABHUSTEN von Blut, nach:

☞ *Hämoptoe, Beschwerden nach*

ABLENKUNG, geistige, amel.:

▤ *GEMÜT; M; Beschäftigung, Ablenkung, amel.*

ABORT, Beschwerden nach: alet.[25] asar-c.[25] bapt.[25] cimic.[25] hedeo.[25] helon.[25] kali-c.[5] **Kali-s.**[162] **Lil-t.**[137] murx.[137] psor.[137] **Pyrog.**[58] rheum[137] ruta[36] **Sabin.**[54] sec.[5] senec.[25] **Sep.**[54] tanac.[25] tril.[25]

▤ *WEIBLICHE GENITALIEN; C; Abort*

ABREIBEN agg.:

☞ *Reiben; agg.*

ABSONDERUNGEN, Ausscheidungen amel.: all-c.[137] aloe[111] apis[36] apisin.[5] arg.[5] ars.[5] bell.[137] **Bry.**[5] **Calc.**[5] calc-p.[36] camph.[5] carb-v.[58] caust.[5] cham.[137] chin.[137] cimic.[111] colch.[137] con.[5] cupr.[5] dulc.[111] hell.[137] hydr.[111] ip.[5] kali-bi.[8] **LACH.**[5] lith-c.[111] lyc.[5] mag-c.[5] mag-m.[5] mill.[137] naja[111] nat-c.[5] nat-m.[5] **Nux-v.**[5] op.[137] petr.[137] ph-ac.[5] phyt.[137] plat.[5] **Psor.**[111] **PULS.**[5] rhus-t.[5] sep.[5] sil.[5] squil.[5] stict.[111] stram.[5] **SULPH.**[5] verat.[5] **Zinc.**[5]

☞ *Blutung, Blutabsonderung; amel. •Diarrhö; amel. •Menses; amel.; •Nasenbluten amel. •Stuhlgang; amel.; •Urinieren; amel. nach U.*

spärlich, obwohl: apis[137] arg.[137] lach.[137] squil.[137]

ABSPREIZEN der Extremitäten vom Körper:

agg.: sulph.[5]

amel.: lach.[137] laur.[137] nux-v.[5] **Psor.**[58] spig.[137] tarent.[137]

ABSTILLEN, Beschwerden durch: bell.[5] bry.[5] **Calc.**[5] cycl.[102] dulc. frag.[102] **Lac-c.**[111] lac-h.[233] **Puls.**[5]

ABSZESS, Eiterung, Folgen von: abrot.[116] **Chin.**[116] chin-ar.[116] ferr.[116] kali-c.[116] nat-m.[116] ph-ac.[116] **Phos.**[116]

▤ *KLINISCHES; C; Folgezustände, nach vorheriger Erkrankung*

ABWÄRTSGEHEN, Hinabsteigen:

agg.: acon. alum. am-m.[5] **Arg.**[1] ars.[5] **Bad.** bar-c.[1] **BELL.**[5] berb.[111] **BOR.**[5] bry.[5] canth.[5] carb-v.[5] coff.[5] **FERR.**[5] **GELS.** hura kali-bi.[38] **Kali-c.** lac-ac.[8] **Lac-c. Lyc.**[5] mang.[5] meny. merc. merc-i-f. nit-ac.[5] ozone[227] phys.[36] phyt.[137] plb.[5] psor.[193] **Rhod.**[5] **Rhus-t. Ruta**[5] **SABIN.** sanic. sep.[5] sil. **Stann.**[5] stram.[5] sulph.[1] ther.[85] **Verat.**[5]

  ☞ *Bewegung; während; abwärts gerichtete •Gehen; während Gehen agg.; Treppabgehen, beim •C; Schwäche; Treppabgehen, beim* ▤ *GEMÜT; C; Angst; Bewegung, durch; agg.; •GEMÜT; C; Furcht; Bewegung, vor; abwärtsgerichteter*

- **Stufen,** von hohen: phyt.[137]

amel.: acon.[5] alum.[5] **Am-c.**[5] anac.[5] **Ang.**[5] ant-c.[5] arg.[5] arn.[5] **ARS.**[5] asar.[5] aur.[5] **Bar-c.**[5] bell.[5] **Bor.**[5] **BRY.**[5] **Calc.**[5] cann-s.[5] canth.[5] carb-v.[5] caust.[5] chin.[5] coff.[5] **Cupr.**[5] dig.[5] dros.[5] euph.[5] graph.[5] hell.[5] hep.[5] hyos.[5] ign.[5] kali-c.[5] **Kali-n.**[5] kreos.[5] lach.[5] led.[5] lyc.[5] m-arct.[5] m-art.[5] m-aust.[5] mag-c.[5] mag-m.[5] meny.[5] **Merc.**[5] mosch.[5] mur-ac.[5] nat-c.[5] nat-m.[5] nit-ac.[5] nux-m.[5] **Nux-v.**[5] par.[5] petr.[5] ph-ac.[5] phos.[5] plat.[5] plb.[5] ran-b.[5] rhus-t.[5] ruta[5] sabad.[5] **Seneg.**[5] **Sep.**[5] sil.[5] **Spig.**[5] **SPONG.**[5] squil.[5] stann.[5] staph.[5] sul-ac.[5] sulph.[5] tarax.[5] thuj.[5] verb.[5] **Zinc.**[5]

ADENOTOMIE, Beschwerden nach: kali-s.[137]

ALKOHOLISCHE Stimulantien:

☞ *C; Rausch, Berauschung, Empfindung von •C; Speisen und Getränke; Alkohol, alkoholische Getränke;*

ALTEN Menschen, Beschwerden bei: acet-ac.[85] **Acon.** aeth.[137] **Agar. Agn.**[102] **All-s.**[122] aln.[102] **Alum.**[5] alumn. **Am-c.** am-m.[122] **AMBR. Ammc. Anac. ANT-C.**[5] ant-t. apis[85] **Arg-n.**[102] arist-cl.[144] **Arn.**[1] **ARS.**[5] ars-s-f.[58] bac.[102] **BAR-C. Bar-m.**[102] bell.[5] benz-ac.[102] berb. bism.[5] bov.[102] **Bry.**[122] calc.[5] **Calc-p.** camph. cann-i.[102] caps.[102] carb-ac.[102] carc.[193] **Caust. Cham.**[85] chim.[102] **Chin.**[102] chin-s.[10] cic.[54] cit-v.[102] **COCA**[102] cocc.[137] **Colch.** coloc.[5] **CON.**[10] cop. crat.[111] cupr.[58] dig.[102] dulc.[137] gels.[54] gins.[111] **Graph.**[85] helon.[54] **Hydr.**[111] hydrog.[222] hyos.[5] ign. **Irid.**[85] **Iris**[122] kali-ar.[122] kali-bi.[122] **KALI-C.** kreos.[5] kron.[9] **LACH.** lil-t.[137] **LYC.**[122] mag-c. mag-f.[149] mag-m.[54] mang. merc.[5] **Mill.**[54] morph.[102] nat-c. **Nat-m.**[54] nux-m.[102] nux-v.[5] olnd.[5] **OP.**[5] orch.[85] **Ov.**[102] pareir.[122] perh.[149] ph-ac.[5] **Phos.**[1] plat.[5] plb.[122] psor.[54] puls.[122] rhus-t.[5] ruta[5] sabad. sabal.[137] sanic.[111] sarcol-ac.[149] sars.[54] **SEL. Seneg.** sep.[5] solid. squil.[137] stann.[54] staph. sul-ac.[72] **Sulph.**[5] sumb.[111] syph.[111] ter.[122] **TEUCR.**[2090] thiosin.[102] thuj.[122] tub.[111] urt-u.[137] **Verat.**[5] zinc.[102] zing.[54]

☞ *C; Schwäche; plötzlich; •C; Verfall, bei alten Menschen*

ALTEN Menschen, Beschwerden bei (Forts.)

Athleten, in fortgeschrittenen Jahren: coca[102]

Frauen: aeth.[137] **Bell.**[5] **Calc.** chin.[5] coloc.[5] cop. lach. nux-v.[5] **Phos.**[1] **Plat.**[5] **Sep.**[5] sulph.[122]

Jungfern, alte: bov.[137] cocc.[137] con.[137] lil-t.[137] mag-m.[137] plat.[137]

Männer: bar-c. **Caust.** dig.[102] sabal.[137]

ANÄSTHETIKA, Antidotwirkung durch:

KLINISCHES; M; Arzneimittel-Missbrauch, Vergiftungen durch; Dämpfe, betäubend oder als Antidot wirkend

ANLEHNEN:

☞ *Beugen, Neigen, Krümmen*

gegen etwas:

- **agg. beim Anlehnen**: **AGAR.** alum.[5] am-m.[1] ang.[1] ant-c. **Apisin.**[5] arg.[5] arn.[5] asar.[5] bell.[5] camph.[5] cann-s.[5] canth.[5] carbn-s.[58] caust.[1] chin-ar. chin-s.[111] cimic.[111] cina[5] con.[1] croc.[5] cupr.[5] cycl.[5] glon. graph.[5] **Hell.** hep.[1] hura kali-n. kali-p.[58] lach. lyc. mag-m.[5] meny.[5] merc-c.[36] nat-m.[5] **Nit-ac.**[1] phos.[5] plat.[1] **Plb.** ran-b.[5] raph. rhus-t.[5] ruta[5] sabin.[5] **Samb.**[1] sep.[5] **Sil.**[5] spong.[5] squil.[5] stann.[1] staph.[1] sul-ac.[5] sulph.[5] sumb.[25] **THER.** thuj.[5] valer.[5] verb.[5]

◦ **Arm,** mit dem: arg.[5] con.[1] sul-ac.[5] sumb.[25]

◦ **hinten,** nach: **Apisin.**[5] **Cupr.**[5] glon.[111] kali-p.[58] nit-ac.[5] **Plb.**[137] staph.[5]

◦ **Kopf** anlehnen: arn.[5] cina[137] hep.[5] nit-ac.[5] **Verb.**[5]

◦ ◦ **seitlich**: cina[137]

◦ **scharfe Kante, gegen eine**: agar.[5] caust.[5] chin-s.[111] lyc.[5] ran-b.[5] ruta[5] **Samb.**[1] stann.[5] valer.[5]

◦ **seitlich**: meny.[5]

- **nach**: Coloc.[5]

- **amel. beim Anlehnen**: alum. anac. ang. aral. aran. arn. bamb-a.[1184] bell.[5] brom. cann-s.[5] **Carb-v.**[1] chin-s.[111] cocc.[5] con.[5] dros.[5] euph.[5] eupi. **FERR.**[5] gels. gymn. harp.[1184] ign.[5] kali-bi. **Kali-c.**[5] kali-p.[137] kola[1184] lac-c. lil-t.[137] lycpr.[85] mang.[5] meny.[5] merc.[5] nat-c.[5] **Nat-m.**[1] nux-v.[5] ph-ac.[137] plat.[1] plut-n.[269] puls.[5] raph. rhod.[5] rhus-t.[5] sabad.[5] sabin.[5] sang. sarr. seneg.[5] **Sep.** spig.[5] stann.[5] staph.[1] sulph.[5] zing.

◦ **Hartes,** gegen etwas: bell.[5] **Rhus-t.**[5]

☞ *Druck; amel.; Kante, Stuhllehne etc. drücken, das Teil gegen eine*

◦ **Knien,** auf den: euph.[5]

◦ **Kopf** anlehnen: **BELL.** cann-s.[5] chin-s.[111] cocc.[5] con.[1] dros.[5] ferr.[5] gels. gymn. ign.[137] kali-c.[5] meny.[5] **Merc.**[5] nat-m.[1] nux-v.[5] puls.[5] rhod.[5] sabad.[5] sabin.[5] seneg.[5] spig.[5] staph.[1] sulph.[5]

◦ ◦ **links,** nach: chin-s.[111]

◦ ◦ **Seite,** zur: meny.[5]

◦ ◦ **Tisch,** auf den: con.[5] ferr.[5] nux-v.[5] **Sabad.**[5] sulph.[5]

◦ **scharfe** Kante, gegen eine: nat-c.[5] stann.[5]

hinten, nach, weit Zurücklehnen amel.: med.[139]

vorn, nach:

- **agg.**: kalm.[102] med.[139]

- **amel.**: **Chin.** kali-c.[102] tax.[303]

ANSTOßEN, irgendwo, agg.: arn.[5] bar-c.[1] bell.[5] **Bry.**[5] carb-v.[5] **Caust.**[5] chin.[5] **Colch.**[5] hep.[5] nux-v.[5] puls.[5] **Sep.** sil.[1] spig.[5] valer.[5]

ANSTRENGUNG der Augen, bei: aegle.[192] **Agar.** agn.[5] alum.[5] alum-sil.[58] **Am-c.** am-m.[5] ammc.[72] anac.[5] ang.[5] **APIS** **Arg.** **ARG-N.**[5] **Arn.** **Asaf.**[5] asar.[5] **Aur.**[5] aur-s.[58] bar-c.[5] bar-m.[58] bar-s.[58] **BELL.**[5] berb. **Bor.** **BRY.** **CALC.**[5] calc-acet.[111] calc-f.[58] calc-sil.[58] canth.[5] carb-an.[5] **Carb-v.**[5] **Caust.**[5] cham.[5] **Chel.** chin.[5] **Cic.**[5] **Cimic.** **CINA**[5] cinch.[36] cocc.[5] coff.[5] coloc. **Con.**[5] **CROC.**[5] croto-t.[5] cupr.[5] dros.[1] dulc.[5] euphr.[102] ferr.[5] gels. gent-c. **Graph.**[1] helon. hep.[5] hyper. ign.[5] **Jab.** **KALI-C.**[5] kali-p. kali-s.[54] **Kali-sil.**[58] kreos.[5] **Lach.**[5] laur.[5] led.[5] lith-c.[111] **LYC.**[5] m-arct.[5] mag-c.[5] mag-m.[5] **Mang.** meny.[5] merc.[5] **Mez.** mosch.[5] mur-ac.[5] **Naja** nat-ar. **Nat-c.**[1] **NAT-M.**[5] **Nat-p.** nat-s.[58] nat-sil.[58] **Nicc.**[54] nit-ac.[5] **Nux-m.** **Nux-v.** **Olnd.**[5] **ONOS.**[58] par.[5] **Petr.** **PH-AC.** **Phos.**[5] phys. **Phyt.** pic-ac.[54] plat.[5] **Puls.** ran-b.[5] rheum[5] **RHOD.**[5] **Rhus-t.** **RUTA**[5] sabad.[5] sant.[102] **Sars.**[5] sel.[5] **SENEG.**[5] **Sep.**[5] **SIL.**[5] **Spig.**[5] **Spong.**[5] **Staph.** stram.[5] stront-c.[5] sul-ac.[5] sulph.[5] thuj.[5] valer.[5] verb.[5] viol-o.[5] zinc.[5]

☞ *Anstrengung, körperliche; agg., Anstrengung;*

ANSTRENGUNG, körperliche:

agg.: acet-ac. acon.[1] act-sp.[137] adam.[222] aegle.[192] aegle-f.[192] aesc.[58] aeth.[137] **Agar.**[5] agn.[58] allox.[149] aloe **ALUM.**[5] alum-sil.[58] **Alumn.** am-c.[5] am-m.[5] **AMBR.** **Anac.**[5] ang. **ANT-C.**[1] **Ant-t.**[31] **Apis** apisin.[5] **Apoc.** **ARG.** **ARG-N.**[5] arist-cl.[119] **ARN.**[5] **ARS.**[5] **ARS-I.** ars-s-f.[58] **ASAF.** **AUR.** aur-ar.[58] aur-i.[58] **Aur-m.** aur-s.[58] bamb-a.[1184] **Bar-c.** bar-i.[58] bar-m.[58] **Bar-s.**[58] bcg[149] **BELL.** bell-p.[144] **Benz-ac.** **Berb.**[102] boerh.[192] **Bol.** **Bor.** both-a.[3070] **Bov.**[5] **Brom.** bros-g.[259] brucel.[241] **BRY.**[5] buth-aust.[119] **CACT.** **CALC.**[5] calc-acet.[111] **Calc-ar.**[58] calc-f.[58] calc-i.[58] **Calc-p.**[58] **CALC-S.** **Calc-sil.**[58] **Camph.**[5] cand-a.[239] **Cann-s.**[5] canth. **Carb-an.** **Carb-v.**[58] carbn-s.[58] carc.[207] cassi-s.[192] **CAUST.** cere-s. **Chel.**[5] chim-m.[8] **CHIN.** chin-ar. **CHIN-S.** chlor.[102] **Cic.** cimic. cina[5] cinnam.[54] cist.[58] **Coc-c.**[8] **COCA**[25] **COCC.**[5] **Colch.**[58] coloc.[36] **CON.** conv.[102] cortico.[119] crat.[85] **CROC.**[5] **Crot-h.** cupr. **Cycl.** cymbo-ci.[2184] **DIG.** dros.[1] **Dulc.**[5] dys-co.[136] **Epip.**[102] **ERIG.** **Euphr.**[5] **Ferr.**[5] **FERR-I.**[58] ferr-p. ferr-pic.[102] fl-ac.[5] flor-p.[149] **GELS.**[8] gins. **Glon.**[54] gran. **Graph.** **Guai.** guare.[25] harp.[1184] **Hell.** helo.[111] **Helon.**[54] **Hep.**[5] hydr-ac. hydrc.[192] hydrog.[222] **Hyos.** hyper. iber.[25] **Ign.** **IOD.**[5] **IP.** **Iris**[25] jab. **Kali-ar.**[58] **Kali-bi.** **Kali-c.**[5] kali-chl.[58] kali-hp.[45] **Kali-i.** kali-n.[5] **Kali-p.** kali-sil.[58] **Kalm.**[36] kola[1184] **Kreos.**[5] kron.[9] lac-c. **Lac-d.**[58] **LACH.** lact.[10] **LAUR.** **Led.** **Lil-t.** lith-c.[111] **LOB.**[25] **LYC.**[5] **LYCPS.**[25] m-arct.[10] mag-c.[5] mag-p.[58] mag-s.[119] **Manc.** **Mang.** **Mangi.**[197] **Med.** meny. **Merc.**[5] **Merc-c.**[5] mez. **Mill.** **Mur-ac.**[5] murx. **NAJA** **NAT-AR.**[58] **NAT-C.**[1] **NAT-M.**[1] **Nat-p.** **Nat-s.**[58] **Nat-sil.**[58] **Nit-ac.**[1] **Nux-m.** **Nux-v.**[5] ol-j.[25] **Olnd.**[54] onos. **Ox-ac.**[58] ozone[227] **Pall.** par.[8] paro-i.[149] petr.[10] **Ph-ac.** **PHOS.** phys.[25] **Phyt.** **PIC-AC.**[54] pier-b.[233] piloc.[137] plan.[25] plat.[5] **Plb.** **Podo.** prot.[136] **PSOR.** **PULS.**[5] ran-b.

Rauw.[144] **Rheum**[5] **Rhod.**[5] **RHUS-T.**[5] **RUTA** sabad.[5] **Sabin.**[5] sac-l.[85] **Sang.**[8] sant.[102] sarcol-ac.[102] saroth.[144] sars.[5] **Sec.**[54] **SEL.**[5] seneg.[36] **SEP.**[1] **SIL.**[1] **SPIG.**[5] **SPONG.**[5] **Squil.**[5] **STANN.**[1] **STAPH.**[5] **Stram.** stront-c.[5] stroph.[111] **Stry.** **Sul-ac.**[5] **Sul-i.**[58] **SULPH.**[1] **Sumb.**[25] syph.[111] tab. tanac.[72] **Tarent.** tax.[36] tell.[149] **TEUCR.**[85] **Ther.** thuj. thymol.[85] thyr.[102] til. tong.[5] **Tril.**[8] **Tub.** tub-d.[151] tub-m.[151] ust. v-a-b.[149] **Valer.**[5] **VERAT.**[5] vesp. **ZINC.** zinc-ar.[102] zinc-i.[137] zinc-val.[137] **Zing.**

☞ *Bewegung; während • Heben, Überanstrengung von Muskeln und Sehnen; agg. • Ruhen, Ausruhen; amel. • Waschen; agg.; Wäsche waschen ▥ GEMÜT; M; Anstrengung; während*

- **Augen,** der: cina[5] onos.[111] piloc.[137]

☞ *Anstrengung der Augen, bei*

- **Funktionsversagen** eines Organs: ferr-pic.[102]

amel.: adon.[137] aesc.[137] agar.[5] aloe[809] alumn.[102] **Arg-n.**[193] **Aur.** aur-m-n.[272] aur-s.[272] brom.[102] canth. carb-ac.[193] carc.[119] caust.[193] cupr.[210] **Cycl.**[5] dios.[36] ferr. fl-ac.[5] helon.[111] **Hep.**[5] **Ign.**[5] **Iod.**[5] jug-c.[102] kali-bi.[111] kali-br.[111] kali-c.[149] **LIL-T.**[111] medus.[168] mur-ac.[5] nat-m.[5] ped.[102] petr.[193] phos.[5] phys.[111] plb. rad-br.[137] ratt-n.[204] rauw.[119] rhus-v.[25] **SEP.**[5] sil.[5] stann.[5] stront-c.[137] **Sul-ac.**[5] tarent.[137] thlaspi[111] tril-c.[36] **TUB.**[193] tub-r.[151]

☞ *Bewegung; amel. • Gehen; amel.; während Gehen amel. • Laufen, Rennen; amel. • Ruhen, Ausruhen; agg. ▥ GEMÜT; M; Anstrengung; amel. • GEMÜT; M; Anstrengung; amel.*

- **fortgesetzte**: aesc.[137]
- **Freien,** im: aloe[809] rauw.[119]

☞ *Luft; frische, im Freien; amel.*

- **heftige**: rauw.[119]

ANWENDUNGEN:

feuchte, nasse:

- **agg.**: **AM-C.**[54] am-m.[54] **ANT-C.**[54] apis[116] apoc.[58] ars.[116] bar-c.[54] **Bell.**[54] bor.[54] bov.[54] bry.[116] cadm.[149] **CALC.**[54] cann-s.[5] **Canth.**[54] carb-v.[54] **CHAM.**[54] **CLEM.**[54] con.[54] crot-h.[102] dulc.[54] fl-ac.[116] graph.[116] hep.[116] **Kali-c.**[54] **Kali-n.**[54] **Lach.**[58] laur.[54] led.[116] **Lyc.**[54] mag-c.[54] **Merc.**[54] mez.[54] mur-ac.[54] nat-c.[54] nit-ac.[54] nux-m.[54] nux-v.[54] petr.[54] ph-ac.[116] phos.[54] phyt.[58] puls.[116] **RHUS-T.**[54] ruta[116] sars.[54] sec.[116] **Sep.**[54] sil.[54] **Spig.**[54] stann.[54] staph.[54] **Stront-c.**[54] sul-ac.[54] **SULPH.**[54] syph.[58] xero.[102] zinc.[54]

☞ *C; Rebelliert gegen Umschläge*

◦ **kalte**: **AM-C.**[54] am-m.[54] **ANT-C.**[54] apoc.[58] **Ars.**[116] bar-c.[54] **Bell.**[54] **Bor.**[54] bov.[54] **Bry.**[54] cadm.[149] **CALC.**[54] **Canth.**[54] **Carb-v.**[54] **Cham.**[54] **CLEM.**[54] **Con.**[54] dulc.[54] graph.[116] **Hep.**[116] **Kali-c.**[54] **Kali-n.**[54] lach.[116] **Laur.**[54] **Lyc.**[54] mag-c.[54] **Merc.**[54] **Mez.**[54] mur-ac.[54] nat-c.[54] **Nit-ac.**[54] **Nux-m.**[54] nux-v.[54] **Petr.**[54] ph-ac.[116] **Phos.**[54] puls.[54] **RHUS-T.**[54] ruta[116] **Sars.**[54] **Sep.**[54] **Sil.**[54] **Spig.**[54] stann.[54] **Staph.**[54] **Stront-c.**[54] **Sul-ac.**[54] **SULPH.**[54] syph.[58] xero.[102] **Zinc.**[54]

☞ *Baden, Waschen; agg.; kaltes • Wasser; kaltes agg.*

◦ **warme**: **Apis**[116] bry.[116] **Fl-ac.**[116] lach.[58] **Led.**[116] phyt.[58] **Puls.**[116] **Sec.**[116]

- **amel.**: aloe[122] alum.[102] alum-sil.[58] **Alumn.**[54] **Am-m.**[54] aml-n.[122] anac.[5] ant-c.[5] ant-t.[54] apis[37] arg-n.[102] arn.[122] **Ars.**[5] ars-i.[111] **ASAR.**[102] aur.[122] bell.[102] bor.[54] bry.[102] calc-f.[58] caust.[5] cham.[111] **Chel.**[5] coloc.[116] **Euphr.**[5] ferr-p.[102] fl-ac.[122] glon.[122] guai.[187] hep.[5] iod.[122] jatr.[102] kali-bi.[111] kali-c.[5] kali-p.[122] lac-c.[58] lach.[102] laur.[54] led.[122] lyc.[102] **Mag-c.**[54] mag-p.[111] merc.[102] mez.[54] mur-ac.[54] nat-hchls.[149] nux-m.[102] **Nux-v.**[54] paraph.[149] ph-ac.[116] phos.[58] pic-ac.[122] pier-b.[233] **PULS.**[102] pyrog.[111] rad-br.[111] **Rhod.**[54] rhus-t.[5] ruta[116] **Sabad.**[54] sabin.[102] sec.[58] sep.[102] sil.[122] **Spig.**[116] staph.[54] sulfa.[149] thiop.[149] thuj.[5] x-ray[149] zinc.[54]

☞ *Einhüllen, Bedecken; amel.; feucht, nass*

◦ **kalte**: aloe[122] alum.[102] aml-n.[122] anac.[149] **Apis**[37] arg-n.[102] arn.[122] asar.[102] aur.[122] bell.[102] **Bry.**[58] calc-f.[149] **CHAM.**[111] ferr-p.[102] **Fl-ac.**[122] glon.[122] **Guai.**[187] iod.[122] jatr.[102] kali-p.[122] lac-c.[58] **Led.**[122] lyc.[102] merc.[102] nat-hchls.[149] phos.[102] pic-ac.[122] **Puls.**[102] sabin.[102] sec.[58] spig.[116] thuj.[37]

☞ *kalte; amel.*

◦ ◦ **Händen,** an den: **Jatr.**[102]

◦ **warme**: alum-sil.[58] anac.[5] ant-c.[5] ars.[5] ars-i.[111] bry.[102] calc-f.[58] coloc.[116] fl-ac.[122] **Hep.**[5] kali-bi.[111] kali-c.[5] **Lach.**[102] **Mag-p.**[111] nux-m.[102] paraph.[149] ph-ac.[116] phos.[58] pyrog.[111] rad-br.[111] **Rhus-t.**[5] ruta[116] sep.[102] **Sil.**[122] sulfa.[149] thiop.[149] thuj.[5] x-ray[149]

☞ *Wärme; amel.; nasse Wärme*

kalte:

- **agg.**: **Acon.** **Aloe**[58] **Alumn.** **Ant-t.** **Apis** **Apisin.**[5] **Ars.** asar.[5] **Bry.** **Calc.** **Caust.** cham.[5] chel. chin-s. cimic.[111] colch. **Cycl.** euph. euphr.[5] graph.[5] hep.[5] kurch.[192] **Lach.** **Nat-m.**[5] nit-ac.[5] petr.[5] ph-ac.[5] **PHOS.** ruta[5] sep. sil.[5] **Spig.** **SULPH.** tela[192] til. zinc.[5]
- **amel.**: acon.[5] apisin.[5] arg-n.[5] bcg[149] bry.[5] cadm.[149] cassi-s.[192] ferr.[22] iod.[5] led.[5] loxo-r.[240] lyc.[5] nux-v.[5] puls.[5] sec.[5] sep.[5]

☞ *feuchte, nasse; amel.; kalte*

warme:

- **agg.**: anac.[102] apisin.[5] bar-c.[5] bry.[5] fl-ac.[5] **Lach.**[58] led.[5] puls.[5] sec.[5]

☞ *Einhüllen, Bedecken; agg.*

- **amel.**: anac.[111] ars.[5] bry.[5] calc-f.[137] coloc.[5] hep.[5] kali-c.[111] mag-p.[111] nux-v.[137] rad-br.[111] **Rhus-t.**[111] ruta[5] sil.[5] syph.[137] thuj.[5] xero.[102]

☞ *Einhüllen, Bedecken; amel.*

ARBEIT, körperliche, agg.:

☞ *Anstrengung, körperliche; agg., Anstrengung*

ARME vom Körper abspreizen amel.: psor. spig.[5] sulph.[5]

ARZNEIMITTEL agg.:

☞ *C; Arzneimittel; überempfindlich gegen A., heftige Reaktionen*

Denken an: asaf.[137]

ATEM anhalten **agg.**: cact.[58]

☞ *Atmen; anhalten, den Atem;*

ATMEN:

☞ *Ausatmen • Einatmen*

agg.: **ACON.**[5] **Aesc.** agar.[5] agn.[5] allox.[119] aloe[36] alum.[1] alumn. am-c.[5] **Am-m.**[5] ambr.[5] ammc.[4] **ANAC.**[1] ang.[1] ant-c.[1] apis **Apisin.**[5] arg.[1] arg-n.[36] arn.[5] **Ars.**[1] asaf.[5] asar.[1] **Aur.** aur-ar.[58] aur-s.[58] bapt. bar-c.[1] **BELL. Berb.** bism.[5] bor.[5] both-a.[3070] bov.[5] **BRY.**[5] cact.[8] calad. **CALC.**[1] **Calc-p.** camph.[5] **Cann-s.**[5] **Canth.**[5] **Caps.**[1] **Carb-an.**[1] carb-v.[5] carbn-s.[58] card-m. carl.[36] **Caust.**[5] cench.[58] cham.[5] **Chel.** chin.[5] chin-s.[36] **CHLOR.**[36] cic.[5] cimic.[8] **Cina**[5] cinnb.[58] clem.[5] cob. coc-c.[58] **COCC.**[36] **COLCH.**[5] **COLOC. Con.**[1] conv. **Cop.** cor-r. croc.[5] **Crot-h.** croto-t.[5] cupr.[5] cupr-ar. cycl.[36] dig.[5] dros.[1] dulc.[1] eup-per.[5] euphr.[1] ferr-i.[36] fl-ac.[5] graph.[1] **Guai.** harp.[1184] hell.[5] **Hep.**[1] hyos.[5] ign.[5] inul. **Iod.**[1] **Ip.**[5] kali-bi.[58] **KALI-C.**[5] kali-chl.[58] kali-n.[1] kali-p. kalm. kola[1184] kreos.[5] laur.[5] led.[5] **Lob.**[5] lob-c.[85] lob-s.[25] **LYC.** lyss. **M-arct.**[5] m-art.[5] m-aust.[5] **Mag-c.**[5] mag-m.[1] mag-p.[111] manc.[36] mang.[5] meny.[5] **MERC.** merc-c.[5] mez.[1] mosch.[5] **Mur-ac.**[1] **Myrt-c.**[5] nat-ar.[58] nat-c.[1] **Nat-m.**[1] nat-n.[111] nat-p. **Nat-s.**[36] **NIT-AC.**[5] nux-m.[5] nux-v.[5] olnd.[5] op.[5] ox-ac.[58] par.[5] ph-ac.[1] phel. **Phos.**[1] plat.[5] plb.[5] prun. **Psor.** ptel.[25] **PULS.**[5] pyrog.[58] **RAN-B.** ran-s.[5] raph. rat. rhod.[5] **Rhus-t.**[1] rumx.[25] ruta[5] **Sabad.**[5] sabin.[5] **Sang.**[8] sars.[1] **Sel.**[5] seneg.[5] **SEP.**[1] **Sil.**[1] **SPIG.**[1] **Spong.**[1] squil.[1] **Stann.**[1] staph.[5] stict.[137] stront-c.[5] stry.[36] sul-ac.[1] **Sulph.**[1] tab.[36] tarax.[5] teucr.[5] **Thuj.** uran-n.[5] valer.[5] verat.[1] verb.[5] viol-t.[5] zinc.[1]

- **unregelmäßiges**: cact.[137] **RUMX.**

amel.: acon. agar.[5] arg-m.[137] asaf.[5] aur.[5] bar-c. bell.[5] bor.[5] **Cann-i.** chel.[137] chin. cina[5] **Colch. Cupr.** dig.[5] dros. fl-ac.[5] hyos.[5] **Ign.**[5] iod. kali-bi.[111] **Lach.** meny. merc.[5] mygal.[111] nat-m.[5] olnd. osm. puls. rhus-t.[1] **Seneg.**[5] sep. **STANN.**[5] staph. sulph.[5] tarax.[5] ter. thuj.[5] verat.[5] verb.[5] viol-t.

Anhalten des Atems:

- **agg.**: agar.[5] asaf.[5] bry.[5] cact.[58] cina[5] dros.[1] glon.[111] **Ign.**[5] **Kali-n.**[5] led.[5] mang.[137] meny.[5] **Merc.**[5] **Spig.**[5] tarax.[5]

- **amel.**: **Bell.**[5]

AUFLEGEN der Hand auf die kranke Stelle:

agg.: kali-n.[1]

☞ *Halten; Zusammenhalten der Teile agg. • Stützen, Unterstützen von Körperteilen; agg.*

amel.: **Apisin.**[5] **Bell.**[5] bor.[1] calc. canth. carb-an.[5] **Croc.** **Cupr.**[137] cycl.[1] dros. **Lil-t.** lyc.[108] mang.[5] **Mang-acet.**[1] med.[137] **MENY.**[1] mur-ac. **Murx.** nat-c. olnd.[5] par.[5] **Phos.** rhus-t.[5] sabad.[5] sanic.[102] **Sep. Sil.**[5] spig.[1] sulph. thuj.

☞ *Reiben; amel. • Stützen, Unterstützen von Körperteilen; amel.*

AUFSTEHEN:

agg.: **ACON.**[5] aesc.[111] agar.[5] ail.[162] alum. alum-sil.[58] am-c.[5] **Am-m.**[5] ambr.[5] anac.[5] ang.[1] ant-c.[5] **Ant-t.**[5] **Apisin.**[5] arg.[5] arg-n.[122] **Arn.**[5] **Ars.**[5] asar.[5] aur.[5] bar-c.[5] bar-m. bar-s.[58] **BELL.**[1] berb.[111] bor.[5] both-a.[3070] bov.[5] **BRY.**[5] cact. calad.[5] **Calc.**[5] camph.[1] **Cann-i. Cann-s.**[5] canth.[5] caps.[5] carb-an.[5] **CARB-V.**[5] **Caust.**[5] **CHAM.**[5] **Chel.** chin.[5] **Cic.**[5] **Cina**[5] clem.[5] **COCC.**[5] **Colch.**[5] coloc.[1] **Con.**[5] croc.[5] **DIG.**[5] dros.[5] dulc.[5] **Euph.**[5] **Ferr.**[5] **Fl-ac.**[5] **Graph.**[5] guai.[1] hell.[5] hep.[5] hydrog.[222] hyos.[5] **Ign.**[5] ip.[5] kali-bi. kali-c.[5] kali-chl.[58] kali-n.[5] kreos.[5] lach.[5] laur.[5] **Led.**[5] lept.[111] **LYC.**[5] m-arct.[5] **M-art.**[5] m-aust.[5] mag-c.[1] mag-m.[1] mang.[5] meny.[5] merc.[5] merc-c.[5] merc-i-f.[111] mosch.[5] **Mur-ac.**[5] **Nat-c.**[5] **Nat-m.**[5] **Nat-s.**[111] **Nit-ac.**[5] nux-m.[5] **NUX-V.**[5] **Olnd.**[5] **OP. Osm.** par.[5] **Petr.**[5] ph-ac.[5] **Phos.**[1] phyt.[102] plat.[1] plb.[5] psor.[58] **Puls.**[5] rad-br.[102] ran-b.[5] **Rhod.**[5] **RHUS-T.**[5] rumx. **Ruta**[5] sabad.[5] **Sabin.**[5] samb.[5] **Sang.** sars.[5] **Sel.**[5] seneg. sep.[5] **SIL.**[5] **SPIG.**[5] spong.[5] **Squil.**[5] stann.[5] staph.[5] stram.[5] stront-c.[5] sul-ac.[5] **SULPH.**[5] tarax. ther.[85] **Thuj.**[5] upa.[85] valer.[5] verat.[5] verat-v. verb.[5] **Viol-t.** zinc.

☞ *Bücken; amel.*

- **Liegen,** vom: **Acon.**[5] agar.[36] all-c.[36] am-c.[5] **Am-m.**[5] anac.[5] ang.[5] ant-c.[5] ant-t.[5] apisin.[5] arg.[5] **ARN.** ars.[5] asar.[5] aur.[5] bar-c.[5] **Bell.**[5] berb. bor.[5] bov.[5] **BRY.**[5] calad.[5] **CALC.**[5] camph.[1] cann-s.[5] **Canth. Caps.**[5] carb-an.[5] **CARB-V.**[5] caust.[1] cedr. **Cham.**[5] **CHIN.** cic.[5] cimic.[111] **Cina**[5] cinnb. clem.[5] **COCC.**[5] colch. coloc.[1] **CON.**[5] croc.[5] crot-h. dig.[5] dulc.[5] euph.[5] ferr.[5] ferr-p.[58] **Graph.**[5] **Guai.**[1] **Hell.**[5] **Hep.**[5] hyos.[5] **Ign.**[5] iod.[1] ip.[5] kali-c.[5] kali-n.[5] kreos.[5] **Lac-d. LACH.**[5] laur.[5] led.[1] **Lyc.**[5] m-arct.[5] **M-art.**[5] m-aust.[5] mag-c.[1] mag-m.[1] **Mag-s.**[36] mang.[5] mang-acet.[1] meny.[5] **MERC. MERC-C.**[5] mez.[5] mosch.[5] mur-ac.[5] musa[197] nat-c.[5] **Nat-m.**[5] nat-s. nicc. nit-ac.[1] nux-m.[5] **NUX-V. Olnd.**[5] par.[5] petr.[5] **Ph-ac.**[5] **PHOS.**[1] plat.[5] plb.[5] **Puls.**[5] **Ran-b.**[5] **Rhod.**[5] **RHUS-T.**[1] ruta[5] sabad.[5] **Sabin.**[5] **Samb.**[5] sanic.[85] sars.[5] sec. **Sel.**[5] **Sep. Sil.**[1] **Spig.**[5] spong.[5] squil.[5] stann.[5] **Staph.**[5] stram.[5] **Sul-ac.**[5] **Sulph.**[5] tab.[36] **Thuj.**[5] valer.[5] **VERAT.**[1] **Verat-v.**[36] verb.[5] zinc.

- **Sitzen,** vom: **Acon.**[5] **AESC.**[25] **AGAR.** aloe[111] am-c. am-m. **AMBR.** anac.[5] ang.[1] ant-c.[5] **Ant-t.**[5] apis **Apisin.**[5] **Arg.**[5] **Arg-n.** arn.[5] **Ars.** asar.[5] aur.[5] bamb-a.[1184] **Bar-c.**[5] **BELL. BERB.** both-a.[3070] bov.[5] **Bry.**[5] **CALC.** calc-p.[111] **Calc-s. Calc-sil.**[58] cann-s.[5] **Canth. CAPS.**[5] carb-an.[5] **Carb-v.**[5] cassi-f.[192] **CAUST.**[5] **Cham.** chel.[809] **Chin.**[5] cic.[5] cimic.[111] cocc.[5] **CON.**[5] croc.[5] dig.[5] dros.[5] **Euph.**[5] **Ferr.**[5] **Fl-ac.**[5] graph.[5] harp.[1184] **Hydr. Iris** jug-c.[25] **Kali-bi.** kali-c.[5] kali-n.[5] **Lach. Laur.**[5] **Led.**[5] **LYC.**[5] m-arct.[5] m-art.[5] m-aust.[5] **Mang.**[5] **MERC.** merc-i-f.[111] merl. mur-ac.[5] nat-c.[5] **Nat-m.**[5] **Nat-s.**[111] **NIT-AC.**[5] **Nux-v.**[5] **Olnd.**[5] **Petr.**[5] **Ph-ac.**[5] **PHOS.**[1] plat.[1] **Psor.** ptel. **PULS.**[5] ran-b.[5] **Rhod.**[5] **RHUS-T.**[5] **RUTA**[5] sabad.[5] **Sep.**[5] **SIL. SPIG.**[5] **Staph.**[5] stram.[5] stront-c.[5] **SULPH.**[5] tab. tell. teucr.[5] **Thuj.**[5] tus-p. **VERAT.**[5] **Zinc.**[1] **Zinc-p.**[58]

amel.: **Acon.**[5] **Agar.**[5] agn.[5] alum.[5] **AM-C.**[5] am-m.[5] **Ambr.**[5] anac.[5] **Ang.**[5] ant-c.[5] **Ant-t.**[5] **Arg.**[5] arn.[5] **ARS.**[5] asaf.[5] asar.[5] aur.[1] bar-c.[5] **Bell.**[5] bism.[5] **Bor.**[5] bov.[5] **Bry.**[5] calad.[5] **CALC.**[5] camph.[5] **Cann-s.**[5] canth.[5] **CAPS.**[5] carb-an.[5] carb-v.[5] caust.[5] **Cham.**[5] **Chel.**[5] **CHIN.**[5] cic.[5] **Cina**[5] clem.[5] cocc.[5] coff.[5] colch.[5] coloc.[5] con.[5] croc.[5] **Cupr.**[5] **CYCL.**[5] **DIG.**[5] **Dros.**[5] **DULC.**[5] **Euph.**[5] euphr.[5] ferr.[5] graph.[5] guai.[5] guare.[25] hell.[5] **HEP.**[5] **Hyos.**[5] **Ign.**[5] **Iod.**[5] **Kali-c.**[5] kali-n.[5] kreos.[5] **Lach.**[5] laur.[5] **Led.**[5] lith-c.[102] **LYC.**[5] m-arct.[5] m-art.[5] m-aust.[5] mag-c.[5] **Mag-m.**[5] **Mang.**[5] **Meny.**[5] merc.[5] mez.[5] mosch.[5] **Mur-ac.**[1] naja nat-c.[5] **Nat-m.**[5] nit-ac.[5] nux-m.[5] nux-v.[1] olnd.[5] op.[5] par.[5] parth.[102] petr.[5] **Ph-ac.**[5] phos.[5] **PLAT.**[5] plb.[5] ptel.[25] **PULS.**[5] ran-b.[5] rheum[5] **Rhod.**[5] **RHUS-T.**[5] **Ruta**[5] **Sabad.**[5] sabin.[5] **SAMB.**[5] sars.[5] sec.[5] sel.[5] **Seneg.**[5] **SEP.**[5] **Sil.**[1] spig.[5] spong.[5] squil.[5] stann.[5] staph.[5] stram.[5] stront-c.[5] sul-ac.[5] **Sulph.**[5] **Tarax.**[5] teucr.[5] thuj.[5] **Valer.**[5] **Verat.**[5] **VERB.**[5] viol-o.[5] **VIOL-T.**[5] zinc.[5]

☞ *Bücken; agg.*

- **Bett,** aus dem: acon.[5] agar.[5] agn.[5] alum.[1] **Am-c.**[5] am-m.[5] **AMBR.**[5] anac.[5] ang.[5] ant-c.[5] **Ant-t.**[5] **Arg.**[5] arn.[5] **Ars.**[5] asaf.[5] asar.[5] **AUR.**[5] bar-c.[5] **Bell.**[5] bism.[5] **Bor.**[5] bov.[5] bry.[5] calad.[5] calc.[5] camph.[5] cann-s.[5] canth.[5] **Caps.**[5] **Carb-an.**[5] carb-v.[1] caust.[1] cham.[5] chel.[5] chin.[5] chloram.[149] cic.[5] cina[5] clem.[5] cocc.[5] coff.[5] colch.[5] **Coloc.**[5] con.[5] croc.[5] cycl.[5] dig.[5] **Dros.**[5] **DULC.**[5] **Euph.**[5] euphr.[5] **Ferr.**[5] graph.[5] guai.[5] guare.[25] hell.[5] hep.[5] hyos.[5] **Ign.**[5] **IOD.**[5] kali-bi. kali-c.[5] kali-n.[1] kreos.[5] lach.[5] laur.[5] **Led.**[5] **Lyc.**[5] **M-arct.**[5] **M-art.**[5] m-aust.[5] **Mag-c.**[1] mag-m.[5] **Mang.**[5] meny.[5] **Merc.**[5] mez.[5] mosch.[5] mur-ac.[5] murx.[111] **Nat-c.** nat-m.[1] nit-ac.[5] nux-m.[5] **NUX-V.**[1] **OLND.**[5] op.[5] par.[5] petr.[5] ph-ac.[5] **Phos.**[5] **Plat.**[5] plb.[5] ptel.[25] **PULS.**[5] **Ran-b.**[5] rheum[5] **Rhod.**[5] **Rhus-t.**[5] ruta[5] sabad.[5] sabin.[5] **Samb.**[5] sars.[5] sec.[5] **Sel.**[5] seneg.[5] **SEP.**[5] sil.[1] **Spig.**[5] spong.[5] squil.[5] stann.[5] staph.[5] stram.[5] **Stront-c.**[5] sul-ac.[5] **Sulph.**[5] tarax.[5] teucr.[5] thuj.[5] valer.[5] **VERAT.**[5] verb.[5] viol-o.[5] viol-t.[5] zinc.[5]

- **Sitzen,** vom: acon.[5] **Agar.**[5] agn.[5] alum.[5] am-c.[5] am-m.[5] **Ambr.**[5] anac.[5] **Ang.**[5] ant-c.[5] ant-t.[5] **Arg.**[5] ars.[5] **Asaf.**[5] asar.[5] **Aur.**[1] **Bar-c.**[5] bell.[5] bism.[5] bor.[5] bov.[5] calc.[5] cann-s.[5] canth.[5] **CAPS.**[5] carb-v.[5] caust.[5] cham.[5] chel.[5] chin.[5] cic.[5] **Cina**[5] cocc.[5] **CON.**[5] cupr.[5] **CYCL.**[5] dig.[5] **Dros.**[5] **DULC.**[5] **Euph.**[5] euphr.[5] **Ferr.**[5] graph.[5] grat.[111] guai.[5] hell.[5] hep.[5] hyos.[5] **Ign.**[5] iod.[5] kali-c.[5] kali-n.[5] kreos.[5] **Lach.**[5] laur.[5] led.[5] **LYC.**[5] m-arct.[5] **M-art.**[5] m-aust.[5] **Mag-c.**[5] **Mag-m.**[5] mang.[5] meny.[5] merc.[5] mez.[5] **Mosch.**[5] **Mur-ac.**[1] **Nat-c.**[5] nat-m.[5] nit-ac.[5] olnd.[5] op.[5] par.[5] petr.[5] **Ph-ac.**[5] phos.[5] **PLAT.**[5] plb.[5] **PULS.**[5] **Rhod.**[5] **RHUS-T.**[5] **Ruta**[5] **Sabad.**[5] sabin.[5] samb.[5] sars.[5] sel.[5] **Seneg.**[5] **SEP.**[5] sil.[1] spig.[5] spong.[5] stann.[5] staph.[5] stront-c.[5] sul-ac.[5] sulph.[5] **Tarax.**[5] teucr.[5] thuj.[5] **Valer.**[5] **Verat.**[5] **VERB.**[5] viol-o.[5] **Viol-t.**[5] zinc.[5]

AUFSTOßEN:

agg.: **Agar.**[5] agn.[5] alum.[1] **Am-c.**[5] **Ambr.**[137] ant-c.[1] arg-n.[137] ars.[5] asar.[5] bar-c.[5] bell.[1] bry.[5] calad.[5] cann-s. **Canth.**[5] caps.[1] carb-an.[1] carb-v.[137] caust. **CHAM.**[5] chel.[5] **CHIN.** cimic.[137] **Cocc.**[5] coloc.[1] con. cycl.[5] **Graph.** hep.[5] jal.[137] **Kali-c.** **Lach.**[5] lob.[137] mag-m.[1] merc.[5] merc-c.[5] nit-ac.[1] nux-v.[5] par.[5] **Phos.**[1] plat.[5] plb.[5] ptel.[25] puls.[1] rhod.[5] **Rhus-t.**[5] sabin.[5] sep.[1] sil.[1] spong.[5] squil.[5] stann.[5] staph.[5] **Sulph.**[1] tarax.[5] **Verb.**[5] zinc.[1]

amel.: acet-ac. **Acon.** aesc. **Agar.**[5] aloe alum.[1] alum-p.[58] alum-sil.[58] **Am-m.** **Ambr.** aml-n.[111] ang.[102] **ANT-T.**[5] apisin.[5] aran-ix.[149] arg.[5] **ARG-N.**[22] **Ars.**[5] asaf.[5] **Aur.**[5] aur-i.[58] aur-s.[58] aza.[192] bapt.[111] **Bar-c.**[5] bar-i. berb. bor.[1] **BRY.**[5] **Calc.**[5] **Calc-p.** calx-b.[194] cann-i.[36] cann-s.[5] **Canth.**[5] carb-an.[137] **CARB-V.**[5] cassi-s.[192] cast.[111] **Caust.**[5] cench.[58] cham.[5] **CHEL.**[122] chin. chin-s. cimic. cinnb. coc-c. **Cocc.**[5] colch.[5] **Coloc.**[5] cop. cortico.[102] cycl. **Dig.**[5] **Dios.** euphr. fago.[25] ferr. **Fl-ac.** fried.[14] gamb. gels.[25] gent-c. germ.[222] glon. **GRAPH.**[5] grat. guat.[119] gymn.[25] ham.[111] helon. hep. **Hydr.** hydr-ac.[268] **IGN.**[5] ignis[194] iod.[1] irid.[222] jug-r. **KALI-BI.** **KALI-C.**[1] **Kali-i.** kali-n.[1] **Kali-s.** kali-sil.[58] kalm.[111] kola[1184] **Lac-ac.** **Lach.**[5] laur.[5] lil-t.[111] **LYC.**[1] lycps.[111] mag-c.[1] **Mag-m.**[1] marm-w.[194] meph.[36] merl.[85] mez.[1] mosch.[5] myric.[25] naja[36] **Nat-c.**[1] **Nat-s.**[58] nat-sil.[58] nicc. **Nit-ac.**[1] **Nux-v.**[5] ol-an. olnd.[5] op. paeon. **Par.**[5] petr.[1] ph-ac. **Phos.**[5] **Pic-ac.** pitu-a.[164] **Plat.** plb. **Puls.**[5] rat. **Rhod.**[5] sabad.[5] sabin.[5] **SANG.** sarcol-ac.[144] sars.[1] **Seneg.**[122] **SEP.**[1] **Sil.**[5] stront-c.[5] sul-ac.[5] sul-i.[58] **Sulph.**[5] taosc.[270] **Tarent.** ter. thuj.[5] tub.[304] **Verat.**[5] vero-o.[232] zinc.[1] zinc-p.[58]

AUFTRETEN agg.:

☞ *Erschütterung, Auftreten*

Fehltritt: aloe alum.[5] ambr.[5] **Anac.**[5] **Arn.**[5] ars.[5] bar-c.[1] **Bell.**[5] **BRY.**[5] calc.[5] calc-p.[111] carb-ac. **Caust.**[5] **Chin.**[5] cimic.[111] cocc.[5] con.[5] dros.[5] glon.[111] **Hell.**[5] kali-c.[5] lach.[5] **LED.** **Lyc.**[5] meny.[5] nat-m.[5] **Nux-v.**[5] **Ph-ac.**[5] **Phos.**[5] podo. **Puls.**[5] **RHUS-T.**[5] seneg.[5] **Sep.** **SIL.**[1] **SPIG.** spong.[5] **Sulph.** **Thuj.** valer.[5] viol-t.[5]

Treppabgehen:

☞ *Abwärtsgehen, Hinabsteigen*

AUGENZWINKERN amel.: asaf.[5] croc.[5] stann.[5]

AUSATMEN:

☞ *Atmen*

agg.: agn.[5] ambr.[5] anac.[1] ang.[5] ant-c.[5] ant-t.[5] **Arg.**[5] ars.[5] asaf.[5] **Aur.** bry.[5] calc.[1] cann-s.[5] canth.[5] **Carb-v.** **Caust.** cham.[5] **Chel.** chin.[1] cic.[5] cimic.[111] cina[5] clem.[1] coc-c.[58] coff.[5] **COLCH.**[5] coloc.[1] croto-t. **Dig.**[1] **Dros.**[1] dulc.[5] euphr.[5] **Fl-ac.**[5] **Ign.**[5] **Iod.**[5] **Ip.**[54] kali-c.[1] kreos.[5] laur.[5] led.[5] mang.[5] mez.[1] mur-ac.[1] nat-c.[1] nux-v.[5] **Olnd.**[5] ph-ac.[5] **Phos.**[5] **PULS.**[5] rhus-t.[5] ruta[1] sabad.[5] **Samb.**[171] **Sep.**[5] **SPIG.**[1] spong.[1] squil.[5] stann.[5] **Staph.**[5] tarax.[5] verat.[5] **Viol-o.**[5] **Viol-t.**[5] zinc.[1]

☞ *Niesen; agg.*

amel.: **ACON.**[5] agar.[5] am-m.[5] anac.[5] ang.[5] arg.[5] arn.[5] asaf.[5] asar.[5] bar-c.[5] **Bor.**[5] **BRY.**[5] calc.[5] cann-s.[5] canth.[5] caps.[5] carb-an.[5] caust.[5] cham.[5] chel.[5] chin.[5] cina[5] clem.[5] croc.[5] cycl.[5] dios.[25] euphr.[5] guai.[5] hell.[5] hep.[5] ip.[5] kali-c.[5] kali-n.[5] kreos.[5] lyc.[5] m-arct.[5] **Meny.**[5] merc.[5] mosch.[5] nux-m.[5] olnd.[5] op.[5] plat.[5] plb.[5] ran-b.[5] ran-s.[5] **RHUS-T.**[5] sabad.[5] **SABIN.**[5] sars.[5] sel.[5] seneg.[5] sep.[5] spig.[5] spong.[5] **Squil.**[5] stann.[5] sul-ac.[5] sulph.[5] tarax.[5] valer.[5] verat.[5]

☞ *Niesen; amel.*

AUSSCHWEIFUNG, Schwelgerei:

während: acon.[5] bell.[5] **Op.**[5]

nach: acon.[5] agar.[58] alum.[5] **Am-m.**[5] ang.[5] **Ant-c.**[5] ant-t.[5] arg.[5] arg-n.[5] **Arn.**[5] ars.[116] asaf.[5] bell.[5] **Bry.**[1] calc.[5] **CARB-V.**[5] caust.[5] chin.[5] **Cocc.**[1] **Coff.**[5] dulc.[5] hep.[5] ign.[5] **Ip.**[5] kali-c.[5] kali-n.[5] kreos.[1] lach.[5] **Laur.**[1] mag-c.[5] nat-c.[5] nat-m.[5] nit-ac.[5] nux-m.[5] **NUX-V.**[1] **OP.**[5] ph-ac.[5] phos.[5] **Puls.**[1] ran-b.[56] rheum[5] rhus-t.[5] samb.[5] sars.[58] sel.[85] **Spong.**[5] squil.[5] **Staph.**[5] **Stram.**[1] sul-ac.[5] sulph.[5] teucr.[5] valer.[5]

☞ *Durchzechter Nacht, Beschwerden nach • Essen; nach; Überessen*

AUSWURF, Expektoration:

während: bell.[5] **Coc-c.** dig.[5] **Led.**[5] **Nux-v.**[5] tarent.[137]

nach: **Calad.**[5] chin.[5] cist.[58] kreos.[5] ruta[137] sep.[5] **STANN. Zinc.**[5]

amel.: **Ail. ANT-T.** apis[137] **Apisin.**[5] aral.[102] arg.[5] **Asaf. Bry.**[5] calad.[137] **Calc.**[1] chin.[111] cist.[137] coc-c.[111] **Grin. Guai.** hyper. **Ip.**[5] kali-bi.[102] kali-c.[111] **Kali-n.**[5] **Lach.** lyc.[5] mag-s. **Manc. Nit-ac.**[5] **Nux-v.**[5] **Phos.**[5] **Sep.**[5] squil.[5] **Stann.**[5] sulph.[1] **Zinc.**

AUSZIEHEN, Entkleiden:

agg.: carc.[119] chel.[36] **Cocc.**[5] croto-t.[5] **DROS. Dulc.**[5] **HEP.**[5] hyper. **Kali-bi.** marm-w.[194] **Merc.** mez. nat-m.[5] **Nat-s. NUX-V. Olnd.** phos. **RHUS-T.**[5] **RUMX.** sep.[5] **Spong.** stann. sul-ac.[5] **Tub.**

☞ *Bedeckung, Bettzeug etc.; amel. und Verlangen nach*

- **Freien,** im: phos.

☞ *Luft; frische, im Freien; agg.*

amel.: cupr-o.[192] lac-leo.[204]

☞ *Bedeckung, Bettzeug etc.; agg. oder ist unerträglich • C; Kleidung; unerträglich, ist*

AUSZIEHEN der Stiefel agg.: apisin.[5] calc.[5] graph.[5]

BADEN, Waschen:

☞ *Waschen ▥ GEMÜT; C; Waschen, Baden*

agg.: acon.[30] **Aesc. AM-C.**[5] am-m.[5] ambr.[137] ang.[5] **ANT-C.**[5] ant-s. ant-t.[122] **Apis**[116] apisin.[5] apoc.[122] **Aran.** arg-n.[5] arn.[122] ars.[5] **Ars-i.**[116] ars-s-f.[58] **Bar-c.** bar-s.[58] bart.[36] **Bell.**[5] bell-p.[137] **Bor.**[54] bov.[54] brom.[137] bry.[5] bufo[54] **CALC.**[5] **CALC-S.**[36] calc-sil.[58] **Canth.**[5] **Caps. Carb-v.**[5] **Caust. Cham.**[5] chim.[122] cimic.[122] cist.[58] **CLEM.**[5] colch. **Coloc.**[5] con.[54] croto-t.[102] cycl.[5] dros.[5] **Dulc.**[5] elaps ferr.[102] fl-ac.[58] form. form-ac.[8] gels.[111] glon.[85] **Graph.**[5] **Hep.**[54] hydrog.[222] **Ign.**[5] iod. iodof.[56] kali-bi. **Kali-c.**[5] kali-chl.[111] kali-cy.[122] kali-i.[162] **Kali-n.**[5] kali-s. kali-sil.[58] lac-c.[111] **Lac-d.** lac-eq.[204] **Lach. Laur.**[54] lepro.[197] lil-t.[102] lim.[72] lob.[102] **Lyc.**[5] lyss.[137] mag-c.[5] mag-m.[5] **Mag-p. Mang.**[187] med.[122] **Merc.**[5] merc-c. **Mez.**[54] mosch.[5] nat-c.[5] nat-m.[5] **Nat-s.**[102] **Nit-ac. Nux-m.** nux-v.[5] onon.[85] **Op.**[5] **Petr. Phos.**[5] plan.[111] plut-n.[222] psil.[164] **Puls.**[5] rad-br.[137] rat.[111] **RHUS-T.**[5] **Rumx.** ruta[122] sabal.[137] **Sars.**[5] sec.[5] **SEP.**[5] sil.[5] **Spig.**[5] stann.[54] staph.[5] **Stront-c.**[102] **SULPH.**[5] sumb.[111] tarent. tax.[303] **Thuj.** thyr.[149] tung.[252] urt-c.[102] urt-u.[137] **Zinc.**[5] zinc-chr.[137] zinc-p.[58]

- **Fluss** im Sommer, Baden im: caust.[137]

- **Füße**: lyc.[5] mag-c.[5] merc.[5] nat-c.[5] nat-m.[5] nux-v.[5] phos.[5] sep.[5] sil.[5] zinc.[5]

- **Gesicht**: am-c.[5] am-m.[5] ambr.[137] bell.[5] **Dros.** fl-ac.[58] **Kali-c.** plan.[111] sep.[5]

- **heiß**: **APISIN.**[5] **Arg-n.**[5] bamb-a.[1184] **Bell.**[5] bell-p.[137] **Bry.**[5] **Carb-v.**[5] **GELS.**[111] **IOD.**[5] iodof.[56] **KALI-I.**[162] **LACH.**[5] lyss.[137] **NAT-M.**[5] op.[5] **Puls.**[5] sec.[5] **Sulph.**[5]

☞ *Wasser; heißes Wasser; agg.*

◦ **Dampf**: lyss.[137]

☞ *Dampf, Wasserdampf; agg.*

- **kalt**: acon.[58] **AM-C.**[54] am-m.[54] **ANT-C. ANT-T.**[122] apoc.[122] ars.[5] ars-i.[116] **Bar-c. Bell.**[5] bell-p.[119] bov.[54] **Bry.**[54] bufo[54] **CALC.**[5] calc-sil.[58] **Canth.**[54] **Carb-v.**[54] carbn-s. **Caust. Cham.**[5] chim.[122] cimic.[122] **CLEM.**[5] **Colch. Con.**[54] dulc.[5] elaps ferr.[102] form-ac.[8] glon.[111] graph.[5] **Ign.**[5] **Kali-c.**[5] **Kali-chl.**[111] kali-cy.[122] kali-n.[5] **Kreos. Lac-d.** lach.[122] **Laur.**[54] lob.[102] **Lyc.**[54] mag-c.[54] **MAG-P. MERC.**[5] mez.[54] mosch.[5] nat-c.[54] **Nux-m.**[5] nux-v.[5] phys.[85] psil.[164] puls.[5] **RHUS-T.** ruta[122] sabal.[137] **Sars.**[5] **Sep.**[5] **Sil.**[5] **Spig.**[5] stann.[54] **Staph.**[5] **Stront-c.**[54] sul-ac.[54] **SULPH.**[5] thyr.[149] **TUB.** urt-u.[137] **Zinc.**[54]

☞ *Anwendungen; feuchte, nasse; agg.; kalte • Wasser; kaltes agg. ▥ HAUT; C; Hautausschläge; Baden; kaltes; agg.*

- **Kopf**: canth.[137] tarent.[137] zinc-chr.[137]

- **lauwarm**: acon.[5] **Ang.**[5] phos.[5]

- **Meer,** im: **Ars.** brom.[137] carc.[162] **Mag-m.**[5] med.[122] nat-m.[5] **Rhus-t. Zinc.**[5]

☞ *Luft; Seeluft, am Meer; agg. • C; Schwäche; Meer, nach Baden im*

- **See,** in einem: ars.[5]

- **Teile,** die erkrankten: plut-n.[222]

- **warm**: acon.[30] ant-c.[5] **Apisin.**[5] ars-i.[116] bell.[30] bry.[5] caust.[58] clem.[5] iod.[116] **Lach.**[5] nat-c.[5] **Op.**[5] phos.[5] **Stront-c.**[102] sulph.[5] sumb.[111] tung.[252]

amel.: acon. aegle-f.[192] aesc.[137] agar.[5] all-c.[137] aloe[46] **Alum.**[5] **Alumn.**[54] **Am-m.**[85] ambr.[102] anac.[5] ang.[5] ant-c.[5] ant-t. **Apis**[36] **Apisin.**[5] aq-mar.[36] arg-n. arn. **Ars.**[5] ars-met.[85] **ASAR.**[5] aster.[144] aur.[5] aur-m. aur-m-n.[272] bamb-a.[1184] bell.[5] bell-p.[111] berb-a.[149] **Bism.** boerh.[192] bros-g.[259] bry.[5] calad.[137] calc.[5] calc-p. calc-s. camph.[36] cann-i.[102] cann-s.[5] caps.[5] cassi-f.[192] **Caust.**[5] cham.[122] **Chel.**[137] clem.[162] coc-c.[137] coca con.[5] cupr.[102] cycl. cypra-e.[227] **Euphr.**[5] fago.[102] ferr-p. **Fl-ac.** flav.[149] form. gink.[227] glon. haliae-lc.[222] hed.[119] hell.[54] hep.[5] hyper.[111] ind. iod. irid.[222] kali-c.[137] kali-chl. kali-cy.[110] kali-i.[162] kali-n.[5] kola[1184] **Lac-c.** lac-d. lac-leo.[204] lach.[137] lat-m.[119] laur. **LED.**[5] lyc.[5] lyss.[56] mag-c. mag-p.[137] mag-s.[119] med.[122] meph.[171] mez. mim-p.[2147] mur-ac. nat-ar. nat-m. nicc. nit-ac. nux-v.[36] ozone[227] phos.[162] phyt.[111] **Pic-ac.** pneu.[149] **Psor.**[116] pull-g.[181] **PULS.**[5] pyrog.[137] rad-br.[102] rat.[137] rhod. rhus-t.[5] rhus-v.[25] sabad.[5] sec.[5] sep.[58] sil.[5] sol[236] spect.[271] **Spig.**[116] staph. stront-c.[102] stroph.[137] sulph.[5] syph.[56] tama.[197] tela[192] thea[102] thlaspi[111] thuj.[54] tung.[252] vesp.[58] zinc.[5]

- **erkrankte** Teile: alum. **Am-m.** ant-t. ars. **ASAR.** bor. bry. **Caust. Cham.**[122] **Chel.** clem.[162] cycl.[162] **Euphr.** lach.[137] laur. mag-c. mez. mur-ac. nux-v. **PULS.** rhod. sabad. sep. **Spig.** staph. zinc.

- **Gesicht**: aegle-f.[192] apisin.[5] **Ars.**[5] ars-met.[85] **Calc-s.** fl-ac.[58] irid.[222] lac-d.[111] mez. nat-m.[54] **Phos.**[5] sabad.[5]
- **heiß**: anac.[5] **ARS.**[5] chel.[137] cypra-e.[227] gink.[227] **Hep.**[5] lyss.[56] mag-p.[137] mez.[137] nit-ac.[809] pyrog.[137] rad-br.[137] rat.[137] **Rhus-t.**[5] rhus-v.[111] **Sil.**[5] sol[236] stroph.[137] **Thuj.**[5]
  ☞ *Wasser; heißes Wasser; amel.*
- **kalt**: aesc.[137] agar.[5] **Alum.**[5] ambr.[102] ang.[5] **APIS**[36] apisin.[5] aq-mar.[36] **Arn.** ars.[5] **ASAR.**[5] aster.[144] **Aur. Aur-m.** aur-m-n.[272] bell.[5] bell-p.[111] berb-a.[149] boerh.[192] bry.[5] bufo[102] calad.[137] calc-p. **Calc-s.** cann-i.[102] cann-s.[5] caps.[5] cassi-f.[192] cassi-s.[192] caust.[5] coc-c.[137] con.[5] cupr.[102] cycl.[8] euphr.[5] fago.[102] glon. hed.[119] hyper.[111] ind. kali-cy.[110] kali-n.[5] **Led.**[102] mag-s.[119] **Meph.**[171] nat-s.[111] nicc. **Phos.**[5] phyt.[111] **Psor.**[116] **Puls.**[5] rat.[137] rhus-v.[25] sabad.[5] sec.[5] **Sep.** spig.[116] sulph.[5] **Syph.**[56] tama.[197] tarent.[192] tela[192] thuj.[54] tung.[252] vesp.[58]
  ☞ *Kälte; amel.* ▯ *GEMÜT; C; Verwirrung, geistige; Baden, kalt, amel.*
  ◦ **eiskaltes**: meph.[171]
  ◦ **Gesicht** und Hände: vesp.[58]
  ◦ **Kopf** amel.: aloe[46]
- **Meer,** im: aq-mar.[162] **Med.**[122]
  ☞ *Luft; Seeluft, am Meer; amel.*
- **warm**: am-m.[85] ant-c.[58] **Bamb-a.**[1184] bufo[58] flav.[149] kola[1184] lac-d.[162] lat-m.[119] lyc.[5] lyss.[56] mim-p.[2147] neon[222] ozone[227] phos.[162] pneu.[149] rad-br.[102] sec.[116] **Stront-c.**[102] thea[102] tung.[252]
  ▯ *HAUT; C; Hautausschläge; Baden; warmes, amel.*
  ◦ **Füße**: bufo[58] pneu.[149]
  ◦ **Gesicht**: **Lac-d.**[162] lyc.[5] **Phos.**[162]
  ◦ **Kopf**: **PHOS.**[162]

BANDAGIEREN amel.:
☞ *Hochbinden oder Bandagieren amel.*

BEDECKEN, Zudecken:

agg.: **Acon.**[5] **Arg-n.** arn.[5] **Asar.**[5] atista[192] aur.[5] **BELL.**[137] **Bor.**[5] **Bry.**[5] **Calc.**[5] carb-v.[5] **Cham.** chin.[5] **Crot-h.**[111] cupr.[5] **Elaps Ferr.**[5] gels. glon.[111] hydr-ac.[111] **IGN. IOD.**[5] **Ip.**[5] kali-bi.[111] kali-i.[111] **Lach.**[5] laur.[5] **LED.**[5] lil-t.[54] **LYC.**[5] **M-arct.**[5] **M-art.**[5] m-aust.[5] mag-c.[5] mag-m.[5] **MAG-P.**[111] merc.[5] mur-ac.[5] **Nat-m.**[137] **Nit-ac.**[5] op.[5] phos.[5] plat.[5] **PULS.**[5] rhus-t.[5] rhus-v. sanic.[137] **SEC.**[5] **Seneg.**[5] sep.[5] **Spig.**[5] staph.[5] stront-c.[5] **SULPH.**[5] thuj.[5] valer.[5] **VERAT.**[5]
- **Kopf**: **Acon.**[5] **Apis Asar.**[5] atista[192] aur.[5] **Bor.**[5] bry.[5] **Calc.**[5] carb-an. **Carb-v.** cham.[5] chin.[5] **Ferr.**[5] gels. glon.[111] hydr-ac.[111] ign.[5] **IOD.**[5] lach.[5] laur.[5] **Led. LYC.**[5] **M-art.**[5] **M-aust.**[5] merc.[5] mur-ac.[5] nit-ac.[5] **Op. PHOS.** plat.[5] **PULS. Sec.** seneg.[5] sep.[5] **Spig.**[5] staph.[5] stront-c.[5] **Sulph.**[5] thuj.[5] valer.[5] **Verat.**[5]
  ☞ *Einhüllen, Bedecken; agg.; Kopfes, des*

BEDECKUNG, Bettzeug etc.:

agg. oder ist unerträglich: acon.[5] aloe[111] alum.[5] **Apis**[137] **Apisin.**[5] asar.[5] **Aur-s.**[272] calc.[137] calc-s.[111] **Camph.**[58] **Cham.**[116] corn-f.[45] cupr-o.[192] ferr.[5] hydrog.[222] ign.[5] **Iod.**[116] **Ip.**[137] kali-i.[111] kali-s.[137] **Lach.**[137] led.[5] lil-t.[137] **LYC.**[137] merc.[1] mosch.[86] mur-ac.[5] nat-m.[45] op.[5] phos.[5] **Puls.**[58] rhus-t.[5] **Sec.**[102] sep. spig.[137] **Sulph.** tab.[111] verat.[5]
  ☞ *Ausziehen; amel. • Druck; agg.; Kleidung, durch die • Einhüllen, Bedecken; agg. • C; Kleidung; unerträglich, ist*
- **eiskalt** ist, obwohl der Patient: camph.[102] sec.[102]
- **Konvulsionen,** vor: apis[86] **Mosch.**[86] puls.[86] **Sulph.**[86]
- **Wehen,** Entbindung:
  ◦ **während**: camph.[54] sec.[54]
  ◦ **nach**: sec.[54]
- ◉ **stößt** das Bettzeug von sich: alum.[5] ars.[1] **BRY.**[122] cact.[116] camph.[116] **Cham.**[116] dys-co.[136] hep.[122] iod.[116] kali-c.[8] lyc.[8] med.[212] puls.[58] sanic.[122] **Sulph.**[122]
  ◦ **Wetter,** bei kältestem: hep.[122] sanic.[122] sulph.[122]

amel. und Verlangen nach: achy.[149] adam.[222] arge-p.[264] **Ars.**[54] aur.[5] **Bell.**[54] camph.[58] choc.[222] clem.[5] colch.[5] crot-c.[2016] guare.[25] haliae-lc.[222] **Hep.**[54] ign.[36] **MAG-C.**[54] **Nat-c.**[54] **Nat-m.**[54] **Nux-v.**[5] phys.[36] **Puls.**[36] rhus-t.[54] **Samb.**[102] sep.[54] sil.[5] **Squil.**[5] stann.[102] still.[25] **Stront-c.**[5] symph.[45] tub.[111]
  ☞ *Ausziehen; agg.*
- **Fieber,** während: achy.[149] ign.[36] **Nux-v.**[5] puls.[36] samb.[102] stann.[102]
  ☞ *Fieber; während*
  ◦ **Hitzestadium**: **Achy.**[149] ign.[36] nux-v.[5] puls.[36]
- **Schmerzen,** bei: **Camph.**[58]
- **Wehen,** Entbindung:
  ◦ **während**: ars.[54] sep.[54]
  ◦ **nach**: nux-v.[54] rhus-t.[54]
- **Wolldecken**: phys.[36]
- **Zimmer,** sogar im warmen: **HEP.**[54]

BEIßEN, Kauen:

agg.: **Acon.**[102] act-sp.[10] aegle-f.[192] aloe **Alum.**[1] alum-p.[58] alum-sil.[58] **AM-C.**[5] **Am-m.**[1] ambr.[5] amph.[36] **Anac.** anan. ant-c. ap-g.[45] apisin.[5] arg.[5] arg-n. **Arn.**[5] **Ars.**[5] ars-s-f.[1] asaf.[137] **Aur** aur-ar.[58] bamb-a.[1184] bar-c. bcg[149] **BELL.** bor.[1] bov.[5] brom.[5] **BRY.**[5] bufo[137] **Calc. Calc-p.** calc-sil.[58] cann-s.[5] carb-ac.[111] **Carb-an. CARB-V. Carbn-s. Caust. CHAM.** chel. **CHIN.**[5] cic.[5] cina[5] coc-c. coca[111] **Cocc. COFF.**[5] colch.[5] coloc.[111] **Con. Cor-r.** croto-t. cupr.[5] cymbo-ci.[2184] dig.[5] **Euph. Euphr.**[1] ferr.[111] ferr-ma. **Fl-ac.** form.[137] **Gamb.**[111] **Graph.**[5] **Guai.**[5] haliae-lc.[222] harp.[1184] hell.[1] **HEP.**[5] hura hydro-c.[2147] **Hyos.**[5] **IGN.** ind. **Iod. Ip.**[5] kali-ar. kali-bi.[111] **Kali-c.** kali-chl.[137] kali-p. **KALI-S. Lach. Lyc.**[5] m-art.[5] mag-c.[5] **Mag-m.** mag-p.[111] mang.[5] med.[58] **MENY.**[5] **MERC.**[5] merc-i-f.[85] **Mez.**[5] nat-c.[1] **NAT-M.**[1] neon[222] **NIT-AC. Nux-m. Nux-v.**[5] ol-an. **OLND.**[5] op.[5] ozone[227] **Petr. PH-AC.**[1] **Phos.**[1] podo.[137] ptel.[111] **PULS.**[5] ran-b.[5] **RHUS-T.**[5] **Sabad.**[5] **SABIN.**[5] **Sang.** sars.[1] scorp.[269] seneg.[5] **Sep.**[1] **Sil.** spig.[1] spong.[1] squil.[5] **STAPH.**[5] stram.[5] stry.[111] **Sul-ac.**[5] **Sulph.**[1] syph. tarax.[1] teucr.[5] **Thuj.**[1] verat.[1] **Verb.**[5] vinc.[4] **Zinc.**[1] zinc-p.[58]
- **fest**: am-c.[102] **Verb.**[102]

amel.: ars.[5] bry.[5] chin.[5] cocc.[5] coff.[5] euph.[5] mag-m.[5] olnd.[5] seneg.[5] **Staph.**[5] sulph.[137]

BERGARBEITER, Beschwerden durch Arbeit unter Tage: carbn-s.[137] card-m.[102] nat-ar.[102] sulph.[58]

KLINISCHES; M; Arzneimittel-Missbrauch, Vergiftungen durch; Faulschlammgas • KLINISCHES; M; Arzneimittel-Missbrauch, Vergiftungen durch; Kohlenmonoxid • KLINISCHES; C; Staublunge, Silikose • KLINISCHES; C; Steinhauerkrankheit, Staublunge

BERÜHRUNG, Berührtwerden:

agg.: achy.[149] **ACON.**[5] act-sp.[137] adam.[222] **Aesc.**[36] **AGAR.**[1] **Agn.**[5] ail.[45] all-c. **Aloe**[102] **Alum.** alum-p.[58] alum-sil.[100] am-c.[1] am-caust.[36] am-m.[1] **Ambr.**[5] amyg-p.[36] **Anac.**[5] **ANG.**[5] ange-s.[149] anh.[144] **Ant-c.**[5] ant-m.[36] **Ant-t.**[5] **APIS**[58] **APISIN.**[5] aq-mar.[149] **ARG.**[1] arg-n.[5] **ARN. ARS.**[1] ars-i.[137] ars-s-f.[58] **Arum-t.**[58] **ASAF.**[5] asar.[5] asc-t.[25] atro.[25] **AUR.** aur-m.[36] **Aur-s.**[36] bad.[85] bamb-a.[1184] **Bapt.**[8] **BAR-C.**[1] bar-i.[58] **BELL.**[5] **Berb.**[102] bism.[1] bol.[36] **Bor.**[1] bov.[5] **Brom. BRY.**[5] bufo[58] **CACT.**[36] cadm-s.[36] cahin.[36] calad.[5] **CALC.**[1] calc-f. **Calc-p.** calc-s.[58] calc-sil.[58] **Camph.**[5] **Cann-s.**[5] **CANTH.**[5] **CAPS.**[1] **Carb-an. CARB-V.**[1] **Carbn-s.** carc.[149] **Card-m.**[102] carl.[36] cassi-s.[192] **Cast. CAST-EQ.**[36] caul.[25] **CAUST.**[1] cench.[58] **CHAM.**[5] **Chel.**[1] **CHIN. Chin-ar. CHIN-S.** chlorpr.[149] choc.[222] **CIC. Cimic.**[111] cimx. **CINA**[5] **Cinnb.**[36] cist. clem.[1] cob.[111] **Coc-c. COCC.**[5] coch.[85] cod.[25] **COFF.**[5] **Coff-t.**[8] **COLCH.**[5] **COLOC.** colocin.[36] com.[102] **CON.** cop. **Cor-r.**[36] cori-r.[102] cortico.[119] croc.[5] **CROT-C. Crot-h. CROTO-T. CUPR.**[1] cupr-acet.[36] cupr-ar.[36] **Cycl.**[1] cymbo-ci.[2184] daph. **Dig.**[102] dios.[25] dirc. **Dros.**[1] **Dulc.**[1] epil.[36] equis.[102] **Eup-per.**[8] **Euph.**[1] euph-l.[102] euphr.[1] fago.[25] **Ferr.**[5] ferr-i. ferr-p.[54] fl-ac.[5] **Gels.** gent-l.[36] germ.[222] **Graph.** grat. **GUAI.**[5] guare.[36] hall[36] **HAM.**[54] hedeo.[36] **Hell.**[5] helon.[85] **HEP.**[1] **Hydr.** hydrog.[222] **HYOS.**[1] hyper.[36] ictod. **IGN.**[5] ignis[194] ind.[36] **Iod.**[1] iodof.[36] ip.[1] **Iris**[102] **KALI-AR. Kali-bi.**[36] kali-br.[25] **KALI-C.**[1] kali-chl.[58] kali-fcy.[85] **Kali-i.**[8] **Kali-n.**[1] **Kali-p.**[54] kali-s. kola[1184] **Kreos.**[5] lac-ac. **Lac-c.**[58] lac-d. **LACH.**[5] lachn.[54] lact.[36] lappa[137] laps.[122] lat-h.[301] **Laur.**[5] **Led.**[1] lept.[102] **Lil-t.**[8] lith-m.[102] **Lob. LYC.**[1] lyss.[54] **M-arct.**[5] m-art.[5] m-aust.[5] **Mag-c.**[1] **MAG-M.**[1] **MAG-P.** mag-s.[36] manc.[111] mand.[119] **MANG.**[5] mang-acet.[1] mangi.[197] **Med.** menth.[72] meny.[1] **MERC.**[1] merc-br.[36] **Merc-c.**[5] merc-i-f. merc-i-r. merc-pr-r.[36] **MEZ.**[1] mit.[36] mosch.[5] **MUR-AC.** musa[197] mygal.[192] myric.[25] **NAT-C. NAT-M.**[1] **Nat-s.** nat-sil.[58] neon[222] **Nicc.**[36] **NIT-AC.**[1] **Nux-m.**[5] **NUX-V.**[1] oena.[137] **Olnd.**[5] **Op.**[5] **Ox-ac.**[58] **PAR.**[5] peti.[36] **Petr.**[1] **Ph-ac. PHOS.**[1] phys.[111] **PHYT.**[85] plan.[36] plan-m.[45] **Plat.**[5] **Plb.**[5] **Podo.**[102] **Psor.**[36] **Ptel.**[102] pull-g.[181] **PULS.**[1] **RAN-B.**[5] ran-s.[5] **RAT. RHOD.**[2] **RHUS-T.**[5] rhus-v.[36] rumx.[58] **RUTA**[1] sabad.[5] **SABIN.**[5] sal-ac. **Sang.**[8] sanic.[85] **Sars. Sec.**[5] **Sel.**[5] **Seneg.**[5] **SEP.** sieg.[144] **SIL.**[1] sin-a.[36] **SPIG.**[1] **SPONG.** squil.[1] **Stann.**[1] **STAPH.**[1] stel.[72] **STRAM.**[1] **Stront-c.**[5] **Stry.**[36] **Sul-ac.**[1] sul-i.[58] **SULPH.**[1] sumb.[36] tab.[36] tann-ac.[36] **Tarax.**[5] **Tarent.**[54] tarent-c.[192] tax.[303] **Tell. Ter.**[36] **Teucr.**[5] thal.[149] **Ther.**[25] **THUJ. TIL.** tub.[36] uran.[269] uran-n.[54] urt-u.[102] ust.[111] valer.[5] **VERAT.**[1] **Verb.**[5] vib.[25] viol-o. vip-a.[149] visc.[111] xan. yuc.[36] **Zinc.**[1] zinc-chr.[137] zinc-p.[58] ziz.[36]

Druck; agg. • Greifen, Ergreifen oder Halten von Gegenständen; agg. • Greifen, Ergreifen oder Halten von Gegenständen; agg.; kalte Gegenstände • Halten; Festhalten, irgendetwas, agg. • C; Schmerz; wandernder Schmerz; Berührung agg.
GEMÜT; C; Angefasst werden; Abneigung, will nicht angefasst werden • GEMÜT; C; Empfindlich, überempfindlich; allgemeine Arzneien; Berührung, gegen

- **Füßen,** an den: **KALI-C.**[5] nux-v.[5]
- **Haaren,** an den: ambr.[5] **APISIN.**[5] **ARS.**[5] **Bell.**[5] **Carb-v.**[5] chin.[5] **Ferr.**[5] **Ferr-p.**[54] hep.[5] ign.[5] lach.[137] mez.[5] nit-ac.[116] **Nux-v.**[5] ph-ac.[5] phos.[5] **Puls.**[5] rhus-t.[5] **SEL.**[5] sep.[5] stann.[5] verat.[5] **Zinc.**[5]
- **Hals,** am: apisin.[5] **BELL.**[5] **Hep.**[5] **LACH.**[5] **SPONG.**[5]
- **Kaltes** berühren, etwas: calc. cench.[58] **HEP. Lac-d. Merc. Nat-m.**[5] phos.[137] **Pyrog. RHUS-T. SIL.** thuj.[5] zinc.
  Kälte; agg.
- **Kleidung,** durch die: bad.[85] coff.[36] cupr-ar.[111] graph.[5] **LACH.**[5] lil-t. oena.[137] phos.[5] sumb.[36]
  Reiben; agg.; Kleidung, durch die
- **leichte** Berührung: **ACON.**[5] apis[85] **APISIN.**[5] arn.[5] ars. **BELL. CHIN.**[5] coff. **Colch.**[5] cupr.[5] ham.[193] **HEP.**[193] **Ign.**[5] lyss.[54] mag-m. **MERC.** merc-c.[5] **Mez.** murx.[102] **Nit-ac.**[5] **NUX-V.**[5] ox-ac.[102] ph-ac. psor.[111] **Puls.**[5] sep.[137] sil.[193] spig.[102] spong.[5] **Stann.** sul-ac.[144] teucr.[5]
  Druck; amel.; fester; leichter agg.
  - **fester** Druck amel.:
    Druck; amel.; fester • Druck; amel.; fester; leichter agg.
  - **Haar,** sogar an einem: apis[85] ign.[5]
- **Warmes** berühren, etwas: **Sulph.**

amel.: alum. **Alumn.**[54] am-c.[5] am-m.[5] anac.[1] ang. ant-c.[5] ant-t.[54] arn.[5] **Ars.**[5] **ASAF.**[5] **BELL.** bell-p.[122] **Bism.**[5] **Bry.**[5] **CALC.**[1] calc-acet. **Calc-ar.**[116] canth. **Cast.**[111] caust.[5] chel. chin.[1] **Coloc.**[1] con.[5] **CYCL.**[1] dros.[1] euph.[5] euphr.[5] graph.[137] **Grat.**[111] hep.[5] kali-c.[5] lyc. m-arct.[5] **Mang.**[5] **Meny.**[1] merc-c.[5] **MUR-AC.**[1] nat-c. nat-m.[5] olnd.[5] pall.[137] petr. ph-ac.[5] **Phos.**[5] plb. sang. sars. sep.[5] spig.[5] spong.[5] **Staph.** sulph. tarax.[1] tax.[303] **THUJ.**[1] viol-t.[5] zinc.[5]

- **Schmerz** verschwindet bei Berührung und erscheint an anderer Stelle: ant-t.[54] asaf. sang. staph.[5]
  C; Schmerz; wandernder Schmerz • C; Schmerz; wandernder Schmerz; Berührung agg. *EXTREMITÄTEN; C; Schmerz; Berührung; wechselt den Ort bei Berührung, der Schmerz*

BESCHÄFTIGUNG, geistige, amel.:

GEMÜT; M; Beschäftigung, Ablenkung, amel.

BESCHWERDEN, geringfügige, agg.: ambr.[137] carb-an.[137] cocc.[137] kali-p.[137] mag-c.[137] nit-ac.[137] nux-m.[137] phos.[137]

Kleinigkeiten agg.

BESTRAFUNG agg.: acon.[172] agar.[58] ambr.[5] bufo[172] caust.[172] **Cham.** cic.[172] cina[193] clem.[172] con.[5] **Cupr.**[122] dig.[5] gels.[172] hyos.[172] **IGN.**[86] lach.[5] op.[172] stann.[5] staph.[5] stram.[172] zinc.[172]

GEMÜT; M; Betrafung, Beschwerden durch

BETÄTIGUNG amel.:
GEMÜT; M; Anstrengung; amel.

BETT:

agg.:

- **Zubettgehen,** beim: am-m.[5] aran.[111] arg.[5] ars.[5] calc.[5] dros.[5] ferr.[5] ip.[5] **Lyc. Merc.** nat-m.[5] phys.[111] seneg.[5] sep.[5] sil.[5] sulph.[5]
- **im**: **ACON.**[36] act-sp.[54] adam.[222] aeth.[111] **Agar. AGN.**[5] ail. alco.[36] **Allox.**[102] aloe **ALUM.**[5] alum-p.[58] **Alumn. AM-C. AM-M. AMBR.**[10] amph.[36] anac.[36] androc.[222] **Ang.**[1] **ANT-C. Ant-t. Aphis. Apis** aran.[25] **Arg.**[8] **Arg-n.**[36] **ARN.**[5] **ARS. Ars-i. ARS-S-F.**[58] arum-t.[58] asaf.[5] asar.[1] aster.[36] atro.[36] **AUR.**[1] aur-s.[58] bamb-a.[1184] **Bar-c.** bar-s.[58] **BELL. Berb.** bor.[1] **Bov.**[5] **Bry.**[5] bufo cact. cahin. calad.[5] **CALC.**[1] **Calc-ar.**[122] calc-p. calc-sil.[58] **Camph.**[10] cann-s.[5] **Canth.**[10] **Caps. CARB-AN.**[1] **CARB-V.**[10] **CARBN-S.** card-m.[111] cassi-s.[192] **Cast.**[10] cath-a.[264] **CAUST. Cench. CHAM.**[5] **CHEL.**[5] **CHIN.**[5] chin-s.[36] chr-ac. chr-o. **Cic.**[1] **Cimic.** cina[5] cinnb.[10] **Cist. CLEM.** coc-c. coca[36] **Cocc.**[10] **COFF.**[5] **Colch.** coloc.[5] com.[36] **CON.** croc.[5] **Croto-t. Cupr-ar. Cur.** cycl.[36] **Dig.**[54] dios. **DROS.**[5] dulc.[5] **Euph.**[5] euphr. **Eupi.** fago. falco-p.[265] **FERR.**[1] ferr-ar. ferr-p. form.[25] germ.[222] get.[36] gnaph.[25] **GRAPH.**[5] guai.[1] harp.[1184] **HELL.**[1] helo.[85] **HEP.**[1] hipp. hura hydrog.[222] **HYOS.**[5] **Hyper. Ign.**[1] indg. **IOD.**[1] ip.[5] irid.[222] iris-fl.[111] jab.[111] **Jug-c.** jug-r. kali-ar. kali-bi.[36] **Kali-br. KALI-C.**[5] kali-chl.[58] **Kali-i.** kali-n.[1] **Kali-p. Kali-s.**[58] **Kalm.** kola[1184] **Kreos.**[5] lac-ac. lac-del.[204] **Lach.**[10] lachn.[25] lact. laur.[5] **LED.**[5] lil-t. **LYC.**[1] **M-arct.**[5] m-art.[5] m-aust.[1] **MAG-C. MAG-M.**[1] mag-s.[36] mang.[5] **Meny.**[5] meph. **MERC.**[5] **Merc-c.**[5] merc-i-f. merl. **Mez.** mosch.[5] **Mur-ac.**[1] **Naja** nat-ar.[36] nat-c.[1] **Nat-m.**[10] nat-p.[58] **Nat-s.**[44] neon[222] nicc. **NIT-AC.**[1] nux-m.[5] **NUX-V.**[1] ol-an. **Olnd.**[5] **Op.**[5] ozone[227] **Par.**[5] **Petr.**[5] **Ph-ac.**[1] **PHOS.**[1] plan.[36] plat.[5] plb.[5] **Prun.**[10] **Psor.**[54] **PULS.**[1] puls-n.[25] ran-b.[5] ran-s.[10] raph. rat. **Rhod.**[5] **RHUS-T. Ruta**[5] **Sabad.**[5] **Sabin.**[162] **Samb. Sang.** sars.[1] sec.[38] **Sel.**[5] seneg.[5] **SEP.**[5] **SIL.**[1] sol-n.[36] **SPIG.** spong.[5] squil.[5] stann.[1] **Staph. STRAM.**[5] **Stront-c.**[5] **SUL-AC. SULPH.**[1] sumb. tab.[36] tarax.[5] **TARENT.** tax.[303] ter.[36] teucr.[5] ther. **Thuj.**[5] tub. upa.[36] **Valer.**[5] **Verat. Verb.**[5] vinc.[4] viol-t.[5] x-ray[102] **ZINC.** zinc-p.[58]
- **Aufstehen** aus dem: am-m.[137] **Bry.**[137] calc.[137] **CARB-V.**[137] chin.[5] cimic.[137] cocc.[137] **Con.**[137] ign.[137] **Lach.**[137] olnd.[5] **Phos.**[137] **Puls.**[137] **Rhus-t.**[5] spig.[5] sulph.[137]

amel.:

- **Zubettgehen,** beim: nux-v.[5]
- **Aufstehen** aus dem: alum.[5] ambr.[5] ant-c.[5] ant-t.[5] **Aur.**[137] bry.[5] caps.[5] carb-an.[5] caust.[5] **Chin.**[5] con.[5] cycl.[5] dulc.[5] ferr.[5] guare.[25] ign.[5] iod.[5] kali-c.[5] meny.[5] mur-ac.[5] nux-v.[5] **Puls.** ruta[5] sabad.[5] **Sel.**[5] **Sep. Spig.**[5] staph.[5] tarax.[5] thuj.[5] **Valer.**[5] **Viol-t.**[5]

BEUGEN, Neigen, Krümmen:
Anlehnen • C; Zusammenkrümmen des Körpers

agg.: acon. aesc.[122] aeth. agar.[1] agn. allox.[149] aloe alum. alumn. am-c. **Am-m.**[171] anac.[1] ang.[5] ant-c.[5] ant-t.[102] apis aran-ix.[149] aran-s.[36] arg. arg-m. arn.[5] ars.[137] ars-i.[809] asaf.[5] asar.[54] atista[192] atra-r.[149] aur.[5] bad. bamb-a.[1184] bapt.[111] bar-c.[1] **Bell.** beryl.[119] boerh.[192] bor.[36] bov.[5] brom. **Bry.**[137] cahin.[36] caj.[36] calc.[5] calc-p. camph.[1] cann-s.[54] canth.[5] caps.[1] carb-ac. carb-an.[5] carb-v.[137] carc.[207] carl. cassi-f.[192] cassi-s.[192] caust. cham.[5] chel.[137] **Chin.**[1] **Cic.**[111] cimic. cina[5] cinnb. citl-v.[197] clem. cob. cocc. coff.[137] colch. coloc.[1] **Con.**[1] corn.[25] cortico.[119] cortiso.[149] corv-c.[258] croc.[5] crot-c.[36] croto-t.[36] cupr.[1] cycl.[1] dig.[36] digin.[36] dios. dirc.[85] dros.[5] dulc.[137] elaps eug.[809] euph.[54] fago.[25] ferr.[54] ferr-p.[8] fl-ac.[5] germ.[222] gink.[227] glon. graph. grat.[111] gua.[85] guai.[137] haliae-lc.[222] hed.[119] **Hep.**[5] hist.[119] hydr-ac.[268] hydrc.[192] hydrog.[222] hyos.[5] **Ign.**[5] iod.[137] ip. irid.[222] kali-bi.[137] kali-c.[102] kali-i.[10] kali-n.[137] kali-p. kali-s. kalm. kreos.[10] lac-c. lac-leo.[204] lach. lachn.[25] lact.[111] lam. laur. led.[5] lil-t.[137] lith-c.[25] lob. loxo-r.[205] lyc. lyss.[137] m-arct.[5] m-art.[5] m-aust.[5] **Mag-c.**[10] mag-m.[1] mang.[10] med.[85] merc. merc-c.[137] mez.[1] mill.[58] mur-ac.[137] nat-ar.[58] nat-c.[5] **Nat-m.**[102] nat-s.[10] neon[222] nit-ac.[137] nux-v.[5] ol-an.[111] olnd.[5] onos.[304] osm. ozone[227] par.[5] peti. petr.[5] ph-ac.[1] phel. phos.[137] phys.[137] phyt. pic-ac. pier-b.[233] plat.[5] plb.[5] podo.[25] prun.[111] psor. ptel. puls.[5] querc-r.[257] rad-br.[137] ran-a.[36] ran-b.[137] rat. rheum[137] rhod. **Rhus-t.**[137] rumx. ruta sabad.[5] sabin. samb. sang. sanic.[111] sars.[5] **SEL.** seneg. sep.[5] sil. sin-n. spig.[137] **Spong.**[5] **Stann.**[1] staph.[1] stroph-s.[119] sul-ac.[137] sulph.[137] tama.[197] tarax.[5] tarent. tarent-c.[192] tax.[303] ter.[36] term-a.[192] teucr.[5] ther.[137] thiop.[149] thuj.[36] tong.[10] tub.[85] tylo-i.[192] upa.[5] valer.[5] verat.[5] verb.[5] viol-o.[5] viol-t. visc.[149] zinc.[10]
Sitzen; agg.; gebeugt Sitzen

- **Bett,** im: **Acon.**[54] agar.[54] am-m.[54] anac.[54] **Ars.**[54] asar.[54] **Bor.**[54] **BRY.**[54] calc.[54] cann-s.[54] **Caps.**[54] **Carb-v.**[54] **Caust.**[54] chin.[54] cina[54] cocc.[54] **Con.**[54] cupr.[54] dros.[54] **Euph.**[54] **Ferr.**[54] graph.[54] **Hep.**[54] kali-c.[54] lach.[54] led.[54] **Lyc.**[54] mag-c.[54] merc.[54] **Nat-m.**[54] nit-ac.[54] **Nux-v.**[54] petr.[54] **Phos.**[54] plat.[54] plb.[54] **PULS.**[54] ran-b.[54] **Rhod.**[54] **Rhus-t.**[54] **RUTA**[54] **Sabad.**[54] sabin.[54] **Samb.**[54] sars.[54] **Sil.**[54] **Staph.**[54] **Sulph.**[54] thuj.[54] valer.[54]
  Drehen; Bett, im
- **Zusammenkrümmen** amel.: aur.[5] bov.[5] **Bry.**[102] **Chel.**[137] coff.[137] grat.[111] lyc. plb.[36] sars.[5] sin-n.[102] sulph.[5] verb.
  C; Zusammenkrümmen des Körpers
- **einwärts,** nach innen: am-m.[5] cic.[111] **IGN.**[5] **Staph.**[5] verat.[5]
- **rechts,** nach: acon.[137] ars.[137] **Carb-v.**[137] **Chel.**[137] dulc.[137] guai.[137] kali-bi.[137] nit-ac.[137] phel.[137] phyt.[137] sep.[137] spig.[5] **Sulph.**[137]
- **rückwärts**: acon.[137] agar. am-c.[5] **Anac.**[1] ant-c.[5] aran-ix.[149] **Ars.**[5] asaf.[5] aur. **Bad.** bapt.[111] **Bar-c.**[1] **Bell.** bov.[5] bry.[5] cahin.[36] **CALC.**[1] **Calc-p. CAPS.**[5] **Carb-v.**[5] cassi-s.[192] caust.[1] **CHAM. Chel.**[137] **Chin.** cic.[1] **CIMIC.** cina[5]

BEUGEN, Neigen, Krümmen; **agg.; rückwärts** (Forts.)
cinnb. **Clem.** cocc. coff.[5] **COLCH. Con.**[1] crot-c.[36] cupr.[1] cycl.[1] dig.[1] dios. dros.[5] dulc.[5] fl-ac.[5] glon. hep.[5] **Ign.**[5] iod.[137] kali-bi. **Kali-c.**[5] kali-i.[10] kalm.[137] kreos.[10] lac-c.[111] lach. lachn.[25] lil-t.[137] lith-c.[111] **LYC.** lyss.[137] **M-arct.**[5] m-aust.[5] mag-c.[10] **Mang. Merc.**[137] merc-c.[137] nat-m.[5] nat-s.[10] **Nit-ac.**[5] nux-v.[5] ol-an.[111] osm. phel. phos.[137] **Plat.**[5] plb.[5] psor. **Puls.**[5] querc-r.[257] rad-br.[137] **Ran-b.**[137] **RHEUM**[137] rhod.[5] **RHUS-T.** rumx. ruta[10] sabin. samb.[10] sanic.[111] sel. seneg. **SEP.**[5] sil. spig. spong.[5] stann. **STAPH.**[1] **SULPH.** term-a.[192] teucr.[5] ther.[137] **Thuj.**[5] tong.[10] valer.[5] viol-o.[5] zinc.[10]
☞ *Strecken, Recken; agg.*

◦ **Kopf**: **Anac.**[1] aur. **Bad.** bapt.[111] **Bell. Bry. Carb-v.** caust.[1] chel.[5] **Chin. Cic.**[1] cimic.[111] colch. cupr.[1] cycl.[1] dig.[1] dros.[5] glon. hep.[5] ign.[54] kali-c.[5] lachn.[25] **LYC.** lyss.[137] mang. merc.[5] ol-an.[111] osm. phel. **Puls.**[5] querc-r.[257] **Sep.**[5] spong.[5] stann. term-a.[192] valer.[5] viol-o.[5]

◦ **vorwärts,** und: asaf.[5] **Chel.**[5] cocc. coff.[5] nux-v.[5] thuj.[5]

- **seitwärts**: acon. ars.[137] **BELL.**[5] bor.[1] bry.[137] **CALC.**[5] canth.[5] carb-v.[137] chel.[5] chin.[1] cocc.[5] dulc.[137] guai.[137] kali-bi.[137] **Kali-c.**[5] kali-n.[137] lil-t.[137] lyc.[1] mur-ac.[137] nat-c.[5] **Nat-m.**[5] nit-ac.[137] phel.[137] phys.[137] phyt.[137] plb.[5] ptel. puls.[5] rhus-t.[137] sep.[5] spig.[137] spong.[5] stann.[5] staph.[5] sul-ac.[137] sulph.[137] ther.[137]

◦ **Kopf**: chin.[1] puls.[5] sep.[5] **Spong.**[5]

- **Teile,** die erkrankten: acon.[5] am-c.[5] **Am-m.**[5] anac.[5] ang.[5] **Ant-c.**[5] ant-t.[5] arg.[5] **Arn.**[5] asaf.[5] aur.[5] bar-c.[5] **Bell.**[5] bor.[5] bov.[5] **Bry.**[5] **CALC.**[5] camph.[5] caps.[5] carb-an.[5] carb-v.[5] caust.[5] **Cham.**[5] **Chel.**[5] **Chin.**[5] **Cic.**[5] cina[5] cocc.[5] **Coff.**[5] con.[5] croc.[5] cupr.[5] cycl.[5] dig.[5] dros.[5] dulc.[5] graph.[5] hep.[5] hyos.[5] **IGN.**[5] iod.[5] ip.[5] **Kali-c.**[5] lach.[5] laur.[5] led.[5] **Lyc.**[5] m-arct.[5] m-art.[5] m-aust.[5] **Mag-c.**[5] merc.[5] mez.[5] mur-ac.[5] **Nat-m.**[5] nit-ac.[5] **Nux-v.**[5] olnd.[5] par.[5] petr.[5] ph-ac.[5] plat.[5] plb.[5] **PULS.** ran-b.[5] rhod.[5] **Rhus-t.**[5] ruta[5] sabad.[5] sabin.[5] samb.[5] **Sel.**[5] **Sep.**[5] **Spig.**[5] **Spong.**[5] stann.[5] staph.[5] sulph.[5] tarax.[5] teucr.[5] thuj.[5] valer.[5] verat.[5] zinc.[5]
☞ *Zurückziehen, Anziehen von Gliedmaßen, Körperteilen; Hochziehen, Anziehen von Gliedmaßen; agg.*

- **vorwärts**: aesc.[122] agar.[1] ant-t.[36] **Ars.**[5] asaf.[5] bamb-a.[1184] **Bell.**[5] beryl.[119] boerh.[192] bry.[36] caj.[36] cassi-s.[192] cham.[5] chel.[5] chin.[1] **CIMIC.** clem. cocc.[5] **Coff.**[5] **Coloc.**[1] con.[1] cortico.[119] corv-c.[258] dig.[1] ferr-p.[8] germ.[222] haliae-lc.[222] hed.[119] hist.[119] hydr-ac.[268] hydrog.[222] irid.[222] kali-bi.[137] kali-c.[102] **Kalm.** lac-c. lact.[111] lith-c.[25] loxo-r.[205] **LYC.**[5] lyss.[137] mag-m. med.[85] merc.[5] neon[222] nux-v.[5] onos.[304] ozone[227] phyt. pier-b.[233] plb.[5] prun.[111] rad-br.[137] **Rhus-t.** sep. sin-n. spig.[8] stann.[1] **Sulph.**[5] thiop.[149] thuj.[5] tub.[85] tylo-i.[192] verb.[5] viol-o.[5] viol-t.

◦ **Kopf**: cham.[5] con.[5] plb.[5] viol-o.[5]

amel.:
☞ *Sitzen; amel.; gebeugt Sitzen*

- **fortgesetztes**: puls.[137] rhus-t.[137] squil.[137]

- **Zusammenkrümmen** amel.: **Acon.** aloe alumn. am-c. anac.[111] arg-n.[122] ars.[5] ars-h. ars-i. aur.[1] bamb-a.[1184] bapt.[111] **Bell.**[5] bell-p.[256] **Bor. Bov.** brom.[5] bry.[5] **Cact.** cadm.[149] cadm-s.[144] **Calc.**[5] calc-f. caps.[137] **Carb-v.**[5] carc.[102] cassi-f.[192] cast. **Caust.** cham.[5] **Chel.**[5] **Chin. Cimic.**[8] cocc.[5] coff. **Colch.**[5] colchin.[85] **COLOC.**[5] colocin.[85] **Cop.** cupr.[5] echi. euph. eupi.[36] granit-m.[194] graph.[137] grat.[36] harp.[1184] hydrog.[222] **Iris KALI-C.** kali-n.[1] kali-p.[58] **Lach.** lil-t.[25] **Lyc.**[5] mag-c.[1] mag-m.[5] **Mag-p.** mang.[5] merc.[5] merc-c.[5] mosch.[5] nat-m.[5] **NUX-V.** op.[85] pareir.[137] petr. phos.[5] plat.[5] plb. plut-n.[269] podo. prun. **PULS. Rheum**[1] **Rhus-t.**[1] sabad.[5] sars.[1] sec.[5] senec. **Sep.**[5] sol[236] sol-n. **Stann.** staph.[5] stram.[5] **Sulph.**[1] tama.[197] tarent. thuj.[137] tril-c.[36] verat.[5] **Verat-v.** verb. yuc.[36] zinc.
☞ *C; Zusammenkrümmen des Körpers*

- **einwärts,** nach innen: am-m.[5] **Bell.**[5]

- **Gliedmaßen**: aster. **Calc.**[5] caust.[193] conv. cycl.[5] fago.[25] guai.[5] mang.[5] mez.[193] mur-ac.[5] petr.[5]

◦ **Schultern,** nach hinten: **Calc.**[5] conv. cycl.[5]

- **rückwärts,** nach hinten: acon.[5] aeth. alet.[111] **Alum.**[137] am-m. ant-c.[10] **ANT-T.**[5] apisin.[5] bar-c.[5] **Bell.**[5] bism.[5] bry.[5] **Cact. Calc.**[102] calen.[10] cann-s.[5] canth.[5] caust.[5] **Cham.**[5] chel.[5] chin.[1] cimic.[111] cocc. cycl.[1] **DIOS. DROS.**[5] fago.[25] fl-ac. gels.[25] **Guai.**[137] **Hep.** hura hyper.[102] **Ign.** iod.[10] **Kali-c.**[1] kreos.[5] **Lac-c. Lach.**[5] lyc.[137] **Lyss.** m-aust.[5] mag-m.[149] manc. med.[111] merc.[10] murx. **Nat-m.**[5] nux-v.[5] ol-an.[1] onos. petr.[5] ph-ac. phos.[5] plb.[137] puls.[1] **Rhus-t.** sabad.[5] **Sabin.**[5] sec.[137] seneg.[5] sep.[10] sieg.[144] **Sil.**[5] **SPONG.** squil.[10] **Thuj.**[1] **Verat. Zinc.** zinc-o.[10]
☞ *Strecken, Recken; amel.*

◦ **Kopf**: bell.[5] **Cham.**[5] **Hep.**[5] lach.[137] m-aust.[5] rhus-t.[5] seneg.[5] thuj.[5] **Verat.**

- **seitwärts**: meny.[5] **Puls.**[5]

- **Teile,** die erkrankten: acon.[5] am-m.[5] anac.[5] arg.[5] arg-n.[5] **BELL.**[5] bov.[5] bry.[5] calc.[5] cann-s.[5] caust.[5] **Cham.**[5] **Chin.**[5] colch.[5] **Coloc.**[5] guai.[5] hep.[5] kali-c.[5] lach.[5] m-aust.[5] mag-c.[5] mag-p.[111] mang.[5] meny.[5] **Merc.**[5] **Merc-c.**[5] mur-ac.[5] nat-m.[5] nux-v.[5] petr.[5] **Plb.**[5] **Puls.**[5] rheum[5] rhus-t.[5] sabad.[5] sabin.[5] **SQUIL.** sulph.[5] teucr.[5] **Thuj.**[5] verat.[5]
☞ *Zusammenkrümmen amel. • •C; Zusammenkrümmen des Körpers*

- **vorwärts**: **Aloe** apis[58] **Aur.**[5] bell.[5] bov. bry.[5] calad. canth.[36] caust.[5] cham.[36] **Chel.** choc.[222] coch.[36] **COLOC.**[36] dig.[85] dios.[36] grat.[36] **Kali-bi.**[111] lac-ac.[8] **Laur. Lyc.** mag-m.[5] meny.[5] nit-ac.[5] phos.[5] phys.[36] **Rhus-t.** senec. seneg.[5] sep.[5] **Teucr.**[5] tril-c.[36] zinc.[36]

◦ **7** Uhr: dios.[36]

BEWEGUNG:
☞ *Tanzen •C; Chorea*

Beginn der Bewegung, zu: **Agar.** am-c.[122] anac. androc.[222] ant-t. asar. bry.[5] cact. calc. calc-f.[122] chin. cina cocc. **CON.** corv-c.[258] cupr. dig.[1] dros. **EUPH.** fl-ac. graph. hecla.[149] hed.[144] **Led. LYC.** m-art.[5] mag-c. mand.[149] mangi.[197] morg.[136] petr. **Ph-ac. Phos.**[5] pitu-a.[164] plat. plb. **Psor.** rauw.[119] rhod. **RHUS-T.** ruta **Sabad.** sabin. **Samb.** sanic.[85] sars. **Sil.**[5] stront-c.[102] tab. **Ther.** thuj.[5] tub.[122] tub-r.[142] valer. verat. zinc-p.[58]
☞ *Gehen; Beginn des Gehens agg., zu*

während: abrot. achy.[149] **ACON.** adam.[222] adlu.[149] aesc. **Agar.** agav-t.[149] agki-p.[1202] **AGN.**[5] ail. aloe alum.[5] alum-p.[58] alum-sil.[58] am-br.[25] **Am-c.** am-m.[1] **Ambr.** aml-n.[102] anac.[5] **Ang.**[5] ange-s.[149] anh.[102] **Ant-c.**[5] ant-t. **Apis** apisin.[5] apoc. aq-mar.[149] arg.[36] arg-n. **ARN. ARS.**[102] ars-h. **Ars-i.** ars-s-f.[58] **Asaf. Asar.**[5] asc-t. **Aspar.** astac. aster.[144] atista[192] atro. **Aur.** aur-ar.[58] aur-i.[58] aur-m.[58] aur-s.[58] bac.[62] bad. bamb-a.[1184] bapt.[58] **Bar-c.** bar-i.[58] bar-s.[58] **BELL.** bell-p.[256] **Berb.** beryl.[119] **BISM.**[5] bor.[5] both-a.[3070] bov.[5] brom.[5] **BRY.**[5] bufo[137] **But-ac.**[102] **Cact.** cadm.[149] cadm-s.[137] cahin.[85] **Calad. CALC.**[5] calc-ar. **Calc-p. Calc-s.** calc-sil.[58] calen.[137] **Camph.**[5] cann-i. **Cann-s.**[5] **Canth.**[5] **Caps.**[5] **Carb-an.**[1] **Carb-v.** **Carbn-s.**[58] card-m. cassi-s.[192] **Caust.**[1] cean.[102] cench.[58] cham.[5] **CHEL.**[5] **CHIN.** chin-ar. **Chion.** chlorpr.[149] cic.[5] **Cimic. Cimx.** **Cina**[5] cinnam.[85] **Cinnb.** clem. cob-n.[119] coc-c. coca[117] **COCC.**[137] **Coff.** coff-t.[54] **COLCH.** **COLOC.** com. **CON.**[1] conv.[2191] cor-r. cortico.[119] **Croc.**[54] crot-c.[36] **Crot-h.** croto-t. cub.[36] **CUPR.**[122] cupr-acet.[233] cupr-ar. cur.[122] cycl.[5] cypra-e.[227] des-ac.[149] **DIG.**[1] dros.[5] dulc.[5] echi. elaps[111] equis.[102] **Eup-per.**[103] **Euph.**[5] euphr.[102] fago.[25] **Ferr.** ferr-ar. ferr-i. ferr-ma.[10] ferr-p.[111] **Fl-ac.**[5] foll.[149] form. **Gels.** gent-c.[36] germ.[222] get.[102] **Glon.** granit-m.[194] **GRAPH.** grat.[111] grin. gua.[102] **GUAI.** guat.[149] haliae-lc.[222] ham. harp.[1184] hed.[119] **HELL.** helon. **Hep.**[1] hip-ac.[119] hist.[149] hoit.[149] hydr-ac.[268] hydrog.[222] hyos. hyper.[102] iber.[102] **Ign.** ind. indol.[102] **Iod.** iodof.[56] **IP.**[5] **Iris** jac. jug-c.[102] jug-r.[122] kali-ar. **Kali-bi.**[58] **KALI-C.**[5] kali-chl.[58] kali-i.[168] **Kali-n.**[36] kali-p. kali-sil.[58] **Kalm. Kreos.** lac-ac. lac-c.[122] lac-cpr.[261] **Lac-d. Lach.** lachn.[25] lact. lap-laz.[227] lat-h.[301] lat-m.[137] laur.[5] **LED.**[5] lil-t.[122] lina.[102] lob.[137] lob-s.[25] **LYC.** lycpr.[102] lycps. m-arct.[5] m-art.[5] **M-AUST.**[5] **Mag-c.**[5] mag-m.[5] **Mag-p.**[137] **Mang.**[5] mang-acet.[1] mangi.[197] med. **Meli.** meny.[1] meph. **MERC.**[5] merc-c. **MEZ.**[1] mill.[102] mim-p.[2147] morph.[85] mosch.[5] **Mur-ac.**[5] mygal.[171] naja **Nat-ar.**[36] **Nat-c.**[1] **NAT-M.**[162] **Nat-p. Nat-s.** nat-sil.[58] neon[222] **Nit-ac.**[1] nux-m.[5] **NUX-V.**[5] ol-an. olnd.[5] onop.[149] **Onos.**[102] op. osm. ovi-g-p.[122] **Ox-ac.** ozone[227] paeon. pall. **Par.**[5] parot.[149] parth.[102] penic.[149] **Petr.** ph-ac.[1] **PHOS.**[5] phys. **Phyt.** pic-ac. pitu-a.[164] plan.[36] plat. **Plb.** plect.[36] podo.[137] polyp-p.[102] prun. psil.[149] **Psor.**[56] ptel. puls. puls-n.[102] pulx.[102] pyrog.[58] rad-br.[137] **RAN-B.**[5] ran-s.[5] rauw.[119] **RHEUM** rhod.[5] **RHUS-T.** rumx. **Ruta**[102] sabad.[5] **SABIN.**[54] sal-ac.[116] samb.[5] **Sang.**[36] **Sanic.**[85] sarcol-ac.[119] **Sars.**[1] **Sec. Sel.**[5] senec. **Seneg. SEP.**[809] sieg.[144] **SIL. SPIG.** spong.[5] **SQUIL.**[5] **STANN.**[185] **STAPH.** stict. still.[102] stram. stront-c.[5] stroph-s.[119] stry.[102] sul-ac.[5] sul-i.[58] **SULPH.** sumb. sym-r.[122] symph.[137] syph.[122] tab.[111] tarax. **Tarent.**[192] tell. teucr. thea[102] **Ther.** **THUJ.**[184] thymol.[102] tril. tril-c.[36] trio.[149] tub.[58] tub-d.[151] tub-r.[149] upa.[85] uran.[269] ust.[111] valer.[5] **VERAT.** verb. vib.[111] viol-o.[5] viol-t.[5] **Visc.**[119] x-ray[149] xan.[85] **ZINC.**[1] zinc-chr.[137] zinc-p.[58] zinc-val.[111] ziz.[36]

☞ *Anstrengung, körperliche; agg., Anstrengung •Ruhen, Ausruhen; amel. •C; Bewegung; Abneigung gegen*

- **abwärts** gerichtete: **BOR.**[5] carb-v. **GELS. Sanic.**[102] sep. sil.[137] sulph. zinc.[137]
  ☞ *Abwärtsgehen, Hinabsteigen; agg.*
- **Arme,** der: **Acon.**[5] **Am-m.**[5] **Anac.**[5] **Ang.**[5] ant-c.[5] ant-t.[36] apisin.[5] arg-n.[111] **Asc-t.** bar-c.[5] bor.[5] bov.[5] **Bry.** calc-ar. **Camph.** carb-an.[1] caust.[1] chel.[5] con.[1] **Dig.**[1] fago.[25] **Ferr.** ign.[5] **Led.**[1] m-arct.[5] mag-m.[1] meny.[1] **Naja** nat-c.[1] **NAT-M.**[1] **Nux-m.**[36] nux-v. plb.[5] **Puls. Ran-b.**[5] **Rhus-t.**[5] ruta[5] sanic.[137] **Seneg.** sep.[5] **Sil.** **Spig.**[5] spong.[5] **SULPH.** sumb.[25] thuj.[5] viol-t.[5] zinc.[1]
  ◦ **Brotteig** kneten oder ähnliche Bewegung: sanic.[137]
- **Augen,** der: **ACON.** agar. agki-p.[1202] agn.[5] alum.[5] **Arn.**[5] **ARS.**[5] **Asaf. Bad. Bapt. Bell.**[5] bell-p.[256] **Berb. Brom.**[5] **BRY.**[5] calc.[5] camph.[5] **CAPS.**[5] **Carb-v. Carbn-s.** cassi-s.[192] caust.[1] **Cham.**[5] chel. **CHIN.**[5] clem.[5] coloc.[5] **Com. Con.** crot-h. **Croto-t. Cupr.** dig.[5] dros.[5] eup-per.[103] fago.[25] **Gels.** glon. haliae-lc.[222] **Hep.**[5] ign.[5] kali-c.[5] **Kalm. Lach.** led.[5] lob-s.[25] lyc.[5] **M-arct.**[5] m-aust.[5] mag-m.[5] **Mang.** merc.[5] mosch.[5] **Mur-ac.**[8] nat-ar.[36] **Nat-m. NUX-V.**[5] olnd.[5] **Op.**[5] phos.[5] **Phys.** phyt. pic-ac. plb.[5] **PRUN.** **Puls.** pyrog.[58] ran-b.[5] **Ran-s.** rauw.[119] **RHUS-T.** sabad.[5] sabin.[5] sanic.[85] seneg.[5] sep.[5] **Sil.**[5] **SPIG.**[5] spong.[5] stann.[1] **Stict.** stront-c.[5] **SULPH.**[5] **TUB. Valer.**[5] viol-t. zinc.[5]
  ◦ **Lider,** der: **Coloc.**[5] mosch.[5]
- **drehender** Bewegung, bei: bry.[137] cocc.[137] coloc.[137] kali-c.[137]
- **falscher** Bewegung, bei: bry.[137] lyc.[137]
- **fortgesetzte** Bewegung: bac.[149] rhus-t.[58]
- **Freien,** im: ang.[5] ars.[137] bell.[5] bry.[5] **Calc.**[5] caust.[137] cocc.[5] colch.[5] led.[5] mag-p.[137] nux-v.[5] psor.[56] sel.[137] spig.[137] sulph.[137]
  ☞ *Luft; frische, im Freien; agg.*
- **Gehen**:
  ☞ *Gehen; während Gehen agg.*
- **heftiger** Bewegung, bei: acon.[5] arn.[5] **Ars.** bism.[5] **Bry.** calc.[5] camph.[5] lyc.[5] mag-c.[5] nux-v.[5] phos.[5] rhus-t.[5] ruta[5] sep.[5] sil.[5] sul-ac.[5] sulph.[5] symph.[137]
- **Kopfes,** des: acon.[5] **Agar.**[5] alum.[5] am-c.[5] am-m.[1] ang.[5] ant-c.[5] ant-t.[5] apisin.[5] arg.[36] **Arn.**[5] asar.[5] **Aur.** bac.[62] **Bar-c. Bell.**[5] **BRY. Calc.**[1] calen.[137] camph.[5] cann-s.[5] canth.[5] **Caps.**[5] carb-an.[1] **Carb-v.** caust. chin.[5] chin-s.[36] cic.[5] clem. coc-c. cocc.[5] coloc.[5] com.[36] **CON.**[5] crot-c.[36] **Cupr.**[5] cycl.[5] dig.[1] euph.[5] ferr-p.[111] fl-ac.[5] gels. germ.[222] **Graph.** grat.[111] hell.[5] **Hep.**[1] hyos.[5] **Ign.**[5] ip.[5] kali-c.[1] kali-n.[36] laur.[5] **Lyc.**[5] mang.[5] mez.[5] **Mosch.**[5] nat-c.[5] nat-m.[5] nux-v.[5] par.[5] ph-ac.[1] **PIC-AC.**[137] plan.[36] plat.[5] **Puls.** rhod.[5] rhus-t.[5] sabad.[5] samb.[5] sars.[1] sel.[5] **Sep.**[5] sil.[5] **Spig.**[5] spong.[5] stann.[5] staph.[5] sul-ac.[5] sulph.[1] verat.[5] viol-o.[5] viol-t.[5]
  ☞ *Kopfschütteln; agg.*
- **Körperteilen,** von:
  ◦ **entfernt** liegende Teile: apis[137] **Bry.**[137] cocc.[137]
  ◦ **erkrankte** Teile: **Acon. AESC.** agar. am-c. anac. ang.[5] **Ant-c.** ant-t. **ARN. Ars.** asaf. asar. bar-c. **Bell. BRY.** bufo[111] camph. **Cann-s.**

BEWEGUNG; während; Körperteilen, von; **erkrankte** Teile (Forts.)
Caps. caust. **CHAM.** chel. **Chin.** cic. cimic. clem. **Cocc.** coff. **COLCH. Coloc. Com.** con. croc. cupr. dig. ferr-ar. form. **Gels. Glon.** guai. hep. ign. iod. kali-bi.[111] kali-c. **Kalm. Lach. LED.** m-art.[5] mag-c. mang. meny. **Merc. Mez.** nat-c. nat-m. nux-m. **Nux-v.**[5] olnd. petr. **Phos.** phyt. plan.[85] plat. **Puls. Ran-b. Rheum Rhod. RHUS-T.** rumx. ruta sabad. **Sabin.** samb. **Sang. Sars.** sel. sep. **Sil. SPIG. Stann.** staph. **Sulph.** thuj. zinc.

- **Lagewechsel**:
  ☞ Wechsel, Veränderung; agg.; Lagewechsel
- **langsamer** Bewegung, bei: **Sep.**[8]
- **leichter** Bewegung, bei: **Bry.**[137] bufo[137] cadm-s.[137] **Guai.**[58] lat-m.[137] lob.[137] ther.[137]
- **plötzlicher** Bewegung, bei: cocc.[137] ferr. kali-bi.[111] kali-c.[5] parth.[102] phos.[5]
- **schnelle** Bewegung: **FERR.**[809] sang.[137]
- **Zunge,** der: aloe ant-t. apis apisin.[5] bapt.[58] bell. berb. bor.[5] chin. cocc.[5] crot-h. ferr. gels. graph. hell. hyos. ign. kali-bi.[58] kali-i.[168] lach. **Merc.**[5] nat-m.[162] ozone[227] phyt. plb. spig. stram. **Sulph.** thuj.[184]

nach: **AGAR.**[5] am-c. **Anac.** arn.[5] **ARS.**[5] aspar. calad. camph. cann-i.[137] **CANN-S.**[5] canth.[5] **Carb-v.**[5] caust.[5] coff. **Con.**[5] **Croc.** dros. hydr.[111] **Hyos.**[5] iod. **Kali-c.**[5] laur. m-aust.[5] merc. nat-m.[5] **Nit-ac.** nux-v.[5] olnd. phos.[5] **PULS.**[5] **RHUS-T.**[5] **Ruta**[5] sabin. **SEP.**[5] spig. **STANN.**[5] staph. **Stram.**[5] **Sul-ac.**[5] **VALER.**[5] **Zinc.**[5]

amel.: abrot. **Acon.** aesc.[111] **AGAR.** agn. **Aloe ALUM.**[5] **Alumn.**[54] **Am-c. Am-m.**[137] **Ambr.**[102] **Anac.**[5] androc.[222] **Ang.**[5] ant-c.[5] ant-t. apis[116] **Apisin.**[5] aq-mar.[231] aran.[149] aran-ix.[144] **Arg. Arg-n.**[137] arge-p.[264] arist-cl.[144] arn. **ARS.**[5] ars-i. ars-s-f.[58] **Asaf.**[58] asar. **Atro. AUR. AUR-M.**[111] **Aur-m-n.**[272] **Bar-c.** bar-m. bell.[5] bell-p.[144] benz-ac. **Bism.** bor. bov. **Brom.**[5] brucel.[241] bry.[5] cact. **Calc.**[85] calc-f. calc-p. cann-s.[5] canth. **CAPS.** carb-ac. carb-an. carb-v. carc.[119] cassi-s.[192] cath-a.[264] **Caust.**[5] cham.[193] chel.[5] chin. **Chin-ar.** choc.[222] cic. cimic.[111] **Cina** cob.[111] coc-c.[54] coca[102] **Cocc.** coch.[10] **COLOC.**[5] **Com.**[25] **CON.** croc. cupr. **CYCL.** dig.[5] **Dios.**[111] **DROS. DULC.**[5] erig.[144] **EUPH.** euphr. eupi.[85] fago.[25] **FERR.**[5] ferr-acet.[102] ferr-ar.[58] ferr-p.[58] **Fl-ac.**[5] foll.[149] **Gamb. Gels.** gink.[227] glon.[111] graph.[5] guai. hecla.[149] hed.[144] hell.[5] **Helon.**[111] hep. hom.[102] hydrog.[222] hyos.[5] hyosin.[137] ign.[5] ignis[194] ind. **Indg. Iod.**[144] iris kali-bi.[111] kali-br.[116] **KALI-C.** kali-cy.[36] **Kali-i. Kali-n. Kali-p.**[111] **KALI-S.**[137] kalm.[137] kola[1184] **Kreos.** lach. lat-h.[301] laur. led.[5] lepro.[197] **Lil-t.**[111] lith-c.[111] lith-l.[102] lob. **LYC.** m-arct.[5] **M-art.**[5] m-aust.[5] mag-c.[144] mag-m.[5] magn-gr.[102] mand.[144] mang. **Med.** menth-pu.[36] **MENY.** meph.[85] **Merc.**[5] **Merc-c. Merc-i-f.** mez.[5] **MOSCH.** mur-ac. myric.[25] **NAT-C.** nat-m.[5] **Nat-s.** nit-ac.[5] nux-m. olnd. op. orig-v.[25] ozone[227] par. parth.[102] petr. **PH-AC.**[5] phel.[10] phos.[137] phys.[111] pip-m.[102] **PLAT.**[102] plb. plut-n.[222] pneu.[149] ptel. **PULS.**[5] **PYROG.** rad-br.[137] raja-s.[149] **Rat.** rauw.[149] **RHOD.**[137] **RHUS-T. RUTA SABAD.**[137] sabin. **SAMB.** sars.[5] **Sel.**[5] **Seneg.**[5] **SEP.**[5] **Sil.**[5] sphing. spig. spong.[5] squil. **STANN.**[102] staph.[5] stel.[102] **Stram. Stront-c.** sul-ac.[5] **SULPH.**[85] sumb.[111] syph.[111] tanac.[25] **TARAX. TARENT.**[111] teucr. thala.[149] thiop.[149] thlaspi[111] **THUJ.** thyr.[85] til.[102] **Tub.**[137] tub-r.[159] uran.[269] **VALER.** ven-m.[149] verat. **Verb. Vib.** vinc.[4] viol-o.[5] **Viol-t.** visc.[149] xero.[102] **Zinc.**[102] zinc-p.[58]
☞ Anstrengung, körperliche; amel., Anstrengung •Ruhen, Ausruhen; agg. •C; Gehen; muss Gehen

- **erkrankten** Teile, der: abrot. acon. **Agar.** agn. **Am-m.** ang.[5] apisin.[5] arn. **Ars.** ars-i. asaf. asar. **Aur. Aur-m-n.**[272] bell.[5] calc. **CAPS.** cham. **Chin.** cina **Con.** croc. **DULC. Euph. FERR.** hyos.[5] **Kali-bi.** kali-c. lith-c.[111] **Lyc.** mag-c. **Mag-m.** meny. **Mosch.** mur-ac. nat-c. **Ph-ac. PULS. Rhod. RHUS-T. Sabad. Samb. Sep.** squil. stann. stront-c. **SULPH. Tarax.** thuj. valer. verb. viol-t.
- **Extremitäten,** der: calc.[5] **Dulc.**[5] **Ph-ac.**[5] **Rhod.**[5] **Stann.**[5]
- **falsche** Bewegungen: am-m.[137]
- **fortgesetzte** Bewegung: agar. **Am-m. Ambr.** anac.[5] aran-ix.[144] bell-p.[144] bry.[5] **Cact. Calc-f. CAPS.** carb-v. cassi-s.[192] caust. chin. **Cina** cob.[111] com. **CON. Cycl. Dros. EUPH. FERR. FL-AC.**[5] gels. graph.[5] hecla.[149] hed.[144] ign.[137] ind. iod.[144] iris kali-c. kalm.[137] **Lyc.** m-art.[5] mag-c.[144] mand.[144] **MED.**[304] phos.[137] plat. plb. **Ptel. PULS.** rad-br.[137] rauw.[149] **Rhod. RHUS-T.** ruta **Sabad.** sabin. **SAMB.** sep. **Sil. SYPH.**[122] tarax. thuj. tub.[193] **Valer. Verat.** zinc.[5]
- **Freien,** im: **Alum.**[137] ambr.[102] aran.[149] **Arg-n.**[137] coca[102] dios.[111] fago.[25] **Fl-ac.**[137] **Iod.**[5] kali-cy.[36] **Kali-i.** kali-s.[137] **Lil-t.**[111] lyc.[137] mag-c.[5] mag-m.[5] myric.[25] orig-v.[25] **PULS.**[5] **Rhus-t.**[137] tanac.[25] vinc.[4]
  ☞ Luft; frische, im Freien; amel.
- **Füße,** der: ars.[5] rhus-t.[5] **Zinc.**[5]
- **Gleiten,** passive Bewegung: **Nit-ac.**[58]
- **heftige** Bewegung: aesc.[111] **ARS.**[5] **BROM.**[5] cham.[193] dulc.[5] phys.[111] **SEP.**[5] sil.[5] **Sul-ac.**[5]
- **langsame** Bewegung: agar.[5] alum.[5] ambr.[102] androc.[222] asaf.[58] **Aur.** bell.[5] calc.[85] caust.[137] coloc.[5] **FERR.**[5] ferr-acet.[102] ferr-ar.[58] ferr-p.[58] glon.[111] kali-bi.[111] **Kali-p.**[111] lat-h.[301] **Mag-m.**[5] plat.[102] **PULS.**[5] stann.[102] **Sulph.**[85] sumb.[111] **SYPH.**[111] tarent.[111] zinc.[102]
  - ◦ **Freien,** im: ambr.[102]
- **plötzliche** Bewegung: rhod.[137] sabad.[137]
- **rasche,** Rennen, Tanzen: am-m.[137] **Ars.**[5] aur-m.[111] bism.[137] brom.[5] **Bry.**[5] cann-s.[5] caust.[5] **Ferr.**[122] fl-ac.[5] graph.[5] hyosin.[137] **Ign.**[5] nat-m.[5] nit-ac.[5] nux-v.[5] **SEP.**[5] sil.[5] stann.[5] sul-ac.[5] sulph.[5] **TARENT.**[214] thlaspi[111] tub.[137]
  ☞ Laufen, Rennen; amel. ▤ GEMÜT; M; Anstrengung; amel.
- **schnelle,** im Freien: coca[102]

BISSE giftiger Tiere:
☞ C; Wunden; Bisse, Stiche;

BLÄHUNGSABGANG:

agg.: absin.[102] acon.[5] **Agar.** agn.[5] alf.[102] all-c. **ALOE** alum.[5] am-c.[5] am-m.[5] **Ambr.**[5] **Anac.**[5] anis.[102] **Ant-c.** **Ant-t.**[5] arg.[5] arg-n.[102] arist-cl.[119] **Arn.**[5] ars.[5] ars-i.[25] **Asaf.**[5] asar.[5] aur.[5] bapt. **Bar-c.** **Bell.**[5] bism.[5] bry.[5] but-ac.[102] **Caj.**[102] calc.[5] calc-p.[102] camph.[5] cann-s.[5] canth.[5] **Caps.**[5] carb-an.[5] **Carb-v.**[1] carbn-s.[102] cast.[111] **Caust.** **Cham.**[5] chel.[5] **Chin.**[5] cic.[5] cina[102] coc-c.[111] **Cocc.**[5] coff.[5] **Colch.**[5] coll.[25] coloc.[1] **Con.**[5] cycl.[1] **Dios.**[102] dros.[5] euph.[1] ferr.[5] ferr-ar.[58] **Fl-ac.**[5] gamb.[111] graph.[1] guai.[5] hell.[5] hep.[5] hydr-ac.[102] **Hyos.**[5] **Ign.**[5] iod.[1] ip.[5] iris[102] kali-ar.[137] **Kali-c.**[5] kali-n.[5] **Lach.**[5] laur.[5] **Lyc.**[1] **Mag-c.** mag-m.[5] **Mag-p.**[102] menth.[72] meny.[5] mez.[5] **Mur-ac.**[137] naja[111] nat-ar.[36] **Nat-c.** **Nat-m.**[5] **NAT-P.** **Nat-s.** nit-ac.[1] **Nux-m.**[5] **NUX-V.** **OLND.** op.[5] ox-ac.[111] par.[5] petr.[1] **PH-AC.** **Phos.**[5] plat.[1] **Plb.**[5] **PODO.** **Polyg.**[102] psor. **Puls.**[5] rad-br.[72] ran-b.[5] **Raph.**[102] **Rheum**[5] **Rhod.**[5] **Rhus-t.**[122] rob.[102] rumx.[25] ruta[5] sabad.[5] sabin.[5] samb.[5] sang.[102] sanic. sel.[5] seneg.[5] senn.[85] sep.[5] **Sil.**[5] spig.[1] spong.[5] **SQUIL.** stann.[5] **Staph.** sul-ac.[5] **Sulph.**[5] sumb. tarax.[5] **Teucr.**[5] **Thuj.**[5] valer.[5] **VERAT.** verb.[5] **Zinc.**[1] zinc-val.[137]

amel.: **Acon.**[58] agar.[36] all-c.[36] aloe **Am-c.** am-m. ambr.[58] anac.[58] ant-c.[1] ant-t.[5] **Arg-n.** arn.[5] ars-i.[58] asaf. asar.[1] aur. aur-s.[58] bapt.[58] **Bar-c.** bell.[111] bism. bor.[1] bov.[36] bry.[5] but-ac.[119] calc.[1] **Calc-p.** cand-a.[239] canth.[5] carb-an.[1] **CARB-V.**[1] **Carbn-s.** cassi-f.[192] caust.[1] **Cham.**[5] chel.[25] **Chin.** chin-s.[36] cic.[5] **Cimx.** citl-v.[197] cob-n.[119] coc-c. coca[25] **COCC.**[5] coff.[5] **Colch.**[5] **Coloc.**[5] **CON.** croto-t.[36] cupr-acet.[233] curc.[192] dios.[25] dulc.[36] **Echi.**[58] eup-per. euph.[1] euphr.[36] eupi.[58] gamb.[58] gels.[36] **Graph.**[5] grat.[36] **Guai.** harp.[1184] hell. **Hep.**[1] **Hydr.**[58] hyos. **Ign.**[5] irid.[222] **Iris** kali-bi. **Kali-c.**[1] kali-chl.[111] kali-n.[1] kali-p.[58] **Kali-s.** kali-sil.[58] lach.[5] lact.[54] laur.[36] lepro.[197] **LYC.**[5] m-arct.[5] m-art.[5] m-aust.[5] **Mag-c.**[36] mag-m.[1] mangi.[197] marm-w.[194] meny.[1] merc.[5] merc-c.[5] mez.[1] mom-b.[142] mur-ac.[1] mygal.[192] **NAT-AR.** nat-c.[1] **Nat-m.**[809] **NAT-S.**[58] nux-m.[5] **NUX-V.**[5] ol-an.[36] ox-ac.[58] **Ph-ac.**[1] **Phos.**[1] **Pic-ac.** plan.[36] plat.[1] **Plb.**[5] **Psor.** **PULS.**[5] **Ran-s.**[144] rheum **Rhod.**[5] rhus-t. **Rumx.** **Ruta** sabin.[5] **SANG.**[58] sars.[1] scopo.[137] **Sel.**[5] **Sep.**[36] sil.[1] sin-a.[36] spig.[1] spong.[1] squil.[1] **STAPH.**[1] stram.[5] strep-s.[197] **SULPH.**[1] **Tarent.** tax.[303] tela[192] tell.[36] teucr. thuj. **Verat.**[5] verb. viol-t.[58] zinc.[1] zinc-p.[58]

amel. nicht: camph.[1] **CHAM.**[8] **CHIN.** graph.[1] mang-acet.[1]

BLEIVERGIFTUNG, chronische:

KLINISCHES; M; Arzneimittel-Missbrauch, Vergiftungen durch; Bleivergiftung, chronische

BLITZSCHLAG, Beschwerden durch: bell.[5] cycl.[5] dig.[5] falco-p.[265] lach.[5] morph.[85] phos.[5] phys.[111] sil.[5]

☞ *Elektrizität; agg.; • Wetter; windigem, stürmischem, bei;*

BLUTEGEL, angesetzte, agg.: alumn.[137] sec.[137]

☞ *Venenresektion, Beschwerden durch • C; Wunden; Bisse, Stiche;*

BLUTUNG, Blutabsonderung:

agg. nach: bufo[111] carb-an.[5] **CHIN.**[5] **Ferr.**[5] ham.[111] hydr.[111] ip.[137] **Nat-m.**[5] **Ph-ac.**[5] sec.[5] senec.[85] sep.[58] **Squil.**[5] stict.[137] stront-c.[85] sul-ac.[5]

☞ *Körpersäften, Verlust von; agg.; Blut*

- **leichter** Blutung, nach: bufo[111] **Carb-an.**[5] **Chin.**[5] ham.[111] **HYDR.**[111] sec.[5]

amel.: am-m.[5] ant-c. ars.[5] bell.[5] bor.[5] bov.[5] brom.[5] bry.[5] bufo calad.[5] carb-an. carb-v.[111] card-m.[85] cham.[5] chin.[5] coff.[58] coloc.[5] con.[5] dig.[5] elaps[137] ferr.[5] ferr-p. glon.[144] **Ham.** hyos.[5] kali-bi. **Kali-chl.**[54] kali-n.[5] **Lach.**[5] mag-c.[5] mag-s. **Meli.** mill. **Petr.** phos.[5] pic-ac.[137] **Psor.**[54] pyrog.[58] raph.[111] rhus-t.[5] sars.[5] sel.[5] sil.[5] tab. tarent.[111] thiop.[149] tub.[36]

☞ *Absonderungen, Ausscheidungen amel.*

- **Anus,** aus dem: aesc.[171]

- **kranken** Teile, der: bov.[5] sars.[5] sel.[5]

BORD eines Schiffes, Beschwerden an:

☞ *Schiff, Beschwerden durch Fahren mit dem*

BRECHWÜRGEN agg.: arn.[5] **ASAR.**[5] olnd.[5]

BRILLE, Sehhilfe agg.: bor.[1]

BÜCKEN:

agg.: acet-ac. **Acon.**[5] **AESC.** **AGAR.**[1] aloe **ALUM.**[1] alum-p.[58] **Alum-sil.**[58] alumn. **AM-C.**[1] am-caust. **Am-m.** amph.[36] anac.[5] ang.[5] ant-c.[1] **Ant-t.**[36] **Apis** **Apisin.**[5] aran-ix.[149] **Arg.**[5] arg-m. arg-n.[54] **Arn.**[5] **ARS.**[5] ars-i.[8] ars-met.[8] ars-s-f.[58] ars-s-r.[8] asaf.[5] asar.[5] **Asc-t.** aur.[5] aur-m. aur-m-n.[36] aza.[192] bapt.[36] **Bar-c.**[5] bar-m. **Bar-s.**[58] **BELL.**[1] bell-p.[256] **Berb.** bism.[1] **Bor.**[1] **Bov.**[5] **Brom.**[5] **BRY.**[5] bufo cact. cadm-s.[111] caj. **CALC.**[1] calc-acet.[1] calc-i.[58] **Calc-p.** **Calc-s.** calc-sil.[58] camph.[5] cand-a.[239] **Cann-s.**[5] **Canth.** **Caps.**[1] carb-ac. **Carb-an.** **Carb-v.** carbn-s.[25] card-m. caul.[85] **CAUST.** **CHAM.**[5] **CHEL.** **CHIN.**[1] chin-s. chion.[95] **Cic.**[1] cina[5] cinnb.[111] **Clem.**[5] cob. **COCC.**[5] **Coff.** **Colch.** **Coloc.**[5] **Com.**[36] con.[5] **Cor-r.** corn. cortico.[119] cortiso.[119] **Croc.**[5] cub.[36] cupr.[5] **Cycl.**[809] daph. **DIG.**[1] dios.[25] **DROS.**[1] **Dulc.** elaps[54] ephe.[267] **Eupi.** excr-can.[269] fago.[25] **Ferr.** ferr-i. ferr-ma. ferr-p.[58] fl-ac.[5] form. **Gels.** gent-l. **Glon.** gran. **GRAPH.** grat. gua.[102] guai. **Ham.** **Hell.**[1] **Helon.** **Hep.**[1] hura hydr. hydr-ac. hydrog.[222] hyos.[1] **IGN.**[5] indg. iod.[54] iodof.[8] **IP.** jatr. jug-c.[25] **Kali-bi.** **KALI-C.**[1] kali-chl.[58] kali-i. **Kali-n.**[5] kali-p. **Kali-s.** **Kali-sil.**[58] **Kalm.** kola[1184] kreos.[5] lac-ac. **Lach.**[5] lact. lam.[2] **Laur.**[4] lec. **Led.**[5] lil-s.[36] **Lil-t.** **Lith-c.** **LYC.**[1] lyss.[54] m-arct.[5] m-art.[5] m-aust.[5] mag-c.[1] **Mag-m.**[1] mag-s. manc. mand.[144] **MANG.**[5] mang-acet.[1] **Mangi.**[197] med. menth.[85] **MENY.**[1] **MERC.** **Merc-c.**[5] merc-i-r. merl.[36] mez.[1] mill. mosch.[5] mur-ac.[1] myric.[25] nat-ar. **Nat-c.** **NAT-M.**[1] nat-p. **Nat-s.** nat-sil.[58] nicc.[36] **Nit-ac.** **Nux-m.** **NUX-V.**[1] ol-an. **Olnd.**[5] op.[5] ozone[227] **Par.** **Petr.**[1] **Ph-ac.** **Phos.**[1] phys. phyt. pic-ac. plan. plat.[1] **Plb.**[5] plect.[36] plut-n.[222] prun. psor. ptel.[25] **PULS.**[5] **Ran-b.** rat. rheum[1] **Rhod.**[5] **RHUS-T.**[5] **Rhus-v.** rumx.[36] **Ruta**[5] sabad. sabin.[5] **Samb.** **Sang.** sant.[25] sars.[1] **Sel.**[5] **SENEG.**[5] senn. **SEP.**[1] **SIL.**[1] sol-n. **SPIG.**[1] spong.[1] squil.[5] **Stann.** **STAPH.**[1] stram. **Stront-c.**[5] stry. **Sul-ac.** sul-i. **SULPH.**[1]

BÜCKEN; agg. (Forts.)
tab. tarax.[5] tarent-c.[192] tela[192] **Tell. Teucr.**[5] ther.[85] **Thuj.**[1] thyr.[137] **VALER.**[5] **VERAT.**[1] **VERB.**[5] vib. viol-t.[5] **Zinc.** zing. ziz.[36]
☞ *Aufstehen; amel.*

- **lange** Bücken: alum.[5] **Asar.**[5] **Bov.**[5] cann-s.[5] **Caust.**[5] **Hep.**[5] hyos.[5] meny.[5] merc.[5] **NAT-M. Plat.**[5] viol-t.[5]

amel.: acon.[5] am-c.[1] anac.[1] ang.[5] ant-c.[5] **Ant-t.**[5] **Arn.**[5] **Ars.**[5] bar-c.[5] **BELL.**[1] **Bry.**[5] cann-i.[111] **Cann-s.**[5] canth.[5] carb-an.[5] carb-v. carc.[193] caust.[5] chel.[5] chin.[1] **Cina COLCH.**[5] **COLOC.**[5] **Con.**[1] dig.[5] graph.[1] hell.[5] **HYOS.**[1] **IGN.**[5] **Iris**[25] kreos.[5] **Lach.**[5] laur.[5] **LYC.**[5] m-aust.[5] mag-c.[1] mang.[5] meny. mez.[5] mosch.[5] mur-ac.[5] **Nat-m.**[1] **Nit-ac.**[5] **NUX-V.**[5] pareir.[137] petr.[1] ph-ac.[1] **Phos.**[5] prun.[137] puls.[5] **Ran-b.**[5] **Rhus-t.**[5] **Sabin.**[5] sang. sars.[5] sec.[5] spig.[5] **Spong.**[5] **Staph.**[5] **Sulph.**[5] tab.[111] tarax.[1] valer.[5] verat.[5] verb.[5] **Viol-t.**[5]
☞ *Aufstehen; agg.*

CHINA-MISSBRAUCH, ohne Chininkachexie:
▤ *KLINISCHES; M; Arzneimittel-Missbrauch, Vergiftungen durch; Chinarinde, ohne Chininkachexie*

CHININ-MISSBRAUCH:
▤ *KLINISCHES; M; Arzneimittel-Missbrauch, Vergiftungen durch; Chinin*

CHLOROFORM, Folgen von:
▤ *KLINISCHES; M; Arzneimittel-Missbrauch, Vergiftungen durch; Chloroform*

DAMPF, Wasserdampf:

agg.: kali-bi.[36] lyss.[137]
☞ *Luft; warme; agg.*

amel.: ars-s-f.[137] lyss.[137]
☞ *Luft; warme; amel.*

DENKEN an die Beschwerden agg.:
▤ *GEMÜT; M; Denken; Beschwerden, an die;*

DIARRHÖ:
☞ *Stuhlgang*

agg., unterdrückte: abrot.[58] ph-ac.[58]

amel.: abrot.[58] apisin.[5] apoc.[36] arg.[5] bry.[36] canth.[5] caust.[36] cimic.[25] coloc.[36] cyt-l.[119] gamb.[36] kali-c.[122] naja[36] nat-s.[58] ph-ac.[58] phel.[36] podo.[58] puls.[36] querc.[85] saroth.[119] seneg.[36] **Sulph.**[36] **Zinc.**
☞ *Absonderungen, Ausscheidungen amel.*

- **gelb**: **KALI-C.**[122] saroth.[119]

DIPHTHERIE, Beschwerden seit: **APIS**[8] bell.[5] carb-v.[5] dros.[5] **HEP.**[5] **Lac-c. LACH.**[8] **Phos.**[5] **PHYT.**[8] pyrog.[137]

DÖSEN:

agg.: camph.[137] nit-ac.[137] sabad.[137] valer.[137]
☞ *Schlaf*

amel.: anac.[5] ang.[5] **Hell.**[5] phos.[36] sel.[5]

DREHEN:

amel.: bell.[137] lach.[5] nat-m.[26] petr.[5] phos.[5]

- **Bett,** Umdrehen im: agar.[36] bell.[1] **Cham.**[5] euph.[5] nat-m.[26] **Nux-v.**[5]

- **erkrankte** Teile: bell.[137]

- **links** nach rechts, von: lach.[5] **Phos.**

Arme Drehen agg.: spig.[5]

Augen, Drehen agg.: acon.[5] ars.[1] arum-t. bry.[5] caps.[5] carb-v.[58] con.[1] **Cupr.**[5] dig.[1] **Gels.**[111] ign.[137] lyc.[1] meph.[8] nux-v.[5] puls.[5] raph. **RHUS-T.**[5] sep.[5] **Sil.**[5] **SPIG.**[5] tub.

außen, nach: caps.[5]

Bett, im: **ACON.**[5] alum.[5] am-m. anac. **ARS.**[5] asar. **BELL. Bor.**[1] **Brom.**[5] **Bry.**[5] **Cact.** calad. calc. **Cann-s. Caps.**[5] **Carb-v.** cina cocc. coloc.[5] **CON.**[1] cupr. dios. dros. **Ferr.** gran.[111] **Hep.**[5] kali-bi. kali-n. kreos. lac-c.[137] **Lach.** led. lil-t. **Lyc.**[5] m-art.[5] mag-c. mang.[5] **Nat-m.**[5] nat-s.[111] nit-ac. **NUX-V.** petr. plat. plb. **PULS.**[5] rhod.[5] ruta sabad. sabin. samb. sang.[137] sars. **Sil.**[5] spig.[5] **Staph.**[1] **SULPH.**[1] valer. zinc.[5]
☞ *Beugen, Neigen, Krümmen; agg.; Bett, im*

erkrankte Teile Drehen agg.: ang.[5] ant-t.[5] arn.[5] bry.[5] camph.[5] cham.[5] chin.[5] cic.[5] cocc.[5] cycl.[5] dros.[5] ign.[5] ip.[5] laur.[5] nux-v.[5] puls.[5] ran-b.[5] sabad.[5] samb.[5] **Spong.**[5] verat.[5]

innen, nach: am-m.[5] cic.[111] **IGN.**[5] staph.[5] verat.[5]
☞ *Beugen, Neigen, Krümmen; agg.; einwärts, nach innen*

Kopf, Drehen agg.: acon. **Agar.**[5] alum.[36] am-c. **Am-m.** ang.[5] ant-c.[5] ant-t.[5] apisin.[5] arg.[36] **Arn.**[5] ars.[1] asar.[5] aur. **Bamb-a.**[1184] bapt.[111] bar-c.[1] **BELL.**[1] bov.[5] **BRY.**[5] **CALC.**[1] camph.[5] cann-s.[5] canth.[5] **Carb-v.** carbn-s.[58] **Caust.**[1] cham.[1] **Chel.** chin.[1] chin-s.[36] **CIC.**[5] clem. coc-c.[36] cocc.[5] coff. **Coloc.**[5] colocin.[36] **CON. Crot-c.**[36] cupr. cycl.[5] cymbo-ci.[2184] dros.[5] **Dulc.** gall-ac.[36] gels. germ.[222] **Glon. Graph.** harp.[1184] **HEP.**[1] hyos.[5] **Ign.**[5] ip.[5] **Kali-c.**[1] kali-n.[36] kalm. lachn.[25] laur.[5] lil-t.[111] **Lyc.**[5] lyss. mag-s. mang. menth.[85] meph. merc. nat-ar. **Nat-c.**[5] **Nat-m.**[5] nat-s. nit-ac. **Nux-v.**[5] ozone[227] par.[5] petr. ph-ac.[1] **Phos.**[5] plat.[5] **Puls.**[5] rhod. **Rhus-t.**[5] sabad.[5] sabin. samb.[5] **Sang.**[36] sanic. sars.[5] sec.[36] **Sel.**[5] seneg.[5] **Sep.**[1] **SPIG.**[5] **SPONG.**[1] stann. staph. tarent. thuj.[36] uran.[269] **Verat.** viol-t.[5] zinc.

links nach rechts agg.: thuj.[5]

rechts, nach: agar.[5] apisin.[5] carb-v.[137] chin-s.[36] euph.[36] helo.[137] kali-c.[137] lach.[5] spig.[5] **Spong.**[5] zinc.[1]

- **Aufstehen** zu können, um: kali-c.[137]

- **Gehen,** beim: helo.[137]

rechts nach links, von: hyosin.[137] sulph.[5]

Seite, zur, agg.: bell.[137] calc.[137] kali-c.[137] nat-m.[1]

Umdrehen agg.: agar. aloe calc. cham. con.[5] **Ip.** kali-c. merc. nat-m. par. **Phos.** sanic.[137] sil. spig.[102]

DRUCK:

agg.: acon.[5] aegle-f.[192] aesc. **AGAR.**[1] ail.[111] aloe[36] **Alum.**[1] alum-p.[58] alum-sil.[58] alumn.[1] am-br.[58] **Am-c.**[1] am-m.[5] ambr.[5] aml-n.[111] anac.[5] androc.[222] **Ang.**[1] ant-c.[1] ant-t.[5] **APISIN.**[5] aq-mar.[149] **Arg.**[1] arg-n.[5] arn.[5] **Ars.**[1] **Ars-i.** asaf.[5] asar.[5] asc-t.[25] **Aur.**[1] aur-m.[58] bad.[25] **Bapt.**[36] **Bar-acet. BAR-C.**[1] bar-i.[58] bar-m. **Bar-s.**[58] **BELL.**[58] bell-p.[256] benz-ac. **Berb.**[102] bism.[1] boerh.[192] bor.[1] bov.[5] **Brom.**[5] **BRY.**[5] bufo[111] **Calad.**[36] **CALC.**[1] **Calc-p.** calc-s.[58] camph.[5] **Cann-s.**[5] **Canth.**[5] **Caps. Carb-an. Carb-v.**[5] **Carbn-s.**[36] cassi-s.[192] cast. cast-eq.

caust.[1] cench.[58] **CHAM.**[5] **Chel.**[5] **CHIN.**[5] chin-s.[36] choc.[222] **CIMIC.**[111] **CINA**[1] cinnb. citl-v.[197] clem.[5] coc-c.[36] cocc.[5] coch.[102] **Coff.** **Colch.** **Coloc.**[5] **Con.** cortico.[119] cortiso.[119] croto-t.[5] culx.[58] **Cupr.** cupr-ar. cycl.[36] dios.[25] **Dros.**[5] dulc.[1] equis.[36] eup-per.[58] **Euph.** euphr.[5] ferr.[5] ferr-i.[36] ferr-p.[111] fl-ac.[5] gels. germ.[222] glon.[36] gnaph.[36] **Graph.** **Guai.**[5] guare.[36] haliae-lc.[222] ham.[58] hell.[5] helon.[85] **HEP.**[5] hip-ac.[119] hydrog.[222] hyos.[5] ign.[5] ignis[194] indg.[36] **IOD.**[5] **Ip.**[5] irid.[222] jug-c.[25] **Kali-bi.**[36] **Kali-c.**[1] kali-chl.[58] kali-cy.[85] **Kali-i.** kali-n.[1] kali-p. kali-s. kali-sil.[58] kola[1184] kreos.[5] lac-ac.[36] **Lac-c.** lac-d.[85] **LACH.**[5] lact. laps.[122] laur.[5] led.[5] **LIL-T.** lith-c.[111] lob.[58] **LYC.**[1] m-art.[5] m-aust.[5] **Mag-c.**[1] mag-m.[1] mag-p.[102] mand.[119] mang.[58] mang-acet.[1] mangi.[197] meny.[5] meph.[8] **MERC.**[5] **MERC-C.**[5] merc-i-f. **Mez.**[1] **Mosch.**[5] mur-ac.[1] myric.[36] nat-ar.[36] nat-c.[1] **NAT-M.**[1] nat-p. **Nat-s.**[36] **Nit-ac.**[5] nux-m.[5] **NUX-V.**[5] **Olnd.** onos.[72] **Op.** ovi-g-p.[102] ox-ac.[36] ozone[227] paeon.[137] pall.[36] **Petr.** ph-ac.[1] **Phos.**[1] **Phys.**[137] phyt.[36] pip-n.[111] plan.[25] **Plat.**[1] **Plb.** podo.[25] por-m.[251] prim-v.[72] **Prun.** psor.[137] ptel.[25] **Puls.**[5] **Ran-b.** **Ran-s.**[5] **Rhod.**[102] **Rhus-t.**[137] **RUTA**[5] **Sabad.**[5] **Sabin.**[5] samb.[5] sang.[25] sanic. sapin.[36] sars.[5] sec.[5] **Sel.**[58] seneg.[5] sep.[1] **SIL.**[1] sol[236] spig.[1] **Spong.**[5] **STANN.**[1] **Staph.**[1] **Stram.**[5] stront-c.[5] sul-ac.[1] sul-i.[58] **Sulph.**[1] sumb.[25] tab.[36] tarax.[5] tarent.[58] tarent-c.[192] tax.[85] tell.[111] ter.[111] **Teucr.**[5] thal.[149] **THER.**[85] thuj.[5] tub.[137] tung.[252] upa.[85] uran.[269] **Valer.**[5] verat.[5] **VERB.**[36] vib.[111] viol-o. viol-t.[5] vip.[36] vip-a.[149] xan.[36] **Zinc.**[1] zinc-chr.[137] zinc-p.[58] ziz.[25]

☞ *Berührung, Berührtwerden; agg. •Kleidung, durch die •Liegen; während*

- **entgegengesetzten** Seite, auf der: cann-s.[5] ign.[5] viol-t.[137]
- **fester**: pip-n.[111] ruta[137] spig.[5] tell.[111]
- **Finger,** mit dem: chel.[5] chin.[5] ruta[5]
- **Hut,** durch den: agar.[5] alum.[5] ang.[5] arg.[5] **Calc-p.** carb-an.[5] **CARB-V.** **Croto-t.** hep.[5] **Kali-n.** **Lach.** laur.[5] led.[5] lil-t.[111] lob.[58] lyc.[5] **NIT-AC.** petr.[58] phys.[58] prim-v.[72] sars.[137] sel.[58] sep.[1] **Sil.**[5] stront-c.[5] sulph.[1] **Valer.**[5]
- **Kleidung,** durch die: ail.[111] am-c.[5] am-m.[5] aml-n.[111] apisin.[5] **ARG.** **Arg-n.**[5] arn.[5] asar.[5] bell.[5] bov.[5] **BRY.**[5] bufo[111] **CALC.**[1] caps.[5] **Carb-v.**[5] **CAST-EQ.** **Caust.**[5] **Chin.**[36] cocc.[5] coff.[5] **Con.** **CROTO-T.** cupr.[5] **Ferr.** ferr-p.[111] glon.[137] graph.[5] helon.[85] **Hep.**[5] ignis[194] kali-bi. kali-i.[111] kreos.[5] lac-c.[111] **LACH.**[5] laps.[122] lil-t. **LYC.**[5] mag-p.[111] merc.[5] **Nat-m.**[5] nat-s.[111] nit-ac.[137] nux-m.[5] **NUX-V.**[5] olnd.[5] onos.[137] op.[5] petr.[58] phos.[5] plb.[5] podo.[58] psor.[137] puls.[5] ran-b.[5] **Sars.**[5] sec.[137] **Sep.**[5] **Spig.**[5] **SPONG.**[5] **Stann.**[5] **Sulph.**[5] sumb.[36] tab.[36] **Tub.**[137] vip.[111] zinc.[1]

  ☞ *Bedeckung, Bettzeug etc.; agg. oder ist unerträglich*
- **leichter** agg., fester amel.:

  ☞ *amel.; fester; leichter agg.*
- **scharfer**: ign.[137]
- **Schmerzen** gehen zu der Seite, auf der man liegt: cimic.[137] graph.[137] mosch.[137] nat-m.[137] phys.[137] tell.[137]

  ☞ *Liegen; während; Seite, auf der; schmerzhafter Seite, auf •C; Schmerz; Liegen; Schmerzen wandern zur Seite; liegt, auf der man*
- **schmerzlose** Seite, auf die: **Ambr.** arn. bell. **BRY.** **Calc.** cann-s. carb-an. carb-v. **Caust.** **Cham.** **Coloc.** **Fl-ac.**[5] **IGN.** **Kali-c.** lyc. **M-art.**[5] **M-aust.**[5] nux-v. **PULS.** **Rhus-t.** **Sep.** **Stann.** viol-o. **Viol-t.**

  ☞ *Liegen; während; Seite, auf der; schmerzloser Seite, auf*
- **Stiefel,** Schuhe, durch: bor. bufo[111] coloc.[111] nux-v.[111] paeon.[110]
- **Wirbelsäule,** auf die: agar.[102] arn.[137] **Bell.** **Chin.**[137] kali-c.[137] **Phos.** **Phys.**[137] sep.[137] **SIL.**[137] **Tarent.** ther.[137]

amel.: abies-c. achy.[149] acon.[5] adam.[222] aegle.[192] aegle-f.[192] aesc. aeth. agar. agav-t.[149] **Agn.**[5] ail.[25] allox.[119] aloe[111] **Alum.**[1] alum-p.[58] alum-sil.[58] **Alumn.**[54] **AM-C.** **Am-m.**[1] ambr.[5] **Anac.** ango.[25] ant-c.[1] ant-t.[36] **Apis**[36] **Apisin.**[5] aq-mar.[149] aral. aran.[25] aran-ix.[149] aran-s.[192] **Arg.**[5] **Arg-n.**[5] **ARN.** **Ars.** ars-s-f.[58] **Asaf.**[5] atista[192] atra-r.[149] **Aur.**[1] aur-m. aza.[192] bamb-a.[1184] bapt. bar-m.[58] **BELL.**[1] bell-p.[119] bism.[1] boerh.[192] **Bor.**[5] bov.[5] **Brom.**[5] bros-g.[259] **BRY.**[5] bufo[111] **CACT.**[36] cadm.[149] cadm-s.[111] calad. **Calc.**[1] calc-f.[85] calc-s. camph.[1] canch.[36] cann-i.[36] **Canth.**[5] **Caps.**[102] carb-ac.[8] carb-an.[1] **Carb-v.** **Carbn-s.** carc.[119] **Card-m.** cassi-f.[192] cassi-s.[192] **Cast.**[36] **Caust.** cham.[36] **Chel.**[5] chim.[36] **CHIN.**[1] **Chin-s.**[36] chion. chloram.[149] choc.[222] cic.[1] cimic. **Cina** **Cinnb.** citl-v.[197] **Clem.**[5] cob-n.[144] coc-c. **Cocc.**[5] coff.[5] colch. **COLOC.**[1] com. **CON.**[5] conv.[2191] cop. cortiso.[119] **Croc.**[5] croto-t. culx.[58] cupr.[5] cupr-acet.[102] cupr-ar.[111] cupr-s. curc.[192] cyn-d.[192] **Dig.** dios.[25] dirc. **DROS.**[5] **Dulc.**[1] ephe.[267] euon.[102] euon-a.[102] **Eup-per.** euph. eupi. fago.[25] falco-p.[265] **FERR.** **Ferr-i.** ferr-p. fl-ac.[5] **Form.**[809] gamb.[36] gels. germ.[222] gink.[227] **Glon.**[58] **Graph.**[1] grat. guai.[5] ham. **Hell.** **Hep.**[5] hip-ac.[149] hist.[119] hydr. hydrc.[192] hyos.[5] **IGN.**[5] ind.[111] indg. iod. ip.[1] irid.[222] **Kali-bi.**[58] **KALI-C.**[1] **Kali-i.** kali-n.[1] kali-p. kalm. kreos.[5] kurch.[192] lac-c.[58] **Lac-d.** lac-del.[204] lac-lup.[204] **LACH.** lar-ar.[251] lat-h.[301] laur.[5] led.[5] lepi. **LIL-T.**[25] lith-c.[25] lob-c.[25] **Lyc.** lycps.[8] **MAG-C.** **MAG-M.**[1] **MAG-P.**[58] mand.[119] **Mang.**[5] **Mangi.**[197] med.[122] meli.[111] **MENY.**[1] **Merc.** **Merc-i-f.** merl. **Mez.** mosch.[5] **Mur-ac.**[1] murx. naja[36] **NAT-C.**[1] nat-f.[144] **NAT-M.** nat-p. **NAT-S.** nat-sil.[58] nicc. **Nit-ac.**[5] nuph. **NUX-M.**[5] **NUX-V.**[5] oci-s.[119] ol-an. olnd.[5] op. ozone[227] pall. **Par.**[5] petr.[5] **Ph-ac.**[1] **Phos.**[5] phys.[36] phyt. **Pic-ac.** pip-n.[111] pitu-a.[164] **PLB.**[5] plut-n.[222] **Podo.** prun. psil.[164] psor.[111] **Ptel.** **PULS.**[1] **Pyrog.** rad-br.[102] ran-b. ran-s. rauw.[149] **Rhus-t.**[5] **Ruta**[1] sabad.[5] sabin.[5] samb.[5] **Sang.**[8] sanguin-n.[85] sec.[5] **SEP.** **SIL.**[5] sol[236] sol-n. **Spig.**[1] squil.[72] **STANN.**[1] **Staph.** stict.[111] stram.[5] stroph.[85] stroph-s.[119] sul-ac.[1] sulfonam.[149] **Sulph.** syph. tab.[36] tama.[197] **Tarax.**[72] tarent.[36] tarent-c.[192] tax.[303] tela[192] term-a.[192] term-c.[192] thlaspi[111] **THUJ.**[122] **Tril.** tub.[184] tung.[209] tylo-i.[192] uran.[269] **Verat.** verb.[1] **Vib.** vip-a.[149] visc.[119] **Zinc.** zinc-ar.[137] zinc-i.[137] zinc-p.[58]

- **Kleidung,** durch die: fl-ac.[5] nat-m.[5] psor.[137] sabad.[137]

DRUCK; amel. (Forts.)

- **fester**: achy.[149] agar.[144] aloe[111] alumn.[111] anac.[5] **Arg.**[5] arg-n.[5] arn.[5] ars.[809] **Bell.** **Bry.**[58] calc-f.[144] camph.[5] cast.[111] caust.[5] **CHIN.**[122] coloc.[5] con.[137] culx.[58] cyn-d.[192] ign.[5] ind.[111] kali-c.[5] kurch.[192] lac-c.[58] lach.[5] lat-h.[301] lycps.[111] **MAG-P.**[122] **Meny.**[5] **NUX-M.**[5] nux-v.[5] plb.[5] psor.[137] rauw.[149] samb.[137] **Sang.** stann.[149] staph.[137] stram.[5] sulph.[5] tax.[303] **Zinc.**
  ☞ *Kneifen amel. • Reiben; amel.; kräftiges Reiben*
  - **leichter agg.**: agar.[144] aloe[111] bell.[5] calc-f.[144] cast.[111] caust.[5] **Chin.**[5] culx.[58] ign.[5] kali-c.[5] lac-c.[58] lach.[5] mag-p.[111] nux-v.[5] plb.[5] psor.[137] sulph.[5]
    ☞ *Berührung, Berührtwerden; agg.; leichte Berührung • Reiben; amel.; kräftiges Reiben*
- **Kante,** Stuhllehne etc. drücken, das Teil gegen: bell.[5] **Chin.**[5] **COLOC.**[5] con.[5] ign.[5] **Lach.**[5] mag-m.[137] **Meny.**[137] nux-v.[137] pall.[809] psor.[137] samb.[5] sang.[111] sep.[809] stann.[5] zinc.[5]
  ☞ *Anlehnen; gegen etwas; amel. beim Anlehnen; Hartes, gegen etwas*
- **steter,** dauernder: nit-ac.[137] spig.[137]

DUNKELHEIT:

agg.: **Acon.** **Aeth.** agar.[5] alum.[5] **Am-m.**[5] anac.[5] ang.[5] arg-n.[5] ars.[5] **Bar-c.**[5] **BELL.** brom. **CALC.**[5] **Calc-ar.**[36] **Camph.**[5] **CANN-I.** **Cann-s.**[5] **Carb-an.**[5] **Carb-v.**[5] carbn-s. **Caust.**[47] cedr.[102] cina[5] con.[5] **Cupr.** ferr.[111] **Gels.**[111] hell.[111] kali-br.[25] **Lac-c.**[809] **Lyc.**[5] **Med.** morg.[111] nat-m.[5] nux-m. onos. ozone[227] **PHOS.** pic-ac.[111] **Plat.**[5] **PLB.**[5] plut-n.[222] **Puls.**[5] rad-br.[102] **Rhus-t.**[5] sanic. sec.[111] sep. **SIL.** staph.[5] **STRAM.**[5] **Stront-c.**[5] **Stroph.**[137] succ.[194] sul-ac.[5] **VALER.**[5] xan.[111] zinc.[5]
☞ *Licht; amel.* ▥ *GEMÜT; M; Dunkelheit; agg.*

amel.: achy.[149] **Acon.**[5] adam.[222] agar.[5] agn.[5] am-c.[5] **Am-m.**[5] **Anac.**[5] **Ant-c.**[5] arn.[5] **Ars.**[5] **Asar.**[5] **Bar-c.**[5] **BELL.**[122] **Bor.**[5] **Brom.**[5] bry.[5] **CALC.**[5] camph.[5] carb-an.[5] **Caust.**[5] **Cham.**[5] **Chin.**[5] cic.[5] **Cina**[5] **Clem.**[5] coc-c.[54] cocc.[5] **Coff.**[5] **Colch.**[5] **CON.**[5] **Croc.**[5] **Dig.**[5] **Dros.**[5] **Euph.**[137] **EUPHR.**[5] ferr.[5] **GRAPH.**[5] **Hell.**[5] **Hep.**[5] **Hyos.**[5] **Ign.**[5] kali-c.[5] kali-n.[5] lac-d. lach.[5] **Laur.**[5] **Lyc.**[5] m-arct.[5] mag-c.[5] **Mag-m.**[5] mag-p. **Mang.**[5] **Merc.**[5] **Mez.** mur-ac.[5] **Nat-c.**[5] nat-m.[5] **Nit-ac.**[5] **Nux-m.** **Nux-v.**[5] petr.[5] **Ph-ac.**[5] **PHOS.**[5] **Puls.**[5] rhod.[5] rhus-t.[5] ruta[5] **Sang.** **Sars.**[5] sel.[5] **Seneg.**[5] **Sep.**[5] **SIL.**[122] **Spig.**[5] staph.[5] **Stram.**[5] **Sulph.**[5] tarax.[5] tarent.[111] thuj.[5] tung.[252] valer.[5] verat.[5] zinc.[5]
☞ *Licht; agg.*

DURCHZECHTER Nacht, Beschwerden nach: agar.[5] ambr.[5] ang.[5] ant-c.[5] **Ars.** calc.[5] **Carb-v.** chin.[5] coff. colch. dulc.[5] ip.[5] kali-n.[5] lac-d.[85] **Lach.**[5] led.[5] **Nat-c.**[30] nit-ac.[5] **NUX-V.**[1] phos.[5] rhus-t. sabin.[5] sel.[5] staph.[5] sulph.[5]
☞ *Ausschweifung, Schwelgerei; nach*

DYSENTERIE, nach: aloe[111] colch.[5] ham.[111] lyc.[5] nux-v.[5] ph-ac.[5] sul-i.[111] sulph.[5]
▥ *REKTUM; C; Dysenterie*

EBBE, amel. bei:
☞ *Flut agg.*

EINATMEN:
☞ *Atmen*

agg.: **ACON.**[5] adam.[222] aesc. **Agar.**[5] agn.[5] alum. am-c. am-m.[5] **ANAC.**[5] ang.[5] **Ant-c.**[5] apis **Arg.**[1] arg-n.[36] arge-p.[264] **Arn.**[5] ars.[5] ars-i.[809] arum-d.[25] asaf.[5] **Asar.** asc-t.[137] aur.[1] bad. bapt. bar-c.[5] **Bell.**[5] benz. bism. **Bor.**[1] bov.[5] brom.[5] brucel.[241] **BRY.**[5] cact. cadm-s.[102] calad.[5] **Calc.**[1] camph.[5] cann-s.[5] canth.[5] **Caps.**[5] carb-an.[1] carb-v.[36] cast.[36] cath-a.[264] **Caust.**[1] **Cham.**[5] **Chel.**[36] chin. chin-ar. cic.[5] cimic.[111] cina[5] cinnb.[58] cist. clem.[1] coc-c. cocc. **Colch.**[5] coloc.[137] con.[1] conv. cor-r. cot.[36] croc.[5] **Crot-h.** cupr.[5] cycl. dig. dros.[1] dulc.[5] euphr.[1] ferr. ferr-ar. ferr-i.[36] ferr-p. fl-ac.[5] graph.[5] **Guai.** harp.[1184] hell.[5] hep.[1] hist.[149] hydr.[111] hydrc.[192] hyos.[5] ign.[5] indg. iod. **Ip.**[5] irid.[222] kali-ar. kali-bi. **Kali-c.**[5] kali-chl.[58] **Kali-n.**[1] kali-p. kalm.[111] **Kreos.**[5] kurch.[192] lac-c. lach.[5] laur.[5] lec. led. lith-c. lob-s.[25] **Lyc.**[1] **M-arct.**[5] m-art.[5] mag-c.[5] mag-m.[5] mang.[5] **MENY.**[5] **Merc.**[1] merc-c.[5] **Mez.**[1] mosch.[5] mur-ac. naja nat-ar.[36] nat-c.[1] nat-m.[1] nit-ac. nux-m.[5] nux-v.[5] olnd.[5] op. ozone[227] par.[5] petr.[5] ph-ac. phel. phos.[5] phyt. plat.[5] plb.[5] prun. psor. ptel.[25] puls.[5] **RAN-B.** ran-s.[5] rat. rheum[5] rhod.[5] **RHUS-T.**[5] rhus-v.[25] rumx.[25] ruta **Sabad.**[5] **SABIN.**[5] samb. sang. sars.[1] scroph-n.[111] **Sel.**[5] **Seneg.**[5] **Sep.**[5] serp. **Sil.**[1] **Spig.**[5] **Spong.**[5] **SQUIL.**[5] stann. **Staph.**[5] stict.[137] stram.[5] stront-c.[5] sul-ac.[5] sulph.[5] sumb. syph.[137] tab.[36] tarax.[54] teucr.[5] thuj.[5] **VALER.**[5] verat.[5] verb.[5] viol-t.[5] zinc.[1] ziz.

- **heiße** Luft: carb-v.[85]
- **kalte** Luft: aesc.[111] alum.[5] **Am-c.**[5] ant-c.[5] **Arn.**[5] **Ars.**[5] **Aur.**[5] **Bell.**[5] **Bry.**[5] **Calc.**[5] camph.[5] **CAUST.**[5] cham.[5] **Cimic.**[111] **Cina**[5] **Cist.** cupr.[5] dulc.[5] **Hep.**[5] hydr.[111] **HYOS.**[5] **Ign.**[5] kali-bi.[111] **Kali-c.**[5] **M-arct.**[5] **M-art.**[5] **MERC.**[5] mosch.[5] nat-ar.[36] nat-m.[5] **Nux-m.**[5] **NUX-V.**[5] par.[5] petr.[5] phos. psor.[137] **Puls.**[5] rhod.[5] **Rhus-t.** **Rumx.**[137] ruta[137] **SABAD.**[5] sars.[5] scroph-n.[111] sel.[5] seneg.[137] sep.[137] spig.[5] **Staph.**[5] stront-c.[5] sulph.[5] syph.[137] thuj.[5] verat.[5]
  ☞ *Kälte; agg.*
- **tief** Einatmen: **ACON.**[5] **Aesc.** **Agn.**[5] alum. am-m.[5] **Anac.**[809] arg.[1] **ARG-N.**[36] **ARN.**[5] ars.[5] **Asaf.**[5] asar. asc-t.[137] astac. aur.[1] bad. bamb-a.[1184] bapt. **BELL.** **Bor.**[1] **Brom.** brucel.[241] **BRY.**[5] **Cact.** calad.[5] **CALC.**[1] cann-s.[111] **CANTH.**[5] caps.[5] **Carb-an.**[1] carb-v.[36] **Card-m.** cast.[36] cath-a.[264] **CAUST.** **Chel.** chin. cina[5] cinnb.[58] cob. coloc.[137] **CON.**[1] conv. **Cor-r.** croc.[5] crot-h. **Cupr.**[5] cycl. dros.[1] **Dulc.** euphr.[1] ferr-i.[36] fl-ac.[5] **Graph.**[5] **Guai.** **Hell.**[5] **Hep.** hist.[149] **Hyos.** **Ign.**[5] ip.[5] **Kali-bi.** **KALI-C.** **Kali-n.**[1] kalm.[111] kreos.[5] kurch.[192] lach.[5] laur.[36] lob-s.[25] **Lyc.**[1] mag-m.[5] mang.[5] meny.[5] **Merc.**[1] merc-c.[5] mez.[1] mosch.[5] mur-ac. nat-ar. nat-c.[1] **Nat-m.**[1] nux-m.[5] **Nux-v.** **Olnd.**[5] op. phel. **Phos.**[5] phyt. **Plb.**[5] prun. psor. ptel.[25] **Puls.**[5] ran-b.[5] **Ran-s.**[5] rat. rheum[5] **RHUS-T.**[5] rhus-v.[25] **Rumx.**[25] **SABAD.**[5] **SABIN.**[5] sang. sars.[1] sel.[58] seneg.[5] sep.[5] **Sil.**[1] spig.[5] spong.[5] **Squil.**[5] stict.[137] stram.[5] **Sulph.**[5] thuj.[5] valer.[5] verat.[5] verb.[5] zinc.[1]

amel.: am-c.[5] anac.[5] ant-t.[5] arg-m.[137] asaf.[5] aur.[5] aur-m-n.[272] aza.[192] bar-c.[1] bry.[5] camph.[5] cann-i.[25] cann-s.[5] caps.[5] carb-an.[1] carb-v. card-m. caust.[5] **Chel.**[5] **Chin.**[5] cina[5] clem.[36] **COLCH.**[5] conv.[2191] croc.[5] **Cupr.**[5] **Dig.**[5] dros.[5] dulc.[5] fl-ac.[5] germ.[222] guai.[5] hydr-ac.[268] hydrog.[222] hyos.[5] **IGN.**[5] iod.[5] kali-bi.[111] **Lach.**[5] mang.[5] meny.[1] merc.[5] mez.[5] mosch.[5] nat-c.[1] nat-m.[1] neon[222] nux-v.[5] **Olnd.**[5] osm.[111] ph-ac.[137] plut-n.[222] por-m.[251] **Puls.**[5] rheum[5] rhus-t.[5] rumx.[137] ruta[5] sabad.[5] seneg.[5] sep.[5] **SPIG.**[1] squil.[5] **Stann.**[5] staph.[5] stront-c.[5] sulph.[1] tab.[111] tarax.[5] tarent-c.[192] tax.[303] ter.[111] thuj.[5] verat.[5] verb.[5] viol-o.[5] viol-t.[5]

- **tief** Einatmen: arg-m.[137] aur.[5] aur-m-n.[272] aza.[192] bar-c.[1] cann-i.[25] caps.[137] carb-an.[1] chel.[5] chin.[5] colch. conv.[2191] **Cupr.**[5] dig.[5] fl-ac.[5] germ.[222] hydr-ac.[268] hyos.[5] **Ign.** **Lach.**[5] meny.[1] nat-m.[1] osm.[111] ph-ac.[137] plut-n.[222] rumx.[137] seneg.[5] **Stann.**[5] sulph.[1] tab.[111] tarax. tax.[303] ter.[111] thuj.[5] **Verat.**[5] **Verb.**[5]

EINATMUNG fauliger Ausdünstungen, Beschwerden durch: anthr.[102]

EINHÜLLEN, Bedecken:

agg.: **Acon.**[5] ant-c.[58] ant-t.[58] **APIS** **Arg.** **Arg-n.** arn.[5] **Ars-i.** **Asar.**[5] aur.[5] aur-i.[58] **Aur-m.** aur-s.[58] **BELL.**[137] **Bor.**[5] brom.[58] **Bry.**[5] **Calc.**[5] calc-i.[58] calc-s. **Camph.** carb-an. carb-v.[5] carbn-s. **Cham.**[5] chin.[5] **Coc-c.** coff. **Crot-h.**[111] cupr.[5] **Ferr.**[5] ferr-i. **Fl-ac.** glon.[111] hydrog.[222] ign.[5] **IOD.**[5] **Ip.**[5] kali-bi.[111] kali-i.[111] **KALI-S.** **Lac-c.** lach.[5] **LED.**[5] lil-t.[137] loxo-r.[240] **LYC.**[5] **M-arct.**[5] **M-art.**[5] m-aust.[5] **MAG-P.**[111] merc.[5] mosch. mur-ac.[5] **Nat-m.**[137] **Nit-ac.**[5] nux-v. op.[5] phos.[5] plat.[5] **PULS.**[5] rhus-t. sabin.[58] sanic.[137] **SEC.**[5] **Seneg.**[5] sep.[5] **Spig.**[5] staph.[5] **Sul-i.**[58] **SULPH.**[5] tab. thuj.[5] **Verat.**[5]

☞ *Anwendungen; warme; agg. •Bedecken, Zudekken; agg. •Bedeckung, Bettzeug etc.; agg. oder ist unerträglich •Kopfes, des*

- **Kopfes,** des: **Acon.**[5] **Apis** **Arum-t.** **Asar.**[5] atista[192] aur.[5] boerh.[192] **Bor.**[5] bry.[5] **Calc.**[5] calc-i.[58] carb-an. **Carb-v.** cham.[5] chin.[5] **Cob.** **Ferr.**[5] **Ferr-i.** ferr-p. gels. glon.[111] hydr-ac.[111] ign.[5] **IOD.**[5] lach.[5] laur.[5] **Led.** **LYC.**[5] **M-art.**[5] **M-aust.**[5] merc.[5] mur-ac.[5] nit-ac.[5] **Op.** **PHOS.** plat.[5] **PULS.** **Sec.** seneg.[5] sep.[5] **Spig.**[5] staph.[5] stront-c.[5] sul-i.[58] **Sulph.**[5] thuj.[5] valer.[5] **Verat.**[5]

☞ *Abdecken, Entblößen; amel.; Kopfes, des •Bedecken, Zudecken; agg.; Kopf •* ▤ *KOPF; C; Hut; Abneigung gegen*

amel.: acon.[5] agar.[5] anac.[137] ant-c.[5] **Arg.**[5] arge-p.[264] **Arn.**[5] ars.[5] ars-i.[111] asar.[5] **AUR.**[5] bell.[5] bor.[5] bry.[5] calc-f.[102] camph.[5] canth.[5] caps.[5] carb-an.[5] **Cham.**[5] chin.[5] choc.[222] cic.[5] clem.[5] cocc.[5] coff.[5] colch.[5] con.[5] graph.[5] guare.[36] hell.[5] **HEP.**[5] hydrog.[222] hyos.[5] ign.[5] kali-bi.[111] kali-c.[137] kreos.[5] **Lach.**[5] led.[5] m-aust.[5] **Mag-c.**[5] **Mag-m.**[5] **Mag-p.**[111] meny.[5] merc.[5] **Mur-ac.**[5] nat-c.[5] **Nat-m.**[5] **Nux-m.**[5] **NUX-V.**[5] ph-ac.[5] phos.[5] psor.[102] puls.[5] pyrog.[111] rad-br.[102] rheum[5] rhod.[5] **RHUS-T.**[5] sabad.[5] **Samb.**[5] sanic. **Sep.**[5] **SIL.**[5] **Squil.**[5] staph.[5] stram.[5] **Stront-c.**[5] sulph.[137] thuj.[5]

☞ *Anwendungen; warme; amel.*

- **feucht,** nass: ant-c.[5] ars-i.[111] hep.[5] kali-bi.[111] mag-p.[111] pyrog.[111] thuj.[5]

☞ *Anwendungen; feuchte, nasse; amel.*

- **Kopfes,** des: acon.[5] agar.[5] ant-c.[5] arn.[5] **Ars.**[5] asar.[5] **Aur.**[5] bell.[5] bor.[5] bry.[5] camph.[5] canth.[5] caps.[5] carb-an.[5] cham.[5] chin.[5] **Cic.**[5] **Clem.**[5] **Cocc.**[5] coff.[5] **Colch.**[5] **Con.**[5] graph.[5] hell.[5] **HEP.**[5] hyos.[5] ign.[5] kreos.[5] lach.[5] led.[5] m-aust.[5] mag-c.[5] mag-m.[5] meny.[5] merc.[5] mur-ac.[5] nat-c.[5] nat-m.[5] **Nux-m.**[5] **Nux-v.**[5] ph-ac.[5] phos.[5] **Psor.**[102] puls.[5] rheum[5] **Rhod.**[5] **RHUS-T.**[5] sabad.[5] **SAMB.**[5] sep.[5] **SIL.**[5] **SQUIL.**[5] staph.[5] stram.[5] **STRONT-C.**[5] thuj.[5]

☞ *Abdecken, Entblößen; agg.; Kopfes, des*

EIS, Eiswasser amel.:

Füße in Eiswasser stecken: **Led.**[102] sec.[102]

Mund, im: coff.[102]

EISEN-MISSBRAUCH, nach:

▤ *KLINISCHES; M; Arzneimittel-Missbrauch, Vergiftungen durch; Eisen*

EISPRUNG, Ovulation, Beschwerden während: foll.[149] granit-m.[194]

☞ *C; Frauen, Krankheiten bei*

ELEKTRIZITÄT:

agg.: electr.[809] morph.[85] nat-c.[85] nat-s.[809] nux-v.[809] phos.[137]

- **Stromschlag**: electr.[809] morph.[85] nat-s.[809] nux-v.[809]

☞ *Blitzschlag, Beschwerden durch*

amel.: sil.[137]

ENTHALTSAMKEIT agg.:

☞ *Sexualität; Unterdrückung des sexuellen Verlangens;* ▤ *GEMÜT; M; Enthaltung, Mäßigung, Selbstbeherrschung, Beschwerden durch •MÄNNLICHE GENITALIEN; C; Enthaltsamkeit agg.*

ENTZÜNDUNG, nach: acon.[5] alum.[5] **Arn.**[5] **Ars.**[5] **Aur-m.**[8] **Bry.**[5] **Carb-an.**[5] **Carb-v.**[5] carc.[119] **Con.**[5] dulc.[5] fl-ac.[137] graph.[102] guai.[5] hyos.[5] **Ign.**[5] **Iod.**[5] **Kali-c.**[5] kali-i.[85] **Lach.** **LYC.** m-arct.[5] m-art.[5] m-aust.[5] meny.[5] **MERC.** **Mez.** morg.[136] **NUX-V.**[5] op.[5] ph-ac.[5] **PHOS.** **Puls.**[5] ran-b.[5] **Rhod.**[5] **RHUS-T.**[5] **Seneg.**[5] sep.[5] sil.[5] **Spong.**[5] sul-i.[137] **SULPH.** **Thuj.**[102] **Verat.**[5]

☞ *Infektionskrankheiten, Beschwerden seit •Lungenentzündung, nach •Masern; Beschwerden nach Masern •Mononukleose, Nachwirkungen von •Rekonvaleszenz, Genesungsphase, Berschwerden während •Scharlach, Folgekrankheiten nach*

Lungen, der: kali-c.[137] morg.[136]

ERBRECHEN:

agg. vor Erbrechen: aeth.[102] ant-t.[72] ars.[5] coff.[5] **COLCH.** **Cupr.**[5] **Puls.**[5] ran-s.[5] sang.[8] sulph.[111] **Verat.**[36]

agg. während Erbrechen: **AETH.**[54] **ANT-T.** **Apoc.**[111] **Arn.**[5] **ARS.**[5] **ASAR.**[5] bapt.[137] **Calc.** caps. carb-v.[5] chin.[5] coloc. **CUPR.**[5] **Dig.**[5] **Dros.** ferr.[36] **Graph.**[5] **Hyos.** **Iod.**[5] mosch.[5] nat-c.[5] **NAT-M.** olnd. **Op.**[5] **Phos.**[5] **Plb.** ran-b.[111] ran-s. ruta sabin. **Sars.** sec. **Sep.** sil.[5] squil.[5] stann. **SULPH.**[5] urt-u.[111] **VERAT.**[5]

ERBRECHEN; agg. nach Erbrechen (Forts.)

agg. nach Erbrechen: **Acon.**[5] **Aeth.** **Ant-t.**[5] apom.[5] arg-n.[111] arn.[5] **ARS.** **Asar.**[5] bar-m.[111] **Bism.**[1] calc.[5] caust.[5] cham.[5] **Cocc.**[54] **COLCH.** con.[111] croto-t.[5] cupr.[5] cycl.[5] cymbo-ci.[5] **Dig.**[5] dros.[5] ferr.[5] graph.[5] **Iod.**[5] kali-bi.[111] kali-c.[1] lob.[25] merc.[137] merc-c.[5] mosch.[5] mur-ac.[137] nat-c.[36] nat-m.[5] **NUX-V.**[54] olnd. op.[5] **Phos.**[5] podo. **PULS.**[5] **Ruta**[5] sang.[25] **SEP.**[54] sil.[111] staph.[137] stram.[5] **Sul-ac.** **Sulph.**[5] tab.[36] tarent.[36] **VERAT.** **Verat-v.**[111]

amel.: acon. agar. am-i.[304] anac.[85] ang.[5] ant-t.[5] arg.[5] arg-n. **Ars.**[5] asar.[5] bapt.[111] **Bry.**[5] carbn-s. card-m.[137] **Coc-c.** cocc.[137] colch. **Dig.**[1] **Eup-per.**[111] eupi.[36] helia.[72] hell.[5] **Hyos.**[5] ign.[5] **Ip.**[5] iris[111] kali-bi. kali-c.[1] kola[1184] lat-m.[119] **Mangi.**[197] nat-m.[137] nat-s.[137] nux-v. op. parth.[197] phos.[5] phyt.[137] plb.[5] **Puls.**[5] **Sang.** sanic.[85] **Sep.**[5] stann. sulph.[5] **Tab.**[36] tarent.[26] tylo-i.[192] **Verat.**[5] vip.[36] xan.[137]

- **Galle**: card-m.[137] eup-per.[137] sang.[137]
- **Schleim**: nat-m.[137]

ERFRIERUNG, Beschwerden durch: abrot.[111] **AGAR.**[809] apis[102] arist-cl.[161] **Ars.**[5] bell.[5] bor.[5] bry.[5] calen.[102] camph.[5] **Canth.**[809] carb-an.[102] **Carb-v.**[5] carl. coff.[1020] colch.[5] cortico.[149] croto-t.[102] cycl.[102] ferr-p.[85] frag.[102] ham.[102] hep.[5] kali-c.[5] lach.[102] led.[102] lyc.[1] m-arct.[5] m-aust.[5] mag-c.[5] merc.[102] mur-ac.[5] **Nit-ac.** nux-v.[5] **Petr.**[809] ph-ac.[5] **Phos.**[1] plan.[25] plat.[1] puls.[5] **Rhus-t.**[809] sec.[171] sil.[102] sul-ac.[5] sulph.[5] **Tam.**[102] **Ter.**[102] thyr.[102] verat-v.[102] zinc.[1]
▥ *EXTREMITÄTEN; C; Frostbeulen*

ERHITZUNG, Warmwerden:

agg.: **ACON.**[5] aeth. agn. all-c.[111] alum.[5] alumn.[54] am-c.[5] ambr. aml-n.[111] anac.[54] **ANT-C.**[5] **APIS** **Arg-n.** arge-p.[264] ars.[58] ars-i. asar.[54] aur. aur-i.[58] aur-m. aur-s.[58] bar-i.[58] **BELL.** bell-p.[102] bor. bov. **Brom.**[5] bros-g.[259] **BRY.**[5] calad. calc.[5] calc-f.[144] calc-i.[58] cann-s. **Caps.**[5] carb-an.[5] **CARB-V.**[5] **Caust.**[5] cedr. cham.[5] chin. cimic. cina cinnb.[58] cocc. coff.[5] colch. coloc. **Croc.**[54] **Cycl.**[8] daph. **DIG.**[5] dros.[5] dulc.[1] fl-ac. goss. **Graph.**[5] haem. hell. **Hep.**[1] hyos. **Ign.**[5] **IOD.**[5] **IP.**[5] kali-ar.[119] **KALI-C.**[5] kali-chl. **Kali-n.**[5] lac-lup.[204] lach.[5] laur.[5] led. **LYC.** m-arct.[5] m-art.[5] mag-c.[5] mang. med. merc. **Mez.** mur-ac.[5] myric.[25] nat-c.[5] nat-s. **Nit-ac.**[54] **NUX-M.**[5] **Nux-v.**[5] **Olnd.**[5] petr. ph-ac. phenob.[149] **Phos.**[5] phyt. plat. psor. **PULS.**[5] **Ran-b.** rhod.[5] **Rhus-t.**[5] rhus-v.[36] sabad.[5] sabin. sars. sec. sel.[5] **Seneg.**[5] **Sep.** **SIL.**[5] spig.[5] spong. **Staph.**[5] **Stram.** stront-c.[5] succ.[194] sul-ac.[102] **Sulph.**[58] teucr. **THUJ.**[1] til.[102] tung.[252] verat.[5] **Verat-v.**[137] viol-t.[5] visc.[102] x-ray[119] **Zinc.**[1]
☞ *Wärme; agg.*

- **nachts**: bros-g.[259]

<> - **Bett,** im: aeth. agn. **Alum.** alumn.[54] ambr. anac.[5] **Ant-c.** **Ant-t.** **APIS** arg-n. arn. ars-i. **Asaf.** asar.[5] aur. aur-i.[58] **Aur-m.** aur-s.[58] bar-c. bell-p.[102] bov. **BROM.**[5] **Bry.** calad. calc. calc-f.[144] calc-i.[58] **Calc-s.** **Camph.** cann-s. **Carb-v.** carbn-s.[58] **Caust.**[5] cedr. **CHAM.** chin. cina cinnb.[58] **Clem.** **Coc-c.** **Cocc.** colch. coloc.[5] croc. daph. **DROS.** dulc. **Euph.** **Fl-ac.** **Glon.** goss. **Graph.** hell. hyos. ign. **Iod.** **Ip.** **Kali-c.**[5] **Kali-chl.** **Kali-s.** **Lac-c.** **Lach.** **LED.** **Lyc.** m-arct.[5] m-art.[5] **Mag-c.** med. **MERC.** **Mez.** mur-ac. myric.[25] nat-c. **Nat-m.** nit-ac. **Nux-m.**[5] **Nux-v.**[5] **OP.** **Ph-ac.** phenob.[149] phos. phyt. **Plat.** psor. **PULS.** **Rhod.**[5] **RHUS-T.**[5] sabad. **SABIN.** sars. **SEC.** sel. **Seneg.** sep.[5] **Sil.**[5] spig. **Spong.** staph. stram. stront-c.[5] **Sul-i.**[58] **SULPH.** teucr. **THUJ.**[5] til.[102] **Verat.** **Viol-t.**[5] visc.[102] x-ray[119]

◦ **Extremitäten,** mit kalten: **CAMPH.** **LED.** **Mag-c.** **Med.** **SEC.**
▥ *EXTREMITÄTEN; C; Kälte; allgemeine Arzneien; Bettwärme unerträglich, aber*

- **Freien,** im: bov.[5] dulc.[5] iod.[5] **Lyc.**[5] nit-ac.[5] sil.[5]
☞ *Luft; frische, im Freien; agg.*

- **Gehen,** beim: **Acon.** agn. alum. alumn.[54] am-c.[54] ambr. anac.[54] **ANT-C.** asar.[54] aur. aur-i.[58] aur-m. bar-c. bar-i.[58] **Bell.** bell-p.[102] bor. bov. brom.[5] **BRY.** calad. calc. cann-s. **Caps.**[54] **Carb-v.** caust. cham. chin. cina cocc. coff. colch. coloc. croc. **Dig.**[54] dros. dulc. euph. **Gels.**[54] **Glon.** graph. **Hep.**[54] **Ign.** iod. **Ip.** **KALI-C.** lach. led. lyc. m-arct.[5] m-art.[5] mang. merc. mez. nat-c. **Nat-m.** nat-s. nit-ac. **Nux-m.**[54] **Nux-v.**[54] olnd. **Op.** petr. ph-ac. phos. plat. puls. rhus-t.[54] sabad. sabin. sec. sel. seneg. **Sep.** **Sil.** spig. spong. staph. **Sulph.** teucr. **Thuj.** tung.[252] verat. **Zinc.**[54]

◦ **Freien,** im: acon. agn. alum. alumn.[54] ambr. anac.[54] **Ant-c.** asar.[54] aur. aur-i.[58] **Aur-m.** bar-c. bar-i.[58] **Bell.** bor. bov. **BRY.** calad. calc. cann-s. **Carb-v.** caust. cham. chin. cina cocc. coff. colch. coloc. croc. dros. **Dulc.** euph. **GELS.**[54] **Glon.** graph. ign. **IOD.** ip. kali-c. lach. led. **LYC.** m-arct.[5] m-art.[5] mang. **Merc.** mez. nat-c. nat-m. **Nat-s.** nit-ac. nux-m.[54] nux-v.[54] olnd. **Op.** petr. ph-ac. **Phos.** plat. **PULS.** rhus-t.[54] **Sabad.** sabin. **Sec.** sel. **Seneg.** sep. **Sil.** **Spig.** spong. staph. **Sulph.** teucr. thuj. **Verat.**

- **Trinkern,** bei alten gewohnheitsmäßigen: **Bar-c.**

amel.: acon.[54] agar.[54] am-c.[54] ant-c.[54] **Arg-n.** arn.[54] ars-s-f.[58] asar.[54] bapt.[111] bar-c.[54] bor.[54] bov.[54] **Bry.**[54] calc.[54] calc-p. camph.[54] canth.[54] carb-an.[54] carb-v.[54] **Cham.**[54] **Chin.**[1] choc.[222] cic.[54] clem.[54] coc-c.[54] con.[54] dig.[54] dulc.[54] ferr.[54] graph.[54] hell.[54] hep.[54] **IGN.**[54] kali-p. kreos.[54] **Lach.**[54] laur.[5] lyc.[54] m-art.[5] m-aust.[5] mag-c.[54] mang.[54] meny.[54] merc.[54] mez.[54] mur-ac.[54] nat-c.[54] nat-m.[54] **NUX-M.**[54] **NUX-V.**[54] petr.[54] ph-ac.[54] phos.[54] ran-b.[54] **RHUS-T.**[54] rumx. ruta[54] **SABAD.**[54] samb.[54] sars.[54] sel.[54] sep.[54] spig.[54] spong.[54] squil. staph.[54] sul-ac.[5] tarent. thuj.[54] tub. verat.[5] verb.[54] viol-t.[54] zinc.[54]

- **Bett,** im: agar. **Am-c.** arn. **ARS.** ars-s-f.[58] **Aur.** bapt.[111] **Bar-c.**[5] bell. **BRY.** **Calc-p.** camph. canth. **Caust.** choc.[222] cic. cocc. **Coloc.** con. **Dulc.** **Graph.** **HEP.** hyos. **Kali-bi.** **KALI-C.** **Kali-i.** kali-p. lach. **LYC.** **Mag-p.** mosch. nit-ac. **NUX-M.** **NUX-V.** petr. ph-ac. **Phos.** **RHUS-T.** **Rumx.** **Sabad.** **Sep.** **SIL.** spong. squil. **Stann.** staph. stram. stront-c. sul-ac.[5] sulph. **Tarent.** thuj.[116] **TUB.** verat.[5]

- **Gehen,** beim: **Acon.**[54] **Agar.**[54] am-c.[54] ant-c.[54] **Arn.**[54] **ARS.**[54] asar.[54] **Aur.**[54] **Bar-c.**[54] **Bell.**[54] **Bor.**[54] bov.[54] **Bry.**[54] **Calc.**[54] **Camph.**[54] canth.[54] **Caps.**[54] carb-an.[54] carb-v.[54] **Caust.**[54] **Cham.**[54] **Chin.**[54] **Cic.**[54] clem.[54] **Coc-c.**[54] colch.[58] **Con.**[54] dig.[54] **Dulc.**[54] ferr.[54] **GRAPH.**[54] **Hell.**[54] **Hep.**[54] **Hyos.**[54] **Ign.**[54] **KALI-C.**[54] **Kreos.**[54] lach.[54] **Lyc.**[54] m-art.[5] m-aust.[5] **Mag-c.**[54] mag-m.[54] **Mang.**[54] meny.[54] **Merc.**[54] mez.[54] **MOSCH.**[54] mur-ac.[54] **Nat-c.**[54] nat-m.[54] **Nit-ac.**[54] **Nux-m.**[54] **NUX-V.**[54] **Petr.**[54] **Ph-ac.**[54] **Phos.**[54] ran-b.[54] rhod.[54] **RHUS-T.**[54] ruta[54] **SABAD.**[54] samb.[54] **Sars.**[54] sel.[54] **Sep.**[54] **Sil.**[54] spig.[54] **Spong.**[54] staph.[54] stram.[54] **Stront-c.**[54] sul-ac.[5] **Sulph.**[54] thuj.[54] tub. **Verat.**[5] **Verb.**[54] viol-t.[54] zinc.[54]

ERMÜDUNG, Abspannung agg.: **ARN.**[5] cann-s.[5] chin.[5] **Coff.**[5] **Kreos.**[5] nux-v.[5] ran-s.[5] **RHUS-T.**[122] sep.[5] verat.[5]

ERMÜDUNG agg.:

☞ *Mattigkeit agg.*

ERREGUNG:

agg.: **ACON.**[5] aloe[54] alum-sil.[58] am-m.[5] ambr.[5] aml-n.[8] anac.[58] androc.[222] ang.[10] ant-c.[111] ant-t.[5] apisin.[5] arg. **Arg-n.**[58] **Arn.** ars.[5] asaf.[8] asar.[5] **Aur.** **AUR-M-N.**[272] bamb-a.[1184] bar-c.[5] **Bell.** bor.[10] **BRY.**[1] **Cact.** **CALC.**[54] camph.[5] cann-i.[36] **Canth.** **CAPS.**[5] carb-an.[1] carb-v.[1] carbn-s.[36] carc.[162] **Cast.**[54] **Caust.**[5] **CHAM.**[5] chin.[5] cic.[5] cimic.[25] **Cist.** cob.[102] coc-c.[36] coca[54] **Cocc.**[5] cod.[25] **COFF.**[54] **Colch.**[5] **COLOC.**[5] **Con.**[5] croc.[5] **Cupr.**[5] cycl.[5] **Dig.** dys-co.[136] **Epip.** **Ery-a.** ferr.[58] **GELS.**[25] graph.[5] guai. harp.[1184] hep.[5] hydr.[137] **HYOS.** **IGN.**[5] **Iod.** ip.[5] **Kali-br.**[8] kali-c.[5] kali-n.[1] kali-p.[54] kola[1184] kreos. **Lach.** laur.[5] lil-t.[111] **Lyc.**[5] **Lyss.** m-arct.[5] m-aust.[5] mag-c.[1] mag-m.[5] med. meph. merc.[5] mez.[10] mosch.[5] myric.[25] nat-c.[5] **NAT-M.** nit-ac.[5] **Nit-s-d.**[54] nux-m.[5] **NUX-V.**[5] ol-an.[111] olnd.[5] onos.[304] **OP.**[54] orig. ozone[227] **Pall.**[8] **Par.**[54] petr.[54] **PH-AC.** **PHOS.**[5] **PIC-AC.**[54] plat.[5] plb.[36] podo.[54] psor.[111] **PULS.**[5] pyrog.[102] ran-b.[5] rhus-t.[5] sabin.[5] samb.[5] **Sars.**[5] scut.[25] sec.[5] sel.[5] senec.[25] sep.[5] sil.[5] sol[29] **SPONG.** stann. **STAPH.**[122] **Stram.**[5] stront-c.[5] stroph-s.[119] sulph.[5] tarent. teucr.[5] thuj.[1] tub. valer.[5] **Verat.** verb.[5] **Zinc.**[5] zinc-val.[111]

▤ *GEMÜT; M; Erregung; Beschwerden durch; Allgemeinsymptome*

amel.: kali-p. pall.[102]

▤ *GEMÜT; M; Erregung; amel.*

- **angenehme**: kali-p.[102] pall.[102]

ERSCHÜTTERUNG, außen kommend, von:

agg.: acet-ac.[102] **ACON.**[5] **Anac.**[5] **ARN.**[5] art-v.[137] aur.[5] **BAD.**[54] **Bell.**[5] bell-p.[102] bry.[5] **Calc.**[5] calc-s.[54] camph.[5] cann-s.[5] caust.[5] **Chin.**[5] chin-s.[8] **CIC.**[54] cina[5] **Cocc.**[5] **Con.**[102] **Cupr.**[54] echi.[102] euphr.[54] **Glon.**[111] **Ham.**[102] **Hell.**[8] **Hyos.**[5] **HYPER.**[54] ign.[5] **Iod.**[54] ***kali-br.***[8] kreos.[5] **Laur.**[715] **Led.**[5] **Lyc.** m-art.[5] **Mag-c.** mag-m.[5] manc.[111] **Mang.**[5] mez.[5] **Nat-m.**[5] **NAT-S.**[54] **Nux-m.** **Nux-v.**[5] ph-ac.[5] phos.[5] **PLAT.** **Plb.** **Puls.**[5] **Rhus-t.**[5] **Ruta**[5] sang.[111] seneg.[5] **Sep.**[5] **Sil.**[5] **Spig.**[5] staph.[5] stry.[116] sulph.[5] **Symph.**[102] valer.[5] verat.[5] verb.[102] viol-t.[5]

☞ *C; Schlag, Stoß, Empfindung wie durch; Stromstoß, wie elektrischer Schlag; Gehirnerschütterung, durch* ▤ *KOPF; C; Erschütterung des Gehirns; objektiv geschehen*

amel.: hell.[5]

ERSCHÜTTERUNG, Auftreten:

☞ *Auftreten agg.*

agg.: **Acon.** **Aloe** alum. alum-p.[58] alum-sil.[58] am-c.[5] ambr. **Anac.**[5] **Ang.**[5] **Ant-c.** arg. **Arg-n.** **ARN.**[5] **Ars.**[809] **Asar.** bapt.[111] **Bar-c.** **BELL.**[5] berb. bor. **BRY.**[5] **Cact.** cadm-s.[111] calad. **CALC.**[5] **Calc-sil.**[58] camph. canth. carb-ac. **Carb-an.** **Carb-v.**[58] cassi-f.[192] **Caust.**[1] cham. **Chin.**[5] chion.[144] **CIC.**[5] cina[5] cob. **Cocc.**[5] coff. **CON.** dros. dulc. euphr. **Ferr.** ferr-ar. **Ferr-p.** form.[111] **Gels.** **GLON.** **Graph.**[5] **Ham.** **HELL.**[5] **Hep.**[5] **Ip.** **Kali-i.** kali-p. **Kali-s.** lac-d.[58] **LED.**[28] **Lil-t.** **LYC.**[5] lycpr.[102] m-art.[5] **Mag-m.**[1] mang.[58] med.[137] meny. merc. **NAT-C.**[5] nat-p. nat-s.[111] nat-sil.[58] **NIT-AC.**[5] nux-m. **Nux-v.**[5] pall.[809] par. **PH-AC.**[5] **Phos.**[5] phyt. pip-n.[111] pitu-a.[164] plb. podo. ptel.[25] **PULS.**[5] rat.[137] rham-cal.[102] rhod. **RHUS-T.**[5] **Ruta**[5] **Sabad.**[58] sabin. sang. sec.[58] seneg.[5] **Sep.**[5] **SIL.**[1] **SPIG.** spong.[1] **Stram.** sul-ac.[1] **SULPH.**[5] tab.[111] tarax.[5] **THER.** **THUJ.** valer.[116] verb. vib. viol-t. zinc.[5]

- **Seite** kommende Erschütterung, von der: caust.[5]

- **überraschende,** plötzliche: vib.[137]

amel.: ars.[137] caps.[5] gels.[111] hell.[5] nit-ac.[5]

ERWACHEN:

agg.: abrot. acon.[5] adam.[222] aegle-f.[192] **AESC.** aeth.[36] **AGAR.**[1] agn. **Ail.** allox.[119] **Aloe** alst-s.[85] **ALUM.** alum-p.[58] alum-sil.[58] **Alumn.**[54] **AM-C.**[122] **AM-M.**[1] **AMBR.**[1] **Anac.**[1] anan. androc.[222] **Ant-c.**[1] ant-s.[36] **Ant-t.** **Apis**[36] apisin.[5] **Apoc.** aran.[25] aran-s. **Arg.**[54] **Arg-n.**[36] arge-p.[264] **ARN.**[1] **ARS.**[1] **Ars-s-f.**[1] arum-d.[25] **Arum-t.** arund. asaf. **ASAR.** asc-t.[36] **Aster.** atro.[36] **Aur.**[1] **Aur-m-n.**[36] bac.[149] bad. bamb-a.[1184] bani-c.[204] **BAR-C.**[5] **BELL.**[5] **Bell-p.**[149] **Benz-ac.** berb.[36] **Bor.**[1] both-a.[3070] **Bov.**[5] **Brom.**[5] bros-g.[259] brucel.[241] **BRY.**[5] bufo cact.[36] cadm.[119] **Cadm-s.** calad.[5] **CALC.**[1] calc-f.[111] calc-p. calc-s. calc-sil.[58] **Camph.**[54] **Cann-i.** **Cann-s.**[5] canth.[5] **Caps.**[5] carb-ac.[25] **Carb-an.**[5] **CARB-V.** **Carbn-s.** carc.[119] **Card-m.**[54] carn-g.[264] cast-eq. cath-a.[264] **CAUST.**[1] cedr.[25] **Cench.**[58] cham.[5] **Chel.**[5] **Chin.**[1] **Chin-ar.**[58] chin-s. chion.[144] chlor.[36] choc.[222] cic.[5] **Cimic.**[8] **CINA** cinch.[36] **Cinnb.** **Cist.**[36] clem.[5] cob.[36] cob-n.[119] **COC-C.**[36] coca[36] **Cocc.**[5] **Coff.**[5] colch.[5] colchin.[36] coloc.[1] colocin.[36] **CON.**[1] cot.[36] **Croc.** **Crot-h.**[38] croto-t.[10] cund.[111] cupr.[1] **Cupr-ar.** **CYCL.**[8] cymbo-ci.[2184] cypra-e.[227] **Dig.**[1] dios.[25] dirc.[36] **Dros.**[5] **Dulc.**[54] **Echi.**[111] elaps ephe.[267] equis. erig. **Eup-per.** euph.[5] euphr.[1] eupi. excr-can.[269] fago.[25] falco-p.[265] **Ferr.** ferr-ar.[58] ferr-i.[36] ferr-p. fl-ac.[5] **Form.** gels.[25] gent-l.[36] germ.[222] gink.[227] glon.[36] gnaph.[54] **GRAPH.** grat.[10] **GRIN.** guai.[36] guare.[36] haliae-lc.[222] **Ham.** ***harp.***[1184] hell.[1] **HEP.**[1] hipp. hura **Hydr.**[36] hydr-ac.[268] hydro-c.[2147] **Hydrog.**[222] **HYOS.**[5] hyper.[54] **IGN.**[1] ignis[194] ind.[36] **Iod.** **Ip.**[1] irid.[222] **Iris** jug-c. **Kali-ar.** **KALI-BI.**[36] **Kali-br.**[8] **KALI-C.**[1] kali-hp.[45] **KALI-I.** kali-m.[111] kali-n.[1] kali-p.[58] **Kalm.** knau.[33] kola[1184] **Kreos.** **Lac-ac.** **LAC-C.** lac-lox-a.[204] **LACH.**[5] lachn.[25] **Lact.** lap-laz.[227] lar-ar.[251] lat-h.[301] **Laur.**[54] **Led.** lil-t.[25] lim-b-c.[204] **Lith-c.**[25] **Lob.** loxo-r.[205] **LYC.**[5] lycps.[25] lyss.[54] **M-arct.**[1] **M-ART.**[1] m-aust.[5] mag-c.[1] **MAG-M.**[1] mag-s. maland.[56] **Manc.**

ERWACHEN; agg. (Forts.)
mang.[5] mang-acet.[1] mangi.[197] marm-w.[194] med. menth-pu.[36] meph.[8] **Merc.**[5] merc-c.[5] **Merc-i-f.** merc-i-r. **Merl.** mez.[1] mill. morg-g.[136] **Morph.** mosch.[5] **Mur-ac.**[1] myric. **NAJA**[36] nat-ar.[36] **Nat-c.** **NAT-M.**[1] nat-p.[36] **Nat-s.** neon[222] nicc.[10] **NIT-AC.**[1] **Nux-m.**[5] **NUX-V.**[1] ol-an.[36] **ONOS.** **OP.** orig.[36] ost.[36] **Ox-ac.**[36] ozone[227] palo.[149] **Par.**[5] **Petr.**[10] **Ph-ac.**[1] **PHOS.**[1] phys.[25] **Phyt.** **Pic-ac.** pip-m.[36] pip-n.[111] pitu-a.[164] **Plan.** **Plat.**[36] plb.[5] plut-n.[222] **Podo.**[25] por-m.[251] pseuts-m.[255] psil.[164] **Psor.** **Ptel.**[54] **PULS.**[1] puls-n.[25] rad-br.[111] **Ran-b.**[5] raph.[36] **Rat.** ratt-n.[204] rauw.[149] rheum[1] **Rhod.** **RHUS-T.**[5] rhus-v. rumx. ruta[1] sabad.[5] sabin.[5] **Samb.**[1] **Sang.**[36] sanic. sars.[5] sec.[5] **Sel.**[54] **Seneg.**[5] **SEP.**[1] **Sil.**[1] sol-n.[36] sol-t-ae.[36] **Spig.**[1] **SPONG.** **Squil.**[5] stann.[5] **Staph.**[1] **Stram.**[5] **Stront-c.** sul-ac.[5] **SULPH.**[1] sumb. syc-co.[136] syph.[111] tab. tama.[197] tarax.[1] **TARENT.**[36] tax.[303] tell.[36] teucr.[5] ther.[10] **THUJ.**[5] til.[36] trio.[149] trom.[36] **Tub.**[36] tung.[252] upa. uran.[269] uran-n.[25] uro-h.[264] **VALER.**[5] ven-m.[149] **Verat.** **Verb.**[5] vichy-g.[36] viol-o.[5] viol-t.[5] wild.[36] xan.[8] **Zinc.**[1] zinc-p.[58] zing.[85]
☞ *Schlaf; nach Schlaf*

- **Aufstehen** amel.: tax.[303]
- **lange** danach: mag-c.[809]
- **Mittagsschlaf,** aus dem: caust.[1]
  ☞ *Schlaf; nach Schlaf; Mittagsschlaf*
- **Schlaf** oder beim Einschlafen, aus dem: stann.[137]
  ☞ *Schlaf; Einschlafen*

amel.: am-m. ambr. apisin.[5] **Ars.** bry. **Calad.** calc.[5] cham.[5] **Chel.**[5] chin. cocc. **Colch.** euphr.[5] ferr.[5] hell. hydrog.[222] hyos.[5] ign. ip. kali-bi.[111] kreos. lach. m-arct.[5] meph.[10] nat-c. **Nux-v.**[5] **Onos.** ph-ac. **PHOS.** puls.[5] rad-br.[137] rhus-t.[5] ruta sabal.[137] sabin. samb. sel. **SEP.** spig. thuj. valer.[137] vip.[10]
☞ *Z; Morgens, 5 Uhr - 9 Uhr; amel. • Schlaf; amel.; nach Schlaf*

ERWARTUNGSSPANNUNG agg.:
▥ *GEMÜT; M; Erwarten eines Ereignisses (Erwartungsspannung), Beschwerden durch*

ESSEN:
☞ *Mittagessen*

vor: acon.[5] aeth.[111] alum. alumn. am-c.[5] am-m. **Ambr.**[5] ang.[5] arn. **Ars-i.** ars-s-f.[58] aur-ar.[58] **Bar-c.**[5] bar-i.[58] bell.[5] **Bov.**[5] bufo **Calc.**[5] calc-i.[58] **Cann-s.**[5] **Carb-an.**[5] carb-v.[5] carbn-s. **Caust.** cham. **Chel.** **Chin.**[5] coff.[5] colch. **Croc.**[5] euph.[5] euphr. **FL-AC.**[5] **Graph.**[5] hell. **Hep.**[1] **Ign.** **IOD.**[5] kali-c.[5] **Lach.** **LAUR.**[5] lyc.[5] m-aust.[5] mag-c. **Mag-m.** mang. meny. merc.[5] mez.[5] mosch. **NAT-C.**[5] **Nat-p.** nit-ac.[1] nux-v.[5] olnd.[5] petr. **Ph-ac.**[1] **PHOS.**[5] plat.[111] **Plb.**[5] **Puls.**[5] puls-n.[25] **Ran-b.** ran-s.[111] rheum[5] rhod. **Rhus-t.**[5] ruta[5] **SABAD.**[5] sabin.[5] sanic.[85] sars. sel.[5] senec. seneg.[5] **Sep.**[102] sil.[1] spig. squil. stann. staph. **Stront-c.** **SULPH.**[5] **Tarax.**[5] tax.[85] teucr.[5] valer.[5] verat. verb.
☞ *Fasten (nüchterner Magen); agg. • Hunger agg. • C; Schwäche; Essen; vor*

Beginn, zu: ang.[1] bell.[5] cham.[5] chin.[5] mag-c.[5] meny.[5] merc.[5] nat-m.[5] phos.[5] sabad.[5] sep.[5] **Sulph.**[5] vero-o.[232]

während: acon. agar. alet.[111] aloe[31] alum.[1] **Alum-sil.**[58] **AM-C.**[1] am-m.[5] ambr.[5] **Anac.** ang.[1] ant-c.[5] **Ant-t.**[5] apis arg.[1] arg-n.[5] **Arn.**[5] **Ars.**[1] **AUR.**[5] aur-ar.[58] aur-m. **Bar-c.**[1] **BELL.**[5] **Benz-ac.** bism.[5] **Bor.**[5] both-a.[3070] bov.[5] brom. **BRY.**[5] bufo buth-aust.[119] cadm.[119] caj.[25] **Calad.**[5] **CALC.**[193] **Calc-p.** calc-sil.[58] cann-i.[25] cann-s.[5] canth.[5] caps.[5] **CARB-AN.**[1] **CARB-V.**[1] **CARBN-S.** **CAUST.** **Cham.**[1] chel.[5] **CHIN.**[5] chin-s.[36] chlol.[102] chlor.[8] **Cic.**[5] cina[5] citl-v.[197] **Clem.** **Coc-c.** **COCC.**[5] **Coff.** colch.[5] **COLOC.**[5] **CON.**[1] corn. crot-c. crot-h. croto-t.[5] **Cupr.**[5] cupr-ar. **Cycl.** dig.[1] dios.[25] dor.[25] **Dros.**[5] dulc.[5] elaps[36] **EUPH.**[1] euphr.[5] **FERR.** ferr-i.[36] ferr-ma. ferr-p. fl-ac.[5] germ.[222] **GRAPH.**[5] **GRAT.** hed.[119] **Hell.** **HEP.** hydrog.[222] hyos. hyper.[45] **Ign.**[5] **Iod.**[5] **Ip.**[5] **KALI-BI.**[36] **KALI-C.**[1] kali-m.[36] kali-n.[1] **Kali-p.** kali-s. kali-sil.[58] kola[1184] **LACH.**[5] lachn. laur.[5] led.[1] lil-t.[111] **LYC.**[1] m-arct.[5] m-art.[5] m-aust.[5] **Mag-c.** **MAG-M.**[5] mag-p. mang.[5] mang-acet.[1] mangi.[197] marm-w.[194] meny.[1] **MERC.**[5] **Mez.**[5] mur-ac.[5] nat-acet.[122] **NAT-C.**[1] **NAT-M.**[1] nat-p.[111] nat-s. **NIT-AC.**[1] nux-m.[5] **NUX-V.** ol-an. **Olnd.**[5] op.[5] petr.[5] ph-ac.[5] phel. **PHOS.**[1] phyt.[111] plan. **PLAT.**[5] plb.[5] **Psor.**[144] ptel. **PULS.**[5] ran-b.[5] **Ran-s.**[5] raph. rauw.[149] rheum[5] **Rhod.**[5] **Rhus-t.**[5] **Ruta**[5] sabad.[5] sabin.[5] samb.[1] sang. sanic.[85] **Sars.** sec. seneg.[5] **SEP.** **Sil.**[1] **Spig.** **Spong.**[102] squil.[5] stann. **STAPH.**[1] stram.[5] **SUL-AC.** **SULPH.**[1] tab.[111] tarax.[5] tax.[102] tell.[36] teucr.[5] **Thuj.** tong.[10] trom. **Verat.**[1] verb.[5] **Zinc.**[1]
☞ *C; Schwäche; Essen; beim*

- **geringe** Mengen: alet.[111] am-c.[5] arg-n.[5] bar-c.[5] bell.[5] **BRY.**[5] canth.[5] carb-an.[5] **Carb-v.**[5] **Chin.**[5] **Con.**[5] croto-t.[5] cycl.[5] ferr.[5] hep.[5] **Ign.**[5] kali-bi.[111] **Kali-c.**[5] kali-s.[111] led.[5] lil-t.[111] **LYC.**[5] merc.[5] nat-m.[5] nat-p.[111] **NUX-V.**[5] **PHOS.**[5] puls.[5] rhod.[5] rhus-t.[5] sars.[5] **Sep.**[5] sulph.[5] thuj.[5] verat.[5] zinc.[5]
- **schnellem,** bei: ars. **Ip.** led. **Nux-v.** sil.[137] sulph.
  ▥ *GEMÜT; C; Eile, Hast; Essen, beim*

Ende, zum: ign.[5]

nach: **Abies-c.** **Abies-n.**[36] **Acon.**[5] act-sp.[54] adam.[222] **Aesc.**[58] **AETH.** **Agar.**[1] agn.[5] **All-c.** **All-s.** allox.[119] **ALOE**[31] **ALUM.**[1] **Alum-p.**[58] alum-sil.[58] alumn. **AM-C.**[1] **Am-m.**[1] **AMBR.**[1] **ANAC.**[1] anag. androc.[222] **Ang.**[1] **ANT-C.**[1] **Ant-t.**[5] **Apis** **Apoc.** apom.[25] aq-mar.[149] aran. aran-ix.[149] **Arg.** arg-m.[5] **ARG-N.**[54] arge-p.[264] arist-cl.[119] **ARN.**[1] **ARS.**[5] **Ars-i.**[58] **ARS-S-F.**[1] arum-m.[36] **ASAF.**[5] **ASAR.**[5] asc-t. aspar. aster.[54] atista[192] atro. **Aur.** aur-ar.[58] aur-i.[58] aur-m. aur-s.[58] aza.[192] bad.[111] bamb-a.[1184] bar-acet.[36] **BAR-C.**[1] **Bar-i.** bar-m.[58] **BAR-S.**[58] **BELL.**[1] bell-p.[256] benz-ac.[111] berb. berb-a.[72] **BISM.**[5] boerh.[192] **BOR.** **Bov.** **Brom.** brucel.[241] **BRY.**[1] bufo but-ac.[77] **Cact.**[58] cahin. **Calad.** **CALC.**[1] calc-ar.[58] calc-f.[149] calc-hp.[102] calc-i.[58] **CALC-P.**[54] **Calc-s.** **Calc-sil.**[58] **Camph.** cand-a.[239] cann-i.[25] **Cann-s.**[5] **Canth.** **CAPS.**[1] carb-ac.[25] **CARB-AN.**[1] **CARB-V.**[1] **CARBN-S.**[58] carc.[146] **Card-m.**[54] carl. cassi-s.[192] cast. cast-eq. **CAUST.**[1] cench.[58] **CHAM.**[1] **CHEL.**[1] **Chim.** **CHIN.**[1] **CHIN-AR.** **Chin-s.**[54] chion.[102] chlol. chlor.[8] chloram.[149] **CIC.**[1] cimic. **CINA**[5] cinch.[36] **Cinnb.** **Cist.**

citl-v.[197] **Clem.** **Cob.** cob-n.[102] **Coc-c.** coca[36] **COCC.**[1] **COFF.**[1] **COLCH.**[5] **COLOC.**[1] com.[36] **CON.**[1] **Cop.** cor-r. **Corn.** cot.[36] **Croc.**[5] **Crot-c.** **Crot-h.** **CROTO-T.** cuc-p.[72] **Cupr.** cupr-ar.[36] **Cur.** curc.[192] **CYCL.**[5] cymbo-ci.[5] **Daph.** der.[36] **DIG.**[1] **Dios.** dor. **Dros.** **Dulc.** **Dys-co.**[136] **Elaps** equis. erech.[25] eucal.[36] euon. **Eup-per.** euph.[5] euphr.[5] excr-can.[269] fago.[36] falco-p.[265] **FERR.**[5] ferr-acet.[102] **Ferr-ar.** **Ferr-i.**[36] ferr-m. ferr-ma.[36] **Ferr-p.** **Fl-ac.** **Form.**[36] fried.[14] **Gamb.** gels. germ.[222] glon. **Gran.** **GRAPH.**[1] **GRAT.**[36] guare.[36] guat.[119] gymn. haliae-lc.[222] ham.[36] harp.[1184] hedeo.[25] hell.[1] **Hep.** hir.[144] hura **Hydr.** **Hydr-ac.** hydro-c.[2147] hydrog.[222] **HYOS.**[1] hyper. **IGN.**[5] ignis[194] ind. **Indg.**[36] **Iod.**[1] **IP.** irid.[222] **Iris** **Jug-r.**[36] **Kali-ar.** **KALI-BI.**[54] **Kali-br.** **KALI-C.**[1] **KALI-CHL.**[58] kali-i. **Kali-n.**[1] **Kali-p.** kali-s. **Kali-sil.**[58] kalm.[10] kola[1184] **Kreos.**[5] **Lac-ac.** **Lac-c.** lac-del.[204] lac-eq.[204] lac-lup.[204] **LACH.**[5] lat-h.[301] **Laur.**[5] **Led.**[1] lepi. **Lil-t.** **Lith-c.** **Lob.**[25] **LYC.**[1] **Lyss.** **M-ARCT.**[5] m-art.[5] m-aust.[5] **Mag-c.**[1] **Mag-m.**[1] mag-p. mag-s. manc.[54] mand.[119] mang.[5] marm-w.[194] **Med.**[54] **MENY.**[5] **MEPH.** **MERC.**[1] merc-c.[5] **Mez.**[1] morg-g.[136] **Mosch.**[5] **Mur-ac.**[8] murx.[111] musa[197] mygal.[192] **Myric.**[25] naja[25] **NAT-AR.**[58] **NAT-C.**[1] **NAT-M.**[1] **Nat-p.**[36] **NAT-S.** **Nat-sil.**[58] neon[222] nep.[149] nicc.[10] **NIT-AC.**[1] **Nuph.**[54] **NUX-M.**[5] **NUX-V.**[5] ol-an.[10] **Olnd.**[5] onos. **Op.**[5] osm. **Ox-ac.**[54] ozone[227] **Par.**[5] parth.[197] **PETR.**[1] **PH-AC.**[5] phel.[36] **PHOS.**[1] phys.[8] **Pic-ac.** **Pitu-a.**[164] plan.[25] **PLAT.**[1] **Plb.**[5] **PODO.** por-m.[251] psil.[164] **Psor.**[36] **Ptel.**[36] **PULS.**[1] puls-n.[25] **RAN-B.**[5] **Ran-s.**[5] raph.[54] rat. ratt-n.[204] rauw.[119] **RHEUM**[5] **RHOD.**[5] rhus-g.[25] **RHUS-T.**[1] **Rob.**[25] **RUMX.**[25] **Ruta** sabad.[5] **SABIN.**[5] sac-alb.[210] samb.[5] **Sang.** **Sanic.** **SARS.** **Sec.**[5] **SEL.**[5] senec.[111] **Seneg.**[5] **SEP.**[1] **SIL.**[1] sin-a.[36] sol-t-ae.[36] sphing. **Spig.**[5] spira.[36] **Spong.** squil.[5] **Stann.** **STAPH.**[1] stram. **Stront-c.**[5] succ.[194] **Sul-ac.**[5] sul-i.[58] **SULPH.**[1] sumb.[25] syc-co.[136] syph. **Tab.**[809] tama.[142] tanac.[25] **TARAX.**[5] **TARENT.** tarent-c.[192] tax.[36] ter. term-a.[192] term-c.[192] **Teucr.**[5] thea **Thuj.**[1] til. tril-c.[36] **TROM.** tub.[58] tung.[252] uran-n.[102] **VALER.**[5] **VERAT.**[1] **Verb.**[5] vero-o.[232] **Viol-t.**[5] **ZINC.**[1] **Zinc-p.**[58] zinc-val.[137] zing.[85]

☞ *C; Schwäche; Essen; nach*

- **häufigem** Essen: aeth.[137]
- **lange** danach: aeth.[137] anac.[137] ars-i.[137] carb-v.[137] ferr.[5] grat.[111] **Kali-bi.**[137] kali-i.[111] kreos.[5] meph.[137] murx.[111] nat-m.[36] **Phos.**[5] plat.[137] **PULS.**[5] rat.[111] sabin.[137] sang.[137] sulph.[1] zinc.[137]
- **Sättigung,** bis zur: asaf.[137] bar-c. bar-s.[58] **Calc.** chin.[5] **LYC.**[5] nat-c. nat-m. nux-v. **PULS.** sep. sil. **Sulph.** zinc.[1]
- **Trinken,** und: trom.[85]
- **Überessen**: acon.[5] aeth.[111] all-s.[85] alum.[5] **ANT-C.**[5] **Ant-t.**[5] **Arg.**[5] arg-n.[122] **Arn.**[5] ars.[5] asaf.[5] bell.[5] **Bry.**[5] calc.[5] caps.[5] carb-v.[5] caust.[5] chin.[5] **Coff.**[1] cycl.[5] dios.[85] ferr.[5] hep.[5] ign.[5] **IP.**[5] **LYC.** mag-c.[5] mag-s.[119] nat-c.[5] nat-p.[111] **NUX-M.** **Nux-v.**[5] **PULS.**[5] rheum[5] rhus-t.[5] ruta[137] sep.[137] staph.[5] sulph.[1]

  ☞ *Ausschweifung, Schwelgerei; nach • Verdauungsstörung, durch* ▥ *GEMÜT; C; Gier, Habgier, maßloses Begehren; Essen, beim*

  ◦ **Kindern, bei**: aeth.[111] nat-p.[111]
- **unmittelbar** danach: mag-m.[102] **Mag-p.**

amel.:

- **während**: aloe alum-sil.[58] **Alumn.**[54] am-c. am-m. **Ambr.** amor-r.[149] **ANAC.**[31] androc.[222] aq-mar.[149] arn. aur.[5] bar-c.[10] bell.[5] bry.[5] buth-aust.[149] cadm.[149] cadm-s. calc. calc-p. cann-i. **Caps.** carb-an. carb-v. **Cham.** **Chel.**[5] **Chin.** cimic.[149] cocc. **Croc.**[5] cur.[54] cyn-d.[149] dig. dros. elaps[111] fago.[25] fl-ac.[122] gink.[227] graph. guat.[119] **IGN.** ignis[194] kali-bi.[111] **LACH.**[5] laur. led. **Lith-c.** lob.[137] m-arct.[5] m-aust.[5] mang. med.[111] merc. methys.[149] nit-ac.[5] nux-v.[5] ol-an.[137] onop.[149] par. perh.[149] ph-ac.[5] **PHOS.** phyt.[111] plat.[5] prot.[149] puls. rheum **Rhod.**[5] rhus-t. rumx.[137] sabad. sabin. sang.[111] sil.[5] **Spig.**[5] spong.[137] squil. stann. staph.[5] tarax. tell.[137] **Teucr.**[197] **Thlaspi**[162] thuj.[5] v-a-b.[149] **ZINC.**

  ◦ **geringe** Mengen: alum-sil.[58] guat.[119] ignis[194] lob.[137] spong.[137]
- **nach**: acet-ac.[102] acon. adam.[222] agar.[54] aloe alum.[5] alumn. am-c.[5] am-m.[1] **AMBR.**[5] amor-r.[149] **ANAC.** ang.[5] ant-t.[137] arg.[5] arg-n. arn.[5] **Ars.**[5] ars-i. asaf.[5] **Aster.**[54] aur.[5] bar-c.[5] bar-i.[58] bcg[149] bell.[137] bell-p.[149] **Bov.**[5] **Brom.**[5] **Bry.**[5] buth-aust.[119] cadm.[119] cadm-s.[102] **Calc.**[5] calc-i.[58] calc-p.[111] **Calc-s.** cann-i.[54] **Cann-s.**[5] canth.[5] caps.[102] carb-an.[1] carbn-s. **Caust.**[5] cedr.[111] cham. **Chel.**[5] **CHIN.** cimic.[102] cist.[102] con.[5] corv-c.[258] **Cupr.**[5] **Cur.** dios. euphr. fago.[111] falco-p.[265] **Ferr.**[5] ferr-acet.[102] fl-ac.[5] gamb. gink.[227] **Graph.**[5] grat. guat.[119] harp.[1184] hed.[119] hell. **Hep.** hom.[102] **Ign.**[5] **IOD.**[5] kali-bi. kali-br. **Kali-c.**[1] **Kali-p.** **Kali-s.** kreos.[5] lac-ac.[54] **LACH.** **Laur.**[5] **Lith-c.** lol.[111] **Lyc.**[5] lyss.[54] m-aust.[5] **Mag-c.**[1] mag-m. mang.[5] med.[111] meny. merc.[5] mez.[5] mosch. **NAT-C.**[1] nat-m.[102] **Nat-p.** neon[222] nicc. nit-ac.[5] nux-v.[5] **Onos.** op.[5] ox-ac.[111] paeon. **Petr.** **PHOS.**[5] pip-n.[102] plat.[54] plb.[5] polyg.[111] **Psor.**[102] ptel. **Puls.**[5] ran-b. **RHUS-T.**[5] rumx.[111] **SABAD.**[5] sang. sanic.[85] sars. schran-u.[88] **SEP.**[1] sil.[5] spig.[5] squil.[5] stann. **Stront-c.**[5] sulph.[1] tarax.[5] tarent.[58] tax.[303] **TELL.**[22] **Thlaspi**[162] thuj.[5] tung.[252] valer.[58] verat.[5] zinc.[5] zinc-p.[58] ziz.[111]

  ◦ **Frühstück**: nat-s.[58]

  ◦ **häufigem** Essen: fl-ac.[137] sulph.[137]

  ◦ **Sättigung,** bis zur: ars. **Iod.** med.[111] phos.

  ◦ **unregelmäßigem**: nat-m.[102]

FAHREN im Wagen oder mit der Bahn:

☞ *Reiten • Schiff, Beschwerden durch Fahren mit dem*

während Fahren: alum-sil.[58] aq-mar.[231] **Arg.** ars. **Asaf.** bell.[5] berb. bry. **Calc.** **Calc-p.** **Carb-v.**[5] caust.[102] coc-c.[111] **COCC.** colch. **Con.** croc.[5] dig.[5] fago.[25] falco-p.[265] ferr. fl-ac.[5] glon. **Graph.**[5] grat.[111] **HELON.**[54] **HYOS.**[5] **Ign.** iod. iodof.[54] **Kali-c.**[5] kali-i.[137] kali-p.[137] kreos.[137] **Lac-d.**[58] **Lach.** **Lyc.** **Lyss.** **Mag-c.**[5] mag-m.[5] mag-s.[119] meph. nat-m.[5] **Nit-ac.** **NUX-M.**[5] ol-j.[85] **OP.**[5] **PETR.** plat. rhus-t. **Rumx.** **Sel.** **SIL.**[5] spig.[5] **Staph.**[5] sul-ac.[5] **Sulph.**[5] **TAB.** thuj.[5] tril.[111] valer.[5]

▥ *GEMÜT; C; Angst; Fahren, beim; agg. • GEMÜT; C; Furcht; Fahren im Wagen, beim • SCHWINDEL; M; Fahren; beim; Wagen, in einem; • MAGEN; C; Übelkeit; Fahren im Wagen; agg.*

FAHREN im Wagen oder mit der Bahn agg. (Forts.)

- **Abwärtsfahren**: **BOR. Psor.**
- **Magen** gespürt, wird im, ohne Übelkeit: kali-p.[137]

nach Fahren: graph. kali-n. nat-c. sel.[5]

amel.: androc.[222] arg-n.[122] **Ars.** bar-m.[111] bry.[5] coca[102] des-ac.[149] **Gels.** glon. **Graph.**[5] **Kali-c.**[5] **Kali-n.**[5] lyc.[5] merc.[5] merc-c.[5] **Naja**[102] nat-m.[1] **NIT-AC.**[5] nux-m.[116] phos. **Puls.** tarent.[36] thiop.[149]

SCHWINDEL; M; Fahren; beim; Wagen, in einem; •MAGEN; C; Übelkeit; Fahren im Wagen; amel.

- **Freien,** im: arg-n.[137] naja[102]

☞ *Luft; frische, im Freien; amel.*

FASTEN (nüchterner Magen):

agg.: acon.[5] aloe am-c. **Am-m.**[5] **Ambr. Anac.**[102] apoc.[137] asar.[1] atista[192] **Aur.**[5] **BAR-C.**[5] bar-i.[58] bov.[5] **Brom.**[5] **Bry.**[5] **Cact. CALC.**[5] calc-i.[58] cann-s.[5] canth.[5] **Carb-ac. Carb-an.**[5] carb-v. cast.[111] caust.[5] **Chel.** chin.[1] cic.[149] cina **Coc-c.** colch.[149] **CROC.**[5] dios.[85] dulc.[5] ferr. ferr-p. **Fl-ac.**[137] gran.[36] **GRAPH.** hell.[5] hura hydr-ac.[102] **Ign.**[5] **IOD.**[54] **Kali-c.**[5] kali-n. **Kola**[1184] kreos.[5] lac-del.[204] **LACH.**[5] laur. **LYC.** mag-c.[1] mag-m.[54] merc.[5] **Mez.** nat-c. nat-p.[58] **Nit-ac.**[1] **NUX-V.**[5] olnd.[5] **Petr.**[5] **PLAT.**[1] **PLB.** prot.[136] **Psor. Puls.**[5] **RAN-B.**[5] ran-s.[5] rhod.[5] **Rhus-t.**[5] **Rumx. Sabad.**[5] **SEP.**[5] **Sil.**[5] **Spig.**[5] **STAPH.**[5] stram. stront-c.[5] **Sul-ac.**[5] sul-i.[58] **Sulph.**[1] **TAB. Tarax.** tela[192] teucr.[5] **Valer.**[5] verat.[5] **Verb.** zinc.

☞ *Essen; vor •Frühstück; vor •Hunger agg. •C; Ohnmachtsgefühl, Ohnmachtsschwäche, Ohnmacht; Hunger, durch*

amel.: agar.[5] alum.[5] am-m.[5] ambr.[5] anac.[5] ant-c.[5] arn.[5] ars.[5] asaf.[5] bar-c.[5] bell.[5] bor.[5] **Bry.**[5] calc.[5] calc-sil.[58] caps.[5] carb-an.[5] carb-v.[5] **Caust.**[5] **CHAM.**[5] **Chin.**[5] cocc.[5] **CON.**[5] cycl.[5] **Dig.**[5] euph.[5] ferr.[5] graph.[5] hell.[5] hep.[5] hyos.[5] ign.[5] iod.[5] **Kali-c.**[5] kali-n.[5] kali-p.[58] kali-pic.[58] kali-s.[58] lach.[5] laur.[5] lyc.[5] mag-c.[5] mang.[5] nat-c.[5] **NAT-M.**[5] nit-ac.[5] **Nux-m.**[5] nux-v.[5] par.[5] petr.[5] **Ph-ac.**[5] phos.[5] plb.[5] puls.[5] rhod.[5] rhus-t.[5] sabin.[5] sars.[5] sel.[5] sep.[5] **Sil.**[5] stann.[5] stront-c.[5] sul-ac.[5] sulph.[5] thuj.[5] valer.[5] verat.[5] **Zinc.**[5]

FAULSCHLAMM-AUSDÜNSTUNGEN, Vergiftung durch:

KLINISCHES; M; Arzneimittel-Missbrauch, Vergiftungen durch; Faulschlammgas

FEDERBETT agg.: bell.[5] **Cocc.**[5] **COLOC.**[5] hep.[5] led. lyc.[5] **MANG.**[5] **Merc.**[5] ph-ac.[5] **Psor. Sulph.**[5]

FEUCHTE, nasse Anwendungen:

☞ *Anwendungen; feuchte, nasse*

FIEBER:

vor: acon.[5] am-m.[5] ang.[5] ant-c.[5] **Ant-t.**[5] **ARN.**[5] **ARS.**[5] bar-c.[5] bell.[5] **Bry.**[5] **Calc.**[5] **Caps.**[5] **Carb-v.**[5] caust.[5] **CHIN.**[5] **CINA** cocc.[5] cupr.[5] **EUP-PER. FERR.** graph.[5] **Hep.** hyos.[5] ign.[5] **IP.**[5] kali-c.[5] kali-n.[5] **Lach.**[5] lyc.[5] mag-c.[1] merc.[5] nat-c.[5] nat-m.[5] nit-ac.[5] **Nux-v.**[5] ol-an.[111] ph-ac.[5] phos.[5] **PULS.**[5] rhod.[5] **Rhus-t.**[5] ruta[5] **Sabad.**[5] sabin.[5] samb.[5] sep.[5] sil.[1] spig.[5] spong.[5] **STAPH.**[5] stram.[5] **Sulph.**[5] **Verat.**[1]

während: acet-ac.[8] **ACON.** act-sp.[36] aegle-f.[192] aesc.[54] aeth.[36] **Agar. Agarin.**[102] agn.[5] **Ail.**[36] alco.[46] all-c.[36] aloe **Alum. Am-c.**[5] am-m.[1] **AMBR. Anac.**[54] anag.[54] androc.[222] ang.[5] **Ant-c.**[1] **Ant-t. Anthr.**[8] **APIS**[36] **APISIN.**[5] aq-mar.[149] **Aran.**[10] arg.[1] arg-n.[5] **ARN.**[54] **ARS.**[1] **Ars-h.**[54] ars-i. ars-met.[54] ars-s-f.[58] **Arum-t.**[54] **Asaf.**[5] asar.[5] atro.[25] **Aur.**[5] **Aur-m.**[54] aza.[192] bac.[62] bamb-a.[1184] **BAPT.**[54] **BAR-C.** bar-m.[58] **BELL.**[1] berb. **Bol.**[54] bor.[1] **BOV.** brom.[5] **BRY.** bufo[36] **Cact.**[54] cadm-s.[58] **Calad.**[5] **CALC.** calc-p.[111] calc-s.[58] calc-sil.[58] **Camph.**[5] cann-i.[85] cann-s.[5] **CANTH.**[54] **CAPS.**[5] carb-an.[1] **Carb-v.**[5] carbn-s. cassi-f.[192] **Caust.**[193] **Cedr. Cham.**[1] **Chel.**[193] **CHIN.**[5] **Chin-ar.**[58] **Chin-s.**[36] chlf.[8] chlol.[8] **Chlor.**[8] **Cic.**[5] **Cimic.**[809] **Cimx.**[54] **Cina**[5] citl-v.[197] **Clem.**[36] **Cocc.**[5] **COFF.**[5] **Coff-t.**[54] **Colch.**[54] **Coloc.**[10] com.[36] **CON.**[1] **Croc.**[5] **Crot-h.**[8] cub.[36] **Cupr.**[5] cur.[45] curc.[192] **Cycl.**[54] **Dig.**[54] dor.[25] dros.[1] **DULC.**[5] elaps **Elat.**[36] **EUP-PER.**[54] **Eup-pur. Euph.**[1] **Ferr.**[5] ferr-ar.[58] ferr-i.[58] **Ferr-p.**[809] **Gels.**[8] glon.[58] **Graph.**[5] **Guare.**[54] **Hell.**[54] **Hep.**[1] hipp.[36] **Hydr.**[54] hydr-ac.[54] hydrc.[192] hydro-c.[2147] hydrog.[222] **HYOS.**[5] **Hyosin.**[100] hyper. **Ign.**[54] iod.[5] **IP. Iris**[54] jug-c.[111] juni-v.[36] **Kali-ar.** kali-bi. kali-br.[36] **KALI-C.** kali-n.[1] kali-p.[54] **Kali-s. Kreos.**[5] kurch.[192] lac-del.[204] **LACH. LACHN.**[8] laur.[5] **LED.** lept.[25] **Lil-t.**[102] lob. **Lyc.**[1] **M-arct.**[10] m-art.[5] m-aust.[5] **Mag-c.**[1] mag-m.[5] mag-s. manc.[54] mang.[5] med.[54] **Meny.**[5] meph. **Merc.**[1] **Merc-c.**[5] methyl.[72] **MEZ.** morph.[36] mosch.[5] **MUR-AC.**[54] naja[58] **Nat-c.**[5] **NAT-M.** nat-p.[58] nat-s.[58] nat-sil.[58] nicc.[36] **NIT-AC.**[5] **Nit-s-d.**[54] **Nux-m.**[5] **NUX-V.**[5] oci-s.[97] **Oena.**[54] ol-j.[25] olnd.[5] **OP.**[5] **Ox-ac.**[8] ozone[227] par.[5] **Petr.**[1] **PH-AC.**[54] **PHOS.** phyt.[54] plan.[25] **Plat.**[5] **Plb.**[5] **PODO.**[54] **Psor.**[54] ptel.[25] **PULS.**[5] **Pyrog.** ran-b.[5] ran-s.[5] rheum[5] **Rhod. RHUS-T.**[54] **ROB.** rumx. **RUTA SABAD.** sabin.[5] **SAMB. Sang.**[8] sanic.[85] **Sars.**[1] **Sec.** sel.[5] senec.[10] seneg.[5] **SEP.**[1] **Sil.**[1] **Sin-n.**[54] sol-n.[25] spig.[5] **Spong. Squil.**[1] **Stann.**[1] staph.[1] **STRAM.**[1] stront-c.[5] sul-ac.[5] sul-i.[58] **SULPH.** tab.[36] **Tarax.**[54] **TARENT.**[54] tela[72] **Ter.**[54] term-c.[192] **Teucr.**[5] thea[192] ther.[25] **Thuj.**[5] til.[36] **TUB.** upa.[5] urt-u.[102] **Valer.**[5] vario.[36] **VERAT.**[5] **Verat-v.**[25] **Viol-t.**[5] wye.[77] **Zinc.**[37] zing.[54] ziz.[25]

nach: alet.[122] am-c.[5] ant-c.[5] ant-t.[5] apisin.[5] arn.[5] **ARS.**[5] aur.[5] bar-c.[5] **Bell.**[5] bry.[5] carb-v.[58] carc.[154] cham.[5] **CHIN.**[5] cina[5] coca[122] cocain.[122] cocc.[122] con.[5] dig.[5] dulc.[5] euph.[5] fl-ac.[122] **Hell.**[5] helon.[54] **Hep.**[5] hyos.[5] kali-c.[5] lac-c.[54] lach.[5] lyc.[5] mang.[137] merc.[5] nat-m.[5] nit-ac.[5] **Nux-v.**[5] phos.[5] psor.[56] puls.[5] pyrog.[85] rhus-t.[5] sep.[5] sil.[5] sulph.[58] verat.[5]

☞ *Infektionskrankheiten, Beschwerden seit •Rekonvaleszenz, Genesungsphase, Berschwerden während •Scharlach, Folgekrankheiten nach*

- **Diphtherie,** nach (postdiphtherisch): **Alet.**[122] **Cocain.**[122] cocc.[122] fl-ac.[122] **Helon.**[54] **Lac-c.**[54]
- **Miliaria,** Frieselfieber: **APISIN.**[5]
- **Scharlach,** nach: **AM-C.**[5] aur.[5] bar-c.[5] **BELL.**[5] **Bry.**[5] **CHAM.**[5] **Con.**[5] dulc.[5] euph.[5] **Hep.**[5] hyos.[5] **Lach.**[5] lyc.[5] **Merc.**[5] nit-ac.[5] rhus-t.[5] sulph.[5]
- **Typhoid,** nach: carb-v.[58] **Coca**[122] cocc.[122] fl-ac.[122] psor.[56] pyrog.[85] sulph.[58]

FLUGZEUG, Fliegen im agg.: ars.[102] bell.[122] **Coca**[102] **Cocc.**[85] petr.[137] psor.[122]
☞ *Steigen; agg.;* ▤ *GEMÜT; M; Hochgelegene Orte agg.*

FLÜSSIGKEITEN:
☞ *Körpersäften, Verlust von*

FLUT agg.: sol-m.[85]

FROST, Unterkühlung:
☞ *Erfrierung, Beschwerden durch*

FROSTIGE, eisige Luft agg.:
☞ *Luft; kalte;*

FROSTSTADIUM im Fieber:

amel. vor, fühlt sich: psor.

Beschwerden durch: apisin.[5] **Ars.**[5] bry.[5] caps.[5] chlol.[122] coff.[102] ign.[5] **NAT-M. Nux-v.**[5] **RHUS-T.** sil.[102]

FRÜHSTÜCK:
☞ *Z; Morgens, 5 Uhr - 9 Uhr; agg.*

vor: acon.[5] alum.[5] alumn.[54] am-c.[5] am-m.[5] ambr.[5] anac.[5] arg-n. ars.[5] **Bar-c.**[5] **Bov. Brom.**[5] bry.[5] **CALC.**[5] cann-s.[5] canth.[5] carb-an.[5] carb-v.[5] caust.[5] **Chel.**[5] chin.[5] cina[5] con.[5] **CROC.**[5] eupi. ferr.[5] goss. graph.[5] hell.[5] hep.[5] **Ign.**[5] **IOD.**[5] **Kali-bi.** kali-c.[5] **Kreos. Lach.**[5] laur.[5] **Lyc.** mag-c.[5] mag-m.[5] merc.[5] mez.[5] murx. nat-c.[5] **Nit-ac. Nux-v.** petr.[5] phos.[1] **Plat.**[1] plb.[5] psor. puls.[5] **Ran-b.**[5] **Ran-s.** rhod.[5] rhus-t.[5] **Sabad.**[5] **SEP. Spig.**[5] **STAPH.**[5] stront-c.[5] sulph.[5] **TAB. Tarax.**[5] teucr.[5] valer.[5] verat.[5] **Verb.**[5]
☞ *Fasten (nüchterner Magen); agg.*

nach: adam.[222] **Agar.**[5] all-c. aloe alum.[1] **Am-m.**[5] anac. arg.[5] ars. bell.[5] **Bor.** bov.[5] **Bry.** bufo cahin. calad.[54] calc-p.[36] calc-s.[36] calc-sil.[58] caps.[1] **Carb-an. Carb-v. Carbn-s. Caust.** cench.[58] **CHAM.**[5] chel.[36] chin. cic.[5] coc-c. colch.[5] **Con.**[1] cycl.[5] **Dig.** euph.[5] eupi. **Ferr.** form. gels. **Graph.**[1] grat.[36] **Guai.**[5] ham. hell. hydr.[36] hyper.[36] **Ign.**[36] indg. **Iris** kali-bi. **Kali-c.**[1] **Kali-n.**[1] laur.[5] **Lyc.** mag-c.[5] mag-m.[1] manc.[36] mang. merc.[5] mez.[36] myric. **Naja**[36] **Nat-c. Nat-m.**[1] **NAT-S.** nit-ac.[5] **Nux-m.**[5] **NUX-V.**[5] ozone[227] par.[5] petr.[1] **PHOS.**[1] pic-ac.[25] plan.[36] plb.[5] podo.[36] polyg.[36] por-m.[251] ptel.[36] puls. raph. rhod.[5] rhus-t. sabad. **Sars. Sel.**[5] **Sep.**[36] **Sil.**[5] sin-a.[36] sol-n.[36] sol-t-ae.[36] sphing.[36] spong. stront-c.[5] sul-ac.[5] **Sulph.**[1] tarent. **Thuj.**[5] **Trom.**[36] valer.[5] verat.[1] **ZINC.**[5] zinc-p.[58]

amel. nach: acon.[5] **Alum.** am-c.[5] **Am-m.**[1] **Ambr.**[5] anac.[5] ars.[5] **Bar-c.**[1] **Bov.**[5] bry.[5] **CALC.**[5] **Cann-s.**[5] canth.[5] carb-ac. **Carb-an.**[5] carb-v.[5] caust.[5] **Chel.**[5] chin.[5] cina[5] cinnb. cocc.[5] con.[5] **Croc.**[5] **Ferr.**[5] graph.[5] hell.[5] **Hep.**[5] **Ign.**[5] **Iod. Kali-bi.** kali-c.[5] **Lach.**[5] **Laur.**[5] **Lyc.**[5] mag-c.[1] mag-m.[1] mag-s.[8] merc.[5] **Mez.**[5] nat-c.[5] **Nat-s.** nit-ac.[5] **Nux-v.**[5] ozone[227] petr.[5] phos.[5] **Plat.**[5] **Plb.**[5] **Psor.** puls.[5] **Ran-b.**[5] ran-s.[5] rhod.[5] **Rhus-t.**[5] **Sabad.**[5] sac-alb.[210] **Sep.**[5] **Squil.**[5] **STAPH.**[5] **Stront-c.**[5] **Sulph.**[5] **Tarax.**[5] teucr.[5] valer.[5] verat.[5] **Verb.**[5] zinc. zinc-p.[58]

- **Schweiß,** außer: **Nat-s.**[58]

GÄHNEN:

agg. während Gähnen: acon.[5] agar.[5] agn.[5] all-c.[111] aloe[8] alum.[5] am-c.[5] am-m.[1] anac.[5] ang.[5] ant-t.[5] apisin.[5] **Arg. Arg-n. Arn.**[1] **ARS.** asaf. aur.[1] bar-c.[5] **Bell.**[8] **Bor.** brom. bry.[5] calad.[5] calc.[5] calc-p. canth.[5] caps.[5] carb-an.[5] **Caust.**[5] **Chel.**[5] chin.[5] **CINA**[5] **Cocc.**[102] croc.[5] cycl.[5] dig.[5] ferr.[5] gall-ac.[36] **Graph.**[1] hell.[5] hep.[1] **IGN.**[5] ip.[1] kali-c.[5] **KREOS.**[5] lach. **Laur.**[1] lyc.[5] **M-ARCT.**[5] m-aust.[5] **Mag-c.**[1] mag-m.[1] mang.[5] med.[111] **Meny.**[1] merc-c.[5] mez.[5] **Mur-ac.**[1] myrt-c.[171] **Nat-c.**[1] nat-m.[5] nat-s. **NUX-V.**[1] **Olnd.**[5] op.[5] ox-ac.[36] ozone[227] par.[5] petr.[5] ph-ac.[1] phel. **Phos.**[1] phyt. plat.[1] puls.[5] **RHUS-T.**[5] ruta[1] **Sabad.**[5] sang. **SARS.**[1] sil.[5] stann.[1] **Staph.**[5] **Sul-ac.**[5] **Sulph.**[5] teucr.[5] thuj.[5] verat.[5] viol-o.[5] zinc.[1]

agg. nach G.: agar.[137] am-m.[5] aml-n.[111] calc.[36] croc.[5] mag-c.[5] **Myrt-c.**[5] **Nux-v.**[5]

amel., Gähnen: berb.[137] chin-s.[111] coc-c.[111] cocain.[111] croc.[5] guai.[137] ign.[137] lyc. m-art.[5] manc. nat-m.[5] **Nux-v.**[5] plat.[10] prun.[137] **Staph.**[5]

GAS agg.: ars.[5] bell.[5] **Bov.**[5] **Caust.**[54] conv.[1125] **Gels.**[111] laur.[1125] **LOB.**[1125] **Op.**[54] sec.[5] sulo-ac.[111]

GEBIRGE:

agg., Höhenkrankheit: **Acon.**[54] **Arn.**[137] **Ars.**[102] aur.[122] bell.[122] **CALC.**[122] **Carb-v.**[122] carc.[304] caust.[122] **COCA**[54] con.[122] conv.[122] cupr.[122] gels.[122] kola[116] **Lach.**[122] lyc.[122] nat-m.[122] olnd.[122] puls.[122] spig.[122] verat.[85]
☞ *Berge Besteigen, Klettern, durch • Landesinneren, im; agg. • Luft; Seeluft, am Meer; amel. • Steigen; agg.; Gebirge, Hochgebirge, im*

- **Berge** Besteigen, Klettern, durch: ars.[85]

amel. bei Aufenthalt in den Bergen: falco-p.[265] prot.[149] **Syph.**[72] **Tub.**[304]
☞ *Landesinneren, im; amel. • Luft; Seeluft, am Meer; agg.*

GEHEN:
▤ *EXTREMITÄTEN; C; Gehen*

Beginn des Gehens agg., zu: acon. **Agar.** am-c. ambr. anac. ang.[5] ant-c. ant-t. arn. ars. asar. aur. bar-c. bell. bov. **Bry.**[5] **Cact. Calc.** cann-s. canth. **CAPS.** carb-an. **Caust.** cham. chin. cic. cina cocc. **CON.** croc. cupr. cycl. dig. dros.[5] **EUPH. FERR.**[5] graph. kali-c. kali-n. lach. laur. led.[5] **LYC.** m-arct.[5] m-art.[5] m-aust.[5] mag-c. mang. merc. mur-ac. nat-c. nat-m. nit-ac. nux-v. olnd. ph-ac.[1] **Phos.** phyt.[116] plb. **PULS.**[5] ran-b. rhod. **RHUS-T. Ruta**[5] **Sabad.** sabin. **Samb.** sars. sep. **Sil.** spig. staph. stram. stront-c. sulph.[1] **Thuj.** valer.[5] verat. **Zinc.**
☞ *Bewegung; Beginn der Bewegung, zu*

während Gehen agg.: **Acon. AESC. Agar.**[5] **AGN.**[5] aloe[111] **Alum.** alum-p.[58] alum-sil.[58] am-c. am-m.[5] **Ambr.**[5] aml-n.[137] **Anac.**[5] **Ang.**[5] ant-c.[5] **Ant-t.** apis **Arg.** arg-n.[122] **ARN. Ars.** ars-i. ars-s-f.[58] asaf. **ASAR.** atra-r.[149] **Atro.** aur. aur-ar.[58] aur-i.[58] aur-m. aur-s.[58] **Bapt.** bar-c.[5] bar-i.[58] bar-s.[58] **BELL. Berb.** bor.[5] both-a.[3070] **Bov.** brom.[5] **BRY.**[5] but-ac.[102] **Cact.** cadm.[149] **Calad.**[137] **CALC. CALC-S.** calc-sil.[58] **Camph.**[5] **Cann-s.** canth. **Caps. Carb-ac. Carb-an.**[5] **CARB-V. Carbn-s.** cassi-s.[192] **CAUST.**[5] cham. **Chel. CHIN.** chin-ar. **Chion.**

GEHEN; während Gehen agg. (Forts.)
cic. cina clem.[5] **COCC. Coff. COLCH.**[5] **Coloc. CON.**[36] conv. cortico.[149] **Croc.** cupr.[5] cycl. dicha.[149] **DIG.**[5] **Dros.** dulc. euph.[5] **Euphr.**[5] **Ferr.** ferr-ar. ferr-i. ferr-p.[58] **FL-AC.**[5] form. gels. **Glon.**[137] **Gran. Graph.** guai.[1] **Hell. HEP. HYOS. IGN. Iod.** iodof.[137] **Ip.** jug-c.[102] kali-ar. **Kali-c.** kali-n. kali-p. kali-sil.[58] kreos. **Lach.**[5] laur. **LED. Lil-t.**[111] **Lyc.** m-arct.[5] m-art.[5] **M-AUST.**[5] mag-c. **MAG-M.**[5] **MAG-P.** mag-s.[10] mang.[5] meny.[5] **Merc. Merc-c.**[5] methys.[149] **Mez.** mosch. **Mur-ac. Murx.** nat-ar. nat-c.[1] **NAT-M.**[1] **Nat-p. Nat-s.** nat-sil.[58] **NIT-AC.**[1] nux-m. **NUX-V.** olnd. op.[5] paeon. par. **Petr.**[1] **Ph-ac.**[1] **PHOS. Phyt.** plan. plat.[1] plb. podo. **Psor. Puls.**[36] **RAN-B.**[5] ran-s. **Rheum** rhod. **RHUS-T. Ruta** sabad.[5] **Sabin.** samb. **Sars.** sec. **SEL.**[5] **Seneg.**[5] **SEP.**[5] **Sil.**[5] **SPIG. Spong. SQUIL. STANN. Staph.** stram.[5] **Stront-c. Sul-ac.** sul-i.[58] **SULPH.**[1] tab.[111] **Tarax.**[5] **Tarent.** teucr. thea ther.[85] thiop.[149] thuj. til.[85] tub. upa.[85] valer. **Verat. Verat-v.**[137] verb. viol-o. viol-t.[58] **Zinc.** zinc-p.[58]

- **Brücke,** auf einer schmalen: ang.[137] **Bar-c.**[5] ferr.[5] sulph.[5]

- **Dunkeln,** im: zinc.[137]
  ☞ *Dunkelheit; agg.*

- **ebenerdig**: ran-b.[5] verat.[5]

- **enfernte** Körperteile betreffend: apis[137] **Bry.**[137] cocc.[137]

- **Freien,** im: acon.[36] **Agar.**[5] **Agn.**[5] **Alum.**[1] alum-p.[58] **Am-c.** am-m.[5] **Ambr.**[5] anac.[5] **Ang.**[5] **Ant-c.**[5] arg.[5] **Arn.**[5] **ARS.**[5] asar. bamb-a.[1184] bar-c. **Bell.**[5] **Bor.**[1] bov. **BRY. CALC.**[5] **Calc-p. Camph.**[5] cann-s. caps. **Carb-ac. Carb-an.**[5] **CARB-V. CAUST.**[1] cham.[5] **CHEL.**[5] **CHIN.** cic. **Clem. COCC.**[5] **COFF.**[5] **Colch.**[5] **CON.**[1] croc. dig.[5] **Dros.**[1] dulc. **EUPH.**[5] **Euphr.**[5] **Ferr.**[5] ferr-ar.[58] **FL-AC.**[5] gels. glon.[137] **GRAPH.**[1] **Guai.**[1] hell. **Hep.**[1] hyos.[5] iod. **Ip.**[5] iris[111] kali-n. **Led.**[1] lob.[111] **Lyc.**[1] **M-ARCT.**[5] m-art.[5] **M-aust.**[5] mag-c. **MAG-P.** mag-s.[10] mang.[5] meny.[5] **Merc.**[5] **MERC-C.**[5] mosch. nat-ar. nat-c. nat-m.[1] nicc. nit-ac.[1] **Nux-m.**[5] **NUX-V.**[5] op.[5] pall.[36] par. ph-ac.[1] **Phos.**[1] **Plan.** plb.[58] **Psor.** ran-b. **Ran-s.** rheum **Rhus-t.**[5] **Ruta**[5] **Sabad.**[5] sabin. **SEL.**[5] **Seneg. SEP.**[1] **Sil.**[5] **SPIG.**[5] **Spong.** staph.[5] **Stram.**[5] stront-c. **Sul-ac.**[5] **SULPH.**[1] **TARAX.**[5] teucr. thuj.[5] til. valer. **Verat.**[5] **Verb.** viol-t.[58] xanth.[5] **Zinc.**[5]
  ☞ *Luft; frische, im Freien; agg.*

- **gebeugtem** Gehen, bei: **Bry.**[5]

- **geschlossenen** Augen, mit: **Alum.**[122] arg-n.[122] calad.[137] iodof.[137] zinc.[137]

- **Pflastersteinen,** hartem Boden, auf: aloe[111] ant-c.[5] ars.[5] **CON.**[1] **Hep.**[5] nux-v.[5] sep.[5]

- **schnellem** Gehen, bei: **Alum.** alum-sil.[58] **Ang.**[5] **Apis** arg. **ARS.** ars-i. ars-s-f.[58] **Aur.** aur-ar.[58] aur-i.[58] **Aur-m.** aur-s.[58] bor.[5] **BRY.**[5] but-ac.[102] **Cact. Calc. Calc-s.** calc-sil.[58] **Cann-s. Caust.** chel. chin. cina cocc. coff. croc. **CUPR.**[5] dros. ferr-ar. hep. hyos. **Ign. Iod.** ip. **Kali-ar. Kali-c.** kali-p. kali-sil.[58] laur. **Led. Lyc. Mag-m.**[5] **Merc.** mez. nat-ar. **NAT-M.**[1] nit-ac.[1] nux-m. **Nux-v. Olnd. PHOS. Plb.** rheum **Rhod. Rhus-t.** ruta sabin. **SENEG.**[5] **Sep.**[5] **SIL.**[5] **Spig.** spong. squil. sul-ac. **SULPH.**[1] tarent.[111] verat. zinc.
  ☞ *Laufen, Rennen; agg.*

- **seitwärts** Gehen: aml-n.[137] **Caust.**[5] kali-c. verat-v.[137]

- **Treppabgehen,** beim: **Ferr.**[5] lac-d.[137] sil.[137] stram.[137]
  ☞ *Abwärtsgehen, Hinabsteigen; agg.*

- **über** oder in der Nähe von Wasser: ang.[5] **Ferr. Sulph.**

  ◦ **fließendes** Wasser, über: ang.[5] bar-c.[5] brom.[5] **Ferr.**[5] hyos.[5] **SULPH.**
  ☞ *Wasser; fließendem W. agg., Sehen oder Hören von*

- **unebenem** Boden, auf: clem.[5] hyos.[5] lil-t.[111] phos.[5] podo. **Ran-b.**

- **Wind,** im: **Agar.**[5] **Ars. Asar.** aur. aur-ar.[58] **BELL. Calc.** carb-v. **Cham. Chin.**[1] **Con. Cupr.**[5] **Euphr.**[5] **Lach.**[5] mur-ac. nat-c. nat-m.[111] nat-s.[111] **NUX-V.**[5] **Phos.**[5] plat.[1] **Puls.** sanic.[111] **SEP.**[5] spig. **Stann.** thuj.
  ☞ *Wetter; windigem, stürmischem, bei; während*

nach Gehen agg.: agar.[5] alum.[1] am-c.[5] am-m.[5] ambr.[5] anac.[1] ang.[5] arg.[5] arn.[5] **Ars.** aur. bell.[5] bor.[5] bov.[5] **Bry.**[5] calad.[5] **Calc.** camph.[5] **Cann-s.**[5] canth.[5] carb-an.[1] **Carb-v.**[5] caust.[1] chel.[1] chin.[5] clem.[5] coca cocc.[5] coff.[5] colch. con.[1] croc.[5] crot-h.[111] cycl.[5] dros.[5] ferr.[5] graph.[1] hep.[5] iod.[5] **Ip.**[5] kali-bi. **Kali-c.**[5] **Kali-n.**[5] lach.[5] laur.[5] led.[5] lyc.[5] lyss. m-aust.[5] mag-c.[1] mang.[5] merc.[5] mez.[5] mosch.[5] **Nat-c.**[5] nat-m.[1] nit-ac.[1] nux-v.[5] olnd.[5] op.[5] pall.[36] **Petr.**[54] ph-ac.[5] **PHOS.** plat.[1] **Puls.** ran-b.[5] ran-s.[5] rhod.[5] **RHUS-T.**[1] **Ruta**[5] sabad.[5] sabin.[5] **Sep.** spig.[5] spong.[5] stann.[5] stram.[5] **Sul-ac.**[5] sulph.[5] thuj.[5] **Valer.**[5] verat.[5] verb.[5] zinc.[5]

- **Freien,** im: agar.[5] **Alum.**[1] **Am-c.**[5] am-m.[5] **Ambr.**[5] anac.[1] ang.[1] ant-c.[5] arg.[5] arn.[1] **Ars.** aur. **BELL.** bor.[5] **Bov. Bry. CALC.**[1] canth.[5] carb-v.[5] caust.[1] chel.[5] chin.[5] chin-s.[36] clem.[5] coca[36] cocc.[5] coff.[5] **CON.**[1] **CROC.**[5] dros.[5] ferr.[5] graph.[1] **Hep.** ip.[5] **Kali-c.**[5] lach.[5] laur.[5] led.[5] **LYC.**[5] m-aust.[5] mag-c.[5] meny.[1] merc.[5] mez.[5] nat-c.[5] nat-m.[1] nit-ac.[1] **NUX-V.**[5] op.[5] pall.[36] **PETR.**[5] ph-ac.[5] **PHOS.**[5] plat.[5] **PULS.**[1] ran-b.[5] **RAN-S. Rhod.**[5] **RHUS-T.**[1] **Ruta**[5] **Sabad.** sabin.[5] **SEP.**[5] **Spig.**[5] spong.[5] **Stann.**[1] **SULPH.** thuj.[5] valer.[5] verat.[5] verb.[5] zinc.[5]

amel.:
  ☞ *C; Schwäche; tagsüber; Gehen amel.*

- **Beginn,** amel. zu: am-m.[137]

- **während** Gehen amel.: **Acon.** aesc.[116] agar. agn. ail.[25] aloe **Alum.**[5] alumn. **Am-c.**[5] **Am-m.**[137] ambr.[5] anac.[5] androc.[222] ang.[5] ant-c. ant-t.[5] apis **Apisin.**[5] apoc. aran.[116] aran-ix.[149] arg. arg-n. arn.[5] **ARS.**[58] ars-s-f.[58] asaf.[5] asar.[5] **AUR.** aur-i.[58] aur-m. aur-m-n.[272] aur-s.[58] bapt. bar-c.[5] bar-s.[58] bell.[5] bism. bor.[5] bov.[5] **Brom. Bry.**[5] buni-o.[149] cact. calc.[1] calc-s. calen.[10] canth. **Caps.**[5] carb-ac. carb-v.[5] carbn-s. caust.[10] cham. chin. choc.[222] cic. cimic.[809] cina[5] coc-c.[102] cocc. coloc.[5] **Con.**[5] cortiso.[149] croc.[5] crot-h. cupr. **CYCL. Dig.**[5] **Dios.**[116] **Dros.**[5] **DULC.**[5] **EUPH.**[1] euphr. **FERR.** ferr-ar. **Fl-ac.** gamb. glon. **GRAPH.**[1] guai. halo.[149] hed.[144] hep.[5] hyos.[5] ign. ignis[194] indg. iod. ip.[10] iris kali-bi. kali-c.[5] **KALI-I.**[58] **Kali-n.** kali-p. **Kali-s.** kreos. lach.[116] lat-h.[301] laur.[5] lil-t. lob.[102]

Lyc.[122] lycps.[111] **M-arct.**[5] **M-art.**[5] m-aust.[5] **MAG-C.**[5] mag-f.[144] **MAG-M.**[5] mag-p.[111] mag-s.[10] mand.[144] mang. **Meli.** **Meny.**[5] meph.[149] **Merc.** merc-i-r. mez. mit.[36] **MOSCH.**[5] **MUR-AC.** naja nat-ar. **NAT-C.** **Nat-m.** nat-s.[58] nicc.[10] nid.[149] nit-ac.[137] nux-m.[58] nux-v.[5] olnd. op.[5] ox-ac. palo.[149] par.[5] parth.[102] petr. **Ph-ac.** phel.[10] **PHOS.**[5] pip-n.[111] **PLAT.** plb.[5] polyp-p.[102] psor.[137] **PULS.** pyrog. **Ran-b.** raph. rauw.[149] **Rhod.**[5] **RHUS-T.**[5] **Ruta**[5] **SABAD.** sabin.[5] **SAMB.** sang. sars. sel. **SENEG.** **SEP.** **Sil.** sphing. spig. spong.[5] **Stann.** **Staph.**[5] stront-c.[5] sul-ac. **SULPH.**[5] **TARAX.**[1] tarent. tere-ch.[149] teucr.[5] thal.[149] **THUJ.** til.[85] tub. **VALER.** **Verat.** **Verb.** vinc.[10] **Viol-t.**[5] vip-a.[149] **Zinc.**[1] zinc-p.[58]

☞ *Anstrengung, körperliche; amel., Anstrengung*

◦ **barfuß**: psor.[137]

◦ **fortgesetztem** Gehen, bei: bry.[5] dros.[5] ferr.[5] m-art.[5] plb.[5] puls.[5] ruta[5] sabin.[5]

◦ **Freien,** im: acon. adon.[102] aesc.[116] aloe **ALUM.**[5] **Am-c.** **Am-m.**[1] **AMBR.**[5] anac.[5] ang.[5] ant-t.[10] anth. aran.[116] arg. **ARG-N.** arn.[5] **ARS.** asaf.[5] **Asar.**[5] **Aur.**[5] aur-m-n.[272] bapt. **BAR-C.**[5] bar-s.[58] bell.[5] bism. **Bor.** bor-ac. **Bov.**[5] **Brom.** **Bry.**[5] calc.[1] calc-s. cann-i.[58] **Caps.**[5] **Carb-v.**[5] carbn-s. choc.[222] cimic.[149] cina[5] **Coloc.** **Con.**[5] **Croc.**[5] dig. dios.[116] **Dulc.**[5] **Euph.**[1] glon. goss.[122] **GRAPH.**[1] grat.[10] hed.[144] hell.[1] hep.[5] hydr. hyos.[5] ign.[5] ip.[10] kali-bi. **Kali-c.**[5] **KALI-I.**[58] **KALI-S.** lach.[116] lar-ar.[251] laur.[5] **Lil-t.** **LYC.**[5] m-arct.[5] m-aust.[5] **Mag-c.**[5] mag-f.[144] **Mag-m.**[5] mag-s.[10] mand.[144] meny.[5] merc. **Merc-i-r.** mez. **Mosch.**[5] mur-ac. **Naja** nat-ar. nat-m. nat-s.[58] nicc.[10] nit-ac. **Nux-v.**[5] **Op.**[5] ox-ac. par.[5] petr.[5] **Ph-ac.** phel.[10] **Phos.** phys.[36] pip-n.[111] plan.[36] **Plat.** plb. plut-n.[222] **PULS.**[1] rauw.[149] rhod.[5] **RHUS-T.**[5] ruta[5] **Sabin.**[5] **Sang.** sars. sel. **Seneg.** **SEP.**[1] septi.[5] sphing. spong.[5] **Stann.**[5] **STAPH.**[5] **Stront-c.**[5] **SUL-AC.**[5] **Sulph.**[1] **TAB.** tama.[197] **Tarax.**[1] tarent.[58] **Ter.** **Teucr.**[5] **Thuj.** til.[85] verat. verb. vinc.[10] viol-t.[5]

☞ *Luft; frische, im Freien; amel.*

◦ **gebeugtem** Gehen, bei: am-m.[137] arn.[5] cimic.[809] **CON.**[5] **Hyos.**[5] **Lyc.**[5] nux-v.[5] phos.[5] rhus-t.[5] sabin.[5] sulph.[5] **Viol-t.**[5]

◦ **gekrümmt** Gehen: am-m.[137]

◦ **geschlossenen** Augen, mit: con.[137]

◦ **gleitend**: nit-ac.[137]

◦ **langsamem** Gehen, bei: agar. **AUR.** aur-i.[58] **AUR-M.** cact. calc-s. **FERR.** ferr-ar. iris **Kali-p.** lyc.[122] **PULS.** sep. **Tarent.**

◦ **schnellem** Gehen, während: **Ant-t.**[5] **Arg-n.** ars.[58] aur-m.[111] brom.[58] canth. carb-ac. **Ign.** lob.[102] **Mag-c.**[5] **Mag-m.**[5] nat-m. petr. **Rhus-t.**[5] **Sabin.**[5] **SEP.** sil. **Stann.** **Sul-ac.** **TUB.**

GEISTIGE Anstrengung:

agg.: **Acon.**[5] adam.[222] **Agar.**[5] agn.[5] allox.[119] alum.[5] alum-sil.[58] am-c.[5] **Ambr.**[5] **ANAC.**[5] androc.[222] ang.[5] apis apisin.[5] aran.[25] **Aran-ix.**[144] **ARG.** **ARG-N.** **Arn.**[5] **ARS.** **Ars-i.** asaf.[10] **ASAR.**[1] aster. **AUR.**[54] aur-ar.[58] **Aur-m.**[54] aven.[102] bac.[149] bcg[149] **Bell.**[5] benz-ac.[54] berb.[10] **Bor.**[1] **Bry.** **CACT.** cadm.[119] cadm-s. cahin. calad.[5] **CALC.**[5] calc-acet. **Calc-ar.** **CALC-P.** calc-s. **Calc-sil.**[58] camph.[54] **Cann-s.**[5] **Carb-ac.** **Carb-an.** **Carb-v.**[102] carbn-s. cassi-s.[192] **Caust.** **Cham.**[36] **CHIN.**[5] **Chin-ar.** **Cimic.** **CINA**[5] cinnb.[54] **Cist.** cob.[144] cob-n.[119] **Coc-c.** coca[36] **COCC.**[5] cod.[25] **Coff.** **COLCH.**[5] coloc. **CON.**[54] crot-h. **CUPR.** daph.[36] **DIG.**[1] **Echi.**[111] **Elaps** epip.[72] **Ery-a.**[54] fago.[25] ferr.[58] ferr-i. **FERR-PIC.** fl-ac.[5] **Gels.**[8] gent-c. gink.[227] gins. **GLON.** **Graph.**[54] hell.[5] **Helon.** **HEP.** hipp. **HYOS.** hyper. **IGN.**[5] ind.[54] **Iod.**[5] ip.[5] **Iris** kali-ar. **Kali-br.**[25] **Kali-c.**[5] kali-n.[5] **KALI-P.**[54] **Kali-sil.**[58] kalm. kola[1184] kurch.[192] **Lac-c.** **LACH.**[5] lact. lat-h.[301] laur.[5] **LEC.** **Led.**[5] lith-c.[36] lob. lob-s.[25] **LYC.** **Lyss.**[54] m-arct.[5] m-art.[1] **M-AUST.**[5] **MAG-C.**[5] **Mag-m.** mag-p.[85] manc. mang.[58] med.[56] meli. meny.[5] **Meph.**[8] **Merc.**[54] mez. morph. mygal.[192] **Naja**[54] **Nat-ar.** **NAT-C.**[5] **NAT-M.** **NAT-P.** **NAT-S.** **NAT-SIL.**[58] nicc.[111] **Nit-ac.**[5] **NUX-M.**[54] **NUX-V.**[5] ol-an. **Olnd.**[5] **Op.** ox-ac. ozone[227] **Par.**[5] **Petr.**[5] **PH-AC.** phase.[72] **PHOS.**[5] **Phys.**[54] **PIC-AC.**[54] pimp. **Pip-m.**[36] pip-n.[111] **Plan.** **Plat.**[5] **Plb.**[8] plut-n.[222] **Podo.** prun. **PSOR.**[54] ptel. **PULS.** **Ran-b.**[5] **Raph.** rhus-t.[5] rhus-v.[122] rob. ros-d.[305] **Sabad.**[5] **SEL.** **Seneg.**[5] **SEP.**[5] **SIL.**[5] **Spig.** spong.[5] **Stann.**[54] **STAPH.**[5] **Stram.**[5] sul-ac.[5] **SULPH.**[5] tarax.[5] tarent.[54] ter. ther. thymol.[85] **TUB.**[122] v-a-b.[149] vario.[54] verat.[1] verb.[5] vinc. visc.[111] **Zinc.**[5] **Zinc-p.**[58] zinc-val.[137]

☞ *Lesen; agg.* ▥ *GEMÜT; M; Geistige Anstrengung; agg.*

amel.: **Croc.** ferr.[5] **Nat-c.**[5]

☞ *Lesen; amel.* • *Literarische Arbeit amel.*

GELAGE, nach:

☞ *C; Rausch, Berauschung, Empfindung von*

GERÄUSCH, Lärm:

agg.: **ACON.**[5] act-sp.[111] adam.[222] agar.[54] allox.[119] aloe alum.[5] alum-sil.[58] am-c.[36] **Anac.**[1] anan. androc.[222] **ANG.**[1] **Ant-c.** ant-t. apis **Apisin.**[5] **Arg-n.** arge-p.[264] arist-cl.[119] **Arn.**[5] **Ars.**[5] **Ars-i.** **Asaf.**[171] **ASAR.**[122] **AUR.**[5] aur-ar.[58] aur-i.[58] aza.[192] bad.[1] bamb-a.[1184] bapt. **Bar-c.** bar-i.[58] bar-m. **BELL.**[5] **BOR.**[5] brom.[137] **Bry.**[5] bufo **Cact.**[25] **Calad.**[5] **CALC.** calc-f.[119] calc-i.[58] calc-p. **Calc-s.** **Calc-sil.**[58] calen.[60] calx-b.[194] camph. cand-a.[239] cann-i.[36] cann-s.[5] caps.[5] carb-ac. carb-an.[5] **Carb-v.** carc.[146] cassi-s.[192] cath-a.[264] **Caust.** **Cham.**[5] chel. **CHIN.**[163] **Chin-ar.**[36] **Chin-s.** **Cic.** cimic. cinnb. **Cocc.** **COFF.** **Colch.**[5] **Com.** **CON.**[5] cop.[36] corv-c.[258] crot-h.[54] **Cupr.**[5] **Dig.**[5] falco-p.[265] **Ferr.** **Ferr-p.** **Fl-ac.**[54] gad. gaert.[136] **Gels.** germ.[222] gink.[227] glon.[58] graph. haliae-lc.[222] harp.[1184] **Hell.** hep.[30] hipp. hura hydr.[111] hyos.[5] **Ign.**[1] **Iod.**[5] **IP.**[5] kali-ar. kali-bi. **KALI-C.** **Kali-i.** **Kali-p.** kali-s. kali-sil.[58] kola[1184] kurch.[192] **Lac-c.** lac-d. lac-eq.[204] **LACH.**[58] **Lachn.**[54] lar-ar.[251] lat-h.[301] lept.[111] lil-t.[111] lith-c.[227] **LYC.** **Lyss.** m-arct.[5] m-art.[1] **Mag-c.**[5] **Mag-m.** manc. mang.[5] **Med.**[56] meny.[137] **Merc.** merc-i-f. mill.[58] mosch. **MUR-AC.**[5] **NAT-AR.** **NAT-C.**[163] **NAT-M.**[58] **NAT-P.** **NAT-S.** **Nat-sil.**[58] neon[222] **NIT-AC.**[5] **Nux-m.**[171] **NUX-V.**[5] oci-s.[119] ol-an. **OP.**[58] ox-ac. ozone[227] parth.[197] petr.[5] **Ph-ac.**[1] phel.[102] **Phos.**[5] **PIP-M.** pip-n.[111] pitu-a.[164] plan.[36] **PLAT.**[5] plb.[5] plut-n.[222] ptel.[25] **Puls.**[1] ratt-n.[204] rhus-t. **Sabad.**[5] sabin. sac-l.[55] **Sang.**[8] sanic. scut.[102] sec.[54] **SEP.**[163] sieg.[144]

GERÄUSCH, Lärm **agg.** (Forts.)
SIL.[1] **Sol-n. SPIG.**[1] **Stann.** staph.[58] **Stict.**[54] **Stram.** succ.[194] **SULPH.** syc-co.[136] tab. tanac. taosc.[270] tarax.[1] tarent. tarent-c.[192] tax.[303] term-c.[192] **THER.**[54] **Thuj.**[54] tril-c.[36] **TUB.**[122] v-a-b.[149] **Valer.**[5] verat-v.[25] viol-o.[5] xan.[85] yuc.[36] **ZINC.**[5] **ZINC-P.**[122] ziz.[25]
GEMÜT; C; Empfindlich, überempfindlich; allgemeine Arzneien; Geräusch, gegen

amel.: apoc.[58] aur-ar.[58] calad.[54] calc.[5] graph.[5] hell.[5] kali-ar.[58] mag-p.[58] med.[58] puls.[5] pyrog.[58] stram.[5] tarent.[58]

GERÜCHE, Beschwerden durch üble:
☞ *Geruch, Beschwerden durch üblen*

GESPRÄCH, Unterhaltung:

agg.: **Ambr.**[58]
☞ *Singen agg. •Sprechen; agg.* *GEMÜT; M; Sprechen; agg.*

amel.: aeth.[85]
☞ *Sprechen; amel.*

GESTRICHENEN Zimmern agg., Schlafen in frisch: eucal.[25] plb.[58] ter.[85]

GEWITTER:
☞ *Wetter; windigem, stürmischem, bei*

GEWÖLBE, Keller **agg.:** acon.[137] ant-t.[5] aran.[5] **ARS.**[5] atro.[8] **Bry.**[5] **CALC.**[5] **Carb-an.**[5] card-m.[111] ***caust.***[5] dulc.[5] form.[8] **Kali-c.**[5] lyc.[5] merc-i-f.[111] **NAT-S.**[111] **PULS.**[5] **RHUS-T.**[5] **Sel.**[8] **Sep.**[5] **Stram.**[5]
☞ *Nasswerden; agg.;* *GEMÜT; C; Furcht; engen Räumen, in, Klaustrophobie;*

GIFT, Auswirkungen von:
☞ *C; Rausch, Berauschung, Empfindung von* *KLINISCHES; M; Arzneimittel-Missbrauch, Vergiftungen durch*

GLÄNZENDE, leuchtende, reflektierende Gegenstände, Beschwerden durch: acon.[5] ars.[5] **BELL.**[5] **Canth.** glon.[111] **Hyos.**[5] lach.[5] **LYSS.**[54] mur-ac.[137] phos.[5] **STRAM.**[5] ter.[111]
☞ *Licht; agg.* *GEMÜT; M; Leuchtende, glänzende, Gegenstände; agg.*

GOLD, nach Missbrauch von:
KLINISCHES; M; Arzneimittel-Missbrauch, Vergiftungen durch; Gold

GREIFEN, Ergreifen oder Halten von Gegenständen:

agg.: acon.[5] **Am-c.**[1] am-m.[5] ambr. amyg-p.[36] arg.[5] arn.[5] **ARS.** aur-m. bamb-a.[1184] bell.[5] bov.[5] bry.[5] cadm.[110] **CALC.** cann-s.[5] **Carb-v.**[5] **CAUST. CHAM.**[5] chin.[1] choc.[222] coc-c. cocc.[58] **DROS.** ferr-p.[137] graph.[1] hep.[5] hydrog.[222] iod. **Led.** lyc.[5] **MERC. Mez. Nat-c.** nat-m.[5] **Nat-s.** nit-ac.[1] op.[5] phos.[5] plat.[5] prun. puls.[1] **RHUS-T.**[58] sec.[5] **Sil.** spig.[5] stry. sulph. thlaspi[111] thuj.[5] verat.[5] **Zinc.**[5]
☞ *Berührung, Berührtwerden; agg. •Halten; Festhalten, irgendetwas, agg.*

- **kalte** Gegenstände: **Hep.**[5] merc.[5] **Nat-m.**[5] phos.[5] rhus-t.[5] sil.[5] thuj.[5] **Zinc.**[5]
☞ *Berührung, Berührtwerden; agg. •Halten; Festhalten, irgendetwas, agg. •Kälte; agg.*

amel.: anac.[137] cimic.[111] lith-c. med.[111] mez.[137] spig.[5] stann.[1] sulph.[5]

GURGELN agg.: carb-v.[5] form.[137]

HAAREKÄMMEN, durch:

agg.: alum. alum-sil.[58] ant-t.[36] **ARN.**[122] **Ars.** arum-t.[111] **Asar.**[54] bcg[149] **Bell. Bry.**[5] canth.[137] carb-ac.[8] **Carb-v.** carbn-s. **Chin.** chin-ar.[58] cina coff. **Coff-t.**[54] dys-co.[136] ery-a.[54] form.[137] glon.[137] **Hep.**[8] ign.[5] **Ip. Kreos.** lac-c. mang. mang-acet.[1] merc.[58] **Mez.** nat-s. nicc.[36] nit-ac.[58] nux-v.[5] par.[137] plan-m.[45] **PULS.**[5] **Rhus-t.**[5] sanic.[137] sars.[1] **Sel.**[5] **Sep. SIL.**[122] sol-t-ae.[85] **SULPH.**[36] **Thuj.**[8] tub.[111] v-a-b.[149] vib.[111]

- **Zurückkämmen**: carbn-s.[111] **PULS.**[5] **Rhus-t.**[5]

amel.: form. glon.[111] tarent.[111]

HAARSCHNITT, Beschwerden nach: acon.[102] **BELL.**[5] **Glon.** kali-i.[111] lappa[111] **Led.**[5] **Phos.**[5] puls.[5] **Sep.**[5] tarent.[137]

HALBBEWUSST, agg. wenn: camph.[5]

HALTEN:

Festhalten, irgendetwas, **agg.**: coff.[5] **Rhus-t.**[5] spig.[5]
☞ *Berührung, Berührtwerden; agg. •Greifen, Ergreifen oder Halten von Gegenständen; agg. •Greifen, Ergreifen oder Halten von Gegenständen; agg.; kalte Gegenstände*

Zusammenhalten der Teile agg.: bry.[5] **Ign.**[5] staph.[5]
☞ *Auflegen der Hand auf die kranke Stelle; agg. •Stützen, Unterstützen von Körperteilen; agg.*

HÄMOPTOE, Beschwerden nach: ars.[5] **Carb-v.**[5] **Chin.**[5] coff.[5] ign.[5] sulph.[5]

HÄMORRHOIDEN, Beschwerden durch unterdrückte: **Ail.**[54] aloe[122] am-m.[122] anac.[5] ant-c.[5] ant-t.[171] **Arn.**[5] **Ars.**[5] asaf.[137] bell.[5] **Carb-v. Caust.** croc.[137] **CUPR. Fl-ac.**[5] **Hep.**[8] hyos.[5] **Ign.**[5] **Lach.**[5] **Lyc. Mill.**[8] **NAT-M.**[54] **NUX-V.**[5] **OP.**[54] phos.[5] ran-b.[122] sep.[5] **SULPH.**[5] verat.[5] **Zinc.**[5]

HAND in die Nähe des betroffenen Teils legen amel.: sul-ac.[1]
☞ *Magnetismus, Mesmerisieren, amel.*

HANDARBEIT agg.: **Agar.** alum.[1] **Am-m.**[5] ant-c. asaf.[137] **Bov.**[5] caust. chel.[5] **Cupr.**[54] ferr.[5] **IOD.**[122] **Kali-c. Lach. MERC. NAT-M.**[5] **Nit-ac.** phos.[5] **Plb. RHUS-T. Sil.**[5] **Sulph.** verat.[5]

HAUTAUSSCHLÄGE:

agg., Unterdrückung von Hautausschlägen: **Ail.**[54] alum. am-c. ambr. anac.[5] **Ant-c.**[5] ant-t.[5] **APIS**[8] **APISIN.**[5] **Arn.**[5] **ARS.**[5] **Ars-i.** asaf.[102] bac.[62] bad.[54] **Bell.**[5] **BRY.**[5] calad. **Calc. CAMPH.**[5] caps.[5] carb-an. **Carb-v. Carbn-o.**[111] **Caust.**[5] **Cham.**[5] chin.[5] clem.[116] con.[5] **CUPR.** cupr-ar.[85] **DULC. Fl-ac.**[5] **Graph.**[5] hell.[5] **Hep.**[5] **Hyos.**[54] ign.[5] iod.[5] **IP.**[5] jatr.[102] **KALI-BI.**[111] kali-c. **Kali-s. Kreos.**[5] **Lach.**[5] laur.[116] led.[137] lob.[137] **Lyc.**[5] mag-c.[5] mag-s.[102] **Merc.**[5] **Nat-c.** nat-m.[5] nit-ac.[5] **Nux-m. NUX-V.**[5] op. **PETR. PH-AC.** phos.[5] plb.[85] **PSOR.**[8] **PULS. Rhus-t.**[5] sars. sel.[5] senec.[111] **Sep.**[5] sil. **Staph. STRAM.**[58] sul-ac. **SULPH.**[5] thuj. **Tub. Tub-k.**[85] verat.[5] verat-v.[116] **Viol-t.** x-ray[119] **ZINC.**[5]
☞ *Urtikaria, nach •C; Konvulsionen; Hautausschläge; nicht ausbrechen, wenn •C; Konvulsionen; Hautausschläge; unterdrückte, durch •C; Reaktion; Reaktionsmangel; Unterdrückung, nach;* *HAUT; C; Hautausschläge; unterdrückte Hautausschläge*

- **Ohren,** der: **Aur-s.**[58]

amel.: merc-c.[5] sulfa.[119] zinc.[102]

HEBEN, Anheben von Körperteilen:

agg.:

- **Arme,** der: **Acon.**[5] alum.[5] am-m.[137] anac.[1] **Ang.** ant-c.[1] arg-n. ars.[5] **Bar-c.**[5] bell.[5] **BERB.** bor.[5] **Bry.** caps.[1] carb-v.[5] chin.[5] **CON.**[5] conv.[111] **CUPR.**[5] dig. **Elaps FERR.** germ.[222] **Graph.** kali-bi.[111] kali-c.[1] lach.[5] **Led.**[5] lyc.[1] mag-c.[1] morg-g.[136] nat-m.[111] neon[222] nicc. ol-j. olnd.[5] ozone[227] plb.[5] pop.[111] puls.[5] **Ran-b.** rhus-t. sanic.[85] sep.[5] sil.[5] **SPIG.** sul-ac.[137] **Sulph.** syph.[137] tarent. tell.[137] thuj.[5] tub.[85]
- **Augen,** der: ars.[5] bell.[5] **Bry.**[5] caps.[5] **Chin.**[5] puls.[5] sabin.[5]
- **Kopfes,** des: **Ars.** aza.[192] bov.[5] **BRY.** cact. **Calc.**[1] caps.[5] cocc.[5] dros.[5] ign.[5] kali-bi.[111] lach.[5] morph.[111] olnd.[5] phyt.[111] rhus-t.[5] spong.[5] squil. sulph. tarax.[5]
- **Teile,** die erkrankten: acon.[5] am-m.[5] anac.[5] ant-c.[5] arg.[5] **Arn.**[5] asar.[5] **Bar-c.**[5] **Bell.**[5] bor.[5] both-a.[3070] bry.[5] calc.[5] camph.[5] caps.[5] caust.[5] chin.[5] cic.[5] cina[5] **COCC.**[5] coff.[5] colch.[5] coloc.[5] **CON.**[5] cupr.[5] dros.[5] euph.[5] **FERR.**[5] graph.[5] hep.[5] ign.[5] **Kali-c.**[5] kreos.[5] lach.[5] **Led.**[5] lyc.[5] m-aust.[5] mag-c.[5] mag-m.[5] merc.[5] mez.[5] nat-c.[5] nat-m.[5] nit-ac.[5] nux-v.[5] olnd.[5] petr.[5] phos.[5] plb.[5] **PULS.**[5] ran-b.[5] **Rhus-t.**[5] ruta[5] **Sil.**[5] stann.[5] sul-ac.[5] sulph.[5] teucr.[5] thuj.[5] verat.[5] verb.[5]

amel.:

- **Gliedmaßen,** von: **Alum.**[5] **Am-c.**[5] ang.[5] **Ars.** bar-c.[5] **CALC.**[5] **Carb-v.**[5] **Caust. Cham.**[5] cina[5] cinnb. con.[5] dig.[5] germ.[222] glon.[137] gran.[111] graph.[137] guai.[1] ham.[111] hep.[5] ign.[5] lyc.[5] m-aust.[5] mag-m. nat-m.[5] nux-v.[5] olnd.[5] par.[5] ph-ac.[5] phos.[5] phyt. plat.[5] plb.[5] puls.[5] **Rhus-t.** ruta[5] **Sabin.**[5] sep.[1] stann.[5] stront-c.[5] sul-ac.[5] sulph.[5] thuj.[5] **Valer.**
- **Kopfes,** des: alum.[5] ang.[5] ars.[102] aur.[5] bar-c.[5] bry.[5] calc.[5] cann-s.[5] canth.[5] carb-v.[5] chin.[5] cic.[5] con.[5] dig.[5] gels.[102] ign.[5] kali-c.[5] laur.[5] mag-c.[5] nat-c.[5] **Olnd.**[5] **Puls.**[5] rhus-t.[5] spig.[5] spong.[5] stann.[5] teucr.[5]

HEBEN von Lasten, Überanstrengung von Muskeln und Sehnen:

agg.: acet-ac.[122] **Agar. Agn.**[54] aloe **Alum.**[1] alum-sil.[58] **Ambr.**[5] anac.[5] anag. ang.[5] **ANT-T.**[5] **Apis Apisin.**[5] arg.[5] arg-n.[5] arist-cl.[119] **ARN.**[5] **Ars.**[5] asar.[5] bar-c.[5] **BELL.**[1] **Bell-p.**[122] berb. **Bor.**[5] **Bov.**[5] brom. **Bry.**[5] cadm-br.[137] **CALC.**[5] calc-f.[122] **CALC-P.**[58] calc-sil.[58] calen.[122] **Cann-s. CANTH. Caps.**[5] **CARB-AN.**[5] **CARB-V.**[1] **CAUST. Cham.**[5] chin.[5] cina[5] clem.[5] **Cocc.**[5] **Colch.**[5] **Coloc.**[1] **CON.**[5] croc.[5] cub. cur. dros.[5] **DULC.**[5] **Euph.**[5] **Ferr.**[5] ferr-p. **Form.**[54] gamb.[111] germ.[222] **GRAPH.**[5] guai.[5] hell.[5] hep.[5] hura[111] hydrc.[192] **Hyper.**[122] **Ign.**[5] ind. iod.[1] **Ip.**[1] irid.[222] **Kali-c.**[1] kali-chl.[58] kali-n.[5] **Kalm.**[54] kreos.[5] laur.[5] led.[137] **Lil-t. LYC.**[5] mag-c.[10] mag-m.[5] mang.[5] med. meny.[5] **Merc.**[5] **Mez.**[5] **Mill. Mur-ac.**[5] **NAT-C.**[1] **Nat-m.**[1] nit-ac.[5] nux-m.[5] **NUX-V.**[5] **Olnd.**[5] onos.[137] op.[5] par.[5] petr.[5] **Ph-ac.**[5] **Phos.**[5] **Phyt. Plat.**[1] plb.[5] **Podo.**[54] **Psor. PULS.**[5] ran-b.[5] ran-s.[5] **Rheum**[5] rhod.[5] **RHUS-T.**[5] **RUTA**[5] **Sabad.**[5] sabin.[5] **Sang.** sars.[5] seneg.[5] **Sep.**[1] **SIL.**[1] spig.[5] **Spong.**[5] stann.[1] **Staph.** stront-c.[5] stroph.[137] sul-ac.[1] **Sulph.**[5] **Symph.**[122] teucr.[5] thuj.[5] **Valer.**[5] verat.[5] verb.[5] zinc.[1]

☞ *Anstrengung, körperliche; agg., Anstrengung •C; Verletzungen (Sturz, Prellung, Quetschung, Schlag etc.); Überanstrengung, durch •C; Verletzungen (Sturz, Prellung, Quetschung, Schlag etc.); Verrenkung, Luxation •C; Verletzungen (Sturz, Prellung, Quetschung, Schlag etc.); Verstauchung, Zerrung, Distorsion •C; Verstauchen Verrenken, Gefühl, sie könne sich leicht*

- **Arme,** der: rhus-t.[85] sul-ac.[85]
- **Beugemuskeln**: ruta[58]
- **Hochreichen,** Hochrecken: sulph.[85]
- **Kindern,** bei: bor.[137] calc-p.[137]

amel.: spig.[137]

HERUNTERHÄNGENLASSEN der Glieder:

agg.: ang.[5] bar-c.[5] **BELL.**[5] con.[5] ign.[5] m-aust.[5] **Phos.**[5] sil.[5] stront-c.[5] **Sulph.**[5] vip-a.[149]

- **Arme**: ign.[5]

amel.: berb.[111] calc.[5] m-aust.[5] mang.[5] rat.[111] **Sul-ac.**

HOCHBINDEN oder Bandagieren amel.: apisin.[5] **ARG.**[5] **ARG-N.**[5] **BRY.**[5] carb-ac. chin.[5] cupr. fl-ac.[5] gels.[111] **Hep.** iod.[5] kali-c.[1] kali-n.[5] lac-d. lach.[58] **MAG-M.**[5] mang.[5] merc.[5] mim-p.[2147] nat-m. nit-ac.[5] **Nux-v.**[5] pic-ac. **PULS.**[5] pyrog.[137] rhod.[5] **Sep.**[5] **SIL.** sul-i.[137] tril.[8]

Haar: **Kali-n.**[1] sul-i.[137]

HOCKEN agg.: cadm-s.[137] calc.[1] cocc.[5] **Coloc.**[5] **Graph.**

HÖHE:

☞ *Steigen*

HOLZGERUCH agg.: graph.[5]

HOLZKOHLENRAUCH, Beschwerden nach:

▤ *KLINISCHES; M; Arzneimittel-Missbrauch, Vergiftungen durch; Holzkohlenrauch*

HÜGEL amel.:

☞ *Gebirge; amel. bei Aufenthalt in den Bergen*

HUNGER agg.: abies-n. acon.[5] **Alum.** am-m.[5] **Anac.**[5] apoc.[137] atista[192] **Aur.**[5] **Bar-c.**[5] berb.[10] bov. bry.[5] **CALC.**[5] calc-f.[144] canth.[5] **Carb-an.**[5] carb-v.[10] **Caust.**[5] chel.[116] chin.[5] cic.[149] cina **Cocc.** colch.[149] croc.[36] **Croto-t.** ferr. gran. **GRAPH.**[5] hell.[5] hura hydr-ac.[102] **Ign.**[5] **IOD.**[5] **KALI-C.**[5] **Kola**[1184] kreos.[5] lac-del.[204] **Lach. LYC.**[5] mag-c.[1] mag-m.[54] **Nit-ac.**[1] **NUX-V.**[5] **Olnd.**[5] **Petr. Phos. PLAT.** prot.[136] **Psor.**[58] **Puls.**[5] ran-b.[5] ran-s.[5] **Rhus-t.**[5] sabad.[5] sep.[5] **SIL.**[5] **Spig.**[5] stann.[5] **Staph.**[5] **Sul-ac.**[5] sul-i.[58] **SULPH.**[1] tela[192] teucr.[5] **Valer.**[5] verat.[5] **Zinc.**

☞ *Essen; vor •Fasten (nüchterner Magen); agg. •C; Ohnmachtsgefühl, Ohnmachtsschwäche, Ohnmacht; Hunger, durch •C; Schwäche; Hunger, durch •C; Zittern; allgemeine Arzneien;*

HUSTEN:

vor: ant-t.[1] **Arn.** asar.[5] **BELL. BRY.**[1] cic.[5] **Cina**[5] croc.[5] **Led.**[1]

während: **ACON.**[5] adam.[222] aeth. agar.[5] ail.[10] **ALUM.** alum-p.[58] alum-sil.[58] alumn.[58] **Am-c.**[5] am-m.[5] **Ambr.** aml-n.[111] **Anac.**[54] **Ang.**[5] **Ant-c.** ant-o.[85] ant-s.[111] **ANT-T.**[5] **APIS Apisin.**[5] **Arg.**[5] arg-n.[5]

HUSTEN, während (Forts.)

ARN.[5] **ARS.**[5] ars-i.[58] ars-s-f.[58] arum-t.[37] **Asaf.** asar.[5] **Asc-t.**[36] asim. aur.[1] aur-ar.[58] aur-s.[58] **Bad.**[54] bamb-a.[1184] bar-c.[1] **BELL.**[1] bell-p.[119] berb. bism.[5] **BOR.** brom.[5] **BRY.**[5] **Bufo** cact. cadm-s. **Cahin.** **Calad.**[5] **CALC.**[1] calc-i.[58] **Calc-p.** **Calc-s.** calc-sil.[58] calx-b.[194] **Camph.** cand-a.[239] cann-s.[5] canth.[5] **CAPS.**[122] **Carb-an.** **CARB-V.**[5] **Carbn-s.** **CARD-M.** cassi-s.[192] **CAUST.** cench.[58] **Cham.**[5] **Chel.**[36] **CHIN.**[5] chin-ar. **Chin-s.** chion. chlor. cimic. cimx.[8] **CINA**[5] cinch.[85] clem.[5] **Coc-c.**[36] **Coca** **COCC.**[5] coch.[5] **Coff.** **Colch.**[5] **Coloc.**[5] colocin.[36] **CON.** conv.[38] **Cop.** **Cor-r.**[36] **Corn.** cortico.[119] cortiso.[149] croc.[5] crot-h. croto-t.[5] **CUPR.**[5] **Cupr-acet.**[102] cupr-s. **Cur.** **Dig.**[1] dios. dirc. **DROS.**[5] **Dulc.**[5] elaps[36] **Eup-per.** euph.[5] euphr.[5] eupi. **Ferr.**[5] ferr-ar. ferr-i. **Ferr-m.** **Ferr-p.** gall-ac.[36] **Gels.** germ.[222] **Graph.** grat. guai.[5] guare.[10] **Hell.**[5] **HEP.** hip-ac.[119] hydr. **HYOS.**[5] **IGN.**[5] **IOD.** **IP.**[5] irid.[222] **Iris** just.[144] **Kali-ar.** **Kali-bi.** **Kali-br.**[8] **KALI-C.**[1] kali-chl.[58] **Kali-i.** kali-m.[85] **KALI-N.** kali-p.[54] kali-s. kali-sil.[58] **Kreos.**[5] lac-ac.[54] **Lach.** lachn.[10] **Lact.** lar-ar.[251] laur.[5] **LED.**[5] lil-t.[111] **Lob.** **LYC.** **M-arct.**[5] m-art.[5] m-aust.[5] mag-c.[5] **Mag-m.** **Mag-p.** **Mag-s.** mang.[5] **Mangi.**[197] med. **Meny.**[5] **Meph.** **MERC.**[5] **Mez.**[1] **Mosch.** **Mur-ac.** musa[197] myric. **Myrt-c.**[5] naja nat-ar. **Nat-c.** **NAT-M.**[1] nat-p. **Nat-s.** nat-sil.[58] **Nicc.** **Nit-ac.**[1] **Nux-m.** **NUX-V.**[5] oena. **Ol-j.** olnd.[5] **Op.**[5] osm. ox-ac. ozone[227] par.[5] **Petr.**[54] **Ph-ac.**[5] **PHOS.**[5] **Phyt.** **Pic-ac.** plb.[5] **PSOR.** **PULS.**[5] pyrog.[58] **RAN-B.** raph.[36] rauw.[119] rhod.[5] **RHUS-T.**[5] **Rumx.** **Ruta**[5] **SABAD.**[5] sabin.[5] **Samb.**[5] **SANG.**[25] sanic. sarr.[8] sars.[5] sec.[5] **Sel.**[5] senec.[10] **SENEG.** **SEP.**[1] **Sil.**[1] **Spig.** **SPONG.**[5] **SQUIL.**[1] **STANN.** **Staph.**[5] stict. **Stram.**[5] stront-c.[5] sul-ac.[1] sul-i.[58] **SULPH.** syph. tama.[197] tarent.[36] tax.[36] **Tell.**[85] **TEUCR.**[5] thea[192] ther. thuj.[5] tub.[85] valer.[5] **VERAT.**[5] verb.[5] viol-o.[137] **Zinc.** zinc-p.[58] zing. ziz.[10]

- **Liegen** auf dem Rücken, beim: **Rhus-t.**[5]

nach: acon. adam.[222] allox.[149] am-m.[5] **AMBR.** anac.[5] ang.[1] ant-s.[111] **Ant-t.**[8] **Arn.** **Ars.** arund. aur.[111] bar-c.[1] bell.[5] bry.[5] calad.[5] **Carb-v.** caust.[54] **Chel.**[5] chin.[5] **Cina**[5] cocc. cor-r.[111] croc.[5] **Cupr.**[5] dig.[54] **Dros.**[5] **Ferr.** hep. **HYOS.**[5] ip.[5] kali-bi. lach. led.[85] lob.[111] **Lyc.**[5] mag-m.[1] mag-s. merc.[1] **Mur-ac.**[5] **Nat-m.** nat-s. nit-ac.[1] nux-v.[5] **Ol-j.** ph-ac.[1] **Phos.**[5] **Puls.** ran-b.[5] **Raph.** **Rhus-t.**[5] rumx. **SANG.** **Seneg.** **Sep.**[5] sil.[5] **Spig.** spong. squil.[5] **Stann.**[5] staph.[5] **Sul-ac.**[1] sulph.[5] **TAB.** verat.[5] zinc.

amel. nach: **Ant-t.**[5] con.[5] **Guai.**[5] **Kali-n.**[5] lach.[137] m-art.[5] mang.[137] **Nux-v.**[5] **Phos.**[5] **Sep.**[5] **Stann.**

IMPFUNG:

nach: acon.[85] **Ant-t.**[5] apisin.[5] **Ars.**[110] bapt.[110] bcg[149] **Bell.**[85] bufo[122] calam-a.[1125] cimic.[1125] diph.[110] **Echi.**[1125] ephe.[1125] graph.[85] gunp.[77] hep. hyssop.[1125] kali-chl. lac-v.[85] lepro.[197] **MALAND.**[57] **Merc.**[5] merc-cy.[110] **MEZ.**[5] nat-bic.[193] **Ped.**[122] phos.[85] plan.[1125] **Psor.**[122] rhus-t.[5] sabin.[54] sarr.[193] sep.[102] **THUJ.**[122] **TUB.**[54] uran.[269] **Vario.**[56]

☞ Injektionen, nach ▥ AUGEN; C; Entzündung; Impfung, nach •REKTUM; C; Diarrhö; allgemeine Arzneien; Impfung, nach •ATMUNG; C; Asthma, asthmatische Atmung; Impfung, nach •EXTREMITÄTEN; C; Lähmung, Muskellähmung; allgemeine Arzneien; Beine; •HAUT; C; Hautausschläge; Impfung, nach •HAUT; C; Impffolgen •KLINISCHES; M; Arzneimittel-Missbrauch, Vergiftungen durch; Medikamente

- **Diphtherie-Injektionen**: diph.[110] merc-cy.[110]
- **Gelbfieber-Impfung**: ars.[110]
- **Meningitis-Injektionen**: apis[110]
- **Pockenimpfung**: thuj.[110]
- **Typhus**: bapt.[110]

prophylaktisch: sulph.[5] thuj.[5] vario.[111]

INFEKTIONSKRANKHEITEN, Beschwerden seit: bac.[62] caust.[137] **Gels.**[102] hyosin.[137] psor.[116] sarcol-ac.[149]

☞ Entzündung, nach •Fieber; nach •Keuchhusten, Beschwerden nach •Lungenentzündung, nach •Masern; Beschwerden nach Masern •Mononukleose, Nachwirkungen von •Rekonvaleszenz, Genesungsphase, Berschwerden während •Scharlach, Folgekrankheiten nach •C; Schwäche; Grippe, nach

INJEKTIONEN, nach: bapt.[137]

☞ Impfung; nach ▥ KLINISCHES; M; Arzneimittel-Missbrauch, Vergiftungen durch; Medikamente

ISCHIASSYNDROM, Beschwerden nach: **Coloc.**[102] **Cot.**[102] **Gnaph.**[102] rhus-t.[102] visc.[102]

JOD-MISSBRAUCH, nach:

▥ KLINISCHES; M; Arzneimittel-Missbrauch, Vergiftungen durch; Jod

KÄLTE:

agg.: abrot.[85] acet-ac.[58] achy.[149] **ACON.**[122] **ACT-SP.** adam.[222] adon.[116] aesc. aeth. **AGAR.**[5] agra.[102] **ALL-C.**[58] aloe[111] **Alum.**[1] **Alum-sil.**[58] alumn.[102] **Am-c.**[5] ambr. anac.[1] **Anan.** androc.[222] ang.[5] ange-s.[255] **ANT-C.**[5] ant-n-l.[85] ant-t.[110] **Apis**[31] **Apoc.** aq-des.[275] **Aran.**[25] aran-ix.[149] **Arg.**[5] **Arg-n.**[54] arist-cl.[119] **Arn.**[5] **ARS.**[5] ars-i.[25] ars-s-f.[58] asaf.[5] **Asar.** **AUR.**[5] aur-ar.[58] aur-s.[58] **Bad.**[36] **Bamb-a.**[1184] **BAR-C.** bar-s.[58] **BELL.** berb.[58] boerh.[192] **Bor.**[1] **Bov.**[5] **Brom.**[58] bros-g.[259] **BRY.**[5] bufo cadm-i.[110] cadm-s. **CALC.**[1] **CALC-F.** **CALC-P.**[58] calc-s.[58] **CALC-SIL.**[58] **Camph.**[1] cann-s.[5] **Canth.**[122] **CAPS.**[5] carb-ac.[25] **Carb-an.**[5] **CARB-V.**[5] **Carbn-s.**[58] **Carl.**[36] cassi-s.[192] cast. **Caul.**[122] **CAUST.**[5] cench.[58] **CHAM.**[122] chel.[5] **CHIN.**[5] **Chin-ar.** chin-s.[111] choc.[222] **Cic.** **Cimic.**[25] **Cina**[5] cinnam.[111] cinnb.[58] **Cist.**[58] **Clem.**[1] cob. coc-c.[58] **Cocc.**[5] coch.[85] **Coff.**[1] **Colch.**[5] coll.[102] **Coloc.** **Con.**[5] cop.[36] **COR-R.** crot-c.[102] croto-t.[5] **Cupr.**[5] cupr-acet.[102] curc.[192] cyt-l.[119] **Dig.**[5] **DULC.**[5] elaps[36] **Eup-per.** **Euphr.**[122] fago.[25] falco-p.[265] **FERR.**[5] **Ferr-ar.** ferr-p.[36] **Fl-ac.**[5] flav.[149] **Form.**[25] franz.[36] germ.[222] gink.[227] gins.[36] glon.[58] granit-m.[194] **GRAPH.**[1] grat.[36] **Guai.** guare.[36] gymn.[25] ham.[58] hed.[119] **Hell.**[5] **Helon.** **HEP.**[5] hydr. hydrog.[222] **HYOS.**[5] **HYPER.** hypoth.[149] **IGN.**[5]

iod.[36] **Ip.**[5] irid.[222] itu[85] **KALI-AR.**[58] **Kali-bi.**[58] kali-br. **KALI-C.**[5] kali-i.[36] kali-m.[102] **KALI-N.**[5] **KALI-P. Kali-sil.**[58] **Kalm.** kola[1184] **Kreos.** lac-ac.[36] **Lac-c. Lac-d.**[58] **LACH.**[122] lap-laz.[227] lat-h.[301] lat-m.[111] laur.[5] **Led.**[5] lith-c.[25] **LOB.** lob-s.[85] **LYC.**[5] lycps.[36] **M-arct.**[5] **M-art.**[5] m-aust.[5] **MAG-C.**[1] **Mag-m.**[5] **MAG-P.** manc. mand.[149] **Mang.**[5] med.[58] meny. **Meph.**[54] **MERC.** merc-c.[5] merc-i-f.[137] merc-i-r.[137] merc-k-i.[110] **Mez.**[5] mit.[36] moly.[149] **MOSCH.**[5] mur-ac.[5] naja **NAT-AR.**[36] **Nat-c.**[5] **NAT-M.**[5] **Nat-p. Nat-s.** nat-sil.[58] **NIT-AC.**[5] **NUX-M.**[5] **NUX-V.**[5] oci-s.[119] onop.[149] **Ox-ac.** ozone[227] par.[5] parth.[102] **Petr.**[5] **Ph-ac.**[5] **PHOS.**[5] phys.[111] **Phyt.** pier-b.[233] pimp.[36] plan.[25] plat.[58] **Plb.**[5] plut-n.[222] polyg-s.[111] prot.[136] **PSOR.** ptel.[36] **PULS.**[5] pyre-p.[36] raja-s.[149] **RAN-B.**[58] rat.[137] rheum **RHOD. RHUS-T.**[1] rhus-v.[111] rib-ac.[149] rob. **RUMX. Ruta SABAD.**[5] sabal.[137] sabin.[85] sang.[25] sanic. saroth.[144] **Sars.**[5] scorp.[269] scroph-n.[111] sec.[5] **Sel. Senec. Seneg.**[5] **SEP.**[1] sieg.[144] **SIL.**[5] sin-n. sol[236] sol-n.[36] sol-t-ae.[111] **SPIG.**[5] **Spong.**[5] squil. **Stann. STAPH.**[5] **Stram. STRONT-C.**[5] stry.[36] **Sul-ac.**[5] **SULPH.**[1] **Sumb.** syc-co.[136] syph. tab.[111] tama.[197] **Tarent.** tax.[303] teucr. thala.[149] thea **Ther.**[58] **Thuj.**[1] **Thyr.**[102] til. trom. **Tub.** tung.[209] tylo-i.[192] upa.[85] urt-u.[111] **Valer.**[102] **Verat. Verb.** vichy-g.[36] **Viol-t.**[122] vip.[137] visc.[102] x-ray[149] xero.[102] **Zinc.**[5]

HAUT; C; Hautausschläge; Kälte; agg.

- **heiße** Tage mit kalten Nächten: acon.[5] dulc.[5] merc-c.[5] rumx.[111]
- **Hitze,** und: **Alum.** alum-p.[58] ang.[5] ange-s.[255] **Ant-c.** ant-t.[122] arn.[102] **Ars.**[5] **Ars-i.** asar.[5] aur-s.[58] bar-c.[58] bar-s.[58] brom.[58] cadm-i.[110] calc-s.[58] caps.[5] **Carbn-s.** carc.[207] **Caust.** cimic.[137] cina[5] cinnb. **Cocc.** cor-r.[111] ferr.[5] **FL-AC.** flav.[149] glon.[111] **Graph.** hell.[137] **Ip.** kali-c. **Lach.** lat-h.[301] **Lyc.** mag-c.[5] mag-m. **MERC.** merc-k-i.[110] **Nat-c.**[122] nat-m. **Nux-v.**[122] **Ph-ac.** phys.[111] **Psor.** puls. **Ran-b.** rob.[122] sanic.[111] **Sep. Sil.** sul-ac.[5] **Sulph. Syph.**[111] tab.[111] thala.[149] thuj.[137] **TUB.**
- **Kopfschmerz,** außer: alumn.[102] cimic.[102]

amel.: **Acon.** adam.[222] aegle-f.[192] aesc.[58] agar.[5] **All-c. Aloe**[46] **Alum.**[102] **Alum-sil.**[58] **Alumn. Ambr.**[5] ang.[5] **Ant-c.**[54] **Ant-t.**[5] **APIS Apisin.**[5] aq-mar.[36] **Arg.**[5] **ARG-N.** arge-p.[264] **ARS. Ars-met. ASAR. Aur.** aur-i.[58] **Bell.** bell-p.[102] berb.[137] beryl.[119] **Bism.**[5] boerh.[192] bor.[1] brom.[111] **Bry.**[5] **Bufo**[58] cadm-s.[144] **Calad.**[54] **Calc.** calc-f.[119] calc-i.[58] **Calc-p. Calc-s.** camph.[5] cann-s.[5] caps.[5] **Carb-v.**[54] carbn-s. cassi-f.[192] cassi-s.[192] **Caust. Cham.**[5] chel.[25] chim.[63] **Chin.**[102] chin-s. cimic. **Clem.**[5] **Coc-c.**[54] cocc.[54] **COFF.**[5] **Colch.**[54] coloc.[54] **Con.**[5] **Croc.**[54] croto-t.[5] curc.[192] **Cycl.** diph.[137] **Dros.**[54] **Dulc. Euph.**[54] euphr.[5] **Ferr. Ferr-p. FL-AC.**[5] **Form.** gels.[102] germ.[222] **Glon. Guai.** haliae-lc.[222] hed.[119] hell.[54] **Hep.** hist.[119] hyper.[111] ign.[54] ind.[36] **IOD.**[5] **Ip.**[5] irid.[222] jatr.[111] kali-bi. kali-c.[5] kali-chl.[111] **Kali-i.**[54] kali-n.[5] **Kali-p. KALI-S.** kalm.[111] kola[1184] kreos.[809] kurch.[192] **Lac-c.** lac-d. **Lach. Laur. LED. Lil-t.**[102] **LYC.**[54] lyss. m-arct.[5] **Mag-c.**[5] mag-m.[1] mag-s. mangi.[197] med.[58] merc.[5] merc-c.[137] merc-d.[137] merc-i-f.[137] mez.[5] moly.[149] **Mosch.** mur-ac.[54] nat-ar. nat-c.[5] nat-h. **Nat-m.**[5] **Nat-s.** nicc. **Nit-ac.**[5] **Nux-v.** onos.[102] **Op.**[5] ozone[227] parth.[197] ph-ac.[54] **PHOS.** phyt.[111] **Pic-ac.**[58] pip-m. **Plat.**[5] **Psor. PULS.**[5] rad-br.[111] rat.[137] rauw.[119] rhod.[5] **Rhus-t.** rhus-v.[25] **Sabad. Sang.**[111] sars. **SEC. Sel.**[54] **Seneg.**[5] **SEP. Sil.** sin-n. **Spig.** staph.[54] **SULPH. Syph.**[56] **Tab.**[102] tama.[197] **Tarent.**[102] tela[192] **Thuj.**[5] til. tong.[10] trio.[149] verat.[54] zinc.[5]

- **Hitze** agg.: syph.[137]

Kaltwerden:

- **agg.**: **ACON.**[122] aesc. **Agar.**[5] all-c.[182] alum.[1] alum-p.[58] **Alumn. Am-c.**[1] **Ant-c.**[58] arg-n.[5] arist-cl.[119] **Arn.**[5] **ARS.**[5] asar. **AUR.**[5] aur-s.[58] bamb-a.[1184] **BAR-C.**[5] bar-m. bar-s.[58] **BELL.** bell-p.[85] bor.[5] both-a.[3070] bov. brom.[137] **BRY.**[5] bufo **Calc.**[5] **Calc-p.** calc-sil.[58] cand-a.[239] canth. **Caps. Carb-an.**[5] **Carb-v. CAUST.**[5] **CHAM.** chim.[111] chin-s.[111] **Cimic.** clem.[5] **Cocc.**[5] coff.[5] **Coloc.**[5] **Con.** cupr.[58] **Dig.** dios. **DULC.**[5] elaps **Ferr.**[5] ferr-ar. ferr-p.[102] **GRAPH.**[1] **HEP.**[5] **Hydrog.**[222] **Hyos.**[5] **Hyper.** ign. ip.[54] **KALI-AR. KALI-C.**[1] kali-chl.[58] kali-p. kali-s.[85] **Kalm. Kreos. Lach.**[5] lat-h.[301] **LYC.**[5] lycps.[111] m-art.[5] m-aust.[5] **Mag-c.**[5] mag-m. **MAG-P.** mang. **Med.** meny. **Merc.**[5] merc-i-f.[137] merc-i-r. **MOSCH.**[5] **Nat-ar.** nat-c.[1] **Nat-p.** nat-sil.[58] nicc. **Nit-ac.**[5] **NUX-M.**[5] **NUX-V.**[5] **Petr.**[1] **PH-AC. PHOS.**[1] phys.[111] phyt.[85] piloc.[122] polyg.[111] psil.[164] **PSOR. PULS.**[5] **PYROG. Rhod.**[102] **RHUS-T.**[5] **RUMX.** ruta sabal.[137] samb. sel.[137] senec.[111] **SEP.**[1] **SIL.**[1] **Spong.**[5] **Stront-c.**[5] **SUL-AC.** sul-i.[58] **Sulph.**[58] **Sumb. Tarent.** thea[275] **Thuj. TUB. Verat.** verb.[5] viol-o.[5] viol-t. **Zinc.**[5] zinc-p.[58]

  ☞ *Abdecken, Entblößen; agg.*

  - **erhitzt,** wenn: **ACON.**[122] ars.[137] bell.[137] brom.[137] **Bry.**[122] dulc.[137] ferr-p.[137] **Hep.**[137] **Kali-c.** kali-s.[85] merc-i-f.[137] nux-v.[5] phos.[137] psor.[137] puls.[137] ran-b.[58] rhod.[137] **RHUS-T.**[122] sep.[137] **SIL.** zinc.[137]
  - **Menses,** während: bar-c.[5] graph.[5] mag-c.[5] senec.[111] sep.[102]
  - **Schweiß,** während: **ACON.**[5] **Ars-s-f.**[58] calc-sil.[58] **Carbn-s.**[58] dulc.[5] **RHUS-T.**[8] sul-i.[58]
  - **Sitzen** auf kalten Stufen: chim.[111] **Nux-v.**[5] rhod.[5]

    ☞ *Sitzen; agg.; kaltem Grund, kaltem Sitz, auf • Sitzen; agg.; kaltem Grund, kaltem Sitz, auf • Waschen; agg.; Fußboden wischen*

  - **agg., Körperteils, eines**: acon.[5] agar.[5] all-c.[182] alum.[5] am-c.[1] ant-c.[137] arg-n.[5] ars.[5] aur. **Bar-c. Bell.** bry. bufo[111] **Calc.**[182] canth. cham. chin-s.[111] clem.[5] con. cupr.[58] dulc.[137] glon.[182] **Hell. HEP.**[5] hyos.[5] ip.[54] kali-ar.[111] kali-c.[5] lach.[5] lat-h.[301] led. lyc. mag-p.[111] merc.[5] nat-c.[182] nat-m.[182] nit-ac.[5] nux-m.[5] nux-v.[5] ph-ac. **Phos.** phys.[111] piloc.[122] psor.[182] puls. **RHUS-T.**[5] **Sep.** squil. stann.[1] stront-c. tarent.[111] thuj. zinc.[5]

    ☞ *Abdecken, Entblößen; agg.; einzelne Teile*

KÄLTE; Kaltwerden; agg., Körperteils, eines (Forts.)

◦ ◦ **Extremitäten**: aur. **Bry.** con. **HEP. Nat-m. RHUS-T. SIL.** squil. stront-c. **THUJ.**

◦ ◦ **Füße**: acon.[182] all-c.[182] alum.[5] am-c.[5] ars.[5] **Bar-c.** bufo[111] calc.[182] cham. clem.[5] **Con.** cupr.[58] dulc.[137] kali-ar.[111] kali-c.[5] **Lach.**[5] lyc. mag-p.[111] merc.[182] nat-c.[182] nat-m.[182] nit-ac.[5] nux-m.[5] **NUX-V.**[5] phos.[5] phys.[111] **Puls.** rhus-t.[182] sep.[5] **SIL.** stann.[1] zinc.[5]

▤ *EXTREMITÄTEN; C; Kälte; allgemeine Arzneien; Beine; Füße; erkältet sich durch kalte Füße*

◦ ◦ **Hand** aus dem Bett: acon.[5] **BAR-C.** canth. **Con. HEP.** merc.[5] phos. **RHUS-T. Sil.**

◦ ◦ **Kopf**: am-c.[1] ant-c.[137] arg-n.[5] bar-c.[137] **BELL.** glon.[182] **Hep.**[5] hyos.[5] led. nux-v.[5] psor.[182] puls. rhus-t.[5] **SEP. SIL.**

◦ ◦ **Rücken**: piloc.[122]

- **amel.**: acon. aesc.[111] agn. all-c.[111] aloe[111] alum. alumn.[54] am-c.[5] am-m.[5] ambr. anac.[5] ang.[5] ant-c. ant-t. **Apisin.**[5] **Arg-n.** arn. asaf.[5] asar.[5] aur. bapt.[111] bar-c. bell. bov. brom.[5] **Bry.** cadm-s.[111] calad. calc.[5] calc-i.[58] cann-i.[54] cann-s. caps.[5] carb-v. carc.[207] caust.[5] **Cham.** chin.[5] cina[5] clem. coc-c.[111] cocc. coff. colch. coloc. croc. **Dros.** dulc. euph. **Fl-ac.**[5] **Glon. Graph.**[5] guai.[5] hell. ign.[5] **IOD.** ip. kali-bi.[54] kali-c.[5] kali-i.[111] kali-s.[111] kalm.[111] **Lac-c. Lach. Led.** lil-t.[111] **LYC.** m-arct.[5] m-art.[5] mang. **Merc.** mez. mur-ac. nat-c. **Nat-m.** nit-ac. **Nux-m.**[5] nux-v.[5] olnd. op. **Petr.** ph-ac. phos. plat. psil.[164] **PULS.** rhus-t.[5] sabad. **Sabin.** sars. **Sec.** sel. seneg. sep.[5] sil.[5] spig. spong. staph. **Sulph.** teucr. thuj. verat.

◦ **erhitzt,** wenn: caps.[5]

- **nach,** agg.: **Acon.**[5] agar. **Alum.** alum-p.[58] alum-sil.[58] **Alumn. Am-c.** anac.[5] **Ant-c.**[5] **Ant-t.** arist-cl.[119] arn. **ARS.** ars-s-f.[58] aur. aur-s.[58] **BAR-C.** bar-s.[5] **BELL.** bor. **BRY. CALC.** calc-s. calc-sil.[58] camph. **Carb-v. Carbn-s. Caust.**[5] **CHAM. CHIN.** cimic.[111] **Coc-c.**[54] **Cocc. Coff.** colch.[5] **Coloc. Con.** croc. cupr. cupr-s.[54] **Cycl.** dig. dros. **DULC.**[5] eup-per.[58] ferr. ferr-ar.[58] **FL-AC.**[5] **GRAPH.**[5] guai.[5] **HEP.**[5] hydr.[111] **HYOS.** hyper. ign. **Ip.** kali-ar.[58] **Kali-bi. Kali-c.** kali-chl.[58] kali-p. **Kali-sil.**[122] kalm. led. **Lyc.** m-art.[5] mag-c. **Mang. Med. MERC.**[5] **Mosch.**[5] nat-c.[5] **Nat-m.** nat-p. **Nit-ac.**[5] **Nux-m.**[5] **NUX-V.**[5] op. **Petr. PHOS.** phyt.[58] plat. polyg.[111] **Psor. PULS. PYROG. RAN-B. RHUS-T.**[5] ruta sabin. **Samb.** sang.[58] sars. sel. **SEP. SIL. SPIG. Stann.** staph. stront-c. **SUL-AC.** sul-i.[58] **Sulph. Tarent. Thuj.** tub.[58] valer. **Verat. Xan.**[54] zinc-p.[58]

☞ *Abdecken, Entblößen; agg.*

KALTE Anwendungen:

☞ *Anwendungen; kalte*

KAMPFER, Geruch von, agg.: **Kali-n.**[1]

KATHETERISIERUNG, Beschwerden durch: **Acon.**[85] arn.[5] kali-c.[5] mag-p.[85] nux-v.[5] petr.[137]

KAUEN, beim:

☞ *Beißen, Kauen; agg.*

KELLER agg.:

☞ *Gewölbe, Keller agg.*

KEUCHHUSTEN, Beschwerden nach: carb-v.[193] carc.[119] per.[193] sang.[102] stict.[85] verat.[137]

☞ *Infektionskrankheiten, Beschwerden seit • Rekonvaleszenz, Genesungsphase, Berschwerden während* ▤ *HUSTEN; C; Keuchhusten, Pertussis*

KIESELERDE, Beschwerden durch übermäßigen Gebrauch von:

▤ *KLINISCHES; M; Arzneimittel-Missbrauch, Vergiftungen durch; Silicea, Kieselsäure*

KINDERN, Krankheiten bei: abel.[149] abrot.[54] **Absin.**[102] acet-ac.[85] **ACON.**[5] **Aesc.**[102] **Aeth.**[8] **Agar.**[122] **All-c.**[58] aloe[54] alum.[1] **Alumn.** am-c.[10] am-m.[30] **Ambr.**[5] amyg-am.[142] anac.[54] **Ang.**[5] **ANT-C.**[54] **ANT-T.**[5] **APIS Apoc.**[8] **Arg. ARG-N. ARN.**[1] **ARS.** ars-i.[146] **Art-v. Arum-t.**[8] arund.[36] **AUR. AUR-M-N.**[272] **BAC.**[55] **Bamb-a.**[1184] **BAR-C.**[26] **Bar-m.**[122] **BELL.**[5] **Benz-ac.**[8] bism. **BOR.**[1] bov.[102] brom.[5] **BRY.**[5] **BUFO**[185] **CALC.**[5] calc-ar. calc-br.[85] calc-f.[102] calc-ox.[149] **CALC-P.**[8] calc-sil.[186] **Camph.**[5] cand-a.[239] canth. **CAPS.**[5] **Carb-v.**[5] **Carbn-s. CARC.**[122] catar.[72] **CAUST.**[1] cean.[111] **CHAM.**[5] chap.[149] chel.[36] **Chin.**[10] **Chlol.**[25] chlorpr.[149] **Cic.**[5] cic-m.[85] cimic.[25] **CINA**[122] clem. coc-c.[116] coca[8] **Cocc.**[5] **Cocci-s.**[54] **COFF.**[5] **Coff-t.**[8] **Coll.**[8] coloc.[31] **Con.**[54] **Croc.**[54] **Cupr. Cupr-acet.**[54] cur. **Cypr.**[54] dig. dor. dros.[5] **Dulc.** dys-co.[136] elaps **Elat.**[54] euph. **Euphr.** excr-can.[269] ferr.[5] ferr-p. fl-ac.[102] gall-ac.[54] **Gels.**[8] **Glon.**[37] **Graph.**[5] grat.[85] **Hell.**[8] **Hep.**[54] **HYOS.**[5] hyosin.[10] **Ign.**[1] **Iod. IP.**[1] irid.[85] **Iris**[8] **Jal.**[8] kali-bi.[31] **KALI-BR.**[8] **KALI-C.**[1] **Kali-p.**[48] **KALI-S.**[185] **Kreos.**[5] **LAC-C.**[54] lac-h.[233] **Lach.**[5] **LYC.**[1] lyss.[137] **MAG-C. Mag-m.**[54] **Mag-p.**[102] maland.[171] **Med.**[122] meli.[137] menth.[102] **MERC.**[5] **MERC-C.**[5] mez.[137] **Mill.**[54] **MOSCH.**[5] **Mur-ac.**[8] **Nat-m.**[5] **Nat-p.**[54] **NAT-S.** nepet.[102] **NIT-AC. NUX-M.**[5] **NUX-V.**[5] oci.[109] **OP.**[5] **Passi.**[102] ped.[85] petr.[10] ph-ac.[30] **Phos.**[5] phyt.[54] pic-ac.[102] **PLAT.**[30] **Plb.**[5] **Podo.**[10] **PSOR. PULS.**[1] **RHEUM**[1] **Rhod.**[5] **RHUS-T.**[5] rib-ac.[149] **RUTA**[5] sabin. **Sac-alb.**[72] **SAMB.**[5] **SANIC.**[56] sant.[25] **Sars.**[54] scorp.[269] sec.[10] sel.[137] **Seneg.**[8] **Senn.**[8] **Sep.**[5] **SIL.**[1] spig. **Spong. Squil.** stann.[1] **Staph.**[54] **Stram.**[5] sul-ac.[5] **SULPH.**[5] **Syph.**[85] **Tarent.**[186] ter.[47] **TEUCR.** ther.[809] **THUJ.** thyr.[149] **TUB.**[122] tub-a.[102] tub-k.[59] valer.[59] **Verat.**[5] vib.[137] viol-t.[5] **Zinc.**[8] zinc-o.[102] zinc-val.[25]

☞ *Zahnung, Beschwerden durch • C; Abmagerung; allgemeine Arzneien; • C; Wachstum; Längenwachstum, zu schnell*

anfällige, schwächliche, kränkliche: **Bac.**[62] brom.[5] calc-p.[111] **Caust.**[54] irid.[85] lyc.[5] mag-c.[85] phos.[5] psor.[54]

☞ *C; Abmagerung; allgemeine Arzneien; Knaben, schmachtende • C; Anfällig, empfindlich, kränklich • C; Schwäche; Kindern, bei*

Finger in der Mund, stecken:

▤ *GEMÜT; C; Gebärden, Gesten, macht; Finger in den Mund, Kind • MUND; C; Finger in den Mund, Kinder stecken die*

Mangelernährung, bei: aeth.[137] nat-p.[137]

Nägelkauen:

▤ *GEMÜT; C; Beißen; Nägel*

Schulkinder: **Calc. CALC-P.** cimic.[137]

wachsen zu schnell:

☞ *C; Wachstum; Längenwachstum, zu schnell*

KITZELN der Partie amel.: sep.[1]

KLARES Wetter:
☞ *Wetter; klares W. agg.*

KLAVIERSPIELEN:
☞ *Musik; agg.;*

KLEIDUNG Lockern, lösen amel.: am-c. apisin.[5] arn. ars.[54] asar. **Bry.**[5] **CALC. Cann-i. CAPS.**[5] **Carb-v. Caust. Chel.** chin. coff.[5] elaps[231] **Hep.**[5] ignis[194] **LACH. LYC.** mag-m.[1] merc.[5] **NIT-AC. NUX-V.**[5] olnd. op. ran-b. **Sars.**[5] **Sep.**[5] **Spig. Spong. Stann.**[5]

KLEINIGKEITEN agg.: **ACON.**[5] adam.[222] agki-p.[1202] am-c. anac.[58] androc.[222] ang.[36] **Ant-c.**[10] arg.[10] **Arn.**[1] **ARS.**[5] aspar.[8] aur.[38] **Aur-m-n.**[272] bamb-a.[1184] bar-acet.[36] **BAR-C. Bell.**[36] **Bor.** bufo[58] but-ac.[77] **Calc.**[5] calc-i.[58] calx-b.[194] cand-a.[239] cann-s.[1] carb-v.[10] carc.[119] carl.[36] **CAUST.**[30] **CHAM.**[5] **Chel.**[36] **Chin.**[30] **Cimic.**[54] cina clem.[5] **Cocc.**[1] **Coff. Con.**[36] conv.[38] cop.[36] corv-c.[258] **Croc.**[102] **Cycl.**[36] digin.[36] dros.[1] dys-co.[136] **Ferr.**[54] ferr-p.[36] granit-m.[194] **GRAPH.**[5] hell.[5] **Hep.**[5] hydrog.[222] **Ign.**[1] ip.[5] kali-bi.[111] **KALI-C.** kali-m.[137] **Kali-p.**[8] kali-sil.[58] kola[1184] kreos.[5] lac-lup.[204] **Lach.**[54] lact.[4] lat-h.[301] lil-t.[111] **Lyc.** lyss.[36] mang.[36] marm-w.[194] **Med.** meph.[36] merc. merc-i-r.[36] **Mez.**[5] morph.[102] **Mosch.**[102] **Nat-c. Nat-m.**[5] nat-p.[36] **Nit-ac.**[5] **Nux-m.**[36] **NUX-V.**[1] ozone[227] **Petr.**[36] ph-ac.[1] **Phos.**[5] pitu-a.[164] **Plat.**[30] plut-n.[222] psor.[56] **Ptel.**[54] puls.[30] **Rhus-t.**[1] sabad.[36] sang.[36] sanic.[137] sarcol-ac.[149] saroth.[149] sars.[36] seneg.[5] **Sep.**[5] **Sil.**[1] sol-a.[36] squil.[1] **Staph.**[30] **Stram.**[102] **Sul-ac.**[58] **Sulph.**[1] sumb.[25] tarent.[36] tax.[303] ter.[137] ther.[137] thuj.[5] thyr.[102] tub.[137] **Verat.**[184] zinc.[36]
☞ *Beschwerden, geringfügige, agg.*

KLIMAKTERIUM, im:
☞ *Menopause, Beschwerden in der; Klimakterium, im*

KNEIFEN amel.: apisin.[5] ars.[5] pip-n.[111]
☞ *Druck; amel.;*

KNIEN:
▤ *EXTREMITÄTEN; C; Schmerz; Beine;*

agg.: **Bar-c. Bar-m.** calc.[5] **Cocc.** marm-w.[194] op. puls.[5] **SEP.**[5] **Spig. Tarent.**
☞ *C; Ohnmachtsgefühl, Ohnmachtsschwäche, Ohnmacht; Kirche, in der; Knien, beim* ▤ *SCHWINDEL; M; Knien, beim* •*HERZ KREISLAUF; C; Herzklopfen; Knien, beim*

amel.: **Aesc.** caust.[5] euph.[5] sang.[111]

KOHLENDIOXIDVERGIFTUNG:
▤ *KLINISCHES; M; Arzneimittel-Missbrauch, Vergiftungen durch; Kohlenmonoxid*

KOHLENGASBESCHWERDEN:
▤ *KLINISCHES; M; Arzneimittel-Missbrauch, Vergiftungen durch; Kohlenmonoxid*

KOITUS:

während: aeth. **Agar.** alum.[5] **Ambr.** anac. apis[54] **Arg-n. Asaf.**[5] **Bar-c.**[5] bor.[5] **Bufo Calc. Calc-p.** cann-i. **Carb-v.**[10] caust.[10] cedr.[137] clem.[10] cob.[137] coff.[5] con.[5] cub.[111] dig.[137] ferr-p.[137] gels.[137] **GRAPH.** hep. kali-bi. **Kali-c.** kreos.[54] **Lach.**[5] **Lyc. Lyss.**[54] **M-aust.**[5] merc.[5] nat-m. **Nux-v.**[5] **PHOS.** plb.[10] puls.[137] sabad.[137] **Sel. SEP. SIL. Staph.** sulph. tarent.[137] tax.[10] ther.[102]

nach: **AGAR.**[31] **Agn. All-c.**[36] **Alum.**[1] alumn. am-c.[5] anac.[5] anan.[36] **APIS**[54] arg.[5] **ARG-N. Arn.** asaf.[5] bar-c.[5] bell. **Berb.** bor.[5] both-a.[3070] **Bov.**[5] brom.[54] bry.[36] bufo[111] **CACT. Calad.**[5] **CALC.**[5] calc-i.[58] **Calc-p.** calc-sil.[58] calen.[137] cann-i.[36] cann-s.[5] carb-an.[10] carb-v.[5] cast. caust.[1] **Cedr.**[54] **Chin.** choc.[222] clem.[5] coff. coloc.[5] **Con. Dig.** dios.[111] **Eug.** falco-p.[265] **Ferr.**[162] **Ferr-m. Ferr-p.** gels. **GRAPH.** grat.[36] ham. **Hep. Hydr.**[58] hydr-ac.[268] **Ign.** jatr.[36] jug-r. **Kali-bi. Kali-br.**[54] **KALI-C.**[1] kali-i.[36] kali-n.[5] **KALI-P. Kali-sil.**[58] kola[1184] **KREOS.** lac-c. lach.[5] led.[10] **LYC. LYSS. M-aust.**[5] mag-c.[5] **Mag-m.**[5] merc.[5] merc-c.[5] mez.[5] mosch. **Naja Nat-c.**[5] **NAT-M. Nat-p.**[58] nat-sil.[58] **NIT-AC. Nux-v.**[1] par.[5] **Petr.**[5] **Ph-ac.**[5] **PHOS.**[5] **Plat.** plb.[5] **Psor. PULS. Rhod. Rhus-t.** sabin. sanic.[85] sars.[137] **Sec.**[54] **Sel.**[5] **SEP.**[1] **SIL.**[5] spig.[137] spira. stann.[137] **STAPH.**[809] sul-ac.[10] **SULPH.** syph.[58] tab.[10] **Tarent.**[54] ther. **Thuj.** upa.[36]
☞ *C; Schwäche; Samenergüssen, nach*

amel. nach: bamb-a.[1184] **Camph.**[54] **CON.**[5] merc.[5] nuph.[85] nux-v.[5] **Ph-ac.**[5] **Staph.**[5] tarent.[111] zinc.[137]

- **einen** Tag danach: nuph.[85]

interruptus: bell.[5]

KONDYLOME, Beschwerden durch unterdrückte: merc.[58] nit-ac.[58] staph.[58] **Thuj.**[122]

KOPFSCHÜTTELN:

agg.: acon.[5] agn.[5] am-c.[5] anac.[5] ang.[5] ant-c.[5] ant-t.[5] apisin.[5] **Arn.**[5] ars. **Asar.** bar-c.[5] **BELL.**[5] bor.[5] **BRY.** calad.[5] **Calc.**[1] camph.[5] cann-i.[36] cann-s.[5] canth.[5] carb-an.[5] **CARB-V.**[1] **Carbn-s. Caust.** cham.[5] chel.[5] **Chin.** cic.[5] cocc.[5] coff.[5] **Colch.**[5] coloc.[1] com.[111] **Con.**[5] corn.[25] croc.[5] cupr.[5] dig.[5] ferr-p. genist.[36] **GLON.**[36] graph.[5] guai.[5] hell.[5] **Hep.**[5] iod.[5] **Ip. Kali-br.** kali-c.[5] kreos.[5] **Led.**[5] lyc.[1] m-aust.[5] mang.[5] merc.[5] mez.[5] **Mosch. Nat-m. Nit-ac. Nux-m.**[5] **NUX-V.**[5] par.[5] **Petr. Phos.** plb.[5] puls.[5] ran-b.[5] rheum[5] **Rhus-t.** ruta[5] samb.[5] **Sang.** sars.[5] sec.[5] sel.[5] **SEP.**[5] sil.[5] **Spig.**[5] spong.[5] squil.[5] stann.[5] staph.[5] stram.[5] sul-ac.[5] sulph.[5] thuj.[5] verat.[5] xan.
☞ *Bewegung; während; Kopfes, des*

amel.: chin.[5] cina[5] gels. hyos.[5] kali-c.[1] **Lach.**[5] phos.[5]

KÖRPERFLÜSSIGKEITEN:
☞ *Körpersäften, Verlust von*

KÖRPERSÄFTEN, Verlust von:

agg.: abrot.[116] acon.[5] agar. alum. anac.[5] ant-c. ant-t. arg. arn.[5] **ARS.**[5] ars-i. aven.[116] **Bell.**[5] bism.[5] bor. **Bov.**[5] brom.[5] bry.[5] bufo[111] **Calad. CALC.**[5] **CALC-P.** cann-s. canth. caps. carb-ac.[111] **Carb-an.**[116] **CARB-V.**[5] **Carbn-s.** caust. cham. **CHIN.**[1] **Chin-ar.**[116] **CHIN-S.** cimic.[111] **Cina**[5] cocc.[5] coff. **Con.**[5] **Crot-h. Cupr.**[5] dam.[1125] dig. dros.[5] dulc. **Ferr.**[5] ferr-pic.[85] ferr-py.[102] **GRAPH.** ham.[116] helon.[116] hep.[5] **Ign.**[5] **Iod. IP.**[116] **Kali-c.**[1] **Kali-p. Lach.** led.[5] **LYC.** m-art.[5] m-aust.[5] mag-m. **MERC.**[5] mez. mosch.[5] nat-c.[5] **Nat-m.**[5] **Nat-p.** nit-ac.[5] **Nux-v.**[5] petr. **PH-AC.**[5] **PHOS.**[5] pic-ac.[85] plat.[5]

KÖRPERSÄFTEN, Verlust von; **agg.** (Forts.)

plb.[5] **PULS.**[5] ran-b. rhod. **Rhus-t.**[5] **Ruta**[5] sabad. samb.[5] sec.[34] **SEP. SIL.**[5] **Spig.**[5] **Squil.**[5] stann.[5] **STAPH.** stram.[5] sul-ac.[122] **Sulph.**[5] thuj. **TRIL.**[54] valer. **Verat.**[54] **Zinc.**[5]

☞ *Menses; nach •Samenergüsse; agg. •Schweiß; nach Schweißabsonderung •Stillen, Saugen an Mamillen, agg. •C; Ohnmachtsgefühl, Ohnmachtsschwäche, Ohnmacht; Flüssigkeitsverlust, durch •C; Schwäche; Schlafmangel, durch; Flüssigkeitsverlust, durch*

- **Blut**: abrot.[116] arn.[116] **Ars.**[5] carb-an.[116] carb-v.[5] **CHIN.**[1125] chin-ar.[116] dam.[1125] **Ferr.**[122] ferr-pic.[85] ham.[116] helon.[116] hydr.[116] ip.[85] **Mosch.**[5] **Nat-m.**[116] **Ph-ac.**[5] phos.[116] pic-ac.[85] sep.[58] staph.[58] **Sulph.**[5] zinc.[5]

☞ *Blutung, Blutabsonderung; agg. nach •Metrorrhagie, Beschwerden durch* ▥ *BLUT; C; Blutung*

amel.: lach.[102]

KRATZEN:

agg.: **Agar. Alum.** alum-sil.[58] bor.[5] calc.[5] **CARB-V.** carl. **Caust.** clem.[5] dulc.[36] euphr.[5] **Merc.**[5] **Mez.** nat-c.[5] **Nat-m. Nat-s.**[58] **Petr.** ph-ac.[36] phos.[36] rhus-t.[36] rhus-v.[36] **Sep. Sil. Stann.**[54] **Staph. SULPH.** tarax.[1] tarent.[137] **Thuj.**[1]

amel.: agar.[5] agn.[5] alum.[5] am-c.[5] am-m.[5] ambr.[5] anac.[5] ang.[5] ant-c.[5] ant-t.[5] **Arn.**[5] **ASAF.**[5] bar-c.[5] bell.[5] bor.[5] bov.[5] camph.[5] cann-s.[5] caust.[5] chel.[5] chin.[5] cic.[5] cina[5] clem.[5] coloc.[5] com.[102] **Croto-t.** cupr-o.[192] **CYCL.**[5] dig.[5] **Dros.**[5] dulc.[1] **Guai.**[5] hep.[5] **Ign.**[5] jug-c.[102] kali-c.[5] kali-n.[5] kreos.[5] laur.[5] led.[5] lil-t.[36] m-arct.[5] m-aust.[5] mag-c.[1] mag-m.[5] **Mang.**[5] meny.[5] **Merc.**[5] mez.[5] mosch.[5] **MUR-AC.**[5] **NAT-C.**[5] nat-s.[111] nit-ac.[5] nux-v.[5] ol-an. **Olnd.** ph-ac.[5] **PHOS.**[5] plat.[5] **Plb.**[5] ran-b.[5] rhus-t.[5] **Ruta**[1] sabad.[5] sabin.[5] samb.[5] sars.[5] sec.[5] sel.[5] seneg.[5] spig.[5] spong.[5] squil.[5] stann.[5] staph.[5] sul-ac.[5] **Sulph.**[5] tarax.[5] **Thuj.**[5] valer.[5] viol-t.[5] **Zinc.**[5]

▥ *HAUT; C; Jucken; Kratzen; amel.*

Geräusch, kratzendes, agg., Leinen, auf:

▥ *GEMÜT; C; Empfindlich, überempfindlich; allgemeine Arzneien; Geräusch, gegen;*

KREUZEN der Gliedmaßen:

agg.: **Agar.** alum.[5] anag. ang.[5] aquil.[111] arn.[1] **Asaf.**[5] aur.[1] bell.[1] bry.[5] **Carb-an. Crot-h. Dig.**[5] fl-ac. iod.[5] ip.[1] kali-c.[137] kali-n.[1] laur.[5] **Lyc.** mur-ac.[1] nat-c.[5] nux-m. nux-v.[5] **Phos.** plat.[1] rad-br.[111] rat. rheum[1] rhod.[5] **RHUS-T.** sars.[5] sep. squil.[5] stann.[1] staph.[5] **Valer.** verb.[1]

- **Arme**: staph.[5]

amel.: abrot.[111] ant-t.[5] gels.[111] **LIL-T.** murx. nux-v.[5] rhod.[5] **SEP.**[5] thuj.[5] vib.[111] zinc.[5]

KRÜMMEN, Beugen, Neigen:

agg.:

☞ *Beugen, Neigen, Krümmen; agg.; Teile, die erkrankten*

amel.:

☞ *Beugen, Neigen, Krümmen; amel.; Teile, die erkrankten*

KRUPPHUSTEN, Beschwerden nach: arn.[5] bell.[5] **Calc.**[58] dros.[5] **Hep.**[5] **Phos.**[5]

KUPFERMISSBRAUCH, durch:

▥ *KLINISCHES; M; Arzneimittel-Missbrauch, Vergiftungen durch; Kupfer*

KÜSTE, an der, amel. oder agg.:

☞ *Luft; Seeluft, am Meer*

LACHEN agg.: acon.[5] aloe[111] ang.[5] **Arg. Arg-n. ARS.**[5] ars-met.[85] aur.[5] **BELL.**[5] **BOR.**[5] **BRY.** calc.[5] **Camph.**[137] **CANN-I.** cann-s.[5] **Carb-v.**[1] **CHIN.** coff.[54] coloc.[1] **Con.**[5] croc.[54] **Cupr.**[54] glon. hyos.[5] ind.[36] iris kali-c.[1] kali-n. lach. laur.[5] lyc.[5] manc.[111] **Mang.**[5] mang-acet.[1] mez.[5] mur-ac.[1] **Nat-m.** nicc. nux-m.[54] **Nux-v. PHOS.**[5] plat.[1] **Plb.**[5] psor.[56] **Sanic. SEP.**[1] spong.[5] **STANN.**[5] **Sulph.** tab. **Tell.** ther.[54] tong.[54] tub.[85] verat.[54] zinc.[5]

Luft, an der frischen agg., im Freien: nux-m.[54]

☞ *Luft; frische, im Freien; agg.*

LAGE, Änderung der, agg.:

☞ *Wechsel, Veränderung; agg.;*

LAKTATION:

☞ *Stillen, Saugen an Mamillen, agg.*

LANDESINNEREN, im:

amel.: syph.[102]

☞ *Gebirge; amel. bei Aufenthalt in den Bergen •Luft; Seeluft, am Meer; agg.*

LAUFEN, Rennen:

agg.: alum. alumn.[54] **Ang.**[5] arg.[5] **Arn. ARS.** ars-i. ars-s-f.[58] **Aur.**[5] aur-ar.[58] aur-i.[58] aur-s.[58] **Bell.**[5] berb. bor. **BRY.**[5] calc. **Cann-s. Caust.** chel. chin. cina[5] coca[25] **Cocc.** coff. **Con.** croc. **Cupr.**[5] dros. **Ferr.** ferr-ar.[58] hyos.[5] **Ign.**[5] ip. **Kali-c.**[5] laur.[5] **Led.**[5] **Lyc.** mez. **Nat-m.**[5] nit-ac. nux-m. **Nux-v.**[5] **Olnd.** phos. plb.[5] rauw.[119] rheum **Rhod. Rhus-t.** ruta sabin. **Seneg.**[5] **Sep.**[5] **SIL.**[5] **Spig.**[5] spong. squil. staph.[5] stroph-s.[119] **VALER.** verat. zinc.

☞ *Gehen; während Gehen agg.; schnellem Gehen, bei •Springen agg.*

amel.: ars.[5] bism.[137] brom.[5] cath-a.[264] caust. fl-ac.[5] graph.[5] **Ign.** nat-m. nit-ac.[5] nux-v.[5] **SEP.** sil. stann. sul-ac.[5] tarent.[111] thlaspi[111]

☞ *Anstrengung, körperliche; amel., Anstrengung •Bewegung; amel.; rasche, Rennen, Tanzen* ▥ *GEMÜT; M; Anstrengung; amel.*

- **amel. als Gehen**: tarent.[137]

LECKEN:

agg., Lippen: mang.[5] valer.[5]

amel.: mang.[5]

LESEN:

agg.: acon. aesc.[36] **AETH.**[122] **Agar. AGN.**[5] all-s. **Alum. Am-c.**[8] **Ambr.**[5] **Ammc.** amyg-p.[36] **Anac.**[102] ang.[5] **Apis** apisin.[5] aran.[25] **Arg. ARG-N.**[54] arist-cl.[119] **Arn. Ars.** ars-s-f.[58] **Asaf.**[5] **Asar.** atro.[25] aur.[5] bamb-a.[1184] **Bar-c. BELL.** bism.[1] bor.[1] **Brom.**[5] bros-g.[259] **Bry.** cadm.[149] **CALC.**[1] calc-acet.[36] **Calc-f. Camph. Cann-i.** canth.[5] carb-ac.[8] **Carb-v. Carbn-s.**[25] cassi-f.[192] **Caust.** cham.[8] **Chel. Chin.**[5] chin-s. choc.[222] **Cic.**[5] **Cimic.**[36] **Cina**[1] clem. cob. **Coca**[25] **Cocc.**[5] **Coff.**[10] **Colch. CON.**[54] corn.[36] cot.[36] **Croc.**[5] **Crot-h.** croto-t. cupr.[5] **Cycl. Dros.**

DULC. **Echi.** erio.[36] euph.[1] **Ferr.**[54] ferr-i.[8] fl-ac.[36] **Gels.**[36] germ.[222] **Glon.** **Graph.**[5] grat. harp.[1184] **HELL.**[58] hell-f.[36] helon.[36] **Hep.**[5] hydr-ac.[268] hydrog.[222] hyos.[36] **Ign.** ind. indg. iod.[36] **Ip.**[5] irid.[102] iris[54] **Jab.** kali-ar. **Kali-bi.** **Kali-c.**[1] **Kali-p.** kali-sil.[58] kalm.[111] **Kola**[1184] **Lac-c.** **Lac-d.**[58] lac-f. **LACH.**[5] lachn.[36] led. lil-t. **Lith-c.** lob-s.[25] **LYC.** lyss.[36] m-arct.[5] m-aust.[5] **Mag-m.** mag-p.[111] mang.[5] **Mang-acet.**[1] med.[54] menth.[36] **Meny.**[5] **Merc.** **Merl.** **Mez.**[54] mill. mosch.[5] mur-ac. mygal.[192] myric. naja **Nat-ar.**[58] **Nat-c.**[54] **NAT-M.**[1] nat-p. **Nat-s.** neon[222] **NIT-AC.** **Nux-m.**[54] **NUX-V.**[5] ol-j. **OLND.**[1] **OP.** ox-ac.[36] par.[5] petr.[5] **Ph-ac.** **PHOS.**[1] phys.[25] phyt. pic-ac.[58] pip-m. plan.[25] **Plat.** psor. **Puls.**[5] **Rhod.**[5] rob. **RUTA**[5] **Sabad.**[5] sars.[1] **Sel.**[5] **SENEG.** **SEP.**[5] **SIL.**[1] sol-n. spig. spong.[102] stach.[36] stann.[5] **Staph.**[30] stram.[5] stroph.[137] **Sul-ac.**[1] sul-i.[58] **SULPH.** sumb.[36] tab. tarax.[5] tarent-c.[192] thuj.[5] **Tub.** valer.[5] vario.[54] **Verb.**[5] vinc.[4] viol-o.[5] zinc.[1]

☞ *Geistige Anstrengung; agg.*

- **lautes**: **Arg.**[5] **Calc.** **CARB-V.**[5] cocc.[5] kali-bi.[137] mag-p.[111] **Mang.**[5] nat-m.[5] nit-ac.[5] **Par.**[5] ph-ac.[5] **PHOS.**[5] **Puls.**[5] sel.[5] **Seneg.** sil.[102] **Spong.** **Stann.** **Sulph.** **Verb.**[5]

amel.: croc.[137] ferr.[5] **Nat-c.**[5]

☞ *Geistige Anstrengung; amel. •Literarische Arbeit amel.*

LEUKORRHÖ:

agg.: **Alum.**[5] am-c.[5] am-m.[5] **Ambr.**[102] **Anac.** ant-c.[5] ars.[5] bell.[5] bor.[5] bov.[5] **CALC.**[58] cann-s.[5] canth.[5] carb-an.[5] **Carb-v.**[36] **Caust.** cham.[5] chin.[5] cocc.[5] **Con.**[5] dros.[5] ferr.[5] graph.[5] helon.[111] hep.[5] ign.[5] iod.[5] **Kali-c.**[5] kali-n.[5] kalm.[137] **KREOS.**[5] lach.[5] **Lyc.**[5] mag-c.[5] **Mag-m.**[54] med.[111] **MERC.**[5] mez.[5] nat-c.[5] **NAT-M.**[5] **NIT-AC.** ph-ac.[5] **Phos.**[5] pitu-a.[164] plat.[5] psor.[137] **Puls.**[5] ran-b.[5] ruta[5] **Sabin.**[54] sec.[5] **SEP.**[5] **Sil.**[5] staph.[5] sul-ac.[5] **Sulph.**[36] syph.[137] thuj.[5] zinc.[5]

amel.: aloe[111] arist-cl.[119] carb-v.[137] caust.[5] cimic.[111] con.[5] eupi.[137] lach.[5] mag-c.[5] mag-m.[5] **Murx.**[54] naja[111] nat-c.[5] nat-m.[5] phyt.[137] plat.[5] puls.[5] sil.[5] sulph.[5] valer.[5] zinc.[5]

☞ *Schleimabsonderung amel.*

LICHT:

agg.: achy.[149] **Acon.**[162] adam.[222] aegle-f.[192] aesc.[137] agar. agn.[5] ail. alum.[5] alumn.[58] am-c.[5] am-m. ambr.[58] aml-n. ammc. amph. anac.[5] anag. androc.[222] ang.[5] anh.[119] **Ant-c.**[58] apis apisin.[5] arg-n. arist-cl.[119] arn.[10] **Ars.** ars-i.[809] ars-s-f.[58] **Asar.**[102] aster. aur.[111] **Bar-c.**[5] **BELL.**[5] berb. bor.[1] both-l.[122] bov. brom.[5] bros-g.[259] bry. bufo[54] buth-aust.[144] cact. cadm-s. caj. **CALC.** calc-p.[58] calx-b.[194] camph. cann-i.[36] canth.[54] carb-an.[5] carb-v.[58] carbn-s.[85] carc.[304] cassi-s.[192] cast. caust. cedr.[36] cham.[5] chel. **Chin.**[10] chin-s. chlorpr.[149] choc.[222] cic. cimic.[72] cina[5] clem. cob. coca[102] cocc.[5] coff. coff-t.[36] **COLCH.**[5] **CON.**[5] **Croc.**[5] crot-h. culx.[58] cupr. cupr-acet.[36] dig.[5] **Dros.**[5] euph.[5] **EUPHR.** galeo-c.[273] gels.[8] germ.[222] gink.[227] **Glon.**[111] **GRAPH.**[5] grat. haliae-lc.[222] hell.[5] **Hep.** hydr.[36] hydr-ac.[268] hydrog.[222] hyos.[5] **Ign.**[58] iod. ip.[5] jab.[102] kali-ar. kali-bi. kali-c. kali-i.[58] kali-n.[5] kali-p. kali-s. kali-sil.[58] kalm. kreos. lac-ac. lac-c. lac-d. lach.[5] lat-h.[301] laur.[58] levo.[149] lil-t.[36] lith-c. lob-c.[85] **Lyc.**[36] lycps.[25] **Lyss.**[54] m-arct.[5] mag-c.[58] mag-m.[5] mag-p.[137] manc.[111] mang. mang-acet.[1] meny.[137] **Merc.** **Merc-c.** merc-s. merl. mez.[1] mim-p.[2147] mur-ac.[5] nat-ar. **Nat-c.** nat-m.[5] nat-p.[137] **Nat-s.** nat-sil.[58] nit-ac.[5] nux-m.[5] **Nux-v.** op. peti.[36] petr. **Ph-ac.**[5] **PHOS.**[5] phyt. pic-ac.[54] piloc.[171] pitu-a.[164] plat. plb. plut-n.[222] podo.[111] psil.[164] psor. **Puls.** ran-b.[85] rhod.[5] **Rhus-t.**[10] ruta[137] sabad. samb.[5] sang. sars.[5] sec.[102] sel.[5] seneg.[5] **SEP.**[5] **Sil.**[116] sol-n.[85] **Spig.** spong. stann.[5] staph.[144] **STRAM.** succ.[194] sul-ac.[1] sul-i.[137] **Sulph.**[5] syph. tab. tarax.[5] tela[192] term-c.[192] thea[192] thuj.[5] tung.[252] valer. verat.[5] zinc. zinc-p.[58] ziz.[36]

☞ *Dunkelheit; amel. •Glänzende, leuchtende, reflektierende Gegenstände, Beschwerden durch* ▯ *GEMÜT; C; Licht; Abneigung gegen*

- **Abdecken** der Lichtquelle :
  - **amel.**: sec.[102]
  - **nicht** ertragen, kann er: apis[137]
- **blaues** Licht: tab.
- **Feuerschein**: **Ant-c.**[5] **Apis** bell.[137] **Bry.**[5] caust.[137] con.[137] **Euph.**[5] **Euphr.**[58] **Glon.**[111] lyc.[137] **Mag-m.** **MERC.**[5] nat-m.[137] **Nat-s.** phos.[137] phyt. puls.[5] ruta[137] sep.[137] stram.[137] **Zinc.**[5]
- **Gaslicht**: **Caust.**[54] **Merc.** nat-c.[102] nat-p.[137]
- **geringes** Licht, sogar: lac-d.[137]
- **grelles**: **Bell.** bufo[137] **Colch.**[5] dig.[137] **Kali-c.**[5] lyss.[54] **Ph-ac.**[5] **Phos.**[5] sep.[5] sol-n. **STRAM.** thuj. zinc.[5]
- **künstliches** Licht: agn.[5] am-m.[5] **Anac.**[5] **Apisin.**[5] **Arg-n.** **Bar-c.**[5] **Bell.**[5] bor.[5] bov. **CALC.**[1] **Calc-p.**[58] cann-i.[36] carb-an.[5] **Caust.**[5] **Chel.** chin-s.[111] choc.[222] **CINA**[5] **CON.**[5] **CROC.**[5] **DROS.**[5] **EUPHR.**[5] **GLON.**[102] **Graph.**[5] **Hep.**[5] **Ign.**[5] **Ip.**[5] **Kali-c.**[5] **Lach.**[5] laur.[5] **Lith-c.** **LYC.**[5] mag-m.[5] manc.[111] mang.[5] mang-acet.[1] **MERC.**[5] mez.[1] nat-c.[5] **Nat-m.** **Nat-s.** nit-ac.[1] nux-m.[5] petr.[5] **Ph-ac.**[5] **PHOS.**[5] phyt.[111] pic-ac.[54] plat.[5] podo.[111] **PULS.**[5] **RUTA**[5] sars.[1] **Seneg.**[5] **SEP.**[5] **Sil.**[5] staph.[5] stram.[5] **Sulph.** syph.
  - **Lesen,** kann nicht, bei künstlichem Licht: nat-m.[137]
- **Mondlicht**:

  ☞ *Mondlicht; agg.*
- **reflektiertes**: sep.[137]
- **Schnee**:

  ☞ *Schnee agg.; Glanz, der helle*
- **Sonnenlicht**: **ACON.** aegle-f.[192] **Agar.**[5] aml-n. anh.[119] **Ant-c.**[5] **Ars.** **Asar.**[5] aur.[111] bar-c.[5] **Bell.**[5] bov. brom.[5] **Bry.**[5] **CALC.**[5] **CAMPH.**[5] cassi-s.[192] **CHIN.** chlorpr.[149] **Cic.** **Clem.** **Con.**[5] **EUPHR.**[5] gels.[8] germ.[222] **GLON.**[111] **GRAPH.**[1] **Hep.** **IGN.**[5] kali-bi. lac-d. **Lach.**[5] **Lith-c.** m-arct.[5] mag-m.[5] **Merc.** merc-c.[5] **Merc-s.** **Nat-ar.** **Nat-c.**[5] **Nat-m.** **Nux-v.** **PH-AC.**[5] **Phos.** **Puls.**[5] **Sang.** **SEL.**[5] seneg.[5] sil.[116] stann.[5] **Stram.** sul-i.[137] **SULPH.**[5] tela[192] **Valer.**[5] verat.[5] zinc.[5]

  ☞ *Sonne; agg.*
  - **blendet**: lith-c.[137]

LICHT; agg. (Forts.)

- **Tageslicht**: **Acon.** am-m.[5] **Ant-c.**[5] **ARS.** bell.[5] **Calc.**[5] **CHIN.** **CON.**[5] **Dros.**[5] **EUPHR.**[5] **GRAPH.**[5] **HELL.**[5] **HEP.**[5] **Hyos.**[5] **Ign.** **Kali-bi.** **Lyc.** mag-c.[1] mang.[5] **MERC.**[5] nit-ac.[5] **NUX-V.**[5] petr.[5] **PH-AC.**[5] **PHOS.**[5] **Rhod.**[5] samb.[5] sang.[111] **Sars.**[5] **SEP.**[5] **SIL.**[1] stram.[5] **Sulph.**[5] thuj.[5]
- **Zwielicht,** in der Dämmerung: **AM-M.**[5] **Ang.**[5] arg-n.[5] **Ars.**[5] ars-i.[809] **Bell.**[5] **Berb.**[159] **CALC.**[5] camph.[5] **Caust.**[5] cham.[5] dig.[5] **Dros.**[5] graph.[5] **LYC.** mang.[5] **Nat-m.** nat-s.[111] **Phos.**[5] plat.[5] **PULS.**[5] **Rhus-t.**[5] sep.[58] stram. sul-ac.[1]

amel.: alum. **Am-m.**[137] anac.[5] bar-c.[5] **BELL.**[137] bry.[5] **Calc.**[137] cann-i.[137] cann-s.[137] **Carb-an.**[137] **Carb-v.**[137] **Caust.**[5] choc.[222] cinnb.[111] coff.[5] colch.[5] con.[5] **Gels.**[137] lac-eq.[204] lyc.[5] meny.[5] phos.[1] **Plat.**[5] rhus-t.[5] sec.[102] seneg.[137] spect.[271] **Staph.**[5] **Stram.**[5] **STRONT-C.**[5] stroph.[137] syph. tab.[111] tub.[193] **Valer.**[137]
☞ *Dunkelheit; agg.* • *Dunkelheit agg.*

- **Dunkelheit agg.**: am-m.[137] **BELL.**[137] calc.[137] cann-i.[137] cann-s.[137] carb-an.[137] carb-v.[137] **Gels.**[137] lyc.[137] plat.[137] **STRAM.**[137] **Stroph.**[137] valer.[137]
☞ *Dunkelheit; agg.* ◦
- **Mondlicht**:
☞ *Mondlicht; amel.*
- **Sonnenlicht**: anac.[5] cinnb.[111] con.[5] **Plat.**[5] **Rhus-t.**[5] spect.[271] **Stram.**[5] **STRONT-C.**[5]
☞ *Sonne; amel.*
- **Zwielicht,** in der Dämmerung: **Bry.**[5] colch.[5] lyc.[5] meny.[5] **Phos.**[1] **Rhus-t.**[5] seneg.[137] syph. tab.[111]
☞ *Z; Morgens, 5 Uhr - 9 Uhr; agg.; Dämmerung amel.* • *Z; Abends, 18 Uhr - 21 Uhr; amel.; Dämmerung, in der*

LIEGEN:

vor dem Hinlegen: nux-v.[5] ran-b.[5]

während: abies-n. absin. acet-ac. **Acon.** act-sp. adam.[222] adon.[137] aesc.[111] aeth. **Agar.** **Agn.**[5] ail. allox.[149] aloe alum. alum-p.[58] alum-sil.[58] **Alumn.** am-br.[25] am-c.[5] **Am-m.** **Ambr.**[5] ammc. anac. anan. androc.[222] ang.[5] ant-c. **Ant-t.** ap-g. **APIS** **Apisin.**[5] **Apoc.** apoc-a.[102] aral.[102] aran.[111] aran-ix.[144] **Arg.** arg-m. arg-n.[36] arn. **ARS.**[5] ars-i. ars-s-f.[58] arum-t.[102] **ASAF.**[5] asar. atista[192] atra-r.[149] **AUR.**[5] aur-ar.[58] **Aur-i.**[58] aur-m. aur-s.[58] bac.[56] bad.[111] bamb-a.[1184] **Bapt.** bar-c. bar-i.[58] bar-m.[116] **Bell.**[5] benz-ac. berb. bism. bor. bov. brom. **Bry.** bufo cact. cahin. calad. **Calc.** calc-ar.[111] calc-f. calc-i.[58] calc-p. camph.[5] cann-i.[111] **Cann-s.**[5] canth. **CAPS.** carb-ac. carb-an. **Carb-v.**[193] carbn-s. card-m.[111] carl. cassi-s.[192] cast. **Caust.**[5] cean.[116] cedr.[25] cench.[58] **CHAM.**[5] **Chel.** chin.[5] chin-s. chr-o. cic. cimic.[149] cina cinnb.[111] cist.[36] cit-v.[36] clem. cob. coc-c. coca cocc.[54] **Coff.** colch. coloc. com. **CON.**[1] conv.[85] cop. corv-c.[258] croc. crot-h.[116] croto-t.[5] cub.[36] **Cupr.** cur. **Cycl.**[5] cyt-l.[119] daph. **DIG.** dios. dol. **DROS.** **Dulc.**[5] ephe.[267] erig. eup-per. **EUPH.**[5] **Euphr.** fago. **FERR.**[1] ferr-acet.[102] ferr-ar. ferr-i.[58] ferr-p.[58] fl-ac.[5] form. gels. **Glon.** gnaph.[122] gran. graph. grat. grin.[102] **Guai.** guat.[119] harp.[1184] **Hell.**[85] **Hep.**[5] hydr.[137] hydro-c.[149] hydrog.[222] **HYOS.** hyper. iber.[102] **IGN.**[5] ind. indg. iod. ip. irid.[222] iris[137] iris-fl.[111] jug-r. kali-ar. kali-bi. **Kali-br.**[8] **KALI-C.** kali-chl.[10] kali-i. **Kali-n.**[1] kali-p.[58] kali-s. **Kalm.**[137] kola[1184] kreos. lac-ac. lac-c. lac-d. lac-del.[204] lac-f.[85] lac-leo.[204] **Lach.**[5] lachn. lact. lar-ar.[251] lat-h.[301] laur. **Led.** **Lil-t.** lith-c. lob.[111] lob-s.[25] loxo-r.[205] **LYC.**[5] lycps. **M-arct.**[10] **M-art.**[5] m-aust.[5] mag-c.[1] **Mag-m.**[5] mag-p.[137] mag-s. magn-gr.[102] mang. mang-acet.[1] mangi.[197] marm-w.[194] med. **MENY.** meph. merc.[5] merc-c. merc-i-f. merc-i-r. merc-pr-r.[102] merc-s. **Mez.**[36] mill. morg-g.[136] **Mosch.**[5] **MUR-AC.**[8] murx. myric.[25] naja nat-ar. **Nat-c.**[1] nat-h. **Nat-m.**[1] nat-p. **NAT-S.** nicc. nit-ac.[1] nux-m. **Nux-v.**[5] ol-an. ol-j. **Olnd.** onos.[111] **Op.** ox-ac.[111] oxyg.[85] ozone[227] **Par.**[5] **Petr.**[1] **PH-AC.** phel.[36] **PHOS.** phys. phyt. pic-ac. pitu-a.[164] plan. **PLAT.** **Plb.** podo. prot.[149] prun. psor. ptel. pull-g.[181] **PULS.** pyrog.[111] **Ran-b.** ran-s. raph. rat. rheum **Rhod.** **RHUS-T.**[5] rib-ac.[149] rob.[25] **RUMX.** **Ruta** **SABAD.**[5] sabin. sal-ac. **SAMB.** **SANG.** saroth.[144] sarr. sars.[1] scorp.[269] scroph-n.[102] sec.[5] sel.[36] seneg. **SEP.**[5] **SIL.**[5] sin-a. sol[236] sphing. spig.[5] spong. squil. **STANN.**[5] staph. stict. still. stram.[5] **Stront-c.**[5] stroph.[137] sul-ac. sul-i.[137] **SULPH.**[5] sym-r.[122] syph.[111] tab. tama.[197] **TARAX.**[5] tarent. tax.[303] tell. ter.[111] **Teucr.**[5] thea[102] ther.[137] thiop.[149] thuj. thyr.[111] **Trif-r.**[102] tub.[111] tylo-i.[192] ust.[102] **Valer.** verat. **Verb.**[5] vib.[102] viol-o.[5] **Viol-t.**[5] visc.[102] x-ray[102] zinc. zinc-chr.[137] zinc-i.[5] zinc-p.[58] **Zing.**
☞ *Druck; agg.* • *Ruhen, Ausruhen; agg.*

- **Ausstrecken** der Extremität **agg.**: cham.[5] colch.[5] coloc.[5] plat.[5] puls.[5] rheum[5] rhus-t.[5] staph.[5]
☞ *Strecken, Recken; agg.*
- **Bauch,** auf dem: ambr.[5] cupr.[1]
- **Bett,** im: **Acon.**[5] aeth.[111] **Agar.** **Agn.**[5] allox.[149] aloe alum. alum-sil.[58] **AM-M.** **AMBR.**[5] ang.[5] ant-c.[5] **Ant-t.**[5] **Arg.** arn.[116] **ARS.**[5] ars-i. asaf. asar. **Aur.** aur-i.[58] aur-s.[58] bapt.[116] bar-c.[116] bar-i.[58] bell. berb. bism. **Bor.**[1] **Bov.**[5] **Bry.**[5] bufo[111] cact. calad.[5] **CALC.**[5] calc-i.[58] camph. cann-s. canth. **Caps.**[5] **Carb-an.**[5] **Carb-v.**[5] card-m.[111] **CAUST.**[5] **CHAM.**[5] **Chel.** **Chin.**[5] chr-o. cic. cina[5] **Clem.** cocc.[5] **Coff.**[5] colch.[5] **Coloc.** com.[36] **CON.** croc.[5] cycl. dig. dulc. **Euph.**[5] euphr. **FERR.**[5] **FERR-I.** fl-ac.[5] **GRAPH.**[5] guai. **HELL.**[5] **Hep.**[5] **IGN.**[5] iris-fl.[111] kali-bi. **KALI-C.**[5] kali-chl.[58] **Kali-n.**[5] **Kalm.** **Kreos.**[5] lac-ac. **LACH.**[5] laur.[5] **LED.**[5] **Lil-t.** **Lith-c.** **LYC.**[5] **M-ARCT.**[5] **M-art.**[5] m-aust.[5] **MAG-C.**[5] **Mag-m.**[5] mag-s. **Mang.** meny. **MERC.**[5] merc-c.[5] mosch.[5] **Mur-ac.**[5] **Naja** **Nat-m.**[1] nat-s. **Nit-ac.**[1] nux-m. **NUX-V.**[5] ol-an.[111] **Olnd.**[5] op. **Ox-ac.** ozone[227] **Par.**[5] **Petr.** **Ph-ac.** **PHOS.**[5] **Plat.** **Plb.** **PULS.**[5] ran-b.[5] rheum **Rhod.**[5] **RHUS-T.**[5] **RUMX.** **Ruta** sabin.[5] **Samb.**[5] **SANG.** **Sars.** sec. **Sel.**[5] seneg.[5] **SEP.**[1] **SIL.**[5] **Spig.**[5] spong.[5] **Squil.**[5] **Staph.** stict. stram.[5] **Stront-c.** **Sul-ac.**[5] sul-i.[58] **SULPH.**[1] tarax. **Tell.** teucr. thuj.[5] **Valer.**[5] **Verat.** **Verb.**[5] viol-o. viol-t.[5] **Zinc.** zinc-p.[58]
  - ◦ **harten** Bett, **im**: **Arn.**[116] bapt.[116] bar-c.[116] graph.[116] kali-c.[116] lach.[116] puls.[116] **Rhus-t.**[116] sil.[116]

- **einer** Stellung gelegen hat, wenn man lange in: cedr.[25] mosch.[1] nat-s.[137]
- **feuchtem** Boden oder Unterlage, auf: **Ars.**[5] **Bry.**[5] **Calc.**[5] calc-p.[111] caust.[5] **Dulc.**[5] nux-v.[137] rhod.[137] **Rhus-t.**[5] **Sil.**[5] **Sulph.**[5]
- **gekrümmt**: **Dig.**[5] hyos.[5] lyc.[5] rhod.[5] spong.[5] teucr.[5] valer.[5]
- **Hinlegen,** unmittelbar nach: agar. am-c.[5] am-m. ambr.[5] ang.[5] ant-t.[5] apisin.[5] **Aral.**[102] arg-n.[36] **ARS.**[1] asar. bell.[5] **BRY.** calc.[5] carb-ac. **Carb-v.**[5] caust.[5] cench.[58] **Cham.**[5] chel. chin.[5] **Cist.**[36] **Clem.**[5] coc-c. **COCC.**[54] **Coff.** con.[1] croc.[5] dig. euphr.[5] ferr-i.[58] **Graph.**[54] **Guai.**[5] hell.[5] **Hep.**[5] ign.[5] **Ind.** **Ip.**[5] **Kali-bi.**[36] **KALI-C.** **Lach.**[5] laur. lil-t. **LYC.**[5] m-art.[5] m-aust.[5] mag-c.[1] mag-m.[5] mang-acet.[1] merc.[5] mosch.[5] naja nat-c.[1] nat-m.[1] **Nit-ac.**[5] **Nux-v.**[5] ox-ac.[111] par.[5] ph-ac.[36] phel.[36] **PHOS.**[5] **Phys.** plat. **Podo.** psor. **PULS.** **RHUS-T.**[5] **Rob.**[25] **Rumx.**[111] ruta[5] sabad.[5] sabin.[5] samb.[1] sang. sec.[5] **Sep.**[5] sil.[5] spig.[1] squil.[5] stann.[5] staph.[5] stram.[5] stront-c.[5] sul-ac.[1] **Sulph.**[1] **Tarent.** teucr.[5] **Thuj.**[102] valer.[5] **Verb.**[5] zinc.[1]
- **Kopf,** mit tief gelagertem: **Ant-t.**[5] **Apisin.**[5] **Arg.**[5] **Arn.**[5] **ARS.**[5] bell.[5] **CACT.** cann-i.[111] **Cann-s.**[5] **Caps.**[5] **Carb-v.** **CHIN.** cinnb.[111] **Clem.**[5] **Colch.**[5] con.[5] gels.[111] glon.[58] **Hep.**[5] **KALI-N.**[1] **Lach.**[5] m-aust.[5] **Nux-v.**[5] **Petr.**[5] phos.[5] **PULS.**[5] rumx. **Samb.**[171] sang. **Spig.**[5] **SPONG.**[5] stront-c.[5] **Sulph.**[5]
- **Körperteil,** auf dem man liegt, agg. sich dadurch: aloe[111] am-c.[5] **Arn.**[5] ars.[5] bar-c.[5] **Bry.**[5] calc.[5] caust.[5] **Chin.**[5] **Graph.**[5] hep.[5] hyper.[111] mag-m.[5] merc.[5] mosch.[1] nat-s.[111] nit-ac.[5] ph-ac.[5] **PULS.**[5] rhus-t.[5] sep.[5] sil.[5] thuj.[5]
- **nicht** gerade liegt, wenn er: staph.[5] **Tarax.**[5]
- **Rücken,** auf dem: **Acon.** aeth. agar.[5] aloe alum.[5] alum-p.[58] alum-sil.[58] am-c.[5] **Am-m.** ang.[5] apisin.[5] **Arg.** arg-n.[5] **Ars.**[5] ars-s-f.[58] asaf.[5] **Aur.**[5] aur-m. bamb-a.[1184] bar-c. bar-i.[58] **Bell.**[1] bor. **Bry.** bufo **Cact.** calc. canth. carb-an. carb-v.[1] **Caust.** **Chin.**[1] cimic.[111] cina clem. **Colch.**[5] **COLOC.** conv.[85] **Cupr.** **Cycl.**[5] dulc.[1] euph.[5] ferr-p.[58] graph. hyos. **Hyper.** **IGN.**[5] **Iod.**[5] irid.[222] kali-c.[1] **Kali-n.**[5] kali-p.[58] kreos.[5] lob.[111] **LYC.**[5] m-art.[5] mag-c.[10] mag-m.[1] mag-p.[111] mag-s. mangi.[197] merc-i-f.[111] nat-c. **Nat-m.**[5] **Nit-ac.**[1] **NUX-V.**[5] ol-an. **Op.** par. **PHOS.**[5] pitu-a.[164] plat.[137] **Plb.**[5] prun. **Puls.**[5] ran-b. **RHUS-T.** rib-ac.[149] **Rumx.** sang.[36] **Sep.**[5] **Sil.** **Spig.** stann.[36] stram. stront-c.[5] sul-i.[58] **Sulph.**[1] **Tell.** thuj. thyr.[111] tylo-i.[192] zinc.[5] zinc-chr.[137]
  - **hochgezogenen** und gespreizten Knien, mit: plat.[137]
  - **Kopf** ruckt dabei nach hinten: hyper.[137]
  - **Oberschenkel** zum Abdomen hochgezogen: stram.[137]
- **Schmerzen** wandern zu dem Teil:
  - **liegt,** auf dem man: arn.[5] **Ars.**[5] **Bry.**[5] calc.[5] cimic.[111] graph.[5] **Kali-c.**[5] merc.[5] mosch.[5] **Nat-m.**[5] **Ph-ac.**[5] phos.[5] phys.[111] **PULS.**[5] sep.[5] sil.[5]

    ☞ *C; Schmerz; Körperteile, betroffene; liegt, auf denen man; vorher gelegen hat*
  - **nicht** liegt, auf dem man: arn.[5] **Bry.**[5] calc-ar.[111] cupr.[5] cur.[111] fl-ac.[5] graph.[5] **Ign.**[5] kali-bi.[111] kali-c.[5] merc.[5] ph-ac.[5] puls.[5] **Rhus-t.**[5] sil.[5]
- **Seite,** auf der: **ACON.**[5] act-sp. agar.[58] agn.[5] ail. alum.[5] alumn. am-c.[5] am-m.[5] ambr.[5] ammc. **ANAC.**[1] anan. **Ang.**[5] ant-c.[5] ant-t. apis apisin.[5] apoc-a.[102] arg.[5] **Arg-n.** arge-p.[264] arn.[5] **Ars.** ars-i. aur. bad.[25] bamb-a.[1184] bapt.[38] bar-c.[5] bar-m.[116] bell. benz-ac. bor.[5] brom. **BRY.**[5] bufo cact. **CALC.**[5] calc-f. camph.[5] cann-i.[25] cann-s.[5] canth.[5] caps.[1] **CARB-AN.**[5] carb-v.[193] caust. cean.[116] cench.[58] cham.[5] chel. chin.[5] chin-s. cimic.[149] **Cina**[1] cinnb.[102] clem.[5] coc-c.[102] colch. coloc. **Con.**[5] croc. crot-h. croto-t.[5] cub.[36] cupr. cycl.[5] daph. dig.[5] dios. dros.[5] eup-per. fl-ac.[5] glon. graph.[1] guai. guat.[119] harp.[1184] hep. **Hydr.** hydro-c.[149] hydrog.[222] hyos. hyper. iber. **IGN.**[5] ind. **Ip.**[5] iris[137] kali-ar. **KALI-C.**[1] kali-chl.[58] kali-i. kali-n.[1] kalm.[58] kola[1184] **Kreos.**[5] lac-c. lac-d.[111] lac-del.[204] lac-f.[85] lach.[5] laur.[5] led. **Lil-t.**[25] **LYC.**[5] lycps.[25] m-art.[5] m-aust.[5] mag-c. mag-m.[5] mag-p.[111] magn-gr.[102] mang. med. **Merc.**[5] **Merc-c.** merc-i-r. mez. mosch. myric.[25] naja **Nat-c.**[1] nat-m.[5] nat-p. **Nat-s.** nit-ac. nux-m. nux-v.[5] olnd. onos.[111] op. **Par.**[5] petr. **Ph-ac.**[5] **Phos.** phys. plan. plat. plb. prun. psor. ptel.[102] pull-g.[181] **PULS.**[5] pyrog.[111] ran-b.[5] ran-s. rheum rhod. **RHUS-T.** ros-d.[305] rumx. ruta sabad.[5] sabin. samb. sang.[111] saroth.[144] sarr. sars. scroph-n.[102] sec.[5] sel. **Seneg.**[5] sep.[1] **Sil.**[1] spig.[5] **Spong.**[5] **STANN.**[5] staph. sul-ac. sul-i.[137] **Sulph.**[5] syph. tab. tarax.[5] tarent.[58] tax.[303] tell. ter.[111] teucr. thea[102] ther.[137] thiop.[149] **Thuj.**[54] tub. valer. verat. verb. vib.[102] viol-o.[5] viol-t.[5] visc.[25] zinc-chr.[137] zinc-i.[5]
  - **linker** Seite, auf: **Acon.** ail. **Am-c.**[5] anac. ang.[5] ant-t. apisin.[5] apoc-a.[102] **Arg-n.** arn. **Bar-c.** bar-m.[116] bell. brom.[116] **Bry.**[5] **Cact.** calad.[102] **Calc.**[5] canth. carb-an. cean.[116] chin. coc-c.[102] **Colch.** con. crot-h.[116] cycl.[5] **Dig.** eup-per. glon. graph.[85] hydro-c.[149] iber.[102] ind.[111] ip. kali-ar. **Kali-c.**[5] kalm. kreos. lac-f.[85] lil-t.[111] **LYC.**[5] mag-m. magn-gr.[102] merc. mez.[5] **Naja** **Nat-c.** **Nat-m.** nat-p. **Nat-s.** op. **Par.** petr. **PHOS.**[5] plat. **Ptel.**[111] **PULS.**[5] rhus-t. rumx.[111] seneg. **SEP.**[5] **Spig.**[5] **Stann.**[5] **Sulph.** tab. **Thuj.**[38] tub.[111] vib.[111] visc.[102] zinc-i.[5]
  - **rechter** Seite, auf: acon. **Alum.** **Am-c.** **Am-m.** anac. **Arg-n.**[137] bad.[111] bell.[5] **Benz-ac.** **Bor.** bry. bufo **Calc.**[5] cann-i.[102] **Carb-an.**[5] caust. cimic.[149] cina cinnb.[102] clem. con. cub.[36] hydr.[137] ip. iris[137] **Kali-c.** kali-chl.[58] kali-i. kalm.[137] kreos. lach.[5] **Lyc.**[5] lycps. m-art.[5] **MAG-M.**[5] mag-p.[137] **MERC.** mur-ac. nat-c.[5] **Nux-v.** **Phos.** prun. psor. puls.[5] ran-b. **Rhus-t.**[5] rumx.[111] sang.[162] scroph-n.[102] sec.[5] seneg. spig.[5] **Spong.** **Stann.**[5] sul-ac. sul-i.[137] thuj.
  - **schmerzhafter** Seite, auf: **Acon.** agar. **Am-c.**[5] am-m. **Ambr.**[5] anac. ang.[54] **Ant-c.** apis[137] arg. arg-n.[137] arn. **ARS.**[5] ars-i. **Bapt.** **BAR-C.** **Bell.** bry. **CALAD.** **Calc.**[5] calc-f. cann-s. caps. carb-an. carb-v. **Caust.**[5] **Chin.** cina clem. croc. cupr. **CYCL.**[5] dios. **DROS.**[5] **GRAPH.**[5] guai. **HEP.** hyos. **Ign.**[5] **IOD.** **Kali-c.** kali-chl.[58]

LIEGEN; während; schmerzhafter Seite, auf (Forts.) **Kali-i.** kali-n. **LACH.**[5] **Laur.**[5] led. **Lyc. Mag-c. MAG-M.**[5] mang. **Merc.** mez. **Mosch.** mur-ac. nat-m. **Nit-ac. NUX-M. NUX-V.**[5] olnd. **Par.** petr. **Ph-ac. PHOS.**[5] plat. psor.[137] pull-g.[181] puls. pyrog.[111] ran-b. ran-s. **Rheum** rhod. **Rhus-t. Rumx. RUTA Sabad.** sabin. samb. sars. sel. sep. **SIL. Spong.** staph. stram. sul-ac.[102] sulph.[5] syph.[111] tarax. tarent.[137] tell.[111] teucr. ther.[137] thiop.[149] thuj. valer. verat. verb. vib.[102] zinc-chr.[137]

☞ *Druck; agg.; Schmerzen gehen zu der Seite, auf der man liegt*

◦ **schmerzloser** Seite, auf: **Ambr. Arg.** arn. bell. **BRY. CAHIN. Calc. Cann-s.**[5] carb-v. **Caust. CHAM.** chel. chin.[5] **COLOC.** con.[5] cupr. **FL-AC.**[5] graph.[5] hyper. **IGN.**[5] **Kali-c.** lyc. **M-art.**[5] **M-aust.**[5] merc-i-r. naja nat-c.[58] **Nat-m.**[5] nat-s.[111] nux-v. phos. plan. ptel.[102] **PULS. Rhus-t. SEC.**[5] **Sep.**[5] **Stann.**[5] sul-ac. ter.[111] viol-o.[5] **Viol-t.**[5]

☞ *Druck; agg.; schmerzlose Seite, auf die*

nach: acon. agar. agn. alum. **Am-c.**[5] am-m. **AMBR.** ang.[5] ant-c. ant-t. **Arg.** arn.[5] **ARS.**[5] ars-s-f.[58] **Asaf.** asar. **AUR.** aur-ar.[58] bar-c. bell.[5] bism. bor. bov. bry. **Calad.**[5] calc. canth.[5] **Caps.** carb-an. carb-v. caust. **Cham.** chel. chin. **Clem.** cocc. coff. **Colch.**[5] coloc. **Con.** croc. cupr. **Cycl.** dros. **DULC. Euph. Euphr. Ferr.** graph. guai. hell.[5] hep. **Hyos.** ign. ip. **Kali-c.**[5] kali-chl.[58] kali-n. lach. laur. led. **LYC. Mag-c. Mag-m.** mang. **Meny.** merc. mez. mosch. mur-ac. nat-ar. nat-c. nat-m.[5] nit-ac. nux-m. nux-v. olnd. op. par. petr. ph-ac. phos. **PLAT. Plb. PULS.**[5] ran-b. ran-s. rhod. **RHUS-T.** ruta **Sabad.** sabin. **SAMB.** sars. sel. seneg. **Sep.** sil. spig. stann. staph. **STRONT-C. Sul-ac.**[5] **Sulph. Tarax.** teucr. thuj. valer. verat. verb. viol-o. viol-t. zinc.

amel.:

- **während**: acet-ac. acon. adam.[222] adlu.[149] aesc.[102] aeth. agar. agn. aloe **ALUM.** alum-sil.[58] alumn.[54] am-c. **AM-M.**[54] ambr. anac. androc.[222] ang.[54] ango.[102] anh.[102] ant-c. ant-t.[102] apis apisin.[5] aral.[137] aran.[85] arg. arg-n.[137] **Arn.** ars. ars-h. ars-s-f.[58] asaf.[5] **ASAR.** atra-r.[149] aur. aur-ar.[58] bad.[162] bapt. **Bar-c.** bar-i.[58] bar-m.[111] bcg[149] **BELL.** bell-p.[111] bor.[102] both-a.[3070] bov. brom.[5] **BRY.** bufo cact.[102] calad. **CALC.**[54] calc-f. calc-i.[58] **Calc-p.** calc-sil.[58] camph. cann-s. **CANTH.**[5] caps. carb-ac. **Carb-an. Carb-v.** carbn-s. carc.[111] card-m. casc.[111] cassi-s.[192] cast.[137] cast-v. **Caust. Cham.** chel.[5] chin. chin-ar. chion. choc.[222] cic. cimic. cina clem. cob. **Coc-c.** coca cocc. coff. **Colch.**[5] coloc. con. conv. croc. crot-h. croto-t. cub.[36] cupr. cupr-acet.[54] cycl.[5] cypra-e.[227] der. dicha.[144] dig.[137] dios. dros. dulc. elaps[58] equis. eup-per. euph. euphr.[5] fago. **FERR.**[5] fl-ac.[5] form.[111] gels.[111] gent-l.[36] get.[36] gink.[227] **Glon.**[111] gnaph.[102] granit-m.[194] **Graph.** grat. guai. hell. **Hep.** hyos. hyper.[137] **Ign.** ind. iod. ip.[5] iris-foe.[36] kali-c. kali-chl.[58] kali-i. kali-n. kali-p.[111] kali-sil.[142] kalm.[137] kola[1184] kreos.[5] lach. lat-h.[301] laur. **Led.** lept.[137] lil-t. lyc. m-arct.[5] m-art.[5] m-aust.[5] **Mag-c.** mag-m.[54] mag-p.[111] mag-s.[10] mand.[119] **MANG.** med. meny.[137] **Merc.** merc-c.[5] methys.[149] mez. mosch. mur-ac. naja[149] nat-c.[5] **NAT-M.** nat-s.[137] nat-sil.[58] **NIT-AC.** nux-m. **NUX-V.**[5] **OLND.** onos.[102] **Op.**[5] ox-ac. oxyg.[85] ozone[227] pall. par. pareir.[111] petr. ph-ac. phos.[36] phyt.[137] **PIC-AC.** plat. plb.[5] podo.[111] psil.[149] **Psor.**[137] ptel.[102] puls. pulx.[102] pyrog.[58] rad-br.[102] ran-b. rheum rhod. rhus-t. rib-ac.[149] ruta sabad. sabin. samb. sang.[137] sanic.[102] sars. sec.[5] sel. senec. seneg.[5] sep.[5] sieg.[144] **Sil. Spig.**[102] **Spong. SQUIL.**[5] **Stann.**[5] **Staph. Stram.** stront-c. stroph-s.[149] stry.[102] sul-ac.[102] sulfonam.[149] **Sulph.**[54] sumb. sym-r.[102] syph. tab.[102] tarax. tarent. tarent-c.[192] tell.[149] term-a.[192] teucr.[54] ther.[137] thuj. thyr.[137] tub.[111] tub-r.[149] valer. **Verat.** verat-v.[137] verb. vesp.[72] vib.[137] viol-o. viol-t. xan.[85] zinc.[54]

☞ *Ruhen, Ausruhen; amel.*

◦ **alle** Beschwerden **amel.**: mang.[137]

◦ **Bauch,** auf dem: **Acet-ac.**[122] adlu.[149] aloe **Am-c.**[5] ango.[102] ant-t.[102] ars. **BELL.**[5] bell-p.[111] **Calc.**[5] calc-p.[111] chion. **Cina Coloc.**[5] croto-t. cupr.[5] der. **Eup-per.** kali-p.[111] lach. **Lept.**[162] mag-c. **MED.**[58] **Nit-ac.** par.[5] pareir.[111] **Phos.**[1] plb.[5] **Podo.** psil.[149] psor.[111] puls. rhus-t.[5] rib-ac.[149] sel. **Sep.**[5] stram.[5] **Tab.**[102] tarent-c.[192] thyr.[111]

◦ ◦ **Schwangerschaft,** während: podo.[85]

◦ **Beine** angezogen: bell.[116] cocc.[116] coloc.[116] **Mag-p.**[116] stram.[116] verat.[116]

◦ **Bett,** im: **Acon.**[5] agar. alum-sil.[58] **Am-m.** ambr. anac. ang.[5] ant-c. ant-t. arg. arn. **Ars.**[5] ars-s-f.[58] asar. aur. aur-ar.[58] **Bar-c.**[5] **Bell.**[5] bov. **BRY.**[5] calad. calc.[5] calc-p.[111] calc-sil.[58] camph. cann-s. **Canth.** caps. carb-an. carb-v. **CAUST.**[5] cham. chel. chin. **CIC.** cina[5] clem. **Coc-c. COCC.** coff. colch. coloc.[5] **Con.**[5] croc. cupr. dig. dulc. eup-per.[111] ferr. graph. guai. hell. **HEP.**[5] hyos. ign. iod. ip. **Kali-c.**[5] kali-n. kreos. **Lach.**[5] laur. led. **Lyc.**[5] m-arct.[5] m-art.[5] m-aust.[5] mag-c. **Mag-m.**[5] **Mang.**[162] med.[111] merc. mez. mur-ac. nat-c. **Nat-m. Nit-ac.** nux-m. **NUX-V.**[5] **Olnd.**[5] par. pareir.[111] petr. ph-ac. phos. podo.[111] puls. pyrog.[137] ran-b. rheum rhod. **Rhus-t.**[5] sabad. sabin. samb. sanic.[137] sars. sec. sel. sep.[5] **Sil.**[5] spig. spong. **SQUIL.**[5] **STANN.**[137] **Staph.**[5] **Stram.**[5] stront-c. sul-ac. sulfonam.[149] sulph.[5] tarax. thuj. valer. **Verat.**[5] verb. viol-t.

◦ ◦ **Bauch,** auf dem: bar-c.[5] bell.[5] calc.[5] calc-p.[111] cina[5] **COLOC.**[5] **Eup-per.**[111] **Med.**[111] pareir.[111] podo.[111] sep.[5]

◦ ◦ **hartem** Bett, harter Unterlage, auf: acon.[5] bell.[5] kali-c.[137] mag-m.[5] **Nat-m. Rhus-t.**[5] sanic.[137] **Sep.**[5] stann.[137]

▥ *RÜCKEN; C; Schmerz; Liegen; amel.; harter Unterlage, auf • RÜCKEN; C; Schmerz; Lumbalregion; Liegen; amel.; Rücken, auf dem; harter Unterlage, auf*

◦ **Boden,** auf dem: lach.[5]

◦ **flach**:

☞ *flach, horizontal liegend*

◦ **flach,** horizontal liegend: apisin.[5] arn.[5] bell.[5] both-a.[3070] con.[137] cycl.[5] dig.[137] laur.[137] psor.[137] **SPONG.**[5] tab.[137] ther.[137] **Verat-v.**[137]

◦ **Gesicht,** auf dem: hyper.[137] led.[5] **Psor.**[111]

◦ **halb** zurückgelehnte Stellung: acon.[5] gels.[111] sang.[111]

◦ **Händen** und Knien, auf: con.[5] eup-per. euph.[5] **Lach.**[5] med.[111] **Pareir.**[111] sep.[5] tarent.[111]

◦ **Knien,** auf den:

◦ ◦ **Brust** gestützt, auf Knien und auf die: choc.[222] sep.[5]

◦ ◦ **Ellenbogen** und Knien, auf den: calc-p.[111] carc.[111] **Con.**[5] eup-per.[111] euph.[5] **Lyc.**[5] med.[111] pareir.[111] petr.[5] phos.[5] sep.[5] tub.[111]

◦ **Kopf** ist dabei:

◦ ◦ **hoch** gelagert: **Ant-t.**[5] apis[102] **Apisin.**[5] aral.[137] **Arg.**[137] **ARS.**[137] bell.[102] cact.[102] cann-s.[5] canth.[5] caps.[5] **Chin.**[5] **Con.**[137] gels.[137] glon.[111] **Hep.**[137] kali-c.[137] **KALI-N.**[5] lach.[137] m-aust.[5] phos.[5] **Puls.**[5] samb.[137] sang.[137] **SPIG. Squil.**[5]

◦ ◦ **tief** gelagert: apisin.[5] **Arn.**[5] bell.[5] calc.[5] caust.[5] cycl.[5] lach.[5] laur.[5] nat-m.[5] petr.[137] puls.[137] sang.[111] spig.[137] **Spong.**[5] tab.[111] **Verat.**[5] **Verat-v.**[122]

◦ ◦ **vorwärtsgebeugt**: coloc.[85]

☞ *Beugen, Neigen, Krümmen; amel.; vorwärts; Kopf, im Liegen*

◦ **Rücken,** auf dem: **Acon.**[5] adam.[222] aeth. **AM-M.** ambr. **Anac.** ang.[5] **Apis** arn.[5] ars.[102] bar-c. bell. bor.[5] **BRY.**[5] **CACT.** calad. **CALC.** calc-sil.[58] **Camph.**[122] **Canth. Carb-an.** casc.[111] cassi-s.[192] cast-v. caust. chin.[5] cimic. cina clem. cob. **Colch.** con. conv. crot-h.[111] cycl.[5] **Dig.** equis. ferr. gels.[137] gnaph.[102] grat. hell. **IGN.**[5] ind. iris-foe.[36] **Kali-c. Kalm. Kreos.**[5] laur. led.[137] **Lyc.** m-art.[5] mag-m.[5] mag-p.[111] **MERC-C.** mosch. nat-c. **NAT-M.** nux-v.[5] ox-ac. ozone[227] par.[5] **Phos.** plat. **PULS.**[5] ran-b. **RHUS-T. RUTA** sabad.[5] sabin.[5] **Sang.**[137] sanic. senec. **Seneg.** spig. **Spong. Stann.** stry.[102] sulph. sumb. tell.[149] **Thuj.** thyr.[137] verat. viol-t.

◦ ◦ **flach**: dig.[137]

◦ ◦ **Schultern,** mit hochgezogenen: acon.[102] ars.[102]

◦ ◦ **zurückgelehnt**: gels.[137] kalm.[137] led.[137] sang.[137] thyr.[137]

◦ **ruhigem** Liegen, bei: bry.[137] psor.[137]

◦ **Seite,** auf der: acon. agar. alum. am-c. am-m.[54] ambr. anac. ang.[54] ant-c. ant-t.[102] arg. arg-n.[137] arn. ars. bad.[162] bapt. bar-c. bar-m.[111] bell. bor.[102] brom.[5] bry. cact.[102] calad. calc.[54] calc-f. calc-p. cann-s. canth.[5] caps. carb-an. carb-v. card-m. cast.[137] caust. cham. chel.[5] chin. choc.[222] cina clem. **COCC.** colch.[5] **Coloc.** con.[137] croc. crot-h. cub.[36] cupr. cupr-acet.[102] dios. dros. dulc. euph. fago. **Ferr.**[5] fl-ac.[5] granit-m.[194] graph. guai. hep. hyos. ign. iod. **Ip.**[5] kali-c. kali-chl.[58] **Kali-n. Kreos.**[5] lach. led. lept.[137] lil-t.[137] **LYC.** m-arct.[5] m-art.[5] m-aust.[5] mag-c. mag-m.[54] mag-p.[111] mang. meny.[137] **Merc.** mez. mosch. mur-ac. naja[149] nat-c.[5] nat-m. nat-s.[137] nit-ac. nux-m. **NUX-V.**[5] olnd. ozone[227] pall. par. petr. ph-ac. **PHOS.** phyt.[137] plat. plb.[5] ptel.[102] **PULS.** pyrog.[58] ran-b. rheum rhod. rhus-t. ruta sabin. samb. sang.[137] sanic.[102] sars. sec.[5] sel. seneg.[5] **Sep.**[5] **Sil.** spig.[102] spong. stann.[5] staph. stram. stront-c. sul-ac.[102] sulph.[54] tab.[102] tarax. tarent. teucr.[54] thuj. valer. verat. verb. vib.[137] viol-o. viol-t.

◦ ◦ **linker** Seite, auf: acon.[54] **Am-m.**[54] anac.[54] arg-n.[5] **Bor.**[54] bry.[54] calc.[54] carb-an.[54] **Caust.**[54] cina[54] clem.[54] con.[54] cub.[36] ign.[102] ip.[54] kali-c.[54] lach.[54] lil-t.[137] lyc.[54] m-arct.[5] m-art.[5] **Mag-m.**[54] **Merc.**[54] mur-ac.[102] nat-c.[54] nat-m.[102] **Nux-v.**[54] phyt.[137] puls.[54] ran-b.[54] sang.[137] **Sec.**[5] seneg.[54] spig.[54] **Spong.**[54] stann.[54] sulph.[54] thuj.[54]

◦ ◦ **rechter** Seite, auf: **Acon.**[5] **Am-c.**[5] anac.[5] ang.[5] arn.[5] ars.[102] **Bar-c.**[5] bar-m.[111] bell.[5] brom.[5] **Bry.**[5] cact.[102] calc.[5] canth.[5] **Carb-an.**[5] chin.[5] colch.[5] con.[5] crot-h.[111] ip.[5] **Kali-c.**[5] kreos.[5] **Lyc.**[5] mang.[5] merc.[5] naja[137] **Nat-c.**[5] **Nat-m.**[5] **Par.**[5] **PHOS.**[5] plat.[5] ptel.[111] **PULS.**[5] seneg.[5] **Sep.**[5] **Sil.**[5] spig.[102] spong.[102] **Stann.**[5] **Sulph.**[5] tab.[102] **Thuj.**[5]

◦ ◦ ◦ **Kopf,** mit erhöhtem: ars.[102] cact.[102] **Spig.**[102] spong.[102]

◦ ◦ **schmerzhafter** Seite, auf: am-c.[102] **Ambr.**[5] arg-n.[137] arn. bell. bor.[102] **BRY. Calc.**[5] cann-s. carb-v. card-m. cast.[137] **Caust.**[5] **Cham.** chel.[5] **Chin.**[137] **Coloc. Con.**[137] cupr-acet.[102] dios.[137] dros.[122] fl-ac.[5] **IGN.**[5] **Kali-c.**[5] lil-t.[137] lyc. m-art.[5] m-aust.[5] **Mag-m.**[54] mag-p.[111] **Meny.**[137] **Nat-s.**[137] nux-v. plb.[5] ptel.[102] **Puls.**[5] pyrog.[58] **Rhus-t.**[5] **Sec.**[5] **Sep.** sil.[137] **Stann.**[5] stram. sul-ac.[102] vib.[137] viol-o. viol-t.

◦ ◦ **schmerzloser** Seite, auf: acon. agar. am-c. ambr. anac. ang.[54] ant-c. arg. arn. ars. bad.[162] **Bapt. Bar-c. Bell.** bry. **Calad.** calc.[54] cann-s. caps. carb-an. carb-v. caust. chin. cina clem. croc. cupr. dios. dros. graph. guai. **Hep.** hyos. ign. **Iod. Kali-c.** kali-chl.[58] kali-n. lach. led. lyc. m-aust.[5] mag-c. **Mag-m.**[54] mang. merc. mez. mosch. mur-ac. naja[149] nat-m. nit-ac. **Nux-m. Nux-v.**[5] olnd. par. petr. ph-ac. **Phos.**[54] plat. puls. ran-b. rheum rhod. rhus-t. **Ruta** sabin. samb. sars. sel. **Sep.**[5] **Sil.** **Spong.** staph. stram. sulph.[54] tarax. teucr.[54] thuj. valer. verat. verb.

◦ **zusammengekrümmt**: bell.[5] cham.[5] cocc.[5] **Colch.**[5] **COLOC.**[5] mag-m.[5] mag-p.[111] merc-c.[5] plat.[5] **Puls.**[5] **Rheum**[5] rhus-t.[5] staph.[5] stram.[5] **Sulph.**[54] verat.[5]

☞ *Beugen, Neigen, Krümmen; amel.; Zusammenkrümmen amel.*

- **nach**: acon. agar. agn. am-m. ambr. anac. ant-c. ant-t. arg. arn. **ARS.** asaf. aur. bar-c. **Bell.** bov. **BRY.** caj. calad. **CALC.** calc-f. camph. cann-s. **Canth.** caps. carb-an. **Carb-v. Carbn-s.** caust. chel. chin. cic. **Cina** cocc. coff. colch. coloc. con. **Croc.** crot-h. cupr. dig. dios. dros. dulc. euphr. **Fl-ac. Graph.** guai. hell. **Hep.** hyos. ign. **Iod.** ip. kali-c. kali-n. kreos. **Lach.** laur. led. lyc. mag-c. mag-m. meli. **Merc.** nat-c. **NAT-M.** nux-m. **NUX-V. Olnd.** pall. par. petr. ph-ac. phos. **PULS.** ran-b. rheum rhod. sabin. samb. sars. sec. sel. **Sep.** sil. sin-n. **Spig.** spong. **SQUIL.** stann. **Staph. Stram.** sul-ac. sul-i.[58] tarax. thuj. valer. verat. verb.

☞ *Ruhen, Ausruhen; amel.*

LUFT:

eiskalte agg.:

☞ *Wetter; frostiges Wetter, Rauhreif agg.*

frische, im Freien:

- **agg.**: **Acon.**[5] act-sp.[36] **Aeth. AGAR.**[5] **Agn.**[5] alco.[36] all-c.[58] aloe **Alum.**[1] alum-p.[58] alum-sil.[58] alumn.[54] **AM-C.**[5] **Am-m.**[5] **Ambr.**[5] **ANAC.**[5] **Ang.**[5] **Ant-c.**[5] **Ant-t.** apoc.[58] aran.[137] arg.[5] arg-n.[54] arge.[149] **Arn.**[1] **ARS.**[1] **Ars-s-f.**[1] arum-t.[102] **ASAR.**[5] aster. **Atro.**[36] **Aur.**[5] aur-m. aur-s.[58] bamb-a.[1184] **BAPT. Bar-c.**[1] bar-m. bar-s.[58] **BELL.** bell-p.[256] benz-ac. berb.[10] **Bor.**[1] **Bov.** bruc.[10] brucel.[241] **BRY.**[5] bufo cact. cadm-s.[102] calad.[5] **CALC.**[1] calc-acet.[85] calc-i.[58] **Calc-p.** calc-s. calc-sil.[58] **Camph.**[5] **Cann-s.**[5] canth.[5] **Caps.**[5] **Carb-ac.**[25] **Carb-an.**[5] **CARB-V.** carbn-o.[36] carbn-s.[36] **CAUST.**[1] cedr. **Cham.**[5] **CHEL.**[5] **CHIN.**[1] **Chin-ar.** chin-s.[36] choc.[222] cimic.[111] **Cina**[5] cinnb.[1] cist.[111] **Clem.**[5] cob. coc-c.[36] coca[25] **COCC.**[5] **COFF.**[5] coff-t.[122] **Colch. Coloc. CON.**[1] cor-r.[111] croc.[5] crot-h.[102] croto-t. **CYCL.** dig.[5] **Dros.**[1] **Dulc.**[5] epip.[102] **EUPH.**[5] **Euphr.**[5] falco-p.[265] **Ferr.**[5] ferr-p. **FL-AC.**[1] form. gamb. gels. **GLON. GRAPH.**[1] grat. **GUAI.**[1] hell.[1] **Helon. HEP.**[1] hydr. **Hyos.**[5] iber.[111] **IGN.**[1] **Iod.** **IP.**[5] iris[111] **Kali-ar.**[54] **Kali-bi. KALI-C.**[1] **Kali-chl. KALI-N.**[1] **Kali-p.** kali-sil.[58] kalm. **Kreos.**[5] **Lach.**[5] lact.[36] lat-h.[301] **Laur.**[5] **Led.** lil-t. lina.[102] lith-c. lob.[111] **LYC.**[1] lycpr.[102] lycps.[25] **Lyss. M-ARCT.**[5] m-art.[5] **M-aust.**[5] **Mag-c.** **Mag-m.**[5] **MAG-P.** mag-s.[10] **MANG.** mang-acet.[1] meny.[1] **MERC.**[5] **MERC-C.**[5] merl. mez.[5] **Mosch. Mur-ac.**[5] **Naja** nat-ar.[36] **NAT-C.**[1] nat-m.[1] nat-p. nat-s. nat-sil.[58] neon[222] nicc. **NIT-AC.**[1] **NUX-M.**[5] **NUX-V.**[5] ol-an. olnd.[5] op.[5] osm. ox-ac. pall.[36] par.[5] **PETR.**[1] **Ph-ac.**[1] phel.[36] **PHOS.**[1] phys. phyt.[25] **Plan. PLAT.**[1] **PLB.**[1] **PSOR.**[56] ptel. **PULS. Ran-b.**[5] **Ran-s.**[5] rat. rheum[5] **Rhod.**[5] **RHUS-T.**[1] **RUMX. Ruta**[5] **Sabad.**[5] sabin.[5] sang. **Sars.**[1] **SEL.** senec. **SENEG.**[5] **SEP.**[1] **SIL.**[5] **SPIG.**[5] **Spong.** squil. **Stann.**[1] **Staph.**[1] still.[25] **Stram.**[5] **Stront-c.**[5] **SUL-AC.**[1] **SULPH.**[1] tab. taosc.[270] **TARAX.**[1] **Tarent.**[1] tarent-c.[192] tax.[303] tell. ter. **Teucr.**[5] thlaspi[111] **Thuj.**[1] til. tub. urt-u.[137] **Valer.**[5] **Verat.**[5] **Verb.** viol-o.[137] **Viol-t.**[5] voes.[36] x-ray[102] xanth.[5] **ZINC.**[1] zing.

  ☞ *Zimmer, im; amel. •C; Luft; frische Luft, im Freien; Abneigung gegen frische Luft*

  - **morgens**: graph.[36]
  - **nachmittags**: sulph.[36]
  - **abends**: am-c.[36] merc.[36]
  - **Erbrechen,** nach: **Ferr.**[36]
  - **Essen,** nach dem: lyc.[36]
  - **Gehen,** beim: petr.[36]
  - **geht,** wenn er an die frische Luft: nux-v.[5] **Ran-b.**[5] **Verb.**[5]
  - **Stuhlgang**:
    - **vor**: mez.[5]
    - **nach**: mez.[5]
  - **Zimmerluft** agg., und auch: ars.[137] aur.[137] iod.[137] mez.[137]

- **amel.**: abrot. **Acon.**[5] act-sp.[72] adam.[222] adon.[102] aesc.[111] **Aeth. Agar.**[5] **Agn. All-c.**[8] **Aloe**[36] **ALUM.**[5] alum-sil.[58] **ALUMN.**[54] **Am-c.**[5] **AM-M.**[1] **AMBR.**[5] **Anac.**[5] androc.[222] **Ang.**[5] ange-s.[149] **ANT-C.** ant-t.[10] anth. **APIS Apisin.**[5] **Aran.** aran-ix.[144] **Arg.**[5] **ARG-N.**[5] arist-cl.[119] **Arn.**[5] **ARS.**[5] ars-i. ars-s-f.[58] **ASAF. ASAR.**[5] **Atro. AUR.**[5] **Aur-i.**[58] **Aur-m.** bamb-a.[1184] **Bapt. BAR-C.**[5] bar-s.[58] **Bell.**[5] beryl.[119] **Bor.**[1] bor-ac. **Bov.**[1] bran.[85] **BROM.**[5] **BRY.**[5] bufo[58] buni-o.[149] **Calad.** calc.[1] calc-p.[137] **Calc-s.** calc-sil.[58] calx-b.[194] **Camph.**[5] **CANN-I.**[36] **Cann-s.**[5] canth. **CAPS. Carb-ac.** carb-an.[1] **Carb-v.**[5] **Carbn-s.**[58] carl.[36] **CAUST.**[1] cham.[36] **Chel.**[36] **Chin-ar.** chin-s.[10] **Chlor.** choc.[222] **Cic.**[5] **Cimic.** cina[5] **Cinnb.**[36] clem. **COC-C. Coca**[102] coch-o.[209] **Coff.**[5] colch.[5] **Coloc.** com.[25] **CON.**[5] cor-r. corv-c.[258] **CROC.**[5] crot-h. **Croto-t.**[54] culx.[58] cupr-ar.[36] **Cycl.**[58] dig.[5] **Dios.**[36] dros. **Dulc.**[5] ephe.[267] erig.[144] eup-pur. **Euph.**[1] fago.[25] **Ferr.** ferr-i.[58] ferr-p.[102] **FL-AC.** flor-p.[149] foll.[149] **Gamb.**[36] **Gels.** genist. germ.[222] gink.[227] **Glon.** goss.[122] granit-m.[194] **GRAPH.**[1] **Grat. Guai.** haliae-lc.[222] ham. hed.[119] helio.[85] **HELL.**[1] **Hep.**[1] hip-ac.[119] hydr. **Hydr-ac.** hydro-c.[2147] hydrog.[222] **Hyos.**[5] **Iber.**[162] ign.[5] ignis[194] ind. **IOD.**[5] **IP.**[5] **Iris Kali-bi. KALI-C.**[5] kali-cy.[36] **KALI-I.**[58] **Kali-n.**[1] **Kali-p. KALI-S.**[58] kola[1184] kurch.[192] **Lac-c.**[58] lac-eq.[204] **Lach.** lachn. lact. lap-laz.[227] lar-ar.[251] lat-h.[301] **LAUR.**[5] **Lil-t.**[58] lim-b-c.[204] lith-c.[25] lob-s.[25] **LYC.**[5] **M-arct.**[5] m-aust.[5] **MAG-C.**[5] **MAG-M.**[1] **MAG-P.** mag-s.[10] **MANG.** mang-acet.[1] **Mangi.**[197] mant-r.[262] **Med.**[122] medus.[300] **Meli. MENY.**[5] merc.[5] merc-i-f.[58] **Merc-i-r. Mez.**[1] **Mosch.**[5] mur-ac.[5] musa[197] mygal.[192] myric.[25] myrt-c. **Naja**[36] nat-ar.[36] **Nat-c.**[5] **NAT-M. NAT-S.**[58] nep.[144] **Nicc.** nit-ac.[5] **NUX-V.**[54] olnd.[5] **Op.**[5] **Osm.** ox-ac. ozone[227] pall.[36] par.[5] petr.[5] **Ph-ac.**[36] **Phel.**[10] **PHOS.**[1] phys.[36] **Phyt.** pic-ac.[36] pier-b.[233] pip-n.[111] pitu-p.[149] plan.[36] **PLAT.**[1] plb.[5] plect.[36] plut-n.[222] pneu.[149] podo.[111] prun.[137] psil.[164] **Psor. Ptel. PULS.**[1] rad-br.[102] ran-b.[5] **Ran-s.**[5] rat. rauw.[119] **RHOD. RHUS-T.**[1] ruta[5] **SABIN.**[5] sal-ac. **Sang.**[8] **Sanic.** saroth.[119] **Sars.**[1] scut.[25] **Sec. Sel.**[5] **SENEG.**[5] **SEP.**[1] septi.[5] sil.[5] sol-n. **Spig.**[5] **Spong.**[5] squil.[5] **Stann. STAPH.**[5] **Stront-c.**[5] succ.[194] **SUL-AC. Sul-i.**[58] **SULPH.**[1] **TAB.** tama.[197] **Tarax.**[1] **Tarent.**[58] tax.[303] **Tell. Ter. Teucr.**[5] thiop.[149] thlaspi[111] **Thuj. Til.** trif-p.[25] tril-c.[36] **TUB.** tub-r.[149] tylo-i.[192] **Valer.** verat.[54] viol-t.[5] visc.[119] **ZINC.**[1]

  ☞ *Zimmer, im; agg.; geschlossenes Zimmer •Zimmer, im; agg.; warmes Zimmer*

  - **Fahren** im Wagen, im Freien: arg-n.[137] naja[111]

    ☞ *Fahren im Wagen oder mit der Bahn; amel. •Fahren im Wagen oder mit der Bahn; amel.; Freien, im*
  - **Kopfschmerz,** außer: mag-m.[102]
  - **Schwindel,** außer: tarent.[214]

kalte:

- **agg.**: **Abrot. ACON.**[5] act-sp.[111] adam.[222] **Aesc.** aeth.[36] **AGAR.**[5] **ALL-C.**[58] aloe **Alum.**[5] alum-sil.[58] **Alumn.** am-br.[54] **Am-c.**[1] ammc. anac.[5] **Anan.** ant-c.[5] **Apis** apisin.[5] apoc.[58] **Aran.**[25] **Arg-n.**[54] arn.[5] **ARS.**[5] ars-i.[58] ars-s-f.[58]

astac.[54] aster. **AUR.**[5] aur-ar.[58] aur-s.[58] **BAD.**[36] bamb-a.[1184] **Bapt.**[54] **BAR-C.**[5] **Bar-m.** bart.[36] **BELL.**[5] bell-p.[119] berb.[111] boerh.[192] bor.[5] bov.[5] **Brom. BRY.**[5] bufo **CALC.**[5] **CALC-P. Calc-sil.**[58] calen.[54] **CAMPH.**[1] canth. **CAPS.**[5] **Carb-ac.**[25] **Carb-an.**[5] **CARB-V.**[5] **Carbn-s. Carl.**[36] cassi-s.[192] **CAUST.**[5] **CHAM.**[122] chel.[5] **CHIN. Chin-ar.** chin-s.[111] chion.[111] **Cic. CIMIC.** cina[58] cinnb.[58] **CIST. Clem.** cob. **Coc-c.**[54] **Cocc.**[5] **COFF.**[5] **Colch. Coloc.**[5] **Cor-r. Culx.**[111] **CYCL. Dig.**[5] **DULC.**[5] **Elaps** euph-l.[102] fago.[25] **Ferr.**[5] **Ferr-ar.** ferr-p. **Fl-ac.** gels.[111] gink.[227] **Graph.**[58] grat. **Guai.**[5] gymn.[25] ham.[58] harp.[1184] **HELL.**[5] **HEP.**[5] hydrog.[222] **HYOS.**[5] **Ign.**[5] ind.[54] **Ip.**[5] irid.[222] **Iris KALI-AR.**[58] **Kali-bi.** kali-br.[36] **KALI-C.**[5] kali-chl.[58] kali-i. kali-m.[102] **KALI-N.**[5] kali-p.[58] **Kali-sil.**[58] **Kalm.** kola[1184] lac-ac.[36] **Lac-c.**[122] **LACH.**[122] lappa[111] lat-m.[111] laur.[5] lil-t.[111] lith-c.[25] **LOB.** lob-s.[85] **LYC.**[5] lycps.[36] m-arct.[5] m-art.[5] m-aust.[5] **Mag-c.**[1] **Mag-m.**[122] **MAG-P. Mang.** med.[54] meny. **MERC.**[5] **Merc-i-r.**[54] **MEZ. MOSCH.**[5] mur-ac.[5] **Naja Nat-ar.**[36] **Nat-c.**[5] **NAT-M.**[5] **Nat-s.** neon[222] **Nit-ac. NUX-M.**[5] **NUX-V.**[5] ox-ac.[58] par.[5] **Petr.**[5] **Ph-ac.**[5] **PHOS.**[5] phys.[111] physal.[111] **Phyt. Plan.**[25] plat.[5] plb.[5] plut-n.[222] prot.[136] psil.[149] **PSOR.** ptel.[36] **PULS. RAN-B.**[58] rat.[137] **RHOD.**[5] **RHUS-T.**[1] rhus-v. **RUMX. Ruta**[5] **SABAD.**[5] sang. sanic. **Sars.**[5] sec.[58] **Sel.** senec.[36] **Seneg.**[5] **SEP.**[5] **SIL.**[5] sol-n. **Spig. Spong.**[5] squil. **STAPH.**[5] stram. **STRONT-C.** succ.[194] **Sul-ac.**[5] **SULPH.**[1] **Sumb.** syc-co.[136] tarent-c.[192] tax.[303] thea[192] **Ther. Thuj.**[1] **Tub.** tung.[209] urt-u.[111] **Valer.**[102] **VERAT.**[5] verb.[5] viol-o.[5] viol-t. visc.[102] **Zinc.**

◦ **morgens** beim Aufstehen: lyc.[36]

◦ **vormittags**: thuj.[36]

◦ **nachmittags**: kali-br.[36]

◦ **abends**: calc.[36]

◦ **Gehen** agg.: brom.[36]

◦ **geht,** wenn er in die kalte Luft: **Ran-b.**[5] verb.[5]

◦ **Stuhlgang,** vor und nach: mez.[36]

◦ **überhitzt,** wenn: carbn-s.[58] ran-b.[58]

- **amel.**: **Acon.**[102] aesc.[102] aeth.[102] **All-c. Alum.**[102] am-m.[102] ambr.[5] **Aml-n.**[102] anac.[54] anan.[54] androc.[222] ang.[5] **Ant-c.**[54] **Apis**[116] aran.[116] aran-ix.[149] arg.[5] **ARG-N.** arist-cl.[149] asaf.[102] **Asar.**[5] aur.[5] bapt.[102] bar-c.[102] bar-i.[58] bell-p.[149] bism.[5] **Bry.**[5] **Bufo**[58] cact.[102] calad.[54] calc.[102] camph.[58] cann-i.[54] cassi-s.[192] cham.[5] **Chin.**[102] cina[54] cit-v.[54] **Clem.** coca[102] **COFF.**[5] **Colch.**[54] com.[102] conv.[102] crat.[102] croto-t.[5] dig.[102] dios.[102] euon-a.[102] ferr.[5] foll.[149] gels.[102] **Glon.**[58] graph.[58] hed.[149] iber.[149] ign.[54] ind.[36] **IOD.**[116] ip.[116] kali-bi.[116] kali-c.[5] **Kali-i.**[54] **KALI-S. Lach.**[122] lat-h.[301] **Laur.** led.[5] **Lil-t.**[102] luf-op.[149] **LYC.** m-arct.[5] **Mag-c.**[5] mag-m.[5] med.[102] meph.[149] merc.[54] merc-i-r. mez.[5] mosch.[102] naja[102] nat-h. **Nat-m.**[54] nep.[149] **Nit-ac.**[5] **Nux-v.** ol-an.[102] **Op.**[54] ozone[227] **PHOS.**[122] **Pic-ac.**[122] pitu-p.[149] plat.[5] psil.[149] **PULS.**[5] rad-br.[111] rauw.[149] rhus-t.[5] **Sabad.**[102] sabin.[58] **Sec.**[58] **Seneg.** stel.[102] stront-c.[116] stry-p.[102] **Sulph.**[122] syph.[58] **Tab.**[102] **Tarent.**[102] tere-ch.[149] teucr.[54] thala.[149] thuj.[54] tub.[58] tub-r.[149] vib.[102] visc.[149]

☞ *Kälte; amel.*

◦ **offene** Fenster, braucht: **Aml-n.**[102] apis[116] **Arg-n.**[102] bapt.[102] bry.[58] calc.[102] camph.[58] carb-v.[122] **Carbn-s.**[122] glon.[58] graph.[58] iod.[116] **Ip.**[116] **Lach.**[122] lyc.[116] med.[102] **Puls.**[122] sabin.[58] sec.[58] **Sulph.**[122] tub.[58]

☞ *Wetter; windigem, stürmischem, bei; amel.; kaltem, bei*

Nachtluft, agg.: acon.[137] am-c.[5] **Carb-v.**[5] **Con.**[54] dig.[54] **Dros.**[54] lach.[5] lyc.[5] **Merc.**[5] mez.[5] nat-s.[111] nit-ac.[5] nux-m.[5] plat.[5] **Sulph.**[5]

Schneeluft:

☞ *Schnee agg.; Luft*

Seeluft, am Meer:

- **agg.**: aq-mar.[72] aur-m-n.[272] brom.[5] **Carc.**[119] **Mag-m.**[58] mag-s.[144] med.[111] morbill.[193] rhus-t.[5] **Sep.** sil.[146] syph.[85] **Tub.**[122]

☞ *Baden, Waschen; agg.; Meer, im •Gebirge; amel. bei Aufenthalt in den Bergen •Landesinneren, im; amel.*

◦ **amel., dann**: carc.[119]

- **amel.**: **Acon.**[54] **Agar.**[54] ant-c.[54] ant-t.[54] aq-mar.[231] arb-m.[255] ars-i.[809] aur-m-n.[272] **Bor.**[162] brom.[5] bros-g.[259] camph.[54] citl-v.[197] eucal.[54] **Hyos.**[54] **Iris**[162] lac-leo.[204] lar-ar.[251] lyc.[5] lyss.[54] marm-w.[194] **MED.**[122] **Nat-m.**[122] **Op.**[54] **Ox-ac.**[54] plat.[54] sep.[146] sil.[146] **Stram.**[54] **Sul-ac.**[162] syc-co.[149] **Tub.**[122] verat.[184]

☞ *Baden, Waschen; amel.; Meer, im •Gebirge; agg., Höhenkrankheit*

- **Ostküste** amel., Südküste agg., oder umgekehrt, England: carc.[146]

warme:

- **agg.**: acon. agn. **Aloe** alum-sil.[58] ambr. anac.[5] **Ant-c.**[5] **Ant-t. Arg-n.** ars-i. **Asar.**[5] aur. aur-i.[58] **Aur-m.** bamb-a.[1184] **Bry.** calad. calc. calc-i.[58] **Calc-s.** cann-s. **Carb-v.** cham. cina **Coc-c.**[54] **Cocc.**[5] **Colch.**[5] com. croc.[5] dros. **Euph. Fl-ac. GLON.** ham.[102] ign. **Indg. IOD.**[5] **Ip.** kali-bi. kali-br. **LACH.** laur.[5] led. **LYC.**[5] m-arct.[5] m-art.[5] m-aust.[5] meny. **MERC.** merc-c.[5] **Mez.**[1] **Nat-m. Nat-s. Nit-ac.**[5] nux-m. nux-v.[5] **Op. Ph-ac.**[5] phenob.[149] **Phos. Pic-ac.** plan.[25] plat. podo. **PULS.**[5] rhus-t.[5] sabin. sars. **Sec. Sel.**[5] **Seneg. Sep.**[5] **SIL.** spig.[5] **Sul-i.**[58] **SULPH.**[5] teucr. thuj. verb.[5] xan.

☞ *Dampf, Wasserdampf; agg.*

◦ **feuchte**: ham.[102]

- **amel.**: **Acon.**[54] **Agar.**[54] alumn.[54] **Am-c.**[54] anac.[54] ant-c.[54] arn.[54] **ARS.**[54] asar.[54] **AUR.**[54] **Bar-c.**[54] **Bell.**[54] bor.[54] **Bov.**[54] **Bry.**[54] **Calc.**[54] **CAMPH.**[54] canth.[54] **Caps.**[54] **Carb-an.**[54] **Carb-v.**[5] **CAUST.**[54] **Cham.**[54] chin.[54] **Cic.**[54] **Cina**[54] **Coc-c.**[54] coff.[54] **Colch.**[54] **Coloc.**[54] **Con.**[54] dig.[54] **DULC.**[54] **Ferr.**[54] graph.[54] **HELL.**[54] **HEP.**[54] **Hyos.**[54] **Ign.**[54] ip.[54] **KALI-C.**[54] kreos.[54] lach.[54] laur.[54] led.[102] **Lyc.**[54] mag-c.[54] mag-m.[54] mag-p.[116] **Mang.**[54] meny.[54] **Merc.**[54] **Mez.**[54] **MOSCH.**[54] mur-ac.[54] nat-ar.[58] **Nat-c.**[54] **Nat-m.**[54] nat-s.[116] **Nit-ac.**[54] **NUX-M.**[54] **NUX-V.**[54] par.[54] **Petr.**[54] **Ph-ac.**[54] **Phos.**[54] psor.[54] ran-b.[54] **Rhod.**[54] **RHUS-T.**[54] **Ruta SABAD.**[54] samb.[54] **Sars.**[54] **Sel.**[54] **Sil.**[5] **Spig.**[54] **Spong.**[54] squil.[54] staph.[54] stram.[54] **STRONT-C.**[54] sul-ac.[54] **Sulph.**[54] thuj.[54] **Verat.**[54] verb.[54] viol-t.[54] zinc.[54]

☞ *Dampf, Wasserdampf; amel.*

LUFT (Forts.)

Zimmerluft:

- **agg.**: **Acon.**[54] **ALUMN.**[54] am-c.[54] am-m.[54] **Ambr.**[54] **Anac.**[54] **Ang.**[54] **Ant-c.**[54] **Arg.**[54] **Arn.**[54] ars.[54] **Asaf.**[54] **Asar.**[54] **Aur.**[54] **Bar-c.**[54] bell.[54] **Bor.**[54] **Bov.**[54] bry.[54] calc.[54] camph.[54] cann-s.[54] canth.[54] caps.[54] carb-an.[54] carb-v.[54] **Caust.**[54] chel.[54] **Cic.**[54] cina[54] coff.[54] colch.[54] con.[54] **CROC.**[54] dig.[54] dulc.[54] graph.[54] **Hell.**[54] hep.[54] hyos.[54] ign.[54] **Iod.**[54] ip.[54] kali-c.[54] kali-n.[85] **Laur.**[54] lith-c.[227] **Lyc.**[54] **MAG-C.**[54] **Mag-m.**[54] mang.[54] **Meny.**[54] merc.[54] **Mez.**[54] mosch.[54] mur-ac.[54] naja[36] nat-c.[54] **Nat-m.**[54] nit-ac.[54] nux-v.[54] **Op.**[54] **Ph-ac.**[54] **Phos.**[54] **Plat.**[54] **Plb.**[54] **PULS.**[54] pyrus[36] **Ran-b.**[54] **Ran-s.**[54] **Rhod.**[54] rhus-t.[54] ruta[36] **SABIN.**[54] **Sars.**[54] sel.[54] **Seneg.**[54] sep.[54] spig.[54] **Spong.**[54] **Stann.**[54] staph.[54] **Stront-c.**[54] sul-ac.[54] **Sulph.**[54] **Tarax.**[54] thuj.[54] **Verat.**[54] **Verb.**[54] viol-t.[54] **Zinc.**[54]
- **amel.**: **Agar.**[54] alumn.[54] **Am-c.**[54] **Am-m.**[54] ambr.[54] anac.[54] ang.[54] **Ant-c.**[54] arn.[54] ars.[54] bar-c.[54] **Bell.**[54] bor.[54] bov.[54] bry.[54] **Calad.**[54] **Calc.**[54] **Camph.**[54] **Cann-s.**[54] **Canth.**[54] **Caps.**[54] **Carb-an.**[54] **Carb-v.**[54] caust.[54] **Cham.**[54] **Chel.**[54] **Chin.**[54] cic. **Cina**[54] **COCC.**[54] **Coff.**[54] **Coloc.**[54] dulc.[54] **Euph.**[54] **Ferr.**[54] graph.[54] **GUAI.**[54] hell.[54] hep.[54] hyos.[54] **Ign.**[54] iod.[54] **Ip.**[54] kali-c.[54] **Kali-n.**[54] **Kreos.**[54] lach.[54] laur.[54] **Led.**[54] lyc.[54] mag-c.[54] mag-m.[54] mang.[54] meny.[54] **Merc.**[54] mez.[54] **Mosch.**[54] **Mur-ac.**[54] **Nat-c.**[54] nat-m.[54] **Nit-ac.**[54] **NUX-M.**[54] **NUX-V.**[54] oci-s.[119] **Olnd.**[54] op.[54] **Petr.**[54] ph-ac.[54] phos.[54] plat.[54] plb.[54] puls.[54] ran-b.[54] **Rheum**[54] rhod.[54] **Rhus-t.**[54] **Ruta**[54] **Sabad.**[54] sabin.[54] sars.[54] **Sel.**[54] seneg.[54] sep.[54] **SIL.**[54] **Spig.**[54] stann.[54] **Staph.**[54] **Stram.**[54] stront-c.[54] **Sul-ac.**[54] sulph.[54] tarent.[54] **Teucr.**[54] **Thuj.**[54] **Valer.**[54] verat.[54] verb.[54] **Viol-t.**[54] zinc.[54]

Zugluft:

☞ *Zugluft*

LUFTZUFÄCHELN:

agg.: mangi.[197] mez.[137] musa[197]

amel.: ant-t.[5] apisin.[5] **Arg-n.**[5] bapt.[111] cann-i.[111] **CARB-V.**[5] **Chin.**[5] chlol.[137] chlor.[111] crot-h.[111] **Ferr.** hist.[149] kali-n.[5] lac-leo.[204] lach.[5] **Med.** naja[111] sec.[5] xan.[111] zinc.[111]

☞ *C; Fächeln, Zufächeln von Luft; Verlangen danach • Zugluft; amel.*

LUNGENENTZÜNDUNG, nach: carc.[119] kron.[9] morg.[136] pneu.[193]

☞ *Entzündung, nach • Infektionskrankheiten, Beschwerden seit • Rekonvaleszenz, Genesungsphase, Berschwerden während ▥ KLINISCHES; C; Folgezustände, nach vorheriger Erkrankung*

MAGNETISMUS, Mesmerisieren, amel.: acon. bar-c. **Bell.** **Calc.** calc-p. chin. con. **CUPR.** graph. ign. iod. lach.[137] m-art.[5] nat-c. **Nux-v.** **PHOS.** sabin. sep. **Sil.** sulph. teucr. viol-o.

☞ *Hand in die Nähe des betroffenen Teils legen amel. ▥ GEMÜT; C; Magnetisiert werden; möchte*

MALARIA, Beschwerden durch: **Ars.**[102] calc.[5] cean.[25] cedr.[111] **Chin.**[5] chin-s.[102] elat.[102] eup-a.[85] ferr.[5] ign.[5] kali-i.[111] malar.[85] **Nat-m.**[102] plan.[85] polyp-p.[85] psor.[56] puls. sulph.[85] tarax.[85] verbe-h.[85]

▥ *FIEBER, HITZE; C; Intermittierendes Fieber, Wechselfieber, Malaria, chronisch*

unterdrückte Malaria, durch: **Calc.**[5]

▥ *KLINISCHES; M; Arzneimittel-Missbrauch, Vergiftungen durch; Chinin*

MASERN:

während Masern: **ACON.**[5] ars.[102] calc.[102] **Carb-v.**[5] cham.[5] cinnb.[111] **Coff.**[5] **Crot-h.**[54] **Dros.**[5] **Euphr.** **Ip.** **Kali-bi.**[102] **Kali-c.** **Phos.**[5] **Puls.** sabad.[102] **Stict.**[102]

Beschwerden nach Masern: acon.[5] am-c.[5] **Ant-t.**[5] **APISIN.**[5] **Ars.**[5] bar-c.[58] **Bell.**[5] **Bry.**[5] carb-an.[5] **CARB-V.**[5] **Carbn-s.** carc.[214] **Cham.**[5] cina[5] coff.[5] **Con.**[5] **Crot-h.** cupr-acet.[5] **DROS.** **Dulc.**[5] **Euphr.** ferr-p.[137] **Hell.**[5] **Ign.**[5] iod.[10] **Ip.**[5] jatr.[102] kali-bi.[111] **KALI-C.** **Kali-chl.**[54] lob.[122] **Merc.**[5] **MORBILL.**[122] mosch. **Nit-ac.** nux-m.[54] **Nux-v.**[5] oxyd.[122] **Phos.**[137] **PULS.**[5] **Rhus-t.** sang.[111] **Sep.**[5] stram.[54] **Sulph.**[5] zinc.[5]

☞ *Entzündung, nach • Infektionskrankheiten, Beschwerden seit • Rekonvaleszenz, Genesungsphase, Berschwerden während ▥ KLINISCHES; C; Folgezustände, nach vorheriger Erkrankung*

- **hereditär**: carc.[214]
- **unterdrückte** Masern: **Bry.**[137] jatr.[102] phos.[137] puls.[137] rhus-t.[137]

Exanthem tritt zurück, kommt nicht heraus: **Brom.**[5] **BRY.**[5] fum.[1125] **Phos.**[5] **PULS.**[5] rhus-t.[5] spirae.[1125]

MASSIEREN:

☞ *Reiben*

MASTURBATION, Beschwerden durch: abrot.[111] **Agar.**[5] **Agn.**[102] aloe[85] alum. **Ambr.** **Anac.**[102] anan.[36] ant-c. apis[102] **Arg.** arg-n.[122] ars. **Aur.**[54] aven.[85] bar-c.[5] bell.[54] bov. **Bufo** **Calad.** **CALC.** **Calc-p.**[102] calc-s. calc-sil.[58] cann-s.[5] carc.[122] **CHIN.**[1] **Cina**[5] cob.[85] **COCC.** **Coff.**[122] **CON.**[5] crot-h.[137] **Dig.**[54] dios.[111] dulc.[5] **Ferr.** **GELS.**[54] graph.[102] grat.[102] **Hyos.**[54] ign.[5] **Iod.** **Kali-br.** kali-c. **Kali-p.** **Lach.**[5] **LYC.**[5] **Mag-p.** med.[85] **MERC.**[5] **Merc-c.** mosch. nat-c. **Nat-m.** nux-m. **NUX-V.**[5] **OP.**[102] petr. **PH-AC.**[5] **Phos.**[54] **Pic-ac.**[102] **PLAT.** **Plb.**[54] **Salx-n.**[102] sec.[5] **SEL.** **SEP.**[8] sil. squil. stann.[5] **STAPH.**[54] stict.[111] still.[102] stram.[5] **SULPH.** tab.[102] **Tarent.**[54] **Thuj.**[5] trib.[102] ust.[111] zinc.[102] zinc-o.[102]

☞ *C; Schwäche; Masturbation, durch ▥ GEMÜT; M; Masturbation agg. • MÄNNLICHE GENITALIEN; C; Masturbation; Beschwerden durch*

MATTIGKEIT agg.: aml-n.[111] apisin.[5] arg.[5] arg-n.[5] **Arn.**[5] ars.[5] berb.[137] bry.[5] cann-s.[5] chin.[5] cocc.[5] **Coff.**[5] cupr.[5] epip.[111] **Ferr.**[5] ferr-pic.[85] ham.[111] helon.[137] nat-m.[5] nux-v.[137] ph-ac.[137] **RHUS-T.**[5] sul-ac.[5] thuj.[5] verat.[5]

MEERESKÜSTE:

☞ *Luft; Seeluft, am Meer*

MENOPAUSE, Beschwerden in der: absin.[102] acon.[5] **Agar.** alet.[102] aloe alum.[58] **AML-N.**[111] **Apis** aquil.[102] **Arg-n.** arist-cl.[144] aur.[116] **Bamb-a.**[1184] bar-c. **Bell.**[102] **Bell-p.**[102] bor-ac.[102] bov.[122] bry. **Cact.**[102] calc. **Calc-ar.**[137] camph.[58] caps.[102] carb-v.[102] carc.[193] **Caul.**[102] **Chin.** **Cimic.**[122] **Cocc.** coff. **Con.**[122] cot.[102] **Croc.** **CROT-C.** **Crot-h.** **Cycl.** cyt-l.[119] dig.[85] excr-can.[269] ferr.[5] ferr-p.[116] foll.[149] **Gels.** **Glon.**[122] **GRAPH.** **Helon.** hir.[116] **Hydr.**[122] **Ign.**[85] **Jab.**[102] **Kali-bi.**[122] **Kali-br.**[8] **Kali-c.**[85] **Kali-s.**[122] **Kreos.**[102] **LACH.** laur.[85] lepro.[197] lil-t.[58] lyc.[116] m-art.[162] mag-c.[102] magn-gl.[122] **Manc.**[102] **MANG.** meli.[137] merc-s.[122] mosch. **MURX.**[122] nat-m.[116] nit-ac. **Nux-m.**[102] **Nux-v.**[102] ol-an.[116] orch.[85] **Ov.**[102] **Ph-ac.**[54] **Phos.** phys.[85] piloc.[116] **Plat.**[122] plb.[102] **PSOR.** **PULS.** rhus-t.[116] **SABIN.**[122] sal-ac.[85] **Sang.**[8] sanguis.[116] sars.[85] **Sec.**[122] **Sel.** semp.[102] **SEP.** **Stront-c.**[116] **Sul-ac.** **SULPH.** sumb.[116] **Tab.** **Ter.**[122] **Ther.**[122] tril.[85] **Ust.**[102] **Valer.**[85] **Verat.** vip.[102] visc.[102] x-ray[119] xan. zinc.[116] **Zinc-val.**[102]

☞ *Klimakterium, im •C; Frauen, Krankheiten bei*

Dienstpersonal, bei: **Con.**[122]

Frauen, bei fettleibigen: calc-ar.[137]

Klimakterium, im: aesc.[31] anan.[26] ange.[255] apis[54] apoc.[102] aquil.[85] **Arg-n.**[26] asaf.[1125] **Aur.**[102] aur-m.[85] **Bar-c.**[8] **Bell.**[5] **Berb.**[8] bor-ac.[85] bov.[1125] buth-aust.[149] cact.[54] **CALC.** calc-ar.[100] camph.[58] canth.[37] caps.[5] carb-ac.[11] carb-an.[54] carc.[146] caul.[111] chen-a.[103] **Cimic.**[26] **Coch.**[8] **Con.**[122] corp-l.[100] cot.[36] crot-h.[56] **Cycl.**[54] **Eucal.**[46] ferr-p.[111] gels.[100] geum[1125] glon.[116] **GRAPH.**[122] hydr-ac.[46] hyos.[1125] jab.[46] kali-bi.[111] **LACH.**[5] led.[37] leon.[1125] lil-t.[1125] lutein.[1125] lyc.[5] manc.[111] meli.[1125] mez.[85] **Murx.**[54] **Nat-c.**[54] nat-m.[5] nicc-s.[85] onos.[56] orch.[85] ov.[85] ph-ac.[54] phys.[54] **Plat.**[5] **Plb.** polyg.[72] prun.[171] **Puls.** rhus-t.[5] rumx.[54] ruta[54] **Sabin.**[54] sal-ac.[85] **Sang.**[8] senec.[85] **SEP.**[54] stann.[8] stront-c.[5] stront-n.[85] **Sul-ac.**[5] **SULPH.** tab.[54] tarent.[46] tell.[54] ter.[54] ther.[111] thuj.[85] **Ust.** uva.[1125] **Valer.**[1125] vip.[85] visc.[77] x-ray[56] xan.[82] zinc.[5]

☞ *•C; Frauen, Krankheiten bei*

- **Konvulsionen,** mit: glon.[116] **Lach.**[54]

MENSCHENMENGEN agg.: agar.[5] am-m. **AMBR.**[5] **Ant-c.** apisin.[5] **ARG-N.**[5] ars.[5] ars-i.[809] asaf.[5] **Aur.** **BAR-C.**[5] **BELL.**[5] bov.[5] **BRY.**[5] **CALC.**[5] calc-p.[111] **Carb-an.**[5] carb-v.[5] carc.[187] con.[5] ham.[111] **Hell.**[5] **Hep.**[58] **Hydr.**[111] **Ign.**[5] iod.[5] kali-i.[111] levo.[149] lil-t.[111] **LYC.**[5] **Mag-c.**[5] **NAT-C.**[5] **NAT-M.**[5] **Nux-m.**[58] **Nux-v.**[54] pall.[111] **Petr.**[5] **Phos.**[5] **PLAT.** **PLB.**[5] **PULS.**[5] **Rhus-t.**[5] sel. **SEP.**[5] **Stann.**[5] staph. **Stram.**[5] **Sulph.**[5] **THUJ.**[5]

☞ *C; Ohnmachtsgefühl, Ohnmachtsschwäche, Ohnmacht; überfüllten; ▤ GEMÜT; C; Furcht; Menschenmenge, in einer •GEMÜT; C; Furcht; engen Räumen, in, Klaustrophobie •GEMÜT; C; Furcht; öffentlichen Plätzen, vor •GEMÜT; C; Furcht; Zügen und geschlossenen Räumen, vor*

MENSES:

☞ *C; Frauen, Krankheiten bei ▤ WEIBLICHE G.; Mense*

vor: **ACON.**[5] adam.[222] **Agar.**[26] agki-p.[1202] agn. aloe **Alum.**[1] alum-p.[58] alum-sil.[58] **Am-c.**[5] **Am-m.**[102] ang.[5] **Ant-c.**[5] **Ant-t.** **APIS** **Apisin.**[5] arist-cl.[119] **Ars.** asaf. **Asar.**[5] **Aur.**[54] aur-m.[111] **Aur-m-n.**[272] **Aur-s.** **Bamb-a.**[1184] **BAR-C.**[5] bar-m. bar-s.[58] **BELL.** berb.[10] **Bor.**[5] **BOV.**[26] **Brom.** brucel.[241] **Bry.**[5] bufo[26] **CALC.**[1] calc-i.[58] **CALC-P.**[26] calc-sil.[58] cand-a.[239] cann-s.[5] canth.[26] **Carb-an.**[26] **Carb-v.**[1] carbn-s. **Carc.**[304] carl.[36] cast. cath-a.[264] **Caul.**[26] **Caust.**[5] **Cham.**[26] **Chin.** chin-s.[36] choc.[222] **Cimic.**[102] **Cina** **Cinnb.**[26] **Cocc.**[5] **Coff.**[5] **Coloc.**[5] com. **Con.**[5] **Croc.** **Crot-h.** **CUPR.**[5] **Cycl.**[5] cypra-e.[227] dict.[111] dig.[5] dros.[58] **Dulc.**[102] eupi.[36] **Ferr.**[1] **Ferr-p.**[102] fl-ac.[5] foll.[149] **Gels.**[26] germ.[222] **Glon.**[26] goss.[122] gran.[36] **Graph.**[1] ham. hell.[26] **Hep.**[5] hip-ac.[149] **Hyos.**[5] hyper.[26] ichth.[102] **Ign.** **Iod.** **Ip.** irid.[222] iris[152] kali-bi.[26] **Kali-br.**[8] **KALI-C.**[5] kali-chl.[58] kali-fcy.[198] **KALI-I.** kali-m.[137] kali-n.[5] **Kali-p.** kola[1184] **KREOS.**[5] **Lac-c.** lac-d. **LACH.**[5] lap-a.[85] lat-h.[301] laur. **Lil-t.** luna[228] **LYC.**[1] **Mag-c.**[1] mag-f.[119] **Mag-m.**[102] **Mag-p.** manc.[36] **Mang.**[5] med.[102] **Meli.** **Merc.**[5] **Mosch.** mur-ac.[5] **Murx.**[54] **Nat-c.**[1] **NAT-M.**[5] **Nat-p.**[36] **Nat-s.** neon[222] **Nicc.** **Nit-ac.**[5] nit-s-d.[26] **Nux-m.** **NUX-V.**[5] **Ol-an.**[26] ozone[227] pall.[137] **Petr.** **Ph-ac.**[5] **Phos.**[1] phys.[111] phyt.[111] **Pitu-a.**[164] **Plat.**[5] podo.[58] prot.[136] psor.[111] **PULS.**[5] pulx.[102] ruta[5] sabad.[5] sabin. sac-alb.[210] **Sang.** **Sars.** sec.[5] senec.[26] **SEP.**[5] **SIL.** sol[236] spig. **Spong.** **STANN.** staph.[1] stram.[5] succ.[194] sul-ac. sul-i.[58] **SULPH.**[1] tarent. tax.[303] tep. thea[85] thlaspi[102] **Thuj.** tril. **TUB.** tub-m.[151] tub-sp.[151] **Ust.**[102] valer.[5] **VERAT.**[5] verat-v.[26] vesp. **Vib.**[26] **Xan.** **ZINC.**[1] zinc-p.[58]

- **nach,** und: bor.[137] calc.[162] ferr.[137] **Graph.**[137] kali-m.[137] **Kreos.**[137] **Lac-c.**[137] lach.[102] lil-t.[137] mag-c.[137] **Nat-m.**[137] pall.[137] thuj.[137]

- **unbehaglich,** fühlt sich: brom.[137]

Beginn, zu: **Acon.**[5] aloe am-c.[5] **APISIN.**[5] **Arg-n.**[5] **Ars.**[5] **Asar.**[5] **Bamb-a.**[1184] bell.[1] **Berb.**[36] **BROM.**[5] **Bry.**[5] **Calc.** carc.[146] **Caust.**[5] **Cham.**[5] cic.[5] cocc.[5] coff. con.[5] cycl.[5] ferr.[5] germ.[222] **GRAPH.**[5] haliae-lc.[222] **HYOS.**[5] ign. iod.[5] ip.[5] irid.[222] jab.[137] **KALI-C.**[5] lac-c.[122] **LACH.**[5] **LYC.**[5] **Mag-c.** mag-m.[5] mag-p.[111] manc.[36] merc. mosch.[5] **Nat-m.**[5] **Nit-ac.** nux-v.[5] **Phos.**[5] piloc.[137] **Pitu-a.**[164] **Plat.**[5] plb.[5] plut-n.[222] **Puls.**[5] ruta sars. sec.[5] senec.[111] **Sep.**[5] **Sil.**[5] staph.[1] sulph.[5] thuj.[5] tub.[102] **Verat.** zinc.[5]

während: **ACON.**[5] act-sp.[54] adam.[222] aegle.[192] aesc. aeth. **Agar.** agav-t.[149] agki-p.[1202] agn.[5] **Alet.** all-s.[54] **Aloe** **Alum.**[1] alum-p.[58] alum-sil.[58] alumn. **AM-C.**[1] am-i.[304] **Am-m.**[1] **AMBR.** aml-n.[111] amor-r.[149] anac.[31] androc.[222] **Ant-c.** ant-t.[5] **APIS**[36] **Apisin.**[5] **APOC.** aq-des.[275] aquil.[102] aran.[102] **Arg.** **ARG-N.**[54] arge-p.[264] arist-cl.[119] **Arn.** **Ars.** **Ars-i.** **Ars-met.** ars-s-f.[58] arum-t.[58] **Asaf.** asar.[5] aster.[45] **Aur.** aur-ar.[58] aur-i.[58] aur-m. aur-s.[58] aven.[102] aza.[192] bac.[62] **Bamb-a.**[1184] bapt. **Bar-c.** **Bar-i.** bar-m. bar-s.[58] **BELL.** **Berb.**[122] **Bor.**[1] **BOV.**[5] **Brom.**[5] brucel.[241] **BRY.**[5] bufo[58] **But-ac.**[149] **CACT.** cahin.[54] **CALC.**[1] calc-i.[58] **CALC-P.** **Calc-s.** **Calc-sil.**[58] **Cann-i.**[58] cann-s.[5] **Canth.** **Caps.** **CARB-AN.** **CARB-V.**[5] **CARBN-S.** carc.[146] carl.[36] carn-g.[264] cassi-s.[192] **Cast.** cath-a.[264] **Caul.**[25] **CAUST.** cean.[137] **Cedr.** cench.[58] **CHAM.**[1] **Chel.** **Chin.** chin-ar. **Chin-s.** chion.[102] choc.[222] **Cic.** **CIMIC.** cina[26] **Cinnb.** clem. **Coc-c.**[58] coca[83] **COCC.** **Coff.**[5] **Colch.**

MENSES; während (Forts.)

Coll.[25] **Coloc.**[5] **CON.**[1] cop.[36] corn.[5] **Croc.**[5] **Crot-h.**[54] croto-t.[5] cub. **CUPR.**[5] cur.[26] **Cycl.**[5] cymbo-ci.[2184] der. **Dig.**[54] **Dulc.** dys-co.[136] elaps[26] eug. eup-per. **Eupi.** fago.[25] falco-p.[265] **Ferr.**[5] ferr-ar. ferr-i. **Ferr-p.**[58] ferr-s. ferul.[36] **Fl-ac.**[26] form.[25] **Gels.**[54] gent-c. germ.[222] gink.[227] **GLON.** glyc.[102] goss.[25] gran.[10] granit-m.[194] **GRAPH.**[1] grat. guare. haem.[102] haliae-lc.[222] **Ham.** harp.[1184] **Hell.**[5] **Helon.** hep.[5] hip-ac.[119] **Hydr.** hydr-ac.[111] hydrog.[222] **HYOS.**[5] hyper. **IGN.** ignis[194] ind.[36] indg. indol.[77] inul. **Iod.**[5] **Ip.** irid.[222] kali-ar. **Kali-bi.**[26] **Kali-br.** **KALI-C.**[1] **Kali-chl.**[8] **Kali-i.** kali-m.[137] **Kali-n.** **Kali-p.** **Kali-s.** **Kali-sil.**[58] **Kalm.** kola[1184] **KREOS.** kurch.[192] lac-ac. **Lac-c.**[26] **Lac-d.**[58] **LACH.**[5] lachn. lat-h.[301] **Laur.** **Led.**[58] **LIL-T.** lith-c.[25] **Lob.** lob-e.[85] **LYC.**[1] **Lycps.**[54] **Lyss.**[54] **MAG-C.**[1] **MAG-M.**[1] **Mag-p.** **Mag-s.**[10] **Manc.**[30] mang.[5] mang-acet.[72] med.[56] meli.[137] meny.[137] **Merc.** **Merl.** mez.[5] **Mill.**[58] mom-b.[72] **Mosch.**[5] **Mur-ac.**[5] **Murx.** nat-ar. **NAT-C.**[5] nat-h. **NAT-M.** **Nat-p.**[58] **Nat-s.** nat-sil.[58] neon[222] **Nicc.** **Nit-ac.**[54] **NUX-M.**[5] **NUX-V.**[5] **Oena.**[54] **Ol-an.** onos. **Op.**[5] ovi-g-p.[111] ozone[227] **Pall.** **Petr.** **Ph-ac.**[5] **Phel.** **PHOS.**[5] phys.[25] **Phyt.** pic-ac.[36] **Pitu-a.**[164] **PLAT.** **Plat-m.**[102] plb.[5] plut-n.[222] **Podo.** prun.[10] psor.[56] **PULS.**[1] pyrog.[111] raph.[36] **Rat.** rhod.[5] **Rhus-t.**[5] ruta **Sabin.** **Sang.**[25] sapin.[36] **Sars.**[54] **SEC.**[5] sel. **Senec.** seneg. **SEP.**[1] **SIL.** sol[236] **Spig.**[5] **Spong.**[5] **Stann.**[5] **STAPH.** **STRAM.**[5] **Stront-c.** succ.[194] sul-ac.[1] sul-i.[58] **SULPH.**[1] sumb.[25] syc-co.[136] syph.[137] **Tab.** tanac.[25] **TARENT.** tax.[303] tela[192] tell. tep. teucr-s.[110] thea[36] ther. thlaspi[25] **Thuj.** thymol.[119] thyr.[149] til.[110] tril.[25] **Tub.**[36] uran-n.[25] **Ust.**[102] **VERAT.** **VERAT-V.** verb.[5] **VIB.** wies.[36] **Xan.**[26] **ZINC.**[1] **ZINC-P.**[58] zinc-val.[137] zing.

- **unterbrochen,** wenn: eupi.[36]

nach: **Acon.** aesc. **Agar.** all-s. **ALUM.**[5] alum-p.[58] **Am-c.**[5] ant-c.[85] **Apis**[26] **Apisin.**[5] aran.[111] arist-cl.[119] **Ars.**[5] ars-s-f.[58] aur.[5] bamb-a.[1184] **BELL.**[26] berb.[10] **BOR.**[5] **BOV.** brom. **Bry.** bufo[54] cact.[111] **CALC.** **CALC-P.** calc-s. cann-s.[5] canth.[5] carb-ac.[26] **Carb-an.**[5] **Carb-v.** **Carbn-s.** carl.[36] cast.[111] **Caust.**[5] **Cham.** chel.[36] **Chin.**[5] **Chin-s.**[54] **CIMIC.** **COCC.** **Coloc.**[5] **Con.**[5] **Crot-h.**[8] cub.[54] cupr.[5] cur.[26] **CYCL.** elaps[26] **Eupi.** **FERR.** ferr-i. **GELS.**[26] germ.[222] **GLON.**[26] goss.[111] **GRAPH.**[1] **Guare.** **Helon.**[111] **Ign.**[5] **Iod.** **IP.**[26] **Kali-br.**[111] **Kali-c.**[1] **Kali-fcy.**[54] kali-n. **Kali-p.** **KREOS.**[5] **Lac-c.**[54] lac-d.[26] lac-eq.[204] **LACH.**[5] **Lil-t.**[25] **Lith-c.** **Lyc.**[5] **Mag-c.**[1] **Mag-m.**[5] **Med.**[85] **MERC.**[5] merl. **Mez.**[5] **Murx.**[111] naja **NAT-M.**[5] **Nat-p.**[36] **NIT-AC.**[36] **NUX-V.**[5] ol-an. op.[26] **Pall.**[54] **Ph-ac.**[1] **PHOS.**[5] pitu-a.[164] plan. **PLAT.**[5] psor.[85] **PULS.** rat.[36] rhus-t.[5] **Ruta**[5] sapin.[36] **Sec.**[26] **SEP.**[1] **Sil.**[1] spig.[5] stann.[5] **Stram.**[5] **Sul-ac.**[5] sul-i.[58] **Sulph.**[5] tab.[54] **TARENT.**[36] thlaspi[54] thuj.[5] **Tril.**[54] **Tub.** ust. **Verat.**[102] **Verat-v.**[25] **Vib.**[38] **Zinc.**[5] zinc-val.[137] ziz.[25]

☞ *Körpersäften, Verlust von; agg.* •*Metrorrhagie, Beschwerden durch* ▥ *BLUT; C; Blutung*

- **Auftreten** alter Beschwerden: sec.[26] zinc.[26]
- **Auftreten** neuer Symptome und agg. alter Symptome: **Kreos.**[26] **Nux-v.**[26] puls.[26]

☞ *C; Symptome*

amel.:

- **vor**: cimic.[137] graph.[5] murx.[137]
- **Beginn,** zu: cycl.[5] cypra-e.[227] hydrog.[222] lach.[5] lap-a.[85] macrin.[85] mag-p.[111] plb.[5] zinc.[5]
- **während**: achy.[149] all-s.[5] alum. am-c.[102] apis aran. arg-n.[5] arist-cl.[119] aster.[102] bell. calc. calc-f. cer-ox.[102] cimic. **CYCL.**[8] dicha.[144] ferr-p.[111] foll.[149] gels.[111] ign.[5] iod.[5] kali-bi. **Kali-c.** kali-p. lac-c. **LACH.** lycps.[54] macrin.[85] mand.[149] meli.[198] **Mosch.** murx.[137] ov.[85] phenob.[149] phos. plb.[116] plut-n.[222] rhus-t. senec. **Stann.** sulph. tub-sp.[151] ust. verat. vip-a.[149] **Zinc.**
- **nach**: aran.[111] arist-cl.[119] calc.[5] cimic.[111] kreos.[809] lycps.[111] pitu-a.[164] thyr.[149] **Zinc-p.**[122]

☞ *Absonderungen, Ausscheidungen amel.*

- **zwischen** den M.: bell.[102] bov.[102] elaps[102] ham.[102] magn-gr.[102]
- **zwischen** den Perioden: magn-gr.[102]

zwischen den Schulterblättern:

unterdrückt: **ACON.**[5] **AESC.** agn.[5] aloe[10] alum.[5] **Am-c.**[5] **Ant-c.**[5] **Apis**[26] **Apisin.**[5] aral.[25] **ARIST-CL.** arn.[5] **Ars.**[54] asar.[5] aur.[5] aur-ar.[58] **Bar-c.**[5] **BELL.** **Bor.** brom.[5] **BRY.** **Cact.** **Calc.**[5] calc-p.[111] canth. carb-an.[5] **Carb-v.** **CARBN-S.** cast.[137] **Caul.**[25] **Caust.**[5] cean.[137] **Cham.**[1] chel.[5] **Chen-a.**[54] **Chin.** chion.[85] **Cimic.**[10] **COCC.**[5] colch.[5] **Coloc.**[54] **CON.**[1] **Croc.** cub.[111] **Cupr.**[5] **CYCL.**[8] **Dig.** **Dros.** **DULC.**[5] euph. euphr.[5] **FERR.**[5] **FERR-I.** **Gels.** **Glon.**[26] **GRAPH.**[1] **Guai.** **Ham.** **Hell.**[8] **Helon.**[10] **Hyos.** hyper.[111] **Ign.** **Iod.** **Ip.**[26] **KALI-C.**[5] kali-i. kali-m.[61] kalm.[137] lac-d.[26] **LACH.** **Lil-t.** lith-c.[137] lob.[25] **LYC.**[5] m-arct.[5] **Mag-c.**[5] **Mag-m.** mang.[5] **Merc.** mill. naja[137] nat-c. **Nat-m.**[5] nat-s.[111] nit-ac.[5] **NUX-M.**[54] **NUX-V.**[26] ol-an.[111] **Ol-j.**[25] **Op.**[26] petr.[5] ph-ac.[5] **Phos.**[1] **Plat.**[26] plb.[5] podo.[25] psor.[54] **PULS.**[5] rhod.[5] **Rhus-t.** **Ruta**[5] **Sabad.**[5] **SABIN.**[5] **Sang.**[8] sars.[5] sec.[5] **SENEC.**[10] **SEP.**[54] **SIL.**[54] **Spong.**[54] **Staph.**[5] stram.[5] stront-c.[5] **SULPH.**[5] tanac.[25] **Thuj.**[54] **TUB.** urt-u.[111] ust.[56] **Valer.**[5] **VERAT.** verat-v.[25] vib.[38] wild.[9] **Zinc.** ziz.[25]

Unterdrückung der Menses bringt keinerlei andere Symptome hervor: **Stram.**[5]

METRORRHAGIE, Beschwerden durch: **Acon.** ant-c.[5] **Apis** ars.[5] **Bell.**[5] bry.[5] calc.[5] calc-f.[135] **Cann-i.**[54] **Caul.**[102] **Cham.**[5] **Chin.**[10] **Cimic.**[102] **Coff.**[54] **ERIG.**[54] ferr.[5] fl-ac.[137] ham.[54] hyos.[5] kali-c.[5] lyc.[54] mag-c.[1] **Mag-m.**[54] nat-m.[5] **Nux-v.**[54] phos.[36] plat.[54] **Sabin.**[5] **Sec.**[8] **Sep.**[54] sil.[5] **Sulph.**[54] tanac.[5] **Thlaspi**[8] visc.[25]

☞ *Körpersäften, Verlust von; agg.;* •*Menses; nach*

▥ *BLUT; C; Blutung*

MIKTION:

☞ *Urinieren*

MITTAGESSEN:

☞ *Essen*

agg.: acon. **Agar.**[1] alco-s.[45] **Aloe** **Alum.** alumn.[36] am-br.[111] **Am-c.** am-m.[1] ambr.[5] anac.[5] ang.[1] ant-c.[5] **Ant-t.** arg.[5] **Arg-n.**[36] arn. **Ars.** bar-c.[1] bell.[1] bor.[1] bov.[36] **Bry.**[5] cact. cahin. calad.[111] calc.[1] **CALC-P.** **Calc-s.**[58] cann-s.[5] canth.[36] **Carb-an.** **CARB-V.** carbn-s.[25] carl.[36] **Cast.** cast-v. caust.[1] cham.[1] **Chel.**[54] **Chin.** chin-s.

cimic. cina **Clem.** cob. coc-c.[25] cocc.[36] colch.[5] **COLOC.** con.[1] croto-t.[5] curc.[192] **Cycl.**[8] dig.[36] dios. euphr.[5] ferr.[36] fl-ac.[5] gamb. gent-c.[36] gins. glon. graph.[1] grat.[36] haliae-lc.[222] ham. **Hep.**[1] **Hydr.** hyos. hyper. ign.[5] indg. iod.[1] jug-c.[25] **Kali-bi.** kali-br.[8] **Kali-c.** kali-n.[1] kalm. **Lach.** lact.[36] lat-h.[301] **Laur.** lob-s. lyc.[1] **MAG-C.** **Mag-m.** mag-s. meny.[1] merc.[36] merc-i-r. **Mez.** mill. mosch. **Mur-ac.**[1] myric. **Naja**[36] **Nat-c.** **Nat-m.** nat-p.[36] nat-s. nicc.[54] nit-ac.[1] **Nux-m.** **NUX-V.** ol-an.[36] par.[5] ped.[36] petr.[1] phel.[36] **Phos.**[1] phyt. plan. plat.[36] plb. podo. psor.[54] ptel.[25] **Puls.** **Ran-b.** ran-s.[5] raph.[36] rat. rheum[36] rhod. rhus-t.[1] rumx.[36] ruta[36] sars.[1] **Sel.** seneg. **Sep.** sil.[1] sol[236] sol-t-ae.[36] squil. staph. stram. **Sul-ac.** **SULPH.**[122] tab.[36] tax.[36] ter.[36] **Teucr.** **THUJ.** til.[36] tong.[36] **Trom.** valer. **Verat.**[54] viol-o.[45] yuc.[36] **ZINC.**

☞ *C; Schwäche; zittrig; Mittagessen, nach*

amel.: aesc. alet.[137] bar-c.[1] caust.[1] **CHEL.** cinnb.[137] coca[111] kali-c.[1] lol.[111] mag-c.[1] mang-acet.[1] nat-m.[5] nat-s.[111]

MOND:

agg.: adam.[222] agar.[122] **ALUM.**[5] am-c. apis[122] arg-n.[8] arn. ars.[5] ars-i.[122] arum-t.[122] bani-c.[1237] bar-c.[122] bell.[122] bov.[137] brom.[5] bry.[5] bufo[54] **Calc.**[122] calc-p.[122] canth.[122] carc.[304] caust.[122] chin.[54] cimic.[122] **Cina**[5] clem.[162] croc.[5] cupr.[5] cycl. daph.[111] dulc.[8] electr.[5] fl-ac.[5] gels.[122] graph.[122] hep.[122] hydrog.[222] ign.[122] irid.[222] kali-bi.[122] kali-br.[85] kali-c.[122] kali-n.[1] lach.[122] lam.[10] lap-laz.[227] led.[122] lith-c.[227] luna[83] **Lyc.**[5] med.[122] merc.[122] merc-acet.[10] merc-c.[122] merc-i-f.[122] merc-i-r.[122] nat-c.[10] nat-m.[5] nit-ac.[122] nux-v.[122] ovi-g-p.[85] pall.[85] petr.[1] ph-ac.[122] phel.[111] **Phos.**[122] phyt.[122] plat.[122] psor.[111] puls.[122] rhus-t.[122] sabad.[85] sang.[122] sep.[122] **SIL.**[8] sol-m.[5] sol-t-ae.[122] spong.[85] staph.[1] sul-i.[122] sulph.[122] syph.[111] tab.[122] teucr.[197] thuj.[5] tub.[122] verat.[1] verat-v.[122]

- **Neumond**: **Agar.**[122] **Alum.**[5] am-c. **Apis**[122] arg-n.[122] arn.[5] **ARS.**[5] ars-i.[122] bell.[122] **Bry.**[122] calc-p.[122] canth.[122] chin.[122] **Cina**[5] clem. **Croc.**[5] daph. graph.[122] hep.[122] kali-bi.[111] **Kali-br.**[54] **Lach.**[122] merc.[122] merc-c.[122] merc-i-f.[122] nat-m.[122] **NUX-V.**[5] phel.[111] **PHOS.**[122] phyt.[122] **PULS.**[122] **RHUS-T.**[1] **SABAD.**[5] **SIL.**[1] **Teucr.**[197] thuj.[5]

  ☞ *C; Chorea; Mond; Neumond, bei •C; Konvulsionen; Mond; Neumond, bei*

  ◦ **Vollmond,** und: alum.[5] croc.[5] kali-bi.[111] **Sil.**[54]

- **zunehmender**: **Agar.**[122] **Alum.**[5] apis[122] arn. **ARS.**[5] ars-i.[122] arum-t.[122] bell.[122] **Bry.**[5] **CALC.**[122] calc-p.[122] caust.[122] chin.[54] cimic.[122] **Clem.**[162] cupr.[5] electr.[5] graph.[122] ign.[122] kali-bi.[122] kali-br.[137] kali-c.[122] **Lach.**[122] **Lyc.**[5] **Med.**[122] merc-c.[122] merc-i-f.[122] **Nat-m.**[5] nit-ac.[122] **Nux-v.**[122] phel.[111] **PHOS.**[122] phyt.[122] **PULS.**[122] **Rhus-t.**[122] sabad.[85] sang.[122] **SEP.**[122] **Sil.**[8] staph.[5] sul-i.[122] **SULPH.**[122] **Thuj.**[5]

- **Vollmond**: **Alum.**[5] **Apis**[122] arn.[5] **ARS.**[5] bar-c.[122] bell.[5] bov.[137] brom.[5] bry.[122] calc-p.[122] canth.[122] carc.[207] caust.[5] **Cina**[5] **Croc.**[5] cupr.[122] cycl. fl-ac.[5] gels.[122] **Graph.**[5] **Hep.**[122] ign.[122] kali-bi.[122] kali-n.[1] **Lach.**[54] led.[122] lith-c.[227] **LYC.**[5] **Merc.**[122] **Nux-v.**[5] ovi-g-p.[85] ph-ac.[1] **PHOS.**[5] psor.[111] **PULS.**[5] **Rhus-t.**[122] **SABAD.**[5] sang.[122] sep.[1] **Sil.**[1] sol-m.[5] sol-t-ae.[122] spong.[85] staph.[85] sul-i.[122] **SULPH.**[5] syph.[111] **Teucr.** thuj.[122] verat-v.[122]

  ☞ *Mondlicht; agg. •C; Chorea; Mond; Vollmond, bei •C; Konvulsionen; Mond; Vollmond, bei ▥ SCHLAF; C; Gestört; Vollmond, bei*

  ◦ **2. Vollmond, jeder**: syph.[111]

- **abnehmender**: alum.[85] **Apis**[122] **Ars.**[122] bry.[122] **Calc.**[122] clem.[5] **Daph.**[111] gels.[122] kali-bi.[122] kali-c.[122] **Lach.**[122] **Lyc.**[5] **Merc.**[122] merc-i-r.[122] **Nat-m.**[122] **Nux-v.**[122] ph-ac.[122] phel.[111] **PHOS.**[122] phyt.[122] plat.[122] **PULS.**[122] **RHUS-T.**[122] **SEP.**[5] sil.[122] sul-i.[122] **SULPH.**[5] tab.[122] thuj.[122] tub.[122] verat.[122]

agg. und amel.: carc.[207] clem.[137] phel.[137] tarent.[137]

amel.: aur.[137] carc.[207] choc.[222] cypra-e.[227]

- **Neumond**: carc.[207] choc.[222]

- **Vollmond**: carc.[207]

  ☞ *Mondlicht; amel.*

MONDLICHT:

agg.: **ANT-C.** calc.[5] ovi-g-p.[122] sep.[5] **Sulph.**[5]

☞ *Mond; agg.; Vollmond*

amel.: **Aur.**

☞ *Mond; amel.; Vollmond*

MONONUKLEOSE, Nachwirkungen von: foll.[188]

☞ *Entzündung, nach •Infektionskrankheiten, Beschwerden seit •Rekonvaleszenz, Genesungsphase, Berschwerden während ▥ FIEBER, HITZE; C; Drüsenfieber, Mononukleose, akut oder chronisch •KLINISCHES; C; Folgezustände, nach vorheriger Erkrankung*

MUSIK:

agg.: **ACON.**[5] all-c.[137] aloe[111] **AMBR.**[1] anac.[5] arg.[102] arg-n.[102] arn.[5] **Aur-m-n.**[272] bor.[58] brach.[102] **Bry.**[5] bufo[58] **Cact.** **Calc.**[5] calc-p.[198] cann-i.[36] carb-an.[5] **Carc.**[122] caust. **CHAM.**[5] choc.[222] cimic.[102] **COFF.**[5] cop.[36] **Croc.**[5] cupr.[5] cur.[8] cycl.[102] **Dig.**[5] fl-ac.[122] gels.[54] **GRAPH.** harp.[1184] hep.[102] **Ign.**[1] kali-c.[5] kali-n. kola[1184] **Kreos.** **Lyc.**[5] lyss.[54] mag-p. **Mang.**[36] med.[111] merc-i-f. merl. **NAT-C.**[10] **Nat-m.** nat-p. **Nat-s.**[54] **NUX-V.**[1] pall.[54] **Ph-ac.**[5] **Phos.**[1] phys. plb.[54] **Puls.**[5] rhus-t.[5] ruta[102] **Sabal.**[137] **Sabin.**[5] **SEP.**[5] stann. **Staph.**[5] sul-ac.[102] **Sulph.**[54] sumb.[36] **Tab.**[122] taosc.[270] **Tarent.**[54] **Thuj.**[5] tub.[1065] **Viol-o.**[5] zinc.[5]

☞ *C; Hitze; Hitzewallungen; Musik, durch •C; Ohnmachtsgefühl, Ohnmachtsschwäche, Ohnmacht; Musik, beim hören von •C; Pulsieren, Empfindung von; Äußerlich; Musik agg. •C; Taubheitsgefühl, Empfindungslosigkeit; äußerlich; Musik, durch •C; Zittern; allgemeine Arzneien; Musik, durch ▥ GEMÜT; M; Musik; agg.*

- **morgens**: **Fl-ac.**[122]

- **Geige**: calc.[5] **Kali-c.**[5] **Viol-o.**[5]

  ▥ *EXTREMITÄTEN; C; Musizieren, durch; Geigespielen, durch*

- **Klavierspielen**: ambr. **Anac.** **Arg.**[72] brach.[72] **CALC.** **Caust.**[102] **Cimic.**[102] cupr.[102] **Cur.**[8] **Cycl.** **Gels.** graph.[102] hep.[102] kali-c. mag-c.[137] **MAG-P.** merc-i-f. **Nat-c.**[1] phos.[1] **Plb.** rhus-t. ruta[102] sabin. **Sep.**[5] **Stann.**[8] sul-ac.[72] sulph.[5] verat.[137] **Zinc.**

MUSIK; agg.; Klavierspielen (Forts.)

☞ *C; Müdigkeit, Ermüdung; Klavierspielen, durch •C; Schwäche; Klavierspielen, durch •C; Schwere, Empfindung von; Innerlich; Klavierspielen, durch •C; Völlegefühl; Innerlich; Klavierspielen, durch •C; Zittern; allgemeine Arzneien; Klavierspielen, beim ▤ GEMÜT; M; Musik; agg.; Klavierspielen •EXTREMITÄTEN; C; Musizieren, durch; Klavierspielen, durch*

- **Orgel**: lyc.[5]
- **unerträglich,** geht durch Mark und Bein: sabin.[38]

☞ *O; Knochen; Knochenmark*

amel.: **AUR.** bufo[58] cann-s.[5] carc.[146] croc.[5] ign.[1] **Lach.**[5] mag-p.[111] mang.[10] mosch.[5] nat-m.[5] sul-ac.[5] sumb.[111] **TARENT.** **Thuj.**[5] tub.[111] zinc-val.[111]

☞ *C; Chorea; Musik amel. •C; Konvulsionen; Musik amel. ▤ GEMÜT; M; Musik; amel. •EXTREMITÄTEN; C; Unruhe der Gliedmaßen; Musik amel.*

- **rhythmische**: carc.[146]

NACHTWACHEN, Beschwerden durch:

☞ *Schlaf; Mangel an Schlaf, Nachtwachen, Beschwerden durch*

NÄHEN:

agg.: agar.[137] bov.[137] **Calc.**[137] **CAUST.**[137] **Cham.**[137] cimic.[137] cocc.[137] **Cycl.**[137] **Dros.**[137] gels.[137] iris **KALI-C.**[1] **LAC-C.** lach.[5] mag-p.[137] **NAT-M.** petr.[5] phos.[137] pic-ac.[137] plat.[137] sep. **Sil.**[137] **Stann.**[137] sul-ac.[5] valer.[137] **ZINC.**[137]

amel.: lach.[137] nat-m.[137]

NAHRUNGSMITTEL, Getränke, agg. oder amel.:

☞ *C; Speisen und Getränke*

NARKOTIKA:

agg.:

▤ *KLINISCHES; M; Arzneimittel-Missbrauch, Vergiftungen durch; Narkotika; allgemeine Arzneien*

Verlangen nach:

▤ *GEMÜT; C; Drogenabhängigkeit, Morphinismus •KLINISCHES; C; Medikamente, allopathische Medizin; Sucht*

NASENBLUTEN amel.: am-m.[5] bell.[5] bor.[5] brom.[5] bry.[5] bufo carb-an. carb-v.[111] cham.[5] chin.[5] chin-s.[144] con.[5] dig.[5] elaps[137] ferr-p. hyos.[5] **Kali-chl.**[54] maia-l.[204] **Meli.** **Petr.** phos.[5] pic-ac.[137] **Psor.**[54] raph.[111] rhus-t.[5] sil.[5] tarent.[111]

☞ *Absonderungen, Ausscheidungen amel. •Blutung, Blutabsonderung; amel.*

NASESCHNEUZEN:

agg.: acon.[5] act-sp. adam.[222] aesc. **Agar.** agn.[5] alum.[1] alum-p.[58] am-c.[5] am-m.[5] **Ambr.**[5] ang.[5] ant-c.[5] ant-t.[5] arg.[5] arg-n. **ARN.**[5] asar.[5] aster.[36] **AUR.**[5] bamb-a.[1184] bapt. **Bar-c.**[5] **Bell.**[5] bor.[5] **Bry.** calad. **Calc.**[5] **Calc-p.** cann-s.[5] **Canth.**[5] caps.[5] carb-ac.[25] **Carb-an.** **Carb-v.** **CAUST.** cham.[5] **Chel.** chin.[5] cina[5] **Cist.** cod.[25] coff.[5] **Colch.**[5] **Con.** culx. cymbo-ci.[2184] dig.[5] **Dros.**[5] euph.[5] euphr.[1] eupi.[36] ferr.[5] **GRAPH.** **HEP.**[5] hydrog.[222] hyos.[5] **Iod.**[5] **Kali-bi.** **Kali-c.**[5] kali-chl. kali-n.[5] kreos.[5] **LACH.** lap-laz.[227] **Led.** lyc.[5] mag-c.[1] **Mag-m.**[5] mag-s. **Mang.**[5] meny.[1] **MERC.**[1] merc-d.[137] mez.[5] mur-ac.[5] nat-ar. nat-c.[5] **Nat-m.** nat-s. neon[222] **Nit-ac.** **Nux-v.**[5] ozone[227] par.[5] petr.[5] **PH-AC.** **PHOS.**[5] **PULS.**[5] **Ran-b.**[5] rhus-t.[5] ruta[5] **Sabad.**[5] sabin.[5] sang.[111] sars.[5] sel.[5] **Sep.**[1] **Sil.** **SPIG.**[5] spong.[5] stann.[5] **Staph.**[5] stram.[5] stront-c.[5] sul-i.[58] **SULPH.** sumb. tarax.[5] teucr.[5] **Thuj.** trom. verat.[5] zinc.

amel.: acon.[111] lach.[5] **Mang.**[5] **Merc.**[5] **Sil.**[5] stann.[5]

NASSWERDEN:

agg.: **Acon.**[5] agn. all-c. aloe[54] **ALUM.**[5] **Am-c.**[5] ant-c.[5] ant-t.[102] **Apis** aran. **Arn.**[5] ars. ars-i.[102] atro.[54] bac.[62] bar-c. **Bell.** bell-p.[111] bor. bov.[85] **Bry.**[54] calad.[5] **CALC.**[5] calc-p.[58] calc-sil.[102] camph.[5] **Canth.**[85] caps.[5] carb-an.[54] carb-v.[5] **CAUST.**[5] cham.[1] **Chin.** **Clem.**[5] **Colch.** con.[5] cupr.[5] **DULC.**[5] **Elaps**[102] **Euph.**[5] fl-ac.[5] form.[54] graph.[5] guai.[5] **Hep.**[5] **Hyos.**[5] **Ip.**[5] kali-bi.[111] **Kali-c.**[5] kali-n.[5] kola[1184] **LACH.**[809] laur.[5] **Led.** lem-m.[5] lob.[85] **Lyc.**[54] mag-c.[5] mag-p.[85] malar.[85] meli.[102] merc.[5] merc-i-r.[85] mez.[5] mur-ac.[5] narc-ps.[102] nat-c.[5] **Nat-m.** nat-n.[116] **NAT-S.** nit-ac.[5] **Nux-m.**[5] nux-v.[5] phos.[5] phyt.[58] pic-ac.[102] **PULS.**[5] ran-b.[116] rhod.[5] **RHUS-T.**[5] ruta[102] sang.[8] **Sars.**[5] sec.[5] sel.[54] **SEP.**[5] **Sil.**[5] **Spig.** stann.[5] staph.[5] stram.[54] stront-c.[5] sul-ac.[5] sulph.[5] thuj.[5] tub.[85] urt-u.[111] verat.[5] verat-v.[54] visc.[85]

- **erhitzt,** wenn: bell-p.[119]
- **Füße**: **Acon.** agn. **All-c.** **Bar-c.**[5] bry.[5] **Calc.**[5] **Camph.**[5] caps.[5] cham. **Colch.**[5] cupr.[5] dol.[8] **Dulc.**[5] fl-ac.[5] **Graph.**[54] guai.[5] **Lach.**[5] lem-m.[5] lob.[85] **Lyc.**[5] mag-p.[85] **Nat-m.**[54] nit-ac.[5] **Nux-m.**[5] **NUX-V.**[5] **Phos.** **PULS.**[5] **RHUS-T.** **Sep.** **SIL.** stram.[5] **Sulph.**[116] tub.[111]
- **Hände**: ars.[5] phos.[5] **Tarent.**
- **Kopf**: hep.[5] hyos.[5] phos.[5] **Sep.**[5]

☞ *Abdecken, Entblößen; agg.; Kopfes, des*

- **Laken,** Beschwerden durch feuchte: rhus-t.[85]
- **Menses,** während: **Acon.**[5]

☞ *Menses; während*

- **Räume,** feuchte, nasse: **Aloe**[54] ant-t.[102] **Aran.** ars-i.[102] atro.[54] bac.[62] **Bry.**[54] **Calc.**[5] calc-p.[116] calc-sil.[102] **Carb-an.**[54] **Carb-v.**[5] caust.[54] **DULC.**[5] form.[54] lyc.[54] nat-n.[116] **NAT-S.** nit-ac.[116] nux-m.[102] **PULS.**[5] rhod.[5] **Rhus-t.**[5] **Sel.**[54] **Sep.**[54] sil.[5] **Stram.**[54] ter.[102] **Thuj.**[5] verat.[5]

☞ *Gewölbe, Keller agg.*

- **Schweiß,** während: **Acon.** ant-c.[5] ars.[5] **Bell-p.**[111] **Bry.**[5] calc. **Clem.**[5] **COLCH.**[809] con.[5] **Dulc.** **Ip.**[5] nat-c.[5] **RHUS-T.** **Sep.** **Verat-v.**[54]

☞ *Schweiß; während Schweißabsonderung*

- **Sitzen** auf nassem Boden: **ARS.** calc.[5] **Caust.**[5] dulc.[5] **Hep.**[5] **Nit-ac.**[5] nux-v.[5] **Phos.**[5] rhod.[5] rhus-t.[5] **Sars.**[5] **Sep.**[5] sil.[5] **Sulph.**[5]

☞ *Sitzen; agg.; nassem Grund, auf*

- **Wetter,** bei heißem: phos.[102]

☞ *Wetter; heißes Wetter agg.*

amel., Füße: calad.[5] led.[5] puls.[5]

NIESEN:

agg.: acon.[5] act-sp.[10] agar.[5] alum.[5] am-c.[1] **Am-m.**[5] **Ant-c.**[5] ant-t.[5] apis apisin.[5] arg. **Arn.**[1] **Ars.**[5] arund. bac.[62] **Bar-c.**[5] **BELL.** benz-ac. **BOR.**[122] bran.[36] **BRY.** **Calc.**[5] canth.[5] caps.[5] **Carb-v.**[1] carbn-s. cast. **CAUST.** **Cham.**[5] **Chel.** chin.[5] cina[5] com.[137] **Con.** crot-h. dios.[111]

DROS. echi. euph.[5] **Ferr.**[5] **Graph.** grat. hell.[5] hep.[5] hydr. hydr-ac.[268] hydrog.[222] ictod. ind.[36] ip.[5] kali-bi.[111] **Kali-c.**[5] kali-chl.[36] kali-p.[58] **Lach.** lact. led.[1] lob-s.[85] **Lyc.**[5] lyss.[85] mag-c.[1] mag-m.[5] meph.[36] **MERC.** mez.[5] naja[137] nat-c.[5] **NAT-M.**[5] **Nit-ac.** **Nux-v.**[5] ol-an. **Petr.**[5] **Ph-ac.** **PHOS.**[1] **Psor.**[36] **Puls.**[5] **Rhus-t.**[5] sabad.[5] sec.[5] **Seneg.**[5] **Sep.**[5] **Sil.**[1] **Spig.**[1] **Squil.**[5] staph.[5] **SULPH.** tama.[197] thea[192] thuj. til.[85] **ZINC.**[1]
☞ *Ausatmen; agg.*

amel.: am-br.[111] am-c.[5] am-m.[5] calc.[1] calc-p.[111] chlol.[111] lach.[5] lil-t.[25] lyc.[5] mag-m.[1] mur-ac.[5] naja[85] **Nux-v.**[5] seneg.[5] thuj.[5]
☞ *Ausatmen; amel.*

OBSTIPATION:

agg.: alet.[111] all-s.[102] **Aloe**[102] **Alum.**[102] arg-n.[5] bac.[62] bell.[36] bry. carc.[102] chin.[5] cocc.[102] coll.[102] ery-a. fl-ac.[58] graph. grat.[102] ham.[111] hyos. iod. kali-bi.[111] kali-c.[36] **Lach.** lyc.[5] merc.[36] **NAT-M.**[5] nit-ac. **Nux-v.**[102] **Op.** phos.[5] **Plb.** **Podo.** ruta[5] sil.[1] sul-i.[111] sulph.[1] ter.

amel.: **Calc.** carb-v.[5] merc. **Psor.** ust.[85]

OFEN:

agg.:
☞ *Wärme; agg.; Ofenwärme*

amel.:
☞ *Wärme; amel.; Ofenwärme*

ÖFFNEN:

Augen, der:

- **agg.**: acon.[5] agar.[36] **Alum.**[1] am-c.[111] arn.[1] **ARS.** aur.[5] **Bell.**[1] bor.[5] **BRY.**[122] **Calc.**[5] canth.[5] carb-an.[5] **CHIN.**[5] cic.[5] **Clem.**[5] coch.[36] coff.[5] **Coloc.**[5] con.[5] **Croc.**[5] euph.[1] **GRAPH.**[1] **IGN.**[5] **Ip.**[5] **Kali-bi.** **Lyc.**[5] m-art.[5] mag-c.[5] mag-m.[5] **Nux-v.**[5] ph-ac. phos.[5] plat.[5] puls.[5] rhus-t.[5] sang.[111] sanguin-n.[5] **Sep.**[5] **Sil.** **Spig.**[5] sulph.[5] tab.[102] zinc.[5]
- **amel.**: agar.[5] arn.[5] ars.[5] **Bell.**[5] **BRY.**[5] calad.[5] calc.[5] carb-an.[5] caust.[5] cham.[5] chel.[5] **Chin.**[5] **Clem.**[5] con.[5] croc.[5] dig.[5] ferr.[5] graph.[5] **Hell.**[5] hep.[5] ign.[5] kali-c.[5] lach.[5] **Led.**[5] m-aust.[5] **Mag-m.**[5] mang.[5] nux-v.[5] op.[5] ph-ac.[5] phos.[5] **Puls.**[5] sars.[5] sep.[5] spong.[5] staph.[5] sulph.[5] thuj.[5]

Mund, agg.: am-m.[5] **Ang.**[1] bry.[5] caust.[5] cham.[5] cocc.[5] dros.[5] hep.[5] **MERC.**[5] **Mez.**[5] nat-c.[5] nux-v.[5] op.[5] petr.[5] **Phos.**[5] puls.[5] rhus-t.[5] **Sabad.**[5] sabin.[5] sil.[5] spig.[5] spong.[5] sul-ac.[5] thuj.[5] verat.[5]

OHNMACHT, nach: acon.[5] ars.[5] chin.[5] merc.[5] **Mosch.**[1] **NUX-V.** **Op.**[5] sep.[5] stram.[5]

ÖL, Anwendung von, amel.: euph.[1]

ONANIE:
☞ *Masturbation, Beschwerden durch*

OPERATIONEN, Beschwerden durch: abrot.[102] **ACON.**[809] **All-c.**[102] **Alumn.**[8] apis[102] **ARN.**[809] **Asar.**[8] **Bell.**[102] berb.[58] **Bism.**[8] calc-p.[58] **Calen.**[8] camph.[102] carb-v.[58] **CAUST.**[809] chin. coll.[137] coloc.[102] croc.[8] echi.[137] ferr-p.[102] ham.[137] hep.[102] **Hyos.**[5] **Hyper.**[102] **Ign.**[47] jab.[85] kali-p.[102] kali-s.[102] **Mag-c.**[1] merc.[85] mill.[137] naja[102] **Nux-v.** **Op.**[111] ph-ac.[85] **Piloc.**[102] pop.[72] **Raph.**[102] ruta[58] **Sil.** **STAPH.**[8] **Stict.**[122] **STRONT-C.**[8] stroph.[102] sul-ac.[85] uran.[269] **Zinc.**
☞ *C; Fisteln; Operation, nach • C; Schwäche; Operation, durch*

Dehnung von Geweben: staph.[58]

Haut, Straffziehen der Haut über der Wunde, durch: kali-p.[137]

Steinresektion: mill.[137]

Körperöffnungen, an: coloc.[102]
☞ *O; Körperöffnungen, Beschwerden der oder an*

tiefere Gewebeschichten: bell-p.[102] hyos.[5]

OPIUM:
▥ *GEMÜT; C; Drogenabhängigkeit, Morphinismus*

PARASITEN, Beschwerden durch: acon.[5] alum.[5] ambr.[5] anac.[5] ars.[5] art-v.[54] **Asaf.**[8] **ASAR.**[5] bar-c.[5] **Bell.**[54] bism.[102] bor.[5] bry.[5] calad.[85] **CALC.**[5] carb-an.[5] **Carb-v.**[54] carc.[149] caust.[5] **Cham.**[54] **Chin.**[5] **CIC.**[5] **CINA**[5] coff.[5] colch.[5] coloc.[5] croc.[5] cupr.[5] cupr-o.[111] dig.[5] dulc.[5] **Ferr.**[116] ferr-ma.[5] **Fil.**[54] gran.[34] **Graph.**[5] **Hyos.**[5] **IGN.**[5] **Ind.**[102] indg.[111] iod.[5] kali-c.[5] lach.[5] laur.[5] led.[85] **Lyc.**[5] m-art.[5] mag-c.[5] mag-m.[5] **Merc.**[5] nat-c.[1] **Nat-m.**[5] **Nat-p.**[54] nit-ac.[5] **Nux-m.**[5] **NUX-V.**[5] petr.[5] phos.[5] **Plat.**[5] puls.[5] rhus-t.[5] **Ruta**[5] **SABAD.**[5] sabin.[5] **Sant.**[102] sec.[5] sep.[5] **SIL.**[5] **SPIG.**[5] spong.[5] squil.[5] **Stann.** **SULPH.**[5] syph.[137] tanac.[102] **Ter.** **Teucr.**[5] **Valer.**[5] verat.[5] zinc.[5]
☞ *Würmer agg., Beschwerden durch*

PILLE, Antibaby-Pille, agg.: brom.[304] carc.[304] puls.[304]

PILZVERGIFTUNG:
▥ *KLINISCHES; M; Arzneimittel-Missbrauch, Vergiftungen durch; Pilze*

POLLUTIONEN:
☞ *Samenergüsse*

PTOMAINVERGIFTUNG, Beschwerden durch:
▥ *KLINISCHES; M; Arzneimittel-Missbrauch, Vergiftungen durch; Ptomain*

PUBERTÄT:

während: abrot.[111] agar.[5] **Ant-c.**[5] apoc.[85] **Ars.**[122] aur.[5] bar-c.[54] **Bell.**[122] **Calc.**[54] **Calc-p.**[122] caust.[5] **Cham.**[122] **Cimic.**[81] croc.[5] ferr.[5] **Ferr-p.**[111] fil.[54] **GELS.**[54] **Graph.**[5] guai.[5] ham.[111] **Hell.**[54] helon.[111] hep.[809] iod.[5] **Jug-r.**[5] kali-br.[85] **Kali-c.**[5] **Kali-p.**[122] **Lach.**[5] mag-p.[85] mill.[85] **Nat-m.**[5] **Ph-ac.**[5] **PHOS.**[5] plat.[5] **PULS.**[5] rhod.[2191] **Senec.**[111] sil.[5] stram.[85] **Sulph.**[122] tub-m.[142] verat.[85] viol-o.[5] zinc-val.[111]

- **Mädchen,** bei: **Aur.**[5] **Bell.**[54] cham.[137] **Ferr.**[54] fil.[54] hypoth.[149] **Phos.**[54] **Puls.**[10]

Beschwerden seit der Pubertät: carc.[187] puls.[85]

PUTZEN der Zähne agg.: carb-v.[5] coc-c. dig.[5] euphr.[5] graph.[5] **LACH.** lyc.[5] ph-ac.[5] ruta[5] sep.[5] **Staph.**[5]

QUECKSILBER-MISSBRAUCH, dur ch:
▥ *KLINISCHES; M; Arzneimittel-Missbrauch, Vergiftungen durch; Quecksilber*

RASIEREN:

agg.: ant-c.[5] aur.[5] aur-m. **CALAD.**[122] caps.[5] **Carb-an.**[1] cic.[137] hep.[5] kalm.[111] mang.[5] ox-ac.[102] ph-ac.[5] phos.[5] plb.[102] **PULS.**[5] rad-br.[111] stroph-s.[85]

amel.: brom.[5]

RAUCH, Einatmen agg.: aloe[36] alum.[36] am-c.[137] ambr.[5] ant-c.[5] arg.[5] ars.[5] bell.[137] brom.[5] bry.[5] calc. caust. chel.[137] chin.[5] **Croc.** dor.[25] **DROS.**[137] **Euphr.**[5] hep.[137] **IGN.**[5] ip.[5] just.[137] kali-bi. lach.[5] lob.[54] lyc.[1] naja[111] nat-ar. nat-m.[5] nit-ac.[5] nux-v. olnd. ph-ac.[137] phos.[137] **Puls.**[5] ran-b.[5] rumx.[137] **Ruta**[5] **Sel.**[5] **Sep.**[5] sil.[5] **SPIG.**[5] spong.[5] stann.[5] staph.[5] sul-ac.[5] sulph. tama.[197] tarax.[1] thuj.[5] valer.[5] verat.[5]

☞ *Tabak; agg.*

REGEN agg.:

☞ *Wetter; nasses Wetter*

REIBEN:

☞ *Wischen, über Körperteile*

agg.: **Alum.**[5] **Am-m.**[5] **ANAC.** arn.[5] **Ars.**[111] aur.[5] bell-p.[149] berb. **Bism. Calad.** calc. cann-s. canth. **Caps.** carb-an.[5] carb-v.[36] cassi-s.[192] **Caust.**[1] cham. chel. chin.[5] **Coff.**[5] **CON.**[1] corn. croto-t.[36] cupr. cycl.[5] dros. euphr. ferr.[36] guai. kali-c. **Kalm. Led.** m-art.[5] mang. merc. **Merc-i-f. Mez.** mur-ac.[5] nat-c.[1] **Nat-m.** nit-ac.[36] olnd.[102] paeon.[110] par. ph-ac.[1] phos.[5] **PULS.**[1] rhus-t.[5] rhus-v.[36] ruta[1] samb. seneg. **SEP.**[1] **Sil.** spig.[1] spong. squil. stann.[5] staph.[1] stram. **STRONT-C.**[5] **SULPH.**[1] tab.[36] tell.[102] teucr. thuj.[5] wild.[36] yuc.[36]

- **Kleidung,** durch die: **Chin.**[5] **Sulph.**[5]

  ☞ *Berührung, Berührtwerden; agg.; Kleidung, durch die*

- **sanftes** Streicheln: rhus-t.[5] teucr.[5]

  ◦ **aber** kräftiges Reiben amel.: rhus-t.[5]

  ☞ *amel.; kräftiges Reiben*

amel.: acon.[5] adam.[222] aeth. agar.[5] agn.[5] **ALL-C. Alum.**[1] **Alumn.**[54] am-c.[1] **Am-m.**[1] ambr. anac.[1] ang.[1] ant-c.[1] ant-t. **Apisin.**[5] **Aran.**[25] **Arn.**[54] **Ars.**[1] art-v.[111] **Asaf.**[54] bell.[5] bell-p.[144] benz-ac.[54] berb. bor.[1] bov. bry.[5] bufo[111] **CALC.**[5] calc-f.[122] camph. cann-s. **CANTH.**[5] **CARB-AC.**[25] carb-an.[1] cassi-f.[192] **Cast. Caust.** cham.[5] chel.[5] chin.[1] chin-ar. cic. cina[1] colch.[36] con. conv.[2191] cortico.[119] croc.[5] croto-t.[5] **Cupr.**[5] cupr-ar. **Cycl.**[5] dios.[36] **Dros.**[5] euph.[1] form. gamb. glon. grat.[36] **Guai.**[54] hall[36] ham. harp.[1184] hed.[144] hep.[5] hyos.[36] **Ign.**[54] indg.[10] iod.[144] kali-c.[1] kali-chl.[58] kali-n.[1] kali-p. kreos. lat-h.[301] **Laur.**[5] lil-t.[36] **Lyc.**[1] lyss.[137] m-arct.[5] m-aust.[5] mag-c.[1] **Mag-m. Mag-p.**[8] mag-s. **Manc.**[8] mand.[144] mang.[5] mang-acet.[1] med.[85] menth-pu.[36] meny.[54] **MERC.** mim-p.[2147] mosch.[5] **Mur-ac.**[1] **NAT-C.**[1] **Nat-m.** nat-s.[36] nicc.[36] **Nux-v.**[5] **OL-AN.**[36] olnd.[5] op.[5] osm. paeon. **Pall.** parth.[197] ph-ac.[1] **PHOS.**[1] phys. plat.[5] **PLB.**[5] **PODO. PULS.** rad-br.[102] **Ran-b. Rhus-t.** rhus-v. **Ruta**[54] sabad. sabin. samb. sars. **Sec.**[36] sel. seneg. sep.[1] sil.[5] spect.[271] spig.[1] stann.[1] staph.[1] stram. stront-c.[5] sul-ac.[1] **Sulph.**[1] tarax.[5] **Tarent.** tarent-c.[192] tax.[303] tela[192] **Thuj.**[1] valer.[5] verat.[5] verat-v.[36] viol-t. **Zinc.**[1] zinc-p.[58] zinc-val.[137]

☞ *Auflegen der Hand auf die kranke Stelle; amel.*

- **Fußsohlen**: chel.[5]

- **Hand,** mit der: arn.[54] **Asaf.**[54] **CALC.**[54] **Caps.**[54] **Cina**[54] **Croc.**[54] **Cycl.**[5] **Dros.**[54] guai.[54] ign.[54] lil-t.[137] mang.[54] meny.[54] **Merc.**[54] **Mur-ac.**[54] **NAT-C.**[54] **Phos.**[54] **Plb.**[54] **Puls.**[54] **Ruta**[54] sulph.[54] **Thuj.**[54] zinc.[54]

  ◦ **warmen** Hand, mit der: lil-t.[137]

- **Kleidung,** durch die: bufo[111]

- **kräftiges** Reiben: med.[137] rad-br.[137] rhus-t.[5]

  ☞ *Druck; amel.; fester • Druck; amel.; fester; leichter agg.*

- **Öl,** mit: euph.[137]

  ☞ *Öl, Anwendung von, amel.*

- **sanftes** Reiben: croto-t.[102] dios.[137] form.[137] lil-t.[137] lyss.[137] med.[137] **Nux-v.**[5] sec.[5]

REISEN:

agg.: **Alum.**[5] arn.[85] cocc.[85] con.[85] lar-ar.[251] lyc.[137] **Op.**[5] petr.[85] **PLAT.**[5]

REITEN:

agg.: arg-n.[122] arist-cl.[119] **Bell.** bor.[5] bry. cahin.[85] **Graph.**[5] **Lil-t.** mag-m.[5] **Nat-c.**[5] psor.[111] puls.[5] **Ruta**[5] **SEP.** sil. spig.[1] **Sul-ac.**[5] **Sulph.**[5] tab.[137] ther.[85] valer.[5]

amel.: brom. kali-c.[5] tarent.

REKONVALESZENZ, Genesungsphase, Berschwerden während: abrot.[122] ail.[122] **Alet.**[54] am-c.[58] apoc.[58] ars-i.[102] aur.[122] aven.[111] bac.[62] bapt.[122] cadm.[149] **CALC.**[122] calc-p.[111] caps.[58] carb-v.[122] cast.[111] **CHIN.**[5] **Chin-ar.**[111] coca[122] cocc.[102] cupr.[36] **Cur.**[122] echi.[111] **Ferr.**[5] ferr-acet.[116] foll.[1179] form-ac.[116] gels.[111] graph.[54] guai.[5] hydr.[102] kali-c.[5] kali-chl.[58] kali-p.[102] kreos.[137] lach.[5] laur.[58] lob.[122] lyc.[122] mang.[58] med.[122] meph.[122] nat-m.[5] nat-p.[122] nux-v.[102] okou.[149] op.[5] paull.[8] ph-ac.[5] phos.[122] phyt.[111] prot.[149] psor.[116] puls.[116] sang.[122] **Sel.**[5] **Sil.**[122] sul-ac.[5] sul-i.[144] sulfonam.[149] **Sulph.**[122] syph.[58] tarax.[102] thuj.[116] tub-a.[122] vario.[116] zinc.[5]

☞ *Entzündung, nach • Fieber; nach • Infektionskrankheiten, Beschwerden seit • Keuchhusten, Beschwerden nach • Lungenentzündung, nach • Masern; Beschwerden nach Masern • Mononukleose, Nachwirkungen von • Scharlach, Folgekrankheiten nach • C; Reaktion; Reaktionsmangel; • C; Rückfall, erneutes Auftreten von Beschwerden • C; Schwäche; Fieber; • C; Schwäche; Grippe, nach • C; Schwäche; Krankheit, nach ▥ KLINISCHES; C; Folgezustände, nach vorheriger Erkrankung*

Entbindung, nach der: **Graph.**[54]

☞ *Wehen, Entbindung; Wochenbett, im*

Fieber: ars-i.[102] carb-v.[102] **Chin.**[102] cocc.[102] hydr.[102] kali-p.[102] nux-v.[102] **Psor.**[102] sulph.[102] tarax.[102]

☞ *Fieber; während*

Grippe, nach: abrot.[122] **Bac.**[62] cadm.[149] cypr.[122] okou.[149] **Scut.** sulfonam.[149] tub.[122] tub-a.[122]

Herzkrämpfen und Nervosität, mit: meph.[122]

Infektionskrankheiten, nach: cast.[122] foll.[1179] form-ac.[116] gels.[111] psor.[116] puls.[116] sulph.[116] thuj.[116] tub.[116] vario.[116]

☞ *Infektionskrankheiten, Beschwerden seit*

langer Krankheit, nach: **Scut.**[171]

Lungenentzündung, nach: calc.[122] carb-v.[122] **Kali-c.** lyc.[122] phos.[122] sang.[122] sil.[122] sulph.[122]

☞ *Lungenentzündung, nach*

- **nicht** mehr richtig gesund seit Lungenentzündung:

  ☞ *Lungenentzündung, nach*

Meningitis, nach: **Calc.** sil.[122]

Rheumatismus nach Tonsillitis: echi.[111] guai.[5] lach.[5] phyt.[111]

unterbrochen, Genesung ist: calc.[102]

RHUSVERGIFTUNG:
▤ *KLINISCHES; M; Arzneimittel-Missbrauch, Vergiftungen durch; Rhus-Arten, Giftsumach*

RÖNTGENSTRAHLUNG, Einwirkung von: calc-f.[111] **Ephe.**[1125] phos.[137] rad-br.[137] x-ray[137]

RUHEN, Ausruhen:

agg.: acon.[5] adon.[162] **Aesc.**[111] **AGAR.**[5] alco.[36] **ALUM.**[1] **Alumn.**[54] **Am-c.**[5] **Am-m.**[5] **Ambr.**[5] anac.[5] ang.[1] **Ant-c.**[5] **Ant-t.**[5] apisin.[5] aran-ix.[149] **Arg.**[1] arg-n. **Arn.**[5] **ARS.**[5] **Asaf.**[5] **Asar.**[5] **AUR.**[5] aur-m.[58] aur-m-n.[36] aza.[192] bar-c.[5] bell.[5] bell-p.[149] benz-ac.[111] **Bism.**[5] **Bor.**[5] **Bov.**[5] **BROM.**[5] brucel.[241] bry.[5] **CALC.** calc-f.[102] **CAPS.**[1] carb-ac.[149] carb-an.[5] carb-v.[5] **Caust.**[5] **Cham.**[1] chel.[5] **Chin.**[5] cic.[1] cimic.[149] **Cina**[5] coc-c.[36] **COCC.**[5] coff.[5] **COLOC.**[5] com.[102] **CON.**[5] cortiso.[149] cub.[36] **Cupr.**[1] **CYCL.**[5] **DROS.**[5] **DULC.**[5] **EUPH.**[1] **Euphr.**[5] fago.[25] **FERR.**[1] ferr-ar.[58] ferr-p.[58] fl-ac.[5] foll.[149] gels.[111] glon.[85] **GRAPH.**[5] **Guai.**[5] hecla.[149] hep.[5] hyos.[5] ign.[5] ind. indg.[102] **Iod.**[5] junc.[36] **KALI-C.**[5] kali-i.[111] **KALI-N.**[5] kali-s.[58] **Kalm.** **Kreos.**[5] **Lach.**[5] laur.[5] **LIL-T.** lith-l.[102] **LYC.**[1] m-arct.[5] **M-art.**[5] m-aust.[5] **MAG-C.**[5] **MAG-M.**[5] manc. **Mang.**[5] med.[304] **Meny.**[1] **Merc.**[5] **Merc-c.**[5] merc-i-f.[58] mez.[5] **Mosch.**[5] **MUR-AC.**[5] **NAT-C.**[1] nat-f.[149] **Nat-m.**[5] nat-s.[36] **Nit-ac.**[1] **NUX-M.** nux-v.[5] olnd.[5] **Op.**[5] par.[5] petr.[5] **PH-AC.**[5] **Phos.** **PLAT.**[5] plb.[5] pneu.[149] psor. **PULS.**[1] pyrog.[111] ran-b.[5] rat. rauw.[119] **RHOD.**[5] **RHUS-T.**[1] **RUTA**[1] **SABAD.**[5] sabin.[5] **SAMB.**[1] sars.[5] **Sel.**[5] **SENEG.**[2] **SEP.**[5] **SIL.**[1] **SPIG.**[5] spong.[5] squil.[5] **STANN.**[5] **Staph.**[1] **Stront-c.**[5] sul-ac.[5] **SULPH.**[5] **TARAX.**[5] tarent.[102] tell.[149] teucr.[5] **THUJ.**[5] tub-r.[149] **VALER.**[5] **Verat.**[5] **Verb.**[5] viol-o.[5] **Viol-t.**[5] **Zinc.**[5] zinc-val.[116]
☞ *Anstrengung, körperliche; amel., Anstrengung •Bewegung; amel. •Liegen; während*

- **Bewegung,** ebenso wie: am-c.[5] bov.[5] calc.[5] carb-an.[5] carb-v.[5] caust.[5] mez.[5] ph-ac.[5] phos.[5] sulph.[5]

amel.: **Acon.**[5] adlu.[149] aesc.[102] agar.[5] **Agn.**[5] **Alum.**[5] alum-sil.[58] alumn.[54] **Am-c.**[5] am-m.[5] ambr.[5] **Anac.**[5] **Ang.**[5] anh.[149] **Ant-c.**[5] **Ant-t.**[5] apisin.[5] aq-mar.[149] arg.[5] **ARN.**[5] ars.[5] asaf.[5] **Asar.**[5] atista[192] aur.[5] **Bar-c.**[5] bar-m.[111] **BELL.**[5] berb. bism.[5] boerh.[192] **Bor.**[5] both-a.[3070] bov.[5] **Brom.**[5] **BRY.**[1] but-ac.[149] buth-aust.[149] cadm-s.[102] **Calad.**[5] **CALC.**[5] calc-f.[58] calc-p.[111] **Camph.**[5] **Cann-s.**[5] **Canth.**[5] caps.[5] **Carb-an.**[5] **Carb-v.**[5] carc.[207] cassi-s.[192] caust.[5] **Cham.**[5] **Chel.**[5] **Chin.**[5] **Cic.**[5] cimic.[25] cina[5] clem.[5] coc-c.[111] **Cocc.**[5] **Coff.**[5] **COLCH.**[5] **COLOC.**[5] **Con.**[5] crat.[102] **Croc.**[5] **Cupr.**[5] curc.[192] cycl.[5] des-ac.[149] dicha.[149] **Dig.**[5] dios.[111] dros.[5] dulc.[5] **Echi.**[111] eup-per.[102] euph.[5] ferr.[5] fl-ac.[5] **GELS.**[54] get.[102] gink.[149] **Gnaph.**[111] **GRAPH.**[5] grat.[36] **GUAI.**[5] guat.[149] gymn.[102] **Hell.**[5] **Hep.**[5] hydr.[58] hyos.[5] ign.[5] **Iod.**[5] **IP.**[5] kali-bi.[58] **KALI-C.**[5] kali-i.[58] kali-n.[5] kali-p.[102] kalm.[58] kreos.[5] kurch.[192] lac-c.[304] lac-d.[58] lach.[5] laur.[5] **LED.**[5] lepro.[197] lyc.[5] m-arct.[5] m-art.[5] **M-aust.**[5] mag-c.[5] **Mag-m.**[5] mag-p.[58] mand.[149] **Mang.**[5] meny.[5] **MERC.**[5] merc-c.[5] **MEZ.**[5] mosch.[5] mur-ac.[5] nat-c.[5] **NAT-M.**[5] nat-s.[36] nicc.[102] **Nit-ac.**[5] **Nux-m.**[5] **NUX-V.**[5] olnd.[5] onop.[149] op.[5] **Par.**[5] **Petr.**[5] ph-ac.[54] phenob.[149] **PHOS.**[5] phyt.[102] pic-ac. plat.[5] **Plb.**[5] prot.[149] psor.[56] puls.[5] pulx.[102] **Ran-b.**[5] **Rheum**[5] rhod.[5] rhus-t.[5] ruta[54] **Sabad.**[5] sabin.[5] samb.[5] **Sang.**[111] sanic.[85] **Sars.**[5] **Sec.**[5] **Sel.**[5] seneg.[5] **Sep.**[5] sieg.[144] **SIL.**[5] **Spig.**[5] **Spong.**[5] **SQUIL.**[5] **STANN.**[5] **STAPH.**[5] **Stram.**[5] stront-c.[5] stry-p.[102] **Sul-ac.**[5] sulph.[5] tarent.[192] teucr.[5] thea[192] ther.[58] **THUJ.**[5] trio.[149] **Verat.**[5] verat-v.[36] verb.[5] vib.[102] viol-t.[5] visc.[111] zinc.[5]
☞ *Anstrengung, körperliche; agg., Anstrengung •Bewegung; während •Liegen; amel.; während •Liegen; amel.; nach*

SALZ-MISSBRAUCH:
▤ *KLINISCHES; M; Arzneimittel-Missbrauch, Vergiftungen durch; Salz, Natriumchlorid*

SAMENERGÜSSE:

agg.: abrot.[116] **Agar.** aloe[54] **Alum.** amyg-p.[36] ant-c. **Aur.** aven.[116] bell.[5] **BOV.**[5] bufo[116] **Calad.**[54] **Calc.**[1] cann-i.[116] cann-s. caps.[8] carb-ac.[25] carb-an.[5] carb-v. **Caust.**[30] **Chin.**[5] clem.[5] **Cob.**[111] **Coff.**[54] **Con.** **Cypr.**[54] dig.[5] **Dios.**[25] **Ery-a.**[54] ferr.[5] ferr-br.[116] **Gels.** grat. ham.[25] hipp.[36] ind.[36] **KALI-BR.**[8] **KALI-C.**[22] kali-p.[137] **Lach.**[5] led.[5] **Lil-t.**[25] **LYC.** m-aust.[5] **Merc.** mez.[1] nat-c.[1] **Nat-m.** **NAT-P.** **NUX-V.**[36] petr.[1] **PH-AC.** **PHOS.**[54] **Pic-ac.**[36] pip-m.[36] plat.[116] plb.[5] **Psor.** **Puls.** ran-b.[5] **Sabad.**[5] sang. **Sars.** **SEL.** **SEP.**[1] **SIL.**[5] **STAPH.**[5] stram.[116] sul-ac.[5] **Sulph.**[1] sumb.[36] **Thuj.**[54] **Ust.**[54] wild.[36]
☞ *Körpersäften, Verlust von; agg.*

- **alte** Symptome: alum.[137]

amel.: agn. calc. **Calc-p.** elaps **Lach.** naja phos. sil. sulph.[5]

SÄUGLINGE, Krankheiten der: **Acon.**[5] aeth.[111] **ALUM.**[5] **AM-C.**[5] ant-c.[111] ant-t.[111] arg-n.[137] **ARN.**[5] **ARS.**[5] **BELL.**[5] **BOR.**[5] **Bov.**[5] **Bry.**[5] **Calad.**[5] **CALC.**[5] **Calc-p.**[111] **Camph.**[111] canth.[5] carb-v.[111] caust.[5] **Cham.**[5] **Chin.**[5] **Cina**[31] coloc.[31] colos.[39] con.[5] croto-t.[111] **Dulc.**[31] ferr.[111] **Graph.**[5] **Hep.**[5] hyos.[5] **IGN.**[5] **Ip.**[5] kali-bi.[111] kali-c.[111] lach.[111] led.[5] **LYC.**[5] **Mag-c.**[31] **Merc.**[5] nat-c.[5] **Nat-m.**[5] **NAT-P.**[111] nit-ac.[5] nux-m.[1125] **NUX-V.**[5] **OP.**[5] **PH-AC.**[5] phos.[5] podo.[31] psor.[111] **PULS.**[5] **Rheum**[5] rhod.[5] **RHUS-T.**[5] **Ruta**[5] sabad.[5] **Samb.**[5] sec.[111] **SEP.** **Sil.**[5] **Spig.**[5] stann.[1] staph.[31] **Stram.**[5] **Sulph.**[5] thuj.[5] **VERAT.**[5] zinc.[111]
▤ *ATMUNG; C; Asphyxie, Atemstillstand; Neugeborenen, bei •KLINISCHES; C; Zyanose; Neugeborenen, bei*

Milch, durch zuviel: nux-m.[1125]

sterben schon bald nach der Geburt: arg-n.[137] kali-bi.[111]
☞ *C; Sterbende Säuglinge*

SCHARLACH, Folgekrankheiten nach: ail.[110] **AM-C.**[5] **AM-M.** **APIS**[54] **APISIN.**[5] **ARS.**[54] **Aur.** **BAR-C.** **Bar-m.**[54] **BELL.**[5] brom. **Bry.**[54] **Canth.** **CARB-V.** **Colch.**[54] **Con.**[5] **Crot-h.**[54] dig.[5] **Dulc.**[54] euph. **Graph.** **HELL.**[54] **Hep.**[5] **Hyos.**[5] kali-c.[31] **LACH.**[5] **LYC.** **Merc.**[5] **Nit-ac.**[5] petros.[85] phyt.[25] **Puls.**[31] **Rhus-t.**[5] **Stram.**[54] **SULPH.** **TER.**[54] **Zinc.**[5]
☞ *Entzündung, nach •Fieber; nach •Infektionskrankheiten, Beschwerden seit •Rekonvaleszenz, Genesungsphase, Berschwerden während •C; Schwellung; allgemeine Arzneien;* ▤ *HAUT; C; Hautausschläge; Scharlach, bei •KLINISCHES; C; Folgezustände, nach vorheriger Erkrankung*

unterdrücktem Scharlach, nach: phos.[10]

SCHIEßEN agg.: bor.[5]

SCHIFF, Beschwerden durch Fahren mit dem: ang.[5] **Ars.**[5] bell.[5] brom.[5] **Cocc.**[5] **Colch.**[5] croc.[5] euph.[5] **Ferr.**[5] **Hyos.**[5] kreos.[5] nat-m.[5] nux-m.[5] op.[5] **Petr.**[5] sec.[5] sil.[5] staph.[5] **Tab.** ther.[111] verat.[5]

MAGEN; C; Übelkeit; Seekrankheit

SCHLAF:

☞ *Dösen; agg.*

vor dem Schlafen: **Agn.**[5] ail.[162] am-c. am-m. anac. ant-c. **Ant-t.**[5] arn.[5] **ARS.**[5] ars-s-f.[58] asar. aur. aur-ar.[58] bar-c. **Bell.** bism. bor.[5] **BRY. Calad.**[5] calc-s.[36] camph. canth. **Caps.**[5] **Carb-an. Cham.**[5] chel. **Chin.** clem. cocc. coff. coloc. **Con.** cot.[36] cycl. dulc. euph. euphr. **Graph.** guai. **Hep. Ign.**[5] ip. **Kali-c.** kali-n. **Kreos.** laur. led. m-arct.[5] m-art.[5] m-aust.[5] mag-m. mang. **MERC.**[5] mez.[5] mosch. mur-ac. nat-ar. nat-m.[5] nit-ac. **Nux-m.**[54] **OP.**[5] par. petr.[5] **Ph-ac.**[5] **PHOS.**[5] plat. plb.[5] **PULS.** ran-b. rheum[5] rhod. **RHUS-T.**[5] sabad.[5] sabin. sel. seneg. **SEP.**[5] spig. spong. stann. stront-c. sul-ac. **SULPH. Tarax.**[5] teucr.[5] thuj. verat. verb. viol-t. zinc.

Einschlafen: acon. aeth.[37] **Agar.** agn. **Alum.**[5] am-c.[1] am-m.[5] ambr. anac.[1] ant-c.[5] ant-t.[36] aral. **Arg. Arg-n.**[36] arn.[1] **ARS.**[1] ars-s-f.[1] **Arum-t.** asar.[5] **Aur.** aur-ar.[58] bapt.[54] bar-c. **BELL.**[5] berb. bism.[5] bor. **BRY.**[5] **Calad.**[54] **Calc.**[5] calc-sil.[58] camph.[5] **Cann-i.**[36] canth.[5] **Caps.**[5] **Carb-an.**[5] **Carb-v.**[1] **Caust. Cench. CHAM.**[5] chin.[10] **Cina**[54] cob-n.[119] cocc.[5] **Coff. Colch.**[5] **Con. CROT-H.** cupr.[137] cupr-acet.[233] daph.[54] **Dig.**[5] **Dulc.** falco-p.[265] **Gels. Graph.** guai.[10] **HEP.** hyper. **IGN.** kali-bi. **KALI-C.**[1] **Lac-c.** lac-del.[204] **LACH.**[5] lat-h.[301] laur. led.[1] **LYC.**[1] m-arct.[5] mag-m.[1] manc.[111] meny.[5] **MERC.**[5] **Merc-c.** merc-i-r.[111] **Merc-pr-r.**[102] merl. mez.[5] mur-ac.[1] **Naja Nat-ar. Nat-c. Nat-m.**[1] **Nat-s. Nit-ac. Nux-m. NUX-V.**[5] **OP.** petr.[5] **PHOS.**[1] **Phys.**[54] pic-ac.[36] **PULS.**[1] ran-b.[5] rheum[5] **Rhus-t.**[1] rob.[111] sabad.[5] sabal.[137] sabin. **SAMB.** sars.[5] **Sel.**[5] **SEP.**[1] **Sil.**[5] **Spong.**[5] stann.[5] staph.[1] stict.[22] **Stram.**[5] **Stront-c. Stry. SULPH.**[1] **Tab.** tarax. teucr. **Thuj.** tub.[58] **Valer.** verb.[5] **Zinc.**

während: **Acet-ac.**[54] **ACON.**[5] **Aesc.**[58] **Aeth.**[102] **Agar. Agn. Ail.** all-s. aloe **Alum. Am-c.**[1] **Am-m.**[1] **Ambr.**[1] aml-n.[111] **Anac.**[1] androc.[222] ang.[5] **Ant-c.**[10] **Ant-t.**[5] **APIS**[8] **Apisin.**[5] **Arg.**[5] **Arg-n.**[5] **ARN.**[1] **ARS.**[1] **Ars-h. Ars-i.** ars-met. **Ars-s-f.**[54] arum-t. asar.[1] aster.[54] **AUR.** aur-ar.[58] aur-m.[58] bac.[56] **Bamb-a.**[1184] **Bapt.**[102] **BAR-C.**[1] **BELL.**[1] **Bism.**[5] **BOR.**[5] both-a.[3070] **Bov.**[5] **Brom.**[5] bros-g.[259] **BRY.**[5] **BUFO**[22] cadm-s. **CALAD. CALC.**[1] **CALC-HP.**[111] **Calc-p.**[54] calc-s.[137] calc-sil.[58] **Camph.**[1] **Cann-i.**[36] **CANN-S.**[5] canth.[5] **CAPS.**[5] **Carb-ac.**[54] **Carb-an. CARB-V.**[5] carbn-s.[25] **Carc.**[184] **Carl.**[36] **Cast.**[10] **CAUST. CENCH. CHAM.**[1] **CHEL.**[5] **CHIN.**[5] chlol.[54] **Cic.** cimic. **CINA**[5] cinnb.[36] clem.[5] cob.[36] coc-c.[36] **COCC.**[5] **Coff.**[5] **Colch.** coloc.[1] **CON.**[1] cor-r.[54] corn.[36] croc.[5] **Crot-c. Crot-h.**[58] croto-t. **Cupr.**[5] **Cupr-acet.**[36] **Cycl.**[137] cypr.[54] daph. **Dig.**[122] dor.[36] **Dros.**[5] **Dulc.**[5] eup-per.[54] euph.[5] **Euphr.**[5] **FERR.**[5] ferr-i.[54] **Ferr-p.**[54] **Fl-ac. GELS.**[111] glon.[111] gran.[36] **GRAPH.**[1] **GRIN.**[111] **Guai.** ham.[36] **Hell.**[5] **HEP.**[1] **HYOS.**[1] **Hyper.**[36] iber.[25] **Ign.**[1] indg.[10] inul.[54] **Iod.**[5] iodof.[56] **IP.**[5] **Jal.**[10] junc.[36] **Kali-ar. Kali-bi. KALI-BR.**[8] **KALI-C.**[1] **Kali-i.**[54] **Kali-n.**[5] **Kali-p.**[54] kalm. **Kreos.** lac-ac. **Lac-c. LACH.**[809] lachn. **Lact.** lat-h.[301] **Laur.**[5] **Led.**[5] lith-c.[25] lob.[25] **LYC.**[1] lycps.[137] lyss.[58] **M-arct.**[1] **M-art.**[1] m-aust.[1] **Mag-c.**[5] **Mag-m.**[5] **Mag-s.**[111] mang. med.[56] **Meny.**[5] meph. **MERC.**[1] **Merc-c.** merc-pr-r.[5] **MEZ.**[5] mill. morg-g.[136] **Morph.** mosch.[5] **Mur-ac.**[5] naja[36] **Nat-c.**[1] **Nat-m.**[1] nat-p. **Nat-s.**[8] nat-sil.[58] **Nit-ac.**[1] **Nux-m.**[5] **NUX-V.**[5] oena.[36] **OP.**[1] **Petr.**[1] **Ph-ac.**[1] **PHOS.**[1] pitu-a.[164] **PLAT.** plb.[5] **PODO.**[47] prun. **PSOR.** ptel.[36] **PULS.**[1] pyrog.[58] **Ran-b.**[5] **RHEUM**[5] rhod.[5] **RHUS-T.**[1] rumx.[137] **Ruta**[5] **Sabad.** sabal.[137] sabin.[5] **SAMB.**[5] **Sang. Sanic. Sars.**[5] **Sec.**[10] **SEL.** seneg.[5] **SEP.**[1] **SIL.**[1] sol-t-ae.[36] **SPIG.**[5] **Spong.**[5] stann.[1] staph.[5] **STRAM.**[1] **Stront-c.**[5] stroph.[137] sul-ac.[1] sul-i.[58] **SULPH.**[1] syc-co.[136] **Tab.** tama.[197] **Tarent.**[54] tarent-c.[192] teucr.[5] **Ther. THUJ.** til.[36] **TUB.**[54] **V-A-B.**[5] **Valer.**[5] vario. **Verat.**[54] **Verb.**[137] **Viol-t.**[5] visc.[25] **ZINC.**[1] zinc-p.[58] **Ziz.**[8]

- **Erwachen,** und beim: stann.[137]

nach Schlaf: **ACON.**[5] **AETH. AIL.**[111] alum.[26] alum-sil.[58] am-c.[5] am-m.[5] **AMBR.**[1] **Anac.**[5] ang.[5] ant-s.[85] **Ant-t.**[5] **Apis**[54] apisin.[5] apoc. **Aral.** arg.[149] **Arn.**[1] **Ars.**[1] asaf. atista[192] atro.[36] bar-c.[1] bar-m.[111] bar-s.[58] **BELL.**[1] bell-p.[144] bor.[5] both-a.[3070] **Bov.** brom.[36] **BRY.**[5] bufo[54] cadm.[119] calad.[5] **Calc.**[5] calc-s.[58] **Calc-sil.**[58] **Camph.**[5] **Cann-s.**[5] canth.[5] **CARB-V.**[5] cassi-f.[192] **Caust.**[5] cedr.[25] cham.[5] **Chel.**[1] **CHIN.**[5] chin-ar.[58] chin-s.[36] **Cic.**[5] cimic. cina[5] clem.[5] cob-n.[144] coc-c.[58] **COCC.**[1] coff.[5] coloc.[5] **CON.**[5] crat.[102] croc.[5] **Crot-h. Croto-t.**[122] cub.[36] cycl.[5] dig.[5] **Dios.**[54] epip.[102] eug.[54] euph.[1] **Euphr.**[5] **Ferr.**[5] ferr-ar.[58] ferr-p.[111] flav.[149] **Gels. Graph.**[1] ham.[36] helo.[85] **HEP.**[1] hom.[102] **Hydrog.**[222] **Hyos.**[5] hyper.[111] **Ign.**[5] ip. **Kali-bi.**[22] **Kali-c.**[1] kali-i. **Kali-n.**[5] kreos.[5] **LACH.**[5] **Lact.** laur.[5] **LED.**[5] **Lob. Lyc.**[1] m-arct.[5] **M-art.**[1] **Mag-c.** mag-f.[144] mag-m.[1] **Med.** merc.[5] merc-c.[102] mez.[36] mill.[8] morph. mur-ac.[5] myric.[54] nat-c.[36] **NAT-M. Nicc.**[111] nit-ac.[5] **NUX-M.**[5] **NUX-V.**[5] olnd.[5] **OP.**[5] paeon. parth.[102] petr.[5] **Ph-ac.**[1] **Phos.**[1] pic-ac.[102] plat.[5] plb.[5] prot.[149] **PULS.**[54] ran-b.[5] **RHEUM**[1] **Rhus-t.**[1] **Sabad.**[5] **SAMB.**[171] **Sec.**[5] **SEL.**[1] **Seneg.**[5] **Sep.**[5] **Sil. Spig.**[5] **SPONG.**[5] squil.[5] stann.[5] **STAPH.**[162] **STRAM.**[5] sul-ac.[5] **SULPH.**[5] syph.[102] tab.[111] **Tarent.** ter.[111] **Ther.** thlaspi[102] **Thuj.**[54] uran-n.[111] valer.[5] **VERAT.**[5] **Zinc.**[1] ziz.[102]

☞ *Erwachen; agg.*

- **Mittagsschlaf**: arg.[149] bell.[122] **Bry. Calad.** calc.[5] carb-v.[5] **Caust.**[1] chin. con.[1] cycl.[36] eug.[54] **Graph.**[5] hep.[5] **Lach. Lyc.** mag-f.[144] merc.[5] **Nat-m.**[1] nat-s.[162] **Puls.**[5] **SEL.**[5] spong. **Sulph.**

- **ausgedehntem,** langem Schlaf, nach: ambr. anac. arn. ars. asaf. bell. bor. bry. **Calc.** camph. carb-v. cham. cocc. **Con.** dig. **Euphr.** ferr. **Graph. Hep.**[5] hyos. ign. kali-c. kreos. **LACH.** lyc. m-arct.[5] **M-art.**[5] mag-c. **Nux-v.** ph-ac. puls. rhus-t. spig. **Stram. SULPH.** verat.

SCHLAF; C; Unerquicklich

- **kurzem** Schlaf, nach: aral.[137]
- **ungenügendem** Schlaf, nach: mag-m.[5] nux-v.[5]

amel.:

- **Einschlafen**: **Merc.**
- **während** Schlaf: alum.[1] am-m.[5] calad. curc.[192] hell. mag-m.[5] nat-c.[1] nux-v.[5] phos. ptel.[36] puls.[5] samb.
- **nach** Schlaf: acon. adam.[222] agar. am-c.[5] am-m. ambr. apis arn.[5] **ARS.**[5] **CALAD.**[5] caps.[5] carb-v.[137] carc.[119] cham. chin.[5] cimic.[137] citl-v.[197] cob.[193] cob-n.[193] cocc. coff.[137] colch.[5] con. croto-t.[5] **Cupr.**[5] epip.[102] **Fl-ac.**[5] form.[193] gink.[227] glon.[58] haliae-lc.[222] hydrog.[222] ign. ind.[36] ip. iris[111] kali-bi. kali-p.[111] kola[1184] kreos.[5] lac-d.[137] lach. lar-ar.[251] lat-h.[301] laur.[36] lob.[111] m-arct.[5] **Med.**[137] meph.[111] mez.[193] mygal.[102] myric.[102] nat-c. nid.[149] nit-ac.[137] nux-m. **Nux-v.**[5] oxyt. ozone[227] pall.[137] **PH-AC.**[116] **PHOS.**[5] pier-b.[233] plut-n.[269] pneu.[193] pull-g.[181] rad-br.[137] ran-b.[5] ran-r.[193] ruta sabal.[137] sabin. samb.[5] sang. sel. senec. **Sep.**[5] sol[236] spig. tax.[303] thuj. valer.[137] zinc.[137]

  ☞ *Z; Morgens, 5 Uhr - 9 Uhr; amel. •Erwachen; amel.*

◦ **kurzem** Schlaf, nach: adam.[222] calad.[137] carc.[119] cob.[193] cob-n.[193] fl-ac.[5] form.[193] haliae-lc.[222] kali-bi. lar-ar.[251] lat-h.[301] med.[137] meph.[111] mez.[193] nux-m. nux-v. ph-ac.[116] pier-b.[233] plut-n.[269] pneu.[193] ran-r.[193] senec. sol[236] tax.[303]

  ▤ *SCHLAF; C; Kurz; erholsam, erquicklich, ist*

◦ ◦ **lang** erscheint, der ihm aber, und **amel.**: med.[137]

◦ **Mittagsschlaf**: fl-ac.[5] kali-bi.[111] kola[1184] laur.[36] meph.[111] nux-m.[5] nux-v.[102] ph-ac.[5] pneu.[149] senec.[111]

◦ ◦ **geweckt,** es sei denn man wird: nux-v.[102]

- **Halbschlaf,** Dösen: anac.[5] ang.[5] **Hell.**[5] sel.[5]

  ☞ *Dösen; amel.*

Mangel an Schlaf, Nachtwachen, Beschwerden durch: adam.[222] ambr.[5] arn.[5] ars.[116] bry.[5] calad.[137] calc.[137] **Carb-v. Caust. Cham.**[137] chin.[5] **COCC.**[5] **Coff.**[5] **COLCH.**[5] **CUPR.**[54] ign.[58] **Ip.**[5] kali-p.[2086] kreos.[5] med.[137] merc.[5] mygal.[137] nat-m. **Nit-ac.**[5] **NUX-V.**[5] ol-j.[54] olnd. op. pall.[111] **Ph-ac.**[5] **PHOS.**[5] pic-ac.[58] **PULS.**[5] rhus-t. ruta[5] sabin. sang.[111] **Sel.** sep. tell.[111] verat.[5] **Zinc-acet.**[122] zinc-o.[122]

SCHLAGEN, Stoßen, Klopfen mit der Hand agg.:

☞ *Reiben; agg.; • Stöße; agg.*

SCHLEIMABSONDERUNG amel.: apisin.[5] arg.[5] arist-cl.[119] ars.[5] **Bry.**[5] calc.[5] camph.[5] cimic.[111] cupr.[5] dulc.[116] graph.[116] ip.[5] kali-bi.[116] **LACH.**[5] lyc.[5] mosch.[116] nux-v.[5] ph-ac.[5] psor.[111] **Puls.**[5] rhus-t.[5] senec.[116] sep.[5] sil.[5] squil.[5] stann.[102] stict.[111] stram.[5] **SULPH.**[5] thuj.[116] verat.[5] **Zinc.**[5]

☞ *Absonderungen, Ausscheidungen amel. •Leukorrhö; amel.*

SCHLIEßEN:

Augen, der:

- **agg.**: adam.[222] aeth. agar.[5] agki-p.[1202] **Alum. Alumn.** am-m. anh.[119] **Ant-t.**[5] **Apis Apisin.**[5] arg.[5] **Arg-n. ARN. Ars.** atro.[25] bapt.[54] **BELL.** berb.[111] **BRY.**[5] calad.[5] **CALC.**[122] camph.[5] cann-i.[137] cann-s.[137] **Carb-an. CARB-V. Caust. CHEL. CHIN. Cimic. Clem.**[5] cocc.[5] **CON.** croc.[5] cupr. cupr-acet.[2130] dig.[1] elaps euphr.[5] falco-p.[265] ferr.[5] ferr-p. fl-ac.[5] gamb.[137] gels.[111] germ.[222] **Graph.**[1] grat. ham. **Hell.**[1] **Hep. Hydr. Ign.** ip. irid.[222] kali-c.[5] kola[1184] **LACH.** lat-h.[301] **Led.**[1] lob-c.[85] lob-p.[85] lyc.[5] m-aust.[5] **MAG-M. Manc.** mang.[5] merc.[36] mosch.[5] nat-ar. nat-m.[1] nux-v.[5] **Op.**[10] pen.[36] petr. **Ph-ac. PHOS.** phyt. plb. psil.[164] **Psor.**[54] **Puls.**[5] pyrog. ran-b.[54] rhus-t.[36] sabad.[58] sabin.[5] samb.[5] sars.[1] schran-u.[88] scroph-n.[36] sec.[5] **SEP. Sil.**[5] spong.[1] staph.[5] **Stram. Stront-c.**[5] succ.[194] **Sulph.**[10] **Tarent. THER.**[25] **Thuj.** verat-v.[25] xan.[111]
- **amel.**: **Acon.** adam.[222] aegle.[192] aegle-f.[192] **Agar.**[36] allox.[119] aloe alum.[5] **Apisin.**[5] arn.[5] atista[192] aur.[5] **BELL.** bor.[5] **Bry.**[5] **Calc.**[5] calc-f. canth.[5] carb-an.[137] cassi-f.[192] cassi-s.[192] **Chel.**[25] **Chin.** cic.[5] **Clem.**[5] coff.[5] **CON.**[122] cortico.[119] **Croc.**[5] euph.[5] germ.[222] harp.[1184] **Hell. Ign.**[5] ip.[1] irid.[222] kurch.[192] **Lac-d. Lyc.**[5] m-art.[5] mag-m.[5] **Nat-m.**[5] nit-ac.[1] **Nux-v.**[5] ph-ac.[5] phos.[5] pic-ac. plan. plat.[5] puls.[5] sang.[58] seneg.[5] **Sep. SIL. Spig.**[5] **Sulph.** tela[192] til.[58] tylo-i.[192] verat-v.[36] zinc.[5]

Mundschließen, beim: **Mez.**[5] nat-c. nux-v.[5]

SCHLUCKAUF agg.: acon.[5] agar. **AM-M.**[5] apisin.[5] arn.[5] asar.[5] bell.[1] bor.[1] **Bry.**[5] chin.[5] cic.[5] cocc.[5] cupr.[5] **Cycl.**[5] **Hyos.**[5] **Ign.**[5] lyc.[5] mag-m.[5] merc.[5] nat-c.[5] nux-m.[5] **Nux-v.**[5] par.[5] phos.[1] puls.[5] ran-b.[5] ruta[5] sars.[5] sep.[5] sil.[5] spong.[5] staph.[5] stram.[5] stront-c.[5] stroph.[137] sulph.[5] tarent.[85] **Teucr.**[5] verat.[5] verb.[5] zinc-val.[137]

SCHMERZEN agg. andere Beschwerden: **ACON.**[54] aeth.[60] agar.[5] aloe[36] am-c.[111] am-m.[36] anac.[5] androc.[222] **ANT-T.**[5] **Apis**[8] **Arg.**[58] arg-n.[102] arn.[1] **ARS.**[1] ars-h.[54] **AUR.** bac.[56] bamb-a.[1184] bar-c.[5] **Bell.**[1] both-a.[3070] bov.[5] **BRY.**[5] **Cact.**[26] calc.[1] canth.[5] **Carb-v.**[1] caust.[1] cedr.[111] **CHAM.**[1] **Chel.**[25] **Chin.**[5] chin-s. chr-ac.[36] cimic.[54] clem.[5] coc-c.[111] cocain.[111] **Cocc.**[54] **COFF. Colch.**[54] **COLOC.**[54] con.[1] crot-c.[2016] croto-t.[36] cupr.[1] cur.[54] dios.[36] dulc.[5] erig.[25] **Eup-per.**[54] euph.[5] ferr. form. **Gels.**[54] germ.[222] gink.[227] glon.[36] **Graph.**[1] grat. harp.[1184] **HEP.**[58] hura[36] **Hydr.**[54] hydrog.[222] **HYOS.**[54] **Hyper.**[54] ign.[5] iod.[5] **Ip.**[5] iris[111] **Kali-c.**[54] **Kali-n.**[10] kali-p. **LACH.**[54] lachn.[25] laur.[54] lyc.[1] **Mag-c.**[1] mag-m.[5] **Mag-p.**[54] manc.[36] mang.[5] mangi.[197] med.[111] **MERC. Mez.**[54] mill.[54] **Mosch.**[10] **NAT-C.**[5] **Nat-m.**[1] nicc.[36] nit-ac.[1] **Nux-m. Nux-v.**[54] onos.[137] **Op.**[30] pall.[111] **Phos.**[5] phys.[36] phyt.[25] pic-ac.[111] plat.[5] plb.[5] plut-n.[222] polyp-p.[98] prun.[10] **Puls.**[5] ran-b.[54] **Ran-s.**[5] rhod.[5] **Rhus-t.** ruta[5] sabad.[5] sabin.[5] **Sars.**[1] scut.[85] **SEP.** sil.[1] spig.[1] **Spong.**[1] **Stach.**[5] **Stann.**[5] **Stram.**[5] stroph.[111] **Sulph.** sumb.[36]

SCHMERZEN agg. andere Beschwerden (Forts.)
Tab. tarent.[8] tarent-c.[192] **Tell.**[54] thuj.[5] **TIL.**[111] **Valer.**[5] **VERAT.**[1] verb.[5] vib.[111] viol-o.[36] vip.[10] xan.[85] zinc.[5]
☞ *C; Empfindlichkeit; Schmerzen, gegen;* ▥ *GEMÜT; C; Empfindlich, überempfindlich; allgemeine Arzneien;*

morgens: sil.[1]
☞ *Z; Morgens, 5 Uhr - 9 Uhr; agg.*

abends: ars.[1]

nachts: alum.[10] aur.[10] bell.[10] con.[1] kali-c.[1] kali-n.[10] lach.[10] lyc.[10] merc.[10] mosch.[10] nit-ac.[10] vip.[10]

- **Halbschlaf,** im: nit-ac.[1]
- **Schlaf,** im: alum.[10] aur.[10] bell.[10] kali-n.[10] lach.[10] lyc.[10] **Merc.**[10] mosch.[10] **Nit-ac.**[10] vip.[10]

SCHMUTZIGKEIT agg.:
☞ *Unsauberkeit agg.*

SCHNEE agg.: acon.[102] agar.[137] ant-c. ars.[36] asar.[149] calc. calc-p. caust. cic. con. fl-ac.[5] form.[111] form-ac.[72] glon.[85] lach.[5] lyc. mag-m. merc. nat-c. nux-v.[5] ph-ac. phos. puls. rhod. rhus-t. sep. sil. sulph. syph.[137] urt-u. vib.[111]

Glanz, der helle: acon.[57] ant-c. **ARS.**[36] cic.[36] glon.[85]

Luft: agar.[137] asar.[149] **Calc. Calc-p.** caust. cic. **CON.** fl-ac.[5] **Form.**[111] form-ac.[72] lach.[5] **Lyc.** mag-m. merc. nat-c. nux-v.[5] **Ph-ac. Phos.** rhod. **SEP. Sil. Sulph.** syph.[137] urt-u. vib.[111]
☞ *Wetter; trockenes Wetter; agg.*

Schneeschmelze, agg. bei: kali-bi.[58]

SCHNUPFEN:

amel. Allgemeinsymptome: **Thuj.**[5]

Unterdrückung agg.: **Acon.**[5] am-c.[5] **Am-m.**[5] ambr.[5] **Ars.**[5] **BRY.**[5] calad.[5] **CALC.**[5] carb-v.[5] caust.[5] cham.[5] **Chin.**[5] cina[5] con.[5] croc. **Dulc.**[5] **Fl-ac.**[5] graph.[5] hep.[5] **Ip.**[5] **Kali-bi.** kali-c.[5] kreos.[5] **Lach.**[5] laur.[5] lyc.[5] m-arct.[5] m-aust.[5] mag-c.[5] mag-m.[5] mang.[5] merc.[5] mill.[116] nat-c.[5] nat-m.[5] **Nit-ac.**[5] nux-m.[5] **NUX-V.**[5] par.[5] petr.[5] phos.[5] **Puls.**[5] rhod.[5] sabad.[5] samb.[5] sars.[5] **Sep.**[5] **Sil.**[5] spig.[5] spong.[5] stann.[5] stram.[5] sul-ac.[5] sulph.[5] teucr.[5] thuj.[5] verat.[5] zinc.[5]

SCHREIBEN:

agg.: **Acon.**[5] **Aesc. Agar. All-c.** aloe alum.[5] am-m.[5] ambr.[102] aml-n. **Anac.** anag. **Ant-c.** apisin.[5] **Aran.** arg. arg-n.[10] arn.[5] ars.[38] ars-i. **Asaf.**[5] asar.[5] **Aur.** bamb-a.[1184] bapt. **Bar-c.** berb. bism. **Bor.** brach. **Brom.**[5] brucel.[241] **Bry.** calad.[5] **CALC.**[809] calc-f. calc-p. calc-sil.[58] **Cann-s.**[5] canth.[5] caps. **Carb-ac.** carb-an. **CARB-V.**[1] **Carl. CAUST.** cere-b. **Chel. Chin.** chin-s. cic.[1] **Cimic.** cina cinnb. clem. coca[25] **Cocc.** coff.[5] **Colch. Coloc.** com. con. **Cycl.** dros.[5] euph.[5] fago.[25] **Ferr.** ferr-i. ferr-p.[38] **Fl-ac.** gels. gent-l. gink.[142] **Graph.** grat. haliae-lc.[222] harp.[1184] **Hep.** hydrog.[222] **Ign.**[54] ip.[5] irid.[222] **Kali-bi. Kali-br. KALI-C.**[1] kola[1184] laur.[5] lob-s.[25] **Lyc. Lyss.** mag-c.[137] **MAG-P.** mag-s. manc. mang-acet.[1] menth.[36] meny.[5] **MERC. Merc-i-f. MEZ.** morph. mur-ac.[1] **Nat-c.**[5] **NAT-M. Nat-p.**[58] **Nat-s.** neon[222] nicc. nux-m.[5] nux-v.[5] **Olnd.**[5] op. ox-ac. ozone[227] petr.[5] **Ph-ac. Phos.** phys. phyt.[137] pic-ac. **Pip-m. PLB.** prun. ptel.[25] **Puls. Ran-b.** raph. rheum[5] **Rhod.**[5] rhus-t.[5] **Rumx.** ruta[5] sabad.[5] sabin.[5] samb.[5] sarcol-ac.[119] **Seneg. SEP. SIL.**[809] sol[29] spig.[5] **STANN.**[1] staph.[5] **Sul-ac.**[102] **SULPH.** tarax.[5] tax.[303] teucr.[5] thuj.[1] tril-c.[36] **Tub. Valer.**[5] verat.[5] viol-t.[5] **ZINC.**[1]

- **seitwärts** gerichtet: **Caust.**[5]

amel.: **Ferr.** zinc-ar.[137]

SCHWANGERSCHAFT:

agg.: **Acon.**[5] aeth.[102] agar.[58] **ALET.**[25] **ALUM.**[54] am-c.[8] am-m.[5] **Ambr.**[5] aml-n.[102] ang.[31] **Ant-c.**[5] **ANT-T.**[54] **Arg.**[54] arg-n.[58] arge-p.[264] arist-cl.[119] arn.[5] ars.[5] asaf.[5] asar.[5] bar-c.[5] **Bell.**[5] **Bell-p. Benz-ac.**[54] berb.[31] **Bism.**[54] **Bor.**[54] **BRY.**[5] **Calc.**[5] calc-ar. calc-p.[111] **CAMPH.**[54] **Canth. Caps.**[5] **CARB-AC.**[111] **Carb-v.**[5] cast.[85] **Caul.**[102] **Caust.**[137] cedr. **Cham.**[5] **Chel.**[54] chin.[5] chlol. cic.[5] **CIMIC.**[25] cina[10] cinnb.[111] **Cocc.**[5] **Coff.**[5] **COLL.**[54] coloc.[5] **Con.**[5] conv.[1125] **Croc.**[5] cupr.[5] **Cupr-ar.** cycl.[85] dig.[31] **Dros.**[54] dulc.[5] equis.[51] **Ferr. Ferr-p.**[54] **Gels.**[85] glon.[102] **Goss.**[54] **Graph.**[5] ham.[8] hell.[5] **Helon.** hep.[31] hydr.[111] hydr-ac.[102] **HYOS.**[5] ign.[5] iod.[31] **IP.**[5] jab.[8] kali-bi.[58] kali-br.[8] **Kali-c.**[5] kali-chl.[102] **Kali-fcy.**[54] kali-i.[111] kali-p. kalm.[54] **KREOS. Lac-ac.**[54] **Lach.**[5] **Lam.**[54] laur.[54] **LYC.**[5] **Mag-c.**[116] mag-m.[116] mang.[5] **Merc.** merc-c.[102] merc-d.[102] mill. mosch.[5] mur-ac.[5] nat-c.[116] **Nat-m.**[5] **Nit-ac.**[54] **NUX-M.**[5] **NUX-V.**[5] oena.[111] op.[5] **Petr.**[5] ph-ac.[5] **PHOS.**[5] piloc.[102] pitu-p.[119] **Plat.**[5] **Podo.** pop.[111] **Psor.**[54] **PULS.**[5] pyrog.[137] rat.[111] **RHUS-T.**[5] **Sabad.**[54] **Sabin.**[5] **SEC.**[5] sel.[5] **SEP.**[122] **Sil.** sol-n.[102] spig.[5] spirae.[102] **Stann.**[54] staph.[5] **Stram.**[5] stry.[111] sul-ac.[31] **Sulph.**[5] sym-r.[1125] tab.[102] tarax.[5] **Tarent.**[193] thyr.[85] valer.[5] **VERAT.**[5] verat-v.[111] vib.[137] viol-o.[54] **Zinc.**[54]

amel.: sep.[137] tub.[193]

SCHWEFEL-MISSBRAUCH:
▥ *KLINISCHES; M; Arzneimittel-Missbrauch, Vergiftungen durch; Sulfur*

SCHWEIß:

während Schweißabsonderung: **Acon.**[5] agn.[5] alum.[5] **AM-C.**[5] am-m.[5] ambr.[5] anac.[5] **Ant-c.**[5] **Ant-t.**[5] **Apisin.**[5] **ARN.**[5] **ARS.**[5] asaf.[5] **Bar-c.**[5] **BELL.**[5] **Bell-p.**[111] **BOR.**[5] **Bov.**[5] **BRY.**[5] **Calad.**[5] **CALC.**[5] camph.[5] cann-s.[5] **CANTH.** caps.[5] carb-an.[5] **Carb-v.**[5] **CAUST.**[5] **CHAM.**[5] **Chel.**[5] **Chin.**[5] chin-ar. chin-s.[102] cimx. cina[5] cinnb.[58] **Clem.**[5] **Cocc.**[5] **Coff.**[5] **COLCH.**[809] **Coloc.**[5] con.[5] croc. cupr.[5] cycl.[5] dig.[5] **Dros.**[5] **Dulc.** eup-per. **Ferr.**[5] ferr-ar. fl-ac.[5] **FORM. Graph.**[5] **Hell.**[5] **Hep.**[5] hura **Hyos.**[5] **IGN.**[5] **Ip.**[5] jab.[111] **Kali-c.**[5] kali-n.[5] kreos.[5] lach.[5] led.[5] **LYC.**[5] m-arct.[5] m-aust.[5] **Mag-c.**[5] mag-m.[5] **Mang.**[5] **MERC.**[5] **Merc-c.**[5] mez.[5] **Mosch.**[5] **Mur-ac.**[5] nat-ar. **Nat-c.**[5] **Nat-m.**[5] **Nit-ac.**[5] **Nux-v.**[5] **OP.**[5] **Par.**[5] **Petr.**[5] **PH-AC.**[5] **Phos.**[5] plat.[5] plb.[5] **Psor. Puls.**[5] ran-b.[5] rheum[5] **Rhod.**[5] **RHUS-T.**[5] **Ruta**[5] **Sabad.**[5] **Samb.**[5] sars.[5] **Sel.**[5] **SEP.**[5] **Sil.**[5] **Spig.**[5] spong.[5] stann.[5] staph.[5] **STRAM.**[5] stront-c.[5] sul-ac.[5] **SULPH.**[5] syph.[111] tarax.[5] **Thuj.**[5] valer.[5] **VERAT.**[5] viol-t.[5] **Zinc.**[5]
☞ *C; Schwäche; Schweiß; durch*

nach Schweißabsonderung: **Acon.** **Am-m.**[5] **Ant-t.**[5] arn.[5] **Ars.**[5] ars-i.[116] ars-s-f.[58] bell.[1] bor.[1] bry.[5] calad.[5] canth.[116] carb-an.[1] carb-v. cast.[116] cham.[5] **CHIN.**[5] cinnb.[58] coloc.[5] con. dros.[5] ferr.[54] hep.[5] ign.[5] iod. ip.[137] jatr.[111] kali-c. kali-i.[116] **Merc.**[5] mez.[5] mur-ac.[54] nat-c. nat-m.[5] nit-ac.[5] nux-m.[5] **Nux-v.**[5] **Op.**[5] petr. **PH-AC.**[5] **PHOS.**[5] plb.[5] **Psor.**[116] rhus-t.[5] sabad.[5] **Samb.**[5] sel. **SEP.**[5] **Sil.**[5] spig. **Spong.**[54] squil. **Stann.**[116] sul-i.[58] tub.[116] verat.[102]

☞ *Körpersäften, Verlust von; agg.*

amel.: acon. am-m. ambr. anac.[5] ant-t.[5] apis[54] aq-mar.[149] ars.[58] aur.[5] bapt. bar-c. bell. bov.[5] brucel.[241] calad.[5] calc.[1] camph.[54] canth.[5] cham.[5] chel.[5] chin-s. cic.[8] cimx.[54] clem. cocc. coloc. cupr.[5] elat.[54] eup-per. ferr-p.[111] fl-ac.[5] franc.[102] gels. glon.[111] graph.[1] hell. hep.[5] hyos. iod.[5] ip. kali-i.[111] kali-n. lacer.[36] lach.[54] led. lyc.[5] lyss.[54] m-arct.[5] mag-m.[5] nat-c.[5] **Nat-m.** nat-s. nit-ac. nux-v.[5] op. puls.[5] ran-b.[5] rhod. rhus-t. sabad. sabin. samb. sec. sel. seneg.[102] sep.[5] stram. stront-c. sul-ac. **Sulph.** tab.[111] tarax. tarent. tere-ch.[149] thuj.[5] urt-u.[111] valer. verat. vip.[36] vip-a.[149] visc.[111]

- **während** Schweißabsonderung: **Acon.** aesc. aeth. anac.[5] apis **Ars.** bapt. bell. **Bov.** **BRY.** **Calad.** calc. camph. canth. **Cham.** **Chin-s.** **Cic.**[8] cimx. **CUPR.** elat. eup-per. **Fl-ac.**[5] franc.[102] **GELS.** **Graph.** **Hep.** iod.[137] kali-i.[137] **Lach.** **Lyc.**[5] lyss.[85] **Nat-c.**[5] **Nat-m.** nux-v. **Psor.** **Puls.**[5] **RHUS-T.** samb. sec. seneg.[102] **Sep.**[5] **Stront-c.** tarent.[137] tere-ch.[149] **Thuj.** **Verat.** vip.[36]
  - **kalter** Schweiß: nux-v.
  - **Kopfschmerz,** außer: ars. chin-s. eup-per. **Nat-m.**
    - **Kopfschmerz** wird agg.: ars. chin-s. **EUP-PER.**

- **nach** Schweißabsonderung: **Acon.** aesc. am-m. ambr. ant-t. apis[54] **Ars.** aur.[5] bapt.[111] bar-c. bell. bov. brucel.[241] **Bry.** **CALAD.**[5] **Calc.**[5] **Camph.**[5] **Canth.** **CHAM.** chel. cic.[149] **Cimx.**[54] clem. cocc. coloc. **Cupr.**[5] elat.[54] eup-per.[137] ferr-p.[111] **Fl-ac.**[54] franc.[102] **GELS.** glon.[111] **Graph.** hell. **Hep.** hyos. **Iod.**[5] ip. kali-i.[111] kali-n. lacer.[36] **Lach.**[54] led. **Lyc.**[5] lyss.[54] m-arct.[5] mag-m. **NAT-C.**[5] **NAT-M.** nit-ac. **NUX-V.**[5] **Olnd.** op. **PSOR.** puls. ran-b.[5] rhod. **RHUS-T.** sabad. sabin. samb. sel. sep.[5] spong. stram. **Stront-c.** sul-ac. **Sulph.** tab.[111] tarax. tarent.[137] **Thuj.** urt-u.[111] valer. **Verat.** vip.[111] vip-a.[149] visc.[111]

nicht amel. durch Schweißabsonderung: **Acon.** anac. androc.[222] **Ant-c.** **Ant-t.** apis[58] arn. **ARS.** ars-s-f.[58] bar-c. **BELL.**[137] benz-ac. bol.[102] **Calc.** camph. cann-s. carb-v. **CAUST.** **CHAM.** chel. **Chin.** chin-ar.[116] chin-s.[102] cimx. cina cinnb. **Cocc.** coff. **Colch.** coloc. con. croc. **Dig.** dros. dulc. eup-per. **Ferr.** ferr-ar. **FORM.** graph. **Hep.** hyos. **Ign.** **Ip.** **Kali-c.** kali-n. kreos. lach.[5] led. lyc. **Mang.** **MERC.** mez. mosch. mur-ac. nat-ar. **Nat-c.** nat-m. **Nit-ac.** **NUX-V.** **OP.** par. ph-ac. **Phos.** plb. psor. **Puls.** **Pyrog.**[111] ran-b. rhod. **RHUS-T.** **Sabad.** sabin. **Sal-ac.**[111] samb. sel. **SEP.** spong. stann. staph. **STRAM.** stront-c. sul-ac.[5] **SULPH.** tarax. tarent-c.[185] thuj. **Til.**[122] tub.[111] valer. **VERAT.** **Verat-v.**

- **heißer** Schweiß: til.[122]

Unterdrückung der Schweißabsonderung, Folgen von: **Acon.** am-c. anthr. apis arn. ars-s-f.[58] **Aspar.**[54] atro.[36] aur-m-n.[54] bell-p.[102] cadm-s. **Caj.**[54] calc-sil.[58] cann-s. **Carbn-s.** cary.[36] caust.[5] **CHAM.**[5] **CHIN.**[5] **Clem.** coff. **Coloc.**[137] cupr.[56] **DULC.** **Eup-per.** **Ferr.** ferr-p.[85] **Graph.**[56] hep. hyos. iod. ip. kali-ar. **KALI-C.** kali-sil.[58] **LACH.**[137] led. mag-c. mill.[116] nat-c. nat-m. **Nat-s.** nit-ac. **NUX-M.**[122] **Nux-v.**[5] olnd. op. ph-ac. plat. **Plb.** **PSOR.**[56] **Puls.**[5] **RHUS-T.**[5] sabad. sec. sel. senec.[116] seneg. **SIL.**[56] spong.[5] squil. staph. **STRAM.** teucr. thuj.[5] verat.[5] verb. viol-o.

- **Fußschweiß**: **Apisin.**[5] **Carb-v.**[5] **KALI-C.**[5] **Merc.**[5] **Phos.**[5] **Rhus-t.**[5] **SIL.**[102]
- **Sommertag,** an einem warmen: ferr-p.[85]

SCHWINDEL agg.: abies-c.[25] **ACON.**[1] act-sp. aesc.[111] aesc-g.[25] aeth. agar.[5] agn.[5] alet.[25] aloe[36] alum.[1] am-c.[5] am-m.[1] ambr.[5] amyg-am. **ANAC.**[5] ang.[5] **Ant-c.**[5] **Ant-t.**[5] apis apisin.[5] **Aran.**[122] **Arg.**[5] arg-m. **Arg-n.**[102] **Arn.**[5] **Ars.**[5] asaf.[5] **Asar.**[5] **Aur.** bamb-a.[1184] bapt.[102] bar-c.[5] bar-m.[60] **Bell.**[5] berb.[102] bism.[5] bor.[5] bov.[5] brom.[5] **Bry.**[5] calad.[5] **CALC.**[5] calc-p.[111] **CAMPH.**[5] **Cann-s.**[5] canth.[5] **Caps.**[5] carb-an.[1] **CARB-V.**[1] cassi-s.[192] **Caust.** **CHAM.**[5] chel.[5] chen-a.[54] **CHIN.**[5] **Chin-s.** **Cic.**[5] cimic. cina[5] coca[8] **COCC.**[5] coff.[5] colch.[5] coloc.[5] **Con.** **CROC.**[5] **Crot-h.**[54] croto-t.[5] **Cupr.**[5] **CYCL.** **Dig.** dros.[5] **Dulc.** echi.[102] euon. euph.[5] **FERR.** **Ferr-ar.** ferr-p. **GELS.** gins. **Glon.** gran.[36] graph.[5] gymn. **HELL.**[5] **Hep.**[5] hydr. hydr-ac. **HYOS.**[5] ign.[1] iod.[1] ip.[5] jatr.[54] jug-c.[25] **Kali-bi.** **Kali-br.**[54] **Kali-c.**[54] kali-n.[5] kalm. kreos.[5] **LACH.**[5] lact. **LAUR.**[5] **Led.**[5] lepro.[197] lept.[111] lil-t.[111] lyc.[5] m-arct.[5] m-art.[5] m-aust.[5] mag-c.[5] mag-m.[5] mang.[5] meny.[5] **Merc.**[5] **Merc-c.** mez.[1] mill. morph. **Mosch.**[5] mur-ac.[1] naja[85] nat-c.[1] nat-m.[1] **Nit-ac.** **Nux-m.**[5] **NUX-V.**[5] ol-an.[111] **OLND.**[5] **OP.**[5] ozone[227] par.[5] petr.[5] ph-ac.[5] phel.[36] **PHOS.**[1] **Phyt.** pitu-a.[164] plat.[1] **PLB.**[5] psil.[164] psor. **PULS.**[5] ran-b.[5] ran-s.[5] raph. **Rheum**[5] rhod.[5] **RHUS-T.**[5] **Ruta**[5] **Sabad.**[5] **Sabin.** samb.[5] **Sang.**[8] sars.[1] **SEC.**[5] sel.[5] seneg.[5] **Sep.**[5] **Sil.**[54] sol-n.[25] **Spig.**[5] spong.[5] squil.[5] stach.[5] stann.[1] staph.[5] **STRAM.**[5] **Strep-s.**[197] **Stront-c.** stroph.[137] **Sulph.** **Tab.** tarax.[5] tep. ter.[54] teucr.[5] thea ther.[54] thuj.[5] til. **Tub.**[56] upa.[85] **Valer.**[5] **Verat.**[5] **Verb.**[5] vinc. viol-o.[5] viol-t.[5] vip.[85] **Zinc.**[54]

SEELUFT, Meeresküste agg.:

☞ *Luft; Seeluft; am Meer*

SEHEN, Schauen:

▥ *AUGEN; C; Sehen*

agg.:

▥ *SEHEN; M; Anstrengung; agg.; Augen, der*

- **abwärts,** nach unten: acon.[5] alum.[5] alumn.[5] arg-n.[137] bell.[5] **Bor.**[102] **Calc.**[5] carb-v.[5] ferr.[5] kali-c. **Kalm.** mang.[5] nat-m.[5] **Olnd.**[5] **PHOS.** phyt.[111] **SPIG.** stann.[5] **SULPH.**
- **allen** Seiten, nach: kali-br.[137]

SEHEN, Schauen; **agg.** (Forts.)

- **aufwärts,** nach oben: alum.[5] **Ars.**[1] bar-c. **CALC.**[5] **Carb-v. Caust. Chel.** coloc.[5] **Cupr. Graph.** kalm.[111] mang. **Petr.** plat.[5] **Plb.**[5] **PULS. SABAD.**[5] sabin.[5] sars.[5] **SEL.**[5] sep.[5] **Sil. Spig.**[5] sulph.[1] **Tab. Thuj.**[5] **Zinc.**[5]
- **drehende** Dinge, auf sich: lyc.[5]
- **Ferne,** in die: cupr.[5] euphr.[5] **Gels.** nat-ar. phos. **Ruta**[5] sep.[5]
- **glänzende** oder grelle Gegenstände, auf: acon.[5] am-m.[5] ars.[5] **BELL.**[5] **Bry.**[5] **Calc.**[5] **Canth.**[5] caust.[5] chel.[5] cocci-s.[102] colch.[5] glon.[111] **Hyos.**[5] ign.[5] kali-c.[5] lach.[5] **Lyss.**[102] **Mag-m.**[5] nux-v.[5] ph-ac.[5] **Phos.**[5] sabad.[5] **Stram.**[5] ter.[111] zinc.[5]
- **leeren** Raum, in den: am-m.[5] bell.[5] **Bry.**[5] **Calc.**[5] caust.[5] chel.[5] colch.[5] graph.[5] ign.[5] kali-c.[5] kreos.[5] **Mag-m.**[5] mang.[5] **Merc.**[5] **Nux-v.**[5] **Ph-ac.**[5] **Phos.**[5] sabad.[5] sep.[5] zinc.[5]
- **seitwärts**: bar-c.[5] **Bell.**[5] caust.[5] **Con.**[137] dig. gels. mag-m.[5] merc-c.[137] olnd.[5] pyrog.[58] seneg.[5] sep.[5] spig.[1] stram.[5] thuj.[5]
- **Umherschauen**: calc.[5] **Cic.**[5] **CON.**[5] ip.[5] kali-c.[5] op.[5]

amel.:

- **abwärts,** nach unten: bar-c.[1] sabad.[5]
- **beständiges,** auf einen Gegenstand: agn.[5] ferr.[5] **Nat-c.**[5] petr.[5] ph-ac.[5]

SEXUALITÄT:

Exzessen, nach sexuellen: acon. **AGAR.**[5] **Agn.**[102] **Anac.**[10] ant-c. **APISIN.**[5] arg-n.[102] **Ars.**[54] **Aur.**[5] bar-c. bell. bor. bry. **Calad. CALC.**[5] **Calc-s.** cann-s. canth. caps. carb-an.[5] **CARB-V.** caust. cham. **CHIN.**[5] cina coff. coloc.[5] **CON.**[54] crat.[85] croc.[137] dam.[85] **DIG.**[54] digin.[102] **DULC.**[5] ferr. ferr-pic.[85] graph.[58] ign. ip.[58] **Kali-br.**[8] **Kali-c.**[5] kali-n. **KALI-P. Lach.**[30] led. **Lil-t.**[54] **LYC.**[54] lyss.[102] m-art.[5] m-aust.[5] **Merc.**[5] mez. **Mosch. NAT-M.**[5] **NAT-P.**[58] **NUX-V.**[5] ol-an.[111] onos.[85] op. **PH-AC.**[5] **PHOS.**[46] **Puls.** ran-b. rhod. ruta sabad. sabal.[137] sec. **SEL.**[58] **SEP.**[10] **SIL.**[5] squil. stann. **STAPH.**[5] **SULPH.**[5] symph.[85] trib.[102] upa. valer.

☞ *C; Schwäche; Sexualität; Exzessen, nach sexuellen* ▥ *GEMÜT; M; Sexuelle Exzesse, Beschwerden durch*

Erregung, sexuelle, **agg.**: agar.[5] ant-c.[10] **APISIN.**[5] arg-n.[85] arn.[85] **Aur.**[5] bar-c.[5] bar-m.[137] calc.[5] **Canth.** carb-an.[5] chin.[85] gins.[85] hydr.[137] **KALI-BR.**[54] **LIL-T.**[58] nat-c.[137] ol-an.[111] **Ph-ac.**[5] pic-ac.[58] **Plat. Raph.**[102] senec.[137] sep.[58] staph.[58] tarent. visc.[111]

▥ *GEMÜT; M; Erregung; Beschwerden durch; sexuelle*

Berührung, bloße, **agg.**: con.[137] grat.[137] nat-c.[137] plat.[137]

Unterdrückung des sexuellen Verlangens:

- **agg.**: agn.[5] alum.[193] **APIS** bell.[5] berb. calc. **CAMPH. Carb-v.**[5] **Carbn-o.** graph.[5] **Hell.** hyos.[5] **Kali-br.**[54] kali-p.[85] **Lil-t.** lyc.[5] m-art.[5] mosch.[54] orig.[122] **Ph-ac.** phos.[5] pic-ac. plat. **PULS.** staph.[5] stram.[5]

  ▥ *GEMÜT; M; Enthaltung, Mäßigung, Selbstbeherrschung, Beschwerden durch •MÄNNLICHE GENITALIEN; C; Enthaltsamkeit agg.*
- **amel.**: calad.

SINGEN agg.: **AGAR.** all-c. alum.[5] **Am-c.**[5] **Ant-c.**[5] **Arg.**[5] **ARG-N.** arn. **ARUM-T.** bell.[5] **Bry.**[58] **Calc.**[5] caps. carb-an.[5] **CARB-V.**[5] **CAUST. Chen-a.**[8] cocc.[5] cupr. **Dros.**[5] ferr-p. **Graph. HEP.**[5] kali-bi.[137] **Lach. Mang.** menth.[85] **Nat-m.**[5] **Nit-ac. Nux-v.**[5] par.[5] ph-ac. **PHOS.**[5] ptel.[25] **Puls.**[5] **Rhus-t.** rumx. sang.[137] sars.[1] **SEL.** sil.[1] **SPONG.**[1] **STANN.**[5] **Sulph.**[5] verb.[5] zinc.

☞ *Gespräch, Unterhaltung; agg. •Sprechen; agg.*

SITZEN:

agg.: **Acon.**[1] aegle.[192] aegle-f.[192] **Aesc.** aeth. **AGAR.**[1] agki-p.[1202] agn.[5] **All-c. Aloe ALUM.**[1] alum-p.[58] alum-sil.[58] **Alumn.**[54] **Am-c.**[1] **AM-M.**[1] **AMBR.** ammc. **Anac.**[1] **ANG.**[1] ant-c.[1] **Ant-t.**[5] **Apis** apisin.[5] aral. **ARG.**[1] **Arg-n.** arn.[5] **ARS.**[1] ars-i.[809] ars-s-f.[58] **ASAF.** asar.[5] **Aspar. Aur.**[5] aur-i.[58] **Aur-m-n.**[36] aur-s.[58] aza.[192] bamb-a.[1184] **Bar-c.**[1] bar-m. **BELL.**[1] benz-ac. **BERB.** bism.[1] boerh.[192] bor.[1] bov.[5] brom.[36] bros-g.[259] brucel.[241] **Bry.**[5] bufo cact. calad.[5] **CALC.**[1] calc-ar. calc-f. **Calc-p.** calc-sil.[58] **Cann-i. Cann-s.**[5] canth.[5] **CAPS.**[1] **Carb-an. Carb-v.**[1] carbn-s.[36] card-m. cassi-s.[192] cast. **CAUST.**[1] cench.[58] **Cham.**[5] **Chel. Chim.**[8] **CHIN.**[1] chin-s. cic.[5] cimic.[102] **CINA**[5] **Cist.** clem. cob.[36] cob-n.[5] **Cocc.**[5] cocci-s. coff.[5] colch.[5] **Coloc.**[1] **CON.**[1] conv.[38] croc. crot-h.[36] **Croto-t.** cupr. cupr-ar. **CYCL.**[5] dicha.[144] **Dig.**[5] digin.[36] dios. **DROS.**[1] **DULC.**[1] elaps[36] equis. ery-a.[36] **EUPH.**[1] **Euphr.**[1] fago.[36] **FERR.**[5] ferr-ar.[58] ferr-i.[137] ferr-p.[36] fl-ac.[5] **Gamb.** gels.[8] gent-c. germ.[222] gins.[36] glon.[58] gran. **GRAPH.**[1] grat.[10] **GUAI.**[1] harp.[1184] hecla.[149] helio.[111] **Hell.**[5] helon. hep.[1] hura hydr-ac.[268] hydrog.[222] hyos.[5] ign.[5] ind.[8] **Indg. Iod.**[1] **Ip.**[5] **KALI-BI. Kali-br. Kali-c.** kali-i. **Kali-n.**[1] kali-p.[58] **Kali-s.**[58] kali-sil.[58] kalm.[58] **KREOS.**[5] **Lac-c. Lac-d.** lac-lox-a.[204] **LACH.** lact.[4] lat-h.[301] **Laur. LED.**[1] lipp.[1025] lith-c.[36] lith-m. **LYC.**[1] m-arct.[5] **M-art.**[5] m-aust.[5] **MAG-C.**[1] **Mag-m.**[1] mag-s.[36] **Mang.**[5] mang-acet.[1] marm-w.[194] menth-pu.[85] **MENY.**[1] meph.[149] **Merc.**[1] merc-cy.[25] merc-i-r. mez.[1] **Mosch.**[5] **Mur-ac.**[1] murx. nat-ar. **NAT-C.**[1] **Nat-m.**[1] nat-p. **Nat-s.**[36] nat-sil.[58] nicc. **NIT-AC.**[1] **Nux-m. Nux-v.** oena. ol-an. **Olnd.**[5] op.[5] ox-ac. paeon. pall. **Par. Petr.**[1] **PH-AC.**[1] phel.[10] **PHOS.**[1] pic-ac.[58] plan. **PLAT.**[1] plb.[5] pneu.[149] podo. **Prun. Psor. PULS.**[1] ran-b.[5] ran-s.[58] **RAT.** rheum **Rhod.**[5] **RHUS-T.**[1] rob. **RUTA**[5] **SABAD.**[5] sabin.[5] **Samb.**[1] sang.[8] sanic.[85] sars.[5] **Sel.**[5] **SENEG.**[5] **SEP.**[5] **SIL.**[5] sin-n. sol[236] **SPIG.**[1] **Spong.**[1] squil.[5] **STANN.**[1] **STAPH.**[1] stram.[54] stront-c.[5] **Sul-ac.**[5] sul-i.[58] **SULPH.**[1] **Sumb.**[36] syph.[58] tama.[197] **TARAX.**[5] tarent. tax.[303] ter. teucr.[5] ther. **Thuj.**[1] tong.[10] tub.[58] tung.[252] uran.[269] **VALER.**[5] **Verat.**[5] **VERB.**[5] **Viol-o.**[5] **VIOL-T.**[5] vip-a.[149] **ZINC.**[1] **ZINC-P.**[58] zing.

☞ *Sitzende Lebensweise agg. •C; Schwäche; plötzlich; Sitzen, beim*

- **aufrecht** Sitzen: **Agn.**[5] anac.[5] **Ang.**[5] ars.[5] aur-s.[58] bar-c.[5] bar-s.[58] **Bell.**[5] bor.[5] bry.[5] calad.[5] **Carb-v.**[5] caust.[5] **Cham.**[5] **Chel.**[5] chin.[5] cina[5] **Colch.**[5] **COLOC.**[5] **Con.**[5] dig.[5] **Ign.**[5] **KALI-C.**[5] kreos.[5] **Lyc.**[5] m-aust.[5] mang.[5] **Merc.**[5] **Mez.**[5] mosch.[5] nat-m.[5] nux-m.[5] nux-v.[5] op.[5] petr.[5] puls.[5] rhus-t.[5] **Sabad.**[5] sars.[5] **Spig.**[5] **Spong.**[5] **Staph.**[5] stram.[137] sulph.[5] tarax.[5] verat.[5] verb.[5] viol-t.[5]

- **gebeugt** Sitzen: **Acon.**[5] agar.[1] **Agn.**[5] alum.[1] **Alumn.**[54] **Am-m.**[5] anac.[1] ang.[5] **ANT-T.**[5] arg.[1] **Ars.**[5] asaf.[5] bar-c.[1] **Bell.** bor.[1] bov.[5] **Bry.**[5] calc-f.[119] caps.[5] carb-v.[5] caust.[5] cham.[5] chel.[5] **Chin.**[1] **Cic.**[5] coloc.[1] **DIG.**[5] **Dulc.**[1] ferr.[5] **Hyos.**[5] ign.[5] kali-i. kali-n. kalm. lact.[4] meny.[1] nat-m.[5] **Nux-v.**[5] **Phos.**[5] plb.[5] **Puls.**[5] **Rhod.**[5] **Rhus-t.**[1] **Sabin.**[5] **Samb.**[5] **Sep.**[5] spig.[1] spong.[1] **Squil.**[5] stann.[5] **Sulph.**[5] **Verb.**[5] viol-t.[5]
  ☞ *Beugen, Neigen, Krümmen; agg.*
- **Hinsetztten,** beim ersten Sitzen agg.: **Agn.** alum. am-c.[5] **AM-M.** **Ant-t.** aur. bar-c. bry. caust. **Chel.** chin. **Coff.** croc. cycl. equis.[102] graph. **Hell.** iris kali-c. **Lyc.**[5] **Mag-c.** mang. murx. nat-s.[111] nit-ac. ph-ac. phos. plat.[5] puls. rhus-t.[5] ruta[5] sabin. **Samb.** sars. **SPIG.** **Spong.** squil. stann.[5] thuj.[1] **Valer.**[5] verat. viol-t.
- **kaltem** Grund, kaltem Sitz, auf: bell.[58] cimic.[102] dulc.[5] glon.[58] **Nux-v.**[102] rhus-t.[58] sep.[58] sil.[58]
  ☞ *Kälte; agg. •Kälte; Kaltwerden; agg.; Sitzen auf kalten Stufen •Waschen; agg.; Fußboden wischen*
- **nassem** Grund, auf: **ARS.** calc.[5] **Caust.**[5] **Dulc.**[5] **Hep.**[5] **Nit-ac.**[5] **Nux-v.**[5] **Phos.**[5] rhod.[5] **RHUS-T.**[5] **Sars.**[5] **Sep.**[5] sil.[5] **Sulph.**[5]
- **niedrigem** Stuhl, auf: syph.[137]

amel.: **Acon.**[5] aegle.[192] aeth. agar.[5] agn. alum.[5] **Alumn.**[54] am-c. am-m.[5] ambr. **Anac.**[5] androc.[222] ang.[5] ant-c. **Ant-t.**[5] **Apis** **Apisin.**[5] aral.[137] arg.[36] **Ars.**[5] asaf.[5] asar.[5] astac.[36] **AUR.**[1] bar-c.[36] **BELL.** bor.[5] bov.[54] **BRY.**[5] cact.[58] cadm-s. **Calad.**[5] **CALC.**[5] camph. cann-s.[5] canth. caps.[1] carb-an.[5] **Carb-v.** cassi-f.[192] cassi-s.[192] **CAUST.**[5] **Cham.**[5] chel.[5] chin.[5] chion. choc.[222] cic.[5] cina[5] cinch. cinnb. clem. coc-c. cocc. **Coff.**[5] **COLCH.**[5] **Coloc.**[5] **Con.** croc.[5] **Croto-t.** cupr.[5] **CYCL.**[1] **DIG.**[1] dios.[36] dros.[5] **Dulc.**[54] euph.[1] ferr.[5] ferr-ar.[58] gels. gent-c.[36] germ.[222] **Glon.** gnaph. **Graph.** grat.[36] **Guai.**[5] hep. hydrog.[222] hyos.[5] iber.[25] **Ign.** indg. iod.[5] jal. kali-bi. **Kali-c.**[1] kali-n.[5] kali-p.[58] **Kalm.** **Kreos.**[5] **Lach.**[5] lact.[36] lar-ar.[251] laur.[5] led.[5] lith-c.[25] lob.[111] lol.[111] loxo-r.[205] lyc.[5] m-arct.[5] m-art.[5] m-aust.[5] mag-c. mag-m.[1] **Mang.**[5] mang-acet.[1] meny.[5] **Merc.**[5] mez.[54] mosch.[5] mur-ac.[1] mut.[136] nat-ar. nat-c.[1] **Nat-m.** nat-s. nit-ac.[1] nux-m.[5] **NUX-V.**[5] olnd. op.[5] ozone[227] par.[5] petr.[5] ph-ac.[1] phos.[5] **Pic-ac.**[54] plat. plb.[5] **Puls.**[1] pulx.[102] rad-br.[137] ran-b. ran-s. rat. **Rheum**[5] **Rhus-t.**[1] ruta sabad.[5] sabin.[5] **Samb.**[5] sars.[5] sec. sel. **Sep.**[5] **Sil.**[5] spig.[1] spong.[5] **SQUIL.**[5] stann.[5] staph.[1] still.[25] stram. stront-c. stroph-s.[119] sul-ac. sulph.[1] sumb. **Tarax.**[5] tarent.[36] tax.[303] thuj.[5] tong.[36] tylo-i.[192] **Valer.** **Verat.**[5] verb.[54] xan.[85] **Zinc.**

- **aufrecht** Sitzen: **Acon.**[54] **Alumn.**[54] **Am-m.**[54] ang.[54] **Ant-t.**[5] apis[102] aral.[137] arg.[54] **Ars.**[5] asaf.[54] bar-c.[54] bell.[102] bor.[5] bov.[54] bry.[54] caps.[54] carb-v.[5] caust.[54] cham.[54] chel.[54] **Chin.**[54] **Cic.**[54] con.[137] **DIG.**[5] **Dulc.**[54] ferr.[54] gels.[137] **Hyos.**[5] kali-bi.[111] kali-n.[137] lact.[36] lyc.[5] meny.[54] nat-m.[5] nat-s.[137] **Nux-v.**[54] **Phos.**[5] plb.[54] **Puls.**[5] **Rhod.**[54] **Rhus-t.**[54] **Sabin.**[54] **Samb.**[5] **Sep.**[54] spig.[54] spong.[54] **Squil.**[5] stann.[54] **Sulph.**[5] verb.[54]
- **Aufsetzen** im Bett: acon.[5] alum.[5] **Ars.**[5] kali-c.[102] **MERC.**[5] **Nat-m.**[5] **NUX-V.**[5] petr.[5] rhus-t.[5] samb.[102]
- **Ellenbogen** auf den Knien, mit den: kali-c.[137]
- **gebeugt** Sitzen: alum.[5] anac.[5] **Ang.**[54] ars.[54] bar-c.[54] **Bell.**[5] bor.[54] bry.[5] calad.[5] **Carb-v.**[54] caust.[54] **Cham.**[5] **Chel.**[5] chin.[5] cina[54] **Colch.**[54] **Coloc.**[5] **Con.**[54] dig.[54] **Ign.**[54] **KALI-C.**[1] kreos.[5] lach.[137] **Lyc.**[5] m-aust.[5] mag-m.[1] **Merc.**[5] **Mez.**[54] mosch.[5] nux-m.[5] nux-v.[5] op.[5] puls.[5] **Rheum**[5] **Rhus-t.**[5] **Sabad.**[5] sars.[5] **Spig.**[54] **Spong.**[5] **Stann.**[54] **Staph.**[5] **SULPH.** tarax.[54] verat.[54] verb.[54]
  ☞ *Beugen, Neigen, Krümmen; amel.*
- **harter** Unterlage, auf: bell.[5]
- **Hinsetzen**: acon. ambr. anac. ang.[5] ant-c. ant-t. arn. ars. asar. aur. **Bar-c.** **Bell.** bov. bry. calc. cann-s. canth. **CAPS.** carb-an. **Carb-v.** **Caust.** cham. chin. cic. cocc. **CON.** croc. dig. dros. **Euph.** **Ferr.** ferr-ar.[58] graph. kali-c. kali-n. lach. **Laur.** **Led.** lyc. m-art.[5] mang. merc. mur-ac. nat-c. nat-m. nit-ac. **Nux-v.** **Olnd.** **Petr.** ph-ac. **Phos.** plat. puls. ran-b. rhod. **Rhus-t.** ruta sabad. **Sep.** sil. **Spig.** **Staph.** stram. stront-c. **Sulph.** thuj. **Verat.**

SITZENDE Lebensweise agg.: **Acon.**[5] am-c.[102] asar.[85] bell.[5] **BRY.**[5] **Calc.**[5] **Caps.**[5] cocc.[85] colch.[5] con.[102] hydrog.[222] **Lyc.**[5] nat-m.[85] **NUX-V.**[5] **Op.**[5] paull.[54] petr.[85] **PLAT.**[5] **Puls.**[5] ran-b.[102] rhus-t.[30] **Sep.** sil.[85] staph.[30] **Sulph.** ter.[85]
☞ *Sitzen; agg.*

SONNE:

agg.: **ACON.** adlu.[149] aeth.[111] **Agar.**[54] aloe anh.[119] **ANT-C.**[5] apisin.[5] **Arn.**[54] **Ars.**[54] aur-m-n.[272] aza.[192] bac.[62] **Bar-c.**[5] **BELL.**[5] bov. **Brom.** **BRY.** bufo[102] **Cact.** **Cadm-s.**[85] **Camph.**[5] canth.[102] **Carb-v.**[54] cassi-s.[192] cast-v. **Chin.** cina[58] citl-v.[197] clem.[5] cob-n.[137] coff.[137] cortiso.[119] cymbo-ci.[2184] **Euphr.**[5] fago.[102] **GELS.**[54] germ.[222] **GLON.**[54] **Hell.**[5] hyos.[1] hyper.[1125] ign.[5] ignis[194] iod.[5] ip.[5] kali-bi. kali-c.[102] **Kalm.**[54] **LACH.**[5] lappa[111] lyc.[85] **Lyss.** mag-m. manc. med.[111] meli.[111] merc-c.[5] murx.[137] mygal.[192] nat-ar. **NAT-C.**[5] **NAT-M.**[31] nat-n.[111] nit-ac. **Nux-v.**[1] **OP.**[54] **Parth.**[197] pitu-a.[164] prot.[149] prun.[85] **Psor.**[56] **PULS.**[5] rob.[102] **Sang.** scorp.[269] **SEL.**[5] **Sep.**[5] sol[85] **Spig.** **Stann.** **Staph.**[144] **Stram.** stront-c. sul-i.[58] **SULPH.**[162] symph.[111] syph. tab. tarent.[192] tax-br.[255] **Ther.** **Thuj.**[54] **Uva.**[162] **Valer.**[5] **VERAT-V.**[122] x-ray[119] zinc.[5]
☞ *Licht; agg.; Sonnenlicht •C; Hitze; Lebenswärme, Mangel an; Wärme;* ▤ *KOPF; C; Sonnenstich •HAUT; C; Hautausschläge; Sonne, durch*

- **Anstrengung** bei Sonnenhitze: **ANT-C.**
  ☞ *Anstrengung, körperliche; agg., Anstrengung*
- **chronisch**: nat-c.[85]
- **Sonnenbrand**: **Acon.**[5] **Agar.**[5] **Ant-c.**[5] **BELL.**[5] bov.[137] bry.[5] bufo[102] **Camph.**[5] canth.[102] **Clem.**[5] cortiso.[149] cyt-l.[149] euphr.[5] germ.[222] hist.[144] **Hyos.**[5] hyper.[1125] ignis[194] kali-c.[102] lach.[5] **Lyc.**[5] **Mur-ac.**[54] **Nat-c.**[5] op.[5] **PULS.**[5] rob.[102] sel.[5] **Sulph.**[5] **Valer.**[5] verat.[102]
  ▤ *HAUT; C; Schmerzen, schmerzhafte Empfindungen; brennend; Sonne, durch*

SONNE; agg. (Forts.)

- **Sonnenstich**: **Acon.**[5] agar.[54] **AML-N.**[54] **Ant-c.**[54] apisin.[5] arg. **Arn.**[54] **Ars.**[54] **Bell.**[54] bry.[102] **Cadm-s.**[85] **Carb-v.**[54] cina[102] cit-l.[54] cortiso.[149] crot-h.[85] cyt-l.[149] **Gels.**[54] **GLON.**[54] **Gran.**[162] **Hell.**[5] hydr-ac.[1] hyos.[1] kalm.[54] **Lach.**[54] lyc.[85] lyss.[85] nat-c.[5] nat-m.[85] nux-v.[5] **OP.**[54] pop-c.[85] rhus-t.[85] sol[85] stram. syph.[85] **Ther.** usn.[102] valer.[85] **Verat.**[54]

  KOPF; C; Sonnenstich

amel.: ars.[5] aur.[5] bac.[62] bar-c.[5] brucel.[241] canth.[5] caust.[5] cinnb.[137] con.[5] corv-c.[258] crot-h.[111] dulc.[5] graph.[5] ign.[5] iod.[5] kali-c.[5] kali-chl.[111] nux-v.[5] petr.[5] pic-ac.[111] **Plat.**[5] rhod.[5] rhus-t.[5] sil.[5] **Stram.**[5] **STRONT-C.**[5] tarent.[111] **Thuj.**[116]

  ☞ *Licht; amel.; Sonnenlicht*

SPEICHELFLUSS amel.: ems[9]

SPRECHEN:

agg.: acet-ac.[54] **Acon.** all-c.[137] aloe[111] **ALUM.**[5] alum-p.[58] **Alumn.** am-c.[1] am-m.[5] **AMBR.**[54] **ANAC.**[5] ant-t. **ARG.**[5] **ARG-N. Arn.**[5] **Ars.**[1] atro. aur. aza.[192] bac.[55] bamb-a.[1184] **Bar-c.**[5] **BELL.**[5] **BOR.** both-a.[3070] brom. **Bry.**[5] bufo[137] caj.[85] **CALAD.**[144] **CALC.**[5] **Calc-p. CANN-S.**[5] **Canth.**[54] **CAPS. Carb-an.**[26] **CARB-V.**[5] carl. **CAUST.** cench.[58] **CHAM.**[5] **Chel.**[5] **CHIN.**[5] chin-s.[102] **Cic. Coc-c.** coca[111] **COCC.**[5] colch.[5] coloc.[111] con.[5] croc.[5] **Cupr.**[54] daph.[111] **Dig.**[5] **DROS.**[5] **Dulc.**[1] **Euphr.**[1] falco-p.[265] **Ferr.** ferr-p. **Fl-ac.**[5] gels. granit-m.[194] **GRAPH.**[54] helin.[137] hell.[5] helon.[137] **HEP.**[1] **Hyos. IGN.**[5] **Iod.**[5] **Kali-bi. KALI-C.** kali-m.[36] **Kali-n. Kalm.** kreos. lac-c. **Lach.**[5] **Laur.** led.[5] lyc.[1] lyss.[54] **Mag-c.**[1] **Mag-m.**[5] manc.[54] **MANG.**[5] meph. **Merc.**[5] **Merc-c.**[5] **Merc-cy. Mez.** morph. **Mur-ac.**[1] **NAJA NAT-C.**[1] **NAT-M.**[1] **NICC. NIT-AC. Nux-m. Nux-v.** olnd.[137] op. ox-ac.[58] ozone[227] par.[54] petr.[5] **PH-AC.**[5] **PHOS.**[1] pitu-a.[164] **Plat.**[5] plb.[5] plut-n.[222] psil.[164] **Psor.** ptel.[36] **Puls.**[5] pyrog.[137] raja-s.[149] ran-b.[5] **RHUS-T.**[5] **RUMX.**[58] sabin. sang.[58] **SANIC. Sars.**[5] **SEL.**[5] **Seneg. Sep.**[1] **SIL.**[122] **Spig.**[5] **SPONG.**[5] squil.[1] **STANN.**[5] **Staph.**[5] stram.[1] sul-ac.[5] **SULPH.**[5] tab. **TARENT.** tarent-c.[192] tax.[303] tell.[102] **Teucr.**[5] thlaspi[111] thuj. til.[85] **Tub. Verat.**[5] verb. zinc.[5]

  ☞ *Gespräch, Unterhaltung; agg.* •*Singen agg.* *GEMÜT; M; Sprechen; agg.*

- **anderer** Personen: **Acon.**[5] alum. am-c.[5] ambr.[5] **ARS.**[5] bar-c.[5] **Bell.**[5] **Cact.** carb-an.[5] chin.[5] colch.[5] **Con.**[30] **HYOS.**[137] ign. **Lyss.**[111] **Mag-m. Mang.**[5] merc.[5] mez.[5] mur-ac. **Nat-c.**[5] nat-m.[5] **NUX-V.**[5] pall.[137] petr.[5] **Ph-ac.**[5] **Phos.**[5] rhus-t.[5] **SEP.**[5] sil.[5] **Spig.**[5] stann.[137] staph.[137] ur-ac.[192] verat.[5] **Zinc.**[5]
- **lange** Sprechen: **NAT-M.**[54]
- **unangenehme** Dinge, über: **CALC.** falco-p.[265] **Teucr.**[5]

  GEMÜT; M; Denken; unangenehme Dinge, an

amel.: ant-c.[137] caust.[137] **Ferr.** graph.[137] **Hep.**[5] lac-d. lar-ar.[251] rhus-t.[5] sel.[5] tub.[111]

  ☞ *Gespräch, Unterhaltung; amel.*

SPRINGEN agg.: spig.[5]

  ☞ *Laufen, Rennen; agg.*

SPUCKEN agg.: **Dig.**[5] **Led.**[5] **Nux-v.**[5]

STAUB agg.: **ACON.** agar.[5] am-c.[5] am-m.[5] anac.[5] **Ant-t.**[5] **Arg-cy.**[5] arg-n.[5] **ARS.**[5] ars-i.[137] bell.[5] **Brom. Bry.**[5] **CALC.**[5] carb-v.[5] cham.[5] **Chin.**[5] dig.[5] dulc.[137] ferr.[5] **HEP.**[58] **Ictod.**[137] **Ign.**[5] ip.[5] kali-bi.[111] kali-c.[5] lach.[5] laur.[5] lyc.[5] lycpr.[102] mag-c.[5] merc.[5] nat-ar.[8] nat-m.[214] nux-m.[5] **Nux-v.**[5] op.[5] **Phos.**[5] **Puls. Rhus-t.**[5] ruta[5] sep.[5] **SIL.** staph.[5] **Sulph.**[5] ter.[111] thuj.[5] **Zinc.**[5]

STEHEN:

agg.: acon. aesc.[102] agn. aloe **Alum.** alum-p.[58] alum-sil.[58] **Alumn.**[54] am-c. **Am-m.** ambr. arg. arg-n.[58] arn. ars. ars-s-f.[58] asaf. asar. atra-r.[149] **Aur.** aur-s.[58] bar-c. bar-m. bar-s.[58] **Bell. Berb.** bism. bor. both-a.[3070] **Bov.**[5] **Bry.** cact. calad.[137] **Calc.** calc-s.[58] calc-sil.[58] camph.[122] cann-s. **Canth. Caps.** carb-an. carb-v. **Carbn-s. Caust.** cham. chel. **Chin.** chin-ar. choc.[222] cic. cina **COCC.**[5] coff. **Coloc.**[5] com.[111] **CON.** cortico.[149] croc. cupr. **CYCL.** dicha.[149] **Dig.** dros. dulc. **Euph. Euphr. Ferr.** ferr-ar. ferr-p. **Fl-ac.** guai. hell. hep. ign.[5] iodof.[137] **Kali-bi.** kali-c. kali-n. kali-p. lach. lar-ar.[251] lath.[72] laur. led. **LIL-T. Lyc.**[5] m-arct.[5] m-art.[5] m-aust.[5] mag-m. mand.[144] **Mang.**[5] meny. merc. mez. mosch. mur-ac. **Murx.** nat-c. **Nat-m.**[5] nat-s.[111] **Nit-ac.** nux-m. nux-v. **Olnd.**[5] op. par. **PETR.**[5] **PH-AC.**[5] phel.[10] phos. **Plat.** plb. **PULS. Ran-b. Rheum** rhod. **Rhus-t. Ruta Sabad. Sabin. Samb.** sarcol-ac.[149] sars.[5] sec.[5] **SEP.** sieg.[144] **Sil.** sol[236] spig. spong. **Stann.**[5] staph. stram. stront-c. stroph-s.[149] sul-ac. **SULPH. TARAX.**[5] teucr. thlaspi[111] **Thuj.**[5] **Tub. VALER. Verat. Verb.** viol-t. **Zinc. Zinc-p.**[58]

  ☞ *C; Schwäche; Stehen, im*

- **aufrecht** Stehen: puls.[5] sarcol-ac.[149] stram.[5]
- **Augen,** mit geschlossenen: arg-n.[58] calad.[137] iodof.[137] lath.[72]
- **Gehen,** während: ign.[5]
- **Zehenspitzen,** auf: cocc.[5]

amel.: agar. agn. am-c. anac. **Ang.**[5] ant-t. arn. **ARS.**[102] **Asar.** bar-c. **BELL.**[102] bor. **Bov.**[54] bry. **Calad. CALC.**[5] camph. **Cann-s.**[5] canth. carb-an. carb-v. cedr. chel. chin. cic. cina cocc. coff. **Colch.** coloc.[5] croc. cupr. dig. dios.[25] dulc.[8] euph. graph. guai. hell. hep. ign. **Iod.** ip. kali-p.[102] kreos. **Led.** m-aust.[5] mang. meny. merc. merc-c.[5] mez. **MUR-AC.**[5] naja nat-m. nit-ac.[5] nux-m. **Nux-v.** par. petr. **Phos.** plb. **Ran-b.** rheum rhus-t.[5] ruta sars. sec. **Sel. Spig.** spong. **Squil.** stann. staph. stram. sul-ac. sul-i.[58] tarax. tarent. thuj. vip-a.[149]

- **aufrecht** Stehen: ars.[102] bell.[102] **Cann-s.**[5] cedr. dios.[25] kali-p.[102]
  - ◦ **halb** aufrecht, halb gebückt: bell.[102]

STEIGEN:

agg.: **ACON.** aesc.[111] agar.[5] agn. aloe **ALUM.**[1] alum-sil.[58] **Am-c.**[5] **Ang.**[1] **Ant-c.**[5] **Apis** apisin.[5] arg.[5] **Arg-n. Arn.**[5] **ARS.**[5] **Ars-i.** ars-s-f.[58] asar.[1] asc-t. aspar. aster. **AUR. AUR-M. Aur-s.**[58] **Bar-c.**[5] bar-m.[58] **Bar-s.**[58] **BELL.**

berb.[36] **Bor.**[1] **Brom.** bros-g.[259] **BRY.**[5] bufo **Cact.**[54] **CALC.**[5] calc-f.[103] **Calc-p.**[36] calc-s. calc-sil.[58] cann-i. **Cann-s.**[5] canth.[5] **Carb-v.**[1] **Carbn-s.**[58] carl. caust.[1] cham.[5] chin.[5] cimic. clem.[36] **COCA**[36] **Con.**[5] conv. **Croc.** **Crot-h.** croto-t. **CUPR.**[5] dig.[1] dirc.[36] dros.[5] **Elaps** **Euph.**[5] **Ferr.**[5] germ.[222] gins.[36] **Glon.**[58] **Graph.**[5] grat. **Hell.**[1] hep.[1] hura hydr. hydrog.[222] hyos.[1] **Iber.**[144] **Ign.** **IOD.** **IP.** kali-ar.[58] kali-bi. **Kali-c.**[5] **Kali-i.** **Kali-n.**[5] **Kali-p.** **Kalm.** kreos.[5] lac-c. lac-d.[137] **Lach.** led.[5] **Lob.** **Lyc.**[5] **Lycps.** **M-arct.**[5] m-art.[5] m-aust.[5] **Mag-c.** mag-m.[1] **MENY.** **MERC.**[5] **Mosch.** mur-ac.[5] **Nat-ar.** **Nat-c.** **NAT-M.** nat-n.[36] **Nat-p.**[36] **Nat-s.** **NIT-AC.** nux-m.[5] **NUX-V.**[5] ol-an. olnd. onos.[111] **Ox-ac.**[36] par.[5] petr.[5] **Ph-ac.** **PHOS.** phys. **Pic-ac.** plan.[25] plat.[5] **Plb.**[5] prot.[149] ptel. **Puls.**[5] ran-b.[5] rat. rhod.[54] **RHUS-T.**[5] rumx. **Ruta**[1] sabad.[5] sanic.[111] **Sars.** **Seneg.**[5] **Sep.**[1] **SIL.** **Spig.**[1] **SPONG.**[5] **Squil.**[5] **STANN.**[1] staph.[5] stroph-s.[119] sul-ac.[5] sul-i.[58] **SULPH.**[5] **Tab.**[36] **Tarax.**[5] ther.[58] **THUJ.**[1] til.[36] tub.[186] tus-p. verb.[5] vip-a.[149] **ZINC.**[5]

▤ *GEMÜT; M; Hochgelegene Orte agg. •GEMÜT; C; Furcht; hochgelegenen Orten, an •SCHWINDEL; M; Höhenschwindel •SCHWINDEL; M; Steigen, beim*

- **Gebirge,** Hochgebirge, im: acon. agar.[5] **Arg-n.**[137] ars.[102] **Aur.**[137] bell.[5] bry. **CALC.**[122] carb-v.[5] **COCA**[122] **Conv.** lach.[148] merc.[5] nat-m.[5] **Olnd.** onos.[111] rhus-t.[5] **Spig.** **Sulph.**[137]

☞ *Flugzeug, Fliegen im agg. •Gebirge; agg., Höhenkrankheit* ▤ *GEMÜT; M; Hochgelegene Orte agg.*

- **unmöglich**: ars.[36] **Calc.**[36] iod.[36]

amel.: allox.[149] am-m.[5] arg.[5] bar-c.[5] bell.[5] bry.[5] canth.[5] coff.[5] **Con.**[5] ferr.[5] lyc.[5] meny.[5] nit-ac.[5] plb.[5] prot.[149] **Ran-b.** **Rhod.**[5] rhus-t.[5] ruta[5] sabin.[5] stann.[5] sulph.[5] syph.[122] **Valer.**[5] verb.[5]

- **Gebirge,** Hochgebirge, im: prot.[149] **Syph.**[122]

STILLVORGANG, Saugen an Mamillen, agg.: abrot.[116] **Acet-ac.**[102] agn. ant-t. **Arn.**[31] ars.[5] **Bell.**[31] **BOR.**[1] **Bry.**[5] **CALC.**[54] **Calc-p.**[54] **Carb-an.**[5] **CARB-V.**[1] cast-eq.[36] caul.[25] caust. **Cham.**[8] chel. **CHIN.** chin-ar.[116] **Cina** **Cocc.**[5] colch. crot-h.[54] **CROTO-T.** cycl.[102] euph-a.[85] **Ferr.**[5] frag.[102] **Graph.**[5] **Helon.**[102] hydr.[58] **HYOS.**[809] iod. kali-bi.[111] kali-hp.[25] **Lac-c.**[54] **Lil-t.**[102] **Merc-c.** mill. nat-m. **NIT-AC.**[54] **Nux-v.**[5] **Olnd.** **Phel.**[54] **Phos.**[5] **Phyt.**[25] podo.[102] **PULS.**[1] rat.[102] rheum **Rhus-t.**[5] samb. sang. **SEC.**[54] sel.[5] **SEP.** **SIL.** spig. **Squil.** **Staph.**[5] **Sulph.**[54] **TEUCR.** ust.[56] vip.[137]

☞ *Körpersäften, Verlust von; agg. •C; Schwäche; stillenden Frauen, bei •C; Zittern; allgemeine Arzneien;*

STIMULANTIEN agg.:

☞ *C; Speisen und Getränke; Stimulantien;*

STÖßE:

agg.: **Acon.**[5] **ARN.**[5] **BELL.**[5] **Bry.**[5] calc.[5] carb-ac.[111] **Cic.**[5] cina[5] con.[5] **Glon.**[111] **Hep.**[5] ign.[5] kreos.[5] lach.[5] nat-s.[111] **Nit-ac.** **Nux-v.**[5] ph-ac.[85] pitu-p.[142] **Rhus-t.**[5] ruta[5] spig.[5] sulph.[5] verat.[5]

amel.: hell.[5]

STRECKEN, Recken:

agg.: acon.[137] **Agar.** **Alum.**[5] **Am-c.**[1] am-m.[5] aml-n.[137] anac.[1] ang.[1] **Ant-c.**[5] apis apisin.[5] arg.[5] arn.[5] **Ars.** aur.[5] bar-c.[1] bell.[5] berb. bov.[5] bry.[5] **CALC.** calc-p.[36] cann-s.[5] canth.[5] **Caps.** carb-v.[1] carl. cassi-s.[192] **CAUST.** cham.[5] chel. **Chin.**[1] cic.[5] cimx. cina[5] cinnb.[137] clem.[5] cocc. colch.[5] coloc.[5] con.[1] croc.[5] dig.[1] dros.[5] dulc.[5] eupi. ferr.[5] fl-ac.[5] germ.[222] graph.[1] guai.[5] haliae-lc.[222] **Hep.**[1] **Ign.** **Iod.**[5] **Kali-c.** kalm.[137] laur.[5] **Lyc.**[1] m-aust.[5] mag-c.[137] mag-m.[1] mag-s. mang.[5] mang-acet.[1] med. menis.[102] meny.[5] meph.[149] merc.[5] merc-c.[5] mez. mur-ac.[5] nat-c.[1] nat-m.[5] nat-s.[111] nit-ac.[1] nux-v.[5] petr.[1] phos.[1] **PLAT.**[1] plb.[5] podo.[111] psor. **PULS.**[5] rad-br.[111] **RAN-B.**[5] **RHEUM**[5] **Rhus-t.**[5] **RUTA** sabin.[5] sel.[5] **Sep.**[1] spig.[5] **Spong.**[5] stann.[5] staph.[5] **Sulph.**[1] tarent.[192] **Thuj.**[5] **Valer.** verat.[5]

☞ *Beugen, Neigen, Krümmen; agg.; rückwärts*

- **kranken** Teile, Strecken der: acon.[137] **Alum.**[5] am-c.[5] am-m.[5] anac.[5] ang.[5] **Ant-c.**[5] arg.[5] arn.[5] aur.[5] bar-c.[5] bell.[5] bov.[5] **Bry.**[5] **CALC.**[5] cann-s.[5] caps.[5] carb-v.[5] caust.[5] **Cham.**[5] chel.[137] **Chin.**[5] cina[5] cinnb.[137] clem.[5] **Colch.**[5] **Coloc.**[5] con.[5] croc.[5] dig.[5] dros.[5] dulc.[5] ferr.[5] fl-ac.[5] graph.[5] guai.[5] **Hep.**[5] ign.[5] **IOD.**[5] kali-c.[5] kalm.[137] laur.[5] lyc.[5] m-aust.[5] mag-m.[5] **Mang.**[5] meny.[5] merc.[5] **Merc-c.**[5] mur-ac.[5] nat-m.[5] nux-v.[5] petr.[5] phos.[5] **Plat.**[5] plb.[5] psor.[111] **Puls.**[5] rad-br.[137] **Rheum**[5] **Rhus-t.**[5] **Ruta**[5] sabin.[5] sel.[5] **SEP.**[5] spig.[5] spong.[5] stann.[5] **Staph.**[5] **SULPH.**[5] **THUJ.**[5] valer.[5] verat.[5]

amel.: act-sp. agar.[5] alet.[137] allox.[119] **Alum.**[5] am-m.[5] aml-n.[102] anac.[1] **Ant-t.**[5] arn.[137] **Ars.**[5] asar.[5] **Bell.**[1] berb.[111] bor.[5] bov. **Calc.**[137] carb-an.[5] carb-v.[5] cham.[5] chel.[5] chin.[5] coff.[5] cupr.[5] dig.[5] dios. dros.[5] dulc.[1] **Ferr.** ferr-p.[111] fl-ac.[137] germ.[222] graph.[5] **Guai.**[5] halo.[149] **Hep.**[5] hyper.[137] ign.[5] ind.[111] iod.[1] kali-c.[5] lach.[137] loxo-r.[205] lyc.[137] mag-c.[5] med.[111] merc-c.[5] mez.[5] mur-ac.[5] nat-c.[1] nat-f.[149] **NAT-M.**[1] nat-s.[111] neon[222] nux-m.[5] **Nux-v.**[5] ol-an.[85] olnd.[5] ox-ac.[111] ozone[227] par.[5] perh.[149] petr.[5] phos.[5] phys.[137] plat.[5] **Plb.** podo.[111] **Puls.**[5] pyrog.[111] rat. ratt-n.[204] rheum[5] rhod.[5] **Rhus-t.**[5] sabad.[5] sabin.[5] **SEC.**[5] sel.[5] seneg.[137] **Spig.**[5] **Spong.**[5] stann.[5] staph.[5] **Sulph.**[1] tax.[303] teucr.[102] thuj.[5] tub-r.[149] v-a-b.[149] verb.[5] zinc.[1]

☞ *Beugen, Neigen, Krümmen; amel.; rückwärts, nach hinten*

- **kranken** Teile, Strecken der: agar.[5] alet.[137] alum.[5] am-m.[5] anac.[5] **Ant-t.**[5] arn.[137] asar.[5] bell.[5] berb.[111] bor.[5] **Calc.**[137] carb-an.[5] carb-v.[5] cham.[5] chel.[5] chin.[5] coff.[5] cupr.[5] dig.[5] dios.[111] dros.[5] dulc.[5] ferr.[5] fl-ac.[137] guai.[5] hep.[5] hyper.[137] ign.[5] kali-c.[5] lach.[137] lyc.[137] mag-c.[5] mez.[5] mur-ac.[5] nat-m.[5] nat-s.[111] nux-m.[5] nux-v.[5] olnd.[5] ox-ac.[111] par.[5] petr.[5] phos.[5] plat.[5] plb.[137] puls.[5] rheum[5] rhod.[5] **RHUS-T.**[5] sabad.[5] sabin.[5] **SEC.**[5] seneg.[137] stann.[5] staph.[5] thuj.[5] verb.[5] zinc.[5]

◉ - **kräftiges** Strecken: sec.[137]

STRICKEN:

agg.: kali-c.[5] kali-m.[137] mag-c.[5]

amel.: lyc.[5]

STUHLGANG:

☞ *Diarrhö*

vor Stuhlgang: **Acon.**[5] aesc. aeth. **Agar.** agn.[111] **ALOE**[36] alst-s.[102] alum.[1] **AM-C. AM-M.** ambr.[5] ang.[1] ant-c. **ANT-T.**[5] aphis.[36] apisin.[5] apoc.[36] arg.[36] **ARG-N.**[5] arn.[5] **Ars.** ars-i.[25] ars-s-f.[58] arum-i.[36] arum-t.[36] **Asar.**[5] asim.[36] aur.[1] aza.[192] bamb-a.[1184] **Bar-c.** bar-s.[58] bell.[5] bism.[5] bol.[36] **Bor.**[1] brom.[5] **BRY.**[1] cact.[36] cahin. calad.[5] **Calc.**[5] **Calc-p.**[8] calc-s.[36] calen.[54] camph.[5] cann-s.[5] canth.[5] caps.[5] carb-an.[1] carb-v.[5] carbn-s. card-m.[36] casc.[36] cassi-s.[192] cast. **Caust.**[1] **Cham.**[5] chel.[5] **CHIN. Chin-s.** cimic.[111] cina[5] cob.[36] coc-c.[36] **Cocc.**[5] **Colch.**[102] **Coll. COLOC.**[36] con.[5] cop.[20] croc.[5] crot-c.[111] crot-h.[111] **CROTO-T.**[5] cupr.[5] cupr-acet.[36] **Cupr-ar.**[102] cupr-s.[36] cycl.[5] **Dig.**[1] digin.[36] **DIOS.**[102] dros.[5] **DULC.** elat.[102] erig.[25] eup-a.[36] fago.[25] ferr.[5] ferr-ar. ferr-i.[36] **Fl-ac.** form. franz.[36] **GAMB.**[54] **Gels.** gent-c.[36] gent-l.[36] glon.[36] gnaph.[36] gran.[36] graph.[1] grat.[36] gua.[85] guai.[36] haem. haliae-lc.[222] **Ham.** harp.[1184] hell.[5] **Hep.**[5] hydr.[25] hyper.[36] ign.[5] ind. indg.[36] **Ip.**[102] **Iris** jal.[4] **JATR.**[36] kali-ar. kali-bi. kali-br.[25] **Kali-c.**[5] kali-chl.[58] kali-i.[36] **Kali-n.**[1] kali-s. kalm. kiss.[36] kola[1184] kreos.[137] lach.[5] lact. laur.[5] lec. lept.[102] **Lil-t. LYC.** lycps.[25] m-arct.[5] **M-aust.**[5] **Mag-acet.**[111] **MAG-C.**[5] **Mag-m.**[1] **Mag-p.** manc. **Mang.** mang-acet.[1] meny.[1] **MERC.**[5] **MERC-C.**[5] merc-cy.[36] merc-d.[102] merc-i-f. merc-i-r. merc-s.[25] **Mez.**[1] mom-ch.[72] mosch.[5] **Mur-ac.**[1] myric.[25] nat-ar. **Nat-c. Nat-m.** nat-p.[36] **Nat-s.**[102] nicc. **Nit-ac.**[5] **Nuph.**[25] nux-m. **NUX-V.** ol-an. **OLND. OP.** ox-ac.[36] **PETR.**[1] ph-ac.[5] phel. **PHOS.**[1] phys.[36] phyt.[36] plan.[25] plb.[36] **PODO.**[25] polyg.[25] **Psor.** ptel. **PULS.**[1] puls-n.[25] rat. **RHEUM**[5] rhod.[5] **RHUS-T.**[5] rhus-v.[25] **Rumx.** ruta[5] **Sabad.**[5] samb.[36] **Sang.**[25] sars.[1] sec. senn.[102] **Sep.**[36] serp.[36] sil.[5] sin-a.[36] spig.[1] spong.[5] **Stann.**[36] **Staph.**[5] still.[25] **Stram.**[5] stront-c.[5] sul-i.[111] **SULPH.** sumb. tab.[36] tanac.[25] tarent. tax. tell.[137] **THUJ.**[1] **Trom.**[36] valer.[5] **VERAT.**[1] verat-v.[25] viol-t.[5] yuc.[36] zinc.[1] zing.

- **Pressen,** beim: agar.[137] alet.[111] ars.[5] **Bell.** carb-an.[137] coca[111] dios.[111] ham. ign. **Ind. Lyc.** mang.[5] merc.[5] nit-ac.[5] **Nux-v.** petr.[5] phos.[5] ptel.[111] **Puls.** rat. rhus-t.[5] sep.[137] spig.[58] tell.[137] thuj.

während Stuhlgang: **Acon.**[5] **Aesc.**[25] **Aeth. AGAR.** agki-p.[1202] agn.[5] ail.[25] all-c. **ALOE** alst-s.[102] **ALUM.** alum-p.[58] alum-sil.[58] alumn. **AM-C.**[5] **Am-m.**[5] **Ambr.** amor-r.[149] amyg-p.[36] **Anac.**[5] androc.[222] **Ang.** ango.[102] **Ant-c.**[1] **Ant-t.**[5] aphis.[8] apis[36] **Apisin.**[5] apoc.[25] aq-mar.[149] arg.[5] **Arg-n.**[54] **Arn. ARS.**[5] ars-i.[25] **Ars-s-f.**[58] arum-d.[25] arum-t. **ASAF. Asar.**[5] asc-t.[25] aster. aur.[5] aur-ar.[58] aur-s.[58] bamb-a.[1184] bapt. **Bar-c.** bar-m. bar-s.[58] **Bell. Berb.** bol.[25] **Bor. Bov.**[5] brach. **Brom.**[5] **BRY.**[5] bufo cact.[25] cadm.[119] **Calad.**[5] **CALC.** calc-acet.[111] **Calc-p.** calc-s.[36] calc-sil.[58] camph.[1] **Cann-s.**[5] **CANTH.**[5] **CAPS.**[5] carb-ac. **CARB-AN. Carb-v.**[5] **Carbn-s.** carl. casc. cast. **Caust.**[5] cean.[102] **Cedr. CHAM.**[5] **Chel.**[5] **CHIN.**[5] chin-ar. chin-s.[10] chion. cic.[5] cimic. cimx. clem. cob. coc-c. coca[36] **COCC.**[5] coff.[5] coff-t. **COLCH. COLL.**[25] **COLOC.**[5] **CON.** conv.[38] cop. **Corn.**[25] **CROTO-T.**[5] cuph.[102] **Cupr.**[5] cupr-acet.[102] **Cupr-ar.**[54] cycl.[5] cyt-l.[119] **Dig.**[1] digin.[36] dios.[25] dirc. dor.[25] dros.[5] **DULC.**[5] erech.[25] ery-a.[25] eucal.[25] eug. euon-a.[25] **Euph.**[5] eupi.[36] fago.[25] falco-p.[265] **FERR.**[5] ferr-ar. ferr-i.[58] **Ferr-m.** ferr-p. **Fl-ac.** form. **Gamb. Gels. Glon.** goss.[122] gran. **GRAPH. Grat.** guai.[5] guare.[36] **HAM.** harp.[1184] **Hell.**[5] **Hep.**[1] hipp. **Hydr.**[54] hydr-ac.[268] hydrog.[222] **Hyos.**[5] hyper. **IGN. Indg.** iod.[5] **IP. IRIS**[25] **Jatr.**[102] jug-c. **Kali-ar. KALI-BI.** kali-br.[102] **Kali-c.** kali-chl.[58] kali-i. **Kali-n.**[1] kali-p. kali-s. kali-sil.[58] kalm. kola[1184] **Kreos.**[5] **Lac-c. Lach.** lat-m.[119] **Laur.**[5] lept.[102] liatr.[102] **Lil-t.** lipp.[1025] lob-s.[25] **LYC.** lycps.[25] lyss. **M-art.**[5] m-aust.[5] **Mag-c. MAG-M.**[1] mag-p.[137] manc. mang. mang-acet.[1] mangi.[197] med.[56] menis.[25] meny.[5] **MERC.**[5] **MERC-C.**[5] **Merc-d.**[36] merc-i-r. **Merc-s. Mez.**[5] mit.[25] **Morph.** mosch.[5] **Mur-ac.**[5] murx.[54] mygal.[192] myric.[25] nabal.[25] **Nat-ar. Nat-c.**[1] **NAT-M.**[5] nat-n.[111] nat-p.[36] **NAT-S.**[58] nat-sil.[58] nicc. **NIT-AC.**[5] **Nuph.**[54] **Nux-m. NUX-V.** oci-s.[119] ol-an.[102] **OLND.**[5] **OP.** osm. **Ox-ac. Paeon.** par.[5] **Petr. Ph-ac. PHOS.** phys. phyt.[25] **Pic-ac.** plan.[36] **PLAT. PLB.**[5] plb-acet.[102] **PODO.** polyg.[25] prun.[36] psil.[164] **Psor.** ptel.[25] **PULS.**[5] ran-b.[5] **RAT. RHEUM**[5] rhod.[5] **RHUS-T.**[5] ric.[36] rob. **Ruta**[5] sabad.[5] **Sabin.**[5] samb.[5] **Sanic. Sars.**[171] **SEC.**[5] **SEL.** senec. seneg.[5] **SEP. SIL.**[1] sin-a. **SPIG.**[1] **Spong.**[5] squil.[1] **Stann. Staph.**[1] still.[25] **Stram. Stront-c.**[5] stroph.[137] **Sul-ac.**[1] **SULPH.**[1] sumb.[25] **Syph. TAB.** tama.[197] tanac.[25] tarax.[5] tarent. tela[192] **Tell.** tep. ter. term-c.[192] ther.[25] **THUJ.** thyr.[137] trib.[102] trif-p.[25] trio.[25] **Trom. Tub.** tylo-i.[192] urt-u.[25] valer.[5] **VERAT.**[5] verb.[5] **Vib.**[54] vinc. viol-t.[5] **Zinc.**[1] zinc-p.[58] zing.

nach Stuhlgang: acet-ac.[102] **ACON. AESC.**[25] **Aeth. AGAR.** agn.[5] all-s.[10] allox.[119] aln.[85] **ALOE ALUM.**[1] **Alumn. AM-C. Am-m. AMBR.** anac.[1] androc.[222] ang.[5] ant-c.[5] ant-t.[5] aphis.[102] **APIS** apisin.[5] **Apoc.**[36] arg.[1] **Arg-n.**[5] arist-cl.[119] arn.[54] **ARS. Ars-i. Ars-s-f.**[58] arund. asaf. **Asar.**[5] asc-t.[25] aster. aur.[1] aur-ar.[58] aza.[192] **Bac.**[62] **Bamb-a.**[1184] bapt. bar-c.[1] bar-i.[58] bar-m. bar-s.[58] **Bell.** bell-p.[256] **Berb. Bism.**[5] boerh.[192] **Bor.**[36] **Bov.**[5] **Brom. BRY.** bufo cact. cahin. calad.[5] **CALC.**[5] calc-i.[58] **Calc-p. Calc-s.** calc-sil.[58] camph. cann-s. **Canth.**[5] **CAPS.**[102] carb-an.[5] **Carb-v. Carbn-s.**[36] **Carl.** casc. **Cast.** cast-v.[36] **CAUST.**[1] cench.[58] **Cham.** chel.[25] **Chin.**[1] cic. citl-v.[197] clem. cob. coc-c. **Cocc. Colch.**[5] coll.[25] **COLOC. CON.** cop. **Corn.** crat.[137] **Croto-t.**[5] cund. cupr.[5] cupr-acet.[36] cupr-ar. cur. cycl.[1] cyt-l.[119] dig.[5] dios.[25] dirc. dros.[1] dulc.[1] echi.[137] elaps erig.[25] eug.[36] **Eup-per.**[122] **Euph.**[5] euphr. fago.[25] **Ferr.**[5] ferr-ar. ferr-i. ferr-p. fl-ac.[5] form. gall-ac.[25] **GAMB.** gels.[36] gink.[227] gins. glech.[111] glon. gnaph.[25] goss.[122] **GRAPH.** grat.[36] guat.[119] haliae-lc.[222] ham.[102] harp.[1184] hell.[1] **Hep.** hir.[149] **HYDR.** hydro-c.[2147] hydrog.[222] hyper.[111] **IGN.**[5] ind. **Indg. Iod. Ip.**[5] **IRIS**[25] **JATR.** jug-c. jug-r. **Kali-ar. Kali-bi. Kali-c.**[1] **Kali-chl.**[58] kali-m.[137] kali-n.[5] kali-p. **Kali-s.** kali-sil.[58] **Kalm.** kola[1184] lac-ac.[36] lac-d.[102] **LACH.**[5] laur.[5] lept.[25] **Lil-t.** lim.[36] lob. **LYC.** lycps.[25] **Lyss.**[111] m-arct.[5] m-art.[5] **Mag-c.**[1] **Mag-m.**[5] mag-p. mag-s. manc.

mand.[119] mangi.[197] med.[111] **MERC.** **MERC-C.**[5] merc-cy.[102] **Merc-d.**[102] merc-i-r. merl.[85] **MEZ.**[1] **MUR-AC.** mygal.[192] **Nat-ar.** **Nat-c.**[5] **Nat-m.** **Nat-p.** **NAT-S.**[54] nat-sil.[58] nicc. **NIT-AC.** nuph. **Nux-m.** **NUX-V.**[5] ol-an.[36] **Olnd.**[5] **Op.** osm. ox-ac.[36] ozone[227] paeon.[36] pall. **PETR.**[36] **Ph-ac.**[1] phel. **PHOS.**[1] phys. **PIC-AC.**[25] pip-m.[36] pitu-a.[164] **PLAT.**[5] plb.[5] plect.[36] **PODO.**[25] polyg.[25] polyp-p.[36] **Prun.** **Psor.**[58] ptel.[36] **PULS.**[5] raph.[36] **RAT.** **RHEUM**[5] rhod.[5] **Rhus-t.** rhus-v. **Ruta**[5] sabad.[5] **Sabin.**[5] **Samb.**[5] sanic.[85] sars.[5] scroph-n.[111] **Sec.**[5] sed-ac.[72] **SEL.**[5] **Seneg.**[5] senn.[102] **Sep.**[1] **SIL.** sin-a.[36] sol-n. sol-t-ae. spig.[5] spong.[5] **Stann.** **Staph.**[5] stram.[5] **Stront-c.** **SUL-AC.**[1] sul-i.[58] **SULPH.**[36] sumb.[25] tab. tama.[197] taosc.[270] tarent. tarent-c.[192] tela[192] tell. **Ter.** term-a.[192] **Teucr.**[5] **Thuj.** til. tong.[36] **Trom.** urt-u. valer.[5] **VERAT.** verat-v.[25] vib.[102] vinc.[4] visc.[111] xan.[85] yuc.[36] **Zinc.** zinc-p.[58]

☞ *C; Schwäche; Menses; während;*

amel.:

- **nach** Stuhlgang: abrot.[137] acon.[5] adon.[111] agar.[1] aloe[31] alum.[1] **Am-m.**[1] ant-c.[5] ant-t.[5] apis ars.[1] ars-i.[36] asaf.[5] aur.[5] bar-c.[5] bell.[5] benz-ac.[137] bism.[5] **Bor.**[5] bov.[5] **BRY.**[5] calc.[5] **Calc-p.** cand-a.[239] canth.[5] caps.[5] cassi-f.[192] caust.[5] cham.[5] **Chel.**[36] cimic.[25] cina[5] clem. coc-c. cocain.[111] coff.[5] **COLCH.**[5] **COLOC.** **Con.**[1] corn. croc.[5] crot-h. **Cupr.** cycl.[5] cyt-l.[144] dig.[1] dulc.[5] falco-p.[265] ferr.[5] **Fl-ac.**[5] **GAMB.**[36] **Gels.** glon.[111] guai.[5] hell.[5] hep.[5] **Ictod.**[54] indg.[36] ip.[1] iris[111] iris-foe.[36] kali-bi.[111] kreos.[36] lach.[5] lob.[111] **Mag-c.** mag-m.[1] mag-p.[111] mand.[122] mang.[5] mangi.[197] meny.[1] mosch.[5] mur-ac.[1] mygal.[192] **Nat-ar.**[36] nat-c.[1] **Nat-m.**[5] **NAT-S.** **NUX-V.**[5] ol-an.[36] op.[5] ox-ac. pall. par.[5] ph-ac.[5] phos.[111] plb.[5] polyp-p.[102] psor.[36] **Puls.**[5] rauw.[149] rein.[36] rheum[5] **RHUS-T.**[5] sabad.[5] **Sang.** sarcol-ac.[119] sec.[5] senec.[25] seneg.[5] sep.[1] **SPIG.**[5] squil.[5] stann.[5] **Sulph.**[1] tanac.[77] tarent. tela[192] thuj.[1] **Verat.** verat-v. **Zinc.**[111]
  ☞ *Absonderungen, Ausscheidungen amel.*
  - **dünnem** Stuhl, nach: abrot.[137] ant-c.[5] **Ars.**[5] **BRY.**[5] guai.[5] kali-bi.[111] **LACH.**[5] lob.[111] mag-p.[111] mosch.[5] nat-s.[137] stann.[5] **Zinc.**[5]
- **nicht** amel. nach Stuhlgang: dios.[111] merc.[5] **MERC-C.**[5]

Stuhldrang, nach erfolglosem: ambr.[5] **Caust.**[5] **Cham.**[5] hep.[5] nux-v.[5]

STURM:

☞ *Wetter; windigem, stürmischem, bei*

STÜTZEN, Unterstützen von Körperteilen:

agg.: am-m.[5] ang.[5] arg.[5] **Arn.**[5] asar.[5] **Bell.**[5] camph.[5] caust.[5] **Cimic.**[111] cina[5] **Con.**[5] croc.[5] graph.[5] **Kali-c.**[5] mag-m.[5] nux-m.[5] phos.[5] **Rhus-t.**[5] ruta[5] sabin.[5] samb.[5] **Sil.**[5] spong.[5] squil.[5] stann.[5] sulph.[5] teucr.[5] **Ther.**[111] thuj.[5] valer.[5] verb.[5]
☞ *Auflegen der Hand auf die kranke Stelle; agg.* *•Halten; Zusammenhalten der Teile agg.*

- **Kopf** Stützen: ang. **Ars.** bell. cann-s.[1] chin. cycl. dros. hydr. iod.[137] nat-m.[5] nux-v.[5] verb.[5]

amel.: alum.[5] **Am-c.**[5] anac.[5] arn.[5] ars.[5] bell.[5] **Bell-p.**[149] **Bry.**[102] **Calc.**[5] caust.[5] cimic.[111] con.[5] dros.[5] ferr.[137] glon. hep.[5] ign.[5] **Kali-c.**[5] **Lac-c.**[102] lil-t.[137] merc.[5] nat-c.[137] **NAT-M.**[5] nux-v.[5] petr.[102] ph-ac.[137] phos.[5] **Puls.**[5] rhod.[5] ruta[5] sabin.[5] sep.[137] **Staph.**[5] stram.[137] sulph.[5] tama.[197] thuj.[5]
☞ *Auflegen der Hand auf die kranke Stelle; amel.*

TABAK:

agg.: **ABIES-N.**[102] **Acon.**[5] act-sp.[54] agar.[1] aloe[111] **Alum.**[5] **Alumn.**[54] ambr.[5] **Anac.**[1] **Ang.**[5] **Ant-c.**[1] **Ant-t.**[5] aran.[102] arg.[5] arg-n.[5] arn.[5] **ARS.**[5] ars-i.[137] asc-t. atro. aur-m-n.[116] **Bell.** bor.[5] **Brom.**[5] **Bry.**[5] bufo cact.[111] **Calad.**[5] **CALC.**[5] calc-caust.[116] calen.[36] **Camph.**[5] cann-i.[36] caps.[5] **Carb-an.**[5] carb-v. **Caust.**[54] cham.[5] chin.[1] chin-ar.[85] chin-m.[85] chrysar.[122] cic.[1] **CLEM.**[5] coc-c.[36] **COCC.**[5] **Coff.**[5] **COLOC.**[5] con. **Conv.**[102] cupr.[5] **Cycl.**[1] dig.[5] **Dros.**[5] **Euphr.**[5] ferr.[5] ferr-i. **Gels.** granit-m.[194] **Hell.**[5] **Hep.**[1] hydr. iber.[85] **IGN.**[5] **Iod.**[5] **IP.**[5] **Kali-bi.** kali-br.[111] kali-c. **Kalm.**[102] **Lac-ac.** **Lach.**[5] **Lob.**[54] **Lyc.** **M-arct.**[5] **M-art.**[5] **Mag-c.**[5] mag-m.[149] **MENY.**[36] merc.[5] mur-ac.[102] naja[111] nat-c.[5] **NAT-M.**[1] nicot.[85] nit-ac.[137] **NUX-V.**[5] okou.[149] olnd.[5] op.[36] osm. **Par.**[5] **Petr.**[5] **Phos.**[1] **PLAN.** plan-l.[1125] plb.[5] psil.[149] **PULS.**[5] rad-br.[137] ran-b.[5] rhod.[5] rhus-t.[5] **Ruta**[5] sabad.[5] sabin.[5] sars.[1] scut.[85] sec.[137] **Sel.**[5] **Seneg.** **SEP.**[5] sil.[5] sol-m.[85] **SPIG.**[5] **SPONG.**[1] stann.[5] **STAPH.**[5] stel.[72] stront-c.[5] stry.[144] sul-ac.[5] sulph.[5] **Tab.** **Tarax.**[5] tax.[303] **Thuj.**[1] tung.[209] uran.[269] verat.[5] zinc.[5]
☞ *Rauch, Einatmen agg.* ▤ *KOPF; C; Schmerz, Kopfschmerz; Rauchen; agg.* *•KLINISCHES; M; Arzneimittel-Missbrauch, Vergiftungen durch; Tabak, nervöse Beschwerden bei Zigarrenmachern*

- **Kautabak**: anac.[1] **ARS.**[5] carb-v. chin.[1] ign.[5] ip.[137] lyc. m-arct.[5] **M-art.**[5] nat-m.[5] nux-v. **Plan.** plb.[5] ran-b.[5] rhus-t.[5] sel.[102] seneg.[5] sep.[5] tab.[54] tarax.[5] **Verat.**
- **Knaben,** bei: arg-n.[102] ars.[102] verat.[102]
- **Schnupftabak**: sil.[5] spig.[5]

amel.: **Aran.** aran-ix.[144] **Arg-n.**[137] arn.[116] bor.[5] **Coloc.**[5] euph.[137] **Hep.** ign.[137] kali-bi. levo.[149] lycps.[137] mang.[137] **Merc.**[5] naja **Nat-c.**[5] ol-an.[137] plat.[137] sel.[5] **Sep.** **Spig.**[5] stront-c.[5] tarent. tarent-c.[111]

TANZEN:

☞ *Bewegung*

agg.: **Arg.**[5] bell.[5] bor.[5] cycl.[137] spong.[5]

amel.: cann-s.[5] caust.[5] **Ign.**[5] nat-m.[5] **SEP.**[5] sil.[5] stann.[5]
☞ *Bewegung; amel.; rasche, Rennen, Tanzen* ▤ *GEMÜT; M; Tanzen; amel.*

nach, agg.: bell.[5] bor.[1] **Spong.**

TEMPERATURWECHSEL agg.:

☞ *Wechsel, Veränderung; agg.;*

THEATER:

☞ *Zimmer, im*

TRAGEN:

▤ *GEMÜT; C; Getragen*

agg.: alum. **Ambr.** bar-c.[1] cadm-s.[102] calc. carb-ac.[122] conv.[2191] nat-c.[5] ruta[137] sil.[137] tarent.[137]

- **Kopf,** auf dem: calc. ruta[137] tarent.[137]
- **Rücken,** auf dem: alum.

amel.: ant-c.[5] ant-t.[102] ars.[5] **Cham.**[102] coloc.[5] ferr.[5] ip.[5] kali-c.[5] nat-c.[5] nat-m.[5] ph-ac.[5] sep.[5]

TRANSFUSION, Beschwerden durch: carc.[207]

TRINKEN:

☞ *C; Speisen und Getränke; kalte; •C; Speisen und Getränke; warme;*

beim: **Acon.**[5] aeth. allox.[119] **Aloe**[58] **Alum.** am-c.[5] **Ambr.**[5] **Anac.**[1] ang.[5] **ANT-C. Ant-t.**[31] **APIS** apisin.[5] **APOC.** arg.[5] **ARG-N. ARN.**[5] **ARS.** ars-h. ars-s-f.[58] **Asaf. ASAR.**[5] aur.[5] bad.[137] bar-c. **Bell.**[1] **Bism. Bor. BRY.**[5] bufo **Cadm-s. CALC.**[1] **Calc-p.** camph. cann-s.[5] **CANTH.**[5] **CAPS. Carb-v.** carl.[36] **Caust.**[30] **CHAM.**[5] **Chel.**[36] **CHIN. Chin-ar. Chin-s.** chlf.[54] cic.[5] **Cimx. Cina**[5] citl-v.[197] **COCC.**[5] colch.[5] **COLOC. Con.** crat.[111] **Croc.**[5] **CROT-C.**[36] **CROTO-T. CUPR.** dig.[54] dor.[25] **DROS. Elaps**[36] **EUP-PER. FERR. FERR-AR.** ferr-i.[58] fried.[14] gamb. germ.[222] gink.[149] graph.[1] hell.[5] **HEP.**[5] **HYOS.**[5] **Ign. IOD.**[5] **IP.**[5] iris kali-ar. kali-bi. **Kali-c.** kali-m.[137] kali-p.[58] **Lac-c. LACH.**[5] **Laur.**[5] **Led.** lept. **Lyc. Lyss.** m-arct.[5] **Manc.** meph. **Merc.**[5] **Merc-c.**[5] **Mez.**[102] mosch.[5] mur-ac.[5] nat-ar.[36] nat-c.[1] **Nat-m. Nit-ac.**[1] **Nux-m. NUX-V. Olnd. Op.** petr.[5] ph-ac.[5] **PHOS. Phyt.**[111] **Plb.**[5] **Podo. PSOR. PULS.**[5] ran-b.[5] raph. rhod.[5] rhus-r.[5] **Rhus-t.**[1] ruta[5] sabad.[5] sabin.[5] sars.[1] **Sec. Sel.**[5] **Sep.**[1] **SIL.**[1] spig.[5] squil.[5] **Stann.**[5] **STAPH.**[36] **STRAM.**[5] **Sul-ac. SULPH.**[5] **TAB. Tarax. Tarent.**[36] **Teucr.**[5] thuj.[5] **Trom.**[8] **VERAT.** vinc.[4] zinc.[1] zing.[102]

nach: **Acon.**[5] aloe[102] **Ambr.**[5] **Anac.**[5] **Ang.**[5] ant-t.[5] **ARG.**[5] **ARN.**[5] **ARS.**[5] **Asaf.**[5] asar.[5] **Aur.**[5] **Bell.**[5] **Brom.**[5] **Bry.**[5] cann-s.[5] **Canth.**[5] **CAPS.**[5] carb-ac.[111] **CARB-V.**[5] caust.[5] **CHAM. CHIN.**[1] cic.[5] cina[5] **COCC.**[5] colch.[5] **COLOC.**[5] **CON.**[1] crat.[111] **CROTO-T.**[5] **Cupr.**[5] **Dros.**[5] euph.[5] **Ferr.**[5] graph.[5] grat.[102] hell.[5] **HEP.**[5] **HYOS.**[5] **Ign.**[5] iod.[5] ip.[5] kali-c.[5] lach.[5] laur.[5] **LYC.**[5] **MERC.**[5] **Mez.**[5] mosch.[5] mur-ac.[5] **NAT-C.**[5] **NAT-M.**[1] **NIT-AC.**[1] **NUX-V.**[5] op.[5] petr.[5] ph-ac.[5] **Phos.**[5] plb.[5] podo.[111] **PULS.**[5] rhod.[5] **RHUS-T.**[5] ruta[5] sabad.[5] sabin.[5] sec.[5] sel.[5] **SEP.**[5] **SIL.**[5] spig.[5] squil.[5] stann.[5] staph.[5] **Stram.**[5] **SUL-AC.**[5] **SULPH.**[5] **Tarax.**[1] **Teucr.**[5] **Thuj.**[5] **VERAT.**[1]

- **macht** Kopfschmerzen und alle anderen Symptome unerträglich: **CIMX.**

amel. nach: acon.[5] alum.[5] anac.[5] apisin.[5] atista[192] aur-m. bapt.[111] bar-c.[5] bell.[137] bism.[5] brom.[5] **BRY.** calc.[1] caps.[111] carb-an.[5] **CAUST.**[5] cist.[137] **Coc-c.** cortico.[119] crot-h.[111] **CUPR.**[5] diph.[137] euphr. ferr.[5] **Graph. Ip.** kali-n.[102] lac-c.[111] lacer.[36] **Lob.** lyc.[5] mag-p.[111] manc.[137] mosch.[5] nat-m.[5] **Nit-ac.**[1] **Nux-v.**[5] olnd.[5] **Op.**[5] **Phos.**[5] psil.[149] **Psor.** puls.[5] rhus-t.[5] sel.[5] sep.[5] **Sil.**[5] spig.[5] **SPONG.** squil.[137] sulph.[5] tarax.[5] tarent.[192]

- **kleine** Schlucke: bell.[137] cist.[137] diph.[137] kali-n.[102] squil.[137]

hastig: **Ars.**[5] **Hell.**[116] hep.[137] ip.[5] nat-m.[1] **NIT-AC.**[1] **Nux-v.**[5] **SIL.**[1] sulph.[5] verat.[116]

kleine Schlucke: merc.[137]

TROCKENE Witterung:

☞ *Wetter; trockenes Wetter*

TRÜBES Wetter:

☞ *Wetter; wolkiges Wetter*

ÜBERESSEN agg.:

☞ *Ausschweifung; Schwelgerei • Essen; nach;*

ÜBERHEBEN, durch:

☞ *Heben, Überanstrengung von Muskeln und Sehnen*

UNFALL, Beschwerden durch: **Acet-ac.**[54] **ACON. AGAR.**[809] all-c.[31] alum.[146] **Am-c.** am-caust.[10] am-m.[5] anac.[5] **ANTHR.**[8] **Apis**[34] **Apisin.**[5] arg.[5] **ARN.**[809] **Ars.**[34] bac.[62] **Bamb-a.**[1184] **Bell. BELL-P.**[809] **Bry.**[5] **Calc.**[5] calc-f.[103] **Calen.**[193] **CAMPH.** cann-s.[54] **Caps.**[54] **Carb-an. Carb-v.** carc.[146] **Cham.**[5] **Chin.**[5] chin-ar.[122] **Chlf.**[54] **CIC.**[5] cinnam. coc-c.[36] cocc.[5] **CON. CROC.**[54] **Cupr.**[34] **DIG.**[54] dulc. **Euphr.**[5] **Gels. Glon.**[102] guare.[25] **Ham.**[8] **Hell.**[5] **Hep. Hydr-ac.**[54] **Hyos.**[5] **HYPER.**[54] ign.[5] **Iod.**[122] **Ip.** kali-bi.[110] kali-br.[8] **KALI-C.**[5] lac-d.[137] **LACH.**[5] **Led.**[5] lob-s.[25] m-arct.[5] mag-m.[5] manc.[137] meli.[111] **MERC.**[5] **Mez. Mill.**[54] nat-c.[5] **Nat-m.**[54] **NAT-S. NIT-AC. Nux-m.**[54] **Nux-v.**[5] **OP.** petr.[5] ph-ac.[5] **Phos.**[54] phys.[85] **Puls.**[5] **RHUS-T.**[5] **Ruta**[1] samb.[137] **SANG.**[185] **Sec. Sep.**[5] **SIL. Spig.**[5] stann.[137] **Staph.**[5] stram.[5] **Stront-c.**[54] stroph.[137] **Sul-ac.**[5] **Sulph.**[5] **SYMPH.** tell.[54] thal.[250] **Thuj.**[58] uran.[269] **VERAT.** viol-t.[5] xan.[111] **Zinc.**[5]

☞ *C; Verletzungen; (Sturz, Prellung, Quetschung, Schlag)*

◉ **Wirbelsäulenverletzung,** alte: ign.[85]

UNSAUBERKEIT agg.: all-c.[111] **CAPS. Chin. Psor.** puls. **Sulph.**

UNTÄTIGKEIT, Trägheit, luxuriöse Lebensweise, Beschwerden durch: carb-v.[122] helon.[122] nux-v.[122]

▥ *GEMÜT; M; Trägheit, Faulheit agg.*

UNTERDRÜCKUNG, unterdrückende Behandlung:

☞ *Schnupfen; Unterdrückung agg. •Schweiß; Unterdrückung der Schweißabsonderung, Folgen von •C; Gonorrhö; unterdrückte Gonorrhö •C; Schleimabsonderung; unterdrückt ▥ WEIBLICHE GENITALIEN; C; Fluor, Ausfluss; unterdrückt •WEIBLICHE GENITALIEN; C; Lochien; unterdrückt*

Absonderungen, von, worauf nervöse Beschwerden folgen:

☞ *C; Nervöse Beschwerden; Absonderungen, nach unterdrückten*

Hämorrhoiden, unterdrückte:

☞ *Hämorrhoiden, Beschwerden durch unterdrückte*

Kondylome, unterdrückte:

☞ *Kondylome, Beschwerden durch unterdrückte*

URINIEREN:

vor U. agg.: **Acon.**[5] **Alum.** ang.[5] ant-t.[5] **Apis** apisin.[5] **Arn.**[5] asaf.[5] aur.[5] bell.[5] **Berb. BOR.**[5] **Bry.** but-ac.[149] **Calc.**[5] calc-p.[58] **CANN-I. CANN-S.**[5] **CANTH. Caps.** caust.[5] cham.[5] **Chel.** chim. **Chin.** cic.[5] **Clem.** coc-c.[58] cocc.[5] coff.[5] colch.[58] **COLOC.**[5] con.[5] croc.[5] **Dig. Dulc.**[5] **Fl-ac.** graph.[5] hep.[5] hyos.[5] ignis[194] **Kali-s.** lach.[58] **Lith-c. LYC.** mag-c. mag-p. **Manc. Merc. Merc-c.** mosch.[5] **Nat-c.** nat-p. **NIT-AC. NUX-V.**[5] op.[5] pall. petr.[58] **Ph-ac.**[5] phos.[58] **Phyt. Plb.**[5] **Prun. PULS.**[5] rheum **Rhod.**[5] **Rhus-t.**[5] ruta sabad.[5] **Sanic.**[56] **Sars.** seneg.[58] **Sep.** spig. sul-ac.[1] **Sulph.** tarax.[5] **Thuj.**[5] zinc.[5]

Beginn, zu: **ACON. Alum.**[5] **Apis Ars.** cann-s. **CANTH.**[54] caust.[5] **CLEM.**[1] **Manc. MERC.** petr. prun.

während U. agg.: **Acon. Aesc.** agar.[1] **Aloe** alum.[5] alum-sil.[58] ambr.[5] anac.[5] androc.[222] ang.[5] ant-c.[5] ant-o.[85] **Ant-t.**[5] **Apis**[36] **APISIN.**[5] apoc.[25] arg-n.[5] arn.[54] **Ars.**[5] **Asaf.**[5] asar. asc-c.[25] aspar.[36] aur. **Bamb-a.**[1184] bar-c.[1] **Bell.**[5] **Berb.** bor.[5] brach. bry.[5] calc.[5] calc-f.[58] calc-p. **Camph.**[5] cand-a.[239] **Cann-i. CANN-S.**[122] **CANTH.**[5] **Caps.** carb-v.[1] carbn-s. card-m. cassi-s.[192] **CAUST.**[5] **Cham.**[5] chel.[1] **Chim.** chin.[1] cimic.[111] clem.[5] **Colch.**[5] **Coloc.**[102] **Con.**[1] **Cop.** crot-h.[137] cupr.[5] cycl.[5] dig.[1] dulc.[1] equis.[54] **Erig.**[54] ery-a.[25] **Eup-pur.** euph.[5] eupi. fl-ac.[5] **Gels. Graph.**[5] guai.[5] hell.[5] **HEP.**[5] **Hyos.** ign.[5] **Ip.** kali-bi.[54] **Kali-c.**[5] kreos.[5] lac-leo.[204] **Lach.** lachn. lact. laur.[5] **Lil-t. Lith-c.**[102] **LYC.**[5] m-aust.[5] mag-c.[1] **MAG-M.**[5] **Manc. Med.**[162] **MERC.**[5] **Merc-c.**[5] mez.[5] morph.[102] **Mur-ac.** nat-ar. **Nat-c. NAT-M.**[36] nat-s. **NIT-AC.**[5] nux-m.[5] **NUX-V. Op. Par.**[5] **PAREIR.**[111] **Petr.**[5] **Petros.**[54] **PH-AC.**[5] phos.[5] **Phyt. PLAT.**[5] plb.[5] polyg.[25] prun. **PULS.**[5] **Ran-b.** rheum[1] rhod.[5] rhus-a. **Rhus-t.**[5] ruta[5] sabad.[54] **Sabin.**[5] **Sars.**[5] sec. seneg.[5] **Sep.** sieg.[144] **Sil.** spig.[5] **Squil.**[5] stann. staph.[1] **Stram.**[36] sul-ac.[1] **Sulph.** tab. tarent. **TER.** teucr.[5] **THUJ.**[1] til. trinit.[102] tylo-i.[192] **Uva.**[8] **Verat.**[5] verb.[102] zinc.[1]

- **spärlichem** Urin, bei: apis[54] benz-ac.[58] oci.[137] solid.[137]

Schluss des U., agg. am: **Arg-n.**[48] bor-ac.[102] bry.[5] **Cann-s.**[10] **Canth.**[5] caust. con. dig. **Equis.**[72] med. merc-c.[137] **Mez. NAT-C.**[5] nat-m. petr.[5] phos.[5] **Puls. SARS.**[5] sulph.[5] thuj.

nach U. agg.: agar. alum.[1] anac.[5] androc.[222] ang.[1] ant-c. ant-t.[5] **Apis** apoc. arg-n.[36] **Arn.** ars.[1] arund. **Asaf.**[5] asar.[5] aspar.[36] **Bar-c.** bell.[5] benz-ac. **Berb. Bor.**[162] **Bov. Brach.** brom. bry.[5] bufo **CALC. Calc-p. Camph. CANN-I. CANN-S.**[5] **CANTH.**[5] caps.[5] carb-an. cassi-s.[192] **CAUST.**[5] chel.[5] chin.[5] **Chin-s. CLEM.** colch.[5] **COLOC.**[5] **Con.** conv. cop. cub.[36] **DIG.** dulc. echi.[102] epig.[72] **EQUIS.** eug.[36] **Eup-per.** eup-pur.[25] euph.[1] fab.[72] fago. ferr. **Fl-ac. Graph. Guai.** harp.[1184] **Helon. HEP.**[5] hydrc.[192] hyosin.[137] iod.[5] irid.[222] **Kali-c.** kali-p. kali-sil.[58] kreos.[5] lac-c. lac-leo.[204] **Lach.** laur.[5] lith-c. **Lyc. Lycps. Lyss.** m-arct.[5] m-art.[5] mag-c.[1] **Med. Merc.**[5] **MERC-C.**[5] mur-ac.[1] **NAT-C.**[5] **NAT-M.**[5] **Nit-ac.**[5] **Nux-v.**[5] ozone[227] pall.[137] par.[5] **Pareir.**[102] **Petr. Petros.** ph-ac.[5] **Phos.**[1] **Pic-ac.**[54] **PLAT.**[5] plb.[5] polyg.[25] **Prun. PULS.** rhod.[5] rhus-t.[5] **RUTA**[5] sabad.[5] **SARS.** sec.[5] **Sel. Seneg. Sep. Sil.**[5] squil.[5] **Stann. Staph.** stigm.[72] stram.[5] **Sul-ac.**[1] **SULPH.** syph.[137] ter.[111] teucr.[5] **THUJ.**[5] **Uva.**[8] verat.[5] zinc.[5]

amel. nach U.: acon.[5] aesc. agar.[5] ambr.[5] aml-n.[111] bell.[5] benz-ac.[58] bor.[5] bufo[111] calc-p.[111] camph.[5] cann-s.[5] carb-an.[1] chin.[5] chin-s.[111] cob. cocc.[1] cyt-l.[119] dios. **Eug.**[36] fl-ac.[5] **GELS.**[8] hydrc.[192] **Ign.**[5] kalm.[111] lil-t.[111] **Lith-c. LYC.**[5] **Med.** meli.[111] merc.[111] merc-c.[5] mosch.[5] nat-ar.[36] **Nat-m.** nat-s.[137] **Ph-ac.**[5] sang.[111] sel.[5] **Sep.** sil.[5] solid.[137] spig.[1] staph.[137] **Tab.**[122] tarent. ter. verat.[5]

☞ *Absonderungen, Ausscheidungen amel.*

- **reichlichem,** nach: cyt-l.[119] **GELS. Ign.** med.[137] meli.[137] merc-c.[5] sang. solid.[137]

URTIKARIA, nach: **Apisin.**[5]

☞ *Hautausschläge; agg., Unterdrückung von Hautausschlägen*

VENENRESEKTION, Beschwerden durch: **Chin.**[5] senec.[85] **Squil.**[5]

☞ *Blutegel, angesetzte, agg.* ▤ *HERZ KREISLAUF; C; Entzündung; Blutgefäße*

VERÄTZUNG mit Silbernitrat (Höllenstein):

▤ *KLINISCHES; M; Arzneimittel-Missbrauch, Vergiftungen durch; Argentum nitricum*

VERDAUUNGSSTÖRUNG, durch: **ANT-C.**[5] ant-t.[5] ars.[5] **BRY.**[5] **Carb-v.**[5] chin.[5] **Coff.**[5] euph.[5] **IP.**[5] lach.[5] lyc.[5] **Mosch.**[5] **Nat-c.**[5] **Nux-m.**[5] **NUX-V.**[5] **PULS.**[5] rhus-t.[5] sep.[5] **Staph.** sulph.[5]

☞ *Essen; nach;*

VERDAUUNGSVORGANG agg.: acet-ac.[111] bar-c.[5] calc.[5] hep.[1] iod.[1] kali-i. **LYC.**[5] nat-c.[5] **Sep.**

WÄLZT sich von Seite zu Seite, was amel.: tarent.[58]

WÄRME:

☞ *C; Hitze*

agg.: **Acon.**[5] adlu.[149] **Aesc.**[122] aeth. **Agn.**[5] **ALL-C.**[36] **ALUM.**[5] alumn.[54] am-c.[1] am-m.[5] **Ambr.**[5] **Anac.**[5] **ANT-C. Ant-t.**[5] **APIS**[58] **APISIN.**[5] aq-mar.[149] arg.[5] **ARG-N.**[5] **Arn.**[5] **Ars. ARS-I.**[58] **Asaf.**[102] **Asar.**[5] aster.[144] atista[192] **Aur.**[5] **Aur-i.**[122] aur-s.[272] aza.[192] **BAR-C.**[5] bar-i.[58] bar-s.[58] **Bell.**[5] bell-p.[102] **Bism.** borag.[255] bov.[5] bros-g.[259] **BRY.**[5] cact.[111] **CALC.**[5] **Calc-i.**[122] calc-p.[58] **Calc-s.** cann-s.[5] canth.[5] **Carb-v.** carc.[140] cassi-s.[192] caust.[1] cench.[58] **Cham.**[102] **Chel.**[25] chim.[63] chin.[5] chlor.[197] cimic.[111] cina[5] cinnb. cist.[10] **Clem.**[58] **Coc-c.**[36] cocc.[5] colch.[5] **Coloc.**[5] **Com.** con. conv.[102] cortico.[119] **Croc.**[5] **Crot-h.**[111] cub.[36] cupr.[5] cupr-o.[192] cycl.[58] dig. **Dros. Dulc.**[5] **Euph.**[5] **Euphr.**[5] **Ferr.** ferr-i.[58] **Ferr-p. FL-AC.**[5] flav.[149] foll.[149] gamb.[36] **Gels. Glon. GRAPH.**[5] **Grat.**[58] **Guai.**[5] **Ham.**[122] hed.[119] hedeo.[5] helio.[102] **Hell.**[5] **Hep.**[5] hip-ac.[149] hydr. hydro-c.[149] hydrog.[222] hyos.[5] iber.[102] ign.[5] **Ind. IOD.**[5] iodof.[85] **IP.**[5] irid.[222] just.[102] **Kali-bi.** kali-c.[5] kali-chl. **KALI-I.**[58] kali-n.[1] **KALI-S.** kreos.[36] kurch.[192] **Lac-c. LACH.**[5] **Laur. LED.**[5] lepro.[197] **Lil-t.**[54] **LYC.**[5] lyss. **M-ARCT.**[5] m-art.[5] m-aust.[85] mag-c.[1] **Mag-m.** mag-s. **Mang.**[5] meny.[1] **MERC.**[58] merc-i-f. **Merc-i-r.** merl.[36] **Mez.**[5] morg.[136] mur-ac.[1] **Nat-c.**[5] nat-h. **NAT-M.**[5] nat-p. **NAT-S. Nit-ac.**[5] **Nux-m.**[5] **Nux-v. Op.**[5] osm.[111] paeon.[36] parth.[197] **Petr. Ph-ac.**[5] phenob.[149] **Phos.**[1] phyt.[58] pic-ac.[58] pier-b.[233] pitu-p.[149] plan.[25] **PLAT.**[5] plb.[5] **Psor. PULS.**[5] ran-b.[5] rat.[137] rauw.[119] rhus-t.[5] rhus-v. ruta[5] sabad.[5] **Sabin.**[5] **Sang.**[137] sanic. sars.[5] **SEC.**[5] sel. **Seneg. Sep. Sil.** spig.[5] **Spong.**[5] **Staph.**[5] stel.[102] stront-c.[5] sul-ac.[5] **Sul-i.**[58] **SULPH.**[5] tarent. tarent-c.[192] ter.[36] teucr.[5] thiop.[149] **Thuj.**[5] **Til.** trio.[149] tung.[252] valer.[10] **Verat.**[5] verb.[5] **Vesp.**[122] visc.[111] **Zinc.**[5]

☞ *Erhitzung, Warmwerden; agg.* • *C; Kleidung; unerträglich, ist*

- **ausstrahlende** Wärme: ant-c.[137] lepro.[197]

- **Berühren** warmer Gegenstände:

☞ *Berührung, Berührtwerden; agg.; Warmes berühren, etwas*

WÄRME; agg. (Forts.)

- **Bettwärme**: **Aeth. Alum. Anac. Ant-c. Apis** arg-n. **Bar-s.**[58] **Bov. Calc.** cann-s.[5] **CARB-V.**[5] **Caust.**[5] cham.[5] chin.[5] cinnb. **Clem. Cocc. Kali-acet. Kali-s.**[58] kreos.[36] **Led. Lyc.** m-arct.[5] m-art.[5] mag-m. **MERC.**[5] **Mez. Mur-ac.**[5] **Nat-p. Petr.** pic-ac.[111] **PSOR. PULS.**[5] **Rhus-t. Rhus-v.**[162] sabad.[5] **Sars.**[5] **Sep. Sil.**[5] **SPONG.**[5] staph. **SULPH.** thea[192] **Til.** verat.[5]
- **Feuer,** durch: **Acon.**[137] **ANT-C.**[5] arg-n.[5] ars.[5] **BELL.**[137] bor.[137] **Bry.**[5] bufo[111] carb-v.[137] **Cimic.**[111] cupr.[5] **Euph.**[5] **Gels.**[137] **GLON.**[137] iod.[137] ip.[137] kali-c.[137] **KALI-I.**[111] lach.[137] lyss.[137] mag-m.[5] **Merc.**[5] **Nat-c.**[137] **NAT-M.**[137] nat-s.[111] nux-v.[5] op.[137] phos.[5] psor.[111] **Puls.**[5] samb.[137] sel.[137] sil.[137] ther.[137] verat-v.[137] **Zinc.**[5]
- **Ofenwärme**: **Alum.**[5] **Anac.**[5] **Ant-c.**[5] **APISIN.**[5] **Arg-n.** arn.[5] **Ars.**[5] asar.[5] bar-c.[5] **Bov.**[5] **Bry.**[5] bufo canth.[5] caust.[5] chin.[5] **Cimic.**[111] **Cina**[5] **COCC.**[5] colch.[5] **Con.** croc.[5] cupr.[5] **Dulc.**[5] **Euph. GLON.** graph.[5] **Guai.**[5] hell.[5] hydrog.[222] **Iod.**[5] **IP.**[5] kali-c.[5] **Kali-i.** lach.[5] **Laur.**[5] lyc.[5] m-arct.[5] m-aust.[85] **Mag-m.**[5] meny.[5] **Merc.**[5] **MEZ.**[5] mur-ac.[5] nat-m.[5] **Nux-v.**[5] op. ph-ac.[5] **Phos.**[5] plat.[5] psor.[111] **PULS.**[5] ran-b.[5] rhus-t.[5] **Ruta**[5] sabin.[5] **Sars.**[5] **SEC.** sep.[5] sil.[5] spig.[5] **Spong.**[5] **Staph.**[5] sul-ac.[5] sulph.[5] teucr.[5] thiop.[149] thuj.[5] **Zinc.**[5]
  - ◦ **obwohl** er kalt und steif ist, als er sich dem Ofen nähert: **Laur.**
- **Sonnenhitze,** durch: **ACON. Ant-c.**[5] **BELL. BRY. Carb-v.** coff.[137] **GELS.**[54] **GLON.** ip.[5] **NAT-C. Puls.**[5]
  - ☞ *Sonne; agg.*
- **Wetter,** feuchtwarmes:
  - ☞ *Wetter; Wärme, feuchte, schwüle; agg.*

amel.: **Acon.**[5] adam.[222] aegle-f.[192] **Aesc. Aeth.**[36] **Agar.**[5] **Alum.**[1] alum-p.[58] alum-sil.[58] alumn. **Am-c.**[4] anac. androc.[222] ant-c.[5] ant-n-l.[85] aq-mar.[149] aral.[111] **Arg.**[54] arg-n.[54] arist-cl.[119] **ARS.**[5] **Ars-h.** ars-i. ars-s-f.[58] asar. atista[192] **Aur.**[5] aur-ar.[58] **Aur-m.** aza.[192] bac.[56] **Bamb-a.**[1184] **BAR-C.**[1] **BELL.** bell-p.[119] **Bor. Bov.**[5] **BRY.**[5] **CALC.**[5] **Calc-f. Calc-p.** calc-s.[58] **Calc-sil.**[58] **CAMPH.**[5] **Canth.**[5] **CARB-V.**[5] carc.[102] **Cast. CAUST.**[5] **CHAM. CHEL.**[809] **Chin.**[5] chin-s. choc.[222] **Cic.**[5] cimic.[102] cinnb. citl-v.[197] **Clem.**[5] coc-c.[36] **Cocc.**[5] **Coff.**[54] **Colch.**[54] **Coll.**[102] **Coloc.**[5] **Com. CON.**[5] corv-c.[258] **Croto-t.** cupr.[5] cupr-acet.[102] cupr-s.[36] curc.[192] cycl.[5] cymbo-ci.[2184] cyn-d.[149] **Dig.** dros.[137] **DULC.**[8] ery-a. **Ferr.**[54] ferr-ar. fl-ac.[5] flor-p.[149] form.[102] franz.[36] germ.[222] gink.[149] **Graph.**[5] guare.[25] gymn.[54] ***harp.***[1184] **Hell.**[5] **HEP.**[5] hydr-ac.[268] **IGN.**[5] ip. irid.[222] iris[36] **Kali-ar. KALI-BI. KALI-C.**[5] kali-i.[58] kali-m.[137] **KALI-P.**[8] kali-sil.[58] kola[1184] **Kreos.**[5] lac-c.[58] **Lac-d.** lac-del.[204] **Lach.**[5] lat-h.[301] lat-m.[111] laur.[5] led. levo.[149] lith-c.[227] lob.[102] **LYC.**[5] lycpr.[102] lyss.[137] m-art.[5] m-aust.[5] **Mag-c.**[1] **Mag-m.**[5] **MAG-P.**[54] mand.[119] **Mang.**[5] mangi.[197] **Med.**[304] meli.[111] **MENY.**[5] meph.[8] **MERC.**[5] **Mez.** moly.[149] **MOSCH.**[5] **Mur-ac.**[5] **Nat-ar. Nat-c.**[1] nat-m.[54] nat-p. nat-sil.[58] nid.[149] **NIT-AC.**[1] **NUX-M.**[5] **NUX-V.**[5] oci-s.[119] onop.[149] op. orni.[85] ozone[227] pall. **Ph-ac. Phel.**[8] **PHOS.**[1] **Plat.**[5] plb. plut-n.[222] **Podo. Psor. Puls.** pyrog.[58] **Ran-b. Rheum**[5] **RHOD. RHUS-T.**[5] rhus-v.[36] rumx. **Ruta SABAD.**[5] **Sabin.**[54] **Samb.**[5] sang.[25] sanic. sec.[5] seneg. **Sep.**[5] **SIL.**[5] **Spig.**[5] **Spong.**[5] **Squil.**[5] **Staph.**[5] stict.[111] **Stram.**[5] **STRONT-C.**[5] **Sul-ac.**[5] **SULPH.**[1] **Sumb.**[54] syc-co.[136] symph. syph.[58] tab.[102] **Tarent.** thea[102] **Ther. Thuj.**[58] **TUB.**[15] tylo-i.[192] ven-m.[149] verb. vinc.[4] viol-t. xero.[102] zinc.

- **Anwendungen,** warme:
  - ☞ *Anwendungen; warme; amel.*
- **Bettwärme**: am-c.[5] arg-n.[137] bar-c.[5] **Bry.**[5] **Caust.**[5] **Graph.**[5] **Kali-bi.** lat-m.[111] **LYC.**[5] **NUX-V. SIL.** spig. vinc.[4]
- **Hände** warmhalten: hell.[5]
- **nasse** Wärme: thuj.[5]
  - ☞ *Anwendungen; feuchte, nasse; amel.; warme*
- **Ofenwärme**: acon. agar. am-c. aur. **Bar-c.**[5] bell. bor. bov.[5] camph. canth.[5] caps. caust. choc.[222] cic.[5] clem.[137] cocc. con. conv. **Dulc.** glon.[85] graph.[5] ***harp.***[1184] hell.[5] **HEP.** hydrog.[222] hyos. **IGN.**[5] kali-c. lach.[5] mag-c. **MAG-P.** mang. **Meny.**[5] **Mez.** mosch. **Nux-m.**[5] **NUX-V.** petr. ran-b. rhod. **RHUS-T. Rumx. Sabad.**[5] **Stront-c. Sulph.**[5]

WARME Anwendungen:
- ☞ *Anwendungen; warme*

WARMWERDEN, beim:
- ☞ *Erhitzung, Warmwerden*

WASCHEN:
- ☞ *Baden, Waschen*

agg.:
- **Fußboden** wischen: caust.[5] merc-i-r.[111]
  - ☞ *Kälte; Kaltwerden; agg.; Sitzen auf kalten Stufen • Sitzen; agg.; kaltem Grund, kaltem Sitz, auf*
- **Wäsche** waschen: sep.[36] **Ther.**[85]
  - ☞ *Anstrengung, körperliche; agg., Anstrengung • Wasser; Arbeiten in Wasser; agg.*

amel., kaltes, des Kopfes: asar.[144] aster.[144] psor.[144]
- ☞ *Kälte; amel.*

WÄSCHEREI, Arbeit in, agg.:
- ☞ *Waschen; agg.;*

WASSER:

Arbeiten in Wasser:
- **agg.**: ars.[5] bac.[62] bell.[5] **CALC.**[85] calc-p.[111] con.[137] ign.[137] lac-d.[111] mag-c.[137] mag-p.[102] nat-m.[137] nit-ac.[5] phos.[5] sars.[5] **Sep.** tarent.[137]
  - ☞ *Waschen; agg.; Wäsche waschen*
  - ◦ **Händen,** mit den: con.[137] ign.[137] lac-d.[111] mag-c.[137] mag-p.[111] nat-m.[137] **Phos.**[5] tarent.[137]
    - ◦ ◦ **kaltem,** in: con.[137] lac-d.[111] mag-c.[137] mag-p.[111] phos.[5] tarent.[137]
  - ◦ **kaltem,** in: ars.[5] **Bell.**[5] calc.[102] mag-p.[102] nit-ac.[5] **Sars.**[5] **Sep.**[5]
- **amel., mit Händen in kaltem W.**: fl-ac.[137] gels.[137] jatr.[111]
  - ☞ *Kälte; amel.*

Denken an W. agg.: ham.[137] stram.[137]

fließendem W. agg., Sehen oder Hören von: ang.[5] apisin.[5] bar-c.[5] **Bell.** **Brom.**[5] canth.[5] **Ferr.**[5] **Hyos.**[5] **LYSS.**[54] nat-m.[5] **NIT-AC.** **STRAM.** **SULPH.** ter.[111]
GEMÜT; C; Tollwut, Hydrophobie •SCHWINDEL; M; Gewässer, beim Überqueren von fließendem

heißes Wasser:

- **agg.**: guare.[25]
☞ *Baden, Waschen; agg.; heißes*

- **amel.**: spig.[102] xero.[102]
☞ *Baden, Waschen; amel.; heißes*

kaltes agg.: aeth.[85] **Am-c.** **Calc.**[5] **Caps.** **Clem.**[5] elaps[36] kali-n.[5] mur-ac.[5] **Nux-v.**[5] phos.[5] sep.[5] sul-ac.[5] **Sulph.** tarent.[214]
☞ *Anwendungen; feuchte, nasse; agg.; •Baden, Waschen; agg.; kaltes •Kälte; agg.*

Spielen in Wasser amel.: lac-lox-a.[204]

warmes W. amel.: bufo[137] nux-m.[5] stront-c.[102]

- **Eintauchen** in warmes W.: stront-c.[102]

- **Füße** in warmes W. halten: bufo[137]

Waten im W.: ars. cub.[36] dulc.

- **amel.**: cub.[36]

⊙ **gefallen** ist, agg. nachdem er ins: ant-c.[137] bell-p.[137] cocc.[102]

WECHSEL, Veränderung:

agg.:

- **Eindrücken,** von äußeren: **Ign.**[162]
GEMÜT; M; Sinneseindrücke, Beschwerden durch •GEMÜT; C; Empfindlich, überempfindlich; allgemeine Arzneien; Sinneseindrücke, gegen

- **Lagewechsel**: acon. **Bry.** **CAPS.** **Carb-v.** caust. **Chel.** cub.[36] **Dulc.**[162] **EUPH.** **FERR.** **Lach.** **Lyc.** petr. **Ph-ac.** plat. plb.[5] **PULS.** pyrog.[137] ran-b. rhod. **RHUS-T.** sabad. **Samb.** sep.[162] sil. staph.[162] **SYPH.**[111] thuj.

- **Temperaturwechsel**: acon.[5] act-sp.[54] aesc.[58] agar.[137] all-c. alum. alumn.[54] ant-c.[5] **ARS.**[5] bamb-a.[1184] bar-c.[5] berb.[137] brom.[58] brucel.[241] bry. bufo[111] calc.[58] **Calc-p.**[58] calc-sil.[58] **Carb-v.**[5] carc.[207] caust.[5] cham.[193] chel. com.[193] cor-r.[102] crot-h.[111] dulc.[5] ferr. **FL-AC.**[54] **Gels.** haliae-lc.[222] hep.[58] hyper.[137] ip.[5] jatz.[9] kali-c.[5] kali-i.[111] **Lach.** lyc. **Mag-c.** mang.[26] meli.[111] merc.[193] merc-c.[5] mez.[137] naja[36] nat-c. nat-m. nat-sil.[58] nit-ac.[58] nux-m.[137] **Nux-v.**[5] petr.[137] **Phos.**[54] phys.[36] pitu-a.[164] **Psor.** **Puls.**[5] **RAN-B.**[5] ran-s. rhod.[5] **Rhus-t.**[11] rumx. sabad.[5] **Sabin.** sang. sep. sil. **Spong.**[122] stict.[102] stront-c. sul-ac.[137] sul-i.[111] sulph.[58] syph.[137] trif-p.[102] tub.[58] verat.[11] verat-v. **VERB.**[5]

◦ **extremer**: ant-c.[137] berb.[137] carb-v.[137] caust.[137] ferr.[5] ip.[137] lach.[137] ran-b.[5] stict.[102] sul-ac.[137] sulph.[5] syph.[137]

◦ **kalt** zu warm, von: ant-c.[5] crot-h.[111] haliae-lc.[222] **Ip.**[5] kali-c.[5] nat-c.[5] nux-v.[5] sep.[5] sil.[5] **SULPH.** verb.[5]

◦ **warm** zu kalt, von: **Acon.**[5] **Ars.**[5] bry.[137] **Caust.**[5] **DULC.**[5] **Nux-v.**[5] **Ran-b.**[5]

- **Wetterwechsel**:
☞ *Wetter; Wetterwechsel; agg.*

amel., Lagewechsel: agar. apis[102] arn.[5] **Ars.**[5] buni-o.[149] caust.[102] cench.[58] **Cham.** **Dulc.**[5] **FERR.**[809] **IGN.**[5] iris[111] **Kali-c.** kali-i.[111] mag-c.[5] **Meli.** **Nat-s.** **Ph-ac.** pip-m.[102] plb.[5] psor.[111] **PYROG.**[809] rheum[137] **Sep.**[5] staph.[5] syph.[111] tab.[111] **Valer.** zinc.[137]

- **agg. danach**: **Ferr.**[809] **PYROG.**[809] **Rhus-t.**[809]

- **seltsame** Position, in eine: rheum[137] zinc.[137]

Lagewechsel amel. nicht: acon.[5] caust.[5] nat-s.[111] pip-m.[85]

WEHEN, Entbindung:

während: **Acon.**[5] aeth.[100] agar.[8] alch-v.[1125] am-m.[102] ambr.[56] anet-g.[1125] apis[54] arist-cl.[119] **ARN.**[5] **Ars.**[54] asaf.[5] atro.[8] **BELL.**[5] bor.[5] **Bry.**[5] **Calc.**[5] calc-f.[85] **Calen.**[85] camph.[5] canth.[5] carb-an.[5] **Carb-v.**[5] **CAUL.**[54] **CAUST.**[5] cedr.[85] **CHAM.**[5] **Chin.**[5] **Chin-s.** chlf.[54] chlol.[54] **Cic.**[5] **Cimic.**[25] **Cinnam.**[54] **Cocc.**[54] **Coff.**[5] **Coff-t.**[54] **Coll.**[85] **Con.**[5] **Croc.**[5] cupr.[5] cupr-acet.[8] cupr-ar.[111] cur.[36] **Dict.**[809] dig.[54] **Ferr.** **GELS.** glon.[54] goss.[25] graph.[5] **HAM.** hydr-ac.[85] **Hyos.** hyper.[85] **Ign.** **IP.**[5] jab.[54] kali-br.[54] **KALI-C.** **KALI-P.**[111] **Kreos.**[5] lach.[5] **Lil-t.**[54] lob.[54] **Lyc.**[5] mag-c.[5] mag-m.[5] meli.[8] merc.[5] merc-d.[102] mit.[1125] mosch.[5] nat-c.[5] **Nat-m.**[5] **Nux-m.**[5] **NUX-V.** oena.[111] **OP.**[5] passi.[102] **PETR.** ph-ac.[58] **Phos.**[54] piloc.[38] **Plat.**[5] plb.[36] **PULS.**[5] **Pyrog.**[85] **Rhod.**[54] **Rhus-t.**[54] ruta[5] sabad.[5] **SABIN.**[54] **SEC.** **Sep.**[54] **SIL.**[5] sol-n.[102] spirae.[102] stann.[5] **Stram.**[54] stry.[111] sul-ac.[5] **Sulph.** **Thuj.**[5] **Verat.** verat-v.[54] vib.[54] visc.[77] zinc.[5] ziz.[54]
WEIBLICHE G.; C; Schmerzen; Wehen, Geburtswehen

- **älteren** Frauen, bei: bell.[137]

- **blonden** Frauen, bei: vib.[54]
☞ *C; Aussehen (Augen, Gesicht, Haarfarbe); helles, blondes Haar*

- **großen,** schlanken Frauen, bei: phos.[54]

- **kachektische** Frauen, bei schlechtem Ernährungs- Gesundheitszustand: sec.[54]

- **korpulenten** Frauen, bei: graph.[54]

Wochenbett, im: **Acet-ac.**[54] **ACON.**[5] agn.[5] all-c.[31] alum.[5] am-br.[25] ant-c.[5] ant-t.[54] **APIS**[54] **Apisin.**[5] **ARN.**[5] **ARS.** asaf. asar. **BELL.**[5] benz-ac.[54] berb.[2191] bor. bov. **BRY.**[30] cact.[137] **CALC.**[5] calen.[137] **Camph.**[54] camph-br.[25] **Cann-i.**[54] **Cann-s.**[54] **Canth.** **Carb-an.**[5] **Carb-v.**[5] caul.[54] **CAUST.** cedr.[85] **CHAM.**[5] chel.[85] **Chin.**[5] chlf.[54] **Chlol.**[54] **Cic.**[54] **Cimic.**[25] cina **Cocc.**[54] **Coff.**[5] **Colch.**[5] **Coll.**[102] **Coloc.**[54] **Con.**[193] **Croc.**[122] crot-c. crot-h.[54] **Cupr.** cycl.[5] dros. dulc.[5] **Equis.**[25] **Ferr.**[54] **Gels.**[54] **Graph.**[5] **HAM.** **Hell.**[304] **Helon.** hep.[5] hydr-ac. **Hyos.**[5] **HYPER.** **Ign.**[5] **Iod.** **IP.**[5] jab.[85] **Kali-br.**[8] **KALI-C.**[5] kreos. **LACH.** laur. **Lil-t.**[193] lith-br.[25] lob.[25] **LYC.** lyss. mag-m.[5] mag-p. meli.[51] merc.[5] **Merc-c.** **Mosch.** mur-ac. nat-c.[5] **Nat-m.** **Nat-s.**[54] **Nit-ac.**[54] **Nux-m.**[5] **NUX-V.**[5] oena. **Op.**[8] passi.[1125] ph-ac.[5] **PHOS.**[54] piloc.[54] **PLAT.**[5] **Plb.** **Podo.**[54] **Psor.**[58] **PULS.**[5] **Pyrog.** rheum[5] rhod.[5] **RHUS-T.**[54] ruta[5] sabad. **SABIN.**[5] **SEC.**[5] senec. **SEP.**[5] **SIL.**[5] sol-c.[100] sol-n.[85] **Spig.**[5] stann.[5] **Staph.** **Stram.** **SULPH.**[193] tarent. ter.[54] **Thlaspi**[54] **Thuj.**[54] **Tril.**[54] **Tub.**[85] **Ust.**[54] **Verat.**[1] viol-o.[5] zinc.[5]

- **Zangengeburt,** Beschwerden nach: all-c.[102] cact.[137] calen.[137] **HYPER.** sec.[137] thlaspi[137]

WEIN:

☞ *C; Speisen und Getränke; Wein*

WEINBRAND:

☞ *C; Speisen und Getränke; Weinbrand*

WEINEN:

agg.: acon.[5] ant-t.[5] **ARN.**[5] bor.[1] brom.[5] canth.[5] cham.[5] cocc.[1] **Croc.**[5] **Cupr.**[5] lach.[5] m-arct.[5] **Nit-ac.** **Puls.**[5] ran-b.[5] rhus-t.[5] samb.[5] **Stann.**[36] **Teucr.**[5] **Verat.**[5]

GEMÜT; M; Weinen; agg.

- **Kindern,** bei: ant-t.[5] **Arn.**[5] cham.[5] **Verat.**[5]

amel.: am-c.[137] **Anac.**[5] **Aster.**[8] cast.[137] cimic.[137] **Cycl.**[8] **Dig.**[5] hell.[5] lach.[111] **Nit-ac.** phos.[5] **Plat.**[5] **PULS.**[5] **Sep.** **Tab.**[111] zinc.[137]

GEMÜT; M; Weinen; amel. •GEMÜT; C; Angst; Weinen; amel. •GEMÜT; C; Erschreckt, leicht; Weinen amel. •GEMÜT; C; Schwermut, Traurigkeit, Niedergeschlagenheit; Weinen; amel. •GEMÜT; C; Selbstmord, Neigung zum; Weinen amel. •GEMÜT; C; Unzufrieden, missvergnügt, unbefriedigt; Weinen amel. •GEMÜT; C; Verwirrung, geistige; Weinen amel.

WEISHEITSZÄHNE, Beschwerden beim Durchbruch der: cham.[122] chap.[85] **Fl-ac.** ozone[227]

WETTER:

Extreme des Wetters: carc.[207]

☞ *Wechsel, Veränderung; agg.; Temperaturwechsel;*

frostiges Wetter, Rauhreif agg.: **Agar.**[5] **Calc.**[5] carb-v.[5] caust.[5] **CON.**[5] hydrog.[222] kali-c.[5] lyc.[5] mag-m.[5] merc.[5] mez.[5] nat-c.[5] nux-m.[5] nux-v.[5] **Ph-ac.**[5] phos.[5] **Puls.**[5] rhus-t.[5] **SEP.**[5] **Sil.**[5] spong.[5] **Sulph.**[5] syph.[111]

heißes Wetter agg.: **Acon.**[5] **Aloe** **ANT-C.**[8] ant-t.[116] **Apis**[116] both-a.[3070] brom.[58] **BRY.** **Carb-v.** cast.[137] cocc.[5] **Dulc.**[102] **Gels.**[8] **Glon.**[102] ham.[111] hep.[5] **Hyper.**[137] iodof.[56] **Kali-bi.** **Lach.**[5] mang.[5] merc-c.[137] **Nat-c.**[5] **Nat-m.** nat-s.[58] nit-ac.[102] **Op.**[116] **Phos.** pic-ac.[102] **Puls.**[5] rumx.[137] sabad.[5] sac-alb.[210] **Sel.**[5] sep.[5] syph.[102]

- **kalten** Nächten, mit: acon.[5] dulc.[137] merc-c.[137] rumx.[137]

kaltes, feuchtes Wetter:

- **agg.**: abrot.[58] **Act-sp.**[111] aesc.[58] **Agar.** all-c.[111] all-s. aloe[809] **AM-C.**[5] ammc.[85] **Ant-c.** **Ant-t.**[5] **Apis** **Arg.** **Arg-n.** arn.[102] **ARS.** ars-i. ars-s-f.[58] **Aster.** aur. aur-ar.[58] **Aur-m-n.** bac.[62] **BAD.** **Bar-c.** bar-i.[58] bar-s.[58] bell-p.[144] bor.[122] bov. **BRY.**[5] **CALC.**[58] calc-i.[58] calc-s. canth. **Caps.**[5] **Carb-v.**[5] cham. chin. choc.[222] clem. coff.[102] coloc.[5] con. cupr. **DULC.** elaps[111] erig.[116] eucal.[111] **Fl-ac.** **Form.** **Gels.** **GLON.** **Graph.** **Guai.**[102] harp.[1184] hep. **Hyper.** **Iod.** ip. kali-c. kali-chl.[58] kali-i. kali-n. kali-p. kali-sil.[58] **Lath.** laur. lept.[111] **Lyc.**[5] mag-c. mag-p.[58] **Mang.**[5] **MED.**[58] **MERC.**[5] merc-c.[5] merc-i-f. mur-ac. naja[149] **Nat-ar.** nat-m. **NAT-S.**[8] **Nit-ac.** **NUX-M.**[5] onop.[149] paeon. penic.[149] **Petr.**[5] phos. physal.[102] **Phyt.** polyg.[122] psil.[164] psor.[58] **Puls.**[5] **PYROG.** **RHOD.**[5] **RHUS-T.** **Rumx.** **Ruta** sang.[58] sars. seneg. **Sep.**[5] **SIL.** stann. staph. **Still.**[111] **Sul-ac.** **SULPH.**[5] syc-co.[136] **Tarent.** ter.[102] teucr.[5] urt-u.[102] **Verat.**[5] zinc-p.[58] **Zing.**

☞ *nasses Wetter; agg.*

◦ **nachts**: merc.[137] phyt.[137] rhus-t.[137]

◦ **nachts,** bei warmen Tagen, im Herbst: dulc.[162] merc.[102] rhus-t.[162]

◦ **alten** Menschen, bei: ammc.[85]

- **amel.**: aur-m.[58]

☞ *nasses Wetter; amel.*

kaltes, trockenes Wetter:

- **agg.**: abrot.[102] **ACON.** aesc.[102] agar.[102] alum.[58] alumn.[54] am-c.[10] apoc.[102] **Ars.** ars-i.[111] aur.[102] bac.[102] **Bar-c.**[102] bell. bor. calc.[10] calc-i.[58] calc-p.[58] **Camph.**[10] caps.[10] **Carb-an.** carb-v. **CAUST.** cham. **Chin.**[102] cimic. **Cist.**[102] coc-c.[58] cocc.[10] coff.[58] **Crot-h.** cupr.[102] cur.[102] daph.[10] dulc.[58] euph.[102] ferr-ar.[58] fl-ac.[5] hydrog.[222] ign.[102] **Ip.** kali-ar.[137] **KALI-C.** **Kali-sil.**[58] kreos.[102] lach.[10] lappa[111] laur. lyc.[10] m-art.[5] m-aust.[5] mag-c. mag-p.[102] med.[111] mez. **Mosch.**[5] mur-ac. nat-c.[102] nat-s.[111] nit-ac.[5] nit-s-d.[102] **Petr.**[102] ph-ac.[10] phos.[10] phys.[111] physal.[111] phyt.[58] plat.[5] plb.[5] **Psor.**[122] puls.[5] rhus-t.[10] **Rumx.**[102] samb.[137] sel.[102] sep. **Sil.** spig. staph. sulph. tub.[102] urt-u.[102] **Verat.**[54] viol-o.[102] visc.[102] zinc.

☞ *trockenes Wetter; agg.*

- **amel.**: bor.[102] led.[5] sil.[58]

klares W. agg.: acon. aloe[122] asar. **Bry.** **Caust.** **Hep.** **Nux-v.** plb. sabad. spong.

nasses Wetter:

- **agg.**: achy.[149] **Acon.**[54] acon-c.[193] **Act-sp.**[111] all-c. allox.[119] **Aloe**[111] alum.[137] alum-sil.[58] **AM-C.**[5] anac.[122] **Ant-t.**[5] **ARAN.** **ARS.** asc-t. **Aur.**[5] bac.[62] **Bar-c.** bar-m. **Bell.** blatta[85] **Bor.**[5] **Brom.**[5] bros-g.[259] brucel.[241] **BRY.**[5] **CALC.**[58] **CALC-P.** calc-sil.[58] calen.[102] **Caps.**[5] **Carb-an.**[5] **CARB-V.**[5] **Carbn-s.** card-m.[137] chim.[102] chlor. **Cimic.** **COLCH.** coloc.[5] cub.[36] **Cupr.** cur. **DULC.**[5] **Elaps**[54] elat.[102] erig.[111] eucal.[111] euphr.[102] **Fl-ac.**[5] **Gels.**[54] **GLON.** **Graph.**[5] **Ham.** **HEP.**[54] hydr-ac.[268] hydrog.[222] **Hyper.** **Iod.** **Ip.**[5] irid.[222] itu[85] **Kali-bi.** **Kali-c.** kali-m.[102] kalm.[137] **Lac-ac.**[54] lac-c.[111] **LACH.**[5] **Lept.** **LYC.**[5] lyss.[54] m-arct.[85] **Mag-c.** mag-m.[102] magn-gr.[102] **MANG.**[5] **MED.**[58] meli. **MERC.**[5] merc-c.[5] **Mez.** **MUR-AC.**[5] **Nat-c.**[8] **NAT-HCHLS.** nat-m.[5] **NAT-S.**[8] **NUX-M.**[5] oci-s.[119] **Petr.**[111] **Phos.** **Phyt.**[10] pic-ac.[58] polyp-p.[102] **PULS.**[5] **PYROG.** rad-br.[102] **Ran-b.** rauw.[119] **RHOD.**[5] **RHUS-T.**[5] **Rumx.** sabad.[5] sabal.[137] sabin.[5] **SANG.**[54] sars.[5] senec.[137] seneg. senn.[111] **SEP.**[5] **SIL.** spect.[271] **Spig.** **Stann.**[5] stict.[85] **Still.**[111] sul-i.[58] **SULPH.**[5] sumb. syc-co.[136] **SYPH.**[58] ter.[102] teucr.[5] **Thuj.**[5] **TUB.**[58] tung.[252] **VERAT.**[5] visc.[54] **Zing.**

◦ **Regenguss,** nach: sep.[36]

- **amel.**: **Acon.**[54] alum.[5] alumn.[54] ant-c.[111] arge-p.[264] **Ars.**[54] ars-i.[111] **ASAR.**[5] aur-m.[58] bor.[54] bov.[122] **BRY.**[54] **Carb-an.**[5] **CAUST.**[5] falco-p.[265] **Fl-ac.**[54] **HEP.**[5] kali-bi.[111] laur.[54] mag-p.[111] mang.[54] **MED.**[122] mez.[54] mur-ac.[54] **Nit-ac.**[54] **NUX-V.**[5] oci-s.[119] **Plat.**[54] pyrog.[111] rhod.[54] **Sabad.**[54] spig.[54] **Spong.**[54] staph.[54] sulph.[54] thuj.[111] tung.[252] zinc.[54]

Nebel agg.: abrot.[116] aloe[111] **Aran.**[111] ars.[5] bapt.[102] bar-c.[116] bry. calc.[5] calen.[111] cham. **CHIN.** dulc.[5] **Gels.**[111] **HYPER.**[36] mang. merc.[5] mosch. nat-m.[5] **Nat-s.**[111] nux-m. plb. **Rhod.** **RHUS-T.** **Sil.** spong.[137] **Staph.**[162] sulph. **Thuj.**[5] tub.[212] verat.

Regen, während:
☞ *nasses Wetter*

Schnee:
☞ *Schnee agg.; Luft*

trockenes Wetter:

- **agg.**: **ACON.** agra.[102] aloe[102] ant-c.[85] **Ars.**[5] ars-i.[111] **ASAR.**[5] aur-m.[111] **Bell.**[5] **Bry.**[5] calc-p.[58] **Carb-an.**[5] **Carb-v.**[5] **CAUST.**[5] **Cham.**[5] cupr.[5] **Fl-ac.**[5] **HEP.**[5] **Hyper.**[162] **Ip.**[5] kali-ar.[137] **Kali-bi.**[809] **KALI-C.** lac-c.[58] lappa[111] m-art.[5] m-aust.[5] **Mag-p.** **Mang.**[162] med. **Merc.**[102] **Mosch.**[5] nat-ar.[58] nat-s.[111] **Nit-ac.**[5] **NUX-V.**[5] phys.[111] physal.[111] **Plat.**[5] plb.[5] pop-c.[85] **Puls.**[5] ratt-n.[204] **Rhod.**[54] **Sabad.**[5] samb.[5] **Sep.**[5] **Sil.**[5] spig.[54] **SPONG.**[5] **Sulph.**[5]
☞ *Schnee agg.; Luft*

◦ **warmes**: aloe[102] ant-c.[85] carb-v.[116] cocc.[116] kali-bi.[85] lach.[116] pop-c.[85]

- **amel.**: agar.[54] alum.[102] **Am-c.**[54] **Ant-c.**[54] **Aur.**[54] bar-c.[54] bell.[54] **Bor.**[54] bov.[54] bry.[54] **CALC.**[54] calc-p.[102] canth.[54] **Carb-an.**[54] **Carb-v.**[54] cham.[54] **Chin.**[54] choc.[222] **Clem.**[54] con.[54] **Cupr.**[54] **DULC.**[54] **Ferr.**[54] hep.[54] ip.[54] kali-c.[54] **Kali-n.**[54] **Lach.**[54] **Laur.**[54] **Lyc.**[54] **Mag-c.**[54] magn-gr.[102] **Mang.**[54] **Merc.**[54] merc-c.[54] mez.[54] moly.[149] **Mur-ac.**[54] **Nat-c.**[54] nat-s.[102] **Nit-ac.**[54] **NUX-M.**[5] nux-v. penic.[85] petr.[54] phos.[54] **Puls.**[54] **Rhod.**[54] **RHUS-T.**[5] **Ruta**[54] **Sars.**[54] **Seneg.**[54] sep.[54] sil.[54] **Spig.**[54] stann.[54] **Staph.**[54] still.[102] **Stront-c.**[54] **Sul-ac.**[54] **Sulph.**[5] **Verat.**[54] **Zinc.**[54]

◦ **warmes**: alum.[102] **Calc-p.**[102] choc.[222] nat-s.[102] nux-m.[5] penic.[85] rhus-t.[5] **Sulph.**[5]

Wärme, feuchte, schwüle:
☞ *Z; Sommer • Z; Sommer; agg.*

- **agg.**: **Aloe**[111] aran-ix.[144] ars.[137] bapt.[102] bar-c.[137] **Brom.**[5] bry.[5] calc.[58] calc-f.[144] cand-a.[239] **Carbn-s.**[111] caust.[58] crot-h.[144] erig.[144] **Gels.** glon.[111] ham.[111] **Ip.**[5] **Kali-bi.** **LACH.**[5] lat-h.[301] lath.[85] lyc.[5] lyss.[137] mand.[144] mang.[5] merc-i-f.[85] nat-m.[5] **NAT-S.** nit-m-ac.[102] phos.[102] puls.[5] **Rhus-t.**[5] sabad.[5] **SEP.**[5] **Sil.** sulph.[809] tub.[58] **Verat.**[5] vip-a.[149]
☞ *Tropengebiete, feucht, warm, sumpfig • nasses Wetter; agg.*

- **amel.**: **Aloe** ant-c.[111] ars-i.[111] bapt.[102] bell.[116] brom.[116] **Carb-v.**[116] caust.[37] cham.[102] **Gels.**[116] ham.[116] hep.[116] **Ip.**[116] kali-bi.[111] kali-c.[102] mag-p.[111] nat-m.[116] pyrog.[111] sep.[116] sil.[102] thuj.[111]
☞ *nasses Wetter; amel.*

Wetterwechsel:

- **agg.**: abrot. achy.[149] acon.[5] act-sp.[137] all-c.[102] alum.[5] alumn. **Am-c.**[5] anh.[149] ant-c.[5] **Ant-t.**[102] apis aran.[102] **Ars.**[5] **Ars-i.**[122] asar.[149] bar-c.[5] **Bell.** benz-ac. bor. brom.[58] brucel.[241] **BRY.**[5] cadm-s.[58] **CALC.**[58] **CALC-P.** calc-sil.[58] carb-v. **Caust.**[5] **Cham.**[36] **Chel.**[58] chin.[102] **Cocc.**[122] **Colch.**[5] crot-c.[122] crot-h.[111] cupr.[5] cur.[122] **Dig.** **DULC.**[122] erio.[111] euph. ferr. **FL-AC.**[122] galph.[149] **Graph.**[122] harp.[149] hyper. kali-i.[111] kali-s. **Kalm.**[54] lept.[85] lyc. mag-c.[5] mand.[149] **MANG.**[5] mant-r.[262] meli. **MERC.**[58] merc-i-f.[85] merc-i-r.[85] **Mez.** mosch.[122] **Nat-c.**[5] nat-m. nat-p.[58] **Nat-s.** nat-sil.[58] **Nit-ac.**[1] **NUX-M.**[5] nux-v.[5] **Petr.** **Ph-ac.** **PHOS.** phys.[111] phyt.[122] **Puls.** **RAN-B.**[5] **RHEUM**[5] **RHOD.** **RHUS-T.**[5] ruta[102] sabad. sang.[8] **Sep.**[26] **SIL.**[5] spig.[5] stann.[58] stict.[102] stront-c. **SULPH.**[5] syph.[122] tarent.[102] **Teucr.**[5] thuj.[5] **TUB.**[58] vip.
☞ ◦

◦ **kalt** zu warm, von: ant-c.[5] brom.[58] **BRY.** carb-v. **Chel.** crot-h.[111] **Ferr.** gels. **KALI-S.** **Lach.** **Lyc.** mang.[26] nat-c.[5] **Nat-m.** **Nat-s.** nux-v.[5] **PSOR.** **Puls.** sep.[5] **SULPH.** **TUB.**
☞ *Wechsel, Veränderung; agg.; Temperaturwechsel; kalt zu warm, von*

◦ ◦ **amel., und**: mang.[26]

◦ **Luftdruckveränderung**: achy.[149] gels.[102] merc.[137] **Phos.**[137] **Rhod.**[137]

◦ ◦ **abfallendem** Luftdruck, bei: gels.[102]

◦ **schneller** Wetterwechsel: sep.[26]

◦ **Warm** zu, von:

◦ ◦ **kalt**: acon.[5] **Ars.**[5] bry.[137] calc.[58] calc-p.[58] calc-sil.[58] carb-v.[122] **Caust.**[5] **DULC.**[5] hep.[58] **MERC.**[148] nat-sil.[58] nit-ac.[58] **Nux-v.**[5] puls. **Ran-b.**[5] sabad. **Sil.** stront-c. tub.[58] **VERAT.**[148]
☞ *Wechsel, Veränderung; agg.; Temperaturwechsel; warm zu kalt, von*

◦ ◦ **nass**: gels.[85] nat-sil.[58]

- **amel.**: onop.[149]

windigem, stürmischem, bei:

- **vor**: **Agar.**[5] arg.[5] aur. **Bell-p.**[102] berb.[111] bry.[5] calc.[58] carc.[154] **Cedr.** dulc.[5] dys-co.[142] **Elaps**[137] falco-p.[265] form-ac.[72] gast.[85] **Gels.**[54] grat.[111] harp.[149] hep.[5] hyper. **Kali-bi.** **Lach.** **Lyc.** mag-p.[111] mand.[144] mang.[5] med. meli. **Nat-c.**[5] nat-m. nat-p. **Nat-s.**[102] nit-ac. nux-v.[122] phyt.[102] puls.[5] **Ran-b.** **RHOD.** **Rhus-t.**[5] sac-l.[85] **Sil.**[1] sul-ac.[5] sulph. syph. thuj. **Tub.** urt-u.[809] visc.[102] zinc.[5]
▥ *GEMÜT; M; Gewitter; vor*

- **während**: **Acon.**[5] agar. agra.[102] **All-c.**[54] **Am-c.**[8] anac.[10] androc.[222] apisin.[5] aran.[111] arg.[58] arn.[5] **ARS.** ars-i. arum-t.[102] **Asar.**[149] **Aur.**[122] aur-ar.[58] **BAD.** **BELL.**[5] bell-p.[119] brucel.[241] **Bry.**[5] bufo cadm-s.[85] calc.[58] **Calc-p.** camph.[5] canch.[102] canth.[5] caps.[137] carb-an.[5] carb-v.[5] carc.[154] **Caust.** cedr.[193] **CHAM.**[5] chel.[5] **Chin.**[5] chin-ar.[58] coff.[58] colch.[5] coloc.[5] **Con.**[5] conv.[111] crot-h.[85] cupr.[5] cycl.[1125] elaps[58] erig.[111] **Euphr.**[5] ferr-ar. **Gels.**[54] glon.[111] graph. ham.[111] harp.[1184] helod-c.[205] **HEP.**[5] hydr-ac.[137] hyos.[5] hyper.[54] ip.[5] irid.[222] iris[1125] kali-bi.[58] kali-c.[5] **KALM.**[54] **Lach.**[5] lat-h.[301] **LYC.**[5] mag-c.[5] **Mag-p.**[58] mand.[149] mang.[5] **Med.** mez.[58] morph.[54] morph-s.[122] **Mur-ac.** **NAT-C.**[5] **Nat-m.** nat-p. nit-ac.[1] **NUX-M.**[5] **NUX-V.**[5] petr.[1] ph-ac.[5] **PHOS.**[5] phyt.[111] plat. prot.[149] **PULS.**[809] ran-b.[5] rheum[5] **RHOD.**[5] **RHUS-T.** rumx.[111] ruta sabad.[5] sabin.[5] samb.[5] sang.[137] sanic.[137] sarr.[85] sel.[137] **Sep.**[5] **SIL.**[1] spig. **SPONG.**[5] squil.[5] stram.[5] stront-c.[5] sul-ac. syph. tab.[111] thlaspi[111] thuj. tub.[58] verat.[54] verb.[5] visc.[77] **ZINC.**[5] **Zinc-p.**[58]
☞ *Gehen; während Gehen agg.; Wind, im* ▥ *GEMÜT; M; Gewitter; während • GEMÜT; C; Furcht; Wind, vor dem • GEMÜT; C; Intoleranz, Unduldsamkeit; Wind, gegen*

WETTER; windigem, stürmischem, bei; **während** (Forts.)

◦ **Ausziehen** des Mantels, beim: nat-c.[36]

◦ **Blitzentladung,** und: falco-p.[265] morph.[85] phos.[85]
☞ *Blitzschlag, Beschwerden durch*

◦ **kalte** Passatwinde: canch.[102]

◦ **kaltem,** bei: **Acon.**[58] agra.[102] apisin.[5] arn.[5] **Ars. Asar.**[85] **BELL.** bell-p.[119] cadm-s.[85] **Camph.**[5] carb-an. **Caust.**[5] **Con.**[5] cupr.[5] ferr-ar. **HEP.** ip. kalm.[85] lach.[5] lyc. mag-c.[102] **Mag-p.**[111] nit-ac.[10] nux-m.[102] **NUX-V.**[5] **Rhod.**[122] **RHUS-T.**[5] rumx. sabad. samb.[5] **SEP. Sil. SPONG.**[5] thlaspi[111] tub.[122] verat.[54] visc.[77] zinc.[5]

◦ ◦ **Feuchtigkeit,** Nässe, und: calc.[85] kali-bi.[58] nux-m.[102]

◦ ◦ **trockener** Wind: **ACON.** asar.[85] bry.[102] **Caust.**[5] cupr.[5] **HEP.** kali-c.[85] nux-v.[85] samb.[5] sep.[85] **Spong.**[5]
☞ *trockener Wind*

◦ **Nordwind**: **ACON.** apisin.[5] arn.[5] ars.[137] **Asar.**[5] bell.[5] bry.[5] carb-an.[5] **Carb-v.**[5] **Caust.**[5] cham.[5] chel.[102] cupr.[5] **HEP.** ip.[5] **Mag-p.**[111] **Nux-v.**[5] rhus-t.[5] rumx.[111] sabad.[5] samb.[5] **SEP.**[5] sil.[5] **SPONG.**[5] thlaspi[111] zinc.[137]

◦ ◦ **Nord-Ost Wind**: chel.[102]
☞ *Ostwind*

◦ **Ostwind**: **Carb-v.**[5] **HEP.** nux-v.[5] **Phos.**[5] **Puls.**[809] sep.[5] sil.[5] spong.[5] **Stann.**[5]

◦ **Seewind**: brucel.[241]

◦ **Südwind**: bry.[5] carb-v.[5] euphr.[5] nat-c.[5] rhod.[5] sil.[5]

◦ **trockener** Wind: **ACON.** ars.[5] **Asar.**[5] bell.[5] bry.[5] calc-p.[111] carb-an.[5] **Carb-v.**[5] **Caust.**[5] cham.[5] cupr.[5] **HEP.**[5] ip.[5] lac-c.[58] **NUX-V.**[5] **Puls.**[5] sabad.[5] samb.[5] sep.[5] sil.[5] **SPONG.**[5]
☞ *trockenes Wetter; agg.*

◦ **warmem,** bei: acon.[54] ars-i. asar.[149] bry.[5] carb-v.[5] cycl.[1125] euphr.[5] gels.[54] hep.[54] ip. iris[1125] lach.[58] lat-h.[301] nat-c.[5] rhod.[5] sel.[137] sil.[5]

◦ ◦ **Föhn**: cycl.[1125] iris[1125]

◦ ◦ **Nässe,** und: **Acon.**[54] **HEP.**[54]
☞ *Wärme, feuchte, schwüle; agg.*

◦ ◦ **Südwind**: **Ars-i.** asar.[149] bry.[5] carb-v.[5] euphr.[5] **Gels.**[54] lach.[58] nat-c.[5] rhod.[5] sil.[5]
☞ *Südwind*

\- **nach**: asar.[149] calc-p.[111] carc.[122] rhus-t.[5] sep.[5] tub.[58]

\- **amel.**: arg-n.[5] **CARC.**[304] coch-o.[209] ferr.[5] hydrog.[222] iod.[5] lat-h.[301] nux-m.[5] psor.[162] rhod.[102] rhus-t.[102] sec.[5] **Sep.**[122] ter.[111] thuj.[137] tub.[111]

◦ **kaltem,** bei: arg-n. lat-h.[301] tub.[122]
☞ *Luft; kalte; amel.; offene Fenster, braucht*

◦ ◦ **Fahren** oder Reiten in kaltem Wind: **Arg-n. Tub.**[122]

◦ **warmem,** bei: thuj.[137]

\- **zwischen** den Stürmen: calc-p.[122]

wolkiges Wetter:

\- **agg.**: agar.[5] aloe[54] alum.[5] **Am-c.** ammc.[5] aran.[111] arn.[5] ars.[5] ars-i.[137] aur.[5] bar-c.[5] benz-n.[5] calen.[111] gels.[111] hydrog.[222] hyper.[111] lach.[58] naja[111] nat-c.[5] nat-m.[5] nat-s.[111] nitro-benz.[162] phys.[111] physal.[111] plb. **Puls.** rhod. sabal.[137] sabin.[5] sang.[36] **Sep.** stram.[5] verat. viol-o.[5]
▥ *GEMÜT; M; Wetter; trübem, bei*

\- **amel.**: **Bry.**[5] caust.[5] kalm.[122] lappa[137] sol[85]

WISCHEN, über Körperteile:
☞ *Reiben*

agg.: aloe[111] apis[111] caust.[1] **GRAPH.** lach.[5] **MUR-AC.** seneg.[5] spig.[1] **Stront-c.**[5]

amel.: **Alum.** art-v.[111] **Calc.**[137] caps.[1] carb-an.[5] **Cina**[1] croc.[5] cycl.[137] dros.[5] **Euphr. Lyc. Nat-ar.**[58] **Nat-c.** ph-ac.[1] plb.[5] **PULS.** sulph. thuj.[144]

WOLLE:

agg.:
☞ *C; Kleidung; unerträglich, ist; wollene*

WUNDEN, konstitutionelle Folgen von: carb-v. con. **Glon.**[137] hep. **Hyper.**[86] **Iod.** mag-c.[137] merc.[54] nat-c.[137] nat-m. **Nat-s.**[137] **Nit-ac.** ph-ac.[54] **Phos.** puls. rhus-t. **Staph. Stroph.**[137] **Sul-ac.** vip.[144] zinc.

Schlangenbisse: merc.[54] ph-ac.[54]

WÜRMER agg., Beschwerden durch: acon.[5] alum.[5] ambr.[5] anac.[5] ars.[5] art-v.[54] **ASAR.**[5] atra-r.[149] bar-c.[5] **Bell.**[54] bism.[102] bor.[5] calad.[116] **CALC.**[5] carb-an.[5] **Carb-v.**[54] caust.[5] **Cham.**[54] **Chin.**[5] **CIC.**[5] **CINA**[5] coff.[5] colch.[5] coloc.[5] croc.[5] cupr.[5] cupr-o.[111] dig.[5] dulc.[5] **Ferr.**[116] **Fil.**[54] gran.[34] **Graph.**[5] **Hyos.**[5] **IGN.**[5] **Ind.**[102] indg.[111] iod.[5] kali-c.[5] lach.[5] laur.[5] lepro.[197] lyc.[5] mag-c.[5] mag-m.[5] **Merc.**[5] nat-c.[1] nat-m.[5] nat-p.[102] nit-ac.[5] **Nux-m.**[5] **NUX-V.**[5] petr.[5] phos.[5] **Plat.**[5] puls.[5] rhus-t.[5] **Ruta**[5] **SABAD.**[5] sabin.[5] **Sant.**[102] sec.[5] sep.[5] **SIL.**[5] **SPIG.**[5] spong.[5] squil.[5] **Stann. SULPH.**[5] syph.[137] **Teucr.**[5] **Valer.**[5] verat.[5] zinc.[5]
☞ *Parasiten, Beschwerden durch* ▥ *REKTUM; C; Würmer*

ZAHNSTOCHER agg.: **PULS.**[5]

ZAHNUNG, Beschwerden durch: **ACON.**[5] **Aeth.** agar.[5] aloe[111] alum.[5] am-c.[5] **Apis**[54] apisin.[5] apoc.[111] arg.[5] arn.[5] **Ars.** asar.[5] **Bell.**[5] berb. **BOR.**[5] **Bry. CALC.**[5] **Calc-p.**[54] **Caust.**[54] **CHAM.**[5] chin.[5] chlol.[25] **CIC.**[5] cimic.[25] **Cina**[5] coca[8] **COFF.**[5] **Colch.**[54] colos.[39] **Cupr.**[5] **Cupr-acet.**[54] **Cypr.**[54] dol.[81] erig.[137] **FERR.**[5] **Ferr-p.**[54] fl-ac.[85] **Gels.**[54] **Hell.**[102] **Hep.**[5] **Hyos.**[5] **IGN.**[5] **Ip.**[5] **KALI-BR.**[8] **KREOS.**[5] **Lach.**[5] **Mag-c.** mag-m.[5] **Mag-p.**[111] **Mang.**[111] **MERC.**[5] **Merc-c.**[5] **Nit-ac.**[111] **Nux-m.**[5] **NUX-V.**[5] op.[5] phos.[5] **Phyt.**[25] **PODO.**[54] puls.[5] **RHEUM Rhus-t.**[5] **Sec.**[5] **SIL.**[5] sol-n.[102] **STANN.**[5] staph.[85] **Stram. Sulph.** ter.[54] **Thlaspi**[111] thuj.[5] **Verat.**[8] **Verat-v.**[54] **Zinc.**[5]
☞ *Kindern, Beschwerden bei •C; Konvulsionen; Zähne; •C; Schwäche; Zahnung, bei der* ▥ *SCHLAF; C; Schlaflosigkeit; allgemeine Arzneien;*

Weisheitszähne: **Calc.**[85] cheir.[85] ferr-pic.[122] **Fl-ac.**[85] **Mag-c.**[85] **SIL.**[122]

ZIEHT die Kleidung aus:
☞ *Ausziehen*

ZIMMER, im:

agg.: **Acon.**[5] aeth.[116] **Agn.** all-c. aloe[58] **ALUM.**[5] alum-p.[58] alum-sil.[58] alumn.[54] **Am-c.**[1] **Am-m.**[5] ambr. aml-n.[137] **Anac.**[5] androc.[222] ang.[5] **Ant-c.**[5] ant-t. apis[58] apisin.[5] aran-ix.[144] aran-s.[102] **Arg.**[5] **ARG-N.**[36] arist-cl.[149] **Arn.**[5] **ARS.** ars-i.[58] **Asaf. Asar.**[5] **AUR.** aur-i.[58] aur-m.[58] aur-s.[58] bamb-a.[1184] bapt.[111] bar-c.[1]

bar-i.[58] bar-s.[58] **Bell.**[5] bor. bov.[5] brom. brucel.[241] **Bry.**[5] bufo[58] calad. **Calc.**[5] calc-i.[58] calc-p. calc-s. camph.[5] cann-s. canth.[5] caps.[5] carb-ac. carb-an.[5] carb-v.[1] carbn-s. carc.[140] **CAUST.**[5] chel.[5] cic.[5] cina[5] coc-c.[36] cocc.[5] coff.[5] colch.[5] **Con.** conv.[38] crat.[102] **CROC.**[5] culx.[58] dig.[5] dros. dulc.[5] euphr. ferr. ferr-ar. **FL-AC.** gink.[227] glon.[58] **Graph.**[5] grat.[58] **Hell.**[5] **Hep.**[1] hip-ac.[119] hyos. hyper.[102] iber.[102] ign. ind. iod.[5] **Ip.**[5] just.[137] kali-ar. **KALI-C.**[1] kali-i.[58] kali-n.[5] kali-p. kali-s. kali-sil.[58] lac-d.[137] lach.[5] **Laur.**[5] led. lil-t.[54] luf-op.[149] **LYC.**[5] **M-arct.**[5] m-aust.[5] **MAG-C.**[5] **MAG-M.**[5] **Mang.**[5] med. meny.[5] merc.[5] merc-i-f. **MEZ.**[1] mosch. mur-ac.[5] nat-ar. **Nat-c.** nat-m.[5] nat-s. **Nit-ac.** nux-m. nux-v.[5] **Op.**[58] oxyg. petr. **Ph-ac.**[5] **PHOS.**[1] phys.[137] pic-ac. pier-b.[233] pip-n.[111] **PLAT.**[1] plb.[5] pneu.[149] psor. ptel.[25] **PULS.**[5] ran-b.[5] **Ran-s.**[5] rauw.[149] **RHOD.**[5] **Rhus-t.**[1] ruta[5] sabad. **SABIN.**[5] sanic. sars.[5] sec.[5] sel.[5] **Seneg.** **SEP.**[5] sil. spig.[5] **Spong.**[5] squil.[5] stann.[5] staph.[5] **Stront-c.** sul-ac.[5] sul-i.[58] **SULPH.**[5] tab. tarax.[5] thuj.[5] til. tub. **Valer.**[5] **VERAT.**[5] verb. vib.[102] viol-t.[5] **Zinc.**[5]

- **Eintreten** in das Zimmer, beim: aeth. **All-c.** am-m.[1] **APIS** **ARG-N.** ars.[1] bamb-a.[1184] bov. cadm.[149] **Caust.** **Colch.**[5] **Con.** kali-n. laur.[5] mag-m.[1] merl.[85] mez.[5] nat-m.[5] **Nat-s.** **Nicc.** **Nux-v.** **Phos.** plb.[137] **PULS.** **RAN-B.**[5] ran-s.[5] **Rhus-t.**[1] sabad.[5] **Sel.**[5] sep. **Spong.**[36] **Sulph.** **Verat.**[5] **VERB.**[5]
- **geschlossenes** Zimmer: alum.[58] aml-n.[137] arg-n.[137] arist-cl.[149] ars-i.[58] bar-s.[58] gink.[227] just.[137] lac-d.[137] lil-t.[122] lyc.[137] med.[137] nat-c.[137] nux-v.[30] rauw.[149] staph.[30] sulph.[30] **Tab.** tub.[122] vib.[137]
  ☞ *Luft; frische, im Freien; amel. •warmes Zimmer*
  - **abgeschlossenes** Zimmer: arg-n.[137] lac-d.[137]
- **kaltes** Zimmer, beim Eintreten: **ARS.** bell.[5] calc-p. **Camph.**[5] carb-v. caust. con. **Dulc.** **Ferr.** **Ferr-ar.** **Graph.** **Hep.** ip.[5] **KALI-AR.** kali-c. kali-p. kali-sil.[58] mosch. nux-m. **Nux-v.** **Petr.** phos. **Psor.** **Puls.** **RAN-B.** **Sabad.** **SEP.** **Sil.** spong. stront-c. **Tub.** **Verb.**
  ☞ *Kälte; agg.*
- **Luft,** und frische: ars.[5] aur.[5] iod.[5] mez.[5]
  ☞ *Luft; frische, im Freien; agg.*
- **überfülltes** Zimmer: arg-n.[137] **Lyc.** staph.[137]
  ☞ *Menschenmengen agg.*
- **vollgestelltes** Zimmer: phys.[137]
- **warmes** Zimmer: **Acon.**[5] aeth.[116] **Agn.** **All-c.** **Alum.**[5] alum-p.[58] alum-sil.[58] **Alumn.**[54] **Am-c.** **Am-m.** ambr. **ANAC.**[5] androc.[222] **ANT-C.**[5] ant-t. **APIS**[58] **APISIN.**[5] aran-s.[102] arg.[5] **Arg-n.**[36] **Arn.**[5] **Ars.**[1] ars-i.[58] **Asaf.** **Asar.**[5] aur. aur-i.[58] aur-s.[58] bamb-a.[1184] bapt.[111] bar-i.[58] **Bell.**[5] bor. **Bov.**[5] brucel.[241] **BRY.**[5] bufo[58] calad. **Calc.**[5] calc-p. cann-s. canth.[5] **Caps.**[5] **Carb-v.**[1] **Caust.**[5] **Cham.**[5] **Cina**[5] cinnb. **Clem.**[5] **COC-C.**[36] **COCC.**[5] colch.[5] cortico.[149] crat.[102] **CROC.**[5] culx.[58] **Dulc.**[5] **GRAPH.**[5] grat.[58] **Guai.**[5] hed.[144] **Hell.**[5] **Hep.**[1] hip-ac.[119] hyper.[102] iber.[102] ign. **IOD.**[5] **IP.**[5] **Kali-c.**[1] **KALI-I.**[58] kali-n.[5] **KALI-S.** kreos. **Lach.** **LAUR.**[5] **Led.** **LIL-T.**[122] lob.[122] luf-op.[149] **LYC.**[5] m-arct.[5] m-aust.[5] **Mag-c.** **Mag-m.**[5] mag-s. meny.[5] **Merc.**[5] **Merc-i-f.** merl.[36] **MEZ.**[1] mosch. mur-ac.[5] **NAT-C.** nat-h. **Nat-m.** nicc. nux-m.[5] **Nux-v.** ol-an.[111] oxyg. ozone[227] paeon.[36] ph-ac.[5] **Phos.**[1] **Pic-ac.** plan.[36] **Plat.** pneu.[149] **PULS.**[5] ran-b.[5] rhod.[5] rhus-t.[1] **Ruta**[5] **SABIN.**[5] **Sars.**[5] **SEC.**[5] **Sel.**[5] **SEP.** sil.[5] spig.[5] **Spong.**[5] squil.[5] **Staph.**[5] **SUL-AC.**[5] **SULPH.**[5] tarax.[5] tarent. teucr.[5] **Thuj.**[5] thyr.[137] **Til.** **Tub.** **Verat.**[5] verb.[5] vib.[102] zing.
  ☞ *Luft; frische, im Freien; amel. •geschlossenes Zimmer*

amel.: **Agar.**[5] agn.[5] alum.[5] **Am-c.**[5] am-m.[5] ambr.[5] anac.[5] ang.[5] arn.[5] **Ars.** **Aur.**[5] aur-ar.[58] bar-c.[5] bell.[5] bor.[5] bov.[5] **Bry.**[5] calad.[5] **CALC.**[5] calc-p. **Camph.**[5] cann-s.[5] canth.[5] caps.[5] **Carb-an.**[5] **Carb-v.** **CAUST.** **Cham.**[116] **Chel.**[116] **Chin.**[116] chin-ar.[58] cic.[5] cina[5] **COCC.**[116] **COFF.**[5] coloc.[5] **CON.** cycl.[58] dig.[5] dros.[5] dulc. euph.[102] **Ferr.** ferr-ar. **Graph.** **GUAI.**[116] hell.[5] **Hep.** hyos.[5] ign.[5] iod.[5] ip.[5] kali-ar. **Kali-c.** kali-n.[5] kali-p. kali-sil.[58] **Kreos.**[5] **Lach.**[5] laur.[5] led.[5] **LYC.**[5] lycpr.[102] m-arct.[5] m-art.[5] m-aust.[5] mag-c.[5] mag-m.[5] mag-p.[58] **Mang.**[116] meny.[5] **Merc.**[116] mez.[5] mosch. mur-ac.[5] nat-c.[5] nat-m.[5] nit-ac.[5] **NUX-M.** **NUX-V.** olnd.[5] op.[5] **Petr.** ph-ac.[5] **Phos.** **Plat.**[116] plb.[5] psor. puls. ran-b. rheum[5] rhod.[5] **RHUS-T.** rumx.[116] **Ruta**[5] sabad. sabin.[5] sars.[5] sec.[58] **Sel.**[5] seneg.[5] **Sep.** **SIL.** **Spig.**[5] spong. **Stann.**[5] staph.[5] **Stram.**[5] stront-c. sul-ac.[5] **SULPH.**[5] tarax.[5] tarent.[137] term-a.[192] **Teucr.**[5] thuj.[5] til.[85] tub. **Valer.**[5] verat.[5] verb. viol-t.[5] zinc.[5]
  ☞ *Luft; frische, im Freien; agg.*
- **geschlossenes** Zimmer: euph.[102]
- **kaltes** Zimmer, beim Eintreten: **ARS.** bell.[5] calc-p. camph.[5] carb-v. caust. con. **Dulc.** **Ferr.** **Ferr-ar.** **Graph.** **Hep.** ip.[5] **KALI-AR.** kali-c. kali-p. kali-sil.[58] mosch. nux-m. **Nux-v.** **Petr.** phos. **Psor.** **Puls.** **RAN-B.** **Rhus-t.** **Sabad.** **Sec.**[58] **SEP.** **Sil.** spong. stront-c. term-a.[192] til.[85] **Tub.** **Verb.**
  ☞ *Kälte; amel.*
- **warmes** Zimmer: acon.[137] agar.[5] **Am-c.**[5] aur-ar.[58] **Bar-c.**[5] calad.[5] **Camph.**[5] canth.[5] carb-an.[5] carb-v.[5] **Caust.**[5] cham.[5] **CHEL.**[5] coff.[5] con.[5] cycl.[58] guai.[5] hell.[5] **Hep.**[5] **IGN.**[5] **KALI-C.**[5] kreos.[5] laur.[5] lycpr.[102] mag-c.[5] mag-p.[58] mang.[5] **MENY.**[5] merc.[5] merc-c.[5] **NUX-M.**[5] **Nux-v.**[5] petr.[5] **Plat.**[5] ran-b.[5] rhod.[5] **Rhus-t.**[5] **Rumx.**[116] **SABAD.**[5] sel.[5] **Sep.** **Sil.**[5] spig.[5] **Sul-ac.**[5] sulph.[5] valer.[5] zinc.[5]

ZÖLIBAT:

GEMÜT; M; Sexuelle Enthaltsamkeit, Zölibat, Beschwerden durch

ZUGLUFT:

agg.: **Acon.**[5] act-sp.[111] alum.[58] **Ambr.** **Anac.**[5] ant-t.[81] **Aral.**[102] arg.[5] **Ars.**[36] ars-s-f.[58] asar.[137] aur-m-n.[272] aur-s.[272] **Bapt.**[54] **BELL.**[5] benz-ac. **Bor.**[137] bov. brom.[58] **Bry.**[5] cadm-s. **CALC.**[5] calc-f.[58] **CALC-P.**[58] **Calc-s.** **CALC-SIL.**[58] **Camph.** canth.[5] **CAPS.** carb-an. carb-v.[58] **Carbn-s.**[58] **CAUST.**[1] cench.[58] **Cham.**[5] chel.[102] **CHIN.**[5] **Cimic.** **Cist.** citl-v.[197] cocc. coff.[58] colch.[5] coloc.[5] crot-h.[111] **Dulc.** eup-pur.[102] **Ferr.** ferr-p.[102] form.[111] gels.

ZUGLUFT; agg. (Forts.)
gink.[227] **Graph.**[5] guare.[36] gymn. harp.[1184] **Hep.**[5] hyos.[5] ichth.[102] **Ign.**[5] indg.[36] iris[102] kali-ar. kali-bi.[36] **KALI-C.**[5] kali-chl.[58] kali-n. kali-p.[58] kali-s. kali-sil.[58] kola[1184] lac-c. **Lac-d.**[162] **Lach.**[5] led. **LYC.**[1] m-aust.[5] **Mag-c.**[5] **Mag-m.**[102] **Mag-p.** magn-gr.[144] mant-r.[262] **Med.**[58] **Merc.**[5] **Mez.** mim-p.[2147] mur-ac.[5] musa[197] **Naja**[137] **NAT-C.**[1] **Nat-m.**[111] nat-p. nat-sil.[58] **Nit-ac.**[58] **Nux-m.** **NUX-V.** **Ol-j.** **Petr.** **Ph-ac.** **Phos.**[5] phys.[137] pimp.[102] plb.[102] podo.[25] psil.[164] **Psor.** **PULS.**[102] **Ran-b.** **Rhod.**[102] **RHUS-T.** **Rumx.** sang.[111] **Sanic.** sars.[5] **SEL.**[5] senec.[58] **Sep.**[5] **SIL.**[5] **Spig.**[5] squil.[58] **Stann.**[122] **Stram.** stront-c. succ.[194] sul-ac.[85] **SULPH.**[1] **Sumb.** tab.[102] tarent. tep.[36] til. tub.[111] **Valer.**[5] verat. **Verb.**[5] vichy-g.[36] x-ray[119] xan.[111] **Zinc.**[5] zinc-p.[58]

- **abends**: graph.[36]

- **kalte** Luft:
  ☞ *Kälte; agg.*

  ◦ **Schweiß,** während: dulc.[58] merc-i-f.[85]

  ◦ **Wehen,** Entbindung, während: nux-v.[54]

- **Kopfschmerz,** während: mant-r.[262]

amel.: **Ars.**[54] bry.[54] **Carb-v.**[54] lycps.[111] psil.[164] **Rhus-t.**[54] **Sil.**[54]
  ☞ *Luftzufächeln; amel.*

ZURÜCKZIEHEN, Anziehen von Gliedmaßen, Körperteilen:

Abdomens, Einziehen des: acon.[5] ambr.[5] ant-c.[5] ant-t.[5] asaf.[5] bar-c.[5] bell.[1] bov.[5] ign.[5] kali-c.[1] valer.[5] zinc.[1]

hinten, nach, **agg.**: mosch.[5]

Hochziehen, Anziehen von Gliedmaßen:

- **agg.**: **Agar.** alum.[5] am-m.[5] **Anac.** **Ant-t.**[5] asar.[5] bell.[5] bor.[5] carb-an.[5] **CARB-V.** cham.[5] chel.[5] chin.[5] cinnb.[111] coff.[5] dig.[5] dros.[5] dulc.[5] **Guai.** hell.[137] hep.[5] ign.[5] kali-c.[5] mag-c.[5] merc.[5] mur-ac.[5] nat-m.[5] nux-m.[5] nux-v.[5] olnd.[5] par.[5] petr.[5] plat.[5] **PULS.** rheum[5] rhod.[5] **RHUS-T.**[5] sabad.[5] sabin.[5] samb.[1] **SEC.**[5] spong.[1] stann.[5] staph.[5] thuj.[5] verb.[5] zinc.[1]
  ☞ *Beugen, Neigen, Krümmen; agg.; Teile, die erkrankten*

  ◦ **Beine**: bell.[5] hep.[5] kali-c.[5] plat.[5]

- **amel.**: alum.[5] am-c.[5] am-m.[5] anac.[5] ang.[5] ant-c.[5] arg.[5] arn.[5] aur.[5] bar-c.[5] bell.[5] bov.[5] bry.[5] **Calc.**[5] cann-s.[5] caps.[5] carb-v.[5] caust.[5] cham.[5] chin.[5] cina[5] clem.[5] **Coloc.**[116] con.[5] croc.[5] crot-h.[111] dig.[5] dros.[5] dulc.[5] ferr.[5] graph.[5] guai.[5] **Hep.**[5] ign.[5] kali-c.[5] lach.[5] laur.[5] lyc.[5] mang.[5] meny.[5] merc.[5] mur-ac.[5] nat-m.[5] nux-v.[5] petr.[5] phos.[5] plat.[5] plb.[5] puls.[5] ran-b.[137] rheum[5] rhus-t.[5] **Ruta**[5] sabin.[5] sel.[5] **SEP.**[5] sil.[5] spig.[5] spong.[5] stann.[5] staph.[5] **SULPH.**[5] **THUJ.**[5] valer.[5] verat.[5]

ZUSAMMENBEIßEN der Zähne:

agg.:
  ☞ *Beißen, Kauen; agg.*

amel.:
  ☞ *Beißen, Kauen; amel.*

ZUSAMMENZIEHEN der Gesichtsmuskeln **agg.**: bry.[5] olnd.[5] spig.[5]

ERSTRECKT SICH

AUSBREITUNG, Ausstrahlen von Symptomen: acon.[5] agar.[5] ant-c.[5] apisin.[5] arg.[5] **Arg-n.** arn.[5] ars.[5] bapt.[5] bell.[5] benz-ac.[137] **Berb.**[47] bism.[5] bry.[5] caust.[5] cham.[5] chel.[5] cimic.[111] coc-c.[111] cocc.[5] coff.[5] **Coloc.**[5] con.[5] cuph.[137] **Cupr.**[5] dig.[5] **Dios.** eupi.[85] ferr.[5] gels.[102] **GRAPH.**[8] helo.[111] helon.[111] hyos.[5] hyper.[111] **Ip.** kali-bi.[111] **Kali-c.**[5] kalm.[111] kreos.[5] lach.[5] **Lat-m.**[111] lath.[111] laur.[137] lil-t.[111] mag-m.[5] **MAG-P.** mang.[5] **Merc.**[5] mez.[5] naja[111] nicc.[111] **Nux-v.**[5] ox-ac.[8] phyt.[85] plat.[5] **Plb.**[5] ptel.[111] puls.[5] rhus-t.[5] sabad.[5] sec.[5] senec.[111] sep.[137] sil.[5] spig.[5] staph.[5] tab.[111] **Tell.** valer.[137] verat.[5] verat-v.[111] xan.[85]
  ☞ *C; Symptome •C; Zentrifugale Bewegung der Beschwerden •C; Schmerz; ausstrahlender Schmerz*

entfernten Teilen, zu: berb.[137] cuph.[137] dios.[137] mag-p.[137] plb.[137] tell.[137] valer.[137] xan.[137]

ERSTRECKT sich nach (die Beschwerde):

abwärts: aloe[137] arn.[137] aur.[137] bar-c.[137] **Berb.**[137] **Bor.**[102] bry.[137] cact.[102] caps.[137] cic.[137] coff.[137] **Hydrog.**[122] hyper.[137] kalm.[102] lach.[137] lyc.[102] puls.[137] rhod.[137] rhus-t.[137] **Sanic.**[102] sel.[137] zinc.[137]
  ☞ *C; Schmerz; erstreckt sich; abwärts*

aufwärts: am-m.[5] **ARG-N.**[5] **Asaf.**[5] asar.[5] benzin.[102] bor.[5] bufo[111] cedr.[111] **CON.**[5] eup-per.[102] fl-ac.[5] hep.[5] **Lach.**[5] laur.[5] **LED.**[122] lyc.[5] **Merc.**[5] mur-ac.[5] nat-c.[5] nux-v.[5] **Phos.**[5] **Plat.**[5] ran-b.[5] **Spig.**[5] sul-ac.[5] thuj.[5] valer.[5] **Verat.**[5] zinc.[5]
  ☞ *C; Schmerz; erstreckt sich; aufwärts*

außen, nach: **Asaf.**[137] bell.[137] berb.[137] bry.[137] chin.[137] kali-bi.[137] kali-chl.[111] kalm.[137] lith-c.[137] prun.[137] ptel.[36] sep.[137] sil.[137] **Valer.**[137] zinc.[137]
  ☞ *C; Schmerz; erstreckt sich; außen, nach*

hinten, nach: bar-c.[137] **Bell.**[137] **Bry.**[137] **Chel.**[137] con.[137] crot-h.[137] cupr.[137] gels.[137] **Kali-bi.**[137] kali-c.[137] kali-i.[137] lil-t.[137] merc.[137] nat-m.[137] par.[137] phos.[137] phyt.[137] prun.[137] puls.[137] **Sep.**[137] spig.[137] **SULPH.**[137]

vorn, nach: berb.[137] bry.[137] carb-v.[137] **Gels.**[137] lac-c.[137] **Sabin.**[137] **Sang.**[137] sep.[137] sil.[137] **SPIG.**[137]

ORT

DRÜSEN: abel.[149] abrot.[8] absin. achy.[149] acon.[5] acon-l.[102] act-sp.[111] adam.[222] aegle-f.[192] aesc.[25] aeth.[8] aethi-a.[116] agar.[5] agav-t.[149] agn. agra.[72] agri.[1125] ail.[25] alch-v.[1125] alco.[36] alet.[58] all-c.[116] allox.[119] aln.[102] aloe[36] alpi.[1125] alum.[1] alum-p.[58] alum-sil.[58] alumn.[36] am-br.[8] am-c.[5] am-caust.[4] am-m.[5] ambr.[1] aml-n.[36] ammc. amor-r.[149] amph.[36] amyg-am.[85] anac. anag. anan.[36] androc.[222] anet-g.[1125] ang.[5] ange-a.[1125] anh.[119] ant-c.[5] ant-o. ant-t.[5] anth.

anthr.[58] antipyrin.[38] ap-g.[102] apis apisin.[5] apoc.[36] aq-mar.[72] aran.[36] arg.[1] arg-n.[5] arge-p.[264] arist-cl.[119] arn.[5] ars.[5] ars-i.[8] ars-s-f.[58] arum-t.[8] arund.[85] asaf.[5] asar.[1] asc-t.[122] asim.[102] astac.[102] aster.[102] atro.[25] aur.[5] aur-ar.[58] aur-i.[58] aur-m.[58] aur-m-n.[36] aur-s.[58] ba-sv.[136] bac.[56] bac-ts.[102] bad.[25] bamb-a.[1184] bapt.[58] bar-acet.[36] **BAR-C.**[5] **Bar-i.**[25] bar-m.[8] bar-s.[58] bcg[149] **Bell.**[5] bell-p.[256] benz.[102] benz-ac.[58] berb.[8] bism.[1] bond.[36] bor.[1] bos-c.[1125] both-l.[102] bov.[5] brach.[102] bran.[102] brom.[5] bros-g.[259] brucel.[241] **Bry.**[5] bufo[45] buni-o.[149] buth-aust.[119] cact.[8] cahin. calad.[5] **CALC.**[1] calc-acet. calc-ar. calc-chln.[102] calc-f.[58] calc-i.[58] calc-p.[36] calc-s.[36] calc-sil.[58] calen.[8] camph.[1] cand-a.[239] cann-i. cann-s.[1] canth.[5] caps.[1] carb-ac.[25] carb-an.[1] carb-v.[5] carbn-s.[25] carc.[146] card-m. carl. cass.[36] cath-a.[264] caul.[85] caust.[1] cean.[25] cean-tr.[72] cedr. cench.[58] cent.[85] cere-b.[102] cere-s.[36] cham.[5] chel.[5] chen-a.[54] chim. chin.[5] chin-ar.[8] chin-s.[36] chlf.[46] chlol. chlorpr.[149] choc.[222] chr-ac.[102] cic.[5] cimic.[8] cina[5] cinnb.[36] cist.[25] cit-v.[1125] citl-v.[197] **Clem.**[1] cob. cob-n.[37] coc-c.[36] coca cocc.[5] coch.[8] coch-o.[1125] cod.[54] coff.[5] colch.[5] coli.[149] coll. coloc.[1] colocin.[36] con.[5] conv.[1125] cop.[36] cor-r. cortico.[119] cortiso.[144] corv-c.[258] crat.[1125] croc.[102] crot-c. crot-h.[8] croto-t. cub.[36] culx.[58] cupr.[1] cupr-acet.[36] cupr-ar.[25] cur.[36] cycl.[1] cymbo-ci.[5] cypra-e.[227] daph. der.[36] dig.[5] dios.[25] diph.[102] diphtox.[142] dor. dros.[5] dulc.[1] dys-co.[136] echi. elaps elat.[34] elmen[9] ephe.[267] equis. erech.[25] erig.[25] erio.[102] ery-a.[25] eucal.[102] eup-pur.[25] euph.[5] euphr.[5] eupi. fago.[25] falco-p.[265] ferr.[5] ferr-i.[8] ferr-m.[8] ferr-p.[58] ferr-pic.[102] fl-ac. foll.[149] form.[36] form-ac.[192] frax.[102] fuc.[116] gamb.[111] gast.[36] gaul.[1125] gels.[8] gent-c.[36] germ.[222] gink.[142] gins. glech.[1125] glon.[36] gonotox.[149] goss.[25] gran.[10] granit-m.[194] graph.[1] grat. guai.[5] guare.[25] gunp.[809] gymn.[36] haliae-lc.[222] hall[36] ham.[25] hecla.[85] hed.[119] hedeo.[25] hell.[5] helo.[85] helod-c.[205] helon.[25] hep.[1] hip-ac.[119] hipp.[36] hippoz.[8] hist.[144] hura[36] hydr.[36] hydrc.[36] hydro-c.[2147] hydrog.[222] hyos.[5] hyper.[8] iber.[25] ichth.[77] ign.[5] ignis[194] ind.[8] indg.[10] iod.[1] ip.[1] irid.[139] iris[36] itu[36] jab.[36] jac.[85] jac-c. jatr. jatz.[9] joan.[102] jug-c. **JUG-R.**[102] kali-ar.[58] kali-bi.[36] kali-br.[8] kali-c.[1] kali-chl.[36] kali-fcy.[198] kali-i.[8] kali-m.[137] kali-ma.[8] kali-n.[1] kali-p.[58] kali-s. kali-sil.[58] kali-tel.[36] kalm. kola[1184] kreos.[5] lac-ac. lac-as.[274] lac-c.[40] lac-d.[56] lac-eq.[204] lac-lup.[204] lacer.[36] **Lach.**[5] lam.[36] lap-a.[25] lap-laz.[227] lar-ar.[251] lat-k.[102] lat-m.[119] laur.[36] lec. led.[5] lem-m.[122] lepro.[197] lept.[25] lil-t.[8] lith-c.[25] lob.[85] lob-s.[25] loxo-r.[240] luf-op.[144] **Lyc.**[1] lycpr.[85] lycps.[8] lyss. m-arct.[5] m-art.[5] m-aust.[5] macrin.[102] mag-c.[1] mag-f.[144] mag-i.[144] mag-m.[5] mag-p. magn-gr.[111] maland.[56] manc. mand.[119] mang.[5] mang-acet.[1] marm-w.[194] med.[56] mein.[9] meli. menth.[36] meny.[1] meph.[8] **MERC.**[5] merc-acet. merc-aur.[102] merc-c.[5] merc-cy.[25] merc-d. merc-i-f.[8] merc-i-r.[36] merc-k-i.[110] merc-p.[102] merc-pr-r.[102] merc-s.[36] merl.[36] mez.[1] mill.[8] mit.[36] moly.[85] morg.[136] morg-g.[136] morph. mosch. mucor[149] mur-ac.[1] murx. musa[197] muscin.[38] mygal.[8] myric.[25] myris.[54] myrt-c.[45] naja[8] nat-ar.[36] nat-c.[1] nat-ch.[102] nat-h. nat-m.[1] nat-p. nat-s. nat-sal.[102] nat-sil.[58] neon[222] nicc.[36] nicc-s.[77] nit-ac.[1] nit-m-ac.[36] nuph. nux-m.[5] nux-v.[5] oci. ol-an. ol-j. onon.[1125] onos. op. orch.[102] orig.[1125] osm.[36] ov.[102] ovi-g-p.[55] ox-ac.[36] oxal.[45] oxyt.[102] ozone[227] pall.[39] par.[5] pareir. parot.[193] paull-p.[36] petr.[1] ph-ac.[5] **Phos.**[1] phys.[25] **Phyt.**[25] pic-ac.[25] pier-b.[233] piloc.[85] pimp.[1125] pimp-a.[1125] pin-s.[102] pip-m. pitu-a.[164] plan.[25] plat.[5] plb.[5] plb-i.[25] plut-n.[222] podo.[8] polyg.[25] polyp-p.[36] por-m.[251] pot-t.[1125] prun.[8] psil.[164] psor.[36] ptel.[36] **PULS.**[1] puls-n.[25] pyrog.[56] querc-r.[1125] rad-br.[102] ran-a.[45] ran-b.[5] ran-s.[5] raph.[36] rat.[1125] rheum[1] rhod.[5] rhus-t.[5] rhus-v.[25] rob.[36] ros-d.[305] rumx.[25] ruta[5] sabad.[5] sabal.[102] sabin.[5] sac-alb.[36] sal-ac.[36] sal-mar.[72] salv.[1125] salx-m.[102] salx-n.[102] samb.[45] sang.[8] sanguin-n.[85] sanic.[85] sant.[36] sapin.[36] sapo.[102] sarcol-ac.[119] saroth.[105] sarr.[36] sars.[5] scorp.[269] scroph-n.[102] sec.[5] sel.[5] senec.[25] seneg.[5] sep.[1] **SIL.**[1] sin-n. sol[236] sol-n.[25] spect.[271] spig.[1] spira.[36] spong.[5] squil.[1] stann.[1] staph.[5] staphycoc.[77] stict.[85] stigm.[102] still.[25] stram.[5] stront-c.[144] stry. succ.[194] sul-ac.[1] sul-i.[38] sulph.[1] sumb.[25] syc-co. syph.[8] tab.[36] tanac.[102] tarax.[1] tarent.[36] tarent-c. tax.[303] tela[192] tell. tep. ter. teucr.[5] teucr-s. teucr-sc.[1125] thal.[144] thea[36] ther.[45] thlaspi[45] thuj.[1] thymol.[119] thymu.[77] thyr.[102] trad.[1125] trif-p.[36] trif-r.[36] trig-f-g.[1125] tritic.[1125] trom.[111] tub.[193] tub-m.[159] tub-r.[149] tung.[252] tus-f.[102] tus-p. upa.[36] uro-h.[264] urt-u. ust.[8] uva.[34] v-a-b.[149] vac.[36] valer.[2] vario.[36] verat.[5] verat-v. verb.[77] vero-o.[1125] vesp.[36] vib. viol-t.[5] vip.[36] visc.[77] wies.[36] wild.[9] wye.[36] x-ray[72] xan. xero.[102] yohim.[85] yuc.[36] zinc.[1] zinc-i.[137] zinc-m.[36] zinc-p.[58] zinc-val.[54] ziz.[25]

☞ *Lymphdrüsen •C; Abszesse, Eiterung; allgemeine Arzneien; •C; Entzündung; Drüsen, Adenitis •C; Schmerz; Drüsen*

Frauen, bei fettleibigen: alpi.[1125]

Hormondrüsen: abrot.[8] absin. achy.[149] acon.[5] act-sp.[111] adam.[222] aesc.[25] agar.[5] agav-t.[149] agn.[5] alch-v.[1125] alet.[58] aln.[102] aloe[36] alum.[1] alum-p.[58] alum-sil.[58] alumn.[36] am-br.[8] am-c.[5] am-m. ambr.[5] aml-n.[36] ammc. amor-r.[149] anag. anan.[36] androc.[222] ang.[5] ange-a.[1125] anh.[119] ant-c.[5] ant-o. ant-t.[5] ap-g.[102] apis[8] apisin.[5] apoc. arg.[5] arg-n.[5] arge-p.[264] arist-cl.[119] arn.[5] ars.[5] ars-i.[58] arum-t.[8] asaf.[5] asar.[102] asim.[102] aster.[198] atro.[25] aur.[5] aur-ar.[58] aur-i.[58] aur-m.[58] aur-m-n. aur-s.[58] bac.[149] bac-ts.[102] bamb-a.[1184] bapt. bar-acet.[36] bar-c.[8] bar-i.[25] bar-m.[8] bar-s.[58] bell.[5] bell-p.[256] benz.[102] berb. bism.[1] bor.[5] bos-c.[1125] bov. brach.[102] bran.[102] brom.[5] bros-g.[259] brucel.[241] bry.[5] bufo cact.[8] cahin. calc.[1] calc-acet. calc-f.[58] calc-i.[58] calc-p. **Calc-s.**[36] calc-sil.[58] calen.[8] camph.[1] cann-s.[5] canth.[5] caps.[1] carb-ac.[36] carb-an.[5] carb-v.[5] carbn-s.[25] carc.[187] card-m. carl. caul.[85] caust.[5] cench.[58] cere-b.[102] cere-s.[36] cham. chel.[5] chim. chin.[5] chin-s.[36] chlf.[46] chlorpr.[149] cic. cimic.[8] cinnb.[36] cit-v.[1125] clem.[1] cob. cob-n.[37] coc-c. coca cocc.[5] cod.[54] coff.[5] colch.[34] coli.[149] coll. coloc.[1] colocin.[36] con.[5] cop.[36] cortico.[149] croc.[102] crot-h. croto-t. cub.[36] cupr-ar. cur. cycl.[102] der.[36] dig.[34] dios. dros.[5] dulc.[5] echi. elat.[34] equis. erech.[25] erig.[102] erio.[102] ery-a.[25] eucal.[144] eup-pur.[25] euph. euphr.[5] eupi.

DRÜSEN; Hormondrüsen (Forts.)
fago.[25] falco-p.[265] ferr.[102] ferr-i.[8] ferr-p.[58] fl-ac.[5] foll.[149] form.[137] frax.[102] fuc.[1125] gamb.[111] gaul.[1125] gels.[8] germ.[222] gink.[227] gins. goss.[36] granit-m.[194] graph.[1] grat.[187] guai.[54] ham.[25] hed.[119] hedeo.[25] hell.[34] helo.[85] helon.[25] hep.[5] hipp. hippoz.[54] hist.[144] hura[36] hydr.[36] hydrc. hydro-c.[149] hyos.[5] hyper.[8] ign.[5] ignis[194] ind.[36] **Iod.**[1] ip.[1] irid.[222] iris[111] jab. jac-c. jatr. joan.[102] kali-ar.[58] kali-bi. kali-br.[8] kali-c.[1] kali-chl.[58] kali-fcy.[198] kali-i.[8] kali-n.[1] kali-p. kali-s. kali-sil.[58] kalm. kola[1184] kreos. lac-ac. lac-c.[58] lac-d.[56] lac-eq.[204] lac-lup.[204] lach.[5] lam.[36] laur.[5] lec. lepro.[197] lil-t.[8] lith-c.[25] lyc.[1] **LYCPS.**[8] lyss. m-arct.[5] m-art.[5] m-aust.[5] mag-c.[5] mag-m.[54] mag-p. magn-gr.[111] manc.[198] mang.[5] med.[56] meli. meny.[5] meph.[8] merc.[5] merc-acet. merc-aur.[102] merc-c.[5] merc-i-f.[137] merc-i-r. merc-s. merl. mez.[5] mill.[8] mit.[85] morg.[136] morph. mosch. mur-ac.[1] murx. mygal.[192] myrt-c.[45] naja[8] nat-ar.[58] nat-c.[5] nat-ch.[102] nat-h. nat-m.[5] nat-p. nat-s. nat-sil.[58] neon[222] nicc.[36] nicc-s.[77] nit-ac.[1] nuph. nux-m.[5] nux-v.[5] oci. ol-an. ol-j. onos. op. orch.[102] orig.[1125] osm. ov.[102] ovi-g-p.[102] ox-ac.[58] oxal.[45] oxyt.[102] ozone[227] pall.[39] pareir. parot.[193] paull-p.[36] petr.[1] ph-ac.[1] phos.[1] phys.[25] phyt.[25] pic-ac.[25] pier-b.[233] pip-m. pitu-a.[164] plat.[1] plb.[5] podo.[8] polyg.[25] prun.[8] psil.[164] psor. puls.[5] puls-n.[25] pyrog.[56] querc-r.[257] rad-br.[102] ran-b.[5] ran-s.[5] rhod.[2] rhus-t.[5] rob.[809] ros-d.[305] rumx.[137] ruta[5] sabad. sabal.[102] sabin.[5] salx-n.[102] sarr.[58] sars.[5] scroph-n.[102] sec.[5] sel.[5] senec.[25] sep.[1] sil.[1] spig.[5] **Spong.**[5] squil.[5] stann.[5] staph.[1] stigm.[102] still.[36] stram. stry. succ.[194] sul-ac.[1] sul-i.[58] sulph.[1] sumb. syc-co.[136] syph.[58] tanac.[102] tarax.[1] tarent.[36] tax.[303] tep. ter. teucr.[5] teucr-s. teucr-sc.[1125] thea[36] ther. thlaspi[102] thuj.[1] thymol.[119] thymu.[77] thyr.[100] trad.[1125] trom.[111] tub.[36] tub-r.[149] tung.[252] tus-f.[102] tus-p. urt-u. ust.[25] uva.[34] valer.[2] vario.[36] verat.[5] verat-v. verb.[77] vesp.[36] vib. viol-t. visc.[77] wye.[36] x-ray[72] xan. xero.[102] yohim.[85] zinc.[1] zinc-p.[58] zinc-val.[54] ziz.[25]

- **Fortpflanzungssystems,** des: abrot.[8] absin. achy.[149] **ACON.** act-sp.[111] adam.[222] aesc.[25] **Agar.**[5] agav-t.[149] **AGN.** alet.[58] aloe[36] **Alum.** alum-p.[58] alum-sil.[58] alumn.[36] **Am-br.**[102] **AM-C. Ambr.**[31] ammc. amor-r.[149] anag. anan.[36] ang.[5] **Ant-c.**[5] ant-o. ant-t.[5] ap-g.[102] **APIS**[8] **APISIN.**[5] apoc. **ARG.**[5] **Arg-n.**[5] arge-p.[264] **ARN.**[5] **ARS. Ars-i.**[58] arum-t.[8] **Asaf.**[5] **Atro.**[25] **AUR.**[5] aur-ar.[58] **AUR-I.**[58] **Aur-m. Aur-m-n.**[272] **AUR-S.**[58] bamb-a.[1184] **BAPT. Bar-c.**[8] **Bar-i.**[25] **Bar-m. BELL.**[5] bell-p.[256] **Berb.**[102] **Bism.**[1] **Bor. BOV.** brach.[102] bran.[102] **BROM.**[5] bros-g.[259] **BRY.**[36] **Bufo Cact.**[8] cahin. **CALC.** calc-acet. **Calc-f.**[58] **Calc-i.**[102] **Calc-p.** calc-s.[36] camph.[1] **Cann-s. CANTH.**[5] **Caps.**[1] **Carb-ac. Carb-an.**[5] **Carb-v.**[5] **Carbn-s.** carc.[187] card-m. **Carl.** caul.[85] **CAUST. Cench.**[58] cere-s.[36] cham. **Chel.** chim. **Chin.** chin-s.[36] chlf.[46] chlorpr.[149] cic. **Cimic.**[8] **Cinnb.**[36] **CLEM.**[1] cob-n.[37] coc-c. **Cocc.** cod.[54] coff.[5] colch.[34] coll. **COLOC.**[5] colocin.[36] **CON.**[54] **Cop.**[36] cortico.[149] croc.[102] **Crot-h.** cub.[36] cupr-ar. cur. der.[36] **Dig.**[34] **Dios.** dros.[5] **Dulc.**[5] echi. equis. erech.[25] eup-pur.[25] **Euph. Euphr.**[5] **Eupi. Fago.**[102] falco-p.[265] ferr.[102] **Ferr-i.**[8] ferr-p.[58] fl-ac. foll.[149] form.[137] gaul.[1125] **Gels.**[8] germ.[222] gins. goss.[36] granit-m.[194] **GRAPH.**[1] **Guai.**[54] **Ham.**[25] harp.[1184] hedeo.[25] hell.[34] helo.[85] **Helon. HEP.**[5] hipp. hippoz.[54] hist.[144] hydr.[36] hyos.[5] hyper.[8] **Ign.** ignis[194] ind.[36] **IOD.** ip.[1] irid.[222] iris[111] jab. jatr. kali-ar.[58] kali-bi. **Kali-br.**[8] **Kali-c.** kali-chl.[58] kali-fcy.[198] **KALI-I.**[8] **Kali-n.**[5] kali-p. kali-s. kali-sil.[58] kola[1184] **Kreos.** lac-ac. **Lac-c.** lac-d.[56] lac-eq.[204] lac-lup.[204] **LACH.**[5] lam.[36] laur.[5] lec. **LIL-T.**[8] **Lith-c.**[25] **LYC.**[5] **Lycps. Lyss.** m-arct.[5] m-art.[5] **M-aust.**[5] mag-m.[54] **MAG-P.** magn-gr.[111] mang.[5] **MED.**[56] meli. meny.[5] **MERC.**[5] merc-acet. **Merc-c.**[45] **Merc-i-r. MEZ.**[5] mill.[8] mit.[85] morg.[136] mur-ac.[1] murx. mygal.[192] myrt-c.[45] **Naja**[8] nat-ar. **Nat-c.**[5] **Nat-m.** nat-p. nat-sil.[58] neon[222] **NIT-AC.**[1] nuph. **Nux-m.**[5] **NUX-V.**[5] oci. **Ol-an.** ol-j. **Onos.** op. osm. **Ov.**[102] ovi-g-p.[102] **Ox-ac.**[102] **Oxyt.**[102] ozone[227] **Pall.** paull-p.[36] **Petr. PH-AC.**[1] **PHOS.**[45] phys.[25] **Phyt.**[25] pic-ac.[25] pier-b.[233] pitu-a.[164] **PLAT.**[5] **Plb. PODO.** polyg.[25] prun.[8] **Psor. PULS.**[5] puls-n.[25] pyrog.[56] querc-r.[257] **Ran-b.**[5] ran-s.[5] **RHOD.**[2] **RHUS-T.**[8] rumx.[137] ruta[5] **Sabad. Sabal.**[102] **SABIN.**[54] salx-n.[102] sars.[5] **Sec.**[5] sel.[5] senec.[25] **Sep. SIL.** spig.[5] **SPONG.**[1] squil.[5] stann.[5] **STAPH.**[1] still.[36] **Stram.** stry. sul-ac.[1] **Sul-i.**[58] **SULPH.**[1] sumb. syc-co.[136] **Syph.**[58] tarax.[1] **Tarent.**[102] tax.[303] ter. teucr.[5] **Teucr-s.** thea[36] ther. thlaspi[102] **THUJ.**[5] thymol.[119] trom.[111] **TUB.**[36] tung.[252] tus-p. **UST.** uva.[34] **Valer.**[2] verat.[5] **Verat-v.**[102] vesp.[36] **VIB.** visc.[77] wye.[36] **Xan. ZINC.**[1] zinc-p.[58] **Zinc-val.**[102] ziz.[25]

Lymphdrüsen: **Acon.**[10] acon-l.[102] adam.[222] aegle-f.[192] aesc.[36] aeth.[8] **Agar. Agn.**[1125] **Agra.**[72] **AIL.**[25] all-c.[116] **Alum.** alum-p.[58] alum-sil.[58] **ALUMN. AM-C.**[5] am-caust.[4] **Am-m.**[5] ambr.[1] amyg-am.[85] anan.[36] ang.[5] **Ant-c.**[5] ant-t.[5] **Anthr.**[58] **Apis**[8] **Apisin.**[5] apoc.[36] aq-mar.[72] arg.[5] arg-n.[5] arist-cl.[119] **Arn.**[5] **ARS.**[809] **Ars-i.**[8] **Ars-s-f.**[58] **ARUM-T.**[25] **Asaf.**[5] asar.[1] asim.[102] astac.[102] **Aster.**[102] **Aur.**[5] **Aur-m. Aur-m-n.**[54] **Aur-s.**[58] ba-sv.[136] **Bac.**[102] **BAD.**[25] bamb-a.[1184] **BAPT.** bar-acet.[102] **BAR-C.**[5] **Bar-i.**[25] **BAR-M.** bar-s.[58] bcg[149] **BELL.**[1] **Benz-ac.**[58] berb.[8] bond.[36] bor.[1] **Bov.**[5] **BROM.**[5] brucel.[241] **Bry.**[5] **BUFO**[809] calad.[5] **CALC.**[1] calc-chln.[102] **CALC-F.**[111] **CALC-I.**[137] **CALC-P.**[102] **Calc-s.** calc-sil.[58] camph.[5] cann-s.[1] **Canth.**[5] **Caps.**[5] **CARB-AC.**[25] **CARB-AN.**[1] **CARB-V.**[5] **Carbn-s.** carc.[146] cath-a.[264] **Caust.**[1] **Cedr.** cench.[58] **CHAM.**[5] **Chel.**[5] **Chen-a.**[54] **Chin.**[5] **Chin-ar.**[8] choc.[222] **Cic.**[5] cina[5] **Cinnb.**[102] **CIST.**[25] **CLEM.**[1] coc-c.[36] **Cocc.**[5] **Colch.** coloc.[5] **CON.**[5] cop. **Crot-h.**[809] **Croto-t.** cub.[36] **Cupr.** cupr-acet.[36] cupr-ar.[25] cur.[36] cycl.[5] cymbo-ci.[5] der.[36] **Dig.**[5] dios.[25] diph.[102] diphtox.[142] **DULC.**[1] dys-co.[136] **ECHI.**[1125] elaps elmen[9] eucal.[102] euph.[5] euphr.[5] fago.[25] **Ferr. Ferr-p. Fl-ac.** fuc.[116] **Gels.**[8] gent-c.[36] gink.[142] gins.[102] glon.[36] **GRAPH. GUAI.**[5] guare.[25] **Gymn.**[36] **Ham.** hecla.[85] **Hell.** helod-c.[205] **HEP.** hip-ac.[119] **Hippoz.** hydr.[102] hydrog.[222] hyos.[5] **Ign.**[5] ind.[8] **IOD.** irid.[139] iris[36] jab.[36] jac.[85] jug-c.[142] jug-r.[102] **Kali-bi.**[36] **Kali-br.**[8] **KALI-C.**[1] **Kali-chl. Kali-i.**[36] **Kali-m.**[102] kali-p.[58] kali-s.

kali-sil.[58] kola[1184] **Kreos.**[5] **Lac-ac.**[102] **LAC-C.**[40] **LACH.**[809] **Lap-a.**[25] lap-laz.[227] lat-m.[119] led.[5] **Lith-c.** lob-s.[25] loxo-r.[240] **LYC.**[1] **Lyss.** m-arct.[5] m-art.[5] m-aust.[5] mag-c.[5] mag-f.[144] **Mag-m.** mag-p.[102] **Manc. MED.**[58] mein.[9] meny.[1] **MERC.**[5] **MERC-C. Merc-cy.**[25] **MERC-D. Merc-i-f.**[8] **Merc-i-r.**[51] merc-s.[36] **Mez.**[5] morg.[136] morg-g.[136] **Mur-ac. Mygal.**[8] myric.[25] **Myris.**[54] naja[8] nat-ar.[36] **Nat-c. NAT-M.**[1] nat-p. **Nat-s. NIT-AC.**[1] nux-m.[36] **NUX-V.**[5] oci.[102] osm.[36] ox-ac.[36] ozone[227] par.[5] **PETR.**[5] **Ph-ac.**[5] **PHOS.**[1] phys.[36] **PHYT.** pitu-a.[164] plat.[5] **Plb.**[54] plut-n.[222] polyp-p.[36] **PSOR.**[122] **Puls.** rad-br.[137] **Ran-s.**[5] raph.[36] rheum[1] **RHUS-T.**[5] rhus-v.[25] ruta[5] **Sabad.**[54] salx-m.[102] **SAMB.**[45] **Sang.**[8] **Sanguin-n.**[85] sanic.[85] sapin.[36] sapo.[102] sarcol-ac.[119] sarr.[36] sars.[5] scorp.[269] sec.[36] sel.[5] seneg.[5] **SEP.**[1] **SIL.**[1] sol[236] sol-n.[25] **SPIG.**[5] **SPONG.**[5] **Squil.**[1] **STANN. STAPH.**[5] **Still.**[25] stram.[5] stront-c.[144] **Sul-ac. Sul-i.**[38] **SULPH.** sumb.[25] **Syc-co. Syph.** tab.[36] **Tarent.**[137] **Tarent-c.** tax.[303] tela[192] tep. ter. **Teucr.**[197] thal.[144] thlaspi[45] **THUJ.**[1] **TUB.**[85] upa.[36] urt-u.[1125] ust.[8] v-a-b.[149] valer.[10] verat.[5] vesp.[36] viol-t.[5] vip.[36] wye.[77] yuc.[36] zinc.[1] zinc-i.[137]

sekretorische Drüsen: acon.[5] ail. aln.[102] am-c. am-m.[58] ambr.[1] aml-n.[111] anan.[36] ang.[5] **Anthr.** apis arg.[1] arn.[5] **Ars.** ars-s-f.[58] arum-t.[58] asaf. asim. aur.[1] aur-ar.[58] aur-m. aur-s.[58] bapt.[58] bar-c.[5] bar-i.[58] bar-m. bar-s.[58] bell.[1] bov.[5] **Brom.**[5] bry.[5] calad.[5] calc.[1] calc-f.[111] calc-p.[58] calc-s.[58] calc-sil.[58] calen.[102] caps.[5] carb-an. carb-v.[5] carbn-s. cham.[5] chin.[1] cist.[58] clem.[1] coc-c.[36] cocc.[5] con.[5] cop. cor-r. crot-h.[8] croto-t. cupr.[36] cycl.[1] dios.[25] dros. dulc. euph.[5] fago.[36] ferr-i. ferr-p. glon.[111] graph.[1] **Hep.** hippoz.[8] hyos.[5] ign.[1] iod.[1] jab.[36] jatz.[9] kali-ar. kali-bi.[36] kali-c.[5] kali-chl.[36] kali-i. kali-n.[1] kali-p. kali-s. kali-sil.[58] kalm. kreos.[5] lach.[5] led.[5] **Lyc.** mag-c.[1] mang.[5] mang-acet.[1] meli.[111] **MERC.**[8] merc-c.[36] **Merc-cy.**[36] merc-i-f. merc-i-r.[36] mez.[5] **Mur-ac.**[5] musa[197] nat-c.[58] nat-m.[1] **Nit-ac.**[1] nux-v.[5] petr.[1] ph-ac.[5] phos.[1] phyt.[25] plb.[5] **Psor.** puls.[5] rhus-t.[1] ros-d.[305] sabad.[5] sarr.[36] sars. sep.[1] sil.[1] spig.[1] spong.[1] staph.[1] stram. sul-ac.[1] sul-i.[58] sulph.[1] syph.[8] tarent. thuj.[1] trif-p.[36] trif-r.[36] verat.[8] vesp. wies.[36]

FLECKE, fleckweise auftretend, einzelne Stellen: agar.[5] alum.[5] am-c.[5] am-m.[5] ambr.[5] apisin.[5] arg.[137] arg-n.[5] arge-p.[264] arn.[5] **Ars.**[5] asaf.[5] bell.[5] **Berb.**[137] bry.[5] bufo[137] calc.[5] **Calc-p.**[137] cann-s.[5] canth.[5] caps.[58] carb-v.[5] caust.[5] cham.[5] chel.[5] **Cist.**[137] colch.[5] **Con.**[137] croc.[5] cupr.[5] dios.[111] ferr.[5] fl-ac.[5] glon.[137] graph.[5] hep.[5] **IGN.**[5] iod.[5] **KALI-BI.**[111] **LAC-C.**[137] lach.[5] led.[5] **Lil-t.**[111] lyc.[5] mag-c.[5] mag-m.[5] mag-p.[111] meny.[5] merc.[5] mosch.[5] nat-m.[5] nit-ac.[5] nux-m.[5] ol-an.[111] ol-j.[137] onos.[111] ox-ac.[111] petr.[137] ph-ac.[5] phos.[5] plat.[5] psor.[111] puls.[5] ran-b.[5] ran-s.[5] rhod.[5] rhus-t.[5] sabin.[5] samb.[5] sars.[137] sel.[137] **Sep.**[137] sil.[5] squil.[5] sul-ac.[5] **SULPH.**[137] tarent.[137] thuj.[5] verat.[137] zinc.[5]

☞ C; Symptome • C; Schmerz; stellenweise ▥ ABDOMEN; C; Schmerz; stellenweise;

kalt: calc-p.[137] caps.[58] petr.[137] sep.[137] tarent.[137] **Verat.**[137]

GELENKE: abrot.[15] acet-ac. achy.[142] **ACON.**[5] act-sp.[102] **AESC.** agar.[5] **Agn.**[5] allox.[119] **Aloe**[36] **Alum.**[122] alum-sil.[58] alumn.[54] **Am-be.**[25] **Am-c.**[5] am-caust.[102] **Am-m.**[1] am-p.[85] **Ambr.**[5] amph.[36] **ANAC.**[5] androc.[222] **ANG.**[5] **Ant-c.**[5] ant-s.[36] **Ant-t.**[116] **APIS Apisin.**[5] **Apoc.**[58] **Apoc-a.**[25] aran.[58] aran-ix.[144] arbu.[36] **ARG.**[5] **Arg-n.** arist-cl.[119] **ARN.**[5] **ARS. Ars-i.**[58] **Ars-s-f.**[58] arum-d.[25] **Arum-t. Asaf.**[5] **Asar.**[1] asc-t.[58] **AUR.**[5] aur-ar.[58] aur-m.[58] **Aur-m-n.**[36] bac.[62] bamb-a.[1184] bani-c.[204] bar.[5] **Bar-c.**[5] bar-m.[111] bcg[149] **BELL. Benz-ac.**[58] berb.[58] bism.[5] **Bol.**[102] **Bor.**[1] **Bov.**[5] brom. **BRY.** bufo cact.[36] cadm-s.[36] cahin. calad.[5] **CALC.**[1] calc-caust. **Calc-f.**[111] **CALC-P.**[122] calc-sil.[58] **Camph.**[5] cann-i.[25] cann-s.[5] **Canth.**[5] **CAPS.**[5] **Carb-ac. Carb-an. Carb-v.**[5] **Carbn-s.** carc.[193] **Carl.**[36] **Caul.**[111] **CAUST.**[5] cedr.[25] **Cham.**[5] chel.[5] **CHIN.**[122] chin-ar.[58] chin-s. chlf.[36] chloram.[149] **Cic.**[5] **Cimic.** cina[5] cist.[10] clem.[5] coc-c. **Cocc.**[5] coff.[5] **COLCH.**[137] colchin.[102] **Coloc.**[5] com.[36] **CON.** cop.[58] cor-r. cortiso.[119] cot.[100] **Croc.**[5] **Crot-h.**[54] croto-t.[5] **Cupr.**[5] cupr-acet.[45] cycl.[5] cymbo-ci.[2184] daph.[58] **Dig.**[1] dios.[58] **Dros.**[5] **Dulc.**[1] dys-co.[136] eos.[102] eup-per.[58] **EUPH.**[5] **Euphr.**[5] **FERR.**[5] **Ferr-ar.** ferr-i.[58] **Ferr-p.** ferr-pic.[102] **Fl-ac.** form.[25] **Form-ac.**[102] franc.[102] gast.[9] **Gaul.**[102] gels.[58] gink.[227] gins.[102] glon. gnaph.[102] gran. **GRAPH.**[5] grat.[36] **Guai.**[5] guare.[36] ham. **HARP.**[1184] hed.[144] **HELL.**[5] **HEP.**[5] hip-ac.[119] hura hydr.[58] hydr-ac.[268] hydro-c.[2147] hydrog.[222] hyos.[1] **Hyper.**[36] **IGN.**[5] indg.[36] **Iod.** ip.[5] irid.[102] iris[36] jab.[102] jug-c. kali-ar.[58] **Kali-bi.**[58] kali-br.[102] **KALI-C.** kali-chl. **Kali-i.**[36] kali-m.[61] **KALI-N.**[5] **Kali-s.**[58] kali-sil.[58] **Kalm. Kreos. Lac-ac.**[36] **Lac-c.**[102] lac-eq.[204] **Lach.** laur.[5] **LED.**[5] **Lil-t.**[8] **Lith-c.**[54] lith-l. lob-s.[85] loxo-r.[205] **LYC.**[5] **M-arct.**[5] **M-ART.**[5] **M-aust.**[5] **Mag-c.**[1] **Mag-m.**[5] mag-s.[119] mand.[119] **MANG.**[5] **Mang-acet.**[1] **Mangi.**[197] med.[8] meli.[102] **MENY.**[5] **MERC. Merc-c.**[5] merc-d.[137] **Mez.**[5] morg.[136] morph.[58] **Mosch.**[5] **Mur-ac.**[5] myric.[25] naja[85] **Nat-ar.**[58] **Nat-c.**[1] **NAT-M.**[1] **Nat-p.**[36] **Nat-s.**[36] nat-sil.[58] nicc. **NIT-AC.**[1] nit-s-d.[36] **Nux-m.**[54] **NUX-V.**[5] ol-an.[58] **Ol-j.**[122] olnd.[5] op.[5] ox-ac. ozone[227] paeon. **Par.**[5] **PETR.**[5] **Ph-ac.**[5] **PHOS.** phys.[36] **Phyt.**[58] pic-ac.[54] pin-s.[102] pipe.[102] pitu-a.[164] **PLAT.**[5] **PLB.**[5] podo.[25] polyg.[25] por-m.[251] **Prun.**[111] psil.[164] **PSOR. PULS.**[1] pyrus[36] rad-br.[102] **Ran-b.**[5] **RAN-S.** raph.[58] **RHEUM**[5] **RHOD.**[5] **RHUS-T.**[5] rumx.[25] **RUTA**[5] **SABAD.**[5] **SABIN.**[5] sal-ac. samb.[5] **Sang.**[122] sarcol-ac.[5] **Sars. Sec.**[5] **Sel.**[144] **Seneg.**[5] **SEP.**[1] **SIL.** solid.[102] sphing.[36] **SPIG.**[5] **Spong.**[1] squil.[5] **Stann.**[5] **STAPH.**[5] **Stel.**[72] stict.[8] still.[102] **Stram.**[5] strept.[149] **STRONT-C.**[5] stroph.[85] **Stry. Sul-ac.**[5] sul-i.[58] **SULPH.**[5] **Syc-co. Symph.**[137] syph.[58] tab.[36] tama.[197] **TARAX.**[5] tax.[102] tax-br.[255] tell.[8] **TEUCR.**[5] **THUJ.**[5] thyr.[102] tril.[8] tub.[58] tung.[252] urt-u.[102] **VALER.**[5] **Verat.**[1] verat-v.[25] verb.[5] vesp.[36] vinc.[36] viol-o.[5] **VIOL-T.**[5] vip.[111] **Visc.**[171] xan.[85] **ZINC.**[5]

▥ EXTREMITÄTEN; O; Gelenke

Stehen agg.: calc-s.[58]

KNOCHEN: abrot.[111] achy.[149] **Acon.**[5] adam.[222] **Aesc.** aeth.[10] **AGAR.**[1] agn.[5] ail.[111] **All-c.** **Alum.**[1] alum-p.[58] alum-sil.[58] alumn. **Am-c.**[1] **Am-m.**[5] **Ambr.**[5] ammc.[4] **ANAC.** anag.[8] anan. androc.[222] **ANG.** **Ant-c.**[1] ant-t.[5] **Apis**[102] apisin.[5] aq-des.[275] arag.[102] aral.[111] **Aran.**[25] **ARG.** **Arg-n.**[36] **ARN.**[5] **ARS.**[5] ars-i.[25] **Ars-s-f.**[58] arum-d.[25] **ASAF.**[5] **Asar.** asc-t.[36] aster. astra-e.[102] **AUR.**[1] aur-ar.[58] aur-i.[58] **Aur-m.**[58] **Aur-m-n.**[36] aur-s.[58] bad.[36] bamb-a.[1184] bapt. bar-acet.[1] **Bar-c.**[1] **BELL.** bell-p.[102] benz-ac. **Berb.**[36] beryl.[144] **Bism.**[1] bor.[5] both-l.[36] bov.[5] brach.[36] brom.[36] **BRY.**[36] bufo[36] cac.[5] cact. cadm.[110] **CALC.**[1] **Calc-caust.**[36] **Calc-f.** calc-hp.[102] **Calc-i.**[102] **CALC-P.**[8] calc-s.[58] **Calc-sil.**[58] **CALEN.**[8] camph.[5] cann-i. **Cann-s.**[5] canth.[5] **CAPS.** **Carb-ac.**[111] **Carb-an.** **CARB-V.** carbn-s.[25] card-m. carl.[36] **Cast-eq.** **CAUST.**[5] **Cham.**[1] **Chel.**[5] **CHIN.**[1] chin-ar. **Chin-s.**[36] choc.[222] cic.[36] **Cimic.**[36] **Cina**[36] cinnam.[54] **Cinnb.** **Cist.** **Clem.** cob. coc-c.[36] coca[36] **COCC.**[1] coff.[5] **Colch.**[5] **Coloc.**[1] colocin.[36] com.[36] **CON.**[1] conch.[36] **Cor-r.** croc.[5] **Crot-h.**[10] croto-t.[5] **Cupr.** cupr-acet.[36] cupr-ar. **Cycl.**[1] **Daph.**[10] **Dig.**[1] dios.[25] **DROS.**[36] **Dulc.**[1] dys-co.[136] ephe.[267] euon.[36] **EUP-PER.** **EUPH.**[1] euphr.[1] fago.[36] **Ferr.**[5] ferr-acet.[111] **Ferr-i.**[54] **Ferr-p.**[54] **FL-AC.** form. gad.[85] gamb.[36] **Gels.**[8] get.[85] gink.[227] gins.[36] glon.[36] glyc-g. goss.[25] gran.[111] **Graph.** grat. **Guai.** **Guare.**[36] gymn.[36] ham.[36] harp.[1184] **Hecla.**[25] **HELL.**[1] **HEP.** hippoz.[85] hura[36] hydr.[36] hydr-ac.[36] hydrc.[36] hydrog.[222] hyos.[1] **Hyper.**[8] **IGN.**[1] **Indg.** **Iod.**[1] iodof.[8] **IP.**[1] irid.[222] jab.[54] jac-c.[36] kali-ar. **KALI-BI.** **KALI-C.** kali-chl. kali-cy.[36] kali-hp.[45] **KALI-I.** kali-m.[61] **Kali-n.** kali-p.[111] **Kali-s.** **Kalm.** kiss.[36] **Kreos.**[5] **Lac-ac.**[36] **Lac-c.**[54] lac-d.[58] lac-del.[204] **LACH.** lachn.[54] lam.[36] lap-a. laur.[5] lec. **Led.**[1] lepro.[197] **Lith-c.** lob-s.[25] **LYC.**[1] lycpr.[36] lycps.[25] **Lyss.**[36] **M-arct.**[5] m-art.[5] m-aust.[5] **Mag-c.** **Mag-m.**[1] mag-s.[36] maland.[102] **Mang.**[5] mang-acet.[1] mang-o.[36] menth-pu.[85] menthol[72] meny.[1] meph.[10] **MERC.**[1] **Merc-c.**[5] **Merc-i-f.** **Merc-i-r.** merc-k-i.[110] merl.[36] **MEZ.**[1] mill.[36] morg.[136] **Mosch.**[5] **Mur-ac.**[1] musa[197] myric.[25] naja nat-ar.[36] **Nat-c.**[1] **Nat-m.**[1] **Nat-s.**[10] nat-sil.[58] neon[222] **NIT-AC.**[1] nit-s-d.[36] **Nux-m.** **NUX-V.**[5] ol-an.[10] **Ol-j.**[54] **Olnd.**[5] onis.[102] **Onos.** op.[5] osm. oxyg.[233] ozone[227] **Par.** peti.[36] **Petr.**[1] **PH-AC.**[1] phel.[10] **PHOS.**[1] phys.[25] **Phyt.**[25] pic-ac. pier-b.[233] pip-n.[36] pitu-a.[164] plan.[36] **PLAT.** plat-m.[85] **Plb.**[36] plect.[36] plut-n.[222] polyp-p.[36] psil.[164] **PSOR.** **PULS.**[1] puls-n.[36] **PYROG.** rad-br.[111] ran-a. ran-b.[137] **Ran-s.**[102] raph.[10] rat.[36] rham-cal.[102] rheum[1] **RHOD.**[5] **RHUS-T.**[1] rhus-v.[36] **Rumx.** **RUTA**[1] **Sabad.**[5] **SABIN.**[5] sal-ac.[54] **Samb.**[5] **Sang.**[102] sani-eu.[1125] sarr.[8] **SARS.**[1] scorp.[269] sec.[5] seneg.[5] **SEP.** **SIL.**[1] sol-t-ae.[36] spect.[271] sphing.[36] **SPIG.**[1] spong.[1] **STANN.**[1] **STAPH.**[1] **Still.**[8] **Stram.**[1] **Stront-c.**[5] stroph.[137] stry.[36] **Sul-ac.** sul-i.[58] **SULPH.**[1] syc-co.[136] **SYMPH.**[8] **SYPH.**[56] tab. tarax.[1] **Tarent.**[36] tax.[10] **TELL.**[36] tep.[36] ter.[10] **Teucr.**[5] thal.[144] **THER.**[25] **THUJ.**[5] til.[36] tong.[36] trif-p.[72] trom.[36] **Tub.**[58] **VALER.** **Verat.** verat-v.[36] **VERB.**[5] vib.[85] vichy-g.[36] vinc.[36] **Viol-o.**[5] viol-t.[5] **Vip.** visc.[25] weil.[9] **ZINC.**[36] zing.[111] ziz.[25]

☞ *C; Empfindlichkeit; Knochen • C; Schmerz; Knochen*

Epiphysen: calc-p.[111]

Gelenkköpfe: arg.[137] calc.[102] calc-p.[102] cycl.[137] rhus-t.[137] sang.[137] verat.[137] verat-v.[111]

idiopathisch: acon.[34] arn.[34] ars.[34] asaf.[34] aur.[34] bell.[34] bry.[34] calc.[34] carb-v.[34] con.[34] dulc.[34] eup-per.[34] graph.[34] guai.[34] hep.[34] lach.[34] lyc.[34] merc.[34] nit-ac.[34] petr.[34] ph-ac.[34] phos.[34] puls.[34] rhus-t.[34] ruta[34] sabin.[34] sep.[34] sil.[34] staph.[34] sulph.[34] thuj.[34]

Knochenmark: am-c.[5] ang.[5] bar-c.[5] chel.[137] chin.[137] crot-h.[111] kali-c.[137] **Lyc.**[5] mag-m.[5] naja[111] ol-an.[111] op.[5] plect.[36] stront-c.[36] sulph.[5] zinc.[5]

Periost: **ACON.** ant-c.[5] **ASAF.** **Aur.** **Bell.**[122] **Bry.** calc-f.[137] calc-p.[111] camph.[5] **Cann-s.**[5] **Cham.** **CHIN.** chin-s.[111] colch.[5] coloc.[5] con.[5] **CYCL.**[5] eup-per.[34] **Guai.**[58] hell.[5] hep.[5] **Kali-bi.**[36] **KALI-I.**[102] lach.[5] **LED.**[5] **M-arct.**[5] m-art.[5] m-aust.[5] mag-s.[111] **Mang.**[5] **Merc.**[5] **Merc-c.**[5] **MEZ.** **Nit-ac.**[36] **PH-AC.** phos.[5] **Phyt.**[54] **Puls.** **Rhod.** **RHUS-T.** **RUTA**[122] **Sabad.** **SABIN.**[5] sars.[102] sep.[5] **Sil.**[5] spig. **STAPH.**[5] sulph.[5] **SYMPH.**[85] tell.[111] verat.[5] zinc.[5]

☞ *C; Empfindlichkeit; Knochen; Periost • C; Schmerz; Knochen; Periost*

- **Ablösung**: asaf.[5] merc.[5] ph-ac.[5] sil.[5]

Quecksilber, durch: asaf.[34] aur.[34] hep.[34] lach.[34] lyc.[34] mez.[34] nit-ac.[34] ph-ac.[34] puls.[34] sil.[34] staph.[34] sulph.[34]

Röhrenknochen, lange: aran.[111] aur.[137] aur-m.[111] bry.[36] dros.[36] **Fl-ac.**[102] kali-bi.[36] kali-chl.[111] lach.[137] merc.[5] mez.[5] rhus-t.[5] ruta[137] **Sabad.** still.[111]

- **tiefliegend**: ruta[137]

- **gebogene**: calc.[56]

Suturen oder Symphysen: calc-p.[102]

syphilitische Affektionen: arg.[102] ars.[34] **Asaf.**[102] **Aur.**[102] bell.[34] bry.[34] calc-f.[102] carb-v.[102] con.[34] **Fl-ac.**[102] hep.[102] **Kali-bi.**[102] **Kali-i.**[102] lach.[102] lyc.[34] **Merc.**[102] **Mez.**[102] **Nit-ac.**[102] ph-ac.[102] **Phos.**[102] phyt.[102] rhus-t.[34] sars.[102] **Sil.**[102] staph.[102] still.[102] sulph.[102] thuj.[34]

☞ *C; Syphilis*

Vorsprünge: bell.[5] croto-t.[5] mez.[5] sil.[5]

KNORPEL, Beschwerden der: **Alum.**[5] apisin.[5] **ARG.**[54] arg-n.[5] arn.[36] aur.[58] **Bell.** calc-f.[102] calc-p. carb-v.[102] cham.[102] **Cimic.**[102] fl-ac.[102] hep.[102] kali-bi.[102] kali-i.[102] lach.[102] led.[116] mag-c.[137] merc.[102] merc-c.[54] merc-d.[137] **Nat-m.** nat-s.[111] nit-ac.[102] olnd.[102] ox-ac.[137] phos.[102] phyt.[102] **Plb.** **Ruta**[58] sars.[102] **Staph.**[1] still.[102] stram.[58] sulph. symph.[137] syph.[111] thuj.[137]

☞ *C; Entzündung; Knorpel, Chondritis, Perichondritis • C; Tumoren; Knochen;* ▤ *EXTREMITÄTEN; C; Tumoren, Gewächse; Enchondrom, Knorpelgeschwulst*

syphilitische Affektionen: arg.[102] **Asaf.**[102] **Aur.**[102] calc-f.[102] carb-v.[102] **Fl-ac.**[102] hep.[102] **Kali-bi.**[102] **Kali-i.**[102] lach.[102] **Merc.**[102] **Mez.**[102] **Nit-ac.**[102] ph-ac.[102] **Phos.**[102] phyt.[102] sars.[102] **Sil.**[102] staph.[102] still.[102] sulph.[102]

☞ *C; Syphilis*

KÖRPERÖFFNUNGEN, Beschwerden der oder an: **Abies-n.**[36] **Aesc.**[25] aeth.[102] **Agar.**[8] aloe[137] alum.[5] am-c.[102] ambr.[5] **Arg-n.**[102] **ARN.**[5] **Ars.**[5] bapt.[25] **Bar-c.**[5] **Bar-m.**[72] **BELL.**[5] bell-p.[111] bism.[5] **Bry.**[5] calc.[5] **Carb-v.**[5] caul.[102] **Caust.**[5] cham.[5] **Chel.**[5] **Chin.**[5] cocc.[5] colch.[5] coloc.[102] **Con.**[102] cortico.[149] dat-a.[72] dig.[5] dulc.[5] euph.[1] ferr.[5] ferr-t.[102] fl-ac.[102] form. graph.[5] hep.[5] **Hyos.**[5] **Ign.**[102] iod.[5] **Ip.**[122] kali-bi.[111] kali-c.[137] kreos.[5] **LACH.**[5] lob.[25] **Lyc.**[1] lycps.[36] **M-art.**[5] m-aust.[5] **MERC.** **Merc-c.**[5] mez.[5] mur-ac.[137] nat-c.[5] **Nat-m.**[1] **NIT-AC.**[1] **NUX-V.**[5] **Petr.**[5] **PHOS.**[1] plat.[5] **Plb.**[5] podo.[25] puls.[5] pyrog.[137] ran-b.[5] **Ran-s.**[5] **Rat.**[1125] rhod.[5] **RHUS-T.**[5] sabad.[5] sars.[5] sec.[5] **Sep.**[1] **SIL.** **Spig.**[5] **Staph.**[5] **STRAM.**[5] **SULPH.**[5] sumb.[25] syph.[85] tarax.[5] **Thuj.**[5] **Verat.**[5] **Verat-v.** **ZINC.**[5]

☞ *Schließmuskel, Beschwerden der*

NÄGEL, Beschwerden der:

EXTREMITÄTEN; O; Nägel

NERVEN, Beschwerden der: **ACON.** acon-c.[36] **Aconin.**[142] aesc. agar.[5] ail.[25] **All-c.**[102] alum.[5] alum-p.[58] am-c.[5] **Am-m.**[171] ambr.[5] aml-n.[25] anan. ang.[5] anh.[149] **Ant-c.**[5] ant-t.[5] **Apis**[54] apoc.[111] aran-ix.[149] **Arg.** **Arg-n.**[71] **Arn.**[5] **Ars.** ars-s-f.[58] arum-m.[1125] asaf.[5] atro.[25] aur.[5] **Aur-m-n.**[5] bar-c. **BELL.** bell-p.[102] berb. bor.[5] **Bov.** **BRY.** **BUFO** **Calc.** calc-f.[119] **Calc-sil.**[58] cann-i.[25] cann-s.[5] **Canth.**[5] caps.[1] carb-an.[1] carb-v.[5] carbn-o.[72] **Carbn-s.**[102] **Caust.**[1] **Cedr.**[36] **Cham.**[5] **Chel.** chen-am.[1125] **Chin.** chin-m.[142] chin-s.[8] chlol.[8] chloram.[149] **Cic.** **Cimic.**[1125] cina[5] clem.[36] cob.[111] coc-c.[36] cocc. **Coff.**[137] **Colch.**[102] **COLOC.**[809] **CON.** croc.[5] cupr.[102] **Cur.**[54] cycl.[5] dig.[5] dros. dubin.[36] dulc.[5] dys-co.[136] **Elaps** ergot.[25] euphr.[34] **Ferr.** **Ferr-ar.** ferr-p. fil.[5] fl-ac. **GELS.**[1125] geum[1125] glon.[37] **GNAPH.**[137] **Graph.**[102] grat.[137] **Guai.** hell.[102] **Hep.**[5] hydrc.[8] **Hyos.** **HYPER.**[58] **Ign.**[172] inul.[36] iod.[5] iodof.[8] **IRIS** **Kali-ar.** **Kali-bi.**[137] kali-c.[58] kali-cy.[25] **KALI-I.** **Kali-p.**[54] **Kali-s.** kali-sil.[58] **Kalm.**[54] kreos.[5] **Lac-c.**[102] **Lach.** **Led.**[5] lepro.[197] lept.[137] levi-o.[1125] **Lyc.** m-arct.[5] m-art.[5] mag-c.[5] **MAG-P.** mang.[5] **Meny.** **Merc.**[5] **Merc-c.**[54] merc-n.[102] merc-p.[102] **Mez.**[1125] morph.[102] nat-ar. **NAT-M.**[5] nat-p.[36] **Nat-s.** nit-ac.[58] **Nux-m.** **NUX-V.**[193] onos.[111] paeon.[111] **Par.**[5] **Petr.** **Ph-ac.**[54] **PHOS.** phys.[25] pic-ac.[102] pip-m.[36] plan.[8] plat.[5] **Plb.**[54] **Psor.** ptel.[111] **PULS.** **RHUS-T.** **Ruta** sabad.[5] sabin.[5] **Samb.**[1125] sang.[25] sant.[102] sapin.[36] sarr.[36] sars.[5] **SEC.** sel.[111] seneg.[5] **Sep.**[1] **SIL.**[5] **Spig.**[1125] **Stann.**[102] **Staph.** **STRAM.** stront-c.[5] stroph.[137] **Stry.**[102] sulfa.[119] **SULPH.**[5] syph.[58] **Tab.**[36] tarent.[8] **Ter.**[54] thal.[144] **Thal-s.**[102] ther.[54] **Thuj.** thyr.[56] **Til.**[1125] upa.[85] **Verat.**[193] verat-v.[8] **Verb.**[71] verbe-o.[1125] vip.[102] **Visc.**[137] **Xan.** **Zinc.**[1] **ZINC-P.**[58] zinc-val.[137]

syphilitische Affektionen: **Anac.**[102] asaf.[102] **Aur.**[102] iod.[102] **Kali-i.**[102] lyc.[102] merc-n.[102] **Merc-p.**[102] mez.[102] **Phos.**[102]

☞ *C; Syphilis*

SCHLEIMHÄUTE, Beschwerden der: **ACON.**[5] **Agar.**[5] agn.[5] ail.[111] aloe[111] **Alum.**[5] **Am-c.**[1] am-m.[1] ambr.[5] **Anac.** ant-c.[5] **Ant-t.**[58] **Apis** **Apisin.**[5] arg.[5] **Arg-n.**[5] arn.[5] **ARS.**[5] ars-i.[25] ars-s-f.[58] arum-t.[58] asaf.[5] asar.[5] **AUR.**[102] aur-m-n.[5] bapt.[36] **Bar-c.** bar-m.[111] **BELL.**[5] benz-ac.[111] berb. bism.[5] **Bor.**[5] bov.[5] brom.[5] **Bry.**[5] calad.[5] **Calc.**[1] calc-i.[111] calc-p. camph.[5] cann-s.[5] **Canth.**[5] **Caps.** carb-ac. **Carb-an.**[5] **Carb-v.**[5] carc.[140] caust.[5] **Cham.**[5] **Chel.**[5] chin.[5] cic.[5] cina[5] cist.[102] clem.[5] cocc.[5] coff.[5] colch.[5] coloc.[5] con.[5] croc.[5] **Crot-h.**[8] croto-t. cupr.[5] cycl.[5] dig.[5] **Dros.**[5] **Dulc.**[5] **Elaps** eucal. **Euph.**[5] euph-cy.[1125] euphr.[5] ferr-p.[111] fl-ac.[5] gamb. gels.[111] **Glon.** graph.[5] grat.[111] guai.[5] ham. **Hell.** **Hep.**[5] hydr. hyos.[5] **Ign.**[5] iod.[5] ip.[5] jal.[72] **Kali-ar.**[8] **KALI-BI.**[36] kali-br. kali-c.[5] kali-chl. **Kali-i.** kali-n.[1] kreos.[5] **LACH.** laur.[5] led.[5] lith-c.[25] lyc.[5] m-arct.[5] m-art.[5] m-aust.[5] **Mag-c.** mag-m.[5] mang.[5] meny.[5] **MERC.**[5] merc-c.[5] merc-i-r. **Mez.**[1] mosch.[5] mur-ac.[1] nat-ar. **Nat-c.**[54] **Nat-m.**[5] **Nit-ac.**[1] nux-m.[5] **NUX-V.**[1] op.[5] **Par.**[5] petr.[1] ph-ac.[5] **PHOS.** phyt.[25] plat.[5] **Plb.** psor. **Puls.**[5] **Pyrog.** ran-b.[5] ran-s.[5] rhod.[5] **Rhus-t.** rhus-v.[36] ruta[5] sabad.[5] samb.[5] sang.[111] sars.[5] **Sec.** sel.[5] **Seneg.**[5] **Sep.**[1] **SIL.**[1] spig.[5] **Spong.** **Squil.**[5] **Stann.**[5] **Staph.** stram.[5] stront-c.[5] **Sul-ac.** sul-i.[111] **SULPH.**[5] tab.[36] **Ter.** teucr.[5] **Thuj.** tub.[137] verat.[5] vip.[36] wye.[111] zinc.[5]

chronisch: euph-cy.[1125]

SCHLIEẞMUSKEL, Beschwerden der: **Agar.** **Aloe**[58] apoc. ars. **Bell.** canth. **Caust.** con.[102] **Ferr.** **Ferr-p.**[102] **Gels.** **Hyos.**[102] jug-r. lach.[102] laur.[102] **Lyc.** nat-m. **Nux-v.**[102] **OP.** puls. rhus-a.[102] sabal.[102] sec.[102] sil. still.[25] **Stry.**[102] **Sulph.** **Zinc.**[102]

☞ *Körperöffnungen, Beschwerden der oder an*

TEILE, Körperteile, einzelne: **Acon.**[5] agar.[5] **Agn.**[5] alum.[5] am-c.[5] am-m.[5] **AMBR.**[5] **Aml-n.**[111] anac.[5] ang.[5] ant-c.[5] **Ant-t.**[5] apisin.[5] arg.[1] **Arn.**[5] **Ars.**[5] asaf.[5] asar.[5] **Aur.**[5] bapt.[111] bar-c.[5] **Bell.**[1] bism.[5] bor.[5] bov.[5] **Bry.**[5] calad.[5] **CALC.**[5] **Camph.**[5] cann-s.[5] **Canth.**[5] caps.[5] carb-an.[1] **Carb-v.**[5] **CAUST.**[5] **Cham.** **Chel.**[5] **Chin.**[5] cic.[5] **Cina**[5] clem.[5] cocc.[5] coff.[5] colch.[5] coloc.[5] **Con.**[1] croc.[5] cupr.[5] cycl.[1] **Dig.**[5] dros.[5] dulc.[5] euph.[1] euphr.[5] ferr.[5] glon.[111] **Graph.**[5] guai.[5] hell.[5] hep.[5] hyos.[5] **IGN.**[5] iod.[5] ip.[5] iris[111] **Kali-c.**[5] **Kali-n.**[5] **Kreos.**[5] lach.[5] lat-m.[111] **Laur.**[5] **Led.**[5] **Lyc.**[5] m-arct.[5] m-art.[5] m-aust.[5] mag-c.[5] mag-m.[1] mang.[5] **Merc.**[5] merc-c.[5] **MEZ.**[5] **Mosch.**[5] mur-ac.[5] nat-c.[5] nat-m.[5] **Nit-ac.**[5] nux-m.[5] **NUX-V.**[5] ol-an.[36] olnd.[5] op.[5] **Par.**[5] **Petr.**[5] **Ph-ac.**[5] **Phos.**[5] piloc.[5] plat.[1] plb.[5] ptel.[111] **PULS.**[5] **Ran-b.**[5] ran-s.[5] **Rheum**[5] rhod.[5] **RHUS-T.**[5] **Ruta**[5] **Sabad.**[5] sabin.[5] samb.[5] sars.[5] sec.[5] **Sel.**[5] seneg.[5] **SEP.**[5] **Sil.**[5] **SPIG.**[5] spong.[5] squil.[5] **Stann.**[5] **STAPH.**[5] stram.[1] stront-c.[5] sul-ac.[5] sul-i.[137] **Sulph.**[5] tarax.[5] tell.[111] teucr.[5] **Thuj.** valer.[5] **VERAT.**[5] verb.[5] viol-o.[5] viol-t.[5] zinc.[5]

bedeckte: ant-t.[5] bor.[5] calc.[5] **CHAM.** cic.[5] kreos.[5] lyc.[5] **Staph.**[5] **Thuj.** verat.[5]

unbedeckte Teile: acon.[137] **Rhus-t.**[5] **Thuj.**[5]

CHARAKTERISTIKA

EIGENTÜMLICHKEITEN

ABDECKEN, Entblößen:

Abneigung, sich zu Entblößen oder Abzudecken: arg-n.[122] ars.[5] aur.[58] **Bell.**[5] calc-s.[58] chin.[5] clem.[5] coff.[5] colch.[5] cycl.[5] graph.[5] hep.[5] ign.[36] kreos.[5] lach.[5] lat-h.[301] m-aust.[5] mag-c.[5] nat-m.[116] nux-m.[116] **Nux-v.**[5] puls.[5] rhus-t.[5] samb.[5] sil.[116] **Squil.**[5] stram.[5] **Stront-c.**[5]

- **morgens,** im Bett: **Ign.**[36]

<> - **Erwachen,** beim: clem.[5]

☞ *M; Erwachen; agg.*

- **Fieberhitze,** während: chin.[5] clem.[5] coff.[5] **Colch.**[5] graph.[5] hep.[5] kreos.[5] lach.[5] m-aust.[5] **Mag-c.**[5] **Nux-v.**[5] **Puls.**[5] rhus-t.[5] **Samb.**[5] **Squil.**[5] stram.[5]

- **Froststadium** im Fieber, während: **Cycl.**[5] **Nux-v.**[5] stram.[5]

Verlangen, sich zu Entblößen oder Abzudecken: **Acon.**[5] **Aloe**[122] alum.[5] **Apis**[116] apisin.[5] ars.[1] ars-i.[58] asar.[116] borag.[255] bry.[122] cact.[116] calc.[116] calc-s.[58] **Camph.**[116] cham.[116] chin.[5] chloram.[149] coff.[5] dys-co.[136] ferr.[5] fl-ac.[5] hep.[85] hydrog.[222] ign.[5] **Iod.**[116] kali-c.[8] kali-i.[58] led.[58] lyc.[8] m-arct.[5] m-art.[5] manc.[36] med.[212] merc.[1] mosch.[5] mur-ac.[5] nit-ac.[5] nux-v.[5] op.[1] plat.[36] **Puls.**[58] rhus-t.[5] sac-alb.[210] sanic.[85] **Sec.**[5] spig.[116] staph.[5] stram.[116] **Sulph.**[85] verat.[5]

- **morgens**: fl-ac.[36] op.[1]

<> - **Einschlafen,** beim: **Op.**[1]

- **Erwachen,** beim: **Plat.**[36]

☞ *M; Erwachen; agg.*

- **Fieberhitze,** während: acon.[5] apisin.[5] ars.[5] **Chin.**[5] coff.[5] **Ferr.**[5] fl-ac.[5] ign.[5] **M-arct.**[5] **M-art.**[5] mosch.[5] **Mur-ac.**[5] nit-ac.[5] nux-v.[5] op.[5] plat.[5] puls.[5] rhus-t.[5] **Staph.**[5] verat.[5]

- **Kälte,** während: **Camph.**[58]

◉ - **stößt** Decken und Kleider von sich: alum.[5] ars.[1] **BRY.**[122] cact.[116] camph.[116] **Cham.**[116] dys-co.[136] hep.[85] iod.[116] kali-c.[8] lyc.[8] med.[212] **Puls.**[58] sanic.[85] sulph.[85]

☞ *M; Bedeckung, Bettzeug etc.; agg. oder ist unerträglich*

◦ **Erwachen,** beim: lyc.[8]

◦ **Wetter,** bei kältestem: hep.[85] sanic.[85] sulph.[85]

ABGESCHNÜRT, Empfindung wie: **Cupr.**[5] **Dros.**[5] loxo-r.[240] sul-ac.[5] sulph.[137] valer.[137]

▤ *INNERER HALS; C; Zusammenschnürung*

Einschlafen, beim: valer.[137]

ABGETRENNT, Partien fühlen sich an wie: agar.[5] allox.[119] alum.[122] anac.[162] ant-t.[122] arb-m.[255] arg.[1] **Arg-n.** bamb-a.[1184] bani-c.[1237] bapt.[122] bell.[5] berb.[111] bry.[5] bufo[111] calc-p. cann-i.[139] caps.[5] carn-g.[264] chel.[5] cinnb. corv-c.[258] cot.[36] cypra-e.[227] daph.[36] dulc.[5] elaps[137] falco-p.[265] fl-ac.[5] germ.[222] hydrobr-ac.[102] hyper.[137] kali-bi.[111] lac-lup.[204] lyc.[5] m-art.[5] mand.[233] mez.[5] nat-c.[5] nat-m.[5] nux-v. op. phos.[5] phyt.[111] plut-n.[222] pseuts-m.[255] **PSOR.**[5] sang.[36] staph. **Stram.**[1] sulph.[5] tab.[111] tarent.[8] tax.[303] **Ther.** **Tril.**[111] verat.[5]

☞ *Fallen, Hinfallen; Empfindung, als würde er Fallen; •Spaltung, Empfindung von ▤ GEMÜT; C; Wahnideen (Einbildungen, Halluzinationen, Sinnestäuschungen); Körper, Körperteile; •GEMÜT; C; Wahnideen (Einbildungen, Halluzinationen, Sinnestäuschungen); Körper, Körperteile; •GEMÜT; C; Wahnideen (Einbildungen, Halluzinationen, Sinnestäuschungen); Körper, Körperteile; •EXTREMITÄTEN; C; Eigenen, Empfindung, Gliedmaßen sind nicht seine*

Gelenke: m-art.[5] **Stram.**[5]

☞ *O; Gelenke*

Knochen: kali-bi.[111]

☞ *O; Knochen*

ABMAGERUNG:

allgemeine Arzneien: **ABROT.** **Acet-ac.** acon.[5] adren.[122] aesc.[10] aeth.[54] **Agar.** alco.[36] **Alet.**[54] alf.[102] all-s.[102] aloe[31] alpi.[1125] **Alum.**[5] alum-p.[58] alum-sil.[58] alumn. am-c.[10] am-caust.[36] am-m.[171] **Ambr.** ambro.[85] anac.[5] androc.[222] ang.[85] **Ant-c.** ant-i.[102] ant-t. **Apis**[54] apoc.[58] aq-mar.[149] **Arg.** **Arg-n.** arn. **ARS.**[5] **ARS-I.**[54] ars-met.[36] ars-s-f.[85] arum-i.[36] arum-t.[54] asc-t. astra-e.[149] **AUR.**[54] aur-ar.[58] aur-m. ba-sv.[142] **BAC.**[62] bani-c.[1237] bar-acet.[36] **BAR-C.**[5] bar-i.[58] **Bar-m.** bar-s.[58] bcg[149] **Bell.**[5] benz-ac.[31] benz-n.[36] berb.[25] beryl.[149] bism.[5] bor.[137] both-l.[36] bov. brach.[54] **Brom.**[54] **Bry.**[31] **Bufo** buni-o.[149] but-ac.[149] **Cact.** **CALC.**[5] calc-ar.[116] calc-f.[149] calc-hp.[25] **CALC-I.**[54] calc-m.[36] calc-ox.[110] **Calc-p.**[54] **Calc-sil.**[58] **Camph.** cand-a.[239] cann-s.[36] **Canth.** **Caps.** **Carb-an.**[47] **Carb-v.**[5] carbn-o.[36] **Carbn-s.** carc.[72] carl.[36] carn-g.[264] **Caust.**[5] **Cench.**[58] cere-b.[36] **Cetr.**[54] **Cham.**[10] **Chel.**[25] **CHIN.**[5] chin-ar. chin-s.[10] **Chion.** chlol.[36] **Chlor.**[85] cic.[149] cimic.[144] cina[5] **Cist.**[54] **CLEM.**[5] cob-n.[149] coca[85] **COCC.**[37] **Colch.**[85] **Coloc.**[8] colos.[39] **Con.**[54] cor-r. **Crot-c.** crot-h.[102] croto-t. cub.[36] cund.[36] cuph.[77] **CUPR.**[5] dig.[5] digin.[36] **Dros.**[5] **Dulc.**[5] echi.[36] eich-c.[144] elmen[9] ems[9] ephe.[267] erio.[102] euphr.[54] eupi.[36] **FERR.**[5] **Ferr-ar.** **Ferr-i.** **Ferr-m.** **Ferr-p.**[102] **Fl-ac.**[102] fuc.[36] gaert.[142] **Gamb.**[54] gast.[9] gels.[36] genist.[1125] gink.[227] glyc.[77] gran.[36] **GRAPH.**[5] **Guai.** hecla.[122] hed.[144] **HELL.**[58] helo.[111] **Helon.** **Hep.**[5] **Hippoz.** hura[36] **Hydr.**[111] hydrog.[222] hyper.[102] **Ign.**[5] **IOD.**[1] iodof.[56] **Ip.**[31] jug-c.[25] kali-ar. kali-bi. **Kali-br.**[36] **Kali-c.** kali-chl.[111] kali-hp.[102] **Kali-i.**[38] **Kali-p.**[58] kali-s. **Kali-sil.**[58] kali-t.[36] kola[1184] **Kreos.**[5] kres.[149] kron.[9] **Lac-ac.**[54] lac-c.[54] **Lac-d.**[54] **Lach.**[30] lat-k.[36] lath. **Laur.**[54] lec.[102] led.[5] lept.[25] lil-t.[36] **Lith-c.**[54] loxo-r.[240] luf-op.[149] **LYC.**[5] **Lycps.**[54] lyss.[54] **Mag-c.**[54] **Mag-m.**[54] mag-p.[85] maland. mang.[85] med.[58] **Merc.**[5] **Merc-c.**[36] merc-k-i.[110] **MEZ.**[5] moly.[149] morg.[5] morph.[36] **Mur-ac.**[1] mygal.[8] **Myos.**[102] myos-a.[116] naja[36] **Nat-ar.** **Nat-c.** **NAT-H.** **NAT-M.**[5] **Nat-n.**[111] **Nat-p.** **Nat-s.** nat-sil.[58] **Nicc.**[54] **NIT-AC.**[5] nit-s-d.[116] nuph.[36] nux-m. **NUX-V.** **OL-J.**[10] olnd.[31] **OP.**[54] **Orni.**[144] ox-ac.[36] ozone[227] parathyr.[149] pers.[149] **PETR.**[5] **PH-AC.**[54] phel.[54] **PHOS.**[54] phys.[25] phyt.[25]

pic-ac.[54] piloc.[36] pin-s.[85] pip-m.[36] **Plan.**[54] **PLB.** **Plb-acet.**[102] plb-i.[102] **Podo.**[54] **Psor.**[54] **Puls.** pyrog.[111] raph.[10] **Rheum**[54] rhus-g.[36] **Rhus-t.**[5] rhus-v.[10] ric.[102] **Rumx.**[54] ruta sabal.[102] sac-alb.[36] **Samb.**[54] **Sanic.**[15] saroth.[149] sarr. **Sars.** **Sec.**[58] **SEL.** **Senec.**[25] **Sep.**[30] **SIL.**[5] spect.[271] spig. spong. **STANN.**[31] **Stann-i.**[116] staph.[54] still.[54] **Stram.** **Stront-c.** **Sul-ac.**[36] sul-h.[36] sul-i.[58] sulfa.[149] **SULPH.**[5] sumb. **Syph.** tab. **Tarent.**[111] **Ter.** **Teucr.**[54] thal.[36] thal-s.[193] ther.[137] **Thuj.**[5] thuj-l.[149] **Thyr.**[102] trif-p.[1125] **TUB.**[15] tub-m.[151] tub-r.[149] uran.[269] **Uran-n.**[116] vanad.[102] **Verat.**[5] **Verat-v.**[54] vero-o.[1125] vesp.[36] vip.[10] voes.[36] weil.[9] wild.[9] x-ray[149] xan.[102] zinc.[5] zinc-ar.[102] zinc-m.[36] zinc-val.[85]

☞ *Gewichtsveränderung, plötzliche, schnell eintretende •Magere Menschen •Runzelig, faltig; allgemeine Arzneien ▯ GESICHT; C; Abmagerung •KLINISCHES; C; Atrophie •KLINISCHES; C; Kräfteverfall, Kachexie*

- **einseitig**: tarent.[36]
- **alten** Menschen, bei: **Ambr.** anac.[5] **BAR-C.** carb-v.[5] chin.[5] chin-s.[10] **Fl-ac.**[5] **IOD.** **LYC.** nit-ac.[5] op.[5] plb.[184] rhus-t.[5] **Sec.** **Sel.** **Sil.**[122]
- **Angst,** durch physische und psychische: **AUR.**[54]
  ▯ *GEMÜT; M; Angst, Beängstigung, Beschwerden durch*
- **Appetit**:
  - ◦ **Heißhunger,** mit: **Abrot.** acet-ac.[102] ars.[5] ars-i. bac.[102] **Bar-c.** **Bar-i.**[58] **CALC.** **Calc-f.**[149] **Calc-p.** **Caust.** **Chin.** **CINA** cocc.[37] con.[102] ephe.[267] gran.[36] hed.[144] hydrog.[222] ign.[184] **IOD.** ip.[111] kali-i.[38] **Kali-p.**[8] luf-op.[149] **Lyc.** **Mag-c.** **NAT-M.** **Nux-v.** **PETR.** **Phos.** plb.[171] psor. puls.[58] sac-alb.[111] sanic.[102] sec.[111] sel.[111] sil. sul-i.[58] **Sulph.** **SYPH.**[184] **Thyr.**[102] **Tub.** uran-n.[116]
    ▯ *MAGEN; C; Appetit; Heißhunger; Abmagerung, bei*
    - ◦ ◦ **Kindern,** bei: **Abrot.** ars-i. **Bar-c.** **Bar-i.**[58] **CALC.** **Calc-p.** **Caust.** **Chin.** **CINA** **IOD.** **Lyc.** **Mag-c.** **NAT-M.** **Nux-v.** petr. **Sil.** sul-i.[58] **Sulph.**
  - ◦ **Verlust** des A., völliger: chel.[25]
- **Diarrhö,** mit: but-ac.[149] carc.[227] tub.[102]
- **Durst,** mit intensivem: acet-ac.[171]
- **Ernährung** und Medizin, trotz: mag-c.[137]
- **Geisteskrankheit,** bei: arn. ars. calc. chin. graph. lach. lyc. nat-m. nit-ac. nux-v. phos. puls. sil. sulph. verat.
  ▯ *GEMÜT; C; Anorexia nervosa •GEMÜT; C; Essen, isst; verweigert*
- **Gemütsbewegungen,** durch: **Samb.**[54]
  ▯ *GEMÜT; M; Gemütsbewegungen agg.; nach*
- **Gesicht,** mit grauem: lyc.[1125]
- **Husten,** mit: acon.[5] aesc.[10] ambr.[102] arn.[5] calc-hp.[10] chin.[5] ferr.[5] iod.[171] **Nux-v.**[5] ol-j.[10] **PULS.**[5] senec.[10] tub.[102]
  - ◦ **transparenter** Schleim, Nachtschweiß und Hämoptoe, Bluthusten: **Iod.**[171]
- **Kindern,** bei (Marasmus): **Abrot.** **ACET-AC.**[54] aeth.[54] aloe[31] alum. ant-c. **Apis**[54] **Arg-n.** arn.[10] **ARS.** **ARS-I.** ars-s-f.[85] **ARUM-T.**[54] aur.[5] **BAC.**[62] **Bar-c.**[5] **Bar-i.**[122] bell.[10] benz-ac.[31] bor.[137] bry.[31] buni-o.[149] **CALC.** calc-hp.[137] **CALC-P.** **Calc-sil.**[58] cand-a.[239] **Carb-v.** caust. cham.[10] chin. cina coca[85] **Con.**[5] cuph.[77] **Ferr.**[10] glyc.[77] graph.[31] hecla.[122] hep.[5] **Hydr.** **IOD.**[171] ip.[31] kali-c. kali-i.[85] **Kreos.**[122] **Lyc.** **MAG-C.**[5] med.[58] merc.[31] morg.[5] **NAT-M.** nat-p.[137] **Nux-m.** **Nux-v.** **Ol-j.**[171] olnd.[31] **Op.** petr. ph-ac.[31] **Phos.** **Plb.** **Podo.**[54] **Psor.** **Puls.** rhus-t.[31] sac-alb.[210] **Sanic.**[122] sars. **Sep.** **SIL.** stann.[31] **Staph.**[54] sul-i.[58] **Sulph.** syph.[111] ther.[137] thyr.[102] **Tub.**[102]
  ☞ *M; Kindern, Beschwerden bei •Knaben, schmachtende •Schwäche; Kindern, bei*
  - ◦ **Drüsen,** vergrößerten, mit: iod.[171] ther.[137]
    - ◦ ◦ **Mesenterialdrüsen**: iod.[171]
  - ◦ **heißen** Händen und Kopf, mit: ol-j.[171]
  - ◦ **hochgewachsen,** aber schwach entwickelt: kreos.[122]
  - ◦ **Säuglinge,** Flaschenkinder: nat-p.[137]
    ☞ *M; Kindern, Beschwerden bei; Mangelernährung, bei*
- **Knaben,** schmachtende: **AUR.** **Bac.**[62] **LYC.** med.[58] **Nat-m.** **Ph-ac.**[54] **TUB.**
  ☞ *M; Kindern, Beschwerden bei; anfällige, schwächliche, kränkliche •Kindern, bei (Marasmus) •Schwäche; Kindern, bei ▯ GEMÜT; M; Kummer, Sorgen, Besorgnis, Beschwerden durch •GEMÜT; M; Kummer, Sorgen, Besorgnis, Beschwerden durch; untergräbt die Konstitution •GEMÜT; M; Liebe, enttäuschte, unglückliche, Beschwerden durch •GEMÜT; C; Anorexia nervosa*
- **Kummer,** nach: ign.[184] petr. ph-ac.
  ▯ *GEMÜT; M; Kummer, Sorgen, Besorgnis, Beschwerden durch*
- **Leukorrhö,** bei: eupi.[36]
- **Liebe,** durch enttäuschte: **Ph-ac.**[54]
  ▯ *GEMÜT; M; Enttäuschung, Beschwerden durch •GEMÜT; M; Liebe, enttäuschte, unglückliche, Beschwerden durch*
- **Masturbation,** nach: tarent.[36]
  ☞ *M; Masturbation, Beschwerden durch*
- **Menses**:
  - ◦ **nach**: phos.[5]
  - ◦ **starke,** durch zu: bac.[62]
- **runzligem** Aussehen, mit: abrot.[102] **Arg-n.**[102] fl-ac.[102] kreos.[102] op.[102] sanic.[102] sars.[102] sil.[102] **Sulph.**[102]
- **Scharlach,** bei: hydr.[1125]
- **Schluckbeschwerden,** bei: phos.[36]
- **Schmerzen,** Neuralgie, nach: plb.[137]
- **Schweiß,** mit: nat-n.[111] piloc.[36]
- **syphilitisch**: carb-an.[47] kali-i.[171] **Lach.**[37] led.[85] **Lyc.**[54] merc.[46] nit-ac.[46] sars.[58] **Still.**[54]
  ☞ *Syphilis*
- **Tuberkulose,** bei: all-s.[102] ars.[102] **Ars-i.**[102] bac.[62] calc-p.[102] erio.[102] **Iod.**[102] jug-c.[25] myos.[102] phos.[102] senec.[25] sil.[102] **Tub.**[102]
- **Verlust** von Körpersäften, durch: **CHIN.** **LYC.** **SEL.**
  ☞ *M; Körpersäften, Verlust von; agg.*

ABMAGERUNG; allgemeine Arzneien (Forts.)

- **erstreckt** sich:
 - **oben** nach unten, von: calc.[58] cench.[58] lyc. nat-m. psor.[58] sanic.[111] sars.
 - **unten** nach oben, von: abrot. am-m.[185] arg-n.
- **Drüsen**: con.[137] iod.[160] kali-p.[58]
 - **Hypertrophie,** nach: iod.[160]
- **Körperteile**:
 - **bestimmte**: bry. calc. caps. carb-v. con. dulc. graph. **Iod.** led. **Mez.** nat-m. nit-ac. ph-ac. **Sel.** sil.
 - **einzelne**: bar-c.[5] bry.[5] calc.[5] carb-v.[5] **Caust.**[5] dulc.[5] graph.[5] **Iod.**[5] **Mez.**[5] nat-m.[5] nit-ac.[5] ph-ac.[5] phos.[137] **Plb.**[5] **Puls.**[5] sec.[5] **Sel.**[5] sil.[5] **Sulph.**[5]
 ☞ *erkrankte Teile*
 - **erkrankte** Teile: **Ars.** bry. calc.[5] **Carb-v. Caust.**[102] cupr.[1] dulc. **GRAPH. LED. Lyc. Mez.** nat-m. **Nit-ac.** nux-v. ph-ac. **Phos. Plb. PULS. SEC.** sel. sep. sil.
 ☞ *einzelne*
 - **schmerzhafte**: plb.[58]
- **Oberkörper**: calc.[137] plb.[137]
- **Fleisch** von den Knochen fällt, als ob das: tarent.[137]
- **fortschreitend**:
 - **Erkrankungen, bei akuten**: verat.[137]
 - **Muskeln**: ars.[5] ars-i.[111] berb.[25] carbn-s.[102] carc.[207] **Caust.**[5] crot-h.[102] cupr.[5] hyper.[102] kali-hp.[102] kali-i.[111] kali-p.[85] kres.[149] led.[5] mang.[85] phos.[5] phys.[102] plb.[5] sec.[5] tarent.[36] thuj.[5] zinc.[5]
- **langsam**: colch.[85]
- **schmerzhaft**: caps.[137] plb.[137]
- **schnelle** Abmagerung: ars.[102] bar-c.[137] calc-hp.[137] chlor.[85] ferr.[137] graph.[137] iod.[102] nat-sil.[58] plb.[102] samb.[137] **Thuj.**[102] thyr.[137] **Tub.**[102] verat.[102]
 - **ernährte** Personen, gut: bar-c.[137] graph.[137] samb.[137]
 - **Schweiß** und Schwäche, mit kaltem: **Ars.**[102] **Tub.**[102] **Verat.**[102]

Empfindung von Abmagerung: acon.[5] agar.[5] berb.[111] naja[111] nat-m.[5] psor.[111]

ABSCHILFERUNG:

HAUT; C; Wundliegen, Dekubitus; allgemeine Arzneien

ABSONDERUNGEN:

☞ *Schleimabsonderung* *BLUT; C; Blutung* •*HAUT; C; Geschwüre; Absonderungen*

innerlich: arn.[5]

Ammoniak, Geruch nach: aloe am-be.[25] am-c. am-caust. am-m. ant-t.[5] aran.[149] **ASAF. Aur.** bell. **BENZ-AC.**[111] bor. brom. bufo cahin. calc.[122] carb-ac. carb-an.[5] **Carb-v.** chel. chin-s. cina[171] coc-c. cop.[102] dig. **Dulc.** equis. **Ferr.** ferr-p. graph. harp.[1184] **IOD.** kreos. lac-c. **Lach.** lyc. med.[193] **Merc.** merc-c.[5] **MOSCH.** naphtin.[72] **Nit-ac.**[111] ozone[227] pareir. **Petr. Phos.** pic-ac.[137] puls. rhod. sil. stigm.[85] **Stront-c.**[5] sumb. tab. **Tub.** viol-t. **Zinc.**[5]

ätzend, scharf: **Abies-n.**[171] acon.[5] acro-c-f.[2047] aesc.[122] **Agar.** ail. all-c.[137] all-s.[5] **Aloe ALUM.**[5] **Alum-p.**[58] **Alum-sil.**[58] alumn.[36] am-be.[25] **AM-C.**[5] **Am-m.**[5] amor-r.[149] **Anac.**[5] ang.[5] ange-s.[149] **Ant-c.**[10] ant-t. apis **Apisin.**[5] aq-des.[275] aral. **Arg. ARG-N. ARN. ARS.**[5] **ARS-I. ARS-S-F.**[58] **ARUM-T.**[22] arund.[102] **Asaf.**[116] asar.[58] astac. atista[192] atra-r.[156] atro. **Aur.**[5] aur-ar.[58] aur-i.[58] **Aur-m.** aur-m-n.[54] aur-s.[58] ba-tn.[136] bac.[62] bani-c.[204] **Bapt.** bar-c. bar-s.[58] **Bell.**[5] **Bell-p.**[111] **BENZ-AC.** berb. **BOR. Bov.**[5] brach. **Brom.**[5] bros-g.[259] bry. bufo[111] buni-o.[149] **Calc.**[5] calc-ar.[58] calc-hp.[25] calc-i.[58] **Calc-s.** calc-sil.[58] **Cann-s. Canth.**[5] **Caps.** carb-ac. **Carb-an.**[10] **Carb-v. CARBN-S.** carc.[154] **Card-m. CAUL.**[54] **CAUST.**[5] cedr. **CHAM.**[36] **Chel.**[5] **Chin.**[10] chin-ar. chin-s.[102] choc.[222] cist.[58] **Clem.**[5] **Coc-c.** coff.[5] **Colch.** coll.[137] **COLOC.**[5] colos. **CON.**[1] cop. crot-c. crot-h.[111] cub.[36] cuph.[102] **Cupr. Cycl.** cypra-e.[227] daph.[58] **Dig.**[54] **Dulc.** echi.[111] eucal.[102] eug. euon.[102] **Euph.**[10] euph-pi.[85] **EUPHR.**[5] **FERR.**[54] **FERR-AR.** ferr-br.[102] **Ferr-i. Ferr-p. FL-AC.**[5] form.[111] gali.[25] **Gamb.** gels.[102] **GRAPH.**[5] gua.[102] guat.[119] **Ham.** harp.[1184] hed.[149] **Hedeo.**[93] helin.[102] **Hell.**[5] helon.[111] **HEP.**[5] hippoz. **HYDR.** hyosin.[137] hyper.[54] **Ign. IOD.**[116] **Ip.**[5] irid.[222] **IRIS** kali-ar.[58] **KALI-BI. Kali-c. Kali-chl.**[36] **Kali-i.**[10] kali-n.[1] **Kali-ox.**[5] **Kali-p.** kali-s. **Kali-sil.**[58] kalm. kiss.[36] kola[1184] **KREOS.**[54] **LAC-AC. Lac-c.**[54] **LAC-D.**[122] lac-leo.[204] **Lach.**[5] lact. **Lam. LAUR.**[5] **Led.** lepro.[197] lept. **Lil-t.** lipp.[36] **Lith-c. Lob. LYC.** m-arct.[10] m-art.[5] m-aust.[5] **Mag-c.**[10] **Mag-m.**[10] mag-s. manc.[58] mang.[10] **Med.**[56] **MERC.**[5] **MERC-C.**[5] **Merc-d.**[111] **Merc-i-f. Mez.**[54] mit.[85] **Morg.** morg-g.[136] mosch.[58] **Mur-ac. Murx.**[54] muscin.[8] **Myric.**[54] naphtin.[102] **Nat-c.**[10] **NAT-M.**[5] **Nat-p. Nat-s.**[54] **NIT-AC.**[5] nit-m-ac.[102] nux-m.[5] **Nux-v.**[5] nym.[102] oci.[102] ol-an.[111] **Onos.** opun-v.[25] **Par.**[5] **Petr. Petros.** ph-ac.[5] **PHOS.**[54] phyt. pic-ac.[36] **Plan. Plb.**[5] podo.[25] **Polyg.**[54] prot.[136] prun.[10] psil.[164] **Psor.**[122] **PULS.**[5] rad-br.[144] **Ran-b.**[5] **Ran-s.** rheum **RHUS-T.** rhus-v.[36] rob.[54] ros-d.[305] **Ruta**[54] sabad.[5] **Sabin. Sang.**[54] sanic.[58] sarcol-ac.[149] **Sars.**[5] **Sec.**[137] sel.[5] senec. **Seneg. SEP.**[102] **SIL.**[5] **SPIG.**[5] spong.[5] **Squil.**[5] stann.[5] **Staph.** stram.[36] **Sul-ac.** sul-i.[58] **SULPH.** syc-co.[136] **Syph.**[54] tab.[111] **TARAX.**[5] tarent.[111] tax.[36] tell. ter.[102] teucr. thlaspi[102] **Thuj.**[5] **Tub.** tung.[252] uran.[269] **Uran-n.** urt-u. ust.[54] **Uva.**[102] **VERAT.**[5] vib.[102] zinc.[5] zinc-p.[58] zing.[85] ziz.[36]

- **dick**: bov.[137] carc.[207] hydr.[137]
 ☞ *dick*

bitter schmeckend: acon. aesc.[25] ail. aloe[102] aran.[25] arg-n.[5] arn.[5] **Ars.** atha.[36] bapt. bol.[25] bor.[5] bry.[5] calc. canth. **CHAM. CHEL.** chin. chin-ar. **Cist.** citl-v.[197] coca cocc.[102] coloc. con. cupr.[1] dios.[25] **Dros.** elaps[144] fago.[25] ferr-ma. grat. ign. irid.[222] kali-ar. **Kali-bi.** kali-c. kali-n.[102] kali-s.[102] kalm. kres.[149] **Lyc.**[5] mang. med. menis.[137] **Merc.** myric.[25] nat-ar. **Nat-c.**[5] nat-m. **Nit-ac.** nux-m.[5] **Nux-v.**[5] paull-p.[36] ph-ac. **Phos.**[5] plut-n.[222] ptel.[25] **PULS. Rheum**[5] sabad. samb.[5] sant.[25] **Sep.** stann. **Staph.**[5] still.[25] **Sulph.**[5] tarax.[5] thuj.[5] ust. valer.[5] **Verat.** verat-v.[25]

bläulich: acet-ac.[36] am-c.[144] am-m. ambr.[5] ars.[1] arund. brom. carb-ac. coc-c. con.[5] cupr.[5] cupr-acet.[10] **Dig.**[5] **Indg.**[122] iod.[122] **Kali-bi.** **Kali-c.**[5] kali-i.[122] lach.[5] laur.[5] merc-c.[5] **Nat-ar.** neon[222] nit-ac. **Nux-v.**[5] pic-ac. plb.[5] **Puls.**[5] sol-n.[25] sulph.[36]

blutig, blutstreifig: abrot.[58] absin. **Acon.** acro-c-f.[2047] act-sp. **Agar.**[5] **AIL.** **ALL-C.** aln.[25] aloe **ALUM.** alum-p.[58] **ALUM-SIL.**[58] alumn.[58] am-be.[25] am-br. **AM-C.**[5] **Am-m.**[5] **Ambr.**[5] **Amyg-p.**[102] **Anag.**[122] androc.[222] ango.[111] ant-c.[5] **ANT-T.** antipyrin.[72] aphis.[10] **APIS**[22] **Apisin.**[5] aran-ix.[149] **Arg.** **ARG-N.** arist-cl.[144] **ARN.** **ARS.**[5] ars-h. **Ars-i.** **Ars-s-f.**[58] **Arum-t.** arund. asaf. **Asar.**[10] asc-t. aspar. atro.[54] **Aur.** aur-ar.[58] aur-i.[58] **Aur-m.** **Aur-m-n.** **Aur-s.**[58] bad. bamb-a.[1184] bapt.[58] **Bar-c.** bar-i.[58] bar-m.[58] bar-s.[58] **BELL.** benz-ac. **Berb.** bism. bor.[5] **BOTH-L.** bov.[5] brom.[5] bros-g.[259] bry.[5] **BUFO**[81] buni-o.[149] **CACT.** cadm.[110] cadm-s.[85] calad. **CALC.**[10] calc-ar.[102] calc-i.[58] **CALC-S.** calc-sil.[58] **Camph.** cand-a.[239] cann-i.[122] **CANN-S.**[5] **CANTH.** **Caps.**[10] **Carb-ac.**[102] carb-an.[116] **Carb-v.** **Carbn-s.** carc.[149] carn-g.[264] **Caust.** cench.[58] **Cham.**[5] **Chel.**[5] **Chim.** **CHIN.** **CHIN-AR.** chin-s.[36] **Chlor.**[54] chloram.[149] chr-ac.[162] **Cic.** **Cimic.**[7045] cina[102] cinnam.[34] cinnb. clem. **COC-C.**[8] **COCC.**[5] coff. **Colch.** **Coloc.**[5] **Con.**[5] **Cop.**[10] cor-r.[137] cortico.[149] corv-c.[258] **Croc.**[5] **CROT-C.** **CROT-H.** croto-t.[5] cub. cupr.[5] cupr-s. **Cur.** cymbo-ci.[2184] cypra-e.[227] daph.[10] dict.[36] **Dig.**[5] dios.[25] **DROS.**[5] **Dulc.**[122] echi.[102] **Elaps** elmen[9] epig.[102] **Equis-a.**[1125] erech.[25] **Erig.** ery-a.[25] eucal.[102] eug. euon.[10] eup-per.[34] euph.[5] euphr. fab.[102] falco-p.[265] feld.[1139] **Ferr.**[5] **Ferr-ar.** ferr-i. ferr-m. ferr-p.[58] fic.[102] fl-ac.[5] foll.[149] form.[116] gaert.[136] gall-ac.[102] **Gels.** ger.[102] germ.[222] get.[45] **Graph.**[5] guat.[119] **HAM.**[137] harp.[1184] **Hell.**[5] **HEP.**[5] hepat.[25] hippoz. **Hydr.** hydr-ac.[268] hydrang.[5] hydro-c.[149] hydrog.[222] **Hyos.**[5] **Hyper.** **Ign.** ind. indg. **Iod.** **IP.**[5] jatr. **Kali-ar.**[58] **Kali-bi.**[58] **Kali-c.**[5] **Kali-chl.**[10] kali-cy.[85] **KALI-I.** **Kali-ma.** kali-n.[10] kali-p. kali-s. kali-sil.[58] kalm. kaol. **Kreos.** kres.[149] **Lac-c.**[54] **LACH.** lap-laz.[227] lat-h.[301] lat-m.[119] laur. **Led.**[5] lil-t.[25] lith-c. loxo-r.[240] **LYC.** **MAG-C.** mag-m.[5] magn-gr.[144] **Mang.** mangi.[102] mati.[1125] med.[58] meny.[5] **MERC.**[1] **MERC-C.** **Merc-i-r.** **MEZ.** **MILL.** mosch. **Mur-ac.** murx.[10] myric. nat-c.[5] **Nat-m.**[5] nat-ns.[102] **NIT-AC.**[1] **Nux-m.**[1125] **NUX-V.**[1] oci.[102] oena.[25] ol-j.[1125] ol-sant.[102] **Op.**[5] orthos.[1125] ox-ac. oxyu-s.[237] pall. par.[5] pareir. pen.[102] **Petr.**[5] **Ph-ac.** **PHOS.** phys. **Phyt.** pic-ac.[102] plat. **Plb.**[5] podo. **Polyg.**[1125] prot.[149] prun.[111] **PSOR.** **PULS.**[1] pyrog. **Querc-r.**[1125] ran-b.[5] raph.[36] rat.[1125] rhod. **Rhus-a.** **Rhus-t.**[5] rob.[54] ruta[5] **Sabad.** **Sabin.**[5] sac-alb.[210] sal-ac.[102] sang.[111] sanguin-n.[85] sanic.[85] sant.[102] sarr. **Sars.** **SEC.**[5] **Sel.**[122] **Senec.** seneg.[137] **SEP.**[36] **Sil.**[5] **Sin-n.** **Solid.**[102] spig.[137] **Spira.**[102] spong. **SQUIL.** **Stann.** staph.[34] **Stict.** stigm.[102] **Stram.** **Stront-c.**[5] **Sul-ac.** sul-i.[58] **Sulph.**[1] syph.[175] tab. tann-ac.[102] tarent.[54] tell. **TER.** thal-s.[144] **Thlaspi**[54] **Thuj.**[5] thymol.[119] trad.[102] **Tril.**[54] **Tub.** uran.[269] urea[85] urt-u.[25] **Uva.**[1125] verat.[10] verbe-o.[1125] vero-o.[1125] vesp. vib.[54] **Vip.**[102] wies.[122] xan.[25] **ZINC.** zinc-p.[58]

☞ *Wunden; blutend; frei fließend* ▥ *BLUT; C; Blutung*

bräunlich: aesc.[102] agar. **Am-m.**[10] ambr.[5] **Anac.** androc.[222] apis arg. arist-cl.[144] **Ars.** arum-i.[36] bamb-a.[1184] **Bell.**[122] berb. bism.[5] bor.[5] bros-g.[259] **Bry.**[5] buni-o.[149] **Calc.**[5] calc-s. caps. **Carb-an.**[1] **Carb-v.** cench.[58] **Chel.** cocc. **Colch.** con.[5] crot-c. dict.[36] **Fl-ac.** foll.[149] germ.[222] graph.[5] grat.[10] hir. hura[36] hydr-ac.[268] hydrog.[222] **Hyos.** iod.[111] irid.[222] kali-cy.[110] **Kali-p.** **Kali-s.** kreos.[10] **Lac-c.** lac-d.[122] **Lach.**[5] lap-laz.[227] lat-h.[301] **LIL-T.** lyc. mag-c.[5] mand.[149] med.[304] morg.[136] morg-g.[136] mur-ac. **Musa**[197] nat-p.[111] **NIT-AC.** ol-an.[111] ozone[227] **Phos.** pic-ac.[36] plan. por-m.[251] prot.[149] **Psor.** puls. querc-r.[257] rhus-t.[5] sac-alb.[210] **Sec.** sel.[122] **Sep.**[102] **Sil.**[5] sin-n.[8] spect.[271] spig.[5] sulph.[5] syc-co.[136] tarent. thlaspi[122] thuj.[5] **Thymol.**[119] ust.[1] vero-o.[232] wies.[36]

brennend: **Acon.**[5] aesc.[25] agar. **Ail.**[111] **ALL-C.** alum.[10] alum-p.[58] **Am-c.**[10] am-m.[10] aphis.[85] aq-mar.[156] **ARS.**[5] **Ars-i.** **Ars-met.** ars-s-f.[58] arum-t. astra-e.[149] atista[192] aur.[1] bad.[116] bell.[5] brom.[5] calad.[10] **Calc.**[5] cann-i.[36] canth. **Caps.**[5] carb-ac.[116] **Carb-an.**[10] carb-v.[116] cast.[10] **Caust.** **Cham.**[5] chen-a. chin.[10] chlor.[116] cina[10] **Cinnb.** clem.[5] **Con.**[10] crot-h.[116] euph. fl-ac.[58] **Gels.**[111] graph.[5] guai.[116] ham. hep.[116] hydr.[116] iod. **Kali-ar.** kali-bi. kali-c. **Kali-i.**[111] kali-s. kreos.[5] kurch.[192] lach.[5] lyc.[5] m-arct.[5] mag-s.[10] **Merc.**[5] merc-c.[5] mez.[10] mosch. mur-ac.[116] **Nat-m.** **Nit-ac.**[122] par.[5] petr.[116] phos.[5] phyt.[116] **PULS.**[5] ran-s.[116] rhus-t.[5] **Sabad.**[5] sang.[116] seneg.[5] sep.[116] sil.[116] sin-a.[137] sin-n.[111] spong.[5] sul-ac.[10] **Sulph.** syc-co.[136] verb.[85] wye.[58] zinc.[5]

dick: acon. adam.[222] aegle.[192] aegle-f.[192] aeth. agar. all-c. **Alum.**[102] alum-p.[58] alum-sil.[58] alumn.[36] am-br.[102] **Am-m.** ambr. anan. androc.[222] ant-c.[102] apis apoc. aq-des.[275] aq-mar.[149] **Arg.** arg-n. **ARS.** **Ars-i.** ars-met. ars-s-f.[58] **Arum-t.** arund. asaf.[5] asim. atista[192] atra-r.[156] **Aur.**[54] aur-ar.[58] **Aur-i.**[58] aur-m.[58] **AUR-S.**[58] bac.[226] **Bad.** bals-p.[25] bamb-a.[1184] bapt. **Bar-c.** bar-i.[58] **Bar-m.** bar-s.[58] bell.[5] boerh.[192] bor. bov.[5] **CALC.**[5] **Calc-f.** calc-i.[58] **CALC-S.**[58] **Calc-sil.**[58] calx-b.[194] **Cann-s.** canth.[137] **Caps.**[5] carb-an. **Carb-v.** **Carbn-s.** carc.[154] caust. **Chel.** choc.[222] cinnb. cist. **Clem.** **Coc-c.** colch. **Com.**[36] con.[137] cop. cor-r.[102] croc. **Cub.** dig. dulc.[58] ery-a. **Euphr.** ferr. **Ferr-i.**[58] gall-ac.[36] graph.[31] **Hep.**[58] hip-ac.[119] **Hippoz.** **HYDR.** **Hydrog.**[222] iod. ip. **Kali-ar.** **KALI-BI.** kali-br. **Kali-c.** **Kali-chl.**[58] **Kali-i.** kali-m.[61] **KALI-P.** **Kali-s.** **Kali-sil.**[58] kola[1184] kreos. lac-ac. **LAC-C.** lach. lat-m.[119] lem-m.[102] lob-s.[25] **Lyc.** lyss. mag-c. mag-m. mang. med.[54] menis.[25] menthol[102] **Merc.** **Merc-c.** merc-cy.[137] merc-i-f.[102] **Mur-ac.** musa[197] **Nat-ar.** **Nat-c.**[102] **Nat-m.** **Nat-p.** **NAT-S.** **Nat-sil.**[58] nit-ac. nux-v. ol-an.[144] op. par. pen.[102] petr. ph-ac. **Phos.** phyt. pic-ac.[36] plb. **Psor.** pull-g.[181] **PULS.** **Ran-b.** **Rhus-t.** **Ruta**[5] **Sabad.** sabal.[137] samb. **Sang.** sanguin-n.[102] sanic. sant.[25] sars. sel. **Sep.**[102] **SIL.**[5] sin-n. spig.[102] **Spong.** **Stann.** **Staph.**[1] **Sul-ac.** **Sul-i.** **Sulph.** syph. tarent. term-a.[192] teucr. thea[192] **Ther.** **THUJ.**[5] **TUB.** tung.[252] zinc. zinc-p.[58]

ABSONDERUNGEN (Forts.)

dünn:
☞ *wässrig, dünn*

eitrig: **Aur.**[5] **CALC.**[5] **CON.**[5] cop.[10] **Graph.**[5] ign.[10] lyc.[116] **Merc.**[5] nat-c.[116] **Puls.**[5] sep.[10] **Sil.**[5] **SULPH.**[122]
☞ *Katarrh*

eiweißartig: aesc.[102] agn. all-c.[111] **Alum.** am-c. am-caust. **Am-m.** **Ambr.**[102] apisin.[5] arist-cl.[144] asc-t. **Aur.** bamb-a.[1184] bell.[5] berb.[26] **BOR.** **Bov.** but-ac.[119] calad. **Calc.** **Calc-p.** calc-sil.[58] camph.[102] canth. carb-an. carb-v.[36] **Caust.** cench.[58] coc-c.[58] coca[111] croto-t.[5] **Dios.** elaps[36] ferr-i.[102] graph.[58] grat.[58] haem.[102] hippoz. **HYDR.**[54] hydrog.[222] inul.[102] **Iod.** jatr.[10] kali-bi.[102] **KALI-CHL.**[54] kali-i.[111] **Kali-m.**[102] kali-p.[137] **Kali-s.**[102] kreos.[102] lac-c.[102] lil-t. lipp.[1025] mag-c.[102] mag-p.[111] med.[122] menthol[102] merc. merc-c. **Mez.** **NAT-M.**[5] **Nat-s.** nit-ac. pall. **Petr.**[116] petros. ph-ac. phos.[5] phyt.[137] **Plat.**[26] **Podo.** **Puls.** sel. **Senec.**[54] seneg.[137] **SEP.** spig.[111] **Stann.** **Stram.** **Sul-ac.** sulph. tama.[197] tarent.[122] term-a.[192] **Thuj.**[102] til.[102] ust.[54]

erschöpfend: **Verat.**[58]

fadenziehend: **Acon.**[5] acon-l.[36] **Aesc.**[102] agar.[5] alet.[88] **Alum.**[5] **ALUMN.** am-br.[25] am-m. ambro.[5] androc.[222] ant-t.[5] aran. **Arg.** arg-n.[5] ars-i. arum-i. asaf. **Asar.** bell. bell-p.[119] **Bor.** **Bov.**[36] calc.[5] calc-s.[36] canth.[85] **Caust.** chel.[36] chin-s. cimic. cob-n.[119] **Coc-c.** **Croc.** dict.[36] ery-a. ferr.[36] ferr-br.[102] goss.[122] **Graph.** **HYDR.** iber. iris[102] kali-ar.[85] **KALI-BI.** **Kali-br.**[54] kali-c. **KALI-CHL.**[58] **Lach.** lob. lyc.[5] **Mag-m.**[5] **Mangi.**[197] **Merc.**[54] mez. musa[197] **Nat-c.** neon[222] **NIT-AC.** ol-j.[25] **Pall.**[102] ph-ac.[5] **Phos.**[36] **Phys.**[54] **Phyt.** pix.[45] raja-s.[149] rumx. ruta **SABIN.** **SANG.** sanic. sel.[5] seneg. **Sil.**[54] stann. stict. sulph.[58] tama.[197] tarent.[111] **Teucr.**[197] thuj.[5] tril. yuc.[36]
☞ *zäh, schwierig abzulösen*

faulig: agar. **Am-c.** **Anthr.** **ARS.** arund. **ASAF.** bapt. bell. bor. bufo **Calc.** **Calc-s.** **CARB-AC.**[8] **CHEL.** chin. cycl. **Elaps** graph. **HEP.** iod.[137] **KALI-P.** lach. lyc. **Merc.** **MUR-AC.** **Nit-ac.** **Ph-ac.** **Phos.** **PSOR.** **PULS.** pyrog.[58] rhus-t. **Sars.** **Sep.** **SIL.** sulph. **Thuj.**

Fischlake, Geruch wie: anac.[5] arn.[5] **Ars.**[5] **Ars-i.**[58] arum-t.[111] bapt.[111] bell.[5] bism.[5] brom.[5] bufo[111] **Calc.**[5] carb-ac.[111] carb-v.[5] chin.[5] **Graph.**[5] hep.[5] iod.[137] kreos.[5] **LACH.**[5] med.[111] **NAT-C.**[5] **Nit-ac.**[5] **Ol-an.**[111] psor.[111] pyrog.[111] rhus-t.[5] sanic.[111] sec.[5] sel.[137] sep.[5] stram.[5] sulph.[5] **Tell.**[111] thuj.[5] uran-n.[111]

Flecken hinterlassend: aesc.[102] agar.[5] agn.[54] alumn.[102] anag.[122] arg-n.[5] **Arn.**[5] **Ars.** aur-m.[102] bar-c. bar-m. **BELL.** benz-ac.[122] benz-n.[36] bov.[54] bry.[5] cadm.[110] cadm-s. **Calc.**[5] cann-i.[122] **Cann-s.**[102] canth.[5] carb-ac.[137] **Carb-an.**[5] carb-v. carl.[36] cean.[102] cham.[102] chel.[36] **Chin.** chin-ar. cinnb.[137] cit-ac.[232] clem. cocc.[122] crot-c. crot-h. cub.[36] cupr. cur. dulc. elat.[8] eupi.[36] fago.[36] ferr. ferr-ar. gast.[36] **Graph.**[5] gua.[85] guat.[119] hell.[122] helon.[102] hep.[111] **Hydr.**[102] ign.[102] indg.[122] iod.[1057] ip. jug-r.[36] **Kali-bi.**[102] kali-chl. kali-i.[122] kali-s.[102] **Kreos.**[5] **Lac-c.**[122] lac-d. **LACH.**[5] **Lil-t.**[36] **Lyc.**[5] **Mag-c.**[5] mag-m.[1057] mag-p.[137] med.[56] **Merc.** merc-i-f.[102] **Nat-m.** nat-s.[102] nit-ac.[137] nux-m.[5] **Nux-v.**[5] phos.[122] pitu-a.[164] **Prun.**[111] **Puls.**[102] pulx.[137] rheum[5] sanic.[85] sel.[5] sep.[54] sil.[137] **Stann.**[102] **Sulph.**[5] **Thlaspi**[102] **Thuj.**[54] tril.[102] tub. ust.[102] verat.[5] vib.[137] wies.[36]

- **gelb**: aesc.[102] **Agn.**[54] **Alum.** alumn.[102] ant-c.[137] arg-n.[102] **Ars.**[102] aur.[102] **Bell.** benz-n.[36] **Bov.**[102] bry. cadm-s. calc.[102] **Cann-s.**[102] **Carb-ac.**[54] **CARB-AN.**[56] carl.[36] cean.[102] cham.[102] chel. **Chin.** chin-ar. cit-ac.[232] **Crot-c.** cub.[36] elat.[8] eupi.[85] fago.[36] **Ferr.** ferr-ar. gast.[36] **GRAPH.** gua.[85] guat.[119] helon.[102] hep.[111] **Hydr.**[102] ign.[102] iod.[1057] **Ip.** jug-r.[36] **Kali-bi.**[102] **Kali-s.**[102] **KREOS.** **Lac-ac.**[8] lac-c. lac-d. **LACH.** lil-t.[102] **Lyc.**[5] **Mag-c.** mag-m.[1057] **MERC.** merc-i-f.[102] **Nat-m.** nat-s.[102] nit-ac.[85] **Nux-v.**[5] phos. phyt.[137] prun. **Psor.** **Puls.**[102] pulx.[72] **Rheum**[5] **SEL.** **Sep.**[5] **Stann.**[102] sulph.[102] thlaspi[102] **Thuj.**[54] tril.[102] tub. ust.[102] **Verat.**[5]

fleischfarben: **Alum.**[36] apoc.[111] bar-c. bufo canth.[5] carb-v.[5] chin. cocc.[5] coloc.[5] kali-c.[5] kali-i. kreos.[5] lyc. merc.[5] nat-c.[5] **Nit-ac.**[54] phos.[5] **Sabin.**[5] sep. **Stront-c.**[5] **Tab.**[10] zinc.[5]

Fleischwasser, wie: **Alum.**[5] ars.[137] bufo[26] calc.[137] canth.[5] **Cocc.**[26] ferr-pic.[137] kali-i.[137] kreos.[5] lyc.[5] mang.[137] merc-c.[137] nit-ac.[5] ozone[227] phos.[5] podo.[137] rhus-t.[5] sabin.[5] sep.[5] stront-c.[111]

- **scharf,** beißend: canth.[137]

frei fließend: kali-s.[111] puls.[5]

fressend, ätzend:
☞ *ätzend, scharf*

gelatineartig: acon.[5] aesc.[102] agar. **Aloe**[102] **Alum.**[102] **Alumn.** am-br.[102] am-m.[102] **ARG.** **Arg-n.**[5] arn.[10] **Arum-t.**[102] bar-c.[5] bell.[5] berb. bry. **Cact.** **Canth.**[102] carb-v.[102] **Caust.** cench.[58] cham.[10] chin.[5] chin-s. cina cist.[102] citl-v.[197] **Coc-c.**[122] coca[102] cocc.[58] **COLCH.**[5] **Coloc.**[5] cortiso.[119] crot-h. cupr. cur. **Dig.**[5] euphr.[102] **Ferr.** **Graph.**[102] **HELL.**[5] hep. **Hydr.**[102] hyper.[111] iber.[102] **KALI-BI.** kali-c.[102] kreos. lach.[102] **Laur.**[5] lyc.[5] med. merc.[10] **Merc-i-f.**[102] **Merc-i-r.**[102] myric.[102] **Nat-ar.** nat-c.[102] nat-m.[58] nat-s.[102] nux-v.[102] petr.[102] **PH-AC.**[5] phos.[102] **Phyt.**[102] plb.[5] podo.[111] psor.[102] **Puls.**[5] **Rhus-t.**[5] **Rumx.**[102] sabad.[5] sabin.[5] **SAMB.** sang.[102] **Sel.**[102] sep.[5] **Sil.**[10] silphu.[102] **Stann.**[102] sulph.[36] viol-o.

gelb: achy.[149] acon. acro-c-f.[2047] adam.[222] aegle-f.[192] **Agar.** agki-p.[1202] **Agn.** **ALUM.** alum-p.[58] alum-sil.[58] alumn.[58] am-br.[102] am-c.[5] am-m. ambr. **Anac.** anag. anan. androc.[222] ang.[5] **ANT-C.** apoc.[102] **ARG.** **Arg-n.** **Ars.**[809] **Ars-i.**[58] **Ars-met.** ars-s-f.[58] **ARUM-T.** asar.[144] atista[192] atra-r.[156] **AUR.** aur-ar.[58] **Aur-i.**[58] **Aur-m.** **AUR-S.**[58] **Bad.** bamb-a.[1184] **Bar-c.** bar-i.[58] **Bar-m.** bar-s.[58] bell.[1] **Berb.** bor.[5] **Bov.**[5] **Brom.**[5] bros-g.[259] **BRY.**[5] bufo[122] **CALC.**[809] calc-i.[58] **CALC-S.** **Calc-sil.**[102] **Calen.**[111] calx-b.[194] cand-a.[239] cann-i.[58] cann-s. **Canth.** **Caps.** carb-an.[5] **CARB-V.**[809] **CARBN-S.** carc.[210] **Caust.** cench.[809] cham.[5] chel. chin-ar. chlor. choc.[222] **Cic.** cinnb. **Cist.** **Clem.** coc-c. **Con.** **Cop.** cor-r.[102] croc. **Cub.** cupr. cur. cymbo-ci.[2184] **Daph.**[111] dig.[5] **Dros.**[5] **Dulc.**

ery-a. **Euphr.** **Ferr-i.** ferr-p.[809] **Fl-ac.** germ.[222] gink.[227] **Graph.** haliae-lc.[222] **HEP.** hip-ac.[119] **Hippoz.** **HYDR.** **Hydrog.**[222] hyper. ind. **Iod.** kali-ar. **KALI-BI.** **Kali-c.** kali-chl. **KALI-I.** kali-n. **KALI-P.** **KALI-S.**[193] kali-sil.[58] kola[1184] **Kreos.** lac-ac. lac-lox-a.[204] **Lach.**[5] lap-laz.[227] lem-m.[102] lil-t. **LYC.** mag-c.[5] **Mag-m.** mag-s. malar.[809] mang. **Med.** menis.[25] menthol[102] meny. **MERC.** merc-i-f. merc-i-r.[809] **MEZ.** **Mur-ac.**[8] **Musa**[197] **Nat-ar.**[809] **Nat-c.**[102] **Nat-m.** **Nat-p.** **NAT-S.** **Nat-sil.**[58] **NIT-AC.** nux-v.[5] ol-j.[171] ozone[227] petr.[58] petros. ph-ac.[5] **PHOS.** pitu-a.[164] plan. plb.[5] por-m.[251] **Psor.** **PULS.** ran-b. **Rhus-t.** rhus-v.[36] rumx. **Ruta**[5] sabad.[5] sabin. sang. sanguin-n.[102] sanic. sant.[25] sars. sec. **SEL.** seneg. **SEP.**[5] **SIL.** sin-n.[809] sol[236] sol-n. spect.[271] spig.[1] **Spong.**[5] stann.[809] **Staph.**[5] **Stram.** sul-ac. **SUL-I.**[58] **SULPH.**[1] sumb. syph.[58] tama.[197] tarent.[192] tell.[809] teucr. thea[192] **Ther.** **THUJ.** thyr.[809] **TUB.** tung.[252] tus-p. **URAN-N.**[109] verat.[5] **Viol-t.** zinc. zing.

geronnen: bor.[36] helo.[137] merc.[137] **PH-AC.** phos. phyt.[58]

grau: **AMBR.** anac.[5] **Arg.** ars.[5] asim. bell.[5] bufo[111] carb-ac. carb-an.[5] **CAUST.** chin.[5] cop.[10] hippoz. kali-c. **Kali-chl.** kali-m.[116] kreos.[5] lach.[5] **LYC.** mag-m.[5] mang. med. merc.[5] nux-v. ozone[227] rhus-t. sang. sanic.[85] seneg. sep.[5] **Sil.** thuj.[5]

grün: acon.[5] agn.[5] **Alum.** **Alum-p.**[58] **Alum-sil.**[58] anan. ant-c. arg. arg-n.[5] arn. **Ars.** **Ars-i.**[171] ars-s-f.[58] arum-t.[102] arund. **Asaf.**[10] asc-i.[25] aur.[10] aur-ar.[58] aur-i.[58] aur-m. aur-s.[58] bac.[149] **Bals-p.**[102] bamb-a.[1184] **Berb.** **Bor.**[10] bov. **Bry.** bufo calc. **Calc-f.** calc-i.[58] calc-sil.[58] cann-s.[5] carb-an. **Carb-v.** carbn-s. **Caust.**[10] cham.[5] cimic. **Cinnb.** citl-v.[197] clem. **Cob.** colch.[10] com. con.[5] cop. cortico.[119] cub.[85] culx. cur. **Dros.**[5] **Dulc.**[102] **Elaps** eucal.[102] ferr.[5] ferr-ar. **Ferr-i.** graph. **Hep.** hippoz. **Hydr.** hydr-ac. **Hydrog.**[222] hyos.[10] ind. iod. ip.[5] kali-ar. **KALI-BI.** **Kali-c.**[10] **Kali-chl.** **KALI-I.** kali-p. kali-s.[58] **Kali-sil.**[58] kreos.[5] **LAC-C.** lach.[10] led.[5] lith-c. **Lyc.** lyss. m-aust.[5] **Mag-c.**[5] mang.[10] marm-w.[194] med.[102] **MERC.** **Merc-c.**[5] mez.[85] murx.[10] naja **Nat-c.** **Nat-m.**[5] **Nat-s.** nat-sil.[58] **Nit-ac.**[10] **Nux-v.**[8] ozone[227] **PAR.**[10] pen.[102] **Phos.**[5] phyt. pitu-a.[164] plb. plut-n.[222] psil.[164] psor.[58] pull-g.[181] **PULS.**[5] **RHUS-T.**[5] sabad.[10] sanguin-n.[102] sanic. sant.[25] scol.[1142] sec.[5] **SEP.** **Sil.**[10] spig. **Stann.**[5] staph. **Stict.** sul-ac.[5] **Sul-i.** **Sulph.** syph. tarent.[192] ter. **Teucr.** thea[192] **Ther.** **Thuj.** tub.[36] tung.[252] upa.[85] uran.[269] **Verat.**[5]

- **Gras,** wie: calc-f.[137] corv-c.[258] cyt-l.[36] lac-c.[26]

gussweise: adam.[222] agar.[1] all-c.[111] am-c.[137] apisin.[5] ars.[5] aur.[5] bac.[193] bell.[137] berb.[137] bry.[137] **CALC.** carb-v.[122] **Chel.**[54] chin-ar.[54] chlor.[111] **Cocc.**[137] con.[5] **CROTO-T.**[137] dulc.[137] elat.[137] eug.[111] euphr.[1] **Eupi.**[102] fl-ac.[5] **Gamb.**[137] **Gels.** **GRAPH.** grat.[137] hydr.[111] ip.[137] **Jatr.**[137] kali-bi.[111] kreos.[137] lach.[5] **LYC.** mag-c.[116] mag-m.[137] nat-c.[5] nat-m.[5] **Nat-s.**[137] nit-ac.[54] phos.[5] piloc.[36] podo.[137] rhus-t.[54] sabin. sanguin-n.[85] sel.[5] **SEP.** **SIL.** spig.[5] squil.[137] stann.[137] staph.[5] **Thuj.**[5] tril.[137] verat.[137] zinc.[5]

Haar, zerstören das: ars. bell-p.[122] coll.[137] lyc. merc. mez.[58] **Nat-m.** nit-ac.[137] **Rhus-t.** sil.[137]

heiß: acon.[5] aeth.[54] agar.[5] **All-c.**[102] **Am-c.**[137] am-caust.[102] **Am-m.**[102] **Ambro.**[102] **Aral.**[102] **Ars.**[5] ars-i.[111] ars-met. arum-t.[102] bamb-a.[1184] **Bell.**[5] bor.[5] calc.[111] carb-v.[102] cham.[102] eucal.[102] euphr.[5] **Gels.**[102] glyc.[102] **Iod.**[5] kali-i.[111] kreos.[5] lach.[102] lyc. merc.[102] **Merc-c.**[102] mur-ac.[102] napht.[102] **Nat-ar.**[102] **Nat-m.**[102] neon[222] nit-ac.[102] op.[5] **Puls.**[5] rhus-t. **Sabad.**[102] sabin.[5] sang.[102] **Sanguin-n.**[102] squil.[102] **Sulph.**[5] tarent.[111] trif-p.[102] verb.[85]

Honig, wie: **Ant-c.**[5] apoc-a.[102] ars-i.[58] carb-v. **CIC.**[5] graph.[103] kreos.[5] mez. **Nat-p.**[54] sanic.[85] thuj.

kalt: ambro.[5] ichth.[137] kali-i.[137] lach.[5] **Nat-m.**[54] phos.[5] sin-n.[85] verat.[58]

Käse, riecht wie alter: bry.[137] calc.[5] **Con.**[5] **HEP.** sanic. sulph.[5] tub.[193]

katarrhalisch:

☞ Katarrh

klebrig, leimartig: ant-t.[137] ars-i.[58] atra-r.[156] bad. bell. bor.[5] bov.[137] bry.[137] **Calc.** caps.[137] carb-an.[1] **Carb-v.** **Carbn-s.** **Caust.** cimic. cinnb. coc-c.[111] croc.[137] **GRAPH.** hep. hydr.[111] **KALI-BI.**[111] kali-c.[137] kali-m.[85] kali-s.[58] **Lach.**[137] lappa[137] lyc.[137] **Merc.**[5] **Merc-c.** mez.[58] morg-g.[136] nat-c.[36] **Nat-m.**[54] nat-s.[38] nux-m. ozone[227] **Psor.** puls.[187] sel. sep.[1] **STANN.**[5] stict. **Sulph.** sumb. tama.[197] viol-o.[137]

☞ kremig, teigig

klumpig: adam.[222] aeth.[137] agn.[5] aloe[137] alum.[36] **Ant-c.**[137] calc.[137] **Calc-s.**[54] **Cann-s.**[5] caps.[5] **Cham.**[137] **Chin.**[137] cimic.[137] cinnb.[111] cist.[111] coc-c.[137] **Con.**[5] croc.[137] **Graph.**[137] **Hep.**[54] hydr.[111] **KALI-BI.**[111] kali-c.[10] kali-m.[137] kreos.[10] lach.[5] **LYC.**[137] mag-p.[111] mang.[58] **Merc.**[5] merc-c.[5] merc-d.[137] **Merc-i-f.**[111] mur-ac.[5] nat-m.[5] osm.[85] oxyg.[85] petr.[1] phos.[5] **PLAT.**[137] puls.[5] rhus-t.[137] sabad.[10] sabin.[10] **Sel.**[5] **Sep.**[5] **Sil.**[5] sin-n.[54] solid.[111] spig.[5] stann.[10] stict.[111] sul-ac.[5] sulph.[5] syph.[137] teucr.[5] **Thuj.**[5] zinc.[1] zinc-i.[5]

kremig, teigig: canth. kali-bi. nat-ar.[36]

☞ klebrig, leimartig

Mandeln, riechen wie Bitter-M.: benz-ac.[137] benz-n.[36]

melasseartig: croc.[137] ip.[137] mag-c.[137] phos.[137]

metallisch schmeckend: adam.[222] agn. alum. am-c.[5] bism.[5] **Calc.** cedr. cench. **Cham.** cimic. cimx. **Coc-c.** cocc. coloc.[5] **Cupr.**[102] **Ferr.** hep. **Ip.** jatr. kali-bi. kali-c. kali-chl. kreos. lach. lyc. merc.[5] merc-c.[5] nat-c. nat-m. **Nit-ac.**[102] nux-v.[10] **Phyt.** plb.[111] **Ran-b.**[5] **Rhus-t.** sars. seneg. sulph. thuj. zinc.

milchig: **APIS** **Calc.**[5] cann-i.[102] **Cann-s.** canth. **Caps.**[5] carb-v.[10] con.[10] **Cop.** cupr-ar.[102] **Ferr.**[5] graph.[102] **Hydr.**[102] **Iod.** **Kali-bi.**[102] **Kali-c.** **KALI-CHL.** kali-m.[61] kali-p.[111] kola[1184] **Lach.**[36] lyc.[10] **Merc.** mez. **NAT-M.** nat-s.[111] **Nux-v.** **Petros.**[5] **PH-AC.**[5] phos.[10] **Puls.**[5] rhus-t.[5] sabin.[10] **SEP.** **Sil.**[10] sul-ac.[10] sulph.[5] thlaspi[111] thuj.

ABSONDERUNGEN (Forts.)

mild: adam.[222] aegle.[192] aegle-f.[192] **ALL-C.** allox.[119] **Alum.** alumn.[58] **Am-m.**[54] arg-n.[5] aza.[192] bell.[54] bor. **Brom.**[54] **Calc.**[54] calc-p.[102] carb-v. cassi-s.[192] **Caul.** citl-v.[197] cycl.[5] **EUPHR.**[5] eupi. excr-can.[269] fago.[25] ferr. **Frax.**[102] harp.[1184] **Hep.**[5] ias.[45] jug-c.[102] kali-c. kali-chl.[111] kali-fcy.[54] kali-i.[102] kali-m.[61] **KALI-S.**[111] **Kreos.**[54] **Lach.**[54] laur. lepro.[197] lil-t. mang.[54] **Merc.**[5] **Musa**[197] nat-m. nux-v.[54] penic.[149] ph-ac. phos.[54] phyt.[36] plan. plat. **PULS.** puls-n.[36] ran-b. rhus-t.[54] ruta **Sep. Sil.**[5] stann.[102] staph.[54] sul-ac.[137] **Sulph.**[5] syc-co.[136] **Tama.**[197] tarent-c.[192] tein.[9] **Thuj.** ziz.[36]

modrig, muffig, schimmlig: **Alum.** am-m. arn. **BOR.**[5] **Camph.**[5] **Carb-v.**[5] **Cimx.** cina[111] coca[25] **Coloc.**[5] **Crot-h.** eup-per. euph-l.[72] jug-c. kali-bi. led. m-arct.[5] **Merc.**[5] merc-c.[5] nat-c. nat-m. nux-v.[5] ol-an.[137] op.[5] **Phos.**[5] phys. **Psor. Puls.**[5] **Rhus-t.**[5] sanic.[137] sarr. **Stann.**[5] staph.[137] sulph. syph.[85] tax.[303] teucr.[137] thuj.[111] thyr.[111] tub.[36]

mukopurulent: merc.[5]

orange-gelb: hydrog.[222] kali-bi.[111] **Kali-c. Kali-p.**[111] phos. puls.

reichlich, übermäßig: acon. agar. apis **Arg.**[5] **ARG-N.**[54] **Ars.** ars-s-f. **Asaf.** atra-r.[156] aur. bar-c. **Bar-m.** baros.[25] **Bell.**[5] benz-ac.[83] **BOV.**[22] bry. bufo **Calc.** calc-s.[58] **Cann-i.** canth. carb-an. carb-v.[36] carbn-s. carl. caust.[54] chim. **Chin.** cic. cist.[58] **Cop. Cub.** cur. dig. **EUPHR.**[54] **Ferr. Fl-ac.** germ.[222] graph. hep.[5] hipp. **Hydr.** ign. **IOD. Kali-bi.**[54] **Kali-c.** kali-chl.[36] kali-i.[54] kali-sil.[58] kreos. lach.[5] lat-h.[301] **LOB.** lyc.[54] maland.[91] mang. **Med. Merc.** merc-i-f. mez. nat-c. nat-m. ol-an.[36] osm. par.[8] petr.[8] **Petros. Ph-ac.**[8] **Phos. Pic-ac.** pip-m. plb.[5] podo.[137] **PULS. Rhus-t.** ruta sabin. sant.[25] sars. **SEP. Sil.** skook.[72] squil. **Staph. Sul-ac.**[5] sul-i.[58] sulph.[36] syph.[54] tarent.[58] tell.[85] ther.[10] **THUJ.** thymol.[119] verat.[137] verb.[85] zinc. zing.[36]

rot: ars-i.[137] bry.[5] fl-ac.[122] kreos.[137] merc.[137] **Par.**[5] rhus-t.[137] squil.[5]

Rötung der Partien, verursacht: ars.[137] ars-i.[137] kreos.[137] merc.[137]

Rückgang, Stillstand: camph.[137] **Hydr.**[54] hydr-ac.[137] **Kali-bi.** thlaspi[137]

☞ *unterdrückt*

salzig schmeckend: acon. agar. alum.[5] am-c.[5] am-m. **Ambr.**[5] anac.[111] ang. **Ant-c.** ant-t.[5] aral. **ARS.** ars-i. aza.[192] **Bar-c.**[5] bell. blatta-a.[36] bov.[5] **CALC.**[5] calc-p.[36] **Cann-s. Carb-an. Carb-v. Carbn-s. Chin.** chin-ar. cimic.[111] coc-c. **Cocc.**[5] colch. coloc. con. cop. **CYCL.** dig. **Dros.**[5] elaps **Euph.**[1] fl-ac.[162] gamb.[8] germ.[222] **Graph.**[1] **Hyos. Ign.**[5] **Iod.**[5] kali-bi. kali-c.[5] **Kali-i.** kali-p. kalm. **Kreos.** lac-ac. lach.[5] lepi. **LYC.** macrin.[36] **Mag-c.** mag-m.[10] **Merc.**[10] **Merc-c.** mez. musa[197] **NAT-C.**[5] **Nat-m.** nat-p. **Nat-s.** nat-sil.[58] **Nit-ac.**[5] **Nux-m.** nux-v.[1] ol-j.[25] **Petr.**[10] **Ph-ac.**[36] **PHOS.**[36] plan. psor. ptel.[25] **PULS.**[36] raph. **RHUS-T.**[5] sac-alb. samb.[10] sanic.[111] **Sel.**[5] **SEP.**[1] **Sil.**[5] sin-a. spect.[271] spong. squil.[102] **STANN.**[5] staph.[5] stram.[5] sul-ac. **Sulph. Tarax.**[5] tarent. tax. tell.[36] ther. tub.[36] verat. verb.[137] wies. zinc.[10]

sauer: acon.[102] act-sp.[111] agar. alum. am-c.[102] **Ambr.**[122] ang. ant-t. **Apisin.**[5] arn.[5] ars. atro. **Bell. Benz-ac.**[102] bor.[5] bry.[5] **CALC. Calc-p.** cann-s. canth.[102] carb-an. carb-v. carbn-s. cedr.[25] cham. chin.[5] chin-s.[102] coc-c. con. cosm.[25] croto-t. dros. dulc.[5] euon.[102] fago.[25] ferr. fl-ac.[5] fried.[14] germ.[222] graph.[10] hell.[5] **Hep.**[10] hip-ac.[119] hydr.[193] hyos. **IGN.** iod. ip. iris[102] kali-ar. kali-bi. **Kali-c. Kali-chl.** kali-n.[10] kreos.[193] lach. lact. lam.[2] laur. lith-c.[102] lob.[193] **Lyc.** m-aust.[5] mag-c.[36] mag-m.[1] mag-s. manc. meph.[8] **Merc. Merc-c.**[102] merc-cy.[25] mit.[85] mur-ac.[102] nat-c.[1] nat-m. nat-p.[122] nat-s. **Nit-ac.** nit-m-ac.[102] **NUX-V.** oci.[102] onos.[144] petr. ph-ac. **PHOS.** plan. **Plb.**[5] **Puls.** rhod.[5] rhus-t.[5] sabin. **Sars.**[102] sec. sep.[10] solid.[137] spong. stann. staph.[1] sul-ac. **Sulph.**[102] **Tarax.**[5] tax. teucr. thuj.[5] trif-p.[45] upa. uran.[269] uran-n.[25] **Uva.**[102] verat. zinc.[102] zing.[193]

schaumig: absin.[85] acet-ac. **Acon.** aeth.[85] agar. alet. **ALL-C.** allox.[119] am-c. am-m. amyg-am.[10] ant-t. **Aphis.**[10] **Apis** apisin.[137] aq-pet.[36] aral. arg-n. **Arn. ARS.** ars-h. ars-s-f.[58] art-v. asaf. asc-t. atro.[54] aur.[5] bac.[56] bamb-a.[1184] bapt.[111] **BELL.**[5] **Berb.**[102] brom. bry.[5] bufo cadm.[119] **Calc.**[5] **Camph.** cann-i. canth. **Carb-ac.** carb-v. **Caust.** cean.[137] **Cedr.**[171] cench. **CHAM. CHEL.** chen-a.[36] **Chin.** chin-s. chion.[102] chlor. **CIC.**[5] **Cina** citl-v.[197] clem. cob. **Cocc. Colch.** con. cop. cortico.[119] cot.[36] **Crot-c. Crot-h.**[54] croto-t. cub. **CUPR.** cupr-acet.[85] daph. dios. dros. elat.[137] ems[9] eucal. **Ferr.** ferr-p. fl-ac. gad.[36] gast.[36] gels. **Glon.** grat.[137] guat.[119] hep. hura hydr-ac.[111] hydrog.[222] **HYOS.** hyosin.[137] hyper. iber.[111] **Ign.**[81] iod.[5] **Ip.**[5] iris jab.[102] jatr. **Kali-bi.**[81] **Kali-c.**[5] kali-cy.[85] **Kali-i.** kali-p. kreos. lac-ac.[171] **Lac-c. Lac-d. LACH.** lact. **Laur.** led. linu-c.[36] lith-c. **LYC.** lyss. **Mag-c.**[137] **Mag-m.** mangi.[197] med.[85] merc.[5] merc-c. merc-k-i.[85] mill. mosch. musa[197] myric. naja **NAT-M.**[54] **Nat-s.** neon[222] nux-m.[54] **Nux-v.**[5] **Oena.** olnd. **Op.** par. **Pareir.** paull-p.[36] pect.[102] petr.[5] ph-ac. **Phos.** plat.[5] plb. **Podo.**[137] **Puls.** raph.[102] rheum[137] rhus-t. rumx. sabad.[137] sars.[102] **SEC.**[5] **SEL. SENEG.** sep.[137] **Sil.**[1] **SPONG.** squil.[5] **Stann.**[5] staph. stict. still.[25] **STRAM.**[5] stry. sul-ac.[5] sulph. sumb.[111] syph.[111] **Tab.** tanac.[36] tart-ac. tax. ter. teucr. ther. **Thuj.**[5] uran. urt-u. **VERAT.**[54] verat-v.[25] vip.[111] yohim.[85] zinc. zinc-p.[58]

- blutig: absin. acon.[5] **ARN.**[5] ars.[5] atro.[54] bell.[1] canth. **Crot-c. DROS.**[5] **Ferr.**[5] hep.[5] **Hyos.**[5] **Ign.** kali-cy.[85] **Led.**[5] merc-c. oena. **Op.**[5] phos.[5] **SEC.**[5] sil.[5] **Stram.**

☞ *blutig, blutstreifig*

schleimig: acon.[10] agar.[10] **Alum.**[10] alum-sil.[58] am-m.[10] ant-c.[10] ant-s.[36] arg.[10] **Arg-n.**[116] **Ars.**[5] ars-i.[58] ars-s-f.[58] **Aur-s.**[122] bals-p.[116] **Bar-c.**[10] berb.[10] bor.[10] calc.[10] calc-s.[111] cann-s. caps. carb-an.[10] carb-v.[10] carbn-s.[58] carc.[154] cast.[10] caust.[58] chin.[5] cist.[58] coc-c.[58] con.[10] cop.[10] croc.[5] cub. cycl.[116] dulc. **Ferr.** fl-ac. graph.[10] helon.[111] **Hep.**[116] **Hydr.**[111] iod.[10] ip.[10] **Kali-bi.**[111] kali-br.[116] **Kali-chl.**[54] **Kali-i.**[10] **Kali-s.**[122] kali-sil.[58] kreos.[10] lac-ac.[116] lam.[10] lith-c.[116] lyc.[10] m-arct.[10] mag-c.[5] **Mag-m.**[10] mag-s.[10] mang.[116] **Merc.**[5] merc-d.[111] mur-ac.[10] murx.[10] **Nat-c.**[10] **Nat-m.**[10] nat-s.[58] nat-sil.[58] nicc.[10]

Nit-ac.[10] ol-an.[10] op.[10] par.[10] ph-ac.[137] phos.[5] **PULS.**[5] ruta[54] sabad.[10] samb.[10] sars.[10] scroph-n.[10] sec.[10] sel.[10] seneg.[10] sil.[10] staph.[10] **Sulph.**[5] **Thuj.** tong.[10] tub.[122] tung.[252] zinc.[10] zing.[10]

schleimig, verändert: **Ant-c.**[137] arg.[137] arg-n.[137] **Ars.**[137] **CALC.**[137] calc-s.[137] caust.[137] **Cham.**[137] graph.[137] hep.[137] hydr.[137] **KALI-BI.**[137] **Lyc.**[137] **Merc.**[137] **NAT-M.**[137] **Nit-ac.**[137] nux-v.[137] **Phos.**[137] **PULS.**[137] **SEP.**[137] sil.[137] **Stann.**[137] **Sulph.**[137] tama.[197]

spärlich: achy.[149] acon.[5] agar.[36] agn.[5] apis[137] arg.[137] bell.[58] bry.[5] **Calc.**[5] cham.[36] dig.[36] ferr-p.[58] graph.[5] hydr. kali-bi. **Kali-c.**[5] kaol. lach.[137] **Lyc.**[5] mag-c. **Nat-m.**[5] nat-p.[58] plb.[36] sin-n. squil.[137]
☞ *vermindert*

süßlich schmeckend: acon.[5] aesc. all-c. **All-s.**[8] alum. alum-p.[58] alumn. am-c. anac.[5] ant-s. ant-t. apis ars. ars-i. asar.[5] aspar. astac. aur. aur-ar.[58] beryl.[119] **CALC.**[36] calc-s. calx-b.[194] cann-s.[36] **Canth. Carb-an.** carbn-s.[25] **CHAM.** chin. cob. coc-c. **Cocc.**[5] cop. **Cupr. Dig.** dios.[25] dirc. ferr. ferr-ar. harp.[1184] **Hep.**[5] hepat.[102] hyos. iod. ip. iris[36] kali-ar. kali-bi. **Kali-c.** kali-n.[1] kali-p. kreos. lach.[5] laur.[5] lob. lyc. lycps. mag-c.[10] mag-m. mag-p.[111] merc. merc-c.[10] mez.[5] nicc. nit-ac. **Nux-v.**[5] **PHOS.** pic-ac. **Plb.** plb-acet.[102] ptel. **PULS. Rhus-t.**[5] **Sabad. Samb.**[5] sanguin-n.[102] **Sanic.** sel. senec. **Sep.**[5] **Squil. STANN.** sul-ac. sul-i.[58] sulph. sumb. syph. term-a.[192] **Thuj.**[5] tub.[36] wye.[85] zinc. zinc-p.[58]

teerartig: lept.[25] mag-c.[137] mag-m.[137] nux-m.[137] plat.[137]

transparent: aesc.[122] alum.[10] cast.[10] crot-h.[10] ferr-m.[10] fl-ac.[122] graph.[10] kali-i.[10] mag-s.[10] mang.[10] **NAT-M.**[54] phos.[10] puls.[10] sabad.[10] **Sep.**[10] **Sil.**[10] **Stann.**[10] sul-ac.[10]

tropfend: agar.[5] **All-c.**[111] aral.[137] ars.[5] ars-i.[111] arum-t.[111] calc.[5] chin.[5] citl-v.[197] euphr.[5] graph.[5] hydr.[137] kali-bi.[137] kali-i.[111] lith-c.[25] merc-c.[5] nit-ac.[5] nux-v.[5] **Phos.**[5] **RHUS-T.**[5] sabad.[5] **Sep.**[5] spig.[5] sulph.[5]

übelriechend, stinkend: acon.[5] agar. ail.[111] alco.[36] all-s. aloe **Alum.** alum-p.[58] alum-sil.[58] alumn. **Am-c.** am-m. ambr.[5] **Amor-r.**[149] **Anan.**[102] ange-s.[255] ango.[122] **Anthr. Apis** aq-mar.[149] **Aral.** aran.[192] **Arg.** arg-n.[116] **ARN. ARS.** ars-i.[58] ars-met. **Ars-s-f.**[58] art-v.[81] arum-t.[111] arund. **ASAF.** asar.[5] asim. atro. **AUR.**[5] aur-ar.[58] **Aur-i.**[58] **Aur-m.** aur-m-n. **AUR-S.**[58] ba-tn.[136] bac.[62] bals-p.[25] bamb-a.[1184] bani-c.[204] **BAPT.**[58] **BAR-C.** bar-i.[58] **BAR-M.** bar-s.[58] **Bell.**[5] berb. **BOR. Bov.**[5] brom.[5] **Bry.** bufo buni-o.[149] **But-ac.** cadm-s.[111] **CALC.** calc-ar.[58] **Calc-f.** calc-i.[58] calc-p. **Calc-s. Calc-sil.**[58] **Calen.**[102] calx-b.[194] camph.[5] cann-s.[5] **Canth.**[5] **Caps. CARB-AC.**[56] **CARB-AN. CARB-V.**[5] **CARBN-S.** carc.[72] cassi-f.[192] **Caust.**[5] cham.[5] cheir.[102] **Chel.**[10] chen-v.[1125] **Chin.**[5] chin-ar. chlor.[36] choc.[222] cic. cimic. cimx. cinnb.[111] **CIST.** citl-v.[197] clem. cocc. colch. **Coloc.**[5] com. **CON.**[5] cop. croc.[137] crot-h. croto-t.[102] cub.[4] cund.[25] **Cupr.**[36] cur.[54] **Cycl.** daph. **Dig.** dios.[25] dirc. dros. **DULC.** echi.[102] **Elaps** ery-a. **Eucal.**[54] **EUPHR.** eupi. fago. falco-p.[265] **Ferr.**[54] ferr-ar. ferr-i. ferr-p. **Fl-ac.** gaert.[136] gels.[102] **Ger.**[102] germ.[222] glon. **GRAPH.** grin. gua.[102] **GUAI. Guare.** ham. hell.[5] helon. **HEP.** hip-ac.[119] **Hippoz.** hist.[144] **Hura Hydr.**[25] hydr-ac.[268] hyos.[5] **Hyper.** ign.[5] ind.[36] **Iod.**[5] ip.[5] kali-acet.[36] **KALI-AR. KALI-BI.** kali-br.[111] **KALI-C.**[5] **Kali-i.** kali-ma.[116] kali-n. **KALI-P. Kali-s.** kali-sil.[58] kalm.[36] **KREOS.**[5] lac-c.[137] **LACH.**[5] lam. lar-ar.[251] **LED.**[5] **Lil-t.** lipp.[36] lob.[193] **LYC.**[54] lyss.[54] m-arct.[5] m-art.[73] m-aust.[5] macrin.[37] **Mag-c. Mag-m. Manc.** mand.[119] mang.[5] med.[65] meph. **MERC. Merc-c.**[5] **Merc-d.**[54] merc-i-f. **Merc-i-r.** merc-meth.[36] **Merl. Mez.** morg.[136] morg-g.[136] mosch.[5] **Mur-ac.**[8] murx.[58] **Myric.**[54] naja[72] **NAT-AR. NAT-C.**[5] **Nat-m.**[5] **Nat-p.** nat-s. **Nat-sil.**[58] **NIT-AC.**[5] nux-m. **NUX-V.** oci-s.[119] oena.[36] ol-an.[102] ol-j. onos. **Op.**[36] osm.[102] ozone[227] **PAEON. PETR. PH-AC. PHEL. Phos.**[5] phyt. pitu-a.[164] **Pix.**[193] plb.[5] plut-n.[222] podo.[58] prot.[136] **PSOR.**[56] **PULS.**[1] pulx.[72] **Pyrog.**[58] rheum[5] **Rhod.**[5] **RHUS-T.** rhus-v.[36] **Rob.**[54] ruta **SABIN.** sac-alb. sac-l.[85] **SANG. Sanic.**[85] saroth.[144] sarr.[54] **Sars. Sec. Sel.** seneg. **SEP.**[5] **SIL.** skook.[72] sol-n.[25] sol-t-ae.[85] **Spig. Squil.**[5] **STANN. STAPH.**[5] **Stram.** sul-ac. **Sul-i.**[58] **SULPH.** sumb.[36] syc-co.[136] **Syph.**[54] tama.[197] tann-ac.[102] tarax. tarent.[54] tax.[102] **Tell.** ter.[54] term-c.[192] teucr.[5] thea[192] **Ther.** thlaspi[54] **THUJ. Thymol.**[119] tril. tril-c.[36] **Tub.**[56] tung.[252] **Ust.** valer. vario.[111] **Verat.** vinc. viol-o.[102] vip.[116] visc.[119] wies.[85] **Zinc.**[1] ziz.[25]

unterdrückt: abrot.[102] **Acon.**[5] agar.[36] agn.[5] ail. alum. am-c. am-m. ambr. **Ant-c.**[54] **Arg-n.** arist-cl.[149] **Ars.** asaf. **ASAR. AUR.** aur-ar.[58] **Bar-c.**[102] **Bell.**[5] **BRY.** bufo[58] **CALC.**[58] **CARB-V.**[58] **Carbn-s. Cast.** caust. cham. **Chin.** cina cinnb.[111] con. cupr.[58] **Dulc.** euphr.[5] **Graph. Hep.** hydr-ac.[137] ign.[5] **Ip. Kali-bi. Kali-c. Kali-i. Lach.**[5] led.[5] **Lob.**[102] **Lyc.** mag-c. mang. med.[102] **MERC.** mill.[116] **Mosch.**[54] **Nat-ar. Nat-c. Nat-m. Nit-ac. Nux-v. Petr.** ph-ac.[5] **Phos.** plb.[116] **Psor.**[102] **PULS.** rhod.[5] rhus-t.[5] samb. sanic.[102] sars. senec.[116] **Sep. Sil.** spong.[5] stann. **STRAM.**[5] **Sulph.**[5] thuj. verat.[5] viol-o.[85] zinc.[5]
☞ *Rückgang, Stillstand*

unwillkürlich, durch Schreck: **ACON.** ant-c.[172] arg-n.[172] coff.[172] gels.[58] glon.[172] hyos.[54] **Lyc.**[172] med.[172] **OP. Phos.** sep.[137] **Verat.**
▥ *GEMÜT; M; Schreck oder Furcht, Beschwerden durch*

urinöser Geruch: benz-ac.[111] canth.[5] **Coloc.**[5] graph. hyos.[127] nat-m.[5] **Nat-p.**[36] nit-ac.[5] ol-an.[111] puls.[137] sec.[5] urt-c.[137] urt-u.[111]

verhärten sich, trockene Klumpen: agar.[5] alum.[5] bamb-a.[1184] bry.[5] calc. caust. cham. con.[5] euphr.[36] grat. **Hell.**[1] **KALI-BI.**[8] **Lach.**[8] lyc. **Mosch.**[5] mur-ac.[111] nat-c.[5] **Nit-ac.**[8] **Phos.**[5] **Sep.**[5] **Sil.**[5] staph.[1] stict.[116] **Sulph.**[5] **Thuj.**[5] viol-t.

verklumpt, flockig: agar.[5] am-c. ambr.[5] **Ars.** carb-v. ferr. hydrog.[222] kali-bi.[111] kali-c.[5] kreos.[5] mag-c.[5] merc.[5] phos.[5] puls. sabad.[5] sanic.[85] sep.[5] sil.[5] spong.[5] sulph.[5] thuj.[5]

ABSONDERUNGEN (Forts.)

vermehrt: acet-ac. acon.[5] agar.[5] agn.[10] **ALL-C.** **Alum.**[5] alum-p.[58] alum-sil.[58] alumn.[58] am-c.[5] **Am-m.**[5] ambr.[5] **Ammc.** ang.[5] **Ant-c.** ant-s.[36] **Ant-t.**[5] aphis.[10] aq-pet.[36] **Arg.** **Arg-n.** arn.[5] **Ars.**[5] ars-i. ars-s-f.[58] arum-m.[10] asaf.[10] asar.[5] aur.[5] aur-ar.[58] aur-m.[36] aur-s.[58] **Bar-c.** **Bar-m.** **Bell.**[5] **Benz-ac.** bism.[5] bond.[36] **Bor.**[5] bov.[5] brom.[58] bry.[5] **CALC.**[5] calc-m.[36] calc-s.[111] calc-sil.[58] camph.[5] **Cann-s.** canth.[5] **Caps.** carb-an.[5] **CARB-V.** **Carbn-s.** **Caust.** **Cham.**[5] chel.[5] **Chin.**[5] chlor.[36] chr-ac.[36] **Cina**[5] cinnb.[58] cist.[58] **Coc-c.** cocc.[5] coff.[5] colch.[5] coloc.[5] **Con.** **Cop.** croc.[5] cupr.[5] dig.[5] dros.[5] **DULC.**[5] euph.[5] **Euphr.** **Ferr.** ferr-ar.[58] ferr-i. **Graph.**[5] grat.[10] guai.[5] hell.[5] **Hep.** **HYDR.** **Hyos.**[5] ign.[5] **IOD.** **Ip.** **Iris**[111] **Jab.**[137] kali-ar. **KALI-BI.** **Kali-c.** kali-chl.[10] **Kali-i.** kali-n.[5] kali-s.[58] kali-sil.[58] kreos.[5] lac-d.[58] **LACH.** lact.[10] laur.[5] **LYC.** m-arct.[10] m-art.[5] m-aust.[10] mag-c.[5] mag-m.[5] mec.[36] **Med.**[111] **MERC.**[5] mez.[5] mur-ac.[10] myric.[54] nat-ar. **Nat-c.** **Nat-m.**[5] **Nat-s.**[111] nicc.[10] **Nit-ac.** **Nux-m.** **NUX-V.**[5] **Olnd.** op.[5] **Par.**[5] **PETR.** ph-ac.[5] **Phel.**[10] **PHOS.**[5] piloc.[5] plat.[5] plb.[5] podo. **PULS.**[5] ran-b.[5] raph.[10] rat.[10] rheum[5] rhod.[5] **RHUS-T.**[5] **Rumx.** ruta[5] sabad.[5] sabin.[5] **Samb.** sang.[58] sarr.[36] sars.[5] sec.[5] sel.[5] senec.[58] **Seneg.**[5] **Sep.**[5] **Sil.** sin-n.[54] spig.[5] spong.[5] **Squil.**[5] **Stann.**[5] staph.[5] stroph.[111] sul-ac.[5] sul-i.[58] **SULPH.**[5] **TAB.** tax.[36] teucr.[5] thal.[36] thuj.[5] tong.[10] valer.[5] verat.[5] **Zinc.**[5]

- **Haut** und Lungen, von: calc-m.[36]

vermindert: achy.[149] aeth.[36] agar.[36] agn.[5] **Apoc.**[58] berb-a.[102] **Calc.**[5] cham.[36] dig.[36] gast.[36] graph.[5] kali-bi.[36] **Kali-c.**[5] **Lyc.**[5] **Nat-m.**[5] op.[36] plb.[36] sec.[36] sumb.[36]

☞ *spärlich*

vikariierend: **Bry.**[5] con.[5] dig.[5] ferr.[137] ham.[111] **Lach.**[5] lycps.[111] mill.[5] nux-v.[5] **PHOS.**[5] **Puls.**[5] sec.[5] **Senec.**[111] **Sep.**[137] sulph.[5]

☞ *Schleimabsonderung; vikariierend ▥ WEIBLICHE GENITALIEN; C; Menses; vikariierend • BLUT; C; Vikariierend*

wässrig, dünn: acon.[58] aesc. **Agar.**[10] agki-p.[1202] alum.[10] **Am-c.**[10] **Am-m.**[10] ambr.[10] ant-c.[10] ant-t.[10] aphis. apis arg.[10] **Ars.**[5] **Ars-i.**[58] **Ars-s-f.**[58] arum-t. **ASAF.** asar.[10] atista[192] aur-m.[58] aza.[192] **Bell.**[10] bell-p.[119] beryl.[119] bor.[10] **Bov.**[10] brom.[116] bry.[5] **Calc.**[10] calc-sil.[58] camph.[1] cann-s.[10] canth.[10] caps.[1] **Carb-an.**[10] **Carb-v.**[10] cast.[10] **CAUST.** cedr. cench.[58] **Cham.**[5] **Chin.**[10] chlor.[116] cinnb.[111] cist.[111] clem.[10] cob-n.[119] coc-c. coff.[10] colch.[10] **Con.**[10] crot-c. crot-h.[111] cuph.[137] cupr.[5] dros. **Dulc.** elaps elat.[54] ferr.[10] **Fl-ac.**[58] gamb.[111] gels.[54] germ.[222] **Graph.**[5] grat.[111] **Guai.**[10] hell. helo.[264] hep. hippoz. hydr. hydrog.[222] ign.[10] ind. **IOD.** ip.[5] iris[111] **Jug-c.**[10] kali-bi.[36] **Kali-c.** **Kali-i.**[10] kali-n.[10] **KALI-S.** kali-sil.[58] kreos.[5] lac-c. **Lach.**[10] laur.[5] lil-t. **Lyc.** **M-arct.**[5] **Mag-c.**[10] **Mag-m.**[10] med. meny.[10] **MERC.** merc-c. **Mez.**[10] **Mur-ac.**[8] murx.[10] mygal.[192] naja nat-c. **NAT-M.**[54] nat-s.[111] nicc.[10] **NIT-AC.**[54] **Nux-v.**[10] ol-an.[10] par.[10] petr. **Phos.** **Phyt.** **Plb.**[10] **Podo.**[111] **Psor.**[58] **Puls.**[10] **Pyrog.** ran-b.[10] ran-s. rhod. **Rhus-t.** rhus-v.[36] ruta **Sabad.** sabin.[5] sanic.[85] sec.[5] sel.[5] seneg.[10] **Sep.**[10] **Sil.**[10] sin-n. sol-n. spong.[5] **Squil.**[10] stann.[10] staph.[5] sul-ac.[10] sul-i.[58] **Sulph.**[10] tarent-c.[192] ter.[10] thuj.[10] trif-p.[25] verat.[58]

weiß: **Acon.**[5] adam.[222] aegle.[192] aegle-f.[192] agar. agki-p.[1202] agn. alum. am-br.[25] am-m.[5] ambr.[5] androc.[222] ant-c.[102] ant-o. ant-t.[58] apis **Arg.**[5] **Arg-n.** ars-s-f.[58] ars-s-r. arund. **Aspar.** atra-r.[156] aur. aur-m.[111] bamb-a.[1184] bar-c.[58] bell.[58] berb. **Bor.**[58] calad. **CALC.** calc-p. calc-sil.[58] cann-i. **Cann-s.** canth. **Caps.** carb-an.[5] **CARB-V.**[5] caust. chin.[5] choc.[222] cimic. cina[5] cinnb. cob. **Cop.** cor-r.[102] cupr.[5] cupr-ar. **Dulc.** elaps ery-a. **Euphr.**[5] **Ferr.** **Gels.** graph.[10] grat.[10] hell.[10] **Hep.**[58] hippoz. **Hydr.**[102] hydr-ac.[268] **Hydrog.**[222] **Iod.** kali-bi.[102] **Kali-c.**[135] **Kali-chl.**[54] kali-m.[85] kali-n.[10] kali-p. kola[1184] **Kreos.**[5] kurch.[192] **LAC-C.** lach.[5] lachn. lat-h.[301] lem-m.[102] lyc.[10] m-arct.[10] mag-c.[10] med.[58] menthol[102] **Merc.**[10] merc-c. merc-i-f.[102] **Mez.**[58] nat-c.[102] **NAT-M.**[10] nat-s.[58] neon[222] nit-ac. nux-v.[10] ol-an.[10] oxyg.[85] ozone[227] **Petr.** **Petros.** ph-ac.[5] **Phos.**[5] pitu-a.[164] plb. prun.[10] psor.[58] **PULS.**[122] raph.[10] rat.[10] rhus-t.[5] **Sabad.** sabin.[10] sanguin-n.[102] sanic. sel. **SEP.** **SIL.** sin-n. spig.[102] stann.[144] sul-ac.[10] **SULPH.**[5] tab.[10] tama.[197] tax.[303] term-a.[192] thuj. tung.[252] zinc.[1]

zäh, schwierig abzulösen: **Acon.**[5] acon-l.[36] **Aesc.** agn.[5] alet.[88] **All-c.** aloe[102] **Alum.**[5] alum-p.[58] alum-sil.[58] am-br. am-caust.[102] am-m.[10] ambr. **Anac.**[10] androc.[222] **Ant-c.**[10] ant-s.[36] **ANT-T.**[5] **Apis** aran. **ARG.**[5] **ARG-N.**[5] arn. **Ars.**[5] arum-t. asaf.[10] **Asar.** atro.[36] bamb-a.[1184] bapt.[111] bar-acet.[116] **BAR-C.**[10] bar-m.[58] **Bell.**[5] bell-p.[119] berb. **Bor.**[5] **Bov.**[5] bry.[5] bufo **Calc.**[10] calc-ar. **Calc-sil.**[122] cand-a.[239] **CANN-S.**[5] canth.[5] caps. carb-ac. carb-an.[10] **Carb-v.**[5] carbn-s.[58] **CAUST.**[5] **Cench.**[58] **CHAM.**[5] chel.[36] chin.[5] **Chin-s.**[10] chlor.[36] cimic. cimx. **Cinnb.** **Cist.**[10] clem. **Coc-c.** coca[102] cocc.[5] coch.[8] colch.[10] **Coloc.** **Con.**[5] cop. **Croc.**[5] culx.[58] cupr. cycl. cypra-e.[227] dict.[36] **Dulc.**[8] euphr.[5] falco-p.[265] ferr.[36] ferr-br.[102] ferr-i. ferr-m. form.[116] gink.[227] goss.[122] **Graph.**[10] grat. hep.[5] **HYDR.**[58] iber.[102] ind. iod.[5] iris[102] **KALI-BI.** **Kali-br.**[54] **Kali-c.**[1] **KALI-CHL.**[58] kali-m.[61] kali-s.[58] kola[1184] **Lach.**[10] lact.[10] lap-a.[111] laur.[5] lith-c. lob.[10] lyc.[5] lyss. m-arct.[10] m-art.[5] m-aust.[10] **Mag-c.**[10] **Mag-m.**[5] mag-p.[111] **Mag-s.** med.[58] **Merc.**[5] merc-c.[36] **Merc-i-f.** merc-i-r. **Mez.**[5] **Mur-ac.** **Myric.** myrt-c.[111] naja nat-ar.[36] **Nat-c.**[10] nat-m.[5] nat-p. **NAT-S.** neon[222] **NIT-AC.** **Nux-v.**[5] ol-an.[10] olnd.[5] onos. osm.[111] ox-ac.[36] paeon. **Pall.** **PAR.**[5] petr.[102] **Ph-ac.** **Phos.**[5] **Phys.**[54] **PHYT.** plan. plat.[10] **Plb.**[5] **Psor.** **Puls.**[5] querc-r.[257] raja-s.[149] **Ran-b.**[10] raph.[10] **Rhus-t.**[10] **Rumx.** **Ruta**[5] **Sabad.**[10] **SABIN.**[10] **Samb.**[5] sang.[102] sanic.[111] sars. scroph-n.[10] sec.[137] **Sel.**[102] **Seneg.** sep.[5] **SIL.** silphu.[102] sin-n.[54] spig.[10] **Spong.**[5] squil.[5] **STANN.**[5] **Staph.**[5] sul-ac.[5] **Sulph.**[10] sumb. **Tab.**[10] tama.[197] tarent.[111] **Thuj.** tong.[10] tril. uran.[269] ust.[111] verat.[5] viol-t. vip.[36] xan.[85] **Zinc.**[5]

☞ *fadenziehend*

ABSORBIERENDE Wirkung, Absorption von Eiter: arn.[137] **Iod.**[5] kali-i.[137] **LACH.**[5] merc-d.[137] **Phos.**[5] **Sil.**[5] sul-i.[137] **Sulph.**[137]

☞ *Abszesse, Eiterung; Austreibung des Eiters, zur*

ABSZESSE, Eiterung:

allgemeine Arzneien: abrot.[116] achy.[149] acon.[10] agar-cps.[36] ail.[111] **All-c.**[10] alum.[5] alum-p.[58] am-c.[10] ambr.[10] anac.[10] **Anan.** ang.[54] ant-c.[5] ant-t.[5] anth.[1030] **ANTHR. Apis**[34] aran.[111] arg.[149] arg-n.[5] arist-cl.[144] **ARN.**[54] **Ars. Ars-i.**[111] ars-s-f.[58] **Asaf.**[5] **Astac.**[85] aster.[54] aur.[34] aur-m-n.[54] ba-tn.[136] bac.[62] bad.[111] bals-p.[1125] bapt.[111] **Bar-c.**[54] bar-m. **Bell.**[5] **Bell-p.**[111] berb.[2078] bor.[5] both-l.[36] bov.[5] brom.[58] **Bry.**[5] bufo[111] cadm-s.[58] **Calc.** calc-ar.[54] calc-f.[102] **Calc-hp.**[25] **CALC-I.**[54] calc-m.[102] calc-p.[58] calc-pic.[10] **CALC-S.**[58] calc-sil.[58] **CALEN.**[111] camph.[1] **CANTH.**[5] caps.[58] **Carb-ac.**[85] carb-an.[5] **Carb-v.**[54] carc.[187] cath-a.[264] **Caust.**[5] **Cench.**[58] **Cham.** chel.[10] **Chin.**[5] chin-ar.[116] chin-s.[10] cic.[5] cinnb.[58] **Cist.**[25] citl-v.[197] clem.[5] coc-c.[111] cocc.[5] coloc.[5] con.[5] conch.[36] **Croc.**[5] crot-h. cub.[36] cupr.[10] cycl.[5] digox.[85] dros.[10] **Dulc.**[5] **ECHI.**[102] elat.[85] euph. euphr.[5] ferr.[10] **Fl-ac.**[102] form.[8] gels.[111] ger-r.[1125] glech.[1125] graph.[5] **Guai.** guare.[54] **Gunp.**[193] **Hecla.** hell.[5] **HEP.**[5] **Hippoz.**[8] hydr.[111] hydrog.[222] hyos.[5] ign.[10] imp.[1125] **Iod.**[5] iodof.[102] iris jug-r.[85] kali-bi.[91] kali-c.[5] kali-chl. **Kali-i.** kali-n.[10] kali-ox.[5] kali-p.[54] kali-s.[137] kalm.[10] **Kreos.**[5] **Lac-c. LACH.**[5] **Lap-a.**[25] laur.[10] **Led.**[5] lepro.[197] levi-o.[1125] lob.[85] **Lyc.**[5] lycps.[185] mag-c.[5] mag-f.[149] malv.[1125] **Mang.**[10] matth.[85] meli.[1125] **MERC.**[5] merc-aur.[116] merc-c.[5] merc-d.[111] merc-i-f.[111] merc-i-r.[102] merl.[1125] methyl.[85] mez. morg.[136] mur-ac.[10] myric.[1125] **MYRIS.**[1125] nat-c.[5] nat-h. **Nat-m.** nat-sal.[85] nat-sil.[58] **Nit-ac.**[5] nux-m.[10] nux-v.[54] **Ol-j.**[25] op.[102] oper.[102] paeon. pall.[102] petr.[5] **Ph-ac. PHOS.**[5] **Phyt.** plat.[5] plb.[10] pot-t.[1125] prot.[136] psil.[164] psor. ptel.[36] **PULS.**[5] **PYROG.**[122] querc-r.[1125] raja-s.[149] ran-b.[10] ran-s.[10] rhod.[5] **Rhus-t.**[5] **Ruta**[5] sabad.[5] sabin.[5] sal-mar.[72] salx-m.[102] sang.[111] sani-eu.[1125] sanic.[111] saroth.[144] sars.[5] scol.[102] **Sec.**[5] sel.[10] **Sep.**[5] **Sieg.**[144] **SIL.**[5] sil-mar.[85] skook.[77] sol-t.[1125] spect.[271] spig.[5] **Spong.**[5] squil. stann.[5] staph.[5] staphycoc.[77] still.[25] **Stram.**[137] strept.[188] stront-c.[5] **Sul-ac.**[5] sul-i.[111] **Sulph.**[5] symph. **Syph.**[144] tanac.[36] tarent.[58] **Tarent-c.** ter.[116] **Teucr.**[116] teucr-s.[116] teucr-sc.[1125] **Thuj.**[5] thyr.[85] trig-f-g.[1125] tub.[56] verat-v.[102] vesp.[85] viol-t.[10] **Vip.**[10] vip-r.[10] wies.[36] zinc.[1]

☞ *Entzündung • Fisteln • Schwellung; allgemeine Arzneien; entzündliche Schwellung • Wunden; eiternd ▤ HAUT; C; Abszess • HAUT; C; Hautausschläge; Furunkel • HAUT; C; Hautausschläge; Pusteln*

- **Sommer,** agg. im: ba-tn.[136]
- **Ameisenlaufen,** mit: nat-sil.[58]
- **Anstrengung** agg.: carb-ac.[85]
  ☞ *M; Anstrengung, körperliche; agg., Anstrengung*
- **Fieber**:
  ◦ **nach**: ph-ac.[102]
  ◦ **kontinuierlichem,** bei: ars.[102] hep.[102] ph-ac.[122] sil.[102]
- **Küste,** agg. an der: ba-tn.[136]
- **Luftblasen,** mit Bildung von: sulph.[111]
- **Menses,** während: merc.[58]
  ☞ *M; Menses; während*
- **Bindegewebe**: mez.[137]
- **Bläschen,** auf: rhus-t.[137]
- **Drüsen**: **Aur.**[10] **Aur-m-n.**[54] bad.[111] **Bar-c.**[5] bar-m. **Bell.** brom. **CALC.** calc-f.[144] **Calc-hp.**[111] calc-i.[102] calc-p.[144] **CALC-S. Canth.**[5] carb-an.[5] carb-v. cinnb.[58] cist. clem.[5] **Coloc.**[5] crot-h. **Dulc.** echi.[116] fl-ac.[5] **Form.**[111] **Guai.** guare.[54] **HEP.** hyos. ign. jug-r.[85] **KALI-I.** kreos. **Lach.** lap-a.[102] **Lyc. MERC.** myris.[144] **NIT-AC.**[5] petr. **Phos. Phyt.**[111] **Pyrog. Rhus-t.** sal-mar.[72] saroth.[144] **Sars.** sec.[85] **Sep. SIL.** sil-mar.[85] spig.[5] squil. **Stram.** sul-ac.[5] **SULPH. Syph.** teucr-s.[116] **Tub.** zinc.[5]
  ☞ *O; Drüsen*
  ◦ **Schweiß,** mit: saroth.[144]
- **Gelenke**: **Ang.**[54] ars-i.[116] bac.[116] calc.[116] calc-f.[116] **Calc-hp.**[102] **Calc-p.**[111] calc-s.[116] conch.[36] fl-ac.[116] guai.[58] kali-c.[116] kali-i.[116] **Merc.**[5] myris.[85] nit-ac.[116] ol-j.[85] ph-ac.[116] **Phos.**[5] **Psor.**[111] puls.[116] **Sil.**[5] ter.[116] **Teucr.**[116] thuj.[116] tub.[116]
  ☞ *Karies; Gelenke*
- **innerlich**: **Canth.**[54] **LACH.**[54]
- **innerlich,** in Höhlräumen, viszeral: matth.[85]
- **Knochen**: **Ang.**[5] ant-c.[5] aran.[111] arg.[116] arg-n.[116] arn.[5] ars.[5] **ASAF.**[5] aur.[5] **Bals-p.**[1125] bell.[5] calc.[5] calc-f.[102] **Calc-hp.**[102] calc-i.[111] calc-p.[102] chin.[5] **Con.**[5] cub.[36] cupr.[5] cycl.[5] fl-ac.[102] guai.[58] hecla.[111] hell.[5] hep.[5] kali-bi.[111] **Kali-c.**[5] **Kreos.**[5] lach.[5] lyc.[5] mang.[102] **Merc.**[5] merc-aur.[116] mez.[5] nit-ac.[5] petr.[5] ph-ac.[5] **Phos.**[36] **Plat.**[5] psor.[111] puls.[5] rhod.[5] rhus-t.[5] ruta[5] sabin.[5] sec.[137] sep.[5] **Sil.**[5] **STAPH.**[5] stront-c.[5] sulph.[5] **SYMPH.**[1125] trig-f-g.[1125] tub.[111]
  ☞ *Karies; Knochen*
  ◦ **Periost**: ant-c.[5] **Asaf.**[5] aur.[5] bell.[5] **Chin.**[5] cycl.[5] hell.[5] **Kali-bi.**[111] **Merc.**[5] mez.[5] **Ph-ac.**[5] puls.[5] rhod.[5] rhus-t.[5] **Ruta**[5] sabin.[5] **Sil.**[5] staph.[5]
  ☞ *O; Knochen; Periost*
  ◦ **bloßgelegt** durch Eiterung: ars.[5] asaf.[5] aur.[5] calc.[5] chin.[5] con.[5] hep.[5] lach.[5] lyc.[5] merc.[5] mez.[5] nit-ac.[5] ph-ac.[5] puls.[5] ruta[5] sabin.[5] sep.[5] sil.[5] staph.[5] sulph.[5]
  ◦ **grau,** fötig, nach Ablösung der Weichteile bleibt eine graue, rauhe Oberfläche, keine Erneuerung des Knochens an der Stelle: phos.[36]
- **Knorpel**: stram.[58]
  ☞ *O; Knorpel, Beschwerden der*
- **Muskeln**: calc.[102] chin.[137] sil.[102] sulph.[137] symph.[102]
  ◦ **Psoas**: chin.[137] sil.[102] sulph.[137] symph.[102]
  ◦ **tief**: calc.[102]
- **anfänglich** unterdrückt: ars.[137] bell.[137] calc.[137] **Hep.**[137] kreos.[137] lach.[137] lyc.[137] merc.[137] sil.[137]
- **Aufeinanderfolge** von: syph.[85]
- **beginnende**: am-c.[10] anac.[10] apis[116] **Arn.**[54] ars.[116] aur.[116] **Bar-c.**[54] **Bell.**[116] calc.[10] **Carb-an.**[116] chel.[10] con.[10] cupr.[10] euph.[116] graph.[10] guai.[116] **Hep.**[116] ign.[10] iod.[10] kreos.[10] **Lach.**[116] **Merc.**[54] rhus-t.[116]
- **bläulich**: tarent-c.[137]
- **blind**: lyc.[137]

ABSZESSE, Eiterung (Forts.)

- **blutig**: crot-h.[137]
- **brennend**: **ANTHR. ARS.** merc.[58] **Pyrog. TARENT-C.**
- **chronisch**: arg.[149] **Arn.**[102] **Asaf.**[54] aur.[10] calc.[10] **Calc-f.**[102] calc-i.[102] calc-p.[102] calc-s.[116] **Carb-v.**[54] cham.[102] chin.[102] con.[10] echi.[102] fl-ac.[102] graph.[102] **Hep.**[10] **Iod.**[10] iodof.[102] kali-bi.[137] kali-i.[102] laur.[10] lyc.[10] mag-f.[149] mang.[10] **Merc.**[10] merc-c.[10] merc-i-r.[102] **Nit-ac.**[10] ol-j.[85] phos.[10] sars.[54] sep.[10] **SIL.**[54] stram.[137] **Sulph.**[10]
  ☞ *Chronizität*
- **drohend,** bevorstehend: bell.[5] carb-an.[5] **Hep.**[5] lach.[5]
- **Eiter,** Eigenschaften:
  - **abstoßend,** widerlich: asaf.[5] carb-v.[5] lach.[5] nit-ac.[5] **Psor.**[111] sil.[5]
    ☞ *Absonderungen; übelriechend, stinkend*
  - **blutig**: arg-n.[10] arn.[10] **Ars.**[10] **ASAF.**[10] bell.[10] calc-s.[58] **Carb-v.**[10] **Caust.**[10] con.[10] croc.[10] dros.[10] **HEP.**[10] iod.[10] kali-c.[10] kreos.[10] lach.[10] **Lyc.**[10] **MERC.**[5] mez.[10] nat-m.[10] nit-ac.[5] ph-ac.[10] phos.[10] **Phyt.**[54] **Puls.**[10] **Rhus-t.**[10] ruta[10] sabin.[10] sec.[10] **Sep.**[10] **Sil.**[10] sul-ac.[10] sulph.[10] zinc.[10]
  - **braun**: anac.[10] **Ars.**[10] bry.[10] calc.[10] **Carb-v.**[10] con.[10] lycps.[185] puls.[10] **Rhus-t.**[10] **Sil.**[10]
  - **dick**: arg-n.[5] **Calc-sil.**[58] euphr.[5] hep.[5] kali-bi.[111] kali-s.[111] puls.[5] sanic.[111]
  - **dünn**: agar-cps.[36] ars.[5] **Asaf.**[5] carb-v.[10] **Caust.**[5] dros.[10] fl-ac.[5] iod.[10] kali-c.[10] **Lyc.**[10] **Merc.**[5] nit-ac.[5] phos.[5] plb.[10] puls.[10] ran-b.[10] ran-s.[10] rhus-t.[5] ruta[10] **Sil.**[5] staph.[10] **Sulph.**[5] thuj.[10]
  - **gelatineartig**: arg.[10] arn.[10] bar-c.[10] cham.[10] ferr.[10] merc.[10] sep.[10] **Sil.**[10]
    ☞ *Absonderungen; gelatineartig*
  - **gelb**: acon.[10] am-c.[10] ambr.[10] anac.[10] ang.[10] arg.[10] ars.[10] ars-i.[111] aur.[10] bov.[10] **Bry.**[10] **Calc.**[10] calc-s.[58] calc-sil.[58] caps.[10] **Carb-v.**[10] **Caust.**[10] cench.[58] **Cic.**[10] **Clem.**[10] con.[10] croc.[10] dulc.[10] euphr.[5] graph.[10] **HEP.**[54] iod.[10] kali-bi.[111] kali-n.[10] kali-s.[111] kreos.[10] lyc.[10] mag-c.[10] mang.[10] **Merc.**[58] **Mez.**[5] **Nat-c.**[10] nat-m.[10] **Nit-ac.**[10] **Nux-v.**[10] **Phos.**[10] puls.[5] **Rhus-t.**[10] ruta[10] sec.[10] sel.[10] **Sep.**[10] **Sil.**[10] spig.[10] **Staph.**[10] sul-ac.[10] **Sulph.**[54] thuj.[10] viol-t.[10]
    - **grün**: ars-i.[111] **Calc-sil.**[58] kali-bi.[111] kali-s.[111] merc.[58] **Puls.**[5]
  - **grau**: **Ambr.**[10] **Ars.**[10] carb-an.[10] **Caust.**[10] chin.[10] lyc.[10] merc.[54] sep.[10] **Sil.**[10] thuj.[10]
  - **grünlich**: ars.[10] **Asaf.**[10] **Aur.**[10] carb-v.[10] **Caust.**[10] kreos.[10] **MERC.**[5] nat-c.[10] nux-v.[10] phos.[10] **Puls.**[10] rhus-t.[10] sec.[5] sep.[10] sil.[10] staph.[10] syph.[111] tub.[111]
  - **mild**: bell.[54] **Calc.**[54] **Hep.**[54] **Lach.**[54] mang.[54] **Merc.**[54] phos.[54] **PULS.**[54] rhus-t.[54] **Sil.**[54] staph.[54] **Sulph.**[54]
    ☞ *Absonderungen; mild*
  - **sauer** riechend: calc.[10] graph.[10] **Hep.**[10] kalm.[10] **Merc.**[10] nat-c.[10] sep.[10] sulph.[10]
  - **scharf,** beißend: ail.[111] **ARS.**[5] **Asaf.**[116] bell-p.[111] brom.[5] **Carb-v.**[10] **CAUST.**[10] cham.[10] **Clem.**[10] echi.[111] euphr.[5] fl-ac.[5] gels.[111] **Hep.**[10] **Kali-ox.**[5] lach.[10] **Lyc.**[10] **Merc.**[10] mez.[10] **Nat-c.**[10] nat-m.[10] **Nit-ac.**[5] nux-v.[10] **Petr.**[54] phos.[10] plb.[10] puls.[10] **Ran-b.**[5] ran-s.[10] **Rhus-t.**[10] ruta[10] sabad.[5] sanic.[111] sars.[5] **Sep.**[10] **Sil.**[10] spig.[10] squil.[10] **Staph.**[10] **Sulph.**[5] zinc.[10]
    ☞ *Absonderungen; ätzend, scharf*
  - **schwarz**: bry.[10] chin.[10] lyc.[10] **Sulph.**[10]
  - **spärlich**: calc-s.[111] hep.[5] sil.[5] sulph.[5]
  - **übelriechend**: am-c.[10] ant-t.[10] **Anthr.**[54] arn.[122] ars.[5] **ASAF.**[54] aur.[10] bapt.[111] bar-m.[10] **Bell.**[10] bov.[10] bry.[10] **Calc.**[10] **Carb-an.**[54] **CARB-V.**[54] cath-a.[264] **Caust.**[10] chel.[10] **Chin.**[10] chin-s.[10] cic.[10] clem.[10] con.[10] cycl.[10] dros.[10] fl-ac.[116] **Graph.**[10] **HEP.**[54] kali-c.[10] **Kali-p.**[54] **KREOS.**[54] **Lach.**[10] led.[5] **Lyc.**[10] mang.[10] **Merc.**[10] mez.[10] mur-ac.[10] nat-c.[10] **Nit-ac.**[10] nux-m.[10] **Nux-v.**[10] paeon.[116] petr.[116] **Ph-ac.**[10] phos.[10] **Phyt.**[54] plb.[10] **Psor.**[111] **Puls.**[10] pyrog.[111] ran-b.[10] **Ran-s.**[10] **Rhus-t.**[10] ruta[10] sabin.[10] sec.[10] **Sep.**[5] **SIL.**[5] squil.[10] stann.[10] **Staph.**[10] sul-ac.[10] **SULPH.**[5] syph.[111] tarent-c.[85] thuj.[10] vip.[10] vip-r.[10]
  - **unterdrückt**: **Bry.**[5] **CALC.**[54] cham.[54] dulc.[5] **HEP.**[54] **Lach.**[5] **Merc.**[54] nat-sil.[58] puls.[5] **Sil.**[5] stram.[5] **Sulph.**[5]
  - **wässrig**: agar-cps.[36] **Ars.**[10] **ASAF.**[10] calc.[5] **Carb-v.**[10] caust.[5] cench.[58] cham.[54] clem.[10] con.[10] dros.[10] fl-ac.[5] **Graph.**[10] **Iod.**[10] kali-c.[10] lach.[10] **Lyc.**[10] merc.[5] **Nit-ac.**[5] nux-v.[10] **Phyt.**[54] plb.[10] puls.[10] ran-b.[10] **Ran-s.**[10] rhus-t.[116] **Sil.**[5]
  - **weißlich**: am-c.[10] ars.[10] **Calc.**[10] carb-v.[10] hell.[10] **Lyc.**[10] nat-m.[10] puls.[10] sep.[10] sil.[10] sulph.[10]
  - **wundmachend**: am-c.[10] anac.[10] bell.[10] calc.[10] chel.[10] con.[10] cupr.[10] graph.[10] ign.[10] iod.[10] kreos.[10]
  - **zäh**: arg-n.[5] ars.[10] asaf.[10] bor.[5] bov.[10] **Calc-sil.**[122] cham.[10] coc-c.[111] **Con.**[5] euphr.[5] hep.[5] hydr.[111] kali-bi.[111] kali-s.[111] merc.[10] mez.[10] ph-ac.[10] phos.[54] puls.[5] sanic.[111] sep.[10] sil.[10] sulph.[10]
    ☞ *Absonderungen; zäh, schwierig abzulösen*
- **Empyozele,** Eiterbruch: kali-s.[137] sil.[137] sulph.[137]
- **fistelbildend**:
  ☞ *Fisteln*
- **Frost,** mit: merc.[137]
- **gangränös**: anan. **Ars.**[54] **Asaf.**[54] **Carb-v.**[54] **Chin.**[54] chin-s.[54] **Hep.**[54] **Kreos.**[54] **LACH.**[54] **Merc.**[54] **Nit-ac.**[54] phos.[54] **Sil.**[54] **Sul-ac.**[54]
- **kalt**: ol-j.[85]
- **langsame** Entwicklung: hep.[137] **Merc.**[137] sil.[137]
- **Multiple**: vesp.[85]
- **schmerzhaft**: wies.[36]
- **skrofulös**: **Myric.**[1125]
- **tief**: calc.[137] caps.[137] tarent.[137]
- **tuberkulös**: **Asaf.**[1125]
- **wiederkehrend**: anthr.[137] **Ars.**[54] aster.[54] **Bar-c.** berb.[2078] calc. calc-s.[111] **CAUST.** crot-h.[102] gunp.[193] **Hep.** hydrog.[222] **Iod.**[54] **Lyc. Merc.**[54] nat-sil.[58] **Nux-v.** psor.[148] **Pyrog. Sil.** strept.[188] **Sulph.**[54] **Syph.** tub.[56]
  ☞ *Wunden; öffnen sich wieder; alte*

Austreibung des Eiters, zur: apis[102] arn.[122] bell.[102] bry.[102] calc.[58] **Calc-s.**[54] guai.[137] **Hep.**[102] **Merc.**[102] phyt.[137] sil.[137]

☞ *Absorbierende Wirkung, Absorption von Eiter •Beschleunigung der Eiterung, zur*

Beschleunigung der Eiterung, zur: arn.[102] ars.[5] bell.[5] cath-a.[264] guai.[102] **Hep.**[5] lach.[5] **Merc.**[5] myris.[102] nat-sil.[58] oper.[102] phos.[102] phyt.[102] puls.[5] **Sil.**[5] sulph.[58]

☞ *Austreibung des Eiters, zur •Reaktion; Reaktionsmangel •Reaktion; Reaktionsmangel; Eiterung, bei*

Empfindung von Eiterung: bufo[137] cycl.[137]

Fremdkörper Austreibung: arn.[122] **Hep.**[54] **Lob.**[85] **SIL.**[54]

ADHÄSION, Anhaftung, Verwachsung: arn.[5] berb.[137] bov.[137] bry.[5] calc.[137] calc-f.[102] coloc.[5] dig.[122] euph.[5] hep.[5] ign.[137] iris-t.[102] kali-bi.[137] kali-c.[5] kali-i.[137] kali-n.[5] merc.[122] merc-c.[137] mez.[5] nux-v.[5] ol-an.[137] osm.[137] par.[5] petr.[5] phos.[5] plb.[5] puls.[5] ran-b.[5] rhus-t.[5] rumx.[137] seneg.[5] sep.[5] sil.[137] sulph.[5] thiosin.[102] thuj.[5] ust.[137] verb.[5]

Operation, nach: calc-f.[102] sil.[137]

☞ *M; Operationen, Beschwerden durch*

innerlich: arn.[5] berb.[137] **Bov.**[137] bry.[5] calc.[137] coloc.[5] **Dig.**[122] euph.[5] hep.[5] ign.[137] kali-bi.[137] kali-c.[5] kali-i.[137] kali-n.[5] merc.[122] merc-c.[137] **Mez.**[5] nux-v.[5] ol-an.[137] osm.[137] par.[5] petr.[5] phos.[5] **Plb.**[5] puls.[5] **Ran-b.**[5] **RHUS-T.**[5] rumx.[137] seneg.[5] **Sep.**[5] **Sulph.**[5] thuj.[5] ust.[137] verb.[5]

Knochen an der Haut:

▤ *HAUT; C; Verwachsen, adhärent; Knochen, am*

ADIPOSITAS:

☞ *Fettleibigkeit*

AGILITÄT: apisin.[5] calc-p.[111] chlol.[36] choc.[222] coca[36] coff.[1] form.[36] lach.[5] mang.[5] nux-v.[5] op.[5] rhus-t.[5] stram.[5] tarent.[111] valer.[5]

Muskeln: chlol.[36]

AKTIVITÄT:

äußerlich sieht man ihm keinerlei Aktivität an: anh.[119]

Bedürfnis nach: **Acon.**[54] agar.[60] ars.[54] aur.[54] **Bar-c.**[60] bry.[60] clem.[60] coca[60] cocc.[60] eucal.[54] hyos.[60] hyper.[60] ign.[60] ignis[194] iris[60] lach.[60] lar-ar.[251] led.[60] lil-t.[60] mez.[60] mosch.[60] mur-ac.[60] nat-s.[60] **Op.**[60] phos.[60] rhus-t.[60] **Sep.**[60] stann.[60] tung.[252] verat.[60]

▤ *GEMÜT; C; Betätigung, Aktivität; Verlangen nach Betätigung, Aktivität*

gesteigerte Aktivität: **Acon.**[54] **Agar.**[54] alco.[36] ant-c.[54] ant-t.[54] **Bor.**[162] brom.[58] camph.[54] carbn-s.[36] **Carc.**[162] cic.[149] eucal.[54] **Hyos.**[54] ignis[194] **Iris**[162] lyc.[5] lyss.[54] mant-r.[262] **Med.** **Nat-m.**[162] nep.[149] **Op.**[54] **Ox-ac.**[54] plat.[54] **Stram.**[54] **Sul-ac.**[162] **Tub.**[122] tung.[209] vac.[36]

körperlich: ars.[36] coca[36] coff.[36] fl-ac.[122] lycps.[36] nat-s-c.[36] nep.[149] **Op.**[36] phos.[36] rhus-t.[36]

- **nachmittags**: rhus-t.[36]
- **abends**: lycps.[36]
- **Mitternacht,** bis: **COFF.**[36]

ALTERN, vorzeitiges: **Agn.**[102] alco.[36] alum.[116] **Ambr.** arg.[58] arg-n.[122] ars.[102] ba-sv.[142] **Bar-c.** berb.[58] bufo cann-i.[102] carb-v.[58] chin-s.[58] coca[36] **Con.**[5] cortico.[149] cortiso.[149] **Cupr.**[58] des-ac.[149] esp-g.[149] **Fl-ac.**[5] gast.[9] hydrog.[222] iod.[102] **Kali-c.** kreos.[85] kres.[149] lyc. mag-f.[144] nux-v.[58] op.[36] **Ov.**[102] phos.[102] prot.[149] psor.[116] reser.[149] sars.[58] **SEL.** sep.[58] staph.[116] stram.[85] sulph.[116] sumb.[137] thiosin.[102] **Vip.**[36] xan.[102]

sexuelle Exzesse, durch: agn.[102]

☞ *M; Sexualität; Exzessen, nach sexuellen*

AMEISENLAUFEN, Kribbeln: abrot.[111] **ACON.**[5] acon-c.[36] acon-f.[36] aconin.[36] adam.[222] aesc. aeth. aether[36] **Agar.**[5] agn.[58] ail.[137] alco.[10] **All-c.** all-s. aloe[36] **Alum.**[1] alum-m.[5] alum-p.[58] **Alum-sil.**[58] alumn.[36] am-c.[5] am-m.[1] ambr.[1] aml-n.[102] ammc.[4] amyg-am.[36] anac. anan. ang.[1] anh.[119] **Ant-c.**[5] **Ant-t.**[5] ap-g.[102] apis[36] apisin.[5] apoc. **Aran.** **Arg.**[1] **ARG-N.**[5] arge-p.[264] **ARN.**[1] **Ars.**[1] ars-h. **Ars-i.** ars-met. ars-s-f.[58] arum-t. arund. asaf.[5] asar.[5] aspar.[10] astac.[45] aster. astra-e.[149] atro. aur. aur-ar.[58] aur-s.[58] bac.[62] **Bamb-a.**[1184] bar-acet.[1] **Bar-c.**[5] bar-i.[58] bar-m. **Bar-s.**[58] bell.[1] bell-p.[149] benz-ac. berb. bism.[5] bor.[5] both-l.[3070] bov. brach.[111] brom.[5] bros-g.[259] brucin.[36] **Bry.**[5] bufo bufo-s. buth-aust.[119] cact.[58] cadm.[149] cadm-s.[58] cahin. calad. **Calc.**[1] **Calc-p.** calc-s. calc-sil.[58] calen.[102] **Camph.** cand-a.[239] cann-i. cann-s.[5] canth.[5] caps. carb-ac. carb-an.[1] **Carb-v.**[5] carbn-o. **Carbn-s.** carc.[193] card-b.[36] **Carl.** cast. cast-eq. cath-a.[264] **Caust.**[5] cedr. cench.[58] **Cham.**[5] **Chel.**[5] chin.[1] **Chin-ar.** chin-s. chlor. cic.[5] cimic.[137] **CINA**[1] cinnb.[137] cist. citl-v.[197] clem.[5] coc-c. **COCA**[187] cocain.[85] **Cocc.**[1] cod.[102] **Coff.**[5] **COLCH.**[5] coloc.[5] com. con.[1] conin.[36] cop. cot.[36] croc.[5] **Crot-c.** crot-h. **Croto-t.** cub.[36] **Cupr.**[5] cupr-ar.[36] cupr-s.[54] cur.[122] **Cycl.**[36] cymbo-ci.[2184] cypra-e.[227] dig.[5] dirc. dros.[1] **Dulc.** elaps[36] euon. euph.[1] euph-a.[36] euphr.[5] eupi.[85] fago.[25] **Ferr.**[5] ferr-i. ferr-ma. ferr-p. fl-ac.[5] frax.[137] fried.[14] gamb.[36] gent-c.[36] gent-l. germ.[222] gink.[227] gins. glon. goss.[25] gran. **Graph.**[1] grat. guai.[1] guare.[36] gymn. haliae-lc.[222] halo.[149] ham.[36] harp.[1184] hell.[5] helo. helod-c.[205] hep.[1] hip-ac.[119] hipp. hist.[119] hura hydr-ac.[5] hydrc. hydrog.[222] hyos.[5] **Hyper.**[36] **Ign.**[1] ignis[194] indg.[111] **Iod.**[5] ip.[5] irid.[222] jatr. junc. kali-ar. kali-bi. kali-br.[85] **KALI-C.**[1] kali-chl.[58] kali-i. kali-m.[137] kali-n.[1] kali-p. kali-s. kali-sil.[58] **Kalm.**[111] kiss.[36] kola[1184] kreos.[5] kres.[149] lac-ac.[36] lac-c. **Lach.**[5] lachn.[25] lact. lam.[36] lar-ar.[251] lat-h.[301] lat-m.[119] lath.[116] **Laur.**[5] led.[5] lil-t. lith-c.[227] lob. lup.[72] **LYC.** lyss. m-arct.[5] m-art.[5] **M-AUST.**[5] mag-c.[1] **Mag-m.** mag-s. maland.[56] manc. mang.[5] **Med.** medus.[102] menth.[85] meny. meph. merc.[5] merc-c. merc-i-f.[111] merc-i-r.[36] merl.[36] **Mez.**[5] mill.[36] morph.[36] **Mosch.**[1] mur-ac.[5] myric. naja nat-ar.[58] **Nat-c.**[1] **Nat-m.**[1] nat-p. **Nat-s.** nat-sil.[58] neon[222] nicc. nit-ac.[1] nit-s-d.[58] nuph.[36] nux-m.[5] **Nux-v.**[1] oena.[137] ol-an. ol-j.[36] **Olnd.** onos. op.[5] **Osm.** ox-ac.[36] ozone[227] paeon. pall. **Par.**[5] petr.[1] **Petros.** **PH-AC.**[1] **PHOS.** phys. **Pic-ac.**[58] pier-b.[233] pitu-a.[164] **PLAT.** plb.[5] plect.[85] plut-n.[222] polyg.[137] por-m.[251] prun. psil.[164] psor.[58] **Puls.**[1] querc-r.[257] **RAN-B.**[5] ran-r.[102] **Ran-s.**[5] raph. rat. rauw.[119] **Rheum**[5] **RHOD.**[5] **RHUS-T.**[5] rhus-v. rob.[144] rumx. ruta[5] **Sabad.**[5] sabin.[5]

AMEISENLAUFEN, Kribbeln (Forts.)

sal-ac. samb.[5] sang. sarcol-ac.[119] sarr. sars.[1] schran-u.[88] **SEC.**[5] **Sel.**[5] **Seneg. Sep.**[1] **Sil.**[5] sol-n.[25] **SPIG.**[1] spong.[1] squil.[5] **Stann.**[1] **Staph.**[1] stram.[1] strep-s.[197] stront-c.[5] stroph.[137] stry. succ.[194] sul-ac.[1] sul-i.[58] **SULPH.**[5] syc-co.[136] syph.[122] tab. taosc.[270] tarax.[5] **TARENT.**[58] tax. tell.[137] tep. **Teucr.**[5] thal.[144] thal-s.[102] thea[36] ther.[137] **THUJ.**[1] til. til-c.[253] tub.[56] tung.[252] tus-p. ulm.[102] uran.[269] **Urt-u. Valer.**[5] vario.[111] verat.[5] verb.[5] vero-o.[232] viol-o.[5] **VIOL-T.**[5] vip. **Visc.**[111] **Zinc.**[1] zinc-p.[58] zinc-s.[11] zing.

links: acon.[81] lac-ac.[36]

- **Konvulsionen,** nach: acon.[81]

rechts: tax.[303]

morgens: alco.[36] ferr.[36] mag-c.[36] sec.[36]

☞ Z; Morgens, 5 Uhr - 9 Uhr; agg.

- **7** Uhr: ferr.[36]

- **Erwachen,** beim: sec.[36]

vormittags: mag-c.[36] sars.[36]

mittags: ferr.[36]

abends: alco.[36] cist.[36] gent-c.[36] mag-c.[36] ph-ac.[36] **SULPH.**[36] tarent.[36]

- **20** Uhr: tarent.[36]

- **Hinlegen,** nach: cist.[36] ph-ac.[36] sulph.[36]

☞ M; Liegen; während; Hinlegen, unmittelbar nach

nachts: bar-acet.[36] carb-v.[36] gamb.[36] mag-m.[36]

- **Bewegung,** bei, beim Erwachen: carb-v.[36]

Mitternacht bis 3 Uhr: dulc.[36]

Angina, bei: dig.[137]

Angst, mit: cist.[137]

Asthma, vor: cist.[102] lob.[102]

Atemnot, bei: cist.[137]

Berührtwerden, mit Abneigung gegen: lat-h.[301]

Bewegung, bei: acon-c.[36] acon-f.[36]

Erektion, während: tarent.[36]

Erwachen, beim: guare.[36]

☞ M; Erwachen; agg.

Fieber, während: arund.[36] cub.[36]

☞ M; Fieber; während

Froststadium im Fieber, während: acon.[5] **Am-c.**[5] arn.[5] caust.[5] coloc.[5] merc.[5] nux-v.[5] puls.[5] **Rhus-t.**[5] sabad.[5] **Samb.**[5] sec.[5] sep.[5] spig.[5] sulph.[5]

Gehen in kühlem Wind amel.: lat-h.[301]

Hitze amel.: **Acon.**[36]

Kleidern, durch Kontakt mit den: cupr-ar.[36]

Kratzen:

- **agg.**: dulc.[36]

☞ M; Kratzen; agg.

- **amel.**: cina[36] croc.[36] dulc.[36]

☞ M; Kratzen; amel.

Samenerguss, nach: mez.[1]

☞ M; Samenergüsse; agg.

schlechten Nachrichten, nach: calc-p.[137]

▤ GEMÜT; M; Schreckliche Dinge, traurige Geschichten berühren tief

Schmerzen, nach: sec.[137]

Schweiß, während: rhod.[36]

☞ M; Schweiß; während Schweißabsonderung

sexueller Erregung, bei, wie durch Lüsternheit: mez.[36]

☞ M; Sexualität; Erregung, sexuelle, agg. ▤ GEMÜT; M; Erregung; Beschwerden durch; sexuelle

Temperaturveränderung, durch: acon-c.[36] acon-f.[36]

☞ M; Wechsel, Veränderung; agg.; Temperaturwechsel

Zubettgehen, beim: alco.[36]

☞ M; Bett; agg.; Zubettgehen, beim

Äußerlich: abrot.[111] **ACON.** acon-c.[36] acon-f.[36] aconin.[36] aesc. aether[36] agar. agn.[58] ail.[137] alco.[36] all-s. aloe[111] **Alum.** alum-p.[58] alum-sil.[58] **Alumn.**[54] am-c. am-m. ambr. anac. ang.[5] anh.[119] ant-c. ant-t. ap-g.[102] apisin.[5] **Aran.**[54] arg. **ARG-N.**[5] **ARN.** ars. ars-i. ars-s-f.[58] arum-t.[122] arund. asaf. asar. astac.[45] aur. aur-ar.[58] aur-s.[58] bamb-a.[1184] **Bar-c.** bar-i.[58] bar-m. bar-s.[58] bell. bor. bov. brucin.[36] bry. bufo[111] cadm-s.[58] calad. calc. calc-p. calen.[102] camph. cann-i. cann-s. canth.[54] caps. carb-an. carb-v. carbn-s.[58] card-b.[36] **Carl.**[36] **Cast.**[111] **Caust.** cedr.[111] cham. **Chel.** chin. cic. cina cist. clem. **Cocain.**[102] **Cocc.** cod.[102] **COLCH.** coloc. con. conin.[36] **Croc.** cupr-s.[54] cur.[122] cypra-e.[227] dig.[137] dros. dulc. euon.[10] euphr. fago.[36] ferr. ferr-ma.[10] fl-ac.[5] **Gran.** graph. guai. guare.[36] halo.[149] ham.[36] helod-c.[205] hep. hist.[144] hydr-ac.[54] hyos. **Hyper.**[111] ign. iod. ip. irid.[222] kali-ar. **Kali-br.**[111] **Kali-c.** kali-chl.[58] kali-n. kali-sil.[58] **Kalm.**[111] kreos. kres.[149] lach. lath.[116] laur. led. **Lyc. M-arct.**[10] m-art.[5] m-aust.[5] mag-c. **Mag-m.** mang. **Med.**[122] medus.[102] **Merc.** merc-c. merc-i-r.[36] **Mez. Morph.**[36] mosch. mur-ac. nat-ar. **Nat-c. Nat-m.** nat-p. nat-sil.[58] nit-ac. nit-s-d.[58] nux-m. **NUX-V.** oena.[137] ol-an.[111] ol-j.[36] olnd. onos. op. osm.[137] pall. par. petr.[5] **Ph-ac. Phos.** phys.[116] **Pic-ac.** pier-b.[233] **PLAT.** plb. **Puls.** querc-r.[257] **Ran-b.** ran-s. rheum **RHOD.**[5] **RHUS-T.** rumx.[111] **Sabad.** sabin. samb. sars. **SEC.** sel. seneg. **SEP.** sil. **SPIG.** spong. **Squil.**[10] stann. staph. stram. stront-c. sul-ac. sul-i.[58] **Sulph.** tab.[111] taosc.[270] tarax. **Tarent.** tell.[137] teucr. thuj. til-c.[253] tub.[58] urt-u. valer. vario.[137] verat. verb. viol-t. **Visc.**[111] **Zinc.** zinc-p.[58]

▤ EXTREMITÄTEN; C; Ameisenlaufen, Kribbeln

- **schmerzhafte** Empfindung von Krabbeln durch den ganzen Körper, wenn er sich irgenwo stößt: spig.

Drüsen: acon. **Arn.** bell. calc. cann-s. canth. chin.[5] **CON.** ign. **Kali-c.**[5] laur. m-aust.[10] merc. nat-c. ph-ac. **Plat.**[5] puls. rhod. **Rhus-t.** sabin. **Sep. Spong.** sulph. zinc.

Innerlich: **ACON.**[5] acon-f. agar. agn. aloe[111] alum. alum-sil.[58] am-c. am-m. ambr. ant-c.[5] ant-t. apisin.[5] arg. **ARN.**[5] ars. asaf. bar-c. bar-s.[58] bell. bor.[5] bov.[5] brom.[5] **Bry.** cadm-s.[58] calc. cann-s.[5] **Canth.** caps.[5] carb-an.[5] carb-v. caust. **Cham.**[5] chel. **Chin.** cic. cina[5] cocc. **COLCH.** coloc. con.[5] **CROC.**[5] cupr. dig.[5] dros. dulc. **Euphr.**[5] ferr.[5] graph. guai. hep. hyos. **IGN.**[5] iod. **Ip.**[5] kali-ar.[58] kali-c.[5] kali-chl.[58]

kali-n.[5] kres.[149] lac-c.[137] **Lach.**[5] lar-ar.[251] laur. led. m-arct.[5] m-art.[5] **M-aust.**[5] mag-c.[5] mag-m.[5] med.[137] meny. merc. mez. mur-ac.[5] myric.[137] nat-ar. nat-c. **Nat-m.**[5] nat-p. nat-sil.[58] nux-m. nux-v. olnd.[5] op.[5] par.[5] ph-ac. phos. **PLAT.** **Plb.**[5] prun.[111] **Puls.** ran-b.[5] **Ran-s.**[5] rheum rhod. **RHUS-T.** **Sabad.** sabin. samb.[5] **SANG.** **SEC.**[5] sel. seneg. sep. sil. **Spig.**[5] spong. stann. staph. **Stram.**[5] sul-i.[58] **SULPH.** tarax. teucr.[5] ther.[137] thuj. **VERAT.**[5] verb.[5] vero-o.[232] viol-o. **Zinc.** zinc-p.[58]

Knochen: acon. arn. cham. colch. ign.[36] kali-bi.[111] merc. mez.[5] nat-c. nat-m. nux-v. ph-ac. plat. **Plb.**[36] puls. rhod. **Rhus-t.** sabad. sec. **Sep.** spig. sulph. zinc.

☞ *O; Knochen*

- **schmerzhaft,** anfallsweise: plb.[36]

Körperteile, betroffene:

- **behaarte** Teile: acon.[36] agar.[36] ham.[36]

◦ **außer** auf dem Kopf: acon.[36] agar.[36]

- **erkrankte** Teile: all-s.[36] **Arn.**[5] coloc.[137] con.[1] rhus-t.[5]

- **gelähmte** Teile:

☞ *Lähmung; allgemeine Arzneien; Ameisenlaufen, mit*

Muskeln: bell.[36] mosch.[36]

Nerven entlang: alum.[117]

Oberkörper:

- **vormittags,** beim Liegen: ox-ac.[36]

- **Haus,** beim Eintreten ins: phos.[36]

kaltes: ant-t.[137] frax.[137] helo.[137] lac-c.[137]

- **Menses,** vor: ant-t.[137]

- **Körper,** rings um den: helo.[137]

kitzelnd, Drüsen: **Kali-c.**[5] plat.[5]

schmerzhaft: hyper.[137]

wandernd: acon.[36] lyc.[36] op.[137]

ANFÄLLE, wiederholte: acon.[5] **Agar.**[137] ars.[5] asaf.[137] bar-c.[137] bar-m.[137] bell.[5] calc.[137] caust.[5] **CHAM.**[137] chin.[5] **COCC.**[137] coff.[5] **COLOC.**[137] cupr.[137] dios.[111] ferr.[5] gels.[137] hep.[137] ign.[137] kali-i.[137] lach.[137] lyc.[137] mag-p.[111] mez.[137] nat-m.[5] **NUX-V.**[137] phos.[137] plat.[137] plb.[5] **Psor.**[137] puls.[137] **SEP.**[137] stann.[137] sulph.[137] tab.[137] thuj.[5] tub.[137] valer.[5] verb.[5] zinc.[5]

☞ *Konvulsionen*

geistige Anstrengung, Lachen, Sprechen, Gemütsbewegungen, ausgelöst durch: **Cupr.**[54]

☞ *M; Geistige Anstrengung; agg. •M; Lachen agg. •M; Sprechen; agg.* ▥ *GEMÜT; M; Erregung; Beschwerden durch; Allgemeinsymptome •GEMÜT; M; Gemütsbewegungen agg.; nach*

leicht, wiederholen sich: asaf.[137] cupr.[137]

ANFÄLLIG, empfindlich, kränklich: alet.[25] **Am-c.**[26] **Ars.**[26] **Bac.**[62] brom.[5] **Calc.**[26] calc-p.[111] carb-an.[26] carb-v.[85] **Caust.**[54] chin.[85] cimic.[85] colch.[137] con.[137] croc.[137] cuph.[137] euph-pi.[85] **Ferr.**[26] helon.[26] **Ign.**[137] iod.[54] irid.[85] kali-c.[54] kali-i.[85] kali-p.[137] kreos.[85] led.[85] lyc.[5] mag-c.[85] nat-c.[137] phos.[5] pic-ac.[137] psor.[54] sec.[85] **Sep.**[26] sil.[137] stront-c.[137] sulph.[137] tab.[137] tril.[54] verat.[137] xan.[54] zinc.[137]

☞ *M; Kindern, Beschwerden bei; anfällige, schwächliche, kränkliche*

ANGST, wird im Körper empfunden: abrot.[162] **ACON.**[5] acon-f.[36] **Aeth.** agar.[5] aloe[4] alum.[10] alum-p.[58] am-c. am-m.[5] **Ambr.** **Aml-n.** ammc.[4] anac.[5] anag. androc.[222] ange-s.[255] anh.[119] **Ant-c.** ant-s.[85] **ANT-T.** apis **Apisin.**[5] apoc. aq-des.[275] aran.[54] arg. **ARG-N.**[5] arn.[5] **ARS.**[5] **Ars-i.**[58] **ARS-S-F.**[58] arund. asaf.[5] asar. astac.[54] aster. **AUR.** aur-ar.[58] aur-i.[58] **Aur-m.**[54] aur-m-n.[272] aur-s.[58] bamb-a.[1184] bani-c.[1237] **Bar-c.**[1] bar-m.[54] bar-s.[58] **BELL.** bor.[10] bov. **Brom.** **BRY.**[5] **Cact.** **CALC.**[1] calc-ar.[58] calc-i.[58] **Calc-p.**[54] calc-s.[58] calc-sil.[58] calen.[54] calx-b.[194] **CAMPH.**[5] cann-i.[25] **Cann-s.**[5] **Canth.**[5] caps.[5] carb-an.[5] **CARB-V.** **Carbn-o.** **Carbn-s.** carc.[190] carl.[36] cast-eq.[36] **Caust.** **CENCH.** **CHAM.**[5] **Chel.**[25] **Chin.**[5] chin-ar. chin-s. chlor.[36] cic.[5] cimic.[25] cina cinnam. cist.[85] coca[25] **Cocc.**[5] **Coff.**[5] **Colch.**[5] **Con.** cop. croc. **Crot-c.** croto-t. cund. **Cupr.**[5] **Cupr-acet.** cupr-s. **CYCL.**[5] **DIG.**[5] dios. dros.[1] echi. elaps ephe.[267] **Euon.** euph.[1] **Ferr.**[5] **Ferr-ar.** **Ferr-i.** ferr-m.[54] **Ferr-p.** **Gels.** germ.[222] gink.[227] **Glon.** gran. granit-m.[194] **Graph.** **Grat.** guai.[5] **Guare.** haem. hed.[119] hell. helo.[111] **Hep.**[30] **Hist.**[144] hydr. **Hydr-ac.**[54] hydrog.[222] hyos. hyper. iber.[25] **IGN.** inul.[54] **Iod.** **IP.**[5] irid.[222] jab. **Jatr.**[36] **Kali-ar.** kali-bi. kali-br. **Kali-c.**[5] kali-chl.[58] kali-cy. kali-fcy.[198] kali-n. kali-p.[58] **Kali-s.** kali-sil.[58] **KALM.** **Kreos.** lac-del.[204] lac-eq.[204] lac-lox-a.[204] **Lach.**[54] lachn.[85] **Lact.** lat-m.[111] laur.[5] led.[5] lept. lith-c.[227] **Lob.** **Lyc.**[5] m-arct.[1] m-art.[5] **M-aust.**[5] mag-c.[5] mag-m.[5] marm-w.[194] **MENY.** meph.[10] **MERC.** **Merc-c.** mez.[1] mill.[54] **Mosch.**[5] mur-ac. **Naja**[54] **Nat-ar.** **Nat-c.** nat-m.[1] nat-p. nat-s.[58] **Nit-ac.** nux-m.[54] **NUX-V.**[5] ol-an. olnd. **Op.** osm. ox-ac. ozone[227] **Paeon.** parth.[197] petr.[5] **PH-AC.**[5] phel.[36] **PHOS.**[1] pic-ac. **Plat.** **Plb.**[5] plut-n.[222] podo. **Prun.** psil.[164] **Psor.** **PULS.**[5] pyrog.[58] **Ran-b.**[54] rheum[5] rhod.[10] **RHUS-T.**[5] ruta[10] sabad.[5] sabin.[5] salx-n. **SAMB.**[5] sang. sars.[1] scol.[36] scorp.[269] **Sec.**[5] seneg.[5] **Sep.**[1] **Sil.** sol[29] sol-n.[25] spect.[271] **Spig.**[5] **Spong.**[5] squil.[10] **Stann.**[5] **Staph.**[30] stict. **Stram.**[5] sul-ac.[5] **Sul-i.**[58] **SULPH.**[1] sumb. **Tab.** tama.[197] **TARENT.** tax.[303] ter. **Teucr.**[5] **THER.** thuj.[1] thyr.[102] tub.[58] tung.[252] valer. vanad.[102] **Verat.**[5] verat-v.[25] vesp.[54] viol-o. **Viol-t.**[5] vip. **Zinc.** zinc-p.[58]

▥ *GEMÜT; C; Angst •GEMÜT; C; Angst; körperliche*

Zittern, mit, bei Typhus: nux-m.[54]

Organen, in inneren: carb-v.[36]

muss etwas tun, kann nicht ruhen: **Bry.**[54]

ANLAGEN, schlechte: bufo[137]

☞ *Krebs und krebsartige Leiden; hereditär*

ANSTRENGUNG, Betätigung:

Abneigung gegen Anstrengung: **Arge-p.**[264] calc-sil.[58] caps.[102] cocc.[26] get.[45] harp.[1184] lac-del.[204] lac-lox-a.[204] lat-h.[301] nat-c.[85] oxyg.[233] pall.[102]

- **Menses,** vor: cocc.[26]

gesteigerte Fähigkeit zur Muskeltätigkeit, ohne zu ermüden: fl-ac.[85]

unmöglich: bapt.[36] calc-i.[58] chlor.[36] cocc.[26] cot.[36] cycl.[54] hydrog.[222] lil-t.[36] ox-ac.[36] sep.[1] sul-i.[137] thyr.[137]

- **Menses,** vor: cocc.[26]

ANSTRENGUNG, Betätigung (Forts.)

Verlangen nach: **BELL.**[36] cann-i.[36] carc.[259] coca[36] crot-c.[36] erech.[36] eucal.[36] kali-i.[36] lac-del.[204] lim-b-c.[204] orig.[36] phos.[36] spect.[271] taosc.[270] teucr.[36] ziz.[36]

GEMÜT; C; Betätigung, Aktivität; Verlangen nach Betätigung, Aktivität; körperlicher, nach

- **Freien,** im: taosc.[270]

- **Gymnastik**: kali-i.[36]

ANZULEHNEN, Bedürfnis sich irgendwo: **Bell.** brucel.[241] carb-v.[1] con.[1] gymn.[36] harp.[1184] op.[36] spira.[36] tub.[122]

ARZNEIMITTEL:

allopathische:

KLINISCHES; C; Medikamente, allopathische Medizin

nicht wirken, wenn gut gewählte homöopathische A.: alum.[30] camph.[5] carb-v.[5] carc.[149] **LAUR.**[5] **MOSCH.**[5] **OP.**[5] psor.[85] stram.[5] sulph.[85] teucr.[5] tub.[58]

☞ *Reizbarkeit, Erregbarkeit; außerordentliche physische; zu viel Medizin einen Zustand von Überempfindlichkeit hervorgerufen hat und die Mittel nicht mehr wirken, wenn*

überempfindlich gegen A., heftige Reaktionen: acon.[30] ant-c.[5] arn.[30] ars-i.[58] asar.[5] bell.[122] caust.[58] cham.[5] chin.[5] coff.[30] cupr.[122] hep.[58] ign.[5] lyc.[58] m-arct.[5] nit-ac.[10] **NUX-V.**[122] **Ph-ac.**[137] **Puls.**[5] sep.[58] sil.[30] **SULPH.**[30] teucr.[5] valer.[5] zinc.[122]

☞ *M; Arzneimittel agg.* *KLINISCHES; C; Medikamente, allopathische Medizin; überempfindlich gegen*

- **Hochpotenzen,** gegen: ars-i.[58] **Bell.**[122] caust.[58] **Cupr.**[122] hep.[58] lyc.[58] **NIT-AC.**[10] **Nux-v.**[122] sep.[58] **Zinc.**[122]

ÄTHER, Gefühl wie nach Inhalation von: glon.[36]

ATMEN, Verlangen tief zu:

ATMUNG; C; Tiefe Atmung; Verlangen, tief zu atmen

ATTRAKTIVE Erscheinung, bei Kindern: ars.[127] tub.[189]

AUFGEBLASEN, Empfindung wie: kali-i. lyc.[5] par.[5] phos.[5] ran-b.[5] spong.[5]

Drüsen: spong.[5]

AUFGEROLLT, zusammengedreht, Empfindung wie: alum.[5] anac.[5] **Arn.** ars.[5] **Bell.**[5] bor.[5] calc.[5] cham.[5] cocc.[5] **Dig.**[5] kali-c.[5] **Merc.**[5] rhus-t.[5] **Thuj.**[5]

AUFGEWICKELT:

☞ *Aufgerollt, zusammengedreht, Empfindung wie*

AUFHEBEN, kann nichts: get.[102]

AUFRECHT zu halten, Schwierigkeit, sich: agro.[36] ars.[36] dig.[36] lach.[36] lil-t.[137] mur-ac.[36] ph-ac.[36] phos.[36] thuj.

Bücken, nach: lach.[36]

☞ *M; Bücken; agg.*

Gehen, beim: phos.[36]

Schwindel, bei: ars.[36]

AUFSTEHEN, Abneigung gegen: aesc.[36] chlol.[36] coc-c.[36] coloc.[36] dros.[36] lyc.[36] nux-v.[36] phos.[36] plan.[36] plect.[36] **Sep.**[36] thea[36] thuj.[36]

morgens: aesc.[36] chlol.[36] coloc.[36] dros.[36] nux-v.[36] phos.[36] plan.[36] plect.[36] **Sep.**[36] thea[36] thuj.[36]

AUFSTEIGT und Hinabfällt, Empfindung als ob etwas: bar-c.[5] elaps lach.[5]

AUFWALLUNG des Blutes:

BLUT; C; Blutwallungen

AUFWALLUNG von Blut:

☞ *Hitze; Hitzewallungen* *BLUT; C; Blutwallungen*

AUSDAUER:

gesteigert: coca[36] kola[1184] lac-lup.[204] tung.[252]

☞ *Kraft, Energie, Empfindung von •Kraft, Stärke (Energiestatus); gesteigert, vermehrt •Leistungssteigerung*

verloren: plan.[36]

☞ *Kraft, Stärke (Energiestatus); vermindert*

AUSDEHNUNG von Muskeln, unwillkürlich, anfallsweise, alle 7 Tage: lyc.[1]

AUSFALLEN der Haare: **Alum.** ars. **Bell.**[5] **Calc.** calc-f.[144] carb-an. **Carb-v.** **Caust.** **Graph.** **Hell.**[5] hell-f.[102] iod. kali-c. lach. lat-m.[119] lepro.[197] merc.[102] **Nat-c.**[5] **NAT-M.** **Nit-ac.** op. **Ph-ac.**[58] phos. pitu-p.[119] rhus-t. sabin. sars. **Sec.** **Sel.** sil.[5] sulph. tax.[36] thal.[85] thal-s.[85] tub.[36] ust.[137] **Zinc.**

AUSSCHEIDUNGEN vermindert:

☞ *Absonderungen; vermindert*

AUSSCHWEIFUNG, Völlerei, Gefühl wie nach einer: acon.[5] agar.[5] am-m.[5] ang.[5] aral.[36] arg.[5] bell.[5] caj.[36] carb-v.[5] chin.[5] conin.[36] kali-c.[5] kreos.[36] laur.[5] lyc.[36] nat-m.[5] **Nux-v.**[5] op.[36] ox-ac.[36] ph-ac.[5] ptel.[36] **Puls.**[5] rheum[5] spect.[271] squil.[5]

nachmittags: caj.[36]

◉ **Dienst** gehabt, als hätte man die ganze Nacht: conin.[36] ptel.[36]

AUSSEHEN (Augen, Gesicht, Haarfarbe):

blaue Augen:

- **dunkles** Haar, und: lyc.[85] nat-m.[85] sep.[85]

- **rotes** Haar, und: lyc.[148]

dunkle Augen und helles, blondes Haar: lach.[148] phos.[148] puls.[148] rhus-t.[148] sep.[148]

dunkles Haar: **Acon.**[54] alum.[58] am-m.[5] ambr.[5] **Anac.**[54] ant-c.[5] arg.[5] arn.[54] ars.[54] asar.[5] aur.[85] bac.[62] bell.[5] brom.[85] **Bry.**[54] **Calc.**[122] calc-i.[116] cann-s.[5] caps.[5] **Carb-v.**[5] carc.[184] **CAUST.**[54] cham.[85] chin.[5] cina[5] clem.[5] coff.[54] con.[5] dros.[5] **Dulc.**[5] dys-co.[136] euon-a.[142] euphr.[5] ferr-pic.[102] graph.[85] **Guai.**[5] hell.[5] hep.[5] **IGN.**[122] **Iod.**[85] ip.[5] **KALI-ACET.**[122] **KALI-C.**[122] kalm.[54] kreos.[58] lac-c.[54] lach.[85] led.[5] lyc.[5] lycpr.[85] mag-m.[5] mag-p.[116] merc.[5] morg.[136] **Mosch.**[5] mur-ac.[85] nat-c.[5] nat-m.[54] **NIT-AC.**[54] **Nux-v.**[54] olnd.[5] petr.[5] **PH-AC.**[5] **PHOS.**[122] pic-ac.[85] **PLAT.**[54] plb.[5] **Prot.** **PULS.**[54] rheum[5] rhod.[5] **RHUS-T.**[122] ruta[5] sabin.[5] sang.[85] sars.[5] sec.[116] **Sep.**[54] sil.[5] stann.[5] staph.[54] sulph.[54] syc-co.[136] thuj.[85] verat.[5] verb.[5] viol-o.[85] zinc.[5]

- **straffer** Haut, mit: **Acon.**[54] **Anac.**[54] arn.[54] **Ars.**[54] **Bry.**[54] **Caust.**[54] kalm.[54] nat-m.[54] **Nit-ac.**[54] **NUX-V.**[54] **Plat.**[54] puls.[54] **Sep.**[54] staph.[54] sulph.[54]

◉ - **Augen,** dunkle: aur.[85] bac.[62] graph.[85] iod.[85] lach.[85] lycpr.[85] mur-ac.[85] nit-ac.[85]

helles, blondes Haar: agar.[122] am-m.[5] ambr.[5] **Ang.**[5] **Apis**[122] apoc.[26] ars.[5] aur.[5] bar-c.[5] bell.[85] bor.[5] bov.[5] **Brom.**[85] bry.[5] **CALC.**[54] camph.[102] **Caps.**[85] caust.[5] **Cham.**[54] chel.[26] cina[5] **Clem.**[54] **COCC.**[54] coff.[5] coloc.[85] **Con.**[54] croc.[5] cupr.[5] **Cycl.**[54] **Dig.**[54] **Dys-co.**[136] euph.[5] **Ferr.**[26] **Gaert.**[136] **Graph.**[54] hell.[5] **Hep.**[122] **HYOS.**[54] ign.[5] **Iod.**[5] ip.[5] **Kali-bi.**[54] kali-c.[5] kreos.[85] **Lach.**[54] laur.[5] lob.[85] **Lyc.**[54] lycps.[85] mag-c.[5] mag-m.[5] merc.[54] **Mez.**[5] mosch.[5] mur-ac.[5] nat-c.[5] nit-ac.[56] nux-v.[5] op.[5] **PETR.**[122] **Ph-ac.**[5] **PHOS.**[122] plat.[5] **PULS.**[85] rheum[5] **Rhus-t.**[54] ruta[5] sabad.[58] **SEL.**[5] **SENEG.**[5] sep.[5] **Sil.**[54] **Spig.**[5] **SPONG.**[85] stann.[5] staph.[5] stram.[5] **Sul-ac.**[5] **Sulph.**[54] **Thuj.**[5] vario.[85] verat.[5] vib.[54] viol-o.[5]

- **furchtsam**: **Puls.**[58]

- **schlaffem** Gewebe, mit: agar.[122] **Bell.**[54] **BROM.**[54] **CALC.**[54] **Caps.**[54] **Cham.**[54] clem.[54] cocc.[54] con.[54] dig.[54] **GRAPH.**[54] hyos.[54] **Kali-bi.**[54] lach.[54] **Lyc.**[54] **Merc.**[54] **Rhus-t.**[54] sil.[54] **SULPH.**[54]

  ☞ *Erschlaffung*

- **Augen,** helle: bell.[85] brom.[85] caps.[85] gaert.[136] lob.[85] puls.[85] spong.[85]

- **Wimpern** dunkel: dys-co.[136]

rotbraunes Haar: lach.[122] **PHOS.**[122] **PULS.**[122] **RHUS-T.**[122]

rotes Haar: calc-p.[85] cina[5] lach.[54] nit-ac.[5] nux-v.[5] phos.[54] puls.[5] rhus-t.[5] sabad.[5] sep.[54] spig.[5] sulph.[85]

weiches Haar: bell.[5] ph-ac.[5]

AUSZIEHEN, Abneigung gegen: marm-w.[194]

AUTOINTOXIKATION: indol.[102] skat.[102]

BADEN:

Abneigung, Abscheu: **AM-C.**[58] am-m.[5] **ANT-C.**[36] **Aq-mar.**[149] bar-c.[5] bar-m. **Bell.**[5] bell-p.[122] **Bor.**[5] bov.[5] **Bry.**[5] **Calc.**[5] calc-s.[137] calc-sil.[58] **Canth.**[5] **Carb-v.**[5] carc.[207] caust.[5] **Cham.**[5] **CLEM.**[5] coloc.[5] **Con.**[5] dulc.[5] **Hep.**[54] kali-c.[5] kali-chl.[58] kali-m.[192] **Kali-n.**[5] kali-sil.[58] **Laur.**[5] lyc.[5] lyss.[193] m-aust.[5] mag-c.[5] mag-p.[111] mang.[5] marm-w.[194] meny.[5] merc.[5] **Mez.**[5] mur-ac.[5] nat-c.[5] nat-p. nit-ac.[5] nux-m.[5] nux-v.[5] ol-an.[111] phos.[5] **Phys.**[36] psil.[164] **PSOR.** **Puls.**[5] rad-br.[137] ratt-n.[204] **RHUS-T.**[5] **Sars.**[5] **SEP.**[5] sil.[5] **SPIG.**[5] stann.[5] **Staph.**[5] **Stront-c.**[5] succ.[194] sul-ac.[5] **SULPH.**[54] thuj.[5] tub.[106] **Zinc.**[5]

  ▥ *GEMÜT; C; Waschen, Baden; Abneigung gegen*

- **kaltes** Baden, gegen: kali-m.[192] phys.[36]

- **Schmerz,** wie durch: m-aust.[5]

Verlangen nach: aloe[116] am-i.[304] apis[116] ars.[58] asar.[116] aster. caust.[116] chel.[116] fl-ac.[36] hyper.[116] ignis[194] iod.[116] lat-h.[301] lat-m.[231] led.[116] meph. nat-m. neon[222] phyt. puls.[116] sep.[116] sil.[30] sulph.[30] tarent.[36] tax.[303] uran.[269] zea-i.[102]

- **heiß**: lat-m.[231]

- **kaltem** Bad, nach: aloe[116] **Apis**[116] asar.[116] aster. caust.[116] chel.[116] fl-ac.[36] **Hyper.**[116] iod.[116] **Led.**[116] meph. nat-m. phyt. puls.[116] sep.[116]

BAND:

Empfindung wie von einem:

  ☞ *Zusammenschnüren, Empfindung von; innerlich; Band oder Reifen, wie ein*

unerträglich, Tragen von einem Band am Körper ist: ovi-g-p.[102]

BEBEN: agar.[5] agn.[5] alum.[5] am-c. am-m.[5] ambr.[5] **Ang.** ant-c.[5] ant-t.[72] ars.[5] asaf.[5] bapt.[58] bar-c.[5] bell. berb. bism. bov.[5] bry.[5] calc. calc-p.[36] calc-s. camph.[5] cann-s.[5] canth.[5] caps.[5] carb-v.[5] cast. caust. chel.[5] chin.[5] chin-s.[36] cic.[5] clem. coca[25] cocc.[58] colch.[5] coloc.[1] com. con. croc.[5] crot-c.[111] crot-h. cupr.[5] dig. dros.[5] ferr.[58] form. **Gels.** graph.[5] guai.[5] hell.[5] hep. hyos. ign. iod. ip.[5] kali-bi.[111] **Kali-c.**[5] kali-n. kali-s.[58] kreos.[5] kres.[149] lact. lec.[809] lyc. lyss. m-art.[5] mag-c. mag-m.[5] med.[58] meny.[5] merc.[5] mez.[5] mosch. mur-ac.[5] nat-c.[1] nat-m.[5] nit-ac. nux-v.[5] ol-an. op.[5] par.[5] petr. phel. phos.[5] plat.[5] plb.[5] puls.[5] pyrog.[58] rhod.[5] rhus-t.[5] ruta[5] sabin.[5] sars. sec.[5] sel.[5] seneg.[5] sep. sil.[1] spig.[5] stann. stram.[5] stront-c. sul-ac.[58] sulph. tarax.[5] tarent.[111] thuj.[5] tub.[137] valer.[5] verb. viol-t.[5] xan. zinc.[5]

  ☞ *Zittern*

Fieberhitze, während: ferr.[58]

Liegen, im: **Clem.**

Äußerlich: **Agar.**[5] agn.[5] alum.[5] **Am-c.** am-m.[5] ambr.[5] **Ang.**[5] ant-c.[5] ars.[5] **ASAF.**[5] bapt.[58] bar-c.[5] **BELL.** berb. bism. bov.[5] bry.[5] **Calc.** calc-p.[36] camph.[5] **Cann-s.**[5] canth.[5] caps. carb-v.[5] caust. chel.[5] chin.[5] cic.[5] **Clem.** cocc.[58] colch.[5] coloc.[5] com. **CON.** croc.[5] cupr.[5] dig. dros.[5] gels.[85] graph.[5] guai.[5] hell.[5] hep. hyos. ign. iod. ip.[5] kali-c. kali-n. kali-s.[58] kreos.[5] lyc. m-art.[5] mag-c. mag-m.[5] med.[58] meny.[5] merc.[5] **MEZ.**[5] mosch. mur-ac.[5] **NAT-C.**[5] nat-m.[5] **Nit-ac.** nux-v. par.[5] petr. phos.[5] plat.[5] plb.[5] puls.[5] pyrog.[58] rhod.[5] rhus-t.[5] ruta[5] sabin.[5] sars. sel.[5] seneg.[5] **Sep.** sil. **Spig.**[5] stann. stram.[5] stront-c. sul-ac.[58] **SULPH.** tarax.[5] tarent.[137] thuj.[5] tub.[137] valer.[5] verb. viol-t.[5] **Zinc.**[5]

  ☞ *Schaudern, nervöses*

Drüsen: **Ang.**[5] bell. calc. kali-c. mez. nat-c. sil.

ganzen Körper, am: calc. lyss.[137]

- **Schwindel,** vor: **Calc.**

Innerlich: bov.[5] **Cann-s.**[5] chin-s.[36] **Lec.**[809] seneg.[5]

- **Mitte** des Körpers, nachmittags: chin-s.[36]

BEHANDLUNG chronischer Erkrankungen, zu Beginn der: arg.[5] calc.[5] calc-p.[102] lyc.[1] merc.[28] nat-s.[111] **Nux-v.**[102] puls.[102] sil.[5] sulph.[5] thuj.[5]

BEIßEN, wie durch Wanzen, Empfindung von: bell.[5] bufo[111] dulc.[5] graph.[5] kali-bi.[137] mez.[5] phos.[5] sec.[5] sil.[5] staph.[5] syph.[137] tab.[111] tell.[137] teucr.[5] visc.[111]

  ☞ *Schmerz; beißender Schmerz*

Flöhe, wie durch: bell.[5] dulc.[5] graph.[5] mez.[5] phos.[5] sec.[5] sil.[5] staph.[5] syph.[137] tab.[111] teucr.[5] visc.[111]

BERSTEN, Empfindung, als würde der Körper: coff.[85]

BERÜHRUNG:

empfindlich gegen: abrot.[127] **Acon.**[5] **Aesc.**[102] **Agar.**[5] **Alum.** alum-sil.[102] anac. ang.[85] ant-c.[5] **ANT-T.**[5] aral.[102] arn. ars.[58] **Arum-t.**[102] **Asaf.** asar. aur.[102] aur-s.[85] bar-c. **Bell.**[5] bism. bor. bov. **Bry.**[5] **Calc.** camph.[5] cann-s. canth. caps. carb-v.[85] carbn-o.[72] caust.[58] chel. chin.[102] **Chin-ar.**[58] cimic.[102] cina[5] clem.[102] coc-c.[58] cocc. coff.[58] colch.[47] coloc. con. **Croc.** dig.[58] dros. dulc. eup-per.[102] foll.[149] glon. graph. guai. haliae-lc.[222] **Ham.**[102] hell. **HEP.** hyos. **Ign.** indg. iod. kali-bi.[102] kali-c.[8] kali-n. kreos. **Lach.**[58] lar-ar.[251] laur. lept.[102] lyc. mag-c. mag-m. mag-p.[103] meny. **Merc.**[102] mosch. nat-c.[1] nat-m. **Nat-s.** **Nux-m.**[5] nux-v. olnd. op.[30] osm.[102] **Par.** ph-ac. phos.[58] plat. **Plb.** **Puls.** ran-b. ran-s. rheum rhod. **RHUS-T.** ruta sabad. samb. schran-u.[88] seneg. sep. sil. **Spig.** spong. squil. staph.[58] **Stram.** stroph-s.[119] sul-ac. **Sulph.**[122] tarax. tarent.[214] tell.[149] thuj.[54] valer. verat. verb. visc.[25]
▥ GEMÜT; C; Wahnideen (Einbildungen, Halluzinationen, Sinnestäuschungen) • GEMÜT; C; Wahnideen (Einbildungen, Halluzinationen, Sinnestäuschungen); berühre ihren Kopf, jemand

Gliedmaßen einander berühren, kann nicht ertragen, dass: lac-c.[85] psor.[122] sanic.[85]

- **nachts**: **Psor.**[122]

Tastsinn gestört: acon.[36] acon-c.[36] acon-f.[36] ars.[36] atro.[36] camph.[36] cann-i.[36] carbn-o.[36] chlf.[36] conin.[36] eup-per.[36] hydr-ac.[36] hyos.[36] kali-br.[36] merc.[36] naja[36] op.[36] par.[102] plb.[36] zinc.[36]

BETÄTIGUNG:

☞ Aktivität ▥ GEMÜT; C; Betätigung

BETT:

Bettdecken sind zu schwer, Empfindung, die: merc.[36]

hartes:
☞ Hart; Bett zu hart, Empfindung, als sei das

nicht berührt, Empfindung, als ob man das Bett im Liegen: lac-c.[102]

BEUGEN, Drehen:

Empfindung, als würde er sich Beugen, Neigen: con.[5]

Verlangen, sich vorwärts und rückwärts zu beugen: agar.[36]

BEWEGLICHKEIT, ausgeprägte: camph.[137] croc.[137] stram.[137]

BEWEGUNG:

Abneigung gegen: abrot.[122] **ACON.** agar.[36] alco.[36] **Aloe**[122] alum. alum-p.[58] alum-sil.[58] **Am-c.**[5] ambr. anac. ant-c. ant-t. arn. **ARS.** ars-s-f.[58] asar. asc-t.[36] atro.[36] bapt.[111] **Bar-c.** bar-s.[58] **BELL.** bol.[36] bor.[58] **BRY.** cadm-s. **CALAD.** **CALC.** **CALC-S.** cann-i.[58] canth. **CAPS.**[5] **Carb-an.** **Carb-v.** **Carbn-s.** cassi-s.[192] caust. cham. **Chel.**[36] **Chin.** chin-ar. cina cob.[36] **Cocc.** coff. colch.[58] **Con.** croc. cupr. **Cycl.**[54] **Dig.** dios.[36] dros. dulc. eryt-j.[36] ferr. ferr-i. **Gels.** gins.[36] **Graph.** grat.[36] **GUAI.** ham.[36] ***harp.***[1184] hell.[10] **Helon.**[54] hydr-ac.[36] hyos. hyper.[54] **Ign.** iod.[10] ip. kali-ar. **Kali-bi.** **Kali-c.** kali-p.[137] kali-sil.[58] kola[1184] **LACH.** led. lob.[36] **Lyc.** **Lyss.**[809] m-aust.[5] mag-c. mag-m. merc. **Mez.** mur-ac. myric.[36] **Nat-ar.** nat-c. **NAT-M.**[5] nit-ac. nux-m.[36] **NUX-V.** oena.[36] op. peti.[36] petr. **Ph-ac.** phos. phys.[36] phyt.[54] **Pic-ac.**[809] psor. ptel.[36] puls. puls-n.[36] **RUTA** **Sang.** sapin.[36] sep.[36] **SIL.** stann. stront-c. sul-i.[58] **SULPH.** **Syph.**[54] tarax. **Tarent.**[36] teucr. **Thuj.**[36] zinc. zinc-p.[58]
☞ M; Bewegung; während

- **morgens**: cob.[36] myric.[36] peti.[36] sep.[36]
  - **9** Uhr: myric.[36]
- **vormittags**: puls-n.[36]
- **nachmittags**: chel.[36] grat.[36] sep.[36] thuj.[36]
  - **13** Uhr: grat.[36]
  - **Schlaf,** nach: sep.[36]
- **Abwärtsbewegung**: bor.[58]
- **Angina** pectoris, bei: **Phyt.**[54]
- **Gehen,** nach: asc-t.[36]
  ☞ M; Gehen; nach Gehen agg.
- **gesessen** hat, nachdem man: kali-p.[137]
- **Menses,** bei unterdrückten: **Cycl.**[54]
  ☞ M; Menses; unterdrückt

anmutig: phos.[137] stram.[5]

automatische: apis[47] bell.[36] bry.[47] **Camph.**[8] cann-i.[36] hell.[39] hyos.[58] **Kali-i.**[8] op.[37] phos.[36] spig-m.[250] **Stram.**[8] tab.[36] thal.[250] zinc.[47]
☞ unwillkürlich ▥ GEMÜT; C; Gebärden, Gesten, macht; automatisch • EXTREMITÄTEN; C; Bewegungen; allgemeine Arzneien; automatische

- **einseitig**: apis[47] hell.[39]
- **Schlaf,** im: phos.[36]
  ☞ M; Schlaf; während
- **Muskeln,** der: **Camph.**[8]

drehend: cann-s.[5] stram.[81]

fehlende: acon.[36] alco.[36] **Bry.**[137] bufo[36] cic.[5] cocc.[137] crot-h.[36] gels.[137] hell.[137] kali-cy.[36] menth.[36] peti.[36] pisc.[36] rhus-t.[137] tab.[36]

- **nachts**: pisc.[36]

hin und her: op.[137]

kantig, bei Konvulsionen: hyos.[81]

Koitus, wie beim:

- **Metrorrhagie,** nach: **Sep.**[54]
  ☞ M; Metrorrhagie, Beschwerden durch
- **Schlaf,** im: acon.[5]
  ☞ M; Schlaf; während

konvulsivisch:
☞ Krampfartige Bewegungen

Kraft ausgeführt, mit großer: **Stram.**[54]

kreisförmig, bei Konvulsionen: stram.[81]

rhythmisch: carn-g.[264] cupr.[5] elaps[137] phos.[5] stram.[5]

rutscht hin und her auf einer Bank: **Sulph.**[54]

schnell: **Hyos.**[54]

schwierig: **Bell.**[5] **Bry.**[137] **Camph.**[5] carb-v.[5] caust.[137] chel.[5] chlorpr.[149] cic.[5] cycl.[5] dulc.[5] laur.[5] lyc.[137] m-art.[5] mur-ac.[5] nux-v.[5] petr.[137] rhus-t.[137] sabad.[5] **Sars.**[5] sep.[5] sil.[5] stram.[5] **Stront-c.**[5] **Tarax.**[5] verat.[5]

Seite, nur eine: stront-c.[137]

sprunghaft: tarent.[137] verat-v.[111]

ständige: bell.[36] merc.[36] nitro-o.[36]

stark, heftig, zu: arn.[5] camph.[5] cocc.[5] **Coff.**[5] hyos.[5] rhus-t.[5] **STRAM.**[5]

tumultartig: acon.[137] **Glon.**[137] tab.[137]

übertriebene: **Agar.**[111] ign.[111]

unaufhörlich, aber Gehen agg.: tarent.[137]

ungeordnet: merc.[137] stram.[137]

- gelähmte Teile: merc.[137]

unregelmäßig: acon.[38] **AGAR.**[111] bell.[36]

unwillkürlich: camph.[5] cocc.[5] **CUPR.**[5] hyos.[5] ign.[5] m-art.[5] op.[5] plb.[5] rhus-t.[5] samb.[5] staph.[5] stram.[5]

☞ *automatische* ▥ *GEMÜT; C; Gebärden, Gesten, macht; automatische*

Verlangen nach Bewegung: acon.[5] agar.[5] alum.[5] am-c.[5] **Ambr.**[5] arg.[5] arg-n.[81] **Arn.**[5] ars.[5] **Ars-i.**[58] asar.[5] aur.[5] aur-ar.[58] **Bell.**[5] bell-p.[149] bism.[5] bor.[5] bry.[5] calc.[5] camph.[5] cann-s.[5] canth.[5] cench.[58] **CHAM.**[81] **CHIN.**[5] cocc.[5] **Coff.**[5] coloc.[5] con.[5] crot-c.[36] **Cupr.**[5] eucal.[54] euphr.[5] **FERR.**[5] ferr-ar.[58] ferr-i.[58] gink.[227] haliae-lc.[222] hydrog.[222] hyos.[5] ign.[5] ignis[194] iod.[5] ip.[5] kali-i.[58] kreos.[81] lap-laz.[227] lyc.[5] macrin.[36] mag-c.[5] mag-m.[5] mang.[5] merc.[5] mosch.[5] mur-ac.[5] nat-c.[5] nit-ac.[5] nux-m.[5] nux-v.[5] op.[5] petr.[36] ph-ac.[5] phos.[5] puls.[5] ran-b.[5] rhod.[5] **RHUS-T.**[5] **Ruta**[5] samb.[5] sec.[5] sep.[81] sil.[5] squil.[5] stann.[5] staph.[5] **Stram.**[5] stront-c.[5] sul-i.[58] sulph.[5] **Teucr.**[5] tub.[58] valer.[5] verat.[5]

- Freien, amel. im: bell-p.[149]

- Konvulsionen:

◦ **während**: cham.[81] kreos.[81] sep.[81]

◦ **zwischen**: arg-n.[81]

◉ **- unwiderstehlich**: eucal.[54]

BEWEGUNGEN und Haltungen, seltsame:

▥ *GEMÜT; C; Gebärden, Gesten, macht; seltsame Eigenarten und Haltungen*

BEWUSST, ist sich des Körpers: adam.[222] aesc.[58] alet.[102] ambr.[85] arge-p.[264] bamb-a.[1184] cimic.[36] crot-h.[54] germ.[222] haliae-lc.[222] **Helon.** hydrog.[222] iber.[102] lac-lox-a.[204] lim-b-c.[204] **Lyss.**[102] mag-s.[119] marm-w.[194] merl.[85] **Murx.** nat-m.[56] pyrog.[56] stroph-s.[119] taosc.[270] tax.[303] vib.[102] wye.[85]

innerer Organe bewusst, ist sich: bamb-a.[1184]

BIEGSAMKEIT, Flexibilität des Körpers, Empfindung von: bani-c.[204] cann-i.[36]

BLATT, Ventil oder Stück Haut, Empfindung wie ein: acon. **Alum.**[5] **Alumn.** aml-n.[139] ang. ant-c. ant-t.[5] apis[139] asar.[85] **Bar-c.**[5] berb-a.[85] bor. bros-g.[259] cann-s.[8] **Caust.**[5] con.[8] croc.[5] crot-c.[36] elaps[36] ferr.[5] graph. hura[142] hydr.[111] ign.[5] **Iod.** iris[111] kali-c. kali-i. kola[1184] kreos.[5] lac-c.[8] **Lach.** mang. **Nat-s.** ol-an. **Phos.**[5] phys.[139] phyt.[111] plat. rat.[72] **Sabad.**[5] scroph-n.[85] sol[236] **Spong.**[5] **Thuj.** yuc.[162] zinc.[137]

BLONDE Personen:

☞ *Aussehen (Augen, Gesicht, Haarfarbe); helles, blondes Haar*

BLOẞLEGUNG von Knochen: ang.[5] arn.[5] ars.[137] asaf.[137] aur.[137] both-l.[137] **Calc.**[5] chin.[137] con.[5] hep.[5] iod.[5] lach.[137] lyc.[137] merc.[137] mez.[137] nit-ac.[137] **Petr.**[5] ph-ac.[5] phos.[5] puls.[5] rhus-t.[5] **RUTA**[5] sabin.[137] sep.[137] sil.[5] staph.[5] sulph.[137] symph.[111]

Karies, bei: both-l.[137]

BLUBBERN, Wallen, feinem Pochen, Empfindung von: acon. aeth.[31] ambr.[5] ant-c.[1] arg.[5] arn. asaf. asar. aur.[5] bell.[1] **Berb.** bros-g.[259] bry. calc.[5] caps.[5] carb-v.[1] cassi-f.[192] caust.[1] cham.[1] **Chel.**[809] chin.[5] colch.[5] coloc.[5] com.[36] con. crot-h. cupr.[1] form. gent-l.[36] haliae-lc.[222] harp.[1184] hell.[36] hyper.[137] indg. ip. irid.[222] junc.[85] kali-c.[1] kreos.[5] lac-lox-a.[204] lach. lachn.[36] laur.[5] led. lil-t. **LYC.**[5] lyss. m-aust.[5] mang.[36] mang-acet.[1] **Med.** merc.[5] merc-i-f.[36] mez.[1] nat-c.[85] **Nat-m.**[5] nit-ac. nux-m. nux-v. olnd.[1] par.[5] petros. ph-ac. phos.[1] plat.[5] plut-n.[222] **Puls.**[5] **Rheum**[1] rhus-t.[5] rob. sars. sep.[1] sil. spect.[271] **Spig.**[5] spong.[5] squil.[1] stann. staph.[5] **Sul-ac. Sulph.** sumb.[36] tarax.[1] tell.[36] ter.[36] teucr.[5] thuj.[5] uro-h.[264] x-ray[123] zinc.

Muskeln: mang.[36]

◉ **berstend**: ant-c.[139] arg.[139] coloc.[139] cupr.[1] **Form.** hell.[36] nat-c.[85] nat-m.[5] phos.[5] puls. sars.[5] sulph.[5] tarax.[1]

BLUT:

▥ *BLUT; C*

BLUTÜBERFÜLLE, Plethora: acet-ac.[102] **Acon.**[34] adon.[102] **Aesc.**[54] aesc-g.[102] agar.[36] **Aloe**[102] alum.[10] alum-sil.[58] **Alumn. Am-c.**[10] am-m.[5] **AMBR.**[5] anac. ang.[10] ant-c.[34] **Ant-t.**[5] apis[54] **APISIN.**[5] apoc.[54] **Arg-n.** arist-cl.[144] **ARN.**[54] **ARS.**[5] ars-s-f.[58] asaf.[54] atro.[36] **AUR.**[54] aur-ar.[58] aur-i.[58] aur-s.[58] **Bar-c.**[10] bar-i.[58] **BELL.**[54] bell-p.[72] **Berb.**[10] borag.[255] bov. brom.[58] bruc.[10] **BRY.**[10] cact.[54] **CALC.**[5] **Calc-f.** calc-hp.[102] **Calc-i.**[102] calc-p.[36] calc-s.[58] calen.[85] camph.[10] canth. caps.[5] **Carb-an. CARB-V.**[5] carbn-o.[36] **Carbn-s.**[58] carc.[193] card-b.[36] **Card-m. Caust.**[10] cean.[1125] cecr.[149] cham.[10] chel.[10] **CHIN.**[5] chin-s.[85] cic.[10] cimx.[54] cinch.[36] cinnb. clem. clem-vit.[102] cocc. coll.[102] coloc. con.[10] conv.[102] **Croc.**[10] **Crot-h.**[54] croto-t.[116] cub.[36] cupr. cycl.[10] des-ac.[149] **Dig.**[102] digin.[36] dulc. **FERR.**[5] ferr-ar. ferr-i.[36] ferr-p. fil.[1125] **FL-AC.**[54] form.[193] form-ac.[116] glon.[54] **Graph.**[5] grat.[10] grin. guai. **HAM.**[8] hecla.[149] **Hep.**[10] hydr. hydr-ac. **HYOS.**[5] ign.[10] iod. ip. kali-ar.[85] **KALI-BI. Kali-c.**[5] kali-chl.[54] kali-n.[10] kali-s. **Kreos.** lac-c.[85] **Lach.**[5] led. lept.[102] lil-t.[58] loxo-r.[240] **LYC.**[5] **LYCPS. Lysim.**[1125] m-arct.[5] **M-AUST.**[5] mag-c. mag-f.[144] mag-m. mand.[144] mangi.[102] meli.[144] meny.[10] **Merc.**[10] merc-cy.[85] mez. mill.[58] morg.[136] morph.[36] mosch.[10] **Mur-ac.**[10] nat-ar.[36] nat-c. **NAT-M.**[10] nit-ac. nit-s-d.[36] **Nux-v.**[5] olnd.[10] **Op.**[10] orig.[1125] ox-ac. **Paeon.** parat.[149] perh.[149] petr.[54] **Ph-ac.**[10] phel.[1125] **PHOS.**[5] plat.[34] **Plb.**[10] **Podo.**[102] polyg.[102] polyg-pe.[142] psor.[56] **PULS.**[10] pyrar.[77] pyrog. raja-s.[149] **Ran-s.**[54] rauw.[149] rhod.[10] **Rhus-t.**[10] rib-ac.[149] ruta[54] sabad. sabin. sac-alb.[36] sang. sanguis.[102] sars.[10] scirr.[85] sec.[5] sel. **Seneg.**[5] **SEP.**[10] **SIL.**[5] sol-n.[85] **Spig.** spong.[10] stann. **Staph.**[102] stel.[102] **Stram.** stront-br.[85] **Stront-c.** sul-ac.[10] sul-i.[58] **SULPH.**[5] sym-r.[1125] syph. **Thuj.**[5] tril.[1125] tus-f.[85] valer. verat. verat-v.[54] verb.[102] **Vip.** visc.[1125] **Zinc.**[5]

▥ *HERZ KREISLAUF; C; Krampfadern, Varizen •HERZ KREISLAUF; C; Krampfadern, Varizen; geschwollen •HERZ KREISLAUF; C; Schwellung; Blutgefäße •HERZ KREISLAUF; C; Völle, Empfindung von; Blutgefäße •BLUT; C; Blutandrang, Kongestion; allgemeine Arzneien •EXTREMITÄTEN; C; Völle, Empfindung von; Venen*

BLUTÜBERFÜLLE, Plethora (Forts.)

Menses, während: **Calc.**[5]

☞ *M; Menses; während*

Pfortaderstauung: adon.[102] **Aesc.**[54] aesc-g.[102] **Aloe**[102] **Apoc.**[54] arn.[102] ars.[102] **Asaf.**[54] aur.[102] bell-p.[102] calc.[102] calc-hp.[102] camph.[102] **Carb-an.**[102] **Carb-v.**[102] **Card-m.**[54] chin-s.[102] cimx.[54] **Coll.**[102] conv.[102] **Dig.**[102] fl-ac.[102] **Ham.**[102] **Kali-chl.**[54] lept.[102] lyc.[102] **NUX-V.**[54] op.[102] plb.[102] **Podo.**[102] **Puls.**[102] **Sep.**[102] spong.[102] stel.[102] **SULPH.**[54] verb.[102]

plethorische Konstitution: **ACON.**[54] **Aur.**[54] **BELL.**[54] **Bry.**[122] **Cact.**[54] **Calc.**[54] **Glon.**[54] **Nux-v.**[54] **Op.**[54] ruta[54] seneg.[54] **Verat-v.**[54]

Schwangerschaft, während: acon.[102]

BRETT, Empfindung wie von einem: acon. aesc. am-m. arg-n. bapt.[137] bell.[8] calc. **Carb-an.** cocc. coloc.[5] cupr.[5] **Dulc.**[5] eug. guai.[5] haliae-lc.[222] harp.[1184] helon. irid.[222] kreos. lyc. nux-m.[137] olnd. op. ozone[227] plat. plb. plut-n.[222] **Puls.**[8] **Rhus-t.** sanic.[137] sel.[36] **Sulph.** tab.[111] tarent-c.[137] zing.

liegen, als würde er auf einem Brett: am-m. bapt.[137] sanic.[137]

BRÜCHIGE Knochen:

☞ *Karies; Knochen •Zerbröckeln der Knochen* ▥ *GEMÜT; C; Furcht; Osteoporose, vor •KLINISCHES; C; Rachitis*

allgemeine Arzneien: asaf.[5] bani-c.[1237] bar-c.[47] bufo[111] **Calc.** calc-f.[137] calc-p.[111] carc.[207] cor-r.[142] cupr.[5] fl-ac.[5] **Lac-ac.**[54] lyc.[5] **Merc.**[5] par.[5] ph-ac.[5] pip-n.[85] ruta[5] **SIL.**[5] sulph.[5] **Symph.** thuj.[5]

☞ *O; Knochen •Erweichung; Knochen •Karies; Knochen •Zerbröckeln der Knochen* ▥ *KLINISCHES; C; Rachitis*

Empfindung, als wären sie brüchig: **Asaf.**[5] bufo[111] **CALC.**[5] lach.[5] **LYC.**[5] **MERC.**[5] **Ph-ac.**[5] **SIL.**[5] **SULPH.**[5] thuj.[5]

☞ *O; Knochen •Zerbrechlich, Empfindung, als sei der Körper*

BRÜNETTE Personen:

☞ *Aussehen (Augen, Gesicht, Haarfarbe); dunkles Haar*

BÜCKEN, beim:

problemlos, leicht, Bücken ist, aber Strecken ist schwierig: nat-m.[137]

unfähig, sich zu Bücken: bor.[137]

CHEYNE-STOKES Atmung:

▥ *ATMUNG; C; Aussetzend, intermittierend*

CHOREA: **Abrot.**[54] absin.[102] acon. **AGAR.** agar-ph.[85] agarin.[102] **Ambr.**[54] **Aml-n.**[54] anh.[119] ant-c.[85] **Ant-t.** apis[31] **Arg-n.** arge.[149] arn.[85] **Ars.**[31] ars-i. ars-s-f.[58] **ART-V. ASAF.** aster.[137] **Atro.**[54] aven.[102] **Bell. Bufo Cact. CALC.** calc-i.[58] **Calc-p.**[85] camph-br.[25] cann-s.[36] **Cast.**[54] caul.[58] **CAUST.**[8] **Cedr. Cham. Chel.**[54] chen-am.[1125] chin.[31] **Chlol.** chlor.[85] chlorpr.[149] **CIC. CIMIC.**[102] **CINA**[1] cocain.[102] **Cocc.**[31] coch.[54] **Cod.**[54] coff.[31] con. **Croc.**[31] **Crot-c.** crot-h. **CUPR.**[54] **Cupr-acet.**[54] **Cupr-ar.**[116] cypr.[25] **Dios.**[54] dulc.[31] dys-co.[136] electr.[85] eup-a.[102] **Ferr.** ferr-ar. ferr-cit.[116] ferr-cy.[102] **Ferr-i. Ferr-s.**[54] form.[137] **Gels.**[137] **Guare.**[54] hell. **Hipp.**[8] **Hyos.**[1125] **IGN. Iod.** ip. kali-ar. **Kali-br.**[54] kali-c. kali-i.[172] kali-p. **Kali-s.**[54] **LACH.**[8] lat-k.[85] lat-m.[102] laur. lev.[77] levo.[149] **Lil-t.**[54] lyc. lyss.[144] **Mag-p.** mand.[149] **Mang.**[122] merc. methyl.[102] mez. **Mill.**[54] **Morph.**[54] mur-ac.[85] **MYGAL.**[47] **Nat-m.** nat-s. **Nit-ac. Nux-m. Nux-v.**[31] ol-an.[116] ol-j.[25] **Op.** passi.[116] petr.[5] ph-ac. **Phos.** phys.[8] phyt.[54] picro.[102] plat. plb. psor. **Puls.** rhod. **Rhus-t.** russ.[85] sabin.[31] **Samb. Sant.**[54] **Scut.**[25] **Sec.**[54] **Sep. Sil.**[31] **Sin-n.**[54] sol-n.[102] **Spig.**[54] stann. staph.[193] stict. **STRAM.**[54] stront-c. **Stry.**[85] stry-p.[116] sul-ter.[85] sulfon.[102] **Sulph.**[36] **Sumb.**[137] tanac. **TARENT.**[26] tarent-c.[85] **Ter.**[54] thal.[36] thiop.[149] thuj. **Tub.**[122] valer.[116] verat.[76] **Verat-v.**[54] visc.[137] **Zinc.** zinc-ar.[102] **Zinc-br.**[102] zinc-cy.[102] zinc-p.[58] zinc-val.[116] **Ziz.**[171]

☞ *M; Bewegung •Konvulsionen; choreiform* ▥ *GEMÜT; C; Gebärden, Gesten, macht; krampfhafte •GESICHT; C; Verzerrtes Gesicht; allgemeine Arzneien •GESICHT; C; Zucken •EXTREMITÄTEN; C; Ataxie •EXTREMITÄTEN; C; Bewegungen; allgemeine Arzneien; •EXTREMITÄTEN; C; Chorea •EXTREMITÄTEN; C; Ungeschicklichkeit*

abwechselnd mit Rheumatismus: cimic.[58]

☞ *A; Abwechselnde, alternierende Zustände*

einseitig: **Calc. Cocc. Cupr.** nat-s. phys. tarent.[122]

☞ *S; Einseitig*

links: **Cimic. Cupr.** rhod.

rechts: **Ars. Caust.**[102] mygal.[85] **Nat-s.** phys. **Tarent.** zinc.[85]

- **Zunge** betroffen, abgehackte Sprache: caust.[102]

tagsüber: art-v. tarent.

morgens: arg-n.[85] mygal.

☞ *Z; Morgens, 5 Uhr - 9 Uhr; agg.*

mittags: arg-n.[148]

nachmittags: **Nat-s.**

abends agg.: **Zinc.**

nachts:

- **agg.**: **Arg-n. CAUST.**[122] cupr.[58]

- **amel.**: **Art-v.**[54] **Tarent.**[54]

periodisch: croc.[54] **Cupr. Cupr-acet.**[54] ign.[137] nat-s.

- **7** Tage, alle: croc.[54]

- **selben** Stunde wiederkehrend, zur: ign.[137]

Anämie, durch: ars.[102] chin.[102] **Ferr.**[102] hyos.[102]

Angst, durch: stram.[116]

☞ *Gemütsbewegungen, nach* ▥ *GEMÜT; M; Angst, Beängstigung, Beschwerden durch*

Arm und Bein ständig in Bewegung, ein: tarent.[122]

Baden, kaltes, agg.: **Rhus-t.**

☞ *M; Baden, Waschen; agg. •M; Baden, Waschen; agg.; kaltes •M; Kälte; agg.*

Berührung agg.: nux-v.[54] ziz.[54]

☞ *M; Berührung, Berührtwerden; agg.*

Berührungsüberempfindlichkeit, Hyperästhesie, mit übermäßiger: **Tarent.**[54]

Bestrafung, durch: **Ign.**[54]

☞ *M; Bestrafung agg.* ▥ *GEMÜT; M; Betrafung, Beschwerden durch*

Betätigung, körperliche, amel.: **Zinc.**

Beuger, kantig wirkende Zuckungen der: op.[122]

Bewegungen:

- **agg.**: **Cupr-acet.**[54] ziz.[54]
- **drehenden** B., mit: stram.[122]
- **heftigen** B., mit: mygal.[171] stram.[171] ziz.[171]
  ☞ *M; Bewegung; während; heftiger Bewegung, bei*
- **rhythmischen** B., mit: agar.[102] caust.[102] cham.[102] cimic.[102] lyc.[102] **Tarent.**[102]
- **rückwärts** gerichteten B., mit: **Bell.**[54]

Blutung, nach: stict.[85]

Darandenken, beim: **Caust.**

Erwachen, beim: **Chlol.**[54]

Essen, nach dem: ign.
  ☞ *M; Essen; nach*

exzessives Tanzen: bell.[137] hyos.[137] stram.[26]

Fallen, mit: **Calc.**[54]

Farben, grelle oder leuchtende:

- **agg. durch**: tarent.[26]
- **amel.**: tarent.[102]

Furcht, durch: **Calc.**[54] **CAUST.**[54] **Ign.**[54] **Kali-br.**[54] **Laur.**[54] **Nat-m.**[54] **Stram.**[54] **Zinc.**[54]
  ▤ *GEMÜT; M; Schreck oder Furcht, Beschwerden durch*

Fußschweiß, durch unterdrückten: form.[137]

Gehen, beim: cann-s.[36]

Gehen, unfähig zu: camph-br.[25]

geistige Anstrengung, durch: **CALC.**[54]
  ☞ *M; Geistige Anstrengung; agg.*

Gemütsbewegungen, nach: agar. arg-n.[116] calc.[172] **Caust.**[54] cimic.[58] cina[172] cupr.[172] **Ign.** kali-i.[172] **Laur.** mag-p.[137] nat-m.[172] **Op. Phos.** staph.[193] **Tarent.**[54] visc.[172] zinc.[172]
  ☞ *Angst, durch •Schreck, Furcht, durch* ▤ *GEMÜT; M; Gemütsbewegungen agg.; nach*

Geräusch, Lärm, agg.: ign.[102] ziz.[54]
  ☞ *M; Geräusch, Lärm; agg.*

Gewitter:

- **vor**: **Agar. Rhod.** sep.
- **während**: **Phos.**

greift immer daneben: asaf.[137]

Halten, Festhalten amel.: asaf.[137]

Hände in Hosentasche stecken amel.: aster.[137]

Hautausschläge, durch unterdrückte: **Caust.** cupr.[102] **SULPH. Zinc.**
  ☞ *M; Hautausschläge; agg., Unterdrückung von Hautausschlägen*

Herausstrecken der Zunge, mit: cina[58]

Herzklopfen, bei: stram.[76] verat.[76]

Jungen, bei: phys.[25]

Kälte agg.: cimic.[25] ign.[102] nux-v.[54]
  ☞ *M; Kälte; agg.*

Kinder, die zu schnell wachsen: hipp.[8] phos.
  ☞ *Wachstum; Längenwachstum, zu schnell*

Klimakterium, im: cimic.[116]

Koitus, nach, bei Frauen: **Agar. Cedr.**

Konvulsionen, Krämpfen, bei, in einzelnen Teilen, wechseln ständig: stram.[102]

Kummer, nach: cimic.[102] **Cupr-acet.**[54] ign. tarent.[102]
  ▤ *GEMÜT; M; Kummer, Sorgen, Besorgnis, Beschwerden durch*

Licht agg.: ign.[102] tarent.[137] ziz.[54]

Liegen:

- **Bett** zu liegen, unfähig im: camph-br.[25]
- **Rücken,** auf dem, amel.: **Cupr.** cupr-acet.[54] **Ign.**
  ☞ *M; Liegen; amel.; während; Rücken, auf dem*

Masturbation, durch: agar.[102] **Calc.** chin. cina[54]
  ☞ *M; Masturbation, Beschwerden durch*

Menses:

- **vor**: caul.[116]
- **während**: caul.[116] caust.[58] tanac.[142] **ZINC.**
  ☞ *M; Menses; während*
- **amel. nach**: sep.[54]
  ☞ *M; Menses; amel.; nach*
- **abwesenden** oder erschwerten **M.,** bei: puls.[137]
  ▤ *GEMÜT; M; Menses; unterdrückte, durch*
- **verzögerten,** bei: caul.[58]
- **unterdrückte,** durch: cimic.[25] hell.[5]
  ☞ *M; Menses; unterdrückt*

Mittagessen, nach: zinc. ziz.[54]
  ☞ *M; Mittagessen; agg.*

Mond:

- **Neumond,** bei: cupr.[116]
  ☞ *M; Mond; agg.; Neumond*
- **Vollmond,** bei: nat-m.[148]
  ☞ *M; Mond; agg.; Vollmond*

Musik amel.: tarent.[102]
  ☞ *M; Musik; amel.*

Nachahmung, durch: **Caust. Cupr.** mygal. **Tarent.**

Nasswerden, nach: **Rhus-t.**
  ☞ *M; Nasswerden; agg.*

nervöse Beschwerden, durch: **Asaf.**[102] bell.[102] **Calc.**[54] **Cimic.**[102] **Cocc.**[102] croc.[102] gels.[102] hyos.[102] **Ign.**[102] kali-br.[102] op.[102] scut.[1088] stict.[102] stram.[102] tarent.[54]

Nymphomanie, bei: **Tarent.**[54]

Ohren, Ohrläppchen, nach Durchstechen der: lach.[137]

Pollutionen, mit: **Dios.**[54]

Pubertät, in der: agar.[116] **Asaf.**[102] caul.[54] **Cimic.**[102] ign.[102] **Puls.**[102]
  ☞ *M; Pubertät; während*

Raserei, durch: bell.[102] hyos.[102] stram.[102]

Rennen als Gehen, kann besser: tarent.[137]
  ☞ *M; Laufen, Rennen; amel.; amel. als Gehen*

Rennen oder Springen, muss, kann nicht Gehen: bufo kali-br. nat-m. **Stram.**[54]

Ruhe, während: **Zinc.**

Schlaf:

- **während**: cupr.[116] tarent.[102] verat-v.[85] visc.[25] **Ziz.**[54]
  ☞ *M; Schlaf; während*
- **amel.**: **AGAR.** cupr.[102] hell. mag-p.[137] mygal.[137]
  ▤ *GEMÜT; C; Auffahren, Zusammenfahren; abends; Rucken oder Zucken, hört beim Einschlafen auf*
- **amel. nicht**: stry.[85] ziz.[85]

Schlucken unmöglich: art-v.[137]

Schreck, Furcht, durch: acon. agar. arg-n.[116] **Calc. CAUST.** cic.[8] cimic.[102] cupr. **Cupr-acet.**[54] cupr-ar.[116] **Gels. Ign. Kali-br. Laur. Nat-m. Op.** phos. **Stram.**[54] sumb.[54] tarent.[102] visc.[137] **Zinc.**[54]
☞ *Gemütsbewegungen, nach* ▤ *GEMÜT; M; Schreck oder Furcht, Beschwerden durch •EXTREMITÄTEN; C; Steifheit, Steifigkeit; allgemeine Arzneien; Schreck, Furcht, nach*

- **Kindbett,** wiederkehrend im: stram.[54]

Schwangerschaft, während: apis[31] ars.[31] asaf.[31] bell.[102] calc.[31] **Caust.** chin.[31] **Chlol.**[54] chlor.[85] cic.[31] cocc.[31] coff.[31] croc.[31] **Cupr.** dulc.[31] gels.[137] hyos.[31] ign.[31] nux-v.[31] puls.[31] sabin.[31] sep.[31] sil.[31] stram.[31]

Springen und Tanzen, mit: stict.[122]

Strabismus, mit: **Stram.**[54]

Stuhlgang, während: mag-p.[137]
☞ *M; Stuhlgang; während Stuhlgang*

Taubheit der betroffenen Partien, mit: nux-v.[85]

Uterusbeschwerden, bei: **Caul.**[54] **CIMIC.**[54] croc.[54] **Ign.**[54] **Lil-t.**[54] **Nat-m.**[54] **Puls.**[54] sec.[54] **Sep.**[54] ziz.[171]

Verletzung, nach: arn.[85]
☞ *M; Unfall, Beschwerden durch*

Verlust von Körperflüssigkeit, durch: **Chin.**
☞ *M; Körpersäften, Verlust von; agg.*

Wehen, Entbindung, während: cimic.[54]
☞ *M; Wehen, Entbindung; während*

Wein agg.: **Zinc.**
☞ *Speisen und Getränke; Wein; agg.*

Wetter, bei trockenem: **Caust.**
☞ *M; Wetter; trockenes Wetter; agg.*

Würmer, durch: asaf.[54] **Calc. Cina** sant.[54] **Spig.**[54]
☞ *M; Parasiten, Beschwerden durch •M; Würmer agg., Beschwerden durch*

Zahnung, bei der zweiten: bell.[102] **Calc.**[54]
☞ *M; Zahnung, Beschwerden durch*

Zorn, durch: **Caust.**[54]
▤ *GEMÜT; M; Zorn, Beschwerden durch*

Zunge, mit Herausstrecken der: sumb.[137]

Gesicht, im:
▤ *GESICHT; C; Zucken; konvulsivisch, spasmodisch*

lokal, örtlich begrenzt: hyos.[137]

Seite, auf der man liegt: cimic.

spinal: asaf. cic. cimic.[25] cocc. cupr. mygal. nux-v.

hysterisch: camph-br.[25] cedr.[25] chlol.[25] croc.[72] cypr.[25] gels.[25] scut.[25] stict.[25] sulph.[36] tarent.[25] verat-v.[25]

kreuz, über, linker Arm und rechtes Bein: agar.[102] cimic.[102] **Stram.**[54] tarent.[102]

- **rechter** Arm und linkes Bein: tarent.[102]

rheumatisch: **CAUST. Cimic.** kali-i. **Rhus-t.** spig.[102] stict.

skrofulös: cic.[1125]

sympathisch: caust.[137]

tuberkulös: calc.[102] **Calc-p.**[102] caust.[102] **Iod.**[102] phos.[102] psor.[102]

zuckt ständig, kann nicht still halten: laur.[137]

CHRONIZITÄT: abrot.[116] acon-l.[102] adlu.[149] adon.[102] **Adren.**[102] aesc.[25] agar.[58] ail.[25] alco.[36] alf.[102] aln.[102] aloe[1125] **Alum.**[5] alumn. am-be.[102] am-br.[102] **Am-caust.**[102] am-i.[102] am-p.[102] ampe-qu.[25] anag.[1125] anet-g.[1125] **Ant-ar.**[102] ant-c.[54] ant-s.[102] ant-t.[102] apis[31] aran.[144] aran-ix.[144] arbu.[102] **Arg.**[5] arg-cy.[142] **Arg-n.** arist-cl.[119] **Arn. ARS.**[5] ars-br.[102] **Ars-i.**[102] arum-d.[25] arum-t.[25] **Asaf.**[54] astac.[102] **Aur.**[5] aur-ar.[102] **Aur-i.**[102] **Aur-m-n.**[54] bad.[102] bals-p.[25] **Bar-c.** bar-i.[102] bar-m. bar-s.[58] **Baros.** bcg[149] bell.[54] bell-p.[119] **Benz-ac.**[102] berb.[102] beryl.[149] beta.[102] **Betul.**[1125] **Bor.**[5] bov.[1125] brach.[102] brom.[5] bry.[5] but-ac.[149] **Cact.**[102] cadm-s.[8] cael.[149] calam-a.[1125] **CALC.**[5] calc-ar.[102] calc-caust.[116] **Calc-f.**[102] calc-i.[102] calc-p.[102] calc-s.[116] calc-sil.[58] calcul-r.[102] calen.[102] **Camph.**[54] cand-a.[239] cann-i.[102] **Cann-s.**[102] **Canth.**[102] caps.[187] carb-ac.[25] carb-an.[102] **CARB-V.**[5] **Carbn-s.** carc.[146] card-b.[1125] card-m. caul.[102] **CAUST.**[5] cedr.[25] cham.[102] chelo.[142] **Chim.**[102] chin.[5] chin-ar.[102] chin-s.[102] cimic.[102] cinnb.[102] **Cist.**[102] cit-ac.[102] clem.[116] **Cob.** coc-c.[102] coca[25] coch.[142] colch.[102] colchin.[102] coll.[2111] coloc.[5] **Con.**[5] conv.[102] **Cop.**[100] cor-r.[85] corn. cory.[102] cot.[102] crat.[102] **Crot-h.**[102] croto-t.[20] cub.[102] cund.[1125] **Cupr.**[5] cyt-l.[119] dig.[8] dros.[5] dubin.[72] **Dulc.**[102] dys-co.[136] echi.[102] elaps[102] eos.[102] **Epig.**[102] ery-a.[102] eucal.[25] euon.[102] eup-c.[1125] **Eup-pur.**[102] euph.[102] **EUPHR.**[5] excr-can.[269] fab.[85] ferr.[5] ferr-ar.[102] ferr-cit.[102] ferr-i.[102] ferr-p.[102] ferr-pic.[102] fil.[102] **Fl-ac.** flor-p.[149] form-ac.[102] frag.[102] fuc.[116] **Gent-l.**[1125] ger-r.[1125] glon.[102] gran.[1125] graph.[5] grin.[102] guai.[5] **Ham.** hecla.[102] hed.[119] helon.[102] **HEP.**[5] **HERN-G.**[1125] hip-ac.[149] hippoz.[85] **Hydr.**[8] hydr-ac.[102] hydrin-m.[102] hyos.[5] ichth.[116] ign.[54] **IOD.**[5] iodof.[102] **Ip.**[1125] irid.[102] **Iris**[1125] jatr.[1125] **Jug-c. Juni-c.**[1125] juni-v.[100] kali-ar.[102] **Kali-bi.**[91] kali-br.[25] kali-c.[34] **Kali-chl.**[8] kali-cit.[102] **Kali-i.**[111] kali-m.[102] **KALI-S.**[168] kalm.[102] **Kreos.**[5] kres.[144] lac-ac.[102] lac-c. **Lach.**[5] lachn.[25] lap-a.[102] lappa[1125] lath.[102] laur.[10] led.[5] lim-b-c.[204] lith-be.[102] lith-c.[102] lith-sal.[116] lon-x.[102] **Lyc.**[5] lythr-s.[1125] mag-f.[149] mag-m. mag-s.[119] mand.[144] **Mang.**[5] med.[102] **Merc.**[5] **Merc-c.**[102] merc-cy.[102] merc-d.[102] merc-i-f.[102] merc-i-r.[102] mez.[5] **Mom-b.**[1125] morg.[136] morg-g.[136] mut.[136] myric.[142] naja[25] nat-ar.[8] nat-br.[102] **Nat-c.**[102] nat-hchls.[102] **Nat-i.**[102] **Nat-m.**[5] nat-p.[102] nat-s.[8] nat-sel.[102] **Nit-ac.**[5] **Nux-v.**[1125] nym.[25] ol-j.[25] ol-sant.[102] onon.[85] onop.[149] op.[102] **Orig.**[1125] **Orthos.**[1125] **Ox-ac.**[102] ozone[227] **Par.**[102] **Pareir.**[102] pen.[102] petr.[5] **Petros.**[56] ph-ac.[5] **PHOS.**[5] phys.[25] **Phyt.** pic-ac.[72] piloc.[102] pimp.[1125] pip-m.[102] pipe.[102] plan.[1125] plan-l.[1125] **Plb.**[102] plb-i.[102] plumbg.[102] podo.[25] **Pop.**[102] prun.[102] psor.[54] ptel.[54] **Puls.**[102] pyro-r.[1125] **Querc-r.**[1125] rad-br.[111] ran-s. rhod.[102] rhus-a.[102] rhus-t.[5] rhus-v.[54] **Rumx.**[102] ruta[102] sabad.[5] **Sabal.**[102] sabin.[5] sal-ac.[102] sal-mar.[102] **Sang. Sanguin-n.**[171] **Sani-eu.**[1125] sant.[102] saroth.[102] sars.[54] scirr.[102] scroph-n.[102] sec.[102] **Sel.** senec.[102] **Seneg.**[1125] **Sep.**[5] **SIL.**[54] silphu.[25] **SOLID.**[102] solin.[102] **Spig.**[5] spong.[5] squil.[102] **Stann.**[1] **Staph.**[102] stict.[25] stigm. still.[102] stram.[137] stroph.[85] stry.[102] sul-ac.[102]

sul-i.[111] sul-ter.[102] **SULPH.**[5] sumb.[102] sym-r.[1125] **SYMPH.**[1125] syph.[111] tab.[102] tarax.[1] tax.[102] **Tell.**[102] **Ter.**[102] **Teucr.**[116] teucr-sc.[1125] thal-s.[102] thiosin.[102] thlaspi[102] **Thuj.**[5] thym-gl.[102] **Thymu-v.**[1125] thyr.[102] tritic.[102] tub.[102] tub-k.[102] **Uran-n.**[102] urea[102] urt-u.[116] **Uva.**[102] v-a-b.[149] verat.[5] vesi.[102] vip.[111] vip-a.[149] visc.[1125] **Wye.**[102] xanth.[54] zea-i.[102] zinc.[102] zinc-pic.[102] zing.[1125] ziz.[25]

Kummer, durch: **LACH.**[54]

GEMÜT; M; Kummer, Sorgen, Besorgnis, Beschwerden durch

hartnäckig: kali-i.[137]

DAMPF aus allen Körperöffnungen tritt, Empfindung, als ob heißer: fl-ac.[137]

☞ *O; Körperöffnungen, Beschwerden der oder an •Dampf, Rauch, Empfindung von, innerlich*

DAMPF, Rauch, Empfindung von, innerlich: apisin.[5] **Ars.**[5] bar-c.[5] brom.[5] bry.[5] camph.[5] carb-v.[5] chin.[5] ferr.[5] ign.[5] ip.[5] lyc.[5] merc.[5] mosch.[5] nux-v.[5] par.[5] puls.[5] rhus-t.[5] sabad.[5] thuj.[5] verat.[5] zinc.[5]

☞ *Dampf aus allen Körperöffnungen tritt, Empfindung als ob heißer*

DESINTEGRATION, überwältigendes Gefühl von: **Lach.**[36]

DIAGONALE Symptome:

☞ *S; Kreuz, über •Symptome*

DICKER an, alles was sie Anfasst, fühlt sich: coc-c.[36]

DRÄHTEN oder einem Käfig eingeschlossen, Empfindung wie in:

GEMÜT; C; Wahnideen (Einbildungen, Halluzinationen, Sinnestäuschungen); Drähten gefangen zu sein, in

DRÄNGEN, Zwängen, Empfindung von: abrom-aug.[171] alum.[5] am-c.[5] am-m.[5] ambr.[5] anac.[5] ang.[5] ant-c.[5] arn.[5] **Asaf.**[5] aur.[5] bar-c.[5] bell.[1] bism.[5] **Bor. Bry.**[5] bufo[111] calc.[1] cann-s.[5] **Canth.**[5] caps.[5] carb-an.[5] carb-v.[5] card-m.[111] casc.[111] cath-a.[264] caust.[1] cham.[5] chel.[5] chin.[5] cina[5] clem.[5] cob.[111] coc-c.[111] **COCC.**[5] cocci-s. colch.[5] coloc.[5] con.[5] croc.[5] crot-c.[111] dig.[5] dulc.[5] elaps[137] glon.[111] graph.[5] guare.[36] gymn. hell.[5] hyos.[5] ign.[5] iod.[5] ip.[5] kali-br. kali-c.[5] kali-i.[36] kali-n.[5] lach.[5] lachn. laur.[5] led.[5] lil-t. lyc.[5] m-art.[5] mag-c.[5] mag-m.[5] mag-p.[54] merc.[5] **Mez.**[5] **MOSCH.**[5] nat-c.[5] nat-m. nat-s.[111] **Nit-ac.**[5] **NUX-V.**[1] op.[5] par.[5] phos.[1] plat.[5] plb.[5] **PULS.**[5] ran-b.[5] ran-s.[5] rhod.[5] **Rhus-t.**[1] **Sabin.**[5] samb.[5] sang.[58] sars.[5] **Sec.**[54] sel. seneg.[5] sep.[5] sil. spig.[5] spong.[5] squil.[5] stann.[5] stram.[5] stront-c.[5] sul-ac.[5] **Sulph.**[5] tab.[111] tarent. teucr.[5] thuj.[5] til.[111] tub.[111] valer.[5] zinc.[1]

Öffnung, wie durch eine enge: **BAR-C.**[5] bell.[5] bufo[111] carb-an.[5] card-m.[111] coc-c.[111] cocc.[5] dig.[5] glon.[111] **Lach.**[5] op.[5] **Plb.**[5] puls.[5] sulph.[5] tab.[111] thuj.[5] **Tub.**[111] valer.[5]

DREHEN:

Empfindung von Drehen, Winden: agar.[5] alum.[5] am-m.[5] anac.[5] ant-c.[5] ant-t.[5] arg.[5] arn.[5] ars.[5] asaf.[5] bar-c.[5] bell.[5] bry.[5] calad.[5] calc.[5] caps.[5] cham.[5] cina[5] clem.[5] **Coloc.**[5] con.[5] croc.[5] dig.[5] dros.[5] dulc.[5] **Ign.**[5] ip.[5] kali-n.[5] led.[5] merc.[5] mez.[5] mosch.[137] nat-c.[5] nat-m.[5] nux-m.[5] **Nux-v.**[5] olnd.[5] petr.[5] ph-ac.[5] phos.[5] pier-b.[233] **Plat.**[5] plb.[5] ran-b.[5] ran-s.[5] rhus-t.[5] ruta[5] **Sabad.**[5] sabin.[5] sars.[5] seneg.[5] sep.[5] **SIL.**[5] staph.[5] sul-ac.[5] sulph.[5] tarax.[5] valer.[5] verat.[5]

- **schnell**: mosch.[137]

unmöglich, in Rückenlage: **Cic.** elaps

Winden, und unwillkürliches: lyc.[1]

DROGEN, Medikamente:

KLINISCHES; M; Arzneimittel-Missbrauch, Vergiftungen durch; Arzneistoffe, Drogen, im allgemeinen

DRUCK, Abneigung gegen: bapt.[25]

DURST:

MAGEN; C; Durst

EINGESCHLAFEN:

☞ *Empfindungslosigkeit •Taubheitsgefühl, Empfindungslosigkeit*

EINHÜLLEN, Bedecken:

Abneigung gegen Kopfbedeckung: **Lach.**[5] **Rhus-t.**[5] **Thuj.**[5]

Gefühl, eingehüllt zu sein: **Anac.**[5] **Plat.**[5]

EINZIEHUNG, Retraktion, von weichen Körperpartien: acon.[5] act-sp.[102] agar.[1] agar-cps.[36] agar-ph.[36] **Agn.**[5] aloe[111] **Alum.** alumn.[58] am-c. **ANG.**[5] ant-c.[5] **Apis Apisin.**[5] arg-n.[5] arn.[5] **ARS.**[5] **Ars-i.**[8] **Aster.**[54] **Aur.**[102] bapt. **Bar-c. Bell.**[5] **Berb.** bol-s.[36] bov.[5] brom.[102] **Bry.** bufo[111] cadm.[110] calad.[5] **Calc.** calc-p. camph.[1] **Cann-s.**[5] **Canth.**[36] caps.[5] **Carb-ac.**[137] carb-an.[5] **Carb-v.**[5] carbn-s.[25] carc.[207] caust.[5] chel.[5] **Chim.**[54] chin.[5] cic.[137] cina[5] **CLEM. Cocc.** colch. coloc.[5] **Con.**[5] croto-t.[5] cund. **Cupr.** cupr-acet.[36] cupr-s.[36] cycl.[36] dig. digin.[36] **Dros.**[1] dulc.[5] elat. euph.[5] euph-l.[36] **Euphr.**[5] fl-ac.[122] gamb. graph.[5] grat. hell.[5] hep.[5] **HYDR.**[8] hyos.[5] **IGN.**[36] **Iod.** iodof.[102] jatr. **Kali-bi.** kali-br.[25] kali-c.[5] kiss.[36] lach.[5] lap-a.[102] laur.[5] led. lob. lob-e.[85] lyc. m-art.[5] **M-aust.**[5] meny.[85] **MERC.**[5] merc-br.[36] merc-c. merc-pr-r.[36] mez. mosch.[5] mur-ac. **Nat-c.**[137] **Nat-m.** nat-n. nat-p.[111] nat-s.[111] nit-ac.[5] **Nuph. Nux-m. Nux-v.**[5] ol-an.[111] **Op.** paeon. pareir. ph-ac.[5] phos.[5] phyt.[111] plat.[1] **PLB.**[5] **Plb-acet.**[102] plb-chr.[36] podo. prun. psor.[122] ptel.[25] puls.[58] quas.[102] ran-b. **Rhod.** rhus-t.[5] sabal.[137] sabin.[85] **SARS.** scirr.[110] sec.[5] **Sep.**[5] **Sil. Spig.**[5] squil.[5] stann.[137] **Staph.**[5] **Stram.** sul-ac. **Sulph.**[5] syph.[122] **Tab.** tell. ter. thal.[36] **Thuj.**[5] thyr.[102] tub.[36] valer.[5] **Verat.**[137] **Zinc.** zinc-m.[36] zinc-s.

EISEN, Drähte, Nadeln, Empfindung wie heiße: agar.[137] alumn.[137] apis[137] **Ars.**[137] bar-c.[137] lith-c.[137] mag-c.[137] naja[137] nit-ac.[137] olnd.[137] rhus-t.[137] spig.[137] vesp.[137]

☞ *Schmerz; stechender Schmerz; •Schmerz; stechender Schmerz; •Schmerz; stechender Schmerz;*

EISIGE, eiskalte, Empfindung:

Liegen auf Eis, wie: lyc. nux-v.[137]

Eisnadeln, wie: **Agar. Ars.** buth-aust.[149] cocc.[137]

EITERUNG:

☞ *Abszesse, Eiterung*

EKCHYMOSEN an Schleimhäuten: con.[5] **Phos.** plb. vip.[36]
☞ *O; Schleimhäute, Beschwerden der*

ELEKTRISIERT, Empfindung wie: dig.[1] helo.[264] nux-m.[36] nux-v.[36]
☞ *Elektrizität; Funken, Empfindung wie elektrische*

Einatmen, beim: dig.[1]

ELEKTRIZITÄT:

empfindlich gegenüber: marm-w.[194] verat.[36]

Funken, Empfindung wie elektrische: agar. ambr. **Arg. Calc. Calc-p.** carb-ac.[25] cypra-e.[227] dulc. **Hep.** lyc.[137] merc.[85] nat-m. ol-an.[111] rheum sabad. **SEC. Sel.** sep. verin.[36]
☞ *Elektrisiert, Empfindung wie*

EMPFINDLICHKEIT: acet-ac.[8] achy.[149] **Acon.**[5] adam.[222] **Aesc.**[102] aeth. **Agar.**[5] ail. **Aloe**[8] alum.[1] alum-p.[58] alum-sil.[58] alumn.[58] **Am-c.**[5] am-caust. am-m.[1] ambr.[5] anac. **Ang.**[5] anh.[149] **Ant-c.**[5] ant-o.[85] ant-s.[85] **Ant-t.**[5] **APIS APISIN.**[5] aq-mar.[149] aral.[102] aran.[25] arg.[5] **Arg-n.**[102] arge-p.[264] arist-cl.[119] arn.[5] **Ars.**[5] ars-h. ars-i.[58] ars-s-f.[58] **Arum-t.**[102] asaf.[5] asar.[5] asc-t.[85] aspar. atro.[25] **Aur.**[1] aur-ar.[58] **Aur-m.** aur-s.[58] aza.[77] ba-tn.[136] bac.[62] **Bad.**[102] bamb-a.[1184] bapt.[8] bar-c.[1] bar-i.[58] bar-s.[58] bcg[149] **BELL.** bell-p.[102] berb. **Bism.**[5] bol. bor.[5] **Bov.**[5] **Brom.**[5] bros-g.[259] **Bry.** bufo[54] cact. cadm-s.[58] cahin.[85] caj.[25] **Calad.**[5] **Calc.**[5] calc-f.[119] calc-p.[58] **Calc-s.** calc-sil.[58] **Camph.**[5] **Cann-s.**[5] **Canth.**[102] **Caps.**[102] carb-ac.[8] **Carb-an.**[1] **Carb-v.**[5] **Carbn-s.** carc.[187] card-m.[8] carl. cast.[111] cath-a.[264] caul.[25] **Caust.**[1] cedr. **Cham.**[5] chel.[5] **CHIN.**[102] **Chin-ar.** chin-s.[10] chlol.[54] **Chlor.** chlorpr.[149] choc.[222] **Cic.**[5] cimic.[58] **Cina**[5] cinnb.[58] cist.[102] citl-v.[197] clem.[1] cob. **Coc-c.** cocain.[111] **Cocc.**[5] cod. **COFF.**[5] coff-t.[8] **Colch.** coll.[102] **Coloc.**[5] **Con.**[5] cop.[111] cor-r. corn. corv-c.[258] cot.[102] croc.[5] **CROT-C.** crot-h.[54] croto-t.[5] cub.[54] **Cupr.** cupr-ar.[111] cycl.[5] cymbo-ci.[2184] cypr.[1125] dig.[5] dios.[25] **Dol.**[102] dros. dulc.[5] dys-co.[136] elaps ephe.[267] equis. ery-a.[54] eug. eup-per. euph.[5] euph-pi.[85] fago.[25] falco-p.[265] **Ferr.**[5] ferr-ar.[58] ferr-i.[102] **Ferr-p. Fl-ac.**[5] foll.[149] form.[85] franz.[36] gamb.[8] **GELS.**[54] genist.[36] gent-c.[36] gink.[227] **GLON. Graph.** grat.[10] guai.[58] gymn.[25] haliae-lc.[222] hall[36] ham.[54] harp.[1184] hecla. hedeo.[25] **Hell.**[5] helo.[85] helon. **HEP.**[137] hip-ac.[149] hist.[119] hom.[102] hydr.[102] hydr-ac.[111] **Hyos.**[5] hyper. ias.[45] **Ign.**[5] ind.[36] iod.[1] **IP.**[5] irid.[102] iris[25] jatr. kali-ar. **Kali-bi.** kali-br.[25] kali-c.[1] kali-chl.[58] kali-cy.[85] kali-hp.[45] kali-i.[8] kali-ma.[102] **Kali-n.**[1] **Kali-p. Kali-s. Kalm.** kola[1184] **Kreos.**[809] **Lac-c.**[122] lac-d. lac-eq.[204] lac-f. **LACH.**[5] lachn.[25] lact.[36] lar-ar.[251] lat-h.[301] lath. **Laur.**[5] **Led.**[5] leon.[85] lept.[102] lil-t.[8] linu-c.[36] lith-c.[45] lob.[36] **Lyc.**[5] lycpr.[72] **LYSS. M-arct.**[5] m-art.[1] m-aust.[5] **Mag-c. MAG-M.**[1] **Mag-p.**[58] magn-gr.[85] manc. mand.[119] **Mang.**[5] mang-acet.[1] mang-o.[36] med. meli.[102] menth.[45] menthol[102] meny.[5] **MERC. Merc-c.**[5] merc-cy. merc-i-f. merc-i-r.[36] **MEZ.**[5] mit.[85] morg.[136] morg-g.[136] **Morph.**[171] **Mosch.**[5] **MUR-AC.**[5] murx.[102] myric.[5] **NAJA** nat-acet. nat-ar.[36] **Nat-c.**[1] **Nat-m. Nat-p.**[58] nat-s.[58] nat-sil.[58] nicc.[36] **NIT-AC. Nux-m.**[5] **NUX-V.**[5] ol-an.[111] **Olnd.**[5] onos.[85] op.[5] orig.[102] osm. ox-ac.[58] ozone[227] paeon.[102] pall. pana.[100] par.[5] paro-i.[149] parth.[102] **PETR.**[5] **PH-AC. PHOS.** phys.[102] **PHYT.**[25] pimp.[142] pip-m.[36] pix.[45] plan.[25] plan-m.[45] **PLAT.**[5] **PLB.**[5] plut-n.[222] **Podo.** polyg.[45] pop-c.[102] por-m.[251] prun.[111] **Psor.**[102] ptel.[25] **PULS.**[5] pyrog.[111] querc-r.[257] quill.[102] **Ran-b.**[5] **Ran-s.**[5] raph. rat. rheum[5] rhod.[5] rhodi.[85] rhus-g.[36] **Rhus-t.**[5] rumx. ruta[5] sabad.[5] sabal.[111] sabin.[5] sal-ac. **Sang.** sanguin-n.[102] sanic.[85] sant.[25] **Sars.**[1] scorp.[269] **Sec.**[5] **Sel.**[5] semp.[102] senec.[25] **Seneg.**[5] **Sep.**[1] **SIL.** sin-n. sol[236] sol-n.[25] sol-t-ae.[85] spect.[271] **SPIG.**[5] **Spong. Squil.**[5] **Stann.**[5] **STAPH.**[5] **Stram.**[5] stront-c.[5] stroph-s.[119] stry-p.[102] succ.[194] sul-ac.[5] **SULPH.**[5] sumb.[25] syc-co.[136] symph.[85] syph.[58] tab.[111] tanac.[25] taosc.[270] tarax.[5] tarent.[36] tarent-c.[102] tax.[303] tell.[111] ter. teucr.[5] thal.[144] thal-s.[111] thea[275] **THER.**[8] thlaspi[45] **Thuj.**[5] thyr.[111] til.[36] tong.[85] trif-p.[102] tub. uran.[269] ust.[111] v-a-b.[149] valer.[5] **VERAT.**[5] verat-v.[25] verb.[102] vero-o.[232] vesp. vib.[25] **Vinc.**[8] viol-o. vip.[111] visc.[25] wye.[102] xan.[85] xero.[102] **Zinc.** zinc-p.[58] zinc-val.[102] ziz.[36]
☞ *Schmerz; wund und zerschlagen, Schmerz wie*

einseitig:
☞ *S; Einseitig • Taubheitsgefühl, Empfindungslosigkeit; einseitig*

Fieberhitze, bei: mang.[5]
☞ *M; Fieber; während*

Äußerlich: **Acon. Aesc.** agar. ail.[85] aloe **Alum.** alum-p.[58] alum-sil.[58] am-c. am-m. ambr. ang.[5] ant-c. ant-t. **APIS** arg. **ARN.** ars. asaf. **Aur.** aur-ar.[58] **Bapt. Bar-c.** bar-s.[58] **BELL. Bor.** bov. bry. calc. calc-p. calc-sil.[58] camph. cann-s. **Canth.** caps. carb-an. carb-v. caust. chel.[58] **CHIN. CHIN-S.** cimic. cina **Clem.** coc-c. **Coff. Colch.** coloc. con. **Crot-c.** cupr. dig. euph-pi.[85] **Ferr.** ferr-p. **Gels.** glon.[85] graph.[58] ham.[58] hell. **Hep.** hist.[144] **Hyos.** ign. ip. **Kali-bi. Kali-c.** kali-i.[85] kali-n. kali-p. kali-s. kreos. lac-c.[58] **LACH.** led. lyc. **M-arct.**[5] m-art.[5] mag-c. mag-m. mag-p.[58] menth. meny.[5] **Merc.** merc-c.[5] **Mez.** mosch. mur-ac.[5] nat-ar. **Nat-c. Nat-m. NAT-P.** nat-s.[58] nat-sil.[58] nit-ac. nux-m. **NUX-V.** olnd. **Op.** par. petr. ph-ac. **PHOS.** plb. psor. **PULS. RAN-B. Ran-s. Rhus-t.** sabad. **Sabin.** sal-ac. sars. sec. **Sel. Seneg. Sep. SIL. Spig.** spong. squil. **Stann. STAPH.** stront-c. sul-ac. **Sulph.** teucr. **Thuj.** valer.[58] verat. zinc. zinc-p.[58]

Drüsen: arn. **Aur.** aur-s.[58] **BAR-C.** bar-i.[58] bell. **Cham.** chin. cimic.[58] clem. cocc. **CON.** crot-h. cupr. graph. hep. ign. kali-c. laur. **Lyc.** mag-c. nat-c. nat-sil.[58] nit-ac. nux-v. petr. ph-ac. **PHOS.** puls. **Sep.** sil. spig. **Squil.**[5] **Sul-ac.**[5] zinc.
☞ *Schmerz; Drüsen*

Innerlich: **ACON.**[5] agar. **Alum.** alum-p.[58] alum-sil.[58] **Am-c.** ant-c. ant-o.[85] **Ant-t.**[5] apis **Apisin.**[5] **Arn.**[5] **Ars.** ars-i. asaf. **Asar.** aur. aur-ar.[58] **Bapt.** bar-c. **Bell.** bism. **Bor.** bov. **BRY.**[5] calad. **Calc.** calc-sil.[58] cann-s. **CANTH. Carb-an.** carb-v. carbn-s. caust. **CHAM.**[5] **Chin.**[5] cic. cimic.[58] **Cina**[5] clem. coc-c. **Cocc. COFF.**[5] colch. **Coloc.** con. croc. crot-h. cub. **Cupr.**[5] cycl. dulc. **Equis.** ferr. **Graph.** hell. helon. **HEP.** hip-ac.[149] hyos.[122] **Iod.** ip. **Kali-bi. Kali-i.** kali-p. **LACH.** laur. led. **Lil-t.** m-arct.[5] mag-c. **Mag-m.** mang. meny. merc. **Merc-c.**

Mez. mosch. nat-ar. **Nat-c. NAT-M. Nit-ac. Nux-m.**[5] **NUX-V.**[5] olnd. **Osm.** par. **PHOS.** puls. ran-b. rhus-t. **Ruta** sars. **Sec.** sel. seneg. sep. **SIL. Spig.**[5] spong. **Squil.** stann. **Stram.** stront-c. sul-ac. sulph. tarax. tarent. teucr. thuj. valer. verat. zinc.
☞ *Schmerz; wund und zerschlagen, Schmerz wie; Innerlich*

Knochen: acon.[5] ant-c. asaf. **Aur.** bell. bry. bufo[54] calc. carb-an. chel. chin. **Chin-s.**[111] cupr. **EUP-PER.**[111] guai.[58] hyper. ign. kali-bi.[111] lach. led. lyc. m-arct.[5] m-art.[5] m-aust.[5] mang.[5] merc.[36] **Merc-c.**[5] mez. nat-c. nat-sil.[58] nit-ac. ph-ac. **PHOS.**[5] plb.[36] **Puls.** rhus-t. ruta **Sil.** spig. staph. **Stram.** sulph. **Symph.**[85] **TELL.**[111] zinc.
☞ *O; Knochen •Schmerz; Knochen*

- **Knochenvorsprünge**: plb.[36]

- **Periost**: **Acon.**[5] ant-c. aur. bell. **Bry. Chin.** chin-s.[111] eup-per.[111] guai.[58] ign. **LED.** m-arct.[5] m-art.[5] m-aust.[5] mang.[5] merc.[36] merc-c.[5] **Mez. Nit-ac. Ph-ac.** phos.[5] **Puls.** rhus-t. ruta sil. spig. staph. symph.[85] tell.[111]
☞ *O; Knochen; Periost •Schmerz; Knochen; Periost*

◦ **nachts** im Bett agg.: merc.[36]

◦ **Gewitter** agg.: merc.[36]

Knorpel: **ARG.**
☞ *O; Knorpel, Beschwerden der •Schmerz; Knorpel*

Medikamente, gegen: acon.[122] arn.[122] cham.[122] coff.[122] lyc.[122] nux-v.[58] **PULS.**[122] sep.[122] sil.[122] **SULPH.**[1]
KLINISCHES; M; Arzneimittel-Missbrauch, Vergiftungen durch; Medikamente •KLINISCHES; C; Medikamente, allopathische Medizin; überempfindlich gegen

Potenzen, gegen: ars-i.[58]

Schmerzen, gegen:

- **nach** Schmerzen: gels.[111] glon.[111]

- **während** Schmerzen: **Acon. Agar. Alum. Am-c. Ambr.** anac. ang.[5] **Ant-c.** ant-t. arg-n.[5] **Arn. Ars. Ars-i.** ars-s-f.[58] asaf.[58] **Asar. AUR.** aur-ar.[58] aur-s.[58] **Bar-c.** bar-i.[58] bar-s.[58] **Bell. Bry. Cact.** calad. calc. calc-p. calc-sil.[58] **Camph.** cann-s. **Canth.** caps. carb-an. carb-v. **Carbn-s.**[122] caust.[127] **CHAM. Chin.** chin-ar. cimic.[111] cina **Cocc. COFF. Colch. Con. Cupr.** dig. **Ferr.** ferr-ar.[58] ferr-p. graph. hell. **HEP. Hyos.** hyper.[102] **IGN.** iod. ip. kali-ar. **Kali-c.** kali-chl.[58] kali-p. lac-c.[111] **LACH.** lact.[144] laur. led. **LYC.** m-arct.[5] m-art.[5] m-aust.[5] **Mag-c.** mag-m. mag-p.[111] **MED.** meli.[102] merc. mez.[102] **Morph.**[54] mosch.[102] mur-ac. **Nat-c.** nat-p. **Nat-s.**[122] **NIT-AC.** nux-m. **NUX-V.** olnd. **Petr.** ph-ac. **PHOS. Phyt. Plat.**[5] plb. **PSOR. PULS.** ran-s.[102] **Rhus-t.** sabad. sabin. sars. sel. seneg. **SEP. SIL. Spig.** squil. stann.[58] **STAPH.** stram.[5] sulph. thuj. **Tub.** valer. verat. vesp. viol-o. **Zinc.** zinc-p.[58] zinc-val.[102]
☞ *M; Schmerzen agg. andere Beschwerden •Schmerz; unerträglicher Schmerz* *GEMÜT; C; Empfindlich, überempfindlich; allgemeine Arzneien; Schmerzen, gegen •GEMÜT; C; Schreien, Kreischen, Brüllen; Schmerzen, wegen*

◦ **unerträglich,** sind: cocc.[58] coff.[58] colch.[58]

EMPFINDLICHKEITSVERLUST, Nerven: sec.[5]
☞ *O; Nerven, Beschwerden der •Reflexe; schwach, Areflexie •Reflexe; vermindert*

EMPFINDUNGSLOSIGKEIT: abrot.[122] absin.[36] acet-ac.[102] **Acon.**[5] aconin.[85] aeth. aether[36] agar. agar-ph.[36] ail. alco.[36] **All-c. All-s.** aloe **Alum.** alum-p.[58] alum-sil.[58] am-c.[5] ambr.[5] amyg-am.[36] **Anac.**[1] ang.[5] ant-t.[5] **Apis** apoc. arg. **ARG-N.** arn. **Ars.**[5] ars-i.[58] asaf.[5] atro.[25] aur.[5] aur-m. bapt.[111] bar-c.[5] bar-m.[10] bell.[5] benz.[58] benz-n.[36] **Berb.**[54] bor.[5] bov.[5] **Brom.**[54] bry.[5] bufo[58] cact.[122] cadm-s.[58] cahin. calc.[5] calc-f.[119] **Camph.**[54] cann-i.[36] cann-s.[5] **Caps.**[54] **Carb-ac.** carb-an.[5] carb-v.[5] carbn-chl.[36] carbn-h.[36] carbn-o.[36] **Carbn-s.** carl. caul.[54] **CAUST.** cedr. cham.[5] chel.[5] **CHIN.** chin-ar. chin-s. chlf.[36] chlol.[36] **Cic.**[5] cic-m.[36] cina[5] **Cocc.** coff.[5] colch.[5] coloc.[5] con.[5] conv.[2191] croc.[5] crot-h. croto-chlol.[85] **Cupr.** cupr-acet.[10] cupr-ar. cycl.[5] cyt-l.[102] der.[36] dig.[5] dubin. dulc.[5] elae.[85] **Eucal.**[54] euph. euphr.[5] **Ferr.**[54] **Ferr-m.** ferr-p.[122] **Gels.** gink.[227] graph.[5] grat. ham. hell.[5] hep.[5] **HYDR-AC.**[10] hyos.[5] **Hyper.**[116] **Ign.**[102] iod.[5] jab.[102] kali-bi. **Kali-br.** kali-c.[5] kali-cy.[36] **Kali-i.**[54] kali-n.[5] keroso.[36] kreos.[5] lach.[5] laur.[5] **Lepro.**[197] lyc.[5] m-arct.[5] **M-art.**[5] m-aust.[5] mag-c.[5] **MAG-M.** mag-s. mand.[144] meph. **Merc.** merc-c. meth-ae-ae.[36] methyl.[36] mez.[5] morph.[36] morph-s.[45] mosch. mur-ac.[1] naja nat-m.[5] nit-ac.[5] nit-s-d.[36] nitro-o.[36] **NUX-M.**[144] **NUX-V.** oena.[36] **OLND. Op.** ox-ac. oxyt.[58] par. **Petr.** ph-ac.[5] phase.[58] **Phos.** piloc.[102] pip-m.[144] plat.[5] **PLB.**[5] pop.[102] pop-c.[102] psil.[164] psor. **PULS.** raja-s.[149] ran-a.[10] ran-b.[5] rheum[5] rhod.[5] **RHUS-T.** ruta[5] samb.[5] **Sars. Sec.**[36] seneg.[5] **Sep.** sil.[5] sol-n.[25] spig.[5] spong.[5] **Stann.**[5] staph.[5] **Stram.** stront-c.[5] sul-ac.[5] sul-i.[58] sulph.[5] tab.[36] tarent. ter.[54] thuj.[5] tub. valer.[5] verat.[5] **Verat-v.**[54] verb.[5] vinc. viol-o.[5] vip.[10] visc.[36] **Zinc.** zinc-p.[58]
☞ *Taubheitsgefühl,Empfindungslosigkeit* *KLINISCHES; C; Analgesie*

einseitig: plb.[36]
☞ *S; Einseitig*

rechts: plb.[36]

Konvulsionen, Krämpfen, nach: sec.[36]

Schweiß, während: op.[5]
☞ *M; Schweiß; während Schweißabsonderung*

innerlich: acon.[5] am-c.[5] ambr.[5] **Ars.**[5] asaf.[5] bar-c.[5] **Bell.**[5] **Bov.**[5] calc.[5] carb-an.[5] caust.[5] cham.[5] chin.[5] cina[5] coff.[5] colch.[5] cupr.[5] dig.[5] ferr.[5] graph.[5] **Hyos.**[5] ign.[5] kali-c.[5] laur.[5] lyc.[5] m-arct.[5] **M-aust.**[5] mag-c.[5] mag-m.[5] merc.[5] mur-ac.[5] nat-m.[5] nit-ac.[5] nux-m.[5] olnd.[5] **Op.**[5] petr.[5] phos.[5] **PLAT.**[5] plb.[5] puls.[5] ran-b.[5] rheum[5] sars.[5] seneg.[5] sil.[5] **Spig.**[5] stann.[5] stram.[5] stront-c.[5] thuj.[5] valer.[5] verat.[5]

Körperteile:

- **einzelne** Teile: anac.[1] kali-br.[25] op.[1]
HAUT; C; Anästhesie, Empfindungslosigkeit; stellenweise •HAUT; C; Taubheitsgefühl; stellenweise

EMPFINDUNGSLOSIGKEIT (Forts.)

- **erkrankte** Teile: acon.[5] alum.[5] ambr.[5] **Anac.**[5] ang.[5] ant-t.[5] ars.[5] **Asaf.**[5] aur.[5] bell.[5] bor.[5] bov.[5] bry.[5] calc.[5] cann-s.[5] carb-an.[5] carb-v.[5] caust.[5] cham.[5] chel.[5] chin.[5] cic.[5] cina[5] **Cocc.**[5] coff.[5] colch.[5] coloc.[5] **Con.**[5] croc.[5] cupr.[5] cycl.[5] dig.[5] dulc.[5] euphr.[5] ferr.[5] graph.[5] hell.[5] hep.[5] hyos.[5] ign.[5] iod.[5] kali-c.[5] kali-n.[5] kreos.[5] **Lyc.**[5] m-arct.[5] m-aust.[5] mag-m.[5] merc.[5] mez.[5] mur-ac.[5] nat-m.[5] nux-m.[5] nux-v.[5] **Olnd.**[5] petr.[5] ph-ac.[5] phos.[5] **PLAT.**[5] plb.[36] **Puls.**[5] rheum[5] rhod.[5] **Rhus-t.**[5] ruta[5] samb.[5] sec.[5] sep.[5] sil.[5] spong.[5] stann.[5] staph.[5] stram.[5] stront-c.[5] sul-ac.[5] sulph.[5] thuj.[5] verat.[5] verb.[5] viol-o.[5] zinc.[5]

Schleimhäute: carbn-s.[58]
☞ *O; Schleimhäute, Beschwerden der*

ENTKRÄFTUNG, Hinfälligkeit:
☞ *Schwäche*

ENTWICKLUNGSSTÖRUNG, Verzögerung: agar.[5] agki-p.[149] aur.[127] **Bac.**[62] **Bar-c.**[5] bor.[58] bufo[58] buni-o.[149] **Calc.**[58] calc-f.[102] **CALC-P.**[47] carc.[119] caust.[102] chap.[149] chin.[5] cupr.[36] des-ac.[149] elmen[9] excr-can.[269] kali-c.[5] kali-p.[2086] kreos.[102] lac-d.[102] lyc.[58] med.[102] nat-m.[137] nep.[149] nitro-o.[146] per.[149] ph-ac.[5] **Phos.**[5] pin-s.[102] pitu-gl.[102] plut-n.[269] rhod.[2191] **Sec.**[54] **Sil.**[5] sulfa.[149] sulph.[5] syph.[149] tanac.[25] thuj.[127] thyr.[102] toxo.[149] tub.[162] vip.[36]
☞ *Zwergwuchs ■ GEMÜT; C; Entwicklung, geistige; verzögert • GEMÜT; C; Sprechen, Reden; Lernt langsam, spät, Sprechen • EXTREMITÄTEN; C; Gehenlernen, spätes*

Ernährungsstörung, durch: bac.[102] **Bar-c.**[102] **Calc.**[102] **Calc-p.**[102] caust.[102] kreos.[102] lac-d.[102] med.[102] nat-m.[102] pin-s.[102] **Sil.**[102] thyr.[102]

Knochen: **Calc.**[58] calc-f.[102] **Calc-p.**[102] sil.[102]
☞ *O; Knochen*

Muskeln: nat-m.[137]

ENTZÜNDUNG: abel.[149] abies-c.[102] abies-n.[102] abr.[72] abrom-aug.[97] abrot.[15] absin.[1125] acal.[97] **Acet-ac.** achy.[142] **ACON.**[5] acon-f.[102] acon-l.[85] aconin.[100] acro-c-f.[2047] **Act-sp.**[8] adam.[222] adlu.[149] adon.[102] **Adren.**[102] aegle.[192] aegle-f.[192] **AESC.**[25] aesc-g.[72] **Aeth.**[37] aether[36] aethi-a.[77] aethi-m.[102] **Agar.** agar-em.[102] agar-ph.[36] agav-t.[149] **Agn.**[5] agri.[1125] agro.[102] **Ail.** alch-v.[1125] alco.[36] alet.[102] alf.[102] **ALL-C.**[8] **ALL-S.**[1125] **All-u.**[1125] allox.[119] aln.[102] aloe alpi.[1125] **Alth.**[1125] **ALUM.**[36] alum-m. alum-p.[58] alum-sil.[58] **ALUMN.**[10] am-acet.[10] am-be.[85] am-br.[25] **AM-C.**[5] **Am-caust.**[10] am-i.[102] **Am-m.**[5] am-p.[10] **Am-pic.**[102] **AMBR.**[5] aml-n. ammc.[85] amor-r.[149] ampe-qu.[25] amph.[142] amyg-am.[54] **Anac.**[5] anag.[8] anan.[36] androc.[222] anemps.[102] anet-g.[1125] **Ang.** ange-a.[1125] ango.[111] anh.[119] anis.[54] **Ant-ar.**[8] **ANT-C.**[102] ant-i.[25] ant-s.[54] **ANT-T.** anth.[1030] anthr. anthro.[102] antipyrin.[38] ap-g.[1125] aphis.[187] **APIS APISIN.**[5] apoc.[8] apom.[102] aq-mar.[36] arag.[102] aral.[25] aran.[102] aran-ix.[149] arb-m.[255] arbu.[36] **ARG.** arg-cy.[142] **ARG-N.**[5] arge.[102] **ARIST-CL.**[144] **ARN. ARS.**[5] ars-br.[77] **Ars-i.**[8] ars-met. **Ars-s-f.**[58] ars-s-r. art-v.[1125] arum-d.[25] arum-i.[36] arum-m. **Arum-t.**[1125] arund. **Asaf.**[72] **Asar.**[85] asc-ac.[1125] asc-c.[25] asc-i.[25] **Asc-t.**[8] asim.[102] aspar. astac.[8] **Aster.**[102] astra-e.[149] atro.[8] **AUR.**[5] aur-ar.[58] **Aur-i.**[58] **Aur-m.**[10] **Aur-m-n.**[272] **Aur-s.**[58] aven.[102] aza.[192] **Ba-sv.**[136] **Ba-tn.**[136] bac.[56] **Bad.** bals-p.[25] **Bamb-a.**[1184] bani-c.[1125] **BAPT.** bar-acet.[102] **BAR-C.**[5] bar-i.[25] **BAR-M.**[8] bar-s.[58] baros.[25] bcg[149] **BELL.**[5] bell-p.[102] **BENZ-AC.**[36] benz-d.[102] **Berb.** beryl.[119] betul.[1125] **Bism.** blatta[77] boerh.[1125] bol.[46] bold.[102] bond.[36] **Bor.**[1] **Bor-ac.**[144] bos-c.[1125] both-l.[36] **BOV.**[5] brach.[102] bran.[1125] brass.[36] **BROM.**[102] brucel.[241] **BRY.**[5] **Bufo** buni-o.[149] but-ac.[119] buth-aust.[119] **Cact.**[54] cadm.[1115] cadm-s.[8] cael.[149] **Cahin. Calad.** calam-a.[1125] **CALC.** calc-acet. calc-ar.[54] calc-br.[102] calc-caust.[102] calc-chln.[102] **Calc-f.** calc-hp.[25] calc-i.[51] calc-l.[85] calc-m.[72] **Calc-p.**[34] **Calc-pic.**[102] **CALC-S.**[8] calc-sil.[58] calcul-r.[102] calen.[8] callun.[1125] calth.[1125] **CAMPH.**[31] camph-ac.[102] cand-a.[239] cand-p.[188] **Cann-i. CANN-S.**[5] **CANTH.**[102] canthin.[38] **CAPS.**[5] **Carb-ac.**[8] **CARB-AN.**[122] **CARB-V.**[58] carbn-o.[36] **CARBN-S.**[36] carc.[119] card-b.[36] **Card-m.**[54] care-a.[1125] carl.[36] carn-g.[264] caru.[1125] cassi-s.[192] cast. cast-v.[142] cath-a.[264] caul.[25] **CAUST.**[5] **Cean.** cean-tr.[72] **Cedr.** cent.[36] cent-u.[1125] ceph.[77] cetr.[8] **CHAM. CHEL.**[144] chelo.[142] **Chen-a.** chen-am.[1125] **CHIM.**[8] chim-m.[139] **CHIN.**[5] chin-ar.[8] chin-m.[72] **Chin-s.**[58] **Chinin.**[1125] **Chion.**[137] **Chlol. Chlor.**[8] chloram.[149] chlorpr.[149] choc.[222] **Chr-ac.**[36] chr-o.[102] chrys-ac.[193] chrysar.[72] cic.[5] **Cimic.**[102] **Cina** cine.[1125] **Cinnb. Cist.**[34] cit-ac.[102] **Cit-l.**[54] cit-v.[1125] **CLEM.**[5] cob. cob-n.[37] **Coc-c.** coca[25] **COCC.**[5] coch.[8] coch-o.[1125] cod.[36] **COFF.**[5] coffin.[102] **COLCH.**[5] colchin.[100] coli.[149] **Coll.**[46] **Coloc.**[135] **Com.**[25] **CON.**[34] conch.[36] conv.[102] **Cop.**[8] cor-r.[5] cori-r.[36] **Corn.**[54] **Cortico.**[119] cortiso.[119] corv-c.[258] cory.[102] cosm.[25] cot.[100] coto[1125] crat.[102] croc.[10] **CROT-C. CROT-H.**[8] **Croto-t.** cryp.[5] **CUB.**[102] cuc-p.[1125] cund. **Cupr.**[1] **Cupr-acet.**[8] **Cupr-ar.**[102] cupr-cy.[93] cupr-s.[65] **Cur.**[36] **CURC.**[1125] cycl.[5] cymbo-ci.[2184] cyn-d.[149] cypr.[85] cyt-l.[72] daph.[54] der.[36] des-ac.[149] desm-g.[97] **DIG.** dios.[102] diosm.[102] diph.[102] diphtox.[72] dol.[193] **Dor.**[8] **DROS.**[102] dttab.[149] dubin.[72] **Dulc.**[5] dys-co.[136] eberth.[149] **ECHI.**[1125] **Elaps** elat. emb.[97] eos.[102] epig.[102] **EQUIS.** equis-a.[1125] erech.[25] erig.[25] erio.[25] **Ery-a.** ery-m.[1125] **Eucal.**[1125] eug. euon.[102] euon-a.[102] eup-a.[25] eup-c.[1125] **Eup-per. Eup-pur.**[25] **EUPH.**[137] euph-c.[77] euph-cy.[1125] euph-l.[72] euph-pi.[71] **EUPHR.**[47] eupi.[102] excr-can.[269] **Fab.** fago. fagu.[36] falco-p.[265] **Ferr.**[5] ferr-acet.[102] **Ferr-ar.** ferr-cit.[102] **Ferr-i. Ferr-m.**[54] **FERR-P.**[8] **Ferr-pic.**[102] fil.[20] **FL-AC.**[46] flav.[149] **Flor-p.**[149] **FOEN.**[1125] foll.[149] **Form.** form-ac.[102] frag.[102] franc.[72] frax-e.[102] fuc.[116] fuch.[102] **Fum.**[1125] gad.[5] gaert.[136] gala.[72] galeg.[102] **Galeo.**[1125] gali.[1125] galph.[149] galv.[10] gamb. **Gaul.**[1125] **GELS.**[8] **Gent-l.**[10] ger.[25] ger-r.[1125] germ.[222] get.[36] gink.[142] gins. glech.[102] **Glon.**[37] glyc.[77] **Glyc-g. Gnaph.**[1125] goss.[25] gran.[10] granit-m.[194] **GRAPH.**[5] grat.[58] **Grin.**[36] **GUAI.**[144] guare.[36] guat.[119] gunp.[809] **Gymn.**[36] haliae-lc.[222] **HAM.**[111] ***harp.***[1184] hecla.[54] hed.[119] hedeo.[25] hedy.[85] **HELL.**[1] helo.[85] helod-c.[205]

Helon. **HEP.**[5] hepat.[102] hern-g.[1125] hip-ac.[149] hipp. **Hippoz.** hir.[149] hist.[119] hoit.[149] hom.[85] hura **Hydr.**[102] hydr-ac. hydrang.[5] hydrc.[102] hydrin-m.[102] hydro-c.[149] hydro-v.[85] hydrog.[222] **HYOS.**[5] **Hyper.**[8] iber.[25] ichth.[85] ictod.[77] **IGN.**[102] **Ilx-a.**[1125] imp.[1125] indg.[36] indol.[102] **Inul.**[1125] **Iod.**[1] iodof.[46] **IP.**[5] ipom.[149] irid.[72] **IRIS** iris-t.[102] irisin.[102] itu[36] jab. jac.[77] jac-c.[36] jal.[85] jatr.[1125] jatr-u.[102] jatz.[9] jeqol.[102] joan.[54] jug-c.[25] jug-r.[102] junc.[36] juni-c.[102] **Juni-v.**[100] **Just.**[97] kali-acet.[102] **Kali-ar.** **KALI-BI.**[8] **Kali-br.**[168] **KALI-C.**[1] **KALI-CHL.**[8] kali-cit.[102] kali-fcy.[25] kali-hp.[25] **Kali-i.**[36] **Kali-m.**[102] **Kali-ma.**[8] **Kali-n.** **Kali-p.**[58] **KALI-S.**[58] kali-sil.[58] kali-tel.[142] **Kalm.**[8] kaol.[45] knau.[33] kola[1184] **KREOS.**[102] kres.[144] **Lac-ac.**[102] **LAC-C.** **Lac-d.**[54] lac-del.[204] lac-f.[56] lacer.[36] **LACH.**[5] **Lachn.** **Lact.**[1125] lam.[1125] lap-a.[102] lap-laz.[227] lappa[1125] lar-ar.[251] lat-k.[102] lat-m.[8] **Lath.**[111] **LAUR.**[5] lav-v.[1125] lec. **LED.**[102] lem-m.[102] lepro.[197] **Lept.**[25] **Levi-o.**[1125] **Lil-t.** lina.[1125] linu-c.[1125] **Linu-u.**[1125] lip.[72] lith-be.[102] **Lith-c.**[25] lith-sal.[116] **LOB.** lob-c. lob-e.[85] lob-p.[72] lob-s.[25] lon-x.[102] loxo-r.[240] **Lupin.**[1125] **LYC.** lycpr.[85] **Lycps.** **Lyss.**[36] lythr-s.[1125] m-arct.[5] m-art.[5] m-aust.[5] **MAG-C.**[1] mag-f.[144] mag-i.[144] **Mag-m.**[5] mag-p. mag-s.[119] magn-gr.[102] maland.[56] malar.[149] **Malv.**[1125] manc.[36] mand.[119] **MANG.**[5] mang-acet.[102] mang-m.[117] mang-s.[85] mangi.[72] manz.[102] marr.[72] mati.[102] **MED.**[85] medus.[102] mein.[9] mel-c-s.[72] meli.[1125] melis.[1125] meningoc.[142] menis.[25] **Menth.**[1125] menth-pu.[1125] menthol[72] meny.[5] meph.[8] **MERC.**[5] merc-acet.[36] merc-br.[38] **MERC-C.** **Merc-cy.**[25] **MERC-D.** **Merc-i-f.**[8] **Merc-i-r.** merc-k-i.[110] merc-n. merc-p.[102] **Merc-pr-r.**[102] merc-s.[54] **Merl.** methyl.[72] **Mez.**[1] **Mill.** mim-h.[85] mim-p.[2147] mit.[1125] mom-b.[1125] mono.[36] morbill.[149] **Morg.** morg-g.[136] **Morph.**[8] mosch.[5] **Mur-ac.**[5] murx.[102] **Musa**[197] mut.[136] mygal.[8] myos.[25] myric.[25] **Myris.**[54] **MYRRH.**[1125] myrt-c.[72] **Naja**[25] napht.[102] naphtin.[85] narc-ps.[85] nast.[1125] **Nat-acet.** **Nat-ar.**[8] nat-br.[102] **Nat-c.**[1] nat-h.[149] nat-hchls.[102] **Nat-i.**[102] **NAT-M.**[102] nat-n.[93] nat-p. **NAT-S.**[187] nat-s-c.[72] nat-sal.[85] nat-sel.[102] nat-sil.[58] neon[222] nicc.[36] nicc-s.[122] nig-s.[1125] **NIT-AC.** nit-m-ac.[36] nit-s-d.[72] **Nuph.**[65] **Nux-m.**[102] **NUX-V.**[5] nym.[25] **OCI.** oci-b.[1125] oci-s.[119] oena.[25] ol-an. ol-j.[25] **Ol-sant.**[102] olnd.[102] onis.[102] **Onon.**[85] onop.[149] **Onos.**[102] **Op.**[54] oper.[102] oreo.[72] orig.[1125] orig-v.[1125] orthos.[1125] osm.[36] ost.[142] ovi-g-p.[55] **Ox-ac.**[8] oxal.[1125] ozone[227] paeon.[102] **Pall.**[54] **Par.**[5] parat.[149] parathyr.[149] **Pareir.**[8] paro-i.[149] **PAROT.**[193] parth.[197] ped.[85] peg-h.[1125] pen.[102] perh.[149] peti.[85] **PETR.** **Petros.**[56] **PH-AC.** phase.[102] **Phel.** **PHOS.** **Phys.**[8] **PHYT.**[8] **Pic-ac.**[36] pice-e.[1125] pier-b.[233] piloc. **Pimp.**[1125] **Pimp-a.**[1125] pin-c.[102] **Pin-s.**[1125] pineal.[102] **PIP-M.**[85] pip-n.[36] pipe.[102] pitu-a.[164] pitu-gl.[102] pitu-p.[149] pix.[45] plan.[25] plan-l.[1125] **Plat.**[5] **Plb.**[5] plb-acet.[10] plb-i.[102] plb-p.[102] plumbg.[102] plumbg-eu.[1125] plut-n.[222] pneu.[77] **PODO.**[25] poly-a.[1125] **Polyg.** polyg-s.[72] **Polym.**[102] polytr.[102] **Pop.**[25] pop-c.[144] pot-a.[1125] **POT-T.**[1125] **Prim-v.**[1125] prot.[77] **Prun.** prun-v.[72] psil.[164] **PSOR.**[54] **Ptel.**[187] pul-o.[1125] **PULS.**[1] pyro-r.[1125] **PYROG.** quas.[1125] queb.[85] querc-r.[1125] quill.[102] rad-br.[85] raja-s.[127] **Ran-b.**[5] ran-s.[36] raph.[10] **RAT.**[1125] rauw.[149] rham-cath.[85] rham-f.[85] rheum[5] **RHOD.**[5] rhus-a.[102] rhus-d.[102] rhus-g.[25] **RHUS-T.**[1] **Rhus-v.**[25] **RIC.**[25] rob.[36] ros-d.[305] rosm.[1125] rub-t.[1125] rubu-f.[1125] **RUMX.**[54] rumx-a.[85] **Ruta**[1125] **Sabad.** **Sabal.**[102] **SABIN.**[5] sac-alb.[36] sal-ac. sal-mar.[102] salol.[85] **Salv.**[1125] salx-a.[1125] salx-m.[142] salx-n.[102] **SAMB.**[1125] samb-e.[1125] **SANG.**[8] **Sanguin-n.**[102] **SANGUIS.**[1125] sani-eu.[1125] **Sanic.** **Sant.**[102] **Santa.**[1125] **Sapo.**[1125] sarcol-ac.[149] saroth.[49] sarr.[8] **SARS.**[171] **Saur.**[77] scab-s.[1125] scam.[36] scirr.[102] scol.[36] scolo-v.[1125] scorp.[269] scroph-n.[72] **SEC.**[102] **Sel.**[80] semp.[25] **SENEC.**[171] **SENEG.**[5] **SEP.** ser-ang.[102] sieg.[144] **SIL.**[5] sil-mar.[85] silphu.[25] **Sin-a.**[102] **Sin-n.**[8] skook.[102] slag[102] sol[236] **Sol-n.**[25] sol-t.[1125] sol-t-ae. solid.[102] solin.[38] **SPIG.**[5] spira.[36] spirae.[1125] **SPONG.**[5] **SQUIL.**[5] **STANN.**[5] stann-i.[100] **STAPH.**[5] staphycoc.[77] **Stel.**[72] **Stict.**[102] **Stigm.** **Still.** **STRAM.**[122] strept.[149] **Stront-c.** stroph.[85] stroph-s.[149] stry.[25] stry-p.[102] succ.[102] **Sul-ac.**[5] sul-i.[38] sul-ter.[102] sulfa.[119] **Sulo-ac.**[149] **SULPH.**[1] sumb.[25] **Syc-co.** sym-r.[1125] **SYMPH.**[1125] **Syph.**[8] tab.[36] tama.[1125] tanac.[36] **TARAX.**[149] tarent.[8] tarent-c. tax.[85] tela[85] **TELL.**[102] tep. **TER.**[54] tere-ch.[149] term-a.[192] teucr.[5] teucr-s.[102] **Teucr-sc.**[1125] thal.[144] thal-s.[85] ther. thiop.[149] thiosin.[102] **Thlaspi**[29] **THUJ.**[5] thym-gl.[102] thymol.[149] thymu.[1125] **THYMU-V.**[1125] thyr.[56] **Til.**[85] torul.[1125] toxo.[149] trad.[36] trib.[102] trich-d.[97] trif-a.[1125] trif-p.[45] trif-r.[36] trig-f-g.[1125] tril.[25] trio.[25] **Tritic.**[102] trop.[1125] **Tub.**[102] tub-a.[85] **Tub-k.**[102] tub-m.[142] tub-r.[149] tus-f.[102] **Tus-fa.**[1125] tus-p.[85] ulm.[1125] upa.[36] uran. **Uran-n.** urea[85] urt-u. ust. **UVA.**[1125] v-a-b.[149] vac.[36] **Valer.**[5] vario.[54] ven-m.[149] **VERAT.**[5] **VERAT-V.**[171] verb.[5] verbe-o.[1125] vero-b.[25] vero-o.[1125] vesi.[85] **Vesp.**[36] vib.[85] vinc.[102] **Viol-o.**[1125] viol-t. **VIP.**[111] vip-a.[149] **Visc.**[171] weil.[9] **Wies.**[36] **Wye.**[77] x-ray[56] xan. xanth.[54] xero.[102] yohim.[102] yuc.[102] zea-i.[102] **Zinc.**[5] zinc-cy.[85] zinc-i.[137] zinc-m.[36] zinc-o.[45] zinc-p.[58] zinc-pic.[102] zinc-s.[36] zinc-val.[25] zing.[8] ziz.[85]

☞ *Abszesse, Eiterung; allgemeine Arzneien •Schwellung; allgemeine Arzneien;* ▥ *FIEBER, HITZE; C; Entzündungsfieber •HAUT; C; Entzündung*

Äußerlich: abr.[72] abrot.[15] acet-ac. achy.[142] **ACON.**[20] acon-l.[102] acro-c-f.[2047] act-sp. adam.[222] aesc. aesc-g.[187] aeth. aethi-a.[77] agar.[54] agav-t.[149] agn.[5] **Ail.** **All-c.**[111] allox.[119] aloe[102] **ALUM.**[36] alum-m. alum-p.[58] alum-sil.[58] **ALUMN.** **Am-c.**[8] am-caust.[10] am-m.[85] am-p.[102] ambr. aml-n. amyg-am.[102] anac. anan. **Ang.** ant-ar.[36] **Ant-c.** ant-t. anthr. anthro.[102] antipyrin.[38] **APIS**[8] **Apisin.**[5] apoc.[58] aq-mar.[36] aran-ix.[149] arbu.[102] arg.[37] **ARG-N.**[5] arist-cl.[119] **ARN.**[34] **ARS.**[5] ars-br.[77] **Ars-i.**[8] **Ars-s-f.**[58] ars-s-r. arum-t.[25] **Asaf.**[37] asar. asc-t. asim.[102] astac.[102] aster.[144] atro.[8] **AUR.** aur-ar.[58] aur-i.[58]

ENTZÜNDUNG; Äußerlich (Forts.)

Aur-m.[54] **Aur-m-n.**[272] **Aur-s.**[58] ba-sv.[136] **Ba-tn.**[136] bac.[62] bad. bamb-a.[1184] **BAPT.** bar-acet.[102] **BAR-C.** bar-i.[25] **Bar-m.** bar-s.[58] bcg[149] **BELL.**[5] bell-p.[119] **Benz-ac. Berb.** beryl.[119] bism.[5] **Bor.**[36] bov.[5] brom.[5] **BRY.** bufo but-ac.[149] **Cact.**[58] cadm-s.[8] calad. **CALC.**[5] calc-acet. calc-ar.[54] calc-caust.[102] calc-chln.[102] **Calc-f.** calc-hp.[102] calc-i.[54] **Calc-p.**[37] calc-pic.[102] **CALC-S.**[58] calc-sil.[58] calcul-r.[102] calen.[8] camph.[54] cand-p.[188] cann-i. **Cann-s.**[5] **Canth.**[5] **Caps.**[8] carb-ac.[85] **Carb-an.**[54] **Carb-v.**[5] **CARBN-S.** carc.[146] cassi-s.[192] cath-a.[264] caul.[56] **Caust.** cean-tr.[102] cedr. cent.[36] **Cham.**[5] chel.[8] **Chen-a. Chin.** chin-ar.[8] chin-m.[72] chin-s.[10] **Chlol.** chlor.[102] chloram.[149] chlorpr.[149] chr-ac.[36] chrysar.[72] cic. cimic.[8] cina[10] cine.[1125] **Cinnb.** cist.[102] **CLEM.**[1125] cob-n.[119] **Coc-c.** cocc. coch.[8] **Coch-o.**[1125] **COFF.**[5] **Colch.** colchin.[102] coll.[102] coloc. com.[25] **CON.**[34] conch.[36] cop.[102] cor-r.[5] cortico.[149] cortiso.[119] cot.[100] croc.[10] **CROT-C.**[2016] **CROT-H. Croto-t.** cub.[36] **Cupr.**[8] cupr-acet.[10] cupr-ar.[36] cur.[36] cymbo-ci.[2184] **Daph.**[102] der.[36] **Dig.**[5] diph.[193] diphtox.[142] dubin.[72] **Dulc.** dys-co.[136] eberth.[149] **ECHI.** elaps[36] equis-a.[1125] erig.[25] ery-a. eucal.[102] eug. euon-a.[102] eup-per.[58] **Euph.**[193] euph-l.[102] **EUPHR.**[47] excr-can.[269] **Ferr.** ferr-ar.[58] ferr-i. ferr-m.[8] **FERR-P.**[54] ferr-pic.[102] **FL-AC. FOEN.**[1125] form. fuc.[116] gaert.[136] gaul.[1125] **Gels.**[8] gent-l.[10] get.[36] gink.[142] gins.[102] gnaph.[102] gran.[10] **Graph.**[5] grin.[85] **GUAI.**[144] guare.[102] **Gunp.**[122] **Gymn.**[36] **Ham.**[8] ***harp.***[1184] **Hecla.**[54] hed.[119] hedeo.[1125] hedy.[102] hell.[1] **HEP.** hippoz.[54] hist.[119] hoit.[149] hura[142] **Hydr.** hydro-c.[149] hydrog.[222] hyos. hyper.[8] **Ign.**[54] ilx-a.[58] **Iod.**[54] iodof.[137] **Ip.**[8] irid.[139] iris[85] irisin.[102] itu[36] jab.[137] jac.[85] jac-c.[36] jatr-u.[102] jatz.[9] jeqol.[102] **Kali-ar.**[36] **Kali-bi.**[8] **Kali-br.**[36] **KALI-C.**[5] **Kali-chl. Kali-i.**[8] **Kali-m.**[61] **Kali-ma.**[8] **Kali-n.**[5] kali-p.[58] kali-s.[58] kali-sil.[58] **Kalm.**[8] kola[1184] **KREOS.** kres.[149] **Lac-ac. LAC-C.**[56] lac-d.[56] lac-f.[56] **LACH.**[5] lact.[10] lap-a.[102] lap-laz.[227] lar-ar.[251] lat-m.[119] **Lath.**[102] laur. **LED.** lepro.[197] lil-t.[36] linu-u.[85] lith-c.[85] lob-e.[85] **Lyc.**[1] lycpr.[85] lyss.[36] **M-ARCT.**[5] m-art.[5] m-aust.[5] mag-c.[1] mag-f.[149] mag-m.[5] mag-p.[102] maland.[56] manc. mand.[119] **Mang.** mang-acet.[102] mangi.[197] med.[58] mein.[9] menth.[1125] meny. meph.[8] **MERC.**[102] merc-acet.[36] **Merc-c.**[5] **Merc-cy. MERC-D.**[111] **Merc-i-f. Merc-i-r.**[85] merc-n.[93] merc-p.[102] merc-pr-r.[10] merl.[85] **MEZ.** mill.[8] mim-h.[85] mono.[36] morg.[136] morg-g.[136] morph.[36] **Mur-ac.**[5] **Musa**[197] mygal.[144] myric.[25] myris.[54] **MYRRH.**[1125] naja[38] **Nast.**[1125] **Nat-ar.**[8] nat-br.[102] nat-c.[1] **NAT-M.** nat-n.[93] nat-p. **Nat-s.**[8] nat-sal.[102] nat-sil.[58] neon[222] nicc.[144] **NIT-AC.**[193] **NUX-V.**[5] oci. oena. ol-j.[102] ol-sant.[102] op. orig.[1125] osm.[72] ovi-g-p.[55] ox-ac. ozone[227] par.[5] **PAROT.**[193] parth.[197] perh.[149] peti.[85] **Petr.**[1] **PH-AC. PHOS.** phys.[36] **Phyt.** pic-ac.[36] pier-b.[233] pimp.[1125] pimp-a.[1125] pip-m.[102] pipe.[102] pitu-a.[164] pix.[45] plat. **Plb.**[5] plb-acet.[10] plut-n.[269] podo.[25] polyg.[102] **POT-T.**[1125] prun.[111] **Psor.**[54] ptel.[25] **PULS.**[5] pyrog.[56] querc-r.[1125] rad-br.[102] **Ran-b.**[5] ran-s. raph.[102] **RAT.**[1125] **RHOD.**[5] **RHUS-T.**[102] **Rhus-v.** rob.[36] ros-d.[305] rumx-a.[85] **Ruta**[5] **Sabad.**[85] **Sabal.**[102] sabin. sal-ac.[102] **Salv.**[1125] salx-m.[142] samb. **Sang.**[8] sanguin-n.[102] sanic.[85] sant.[45] sapo.[1125] sarr.[123] **Sars.** scol.[36] scorp.[269] scroph-n.[85] sec. **Sel.**[144] **Seneg.**[5] **Sep.**[5] **SIL.**[5] slag[102] sol[236] solid.[102] **Spig.**[5] **SPONG.**[5] squil.[54] stann. **STAPH.**[5] staphycoc.[77] **Stel.**[72] stict.[8] **Still.** stram.[5] stroph.[85] stry.[102] stry-p.[102] **Sul-ac.** sul-i.[38] sul-ter.[102] sulfa.[119] **Sulo-ac.**[149] **SULPH.**[102] sumb.[36] **Syc-co. SYMPH.**[1125] **Syph.**[58] tab.[36] tarax.[8] tarent.[58] tarent-c.[102] tax.[102] tela[85] tell.[54] tep. ter.[54] teucr. teucr-s.[102] **Teucr-sc.**[1125] thal.[144] thal-s.[85] thlaspi[29] **THUJ.**[5] thym-gl.[102] thyr.[102] trad.[36] trib.[102] trich-d.[97] trif-p.[45] trig-f-g.[1125] tub.[36] upa. ust. v-a-b.[149] vac.[56] valer. vario.[56] verat.[5] **VERAT-V.**[54] verb.[77] vesp.[36] vib.[85] viol-t.[102] **Vip.**[36] **Visc.**[171] wye.[77] **Zinc.**[5] zinc-m.[36] zinc-o.[45] zinc-p.[111] zinc-s.[85]

Bindegewebe: **Apisin.**[5] ars.[5] bell.[5] graph.[5] **Hep.**[5] myris.[102] **Rhus-t.**[5] sil.[5] sul-i.[111] sulph.[5]

Bindegewebe, Aponeurosen: bry.[58]

Drüsen, Adenitis: **Acon.** acon-l.[102] ail.[102] all-c.[193] aln.[102] alum-p.[58] **Alumn. Am-c.**[102] **Anan.** anthr.[193] apis[102] **Apisin.**[5] aq-mar.[102] arg.[149] arn. ars. ars-br.[102] ars-i. ars-s-f.[58] arum-d.[102] asim.[102] astac.[102] **Aster.**[102] **Aur.**[5] aur-ar.[58] aur-i.[58] **Aur-m. Aur-m-n.**[54] aur-s.[58] bac.[102] **Bad.**[102] **BAR-C.**[5] bar-i.[102] **BAR-M.** bar-s.[58] bcg[149] **BELL.**[5] berb.[10] **Brom.**[102] **Bry. BUFO** buni-o.[149] **CALC.**[5] calc-chln.[102] calc-f.[102] calc-hp.[144] calc-i.[102] calc-p.[102] **Calc-sil.**[58] calen.[102] **Camph. Canth.**[5] caps.[5] carb-ac.[102] **Carb-an.**[102] carb-v. caust.[102] **CHAM.**[5] **Cist.** clem. **Con.** cor-r.[85] cory.[102] crot-h.[54] cupr.[1] cycl.[1125] dros.[122] **Dulc. Echi.**[111] elaps[85] ferr-ar. ferr-i.[102] fil.[102] fl-ac.[144] glech.[102] **Graph.**[102] hecla.[102] **Hep.**[5] hippoz.[54] imp.[1125] iod.[102] **Iodof.**[102] jug-c.[142] jug-r.[102] kali-ar. kali-bi.[102] **KALI-C.**[5] **Kali-chl.**[54] **Kali-i.** kali-m.[102] kali-p. **Lac-ac.**[102] **LACH.**[193] **Lap-a.**[102] lat-m.[144] laur. linu-u.[1125] loxo-r.[240] **Lyc.** m-aust.[10] mag-m.[10] mag-p.[102] med.[102] **MERC.**[5] merc-c.[36] merc-cy.[102] **Merc-i-f.**[102] **Merc-i-r.**[102] mygal.[142] nat-s.[102] **NIT-AC.**[5] **Nux-v.**[5] oper.[102] petr.[5] ph-ac. **PHOS.**[5] **Phyt.**[102] plb.[5] **Psor. Puls.** pyrog.[111] raph.[10] **RHUS-T.**[5] rhus-v.[102] rumx.[102] sal-mar.[102] salx-m.[142] samb. sanic.[144] sars.[5] scirr.[102] scroph-n.[102] sieg.[144] **SIL.**[5] **Sil-mar.**[102] spig. spong.[58] squil. staph. **Still.**[102] sul-ac.[5] sul-i.[58] **SULPH.**[5] syph.[111] tarent-c.[111] tax.[102] **Teucr.**[197] teucr-s.[1125] teucr-sc.[1125] thiosin.[102] thuj.[5] tub.[102] urea[102] urt-u.[1125] verat.[5] zinc.

☞ *O; Drüsen*

- **Fieber** mit Hautausschlag: kali-bi.[102] merc-i-r.[102]
- **Hautausschläge,** nach Jucken: buni-o.[149]
- **Scharlach,** nach: brom.[102] hep.[102] lach.[102] **Merc-i-r.**[102] phyt.[102]

☞ *M; Scharlach, Folgekrankheiten nach*

- **syphilitisch**: **Bad.**[102] buni-o.[149] carb-an.[102] graph.[102] **Hep.**[102] iod.[102] merc.[102] **Merc-i-f.**[102] **Merc-i-r.**[102] phyt.[102]

☞ *Syphilis*

Gelenke, Arthritis: abrot.[15] achy.[142] **ACON.**[47] acon-f.[102] act-sp.[111] **Agn.**[5] aloe[111] am-be.[116] am-c.[116] am-caust.[116] am-m.[116] am-p.[102] **Ambr.**[5] **Ang.** ant-c.[102] **Ant-t.**[85] anthro.[102] **APIS** apoc.[58] aran.[144] aran-ix.[144] arbu.[36] arg.[34] arg-n.[85] arist-cl.[119] **Arn.** ars.[5] ars-s-f.[58] asar.[116] **Aur.**[5] **Aur-m-n.**[272] bac.[62] bar-c.[116] **BELL.** **Benz-ac.**[102] berb.[102] **BRY.** buni-o.[149] cact.[58] **Calc.** calc-caust.[102] calc-f.[111] calc-p.[72] calc-sil.[58] calcul-r.[102] canth.[102] carb-ac.[102] carb-an.[5] carbn-s.[102] carc.[207] caul.[111] **Caust.**[5] cham.[10] **Chin.**[5] chin-s.[116] chloram.[149] cimic.[102] cit-ac.[102] clem.[5] **Cocc.**[5] **Colch.**[5] colchin.[102] coloc.[116] con.[34] conch.[36] cop.[102] cortiso.[119] cot.[100] crot-h.[116] cupr.[5] cycl.[116] daph.[102] dulc.[5] dys-co.[136] elat.[102] eos.[102] euon-a.[102] eup-per.[58] euphr.[144] ferr.[102] ferr-i.[102] **Ferr-p.** ferr-pic.[102] fl-ac.[5] form.[111] **Form-ac.**[102] frag.[102] franc.[102] frax-e.[102] **Gaul.**[116] gins.[116] glyc.[102] gnaph.[102] graph.[116] **Guai.**[5] ***harp.***[1184] hed.[144] hep.[5] hyper. ichth.[85] ign.[85] **Iod.** irisin.[102] jac.[102] kali-ar.[58] kali-bi.[111] kali-br.[102] **Kali-c.** **Kali-i.** kali-m.[116] kali-sil.[102] **Kalm.** **Kreos.** **Lac-ac.** lach. **LED.**[5] lil-t.[102] **Lith-be.**[116] lith-c.[85] lith-sal.[116] **Lyc.** mag-c.[304] mand.[144] **Mang.** mang-acet.[102] med.[85] meny. **Merc.**[5] merc-c.[102] mez.[102] myris.[171] nat-br.[102] nat-c.[5] **Nat-m.** nat-p.[102] **Nat-s.** nat-sil.[102] nit-ac.[102] nux-v.[10] ol-j.[102] onop.[149] petr.[102] ph-ac.[116] phos.[116] **Phyt.** pin-s.[102] pip-m.[102] pipe.[102] plb.[102] prim-v.[102] **Psor.** **PULS.**[5] pyrog.[116] rad-br.[102] ran-b.[116] **Rhod.**[5] **Rhus-t.**[5] **Ruta** sabad.[116] sabin.[5] sal-ac.[102] sang.[116] **Sars.** **Sel.**[144] **Sep.** **SIL.** slag[102] solid.[102] spong.[116] staph.[116] **Stel.**[72] stict.[8] still.[102] stront-c.[116] stroph.[85] sul-i.[144] sul-ter.[102] **Sulph.**[5] symph.[144] syph.[58] tarax.[116] tax.[102] thuj.[5] thym-gl.[102] thyr.[102] trich-d.[97] tub.[102] urt-u.[116] ven-m.[149] verat.[116] verat-v. vinc.[102] viol-t.[102] **Visc.**[171] zinc.[85]

☞ *O; Gelenke* ▤ *EXTREMITÄTEN; C; Entzündung; Gelenke* •*KLINISCHES; C; Tuberkulose; Gelenke*

- **gonorrhoisch**: clem.[5] franc.[102] kali-i.[111] med.[111] nat-s.[111] puls.[5] rhus-t.[5] sulph.[5] thuj.[5]

- **kleine** Gelenke: act-sp.[111] aloe[111] benz-ac.[111] carb-an.[5] **CAUL.**[111] colch.[5] kali-bi.[111] led.[5] lith-c.[111] nat-c.[5] rhod.[5]

Innerlich: abrom-aug.[97] abrot. acal.[97] **Acet-ac.**[8] achy.[149] **ACON.**[5] aconin.[100] **Act-sp.**[8] adlu.[149] adon.[102] adren.[102] aegle.[192] **AESC.** aether[102] aethi-a.[144] **Agar.** **Agn.**[5] **Agro.**[102] ail.[25] alco.[36] alf.[102] **All-c.** all-s.[102] allox.[119] **Aloe**[110] alpi.[1125] **Alth.**[1125] **Alum.**[8] alum-sil.[58] **Alumn.**[10] am-acet.[10] am-be.[102] am-c.[5] **Am-caust.**[10] am-i.[102] **Am-m.**[1] am-p.[10] ambr.[5] ammc.[85] ampe-qu.[25] anac.[5] anag.[54] anan. ang.[5] ange-a.[1125] anh.[149] ant-ar.[72] **Ant-c.**[137] ant-i.[25] ant-s.[54] **ANT-T.**[137] anth.[1030] **Apis**[54] **Apisin.**[5] apoc.[3020] apom.[102] aral.[25] aran.[102] aran-ix.[149] arg. **Arg-n.**[5] arist-cl.[149] **ARN.**[34] **ARS.**[5] **Ars-i.**[102] ars-s-f.[58] arum-i.[36] arum-m.[142] **Arum-t.**[58] asaf.[5] asar.[1125] asc-ac.[1125] asc-c.[25] asc-i.[25] **Asc-t.**[8] astac.[8] atro.[102] **AUR.**[187] aur-ar.[58] aur-i.[58] **Aur-m.** aur-m-n.[102] aur-s.[58] aven.[102] ba-sv.[136] ba-tn.[136] bac.[62] **Bad.** bals-p.[25] bamb-a.[1184] bapt.[58] **BAR-C.**[144] bar-i.[58] **BAR-M.** bar-s.[58] baros.[102] bcg[149] **BELL.**[5] bell-p.[119] **Benz-ac.**[36] **Berb.** beryl.[119] bism. blatta[77] boerh.[1125] bol.[46] bold.[102] bond.[36] **Bor.** both-l.[3070] brach.[102] **Brom.**[72] brucel.[241] **BRY.**[34] bufo[58] but-ac.[119] **Cact.**[54] cadm.[1115] cadm-s. cael.[149] calad. **Calc.**[187] calc-acet.[102] calc-ar.[102] calc-f.[102] calc-hp.[111] calc-i.[51] calc-m.[72] calc-p.[102] calc-s.[58] calc-sil.[58] calth.[1125] **Camph.** cann-i.[54] **Cann-s.**[5] **CANTH.**[5] canthin.[102] **Caps.**[5] carb-ac.[46] **CARB-AN.**[122] **CARB-V.**[58] carbn-o.[36] **Carbn-s.** carc.[146] card-b.[1125] **Card-m.** care-a.[1125] carn-g.[264] **Caust.**[5] **Cean.**[25] cetr.[8] **CHAM.**[5] **CHEL.**[144] chelo.[142] chim.[54] **CHIN.** chin-ar.[102] chin-s. **Chinin.**[1125] **Chion.**[137] chlol.[54] **Chlor.** chlorpr.[149] cic.[5] cimic.[25] **Cina**[31] **Cist.** **Cit-l.**[54] clem. cob-n.[149] **Coc-c.**[8] **Cocc.** coff.[5] coffin.[102] **Colch.**[102] colchin.[100] coli.[149] coll.[85] **Coloc.**[54] **Con.**[5] conv.[102] **Cop.**[102] **Corn.**[54] cortico.[149] cortiso.[119] corv-c.[258] crat.[102] crot-c. crot-h.[8] croto-t.[1125] **Cub.**[36] cuc-p.[1125] **Cupr.**[102] cupr-acet.[8] **Cupr-ar.**[102] curc.[1125] **Dig.**[5] dios.[102] diosm.[102] diph.[102] diphtox.[72] dol.[193] **DROS.** **Dulc.**[5] dys-co.[136] eberth.[149] **ECHI.** **Elaps** emb.[97] epig.[102] equis. equis-a.[1125] erig.[25] erio.[25] ery-a.[1125] **Eucal.**[77] euon.[102] euon-a.[1125] eup-c.[1125] **Eup-per.**[1125] eup-pur.[25] euph. euph-c.[77] euphr. excr-can.[269] fab.[102] fago.[102] fagu.[36] **Ferr.**[5] **Ferr-ar.** ferr-cit.[102] **Ferr-i.** **Ferr-m.**[54] **FERR-P.**[54] fil.[20] fl-ac.[46] **Flor-p.**[149] **Foen.**[1125] form.[102] form-ac.[102] franc.[72] fuch.[102] fum.[1125] gaert.[136] gala.[72] **Galeo.**[1125] **Gaul.**[1125] **GELS.** gins. glon. glyc.[102] glyc-g.[1125] gnaph.[1125] goss.[25] graph.[5] grat.[1125] **Grin.**[1125] **Guai.** guat.[119] **HAM.**[111] hecla.[102] hed.[144] hell. helo.[264] helod-c.[205] helon. **HEP.**[122] hern-g.[1125] hip-ac.[149] **Hippoz.** hir.[149] hist.[149] hoit.[149] **Hydr.**[8] hydr-ac.[102] hydrang.[102] hydrc.[102] hydrin-m.[102] hydro-c.[149] **Hyos.**[5] hyper.[85] iber.[25] ichth.[102] ign.[5] **Ilx-a.**[25] imp.[1125] **Inul.**[1125] **IOD.**[1] iodof.[102] **IP.**[5] ipom.[149] irid.[102] **Iris** iris-t.[102] jab.[1125] jug-c.[100] junc.[36] juni-c.[102] juni-v.[102] just.[97] **Kali-ar.**[58] **Kali-bi.**[8] **Kali-br.** **Kali-c.**[5] **Kali-chl.** kali-cit.[102] kali-fcy.[25] kali-hp.[25] **Kali-i.**[36] kali-m.[72] **Kali-n.**[5] **Kali-p.** **Kali-s.** kali-sil.[58] **Kalm.**[102] knau.[33] kola[1184] **Kreos.** kres.[149] lac-d.[85] lac-del.[204] **LACH.**[5] **Lachn.** lam.[1125] **Laur.**[5] **Led.**[5] lepro.[197] **Lept.**[47] levi-o.[1125] lil-t. lina.[1125] linu-c.[1125] **Linu-u.**[1125] lip.[72] lith-c.[25] **LOB.** lob-c.[72] lob-p.[72] lob-s.[25] lon-x.[102] **LYC.**[5] lycps. mag-c.[5] **Mag-m.**[187] mag-s.[119] magn-gr.[102] malar.[149] **Malv.**[1125] mand.[144] mang.[5] mang-m.[117] mang-s.[85] marr.[72] med.[56] melis.[1125] menis.[25] menthol[102] **MERC.**[5] **MERC-C.**[5] merc-cy.[54] merc-d.[10] merl.[1125] methyl.[85] mez. **Mill.** mom-b.[1125] morbill.[149] morg.[136] morg-g.[136] **Morph.**[8] mosch.[102] **Mur-ac.** myos.[25] myric.[193] **Myrrh.**[1125] myrt-c.[85] **Naja**[51] naphtin.[85] narc-ps.[85] nat-ar.[58] nat-c.[5] nat-h.[149] nat-hchls.[102] **Nat-i.**[102] **Nat-m.** nat-n.[93] **NAT-S.**[187] nat-s-c.[72] nat-sal.[171] nig-s.[1125] **Nit-ac.**[5] nit-m-ac.[36] **Nux-m.** **NUX-V.**[5] oena.[1125] ol-j.[25] ol-sant.[102] onon.[85] op. orig-v.[1125] osm.[36] ost.[142] ox-ac. pall.[102] par. parat.[149] **Pareir.**[1125] paro-i.[149] pen.[102] petr.[5] **Petros.**[1125] **Ph-ac.**[54] phase.[102] **PHOS.**[5] phys.[85] phyt.[54] pic-ac.[102] pice-e.[1125] piloc.[102] **Pimp.**[1125] **Pimp-a.**[1125] **Pin-s.**[1125] pineal.[102] pipe.[102] pitu-p.[149] pix.[72] plat. **PLB.**[5] plb-i.[102] plumbg.[102] plut-n.[222] pneu.[102] **Podo.**[193] poly-a.[1125] polyg. **Polym.**[102]

ENTZÜNDUNG; Innerlich (Forts.)
Prim-v.[1125] prot.[142] prun-v.[72] **Psor.**[56] **Ptel.**[187] pul-o.[1125] **PULS.**[5] pyrog.[56] queb.[85] quill.[1125] raja-s.[149] **Ran-b.**[5] ran-s. rat.[85] rham-cath.[85] rheum[5] rhod.[102] **RHUS-T.** rhus-v.[102] rob.[36] rubu-f.[1125] **Rumx.**[54] ruta[34] **Sabad.** sabal.[85] sabin. salv.[1125] **SAMB.**[1125] samb-e.[1125] **SANG.**[8] **Sanguin-n.**[102] sani-eu.[1125] sant.[45] **Santa.**[1125] **Sapo.**[1125] sarcol-ac.[149] saroth.[49] sarr.[36] sars. scolo-v.[1125] scroph-n.[142] **SEC.**[5] sel. **SENEC.**[171] **SENEG. SEP.** ser-ang.[102] **SIL.**[122] silphu.[25] sin-a.[1125] sin-n.[8] sol-n.[102] sol-t.[1125] solid.[102] solin.[38] **SPIG.**[102] **Spira.**[102] **SPONG.**[20] **SQUIL.**[58] **STANN.**[46] stann-i.[100] staph.[5] staphycoc.[77] stel.[85] **Stict.**[102] stigm.[102] still.[25] **Stram.**[5] strept.[149] stront-c. stroph.[85] stry.[102] succ.[102] sul-ac.[5] sul-i.[58] sulfa.[119] sulo-ac.[149] **SULPH.** sumb.[54] syc-co.[136] symph.[25] tab.[54] tama.[1125] **TARAX.**[149] tarent. tax.[102] tell.[149] **TER.** tere-ch.[149] teucr-sc.[1125] thal.[144] thlaspi[102] thuj.[34] thymu.[1125] **THYMU-V.**[1125] thyr.[85] til.[1125] toxo.[149] trif-a.[1125] trif-p.[1125] trig-f-g.[1125] tril.[25] **Tritic.**[102] trop.[1125] tub.[56] tub-a.[85] **Tub-k.**[102] tub-m.[149] tub-r.[149] **Tus-fa.**[1125] uran. uran-n. urea[85] urt-u.[85] **UVA.**[1125] v-a-b.[149] vac.[36] **Verat.**[5] **VERAT-V.**[171] verb. vesi.[102] **Viol-o.**[1125] **VIP.**[111] vip-a.[149] visc.[111] wies.[36] wye.[111] x-ray[119] yuc.[1125] zinc.[49] zinc-i.[137] zinc-val.[137] zing.[8] ziz.[85]

Knochen, Ostitis: achy.[149] **Acon.**[5] **Am-pic.**[102] anan. **Ang.**[5] ant-c. apis aran.[102] arg.[149] arn.[1125] ars. ars-i. **Asaf.**[58] **AUR.**[58] aur-ar.[58] aur-i.[58] **Aur-m. Aur-m-n.**[54] aur-s.[58] **Bell.**[102] benz-ac.[102] bry.[34] bufo[111] **Calc.**[58] calc-f.[137] calc-p.[102] **Calc-sil.**[144] canth.[102] **CAPS.**[122] carb-v.[34] carc.[207] cham.[1125] **Chin.** chin-s.[102] clem.[102] colch.[102] coloc. con.[5] conch.[36] cub.[36] **Cupr.**[8] des-ac.[149] dig. dulc.[34] dys-co.[136] eup-per.[34] euph. ferr-i.[54] ferr-p.[54] **FL-AC.** form-ac.[102] graph.[102] guai. gunp.[102] hecla.[54] **HEP.** iod.[102] kali-bi.[111] **Kali-i.**[8] kali-m.[102] kreos. **Lac-ac.** lach.[5] led. lepro.[197] **LYC.**[34] **Mag-m.**[5] mag-p.[102] **Mang.** menthol[102] **MERC.**[8] merc-c. merc-k-i.[110] merc-s.[102] **MEZ.** morg.[136] morg-g.[136] myris.[102] nat-c. nat-sal.[85] nat-sil.[58] **NIT-AC.** onis.[102] **Onos.**[102] **PH-AC. PHOS. Phyt.**[25] plat.[102] plb. **Psor. PULS.** pyrog.[144] rhod.[102] **Rhus-t. Ruta** sabin.[5] sarr. sars.[102] sep.[5] **SIL. Spig.**[5] **STAPH.**[58] staphycoc.[77] **Still.**[25] stront-c.[85] **Sulph.**[5] **SYMPH. Syph.**[144] tell.[102] thal.[144] thuj. trig-f-g.[1125] verat. visc.[77]
☞ *O; Knochen*

- **lange** Röhrenknochen: fl-ac.[85]
☞ *O; Knochen; Röhrenknochen, lange*

- **Osteomyelitis**: achy.[149] acon.[102] arg.[149] bell.[5] calc.[5] carc.[207] chin-s.[102] conch.[36] des-ac.[149] gunp.[102] ph-ac.[85] phos.[102] puls.[5] **Pyrog.**[144] sil.[5] **TRIG-F-G.**[1125]

◦ **chronisch**: carc.[207]

- **Periost,** Periostitis: **Acon.**[5] ant-c. **Apis** aran.[102] **Arn.**[1125] **Ars. Asaf.** aur. aur-ar.[58] **Aur-m. Bell.**[122] bry.[34] calc.[58] calc-f.[137] calc-p.[111] calc-sil.[144] cham.[1125] chin. clem.[102] colch.[102] con.[5] conch.[36] eup-per.[34] **Ferr-i.**[54] **Ferr-p.**[54] **FL-AC.** form-ac.[102] graph.[102] **Guai.**[102] **Hecla.**[54] hep.[5] **Iod.**[102] **Kali-bi.**[111] **Kali-i.** lach.[5] led. lyc.[34] **Mang. Merc. Merc-c. MEZ.** myris.[102] nat-sal.[85] **Nit-ac. PH-AC.** phos.[102] **Phyt.**[54] plat.[102] **Psor.** puls. rhod.[102] rhus-t. **RUTA**[122] **SABIN.**[5] sars.[102] sep.[5] **Sil. Staph. Still.**[102] sulph.[5] **SYMPH.**[1125] tell.[111] visc.[77]
☞ *O; Knochen; Periost • Karies; Knochen; Periost*

Knorpel, Chondritis, Perichondritis: **Alum.**[5] **ARG.** asaf.[58] **Bell.**[102] cham.[102] **Cimic.**[102] lob-s.[85] **Nat-m.** olnd.[102] **Plb.**[102] **Ruta**[102] sil.[58] stram.[58] syph.[111]
☞ *O; Knorpel, Beschwerden der*

Lymphangitis: abel.[149] acon.[102] acon-l.[102] aethi-a.[116] ail.[102] all-c.[116] alum-p.[58] **Am-c.**[102] **Anthr.**[102] **Apis**[102] aq-mar.[72] arn.[116] **ARS.**[809] ars-i.[102] asim.[102] astac.[102] **Aster.**[102] aur.[5] bac.[102] **BAR-C.**[5] bar-i.[102] bcg[149] **BELL.**[5] berb.[193] both-l.[102] **Brom.**[102] **BUFO**[809] **Buth-aust.**[119] **Calc.** calc-chln.[102] calc-f.[102] calc-i.[102] **Canth.**[5] carb-ac.[102] **Carb-an.**[102] carb-v.[116] caust.[102] **CHAM.**[5] **Chin-ar.**[116] **Cist.**[102] **Con.**[102] **Crot-h.**[809] cupr.[1] dulc.[102] **Echi.**[102] elaps[85] euph.[116] glech.[102] graph.[102] **Gunp.**[809] hecla.[102] **Hep.**[5] hippoz.[102] **HYPER.**[809] iod.[102] jug-c.[142] jug-r.[102] **KALI-C.**[5] kali-i.[102] kali-m.[102] **Lac-ac.**[102] lacer.[36] **LACH.**[809] **Lap-a.**[102] lat-k.[102] loxo-r.[240] mag-p.[102] **Merc.**[5] **Merc-i-f.**[102] **Merc-i-r.**[102] mygal.[102] **Myris.**[116] nat-s.[102] **NIT-AC.** nux-v.[5] petr.[5] phos.[5] phyt.[102] plan.[25] plb.[5] **PYROG.**[809] raph.[102] **RHUS-T.**[5] rhus-v.[102] salx-m.[142] sars.[5] sil.[102] spong.[102] **Still.**[102] sul-ac.[5] **Sulph.**[5] **Tarent-c.**[116] **Teucr.**[197] thuj.[5] urt-u.[1125] verat.[5] vip.[36]
☞ *O; Drüsen; Lymphdrüsen*

- **gonorrhoisch**: acon.[102] apis[102] **Bell.**[102] hep.[102] **Merc.**[102]

Muskeln, Myositis: **Arn.**[102] bell.[102] **Bry.**[102] calc-f.[193] **Cimic.**[809] ham.[58] hep.[102] kali-i.[102] merc.[102] **Mez.**[102] **Rhus-t.**[102] thuj.[193] tub.[193]

Nerven, Neuritis: abel.[149] achy.[149] **ACON.** aesc.[102] **All-c.**[102] allox.[149] **Alum-sil.** anan.[102] **Ant-c. Apis**[102] aq-mar.[149] aran.[149] aran-ix.[149] arg-n.[102] **Arn.**[102] **Ars.**[102] astra-e.[149] **BELL.** bell-p.[102] benz-d.[102] berb.[102] bov.[102] bry.[5] bufo[58] **Cact.** canth.[34] caps.[34] carb-an.[102] carbn-o.[72] **Carbn-s.**[72] caust. **Cedr.**[102] chin.[34] chloram.[149] **Cic.** cimic.[102] cina[37] **Coca** colch.[149] con.[102] cupr.[102] dig.[34] dubin.[102] euphr.[34] ferr-p.[102] **Gels.**[102] hell.[102] **Hep.** hydro-c.[149] **HYPER.**[102] iod. iodof.[72] **Ip.** kali-i. kali-s.[122] **Kalm.** kres.[149] lac-c. **Lec. Led.** lepro.[197] lyc.[34] menthol[102] **Merc.**[58] **Merc-c.**[102] morph.[102] **Nat-m.** nicc-s.[122] nit-ac.[58] **Nux-v.** pareir.[102] ph-ac.[102] **PHOS.** pic-ac.[102] plb. plb-p.[102] **Puls. Rhus-t.** rosm.[1125] salx-a.[1125] samb.[1125] sang.[137] sant.[102] sep.[34] **Sil.** sin-a.[1125] sin-n.[1125] spig.[5] **Stann.**[102] stram.[137] stront-c.[102] stroph.[137] stry.[102] sulfa.[119] sulph. tab. **Thal-s.**[102] thyr.[56] **Til.**[1125] torul.[1125] tril.[1125] **Urt-u.**[102] verat.[34] verat-v.[102] vip.[137] xan.[1125] zinc. zinc-p.[102]
☞ *O; Nerven, Beschwerden der*

<> - **Berührung** amel.: sang.[137]
☞ *M; Berührung, Berührtwerden; amel.*

- **Diphtherie,** bei: gels.[102]

- **Malaria,** bei: torul.[1125]

- **Taubheitsgefühl** und Kribbeln, mit: bov.[137]

- **Trinkern,** bei: torul.[1125]
  ☞ *Speisen und Getränke; Alkohol, alkoholische Getränke; agg.*
- **Verletzung,** nach: all-c.[102] bell-p.[102] **Hyper.**[102] ph-ac.[102] stram.[137]
  ☞ *M; Unfall, Beschwerden durch*
- **Multiple**: abel.[149] ars.[137] bov.[102] con.[102] morph.[102] stroph.[137] thal-s.[102] vip.[137]
- **Muskeln,** und korrespondierende, Neuromyositis: abel.[149]
- **Nervenscheiden**: acon.[58]

Schleimhäute: **ACON.**[5] aethi-a.[144] **Agar.**[5] agn.[5] **Alum.**[5] am-c.[5] am-m.[1] ambr.[5] anac.[5] anag.[1125] ant-c.[5] ant-t.[5] apis[102] arg.[5] **Arg-n.**[5] arn.[5] **ARS.**[5] ars-i.[25] arum-m.[1125] asaf.[5] asar.[5] **AUR.**[102] bar-c.[5] bar-m.[111] **BELL.**[5] benz-ac.[111] bism.[5] **Bor.**[5] bov.[5] **Bry.**[5] cadm.[1115] calad.[5] **Calc.**[5] calc-f.[102] camph.[5] cann-s.[5] **Canth.**[5] caps.[5] carb-an.[5] carb-v.[5] carbn-o.[36] caust.[5] **Cham.**[5] chel.[85] chen-am.[1125] chin.[5] cic.[5] cina[5] cist.[102] clem.[5] cocc.[5] coff.[5] colch.[5] coloc.[5] con.[5] cupr.[5] cycl.[5] dig.[5] **Dros.**[5] **Dulc.**[8] elaps[102] eucal.[77] euph.[5] euphr.[5] fago.[102] gels.[111] goss.[25] graph.[5] guai.[5] hell.[5] **Hep.** hydr.[102] hyos.[5] **Ign.**[5] iod.[5] ip.[5] **Kali-bi.**[102] kali-c.[5] **Kali-i.** kali-n.[5] kreos.[5] **Lach.**[5] **Lact.**[1125] laur.[5] lith-c.[25] lob-s.[25] lyc.[5] m-arct.[5] m-art.[5] m-aust.[5] mag-c.[5] mag-m.[5] **Malv.**[1125] mang.[5] menthol[102] meny.[5] **MERC.**[5] merc-c.[102] merc-i-r. mez.[5] mosch.[5] mur-ac.[5] nat-ar.[102] nat-c.[5] **Nat-m.**[5] nit-ac.[5] nux-m.[5] **NUX-V.**[5] op.[5] **Par.**[5] pen.[102] petr.[5] ph-ac.[5] **PHOS.** phyt.[111] plat.[5] plb.[5] podo.[1125] polyg. psor. **Puls.**[5] ran-b.[5] ran-s.[5] rhod.[5] rhus-t.[5] ruta[5] sabad.[5] samb.[5] sang.[111] sani-eu.[1125] sant.[45] santa.[1125] sars.[5] scam.[36] sec.[5] sel.[5] seneg.[5] **Sep.**[5] **Sil.**[5] spig.[5] spong.[5] **Squil.**[5] stann.[5] staph.[5] stict.[102] stront-c.[5] sul-ac.[5] **SULPH.**[5] teucr-sc.[1125] thuj.[5] verat.[5] wye.[111] zinc.[5]
  ☞ *O; Schleimhäute, Beschwerden der*

Sehnen, Tendinitis: acon.[34] am-c.[5] am-p.[102] anac.[122] ant-c.[54] ant-t.[85] apis[34] apisin.[5] arn.[34] ars.[34] ars-i.[111] aur.[34] aur-m-n.[272] bar-c.[34] bell.[54] bell-p.[122] benz-ac.[102] berb.[102] boerh.[1125] bry.[34] calc.[34] calc-f.[102] calc-p.[102] canth.[102] carb-v.[34] caust. cham.[34] chin.[34] con.[34] dulc.[34] ferr.[5] ferr-p. fl-ac.[102] graph.[54] guai.[5] hep.[34] iod.[54] kali-c.[34] kali-i. kali-m.[85] led. lyc.[34] lycpr.[122] merc.[34] nit-ac.[34] nux-v.[34] phos.[34] phyt. puls.[54] **Rhod.** **Rhus-t.**[34] ruta[85] sabin.[102] sep.[34] sil.[54] slag[102] staph.[34] stel.[102] stict.[54] sulph.[34] thlaspi[1125] thuj.[34] tub.[102] verat.[34] verat-v.

- **Synovitis**: **Acon.**[34] **Am-p.**[102] ant-c.[54] ant-t.[85] apis[34] arn.[34] ars.[34] aur.[34] bar-c.[34] bell.[54] bell-p.[122] **Benz-ac.**[102] **Berb.**[102] boerh.[1125] bry.[34] calc.[34] calc-f.[102] calc-p.[102] canth.[102] carb-v.[34] caust. cham.[34] chin.[34] con.[34] dulc.[34] ferr-p. fl-ac.[102] graph.[54] **Hep.**[34] iod.[54] kali-c.[34] kali-i. led. lyc.[34] lycpr.[122] merc.[34] nit-ac.[34] nux-v.[34] phos.[34] phyt. puls.[54] **Rhus-t.**[34] ruta[85] **Sabin.**[102] sep.[34] sil.[54] slag[102] staph.[34] **Stel.**[102] stict.[54] sulph.[34] thlaspi[1125] thuj.[34] tub.[102] verat.[34] verat-v.
  - **Kälte,** durch: acon.[34] bell.[34] bry.[34] cham.[34] chin.[34] dulc.[34] graph.[34] lyc.[34] merc.[34] nux-v.[34] phos.[34] puls.[34] rhus-t.[34] sep.[34] sulph.[34] verat.[34]
  - **Verletzung,** durch: arn.[34] bar-c.[34] con.[34] hep.[34] rhus-t.[34] ruta[34] staph.[34] sulph.[34]
  - **Schleimbeutel,** Bursitis: ant-c.[54] apis[54] bell.[54] **Bell-p.**[122] graph.[54] hep.[54] iod.[54] **Lycpr.**[122] puls.[54] **Ruta**[85] **SIL.**[54] **Stict.**[54] **Sulph.**[54]
  - **syphilitisch**: apis[34] ars.[34] hep.[34] merc.[34] nit-ac.[34] sulph.[34] thuj.[34]
    ☞ *Syphilis*
- **Vaginitis**:
  ☞ *Synovitis*

seröse Häute: **Acon.** am-c. **APIS** **Apoc.**[122] arg. **ARS.** ars-i. asaf. **Aur.** aur-ar.[58] aur-i.[58] **Aur-m.** aur-s.[58] bell. benz-d.[102] **BRY.** **CALC.** calc-p. **Carb-v.** cedr.[102] colch. cop.[85] **Dubin.**[102] euph-pi.[71] ferr. fl-ac. **Gels.**[102] **HELL.** indg. **Iod.** jac.[85] **Kali-c.** lach. **Led.** **LYC.** lycpr.[142] mag-m. **Merc.**[58] merc-c.[102] **Nat-m.** oena.[1125] petr.[58] **Ph-ac.** **Phos.** pic-ac.[102] pip-n.[85] plat. **Psor.** **Puls.** rhus-t.[58] samb. sant.[102] seneg. **SIL.** spig.[5] **Squil.** **Stram.** **Sulph.** **Ter.** toxo.[149] zinc.

stellenweise: aloe apis ars.[36] kalm.[36] merc-c. rhus-t.[36] sars.

Zellgewebe: **Apisin.**[5] arn.[102] **Ars.**[5] bapt.[102] bell.[5] bry.[137] cod.[36] crot-h.[102] gad.[5] graph.[5] **Hep.**[102] hydrc.[102] **Lach.**[102] mang.[102] med.[85] merc.[137] **Merc-i-r.**[102] myris.[5] **Rhus-t.**[102] **Sil.**[5] sul-i.[111] sulph.[5] tarent-c.[137] verat-v.[102] vesp.[102]
- **Entbindung,** nach der: hep.[102] **Rhus-t.**[102] verat-v.[102]
  ☞ *M; Wehen, Entbindung; Wochenbett, im*
- **Beckenregion**: med.[85]

chronisch: abrot.[116] acon-l.[102] adlu.[149] adon.[102] **Adren.**[102] aesc.[25] agar.[58] ail.[102] alco.[36] alf.[102] aln.[102] aloe[1125] **Alum.**[5] alumn. am-be.[102] am-br.[102] **Am-caust.**[102] am-i.[102] am-p.[102] ampe-qu.[25] anag.[1125] anet-g.[1125] **Ant-ar.**[102] ant-c.[54] ant-s.[102] ant-t.[102] apis[31] aran.[144] aran-ix.[144] arbu.[102] **Arg.**[5] arg-cy.[142] **Arg-n.** arist-cl.[119] arn. **ARS.**[5] ars-br.[102] **Ars-i.**[102] arum-d.[25] arum-t.[25] astac.[102] **Aur.**[5] aur-ar.[102] **Aur-i.**[102] **Aur-m-n.**[54] bad.[102] bals-p.[25] **Bar-c.** bar-i.[102] bar-m. bar-s.[58] **Baros.** bcg[149] bell.[54] bell-p.[119] **Benz-ac.**[102] berb.[102] beryl.[149] **Betul.**[1125] **Bor.**[5] bov.[1125] brach.[102] brom.[5] bry.[5] but-ac.[149] **Cact.**[102] cadm-s.[8] cael.[149] calam-a.[1125] **CALC.**[5] calc-ar.[102] calc-caust.[116] calc-f.[102] calc-i.[102] calc-p.[102] calc-sil.[58] calcul-r.[102] calen.[102] **Camph.**[54] cand-a.[239] cann-i.[102] **Cann-s.**[102] **Canth.**[102] caps.[187] carb-ac.[25] carb-an.[102] **CARB-V.**[5] **Carbn-s.** carc.[146] card-b.[1125] card-m. caul.[102] **CAUST.**[5] cedr.[25] chelo.[142] **Chim.**[102] chin.[5] chin-ar.[102] chin-s.[102] cimic.[102] cinnb.[102] **Cist.**[102] cit-ac.[102] clem.[116] **Cob.** coc-c.[102] coca[25] coch.[142] colch.[102] colchin.[102] coll.[2111] coloc.[5] con.[34] conv.[102] **Cop.**[100] corn. cory.[102] cot.[102] crat.[102] **Crot-h.**[102] croto-t.[20] cub.[102] cund.[1125] **Cupr.**[5] cyt-l.[119] dig.[8] dros.[5] dubin.[72] **Dulc.**[102] dys-co.[136] elaps[102] eos.[102] **Epig.**[102] ery-a.[102] eucal.[102] euon.[102] **Eup-pur.**[102] euph.[102] **EUPHR.**[5] excr-can.[269] fab.[85] ferr.[5] ferr-ar.[102] ferr-cit.[102] ferr-i.[102] ferr-p.[102] ferr-pic.[102] fil.[102] **Fl-ac.** flor-p.[149] form-ac.[102] frag.[102] fuc.[116] **Gent-l.**[1125] ger-r.[1125] glon.[102] gran.[1125] graph.[5] grin.[102] guai.[5] **Ham.** hecla.[102] hed.[119] helon.[102]

ENTZÜNDUNG; chronisch (Forts.)
HEP.[5] **HERN-G.**[1125] hip-ac.[149] **Hydr.**[8] hydr-ac.[102] hydrin-m.[102] hyos.[5] ichth.[116] ign.[54] **IOD.**[5] **Ip.**[1125] irid.[102] **Iris**[1125] jatr.[1125] **Jug-c. Juni-c.**[1125] juni-v.[100] kali-ar.[102] **Kali-bi.**[91] kali-br.[25] kali-c.[34] **Kali-chl.**[8] kali-cit.[102] **Kali-i.**[111] kali-m.[102] **KALI-S.**[168] kalm.[102] **Kreos.**[5] kres.[144] lac-ac.[102] lac-c. **Lach.**[5] lachn.[25] lap-a.[102] lappa[1125] lath.[102] led.[5] lith-be.[102] lith-c.[102] lith-sal.[116] lon-x.[102] **Lyc.**[5] lythr-s.[1125] mag-f.[149] mag-m. mag-s.[119] mand.[144] **Mang.**[5] med.[102] **Merc.**[137] **Merc-c.**[102] merc-cy.[102] merc-d.[102] merc-i-f.[102] merc-i-r.[102] mez.[5] **Mom-b.**[1125] morg.[136] mut.[136] myric.[142] naja[25] nat-ar.[8] nat-br.[102] **Nat-c.**[102] nat-hchls.[102] **Nat-i.**[102] **Nat-m.**[5] nat-p.[102] nat-s.[8] nat-sel.[102] **Nit-ac.**[5] **Nux-v.**[1125] nym.[25] ol-j.[25] ol-sant.[102] onon.[85] onop.[149] op.[102] **Orig.**[1125] **Orthos.**[1125] **Ox-ac.**[102] **Par.**[102] **Pareir.**[102] pen.[102] petr.[5] **Petros.**[56] ph-ac.[5] **PHOS.**[5] **Phyt.**[25] pic-ac.[72] piloc.[102] pimp.[1125] pip-m.[102] pipe.[102] plan.[1125] plan-l.[1125] **Plb.**[102] plb-i.[102] plumbg.[102] podo.[25] **Pop.**[102] prun.[102] psor.[54] ptel.[54] **Puls.**[102] pyro-r.[1125] **Querc-r.**[1125] rad-br.[111] ran-s. rhod.[102] rhus-a.[102] rhus-t.[5] rhus-v.[54] **Rumx.**[102] ruta[102] sabad.[5] **Sabal.**[102] sabin.[5] sal-ac.[102] sal-mar.[102] **Sang.** sanguin-n.[102] **Sani-eu.**[1125] sant.[102] saroth.[102] sars.[116] scirr.[102] scroph-n.[102] sec.[102] **Sel.** senec.[102] seneg.[5] **Sep. SIL.**[5] silphu.[25] **SOLID.**[102] solin.[102] **Spig.**[5] spong.[5] squil.[102] **Stann.**[5] **Staph.**[5] stict.[25] stigm. still.[102] stroph.[85] stry.[102] sul-ac.[102] sul-i.[111] sul-ter.[102] **SULPH.**[5] sumb.[102] sym-r.[1125] **SYMPH.**[1125] tab.[102] tax.[102] **Tell.**[102] **Ter.**[102] teucr.[116] thal-s.[102] thiosin.[102] thlaspi[102] **Thuj.**[5] thym-gl.[102] **Thymu-v.**[1125] thyr.[102] tritic.[102] tub.[102] tub-k.[102] **Uran-n.**[102] urea[102] urt-u.[116] **Uva.**[102] v-a-b.[149] verat.[5] vesi.[102] vip.[111] vip-a.[149] visc.[1125] **Wye.**[102] xanth.[54] zea-i.[102] zinc.[102] zinc-pic.[102] zing.[1125]
☞ *Chronizität*

- **Appendizitis**:
▤ *ABDOMEN; C; Entzündung, Peritonitis, Enteritis usw.; Colitis, Kolon; Appendizitis; chronisch*

- **Drüsen**: acon-l.[102] **Ail.**[102] **Aln.**[102] apis[102] ars.[102] ars-br.[102] **Ars-i.**[102] arum-d.[102] astac.[102] aur.[102] **Bad.**[102] **Bar-c.**[102] **Bar-i.**[102] bar-m.[102] **Brom.**[102] **Calc.**[102] **Calc-f.**[102] **Calc-i.**[102] calc-p.[102] calen.[102] **Carb-an.**[102] **Cist.**[102] **Clem.**[102] **Con.**[102] cory.[102] crot-h.[102] dulc.[102] ferr-i.[102] fil.[102] graph.[102] hep.[102] **Iod.**[102] **Kali-i.**[102] lach.[102] **Lap-a.**[102] lyc.[102] med.[102] merc.[102] merc-cy.[102] merc-i-f.[102] **Merc-i-r.**[102] nit-ac.[102] **Phyt.**[102] psor.[102] rhus-t.[102] **Rumx.**[102] sal-mar.[102] scirr.[102] **Scroph-n.**[102] **Sil.**[102] **Spong.**[102] **Sulph.**[102] tax.[102] thiosin.[102] thuj.[102] tub.[102] urea[102]
▤ *FIEBER, HITZE; C; Drüsenfieber, Mononukleose, akut oder chronisch*

- **Eileiter,** Salpingitis:
▤ *WEIBLICHE GENITALIEN; C; Entzündung; chronisch; Eileiter*

- **Gelenke,** Arthritis deformans: abrot.[116] **Am-p.**[102] ant-c.[102] aran.[144] aran-ix.[144] arbu.[102] arn.[102] **Ars.**[5] aur.[5] **Benz-ac.**[102] **Calc.**[102] calc-caust.[116] calc-f.[144] calc-p.[116] calcul-r.[102] caul.[102] **Caust.**[5] **Chin.**[102] **Cimic.**[102] cit-ac.[102] clem.[116] colch.[102] colchin.[102] cupr.[5] eos.[102] euphr.[144] ferr-i.[102] ferr-pic.[102] fl-ac.[144] form-ac.[116] frag.[102] graph.[116] guai.[5] hed.[144] hep.[5] ichth.[116] **Iod.**[102] **Kali-br.**[102] **Kali-i.**[102] kalm.[144] lac-ac.[102] **Led.**[102] lith-be.[116] lith-c.[116] lith-sal.[116] lyc.[102] mand.[144] mang.[116] merc.[5] merc-c.[102] nat-br.[102] nat-p.[102] nat-s.[102] nit-ac.[116] onop.[149] pip-m.[102] **Pipe.**[102] **Puls.**[5] rad-br.[111] rhod.[102] **Sabin.**[5] sal-ac.[102] sars.[116] sep.[102] **Sil.**[116] staph.[116] sul-i.[144] **Sul-ter.**[102] **Sulph.**[102] symph.[144] **Thuj.**[116] thym-gl.[102] thyr.[102] urt-u.[116] visc.[144]

- **Knochen**: aur.[102] calc-p.[102] hecla.[102] nit-ac.[102]
☞ *Knochen, Ostitis*

- **Leber,** Hepatitis:
▤ *ABDOMEN; C; Entzündung, Peritonitis, Enteritis usw.; chronisch; Leber*

- **Prostatitis**:
▤ *MÄNNLICHE GENITALIEN; C; Entzündung; chronisch; Prostata*

- **Sinusitis**:
▤ *NASE; C; Chronisch, Sinusse*

- **Tonsillitis**:
▤ *INNERER HALS; C; Entzündung, einfache, Halsweh; chronisch; Tonsillen*

eitrig, Schleimhäute: cop.[85] jac.[85] **Merc.**[58] pip-n.[85]
☞ *seröse Häute*

Fokus: arn.[1125] **Phyt.**[1125] symph.[1125]

- **Gelenke**: **Phyt.**[1125]

gangränös: all-c.[122] anthr. apis[36] **ARS.**[34] bani-c.[1237] bapt.[58] **Bell.**[34] both-l.[36] brass.[36] **CANTH. Carb-an. Carb-v.** carbn-o.[36] **Chin. Colch. Crot-h.** cupr.[122] echi.[77] euph.[1] hep. **Iod.** kali-chl.[102] kali-i.[36] kali-n.[1] **Kali-p.** kreos.[58] **LACH.**[34] lyc.[85] merc. naja[85] op.[36] **Phos. Plb.** ran-s.[36] **Rhus-t.**[34] **SEC.**[36] **SIL.** squil.[36] sulph.[34]
☞ *Farbe, Verfärbung; schwarze Verfärbung äußerer Partien, Gangrän* ▤ *HAUT; C; Erysipel; gangränös • HAUT; C; Gangrän, durch Verbrennungen oder gangränöse Wunden*

- **Masern,** bei: ars.[102] kali-chl.[102] lach.[102]
☞ *M; Masern; während Masern*

➡ - **erstreckt** sich über den Körper: **Sec.**[36]

- **Schleimhäute**: carbn-o.[36]
☞ *Schleimhäute*

◉ - **kalt**: squil.[36]

- **trocken**: **Sec.**[36]

Gicht, Gelenke: acon-f.[102] am-p.[102] form-ac.[102] frax-e.[102] kali-br.[102] kali-sil.[102] nat-s.[102] pin-s.[102] pipe.[102] plb.[102] prim-v.[102] rad-br.[102] vinc.[102]
☞ *O; Gelenke*

katarrhalisch, Schleimhäute: alum.[5] anag.[1125] arg.[5] bar-c.[5] benz-ac.[111] bov.[1125] carb-an.[5] caust.[5] chen-am.[1125] clem.[5] con.[5] dulc.[5] kali-i.[111] **Lact.**[1125] mang.[5] nit-ac.[5] plb.[5] sil.[5] sul-ac.[5] sulph.[5] thuj.[5]
☞ *O; Schleimhäute, Beschwerden der • Schleimhäute • Katarrh*

linear, Lymphdrüsen: loxo-r.[240]
☞ *Drüsen, Adenitis • Lymphangitis*

Operation, durch: acon.[102] **Anthr.**[102] arn.[102] ars.[102] ars-i.[102] **Bell.**[102] bell-p.[102] calc-s.[102] calen.[102] echi.[102] gunp.[102] **Hep.**[102] hyper.[102] iod.[102] merc-c.[102] merc-i-r.[102] myrt-c.[102] **Pyrog.**[102] rhus-t.[102] **Sil.**[102]

passiv: **Dig.**[102] **Gels.**[102] puls.[102] sulph.[102]

plötzlich: abrot.[162] acon.[1] arum-t.[25] bell.[1]

Resorption, zur Förderung der: ant-t.[102] apis[102] **Kali-i.**[102] kali-m.[102] lyc.[102] phos.[102] sulph.[102]

rheumatisch:

- **Gelenke**: arg.[100] **Arg-n.**[85] bry.[1125] carc.[207] cham.[85] **Cot.**[100] **Hyper.**[100] ign.[85] lac-ac.[171] merc.[58] zinc.[85]

- **Nerven**: aran-ix.[149] **Til.**[1125]
  ☞ *Nerven, Neuritis*

skrofulös, synovial: ant-c.[34] apis[34] ars.[34] aur.[34] bar-c.[34] bell.[34] calc.[34] carb-v.[34] dulc.[34] hep.[34] iod.[34] kali-c.[34] lyc.[34] merc.[34] nit-ac.[34] nux-v.[34] phos.[34] puls.[34] rhus-t.[34] sep.[34] sil.[34] sulph.[34]

tuberkulös, Drüsen: buni-o.[149]

ERGUSS, drohender: **Apis**[102] **Bry.**[102] chin.[102] cic.[102] **Hell.**[102] iodof.[102] op.[102] tub.[102] **Zinc.**[102]

ERHITZT sich leicht: am-c.[5] **Carb-an.**[5] nat-m.[5] nit-ac.[5] sep.[5]

ERHÖHUNG aller Körperkräfte, vor Eintritt von Konvulsionen: **Cann-i.**[86] **Coff.**[86] **Phos.**[86] **Pip-m.**[86]

ERHOLUNG, langsame, nach Entbindung: **Graph.**[54]
☞ *M; Wehen, Entbindung; Wochenbett, im*

ERNÄHRUNGSSTÖRUNGEN:
☞ *Abmagerung; allgemeine Arzneien • Speisen und Getränke*

ERREGUNG, Anregung, Gefühl von: ail. alco.[36] bapt.[25] benz-ac.[36] cann-i.[25] cinnb.[36] lac-ac.[36] lyss. nit-ac. nitro-o.[36] nux-v. phys. sang.[25] stry. tanac.[36]

Bewegung agg.: cann-i.[36]

Nerven: bapt.[25] cann-i.[25] sang.[25]
☞ *O; Nerven, Beschwerden der*

angenehm: cann-i.[25]

ERREGUNG, Muskeln, Muskelfasern: arg-n.[36] cor-r.[36] nitro-o.[36] plb.[36] **Stram.**[36] stry.[36] tab.[36]

nachts: cor-r.[36]

Delirium, im: plb.[36]

Konvulsionen, bei klonischen: tab.[36]

Vibrieren: nitro-o.[36]

ERSCHLAFFUNG: acet-ac.[58] achy.[149] acon.[5] aeth.[111] agar. **Agn.**[5] **ALOE** alum.[5] am-c. am-m. ambr. aml-n.[36] amyg-am.[54] ang.[5] anh.[144] **Ant-c.**[5] **Ant-o.**[36] ant-t.[5] **APIS** apisin.[5] apoc.[102] apom.[36] aran.[25] arg.[58] **Arn.** ars. art-v.[81] asaf. asar.[5] astac. atra-r.[156] atro.[36] aur.[5] bani-c.[204] bar-c.[5] bar-m.[36] bar-s.[58] bell.[5] bism.[5] bor. bry. cahin. **Calad. Calc.** calc-br.[85] calc-p. calc-sil.[58] camph.[4] canth. caps. carb-ac. carb-an.[36] **Carb-v.**[5] carbn-chl.[36] **Carbn-h. Carbn-o.**[36] carbn-s.[36] cass.[36] caul.[25] caust.[5] cham. chel.[5] **Chin.** chin-ar. chin-s.[36] chlor.[36] cic. cina[5] **CLEM.**[1] coca[111] cocc.[5] **Coff.**[36] colch.[171] coloc.[5] **Con.**[5] cortiso. croc. crot-c. crot-h.[36] croto-t.[137] **Cupr.** cur.[111] cycl.[58] dig. **Dios.**[36] dros.[5] dulc.[5] ephe.[267] euph. **Ferr.** ferr-ar. ferr-i. **Ferr-p.** fl-ac.[5] **Gels.** get.[36] gink.[227] graph. grat.[36] guai. guare.[36] ham. **Hell.** helo.[111] hep. hydr.[58] hydr-ac.[36] hydrc. hydrog.[222] hyos.[5] ign.[5] iod. ip. iris jug-r.[36] kali-ar. **Kali-bi.** kali-c. kali-chl.[58] kali-n.[5] kali-p. kali-s.[58] **Lach.** lappa[54] laur. **Lec.** linu-c.[36] lith-c. **LYC.**[1] m-arct.[5] mag-c. **Mag-m.** mag-p.[111] mang.[58] meny.[5] **Merc.**[5] merc-c.[5] merc-i-r.[85] morph.[36] mur-ac.[5] murx.[58] naja[102] nat-ar.[111] nat-c. **Nat-m.** nat-p.[58] **Nit-ac.**[5] **Nuph.** nux-m.[5] **Nux-v.**[36] ol-an. olnd.[5] **OP.** ox-ac.[36] oxyt.[102] par.[5] **Petr. Ph-ac. PHOS.**[5] phys.[36] phyt.[111] pic-ac. plat.[5] plb. **Psor. PULS.** pyrog.[137] ran-s.[5] rheum rhod.[5] **Rhus-t.** ruta[5] sabad. sabin.[5] samb.[5] sanic.[85] **Sec. Sel.**[5] seneg. sep. **Sil.**[1] sol-n. spig.[5] spong. stann.[5] **STAPH.** stram.[5] sul-ac. sul-h.[36] sul-i.[58] **SULPH.** sumb. **TAB.** tarax.[5] tarent.[36] ter.[36] thuj.[1] tril.[102] **Tub.** uran.[269] **Uran-n.**[8] ust.[25] valer.[5] verat.[5] verat-v. **Viol-o.** viol-t.[5] vip. zinc.[5] zing.
☞ *Aussehen (Augen, Gesicht, Haarfarbe); helles, blondes Haar; • Schlaffes Gefühl*

morgens: laur.[36] nux-v.[36]

vormittags: **Arn.**[36]

nachmittags: phys.[36] thuj.[36]

abends: grat.[36]

Bewegung, nach: plb.[36]
☞ *M; Bewegung; nach*

Diarrhö, bei: apoc.[36]

Essen, nach: ph-ac.[5]
☞ *M; Essen; nach*

Frühstück, nach dem: ars.[36]

Gehen, nach: lyc.[36]

Hinlegen, vor dem: mag-m.[36]
☞ *M; Liegen; vor dem Hinlegen*

Koitus, nach: **Agar.**[54] sep.[36]

Konvulsionen, nach: art-v.[81]

Samenerguss, nach, untere Körperhälfte: nux-v.[36]
☞ *M; Samenergüsse; agg.*

Schweiß, während: apisin.[5] carb-v.[5] caust.[5] **Chin.**[5] **Lyc.**[5] merc.[5] **Petr.**[5] **Ph-ac.**[5] phos.[5] samb.[5] **Sel.**[5] spong.[5] stann.[5] valer.[5]
☞ *M; Schweiß; während Schweißabsonderung*

Sitzen, beim: agar.[36]

Wehen, Entbindung, während: caust.[54] sec.[54]
☞ *M; Wehen, Entbindung; während*

Bindegewebe: calc.[58] calc-br.[85] caps.[85] ferr-i.[85] hep.[85] kali-c.[85] mag-c.[85] merc-i-r.[85] nit-ac.[85] sec.[85] spong.[85]

Muskeln: acet-ac.[122] aeth.[111] **Agar.** alum.[5] ambr. amyg-am.[54] ang.[5] anh.[144] ant-t. apoc.[102] arg.[58] arn. **Ars.** asaf. atro.[36] bani-c.[204] bar-m.[36] bar-s.[58] bell.[54] bor. bry. **CALC.** calc-sil.[58] camph. canth. **CAPS.** carb-ac.[111] carb-an.[36] carbn-o.[36] carbn-s.[36] caust.[5] **Cham.** chin. chin-ar. chlor.[36] cic. **Clem.** coca[111] **COCC. COLCH.**[171] **Con.** cortiso. **Croc. Crot-c.** crot-h.[36] cupr. cur.[111] cycl.[58] dig. **Dios.** dros.[5] euph. **Ferr.** ferr-ar. ferr-i.[85] fl-ac.[5] **GELS. Graph.** guare.[36] **Hell.** helo.[111] hep.[85] hydr. hydr-ac.[36] hydrog.[222] **Hyos. Iod. Ip.** jug-r.[36] kali-ar. **KALI-C.** kali-chl.[58] kali-n.[5] kali-p.[111] kali-s.[58] lach. laur. **Lyc. Mag-c.** mang.[58] merc. morph.[36] mur-ac. murx.[58] naja[102] nat-c. nat-p.[58] nit-ac.[85] nux-m. nux-v.[36] olnd.[5] op. oxyt.[102] ph-ac.[5] **PHOS.** phys.[36] plat. plb. puls. rheum sabad. **Sec. Seneg. Sep.** sil. sol-n. spig. **Spong.** stram.[5] sul-ac. sul-h.[36] **Sulph.** tab.[111] ter.[36] thuj. tub.[111] **Verat.**[5] verat-v. viol-o. zinc.[5]
☞ *Schwäche; Muskeln*

- **Schließmuskeln**: apoc.[102] carbn-o.[36] naja[102] oxyt.[102]

ERSCHÖPFUNG:
☞ *Schwäche*

ERWEICHUNG:

Drüsen: cham.[137] **CON.**[5] **IOD.**[5] **Nit-ac.**[5]

innerlich: **Calc.**[5] kreos.[5]

Knochen: allox.[149] am-c. arg.[149] **ASAF.** aur.[5] bac.[62] **Bell.** cadm.[119] **CALC.** calc-f. **Calc-i.**[102] calc-p. chlorpr.[149] cic. con.[54] cortico.[119] cortiso.[119] dys-co.[136] **Ferr.**[5] **Ferr-i.**[54] ferr-m.[54] **Ferr-p.**[54] **Guai.**[5] hecla.[54] **Hep.** iod.[102] ip. **Kali-i.**[54] **Lac-c.**[54] **Lyc.** **MERC.** merc-c.[5] mez. **Nit-ac.** nux-m.[54] **Ol-j.**[54] parathyr.[149] petr. **Ph-ac.**[5] **Phos.** plb. **Psor.**[54] **Puls.** rhod. ruta **Sep.** **SIL.** staph. **Sulph.** **SYMPH.**[1125] syph.[58] ther. thuj.[54]
☞ *O; Knochen • Brüchige Knochen; allgemeine Arzneien • Karies; Knochen* ▥ *KLINISCHES; C; Rachitis*

- **Röntgenstrahlen,** durch: cadm.[119] cortico.[119] cortiso.[119]
☞ *M; Röntgenstrahlung, Einwirkung von*

- **Verletzungen,** nach: cortiso.[149]
☞ *M; Unfall, Beschwerden durch*

ERWEITERUNG, Ausdehnung:
☞ *Schwellung*

EXOSTOSE: am-c.[10] anan.[85] ang. **ARG.** asaf.[5] **AUR.**[5] **AUR-M.**[58] bad. **CALC.**[5] **CALC-F.** **Calc-p.**[54] carb-an.[5] carbn-s.[58] caust.[137] choc.[222] cinnb. coloc.[5] crot-c. daph.[85] **Dulc.**[5] **Ferr-i.**[54] **Fl-ac.** form.[137] gnaph.[102] graph.[54] guai.[5] **Hecla.**[25] hep. kali-bi.[85] **Kali-i.**[54] kreos.[5] lap-a.[102] **Lyc.**[5] mag-m.[1] **Maland.**[102] mangi.[197] **MERC.**[5] **Merc-c.**[20] **Merc-p.**[102] **Mez.**[5] nat-c.[1] **Nit-ac.**[58] **PH-AC.**[5] **PHOS.**[5] **Phyt.** **Plb.**[10] **Plb-acet.**[102] **Puls.** rhus-t.[5] **Ruta** sabin.[34] **Sars.**[5] **SIL.**[5] spig.[5] spong.[36] staph.[5] still.[102] stront-c.[5] sul-i.[111] sulph.[5] syph.[58] **Zinc.**[10] zinc-m.[122]
☞ *Tumoren; zystisch, Steatom • Verhärtungen, Indurationen*

Ekzem, nach Unterdrückung von: sulph.[137]

Verletzung, nach: calc-f.[137]
☞ *M; Unfall, Beschwerden durch*

◉ **schmerzhaft**: **Aur.** carbn-s.[58] daph.[137] **Kali-i.** **MERC.** syph.[58]

syphilitisch: **Calc-f.**[102] fl-ac.[102] **Hecla.**[102] hep.[137] merc.[137] merc-p.[102]
☞ *Syphilis*

FÄCHELN, Zufächeln von Luft:

Empfindung, als würde Luft zugefächelt: aur.[137] **Camph.** canth. caust.[116] **Chel.** **Chin.**[137] coloc.[116] **Cor-r.** croc. **Culx.**[137] **FL-AC.** graph. helo.[137] **HEP.**[137] hydrog.[222] **Lac-d.** **Laur.** lil-t.[137] med.[137] **Mez.**[116] **Mosch.** naja[137] nat-m.[137] **Nux-v.** olnd. petr.[137] **Puls.**[162] rhus-t. sabin. samb. sel.[137] sep.[137] spig. squil. stram. sulph.[137] syph.[137] ther.[137] thuj.[137] thyr.[137] **Zinc.**
☞ *M; Luftzufächeln amel. • Wind, Zugluft, Empfindung wie durch*

Verlangen danach: apisin.[5] ars.[5] bapt.[111] **CARB-V.**[54] caust.[5] chin.[54] chlol.[111] ferr.[22] glon.[58] hist.[149] kali-n.[5] lach.[5] lyc.[5] **MED.** musa[197] nux-m.[5] puls.[54] **Sec.**[5] sulph.[54] tab.[58] term-a.[192] zinc.[5]
☞ *Luft; frische Luft, im Freien; Verlangen nach frischer Luft*

<> - **Blutung,** bei uteriner: carb-v.[54] chin.[54]

- **Fieber,** während: term-a.[192]
☞ *M; Fieber; während*

- **Konvulsionen,** während: carb-v.[54]

- **Plazentaretention,** bei: sulph.[54]

- **Wehen,** Entbindung, während: carb-v.[54] chin.[54] puls.[54] sulph.[54]
☞ *M; Wehen, Entbindung; während*

FADEN, Empfindung wie von einem: agar-em.[85] aur.[5] bry.[5] bufo[111] choc.[222] coc-c. **Coloc.**[5] croc.[102] **Ign.**[5] kali-c.[137] **Lach.**[5] lil-t.[122] lyc.[85] mosch.[5] mur-ac.[5] nat-m.[5] nux-m.[5] nux-v.[5] **Osm.** par.[5] **Plat.**[5] sabad.[5] **VALER.**[5] zinc.[5]
☞ *Haargefühl, Empfindung, wie von einem Haar • Schmerz; ziehender Schmerz;*

nachmittags, beim Liegen: nux-v.[36]

◉ **gespannt,** wie vom Kopf zum Arm etc.: lach.[137]

FAHREN in Wagen, Waggons, Abneigung dagegen: psor.[36]

FALLEN, Hinfallen:

allgemeine Arzneien: ang.[5] ars.[5] aur.[5] bell.[5] bufo[137] calc.[5] camph.[5] caust.[5] cic.[5] cina[5] cocc.[5] cupr.[5] glon.[111] hell.[5] hydr-ac.[111] **Hyos.**[5] ip.[5] lach.[5] laur.[5] m-art.[5] mag-c.[5] mang.[137] merc.[5] nit-ac.[5] nux-m.[5] nux-v.[5] phos.[5] plat.[5] plb.[5] sec.[5] stram.[5] stront-c.[5] sulph.[5]

<> - **Bewusstlosigkeit,** mit: **Aur.**[5] **Bell.**[5] bufo[137] **CALC.**[5] **CAMPH.**[5] caust.[5] cic.[5] **Cina**[5] cocc.[5] cupr.[5] glon.[111] hydr-ac.[111] **Hyos.**[5] **Ip.**[5] **Lach.**[5] laur.[5] **Plb.**[5] sec.[5]

◦ **Schreien,** mit: bufo[137]

- **Bewusstsein,** bei: **Ang.**[5] camph.[5] **CINA**[5] hell.[5] m-art.[5] **MAG-C.**[5] merc.[5] **Nux-m.**[5] nux-v.[5] **Phos.**[5] **PLAT.**[5] **Stram.**[5] stront-c.[5] **Sulph.**[5]

- **rollt** herum, und: cic.[137]

◉ - **plötzlich,** beim Gehen oder Stehen: mang.[137]

Empfindung, als würde er Fallen: agar.[5] agn.[5] ang.[5] arg.[5] ars.[5] bapt.[111] bar-c.[5] bell.[5] benz-n.[36] bov.[5] bry.[5] bufo[137] calc.[5] calc-p.[111] calen.[45] camph.[5] caust.[5] cic.[5] cina[5] clem.[36] cocc.[137] con.[5] crot-c.[36] croto-t.[5] cupr.[5] dig.[5] elaps[36] form.[36] glon.[111] graph.[5] guai.[5] hell.[5] hura[36] hydr-ac.[111] hyos.[5] ip.[5] kali-c.[5] kreos.[5] lach.[5] laur.[137] lil-t.[137] lyc.[5] m-arct.[5] m-art.[5] mag-c.[5] mang.[137] merc.[5] mill.[102] mosch.[5] nat-c.[5] nit-ac.[5] nux-v.[5] phos.[5] plat.[5] plb.[5] podo.[137] ran-b.[5] sec.[5] sep.[5] spig.[5] staph.[5] stram.[5] stront-c.[5] stry.[36] sulph.[5] thuj.[5] tril.[111] uro-h.[264] verat.[5] zinc.[5]

- **aus** dem Bett, wenn wach: crot-c.[36]

- **auseinanderfallen**: agar.[5] arg.[5] bapt.[111] calc-p.[111] sulph.[5] **Tril.**[111]
☞ *Abgetrennt, Partien fühlen sich an wie*

- **Boden,** durch den: benz-n.[36]

- **herausfallen,** als würden innere Organe: agn.[5] bell.[5] bov.[5] bry.[5] cocc.[137] con.[5] graph.[5] kali-c.[5] kreos.[5] **Lil-t.**[137] lyc.[5] m-arct.[5] merc.[5] mosch.[5] nat-c.[5] nux-v.[5] **Plat.**[5] plb.[5] podo.[137] ran-b.[5] **Sep.**[5] spig.[5] staph.[5] **Sulph.**[5] thuj.[5] zinc.[5]

- **hinabfallen,** in einzelnen Teilen: laur.[137]

- **Höhe,** aus der: calen.[45] mill.[102]

◦ **Einschlafen,** beim: calen.[45]

- **nach** vorn, innerlich: dig.[5] sulph.[5] verat.[5]

- **wegfallen**: bar-c.[5]

FARBE, Verfärbung:

HAUT;C; Farbe; Verfärbung

Haare, der:

☞ Aussehen (Augen, Gesicht, Haarfarbe)

bläulich:

KLINISCHES; C; Zyanose

rosa Flecken: **Carb-an.**[5] colch.[102] vesp.[36]

Röte:

- **Drüsen**: **Bell.**[5] carb-an.[5] **Merc.**[5] **Phos.**[5] sil.[5] sulph.[5] tax.[36]
- **erkrankte** Teile: **ACON.**[137] **Apis**[137] **Arg-n.**[137] ars.[137] **BELL.**[58] **Bry.**[137] **Cham.**[137] chin.[137] **Ferr.**[137] lach.[137] meli.[137] **Merc.**[137] **Nux-v.**[137] op.[137] phos.[137] piloc.[137] **Rhus-t.**[137] sabin.[137] **Sang.**[137] sep.[137] **SULPH.**[137] ter.[111]
- **Körper,** ganzer: op.[137]
- **Körperöffnungen** und Umgebung: aloe[137] nit-ac.[137] pyrog.[137] sulph.[85]
- **Lymphgewebe**: **Apisin.**[5]
- **bläulich**:
  - **Drüsen**: **Carb-an.**[5] hep.[5] lach.[5]
  - **dunkel**: bapt.[137] phyt.[137] rhus-t.[137]
- **blutige** Flecke: cor-r.[137] phos.[137]
- **dunkelrot,** Varizen, Schleimhäute: aesc.[111] arg-n.[5] bapt.[111] carb-v.[5] ham.[111] lach.[5] merc.[5] phyt.[111] puls.[5]

  HERZ KREISLAUF; C; Krampfadern, Varizen
- **erhabene** Stellen: mang.[137]
- **feuerrote** Flecke: med.[137]
- **feurig-rot**: bell.[137] cinnb.[137] med.[137] stram.[137] sulph.[137]
- **Flecke**: cocc.[137] colch.[137] cor-r.[137] mang.[137] med.[137] merc.[137] phos.[137] pic-ac.[137] rhus-t.[137] sep.[137] squil.[137] stict.[137] sulph.[137]
  - **kleine,** am ganzen Körper: squil.[137]
- **gelb** oder grün, werden: con.[137]
- **hellrot,** Schleimhäute: acon.[5] arg-n.[5] arum-t.[111] bell.[5] canth.[5] caps.[5] colch.[5] ign.[5] sabad.[5]
- **rosig**: apis[137] pyrog.[137] sil.[137]
- **Streifen**: bell.[137] bry.[137] bufo[137] mygal.[137] pyrog.[137]
- **weinrot,** Flecke: cocc.[137] **Sep.**[137]
- **weiß,** werden: bor.[137] hell.[137] merc.[137] valer.[85]

schwarze Verfärbung äußerer Partien, Gangrän: **Acon.**[5] **Agar.** ail.[102] alch-v.[1125] all-c.[85] alum. am-c.[31] am-m.[5] ang.[5] **Ant-c.**[5] ant-t.[5] **ANTHR.**[8] apis **Arg-n.** arn.[5] **ARS.**[5] ars-i. **ASAF.** asar.[5] aur.[5] bani-c.[1237] bapt.[58] bar-c. bell.[5] bism. both-l.[36] brass.[36] brom.[5] bry.[5] calc.[5] **Calc-ar.**[54] calc-p.[137] calen.[54] camph. **Canth. Caps.**[10] carb-ac. **Carb-an. Carb-v.** carbn-o.[36] casc. **CAUST.** cham. chel.[5] **CHIN.**[5] chin-ar. chin-s.[111] chlor.[102] chr-ac.[54] chr-o.[85] cic. cina cinnb. cist.[137] cocc.[36] coff.[5] com.[111] **Con.**[5] crot-c. **Crot-h.** cub.[4] **CUPR.**[58] cupr-ar.[102] cur. cycl.[5] **Dig.** dros. **Echi.** elaps[111] ergot.[85] **Euph.**[5] euph-c.[116] ferr.[137] ferr-ar. ferr-p.[102] fl-ac. gels.[111] graph.[5] **Ham.** hell.[10] helo.[85] hep.[5] hippoz. hydr. hyos.[5] hyper.[54] ign.[5] iod.[5] ip. kali-bi. kali-c. kali-chl.[51] kali-i. **Kali-m.**[122] **Kali-p.**[8] **Kreos.**[5] kres.[149] **LACH.**[5] **Laur.** lepro.[197] loxo-r.[240] lyc. mag-c. mag-m.[5] med.[85] **MERC.**[5] **Merc-c.**[5] **Merc-cy.**[116] merc-d. merc-i-r. mill. **Mur-ac.**[102] nat-m. nit-ac. **Nux-v.**[5] **OP.**[5] par.[1125] petr.[5] **Ph-ac.**[5] **Phos.**[5] phyt. **Plb.**[5] **Polyg-pe.**[102] puls.[5] rad-br.[144] ran-a.[85] ran-b.[5] ran-fl.[102] ran-s.[36] **Rhus-t.** ric.[85] ruta sabad. **Sabin.**[5] sac-alb.[36] sal-ac.[102] salx-a.[1125] **Samb.**[5] sars.[58] **SEC.**[5] sep.[56] sieg.[144] **Sil.**[5] sol-n.[171] solid.[111] spig. spong. **Squil.** stann. staph.[5] **Stram. Sul-ac.**[102] sulph.[5] **Tarent.** tarent-c. ter.[54] **Teucr-sc.**[1125] thuj. ust.[144] vac.[8] vario.[56] **VERAT. Vip.**[10] **Vip-r.**[10] xan.[1125] zinc.[5]

☞ Entzündung; gangränös • Tot, abgestorben, betroffene Partien sehen aus wie HAUT; C; Farbe, Verfärbung; schwärzlich • HAUT; C; Gangrän, durch Verbrennungen oder gangränöse Wunden • HAUT; C; Geschwüre; gangränös

- **alten** Menschen, bei:

  ☞ M; Alten Menschen, Beschwerden bei HAUT; C; Gangrän, durch Verbrennungen oder gangränöse Wunden; alten Menschen, bei
- **Verletzung,** durch, traumatisch:

  HAUT; C; Gangrän, durch Verbrennungen oder gangränöse Wunden; Verletzung, durch, traumatisch
- **diabetisch**:

  HAUT; C; Gangrän, durch Verbrennungen oder gangränöse Wunden; Diabetes, bei
- **feucht**:

  HAUT; C; Gangrän, durch Verbrennungen oder gangränöse Wunden; feucht
- **heiß**:

  HAUT; C; Gangrän, durch Verbrennungen oder gangränöse Wunden; heiß
- **kalt**:

  HAUT; C; Gangrän, durch Verbrennungen oder gangränöse Wunden; kalt
- **neurogen**:

  HAUT; C; Gangrän, durch Verbrennungen oder gangränöse Wunden; neural
- **stellenweise**:

  HAUT; C; Gangrän, durch Verbrennungen oder gangränöse Wunden; Flecke

weiß, normalerweise rote Partien sind: abrot.[111] acet-ac.[111] alum.[5] ambr. anac.[5] ang.[5] ant-t.[137] arn.[5] **Ars.**[5] ars-h.[36] **BOR. Calc.** calc-p.[111] canth. carb-an.[5] carb-v.[5] caust. chel.[137] **Chin.**[5] cina[137] coloc.[5] cupr.[5] dig.[137] **Ferr.**[5] **Graph.**[5] **HELL. Kali-c.**[5] **Kali-m.**[137] **LAC-C.**[137] lac-d.[111] lyc. m-arct.[5] m-art.[5] mang.[5] **MERC.**[36] **Merc-c.** nat-c.[5] **Nat-m.**[5] **Nit-ac. Nux-v. Olnd.** op. petr. ph-ac.[137] **Phos.**[5] **Plb.**[36] **Puls.**[5] sabin.[5] salin.[36] **Sec.** senec.[111] sep. **Staph. Sul-ac.** sul-i.[137] sulph.[5] valer. verat. viol-t.[5] **Zinc.**

- **Schleimhäute**: abrot.[111] acet-ac.[111] alum.[5] arn.[5] ars.[5] ars-h.[36] calc-p.[111] carb-an.[5] carb-v.[5] chin.[5] cupr.[5] ferr.[5] graph.[5] kali-c.[5] mang.[5] merc.[36] nat-m.[5] phos.[5] plb.[36] puls.[5] salin.[36] senec.[111] sulph.[5]
- **empfindungslos,** und: sul-i.[137]

FEHLT, Empfindung als ob irgendein Körperteil: cot.[85] lyc.[5] sulph.[5] zinc.[5]

Knochenmark: **Lyc.**[5] sulph.[5] zinc.[5]

☞ O; Knochen • O; Knochen; Knochenmark

FEINE Knochen: fl-ac.[127]

FESTGEBUNDEN, Empfindung wie:
☞ *Knoten, innerlich, Empfindung wie ein*

FETTLEIBIGKEIT: **Acon.**[5] adon.[116] agar. ail.[85] alch-v.[1125] alco.[36] all-s.[102] alum.[137] **Am-br.**[54] **Am-c.**[122] am-i.[304] **Am-m.** ambr. **Ang.**[5] **ANT-C.**[10] ant-t.[5] **Apisin.**[5] aq-mar.[231] aran.[149] aran-ix.[144] arist-cl.[119] arn.[5] **Ars.**[54] **Asaf.**[122] **Aur.**[122] bac.[62] bad.[54] bar-c.[116] **Bell.**[137] blatta[102] bor. brom.[5] bry. bufo[111] calad.[116] **CALC.**[10] calc-acet.[116] **Calc-ar.**[85] calc-caust.[116] **Calo.**[102] camph. canth. **CAPS.**[122] carb-v.[5] carc.[207] carl.[56] casc.[1125] caust.[5] cham.[5] chin. chlorpr.[149] cic.[5] cimic.[149] cina[102] clem.[5] **Coc-c.**[54] coca[85] cocc. coloc.[5] con. cortiso.[149] **Crat.**[1125] **Croc.**[5] **Cupr.** cyna.[149] dig.[5] **Elaps**[102] euph. euphr.[54] falco-p.[265] **FERR.**[102] ferr-i.[162] fl-ac.[122] foll.[1201] **FUC.**[102] **GRAPH.**[122] guai.[5] hell.[5] **Hura**[122] **Hyos.**[5] ign.[148] iod. ip.[102] jab.[1125] jug-c.[1125] **Kali-bi.**[54] kali-br.[102] **Kali-c.**[122] kola[1184] **Lac-d.**[144] lach.[116] lap-a.[102] laur. lith-c.[85] lob.[102] **Lyc.** lycpr.[85] lycps.[85] mag-c. mag-p.[85] mang.[102] med.[122] merc. merc-d.[116] mur-ac. nat-ar.[36] nat-c. **Nat-m.**[148] nux-m. nux-v.[30] olnd. onon.[1125] op.[122] ozone[227] phase.[142] phel.[1125] **Phos.**[5] **PHYT.**[111] **Pitu-a.**[164] plat. plb. **Puls.** rauw.[119] rham-cath.[1125] rham-f.[1125] rheum[54] rhus-t.[5] rumx.[137] sabad. sabal.[102] sac-alb.[102] salv.[1125] samb.[1125] sars.[5] sec.[122] sel.[5] seneg.[85] sep.[148] sil. spig. spong. stram.[5] stront-c.[5] stroph.[102] **Sulph.**[5] syc-co.[136] tama.[197] teucr-s.[1125] thuj. **Thyr.**[36] thyreotr.[85] tus-f.[36] valer.[5] verat. vero-o.[1125] viol-o.[5]
☞ *Gewichtsveränderung, plötzliche, schnell eintretende • Schwäche; Reaktionsmangel, mit;*

alten Menschen, bei: am-c.[122] **AUR.**[122] bar-c.[116] fl-ac.[122] **KALI-C.**[122] op.[122] sec.[122]

dünnen Beinen, mit: **Am-m.** ant-c.[5]

Dysfunktion der Ovarien, durch: alch-v.[1125]

Entbindung, nach der: kali-c.[193]
☞ *M; Wehen, Entbindung; Wochenbett, im*

jungen Menschen, bei: **Ant-c.**[10] calc.[10] calc-acet.[116] lac-d.[144] lach.[116]

- **Kindern,** bei: alum.[137] **Ant-c.**[54] bac.[62] **Bad.**[54] bar-c.[102] bell.[137] **Brom.**[5] **CALC.**[5] **Caps.**[122] cina[102] **Coloc.**[5] **Ferr.**[102] graph.[193] guai.[5] ip.[102] **Kali-bi.**[54] lac-d.[56] lap-a.[102] sac-alb.[102] sars.[5] seneg.[85] sulph.[5]

◦ **fette** anämische Säuglinge mit Heißhunger: lap-a.[102]

- **Mädchen**: lac-d.[144]

Klimakterium, im: calc-ar.[85] **GRAPH.**[122] sep.[116]

Kummer, durch: ign.[148] nat-m.[148] sep.[148]
▥ *GEMÜT; M; Kummer, Sorgen, Besorgnis, Beschwerden durch*

Menses, vor: foll.[1201]

Unterkörper: chlorpr.[149]

FINGERN berührt, Empfindung wie von: inul.[36]

FISTELN: **Agar. Aloe Alum.** alum-p.[58] am-c.[111] ang.[116] **ANT-C.**[5] ant-t.[122] **Apis** apisin.[5] aquil.[1125] **Arg-n.** ars. arund.[142] **Asaf. Asar.**[8] **Aur.** aur-ar.[58] **AUR-M.** aur-s.[58] bac.[85] **Bar-c.**[8] bar-m.[85] **Bell.**[5] **BERB.**[111] **Bor.**[5] both-l.[36] **Brom. BRY.** bufo[54] cact. calam-a.[1125] **CALC.**[5] **Calc-f.**[102] calc-hp.[111] calc-m.[116] **CALC-P.** calc-s. **Calc-sil.**[58] **Calen.**[102] canth.[5] carb-ac. **CARB-V.** carbn-s. **CARC.**[210] **CAUST. CHEL.**[5] **Cinnb.**[171] cist.[102] clem. coch.[8] **Con.** cop.[85] cund.[85] cur.[36] dips-s.[1125] elmen[9] equis-a.[1125] eucal.[25] **FL-AC.**[8] ger-r.[1125] **Graph. HEP.**[5] **Hippoz. Hydr.** ign. iod. iris[85] **KALI-C. Kali-chl. Kali-i.**[54] kali-sil.[58] **Kreos. Lach.**[137] led.[31] lina.[1125] **LYC.**[1] mag-c. maland.[85] **Merc.** merc-c.[102] mez.[58] **Mill.**[54] myris.[102] **Nat-c.**[5] **NAT-M.**[1] nat-p. **Nat-s.**[54] nat-sil.[58] **NIT-AC.**[5] nux-v.[5] ol-j. ozone[227] paeon.[111] **PETR.**[8] **Ph-ac.**[5] **PHOS.**[5] **Phyt. PULS.** pyrog.[85] querc.[85] querc-r.[1125] rat.[102] rhus-t. **RUTA**[5] sabin. sant.[45] sarr.[36] sel. **SEP.**[5] **SIL.**[5] spong. **Stann.**[1] **STAPH.**[5] stram. stront-c.[116] **SULPH.**[5] **Syph. Ter.**[111] **Thuj. Tub.**[116] tub-k.[85] zinc.[5]
☞ *Abszesse, Eiterung; allgemeine Arzneien* ▥ *EXTREMITÄTEN; C; Fisteln*

Brustsymptome, und: berb.[137] calc-p.[137] sil.[137]

Geschwüre mit Fistelbildung, auf der Haut: **Agar. ANT-C.**[5] ars. **Asaf. Aur.**[5] aur-ar.[58] aur-s.[58] bar-c. **Bell. Berb.**[111] **BRY. CALC. Calc-f.**[111] calc-m.[116] **Calc-p.** calc-s. **Calc-sil.**[58] calen.[102] carb-ac. **Carb-v.** carbn-s. **CAUST.** chel. **Cinnb.** clem. **Con.** eucal.[25] **Fl-ac. Hep. Hippoz.** kali-i.[102] kreos. lach.[5] led. **LYC. Merc. Mill.**[54] nat-c. **Nat-m.** nat-p. **Nit-ac. Petr.** ph-ac.[5] **PHOS.** phyt.[25] **PULS.** rhus-t. **RUTA**[5] sabin. sel. sep. **SIL.** stann.[10] **Staph.** stram. **SULPH.**[5] **Ter.**[111] **Thuj.**

Operation, nach: abrot.[137] berb.[58] calc.[58] calc-p.[58] calc-s.[185] caust.[58] graph.[58] nit-ac.[185] **Sil.** sulph.[58] thuj.[58]
☞ *M; Operationen, Beschwerden durch*

Verschluss, nach deren: kali-c.[137]

Drüsen: cist.[102] hep. **Kali-i.**[54] **Lach.** lyc.[102] merc.[102] **Nit-ac.**[5] **Phos.** phyt.[102] **Sil. Sulph.**

Gelenke: **Calc.** hep. **Ol-j.**[122] **PHOS. SIL. Sulph.**
☞ *O; Gelenke*

Knochen: ang.[116] **Asaf.**[116] aur.[116] bufo[54] calam-a.[1125] calc-f.[111] calc-hp.[111] calc-p.[144] calc-sil.[144] fl-ac.[144] **Hep.**[5] lyc.[116] merc.[5] **Nat-s.**[54] **Ol-j.**[54] phos.[5] **Pyrog.**[144] sant.[45] **SIL.**[5]
☞ *O; Knochen*

FLATTERN, Empfindung von: ars.[36] bell.[5] berb. brach.[102] calad.[102] carc.[304] cench. chim. **Cupr.** eup-pur.[8] gels.[36] hyos.[36] kali-c.[5] lac-ac.[111] naja[25] ol-j. **Phys.**[36] phyt. rhus-t.[36] sars.[5] spong.[5] thea[36] til.[85] tung.[252]

Erwachen, beim: hyos.[5]
☞ *M; Erwachen; agg.*

Mitte des Körpers, in der: hyos.[36]

FLIEGEN, Empfindung von: calc-ar.[102]

FLIEßEN, Empfindung von:

Brei, Teig, wie: tax.[303]

Strom, wie ein heißer: arg-n.[5] dulc.[5] m-art.[5] **Sumb.**[111]

Wasser fließen, als würde: acon.[5] agar.[5] alum.[5] arg-n.[5] ars.[5] bell.[5] camph.[5] caust.[5] chin.[5] dulc.[5] **Glon.**[111] graph.[5] lach.[5] lyc.[5] merc.[5] phos.[5] pip-n.[111] sang.[111] **Sep.**[5] sil.[5] sumb.[137] thuj.[5] verat.[5]
☞ *Schwappende, plätschernde Empfindung, innerlich • Tropfenfallen, Empfindung von • Wasser; innere Organe spritzt, als ob W. gegen*

FRAUEN, Krankheiten bei: acon.[5] **Aesc.**[58] agar.[5] am-m.[5] ambr.[5] ang.[5] ant-t.[5] apisin.[5] arn.[5] ars.[10] asaf.[5] **BELL.**[5] bor.[5] **Bry.**[5] **CALC.**[5] camph.[5] canth.[5] **CAPS.**[5] **Caust.**[5] **CHAM.**[5] **Chin.**[5] cic.[5] cimic.[111] clem.[5] **COCC.**[5] **Con.**[5] **CROC.**[5] cupr.[5] **CYCL.**[10] dig.[5] euph.[5] ferr.[5] fl-ac.[5] graph.[5] hell.[5] **Hyos.**[5] **IGN.**[5] iod.[5] ip.[5] kali-c.[5] **KREOS.**[111] lach.[5] laur.[5] lil-t.[46] lyc. mag-c.[5] mag-m.[5] mang.[5] merc.[5] merc-br.[5] **MERC-C.**[5] **Mosch.**[5] mur-ac.[5] nat-c.[5] **Nat-m.**[5] **Nux-m.**[5] nux-v.[5] op.[5] perh.[149] phos.[5] **PLAT.**[5] plb.[5] **PULS.**[5] rheum[5] **Rhus-t.**[5] sabad.[5] **SABIN.**[5] **Sec.**[5] **Sel.**[5] seneg.[5] **SEP.**[5] sil.[5] spig.[5] spong.[5] stram.[5] sul-ac.[5] sulph.[5] thuj.[5] **VALER.**[5] verat.[5] vib.[137] viol-o.[5] vip.[111]

☞ *M; Eisprung, Ovulation, Beschwerden während •M; Menopause, Beschwerden in der •M; Menopause, Beschwerden in der; Klimakterium, im •M; Menses* ▤ *WEIBLICHE GENITALIEN*

FREMDARTIGE Empfindung durch den Körper: camph.[36] cann-i.[36] glon.[111] juni-v.[36] nux-m.[5]

FREMDKÖRPER, Empfindung wie von einem: **Abies-n.**[162] **Acon.**[5] adam.[222] aesc. agar.[5] ail. alum. alum-p.[58] am-br.[54] **Am-c.**[5] am-m.[8] ambr.[5] ammc.[36] amyg-p.[36] **Anac.** anag.[102] **Ant-c.** **APIS**[36] apisin.[5] apoc.[54] aral.[102] **Arg.**[5] arg-n. arn. ars.[5] ars-s-f.[1] asaf.[5] asc-t.[54] asim.[139] aster.[122] atista[192] **Aur.**[5] bar-c.[1] **Bell.** berb.[36] bomb-pr.[85] bor. **Bov.** brom.[5] **Bry.**[5] bufo cadm.[149] **CALC.**[5] calc-caust.[85] calc-f.[137] calc-hp.[102] **CALC-P.** calc-s. cann-s.[5] **Caps.** carb-an. **CARB-V.** carbn-s.[25] carl.[36] caul. **Caust.**[1] **Chel.**[5] **Chin.**[5] chin-s. chlorpr.[149] cic.[5] **CINA** cinnb. **Cist.** cob.[54] coc-c. **COCAIN.** cocc.[5] coloc. **Con.** cop.[111] cor-r.[54] cortico.[119] croc.[5] **CROT-C.** **Croto-t.** cupr. curc.[192] dig.[5] dios. **Dros.**[5] elaps[36] erig.[25] ery-a.[25] **Euphr.** falco-p.[265] ferr.[5] **Fl-ac.**[5] gamb.[36] **Gels.** germ.[222] gink.[227] glon.[36] **Graph.** grat.[54] haem.[4] ham.[111] hedeo.[25] **Hep.**[1] hist.[149] hura[36] hyos.[36] **Ign.**[36] iod.[5] iris[111] kali-bi. kali-c.[5] kali-chl.[54] kali-n.[5] kola[1184] kreos. kurch.[192] lac-d.[54] **LACH.** lachn.[54] laur.[5] led.[54] lepro.[197] lil-t. lith-c. lob.[25] lob-s.[25] **Lyc.**[5] lycps.[139] m-art.[5] mag-c.[1] mag-m.[5] mant-r.[262] med. meny.[1] **Merc.**[5] mez.[5] mur-ac.[5] myric.[25] nat-c.[1] **Nat-m.**[1] nat-p.[54] nat-s. neon[222] nicot.[85] **Nit-ac.**[5] **Nux-m.** nux-v.[5] ol-an. olnd.[5] op.[54] ozone[227] par.[139] paraf.[77] ph-ac.[5] phos.[1] phys.[111] phyt.[25] pic-ac.[54] plan. plat.[5] **PLB.**[5] plut-n.[222] psil.[164] **Psor.** puls. puls-n.[25] rad-br.[85] ran-b.[5] raph. rheum[1] rhod. rhus-t.[5] rob.[36] rumx.[25] **Ruta**[5] **SABAD.**[5] sabin. sang. sars. seneg.[5] **Sep.** **Sil.** sol-t-ae. spig.[1] spong.[5] stann.[5] staph.[5] stram.[5] **SUL-AC.**[36] **Sulph.**[102] sumb.[25] syph.[54] tab. tarax.[5] tarent.[36] tax.[303] ter.[54] thlaspi[29] **Thuj.**[5] upa. urt-u.[54] ust. valer. verat-v. wye.[85] x-ray[119] yuc.[102] zinc.[1] zing.[54]

☞ *Hüpfen, Empfindung von, innerlich •Knoten, innerlich, Empfindung wie ein •Kugel, Empfindung wie von einer, innerlich •Lebendigem, Empfindung von etwas, innerlich •Pflock, Keil oder Nagel, Empfindung von einem*

Austreiben von Fischgräten, Nadeln, Splittern, fördert das: anag.[102] hep.[102] lob.[102] sil.[102]

FRÖSTELN:

☞ *Hitze; Lebenswärme, Mangel an •Kälte, Empfindung von* ▤ *FROST; M; Kälte, durch •FROST; C; Frösteln*

FÜHLT, spürt:

gut und schlecht, fühlt sich abwechselnd: alum.[137] psor.[137]

Muskel und jede Faser der rechten Seite, spürt jeden: sep.

FÜLLEN, Auffüllen, Empfindung, als würde sich der ganze Körper: crot-c.[36]

FUNKEN, Empfindung von:

☞ *Elektrizität; Funken, Empfindung wie elektrische*

GANG, schwankend, wankend, taumelnd:

☞ *Schwanken, Wanken, Taumeln*

GÄRTNER, Arzneimittel für alte: bell-p.[72]

GEHEN:

Abneigung, zu Gehen: agar.[36] am-c.[1] aza.[149] cham.[36] clem.[36] fago.[36] kali-bi.[36] nit-ac.[36]

- **abends**: clem.[36]

- **Gehen,** beim: agar.[36]

Bedürfnis, zu Gehen: acon.[5] arg.[58] arg-n.[5] **Ars.**[5] asaf.[36] **Aur.**[5] bism.[116] caj.[36] calc.[5] chlor.[36] choc.[222] clem.[10] cod.[36] croto-t.[10] ferr.[137] fl-ac.[122] galeo-c.[273] gins.[36] hydrog.[222] ignis[194] **Iod.**[116] kali-i.[137] lach.[10] lact.[10] lar-ar.[251] lepi.[36] lil-t.[111] lyc.[10] mag-c.[5] merc.[36] mez.[36] mosch.[116] naja[111] **Op.**[116] paeon.[111] paull-p.[36] phos.[10] puls.[10] ruta[5] sep.[5] spirae.[36] **Stront-c.**[5] tarent.[111] teucr.[10] **Thlaspi**[111] thuj.[5] valer.[102] zinc-ar.[36]

- **nachts**: **Iod.**[116] lar-ar.[251] merc.[36] **Op.**[116]

- **Freien,** im: asaf.[36] clem.[10] croto-t.[10] fl-ac.[122] hydrog.[222] ignis[194] lach.[10] lact.[10] lyc.[10] mez.[36] phos.[10] puls.[10] teucr.[10]

kann nicht:

▤ *EXTREMITÄTEN; C; Gehen; unmöglich*

Knochenentwicklung, verzögerte:

☞ *O; Knochen •Wachstum; Wachstumsstörungen; Knochen, dünne*

Kreis, geht im: bell.[1] thuj.[137]

Laufenlernen, spätes:

▤ *EXTREMITÄTEN; C; Gehenlernen, spätes*

leicht, ist: thuj.[1] zinc.[116]

muss Gehen: acon.[111] ail.[111] arg.[5] arg-n.[111] **Ars.**[111] aur.[137] bism.[5] calc.[5] dig.[137] dios.[137] ferr.[111] ferr-p.[111] fl-ac.[5] iod.[137] kali-i.[111] lil-t.[111] lyc.[5] mag-c.[111] merc.[137] murx.[137] nit-ac.[5] nux-v.[5] op.[137] paeon.[137] phos.[111] ruta[137] sep.[5] stront-c.[137] tarent.[137] tere-ch.[149] thlaspi[111] thuj.[111]

☞ *M; Bewegung; amel.*

- **nachts**: merc.[137]

Rechtsdrall, mit: helo.[137]

rückwärts G. unmöglich: cocc.[5] mang.[5]

unwillkürlich, mit schnellen Schritten: coca[137]

GEKRÜMMT, verbogen, Knochen: **Am-c.**[5] **Asaf.**[5] **Bell.**[5] **Calc.**[5] calc-p.[102] ferr.[5] **Iod.**[5] **Lyc.**[5] **Merc.**[5] **Nit-ac.**[5] **Phos.**[5] plb.[5] **Puls.**[5] **Sep.**[5] **Sil.**[5] **Staph.**[5] **Sulph.**[5]

☞ *O; Knochen*

GELBSUCHT, Ikterus:

▤ *HAUT; C; Farbe, Verfärbung; gelb, Gelbsucht, Ikterus*

GELEE, Empfindung, als sei der Körper aus: cypra-e.[227] **Eupi.**[102]
☞ *Schlaffes Gefühl ▥ MIRILLIS THEMEN; C; Zerbrechlich*

GELÜSTE und Verlangen:
☞ *Speisen und Getränke*

GEMÜTSRUHE, allgemeine:
▥ *GEMÜT; C; Gelassenheit, Gemütsruhe; allgemeine Arzneien*

GENESUNG, unvollständige, nach Pneumonie: sang.[122] sulph.[122]
☞ *M; Lungenentzündung, nach*

GERÄUSCH, Lärm:

höchst empfindlich gegen, es geht ihr durch und durch: pier-b.[233]

Summen, Brummen, Schwirren im Körper, Empfindung von: agn.[5] ambr.[5] ars.[5] aur.[5] bar-c.[5] bell.[5] calc.[5] cann-s.[5] carb-v.[5] **Caust.**[5] cic.[5] cocc.[5] coff.[5] con.[5] croc.[5] ferr.[5] graph.[5] hyos.[5] **Kreos.**[5] lach.[5] **M-ARCT.**[5] m-art.[5] meny.[5] mosch.[5] mur-ac.[5] **NUX-M.**[5] **Nux-v.**[5] **Olnd.**[5] **Op.**[5] ph-ac.[5] phos.[5] plat.[5] **PULS.**[5] **Rhus-t.**[5] sabad.[5] sars.[5] **Sep.**[5] **SPIG.**[5] squil.[5] stann.[5] staph.[5] **SULPH.**[5] teucr.[5] thuj.[5] verat.[5] viol-t.[5] zinc.[5]
☞ *Vibration, Summen, Brummen, Empfindung von*

GERONNEN, verklumpt, Empfindung wie, Knochenmark: ang.[5]
☞ *O; Knochen; Knochenmark*

GESCHAUKELT, gewiegt, Empfindung wie:

Hinlegen und Augenschließen, beim: bar-c.[8] calad.[36]
☞ *M; Schließen; Augen, der; agg.*

Schiff, wie in einem, nachts: bar-c.[36]

GESCHWÜRE:
▥ *HAUT; C; Geschwüre*

Drüsen: **Ambr.** ant-c. arn. **ARS.** asaf. aur. aur-ar.[58] bar-m.[85] **Bell.** calc. **Canth.** carb-an.[5] carb-v. caust. clem.[5] coloc. **Con.** cupr. dulc. **Hep.** hyos. ign. kali-c. kali-p. kreos.[5] **Lach.**[5] lyc. merc.[5] nit-ac.[5] **Ol-j.**[54] ph-ac. **PHOS. Phyt.** rhus-t.[5] **Rhus-v.**[54] sars. sep.[5] **SIL.**[5] spong. squil. sul-ac. **Sulph.**[5] thuj.[5] tub.[111] zinc.

Knochen: **Merc.**[5] ph-ac.[5] phos.[5] sep.[5] sil.[5] sulph.[5]
☞ *O; Knochen*

Knorpel: arg.[58] merc-c.[102] merc-d.[137]
☞ *O; Knorpel, Beschwerden der*

Schleimhäute: ail.[111] aloe[111] alum.[5] **Ant-t.**[58] apisin.[5] arg.[5] arg-n.[5] ars.[5] ars-i.[111] arum-t.[111] asaf.[5] aur.[5] calc.[5] caps.[5] carb-ac.[111] carb-an.[5] carc.[154] cupr.[5] hydr.[111] iod.[5] kali-bi.[111] kali-chl.[111] kali-i.[111] kreos.[5] merc-c.[5] nit-ac.[5] petr.[58] phos.[5] phyt.[111] sil.[5] sul-ac.[5]
☞ *O; Schleimhäute, Beschwerden der*

Brennen, wie durch glühende Kohlen: ars.[58]

karzinomatös: **ARN. ARS.** ars-i.[58] aur. aur-m-n.[85] aur-s.[58] **Bell. BUFO** calc. carb-an. carb-v. caust. clem. **CON.** cupr. dulc. **Hep.** kali-ar.[58] kali-bi.[58] kali-c. **Kreos.** lyc. merc. merc-i-f. nit-ac. ph-ac. phos. rhus-t. **Sep. Sil. Squil.** sul-ac. **SULPH. Zinc.**
☞ *Wunden; brechen auf und verheilen wieder ▥ HAUT; C; Geschwüre; Krebs*

- **Drüsen**: arn. **ARS.** ars-i.[58] aur. **Bell. BROM.**[5] **BUFO** calc. carb-an. carb-v. caust. chim.[111] clem. **CON.** cupr. dulc. **Hep.** kali-ar.[58] kali-c. **Kreos.** lyc. merc. merc-i-f. nit-ac. nux-v.[5] ph-ac. phos. rhod.[5] rhus-t. **Sep. Sil.** squil.[58] sul-ac. **SULPH.** zinc.
☞ *Krebs und krebsartige Leiden; Drüsen*

schwammig, Lymphdrüsen: **CARB-AN.**[5] **Clem.**[5] kreos.[5] **Lach.**[5] **Merc.**[5] **Nit-ac.**[5] rhus-t.[5] sep.[5] **SIL.**[5] **Sulph.**[5] **Thuj.**[5]

GETRAGEN werden:

Abneigung dagegen:
▥ *GEMÜT; C; Getragen; Abneigung, getragen zu werden*

möchte getragen werden:
▥ *GEMÜT; C; Getragen; will getragen werden*

GETRÄNKE:
☞ *Speisen und Getränke*

GEWICHTSABNAHME:
☞ *Abmagerung; allgemeine Arzneien*

GEWICHTSVERÄNDERUNG, plötzliche, schnell eintretende: ant-t.[809] lyc.[809] med.[809] nat-m.[809]
☞ *Abmagerung; allgemeine Arzneien • Fettleibigkeit*

GEWIMMEL, Gekrabbel auf Gesicht und Körper, Empfindung von: bart.[36]

GEZOGEN, Empfindung wie:

aufwärts: agar.[5] bell-p.[119] camph.[5] germ.[222] lil-t.[8] ol-an.[36] sel.[5]

hinten, nach: alum.[5] bell.[5] cob-n.[119] germ.[222] merc.[36] **Phos.**[5] **Spig.**[8] syph.[137]

GLÄNZENDE Schleimhäute: aeth.[10] alco.[36] anil.[36] **Apis** apisin.[5] **Arg-n.** arn.[58] **Ars.** ars-s-f.[58] arum-t.[58] atro. aur-m-n.[100] bapt.[36] bell.[5] carb-ac. carb-an.[8] chel.[5] cist.[111] colch.[5] coli.[149] com.[36] **Crot-h.**[8] croto-t. cupr. cycl.[5] cyt-l.[36] dig.[5] digin.[36] dirc.[36] eucal. gamb. gaul.[36] gins.[36] **Glon.** grat.[111] hydrog.[222] hyos.[5] ip. jal.[72] kali-ar.[8] **KALI-BI.**[36] kali-br. kali-n.[5] kres.[149] **LACH.** morph.[38] mur-ac. nat-c.[37] **Nat-m. Nit-ac.**[8] **Nux-v.**[8] oci-s.[97] paraf.[38] **Phos. Pic-ac.**[8] **Plb.** puls.[5] **Pyrog.** rhus-t.[8] rob. **Sec.** sep.[5] stram.[5] **Sul-ac.** sul-i.[111] sumb. tab.[36] **Ter.** tub.[137]
☞ *O; Schleimhäute, Beschwerden der*

GLUCKSEN (feines Klopfen, Spannen), Mucken, Empfindung von: **Acon.**[5] agar.[5] **ALOE**[111] alum.[5] am-c.[5] **Ambr.**[5] anac.[5] ang.[5] **Ant-c.**[5] ant-t.[5] arn.[5] ars.[5] **Asaf.**[5] asar.[5] bar-c.[5] **Bell.**[5] **BERB.**[111] bov.[5] bry.[5] cact.[111] calc.[5] carb-an.[5] carb-v.[5] caust.[5] cham.[5] chel.[5] chin.[5] cic.[137] **Cina**[5] cocc.[5] **Colch.**[5] croc.[5] **Croto-t.**[5] cupr.[137] dig.[5] **Gamb.**[111] glon.[111] graph.[5] grat.[111] hell.[5] hydr-ac.[111] hyos.[5] **Jatr.**[111] kali-c.[5] kreos.[5] lach.[5] **Laur.**[137] lil-t.[137] **Lyc.**[5] mag-c.[5] mag-m.[5] mang.[5] meny.[5] merc.[5] **Nat-s.**[111] **Nux-v.**[5] olnd.[5] par.[5] petr.[5] ph-ac.[5] phos.[5] pip-n.[111] plat.[5] plb.[5] **Podo.**[137] **Puls.**[5] **RHEUM**[5] rhus-t.[5] ruta[5] sabin.[5] sars.[5] sep.[5] sil.[5] **Spig.**[5] spong.[5] **SQUIL.**[5] stann.[5] staph.[5] stront-c.[5] sul-ac.[5] **SULPH.**[5] **TARAX.**[5] thuj.[137] valer.[5] verb.[5] viol-t.[5] zinc.[5]
☞ *Pulsieren, Empfindung von; Innerlich*

GONORRHÖ:

Entzündung, gonorrhöische:

▤ *MÄNNLICHE GENITALIEN; C; Entzündung; Gonorrhö • WEIBLICHE GENITALIEN; C; Entzündung; Gonorrhö*

unterdrückte Gonorrhö: **Acon.**[5] **AGN. Alum.** anag.[77] ant-t. arg-n. atro.[102] **Aur.**[58] aur-m.[58] bar-m. bell. benz-ac.[58] brom. bufo **Calad.**[58] **Calc.**[34] **Calc-p.**[122] **CAMPH.** cann-i.[58] **Cann-s.**[54] **CANTH.**[34] caps.[34] **Chel.**[54] **CLEM.** cob. **Coca**[54] coch.[102] **Con. Cop.** crot-h. cub. cupr. dam.[85] **Daph.**[80] **Dig.** dor.[102] ery-a.[1125] fl-ac.[58] gels.[8] graph.[34] guai.[102] gunp.[77] **Ham.** hedy.[142] hep. hydr. iod.[102] irisin.[102] jac.[77] jac-c.[1125] kali-chl. kali-i.[102] **Kali-s.** kalm. **Lyc.** mati.[102] **MED.**[58] **Merc.**[102] merc-d.[137] **Mez.** myric.[85] nat-c. **Nat-m. NAT-S.**[54] **NIT-AC. Nux-v.** pareir.[102] **Petr.** petros.[102] **Phos. Phyt. Plat.** psor. **PULS.**[5] **RHOD.** rhus-t.[34] salx-n.[77] **Sars. Sel.**[5] **SEP.**[122] sil.[58] **Spong. Staph.**[5] **SULPH.**[5] **THUJ.**[5] ust.[171] verat. viol-t.[54] **X-ray**[102] zinc.

☞ *Sykose, sykotische Konstitution*

GRIPPE, Empfindung wie bei: cadm.[119] calc.[36] chel.[36] lach.[36] naja[36] ozone[227] por-m.[251]

▤ *KLINISCHES; C; Grippe, Influenza*

GRUPPEN auf, Symptome treten in: caust.[5] cham.[5] cocc.[5] coloc.[5] cupr.[5] hyos.[5] rhod.[5] sil.[5]

☞ *Symptome*

GUTER Gesundheit, ist vor Anfällen bei: bry.[122] carc.[122] helon.[122] nat-m.[5] phos.[5] **Psor.**[122] sep.[5]

GYNÄKOLOGISCHE Beschwerden:

☞ *Frauen, Krankheiten bei* ▤ *WEIBLICHE GENITALIEN*

HAARGEFÜHL, Empfindung, wie von einem Haar: aesc-g.[102] all-c.[111] all-s. aloe[111] alum. ambr.[102] apisin.[5] aq-mar.[36] arg.[5] **Arg-n.**[5] **Ars.**[5] ars-h. bell.[5] bry.[5] buth-aust.[111] calc-s.[139] caps.[5] carbn-s. carl. caust.[5] cent.[139] chlol. chloram.[149] coc-c. cocain.[111] cocc.[5] colch. con.[1] croc.[5] dig. dros.[102] **Euphr.** fl-ac.[5] **Graph.** hepat.[102] hydr-ac.[36] hydrog.[222] **Ign.**[5] iod.[809] irid.[222] **Kali-bi.** kali-c.[5] kali-p.[139] kola[1184] lac-c.[111] lach.[5] laur.[5] led.[5] lyc.[5] m-aust.[5] med.[137] mosch.[5] naja nat-m.[5] nat-p. nit-ac.[5] nux-v.[5] pall.[139] par.[5] pier-b.[233] plan.[137] **Plat.**[5] plut-n.[222] ptel.[111] **Puls.**[5] pulx.[88] ran-b.[5] rauw.[119] rhus-t.[5] rhus-v.[85] **Sabad.**[5] sang. scorp.[269] **SIL.** spig.[5] staph. **Sulph.**[5] sumb.[137] tell.[85] ther. **Thuj.**[5] uran-n.[38] urt-u.[111] **Valer.**[5] visc.[111] yuc.[102]

☞ *Faden, Gefühl wie von einem*

HAARWUCHS, maskulin wirkender, bei Frauen:

▤ *HAUT; C; Behaarung, ungewöhnliche; allgemeine Arzneien;*

HÄNGESCHULTERN:

▤ *RÜCKEN; C; Hängeschultern*

HART:

Bett zu hart, Empfindung, als sei das: acon. agar. alum.[5] **ARN. Ars.** bamb-a.[1184] **BAPT.**[122] bar-c.[5] bell.[54] bor.[1] bry. caust. cham.[116] con. dros. echi.[144] eup-per.[116] euphr.[5] fago.[25] **Ferr. Ferr-p.** gels.[111] graph. hep.[10] hyper.[85] ip. irid.[222] kali-c. kola[1184] lach.[5] lyc. m-art.[5] m-aust.[5] mag-c.[5] mag-m. manc. merc.[5] morph.[144] **Nat-s.**[111] nux-m. nux-v. **Op.**[122] petr.[5] phos. plat. podo.[111] **Psor.**[111] puls. puls-n.[2130] **PYROG.**[102] **Rhus-t. RUTA**[122] sabad. **SIL.** spong. stann. sulph. tarax. thuj. til.[111] verat.

- **13** Uhr: fago.[36]

- **Wehen,** Entbindung, während: bell.[54]

☞ *M; Wehen, Entbindung; während*

harter Unterlage liegen, möchte auf:

☞ *Hinlegen; Neigung zum Hinlegen; harte Unterlage, auf*

HARTE Stellen:

☞ *Exostose • Verhärtungen, Indurationen*

HAUTAUSSCHLÄGE:

Bläschen, auf Schleimhäuten: acon. agar. **Am-c.**[1] am-m.[144] ambr. **Anac.** ant-c. ant-t.[36] antipyrin.[102] aphis. apis apisin.[5] arg. arg-n.[5] **ARS.** ars-s-f.[58] aur. aur-ar.[58] aur-m-n.[36] aur-s.[58] **Bar-c.** bar-s.[58] bell. berb. berb-a.[144] bor.[5] brom. brucel.[241] bry. buni-o.[149] **Calc.**[1] calc-p. calc-s. **Canth. Caps. Carb-an.**[5] **Carb-v.**[5] carc.[140] caust.[5] cham. **Chel.**[5] chim. chin. chin-ar. chlol. cinnb. clem. cob-n.[119] croc.[5] croto-t. cupr. cycl. cymbo-ci.[2184] daph. dulc.[5] gamb. gink.[227] graph. haliae-lc.[222] ham. **Hell.** hydr. ignis[194] ind.[36] indg. iod.[5] iris jac.[102] **Kali-ar.** kali-bi.[111] kali-c. kali-chl. kali-i. kali-n.[1] kola[1184] lac-ac. lac-c. lacer.[85] lach. lap-laz.[227] lar-ar.[251] led.[5] lith-c.[227] lob-c.[25] lyc. m-art.[5] **Mag-c.** mag-m. mag-s. manc. mang. med. **Merc.** merc-cy. merc-i-r. merc-p.[102] merl. mez.[1] mur-ac.[1] nat-ar. **Nat-c.**[54] **Nat-m.** nat-p. nat-s. **Nit-ac.**[1] **Nux-v.**[1] oena. ox-ac. ozone[227] petr.[1] ph-ac.[5] phel. phos. phyt.[25] plb. psor. puls. ran-s.[5] rhod. **Rhus-t.** rhus-v. sabad.[5] sal-ac. sars. sec. seneg. sep.[1] sil.[1] spig. **Spong.** squil. stann. **Staph.** stram. **Sul-ac. Sulph.**[5] tarent.[192] tarent-c.[192] ter. **Thuj.** upa.[85] verat. vero-o.[232] vip. zinc. zinc-p.[58] zing.

☞ *O; Schleimhäute, Beschwerden der*

kommen nicht hervor: ail.[1102] **Am-c.**[8] **Ant-t.**[8] apis[58] ars.[102] **Bry. Camph.**[54] caust.[137] **CUPR. Cupr-acet.**[54] **Gels. Hep.**[54] **Ip. Lach.**[8] op.[102] **Stram.**[8] **Sulph.** vario.[142] **ZINC.** zinc-s.[102]

HEFTIGE Beschwerden: **Acon.**[5] **Aeth.**[137] alum.[5] anac.[5] **Ars.**[5] **BELL.**[5] bry.[5] canth.[5] carb-v.[5] **CHAM.**[5] cupr.[5] glon.[111] hep.[5] **Hyos.**[5] ign.[5] iod.[5] **Lach.**[5] merc.[5] **NUX-V.**[5] **STRAM.**[5] sulph.[5] **Tarent.**[111] **Verat.**[5]

HEILUNG, langsame:

☞ *Wunden; Heilung, Wundheilung;*

Knochenbrüche:

☞ *Verletzungen (Sturz, Prellung, Quetschung, Schlag etc.); Knochen, Verletzung der; langsame Frakturheilung*

HERABHÄNGT oder lose ist, Empfindung, als ob etwas: abrot. aesc. agar. **Agn.** alum.[5] ambr.[137] ant-c.[5] apoc.[187] arg-n. asaf.[5] aur.[137] bapt.[111] **Bar-c.** bell.[5] **Bism. Calc. Calc-p.** cann-s.[5] **Carb-v.**[5] croto-t. dig.[85] dys-co.[136] echi. **Euph.** fl-ac.[142] **Glon.**[85] graph.[5] **Hep.** hydr.[111] **IGN. IP.** kali-bi.[111] kali-c.[76] kreos.[5] lac-lup.[204] lach.[5] lil-t.[137] lob. **Lyc.** mag-c. manc.[111] med.[137] merc.[5] mez. nat-m.[5] nux-v.[5] **Op.**[5] opun-v.[142] petr. ph-ac.[5] **PHOS.**[5] **Psor.** raph. rhus-t.[5] **Sabad.**[5] sep. spong. **STAPH. Sul-ac.** sulph. **Tab.** tax.[303] thea[85] **Thuj.**[5] valer.[137]

☞ *Locker, lose, Empfindung wie*

HERAUSSTRÖMEN, schwallartige Entleerung aus Körperöffnungen: ars.[137] bell.[137] berb.[137] bry.[137] **CROTO-T.**[137] elat.[137] **Gamb.**[137] grat.[137] ip.[137] **Jatr.**[137] kali-bi.[137] mag-m.[137] **Nat-c.**[137] nat-m.[137] **Nat-s.**[137] phos.[137] **Podo.**[137] sabin.[137] stann.[137] **Thuj.**[137] tril.[137] **Verat.**[137]

HERVORSTEHEN, als würden Knochen: lac-d.[85] rad-br.[111]
☞ *O; Knochen*

HINDURCHLAUFEN, Empfindung von, Drüsen: bell.[5] calc.[5] laur.[5] sep.[5] **Spong.**[5] sulph.[5]

HINLEGEN:

legt sich nicht hin im Bett, sondern möchte Sitzen: kali-br.

Neigung zum Hinlegen: abies-c.[111] abrot.[36] absin.[36] **ACON.**[5] adlu.[149] aether[36] agki-p.[1202] alet.[58] **ALUM.**[8] alum-p.[58] alum-sil.[58] **Alumn.**[36] **Am-c.**[1] am-caust.[54] **Ambr.**[36] amor-r.[149] **Anac.** androc.[222] **Ant-c.**[5] ant-t. **Apis Apisin.**[5] **ARAN.** arg-n.[5] arn.[102] **ARS.**[5] ars-s-f.[58] asaf. asar. atista[192] atra-r.[149] atro.[36] **Aur.** aur-ar.[58] aur-s.[58] bamb-a.[1184] bani-c.[1237] **Bapt. Bar-c.** bar-i.[58] bar-m. bar-s.[58] **Bell.**[36] bell-p.[122] berb.[10] bism.[10] bor. **BRY.**[5] buni-o.[149] buth-aust.[144] caj.[36] **CALAD.**[5] **Calc.** calc-s.[54] calc-sil.[58] camph.[54] cann-i.[36] cann-s.[5] **Canth.**[5] **Caps. Carb-an. Carb-v.** carbn-o.[36] **CARBN-S. Casc.** cassi-f.[192] cassi-s.[192] **CAUST.**[10] cench.[58] **CHAM.**[5] **Chel.**[1] chin.[5] chin-ar. **Chlol.**[36] chlor.[36] cic.[10] cina[10] clem.[1] **COCC.** coff.[10] colch.[5] coloc.[10] com.[36] **Con.**[10] croc. crot-h.[10] croto-t.[10] cupr. **Cycl.**[5] daph.[10] dig. dirc.[36] dor.[36] dros. dulc. euonin.[10] **FERR.**[54] ferr-ar.[58] ferr-m.[36] ferr-p. **Form.**[111] gels. gran.[10] granit-m.[194] **Graph.**[5] grat.[10] **Guai.** haliae-lc.[222] ham.[36] harp.[1184] **Hell.**[10] hep.[1] hipp. hydr.[36] hydrog.[222] hyos.[1] iber.[36] **Ign.**[10] ignis[194] **Ind.**[54] **Ip.**[5] **KALI-AR. Kali-bi. Kali-br.**[111] **KALI-C.**[10] kali-chl.[58] **Kali-n.**[5] kali-p. kali-s. **KALI-SIL.**[58] kalm. **Kola**[1184] kreos. kurch.[192] **Lach.** lachn.[10] lat-h.[301] laur.[10] led.[10] lil-t.[111] **Lyc.**[1] m-arct.[10] m-aust.[5] mag-c. mag-m. manc.[36] mang-acet.[1] merc. merc-c.[5] merc-i-f.[36] mez.[5] mosch.[54] **Mur-ac.**[54] murx.[85] naja[36] nat-ar. nat-c.[10] **Nat-m.**[5] nat-p. nat-s.[111] **Nat-sil.**[58] neon[222] **Nit-ac.**[1] nux-m.[5] **NUX-V.**[5] ol-an.[10] olnd.[5] **Op.**[5] ox-ac.[111] ozone[227] par.[10] paull.[36] peti.[36] **Petr.**[10] **Ph-ac.**[58] phel.[58] **PHOS. Phyt. Pic-ac.** plan.[111] plb.[10] plut-n.[269] podo.[122] polyp-p.[36] **Psor.**[58] ptel.[144] **PULS.** ran-b. raph.[10] **Rhus-t.**[10] ruta **SABAD.**[5] sabin.[10] salx-n.[36] samb.[45] sang.[36] sanic.[85] sec. **SEL.**[36] senec.[116] **Seneg.**[54] **Sep.**[5] **SIL.**[1] spect.[271] spig.[5] **Spong. Stann. Staph.**[5] **Stict.**[54] **Stram.** stront-c. succ.[194] **Sul-ac.** sulfonam.[149] **Sulph. Sumb.** tab.[36] taosc.[270] **Tarax.**[5] **Tarent.**[54] tax.[303] term-a.[192] teucr. thea[10] **Ther.**[54] thuj. tub.[36] verat. vip.[10] visc.[149] wild.[36] zinc. zinc-p.[58] **Zing.**[122]
☞ *Mattigkeit • Müdigkeit, Ermüdung • Ruhen, muss • Schwäche • Stehen; unmöglich, Stehen ist ▮ GEMÜT; M; Anstrengung; während*

- **tagsüber**: cann-i.[36]
- **morgens**: atro.[36] naja[36] nux-v.[36] peti.[36]
  - **9** Uhr: peti.[36]
- **vormittags**: com.[36] nux-v.[36]
  - **Kopfschmerz,** während: com.[36]
- **nachmittags**: dirc.[36] nux-v.[36]
  - **13.30 Uhr**: dirc.[36]
- **abends**: lyc.[36]
  - **19** Uhr: lyc.[36]
- **aber** dadurch **agg.**: alum.[8] murx.[85]
- **Arbeiten,** beim: sel.[36]
- **Essen,** nach dem: **Alum-p.**[58] ant-c.[5] caust.[5] chel.[1] **Chin.**[5] clem.[1] ignis[194] **Lach.** nat-m.[5] nit-ac.[1] **Sel.**
  ☞ *M; Essen; nach*
- **Fieberhitze,** bei: nux-v.[5]
  ☞ *M; Fieber; während*
- **Froststadium** im Fieber, während: ars.[36] sep.[36]
- **Gesellschaft,** in: granit-m.[194]
- **heimzugehen,** mit Verlangen: **Psor.**[58]
  ▮ *GEMÜT; M; Heimweh, Beschwerden durch*
- **Konvulsionen,** während: ant-c.[36]
- **Kopfschmerz,** während: chlol.[36] gels. kurch.[192]
- **Menses,** während: am-c.[1] bell.[36] harp.[1184] phos.[36]
  ☞ *M; Menses; während*
- **Mittagessen,** nach: ant-c.[36] nat-m.[36]
- **Schaudern,** während: hell.[36]
- **Schweiß,** während: **Acon.**[5] **Apisin.**[5] **Ars.**[5] **Bry.**[5] calad.[5] canth.[5] **Cham.**[5] cocc.[5] cycl.[5] **Nux-v.**[5] sep.[5]
  ☞ *M; Schweiß; während Schweißabsonderung*
- **Stuhlgang,** nach jedem: arn.[102]
  ☞ *M; Stuhlgang; nach Stuhlgang*
- **Übelkeit,** bei: ham.[36]
- **Wehen,** Entbindung, während: ferr.[54]
  ☞ *M; Wehen, Entbindung; während*
- **Bauch,** auf den, während Schwangerschaft: **Podo.**[122]
- **beständig**: kali-sil.[102]
- **Boden,** auf den nackten: plut-n.[269]
- **dunkles** Zimmer, in: tarent.[122]
- **Feuer,** in die Nähe von: haliae-lc.[222]
- **flach**: **APISIN.**[5]
- **harte** Unterlage, auf: **Camph.**[54] plut-n.[269] sanic.[85]
- **Rücken,** auf dem: plut-n.[269]

HITZE:
☞ *M; Wärme*

erstreckt sich:

- **abwärts**: aesc.[54] cench.[58] glon. hydrog.[222] nat-c.[54] sang. sumb.[54] tax.[303] xan.[54]
- **aufwärts**: alum. alum-sil.[58] alumn. ant-t.[36] ars. ars-h.[54] asaf. bamb-a.[1184] **Calc.** calc-sil.[58] carb-an. carb-v. chin. cinnb. **Ferr.** ferr-ar. **GLON. Graph.** hydrog.[222] indg. iris kali-bi. **Kali-c.** lach.[58] laur. **Lyc.** mag-m. mang. merl.[85] naja[58] nat-s. nit-ac. ox-ac.[58] **Phos.** plb. **Psor. SEP. Spong. Sulph. Sumb.**[54] tarent. **Valer.** vip.[36] visc.[102]
  - **Rücken,** vom: **Sumb.**[54]

Abneigung gegen Hitze: agki-p.[1202] astac.[36] foll.[149] gran.[36] **Ign.**[5] ph-ac.[36]

- **abends**: gran.[36]
- **Fieberhitze,** während: **Ign.**[5]
  ☞ *M; Fieber; während*

Empfindung von Hitze: acet-ac.[58] achy.[58] acon.[58] adam.[222] aegle.[192] agar. agn. allox.[119] aloe[58] **Alum. Alumn.**[54] am-c. am-m.[58] androc.[222] ange-s.[255] anh.[119] ant-t. **APIS Apisin.**[5] apom.[102] aran.[144] aran-ix.[144] arg.[36] **Arg-n.** arge-p.[264] arn.[5] ars. ars-i. ars-s-f.[58] asaf. **Asar.**[5] **Aur.** aur-ar.[58] **Aur-i. Aur-m.** aur-m-n.[54] bamb-a.[1184] **Bar-c.** bell.[122] bell-p.[256] benz-ac.[122] bor.[5] borag.[255] bov. bry. **Calc.** calc-f.[162] **Calc-i. CALC-S. Camph. CANN-S.** canth. caps. carb-an.[5] carb-v. caust. cench.[58] **Cham.** chel.[122] chin. chloram.[149] choc.[222] cic.[36] cina clem.[5] cob-n.[119] **COC-C.** cocc. **COFF.** colch. coloc.[5] com. con.[1] corn-f.[45] **Croc.** crot-h.[122] cryp.[36] curc.[192] cycl.[58] cyt-l.[149] **Dros.** dulc.[5] ephe.[267] euph. ferr. **FL-AC.** flor-p.[144] graph. haliae-lc.[222] harp.[1184] hed.[144] hell. helo.[264] hep.[5] hist.[149] **Hydrog.**[222] **Hyos.**[1] hypoth.[149] **Ign.**[5] **IOD. Ip.** irid.[222] kali-c. **Kali-i.** kali-n. **KALI-S.** knau.[33] kreos. lac-leo.[204] **Lach.**[5] lap-laz.[227] lat-h.[301] lat-m.[111] **Laur.**[85] led.[5] **LIL-T.** lim-b-c.[204] **LYC.**[5] lyss.[144] **M-arct.**[5] m-art.[5] m-aust.[5] **Mag-c. Mag-m.** mand.[119] **Mang.** mant-r.[262] med. meny.[5] meph.[111] **Merc.**[5] mur-ac.[1] naja[144] nat-c. **NAT-M. NAT-S.** neon[222] **Nit-ac.**[5] **Nux-m. Nux-v.** oci-s.[119] olnd.[5] op.[54] oxyg.[233] ozone[227] par.[5] petr.[5] ph-ac.[5] **Phos. Plat. Plb.**[5] plut-n.[222] por-m.[251] psil.[164] **Psor. Ptel. PULS.**[5] ran-b.[5] rauw.[119] rheum[5] rhod. rhus-t.[5] ros-d.[305] **Sabad. Sabin.** samb.[1] sars. **SEC. Seneg.** sep. **SIL.** sol[29] spect.[271] spig.[5] **Spong.** squil.[1] **STANN.**[5] staph. **SUL-AC. SUL-I. SULPH.** syph.[111] tab.[111] ter.[45] teucr. thuj. trom.[45] **Tub.**[58] tung.[1237] uro-h.[264] valer. **Verat.** vero-o.[232] xan.[85] **Zinc.**

- **abwechselnd** mit Kälte: hist.[149] ozone[227] spect.[271]
- **links**: rhus-t.[1]
- **tagsüber**: bamb-a.[1184]
- **morgens**: curc.[192]
- **nachmittags,** nach Mittagsschlaf: curc.[192]
  ☞ *M; Schlaf; nach Schlaf; Mittagsschlaf*
- **abends**: bry. fl-ac.[58] oxyg.[233] por-m.[251]
  - **Bett,** im: **Bry.** fl-ac.[58]
- **nachts**: bamb-a.[1184] bar-c.[1] cench.[58] cham. choc.[222] con.[1] fl-ac.[58] harp.[1184] hydrog.[222] lyc.[5] nat-m. **Phos.** plut-n.[269] por-m.[251] puls.[1] rhus-t.[1] ros-d.[305] sil. zinc.
  - **Erwachen,** beim: hydrog.[222]
  - **Ruhelosigkeit,** mit: plut-n.[269]
  - **Schnupfen,** bei: lyc.[5]
- **Anstrengung,** bei: alum. choc.[222] sep.[1] squil.
- **Atmung,** mit erschwerter: trom.[45]
- **Baden** amel., kaltes: curc.[192]
  ☞ *M; Baden, Waschen; amel.; kaltes*
- **Bett** fühlt sich zu heiß an, kann nicht darin liegen: op.[54]
  - **Wehen,** Entbindung, während: op.[54]
- **bewegen,** muss sich: chloram.[149]
- **Bewegung,** bei geringster: squil.[1]
- **Bier,** nach: bell.[122]
  ☞ *Speisen und Getränke; Bier; agg.*
- **Erwachen,** beim: bamb-a.[1184] **BAR-C.** bell-p.[256] benz-ac.[122] choc.[222] fl-ac. **Graph.** hydrog.[222] nat-m. **Sil.** zinc.
  ☞ *M; Erwachen; agg.*
- **Essen,** nach dem: aegle.[192] cycl.[58]
  ☞ *M; Essen; nach*
- **Gehen,** beim: arg.[36] samb.[1]
  - **Freien,** im: arg.[36]
    ☞ *M; Luft; frische, im Freien; agg.*
- **Hand** aufgelegen hat, wo die: hyos.[1]
- **Husten,** beim: irid.[222] sep.[1] squil.[1]
- **Menses,** vor: bamb-a.[1184]
- **Ruhe** agg.: achy.[58]
- **Ruhelosigkeit,** mit: plut-n.[222]
- **Schlaf,** im: bry.[5] **Dulc.**[5] lach.[5] merc.[5] ph-ac.[5] puls.[5] ran-b.[5] rheum[5] rhus-t.[5]
  ☞ *M; Schlaf; während*
- **Schnupfen,** bei: aegle.[192]
- **Speisen,** warme, agg.: **Carb-v. Ferr. Kali-c.** lach. **Mag-c. PHOS. PULS.** sep. **Sul-ac.**
  ☞ *Speisen und Getränke; warme; Speisen; agg.*
- **Sprechen,** beim: squil.[1]
- **Steigen,** beim: cob-n.[119]
  ☞ *M; Steigen; agg.*
- **Übelkeit,** bei: chel.[122]
- **einzelne** Teile: apisin.[5] bor.[5] laur.[85] par.[5] ph-ac.[5]
- **Nerven,** entlang der: acon.[58]
- **Alkoholischen** Getränken, wie nach: cryp.[36]
- **Dämpfe,** wie durch heiße: oxyg.[233]

Hitzewallungen: acet-ac. **Acon.**[5] adam.[222] aesc. agar.[193] **Agn.**[5] ail.[54] **All-c.** aloe[116] alum.[5] alum-p.[58] alum-sil.[58] **Alumn.** am-br.[36] am-c. am-m. ambr.[144] **AML-N.**[54] androc.[222] ang. ange-s.[255] ant-c. ant-t.[102] antipyrin.[72] apis apoc.[36] aran-ix.[144] **Arg-n.**[54] arge-p.[264] arist-cl.[144] **Arn. Ars. Ars-i.** ars-s-f.[58] arum-t.[54] asaf.[5] asar. astac.[5] aur. bac.[56] bamb-a.[1184] bapt. bar-acet.[36] bar-c. bar-s.[58] **Bell.**[54] bell-p.[256] berb. **Bism.** bol.[36] bor. bor-ac.[85] bov.[54] brom. bruc.[10] bry.[5] bufo buth-aust.[119] **Cact. CALC.**[5] calc-ar.[102] calc-f.[162] **Calc-i.**[58] **Calc-s.** calc-sil.[58] camph.[137] cann-s.[5] canth.[5] carb-an. **CARB-V.**[58] **Carbn-s.** carc.[193] card-b.[36] **Carl.**[85] cath-a.[264] **CAUST.** cedr.[36] cench.[58] **Cham.**[102] chel. chim.[36] **Chin.**[193] chin-s.[122] choc.[222] cic.[116] **Cimic.**[102] cimx.[54] **Cina** cinnb.[54] clem.[36] cob.[54] **COCC.** coff. **Colch.** coll.[137] coloc. con.[36] cop.[193] corn. cortico.[149] croc.[116] **Crot-h.**[54] **Croto-t.**[54] cub.[4] cupr. cupr-am-s.[36] cyt-l.[144] dig.[54] dros.[193] dulc.[10] **Elaps**[122] erech.[25] ery-a.[36] eucal.[54] eup-per. euphr.[36] eupi.[36] excr-can.[269] fago.[36] **Ferr.** ferr-ar. ferr-i. ferr-p. fl-ac.[137] flav.[149] flor-p.[149] foll.[1201] frax.[36] galin.[149] **Gamb.**[122] gast.[36] **GELS.**[36] gins.[36] **GLON.**[116] **Graph.**[193] guai.[116] haliae-lc.[222] helo.[137] helon.[36] **Hep.**[102] hipp.[122] hura hydr.[25] hydr-ac.[54] hydrog.[222] hyos.[5] **IGN.**[102] ignis[194] indg.[8] **Iod.**[54] **Ip.** ipom.[54] jab.[144] jug-c.[36] jug-r.[36] kali-ar. **Kali-bi.**[54] kali-br.[54] **KALI-C. Kali-i.**[54] kali-n.[10] **Kali-p. Kali-s.** kali-sil.[58] kalm.[36] kiss.[36] knau.[33]

HITZE; Hitzewallungen (Forts.)

kola[1184] **Kreos.** kres.[149] lac-ac. **LACH.**[122] lachn.[36] lat-m.[149] laur. lil-s.[36] lipp.[36] lob. **LYC.**[54] lyss.[85] m-arct.[5] m-aust.[10] mag-c.[10] mag-m. **MANG.**[54] marm-w.[194] med. **Meli.**[111] **Meny.** meph.[116] **Merc.**[54] merc-c.[137] merc-i-r.[36] merl.[85] methys.[149] mez.[85] mit.[36] morg.[136] morph.[36] mosch.[36] naja[144] nat-ar. **Nat-c.**[5] nat-m.[5] nat-p. **NAT-S.** nat-sil.[58] nep.[149] nicc-s.[102] nid.[149] **NIT-AC.** nit-s-d.[36] **Nux-v.**[54] ol-an.[111] ol-j.[36] olnd. op. **Ov.**[116] **Ox-ac.**[58] oxal.[45] par.[36] **Petr.**[102] ph-ac.[116] **PHOS.**[137] piloc. pin-s.[36] pip-m.[36] pitu-a.[164] plan-m.[45] **PLAT.**[54] plb. plut-n.[222] podo. por-m.[251] psil.[164] **PSOR.** ptel.[36] **PULS.**[5] pulx.[137] ran-b.[36] raph. rauw.[149] rhod.[54] **Rhus-t.**[137] ros-d.[305] rumx. **Ruta**[5] sabad.[36] sabin. sal-ac.[116] samb. **Sang.**[137] saroth.[149] sec.[116] sed-ac.[102] sel.[149] senec.[54] seneg. **SEP.**[137] **Sil.** sol[236] sol-a.[58] sol-n.[25] spect.[271] **Spig. Spong.**[137] squil.[116] **STANN.**[54] staph.[5] **Stront-c.**[116] succ.[194] **SUL-AC.**[102] **SUL-I.**[58] **SULPH.**[144] **SUMB.**[25] tab.[36] tanac.[36] tarax.[36] tarent.[192] tax.[303] **Ter.**[54] teucr.[123] thala.[149] **THUJ.**[144] thyr.[137] til.[102] trom.[45] **TUB.**[102] tung.[252] upa.[36] uran-n.[116] uro-h.[264] ust.[54] valer.[54] verat.[5] verat-v.[102] vesp.[102] vinc.[116] viol-t.[5] vip.[36] visc.[102] voes.[36] **Xan.**[54] yohim.[85] **Zinc.** zinc-p.[58] zinc-val.[116] ziz.[25]

☞ Schwäche; Hitze; bei ▥ GEMÜT; C; Angst; Hitzewallungen, während •GESICHT; C; Hitze; allgemeine Arzneien; Hitzewallungen •ABDOMEN; C; Hitze, Empfindung von; Hitzewallungen •BLUT; C; Blutandrang, Kongestion; allgemeine Arzneien •BLUT; C; Blutwallungen

⇄ - **abwechselnd** mit:

◦ **Angst**: **Calc.**[54] **Dros.**[54] **Plat.**[54]

◦ **Frösten**: acon. alum. ang.[36] ars. asar. bell-p.[256] **Calc.**[122] **Chin-s.**[122] corn. gels.[162] iod. jug-c.[36] **Kali-bi.** kalm.[36] med. morph.[36] naja[144] oxal.[45] pin-s.[36] plut-n.[222] **Sep.** spig. tub.[85]

◦ **Kälte, eisiger**: helo.[85]

◦ **Schmerzen** in:

◦ ◦ **Brust**: lachn.[36]

▥ BRUST; A; Abwechselnd mit

◦ ◦ **Kopf**: lyss.[54]

▥ KOPF; O; Innerlich, innerer Kopf; abwechselnd mit

◦ **Schweiß**: kali-bi.[193]

▥ SCHWEISS; A; Abwechselnd mit

- **links**: lyc.[137] rhus-t.[137] stann.[137]

- **rechts**: alum.[137] con.[36] op.[36] phos.[137]

◦ **abends** im Bett., agg. durch Liegen auf der rechten Seite, Kratzen amel., doch das Hitzegefühl wandert zu einer anderen Stelle: con.[36]

◦ **erstreckt** sich zu den Zehen: op.[36]

- **tagsüber**: adam.[222] **Bar-c.**[54] bism.[36] bor.[36] bry.[36] **Lach.**[54] nit-ac.[36] **Petr.**[54] **Senec.**[54]

- **morgens**: bism. bor. carb-v.[58] ox-ac.[54] thuj.

◦ **Essen,** nach dem: thuj.

- **vormittags** agg.: sabad.[36] sulph.[54]

◦ **11** Uhr mit Hunger: **SULPH.**[54]

- **nachmittags**: ambr. arum-t.[36] bell. bor.[54] calc-s. colch. con. fago.[36] kola[1184] laur. meny. **Nat-p.** nux-v. pitu-a.[164] plb. ptel.[36] samb. **SEP.**

◦ **14** Uhr: ptel.[36]

◦ **16** Uhr - 21 Uhr: arum-t.[36]

◦ **Mittagessen,** beim: calc-s. nux-v.

- **abends**: acon. all-c. arum-t. bor. carb-an. carb-v. choc.[222] cimic.[36] cina dros.[193] **Elaps**[122] ferr. gins.[36] **Lyc.** merc-c. nat-p. **Nat-s.** nit-ac. phos. **Psor. SEP.** sol[236] **Stann.**[54] **Sulph.** upa.[36]

◦ **19** Uhr: gins.[36]

◦ **20** Uhr, mit Übelkeit: ferr.

◦ **20.30 Uhr**: arum-t. cimic.[36] cina sep.

◦ **Essen,** nach dem: carb-v. choc.[222] upa.[36]

◦ **Schlaf,** vor: carb-v.

- **nachts**: acet-ac. am-m. ang. ange-s.[255] ant-c. arum-t.[54] aur. bapt. bar-c. bell. **Carb-v.** dros.[193] fago.[36] **Fl-ac.**[162] flav.[149] **Hep.** kali-bi. **Kali-i.**[54] **Lach.** op. psil.[164] **Rhod.**[54] **Sep.** spig. **Sul-ac. Sulph. TUB. Xan.**

▥ SCHLAF; C; Schlaflosigkeit; allgemeine Arzneien; Hitze; während; •BLUT; C; Blutwallungen; nachts

◦ **3** Uhr: bapt. fago.[36]

◦ ◦ **Gefühl** wie Schweißausbruch: bapt.

◦ **Angst,** und: ang. kali-bi.

- **Angst,** während oder nach:

▥ GEMÜT; M; Angst, Beängstigung, Beschwerden durch •GEMÜT; C; Angst; Hitzewallungen, während

- **Anstrengung,** durch geringste: alum. **Merc.**[54] **Olnd.**[54] ox-ac.[58] **Sep.** sul-i.[58] **Sumb.**

☞ M; Anstrengung, körperliche; agg., Anstrengung

- **Bett,** im: eupi.[36]

- **Bewegung**:

◦ **agg.**: **Helon.** nux-v.[36] **Sep.**[54]

◦ **amel.**: sul-ac.[137]

- **Blutung,** bei uteriner: sep.[54] sulph.[54]

- **Bücken** agg.: merc-c.[137]

☞ M; Bücken; agg.

- **Denken** daran agg.: spong.[137]

- **Erbrechen,** nach: tab.[36]

☞ M; Erbrechen; agg. nach Erbrechen

- **Essen**:

◦ **agg.**:

◦ ◦ **nach**: alum. arg-n. carb-v. card-b.[36] cinnb.[54] ignis[194] kali-c.[1] **Lach.**[54] lyc.[1] nat-c.[1] par. sumb. tub.[137] upa.[36] zinc.[1]

◦ ◦ **während**: bov.[54] **Calc-s.** nux-v. psor.

◦ **amel.**: chin.[1]

- **fixen** Ideen, bei: phos.[137]

- **Freien,** amel. im: mosch.[36]

☞ M; Luft; frische, im Freien; amel.

- **Frösteln**:

◦ **nach**: corn.[36] gast.[36] gels.[36] nat-p.[36] nit-ac.[36] **Puls.**[54] rhus-t.[36] sang.[36]

◦ **mit**: agar. am-br.[36] apis **Ars.** aur.[58] **Carb-v.** carl.[85] **Colch.** corn. eup-per. kali-bi. lach. lob. **Merc. Petr.**[54] plat. puls. sang.[54] sep. sulph. ter. thuj.

- **Froststadium** im Fieber:
  - **vor**: adam.[222] **CAUST.** sang. thyr.[137]
  - **nach**: ail.[54] cimx.[54]
- **Gehen**:
  - **agg., in frischer Luft**: caust. hydrog.[222] sep.[1] tarax.[36]
    ☞ M; Luft; frische, im Freien; agg.
  - **amel.**: fago.[36]
- **geistiger** Anstrengung, nach: **Lach.**[54] olnd.
  ☞ M; Geistige Anstrengung; agg.
- **Gemütsbewegungen,** durch: lach. **Phos.**
  GEMÜT; M; Gemütsbewegungen agg.; nach
- **Hämorrhoiden,** bei: coll.[137]
- **Herzbeschwerden,** bei: sumb.[25]
- **Herzklopfen,** mit: ant-t.[102] aur. **Calc.**[54] calc-ar.[102] ferr.[185] iod.[54] **KALI-C.** lach.[85] petr.[102] sep.[85] sul-i.[58]
- **Klimakterium,** im: **Acon.**[102] agar.[193] ambr.[193] **Aml-n.**[54] **Arg-n.**[54] arist-cl.[144] aur.[58] **Bell.**[54] bor-ac.[85] calc.[102] carb-v.[58] carc.[193] chin.[193] **Cimic.**[102] con.[54] **Croc.**[116] **Crot-h.**[54] **Dig.**[54] **Eucal.**[54] ferr.[116] foll.[1201] **Glon.**[54] **Graph.**[193] hep.[102] hydr-ac.[54] **Ign.**[102] ignis[194] **Jab.**[144] **Kali-bi.**[54] **Kali-br.**[54] kali-c.[116] **LACH.**[54] **Lyc.**[54] **MANG.**[54] mez.[85] nicc-s.[102] nux-v.[116] ol-an.[116] ov.[116] ph-ac.[116] piloc. pitu-a.[164] **Plat.**[54] por-m.[251] **Sang.**[54] sed-ac.[102] **Sep.**[54] **Stront-c.**[116] succ.[194] **SUL-AC.**[54] **SULPH.**[54] sumb.[54] **Ter.**[54] til.[102] tub.[102] uro-h.[264] **Ust.**[54] valer.[54] verat-v.[102] vesp.[102] vinc.[116] xan.[54] zinc-val.[116]
  - **nachmittags**: pitu-a.[164]
- **Koitus,** nach: **Dig.**[54]
- **Kopfschmerz**:
  - **vor**: bac.[62]
  - **während**: agar.[1] bac.[62] erech.[25] sang.[137] tax.[303]
- **Leukorrhö,** bei: **Lach.**[54] lyc.[54] **Sulph.**[54]
- **Liegen**:
  - **agg.**: haliae-lc.[222]
  - **amel.**: nux-v.[36] thuj.[36]
- **Mädchen,** bei jungen: pitu-a.[164]
- **Magen** ausgehend, vom:
  MAGEN; C; Hitze, Hitzewellen, Empfindung von; erstreckt sich; Körper, über den
- **Menses**:
  - **vor**: **Alum.**[5] ferr.[102] glon.[102] iod. kali-c.[85] **Lach.**[102] **Merc.**[5] ph-ac.[5] **Sang.**[102] sulph.[102]
  - **während**: merl.[85] nat-m.[137] nat-p.
- **Mittagessen**:
  - **während**: calc-s. nux-v.
  - **nach**: par.[36] sumb.[36]
- **Müdigkeit,** bei: helo.[137]
- **Musik,** durch: ambr.[144]
  ☞ M; Musik; agg.
- **Ohnmacht,** mit: **Croto-t.**[54] **SULPH.**[54]
  ☞ Ohnmachtsgefühl, Ohnmachtsschwäche, Ohnmacht
- **Plazentaretention,** bei: sep.[54] sulph.[54]
- **Pulsieren,** Pochen, mit generalisiertem: sulph.[137]
- **Reizbarkeit,** während: con.[1]
- **Rennen,** beim: sul-i.[58]
- **Ruhelosigkeit,** mit: kola[1184]
- **Schlaf**:
  - **vor**: **Carb-v.**[54]
  - **während**: alum-sil.[58] carb-an.[58] cham. kali-p.[58] nat-m. **Phos.** ran-b.[36] sil. zinc.
  - **Einschlafen,** beim: **Con.**[137] lach.[137]
  - **hindert** am: **Psor.**[54] **Puls.**[54]
- **Schmerzen,** bei: camph.[137] cham.[102] fl-ac.[137] kres.[149] spong.[137] tarent.[192]
  - **Herzregion,** in der: kres.[149] spong.[137]
  - **Knochen,** in: fl-ac.[137]
  - **Zähnen,** in den: cham.[102]
- **Schwäche**:
  - **vor**: dig.[85] **SEP.**[54] **SULPH.**[54] **Xan.**[122]
  - **mit**: **Phos.**[54]
- **Schwangerschaft,** während: glon.[116] **Sulph.**[54] **Verat.**[54]
- **Schweiß**:
  - **mit**: acet-ac. am-m. aml-n.[102] ang. ant-c. aran-ix.[144] aur. bac.[56] **Bamb-a.**[1184] bell. bell-p.[256] calc.[1] camph.[58] **Carb-v.** carc.[193] **Chin.**[122] cob.[54] **CON.**[54] cop.[193] excr-can.[269] **Fl-ac.**[162] **Hep.** hipp.[122] hydrog.[222] **Ign.**[54] ignis[194] ipom.[54] jab.[116] kali-bi.[137] **Kali-i.**[122] kres.[149] **Lach.** lyc.[148] lyss.[85] nux-v.[116] op. **Ox-ac.**[54] petr.[1] plut-n.[222] psil.[164] **PSOR.**[54] **Sep.** **SUL-AC.**[122] **Sulph.** **Ter.**[54] **TUB.** valer.[116] **Xan.**
    SCHWEISS; M; Hitze; agg. während
    - **0 Uhr - 1 Uhr**: **Fl-ac.**[162]
    - **Angst,** und: ang. kali-bi.
    - **Gesicht** und Händen, auf: calc.[1]
    - **klebriger**: kali-bi.[137]
  - **ohne**: **LACH.**[122] tax.[303]
- **sexuellem** Exzess, nach: **Dig.**[54]
  ☞ M; Sexualität; Exzessen, nach sexuellen
- **Sitzen,** beim: sep.[1]
- **Sterilisation,** nach: excr-can.[269]
- **Stuhlgang**:
  - **während**: merc.[5] merc-c.[5] nat-c.[5] sulph.[5]
  - **amel. nach**: agar.[36]
- **Übelkeit,** mit: hydrog.[222] **Merc.**[54] **Nux-v.**[54] sang.[54]
- **Wehen,** Entbindung, während: sep.[54] sulph.[54]
  ☞ M; Wehen, Entbindung; während
- **Wein,** nach: carb-v.[58] tax.[303]
- **Zimmer,** im: helon.[36]
- **Zittern,** vor: sep.[137] sul-ac.[102]
- **Zorn,** nach: cham.[60] nux-v.[60] **Petr.**[54] **Phos.** tax.[303]
  GEMÜT; M; Zorn, Beschwerden durch

➜ - **erstreckt** sich zum Kopf: sang.[137] sulph.[144] thuj.[144]

◉ - **Dampf,** wie durch Einwirkung von: pulx.[137]

- **juckend,** rechts: con.[36]
- **Luft,** wie durch heiße, als wäre das Zimmer zu heiß etc.: acon.[5] **Alum.**[5] astac.[5] bry.[5] calc.[5] ol-an.[111] puls.[5] verat.[5]

HITZE; Hitzewallungen (Forts.)

- **trocken,** im Klimakterium: **LACH.**[122]
- **Wasser,** warmes:
  - **bespritzt** mit warmem Wasser, wie: calc. **Cann-s.**[5] nat-m. phos. **Puls. Rhus-t.** sep. sul-ac.[137]
    ☞ *Wasser; innere Organe spritzt, als ob W. gegen*
    - **Gedankengang,** bei lebhaftem: **Phos.**
    - **Nahrungsaufnahme** agg.: sul-ac.[137]
  - **übergossen** mit warmem Wasser, wie: **ARS.** bry. nat-m.[5] ph-ac. phos. **PSOR. Puls. Rhus-t. SEP.**
- **Wind** auf die Teile bläst, als ob heißer: hyos.[5] ol-an.[111]

Lebenswärme, Mangel an: **Acon.**[137] **Aesc. Agar.**[122] **AGN.**[5] allox.[119] **Alum.**[122] **Alum-p.**[58] **ALUMN.**[58] am-br.[116] **Am-c.** am-m.[122] ambr.[5] **ANAC.**[5] androc.[222] ang.[1] anh.[119] **Ant-c.**[5] ant-t.[5] apis[122] aral.[111] **ARAN.** aran-ix.[119] **Arg. Arg-n.**[5] arist-cl.[119] **ARS.**[5] ars-h.[54] **Ars-i.**[122] ars-s-f.[58] **Asar. Aur.**[5] **AUR-M-N.**[272] aur-s.[58] **Bamb-a.**[1184] **BAR-C.**[5] **Bar-m.** bar-s.[58] bcg[149] bell.[137] bell-p.[256] berb.[2191] **BOR.**[137] bov.[5] **Brom. Bry.**[5] bufo[111] buth-aust.[119] cact. cadm-s. calad.[5] **CALC. CALC-AR. Calc-f. CALC-P. Calc-s.** calc-sil.[58] calen.[122] calx-b.[194] **CAMPH.**[122] cand-a.[239] cann-s.[5] canth.[5] **Caps.**[122] **CARB-AN.**[122] **Carb-v.**[137] **Carbn-s.**[122] carc.[233] cath-a.[264] **Caul. CAUST.**[5] cham.[5] **Chel. Chin.**[122] chlor.[54] chloram.[149] chlorpr.[149] choc.[222] **CIC.**[5] **Cimic.**[111] cina[5] **Cinnb. CIST.** cob-n.[144] coc-c.[58] **Cocc.**[122] **Colch.**[28] **Con.**[1] croc.[5] **CROT-C.** cupr.[5] cupr-acet.[54] cycl. cyt-l.[119] dicha.[144] **Dig.**[122] dros.[122] **DULC.**[5] **Elaps** esp-g.[144] eucal.[54] **Eup-per.**[137] euph.[5] **EUPHR.**[5] **FERR.** ferr-acet. **Ferr-ar.** ferr-p.[58] gels.[137] germ.[222] gins. glon.[137] **GRAPH.**[122] **Guai.**[122] hed.[149] **Hell.**[5] **HELO. HEP.** hir.[149] hydr-ac.[85] **Hydrog.**[222] **Hyos.**[5] hyper.[111] **Ign.**[5] iod.[137] **Ip.**[137] irid.[222] jug-c.[102] **KALI-AR. KALI-BI.** kali-br.[54] **KALI-C.**[5] kali-i.[111] **Kali-n.**[5] **KALI-P.** kali-s.[122] **Kalm. Kreos.** lac-ac. lac-d. lac-h.[233] **Lach.**[137] lat-m.[119] **Laur.**[58] **LED.**[122] **Lyc.**[122] lycps.[54] lyss.[137] **Mag-c.** mag-m.[5] **MAG-P.** mag-s.[144] **Mang.** mant-r.[262] marm-w.[194] **Med.** meny.[5] **Merc.**[5] **Merc-c.**[5] **Mez.**[122] **MOSCH.** mur-ac.[5] **Naja Nat-ar.** nat-c.[137] **Nat-m.**[137] **Nat-p. NAT-S.**[111] **Nat-sil.**[58] nep.[144] **NIT-AC. Nux-m. NUX-V.**[5] **Ol-j. OLND.**[5] op.[5] ox-ac.[58] par.[5] penic.[149] perh.[149] **Petr.**[5] **PH-AC.**[122] **PHOS.**[5] **Pitu-a.**[164] **Plat.**[5] **Plb. PSOR.**[111] pull-g.[181] **Puls.**[5] **PYROG. Ran-b.** ran-s.[5] **Rhod.**[5] **RHUS-T.**[5] **Rumx. SABAD.**[122] **SABIN.**[5] samb.[137] sarcol-ac.[149] saroth.[149] sars. sel.[137] **Senec.** seneg.[5] **Sep. SIL. Spig.**[122] spong.[5] **SQUIL.**[5] **Stann. Staph.** stram.[5] **STRONT-C.**[5] succ.[194] **Sul-ac. Sulph.**[122] **Sumb. TARAX.**[5] **Tarent. TEUCR.**[5] thal.[149] thea[275] **Ther.**[137] **Thuj.**[122] thyr.[102] **Tub.** tub-sp.[151] uro-h.[264] v-a-b.[149] valer.[5] verat.[58] verat-v.[137] **Viol-t.**[5] vip.[1212] vip-a.[149] x-ray[119] zinc.[5] zinc-i.[137] zinc-p.[58]
☞ *Kälte, Empfindung von • Kälte, Empfindung von; Innerliche Kälte • Psora, psorische Konstitution • Reaktion; Reaktionsmangel • Vitalität, nachlassende* ▥ *FROST; C; Allgemeine Arzneien • FROST; C; Frösteln*

- **nachmittags** nach Mittagsschlaf: con.[1]
  ☞ *M; Schlaf; nach Schlaf; Mittagsschlaf*
- <> **Betätigung,** bei: plb. **Sil.**
- **erhitzt** sich leicht: caust.[5] cimic.[111]
- **Gehen,** nach: gins.
  ☞ *M; Gehen; nach Gehen agg.*
- **Klimakterium,** im: **Chin.**[122]
- **Menses,** während, und wieder amel. während: pitu-a.[164]
- **Schwäche,** bei: colch.[28] hydr-ac.[85] op.[5] staph.[58]
- **Übelkeit,** bei: arist-cl.[119]
- **Wärme:**
  - **agg.:** acon.[137] **Agar.**[122] **ALUM.**[122] ant-c.[5] **APIS**[122] **Arg-n.**[5] ars.[5] **Ars-i.**[122] aur.[122] **Bar-c.**[122] bell.[137] bor.[137] **BRY.**[5] bufo[111] **CAMPH.**[122] cand-a.[239] **CARB-AN.**[122] carb-v.[137] **CARBN-S.**[122] caust.[122] cimic.[111] cocc.[122] cupr.[5] dig.[122] **Dros.**[122] **Dulc.**[122] euph.[5] gels.[137] glon.[137] **GRAPH.**[122] guai.[122] iod.[137] **Ip.**[137] irid.[222] kali-c.[137] kali-i.[111] **Kali-s.**[122] lach.[137] laur.[122] **LED.**[122] **LYC.**[122] lyss.[137] mag-m.[5] **Merc.**[5] **MEZ.**[122] nat-c.[137] **Nat-m.**[137] **Nat-s.**[111] nux-v.[5] op.[137] **Ph-ac.**[122] **Phos.**[5] psor.[111] **PULS.**[122] sabad.[122] samb.[137] sel.[137] sil.[137] spig.[122] staph.[122] **Sulph.**[122] ther.[137] **Thuj.**[122] verat-v.[137] zinc.[5]
    - **Feuer** oder Sonne: **Acon.**[137] **Ant-c.**[5] arg-n.[5] ars.[5] **BELL.**[137] bor.[137] bry.[5] bufo[111] carb-v.[137] **Cimic.**[111] cupr.[5] **Euph.**[5] **Gels.**[137] **GLON.**[137] iod.[137] ip.[137] irid.[222] kali-c.[137] **KALI-I.**[111] lach.[137] lyss.[137] mag-m.[5] **Merc.**[5] **Nat-c.**[137] **NAT-M.**[137] nat-s.[111] nux-v.[5] op.[137] phos.[5] psor.[111] **Puls.**[5] samb.[137] sel.[137] sil.[137] ther.[137] verat-v.[137] **Zinc.**[5]
      ☞ *M; Sonne; agg. • M; Wärme; agg.; Feuer, durch*
  - **amel., Feuer oder Sonne:** ars.[5] aur.[5] bar-c.[5] canth.[5] caust.[5] dulc.[5] ign.[5] jug-c.[102] kali-c.[5] nux-v.[5] petr.[5] rhod.[5] rhus-t.[5] sil.[5] stront-c.[5]
    ☞ *M; Sonne; amel.*
  - **Bedeckung,** warme, amel. nicht: **Asar.** laur.[58]

HOCHGEHOBEN, Empfindung wie: **ACON.**[5] bapt.[102] cann-i. caps.[5] caust.[137] coloc.[137] gink.[227] glon.[58] granit-m.[194] hyper.[137] **Lac-d.** m-art.[5] mez.[137] phos.[137] phyt.[137] plut-n.[269] pneu.[137] podo.[137] spong.[137] stict.[102] stroph.[137] **Syph.**[60] tub.[304] ust.[185] valer.[137] visc.[102]
▥ *GEMÜT; C; Wahnideen (Einbildungen, Halluzinationen, Sinnestäuschungen); schwebt in der Luft*

Schlaf, im: stroph.[137]
☞ *M; Schlaf; während*

HOHLHEIT, Empfindung von, im Körper:
☞ *Leer oder hohl, Empfindung wie*

HOMÖOPATHISCHE Arzneien:
☞ *Arzneimittel*

HÜPFEN, Empfindung von, innerlich: agar.[38] arg-n.[187] ars.[5] aur.[8] brach.[102] bry.[5] **Cic.**[36] **CROC.**[5] cycl. iod.[187] kola[1184] lim-b-c.[204] merc-i-f.[8] mosch.[5] nux-m.[102] **Op.**[102] sabad.[102] sang.[36] spig.[5] sulph.[102] tarent.[36] **Thuj.**[102] thyr.[56]
☞ *Fremdkörper, Empfindung wie von einem • Lebendigem, Empfindung von etwas, innerlich*

HYPERTROPHIE: **ACON.** adon.[137] alco.[10] am-m.[10] **Aml-n.** **Ant-c.**[137] ant-i.[102] apis aran-ix.[149] **Arn.**[102] **Ars.**[8] ars-i.[111] asaf.[34] aspar. **AUR.** **AUR-I.** **Aur-m.** bac.[62] bar-c.[5] bcg[149] **Bell.**[37] **Brom.**[137] **CACT.**[8] **Calc.** calc-f.[137] calc-i.[111] calc-p.[111] camph.[5] **Cann-s.**[5] **Caust.** cench.[58] cere-b.[102] chim.[102] chin-s.[10] chlol.[85] chlorpr.[149] choc.[222] cimic.[58] cist.[111] **Clem.**[137] **Colch.**[5] **Con.** **Conv.**[25] cortico.[149] **Crat.**[102] cupr.[46] **Dig.**[1125] **Dulc.**[137] fab.[102] **Ferr.** fl-ac.[193] foll.[149] **Glon.** **Graph.** **Hep.** hydr.[111] hydrog.[222] **Iber.** **Iod.**[8] kali-bi. **KALI-C.** kali-i.[111] kali-n.[5] **KALM.**[1125] kres.[149] lac-d.[56] **Lach.**[5] laur.[137] levo.[149] lil-t.[102] **LITH-C.** **Lyc.** **Lycps.**[1125] merc.[34] merc-d.[137] morg-g.[136] **Naja** **Nat-m.**[30] nit-ac.[34] nux-v.[30] **Phos.**[8] **Phyt.**[25] plb.[8] plut-n.[269] prun.[171] psor.[111] **Puls.**[85] queb.[77] ran-b.[137] **Rhus-t.** ruta[5] sang.[8] sep.[137] **Sil.**[34] **Spig.** **SPONG.**[102] staph. stroph.[1125] sul-i.[111] sulph.[5] tab.[102] tanac.[25] teucr.[5] thiop.[149] thuj.[5] thyr.[137] toxo.[149] verat.[1125] **Verat-v.**[102] visc.[102] wies.[9]

☞ *Schwellung; allgemeine Arzneien*

einseitig: lyc.[137]

☞ *S; Einseitig*

- **Klimakterium,** im: lyc.[137]

Anstrengung, übermäßige, durch: thyr.[137]

☞ *M; Anstrengung, körperliche; agg., Anstrengung*

Knochen: arn.[34] asaf.[34] aur.[34] bar-c.[34] calc.[34] con.[34] merc.[34] nit-ac.[34] phos.[34] ruta[34] **Sil.** thuj.[34]

☞ *O; Knochen*

Schleimhäute, Wucherungen: ars-i.[111] bar-c.[5] calc.[5] calc-i.[111] calc-p.[111] cist.[111] hydr.[111] iod.[5] kali-bi.[111] kali-i.[111] kali-n.[5] phos.[5] psor.[111] sang.[111] sul-i.[111] sulph.[5] tab.[111] teucr.[5] thuj.[5]

☞ *O; Schleimhäute, Beschwerden der*

HYSTERIE:

▤ *GEMÜT; C; Hysterie*

INFILTRATION: both-l.[36] calc.[137] carb-an.[137] dig. graph.[137] iod.[137] kali-m.[61] kali-ma.[72] kreos. mang.[137] rhus-t.[137] saroth.[144] sul-i.[137] **Sulph.**[58] vip.

▤ *BLUT; C; Sepsis, Blutvergiftung, Pyämie • BLUT; C; Zersetzung*

blutiges Serum durch das Zellgewebe: both-l.[36] mang.[137]

JUCKEN, Kitzeln, Empfindung von:

Drüsen: alum.[5] am-c. ambr.[5] **Anac.** ant-c.[5] bac.[8] berb.[8] canth.[5] carb-an. carb-v. **Caust.** cocc.[5] **CON.**[5] **Kali-c.** mag-c.[5] merc. nit-ac.[1] **Phos.** ran-s. rheum[1] rhus-t. sabin. sep. **Sil.** **Spong.** sulph.[5]

Gelenke: aeth.[102] apis clem. genist.[142] lith-c.[102] merc. morg.[136] nat-p. nit-ac. nux-v. ph-ac. phos. pin-s.[102] sel.[5] sep.[1] **Spig.** zinc.

☞ *O; Gelenke*

innerlich: acon.[5] adam.[222] aegle.[192] **Agar.** ail.[111] all-c. alum.[5] am-c.[5] am-m.[5] **AMBR.**[1] **Anac.**[5] ang.[5] ant-t.[5] apisin.[5] apoc.[25] **Arg.** **Arg-n.** arn.[5] **Ars.** ars-h. ars-i.[102] **ARUND.**[102] asar.[1] asc-t. **Aur.** aur-m.[111] aur-s.[58] bamb-a.[1184] bar-c.[5] bar-m. bell.[5] benz-ac. berb. bor.[5] bov.[5] brach. brom.[5] bry.[5] bufo **Calc.** calc-p. calc-s.[58] camph. **Caps.** carb-ac.[85] **Carb-v.**[1] card-m. carn-g.[264] **CAUST.**[1] **Cham.** chel.[25] chin.[5] cic.[5] **Cina**[5] cob. cob-n.[119] coc-c. cocc.[5] **Colch.** coloc. **Con.**[1] corn. croc.[5] cupr. dig.[5] dros.[1] eug. euph.[5] euphr. **Ferr.**[5] fil.[102] fl-ac.[5] gamb. gels.[102] germ.[222] gran. graph.[5] grat. guano[102] **Hep.** hydr. hydrog.[222] hyper. ign.[5] **IOD.**[5] ip.[5] jug-c.[25] kali-ar. **Kali-bi.** kali-c.[5] kali-m.[111] kali-n. kali-p.[111] **Kali-s.** kali-sil.[58] kalm. kola[1184] lac-c. lach.[5] lachn.[36] **Laur.**[5] led.[5] linu-u.[36] lob-s.[25] **Lyc.**[1] lycpr.[102] lyss. mag-c.[1] mag-m.[1] mang. med. menis.[25] meny.[5] **Merc.** merl. mosch.[5] mur-ac. nat-c.[1] **Nat-m.** nat-p.[85] nit-ac.[5] nux-m.[5] **NUX-V.**[5] ol-an.[144] olnd.[5] ozone[227] petr.[1] ph-ac.[1] **PHOS.**[5] plat.[1] plb.[5] psil.[164] **Puls.** rad-br.[144] **Ran-b.** ran-s.[5] rat. rheum[5] rhod.[5] rhus-t.[5] ros-d.[142] rumx.[58] ruta[5] **Sabad.**[5] sabin.[5] samb.[5] sang. sant.[25] sars. **Sel.** senec.[111] seneg.[5] sep.[5] **Sil.** sin-n. spect.[271] **Spig.**[5] spong.[5] squil.[5] **Stann.**[5] staph.[5] **Stict.** stram. **Stront-c.** succ.[194] **SULPH.** syph.[137] tab. tarax.[5] tax.[303] **Teucr.**[5] ther. **Thuj.** tub.[185] tung.[252] uran.[269] uran-n. urt-u. ust. verat.[5] verat-v. vero-o.[232] vinc.[4] wye. **Zinc.** zinc-p.[58] zing.

- **Körperöffnungen**: ambr.[58]

☞ *O; Körperöffnungen, Beschwerden der oder an*

Knochen: alum.[1] bism.[102] caust.[5] cocc.[5] coloc.[1] **Cycl.**[5] hep.[1] kali-n.[1] nat-m.[5] spig.[1] spong.[1] thuj.[1] verat.[5]

☞ *O; Knochen*

- **Nähe** von, in der: caust.[5]

Körperteile, betroffene:

- **behaarte** Teile: clem.[36] fago.[36]

▤ *HAUT; C; Jucken; Körperteile, juckende; behaarte Körperteile*

- **erkrankte** Teile: **Acon.**[5] agar.[137] dig.[1]

Muskeln: acon.[36] coc-c. coloc. com.[36] fl-ac. mur-ac. ph-ac. tarax.

Rückseite des Körpers: cimic. con. fl-ac.[36] petr.[122] psil.[164] tax.

Schleimhäute: rhus-v.[36]

☞ *O; Schleimhäute, Beschwerden der*

unerträglich, innerlich: coc-c.[137]

KALKABLAGERUNGEN: vario.[137]

KALLUSBILDUNG: calc-p.[111] symph.[111]

KÄLTEEINFLUSS:

empfindlich gegen, während Froststadium im Fieber: **Cycl.**[5]

Erkältungsneigung: **ACON.** aesc.[116] agar.[116] agra.[102] alch-v.[1125] all-c.[85] **ALUM.** alum-p.[58] alum-sil.[58] alumn.[58] am-c. am-m. **ANAC.**[5] **Ant-c.** ant-t. apoc.[102] aq-des.[275] aral.[116] aran.[116] **Arg-n.** **Arn.**[5] **Ars.** **Ars-i.** ars-s-f.[58] arum-t.[36] astra-e.[149] **Bac.**[122] **Bamb-a.**[1184] **BAR-C.**[5] bar-i.[58] bar-m.[116] bar-s.[58] bcg[149] **BELL.**[5] bell-p.[256] benz-ac.[111] bor.[5] bov.[5] **BRY.** calad.[116] **CALC.**[5] calc-f.[149] calc-i.[58] **CALC-P.**[137] **Calc-s.** calc-sil.[58] **Calen.**[122] **Camph.**[5] caps.[144] carb-an.[116] **CARB-V.**[5] **Carbn-s.** carc.[119] carl.[102] caust. **CHAM.** **CHIN.**[5] **Chin-ar.**[58] choc.[222] cimic.[58] cinnb.[116] cist.[116] citl-v.[197] clem.[116] coc-c. cocc. **Coff.**[5] colch.[58] coloc. **Con.**[122] croc. crot-h.[10] cupr. cycl.[116] dig. dios.[36] dros. **DULC.** dys-co.[136] elaps[116] **EUCAL.**[1125] eup-per.[58] euphr.[116] **Ferr.**

KÄLTEEINFLUSS; Erkältungsneigung (Forts.)

ferr-ar. ferr-i. ferr-p. **Form.** gast.[85] **Gels.** goss. **GRAPH.**[5] haliae-lc.[222] ham. hed.[149] **HEP.** hippoz.[85] **Hydrog.**[222] **HYOS.**[5] hyper.[116] **Ign.**[5] iod. **IP.**[5] irid.[222] **JAB.**[1125] kali-ar. **Kali-bi.** **KALI-C.**[5] **KALI-I.** kali-n.[137] kali-p.[58] kali-s. **Kali-sil.**[58] **Lac-d.** lach.[10] lat-h.[301] led.[5] lepro.[197] **LYC.**[5] m-arct.[5] **M-art.**[5] **M-aust.**[5] mag-c.[5] **Mag-m.**[5] **MED.**[122] meny.[1125] meph.[85] **MERC.**[85] merl.[1125] mez. naja[111] **NAT-AR.** **NAT-C.**[5] **NAT-M.**[5] nat-p. nat-sil.[58] **NIT-AC.**[1] **Nux-m.** **NUX-V.** ol-j.[111] op. osm.[85] **PETR.**[5] **Ph-ac.**[137] **PHOS.**[5] pitu-a.[164] plat. plut-n.[269] prim-v.[1125] pseuts-m.[255] **PSOR.**[187] **PULS.**[5] puls-n.[85] **Ran-b.**[5] rhod.[85] **RHUS-T.**[5] rubu-f.[1125] **RUMX.** ruta sabad. sabin. **SAMB.**[5] sang. sapo.[1125] sars. **Sel.**[5] senec.[111] **SEP.**[5] **SIL.**[5] solid.[102] spig. stach.[36] stann. staph. **Sul-ac.** sul-i.[58] **Sulph.** syc-co.[136] sym-r.[1125] syph.[193] tax-br.[255] teucr.[197] thea[275] **Thuj.**[54] **Til.**[1125] **TUB.** uva.[1125] valer. **Verat.**[5] verb.[116] viol-t.[1125] wild.[9] zinc.[116]

☞ *Lähmung; allgemeine Arzneien; Erkältung, nach •Ohnmachtsgefühl, Ohnmachtsschwäche, Ohnmacht; Erkältung, durch*

- **Frühling,** im: all-c.[85]
- **Füße,** durch kalte: con.[122] **Sil.**[122]
- **Hut** tragen, muss einen, sogar bei milder Witterung: psor.[187] sil.[187]
- **Kopf,** am: **BELL.**[5] **Sep.**[5]
- **Magen,** den: puls.[5]
- **Menses**:
  - **während**: bar-c.[5] graph.[5] mag-c.[5] senec.[111]
  - **erste,** Menarche, **agg.**: calc-p.[137]
- **Ofen,** beim Sitzen am: dios.[36]
- **Schweiß,** nach: nit-ac.[137]
  ☞ *M; Schweiß; nach Schweißabsonderung*
- **Überhitzung,** durch: kali-c.[137]
- **Zugluft,** auf der Brust, durch: ph-ac.[137]
  ☞ *M; Zugluft; agg.*
- **äußerst** schnell: gast.[85] merc.[85] nit-ac.[85] pitu-a.[164] solid.[102]
- **chronisch**: carc.[119] hippoz.[85]

Kälte, Widerstandsfähigkeit gegen: meph.[111]

unerträglich, geringste, bei Wehen: calc.[54]

KÄLTE, Empfindung von: abies-c.[111] **ACON.**[144] acon-f. **Agar.**[137] alum.[1] alum-sil.[137] am-c.[1] **Am-m.**[137] ambr.[5] amyg-am.[36] anac.[137] ang.[5] anh.[144] ant-c.[5] **Ant-t.**[5] apis[137] apisin.[5] aq-mar.[149] aran.[144] aran-ix.[144] arg. **Arge-p.**[264] **Arn.**[81] **ARS.**[137] asaf.[5] asar.[137] atista[192] atro.[25] **Aur.**[5] bar-c.[5] bell.[81] berb.[122] **Bism.**[5] bor.[5] bov.[5] brom.[5] **BRY.**[5] buth-aust.[144] cact.[137] cadm-s.[137] **Calad.**[5] calc.[5] calc-p.[137] calc-s.[137] **CAMPH.**[137] **CANN-S.**[5] **CANTH.**[5] **CAPS.**[137] carb-an.[5] **CARB-V.**[137] carbn-s.[25] cast.[137] **Caust.**[137] cedr.[25] **Cham.**[5] **Chel.**[5] **CHIN.**[5] chloram.[149] **Cic.**[81] cocc.[137] **Coff.**[5] colch.[5] **Coloc.**[5] **Con.**[5] corv-c.[258] **Croc.**[5] crot-h.[111] **CUPR.**[5] cupr-acet.[137] cupr-ar.[85] cycl.[5] cypra-e.[227] **Dig.**[137] dros.[5] **Dulc.**[137] elaps[137] **Eup-per.**[137] **Euph.**[5] **Euphr.**[5] fago.[25] falco-p.[265] **FERR.**[5] **Gels.**[137] gink.[227] graph.[5] gymn.[25] **HELL.**[5] helo.[144] hep.[137] hura[122] hydr-ac.[268] **Hyos.**[81] ign.[137] iod.[5] **IP.**[137] irid.[222] kali-br.[25] kali-c.[81] kali-i.[111] **Kali-n.**[137] kali-p.[54] kreos.[5] **Lach.**[137] lachn.[25] lat-h.[301] **LAUR.**[54] **LED.**[137] lith-c.[227] **LYC.**[137] m-arct.[1] **M-art.**[5] m-aust.[5] **Mag-c.**[5] mag-m.[5] mag-p.[137] mang.[5] marm-w.[194] med.[137] meny.[144] merc.[5] **Merc-c.**[137] merc-cy.[25] **MEZ.**[137] **Mosch.**[137] mur-ac.[137] **Nat-c.**[5] **Nat-m.**[1] nat-s. **Nit-ac.**[137] **Nux-m.** **Nux-v.**[137] ol-an.[111] olnd.[137] **OP.**[5] par.[5] peti.[85] petr.[137] ph-ac.[5] phos.[137] phyt.[81] piloc.[137] plan.[25] plat.[5] **Plb.**[137] plut-n.[269] podo.[25] **Psor.**[137] ptel.[25] **PULS.**[172] **Pyrog.**[111] **RAN-B.**[5] rhod.[5] rhus-g.[25] **RHUS-T.** rumx.[25] **Ruta**[5] **Sabad.**[5] **Sabin.**[5] samb.[172] sang.[25] sapin.[36] **Sars.**[5] sec.[137] sel.[5] **SEP.**[137] sil.[137] sol[236] spect.[271] spig.[5] spong.[5] squil.[5] **STAPH.**[5] **STRAM.**[5] stront-c.[137] sul-ac.[5] sulph.[5] sumb.[25] symph.[137] tab.[111] tarent. tax.[303] ter.[137] thea[275] ther.[137] thuj.[5] uro-h.[264] valer.[137] **VERAT.**[54] verat-v.[25] **Verb.**[5] vip.[36] zinc.[137] zinc-val.[137]

☞ *Hitze; Lebenswärme, Mangel an* ▯ *EXTREMITÄTEN; C; Kälte; allgemeine Arzneien •FROST; C; Allgemeine Arzneien •FROST; C; Frösteln*

abwechselnd mit:
- **Hitze**:
  ▯ *EXTREMITÄTEN; C; Kälte; allgemeine Arzneien; abwechselnd mit Hitze*
- **Schlaf**: **Nux-m.**
  ▯ *SCHLAF; A; Abwechselnd mit*

einseitig:
☞ *S; Einseitig*
- **Fieber,** bei septischem: meny.[1] **Puls.**[1] rhus-t.[1]
- **Hitze** im Gesicht, mit:
  ▯ *GESICHT; C; Hitze; allgemeine Arzneien; Kälte mit; Körper, des*
- **Konvulsionen,** während: sil.[137]
- **Seite,** auf der man liegt, morgens im Bett: arn.[1] mur-ac.[137]

links: bry.[36] carb-v.[5] caust.[36] lyc.[36] rhus-t.[5] sapin.[36] sil.[86] sulph.[5]
- **Konvulsionen,** vor: **Sil.**[86]

rechts: ars.[36] bar-c.[5] par.[36] rhus-t.[36] sabin.[5]

morgens: acon.[5] calc.[1] dros.[5] hell.[5] hydr-ac.[268] mur-ac.[137] verat.[5]
☞ *Z; Morgens, 5 Uhr - 9 Uhr; agg.*
- **Bett,** im: mur-ac.[137]

vormittags: cycl.[5]

nachmittags: camph.[5] canth.[5] hyos.[5] nux-v.[5] **Ran-b.**[5]

abends: alum.[1] am-c.[1] cedr.[25]

nachts: meny.[137] phos.[137] uro-h.[264]

Sommer, trägt einen Mantel im: hep.[137]

Anstrengung, durch: plb.[137] sil.[137] zinc-val.[137]
☞ *M; Anstrengung, körperliche; agg., Anstrengung*

Aufrichten vom Bücken, beim: merc-c.[137]

Bedeckung, Bettzeug **agg.**: **Apis**[137] calc-s.[137] **Camph.**[58] **Ip.**[137] led.[137] **Puls.**[137] sec.[137] sep.[137]
☞ *M; Bedeckung, Bettzeug etc.; agg. oder ist unerträglich*

Bett, im: falco-p.[265] phos.[137] sil.[137] thea[275]

Diarrhö, bei: kali-br.[25] merc-cy.[25]

Essen, nach dem: nux-v.[5] ran-b.[5]
☞ *M; Essen; nach*

Feuer, sogar am: cadm-s.[137]

Fieber, nach: verat.[5]

Freien, im: tax.[303]
☞ *M; Luft; frische, im Freien; agg. •M; Luft; kalte; agg.*

Froststadium im Fieber, während: ars.[5] ph-ac.[5]

Furcht, durch: op.[172] puls.[172] samb.[172] **Verat.**[54]
▤ *GEMÜT; M; Schreck oder Furcht, Beschwerden durch*

Herabdrängen, mit Empfindung von: cast.[137] sec.[137] sil.[137]

Herzbeschwerden, bei: kali-br.[25]

Herzklopfen, bei: camph.[76]

Husten agg.: lyc.[137]

Konvulsionen:

- **während**: arn.[81] ars.[81] bell.[81] calc-p.[81] camph.[81] caust.[81] cic.[81] hyos.[81] kali-c.[81] mosch.[81] op.[81] phyt.[81] verat.[81]
- **nach**: kali-p.[54] laur.[54]

Krämpfe, Kolik, bei: cupr-acet.[137]

Kratzen, nach: agar.[137] mez.[137] petr.[137]

Luft zufächelt, möchte, dass man kühle: carb-v.[137]

Menses:

- **vor,** anfallsweise: **Sil.**[26]
- **Beginn,** zu: piloc.[137]
  ☞ *M; Menses; Beginn, zu*
- **während**: **Cham.**[5] **Coff.**[5] sil.[137]
  ☞ *M; Menses; während*
- **unterdrückte,** durch: puls.[5]
  ☞ *M; Menses; unterdrückt*

Niesen, mit: hydr-ac.[268]

Schmerzen, bei: agar.[137] alum-sil.[137] ars.[137] caust.[137] dulc.[137] led.[137] meny.[144] mosch.[137] sil.[137] ter.[137]

- **Nerv** entlang, an einem: ter.[137]

Stuhlgang, während: hyos.[5] **Puls.**[5] spig.[5] verat.[5]
☞ *M; Stuhlgang; während Stuhlgang*

Übelkeit, Erbrechen, bei: valer.[137]

Wehen, Entbindung, während: camph.[54] chin.[54]
☞ *M; Wehen, Entbindung; während*

Wetter, bei heißem: asar.[137]

Zimmer, warmes, agg.: sep.[137]
☞ *M; Zimmer, im; agg.; warmes Zimmer*

erstreckt sich nach außen: helo.[85]

Äußerliche Kälte: am-m.[137] aran.[85] ars.[137] atista[192] camph.[137] **Ign.**[137] kali-n.[137] lith-c.[227] m-arct.[1] nit-ac.[137] **Nux-v.**[137] olnd.[137] **Verat.**[137] **Zinc.**[137]

- **innerer** Hitze, mit:
  ▤ *FIEBER, HITZE; M; Kälte, mit äußerer*

Innerliche Kälte: abies-c.[111] acon.[58] alum.[5] ambr.[5] anac.[137] anh.[144] ant-c.[5] ant-t.[5] **Apis**[137] aran. arn.[5] **Ars.** asaf.[5] bar-c.[5] bell.[5] berb.[122] bor.[5] bov.[5] bry.[5] **CALC.** camph.[5] caps.[5] carb-an.[5] carb-v.[5] caust.[5] chel.[5] chin.[5] cocc.[137] colch.[5] con.[5] croc.[5] dig.[137] dros.[5] dulc.[58] elaps eup-per.[137] graph.[5] hell.[5] helo.[85] hep.[58] **Hura**[122] ign.[5] ip.[5] kali-c.[58] kali-i.[111] kali-n.[5] kreos.[5] lach.[5] **LAUR.**[5] lith-c.[227] **Lyc.** m-aust.[5] mag-c.[5] mag-m.[5] **Meny.**[5] merc. mez.[5] mosch.[5] nat-c.[5] nat-m.[1] nit-ac.[5] **Nux-v.**[5] olnd.[5] op.[5] **Par.**[5] peti.[85] ph-ac.[5] phos.[5] plat.[5] plb.[5] puls.[5] pyrog.[111] rhus-t.[5] ruta[5] sabad.[5] sars.[5] sec.[5] **Sep.** spong.[5] sul-ac.[5] **Sulph.** tax.[303] thea[275] ther.[137] valer.[5] verat. verb.[85] zinc.[5]
☞ *Hitze; Lebenswärme, Mangel an*

- **Knochen**: **Aran. Ars. Berb.**[122] **Calc.** dulc.[58] elaps **Eup-per.**[137] graph.[5] hep.[58] kali-i.[111] lyc. merc. peti.[85] pyrog.[111] sep. sulph. thea[275] **Verat. Zinc.**[5]
- **Nerven**: acon.[58] kali-c.[58]
  ☞ *O; Nerven, Beschwerden der*

Körperteile, betroffene:

- **einzelne** Teile: agar.[137] apisin.[5] aran.[144] aran-ix.[144] bry.[5] buth-aust.[144] calc-p.[185] cham.[5] elaps[144] helo. thea[275]
  - **ein** Teil kalt, ein anderes heiß: apisin.[5] bry.[5] cham.[5]
- **erkrankte** Teile: alum-sil.[58] **Ang.**[5] ars.[5] bry.[5] buth-aust.[144] calc.[5] caps.[137] caust.[5] cocc.[5] colch.[5] crot-h.[111] dulc.[5] graph.[5] lach.[5] **Led.**[5] **Meny.**[137] merc.[5] **Mez.**[5] nux-v. petr.[5] plat.[5] plb.[5] rhod.[5] **Rhus-t.**[5] sec.[5] sil.[5] thuj.[5] vip.[36]
  ▤ *FROST; O; Orte, Körperteile; erkrankte Körperteile*

stellenweise: agar.[5] am-m.[5] arn.[5] ars.[5] calc-p.[137] canth.[5] helo.[102] mang.[5] par.[5] petr.[5] rhus-t.[5] sep.[137] stront-c.[137] tarent.[111] **Verat.**[137]
▤ *EXTREMITÄTEN; C; Kälte; allgemeine Arzneien; eiskalt; •HAUT; C; Kälte; allgemeine Arzneien; eiskalt;*

eisige Kälte: acon.[144] acon-f. agar.[5] ant-t. **Apis**[137] aran.[85] aran-ix.[144] arg. ars. bism. bry. buth-aust.[144] cact.[137] cadm-s. calad. calc. camph. **Carb-v.** carbn-s. cic. cocc.[5] con. corv-c.[258] cupr. cupr-ar.[85] cypra-e.[227] elaps[137] gink.[227] hell. **Helo.**[137] hydr-ac.[111] lachn. laur.[5] **Lyc.**[137] marm-w.[194] med.[137] meny. merc-c. nat-m. nat-s. nit-ac.[137] nux-v. ol-an.[111] par. petr. phos.[137] **Sec.** sep. **Sil.**[26] stram. tab.[111] tarent. verat. zinc.

- **Abzudecken,** mit Verlangen sich: **Camph. SEC.**
- **bedeckt** mit kaltem Schweiß, Hände und Füße livide: **Stram.** verat.
- **Haut** trocken und blau, will dennoch unbedeckt sein: camph.
- **Kopfschmerz,** bei: lachn.[85]
- **Krämpfen,** mit, und hartnäckigem Schluckauf: cupr-ar.[85]
- **Menses,** vor: **Sil.**[26]
- **Menses,** während: **Sil.**
  ☞ *M; Menses; während*
- **Schweiß,** mit klebrigem, blauer Haut, eträgt dennoch keine Bedeckung: **SEC.**
- **einzelne** Teile: ars. calad. camph. **Meny.**
- **Knochen**: aran.[85]
- **Körpers,** des: acon-f. ant-t. aran.[111] **ARS.** bism. **Bry.** cadm-s. **Calc. CAMPH. CARB-V.** carbn-s. cic. con. **CUPR.** cupr-ar.[111] cypra-e.[227] gink.[227] hell. helo.[111] hydr-ac.[111] lachn. laur.[5] marm-w.[194] **Merc-c.** nat-m. nat-s. nux-v. **SEC. Sep. SIL.** stram. tab.[111] **Tarent.** verat. zinc.
  ▤ *HAUT; C; Kälte; allgemeine Arzneien; eiskalt*
  - **gesamter** Körper, kalter Atem: **CARB-V.** verat.

KÄLTE, Empfindung von; **eisige** Kälte (Forts.)

- **Stellen,** an einzelnen: arg. par. petr. verat.
- **berührt,** wie innerlich mit Eis: agar.[5] cocc.[5] ol-an.[111]
- **Eis** liegt, Empfindung, als ob man auf: lyc.
  ☞ *Liegen, beim; Empfindungen; Eis liegt, als ob er auf*

kalter Tropfen oder kaltes Gewicht, wie ein, auf einzelnen Teilen: agar.[137]

Kältewallungen: lach.[137]

Ringe um den Körper, Empfindung wie kalte: **HELO.**[144]

Wasser, Empfindung wie im kalten: abies-c.[111] bor.[5] led.[137] op.[5] verat.[54]

- **Verletzung,** nach: verat.[54]
  ☞ *M; Unfall, Beschwerden durch*
- **eisige** Kälte: abies-c.[111] bor.[5] op.[5]

KARIES:

☞ *Phagedänisch (ins Gewebe eindringende, fressende Prozesse)*

Gelenke: arg.[102] aur-m.[58] bani-c.[1237] **Nit-ac.**
☞ *O; Gelenke •Abszesse, Eiterung; allgemeine Arzneien; Gelenke*

Knochen: acon.[34] **ANG.**[102] ant-c. **Anthro.**[54] aran.[111] **Arg.**[58] **Arn.**[54] **ARS.**[5] ars-s-f.[85] **ASAF.**[5] **AUR.** aur-ar.[58] aur-i.[58] **Aur-m. Aur-m-n.** bac.[62] bani-c.[1237] bar-c.[34] **Bell.** both-l.[36] bry. bufo[85] **Calam-a.**[1125] **CALC.**[5] **Calc-f.** calc-hp.[102] calc-i.[111] **Calc-p.** calc-s. calc-sil.[58] **CAPS.** carb-ac. carb-an. caust.[54] chin. cinnam.[54] **Cist.** clem. **CON.**[36] **Cupr.** cycl. dulc. **EUPH.**[5] ferr. **FL-AC.** foen.[1125] graph. **Guai. Guare.** hecla.[100] hell. **HEP.** hippoz.[85] **Iod.**[5] jug-r.[1125] kali-bi.[111] **Kali-c.**[5] **KALI-I.** kali-s. **Kreos.**[5] **Lach.**[5] lap-a.[102] lepro.[197] **LYC.** mang.[58] med.[102] **MERC. Merc-c.**[5] **MEZ.** nat-m. nat-sil-f.[85] **NIT-AC.**[5] **Ol-j.**[54] op. petr. **PH-AC. Phos.**[5] **Plat.**[5] plat-m.[85] plb.[5] **Psor.**[54] **Puls.** rad-br.[111] rhod. rhus-t. ruta sabin. sal-ac.[54] sec.[5] **Sep. SIL.**[5] spong. **STAPH.**[5] stram.[58] stront-c.[102] sul-ac.[85] **SULPH.**[5] symph.[102] syph.[58] tarent.[54] tell.[111] ter.[54] teucr.[116] **THER.** thuj.[5] **Tub.**[102] tub-k.[85] vitr.[102]
☞ *O; Knochen •Abszesse, Eiterung; allgemeine Arzneien; Knochen •Brüchige Knochen •Brüchige Knochen; allgemeine Arzneien •Erweichung; Knochen ▮ GEMÜT; C; Furcht; Osteoporose, vor •EXTREMITÄTEN; C; Erweichung •EXTREMITÄTEN; C; Karies, Nekrose •KLINISCHES; C; Rachitis*

- **Empfindlichkeit,** äußerste, und schreckliche klopfend pulsierende Schmerzen nachts: asaf.[102]
- **mechanischen** Verletzungen, nach: merc.[1]
  ☞ *M; Unfall, Beschwerden durch*
- **Schweiß,** mit reichlichem: chin.[137]
- **septische** Osteomyelitis: **Ars.**[5] asaf.[5] aur.[5] bell.[5] con.[5] euph.[5] iod.[5] kreos.[5] merc.[5] nit-ac.[5] ph-ac.[5] **Phos.**[5] plb.[5] puls.[5] **Sabin.**[5] sec.[5] sil.[5] sulph.[5] thuj.[5]
- **skrofulösen** Personen, bei, und nach Quecksilbermissbrauch: **Asaf.**
- **Verwachsungen** der Haut, bei Karies: **Asaf.**[58]
- **Knorpel**: arg.[58]
  ☞ *O; Knorpel, Beschwerden der*
- **lange** Röhrenknochen: ang.[102] asaf.[102] **Fl-ac.**[102] mez.[102] stront-c.[102]
  ☞ *O; Knochen; Röhrenknochen, lange*
- **Periost**: ant-c. **ASAF.** aur. bell. **Chin.** cycl. hell. **Kali-bi.**[111] kali-i.[58] **Merc.** mez. **PH-AC.** puls. rhod. rhus-t. ruta sabin. **Sil.** staph.
  ☞ *O; Knochen; Periost •Entzündung; Knochen, Ostitis; Periost, Periostitis*
- **skrofulöse** Karies: **Asaf.**[58]
- **verborgen**: con.[36]

KASTANIENFARBENES Haar:
☞ *Aussehen (Augen, Gesicht, Haarfarbe); rotbraunes Haar*

KATARRH: abies-c.[102] abies-n.[102] abrot.[144] acet-ac. achy.[149] **ACON.**[5] act-sp. adam.[222] aesc. **Agar.**[58] agav-t.[149] agra.[85] ail.[25] alco.[36] alf.[102] **All-c.**[102] **All-s.** allox.[149] aln.[85] aloe[58] alth.[1125] **Alum.** alum-p.[58] alum-sil.[58] **Alumn.**[58] am-br.[25] **Am-c.**[58] am-caust.[36] **Am-m.**[58] ambr.[1] **Ammc.**[10] amyg-am.[102] **Anac.**[5] anag.[1125] androc.[222] anemps.[102] anet-g.[1125] anis.[36] ant-ar.[85] **Ant-c.**[36] **Ant-s. ANT-T.**[5] ap-g.[1125] **Apis** apoc.[25] aq-mar.[149] aral.[144] aran.[25] **Arg.** arg-i.[85] **Arg-n.**[5] arge-p.[264] arist-cl.[149] **Arn.**[5] **ARS.**[36] **Ars-i.**[25] ars-s-f.[58] arum-d.[25] arum-m.[85] **Arum-t.**[58] arund. **Asaf. ASAR.** asc-c.[25] asc-i.[25] asc-t.[25] aspar. astra-e.[149] atista[192] **AUR.** aur-ar.[58] aur-i.[58] **Aur-m.** aur-m-n.[85] aur-s.[58] ba-sv.[136] ba-tn.[136] bac.[62] **Bad.** bals-p.[25] bapt.[25] bar-acet.[102] **BAR-C.** bar-i.[58] **BAR-M.** bar-s.[58] baros.[25] bcg[149] **BELL.**[5] bell-p.[119] **BENZ-AC.** berb.[58] beryl.[149] beta.[102] **Betul.**[1125] **Bism.**[102] **Bor.**[5] bos-c.[1125] **Bov.**[5] **BROM.**[58] **BRY. CACT.** cadm-s.[58] cahin.[36] calad. **CALC.**[5] calc-ar. calc-chln.[102] calc-f.[58] calc-i.[58] **Calc-p. CALC-S.**[58] calc-sil.[58] **CAMPH.**[102] cand-a.[239] cann-s.[5] **CANTH.**[5] **Caps.**[5] **Carb-ac.**[25] **Carb-an.**[36] **CARB-V.**[5] **CARBN-S.** carc.[187] card-m.[102] care-a.[1125] carl.[36] **Cast.** cast-v.[1125] caul. **Caust.**[5] cean-tr.[72] cench.[58] cetr.[85] **CHAM.**[5] chel.[36] chen-am.[1125] **Chim. CHIN.**[5] chin-ar. chin-s. chlol. **Chlor.**[36] choc.[222] cic. cimic.[25] cina[5] cinnb. **Cist.**[25] clem.[5] **Coc-c.** coca[25] cocc.[5] coch.[193] **Coff.**[1] **Colch.**[102] coli.[149] coll. **COLOC.** com. **CON.**[5] conch.[36] conv.[102] **Cop.** cor-r.[85] cori-r.[193] corn.[25] corv-c.[258] cory.[102] cot.[102] croc. crot-h.[36] croto-t. **Cub.** cupr. cupr-ar.[36] cupr-m.[54] cycl.[206] dam.[102] dig.[5] dor.[102] **Dros. DULC.** dys-co.[136] elaps **Equis.** erig. erio.[36] ery-a.[1125] **EUCAL.**[25] eug.[85] eup-c.[1125] **EUP-PER.** eup-pur.[25] euph.[5] euph-cy.[1125] **EUPHR.**[5] excr-can.[269] fago.[25] falco-p.[265] **Ferr. Ferr-ar. Ferr-i.** ferr-m.[36] **Ferr-p. Fl-ac. Form.** gaert.[136] gall-ac.[25] gamb. gast.[9] **Gels.**[8] ger.[25] gins.[102] **Glech.**[1125] glyc.[77] glyc-g.[85] **GRAPH.** grat.[58] **Guai.** guare.[25] gymn. hall[36] ham.[36] hecla.[8] hed.[149] hell. helo.[264] **HEP.**[5] hepat.[25] hip-ac.[149] **Hippoz. HYDR.**[122] hydr-ac.[102] hydrang.[85] hydro-c.[2147] **Hydrog.**[222] **Hyos.**[5] hyper.[36] iber.[102] ictod. **Ign.**[5] ilx-a.[25] indg. inul.[1125] **IOD. Ip.**[5] iris jab.[54] jal. jatr.[36] jug-c.[25] junc.[85] just.[1125] kali-acet.[36] **KALI-AR. KALI-BI. Kali-br. KALI-C. KALI-CHL.** kali-hp.[25] **KALI-I.**[58] kali-m.[61] kali-n.[36] **Kali-p.**[58] **KALI-S.**[122] **Kali-sil.**[58] kalm. knau.[33] kola[1184] **Kreos.** lac-ac. lac-as.[274] **Lac-c.**[102] lac-d.

lac-del.[204] **Lach.**[102] **Lact.**[36] laur. led. lem-m. lil-t.[25] lim-b-c.[204] lith-c. lob. lob-d.[85] lob-s.[25] luf-op.[144] **LYC.**[5] lycpr.[102] lyss.[8] mag-c.[26] **Mag-m.** mag-p.[193] mag-s. manc. mand.[119] **MANG.** marr.[1125] **Med.**[193] mein.[9] menthol[72] meny. meph. **MERC. MERC-C.**[85] **Merc-d. Merc-i-f. Merc-i-r.** merc-k-i.[85] merl. **Mez.** mill. mit.[25] **Morg. Morg-g.**[136] mosch. mur-ac.[1] myos.[25] myric.[85] myrt-c.[85] nabal.[25] naja naphtin.[102] narc-ps.[77] **NAT-AR. Nat-c. NAT-M.**[122] nat-p. **Nat-s.** nat-sil.[58] neon[222] **Nicc. NIT-AC. NUX-M. NUX-V.** oena.[1125] **Ol-j.**[25] op.[102] orig.[1125] **Osm.** ovi-g-p.[85] ox-ac.[102] ozone[227] par.[72] pareir. pen.[102] **PETR.**[5] **Ph-ac.**[58] phel. **PHOS.**[36] phys.[25] **Phyt.** pimp.[1125] pitu-a.[164] plan.[36] plan-l.[1125] plat. plb.[5] plect.[36] plut-n.[222] podo.[80] **Polyg-a.**[1125] pop. pop-c.[85] **PSOR.** ptel.[25] pulm-v.[85] **PULS.**[122] pyre-p.[1125] querc-r.[1125] ran-b. ran-s. rheum[5] **Rhod. RHUS-T.** ric.[102] rob.[1125] ros-d.[102] rubu-f.[1125] **Rumx.**[25] **SABAD.**[102] sabal.[85] sabin.[58] **Samb. SANG.** sanguin-n.[85] sani-eu.[1125] sanic.[85] sant.[25] sarr.[36] **Sars.**[58] sat-h.[1125] schran-u.[88] sec.[26] **SEL.**[58] **Senec. SENEG. SEP. SIL.** silphu.[25] sin-n. skook.[77] sol[236] sol-o.[36] spect.[271] **Spig.**[5] **Spong. Squil.**[5] stach.[36] **STANN.**[1] staph. **Stict.**[25] still. stront-c. sul-ac.[1] sul-i.[58] **SULPH.** sumb.[25] **SYC-CO.** symph.[1125] syph.[58] tab.[36] **Tama.**[197] tanac.[25] tarax.[1] tarent.[58] **Ter. Teucr.**[1125] teucr-s.[1125] teucr-sc.[1125] **Ther.** thiosin.[102] **Thuj.**[36] thymu-v.[1125] torul.[72] trif-p.[25] tril.[85] **Tub.** tung.[209] tylo-i.[192] uran.[269] uran-n. uro-h.[264] ust. **UVA. Verat.**[5] verat-v.[36] **Verb.**[5] vero-o.[1125] vichy-g.[85] visc.[54] weil.[9] wild.[85] xan.[25] zinc. zinc-p.[58] ziz.[25]

FIEBER, HITZE; C; Katarrhalisches Fieber

Grippe, bei: ars-i.[25] just.[1125] rob.[1125] rumx.[25]

Masern, bei: all-c.[102] ars.[102] **Carb-v.** dulc.[102] **Euphr.**[102] gels.[102] kali-bi.[102] merc.[102] **Puls.**[102] sabad.[102] **Stict.**[102] **Thuj.**

M; Masern; während Masern

Menses, vor: **Mag-c.**[26] phos.[26] sec.[26]

Schleimhäute:

O; Schleimhäute, Beschwerden der • Entzündung; katarrhalisch, Schleimhäute

chronisch: aesc.[25] ail.[25] am-br.[102] am-i.[102] ampe-qu.[25] ant-s.[102] ant-t.[102] **Arg.**[5] arg-n.[5] **ARS.**[5] ars-i.[25] arum-d.[25] arum-t.[25] bals-p.[25] bar-c.[102] bar-m.[102] bell-p.[119] beryl.[149] beta.[102] bry.[5] **CALC.**[5] calc-i.[102] carb-ac.[25] **CARB-V.**[5] **CAUST.**[5] cedr.[25] **Cist.**[1125] coc-c.[102] coca[25] cor-r.[85] cot.[102] dros.[5] dulc.[5] eucal.[25] eup-c.[1125] graph.[58] **Hep.**[5] hip-ac.[149] hippoz.[85] hydr.[25] **IOD.**[5] irid.[102] kali-bi.[111] kali-br.[25] kali-c.[85] kali-i.[102] **Kreos.**[5] lach.[5] lachn.[25] led.[5] lim-b-c.[204] lyc.[5] **Mang.**[5] med.[102] merc.[5] merc-c.[102] morg-g.[136] naja[25] nat-c.[5] nat-m.[5] nat-sel.[102] **Nit-ac.**[5] nux-v.[5] ol-j.[25] orig.[1125] ozone[227] **Par.**[102] petr.[5] ph-ac.[5] **PHOS.**[5] phys.[25] phyt.[25] puls.[5] rhus-t.[102] sang.[25] **Sanguin-n.**[171] **Sel.**[102] **Seneg.**[1125] sil.[5] silphu.[25] spong.[5] **Stann.**[1] staph.[5] stict.[25] still.[102] **SULPH.**[5] symph.[1125] tarax.[1] **Teucr.**[1125] teucr-sc.[1125] thuj.[54] ziz.[25]

Chronizität

unterdrückt: bell.[102] bry.[81] calc.[58] camph.[81] chin.[102] **Kali-bi.**[102] lach.[102] sulph.[81]

NASE; C; Katarrh; allgemeine Arzneien; unterdrückt

KEIL, Empfindung von einem:

Pflock, Keil oder Nagel, Empfindung von einem

KINDERKRANKHEITEN, fehlend oder verspätet auftretend: carc.[162]

KITZELIG:

GEMÜT; C; Angefasst werden; Kitzligkeit

KLEIDUNG:

Empfindung, die Kleidung:

- **eng,** ist zu: arg.[137] arn.[36] caust.[137] chel.[137] glon.[137] **LACH.**[36] meli.[137] mosch.[137] nux-v.[137] rumx.[137]
  - **Bauch,** um den: mosch.[137]
  - **Brust,** um die: meli.[137]
- **feucht,** nass, ist: calc.[5] guai.[5] lac-d.[137] lyc.[5] phos.[5] ran-b.[137] sanic.[111] sep.[5] tub.[111] verat-v.[111]
- **Flammen,** steht in: ars-i.[137]
- **groß,** ist zu: psor.[137] thuj.[137]
- **kalt,** ist: ars-i.[137]
- **kratzt**: verat-v.[36]
- **locker,** weit, ist zu: aeth.[36] lyc.[36] psor.[111] thuj.[5]
- **passe** nicht: verat-v.[137]
- **schwer,** ist zu: con.[137] euph.[137]
- **unbequem,** ist: spong.[137]

unerträglich, ist: aegle.[192] agar.[5] **Am-c.** aml-n.[111] ant-t.[36] **Apis ARG-N.** arn. **Asaf.**[5] asar. bac.[62] **Bov. Bry. CALC. Caps.** carb-an.[5] **Carb-v. Carbn-s. Caust.** cench.[58] cere-b.[85] chel.[5] chin. clem.[5] coc-c.[111] coff. com.[111] con. **CROT-C. Crot-h.** dios.[116] euph.[36] glon.[111] **Graph.** harp.[1184] helon.[85] **Hep.**[5] ign. kali-bi. kali-c. kali-chl.[54] kali-i.[111] kali-n. kola[1184] **Kreos.**[809] **Lac-c.**[122] lac-eq.[204] lac-leo.[204] **LACH.** lept.[162] lil-t.[111] **LYC.** mag-m.[1] merc.[5] merc-c.[5] morg.[136] **Nat-m.**[148] **Nat-s.** nit-ac.[5] nux-m.[5] **NUX-V.** olnd. **ONOS.** op. petr.[85] **Phos.** polyg.[54] psor. **Puls. Ran-b.** rhus-t.[111] **Sanic. Sars.** sec.[5] **Sep. Spig. SPONG. Stann.** sulph. **Tarent.** thea[275] tub.[193] verat-v.[111] vip.[111]

M; Ausziehen; amel. • M; Bedeckung, Bettzeug etc.; agg. oder ist unerträglich • M; Wärme; agg.

- **Geruch** von schmutziger: carb-an.[5]
- **wollene**: bac.[62] com.[111] hep.[5] merc.[5] morg.[136] nat-m.[148] phos. psor. puls. rhus-t.[111] **Sulph.** tub.[193]

HAUT; M; Wolle agg. • HAUT; C; Jucken; Wolle agg.

Verlangen nach warmer: achy.[149] alum.[58] ars.[58] **Bar-c.**[116] bell.[58] calc.[58] caul.[58] graph.[58] hep.[58] kali-c.[58] nat-c.[58] nat-s.[58] nux-v.[36] plb.[58] psor.[116] **Sabad.**[116] sil.[58]

GEMÜT; C; Pelze, kleidet sich im Sommer in

- **nachmittags**: nux-v.[36]
- **Fieberhitze,** trotz: achy.[149]

KLEINER, Empfindung wie geschrumpft: abies-c.[25] acon. adam.[222] agar. alum.[122] bell.[5] both-a.[3070] bry.[5] cact.[54] **Calc.**[5] calx-b.[194] cinnam. cocc.[10] coff. croc.[5] eup-per.[137] euphr. falco-p.[265] **Glon.** graph.[5] **Grat.** iber.[144] ign. kola[1184] kreos.[5] lach.[85] lappa[111] lyc.[233] merc-c.[122] merl.[36] morph.[36] naja[111] nat-m.[5] neon[222] nux-m.[5] nux-v.[5] pic-ac. rhod.[5] sabad. sep.[5] squil.[5] sulph.[5] tarent. zinc.[5]

GEMÜT; C; Wahnideen (Einbildungen, Halluzinationen, Sinnestäuschungen); kleiner;

KLOPFEN, Empfindung von: alum.[1] am-c. ang. ant-t.[5] ars. chin. daph. glon. hydr-ac. laur. mez. nat-m. nux-m. nux-v.[5] plat.[1] rheum rhus-t.[36] rob.[171] ruta[5] stann. sul-ac. sulph. thuj.[5] tub.[54]

KLUMPEN, Empfindung von einem: abies-c.[111] **Abies-n.**[8] abrot.[111] absin.[72] acet-ac. acon.[5] adam.[222] aesc. **Agar.** ail. **All-c.** allox.[119] **Aloe**[111] **Alum.**[5] alum-p.[58] alum-sil.[58] am-c. **Am-m.**[5] **Ambr.**[5] aml-n.[102] ammc.[102] **Anac.**[5] anan. androc.[222] **Ant-c.** **Ant-t.**[5] apis apoc. aq-des.[275] **Aquil.**[102] aral.[102] arg.[5] **Arg-n.** arn.[5] **Ars.**[5] ars-s-f.[58] arund.[36] **ASAF.**[137] atra-r.[156] aur. aur-ar.[58] aur-m. aur-m-n.[272] aur-s.[58] bamb-a.[1184] bani-c.[204] **BAR-C.** bar-s.[58] bell.[5] bell-p.[256] benz-ac.[8] berb. bism.[137] bor.[111] bov.[5] **Brom.**[5] bros-g.[259] **Bry.** bufo cact. cadm-s.[144] **Calc.**[1] calc-acet.[102] calc-s. calc-sil.[58] camph.[137] cand-a.[239] cann-i. cann-s.[5] carb-ac.[111] carb-an.[5] carb-v.[5] **Carbn-s.** carc.[119] cassi-f.[192] cassi-s.[192] cast.[111] **Caust.**[5] **Cham.**[5] chel.[36] chen-a.[5] **Chim.**[8] chin.[5] chin-s. chlorpr.[149] choc.[222] cic. **Cina** cinnb.[111] cob. cob-n.[119] **Coc-c.** cocc. coll.[111] coloc.[5] **Con.**[5] cor-r.[111] cortico.[149] cot.[36] croc. **Crot-c.** **Crot-h.** **Croto-t.** cupr.[5] cur. cycl.[5] cypra-e.[227] der. dig.[5] dirc. dys-co.[136] echi.[111] elaps ephe.[267] equis.[111] falco-p.[265] **Ferr.** **Ferr-ar.**[162] **Ferr-p.**[162] fl-ac.[5] gamb.[111] **Gels.**[8] germ.[222] **Graph.**[5] grat.[111] haliae-lc.[222] harp.[1184] hell.[111] **HEP.**[1] hip-ac.[72] hipp.[122] **Hist.**[144] **Hydr.** hydr-ac. hydrog.[222] hyos. hyper.[72] **IGN.**[85] inul.[36] irid.[222] kali-acet.[137] kali-ar. **Kali-bi.** **Kali-c.**[1] **Kali-m.**[137] kali-n. kali-p. kali-s. kali-sil.[58] kalm. kola[1184] kreos.[5] lac-ac. **Lac-c.**[54] lac-d. **LACH.**[5] laur. **Lec.** **Led.** lepro.[197] liatr.[162] lil-t.[25] lith-c.[111] **Lob.**[8] lob-s.[85] **LYC.**[5] lycps.[111] m-arct.[5] mag-c.[5] mag-m.[36] mag-s.[102] manc.[54] mangi.[197] med. merc.[5] merc-c. **Merc-d.**[80] **Merc-i-f.**[111] **Merc-i-r.**[137] mez. mosch.[5] mur-ac.[5] myric. naja nat-ar. nat-c.[1] **NAT-M.** nat-p. **Nat-s.** nat-sil.[58] **Nit-ac.**[1] **Nux-m.**[5] **NUX-V.**[5] ol-an. olnd.[5] op.[5] osm.[137] ozone[227] pall.[111] par.[5] ph-ac. **PHOS.**[137] phys. **Phyt.** pic-ac. pier-b.[233] pip-m. pitu-a.[164] plan. plat.[5] **Plb.** plb-acet.[102] plut-n.[222] podo.[111] por-m.[251] prot.[136] prun.[111] psil.[164] **PSOR.** **Puls.**[1] ran-a.[45] **Ran-s.**[5] raph. rhod.[5] **RHUS-T.**[5] rob.[102] rumx. ruta **Sabad.** sabin. sac-alb. sang.[36] **SANIC.** sarr. sars.[111] **Sec.**[5] senec. seneg.[5] **SEP.** **Sil.**[1] sin-a.[102] sol-t-ae. **SPIG.**[5] spong.[137] staph. stict.[111] still. **Stram.** stroph-s.[119] stry. sul-ac.[1] **SULPH.**[1] tab. tarax.[5] tarent. tax.[303] ter.[111] ther. thlaspi[111] **Thuj.**[5] trif-p.[45] tub.[36] tung.[209] tus-f.[102] upa.[85] uran.[269] urea[85] uro-h.[264] ust. valer. vario.[111] verat.[5] verat-v. verb.[111] wye.[102] xan.[85] zinc.[5] zinc-val.[102] zing.[85]

☞ *Knoten, innerlich, Empfindung wie ein*

KNACKEN:

Gelenke: **ACON.**[5] agar.[5] alum.[5] am-c.[5] anac.[5] **ANG.**[5] **Ant-c.**[5] ant-t.[5] ars.[5] aur.[5] bar.[5] bar-c.[5] bry.[5] calad.[5] **CALC.**[5] **Camph.**[5] **CAPS.**[5] carb-an.[5] carb-v.[5] caust.[5] cham.[5] chin.[5] cic.[5] **Cocc.**[5] coff.[5] coloc.[5] con.[5] **Croc.**[5] euphr.[5] **FERR.**[5] hep.[5] ign.[5] ip.[5] **Kali-bi.**[111] kali-c.[5] kali-n.[5] lach.[5] **LED.**[5] lyc.[5] m-arct.[5] m-art.[5] m-aust.[5] meny.[5] **Merc.**[5] mez.[5] mosch.[5] nat-c.[5] nat-m.[5] **NIT-AC.**[5] **Nux-v.**[5] par.[5] **PETR.**[5] **Phos.**[5] plb.[5] puls.[5] ran-b.[5] **RHEUM**[5] **Rhus-t.**[5] **Sabad.**[5] sabin.[5] sars.[5] sel.[5] seneg.[5] sep.[5] **Spig.**[5] spong.[5] stann.[5] **SULPH.**[5] **Thuj.**[5] verat.[5] zinc.[5]

☞ *O; Gelenke*

innerlich: bar-c.[5] calc.[5] caust.[5] cham.[5] cocc.[5] coff.[5] graph.[5] kali-c.[5] kali-i.[111] meny.[5] nat-m.[5] nux-v.[5] petr.[5] sabad.[5] sep.[5] spig.[5]

Knochen: raph.[36]

☞ *O; Knochen*

KNARREN, Knirschen, Gelenke: agn.[5] **Caps.**[5] con.[5] **Ferr.**[5] **Led.**[5] nat-m.[5] petr.[5] plb.[5] puls.[5] rhus-t.[5] sulph.[5]

☞ *O; Gelenke*

KNISTERN, Empfindung von: **Acon.**[5] agar.[5] alum.[5] androc.[222] arn.[5] ars.[1] aur.[5] bar-c.[5] bry.[5] **CALC.**[5] cann-i.[111] carb-v.[5] cean.[111] cham.[5] coff.[5] con.[5] daph. dig. glon.[36] hep.[5] kali-bi.[111] kalm. lach.[5] **M-arct.**[5] merc.[85] mosch.[5] nit-ac.[5] nux-m.[5] par.[5] phos.[5] puls.[5] **RHEUM**[5] sabad.[5] sabin.[5] sep. **Spig.**[5] stict.[185] sulph. zinc.[5]

Rauschgold, wie: acon.[137] calc.[137] coff.[137] hep.[137] rheum[137] sep.[137]

KNOCHENBRUCH, Frakturheilung, langsame:

☞ *Kallusbildung • O; Knochen • Verletzungen (Sturz, Prellung, Quetschung, Schlag etc.); Knochen, Verletzung der;*

KNOCHENHEILUNG, gestörte:

☞ *O; Knochen • Verletzungen (Sturz, Prellung, Quetschung, Schlag etc.); Knochen, Verletzung der;*

KNOCHIGER Körperbau: calc.[5] kali-bi.[111] sec.[5]

☞ *Körperbau; schwer*

KNOTEN, innerlich, Empfindung wie ein: abies-n.[102] alumn. ambr. **Anac.**[5] ant-t. **Arg-n.** arn. **Ars.** asaf.[5] bamb-a.[1184] bell.[5] bell-p.[256] bov. bry.[5] bufo[111] cann-s. carb-an. carb-v.[116] cham. cic. cina[5] con. cupr. elaps[137] gels. graph.[5] hydr.[111] hydr-ac. ign.[5] irid.[222] kali-i.[137] kali-p.[111] kreos. **LACH.** lil-t.[85] lob.[111] mag-m. mag-p.[111] **Merc-i-r.** nat-c.[36] nux-m.[5] nux-v. petr. **Phyt.** **Plat.**[5] plb.[5] **Puls.**[5] **Rhus-t.** **Sabad.** sec. sep. sol[29] **SPIG.** staph. stict. **Sul-ac.**[5] **SULPH.** tab.[111] tarent.[111] ust.[85] valer.[5] **Verat.**[5] zinc.[5]

☞ *Fremdkörper, Empfindung wie von einem • Kugel, Empfindung wie von einer, innerlich*

schmerzhaft: kali-i.[137]

KNOTIGE Verhärtungen:

☞ *Verhärtungen, Indurationen*

KOCHEN, Empfindung von: **ACON.** alum. alum-sil.[58] am-m.[102] anac.[36] ars.[36] bar-c.[5] bell.[171] bor.[1] **Bufo**[36] cann-i.[36] canth.[5] caust.[26] chin. coff. cur.[11] dig. elaps[36] germ.[222] glon.[137] graph. grat. hell. indg. kali-c. kali-s. kali-sil.[58] lach. lachn.[25] laur. led.[85] lyc. m-arct.[85] mag-m.[5] mang. med. merc. peti.[26] pip-n.[36] psor.[149] rob. sars. sil. sulph. sumb.[36] ust.[102]

Wasser, wie kochendes, Seite, auf der man liegt: mag-m.[137]

KOLLAPS: acet-ac.[137] acetan.[102] acon.[5] aconin.[36] adren.[122] aeth.[111] ail.[1125] **AM-C.**[137] am-caust.[144] ampe-qu.[36] amyg-am. ant-c.[54] **Ant-t.**[5] apis aran-ix.[144] arn.[5] **ARS.** **Ars-h.** bamb-a.[1184] bar-c. cadm-m.[36] calc.[1] **CAMPH.**[809] cann-i. canth. **Carb-ac.** carb-an.[54] **CARB-V.**[5] **CARBN-S.** carc.[80] cench.[36] **CHIN.**[54] chloram.[149] cina cit-l.[36] cocc.[5] **Coffin.**[1125] colch.[5] colchin.[36] con.[5] crat.[102] croc.[102] **Crot-h.**[137] croto-t.[5] **Cupr.** cupr-acet.[36] cupr-ar. cupr-s. cyt-l.[36] **Dig.**[85] diph.[102] dor. euon. eupi.[85] graph.[137] **Hell.**[1125] home.[36] hydr.[111] **Hydr-ac.**[137] hydrog.[222] **Hyos.**[1125] hyosin.[102] iod. ip.[137] jab. jatr.[1125] kali-br.[25] kali-chl.[36] kali-chr.[36] kali-cy.[36] kali-n. kali-p.[111] kola[1184] **Lach.**[137] lat-m.[111] **Laur.**[137] lob. lob-p.[102] lol.[36] loxo-r.[240] lyc.[116] **Med.** merc.[137] merc-c. merc-cy.[111] merc-n.[36] merc-pr-a.[36] mez.[5] morph.[144] **Mosch.**[54] mur-ac.[102] naja nicot.[85] nit-s-d.[36] nux-v.[1125] olnd. op.[5] ox-ac. oxyu-s.[237] ozone[227] petr.[5] ph-ac.[102] **Phos.** phys. plb. podo.[111] pyrog.[144] ric.[36] sabad.[144] sant.[36] scam.[36] **Sec.**[137] **Seneg.**[54] sep.[137] stann.[5] stram. sul-ac.[137] **Sulph.**[5] tab.[144] tarent.[144] tarent-c.[116] tax. ther.[144] **Verat.** verat-v.[111] vib.[85] vip. **Zinc.**[102]
☞ *Ohnmachtsgefühl, Ohnmachtsschwäche, Ohnmacht* ▤ *KLINISCHES; C; Zyanose*

alkoholischen Getränken, nach: nux-v.[1125]

Bewegung, durch: dig.[85]

Cholera, durch: **Ars.**[5] ars-h.[85] **CAMPH.**[5] **CARB-V.**[5] op.[5] **Sulph.**[5] **VERAT.**[5]

Diarrhö, nach: ant-c.[54] **ARS. CAMPH. CARB-V.** hydr-ac.[171] kali-br.[25] **Pyrog.**[144] ric.[36] sec.[137] tab.[144] ther.[144] **VERAT.**
☞ *Ohnmachtsgefühl, Ohnmachtsschwäche, Ohnmacht; Diarrhö; nach*

- **Aussetzen** der Ausscheidungen, beim: hydr-ac.[171]
☞ *Absonderungen; Rückgang, Stillstand*

Erbrechen:

- **während**: **Ars.** ric.[36] **Verat.**[54]
☞ *M; Erbrechen; agg. während Erbrechen*

- **nach**: **ARS.** lob. phys. ric.[36] **Verat.**
☞ *M; Erbrechen; agg. nach Erbrechen*

Fieber, bei: **Ars.**[102] **Camph.**[102] carb-v.[102] chin.[102] hyosin.[102] **Laur.**[102] mur-ac.[102] sec.[102] verat.[102]

Konvulsionen, während: carb-v.[54] verat.[54]

Lähmung, beim Beginn allgemeiner: con.

Menses, bei: ip.[137] lach.[137] merc.[137] nux-v.[137] sep.[137]

Nadelstich, durch: calc.[1]

Photopsien, nach: sep.[137]

Pocken, bei: **Ars.**[102] carb-v.[102] lach.[102] **Mur-ac.**[102] ph-ac.[102]

Rauchen, nach: nux-v.[1125]
☞ *M; Tabak; agg.*

Schmerzen, durch: bamb-a.[1184]
☞ *M; Schmerzen agg. andere Beschwerden*

Schwindel, mit:
▤ *SCHWINDEL; M; Ohnmacht, mit*

Stuhlgang, nach: ant-t.[5] ars.[5] cocc.[5] con.[5] croto-t.[5] hydr.[111] kali-p.[111] mez.[5] petr.[5] podo.[111] stann.[5] verat.[5]
☞ *M; Stuhlgang; nach Stuhlgang*

Typhus abdominalis, bei: ail.[1125] **CAMPH.**[1125] hyos.[1125]

Verletzung, durch: acet-ac.[137] sul-ac.[137]
☞ *M; Unfall, Beschwerden durch*

◉ **nervös**: am-c.[137] laur.[137]

plötzlich: **ARS. CAMPH.**[809] **Colch.**[54] crot-h.[137] graph.[137] hydr-ac.[137] morph.[144] phos. sep.[137]
☞ *Schwäche; plötzlich • Schwäche; schnell zunehmend* ▤ *GEMÜT; C; Bewusstlosigkeit; allgemeine Arzneien; plötzlich • KLINISCHES; C; Apoplexie • KLINISCHES; C; Katalepsie*

KONSTITUTION:

carbo-nitrogenoid: arg-n.[5] cupr.[5] sulph.[5]

dyskratisch: alum.[5] ant-c.[5] arg.[5] ars.[5] calc-f.[111] carb-an.[5] carb-v.[5] caust.[5] con.[5] fl-ac.[5] hydr.[111] iod.[5] kali-bi.[111] kali-i.[111] kali-s.[111] lyc.[5] mang.[5] mur-ac.[5] nat-m.[5] nit-ac.[5] plb.[5] psor.[111] sil.[5] stann.[5] sul-ac.[5] sul-i.[111] sulph.[5] tab.[111]

hydrogenoid: **Aran.**[149] dulc.[137] nat-m.[137] nat-s.[137] thuj.[137]

lithämisch, azidotisch:
▤ *BLUT; C; Harnsäurediathese, Lithämie*

neuropathisch: agar.[5] ambr.[5] arg-n.[5] asaf.[5] asar.[5] aur.[5] bell.[5] cast.[111] caust.[5] cham.[5] cimic.[111] cina[5] cocc.[5] coff.[5] croc.[5] **Ign.**[5] iod.[5] kali-bi.[111] kali-p.[111] led.[5] lil-t.[111] mag-m.[5] mag-p.[111] mosch.[5] **Nux-v.**[5] ph-ac.[5] phos.[5] pic-ac.[111] puls.[5] sel.[5] sil.[5] valer.[5] zinc.[5]

oxygenoid: ars-i.[111] ferr.[5] ferr-i.[111] iod.[5] kali-i.[111]

psorisch, skrofulolymphatisch:
☞ *Psora, psorische Konstitution*

sykotisch:
☞ *Sykose, sykotische Konstitution*

syphilitisch:
☞ *Syphilis*

KONVULSIONEN: abel.[149] abrot.[1125] absin.[809] acet-ac.[36] acetan.[102] **Acon.** aconin.[38] adon.[1125] aesc.[58] aesc-g.[25] aeth.[137] aether[36] **Agar.**[809] agar-pa.[36] agar-ph.[36] agar-se.[36] ail.[25] alco.[36] **Alet.**[54] all-c.[36] alum.[10] alum-p.[58] alum-sil.[58] alumn.[36] am-br.[162] am-c. am-caust.[36] am-m.[5] **Ambr.** ambro.[85] **Aml-n.**[86] amyg-am.[10] anac. anag.[54] **ANG.**[81] ange-a.[1125] anil.[36] anis.[102] **Ant-c. Ant-t. Anthr.**[54] antipyrin.[85] **Apis**[54] apisin.[5] apoc. apom.[25] aq-mar.[9] **Aran.** aran-ix.[144] arg.[81] **Arg-n.**[102] arge.[149] arist-cl.[119] **Arn.**[86] **ARS.**[5] **Ars-s-f.**[58] **ART-V.** arum-m.[54] arum-t.[54] **Asaf.**[8] asar.[5] aster. **ATRO.**[86] aur. aur-ar.[58] aur-fu.[10] aur-m.[137] aur-m-n.[193] aur-s.[58] aven.[102] bac.[62] bani-c.[1125] bapt. bar-c.[5] bar-i.[58] **Bar-m.**[54] bar-s.[58] bart.[36] **BELL.** benz-ac.[54] benz-n. berb.[81] bism.[5] bol.[25] bor.[5] both-l.[36] bov.[5] brach.[54] bran.[1125] brom.[116] bruc.[10] **BRY.**[5] **BUFO**[137] buth-aust.[36] cact. cadm-s.[36] caj.[25] calad. **Calam-a.**[1125] **CALC.**[137] calc-ar.[122] calc-f.[149] calc-i.[58] calc-p.[54] calc-s. calc-sil.[58] calen.[85] **CAMPH.**[86] camph-br.[25] cann-i.[36]

KONVULSIONEN (Forts.)

Cann-s.[5] **Canth.** caps.[5] **Carb-ac.** carb-an.[5] carb-v.[5] carbn.[85] carbn-h.[36] carbn-o. **Carbn-s.** cast.[144] cast-eq.[54] caul.[54] **CAUST.**[137] cedr.[86] **CHAM.**[137] chap.[149] cheir.[1125] chel.[85] chen-a.[36] chen-v.[1125] chin.[137] chin-ar.[54] chin-s.[54] **Chlf.**[148] chlol.[54] chlor.[86] chlorpr.[149] **CIC.**[58] cic-m.[36] **Cimic.**[137] **CINA**[116] cinnam.[54] cit-ac.[10] cit-l.[85] cit-v.[36] **Clem.**[172] coc-c. coca **COCC.**[137] cod.[36] **COFF.**[54] coffin.[25] **Colch.**[54] colchin.[85] coll. coloc.[5] **Con.**[5] conv.[1125] convo-s.[119] cop. cori-m.[36] cori-r.[36] cortico.[119] cortiso.[119] cot.[102] **Croc.**[86] **Crot-c.** **Crot-h.** cryp.[36] cub.[1125] **CUPR.** **Cupr-acet.**[144] **Cupr-ar.**[116] cupr-o.[111] cupr-s.[36] cur.[1125] cycl.[5] **Cypr.**[54] cyt-l.[102] dat-m.[36] dat-s.[36] des-ac.[149] dict.[1125] **Dig.**[81] **Dios.**[86] dol.[81] dor.[54] dros.[81] **Dulc.**[5] elaps[102] elat.[54] euon.[102] eup-a.[25] eup-per.[25] euph.[5] **Eupi.** fago.[36] fagu.[36] **Ferr.**[5] ferr-ar. ferr-cy.[102] ferr-m.[10] ferr-p.[54] ferr-s.[85] fil.[1125] form. frag.[85] galeg.[1125] gali.[1125] gall-ac.[122] **Gels.**[137] **Glon.**[54] gran.[36] **Graph.**[86] grat.[1125] guai. guare.[81] hed.[102] helia.[1125] **Hell.**[137] helon.[54] hep.[137] **Hydr-ac.**[171] **HYOS.**[116] hyper.[86] hypoth.[149] ictod.[54] **IGN.**[137] imp.[1125] ind.[54] indg.[111] iod.[122] iodof.[36] **IP.**[54] ipom.[119] irid.[102] iris-fl.[85] jab.[85] jasm.[85] jatr.[10] juni-v.[36] kali-ar. kali-bi.[86] **Kali-br.**[8] **Kali-c.**[5] **Kali-chl.**[54] kali-cy.[85] kali-i.[54] kali-n.[1] kali-ox.[36] kali-p.[86] kali-s. kalm.[54] keroso.[36] kreos. kres.[144] lac-eq.[204] **Lach.**[116] lact.[10] land.[9] lat-m.[119] lath.[116] **Laur.** lav-v.[1125] led.[86] levo.[149] lil-t.[111] linu-c.[36] linu-u.[85] lith-br.[25] **LOB.** lol.[36] lon-x.[36] loxo-r.[240] **Lyc.**[116] **Lyss.**[144] m-arct.[5] m-art.[5] m-aust.[5] **Mag-c.**[5] mag-m.[5] **Mag-p.**[111] mag-s.[119] manc. mand.[149] mang. med.[54] meli.[54] meny.[137] meph. **Merc.** **Merc-c.** merc-cy. merc-d.[36] merc-n.[36] merc-pr-r.[36] methyl.[85] methys.[149] mez.[116] mill.[137] morph.[85] **Mosch.**[137] **Mur-ac.**[36] mygal.[25] naja[110] narc-ps.[1125] nat-c. nat-f.[119] **Nat-m.**[5] nat-p. nat-s.[54] nicc.[137] **Nicot.**[85] nit-ac.[137] nitro-o.[36] **NUX-M.**[8] **NUX-V.**[116] **Oena.**[171] oest.[102] ol-an.[111] ol-j.[25] olnd.[5] onis.[85] onon.[171] onos.[137] **OP.**[809] orig.[1125] orig-v.[1125] ox-ac. oxyu-s.[237] **Paeon.**[1125] parth.[110] **Passi.**[116] perh.[149] petr.[5] ph-ac.[116] **Phos.**[137] phys.[1125] **Phyt.** pic-ac.[137] picro.[162] piloc.[54] pip-n.[36] pitu-p.[119] plan-m.[45] plat.[5] **PLB.**[116] plb-chr.[102] **Podo.** polyg.[25] **Pot-a.**[1125] prot.[142] **Prun-p.**[1125] **Psor.**[102] **PULS.**[5] pyre-p.[85] pyrog.[54] ran-b.[5] **Ran-s.**[5] raph.[137] **Rat.**[116] rauw.[149] rheum[5] rhod.[137] **Rhus-t.**[5] rib-ac.[149] ric.[36] rob. rosm.[1125] rumx-a.[36] russ.[36] ruta sabad. sal-ac.[116] **Salam.**[102] salam-l.[23] samb. sang.[86] **Sant.**[102] sars.[5] scol.[85] scut.[102] **SEC.**[5] sel. seneg. sep.[5] **Sil.**[144] sin-n.[54] sium[85] sol[85] **Sol-c.**[100] **Sol-n.**[102] solin.[85] spig.[102] spig-m.[1] spirae.[85] spong. **Squil.**[5] **STANN.** staph.[5] stict.[137] **STRAM.**[122] stront-c. stroph.[111] **STRY.**[122] stry-p.[116] **Stry-s.**[116] sul-ac.[5] sul-h.[85] sul-i.[58] sulfon.[85] **Sulph.**[5] sumb.[25] syc-co.[136] syph. tab. tanac.[102] tarax.[5] tarent.[116] tax. tein.[9] **Ter.**[137] tetox.[122] teucr.[102] thal.[144] thal-acet.[250] thea[1] ther.[137] thiop.[149] **Thuj.**[137] thymol.[119] thymu.[1125] thyr.[149] til.[1125] **Tub.**[122] **Upa.**[85] upa-a.[102] urea[85] urt-u.[54] ust.[102] **Valer.**[137] **Vario.**[142] **Verat.**[137] verat-v.[137] verb.[5] verbe-h.[85] verbe-o.[1125] verbe-u.[102] verin.[85] vesp.[58] vib.[86] vib-p.[85] viol-o.[1125] viol-t.[5] vip.[116] **Visc.**[137] visc-q.[85] wies.[2] xan.[1125] **ZINC.**[116] zinc-br.[102] zinc-cy.[116] zinc-i.[137] zinc-m.[36] zinc-o.[144] zinc-p.[137] **Zinc-s.**[102] zinc-val.[116] zing.[54] ziz.[36]

☞ *Anfälle, wiederholte •Krampfartige Bewegungen •Verdrehung von Körperteilen •Versteifung, Erstarrung des Körpers •Zuckungen ▤ EXTREMITÄTEN; C; Bewegungen; allgemeine Arzneien; •EXTREMITÄTEN; C; Konvulsionen, Spasmen; allgemeine Arzneien*

abwechselnd mit:

- **anderen** Beschwerden: **Ign.**[5]
- **Apoplexie**:
  ▤ *KLINISCHES; C; Apoplexie; abwechselnd mit epileptischen Konvulsionen*
- **Atemnot**: plat.[137]
- **Atmung,** erschwerter:
  ▤ *ATMUNG; A; Abwechselnd mit •ATMUNG; C; Atemnot, Dyspnoe, erschwerte Atmung; abwechselnd mit; Konvulsionen*
- **Bewusstlosigkeit**:
  ▤ *GEMÜT; C; Bewusstlosigkeit; allgemeine Arzneien; abwechselnd mit; Konvulsionen*
- **Blutandrang**:
  ▤ *KOPF; C; Blutandrang zum Kopf; allgemeine Arzneien; abwechselnd mit; Konvulsionen*
- **Delirium**:
  ▤ *GEMÜT; C; Delirium; abwechselnd mit; tetanischen Krämpfen, liegt auf dem Rücken mit angezogenen Knien und Oberschenkeln und gefalteten Händen*
- **Erschlaffung** der Muskeln: acet-ac.[36]
- **Erschütterungen,** mit schmerzhaften: stry.
  ☞ *Schmerz; Stöße oder Schläge, Schmerz wie*
- **Gemütserregung**:
  ▤ *GEMÜT; C; Erregung, erregbar; abwechselnd mit; Konvulsionen*
- **Koma**:
  ▤ *GEMÜT; C; Delirium; abwechselnd mit; Koma, auch Somnolenz; Konvulsionen, epileptischen, nach*
- **Raserei,** Tobsucht:
  ▤ *GEMÜT; C; Raserei, Wut; abwechselnd mit; Konvulsionen*
- **Steifheit**: stry.[36]
- **Stumpfsinn,** Benommenheit:
  ▤ *GEMÜT; C; Benommenheit, Stumpfsinn, Betäubung; abwechselnd mit; Krämpfen*
- **Stupor**:
  ▤ *GEMÜT; C; Stupor, Betäubung; abwechselnd mit; Konvulsionen*
- **Zittern**: arn.[193] merc.[193] nux-v.[193]

einseitig: apis apoc. **Art-v.** bell. brom.[116] **Calc-p.** caust. chen-a.[85] chin-s.[10] cimic.[137] cina[102] cupr.[81] dulc. elaps gels. graph. hell.[58] **Ip.** lach.[85] onos.[137] phos. **Plb.** sabad.[5] sec. stram.
☞ *S; Einseitig*

- **Lähmung** der anderen Seite: apis **Art-v.** bell. hell.[58] lach.[85] phos.[85] **Stram.**
  ▤ *EXTREMITÄTEN; C; Zucken, fibrilläre Zuckungen; einer Seite, auf, bei Lähmung der anderen Seite*
- **gelähmte** Seite: **Phos.** sec.
- **Seite**:
  - **liegt,** auf der man: cimic.[137]
  - **nicht** liegt, auf der man: onos.[137]

linke Körperseite: bell.[10] **Calc-p.** chin-s.[10] colch.[36] cupr. elaps glon.[81] graph. **Ip. Lach.**[86] nat-m. nit-ac.[10] plb. sabad.[10] stram.[10] **Sulph.**[1]

- **rechts,** nach: **Lach.**[86] **Sulph.**[1]

rechte Körperseite: art-v. **Bell.** caust. chen-a.[36] lac-eq.[204] **LYC.** mag-p.[54] **Nux-v.** sep.[10] tarent.[116] visc.

- **linke** gelähmt: **Art-v.**
- **erstreckt** sich nach links: visc.

tagsüber: **Art-v.**[54] calc-ar.[86] **Kali-br.**[54] sol[85]

morgens: arg-n. art-v. **Calc. Caust.** cina[81] cocc. crot-h. kali-br.[86] kalm. lith-br.[25] **Lyc.**[86] **Mag-p.** nux-v. picro.[142] plat.[81] plb.[36] sec. sep. sulph. tab.

☞ *Z; Morgens, 5 Uhr - 9 Uhr; agg.*

- **4** Uhr: calc. kali-br.[86]
  - **16** Uhr, bis: **Calc.**
- **5** Uhr: plb.[36]
- **Dämmerung,** in der: lyc.[86] plat.[81]

☞ *M; Licht; agg.; Zwielicht, in der Dämmerung*

- **Aufstehen,** beim: lith-br.[25]

9 Uhr: lyss.[81] nat-m.[54] plb.[36]

- **10** Uhr, bis: **Nat-m.**[54] plb.[36]

mittags: acon.[81] ars.[86]

nachmittags: apis[86] arg. calc.[86] lyc.[81] stann.

- **16** Uhr - 20 Uhr: lyc.[81]

abends: acon.[86] alum. **Alumn.**[54] ars. bell.[86] **CALC. Caust.** cina[81] **Croc.** cupr.[86] gels. graph.[10] kali-c.[10] kali-p.[86] laur. lyss. merc-n. nit-ac.[10] nux-v.[86] **Op.** phos.[86] plb-chr.[36] puls.[86] sep.[86] stann. stram. sulph. verat.[86]

- **20** Uhr: ars.
- **21** Uhr: **Lyss.**
- **Freien,** im: caust.

☞ *M; Luft; frische, im Freien; agg.*

nachts: acon.[86] apis[86] **Arg-n.** ars. **Art-v.** aur. bar-c.[86] bell.[86] **BUFO**[22] **Calc.** calc-ar. calc-p.[86] **Caust.** chin.[86] **Cic. Cina** cocc.[86] **Cupr.** cycl.[86] dig. dios.[86] ferr.[86] ferr-p.[86] gels.[86] graph.[86] hep.[86] hydr-ac.[86] **Hyos.** ign.[86] ip.[86] **Kali-c.**[5] kali-p.[86] kali-s.[86] kalm. lach.[10] lyc. mag-c.[86] mag-p.[86] **Merc.** mur-ac.[86] naja[86] nat-c.[86] nat-m.[86] **Nit-ac.**[137] nux-m.[86] nux-v. oena. **OP.**[81] ph-ac.[86] phos.[81] plan-m.[45] plat.[86] **Plb.** psor.[86] puls.[86] rhus-t.[86] **Sec. Sep.**[5] **SIL.** stann.[86] staph.[86] **Stram.** sulph. tab.[86] thuj.[86] zinc.

☞ *Schlaf; während*

- **23** Uhr: op.[81]
- **Schwindel** tagsüber: nit-ac.[137]

Mitternacht:

- **vor**: lyss.[86] op.[86]
- **gegen**: ars.[86] bufo cina **Cocc.** croc.[86] cupr.[86] sant. sulph.[86] zinc.

☞ *Schlaf; während*

- **nach**: agar.[81] ars.[81] kali-bi.[86] kali-br.[8] kali-c.[81] nit-ac. stram.[54] sulph.[86]
  - **2** Uhr:
    - **bis**: ars.[81]
    - **gegen**: **Kali-br.**[8]
  - **3** Uhr: agar.[81] kali-c.[81] **Stram.**[54]
  - **4** Uhr: **Kali-br.**[8]

allmählich zunehmend und nachlassend: agar.[81]

periodisch: agar. ars.[86] bac.[55] bar-m.[86] bufo[58] calc.[86] camph.[58] **Cedr.**[81] chin.[86] chin-s. cic.[81] cimic.[81] croc.[81] cupr.[54] ferr.[54] glon.[81] hydr-ac.[171] ign.[81] indg. kali-br.[54] lach.[54] lyc.[36] nat-m. nux-v.[54] oena. op.[54] plb.[54] sec.[86] sil.[86] stram.[54] sulph.[86] tarent.[54] vip.[111]

- **täglich**:
  - **Stunde,** zur selben: agar.[86] ars.[86] bar-m.[86] calc.[86] cedr.[86] chin.[86] chin-s.[86] cupr.[86] ign.[81] indg.[86] lyc.[86] nat-m.[86] oena.[86] sec.[86] stram.[86] sulph.[86]
  - **5** Wochen lang: bac.[55]
- **Intervalle**:
  - **3** Stunden, alle: glon.[81]
  - **Morgen** und Abend, jeden: cedr.[81] cic.[81]
  - **5** oder 6 Tage, alle: **Lyc.**[54]
  - **7** Tage, alle: **Agar.** chin-s. croc.[81] **Indg. Kali-br.**[54] lyc.[36] nat-m. sulph.[86]
  - **10** Tage, alle: **Kali-br.**[54]
  - **14** Tage, alle: calc.[86] cupr. **Kali-br.**[54] oena. sil.[86] sulph.[86]
  - **15** oder 20 Tage, alle: **Tarent.**[54]
  - **21** Tage, alle: camph.[58] **Cupr.**[54] **Ferr.**[54] **Op.**[54] stram.[54]
  - **3** Monate, alle: hydr-ac.[171]

Absonderungen, durch unterdrückte: **Asaf.** bry.[81] cupr. mill.[193] stram. sulph.[81]

☞ *Unterdrückungen agg.*

Absonderungen und Ausscheidungen, unterdrückte: **Stram.**

Addison, bei Morbus: **Calc. Iod.**[54]

▤ *NIEREN; C; Addisonsche Krankheit*

alkoholischen Getränken, nach: **Alco.**[86] **Nux-v.**[86] ran-b.[85]

☞ *Speisen und Getränke; Alkohol, alkoholische Getränke; agg.*

alten Menschen, bei: plb.[144]

Anämie, durch: calc.[81] camph.[81] carb-v.[81] chin.[81] chlol.[54] ferr.[81] gels.[81] kali-c.[81] lyc.[81] merc.[81] nat-m.[81] phos.[81] plat.[81] puls.[81] sil.[81] verat.[81] verat-v.[81] zinc.[54]

Anstrengung, nach: **Agar.**[5] alum. alumn.[54] **Calc. Glon.** kalm. **Lach. Lyss.** nat-m. petr. sulph.

Atmung:

- **ängstlich**:

▤ *ATMUNG; C; Ängstlich; Konvulsionen, während*

- **beschleunigt**:

▤ *ATMUNG; C; Beschleunigt; Konvulsionen, während*

- **erschwert**:

▤ *ATMUNG; C; Atemnot, Dyspnoe, erschwerte Atmung; Konvulsionen, Krämpfen; während*

- **kurz**:

▤ *ATMUNG; C; Kurz; Konvulsionen, während*

- **langsam**:

▤ *ATMUNG; C; Langsam; Konvulsionen, während*

- **rasselnd**:

▤ *ATMUNG; C; Rasselnd; Konvulsionen, bei*

- **stertorös**:

▤ *ATMUNG; C; Stertorös (z.B. bei Koma, Apoplexie); Konvulsionen; während*

KONVULSIONEN; Atmung (Forts.)

- **stockend**:
  ▥ *ATMUNG; C; Unterbrochen, angehalten; allgemeine Arzneien; Konvulsionen, während*
- **unregelmäßig**:
  ▥ *ATMUNG; C; Unregelmäßig; Konvulsionen; während*

Ausdehnung, mit Empfindung von: **Arg-n.**[54] kali-br.[54] **Plat.**[54]

Ausscheidungen, durch unterdrückte:
☞ *Absonderungen und Ausscheidungen, unterdrückte*

Ausstrecken:
- **des** Körpers, bevor er sich steif verkrampft, die Arme Rucken aufeinander zu: ip.[102]
  ☞ *Rucken; Konvulsionen; vor*
- **von** Partien **amel.**: sec.
  ☞ *M; Strecken, Recken; amel.*

Ausstrecken des Körpers, nachdrückliches, amel.: nux-v. sec.[81] stry.

Baden:
- **agg.**:
  ☞ *M; Baden, Waschen; agg.*
  - **kalt** Baden: ant-c.[81] caust.[81]
  - **warm** Baden: **Apis** glon. nat-m. op.
- **amel.**: bufo[86] gels.[85] jasm.[85]
  ☞ *M; Baden, Waschen; amel.*
  - **Füße** in heißes Wasser stecken: **Bufo**[86]

Bandagieren, straffes, des Körpers amel.: lach.[81] mez.
☞ *M; Hochbinden oder Bandagieren amel.*

Berührung, bei: acon. agar.[809] **Ang.**[809] ant-t.[81] **Bell.** canth.[54] **Carbn-o. CIC.** cina[58] cocc. guare.[36] **Lyss. Mag-p.**[54] **Nux-v. Stram. Stry.**
- **schmerzhaften** Partien, der: canth.[54]

Bewegung:
- **agg.**: arg-n.[54] ars. bell. bry.[81] **Cocc.** graph. **Nux-v. Stry.**
  - **anhaltender** Bewegung, mit, in Intervallen: arg-n.[54]
  - **geringste**: bry.[81]
- **amel.**: kali-p.[54] kreos.[81] merc.[137] rhus-t.[81] sep.[81] ther.[137]
  - **sanfte**: kali-p.[54]
- **Bewegung** oder bewegt werden ist unerträglich: bry.[54]
- **Verlust** der Bewegungsfähigkeit, mit: puls.[54]

Blutgefäße, mit vaskulärer Erregung: gels.[81] verat-v.[54]
▥ *KLINISCHES; C; Hypertonie, erhöhter Blutdruck* • *KLINISCHES; C; Sympathikotonie*

Blutung:
- **durch**: **Chin.**[54] crot-h.[54]
- **nach**: ars.[5] bell.[5] bry.[137] calc.[5] chin.[86] cina[5] con.[5] ign.[5] lyc.[5] nux-v.[5] puls.[5] sulph.[5] verat.[5]
- **mit**: **Chin.** hyos. **Ip.**[8] **Plat.** plb.[111] **Sec.**

Blutverlust, durch: **ARS.**[5] **BELL.**[5] **CALC.**[5] chin.[81] **CINA**[5] **IGN.**[5] **NUX-V.**[5] **PULS.**[5] **SULPH.**[5] **VERAT.**[5]
☞ *Körperflüssigkeiten, durch Verlust von*

Bromsalze, unterdrückt durch: zinc-p.[111]

Bücken amel.: hyos.[102]
☞ *M; Bücken; amel.*

Diarrhö:
- **agg. nach**: art-v.[81] chin.[81] hyos.[81] mag-p.[137] verat.[81] zinc.[137]
- **amel.**: lob.
  ☞ *M; Diarrhö; amel.*
- **mit**: cina[54] nux-m.[137]

Drogen, nach: acon.[54] **ARN.**[54]
☞ *Schlafmittelmissbrauch, nach*

Druck, durch:
- **Körperteil,** auf einen: cic.[58]
- **Wirbelsäule,** auf die: **Tarent.**
  ☞ *M; Druck; agg.; Wirbelsäule, auf die*

Eiterung, während: **Ars. Bufo** canth. lach. **Tarent.**

Empfindungsverlust, mit: stram.[54] zinc.[54]

Ergotismus: sec.[81]

Erschöpfung, aus: arn.[5] cypr.[81] verat.[78]

Erschöpfung, vor hochgradiger: aeth.[102] **Chin-ar.**[102] **Cic.**[102] hydr-ac.[102] sec.[102] sil.[102] **Stry.**[102] sulph.[102]

Erschütterung, erneuert durch: nux-v.[54]

Essen:
- **nach**: arg-n.[54] aster.[54] **Calc-p.**[54] cina grat. hyos. ign.[81] nit-ac.[81] nux-v.[116]
  ☞ *M; Essen; nach*
- **während**: plb.
  ☞ *M; Essen; während*

Fahren in einem Wagen, beim:
- **agg.**: pip-n.[36]
  ☞ *M; Fahren im Wagen oder mit der Bahn; während Fahren*
- **amel.**: **Nit-ac.**
  ☞ *M; Fahren im Wagen oder mit der Bahn; amel.*

Fallen, mit: **Agar.** alum. alum-p.[58] am-c. ang.[54] arn. **Ars. Aster. BELL.**[54] bufo[58] **Calc.**[54] calc-i.[58] **Calc-p.** camph.[54] canth. **Caust. Cedr. CHAM.** chin. **Chin-ar.**[54] cic. cic-m.[36] cina cocc. **Con.**[54] **CUPR.** dig. dol.[85] dulc. ferr. **HYOS.** ign. **Iod.**[122] ip. kalm.[54] lach. laur. lyc. lyss.[54] merc. nit-ac. nux-v.[54] **OENA.** op. petr. ph-ac. phos. plb. rhus-t. sabad. sec. sep. sil.[81] spig. squil.[81] **Stann.** staph. **Stram.** sulph.[54] sumb. verat. zinc.
- **hinten,** nach: ang.[54] **Bell.** camph.[54] canth. chin. cic. cic-m.[36] **Ign. Ip.** kalm.[54] nux-v. **Oena. OP.** rhus-t. spig. **Stram.**
- **linken** Seite, zur: bell. caust. lach. sabad. sulph.[122]
- **rechten** Seite, zur: bell. caust.
  - **rennt** im Kreis, nach rechts: **Caust.**
- **seitwärts**: bell.[54] **Calc.**[54] con.[54] nux-v.[54] sil.[81] squil.[81] sulph.[54]
- **vorn,** nach: arn. **Aster.** calc-p. canth. cic. cupr. ferr. rhus-t. sil. sulph. sumb.

Fieber, intensive Hitze:
▤ *FIEBER, HITZE; C; Intensive Hitze, hohes Fieber; Konvulsionen, mit*

Flüssigkeiten, durch Anblick von: **Bell.** canth. **LYSS.**
☞ *Wasser; Anblick von, beim • Hals; Schlucken, beim Versuch zu*

Froststadium im Fieber, während:
▤ *FROST; M; Konvulsionen; während*

- **Schüttelfrost**:
▤ *FROST; C; Schüttelfrost; Krämpfen, bei*

Gemüt:

- **Absenzen,** häufigen Anfälle von Bewusstlosigkeit, mit: **ARS.** art-v.[102] **Bapt. Hyos.** ign. merc-cy. **Nat-m.** nat-s.[184] **Phos.** zinc-cy.[102]
▤ *GEMÜT; C; Bewusstlosigkeit; allgemeine Arzneien; häufige Änfälle, Absencen*

- **Aktivität,** mit Abneigung gegen:
▤ *GEMÜT; C; Betätigung, Aktivität; Abneigung gegen Aktivität im Umfeld, während Konvulsionen*

- **Angst**:
▤ *GEMÜT; C; Angst; Konvulsionen*

◦ **nach**:
▤ *GEMÜT; C; Angst; Konvulsionen; vor*

◦ **während**:
▤ *GEMÜT; C; Angst; Konvulsionen; mit*

◦ **durch**: stram.[116]

◦ **extreme** Angst, durch: oena.[54]

- **Angst,** mit quälender: acon.[54] cocc.[54] hyos.[54] kali-br.[54] lyc.[54]
▤ *GEMÜT; M; Angst, qualvolle, Beschwerden durch*

- **Aphasie,** bei:
▤ *GEMÜT; C; Sprachverlust, Aphasie; Konvulsionen, während*

- **Ärgernis,** Verdruss, durch: agar.[116] ars. art-v.[81] bell. **Calc.** camph. cham.[116] **CUPR. Ign. Ip.** nux-v. plat.[58] **Staph.**[58] sulph. verat.[116] zinc.[116]
☞ *Bestrafung, nach • Kränkung, durch • Zorn; nach*
▤ *GEMÜT; M; Zorn, Beschwerden durch*

- **Beißen,** mit:
▤ *GEMÜT; C; Beißen; Konvulsionen, bei*

- **Bellen,** mit:
▤ *GEMÜT; C; Bellen; Konvulsionen, während*

- **beschuldigt** wurde, nachdem er zu unrecht: **Staph.**[58]
☞ *Bestrafung, nach • Kränkung, durch*

- **Besorgnis,** Befürchtung, mit: crot-h.[54]

- **Bestrafung,** nach: acon.[172] agar.[58] bufo[172] caust.[172] **Cham.** cic.[172] cina[193] clem.[172] **Cupr.**[122] gels.[172] hyos.[172] **IGN.**[86] op.[172] stram.[172] zinc.[172]
☞ *M; Bestrafung agg. • Ärgernis, Verdruss, durch • beschuldigt wurde, nachdem er zu unrecht • Kränkung, durch* ▤ *GEMÜT; M; Betrafung, Beschwerden durch*

◦ **Kindern,** bei: **Ign.**[86]

- **Bewusstlosigkeit,** mit:
▤ *GEMÜT; C; Bewusstlosigkeit; allgemeine Arzneien; Konvulsionen*

- **Bewusstsein**:

◦ **bei** Bewusstsein, ist: ang.[5] ars. aur-ar.[58] bar-m.[58] bell. calc. camph. **Canth.** caust. **CINA** cupr.[162] grat. **Hell.** hyos. **Ign.**[5] **Ip.** kali-ar. **Kali-c.** lyc. **Mag-c.** merc. mosch.[81] mur-ac. **Nat-m.** nit-ac. **Nux-m. Nux-v. Phos. Plat.** plb. sec. **Sep.** sil. **STRAM.** stry. sulph.

◦ **bewusslos,** ist: absin. acet-ac. acon. **Aeth.** agar.[54] aml-n.[54] ang.[81] ant-t. **ARG-N.** arge.[149] arn.[54] **Ars. Aster.** atro.[54] aur. **Bell. BUFO CALC. Calc-ar. Calc-p.**[54] **Calc-s. Camph. CANTH.** carb-ac. **Caust.** cham. chin. chin-s.[54] **CIC.** cina **Cocc.** con.[81] crot-h. **Cupr.** cupr-acet.[102] cupr-ar.[102] cur.[54] dig. ferr. gels.[54] glon. **Hydr-ac. HYOS.** ign.[54] **Ip. Kali-c.** lach. laur. led. lyc. merc. **Mosch.** nat-m. nit-ac. nux-v. **OENA.** op. phos. **Plat. PLB.** puls.[54] sec. **Sep. Sil. Stann.**[10] staph. **Stram. Sulph.** tanac. **Tarent.** verat. verat-v.[54] vesp.[58] **VISC.** zinc.[54]

◦ ◦ **anhaltend,** liegt in Tiefschlaf: verat-v.[54]

◦ **nicht** völlig verloren: absin.[85]

- **Boshaftigkeit,** mit:
▤ *GEMÜT; C; Boshaft, heimtückisch; Konvulsionen*

- **Charakter,** mit Veränderungen im: **Bell.** ign. **Puls. STRAM.**

- **Delirium**:
▤ *GEMÜT; C; Delirium; Konvulsionen • GEMÜT; C; Delirium; rasend, toll; Konvulsionen*

- **Delirium** tremens, bei: **Hyos.**[54]

- **Eifersucht,** durch: apis[81] **Lach.**[54]
▤ *GEMÜT; M; Eifersucht, Beschwerden durch*

- **Entfemdungsgefühl**:
▤ *GEMÜT; C; Entfremdet; Konvulsionen, während*

- **Entrüstung,** durch, mit Bewusstseinsverlust, eingeschlagene Zeigefingern und Daumen und Schaumbildung am Mund: **Staph.**
▤ *GEMÜT; M; Entrüstung, Empörung, Unwille, Beschwerden durch*

- **Ermahnung,** durch: ign.[148]
▤ *GEMÜT; M; Ermahnung agg.*

- **Erregung,** durch: acon. **Agar.** art-v.[116] **Aster. Bell.** cann-i.[36] **Cham.** cic. cimic. cocc.[81] **Coff. Cupr. Gels. HYOS. Ign.**[54] **Kali-br. Nux-v.**[54] **OP.**[54] plat. prot.[136] **Puls.** sec. tarent. verat.[54] verat-v.[54] **Zinc.**[54]
☞ *M; Erregung; agg. • Nervosität, durch* ▤ *GEMÜT; M; Erregung; Beschwerden durch; Allgemeinsymptome*

◦ **heftig**: ign.[54] nux-v.[54] op.[54] verat.[54] verat-v.[54]

◦ **religiöse**: **Verat.**[54]
▤ *GEMÜT; M; Erregung; Beschwerden durch; religiöse*

- **erschrickt** leicht danach:
▤ *GEMÜT; M; Schreck oder Furcht, Beschwerden durch • GEMÜT; C; Erschreckt, leicht; Konvulsionen, nach*

- **Festhalten**:

◦ **bevor** er sich festhält:
▤ *GEMÜT; C; Anklammern; Konvulsionen; nach*

◦ **nach** festhalten:
▤ *GEMÜT; C; Anklammern; Konvulsionen; vor*

- **Fluchen,** mit:
  GEMÜT; C; Fluchen, Neigung zum; Konvulsionen, während
- **fremden** Person, bei Anblick oder Annäherung einer: lyss. op. tarent.[116]
- **Furcht**:
  - **durch**: acon.[116] **Agar.**[54] arg-n.[54] art-v.[54] bell.[172] **Bufo**[54] **CALC.**[54] **Caust.**[54] cham.[172] **CUPR.**[54] glon.[116] hyos.[137] **IGN.**[54] **Indg.**[54] **KALI-BR.**[54] kali-p.[116] lach.[172] **Laur.**[54] lyss.[54] oena.[137] **OP.**[54] psor.[56] **Sec.**[54] sil.[116] **Stram.**[54]
    GEMÜT; M; Schreck oder Furcht, Beschwerden durch
    - **ängstlich** nach Anfall: **Indg.**[54]
      GEMÜT; M; Schreck oder Furcht, Beschwerden durch
    - **Entbindung,** nach der: art-v.[54]
      GEMÜT; M; Schreck oder Furcht, Beschwerden durch
    - **Menses,** während: **Arg-n.**[54]
      GEMÜT; M; Schreck oder Furcht, Beschwerden durch; Menses, während
    - **plötzlichem** Auffahren, mit: lyss.[54]
  - **mit** Furcht:
    GEMÜT; C; Furcht; Konvulsionen; während
  - **nach** Furcht:
    GEMÜT; M; Schreck oder Furcht, Beschwerden durch •GEMÜT; C; Furcht; Konvulsionen; vor
- **Gedankenklarheit,** mit:
  GEMÜT; C; Gedanken; Klarheit der Gedanken; Konvulsionen, während
- **Geisteskrankheit,** bei:
  GEMÜT; C; Geisteskrankheit, Verrücktheit; Konvulsionen, mit
- **geistiger**:
  - **Anstrengung,** nach: agar.[809] bell. cann-i.[36] **Glon.**
    GEMÜT; C; Erschöpfung, Entkräftung, geistige (Neurasthenie); geistiger Anstrengung, nach
  - **Geistes-Symptomen, vor**: cic.[5]
- **Gemütsbewegungen,** durch: agar.[86] ant-t.[86] art-v.[102] bell.[81] calc.[86] camph.[86] caust.[86] cic.[58] coff.[81] hyos.[81] ign.[58] kali-br.[81] **OP.**[54] sec.[81] stram.[86] sulph.[86] verat-v.[81]
  GEMÜT; M; Gemütsbewegungen agg.; nach
  - **unterdrückte** Gefühle, Gemütsbewegungen, durch: agar.[86] **Ant-t.**[86] **Calc.**[86] **Camph.**[86] **Caust.**[86] **Stram.**[86] **Sulph.**[86]
    GEMÜT; M; Gemütsbewegungen agg.; nach
- **Geschwätzigkeit,** mit:
  GEMÜT; C; Geschwätzigkeit, Redseligkeit; Konvulsionen, während
- **Grimassen**:
  GEMÜT; C; Grimassen, schneidet; Konvulsionen
- **häusliche** Probleme, durch: **Staph.**[86]
- **Heiterkeit,** nach:
  GEMÜT; C; Fröhlich, ausgelassen, vergnügt; allgemeine Arzneien; Konvulsionen, nach
- **Hochfahren,** Aufschrecken, mit:
  GEMÜT; C; Auffahren, Zusammenfahren; Konvulsionen
- **Hydrophobie,** bei:
  GEMÜT; C; Tollwut, Hydrophobie; Konvulsionen, mit
- **Hypochondrie,** bei: mosch.[54] stann.[1]
- **kindischem** Verhalten, mit:
  GEMÜT; C; Kindisches Benehmen; Konvulsionen
- **Klagen,** Jammern, mit:
  GEMÜT; C; Jammern, Lamentieren, Klagen; Konvulsionen, während
- **klettern,** nach Versuch zu:
  GEMÜT; C; Klettern, Drang zu; Wände hoch, die, vor Konvulsionen
- **Kränkung,** durch: **Calc.** cham.[58] ign.[1] **Staph.**[54]
  ☞ *Ärgernis, Verdruss, durch •beschuldigt wurde, nachdem er zu unrecht •Bestrafung, nach* *GEMÜT; M; Kränkung, Beleidigung, Verdruss, Beschwerden durch*
- **Kummer**:
  - **vor**:
    GEMÜT; C; Kummer; Konvulsionen; nach
  - **nach**: **Ars.**[54] art-v. **Hyos.** ign.[81] indg.[122] nat-m. nux-v.[58] **Op.**
    GEMÜT; M; Kummer, Sorgen, Besorgnis, Beschwerden durch
    - **stillenden** Mutter, der: ign.[81]
  - **unterdrückten,** durch: **Ign.**[54]
- **Lächeln,** mit:
  GEMÜT; C; Lächeln; allgemeine Arzneien; Konvulsionen
- **Lachen**:
  - **vor,** während oder nach: aether[36] **Alum.**[10] alumn.[36] apis[54] aur-m-n.[193] **Bell.**[10] calc.[10] **Camph.**[54] **Caust.** coff.[54] con.[10] cupr.[36] cypr.[111] graph.[54] **Ign.**[10] mosch.[193] oena.[36] **Plat.**[54] stram. zinc.
  - **durch**: bell.[86] chin.[58] **Coff.**[54] cupr.[54] graph. ign.[81]
    - **schwächlichen,** erregbaren Kindern, bei: **Coff.**[54]
    - **Überarbeitung** und Gemütsangst, nach: **Cupr.**[54]
      GEMÜT; M; Angst, Beängstigung, Beschwerden durch
- **Laszivität,** Lüsternheit, nach:
  GEMÜT; C; Wollüstig, lüstern, lasziv; Konvulsionen, vor
- **Liebe,** durch enttäuschte: hyos. ign.[58]
  GEMÜT; M; Enttäuschung, Beschwerden durch •GEMÜT; M; Liebe, enttäuschte, unglückliche, Beschwerden durch
- **Manie,** Irrsinn:
  GEMÜT; C; Manie, Verrücktheit; Konvulsionen
- **mit** Gewalt aus einer Trance geweckt, wenn: **Nux-m.**
- **mürrisch,** verdrießlich:
  GEMÜT; C; Mürrisch, verdrießlich, schlecht gelaunt; Konvulsionen
- **Nervosität,** durch: **Arg-n.** **Cimic.**[54] cocc.[54] **Coff.**[54] hyos.[54] kali-br.[54] kali-p.[54] plat.[54] sec.[81] sep.[81] staph.[81]
  ☞ *Erregung, durch*

- **Raserei**:
  - **vor**:
    GEMÜT; C; Raserei, Wut; Konvulsionen; nach
  - **während**:
    GEMÜT; C; Raserei, Wut; Konvulsionen; während
- **Reden** aufgelegt, nicht zum:
  GEMÜT; C; Sprechen, Reden; Abneigung gegen Reden, wortkarg, möchte still sein; Konvulsionen, während
- **Reizbarkeit,** mit:
  GEMÜT; C; Reizbarkeit; Konvulsionen
- **religiöse** Erregung, durch: **Verat.**[86]
  GEMÜT; M; Erregung; Beschwerden durch; religiöse
- **Ruhelosigkeit,** mit:
  GEMÜT; C; Ruhelosigkeit, Nervosität; Konvulsionen
- **ruhige** Gemütsverfassung:
  GEMÜT; C; Ruhe; Gemütszustand, ruhiger, gelassener; Konvulsionen, nach
- **Schlagen,** mit:
  GEMÜT; C; Schlagen; Konvulsionen
- **Schreck,** Furcht, durch: **Acon.**[81] **Agar.** apis aq-mar.[9] **Arg-n.**[86] **Art-v.** bell.[54] **Bufo**[54] **CALC. Caust.** cham.[102] cic. cina[112] cupr. **Cupr-acet.**[86] **Gels.**[54] glon.[102] **HYOS.**[54] **IGN.**[81] **INDG. KALI-BR.**[8] **Kali-p.**[54] laur.[122] lyss. nat-m.[122] **OP. Plat.** prot.[136] **Sec.** sil.[122] **Stram.** sulph. tarent. verat. **Zinc.**
  GEMÜT; M; Schreck oder Furcht, Beschwerden durch
  - **Menses,** während: arg-n.[86]
    GEMÜT; M; Schreck oder Furcht, Beschwerden durch; Menses, während
  - **Säugling,** beim Stillen, durch Schreck der Mutter: acon.[81] **Bufo**[54] hyos.[172] ign.[81] **OP.**
    GEMÜT; M; Schreck oder Furcht, Beschwerden durch
  - **Schlaf,** im: hyos.[54]
- **Schreien,** mit:
  GEMÜT; C; Schreien, Kreischen, Brüllen; Konvulsionen
- **Schwermut,** mit:
  GEMÜT; C; Schwermut, Traurigkeit, Niedergeschlagenheit; Konvulsionen
- **Seufzen,** mit:
  GEMÜT; C; Seufzen; Konvulsionen
- **Spielen,** Abneigung zu:
  GEMÜT; C; Spielen; Abneigung gegen, bei Kindern; Konvulsionen, nach übermäßigen
- **Stöhnen,** mit:
  GEMÜT; C; Jammern, Lamentieren, Klagen; Konvulsionen, während
- **Störung,** durch: atro.[86]
- **Stumpfheit,** geistige:
  GEMÜT; C; Empfindungslos, regungslos, Torpor; Konvulsionen
- **Stumpfsinn**:
  GEMÜT; C; Stumpfsinn, Schwerfälligkeit, schwer von Begriff, geistige Trägheit; Konvulsionen
- **Stupor,** mit:
  GEMÜT; C; Stupor, Betäubung; Konvulsionen
- **Tod,** wünscht sich den:
  GEMÜT; C; Tod; wünscht sich den; Konvulsionen, während
- **Trance**:
  GEMÜT; C; Trance; Konvulsionen
- **tritt** ihre Beine:
  GEMÜT; C; Treten, um sich treten; Beinen, mit den, bei Konvulsionen
- **Ungeduld,** nach:
  GEMÜT; C; Ungeduld; Konvulsionen, vor
- **verstümmelt** seinen Körper:
  GEMÜT; C; Verstümmeln, Neigung, seinen Körper zu; Konvulsionen, während
- **Verwirrung,** mit geistiger:
  GEMÜT; C; Verwirrung, geistige; Konvulsionen
- **Verzweiflung** an der Genesung, vor:
  GEMÜT; C; Verzweiflung; Genesung, um die; Konvulsionen, nach
- **Wahnideen**:
  - **vor**: absin.[36]
  - **nach**: absin.[171] arg-n.[91] bac.[55] carb-v.[58] kali-br.[162]
  - **mit**: arg-n.[91] bell.[54] cic.[54] cimic.[54] stram.[54]
- **Weinen**:
  - **durch**: bell.[54]
  - **vor**:
    GEMÜT; C; Weinen, tränenreiche Stimmung; allgemeine Arzneien; Konvulsionen; nach
  - **mit**:
    GEMÜT; C; Weinen, tränenreiche Stimmung; allgemeine Arzneien; Konvulsionen; während
- **Weinen,** durch: op.[85]
- **Widerspruch,** durch: **Aster. Ign.**[86] **Staph.**[86]
  ☞ Zorn; nach GEMÜT; M; Widerspruch, Beschwerden durch
- **Wildheit,** mit:
  GEMÜT; C; Wildheit; Konvulsionen einsetzen, wenn
- **Zorn**:
  - **nach**: art-v.[54] bell.[86] **Bufo CALC.**[54] **CHAM.**[86] cina **CUPR.**[54] ign.[86] indg.[54] **KALI-BR.**[8] lyss. **NUX-V.**[81] **Op.**[81] plat. staph.[86] stram.[86] sulph.
    ☞ Ärgernis, Verdruss, durch • Widerspruch, durch
    - **anderer,** durch Zorn: cham.[86]
    - **epilleptisch**: art-v.[54] **CALC.**[54] indg.[54]
    - **Muttermilch,** affiziert die: cham.[86] ign.[86] nux-v.[81] op.[81] staph.[86]
- **Zurechtweisung,** durch: agar.[58] ign.[116]
  GEMÜT; M; Vorwürfe, Schelte, Beschwerden durch

Geräusch, Lärm:
- **agg. durch**: ang.[10] ant-c. arn. **Cic.** coff.[81] ign. **Lyss. Mag-p.**[54] nux-v. stram.[81] stry.
  ☞ Schließen einer Tür, beim
- **bringt** den Anfall zum Stillstand: **Hell.**

Gerüche, durch starke: bruc.[10] **Lyss.**

Geschwür, durch ein: cocc.[81]

KONVULSIONEN (Forts.)

Getränke:

- **agg., kalte**: cupr. lyc.[10]
  ☞ *Speisen und Getränke; kalte; Getränke, kalte; agg.*
- **amel., kalte**: bry.[85] caust. cupr.[58] lyc.[10]
  ☞ *Speisen und Getränke; kalte; Getränke, kalte; amel.*
  - **Wasser,** kaltes: bry.[85] **Caust.** cupr.[58] lyc.[10]

Gewitter: agar. **Gels.** nat-c.[81] rhod.[81] sil.[81]

glänzende Gegenstände, durch: bell. **LYSS. STRAM.**
  ☞ *M; Glänzende, leuchtende, reflektierende Gegenstände, Beschwerden durch •Licht, durch helles*

Gonorrhö, nach unterdrückter: nit-ac.[81] thuj.[81]
  ☞ *Gonorrhö; unterdrückte Gonorrhö*

Greift:

- **Genitalien,** an die:
  ▮ *GEMÜT; C; Gebärden, Gesten, macht; Hände, streckt sie aus oder greift nach etwas; Genitalien, zu den; Konvulsionen, während*
- **greift** und kaut, als ob er etwas: **Sol-n.**[171]

Hautausschläge:

- **nicht** herauskommen, wenn: **Ant-t.** apis[58] ars.[102] **Bry. Camph.** caust.[137] **CUPR. Cupr-acet.**[54] **Gels. Hep.**[54] **Ip.** op.[102] **Stram. Sulph.** vario.[142] **ZINC.** zinc-s.[102]
  ☞ *M; Hautausschläge; agg., Unterdrückung von Hautausschlägen •Hautausschläge; kommen nicht hervor •unterdrückte, durch •Pocken; nicht richtig ausbrechen, wenn*
- **unterdrückte,** durch: **Agar. Ant-c.**[54] ant-t.[81] **Bry.**[81] **Calc. Camph.**[81] **Caust.**[81] **Cupr.**[81] **Cupr-acet.**[54] graph.[58] **Hyos.**[54] **Ip.**[54] **Kali-chl.**[54] psor.[102] **Stram. Sulph. Urt-u.**[54] **Zinc.**[81]
  ☞ *M; Hautausschläge; agg., Unterdrückung von Hautausschlägen •nicht ausbrechen, wenn •Unterdrückungen agg.*
  - **Scharlach,** bei: bry.[81] camph.[81] caust.[81] cupr.[81] zinc.[81]
    ☞ *M; Scharlach, Folgekrankheiten nach; unterdrücktem Scharlach, nach •Scharlach, bei*

Hitze:

- **während**: acetan.[102] arn.[58] ars.[5] bac.[62] **Bell.**[5] camph.[5] carb-v.[5] caul.[54] **Caust.**[54] **Cic. Cina** cur. **Ferr-p.**[54] **Hyos.** ign.[54] lac-eq.[204] **Nat-m.**[54] **NUX-V.** op. sep.[5] **STRAM.** verat.[5]
  ▮ *FIEBER, HITZE; C; Intensive Hitze, hohes Fieber; Konvulsionen, mit*
- **nach**: ars.[81] bell.[81] calc.[1] glon.[81] nux-v.[81] sulph.[81]
  - **Sonnenhitze,** durch: bell.[81] glon.[81] nux-v.[81] sulph.[81]

Husten:

- **während**:
  ☞ *M; Husten; während* ▮ *HUSTEN; M; Konvulsionen, Spasmen; während*
  - **Keuchhusten**:
    ▮ *HUSTEN; C; Keuchhusten, Pertussis; Krämpfen; mit*
  - **kruppartig**:
    ▮ *HUSTEN; C; Kruppartiger Husten; Konvulsionen, während*
- **nach**:
  ☞ *M; Husten; nach* ▮ *HUSTEN; M; Konvulsionen, Spasmen; vor*
- **Keuchhusten,** durch: ars.[81] bell.[81] cham.[81] cupr.[81] dros.[81]

Impfung, nach: **SIL.** thuj.[102]
  ☞ *M; Impfung; nach*

Kälte:

- **Erkältung,** durch: aq-mar.[9] bell. **Caust.**[102] cic. indg.[86] **Mosch. Nux-v.** thyr.[85]
  - **nachts,** agg. rechte Seite: caust.[102]
- **Kaltwerden,** durch: art-v.[86] bell. **Caust.** cic. **Mosch.**[122] **Nux-v.**
  ☞ *M; Kälte; Kaltwerden; agg.*
  - **Überhitzung,** nach: art-v.[86]

Kälte des Körpers:
  ▮ *HAUT; C; Kälte; allgemeine Arzneien; Konvulsionen, während*

Katarrh, durch unterdrückten: bry.[81] camph.[81] sulph.[81]
  ☞ *Katarrh; unterdrückt*

Kindern, bei: absin.[102] acon.[31] **Aeth.** agar. **Ambr. Aml-n.**[54] ant-t.[31] **Apis** arge.[149] arn.[31] ars.[31] **ART-V.**[54] asaf.[10] bac.[62] **BELL.**[54] bry.[31] bufo[54] **Calc. Calc-p.**[111] **Camph.**[31] **Camph-br.**[102] canth.[10] caust.[31] **Cham.**[31] **Chlol.**[54] **Cic.**[31] cimic.[54] **CINA**[31] cocc. **Coff.**[31] coffin.[25] colch.[54] **Crot-c. Cupr.**[54] **Cupr-acet.**[31] **Cypr.**[111] dol. **Gels.** glon.[102] **Guare.**[54] **HELL.**[31] **Hep. Hydr-ac.**[31] **Hyos.**[31] hyper.[1125] **Ign.**[31] **Ip.**[31] **Kali-br.**[54] kali-c. kali-p.[111] kreos.[31] lac-eq.[204] **Lach.**[31] laur.[31] **Lyc. Mag-p.**[54] meli.[54] **Merc.**[31] mosch.[1] nicc.[137] nit-ac.[5] nux-m.[10] **Nux-v.**[10] **Oena.**[111] **OP.**[31] **Paeon.**[1125] passi.[85] ph-ac.[116] phos.[5] plat. **Sant.**[102] scut.[102] sec.[31] **Sil.**[31] sol-n.[25] **Stann.**[31] **STRAM.**[31] **Sulph.** ter.[54] upa.[102] **VERAT.**[31] **Verat-v.**[54] visc.[25] **ZINC.**[31] **Zinc-cy.**[116] zinc-s.[102] **Zinc-val.**[111]

- **Halten,** Festhalten amel.: nicc.[137]
- **Kleinkindern,** bei: **Art-v.**[54] **Bell.**[54] bufo[54] **Cham.**[54] **Cupr.**[54] **HELL.**[54] **Hydr-ac.**[54] **Mag-p.**[54] **Meli.**[54]
- **Neugeborenen,** bei: acon.[31] ant-t.[31] arn.[31] ars.[31] **Art-v.**[54] **Bell.**[54] bry.[31] camph.[31] caust.[31] cham.[31] cic.[31] cina[31] coff.[31] **Cupr.**[54] cupr-acet.[31] hell.[31] hydr-ac.[31] hyos.[31] hyper.[1125] ign.[31] ip.[31] **Kali-br.**[54] kreos.[31] lach.[31] laur.[31] merc.[31] nux-v.[10] op.[31] passi.[85] sec.[31] sil.[31] stann.[31] stram.[31] verat.[31] zinc.[31]
- **Säuglinge,** durch Milch erschreckter oder zorniger Mutter: bufo[137]
- **übermäßiges** Spielen oder Lachen, durch: coff.[137]
  ☞ *M; Lachen agg.*

Koitus:

- **während**: **Bufo**
  ☞ *M; Koitus; während •Samenerguss; während •sexuelle, durch; Erregung*
- **nach**: **Agar.** cedr.[86]

kongenital:
  ☞ *Kindern, bei; Neugeborenen, bei*

Körperflüssigkeiten, durch Verlust von: aq-mar.[9] chin.[81] lach.[102]
☞ *M; Körpersäften, Verlust von; agg. •Blutverlust, durch*

Lähmung:

- **vor**: acon.[102] aesc-g.[25] **CAUST.** cupr.[1] **Elaps**[102] ip.[58] lac-eq.[204] plb.[102] sec.[102] vib.[25]
- **mit**: arg-n. arn.[54] bell. **CAUST.** cic. cocc. crot-h.[54] cupr. **Cur.**[1125] **Hyos.** lach. laur. **Nux-m. Nux-v. Phos.** plat. **Plb. Rhus-t.** sec.[137] **Stann. Tab.** vib. zinc.
  - **gelähmten** Körperteilen, in: sec.[137]
  - **linke** Seite: arn.[54]
- **nach**:
  ☞ *Lähmung; allgemeine Arzneien; Konvulsionen, Spasmen; vor*

Licht agg.: art-v.[58] **Bell. LYSS.** merc-cy.[25] nux-v. **Op. STRAM.**
☞ *Licht, durch helles*

Licht, durch helles: bell. **Canth.**[54] lyss. nux-v. op. **STRAM.**
☞ *M; Licht; agg.; grelles •glänzende Gegenstände, durch •Licht agg.*

Liegen:

- **agg.**: **Cupr.**[86] **Cupr-acet.**[86]
- **Seite,** durch Liegen auf der: puls.
  ☞ *M; Liegen; während; Seite, auf der*

Luft:

- **frische,** im Freien:
  - **durch**: carbn-h.[36]
    ☞ *M; Luft; frische, im Freien; agg.*
  - **Verlangen** nach frischer Luft: carb-v.[54] puls.[54]
- **kalte**:
  - **agg.**: agar.[809] ant-t.[81] **Ars.** bell. **Cic.** colch.[81] hep.[81] hyos.[81] **Indg.**[54] ip.[81] merc. nux-v.
    ☞ *M; Luft; kalte; agg.*
  - **amel.**: glon.[58]
    ☞ *M; Luft; kalte; amel.*

Magen-Darm Symptomen, nach: cupr-ar.[102]

Masern, nach: bry.[81]
☞ *M; Masern; Beschwerden nach Masern*

Masturbation, durch: art-v.[102] **Bufo** calad. **Calc.** chin.[81] dig. elaps kali-br. **Lach.** naja nux-v. ph-ac.[81] phos.[85] **PLAT.** plb. sep. sil. stram. **Sulph.**
☞ *M; Masturbation, Beschwerden durch*

Menses:

- **vor**: chin.[5] cimic.[81] cupr.[5] kali-br.[122] puls.[5] syph. verat-v.[137]
- **Beginn,** zu: acon.[5] bry.[5] cham.[5] cocc.[5] coff.[5] **HYOS.**[5] ign.[5] ip.[5] nat-m.[5]
- **während**: apis **Arg-n. Art-v.**[54] **Bell.** bufo[58] **Calc.**[5] calc-s.[102] cann-s.[5] **Caul.** caust. **Cedr.** chin.[5] **Cimic. Cocc.**[5] **Coff.**[5] **Coll. Cupr.**[5] gels. glon.[111] **Hyos. Ign.**[5] **KALI-BR.**[8] kali-m.[116] **Lach.**[122] lyc.[5] mag-m.[102] merc.[5] **Mill.**[102] mosch.[5] **Nat-m.** nux-m. **Nux-v. OENA.** passi.[171] phos.[5] phys. **Plat.** plb. puls.[5] **Sec.** sil.[81] sol-c.[102] stram. **Sulph.** tarent. thea[1] verat.[5] **Zinc.**
- **nach**: apisin.[5] atro.[8] bell.[5] brom.[5] **Bufo** cann-s.[5] carb-v. caul.[116] **Caust.** cimic.[111] **Cocc.**[5] coff.[5] **Cupr.**[5] **Hyos. Kali-br.** mag-c.[116] mag-m.[116] merc.[5] **Mosch.**[5] **Nat-m.**[5] oena. **Phos.**[5] plat.[5] **Puls.**[5] sulph.[5] thyr.[85] verat-v.[111]
- **anstelle** der Menses: cic.[137] oena. puls.[137]
- **unterdrückte,** durch: **Bufo Calc-p. Cocc.** cupr. **Gels.** glon.[137] **Mill.**[54] **Puls.**

Metastasierung: **Cupr.**
☞ *Metastasierung (Übergang einer Krankheit auf ein anderes Organ oder Organsystem)*

Mittagessen, nach, und gegen Abend: zinc.[81]
☞ *M; Mittagessen; agg.*

Mond:

- **Neumond,** bei: **Bufo**[54] calc.[86] **Caust.**[54] **Cupr.**[54] **Kali-br.**[54] **Sil.**[36]
  ☞ *M; Mond; agg.; Neumond*
- **Vollmond,** bei: **CALC.**[54] caust.[116] kali-br.[85] **Nat-m.**[54] sil.[86]
  ☞ *M; Mond; agg.; Vollmond*

Musik amel.: calc.[81] tarent.[81]
☞ *M; Musik; amel.*

Nasswerden, durch: calc. **Cupr.** rhus-t.

Nephritis, bei: kali-br.[85]

Ödem, mit generalisiertem: ars.[54]

packt, greift, amel. wenn man ihn fest: mez.[137] nux-v.
☞ *M; Greifen, Ergreifen oder Halten von Gegenständen; amel.*

Parese, vor: acon.[102] **Elaps**[102] lon-x.[102] plb.[102]

Pocken:

- **während**: thea[1]
- **nicht** richtig ausbrechen, wenn: **ANT-T.**
  ☞ *Hautausschläge; nicht ausbrechen, wenn*

Prodromalsymptom, als: verat-v.[137]

Pubertät, in der: aq-mar.[9] caul.[54] caust. cimic.[81] cupr.[58] hypoth.[149] lach.[5] puls.[5] zinc.[116] zinc-val.[111]
☞ *M; Pubertät; während*

Quecksilberdämpfe, durch: hep.[81] stram.

Reiben amel.: **Phos. Sec.** stry.[122]
☞ *M; Reiben; amel.*

Rennen:

- **nach**: sulph.
  ☞ *M; Laufen, Rennen; agg.*
- **Kreis,** rennt danach im: caust.[137]

Samenerguss:

- **während**: art-v.[122] grat. **Nat-p.**
  ☞ *Koitus; während*
- **durch**: **Lach.**[54]
  ☞ *M; Samenergüsse; agg.*

Scharlach, bei: gels.[25]
☞ *Hautausschläge; unterdrückte, durch;*

Schaudern, Schütteln, mit: agar.[36] bell.[54] cocc.[54] mosch.[137] plat.[54]

- **untere** Körperpartien: agar.[36]

KONVULSIONEN (Forts.)

Schlaf:

- **Einschlafen**: aeth.[85] arg.[116] **Ars.**[137] cham.[54] cupr.[137] hydr-ac.[81] ign.[137] **Kali-c.**[137] merc.[36] sulph.[116]
  ☞ *M; Schlaf; Einschlafen*
- **während**: agar.[81] apis[54] arg-n.[5] **Bell.**[54] **BUFO**[22] calc.[10] **Caust.**[85] cham.[116] chlf.[86] **Cic.** cina[10] cocc.[5] **Cupr.** cupr-ar.[116] **Gels.**[54] **Hydr-ac.**[54] **HYOS.**[5] **Ign.**[54] **Kali-c. Lach.** mag-c.[5] merc.[10] naja[110] nux-m.[54] oena. **Op.**[54] puls.[10] **Rheum**[1] **Rhus-t.**[10] sec. sep.[137] sil. **Stram. Sulph.**[137] tarent.[111] vib.[10] viol-t.[5]
  ☞ *M; Schlaf; während •nachts •Mitternacht; gegen* ▤ *SCHLAF; C; Schläfrigkeit; Konvulsionen; während*
  - **Kindern,** bei: **Ign.**[54] rheum[1]
  - **Urin,** mit Abgang von: caust.[85]
- **Schlafmangel,** nach: **COCC.**
  ☞ *M; Schlaf; Mangel an Schlaf, Nachtwachen, Beschwerden durch*
- **amel.**: agar.[5] hell.[5]
- **Einschlafen**:
  ▤ *SCHLAF; C; Einschlafen; Konvulsionen; während*
- **Dösen,** beim:
  ▤ *SCHLAF; C; Dösen; Konvulsionen, bei*
- **Erwachen,** beim: bell. **Ign.**[54] lac-eq.[204] lach.[81] lyss.[54]
  ☞ *M; Erwachen; agg.*
- **Gähnen**:
  - **durch**: graph.
  - **mit**:
    ▤ *SCHLAF; C; Gähnen; allgemeine Arzneien; Konvulsionen; bei*
- **komatös**:
  ▤ *SCHLAF; C; Komatös; Konvulsionen; während*
- **Schlaflosigkeit,** bei oder nach:
  ▤ *SCHLAF; C; Schlaflosigkeit; allgemeine Arzneien; Konvulsionen, vor oder bei*
- **Schläfrigkeit,** bei:
  ▤ *SCHLAF; C; Schläfrigkeit; Konvulsionen; während*

Schlafmittelmissbrauch, nach: bell.[81] cham.[81] cit-v.[81] coff.[81] cupr.[81] hyos.[81] ign.[81] nux-v.[81] op.[81]
  ☞ *Drogen, nach*

Schlägen, mit, wie Stromstöße: **Bar-m.**[58]

Schließen einer Tür, beim: stry.
  ☞ *Geräusch, Lärm; agg. durch*

Schmerzen, mit:

- **während**: ars.[36] **Bell.** coloc. ign. kali-c. lyc. meny.[137] morph.[85] nux-v. plb-chr.[102] staph.[58] tein.[9]
  - **schrecklichen**: plb-chr.[102]
- **nach**: aml-n.[86] apis[86] ars.[81] bell.[81] camph.[86] chin.[137] graph.[86] lach.[86] phos.[86] plat.[137] sang.[86] sec.[86] sulph.[86]
  - **brennende**: **AML-N.**[86] apis[86] **ARS.**[81] **BELL.**[81] camph.[86] graph.[86] **LACH.**[86] phos.[86] sang.[86] **Sec.**[86] **SULPH.**[86]
- **erneuern** sich bei jedem Anfall: bell.[54]

Schock:

- **amel. oder verkürzt**: hell.[54]
- **nach**: aesc.[58] agar.[58] **Op.**
- **bei**:
  - **Erschütterung** geht durch den ganzen Körper, vor Anfall: laur.[54]
  - **Erschütterung,** Schlaf im: cham.[54]

Schwäche, bei:
  ☞ *Schwäche; Konvulsionen; während*

- **nervöse**: sep.

Schwangerschaft, während: **Acon.**[102] aeth.[102] aml-n.[102] arn.[102] art-v.[102] **Bell.**[5] canth.[5] cast.[85] caul.[137] caust.[137] **Cedr. Cham. Chlol.**[111] **Cic.** cimic.[111] **Cina**[10] cocc.[5] coff.[102] croc.[5] **Cupr. Cupr-ar.**[111] **Gels.**[111] **Glon.**[102] hell.[5] **Hydr-ac.**[102] **Hyos.** ign.[5] ip.[5] kali-br.[102] lyc. lyss.[85] mag-c.[116] mag-m.[116] merc-c.[102] merc-d.[102] mill. mosch.[5] nux-m.[10] **Oena.**[111] op.[5] piloc.[102] pitu-p.[119] plat.[5] **Rhus-t.**[54] sec.[5] sol-n.[102] spirae.[102] stram.[5] stry.[111] tarent.[193] thyr.[85] verat.[5] **Verat-v.**[111] **Zinc.**[5]
  ▤ *WEIBLICHE GENITALIEN; C; Eklampsie*

- **Mädchen,** bei: art-v.[102] caul.[137] caust.[137]

Schweiß:

- **vor**:
  ▤ *SCHWEISS; M; Konvulsionen; nach*
- **während**:
  ☞ *M; Schweiß; während Schweißabsonderung* ▤ *SCHWEISS; M; Konvulsionen; während*
  - **kalter** Schweiß:
    ▤ *SCHWEISS; C; Kalt; Konvulsionen, während*
  - **warmer,** heißer:
    ▤ *SCHWEISS; C; Warm; Konvulsionen; während*
- **nach**:
  ☞ *M;Schweiß;nachSchweißabsonderung* ▤ *SCHWEISS; M; Konvulsionen; vor*
- **sauer** riechend:
  ▤ *SCHWEISS; C; Geruch; sauer; Konvulsionen, während*
- **unterdrückten** Schweiß, durch: **Sil.**[116]
  ☞ *M; Schweiß; Unterdrückung der Schweißabsonderung, Folgen von*

Schwindel:

- **mit**: arg-n.[102] bell.[102] calc.[102] caust.[102] cic.[102] cocc.[102] cupr.[102] hydr-ac.[102] nit-ac.[102] oena.[25] op.[102] sil.[102] stram.[102]
- **nach**: arg.[81] ars.[81] calc.[81] **Calc-ar.**[122] **Caust.**[122] **HYOS.**[122] indg.[122] **Kali-p.**[86] lach.[102] **Plb.**[122] sil.[122] **Sulph.**[122] **Tarent.**[122] ter.[81] visc.[122]

Sehen:

- **beeinträchtigt,** trüb Sehen:
  ▤ *SEHEN; C; Trübsehen; Konvulsionen, während*
- **Doppelsehen**:
  ▤ *SEHEN; C; Doppeltsehen, Diplopie; Konvulsionen, bei*
- **schwarze,** Flecke:
  ▤ *SEHEN; C; Farbensehen; schwarz; Flecke; Konvulsionen, während*

septische Auswirkungen, durch: crot-h.[54] pyrog.[54]

sexuelle, durch:
- **Erregung**: art-v.[102] bar-c.[5] bar-m.[137] **Bufo** calc.[5] **KALI-BR.**[54] **Lach.** mosch.[54] **Plat.** stann.[102] sulph.[102] visc.[111]
  ☞ *M; Sexualität; Erregung, sexuelle, agg. •Koitus; während* ▤ *GEMÜT; M; Erregung; Beschwerden durch; sexuelle*
- **Exzesse**: bufo[54] **Kali-br.**[54] **Phos.**[54]
  ☞ *M; Sexualität; Exzessen, nach sexuellen*

Sitzen, beim: alco.[809] cic.[809] cupr.[809] tarent.[809]

Speisen, durch unverdauliche: ip.[81]
  ☞ *Speisen und Getränke; unverdauliche Dinge; agg.*

Spiegel oder glänzende Gegenstände ausgelöst, durch: lyss.[144]
  ☞ *M; Glänzende, leuchtende, reflektierende Gegenstände, Beschwerden durch*

Splitter, durch eingedrungene: bell.[58] cic.[58]

Sprache:
- **inkohärent**:
  ▤ *SPRECHEN STIMME; C; Sprache, Sprechen; unzusammenhängend; Konvulsionen; während*
- **kloßig**:
  ▤ *SPRECHEN STIMME; C; Sprache, Sprechen; kloßig; Konvulsionen, während*
- **Stimmverlust**:
  ▤ *SPRECHEN STIMME; C; Stimme; Verlust der Stimme, Stimmlosigkeit; Konvulsionen; während*
- **stotternd**:
  ▤ *SPRECHEN STIMME; C; Sprache, Sprechen; stotternd; Konvulsionen, während*

Sprechen:
- **bemüht** sich zu Sprechen: **Lyss.**
- **Reden** anderer, durch: lyss.[54]
  ☞ *M; Sprechen; agg.; anderer Personen*

Steifheit, mit:
  ☞ *Krampf; Muskeln; tonisch*

stößt, wenn er sich am Körper: hyper.[137]

Stramonium und andere Gifte, durch: cit-l.[85]

Stuhlgang:
- **agg.**: ars.[81] cham.[81] mag-p.[81] merc.[81] puls.[81] sulph.[81] verat.[81]
- **mit**:
  ▤ *STUHL, STUHLGANG; M; Konvulsionen, während*
- **grüner** Stuhl:
  ▤ *STUHL, STUHLGANG; C; Farbe; grün; Konvulsionen, während*

syphilitisch: aur.[54] iod.[54] **Kali-br.**[102] **KALI-I.**[54] merc-c.[54] mez.[54] **Nit-ac.**
  ☞ *Syphilis*
- **tuberkulös**: kali-br.[102]

Tabak, durch: ign.[81] ip.[81]
  ☞ *M; Tabak; agg.*

Trauma:
  ☞ *Verletzungen, durch*

Trinken, nach:
- **agg.**: ars. art-v.[54] bell.[81] calc.[54] canth.[54] hep.[81] **Hyos.**[81] ign.[81] kali-cy.[85] lyss.[81] **Stram.**[5]
  ☞ *M; Trinken; nach*
  - **hastigem** Trinken, nach: bell.[81] hep.[81] hyos.[81] ign.[81]
  - **Schlucken,** nach: kali-cy.[85]
  - **Wasser**: **Calc.**[54] **Canth.**[54] lyss.[81]

Trinkern, bei: **Absin.**[809] **Anthr.**[54] glon. **Hyos.**[54] **Nux-v.** **Op.**[809] **Ran-b.**

Tumor, vor Ausbildung eines: arg-n.[102] cic.[102]

Überhitzung, durch: art-v.[81]

Umdrehen im Bett, beim: chen-a.[36]
  ☞ *M; Drehen; Bett, im*

Umherlaufen, muss, um Erleichterung zu finden: kali-br.[54]

Unterdrückungen agg.: absin.[137] caust.[137] mill.[137]
  ☞ *Absonderungen, durch unterdrückte •Hautausschläge; unterdrückte, durch*
- **Absonderungen,** von:
  ☞ *Absonderungen, durch unterdrückte*
- **Hautausschlägen,** von:
  ☞ *Hautausschläge; unterdrückte, durch*

urämisch bedingt: apisin.[5] apoc. ars.[5] bell.[102] **Carb-ac.**[102] chlf.[148] cic.[102] crot-h. **Cupr.**[54] cupr-acet.[102] cupr-ar. **Dig.**[54] glon.[102] hell.[102] hydr-ac. **KALI-BR.**[54] **Kali-s.** lon-x.[102] merc-c. **Mosch.** oena.[102] **Op.**[102] piloc.[85] **Plb.** stram.[122] **Ter.** urea[85] urt-u.[102] verat-v.[111]
  ▤ *BLUT; C; Urämie*
- **Nephritis,** bei: **CUPR.**[54] **Dig.**[54] **Kali-br.**[54]

Urin:
- **dick,** wie Hefe:
  ▤ *URIN; C; Dick; hefeartig, während Konvulsionen*
- **dunkel** gefärbt:
  ▤ *URIN; C; Farbe; dunkel; Konvulsionen, während*
- **eiweißhaltig**:
  ▤ *URIN; C; Eiweißhaltig; Konvulsionen, während*
- **Gewebsetzen,** mit:
  ▤ *URIN; C; Fetzen, Schleimhautfetzen; Konvulsionen, während*
- **reichlich**:
  ▤ *URIN; C; Vermehrte Menge; Konvulsionen; während*
- **Sediment,** schleimiges:
  ▤ *URIN; C; Sediment; schleimig; Konvulsionen, während*
- **spärlich**:
  ▤ *URIN; C; Verminderte Menge; Konvulsionen, während*
- **wässrig**:
  ▤ *URIN; C; Wässrig, klar wie Wasser; Konvulsionen; während*

Urinieren:
- **während**: hyos.[5] plb.[5]
  ☞ *M; Urinieren; während U. agg.*
- **nach**: **Coloc.**[5]
  ☞ *M; Urinieren; nach U. agg.*

Verdrehungen der oberen Körperhälfte und Gliedmaßen, mit: cic.[54]

Verletzungen, durch: **Ang.**[54] arn. art-v. **Cic.** con.[102] cupr.[102] cupr-acet.[144] hep.[137] hydr-ac.[81] **HYPER.** land.[9] led.[81] meli.[102] **Nat-s.** oena. **Op.** puls.[54] **Rhus-t.** sil.[144] sulph. **Valer.**[137]
- **leichte**: valer.[137]

Vorgefühl, das Krämpfe eintreten, mit: arg-n.[54]

Wärme:

- **agg.**: op.[54]
  ☞ *M; Wärme; agg.*
- **amel.**: mag-p.[54]
  ☞ *M; Wärme; amel.*

Waschen agg.: ant-c.[81] sulph.[81]

- **kalt**: ant-c.[81]
  ☞ *M; Baden, Waschen; agg.; kaltes • M; Kälte; agg.*

Wasser:

- **Abneigung** gegen: stram.[54] wies.[2]
- **Anblick** von, beim: **Bell.** canth.[54] **LYSS. STRAM.** tanac.[36] wies.[2]
  ☞ *Flüssigkeiten, durch Anblick von* ▥ *GEMÜT; C; Tollwut, Hydrophobie • GEMÜT; C; Tollwut, Hydrophobie; Konvulsionen, mit*
- **lauwarmes,** durch: ang.[81]

Wetter, bei heißem: passi.[85]
☞ *M; Wetter; heißes Wetter agg.*

Wunden, durch: **Arn.**[86] **Hyper.**[86] **Led.**[86]
☞ *M; Wunden, konstitutionelle Folgen von*

Zimmer, warmes, **agg.**: glon.[58] op.[58]
☞ *M; Zimmer, im; agg.; warmes Zimmer*

Zucken, mit: verat.[137]

zügelloser Lebenswandel: carb-v.[81] nux-v.[81] op.[81]
☞ *Zügelloser Lebenswandel*

Zugluft agg.: ant-t.[81] ars. cic.[58] colch.[81] **Lyss.** merc.[81] **NUX-V. STRY.**
☞ *M; Zugluft; agg.*

Zusammenschnürung der Speiseröhre, vor oder nach: plat.[54]

Zyanose, mit: **Cupr.**[54] cupr-acet.[102] **Hydr-ac.**[54] **Verat.**[54]

Beginn, Ausgangspunkt der Krämpfe im:

- **Abdomen**:
  ▥ *ABDOMEN; C; Krämpfe, Spasmen; beginnen im Bauch*
- **Auge**:
  ▥ *AUGEN; C; Konvulsionen, Spasmen; erstrecken sich von den Augen zu anderen Teilen*
- **Extremitäten**:
  - **Arm**:
    ▥ *EXTREMITÄTEN; C; Konvulsionen, Spasmen; Aura, epileptische; Arme*
  - **Arme**:
    ▥ *EXTREMITÄTEN; C; Konvulsionen, Spasmen; Aura, epileptische; Arme*
  - **Beine**:
    ▥ *EXTREMITÄTEN; C; Konvulsionen, Spasmen; Aura, epileptische; Unterschenkel*
  - **Ferse**:
    ▥ *EXTREMITÄTEN; C; Konvulsionen, Spasmen; Aura, epileptische; Ferse, erstreckt sich zum Hinterkopf, rechts*
  - **Finger**:
    ▥ *EXTREMITÄTEN; C; Konvulsionen, Spasmen; Aura, epileptische; Arme; Finger*
  - **Fuß**:
    ▥ *EXTREMITÄTEN; C; Konvulsionen, Spasmen; Aura, epileptische; Zehen*
  - **Hände**:
    ▥ *EXTREMITÄTEN; C; Konvulsionen, Spasmen; Aura, epileptische; Arme; Hände*
  - **Unterarme**:
    ▥ *EXTREMITÄTEN; C; Konvulsionen, Spasmen; Aura, epileptische; Arme; Unterarme*
  - **Wade**:
    ▥ *EXTREMITÄTEN; C; Konvulsionen, Spasmen; Aura, epileptische; Unterschenkel; Waden*
  - **Zehen**:
    ▥ *EXTREMITÄTEN; C; Konvulsionen, Spasmen; Aura, epileptische; Zehen*
- **Gesicht**:
  ▥ *GESICHT; C; Konvulsionen, Krämpfe; allgemeine Arzneien; erstrecken sich vom Gesicht zu anderen Teilen*
- **Hals**:
  ▥ *INNERER HALS; C; Spasmen, spasmodisches Zusammenziehen, Konvulsionen; ausgehend vom Hals*
- **Kopf**:
  ▥ *KOPF; C; Krämpfe, Rucken, Zuckungen; erstrecken sich zu anderen Teilen, vom Kopf ausgehend*
- **linke** Seite: lach.[54]
- **Magen**:
  ▥ *MAGEN; C; Konvulsionen, Spasmen; Aura epileptica*
- **Rücken**:
  ▥ *RÜCKEN; C; Krampf, Muskelkrämpfe, Spasmen; allgemeine Arzneien; ausgehend vom Rücken*
- **Zentrum,** breiten sich zur Peripherie aus: cic.[58]

erstrecken sich abwärts: **Cic.** sec.

Abdomen:

- **Auftreibung,** mit:
  ▥ *ABDOMEN; C; Auftreibung des Bauches; allgemeine Arzneien; Konvulsionen; während*
- **Bewegungen,** vor:
  ▥ *ABDOMEN; C; Bewegungen; Empfindung von Bewegungen; oben nach unten bewegt, als ob sich etwas von; Konvulsionen, nach*
- **Geräuschen,** Rumpeln, mit:
  ▥ *ABDOMEN; C; Geräusche; Rumoren; Konvulsionen, während*
- **Kind** liegt auf dem Bauch, stößt den Hintern ruckartig in die Höhe: cupr.[1]
  ☞ *M; Liegen; während; Bauch, auf dem*
- **Kolik,** bei:
  ▥ *ABDOMEN; C; Schmerz; Krampfender, kneifender Schmerz; Konvulsionen, mit*
- **Schmerzen,** mit:
  ▥ *ABDOMEN; C; Schmerz; Konvulsionen; mit*
  - **Krämpfen**:
    ▥ *ABDOMEN; C; Schmerz; Krampfender, kneifender Schmerz; Konvulsionen, mit*
  - **wund**:
    ▥ *ABDOMEN; C; Schmerz; wund, Schmerz und Empfindlichkeit wie wund und zerschlagen; Konvulsionen; während*
- **Stößen,** mit:
  ▥ *ABDOMEN; C; Schläge, Erschütterung, Stöße, Empfindung von; Konvulsionen, während*

Augen:

- **Augenlider,** beim Berühren der: coc-c.
- **gedreht**:
  - **oben,** nach:
    AUGEN; C; Weggedreht, Augen sind; oben, nach; Konvulsionen, während
  - **unten,** nach:
    AUGEN; C; Weggedreht, Augen sind; unten, nach; Konvulsionen, während
- **gerötet**:
  AUGEN; C; Gerötet, injiziert; Konvulsionen, während
- **glänzen**:
  AUGEN; C; Glänzende Augen; Konvulsionen, während
- **glasig**:
  AUGEN; C; Glasiges Aussehen; Konvulsionen, während
- **halb** geschlossen:
  AUGEN; C; Geschlossen, Augen sind; halb geschlossen; Konvulsionen, während
- **Lesen,** durch: berb.[81]
- **Pupillen**:
  - **erweitert**:
    AUGEN; C; Erweiterung; Pupillen, Mydriasis; Konvulsionen; während
  - **zusammengezogen**:
    AUGEN; C; Zusammenziehung, Kontraktion; Pupillen kontrahiert, Miosis; Konvulsionen, während
- **rollt** mit den Augen:
  AUGEN; C; Bewegung, Bewegungen der Augen; Allgemeines; Rollen der Augen; Konvulsionen, während
- **Starren**:
  AUGEN; C; Starren, Stieren; allgemeine Arzneien; Konvulsionen, während
- **Strabismus**:
  AUGEN; C; Strabismus; allgemeine Arzneien; Konvulsionen; während
- **unempfindlich**:
  AUGEN; C; Unempfindlich; Konvulsionen, während
- **verdreht**:
  AUGEN; C; Verdreht; Konvulsionen, während

Äußerer Hals:

- **Pulsieren** der Karotiden, mit:
  ÄUßERER HALS; C; Pulsieren, Klopfen; Blutgefäße; Karotiden; Konvulsionen, während
- **unterdrückten** Kropf, durch: iod.[137]

Blase:

- **Harnverhaltung**:
  BLASE; C; Harnverhaltung; allgemeine Arzneien; Konvulsionen, während
- **Schmerzen,** mit:
  BLASE; C; Schmerz; Konvulsionen, während

Brust:

- **Angst** in der Herzgegend, mit:
  HERZ KREISLAUF; C; Angst, Empfindung von, Herzregion; Konvulsionen, während
- **ausgedehnter** Brust, mit:
  BRUST; C; Vergrößert, Hypertrophie; allgemeine Arzneien; Konvulsionen, während
- **Beklemmung,** mit:
  BRUST; C; Beklemmung; Konvulsionen; während
- **Blutandrang** zum Herzen, mit:
  HERZ KREISLAUF; C; Blutandrang, Kongestion; Herz; Konvulsionen, bei
- **Blutung,** bei:
  BRUST; C; Hämoptoe, Blutabsonderung; Konvulsionen; mit
- **Herzerkrankung,** durch: calc-ar.[102]
  - **Herzklappenerkrankung**: calc-ar.[102]
    HERZ KREISLAUF; O; Herz und Herzregion; Herzklappen
- **Herzklopfen**:
  - **vor**:
    HERZ KREISLAUF; C; Herzklopfen; Konvulsionen; nach
  - **mit**:
    HERZ KREISLAUF; C; Herzklopfen; Konvulsionen; während
  - **nach**:
    HERZ KREISLAUF; C; Herzklopfen; Konvulsionen; vor
- **Herzschmerzen,** mit:
  - **brennend**:
    HERZ KREISLAUF; C; Schmerz; brennender Schmerz; Herz; Konvulsionen, bei, andauernd
  - **neuralgisch**:
    HERZ KREISLAUF; C; Schmerz; neuralgischer Schmerz, Herz; Konvulsionen, während
- **Rucken,** Zucken:
  BRUST; C; Zucken, Rucken; Konvulsionen, während

Extremitäten:

- **abgespreizt**:
  - **liegt** mit abgespreizten Gliedern:
    EXTREMITÄTEN; C; Abgespreizt, hält die Glieder; liegt mit abgespreizten Gliedern; Konvulsionen, während
  - **Finger** abgespreizt:
    EXTREMITÄTEN; C; Abgespreizt, hält die Glieder; Arme; Finger; Konvulsionen, während
- **Ballt** die Faust:
  EXTREMITÄTEN; C; Faust, Finger krampfhaft zur Faust gebeugt; Konvulsionen, bei
- **Beine** baumeln lässt, wenn er die: calc.
- **Beugen** des Ellbogens amel.: nux-v.
- **Blitz,** wie ein, von Kopf bis Fuß: hydr-ac.[137]
- **Drehung** des Armes:
  ☞ *M; Bewegung; während; drehender Bewegung, bei* *EXTREMITÄTEN; C; Bewegungen; allgemeine Arzneien; rotierende; Arme, mehr links, bei Konvulsionen*
- **gebeugt**:
  EXTREMITÄTEN; C; Gebeugte Gliedmaßen; Konvulsionen, während
- **gespreizte** Finger: sec.[122]
  EXTREMITÄTEN; C; Abgespreizt, hält die Glieder; Arme; Finger; Konvulsionen, während

KONVULSIONEN; Extremitäten (Forts.)

- **gezogen,** Extremitäten sind:
  - **Beine** hochgezogen, abwechselnd:
    EXTREMITÄTEN; C; Gezogen in eine Richtung, Glieder sind; aufwärts; Unterschenkel, abwechselnd, bei Konvulsionen
  - **Seite,** zur, Arme:
    EXTREMITÄTEN; C; Gezogen in eine Richtung, Glieder sind; Seite, zur, Arme, bei Konvulsionen
- **Kälte**:
  EXTREMITÄTEN; C; Kälte; allgemeine Arzneien; Konvulsionen, bei
  - **Füße,** der:
    EXTREMITÄTEN; C; Kälte; allgemeine Arzneien; Beine; Füße; Konvulsionen;
  - **Hand,** der:
    EXTREMITÄTEN; C; Kälte; allgemeine Arzneien; Arme; Hände; Konvulsionen, während
  - **Oberschenkel,** der:
    EXTREMITÄTEN; C; Kälte; allgemeine Arzneien; Beine; Oberschenkel; Konvulsionen, während
- **Knacken** der Gelenke:
  EXTREMITÄTEN; C; Knacken, knackendes Geräusch; Gelenke; Konvulsionen, bei
- **Krampf,** mit:
  - **Daumen** eingezogen:
    EXTREMITÄTEN; C; Krämpfe, Muskelkrämpfe; Arme; Finger; Daumen; eingeschlagen, bei Konvulsionen
  - **Wadenkrampf**:
    EXTREMITÄTEN; C; Krämpfe, Muskelkrämpfe; Beine; Unterschenkel; Waden; Konvulsionen, während
- **Prickeln,** mit:
  EXTREMITÄTEN; C; Prickeln, Empfindung von; Konvulsionen; während
- **Rucken,** mit:
  - **Arme**:
    EXTREMITÄTEN; C; Rucken; Arme; Konvulsionen, bei
  - **Beine**:
    EXTREMITÄTEN; C; Rucken; Beine; Konvulsionen, während
  - **Fuß**:
    EXTREMITÄTEN; C; Rucken; Beine; Füße; Konvulsionen, bei
  - **Hände**:
    EXTREMITÄTEN; C; Rucken; Arme; Hände; Konvulsionen, während
- **ruhelose** Glieder:
  EXTREMITÄTEN; C; Unruhe der Gliedmaßen; Konvulsionen; während
- **Schmerzen,** mit:
  - **heftigen** Schmerz in der Sohle, durch: ars.[1]
  - **nagend,** Finger:
    EXTREMITÄTEN; C; Schmerz; nagender Schmerz; Arme; Finger; Konvulsionen, während
- **Schweiß,** durch unterdrückten Fußschweiß: **SIL.**
  ☞ *M; Schweiß; Unterdrückung der Schweißabsonderung, Folgen von; Fußschweiß*
- **Steifheit** der Glieder:
  ☞ *Krampf; Muskeln; tonisch* *EXTREMITÄTEN; C; Steifheit, Steifigkeit; allgemeine Arzneien; Konvulsionen; während*
- **Strecken** und Anziehen, abwechselnd:
  EXTREMITÄTEN; C; Ausstrecken von Gliedmaßen; abwechselnd mit Kontraktionen, bei Konvulsionen
- **Streckung**:
  EXTREMITÄTEN; C; Ausstrecken von Gliedern; Konvulsionen; während
  - **Beine,** der:
    EXTREMITÄTEN; C; Ausstrecken von Gliedern; Beine; Konvulsionen, während
  - **Hand,** der:
    EXTREMITÄTEN; C; Ausstrecken von Gliedern; Arme; Hände; Konvulsionen, während
- **Taubheitsgefühl,** mit:
  EXTREMITÄTEN; C; Taubheit, pelzige Empfindungslosigkeit; Konvulsionen, Krämpfen; während
  - **Beine**:
    EXTREMITÄTEN; C; Taubheit, pelzige Empfindungslosigkeit; Beine; Konvulsionen; während
- **Verfärbung,** blaue, der Hände:
  EXTREMITÄTEN; C; Farbe, Verfärbung; blau; Arme; Hände;
- **wedelt** mit den Armen:
  EXTREMITÄTEN; C; Bewegungen; allgemeine Arzneien; wellenartig, wogend; Arme;
- **wirft** die Arme:
  EXTREMITÄTEN; C; Werfen von Gliedern; Arme, unbewusst, bei Konvulsionen
- **Zittern** der Arme:
  EXTREMITÄTEN; C; Zittern; allgemeine Arzneien; Arme; Konvulsionen, während
- **Zucken**:
  EXTREMITÄTEN; C; Zucken, fibrilläre Zuckungen; Konvulsionen; während

Gesicht:

- **Ausdruck**:
  - **benommen**:
    GESICHT; C; Ausdruck, Gesichtsausdruck • GESICHT; C; Ausdruck, Gesichtsausdruck; benommen; Konvulsionen, während
  - **leidend**:
    GESICHT; C; Ausdruck, Gesichtsausdruck • GESICHT; C; Ausdruck, Gesichtsausdruck; leidend; Konvulsionen, während
- **Blutandrang**:
  GESICHT; C; Blutandrang, Kongestion; Konvulsionen, während
- **eingefallen**:
  GESICHT; C; Eingefallen; Konvulsionen, während
- **Farbe**:
  - **blass**:
    GESICHT; C; Farbe, Verfärbung; blass; Konvulsionen; während
  - **bläulich**:
    GESICHT; C; Farbe, Verfärbung; bläulich; Konvulsionen, bei

◦ **gelb**:
▤ *GESICHT; C; Farbe, Verfärbung; gelb; Konvulsionen, während*

◦ **rot**:
▤ *GESICHT; C; Farbe, Verfärbung; rot; Konvulsionen; während*

- **Kälte**:
▤ *GESICHT; C; Kälte; allgemeine Arzneien; Konvulsionen, während*

- **kaltes** Wasser ins Gesicht spritzen amel.: benz-n.
☞ *M; Kälte; amel.*

- **Kaubewegung**:
▤ *GESICHT; C; Kaubewegungen des Kiefers; Konvulsionen; während*

- **Kiefersperre,** Trismus:
▤ *GESICHT; C; Kiefersperre, Trismus; Konvulsionen, während*

- **Schweiß**:
▤ *GESICHT; C; Schweiß; Konvulsionen, während*

- **Schwellung**:
▤ *GESICHT; C; Schwellung; allgemein; Konvulsionen, während*

- **trockene** Lippen:
▤ *GESICHT; C; Trockenheit; allgemeine Arzneien; Lippen; Konvulsionen, während*

- **Verzerrung**:
▤ *GESICHT; C; Verzerrtes Gesicht; allgemeine Arzneien; Konvulsionen, während*

- **wächsern**:
▤ *GESICHT; C; Wächsern, wachsartig; Konvulsionen, während*

- **Zucken**:
▤ *GESICHT; C; Zucken; Konvulsionen; während*

◦ **Lippen**:
▤ *GESICHT; C; Zucken; Lippen; Konvulsionen, während*

Hals:

- **Geräusche,** gurgeln:
▤ *INNERER HALS; C; Geräusche; Gurgeln; Konvulsionen, während*

- **Gräte** im Hals, durch: **Cic.**

- **Reizung,** durch: cic.[58]

- **Schlucken,** beim Versuch zu: lyss.[36] mur-ac.[36] **Nux-m.**[8] **Nux-v.**[8]
☞ *Flüssigkeiten, durch Anblick von* ▤ *INNERER HALS; C; Schlucken; erschwert, schwierig; Konvulsionen, bei*

- **Würgen**:
▤ *INNERER HALS; C; Zusammenschnürung; Konvulsionen; während*

Haut:

- **Ausschlag**:
▤ *HAUT; C; Hautausschläge; flüchtiges Exanthem; Konvulsionen, während*

- **Farbe**:

◦ **bläulich**:
▤ *HAUT; C; Farbe, Verfärbung; bläulich; Konvulsionen, während*

◦ **gelb**:
▤ *HAUT; C; Farbe, Verfärbung; gelb, Gelbsucht, Ikterus; Konvulsionen, bei*

- **Gänsehaut**:
▤ *HAUT; C; Gänsehaut; Konvulsionen; während, mit Jucken*

- **Hitze,** mit:
▤ *HAUT; C; Hitze (ohne Fieber); Konvulsionen*

- **trocken**:
▤ *HAUT; C; Trockenheit; Konvulsionen, während*

innerlich: acon. agar. alum.[5] am-c. ambr. anac. ang.[5] ant-c.[5] ant-t.[5] arg. arn. ars. **Asaf.** asar.[5] bar-c.[5] **Bell.** bism. bor.[5] bov. **Bry.** calad. **Calc.** camph. canth. caps. carb-an.[5] **Carb-v.** **CAUST.** **Cham.** cina **COCC.** coff. colch. coloc. con. **Cupr.** dig. dulc.[5] euph.[5] **Ferr.** graph. hep.[5] **HYOS.** **IGN.** iod. **Ip.** **Kali-c.** kali-chl.[58] kali-n.[5] kreos. lach. laur. led. **Lyc.** m-arct.[5] m-art.[5] mag-c. **Mag-m.** merc.[5] **Mosch.** mur-ac. nat-c. nat-m. nit-ac. nux-m. **NUX-V.** op. petr. ph-ac. **Phos.** **Plat.** plb. **PULS.** rhod. rhus-t.[5] sabad. sars.[5] **Sec.** seneg. **Sep.** sil. spong. **STANN.** **Staph.** stram. stront-c. sul-ac. sulph. teucr. thuj. valer. verat. **Zinc.** zinc-p.[58]

Kehlkopfes, durch Berührung des: canth.[54]

Kopf:

- **apoplektisch**: **Bell.** **Crot-h.** **Cupr.** gels.[25] **Lach.** nux-v. stram. **Verat-v.**[54]
▤ *KLINISCHES; C; Apoplexie*

- **Beugen** des Kopfes, rückwärts:

◦ **agg.**: ign.[54]
☞ *M; Beugen, Neigen, Krümmen; agg.; rückwärts; Kopf*

◦ **mit**:
▤ *KOPF; C; Gezogen, Kopf wird; hinten, nach; Konvulsionen, bei*

- **Bewegung** agg.: cocc.[137] **PIC-AC.**[137]
☞ *M; Bewegung; während; Kopfes, des*

- **Bewegungen** des K., mit:
▤ *KOPF; C; Bewegungen; Bewegungen des Kopfes; rollt den Kopf; Konvulsionen, während*

- **Blutandrang** zum Kopf:

◦ **nach**:
▤ *KOPF; C; Blutandrang zum Kopf; allgemeine Arzneien; Konvulsionen; vor*

◦ **mit**:
▤ *KOPF; C; Blutandrang zum Kopf; allgemeine Arzneien; Konvulsionen; während*

- **Blutgefäße** erweitert:
▤ *KOPF; C; Auftreibung; Konvulsionen, während*

- **Druck** auf das kindliche Gehirn bei der Geburt, durch starken: hep.[81]
▤ *KOPF; O; Innerlich, innerer Kopf; Gehirn; Kindern, bei*

- **gedreht** nach:

◦ **einer** Seite, zu:
▤ *KOPF; C; Gedreht, Kopf ist; einer Seite, nach, bei Konvulsionen*

◦ **links**:
▤ *KOPF; C; Gedreht, Kopf ist; links, nach, bei Konvulsionen*

◦ **rechts**:
▤ *KOPF; C; Gedreht, Kopf ist; rechts, nach, bei Konvulsionen*

KONVULSIONEN; Kopf (Forts.)

- **Gehirnerschütterung,** durch: **ARN.**[54] art-v.[137] **CIC.**[8] **Cupr.**[54] hell.[114] **Hyper.**[54] land.[9] **Led.**[54] meli.[122] **Nat-s.**[54]
  ☞ *M; Erschütterung; agg.* ▤ *KOPF; O; Innerlich, innerer Kopf; Gehirn; Verletzungen, nach*
- **Haare** sträuben sich:
  ▤ *KOPF; C; Abstehen, Sträuben der Haare; allgemeine Arzneien; Konvulsionen, während*
- **heiß,** Füße kalt:
  ▤ *KOPF; C; Hitze; Kälte, mit; Extremitäten, der; Füße;*
- **heißem,** mit:
  ▤ *KOPF; C; Hitze; Kälte, mit; Extremitäten, der; Konvulsionen, während*
- **Hydrozephalus,** bei:
  ▤ *KOPF; C; Hydrozephalus, Wasserkopf; Konvulsionen, mit*
- **Meningitis,** bei:
  ▤ *KOPF; C; Entzündung; Gehirnentzündung, Enzephalitis; zerebrospinal; Konvulsionen, mit*
- **rückwärts** gezogen, nach:
  ▤ *KOPF; C; Gezogen, Kopf wird; hinten, nach; Konvulsionen, bei*
- **Schweiß**:
  ▤ *GESICHT; C; Schweiß; Stirn; Konvulsionen, während*
- **Stößen,** Schlägen, Empfindung von:
  ◦ **nach**:
  ▤ *KOPF; C; Schlag, Ruck, Stoß, Empfindung wie; Konvulsionen; vor*
  ◦ **mit,** breiten sich durch den Körper aus:
  ▤ *KOPF; C; Schlag, Ruck, Stoß, Empfindung wie; Konvulsionen; während, breitet sich durch den Körper aus*
- **Taubheitsgefühl**:
  ▤ *KOPF; C; Taubheit, Empfindung von; Gehirn; Konvulsionen, vor*
- **Vergrößerungsgefühl,** nach:
  ▤ *KOPF; C; Vergrößert, Empfindung wie; Konvulsionen, vor*
- **Völle**:
  ▤ *KOPF; C; Völlegefühl; Konvulsionen, während*
- **Waschen** des Kopfes, durch: glon.[85]
  ☞ *M; Baden, Waschen; agg.* •*M; Baden, Waschen; agg.; Kopf*
- **Wogen,** Empfindung von:
  ▤ *KOPF; C; Wogendes Gefühl; Konvulsionen; während*
- **Zusammenschnüren**:
  ▤ *KOPF; C; Zusammenschnüren, Spannung, Empfindung von; Konvulsionen, bei*

Magen:

- **Aufstoßen**:
  ◦ **mit**: cic.[54]
  ◦ **amel.**: arg-n.[54] cic.[54] **Kali-c.**
  ◦ ◦ **kommt** im Schwall hoch: arg-n.[54]
- **Auftreibung**:
  ▤ *MAGEN; C; Auftreibung, Ausdehnung; allgemeine Arzneien; Konvulsionen, während*
- **Diätfehlern,** bei: **Cic.**
- **Druck** auf den Magen, durch: canth. cupr-acet.[36] nux-v.[81]
- **Durst**:
  ▤ *MAGEN; C; Durst; Konvulsionen; während*
- **Erbrechen**:
  ◦ **durch**: guare.[81] hyos.[58] op.[81]
  ◦ **amel.**: agar. dig.[81] sec.[81]
  ◦ **mit**:
  ▤ *MAGEN; C; Erbrechen; allgemeine Arzneien; Konvulsionen; während*
  ◦ ◦ **grün**:
  ▤ *MAGEN; C; Erbrechen; allgemeine Arzneien; grün; Konvulsionen, während*
- **gestörten** Magen, durch: cic.[58]
- **Heißhunger**:
  ▤ *MAGEN; C; Appetit; Heißhunger; Konvulsionen; während*
- **Schluckauf**:
  ▤ *MAGEN; C; Schluckauf, Schlucksen; Konvulsionen; während*
- **Schmerzen,** mit:
  ▤ *MAGEN; C; Schmerz; Konvulsionen; mit*
- **Übelkeit**:
  ▤ *MAGEN; C; Übelkeit; Konvulsionen; während*
- **Verdauungsstörung,** durch: **IP.** nux-v.[54]
  ☞ *M; Verdauungsstörung, durch*

Männern, bei:

- **Pollutionen**:
  ▤ *MÄNNLICHE GENITALIEN; C; Pollutionen, unwillkürliche Samenabgänge; allgemeine Arzneien; Konvulsionen, bei*
- **Priapismus,** mit: oena.[137]
- **Vorhaut,** nach Operation an der: raph.[137]

Mund:

- **Atem** kalt:
  ▤ *MUND; C; Kälte, objektive; Atem; Konvulsionen, während*
- **Beißt** sich in die Zunge:
  ▤ *MUND; C; Beißt sich; Zunge, in die; Konvulsionen, während*
- **Blutung**:
  ▤ *MUND; C; Blutung; Konvulsionen, während*
- **Lähmung** der rechten Zungenhälfte:
  ▤ *MUND; C; Lähmung; allgemeine Arzneien; Zunge; rechts;*
- **Mundwinkel** hoch, zieht die:
  ▤ *MUND; C; Gezogen; Allgemeines; hochgezogene Mundwinkel, und zeigt die Zähne bei Konvulsionen*
- **offen**:
  ▤ *MUND; C; Offen, öfnen des Mundes; allgemeine Arzneien; Konvulsionen, während*
- **Schaum** vor dem Mund:
  ▤ *MUND; C; Schaum vor dem Mund; Konvulsionen; während*
- **Speichelfluss**:
  ▤ *MUND; C; Speichelfluss; allgemeine Arzneien; Konvulsionen, bei*
- **streckt** die Zunge heraus:
  ▤ *MUND; C; Herausgestreckt, hervorstehend; Zunge herausgestreckt, steht vor; Konvulsionen; während*

- **Zahnfleischschwellung**:
  MUND; C; Schwellung; allgemeine Arzneien; Zahnfleisch; Konvulsionen, bei

Muskeln:
- **einzelne** Muskelgruppen: acon.[102] **Cic.**[102] cina[102] cupr.[102] ign.[102] nux-v.[102] **Stram.**[102] **Stry.**[102]
- **Streckmuskeln**: CINA sec.[36]

Nase:
- **Bewegung** der Nasenflügel, **fächerartige**:
  NASE; C; Bewegung der Nasenflügel; Fächer, wie ein; Konvulsionen, während
- **bohrt** in der:
  NASE; C; Bohren mit dem Finger, muss; Konvulsionen, bei
- **Nasenbluten**:
  NASE; C; Nasenbluten; allgemeine Arzneien; Konvulsionen, während

Nieren, mit Anurie:
  NIEREN; C; Harnsperre, Anurie; Konvulsionen, bei

Oberkörper: cic.[36] con.[36]

Rektum:
- **Blähungen**:
  - **eingeklemmte,** durch: lyc.[81]
  - **übelriechend**:
    REKTUM; C; Blähungsabgang, Flatus; allgemeine Arzneien; übelriechend; Konvulsionen, während
- **Diarrhö**:
  REKTUM; C; Diarrhö; allgemeine Arzneien; Konvulsionen, während
- **unwillkürliche** Stuhlentleerung:
  REKTUM; C; Unwillkürlicher Stuhlgang; Konvulsionen, während
- **Würmer,** durch: acon.[37] ars.[5] art-v.[54] **Asaf.**[8] bar-m.[54] **Bell.**[54] calc.[81] **Cham.**[54] **Cic.**[5] CINA cupr.[5] cupr-o.[111] **Hyos. Ign.** indg.[111] kali-br.[102] kali-c.[5] merc.[81] **Nux-v.**[5] passi.[72] petr.[5] plat.[5] sabad. **Sant.**[102] sil. spig.[102] **Stann.** stram.[54] sulph.[5] tanac.[102] **Ter.** teucr.[102]
  ☞ *M; Würmer agg., Beschwerden durch*

Rücken:
- **Druck** auf die Wirbelsäule, **durch**: tarent. ter.[81]
- **krampfartig** auf den Rücken gedreht, liegt: **Cic.**
- **Liegen** auf dem Rücken, beim:
  - **agg.**: calc-p.[81] nux-v.[81] phos.[81]
  - **amel.**: ign.[86] stry.[85]
- **Opisthotonus,** mit:
  RÜCKEN; C; Opisthotonus; Konvulsionen, während
- **Schmerzen** im, mit:
  RÜCKEN; C; Schmerz; Konvulsionen, bei
- **Verletzungen,** durch spinale: hyper.[187] sil.[1102] **Zinc.**[111]
  ☞ *M; Unfall, Beschwerden durch*
- **Wärmegefühl** im, nach:
  RÜCKEN; C; Luftzug; Empfindung wie von einem Luftzug; warmem, ströme die Wirbelsäule hoch zum Kopf; Konvulsionen, vor
- **Wirbelsäulenbeschwerden,** durch: thuj.[137]

Weiblichen Genitalien, Zusammenhang mit:
- **Abort**:
  - **während**:
    WEIBLICHE GENITALIEN; C; Abort; Konvulsionen; mit
  - **nach**: ruta sec.[86]
- **Amenorrhoe,** bei:
  WEIBLICHE GENITALIEN; C; Menses; unterdrückt; Konvulsionen, bei
- **Empfindlichkeit** der Genitalien:
  WEIBLICHE GENITALIEN; C; Empfindlichkeit der Genitalien; Konvulsionen, während
- **Entbindung**:
  WEIBLICHE GENITALIEN; C; Eklampsie
- **Klimakterium,** im:
  ☞ *M; Menopause, Beschwerden in der; Klimakterium, im; Konvulsionen, mit*
- **Leukorrhö,** mit:
  WEIBLICHE GENITALIEN; C; Fluor, Ausfluss; Konvulsionen, während
- **Lochien,** durch unterdrückte: mill.[85]
- **Menses,** während:
  ☞ *M; Menses; während •Menses; während*
  - **reichlichen** M., bei:
    WEIBLICHE GENITALIEN; C; Menses; reichlich; Konvulsionen; mit
  - **schmerzhaften** M., bei:
    WEIBLICHE GENITALIEN; C; Menses; schmerzhaft (Dysmenorrhoe); Konvulsionen, mit
  - **spärlichen** M., bei:
    WEIBLICHE GENITALIEN; C; Menses; spärlich; Konvulsionen, während
  - **unterdrückten** M., bei:
    WEIBLICHE GENITALIEN; C; Menses; unterdrückt; Konvulsionen, bei
- **Metrorrhagie,** bei:
  WEIBLICHE GENITALIEN; C; Metrorrhagie; Konvulsionen, mit
- **Muttermilch,** durch unterdrückte: **Agar.** mill.[85]
- **Schwellung** der Genitalien:
  WEIBLICHE GENITALIEN; C; Schwellung; allgemeine Arzneien; Konvulsionen, während
- **Uterusbeschwerden,** auf Grundlage von: ars.[5] bell.[5] bry.[5] caust.[5] **COCC.**[5] coff.[5] **CON.**[5] cupr.[5] ferr.[5] **Ign.**[5] ip.[5] kreos.[5] lyc.[5] **MAG-M.**[5] mosch.[5] nat-m.[5] nux-m.[5] **Nux-v.**[5] phos.[5] plat.[5] puls.[5] rhus-t.[5] sec.[5] sep.[5] **Stann.**[5] staph.[5] stram.[5] sul-ac.[5] sulph.[5] **Tarent.**[86] valer.[5] **Vib.**[86] zinc.[5]
- **Wehen,** bei falschen:
  WEIBLICHE GENITALIEN; C; Schmerz; Wehen, Geburtswehen; falsche Wehen; Konvulsionen, mit
- **Wehen,** Entbindung:
  - **während,** Eklampsie:
    WEIBLICHE GENITALIEN; C; Eklampsie
  - **nach**: **Acon.**[4087] am-br.[25] ambr. aml-n.[85] **Ant-c.**[54] ant-t.[54] apis **Arg-n.** arn.[54] ars. art-v.[172] **Atro.**[54] aur-m. **BELL.** benz-ac.[54] bry.[31] **CALC.**[5] camph-br.[25] cann-s.[1] canth. **Carb-v.** caul.[54] caust. cedr.[85] **Cham.** chel.[85] **Chin. Chin-s.**[54] chlf.[54] chlol.[54] **CIC.** cimic.[4087] cinnam.[54] **Cocc.**[54] **Coff.** crot-c. **Crot-h.**[54] **Cupr. Cycl.**[5] **Gels. Glon.**[54] **Hell. Helon.**[54] hydr-ac. **HYOS.**

KONVULSIONEN; Weiblichen Genitalien, Zusammenhang mit; **Wehen,** Entbindung; **nach** (Forts.)
Ign. iod. **Ip.** jab.[85] **KALI-BR.**[54] **KALI-C.**[5] kali-p.[54] **Lach.**[54] **Laur.** lith-br.[25] lob.[25] **Lyc.** lyss. mag-p. meli.[51] **Merc.**[54] **Merc-c. Mill.**[54] mosch. **Nat-m.**[54] **Nux-m. Nux-v.** oena. **Op.** passi.[1125] ph-ac.[54] **Phos.**[54] **Piloc.**[54] **Plat.** puls.[4087] **Sec.** sol-c.[100] sol-n.[85] **STRAM.**[122] **Sulph.**[5] **Ter.** thyr.[85] **Verat.** verat-v. zinc.

◦ ◦ **Blindheit,** mit: aur-m. cocc. cupr.

◦ ◦ **Blutung,** bei: **Chin.** hyos. **Plat. Sec.**

◦ ◦ **Entbindung,** nach der, mit Schreien: **Hyos. Iod. Lach.**[54]

◦ ◦ **Furcht,** durch: acon.[4087] art-v.[172]
GEMÜT; M; Schreck oder Furcht, Beschwerden durch

◦ ◦ **Gemütserregung,** nach: cimic.[4087]
GEMÜT; M; Erregung; Beschwerden durch; Allgemeinsymptome

◦ ◦ **Schweiß** und Furcht, mit: stram.[122]

◦ ◦ **Seufzen** amel.: **Cocc.**[54]

◦ ◦ **Weinen,** mit: puls.[4087]

◦ ◦ **instrumentell,** Zangengeburt, nach: glon.[54]

◦ ◦ **schwieriger** Entbindung, nach: cocc.[54] glon.[54]

◦ ◦ **verzögerter** oder sich hinziehender Entbindung, bei: glon.[54]

◦ ◦ **vorzeitiger,** bei: cann-s.[1]

- **Wochenbett,** im:
☞ *M; Wehen, Entbindung; Wochenbett, im • Wehen, Entbindung; nach*

Zähne:

- **Extraktion,** nach: bufo[122]
ZÄHNE; M; Konvulsionen, mit

- **knirscht** mit den:
ZÄHNE; C; Zähneknirschen; Konvulsionen; während

- **Zahnung,** während der: **Acon. Aeth.** art-v. arum-t.[54] **Bell. CALC.**[137] **Calc-p.**[54] **Caust.**[54] **CHAM.**[137] chlor.[86] **Cic. Cina** coff.[54] **Colch.**[54] **Cupr. Cupr-acet.**[54] **Cypr.**[54] dol.[81] gels.[137] glon.[102] hyos. **Ign. Ip.**[54] **KALI-BR.**[111] **Kreos. Lach.**[54] **Mag-p.**[111] **Meli.**[54] merc. mill.[54] nux-m.[5] op.[110] passi.[116] **Podo.** rheum[5] scut.[102] sil.[122] sin-n.[54] sol-n.[102] **Stann. Stram.** sulph.[5] ter.[137] thyr.[149] **Verat-v.**[111] **Zinc.**[137] **Zinc-br.**[102]
☞ *M; Zahnung, Beschwerden durch* *ZÄHNE; M; Konvulsionen, mit*

◦ **Erregung,** durch: **Coff.**[54]
GEMÜT; M; Erregung; Beschwerden durch; Allgemeinsymptome

◦ **Kindern,** bei: **Calc.**[137] **Cham.**[137] gels.[137] ter.[137] zinc.[137]

◦ **Eckzahn** durchbricht, wenn ein: chlor.[86]

choreiform: **Agar.**[5] camph-br.[25] chlol.[25] cimic.[25] cupr-ar.[25] eup-a.[25] kali-br.[25] laur.[5] mygal.[25] phys.[25] sant.[25] stict.[137] sumb.[25] tanac.[25] tarent.[25] verat-v.[25] visc.[25]
☞ *Chorea*

degenerativ: aur-m.[137] **Phos.**[137] zinc-p.[137]

Eilepsie, epileptisch: **Absin.**[111] acet-ac. acon.[5] **Aeth.**[102] **AGAR.** alco.[36] all-c.[36] **Alum.** alum-p.[58] alum-sil.[58] alumn.[54] **Am-br.**[162] am-c. **Ambr.**[54] ambro.[85] aml-n.[54] amyg-am.[85] **Anac. Anag.**[54] ang.[5] ange-a.[1125] anil.[36] anis.[102] ant-c.[5] ant-t.[5] antipyrin.[85] apis apisin.[5] apom.[25] aran-ix.[144] **ARG. ARG-N.**[102] **Arn.**[5] **ARS. Art-v.** asaf.[5] asar.[110] **Aster.**[102] **Atro.**[111] aur.[5] aven.[102] bani-c.[1125] **Bar-c. BAR-M.** bar-s.[58] **BELL.**[5] benz-n.[85] bism.[5] bol.[25] bor.[102] bran.[102] bry.[5] **BUFO**[102] caj.[54] **CALC.**[5] **CALC-AR. Calc-p. Calc-s.** calc-sil.[58] **CAMPH.**[5] camph-br.[25] cann-i. **Canth.**[5] **Carb-an.** carb-v.[5] carbn-s. **Cast.**[144] **Cast-eq.**[54] caul.[111] **CAUST. Cedr. CHAM.**[5] chap.[149] chen-a.[85] **Chin.** chin-ar.[102] chin-s. **Chlol.**[54] chlorpr.[149] **CIC.**[5] cic-m.[36] **Cimic.**[54] **CINA**[116] cinnam.[54] **Cocc.**[102] colch. coloc.[5] **Con.** conv.[1125] convo-s.[119] cori-r.[36] cot.[102] **Crot-c. Crot-h.** cub.[1125] **CUPR.**[102] **Cupr-acet.**[85] **Cupr-ar.**[111] **Cur. Cypr.**[54] dat-m.[85] des-ac.[149] dict.[1125] dig. dios.[111] **Dros.**[5] dulc.[5] fago.[36] ferr.[5] **Ferr-cy.**[102] ferr-p.[102] **Form.** galeg.[1125] gali.[1125] **Gels.**[48] **Glon.** graph.[58] grat.[1125] helia.[1125] **Hell.**[5] hep.[102] hydr-ac.[111] **HYOS. Hyper.**[54] **Ictod.**[54] **IGN.** imp.[1125] ind.[54] **Indg.** iod. **IP.**[5] irid.[102] kali-ar.[58] kali-bi.[54] **KALI-BR.**[168] kali-c.[5] **Kali-chl. Kali-cy.**[36] kali-i.[110] **Kali-p.**[54] kali-s. kalm.[102] kres.[144] **LACH.**[5] **Laur.**[10] led.[5] levo.[149] lith-br.[85] **Lob.**[1125] lol.[111] loxo-r.[240] **Lyc.**[116] **Lyss.** m-art.[5] **Mag-c.**[5] **Mag-p.** mand.[149] **Med.**[54] meli.[102] merc.[5] methyl.[102] mill.[85] mosch. mur-ac.[5] naja narc-ps.[1125] **Nat-m.** nat-s.[111] nicot.[85] nit-ac.[5] nitro-o.[85] nux-m.[5] **NUX-V. OENA.**[111] oest.[102] ol-j.[25] olnd.[102] onis.[85] onon.[171] **OP.** orig-v.[1125] **Paeon.**[1125] parth.[110] passi.[102] perh.[149] **PETR.**[5] **Ph-ac. Phos.**[5] **Phys.**[1125] **Picro.**[162] **Plat.**[5] **PLB.**[116] podo.[111] polyg.[25] pot-a.[1125] prot.[142] **Psor. Puls. Ran-b.**[5] **Ran-s.**[5] rauw.[149] **Rhus-t.**[5] rib-ac.[149] **Rosm.**[1125] ruta[5] **Salam.**[102] sant.[102] **SEC. SEP.**[1] **SIL.**[5] sin-n.[54] **Sol-c.**[102] sol-n.[10] spirae.[102] **STANN.**[5] staph. **STRAM.**[5] **Stry.**[102] sulfon.[85] **SULPH.**[54] sumb.[102] syc-co.[136] **Syph.** tab. tanac.[85] tarax.[5] **Tarent.** tax. **Ter.**[54] **Thal.**[144] thea[36] thiop.[149] thuj. thymu.[1125] tub.[111] **Valer.**[5] **VERAT.**[5] verat-v.[111] verb.[5] verbe-h.[85] verbe-u.[102] vip.[116] **VISC.** zinc.[5] zinc-cy.[102] zinc-o.[144] zinc-p.[111] zinc-val.[116] **Ziz.**[36]

<> - **Aura,** epileptische, **vor** dem Anfall: absin.[111] am-br.[162] aml-n.[54] apis arg-n.[102] ars. art-v. aster.[102] atro.[111] bell.[5] bry.[5] bufo[102] calc.[5] calc-ar.[122] calc-s. camph.[5] canth.[5] carb-v.[5] cast.[144] caust. cham.[5] **Cic.**[5] cina[116] crot-h. cupr.[102] cupr-acet.[85] cupr-ar.[111] cur. dios.[111] gels.[48] hydr-ac.[111] hyos. ign. indg.[111] kali-br.[168] kali-c.[5] kalm.[102] lach.[5] lyc.[116] naja nat-m. nat-s.[111] nit-ac.[5] nux-v. oena.[111] olnd.[102] onon.[171] op. phos.[5] plb.[116] podo.[111] sep.[1] sil.[5] stram.[5] sulph.[54] tarent. thuj. tub.[111] valer.[5] visc.[137] zinc.[5] zinc-val.[116]

◦ **Ameisenlaufen,** Kribbeln: bell.[5] calc.[5] nit-ac.[5] nux-v.[5]

◦ **Atmung,** erschwerte:
ATMUNG; C; Atemnot, Dyspnoe, erschwerte Atmung; Konvulsionen, Krämpfen; vor; epileptischen

◦ **Ausdehnung** des Körpers, Empfindung von: **Arg-n.**

- **Frost,** linksseitig:
  ▤ *FROST; S; Links; Konvulsionen, vor epileptischen*
- **Gemüt**:
  - **Albernes,** närrisches Verhalten:
    ▤ *GEMÜT; C; Albernes Benehmen; Konvulsionen; vor epileptischen*
  - **Exzentrizität,** Überspanntheit, nach:
    ▤ *GEMÜT; C; Exzentrizität, Überspanntheit; Konvulsionen, vor epileptischen*
  - **Furcht**: aml-n.[54] arg-n.[54] cupr.[54] nat-m.[54]
  - **Geistesabwesenheit,** nach vorhergehender:
    ▤ *GEMÜT; C; Geistesabwesend; Konvulsionen, vor epileptischen*
  - **Hochstimmung,** übertriebene Heiterkeit:
    ▤ *GEMÜT; C; Heiterkeit; Konvulsionen, vor epileptischen*
  - **Idiotie,** idiotische Handlungen:
    ▤ *GEMÜT; C; Idiotie, Schwachsinn; schwachsinnige Handlungen; Konvulsionen, vor epileptischen*
  - **Imbezillität**:
    ▤ *GEMÜT; C; Imbezillität; Konvulsionen; vor epileptischen*
  - **mürrisch,** verdrießlich: zinc.[116] zinc-val.[116]
  - **Raserei**:
    ▤ *GEMÜT; C; Raserei, Wut; Konvulsionen; vor epileptischen*
  - **Reizbarkeit**:
    ▤ *GEMÜT; C; Reizbarkeit; Konvulsionen; vor; epileptischen*
  - **Ruhelosigkeit**: arg-n.[58] bufo[54] caust.[5]
  - **Schreien,** Kreischen:
    ☞ *Hitzewallungen; Brennen des ganzen Körpers*
  - **Schwermut**:
    ☞ *Hitzewallungen; Brennen des ganzen Körpers*
  - **Seufzen**:
    ▤ *GEMÜT; C; Seufzen; Konvulsionen; vor; epileptischen*
  - **Verwirrung**: **Lach.**[5]
- **Geschmack**:
  - **faulig**:
    ▤ *GESCHMACK; C; Faulig; Konvulsionen; vor epileptischen*
  - **schlecht**:
    ▤ *GESCHMACK; C; Schlecht; Konvulsionen, vor epileptischen*
- **Hitzewallungen**: ars.[171] calc-ar.[122] indg.[102]
  - **Brennen** des ganzen Körpers: ars.[171]
    ☞ *Extremitäten; Armen, in den*
- **Hörprobleme**: **Bell.**[5] calc.[102] cic.[5] hyos.[5] sulph.[5]
- **Kälte**: cina[5] sep.[1] sil.
  - **linken** Seite, auf der, vor Epilepsie: **Sil.**
- **Mattigkeit,** mit:
  ☞ *Mattigkeit; Konvulsionen; vor epileptischen*
- **nervöses** Gefühl: arg-n. **Nat-m.**
- **ohne** Aura: ars.[5] art-v.[111] atro.[111] bell.[5] camph.[5] canth.[5] cham.[5] cic.[5] cupr.[5] cupr-ar.[111] dios.[111] hydr-ac.[111] lach.[5] nat-s.[111] oena.[111] plb.[5] podo.[111] tarent.[111] valer.[5] zinc.[5] zinc-val.[116]
- **Schaudern,** nervöses:
  ☞ *Schaudern, nervöses; Konvulsionen, vor epileptischen*
- **Schläge**:
  ☞ *Hitzewallungen; Brennen des ganzen Körpers*
- **Schwellung** des Körpers, Empfindung von: kali-br.[168]
- **Schwindel**: **Apis** arg-n.[102] ars. art-v. bufo calc.[102] **Calc-ar.** calc-s. **Caust.** crot-h. **Cupr.**[102] **Cur.** **HYOS.** ign. indg.[111] kalm.[102] **Lach.** **Nat-m.** **Nux-v.** **Plb.** **Sil.** **Sulph.** **Tarent.** thuj. **Visc.**
- **Sehen**:
  - **Blindheit**: **Cupr.**
  - **Funken**:
    ▤ *SEHEN; C; Funken, sieht; Konvulsionen; vor epileptischen*
  - **Sehstörungen**: **Bell.**[5] calc.[102] hyos.[5] lach.[5] sulph.[116]
- **Sprechen,** unartikuliertes:
  ▤ *SPRECHEN STIMME; C; Sprache, Sprechen; unverständlich; Konvulsionen, vor epileptischen*
- **Stimmverlust**:
  ▤ *SPRECHEN STIMME; C; Stimme; Verlust der Stimme, Stimmlosigkeit; Konvulsionen; vor epileptischen*
- **Taubheitsgefühl,** mit:
  ☞ *Taubheitsgefühl, Empfindungslosigkeit; äußerlich; Konvulsionen; vor epileptischen*
- **Zittern**: absin.[111] arg-n.[122] aster.[102]
- **erstrecken** sich abwärts: bry.[5] calc.[102] carb-v.[5] kali-c.[5] lyc.[5] phos.[5] sulph.[5] tub.[111]
- **Abdomen**:
  - **Auftreibung**:
    ▤ *ABDOMEN; C; Auftreibung des Bauches; allgemeine Arzneien; Konvulsionen; vor epileptischen*
  - **im**: bufo[58] cast.[144] indg.
    - **Kopf,** zum: **Indg.**
- **Augen**:
  - **Funken** vor den Augen: **Hyos.**
  - **Lider** zucken:
    ▤ *AUGEN; C; Zucken; Lider; Konvulsionen, bei; vor epileptischen*
  - **Pupillen** erweitert:
    ☞ *Hitzewallungen; Brennen des ganzen Körpers*
  - **verdreht,** nach links oben: bufo
- **Brust**:
  - **Herzen** ausgehend, vom: **CALC-AR.** lach. naja nat-m.[5] op.[5] sulph.[5]
  - **Herzklopfen**:
    ▤ *HERZ KREISLAUF; C; Herzklopfen; Konvulsionen; vor; epileptischen*
  - **Ziehen** links in der Brust: nit-ac.[1]
  - **Zusammenschnüren** des Herzens:
    ☞ *Hitzewallungen; Brennen des ganzen Körpers*
- **Extremitäten**: ars. bell.[5] calc.[5] cina[116] cupr.[102] cupr-acet.[85] gels.[48] indg.[111] lach.[54] lyc.[116] plb.[116] sil.[5] sulph.[5] visc.[137]
  - **links**: cupr.[5] sil.[5] sulph.[5]

◦ ◦ **Kälte**:
◦ ◦ ◦ **Füße,** der: cina[116] **Lach.**[54]
◦ ◦ ◦ **Hände** und Füße, der: cupr.[171]
◦ ◦ **Maus** läuft, als ob eine:
☞ *Magen; Solar plexus ausgehend, vom; erstreckt sich nach beiden Seiten, Brust und Hals*
◦ ◦ **Schmerz,** Arme:
☞ *Hitzewallungen; Brennen des ganzen Körpers*
◦ ◦ ◦ **ziehend**:
☞ *Hitzewallungen; Brennen des ganzen Körpers*
◦ ◦ **schüttelt** den linken Arm:
▤ *EXTREMITÄTEN; C; Schüttelt Glieder; Arme; links, vor Epilepsie*
◦ ◦ **Steifheit**:
▤ *EXTREMITÄTEN; C; Steifheit, Steifigkeit; allgemeine Arzneien; Konvulsionen; vor epileptischen*
◦ ◦ ◦ **Arme**:
▤ *EXTREMITÄTEN; C; Steifheit, Steifigkeit; allgemeine Arzneien; Arme; Konvulsionen, vor epileptischen*
◦ ◦ ◦ **Beine**:
▤ *EXTREMITÄTEN; C; Steifheit, Steifigkeit; allgemeine Arzneien; Beine; Konvulsionen, vor epileptischen*
◦ ◦ **streckt** die Beine aus:
☞ *Hitzewallungen; Brennen des ganzen Körpers*
◦ ◦ **Ziehen** in den Gliedern: ars.
◦ ◦ **Zittern** der Arme:
▤ *EXTREMITÄTEN; C; Zittern; allgemeine Arzneien; Arme; Konvulsionen, vor epileptischen*
◦ ◦ **Armen,** in den:
☞ *Hitzewallungen; Brennen des ganzen Körpers*
◦ ◦ ◦ **Fingern** und Zehen, in: cupr.[54]
◦ ◦ ◦ **Hände**:
◦ ◦ ◦ ◦ **rechts**: cupr.[54]
◦ ◦ ◦ ◦ **Kopf,** zum:
☞ *Magen; Solar plexus ausgehend, vom; erstreckt sich nach beiden Seiten, Brust und Hals*
◦ ◦ **Beine**: lyc.[116] plb.[116]
◦ ◦ ◦ **Bein** zum Abdomen, vom rechten: lyc.[116]
◦ ◦ **Füßen** und Zehen, in: gels.[48]
◦ ◦ ◦ **Fersen** zum Hinterhaupt, von den:
▤ *EXTREMITÄTEN; C; Konvulsionen, Spasmen; Aura, epileptische; Ferse, erstreckt sich zum Hinterkopf, rechts*
◦ ◦ **Knien** ausgehend, von den: cupr.[102] cupr-acet.[85]
◦ ◦ ◦ **aufsteigend**: cupr.[102]
◦ ◦ **glühend,** Füße bis zum Kopf: visc.[137]
◦ **Genitalien** ausgehend, von den: bufo[102]
◦ **Gesicht**:
◦ ◦ **Ameisenlaufen** im:
▤ *GESICHT; C; Ameisenlaufen, Kribbeln; Konvulsionen, vor epileptischen*
◦ ◦ **Kaubewegungen**:
▤ *GESICHT; C; Kaubewegungen des Kiefers; Konvulsionen; vor epileptischen*
◦ ◦ **Zucken**:
▤ *GESICHT; C; Zucken; Konvulsionen; vor epileptischen*

◦ **Hals,** Engegefühl im: lach.[5]
◦ **Haut,** Kälte der linken Seite:
▤ *HAUT; C; Kälte; allgemeine Arzneien; links; Konvulsionen, vor epileptischen*
◦ **Kopf**:
◦ ◦ **Blutandrang** zum Kopf:
☞ *Hitzewallungen; Brennen des ganzen Körpers*
◦ ◦ **Hitze** des Kopfes:
▤ *KOPF; C; Hitze; Konvulsionen; vor epileptischen*
◦ ◦ **Kopfschmerz**:
▤ *KOPF; C; Schmerz, Kopfschmerz; Konvulsionen; vor; epileptischen*
◦ ◦ **Schweiß**:
▤ *KOPF; C; Schweiß, Kopfschweiß; Konvulsionen; vor epileptischen*
◦ ◦ **Taubheit** des Gehirns: bufo indg.[102]
◦ ◦ **Wellengefühl** im Kopf:
▤ *KOPF; C; Wogendes Gefühl; Konvulsionen; vor, epileptischen, Gehirn*
◦ ◦ **Zittern,** Gefühl von:
▤ *KOPF; C; Zittern des Kopfes; Konvulsionen, vor epileptischen*
◦ ◦ **zur** Seite gezogen:
▤ *KOPF; C; Gezogen, Kopf wird; seitwärts; Konvulsionen, vor epileptischen*
◦ ◦ **ausgehend** vom Kopf: caust. lach.[5] onon.[171] stram.[5] sulph.[5]
◦ ◦ ◦ **Zittern,** Gefühl von: **Caust.**
◦ ◦ ◦ **Hinterkopf**: onon.[171]
◦ **Magen**:
◦ ◦ **Aufstoßen**: **Lach.**[54]
◦ ◦ **Erbrechen**: **Cupr.** op.
◦ ◦ **Heißhunger**:
☞ *Hitzewallungen; Brennen des ganzen Körpers*
◦ ◦ **Hinfälligkeit,** Ohnmachtsschwäche:
▤ *MAGEN; C; Ohnmachtsschwäche, wird im Magen empfunden; Konvulsionen, vor epileptischen*
◦ ◦ **Leeregefühl**:
☞ *Solar plexus ausgehend, vom; erstreckt sich nach beiden Seiten, Brust und Hals*
◦ ◦ **Schluckauf**:
▤ *MAGEN; C; Schluckauf, Schlucksen; Konvulsionen; vor; epileptischen*
◦ ◦ **Übelkeit,** mit: cupr.[54] **Sulph.**[54]
◦ ◦ **Würgen**:
▤ *MAGEN; C; Würgen, Brechwürgen; Konvulsionen, vor; epileptischen*
◦ ◦ **Epigastrium**: calc.[54] nux-v.[54]
◦ ◦ ◦ **Uterus** und Beinen, zu: **CALC.**[54]
◦ ◦ **im** Magen:
▤ *MAGEN; C; Konvulsionen, Spasmen; Aura epileptica*
◦ ◦ **Solar** plexus ausgehend, vom: am-br.[162] art-v. bell. **Bufo**[122] **Calc.**[122] **Caust. CIC.** cupr. **Indg. NUX-V. Sil.**[54] **SULPH.**
☞ *erstreckt sich nach beiden Seiten, Brust und Hals*
◦ ◦ ◦ **erstrecken** sich nach beiden Seiten, Brust und Hals: am-br.[162]
◦ ◦ ◦ **Kopf,** zum: **Calc.**[122] **Sil.**[54]

◦ **Mund**:
◦ ◦ **weit** offen:
☞ *Hitzewallungen; Brennen des ganzen Körpers*
◦ ◦ **Zunge** geschwollen: plb.[5]
◦ **Oberkörper**: olnd.[102]
◦ **Ohrgeräusche**:
▤ *HÖREN; C; Geräusche; Konvulsionen; vor epileptischen*
◦ ◦ **Klingeln**:
▤ *HÖREN; C; Geräusche; Klingen, Schallen; Konvulsionen; vor epileptischen*
◦ **Rektum,** Stuhldrang: calc-ar.[122]
◦ **Rücken**:
◦ ◦ **beginnt** im Rücken:
▤ *RÜCKEN; C; Krampf, Muskelkrämpfe, Spasmen; Aura epileptica*
◦ ◦ **Kälte**:
◦ ◦ ◦ **Schulterblättern,** zwischen den: sep.[1]
◦ ◦ ◦ **Wirbelsäule** hinab, läuft die:
☞ *Magen; Solar plexus ausgehend, vom; erstreckt sich nach beiden Seiten, Brust und Hals*
◦ ◦ **kriecht** die Wirbelsäule hinab:
▤ *RÜCKEN; C; Krampf, Muskelkrämpfe, Spasmen; Aura epileptica; kriecht das Rückgrat hinab*
◦ ◦ **Rucken** in Cervikalregion: **Bry.**[54] bufo
☞ *Rucken; Konvulsionen; vor*
◦ ◦ **warme** Luft strömt die Wirbelsäule hinauf: **Ars.**
◦ **weibliche** Genitalien:
◦ ◦ **Uterus,** im: bufo lach.
◦ ◦ ◦ **Hals,** zum: **Lach.**
◦ ◦ ◦ **Magen,** zum: bufo
◦ **Zähneknirschen**: **Sulph.**[54]

- **Während** epileptischem Anfall:

◦ **Ausscheidungen,** unwillkürliche: art-v.[54] bufo[54] caust.[54] cocc.[54] cupr.[54] hyos.[54] lach.[54] nat-m.[54] nux-v.[54] oena.[54] plb.[54] stry.[54] zinc.[54]
◦ ◦ **Urinieren**: art-v.[54] **BUFO**[54] **Caust.**[54] cocc.[54] cupr.[54] **HYOS.**[54] lach.[54] nat-m.[54] nux-v.[54] **Oena.**[54] **Plb.**[54] stry.[54] **Zinc.**[54]
◦ **Gemüt**:
◦ ◦ **Bewusstlosigkeit**:
▤ *EXTREMITÄTEN; C; Zusammenziehung, Kontraktion, von Muskeln und Sehnen; allgemeine Arzneien; Arme; Finger*
◦ ◦ ◦ **Koma,** mit: **Bufo**[54] **Hydr-ac.**[54]
◦ ◦ **Bewusstsein,** ist bei: ang.[5] ars.[5] bell.[5] calc.[5] camph.[5] **Canth.**[5] caust.[5] **CINA**[5] hell.[5] hyos.[5] **Kali-c.**[5] lyc.[5] m-art.[5] **Mag-c.**[5] merc.[5] mur-ac.[5] nat-m.[5] nit-ac.[5] **Nux-m.**[5] **Nux-v.**[5] phos.[5] **Plat.**[5] sep.[5] sil.[5] **STRAM.**[5] sulph.[5]
◦ ◦ **Erschöpfung,** geistige:
▤ *GEMÜT; C; Erschöpfung, Entkräftung, geistige (Neurasthenie); Konvulsionen; bei epileptischen*
◦ ◦ **Gedächtnisschwäche**:
▤ *GEMÜT; C; Gedächtnis; Gedächtnisschwäche; Konvulsionen; während; epileptischen*
◦ ◦ **Gesellschaft,** Abneigung gegen:
☞ *Augen; verdreht; oben rechts, nach*
◦ ◦ **Lebensüberdruss**:
▤ *GEMÜT; C; Lebensüberdruss, lebensmüde; Konvulsionen, bei epileptischen*
◦ ◦ **Manie,** Irrsinn:
▤ *GEMÜT; C; Manie, Verrücktheit; Konvulsionen; während; epileptischen*
◦ ◦ **mürrisch,** verdrießlich:
▤ *GEMÜT; C; Mürrisch, verdrießlich, schlecht gelaunt; Konvulsionen; bei epileptischen*
◦ ◦ **Raserei**:
▤ *GEMÜT; C; Raserei, Wut; Konvulsionen; während; epileptischen*
◦ ◦ **Schlägt**:
▤ *GEMÜT; C; Schlagen; Konvulsionen; bei epileptischen*
◦ ◦ **Schreien,** Kreischen:
▤ *EXTREMITÄTEN; C; Zusammenziehung, Kontraktion, von Muskeln und Sehnen; allgemeine Arzneien; Arme; Finger*
◦ ◦ **Schwermut,** Traurigkeit:
▤ *EXTREMITÄTEN; C; Zusammenziehung, Kontraktion, von Muskeln und Sehnen; allgemeine Arzneien; Arme; Finger*
◦ ◦ **Teilnahmslosigkeit**:
▤ *GEMÜT; C; Teilnahmslosigkeit, Apathie, Gleichgültigkeit; Konvulsionen, bei epileptischen*
◦ ◦ **Träume,** hat sonderbare:
▤ *GEMÜT; C; Träume; seltsam, sonderbar; Konvulsionen, epileptischen, bei*
◦ ◦ **Weinen**:
▤ *EXTREMITÄTEN; C; Zusammenziehung, Kontraktion, von Muskeln und Sehnen; allgemeine Arzneien; Arme; Finger*
◦ ◦ **Zorn,** morgens, Kind: **Bry.**[54]
◦ **Geruchssinn**:
◦ ◦ **Verlust,** fehlender Geruchssinn:
▤ *RIECHEN; C; Verloren, fehlender Geruchssinn; Konvulsionen, bei epileptischen*
◦ ◦ **vermindert**:
▤ *RIECHEN; C; Verminderter Geruchssinn; Konvulsionen, bei epileptischen*
◦ **Neumond** agg.: caust.[5]
◦ **Puls**:
◦ ◦ **hart**:
▤ *HERZ KREISLAUF; C; Puls; hart; Konvulsionen, während; epileptischen*
◦ ◦ **klein**:
▤ *HERZ KREISLAUF; C; Puls; klein; Konvulsionen, bei epileptischen*
◦ **Schlaf,** ruheloser:
▤ *SCHLAF; C; Unruhig; Konvulsionen, bei epileptischen*
◦ **Schwindel,** mit: arg-n.[102] bell.[102] calc.[102] caust.[102] cocc.[102] cupr.[102] hydr-ac.[102] nit-ac.[102] op.[102] sil.[102] stram.[102]
◦ **Sprachverlust**:
▤ *EXTREMITÄTEN; C; Zusammenziehung, Kontraktion, von Muskeln und Sehnen; allgemeine Arzneien; Arme; Finger*
◦ **wirft** den Körper:
◦ ◦ **hinten,** nach: **Camph.**[54]
◦ ◦ **vorn,** nach: **Cupr.**[54]

◦ **Abdomen,** Bewegungen im:
ABDOMEN; C; Bewegungen; allgemeine Arzneien; Konvulsionen, bei epileptischen

◦ **Augen**:

◦ ◦ **Pupillen**:

◦ ◦ ◦ **erweitert**:
EXTREMITÄTEN; C; Zusammenziehung, Kontraktion, von Muskeln und Sehnen; allgemeine Arzneien; Arme; Finger; Konvulsionen, während; epileptischen

◦ ◦ ◦ **starr**:
EXTREMITÄTEN; C; Zusammenziehung, Kontraktion, von Muskeln und Sehnen; allgemeine Arzneien; Arme; Finger; Konvulsionen, während; epileptischen

◦ ◦ ◦ **zusammengezogen**:
EXTREMITÄTEN; C; Zusammenziehung, Kontraktion, von Muskeln und Sehnen; allgemeine Arzneien; Arme; Finger; Konvulsionen, während; epileptischen

◦ ◦ **Strabismus**:
AUGEN; C; Strabismus; allgemeine Arzneien; Konvulsionen; während; epileptischen

◦ ◦ **verdreht**:

◦ ◦ ◦ **oben** rechts, nach: **Hydr-ac.**[54]

◦ ◦ ◦ **unten,** nach: aeth.[102]

◦ ◦ **Zwinkern**:
AUGEN; C; Blinzeln; Konvulsionen, bei epileptischen

◦ **Brust,** Angst im Herzen:
HERZ KREISLAUF; C; Angst, Empfindung von, Herzregion; Konvulsionen, während; epileptischen

◦ **Extremitäten**:

◦ ◦ **Ballt** die Faust:
EXTREMITÄTEN; C; Faust, Finger krampfhaft zur Faust gebeugt; Konvulsionen, bei; epileptischen

◦ ◦ **Finger** zucken:
EXTREMITÄTEN; C; Zusammenziehung, Kontraktion, von Muskeln und Sehnen; allgemeine Arzneien; Arme; Finger

◦ ◦ **Kälte** der Schulter:
EXTREMITÄTEN; C; Kälte; allgemeine Arzneien; Arme; Schultern; Konvulsionen, bei epileptischen

◦ ◦ **Kontraktion** der Fingermuskeln und Sehnen:
EXTREMITÄTEN; C; Zusammenziehung, Kontraktion, von Muskeln und Sehnen; allgemeine Arzneien; Arme; Finger; Konvulsionen, während; epileptischen

◦ ◦ **Steifheit**:
EXTREMITÄTEN; C; Steifheit, Steifigkeit; allgemeine Arzneien; Konvulsionen; während; epileptischen

◦ ◦ **Taubheit** der Finger:
EXTREMITÄTEN; C; Zusammenziehung, Kontraktion, von Muskeln und Sehnen; allgemeine Arzneien; Arme; Finger

◦ **Gesicht**:

◦ ◦ **Farbe**:

◦ ◦ ◦ **blass**:
GESICHT; C; Farbe, Verfärbung; blass; Konvulsionen; während; epileptischen

◦ ◦ ◦ **bläulich**:
GESICHT; C; Farbe, Verfärbung; bläulich; Konvulsionen, bei; epileptischen

◦ ◦ ◦ **gelb**:
GESICHT; C; Farbe, Verfärbung; gelb; Konvulsionen, während; epileptischen

◦ ◦ ◦ **rot**:
GESICHT; C; Farbe, Verfärbung; rot; Konvulsionen; während; epileptischen

◦ ◦ **Grimassen**: absin.[137]

◦ ◦ **Kiefersperre**: aeth.[102]

◦ **Kopf**:

◦ ◦ **Anämie** des Gehirns:
KOPF; C; Blutleere, Gehirn; Konvulsionen, bei epileptischen

◦ ◦ **Blutandrang** zum Kopf:
KOPF; C; Blutandrang zum Kopf; allgemeine Arzneien; Konvulsionen; während; epileptischen

◦ ◦ **Gehirnerweichung,** mit:
KOPF; C; Gehirnerweichung; Konvulsionen, mit epileptischen

◦ ◦ **umherwerfen** des Kopfes:
☞ *Augen; verdreht; oben rechts, nach*

◦ **Magen**:

◦ ◦ **Heißhunger**:
MAGEN; C; Appetit; Heißhunger; Konvulsionen; während; epileptischen

◦ ◦ **Schluckauf**:
MAGEN; C; Schluckauf, Schlucksen; Konvulsionen; während; epileptischen

◦ ◦ **Übelkeit,** mit: asar.[110]

◦ **Männliche** Genitalien:

◦ ◦ **Erektionen,** mit:
MÄNNLICHE GENITALIEN; C; Ekektionen (störend, vermehrt usw.); anhaltend, Priapismus; Konvulsionen, bei epileptischen

◦ ◦ **Masturbation,** mit:
MÄNNLICHE GENITALIEN; C; Masturbation; Masturbation, Onanie, Neigung zur; Konvulsionen, bei epileptischen

◦ ◦ **Pollutionen,** mit:
MÄNNLICHE GENITALIEN; C; Pollutionen, unwillkürliche Samenabgänge; allgemeine Arzneien; Konvulsionen, bei; epileptische

◦ **Mund**:

◦ ◦ **Beißt** sich in die Zunge: absin.[137] **Art-v. Bufo** camph. **Caust.** cocc. **Cupr. Oena. Op.** sec. stram.[58] tarent. valer.

◦ ◦ **Schaum** vor dem Mund: absin.[137] aeth.[10] agar. **Art-v. Aster.**[54] bell. **Bufo** camph. canth. **Caust. Cham. Cic.**[54] **Cina** cocc. colch. **Cupr.** gels. **Glon.** hydr-ac.[116] **Hyos.** ign.[54] **Ind.**[54] **Lach.**[54] laur.[10] lyc.[54] lyss. med.[54] **Oena. Op.** plb.[54] **Sil.**[10] staph. **Stry.** sulph. tax. vip.[116]

◦ ◦ **Schleim,** fadenziehender:
MUND; C; Schleim (Schleimabsonderung, Schleimbelag); allgemeine Arzneien; fadenziehend; Konvulsionen, bei epileptischen

◦ **Rücken,** Opisthotonus:
RÜCKEN; C; Opisthotonus; Konvulsionen, während; epileptisch

· **Weibliche** Genitalien:

· · **Menses**:

· · · **blass,** wässrig:

WEIBLICHE GENITALIEN; C; Menses; blass, wässrig; Konvulsionen, bei epileptischen

· · · **intermittierend**:

WEIBLICHE GENITALIEN; C; Menses; intermittierend, zeitweise aussetzend; Konvulsionen, bei epileptischen

· · · **spärlich**:

WEIBLICHE GENITALIEN; C; Menses; spärlich; Konvulsionen, während; epileptischen

· · · **unterdrückt**:

WEIBLICHE GENITALIEN; C; Menses; unterdrückt; Konvulsionen, bei; epileptischen

· · **Metrorrhagie**:

WEIBLICHE GENITALIEN; C; Metrorrhagie; Konvulsionen, mit; epileptischen

· **Zähneknirschen**:

ZÄHNE; M; Konvulsionen, mit •ZÄHNE; C; Zähneknirschen; Konvulsionen; während; epileptischen

- **Nach** epileptischem Anfall:

· **automatische** Impulse: op.[102]

· **Blindheit**: sec.

· **Entkräftung,** hochgradige: aeth.[102] **Chin-ar.**[102] **Cic.**[102] hydr-ac.[102] sec.[102] sil.[102] **Stry.**[102] sulph.[102]

· **Frösteln,** Frost:

FROST; M; Konvulsionen; nach epileptischen •FROST; C; Frösteln; Konvulsionen, nach epileptischen

· **Gemüt**:

· · **Albernes,** närrisches Verhalten:

GEMÜT; C; Albernes Benehmen; Konvulsionen; nach epileptischen

· · **Bewusstlosigkeit**:

GEMÜT; C; Bewusstlosigkeit; allgemeine Arzneien; Konvulsionen; nach; epileptischen

· · **Gedächtnisschwäche**:

GEMÜT; C; Gedächtnis; Gedächtnisschwäche; Konvulsionen; nach; epileptischen

· · **Manie,** Irrsinn:

GEMÜT; C; Manie, Verrücktheit; Konvulsionen; nach epileptischen

· · **Milde,** Sanftmut:

GEMÜT; C; Milde, Sanftmut; Konvulsionen, nach epileptischen

· · **Raserei**:

GEMÜT; C; Raserei, Wut; Konvulsionen; nach; epileptischen

· · **Ruhelosigkeit**:

GEMÜT; C; Ruhelosigkeit, Nervosität; Konvulsionen; nach; epileptischen

· · **Springen,** Impuls zu:

GEMÜT; C; Springen, Hüpfen; Konvulsionen, nach epileptischen

· · **Stupor**:

GEMÜT; C; Stupor, Betäubung; Konvulsionen; nach; epileptischen

· **Geschmack,** fauliger:

GESCHMACK; C; Faulig; Konvulsionen; nach epileptischen

· **Kopfschmerz**:

KOPF; C; Schmerz, Kopfschmerz; Konvulsionen; nach epileptischen

· **Schwäche**:

☞ *Schwäche; Konvulsionen; nach; epileptisch*

· **Schweiß,** warmer:

SCHWEISS; C; Warm; Konvulsionen; nach epileptischen

· **Schwellung**: arg-n.[102] cic.[102]

· **Sprache,** unzusammenhängende:

SPRECHEN STIMME; C; Sprache, Sprechen; unzusammenhängend; Konvulsionen; nach epileptischen

· **Tiefschlaf**:

SCHLAF; C; Tief; Konvulsionen; nach; epileptischen

· **Urin,** reichlicher:

URIN; C; Vermehrte Menge; Konvulsionen; nach epileptischen

· **Extremitäten,** Hand zittert:

EXTREMITÄTEN; C; Zittern; allgemeine Arzneien; Arme; Hände; Konvulsionen, nach epileptischen

· **Magen**:

· · **Heißhunger**:

MAGEN; C; Appetit; Heißhunger; Konvulsionen; nach; epileptischen

· · **Schluckauf**: cic.[102]

· · **Übelkeit**: **Bell.**[5]

· **Ohrgeräusche**:

HÖREN; C; Geräusche; Konvulsionen; nach; epileptischen

· · **Summen**:

HÖREN; C; Geräusche; Summen; Konvulsionen, nach epileptischen

· · **Tosen,** Brüllen, Brausen:

HÖREN; C; Geräusche; Sausen, Brausen, Tosen; Konvulsionen, nach epileptischen

· · **Zischen**:

HÖREN; C; Geräusche; Zischen; Konvulsionen, nach epileptischen

Folge, in schneller: absin.[144] aml-n.[54] oena.[171]

heftig: aeth.[137] amyg-am.[10] arg-n.[54] atro.[54] canth.[54] cham.[54] cic.[54] cimic.[54] ign.[58] lach.[54] salam-l.[23] stram.[58] verat-v.[54]

hysterisch: absin. acet-ac.[54] acon.[10] agar.[58] **Alum.** alum-p.[58] am-br.[25] ambr.[5] **Apis** ars. **ASAF.** asar.[5] **Aur.** aur-ar.[58] aur-s.[58] **Bell.** brach.[54] bran.[1125] **BRY.**[5] caj.[25] **Calc.** calc-s. camph-br.[25] cann-i.[54] cann-s. cast.[10] caul.[54] **Caust.** **Cedr.** cham. chlf.[54] **Cic.** **Cimic.** **COCC.**[5] coff. **Coll.** **CON.** croc. crot-h.[54] cupr.[58] dig.[5] **Gels.** graph.[58] hydr-ac.[54] hyos.[116] **IGN.**[116] **Iod.** **IP.**[5] kali-ar.[58] kali-br.[25] kali-p.[111] lach.[116] lact.[10] land.[9] **Lil-t.**[111] lith-br.[25] lyc. m-art.[5] mag-c.[5] **MAG-M.**[54] meph.[111] merc. **Mill.**[54] **MOSCH.**[54] **Nat-m.** nit-ac. **Nux-m.** **Nux-v.**[54] oena.[102] op. petr. phos. **Plat.**[81] plb.

KONVULSIONEN; hysterisch (Forts.)
puls. ruta[5] scut.[25] sec. **Sep. Sol-c.**[102] **Stann.**[5] staph. **Stram.** sul-i.[58] sulph. sumb. tarent.[54] thyr.[85] valer. **Verat. Verat-v.** vib.[25] visc.[111] zinc. zinc-p.[58] **Zinc-val.**[111]

- **morgens,** in Dämmerung, bei vollem Bewusstsein: plat.[81]
  ☞ *M; Licht; agg.; Zwielicht, in der Dämmerung*
- **ähnelt** Tetanus: **MOSCH.**[54]
- **beim** Versuch von außen, die verkrampften Arme oder zusammengebissenen Zähne zu öffnen, wendet sie viel Kraft auf, um dies zu verhindern: **Hydr-ac.**[54]
  ZÄHNE; M; Konvulsionen, mit
- **Berührungsüberempfindlichkeit,** Hyperästhesie, bei übermäßiger: **Tarent.**[54]
- **Geistesstörung,** bei: **Brach.**[54]
- **Lähmung,** vor: crot-h.[54]
- **Leukorrhoe,** vor: ign.[5]
- **Menses,** vor: hyos.[116] ign.[116] lach.[116]
- **Wehen,** Entbindung, während: mag-m.[54]
  ☞ *M; Wehen, Entbindung; während*
- **wirft** sich mit aller Kraft auf das Kissen, oder wirft sich im Bett von einer Seite auf die andere: **Hydr-ac.**[54]

- **apoplektiform**: crot-h.[54] **Nux-v.**[54]
- **epileptiform**: **Hydr-ac.**[54]

intermittierend: absin.

klonisch: acon.[5] **AGAR.**[5] alum. alum-p.[58] am-c. am-m. ambr. anac. ang.[5] ant-c. **Ant-t.**[5] **Anthr.**[54] antipyrin.[102] apis[102] aran-ix.[149] **Arg.** arg-n.[5] arn. **Ars.**[5] **Art-v.** asaf.[5] asar.[5] aster. aur. aur-ar.[58] aur-s.[58] bac.[62] **Bar-c.** bar-m. bar-s.[58] **BELL.**[5] bor. bov.[5] brom.[116] **Bry.**[5] **BUFO Calc.**[5] calc-i.[58] **Calc-p. Camph.**[5] cann-s. **Canth.**[5] carb-ac.[102] carb-v. carbn-o. **Carbn-s.** caul.[111] **Caust.**[5] **CHAM.**[5] chin. **Chin-s. Chlf.**[54] chlorpr.[149] **CIC.**[5] cimic.[54] **Cina**[5] clem. **COCC.**[5] **Coff.**[5] coloc. **Con.**[5] croc. **CUPR.**[5] dig. dol.[85] dulc. gels.[102] graph. guai. hell. hep. **HYOS.**[5] **IGN.**[5] iod. **Ip.** kali-ar. kali-bi.[111] **Kali-c.** kali-chl.[58] **Kalm.** kreos. lac-eq.[204] lach.[5] lat-m.[119] **Laur.**[5] loxo-r.[240] **Lyc.**[5] **LYSS.** m-arct.[5] m-art.[5] m-aust.[5] mag-c. mag-m. **Mag-p.** mang. med.[85] meny. **Merc.**[5] **Mez. Mosch.**[5] mur-ac. mygal. nat-c. nat-f.[119] **Nat-m. Nicot.**[102] nit-ac. **Nux-m.**[5] **Nux-v.**[116] **Oena.** ol-an.[111] olnd.[5] **OP.**[5] petr. ph-ac. phos. phys. **Plat.**[5] **PLB.** podo.[111] puls. ran-b. ran-s. rheum rhod. rhus-t. russ.[36] ruta sabad. samb. sars. **SEC.**[5] sel. seneg. **SEP.**[5] **Sil.** spig. spong. **Squil.**[5] **Stann.** staph. **STRAM.**[5] **Stront-c.** stry.[111] **Stry-s.**[116] sul-ac. **Sulph.**[5] tab.[54] tarax. tarent. teucr. thuj.[5] thymol.[119] tub.[122] upa-a.[102] ust.[102] valer.[5] **Verat.**[5] verat-v.[111] visc. **Zinc.** zinc-p.[58] zinc-val.[111]

- **abwechselnd** tonisch, und: bell.[5] **Cimic.**[54] con.[5] **Ign.**[5] **Mosch.**[5] nicot.[102] nux-m.[5] nux-v.[116] plat.[5] sep.[5] stram. **Tab.**[54] verat-v.[111]
- **Froststadium** im Fieber, während: acon.[5] agar.[5] **Ars.**[5] bell.[5] bry.[5] **Calc.**[5] **Camph.**[5] caust.[5] cham.[5] cic.[5] cina[5] **HYOS.**[5] ign.[5] lach.[5] lyc.[5] merc.[5] **Op.**[5] sep.[5] stram.[5] sulph.[5]
- **Schweiß,** während: **Bell.**[5] **Cham.**[5] cic.[5] cocc.[5] **Cupr.**[5] **Hyos.**[5] **Op.**[5] **Sep.**[5] stram.[5] thuj.[5] verat.[5]

lang anhaltend: aconin.[38] **Aml-n.**[54] canth.[36] cic.[38] cupr.[37] hydr-ac.[171] plb.[5]

plötzlich: ars.[5] art-v.[111] atro.[111] bac.[55] bell.[5] bufo[58] camph.[5] canth.[5] cham.[5] cic.[5] cupr.[5] cupr-ar.[111] dios.[111] hydr-ac.[111] mez.[116] nat-s.[111] oena.[111] plb.[5] podo.[111] stry. tarent.[111] valer.[5] **Verat-v.**[54] zinc.[5]

schmerzhaft: elat.[54] rhod.[137]
- **Urinieren** agg.: elat.[54]

schmerzlos: cann-s.[5] caps.[5] cic.[5] mosch.[5] nux-v.[5] op.[5] stram.[5]

Status epilepticus: absin.[137] **Acon.**[102] aeth.[102] **Bell.**[102] bufo[137] cocc.[102] hell.[137] oena.[102] plb.[102] zinc.[102]

veränderlich in ihrer Erscheinungsform: stram.[81]

wandernd: dios.[111] ign.[137]

wiederkehrend, mehrmals täglich: amyg-am.[10] art-v.[102] cic.[102]

KOORDINATIONSSTÖRUNG: agar.[5] **Alum.**[5] anh.[1125] arg-n.[5] bar-c.[5] bell.[5] caust.[5] **Cocc.**[5] con.[5] cupr.[5] gels.[111] hyos.[5] kali-br.[111] lach.[5] lol.[111] merc.[5] mygal.[8] nux-v.[5] onos.[111] phys.[111] **Rhus-t.**[5] sec.[5] sulph.[5] tab.[111] visc.[119]

KÖRPERBAU:

fein: ars.[127]

schwer: sac-alb.[85] sulph.[127]
☞ *Knochiger Körperbau*
- **große** Gliedmaßen: sac-alb.[85]

KRABBELN:
☞ *Ameisenlaufen, Kribbeln*

KRAFT, Stärke (Energiestatus):

Empfindung von Kraft, vermehrtes Kraftgefühl: adam.[222] **Agar.** alco.[36] anh.[144] ars.[116] bac.[162] bell.[36] bov.[36] bry.[36] **Bufo** calc-f.[119] carbn-o.[36] chin-s.[36] choc.[222] cinnb.[36] clem.[36] cob.[36] cob-n.[36] **Coca**[36] **Coff.** corn.[36] cot.[36] elae.[36] erech.[36] ferr.[36] **Fl-ac.** galeo-c.[273] gast.[36] gels.[36] germ.[222] gink.[227] gins.[36] haliae-lc.[222] helon.[36] kola[116] lach.[5] lar-ar.[251] lat-h.[301] lil-t.[36] **M-arct.**[5] maia-l.[204] meny.[36] nat-m.[36] **Nat-p.**[111] nep.[149] ol-j.[36] **OP.** oxyg.[233] ped.[36] phos.[36] pic-ac.[116] pip-m.[116] plat.[36] plut-n.[222] por-m.[251] psil.[164] psor.[137] sars.[36] spect.[271] stram. sumb.[36] tax.[303] thea[275] vanad.[14] **Vero-o.**[232] wies.[36] zinc.[5]
GEMÜT; C; Phantasien, Einbildungen; Kraft, Macht; vermehrter, von
- **Gehen,** beim: plut-n.[222]

gesteigert, vermehrt: agar.[116] alco.[36] anh.[116] ars.[116] bapt.[36] bufo[81] calc-hp.[25] camph.[36] carbn-s.[36] chin.[36] coca[36] cod.[36] fl-ac.[36] gels.[36] keroso.[36] kola[116] lat-h.[301] merc-c.[5] nat-p.[116] nitro-o.[36] ol-j.[25] op.[36] phos.[36] piloc.[36] stach.[36] tab.[36] thea[36] tung.[1237] zinc.[116] ziz.[36]
☞ *Ausdauer; gesteigert • Kraft, Energie, Empfindung von • Leistungssteigerung* *GEMÜT; C; Raserei, Wut; Kraft, mit vermehrter*

morgens: gels.[36] haliae-lc.[222] pic-ac.[36]
☞ *Z; Morgens, 5 Uhr - 9 Uhr; agg.*

nachmittags: haliae-lc.[222] nat-m.[36]
- **16** Uhr: haliae-lc.[222]

abends: chin-s.[36] phys.[36]

- **Baden,** beim: sumb.[36]
- **Gehen,** beim: bapt.[36] chin.[36]
- **Koitus,** nach: merc-c.[5]
- **Konvulsionen**:
  - **vor**:
    ☞ *Erhöhung aller Körperkräfte, vor Eintritt von Konvulsionen*
  - **während**: agar.[81] bufo[81]
- **Menses,** vor: germ.[222]
- **Schlaf,** im: bry.[36] cinnb.[36]
  ☞ *M; Schlaf; während*
- **Schweiß,** während: op.[36] piloc.[36] stach.[36]
  ☞ *M; Schweiß; während Schweißabsonderung*
- **Zorn,** nach: carbn-s.[36]
  GEMÜT; M; Zorn, Beschwerden durch
- **Muskelkraft**: agar.[116] alco.[36] anh.[116] ars.[116] camph.[36] coca[36] cod.[36] **Fl-ac.**[36] gels.[36] keroso.[36] kola[116] **Nat-p.**[116] nitro-o.[36] phos.[36] tab.[36] thea[36] zinc.[116]

vermindert: arg.[149] **Ars.**[5] ars-i.[58] carb-an.[58] carb-v.[5] cocc.[5] ferr-p.[58] laur.[5] mag-m.[5] op.[5] ozone[227] ph-ac.[122] phos.[58] schran-u.[88] sulph.[5] tub.[58] verat.[5] vinc.[111]
☞ *Ausdauer; verloren*

wechselt plötzlich: tarent.[137]

KRAMPF:

Gelenke: acon.[5] am-m.[5] **Anac.**[5] **Ang.**[5] arn.[5] aur.[5] bar-c.[5] **Bell.**[5] bov.[5] **Bry.**[5] **CALC.**[5] camph.[5] cann-s.[5] canth.[5] caust.[5] cham.[5] chel.[5] chin.[5] cic.[5] cocc.[5] colch.[5] con.[5] cupr.[5] dulc.[5] euph.[5] hep.[5] hyos.[5] ign.[5] kali-c.[5] kali-n.[5] kreos.[5] lach.[5] laur.[5] led.[5] lyc.[5] m-arct.[5] meny.[5] merc.[5] mez.[5] nux-v.[5] olnd.[5] op.[5] **Par.**[5] petr.[5] phos.[5] **PLAT.**[5] plb.[5] rhus-t.[5] **Sec.**[5] sel.[5] spig.[5] spong.[5] staph.[5] stram.[5] **Sulph.**[5] verat.[5] verb.[5]
☞ *O; Gelenke*

innerlich: **ANG.**[5] ant-t.[5] bry.[36] calad.[5] calc.[5] cina[5] croc.[5] ign.[5] kali-bi.[111] kali-c.[5] merc.[36] mur-ac.[5] **Petr.**[5] ph-ac.[5] **PLAT.**[5] podo.[111] puls.[5] ran-b.[5] ran-s.[5] samb.[5] staph.[5] thuj.[5] valer.[5] verat.[5] verb.[5] zinc.[5]

Muskeln: acon. agar. agar-cps.[36] agar-ph.[36] alum. am-c. am-caust.[36] am-m. **Ambr. ANAC. ANG.**[5] ant-t.[36] aran-ix.[149] arg. **Arn. Ars.**[5] **Asaf.**[5] asar. atro.[25] aur. bar-c. **BELL.** benz-n.[36] bism. bor. bov.[5] bran.[1125] bry.[36] **BUFO**[111] cact.[137] **CALC.**[36] camph. camph-br.[25] **Cann-s. Caps.**[5] carb-an. carb-v. carbn-h.[36] carbn-o.[36] carbn-s.[36] cass.[36] **Cast.**[54] **Caust.**[5] cham.[137] **Chel.**[5] chin.[137] cic. cimic.[111] **CINA** cit-v.[36] clem. **Cocc.**[5] coff.[5] colch.[36] **COLOC.**[137] **Con.** conin.[36] croc. cupr.[137] cupr-acet.[36] cupr-ar.[36] dig. dios.[111] dros. **Dulc.** euph. **Euphr.** ferr. ferr-m.[139] gels. **Glon. Graph.**[5] guare.[25] hell. hep. hydr-ac.[137] **Hyos.**[5] hyosin.[137] **Ign.**[5] iod. **Ip.**[5] **Iris**[54] jab. kali-bi.[36] **Kali-br.**[54] **Kali-c.** kali-chl.[36] kali-n. kali-s.[36] kiss.[36] kreos.[5] lach.[5] laur.[1125] lol.[36] **LYC.**[137] **M-arct.**[5] m-art.[5] mag-c. mag-m.[137] mag-p.[137] mang. **Meny.**[5] **MERC.**[36] merc-c.[36] mez. morph.[36] **Mosch.**[5] **Mur-ac.** nat-c. nat-m. **Nit-ac.** nux-m. **NUX-V.**[137] oena.[36] **Olnd.**[5] **Op.**[5] par. **Petr.** ph-ac.[5] phos. phyt.[36] **PLAT.**[5] **Plb.**[36] podo.[36] pot-a.[1125] prot.[136] puls.[137] ran-b.[5] rat.[1125] rheum[5] rhod. **Rhus-t.** ric.[36] ruta sabad. samb. sang.[111] sapin.[36] **Sec.**[36] sel.[137] **SEP.**[5] **SIL.** sol-t.[36] **Spig. Spong.** squil. **Stann. STAPH.**[5] stram. stront-c. stry.[36] sul-ac. **SULPH.**[1] tab.[137] **Thuj.** tub.[54] **Valer.** verat.[137] verat-v.[25] **Verb.** vib. vib-p.[25] viol-o. viol-t. vip.[36] wies.[36] zinc.
EXTREMITÄTEN; C; Krämpfe, Muskelkrämpfe

- **morgens**: dios.[36]
- **vormittags**: **Calc.**[36]
- **nachts** beim Erwachen: sulph.[1]
- **Anstrengung,** bei lang anhaltender: mag-p.[137]
- **Asthma,** bei: cupr.[102]
  ATMUNG; C; Asthma, asthmatische Atmung; Begleitsymptome
- **Berührung,** bei: guare.[25] morph.[36]
- **Bewegung,** bei: merc.[36] plb.[36]
- **Diarrhö,** bei: phyt.[25]
- **Druck** amel.: plb.[36]
  ☞ *M; Druck; amel.*
- **durchdringend**: cupr.[137]
- **Erbrechen,** während: colch.[36]
  ☞ *M; Erbrechen; agg. während Erbrechen*
- **Erwachen,** beim: bry.[36]
  ☞ *M; Erwachen; agg.*
- **Gehen** agg.: plb.[36]
- **Kindern,** bei: guare.[25]
- **Koitus** agg.: coloc.[137] cupr.[137] graph.[137]
- **Lähmung,** vor: tab.[137]
- **Luftzug,** durch: ars.[36]
  ☞ *M; Zugluft; agg.*
- **Menses**:
  - **vor**: merc.[5] ph-ac.[5] plat.[5] sapin.[36] sep.[5] sulph.[5]
  - **während**: **Cham.**[5] **Cocc.**[5] **Coff.**[5] **Cupr.**[5] **HYOS.**[5] **Ign.**[5] **Kreos.**[5] **LACH.**[5] mag-m.[137] **PULS.**[5] sapin.[36] **Sel.**[5]
  - **nach**: chin.[137] cupr.[137] puls.[137]
- **Schmerzen,** nach: sec.[137]
- **Schwangerschaft,** während: vib-p.[25]
- **Stehen,** beim: plb.[36]
- **Steifheit**:
  - **vor**: sec.[137] sel.[137]
  - **mit**: verat.[137]
- **Stillen** agg.: cham.[137]
- **Wasser,** bei Annäherung: wies.[36]
- **strahlt** über ganzen Körper aus: dios.[137] lyc.[137] nux-v.[137]
- **Beugemuskeln,** Flexoren: sec.[36] vip.[36]
- **entlegenen** Teilen, an: ars.[5] ign.[5]
- **anfallsweise**: phyt.[36]
- **klonisch**: carbn-h.[36]
- **tonisch**: carbn-o.[36]
  EXTREMITÄTEN; C; Steifheit, Steifigkeit; allgemeine Arzneien; Konvulsionen; während
- **unterbricht** den Schlaf: morph.[36]
- **wandernd**: caust.[5] dios.[111] graph.[5]

Nerven: con.[1125]
☞ *O; Nerven, Beschwerden der*

KRAMPFARTIGE Bewegungen: acon. aesc-g.[25] **Agar.** ail.[25] alf.[77] **Alum.** alum-p.[58] aml-n.[25] ang.[5] ant-t. apis aran-ix.[149] **Arg-n.** arn. ars. ars-i. **Asaf.** atro.[25] bar-c. bar-i.[58] **BELL.** blatta-a.[77] brom.[5] bry. **Bufo** cact. **Calc.** calc-i.[58] **Camph.** cann-s. **Canth. Caust.** cere-b.[77] **CHAM. Chin-s. CIC.** cimic.[25] **Cina COCC.** coff. **Con.** croc. **CUPR.** cupr-ar. dig. dor.[25] dulc. form.[25] gels.[25] **Hell. HYOS. IGN. Iod. IP.** kali-ar. lach. laur. liatr.[77] lyc. m-arct.[5] m-art.[5] **Mag-p.** meny. merc. mosch. **Mygal.** nat-c. nux-m. **Nux-v.** oena.[25] olnd. **OP.** passi.[25] petr. ph-ac. phos. phys.[25] phyt.[111] plat. **Plb.** ran-b.[5] ran-s. **Rheum** rhus-t. **Ruta** sabad. samb. scorp.[269] scut.[25] **SEC.** sol-n.[25] spig. spong. **Squil. Stann.** staph. **STRAM.** sulph. tab.[111] tanac.[25] **Tarent. Verat.** verat-v.[25] **Zinc.**

☞ *Konvulsionen* ▥ *EXTREMITÄTEN; C; Bewegungen; allgemeine Arzneien;*

KRANKHEITSGEFÜHL: **ACON.**[5] agar.[5] **Alum.**[5] ambr.[5] ang.[5] ant-c.[5] **Ant-t.**[5] arg.[5] arn.[5] **Ars.**[5] asaf.[5] asar.[5] **Bapt.**[111] bar-c.[5] bell.[5] bor.[5] bov.[5] brom.[137] bry.[5] calad.[5] calc.[5] camph.[5] canth.[5] carb-v.[5] caust.[5] cham.[5] **Chel.**[5] chin.[5] cic.[5] cimic.[137] cina[5] coff.[5] **Colch.**[5] **Con.**[5] croc.[5] **CUPR.**[5] euon-a.[25] euphr.[5] ferr.[5] gels.[111] graph.[5] **Guai.**[5] hell.[5] **HEP.**[5] hyos.[5] **IGN.**[5] ip.[5] kali-bi.[111] **Kali-c.**[5] kali-n.[5] lach.[137] led.[5] lob.[137] **Lyc.**[5] mag-c.[5] **Mag-m.**[5] **MANG.**[5] **MERC.**[5] **Mez.**[5] **Mosch.**[5] mur-ac.[5] **Nat-c.**[5] **NAT-M.**[5] nit-ac.[5] nux-m.[5] **NUX-V.**[5] olnd.[5] op.[5] **Petr.**[5] phos.[5] plat.[5] plb.[5] **Podo.**[137] psor.[137] **PULS.**[5] **Rhod.**[5] rhus-t.[5] **Ruta**[5] sabad.[5] sabin.[5] sang.[137] sec.[5] sel.[5] seneg.[5] **SEP.**[5] **SIL.**[5] spig.[5] **Spong.**[5] stann.[5] **Staph.**[5] **Stram.**[5] stront-c.[5] stroph.[137] **Sulph.**[5] tab.[137] tarax.[5] thuj.[5] valer.[5] verat.[5] zinc.[5]

Schmerzen, durch: stroph.[137]

☞ *M; Schmerzen agg. andere Beschwerden*

◉ **anfallsweise**: acon.[5] agar.[5] alum.[5] ambr.[5] ars.[5] bar-c.[5] bor.[5] bov.[5] calad.[5] calc.[5] carb-v.[5] caust.[5] cham.[5] cic.[5] **Con.**[5] cupr.[5] graph.[5] **Hep.**[5] hyos.[5] **Kali-c.**[5] led.[5] lyc.[5] mag-c.[5] mag-m.[5] **Mang.**[5] **Merc.**[5] mez.[5] mur-ac.[5] **NAT-M.**[5] nit-ac.[5] **Nux-v.**[5] petr.[5] phos.[5] plat.[5] seneg.[5] **Sep.**[5] **Sil.**[5] stann.[5] staph.[5] stram.[5] stront-c.[5] **Sulph.**[5] thuj.[5] valer.[5] zinc.[5]

KREBS und krebsartige Leiden: abr.[85] **Acet-ac.** acon.[34] acro-c-f.[2047] act-sp.[8] agar. agav-t.[149] ail.[137] **Alum.**[54] alum-sil.[110] alumn.[36] am-c.[137] am-m.[72] **Ambr.** amor-r.[149] anac.[54] anan.[36] **Anil.**[809] ant-ar.[110] ant-c.[5] ant-i.[110] **Ant-m.** ant-s.[110] ant-t.[5] **Anthr. Apis** apisin.[5] apoc.[122] aq-mar.[72] aran.[5] arbu.[102] arg.[58] arg-cy.[110] arg-n.[5] arn.[54] **ARS.**[5] ars-br.[102] **Ars-i.**[42] **ARS-S-F.**[58] ars-s-r.[110] asaf.[34] asim.[100] **Aster.** astra-e.[149] aug.[34] **AUR.** aur-ar.[58] aur-i.[58] **Aur-m.** aur-m-n.[54] **AUR-S.**[122] bac.[62] bani-c.[1237] **Bapt.**[102] bar-c.[34] bar-i.[85] **Bell.**[5] bell-p.[137] benz-ac. benzoq.[110] beryl.[149] **BISM.** blatta[110] bov.[102] **BROM.**[5] **Bry.**[5] **BUFO** buni-o.[149] cadm.[110] cadm-ar.[110] cadm-f.[110] cadm-i.[110] cadm-o.[110] cadm-p.[110] **Cadm-s. CALC.** calc-acet.[102] calc-ar.[8] calc-f.[102] **Calc-i.**[85] calc-o-t.[102] calc-ox.[102] calc-p.[102] **Calc-s.** calc-sil.[58] **Calen.**[8] calth.[85] camph.[8] cand-a.[239] canth.[5] **Caps. CARB-AC. CARB-AN.**[5] **Carb-v. Carbn-s.** carc.[72] **Card-b.**[1125] card-m. caust.[5] cedr.[102] cham.[5] chel.[5] chim.[102] chin.[5] chin-s.[54] chol.[102] cholin.[102] chr-ac.[72] **Cic.** cinnam.[85] **Cist. Cit-ac.**[102] cit-l.[102] clem.[5] cocc.[5] cod.[110] coloc.[54] com.[102] **CON.**[5] cortico.[149] cory.[122] cot.[85] croc.[42] **Crot-c. Crot-h. CUND.** cupr. cupr-acet.[102] cupr-s.[122] cur.[36] dor.[36] dulc.[34] echi.[102] elaps elat. eos.[102] epip.[110] equis.[85] erod.[110] eucal.[100] eup-per.[34] euph.[142] euph-he.[110] euphr.[8] **Ferr.**[5] ferr-i.[85] ferr-p.[54] ferr-pic.[122] fl-ac.[116] form.[102] form-ac.[77] formal.[110] fuli.[102] gaert.[142] **Gali.**[42] gels.[25] gent-l.[122] ger-r.[1125] glyc.[42] **Graph.**[8] gua.[102] **Ham.**[85] hecla.[137] helio.[1125] **HEP. Hippoz.**[54] hir.[149] hist.[149] **Ho.**[85] hoit.[149] **HYDR.**[809] hydrc. hydrin-m.[85] **Iod.**[5] iodof.[8] **Ip.**[37] irid.[102] **Iris** jug-c. **Kali-ar. Kali-bi.**[47] kali-br.[171] **Kali-c.**[5] kali-chl.[54] **Kali-cy.**[42] **Kali-i.**[8] **Kali-p.**[102] **Kali-s.**[58] kaol. **Kreos.**[8] kres.[144] lac-h.[233] **Lach.**[34] lact.[144] **Lap-a. LAUR.**[5] led. lob-c.[102] lob-d.[85] lob-e.[102] lup.[102] lupin.[102] **LYC.**[34] **Lyss.** mag-c.[5] mag-m.[5] mag-p.[102] mag-s.[85] maland.[137] mang.[137] matth.[85] med.[56] **Merc.**[5] **Merc-c. Merc-i-f.** merc-k-i.[110] merc-s.[122] merl.[85] methyl.[85] **MEZ.**[5] **Mill.**[58] morg-g.[136] **Morph.**[102] mur-ac.[42] murx. myris.[110] naja[110] nat-c.[5] nat-cac.[102] **Nat-m.**[5] **Nat-s.**[187] nat-sil.[58] nat-sil-f.[110] nectrin.[85] nep.[149] **NIT-AC.**[42] nit-s-d.[8] nux-v.[5] nym.[25] **Ol-an.**[85] onop.[1125] **Op.**[102] orni.[72] ov.[102] ox-ac.[110] oxal.[102] oxyg.[85] paeon.[110] pall.[39] parat.[149] paro-i.[149] pep.[100] perh.[149] **Petr. Ph-ac. PHOS.**[5] **PHYT.**[54] pic-ac.[85] plan.[1125] plat.[5] plat-m.[85] plat-m-n.[85] plb.[36] podo.[85] polyp-n.[1125] polytr.[184] prot.[136] psor.[22] psoral.[102] puls.[5] rad-br.[102] raja-s.[149] ran-b.[58] ran-s.[137] rat.[110] reser.[149] rheum[5] rhod.[5] **Rhus-t.** rob.[36] rumx. rumx-a.[102] ruta[5] sabad.[5] sabal.[110] sabin.[5] sac-alb.[210] sal-ac.[100] **Sang.**[42] sarcol-ac.[149] sars.[5] scirr.[110] scolo-v.[110] scroph-n.[102] **Sec.**[5] sed-ac.[1125] sed-r.[102] **Semp.**[25] senec-j.[102] **SEP.**[5] **Sieg.**[36] **SIL.**[5] silphu.[72] sol[110] sol-n.[25] sol-t-ae.[110] spig.[85] spong.[8] squil.[1] **Staph.** stram.[5] stront-c.[5] **Sul-ac.**[5] sul-i.[58] sulfonam.[149] **SULPH.** syc-co.[136] symph.[77] syph.[8] tab.[5] tarax.[102] tarent.[8] tarent-c.[102] tax.[102] **Ter.**[54] thala.[149] thiosin.[110] thlaspi[8] **THUJ.**[809] thymol.[149] toxo.[149] trif-p.[85] trig-f-g.[1125] tril.[102] tub.[36] uran-n.[54] ust.[102] **Verat.**[5] verb.[77] vib-p.[25] viol-o.[85] **VISC.**[1125] **X-ray**[110] **Zinc.**[5]

☞ *Tumoren* ▥ *KLINISCHES; C; Malformationen*

<> **Ablagerungen,** nach Entfernung von: kali-p.[137] maland.[137]

Abmagerung, Kachexie: acon.[122] alum.[5] ars.[5] bar-c.[5] calc.[5] carb-v.[5] carc.[72] caust.[5] con.[5] cund.[111] graph.[5] hydr.[111] iod.[5] kali-chl.[111] kali-i.[111] kreos.[5] lyc.[5] nit-ac.[5] phyt.[111] pic-ac.[85] sil.[5] sulph.[5] thuj.[5]

☞ *Abmagerung; allgemeine Arzneien* ▥ *KLINISCHES; C; Kräfteverfall, Kachexie*

Kummer, nach: con.[185]

▥ *GEMÜT; M; Kummer, Sorgen, Besorgnis, Beschwerden durch*

Quetschung, nach: **Con.**[54]
☞ *M; Unfall, Beschwerden durch • Verletzung, nach • Verletzungen (Sturz, Prellung, Quetschung, Schlag etc.); Verstauchung, Zerrung, Distorsion; chronisch*

Rauchen, durch: con.[137]
☞ *M; Tabak; agg.*

Verletzung, nach: calc-f.[137]
☞ *M; Unfall, Beschwerden durch • Quetschung, nach* ▥ *GEMÜT; C; Angst; nachts; agg.;*

Carcinoma mucoides: carb-ac.[42] hydr.[42] **Lach.**[54] **Phos.**[54]

Drüsen: alum-sil.[110] **Anthr.**[122] arg.[110] arn. **ARS.** ars-br.[102] ars-i.[58] aur. aur-ar.[110] **Aur-m.** aur-m-n.[110] **Bell. BROM.**[5] **BUFO** buni-o.[149] cadm-f.[110] calc. calc-f.[119] calc-s.[122] **CARB-AN.** carb-v. caust. chim.[110] cist.[110] clem. **CON.** crot-h.[8] cupr. dulc. euph.[184] ferr-i.[110] **Hep.** hippoz.[110] ho.[102] iod.[110] kali-ar.[58] kali-c. kali-cy.[110] **Kreos.** lap-a.[110] lyc. med.[184] merc. merc-i-f. merc-k-i.[110] myris.[110] nat-sil-f.[110] nit-ac. nux-v.[5] ph-ac. phos. phyt.[85] polytr.[184] rhod.[5] rhus-t. sabal.[184] sars.[110] **Sep.** sieg.[36] **Sil.** squil.[58] sul-ac. sul-i.[58] sulfonam.[149] **SULPH.** syph.[122] thiosin.[110] thymol.[149] zinc.
▥ *KLINISCHES; C; Hodgkin Syndrom, Lymphogranulomatose*

Knochen: **Ars.**[5] asaf.[110] aur-ar.[110] aur-i.[102] aur-m-n.[110] cadm.[110] calc-f.[137] con.[54] euph.[110] **Graph.**[5] hecla.[85] hippoz.[110] lach.[809] lap-a.[110] merc-k-i.[110] methyl.[110] **Phos.**[102] stront-c.[110] symph.[102]
☞ *O; Knochen*

Narben, in alten: carb-an.[184] **GRAPH.** phyt.[137]
▥ *HAUT; C; Narben*

"Aura" oder "Ausstrahlung," karzinomatöse: dulc.[110]

blutend: mill.[110] phos.[110]

Epitheliom: abr.[102] acet-ac.[102] alum.[102] **Ars.**[102] ars-i.[102] cic.[102] con.[102] **Cund.**[102] euph.[102] ferr-pic.[102] fuli.[102] **Ho.**[102] hydr.[102] kali-ar.[102] kali-s.[102] lap-a.[102] lob-e.[102] lyc.[102] nat-cac.[102] rad-br.[102] scroph-n.[102] **Sep.**[102] sil.[102] **Thuj.**[102]

fortgeschrittene Stadien: alum-sil.[110] anan.[110] ant-ar.[110] ant-i.[110] arg.[110] bell-p.[110] benzoq.[110] cadm.[110] cadm-s.[110] calc-f.[110] con.[110] hydr.[110] lap-a.[110] phos.[110] phyt.[110] scirr.[110] scroph-n.[110] symph.[110]

Hämangiom: **Ant-t.**[5] **ARS.** bell. **Calc. CARB-AN. Carb-v.** clem. euph.[142] **Kreos. LACH. Lyc. Merc. Nat-m. Nit-ac.** nux-v.[5] **PHOS. Puls.** sabal.[110] **Sep.**[5] **SIL.** staph. **SUL-AC.**[5] **Sulph. THUJ.**
▥ *HERZ KREISLAUF; C; Tumoren, Blutgefäße, Angiome, Hämangiome • HAUT; C; Wucherungen, Auswüchse; Fungus, Schwamm; Hämangiom*

hereditär: **CARC.**[304] lac-h.[233] sac-alb.[210]
☞ *Anlagen, schlechte*

- **mütterlicherseits,** besonders: carc.[119]

Induration:
☞ *Verhärtungen, Indurationen; karzinomatös*

Leukämie:
▥ *BLUT; C; Leukämie*

Lupus, karzinomatöser: agar. alum. alumn. ant-c. arg-n. **ARS.**[137] **Ars-i.** ars-s-f.[58] aur-ar.[110] aur-m. **Bar-c. Calc.** calc-sil.[58] **Carb-ac. Carb-v. Carbn-s.** caust. **Cist.** con.[58] **Graph.**[137] hep. hippoz.[110] **Hydrc.** kali-ar. **Kali-bi.** kali-c. **Kali-chl.** kali-s. **Kreos.** lach. **LYC.** merc.[137] nat-m.[137] **Nit-ac. Phyt. Psor.** rhus-t.[137] sep.[137] **Sil.**[137] sol[110] spong. staph.[137] sulph.[137] thiosin.[110] **THUJ.**

- **hypertrophicus**: ars.[137] **Graph.**[137]

- **ringförmig**: sep.[91]

- **vorax**: ars.[137] sep.[137] sil.[137] **Staph.**[137] sulph.[137]

Lymphom: am-m.[809]

melanotisch: **Arg-n.** carb-ac.[42] card-m. **Lach.** ph-ac. sang.[42]

präkanzerös: buni-o.[149] cadm.[149] carc.[149] gaert.[149] hydr.[85] parat.[149] perh.[149] sarcol-ac.[149] syc-co.[149] thala.[149] toxo.[149]

Sarkom: acon.[34] arn.[34] ars.[137] ars-i.[137] asaf.[34] aur.[34] bar-c.[34] bell.[34] beryl.[149] bry.[34] calc.[34] calc-f.[137] calc-p.[102] carb-ac.[54] carb-an.[5] carc.[207] con.[34] **Crot-h.**[54] **Cund.**[102] cupr-s.[122] dulc.[34] eup-per.[34] graph.[34] hecla.[137] hep.[34] **Kali-chl.**[54] lach.[34] lap-a.[54] lyc.[34] merc.[34] merc-k-i.[110] mez.[34] nit-ac.[102] ph-ac.[34] phos.[5] rhus-t.[34] ruta[34] sil.[102] staph.[34] sulph.[34] symph.[137] thuj.[5]

- **Cutis**: calc-p.[102] carb-an.[5] **Cund.**[102] nit-ac.[102] phos.[5] sil.[102] thuj.[5]

- **Knochen, der,** Osteosarkom: acon.[34] arn.[34] ars.[34] asaf.[34] aur.[34] bar-c.[34] bell.[34] beryl.[149] bry.[34] calc.[34] calc-f.[137] con.[34] dulc.[34] eup-per.[34] graph.[34] hecla.[137] hep.[34] lach.[34] lyc.[34] merc.[34] mez.[34] nit-ac.[34] ph-ac.[34] phos.[34] rhus-t.[34] ruta[34] sil.[34] staph.[34] sulph.[34] symph.[137]

- **Lymphosarkom**: ars.[137] ars-i.[137]

Schmerzen, zur Linderung der: acon.[122] anthr.[102] **Apis**[102] **Ars.**[102] aster.[102] bell.[110] bism.[110] brom.[103] bry.[102] calc.[102] **Calc-acet.**[102] calc-ar.[8] calc-o-t.[102] calc-ox.[102] carb-an.[58] carc.[102] cedr.[102] cham.[110] cinnam.[102] cit-ac.[102] cit-l.[102] cod.[110] coloc.[54] con.[102] crot-h.[110] cund.[102] echi.[102] **Euph.**[102] euph-he.[110] **Hydr.**[102] hydrc.[102] iodof.[8] kali-bi.[58] kali-c.[102] kali-cy.[111] lact.[144] laur.[85] lob-d.[102] lup.[102] lupin.[102] lyc.[8] mag-p.[102] merc.[8] morph.[102] naja[110] op.[102] ox-ac.[110] ph-ac.[102] phyt.[85] psoral.[102] rhus-t.[85] sil.[102] spig.[85] staph.[85] syph.[8] tarent.[8]
☞ *Schmerz; krebsartigen Leiden, bei*

- **brennender** Schmerz: euph-he.[110]

syphilitischer oder tuberkulöser Grundlage, auf: kali-i.[110]
☞ *Syphilis*

Szirrhus: acet-ac.[42] alum.[116] alumn. **Anac.**[54] arg. arn.[54] **Ars.** ars-i.[42] ars-s-f.[58] **Aster.** bell-p.[137] brom.[42] **Calc-s.** calen.[54] carb-ac.[42] **CARB-AN. Carb-v. Carbn-s.** clem.[111] **CON. Cund.**[54] gali.[42] **Graph. Hydr. Lap-a.** med.[111] mur-ac.[42] nit-ac.[42] nux-v.[54] **Petr.**[111] **Phos. Phyt.** sep. **SIL.** squil.[1] staph. **Sulph.** symph.[77]

KREIS zu Drehen, Neigung, sich im: carbn-o.[102]

KRIBBELN:
☞ *Ameisenlaufen, Kribbeln*

KUGEL, Empfindung wie von einer, innerlich: abrom-aug.[192] acon. aesc.[137] agar.[5] anac.[85] anan. androc.[222] ant-t.[5] **Arg-n.** **Arn.**[5] ars.[5] asaf. atri.[116] aur-s. **Bamb-a.**[1184] bar-c. **Bell.** bor.[137] brach.[102] **Brom.**[5] bros-g.[259] **Bry.** bufo calc. **Cann-i.** carb-ac.[25] carbn-s.[25] caust.[5] cham.[5] chel.[5] **Chim.** chin.[5] cimic. cob.[111] cob-n.[144] coc-c. coloc. con.[5] crot-h. croto-t. **Cupr.** cycl.[8] cypra-e.[227] cyt-l.[119] echi.[137] eug.[111] eup-pur.[25] formal.[102] gels.[111] graph. haliae-lc.[222] hedeo.[25] **HEP.**[122] hura hydrc.[36] **IGN.**[5] inul.[85] irid.[222] jatr.[85] kali-ar.[85] kali-bi.[111] kali-br. kali-c.[5] kali-chl.[111] kola[1184] kreos.[85] lac-c.[111] lac-d.[111] **LACH.**[5] **Lil-t.**[111] lyc.[1] lyss. mag-m.[5] marm-w.[194] merc-d.[111] merc-i-r.[111] mosch.[5] naja nat-m. nat-s.[111] nit-ac.[5] nux-m. **Nux-v.**[137] op.[5] ozone[227] par. phos.[5] phys.[102] phyt.[137] plan.[111] **Plat.**[5] **Plb.**[5] prot.[136] **Puls.**[5] raph.[36] rhus-t. ruta **Sabad.**[5] sant.[102] sars.[137] scorp.[269] senec. **SEP.**[5] sil. spig. staph.[5] stram. sulph. tab. tax.[303] ter.[111] teucr.[5] thuj.[5] tub.[56] uran.[269] uro-h.[264] ust.[111] **Valer.** verat.[137] verat-v.[25] zinc.[137]

☞ *Fremdkörper, Empfindung wie von einem • Knoten, innerlich, Empfindung wie ein • Pflock, Keil oder Nagel, Empfindung von einem*

harte, feste Kugel: kreos. nux-m.[137]

heiße Kugel: carb-ac.[111] kali-c.[5] kola[1184] lyc.[137] phyt.[137] raph.[36]

- **abwechselnd** mit Kältegefühl: lyc.[137]

Reifen, oder: anac.[85]

KURZ, Empfindung wie zu: agar.[5] alum. am-c.[5] am-m.[5] **Ambr.**[5] anac.[5] apisin.[5] aster.[54] bac.[62] bar-c.[5] bry.[111] calc-f.[193] carb-an.[5] carb-v.[5] caust.[5] choc.[222] cimx.[8] cinnb. **COLOC.**[1] crot-c. eupi.[85] graph.[5] guai.[5] haliae-lc.[222] hydrog.[222] ign.[8] kreos.[5] lac-c. lach.[5] lycps. mez.[1] mosch.[85] nat-m. neon[222] nux-v.[5] **Olnd.**[5] ph-ac.[193] phos.[5] **Plat.**[54] plut-n.[269] **Rhus-t.**[5] sars.[85] sep.[5] stram. sulph.[1] tab.[111] tep.[36] thuj. til. zinc.[1]

LÄHMIGKEIT:

☞ *Lähmung; Empfindung von Lähmung*

LÄHMUNG:

allgemeine Arzneien: abel.[149] abies-c. abrot. absin. acet-ac.[36] **ACON.** acon-c.[36] aconin.[85] act-sp. adren.[122] aesc. aesc-g.[25] aeth. **AGAR.**[5] agn. ail.[25] alco.[36] **All-c.** aloe **ALUM.** alum-met. alum-p.[58] alum-sil.[58] **Alumn.**[58] am-c. am-m. **Am-p.**[102] am-t.[137] ambr. amyg-am.[10] **Anac.** **Ang.**[5] anh.[85] **Ant-c.**[5] ant-o.[85] ant-t.[5] **Apis** **Apisin.**[5] **Apoc.**[8] apom.[25] arag.[72] aran.[149] aran-ix.[144] arg.[5] arg-i.[102] **Arg-n.** **ARN.**[5] **ARS.** ars-i. ars-s-f.[58] ars-s-r. **Art-v.** arum-t.[58] arund.[36] asaf.[5] asar. aster.[85] astra-e.[102] atro.[25] **Aur.**[5] aur-ar.[58] **Aur-m.**[137] aur-s.[58] aven.[102] bac.[62] bad. bani-c.[1237] **Bapt.** **Bar-acet.**[36] **Bar-c.**[5] **Bar-m.** bar-s.[58] bcg[149] **Bell.**[1] benz-d.[102] berb. bism.[54] bor. both-l.[3070] botul.[102] bov.[5] bran.[1125] brom.[5] **BRY.**[34] **BUFO**[137] bung-f.[102] buth-aust.[144] **Cact.** **Cadm-s.**[58] caj.[25] **Calc.** calc-caust. calc-f.[111] calc-p. calc-s. calc-sil.[58] **Calen.**[102] **Camph.**[122] camph-br.[102] cann-i. **Cann-s.** **Canth.**[5] caps.[8] carb-ac. **Carb-an.**[5] **CARB-V.**[5] carbn-chl.[102] carbn-o.[36] carbn-s. carc.[154] caul.[54] **CAUST.**[5] cedr.[25] cench.[122] cham.[34] **Chel.**[5] chen-a.[137] chen-am.[1125] **Chin.**[5] chin-ar. chin-b.[54] chin-s. chlol.[54] chlor. chlorpr.[149] chr-s.[102] **CIC.**[5] cimic.[111] cina[5] cob-n.[149] coc-c. coca[25] cocain.[72] **COCC.**[5] cod.[25] coff.[1] **COLCH.**[5] coll. **COLOC.**[5] **Con.** conin.[85] cop.[36] cortico.[149] crat.[110] croc. **Crot-c.**[36] crot-h.[54] croto-t. cub.[4] **Cupr.**[5] cupr-acet.[102] cupr-ar.[102] **Cur.**[36] cycl. cyt-l.[102] cytin.[102] dig.[5] dios.[36] diph.[102] **Dros.** dubin.[102] **DULC.**[5] echi.[111] elaps **Equis.** ergot.[25] **Erig.**[102] eucal.[102] euphr.[5] eupi.[36] fago. **Ferr.**[5] ferr-acet.[102] ferr-ar.[58] ferr-i. ferr-p.[102] ferr-pic.[142] fl-ac.[5] foll.[149] **Form.** gast.[9] **GELS.**[25] ger.[102] gins.[36] glon.[36] **Graph.** grat.[111] grin.[72] **Gua.**[25] guai. **Guare.**[36] halo.[149] hedeo.[36] hell.[5] helo.[54] helon. hep.[5] hipp. ho.[102] hydr.[58] hydr-ac. hydro-c.[149] **HYOS.**[5] hyosin.[102] **Hyper.**[102] iber.[36] ictod.[77] **Ign.**[5] iod.[5] ip.[5] irid.[102] iris[36] iris-fl.[85] iris-foe.[36] jab.[1125] kali-acet. **Kali-ar.** kali-bi.[102] kali-br.[25] **KALI-C.**[5] **Kali-chl.** kali-cy.[85] **Kali-i.**[85] kali-m.[61] kali-n.[1] **Kali-p.** kali-sil.[58] kali-t.[36] **Kalm.** karw-h.[149] kreos. kres.[144] kron.[9] **Lac-c.** lac-d.[58] lacer.[36] **LACH.**[5] lachn.[102] lact. land.[9] lat-h.[72] lat-k.[102] lat-m. lath.[85] **LAUR.**[5] **Led.**[5] lepro.[197] levo.[149] lil-t.[111] linu-u.[36] lith-c. lob.[102] lob-p.[85] **Lol.**[102] **Lyc.**[5] lycps. lyss.[85] m-arct.[10] m-art.[5] **M-aust.**[5] mag-c.[1] mag-m.[5] mag-p. manc.[36] mang. mang-acet.[1] mang-o.[102] med.[102] mein.[9] meny. meph. **Merc.**[5] **Merc-c.** merc-i-f.[85] merc-i-r.[36] mez.[5] mill. morph. mosch.[5] **MUR-AC.**[5] mygal. myric.[36] **Naja** narcot.[85] nat-ar.[110] nat-c.[5] nat-f.[119] nat-i.[102] **NAT-M.**[5] nat-p.[36] nat-s.[54] nat-sil.[58] nicot.[102] **Nit-ac.**[1] **Nux-m.**[5] **NUX-V.**[5] oena.[1125] ol-an.[111] ol-j.[25] **OLND.**[5] **OP.**[102] orig.[1125] **Ox-ac.** oxyt.[102] oxyu-s.[237] pall. par. paull.[54] perh.[149] peti.[102] **PETR.**[5] ph-ac. **PHOS.**[5] **Phys.**[102] **Physal.**[102] **Phyt.** pic-ac. pimp.[1125] pip-m.[85] pipe.[85] **Plat.** **PLB.**[5] **Plb-acet.**[102] **Plb-i.**[122] plect.[102] podo.[58] polyp-p.[36] **Pop-c.**[102] prot.[136] prun.[111] psil.[149] **PSOR.**[5] **Puls.**[5] pyre-p.[1125] pyrog.[111] pyrus[77] ran-b.[5] ran-s.[1125] rauw.[119] reser.[149] **Rheum**[5] rhod. rhus-a.[102] **RHUS-T.** rhus-v.[36] **Rosm.**[1125] **RUTA**[5] sabad.[5] sabin.[5] sang.[25] sanic.[102] sant.[36] sarcol-ac.[149] **Sars.**[5] scut.[102] **SEC.**[5] sel.[5] seneg.[5] **Sep.** **SIL.**[5] solid.[102] solin.[36] spig.[5] spong. squil. **STANN.**[5] staph.[5] **STRAM.**[5] **Stront-c.** stroph.[137] **Stry.** stry-ar.[102] stry-f-c.[102] stry-p.[122] sul-ac.[5] sulfon.[72] sulo-ac.[117] **SULPH.**[5] sumb.[111] syph.[58] **Tab.** tanac.[36] tarax.[5] **Tarent.** tarent-c.[137] tax. tep.[36] ter. teucr.[5] thal.[149] **Thal-s.**[102] thea[36] ther.[231] thiop.[149] thuj.[5] thymu-v.[1125] **Thyr.**[102] trig-f-g.[1125] uran-n.[111] valer.[5] **VERAT.**[5] verat-v. verb.[137] vesp. vib.[54] vip. visc.[85] wies.[9] wild.[9] xan.[25] **ZINC.**[102] zinc-c.[102] zinc-p.[58] zinc-pic.[85] zinc-s.[36]

☞ *Schwäche; lähmungsartig ▤ EXTREMITÄTEN; C; Lähmung, Muskellähmung; allgemeine Arzneien*

- **einseitig,** Hemiplegie:

☞ *Halbseitenlähmung*

- **Halbseitenlähmung**: acon.[5] acon-c.[36] adren.[122] agar. **Alum.**[122] **Alum-p.**[122] alumn.[54] am-m. ambr.[102] **Anac.** **Apis** arg. arg-n.[1] arn. ars.[1] ars-s-f.[58] art-v. asar. **Aur.**[102] bapt. bar-c. bar-m. **Bar-s.**[58] **Bell.** **Both-l.**[144] bov. bufo[85] cadm-s. caj.[122] calc. calc-f.[111] calen.[102]

cann-i.[122] carb-v. carbn-o.[36] carbn-s. **CAUST.** cench.[122] chel. chen-a.[102] chin. chin-s.[10] chlorpr.[149] cic.[54] cob-n.[149] **Coc-c. COCC. Colch.**[5] **Con.**[809] conin.[85] cop. crot-c. crot-h. croto-t.[5] cupr. cur.[102] cycl. dig.[54] dulc. **Elaps**[111] form.[111] gels. glon.[111] **Graph.** guai. hell. hep. **Hydr-ac.**[54] **Hyos.**[54] ign. ip.[54] irid.[102] kali-br.[111] **Kali-c.** kali-chl.[58] kali-cy.[85] **Kali-i.** kali-p. **LACH.** laur. led.[58] lyc. m-aust.[85] merc.[1] mez. **Mur-ac.** nat-c. **Nat-m.** nit-ac. nux-v. olnd. **Op.** ox-ac. perh.[149] petr. **Ph-ac. Phos.**[1] phys.[102] pic-ac.[102] plb. podo. psor. rhod. **RHUS-T.** sabin. sant.[36] **Sars. Sec.** sep.[5] sil.[54] spig. stann. **Staph.**[148] **Stram.** stront-c.[5] stry. **Sul-ac.** sulph. syph. tab. tarax. thuj. verat-v.[111] vib.[54] vip.[111] wild.[9] xan.[102] **Zinc.** zinc-p.[58]

EXTREMITÄTEN; C; Lähmung, Muskellähmung; allgemeine Arzneien; einseitig, Hemiplegie

◦ **Apoplexie,** nach: acon.[5] **Alum.** anac. apis **ARN.**[809] ars.[5] **Bar-c.** bell. both-l.[144] bufo[85] cadm-s. caj.[122] calc-f.[111] calen.[102] **Caust. Cocc.** con. **Crot-c. Crot-h.** croto-t.[5] **Cupr.** form.[111] **Gels.** glon.[111] **Hyos.**[54] kali-br.[111] kali-cy.[85] **LACH.**[809] laur. merc.[5] **NUX-V.**[809] **OP. PHOS. Plb.** sec. sep.[5] stann. stram. stront-c.[5] sulph.[5] verat-v.[111] **Vip.**[111] wild.[9] zinc.

KLINISCHES; C; Apoplexie; einseitig

◦ **Berührungsüberempfindlichkeit,** Hyperästhesie der gesunden Seite: plb.

◦ **Hautausschläge,** durch unterdrückte: **Caust. Dulc.** hep. **Psor. Sulph.**

◦ **Hitze** im gelähmten Teil: **Alum.**[122] phos.

◦ **Kälte** der gelähmten Teile, mit: ars. **Caust.** cocc. **Dulc.** graph. led.[58] nux-v. plb. rhus-t. zinc.

◦ **Konvulsionen,** Spasmen:

◦ ◦ **nach**: **Ars.**[54] **Bell.**[54] **CAUST. CIC.**[54] **Cocc.**[5] con.[122] **CUPR.**[5] elaps[111] **Hyos. Ip.**[54] laur.[54] **Nux-v.**[54] **Plb.**[10] **Sec.**[5] **Sil.**[54] stann. stram.[54] sulph.[54] **Vib.**[54]

◦ ◦ **gelähmten** Seite, der: **Phos.** sec.

◦ ◦ **gesunden** Seite, der: apis **Art-v.** bell. hell. lach.[148] **Stram.**

◦ **Kopfschmerz,** nach: ars.[1]

◦ **Krämpfe**:

☞ *Konvulsionen, Spasmen*

◦ **Menses,** mit vikariierenden: **DIG.**[54]

◦ **psychisch** bedingt:

◦ ◦ **Gemütserregung,** nach: stann.

GEMÜT; M; Erregung; Beschwerden durch; Allgemeinsymptome

◦ ◦ **Schock,** nach: apis

◦ **Schmerzen,** durch: nat-m.

◦ **Stimmlosigkeit,** Aphasie, mit: both-l.[3070] cench.[122]

◦ **syphilitisch**: cob-n.[149]

☞ *Syphilis*

◦ **Taubheitsgefühl,** mit:

◦ ◦ **gelähmten** Seite, auf der: **Apis**[54] cann-i.[122] **Caust.**[54] cocc.[8] **Rhus-t.**[54] staph.[122]

◦ ◦ **gesunden** Seite, auf der: cocc.

◦ **unwillkürliche** Bewegung des gelähmten Gliedes: arg-n.[1] merc.[1] phos.[1]

◦ **Zorn,** nach: staph.[148]

GEMÜT; M; Zorn, Beschwerden durch

◦ **Zucken,** mit:

◦ ◦ **gelähmten** Seite, auf der: apis **Arg-n.** merc. nux-v. phos. **Sec.** stram. stry.

◦ ◦ **gesunden** Seite, auf der: **Apis** art-v. **Bell. Stram.**

☞ *Zuckungen; einseitig; andere Seite gelähmt*

- **links**: acon. **All-c.**[54] ambr.[102] **Anac. Apis** arg-n. **Arn.**[81] ars. art-v.[54] bapt. **Bar-m.**[8] bell. brom. caust. cocc. cupr-acet.[102] cupr-ar.[102] cur.[36] dios.[36] elaps ferr.[36] gels. hydr-ac. karw-h.[149] lacer.[36] **LACH.** lyc.[102] **Nit-ac. NUX-V.** op.[5] ox-ac. petr. phys.[36] pic-ac.[36] **Plb.**[54] podo. **RHUS-T.** sant.[85] stann. **Stram.** stront-c.[5] stroph.[137] sulph. verat-v.[102] vip.[111] xan.[102]

◦ **17** Uhr: dios.[36]

◦ **Aufstehen,** beim: pic-ac.[36]

◦ **Blutung,** nach zerebraler: cur.[36]

◦ **Gehen,** beim: ferr.[36]

◦ **Konvulsionen,** während: arn.[81]

◦ **Stimmlosigkeit,** Aphasie, mit: bar-m.[8]

◦ **erstreckt** sich nach rechts: lach.[58]

- **rechts**: acon.[36] apis **Arn. Bell.** both-l.[3070] bufo[85] **Calc. Canth.**[54] carbn-s.[36] **CAUST.** chel.[5] chen-a.[137] colch. con.[809] **CROT-C.** crot-h. cur.[102] **Elaps Graph.** irid.[102] iris-fl.[85] iris-foe.[36] kali-i. lach.[809] mang.[36] merc-i-r.[111] **Nat-c.** nat-m.[5] **Op.** phos.[111] plb.[137] **Rhus-t.** sang. sil. stront-c. sulph. thuj.[111] vip.[10]

◦ **Auftreten,** beim: mang.[36]

◦ **Stimmlosigkeit,** Aphasie, mit: both-l.[3070] **Canth.**[54] chen-a.[137]

- **morgens**: bry.[36] cimic.[36] dulc.[36] manc.[36] polyp-p.[36]

◦ **Aufstehen,** nach: manc.[36]

- **vormittags**: abrot.[36]

- **nachmittags**: iris-foe.[36] rhus-t.[36] sep.[36]

◦ **14** Uhr: iris-foe.[36]

- **abends**: nat-p.[36] **Rhus-t.**[36]

- **allmählich** einsetzend: **CAUST.** syph.[137]

- **Alkoholmissbrauch,** nach: ant-t.[54] **Ars.**[54] calc.[54] **Lach.**[54] nat-s.[54] **Nux-v.**[54] **OP.**[54] ran-b.[54] sep.[54] **Sulph.**[54]

☞ *Speisen und Getränke; Alkohol, alkoholische Getränke; agg.*

- **alten** Menschen, bei: **Bar-c. Con. Kali-c. OP.**[54] stry-ar.[102]

- **Ameisenlaufen,** mit: cadm-s.[137] phos. plb. sec.[137]

- **Anstrengung,** nach: ars. **Caust. Gels.** nux-v. **Rhus-t.**

☞ *M; Anstrengung, körperliche; agg., Anstrengung*

- **Apoplexie,** nach: acon.[5] **Anac.**[5] **ARN.**[1125] ars.[5] **Bar-c.**[5] bell.[5] calc-f.[111] caust.[5] cocc.[5] croto-t.[5] cupr.[5] form.[111] gast.[9] gels.[111] glon.[111] kali-br.[111] lach.[5] merc.[5] op.[5] phos.[5] plb.[5] pyre-p.[1125] ran-s.[1125] sep.[5] stram.[5] stront-c.[5] sulph.[5] verat-v.[111] vip.[111] zinc.[5]

EXTREMITÄTEN; C; Lähmung, Muskellähmung; allgemeine Arzneien; Apoplexie, nach

LÄHMUNG (Forts.)

- **Arbeit,** durch zuviel: alum.[184]
- **Atrophie,** mit: cupr.[54] **GRAPH.**[54] **Kali-p.**[54] phys.[171] **Plb.**[54] **Sec.**[54] **Sep.**[54]
  KLINISCHES; C; Atrophie
- **Baden** amel., kaltes: caust.[137] con.[5]
  M; Baden, Waschen; amel.; kaltes
- **Berührung,** empfindlich gegen: plb.[137]
- **Berührungsüberempfindlichkeit,** Hyperästhesie der anderen Seite: plb.[137]
- **Bewegung,** mit ungeordneter: merc.[137]
- **Bewegungsverlust,** mit: bell.[4] guare.[36]
- **Bleivergiftung,** durch:
  toxisch; Bleivergiftung, durch
- **Blutüberfülle,** durch zerebrale: cur.[1125] zinc-p.[25]
- **Blutung,** bei: plb.[137]
- **Delirium** tremens, nach: alco.[36]
- **Diphtherie,** nach: ant-t. apis arg. **Arg-n.**[5] arn. **Ars.** aur.[102] aven.[102] **Bar-c.**[54] bar-m.[102] botul.[102] camph. carb-ac. **Caust.** chlorpr.[149] **COCC.** **Con.** **Crot-h.** cur.[102] **Diph.**[111] **GELS.**[1125] helo.[54] **Hyos.** kali-br. kali-i.[102] kali-p. **Lac-c.** **Lach.** lath.[1125] **Nat-m.** nux-v. olnd.[102] **Phos.** **Phys.**[111] phyt. **Plb.** plb-acet.[102] rhod.[102] **Rhus-t.**[5] sec. sil. sulph.[54] thuj.[54] zinc.[54]
  Unterkörper, Paraplegie; Diphtherie, nach *INNERER HALS; C; Lähmung; allgemeine Arzneien; Rachen; postdiphtherisch*
- **Druck** unterm Zeh, durch: graph.[36]
- **Entbindung,** nach der: **PHOS.**[54] **RHUS-T.**[54]
  M; Wehen, Entbindung; Wochenbett, im
- **Erkältung,** nach: dulc. rhod.
  Kälte; Erkältungsneigung
- **Erschütterung** von Gehirn oder Rückenmark, nach: hyper.[1125]
  M; Erschütterung; agg. *KOPF; O; Innerlich, innerer Kopf; Gehirn; Verletzungen, nach*
- **Erwachen,** beim: ferr-i.[36]
  M; Erwachen; agg.
- **Feuchtigkeit,** mit Absonderung von: stann.[137]
- **Fieber**:
  - **beginnt** mit: gels.[58]
  - **intermittierendem,** bei:
    - **während**: thal.[149]
    - **nach**: arn.[54] **Ars.**[54] gels.[58] **Lach.**[54] **NAT-M.** **Nux-v.**[54]
- **Flussbad** im Sommer, durch: **Caust.**
- **Froststadium** im Fieber, während: ars.[5] bell.[5] brom.[5] caps.[5] chin.[5] cina[5] cocc.[5] **Ign.**[5] **Nux-v.**[5] ph-ac.[5] puls.[5] **Rhus-t.**[5] sabad.[5] verat.
- **Fußschweiß,** durch unterdrückten: colch.[137]
- **Gefühllosigkeit,** mit: guare.[36]
- **Gehen**:
  - **während**: eupi.[36] lyc.[36] pip-m.[36]
  - **nach**: con.[36]
- **Geisteskrankheit,** bei: ant-c.[102] ars.[102] aur.[102] **Bell.**[102] caust.[102] crot-h.[137] hyos.[102] kali-br.[102] kali-i.[102] merc-c.[102] nat-i.[102] nux-v.[102] op.[102] **Phos.**[102] phys.[102] plb.[102] stram.[102] sulph.[102] verat.[102]
- **geistiger** Anstrengung, nach: **Nux-v.**[54]
  M; Geistige Anstrengung; agg.
- **Gemütsbewegungen,** nach: **Apis** gast.[9] gels.[58] **IGN.** lach.[137] nat-m. nux-v. stann. stram.[137] ther.[231]
  GEMÜT; M; Gemütsbewegungen agg.; nach
- **Hautausschläge,** durch unterdrückte: caust. **Dulc.** hep. lach.[137] **Psor.** **Sulph.**
  M; Hautausschläge; agg., Unterdrückung von Hautausschlägen
- **Infektionskrankheiten,** nach: caust.[137]
  M; Infektionskrankheiten, Beschwerden seit
- **Kindern,** bei: **Acon.**[102] **Aeth.**[102] **Bell.**[5] bung-f.[137] calc.[5] **Caust.**[102] chr-s.[102] coloc.[5] **Gels.**[102] kali-p.[137] lath.[102] **MERC.**[5] nux-v.[102] olnd.[137] phos.[102] phys.[102] **Plb.**[102] rhus-t.[102] sec.[102] sulph.[102] verat.[1125] vip.[137]
  - **Parese,** nach: olnd.[137]
  - **Zahnung,** während der: kali-p.[137]
- **Koitus,** nach: phos.
- **Kontraktionen** der Glieder, mit: chen-a.[137]
- **Konvulsionen,** Spasmen:
  - **vor**: art-v.[185] tarent.[137] tarent-c.[137]
  - **während**: nux-m.[137] phos.[58]
  - **nach**:
    Konvulsionen; Lähmung; vor
  - **Seite,** auf der anderen: apis[86] hell.[86] stram.[137]
- **Kopf** gegen die Wang geschlagen ist, nachem der: **Calc.**[8]
  M; Anstoßen, irgendwo, agg.
- **Krämpfen,** nach: tab.[137]
- **langsam** fortschreitend: caust.[137] syph.[137]
- **Liegen** auf feuchtem Boden, durch: rhus-t.[47]
  M; Liegen; während; feuchtem Boden oder Unterlage, auf
- **Luftzug,** kalter, agg.: caust.[47]
  M; Kälte; agg. •M; Luft; kalte; agg. •M; Zugluft; agg.
- **Masturbation,** agg. durch: **Chin.**[54] stann.[54]
  M; Masturbation, Beschwerden durch
- **Menses,** während: plb.[5]
  M; Menses; während
- **Nasswerden,** nach: **CAUST.** **Rhus-t.**
  M; Nasswerden; agg.
- **Nesselfieber,** nach Abklingen von: cop.[36]
- **Neuralgie,** bei: abrot.
- **Nikotin-Missbrauch, durch**: nux-v.[144]
- **postdiphtherisch**:
  Diphtherie, nach
- **Rheumatismus,** nach: acon.[5] ang.[5] arn.[5] bar-c.[137] carb-v.[36] caust.[5] cham.[5] chin.[137] colch.[5] dulc.[5] ferr.[5] kalm.[111] puls.[5] rhod.[5] rhus-t.[5] ruta[5] sulph.[5]
- **Samenerguss** agg.: m-aust.[85]
  M; Samenergüsse; agg.
- **Schmerzen,** durch: nat-m.[137]
- **Schock,** durch psychischen: apis caust.[85] ign. nat-m. nux-v. stann.

- **Schweiß**:
  - **mit**: stann.[137]
  - **unterdrückten,** durch: **Colch. Gels.**[122] **Lach.**[122] **Rhus-t.**[122]
- **sexuelle** Exzesse, durch: **Kali-br.**[8] **Nat-m. Nux-v. PHOS.**[54] **Rhus-t.** sil.[5]
  ☞ M; Sexualität; Exzessen, nach sexuellen
- **Stehen,** beim: bell.[36]
- **Taubheitsgefühl,** mit: ail.[25] bapt.[25] caj.[25] cedr.[25] coca[25] con.[58] kali-br.[25] sec.[137] xan.[25]
- **Tremor,** nach: plb.[137]
- **Typhoid,** bei: **Agar. Caust.**[8] **Lach. Rhus-t.**
- **Uterus,** durch Retroversion des: aesc.[25] caul.[25]
- **Verletzungen,** nach: wild.[9]
  ☞ M; Unfall, Beschwerden durch
- **vorwärts** zu Rennen, beim Versuch zu Gehen, mit Neigung: mang.[85]
- **Wetterwechsel,** durch, warm zu nasskalt: **Caust.**[122] **Dulc.**[122] **Rhus-t.**[122]
  ☞ M; Wechsel, Veränderung; agg.; Temperaturwechsel; warm zu kalt, von •M; Wetter; Wetterwechsel; agg.; Warm zu, von;
- **Wind,** kalter, agg.: caust.[47]
  ☞ M; Kälte; agg. •M; Wetter; windigem, stürmischem, bei; während; kaltem, bei
- **Wirbelsäule,** durch Erkrankung der: land.[9] med.[137]
- **Zahnung,** während der: kali-p.[102]
  ☞ M; Zahnung, Beschwerden durch
- **Zorn,** nach: nat-m. **Nux-v.** sep.[36] staph.[54]
  GEMÜT; M; Zorn, Beschwerden durch
  - **einseitig**: staph.[54]
- **Zucken,** mit: stram.[137]
- **erstreckt** sich:
  - **abwärts**: **Bar-c.** merc. zinc.[5]
  - **aufwärts**: aconin.[85] agar. alum.[102] **Ars.** bar-acet.[72] bar-c.[36] **Con.**[85] gels.[85] hydr-ac. **Kali-c.** karw-h.[149] lath.[102] led.[102] lyss.[85] mang. **Ox-ac.**[102] phos.[102] pic-ac.[102] plb.[5] sec.[102] sulfon.[85] vip.[102]
    - **Landry** Paralyse, aufsteigend, akute idiopathische Polyneuritis: aconin.[85] con.[85] lyss.[85] vip.[102]
- **Bulbärparalyse**: botul.[102] lact.[1125] naja[102] thal.[149]
  - **Pseudobulbärparalyse**: thal.[149]
    ☞ Muskeln
- **Drüsen**: calc-sil.[58]
- **innerlich**: absin. **Acon.** agar. agn. alum. alum-p.[58] am-c. am-m. am-t.[137] ambr. anac. ang.[5] ant-c. ant-t. arg-n.[5] arn. **Ars.** asaf. asar. aur. aur-s.[58] bar-c. bar-s.[58] **BELL.** bism. bor. bov. bry. calc. calc-sil.[58] camph. cann-s. canth. caps. carb-ac. carb-an. carb-v. carbn-s. caust. cham. chel. chin. cic. **Cocc.** colch. coloc. **Con.** croc. cupr. cycl. dig. dros. **DULC.** euphr. ferr-pic.[142] **Gels.** graph. hell. helo.[111] hep. hydr-ac. **HYOS.** ign. iod. ip. kali-br. kali-c. kali-chl.[58] kreos. lach. **Laur.** led. lyc. m-arct.[5] m-art.[5] m-aust.[5] mag-c. mag-m. mang. meny. merc. mez. mur-ac. nat-c. nat-m. nit-ac. **Nux-m. Nux-v.** olnd. **Op.** par. petr. ph-ac. phos. plb. **Puls.** ran-b.[5] rheum rhod. **Rhus-t.** ruta sabad. sabin. sars. sec. sel.[5] seneg. sep. sil. spig. spong. squil. stann. staph. **STRAM.** stront-c. sul-ac. sulph. tab.[111] tarent. thuj. verat. verb. zinc. zinc-p.[58]
  - **Organen,** Lähmung von: absin. **Acon.** agar. agn. alum. alum-p.[58] am-c. am-m. am-t.[137] ambr. **Anac.** ang.[5] ant-c. ant-t. arn. ars. asaf. asar. aur. aur-s.[58] **Bar-c.** bar-s.[58] **BELL.** bism. bor. bov. **Bry. Calc.** calc-sil.[58] camph. cann-s. canth. **Caps.** carb-ac. carb-an. carb-v. carbn-s. **Caust.** cham. chel. chin. cic. **Cocc.** colch. coloc. con. croc. cupr. cycl. dig. dros. **DULC.** euphr. ferr-pic.[142] gels. graph. hell. hep. hydr-ac. **HYOS.** ign. iod. ip. kali-br. kali-c. kali-chl.[58] kreos. lach. laur. led. **Lyc.** m-arct.[5] m-art.[5] m-aust.[5] mag-c. mag-m. mang. meny. merc. mez. mur-ac. nat-c. nat-m. **Nit-ac.** nux-m. nux-v. **Olnd. Op.** par. **Petr.** ph-ac. **Phos. Plb. PULS.** rheum rhod. **Rhus-t. Ruta** sabad. sabin. sars. **SEC.** seneg. **Sep. SIL.** spig. spong. squil. stann. staph. **Stram.** stront-c. **Sul-ac. Sulph.** thuj. **Verat.** verb. zinc. zinc-p.[58]
- **Körperteile,** betroffene:
  - **einzelne** Teile: **Am-t.**[137] anac. apom.[25] **Ars.** bar-c.[137] bell.[137] camph.[36] **CAUST.** cod.[25] cub.[36] **Dulc.** gels.[137] hedeo.[36] hyos.[137] nux-v.[58] **Op.**[137] phos.[137] plb.[5] puls.[137] sec.[137] sil.[137] sulph.[137] vib.[25] xan.[25]
  - **erkrankte** Teile: colch.[5] **Plb.**[5] **Rhus-t.**[5]
- **Muskeln**: alum. **Alumn.**[58] ars. calc. carbn-s.[36] caust. cocc. colch.[36] con.[36] cortico.[149] crot-h. cupr.[137] cur.[122] form.[36] gels.[8] glon.[36] hell.[5] hydr-ac.[36] lil-t.[111] merc-i-r.[36] mez.[137] myric.[36] nat-m. phys.[25] plb. rhus-v.[36] solin.[36] stram.[36] thal-s.[102] visc.[85]
  ☞ Bulbärparalyse; Pseudobulbärparalyse
  - **Erwachen,** beim: merc-i-r.[36]
  - **gehorchen** dem Willen nicht: gels.[8] **Hell.**[5] lil-t.[111]
  - **Beugemuskeln,** Flexoren: caust. mez.[137] **Nat-m.**
  - **einzelne**: cupr.[137]
  - **Streckmuskeln**: alum. ars. calc. carbn-s.[36] **Cocc. Crot-h.** cur.[122] **PLB.**
  - **willkürliche**: cortico.[149] glon.[36] phys.[25]
- **Nerven**: agar.[1125] arg-n.[5] **Arn.**[1125] ars.[36] bell.[36] carbn-o.[36] cur.[102] gels.[36] guare.[36] hyos.[1125] lob.[1125] nux-m.[5] olnd.[144] ox-ac.[102] phos.[102] phys.[102] plb.[36] puls.[58] tanac.[36] xan.[102]
  - **motorische**: ars.[36] bell.[36] cur.[102] **GELS.**[36] guare.[36] olnd.[144] **Ox-ac.**[102] **Phos.**[102] **Phys.**[102] plb.[36] tanac.[36] xan.[102]
  - **vasomotorisch**: carbn-o.[36] puls.[58]
- **Schließmuskel**: ars.[102] carbn-o.[36] **Caust.**[102] gels.[102] naja[102] nux-v.[102] phos.[102] phys.[102]
  ☞ O; Körperöffnungen, Beschwerden der oder an
- **Unterkörper,** Paraplegie: aesc.[137] agar.[137] alum-p.[58] alum-sil.[58] anh.[85] **Arg-n.**[137] ars.[137] aur.[137] bapt.[137] caul.[137] caust.[137] chel.[137] cina[137] cocc.[137] gels.[85] graph.[58] hyper.[137] ign.[137] kali-t.[85] kalm.[85] lath.[85] mang.[137] nat-m.[137] **NUX-V.**[137] phys.[85] pic-ac.[85] pip-m.[85] plb.[137] rhus-t.[137] rhus-v.[85] ruta[137] sec.[137] stry.[85] sulph.[137] tarent.[137] thal-s.[85] thyr.[85] vip.[102] wild.

LÄHMUNG; Unterkörper, Paraplegie (Forts.)

<> ◦ **Anstrengung,** nach: nux-v.[137] rhus-t.[137]

◦ **Atrophie,** mit: ars.[137]

◦ **Diphtherie,** nach: ars.[137]
☞ *Diphtherie, nach*

◦ **Entbindung,** nach der: caul.[137] caust.[137] plb.[137] rhus-t.[137]

◦ **Fieber,** nach: rhus-t.[137]

◦ **Hunger,** mit: cina[137]

◦ **sexuellem** Exzess, nach: rhus-t.[137]

◦ **Steifheit** von Muskeln, mit: chel.[137]

◦ **bösartig**: mang.[137]

- **hysterisch**: acon.[102] arg-n.[102] asaf.[5] caust.[5] cham.[5] cimic.[111] cocc.[137] con.[5] ign.[137] mag-m.[5] mosch.[5] nux-m.[5] nux-v.[5] phos.[5] sabin.[5] **Tarent.**[137] valer.[5]

◦ **untere** Körperhälfte: cocc.[137] ign.[137] tarent.[137]

- **Poliomyelitis**: **Acon.**[54] aeth.[102] alum.[122] ant-t.[110] arg-n.[122] arn.[54] ars.[122] bani-c.[1237] bell.[54] **Bung-f.**[102] **Calc.**[102] calc-p.[110] calc-s.[110] carb-ac.[122] **Caust.**[54] chin-ar.[122] chr-s.[102] cocc.[110] crat.[110] cupr. cur.[122] dulc.[122] ferr-i.[122] ferr-p.[122] **GELS.**[54] hydr-ac.[122] hydro-c.[149] hyos.[54] kali-i.[122] kali-p.[102] karw-h.[149] kres.[144] lach.[122] lath.[102] merc.[54] nat-ar.[110] nux-v.[54] op.[110] phos.[102] phys.[122] **Plb.**[102] plb-i.[122] rhus-t.[54] sec.[102] sil. stry-p.[122] sulph.[54] verat.[122] verat-v.[122]

◦ **Diaphragma,** mit Lähmung des: cupr. op. sil.
▥ *ABDOMEN; C; Lähmung; Zwerchfell*

◦ **Fehlstellung,** zurückbleibende: calc-p.[110] calc-s.[110] nat-ar.[110]

◦ **bulbäre** Form: ant-t.[110] op.[110]

◦ **häufig**: crat.[110]

◦ **schwach**: crat.[110]

- **pseudohypertrophisch**: cur.[137] **Phos.**[137] thyr.[137] verat-v.[137]

- **schlaffe** Lähmung: plb.[137]

- **schmerzhaft**: **Agar.** alum-sil.[58] **Ant-t.**[137] arn. **Ars.** bell. cact.[137] cadm-s.[58] calc. carb-v.[137] **CAUST.**[137] chin.[137] cina **Cocc.** colch.[137] con.[137] croto-t. dulc.[137] **Gels.**[137] hell.[137] helo.[137] hyos.[137] **Kali-n.** kali-p.[137] **Lach.**[137] **Lat-m.** lath.[193] lyc.[137] mang.[137] **NUX-V.**[137] **Op.**[137] **Phos.** phys.[137] **PLB.**[137] **RHUS-T.**[137] sang.[137] sec.[137] sil. staph.[137] sulph. thal-s.[193] verb.[137] zinc-p.[137]
☞ *Schmerz; Körperteile, betroffene; gelähmte Teile*

- **schmerzlos**: abies-c. absin. acon. aeth. alum. alum-p.[58] ambr. **Anac.** ang.[5] **Arg-n.** arn. **Ars.** ars-s-f.[58] **Aur.** aur-ar.[58] aur-s.[58] **Bapt.** **Bar-c.** bar-s.[58] bell. bov. bry. **Bufo** cadm-s. calc. camph. **CANN-I.** cann-s.[5] carb-v. **Carbn-s.** **Caust.** cham. chel. chin. chin-s. chlor. cic. **COCC.** colch. coloc. **CON.** crot-h. **Cupr.** cur. ferr. **GELS.** graph. hell. hydr-ac. **Hyos.** ign. ip. kali-c. kalm. karw-h.[149] **Laur.**[5] led. **LYC.** m-arct.[10] m-art.[5] **Merc.** nat-m. nux-m. nux-v. **OLND.** **Op.** ph-ac. phos. **PLB.** **Puls.** rhod. **RHUS-T.** **Sec.** sil. staph. stram. stront-c. sulph. **Verat.** zinc. zinc-p.[58]

- **Schreck,** wie durch: lat-h.[301] merc.[1] nat-m.[1]
▥ *GEMÜT; M; Schreck oder Furcht, Beschwerden durch*

- **Schüttellähmung,** Paralysis agitans:
▥ *KLINISCHES; C; Parkinson Syndrom*

- **Sinnesapparat**: alco.[36] **Cocain.**[102] cyt-l.[102] guare.[36] kali-n.[1] plat.[102] plb.[36]

- **spastische** Spinalparalyse: benz-d.[102] gels.[137] hyper.[137] kres.[144] lachn.[102] lath.[85] **Nux-v.**[137] phos.[58] plect.[102] sec.[137]
☞ *Reflexe; gesteigert • Zuckungen; Körperteile, betroffene; gelähmte Teile* ▥ *RÜCKEN; C; Lähmung, Rückenmuskeln; allgemeine Arzneien; Wirbelsäule*

◦ **untere** Körperhälfte: gels.[137] hyper.[137] **Lath.**[85] nux-v.[137] sec.[137]

- **toxisch**: alumn.[102] **Apis** **Ars.**[54] bapt. caust.[102] chin.[54] crot-h.[54] cupr.[54] ferr.[54] gels. graph.[54] hep.[122] kali-i.[102] lac-c. **Lach.** mur-ac. nit-ac.[122] nux-v.[102] op.[54] pipe.[85] plat.[54] plb.[102] rhus-t. staph.[122] stram.[122] sul-ac.[102] sulph.[122]
▥ *KLINISCHES; M; Arzneimittel-Missbrauch, Vergiftungen durch; Medikamente*

◦ **Arsenvergiftung**: **Chin.**[54] ferr.[54] graph.[54] **Hep.**[54] **Nux-v.**[54]
▥ *KLINISCHES; M; Arzneimittel-Missbrauch, Vergiftungen durch; Arsen*

◦ **Bleivergiftung,** durch: **Alumn.**[102] **Ars.**[54] caust.[102] cupr.[54] kali-i.[102] nux-v.[102] **Op.**[54] pipe.[85] **Plat.**[54] plb.[102] **Sul-ac.**[102]
▥ *KLINISCHES; M; Arzneimittel-Missbrauch, Vergiftungen durch; Bleivergiftung, chronische*

◦ **Quecksilber,** durch: **HEP.**[122] **Nit-ac.**[122] staph.[122] stram.[122] **Sulph.**[122]
▥ *KLINISCHES; M; Arzneimittel-Missbrauch, Vergiftungen durch; Quecksilber*

- **wandernd,** einseitig: bell.[1]

- **Zucken,** mit: stram.[137]

Empfindung von Lähmung: **Abrot.** acet-ac.[10] acon. acon-f.[102] **Aesc.** aeth. agar.[1] alet.[85] all-s. **ALOE** **Alum.** am-c.[5] am-m. ambr. ammc.[4] amyg-am. anac.[5] ang.[1] apis apisin.[5] arg.[36] arn.[36] **Ars.** ars-i. asaf. asar. atro. aur. aur-ar.[58] aur-m. bapt.[111] bar-c. bell.[36] **BERB.**[36] bism. both-l. bov. brom. **Bry.** bufo caj.[25] calc.[54] calc-p. calc-sil.[58] camph. caps. carb-ac.[102] carb-an. carb-v.[111] carbn-h. carbn-o. carbn-s. caust.[5] cere-s.[102] cham.[36] **Chel.** chim.[36] chim-m.[85] chin. cina[1] cinnb. coca[36] **Cocc.** colch. coloc. **Con.**[58] croc.[5] crot-c. crot-h.[36] croto-t. cupr.[5] cupr-ar.[137] cur. cycl. **Dig.** dros. dulc.[1] elaps eug. euon. euph. euphr. eupi. excr-can.[269] ferr. ferr-i. fl-ac. **Gels.** gran. **GRAPH.**[137] grat. gua.[25] hedeo.[25] hell. hep. hyper. ign. iod.[36] ip.[5] jug-r. kali-bi. kali-br.[25] kali-c.[1] **Kali-i.** kali-n.[1] kalm. kola[1184] kreos. lach.[5] lachn. lact. lath. laur. led. lil-t. lim-b-c.[204] lith-c.[25] lob. lob-p.[85] lyc.[5] m-aust.[5] mag-c. mag-m.[1] manc. mang. med. **Meny.**[1] meph.[36] **Merc.** merc-c. merc-i-f.[36] **Mez.** morph. mur-ac. nat-c.[1] nat-h.[36] nat-m.[1] nat-p. nat-s. **Nit-ac.** nux-m.[5] nux-v.[5] ol-an. olnd. op. ox-ac. pall. par. petr. ph-ac. phos.[5] phys.[25] phyt.[111] pip-m. plan.[25] plat. plb. prun. psor. ptel. puls.[5]

rheum **RHOD.** **Rhus-t.** rhus-v. sabad. samb. sang.[8] sars. sec. seneg.[5] sep.[5] **SIL.** spig.[1] stann. staph. stront-c.[5] stry.[85] sul-ac. sulph.[1] tab. tep. thuj. til. tung.[1237] valer. verat.[1] verb. vip. visc.[119] zinc.[5] zing.

- **links**: bapt.[111]
- **rechts**: arn.[36] phos.[36]
  - **Gehen** im Freien, beim: arn.[36]
    - ☞ *M; Luft; frische, im Freien; agg.*
- **tagsüber**: phos.[36]
- **morgens** nach dem Aufstehen: phos.[36]
- **Pollutionen,** nach: m-aust.[5]
- **Äußerlich**: am-c.[5] anac.[5] caust.[5] croc.[5] lach.[5] nat-m.[5] phos.[5] rhus-t.[5] sep.[5] sil.[5] stront-c.[5]
- **Innerlich**: alum.[5] caust.[5] cina[5] cocc.[5] ip.[5] **Lyc.**[5] meny.[5] nux-m.[5] puls.[5] seneg.[5] sil.[5] sulph.[5]
- **Knochen**: lach.[36]
- **Organe**: kali-n.[1]
- **untere** Körperhälfte: aesc.[137] aur.[137]

LANGSAME Frakturheilung:
☞ *O; Knochen • Verletzungen (Sturz, Prellung, Quetschung, Schlag etc.); Knochen, Verletzung der;*

LANGSAME Manifestation von Beschwerden: agar.[137] **Bry.**[58]
☞ *Reaktion; Reaktionsmangel • Reizbarkeit, Erregbarkeit; Unempfindlichkeit, Mangel an Reizbarkeit • Schwäche; Reaktionsmangel, mit • Trägheit, körperliche • Vitalität, nachlassende*

LEBENDIGEM, Empfindung von etwas, innerlich: agar. alum. anac.[5] anan.[85] ant-t. ars.[113] arum-t.[36] arund.[102] asar.[5] bell.[5] berb. brach.[102] calc.[5] calc-p. cann-i.[137] cann-s.[5] cast-eq.[8] caust.[113] chel.[5] chion.[85] cocc.[5] colch. coloc. conv. **CROC.**[5] crot-c. cur. **Cycl.**[8] falco-p.[265] hyos.[5] hyper. **Ign.**[5] inul.[85] kali-i. lac-d.[111] **Lach.**[5] led.[5] lyc. m-art.[5] mag-m.[5] **Manc.**[8] meny.[1] **Merc.**[5] **Nat-c.**[137] **Nat-m.**[5] **Nux-v.**[5] op.[102] **Petr.** phos.[1] plb.[5] puls.[5] raph.[111] rat.[85] **Rhod.**[5] rhus-t.[5] **Sabad.**[5] **Sabin.** sang.[8] sec.[5] sep.[37] **Sil.** **Spong.**[1] stram. stront-c. sulph.[5] syph.[85] tarax.[5] tarent. ther.[85] **THUJ.**[5] uro-h.[264] verat.[5] viol-t.[5]
☞ *Fremdkörper, Empfindung wie von einem • Hüpfen, Empfindung von, innerlich* ▤ *GEMÜT; C; Wahnideen (Einbildungen, Halluzinationen, Sinnestäuschungen); schwanger zu sein*

Drüsen: ign.[5] merc.[5] rhod.[5] **Spong.**[5] sulph.[5]

LEBENSWÄRME, Mangel an:
☞ *Hitze; Lebenswärme, Mangel an*

LEER oder hohl, Empfindung wie: abies-c.[111] abies-n.[111] abrom-aug.[97] abrot. acon.[1] acon-c.[36] act-sp. adon.[137] **Aesc.**[25] **Agar.** agav-t.[149] ail.[36] alf.[102] **All-c.** all-s. aloe alst-c.[85] alst-s.[100] alum.[1] alum-p.[58] alum-sil.[58] alumn. am-c.[5] am-m.[5] **Ambr.** aml-n.[36] amyg-p.[36] anac. androc.[222] ang. anis. **ANT-C.**[5] ant-t.[5] apoc.[36] aq-des.[275] aq-pet.[36] **Aran.**[25] **Arg.** **ARG-N.** arge-p.[264] arn.[5] **Ars.**[1] **Ars-i.** ars-s-f.[58] arum-m.[36] **Asaf.** **ASAR.**[5] asc-t. aspar. aster. astra-e.[149] astra-me.[85] atista[192] atro. **Aur.**[5] aur-ar.[58] aur-i.[58] aur-m. aur-s.[58] bamb-a.[1184] **Bapt.** **Bar-c.** bar-i. bar-m. **Bar-s.**[58] bell.[5] bell-p.[256] berb.[36] berb-a.[102] bism.[5] boerh.[192] bol.[8] bol-lu.[72] bor.[1] bov. **Brom.** bros-g.[259] bry.[5] **Bufo** cact. **CALAD.**[5] **Calc.**[1] calc-f.[149] **Calc-p.** calc-s. calc-sil.[58] **Camph.** cand-a.[239] cann-i. cann-s. canth. **Caps.** carb-ac. **Carb-an.**[1] **Carb-v.** carbn-s. card-m. **Carl.** casc.[102] cassi-f.[192] cast. cast-eq. **Caust.**[1] cedr.[111] **Cham.** chel.[5] **Chin.**[5] chin-ar. chin-s. chion.[77] chlol. chloram.[149] choc.[222] chr.[85] chr-ac.[5] chr-o.[85] cic. **Cimic.** **Cina**[5] cinch.[36] cinnb. citl-v.[197] clem.[5] cob. cob-n.[119] coc-c. coca[25] **COCC.**[1] coff.[5] colch. coll.[25] **Coloc.**[1] con.[58] cop. **Cor-r.** corn. **Croc.** **Crot-h.** **Croto-t.** cub.[36] **Cupr.**[1] cupr-acet.[102] cupr-ar. cycl. cypra-e.[227] **DIG.** dios.[25] diph.[137] **Dulc.** **Elaps** elat.[111] ery-a. eucal.[25] eup-per.[25] **Euph.**[5] euphr. fago. falco-p.[265] ferr. ferr-ar. ferr-ma. ferr-p.[58] **Fl-ac.** galeo-c.[273] gall-ac.[36] **Gamb.** **Gels.** gent-c.[36] gent-l. germ.[222] **Glon.** gran. **Graph.** **Grat.** guai. **Guare.** haliae-lc.[222] harp.[1184] **HELL.** helon.[137] hep.[1] **Hipp.**[36] **HYDR.** **Hydr-ac.** hydrog.[222] **Hyos.** ictod.[5] **IGN.**[1] ignis[194] ind. indg. indol.[102] **Iod.**[1] **Ip.**[5] iris[111] jab. jatr. **Kali-ar.** kali-bi.[58] kali-br.[111] **KALI-C.**[5] **Kali-chl.** **Kali-fcy.** kali-i. kali-m.[192] kali-n.[1] **Kali-p.** **Kali-s.** kali-sil.[58] kalm. **Kola**[1184] kreos.[5] lac-ac. lac-as.[274] **LAC-C.** lac-del.[204] lac-lox-a.[204] **Lach.** lact.[85] lar-ar.[251] lat-h.[301] **Laur.** led.[1] lil-t.[25] lith-c.[227] **Lob.** lob-s.[25] **LYC.**[5] lycps.[137] lyss.[36] m-arct.[5] **Mag-c.**[1] **Mag-m.**[5] maland.[56] **Manc.** mand.[102] mang.[5] mangi.[197] marm-w.[194] med.[58] menth-pu.[85] **Meny.**[5] meph. **MERC.** merc-i-f. merc-i-r. merl. mez.[1] mill.[58] morph.[102] mosch. **Mur-ac.**[1] **MURX.** mygal.[192] myric.[36] **Myrt-c.**[5] naja[58] nat-ar. **NAT-C.**[102] **Nat-m.** **Nat-p.** **Nat-s.**[58] nat-sil.[58] nicc. nicot.[36] nit-ac.[1] nuph.[85] nux-m.[5] **NUX-V.** **OLND.** **Op.** orni.[102] osm.[171] ox-ac. oxyt.[102] ozone[227] paeon.[36] pall.[137] par.[5] ped.[85] **Petr.**[122] **Ph-ac.** **Phel.** **PHOS.**[1] phys. phyt. pic-ac. pitu-a.[164] plan.[25] plat.[1] plb.[5] plut-n.[222] **PODO.** polyg.[123] polyp-p.[93] pop.[25] por-m.[251] prot.[136] psil.[164] **Psor.** ptel.[25] **PULS.**[1] puls-n.[25] quas.[36] querc-r.[257] rad-br.[72] raph. rat. reser.[263] rheum[1] rhod.[5] **Rhus-t.**[5] rumx. **Ruta**[5] **Sabad.**[5] sabin.[54] sac-alb.[210] **Sang.** sanic.[111] sarr. **SARS.** schran-u.[88] scirr.[62] **Sec.** senec.[111] **Seneg.**[5] **SEP.**[54] sieg.[144] sil. sin-a.[85] sin-n.[85] sol[29] spig.[1] spong.[5] squil.[5] **STANN.**[1] staph.[5] **Stram.** stront-c.[5] **SUL-AC.** **Sul-i.** **SULPH.**[102] sumb. **TAB.** **Tarent.** tax.[36] tell. term-a.[192] **Teucr.** thea.[36] ther. thuj.[5] til. til-c.[253] tril.[122] tril-c.[36] **Tub.**[58] ust. valer. **VERAT.**[1] verb.[5] vib.[111] vinc.[36] visc.[119] wild.[36] xan.[85] **ZINC.** zinc-acet.[36] **ZINC-P.**[58] **Zing.**
▤ *GEMÜT; C; Leere, Gefühl von geistiger*

Essen, nach dem: zinc.[5]
☞ *M; Essen; nach*

Froststadium im Fieber, während: ail.[36]

Ohnmacht zu fallen, mit der Empfindung in: **SEP.**[122]

Schwindel, mit: aran.[192]

Tee amel.: thea.[36]
☞ *Speisen und Getränke; Tee; amel.*

innerlich: cocc.[22] lat-h.[301] lyss.[139] oxyt.[102] tab.[137]

verschiedene Teile: vinc.[36]

LEICHTIGKEIT, Empfindung von: abies-c.[25] acon.[137] adam.[222] agar. agn.[5] arg-n.[116] ars.[36] ars-s-f.[8] **Asar.** bani-c.[204] bell.[5] bol.[36] buni-o.[149] camph.[5] cann-i.[36] carb-v.[36] carl. ceph.[77] cere-s.[36] cham.[36] chin. cic.[36] coca[36] **Coff.**[5] coll.[85] con.[1] corv-c.[258] dat-a.[25] dig.[36] eup-pur.[25] galeo-c.[273] gamb.[36] gels.[137] germ.[222] gins.[1] haliae-lc.[222] helod-c.[205] hydr.[36] hyos.[1] iber.[25] ign.[5] **Ip.**[5] irid.[222] jatr.[36] **Jug-c.**[102] **Kali-br.**[8] lac-lox-a.[204] lact.[85] lar-ar.[251] lat-h.[301] lith-c.[227] lob-c.[85] lyss.[85] m-aust.[5] maia-l.[204] manc.[102] merc-c.[36] **Mez.** mom-b.[85] myos-a.[232] nat-ar.[102] nat-ch.[102] nat-m.[36] nitro-o.[36] nux-m. **Nux-v.**[5] **Op.**[5] oxyg.[233] ozone[227] **PH-AC.** plut-n.[222] rhus-t.[1] **Sarr.**[45] sars.[36] schran-u.[88] sec. sol[236] spig.[5] stann.[1] stict. **Stram.** tax.[303] thuj.[36] thyr.[102] trom.[85] uran.[269] valer. zinc-i.[137]

▤ *GEMÜT; C; Wahnideen (Einbildungen, Halluzinationen, Sinnestäuschungen); schwebt in der Luft •EXTREMITÄTEN; C; Leichtigkeit, Empfindung von •EXTREMITÄTEN; C; Schweben, Empfindung in der Luft zu*

Atmen, bei tiefem: stann.[1]

Bewegung, bei: cann-i.[36] coca[36] coff.[36]

Erwachen, beim: ip.[1]

☞ *M; Erwachen; agg.*

Freien, im: lact.[36]

☞ *M; Luft; frische, im Freien; agg.*

Gehen, beim: ars-s-f.[8] con.[1] gins.[1] thuj.[36]

Koitus, nach: agn.[5]

Masturbation, durch, oder mit hysterischem Verhalten: gels.[137]

☞ *M; Masturbation, Beschwerden durch*

schwimmt, als ob man im Bett: lact.[85]

LEISTUNGSSTEIGERUNG: agar.[116] ars.[116] choc.[222] coca[116] coff.[116] ephe.[267] kola[116] lach.[102] nat-p.[102] op.[102] pic-ac.[102] pier-b.[233] pip-m.[102] stram.[102]

☞ *Ausdauer; gesteigert •Kraft, Energie, Empfindung von •Kraft, Stärke (Energiestatus); gesteigert, vermehrt*

LIEGEN, beim:

Bedürfnis, sich hinzulegen:

☞ *Hinlegen; Neigung zum Hinlegen*

Empfindungen:

- **Brett** liegt, als ob er auf einem:

☞ *Brett, Empfindung wie von einem; liegen, als würde er auf einem Brett*

- **Eis** liegt, als ob er auf: lyc. nux-v.[137]

☞ *Eisige, eiskalte, Empfindung; Liegen auf Eis, wie*

- **Unbequemlichkeit**: agar.[5] cimx. clem. hep.[5] lappa[137] lept.[137] lyc. mag-c.[5] ph-ac.[5] psor.[137] puls.[137] rhus-t.[137] sil.[137] sulph.[137]

◦ **Schmerzen** des Körpers, durch: lappa[137]

LOCKER, lose, Empfindung wie: abrot. aesc. agar. **Agn.** ail. all-c.[111] **Aloe**[111] **Alum.**[5] **Am-c.**[137] ambr.[5] ant-c.[5] apoc.[187] aran-s.[36] arg-n.[5] asaf.[5] **Asar.**[116] aur.[1] bamb-a.[1184] bapt.[111] **Bar-c.** bell.[5] berb.[137] **Bism.** bov.[137] **Bry.**[5] **Buni-o.**[149] **Calc. Calc-p.** camph.[139] cann-i.[111] cann-s.[1] **Carb-an. Carb-v.**[5] caust.[5] chin.[8] choc.[222] **Coff.**[116] coloc. **Croc.**[116] crot-h.[111] croto-t. cycl.[1] **Dat-a.**[25] dig.[1] dys-co.[136] echi. eup-pur.[36] **Euph.** falco-p.[265] fl-ac.[142] gels.[139] germ.[222] **Glon.**[85] graph.[5] haliae-lc.[222] hedeo.[111] **Hep.** hydr.[111] hyos.[137] hyper.[102] **IGN.** ignis[194] iod.[137] **IP.** iris[111] kali-bi.[111] **Kali-c.**[76] kali-m.[137] **Kali-n.**[1] kreos.[5] lac-c.[116] lac-leo.[204] lac-lup.[204] **Lach.**[137] lact.[116] lar-ar.[251] lat-h.[72] laur.[137] lil-t.[36] lob. **Lyc.** mag-c. mag-m.[36] manc.[111] mang-acet.[1] med.[137] merc.[1] mez.[5] nat-ar.[102] nat-m.[5] nat-s.[58] neon[222] **NUX-M.**[137] nux-v.[5] ol-an.[137] **Op.**[5] opun-v.[142] oxyg.[233] ozone[227] pall.[137] par.[5] petr. ph-ac.[5] **PHOS.** phys.[36] pier-b.[233] plat.[137] plb.[5] **Psor.** puls.[36] raph. rhus-g.[102] **RHUS-T.**[1] **Sabad.** sec.[137] sep. spig.[137] spong. squil.[1] **STAPH. Stict.**[116] stram.[116] **Sul-ac. Sulph.**[5] **Tab.** tax.[303] tep.[139] thea.[85] **Thuj.**[5] uran.[269] valer.[116] yuc.[162] zinc.[116]

☞ *Schlaffes Gefühl*

etwas locker herabhängt, als ob: ant-c.[5] bell.[5] kreos.[5] lach.[5] **PHOS.**[5] **Sabad.**[5]

Fleisch über den Knochen: lyc.[36]

offen, und: sec.[137]

LUFT:

Abneigung gegen warme Luft: **Cocc.**[5] ign.[5] **Ip.**[5] **PULS.**[5] rhus-t.[5]

Bergluft, Verlangen nach: haliae-lc.[222]

Empfindung, als ob Luft:

- **Drüsen** ist, in: spong.[5]

- **dick** und schwer ist: agn.[137]

- **durchdringt,** zu sehr: calc.[5] cimic.[137] coloc.[5] plect.[36]

- **heiß** ist: aster.[137] bry.[137] kali-c.[137] puls.[137] sulph.[137] verat.[137]

- **kalt** ist: benz-ac.[137] chin.[137] lac-d.[137] laur.[137] **Lyss.**[137] mosch.[137] thyr.[137]

- **kalt** ist, eingeatmete Luft: lith-c.[137]

- **Knochenmark** der langen Röhrenknochen durchbohrt, als ob Luft: pip-n.[139] plect.[36]

☞ *O; Knochen; Knochenmark •O; Knochen; Röhrenknochen, lange*

- **rauchig** ist: berb.[137] brom.[137]

- **stickig** ist: sars.[137]

- **verunreinigt** ist: trif-p.[36]

frische Luft, im Freien:

- **Abneigung** gegen frische Luft: agar. alum. **AM-C. Am-m.** ambr. anac. androc.[222] ang.[5] apisin.[5] aran.[111] arn.[5] **Ars.**[5] ars-s-f.[58] aur.[5] **BAPT. Bell. Bry. CALC.** calc-ar.[58] **CALC-P.** calc-sil.[58] camph. cann-s.[5] canth. **Caps.** carb-an. carb-v. **Caust. CHAM.** chel. **Chin.** cic.[5] cina **Cist. COCC. COFF.** coloc. **Con. Cycl.** dig. dros.[5] **Ferr.**[36] **Ferr-ar. Graph.**[36] **Guai. Helon. Hep. IGN.** ip. kali-ar. **KALI-C.** kali-chl.[58] kali-n. kali-p. kali-sil.[58] kreos. **Lach.** laur. led.[5] **Lyc.**[36] **Lyss.** m-art.[5] **M-aust.**[5] mag-m.[5] mang. meny. **Merc.** merc-c. mez.[5] **Mosch.** mur-ac.[5] **NAT-C. Nat-m. Nat-p. NAT-SIL.**[58] nit-ac. **Nux-m. NUX-V.**[26] op. **PETR.**[36] ph-ac. phos. plat.[5] **Plb. Psor.** puls.[5] rhod. **RHUS-T.**[5] **RUMX. Ruta**[5] sabin.[5] sars.[5] sel. seneg. **Sep. SIL. Spig.** staph.[5] stram.[5] stront-c. **Sul-ac. SULPH.** teucr. thuj. tub.[111] valer. verb. **Viol-t.** zinc.[5]

☞ *M; Luft; frische, im Freien; agg.*

- **abwechselnd** mit Verlangen danach: ars-s-f.[58]
- **morgens**: graph.[36]

<> - **Entbindung,** nach der: nux-v.[54]
  ☞ *M; Wehen, Entbindung; Wochenbett, im*
- **Erbrechen,** nach: **Ferr.**[36]
- **Essen,** nach dem: lyc.[36]
- **Gehen,** beim: petr.[36]
- **Menses,** vor: nux-v.[26]
- **Stuhlgang,** vor: mez.[5]

- Verlangen nach frischer Luft: acon.[122] adam.[222] **Agn.** all-c.[137] **Aloe**[111] **Alum.** alum-p.[58] alum-sil.[58] am-c.[5] am-i.[304] am-m. ambr. aml-n.[36] anac.[122] androc.[222] ang.[5] ange-s.[149] **Ant-c.** ant-t. **Apis** aran-ix.[144] arg. **ARG-N.**[122] **Arn. Ars.**[122] **Ars-i. Asaf. Asar.** aster. **AUR.** aur-ar.[58] **Aur-i.**[58] **AUR-M. AUR-S.**[58] bamb-a.[1184] **Bapt.**[116] **Bar-c.** bar-i.[58] bar-m. bar-s.[58] bell.[5] **Bor.**[122] bov. **Brom. Bry.**[122] bufo calc.[5] **CALC-I. Calc-s.**[122] cann-s.[5] caps.[5] carb-an.[122] **CARB-V.** carbn-h. **Carbn-s.**[122] caust.[122] cham.[54] chel.[36] chin.[54] choc.[222] cic.[5] cimic.[149] cina[5] cit-v.[36] clem.[1] coca[36] **CROC.** cyt-l.[119] dig. **Elaps** ferr.[137] **Fl-ac.** foll.[149] gels. glon.[137] **Graph.**[122] haliae-lc.[222] harp.[1184] **Hell.** hep.[5] hydrog.[222] hyos.[36] ignis[194] **IOD. Ip.**[116] irid.[222] kali-bi.[111] kali-c.[122] **KALI-I.**[137] kali-n. **KALI-S.**[122] kola[1184] **LACH.**[5] lact.[36] laur. **LEC.**[809] **Lil-t.** lim-b-c.[204] lith-c.[227] **LYC.**[122] **M-arct.**[5] **Mag-c.**[122] **Mag-m.** mang. med.[122] meny. **Mez.** mosch.[5] mur-ac.[122] nat-c.[122] **Nat-m.**[122] **Nat-s.** neon[222] op. oxyg.[233] ozone[227] ph-ac.[122] phos.[122] **Plat.** plb.[5] por-m.[251] prun.[137] **Ptel. PULS.**[122] rad-br.[137] ratt-n.[204] rhod.[5] rhus-t.[122] ruta[5] **Sabad.**[137] **Sabin. Sanic.**[122] sars.[122] **Sec.**[54] sel.[5] seneg. sep.[122] spect.[271] **Spig.**[122] spong. stann. staph.[5] **Stram.**[122] stront-c.[5] succ.[194] sul-i.[58] sulo-ac.[149] **SULPH.**[122] **Tab.** taosc.[270] **Tarax. Tarent.** tax.[303] **Tell. Teucr.** thuj. tub.[111] verat.[5] viol-t. zinc.[137] zinc-p.[58]
  ☞ *Fächeln, Zufächeln von Luft; Verlangen danach*
  ATMUNG; C; Atemnot, Dyspnoe, erschwerte Atmung; Luft; frische, im Freien; amel. •ATMUNG; C; Atemnot, Dyspnoe, erschwerte Atmung; offen, offene; Türen und Fenstern, verlangt nach offenen
- **morgens**: neon[222]
- **nachts**: adam.[222] haliae-lc.[222]

<> - **Abort,** bei drohendem: puls.[54]
- **Blähungen,** bei: kali-i.[137] zinc.[137]
- **Fieberhitze,** während: tax.[303]
- **Frösteln,** bei: por-m.[251]
- **Klimakterium,** im: **SULPH.**[122]
- **Menses,** vor: lach.[5]
- **Schlaf,** während: med.[304]
- **Wehen,** Entbindung, während: cham.[54] chin.[54] **Puls.**[54] sec.[54] sulph.[54]
- **Zugluft** agg. jedoch: acon.[122] anac.[122] **Ars.**[122] bor.[122] **Bry.**[122] **Calc-s.**[122] carb-an.[122] **Carbn-s.**[122] **Caust.**[122] **Graph.**[122] **KALI-C.**[122] **KALI-S.**[122] **Lach.**[122] **LYC.**[122] **Mag-c.**[122] med.[122] mur-ac.[122] **Nat-c.**[122] nat-m.[122] ph-ac.[122] phos.[122] puls.[122] rhus-t.[122] sanic.[122] sars.[122] sep.[122] **Spig.**[122] **Stram.**[122] **SULPH.**[122] **Zinc.**[122]

◉ - **Seeluft,** an der Meeresküste: taosc.[270]

kalte Luft:

- Abneigung gegen: am-c.[116] **Aran.**[116] **Ars.**[116] bart.[36] bell.[116] bry.[116] **Calc.**[116] **Camph.**[5] **Caps.**[5] caust.[116] **Cham.**[116] chin.[116] **Cocc.**[5] coff.[5] graph.[116] grat.[116] **Hep.**[116] hydrog.[222] **Ip.**[5] **Kali-c.**[116] **Mosch.**[5] nat-c.[1] nat-m.[116] **Nux-m.**[5] **Nux-v.**[116] petr.[1] ratt-n.[204] **RHUS-T.**[5] **SABAD.**[5] sel.[116] **Sil.**[116] spig.[5] stram.[5] sulph.[116] tub.[116] viol-t.[5]

- Verlangen nach: achy.[149] aloe **Apis** arg-n.[58] asaf. asar. **Aur.** camph.[58] carb-v. cic.[36] **Croc.** gran.[36] **Iod.** kali-s.[58] lil-t. **Puls.**[122] **Sec.** sul-i.[58] sulph.

MAGERE Menschen: acet-ac.[85] alum.[5] **AMBR. Arg.**[5] **Arg-n.** ars.[85] ars-i.[122] bar-c.[5] beryl.[119] bry. cadm.[119] **Calc.**[85] calc-f.[119] **CALC-P.** caust. chin.[85] coff.[85] cupr.[122] dys-co.[136] ferr.[5] fl-ac.[122] flor-p.[149] gaert.[136] graph.[30] ign. **Iod.**[54] ip.[5] **Kreos.**[5] lach. **Lyc.** mag-c.[5] mag-p.[137] mang.[5] merc.[85] nat-c.[116] nat-m.[30] **Nit-ac.** nux-m.[5] **Nux-v.** perh.[149] petr.[5] ph-ac.[122] **Phos.** plb.[85] prot.[136] psor.[137] rat.[137] sanic.[137] saroth.[149] sars.[137] **SEC.** sep. **Sil.** stann.[85] **SULPH.** tub. v-a-b.[149] verat.[85]
  ☞ *Abmagerung; allgemeine Arzneien*

MALIGNITÄT:
  ☞ *Krebs und krebsartige Leiden*

MATTIGKEIT: abies-n.[54] **ACON.**[10] act-sp.[102] adam.[222] aegle.[192] **Aesc.** aeth. **Agar.**[10] agn.[116] ail. **Alet.**[54] aloe **ALUM.**[10] **ALUM-P.**[58] alum-sil.[58] alumn.[58] **AM-C. Am-m.**[54] **Ambr.**[10] **Aml-n.**[54] ammc.[54] anac.[5] ang.[1] anh.[119] ant-c.[54] **Ant-t.**[54] **APIS**[54] apoc. **ARAN.** aran-ix.[144] arg.[54] arg-n. arge-p.[264] arist-cl.[161] **Arn.**[5] **Ars.**[102] ars-h.[54] **Ars-i.**[102] ars-met.[54] ars-s-f.[58] arum-d.[54] arum-m.[54] arum-t.[54] asaf. asar. asc-t.[54] **Aspar.**[54] astac.[54] aster. atista[192] atra-r.[156] atro.[54] **Aur.**[10] aur-m-n. aza.[192] bamb-a.[1184] bani-c.[1237] **Bapt.**[102] bar-c.[10] bar-i.[58] bar-m. bar-s.[58] **Bell.**[10] bell-p.[122] **Benz-ac. Berb.**[54] bism. **Bol.**[54] bor.[10] bov.[54] brach.[54] bros-g.[259] bry.[10] cact. cadm.[119] cahin.[85] **CALAD.**[54] **CALC.** calc-ar.[58] calc-f.[54] calc-i.[58] **CALC-P.**[54] calc-s.[54] calc-sil.[58] calen.[54] calx-b.[194] **Camph.** cann-s. canth. **Caps. Carb-ac.** carb-an.[54] **Carb-v.**[10] **CARBN-S.**[25] carc.[138] **Card-m.**[54] carn-g.[264] **Casc.** cassi-s.[192] cast.[10] cath-a.[264] **Caust.**[10] cedr.[25] cham.[54] **Chel.** chen-v.[54] **CHIN.**[54] chin-ar.[54] **Chin-s.** chlf.[54] chlol.[54] choc.[222] chr-ac.[54] **Cic.**[54] cimic.[54] cina cinnb.[54] cist.[54] clem.[10] cob-n.[119] coc-c.[54] **Coca**[25] **Cocc.** cod.[25] coff. **Colch. Coloc. CON.**[10] conv.[122] cop. corn.[54] corv-c.[258] croc. **CROT-C.** croto-t.[10] **CUPR. Cupr-ar.**[54] cupr-s.[54] curc.[192] cycl.[5] cyn-d.[149] daph.[54] dicha.[149] **Dig.**[10] dios.[54] dor.[54] dros.[10] dulc.[1] ephe.[267] ery-a.[54] eucal. eup-pur.[54] euph.[5] euphr. eupi.[85] fago.[25] **FERR.**[36] ferr-ar. ferr-p. **Fl-ac.**[54] **Form. Gamb.**[54] **GELS.**[25] germ.[222] goss.[25] **GRAPH.**[5] grat.[54] guai. **Guare.**[54] halo.[149] **Ham.**[54] harp.[149] hell.[10] **Hep.** hippoz.[54] **Hydr. Hydrc.**[192] hydro-c.[2147] **Hydrog.**[222] hyos.[1] hyper.[54] iber.[25] **Ign.**[54] indol.[77] iod. ip.[54] kali-bi.[54] **Kali-br.**[81] **Kali-c.**[1] **Kali-chl.**[54] kali-n.[10] **Kali-p.** kali-sil.[58]

MATTIGKEIT (Forts.)

kola[1184] kreos.[10] lac-ac.[54] lac-c.[102] **Lac-d.**[54] lac-lox-a.[204] **LACH.**[10] lar-ar.[251] lat-h.[301] **Laur.** led.[10] **Lept.**[54] levo.[149] lil-t.[102] **Lob.** lob-c.[25] lob-s.[25] loxo-r.[240] luf-op.[149] **Lyc.** lyss.[54] **M-arct.**[85] m-art.[5] mag-c.[10] mag-m.[54] mag-s.[10] manc.[54] **Mang.**[10] **Med.**[54] meny. **Merc.**[54] methys.[149] **Mez.**[54] mit.[36] mosch. mur-ac. myric.[54] myrt-c.[54] naja nat-ar. **Nat-c. Nat-m.**[54] **Nat-p. Nat-s.**[54] **Nat-sil.**[58] nep.[149] nit-ac.[54] **Nuph.**[54] **Nux-m.**[54] **NUX-V.**[54] ol-an.[122] ol-j.[25] olnd. onop.[149] **Op.**[10] osm.[54] **Ox-ac.** oxyt. **Ozone**[227] pall.[54] **Par.**[5] paull.[54] petr.[10] **PH-AC.**[10] phel.[10] **Phos.**[10] phyt. **PIC-AC.** pitu-a.[164] plat. **Plb.**[10] podo.[54] **Psor. Ptel.**[54] puls.[10] quill.[102] **Ran-b.** ran-s.[10] **Raph.**[54] **Rat.**[54] **Rheum**[5] rhod. **Rhus-t.**[54] **Rhus-v.**[54] rib-ac.[149] **RUTA** sabad. sabin. samb.[5] **SANG.**[54] sarr.[85] sars.[5] sec. sel. **Senec.**[54] **Seneg. Sep.**[10] **SIL.**[10] sol[236] spect.[271] spig.[10] **Spong.** squil.[10] **Stann.**[10] staph.[10] **Stram.** stront-c. succ.[194] **SUL-AC.** sul-i.[58] sulfa.[149] sulfonam.[149] **Sulph.**[54] **Sumb.** tama.[197] tanac.[25] taosc.[270] **Tarax. TARENT.** tarent-c.[192] tax.[10] tela[192] tell.[54] **Ter.**[54] **Teucr.** thea.[275] ther. thiop.[149] thuj.[10] trio.[149] **Tub.** upa.[85] uran-n.[25] urea[85] uro-h.[264] **Ust.**[54] vac.[54] **Valer.** verat.[10] verb.[5] vib.[54] viol-o.[5] viol-t. x-ray[119] xan.[54] **ZINC.**[10] **ZINC-P.**[58] zing.[54] ziz.[54]

☞ *Hinlegen; Neigung zum Hinlegen •Müdigkeit, Ermüdung •Ohnmachtsgefühl, Ohnmachtsschwäche, Ohnmacht •Schwäche •Trägheit, körperliche* ▌ *GEMÜT; M; Anstrengung; während •GEMÜT; C; Langeweile*

abwechselnd mit:

- **Aktivität**: **Aloe** arist-cl.[161] **Aur.** calc-sil.[58] choc.[222] kola[1184]
- **geistiger** Klarheit: choc.[222]
- **Kälte,** objektive oder subjektive: spig.[54]

tagsüber: am-m.[54] asc-t.[54] **Calc.**[54] calc-f.[54] cob-n.[119] curc.[192] **Ferr.**[54] hydrog.[222] **Kali-bi.**[54] **Senec.**[54]

morgens: acon.[10] alum.[10] am-c. ambr.[10] ant-c. atra-r.[156] aur.[10] bell.[10] bor.[10] bry.[10] **Calad.**[54] calc-sil.[58] carb-v.[10] carn-g.[264] cath-a.[264] caust.[10] cham.[54] clem.[10] con.[10] croto-t.[10] curc.[192] dig.[10] dros.[10] ferr.[54] hell.[10] iod.[10] kali-c.[10] **Kali-chl.**[54] kreos.[10] lach.[10] lyc. mag-c.[10] **Mag-m.**[54] mag-s.[10] mang.[10] nat-c. nat-m.[10] nat-p. nux-v.[54] op.[10] osm.[54] ozone[227] petr.[10] ph-ac.[10] phos.[10] plb.[10] puls.[10] ran-s.[10] sep.[10] sil.[10] spig.[10] squil.[10] stann.[10] staph.[54] **Sulph.**[54] sumb. tela[192] thuj.[10] verat.[10] vib.[54] zinc.[10]

☞ *Z; Morgens, 5 Uhr - 9 Uhr; agg.*

- **9** Uhr - **10** Uhr: carn-g.[264]
- **nachmittags,** und: **Bry.**[54]
- **Aufstehen,** beim:
  - **agg.**: atra-r.[156] dig.[10] **Ferr.**[54] kreos.[10] **Nux-v.**[54] **Osm.**[54] petr.[10] ph-ac.[10] plb.[10] **Sep.**[54] sil.[10] stann.[10] vib.[54]
  - **amel.**: acon.[10] mag-c.[10]
- **Bett,** im: acon.[10] alum.[10] **Ambr.**[10] **Aur.**[10] **Bell.**[10] bor.[10] **Bry.**[10] **Carb-v.**[10] **Caust.**[10] **Cham.**[54] clem.[10] con.[10] croto-t.[10] dros.[10] hell.[10] iod.[10] kali-c.[10] **Lach.**[10] mag-c.[10] mag-s.[10] mang.[10] nat-m.[10] **Op.**[10] **Petr.**[10] phos.[10] plb.[10] **Puls.**[10] ran-s.[10] sep.[10] sil.[10] spig.[10] **Squil.**[10] thuj.[10] verat.[10] zinc.[10]

vormittags: alum. ran-b.

☞ *Hinlegen; muss sich, vor dem Mittagessen*

mittags: **CIC.**[54] ozone[227]

- **Mittagessen,** nach dem: ozone[227]

nachmittags: arg-n. bani-c.[1237] **Calc-s.**[54] **Card-m.**[54] carn-g.[264] cath-a.[264] ferr.[36] gels. hydrog.[222] hyos.[1] kali-c.[1] lac-lox-a.[204] lat-h.[301] lil-t.[102] lyc. ozone[227] petr.[1] sang.[36] thuj. trio.[149]

- **13.30 Uhr - 17 Uhr**: ozone[227]
- **16** Uhr: carn-g.[264] trio.[149]
  - **20** Uhr, bis: carn-g.[264]
- **16.30 Uhr**: ozone[227]
- **17** Uhr: lac-lox-a.[204]
- **Mittagsschlaf,** nach: kali-c.[1]

☞ *M; Schlaf; nach Schlaf; Mittagsschlaf*

abends: am-c. ars. calc-sil.[58] carb-v. **CAUST. Graph.** hydrog.[222] **Ign.**[54] **Myrt-c.**[54] naja nat-m. pall.[54] **Sang.**[122] spig. sulfonam.[149] thuj.

nachts: calc-sil.[58] nat-s.[54] trio.[149]

- **2** Uhr: trio.[149]
- **morgens,** und: **Nat-s.**[54]

Frühling, im: apis[54] **Bry.**[54] **Gels.**[54]

Addison, bei Morbus: **Calc.**[54]

Baden amel.: tarent-c.[192]

☞ *M; Baden, Waschen; amel.*

Bewegung, bei:

- **agg.**: **Phos.**
- **amel.**: nat-c.[1]

elektrischer Schlag amel.: mit.[36]

Erwachen, beim: acon.[10] alum.[10] ambr.[10] **Arg.**[54] aur.[10] **Bell.**[10] bor.[10] **Bry.**[10] **Carb-v.**[10] card-m.[54] carn-g.[264] **Caust.**[10] chin.[54] clem.[10] croto-t.[10] dios.[54] dros.[10] gels.[25] hell.[10] hyper.[54] kreos.[10] lac-ac.[54] **Lach.**[10] lat-h.[301] mang.[10] **Op.**[10] petr.[10] **Ph-ac.**[10] **Phos.**[10] plb.[10] **Podo.**[54] **Ptel.**[54] puls.[10] ran-s.[10] sep.[10] sil.[10] spig.[10] **Squil.**[10] stann.[10] tarent-c.[192] thuj.[10] uran-n.[25] verat.[10] xan.[54] zinc.[10]

☞ *M; Erwachen; agg.*

Essen, nach dem: act-sp.[54] ant-c.[54] bar-c.[1] bov.[54] **Calc-p.**[54] **Carb-an.**[54] **Card-m.**[54] chin.[54] graph.[5] hydrog.[222] **Lach.**[54] **Lyc.** lyss.[54] mur-ac. **Nat-m.**[54] **Nux-m.**[54] ol-an.[122] ozone[227] **PH-AC. Rhus-t.**[54] **Sel.** sep.[1]

☞ *M; Essen; nach*

Fieber, während: aza.[192] hydrc.[192]

☞ *M; Fieber; während*

Frösteln, mit: cimic.[54] corn.[54]

Gehen im Freien:

- **agg.**: arg.[36]

☞ *M; Gehen; während Gehen agg.; Freien, im •M; Luft; frische, im Freien; agg.*

- **amel.**: **Alum. Am-c.** graph.[1]

☞ *M; Gehen; amel.; während Gehen amel.; Freien, im •M; Luft; frische, im Freien; amel.*

geistige Anstrengung, durch: **AUR.**[54] lar-ar.[251] podo.[54] **Puls.**[54]
☞ *M; Geistige Anstrengung; agg.*

Gespräch, Unterhaltung, durch: sil.
☞ *M; Gespräch, Unterhaltung; agg.*

Grippe, wie: cadm.[119]
☞ *Grippe, Empfindung wie bei*

Hinlegen:

- **muss** sich: spect.[271]
☞ *Hinlegen; Neigung zum Hinlegen*

- **muss** sich, vor dem Mittagessen: lac-lox-a.[204] **Mez.**
☞ *vormittags*

- **muss** sich, wenn er nicht häufig isst: **Sulph.**[54]

Husten, durch: eupi.[85]

Koitus, nach: **Agar.**[10] **CALC.** con.[10] graph.[10] led.[10] lyc.[10] nat-m.[10] **Phos.**[116] plb.[10] sep.[10] staph.[10] tax.[10] **Ziz.**[54]

Konvulsionen:

- **vor** epileptischen: cic.[102]

- **nach**: ign.[81] kali-br.[81]

Kopfschmerz, während: coca[25] cod.[25] dios.[25] fago.[25] lob-s.[25] ptel.[25]

Liegen in der gleichen Stellung, durch: cedr.[25]
☞ *M; Liegen; während; einer Stellung gelegen hat, wenn man lange in*

Luft, frische agg., im Freien: **Petr.**[54]
☞ *M; Luft; frische, im Freien; agg.*

Menses:

- **vor**: alum.[10] **Bell.**[54] calc. lyc. nux-m.[10] zinc.[26]

- **während**: alum.[10] **Am-c.**[54] bell.[116] bor.[10] bov.[10] calc-p.[54] carb-an.[10] cast.[10] **Caust.**[10] graph.[5] ign.[10] iod.[10] **Kali-c.**[10] kali-n.[10] lyc.[10] **Mag-c.**[10] mag-m.[10] **Nit-ac.**[54] **Nux-m.**[54] **Petr.**[10] phel.[10] phos.[10] pitu-a.[164] thuj.[54]
☞ *M; Menses; während*

- **nach**: berb.[54] nux-v.[54] thuj.[54]
☞ *M; Menses; nach*

Mittagessen, nach dem: lob-s.[85]
☞ *M; Mittagessen; agg.*

Reiten, durch zu langes: cahin.[85]
☞ *M; Reiten; agg.*

Ruhelosigkeit, mit: dios.[54] tell.[54]

Samenerguss, durch: bar-c.[10] **Ery-a.**[54] ham.[54]
☞ *M; Samenergüsse; agg.*

Schlaf, nach: ant-t.[54] cedr.[25] kali-c.[1] **PULS.**[54] sil.
☞ *M; Schlaf; nach Schlaf*

- **ausgedehntem,** nach: cedr.[25]

Schlaflosigkeit, mit: carbn-s.[25]

Schnupfen, durch: ars.[102] ars-i.[102] bapt.[102] gels.[102] quill.[102]

Schwangerschaft, während: **Calc-p.**[54]

sexuellen Exzessen, nach: agn.[116]
☞ *M; Sexualität; Exzessen, nach sexuellen*

Sitzen:

- **agg.**: **Merc.**[54] phos.
☞ *M; Sitzen; agg.*

- **amel.**: curc.[192]
☞ *M; Sitzen; amel.*

Sprechen, nach: act-sp.[102] **Alum.** dor.[54]
☞ *M; Sprechen; agg.*

Stuhlgang:

- **vor**: **Mez.**[54]

- **während**: bor.[54] ip.[54]
☞ *M; Stuhlgang; während Stuhlgang*

- **nach**: ip.[54] **Lyc.**[54] mag-m.
☞ *M; Stuhlgang; nach Stuhlgang*

Wetter:

- **stürmischem,** bei: psor. **Sang. Tub.**

- **warmem,** bei: nat-p. sang.[54]

- **feuchtem,** bei: **SANG.**[54]
☞ *M; Wetter; Wärme, feuchte, schwüle; agg.*

Zimmer, warmes, agg.: iod.
☞ *M; Zimmer, im; agg.; warmes Zimmer*

sehr ausgeprägt, bei Schmerzen in den Knochen: sarr.[85]
☞ *O; Knochen*

METALLRÖHRE, wie durch eine: merc-c.[111] **PHOS.**[8] **SANG.**[809] sumb.[36]

METASTASIERUNG (Übergang einer Krankheit auf ein anderes Organ oder Organsystem): **ABROT. Acon.**[5] adon.[102] agar. **ANT-C.** apis[102] apisin.[5] arbu.[102] **Ars.**[5] asaf.[116] aur.[5] aven.[102] bell.[5] benz-ac.[58] **Bry.**[42] cact.[25] calc.[5] **Calc-f.**[175] **Carb-v.**[58] **Caul.**[116] **Caust.**[5] **Cimic.**[102] **Clem.**[102] **Colch.**[102] coloc.[5] con.[102] crot-h.[85] **Croto-t.**[116] **Cupr.**[8] dig.[116] **Dulc.**[5] graph.[116] **Ham.**[102] hep.[5] hyos.[85] ign.[102] iod.[137] ip.[193] jab. kali-bi.[116] **Kalm.**[102] kreos.[5] lac-c. **LACH.**[5] lith-c.[102] lyc.[5] lycps.[85] mag-c.[144] magn-gr.[102] mang.[193] med.[193] merc.[5] merl.[1125] mez.[116] naja[102] **Nat-m.** nat-p.[108] nit-ac.[5] **Nux-m. Nux-v.**[102] op.[102] **Phos.**[137] phyt.[102] piloc.[102] **Plat.**[5] prop.[102] psor.[193] **PULS. Rhus-t. Sang.**[8] scroph-n.[102] sec.[193] **Senec.**[116] **Sep.**[5] sil.[5] **Spig.**[102] spirae.[1125] spong.[137] sulph.[5] tub.[116] verat-v.[102] zinc.[5]
☞ *A; Abwechselnde, alternierende Zustände • Veränderliche, unstete Symptome • Wechsel, Veränderung; Symptome, ständiger Wechsel, Veränderung der • Widersprüchliche und abwechselnde Zustände*

eine Krankheit geht über in eine andere: abrot.[58]

Unterdrückung der Milch, durch: agar.

Haut zu den Gelenken, von der: arbu.[102]
☞ *O; Gelenke*

MÜDIGKEIT, Ermüdung: acon. adam.[222] adlu.[149] aesc. **Agar.**[5] **Alet.**[171] **ALUM. Alum-p.**[58] alumn.[54] **Am-c.**[10] ambr. amor-r.[149] amyg-am.[36] **Anac.** androc.[222] ang.[5] ange-s.[149] **Anh.**[119] **Ant-c.**[137] **Ant-t.** aphis.[10] arag.[102] aran.[45] aran-ix.[144] arg. **Arg-n.** arist-cl.[119] **Arn.**[54] **ARS. Ars-i.** asaf. asar. aur. aur-ar.[58] aur-m. aur-s.[58] **Bac.**[62] **Bamb-a.**[1184] bani-c.[1237] **Bapt.** bar-c.[10] bar-m. **BELL.**[10] bell-p.[102] **BENZ-AC.** berb. beryl.[119] bism.[10] blatta-a.[102] bor.[5] bov.[10] **Brom.**[5] bros-g.[259] bruc.[10] brucel.[241] **Bry.**[10] cadm.[119] calad. **Calc.**[1] calc-f.[119] **CALC-P. Calc-sil.**[58] calen.[122] camph. cand-a.[239] **CANN-S.**[10] canth. caps. **Carb-ac.** carb-an.[10] **Carb-v. CARBN-S.** carc.[207] card-m. carn-g.[264] cast.[116] cath-a.[264] **Caust.**[10] cecr.[149] cench.[58] cham.

MÜDIGKEIT, Ermüdung (Forts.)
CHEL.[10] chin.[10] **Chin-ar.**[102] choc.[222] **Cic.**[5] cimic. cimx.[85] cina cist.[10] clem.[5] cob-n.[119] **Coc-c.** cocc. coff.[10] colch. coloc. **Con.**[10] cortico.[119] cortiso.[119] **CROC.**[10] **Crot-c.** crot-h.[36] cub.[54] **Cupr.** cycl.[10] dam.[85] dicha.[144] dig. dros.[10] dulc.[10] ephe.[267] erig.[144] esp-g.[149] euph. euphr. **FERR.**[10] ferr-ma.[10] ferr-p. fried.[14] **GELS.**[111] germ.[222] gran.[10] **GRAPH.**[5] grat.[10] guai.[10] guat.[119] **Ham.** ***harp.***[1184] hecla.[149] hed.[119] hell.[10] helon. **HEP.**[10] hist.[119] hydr-ac.[268] **Hydrog.**[222] **Hyos.** ign. iod. **Ip.** irid.[222] kali-bi.[111] kali-c.[137] kali-chl. **Kali-m.**[122] kali-n. **KALI-P.**[2086] kali-s. **Kali-sil.**[58] kalm.[58] knau.[33] kola[1184] **Kreos.**[10] lac-ac. lac-as.[274] lac-d.[122] lac-lox-a.[204] lac-lup.[204] **LACH.** lact.[10] lap-laz.[227] **Laur. LEC.** led.[10] lob-p.[85] luf-op.[144] **LYC.**[122] m-arct.[10] m-art.[5] m-aust.[10] **Mag-c.**[10] mag-f.[144] mag-m.[10] mand.[119] mang. mant-r.[262] med.[122] meny. meph.[149] **MERC.**[36] merc-c.[5] merl.[85] methys.[149] mez. mosch. **Mur-ac.**[10] murx.[10] naja[149] **Nat-c.**[10] **NAT-M.**[10] **Nat-s.**[10] nat-sil. neon[222] nep.[144] nit-ac.[5] **Nux-m.** **NUX-V.**[10] ol-an.[10] olnd. onos.[137] **Op.**[1] **Ozone**[227] pall. **Par.** ped.[85] **Petr. PH-AC.**[5] phel.[10] **PHOS.**[1] phyt.[111] **PIC-AC.** pier-b.[233] pitu-a.[164] **Plat.**[10] plb.[10] plut-n.[269] podo.[25] polyg.[25] por-m.[251] prun.[10] **Psil.**[164] **Psor.** ptel.[25] **PULS.** querc-r.[257] ran-b. rauw.[119] **RHEUM**[5] **Rhod.**[10] **Rhus-t.**[10] rib-ac.[149] ros-d.[305] **RUTA**[137] **SABAD.**[5] sabin.[10] **Samb.** sang. saroth.[119] sars.[116] sec. sel.[5] senec. seneg.[10] **SEP.**[5] sieg.[144] **SIL.**[10] sol[236] spect.[271] spig.[10] spong. squil. **Stann.**[10] **STAPH.**[5] **Stram.**[10] stront-c.[10] **Sul-ac.**[10] sul-i.[58] sulfa.[119] **SULPH.** sumb. syc-co.[136] **Tab.** tax.[303] teucr.[10] ther.[10] thiop.[149] thuj. tril-c.[36] **TUB.** tung.[252] uran-n.[25] uro-h.[264] valer.[10] **Verat.** verb. viol-o. vip.[36] visc.[119] x-ray[119] **ZINC.**[10] zinc-p.[58]
☞ *Hinlegen; Neigung zum Hinlegen •Mattigkeit •Ohnmachtsgefühl, Ohnmachtsschwäche, Ohnmacht •Schwäche •Trägheit, körperliche*

abwechselnd mit Vitalität: bell-p.[256]
☞ *A; Abwechselnde, alternierende Zustände*

tagsüber: anh.[119] cob-n.[119] pitu-a.[164]

morgens: alum.[10] am-c.[10] ambr.[10] ant-c.[10] arag.[102] **Ars.** aur.[10] bac.[62] bamb-a.[1184] bar-c.[10] bell.[10] bism.[10] bov.[10] brucel.[241] **Bry.**[10] calad. calc.[10] cann-s.[10] carb-an.[10] **Carb-v.** carbn-s. carn-g.[264] cast.[116] caust.[10] **Cham.** chel.[10] chin.[10] cob-n.[119] con.[10] cortiso.[119] croc.[10] cycl.[10] dros.[10] dulc.[10] erig.[144] ferr.[10] harp.[1184] hep.[10] hydrog.[222] kali-c.[10] **Kali-chl.** knau.[33] kola[1184] lac-ac. **LACH.** lact.[10] lap-laz.[227] lyc.[10] m-aust.[10] **Mag-c.**[122] mag-m.[10] mant-r.[262] meph.[149] mur-ac.[10] **Nat-m.**[10] **NUX-V.**[10] petr. phos.[10] por-m.[251] prun.[10] puls.[10] querc-r.[257] rhus-t.[10] rib-ac.[149] ros-d.[305] **RUTA** sabad.[10] sabin. samb. saroth.[119] sars. sec. senec. seneg. **SEP.**[10] sieg.[144] sil.[10] spig.[10] stann.[10] staph.[10] stront-c.[10] sul-i.[116] sulph. teucr.[10] ther.[10] thuj.[10] uro-h.[264] valer.[10] zinc.[10]
☞ *Z; Morgens, 5 Uhr - 9 Uhr; agg.*

- **Aufstehen,** beim: bov.[10] brucel.[241] ferr.[10] hep.[10] puls.[10] querc-r.[257] stann.[10] teucr.[10]
- **Bett,** im: con.[1]
- **Erwachen,** beim: alum.[10] am-c.[10] ambr.[10] ant-c.[10] aur.[10] bac.[62] bar-c.[10] bell.[10] bism.[10] **Bry.**[10] **Calc.**[10] cann-s.[10] **Carb-an.**[10] **Caust.**[10] chel.[10] chin.[10] cob-n.[119] **Con.**[10] cycl.[10] dros.[10] dulc.[10] hep.[10] hydrog.[222] kali-c.[10] knau.[33] lact.[10] **Lyc.**[10] m-aust.[10] **Mag-m.**[10] **Nat-m.**[10] **Nux-v.**[10] phos.[10] por-m.[251] prun.[10] rhus-t.[10] sabad.[10] sep.[10] spig.[10] staph.[10] stront-c.[10] teucr.[10] ther.[10] **Thuj.**[10] valer.[10] **Zinc.**[10]

vormittags: am-c.[10] bamb-a.[1184] cand-a.[239] erig.[144] esp-g.[149] hell.[10] hydrog.[222] mag-m.[10] nat-s.[10] phel.[10] por-m.[251] seneg.[10]

mittags: esp-g.[149]

nachmittags:
- **agg.**: adlu.[149] am-c.[10] androc.[222] bamb-a.[1184] carn-g.[264] cath-a.[264] hydrog.[222] iod.[10] kali-c.[10] kola[1184] lac-lox-a.[204] lac-lup.[204] mag-c.[10] mag-m.[10] mant-r.[262] nat-c.[10] ol-an.[10] ozone[227] phos.[10] **Pitu-a.**[164] por-m.[251] staph.[10] thuj.[10] uro-h.[264]
  - **14** Uhr: bamb-a.[1184] ozone[227] por-m.[251]
    - **16** Uhr, bis: bamb-a.[1184] ozone[227]
  - **16** Uhr - 20 Uhr: carn-g.[264] ozone[227]
  - **16.30 Uhr - 19.30 Uhr**: androc.[222]
- **amel.**: kali-c.[149]

abends:
- **agg.**: androc.[222] bac.[62] bamb-a.[1184] berb. carb-v. choc.[222] cycl.[36] harp.[1184] hydrog.[222] ign. lac-lox-a.[204] mant-r.[262] meph.[149] methys.[149] **Mur-ac.** ozone[227] pall. psil.[164] sol[236] **Sulph.**
  - **18** Uhr: androc.[222]
  - **20** Uhr - 21 Uhr: lac-lox-a.[204]
  - **Freien,** im: **Carb-v.**
    ☞ *M; Luft; frische, im Freien; agg.*
- **amel.**: bell-p.[256] germ.[222] hydrog.[222]

nachts: dulc.[10] kreos.[10] merc.[10] sabad.[10] sabin.[10]

periodisch, jährlich: brucel.[241]

Frühling, im: brucel.[241]

Anstrengung:
- **agg., bereits geringe**: aran.[45] bar-c.[137]
  ☞ *M; Anstrengung, körperliche; agg., Anstrengung*
- **amel.**: hed.[119] tung.[252]
  ☞ *M; Anstrengung, körperliche; amel., Anstrengung*

Arbeit agg.: lac-as.[274] plut-n.[269] por-m.[251]

Bett gehen, muss zu: bamb-a.[1184] harp.[1184] por-m.[251]

Diarrhö, nach: sul-i.[58]

Erwachen, beim:
- **agg.**: adam.[222] alum.[10] am-c.[10] ambr.[10] ange-s.[149] ant-c.[10] aur.[10] bar-c.[10] bell.[10] bism.[10] bov.[10] bros-g.[259] **Bry.**[10] **Calc.**[10] cann-s.[10] **Carb-an.**[10] **Caust.**[10] chel.[10] **Con.**[10] **Cycl.**[8] dros.[10] dulc.[10] ferr.[10] gels.[25] hydrog.[222] lact.[10] **Lyc.**[10] m-aust.[10] **Mag-m.**[10] **Nat-m.**[10] op.[1] podo.[25] polyg.[25] prun.[10] ptel.[25] rib-ac.[149] sep.[10] spig.[10] teucr.[10] **Thuj.**[10] uran-n.[25] valer.[10] **Zinc.**[10]
  ☞ *M; Erwachen; agg.*
- **amel.**: thiop.[149]
  ☞ *M; Erwachen; amel.*

Essen:
☞ *Schwäche; Essen*
- **während**: carb-an.[5] **Kali-c.** mag-c.[5]
☞ *M; Essen; während*
- **nach**: alum.[5] anac.[5] ant-c. **ARS.** bamb-a.[1184] **Bar-c.** calc.[5] **Carb-an.** carb-v.[5] card-m. chin. clem.[5] con.[5] cycl.[36] graph.[5] harp.[1184] hep.[5] hydrog.[222] kali-c. **Lach.** lap-laz.[227] lyc.[5] merc-c.[5] mur-ac. **Nat-m.** nit-ac.[5] **Nux-m.** ozone[227] ph-ac.[5] phos.[5] **Rhus-t.** ruta sang. sil.[5] sul-ac.[5] sulph.[5] thuj.[5]
☞ *M; Essen; nach*
- **amel.**: androc.[222]

Freien, amel. im: androc.[222] hed.[119] pier-b.[233]
☞ *M; Luft; frische, im Freien; amel.*

Froststadium im Fieber, während: choc.[222]

Gehen:
- **agg.**:
◦ **beim**: adam.[222] alum.[10] bry.[10] calc.[1] chin.[10] coff.[10] con.[10] ferr.[10] lach.[10] led.[10] m-arct.[10] mag-c.[10] mag-m.[10] nat-m.[10] plb.[10] rhod.[10] sep.[10] stram.[10] sulph.[10] tril-c.[36]
◦ ◦ **Freien,** im: alum.[10] calc.[1] coff.[10] ferr.[10] m-arct.[10] mag-c.[10] nat-m.[10] rhod.[10] sep.[10] sulph.[10]
◦ **nach**: agar.[10] alum.[10] anac.[149] calen.[122] carb-an.[10] caust.[10] clem.[10] coff.[10] con.[10] graph.[10] iod.[10] **Lac-d.**[122] **Mur-ac.** nux-v.[10] ph-ac.[1] plat.[10] psil.[164] sabad.[10] sabin.[10] sul-i.[58] valer.[10]
◦ ◦ **Schwangerschaft,** in der: **Calen.**[122]
- **amel. im Freien**: caust.[10] croc.[10] ruta[10] sul-ac.[10]
☞ *M; Gehen; amel.; während Gehen amel.; Freien, im •M; Luft; frische, im Freien; amel.*

geistige Anstrengung **agg.**: alum. androc.[222] **Aur. Lach. LEC. PIC-AC. Puls. Thuj.**

Gespräch, Unterhaltung, durch: ambr.
☞ *M; Gespräch, Unterhaltung; agg.*

Hinsetzen, möchte sich: dulc.[10] stann.[10] sulph.[10]

Kälte, mit: ozone[227]

Klavierspielen, durch: anac.
☞ *M; Musik; agg.; Klavierspielen*

Klimakterium, im: bell-p.[102] calc.[102]

Koitus, nach: **Agar.**[5] calc.[5] kali-c.[5] lyc.[5] nit-ac.[5] sel.[5]

Kopfschmerz, während: kali-p.[2086]

Lesen, durch: **Aur.**

Leukorrhö:
- **nach**: con.[10]
- **bei**: prun.[10]

Liegen amel.: mant-r.[262]

Menses:
- **vor**: alum. **Bell. Brom.**[5] lach.[26] **Nat-m.** pitu-a.[164] sulph.[5]
- **während**: adam.[222] **Am-c.** bor. calc-p. **Caust.** harp.[1184] **Ign.** iod. kali-c. mag-c. **Nit-ac. Nux-m. Petr.** pitu-a.[164] sul-i.[58] thuj.
☞ *M; Menses; während*
- **nach**: alumn.[54] bell.[54] carb-an.[54] cub.[54] nat-m.[54] nux-v.[116] phos.[116] plat.[54] thuj.
☞ *M; Menses; nach*
- **amel. während**: hed.[119]
☞ *M; Menses; während •M; Menses; amel.; während*

Musik, durch: lyc.[122]

Ruhe, während: psil.[164]

Samenergüssen, nach: chin.[5] led.[5] plb.[5] puls.[5] sabad.[5] staph.[5]
☞ *M; Samenergüsse; agg.*

Schlaf:
▤ *SCHLAF; C; Unerquicklich*

Schläfrigkeit, mit: ant-c.[137] kali-c.[137] mant-r.[262]
- **Essen,** beim: kali-c.[137]

Schnupfen, bei: **GELS.**[111] graph.[5] sep.[5]

Schwere der Glieder, mit: mant-r.[262]

Schwindel, nach: phos.[1]

sexuelle Erregung, durch: sars.[116]
☞ *M; Erregung; agg. •M; Sexualität; Erregung, sexuelle, agg.* ▤ *GEMÜT; M; Erregung; Beschwerden durch; sexuelle*

Sitzen, im: bry.[10] chin.[10] hydrog.[222] led.[10] mag-c.[10] **Merc.** ol-an.[10] plat.[10] plb.[10] rhus-t.[10]

Sprechen, nach: **ALUM.** calc.[1] **Calc-p. Sulph.**
☞ *M; Sprechen; agg.*
- **viel**: calc.[1]

Stehen, beim:
- **agg.**: androc.[222] led.[10] **Mur-ac.** nat-m.[10] ped.[85] plat.[10]
- **amel.**: androc.[222]

Strecken, mit Neigung, sich zu: cimx.[85]

Stuhlgang:
- **vor**: rhus-t.[5]
- **während**: **Ars.**[5] bor.[5] dulc.[5] hep.[5] kali-c.[5] petr.[5] plat.[5]
☞ *M; Stuhlgang; während Stuhlgang*
- **nach**: **Calc.**[5] carb-v.[5] merc.[5] **Nit-ac.**[5] phos.[5]
☞ *M; Stuhlgang; nach Stuhlgang*

Treppabgehen agg.: neon[222]
☞ *M; Abwärtsgehen, Hinabsteigen; agg. •M; Gehen; während Gehen agg.; Treppabgehen, beim*

Treppensteigen, durch: blatta-a.[102] neon[222] sul-i.[58]
☞ *M; Steigen; agg.*

Wehen, Entbindung, während: arn.[54]
☞ *M; Wehen, Entbindung; während*

Wetterwechsel zu Sturm oder Regenwetter, bei: bamb-a.[1184]
☞ *M; Wetter; Wetterwechsel; agg.*

Knochen: merc.[36]
☞ *O; Knochen*

anfallsweise: plut-n.[269]

geboren, als sei man bereits müde: bamb-a.[1184] kola[1184] onos.[137]

lähmungsartig: plut-n.[269]

plötzlich, vorübergehend: plut-n.[269]

schmerzhaft: ruta[137]

übermäßig: carc.[207] por-m.[251]

unkontrollierbar: kola[1184]

NAGELGEFÜHL:
☞ *Pflock, Keil oder Nagel, Empfindung von einem*

NERVENLEITUNG verzögert: alum.[193] cocc.[193]
☞ *O; Nerven, Beschwerden der*

NERVÖSE Beschwerden:
GEMÜT;C;Erregung,erregbar,nervös ☞ Schaudern, nervöses •Schwäche; nervöse, Neurasthenie

Absonderungen, nach unterdrückten: **ASAF.**

ÖFFNEN und Schließen, Empfindung von: cann-i.[122] **Cann-s.**[5] tax.[303]
KOPF; C; Öffnen und Schließen, Empfindung von •OHREN; C; Öffnung, die sich schließt wie ein Ventil, Empfindung von einer

OHNMACHTSGEFÜHL, Ohnmachtsschwäche, Ohnmacht: abies-c.[25] acet-ac.[137] acetan.[102] **ACON.**[102] adam.[222] aegle-f.[192] **Aesc.**[25] aesc-g.[122] aeth.[116] aether[36] agar.[54] agar-em.[36] agki-p.[45] ail.[36] alco.[36] alet.[102] all-c. aloe[102] alpi.[1125] **Alum.**[5] alum-p.[58] alum-sil.[58] alumn.[54] am-br. am-c.[58] am-m. ambr. **Aml-n.**[54] amyg-am.[36] anac. ang.[85] ant-c.[58] ant-m.[54] **ANT-T.**[193] apis apisin.[102] **Apoc.**[58] apom.[122] aran.[149] **Arg-n.**[5] **ARN.**[54] **ARS.**[5] ars-h. **Ars-i.** ars-s-f.[58] ars-s-r.[36] asaf.[36] asar. aster.[122] atro.[54] aur.[193] ba-sv.[142] bac.[55] bapt.[54] bar-c.[5] bar-i.[58] **Bar-m. Bar-s.**[58] bell.[5] benz-ac. benz-n.[36] berb.[54] beryl.[149] **BISM.** bol.[36] bol-s.[36] bor.[122] **Both-l.**[36] bov.[193] brom.[54] brucel.[241] **BRY.**[5] bufo[54] cact.[54] **CADM-S.**[111] calad. calc.[5] calc-ar.[54] calc-i.[58] calc-m.[36] calc-p. calc-sil.[58] calen.[10] calo.[36] **Camph.**[122] cann-i. **Cann-s.**[54] **Canth.**[5] caps.[54] carb-ac. carb-an.[1] **Carb-v. Carbn-o. Carbn-s.**[54] carl.[36] cass.[36] cast.[54] cast-eq. **CAUST.**[1] cedr. **Cench.**[58] cere-b.[36] cere-s.[36] **CHAM. Chel.**[25] chim. chim-m.[8] **CHIN.**[5] **Chin-ar.** chin-s. chlol.[46] **Chlor.** chlorpr.[149] cic.[1] **Cimic.** cina[5] cinch.[36] cinnam.[54] cit-v.[85] citl-v.[197] coc-c.[122] coca[54] **COCC. Coch.**[54] coff.[5] coff-t.[36] **Colch. Coll. COLOC. Con.**[5] conin.[36] conv.[111] convo-d.[36] cor-r.[111] cot.[36] **Croc.**[5] **Crot-c.**[36] **CROT-H.**[54] **Croto-t.**[54] cub.[36] culx.[58] **CUPR.**[5] cupr-acet.[36] **Cupr-ar.**[36] cupr-s.[54] cur.[8] cycl. cypra-e.[227] cyt-l.[36] **DIG.**[54] digin.[36] digox.[36] **Dios.**[122] dor.[54] dros. dubin.[36] dulc. elaps erig.[25] ery-a.[36] eucal.[36] eup-per.[25] eup-pur. **Euph.**[36] euph-c.[25] fago. feld.[1139] **Ferr.**[54] **Ferr-ar. Ferr-i.** ferr-p. fil.[1125] fl-ac. foll.[1201] **Form.** gall-ac.[102] gamb. gels.[58] gent-c.[36] germ.[222] get.[36] **GLON.**[36] goss.[25] gran.[36] **Graph.**[5] grat. grin. hedeo.[122] hell.[144] hell-f.[36] helo.[144] helon.[26] **HEP.**[5] hippoz.[54] hura[36] **Hydr.**[25] hydr-ac.[116] hydrog.[222] **Hyos.**[54] hyper.[54] **IGN.**[5] ignis[194] ind. **IOD.**[5] iodof.[54] **IP.**[137] iris jab. jal. jasm.[36] jug-c.[25] kali-ar.[58] kali-bi.[54] kali-br.[36] **Kali-c.**[122] kali-chl.[58] kali-cy.[122] kali-m.[122] kali-n.[5] kali-ox.[36] kali-p.[8] kali-s.[122] kali-sil.[58] kalm.[54] kiss.[36] kola[1184] **Kreos.**[54] lac-ac.[171] **LAC-C.**[193] **Lac-d. LACH.**[5] lap-a.[122] lappa[139] lat-h.[301] lat-k.[36] **Laur.**[5] lav-v.[1125] **Led.** lept.[25] levo.[149] **Lil-t.** lina.[45] lob.[25] loxo-r.[240] luf-a.[36] lup.[36] **Lyc.**[5] lycps.[54] lyss.[54] m-arct.[85] **M-art.**[1] m-aust.[5] mag-c.[5] **Mag-m.**[5] **Magn-gl.**[36] magn-gr.[85] manc.[54] mang. med.[102] meli. melis.[1125] menis.[25] **Menth.**[1125] menth-pu.[1125] **Merc.**[54] **Merc-c.** merc-cy.[54] merc-d. **Merc-i-f.**[54] merc-n.[36] merc-pr-r.[36] merc-s.[25] merl.[85] mez.[5] mom-b.[36] morph.[102] **MOSCH.**[4] mur-ac.[54] murx.[54] **Naja** narc-po.[36] narc-ps.[36] **NAT-C.**[5] **Nat-h.** nat-hchls.[36] **NAT-M.**[5] nat-ns.[85] nat-p. nat-s.[54] neon[222] nit-ac.[5] nitro-o.[36] **NUX-M.**[54] **NUX-V.**[5] oena. ol-an.[111] **Olnd.**[5] **Op.**[5] oper.[102] orig.[102] ox-ac. ozone[227] paeon.[102] pana.[36] **Par.**[54] parth.[85] paull.[25] ped.[36] **Petr.**[1] **Ph-ac.**[58] phase.[102] **Phos.** phys.[25] **Phyt.**[111] pic-ac.[36] picro.[36] pip-m.[36] pitu-a.[164] plan. plat.[5] **PLB.**[54] plut-n.[222] **PODO.**[116] **Psor.**[162] ptel. **PULS.**[5] puls-n.[25] rad-br.[144] ran-a.[36] ran-b.[5] ran-s.[58] raph. rhodi.[36] rhus-t. rob. rosm.[36] ruta **Sabad.**[5] sac-alb.[210] sal-ac.[54] samb. **Sang.**[122] sapin.[36] sarr.[54] **Sars.**[193] scirr.[85] sec. sel.[5] senec. **Seneg. SEP.**[54] sieg.[144] **Sil.**[5] sin-n.[54] sol[29] sol-n.[25] sol-t.[36] sol-t-ae.[36] **Spig.**[54] **SPONG.**[54] stann.[116] staph.[122] **Stict.**[54] **STRAM.**[5] stront-c.[102] stroph.[111] stry. sul-ac. sul-h.[36] sul-i.[54] sulfon.[85] sulo-ac.[38] **SULPH.**[1] **SUMB.**[54] syph.[54] **Tab.**[54] tanac.[36] tarax. tarent.[2020] tax. **Ter.** thea.[36] ther.[137] thuj.[5] thyr.[122] til. triat.[223] trif-p.[25] **Tril.**[102] trinit.[102] trom. tub.[106] uran-n.[111] uro-h.[264] ust.[85] vac.[54] valer.[116] vario.[54] ven-m.[149] **VERAT.**[5] **Verat-v.**[171] verin.[36] vesp.[58] **Vib.**[111] vinc.[137] viol-o. viol-t.[54] vip.[10] wies.[36] zinc.[5] zinc-m. zinc-p.[58] zing. ziz.[38]
☞ Kollaps •Mattigkeit •Müdigkeit, Ermüdung •Schwäche GEMÜT; C; Bewusstlosigkeit; allgemeine Arzneien •GEMÜT; C; Sinne, Sinneswahrnehmung; Vergehen der Sinne

morgens: alumn. **ARS.** bor.[1] bry. calc.[1] **Carb-v. Cocc.**[58] **Con.**[54] culx.[58] dios.[36] graph.[36] iod. kali-c.[10] kali-n.[10] **Kreos.** lac-d.[122] lach. mag-m.[1] med. mosch. nat-m.[1] nit-ac.[10] **NUX-V.** ped.[36] petr.[10] phos. phys. plb. puls. **Sang.** sep. staph.[10] stram. stry. **SULPH.** tub.[106] uro-h.[264]
☞ Z; Morgens, 5 Uhr - 9 Uhr; agg.

- **7** Uhr: dios.
- **8** Uhr: dios.[36] ped.[36] phos.
  - **9** Uhr, bis: phos.
- **Aufstehen,** beim: **BRY.** calc.[1] **CARB-V. COCC.**[58] **Iod. Kreos. Lac-d.**[122] **Lach.** nat-m.[1] petr.[10] sang. sep. tub.[106]
  - **schnell,** durch Bücken oder rasches Drehen des Kopfes: **Sang.**
- **Bett,** im: carb-v.[1] **Con.**[54]
- **Erwachen,** beim: graph.[36]
- **Essen**:
  - **agg.**:
    - **vor**: **Calc.**
    - **während**: lach.
  - **amel.**: nux-v.
- **Freien,** im: mosch. nux-v.
  ☞ M; Luft; frische, im Freien; agg.
- **Haus,** beim Eintreten ins: petr.
- **Stuhlgang,** während: phys.

vormittags: dios. germ.[222] ind. kali-c.[54] kali-n.[10] lach. lycps. ped.[36] phos. sep. staph. stram. sulph. ven-m.[149] zinc.[116]

- **9** Uhr: ped.[36]
- **10** Uhr: kali-c.[54] ven-m.[149]
  - **Tuberkulose,** bei: **Kali-c.**[54]
- **11** Uhr: germ.[222] ind. **Lach. SULPH.** zinc.[116]
  - **mittags,** bis: zinc.[116]
  - **13** Uhr, bis: germ.[222]
- **Gehen** im Freien, beim: lycps.
  ☞ M; Gehen; während Gehen agg.; Freien, im
- **Stehen,** bei aufrechtem: dios.
  ☞ M; Stehen; agg.; aufrecht Stehen

mittags: bov. cic.[1] ign.[162]

nachmittags: anac. **Asar.** bor. colch.[149] dios. gels. lycps. phys.[36] rhodi.[36] seneg.[10] sulph.

- **13** Uhr: lycps.

- **14** Uhr nach Frost: gels.

- **16** Uhr nach geistiger Anstrengung: rhodi.[36]
  ☞ *M; Geistige Anstrengung; agg.*

abends: **Aesc-g.**[122] alet. am-c. asaf. **Calc.**[58] chel. citl-v.[197] coff.[10] glon. **Hep.** kali-n.[1] **Lac-d.**[54] lach.[10] lyc. lycps. mag-m. meli. mosch. **Nat-m.** nux-m. nux-v. ozone[227] petr.[1] phos. rhus-t. sars.[36] seneg. **Sep.**

- **17.30 Uhr**: nux-m.

- **18** Uhr: glon.

- **19** Uhr: lycps. seneg.

- **19.30 Uhr - 21 Uhr**: citl-v.[197]

- **20** Uhr - 21 Uhr: **Nux-v.**

- **21** Uhr: mag-m. meli. rhus-t.

- **Anstrengung,** bei: nat-m.

- **Ausziehen,** beim: chel.
  ☞ *M; Ausziehen; agg.*

- **Drücken** am Herzen, durch: lycps.

- **Kirche,** in der: ozone[227]

- **Steifheit** von Fingern und Armen, mit: petr.[1]

- **Stuhlgang,** während: sars.[36]

nachts: am-c. ars.[10] bar-c. calc.[10] carb-v.[10] dios.[36] graph.[10] **Mosch.**[58] nit-ac. nux-m. **Nux-v.**[10] sep.[10] **Sil.** ther. vip.[10]

Mitternacht:

- **gegen**: ozone[227] sep.
  ◦ **Toilette,** beim Gang zur: ozone[227]

- **nach,** 3 Uhr: dios.

Stunde, zu einer bestimmten: lyc.[137]

periodisch: aran.[2020] cact. **Coll.**[54] fl-ac. hydr.[54] lyc. nit-ac.[10] staph.[10] tarent.[2020]

- **täglich**: **Hydr.**[54]

Sommerhitze, durch: **Ant-c. Ip.**

Abort:

- **während**: puls.[102]

- **nach**: rosm.[36]

Addison, bei Morbus: **Calc.**[54]

Amenorrhoe, bei: glon.[54]

Anämie, bei: acet-ac.[58] ferr-i.[58] **Mosch.**[54] **Spig.**[54] trinit.[102]
  ☞ *Schwäche; Anämie, bei* ▤ *KLINISCHES; C; Anämie*

Angina pectoris, bei: aml-n.[54] **Arn.**[54] **Hep.**[54] merc-i-f.[122] plb.[36] **Spong.**[54] tab.[54]
  ☞ *Herz; Druck am Herzen, mit • Herzerkrankung, bei • Schmerzen, durch; Herzen, im*

- **Präkordialangst,** mit: **Aml-n.**[54] **Merc-i-f.**[122] plb.[36] tab.[54]

Angst:

- **nach**: ars.[1] cench.[58]

- **mit,** beim Gehen, geht dadurch schneller: **Arg-n.**[54]

Ängstlichkeit, nach: nux-v.[54] verat.[54]
  ▤ *GEMÜT; M; Angst, qualvolle, Beschwerden durch*

Anstrengung, bei: **Arn.**[122] **Ars.** ba-sv.[142] calc. **Calc-ar.**[54] **Carb-v. Caust. Cocc.** ferr.[58] glon.[58] hyper. **Iod.**[54] **Lach.**[54] **Lob.**[54] mosch.[102] nat-m. nux-v. plan. plb. **Rhus-t.**[122] **Senec. SEP.** sulph. **Ther. Verat.**[137]

- **leichter**: verat.[137]

Arzneimittel, beim Denken an: asaf.

Asthma, durch: **Ars.**[122] **Atro.**[54] berb.[122] kreos.[122] lach.[122] morph.[122]
  ▤ *ATMUNG; C; Asthma, asthmatische Atmung; Begleitsymptome*

Atmen, tiefes, amel.: asaf.

Aufsetzen der Füße auf den Boden, beim, morgens: lac-d.[58]
  ☞ *Z; Morgens, 5 Uhr - 9 Uhr; agg.*

Aufstehen:

- **beim**: **ACON.**[809] ambr. apoc.[58] berb.[10] **Bry. CADM-S.**[111] calad. **Calc.**[54] carb-v.[1] cere-b.[36] chel. cina colch.[85] crot-h. cupr. hydrog.[222] ind. iod.[122] **Lach.**[54] **Merc-i-f.**[111] nat-m.[1] neon[222] op. phyt. plb. ran-a.[36] rhus-t. rob. sang.[36] sep. staph. sumb. trom. vac.[54] vario.[54] **Verat.**[5] **VERAT-V.**[111] vib.[111] vip.[111]
  ☞ *Sitzen, im; Aufsetzen, beim*
  ◦ **Bücken,** vom: **Sang.**[36]
  ◦ **Liegen,** vom: acon. apoc.[58] berb.[10] **BRY.** calad. **Calc.**[54] **Carb-v. Cina** colch.[85] **Iod.**[122] nat-m.[1] neon[222] op. **PHYT.** rhus-t. rob. sep. trom.[36]
  ◦ **Sitzen,** vom: carb-v.[1] neon[222] staph. sumb. trom.

- **nach**: **CARB-V.**[54] **Iod.**[54]

Aufstoßen:

- **durch**: **Arg-n.** ars.[102] **CARB-V.**[54] chin.[102] mosch.[102] nux-m.[102] nux-v.[54] ph-ac.[102]

- **nach**:
  ☞ *M; Aufstoßen; agg.*
  ◦ **agg.**: **Arg-n.**[54] **Nux-v.**
  ◦ **amel.**: mag-m.

- **mit**: lept.[25] plan.[25]

Augenschließen agg.: ant-t.[5] lach.[85] ther.[171]
  ☞ *M; Schließen; Augen, der; agg.*

Baden, warmes, agg.: **Lach.**
  ☞ *M; Baden, Waschen; agg. • M; Baden, Waschen; agg.; warmes*

Begleitsymptom, als: lach.[137]

Bett, im: caust. dios.

Bewegung, bei:

- **agg.**: **ARS. BRY.**[54] **COCC.**[58] **Croc.**[122] cupr. cupr-acet.[36] **Hyos.**[54] kali-c. **Lob.**[122] nat-hchls.[36] **Nit-ac.** nux-v.[10] phys. samb. spig.[122] **SPONG.** sumb.[36] **Verat.** verat-v.[25]
  ◦ **schneller** B., bei: samb. sumb.[36]

- **amel.**: jug-c.

Blähungen, durch: lyc.[58]

Blasen eines Instruments, beim: kali-n.[1]

Blindheit, nach: nux-m.[137]

OHNMACHTSGEFÜHL, Ohnmachtsschwäche, Ohnmacht; **Blut,** beim Anblick von (Forts.)

Blut, beim Anblick von: **ALUM.**[122] nux-m. nux-v.[193] sac-alb.[210] **Verat.**[122]
▤ *GEMÜT; C; Bewusstlosigkeit; allgemeine Arzneien; Blut, beim Anblick von • GEMÜT; C; Blut oder Messer ansehen, kann kein • GEMÜT; C; Blut oder Messer ansehen, kann kein; Wunden ansehen, kann keine • GEMÜT; C; Furcht; Wunden, vor dem Anschauen von*

Bluterbrechen, durch: **ARS.**[122]

Blutung:

- **Entbindung,** nach der: calc.[1] **Cann-s.**[54] **Croc.**[54] **IP.**[122] **TRIL.**[122]
- **Nasenbluten,** durch:
  ☞ *Nasenbluten; durch* ▤ *NASE; M; Ohnmacht, bei*
- **Rektum,** aus dem: **Ign.**[54] **Nux-v.**[54]
- **Uterusblutung**: **Apis**[54] apoc.[54] bry.[54] **CHIN.**[54] **Coc-c.**[122] croc.[54] ip.[54] **Kreos.**[54] lyc.[54] merc.[54] nux-m.[54] **Phys.**[54] sulph.[54] tril.[85]

Brechwürgen, bei: verat.[85]

Bücken, beim: elaps sumb.
☞ *M; Bücken; agg.*

Darmkolik, während: asaf.[54] **Cast.**[54] **Coll.**[122] **Coloc.**[54] hydr.[122] **Manc.**[54] **Nux-m.**[54] stram.[54]

Denken, Nachdenken, durch: calad.[85]

Diarrhö:

- **vor**: ars. sulph. sumb.
- **während**: ars.[122] coll.[25] croto-t.[54] **Cupr-acet.**[54] hydr.[25] **Nux-m.**[54] paeon.[122] podo.[122] **Puls.**[54] tarent.[192] verat.[122]
- **nach**: aloe[46] ars. colch.[102] merc-s.[25] **NUX-V.**[54]
  ☞ *Kollaps; Diarrhö, nach*

Diphtherie, bei: **Brom.**[54] **Canth.**[54] kali-m.[122] **Lach.**[122] **Sulph.**[54]

Drehen des Kopfes, beim: ery-a.[36] ptel. **Sang.**[36]
☞ *M; Drehen; Kopf, Drehen agg.*

dunklen Orten, an: **Stram.**
☞ *M; Dunkelheit; agg.*

Ei, beim Geruch von frisch geschlagenem: colch.
☞ *Gerüche, durch; Eier*

Einschnürung, Druck, um die Hüfte, durch: **Lac-d.**[54] **Merc.**[122] nux-v.[155]

entmutigt, wenn: ars.

Erbrechen:

- **vor**: ars. crot-h.[54] **IP.**[54] verat.
  ☞ *M; Erbrechen; agg. vor Erbrechen* ▤ *MAGEN; C; Erbrechen; allgemeine Arzneien; Ohnmacht; nach*
- **nach**: **ARS.** bism.[116] **Cocc.**[54] crot-h.[36] croto-t.[5] dig. elaps **Gamb.** goss.[25] kali-c.[1] **NUX-V.**[54] **Stict.**[54] verat.[54]
  ☞ *M; Erbrechen; agg. nach Erbrechen* ▤ *MAGEN; C; Erbrechen; allgemeine Arzneien; Ohnmacht; vor*
- **mit**: aegle-f.[192] agar.[54] **ANT-T.**[171] apom.[122] calc.[10] colch.[149] croto-t.[36] elaps[36] eup-per.[25] graph.[1] hep.[1] **IP.**[54] **Kali-c.**[54] nat-m.[1] nit-ac.[1] phos.[1] **Phyt.**[54] sulph.[1] **TAB.**[54] **VERAT.**[54] vip.[85] ziz.[38]

erhitzt, wenn: ip.[137] tab.[111]

Erkältung, durch: petr. **Sil.**
☞ *Kälte; Erkältungsneigung*

Erregung, bei: **Acon.**[58] am-c. **Asaf.** aster.[122] camph. **Caust. Cham.** cocc.[5] **COFF.** glon.[58] **IGN.** kali-c.[5] **LACH.** mosch.[102] **Nat-c. Nux-m. OP. Ph-ac. SUMB. Verat.**[58] vesp.[58]
▤ *GEMÜT; M; Erregung; Beschwerden durch; Allgemeinsymptome*

Erwachen, beim: asaf. **CARB-V.** dios. graph. lach. ptel. ther.[10]
☞ *M; Erwachen; agg.*

- **Schlafen** auf der linken Seite, durch: asaf.

Essen:

- **vor**: asaf. bufo crot-c.[36] **Culx.**[162] ignis[194] ind. phos. **Ran-b.** sulph.
  ☞ *M; Essen; vor • Hunger, durch*
- **nach**: bar-c. bufo **Caust.**[58] dios.[54] **Kali-bi.**[54] kali-c.[54] **Mag-m. Nux-v. Ph-ac.** phos.[5] plan. sang. sil.[5] sul-ac.[5]
  ☞ *M; Essen; nach*
- **während**: mosch.[58]
  ☞ *M; Essen; während*
- **isst** häufig, wird sonst ohnmächtig: lat-h.[301] phos.[85]

Fahren und Reiten:

- **während**: **Berb.** cocc.[122] grat. **Sep.** sil.
- **nach**: berb.[36] sep.[36]
  ☞ *M; Fahren im Wagen oder mit der Bahn; nach Fahren*

Fallen, Hinfallen, mit: **Ars.**[54] **Camph.**[54] lac-d.[54] mez.[54] **Stram.**[54]

- **hinten,** nach: **Lac-d.**[54]
- **linken** Seite, zur: mez.[54]

Fasten amel.: alum-sil.[58]
☞ *M; Fasten (nüchterner Magen); amel.*

Fieber:

- **vor**: ars.[10]
  ☞ *M; Fieber; vor*
- **während**: **Acon. Arn.** ars.[10] bell. cimic.[54] coloc.[54] dig.[54] **Eup-per.**[54] **Ign.**[54] **Nat-m.** nux-v. op. **Petr.**[5] **Phos.**[54] **Puls.**[54] **SEP.** sulph.[5] thuj.[5]
  ☞ *M; Fieber; während*
  ◦ **Entbindung,** nach der: cimic.[54] **Coloc.**[54]
  ◦ **intermittierendem** Fieber, bei: **Phos.**[54]
- **nach**: sal-ac.[54]

Flüssigkeitsverlust, durch: ars.[122] bar-c.[10] **Carb-v.**[54] **CHIN.**[116] ferr.[58] **IP.**[116] kreos.[122] merc.[122] nux-m.[122] nux-v.[122] op.[58] **PH-AC.**[58] **TRIL.**[116] **Verat.**[54]
☞ *M; Körpersäften, Verlust von; agg. • Schwäche; durch*

- **Blutverlust**: chin.[116] ferr.[58] **Ip.**[116] op.[58] tril.[116]

Freien, im:

- **agg.**: ars.[45] **Mosch.**[10] nit-ac.[1] **Nux-v.**[54]
  ☞ *M; Luft; frische, im Freien; agg.*
- **amel.**: bor.[10] crot-c.[36] dios.[36] trif-p.[36]
  ☞ *M; Luft; frische, im Freien; amel.*

Freude, durch: acon.[54] coff.[54]

Frösteln, mit: zing.[54]

Froststadium im Fieber:
- **vor**: **Ars.**[54]
- **während**: acon. ars. asar. bry.[5] **Calc.**[54] calen.[10] cham.[5] chin.[5] **COFF.**[5] coloc.[122] dios. hedeo.[122] kali-c.[10] morph.[122] **NUX-V.**[5] op.[5] phos.[5] **PULS.**[5] sapin.[36] **SEP.** stram.[46] **Valer.**[54] verat.[5]

Frühstück:
- **vor**: **Calc.**[54]
  ☞ *M; Frühstück; vor*
- **nach**: bufo naja
  ☞ *M; Frühstück; nach*

Fußschweiß, durch unterdrückten: **Sil.**[54]

Geburtsvorgang, während:
  ☞ *Wehen, Entbindung; während*

Gehen:
- **agg.**:
  ◦ **nach**: berb. **Con.**[122] nux-v. paeon.
  ◦ ◦ **Freien,** im: **Nux-v.**
  ☞ *M; Gehen; nach Gehen agg.; Freien, im*
  ◦ **während**: aether[36] anac.[54] arn. **Ars.** berb.[10] bor.[10] bov. caust.[1] **Con.**[54] cur. dor. ery-a.[36] ferr. get.[36] lycps. m-art.[85] merc.[30] mosch.[10] nat-s. seneg. sep. stann.[54] **Verat-v.** vip.[36]
  ◦ ◦ **Freien,** im: berb.[10] bor.[10] caust.[1] lycps. mosch.[10] seneg. sep.
  ◦ ◦ **Treppabgehen,** beim: ery-a.[36] stann.[54]
  ☞ *M; Gehen; während Gehen agg.; Treppabgehen, beim*
  ◦ ◦ **Treppe** Hinaufgehen, beim: **Anac.**[54]
- **amel.**:
  ▤ *GEMÜT; M; Gehen; amel.*
  ◦ **fortgesetztes**: **Anac.**
  ◦ **Freien,** im: am-c.[10] petr.
  ☞ *M; Gehen; amel.; während Gehen amel.; Freien, im •M; Luft; frische, im Freien; amel.*
  ◦ ◦ **schnell**: petr.
  ▤ *GEMÜT; M; Gehen; amel.; schnelles Gehen*

geistiger Anstrengung, bei: **Nux-v.**[54]
  ☞ *M; Geistige Anstrengung; agg.*

Gemütsbewegungen, durch: **Caust.**[54] cocc.[5] coff.[5] kali-c.[5] ph-ac.[5] verat.[85]
  ▤ *GEMÜT; M; Gemütsbewegungen agg.; nach*

Geräusch, Lärm, durch: ant-c.[58] asaf. bor.[58] lyc.[58] merc. nat-m.[58]
  ☞ *M; Geräusch, Lärm; agg.*

Gerüche, durch: agar.[54] colch. dios.[193] ign. ip. **NUX-V.** **PHOS.**[58] sang.[8]
  ▤ *GEMÜT; C; Empfindlich, überempfindlich; allgemeine Arzneien; Gerüche, gegen*
- **Blumen**: **PHOS.**[58] **Sang.**[8]
- **Eau** de Cologne amel.: sang.[36]
- **Eier**: **Colch.**[54]
  ☞ *Ei, beim Geruch von frisch geschlagenem*
- **Fisch**: colch.
  ☞ *Speisen und Getränke; Fisch; agg.; Geruch von Fisch, empfindlich gegen den*
- **kochende** Speisen: **COLCH.** ip.
- **Parfum** oder Essig: agar.[54]
  ☞ *Speisen und Getränke; Essig; agg.; Geruch, der*
- **Stuhl,** Fäzes: dios.[193]

geschlossenen Räumen, in: **Acon.**[122] am-c.[58] **Asaf.** ip. **Lach.** lil-t.[122] **PULS.** **Tab.** trif-p.[25] vesp.[58]
  ☞ *M; Zimmer, im; agg.; geschlossenes Zimmer* ▤ *GEMÜT; C; Furcht; engen Räumen, in, Klaustrophobie*

Gesicht:
- **blass**: acon.[122] berb.[122] chin.[116] **Cimic.**[54] ferr.[58] **Ip.**[54] **LACH.**[54] **Lob.**[54] mosch.[4] nat-m.[122] nux-v.[122] op.[58] puls.[122] **Stram.**[54] **Tab.**[54] tril.[116]
- **blau**: morph.[122]
- **rot**: acon.[122] **Ptel.**[54]

gestört wird, wenn man: asaf.[137]

Gewitter, vor: petr. sil.

grundlos, ohne ersichtlichen Grund: asaf.[137]

Hämoptoe, Bluthusten, nach: sil.[1]
  ☞ *M; Hämoptoe, Beschwerden nach*

Hämorrhoiden, nach: chin.[58]

Heben, beim:
- **Arme** über den Kopf: **Lac-d.** lach. spong.
  ☞ *M; Heben, Anheben; agg.; Arme, der*
- **Kopf**: apoc. **Bry.** ip. vip.[36]
  ☞ *M; Heben, Anheben; agg.; Kopfes, des*

Herz:
- **Druck** am Herzen, mit: cimic. **Manc.**[54] petr. plb.
  ☞ *Angina pectoris, bei •Herzerkrankung, bei •Schmerzen, durch; Herzen, im*
- **Herzerkrankung,** durch: ars.[58] feld.[1139] lach.[110] mosch.[85]
  ◦ **Endokarditis**: ars.[58]
  ▤ *HERZ KREISLAUF; O; Herz und Herzregion; Endokard*

Herzerkrankung, bei: am-c.[5] ant-c.[1144] **Arn.**[122] **Ars.**[5] **Cact.**[54] **Chel.**[54] chlol.[46] conv.[111] **Dig.**[5] hydr-ac.[111] **Kali-p.**[8] lach.[5] laur.[5] lina.[45] lycps.[54] plb.[38] sang.[8] **Spig.**[54] stroph.[25] sulfon.[85] verat.[10] vip.[36]
  ☞ *Angina pectoris, bei •Herz; Druck am Herzen, mit •Schmerzen, durch; Herzen, im*
- **Herzschwäche,** bei: am-c.[5] ant-c.[1144] ars.[5] chlol.[46] conv.[111] dig.[5] hydr-ac.[111] **Kali-p.**[8] lach.[5] laur.[5] plb.[38] **Sang.**[8] stroph.[25] sulfon.[85] **Verat.**[10]

Herzklopfen:
- **während**: **ACON.**[54] **Am-c.**[54] arg-n.[85] beryl.[119] cact. cham.[102] cimic. **Cocc.** **Crot-h.**[137] foll.[149] **Hydr.**[54] hydr-ac.[137] **Iod.** **Kalm.**[54] **LACH.**[102] laur.[137] lil-t.[137] **Manc.**[54] nat-m.[102] **NUX-M.** petr. puls.[137] sul-i.[54] tab.[102] **Verat.**
  ◦ **Klimakterium,** im: lach.[102]
- **nach**: am-c.[148]

Hitze:
- **durch**: ant-c.[54] berb.[122] **CARB-V.**[54] **Iod.**[54] nux-v.[122] petr.[122]
- **während**: nux-v.[5] **Petr.**[5]
- **Kälte,** vor: **SEP.**

Hitze und Kälte, durch extreme: sep.[85]
  ☞ *M; Wechsel, Veränderung; agg.; Temperaturwechsel;*

Hitzewallungen, mit: **Croto-t.**[54] ignis[194] **Sep.**[8] **SULPH.**[54]

OHNMACHTSGEFÜHL, Ohnmachtsschwäche, Ohnmacht (Forts.)

Hunger, durch: chlorpr.[149] cocc.[54] croc.[36] crot-c.[36] culx.[58] cupr.[210] cur.[36] ignis[194] lac-ac.[171] lyc.[148] **Phos. Sulph.** tub.[36]

☞ *M; Fasten (nüchterner Magen); agg. • M; Hunger agg. • Essen; vor • Verhungernde* ▥ *SCHWINDEL; M; Hunger, bei*

Husten:

- **während**: **Ars. Cina**[5] coff. cor-r.[111] cur.[8] ip.[148] kali-c.[1] **Phos.**[8] rhus-t.[5]

☞ *M; Husten; während*

- **zwischen** Hustenanfällen: **Ant-t.**[54]

Hypochondrie, bei: mosch.[60]

Kälte der Haut, mit: **Camph.**[54] carb-v.[54] **Chin.**[54] **Laur.**[54] mosch.[54] **Tab.**[54] **Verat.**[54]

Kirche, in der: **Ign.**[58] merc-i-f.[54] sep.

☞ *überfüllten; Zimmer, im*

- **Knien,** beim: **SEP.**

☞ *M; Knien; agg.*

Kleidung, durch enge: kali-n.[1]

Kleinigkeiten, durch: **Sep.** sumb.[122]

☞ *M; Kleinigkeiten agg.*

Klimakterium, im: **ACON.**[54] chin.[116] cimic.[102] cocc.[54] **Coff.**[54] crot-h.[102] ferr.[102] foll.[1201] **Glon.**[102] hydr-ac.[54] **Kali-c.**[54] **LACH.**[54] **Mosch.**[54] **Nit-ac.**[54] nux-m.[102] nux-v.[116] **Phys.**[54] sep.[102] **Sulph.**[54] tab.[116] thyr.[122] tril.[102] valer.[54] **Verat.**[54] viol-t.[54]

Knien in der Kirche, beim:

☞ *Kirche, in der; Knien, beim*

Koitus:

- **während**: murx.[102] orig.[102] **Plat.**[102]

☞ *M; Koitus; während*

- **nach**: **AGAR. ASAF.**[58] **Dig. Nat-p. Sep.**

Konvulsionen:

- **während**: cimic.[54] glon.[54] lach.[54] nux-m.[54] sec.[54] verat.[54]

- **nach**: ars-s-f.[54] bac.[55] **Verat.**[54]

Kopf rückwärts beugen amel.: ol-an.[148]

☞ *M; Beugen, Neigen, Krümmen; amel.; rückwärts, nach hinten;*

Kopfschmerz, während: ang.[85] ars.[36] **Calc.**[54] carb-v.[54] cast.[54] erig.[25] **Gels.**[54] glon. graph.[122] hep.[58] hippoz.[54] lil-t.[58] lob.[25] lyc.[1] menis.[25] mez.[1] mosch.[5] nat-m.[122] nux-v.[102] paull.[25] phys.[25] ptel.[25] sang.[58] **Sil.**[54] sol-n.[25] stram. **Sulph.**[54] **Ter.**[54] verat. zing.

Kummer, durch: **Ign.**[122] **Staph.**[122]

▥ *GEMÜT; M; Kummer, Sorgen, Besorgnis, Beschwerden durch*

Leichnam mit einem Messer im Körper sah, nachdem er einen: hep.[56]

Lesen, bei dem Versuch zu, im Stehen: glon.

Lesen, nach: asaf. cycl. tarax.

Leukorrhö, bei: bar-c.[54] cycl.[54] **Lach.**[54] **Nux-m.**[54] sulph.[54]

Lichtern, durch Aufenthalt in Räumen mit vielen: nux-v.

Liegen:

- **agg.**:

  ◦ **nach**: calad. mag-c.

  ◦ **während**: berb.[54] calad. **CARB-V.**[54] caust.[10] iod. lyc. sil. sulph.

  ◦ ◦ **Seite,** auf der: lyc. sil.

- **amel.**: alum. dios. hedeo.[122] **Merc-i-f. Nux-v.**

Magen:

- **aufsteigt,** Empfindung, als ob etwas aus dem Magen: abies-c.[162] am-br. **CALC.**[54] hydrog.[222]

- **Magenbeschwerden,** bei:

☞ *Magenbeschwerden, bei*

Magenbeschwerden, bei: **Alumn.**[54] **ARG-N.**[54] ars.[102] bufo[54] chin.[102] colch.[149] dios.[54] **Dor.**[54] elaps[54] **Kali-bi.**[54] **Mag-m.**[54] **Mez.**[54] mosch.[102] **Nat-s.**[54] nux-m.[102] nux-v.[102] ol-an.[137] ph-ac.[102] sang.[54] **SULPH.**[54]

☞ *Schmerzen, durch; Magen, im*

Meningitis, bei: **Ant-t.**[54] **Dig.**[54] **Glon.**[54]

Menses:

▥ *GEMÜT; C; Bewusstlosigkeit; allgemeine Arzneien; Menses*

- **vor**: am-c.[5] arg-n.[54] ars.[102] chin.[102] cimic.[111] cocc. ign.[102] lach. **Lyc. Mosch.**[102] **Murx. Nat-m.**[1] **Nux-m.** nux-v.[26] **Sep.**[26] **Thuj.** verat.[102]

  ◦ **Schmerzen,** durch: arg-n.[54] sep.[26]

- **Beginn,** zu: merc.[137] nux-v.[5] sulph.[5]

☞ *M; Menses; Beginn, zu*

- **während**: **Acon.**[54] apis berb. **Calc.**[58] **Cham.**[5] chin.[10] cimic. **Cocc.**[54] glon.[54] helon.[26] **Ign.** kali-s. **LACH.** lap-a. laur.[137] lyc.[5] mag-c.[137] mag-m. merl.[85] **Mosch.** murx.[122] nat-m. nux-m. **NUX-V.**[54] plb. **Puls.** raph. **Sars.**[54] **SEP.**[54] sulph. tril.[137] tub.[193] uran-n.[111] verat. **Vib.**[54] wies.[36]

☞ *M; Menses; während* ▥ *WEIBLICHE GENITALIEN; C; Menses; reichlich; Ohnmacht, mit*

  ◦ **Kälte,** mit: laur.[137]

  ◦ **Schmerzen,** durch: **Cocc.**[54] kali-s. **Lap-a. Nux-v.**[54] **Sars.**[54] **Sep.**[54]

- **nach**: **Chin.**[58] **Lach. Lyc.**[58]

☞ *M; Menses; nach*

- **unterdrückte,** durch: cocc.[10] kali-c.[102] **Nux-m.**[102] op.[102]

☞ *M; Menses; unterdrückt*

Metrorrhagie, bei: apis[102] **Chin.**[10] ferr.[102] **Ip.**[54] **Kreos.**[54] **Tril.**[102]

☞ *M; Metrorrhagie, Beschwerden durch*

Mittagessen:

- **während**: asaf. lyc. **Mag-m. Nux-v.**

- **nach,** bei Betätigung im Freien: am-m. **Kali-c.**[54] **Nux-v.**[54]

Musik, beim hören von: cann-i. sumb.

☞ *M; Musik; agg.*

Nachdenken, beim: calad. **Calc.**[54] coff.[54] **Nux-v.**[54] **Par.**[54]

▥ *GEMÜT; M; Nachsinnen, tiefes, agg.*

Nachwehe, nach jeder: hep. **Nux-v.**

Nasenbluten:
- **durch**: **Acon.**[54] **Cann-s.**[54] croc.[122] crot-h.[54] **Ip.**[54] **Lach.**[54] verat.[137]
- **vor**: **Carb-v.**[54]
- **mit**: calc.[1] cann-s.[5] carb-v.[148] croc.[54] lach.[85]

Nasswerden, nach: **Sep.**
☞ M; Nasswerden; agg.

Obst, saures, **amel.**: naja
☞ Speisen und Getränke; Obst; amel.;

Ofen, nahe am: vesp.[58]

Operationen, beim Sprechen über: alum.[122]
☞ M; Sprechen; agg.; unangenehme Dinge, über

Plazentaretention, bei: croc.[54] sulph.[54]

Puls:
- **langsam**: **DIG.**[54]
- **unfühlbar**: **Chin.**[54] **Crot-h.**[54] morph.[122]
- **unregelmäßig**: **DIG.**[54] morph.[122]

Pupillen, mit erweiterten: morph.[122]

Rauchen:
- **beim**: **Ign.**[54] **Ip.**[54] sil.
☞ M; Tabak; agg.
- **nach**: **Caust.**[54] **Lob.**[54]
☞ M; Tabak; agg.

Reiben der Schläfen mit beiden Händen, durch: merc.

Riechfläschchen, braucht ein: am-c.[85]
☞ M; Riechfläschchen amel.

Ruhelosigkeit, mit: calc.[1]

Samenerguss, nach: **ASAF. Ph-ac.**
☞ M; Samenergüsse; agg.

Schimpfen, durch: **Mosch.**[122]

Schlaf:
- **vor**: **Nux-m.**[54]
☞ M; Schlaf; vor dem Schlafen
- **nach**: **CARB-V.**[54]
- **Schlafmangel,** durch: syph.[54]
☞ M; Schlaf; Mangel an Schlaf, Nachtwachen, Beschwerden durch

Schlafen auf der linken Seite, durch: asaf. dig.[58]

Schläfrigkeit, mit: ars.

Schmerzen, durch: acon.[5] apis arn. ars.[54] asaf. bism. bol.[36] cact.[54] calc.[1] calc-ar.[54] **Cham.**[102] chin. **Cocc.** coff.[5] coll. coloc. cupr-s.[54] cur. dios.[54] **Gels.**[64] **HEP.** hura[36] hydr.[25] iod.[5] kali-s.[122] lach. lap-a.[122] laur.[54] manc.[54] merc. mez.[1] morph.[102] mosch.[137] **Nux-m. Nux-v.** oper.[102] phos.[122] phyt. plb. puls. ran-b.[85] ran-s. sac-alb.[210] sil.[5] sin-n.[54] stram.[122] **Stront-c.**[102] stroph.[111] sulph.[54] tub.[106] **Valer. Verat.** vib.[111] vip.[111]
☞ M; Schmerzen agg. andere Beschwerden ▯ GEMÜT; C; Empfindlich, überempfindlich; allgemeine Arzneien; Schmerzen, gegen
- **Abdomen,** im: **Cocc. Coll.**[122] hydr.[25] plb. stram.[122]
- **Anus,** im: sulph.[1]
- **Entbindung,** nach der: nux-v.[54]
☞ M; Wehen, Entbindung; Wochenbett, im
- **Herzen,** im: arn. ars.[76] **Cact.**[54] **LACH. Manc.**[54]
☞ Angina pectoris, bei •Herz; Druck am Herzen, mit •Herzerkrankung, bei
- **Hinterkopf**: gels.[64]
- **Hoden,** in den: **Laur.**[54]
- **Kopf,** im: mez.[1]
- **Magen,** im: **Ars.**[54] **BISM. Coll.** cupr-s.[54] **Dios.**[54] hydr.[25] laur.[85] **Nux-v.** puls. ran-b.[85] ran-s. sin-n.[54] **Sulph.**[54]
☞ Magenbeschwerden, bei ▯ MAGEN; C; Ohnmachtsschwäche, wird im Magen empfunden; Magenschmerzen, bei •MAGEN; C; Schmerz; Ohnmacht, mit
- **Menses,** vor: kali-s.[122] **Lap-a.**[122]
- **Nadelstich,** durch: calc.[1]
- **Ohr,** im: **Cur. Hep. Merc.**
- **Sakrum,** im: dios.[36] hura[36]
- **Samensträngen,** in den: calc-ar.[54]
- **Stuhlgang,** während: **Cocc.**[54]
- **Zähnen,** in den: cham.[102] chin. **Puls.** verat.

schnarchender Atmung, mit: stram.[122]

Schock, durch: **Atro.**[54]

Schreck, Furcht, nach: **ACON.** bell.[172] coff.[54] **Gels.** hyos.[172] **Ign. Lach.** mez.[172] **Nux-v.**[30] **OP. Phos.**[30] plb.[54] **Staph.**[30] stram.[85] **Verat.**[58]
▯ GEMÜT; M; Schreck oder Furcht, Beschwerden durch
- **Gehen** von einem Raum in einen anderen, überfüllten, beim: **Plb.**[54]
▯ GEMÜT; M; Schreck oder Furcht, Beschwerden durch

Schreiben, nach dem: calad. **Calc.**[54] mosch. op.
☞ M; Schreiben; agg.

Schwäche:
- **durch**: ant-t.[10] **Ars.**[54] **Carb-v.**[5] caust.[10] chin.[5] **Coca**[54] **Ferr.**[54] **Hydr.**[54] hydrog.[222] **Lach.**[54] loxo-r.[240] nux-m.[5] nux-v.[5] ran-b.[54] **Sang.**[54] **Verat.**[5] **Zing.**[54]
☞ Flüssigkeitsverlust, durch
- **mit,** der Beine: beryl.[149]

Schwangerschaft, während: **Ars.**[54] **Bell. Kali-c.**[122] lach.[54] **Nux-m. Nux-v. Puls.** sec. **Sep. Verat.**[54]
- **geringste** Kindsbewegung, durch: **Lach.**[54]

Schweiß:
- **während**: agar. ant-t.[54] apis aran.[144] arn.[5] **Ars. Bry.**[54] **Calc.**[54] camph.[54] caps.[54] carb-v.[54] chin.[54] dig.[54] elaps[36] hell.[144] helo.[144] hydr.[54] hyos. **Ign.** lach.[122] **Lob.**[54] morph.[122] **Nux-v.**[5] **Petr.**[5] **Sel.**[5] **Sep.**[54] sulph.[5] tab.[54] ther.[54] **Thuj.**[5] verat.[54]
☞ M; Schweiß; während Schweißabsonderung
  - **kalter**: aran.[144] **Bry.**[54] **Camph.**[54] caps.[54] carb-v.[54] **Chin.**[54] **DIG.**[54] hell.[144] helo.[144] **Hydr.**[54] lach.[122] **Tab.**[54] ther.[54] **Verat.**[54]
  ▯ SCHWEISS; C; Kalt
- **nach**: **Apis**[54] arn.[5] **Chin.**[122] sal-ac.[54]
☞ M; Schweiß; nach Schweißabsonderung
- **amel.**: **Olnd.**[54]
☞ M; Schweiß; amel.
- **Unterdrückung** von Fußschweiß, durch:
☞ M; Schweiß; Unterdrückung der Schweißabsonderung, Folgen von; Fußschweiß •Fußschweiß, durch unterdrückten

OHNMACHTSGEFÜHL, Ohnmachtsschwäche, Ohnmacht (Forts.)

Schwindel, bei: abies-c.[25] **ACET-AC.**[54] **Acon.**[5] alet.[102] alum.[5] apisin.[5] aran.[149] arg-n.[5] bar-c.[5] berb.[102] brucel.[241] **Bry.**[5] camph.[102] canth.[5] carb-v.[5] **Cham.**[5] chin.[5] cina[5] cocc.[5] coff.[5] con.[5] **CROC.**[5] euph-c.[25] glon.[102] **Hep.**[5] ign.[5] jug-c.[25] kali-br.[36] lach.[5] laur.[5] mag-c.[5] mez.[5] mosch.[5] nat-c.[5] nat-m.[5] nux-m.[5] **Nux-v.**[5] ol-an.[111] olnd.[5] phos.[5] phyt.[111] plat.[5] rhus-t.[5] **Sabad.**[5] sang.[122] sel.[5] **Sep.**[5] sil.[5] sulph.[5] tab.[102] ther.[137] thuj.[5] verat.[5] vip.[85] zinc.[5]

☞ *M; Schwindel agg.*

Sehen, beim:

- **beständig,** auf einen Gegenstand unmittelbar vor den Augen: sumb.
- **oben,** nach: tab.[111]

☞ *M; Sehen, Schauen; agg.; aufwärts, nach oben*

sexuellen Exzessen, nach: **Dig.**[54] ol-an.[116]

☞ *M; Sexualität; Exzessen, nach sexuellen*

Sitzen, im:

- **Aufsetzen,** beim: **ACON.** arn. **BRY.** carb-v. chin.[116] **Dig.**[116] dios. ery-a. **Ip.** **Nux-v.** **PHYT.**[58] **Ran-b.**[54] **Sep.**[54] sulph. verat-v. **Vib.** vip.[116]

☞ *Aufstehen; beim*

  ◦ **plötzlich**: ery-a. **Verat-v.**
- **Hinsetzen,** beim: bov.[10] kali-n.[10]

☞ *M; Sitzen; agg.; Hinsetzten, beim ersten Sitzen agg.*
- **während**: acon.[122] calad.[122] iod. kali-n. m-art.[85] nat-s. nux-v.[10]

  ◦ **aufrechtem** Sitzen, bei: acon.[122] calad.[122]

Speisen:

- **Geruch** von, durch: colch.[58]
- **Verzögerung** der Nahrungsaufnahme, bei geringster: **CULX.**[162]

Sprechen, durch: **Ars.**

☞ *M; Sprechen; agg.*

Stehen, beim: acon.[54] **ALUM.** **ALUMN.**[54] ant-t.[193] apis aur.[193] berb.[10] bov.[193] **Bry.** chin.[193] cur.[8] **Dig.** dios.[36] glon.[36] kali-n.[10] lil-t.[122] lyc. **Nux-m.** nux-v. phyt. puls. rhus-t. sars.[193] sep.[809] sil. **Sulph.** vip.[36] **Zinc.**

▤ *GEMÜT; C; Bewusstlosigkeit; allgemeine Arzneien; aufrecht stehen bleibt, wenn er*

- **Kirche,** in der, während Menses: **Lyc.** **Nux-m.** **Puls.**

☞ *M; Menses; während*
- **Urinieren,** beim: acon.[54]
- **Uterusprolaps,** durch: **Lil-t.**[122]

Steigen, beim:

☞ *M; Steigen; agg.*

- **Berge,** auf: **Coca**[122]
- **Hügel,** auf einen: agar.
- **Treppensteigen**: aether[36] **Anac.** iod. lycps. plb.

Stillen, beim: vip.[137]

☞ *M; Stillen, Saugen an Mamillen, agg.*

Stuhlgang:

- **vor**: **Ars.** dig. glon. puls. sars. **Sulph.**[54] sumb. verat.[5]
- **während**: aloe ars.[5] bol.[25] bor.[54] colch.[54] coll. crot-h.[102] croto-t.[5] dios. **Dulc.** hydr.[111] **Merc.**[5] **Nux-m.** ox-ac. petr.[5] plan.[54] **Puls.**[122] **Sars.**[171] **Spig.**[5] stann.[116] stront-c.[5] **Sulph.** tab.[111] tub.[106] **Verat.**[5] verat-v.[116]

☞ *M; Stuhlgang; während Stuhlgang*
- **nach**: **Aloe**[102] ant-t.[5] apis[54] **Ars.** **Ars-s-f.**[58] **Bism.**[5] **Bol.**[54] calc. carb-v.[5] **Cocc.** colch. **CON.** croto-t.[54] cur. dig.[5] dios. gall-ac.[102] hydr.[54] kali-p.[111] kiss.[36] **Lyc.** **Merc.**[102] merc-s.[25] mez.[5] morph. nat-s. **Nux-m.** nux-v.[137] paeon.[102] petr.[5] **Phos.**[122] phyt. plan. **PODO.** sarr.[54] sars.[5] scirr.[85] stann.[5] sulph. **Ter.** **Verat.**

☞ *M; Stuhlgang; nach Stuhlgang*
- **amel.**: rhodi.[36]

☞ *M; Stuhlgang; amel.; nach Stuhlgang*
- **Geruch** von Fäzes, durch: dios.
- **Stuhldrang,** bei: adam.[222] **Cocc.**

Sturm, vor: petr.[36]

☞ *M; Wetter; windigem, stürmischem, bei; vor*

Synkope:

▤ *GEMÜT; C; Bewusstlosigkeit; allgemeine Arzneien; Synkope*

Taubheitsgefühl, Kribbeln, mit: **ACON.**[54] bor.[122] nat-m.[122] nux-v.[122]

tetanischer Krampf:

- **vor**: sul-h.[36]
- **nach**: nux-v.[122]

Treppe hinaufrennen, durch: sumb.

Übelkeit:

- **vor**: **Cic.**[5] dig.[36] glon.[36] **Verat.**[54]
- **während**: ail.[36] alum. alumn.[54] ang.[5] ant-t.[8] aran.[149] **Arg-n.** **Ars.**[36] bor.[1] **Bry.**[102] calad.[5] calc. carb-an.[5] carbn-s. caust.[5] cham. chel. **COCC.** coff.[5] coff-t.[36] colch.[5] fago. **Glon.** graph. hep.[102] hyper.[111] **Ip.**[8] kali-bi.[111] kali-c.[5] **LACH.** laur.[5] lob.[54] mag-m.[1] nat-m. nit-ac.[5] **NUX-V.** op. petr.[1] phos.[1] pic-ac.[36] picro.[36] plan.[8] plat.[102] **Puls.**[102] sep.[36] sil.[5] stict.[85] sul-ac. sulph. tab.[111] **Tub.**[162] valer.[5] verat. vesp.[8]

▤ *MAGEN; C; Übelkeit; ohnmachtsartig*
- **nach**: **Kali-bi.**

überfüllten:

- **Straßen,** in: asaf.

☞ *M; Menschenmengen agg.*
- **Zimmer,** im: **Am-c.** ambr. ars. bar-c. con. **Ign.**[58] **Lyc.** merc-i-f.[85] nat-c. **Nat-m.** **Nux-m.**[58] **Nux-v.**[58] **Phos.** **Plb.** **PULS.** sep.[809] sulph.

☞ *M; Menschenmengen agg. •M; Zimmer, im; agg.; überfülltes Zimmer •Kirche, in der ▤ GEMÜT; C; Bewusstlosigkeit; allgemeine Arzneien; überfüllten Raum, in einem •GEMÜT; C; Furcht; engen Räumen, in, Klaustrophobie*

Überraschung, durch: gels.[58]

▤ *GEMÜT; M; Überraschungen, Beschwerden durch*

Urinieren:

- **während**: acon.[5] **Med.**[162] stann.[116]

☞ *M; Urinieren; während U. agg.*
- **nach**: **ACON.** all-c. med.

☞ *M; Urinieren; nach U. agg.*

Uterusbeschwerden, bei: **Cimic.**[54] **Cocc.**[54] murx.[54]

Verdauungsstörung, bei:
☞ *Magenbeschwerden, bei*

vergiftete Medizin eingenommen zu haben, bei dem Gedanken: asaf.[54]

Verletzungsschock, durch: arn.[10] atro.[54] **Camph.**[54] **Cham.**[54] dig.[54] hyos.[54] **Hyper.**[54] nux-v.[54] sulph.[54] verat.[137]
☞ *M; Unfall, Beschwerden durch • Schock; Verletzung, durch*

- **Gehirnerschütterung,** bei: **Hyos.**[54]
☞ *M; Erschütterung; agg.* ▯ *KOPF; O; Innerlich, innerer Kopf; Gehirn; Verletzungen, nach*

- **Verletzung,** bei leichter: nux-v.[54] verat.[137]
☞ *Wunden, durch geringfügige*

Waschen, beim: ther.[137] verat-v.[25]

- **Wäschewaschen,** beim: ther.[137]
☞ *M; Waschen; agg.; Wäsche waschen*

Wasser, kaltes, amel.: glon.[36] vip.[10]
☞ *M; Kälte; amel.*

- **Übergießen** mit Wasser amel.: glon.[36]

Wehen, Entbindung:

- **während**: **Acon.**[4087] arn.[54] **Ars.**[54] bell.[54] bry.[54] camph.[54] carb-v.[54] **Cham.**[54] **Chin.**[54] **Cimic.** cinnam.[54] cocc.[54] **Coff.**[4087] dig.[54] **Ign.**[4087] ip.[54] lach.[4087] mag-m.[54] nux-m.[54] **NUX-V. PULS.** rhus-t.[54] sars.[171] **SEC. Sep.**[54] **Stram.**[54] sulph.[54] **Verat.**
☞ *M; Wehen, Entbindung; während*

◦ **Bewegung,** durch geringste: bry.[54]

◦ **Kummer,** nach: ign.[4087]
▯ *GEMÜT; M; Kummer, Sorgen, Besorgnis, Beschwerden durch*

◦ **lang** anhaltend und häufig: stram.[54]

◦ **Reizbarkeit,** nach: cham.[4087]

◦ **Schmerzempfindlichkeit,** durch: cham.[54]

◦ **Schreck,** Furcht, nach: acon.[4087] coff.[4087]
▯ *GEMÜT; M; Schreck oder Furcht, Beschwerden durch*

◦ **Schwermut,** Traurigkeit, nach: lach.[4087]

- **nach**: **Cann-s.**[122] cimic.[122] **Coloc.**[54] **Croc.**[122] sulph.[54] ther.[25]
☞ *M; Wehen, Entbindung; Wochenbett, im*

Wein agg.: sumb.[36]
☞ *Speisen und Getränke; Wein; agg.*

Wetter, bei kaltem: sep.

Wochenbett, im:
☞ *M; Wehen, Entbindung; Wochenbett, im • Wehen, Entbindung; nach*

wohl, fühlt sich besonders, vor einem Anfall: psor.[162]

Wunden, durch geringfügige: **Verat.**[122]
☞ *Verletzungsschock, durch; Verletzung, bei leichter*

Zimmer:

- **Eintreten** in ein, beim: plb.[137]
☞ *M; Zimmer, im; agg.; Eintreten in das Zimmer, beim*

- **warmes,** agg.: **Acon.** ant-c.[54] calc-i.[58] **Ip.** kreos. **Lach. LIL-T.**[122] lyc. **Nat-m.** nux-v. **PULS. SEP.** spig. tab. trif-p.[36] ust.[85] vesp.[58]
☞ *M; Zimmer, im; agg.; warmes Zimmer*

Zittern, mit: aran.[149] asaf.[36] caust.[116] hydrog.[222] ignis[194] **Lach.**[54] med.[102] nux-v.[122] petr.[122]

Zorn, nach: **Cham.**[122] **Gels.** mosch.[58] **Nux-v.**[30] phos.[30] staph.[30] vesp.[58]
▯ *GEMÜT; M; Zorn, Beschwerden durch*

Zuhören beim Vorlesen, durch: agar-em.[36]

Zusammenfahren, wenn etwas auf den Fußboden fällt, durch: merc.[36]

Zusammenschnüren der Brust, mit: acon. ars.[1]

anfallsweise: aran.[149] cub.[36]

häufig: acet-ac.[137] alum-p.[58] **ARS. Bapt.**[54] **Camph.**[54] carbn-s.[54] **Hyos.**[54] m-art.[1] **Merc.**[54] **Merc-cy.**[54] **Murx.**[54] **Op.**[54] **Phos. SULPH.**

hysterisch: **Acon.**[102] am-c.[58] apisin.[102] arn.[54] ars. asaf.[102] cench.[58] **Cham.** cimic. **COCC.** cupr.[102] **Dig.**[54] **IGN.** kali-ar.[58] lac-d. lach.[102] **Mosch. Nat-m. Nux-m. Nux-v.** puls. **Sep.**[54] **Stict.**[54] sumb.[54] ter.
▯ *GEMÜT; C; Bewusstlosigkeit; allgemeine Arzneien; hysterisch • GEMÜT; C; Hysterie*

- **geringste** Ursache, durch die: **Sumb.**[54]

lang dauernd: **Hydr-ac. Laur.**

leicht: mosch.[85] nux-m.[85] sep.[85] sumb.[85]

nervös: cench.[58] tarent.[2020]

plötzlich: am-c.[58] ant-c.[58] berb.[54] camph.[122] caust.[144] cham.[85] hydr-ac.[116] ip.[137] kali-cy.[122] **Phos.** podo.[116] ran-b.[58] rhus-t. **Sep.** valer.[116] verat-v.[171]

sterben, als müsse man: vinc.[137]

vorübergehend, zeitweilig: **Mur-ac.**[54] nux-m.[54]

wiederkehrend: bac.[55]

ORGANE beim Husten Heraustreten, Empfindung, als wollten: chlor.[197]
☞ *M; Husten; während*

PELZIGE Empfindung, an inneren Körperteilen: **Alum.** ant-t.[162] ars.[5] bar-c.[162] brom.[162] bry.[162] calc.[162] **Caust.** chin.[5] **Cina**[162] **Cocc.** colch.[137] **Dig.**[162] **Dros. Hep.**[162] iris[137] kali-c.[137] **Merc.** nat-m.[162] **Nux-m. Ph-ac.**[162] **PHOS. Pip-m.**[162] **PULS.** rhod.[137] **Sulph.**[162] sumb.[111] verat.[137]
☞ *Taubheitsgefühl, Empfindungslosigkeit; innerlich*

PFLOCK, Keil oder Nagel, Empfindung von einem: acon. agar.[5] **ALOE** alum.[102] am-br. **Am-c.**[5] ambr. **ANAC.**[1] anan. ang.[5] ant-c.[5] apoc.[111] arg. arg-n.[162] arn. asaf.[5] asar.[5] aur.[5] aur-m-n.[36] bar-c. **Bell.**[102] bov.[5] bry. bufo[111] **Cact.** calc. cann-i.[102] cann-s.[5] canth. **Carb-v. Caust.** cham.[1] chel. **Chin.**[5] cimic. cina[5] **COC-C. Cocc.**[102] **COFF.**[122] coloc.[5] con. **Cor-r.** croc. **Croto-t.** dros.[5] dulc. dys-co.[136] ferr. graph.[1] ham.[102] hell. helon.[36] hep. hydr.[36] hyos.[102] hyper.[111] ign. iod. jac. **Kali-bi.** kali-c. kali-i.[36] kreos.[5] **Lach.** lachn. led. **Lil-t.** lith-c.[111] lob.[36] **Lyc.**[137] m-art.[5] mag-m.[1] med.[102] merc. mez.[5] mill.[8] mosch.[5] mur-ac. nat-m. neon[222] **Nux-v.**[102] oeno.[102] olnd. par.[5] phos. **Plat.**[5] plb. prun. psor.[36] ptel.[111] puls. **Ran-b. Ran-s.**[5] rat.[111] rhod. rhus-t.[5] ruta[36] sabad. sabin. sang. scut.[36] sec.[85] **SEP. Sil. Spig. Spong.**[5] stann.[144] staph.[5] stram.[5] **Sul-ac.** sulph. tarent. **THUJ.**[122] thyr.[111] valer.[137] **Verat.**[137] verb. zinc.[1]
☞ *Fremdkörper, Empfindung wie von einem • Kugel, Empfindung wie von einer, innerlich*

PFLOCK, Keil oder Nagel, Empfindung von einem (Forts.)

Äußerlich: agar. ang.[5] arg-n.[162] arn. bufo[111] coloc.[5] **Croto-t.** hell. hyper.[111] **Kali-bi.** lach. mosch.[162] plat. prun.[111] ruta

Innerlich: acon. **Agar. ALOE** am-br. am-c. ambr. **ANAC.**[122] **Ant-c.** apoc.[111] arg. arg-n.[5] **Arn. Asaf.** aur. bar-c. bell. bov. bufo[111] calc. caust. cham. chel. cimic.[111] coc-c. cocc. coff. con. croc. dros. ferr. graph. hell. **Hep. IGN.** iod. **Kali-bi.**[111] kali-c. kreos. lach. led. lith-c.[111] lyc. **M-art.**[5] merc. mez. mosch.[5] mur-ac. nat-m. **Nux-v.** olnd. par. plat. plb. ran-s. rat.[111] rhod. **Ruta** sabad. sabin. sang. sep. spig. **Spong.** staph. **Sul-ac.**[5] **Sulph. THUJ.** valer.[137]

Zellgewebe: kali-i.[36]

PHAGEDÄNISCH (ins Gewebe eindringende, fressende Prozesse): acro-c-f.[2047] agar. alum. alum-sil.[58] am-c. ant-t.[34] **Anthr. ARS.** ars-i.[25] **Ars-s-f.**[58] **Arum-t.**[111] aur.[34] **Aur-m-n. Bar-c.** bar-s.[58] benz-ac. **Bor.** brom.[58] **Calc. Calc-sil.**[58] **Caps.** carb-an.[5] **CARB-V.** carbn-s.[58] **CAUST. CHAM. CHEL.** cic. **Cinnb.** cist.[58] **Clem.**[5] **Con.** croc. **Crot-c. Crot-h.** cund.[1125] dulc. fl-ac. ger-r.[1125] **GRAPH.** hell. **Hep.** hydr.[58] hydrc. **Hyper. Kali-ar. Kali-c. Kali-i.**[102] **Kali-p.** kali-sil.[58] **Lach.** led. **LYC. Mag-c.**[5] mang. **MERC. Merc-c.**[58] merc-cy.[25] merc-d.[102] **Merc-i-r. Mez.** mur-ac. nat-ar. **Nat-c. Nat-m.** nat-p. **NIT-AC.** nux-v. olnd. **Par.**[5] **PETR.** ph-ac. phos.[5] plb. psor.[58] **Puls. RAN-B. RAN-S. Rhus-t.** rhus-v.[36] sars. **Sep. SIL. Squil. Staph. Sul-ac. Sulph.** tarax. **Viol-t.** zinc.
☞ *Karies*

PLÖTZLICHE, schnell entstehende Symptome und Manifestationen: **ACON.**[122] am-c.[5] ambr.[137] androc.[222] apis[137] ars.[137] bar-c.[5] **BELL.**[5] berb.[137] buni-o.[149] cact.[102] camph.[5] canth.[5] carb-ac.[111] choc.[222] cimic.[137] coloc.[5] con.[137] croc.[5] crot-h.[111] cupr.[5] dios.[137] eup-per.[111] eup-pur.[102] form.[111] glon.[111] hydr-ac.[137] hydrog.[222] ictod.[102] ign.[5] kali-bi.[111] lyc.[5] **Mag-acet.**[137] mag-c.[5] mag-p.[111] mand.[233] mez.[5] musa[197] nat-s.[111] nit-ac.[5] ox-ac.[111] oxyt.[102] petr.[102] phos.[137] plb.[5] podo.[111] rad-br.[137] ran-b.[5] sol-t.[233] spig.[5] stann.[5] stry.[102] sul-ac.[5] tab.[111] **Tarent.** tarent-c.[137] tax.[303] thuj.[5] tub.[102] tung.[252] valer.[137] verat.[137] vip.[111]

kommen und gehen plötzlich, Symptome: **BELL.**[5] **Buni-o.**[149] canth.[5] carb-ac.[111] dios.[111] eup-per.[111] ign.[5] kali-bi.[111] lyc.[5] mag-p.[111] nit-ac.[5] spig.[5] thuj.[5]

wechselhaft, wandernd: ambr.[137] berb.[137] cimic.[137] dios.[137] valer.[137]

POLYPEN: aesc.[1125] **All-c.** alum.[5] alumn. am-m. ambr. anac. anag.[1125] ant-c.[38] **Apis** arg.[149] **Arg-n.** arist-cl. arn.[34] ars.[8] arum-m. arum-t.[1125] **Aur.**[31] aur-m.[111] bcg[149] bell. bell-p.[119] berb. beryl.[149] brom.[2090] bry.[34] bufo cadm-s.[111] **CALC.**[5] calc-f.[149] calc-i. **CALC-P.**[34] **Calc-s.** calc-sil.[58] cann-s.[10] **Carb-an. Carbn-s.** carc.[207] **Caust.** coc-c.[111] **CON.**[31] cuc-p.[1125] dulc.[34] erod.[85] fl-ac.[2090] **Form.** form-ac.[102] gaert.[136] **Graph.** hecla. hed.[1125] **Hep.** hip-ac.[149] **Hydr.**[8] **Kali-bi. Kali-br.**[8] kali-chl. kali-i.[102] **Kali-m.**[102] **Kali-n. Kali-s.**[2090] **Lach.** led.[34] **Lem-m. LYC.**[148] **Med.**[85] **Merc.**[5] merc-aur.[111] merc-c. **Merc-i-r.**[2090] **Mez.**[31] morg.[136] morg-g.[136] nat-m.[5] nat-s.[111] **Nit-ac.**[102] nux-v. petr.[5] ph-ac.[5] **PHOS.**[5] plat.[31] plut-n.[269] **Psor.**[56] puls. reser.[149] rhus-t. rob.[36] ruta **SANG. Sanguin-n.**[85] sani-eu.[1125] sec. **Sep. Sil.**[5] **STAPH.**[5] sul-ac.[5] sulo-ac.[149] **Sulph.**[2090] syc-co.[136] symph.[2090] tax.[85] tell.[38] **TEUCR.**[5] teucr-sc.[1125] **Thuj.**[31] tub.[58] visc.[149] wye.[102] zinc-chr.[159]
☞ *Tumoren • Tumoren; zystisch, Steatom*

blutend: sang.[111]

faserig, elastisch, fleischig, hart: apis[2090] ars.[2090] calc.[2090] calc-s.[2090] carb-an.[2090] con.[2090] led.[2090] lyc.[2090] merc.[2090] nit-ac.[2090] petr.[2090] phos.[2090] puls.[2090] sep.[2090] sil.[2090] staph.[2090] teucr.[2090] thuj.[2090]
☞ *Tumoren; fleischig*

sarkomatös: calc.[2090] lyc.[2090] merc.[2090] nit-ac.[2090] phos.[2090] staph.[2090] symph.[2090] thuj.[2090]

schwammig, weich: all-c.[2090] calc.[2090] calc-i.[2090] hep.[2090] kali-br.[2090] kali-m.[2090] kali-n.[2090] kali-s.[2090] lyc.[2090] merc.[2090] merc-i-r.[2090] nit-ac.[2090] phos.[2090] sep.[2090] sil.[2090] staph.[2090] sulph.[2090] teucr.[2090] thuj.[2090]

PORÖSE Knochen: phos.[5]
☞ *O; Knochen • Schwammige Knochen* ▥ *GEMÜT; C; Furcht; Osteoporose, vor*

PRELLUNGEN:
☞ *Verletzungen (Sturz, Prellung, Quetschung, Schlag etc.)*

PRICKELN, Empfindung von:

Äußerlich: abrot.[111] absin.[36] acet-ac. achy.[149] **ACON.**[54] acon-c. acon-f. adam.[222] aesc.[8] agar.[58] agn. **Ail.**[25] all-c. all-s. aloe[36] **Alum.** alum-p.[58] alum-sil.[58] **Alumn.** am-c.[1] am-m.[10] **Ambr.** ammc. amph.[36] anac. anag. androc.[222] ang. ant-c.[5] ant-t.[5] **APIS Apisin.**[5] apoc.[58] apoc-a.[102] **Aran.**[8] arg.[1] arg-n.[5] arge-p.[264] **Arn.** ars.[5] ars-h. ars-i.[25] ars-s-f.[58] ars-s-r. arum-d.[25] arum-i.[85] arum-m. arum-t.[25] arund. asaf. asar.[5] atista[192] atro.[25] aur. aur-m. aur-m-n. bamb-a.[1184] bapt.[25] bar-c.[5] bar-m. **Bell.**[1] bell-p.[256] berb. bor.[1] both-a.[3070] bov. brach. brom.[5] brucel.[241] bry.[5] bufo bufo-s. cact. cadm.[149] cadm-s.[36] cahin. calad. **Calc.**[1] calc-f. **Calc-p.**[26] calc-s. calc-sil.[58] camph. cann-i.[36] cann-s.[5] canth.[5] caps.[1] carb-ac.[25] **Carb-an. Carb-v.**[5] carbn-h. carbn-o.[36] **Carbn-s.** carc.[138] carl.[36] cass.[36] caul. caust.[1] cedr. cench.[58] cere-s.[36] cham.[5] chel.[25] chin.[1] **Chin-s.** choc.[222] chr-ac.[36] cic.[1] cimic. cinnb. cist.[58] citl-v.[197] **Clem.**[102] cob-chl.[45] coc-c. cocain.[1076] cocc.[5] coff. **Colch.** coloc.[5] com.[25] con.[5] cop. corn.[36] corv-c.[258] cot.[36] croc. **Crot-c.** crot-h. croto-t.[38] cub. **Cupr.** cupr-ar. cycl.[5] cymbo-ci.[2184] daph. delphin.[36] dig. dios.[25] dor.[25] **Dros.**[5] dulc.[1] echi. elaps[36] eucal.[25] eug. euon. eup-per.[25] eup-pur. euph.[1] euph-a.[36] euphr. eupi. fago.[25] falco-p.[265] ferr.[5] **Ferr-ma.** fl-ac.[5] form. franz.[36] **Gels.** germ.[222] glon. gran. **GRAPH.**[5] grat.[10] guai.[1] gymn. haliae-lc.[222] **HAM.** harp.[1184] hecla.[149] hed.[119] hell.[5] helo.[77] helod-c.[205] **Hep.**[1] hip-ac.[149] hist.[119] hydr-ac.[36] hydrc.[192] hydrog.[222] hyos.[5] hyper. **Ign.** ind. iod. ip.[5] irid.[222] iris[36] jac. jatr.

jug-c.[102] kali-ar.[58] kali-bi. **Kali-br.**[25] **Kali-c.**[1] kali-chl.[58] kali-n. kali-p.[111] kalm. kola[1184] **Kreos.** kres.[149] lac-c. lac-eq.[204] lac-leo.[204] lacer.[36] lach.[5] lachn. lact. lat-h.[301] lath.[72] **Laur.** **Led.** lepro.[197] lil-t. lim-b-c.[204] linu-c.[36] lith-c.[25] **LOB.** lob-c.[25] lob-s.[25] loxo-r.[240] **LYC.**[5] lycpr.[102] lycps.[25] lyss.[36] m-arct.[1] m-art.[5] m-aust.[85] mag-c.[1] **Mag-m.**[5] mag-p.[85] mag-s. maland.[56] manc. mang.[5] med. meny. **Merc.**[5] merc-c.[5] merc-i-f. merc-p.[102] merl. meth-ae-ae.[36] **Mez.**[1] mill. mit.[36] morg.[136] morph. **Mosch.**[5] **Mur-ac.**[5] nabal.[25] naja nat-c.[1] **Nat-m.** nat-p. nat-s.[137] nat-sil.[58] neon[222] nicc. **NIT-AC.**[1] **Nux-m.**[36] **Nux-v.** nym.[25] ol-an. olnd. onos. op. **ORIG.** ox-ac. ozone[36] paeon.[38] par.[36] **PETR.**[1] **Petros.** **Ph-ac.** phel.[111] **PHOS.**[1] phys.[25] **Phyt.** pic-ac.[58] pier-b.[233] pip-m.[36] pix.[45] plan.[25] **PLAT.**[5] plb.[5] plut-n.[222] podo.[111] polyg.[25] por-m.[251] prop.[72] prot.[136] psor.[58] ptel.[25] **PULS.**[5] rad-br.[102] ran-b.[58] **RAN-S.**[5] raph. rat. ratt-n.[204] rheum **Rhod.** **RHUS-T.**[5] rhus-v. rumx.[25] ruta[5] sabad. sabin.[85] samb. **Sang.**[8] sanic. sars. **Sec.**[5] sel. seneg. **Sep.**[5] **Sil.**[1] sin-a.[5] sol-n.[25] sol-t-ae. spect.[271] sphing.[85] spig.[5] spira.[36] spong. **Stann.**[5] staph.[5] stict. **Stram.** stront-c. stry. sul-ac.[10] sul-i. **SULPH.** sumb.[36] syc-co.[136] symph.[111] tab. tanac.[25] taosc.[270] tarax.[36] tarent. tax.[303] tell. tep.[36] **Ter.** teucr. thal.[250] thuj.[5] til.[36] torul.[72] trif-p.[25] trio.[10] tub.[85] **Urt-u.** ust. vac.[36] **Verat.**[1] verat-v.[25] verb. verin.[36] vero-o.[232] vinc.[111] **Viol-o.**[5] viol-t.[5] vip. visc.[119] wild.[36] xan.[25] **Zinc.** zinc-i.[85] zing.

- **abends**: chr-ac.[36]

Innerlich: abrot. acon. agar.[1] **Ail.** anh.[149] ant-t. aran-ix.[149] arg.[149] arg-n.[5] ars. ars-s-f.[102] arum-t.[58] aur. bar-s.[58] bufo[111] cadm-s. **Calc.**[1] calc-f.[149] cann-s. choc.[222] cimic.[111] colch. dios. falco-p.[265] **Ham.**[111] indg. ip.[5] kreos.[5] lac-eq.[204] lach. loxo-r.[205] merc.[5] mez.[1] nat-c.[1] neon[222] **NIT-AC.** **Osm.** ph-ac. **Phos.** plat.[1] plb. **Puls.** **Ran-b.** ran-s.[5] **Rhus-t.** ruta[5] **Sabad.** sabin.[36] **Sang.** sec. seneg. spong. stann. verat.[5] **Verb.** viol-o. zinc.[1]

☞ *Taubheitsgefühl, Empfindungslosigkeit; innerlich • Schmerz; betäubender Schmerz*

Brennesseln, wie durch, äußerlich: calc-p.[36]

getrennt, als seien die Körperhälften: bamb-a.[1184]

Nadeln, wie durch, äußerlich: agar. all-c. am-c. arum-m. asaf. bry.[137] carb-ac. caul. clem.[36] con. eug. hep. kali-c. mang. merc.[137] nat-c.[137] nat-m. nicc. nux-v. rhus-t. sep. thuj.[5] zinc.

PSORA, psorische Konstitution: acon.[5] aesc.[111] **Agar.**[5] alco.[36] aln.[85] alum.[5] alumn.[58] am-c.[5] am-m.[5] ambr.[5] amyg-am.[111] anac.[5] ang.[5] anh.[149] **Ant-c.**[5] ant-t.[5] apis[122] aran.[149] arg.[5] arg-n.[5] arn.[5] ars.[5] **Ars-i.**[54] ars-s-f.[58] asaf.[5] asar.[5] astra-e.[149] aur.[5] aur-m.[111] bac.[85] **Bar-c.**[5] bell.[5] berb.[122] berb-a.[149] beryl.[149] bism.[122] bor.[5] bor-ac.[1] bov.[5] brom.[5] bry.[5] bufo buni-o.[149] **Calc.**[5] calc-acet.[111] calc-f.[149] **Calc-p.**[1] calc-s.[111] camph.[5] cann-s.[5] canth.[5] caps.[5] **Carb-an.**[5] **Carb-v.**[5] caust.[5] cham.[5] chel.[5] chin.[5] cic.[5] cina[5] cinnb.[122] clem.[5] coc-c.[122] coca[122] cocc.[5] coff.[122] colch.[5] coloc.[5] con.[5] cortiso.[149] croc.[5] **Cupr.**[5] cycl.[5] cyna.[149] daph.[122] des-ac.[149] dig.[5] dros.[122] dulc.[1] euph.[5] euph-cy.[122] euph-l.[122] euphr.[122] ferr.[5] ferr-ar.[58] ferr-ma.[5] ferr-p.[111] fl-ac.[5] flav.[149] galph.[149] graph.[5] guai.[5] guat.[149] halo.[149] ham.[111] harp.[149] hell.[5] helon.[111] **Hep.**[5] hip-ac.[149] hir.[149] hist.[149] hydr.[111] hydr-ac.[111] hyos.[5] hypoth.[149] iber.[149] ign.[5] iod.[5] ip.[5] kali-ar.[58] kali-bi.[36] **Kali-c.**[5] kali-i.[111] kali-n.[5] kali-p.[111] kreos.[54] kres.[149] lac-c.[111] lac-d.[111] lach.[5] laur.[5] led.[5] levo.[149] lil-t.[111] lob.[111] **Lyc.**[5] m-arct.[5] m-aust.[5] mag-c.[5] **Mag-m.**[5] mag-s.[111] mand.[149] mang.[5] **Merc.**[122] merc-c.[5] mez.[5] mill.[5] mim-p.[2147] morph.[111] mosch.[5] mur-ac.[5] murx.[111] **Nat-c.**[5] **Nat-m.**[5] nicc.[111] **Nit-ac.**[5] nux-v.[5] oci.[149] okou.[149] **Ol-j.**[36] olnd.[122] onop.[149] op.[5] orig.[111] palo.[149] par.[5] paraph.[149] ped.[85] perh.[149] pers.[149] **Petr.**[5] ph-ac.[5] phenob.[149] phos.[5] plat.[5] plb.[5] plb-acet.[5] plb-m.[122] pneu.[149] podo.[111] prot.[149] **PSOR.**[54] puls.[122] ran-b.[122] rauw.[149] reser.[149] rheum[122] rhod.[5] rhus-t.[5] rib-ac.[149] rumx.[111] ruta[122] sabad.[5] sabin.[5] samb.[5] saroth.[149] sarr.[5] sars.[5] sec.[5] sel.[5] seneg.[5] sil.[5] spig.[5] spong.[5] squil.[5] stann.[5] staph.[5] stram.[5] stront-c.[5] sul-ac.[5] **SULPH.**[5] tarax.[5] tell.[149] teucr.[5] thala.[149] thiop.[149] thuj.[5] thyr.[149] trif-p.[5] trio.[149] tub.[111] tub-r.[149] ven-m.[149] verat.[5] visc.[149] zinc.[122]

☞ *Hitze; Lebenswärme, Mangel an*

Trunksucht, Kratzen agg.: alco.[36]

☞ *M; Kratzen; agg.*

PULSIEREN, Empfindung von:

Äußerlich: acet-ac.[58] **Acon.**[5] acon-s.[36] act-sp.[102] **Aesc.** **Agar.**[5] **All-c.** aloe **Alum.**[5] alum-p.[58] alum-sil.[58] alumn. am-c.[5] **Am-m.**[5] **Ambr.**[5] aml-n. ammc. anac.[1] anan. androc.[222] ang.[1] anh.[149] ant-c.[5] **Ant-t.**[5] apis apisin.[5] aran-ix.[119] **Arg.**[1] **Arg-n.** arge-p.[264] **Arn.**[5] **Ars.**[5] ars-h. **Ars-i.** ars-met. ars-s-f.[58] ars-s-r. arund. **Asaf.** asar.[5] asc-t. aster. **Aur.**[5] aur-ar.[58] aur-m-n.[36] **Aur-s.**[58] bamb-a.[1184] bapt.[25] **BAR-C.** bar-i.[58] bar-m.[58] bar-s.[58] bart.[36] **BELL.**[5] benz. benz-ac. berb.[4] bor. bov.[5] brach. brom.[5] bry.[5] bufo[36] **Cact.**[58] calad. **CALC.**[1] calc-ar. calc-i.[58] **Calc-p.** **Calc-s.**[58] calc-sil.[58] camph.[5] **CANN-I.** **Cann-s.**[1] canth.[5] caps. carb-ac. carb-an. **Carb-v.** **Carbn-o.** **Carbn-s.** carc.[138] **Caust.** cench.[58] cham.[1] **Chel.** chin.[5] chin-ar. chin-s. chlol.[25] chlor.[36] choc.[222] cic. cimic. cina[5] clem.[1] cob. coc-c.[36] coca cocc.[5] cod.[25] coff. colch.[5] **Coloc.**[1] com.[36] **Con.** conv.[38] cop. **Croc.**[5] crot-h. croto-t. cupr. cupr-ar. cur. cycl. cyt-l.[119] daph. dig.[1] digin.[36] dios. dros.[5] dulc.[5] dys-co.[136] elaps[36] eup-per. **Eup-pur.** euphr. eupi. fago.[25] falco-p.[265] **FERR.** ferr-ar. **FERR-I.**[58] ferr-m. ferr-ma. **Ferr-p.** **Fl-ac.**[5] gamb. gast.[36] **Gels.** germ.[222] **GLON.**[58] goss.[122] **GRAPH.**[1] grat. guai. gymn. **Ham.** hecla.[149] hell.[5] helo. **HEP.** hura hydrc. hydrog.[222] **Hyos.**[5] **Ign.**[5] ignis[194] ind. indg. **Iod.**[5] iris[36] jab.[111] jatr. kali-ar. **Kali-bi.** **KALI-C.**[1] kali-chl.[58] kali-i. kali-n.[1] kali-p.[58] **KALI-S.** kali-sil.[58] kalm. kiss. kola[1184] **KREOS.**[36] lac-c. **LACH.**[5] lar-ar.[251] lat-h.[301] laur.[5] lec. led.[58] **Lil-t.** lith-c.[25] lob-c.[36] loxo-r.[205] **Lyc.**[5] **Lyss.** **M-arct.**[5] **M-art.**[5] **M-aust.**[5] macrin.[36] mag-c.[5] **Mag-m.** mag-p.[111] mag-s. maland.[56] manc. mang.[5] mang-acet.[1] marm-w.[194] **Med.** **MELI.** menth-pu.[36] meny.[5] meph. **Merc.**[1] **MERC-C.** **Merc-i-f.** merc-s. **Mez.**[5] mill. mosch. **Mur-ac.**[1] murx. mygal.[25] myric. nat-ar. **Nat-c.** nat-h.

PULSIEREN, Empfindung von; **Äußerlich** (Forts.)
NAT-M.[10] **Nat-p.** **Nat-s.** nat-sil.[58] neon[222] nicc. **NIT-AC.** nitro-o.[36] nux-m. **Nux-v.**[5] ol-an. **OLND.**[5] onis.[102] op. osm. pall. par.[5] petr.[1] ph-ac.[5] **PHOS.** phys. phyt. pic-ac.[25] piloc.[137] pip-m.[111] plan.[25] **Plat.**[1] plb.[5] plut-n.[222] polyg. por-m.[251] prun.[36] psil.[164] ptel. **PULS.**[5] pyrog.[137] ran-b.[5] ran-r.[85] raph. rauw.[119] **Rheum**[1] **Rhod.**[36] **Rhus-t.** rhus-v. **Rumx.** **Ruta**[1] **SABAD.**[5] sabin. samb.[5] sang. sapin.[36] sars.[5] sec.[1] **Sel.**[5] seneg.[5] **Sep.**[5] **Sil.** sol-t-ae.[36] spig.[1] spong.[5] squil.[5] stann.[5] staph.[5] **Still.** **Stram.** **Stront-c.**[5] stroph.[111] stry. sul-ac.[5] sul-i.[58] **SULPH.**[1] sumb.[25] tab. **Tarax.**[5] tarent. tax.[303] **Tell.** ter. teucr.[5] ther. **Thuj.** thyr.[137] til. til-c.[253] trio.[36] upa. **Urt-u.**[111] valer.[5] verat. verat-n.[137] verat-v. verb.[5] vib. viol-t.[5] visc.[25] xan. **Zinc.**[36] zinc-p.[58]

- **morgens** beim Erwachen: **Bell.**
- **nachmittags,** 14.30 Uhr: pall.
- **abends**: arn. **Carb-an.** caust. nat-m. sep. sil.[1]
  - **Einschlafen,** vor dem: sil.[1]
  - **Ruhe,** in: nat-m.
- **nachts**: am-m. **Bry.** cact. calc. nat-m. **Sil.** sulph.
  - **halbwach,** wenn: sulph.
  - **Husten,** durch: **Calc.**
- **Mitternacht**:
  - **gegen**: phys.
  - **nach,** 4 Uhr: iris trio.[36]
- **Anstrengung**:
  - **bei**: ferr. iod. nat-m.[122]
  - **nach**: anac.[1]
- **berührt,** wenn der der Körper irgendetwas: bell.[58] dig.[45] glon.
- **Bett,** im: arn. carb-an. caust. nat-m. sep. upa.
- **Bewegung**:
  - **agg.**: ant-t. **Graph.** **Iod.** thuj.[5]
  - **amel.**: **Kreos.** **Nat-m.**
- **Blutung** aus dem Anus, nach: kali-c.[1]
- **Erregung** agg.: ferr. kreos. stront-c.[5]
  ☞ *M; Erregung; agg.* ▥ *GEMÜT; M; Erregung; Beschwerden durch; Allgemeinsymptome*
- **Erwachen,** beim: **Bell.**[54] ferr-i. glon.[58] **Nat-m.**[10] nit-ac.[10] sulph.[10]
  ☞ *M; Erwachen; agg.*
- **Essen,** nach dem: arg-n. camph. **Clem.** lyc. **SEL.**
  ☞ *M; Essen; nach*
- **Fieber,** während: ars.[5] **Bell.**[102] **Lil-t.**[102] puls.[102] pyrog.[137] thuj.[102] urt-u.[111] zinc.[36]
  ☞ *M; Fieber; während*
  - **Fieberhitze,** während: **Ars.**[5]
  - **plötzlich**: pyrog.[137]
- **Freien,** amel. im: **Aur.**
  ☞ *M; Luft; frische, im Freien; amel.*
- **Gehen**: ambr. dig. ferr.
  - **Freien,** im, nach: ambr.
- **Hochfahren,** beim: **Camph.**[36]
- **Husten,** während: **Calc.**
  ☞ *M; Husten; während*
- **Koitus,** nach: nat-c.[10]
- **Konvulsionen,** während: bell.[54] glon.[54]
- **Kopfschmerz,** bei: lach.
- **Liegen,** beim: arg-n.[58] calad. coloc.[1] **Glon.** sel.[5]
  - **rechter** Seite, auf: arg-n.[58]
- **Menses,** vor: cupr. thuj.
- **Musik** agg.: kreos.
  ☞ *M; Musik; agg.*
  - **schwermütige** Musik: kreos.
- **Ruhe,** bei: kreos.[36]
- **Schlaf,** im: aesc.[58] nat-m. sulph.
  ☞ *M; Schlaf; während*
- **Schwangerschaft,** während: **Kali-c.**
- **Schweiß,** mit: piloc.[137]
- **Sitzen,** beim: anac.[1] eupi. phys. **Sil.**
- **Sprechen** in Gesellschaft, während: carb-v.
- **Stehen,** im: alum.
- **Taubheitsgefühl,** mit: glon.[137]
- **Träumen,** nach: nit-ac.[10]
- **Treppensteigen,** beim: petr.[5]
  ☞ *M; Steigen; agg.*
- **Stellen,** an seltsamen: cact.[137]
- **feines**: agar.[5] alum.[5] am-c.[5] **Ambr.**[5] anac.[5] ang.[5] **Ant-c.**[5] ant-t.[5] arn.[5] **Ars.**[5] **Asaf.**[5] asar.[5] bar-c.[5] **Bell.**[5] bov.[5] bry.[5] calc.[5] carb-an.[5] carb-v.[5] cham.[5] chel.[5] chin.[5] cina[5] cocc.[5] **Colch.**[5] croc.[5] dig.[5] graph.[5] hell.[5] kali-c.[5] kreos.[5] **Lyc.**[5] m-arct.[5] **M-aust.**[5] mag-c.[5] mag-m.[5] mang.[5] meny.[5] merc.[5] **Nux-v.**[5] olnd.[5] par.[5] petr.[5] ph-ac.[5] phos.[5] plat.[5] plb.[5] **Puls.**[5] **RHEUM**[5] rhus-t.[5] ruta[5] sabin.[5] sars.[5] sep.[5] sil.[5] **Spig.**[5] spong.[5] **SQUIL.**[5] stann.[5] staph.[5] stront-c.[5] sul-ac.[5] sulph.[5] **Tarax.**[5] teucr.[5] valer.[5] verb.[5] viol-t.[5] zinc.[5]
- **heftig**: sabin.[137]
- **kräftig**: asaf.[137]
- **schmerzhaft**: acon.[137] am-m.[137] **Bell.**[137] **Ferr.**[137] **Ign.**[137] polyg.[137] psil.[164] sep.[137]
  - **wandernd**: polyg.[137]
- **Ticken** einer Uhr, wie das: ambr.[5]
- **wandernd**: puls.[5]
- **zittrig**: nat-c.

Innerlich: acet-ac.[58] **ACON.**[5] acon-l.[36] act-sp.[36] **Aesc.**[58] aeth. agar.[1] aloe[36] **ALUM.**[1] alum-p.[58] alum-sil.[58] alumn. am-c. **Am-m.**[5] ambr. **Aml-n.**[25] ammc.[36] **ANAC.**[3048] anan. ang.[1] **Ant-c.** **ANT-T.**[5] apis apisin.[5] apoc. aran-ix.[149] arg.[36] **Arg-n.** **ARN.**[5] **Ars.**[5] ars-h. **Ars-i.** ars-met. ars-s-f.[58] **ASAF.**[5] asar.[5] asc-t. **Aster.** **Atro.**[116] **Aur.**[5] aur-ar.[58] aur-i.[58] aur-s.[58] bamb-a.[1184] bapt.[111] **Bar-c.**[5] bar-i.[58] bar-m.[58] bar-s.[58] **BELL.**[1] bell-p.[256] **BERB.**[111] **Bor.** bov.[5] brach.[36] bran.[36] brom. bruc. **BRY.**[5] bufo **Cact.**[25] cadm-s. cahin.[54] calad.[5] **CALC.**[1] **Calc-i.**[58] **Calc-p.** calc-s.[58] calc-sil.[58] **Camph.** **CANN-I.**[36] **Cann-s.**[5] **Canth.**[5] **Caps.**[1] **Carb-an.**[5] **Carb-v.**[5] carbn-s. carc.[138] card-m. carl.[36] cath-a.[264] caust. cedr.[25] cench.[58] cent.[36] **Cham.**[1] chel.[5] **CHIN.**[1] chin-ar. chin-s.[10] chion.[36] chlor.[36] **CIC.**[1] cimic. cina[1] cinnb.[36]

Clem.[3048] coc-c.[111] **COCC.**[1] cod.[36] **Coff.**[5] coffin.[36] colch.[5] **Coloc.**[36] **Con.**[5] cop. **Corn.**[25] croc.[5] crot-h. croto-t.[5] cupr.[5] cur. cycl.[36] cypra-e.[227] der.[36] **Dig.**[1] dios. dros.[5] dulc.[5] eucal.[102] eup-per. **Fago.**[102] **FERR.**[5] ferr-ar.[58] **FERR-I.** ferr-s.[116] fl-ac.[5] gamb. gels. gins. **GLON.** **Graph.**[1] grat. **Ham.** hed.[119] **Hell.**[5] **HEP.**[3048] hura[36] **Hydr.** hydr-ac. hydrin-s.[102] hydrog.[222] hyos.[36] **IGN.**[3048] ignis[194] indg.[137] **Iod.**[1] ip.[5] irid.[222] jac-c. kali-ar.[58] kali-bi.[111] **KALI-C.**[1] kali-chl.[58] kali-i. kali-n.[1] kali-p. kali-s. kali-sil.[58] kola[1184] **KREOS.**[3048] **Lac-c.** **Lach.** lachn. lact. lat-h.[301] **Laur.**[5] led.[36] lepi.[36] lil-s.[36] **Lil-t.**[116] lith-c.[25] **Lyc.**[1] lycps.[36] lyss. m-arct.[5] m-art.[5] m-aust.[5] mag-c.[1] **Mag-m.**[5] mag-s. manc.[36] mang. mang-acet.[1] med. **MELI.** **Meny.**[1] **MERC.**[1] **Merc-c.** merl.[8] mez.[1] mosch. mur-ac.[1] murx. myrt-c. naja[36] nat-ar. nat-c.[1] **Nat-m.**[5] nat-p. **Nat-s.**[58] nat-sil.[58] **Nit-ac.**[1] nux-m.[5] **NUX-V.**[1] ol-an.[10] **Olnd.**[5] onis.[36] **Onos.** op.[5] osm.[111] ozone[227] paeon. par.[5] petr. **Ph-ac.** **PHOS.**[1] phys. phyt.[111] pic-ac.[36] **Plan.**[25] **Plat.**[5] **Plb.**[5] plut-n.[222] podo. polyg.[25] **Psor.** ptel.[36] **PULS.**[5] pyrog.[116] quas.[36] ran-b.[5] raph. rauw.[119] **Rheum**[1] rhod.[5] **Rhus-t.**[5] rumx.[25] ruta[1] **SABAD.**[3048] **SABIN.**[3048] samb.[36] **Sang.** sant.[25] sarr. sars.[5] scol.[1142] scut.[25] sec.[5] **SEL.**[5] semp.[25] **SENEG.** **SEP.**[1] **SIL.**[5] **Spig.**[5] spira.[36] **Spong.** **Stann.**[1] staph.[5] stict.[85] **Stram.** **STRONT-C.**[3048] stroph-s.[119] stry. sul-ac.[5] sul-i.[58] sulo-ac.[149] **Sulph.**[1] sumb. tab. tarent. tax.[303] **THUJ.**[3048] til-c.[253] trom. upa.[85] uro-h.[264] verat.[5] verat-v.[25] verb. visc.[119] **ZINC.**[1] zinc-p.[58]

☞ *Glucksen (feines Klopfen, Spannen), Mucken, Empfindung von*

- **Essen,** nach dem: lyc.[5]
  ☞ *M; Essen; nach*
- **Fieberhitze,** bei: kali-c.[5]
  ☞ *M; Fieber; während*
- **Froststadium** im Fieber, während: **Zinc.**[5]
- **Schlaf,** verhindert: sel.[85]
- **Drüsen**: **Am-m.** arn. asaf. bell. bov. bry. **Calc.** caust. cham. clem. con.[5] **Kali-c.** lach.[10] lyc. m-art.[5] **MERC.** nat-c. nit-ac. **Phos.** rhod. **Sabad.** sep. **Sil.** **Sulph.** thuj.
- **einzelne** Teile: am-m.[10] kali-c.[137] mur-ac.[137]
- **Gelenke**: am-m.[5] arg.[5] dros.[5] led.[36] m-art.[5] **Merc.**[5] mez.[5] olnd.[5] ph-ac.[5] rhod.[5] rhus-t.[5] **Ruta**[5] sabad.[5] spig.[5] thuj.[5]
- **Knochen**: **Asaf.** **Calc.** carb-v. lyc. **Merc.** nit-ac. phos. rhod. ruta sabad. sep. sil. **Sulph.** thuj.
- **Muskeln**: arg.[36] bell.[36] pic-ac.[36]
- **Oberkörper**: hydrog.[222] nit-ac.[1]

RAFFENDE, kräuselnde Empfindung: cann-s.[5] form-ac.[111]

RAUHEIT, Kratzen in inneren Organen:
☞ *Schmerz; wund und zerschlagen, Schmerz wie;*

RAUSCH, Berauschung, Empfindung von, auch Zustand nach Rausch: abies-c.[36] **Absin.**[102] acet-ac.[36] **Acon.**[1] act-sp.[54] adam.[222] adon.[116] aegle.[192] aesc. aesc-g.[36] aeth. aether[36] **Agar.**[116] agav-a.[25] agn.[36] **AIL.**[36] alet.[25] aloe[102] **ALUM.**[5] alum-p.[58] alum-sil.[58] alumn. **Am-c.** **Am-m.**[10] ambr.[5] aml-n.[36] amor-r.[149] amyg-am.[36] amyg-p.[36] **Anac.**[5] anan. androc.[222] ang.[5] **Anh.**[119] ant-c.[1] ant-t.[5] **APIS** apisin.[5] apoc.[58] aq-mar.[72] aran.[102] aran-s.[36] arb-m.[255] **Arg.**[5] **Arg-m.** **Arg-n.** **ARN.**[5] **Ars.** ars-i. ars-s-f.[1] arum-t.[54] asaf.[5] asar. asc-t.[85] atro.[36] **Aur.** aur-m.[10] bamb-a.[1184] bani-c.[204] **BAPT.** **Bar-c.**[36] bart.[36] bcg[149] **BELL.** benz-ac.[54] berb. berb-a.[149] bism.[1] bor.[5] both-l.[3070] **Bov.** bruc.[10] **BRY.**[5] bufo[36] buth-aust.[144] cact.[54] caj.[25] calad.[5] **CALC.** calc-ar.[58] calc-caust.[36] calc-p.[54] calc-s. calc-sil.[58] **Camph.**[5] cand-a.[239] **Cann-i.**[36] **Cann-s.**[1] canth.[36] **Caps.**[5] carb-ac. carb-an.[5] **Carb-v.**[5] carbn-h. **Carbn-o.** **CARBN-S.** caust.[5] cench.[58] **Cham.** chel.[36] chen-a.[144] **Chin.** chin-ar.[58] chin-s.[36] chlf.[8] chlol.[36] chlor.[36] choc.[222] chr-ac.[54] **Cic.**[5] cimic.[25] cina[5] cit-v.[54] citl-v.[197] clem.[5] cob. **Coc-c.**[36] coca[25] **COCC.**[102] coch.[54] **Coff.**[5] coff-t.[8] colch.[36] coloc.[5] **Con.**[102] conin.[36] cor-r.[36] cori-r.[36] corn.[36] **Croc.**[5] **Crot-h.** croto-t.[10] cryp.[36] cub.[36] **Cupr.**[5] cupr-acet.[36] cupr-ar.[54] cur. cycl.[5] cymbo-ci.[2184] cypra-e.[227] cyt-l.[36] dat-m.[36] **DIG.** digin.[36] **Dulc.** echi.[116] ephe.[267] erio.[36] eucal.[36] eug.[102] euon-a.[25] euph.[5] euphr.[5] eupi. fagu.[36] falco-p.[265] **Ferr.** ferr-ar. ferr-i. ferr-p. fl-ac.[137] **Gels.**[8] gent-l.[10] gink.[227] gins.[116] **Glon.** glyc-g.[54] gran.[36] **GRAPH.**[1] grat.[36] grin.[162] haem.[116] **Ham.** **HELL.**[5] helon. **Hep.**[5] hip-ac.[149] **Hydr.** hydr-ac.[36] **HYOS.**[5] ign.[5] ind.[54] indol.[102] iod. iodof.[8] ip.[5] iris[36] jatr. jug-r.[36] just.[116] kali-bi.[36] **Kali-br.** **KALI-C.**[5] kali-chl.[8] kali-cy.[36] kali-i.[36] **Kali-n.**[5] kali-p. kali-sil.[58] kiss.[36] **Kola**[1184] kreos.[5] kres.[149] lac-c.[111] lac-h.[229] lac-lup.[204] **Lach.**[5] lachn.[85] lact.[10] lam. lat-h.[301] **LAUR.**[5] **Led.** **Lil-t.** lim-b-c.[204] lob.[116] lol.[36] lon-c.[36] lup.[36] **Lyc.**[36] lycps.[54] lyss.[54] **M-arct.**[5] m-art.[1] m-aust.[5] mag-c.[1] mag-m.[1] mang.[36] mant-r.[262] **Med.** **Meli.**[54] menthol[102] meph. **Merc.** **Merc-c.** merl.[36] **Mez.**[5] mill.[36] morph.[36] **Mosch.**[4] mur-ac. myris.[54] nabal.[36] naja[36] narcin.[36] narcot.[36] nat-c. **Nat-h.** **Nat-m.**[5] nat-p. nat-s. neon[222] nicc. nicot.[36] **Nit-ac.**[10] nitro-o.[36] **NUX-M.** **NUX-V.**[5] oena. **OKOU.**[144] ol-an.[10] olnd.[5] **OP.**[5] ox-ac.[36] oxyt.[77] ozone[227] par.[10] per.[36] **Petr.** **PH-AC.**[5] phel.[10] **PHOS.** phys. phyt.[25] pic-ac.[116] pier-b.[233] pip-m.[36] plan. plat.[1] **Plb.**[5] plect.[36] plut-n.[222] podo.[116] psor. **Ptel.**[54] **PULS.**[5] pyre-p.[36] **Querc.**[102] ran-b.[5] raph.[36] rat.[10] **Rheum**[5] **Rhod.** **RHUS-T.**[5] rhus-v. ros-d.[305] ruta[36] **SABAD.**[5] sabin. sal-ac.[116] **Samb.**[5] sang.[10] sars. **SEC.**[5] sel.[5] seneg.[5] sep. **SIL.** skat.[102] sol[236] sol-n.[36] **Spig.** spig-m.[1] spira.[36] **Spong.**[5] squil. **Stann.**[5] staph. **STRAM.**[5] stront-c.[5] stry.[36] succ.[194] sul-ac.[36] sul-i.[58] sulfa.[119] sulo-ac.[36] **Sulph.**[5] **Tab.** tanac.[102] tarax.[5] tarent.[36] tax.[36] tep. **Ter.** teucr. thea.[36] **Thuj.** til.[36] tong. tub.[304] tus-f.[36] uran.[269] uran-n.[116] urea[85] valer.[5] **VERAT.**[5] verat-v.[116] verb.[5] vib.[8] viol-t.[5] vip.[36] **Visc.** xero.[102] **Zinc.**[111] zinc-p.[58]

☞ *Speisen und Getränke; Alkohol, alkoholische Getränke; •Speisen und Getränke; Bier;* ▤ *KLINISCHES; M; Arzneimittel-Missbrauch, Vergiftungen durch •KLINISCHES; C; Allergie, allergische Reaktion auf*

morgens: hydr.[36] iris[36] lyc.[36] nux-v.[36] stram.[36]

- **Gehen,** beim: nux-v.[36]

RAUSCH, Berauschung, Empfindung von, auch Zustand nach Rausch (Forts.)

nachmittags: caj.[36]

abends, 18 Uhr: erio.[36]

nachts: stry.[36]

Abort, nach: ruta[36]

Aufstehen vom Bett, nach: **Rhus-t.**[36]
☞ *M; Aufstehen; agg.; Liegen, vom*

Bücken, beim: valer.[36]
☞ *M; Bücken; agg.*

Erwachen, beim: calc.[36] chlor.[36] op.[36] phos.[36]
☞ *M; Erwachen; agg.*

Fieber, während: tab.[36]
☞ *M; Fieber; während*

Freien, im:

- **agg.**: mag-c.[36] phel.[36]
☞ *M; Luft; frische, im Freien; agg.*

- **amel.**: dulc.[36] grat.[36]
☞ *M; Luft; frische, im Freien; amel.*

fröhlich, heiter: bell.[36]

Gehen, beim: caj.[36] cic.[36] con.[36] **Ferr.**[36] led.[36] mez.[36]

hypochondrischer Stimmung, bei: **Aur.**[36]

Mittagessen, nach: grat.[36] merc.[36] raph.[36]
☞ *M; Mittagessen; agg.*

Schlaf, nach: op.[36]
☞ *M; Schlaf; nach Schlaf*

Schweiß auf der Stirn, mit kaltem: verat.[193]

Sitzen, beim: cic.[36] cocc.[36]

Stehen, beim: cic.[36]

still: pip-m.[36]

Treppensteigen, beim: par.[36]
☞ *M; Steigen; agg.*

REAKTION, Reaktionsfähigkeit:

heftige Reaktion: bell.[5] **Cupr.**[5] **Nux-v.**[5] zinc.[5]

Reaktionsmangel: aeth.[111] agar. allox.[149] **ALOE**[809] **Alum. AM-C. AMBR.**[5] **Anac.** ant-c. ant-t.[5] apis[122] aq-mar.[102] arn. **Ars.**[5] **ARS-I.**[122] ars-s-f.[58] **Asaf. Bar-c.** bar-m.[111] bar-s.[58] bell.[122] bism. **Brom. Bry.**[5] **CALC.** calc-f.[111] **Calc-i. Calc-s. Camph.**[5] **CAPS. Carb-an. CARB-V.**[5] carbn-s.[102] carc.[80] **Cast.**[111] caust. cham. **Chin.**[5] cic. **Cocc.** coff. coloc.[5] **CON.**[5] **Cupr.**[5] **Cur.**[122] cypr.[122] dig.[5] **Dulc.**[5] euph. **Ferr.** ferr-i. **Fl-ac.** gaert.[122] **GELS. Graph. Guai. HELL.** hep.[5] **HYDR-AC.** hyos. **Iod. Ip.** kali-bi.[111] **Kali-br. Kali-c.** kali-chl.[58] kali-i.[111] kola[1184] lach.[5] **Laur.**[5] luf-op.[149] **Lyc.**[5] m-art.[5] m-aust.[5] mag-c. mag-f.[144] mag-m. **MED. Merc.** mez. **Morg-g.**[122] **Mosch. Mur-ac.** naja[36] nat-ar.[102] nat-c. nat-m. nat-p. nat-s.[102] nit-ac.[5] **NIT-S-D.**[1] **Nux-m. OLND. OP.**[122] ped.[122] petr. **PH-AC.**[5] **Phos. Plb.** prot.[122] **PSOR.**[111] puls.[5] **Rhod.** scut.[122] **Sec.** seneg. **Sep.** spong. **Stann. STAPH.**[809] **Stram.**[5] stront-c. sul-i.[58] **SULPH.**[5] **Syph.**[111] **TARENT.** teucr.[54] thal.[149] ther.[137] **Thuj.**[5] til-c.[253] **TUB.**[111] **VALER.**[5] vario.[116] **Verat.** verb.[58] x-ray[102] **ZINC.**[5] **Zinc-p.**[58]
☞ *Abszesse, Eiterung; Beschleunigung der Eiterung, zur • Hitze; Lebenswärme, Mangel an • Langsame Manifestation von Beschwerden • Reizbarkeit, Erregbarkeit; Unempfindlichkeit, Mangel an Reizbarkeit • Schwäche; Reaktionsmangel, mit • Trägheit, körperliche • Vitalität, nachlassende • Widersprüchliche und abwechselnde Zustände; Reaktionsmangel, mit • Wunden; Heilung, Wundheilung; keine Heilreaktion, heilen nicht ▯ FROST; C; Allgemeine Arzneien*

- **alten** Menschen, bei: **CARB-V.**[5] con.[5] **OP.**[5]

- **Arzneimittel,** auf: carb-v.[5] laur.[5] op.[85] teucr.[54]

- **Eiterung,** bei: calc-f.[111] hep.[5]
☞ *Abszesse, Eiterung; Beschleunigung der Eiterung, zur*

- **Flüssigkeitsverlust,** nach: **Chin.**[5]
☞ *M; Körpersäften, Verlust von; agg.*

- **Frost,** nach: **Camph.**[5] dulc.[5]

- **Gefahr,** akute: ambr.[5] ars.[5] camph.[5] lyc.[5]

- **Hautausschlägen,** bei: ant-t.[5] **Bry.**[5] cupr.[5] dulc.[5] psor.[111] stram.[5] **Sulph.**[5] zinc.[5]

◦ **zurücktretenden,** bei: stram.[5]

- **Klimakterium,** im: con.[5]

- **nervösen** Patienten, bei: ambr.[5] laur.[5] op.[5] **VALER.**[5] zinc.[5]

- **Rekonvaleszenz,** in der: cast.[111] ph-ac.[5]
☞ *M; Rekonvaleszenz, Genesungsphase, Berschwerden während*

- **Sykose,** bei: thuj.[5]
☞ *Sykose, sykotische Konstitution*

- **Syphilis,** bei: calc-f.[111] hep.[5] kali-bi.[111] nit-ac.[5] syph.[111]
☞ *Syphilis*

- **Unterdrückung,** nach: ars-s-f.[58] lach.[5]

◦ **Hautausschlägen,** von: ars-s-f.[58]
☞ *M; Hautausschläge; agg., Unterdrückung von Hautausschlägen*

REBELLIERT gegen Umschläge:
☞ *M; Anwendungen; feuchte, nasse; • Wehrt sich gegen Umschläge*

REFLEXE:

gesteigert: alum.[58] anh.[85] bar-c.[36] bell.[102] benz.[102] cann-i.[102] cic.[5] cimic.[25] cocc.[5] coffin.[25] kres.[149] lath.[85] mang.[102] morph.[36] nux-v.[5] stry.[116] vip.[102]
☞ *Lähmung; allgemeine Arzneien; spastische Spinalparalyse ▯ EXTREMITÄTEN; C; Reflexe; erhöht*

schwach, Areflexie: colch.[102] morph.[36] nat-br.[36] op.[36] sulfon.[102]
☞ *Empfindlichkeitsverlust, Nerven*

vermindert: alum.[5] arg-n.[5] cimic.[25] cocc.[162] colch.[102] cur.[102] kali-br.[111] oena.[111] op.[36] oxyt.[102] phys.[111] plb.[102] **Sec.**[102] sulfon.[102]
☞ *Empfindlichkeitsverlust, Nerven ▯ EXTREMITÄTEN; C; Reflexe; vermindert*

REGEN, Empfindung wie durch, am ganzen Körper: kalm.[36]

REIBEN, Empfindung von:

Gegeneinanderreiben: cocc.[5] con.[5] ign.[5] kali-bi. sulph.[5]

- **Gelenke**: con.[5]

Waschlappen, wie ein rauher, am ganzen Körper: fago.[25]

REIZBARKEIT, Erregbarkeit:

außerordentliche physische: absin. acon. agar.[102] aloe[102] alum.[85] **Ambr.** anac. anag.[1125] ant-c. ant-o.[85] ant-t.[5] **APIS Arg-n.**[102] **ARN. Ars. Asaf. ASAR. AUR.** aur-ar.[58] **Aur-m.**[54] aur-m-n.[36] bar-c. bar-m.[54] **BELL. Bell-p.**[102] berb.[85] bor. bov. bry. **Calad.**[102] calc.[5] camph. cann-i. **CANTH.** carb-ac.[85] **Carb-v.**[5] carbn-s. caust. **CHAM.**[1125] **CHIN.** chin-ar.[102] **Chin-s. Chlol.**[54] cina[5] cob.[102] **Coc-c.**[85] **Coca**[54] **Cocc. COFF. Coll.**[85] con.[5] croc. cupr. dig.[5] **Dulc.**[85] ery-a.[54] **Ferr.** ferr-ar.[58] **Gels.** graph. gua.[102] hell. hep. hyos. **Hyper.**[102] **Ign.** indg.[54] kali-c.[5] kali-p.[102] kreos. kron.[9] **Lach.** laur. **Lil-t. Lyc.**[5] **M-arct.**[5] m-aust.[5] mag-c. mag-m. mang. **MED.** meny.[5] **MERC.** mez. **Morph.**[85] **Mosch.** naja[102] nat-ar. nat-c. **Nat-m.**[102] nat-p. nat-sil.[58] **NIT-AC.** nux-m.[5] **NUX-V.** ox-ac.[102] par. ped.[85] petr. **Ph-ac. Phos. Phys.**[102] **Pic-ac.**[102] plat. podo.[54] **PULS.**[5] ran-b.[102] rhus-t. **Rhus-v.**[85] **Rumx.**[85] sabin. sars.[5] sec. sel. sep. **SIL.** spect.[271] spig. spong.[5] squil. **STAPH.** stram. stry-p.[102] sulph. **TARENT. Tell.**[102] **TEUCR.** ther.[102] tub.[102] tub-d.[151] **VALER.**[5] **Verat. Vib.**[54] **Zinc.** zinc-val.[102] ziz.[54]

- **sexuelle** Ausschweifungen, durch: agar.[102] kali-p.[102] nat-m.[102]
  ☞ *M; Sexualität; Exzessen, nach sexuellen*

- **zu** viel Medizin einen Zustand von Überempfindlichkeit hervorgerufen hat und die Mittel nicht mehr wirken, wenn: aloe[102] **Ph-ac. TEUCR.**
  ☞ *Arzneimittel; nicht wirken, wenn gut gewählte homöopathische A.*

Unempfindlichkeit, Mangel an Reizbarkeit: acon.[5] agn. aloe[809] **Alum.** alum-p.[58] **Am-c.** am-m.[5] **Ambr. Anac.** ang.[5] ant-c. ant-t. apis[122] arn. **Ars.** asaf. asar.[5] bar-c. bell.[5] bism. bor.[5] brom. **Bry.**[122] **CALC. CALC-I. Camph.** cann-s. canth.[5] **CAPS. Carb-an. CARB-V.**[5] caust. cham.[5] chel.[5] **Chin.**[122] cic. clem.[5] **Cocc.** colch. coloc. **CON.** croc. cupr. cypr.[122] dig.[5] **Dulc.** euph. ferr. ferr-i.[58] **Gaert.**[122] **GELS.** graph. **Guai. HELL.** hep.[5] hyos. ign.[5] **Iod. Ip. Kali-br.**[122] kali-c. kali-s.[58] lach. **LAUR.** led. **Lyc.** m-art.[5] m-aust.[5] mag-c. mag-m. meny.[85] merc.[5] mez. **Mosch.** mur-ac. nat-ar.[122] nat-c.[5] nat-m.[5] **Nit-ac.**[5] nux-m. nux-v.[5] **OLND. OP.**[5] ped.[122] petr. **PH-AC.** phos. plb. prot.[122] **PSOR.** puls.[5] **Rhod.** rhus-t. scut.[122] sec. seneg. **Sep.** sil.[5] spong. stann. staph.[5] **Stram.** stront-c. **Sulph. TEUCR.**[122] thuj. **TUB.**[122] valer. verat.[10] verb. x-ray[122] **ZINC.**[122]
  ☞ *Langsame Manifestation von Beschwerden • Reaktion; Reaktionsmangel • Schmerzlosigkeit von Beschwerden, die gewöhnlich schmerzhaft sind • Schwäche; Reaktionsmangel, mit • Trägheit, körperliche ▤ KLINISCHES; C; Analgesie*

- **alten** Menschen, bei: **CARB-V.**[5] **OP.**[5]

RIGIDITÄT:
  ☞ *Steifheit, Rigidität*

RISSE, an Körperöffnungen: dips-s.[1125] nit-ac.[137] **Pot-t.**[1125] **Rat.**[1125]
  ☞ *O; Körperöffnungen, Beschwerden der oder an*

ROLLEN, Empfindung von: acon.[5] agn.[5] aloe[111] am-m.[5] anac.[5] anan. ang.[5] **Arn.**[5] ars.[5] arum-d.[36] atista[192] aur.[5] aur-s. bell.[5] brach.[102] bufo **Cact.**[111] carb-ac.[25] carbn-s.[25] cocc.[5] cupr.[137] cupr-ar.[36] elaps[85] eug. eup-pur.[25] ferr.[85] graph.[5] grat.[85] hell.[85] hura hydr-ac.[85] ign.[5] jatr.[85] kali-c.[5] kali-n.[5] kreos.[137] **Lach.**[5] laur.[85] lil-t.[111] lob-e.[85] **Lyc.** lyss. m-aust.[5] nat-c.[5] nat-p. nat-s.[111] nux-v.[5] ol-an.[111] op. ph-ac.[1] phos.[5] phys. plan.[111] plat.[5] plb.[5] podo.[25] prot.[136] puls.[5] **Rhus-t.**[5] ruta[5] sabad.[5] **Sep.**[5] tab.[111] tarax.[5] tax.[303] tub.[56]

RÖTE:
  ☞ *Farbe, Verfärbung; Röte*

RUCKEN:

abends im Bett: agar. kali-n. petr.[1] sil.[1]

nachts: am-c.[1] **Ambr.** aster.[25] caust. dig.[58] hep.[85] **Kali-i.** mag-c.[111] phos. psor. sec. sep. staph.[1] **Visc.** zinc.[137]

Entbindung, nach der: hyos.[54]
  ☞ *M; Wehen, Entbindung; Wochenbett, im*

Erwachen:

- **beim**: cann-i.[58] menth-pu.[85] phos.[5]
  ☞ *M; Erwachen; agg.*

- **erwacht** dadurch: ars.[1] **BELL.**[5] cann-i.[25] hep.[5] m-arct.[5] merc.[5] mez.[5] **Nat-c.**[5] op.[1] psor. **Sulph.**[5] zinc.[5]

Fieberhitze, bei: bry.[5] op.[5] puls.[5] **Viol-t.**[5]
  ☞ *M; Fieber; während*

Froststadium im Fieber, während: calc.[5] caust.[5] **Lach.**[5] merc.[5] puls.[5] **Stram.**[5]

Husten, bei: agar.[137] **ARS.**[5] **Calc. Cina**[5] cupr.[5] **IP.**[5] **Lach.** lyc.[1] mag-s. mang. **NAT-M.**[5] **Phos.**[5] **Rhus-t.**[5] seneg. spig. **Stram.** sul-ac. sulph.[1] ther.

Konvulsionen:

- **vor**: aeth.[86] ars.[137] aur.[86] bar-m.[137] **Bell.**[86] **Bry.**[54] **Bufo Chin.**[86] coloc.[86] hell.[81] ip.[102] laur.[137] nux-v.[86] **Stram.**[86] **Stry.**[86] sulph.[86] tarax.[86] verat-v.[137]

- **nach**: bell.[81]

Menses:

- **vor**: **Kali-c.**[5]

- **Beginn,** zu: hyos.[5] **Kali-c.**[5]
  ☞ *M; Menses; Beginn, zu*

- **während**: bor. cic.[85] **Cupr.**[5]
  ☞ *M; Menses; während*

Schlaf:

- **Einschlafen,** beim: acon. **Agar.** all-s.[54] **Aloe**[54] **Alum.** ant-t.[36] arg. **ARS. BELL.**[5] bor.[137] calc.[5] cham.[5] cina[58] cob. **Colch.** cupr.[137] cupr-acet.[233] **Gels.** hyper. **IGN.** iodof.[54] **KALI-C.** kali-cy.[122] **Lyc.**[5] med.[139] **Nat-ar.** nat-c. nat-m. nit-ac.[5] nux-v.[58] op.[5] phos. **Phys.** puls.[1] ran-b. **Sel. SEP.** sil. stram.[137] **Stront-c. Stry. Sul-ac. Sulph. Thuj.** tub.[58] **Zinc.**
  ☞ *M; Schlaf; Einschlafen • Schlag, Stoß, Empfindung wie durch; Stromstoß, wie elektrischer Schlag; Schlaf; Zubettgehen, beim • Zuckungen; Schlaf; agg.; Einschlafen, beim ▤ GEMÜT; C; Auffahren, Zusammenfahren; Schlaf; Einschlafen, beim*

RUCKEN; Schlaf; während (Forts.)

- **während**: **Acon.**[102] **Aeth.**[102] **Agar.**[102] **Ail.** aloe **Alum.**[58] **Ambr.**[5] anac. ant-c.[102] **Ant-t.**[5] **Apis**[102] arg. **Arn. ARS.**[5] bar-c.[1] **BELL.**[5] bor.[102] brom.[102] bry. calc.[10] calc-s.[137] camph.[5] cann-i. cann-s. carb-v.[5] cast. caust.[102] **Cham.**[102] chin.[102] cimic. **Cina**[102] cinnb. cob. colch.[58] **Con.** cor-r. **Cupr. Cupr-acet.**[102] cupr-ar.[116] daph. dig.[5] **Dulc.**[5] **Graph.**[5] hell.[102] **Hep.**[5] **Hyos.**[102] **Hyper. Ign.**[102] ip. **KALI-C.**[5] lach.[5] **Lyc.** m-arct.[5] m-art.[5] merc. merc-c. mez.[5] morph.[102] **Nat-c.**[5] **Nat-m.** nat-s. nat-sil.[58] nit-ac. **Nux-v.**[5] **Op.**[5] passi.[102] **Phos.**[5] **Puls.**[5] ran-s. rheum rhus-t. sabal.[137] samb.[102] sel. sep.[58] **SIL.**[5] stann. staph. **Stram.**[102] stront-c. sul-ac. **SULPH.**[1] tarent.[102] **THUJ.**[5] tub.[58] v-a-b.[102] valer.[102] **Viol-t.**[5] **Zinc.** ziz.[102]
  ☞ *M; Schlaf; während •Schlag, Stoß, Empfindung wie durch; Stromstoß, wie elektrischer Schlag; Schlaf; während •Zuckungen; Schlaf; agg.; während ▒ GEMÜT; C; Auffahren, Zusammenfahren; Schlaf; während •EXTREMITÄTEN; C; Rucken; Schlaf; agg.; während*

◦ **Furcht, bei**: sabal.[137]

◦ **Luftmangel,** wie aus: calc-s.[137]

Schmerzen, bei: cann-i. coloc.[137] dulc.[36] ign.[137] lyc.[1] meny.[137] morph.[171] sul-ac.[5]

Seite:

- **liegt,** auf der man: **Cimic.**
- **nicht** liegt, auf der man: onos.

Äußerlich: acon.[5] agar.[5] agn.[5] **Alum.**[5] **Ambr.**[5] anac.[5] ang.[5] ant-c.[5] ant-t.[5] arg.[5] **Arn.**[5] ars.[5] **ASAF.**[5] asar.[5] **Aur.**[5] **Bar-c.**[5] **BELL.**[5] bism.[5] bor.[5] bov.[5] **Bry.**[5] **CALC.**[5] camph.[5] canth.[5] caps.[5] carb-v.[5] **CAUST.**[5] cham.[5] **Chin.**[5] **Cic.**[5] **Cina**[5] **Clem.**[5] **COCC.**[5] coff.[5] **COLCH.**[5] coloc.[5] con.[5] croc.[5] cycl.[5] dig.[5] dros.[5] dulc.[5] **Graph.**[5] hell.[5] hep.[5] hyos.[5] **Ign.**[5] iod.[5] kali-bit.[5] kali-c.[5] kreos.[5] lach.[5] laur.[5] led.[5] **Lyc.**[5] m-arct.[5] m-art.[5] m-aust.[5] mag-c.[5] mang.[5] **MENY.**[5] **Merc.**[5] mez.[5] mosch.[5] mur-ac.[5] **Nat-c.**[5] **NAT-M.**[5] **Nit-ac.**[5] **NUX-V.**[5] olnd.[5] **Op.**[5] par.[5] **Petr.**[5] ph-ac.[5] phos.[5] **Plat.**[5] plb.[5] **PULS.**[5] ran-b.[5] ran-s.[5] **Rheum**[5] rhod.[5] **RHUS-T.**[5] ruta[5] sabad.[5] sabin.[5] sec.[5] **SEP.**[5] **Sil.**[5] spig.[5] spong.[5] squil.[5] **Stann.**[5] staph.[5] stront-c.[5] sul-ac.[5] sulph.[5] **TARAX.**[5] teucr.[5] thuj.[5] **Valer.**[5] verat.[5] verb.[5] viol-t.[5] zinc.[5]
▒ *EXTREMITÄTEN; C; Rucken*

Gelenke: alum.[5] bell.[5] bry.[5] bufo[111] **Coloc.**[5] graph.[5] m-aust.[5] **Mang.**[5] mez.[5] nat-m.[5] nit-ac.[5] puls.[5] sil.[5] spect.[271] spig.[5] spong.[5] **Sul-ac.**[5] sulph.[5] **Verat.**[5]
☞ *O; Gelenke*

Innerlich: **Acon.** agar. am-m.[5] ambr. anac. ang.[5] aran-ix.[144] arn. ars. bamb-a.[1184] **Bell.** bor.[5] bov. bry. calad. **CALC. CANN-I. Cann-s.**[5] carb-v.[5] caust. cham.[5] **CHIN.**[5] cic. clem. coca cocc.[5] colch. **Con. Croc.** daph.[102] dig. dulc. **GLON.** graph.[5] **IGN.**[5] **KALI-C.**[5] kreos. **Lyc.** m-arct.[5] m-art.[85] m-aust.[5] mag-c. mag-m.[36] mang. meny.[5] mez. mur-ac. nat-c. nat-m. **Nit-ac.**[5] **Nux-m. Nux-v.** petr. ph-ac.[5] phos. **PLAT.** plb.[5] **PULS.** ran-b.[5] ran-s. rhod. rhus-t. ruta samb. sep. **Sil. SPIG. Spong. STANN.** stront-c. sul-ac. **SULPH.**[5] teucr. thuj. **Valer. ZINC-P.**[58]
☞ *Schlag, Stoß, Empfindung wie durch; Stromstoß, wie elektrischer Schlag*

Knochen: asaf.[137] cham.[1] **CHIN.**[5] **Colch.**[5] phos.[5] rhod.[5] sil.[5] valer.[5]
☞ *O; Knochen*

Körper, durch den ganzen: ign.[137]

Körperteile:

- **einzelne** Teile: agar.[5] alum.[5] chin.[5] **Cocc.**[5] nux-v.[5] puls.[5] zinc.[5]
- **gelähmte** Teile: **Arg-n.** merc. **Nux-v. Phos. Sec.** stram.[58] **Stry.**
  ▒ *EXTREMITÄTEN; C; Rucken; gelähmte Teile*

Muskeln: acon. aesc. aeth.[86] **Agar.** alum.[58] alum-p.[58] alum-sil.[58] am-c. **Ambr.**[5] **Anac.** ang.[1125] ant-c. **Ant-t. Apis** aran-ix.[144] **Arg.**[5] **Arg-n. ARN.**[5] ars. **ASAF.**[5] asar. aur.[86] **Bar-c.**[1] bar-s.[58] **Bell.** berb.[10] bism.[5] bor.[5] **Bry.** bufo[58] cadm-s. calc. calc-f.[144] **CALC-P. Cann-i.** caps. carbn-s. card-m.[58] caust.[5] cham. **CHIN.**[5] **Chion. CIC. Cimic.** clem.[10] cocc. **Colch.** coloc.[5] **Con. Croc. Cupr.** cyt-l.[144] dios.[137] dulc. eucal.[116] euph. euphr. **Ferr.** ferr-ar. **Gels. Glon. Graph. Hell.**[5] hist.[119] hydr.[137] **HYOS.** hyper.[58] **IGN.**[5] ind.[149] iod.[116] ip. kali-c. kali-i. kali-n.[10] kali-p.[58] **Lach. Lil-t.** lyc.[5] lyss.[144] **M-arct.**[5] **M-art.**[5] m-aust.[5] mag-c. mag-m.[58] **MENY.**[5] **Merc.** merc-c. **MEZ.** mosch. **Nat-c.** nat-f.[144] nat-m. nit-ac. **Nux-m. Nux-v.** olnd. **Op.** petr. ph-ac. **Phos.** phyt.[58] **Plat. Plb. Puls.** ran-b.[10] rat.[111] **Rhus-t.** ruta sabad. sabin. sal-ac.[116] scut.[1125] sec.[10] **SEP.** sil. **Spig. Stann.**[5] staph. **STRAM. Stront-c.** stry.[86] **SUL-AC.** sul-i.[58] **SULPH.** tab.[111] tarax.[86] **Tarent.** ter. teucr.[10] tub.[58] **Valer.** viol-t. **Visc. ZINC.** zinc-i.[5] **ZINC-P.**[122]
☞ *Zuckungen*

- **Schlaf,** im: bar-c.[1] tub.[58]
  ☞ *Schlaf; während*

blitzartig, vom Kopf bis zu den Füßen: hydr-ac.[137]

konvulsivisch, spasmodisch: acon. **Agar.**[5] **Alum.** am-c.[10] am-m.[10] **AMBR.** ant-c.[5] ant-t.[10] arg. arn. **Ars.**[5] asaf.[10] bar-c.[10] bar-m.[10] bell.[5] bism.[5] bry. bufo[58] **Calc. CAMPH.**[5] cann-s. canth.[10] caps. carb-ac.[111] carb-v. **CAUST.**[5] **Cham.**[5] chin.[5] chin-s.[10] chlol.[122] **Cic.**[5] cimic.[111] **Cina Cocc.**[5] coff.[10] colch.[10] coloc. **CON.**[5] croc.[5] crot-h.[10] **Cupr.**[5] cupr-acet.[10] cupr-c.[10] dig. dros. dulc. form.[111] graph.[10] hell.[5] hep. hydr-ac.[111] **Hyos. Ign.**[5] iod.[5] **Ip.**[5] kali-c.[5] kali-chl.[10] kali-p.[111] kreos.[10] lach.[5] lact.[10] laur.[5] led.[10] **Lil-t.** lob.[10] **Lyc.**[5] m-arct.[10] mag-c. mag-m.[5] mang.[10] **Meny. Merc.** merc-c.[5] mez.[5] mosch.[10] mur-ac. mygal. nat-c. **NAT-M.** nat-s.[10] nit-ac. **Nux-m.**[5] **Nux-v.**[5] ol-an.[111] op.[5] **Petr.** ph-ac.[10] phel.[10] **Phos.** phys.[111] plat. **PLB.** puls.[5] **Ran-b.** ran-s.[10] rat.[111] rhod. rhus-t.[10] sabad. **Sec. Sep.**[5] sil.[5] sol-n.[10] spig.[5] spong.[5] squil. staph.[1] **Stram.**[5] stront-c. stry.[36] sul-ac. **Sulph.** tab.[111] tarent.[111] teucr.[10] ther. thuj. valer.[5] verat. verat-v.[111] viol-t. vip.[111] **Zinc.**

- **rechts**: tarent.[111]
- **nachts**: staph.[1]
  ☞ *nachts*
- **anfallsweise**: mez.[5]

schrecklich ausgeprägt, wirft ihn beinahe aus dem Stuhl: calc-p.[85]

wandernd, mal hier mal da: agar.[5] ant-c.[5] chel.[5] colch.[5] dulc.[36] kali-c.[5] kali-n.[5] lyc.[5] mez.[5] nat-m.[5] ph-ac.[5] phos.[5] rhod.[5] sep.[5] stram. stront-c. sulph.[5] **Zinc.**[5]

RÜCKFALL, erneutes Auftreten von Beschwerden: **Acon.**[102] arn.[102] **Ars.**[54] **Bapt.**[102] bar-c.[5] bar-m.[111] **Bry.**[102] **CALC.** carb-v.[5] cimic.[102] coloc.[5] diph.[102] **Eucal.**[102] eup-per.[102] **FERR. Hell.**[102] hep.[5] hyos.[102] ip.[102] kali-bi.[111] kali-i.[111] lac-lup.[204] lyc.[5] merc.[5] merc-d.[111] mez.[5] **Ph-ac.**[102] phos.[102] plb.[5] **PSOR.** puls.[5] rhus-t.[5] seneg.[5] sep.[5] sil.[5] staph.[5] sul-i.[111] **SULPH. Tub.** ust.[54]

☞ *M; Rekonvaleszenz, Genesungsphase, Berschwerden während*

RUHELOSIGKEIT, körperliche: abies-c.[25] abrot. acet-ac. **ACON.**[5] act-sp.[36] adam.[222] adon.[111] aegle.[192] aeth. agar.[5] agn.[5] ail.[25] all-c. aloe alst-s.[36] **Alum.**[1] alumn.[58] am-br. **Am-c.**[5] am-m.[5] ambr.[5] aml-n.[25] amor-r.[149] **ANAC.**[5] androc.[222] ange-s.[255] ant-c.[139] **Ant-t.**[5] apis[36] **Apisin.**[5] apoc. arg.[5] **Arg-n. ARN.**[5] **ARS.**[5] **Ars-i.** ars-s-f.[58] arum-d.[8] **Asaf.** asar.[5] asc-t. astac.[36] aster. atista[192] atro.[54] aur.[1] aur-ar.[58] aur-m.[58] aur-m-n.[272] bac.[56] bamb-a.[1184] **Bapt.**[25] bar-c.[5] **BELL.**[5] bism.[5] bol.[36] **Bor.**[5] bov.[5] brom. bros-g.[259] **BRY.**[5] bufo cact.[25] cadm-s.[85] **CALC.** calc-ar. calc-f. **Calc-p.** calc-s. camph.[5] **Cann-s.**[5] **Canth.**[5] caps.[5] carb-ac.[25] carb-an.[1] **Carb-v.**[5] carbn-o.[36] carbn-s.[25] card-m.[25] **Carl.** caul.[111] **CAUST.**[5] cedr.[25] cench.[102] cent.[36] cere-b.[36] **CHAM.**[5] chel.[5] chim.[36] **CHIN. Chin-ar.**[58] **CHIN-S.**[111] chlorpr.[149] choc.[222] chr-ac.[36] cic. **Cimic. Cimx. Cina**[5] cinnb. cist. coca[25] cocc.[5] **Coff.**[5] **Colch.** coll.[25] **Coloc.**[1] com. con.[1] cop. corn.[25] cortiso.[149] cosm.[25] **Croc.**[5] crot-h.[102] croto-t. cub.[36] cund.[36] **Cupr.**[5] cupr-o.[192] cur.[111] cycl.[1] dig.[5] dios.[25] dirc. **Dulc.** dys-co.[136] equis. erech.[25] eup-per.[111] eup-pur.[25] euph.[5] euph-a.[36] **Euphr.**[5] eupi. fago.[25] **FERR.**[5] **Ferr-ar.** ferr-i. ferr-ma. ferr-p. fl-ac.[5] form. gall-ac.[25] gels.[111] germ.[222] gink.[227] **Glon.** gnaph.[36] goss.[25] gran. graph.[5] grat.[36] gua.[85] gymn. haliae-lc.[222] harp.[1184] hell.[5] helon.[25] hep.[1] hydr-ac.[139] hydrc.[192] hydrog.[222] **HYOS.**[5] **Ign.**[5] ind. indol.[102] **Iod.**[1] **IP.** irid.[222] iris jab. jal. jatr. kali-ar. kali-bi.[36] **KALI-BR. Kali-c.**[1] kali-hp.[45] kali-i. kali-ma.[85] kali-n.[5] **Kali-p.** kali-s. kalm. **Kola**[1184] **Kreos.**[5] kres.[149] lac-ac. lac-c. lac-eq.[204] lac-lox-a.[204] lach.[5] lam.[36] lar-ar.[251] laur.[5] led.[5] lepi.[36] lil-s.[36] lil-t.[25] lim-b-c.[204] linu-c.[36] lith-c. lob. lol.[111] loxo-r.[240] **LYC.**[1] lycps.[168] lyss. **M-arct.**[5] **M-art.**[5] m-aust.[5] **MAG-C.**[5] **Mag-m.**[5] **Mag-p.**[102] manc. mang.[5] mang-acet.[1] marm-w.[194] **Med.** meny.[5] meph.[8] **MERC.**[5] **MERC-C.**[5] merc-i-r. mez.[1] mit.[36] morg.[136] morg-g.[136] morph.[85] **Mosch.**[5] **Mur-ac.**[1] mygal.[8] naja nat-ar. **Nat-c.**[5] **Nat-m.** nat-p. **Nat-s.** nat-sil.[58] **Nit-ac.**[1] nux-m.[5] **NUX-V.**[5] ol-an.[111] **Olnd. Op.**[5] osm. ox-ac. ozone[227] par.[5] petr.[1] ph-ac.[1] **PHOS.**[5] phys.[25] **Phyt.** pin-s.[85] pip-m. plan.[25] **Plat.**[5] plb.[5] **Podo.** prun. psor. ptel.[25] **PULS.**[5] puls-n.[25] pyrog.[111] ran-b.[5] ran-s.[5] rat.[111] rheum[5] rhod.[5] **RHUS-T.**[5] rhus-v.[36] rumx. **Ruta**[5] sabad.[5] sabin.[5] sac-alb.[210] **Samb.**[5] sang.[36] sanic. sant.[25] scorp.[269] sec.[5] seneg.[5] **SEP.**[5] serp.[36] **SIL.**[1] sol-t-ae. spect.[271] **Spig.**[5] spong.[5] **SQUIL.**[5] **Stann.**[1] **STAPH.**[5] stict.[111] still.[36] **STRAM.**[5] stront-c.[5] stroph-s.[119] stry.[36] sul-ac.[5] **Sulph.**[5] sumb.[25] syc-co.[136] syph.[110] tab.[36] tarax.[5] **TA-RENT.** tarent-c.[192] tax.[303] tela[192] teucr.[5] thal.[144] thea.[192] ther.[111] thuj.[5] thyr.[137] trif-p.[25] **Tub.**[58] tung.[252] uran.[269] uran-n.[111] uro-h.[264] ust. **Valer.**[5] **Verat.** verat-v. vero-o.[232] vesp. vib.[111] vichy-g.[36] viol-t.[5] vip.[111] **ZINC.**[54] zinc-p.[58] zinc-val.[85] ziz.[8]

2 Uhr: ambr.

Bewegung amel.: abrot.

Froststadium im Fieber, während: acon.[5] alum.[5] am-c.[5] **Ars.**[5] asaf.[5] **BELL.**[5] bov.[5] bry.[5] calc.[5] caps.[5] carb-v.[5] cham.[5] chin.[5] coff.[5] ferr.[5] hyos.[5] ign.[5] **Kreos.**[5] **LYC.**[5] **Merc.**[5] nux-v.[5] op.[5] ph-ac.[5] **RHUS-T.**[5] **Sabad.**[5] sep.[5] sil.[5] spig.[5] spong.[5] staph.[5] stram.[5]

Menses, während: acon.[5] apisin.[5] ars.[5] bell.[5] cham.[5] cocc.[5] coff.[5] croc.[5] gels.[111] hyos.[5] ign.[5] ip.[5] kali-c.[5] nux-m.[5] phos.[5] plat.[5] puls.[5] **Rhus-t.**[5] sec.[5] sep.[5] stram.[5] sulph.[5] thuj.[5] uran-n.[111] vib.[111]

☞ *M; Menses; während*

Schlaf, mit unruhigem: alum.[5] am-c.[5] anac.[5] ars.[5] asaf.[5] bar-c.[5] bell.[5] bov.[5] bry.[5] calc.[5] cann-s.[5] caust.[5] chin.[5] cina[5] croc.[5] graph.[5] hell.[5] ign.[5] kali-n.[5] laur.[5] mag-c.[5] merc.[5] mur-ac.[5] nat-c.[5] nat-m.[5] petr.[5] ph-ac.[5] phos.[5] rhus-t.[5] ruta[5] seneg.[5] sep.[5] sulph.[5] thuj.[5]

Schmerzen, während: **Cham.**[5] **Coff.**[5] **M-arct.**[5]

Schweiß, während: **Acon.**[5] am-c.[5] anac.[5] ant-t.[5] **Arn.**[5] **Ars.**[5] **Bar-c.**[5] **Bell.**[5] **Bov.**[5] **Bry.**[5] **Calc.**[5] cann-s.[5] carb-v.[5] **Cham.**[5] chin.[5] coff.[5] ferr.[5] **Hyos.**[5] ign.[5] **Ip.**[5] **Lyc.**[5] **Mag-c.**[5] mag-m.[5] **Merc.**[5] merc-c.[5] **Mosch.**[5] **Mur-ac.**[5] nit-ac.[5] **Nux-v.**[5] op.[5] **Ph-ac.**[5] phos.[5] plat.[5] puls.[5] rheum[5] **Rhus-t.**[5] **Ruta**[5] **Sabad.**[5] **Samb.**[5] **Sep.**[5] sil.[5] spong.[5] staph.[5] stram.[5] thuj.[5] valer.[5] verat.[5]

☞ *M; Schweiß; während Schweißabsonderung*

Sitzen, beim: germ.[222]

Sitzen, kann nicht: merc.[5]

Vollmond, gegen: adam.[222]

☞ *M; Mond; agg.; Vollmond*

erkrankte Teile: **ARN.**[5] bry.[5] chin.[5] ferr.[5] **Rhus-t.**[5]

RUHEN, muss: **Aesc.**[111] alum.[5] alum-sil.[58] **Anac.**[5] arn.[5] brom.[5] **Bry.**[5] hydrog.[222] lach.[5] lyc.[5] nux-v.[5] op.[5] **Ph-ac.**[5] sabad.[5] **Stann.**[5]

☞ *Hinlegen; Neigung zum Hinlegen*

RUNZELIG, faltig:

allgemeine Arzneien: abies-c. **Abrot.**[111] aeth. agar. agav-t.[149] agn.[102] aloe alum.[47] am-c.[10] am-m.[5] ambr.[10] amyg-am. ang. **Ant-c.**[5] ant-o. ant-t.[5] apis arg. **Arg-n.**[5] arn.[1] **Ars.** aur.[102] aur-i.[58] bamb-a.[1184] **Bar-c.**[5] bell.[5] berb.[58] bism. **Bor.**[5] bry.[10] bufo caj. calad.[5] **Calc.**[10] camph.[10] canch.[102] cann-i. canth. caps. carb-ac. carb-an. **CARB-V.**[5] carbn-s. cere-s.[36] cham.[10] chim. **CHIN.**[5] chlor. choc.[222] **Cocc.**[137] **Con.** cortico.[149] croto-t. **Cupr.** cycl.[36] **Dulc.**[5] falco-p.[265] fl-ac.[116] foll.[1125] gels. get.[36] graph.[10]

RUNZELIG, faltig; **allgemeine** Arzneien (Forts.)
hell.[10] helo.[85] hep. **IGN. Iod.**[5] **Kali-ar. Kali-br.**[8] kali-c.[5] kali-fcy.[198] kali-i. kola[1184] **Kreos.** lach. **LYC.** lyss. manc. mang-acet.[1] meph.[8] **MERC.**[5] merc-c.[5] merc-s.[25] **Mez.** mur-ac.[1] nat-m.[58] nux-v.[10] op.[5] opun-v.[85] ox-ac.[111] par. ph-ac.[5] phos.[5] phyt. pic-ac. plb.[10] prun.[36] psor.[58] pyrog. rheum[10] **Rhod.**[5] rhus-t.[10] rhus-v.[36] rob. rumx.[137] sabad.[10] sabal.[102] sanic.[102] **Sars. SEC. Sep.**[10] **Sil.**[5] sin-n. **Spig.**[5] staph. stram.[10] sul-ac.[5] **Sulph.**[1] sumb.[25] syph.[162] tax.[303] ter. ther. thuj.[36] urt-u. **VERAT.**[5] verat-v. viol-o.[10] vip.[10] x-ray[56] zinc.[58] zinc-s.
☞ *Abmagerung; allgemeine Arzneien* ▥ *HAUT; C; runzelig • KLINISCHES; C; Atrophie*

Empfindung wie, Knochen: dirc.[36]
☞ *O; Knochen*

geschrumpelt, Empfindung wie
☞ *Kleiner, Empfindung wie geschrumpft*

RUTSCHT im Bett hinab:
☞ *Schwäche; lähmungsartig;*

SAND, Empfindung von, oder wie kleine Fremdkörper: aesc.[37] apis[137] ars.[5] bomb-pr.[85] bov. calc.[123] **Cist. COCAIN. Coll.**[111] coloc.[5] gins.[111] lyc.[1] ptel.[111] rhodi.[85] rhus-t.[5] stram.[1] thuj.[5]

SCHAUDERN, nervöses: absin.[36] acon. acon-l.[36] aesc.[36] aether[36] agar.[36] aloe[36] alum.[172] am-c.[36] **Am-m.** anac. **ARN.**[36] ars.[36] asar.[5] aur. **Bell.**[36] benz-ac. blatta-a.[36] bol.[36] bond.[36] bor.[1] both-a.[3070] bov.[36] **Brom.**[36] bry.[36] caj.[36] calad. calc.[36] calc-s.[36] calen.[36] camph. cann-i.[36] cann-s. canth.[102] caps.[36] carb-ac.[111] carc.[138] cast.[36] caust.[36] cham.[54] chel.[5] chin.[1] chlor.[85] **Cimic.**[36] cina cit-v.[36] clem.[36] **Cocc.** coloc.[1] con.[1] cupr.[148] cupr-s.[36] cycl.[36] dig.[36] digin.[36] dios.[111] dros.[36] dulc.[36] elae.[36] elaps[36] eug.[36] eup-per.[36] euph.[36] gast.[36] **Gels.** gins.[36] glon.[111] graph.[5] grat.[85] haem.[36] hell.[5] hura[36] hydr.[10] hydr-ac.[36] hydrog.[222] hyos. **Hyper.**[36] ign.[36] ind. iod.[36] iodof.[85] ip.[1] iris-fl.[36] junc.[36] kali-c.[58] kali-chl.[36] kali-n.[36] kali-p.[58] kalm.[36] kiss.[36] kreos. **Lach.**[36] laur.[1] **Led.** lim-b-c.[204] linu-c.[36] lyc.[36] mag-c.[1] mag-m.[1] mag-s.[36] mang.[36] meny.[1] merc.[36] merc-c.[36] merc-i-r. merc-s.[36] **Mez.**[36] morph.[36] mosch.[5] nat-c. **Nat-m.**[36] nit-ac.[1] nux-m. **NUX-V.**[1] olnd. op.[36] osm.[36] ped.[36] ph-ac. phos. phys.[111] phyt.[36] plat.[36] plb.[36] podo.[36] polyp-p.[36] ptel.[36] **Puls.**[36] ran-b.[5] raph.[36] rheum[36] **Rhus-t.**[36] ruta[36] samb.[36] sapin.[36] sars.[1] scroph-n.[36] seneg. sep.[1] **Sil.**[1] sin-n.[36] **Spig.** stann.[1] staph.[36] stram.[36] stry.[36] sulph.[1] tab.[36] tarent.[36] thuj.[5] til.[36] upa.[36] valer. verat. viol-t. vip.[36] zinc.[5] zinc-s.[36]
☞ *Beben; Äußerlich • Schwäche; nervöse, Neurasthenie • Zittern; allgemeine Arzneien;* ▥ *FROST; C; Nervöser Frost*

abwechselnd mit Hitze: bol.[36] mang.[36] merc.[36] puls.[36] raph.[36] stry.[36] tab.[36]
☞ *A; Abwechselnde, alternierende Zustände*

morgens beim Aufstehen aus dem Bett: coloc.[1] rhus-t.[1]
☞ *Z; Morgens, 5 Uhr - 9 Uhr; agg. • M; Aufstehen; agg.; Liegen, vom*

Abendessen, beim: bov.[36]

Auffahren, mit: sulph.[1]

Aufstehen, nach:

- **agg.**: lyc.[36]
- **amel.**: nat-c.[36]

Aufstoßen, beim: ip.[1]

Berührung, durch leichte: kali-c.[58]
☞ *M; Berührung, Berührtwerden; agg.; leichte Berührung*

Bewegung:

- **agg.**: caps.[36] caust.[36] con.[36] merc.[36] nux-v.[36]
- **amel.**: dros.[36]

Denken an unangenehme Dinge, beim: benz-ac. phos.
▥ *GEMÜT; M; Denken; unangenehme Dinge, an*

Einschlafen, beim: am-c.[36] **BELL.**[36] calc.[36] ign.[36] merc-c.[36] mez.[36] rhus-t.[36]
☞ *M; Schlaf; Einschlafen*

Epilepsie:
☞ *Konvulsionen, vor epileptischen*

Erbrechen, bei: sulph.[1]

Erwachen, beim: carc.[138]
☞ *M; Erwachen; agg.*

Essen:

- **während**: cham.[36] lyc.[36] staph.[36]
☞ *M; Essen; während*
- **nach**: digin.[36] ign.[36] lyc.[1] rhus-t.[1] sulph.[1] tab.[36]
☞ *M; Essen; nach*

Gähnen, beim: cast.[36] **Cina** hydr.[10] ip.[1] laur.[1] mag-m.[1] meny.[1] nux-v.[1] olnd. sars.[1]
☞ *M; Gähnen; agg. während Gähnen*

Gehen:

- **während**: arn.[36]
- **nach**: meny.[36]
☞ *M; Gehen; nach Gehen agg.*

Gemütsbewegungen agg.: asar.[5]

Hinlegen, beim: cit-v.[36]
☞ *M; Liegen; während; Hinlegen, unmittelbar nach*

Konvulsionen, vor epileptischen: cupr.[148]

Kopfschmerz, durch: bor.[1] sars.[1]

leerem Magen, nach: phos.[1]

Luft, kalte, agg.: **Cham.**[54]
☞ *M; Kälte; agg. • M; Luft; kalte; agg.*

Menses:

- **vor**: Sep.
- **während**: nux-v.[36] sapin.[36]
☞ *M; Menses; während*

Mittagessen, vor dem: ars.[36] cann-i.[36] grat.[36] sulph.[36]

Prellung, bei: spig.[5]

Ruhe, während: dros.[36]

saurem Aufstoßen, mit: sil.[1]

Schmerz im Abdomen, bei ziehendem: nit-ac.[1]

Schmerzen, bei: chin.[1] ip.[1] sep.[1] sil.[1]

- **Nabel,** im: chin.[1] ip.[1]

Schreck, Furcht, durch: alum.[172] benz-ac.[172] meny.[1]
▥ *GEMÜT; M; Schreck oder Furcht, Beschwerden durch*

Schwindel, bei: chel.[5] graph.[5]

Sitzen, beim: chlor.[85] hyper.[36] nat-m.[36]

- **Sonne** auf den Rücken scheint, wenn: chlor.[85]
  ☞ *M; Sonne; agg.*

Stuhlgang:

- **vor**: merc.[36]
- **während**: aesc.[36] alum. **Bell.** calad. calc-s.[36] cast. con. ind. kali-c. mag-m. mez.[36] nat-c. nit-ac.[1] plat. rheum[36] spig. stann. verat.
  ☞ *M; Stuhlgang; während Stuhlgang*
- **nach**: acon-l.[36] canth.[102] grat.[36] mag-m.[36] mez.[1] plat.[36] ptel.[36]
  ☞ *M; Stuhlgang; nach Stuhlgang*

Trinken:

- **während**: ars.[36] calen.[36] caps.[102] carb-ac.[111]
- **nach**: caps.[36] carb-ac.[111] chin.[36] elaps[36] lyc.[36] nux-v.[36] verat.[36]
  ☞ *M; Trinken; nach*

Übelkeit, bei: mag-c.[1] stann.[1]

Urinieren, nach: eug.[36] iod.[36] iodof.[85] plat.[36]
☞ *M; Urinieren; nach U. agg.*

Vorstellungen, bei gedanklichen: phos.[1]

Wein, beim Trinken von: cina[58]
☞ *Speisen und Getränke; Wein; agg.*

Zimmer, beim Eintreten in ein: grat.[85]
☞ *M; Zimmer, im; agg.; Eintreten in das Zimmer, beim • M; Zimmer, im; agg.; warmes Zimmer*

Zucken der Beine, mit: con.[1]

Oberkörper: **CIMIC.**[36] plat.[36]

- **Stuhlgang,** nach: plat.[36]

Rückseite des Körpers: **CIMIC.**[36]

Teilen, an den berührten: **Spig.**

SCHICHT über inneren Organen, wie eine:
☞ *Pelzige Empfindung, an inneren Körperteilen*

SCHLAFFES Gefühl: **Abrot.**[8] **Acon.** aegle-f.[192] agar.[36] agn.[58] am-m. ambr. ang.[5] ant-t.[5] **Apis** arg. arn. **ARS.**[8] ars-h.[54] asaf.[58] asar. aster.[102] **Bar-c.** bar-s.[58] bell. bor. bov. brucel.[241] bry. bufo[111] **CALC.**[22] calc-f.[149] **Calc-p.** calc-s. calc-sil.[58] **CAMPH.** canth. **CAPS.** carb-an. carb-v. **CAUST. Cham. Chel. Chin.** chin-ar.[58] chin-s. chlorpr.[149] cic. cimic. cina **Clem. Cocc.** coff. **CON. CROC. Cub. Cupr. Cycl. Dig.** euph. euphr. **Ferr. Fl-ac.** graph. hall[36] harp.[1184] hell. **Hep.**[102] **Hydr.**[36] **Hyos. IGN. IOD. Ip. Kali-ar. KALI-BI.**[162] **Kali-c.** kali-i.[111] kali-n. kali-p. kali-s. kreos.[5] **Lach.** laur. **LYC. Lycps. Lyss.** mag-c. **Mag-m.** meny. **MERC.** merc-c.[36] merc-d.[72] merl.[36] mez. morph.[102] **Mosch.** mur-ac.[5] nat-ar. **NAT-C.** nat-m.[102] nat-p.[58] neon[222] nit-ac.[5] nux-m.[5] **Nux-v.** olnd. onos.[122] op.[102] ozone[227] par. passi.[102] petr. **Ph-ac. PHOS.** pimp.[1125] **Plat.** plb.[5] podo.[102] **Psor.** puls. pyrog.[85] rheum rhod. rhus-t. **Sabad.** sabin. salv.[102] sanic. sars.[102] sec. seneg. **Sep. Sil.**[102] **Spong. Staph.** stram. stront-c. sul-ac. **SULPH.**[36] tab. **Tarax.** ter. teucr. thea. thuj. thymu-v.[1125] thyr.[102] tril-c.[36] upa.[102] **VERAT.**[5] verat-v.[54] xan. yuc.[36] **Zinc.**
☞ *Erschlaffung • Gelee, Empfindung, als sei der Körper aus • Locker, lose, Empfindung wie • Schwellung; Empfindung von Schwellung*

morgens: harp.[1184]
☞ *Z; Morgens, 5 Uhr - 9 Uhr; agg.*

festen Teilen, in: bar-s.[58] caust. **Merc.** mez. **Nit-ac.** nux-m.

innerlich: **Calc.** kreos. **SEP.**

Muskeln, der:
☞ *Erschlaffung; Muskeln*

SCHLÄFRIG:
☞ *Mattigkeit • Schwäche*

SCHLAG, Stoß, Empfindung wie durch:

explosionsartig, als würde man in Stücke fliegen: aeth.[137] ars.[137] **Bell.**[137] bry.[137] carb-an.[137] **Coff.**[137] dig.[137] glon.[137] **Mur-ac.**[137] **Nit-ac.**[137] **Nux-v.**[137] **PULS.**[137] **RHUS-T.**[137] sil.[137] **Stann.**[137] staph.[137] sulph.[137] verat.[137]

heftig: cic. plat.[137] stront-c.[137]

- **Schmerz,** wie durch: plat.[137]

konvulsivisch, spasmodisch: **Bell.**[5] stry.[36]

lanzinierend: m-arct.[85]
☞ *Stromstoß, wie elektrischer Schlag*

Stromstoß, wie elektrischer Schlag: **Acon.** adam.[222] aeth. **AGAR.**[809] ail. **All-c. Alum.** alum-p.[58] am-m.[5] **Ambr.** anac.[36] ang. anh.[119] ant-s.[85] ant-t.[137] apis apisin.[5] aran-ix.[144] **ARG.**[36] **Arg-n.** arn.[36] **ARS.** ars-s-f.[58] **Art-v. Aster.**[85] atista[192] bamb-a.[1184] bar-c. **Bar-m.** bar-s.[58] bell. bufo calad. calc.[1] **Calc-p. Camph.** cann-s. carb-ac. carb-v. carbn-o.[36] carbn-s.[58] caust. chen-v.[8] **Cic.**[81] cimic. **Cina Clem.** coc-c.[36] **Cocc.** colch. **COLOC.**[5] **Con.**[5] croc. cupr.[137] **Dig. Dios.**[8] dulc. euph.[85] **Fl-ac.**[36] gels.[111] **Graph.** guare.[36] hell.[81] hep. hipp. **Hydr-ac.**[116] hydrog.[222] ign.[137] iod.[36] iodof.[36] ip.[54] kali-ar.[58] kali-c.[1] **Kalm.**[111] kreos. **Laur.** lob. **Lyc.**[36] **M-ART.**[5] mag-m. mag-p.[137] manc. mang. mang-acet.[1] meph.[36] mez.[1] mit.[36] mur-ac. nat-ar. nat-c. **Nat-m.** nat-p. nat-s. **Nit-ac.**[54] **Nux-m. Nux-v.**[137] ol-an. olnd. op.[5] ox-ac.[116] **Phos. Phyt.**[72] **Plat.**[5] **Plb.**[5] plut-n.[269] psil.[164] puls. rad-br.[137] **Ran-b. Rhus-t.**[5] **Ruta** samars.[139] sang.[36] sep.[5] sil.[137] spig. squil. stram. stront-c.[137] **Stry.** sul-ac.[58] sulph.[1] sumb. **Tab.** tarax.[36] **Ter.** thal.[72] **Thal-s.** thea.[36] thuj.[1] **Valer.**[5] **VERAT.**[1] verat-v.[81] verin.[85] x-ray[119] xan. zinc.[58] zinc-chr.[137] zinc-p.[58] zinc-s.[36]
☞ *Rucken; Innerlich • lanzinierend* ▯ *GEMÜT; C; Auffahren, Zusammenfahren; Stromstoß, wie durch • EXTREMITÄTEN; C; Elektrischem Strom, Empfindung von • HAUT; C; Funken auf der Haut, Empfindung wie von elektrischen*

- **rechts**: agar.
- **morgens**: mang-acet.[1]
- **abends** im Bett: sulph.[1]
- **berührt,** wenn man etwas: alum.
- **Berührung,** bei: colch.[122]
- **Bewegung,** bei:
  - **Beginn,** zu: **Arg-n.**
  - **während**: colch.[122] graph.
- **Epilepsie**:
  ☞ *Konvulsionen; vor;*
- **Erschütterung,** durch: carbn-o.[36]
- **Erwachen,** beim: alum-p.[58] lyc. **Mag-m.** manc.
- **Gehirnerschütterung,** durch: **CIC.**

SCHLAG, Stoß, Empfindung wie durch; **Stromstoß,** wie elektrischer Schlag (Forts.)

☞ *M; Erschütterung; agg. ▮ KOPF; O; Innerlich, innerer Kopf; Gehirn; Verletzungen, nach •KOPF; C; Erschütterung des Gehirns; objektiv geschehen*

- **Geräusch,** durch: carbn-o.[36]
- **Konvulsionen**:
  - ◦ **vor**: ars. **Bar-m. CIC.**[8] hell.[81] **Laur.**
  - ◦ ◦ **epileptischen**: ars. **Laur.**
  - ◦ **unterbrochen** von schmerzhaften Stößen: stry.
- **langsamem** Puls mit: **Dig.**
- **Liegen,** beim: **Clem.**
- **Rückkehr** der Sinne, bei: cic.
- **Ruhe,** in: graph.
- **Schlaf**:
  - ◦ **Zubettgehen,** beim: agar. alum. ant-t.[72] **ARG.**[54] arg-n.[137] **ARS.**[54] **Bell.** calc.[1] **Cupr.**[102] ign.[102] iodof.[36] **Ip.**[54] kali-c.[1] nat-ar. **Nat-m. NIT-AC.**[54] **Phos. Stry.** thuj.[1]

    ☞ *Rucken; Schlaf; Einschlafen, beim •Zuckungen; Schlaf; agg.; Einschlafen, beim ▮ GEMÜT; C; Auffahren, Zusammenfahren; Schlaf; Einschlafen, beim*
  - ◦ **während**: ant-t.[137] **Arg.** arg-n.[137] **Ars.** cupr.[137] iod.[36] kreos. lyc. mag-m.[137] mez.[1] **Nat-m. Nux-m.** nux-v.[137] rad-br.[137] zinc.[58]

    ☞ *Rucken; Schlaf; während •Zuckungen; Schlaf; agg.; während*
- **Wachseins,** während des: mag-m. nat-p.
- ◉ - **plötzlich**: cic.[137] euph.[85] ign.[137]
  - ◦ **Auffahren** aus dem Bett, mit: euph.[85]

SCHLÄGE:

☞ *Verletzungen (Sturz, Prellung, Quetschung, Schlag etc.*

SCHLANK, groß: calc-p.[137] kreos.[141] mag-p.[137] phos.[137] tub.[56]

☞ *Magere Menschen*

SCHLEIMABSONDERUNG:

☞ *Absonderungen*

bläulich: ambr.[5] ars.[5] cupr.[5] cupr-acet.[10] lach.[102]

☞ *Absonderungen; bläulich*

blutig: acon.[10] ail.[111] aloe[111] alum.[10] alum-sil.[58] am-c.[10] am-m.[10] aphis.[10] arg-n.[5] arn.[5] ars.[10] **Ars-s-f.**[58] **Asar.**[10] **Bar-c.**[5] bar-m.[58] **Bell.**[5] bor.[10] brom.[5] bry.[5] **Calc-s.**[122] **Canth.**[5] caps.[10] carb-an.[116] **Carb-v.**[5] caust.[10] **Chin.**[5] cocc.[10] cop.[10] **Crot-h.**[111] daph.[10] dros.[5] euon.[10] ferr.[10] form.[116] graph.[10] ham.[58] hep.[10] iod.[10] kali-ar.[58] kali-c.[10] kali-chl.[10] kali-n.[10] kreos.[58] **Lach.**[5] led.[10] lyc.[10] mag-c.[10] mag-m.[10] mang.[116] **Merc.**[5] mez.[10] mur-ac.[5] murx.[10] nat-m.[10] **Nit-ac.**[5] nux-m.[10] **Nux-v.**[5] op.[10] par.[10] petr.[10] **Phos.**[5] **Puls.**[5] sabin.[10] sang.[111] **Sep.**[5] **Sil.**[5] sul-ac.[10] sul-i.[58] sulph.[10] **Ter.**[116] thuj.[10] verat.[10] vip.[10] zinc.[10] zinc-p.[58]

☞ *Absonderungen; blutig, blutstreifig*

bräunlich: am-m.[10] ambr.[5] ars.[5] **Bell.**[5] bism.[10] bor.[5] carb-v.[5] grat.[10] nit-ac.[5] sulph.[5]

☞ *Absonderungen; bräunlich*

brennend: acon.[116] aesc.[116] **Ail.**[111] all-c.[111] alum.[10] alum-p.[58] am-c.[10] am-m.[10] **Ars.**[5] ars-i.[122] ars-s-f.[58] arum-t.[116] bad.[116] brom.[5] calad.[10] **Calc.**[5] canth.[116] caps.[116] carb-ac.[116] **Carb-an.**[10] carb-v.[116] cast.[10] chin.[10] chlor.[116] cina[10] **Con.**[10] crot-h.[116] fl-ac.[58] **Gels.**[111] graph.[116] guai.[116] hep.[116] hydr.[116] iod.[116] kali-c.[116] **Kali-i.**[111] kreos.[5] lach.[116] lyc.[116] mag-s.[10] **Merc.**[5] merc-c.[5] mez.[10] mur-ac.[116] nat-m.[116] **Nit-ac.**[122] petr.[116] phos.[116] phyt.[116] puls.[5] ran-s.[116] **Sabad.**[5] sang.[116] sep.[116] sil.[116] sin-n.[111] sul-ac.[10] **Sulph.**[5]

☞ *Absonderungen; brennend*

dick, schleimig: acon.[10] agar.[10] **Alum.**[10] alum-sil.[58] am-m.[10] ant-c.[10] ant-s.[36] arg.[10] **Arg-n.**[116] **Ars.**[5] ars-i.[58] ars-s-f.[58] **Aur-s.**[122] bals-p.[116] **Bar-c.**[10] berb.[10] bor.[10] calc.[10] calc-s.[111] carb-an.[10] carb-v.[10] carbn-s.[58] carc.[154] cast.[10] caust.[58] chin.[5] cist.[58] coc-c.[58] con.[10] cop.[10] croc.[5] cycl.[116] graph.[10] helon.[111] **Hep.**[116] **Hydr.**[111] iod.[10] ip.[10] **Kali-bi.**[111] kali-br.[116] **Kali-chl.**[54] **Kali-i.**[10] **Kali-s.**[122] kali-sil.[58] kreos.[10] lac-ac.[116] lam.[10] lith-c.[116] lyc.[10] m-arct.[10] mag-c.[5] **Mag-m.**[10] mag-s.[10] mang.[116] merc.[5] merc-d.[111] mur-ac.[10] murx.[10] **Nat-c.**[10] nat-m.[10] nat-s.[58] nat-sil.[58] nicc.[10] nit-ac.[10] ol-an.[10] op.[10] par.[10] phos.[5] **PULS.**[5] ruta[54] sabad.[10] samb.[10] sars.[10] scroph-n.[10] sec.[10] sel.[10] seneg.[10] sil.[10] staph.[10] **Sulph.**[5] tong.[10] tub.[122] tung.[252] zinc.[10] zing.[10]

☞ *Absonderungen; schleimig*

fädig, zäh: acon.[10] agn.[10] **Alum.**[10] alum-p.[58] am-m.[10] anac.[10] **Ant-c.**[10] ant-s.[36] ant-t.[10] arg.[5] arg-n.[5] **Ars.**[10] asaf.[10] bar-acet.[116] bar-c.[10] bar-m.[116] **Bell.**[10] **Bor.**[5] **Bov.**[5] bry.[10] calc.[10] cann-s.[10] canth.[10] carb-an.[10] carb-v.[10] carbn-s.[58] caust.[10] **Cham.**[10] chin.[10] **Chin-s.**[10] **Cist.**[10] **Coc-c.**[111] cocc.[10] colch.[10] con.[10] croc.[5] culx.[58] dulc.[10] euphr.[10] form.[116] graph.[10] hep.[10] **Hydr.**[111] iod.[10] **KALI-BI.**[111] kali-c.[10] **Kali-chl.**[111] kali-m.[61] kali-s.[58] lach.[10] lact.[10] lap-a.[111] laur.[10] lob.[10] lyc.[5] m-arct.[10] m-aust.[10] **Mag-c.**[10] mag-m.[10] **Merc.**[5] **Mez.**[5] myrt-c.[111] nat-c.[10] nat-m.[5] nux-v.[10] ol-an.[10] osm.[111] **Par.**[10] **Ph-ac.**[10] **Phos.**[5] phyt.[111] plat.[10] plb.[10] puls.[10] **Ran-b.**[10] raph.[10] rhus-t.[10] sabad.[10] sabin.[10] **Samb.**[10] scroph-n.[10] **Seneg.**[10] sep.[10] sin-n.[54] spig.[10] spong.[10] squil.[10] **STANN.**[5] staph.[10] sul-ac.[5] **Sulph.**[10] sumb.[85] **Tab.**[10] thuj.[116] tong.[10] ust.[111] verat.[10] zinc.[10]

☞ *Absonderungen; zäh, schwierig abzulösen*

flockig: agar.[5] ambr.[5] kali-bi.[111] kali-c.[5] kreos.[5] mag-c.[5] merc.[5] phos.[5] sabad.[5] sep.[5] sil.[5] sulph.[5] thuj.[5]

☞ *Absonderungen; verklumpt, flockig*

fressend, ätzend: **ALUM.**[5] am-c.[5] **Am-m.**[5] ant-c.[10] **ARS.**[5] ars-i.[122] **ARS-S-F.**[58] arum-t.[58] bor.[5] **Bov.**[5] carb-v.[5] **CAUST.**[5] **Cham.**[5] **CON.**[10] ferr.[5] **HYDR.**[111] ign.[5] **IOD.**[116] ip.[10] kali-ar.[58] **Kali-bi.**[111] **Kali-i.**[111] **Kreos.**[5] **Lach.**[5] lyc.[116] **MERC.**[5] mez.[5] nat-m.[5] **NIT-AC.**[5] **Nux-v.**[5] **Phos.**[5] **Puls.**[5] **Rhus-t.**[5] ruta[5] sep.[5] **SIL.**[5] staph.[5] sul-ac.[5] **Sulph.**[5] **Thuj.**[5]

☞ *Absonderungen; ätzend, scharf*

gelb: **Acon.**[10] agar.[54] agn.[10] **Alum.**[10] alum-p.[58] alum-sil.[58] alumn.[58] am-c.[10] am-m.[10] ambr.[10] anac.[10] ang.[10] **Ant-c.**[10] arg.[10] **Arg-n.**[122] **Ars.**[10] ars-i.[111] **Ars-s-f.**[58] aur.[10] aur-ar.[58] **Aur-i.**[122] **Aur-s.**[122] bar-c.[10] bar-i.[58] bar-s.[58] **Bell.**[10]

Berb.[10] bov.[10] **Bry.**[10] **Calc.**[10] calc-s.[58] calc-sil.[122] **Cann-s.**[10] **Canth.**[10] caps.[10] **Carb-an.**[5] **Carb-v.**[10] cast.[10] caust.[10] cench.[58] **Cham.**[10] **Cic.**[10] cist.[58] clem.[10] con.[10] cor-r.[10] croc.[10] cycl.[116] **Daph.**[10] **Dros.**[10] dulc.[10] **Eug.**[10] form.[116] gran.[10] **Graph.**[10] **Hep.**[10] **Hydr.**[111] **Iod.**[10] kali-ar.[58] kali-bi.[122] **Kali-c.**[10] kali-chl.[58] **Kali-m.**[122] kali-n.[10] **Kali-s.**[122] kali-sil.[58] **Kreos.**[10] lac-ac.[116] lach.[10] **Lyc.**[10] mag-c.[10] mag-m.[10] mag-s.[10] mang.[5] merc.[5] merc-i-f.[111] mez.[10] mur-ac.[10] nat-ar.[36] **Nat-c.**[10] **Nat-m.**[10] **Nat-p.**[54] nat-s.[58] **Nat-sil.**[122] **Nit-ac.**[54] **Nux-v.**[10] ol-j.[111] ph-ac.[10] **Phos.**[10] prun.[10] **Puls.**[5] rhus-t.[10] ruta[10] sabad.[10] sabin.[10] sec.[10] **Sel.**[10] seneg.[10] **Sep.**[10] **Sil.**[10] **Spig.**[10] **Stann.**[10] staph.[10] sul-ac.[10] **Sul-i.**[122] **Sulph.**[58] sumb.[111] **Thuj.**[10] tung.[252] verat.[10] viol-t.[10] zinc-p.[58]

- grün: ars-i.[111] **Calc-sil.**[122] kali-bi.[122] mang.[5] **Merc.**[5] nat-s.[58] **NIT-AC.**[54] **PULS.**[5] sulph.[58]

geleeartig: **Aloe**[111] arg.[5] **Arg-n.**[5] bell.[5] berb.[111] caust.[5] cocc.[58] **Colch.**[5] coloc.[5] dig.[5] **Hell.**[5] **Kali-bi.**[111] laur.[5] podo.[111] **Rhus-t.**[5] sabin.[5] sel.[5] sep.[5]

☞ *Absonderungen; gelatineartig*

grau: **Ambr.**[5] anac.[5] **Arg.**[5] ars.[5] carb-an.[5] caust.[5] chin.[5] cop.[10] kali-m.[116] kreos.[5] lach.[5] **Lyc.**[5] mag-m.[5] merc.[5] **Sil.**[5] thuj.[5]

☞ *Absonderungen; grau*

grünlich: acon.[5] **Ars.**[5] asaf.[10] aur.[10] bor.[10] **Carb-v.**[5] caust.[10] cham.[5] colch.[10] con.[5] **Dros.**[5] ferr.[5] hyos.[10] ip.[5] **Kali-bi.**[111] kali-c.[10] **Kali-i.**[111] kali-s.[58] kreos.[5] lach.[10] led.[5] **Lyc.**[5] m-aust.[10] **Mag-c.**[5] mang.[10] med.[111] **Merc.**[5] murx.[10] nat-c.[5] nat-m.[10] nat-s.[111] nit-ac.[10] nux-v.[10] **PAR.**[10] **Phos.**[5] **PULS.**[5] rhus-t.[5] sabad.[10] sec.[5] **Sep.**[5] sil.[10] **Stann.**[5] sul-ac.[5] **Sulph.**[5] thuj.[5] tung.[252] **Verat.**[5]

☞ *Absonderungen; grün*

hart: agar.[5] bry.[5] con.[5] **KALI-BI.**[111] **Mosch.**[5] nat-c.[5] **Phos.**[5] **Sep.**[5] **Sil.**[5] stict.[116] **Sulph.**[5] **Thuj.**[5]

☞ *Absonderungen; verhärten sich, trockene Klumpen*

heiß: acon.[5] **Ars.**[5] **Bell.**[5] bor.[5] euphr.[5] **Iod.**[5] kreos.[5] op.[5] **Puls.**[5] sabin.[5] **Sulph.**[5]

☞ *Absonderungen; heiß*

klumpig: **Calc-s.**[54] **Hep.**[54] kali-c.[10] kreos.[10] phos.[10] sabad.[10] sabin.[10] sin-n.[54] stann.[10]

☞ *Absonderungen; klumpig*

mild: alumn.[58] arg-n.[116] cycl.[116] euphr.[5] **Hep.**[5] kali-chl.[111] kali-i.[111] kali-m.[61] kali-s.[116] **Merc.**[5] **PULS.**[5] sil.[5] sulph.[5]

☞ *Absonderungen; mild*

muffiger Geruch: bor.[5] **Carb-v.**[5] **Coloc.**[5] crot-h.[111] **Merc.**[5] nux-v.[5] **Phos.**[5] **Puls.**[5] **Rhus-t.**[5] **Stann.**[5]

☞ *Absonderungen; modrig, muffig, schimmlig*

reichlich:

☞ *vermehrt*

scharf, beißend: aesc.[122] all-s.[5] **Alum.**[10] **Am-c.**[10] **Am-m.**[10] anac.[10] ant-c.[10] **Ars.**[5] ars-i.[111] arum-t.[111] **Bor.**[10] bov.[10] **Brom.**[5] calc.[10] cann-s.[10] canth.[10] carb-an.[10] **Carb-v.**[10] carc.[154] **Caust.**[5] **Cham.**[5] chin.[10] **Con.**[10] euph.[10] **Ferr.**[10] fl-ac.[122] **Graph.**[5] hep.[10] **Ign.**[10] **Iod.**[5] kali-c.[10] kali-i.[10] **Kreos.**[5] **Lach.**[10] **Lyc.**[5] m-arct.[10] mag-c.[10] **Mag-m.**[10] mang.[10] **Merc.**[5] **Mez.**[10] mur-ac.[10] **Nat-m.**[10] **Nit-ac.**[5] **Nux-v.**[10] ph-ac.[10] **Phos.**[5] prun.[10] **Puls.**[10] **Ran-b.**[10] **Rhus-t.**[5] ruta[10] sang.[58] **Sep.**[5] **Sil.**[5] **Spig.**[10] **Squil.**[10] **Sul-ac.**[10] **Sulph.**[5] thuj.[10]

☞ *Absonderungen; ätzend, scharf*

unterdrückt: abrot.[122] agar.[36] **Ant-c.**[54] arist-cl.[149] ars.[58] asaf.[102] **ASAR.** aur.[102] **Bar-c.**[102] bell.[58] **Bry.**[5] bufo[58] calc.[58] carb-v.[58] cupr.[58] **Dulc.**[5] **Graph.**[122] **Lach.**[5] led.[85] **Lob.**[102] med.[102] merc.[102] mill.[116] **Mosch.**[54] **Nux-v.**[5] plb.[116] **Psor.**[102] **Puls.**[5] sanic.[102] senec.[116] **Sil.**[5] **STRAM.**[5] **Sulph.**[5] verat.[5] viol-o.[85] zinc.[102]

☞ *Absonderungen; unterdrückt •vermindert*

urinös riechend: benz-ac.[111] canth.[5] **Coloc.**[5] nat-m.[5] nit-ac.[5] ol-an.[111] sec.[5] urt-u.[111]

☞ *Absonderungen; urinöser Geruch*

vermehrt: acet-ac. acon. agar. agn.[10] **ALL-C.** **Alum.** alum-p.[58] alum-sil.[58] alumn.[58] am-c. **Am-m.** ambr. **Ammc.** ang.[10] **Ant-c.** ant-s.[36] ant-t. aphis.[10] **Arg.** **Arg-n.** arn. **Ars.** ars-i. ars-s-f.[58] arum-m.[10] asaf.[10] asar. aur. aur-ar.[58] aur-m.[58] aur-s.[58] **Bar-c.** **Bar-m.** **Bell.** **Benz-ac.** bism. bond.[36] **Bor.** bov. brom.[58] bry. **CALC.** calc-s.[111] calc-sil.[58] camph. **Cann-s.** canth. **Caps.** carb-an. **CARB-V.** **Carbn-s.** **Caust.** **Cham.** chel. **Chin.** chlor.[36] chr-ac.[36] cina cinnb.[58] cist.[58] **Coc-c.** cocc. coff. colch. coloc. **Con.** **Cop.** croc. cupr. dig. dros. **DULC.** euph. **Euphr.** **Ferr.** ferr-ar.[58] ferr-i. **Graph.** grat.[10] guai. hell. **Hep.** **HYDR.** **Hyos.** ign. **IOD.** **Ip.** **Iris**[111] kali-ar. **KALI-BI.** **Kali-c.** kali-chl.[10] **Kali-i.** kali-n. kali-s.[58] kali-sil.[58] kreos. lac-d.[58] **LACH.** lact.[10] laur. **LYC.** m-arct.[10] m-art.[5] m-aust.[10] mag-c. mag-m. mec.[36] med.[111] **MERC.** mez. mur-ac.[10] myric.[54] nat-ar. **Nat-c.** **Nat-m.** **Nat-s.**[111] nicc.[10] **Nit-ac.** **Nux-m.** **NUX-V.** **Olnd.** op.[5] **Par.** **PETR.** ph-ac. **Phel.**[10] **PHOS.** piloc.[5] plat. plb. podo. **PULS.** ran-b. raph.[10] rat.[10] rheum rhod. **Rhus-t.** **Rumx.** ruta sabad. sabin. **Samb.** sang.[58] sars. sec. sel. senec.[58] **Seneg.** **Sep.** **Sil.** sin-n.[54] spig. spong.[5] **Squil.** **Stann.** staph. stroph.[111] sul-ac. sul-i.[58] **SULPH.** **TAB.** tax.[36] teucr. thal.[36] thuj. tong.[10] valer. verat. zinc.

☞ *Absonderungen; vermehrt*

- Mitternacht, beim Erwachen: ant-s.[36]

- Membranbildung: brom.[58]

vermindert: kali-bi.[36] sumb.[36]

☞ *Absonderungen; vermindert •unterdrückt*

vikariierend: **Bry.**[5] con.[5] dig.[5] ham.[111] **Lach.**[5] lycps.[111] mill.[5] nux-v.[5] **PHOS.**[5] **Puls.**[5] sec.[5] **Senec.**[111] sulph.[5]

☞ *Absonderungen; vikariierend* ▥ *WEIBLICHE GENITALIEN; C; Menses; vikariierend*

SCHLEIMHAUTSCHWELLUNG:

☞ *O; Schleimhäute, Beschwerden der •Schwellung; allgemeine Arzneien;*

SCHMERZLOSIGKEIT von Beschwerden, die gewöhnlich schmerzhaft sind: acon.[162] aloe[162] ant-c.[5] ant-t.[5] **BAPT.**[58] calc. carb-ac.[102] caust. **Con.**[5] crot-h.[3070] goss.[54] **Hell.** kali-bi.[85] **Laur.**[5] **Lyc.**[5] merc-i-r. mill.[102] mosch.[5] musa[197] nit-ac. **OP.** **Ph-ac.**[5] phos. plut-n.[222] psil.[164] russ.[36] sac-alb.[210] sec.[5] sol[236] **STRAM.**[85] **SULPH.**[5] tung.[252] uran-n.[85]

☞ *Reizbarkeit, Erregbarkeit; Unempfindlichkeit, Mangel an Reizbarkeit* ▥ *GEMÜT; C; Langsamkeit; Schmerzempfindung, verlangsamte •KLINISCHES; C; Analgesie*

Hüftgelenk, außer das linke: stram.[85]

SCHOCK:

Operation, durch: acon.[137] bism.[809] camph.[137] carb-v.[137] stront-c.[137] verat.[137]

Schmerz, durch: arg-n.[137] both-a.[3070] cina[137] lyc.[137] nux-v.[1] plat.[137] podo.[137] sul-ac.[137]
☞ *Schmerz; Stöße oder Schläge, Schmerz wie*

- **Zahnschmerzen** in hohlem Zahn, durch: nux-v.[1]

Verletzung, durch: **Acet-ac.**[54] **ACON.**[122] **Am-c.** **ARN.**[122] **Ars.**[54] bell. **Calc.**[54] calen.[122] **CAMPH. Caps. Carb-v. Cham. Chin.**[54] **Chlf.**[54] **Cic.** cocc. **Coff. Cupr.** cupr-ar.[116] **DIG.**[54] **Gels.** hell.[54] hep.[54] **Hydr-ac.**[54] hyos.[116] **HYPER. Ip. LACH. Laur.**[54] loxo-r.[240] lyc.[54] merc. **Nat-m.**[54] nit-ac.[54] **Nux-m.**[54] nux-v.[54] **OP. Phos.**[54] psor. **Ran-b.** sec. sep.[54] **Staph.** stront-c.[102] stry-p.[116] sulph. **Tab.**[54] **VERAT.**
☞ *M; Unfall, Beschwerden durch •Ohnmachtsgefühl, Ohnmachtsschwäche, Ohnmacht; Verletzungsschock, durch •Verletzungen (Sturz, Prellung, Quetschung, Schlag etc.) ▌ GEMÜT; M; Schreck oder Furcht, Beschwerden durch; Furcht durch den Schreck hält immer noch an, die*

- **Knochenbruch,** Fraktur, durch: acon.[122] arn.[122]
☞ *Verletzungen (Sturz, Prellung, Quetschung, Schlag etc.); Knochen, Verletzung der*

- **Operation,** durch: **Stront-c.**[102]

mental, psychisch: acon.[137] apis[137] **Arn.**[137] mag-c.[137] nit-ac.[137] nux-m.[137] ph-ac.[137] pic-ac.[137]

nervös: acon.[137] ambr.[137] **Arn.**[137] camph.[137] carb-v.[137] coff.[137] gels.[137] hyos.[137] hyper.[137] **Ign.**[137] iod.[137] op.[137] schran-u.[88] verat.[137]

SCHRUMPFEN, der gesamte Körper scheint zu:
☞ *Kleiner, Empfindung wie geschrumpft*

SCHWÄCHE: abies-c.[102] abies-n.[1125] abrot.[102] absin.[1125] acal.[102] **Acet-ac.**[102] achy.[149] **ACON.**[54] acon-c.[36] acon-f. acon-l.[36] act-sp.[137] adam.[222] adax.[123] adeps-s. adlu.[149] adon.[102] adox.[36] adren.[102] aegle-f.[192] aesc.[54] aesc-g.[36] **Aeth.**[54] aether[36] agar. agar-cpn.[36] agar-em.[36] agar-pa.[36] **Agar-ph.**[36] agar-pr.[36] agar-st.[36] agav-t.[149] agki-p.[1202] **Agn.**[5] ail.[102] alch-v.[1125] alco.[36] **Alet.**[54] alf.[102] all-c. all-s. allox.[149] **Aloe**[809] alst-c.[102] alst-s.[102] **ALUM.** alum-p.[58] alum-sil.[54] alumn.[122] **AM-C.** am-caust.[102] am-m.[5] **Ambr.**[58] **Aml-n.**[25] ammc. amor-r.[149] amph.[36] amyg-am.[36] **ANAC. Anag.**[54] anan.[54] androc.[222] **Ang.**[5] ange-a.[1125] ango.[102] anil.[36] **Ant-ar.**[116] **Ant-c.** ant-m.[36] ant-o.[36] ant-s. **ANT-T.**[5] anth.[36] anthr. anthro. **Antipyrin.**[102] ap-g.[1125] aphis.[10] **APIS**[137] **Apisin.**[5] apoc.[116] apoc-a.[36] apom.[36] aq-des.[275] aq-mar.[149] aq-pet.[36] arag.[102] aral.[36] **Aran.**[54] aran-s.[36] **ARG.** arg-cy.[36] **Arg-n.** arge.[102] arge-p.[264] arist-cl.[1125] **ARN.**[116] **ARS.** ars-h. **ARS-I.**[102] **Ars-met.** ars-s-f.[58] ars-s-r.[54] art-v.[54] arum-d.[25] arum-i.[36] arum-m. arum-t. asaf.[5] asar. asc-c.[25] asc-t.[25] asim.[36] aspar.[54] astac.[36] aster.[54] atha.[36] atista[192] **Atra-r.**[149] atro.[25] **Aur.** aur-ar.[58] aur-br.[102] aur-fu.[10] aur-i.[58] **Aur-m.**[36] aur-m-n.[36] aur-s. **Aven.**[111] aza.[192] ba-sv.[136] **BAC.**[62] **Bals-p.**[102] bamb-a.[1184] bani-c.[204] **BAPT.** bar-acet.[116] **BAR-C.** bar-i.[58] **Bar-m.** bar-s.[58] bart.[36] bcg[149] bell.[5] bell-p.[102] benz. **Benz-ac.** benz-n.[36] berb.[111] berbin.[36] beryl.[144] **Bism.** blatta-a.[36] boerh.[192] **Bol.** bol-s.[36] **Bor.**[10] bor-ac. both-a.[3070] **Both-l. Bov.**[1125] brach. bran.[36] **BROM.** bruc.[10] brucel.[241] brucin.[36] **BRY.** bufo[111] **Buni-o.**[149] buth-aust.[119] **Cact.**[8] cadm.[149] cadm-s.[36] cahin.[85] caj.[36] calad.[137] **CALC.** calc-acet.[111] calc-ar.[58] calc-caust.[36] calc-hp.[102] **CALC-I.**[58] calc-m.[36] **Calc-p.** calc-s.[58] calc-sil.[58] calen.[36] calo.[97] calx-b.[194] **CAMPH. Cand-a.**[239] cann-i.[58] **CANN-S.**[36] **Canth.**[5] caps.[10] **CARB-AC.**[25] **Carb-an. Carb-v.** carbn.[36] carbn-chl.[36] carbn-h. carbn-o.[36] **Carbn-s.** carc.[227] card-b.[1125] card-m.[137] **Carl.**[85] casc.[10] cass.[36] cassi-s.[192] cast.[111] cast-v.[36] **Caul. CAUST.** cedr. celt.[36] cench.[58] cent.[36] cere-b.[36] cerv.[36] cetr.[1125] **Cham. CHEL.** chelo.[25] chen-am.[1125] chen-v.[54] **Chim. CHIN.** chin-ar.[116] chin-b.[54] chin-m.[54] **CHIN-S.**[10] chion. chlf. chlol.[54] chlor.[197] chloram.[149] chlorpr.[149] choc.[222] chr-ac.[36] chr-s.[102] **CIC.**[58] cich.[36] cimic. cimx. **Cina** cinch.[36] cinnam.[1125] cinnb. cist.[58] cit-l.[36] cit-v.[1125] **Clem.** cob.[36] cob-n.[149] coc-c. **COCA**[54] **Cocc.** coch.[5] cod.[25] **COFF. COLCH.**[149] colchin.[36] coll.[116] coloc. colocin.[36] com. **CON.** conin.[36] conin-br.[85] conv.[122] cop. cor-r.[111] corn.[54] corn-f.[102] cortico.[119] corv-c.[258] cot.[36] coto[102] crat.[102] **Croc. Crot-c.**[2016] **Crot-h. Croto-t.**[36] cub.[36] culx.[58] **Cupr.**[1] cupr-acet. **Cupr-ar.**[54] cupr-c.[10] cupr-s.[54] cur. curc.[192] **Cycl.**[54] cymbo-ci.[2184] cyn-d.[149] cypr.[85] cypra-e.[227] cyt-l.[36] dam.[102] **Daph.**[10] der.[36] dicha.[149] **DIG. Digin.**[36] digox.[36] dios.[54] dip.[102] diph.[102] dirc. dor.[25] **Dros.** dubin.[36] **DULC.**[102] dys-co.[136] **Echi.**[102] elaps[102] elat. ephe.[267] ephin.[1125] equis. erig. erio.[36] ery-a.[102] ery-m.[36] eryt-j.[36] eucal.[25] eug. euon-a.[25] eup-a.[25] eup-per.[54] eup-pur.[25] euph.[5] euph-a.[54] euph-c.[25] euph-hy.[36] euph-ip.[36] euphr.[5] eupi. fago. fagu.[36] feld.[1139] **FERR.** ferr-acet.[58] ferr-ar. ferr-cit.[102] **FERR-I. FERR-M.**[54] ferr-ma.[10] ferr-p.[102] ferr-pic.[102] ferr-s.[54] fic.[144] fil.[85] **Fl-ac.**[5] flor-p.[149] **Form.**[111] form-ac.[192] frag.[36] franz.[9] frax.[116] gad.[36] galeg.[85] galeo-c.[273] galin.[149] gall-ac.[85] **Gamb.**[54] gast.[36] **GELS.** gent-l.[1125] gent-q.[85] germ.[222] get.[36] geum[1125] gink.[149] gins.[1125] glon.[54] glyc.[102] gnaph. goss.[54] gran. granit-m.[194] **GRAPH.**[10] grat.[58] grin.[1125] gua.[102] **Guai.** guano[36] guare.[25] haem.[102] haliae-lc.[222] hall[36] **Ham.**[36] harp.[1184] hed.[149] hedeo.[25] helin.[102] **Hell.** hell-o.[36] helon.[54] **HEP.**[1] hip-ac.[149] **Hipp.**[102] hir.[149] hist.[119] ho.[102] hom.[122] home.[36] hura **Hydr.**[102] **Hydr-ac.**[8] hydrc.[54] **Hydrog.**[222] **HYOS.**[10] hyosin.[36] **Hyper.**[1125] iber.[25] **Ign.**[58] ignis[194] imp.[1125] ind. indg.[111] **IOD.** iodof.[85] **IP.**[102] **Irid.**[102] iris[102] itu[36] jab. jac. jac-c.[36] jal. jasm.[36] jatr.[116] jug-c.[36] jug-r. juni-v.[36] kali-acet.[122] **KALI-AR. Kali-bi.**[111] kali-br.[25] **KALI-C.**[1] kali-chl. kali-cy.[122] **KALI-FCY.**[102] kali-hp.[25] **Kali-i.**[102] kali-ma.[54] **Kali-n.** kali-ox.[36] **KALI-P.**[137] kali-s. kali-sil.[58] kali-t.[36] **KALM.** kiss.[36] **KOLA**[1184] kou.[36] kreos.[5] kres.[149] kron.[9] kurch.[192] lac-ac.[54] **Lac-c.**[54] **Lac-d.**[54] lac-del.[204] lac-eq.[204] lac-lup.[204] **LACH.**[54] lachn.[54] lact. lam.[2] lang.[9] lap-laz.[227] lapa.[36] lar-ar.[251] lat-h.[301] lat-k.[36] lat-m.[119] lath.[102] **LAUR.** lav-v.[1125] **LEC.**[809] **Led.** lepi. lepro.[197] lept.[25] levi-o.[1125] levo.[149] lil-s.[36] lil-t.[111] lim.[36] lim-b-c.[204] lina.[45] linu-c.[36] lipp.[1025] lith-c.[137] lith-m.[102] lob.[25] lob-c.[25] lob-p.[102] lob-s. **Lol.**[36] loxo-r.[240] luf-op.[149] **LYC.** lycps.[54] lyss.[54] **M-arct.**[5] m-art.[5] m-aust.[5] macrin.[36] macroz.[102] mag-c.[1] mag-f.[149] mag-m.[1] **Mag-p.**[102] mag-s.[10]

magn-gr.[122] **Manc.**[54] mand.[36] mang.[5] mang-acet.[1] mang-o.[36] mangi.[197] marm-w.[194] **MED.**[58] medus.[300] mela.[36] meli.[102] melis.[1125] menis.[36] meny.[5] meph.[116] **MERC.** merc-br.[36] **MERC-C.**[5] **MERC-CY.**[137] merc-d. merc-i-f.[54] merc-i-r.[102] merc-k-i.[110] merc-meth.[36] merc-n.[36] merc-s.[54] merl. methys.[149] mez. mill.[1125] mit.[36] moly.[149] **Mom-b.**[142] mom-ch.[72] morph.[36] **Mosch. Mur-ac.**[5] murx.[102] musa[197] mut.[136] mygal.[8] **Myric.**[25] nabal.[36] naja napht.[36] narcin.[36] narz.[36] nat-ar.[54] **Nat-c.**[36] nat-f.[119] nat-h. **NAT-HCHLS.** nat-l.[36] **NAT-M.**[5] nat-n.[36] **NAT-P. NAT-S.**[54] **Nat-sal.**[102] nat-sil.[58] nat-sula.[36] neon[222] nep.[142] nicc. nicot.[36] nid.[149] **NIT-AC.** nit-m-ac.[36] nit-s-d.[36] nitro-o.[36] nuph.[102] **NUX-M. Nux-v.** oena.[54] okou.[149] ol-an.[10] **Ol-j.**[54] **OLND.**[10] onos.[137] **Op.** opun-v.[36] orch.[85] orig.[1125] orig-v.[1125] orni.[102] osm. ost.[36] **Ox-ac.** oxyg.[36] ozone[227] paeon. pall. palo.[149] pana.[36] par.[54] parathyr.[149] parth.[85] passi.[1125] paull.[85] ped.[36] peg-h.[1125] penic.[149] perh.[149] peti.[36] **Petr.**[1] **PH-AC.**[36] phal.[36] phel. **PHOS.**[54] **Phys.**[25] **Phyt.**[102] **PIC-AC.**[25] piloc. pimp.[36] pip-m.[1125] pip-n.[111] pitu-a.[164] pitu-gl.[100] pitu-p.[119] pix.[36] plan.[25] **Plat. PLB.**[10] plb-chr.[36] plect. plumbg.[36] plut-n.[222] podo. polyg. polyp-p.[36] pop.[25] por-m.[251] prot.[193] prun. prun-p.[36] prun-v.[102] psil.[164] **PSOR.**[58] ptel.[25] **PULS.** puls-n. pyre-p.[36] pyrog. pyrus[36] quas.[122] querc-r.[1125] rad-br.[111] ran-a.[10] **RAN-B.** ran-s.[36] **Raph.** rat.[54] ratt-n.[204] rauw.[144] reser.[149] rham-f.[36] rheum[5] rhod. rhus-d.[102] rhus-g.[123] **RHUS-T.**[1] **Rhus-v.**[25] ric.[36] **Rob.** ros-d.[305] rosm.[1125] **Rumx.** rumx-a.[36] ruta[102] **Sabad.**[137] sabal.[137] **Sabin.**[5] **Sac-alb.**[210] sac-l.[45] sal-ac.[102] salin.[36] salv.[102] salv-sc.[102] **Samb.** samb-c.[36] **Sang.**[102] **Sanic.** sant.[25] sapin.[36] **Sarcol-ac.**[149] saroth.[149] sarr. **Sars.**[58] schran-u.[88] scorp.[269] scroph-n.[36] scut.[102] **SEC. SEL.**[122] senec.[25] **Seneg.**[5] senn.[171] **SEP.** serp.[45] sieg.[144] **SIL.** silphu.[85] sin-n.[54] sium[36] sol-m.[36] sol-n. sol-t.[36] sol-t-ae. solid.[102] solin.[36] spect.[271] sphing.[36] **SPIG.**[10] spira.[36] spirae.[36] **Spong. SQUIL.** stach.[36] **STANN. STAPH. Stict.** still.[36] **Stram.** **Strep-s.**[197] stront-c. stroph.[102] stry.[102] stry-n.[144] stry-p.[116] succ.[194] **SUL-AC.** sul-h.[36] sul-i.[58] sulfa.[119] sulfon.[102] sulfonam.[149] **SULPH.**[5] sumb.[54] syc-co.[136] symph.[137] syph.[137] **TAB.**[137] tama.[197] tanac.[102] tang.[36] tann-ac.[36] taosc.[270] **Tarax. TARENT.**[111] tarent-c.[137] tart-ac.[122] tax.[303] tela[192] **Tell.** **TER.**[102] tere-ch.[149] term-a.[192] term-c.[192] tet.[8] **Teucr.**[5] thal.[36] thea.[102] **Ther.** thiop.[149] thlaspi[102] **Thuj.**[5] thymol.[119] thymu.[1125] thyr.[111] til.[1125] tox-th.[36] trach.[36] trib.[102] trif-p.[144] tril.[102] tril-c.[36] trio.[36] trom. **TUB.** tub-r.[149] tub-sp.[151] tung.[252] tus-p.[36] tylo-i.[192] upa.[36] uran.[116] uran-n.[102] urea[85] ust.[54] uva.[54] v-a-b.[149] vac.[36] valer. ven-m.[149] **VERAT.**[5] verat-v.[1125] verb. verbe-o.[1125] verin.[36] vero-o.[232] vesp. vib.[111] vichy-g.[36] vinc.[10] **Viol-o. Viol-t.** vip.[111] visc.[149] voes.[36] wies.[36] wild. wye.[36] x-ray[102] xan.[102] yohim.[102] **Zinc.**[116] zinc-acet.[102] **Zinc-ar.**[102] zinc-m. zinc-o.[102] zinc-p.[122] **Zinc-pic.**[111] zinc-s.[36] zing.[1125] ziz.[54]

☞ Hinlegen; Neigung zum Hinlegen • Mattigkeit • Müdigkeit, Ermüdung • Ohnmachtsgefühl, Ohnmachtsschwäche, Ohnmacht ▤ KLINISCHES; C; Ermüdungssyndrom, chronisches

abwechselnd mit:

- **Aktivität**: aloe[193] arist-cl.[144] aur.[193] granit-m.[194] musa[197]
- **Ruhelosigkeit**: ars.[241] brucel.[241]
- **Stärke,** Gefühl von: ars.[10] chin.[10] colch.[149] rauw.[144]
- **Zittern**: ferr. plb.[122]

links: **Arg-n.**[54] **Lach.**[54] tax.[303]

tagsüber: agar. **Am-c.** bani-c.[1237] cadm.[144] cench.[58] cob-n.[119] corn. granit-m.[194] graph. hydrog.[222] indg. iod. lac-lup.[204] lob-c.[85] lyc. lyss.[54] mag-c. mosch. nat-ar. nat-c. **Nat-m.** nit-ac. op. ph-ac. phos. phys. pip-m. plan. sel. **Stann.** succ.[194] **Sulph.** tarent. ter. uran-n.[54]

- **Gehen** amel.: ph-ac.
  ☞ M; Gehen; amel. ▤ GEMÜT; M; Gehen; amel.
- **Hitze** des Tages, während: sel.
  ☞ Frauen, bei; schwerer geistiger und körperlicher Arbeit, durch, oder durch Untätigkeit und Luxusleben

morgens: **Acal.**[102] acon. acon-l.[36] agar. agki-p.[1202] alum. alum-p.[58] alumn. am-c.[116] am-m. **Ambr.** amph.[36] ant-c. ant-s. apoc. aq-mar.[149] arag.[102] aran.[116] **Arg.** arg-n. arn.[10] **ARS. Ars-i.** ars-s-f.[58] asc-t. atra-r.[149] atro. aur. aur-ar.[58] aur-i.[58] aur-m-n. bac.[62] bar-m.[102] bell.[10] berb. bism.[116] bor. bov. bruc.[10] **Bry.** bufo caj.[36] **Calc.** calc-caust.[36] calc-i.[58] **Calc-s.** calc-sil.[58] calx-b.[194] cann-s. canth.[10] caps. carb-an. **Carb-v.** carbn.[36] **CARBN-S.**[58] cast. cast-v.[36] caust. celt.[36] cench.[58] cham. chel. chin. chin-s. cimic. cina cinch.[36] cinnb. clem. cob-n.[149] coc-c. coca cocc. colch. coloc. com. **Con.** corn. corv-c.[258] **Croc.** crot-h. croto-t. cycl. dig. digin.[36] dios. dros. dulc. elat. erig. euph.[10] euphr. eupi. fago. ferr. flor-p.[149] form. form-ac.[192] **Gels.** gnaph. granit-m.[194] **Graph.** grat. ham. hell. hep. hom.[122] hyper. ign. ignis[194] **Iod.**[10] iris jab. jac-c.[36] jal. kali-bi. kali-c. kali-chl.[58] kali-n. kali-p. kali-sil.[58] **Kola**[1184] lac-ac. lac-c. **LACH.** lact.[10] levo.[149] **LYC.** **Mag-c. Mag-m.** mag-s.[10] mang-acet.[1] meli. **Merc.** merc-c. merl. mez. morph. mur-ac. naja[36] napht.[36] **Nat-ar. Nat-c. Nat-m. Nat-p.** **Nat-s.** nat-sil.[58] **Nit-ac. Nux-v.**[122] op. osm. ox-ac. ped. perh.[149] peti. **Petr. PH-AC. Phos.** phys. pic-ac. plat. plb.[10] podo. prun. psil.[164] psor.[102] ptel. **Puls.** puls-n. ran-b. rhod. rhus-t. **Rhus-v.** rob. ruta sabad. sang. scut.[36] **SEP.** **Sil. Spig.** stach.[36] **Stann. Staph.** stram. **Stront-c.** stry.[36] sul-ac.[1] sul-i.[58] **Sulph.** sumb. syph.[122] tab. tarent. tax.[303] ter. ther. thuj.[10] til. tub.[102] ust. valer. **Verat.** viol-t. xan. zinc. **Zinc-p.**[58]
☞ Z; Morgens, 5 Uhr - 9 Uhr; agg.

- **5** Uhr: napht.[36]
- **6** Uhr: pic-ac.
- **6.30 Uhr**: ham.
- **7** Uhr: cham. elat. graph.
- **8** Uhr: dios. phys. psil.[164]
- **8.30 Uhr**: fago. naja[36]
- **9** Uhr:
  - **agg.**: chin-s. cocc. merl. nat-s. ox-ac. ped. perh.[149] peti. phys. ptel. sep.
  - **amel.**: tarent.

SCHWÄCHE; morgens (Forts.)
- **10** Uhr, bis: cench.[58] nit-ac.
- **Aufstehen**:
  ◦ **agg.**:
  ◦ ◦ **beim**: alum. asc-t. atra-r.[149] aur-m-n. bov. **BRY.** calc-caust.[36] carbn.[36] caust. chin. cina colch. com. croto-t. dig. dios. **Dulc.** eupi. **Ferr.** ham. hep. ign. iris lac-ac. **LACH. Lyc.** mez. nat-m.[1] nux-v. op. petr. **PH-AC.** phos. plb. puls.[10] puls-n. rhus-v. scut.[36] **Sep. Sil. Stann.** sulph. tax.[303] thuj. ust.
  ☞ *Diphtherie, bei; Benommenheit, kalte Glieder, niedrige Temperatur, Puls beschleunigt, schwach*
  ◦ ◦ **nach**: alumn. **Arg. Arg-n.** bry. carb-an. hep. kali-n. **Lach. Nit-ac. Nux-v.** peti.[36] **PH-AC.** rhod. til.
  ◦ **amel.**: acon. carb-v. caust. con. kali-c. mag-c. nat-c. nat-m. phos. **Puls.**
- **Bett**:
  ◦ **im**: **Ambr.** arn. **Carb-v.** caust. chin. cinch.[36] **Con.** ham.[85] hell. hep. hom.[122] lach. mag-c. **Nat-m.** phos. **PULS. Sil. Staph.** stront-c.
  ◦ **Aufsetzen** im, beim: nat-m.
- **Erwachen,** beim: acon. agar. alum. alum-p.[58] am-c.[116] ambr. ant-c. **Arg.** arn.[10] aur. bell.[10] berb. **Bry. Calc.** calc-sil.[58] cann-s. carb-an. carb-v. cast. cast-v.[36] cham. chel. chin. clem. cob-n.[149] coca colch. coloc. con. corn. corv-c.[258] croto-t. cycl. dros. **Dulc.** euph.[10] fago. gels. gnaph. granit-m.[194] graph. grat. hep. hyper. ign. ignis[194] iod.[10] jab. kali-c. kali-sil.[58] **Lach. Lyc.** mag-c. mag-s.[10] mang-acet.[1] nat-m. **Nux-v.**[122] **Phos.** pic-ac. plb.[10] podo. psil.[164] rhus-t. sabad. **Sang. Sep. Sil. Spig. Staph.** stram. **Syph.**[122] tab. ter. thuj.[10] verat. xan. zinc.
- **Fasten,** Nüchternheit, bei: con.
  ☞ *M; Fasten (nüchterner Magen); agg.*
- **Gedankenfluss** in der Nacht, nach reichlichem: tab.
- **Liegen,** im: **PULS.**

vormittags: abrot.[36] **Acal.**[102] acon. alum. am-c. ambr. ang. ant-t. aq-mar.[149] arg. arge-p.[264] bac.[62] bar-m.[102] bart.[36] bor.[116] bruc.[10] **BRY.** calc.[1] calc-s. carb-an. carb-v. cast. cench.[58] chin-s. cocc. con.[102] corn. equis. fago. fl-ac. gels. graph. grat. hell. indg. kali-cy. kali-n. lac-c.[102] lach.[54] **Lyc.** lycps. mag-m. mang. merc-d. merl. nat-c.[116] nat-m. nat-s. **Nit-ac.**[102] nux-m. ox-ac. ozone[227] ped. perh.[149] peti. **Ph-ac.** phel. phos.[5] phys. **Plat.** psor.[102] ptel. ran-b. sabad. sars. scroph-n.[36] sep.[5] stann.[102] staph.[5] sulph. tab. tarent. thuj. tub.[102] zinc.
- **9** Uhr:
  ◦ **agg.**: chin-s. cocc. merl. nat-s. ox-ac. ped. perh.[149] peti. phys. ptel. sep. tarent.
  ◦ ◦ **11** Uhr, bis: tarent.
  ◦ **amel.**: tarent.
- **10** Uhr:
  ◦ **agg.**: aq-mar.[149] bor.[116] calc-s. cast. cench.[58] equis. gels. lycps. merc-d. ozone[227] phys.
  ◦ ◦ **mittags,** bis: calc-s.
  ◦ **amel.**: **Gels.**
- **11** Uhr: arg. **Arge-p.**[264] **Lach.**[54] nat-c.[116] phos.[5] ptel. sep.[5] **Sulph.** thuj. zinc.

mittags:
- **agg.**: arge.[102] bor.[36] bov. carb-v. caust. clem. con.[36] cycl.[36] fago. gels. haliae-lc.[222] helon. hyos. hyper. merc. nat-m.[36] nit-ac. ox-ac.[36] ph-ac.[10] phos. phys.[36] phyt.[36] ptel. sil. sol-t-ae. sulph. teucr. thuj. zinc.[10]
  ◦ **12.30 Uhr**: gels. sol-t-ae.
  ◦ **15** Uhr, bis: hyos.
  ◦ **18** Uhr, bis: merc. phyt.[36] ptel.
  ◦ **Schlaf,** nach: bor.[36] con.[36] cycl.[36] nat-m.[36]
  ☞ *Diphtherie, bei; Benommenheit, kalte Glieder, niedrige Temperatur, Puls beschleunigt, schwach*
- **amel.**: hyper.

nachmittags: acon. aeth. **Alet.** am-c. amyg-am. anac. apis aq-pet.[36] arg-n. astac.[36] aur. bamb-a.[1184] bani-c.[204] bar-c.[1] bell. bor.[1] brom. **Bry.** carb-an.[1] carbn.[36] cast. caust. chel. chin-s. clem.[85] coc-c. coca coff. colch.[149] coloc. com. con.[144] digin.[36] erig. ery-a. euph. fago. ferr. ferr-p. gad.[36] **Gels.** glon. granit-m.[194] guano[36] ham. helon. hydr. hydr-ac. hydrog.[222] hyos. hyper. ign. iod.[1] iris **Kali-c.**[1] kali-n.[1] lac-d.[54] lac-del.[204] lim-b-c.[204] lyc. lycps. lyss.[54] mag-c. mang. merc.[1] merc-i-f. merl. mez. mur-ac. nat-c.[10] nat-m.[1] nat-p. nat-s. nep.[142] nit-ac. nux-v. ol-an.[10] perh.[149] phys. phyt. pic-ac. plb.[10] plb-chr.[36] psil.[164] ptel. ran-b. ratt-n.[204] reser.[149] rhus-t. ruta sang. sep.[1] **Sil.** sol-t-ae. spirae.[36] staph.[144] stram. stry. succ.[194] **SULPH.** tarent. tax.[303] thuj. verat-v. zinc. zing.
- **13** Uhr: astac.[36] ferr-p. phys. pic-ac. verat-v.
- **13.30 Uhr**: lyc.
- **14** Uhr: chel. gels. guano[36] ign. nux-v. plb-chr.[36] ratt-n.[204] sulph. tax.[303]
  ◦ **15** Uhr, bis: guano[36] plb-chr.[36] ratt-n.[204] sulph.
  ◦ **16** Uhr, bis: ign.
  ◦ **17** Uhr, bis: tax.[303]
- **15** Uhr: clem.[85] **Ham.** lac-del.[204] lyss.[54] mag-c. nat-s. nep.[142] reser.[149]
  ◦ **16** Uhr, bis: lac-del.[204] reser.[149]
  ◦ **17** Uhr, bis: clem.[85] nep.[142]
- **16** Uhr: caust. gad.[36] hydr. iris lyc. mang. merc-i-f. phys. psil.[164]
- **17** Uhr: bamb-a.[1184] coff. coloc. **Lac-d.**[54] lyc. merc.[1] perh.[149] psil.[164] succ.[194] tarent.
  ◦ **19** Uhr, bis: succ.[194]
  ◦ **23** Uhr, bis: perh.[149]
  ◦ **5** Uhr, bis: tarent.
- **17.30 Uhr**: stram.
- **Gehen**:
  ◦ **agg.**:
  ◦ ◦ **während**: caust.[1] lyc. mag-c. pic-ac. ran-b.
  ☞ *Frauen, bei; schwerer geistiger und körperlicher Arbeit, durch, oder durch Untätigkeit und Luxusleben*
  ◦ ◦ **nach**: ery-a. euph. hyper.
  ◦ **amel.**: nat-s.[36]

- **Mittagsschlaf,** nach: bor.[1] chin-s. con.[144] ferr. gels. kali-c.[1] nat-m.[1] staph.[144]
  ☞ M; Schlaf; nach Schlaf; Mittagsschlaf ▤ KOPF; C; Schmerz, Kopfschmerz; mittags; agg.; Schlaf, nach

abends:

- **agg.**: acon. aloe alum.[10] **Am-c.** am-m.[1] ambr.[5] aphis.[10] apis apoc. ars. asaf. asar.[1] astac.[36] bapt. bar-c. bell.[1] berb. bor. bov.[36] brom. bruc.[10] bry. calc. calc-p. **Calc-s.** carb-v.[5] carl. **Caust.** chin.[10] clem. cob. coc-c. coca coloc. colocin.[36] con.[5] **Croc.** cycl. dios. dirc. erig.[36] ery-m.[36] euphr. eupi. fago. ferr. ferr-ar.[58] form. germ.[222] gins. granit-m.[194] **Graph.** grat. haem. haliae-lc.[222] helon. hep. hydr. hydr-ac. **Ign.** indg. iris itu[36] jac. jac-c.[36] **Kali-bi.** kali-c. kali-chl.[58] kali-n.[1] kali-sil.[58] kalm. **Lach.** lar-ar.[251] laur.[10] lim.[36] lim-b-c.[204] lob. lyc. lycps. mag-c. mag-s. mang. merc.[1] merl. mez. mur-ac. murx. mygal.[8] naja **NAT-M.**[5] nat-n. nicc.[54] nit-ac. nuph.[85] nux-v. op. ox-ac. pall. pana.[36] **Petr.** phos.[5] phys. pic-ac. pip-m. plat. plb. psor. puls-n. rat.[10] rhus-g. rhus-t. rumx. ruta senec. **Sep.** sil. spig.[10] stront-c. sulfonam.[149] **Sulph.** sumb. tab. tanac.[25] tarent.[58] **Tart-ac.**[36] tax.[303] thuj. tub.[58] upa. valer. verat. verat-v. zinc. zinc-p.[58]
  - **18** Uhr: germ.[222] helon. lyc. merc.[1]
    - **Menses,** während: germ.[222]
  - **19** Uhr: gins. mag-c. nat-m. phys. pic-ac. sep. verat. verat-v.
  - **20** Uhr: astac.[36] bar-c. mang. pana.[36] phys. sep.
  - **20.30 Uhr**: lim-b-c.[204] pip-m. tax.[303]
  - **21** Uhr:
    - **agg.**: dirc. mag-s. op. phys. pic-ac. tax.[303]
    - **amel.**: phos.
  - **21.30 Uhr**: lyc. sep.
  - **Bett,** im: ambr.[5] carb-v.[5] con.[5] lyc. nat-m.[5] phos.[5]
  - **Essen,** nach dem: bov.[36] **Croc.**
    ☞ Diphtherie, bei; Benommenheit, kalte Glieder, niedrige Temperatur, Puls beschleunigt, schwach
- **amel.**: asc-t. calc-s. chel.[36] colch. con.[36] germ.[222] grat.[36] naja[36] nat-m.[36] nit-ac. pic-ac.[36] sabad.[36]
  - **Freien,** im: chel.[36] **CON.**[36] grat.[36] naja[36] nat-m.[36] pic-ac.[36] sabad.[36]
    ☞ M; Luft; frische, im Freien; amel. ▤ KOPF; C; Schmerz, Kopfschmerz; schießender Schmerz; Schläfen; Luft; frische, im Freien, amel.

nachts: acet-ac.[102] acon-l.[36] am-c.[10] ambr. ant-c. anthr. anthro. ars. atro.[25] bar-c. bry. calc. canth. carb-an. carb-v.[58] chel. chin. coca croto-t.[10] elat. eupi. fago. ferr. ferr-i. galeo-c.[273] gnaph. hall[36] hell. hyper. kreos. merc. mur-ac.[1] naja nat-c.[36] nat-m. nux-v. ozone[227] ph-ac.[36] phos.[54] phys. rhus-t. salv.[102] samb. sep.[1] **Sil.** stann. sulph. tab. tarax. thuj. tub.

- **22** Uhr: elat. fago. phys.
- **23** Uhr: nat-m. ozone[227]
  - **Bett** gehen, muss sofort zu: ozone[227]
- **Herzbeschwerden,** bei: atro.[25]
- **Schweiß,** mit: acet-ac.[102] ars. bar-c. bry. **Carb-an.** carb-v.[58] **Chin.** eupi. ferr. hall[36] **Merc.** nat-c.[36] ph-ac.[36] **Phos.**[54] salv.[102] **Samb.** stann. tarax. **TUB.**

Mitternacht:

- **gegen**: ambr. op. **Rhus-t.**
- **nach**: am-c.[58] nat-m. rhus-t. sec.[54] sep.[1] sulph. zing.[36]
  - **2** Uhr: sep.[1]
  - **3** Uhr: am-c.[58] nat-m. **Sec.**[54] zing.[36]
  - **4** Uhr: sulph.

intermittierend: **Apis** nat-ar.[58]

periodisch: **ARG-N. Hep.** nit-ac. taosc.[270]

- **2. Morgen, jeden**: nit-ac.
- **täglich,** plötzlich: **Hep.**

Frühling, im: apis **BRY.**[54]

Abendessen, nach dem: alum. bov. chin. lach. mag-c. sil.
☞ Diphtherie, bei; Benommenheit, kalte Glieder, niedrige Temperatur, Puls beschleunigt, schwach

Abort:

- **nach**: ruta[36]
- **Schwäche,** durch: **Alet.**[102] caul.[102] chin.[102] chin-s.[102] **Helon.**[102] sec.[102] **Sep.**[116] sil.[116]

Abwärtssehen, beim: kali-c.
☞ M; Sehen, Schauen; agg.; abwärts, nach unten

Addison, bei Morbus: **Calc.**[54] **Iod.**[54]

Albuminurie, bei: **Ars.**[54] **Calc-ar.**[54] **Dig.**[54] **Iod.**[54] **Merc-c.**[54] **Nat-c.**[54] **Ter.**[54]

alkoholische Getränke amel.: **Canth.** nit-s-d.[36] thea.[36]
☞ Speisen und Getränke; Alkohol, alkoholische Getränke; amel.

Alleinsein agg.: haliae-lc.[222]
▤ GEMÜT; M; Alleinsein, agg. beim

alten Menschen, bei: **Ambr. Ant-t.**[58] aur. **BAR-C.** carb-v.[102] carbn-s.[58] **Con. Cur.** eup-per.[102] glyc.[102] nit-ac.[102] **Nux-m.** op. **Phos.** sec. **Sel. Sul-ac.**
☞ Diphtherie, bei; Benommenheit, kalte Glieder, niedrige Temperatur, Puls beschleunigt, schwach

Anämie, bei: bac.[62] **Chin.**[54] **FERR.**[5] **KALI-C.**[54] **Nat-c.**[54] **Nat-m.**[54] **PHOS.**[54]
☞ Ohnmachtsgefühl, Ohnmachtsschwäche, Ohnmacht; Anämie, bei ▤ KLINISCHES; C; Anämie

Anästhetika, durch: acet-ac.[102] hyper.[102]
☞ Diphtherie, bei; Benommenheit, kalte Glieder, niedrige Temperatur, Puls beschleunigt, schwach ▤ KLINISCHES; M; Arzneimittel-Missbrauch, Vergiftungen durch; Dämpfe, betäubend oder als Antidot wirkend

Angst:

- **nach**: cocc.[58]
- **während**: acon.[60] aeth.[54] agn.[60] alum.[60] am-c.[1] ang.[60] ars.[60] aur.[1] bor.[60] calc.[1] carb-an.[60] carb-v.[60] caust.[1] cic.[60] ign.[60] mag-c.[60] mur-ac.[36] nit-s-d.[60] phos.[60] rhus-t.[1] sil.[60] verat.[60]
  ▤ GEMÜT; C; Angst; Schwäche, mit

anlehnen, den Kopf, und die Augen schließen amel.: anac.

Anstrengung:

- **agg.**: acon. adam.[222] agar. ail. alum. **Alum-p.**[58] am-c. ambr.[122] anac. apis **Arn.**[122] **Ars.** ars-i. ars-s-f.[58] atra-r.[149] aur-ar.[58] aur-m.[58] ba-sv.[136] bapt. berb. bry. buni-o.[149] calc. calc-sil.[58] cann-i.[25] carb-v. carbn-s.[58] caust.[102] cham. chin.[122] clem. cocc. coff.[122] colch. con. crot-h. cycl.[102] cymbo-ci.[2184] dig.[85] dor. **Ferr.** ferr-acet.[58] ferr-ar.[58] ferr-i. gels. germ.[222] ham.[122] harp.[1184] ign. jatr. kali-acet.[122] kali-ar.[58] kali-c. kali-n. kalm. lac-d.[58] lac-del.[204] lac-lup.[204] lach. lyc. macrin.[36] mag-c.[122] mag-m. merc. merc-c. musa[197] mut.[136] nat-ar. nat-c. nat-m. nat-p. nit-m-ac.[36] nit-s-d.[36] nux-m. nux-v.[58] petr. ph-ac. phos. **Pic-ac.** plb. prot.[193] psor. ptel. rhod.[58] rhus-d.[102] rhus-t. sarcol-ac.[102] **Sel.** senn.[171] sep. sil.[122] sol-n. spig. spong. **Stann.** staph. stram. sul-i.[58] sulph. sumb. tax.[303] thea.[1] ther. thuj. tub.[85] tung.[252] verat. zinc-ar.[102] ziz.
  ☞ *M; Anstrengung, körperliche; agg., Anstrengung*

◦ **leichte**: acon. **Agar.** ail. alum. alum-p.[58] **Am-c.** anac. apis **ARS. Ars-i.** ars-s-f.[58] atra-r.[149] aur-ar.[58] aur-m.[58] ba-sv.[136] bapt. berb. **BRY.** buni-o.[149] **CALC.** calc-sil.[58] cann-i.[25] **Carb-v.** carbn-s.[58] cham. clem. **Cocc. Colch. CON. CROT-H.** dig.[85] dor. **Ferr.** ferr-ar.[58] ferr-i. **Gels.** germ.[222] ham.[122] harp.[1184] ign. jatr. kali-c. kali-n. kalm. lac-d.[58] lac-lup.[204] **LACH. Lyc. Mag-m. Merc. Merc-c.** musa[197] mut.[136] **Nat-ar. NAT-C. Nat-m. Nat-p.** nux-m. nux-v.[58] petr. **PH-AC. PHOS. PIC-AC.** plb. prot.[193] **Psor.** ptel. **RHUS-T. SEL.** senn.[171] **Sep.** sol-n. **Spig. SPONG. Stann. Staph.** stram. sul-i.[58] **Sulph.** sumb. ther. thuj. **TUB.**[85] verat. zinc-ar.[102] ziz.
  ☞ *Frauen, bei; schwerer geistiger und körperlicher Arbeit, durch, oder durch Untätigkeit und Luxusleben*

- **amel.**: ferr. kali-n.
  ☞ *M; Anstrengung, körperliche; amel., Anstrengung*

Anziehen, beim: stann.[85]

Apoplexie, durch: **Bar-c.**[122]
  ▥ *KLINISCHES; C; Apoplexie*

Appetit, mit vermehrtem: ail.[111] spig.[5]
  ▥ *MAGEN; C; Appetit; vermehrt, Hunger im allgemeinen; Schwäche, mit*

Ärgernis, nach: **Ars. Calc-p.** calc-s.[58] cocc.[58] ign.[193] lyc. **Nat-m.** nux-v. petr. sep.[1] verat.
  ☞ *Diphtherie, bei; Benommenheit, kalte Glieder, niedrige Temperatur, Puls beschleunigt, schwach*
  ▥ *GEMÜT; M; Zorn, Beschwerden durch*

Assimilation, durch unvollständige: alet.[25]

Aszites, durch: **LYC.**[148]

Aufstehen:

- **beim**: acon-c. ammc. arn. **ARS.** atro. **BRY.** chin. clem. coca fago. ham. hydr. hydrog.[222] hyper. jab. lyc. mag-c. nat-ar. **Nat-m.** olnd. osm. phyt. pic-ac. pitu-a.[164] ptel. rhus-g.[123] rhus-t. sol-t-ae. teucr. thuj. uran-n.
  ☞ *Diphtherie, bei; Benommenheit, kalte Glieder, niedrige Temperatur, Puls beschleunigt, schwach*

◦ **Schweiß,** mit kaltem: **Pitu-a.**[164]

◦ **Sitz,** von einem: **Chin.**

- **nach**: am-c. coc-c. hydr. mag-c.

Ausgelassenheit, wie nach: cinnb.

Ausschweifungen, nach irgendwelchen: agar.[102] **Anac.**[102] **Calc-p.**[102] **Carb-v.**[102] caust.[102] **Chin.**[102] chin-ar.[102] corn-f.[102] cur.[102] ferr-i.[102] gins.[102] kali-c.[102] nat-m.[102] **Ph-ac.**[102] **Phos.**[102] plb. sel.[102] stroph.[102]

Bad, nach einem warmen: aesc.[58] lac-eq.[204] puls.[58] tax.[303]
  ☞ *M; Baden, Waschen; agg.; warmes*

Belastung und **Überheben, durch**: carb-an.[102]
  ☞ *M; Heben, Überanstrengung von Muskeln und Sehnen; agg.*

Beschäftigung amel.: tax.[303]

Bett Gehen, beim zu: arn. cinnb. lycps. mur-ac. rumx. ter.
  ☞ *M; Bett; agg.; Zubettgehen, beim*

Bewegung:

- **agg.**: agar. am-c.[58] ammc. anac.[5] apoc. **Arg. ARS.** asaf. atista[192] bry. cann-s. cocc.[5] hydr-ac. kali-bi. kali-n. lach. lyc.[5] mang-o.[36] merc. merl. mur-ac.[10] narcin.[36] nat-m. nit-ac.[1] nux-m.[5] nux-v. phel. **Phos.** plb.[5] rob. sep.[10] spig.[5] **SPONG.** stann.[5] staph.[5] sulph. tab. tub.[102] verat.[5]

◦ **Arme,** der: nat-m.

◦ **geringste**: anac.[5] cocc.[5] lyc.[5] nux-m.[5] plb.[5] spig.[5] stann.[5] staph.[5] verat.[5]
  ☞ *Frauen, bei; schwerer geistiger und körperlicher Arbeit, durch, oder durch Untätigkeit und Luxusleben*

◦ **horizontalen** Lage bewegt, wenn man sich aus der: rob.

- **amel.**: calx-b.[194] cham.[1] colch. coloc. cycl. gels. kali-i.[58] kali-n. kreos. **Lyc.** mosch. pip-m. **Plat.** plb. psil.[164] **Rhod.** stann.[10]

◦ **sanfte**: kali-n.

Bier:

- **agg. nach**: coc-c.
  ☞ *Speisen und Getränke; Bier; agg.*

- **amel.**: thea.
  ☞ *Speisen und Getränke; Bier; amel.*

Blähungsabgang amel.: tax.[303]

Blutüberfülle, durch zerebrale: zinc-p.[25]

Blutung, bei: alum.[137] bry.[137] carb-an.[137] **Carb-v.**[54] **CHIN.**[54] **Chin-s.**[54] **Ferr.**[54] ham.[137] hydr.[137] **Hyper.**[54] **Ign.**[54] ph-ac.[58] **Rat.**[54] stront-c.[137]
  ☞ *ausgeprägt, sehr*

- **heftige**: stront-c.[137]

Bücken, beim: graph.
  ☞ *M; Bücken; agg.*

Chinin-Missbrauch, durch: ars-s-f.[58] chelo.[25] eucal.[25]

Diabetes mellitus, bei: **Arg.**[54] **Ars.**[54] **Lac-ac.**[54]

Diarrhö, durch: acet-ac.[122] aloe[809] **Alum.** alum-p.[58] **Alumn.**[54] ambr. amor-r.[149] ango.[102] ant-c.[54] ant-t.[54] **Apis ARS.** bamb-a.[1184] **Bapt.**[1125] bar-m.[54] **Bor.** both-l. bry. calc-i.[58] cand-a.[239] carb-v. carc.[227] **CHIN.** chin-ar.[58] **Colch.**[5] coloc. **Con.**[5] **Corn.**[54] coto[102] croto-t.[54] **Cupr-ar.**[102] dios.[102] **Dulc.** elaps[102] eucal.[25] euon-a.[25] euph-a.[54] euph-c.[25] **Ferr.** gast.[36] gnaph. **Graph.** hura hydr. hyos.[1] **Iod. Ip.** iris **Kali-c.**[5] kali-chl. **Kali-p.**[58] kola[1184] lept.[25] lil-t. mag-c. merc. merc-cy. mom-ch.[72] **NAT-S. NIT-AC. Nuph.**[54] **NUX-M.**[54] **Nux-v. OLND.** op. ox-ac. petr. ph-ac.[58] phel.[102] **PHOS.** phyt. **PIC-AC.** plan.[25] **PODO.** rhus-t.[58] **Ric.**[36] **Sec.** senec. **Sep.**[5] serp.[102] **SIL. Sul-ac.** sul-i.[58] **Tab. Tarent. Tart-ac.**[122] tylo-i.[192] upa.[102] **VERAT. Zinc.**

- **unterdrückte**: ph-ac.[58]
  ☞ *M; Diarrhö; agg., unterdrückte*

Diphtherie, bei: **Ail.**[54] **Alum-sil.**[54] **Apis**[54] ars.[102] bapt.[102] **Brom.**[54] **Canth.**[54] **Carb-ac.**[102] **Chin-ar.**[54] **Crot-h.**[54] diph.[102] **Ign.**[54] **Kali-bi.**[54] **Kali-ma.**[54] lac-c.[54] **LACH.**[54] **MERC-CY.**[54] **Merc-i-f.**[54] **Mur-ac.**[54] **Nat-ar.**[54] **Nux-v.**[54] **PHYT.**[54] **Sal-ac.**[54] **Sec.**[54] **Sulph.**[54]

- **Benommenheit,** kalte Glieder, niedrige Temperatur, Puls beschleunigt, schwach: diph.[102]
  ☞ *morgens; Aufstehen; agg.; •mittags; agg.; Schlaf, nach •abends; agg.; Essen, nach dem •Abendessen, nach dem •alten Menschen, bei •Anästhetika, durch •Ärgernis, nach •Aufstehen; beim •Erwachen; beim; Traum, aus einem •Frauen, bei; schwerer geistiger und körperlicher Arbeit, durch, oder durch Untätigkeit und Luxusleben •Gehen; agg.; während; •Gehen; agg.; während; •Gehen; agg.; während; •Gehen; agg.; nach •Gehen; amel. •Hitze; durch; Sonnenhitze, durch •Kaffee; amel. •Kindern, bei •Krankheit; akuter, bei •Mittagessen; agg.; nach •Operation, durch •Ruhe, während; agg. •Samenergüssen, nach •Stuhlgang; nach; agg. •Tee amel. •Zorn, nach •plötzlich; Gehen, durch •zittrig; Stuhlgang, nach*

Drogen oder Medikamente, **durch**: carb-v.[102] helon.[102] nux-v.[102]

Dyskrasie, durch tiefsitzende: abrot.[102] eup-per.[102] hydr.[102] iod.[102] nat-m.[102] nit-ac.[102] **Psor.**[102] sul-ac.[102] **Sulph.**[102] tub.[102] **Zinc.**[102]

Eindrücke, durch unangenehme: phos.[137]
  ▥ *GEMÜT; M; Sinneseindrücke, Beschwerden durch*

Eisprung, Ovulation, während: germ.[222]
  ☞ *M; Eisprung, Ovulation, Beschwerden während*

Empfindlichkeit, und: ter.[137]

Erbrechen:

- **durch**: **Eup-per.** nat-m.[809]
- **nach**: aegle-f.[192] aeth.[85] aloe[36] ant-c.[54] ant-t.[36] apoc.[25] apom.[36] ars.[1] asc-c.[25] asc-t.[25] bar-c.[36] cadm-s.[36] **Colch.**[54] cupr-ar.[25] cycl.[36] der.[36] eup-per.[25] gran.[36] guai.[58] kali-br.[25] lob.[25] lyc.[85] mag-c.[1] nat-s.[36] op.[36] phyt.[36] sang.[25] sant.[25] sarcol-ac.[102] sel.[36] **Verat.**[1] **Verat-v.**[111] zinc.[1]
  ☞ *M; Erbrechen; agg. nach Erbrechen*
- **während**: aeth.[36] ant-t.[5] ars.[5] atista[192] boerh.[192] bol-s.[36] **Calc.**[54] croto-t.[36] gran.[36] guai.[58] ip.[5] kali-c.[1] phos.[1] **SANG.**[36] sulph.[1] tab.[36] verat.[5] vip.[85]

Erektionen, durch: aur. aur-m.[36] carbn-s.

Erethismus:

- **bei**: ars.[102] chin.[102] sil.[102]
- **ohne**: ph-ac.[102]

Ernährung, durch mangelhafte: alet.[25]

Erregung, nach: **Con.** gels.[64] phos.[116] stry. thea.
  ☞ *M; Erregung; agg.* ▥ *GEMÜT; M; Erregung; Beschwerden durch; Allgemeinsymptome*

Erwachen:

- **beim**: aeth. alco.[36] aloe ambr. aq-pet.[36] arg. ars-h. bac.[149] bell. bism. bry. bufo[111] calc-s.[122] carbn-s. card-m. cham. chel. chin. clem. colch.[149] **Cycl.** dig. dios. **Dulc.**[54] **Echi.**[111] equis. erig. erio.[36] euphr.[10] ferr. ferr-p. form. hipp. hura ign.[116] lac-ac.[58] lyc. mag-c.[1] mang. myric. nabal.[36] nat-ar. nat-m. nat-p. nux-m. nux-v.[116] op. ph-ac. pip-n.[111] podo. por-m.[251] ptel. **PULS.** puls-n.[36] rhod. rhus-t. sang. sec.[116] sel.[116] **Sep.** spig.[1] sulph. sumb. syph.[111] tab. teucr. thuj. upa. xan.
  ☞ *M; Erwachen; agg.*
  ◦ **morgens**: mag-c.[1]
  ◦ **Traum,** aus einem: **Calc-s.**[122] op. teucr.
    ☞ *Diphtherie, bei; Benommenheit, kalte Glieder, niedrige Temperatur, Puls beschleunigt, schwach*
- **nach**: arg. calc-s. cedr. cycl. iod. wild.
  ☞ *M; Erwachen; agg.*

Essen:
  ☞ *Müdigkeit, Ermüdung; Essen*

- **vor**: cinnb. cub.[36]
  ☞ *M; Essen; vor*
- **beim**: am-c.[54] bar-c.[85] bufo carb-an.[85] **Kali-c.**[193] mag-c. ptel. sulph.[10]
  ☞ *M; Essen; während*
  ◦ **Essen,** zu schwach um zu: carb-an.[85]
  ◦ **Kauen,** zu schwach um zu: bar-c.[85]
- **nach**: act-sp. alum.[5] **Anac. Ant-c.**[5] **ARS.** ars-s-f.[58] asar.[5] bar-acet.[36] **BAR-C.** bar-s.[58] brom. calc.[5] calc-p. cann-s. carb-an. card-m.[193] cast.[144] chel.[85] **Chin.** cina[5] clem. **Con. Croc.** crot-c. cycl. dig. ferr.[116] ferr-ma. harp.[1184] hep. hyper. ignis[194] kali-c. kali-sil.[58] lach.[5] lyc.[58] mag-c. mag-m.[5] meph. merc-c. mur-ac. musa[197] **Nat-c.**[5] nat-m. **Nit-ac.**[5] **Nux-m.**[193] nux-v.[5] ox-ac.[54] **PH-AC.** phos. psil.[164] rhod. rhus-t. ruta sac-alb.[210] sang. sars.[54] sel. sep.[1] **Sil. Staph.** sul-ac. sulph. tell. teucr. thea. thuj. uran-n.[111] zinc.[137]
  ☞ *M; Essen; nach* ▥ *ABDOMEN; C; Schmerz; Gehen; agg.; während;*
  ◦ **Süßigkeiten**: sac-alb.[210]
    ☞ *Speisen und Getränke; Süßigkeiten; agg.*
- **amel.**: aster. harp.[1184] **Hep.**[54] hydrog.[222] **IOD.**[54] lac-ac.[144] medus.[300] nat-c.[1] petr. **Sac-alb.**[210] sapin.[36] sep.[78] sil.

essen, kann nicht einmal: bar-c.[137] stann.[137]

Fasten, wie nach: euphr.[36] iod.[36]

Feuchtigkeit, durch Einwirkung von: ars.

SCHWÄCHE (Forts.)

Fieber:

- **vor**: caps.[5] chin.[5] **Ip.**[5] lach.[5] **Nux-v.**[5] puls.[5] rhus-t.[5] sabad.[5] verat.[5]
  ☞ *M; Fieber; vor*
- **während**: acon. aegle-f.[192] alum.[1] am-m.[36] anac.[5] ang.[36] ant-t. **Anthr.**[54] **Apis**[36] aq-des.[275] aran. arg.[5] arn.[102] **ARS.**[5] aza.[192] **Bapt.** bell.[5] bor.[5] **Bry.**[5] calc.[5] camph.[5] canth.[5] carb-v. caust.[5] cham.[36] **Chin.**[5] **Chin-ar.**[58] cob-n.[149] crot-h.[36] **Cupr.**[5] dig.[5] dros.[5] **Eup-per.**[54] eup-pur. ferr. gels.[25] **Ign.**[5] iod.[5] ip.[5] kali-c.[5] kali-n.[36] kreos.[5] kurch.[192] laur.[5] lyc. med.[304] **Meny.**[5] merc.[5] morph.[36] **Mur-ac.** naja[85] nat-c.[5] **Nat-m.**[5] nicc.[36] nit-ac.[5] nux-m.[5] **Nux-v.**[5] petr.[1] **Ph-ac.** **PHOS.**[5] phyt.[102] plb.[5] **Puls.**[5] rheum[5] rhod.[5] **Rhus-t.**[5] **Rob.** sabad.[5] sarr. sep.[1] sil.[5] spig.[5] **Stann.**[5] sul-ac.[36] sulph. syph.[193] tarent.[192] tela[192] term-c.[192] thuj.[36] **Verat.**[5] verat-v.[144]
  ☞ *M; Fieber; während*
  - **Hitzestadium**: anac.[5] arg.[5] **Ars.**[5] bell.[5] bry.[5] **Calc.**[5] dig.[5] **Ign.**[5] laur.[5] meny.[5] merc.[5] **Nat-c.**[5] **Nat-m.**[5] **Nit-ac.**[5] nux-v.[5] phos.[5] plb.[5] puls.[5] rhus-t.[5] spig.[5] verat.[5]
  - **intermittierendem,** bei: gels.[25]
- **nach**: alst-c.[102] alst-s.[102] **Apis**[36] **Aran.** aven.[144] cadm-s.[144] cast.[144] **Chin.**[171] colch.[122] gent-l.[36] irid.[171] kurch.[192] laur.[171] med.[85] morph.[36] psor.[122] sal-ac.[54] scut.[171] sel. sulph.[36] syph.[54]
  - **langdauerndem**: alst-s.[102] aven.[144] cadm-s.[144] cast.[144] chin.[171] **Colch.**[122] irid.[171] laur.[171] **Psor.**[122] scut.[171] **SEL.**
    ☞ *M; Rekonvaleszenz, Genesungsphase, Berschwerden während*
- **biliösem** oder remittierendem, bei: eup-per.[102]
- **ohne** Hitze, afebril: ars.[102] bapt.[102] carb-v.[102] chin.[102]

Fisch, nach: verat.[1125]
  ☞ *Speisen und Getränke; Fisch; agg.*

Fleisch, nach: verat.[1125]
  ☞ *Speisen und Getränke; Fleisch; agg.*

Frauen, bei: alet.[102] helon.[102] mag-c.[85]

- **ausgelaugt**: mag-c.[85]
- **schwerer** geistiger und körperlicher Arbeit, durch, oder durch Untätigkeit und Luxusleben: helon.[102]
  ☞ *tagsüber; Hitze des Tages, während •nachmittags; Gehen; agg.; •Anstrengung; agg.; leichte •Bewegung; agg.; geringste •Diphtherie, bei; Benommenheit, kalte Glieder, niedrige Temperatur, Puls beschleunigt, schwach •Gehen; agg.; während •Gehen; agg.; während; •geistige Anstrengung, Beschäftigung, durch; agg.; Arbeit, und körperliche •Hitze; durch •Luft; amel.; Freien, im •Menses; während; Treppensteigen, beim •Mittagessen; agg.; vor •Reiten, durch •Sprechen, durch; anderer Personen •Treppensteigen, beim •Untätigkeit und Luxusleben, durch* ▥ *GEMÜT; M; Trägheit, Faulheit agg.*
- **Uterusbeschwerden** oder im Klimakterium, bei: mag-c.[102]

Frösteln, mit: arist-cl.[144] kola[1184] neon[222] sep.[1]

Froststadium im Fieber:

- **vor**: **Ars.** **Chin.** nat-m. thuj.
- **während**: agar.[54] alum.[5] **Ambr.**[5] anac.[5] ant-c.[5] **Ant-t.**[5] **Apisin.**[5] aran. arn.[5] **Ars.**[5] asar.[5] astac.[54] bell.[5] bor.[5] bry.[5] **Calc.**[5] caps.[5] **Carb-v.**[5] **Caust.**[5] cham.[5] **Chin.** choc.[222] coc-c. coloc.[5] ferr.[5] gels.[111] guare.[36] hell.[5] hep.[5] hyos.[5] ign.[5] ip. kali-c.[5] kreos.[5] lach. lam.[2] led.[5] **Lyc.**[5] meny.[5] **Nat-m.** nux-m.[5] **Nux-v.**[5] op.[5] **Petr.**[5] ph-ac.[5] **Phos.** psil.[164] psor. puls.[5] rheum[5] rhod.[5] rhus-t.[5] sabad.[5] seneg.[5] **Sep.**[5] sil.[5] spong.[5] stann.[5] stram.[5] sulph.[5] **Verat.**[5]
- **nach**: apis[54] sulph.[1]

Frühstück:

- **um** die Frühstückszeit: sep.
- **nach**:
  - **agg.**: arg-n. brom. carb-v. cham.[1] con.[1] dig. lach. nux-v. **Ph-ac.** psil.[164] sil. still.[36] thea. verat.
  - **amel.**: **Calc.** **Con.** nat-m. nux-v. **Staph.**

Füße, beim Waschen der: merc.
  ☞ *M; Baden, Waschen; agg.; Füße*

Gähnen, nach: eug. **Nux-v.**
  ☞ *M; Gähnen; agg. nach G.*

Geburt, nach der:
  ☞ *Diphtherie, bei; Benommenheit, kalte Glieder, niedrige Temperatur, Puls beschleunigt, schwach*

Gehen:

- **agg.**:
  - **Beginn,** zu: **Carb-v.**
    ☞ *M; Gehen; Beginn des Gehens agg., zu*
  - **während**: acon. acon-f.[36] act-sp. adam.[222] aesc. agar. **ALUM.** **ALUM-P.**[58] alum-sil.[58] alumn.[54] am-c. ambr. **Anac.** ang.[1] arg. arn. **ARS.** **Ars-i.** ars-s-f.[58] aur-ar.[58] aur-m.[58] aur-s.[58] bar-c. bar-i.[58] bar-m. bar-s.[58] **Berb.**[10] bov. brom. **BRY.** **CALC.**[54] calc-sil.[58] **CANN-I.**[54] carb-ac.[85] **Carb-an.** **Carb-v.** carbn-s. caust. cench.[58] cham. chel. **Chin.**[10] chin-ar. clem.[1] coc-c. coca cocc. coff. coll. **Coloc.**[1] **CON.**[85] cupr. **Cupr-ar.** cur.[45] cycl.[102] digin.[36] ery-a.[36] ery-m.[36] euph.[1] euph-a.[36] fago.[36] **FERR.** ferr-ar. ferr-i. ferr-ma. **Fl-ac.** franz.[36] gins. graph. grat.[10] ham. helon. hep.[36] hyos. hyper.[36] ind. indg. **Iod.** kali-ar.[58] kali-bi. **Kali-c.** kali-chl.[58] kali-p. kali-sil.[58] **Lac-d.** **LACH.** lact. led.[10] **Lyc.**[1] lyss.[36] m-arct.[10] m-aust.[10] mag-c. mag-m.[10] mag-s.[10] **Med.** meny. merc. merl. mez. morph.[36] **MUR-AC.** murx.[54] narcin.[36] **Nat-ar.** **Nat-c.** nat-hchls. **Nat-m.** nat-n.[102] **Nat-s.** nat-sil.[58] nicot.[36] **NIT-AC.** nux-m. nux-v. olnd. pall. petr. **PH-AC.**[10] phel. **PHOS.** phys. phyt. **PIC-AC.** **Plb.** polyg. **PSOR.** **Puls.** puls-n. ran-b.[10] rheum rhod. rhus-d.[102] **RHUS-T.** ruta sabin. sang. sapin.[36] sarcol-ac.[102] sec. **SEP.** **Sil.** **Spig.** **SQUIL.** stann. **Staph.** stram. stront-c.[10] sul-i.[58] **SULPH.** sumb. tarent. tell. thea.[10] thuj. til. tril-c.[36] tub.[58] **Verat.** wies.[36] wild.[36] **Zinc.** zinc-p.[58]
    ☞ *Frauen, bei; schwerer geistiger und körperlicher Arbeit, durch, oder durch Untätigkeit und Luxusleben*
    - **ausruhen,** muss sich häufig: nat-n.[102]
    - **Essen,** nach dem: hep.[36]
      ☞ *Diphtherie, bei; Benommenheit, kalte Glieder, niedrige Temperatur, Puls beschleunigt, schwach*

◦ ◦ **Freien,** im: act-sp. agar. **ALUM.** alumn.[54] **Am-c.** ambr. ang.[1] arg. ars-s-f.[58] berb.[10] bry. **Calc.** calc-sil.[58] carb-v. caust. chel. chin.[10] **COCC.** coff. **Coll.** coloc.[1] **Con.** euph.[1] ferr. graph. grat.[10] hep. hyos. kali-bi. kali-c. lact. lyc.[1] m-arct.[10] m-aust.[10] mag-c. mag-m.[10] merc. nat-m. **Nux-v.** ph-ac.[10] puls. rhod. **RHUS-T.** sang. sep. **Sil. Spig.** sulph. **Zinc.**

◦ ◦ **Haus,** im: agar. ferr-ma. sapin.[36] sec. sumb.

◦ ◦ **Husten** und Auswurf, durch: nux-v.

◦ ◦ **kurzen** Gang, durch: **Calc.**[54] cann-i.[54] **Con.**[54]

◦ ◦ **Menses,** während: **Murx.**[54] phel.

◦ ◦ **Mittagessen,** vor dem: hyper.[36]
☞ *Diphtherie, bei; Benommenheit, kalte Glieder, niedrige Temperatur, Puls beschleunigt, schwach*

◦ ◦ **plötzlich**: con.[85]

◦ ◦ **Rauchen,** nach: sulph.
☞ *Diphtherie, bei; Benommenheit, kalte Glieder, niedrige Temperatur, Puls beschleunigt, schwach •Rauchen, durch •Tabak, durch*

◦ ◦ **Reiten,** nach: petr.
☞ *M; Fahren im Wagen oder mit der Bahn; nach Fahren •Frauen, bei; schwerer geistiger und körperlicher Arbeit, durch, oder durch Untätigkeit und Luxusleben*

◦ ◦ **schnellem** G., bei: agar. coc-c. olnd.

◦ ◦ **Sonnenhitze,** in der: **Lach. Nat-c.**
▤ *KOPF; C; Schwere, Empfindung von; Hitze; durch; Sonne, durch die*

◦ ◦ **Sturm,** vor und während: sil.

◦ **nach**: cann-i.[25] chlor.[197] graph.[1] nat-c.[54] ruta[54] sil.[1] spong.[137] succ.[194] sulph.[54] ter.[54] tub.[58]
☞ *Diphtherie, bei; Benommenheit, kalte Glieder, niedrige Temperatur, Puls beschleunigt, schwach*

◦ ◦ **kurzem** Gang: cann-i.[25] **Nat-c.**[54] ruta[54] **Sulph.**[54] **Ter.**[54] tub.[58]

- **amel.**: agar. alum.[193] am-c. ambr.[1] anac. asar.[149] bry.[1] calc.[1] caust. chin-s.[10] coca coloc. croc.[10] ferr. fl-ac. grat.[10] ignis[194] kali-i. merc. nat-m. ox-ac. **RHUS-T. Ruta** sapin.[36] stann.[144] **SULPH.**
☞ *Diphtherie, bei; Benommenheit, kalte Glieder, niedrige Temperatur, Puls beschleunigt, schwach*

◦ **Freien,** im: agar. alum.[193] am-c. asar.[149] caust. chin-s.[10] croc.[10] **Fl-ac.** grat.[10] ignis[194] **Kali-i.** ox-ac. sapin.[36] **Sulph.**
☞ *M; Gehen; amel.; während Gehen amel.; Freien, im •M; Luft; frische, im Freien; amel.*

◦ **Frühstück,** nach dem: coca

◦ **langsames** G.: **Ferr.** stann.[144]

◦ **schnelles** G.: **Stann.**
▤ *GEMÜT; M; Gehen; amel.; schnelles Gehen*

geistige Anstrengung, Beschäftigung, durch:

- **agg.**: abrot.[102] achy.[149] **Acon.**[54] adam.[222] alet.[102] **Aloe Alst-s.**[102] alum.[193] **Anac.**[102] anag.[54] apis arn. ars. **AUR.**[54] aur-ar.[58] aven.[102] bar-acet.[116] bcg[149] **Bell.** bell-p.[102] **CALC. Calc-p.**[102] calc-sil.[58] caps.[102] carb-an.[102] **Carb-v.**[102] caust.[102] cham. **Chin.**[54] **Chin-ar.**[102] cimic.[809] cist.[58] coca[102] **Cocc.**[102] coff.[30] **Colch.**[102] **CON.**[54] **CUPR.** dig.[102] dip.[102] fago.[36] **FERR-PIC.** fl-ac.[102] **Gels.**[102] **Graph.**[137] **Helon.**[137] hyos.[36] **Ign. Irid.**[102] **Kali-c.** kali-fcy.[102] kali-n. kali-p.[85] **Lac-d.**[102] **LACH.** lath.[102] **LEC.** lil-s.[36] lob-p.[102] **Lyc.** macroz.[102] mag-c.[122] **NAT-C.** nat-m. nat-sal.[102] nit-ac.[102] **Nux-v.**[122] okou.[149] **Par.**[54] **Ph-ac. Phos.**[102] **PIC-AC.**[54] pitu-a.[164] **PSOR. PULS.** sabad. **SEL.** sep. sil. spong. **Stann.**[54] staph.[102] stry-p.[102] sul-ac.[102] sulfonam.[149] **Sulph.** tarent.[54] tax.[303] thuj. zinc.[127] **Zinc-acet.**[102] zinc-ar.[102]
☞ *M; Geistige Anstrengung; agg.*

◦ **alten** Menschen, bei: caps.[102]

◦ **Arbeit,** und körperliche: helon.[137]
☞ *Frauen, bei; schwerer geistiger und körperlicher Arbeit, durch, oder durch Untätigkeit und Luxusleben*

◦ **Gonorrhö,** bei: tarent.[54]

◦ **leichte**: pitu-a.[164]

◦ **Schock,** durch: kali-p.[85]
▤ *GEMÜT; M; Schreck oder Furcht, Beschwerden durch; Schock, bei*

◦ **wissenschaftliche** Arbeit, durch: graph.[137]
▤ *GEMÜT; M; Literarische, wissenschaftliche Fehlschläge, Beschwerden durch*

- **amel.**: **Croc.** hydrog.[222]
☞ *M; Geistige Anstrengung; amel.*

Gelbsucht, durch: ferr-pic.[102] myric.[25] pic-ac.[102] tarax.[102]

Gemütsbewegungen, durch bedrückende: calc-p.[102] ign.[102] **Ph-ac.**[102]
▤ *GEMÜT; M; Gemütsbewegungen agg.; nach •GEMÜT; M; Gemütsbewegungen agg.; bedrükkende*

Genesung, während der:
☞ *M; Rekonvaleszenz, Genesungsphase, Berschwerden während*

Geschäftsmann, ausgelaugter: clem.[36] lyc.[36]
▤ *GEMÜT; M; Geschäftliche Ereignisse, Umstände, Beschwerden durch •GEMÜT; M; Geschäftliche Ereignisse, Umstände, Beschwerden durch; Sorgen, geschäftliche; Männer, erschöpfte*

Gesellschaft, in: granit-m.[194] haliae-lc.[222] sep.[1]

Gespräch, Unterhaltung, durch: abrot.[54] ambr.[193] sil.[1]
☞ *M; Gespräch, Unterhaltung; agg.*

Gicht, nach einem Anfall: bell-p.[85] cypr.[102]

Grippe, nach: abrot.[102] adon.[102] **Ars-i.**[102] **Aven.**[102] bac.[62] cadm.[149] carb-ac.[102] **Chin.**[102] **Chin-ar.**[102] con.[137] cypr.[85] eup-per.[102] gels.[102] **Iber.**[102] kali-p.[102] lac-c.[102] lath.[102] lob-p.[102] macroz.[102] nat-sal.[102] phos.[102] psor.[102] sal-ac.[102] sarcol-ac.[102] scut.[102] zinc-o.[102]
☞ *M; Infektionskrankheiten, Beschwerden seit •M; Rekonvaleszenz, Genesungsphase, Berschwerden während*

grundlos: psor.[102]

Hautausschläge:

- **amel.**: cadm.[149]
☞ *M; Hautausschläge; amel.*

- **unterdrückte,** durch: ars-s-f.[58]
☞ *M; Hautausschläge; agg., Unterdrückung von Hautausschlägen*

SCHWÄCHE (Forts.)

Heben, durch: **CARB-AN.** kali-sil.[58] nat-c.[1]
☞ *M; Heben, Überanstrengung von Muskeln und Sehnen; agg.*

Herzklopfen:

- **nach**: kali-c.[137]

- **bei**: aur.[1] caust.[1] **Lec.**[809] sang.[1] sul-i.[58]

Herzversagen, bei: am-c.[58] cupr-ar.[25]

hinsetzen, will sich: alum.[10] ambr.[116] anac.[10] ars.[116] bry.[10] calc.[116] caust.[116] cham.[10] chin.[10] **Cocc.**[10] colch.[116] croc.[10] dulc.[116] hydrog.[222] kali-n.[116] led.[116] **Lil-t.**[116] m-aust.[10] **Merc.**[116] mur-ac.[10] nat-m.[116] nat-s.[116] nux-v.[10] ol-an.[10] olnd.[116] ph-ac.[116] rhus-t.[10] sabin.[10] stann.[5] staph.[10] stront-c.[116] sulph.[10] tarax.[10] verat.[116]

Hitze:

- **durch**: alum. ant-c.[102] ars.[54] aster. **Carbn-s.**[122] coc-c. cocc. corn. gels.[54] iod. lac-del.[204] **Lach. Nat-c.** nat-m. nat-p. psor.[144] **Puls. Puls-n.**[36] rhod. **SEL. Sulph.** tab. vesp.
☞ *Frauen, bei; schwerer geistiger und körperlicher Arbeit, durch, oder durch Untätigkeit und Luxusleben*

◦ **Sommerhitze**: alum. **Ant-c.**[102] **Ars.**[54] **Carbn-s.**[122] **Corn. GELS.**[54] **IOD. Lach. NAT-C.** nat-m. **SEL.**

◦ **Bettwärme**: aster.

◦ **Hitzeschauer**: cocc.

◦ **Sonnenhitze,** durch: **Ars.**[54] **GELS.**[54] lac-del.[204] **NAT-C.** psor.[144] **SEL.**
☞ *M; Wärme; agg.; Sonnenhitze, durch • Diphtherie, bei; Benommenheit, kalte Glieder, niedrige Temperatur, Puls beschleunigt, schwach*

- **bei**: dig.[1] neon[222]
☞ *Hitze; Hitzewallungen*

- **nach**: bar-acet.[1] dig.[1]

- **Gehen,** nach erhitzendem, und rascher Abkühlung: bry.[36] **Rhus-t.**

- **Hitzewallungen,** nach: dig.[85] hydrog.[222] ignis[194] nat-c.[1] **SEP.**[54] **SULPH.**[54] **Xan.**[122]

Hunger, durch: **Alum. Crot-h.**[54] **IOD. Kola**[1184] lach.[85] lyc.[148] merc.[85] nat-c.[1] ozone[227] **Phos.** quas.[122] sep.[85] spig. sul-i.[58] **SULPH.** ter.[54] vero-o.[232] **Zinc.**
☞ *M; Hunger agg. • Verhungernde; Erschöpfung, mit*

Husten:

- **durch**: adam.[222] **Ars.**[5] calc-hp.[10] chin.[5] ferr.[5] irid.[222] ol-j.[10] psor.[111] senec.[10] **Verat.**[5]

- **nach**: cor-r.[111] dig.[54] verat.[5]
☞ *M; Husten; nach*

Hydrops, bei: **APIS**[54] **Ars.**[54] **Eup-per.**[54] **Hell.**[54] seneg.[54]
▥ *KLINISCHES; C; Wassersucht; unterdrückt; Urin, unterdrückter*

Infektion, nach: kali-fcy.[102]
☞ *M; Infektionskrankheiten, Beschwerden seit*

Kaffee:

- **agg. durch Kaffeegeruch**: sul-ac.
☞ *Speisen und Getränke; Kaffee; agg.; Geruch von*

- **amel.**: eug.[36]
☞ *Diphtherie, bei; Benommenheit, kalte Glieder, niedrige Temperatur, Puls beschleunigt, schwach • Stimulantien amel. • Speisen und Getränke; Kaffee; amel.*

Kälte:

- **durch**: **Ars.**[54] **CARB-V.**[54] **VERAT.**[54]

- **während**: aeth. apis atha.[36] con. guare. kola[1184] nat-m. thuj.

Kälteeinwirkung, nach: ars.[36]

karzinomatös:
☞ *Krebs und krebsartige Leiden; Abmagerung, Kachexie*

Katarrh, Erkältung, nach: kali-chl.[58]

Kindern, bei: bar-c. bell. buni-o.[149] calc. carb-v.[85] cham.[10] cina[10] kali-c.[10] lach. **Lyc.** med.[56] nux-v. sil. sul-ac.[137] **Sulph.** tub.[36] zinc.[58]
☞ *M; Kindern, Beschwerden bei; anfällige, schwächliche, kränkliche • Abmagerung; allgemeine Arzneien; Kindern, bei (Marasmus) • Abmagerung; allgemeine Arzneien; Knaben, schmachtende • Diphtherie, bei; Benommenheit, kalte Glieder, niedrige Temperatur, Puls beschleunigt, schwach* ▥ *GEMÜT; C; Stumpfsinn, Schwerfälligkeit, schwer von Begriff, geistige Trägheit; Kindern, bei*

- **grundlos**: sul-ac.[137]

Klavierspielen, durch: anac.[58] nat-c.[1]
☞ *M; Musik; agg.; Klavierspielen*

Kleinigkeiten, durch: am-c.[137] ars.[137]
☞ *M; Kleinigkeiten agg.*

Klimakterium, im: calc.[102] **CHIN.**[5] chin-ar.[116] **Cocc.**[122] **Con.**[122] **Crot-h.**[54] dig.[102] helon.[111] **Kali-p.**[54] **Lach.**[5] magn-gr.[122] phos.[5] sabin.[58] **Sep.**[5] sul-ac.[58] tab.[111]

Koitus, nach: acet-ac.[58] **AGAR.**[5] ambr.[116] berb.[137] **CALC. Carb-an.**[10] **Chin.**[102] clem. **Con.** cypra-e.[227] **Dig. Graph. Kali-c.**[137] **Kali-p.** lil-t. lyc. mez.[5] mosch. nat-ar.[168] nat-c.[102] **Nat-m.** nat-p.[168] nat-sil.[58] nit-ac. **Nuph.**[54] petr. **Ph-ac. Phos.** plat.[116] **SEL. Sep.**[137] **Sil.** staph. tarent. tax.[36] thlaspi[102] vichy-g.[36] **Ziz.**[54]
☞ *Samenergüssen, nach* ▥ *GEMÜT; C; Erschöpfung, Entkräftung, geistige (Neurasthenie); Koitus, nach*

- **Frauen,** bei: berb.[137] sep.[137]

- **Schaudern,** mit: kali-c.[137]

Kolik, bei: cast.[111] tab.[111]

Konvulsionen:

- **während**: aeth.[81] ant-t.[81] **Ars.**[54] carb-v.[54] caul.[54] cic.[54] cimic.[54] crot-h.[54] gels.[54] hura[36] **Hydr-ac.**[54] kali-c.[116] kali-p.[54] lach.[54] laur.[54] mag-p.[54] verat.[54]
☞ *Konvulsionen; Schwäche, bei*

- **nach**: absin.[81] acon. aeth.[58] agar.[1] **Aml-n.**[54] ars. art-v.[54] aster.[54] camph. carbn.[36] **Cupr.**[54] **Ip.**[54] merc-c. **Oena.**[54] plb.[54] sec. stram.[1] stry. sulph.[54] tab. upa.[85]

◦ **epileptisch**: **Aster.**[54] camph. **Plb.**[54] **Sulph.**[54]

◦ **hysterisch**: ars.

Kopfschmerz:

- **durch**: androc.[222] arg-n.[54] ars.[58] ars-h. bac.[62] bufo calc.[1] cist.[58] cob. fago. glon. kali-c.[1] lac-d.[122] naja pic-ac.[58] psil.[164] sil.[1] tax.[303] thymol.[119]
- **während**: **ANT-C.**[54] aran.[54] **Ars.**[102] ars-h.[36] aur-br.[102] bac.[62] bism.[54] bufo[36] calc-ar.[54] carb-v.[54] chin.[54] chin-s.[54] cob.[36] cycl.[36] fago.[36] gels.[54] glon.[36] ign.[102] ind.[102] kali-p.[2086] lac-d.[102] lil-s.[36] lob.[102] naja[36] **Pic-ac.**[102] sang.[102] **Sil.**[54] sulph.[102] tax.[303] tela[192] thea.[192] **Thuj.**[54] thymol.[119] **Verat.**[54]

Krankenpflege, durch: carb-v.[122] **Cimic. COCC.**[122] **Nit-ac.** nux-v.[122] olnd. puls.[122] zinc. **Zinc-ar.**[122]
▤ *GEMÜT; C; Angst; Nachtwachen, durch •GEMÜT; C; Delirium; Übernächtigung, Nachtwachen, aufgrund von •SCHLAF; C; Schlaflosigkeit; allgemeine Arzneien; Pflege, Stillen, durch;*

- **Nachtwachen** bei Kranken: carb-v.[122] cocc.[122] **Nux-v.**[122] puls.[122]

Krankheit:

- **akuter,** bei: abrot.[102] aeth.[111] ail.[111] alet.[102] **Alst-s.**[102] **Anac.**[102] ant-t.[5] apisin.[5] ars.[5] aven.[102] calc-p.[122] carb-an.[102] **Carb-v.**[102] **Chin.**[102] **Chin-ar.**[102] coca[102] **Cocc.**[102] colch.[102] cupr.[102] cur.[102] dig.[102] fl-ac.[102] gels.[111] guare.[122] **Helon.**[102] **Irid.**[102] kali-chl.[58] kali-fcy.[102] **Kali-p.**[102] lath.[102] lob-p.[102] macroz.[102] merc-cy.[111] mur-ac.[5] nat-sal.[102] nux-v.[102] paull.[85] **Ph-ac.**[102] **Phos.**[102] pic-ac.[102] **Psor.**[122] sel.[102] sil.[102] staph.[102] stroph.[137] stry-p.[102] sul-ac.[102] **Tarent-c.**[137] verat.[5] zinc-ar.[102]
☞ *Diphtherie, bei; Benommenheit, kalte Glieder, niedrige Temperatur, Puls beschleunigt, schwach •plötzlich*
- **unverhältnismäßig**: ars.[137] macroz.[102] sul-ac.[137]

Krankheit anbahnt, als ob sich eine: aur-m-n.[36]

Krankheit, nach: alet.[25] arist-cl.[1125] **Aven.**[1125] **CETR.**[1125] **Chin.**[1125] grin.[1125] macroz.[102] pop.[25] scut.[1125]
☞ *M; Rekonvaleszenz, Genesungsphase, Berschwerden während*

Kränkung, nach: ign.
▤ *GEMÜT; M; Kränkung, Beleidigung, Verdruss, Beschwerden durch*

Kummer, durch: **Caust.** guare.[54] **Ign. Ph-ac. Pic-ac.**[54]
▤ *GEMÜT; M; Kummer, Sorgen, Besorgnis, Beschwerden durch*

Lachen, durch: croc.[54]
☞ *M; Lachen agg.*

Leberbeschwerden, bei: card-m.[25]

Lehnen nach links, während Menses, amel.: phel.
☞ *M; Menses; amel.; während*

Lesen, durch: anac. **Aur.** ph-ac. plb. stann. **Sumb.**

- **laut**: stann.
☞ *M; Lesen; agg.; lautes*

Leukorrhö:

- **durch**:
▤ *WEIBLICHE GENITALIEN; C; Fluor, Ausfluss; schwächend, erschöpfend*
- **bei**: **Aesc.**[54] agar.[37] **Alet.**[54] **Alum.**[5] **Arg-n.**[54] bar-c.[5] berb.[54] **CALC.**[54] calc-p.[54] **Calen.**[54] carb-an.[102] **Caul.**[54] **Caust.**[54] **CHIN.**[5] **Cocc.**[5] coll.[116] con.[54] **Frax.**[116] **GRAPH.**[54] gua.[102] **Ham.**[54] helin.[102] **Helon.**[54] hydr.[54] **Iod.**[54] **Kali-bi.**[111] **Kali-c.**[116] **KREOS.**[5] **Lyc.**[54] lyss.[54] nabal.[58] **NAT-M.**[54] nicc.[116] onos.[102] **Petr.**[54] **Ph-ac.**[54] phos.[102] **Phys.**[54] pop.[25] **Psor.**[102] puls.[102] rob.[54] **Senec.**[116] sep.[102] **STANN.**[54] sul-ac.[54] tarent.[36] tril.[54] **Vinc.**[116] zinc.[54]

Liebe, durch unglückliche: **Ph-ac.**
▤ *GEMÜT; M; Liebe, enttäuschte, unglückliche, Beschwerden durch*

Liegen:

- **agg.**: agar. alum. bar-c. bry. carb-v. carl. coca cycl. gels.[36] nat-c. nat-m. nit-ac. nux-v. petr. phys. pip-m. **Puls.** rhus-g.[36] sabad.[5] spig. zinc-m.
▤ *SCHWEISS; M; Ruhe, in; agg.*
  - ◦ **Duschen,** vor dem: gels.[36]
- **amel.**: acon-f. ars. bry.[10] cast. cast-v.[36] harp.[1184] hedeo.[122] lach. mag-c. nat-m.[10] nit-ac.[10] ph-ac.[1] psil.[164] **Psor.** sabad.[10] **Sep.** taosc.[270] tarent.[192] verat.[144] verat-v.[144]
  - ◦ **Rücken,** auf dem: cast. cast-v.[36]

Luft:

- **agg. im Freien**: am-c. am-m. ambr. **Atro.**[36] bry. calc. chin. clem. coff. coloc. con. ferr. grat. hep.[5] kali-c. mag-c. merc. merc-c.[36] mur-ac. nux-v. **Plat.** sang. **Spig.** sulph.[5] verat.
☞ *M; Luft; frische, im Freien; agg.*
- **amel.**:
  - ◦ **Freien,** im: calx-b.[194] chel. colch. **CON.** croc. gels. grat. hed.[149] ignis[194] kali-i.[58] naja nat-m. pic-ac. sabad. trif-p.[144]
☞ *M; Luft; frische, im Freien; amel. •Frauen, bei; schwerer geistiger und körperlicher Arbeit, durch, oder durch Untätigkeit und Luxusleben*
  - ◦ **frische** Luft: calc.
- **Mangel** an, aus: meli.

Magenbeschwerden, bei: act-sp.[102] ant-t.[102] **Ars.**[102] cann-s.[102] caps.[102] carb-an.[102] **Carb-v.**[102] chin.[102] graph.[102] grat.[102] hydr.[102] **Lyc.**[102] **Nux-v.**[102] phos.[102] puls.[102] sep.[102]

Masturbation, durch: aven.[116] bell-p.[102] chin.[1] con.[85] **Nat-m.**[116] **Phos.**[54]
☞ *M; Masturbation, Beschwerden durch*

Meer, nach Baden im: **Mag-m.**
☞ *M; Baden, Waschen; agg.; Meer, im*

Menses:

- **vor**: **Alum.**[5] **Am-c.**[102] aur-s. **Bell. Brom.**[5] calc.[5] carb-ac. carb-an.[102] carb-v.[5] **Chin.**[5] cimic. cinnb.[111] **Cocc.** ferr. germ.[222] glyc.[102] graph.[102] **Haem.**[102] **Helon.**[102] ign.[5] iod. kali-p.[111] kreos.[5] lyc.[26] **Mag-c.** merc.[5] **Nat-m. Nicc.**[102] nux-m. phel. phos.[5] puls.[102] sec.[5] **Verat.**[102] zinc.
- **Beginn,** zu: brom.[5] cocc.[5] ferr.[5] germ.[222] haliae-lc.[222] iod.[5] mag-m.[5] phel.
☞ *M; Menses; Beginn, zu*
- **während**: **Agar. Aloe Alum.**[102] alum-p.[58] **Am-c.** am-m. amor-r.[149] apoc.[58] **Ars.** ars-i. ars-s-f.[58] bar-c. bar-i.[58] bar-s.[58] bell. berb. bor. bov. brom.[122] bufo cact. calc. calc-i.[58] calc-p. **Calc-s.** cann-s.[5] **CARB-AN. Carb-v. Carbn-s.** caul. **Caust.** cimic. **Cinnb. Cocc.**[54] eupi. ferr. ferr-i. germ.[222] **Graph. Helon.** ign. **Iod.** ip. **Kali-c.** kali-n.[1] **Kali-s.** kron.[9] kurch.[192] **Lach. Lil-t.** lyc. **Mag-c. Mag-m.** mag-s.[119] mom-b.[142] mosch. **Murx.** nat-ar. nat-c. nat-m.

SCHWÄCHE; Menses; während (Forts.)

Nicc. Nit-ac. nux-m. **Nux-v.** ol-an.[111] **Petr.** phel. **Phos.** pic-ac.[137] **Sabin. Sec.** senec. **Sep.**[122] stann. succ.[194] sul-i.[58] **Sulph.** tarent. thuj. tril. **Tub.**[122] uran-n. **Verat.** vinc. wies.[36] zinc.[5] zinc-p.[58]

☞ *M; Menses; während*

◦ **atmen,** kann kaum, muss sich hinlegen: **Nit-ac.**

☞ *Hinlegen; Neigung zum Hinlegen*

◦ **Bedürfnis** sich hinzulegen, mit: apoc.[58] bell. ip. kron.[9] **Nit-ac.**

◦ **schmerzhaft**: bell. bufo

◦ **Sprechen,** kann kaum: alum.[102] **Carb-an. Cocc.**[54] **Stann.**

◦ **stehen,** kann kaum: cocc.[102]

◦ **Stuhlgang,** nach: nux-v.

☞ *M; Stuhlgang; nach Stuhlgang*

◦ **Treppensteigen,** beim: **Iod.**

☞ *Frauen, bei; schwerer geistiger und körperlicher Arbeit, durch, oder durch Untätigkeit und Luxusleben*

- **Schluss,** am: bov. germ.[222] iod.

- **nach**: agar.[5] **Alum.**[102] **Alumn.**[54] am-c.[102] am-m.[102] apoc.[58] aran.[111] **Ars.**[102] bell.[5] benz-ac. berb. cact.[111] calc.[102] calc-p. carb-ac.[111] **Carb-an.**[102] carb-v.[102] cast.[111] **Chin.**[102] **Chin-s.**[54] **Cimic.**[102] **Cocc.**[102] ferr.[102] ferr-pic.[116] germ.[222] glyc.[102] graph.[102] ham.[54] **Helon.**[111] iod.[102] **IP.**[102] kali-c.[102] kali-p.[111] kron.[9] lac-eq.[204] mag-c.[102] nat-m. nit-ac.[5] nux-v.[5] **PHOS.**[102] pic-ac.[116] **PLAT.**[5] sapin.[36] sec. sep.[5] stann.[5] sulph. thlaspi[102] thuj. **Tril.**[102] tub.[193] **Verat.**[102] vinc.[102]

☞ *M; Menses; nach*

◦ **Blutverlust** es erwarten ließe, stärker als der: alum. ham.[54] **Ip.**

◦ **Schwäche,** enorme: **Alum.**[102] am-c.[102] am-m.[102] **Ars.**[102] calc.[102] **Carb-an.**[102] carb-v.[102] **Chin.**[102] cimic.[102] **Cocc.**[102] ferr.[102] glyc.[102] graph.[102] iod.[102] ip.[102] kali-c.[102] kron.[9] mag-c.[102] phos.[102] thlaspi[102] **Tril.**[102] **Verat.**[102] vinc.[102]

- **amel.**:

◦ **Beginn,** zu: cycl. mag-m.

◦ **während**: cycl.[36] **Sep.**[122]

- **unterdrückte,** durch: **Cocc.**[5]

☞ *M; Menses; unterdrückt*

Milch, nach: sul-ac.[1]

☞ *Speisen und Getränke; Milch; agg.*

Mittagessen:

- **agg.**:

◦ **vor**: mez.[193] nat-m. sabin.[36] sil.[1] thuj.

☞ *Frauen, bei; schwerer geistiger und körperlicher Arbeit, durch, oder durch Untätigkeit und Luxusleben*

◦ **während**: am-c.[1] bov. nat-ar.[36] nat-s. teucr.

◦ **nach**: alum.[1] am-c. am-m. ant-c. ars. ars-h.[54] asar. bapt. bov. cahin. calc. carb-v. cast. chel. **Chin.** cob. cycl. dig. euph-a.[36] graph. grat. haliae-lc.[222] hell.[304] ign. indg. iod. **Lach.**[54] lyc. mag-c. mur-ac.[1] nat-m. nat-p. nit-ac.[1] ol-an. ox-ac. perh.[149] **Ph-ac.** phel. phos. plat. plect. sars. sep.[1] **Sil.** squil. **Sulph.** tax.[303] **Thuj.** zinc.

☞ *Diphtherie, bei; Benommenheit, kalte Glieder, niedrige Temperatur, Puls beschleunigt, schwach*

◦ **verzögert,** wenn es sich: sulph.[58]

- **amel.**: ambr. sars.[1]

☞ *M; Mittagessen; amel.*

Musik, durch: lyc.[122]

Nasenbluten, durch: chin.[111] ferr.[111] sec.[111] verat.[111]

Nephritis, bei: **Ars.**[54] ars-i.[54] ferr-s.[54] helon.[54] **Merc-c.**[54] **Ph-ac.**[54] **Phos.**[54]

Operation, durch: acet-ac.[102] carb-v.[58] hyper.[102] stront-c.[137]

☞ *M; Operationen, Beschwerden durch •Diphtherie, bei; Benommenheit, kalte Glieder, niedrige Temperatur, Puls beschleunigt, schwach*

Pollutionen, durch:

☞ *Samenergüssen, nach*

Prolaps, durch: alet.[102] **Helon.**[102]

Rauchen, durch: asc-t. clem.[5] **Hep.** nux-v.[5]

☞ *M; Tabak; agg. •Gehen; agg.; •Tabak, durch •zittrig; Rauchen, nach*

Reaktionsmangel, mit: **Am-c.**[54] caps.[54] **Laur.**[54] **OP.**[54] **Sulph.**[54] **Valer.**[54]

☞ *Langsame Manifestation von Beschwerden •Reaktion; Reaktionsmangel •Reizbarkeit, Erregbarkeit; Unempfindlichkeit, Mangel an Reizbarkeit •Trägheit, körperliche*

- **fetten** Personen, bei: **CAPS.**[54]

☞ *Fettleibigkeit*

Reiten, beim: cahin.[85]

☞ *M; Reiten; agg.*

Reiten, durch: cahin.[85] card-m.[137] cere-b.[36] cinnb. cocc. petr. **Psor.**[122] sep. sulph.

☞ *Frauen, bei; schwerer geistiger und körperlicher Arbeit, durch, oder durch Untätigkeit und Luxusleben*

- **Freien,** amel. im: cinnb.

☞ *M; Fahren im Wagen oder mit der Bahn; amel.; Freien, im •M; Luft; frische, im Freien; amel.*

Reizbarkeit, mit: gall-ac.[85]

Ruhe, während:

- **agg.**: coloc.[36] con.[36] kreos.[36] lyc.[1] rhod.[58]

☞ *M; Ruhen, Ausruhen; agg. •Diphtherie, bei; Benommenheit, kalte Glieder, niedrige Temperatur, Puls beschleunigt, schwach*

- **amel.**: achy.[149] aran.[192] atista[192] bry.[36] hydrog.[222]

☞ *M; Ruhen, Ausruhen; amel.*

Ruhelosigkeit, mit: **ARS.**[5] bac.[62] **Bism.**[54] chin-ar.[193] **Colch.**[54] lycps.[54] lyss.[54] **Ph-ac.**[54] **RHUS-T.**[5] zinc.[5]

Samenergüssen, nach: acet-ac. agar. anac.[85] aq-mar.[149] aur. **Bar-c. Calad.**[54] **Calc.** calc-p.[102] canth. carb-ac.[25] carb-an. carl. **Chin.** chin-b.[54] **Cob.**[111] coca[85] **Coff.**[54] **Con.** cupr. **Cypr.**[54] dam.[102] dig. **Dios.**[111] ery-a.[102] ferr.[5] form.[102] form-ac.[192] **Gels.** ham.[54] **Hydr.** ind.[171] iod. **KALI-BR.**[54] **Kali-c.** kali-p.[137] lach.[5] lil-t.[25] **LYC.** med.[54] naja **Nat-m.** nat-p. **Nuph.**[54] **NUX-V. Op.**[54] **PH-AC. PHOS. Pic-ac.** plb. puls. **Sabad.**[5] **Sars. Sel. SEP.**[5] **SIL. Stann. STAPH.** sul-ac.[5] **Sulph.**[54] ust. zinc.[102]

☞ *M; Koitus; nach •M; Samenergüsse; agg. •Diphtherie, bei; Benommenheit, kalte Glieder, niedrige Temperatur, Puls beschleunigt, schwach •Koitus, nach* ▯ *GEMÜT; C; Erschöpfung, Entkräftung, geistige (Neurasthenie); Pollutionen, nach*

Schlaf:
- **agg.**:
  - **während**: bufo
  - **nach**: agar. ambr.[54] bor. bor-ac. camph. carl. chel. chin-s. coca colch. con. cycl. dor. ferr. gels. gent-l. **Kali-n.**[116] **Lach.** lyc. mez. nat-n. psil.[164] sec. sep. sil. sin-n.[54] staph.[144] zinc.
  - **Schlafmangel,** durch: **COCC.** colch.[102] cupr. glon.[54] **Hydr.**[54] **Ip.**[54] **Nat-m.**[36] nux-v.[102] osm.[36] pic-ac.[58] **Puls.**[36] tama.[197]
- **amel.**: alum.[1] mez. **Ph-ac. Phos.**

Schlaflosigkeit:
- **durch**: **Cypr.**[36] **Kreos.**[54]
- **mit**: cypr.[85]

Schlafmangel, durch:
- **Flüssigkeitsverlust,** durch: alet.[25] **Calc.**[54] **Carb-v.**[171] **CHIN.**[1] **Cur.**[54] ery-a.[142] ferr.[58] ferr-acet.[58] ferr-ar.[58] ham.[122] hydr.[122] lachn.[54] lipp.[1025] **Nat-m.**[54] **Nuph.**[54] **PH-AC.**[54] **Phos.**[54] **Psor.**[54] sec.[54] **Sep.**[54] sulph.[5]
  ☞ M; Körpersäften, Verlust von; agg.
  - **Blutverlust**: chin.[1] lipp.[1025]
- **Schlafmangel,** durch:
  ☞ M; Schlaf; Mangel an Schlaf, Nachtwachen, Beschwerden durch ▤ KOPF; C; Schwere, Empfindung von; Schlafmangel, wie durch

Schläfrigkeit, durch: atista[192] **Chlol.**[85] **Coff.** gran. hep.[36] nit-ac. psil.[164] rhus-t.[36] ruta tama.[197] verat.
▤ SCHLAF; C; Schläfrigkeit; Schwäche, mit
- **morgens**: psil.[164] verat.
- **nachmittags,** Gehen amel.: ruta

Schlafwandeln, nach: sulph.

schlechten Nachrichten, nach: calc-p.[54]
▤ GEMÜT; M; Schreckliche Dinge, traurige Geschichten berühren tief

Schmerzen, durch: aeth.[137] androc.[222] **Arg. ARS.** both-a.[3070] carb-v. cham.[1] coloc.[58] eup-pur.[25] hep.[58] hura kali-p. kalm.[58] mangi.[197] nat-m.[1] nux-v.[54] phyt.[25] pic-ac.[111] plb.[54] podo. **Rhus-t.** sep. spig.[58] tarent.[192] term-c.[192] verat.[137]
☞ M; Schmerzen agg. andere Beschwerden
- **Abdomen,** im: mangi.[197] tarent.[192] term-c.[192]
  ▤ ABDOMEN; M; Schwäche, mit
- **Ischialgie,** bei: **Plb.**[54]
- **Krämpfen** im Abdomen, nach: aeth.[137] phyt.[25]
  ▤ ABDOMEN; M; Schwäche, mit
- **Magen,** im: eup-pur.[25] nat-m.[1] **Nux-v.**[54] **Podo.** sep.
  - **Rücken,** und: sep.
- **Sakrum,** im: **Sep.**

Schnupfen, bei: **Ars.**[5] calc.[1] graph.[1] sep.[5]

Schreck, Furcht, durch: anac.[172] arg-n.[172] calc-p.[172] coff. gels.[172] ign.[172] lach.[54] merc. mez.[172] op.
▤ GEMÜT; M; Schreck oder Furcht, Beschwerden durch •KLINISCHES; C; Katalepsie; Schreck, Furcht, nach
- **lange** bestehend: lach.[54]

Schreiben, durch: cann-s. ran-b. sil.
☞ M; Schreiben; agg.

Schwangerschaft, in der: alet.[58] alum.[54] alumn.[54] **Calc.**[58] calc-p.[54] **Helon.**[54] murx.[54] **Sulph.**[54] **Verat.**[54]

Schweiß:
- **durch**: acon. agar. am-c. ambr. aml-n. anac.[5] ant-c. ant-o.[36] **Ant-t.**[5] anthr. apis arg.[5] **ARN.**[5] **Ars.** ars-i.[116] ars-s-f.[58] bac.[62] bar-c. bell.[5] benz. benz-ac.[58] bor.[5] bov. **BRY.** bufo[111] caj.[36] **Calad. Calc. CAMPH. Canth. CARB-AN.** carb-v. carl.[36] cast.[111] **CAUST.**[5] **CHIN. Chin-ar. CHIN-S.** coca[36] cocc. croc. dig. dros.[5] **FERR. Ferr-ar. Ferr-i.** ferr-p. gels.[36] graph. hep.[5] hist.[119] hura[36] hyos. ign. **IOD. Ip.**[5] jatr.[36] kali-ar.[58] kali-bi. kali-c.[5] kali-i.[111] kali-n. kreos.[5] lac-c. laur.[5] lyc. mag-c.[122] meny.[5] **MERC.** morph.[36] nat-c.[36] **Nat-m.**[122] **Nit-ac.** nux-m.[5] **Nux-v.**[5] op. **Ph-ac. PHOS.** plb.[5] **PSOR.** puls. **Pyrog.** ran-s.[36] **Rheum**[5] rhod. **Rhus-g.**[171] **Rhus-t.**[5] **Sabad.**[5] **Samb. Sec.** senec.[116] **SEP. Sil.** spig.[5] **Stann.** sul-i.[58] **Sulph. Tarax.** tarent.[36] thuj.[5] **TUB. Verat. Verat-v.**
  ☞ M; Schweiß; während Schweißabsonderung ▤ SCHWEISS; C; Reichlich; schwächend •SCHWEISS; C; Schwächend, erschöpfend
- **Fußschweiß,** durch unterdrückten: **Sil.**[54]
  ☞ M; Schweiß; Unterdrückung der Schweißabsonderung, Folgen von; Fußschweiß
- **mit** Schweiß: acet-ac.[102] **ALOE**[54] **ARS.**[5] bar-c. bry. **Calc.**[54] camph.[54] carb-an. carb-v.[54] **Chin.**[54] **Chin-m.**[54] croc.[5] cupr.[54] **Dig.**[5] eupi. ferr. hall[36] hydrog.[222] hyos.[5] **Jab.**[54] **Lyc.**[54] m-arct.[5] merc.[54] nat-c.[36] op.[54] **Ph-ac.**[54] phos.[54] sal-ac.[54] salv.[102] samb.[122] stann. sul-ac.[54] tarax. **Tarent.**[54] ter.[54] tub. verat.[54]
  ▤ SCHWEISS; C; Reichlich; Schwäche; allgemeiner, mit
  - **morgens**: carb-v.[58]
  - **Entbindung,** nach der: **Samb.**[122]
  - **kalter**: **Camph.**[54] **Carb-v.**[54] cupr.[54] **Merc.**[54] op.[54] **Ph-ac.**[54] **Ter.**[54] **VERAT.**[54]
  - **wach** ist, während man, trockene, brennende Hitze im Schlaf: **SAMB.**

Schwermut, durch: calc-p.[137] ign.[137] ph-ac.[137]

Schwindel, mit: **Acet-ac.**[54] aeth.[137] apisin.[5] arg-n.[58] arist-cl.[144] colch.[38] crot-h.[36] cupr.[5] cupr-s.[54] dulc.[5] echi.[137] **Gels.**[111] graph.[36] hell.[36] ho.[102] hydrog.[222] iod.[5] kali-bi.[111] kali-n.[5] laur.[5] lepro.[197] nat-c.[5] olnd.[5] ph-ac.[58] phos.[5] sabin.[5] sel.[137] serp.[45] **Sil.**[54] stram.[102] stront-c.[5] tab.[111] uran-n.[54] zinc.[5]
☞ M; Schwindel agg.

Sexualität: agar.[1] agn.[137] ars.[54] aven.[116] calad.[137] chin.[116] coca[54] con.[116] dig.[54] gins.[116] graph.[137] kali-br.[102] kali-c.[116] lil-t.[137] lyc.[137] nat-m.[54] nat-p.[137] nuph.[102] nux-v.[137] onos.[137] ph-ac.[116] phos.[54] pic-ac.[58] sabal.[137] sec.[137] sel.[102] staph.[137] sulph.[137] symph.[137] ust.[54] yohim.[102]
- **Erregung,** während sexueller: pic-ac.[58]
  ☞ M; Sexualität; Erregung, sexuelle, agg. ▤ GEMÜT; M; Erregung; Beschwerden durch; sexuelle

SCHWÄCHE; Sexualität (Forts.)

- **Exzessen,** nach sexuellen: agar.[1] **Ars.**[54] aven.[116] calad.[137] chin.[116] coca[54] con.[116] **Dig.**[54] gins.[116] graph.[137] kali-c.[116] lil-t.[137] **Lyc.**[137] **Nat-m.**[54] nat-p.[137] nux-v.[137] onos.[137] **Ph-ac.**[116] **Phos.**[54] sec.[137] staph.[137] sulph.[137] symph.[137] **Ust.**[54]
  ☞ *M; Sexualität; Exzessen, nach sexuellen*
- **unverheirateten** Personen, bei: agn.[137]
  ▥ *GEMÜT; M; Sexuelle Enthaltsamkeit, Zölibat, Beschwerden durch*

Sitzen:

- **agg.**: agar. anac. arg.[10] **Ars.** aur. bry. calx-b.[194] carl. caust.[10] chel. chin. cocc. colch. fago. graph. kali-n. led.[10] **Lyc.** m-aust.[10] **Mag-c.** mang. merc.[10] merc-i-f. mur-ac.[10] **Nat-m.** nit-ac. nux-v.[10] phos.[10] **Plat.** plb. psil.[164] ptel. ran-b.[10] **RHUS-T.** ruta sabad. staph. stront-c.[10] **Sulph.** thuj.[10]
  ☞ *M; Sitzen; agg.* ▥ *SCHLAF; C; Plötzlich; Sitzen, im* • *SCHWEISS; M; Ruhe, in; agg.*
  ◦ **Spaziergang,** nach: **RUTA**
- **amel.**: bry. euph-a.[36] glon. hydrog.[222] nux-v. sapin.[36]
  ☞ *M; Sitzen; amel.*
- **unfähig** zu: pic-ac.[58]

sitzende Lebensweise, durch: nux-v.[122] sulph.[122]
☞ *M; Sitzende Lebensweise agg.*

Sodbrennen, durch: lyc.[1]

Sonnenstich, durch: **Glon.**[54] **Verat-v.**[54]
☞ *M; Sonne; agg.* • *M; Sonne; agg.; Sonnenstich*

Speichelfluss, durch übermäßigen: chin.[1]

Speisen:

- **agg., saure**: aloe
  ☞ *Speisen und Getränke; saure Dinge; agg.*
- **amel., warme**: tax.[303]
  ☞ *Speisen und Getränke; warme; Speisen; amel.*

Sport, durch: arn.[122] ars.[122] coca[122] fl-ac.[122] rhus-t.[122]

Sprechen, durch: act-sp. **ALUM.** am-c. am-caust.[36] ambr. arn.[122] ars. **Calc.** **Carb-an.**[26] **Cocc.** con.[36] dor. **Ferr.** granit-m.[194] hydrc.[36] **Hyos.** iod. jac-c.[36] **Lec.**[809] manc.[54] **Nat-m.** **Ph-ac.** **Psor.** **Sel.**[102] sep. sil. **STANN.** **SULPH.** **Ust.**[54] verat. wies.[36] zinc-p.[58]
☞ *M; Sprechen; agg.*

- **anderer** Personen: alum. am-c. ars. verat.
  ☞ *M; Sprechen; agg.; anderer Personen* • *Frauen, bei; schwerer geistiger und körperlicher Arbeit, durch, oder durch Untätigkeit und Luxusleben* ▥ *GEMÜT; C; Sprechen, Reden; allgemeine Rubriken; anderer agg.*

Sprechen, kann nicht, aus Schwäche: carb-an.[102] cocc.[5]

- **Menses,** nach: carb-an.[102]

Stehen, im: **Acon.**[54] acon-c.[36] agn. **Apis**[54] asaf. aster.[54] berb. calc-sil.[58] **Cic.** cocc.[10] crot-h. cupr.[10] cur. ham.[36] hep.[10] **Kali-c.**[54] kali-n.[10] lach.[10] led.[10] merc. **MERC-CY.**[36] mur-ac. nat-m. nit-ac.[10] nux-v.[10] ol-an.[10] ped.[36] plat.[10] ran-b. spig. staph.[10] sul-ac.[10] **Sulph.** ther.[10] zing.
☞ *M; Stehen; agg.*

Stillen, nach: carb-v.[137]

stillenden Frauen, bei: acet-ac.[102] **Calc.**[54] **Calc-p.**[102] **Carb-an.**[102] **CARB-V.**[54] **CHIN.**[102] chin-s.[102] kali-c.[102] lyc.[54] olnd. **PH-AC.**[102] **Phos.**[54] **Phyt.**[54] **Sil.**[54] **Sulph.**[54]
☞ *M; Stillen, Saugen an Mamillen, agg.*

- **Anämie,** mit: **Acet-ac.**[102] calc-p.[102] carb-an.[102] **Chin.**[102] ph-ac.[102]
  ☞ *M; Stillen, Saugen an Mamillen, agg.*

Stimulantien amel.: phos.
☞ *Kaffee; amel.* • *Tee amel.* • *Speisen und Getränke; Stimulantien; amel.*

Stuhlgang:

- **vor**: hydr. mez. nat-h. **Rhus-t.** **Verat.**
- **während**: aesc. ant-t.[5] apis **Apisin.**[5] arg-n.[5] **Ars.**[5] atro. bell. **Bor.** carbn-s. chin.[5] cic.[5] cob. colch. crot-h. croto-t.[54] cupr.[5] **Cupr-ar.**[54] dulc.[5] eucal.[25] hep.[5] hyos.[5] ip.[5] kali-c.[5] kali-i. lact. mangi.[197] **Nit-ac.**[54] **Nux-v.**[5] petr.[5] pic-ac. plan. **PLAT.** podo.[111] **Rheum**[5] **Sec.**[5] **TAB.**[111] **Verat.**
  ☞ *M; Stuhlgang; während Stuhlgang*
- **nach**:
  ☞ *M; Stuhlgang; nach Stuhlgang*
  ◦ **agg.**: acet-ac.[102] adam.[222] adeps-s. aeth. agar.[102] **Ail.**[102] **Aloe** ambr.[5] ant-t. apis **Apisin.**[5] apoc. **Arg-n.**[102] arn. **Ars.** **ARS-MET.** ars-s-f.[58] bapt.[111] **Bism.**[5] **Bor.**[137] bov. **Bry.**[5] **Calc.** **Camph.**[102] carb-an.[1] **Carb-v.** **Carbn-s.** cast-v.[36] caust. **CHIN.**[5] **Chin-s.** clem. **COCC.**[5] coch.[5] **Colch.** **COLOC.**[5] com. **Con.** cop. crot-h. croto-t. cupr.[5] dios. **Dulc.** elat.[102] eupi. **FERR.**[5] ferr-ma. **Graph.** hyos.[5] ign. **Iod.** ip. iris[102] **Jatr.**[54] kali-bi.[111] kali-p.[111] **Lach.** lil-t. lipp.[36] **Lyc.** mag-c. mag-m.[193] **Med.** **MERC.** mez. nat-m. **NAT-S.** **NIT-AC.** nuph.[85] **NUX-M.**[5] **Nux-v.** olnd.[5] **Petr.** **Phos.** phys. **PIC-AC.** plan. plb.[5] **Podo.** psil.[164] puls.[5] pyre-p.[36] rham-f.[36] **RHEUM**[5] **Rhus-t.**[102] sabad. sac-alb. **SEC.**[5] **Sep.** **Sil.**[5] sul-ac.[102] **Sulph.** **Tab.**[102] tax.[303] **Ter.** term-a.[192] thuj. trio.[36] trom. tub.[111] upa.[102] **VERAT.** vinc.
    ☞ *Diphtherie, bei; Benommenheit, kalte Glieder, niedrige Temperatur, Puls beschleunigt, schwach* ▥ *ABDOMEN; C; Leere, Empfindung von; Stuhlgang; agg.; nach* • *ABDOMEN; C; Schwäche, Empfindung von; Stuhlgang; nach*
    ◦ ◦ **schleimigem** Stuhl, nach: bor.[137]
  ◦ **amel.**: apisin.[5] calc-acet.[111] **Ph-ac.**[5]

Sturm:

- **vor** und während: psor.[193] sang.[193] sil. tub.[193]
- **Gewitter,** bei: acon.[5] caust. nat-c. nat-p. nit-ac. petr. rhod. sil.

Symptomem, mit nur wenigen: syph.[137]

Syphilis, bei: ars.[58] aur.[37] calo.[97] iod.[8] **Kali-i.**[8] **Lyc.**[54] merc.[20] **Staph.**[54]
☞ *Syphilis*

Tabak, durch: clem.[10] granit-m.[194] hep.[10]
☞ *M; Tabak; agg.* • *Gehen; agg.;* • *Rauchen, durch*

Taubheitsgefühl, mit: con.[58]

Tee amel.: dig.[36]
☞ *Diphtherie, bei; Benommenheit, kalte Glieder, niedrige Temperatur, Puls beschleunigt, schwach* • *Stimulantien amel.* • *Speisen und Getränke; Tee; amel.*

Traum, nach einem: **Calc-s.**
GEMÜT; C; Erschreckt, leicht; Erwachen; beim;

Treppabgehen, beim: iodof.[85] stann.
☞ *M; Abwärtsgehen, Hinabsteigen; agg. •M; Gehen; während Gehen agg.; Treppabgehen, beim*

Treppensteigen, beim: alum-sil.[58] **Anac.** ars. ars-i. ars-s-f.[58] bar-m.[58] blatta-a.[36] **CALC. Calc-p.** calc-sil.[58] carbn-s.[58] coff. colch. **Croc.**[122] fago. germ.[222] **IOD.** iodof.[85] kali-ar.[58] **Lyc.** m-arct.[10] mag-c.[1] nat-m. nat-n.[36] nux-v.[10] ox-ac. ph-ac. phys. pic-ac. puls. sarcol-ac.[102] spig. **Stann.** sul-i.[58] sulph. zinc-ar.[36]
☞ *M; Steigen; agg. •Frauen, bei; schwerer geistiger und körperlicher Arbeit, durch, oder durch Untätigkeit und Luxusleben*

Trinken, nach: nat-m.[1]
☞ *M; Trinken; nach*

Trinkern, bei: **Carbn-s.**[58] nat-s.[85] **Ran-b.**[122]

Trunksucht, bei: **Ars.**[54] **Carbn-s.**[54] **Kali-br.**[54] **Nat-s.**[54] **Phos.**[54] **Ran-b.**[54] **Sel.**[54]
☞ *Speisen und Getränke; Alkohol, alkoholische Getränke; agg.*

Tuberkulose, bei: ars-i.[137] **Bac.**[62] calc-hp.[25] chin-ar.[137] senec.[25]

- **Lungen,** der: ars-i.[137] calc-hp.[25] chin-ar.[137] senec.[25]

Übelkeit, bei: aeth.[36] **Agar.**[54] alumn.[54] ang.[54] ant-t.[137] ars.[100] **Calc.**[36] **Camph.**[54] cimic.[36] cob.[36] croto-t.[36] gran.[36] hell.[36] hydrog.[222] nat-m.[1] psil.[164] sabad.[36] sang.[36] sep.[36] stront-c.[36] **Verat.**[36]

Überarbeitung, durch: aeth.[137] ambr.[102]

Überraschung, durch: gels.[58]
GEMÜT; M; Überraschungen, Beschwerden durch

Untätigkeit und Luxusleben, durch: helon.[137]
☞ *Frauen, bei; schwerer geistiger und körperlicher Arbeit, durch, oder durch Untätigkeit und Luxusleben* *GEMÜT; M; Trägheit, Faulheit agg.*

unterdrückte Hautausschläge, durch:
☞ *Hautausschläge; unterdrückte, durch*

Urinieren:

- **vor:** nux-v.[5]
☞ *M; Urinieren; vor U. agg.*

- **nach:** ars.[102] berb.[102] bufo[111] calc-p.[111] caust. cimic. dig.[5] eup-per.[111] **Gels. Lyss.** med. **Phos. Pic-ac.**[54] sep.[137] syph.[137] tub.[36]
☞ *M; Urinieren; nach U. agg.*

◦ **reichlich:** bufo[111] calc-p.[111] caust. dig.[5] eup-per.[111] gels. med.
URIN; C; Vermehrte Menge; Erschöpfung, begleitet von

Verdauungsstörung, bei: alet.[25] bapt.[25] hydr.[25]

Vergnügung, durch: crot-c. kalm.[58]

Verletzungen, durch: **Acet-ac.**[54] arn.[102] calen.[102] **Camph.**[54] carb-v.[102] dig.[54] hyper.[102] **Sul-ac.**[102] verat.[102]
☞ *M; Unfall, Beschwerden durch*

Wachstumsschub, nach: hipp.[102] ph-ac.[122]
☞ *Wachstum; Längenwachstum, zu schnell*

Wehen, Entbindung:

- **während:** arn.[5] asaf.[5] **BELL.**[5] bor.[5] bry.[5] calc.[5] camph.[5] carb-an.[5] carb-v.[5] **Caul.**[111] **Caust.**[809] **Cham.**[5] chin.[5] cimic.[111] cocc.[5] coff.[5] **Con.**[54] **Gels.**[111] graph.[5] hyos.[5] ign.[5] **KALI-C.**[5] **KALI-P.**[111] kreos.[5] lyc.[5] mag-c.[5] mag-m.[5] merc.[5] mosch.[5] nat-c.[5] **Nat-m.**[5] nux-m.[5] **Nux-v.**[5] **OP.**[5] phos.[5] plat.[5] **PULS.**[5] rhus-t.[5] ruta[5] sabad.[5] **SEC.**[5] **Sep.**[5] stann.[5] sul-ac.[5] sulph.[5] thuj.[5] zinc.[5]
☞ *M; Wehen, Entbindung; während* *WEIBLICHE GENITALIEN; C; Schmerz; Wehen, Geburtswehen; hören auf; Erschöpfung, aus*

- **nach:** **Bamb-a.**[1184] **CALC.**[5] carb-v.[58] **Chin.**[5] coff.[5] cupr.[210] helon.[231] **KALI-C.**[5] **Nat-s.**[54] nux-v.[5] ph-ac.[5] pitu-gl.[100] **Sulph.**[5] verat.[5] viol-o.[5]
☞ *M; Wehen, Entbindung; Wochenbett, im*

Wein:

- **agg.:** ars. lyc. phos. **Thuj.**
☞ *Speisen und Getränke; Wein; agg.*

- **amel.:** ars.[36] **Thuj.**[36] visc.[149]
☞ *Speisen und Getränke; Wein; amel.*

Wetter:

- **kaltem,** bei: apis lach.

- **nassem,** bei: gels.[102]
☞ *M; Wetter; nasses Wetter; agg.*

- **trübem,** feuchtem, nassem, bei: sang.
☞ *M; Wetter; wolkiges Wetter; agg.*

- **warmem,** bei: aesc.[58] **ANT-C.** camph.[5] **Iod.** lac-eq.[204] lach.[5] **Nat-ar.** nat-c.[5] nat-m. nat-p. podo.[111] **Sel. SULPH.** vip.[36]

Witwen, bei: con.[58]

Würmern, bei: **Cic.**[54] **Cina**[54] **Merc.**[54]
☞ *M; Würmer agg., Beschwerden durch*

Zahnschmerzen:

- **nach:** nat-c.[1]

- **während:** mang-acet.[1]

Zahnung, bei der: ars.[102] **Calc.**[54] calc-p.[54] **Ip.**[54]
☞ *M; Zahnung, Beschwerden durch* *ZÄHNE; M; Schwäche, mit*

Ziehen und Rucken in den Gliedern, nach: sulph.

Zimmer agg.: aloe ambr. asar.[149] cinnb. croc. iod. kali-i.[58] merl. puls.

- **geschlossenes:** asar.[149]
☞ *M; Zimmer, im; agg.; geschlossenes Zimmer*

- **warmes:** aloe ambr. cinnb. croc. **Iod.** kali-i.[58] merl. **PULS.**
☞ *M; Zimmer, im; agg.; warmes Zimmer*

◦ **Eintreten,** beim, aus dem Bett kommend: aloe

Zorn, nach: arg-n.[58] calc-s.[58] ferr-p.[58] mur-ac.[116] zinc.
☞ *Diphtherie, bei; Benommenheit, kalte Glieder, niedrige Temperatur, Puls beschleunigt, schwach* *GEMÜT; M; Zorn, Beschwerden durch*

Zusammenkunft, bei interessanter: pip-m.

beginnt in der Brust: seneg.[5]

Gelenke: **Acon.** aesc. agar.[5] agn.[5] **Aloe** alum.[5] **Am-c.**[5] anac.[5] ang.[5] **Ant-t.**[5] **Arg. ARN.** ars. asar.[5] aur. bar-c.[5] bell.[5] **Bor.**[5] **Bov.**[5] **Bry. CALC.** calc-p.[111] cann-s.[5] canth.[5] **Carb-an. Carb-v.**[5] carbn-s. **Caust.** cham. chel. **Chin.** chin-ar. cimic. clem. cocc.[5] colch.[5] coloc. **CON.** cupr.[5] cycl.[5] **Dig.**[5] dros.[5] dulc.[5] **Euph.**[5] **Ferr.** ferr-ar. ferr-p. graph. hep.[5] hyos.[5] ign.[5] **KALI-C.**

SCHWÄCHE; Gelenke (Forts.)
kali-n.[5] **Kali-s.** kreos.[5] **Lach. Led. Lil-t.**[8] **LYC.** mang. **MERC. Merc-c.**[5] mez. morph. mosch.[5] murx. **Nat-c.**[5] **Nat-m. Nit-ac.** nux-m.[5] **Nux-v.** olnd.[5] par.[5] **Petr. Ph-ac.**[5] **Phos.** plat.[5] plb. podo. **PSOR. PULS.**[5] ran-b.[5] raph. rheum[5] **Rhod.**[5] **RHUS-T. Ruta**[5] sabad.[5] sars.[5] **SEP. Sil.** spong.[5] stann.[5] **Staph.** stront-c.[5] sul-ac.[5] **SULPH.** tab.[111] tarax.[5] thuj. valer.[5] **Verat.** viol-o.[5] zinc.[5] zing.
☞ *O; Gelenke ▤ EXTREMITÄTEN; C; Schwäche; Gelenke*

Knochen: bufo[111] indg.[111]
☞ *O; Knochen*

Körperteile, betroffene:

- **einzelne** Teile: valer.[137]

- **erkrankte** Teile: arn.[5] cham.[5] chin.[5] colch.[85]

Muskeln: **Acon.**[5] **Agar.**[5] alch-v.[1125] alf.[102] allox.[149] **Alum.**[5] **Alumn.**[58] **Am-c.**[5] am-caust.[102] **Am-m.**[5] ambr.[5] amyg-am.[36] **Anac.**[5] ang.[5] ant-c.[5] **Ant-t.**[5] **Apisin.**[5] arn.[5] **ARS.**[5] asaf.[5] aur.[5] aven.[102] **BAR-C.**[5] bar-m.[111] bell.[5] berb.[111] bor.[5] **Bov.**[5] **Bry.**[5] **CALC.**[5] **CAMPH.**[5] cann-s.[5] **Canth.**[5] **CARB-AC. CARB-V.**[5] **CAUST.**[5] **Cham.**[5] **CHIN.**[5] **Chlol.**[54] chloram.[149] chr-s.[102] cimic.[111] **CLEM.**[5] cocc.[5] **Colch.**[5] **CON.**[5] cortico.[119] **Croc.**[5] crot-c.[2016] crot-h.[36] **Cupr.**[5] cur.[1125] cymbo-ci.[2184] **DIG.**[5] dros.[5] **Dulc.**[5] ephin.[1125] euphr.[5] **FERR.**[5] ferr-m.[54] ferr-p.[111] form.[102] franz.[9] **GELS.**[54] geum[1125] graph.[5] guai.[5] hydrc.[192] **Hyos.**[5] **IOD.**[5] kali-bi.[111] kali-br.[8] **Kali-c.**[5] kali-n.[5] **Kali-p.**[111] kola[102] **Laur.**[5] **Led.**[5] **Lyc.**[5] m-arct.[5] macrin.[36] **Mag-c.**[58] **Mag-m.**[5] mag-p.[111] mang.[5] meny.[5] **Merc.**[5] **MERC-C.**[5] mez.[5] **Mur-ac.**[5] **NAT-C.**[5] **NAT-M.**[5] **NIT-AC.**[5] **Nux-m.**[5] **Nux-v.**[5] **Olnd.**[5] **Op.**[54] peg-h.[1125] **Petr.**[5] **PH-AC.**[5] **Phos.**[5] phys.[111] **PIC-AC.**[54] **PLAT.**[5] **Plb.**[5] prun-v.[102] psor.[5] **Puls.**[5] rad-br.[111] **Rheum**[5] **RHOD.**[5] **RHUS-T.**[5] **Ruta**[5] sabad.[5] salv-sc.[102] sarcol-ac.[119] **Sec.**[5] **SENEG.**[5] **Sep.**[5] **Sil.**[5] sin-n.[54] spig.[5] **Stann.**[5] stram.[5] stront-c.[5] sul-ac.[5] **SULPH.**[5] tab.[36] ter.[54] thuj.[5] **VERAT.**[5] verat-v.[111] **Zinc.**[5]
☞ *Erschlaffung; Muskeln*

- **Kinder**: bell.[5] **CALC.**[5] caust.[5] **Sil.**[5] **Sulph.**[5]

- **Wehen,** Entbindung, während: gels.[54]
☞ *M; Wehen, Entbindung; während*

- **willkürliche**: tab.[36]

Oberkörper: ambr.[137] nat-m.[36] tax.[303]

- **morgens,** im Bett: ambr.[36]

- **Zittern** des unteren Bereichs, mit: ambr.[137]

Organschwäche, -insuffizienz: carl.[85]

angenehme: cann-s.[36] morph.[36]

Arbeit, wie durch harte: apis[137]

ausgeprägt, sehr: abies-c.[36] adax.[123] ars.[5] bapt.[111] **CACT.**[8] **Chin.**[8] ferr.[5] **Ferr-pic.**[122] **Gels.**[111] hydrog.[222] iod.[5] kurch.[192] nat-m.[5] nit-ac.[5] ph-ac.[5] phos.[5] schran-u.[88] tab.[111]
☞ *Blutung, bei*

berauscht, wie: psil.[164]

fortschreitend: acon.[54] ars.[5] caust.[5] cupr-ar.[54] **Dig.**[54] kreos.[5] **Ol-j.**[54] **Phos.**[54] **Plb.**[54] verat.[5]

geboren, als sei man müde: onos.[137]

halb lebendig, wie nur noch: tanac.[72]

hysterisch: cham.[5] ign.[58] mosch.[5] nat-m.[1] nux-m.[1] phos.[1]

Krankheit, wie durch: asc-t.[25] bapt.[25] cimic.[25] iber.[25] ptel.[25]

lähmungsartig: act-sp.[137] aeth. agar.[58] **Alum.** alum-p.[58] **Alumn.**[122] **Am-m.**[5] ambr.[58] aml-n.[25] anac.[58] ang.[5] ant-t.[54] apis **Arg.** arn.[116] **ARS.**[5] **Art-v.**[54] arum-d.[25] arum-t. bapt.[111] **Bar-c. Bar-m.** bell.[54] **Bism.** bry. **Calc.** calc-ar.[58] camph. cann-i.[58] **Canth.**[5] caps.[10] carb-ac.[25] carb-v. **CAUST.**[5] **Cham.** chel. **Chin.**[5] cimic.[58] cina **COCC.** cod.[25] **COLCH.**[5] con. crot-h.[58] cupr.[122] dig. dor.[25] dros. **Euph.**[5] **FERR.**[85] ferr-ar. ferr-ma.[10] **GELS.** guare.[25] hedeo.[25] **HELL.** hydr-ac.[8] hyos.[58] iber.[25] ign.[58] ind. kali-br.[25] kali-c.[137] kali-n. kali-p.[137] kalm.[137] kurch.[192] lach. laur. lith-c.[137] lob-c.[25] lyc.[54] m-arct.[5] **Merc.** merc-c.[5] mez. mosch. **MUR-AC.**[5] nat-c.[5] nat-m.[10] nat-p. nat-sil.[58] **Nit-ac.** nux-m. nux-v. **Olnd. PH-AC. PHOS.** phys.[25] pic-ac.[25] plat.[58] plb. psor.[58] ptel.[25] **Puls. Rhod. RHUS-T.** rhus-v.[25] sabad.[137] sant.[25] sarcol-ac.[149] sars.[58] sil. **Stann.** stront-c. sulph.[5] tab.[137] thuj.[5] valer. **VERAT.** zinc.[5]
☞ *Lähmung; allgemeine Arzneien*

- **morgens** nach dem Aufstehen: phos.[1]

- **Anstrengung** agg.: arg.[58]
☞ *M; Anstrengung, körperliche; agg., Anstrengung*

- **Bewegung,** bei: aeth. arg.

- **gleitet** im Bett hinab: **Ant-t.**[54] **Apis** arn.[116] **Ars.**[5] arum-t. **Bapt.**[111] **Bell.**[54] carb-v. chin.[5] colch.[5] crot-h.[58] **Hell.** hyos.[58] **Lach. Lyc.**[54] mosch. **MUR-AC.**[5] nat-c.[5] **Nit-ac.** nux-m. **PH-AC. PHOS. Rhus-t.** tab.[137] zinc.[5]

 ◦ **Frost,** bei: ars.[5] **Mur-ac.**[5]

 ◦ **Schweiß,** mit: ars.[5] **Mur-ac.**[5] **Nat-c.**[5]

- **Hitze,** mit: ferr.[85]

- **Menses,** während: kurch.[192]
☞ *M; Menses; während*

- **Pleuritis,** bei: sabad.[137]

- **Schmerzen,** bei: **Arg. Verat.**
☞ *Schmerz; Schwäche, mit • Schmerz; lähmungsartig*

- **Steifheit,** mit: lith-c.[137]

- **Körperteile,** betroffene:

 ◦ **einzelne** Teile: rhus-t.[58]

 ◦ **schmerzhafte** Teile: act-sp.[137] cham. **Verat.**
☞ *Schmerz; Körperteile, betroffene; gelähmte Teile*

- **Muskeln**: **Alumn.**[122]

leichte: bac.[62] cycl.[137] hydr-ac.[268] nat-m.[137] pic-ac.[137] sil.[137]

Magen, wie aus dem: hydrog.[222] mag-c.[1] mag-m.[1]

nervöse, Neurasthenie: abies-c.[102] abies-n.[1125] absin.[1125] **Acet-ac.**[102] acon. adren.[102] aesc.[54] aeth.[102] **Agar.**[54] **Agn.**[5] **Ail.**[102] **Alet.**[54] alst-s.[102] **Alum.** alum-p.[58] alumn.[54] am-c. am-m.[54] ambr. **Anac.**[54] anag.[1125] ang.[5] ange-a.[1125] **Ant-t.**[102] **Antipyrin.**[102] ap-g.[1125] apis[102] **Aran.**[54] **Arg-n.**[5] arist-cl.[1125] arn. ars. **Ars-i.**[102] art-v.[1125] asaf.[5] **Asar.** aur. **Aven.**[111] **Bals-p.**[102] **Bapt.**[102] **Bar-c.** bar-i.[58] **Bell.** bell-p.[102] bov.[1125]

bry. **Calc.** calc-hp.[102] calc-p. calc-sil.[58] calen.[36] camph. cand-a.[239] cann-s.[102] canth.[102] **Carb-ac.**[102] carb-an. carb-v. carbn-s. **Card-b.**[1125] cast.[111] caul.[102] caust.[5] **CHAM.**[1125] chel.[25] chen-am.[1125] **CHIN.** chin-ar.[116] chin-s.[54] cic.[58] **Cimic.** cinnam.[1125] cit-v.[1125] clem.[58] **COCA**[54] **COCC.** **Coff.** colch. **Con.** crat.[102] croc. crot-h.[102] **Cupr.** cur. cycl.[54] cypr.[85] **Dam.**[102] dig. dios.[54] dip.[102] diph.[102] dulc.[102] **Echi.**[102] eup-a.[25] feld.[1139] **Ferr.**[102] ferr-p.[102] ferr-pic.[102] **Fl-ac.**[5] **Form.**[111] **GELS.**[54] gent-l.[1125] **Gins.**[1125] **Graph.**[5] grat.[58] **Guai.** hedeo.[36] hell. **Helon.**[54] hep. **Hydr.**[102] hydr-ac.[10] hydrc.[54] hyos. hyper.[1125] **Ign.**[5] imp.[1125] **Iod.** ip.[102] irid.[102] iris[102] **KALI-BR.**[8] kali-hp.[25] kali-i.[102] kali-n. **KALI-P.** lac-c.[54] lach. lact. laur. **Lav-v.**[1125] **LEC.** led. **Lil-t.**[111] lith-c.[102] lith-m.[102] lob-p.[102] lyc. **M-arct.**[5] m-aust.[5] mag-m.[5] mag-p.[102] med.[102] meli.[102] **Melis.**[1125] meph.[116] **Merc.** merc-c.[102] **Merc-cy.**[102] merc-i-r.[102] mez.[5] mill.[1125] mosch. mur-ac. murx.[102] **NAT-C.** nat-m. **NAT-P.** nat-s.[54] nat-sal.[102] **NAT-SIL.**[58] **NIT-AC.** nux-m. **NUX-V.** ol-j.[25] olnd.[1125] op. orig.[1125] orig-v.[1125] orni.[102] ox-ac.[102] passi.[1125] paull.[85] petr. **PH-AC.**[122] **PHOS.** phys.[54] phyt.[102] **PIC-AC.** pip-m.[1125] **Plat.** **Plb.** **Psor.**[102] **PULS.** rhus-t. **Ruta**[102] sabad.[1125] **Sabin.**[5] sang.[102] sarcol-ac.[119] sars. scroph-n.[36] sec. **SEL.**[122] **SEP.** **SIL.** solid.[102] spig. spong. squil. **STANN.** **STAPH.** stram. stroph.[102] **Stry.**[102] stry-n.[144] stry-p.[116] **Sul-ac.** sulfon.[102] **Sulph.** sumb.[54] tab.[102] tanac.[102] **Tarent.**[111] ter.[102] **TEUCR.**[5] thea.[102] **Ther.**[111] **Thuj.**[102] thymu.[1125] til.[1125] trib.[102] tub.[36] uran-n.[102] **Valer.** verat. verat-v.[1125] vib.[111] **Viol-o.** xan.[102] zinc. **Zinc-ar.**[102] zinc-m. **ZINC-P.**[122] **Zinc-pic.**[111] zing.[1125]

☞ *Schaudern, nervöses*

- **nachmittags**: cimic.

<> - **Drüsen,** mit Beschwerden der: **Hyper.**[1125]

- **geistige** Anstrengung, durch: absin.[1125] **Pip-m.**[1125]

  ☞ *M; Geistige Anstrengung; agg.*

- **Menses,** während: **Ign.**[5]

  ☞ *M; Menses; während*

- **sexuellen** Ursprungs: dam.[102] trib.[102]

- **Spaziergang,** nach: petr.

  ☞ *M; Gehen; nach Gehen agg.*

ohnmachtsartig: ant-t.[10] aran.[45] **Ars.**[54] bar-c.[10] berb.[10] **Camph.**[5] **Carb-v.**[10] **CAUST.**[5] cham.[5] **Coca**[54] **COCC.** croc.[5] cupr-c.[10] **Dig.**[54] digin.[36] dulc.[10] **EUP-PER.**[54] ferr.[10] **Goss.**[54] hydrog.[222] ign.[10] kali-c.[10] kali-i.[36] lang.[9] lina.[45] loxo-r.[240] lyc.[36] mez.[36] mosch.[10] murx.[102] nux-m.[102] **NUX-V.**[5] **Olnd.**[5] par.[54] **Petr.**[10] psil.[164] sep.[102] sil.[10] spong.[5] sulph.[102] taosc.[270] upa.[36] **Verat.**[5] zinc.[102] zing.[36]

- **geistige** Anstrengung, durch ergebnislose: **Par.**[54]

  ☞ *M; Geistige Anstrengung; agg. •Ohnmachtsgefühl, Ohnmachtsschwäche, Ohnmacht*

- **häufige** Schübe im Tagesverlauf: murx.[102] nux-m.[102] sep.[102] **Sulph.**[102] zinc.[102]

plötzlich: **Acon.** act-sp. **Aeth.**[116] ail.[111] **Am-c.**[5] am-m.[10] ambr.[5] **Ant-ar.**[116] ant-c.[58] **Ant-t.**[5] **Apis** apoc.[116] **Arg.** arg-n.[172] arn.[5] **ARS.** ars-h. **Ars-i.**[116] **Bapt.**[111] bell.[5] brucel.[241] bry.[5] calc. camph. cann-s.[10] carb-ac.[116] **Carb-v.**[1] **Caust.**[5] cham. colch. con.[1] **CROT-H.** croto-t.[54] **Cupr.**[5] cupr-acet. dig.[1] dulc.[10] fl-ac. **Gels.**[172] germ.[222] glon.[111] **GRAPH.** **Hell.**[5] **Hep.** **Hydr-ac.**[111] ign.[58] iodof. **Ip.** jatr.[116] **Kali-br.**[25] kali-c.[1] kali-cy.[122] kalm.[111] lach. laur. lith-c.[111] lyc. mag-c.[5] marm-w.[194] merc-c.[5] merc-cy.[111] merc-i-f.[111] naja[111] nep.[142] nit-ac.[5] **Nux-v.** petr.[1] **Phos.** phys.[25] ran-b. rhus-t.[5] sabad. sec. **Sel.** **SEP.**[137] sil.[5] spong. stann. stram. **Sulph.**[5] **Tab.**[111] tarent. tax. thuj.[5] tub.[193] **Verat.** **Verat-v.**[111] vip.[10] wild. zinc.[1]

☞ *Kollaps; plötzlich •Krankheit; akuter, bei •schnell zunehmend*

- **nachmittags**: graph. iodof. lyc. nep.[142] ran-b.
  - **13.30 Uhr**: iodof.
  - **15** Uhr - 17 Uhr: nep.[142]
  - **Gehen,** nach: graph.

- **abends**: fl-ac.

<> - **alten** Menschen, bei: kali-cy.[122]

  ☞ *M; Alten Menschen, Beschwerden bei*

- **Anziehen** nach dem Aufstehen, beim: **Stann.**

- **Diarrhö,** bei: croto-t.[54]

- **Exantheme** herausgekommen sind, nachdem: ars.

- **Frösteln,** während: sep.

- **Furcht,** durch: arg-n.[172] gels.[172]

  ▥ *GEMÜT; M; Schreck oder Furcht, Beschwerden durch*

- **Gehen,** durch: carb-v.[1] con.[1] sabad. wild.

  ☞ *Diphtherie, bei; Benommenheit, kalte Glieder, niedrige Temperatur, Puls beschleunigt, schwach*

- **Lähmungsgefühl,** mit: kali-br.[25] phys.[25]

- **optischen** Täuschungen, mit: sep.[137]

- **Sitzen,** beim: cham. lyc. ran-b.

  ☞ *M; Sitzen; agg.*

Schläfrigkeit, wie durch: **Aeth.**[54] chen-v.[54] cimic. dig. hydrog.[222] kali-n. merc-s.[54] peti.[36] petr. phel. plat. **Rhus-t.** thuj.

schnell zunehmend: **ARS.** bapt.[137] laur. lyc.[137] merc-cy.[137] **Sep.** tub.[137] **VERAT.**

☞ *Kollaps; plötzlich •plötzlich*

- **früh,** und: **Merc-cy.**[137]

Sinne schwinden wollten, als ob plötzlich: ran-b.

Tod, wie bei bevorstehendem: **Ars.** con.[10] dig.[10] mag-m.[10] nat-c.[10] olnd. op.[10] ph-ac.[58] sec.[10] spig.[10] **Vinc.**[10]

übermäßig:

☞ *ausgeprägt, sehr*

zittrig: **Agar.** **Alum.** **Anac.** anag.[54] androc.[222] ant-c. ant-t.[5] **Apis** **ARG-N.** **Ars.** **Bapt.** bell.[5] berb.[111] bor.[10] brom. bry.[5] calc-ar.[58] calc-s.[58] caps.[10] carb-v. caul. caust. **Chin.**[5] chin-s.[10] clem. **Cocc.** colch.[149] **CON.** **Crot-h.** cupr.[1] ferr.[193] **Gels.** granit-m.[194] graph.[10] hep.[1] hydrog.[222] hyos.[10] kali-c.[1] kali-n. **Kalm.** **LACH.**[54] **LEC.**[809] lyc. lycps.[54] mag-c.[1] mang.[5] med.[58] **Nat-m.**[5] **Nit-ac.** ol-an.[10] olnd.[10] ox-ac. petr.[1] **Phos.** **Plat.** plb.[10] **Puls.** rhus-t.[1] **Sep.** spig.[10] **STANN.** ther. thuj.[5] tub.[111] verat.[5] vip.[111] zinc.[116]

SCHWÄCHE; zittrig (Forts.)

- **abwechselnd** mit Zittern: ferr.[193]
- **morgens** beim Erwachen: mag-c.[1]
- **nachts,** beim Erwachen: brom.

<> - **Mittagessen,** nach: ant-c.
☞ *M; Mittagessen; agg.*

- **Rauchen,** nach: hep.[1]
☞ *M; Tabak; agg. •Rauchen, durch*

- **Stuhlgang,** nach: **ARS.** carb-v. caust. **CON.**
☞ *Diphtherie, bei; Benommenheit, kalte Glieder, niedrige Temperatur, Puls beschleunigt, schwach*

SCHWAMMIGE Knochen: guai.[137]
☞ *O; Knochen •Poröse Knochen*

SCHWANKEN, Wanken, Taumeln: acet-ac.[36] **Acon.**[5] acon-f.[36] adam.[222] aesc.[36] aesc-g.[8] aether[36] **AGAR.**[5] agar-cpn.[36] agar-ph.[36] agar-pr.[36] agar-st.[36] agro.[102] **Ail.** alco.[36] **ALUM.**[5] alum-p.[58] alumn.[36] am-c.[10] **Am-m.** am-p.[36] **Ambr.** amyg-am.[36] **Anac.** anan.[54] ang.[102] ant-c.[5] ant-t.[5] **Apis** apisin.[5] **ARG. Arg-n.**[5] arn.[5] **Ars.** ars-h.[8] ars-s-f.[54] **Asar.**[5] aspar.[54] aster.[102] astra-me.[102] atro.[25] **AUR.** aur-s.[54] bamb-a.[1184] bapt.[111] **BAR-C. BELL.**[5] benz-n.[36] bor.[5] botul.[102] bov.[137] brucin.[10] **BRY.**[5] bufo[102] buth-aust.[144] cact.[36] caj.[36] **Calc. Calc-p.**[8] calth.[36] **Camph.**[5] **Cann-s.**[5] canth.[5] **Caps.**[5] **Carb-ac. Carb-an. Carb-v.** carbn-o.[36] **Carbn-s.**[102] **CAUST.**[5] **Cham.** chel.[5] chen-a.[36] **Chin.** chin-s.[36] chlor.[36] **Cic.** cimic. **Cina**[36] clem.[36] coca[36] **COCC.**[10] **Coff.**[5] colch.[5] coll.[36] coloc. **CON.** conin.[36] croc.[36] crot-h.[54] cupr.[5] cupr-ar. cycl.[5] cypra-e.[227] cyt-l.[36] der.[36] dig.[116] dios.[36] dros.[5] dubin.[102] dulc.[5] elae.[36] erech.[25] eup-pur.[25] euph.[5] fagu.[36] **Ferr.** ferr-ar. ferr-p. **Fl-ac.** form.[111] gast.[36] **GELS.** gins.[36] **Glon.**[36] graph.[1] grat.[36] harp.[1184] **Hell.** helo.[102] hydr-ac.[54] hydrc.[116] **Hyos.**[1] hyosin.[36] **IGN.**[5] **Iod.** iodof.[102] ip.[5] juni-v.[36] kali-bi.[36] kali-br.[25] kali-c.[5] kali-cy.[36] kali-i.[36] kali-n.[1] kali-s. kola[1184] kreos.[5] lac-ac.[102] **Lach.**[36] lact.[36] lap-laz.[227] **Lath.**[36] **Laur.**[5] led.[5] lil-t.[36] lol.[111] **Lyc.** lyss. **M-ARCT.**[5] m-art.[5] **M-aust.**[1] mag-c.[5] **Mag-m.**[10] **Mag-p.** mag-s.[36] manc.[111] mang.[5] mang-m.[36] med. **Merc.** merl.[36] **Mez.**[5] morph.[36] mosch.[5] **Mur-ac.**[36] **Mygal.**[102] myric.[102] naja[36] narcot.[36] **Nat-c.**[36] **Nat-m.**[10] neon[222] nicc.[36] nit-ac.[5] **Nux-m.**[5] **NUX-V.**[5] oena.[36] **Olnd.**[5] onos.[137] **OP.**[1] ox-ac. **Oxyt.**[102] ozone[227] paeon. pall.[36] par.[5] paull-p.[36] **PETR.**[10] **Ph-ac.**[5] **PHOS.** phys.[25] **Phyt. PIC-AC.** plat.[10] **PLB.** por-m.[251] prun.[10] ptel.[25] puls.[5] ran-b.[137] rham-cal.[102] rheum[5] **Rhod.**[5] **RHUS-T.**[5] **Ruta**[5] **Sabad.**[5] samb.[5] sang.[36] sanic. sant.[36] **Sars. Sec.**[5] sel.[5] seneg.[5] **Sep. Sil.**[1] sol-n.[25] spig.[5] spong.[5] stict.[111] **STRAM.**[5] stront-c.[5] **Stry.** sul-ac.[36] **SULPH.**[5] **Tab.** tama.[197] tanac.[36] tarax.[5] **Tarent.** tax.[303] tep.[36] ter.[36] teucr.[5] **Thuj.**[36] til.[36] tril-c.[36] uran.[269] **Valer.**[5] **VERAT.**[5] **Verat-v.**[111] verb.[5] vesp.[36] viol-o.[5] viol-t.[5] vip.[111] visc.[111] voes.[36] wies.[36] zinc.[5]
☞ *Ungeschickt, unbeholfen* ▮ *SCHWINDEL; M; Taumeln, Wanken mit •EXTREMITÄTEN; C; Ataxie*

morgens: bell.[36] dios.[36] lach.[36] lyc.[36] mag-m.[36] mur-ac.[36] nicc.[36] rhus-t.[36] sil.[36] tab.[36]
☞ *Z; Morgens, 5 Uhr - 9 Uhr; agg.*

- **Aufstehen,** beim: bell.[36] **LYC.**[36] mur-ac.[36] nicc.[36] **Rhus-t.**[36] sil.[36] tab.[36]

abends:

- **Betreten** des Hauses, beim: pall.[36]
- **Gehen,** beim: graph.[36]

nachts:

- **Aufstehen,** beim: croc.[36]
- **Erwachen,** beim: phos.[36]
☞ *M; Erwachen; agg.*

<> **Anziehen,** beim: ter.[36]

aufrechter Haltung, wenn in: op.[36]

Aufstehen, beim: am-c.[36] calc-p.[36] led.[36]

Augen, beim Schließen der: iodof.[102] merc.[36]
☞ *M; Schließen; Augen, der; agg.*

Betreten eines Hauses, beim: merc.[36] pall.[36]

Bücken, nach: mang-m.[36] nat-m.[36] thuj.[36]

denken an etwas anderes amel.: agar.[36]

Dumpfheit im Kopf, durch: valer.[36]

Erbrechen, beim: kali-c.[36]
☞ *M; Erbrechen; agg. während Erbrechen*

Essen, beim: olnd.[5]
☞ *M; Essen; während*

Freien, im: gins.[36]
☞ *M; Luft; frische, im Freien; agg.*

Froststadium im Fieber, während: **Caps.**[5] puls.[5] rhus-t.[5]

Gehen, Laufen:

- **Beginn,** zu: dros.[36]
☞ *M; Gehen; Beginn des Gehens agg., zu*

- **während**:
  - **agg.**: acet-ac.[36] agar.[36] asar.[36] bell.[36] bry.[36] calc-p.[36] carb-v.[36] cic.[36] **COCC.**[36] con.[36] lact.[36] lath.[36] lil-t.[36] lyc.[36] mag-s.[36] merc.[36] naja[36] nat-c.[36] petr.[36] ph-ac.[36] phos.[36] phys.[36] rhus-t.[36] stram.[36] sulph.[36] tanac.[36] tarax.[36] tarent.[36] thuj.[36] viol-t.[36] wies.[36]
  - **amel.**: dros.[36]

Koitus, nach: bov.[137]

Rudern eines Bootes, beim: glon.[36]
☞ *M; Schiff, Beschwerden durch Fahren mit dem*

Sitzen, beim: sep.[36]

Stehen, beim: bry.[36] conin.[36] plat.[36] stram.[36]

- **Bewegung,** nach: bry.[36]
☞ *M; Bewegung; nach*

stellt einen Fuß über den andern: teucr.[137]

Treppensteigen, beim: mag-m.[36]
☞ *M; Steigen; agg.*

Trinker: ran-b.[137]

unbeobachtet, wenn: arg-n.[137]

betrunken, wie: ip.[36] rham-cal.[102]

herumgewirbelt, als würde er, beim Hinlegen: sil.[36]
☞ *M; Liegen; während; Hinlegen, unmittelbar nach*

SCHWAPPENDE, plätschernde Empfindung, innerlich: acon.[5] **Aloe** am-c.[5] aphis. **Ars.** asaf. **Aur.**[5] bar-c.[1] **Bell.** brach.[102] cann-s.[5] carb-ac. **Carb-an.** chin. cimic. cina[5] **CROTO-T.**[36] dig.[5]

dulc.[5] ferr.[5] hell.[5] **Hep.** **Hyos.** indg. irid.[111] jatr.[111] kali-c. lach.[5] lat-h.[301] laur.[5] lyc. mag-m. mag-p.[111] mang.[5] mang-acet.[1] merc. mez. nat-c.[5] **Nat-m.** nux-v.[1] **PH-AC.** plat.[5] plect.[111] rheum[5] **Rhus-t.** samb. **Spig.** squil. sul-ac. sulph.[5] thuj.[5] tub.[36] viol-t. zinc.[5]

☞ *Fließen, Empfindung von; Wasser fließen, als würde • Wasser; innere Organe spritzt, als ob W. gegen*

Knochen: bell.[137]

☞ *O; Knochen*

SCHWARZE Verfärbung von Körperteilen, Gangrän:

☞ *Farbe, Verfärbung; schwarze Verfärbung äußerer Partien, Gangrän*

SCHWELLUNG:

☞ *Erweiterung, Ausdehnung*

allgemeine Arzneien: abel.[149] abrot. absin.[36] acal.[102] **Acet-ac.**[72] acetan.[72] achy.[149] **ACON.**[137] acon-l.[36] acro-c-f.[2047] act-sp. adam.[222] adel.[36] adon.[1125] aegle.[192] aegle-f.[192] aesc.[36] aeth.[31] aethi-a.[102] **Agar.**[72] agav-a.[25] agav-t.[149] agki-p.[1202] agn.[5] agri.[1125] **AIL.** alch-v.[1125] alco.[36] all-c.[36] all-s.[36] aln.[102] aloe alum.[5] alum-p.[58] alum-sil.[58] alumn.[58] am-be.[25] am-br.[102] **AM-C.** am-caust. **AM-M.**[1] **Ambr.** ammc. amph.[36] amyg-am.[36] amyg-p.[36] **ANAC.**[1] anac-oc.[8] anag. anan.[54] androc.[222] ang.[5] anh.[144] anil.[36] ant-ar. ant-c.[1] ant-o.[85] ant-s. **Ant-t.** anth. **Anthr.** anthro.[54] antipyrin.[102] ap-g.[102] aphis.[187] **APIS**[36] **APISIN.**[5] apoc.[25] apoc-a.[36] aq-des.[275] aq-mar.[116] arag.[102] aran. aran-ix.[119] **Arg.**[5] **Arg-n.**[102] arge.[85] arge-p.[264] arist-cl.[119] arist-m.[102] **ARN.**[102] **ARS.**[5] ars-br.[102] ars-h. **Ars-i.**[25] ars-met.[8] ars-s-f.[58] arum-d. arum-m. **Arum-t.**[25] arund. **Asaf.**[5] asar.[5] asc-t. asim.[36] aspar. asper.[1125] astac.[54] aster. atista[192] atro.[36] **Aur.** aur-ar.[58] aur-i.[58] **Aur-m.** aur-m-n.[36] aur-s.[58] ba-sv.[136] bac.[8] bad.[25] **Bamb-a.**[1184] bani-c.[204] bapt.[8] bar-acet.[36] **Bar-c.**[1] bar-i.[25] **Bar-m.**[8] bar-s.[58] baros.[1125] bcg[149] **BELL.**[1] bell-p.[58] benz.[102] benz-ac.[58] berb. berb-a.[1125] beryl.[119] bism.[5] biti-a.[102] boerh.[1125] bond.[36] bor.[5] bor-ac.[102] borag.[255] both-l.[36] **BOV.**[5] brach. brass.[36] **BROM.**[5] bros-g.[259] brucel.[241] **BRY.**[5] **Bufo**[36] buni-o.[149] but-ac.[149] buth-aust.[119] **Cact.**[25] cadm-m.[36] cadm-s. cahin. caj.[102] calad.[5] calam-a.[1125] **CALC.**[1] **Calc-ar.** calc-f.[102] calc-hp.[25] calc-i.[58] calc-m.[72] calc-p.[36] **Calc-s.**[58] calc-sil.[58] calen.[45] calo.[36] calx-b.[194] **Camph.** cand-a.[239] cann-i.[36] cann-s.[5] **CANTH.**[5] **Caps.**[5] carb-ac.[25] carb-an.[1] **Carb-v.** carbn-h. carbn-o. **Carbn-s.**[25] carc.[119] card-m.[25] carl. carn-g.[264] cass.[36] cassi-s.[192] cast. cast-eq.[36] cast-v.[1125] cath-a.[264] caul. **CAUST.**[1] cean.[111] **Cedr.**[25] celt.[36] cench.[58] cent-u.[1125] **CHAM.**[1] chel.[5] chim. **CHIN.**[1] chin-ar.[58] chin-s.[36] chion.[1125] **CHLOL.** chlor.[36] chloram.[127] chlorpr.[149] choc.[222] **CIC.** cimic. **Cina**[5] cinnam.[102] cinnb. cist.[25] cit-v. citl-v.[197] clem.[1] cob. cob-n.[119] coc-c.[36] coca[25] **Cocc.**[5] coch-o.[1125] coff.[5] **COLCH.**[5] **Coll.** **Coloc.**[1] colocin.[36] **Com.**[8] **Con.** conch.[36] conv.[102] **Cop.** cor-r.[25] corn. corn-f.[45] cortico.[149] cortiso.[144] corv-c.[258] cory.[116] crat.[193] croc.[5] **Crot-c.**[2016] **Crot-h.** croto-t.[5] cub.[36] cund.[8] **Cupr.**[1] cupr-acet. cupr-ar.[25] cur. curc.[192] cycl.[1] cymbo-ci.[2184] cymin.[102] cypra-e.[227] cyt-l.[119] **Daph.**[54] der.[36] **DIG.**[36] dios.[25] diph.[72] dirc. dol. dor.[25] dros.[5] **DULC.** dys-co.[136] **Elaps** elat. elmen[9] ems[9] ephe.[1125] equis-a.[1125] erech.[25] ery-a. ery-m.[1125] eucal.[36] eup-c.[1125] eup-per. **EUPH.**[5] euph-cy.[1125] euph-l.[85] **Euphr.**[5] eupi.[36] excr-can.[269] fago.[25] falco-p.[265] **FERR.**[137] **Ferr-ar.** **Ferr-i.** ferr-m. **Ferr-p.** ferr-s. ferul.[36] fil.[102] **Fl-ac.**[5] foll.[149] form.[36] form-ac.[111] frag.[36] frax-e.[1125] fuc.[116] fum.[1125] galeg.[1125] gali.[1125] gamb. gast.[36] gaul.[1125] gels. genist.[1125] gent-l.[809] germ.[222] gink.[227] glech.[111] glon.[58] gnaph.[1125] goss.[25] gran.[10] granit-m.[194] **GRAPH.**[5] grat. grin.[111] **GUAI.**[1] **Guare.**[54] gymn. haliae-lc.[222] hall[85] ham.[36] harp.[1184] hecla.[25] hed.[119] hedy.[36] helia.[1125] **HELL.**[137] helo. helod-c.[205] **Helon.** **HEP.**[5] hepat.[1125] hern-g.[1125] hip-ac.[119] hipp. hippoz.[54] hist.[144] hura[36] **Hydr.** hydr-ac.[36] **Hydrc.** hydrog.[222] **Hyos.**[1] hyper. ichth.[77] ictod. **Ign.**[1] ignis[194] ilx-a.[1125] ind. indg.[10] **IOD.** iodof.[171] **Ip.**[5] ipom.[119] irid.[222] iris jab.[36] jac. jac-c.[8] jal.[1125] jatz.[9] jug-c.[25] jug-r. junc.[36] juni-c.[1125] just.[111] **Kali-ar.** **KALI-BI.**[36] kali-br.[8] **Kali-c.**[1] **KALI-CHL.** kali-cy.[85] **Kali-i.**[36] **Kali-m.**[102] kali-ma. **Kali-n.** kali-p. kali-s.[58] kali-sil.[58] kali-tel.[36] **Kalm.** kola[1184] **KREOS.**[5] kres.[149] kron.[9] lac-ac.[54] lac-as.[274] **Lac-c.** lac-d. lac-del.[204] lac-h.[233] lac-leo.[204] lac-lup.[204] lacer.[36] **LACH.** lachn. lact. lam.[1125] lap-a.[25] lap-laz.[227] lappa[25] lar-ar.[251] lat-h.[301] lat-m.[119] lath.[102] laur.[5] lav-v.[1125] **LED.**[1] lem-m.[85] lepro.[197] lept.[1125] levi-o.[1125] liatr.[102] **Lil-t.** lina.[1125] linu-u.[1125] lith-c.[54] **Lob.** loxo-r.[240] **LYC.**[1] lycps.[8] lyss. **M-arct.**[5] m-art.[5] m-aust.[5] **MAG-C.**[5] mag-m.[5] mag-p.[85] mag-s.[119] maland.[122] **Manc.**[1057] mand.[1125] mang.[5] mang-acet.[1] mangi.[102] marm-w.[194] marr.[1125] med.[58] medus.[36] mein.[9] mela.[36] meli.[1125] melis.[1125] menis.[25] menth.[85] menth-pu.[1125] meny. meph. **MERC.**[5] merc-acet.[36] merc-aur.[102] **MERC-C.**[5] **Merc-cy.** merc-d. merc-i-f. merc-i-r. merc-k-i.[110] merc-pr-r.[36] **MERC-S.** merl.[102] **MEZ.**[5] mill. mim-h.[36] mim-p.[85] **MIT.** morg.[136] morg-g.[136] morph.[36] mosch.[5] **Mur-ac.**[5] murx.[102] musa[197] mut.[136] mygal.[192] myric. myrrh.[1125] myrt-c.[1125] nabal.[36] naja naphtin.[102] narcin.[36] nast.[1125] **Nat-ar.** **Nat-c.**[1] **Nat-h.** nat-hchls.[36] **NAT-M.**[5] nat-n.[144] nat-p.[36] **Nat-s.** nat-sal.[102] nat-sil.[58] neon[222] nicc.[36] **NIT-AC.**[1] **Nux-m.**[5] **NUX-V.**[1] oci.[36] **Oena.** ol-an.[85] ol-j.[54] ol-sant.[102] **Olnd.**[5] onon.[1125] onos. **OP.**[137] orig.[85] osm. ox-ac.[36] oxyd.[102] oxyu-s.[237] ozone[227] paeon. pall. par.[5] paraf.[77] pareir. parth.[197] ped.[36] pen.[77] **Petr.** **Ph-ac.**[1] phase.[1125] phel. **PHOS.**[1] phys.[38] physal.[1125] **PHYT.**[111] pic-ac. pice-e.[1125] pier-b.[233] piloc.[102] pimp.[1125] pip-m.[1125] pip-n.[85] pitu-a.[164] pitu-p.[119] plan.[25] **Plat.**[102] **Plb.**[5] plut-n.[222] **Podo.** polyg.[25] polyp-p.[36] por-m.[251] prim-o.[102] prot.[136] **Prun.**[72] psil.[164] psor.[54] ptel. **PULS.**[1] puls-n.[36] pyrog. pyrus querc-r.[1125] **Ran-b.**[5] ran-s.[5] raph.[10] rat.[36] rauw.[119] rham-cal.[102] rham-cath.[1125] rham-f.[1125] rheum[5] **Rhod.** rhus-d.[72] rhus-g.[25] **RHUS-T.**[5] **Rhus-v.**[8] rob.[36] ros-d.[305] rosm.[1125] rubu-f.[1125] rumx.[58] rumx-a.[85] **RUTA** sabad.[5] sabal.[85] **Sabin.**[5] sac-alb.[36] sac-l.[85] sal-ac. sal-mar.[72] salx-m.[102] salx-n.[102] **Samb.**[144]

SCHWELLUNG; allgemeine Arzneien (Forts.)
samb-e.[1125] sang.[8] sanguin-n.[102] sanic. sant.[25] sap-sod.[45] sapin.[36] sapo.[102] sarcol-ac.[144] saroth.[1125] sarr. sars.[5] sass.[1125] sat-h.[1125] schran-u.[88] scirr.[45] scol.[36] scorp.[269] scroph-n.[36] **Sec.**[5] sel.[5] senec.[25] **SENEG.**[5] **SEP.**[1] sieg.[144] **Sil.**[5] sil-mar.[85] sin-n. slag[102] sol[236] sol-a.[36] sol-n.[36] sol-o.[36] sol-t-ae. solid.[111] solin.[38] spect.[271] **Spig.**[1] spig-m.[36] spirae.[1125] **SPONG.**[5] squil. **Stann.**[809] staph.[1] stel.[102] stict. stigm.[102] still.[25] **STRAM.** stront-c. stront-n.[162] stroph.[85] stry. succ.[194] sul-ac.[5] sul-i.[58] sulo-ac.[149] **SULPH.**[58] sumb.[36] syc-co.[136] sym-r.[1125] symph.[5] syph.[58] tab.[36] tanac.[25] tarax.[8] **TARENT.**[36] tarent-c.[102] tax.[102] tela[192] **Tell.** tep. ter.[49] tere-ch.[149] term-a.[192] **Teucr.**[5] teucr-s.[1125] teucr-sc.[1125] thal.[36] thal-s.[85] thea.[102] ther. thiosin.[102] thlaspi[45] **THUJ.**[5] thym-gl.[100] thymu.[1125] **Thyr.**[102] til. til-c.[253] triat.[223] trif-p.[102] trif-r.[102] trig-f-g.[1125] tril-c.[36] tritic.[1125] tub.[36] tub-a.[142] tub-m.[151] tung.[252] tus-f.[102] tus-fa.[1125] ulm.[1125] upa.[36] uran.[269] uran-n.[54] urea[36] uro-h.[264] **Urt-u.**[36] ust.[36] vac.[36] valer. vanad.[85] vario.[36] ven-m.[149] **Verat.**[1] verat-v. verb. verbe-o.[1125] vesp. vib. vinc.[4] vince.[1125] viol-o.[5] viol-t.[5] **Vip.**[36] visc.[25] wies.[9] wild.[9] **Wye.** x-ray[119] xan. xero.[102] yohim.[85] yuc.[102] **Zinc.**[5] zinc-i.[137] zinc-p.[58] zinc-s. zinc-val.[102] ziz.[25]
☞ *Hypertrophie*

- **rechts**: ars.[1] corv-c.[258] sang.[111]
- **vormittags**: fago.[36]
- **nachts**: coc-c.[36]
- **periodisch**, jährlich: crot-h.[36]
- **Eisprung,** Ovulation, während: foll.[149]
  ☞ *M; Eisprung, Ovulation, Beschwerden während*
- **Fieberhitze,** während: crot-h.[36]
- **Menses**:
  - **vor**: foll.[149] puls.[5]
  - **während**: kali-c.[137] lac-c.[137]
- **Tod,** eine gewisse Zeit vor dem: carb-ac.[25]
- **Drüsen**: acon. acon-l.[102] **Aesc.** aeth.[102] aethi-a.[102] agn. **Ail.**[111] **Aln.**[102] alum. alum-sil.[58] **Alumn.**[54] **AM-C.**[54] **Am-m.** ambr. anan.[54] **Ant-c.**[5] ant-t. **Anthr.** anthro.[54] apis[137] **Apisin.**[5] aq-mar.[116] aran-ix.[149] arg. **ARN.**[5] **Ars.**[54] ars-br.[102] **ARS-I.**[54] ars-s-f.[58] **Arum-t. Asaf.** astac.[54] **AUR.**[5] aur-ar.[58] aur-i.[58] **Aur-m.**[54] aur-s.[58] **Bad.**[25] bapt. **BAR-C. BAR-I.**[25] **BAR-M.** bar-s.[58] **BELL.**[5] bell-p.[58] **Berb.**[54] bor. bov. **BROM. BRY.**[5] **Bufo** calad. **CALC.**[54] calc-ar.[116] **Calc-f.**[111] calc-hp.[116] **CALC-I.**[54] calc-m.[85] calc-p.[54] **CALC-S. Calc-sil.**[58] **Calen.**[102] camph. cann-s. **Canth.** caps.[54] **CARB-AN. CARB-V.**[54] **Carbn-s.** caust.[54] **CHAM.**[5] chim.[25] **Chin.**[5] **Cic.**[5] cinnb.[10] **CIST.**[54] **CLEM.** coc-c.[36] **Cocc. Coloc.**[5] **CON.**[54] cop.[54] cor-r. cory.[116] croc. crot-h. croto-t.[54] cupr.[54] cycl. **Dig.**[5] dros.[122] **DULC.**[1] **Eucal.**[36] euph. euphr.[85] eupi.[85] **FERR.**[122] ferr-ar. ferr-i. fil.[102] fl-ac.[5] fuc.[116] gali.[1125] **GRAPH.**[54] hall[85] ham.[111] **Hecla.**[54] hed.[144] **Hell.**[5] **HEP.**[5] hippoz.[54] hydr.[1125] hydrc.[116] hyos. **IGN.**[5] **IOD. Iris**[111] jatz.[9] jug-c.[25] **JUG-R.**[1125] **Kali-ar. Kali-bi.**[54] kali-br.[54] **Kali-c. Kali-chl. Kali-i.** kali-m.[144] kola[1184] kreos.[10] lac-c.[54] lach. **Lap-a.**[25] lappa[25] led. **Lith-c.**[54] **LYC.**[5] m-art.[5] **Mag-c.**[54] mag-m.[54] manc.[1125] mang. med. **MERC.**[5] **MERC-C.** merc-cy.[102] merc-d. **Merc-i-f. Merc-i-r.** merc-k-i.[110] **Mez.**[5] mosch.[5] mur-ac. **NAT-C.**[5] nat-m.[54] **Nat-p.**[54] nat-s.[111] **NIT-AC.**[5] **Nux-v.** ol-j.[54] ozone[227] **PETR.**[54] **Ph-ac.**[54] **PHOS.**[5] **Phyt.** plan.[25] plb. psor.[54] **Puls.** ran-b. **Ran-s.**[5] raph.[10] rhod. **RHUS-T.**[5] **Rumx.**[102] ruta sabad. sabin. sal-mar.[72] samb. saroth.[1125] sars. scirr.[102] scol.[36] scroph-n.[102] sec.[54] seneg.[10] **Sep.**[5] **SIL.**[5] sil-mar.[85] sol-a.[85] sol-o.[85] **SPIG. SPONG.**[137] **Squil.**[5] **Stann. STAPH.**[54] stict.[85] stram.[10] stront-c. **Sul-ac.**[54] **Sul-i.**[58] **SULPH.**[5] syc-co.[136] symph.[85] **Syph.**[122] tab.[85] tarent.[111] tax.[102] ter.[10] teucr. teucr-s.[1125] teucr-sc.[1125] ther.[137] thiosin.[102] **THUJ.**[54] thyr.[102] **Trig-f-g.**[1125] tritic.[1125] **Tub.** tub-a.[142] tub-m.[151] uran-n.[54] **Verat.** viol-o. viol-t.[54] vip.[36] **Zinc.**
  - **Abmagerung,** bei: **Ars.**[54] **Ars-i.**[54] **Bar-c.**[54] **Calc.**[54] **Calc-i.**[54] **Calc-p.**[54] carb-v.[54] caust.[54] **Cist.**[54] **Con.**[54] **Graph.**[54] **Mag-c.**[54] **Mag-m.**[54] nat-m.[54] nit-ac.[54] **Ol-j.**[54] petr.[54] ph-ac.[54] phos.[54] psor.[54] **Sil.**[54] staph.[54] sul-ac.[54] sulph.[54] ther.[137]
    ☞ *Abmagerung; allgemeine Arzneien*
  - **Fieber,** während, über den Körper verteilt: bell.[137] kali-c.[137] sep.[137] sil.[5]
    - **Fieberhitze,** während: sil.[5]
  - **Hautausschlägen,** mit: dulc.[1]
  - **Kälte**:
    - **agg.**: **Ars.** asaf. bell. **Cocc. CON.** cycl. dulc. lach. **Merc.**[5] rhod. spig. **Sulph.**[5] thuj.[54]
    - **Füße,** durch kalte: lyc.[36]
  - **Menses,** während: kali-c. lac-c.
  - **Quetschung,** nach: bell-p.[58] phos.[58]
  - **Scharlach,** nach: **Am-c.**[54] **BAR-C. Lac-c.**[54]
    ☞ *M; Scharlach, Folgekrankheiten nach*
  - **Schweiß,** während: **Bell.**[5] lyc.[5] merc.[5] nit-ac.[5] phos.[5] rhus-t.[5] **Sep.**[5] **Sil.**[5] sulph.[5]
  - **Ductus,** Drüsen ohne: spong.[137]
  - **lymphatisch**: aran-ix.[149] bar-i.[25] **Berb.**[54] chim.[25] lap-a.[25] vip.[36]
- **Gelenke**: **Abrot.** acon. **ACT-SP.** agn. anag. ant-c.[5] **Ant-t. Apis** apoc. **Arn. Ars.**[5] asc-t. aur. **Aur-m. BELL.** berb. bov.[116] **BRY.** bufo **Calc.** calc-f. canth.[116] caust.[58] cedr.[116] chin. chin-s.[116] **Cimic.** clem.[5] **Cocc. COLCH.** coloc.[5] con.[5] dulc.[58] elmen[9] **Ferr-p. Guai. Ham. HEP.** hip-ac.[119] iod.[5] kali-ar.[58] kali-bi.[58] **Kali-chl.** kali-i. kali-m.[116] **Kalm.** kreos.[5] **Lac-ac.** lac-c.[58] **Lach.**[5] **LED. Lyc.** mang. med. meli.[1125] **Merc. Nat-m. Nux-v.** petr.[5] phos.[5] puls.[5] **Ran-b.**[116] **Rhod. Rhus-t.**[5] sabin.[5] sal-ac. samb.[116] sil.[5] sol-t-ae. staph.[5] stict. **SULPH.**[5] tarent. **Ter.** thuj. **Verat-v.**
- **Knochen**: acon. am-c. ambr.[10] ang.[5] ant-c. **Arg.**[5] **ASAF. Aur. Bell.** bry. bufo[111] **CALC.** calc-f.[111] **Calc-p.** carb-an. chin. **Clem.**[1] coloc. con. conch.[36] cub.[36] daph.[54] dig. **Dulc.**[5] euph. ferr. fl-ac. **Guai.**[5] hep. iod. **Kali-i. Kreos.**[5] lac-ac.[58] lach. led.[5] **LYC.**[5] mang. **Merc.**[36] **MEZ.** nat-c. nat-m. **Nit-ac.** petr. **PH-AC. PHOS. Phyt.**[54] plb. **PULS.** rhod. **RHUS-T. Ruta** sabin. sep. **SIL.** spig. **STAPH.**[5] stront-c.[5] **SULPH.**[5] thuj. tub.[111] verat.

◦ **lange** Röhrenknochen, umschriebene Stelle: conch.[36]
☞ *O; Knochen; Röhrenknochen, lange*

◦ **Periost**: **ACON.** ant-c. **ASAF. Aur.** bell. bry. chin. clem.[1] **Kali-i. Led.**[5] mang. **Merc.**[36] mez. **Nit-ac. PH-AC. Puls.** rhod. rhus-t. ruta sabin. **Sil. STAPH.**[5] sulph.[5]
☞ *O; Knochen; Periost*

◦ ◦ **nachts** im Bett **agg.**: merc.[36]

◦ ◦ **Gewitter** agg.: merc.[36]

◦ **Schäfte**: **Conch.**[36]

- **Knorpel**: **ARG. Calc.**[54] **Sil.**[54]
☞ *O; Knorpel, Beschwerden der*

- **Körperöffnungen**: nit-ac.[137]
☞ *O; Körperöffnungen, Beschwerden der oder an*

- **Körperteile,** betroffene:

◦ **erkrankte** Teile: **ACON. ACT-SP. Agn.**[5] alum. alum-sil.[58] ant-c. ant-s. **Apis** arn. **Ars. Ars-i.** asaf. aur. aur-s.[58] bar-c. bar-i.[58] **BELL.** bov. **BRY.** calc. calc-i.[58] calc-sil.[58] cann-s. **Canth.** carb-an. carb-v. **Caust.** cedr. cham. chin. cic. clem. **Cocc.**[5] colch. coll. con. **CROT-H.** croto-t. cub. cupr. dig. dulc. euph. **EUPHR. Ferr.** ferr-ar.[58] ferr-p. **Fl-ac. GELS.** graph. guai. **Guare.**[36] hell. **Hep.** hippoz.[54] hydr. ign. **Iod. Kali-bi. KALI-C.**[5] kali-chl.[58] **Kali-i.**[119] **Lach. Led. Lyc.** mag-c. mang. **MERC. MERC-C. Mur-ac. Nat-c. Nat-m. Nit-ac. Nux-v.** ox-ac. **Petr.** ph-ac. **Phos. Phyt.** plb. **Psor. PULS.** ran-b. **RHOD. RHUS-T.** ruta **Sabin.**[5] **Samb.** sang. sars. sec. **SEP. SIL.** spig. **SPONG. Stann.** staph.[5] **Stram. SULPH.** thuj. **Valer.** zinc.

◦ **unbedeckte** Teile: **Rhus-t.**[5]
☞ *O; Teile, Körperteile, einzelne; unbedeckte Teile*

- **Oberkörper** bis zum Nabel: urt-u.[36]

- **Schleimhäute**: apisin.[5] **Arg-n.** ars-i.[111] asim.[36] **Hydr.** kali-bi.[111] kali-i.[111]

- **Wunden**:
☞ *Wunden; geschwollen*

- **blasse** Schwellung: **APISIN.**[5] bar-c.[137] **Bry.**[137] lach.[137] lyc.[137] rhus-t.[137] **Sulph.**[137]

- **bläulich**: arn. ars. aur. **Carb-an.**[144] carb-v. con. ferr-i. hep. **Lach.** mang. merc. merc-i-f. puls. sil. sul-ac.

◦ **rot**: carb-an.[144]

- **chronisch**: cist.[137]
☞ *Chronizität*

- **Eiterung,** mit, Drüsen: cist.[25] lap-a.[25] lappa[25]

- **elastisch,** hinterlässt keine Druckstelle: ars.[36] conch.[36] dor.[25]

◦ **Knochen**: conch.[36]

- **enorm**: dor.[25]

- **entzündliche** Schwellung: **ACON.** agn. alum. am-c. ant-c. ant-t.[5] **Apis** arn. **ARS.** ars-i. ars-s-f.[58] asaf. **Aur.**[10] bad. bar-c. bar-m.[58] **BELL. Bor. Bry. CALC.** calc-sil.[58] cann-s. **CANTH.** carb-an. carb-v. **Caust.** cham.[54] chin. cinnb. clem. cocc. colch. **Con.** crot-h.[10] cupr. dros.[122] euph. gran.[10] graph. guai. hep. hyos. **Iod. Kali-ar. KALI-BI. KALI-C. Kali-i.** kali-n.[10] led. **Lyc.** m-arct.[5] mag-c. **Mang. MERC.** mez. mur-ac. nat-c. **Nat-m. Nit-ac.** nux-v. petr. ph-ac.[10] **Phos. Phyt.** plb. **Puls. Rhus-t.** sabin. samb. sars. sec. seneg.[10] **SEP. Sil.** sil-mar.[85] spong. stann. stram.[10] **Sulph.** thuj. zinc.
☞ *Abszesse, Eiterung; allgemeine Arzneien •Entzündung*

◦ **Drüsen**: **Acon.** agn. am-c. ant-c. **Arn.** ars. asaf. **Bad. Bar-c.** bar-m.[58] **BELL.** bor. **Bry.** calc. **Carb-an. Carb-v.** caust. **Cham.**[54] cinnb. **Clem.** cocc. **CON.** dros.[122] **Hep.** hyos. kali-ar.[58] **Kali-i. Lyc.** mang. **MERC.** mez. mur-ac. nat-c. petr. ph-ac.[10] **Phos. Phyt.** plb. puls. **Rhus-t.** sabin. samb. sars. sec. seneg.[10] **SEP. SIL.** sil-mar.[85] spong. stann. stram.[10] **SULPH.** thuj. zinc.

- **erektile** Geschwulst: lyc.[5]

- **flach**: form.[36]

- **fluktuierend,** Knochen: conch.[36]

- **harte** Schwellung: agn. all-c.[36] alumn.[58] ant-c. arn. ars. ars-i.[58] asaf. bad.[54] bar-c.[58] bar-m.[111] bell.[1] brom.[102] bry. calc-f.[122] calc-sil.[58] carb-an. caust. chin. con. conch.[36] dig. graph. hep.[5] iod. jatz.[9] kali-i. lach. led. merc. mez. nux-v. phos.[137] phyt.[111] puls. rhus-t. sabin. samb. sil.[5] sol-n.[36] spong. staph.[58] stront-c. sul-i.[58] sulph. tarent.[111] thyr.[102] vip.[36]

◦ **Drüsen**: agn. alumn.[58] ant-c. arn. ars. ars-i.[58] asaf. **Bad.**[54] bar-c.[58] bar-m.[111] bell.[1] brom.[102] **Bry.** calc-f.[122] **Calc-sil.**[58] **Carb-an.** caust. chin. **CON.** dig. graph. hep.[5] **IOD.** jatz.[9] **Kali-i.** lach. led. merc. mez. nux-v. **Phos.** phyt.[111] **Puls. RHUS-T.** sabin. samb. sil.[5] **Spong.** staph.[58] stront-c. sul-i.[58] **Sulph. Tarent.**[111] thyr.[102] vip.[36]

◦ ◦ **eitert** selten: brom.[102]

◦ **Knochen**: conch.[36]

◦ **wandernd,** Lymphdrüsen: phos.[137]

- **heiße** Schwellung: acon. am-c. ant-c. ant-t. arn. asaf. bar-c.[5] bell. brom.[5] bry. bufo[111] calc. canth. carb-an. carb-v. cham.[54] chin. clem. cocc. euph. guare.[36] hep. kali-c. led. merc. nux-v. petr. phos. phyt. puls. rhus-t. sars. sil. sulph. vip.[36]

◦ **Drüsen**: **Acon.** am-c. ant-c. **Ant-t.** arn. asaf. **Bar-c.**[5] **BELL. BROM.**[5] **BRY.** bufo[111] **Calc.** canth. **Carb-an.** carb-v. **Cham.**[54] chin. clem. cocc. euph. **Hep.** kali-c. led. **MERC.** nux-v. petr. **PHOS. Phyt.** puls. rhus-t. sars. sil. **Sulph.** vip.[36]

◦ **erkrankten** Teilen, an: guare.[36]

- **kalte** Schwellung: asaf.[137] bell.[36] **Cocc.**[5] con.[137] **Dulc.**[137] **Merc.**[137] **Sulph.**[137]

◦ **Drüsen**: **Cocc.**[5]

- **Knoten,** wie, Lymphdrüsen: bry. iod.[58] nit-ac.

- **ödematös**: acet-ac.[36] **Acon.** acro-c-f.[2047] aegle.[192] aeth.[1125] **Agar.** alch-v.[1125] alco.[36] **All-c.**[1125] am-c. **Am-m.** anag.[1125] **ANT-C. APIS** apisin.[5] **Apoc.** arist-cl.[1125] arn. **ARS.**[36] ars-i.[58] ars-s-f.[58] **Asaf.** asc-t.[1125] **Aspar.**[1125] asper.[1125] aur. **Aur-m.** bani-c.[1237] bar-c. baros.[1125] **Bell.** berb.[1125] **Boerh.**[1125] both-l.[36] bov.[5] brass.[36] **BRY.**[5] buni-o.[149] calam-a.[1125] **CALC.** calc-sil.[58] calen.[1125] **CANTH.**[5] **CAPS. Carbn-s.** cast-v.[1125] cedr. cham. chel.[5]

SCHWELLUNG; allgemeine Arzneien; **ödematös** (Forts.)

Chim.[1125] **CHIN.**[5] chin-s.[36] cina cocc. coch-o.[1125] **COLCH.**[5] coloc. **CON.**[5] cortiso.[149] corv-c.[258] **CUPR. DIG.** dros. **Dulc.** elmen[9] ery-a.[1125] ery-m.[1125] eup-c.[1125] euph-cy.[1125] **FERR.** ferr-ar.[58] frax-e.[1125] **Fum.**[1125] **Gali.**[1125] gaul.[1125] **Genist.**[1125] gnaph.[1125] **GRAPH.** guai. **HELL.** hern-g.[1125] hydrc.[1125] hyos. ilx-a.[1125] **Iod.** ip. iris[1125] jal.[1125] **Juni-c.**[1125] kali-bi.[111] kali-br.[8] **KALI-C.**[5] kali-i.[111] kali-n.[5] kalm.[1125] kreos. lach. lact.[1125] laur. lav-v.[1125] **Led.**[5] lept.[1125] **LEVI-O.**[1125] liatr.[1125] lina.[1125] linu-u.[1125] **Lith-c.**[54] **Lyc.** mag-c. mand.[1125] mang.[5] menth-pu.[1125] **Merc.**[5] merl.[1125] mez. mosch. myrt-c.[1125] nast.[1125] nat-c. **Nat-m.**[54] **Nit-ac.** nux-m. nux-v.[5] **OLND. ONON.**[1125] **Op.**[5] orig.[1125] **Phase.**[1125] phos. physal.[1125] **Phyt.** pice-e.[1125] **Plb.**[5] **Puls.** rham-cath.[1125] rham-f.[1125] rheum **Rhus-t.** rosm.[1125] rubu-f.[1125] ruta[5] sabin.[58] **SAMB.**[5] **SAMB-E.**[1125] saroth.[1125] sars. sass.[1125] sat-h.[1125] **SENEG.**[5] **SEP.**[5] sil. sol-n.[1125] solid.[1125] **Spig.** spirae.[1125] spong. **SQUIL.** staph. stram. **SULPH.**[5] sym-r.[1125] tarax.[1125] tarent.[36] **Teucr.** thymu.[1125] tritic.[1125] tus-fa.[1125] ulm.[1125] urea[36] urt-u.[1125] **Verat.**[5] **Verb.** verbe-o.[1125] vince.[1125] vip.[36] **Zinc.**[5] ziz.[54]

HAUT; C; Schwellung; allgemeine Arzneien; ödematös • HAUT; C; Wucherungen, Auswüchse; anschwellende, entzündete, ödematöse Wucherungen • KLINISCHES; C; Wassersucht

- ◦ **Knochen**: mand.[1125]
- ◦ **Schleimhäute**: apisin.[5] kali-bi.[111] kali-i.[111]
- ◦ **Fettgewebe,** sieht aus wie: ars.[36]
- ◦ **Tiefe** Eindrücke nach Benutzen von Instrumenten (z. B. Schere): **Bov.**[5]

- **perlschnurartig,** Lymphdrüsen: aeth.[137] am-c.[137] apis[137] aur.[137] bar-i.[137] **BAR-M.** berb.[137] **Calc.** calc-i.[137] **Cist.** con. **Dulc.** hep. **Iod.** lyc. **Nat-m.**[137] nit-ac.[137] phos.[137] rhus-t. **Sil.** sul-i.[58] tub.
- **pulsierend**: apis[36]
- **rot**: apis[36] asaf.[137] **BELL.**[5] form.[36] sabin.[137] sol-n.[36]
  - ◦ **dunkelrot**: asaf.[137]
  - ◦ **glänzend**: sabin.[137]
- **schmerzhaft**: acon. am-c.[54] anan.[54] ant-c. anthro.[54] apis[36] arn. ars.[54] aur.[5] aur-i.[58] bar-c.[54] bar-m. bell. both-l.[36] calc.[5] calc-p.[54] canth. caps.[54] carb-an. carb-v.[54] caust.[54] cham.[54] chin. clem. con.[54] conch.[36] cop.[54] cor-r. croto-t.[54] cupr.[54] dig.[1] graph.[5] hep. ign.[54] iod. kali-c.[54] kali-i. kola[1184] lyc.[5] merc.[54] merc-i-r.[137] mosch.[5] nat-m.[54] nit-ac. nux-v. phos. phyt. psor.[54] puls. rhus-t. sil. spig.[5] stann. staph.[5] sulph.[54] vip.[36]
  - ◦ **Drüsen**: acon. am-c.[54] anan.[54] ant-c. **Anthro.**[54] **Arn.** ars.[54] **Aur.**[5] aur-i.[58] **Bar-c.**[54] **BAR-M. BELL. Calc.**[5] **Calc-p.**[54] canth. **Caps.**[54] carb-an. carb-v.[54] caust.[54] **Cham.**[54] **Chin.** clem. **CON.**[54] cop.[54] cor-r. croto-t.[54] cupr.[54] graph.[5] **Hep.** ign.[54] **Iod.** kali-c.[54] **Kali-i.** kola[1184] lyc.[5] **Merc.**[54] merc-i-r.[137] mosch.[5] nat-m.[54] **Nit-ac.** nux-v. **Phos.** phyt. psor.[54] **Puls.** rhus-t. **Sil. Spig.**[5] stann. **Staph.**[5] sulph.[54]
  - ◦ **empfindlich** bei Berührung, Knochen: conch.[36]
- **schmerzlos,** Lymphdrüsen: ars. asaf. **CALC.** cocc.[58] **Con.** cycl. **Dulc.**[5] **Ign.** lach. **Merc. Nit-ac. Ph-ac.** plb. **Sep.** sil. **Staph.**[5] sulph. thuj. **Tub.**[122]
- **schwarz**: sol-n.[36]
- **skrofulös,** Drüsen: bad.[25] bar-i.[25] cist.[25] jatz.[9] jug-c.[25] lap-a.[25]
- **syphilitisch**:
  ☞ *Syphilis*
  - ◦ **Drüsen**: **Bad.**[102] carb-an.[102] graph.[102] **Hep.**[102] iod.[102] merc.[102] **Merc-i-f.**[102] **Merc-i-r.**[102] phyt.[102]
  - ◦ **Knochen**: grat.[1125]
- **tuberkulös,** offen, Drüsen: carc.[207]
- **unempfindlich**: vip.[36]
- **weiche** Schwellung:
  - ◦ **Drüsen**: kali-m.[144] lap-a.[144]
  - ◦ **Knochen**: conch.[36]
- **weiß,** Gelenke, wassersüchtig: **ANT-C.**[5] **Ars.**[5] clem.[5] **Con.**[5] iod.[5] **Kreos.**[5] **Lach.**[5] petr.[5] **Ph-ac.**[5] phos.[5] rhus-t.[5] sabin.[5] **SIL.**[5] **Staph.**[5] sulph.[5]
- **zurücktretende** Schwellung: ars.[137] calc.[137] hep.[137] kreos.[137] lach.[137] lyc.[137] merc.[137] sep.[137] sil.[137]

Empfindung von Schwellung: abrot.[76] absin.[102] **Acon.**[5] adam.[222] adren.[56] **Aesc.**[111] aeth. agar.[5] agn.[8] ail.[25] all-c. allox.[119] aloe **Alum.**[1] **Am-c.**[5] **Am-m.** ambr.[5] **Aml-n.** anac.[5] androc.[222] ang.[5] ant-c.[5] ant-t.[5] **APIS**[36] apisin.[5] apoc-a.[25] **Aran.** aran-ix.[149] **Arg.**[5] **Arg-n.**[5] arn.[5] **Ars.** ars-met. ars-s-f.[58] arum-t. asaf.[5] asar.[5] atra-r.[149] aur.[5] aur-i.[58] **Bamb-a.**[1184] **BAPT.**[8] bar-c.[1] **BELL.**[5] bell-p.[119] benz-ac. berb. **Bism.**[5] **Bov.**[102] brom.[5] bros-g.[259] brucel.[241] **BRY.**[5] bufo buni-o.[149] buth-aust.[144] cact. cadm.[119] caj.[25] **Calad.**[144] **Calc.**[5] calc-f.[119] **Calc-p.** calx-b.[194] **Camph.**[5] cann-i.[25] cann-s.[5] canth.[5] **Caps.**[5] carb-ac.[25] carb-an.[10] carb-v.[5] carbn-o.[36] carbn-s. card-m. carl.[36] casc. cass.[36] **Caust.**[5] **CEDR.** cench.[122] cent.[122] **Cham. Chel.**[1] **Chin.** chin-s. chlorpr.[149] choc.[222] cic.[5] cimic. cimx. cina[5] cinnam.[102] cinnb.[111] citl-v.[197] clem.[5] cob. cob-n.[119] **Coc-c.**[36] coca[25] **Cocc.**[5] cod.[36] coff. colch.[5] coll. **Coloc.**[5] **Com.** con.[5] conv.[111] **Cor-r.** cortico.[119] cot.[36] **Croc.** crot-h. croto-t.[5] cund. **Cupr.**[5] cupr-acet. cupr-ar.[36] cycl.[5] daph. dig.[1] dulc. ephe.[267] eup-per.[111] euph.[5] **Euphr.** eupi.[36] falco-p.[265] **Ferr.** gels.[25] gink.[227] gins. **GLON.**[36] **Graph.**[5] **Grat.** grin.[111] gua.[85] **GUAI.**[5] **Gymn.** haliae-lc.[222] ham. harp.[1184] helio.[36] hell.[1] helo.[85] **Hep.**[5] hydr-ac. hydrog.[222] hyos.[5] hyper.[36] **Ign.**[5] indg. iod.[5] ip.[1] ipom.[119] irid.[222] jug-c.[25] just.[137] kali-ar. **Kali-bi.**[36] **Kali-br.**[25] kali-c.[5] **Kali-i. Kali-n.** kalm. kola[1184] kreos.[5] lac-c. lac-lup.[204] **LACH.**[5] lachn. lact. lar-ar.[251] lat-h.[301] **Laur.**[5] led. **Lil-t.**[111] lim-b-c.[204] lith-c. lyc.[1] lycps.[25] m-arct.[10] m-art.[5] m-aust.[5] mag-c.[1] mag-m.[1] manc.[111] **Mang.**[5] mang-acet.[1] med.[111] menis.[25] meny.[1] meph. **MERC.**[5] merc-c.[5] **MERC-I-F.** merl. **Mez.**[5] mosch.[5] mur-ac. myric.[25] naja[111] nat-ar.[36] nat-c.[5] **Nat-m.**[111] nicc. nit-ac.[5] **Nux-m.**[5]

NUX-V.[5] olnd.[1] **Op.**[5] ox-ac. oxyg.[233] ozone[227] **PAEON.** **PAR.**[5] petr.[5] ph-ac.[5] phos.[1] phys. phyt.[111] pip-m. plan.[111] plat.[1] **Plb.**[5] podo.[25] polyg.[85] pop.[139] por-m.[251] prun. psor. ptel.[102] **PULS.**[1] pyrog.[111] ran-a.[45] **Ran-b.**[5] **Ran-s.**[5] raph.[36] rat. ratt-n.[204] rhod.[5] **RHUS-T.**[5] rhus-v.[25] rob.[36] ruta sabad.[5] **Sabin.** **Samb.** **Sang.**[8] sanguin-n.[85] sanic.[137] sarr. sars.[1] senec.[137] **Seneg.**[5] sep.[1] sieg.[144] sil.[5] sol-n.[25] **SPIG.**[1] spong.[1] squil.[5] stann.[5] **Staph.** stict.[25] stram.[5] stront-c.[5] **SUL-AC.**[5] **Sulph.**[1] tab.[111] **Tarax.** tax.[303] ter.[111] teucr.[5] thea.[122] ther. thlaspi[111] **Thuj.**[5] til. til-c.[253] tub.[36] upa.[85] uro-h.[264] valer.[5] verat.[1] verat-v.[111] viol-o.[5] vip.[85] **Wye.** xan.[25] zinc.[5]

☞ *Schlaffes Gefühl ▥ HAUT; C; Schwellung; Empfindung von Schwellung*

- **Froststadium** im Fieber, während: acon.[5]

- **Drüsen**: ant-c. aur. aur-i.[58] **Bell.** bry. carb-v. chin. clem. con. dulc. hep. ign. kali-n. lach. m-arct.[10] m-art.[5] m-aust.[5] merc. nat-m.[10] nit-ac. nux-m. nux-v. **PULS.** **Rhus-t.** sabin. spig. **Spong.** staph. sulph.[10] zinc.

- **Innerlich**: anac.[5] ant-t.[5] arn.[5] ars.[5] **Asar.**[5] aur.[5] **BELL.**[5] **Bism.**[5] bov.[5] bry.[5] calad.[5] **Caps.**[5] carb-v.[5] cina[5] cocc.[5] con.[5] euph.[5] guai.[5] hyos.[5] **IGN.**[5] kali-c.[5] laur.[5] m-art.[5] merc.[5] nux-m.[5] olnd.[5] op.[5] **Par.**[5] petr.[5] plat.[5] ran-b.[5] ran-s.[5] rhod.[5] sars.[5] **Sep.**[5] **Spig.**[5] **Stann.**[5] tarax.[5] **Verat.**[5] zinc.[5]

- **Knochen**: aloe[111] ant-c.[5] ars.[1] bell. chel. guai.[5] **Puls.**[5] raph.[36] rhus-t.[5] spig.

- **Oberkörper**: buni-o.[149]

fehlende, der entzündeten Teile: ars.[137] camph.[137] carb-v.[137] con.[137] laur.[137] op.[137] ph-ac.[137] sulph.[137]

SCHWERE, Empfindung von: acet-ac.[36] acon. aconin.[102] adam.[222] aesc. agar. agn. ail.[36] alet.[137] aloe[111] alum. alum-p.[58] alum-sil.[58] alumn.[137] am-c. am-m. ambr. aml-n.[36] ammc.[10] anac. androc.[222] ang.[5] ant-c. ant-t. apis[36] apoc-a.[36] aq-des.[275] aral.[111] aran.[192] arg-n.[5] arn. ars. ars-i. ars-s-f.[10] arund.[36] asaf.[5] asar. atro.[36] aur. aur-ar.[58] bac.[62] bamb-a.[1184] bani-c.[204] bar-c. bar-m. bar-s.[58] bell. berb.[10] bism.[5] bor. bov. brach.[36] bry.[5] bufo[111] cact.[111] caj.[36] calad. calc. calc-sil.[10] camph. cann-i. cann-s. canth. caps. carb-ac. carb-an.[10] carb-v.[5] carbn-s. caust.[5] cham.[5] chel. chin. chin-s.[36] choc.[222] chr-ac.[36] cic. cich.[36] cimic.[111] cina[10] cinnam.[36] cinnb.[36] clem. coca[36] cocc. cod.[36] coff. colch. coloc. con. corv-c.[258] crat.[10] croc. crot-h. croto-t. cub.[36] cupr. cur. cycl.[36] cypra-e.[227] dig. dor.[36] dros. dulc. ephe.[267] euph. euphr. ferr. ferr-ar.[58] ferr-ma.[36] fl-ac.[36] form.[36] gels. germ.[222] gins.[36] glon.[111] granit-m.[194] graph. haliae-lc.[222] hell. hell-o.[36] helo.[137] hep. hipp.[36] hydrc.[36] hydro-c.[2147] hydrog.[222] hyos. hyosin.[137] hyper.[36] ign. iod. ip. irid.[222] iris kali-bi.[36] kali-c. kali-chl.[58] kali-n.[5] kali-s. kreos.[5] lac-lox-a.[204] lac-lup.[204] lach.[10] lact.[36] lap-laz.[227] lappa[137] lat-h.[301] laur. led. lepi.[36] lil-t.[137] lith-c.[137] lob. lyc. m-arct.[10] m-art.[5] m-aust.[10] mag-c. mag-m. mag-s.[36] maland.[56] manc.[36] mand.[119] mang. marm-w.[194] meli. meny. merc.[5] mez. morph.[36] mosch. mur-ac. nabal.[36] nat-ar.[36] nat-c. nat-m. nat-sal.[36] nat-sil.[58] nit-ac. nux-m. nux-v. ol-an.[10] olnd. onos. op. ozone[227] pall.[36] par. petr. ph-ac.[5] phel.[111] phos. pic-ac. plat. plb. plect.[36] plut-n.[269] prun. psor. puls. ran-b. ran-s. raph.[36] ratt-n.[204] rheum rhod. rhus-t. rhus-v.[36] rumx.[36] ruta sabad. sabin. salin.[36] samb. sang. sant.[36] sars. sec. sel. senec. seneg. sep. sil. sol-n.[36] spect.[271] spig.[122] spirae.[36] spong. squil. stann.[137] staph. stict.[137] stram. stront-c. succ.[194] sul-ac. sul-i.[58] sulph.[5] tarax. tarent.[36] tax.[303] tell.[36] teucr.[5] ther.[10] thuj. til.[36] til-c.[253] trif-p.[36] tung.[252] urea[36] valer. verat. verb. viol-o. viol-t. vip.[36] zinc. zinc-p.[58] zinc-s.[36]

☞ *Völlegefühl*

Äußerlich: acon. **AESC.** agar. agn. aloe **Alum.** alum-p.[58] alum-sil.[58] am-c. ambr. ammc.[10] anac. androc.[222] ang.[5] ant-c. ant-t. arg-n.[5] arn. **Ars.** **Ars-i.** asaf. asar. aur. aur-ar.[58] **Bar-c.** bar-m. bar-s.[58] **BELL.** berb.[10] bor. bov. **BRY.** cact. calc. camph. cann-i. cann-s. canth. caps. carb-ac. carb-an.[10] **Carb-v.** **Carbn-s.** caust. cham. chel. **Chin.** cic. cimic.[111] cina[10] clem. cocc. coff. colch. coloc. **CON.** crat.[10] croc. crot-h. croto-t. cupr. cur. dig. dulc. euph. euphr. **Ferr.** ferr-ar.[58] **GELS.** graph. hell. hep. ign. iod. **Ip.** kali-c. kali-chl.[58] kali-n. kali-s. **Kreos.** lac-lox-a.[204] lach.[10] lap-laz.[227] lat-h.[301] laur. **Led.** lyc. **M-ARCT.**[10] m-art.[5] m-aust.[10] mag-c. mag-m. marm-w.[194] **Meli.** meny. **Merc.** **Mez.** mosch. mur-ac. **Nat-c.** **Nat-m.** nat-sil.[58] nit-ac. nux-m. **NUX-V.** ol-an.[10] **Onos.** op. par. **Petr.** ph-ac. **PHOS.** pic-ac. plat. plb. plut-n.[269] **Psor.** **PULS.** ran-b. ratt-n.[204] rheum **Rhod.** **RHUS-T.** **Ruta** **Sabad.** sabin. samb. sars. sec. **SEP.** **Sil.** **SPIG.**[122] **Spong.** squil. **STANN.** **Staph.** stram. stront-c. succ.[194] sul-ac. sul-i.[58] **SULPH.** teucr.[5] ther.[10] **Thuj.** til-c.[253] valer. **Verat.** verb. viol-o. **Zinc.** **Zinc-p.**[58]

☞ *Spannung, Empfindung von; Äußerlich*

- **Aufstehen** von einem Sitz, beim: ammc.[10] ang.[5] arg-n.[5] berb.[10] carb-an.[10] cimic.[111] cina[10] crat.[10] lach.[10] m-arct.[10] m-aust.[10] ol-an.[10] spig.[122] teucr.[5] ther.[10]

  ☞ *M; Aufstehen; agg.; Sitzen, vom*

- **Denken** daran amel.: marm-w.[194]

Innerlich: acet-ac.[36] **ACON.** aconin.[36] adam.[222] aesc.[137] **Agar.**[36] agn. ail.[36] alet.[137] **ALOE** alum. alum-p.[58] alum-sil.[58] alumn.[137] **Am-c.**[102] **Am-m.** ambr. aml-n.[36] ammc.[36] anac.[5] androc.[222] ang.[5] ant-t. apis[36] apoc-a.[36] aq-des.[275] aral.[111] aran.[192] arg-n.[36] arn. ars. ars-i.[137] ars-s-f.[10] arund.[36] asaf.[5] asar. atro.[36] aur. aur-ar.[58] bac.[62] bamb-a.[1184] bani-c.[204] **Bar-c.** bar-m. bar-s.[58] **Bell.**[5] **BISM.**[5] **Bor.** **Bov.** brach.[36] **Bry.**[36] bufo[111] cact.[111] caj.[36] calad. **CALC.** calc-sil.[10] camph. **Cann-i.**[36] cann-s. canth. carb-ac. **Carb-an.**[36] **Carb-v.**[36] carbn-s. caust.[5] cham.[2130] **CHEL.** **Chin.**[5] chin-s.[36] choc.[222] chr-ac.[36] cic. cich.[36] cinnam.[36] cinnb.[36] clem. coca[36] **Cocc.**[36] cod.[36] coff. colch. **Coloc.** **Con.**[36] corv-c.[258] **Croc.** crot-h.[36] cub.[36] **Cupr.**[5] cycl.[36] cypra-e.[227] **Dig.**[36] dor.[36] dros. dulc.[5] ephe.[267] euph.[1] euphr. ferr. ferr-ar.[10] ferr-ma.[36] fl-ac.[36]

SCHWERE, Empfindung von; **Innerlich** (Forts.)
form.[36] **GELS.** germ.[222] gins.[36] glon.[111] granit-m.[194] **Graph.**[5] **Hell.** hell-o.[36] helo.[137] hep.[36] hipp.[36] **Hydrc.**[36] hydro-c.[2147] hydrog.[222] hyos. hyosin.[137] hyper.[36] ign.[1] iod. ip.[5] **Iris** kali-bi.[36] **Kali-c.**[1] kali-chl.[10] kali-n.[5] kreos.[5] lac-lox-a.[204] **Lach.** lact.[36] lap-laz.[227] lappa[137] **Laur.** led.[36] lepi.[36] lil-t.[137] lith-c.[137] **Lob. Lyc.**[5] m-arct.[5] m-aust.[5] **Mag-c.**[1] **Mag-m.** mag-s.[36] manc.[36] mand.[119] mang. meli.[36] **Meny. Merc.**[5] mez. morph.[36] mosch. **Mur-ac.** nabal.[36] nat-ar.[36] nat-c.[36] **NAT-M.** nat-sal.[36] nat-sil.[58] nit-ac.[1] **Nux-m. NUX-V.**[5] ol-an.[36] **Olnd. Onos. Op.** ozone[227] pall.[36] par. **PETR.** ph-ac.[36] phel.[111] **PHOS.**[5] pic-ac.[36] plat. **Plb.** plect.[36] plut-n.[222] **Prun.** psor.[111] **PULS.**[5] ran-b.[36] ran-s. raph.[36] rheum[1] rhod. **RHUS-T.**[5] rhus-v.[36] rumx.[36] ruta[36] **Sabad. Sabin.** salin.[36] samb. **Sang.** sant.[36] sars. sec. sel. **Senec. Seneg. SEP.**[36] **SIL.**[5] sol-n.[36] spect.[271] **Spig.** spirae.[36] **Spong.**[36] squil. **STANN.**[5] **Staph.**[5] stict.[137] stram. stront-c. sul-ac. sul-i.[10] **SULPH.**[5] tarax. tarent.[36] tax.[303] tell.[36] thuj. til.[36] trif-p.[36] tung.[252] urea[36] valer. verat. verb. viol-o. viol-t. vip.[36] zinc.[36] **Zinc-p.**[10] zinc-s.[36]

- **abwechselnd** mit Leichtigkeit: nux-v.[137]
- **tagsüber**: cinnb.[36] mag-c.[36] phos.[36]
- **morgens**: agar.[36] bry.[36] cann-i.[36] coca[36] cocc.[36] cycl.[36] form.[36] granit-m.[194] hep.[36] hipp.[36] hyper.[36] kali-bi.[36] kali-c.[1] lyc.[36] mag-s.[36] meli.[36] nat-c.[36] pall.[36] pic-ac.[36] plut-n.[222] rhus-v.[36] tax.[303] tell.[36] zinc.[36]
  - **Aufstehen,** beim: bry.[36] hep.[36] hipp.[36] kali-bi.[36] **Lyc.**[36] nat-c.[36]
  - **Bett,** im: **Zinc.**[36]
  - **Erwachen,** beim: agar.[36] cann-i.[36] coca[36] cocc.[36] cycl.[36] hep.[36] hyper.[36] mag-s.[36] pic-ac.[36] plut-n.[222] tax.[303]
    - **4** Uhr: hyper.[36]
    - **Morgendämmerung,** in der: pic-ac.[36]
- **vormittags**: chin-s.[36] **Ran-b.**[36]
- **nachmittags**: anac.[36] apis[36] carb-an.[36] chin-s.[36] con.[36] tarent.[36]
  - **16** Uhr: anac.[36] tarent.[36]
  - **Fieber,** nach: **Apis**[36]
- **abends**: crot-h.[36] lact.[36] sep.[36]
- **nachts**: arg-n.[36] hell-o.[36] mag-c.[1] tarent.[36]
- **Abendessen,** nach dem: carb-v.[36]
- **Aufstehen,** beim und nach dem: ammc.[36] mag-s.[36]
- **Bett** Gehen, beim zu: caj.[36] cann-i.[36]
  ☞ *M; Bett; agg.; Zubettgehen, beim*
- **Bücken,** beim: kali-bi.[36]
  ☞ *M; Bücken; agg.*
- **Erwachen,** beim: adam.[222] agar.[36] hydro-c.[2147] ign.[1] ozone[227]
  ☞ *M; Erwachen; agg.*
- **Essen**:
  - **während**: anac.[36] bry.[36]
  - **nach**: dig.[36] plect.[36] ruta[36]
- **Fieber,** während: **Apis**[36] tarent.[36]
  ☞ *M; Fieber; während*
- **Gehen,** beim: aq-des.[275] kali-bi.[36] nit-ac.[1] spong.[36]
  - **Freien,** im: nit-ac.[1] **Spong.**[36]
    ☞ *M; Luft; frische, im Freien; agg.*
- **Klavierspielen,** durch: anac.[5] cham.[2130]
  ☞ *M; Musik; agg.; Klavierspielen*
- **Lesen,** durch: ph-ac.[36]
- **Menses**:
  - **während**: graph.[5] kali-c.[1]
  - **nach**: bufo[111] graph.[5]
- **Mittagessen,** nach: nat-c.[36]
- **Schlaf,** nach: aran.[192] rheum[1]
- **Stuhlgang,** nach: agar.[5]
  ☞ *M; Stuhlgang; nach Stuhlgang*
- **Sturm,** vor und während: sil.[1]
- **Vergrößerung,** und Empfindung von: aran.[102]
- **Drüsen**: **Bell.**[5] chin.[5] cupr.[5] lyc.[5] m-arct.[5] merc.[5] nux-v.[5] **Phos.**[5] puls.[5] rhus-t.[5] sil.[5] stann.[5] staph.[5] sulph.[5]
- **Knochen**: corv-c.[258] sulph.[5]
- **Muskeln**: aml-n.[36] bani-c.[204] mand.[119]
- **Organen,** in allen: am-c.[102]

Blei, wie durch, innerlich: aconin.[102] plut-n.[269]

lähmend, innerlich: stann.[137]

Last, wie eine, innerlich: aloe[111] aral.[111] asaf.[5] bamb-a.[1184] bism.[5] bry.[5] cact.[111] carb-v.[5] caust.[5] cham.[5] glon.[111] kali-n.[5] kreos.[5] merc.[5] ozone[227] ph-ac.[5] phel.[111] plut-n.[269] sulph.[5]

SCHWIMMEN:

Empfindung von Schwimmen: abies-c.[137] **Abrot.**[8] asc-t.[25] bapt.[102] bor. bov. **Bufo** card-m.[25] chin.[122] coff-t.[36] cub.[36] lact.[36] nat-ch.[102] phys.[25] pip-m.[36] sil.[122] sol-n.[85] squil.[102] sumb. tril-c.[36]

möchte, Verlangen danach: lac-del.[204]

- **Tauchen,** möchte, nachts: lac-del.[204]

SCHWINDSUCHT:
KLINISCHES; C; Tuberkulose

SCHWINGEN, Empfindung von: adam.[222] calad. ferr. **Ign.**[5] lyc.[36] **Merc.** ox-ac.[137] pall.[102] petr.[1] plb.[5] **Sulph.** thuj. zinc.

SEITE fühlt sich niedriger an als die rechte, die linke: adam.[222]

SEKRETIONEN:
☞ *Absonderungen*

SEXUELLE Beschwerden: agn.[137] bar-c.[137] calc.[137] **CANTH.**[137] chin.[137] **Con.**[137] graph.[137] **Lil-t.**[137] **LYC.**[137] **Nux-v.**[137] ph-ac.[137] **PHOS.**[137] pic-ac.[137] plat.[137] sel.[137] **Staph.**[137] stram.[137] sulph.[137]
MÄNNLICHE GENITALIEN;C;Sexualität
• WEIBLICHE GENITALIEN; C; Sexualität

SEXUELLEN Exzessen, nach: upa.[85]
☞ *M; Sexualität; Exzessen, nach sexuellen*

SINKEN, Hinabsinken, Empfindung von: abrot.[8] acet-ac.[72] **Acon.**[36] aegle.[192] aesc. agar.[36] agn.[38] alst-s.[72] alum. alum-p.[58] alum-sil.[58] alumn. ambr. anac.[102] anan.[36] ant-t. apoc.[25] apom.[25] aral.[25] arg-n.[5] ars.[5] arum-d.[8] **Bapt.** bar-c.[5] **BELL.** benz-n.[36] benzin. benzo.[36] bor.[8] brom.[36] **Bry.**[5] bufo cact. calad. calc.[5]

calc-p. calc-sil.[58] camph.[5] cann-i. caps.[72] carb-ac.[8] carb-an.[1] caust.[1] cham.[5] chel.[102] chin.[5] chin-s. chlol. **Cimic.** **Cina** clem. cob. **Cocc.** colch.[5] coll.[25] conv.[111] cop. croc. **Crot-h.** **Croto-t.** cupr.[5] curc.[192] cycl.[5] **DIG.**[58] dios. dulc.[5] elaps ery-m.[25] eucal.[25] eup-pur.[25] euph-c.[25] fago.[85] **Glon.** graph.[5] **HELL.** hep. **Hydr.**[25] **Hydr-ac.** hyos.[5] ign. iod.[5] ip.[58] jatr. jug-c.[36] kali-ar. **Kali-bi.**[58] kali-br.[111] kali-c. kali-chl. **Kali-fcy.** kali-i. **Lac-c.**[8] **Lach.**[5] lact.[38] lat-m.[85] **Laur.**[5] **LEC.**[809] **Lept.** **Lob.** lob-p.[85] lob-s.[25] **Lyc.** mag-c. **Med.** **Merc.** merc-c.[5] merc-i-f.[85] merc-i-r. **Mosch.**[5] mur-ac.[5] **MURX.** myric. naja narc-ps.[36] nat-ar. nat-c.[37] **Nat-m.** nux-m.[5] **NUX-V.** olnd. op.[5] orni.[72] osm.[38] ozone[227] **Petr.** ph-ac.[5] **Phos.**[8] phys. pic-ac. plan. plut-n.[222] podo.[51] ptel. puls. rad-br.[72] rhod. rhus-t.[5] sabad. sabin.[54] sac-alb. sang.[58] sars.[5] scirr.[85] scorp.[269] sec.[5] **SEP.** sil. **Stann.**[38] **Staph.**[8] stram.[5] sul-ac.[58] **Sulph.** syzyg.[123] **TAB.**[10] tarent. tax.[303] tell. teucr. thea.[36] thlaspi[29] thuj.[5] til. **Tril.**[8] uran.[269] uran-n. urt-u. **Verat.**[37] verb.[5] xan.[85] zinc. zinc-p.[58]

▤ *SCHWINDEL; C; Sinken, Gefühl, als würde man*

Bett:

- **sinkt** unter ihr hinab: benzo.[36] kali-c.[85]

- **tief** ins Bett sinken würde, als ob man: xan.[85]

SINNE:

Schwinden, Trübung der:

▤ *GEMÜT; C; Sinne, Sinneswahrnehmung; Vergehen der Sinne*

Sinnestäuschungen:

▤ *GEMÜT; C; Wahnideen (Einbildungen, Halluzinationen, Sinnestäuschungen); Sinne, der*

übermäßig geschärft:

▤ *GEMÜT; C; Sinne, Sinneswahrnehmung; geschärfte Sinne*

SITZEN:

Abneigung gegen: iod.[36] lach.[36]

kann nicht, unfähig dazu: glon.[36] lyc.[36] naja[36] stram.[36]

- **aufrecht**: lyc.[36] naja[36] stram.[36]

Neigung zu Sitzen: acon.[5] **Agar.**[5] alum.[5] am-c.[5] **Am-m.**[5] ambr.[116] anac.[5] ant-c.[5] ant-t.[5] arg.[5] arn.[5] **Ars.**[5] asar.[5] bar-acet.[116] bar-c.[5] **Bell.**[5] bor.[5] bry.[5] calc.[5] camph.[5] **Cann-s.**[5] canth.[5] caps.[5] **Carb-v.**[5] caust.[5] cham.[10] **Chel.**[5] **CHIN.**[5] **Cocc.**[5] cod.[36] colch.[5] **CON.**[5] croc.[5] cupr.[5] cycl.[5] dulc.[5] **Euphr.**[5] **GRAPH.**[5] **Guai.**[5] hell.[5] hep.[5] hyos.[5] ign.[5] **Iod.**[5] ip.[5] jac-c.[36] kali-c.[5] lach.[5] lact.[10] laur.[5] led.[116] lil-t.[111] lyc.[5] m-aust.[10] mag-c.[5] mag-m.[5] **Merc.**[5] mez.[5] mur-ac.[5] nat-ar.[36] nat-c.[5] **Nat-m.**[5] nat-s.[116] **Nit-ac.**[5] **NUX-V.**[5] olnd.[5] op.[5] petr.[5] **Ph-ac.**[5] **PHOS.**[5] pic-ac.[36] plb.[5] puls.[1] ran-b.[5] **Ran-s.**[5] **Rheum**[5] rhod.[5] rhus-t.[5] ruta[5] sabin.[10] **Sec.**[5] **Sep.**[5] sil.[5] **Spong.**[5] **SQUIL.**[5] **Stann.**[5] staph.[10] stront-c.[5] **Sulph.**[5] **Tarax.**[5] teucr.[5] verat.[10] verb.[5] viol-t.[5] **Zinc.**[5]

▤ *GEMÜT; C; Sitzen; Neigung zum*

setzt sich im Bett auf, mit hochgezogenen Knien, ruht mit Kopf und Armen auf den Knien: **ARS.** glon.[36]

SITZT:

▤ *GEMÜT; C; Sitzen • GEMÜT; C; Sitzt*

aufrecht, Hände vor der Brust gefaltet: ox-ac.[137]

Beine übereinandergeschlagen, bekommt sie nicht auseinander: bell.[137] ther.[137]

Ellenbogen und Knien, auf: lob.[137]

gebeugt, richtet sich nur mit Mühe auf: lath.[137]

Hände stützen den Körper: berb.[137] sulph.[137]

Knien, mit hochgezogenen, Kopf und Arme auf die Knie gestützt: **ARS.**[137]

Kopf in den Händen, Ellenbogen auf den Knien gestützt: glon. iod.

▤ *KOPF; C; Händen, hält den Kopf; stützt den Kopf mit den Händen • KOPF; C; Hochhalten des Kopfes; kann Kopf nicht hochhalten*

stützt sich mit den Händen ab: sulph.[137]

SPALTUNG, Empfindung von: all-c.[111] aur. coca[137] thyr.[137]

☞ *Abgetrennt, Partien fühlen sich an wie*

SPANNUNG, Empfindung von: abel.[149] abies-n.[36] achy.[149] **ACON.**[5] adam.[222] adon.[23] adren.[102] **Aesc.** aeth. aether[36] **Agar.** **Agar-ph.**[36] **Agn.**[5] **Ail.**[25] **All-c.** all-s. allox.[119] aloe[36] **ALUM.** alum-p.[58] alum-sil.[58] alumn.[36] am-br.[25] **Am-c.**[1] **Am-m.**[1] am-p.[72] **Ambr.**[1] ambro.[72] aml-n.[25] ammc. amyg-p.[36] anac.[1] anag.[36] androc.[222] **Ang.**[5] anh.[119] ant-c.[1] ant-o.[85] ant-s.[36] **Ant-t.**[5] **Anth.** ap-g.[72] **Apis** **Apisin.**[5] apoc. arag.[72] aral. aran.[149] aran-ix.[119] **Arg.** arg-cy.[142] **Arg-n.** arge-p.[264] arist-cl.[119] **ARN.** **ARS.**[102] **Ars-h.** **ARS-I.**[10] ars-met.[36] ars-s-f.[58] arum-t. **Asaf.** **Asar.**[5] asc-t.[25] aspar. astac.[36] astra-e.[149] atro.[25] **AUR.**[1] aur-ar.[58] **AUR-I.**[58] **Aur-m.**[58] **Aur-m-n.**[36] aur-s.[58] bac.[62] **Bamb-a.**[1184] bani-c.[204] **Bapt.** **BAR-C.** **Bar-i.** bar-m. bar-s.[58] **BELL.**[1] bell-p.[102] benz-ac. **BERB.** beryl.[119] bism.[1] bol-s.[36] bond.[36] **Bor.**[1] **Bov.**[5] **BROM.**[5] bros-g.[259] brucel.[241] **BRY.**[5] bufo buni-o.[149] buth-aust.[119] **CACT.**[22] **Cadm-s.**[36] cahin. **Calad.**[5] **CALC.** **Calc-ar.** calc-f.[149] calc-i.[58] **Calc-p.**[36] calc-s. calc-sil.[58] calen.[111] calth.[36] calx-b.[194] **Camph.** canch.[36] cand-a.[239] cann-i.[36] **Cann-s.**[5] canth.[5] **CAPS.**[1] **Carb-ac.** **Carb-an.** **CARB-V.**[111] **Carbn-o.** **CARBN-S.**[25] carc.[119] card-m. **Carl.** casc. cast. cast-eq. cath-a.[264] caul.[25] **CAUST.**[1] cedr.[102] cench.[58] cere-s.[36] **Cham.** **CHEL.** **Chin.** **Chin-ar.** chin-s.[10] chlf.[36] chlol.[36] **Chlor.**[36] chloram.[149] choc.[222] **CIC.** **CIMIC.** **Cimx.** cina[1] cinnb. cist. clem.[5] **Coc-c.** coca[25] **Cocc.** coch.[36] **Coff.**[36] **COLCH.**[5] **Coloc.** com.[36] **CON.** cop. corn. cortico.[119] cortiso.[149] corv-c.[258] cot.[36] croc.[5] **Crot-c.** crot-h.[36] **Croto-t.** cund. **CUPR.**[1] cupr-acet.[36] cupr-ar.[8] cupr-s. cycl.[1] cymbo-ci.[2184] cypra-e.[227] cyt-l.[119] **Dig.** dios. **Dros.** **Dulc.** dys-co.[136] echi. elaps elmen[9] esin.[102] eucal.[25] euon. eup-per. eup-pur. **Euph.**[1] euphr.[1] eupi. fago.[25] falco-p.[265] feld.[1139] **FERR.** ferr-ar. ferr-i. ferr-ma. ferr-p. ferul.[36] foll.[149] form. fried.[14] **Gamb.** **Gels.** gent-c. gent-l.[36] germ.[222] gink.[227] **Gins.**[36] **Glon.**[23] glyc.[77] granit-m.[194] **GRAPH.** **Grat.**[36] guai.[1] guare.[25] haem.[36] haliae-lc.[222] hall[36] ham. harp.[1184] hecla.[149] hed.[119] helio.[36] **Hell.** helod-c.[205] helon. **HEP.**[36] hist.[119] hura hydr. hydr-ac. **Hydrc.**[8] hydro-c.[2147] **Hydrog.**[222] **Hyos.**[1] hyosin.[137] **Hyper.** iber.[25] ictod. **IGN.**[5]

SPANNUNG, Empfindung von (Forts.)

ignis[194] ind. inul.[36] **IOD.** iodof.[102] **Ip.**[137] irid.[222] iris jab.[85] jatr. jug-c. jug-r. junc.[36] just.[97] **Kali-ar.** **Kali-bi.** kali-bit.[5] kali-br.[111] **KALI-C.**[5] **Kali-chl.** kali-chls.[94] kali-cy. kali-i. kali-m.[137] **Kali-n.**[1] kali-p. kali-s.[36] kali-sil.[58] kalm.[809] kola[1184] **Kreos.**[5] kurch.[192] lac-ac. **LAC-C.** lac-cpr.[261] lac-d. lac-eq.[204] lac-leo.[204] lac-lox-a.[204] lac-lup.[204] **LACH.** lachn.[25] **Lact.** lang.[9] lap-laz.[227] lappa[111] lar-ar.[251] lat-h.[301] lat-m.[111] **LAUR.**[5] lec. **LED.** lepi.[36] **LIL-T.**[36] lim-b-c.[204] linu-u.[1125] **Lith-c.** **LOB.**[171] lob-p.[85] loxo-r.[205] **LYC.**[1] **Lycps.**[25] lyss. **M-arct.**[5] **M-art.**[5] m-aust.[5] **Mag-c.**[1] **Mag-m.** **Mag-p.** **Mag-s.** magn-gr.[85] **Manc.** mand.[119] **Mang.**[5] mang-acet.[1] mang-m. mant-r.[262] marm-w.[194] mate[36] med.[54] **Meny.**[1] meph.[8] **MERC.** **Merc-c.**[5] merc-i-f.[111] merc-i-r. merl. **Mez.**[1] mill.[36] morg-g.[136] morph.[36] **MOSCH.** **Mur-ac.**[1] murx. myric. myrt-c. **Naja** **Nat-ar.** **Nat-c.** **NAT-M.**[1] nat-n.[111] nat-p.[58] **Nat-s.**[54] nat-sil.[58] neon[222] nicc. nig-s.[1125] **NIT-AC.** nit-s-d.[54] **Nux-m.** **NUX-V.** **Ol-an.** ol-j.[25] olnd.[5] onis.[36] onos.[85] **Op.**[5] opun-v.[36] osm. ox-ac. oxyg.[85] ozone[227] pall. **Par.**[5] pect.[72] pen.[36] **Petr.** **Ph-ac.** phel. **PHOS.** phys. phyt.[36] pic-ac. pier-b.[233] piloc.[36] pipe.[85] pitu-p.[119] **PLAT.**[1] **Plb.** plect.[36] plut-n.[222] podo. polyg.[25] por-m.[251] prot.[136] prun. psil.[164] psor. ptel. **PULS.** pyrus[36] queb.[72] querc-r.[257] rad-br.[85] **Ran-b.** ran-s.[5] raph.[36] **Rat.** ratt-n.[204] rauw.[119] **RHEUM**[1] **Rhod.**[5] **RHUS-T.**[1] rhus-v. ros-d.[305] **RUTA** sabad.[5] sabin.[5] **Sac-alb.**[210] **Samb.**[5] sang. sanguin-n.[85] sanic.[85] sap-sod.[45] sarcol-ac.[119] **Sars.** scorp.[269] sec.[5] sel.[5] senec.[137] **SENEG.** **SEP.** **SIL.**[1] silphu.[25] sin-a.[36] sol[236] sol-n.[36] sol-t-ae.[111] spect.[271] **Spig.** **Spong.**[102] **SQUIL.**[5] **STANN.**[1] **STAPH.**[1] stict.[72] **Stram.** **STRONT-C.** stry. succ.[194] **Sul-ac.**[1] **Sul-i.**[58] sulo-ac.[72] **SULPH.**[111] sumb.[25] syph.[193] **Tab.** tarax.[1] tarent. tax.[36] tela[192] tep.[36] **Ter.** **Teucr.**[5] thea. ther. **Thuj.**[1] **Thyr.**[72] til. tub.[72] tung.[252] upa. uran.[269] uran-n.[25] uro-h.[264] valer.[5] vanad.[102] **VERAT.** verat-v. **VERB.**[1] vinc.[36] **VIOL-O.**[5] **Viol-t.**[5] vip. visc.[25] wies.[36] x-ray[119] xan.[102] **ZINC.**[1] zinc-p.[58]

morgens beim Erwachen: guai.[36]
☞ *Z; Morgens, 5 Uhr - 9 Uhr; agg.*

vormittags: bar-c.[36]

Bewegung amel.: nat-c.[36]

Ruhe, in: nat-c.[36]

Äußerlich: acon. agar. agn. aloe **Alum.** alum-p.[58] alum-sil.[58] **Alumn.**[54] am-c. **Am-m.** ambr. anac. **ANG.**[5] ant-c. ant-t. apis[122] apisin.[5] **Arg.**[5] **Arg-n.** **Arn.** ars. **Asaf.** asar. **Aur.** **Aur-m-n.**[272] aur-s.[58] **BAR-C.** bar-i.[58] bar-m. bar-s.[58] **Bell.** berb. bism. bor. bov. **BRY.** cact.[137] calc. camph. cann-s. canth. caps. **Carb-an.** carb-v. **CAUST.** cham. **Chel.** chin. chin-s.[10] cic. clem. cocc. colch. **COLOC.** **CON.** **Croc.**[5] crot-h. **Cupr.** dig. dros. euph. euphr. **Ferr.** glon. graph. guai. hell. hep. hyos. ign. iod. ip. kali-ar. **Kali-c.** kali-m.[137] kali-n. kreos. lach. laur. **Led.** lyc. **M-arct.**[10] m-art.[5] m-aust.[5] mag-c. mag-m. mag-p.[137] mang. med.[54] meny. **Merc.** **Mez.** **Mosch.** mur-ac. **Nat-c.** nat-m. nat-p. nit-ac. nux-m. **NUX-V.**[5] **Olnd.** op. par. **Petr.** ph-ac. **PHOS.** pier-b.[233] **PLAT.** plb. **PULS.** ran-b. **Rheum** rhod. **RHUS-T.** ruta sabad. **Sabin.** samb. sars. **Sec.** senec.[137] seneg. **Sep.** sil. **Spig.** **Spong.** squil. stann. **Staph.** stram. **STRONT-C.** sul-ac. sul-i.[58] **SULPH.** tarax. teucr. **Thuj.** valer. verat. **VERB.** **Viol-o.** viol-t. visc.[137] x-ray[119] **Zinc.**
☞ *Schwere, Empfindung von; Äußerlich • Völlegefühl; Äußerlich*

- **Bewegung,** verhindert: apis[122]

Drüsen: alum. am-c.[10] ambr. ang.[5] arg. arn. aur. **Bar-c.** bell. **Bov.**[5] **Bry.** calc. carb-an. **Caust.** **Clem.**[5] coloc. **Con.** dulc. **GRAPH.**[5] kali-c. lyc. m-arct.[5] m-art.[5] merc. mur-ac. nux-v. **PHOS.** **Puls.** **Rhus-t.** sabad. sabin. sep. sil. **Spong.** staph. stront-c. **Sulph.** thuj.

Gelenke: am-c.[10] **Am-m.**[5] anac.[5] ant-t.[5] **ARG.**[5] arn.[5] ars.[5] asaf.[5] bell.[5] **Bov.**[5] **BRY.**[5] calc.[5] calth.[36] caps.[5] carb-an.[5] carb-v.[5] **Carl.**[36] **CAUST.**[5] cham.[5] clem.[36] colch.[5] coloc.[5] con.[5] **Croc.**[5] dig.[5] dros.[5] euph.[5] euphr.[5] graph.[5] hell.[5] hep.[5] iod.[5] **Kali-c.**[5] kali-n.[5] kreos.[5] lach.[5] laur.[5] **LED.**[5] **LYC.**[5] **Mag-c.**[5] manc.[36] **Mang.**[5] merc.[5] **Mez.**[5] mur-ac.[5] **NAT-M.**[5] **Nit-ac.**[5] nux-v.[5] par.[5] petr.[5] phos.[5] plat.[5] **PULS.**[5] **Rheum**[5] **Rhod.**[5] rhus-t.[5] ruta[5] samb.[5] **Seneg.**[5] **SEP.**[5] sil.[5] spig.[5] spong.[5] **Stann.**[5] sul-ac.[5] **SULPH.**[5] **Teucr.**[5] verat.[5] verb.[5] **Zinc.**[5]
☞ *O; Gelenke*

Innerlich: acon. aesc. agar. agn. alum. alum-sil.[58] am-m. ambr. anac. ang.[5] ant-c. **Ant-t.** apisin.[5] arg. arn. **Ars.** **ASAF.** asar. astra-e.[149] **Aur.** bar-c. bar-i.[58] bar-s.[58] **BELL.**[54] **Berb.** bov. bry. **Calc.** camph. cand-a.[239] cann-s. **Caps.** **Carb-ac.** carb-an. carb-v. **Caust.** cham. chel. chin. **Cic.** **Clem.** coc-c. cocc. coff. colch. **Coloc.** com. con. croc. croto-t. cupr. cycl. dig. dros. **Dulc.** euph. euphr. ferr. gels. **Glon.** **Graph.** guai.[1] hell. hep. hydr-ac. hyos. **Hyper.** ign. iod. ip. kali-c. **Kali-n.** kola[1184] kreos. lac-lup.[204] lach. lact.[122] laur. led. lob. **LYC.** m-arct.[5] m-art.[5] m-aust.[5] mag-c. mag-m. mang. meny. **Merc.** mez. **Mosch.** mur-ac. naja nat-c. nat-m. **Nit-ac.** nux-m. **NUX-V.** olnd. **Op.** osm. ozone[227] **PAR.** petr. ph-ac. **PHOS.** pier-b.[233] plat. plb. **PULS.** **RAN-B.** ran-s. rauw.[119] **Rheum** rhod. **Rhus-t.** ruta sabad. sabin. samb. sec. seneg. **SEP.** sil. spect.[271] **Spig.** spong. squil. **Stann.** **Staph.** **Stram.** **STRONT-C.** sul-ac. sul-i.[58] **SULPH.** tab. tarax. teucr. thuj. valer. **Verat.** verb. **Zinc.**

- **Abort,** bei: bell.[54]

Knochen: agar. ang.[10] arg.[36] **Asaf.**[122] bar-c.[54] **BELL.** bry. **Chin.**[36] cimic. cocc. **Con.** crot-h. dig. dulc. kali-bi. mang.[10] merc. nit-ac. rhod. **Ruta** **Sulph.** **Valer.** zinc.
☞ *O; Knochen*

- **wechselnd,** Liegen amel.: **Chin.**[36]

Körper, am ganzen: arn.[137] bar-c.[137] cact.[137] sulph.[137]

Muskeln: **ACON.** am-c.[10] am-m. anac. ang.[5] ant-c. arn. ars. bell. berb.[111] bufo[111] cann-i. cann-s. canth. caps.[5] carb-v. caust. chin. dulc. dys-co.[136] graph. **Guai.** haliae-lc.[222] kali-ar.[58] kali-c. kali-chl.[58] lac-eq.[204] lach. led. **Mosch.** **Nat-c.** **Nat-m.** nat-p.[58] **NIT-AC.** **NUX-V.** olnd. ph-ac. **PHOS.**[5] **PHYS.** phyt. **Plat.** plb. prot.[136] **Puls.** **Rhus-t.** **SEP.** **Sil.** stann. staph. sulph. thuj.[36] verb. wies.[36] zinc. zinc-p.[58]
☞ *Steifheit, Rigidität; Muskeln*

- **Streckmuskeln**: thuj.[36]

Nerven wie angespannt und plötzlich losgelassen: nat-m.[5]
☞ O; Nerven, Beschwerden der

Druck, wie innerlich unter, der nicht entweichen kann: ozone[227]

elektrisch, wie, innerlich: ozone[227]

zittrig: petr.[1]

SPASMEN:
☞ Konvulsionen

SPEISEN und Getränke:
▯ GEMÜT; C; Widerwillen •MAGEN; C; Verdauungsstörung, Dyspepsie (nicht nur auf den Magen beschränkt) •MAGEN; C; Verdorbener Magen •KLINISCHES; M; Arzneimittel-Missbrauch, Vergiftungen durch •KLINISCHES; C; Allergie, allergische Reaktion auf; Nahrungsmittel

Aal, Verlangen nach: **Med.**[111] tub.[304]
☞ Fisch; Verlangen nach Fisch

Abendessen, Abneigung gegen: lyc.[36]

Absonderliches:
☞ unverdauliche Dinge

Ahorn Zucker agg.: calc-s.
☞ Süßigkeiten; agg. •Zucker; agg.

Ale:
☞ Alkohol, alkoholische Getränke •Bier

Alkohol, alkoholische Getränke:
☞ Ale •Apfelwein •Bier •Likör •Wein •Weinbrand •Whisky

- **agg.**: acet-ac. **Acon.**[5] adam.[222] aeth.[85] **AGAR.** agav-t.[149] **Alco.**[36] aloe[116] **Alum.**[5] alum-p.[58] alum-sil.[58] alumn. **Am-c.**[5] am-m.[5] **Ambr.**[163] **Amor-r.**[149] **Anac.**[5] ang.[5] anis. **ANT-C.**[5] **Ant-t.**[5] apis[153] apoc.[85] apom.[102] aran-ix.[149] **Arg.**[163] **Arg-n.** arn. **ARS.**[5] ars-s-f.[58] asaf. **ASAR.** **Aur.**[163] aur-m-n.[272] aven.[102] bani-c.[204] **BAR-C.**[122] **Bell.**[5] **Berb.** bor. **Bov.**[5] brucel.[241] bry.[5] bufo cadm-s. **Calc.**[5] **Calc-ar.** calc-f.[119] calc-s. calc-sil.[58] **Cann-i.**[36] caps.[36] **Carb-ac.**[152] carb-an.[5] **CARB-V.** **Carbn-s.**[38] card-m.[102] cath-a.[264] **Caust.** **Chel.** **Chin.**[5] chlol. chlor. **Cimic.** **Coca**[54] cocc.[5] **Coff.**[5] colch.[102] **COLOC.** **Con.**[5] cor-r. cortiso.[119] crat.[85] **Crot-h.**[54] cupr. **Dig.** **Eup-per.**[8] **Ferr.**[54] ferr-i.[85] **Fl-ac.**[5] **Gels.**[102] germ.[222] **Glon.**[8] gran.[85] grat.[58] **Hell.**[5] hep.[5] hippoz.[85] hydr. **Hyos.**[5] **IGN.**[5] ignis[194] ip.[5] kali-bi. **Kali-br.**[8] lac-eq.[204] **LACH.**[5] lar-ar.[251] laur. **Led.**[5] lob. **Lob-p.**[102] lup.[102] **Lyc.** **Mag-p.**[54] mand.[119] **Merc.**[5] naja[36] **Nat-c.**[54] **Nat-m.**[8] nat-p.[163] **Nat-s.**[54] nit-ac.[5] **Nux-m.**[5] **NUX-V.**[5] **OP.**[5] ozone[227] par.[5] paull.[85] **Petr.**[58] ph-ac.[5] phel. **Phos.**[5] phyt.[122] pic-ac.[163] **Plb.**[163] psil.[164] **Puls.**[5] querc.[85] **RAN-B.**[5] **Rauw.**[163] **Rhod.**[5] **Rhus-t.**[5] **Ruta**[5] sabad.[5] sabin.[5] **Sang.** **Sec.**[163] **SEL.**[5] sep.[54] **Sil.**[5] sol-t-ae. **Spig.**[5] **Spong.** stann. **STRAM.**[5] **Stront-c.**[163] stroph. stry.[102] succ.[194] **Sul-ac.**[5] **SULPH.**[5] **Sumb.**[102] **Syph.**[54] tab. tarax.[5] **Ter.**[8] thea.[275] ther.[36] thuj.[36] thymu.[1125] torul.[1125] trinit.[72] tung.[252] **Verat.**[5] **Zinc.**[5]
▯ GEMÜT; C; Trunksucht, Alkoholismus

◦ **morgens**: aran-ix.[149]

◦ **Tag** danach, am: lup.[102]

◦ **Abstinenz,** nach: calc-ar.[137]

◦ **berauscht,** leicht: **CON.**[36] naja[36] ozone[227] thea.[275] **Zinc.**[54]
☞ Rausch, Berauschung, Empfindung von •Trunksucht, bei akuter •Bier; agg.; berauscht, ist leicht

◦ **Trunksucht,** bei akuter: apoc.[85]
☞ berauscht, leicht

- **amel.**: **Acon.**[137] agar.[137] agav-t.[149] androc.[222] arg-n. ars.[809] bufo **Canth.** cast. **Con.**[137] dicha.[144] gels.[102] granit-m.[194] hell. **Ign.** **Kreos.** lach.[137] naja nit-s-d.[36] olnd.[5] op.[137] phos. sel.[137] sep. sul-ac.[5] thea.[36]

- **Abneigung** gegen Alkohol: ail.[54] alco.[36] ang.[5] ant-t. ars. ars-met.[54] ars-n.[36] bell. bry.[116] calc.[152] calc-ar.[152] carb-v.[111] cham.[116] chin.[116] cocc.[116] cypra-e.[227] excr-can.[269] **Hyos.** ign. ignis[194] lac-lox-a.[204] lec.[152] lyc.[184] manc. mand.[149] mant-r.[262] merc.[5] nux-v.[5] ph-ac. phos.[152] phyt.[122] por-m.[251] psor.[152] querc-r.[257] **Rhus-t.** sil.[102] spig.[116] spong.[116] stram. stroph.[137] **Sul-ac.**[152] sulph.[116] tung.[252] zinc.[116]

- **Verlangen** nach Alkohol: acon. adam.[222] agav-t.[149] ail.[116] alco.[36] aloe am-c. ant-t. arg.[5] arn.[5] **ARS.** **Ars-i.** ars-s-f.[58] **ASAR.** aster. **Aur.** aur-ar.[58] aur-i.[58] aur-s.[58] bac.[62] bamb-a.[1184] bani-c.[1237] bov. bry. bufo calc.[5] **Calc-ar.** calc-i.[58] calc-s. **CAPS.** carb-ac.[111] carb-an. **Carb-v.**[5] carc.[187] chin. cic. **Coca**[54] cocc.[102] **CROT-H.** cub. cupr. excr-can.[269] falco-p.[265] ferr-p.[102] fl-ac. gins. granit-m.[194] hell. **Hep.**[5] hydrog.[222] iber.[54] ign.[5] **Iod.** **Kali-bi.**[102] **Kola**[1184] **Kreos.** lac-c. **LACH.** lap-laz.[227] lec.[102] **Led.** lith-c.[227] **Lyc.** **Med.** medus.[300] merc. mosch.[5] **Mur-ac.** naja **Nat-m.**[5] nat-p. nux-m.[5] **NUX-V.** olnd.[116] **OP.**[5] oxyg.[233] ozone[227] **Phos.** plb. **Psor.** **Puls.** rhus-t.[5] ros-d.[305] **SEL.** **Sep.** sil.[5] sol-t-ae. spect.[271] **Spig.** **Staph.** stront-c.[102] stry-n.[122] **Sul-ac.** sul-i.[58] **SULPH.** sumb. **Syph.** tab. taosc.[270] ter. thal.[250] thea.[275] ther. thiop.[149] **Tub.** tung.[252] ziz.[54]
☞ Sekt, Champagner, Verlangen nach ▯ GEMÜT; C; Trunksucht, Alkoholismus

◦ **Ekel** dagegen, mit: thiop.[149]

◦ **Menses,** vor: **SEL.**

Alles, Abneigung gegen:
☞ Speisen im allgemeinen; Abneigung, Widerwillen

Ananas:

- **Abneigung** gegen: tub.[193]
☞ Obst; Abneigung gegen Obst

- **Verlangen**: hydrog.[222]
☞ Obst; Verlangen nach Obst

Anblick von Speisen:

- **agg.**: aeth.[102] alum. alum-sil.[58] amor-r.[149] ant-c.[37] ant-t. beryl.[119] bry.[171] caust. **COLCH.** **Crot-c.** dig.[85] eup-per.[58] harp.[1184] **Kali-bi.** **Kali-c.** kali-p. kola[1184] **Lyc.** merc-i-f. mosch. nux-v.[1] **Ph-ac.** **Phos.** sabad. sep.[92] **Sil.**[5] sol[236] sphing. spig. squil.[5] **SULPH.** sym-r.[122] tub.[36] uran.[269] vac.[36] xan.
☞ Speisen im allgemeinen; Abneigung, Widerwillen; Anblick von Speisen, beim ▯ MAGEN; C; Übelkeit; Speisen; Anblick von, beim

- **Abneigung** dagegen: ail.[54] **Arn.**[54] **Ars.**[54] caust.[58] chin.[58] cocc.[100] colch.[46] dig.[102] lyc.[111] mang-acet.[1] **Merc-i-f.**[54] **Mosch.**[54] nux-v.[102] ptel.[111] **Sep.**[5] **Sil.** squil. stann.[111] sym-r.[77]

SPEISEN und Getränke(Forts.)

Äpfel:

☞ *Obst*

- **agg.**: alum.[5] ant-t.[5] arg-n.[5] ars.[30] ars-i.[111] bamb-a.[1184] bell.[137] bell-p.[119] bor.[1] cand-a.[239] chin.[30] chin-s.[36] con.[5] germ.[222] lac-lup.[204] lyc.[148] mang-acet.[1] merc-c. nat-s.[111] ox-ac.[58] phos.[5] puls.[5] rumx.[111] sep.[5] sulph.[30] thuj.[5]
  - **saure**: merc-c.[137]
- **amel.**: adam.[222] guai.[137] ust.[36]
- **Abneigung**: ant-t.[152] guai.[152] **HELL.**[162] lac-lup.[204] lyss.
- **Verlangen**: adam.[222] aloe **Ant-t.**[5] ap-g.[72] arge-p.[264] bros-g.[259] fel.[36] **Guai.** lyss.[36] menth.[116] ozone[227] sulph. tax.[303] tell.
  ☞ *kühlen Dingen, wie z.B. Äpfeln, Verlangen nach*
  - **23.30 Uhr, beim Einschlafen**: fel.[36]
  - **Apfelsaft,** nach kaltem: ozone[227]
  - **Butter**: lyss.[36]

Apfelwein:

☞ *Alkohol, alkoholische Getränke*

- **agg.**: **Ant-c.** aster.[144] **Calc-p.** chion.[137] phos.[5] **Podo.**
- **amel.**: bell.[5]
- **Verlangen**: benz. benz-ac.[111] puls.[5] sulph.

aromatische Speisen:

- **agg. durch den Geruch**: ign.[5] puls.[5]
  ☞ *Geruch von Speisen; agg.*
- **Getränke,** verlangt: anan.

Artischocken:

- **Abneigung**: abies-c.[102] acon.[187] **Mag-c.**[162] sulph.[162]
  ☞ *Gemüse; Abneigung*
- **Verlangen**: abies-c.[102]
  ☞ *Gemüse; Verlangen*

Asche, Verlangen nach: tarent.

☞ *Kalk, Bleistifte, Erde, Kreide, Lehm usw., verlangt •Kohle, Holzkohle, Verlangen nach •unverdauliche Dinge; Verlangen*

Aubergine:

☞ *Auberginen*

Auberginen:

- **Abneigung**: **Med.**[162]
  ☞ *Gemüse; Abneigung •Kartoffeln; Abneigung •Tomaten; Abneigung*
- **Verlangen**: med.[162]

aufgelösten Speisen, Verlangen nach: cere-b.[36]

Austern:

- **agg.**: **Aloe** alum.[137] **Bell.**[193] **Brom.**[5] **Bry.** calc.[122] carb-v.[5] **Coloc.**[5] cop.[193] **Ip.**[193] **LYC.**[5] **Podo.** **Puls.**[5] sapin.[36] **Sul-ac.**[54]
  ☞ *Muscheln agg.*
- **amel.**: lach.[5]
- **Abneigung**: acon.[162] calc.[122] lyc.[152] med.[162] nat-m.[102] **Phos.** sep.[193]
- **Verlangen**: apis brom. **Bry. Calc. LACH. Lyc. LYCPS.**[152] **Nat-m.** phos.[162] **Rhus-t.**[36] **Sulph.**[162]
  - **roh**: rhus-t.[36]

Backbananen agg.: rumx.[137]

☞ *Bananen; agg. •Obst; agg.*

Bananen:

☞ *Obst*

- **agg.**: nux-v.[197] rumx.[137] thuj.[197]
  ☞ *Backbananen agg.*
- **Abneigung**: bar-c.[54] elaps gels.[197]
- **Verlangen**: adam.[222] aq-des.[275] haliae-lc.[222] ignis[194] ozone[227] phos.[197] sep.[197] syph.[304] ther. **Tub.**[304] tung.[252]
  - **getrocknete**: adam.[222]
    ☞ *Obst; Verlangen nach Obst; getrocknetes*
  - **grüne**: ozone[227]

Beeren:

- **agg.**: ip.[137]
  ☞ *Obst; agg. •Preiselbeeren; agg.*
- **Abneigung**: chin.[30] sulph.[30]
  ☞ *Obst; Abneigung gegen Obst •Preiselbeeren; Abneigung*

belebende, stärkende Dinge, verlangt: puls.[5]

☞ *Stärkungsmittel; Verlangen •Stimulantien; Verlangen*

Bier:

☞ *Alkohol, alkoholische Getränke •agg.;*

- **agg.**: **ACON.**[122] act-sp.[54] all-c.[36] **Aloe** alum.[5] ant-t.[102] **Ars.**[5] asaf.[5] aur.[1] bamb-a.[1184] bapt.[102] **Bell.** brucel.[241] **Bry.** cadm-s. calc. calc-caust.[116] carb-v. carbn-s.[25] card-m.[72] caust. cham.[5] chel. chin.[5] chlol. chlor.[38] cic.[149] **Coc-c.** cocc.[5] **Coloc.** con.[58] cor-r. croto-t. cupr.[102] euph.[5] **FERR.**[5] fl-ac.[5] fried.[14] gua.[102] ign.[5] ip.[102] **KALI-BI.**[58] kali-chl.[54] kali-n. **Lach.**[5] **Led. Lyc.**[5] merc. **Merc-c.**[5] **Mez.**[5] mur-ac. nat-c.[5] **Nat-m.** nux-m.[85] **NUX-V.**[5] **Ph-ac.**[5] phos. pier-b.[233] **Puls.**[5] **RHUS-T.**[5] **Sec.**[5] **Sep.**[5] **SIL.**[162] spong. stann.[5] staph.[5] stram.[5] **SULPH.**[1] sumb. **Teucr.**[5] thea. thuj.[5] **Verat.**[5] vinc.[4] wild.[85] zinc.
  - **berauscht,** ist leicht: **Chin.**[54] coloc.[54] ign.[116] kali-chl.[54]
    ☞ *Rausch, Berauschung, Empfindung von •Alkohol, alkoholische Getränke; agg.; berauscht, leicht*
  - **Gemütssymptome**: bell.[5] chin.[5] ferr.[5] ign.[5]
  - **Ale**: **Gamb.**[54] **Spong.**[54] **Sulph.**[54]
  - **Geruch** von: **Cham.**[5]
  - **neues**: chin.[54] lyc.[54] puls.[54] teucr.[5]
  - **schlechtes**: nux-m.[85]
- **amel.**: aloe[111] camph. coca[36] conv.[2191] corv-c.[258] falco-p.[265] **LOB.**[162] mur-ac.[54] nat-p.[137] phos.[8] pier-b.[233] pull-g.[181] thea.[36] thuj.[36] **Verat.**[5]
- **Abneigung**: **Alum.** alum-p.[58] asaf. atro. bamb-a.[1184] **Bell.**[5] bry.[36] calc. carbn-s.[36] **Cham.**[36] **CHIN.** **Clem. Cocc.**[5] croto-t. **Cycl. Ferr.** kali-bi.[152] lith-c.[227] med.[58] merc.[58] nat-m. **Nat-s. NUX-V.** pall. ph-ac. **Phos.** puls.[5] **Rhus-t.** sang.[111] sep. spig. spong. **Stann. Sulph.**
  - **morgens**: **Nux-v.**
  - **abends**: bry. nat-m. sulph.
  - **Essen,** vor dem: bry.[36]
  - **Ale**: ferr. **NUX-V.**
  - **Geruch,** gegen den: **Cham.**[36]

- **Verlangen**: **ACON.**[36] agar.[36] aloe[102] am-c. ant-c.[5] ant-t.[36] arn. ars. asar. bac.[226] **Bell. Bry. Calad.**[162] **Calc.**[5] camph. caps.[110] carbn-s. **Caust.** chel.[36] chin. chloram.[149] cic.[149] coc-c.[36] **Cocc.**[102] cod.[36] **Coloc.** cupr. dig. digin.[36] falco-p.[265] ferr-p.[36] **Graph. Kali-bi.**[102] kali-i.[111] kola[1184] **Lach.** lat-h.[301] m-art.[5] mang.[36] **Med.**[304] medus.[300] **Merc.** mosch. nat-ar. **Nat-c. Nat-m.**[1] nat-p. **Nat-s. NUX-V.**[102] **Op.**[5] pall.[809] **Petr.** ph-ac.[36] **Phel.**[36] phos.[36] psor.[111] **PULS.**[102] **Rhus-t. Sabad.** sel.[137] sep. sil.[85] **Spig.** spong. staph. stram. **Stront-c.** stroph.[111] **SULPH.**[5] sumb.[36] taosc.[270] tell. verat.[809] **Zinc.**[122] zinc-p.[58]
  - **morgens**: **Nux-v.**[36] phel.[36] **Puls.**[54]
  - **vormittags**: agar.[36] phos.[36]
  - **nachmittags**: psor.[36] sulph.[36]
    - **15** Uhr: sulph.[36]
  - **abends**: coc-c.[36] falco-p.[265] **Kali-bi.**[36] mang.[36] med.[122] nux-v.[36] sulph.[36] **Zinc.**[122]
    - **18** Uhr: mang.[36]
  - **Durst**:
    - **ohne**: **Calad.**[54]
    - **mit**: **Calad.**[162]
  - **Essen,** nach dem: sulph.[5]
  - **Fieber**:
    - **während**: acon.[36] bac.[226] nux-v.[5] puls.[36]
    - **nach**: puls.[36]
  - **Froststadium** im Fieber, während: ant-c.[5] **Nux-v.**[5] psor.[111] puls.[5]
  - **Kolik,** nach: ph-ac.[36]
  - **Menses,** vor: sel.[137]
  - **nicht** mag, das sie: med.[137]
  - **Ale**: ferr-p. **Med. Sulph.**
  - **bitterem,** nach: aloe[102] cocc.[102] **Kali-bi.**[102] nat-m.[1] nux-v.[102] puls.[102]
  - **Breyhahn** (Biersorte), nach: chel.[36]
  - **Starkbier**: sumb.[36]

Birnen agg.: bor. bry. chin.[56] merc-c.[5] nat-c.[5] psor.[106] puls.[56] puls-n.[85] tub.[106] **Verat.**
☞ *Obst; agg.*

bittere Dinge:
- **agg.**: nat-p.[85]
- **Verlangen**: acon.[58] aloe[152] cod.[54] **Dig.** graph.[5] lat-h.[301] **Nat-m.** nux-v.[58] sep.[58] ter. ther.[152]
  - **Getränke**: acon. aloe[152] cod.[36] dig. lat-h.[301] **Nat-m.** sep.[58] ter. ther.[152]
  - **Speisen**: acon.[58] cod.[54] graph.[5] lat-h.[301] **Nat-m.** nux-v.[58] sep.[58]

blähende Speisen agg.: ars. **BRY.**[5] calc.[5] carb-v.[5] **Chin.**[5] cupr. hell. kali-c.[5] **LYC.**[5] nat-m. nat-p.[152] **PETR.**[5] psor.[106] puls.[5] sep.[5] sil. verat.[5]
☞ *Bohnen und Erbsen; agg. •Weißkohl; agg.*

Bleistifte, verlangt: calc.[102]
☞ *Kalk, Bleistifte, Erde, Kreide, Lehm usw., verlangt*

Blut, Verlangen nach ihrem eigenen: plut-n.[222]

Bohnen und Erbsen:
- **agg.**: **Ars.**[5] **BRY.**[5] **Calc.**[5] carb-v.[5] **Chin.**[5] **Coloc.**[162] cupr. erig.[144] graph.[5] hell. kali-c.[5] **LYC.**[5] **Nat-m.**[5] **Petr.**[54] phos.[5] puls. sep. sil.[5] sulph.[30] verat.
☞ *blähende Speisen agg.*
- **Abneigung**: **Kali-acet.**[162] **Lyc.**[162] med.[162] nat-m.[162]
☞ *Gemüse; Abneigung •Linsen, Abneigung gegen*

Bratenfett, Bratensoße, Verlangen nach: plut-n.[222]

Breyhahn (Biersorte), Verlangen nach:
☞ *Bier; Verlangen;*

Brot:
- **agg.**: acet-ac.[54] acon.[5] **ANT-C.** arg-n.[36] **Bar-c.** bell.[5] **BRY.**[5] carb-an.[5] **CAUST.**[5] chin.[5] chin-s.[36] cina[5] clem.[5] coff.[5] **Crot-h.** croto-t. cupr.[111] cycl. elaps[144] erech.[25] **Hydr.**[54] ign. irid.[222] kali-c.[5] **Lach. Lec.**[809] lith-c.[152] **Lyc.**[38] manc. meny. merc.[5] merc-c.[5] **NAT-M.**[5] nat-s. neon[222] **Nit-ac.**[5] **Nux-v.**[5] olnd.[5] par.[137] **Ph-ac.**[5] **Phos.** plat.[1] podo.[111] psor.[106] **PULS.**[5] ran-s.[5] **Rhus-t.**[5] **Ruta**[5] **Sars.**[5] sec.[5] **SEP.**[1] staph.[5] sul-ac.[5] **Sulph.**[5] teucr.[5] **Verat.**[5] **Zinc.**[1] zinc-p.[58] zing.
MAGEN; C; Schmerz; Brot, nach; agg.
  - **Butter,** und: acet-ac.[54] carb-an. caust. **Chin.** croto-t. cycl. meny. nat-m. nat-s.[111] **Nit-ac.** nux-v. phos. plat.[1] **PULS. Sep.** sulph.
  ☞ *Butter; agg.*
  - **empfindlich** gegen den Geruch von verschimmeltem: par.[137]
  - **Roggenbrot**: bry.[54] lyc.[54] nat-m.[54] **Nit-ac.**[54] ph-ac.[54] **Phos.**[54] psor.[106]
  - **Schwarzbrot**: bry. ign. **Kali-c. Lyc.** nat-m. nit-ac. nux-v. **Ph-ac.** phos. **Puls.** sep.[5] sulph.
  - **warmes**: erech.[25]
- **amel.**: **Caust.**[5] grat.[36] lact.[111] laur.[5] mang-acet.[1] **Nat-c.**[5] phel.[85] phos.[5]
- **Abneigung**: **Agar.**[5] ant-t.[1] aphis.[8] **Ba-tn.**[136] **Calc.**[162] **CHIN.**[5] **Con.** corn.[36] cur. **Cycl.**[5] elaps ferr-ar.[152] gaert.[136] hydr.[102] ign. irid.[222] **Kali-acet.**[162] **KALI-C.**[54] kali-p. kali-s. kola[1184] **Lach.**[122] lact. laur.[122] lil-t. **LYC.**[122] mag-c.[122] manc. meny.[5] merc.[116] **NAT-M.**[5] **Nat-p. Nat-s. Nit-ac.** nux-m.[36] nux-v.[5] ol-an. **Ph-ac.**[1] **Phos. PULS.**[36] **Rhus-t.**[5] sang.[111] sanic.[85] **Sep.**[8] **SULPH.**[54] syc-co.[136] tarent. tax.[303]
  - **Schwangerschaft,** während: ant-t.[1] **Laur.**[122] nat-m.[85] **Sep.**[8]
  - **altbackenes,** trockenes: puls.[36]
  - **braunes,** schwarzes: irid.[222] **Kali-c. Lyc.** merc.[116] **Nat-m.**[5] **Nux-v.**[58] ph-ac.[1] puls. **Sulph.**[5]
  ☞ *Roggenbrot*
  - **Butter,** und: chin.[5] **Cycl.**[1] **Mag-c.**[122] meny. nat-p. **PULS.**[5] sang.[111]
  - **Butterbrot**: **Cycl.**[5] **Meny.**[5]
  - **frisches** Brot, außer: sanic.[85]
  - **Roggenbrot**: kali-c.[54] **Lyc.**[122] **Nux-v.**[1] puls.[5] sulph.[54]
  ☞ *braunes, schwarzes*
  - **Sauerteig**: nux-v.[5]
  - **Weizenbrot**: aphis.[8]

SPEISEN und Getränke; **Brot** (Forts.)

- **Verlangen**: abrot. agar. aloe am-c.[36] androc.[222] **ARS.** **Aur.**[5] aur-ar.[58] aur-m-n.[272] bar-m.[111] **Bell.** bov. calx-b.[194] cann-i.[36] carl. cast.[36] **Cham.**[162] chen-a.[36] **Cina** **Coloc.** con. cub. **Ferr.** ferr-ar. ferr-m.[152] grat. hell. hydr. **Ign.**[809] kola[1184] lac-as.[274] lyc.[152] **Mag-c.** medus.[300] **Merc.** merc-s.[54] nat-ar. **Nat-c.**[58] **Nat-m.**[148] ol-an.[85] op. **Plb.** plut-n.[222] psor.[45] **Puls.** **Sabad.**[5] sac-alb.[210] sanic.[85] sec.[36] sep.[148] sil. staph. **Stront-c.**[5] sumb. tax.[303] tell.[149] thal.[250]
  - ◦ **abends**: cast.[36] tell.[149]
  - ◦ **Konvulsionen,** nach: sec.[36]
  - ◦ **Menses,** während: am-c.[36]
  - ◦ **Butter,** und: agar. bar-m.[152] bell. **Ferr.** grat. hell. hydr. ign. kola[1184] **Mag-c.** **MERC.** **Merc-s.**[54] nat-m.[148] puls. sac-alb.[210] sep.[148] stront-c.[5]
  - ◦ **frischem,** nur nach: sanic.[85]
  - ◦ **gekocht** in Milch: abrot.
  - ◦ **nur** nach Brot: bov. grat. ol-an.[85]
  - ◦ **Roggenbrot**: **Ars.** carl. ign.[54] plb.
  - ◦ **trockenem,** nach: aur.[5] **Bar-m.** medus.[300] psor.[45]
    ☞ *Kekse, Verlangen nach*
  - ◦ **Weißbrot,** nach: aur.[5] bar-m.[111]

Brötchen, Verlangen nach:

- **altbackene**: aur.[1]
- **süße**: aur.[5]
  ☞ *Süßigkeiten; Verlangen*

Brühe:
☞ *Suppe*

- **agg.**: acon.[122] colch. mag-c. mez.[46] mur-ac.[58]
  - ◦ **empfindlich** gegen den Geruch von: **COLCH.**
    ☞ *Geruch von Speisen; agg.*
- **Abneigung**: **Arn.**[5] **Ars.**[5] bell.[5] **Cham.**[5] graph.[5] kali-i.[36] rhus-t.[5] sil.[1]
- **Verlangen**: gink.[227] mag-c.[58]

Brunnenkresse, verlangt: lepi.[36]
☞ *Gemüse; Verlangen • Kohlrabi; Verlangen • Senf, Verlangen nach*

Buchweizen:

- **agg.**: ip.[5] **Phos.**[5] **PULS.**[5] **Sep.**[5] **Verat.**[5]
- **Abneigung**: puls.[85]
  ☞ *Frühstücksflocken (Müsli, Cornflakes etc.)*

Butter:
☞ *Milch*

- **agg.**: acet-ac.[36] acon. ant-c. ant-t. **Ars.** asaf. bell. carb-an. **CARB-V.**[10] caust. chin.[5] colch. **Cycl.** dros. euph. **Ferr.** ferr-ar. hell. hep. ip. mag-m. meny. merc-c.[5] nat-ar. nat-c. nat-m. nat-p. nat-s. nit-ac. nux-v. **Phos.** **Ptel.** **PULS.**[5] **Sep.** spong. sulph. **Tarax.** tarent.[152] thuj.
  ☞ *Brot; agg.; Butter, und*
- **Abneigung**: ars. carb-an.[111] **Carb-v.**[5] carc.[210] **CHIN.** choc.[222] **Cycl.** gaert.[136] hep.[102] mag-c. meny. **Merc.** morg-g.[136] nat-m.[152] petr. **Phos.** prot.[136] ptel.[58] **PULS.** sac-alb.[210] sang.
  - ◦ **Knoblauch**: am-i.[304]
- **Verlangen**: all-s. calx-b.[194] carc.[187] ferr.[5] ign.[5] mag-c.[1] mand.[119] merc. morg.[149] nit-ac.[116] ozone[227] plut-n.[222] prot.[136] puls.[5] sac-alb.[210] sulph.[189] **Syc-co.**[136] tub.[212]

Buttermilch:
☞ *Milch*

- **agg.**: bry.[137] podo.[137] puls.[1]
- **Abneigung**: **Cina**[111] thal.[250]
  ☞ *Joghurt; Abneigung*
- **Verlangen**: ant-t.[111] chin-s.[111] chion.[111] **Elaps**[36] kola[1184] puls.[198] sabal.[111] thlaspi[72] tub.[304]
  ☞ *Joghurt; Verlangen • Quark, Verlangen nach*
  - ◦ **gesüßte**: **Elaps**[36]

Chilipfeffer, grün oder rot, **agg.**: alum. ars.[5] **Cina**[5] **Sep.**[5] sil.[5]
☞ *Pfeffer; agg.;*

Cola:

- **agg.**: sol-t.[233]
- **Verlangen** nach: excr-can.[269] ph-ac.[233]

cremige Speisen, Verlangen nach: lac-lup.[204]

Cumin, Abneigung gegen: carc.[304]

Curry, Verlangen nach: lac-c.[304] tub.[304]

Datteln, Verlangen nach: adam.[222] plut-n.[222]

- **getrocknete**: adam.[222]
  ☞ *Obst; Verlangen nach Obst • Obst; Verlangen nach Obst; getrocknetes*

Delikatessen:

- **Abneigung**: caust.[58] petr. sang.
  ☞ *Süßigkeiten; Abneigung*
- **Verlangen**: acon-l.[36] aeth.[111] **Aur.** bufo calc. **CHIN.** cub. cupr. cupr-ar.[152] cymbo-ci.[5] **IP.** kali-c. lil-t.[137] mag-c. **Mag-m.**[5] **Nat-c.**[5] paull.[36] petr. psor. rauw.[119] **Rhus-t.** **Sabad.** sang. **Spong.** **TUB.**
  ☞ *exotische Speisen, Verlangen • Süßigkeiten; Verlangen*

Denken an Speisen **agg.**: alum-sil.[58] androc.[222] ant-c.[58] ant-t.[58] arg.[1] arg-n.[5] **Ars.**[54] bamb-a.[1184] bor.[5] bry. cann-s.[1] carb-v.[1] caust.[137] **CHIN.**[54] **COCC.** **COLCH.**[58] dros.[5] eup-per.[58] falco-p.[265] **GRAPH.** ham.[137] hist.[144] hydrog.[222] kola[1184] lac-d.[144] lach.[5] lil-t.[111] mag-c. mag-s. merc-cy.[137] mosch.[54] nat-m.[5] nux-m.[137] **Puls.**[5] sang.[58] **Sars.** **SEP.** sulph. **Sym-r.**[77] **Thuj.** tung.[252] upa.[85] zinc.[54] zinc-chr.[137]
☞ *Speisen im allgemeinen; Abneigung, Widerwillen; MAGEN; C; Übelkeit; Speisen; Denken an, beim*

Eier:

- **agg.**: androc.[222] anthr.[54] ba-tn.[136] calc.[5] calc-f.[116] carb-v.[85] chin-ar. citl-v.[197] **Cocc.**[162] **Colch.**[5] **FERR.** **Ferr-m.** led.[111] lyc.[5] lyss. merc-c.[5] morg.[136] **Musa**[197] nux-v.[102] pitu-a.[164] prot.[136] psor.[106] **PULS.**[5] **Sulph.**[5] syc-co.[136] tela[192] tub.[106]
  - ◦ **Eiweiß**: nux-v.[102]
  - ◦ **Geruch,** der: anthr.[54] **COLCH.** **SULPH.**[162]
  - ◦ **verdorbene**: carb-v.[85]
  - ◦ **warme**: **Led.**[111]
- **Abneigung**: agar.[5] anthr.[122] **Ba-tn.**[136] bell.[5] bry.[5] **Calc.**[184] calc-f.[119] carc.[122] colch. **Ferr.** helo.[264] kali-n.[187] kali-s. morg.[136] morg-g.[136] **Nit-ac.** ol-an.[111] phos.[162] prot.[136] puls.[30] saroth.[144] sulph. syc-co.[136] tub.[193] tung.[252] upa.[85]

◦ **Kindern,** bei: phos.[162]

◦ **Geruch,** gegen den: **Colch.**

◦ **hart** gekochte: bry.[5] prot.[136]

◦ **weich** gekochte: carc.[304]

- **Verlangen**: agar.[193] aq-des.[275] **Calc.** calc-p.[111] **Carc.**[207] caust.[162] coch-o.[209] ephe.[267] gaert.[136] haliae-lc.[222] harp.[1184] helo.[264] hydr. morg.[149] morg-g.[136] nat-p.[111] ol-an. olnd.[111] prot.[136] **Puls.**[162] sanic.[162] seneg.[5] sil.[162] syph.[304] tax.[303] tub.[212]

◦ **agg., die aber**: carc.[207]

◦ **gebratene**: haliae-lc.[222] nat-p. sil.[162] tax.[303]

◦ **hart** gekochte: **CALC.**

◦ **weich** gekochte: **Calc.** nat-p.[111] ol-an. olnd.[111] **Puls.**[162]

Eis:

☞ *Eiscreme*

- **agg.**: arg-n.[137] **ARS.**[37] **Bell.**[5] bell-p.[111] **Bry.**[5] calc-p.[111] **CARB-V.**[85] dulc.[137] hep.[5] ip.[5] kali-bi.[111] kali-c.[51] kali-i.[58] **Nux-v.**[5] **Puls.**[51] rhus-t.[85] rob.[137]

☞ *gefrorene Speisen; agg.*

◦ **Eiswasser**: ars.[37] carb-v.[85] kali-c.[51] puls.[51] rhus-t.[85]

- **amel.**: phos.[5]

- **Verlangen**: ange-s.[255] aq-des.[275] arg.[5] arg-n.[58] **Ars.**[5] asim.[102] bry.[809] **Calc.**[122] choc.[222] **Elaps** eup-per.[111] gink.[227] lept.[111] **Med.** merc-c. merc-i-f.[152] nat-m.[38] nat-s. paro-i.[149] **PHOS.**[809] sil.[58] **VERAT.**

◦ **Fieber,** während: bry.[809]

◦ **Eiswasser**:

☞ *kalte; Getränke, kalte; Verlangen; eiskalten G., nach;*

Eiscreme:

☞ *Eis • kalte; Speisen, kalte*

- **agg.**: **Arg-n. ARS.** ars-h. bell-p.[111] bry. **Calc-p. Carb-v.** chin-s.[36] dig.[72] dulc. **Ip.** kali-ar.[58] kali-i.[58] lat-h.[301] nat-s.[58] **PULS.** rhus-t.[58] sep. sulph.[36] thuj.

- **Abneigung**: aran.[192] carc.[193] choc.[222] kola[1184] puls.[85] rad-br.[85]

- **Verlangen**: arg-n.[58] **Calc.** carc.[193] carn-g.[264] citl-v.[197] **Eup-per.** helod-c.[205] kola[1184] lac-del.[204] **Med.**[137] nat-m.[212] nat-s.[168] **PHOS.** puls.[58] rad-br.[85] **Sil.**[122] sulph.[187] tama.[197] tub. verat.

◦ **Schmerzen,** bei: med.[137]

Eisentöpfen gekochte Speisen agg., in: **Sulph.**[5]

Erdbeeren:

☞ *Obst*

- **agg.**: ant-c. bry.[10] frag.[58] ox-ac. sep. thlaspi[162]

- **Abneigung**: chin. ox-ac.[152] **Sulph.**

- **Verlangen**: adam.[222] ox-ac.[152]

Erdnussbutter, Verlangen nach: **Puls.**[162] tub.[212]

☞ *Nüssen, Verlangen nach*

erfrischende Dinge:

☞ *saftige Dinge*

- **agg.**: sang.[152]

- **Abneigung**: **Fl-ac.**[152] phos.[111] rheum[152] sang.[152]

- **Verlangen**: adam.[222] allox.[149] aloe ant-t.[5] **Ars. Calc.** calc-f.[144] **Calc-p.**[152] calc-s. carb-an. **Caust. Chin.** choc.[222] **Cist. Cocc.**[5] **Fl-ac.** germ.[222] hep.[5] iod.[5] m-art.[5] mag-s.[149] med.[137] nat-ar. neon[222] **PH-AC. PHOS.**[5] **Puls.** rheum **Sabin.** sang. sars. sec.[171] sel.[5] sol[236] thuj. til. **Tub.** valer.[5] **VERAT.**

◦ **Froststadium** im Fieber, während: cocc.[5]

Essig:

☞ *saure Dinge*

- **agg.**: **Acon.**[5] agar.[54] aloe alum.[58] **ANT-C.**[5] ant-t.[58] **ARS.**[5] **Bell.**[5] **Bor.**[5] calad. **Carb-v.**[5] **Caust.**[5] dros. **Ferr.** ferr-ar. fl-ac.[36] **Graph.**[5] hep.[5] kreos. **Lach.**[5] merc-c.[5] morph.[85] nat-ar. nat-c. nat-m. **Nat-p. Nux-v.**[5] ph-ac. phos. **Puls.**[5] **Ran-b.**[5] **Sep.**[5] staph. stram.[36] sul-ac.[5] **Sulph.**[5] teucr.

◦ **Geruch,** der: agar.[54] hydrog.[222]

- **amel.**: **Ant-c.**[137] **Ars.**[137] **Asar.** bry. gink.[227] hell.[137] ign. lacer.[36] meli. meny. op. **Puls.**[1] sang.[111] stram. sulph.[137] tab.[116] tong.[85] vesp.[171]

- **Abneigung**: syc-co.[136]

- **Verlangen**: apis **Arn.**[5] **Ars.**[5] asar.[149] **Bac.**[162] bell-p.[119] carc.[193] chel.[5] gink.[227] **HEP.** ign.[1] **Kali-m.**[162] kali-p. lepi. **Nat-m.**[162] puls.[122] rib-ac.[149] **Sep.** sulph.

☞ *Obst; Verlangen nach Obst; saures • saure Dinge; Verlangen*

Essiggemüse, Pickles:

☞ *saure Dinge*

- **agg.**: apisin.[5] arg-n.[162] ars.[5] calad.[36] hyper.[36] nat-m.[152] sul-ac.[5] verat.[5]

- **Abneigung**: abies-c. arund.[152] hyos.[304]

- **Verlangen**: abies-c. alum.[152] am-m.[152] **Ant-c.** arn.[152] ars.[152] bac.[62] calc-f.[103] carb-an.[111] chel.[111] cod.[152] corv-c.[258] falco-p.[265] ham. hep. hyper.[36] ign.[152] kali-bi.[152] **Lach.** lact.[152] mag-c.[152] **Myric.**[152] nat-ar.[36] rib-ac.[149] sec.[152] **Sep.**[152] staph.[57] **Sul-i. Sulph.** verat.

☞ *Obst; Verlangen nach Obst; saures*

◦ **nachts**: hyper.[36]

◦ **Abendessen,** zum: nat-ar.[36]

exotische Speisen, Verlangen: bell-p.[149]

☞ *Delikatessen; Verlangen*

Fast Food, Verlangen nach: querc-r.[257]

Feigen, Verlangen nach: plut-n.[222]

festen Speisen, Verlangen nach:

- **Abneigung**: achy.[149] aether[36] **Ang.**[5] bell.[5] bry.[5] choc.[222] coca[137] coff.[85] **Ferr.** lyc. merc. **Puls.**[5] **Staph.** sulph.[5]

- **Verlangen**: pitu-a.[164]

Fett, fettige Speisen:

- **agg.**: **Acon.**[1] aeth. agn.[5] alet.[116] all-c.[111] ange-s.[255] ant-c. ant-t. aran-ix.[149] arg-n. **Ars.** ars-s-f.[58] **ASAF.** ba-tn.[136] bell. bell-p.[119] bros-g.[259] **Bry.** buni-o.[149] but-ac.[119] **Calc.**[102] calc-f.[119] cann-i.[25] **Carb-an.**[5] **CARB-V.**[5] carbn-s. **Caust.** chin.[5] **Colch.**[5] conv.[38] convo-s.[149] cortico.[149] cortiso.[119] cupr.[152] **CYCL.**[5] **Dros.**[5] erig.[144] euph.[5] falco-p.[265] **FERR.**[5] **Ferr-ar. Ferr-m.** gaert.[136] gink.[227] **GRAPH.**[5] ham.[111] **Hell.** hep.[36] hir.[149] **Iod.**[5] **Ip.**[5] jug-r.[36] kali-ar. **Kali-c.**[5]

SPEISEN und Getränke; **Fett,** fettige Speisen; **agg.** (Forts.)
Kali-chl.[8] kali-m. kali-n. kali-sil.[58] kurch.[192] **Lept.**[162] **Lyc.**[5] lyss. mag-c. **Mag-m.**[5] mag-s.[111] mand.[119] meny. merc. merc-c.[5] merc-cy.[152] mez.[36] morg.[136] **Nat-ar.** **Nat-c.**[5] **NAT-M.**[1] **Nat-p.** **Nat-s.** nat-sil.[58] **Nit-ac.**[1] **Nux-v.**[5] ozone[227] pancreat.[25] phos.[5] pitu-a.[164] podo.[58] psor.[111] **Ptel.** **PULS.**[1] **Rob.** ruta samb. sang. **Sep.**[1] sil. sin-n. **Spong.**[5] staph. succ.[194] **Sulph.**[5] syc-co.[136] **TARAX.**[5] **TARENT.**[152] **THUJ.**[5] tub.[106] tung.[252] uran.[269] verat.
☞ *• •Öl; agg. •Schweinefleisch; agg. •schwere Speisen agg. ▤ MAGEN; C; Sodbrennen; fetten Speisen, nach*

◦ **Kleinkindern, bei**: but-ac.[119]

◦ **ranziges** Fett: ars.[85] carb-v.[85]

- **amel.**: nit-ac.[110] nux-v.[137]

- **Abneigung**: acon-l.[36] adam.[222] ambr.[184] **Ang.**[5] **Ars.** ars-s-f.[58] **Asar.**[184] **Aur-m-n.**[272] ba-sv.[136] bani-c.[204] **Bell.**[5] **Bry.** calc. calc-ar.[233] **Calc-f.**[144] **Carb-an.** **Carb-v.** carbn-s. **Carc.**[122] **CHIN.** chin-ar. choc.[222] **Colch.**[5] convo-s.[119] croc. **Cycl.**[5] dros. erig.[144] falco-p.[265] ferr.[5] grat. guare. **Hell.**[5] **Hep.** **Ip.**[1] ipom.[119] kali-c.[184] kali-m.[61] kali-s.[184] lac-as.[274] lyc.[111] lyss. mag-s.[119] mand.[149] medus.[233] meny. **Merc.** morg.[136] morg-g.[136] nat-ar. nat-c. **NAT-M.**[5] nit-ac.[162] nux-v.[152] ozone[227] **PETR.** phos. **PTEL.**[25] **PULS.** **Rheum**[5] rhus-t. rib-ac.[149] sac-alb.[210] sang. sanic.[184] sec. **Sep.** spect.[271] **Sulph.** syc-co.[136] syph.[184] tarent.[111] thyr.[149] ulm.[184]
☞ *Fleisch; Abneigung; Fette vom Fleisch, das*

◦ **Fleisch,** fettes:
☞ *Fleisch; Abneigung; Fette vom Fleisch, das*

◦ **Geruch** von: **Colch.**[5]

- **Verlangen**: act-sp.[111] arg-n.[162] arge-p.[264] ars.[162] aur-m-n.[272] calc.[122] **Calc-p.**[111] **Carc.**[122] cypra-e.[227] **Dys-co.** haliae-lc.[222] hep.[122] **Kali-n.**[162] lob.[162] mag-s.[144] **Med.**[162] **Mez.**[5] morg.[149] morg-g.[136] nat-c.[162] nat-m.[5] nat-s.[184] **NIT-AC.**[162] **Nux-v.**[162] phos.[162] plut-n.[222] prot.[136] rad-br.[111] ran-b.[162] sac-alb.[210] sanic.[111] sil.[162] sul-ac.[162] **Sulph.**[162] syc-co.[136] **Tub.**[162]
☞ *Schweineschmalz, Verlangen nach*

◦ **agg. jedoch**: ars.[122] **Carc.**[122] hep.[122] **NIT-AC.**[122] **Nux-v.**[122] **Sulph.**[122] **Tub.**[122]

◦ **Salz,** und: arg-n.[162] med.[162] nit-ac.[162] phos.[162] sulph.[162] tub.[162]

◦ **Süßigkeiten,** und: **Arg-n.**[162] ars.[162] **Med.**[162] nat-c.[162] nux-v.[162] phos.[162] **SULPH.**[162] tub.[162]

Fisch:
☞ *Hering •Lachs •Sardinen*

- **agg.**: all-c.[54] androc.[222] ars.[5] astac.[58] bell.[5] berb.[111] calad.[5] cand-a.[239] carb-an.[54] carb-v.[5] carbn-s.[58] chin.[5] **Chin-ar.** colch. cop.[111] euph.[5] ferr-s.[1074] **Fl-ac.**[36] hom.[58] irid.[222] kali-c.[5] **Kali-s.**[111] **Lach.**[5] lyc.[5] mag-m.[152] **Medus.**[5] nat-m. nat-s.[72] phenob.[111] **Plb.**[5] psor.[106] pull-g.[181] **Puls.**[5] pyrog.[111] rhus-t.[5] sanic.[106] sep.[5] ter.[116] thuj.[5] urt-u.[111] verat.[1125]

◉ ◦ **gebratener**: kali-c.

◦ **Geruch** von Fisch, empfindlich gegen den: **COLCH.** lac-lup.[204]

◦ **Lachs**:
☞ *Lachs; agg.*

◦ **Muscheln**:
☞ *Muscheln agg.*

◦ **sauer** eingelegter: arg-n.[162] calad.[5]

◦ **verdorbener** Fisch: **All-c.**[54] ars. bell.[5] **BERB.**[111] **Carb-an.**[54] **Carb-v.**[5] **Chin.**[5] **COP.**[111] euph.[5] **Kali-c.**[54] **Lach.**[5] lyc.[5] **Plb.**[54] psor.[106] **Puls.**[5] **Pyrog.**[111] rhus-t.[5] ter.[116]

- **amel.**: lac-c.[137]

- **Abneigung** gegen Fisch: aq-mar.[231] **Asar.**[184] **Aur-m-n.**[272] **Aur-s.**[272] calc-s.[196] calx-b.[194] carb-v.[111] carbn-s.[58] **Colch.** gaert.[136] **GRAPH.** grat.[122] guare. kali-i.[152] kali-s.[184] marm-w.[194] med.[304] nat-m.[36] nat-p.[184] **Phos.** puls.[304] sulph.[36] **Zinc.**

◦ **abends**: sulph.[36]

◦ **Kaffee** amel.: nat-m.[36]
☞ *Kaffee; amel.*

◦ **salzigen** Fisch: **Phos.**

- **Verlangen** nach Fisch: abrom-aug.[97] acon.[187] adam.[222] atro.[36] aur-m-n.[272] ba-tn.[149] calc-p.[144] carc.[304] caust.[162] coch-o.[209] cycl.[85] excr-can.[269] ferr-i.[162] **Kali-i.**[162] lac-c.[219] lac-lox-a.[204] lac-lup.[204] lar-ar.[251] lepro.[197] lyc.[37] mand.[119] **Med.**[162] **Meny.**[162] **NAT-M.**[809] nat-p.[58] nat-s.[162] **Nit-ac.**[162] ozone[227] phos. rad-br.[205] sul-ac.[102] tub.[304]
☞ *Aal, Verlangen nach*

◦ **abends**: nat-m.[36]

◦ **Essig** oder Salzlake eingelegt, in: cycl.[85] **Ferr-i.**[162] **Nat-m.**[162] **Nat-s.**[162]
☞ *Sardellen, Verlangen nach*

◦ **gebratenem,** nach: ba-tn.[149] nat-p.[58]

◦ **geräuchertem,** nach: atro.[36] carc.[304] ozone[227] tub.[304]
☞ *Geräuchertes; Verlangen*

Fleisch:
☞ *Kalbfleisch •Schweinefleisch •Speck*

- **agg.**: absin.[102] acet-ac.[102] act-sp. agar. all-c.[102] all-s.[102] alum.[1] **ANT-C.** arg-n.[5] **Ars.**[5] asaf.[5] bamb-a.[1184] bell.[116] bor.[102] **Bry.**[116] **Calc.**[5] camph.[102] **Carb-an.** carb-v.[5] **Caust.**[5] **Chin.**[5] **Colch.**[5] crot-h. cupr.[5] cupr-ar.[102] cycl.[5] **Ferr.**[5] **Ferr-p.** graph.[5] gunp.[102] ham. harp.[1184] hep.[36] ip.[5] **Kali-bi.**[8] **Kali-c.**[144] kali-n.[5] kreos. lach. **Lec.**[809] lept. lyc.[30] **Lyss.** mag-c.[5] **Mag-m.**[5] med.[122] merc.[1] nat-c.[5] nat-m.[102] nit-m-ac.[72] nux-v.[58] ph-ac.[116] psor.[106] **Ptel.** **Puls.**[1] pyrog. rhus-t.[116] rob.[171] rumx.[102] **Ruta**[5] sanic.[106] sel.[102] sep.[5] **Sil.**[5] **Staph.**[5] sulph.[1] tarax.[5] ter. ther.[152] tub.[36] urt-u.[102] verat.[102] vip.[116] zinc.[36]
☞ *Geflügel; agg. •Hähnchen; agg. •Lammfleisch; agg. •Würstchen; agg.*

◉ ◦ **frisches**: ars.[162] **Caust.**[5] **Chin.**[5] kali-c.[162] sil.[1]

◦ **geräuchertes**: **Calc.**[5] **Sil.**[5]
☞ *Geräuchertes; agg.*

◦ **Geruch** beim Kochen: ars. **Colch.**[5] psor.[106] sanic.[106]

◦ **Lammfleisch**:
☞ *Lammfleisch; agg.*

◦ **sauer** eingelegtes: act-sp.[162] carb-v.[5]

◦ **verdorbenes,** schlechtes: absin.[102] acet-ac.[102] all-c.[102] **ARS.** bell.[116] bry.[116] camph.[102] carb-an.[102] **Carb-v.**[5] **Chin.**[5] **Crot-h.** **Cupr-ar.**[102] gunp.[102] kreos.[102] **Lach.** ph-ac.[116] **Puls.**[5] **Pyrog.** rhus-t.[116] urt-u.[102] **Verat.**[102] vip.[116]
☞ *Würstchen; agg.; verdorbene*

◦ **Würstchen**:
☞ *Würstchen; agg.*

◦ **zuviel**: all-s.[102]

- **amel.**: **Verat.**[1]

- **Abneigung**: abies-c. adam.[222] adel.[36] agar.[144] all-s.[152] aloe[111] **Alum.** alum-p.[58] alum-sil.[58] alumn. am-c. am-i.[304] am-m.[152] **Ang.** aphis. arb-m.[255] **Arn.**[5] **Ars.**[36] ars-s-f.[58] asar.[149] aster. atro.[36] **Aur.** aur-ar.[58] aur-s.[58] bac.[122] bamb-a.[1184] bell. bor.[152] bros-g.[259] **Bry.** **Cact.** **CALC.**[1] calc-ar.[233] calc-f.[144] **CALC-S.** calc-sil.[58] **Cann-s.** **CARB-V.**[116] **CARBN-S.** carc.[304] card-m.[102] cary.[36] caust. cham.[5] chel. chen-a.[54] **CHIN.** **Chin-ar.** chin-b.[54] **Coc-c.** colch.[5] convo-s.[119] cosm.[25] crot-c. crot-h.[72] **Cycl.** der.[36] **Elaps** **Ferr.** **Ferr-ar.** ferr-i. **Ferr-m.** ferr-p. gaert.[136] **GRAPH.** hell. helo.[264] hep.[5] hydr. **Ign.** ipom.[119] **Kali-ar.** **Kali-bi.** **Kali-c.** kali-chl.[58] kali-p. kali-s. kali-sil.[58] kola[1184] kreos. lachn. lact. **Lap-a.** lat-h.[301] lepi. **LYC.**[5] **Mag-c.**[122] mag-m.[111] mag-s. manc. med.[304] medus.[300] **Meny.**[152] **Merc.**[1] **MEZ.**[5] morg-g.[136] morph.[102] **MUR-AC.** nat-ar. nat-c. **Nat-m.** nat-p. nat-s. nat-sil.[58] nicc. **Nit-ac.** **NUX-V.** ol-an.[36] olnd.[152] op. ov. **PETR.** **Phos.** plan. **Plat.** polym.[111] por-m.[251] prot.[136] **Ptel.**[111] **PULS.** rad-br.[85] **Rhus-t.**[5] ruta **Sabad.** saroth.[144] sec.[38] sel.[152] **SEP.** **SIL.** stront-c. **SULPH.**[193] sumb. syc-co.[136] **Syph.** **Tarent.**[108] tep. ter. thal.[250] ther.[152] thuj.[122] til. tril-c.[36] **Tub.** upa. uran-n.[116] uro-h.[264] verat.[5] x-ray[119] **ZINC.**[5] zinc-p.[58]
☞ *Kalbfleisch; Abneigung •Schinken; Abneigung •Schweinefleisch; Abneigung*

◦ **mittags**: ol-an. olnd.[111] sulph.

◦ **14.30 Uhr**: ol-an.[36]

◦ **abends**: sulph.

◦ **Darandenken,** beim: **GRAPH.**
☞ *Denken an Speisen agg.*

◦ **Frühstück,** beim: olnd.[152]

◦ **Männern,** bei: x-ray[119]

◦ **Menses,** während: plat.

◦ **Mittagessen,** beim: nat-c.

◦ **Fette** vom Fleisch, das: am-i.[304] bamb-a.[1184] calc-ar.[233] **Carb-v.** carc.[149] cosm.[25] hell. phos. ptel.[25] sec.[38]
☞ *Fett, fettige Speisen; Abneigung*

◦ **frisches** Fleisch: **Thuj.**[122]

◦ **gebratenes**: agar.[144] ptel.[111] tarent.[108]

◦ **gekochtes**: ars. calc.[116] chel. nit-ac.

◦ **Geruch,** gegen den: ars.[36] colch.[5]

◦ ◦ **Fette** vom Fleisch, gegen das: **Colch.**[5]

◦ **gesalzenes**: card-m.[102]

◦ **gewürztes**: mag-c.[122]

◦ **Kalbfleisch**:
☞ *Kalbfleisch; Abneigung*

◦ **Lammfleisch**: calc.[1] mag-c.[162] ov.

◦ **Leber**: carc.[304] sulph.[193]

◦ **Reste,** abgeschabte: **Mag-c.**[122]

◦ **Rindfleisch**: crot-c. merc.[1] polym.[111] ptel.[36]

◦ ◦ **gebratenes**: ptel.[25]

◦ ◦ **Geruch** von: ptel.[36]

◦ **sauer** eingelegtes: carb-v.[116]

◦ **Schinken**:
☞ *Schinken; Abneigung*

◦ **Schweinefleisch**:
☞ *Schweinefleisch; Abneigung*

◦ **wild**: am-i.[304] carc.[304]

- **Verlangen**: abies-c.[116] aegle-f.[192] aloe ant-c.[5] anth.[36] aq-des.[275] atro.[36] aur. aur-m-n.[162] bell-p.[119] bros-g.[259] **Bry.**[162] **Calc.**[122] **Calc-p.** calx-b.[194] canth. carc.[193] carn-g.[264] caust. coca[111] **Cocc.**[5] cor-r.[36] corv-c.[258] cycl. elaps[36] erig.[144] falco-p.[265] ferr. **Ferr-m.** germ.[222] graph.[36] harp.[1184] hell.[5] helo.[264] hydr.[152] hyper.[111] iod. kola[1184] **Kreos.** lac-leo.[204] lac-lup.[204] lepro.[197] **Lil-t.** **Mag-c.**[122] mand.[119] marm-w.[194] med.[122] **Meny.** merc. morg-g.[136] morph.[36] nat-m. nit-ac.[116] **Nux-v.**[122] ozone[227] phos.[162] plb.[5] plut-n.[222] ratt-n.[204] sabad. sanic. sep.[38] sol[236] **Staph.**[122] **Strep-s.**[197] **Sulph.**[122] taosc.[270] thal.[250] thiop.[149] tub. tub-a.[22] tub-m.[149] uro-h.[264] viol-o.[5]
☞ *Schweinefleisch; Verlangen*

◦ **agg. jedoch**: carc.[207]

◦ **Abendessen,** zum: graph.[36]

◦ **Kindern,** bei: **Mag-c.**[122]

◦ **braucht** unbedingt Fleisch: aq-des.[275] **Calc.**[122] **Nux-v.**[122] **Staph.**[122] **Sulph.**[122]

◦ **Essig** oder Salzlake eingelegt, in: abies-c.[116] ant-c.[5] calc-p.[47] cor-r.[36] hyper.[111] **Mag-c.**[122] tub-m.[149]

◦ **fettes**: carc.[149]
☞ *Schweineschmalz, Verlangen nach*

◦ **gebratenes**: **Plb.**[5]

◦ **gegrilltes**: sol[236]

◦ **gekochtes**: caust.[5]

◦ **geräuchertes**: atro.[36] **Calc-p.** carc.[193] **CAUST.** corv-c.[258] kreos. plut-n.[222] **TUB.** tub-a.[22] tub-m.[149]
☞ *Geräuchertes; Verlangen*

◦ **gesalzenes**:
☞ *Essig oder Salzlake eingelegt, in*

◦ **kaltes**: phos.[85]

◦ **mageres**: hell.[5]

◦ **nur** nach Fleisch, Kindern, bei: **Mag-c.**[809]

◦ **Pökelfleisch** und scharf Gewürztes: falco-p.[265]

◦ **Rindfleisch,** mit saurer Soße: elaps[36]

◦ **rohes**: marm-w.[194] **Phos.**[162] plut-n.[222]
☞ *rohe Speisen; Verlangen*

◦ **Schweinefleisch**:
☞ *Schweinefleisch; Verlangen*

flüssige Nahrung:
☞ *Getränke*

- **Abneigung**: **Bell.**[5] graph. hyos.[137] nat-m.[5] nux-v.[137]

SPEISEN und Getränke; **flüssige** Nahrung (Forts.)

- **Verlangen**: **Ang.** bell. bry. **Calc-ar.** caps. cob-n.[119] **Ferr. Kali-i.**[162] **Merc.** nat-m.[162] ph-ac. **Staph. Sulph.** verat.
  - **warme**: **Ferr.**

Frischkost, Verlangen nach: corv-c.[258]

Frühstück, Abneigung gegen: adam.[222] ba-tn.[136] cench.[58] con. lyc. mag-s. pic-ac.[36] sel.[58]

Frühstücksflocken (Müsli, Cor nflakes etc.): ars. phos.
☞ Buchweizen; Abneigung

Garnelen, Verlangen nach: sol[236]

Gebackenes, agg.: carb-v.[137] puls.[137]

gebratene Speisen:

- **Abneigung**: adel.[4] mag-s.[119] plb.[137]
- **Verlangen**: haliae-lc.[222] lim-b-c.[204] plb.

gebratene Speisen, **Abneigung gegen**: adel.[4] mand.[149]

- **Geruch** von: mand.[149]

Geflügel:

- **agg.**: carb-v.[85]
☞ Fleisch; agg. •Hähnchen; agg.
  - **Abneigung** gegen: am-i.[304]

gefrorene Speisen:

- **agg.**: arg.[5] **Arg-n. ARS.**[5] bry. **Calc-p. Carb-v.**[5] chin-s.[36] coloc.[5] dulc. **Ip.**[5] kali-c.[5] psor.[36] **PULS.**[5] rhus-t.[5] rumx. sulph.[36]
☞ Eis; agg. •kalte; Speisen, kalte; agg.
- **amel.**: phos.[116] xan.[137]
- **Verlangen**: arg.[116] eup-per.[116] nat-s.[116] phos.[116]

gekochte Speisen:

- **agg.**: ars.[58] chin. colch. dig. eup-per. neon[222] podo.[58] sep. stann. sulph.[5]
  - **empfindlich** gegen den Geruch von: ars.[58] chin. **COLCH. Dig. Eup-per.** neon[222] **Sep.** stann.
☞ Geruch von Speisen; agg.
- **Abneigung**: am-c.[1] anac.[5] ars.[5] asar.[149] **Bell.**[5] bov. **Calc.**[5] chel. choc.[222] cupr. **GRAPH.**[5] guare. ign. **Kreos.**[54] lach. **Lyc.** mag-c. **MERC.**[5] **Petr.**[5] phos. psor. sars.[5] **SIL.**[5] sulph.[5] verat. **ZINC.**[5] zinc-p.[58]
- **Verlangen**: mag-c.[5] nit-ac.[36]

gekochte Speisen, **Abneigung gegen**: calc.[102]

Gemüse:
☞ Gurken •Kartoffeln •Knoblauch •Kohlrabi •rohe Speisen •Salate •Sauerkraut •Tomaten •Weißkohl •Zwiebeln

- **agg.**: acet-ac.[88] alum. ars.[5] bry. calc.[122] caps.[8] carb-an.[54] carb-v. cist. cupr.[1] cypr.[193] hell. hydr.[54] kali-c.[54] lept. **Lyc.**[5] mag-c.[54] nat-ar. nat-c. **Nat-m. Nat-s.** petr.[5] pitu-a.[164] podo. psor.[106] urt-u.[193] verat.
☞ Karotten, Möhren; agg. •Radieschen; agg. •Rhabarber agg. •Spinat; agg.
  - **grünes**: acet-ac.[88] **Alum.** ars. **Bry.** calc.[122] caps.[137] carb-v.[85] cupr.[1] **Hell.** hydr.[54] **Kali-c.**[54] lept.[137] lyc. **Mag-c.**[54] **Nat-c. NAT-S.** petr.[5] psor.[106] verat.
  - **verfaultes**: **Carb-an.**[54] **CARB-V.**
▤ KLINISCHES; M; Arzneimittel-Missbrauch, Vergiftungen durch; Ptomain
- **Abneigung**: arb-m.[255] **Ars.**[5] bell. **Caust.**[162] germ.[222] **Hell.**[5] hydr. **Ign.**[5] lyss.[111] **Mag-c. Mag-m.**[54] **Nat-m.**[162] parth.[197] **Phos.**[162] ruta sac-alb.[210] sulph.[212] syc-co.[136] tub.[212]
☞ Artischocken; Abneigung •Auberginen; Abneigung •Bohnen und Erbsen; Abneigung •Linsen, Abneigung gegen •Pilze, Abneigung gegen •Spinat; Abneigung gegen
- **Verlangen**: abies-c.[102] adam.[222] adel.[36] all-c.[111] **Alum.** alum-met.[5] ars. asar.[149] bani-c.[204] calc-s. carb-an. cham. corv-c.[258] cosm.[25] **Kali-i.**[162] lac-leo.[204] lac-lox-a.[204] **Lycps.**[152] **Mag-c.**[5] **Mag-m.** neon[222] onos.[111] ozone[227] ph-ac.[5] **Sulph.**[162] ther.[25] uro-h.[264]
☞ Artischocken; Verlangen •Brunnenkresse, verlangt •Radieschen; Verlangen •Rote Beete, Verlangen nach •Salate; Verlangen •Spargel, Verlangen nach •Spinat; Abneigung gegen
  - **saftiges**: **Ph-ac.**[5]
  - **saures**: cosm.[25] ther.[25]

Geräuchertes:

- **agg.**: **Calc.**[5] psor.[106] **Sil.**[5] tub.[106]
☞ Fleisch; agg.; geräuchertes
- **Verlangen**: adam.[222] calc-p.[111] carc.[80] **CAUST.** gall-ac.[162] **Kreos.** meph.[85] ozone[227] puls.[5] tub.[137]
☞ Fisch; Verlangen nach Fisch; geräuchertem, nach •Fleisch; Verlangen; geräuchertes •Lachs; Verlangen; geräuchert

Geruch von Speisen:

- **agg.**: acon.[102] acon-l. **ALL-C.** ant-c. arg-n. **Ars.**[5] asaf.[5] bamb-a.[1184] bell.[5] **Carb-v.**[5] chin. **Cocc. COLCH.**[5] **CYCL.**[5] **Dig.** dros.[5] **Eup-per.** fl-ac.[5] ham. ign.[5] **Ip.**[5] lach.[5] lyc.[102] merc-i-f.[111] **Nat-c.**[5] nat-m.[5] neon[222] nux-m. nux-v.[5] osm.[111] ov. par.[137] ph-ac.[5] phos.[5] podo.[111] psor. ptel.[111] **PULS.**[5] sang.[111] **Sep.**[5] **Sil.**[152] stann. **Sul-ac.**[5] sulph.[5] sym-r.[77] tarax.[5] **Thuj.**[5] tub.[111] xan.[111]
☞ Speisen im allgemeinen; Abneigung, Widerwillen; Geruch von Speisen, beim ▤ MAGEN; C; Übelkeit; Speisen; Geruch von
  - **empfindlich** gegen: arg-n. **ARS. Cocc. COLCH.** eup-per. **Ip.** lach. **SEP.** stann.
▤ RIECHEN; C; Empfindlich gegen Geruch von; Speisen
- **Abneigung**: **Ars.** bell.[152] caust.[58] **COCC. COLCH.** dig.[102] **IP.** lyc.[152] nux-v.[1] **Podo.** ptel.[25] **Sep.** stann.[102] sym-r.[77]
- **Verlangen**: lycps.[168]

geschmacklose Dinge, Abneigung gegen: rheum[5].

Getränke:
☞ flüssige Nahrung •kalte; Getränke, kalte •Limonade •warme; Getränke

- **Abneigung**: agar. **Agn.**[5] aloe ang. **Apis** arn.[5] ars.[171] **Bell.**[5] berb. bor.[5] bov.[5] bry.[5] bufo calad.[5] calc.[122] camph.[5] cann-i.[116] **Canth.**[5] caps.[171] carb-an. caust.[5] cham.[5] **Chin.**[171] chin-s.[111] chlor.[36] cimx.[171] coc-c. **COCC.**[5] coff. colch.[5] coloc.[152] con. corn. cupr. dros.[152] eup-per.[171] **FERR.** graph.[5] ham.[58] hell.[5] **HYOS.**[5] **Ign.**[5] kali-bi.[102] kola[1184] **Lac-c.** lach.[5] lyc.[5] **Lyss.** m-aust.[5] merc. **Nat-m.**[5] **Nit-ac. NUX-V.**[5] op.[5] phys. plb. plb-chr.[36] **Puls.** rat. rhus-t.[5] sabin.[5] **Samb.**[5] sec. **Staph.**[152] **STRAM.**[5] verat.[5]

<> ◦ **durstig,** obwohl: arn.[5] **Bell.**[5] cann-i.[116] **CANTH.**[5] caust.[5] **HYOS.**[5] lach.[5] lyc.[5] nat-m.[5] **NUX-V.**[5] rhus-t.[5] samb.[5] **STRAM.**[5]

◦ **Fieberhitze,** während: bell.[5] canth.[5] cocc.[5] con. **Hell.**[5] hyos.[5] ign.[5] stram.[5]

◦ **Froststadium** im Fieber, während: ars.[171] caps.[171] chin.[171] cimx.[171] eup-per.[171]

◦ **Kindern,** bei: bor.[5] bry.[5]

◦ **Kopfschmerz,** während: **FERR.**

- **Verlangen**: achy.[149] ang.[5] ars.[5] bell.[36] calad.[5] camph.[5] cob-n.[119] cocc.[5] coloc.[5] ferr.[5] graph.[5] lyc.[152] nux-m.[5] nux-v.[5] ph-ac.[5] rhus-t.[5] samb.[5] **Staph.**[5] ter.[45] ther.[36] wies.[36]

<> ◦ **Durst,** ohne: **Ang.**[5] **Ars.**[5] bell.[36] calad.[5] camph.[5] cocc.[5] **Coloc.**[5] graph.[5] nux-m.[5] nux-v.[5] ph-ac.[5] **Rhus-t.**[5] samb.[5] wies.[36]

◦ **launisch,** verweigert dann aber die angebotenen G.: bell.[1]

◦ **weiß** nicht wonach: **Ther.**[36]

Gewürze, Pikantes, gut gewürzte Speisen:
☞ *Pfeffer*

- **agg.**: alum.[193] aq-des.[275] bism.[5] citl-v.[197] germ.[222] ign.[5] ignis[194] kali-chl.[111] mangi.[197] naja[111] **NUX-V.**[5] phos.[5] sel.[5] sep.[152] **STANN.**[5] succ.[194] sulph. **Tama.**[197] thuj.[5] zinc.[5]

- **amel.**: hep.[5] nux-m.[5]

- **Abneigung**: **Fl-ac.**[152] hydrog.[222] lac-lox-a.[204] mag-s.[85] phos. puls.[5] **Sang.**[152] spect.[271] strep-s.[197] tarent.[152]
☞ *kräftige Speisen; Abneigung*

- **Verlangen**: abies-c.[111] acon.[58] adam.[222] alum.[102] ant-c.[5] arg-n.[5] arge-p.[264] **Ars.**[5] aster.[54] aur.[184] **Aur-m-n.**[272] **Aur-s.**[272] bamb-a.[1184] brucel.[241] calc-f.[119] calc-p.[111] caps.[111] **Carc.**[122] caust.[5] chel.[5] **CHIN.** cic.[149] **Cist.** citl-v.[197] cymbo-ci.[5] **Fl-ac.** gink.[227] **Hep.** hydr-ac.[268] hyper.[111] kola[1184] **Lac-c.** lac-lup.[204] lepro.[197] lyc.[135] mag-s.[119] mand.[119] medus.[300] meph.[54] nat-m.[5] nat-p. nit-ac.[58] nux-m.[102] **Nux-v.** ozone[227] ph-ac. **PHOS. Puls.**[5] **Sang.** sep. staph.[5] strep-s.[197] stry-p.[116] **SULPH.** tama.[197] **Tarent.** tax.[303] teucr.[197] thal.[250] thea.[275] tub.[193] **Zing.**[122]
☞ *herzhaften Speisen, Verlangen nach •kräftige Speisen; Verlangen •Kräutern, Verlangen nach •Marinade, Verlangen nach •Würstchen; Verlangen; stark gewürzt*

gezuckerte Speisen, Abneigung gegen: lach.[30] puls.[30] sul-ac.[30]
☞ *Zucker; Abneigung*

Grapefruit, Verlangen: sol[236]
☞ *Obst; Verlangen nach Obst*

grobe, einfache Nahrung, verlangt: abies-c.[36] psor.[106]
☞ *Reis; Verlangen; •rohe Speisen; Verlangen*

grobe Speisen amel.: ign.[5]

grüne Dinge, Abneigung gegen: ars.[5] **Hell.**[5] **Mag-c.**
☞ *Obst; Abneigung gegen Obst;*

Guaven agg.: sep.[137]
☞ *Obst; agg.*

Gurken:
☞ *Gemüse*

- **agg.**: **All-c.** arg.[209] ars. **Ign.**[162] **Nat-m.**[162] puls.[116] **Rhus-t.**[162] sul-ac.[1] verat.

- **Abneigung**: falco-p.[265] prot.[149]

- **Verlangen**: abies-n. **ANT-C.** lac-leo.[204] lac-lox-a.[204] **Phos.**[162] **Sulph.**[162] verat.

Haferbrei und Hafergebäck, Verlangen nach: ap-g.[85] gaert.[136] lac-h.[233]

Haferschleim:

- **agg.**: chin.[30] kali-c.[30] puls.[30] sulph.[30]
☞ *stärkehaltige Speisen; agg.*

- **amel.**: croto-t.[36]

- **Abneigung**: ars. **Calc.**
☞ *stärkehaltige Speisen; Abneigung*

- **Verlangen**: bell.[5]
☞ *stärkehaltige Speisen; Verlangen*

Hähnchen:

- **agg.**: bac.[122] bry.
☞ *Fleisch; agg. •Geflügel; agg.*

- **Abneigung**: **Bac.** nat-m.[162] **Sulph.**[162]

- **Verlangen**: **Ferr-i.**[162] **Graph.**[162] **Phos.**[162]

Hering:
☞ *Fisch •Sardinen*

- **agg.**: ferr-p.[85] fl-ac.[5] lyc.[5] nat-m.[5]

- **Abneigung**: gall-ac.[162] **Phos.**[5]

- **Verlangen**: atro.[36] cist. cymbo-ci.[5] **NIT-AC. Puls. Verat.**
☞ *Sardellen, Verlangen nach*

◦ **sauer** eingelegter: cymbo-ci.[5]

herzhaften Speisen, Verlangen nach: calc-f.[149] m-art.[1] rhus-t.[36] ust.[36]
☞ *Gewürze, Pikantes, gut gewürzte Speisen; Verlangen*

- **amel., wenn er einen Apfel isst**: ust.[36]
☞ *Äpfel; amel.*

Holz, Verlangen: nat-m.[5] **Nux-v.**[5] **Puls.**[5] sep.[5]

Holzkohle, Verlangen nach:
☞ *Kohle, Holzkohle, Verlangen nach*

Honig:
☞ *Süßigkeiten*

- **agg.**: apis[106] ars.[106] calc-p.[187] caust.[106] nat-c.[5] nat-m.[54] **Nit-ac.**[5] phos.[5] psor.[106] puls.[106] **Sil.**[162] **SULPH.**[162]

- **Abneigung**: med.[304] nat-c.[122] nat-m.[162]

- **Verlangen**: lat-h.[301] por-m.[251] **SABAD.**[5] verat.[5]

Imbiss, Zwischenmahlzeit, Verlangen nach: calc.[5] **Mag-m.**[5] **Nat-c.**[5]

Insekten, schwarze Käfer, Nacktschnecken, Grashüpfer, verlangt: choc.[222]

Joghurt:

- **Abneigung**: cypra-e.[227] nat-s.[187] thal.[250]
☞ *Buttermilch; Abneigung*

- **Verlangen**: cypra-e.[227] lac-leo.[204] lac-lox-a.[204] nat-s.[187]
☞ *Buttermilch; Verlangen •Quark, Verlangen nach*

◦ **Kefir**: lac-lox-a.[204]

Kaffee:

- **agg.**: acet-ac. acon-l.[36] act-sp.[102] adel.[36] **Aeth.** agar.[5] alet.[111] **All-c.**[36] am-c. anac.[149] anan. ang.[214] ange-a.[1125] aran-ix.[149] arg.[5] arg-n.[5] arn. **Ars.**[5] arum-t. aster. aur-m.[54] bart.[36] **Bell.**[5] bov.

SPEISEN und Getränke; **Kaffee; agg.** (Forts.)
Bry.[36] **Cact.** cahin. calc.[5] **Calc-p.**[36] calo.[85] **Camph.** cann-i.[36] cann-s.[5] **CANTH.**[5] **Caps.**[5] carb-v.[5] carl.[36] caul.[54] **CAUST.**[5] **CHAM.**[5] chin.[54] chlor.[36] **Cist.** citl-v.[197] clem.[122] cob. **Coca**[36] **COCC.**[5] **Coch.**[304] **COFF.**[54] colch. **COLOC.**[36] corn. **Cycl.**[36] cypra-e.[227] dig. digin.[36] elaps[36] ephe.[267] erech.[25] eug.[8] ferr-p.[85] fl-ac.[5] form. gink.[227] glon. grat. **Hep.**[5] hyos.[36] hyper. **IGN.**[5] **Ip.**[5] kali-bi.[36] kali-c.[72] **Kali-n.**[5] lac-cpr.[261] lach.[5] lachn. lil-t.[111] lith-c.[227] **Lyc.**[5] lyss. m-art.[5] mag-c.[5] mand.[119] mang.[5] mant-r.[262] **Merc.**[5] mill. **Mosch. Nat-m. Nat-s.** nit-ac.[5] **NUX-V.**[5] **Olnd.**[5] osm. ox-ac.[58] pall. **Paull. Ph-ac.** phos.[1] plat. podo.[809] por-m.[251] psor.[72] **Puls.**[5] rhus-t.[5] **Rumx.** sep. sil. spig. stann.[149] stram.[36] sul-ac.[5] **Sulph.**[5] tab.[38] tax.[303] **Thuj.**[5] tub.[36] uran.[269] verat. vinc.[4] xan.[162]

- **Geruch** von: arg-n. fl-ac.[5] lach.[5] nat-m.[5] osm.[111] **Sul-ac.**[5] **Thuj.**[5] tub.[111]
  ☞ *Geruch von Speisen; agg. ▮ GEMÜT; C; Empfindlich, überempfindlich; allgemeine Arzneien; Gerüche, gegen; Kaffeegeruch*
  - **Klimakterium,** im: **LACH.**[122]
- **heißer**: arg-n.[102] caps.[111]
- **Klimakterium,** im: **LACH.**[122] **Sul-ac.**[54]
- **übermäßigem** Konsum, Abusus, bei: ange-a.[1125] **Cham. COFF.**[54] **NUX-V.** por-m.[251] tax.[303]

- **amel.**: acon. act-sp.[142] agar. alet.[137] anag.[102] androc.[222] aran-ix.[144] arg. **Ars.**[5] brom.[5] cann-i. cann-s.[5] canth.[5] **CHAM.**[5] chel.[5] chin. coca **Coloc.**[5] corn. crot-h.[36] dicha.[144] eucal. eug.[36] **Euph.**[152] euphr. fago.[102] fl-ac.[102] gink.[227] glon. hell-o.[85] hipp. hydr-ac.[36] hyos. **Ign.**[5] lach.[38] **Lec.**[809] levo.[149] mag-c.[1] morph.[85] mosch.[5] nat-m.[36] **Nux-v.**[162] ol-an.[85] op. phos.[5] phyt.[36] **Puls.**[5] ran-g.[85] til.

- **Abneigung**: **Acon.**[111] alum-sil.[58] aur-m.[54] bamb-a.[1184] **Bell. Bry. CALC.** calc-s. carb-v. carc.[207] **Caust.**[111] **Cham.** chel. **Chin.** chin-s.[30] cinnb.[111] coc-c. **Coff.** con.[111] **Dulc.** falco-p.[265] fl-ac.[5] hydrog.[222] kali-bi.[54] kali-br. kali-i.[152] kali-n. lach.[5] lec.[152] lil-t. lol.[111] **Lyc.**[36] mag-p. mand.[119] **Merc.** nat-c.[5] **Nat-m.**[5] nat-n.[36] **NUX-V.** osm.[111] ox-ac.[36] ph-ac. **Phos.** phys. por-m.[251] puls.[5] rheum[5] **Rhus-t.**[5] **Sabad.**[5] **Spig. Sul-ac.**[1] **Sulph.**[152] thea.[275] tub.[111]
  - **morgens**: lyc.[36] nat-n.[36]
  - **mittags**: ox-ac.[36]
  - **Aufstehen,** nach: nat-m.[36]
  - **Geruch** von Kaffee: fl-ac.[5] lach.[5] nat-m.[5] osm.[111] **Puls.**[5] sul-ac.[1] tub.[111]
  - **gesüßten,** gegen: aur-m.[54]
  - **ungesüßten,** gegen: **Rheum**[5]

- **Verlangen**: adam.[222] **Alum.**[116] alum-p.[58] **ANG.** arg. arg-n. **Ars.** ars-s-f.[58] aster. **Aur.** aur-ar.[58] **Aur-m-n.**[272] aur-s.[58] bamb-a.[1184] bani-c.[1237] bell.[5] bros-g.[259] brucel.[241] **Bry.**[54] **Calc.**[809] calc-p. **Caps.**[122] **Carb-v.** carc.[207] cham. chel. **Chin.**[54] chin-s.[111] coca[111] cocc.[111] colch. **Con.** cypra-e.[227] excr-can.[269] **Fl-ac.**[5] gran. grat.[85] haliae-lc.[222] helo.[264] kali-i.[152] kola[1184] lach.[54] lec. lepi.[36] lith-c.[227] lob. lyc.[110] medus.[300] merc-c.[111] **Mez.**[137] mosch.[122] nat-m.[36] **Nux-m.**[5] **Nux-v.**[116] paull.[36] paull-p.[85] ph-ac. por-m.[251] puls.[111] sabin.[116] **Sel.**[5] sol-t-ae. stroph.[111] sulph.[111] xan.[111]
  - **morgens**: nat-m.[36]
  - **agg., der aber**: carc.[207]
  - **Dysmenorrhö,** bei: **LACH.**[54]
  - **Schwindel,** bei: mosch.[85] nux-m.[5]
  - **Übelkeit** erregt, der aber: **Caps.**[122]
  - **Angewohntheit** des Kaffeetrinkens aufzugeben, um die: **Calc.**[111] chin.[111] chin-s.[111] cocc.[111] merc-c.[111] **NUX-V.**[111] **Puls.**[111] sulph.[111]
  - **gebranntem,** nach: alum.[111] chin.[111]
  - **geröstetem,** nach: chin.[54]
  - **Kaffeebohnen**: chin.[54] nux-v.[116] sabin.[116]
  - **Kaffeesatz,** nach: **Alum.**[116]
  - **schwarzem,** nach: mez.[137] mosch.[36]
  - **starkem,** nach: **Bry.**[54] mosch.[122]

Kakao, Abneigung gegen: **Osm.**[36] tarent.[54]
☞ *Schokolade; Abneigung*

Kalbfleisch:
☞ *Fleisch*

- **agg.**: ars. **Calc. Caust.**[5] chin. **IP.**[5] **KALI-N.**[5] nux-v. **Sep.**[5] sulph.[5] verat. **Zinc.**
- **Abneigung**: **Calc.**[5] merc.[5] phel. **Zinc.**
  ☞ *Fleisch; Abneigung*

Kalk, Bleistifte, Erde, Kreide, Lehm usw., verlangt: **Alum.**[5] **Alumn.**[152] **Calc.** calc-p.[116] chel.[111] cic. con.[5] ferr. germ.[222] graph.[110] hep.[5] hyos.[5] ign.[5] nat-m. **NIT-AC. Nux-v.** oci.[5] **Psor.**[102] **Puls.**[5] **Sep.**[5] sil.[5] sulph.[5] **Tarent.**[111] tub.[36]
☞ *Asche, Verlangen nach • Bleistifte, verlangt • Kohle, Holzkohle, Verlangen nach • Sand, verlangt • Schlamm, verlangt • unverdauliche Dinge; Verlangen*

Kaltes:

- **Getränke,** kalte:
  ☞ *M; Trinken • Getränke • Wasser*
  - **agg.**: acet-ac.[36] **ACON.** adam.[222] **Agar. All-s.**[54] allox.[119] aloe **Alum.** alum-p.[58] alum-sil.[58] **Alumn.**[54] am-br. am-c.[5] **Am-m.**[5] anac. anan. androc.[222] **ANT-C.** ant-t. apis **Apoc.**[58] aran-s.[192] arg.[5] **Arg-n.** arn. **ARS.** ars-i.[102] ars-s-f.[58] **Ars-s-r.** aur-ar.[58] bamb-a.[1184] bapt.[111] **Bar-c.**[5] bar-s.[58] **Bell.**[5] bell-p.[85] bor.[1] brom. **BRY.**[5] **Bufo** cadm-s.[58] calad. **CALC.**[5] **Calc-ar.** calc-f. **Calc-p.** calc-s. calc-sil.[58] camph.[5] cann-s.[5] **CANTH.** caps.[5] carb-ac. carb-an.[5] **Carb-v.**[5] carbn-s. casc. cassi-f.[192] cast. **Caust.** cedr. cench. **CHAM.**[5] **Chel.** **CHIN.** chin-ar. **Cina**[5] citl-v.[197] clem. coc-c. **Cocc.**[5] colch.[5] **Coloc.**[5] **Con.**[54] **Croc.** croto-t. **Cupr.** cycl.[102] **Dig.**[5] dros.[58] **Dulc.**[5] **ELAPS** **Eup-per. FERR.**[5] **Ferr-ar.** ferr-m.[111] ferr-p.[58] **Fl-ac.** gels. germ.[222] **GRAPH.**[1] grat. guare.[85] gymn. haliae-lc.[222] hell. **HEP.** hydr-ac.[268] hydrog.[222] hyos. **Ign. IP.**[5] irid.[222] **Iris**[25] **Kali-ar.** **KALI-C.** kali-chl.[58] kali-i. kali-p. kali-s. **Kali-sil.**[58] **Kreos.**[54] lac-d. lac-lup.[204] **LACH.** lat-h.[301] laur.[137] lept.[25] lim.[85] lob.[111] **Lyc.**[5] m-arct.[5] **M-art.**[5] mag-c.[1] **Mag-p. Manc.**

Mang. meph.[54] **MERC.**[5] merc-i-r.[137] mez.[1] **Mur-ac.**[5] **Nat-ar. NAT-C.**[1] **NAT-M.**[1] nat-p. nat-s.[111] nat-sil.[58] **Nit-ac.**[5] **Nux-m.**[5] **NUX-V.**[5] oci-s.[119] ol-an. op.[5] orni.[1076] ox-ac.[102] ozone[227] **Par.**[5] **Ph-ac. Phos.**[5] **Plan. Plb.** podo. psil.[164] **PSOR. PULS.**[1] pyrog.[122] rauw.[119] rheum[5] **Rhod.**[5] **RHUS-T.**[5] rumx. sabad. sabin.[85] samb. sang.[25] sanic.[85] **Sarcol-ac.**[119] **Sars.**[5] sel. seneg.[5] **SEP.**[5] **SIL.**[5] **Spig.**[5] **Spong.**[137] **Squil.**[5] **STAPH.**[5] stram.[5] **Sul-ac.**[5] **SULPH.**[1] tama.[197] **Tarent.** tarent-c.[192] tep. **Teucr.** thea. **Ther. THUJ.**[5] til. **Tub.** tung.[252] **Verat. VERAT-V.**

◦ ◦ **erhitzt,** wenn: bell-p.[85] **Bry.**[122] **Kali-ar. Kali-c. Nat-c. Rhus-t.**[122] samb.

☞ *M; Kälte; Kaltwerden; agg.; erhitzt, wenn*

◦ ◦ **Wetter,** bei heißem: **Bry. Kali-c. Nat-c.** verat.[137]

◦ **amel.**: acon.[5] acon-f. adam.[222] **Agar-em.** all-c. **Aloe**[102] alumn. am-caust. **Ambr.**[5] anac. ang.[5] **Ant-t. Apis** aq-mar.[149] arg-n.[5] ars. **Asar.**[5] aster.[144] bamb-a.[1184] **Bell.**[137] beryl.[119] **BISM.** bor. bov. brom.[5] **BRY.**[5] cadm.[119] calc. **Calc-s.** cann-s.[5] canth.[5] caps. **Carb-ac.**[54] **Carb-v.**[5] carc.[119] carl.[36] cassi-s.[192] **CAUST.**[5] cham.[5] chim.[102] chlor.[197] cina[111] **Clem.**[5] **Coc-c. Coff.**[102] cortico.[149] corv-c.[258] **CUPR.**[5] diphtox.[193] dulc.[168] elaps[36] euphr. ferr.[102] ferr-p.[102] **Fl-ac.**[5] germ.[222] glon. gran.[36] hydrc.[192] hyper. ign.[137] ind. iod. ip. irid.[222] iris[85] **Jatr.**[102] kali-c. kali-m.[137] kali-s. kreos.[102] kurch.[192] lac-c. **LACH.** laur.[5] lob-c.[85] **Lyc.**[10] mangi.[197] meph.[149] merc-d.[122] merc-i-f. moly.[149] nat-s.[102] nux-v.[102] **Onos. Op. PHOS.**[5] **Phyt.** pic-ac.[102] **Puls.**[5] rad-br.[137] rat.[102] rauw.[119] sang.[137] sel.[5] **SEP.** sil.[809] sol[236] stann.[149] strep-s.[197] sulph. sumb. tab.[102] tarent.[192] tep. thuj. trio.[149] tub.[186] tung.[209] verat. xan.[85] zinc. zinc-p.[58]

◦ **Abneigung**: acon.[5] alum-p.[58] ant-t.[152] arn.[152] **Ars.**[152] bell. brom. bry. **Calad. Calc-ar.**[152] canth. carb-an.[5] caust. chel. chin. **Chin-ar.** dig.[152] elaps[111] kali-bi.[111] kali-i.[111] lyc.[5] lyss.[58] mag-c.[122] **Med.**[162] musa[197] nat-m. **Nat-p.**[162] nat-s.[152] nux-v. onos.[111] ox-ac.[111] phel. phos.[152] phys. puls.[152] rhus-t.[152] **SABAD.**[152] **Stram.** sulph.[152] tab. verat.[111]

◦ **Verlangen**: abel.[149] achy.[149] **ACON.**[137] aegle-f.[192] **Agar.**[85] agar-em.[85] agki-p.[1202] ail. allox.[119] **Alum.**[152] **Alumn.** am-c. am-m.[5] androc.[222] **Ang.**[5] ant-c.[5] **Ant-t.** apisin.[5] apoc.[58] aq-des.[275] aran-ix.[149] **Arg-n.** arge-p.[264] **ARN.**[5] **ARS.**[137] arum-t.[54] asaf. asim. aster. aur. aur-ar.[58] aur-s.[58] aza.[192] bamb-a.[1184] bani-c.[204] **Bell.**[5] bell-p.[256] benz-n.[36] **Bism.**[5] bor.[152] **Bov.** bros-g.[259] **BRY.**[54] cadm-s.[58] **Calc.**[5] **Calc-ar.** calc-f.[103] **Calc-s.** camph.[809] cand-a.[239] cann-i. cann-s.[5] **Caps.** carb-an.[1] carb-v.[58] carbn-s. carc.[162] cassi-f.[192] **Caust.**[36] cedr.[25] **Cench. CHAM.**[5] chel.[25] **CHIN.**[5] **Chin-ar.** chlor.[197] choc.[222] cic.[36] cimic. **CINA**[36] cinnb. citl-v.[197] clem.[36] coc-c. cocc.[5] colch. **Coloc.**[5] corn.[54] **Croc.**[36] cub. **CUPR.**[210] **Cupr-acet.**[54] curc.[192] dig. diph.[137] **Dulc. Echi.** eug.[36] **EUP-PER.**[36] **Euph.**[5] ferr-p.[36] fl-ac. germ.[222] **Glon. Graph.**[5] guai.[168] haliae-lc.[222] **Hell.**[304] hydro-c.[2147] hydrog.[222] **Ign.**[5] ip.[162] kali-bi. kali-br.[36] kali-m.[111] kali-n. **Kali-p.**[85] **Kali-s.** kola[1184] kurch.[192] lac-del.[204] lac-leo.[204] lap-a. **Led. Lepro.**[197] lept.[137] lim-b-c.[204] lith-c.[227] lob-c.[85] **Lyc. Lycps.**[171] **Mag-c.**[5] mag-p.[111] manc. mangi.[197] med.[85] **MERC.**[5] **MERC-C.** mez. nat-ar. **Nat-c.** nat-ch.[5] **Nat-m.**[5] **Nat-p. NAT-S.** neon[222] nux-v.[5] oci-s.[119] oena.[36] **Olnd.**[5] onos.[137] op.[102] ozone[227] paro-i.[149] **Ph-ac. PHOS.**[137] pic-ac. pier-b.[233] plat. **Plb.**[5] **Podo.**[85] polyg.[111] por-m.[251] psor. puls.[5] puls-n.[36] pyrog.[58] rad-br.[144] rauw.[119] **Rhus-t.**[5] ros-d.[305] **Ruta**[137] **SABAD.**[5] sabin.[5] sac-alb.[210] sac-l.[111] sang.[8] sant.[36] **Sars.**[5] sec.[171] sel.[36] **Sep.**[36] sil.[137] sol[236] spig. spong.[36] **Squil.**[5] stann.[149] sulph. tama.[197] **Tarent.** tarent-c.[192] tela[192] tell.[149] term-a.[192] teucr.[197] thal.[250] **Thuj.**[5] tril-c.[36] tub.[58] ven-m.[149] **VERAT.**[54] vip. vip-a.[149] wye.[85] zinc. zinc-p.[58] ziz.[36]

◦ ◦ **morgens**: chin.[36] eug.[36] ferr-p.[36]

◦ ◦ ◦ **Spaziergang,** nach: chin.[36]

◦ ◦ **mittags**: cedr.[25]

◦ ◦ **nachmittags**: caust.[36] cic.[36] **Croc.**[36]

◦ ◦ ◦ **15** Uhr: caust.[36]

◦ ◦ **abends**: eug.[36] oena.[36] sep.[36] spong.[36]

◦ ◦ **nachts**: calc.[137] eup-per.[36]

◦ ◦ **Arzneieinnahme,** nach: chel.[25]

◦ ◦ **Durst,** ohne: ars.[5] camph.[5] cocc.[5] coloc.[5] graph.[5] nux-v.[5] phos.[5]

◦ ◦ **Erbrechen,** nach: sel.[36]

◦ ◦ **Erwachen,** beim: eug.[36]

◦ ◦ **Fieber,** während: acon. ang.[5] ars.[5] bell.[5] bism.[5] bry.[5] calc.[5] cham.[5] chin.[5] cupr.[5] ign.[5] kurch.[192] merc.[5] nux-v.[5] oci-s.[119] olnd.[5] phos. plb.[5] puls.[5] rhus-t.[5] sabad.[5] squil.[5] tela[192] thuj.[5] tub.[58] verat.[5]

◦ ◦ ◦ **Hitzestadium**: **ACON.** ang.[5] **Ars.**[5] bell.[5] bism.[5] **Bry.**[5] calc.[5] **CHAM.**[5] **CHIN.**[5] cupr.[5] **Ign.**[5] **MERC.**[5] nux-v.[5] olnd.[5] phos. plb.[5] puls.[5] rhus-t.[5] sabad.[5] squil.[5] thuj.[5] verat.[5]

◦ ◦ ◦ ◦ **brennendem,** bei: **Acon. PHOS.**

◦ ◦ **Froststadium** im Fieber, während: bry.[58] carb-v.[58] nat-m.[58] tub.[58]

◦ ◦ **Heiserkeit,** während: bamb-a.[1184] cassi-f.[192]

◦ ◦ **Schnupfen,** bei: aza.[192]

◦ ◦ **Schweiß,** bei: kurch.[192]

◦ ◦ **eiskalten** G., nach: acon.[137] agar.[85] agar-em.[85] ars.[137] benz-n.[36] camph.[809] caps.[58] cina[36] citl-v.[197] clem.[36] cupr.[210] haliae-lc.[222] kali-p.[85] lept.[137] lith-c.[227] nat-ch.[5] nat-m.[5] onos.[137] **Phos.**[137] ruta[137] sant.[36] sec.[171] sil.[137] tril-c.[36] verat.[54] wye.[85]

◦ ◦ ◦ **Wasser**: acon.[137] agar.[85] agar-em.[85] ars.[137] benz-n.[36] camph.[809] caps.[58] cina[36] citl-v.[197] clem.[36] haliae-lc.[222] kali-p.[85] lept.[137] onos.[137] phos.[137] sant.[36] sec.[171] sil.[137] tril-c.[36] verat.[54] wye.[85]

☞ *Froststadium im Fieber, während*

◦ ◦ ◦ ◦ **Froststadium** im Fieber, während: wye.[85]

☞

◦ ◦ ◦ ◦ **Wehen,** Entbindung, während: verat.[54]

◦ ◦ **großen** Mengen kalten Wassers, nach: bry.[54] hell.[304] lycps.[171] podo.[85]

◦ ◦ ◦ **Wehen,** Entbindung, während: bry.[54]

SPEISEN und Getränke; **kalte** (Forts.)

- **Speisen,** kalte:
  ☞ *Eiscreme*
  ◦ **agg.**: acet-ac. **ACON.** agar.[5] alum. alum-p.[58] alum-sil.[58] **Alumn.**[54] am-m. androc.[222] **Ant-c.**[5] arg.[5] **Arg-n.** arist-cl.[119] **ARS.**[5] ars-s-f.[58] bar-c. **Bell.**[5] bell-p.[119] **Bov.**[5] brom. **Bry.**[5] calad. **CALC.**[5] calc-ar.[58] calc-f. **Calc-p.** calc-sil.[58] calx-b.[194] canth. caps.[137] **Carb-v.**[5] **Carbn-s.** **Caust.**[5] cham. chel. chin.[137] **Cocc.**[5] coloc. **Con.**[5] croto-t.[5] cupr.[5] dig. dros. **DULC.** elaps[54] ferr.[5] fl-ac.[5] **Glon. Graph.** hell.[5] **HEP.**[162] **Hyos.**[5] ign.[5] ip.[5] kali-ar. **Kali-bi.**[111] **KALI-C.**[1] kali-chl.[58] kali-i. kali-m.[192] **Kali-n.** kali-sil.[58] **Kreos. LACH.**[5] lat-h.[301] lept.[111] **LYC.**[5] **MAG-C.**[5] mag-m.[5] mag-p.[102] manc.[137] **Mang.**[5] mang-acet.[1] **MERC.**[5] merc-i-r.[137] mez.[5] mur-ac. nat-ar. nat-c. **NAT-M.**[5] nat-p. **Nat-s.**[5] nat-sil.[58] **Nit-ac.**[5] **Nux-m.**[5] **NUX-V.**[5] **Par.**[5] **Ph-ac.**[5] phos.[5] pitu-a.[164] plan.[111] plb.[5] psil.[164] psor.[36] **Puls.**[5] **Rhod. RHUS-T.**[5] rob. rumx. sabad. samb.[137] sanic.[85] **Sep.**[5] **SIL.**[5] **Spig.**[5] squil.[5] **Staph.**[5] stram.[5] **Sul-ac.**[5] **SULPH.**[5] **Syph.**[122] thuj.[5] tylo-i.[192] **Verat.**[5]
  ☞ *gefrorene Speisen; agg. • warme; Speisen; amel.*
  ◦ **amel.**: acon.[5] adlu.[149] agn.[5] alum.[5] alumn.[54] am-c.[5] **Ambr.**[5] **Anac.**[5] ang.[5] ant-t.[5] **Apis**[137] arg-n.[5] ars.[5] **Asar.**[5] **Bar-c.**[5] **Bell.**[5] bism.[5] bor.[5] brom.[5] **BRY.**[5] **Calc.**[5] cann-s.[5] canth.[5] **Carb-v.**[5] **Caust.**[5] **Cham.**[5] clem.[5] coc-c.[111] **COFF.**[5] croto-t.[5] **Cupr.**[5] dros.[5] **Euph.**[5] **Ferr.**[5] graph.[5] hell.[5] ign.[137] **Kali-c.**[5] **Lach.**[5] **Laur.**[5] lyc.[102] m-arct.[5] mag-c.[5] mag-m.[5] **Merc.**[5] merc-i-f.[137] **Mez.**[5] **Nat-m.**[5] nat-s.[111] **Nux-m.**[5] nux-v.[5] op.[5] par.[5] **Ph-ac.**[5] **PHOS.**[5] phyt.[111] **PULS.**[5] pyrog.[111] rad-br.[137] rhod.[5] rhus-t.[5] sang.[137] sars.[5] sel.[5] **Sep.**[5] sil.[54] spig.[5] stann.[5] **Sul-ac.**[5] sulph.[54] tab.[111] thuj.[5] verat.[5] **Zinc.**[5]
  ☞ *warme; Speisen; agg.*
  ◉ ◦ **Abneigung**: acet-ac. alum-p.[58] chel. cycl. germ.[222] kali-i.[152] **Med.**[162] phos.[152] sabad.[58]
  ◦ **Verlangen**: abel.[149] acon.[5] am-c. ang.[5] **Ant-t.**[5] arg-n.[58] **Ars.**[5] asaf.[54] **Bell.**[5] bism.[5] bor.[5] **Bov.**[5] **Bry.**[5] calc.[5] camph.[162] caust.[5] **Cham.**[5] chin.[5] cina[5] cocc.[5] coloc.[162] croc.[5] **CUPR.**[5] cupr-ar. dulc.[5] euph.[5] ferr-p.[111] fl-ac.[122] **Ign.**[5] kali-p.[111] **Kali-s.** lach.[58] lept.[111] lith-c.[227] **Lyc. Merc.**[5] merc-c. nat-m.[36] **Nux-v.**[54] olnd.[5] ph-ac.[5] **PHOS.** pic-ac.[152] pier-b.[233] pip-n.[111] plb.[5] **PULS.**[5] rhus-t.[5] ruta[5] sabad.[5] sanic.[162] sars.[58] sec.[5] **Sil.**[5] squil.[5] sulph.[5] **Thuj.**[5] tub.[193] ven-m.[149] **VERAT.**[54] zinc.
  ◦ ◦ **nachmittags**: nat-m.[36]
  ◦ ◦ **Durst,** ohne: **Camph.**[162] **Coloc.**[162]
  ◦ ◦ **Fieberhitze,** bei: **ACON.**[5] ant-t.[5] ars.[5] bell.[5] bism.[5] bor.[5] **Bry.**[5] calc.[5] cham.[5] **CHIN.**[5] croc.[5] cupr.[5] ign.[5] **MERC.**[5] olnd.[5] puls.[5] rhus-t.[5] ruta[5] sabad.[5] sil.[5] squil.[5] sulph.[5] thuj.[5] verat.[5]
  ◦ ◦ **Menses,** während: am-c.
  ◦ ◦ **Schwangerschaft,** in der: **Verat.**[54]

Kampher, Verlangen nach: cupr.[38]

Karotten, Möhren:
- **agg.**: **Calc.**[5] kola[1184] **Lyc.**[5]
  ☞ *Gemüse; agg.*
- **Verlangen**: adam.[222]

Kartoffeln:
☞ *Gemüse*
- **agg.**: **ALUM.** alum-p.[58] **Alumn.**[54] am-c.[5] am-m.[5] asar.[5] **Bry.**[54] calc. calc-ar. **Coloc.**[5] gran. mag-c.[122] mag-s.[36] merc.[152] merc-c.[5] merc-cy.[152] **Nat-s.** psor.[106] **Puls.**[5] **Sep.**[5] **Sil.**[30] sol-t.[233] **Sulph.**[5] tub.[36] **Verat.**[5]
  ◦ **süße**: **Calc-ar.**
- **amel.**: acet-ac.[137] sol-t.[233]
- **Abneigung**: alum. alum-p.[58] camph. cupr.[210] **Phos.**[162] sep.[111] sol-t.[233] syc-co.[136] thuj.
  ☞ *Auberginen; Abneigung • Tomaten; Abneigung*
- **Verlangen**: adam.[222] alum.[184] calc. calc-p.[111] calx-b.[194] carc.[193] cic.[58] cob-n.[119] germ.[222] hep.[152] lac-leo.[204] malar.[149] mand.[233] med.[122] nat-c. ol-an. olnd.[5] pitu-a.[164] plut-n.[222] querc-r.[257] sac-alb.[210] sol-t.[233] sulph.[183] taosc.[270] tax.[303] tub.[193]
  ◦ **Bratkartoffeln**: alum.[184] cob-n.[119] pitu-a.[164] querc-r.[257] sac-alb.[210] taosc.[270] tax.[303]
  ◦ ◦ **Salzkartoffeln**: querc-r.[257]
  ◦ **rohe**: calc. carc.[193] cic.[58]
  ☞ *rohe Speisen; Verlangen*

Käse:
- **agg.**: arg-n.[30] ars. bry.[5] carb-v.[102] coloc.[5] hep.[5] nit-s-d.[85] nux-v.[5] ph-ac. phos.[5] ptel. rhus-t. sanic.[111] sep.[5] staph.[30] tub.[212]
  ◦ **alter** Käse: **Ars. Bry.** coloc. hep.[5] nit-s-d.[85] nux-v.[5] ph-ac. **Ptel. Rhus-t.** sanic.[111] **Sep.**[5]
  ◦ **verdorbener**: **Ars.** bry.[5] ph-ac. rhus-t.
- **Abneigung**: **Arg-n.**[30] cac.[222] **Chel.** chin.[5] **Cocc.**[162] coll.[152] hep.[122] kola[1184] merc.[162] nat-m.[212] **Nit-ac.**[30] **Olnd.**[122] ptel.[144] **Sil.**[162] **Staph.**[30] sulph.[162] syc-co.[136] tub.[193]
  ◦ **alten** Käse, **gegen**: chin.[5]
  ◦ **Gruyère,** schweizer Hartkäse: **Merc.**[30] sulph.[30]
  ◦ **Roquefort**: **Hep.**[30]
  ◦ **starke**: **Hep.**[122] **Merc.**[162] nit-ac.[30] **Sulph.**[162]
- **Verlangen**: adam.[222] aeth.[162] arg-n. aster. bamb-a.[1184] calc.[162] calc-p.[144] carc.[207] caust.[162] **Chel.**[162] **Cist.** coll.[152] gaert.[136] harp.[1184] ign.[116] mand.[119] mosch. **Nit-ac.**[162] **Phos.**[162] plut-n.[222] puls. sep.[5] sol[236] syc-co.[136] tub.[212]
  ◦ **starkes**: arg-n. aster. ign.[116]

Kekse, Verlangen nach: neon[222] plb.
☞ *Brot; Verlangen; • stärkehaltige Speisen; Verlangen*
- **Butter** und Sirup, mit: neon[222]

Ketchup, Verlangen nach: por-m.[251]

Kirschen:
- **agg.**: chin.[5] mag-m.[1] merc.[36] merc-c. nat-m.[189]
  ☞ *Obst; agg.*
- **Verlangen**: chin. choc.[222]
  ☞ *Obst; Verlangen nach Obst*
  ◦ **saure**: chin.
  ☞ *Obst; Verlangen nach Obst; saures*

Knoblauch:
☞ *Gemüse • Zwiebeln*
- **agg.**: am-i.[304] lyc.[148] **PHOS.**[162] sabad.[5]
  ◦ **Geruch** von: hydrog.[222] **Sabad.**[5]

- **Abneigung**: am-i.[304] asar.[184] **Phos.**[162] prot.[149] **Sabad.**[5]
  - ◦ **Geruch** von: sabad.[5]
- **Verlangen**: agar.[231] all-c.[231] all-s.[231] carc.[187] cub.[36] kola[1184] nat-m.[5] sabad.[231] sulph.[231]

Knochen und Mark, Verlangen nach: sulph.[809]

Kohle, Holzkohle, Verlangen nach: **Alum.**[122] **Calc. Cic.** con. nit-ac. nux-v.

☞ *Asche, Verlangen nach • Kalk, Bleistifte, Erde, Kreide, Lehm usw., verlangt • Sand, verlangt • unverdauliche Dinge; Verlangen*

- **Chlorose,** Bleichsucht, bei: alum.[122]

kohlensäurehaltige Getränke:

- **amel.**: ars.[38] carb-v.[187]
- **Verlangen**: adam.[222] choc.[222] colch.[72] hydrog.[222] irid.[222] **Med.**[175] ph-ac.[54] **Phos.**[162] sulph.[183]

Kohlrabi:

☞ *Gemüse*

- **agg.**: **Bry.** calc-ar. **Lyc. Puls.** rob.[137] sulph.[1]
- **Abneigung**: bry. puls.[152] sulph.
- **Verlangen**: abies-c.[102]

☞ *Brunnenkresse, verlangt • Senf, Verlangen nach*

Kot, Fäzes, Verlangen nach:

- **eigenen,** seinen: verat.[85]
- **Tierkot**: coca[25]

Krabben:

☞ *Garnelen, Verlangen nach*

kräftige Speisen:

- **Abneigung**: **Hep.**[162] **Merc.**[162] **Nit-ac.**[162] **Sulph.**[162]

☞ *Gewürze, Pikantes, gut gewürzte Speisen; Abneigung*

- **Verlangen**: nat-p.[36]

☞ *Gewürze, Pikantes, gut gewürzte Speisen; Verlangen*

Kräutern, Verlangen nach: bufo[111]

☞ *Gewürze, Pikantes, gut gewürzte Speisen; Verlangen*

Kreide:

☞ *Kalk, Bleistifte, Erde, Kreide, Lehm usw., verlangt*

Kuchen:

- **agg.**: ant-c.[5] cycl.[5] ferr-p.[85] ip.[54] kali-c.[5] kali-n. lyc.[5] nat-s.[111] psor.[106] puls.[54] sanic.[106] verat.[54]

☞ *stärkehaltige Speisen; agg. • Süßigkeiten; agg. • Teig; agg.*

  - ◦ **heißer**: ip.[54] **Kali-c.**[5] puls.[54] verat.[54]
- **Verlangen**: adam.[222] ign.[1101] kola[1184] pitu-a.[164] plb.[5] sac-alb.[210]

☞ *stärkehaltige Speisen; Verlangen • Süßigkeiten; Verlangen • Teig; Verlangen*

kühlen Dingen, wie z.B. Äpfeln, Verlangen nach: ant-t.[36]

☞ *Äpfel; Verlangen*

künstliche Speisen **agg.**: alum.[102] calc.[137] gaert.[136] mag-c.[137] sulph.[137]

- **Säuglingsnahrung**: alum.[102] nux-v.[102] op.[102] **Podo.**[54]

Lachs:

☞ *Fisch*

- **agg.**: **Fl-ac.**
- **Verlangen**: adam.[222] lac-lox-a.[204]
  - ◦ **geräuchert**: adam.[222]

☞ *Geräuchertes; Verlangen*

Lakritz, Verlangen nach: **Sac-alb.**[210]

Lamm:

- **Verlangen** nach: sol[236]
  - ◦ **Abneigung** gegen: carc.[304]

Lammfleisch:

- **agg.**: bor.[1] lyss. ov.

☞ *Fleisch; agg.*

  - ◦ **Geruch** von: ov.

☞ *Geruch von Speisen; agg.*

- **Abneigung**:

☞ *Fleisch; Abneigung; Lammfleisch*

Leber, Verlangen nach: plut-n.[222]

Leckereien:

- **agg.**: puls.[137]

☞ *Süßigkeiten; agg.*

- **Verlangen**: oxyg.[233]

☞ *Süßigkeiten; Verlangen; Leckereien*

Likör:

☞ *Alkohol, alkoholische Getränke*

- **agg.**: ant-c.[5] ars.[5] bell.[5] bov.[5] **Cann-s.**[5] **Carb-v.**[5] cimic.[111] led.[5] **Ran-b.**[5] rhod.[5] rhus-t.[5] sel.[5] sulph.[5] verat.[5]
- **Abneigung**: ang.[5]
- **Verlangen**: **Med.**[122]

Limonade:

☞ *Getränke*

- **agg.**: ant-c.[58] calc.[122] **Cit-ac. Phyt. Sel.**[5] **SIL.**[162]
- **amel.**: **Bell.**[5] cycl.[5] lac-eq.[204] phyt.[111] **PTEL.**[162] puls.[102]
- **Verlangen**: **Am-m.**[5] **BELL.**[8] calc.[809] cycl. eup-per.[116] eup-pur. fl-ac.[5] **Jatr.** kola[1184] lac-eq.[204] lach.[5] **Nit-ac.** puls.[8] **Sabad.**[36] **Sabin.** sec. sol[236] sul-ac.[162] **Sul-i.** xan.[111]

☞ *saure Dinge; Verlangen; Getränke*

  - ◦ **Kopfschmerz,** während: **Bell.**[8]
  - ◦ **heiße**: calc.[809] puls.[8]

Linsen, Abneigung gegen: chel.[162]

☞ *Bohnen und Erbsen; Abneigung • Gemüse; Abneigung*

Lumpen, Verlangen nach sauberen: alum. alumn.[111]

☞ *unverdauliche Dinge; Verlangen*

Mais agg.: calc-ar. chin.[30] kali-c.[30] puls.[30] sulph.[30]

☞ *stärkehaltige Speisen; agg.*

- **Maismehl**: calc-ar.

Mandeln, Verlangen nach: cub.

☞ *Nüssen, Verlangen nach*

Mango:

- **agg.**: mangi.[197]
- **Verlangen**: ant-t.[38] **Mangi.**[197] thal.[250]

☞ *Obst; Verlangen nach Obst*

Marinade, Verlangen nach: ars.[122] aster.[122] **Cist.**[122] **Fl-ac.**[122] **Hep.**[122] **Lac-c.**[122] nat-p.[122] ph-ac.[122] **Sang.**[122]

☞ *Gewürze, Pikantes, gut gewürzte Speisen; Verlangen*

SPEISEN und Getränke (Forts.)

Mehl:

- **Abneigung** gegen: ars. ph-ac. **Phos.**
  ☞ *stärkehaltige Speisen; Abneigung*
- **Verlangen**: **Calc.** lach. sabad.

Melonen:

☞ *Obst*

- **agg.**: ars.[20] fl-ac.[5] puls.[116] **Zing.**[8]
- **Abneigung**: **Ars.**[122] **Chin.**[122] verat.[30] zing.[152]
- **Verlangen**: adam.[222] lac-lox-a.[204] puls.[116] tub.[304]
  ◦ **Wassermelonen**: adam.[222]

Milch:

☞ *Butter • Buttermilch • Sahne, Rahm*

- **agg.**: acet-ac. acon.[5] acon-l.[36] adam.[222] **AETH.** agar.[58] alst-c.[85] **Alum.**[5] alum-p.[58] alum-sil.[58] alumn.[54] am-c. **Ambr.**[5] **Ang.**[1] **Ant-c.** **Ant-t.**[5] aq-des.[275] **Arg.** arg-n.[36] arist-cl.[161] arn.[5] **Ars.**[5] ars-i. ars-s-f.[58] atro. aur-m-n.[272] bar-c. bell.[5] bor.[193] **BROM.**[5] **Bry.**[5] bufo but-ac.[149] **CALC.**[1] calc-ar.[58] calc-p.[85] **CALC-S.** calc-sil.[58] carb-ac. carb-an.[1] **Carb-v.**[1] carbn-s. cass.[36] **Cham.**[5] **CHEL.**[5] **CHIN.**[5] **Cic.** cina[5] citl-v.[197] cocc.[5] coch.[54] colch.[58] **CON.**[5] cortico.[149] cortiso.[119] croto-t. **Cupr.**[1] diph.[137] **Ferr.** graph. hell.[5] hom.[111] hyper. ign.[5] **Iod.** irid.[222] **Iris** kali-ar. kali-bi. **Kali-c.**[5] kali-cy.[36] **Kali-i.** kali-n.[5] kali-p. kali-sil.[58] kreos.[102] lac-c.[144] **LAC-D.**[58] lac-h.[233] lac-v.[85] lac-v-c.[85] lach. lat-h.[301] **Lec.**[809] levo.[149] **LYC.**[5] **Mag-c.**[5] mag-f.[144] **MAG-M.** mag-p.[137] mag-s.[36] merc.[58] merc-c. **Merc-d.** mez.[5] morph. mur-ac. **Nat-ar.** **Nat-c.**[5] **Nat-m.**[5] **NAT-P.**[58] **Nat-s.** nat-sil.[58] **Nicc.**[54] **NIT-AC.**[5] nux-m.[5] **Nux-v.**[5] **Ol-j.** par.[137] past.[85] petr. **Ph-ac.** **Phos.**[5] phys. pitu-a.[164] **Podo.** **Psor.** **Puls.**[38] raph. rheum[102] rhus-t.[5] **RUTA** sabin.[5] samb.[5] **Sanic.** **SEP.**[1] **SIL.** spong.[5] stann.[193] **STAPH.**[122] stram. **Sul-ac.**[1] sul-i.[58] **SULPH.**[1] term-a.[192] **Teucr.**[197] **TUB.**[162] **VALER.** vario.[137] verat.[5] vip. **Zinc.**[5] zinc-p.[58]
  ◦ **empfindlich** gegen Geruch schlechter: par.[137]
    ☞ *Geruch von Speisen; agg.*
  ◦ **gekochte**: **Nux-m.**[5] **Sep.**[5]
  ◦ **kalte**: ant-t. calc-sil.[58] kali-i.[58] spong.[137]
  ◦ **Kindern,** bei: but-ac.[149] mag-m.[102] valer.[102]
  ◦ **Muttermilch**: acet-ac. alst-c.[85] **Ant-c.** **Bor.**[193] calc. **CALC-P.**[85] chel.[809] **Cina**[5] lach.[193] **Merc.**[193] **Nat-c.**[193] **Ph-ac.** **Sanic.** **SIL.**[5] stann.[193] **Valer.**
  ◦ **saure**: am-c. **Calc.** **Carb-v.** **Chin.** iris **Lyc.** **Mag-c.** merc. nat-p.[58] **Nux-v.** phos. **Podo.** **Sulph.** zinc. zinc-p.[58]
  ◦ **warme,** heiße: ambr. ang. **Bry.**[152] nat-m.[36]
- **amel.**: acon.[5] androc.[222] ant-c.[5] **Apis** apisin.[5] aran.[149] arist-cl.[119] **Ars.**[5] bry.[5] **Chel.** chlor.[197] cina[5] croto-t.[5] ferr.[5] graph.[5] iod. lac-v-c.[85] lact.[111] merc.[5] mez. **Nux-v.**[137] op.[36] ph-ac.[5] rhus-t.[5] ruta[5] scorp.[269] squil.[5] staph.[5] verat.[5]
  ◦ **kalte**: apisin.[5] **Iod.**[5]
  ◦ **süße**: ars. mez.[5]
  ◦ **warme,** heiße: androc.[222] ars.[185] bufo[111] **Chel.** **Croto-t.**[5] **Graph.** merc.[137] mez.[137] **Nux-v.**[137] op.[5] ruta[137] verat.[137]
- **Abneigung** gegen Milch: acet-ac.[102] acon-l.[36] adam.[222] **Aeth.** alum-p.[58] am-c. am-i.[304] ammc.[36] ant-c. **Ant-t.**[111] **Arn.** ars.[5] aur-m-n.[272] bell. bor.[8] bov.[5] **Bry.**[122] **Cact.**[111] calad. **Calc.** calc-p. **Calc-s.** calc-sil.[58] **Carb-v.** carbn-s. **Carc.**[122] chin.[5] **Cina** con.[122] convo-s.[119] **Elaps**[152] esp-g.[111] ferr.[58] ferr-p. **Guai.** guare. hell.[304] hyos.[304] **Ign.**[5] iod.[5] ipom.[119] kali-i.[102] **LAC-D.** lac-h.[233] lach. **Lec.** lepi.[36] **Lepro.**[197] m-arct.[1] m-aust.[5] mag-c.[130] mag-m.[102] merc. **Mez.**[162] **NAT-C.**[111] nat-m.[8] nat-p. **Nat-s.**[162] nicc.[102] nit-ac.[5] nux-m.[5] nux-v. ol-j.[36] past.[102] pers.[149] ph-ac.[102] **Phos.** podo.[152] **PULS.** rheum[5] rhus-t.[5] sabal.[102] sac-alb.[210] **SEP.**[5] **SIL.**[1] stann.[122] **STAPH.**[122] stram. sul-ac.[5] **Sulph.**[102] syc-co.[136] **Teucr.**[197] tub.[111]
  ☞ *Milchbrei; Abneigung*
  ◦ **morgens**: puls.
  ◦ **aber** genießt sie: bry.[137]
  ◦ **gekochte**: **Phos.**
  ◦ **Geruch** von: bell.
  ◦ **Joghurt,** Sauermilch: **Nat-s.**[162]
  ◦ **kalte**: ph-ac.[5] tub.[111]
  ◦ **Muttermilch**: **Acet-ac.**[102] ant-c. ant-t.[111] **Bor.**[8] bry.[122] **Calc.** **CALC-P.** **Cina** lach. mag-c.[130] **Merc.** nat-c.[111] nat-m.[8] **Ph-ac.**[102] rheum[5] sabal.[102] **SIL.**[1] stann.[122] stram. sulph.[102]
    ◦ ◦ **erbrochen** wird, die: sil.[1]
    ◦ ◦ **Kind** verweigert Muttermilch: **Acet-ac.**[102] ant-c. **Bor.**[8] bry.[122] **Calc.** **CALC-P.** **Cina** lach. mag-c.[130] **Merc.** **Ph-ac.**[102] rheum[5] sabal.[102] **SIL.** stann.[122] stram. sulph.[102]
      ◦ ◦ ◦ **Aphthen,** bei: bor.[8]
      ◦ ◦ ◦ **trinkt** nachdem der Mund befeuchtet wurde: bry.[122]
  ◦ **warme**: sac-alb.[210]
- **Verlangen** nach Milch: abrot. adlu.[149] aegle-f.[192] anac. androc.[222] ant-t.[111] **Apis** apisin.[5] aran.[149] **Ars.** asar.[162] **Aur.** aur-ar.[58] aur-m-n.[272] aur-s.[58] bac.[226] bapt. bor.[36] bov. **Bry.** **Cact.**[152] **Calc.**[137] calc-p.[58] calc-sil.[58] calx-b.[194] cand-a.[239] **Carc.**[193] cath-a.[264] **Chel.**[137] cist.[137] **Dys-co.** **Elaps** gaert.[136] graph. hyper. ign.[809] kali-i. kola[1184] **Lac-c.**[137] lac-h.[233] lac-leo.[204] lach.[5] lact.[152] **LYCPS.**[152] m-art.[5] mag-c. mand.[119] mang. **Merc.**[36] **Nat-m.** nat-s.[193] **Nux-v.** ozone[227] **Ph-ac.** phel. **Phos.** por-m.[251] **RHUS-T.** **Sabad.** sabal.[111] sabin. sac-alb.[210] sanic.[85] scorp.[269] **Sil.** **Staph.** **Stront-c.** sulph. syc-co.[136] taosc.[270] tax.[303] **Tub.** **Verat.**[152] **Vip.**[111]
  ☞ *Milchbrei; Verlangen*
  ◦ **morgens**: bor.[36] phel.[36]
  ◦ **18** Uhr: mang.[36]
  ◦ **nachts**: merc.[36]
  ◦ **agg. jedoch**: carc.[207]
  ◦ **Mittagessen,** nach: phel.[36]
  ◦ **gekochte**: abrot. nat-s.
  ◦ **heiße**: calc. chel. graph. hyper. kola[1184]
  ◦ **kalte**: adlu.[149] **Apisin.**[5] cand-a.[239] carc.[193] kola[1184] ozone[227] ph-ac. phel. **Phos.** **Rhus-t.** sabad. **Sac-alb.**[210] sanic.[93] staph. **Tub.**
    ◦ ◦ **eiskalte**: sanic.[93]

◦ **Muttermilch**: sanic.[85]

◦ **nicht** mochte, die er bisher: lac-c.[137] sabad.[137]

◦ ◦ **er** trinkt viel: lac-c.[137]

◦ **saure**: ant-t.[111] mand.[119] mang. nat-s.[193]

◦ **warme**: androc.[222] **Bry.** calc.[137] chel.[137] ign.[809] por-m.[251] **Sac-alb.**[210]

Milchbrei:

- **Abneigung**: syc-co.[136]
  ☞ *Milch; Abneigung gegen Milch •Pudding; Abneigung*

- **Verlangen**: gaert.[136]
  ☞ *Milch; Verlangen nach Milch •Pudding; Verlangen*

milde Speisen, Verlangen: germ.[222]

Mischung von Speisen agg.: ant-c.[137] ip.[137] **Puls.**[137]

Mittagessen, Abneigung gegen: ail.[25] carb-an. coc-c. coca[25] verat.
☞ *Speisen im allgemeinen; Abneigung, Widerwillen;*

Muscheln agg.: apis[85] ars.[171] astac.[85] bell.[5] camph.[102] carb-v.[54] **Coloc.**[5] cop.[10] euph.[5] ferr-s.[1074] lac-f.[56] levo.[149] **Lyc.** phenob.[149] rhus-t.[5] ter.[111] tet.[85] **Urt-u.**
☞ *Austern; agg.*

Muskatnuss, Abneigung gegen: syph.[304]

Narkotika, verlangt: tab.[57] thal.[250]

Nelken, Verlangen nach: **Alum.**[54] **Chlor.**[111] stront-n.[85]

Nüssen, Verlangen nach: asar.[5] bani-c.[204] cub. ***hydrog.***[209] ozone[227] plut-n.[222] sep.[184]
☞ *Erdnussbutter, Verlangen nach •Mandeln, Verlangen nach*

- **salzige**: ozone[227]

Obst:
☞ *Äpfel •Bananen •Erdbeeren •Melonen •Orangen •Pflaumen •Preiselbeeren •rohe Speisen •Süßigkeiten •Tomaten •Zitronen*

- **agg.**: acon. act-sp.[58] adam.[222] **Aloe** alum-sil.[58] **Ant-c. Ant-t.**[58] **Arg.**[5] **ARS.**[5] ars-s-f.[58] aster.[144] **Bor.**[5] **BRY.**[5] calc. **Calc-p.**[58] **Carb-v.**[5] **Caust.**[102] **CHIN.**[5] **Chin-ar. Cist.** colch.[5] **COLOC. Croto-t.** cub. dulc. elaps[54] **Ferr.**[54] glon.[137] graph.[122] ign.[5] iod.[137] **Ip. Iris** kali-bi.[102] kreos.[5] **Lach.**[5] lat-h.[301] lith-c. **Lyc.**[5] mag-c. **Mag-m.**[5] **Merc.**[5] **Merc-c.**[5] **Mur-ac. Nat-ar. NAT-C.**[1] nat-p. **NAT-S. Olnd.** ox-ac.[58] **Ph-ac.** phos.[5] pitu-a.[164] **Podo.** prun.[36] **Psor. PULS.**[5] rheum[5] **RHOD.**[5] rob.[137] **Rumx.**[102] ruta samb.[54] **Sel.**[5] **Sep.**[5] succ.[194] **Sul-ac.**[54] sulph.[137] tarax.[5] tarent.[111] ther.[54] trom. tub.[106] **VERAT.**[1] zing.[102]
  ☞ *Backbananen agg. •Beeren; agg. •Birnen agg. •Guaven agg. •Kirschen; agg. •Pfirsiche agg. •Rosinen; agg. •Tamarinde; agg., Tamarindenwasser •Trauben; agg.*

  ◦ **Konserven**: podo.[137]

  ◦ **saftiges**: ant-c.[137] calc.[137] iod.[137] puls.[137] sulph.[137]

  ◦ **saures**: **Ant-c.** ant-t.[58] **CHIN. Cist.** ferr.[54] **Ip. Lach.** mag-c.[116] ox-ac.[58] **Ph-ac.** podo. **Psor.** sul-ac.[54] ther.[54]
  ☞ *saure Dinge; agg.*

  ◦ **unreifes**: aloe chin-ar.[85] **Ip.** ph-ac.[137] rheum rob.[137] **Sul-ac.**

  ◦ **verdorbenes**: act-sp.[58]

  ◦ **wasserreiches**: ars.[102]

- **amel.**: bry.[5] chin.[5] ign.[5] lach.[116] mag-m.[5] naja[36] puls.[5] rheum[5] verat.[5]

  ◦ **saures**: lach.[116] naja
  ☞ *saure Dinge; amel.*

- **Abneigung** gegen Obst: aeth.[162] aloe[152] **Ant-t.**[152] **ARS.** bar-c. **Bell.**[162] carb-v.[111] **Carc.**[122] **Caust.**[111] **CHIN.** ferr.[58] ferr-m.[111] germ.[222] **Hell.**[162] **IGN.**[162] kali-bi.[111] kali-br.[152] mag-c.[1] nat-m.[184] phos.[152] **PULS. Rumx.**[152] spect.[271] **Sul-ac.**[152] thal.[250]
  ☞ *Ananas; Abneigung gegen •Beeren; Abneigung*

  ◦ **grünes**: **Mag-c.**[1]
  ☞ *grüne Dinge, Abneigung gegen*

  ◦ **saures**: ferr.[58] spect.[271]
  ☞ *saure Dinge; Abneigung*

- **Verlangen** nach Obst: **Acon-l.**[36] adam.[222] adel.[36] aloe[809] **Alum.** alum-p.[58] alumn. **ANT-T.**[58] aran.[192] ars. ars-s-f.[58] asar.[149] calc. calc-s. **Carb-v.**[5] carc.[227] chin. choc.[222] cist. corv-c.[258] cosm.[25] cub. cypra-e.[227] germ.[222] gink.[227] gran. guai.[5] harp.[1184] hep. **Ign.** kali-acet.[162] lac-leo.[204] lac-lox-a.[204] lach.[116] lepi.[36] **Mag-c.**[116] mag-m.[162] mag-s.[119] med.[94] nabal.[25] nat-m. oxyg.[233] ozone[227] paull.[36] **PH-AC.**[137] phos.[5] pier-b.[233] pitu-a.[164] puls. sars.[36] sol[236] staph.[137] succ.[194] **Sul-ac.**[5] tax.[303] ther.[85] thlaspi[111] thuj. tung.[252] uro-h.[264] **VERAT.**
  ☞ *Ananas; Verlangen •Datteln, Verlangen nach; getrocknete •Grapefruit, Verlangen •Kirschen; Verlangen •Mango; Verlangen •Tamarinde; Verlangen*

  ◦ **nachmittags, 16 Uhr**: germ.[222]

  ◦ **agg., das aber**: ant-t.[58] carc.[207]

  ◦ **frischem** Obst, insbesondere nach: cosm.[25] sul-ac.[5]

  ◦ **getrocknetes**: adam.[222]
  ☞ *Bananen; Verlangen; getrocknete •Datteln, Verlangen nach; getrocknete*

  ◦ **grünes**: calc.[36] calc-s. lepi.[36] **Med.**

  ◦ **Obstsalat**: am-i.[304]

  ◦ **rotes**: choc.[222]

  ◦ **Saft,** Obstsaft: carc.[227] choc.[222]

  ◦ **saftiges**: aloe[809] ant-t.[137] germ.[222] lac-leo.[204] lac-lox-a.[204] ph-ac.[137] sars.[36] staph.[137] thlaspi[111] verat.[137]
  ☞ *saftige Dinge; Verlangen*

  ◦ **saures**: adel.[36] ant-t.[58] **Ars.** calc. calc-s. chin. **Cist.** cub. cypra-e.[227] ign. lach.[116] **Mag-c.**[116] **Med.**[304] nabal.[25] phos.[5] ther.[85] thuj. **VERAT.**
  ☞ *Essig; Verlangen •Essiggemüse, Pickles; Verlangen •Kirschen; Verlangen; saure •saure Dinge; Verlangen •Zitronen; Verlangen*

Öl:

- **agg.**: bry.[5] **Canth.**[5] citl-v.[197] **Meny.**[162] **Nat-m.**[162] **PULS.**[5] **Sulph.**[162]
  ☞ *Fett, fettige Speisen; agg.*

- **Abneigung**: germ.[222] **Meny.**[162] **Nat-m.**[162] **Puls.**[162] thea.[192]

  ◦ **ölige** Speisen: germ.[222] thea.[192]

SPEISEN und Getränke (Forts.)

Oliven, Olivenöl:

- **agg.**: **Nat-m.**[162] **Sulph.**[162]
  ☞ *Öl; agg.*
- **Abneigung**: ars.[162] meny.[162] nat-m.[162] puls.[162] **SULPH.**[162]
  ◦ **Olivenöl**: **ARS.**[162] **Meny.**[162] **Nat-m.**[162] **Puls.**[162]
- **Verlangen**: ars.[162] calc.[162] **LYC.**[162] sulph.[162]
  ◦ **Olivenöl**: **ARS.**[162]

Orangeade, Verlangen nach: lyc.[22]

Orangen:
☞ *Obst • Zitronen*

- **agg.**: am-i.[304] androc.[222] germ.[222] irid.[222] med.[212] **OLND.**[162] **Ph-ac.** syc-co.[136]
  ◦ **Orangensaft**: am-i.[304] androc.[222] med.[212]
- **Abneigung**: elaps[152]
- **Verlangen**: adam.[222] ap-g.[85] choc.[222] cub. elaps germ.[222] haliae-lc.[222] med. neon[222] olnd.[162] sol[236] sol-t-ae. tax.[303] ther.
  ◦ **Blutorangen**: choc.[222]
  ◦ **Saft**: neon[222]
  ◦ **süße**: haliae-lc.[222]

Papier, Verlangen nach: lac-f.[111]
☞ *unverdauliche Dinge; Verlangen*

Peperoni, Verlangen nach: tub.[304]

Pfannkuchen agg.: ant-c.[5] **Bry.**[5] ip.[5] **Kali-c.** mag-s.[119] **PULS.**[5] **Verat.**[5]
☞ *stärkehaltige Speisen; agg.*

Pfeffer:
☞ *Gewürze, Pikantes, gut gewürzte Speisen*

- **agg.**: alum.[58] ars.[5] **Chin.**[5] **Cina**[5] lac-lup.[204] nat-c. **Nux-v.**[5] phos.[137] **Sep.**[5] sil.[5]
  ◦ **Cayenne**: phos.[137]
  ◦ **Paprika,** Grün oder Rot: lac-lup.[204] phos.[137]
- **Verlangen**: **CAPS.**[162] carc.[207] choc.[222] cymbo-ci.[5] **Lac-c.** lepro.[197] merc-c. **Nat-m.**[162] nux-v.[85]
  ◦ **Cayenne**: choc.[222] merc-c.
  ◦ **Pepperoni,** grüne: cymbo-ci.[5] **Lepro.**[197]
  ◦ **schwarzer**: **Lac-c.** **Nat-m.**[162] nux-v.[85]

Pfefferminz, verlangt: carc.[227]

Pfirsiche agg.: all-c.[58] **Fl-ac.**[5] glon.[111] **Psor.** verat.[30]
☞ *Obst; agg.*

- **Geruch** von: **ALL-C.**
  ☞ *Geruch von Speisen; agg.*

Pflanzen, die in der Nähe von Wasser wachsen, agg.: nat-s.[100]

Pflaumen:
☞ *Obst*

- **agg.**: **Ars.**[5] calad.[36] ham. hyos.[5] hyper.[36] mag-c.[1] **Merc-c.**[5] puls.[30] rheum[5]
- **Abneigung**: bar-c. elaps[54] sul-ac.[111]
- **Verlangen**: arg-n. **Sul-ac.**[1]
  ◦ **frische,** besonders: sul-ac.[1]
  ◦ **Soße**: arg-n.

Pikantes:
☞ *Gewürze, Pikantes, gut gewürzte Speisen*

Pilze, Abneigung gegen: bamb-a.[1184] nat-s.[193]
☞ *Gemüse; Abneigung*

Preiselbeeren:
☞ *Obst*

- **agg.**: ox-ac.[58]
  ☞ *Beeren; agg.*
- **Abneigung**: mag-m. prot.[149]
  ☞ *Beeren; Abneigung*
- **Verlangen**: ign.[1]

Pudding:

- **agg.**: ptel.[36]
  ☞ *Süßigkeiten; agg.*
- **Abneigung**: ars. calc.[193] **Phos. Ptel.**
  ☞ *Milchbrei; Abneigung*
- **Verlangen**: sabad.
  ☞ *Milchbrei; Verlangen*

Quark, Verlangen nach: bamb-a.[1184]
☞ *Buttermilch; Verlangen • Joghurt; Verlangen*

Radieschen:

- **agg.**: mand.[119] osm.[193]
  ☞ *Gemüse; agg.*
- **Verlangen**: abies-c.[102] lac-lox-a.[204] sabad.[162]
  ☞ *Gemüse; Verlangen*

Reis:

- **agg.**: bry.[185] cupr.[137] **Ign.**[162] kali-bi.[137] kali-n.[162] puls.[185] strep-s.[197] sulph.[185] tell. verat.[137]
- **Abneigung, Reispudding**: aur.[304] aur-s.[304] plat.[304] ***staph.***[304]
- **Verlangen**: adam.[222] aegle-f.[192] alum. mand.[119] musa[197] oxyg.[233] phos.[162] **Staph.**[162] ter. ther.[152]
  ◦ **abends,** bei geistiger Arbeit: ter.[36]
  ◦ **trockenem,** nach: **Alum.** mand.[119] ter. ther.[152]
  ☞ *grobe, einfache Nahrung, verlangt • trockene Speisen; Verlangen*

Rhabarber agg.: **CHAM.**[5] **Coloc.**[5] **Merc.**[5] nux-v.[5] ox-ac.[58] **Puls.**[5]
☞ *Gemüse; agg.*

Rindfleisch, Abneigung gegen:
☞ *Fleisch; Abneigung;*

rohe Speisen:
☞ *Gemüse • Obst • Salate*

- **agg.**: **Ambr.**[5] ars. **Bamb-a.**[1184] bry. **Caust.**[5] **Chin.**[5] lyc. nux-v.[5] psor.[106] **Puls.**[5] **RUTA**[5] sil.[1] **Verat.**[5]
- **amel.**: ign.[5]
- **Abneigung**: **Mag-c.**[122] prot.[146]
- **Verlangen**: **Abies-c.**[111] ail. all-c.[111] alum.[5] androc.[222] ant-c.[5] bani-c.[204] calc.[5] calc-p.[137] cub.[111] ign.[5] **Lycps.**[152] psor.[106] sil. **SULPH.** tarent.
  ☞ *Fleisch; Verlangen; rohes • grobe, einfache Nahrung, verlangt • Kartoffeln; Verlangen; rohe • Schinken; Verlangen; roher • Tomaten; Verlangen; rohe*
  ◦ **Fleisch**:
  ☞ *Fleisch; Verlangen; rohes*
  ◦ **Kartoffeln**:
  ☞ *Kartoffeln; Verlangen; rohe*
  ◦ **Schinken**:
  ☞ *Schinken; Verlangen; roher*
  ◦ **Tomaten**:
  ☞ *Tomaten; Verlangen; rohe*

Rosenkohl:
☞ *Weißkohl; Abneigung;*

Rosinen:
- **agg.**: ip.[85]
☞ *Obst; agg. • Trauben; agg.*
- **Abneigung** gegen: med.[304]

Rote Beete, Verlangen nach: choc.[222] tub.[304]
☞ *Gemüse; Verlangen*

roten Speisen, Verlangen nach: choc.[222] ros-d.[305] thea.[275]

saftige Dinge:
☞ *erfrischende Dinge*
- **Abneigung**: aloe[152]
- **Verlangen**: adam.[222] aloe ant-t.[5] ars.[5] bamb-a.[1184] choc.[222] gran. graph.[5] kola[1184] lac-leo.[204] lith-c.[227] mant-r.[262] nat-ar. nux-v.[58] **PH-AC.** phos.[58] pier-b.[233] puls. sabad.[5] **Sabin.** sars. sol[236] staph.[5] term-a.[192] verat.
☞ *Obst; Verlangen nach Obst; saftiges • saftige Speisen, verlangt*

saftige Speisen, verlangt: nux-v.[58]
☞ *saftige Dinge; Verlangen*

Sahne, Rahm:
☞ *Milch*
- **Abneigung**: adam.[222] puls.[127] syc-co.[136]
- **Verlangen**: am-i.[304] carc.[207] elaps[188]
  ◦ **Schlagsahne**: elaps[188]

Salami:
☞ *Würstchen; Verlangen;*

Salate:
☞ *Gemüse • rohe Speisen*
- **agg.**: adam.[222] all-c.[102] ars. **Bamb-a.**[1184] **Bry.**[5] **Calc.** caps.[5] carb-v. carbn-s.[36] ip.[5] **Lach.**[5] lyc. nux-v.[30] psor.[106] **Puls.**[5] sanic.[106] sulph.[30] til.
- **Abneigung**: **Mag-c.**[122] prot.[149]
- **Verlangen**: adam.[222] androc.[222] bani-c.[204] elaps lac-leo.[204] lepi.[36] lycps.[152] mag-s.[119] med.[162] verat.[162]
☞ *Gemüse; Verlangen*

Salmiak, Verlangen nach: am-i.[304] bar-i.[304] nat-m.[304]

Salz oder salzige Speisen:
- **agg.**: aegle.[192] **Alum. Ars.**[5] aur-m-n.[36] bell.[162] bor.[5] **Calc.**[5] carb-an.[137] **Carb-v.**[1] **Coca**[54] coch. **Con. Dros.**[5] form-ac.[77] germ.[222] halo.[149] ignis[194] lach. lyc.[5] **Mag-m.**[8] **NAT-M.**[5] neon[222] nit-ac.[1] **Nit-s-d.**[54] nux-v.[5] petr.[1] **PHOS.** puls.[5] sabad.[5] **Sel.** sil.[162] verb.[137]
  ◦ **Anblick** von: sil.[162]
- **amel.**: halo.[149] mag-c.[5] nat-m.[5]
- **Abneigung**: acet-ac. allox.[119] arund.[111] bufo[111] **Carb-v. Carc.**[122] card-m. chin.[5] clem.[5] **Con.**[111] **COR-R.** cortico.[119] elaps[111] **Fl-ac.**[111] **GRAPH.** lyc.[1] lyss.[122] **Merc.**[162] **Nat-m.** nit-ac.[152] **Phos.**[5] por-m.[251] puls.[5] **Sel. Sep.** sil. syc-co.[136]
- **Verlangen**: acet-ac.[111] aeth.[162] **Aloe** am-i.[304] ambr.[1189] aq-mar.[116] **ARG-N.**[122] atro. aur-m-n.[162] aza.[192] bac.[62] bar-i.[304] bros-g.[259] **Calc.**[122] calc-f.[119] **Calc-p.**[162] calc-s.[162] cand-a.[239] **CARB-V.**[122] **Carc.**[207] cassi-s.[192] cath-a.[264] **Caust.** chap.[149] **Chin.**[162] chin-m.[38] cocc. **Con. Cor-r.** dys-co.[149] galin.[149] **Germ.**[233] halo.[149] hydr-ac.[268] lac-as.[274] **LAC-C.** lac-h.[233] lac-leo.[204] lat-h.[301] **Lycps.**[152] **Lyss. Manc. Med.**[122] medus.[300] meph.[111] merc.[111] merc-i-f. merc-i-r. morg.[136] morg-g.[136] narz.[36] **NAT-M.**[162] **NIT-AC.**[122] ozone[227] pers.[149] **PHOS.**[162] **Plb.**[122] plut-n.[222] prot.[136] ros-d.[305] sac-alb.[210] **Sanic.** scarl.[162] sel. sil.[162] sol[236] staph.[54] sulph.[162] syc-co.[136] **Tarent.** tax.[303] tell.[149] teucr. **Thuj.**[122] **Tub.**[162] tung.[252] uva.[162] **VERAT.**[54]
  <> ◦ **agg. jedoch**: carc.[207]
  ◦ **Fieber,** während: arg-n.[36]
  ◦ **Schwangerschaft,** während: **Nat-m.**[54] **Verat.**[54]
  ◉ ◦ **Brot,** und: nat-m.[30]
  ◦ **Geschmack,** mit bitterem: aza.[192]
  ◦ **Süßigkeiten,** und: **ARG-N.**[122] **Calc.**[122] calc-p.[162] calc-s.[162] carb-v.[122] chap.[149] **Med.**[122] nat-m.[162] **Phos.**[162] **Plb.**[122] sulph.[162] tub.[162]
  ☞ *Süßigkeiten; Verlangen; Salz, und*

Sand, verlangt: sil.[111] **TARENT.**
☞ *Kalk, Bleistifte, Erde, Kreide, Lehm usw., verlangt • Kohle, Holzkohle, Verlangen nach • unverdauliche Dinge; Verlangen*

Sardellen, Verlangen nach: atro.[36] verat.[5]
☞ *Fisch; Verlangen nach Fisch; • Hering; Verlangen • Sardinen; Verlangen*

Sardinen:
☞ *Fisch • Hering*
- **agg.**: eupi. fl-ac.[122] **Lyc.**[122]
- **Verlangen**: **Cycl. Verat.**
☞ *Sardellen, Verlangen nach*

Satsumas:
☞ *Orangen*

sauberes Essen, Diät, Verlangen: ratt-n.[204]

Sauerkraut:
☞ *Gemüse • saure Dinge*
- **agg.**: arist-cl.[119] ars. **BRY.**[5] **Calc.**[5] carb-v.[5] **Chin.**[5] cupr. hell. **Lyc.**[5] **Nat-m.**[5] nux-v.[5] **PETR.**[1] **Phos. Puls.**[5] sep. verat.
- **Abneigung**: hell. sulph.[116]
- **Verlangen**: carb-an. cham. choc.[222] **Lycps.**[152] **Nat-m.**[162]

saure Dinge:
☞ *Essig • Essiggemüse, Pickles • Sauerkraut*
- **agg.**: **ACON.**[5] aloe[54] alum.[137] **ANT-C.**[5] ant-t. apis[54] **Arg-n. Ars.**[5] ars-s-f.[58] aster.[144] **Bell.**[5] bor. **Brom.**[5] calad. calc.[5] **CARB-V.**[5] caust. chin. cimic.[111] con.[1] cub. **Dros.**[5] **Ferr.**[5] ferr-ar. ferr-m.[152] ferr-p. fl-ac.[122] guare.[25] **HEP.**[5] ip.[137] **Kali-bi.**[54] kreos.[5] lach. **Lepro.**[197] mand.[144] mangi.[197] merc-c. merc-cy.[152] merc-d.[111] naja[137] nat-c. **NAT-M.**[5] **Nat-p. Nux-v.**[5] **OLND.**[162] ox-ac.[137] petr.[1] **Ph-ac.**[5] **Phos.**[5] podo.[137] **Psor.**[152] **Puls.**[5] ran-b. **Rhus-t.**[5] sars.[5] sel. **Sep.**[5] **Staph.**[5] sul-ac.[5] **Sulph.**[5] thuj.[58]
☞ *Obst; agg.; saures*
  ◦ **saure** Gerüche: bell.[5] dros.
- **amel.**: **Ant-c.**[5] arg.[5] arg-n.[5] atista[192] chin.[54] ferr.[54] ign.[137] lach.[5] **Merc.**[162] naja[137] ptel.[25] puls. sang.[102]
☞ *Obst; amel.; saures*
  ◦ **pflanzliche**: ptel.[25]

SPEISEN und Getränke; **saure** Dinge (Forts.)

- **Abneigung**: abies-c. arg-n.[193] arund.[152] aur-s.[272] **BELL.**[5] chin.[111] clem.[5] **Cocc. Con.**[111] dros.[102] elaps[152] **Ferr.** ferr-m. **Fl-ac.**[152] ign. kali-bi.[111] lar-ar.[251] lyc.[152] mand.[144] musa[197] nat-m.[152] nat-p.[111] nux-v. ph-ac. **SABAD.**[5] **SULPH.**[5]
  ☞ *Obst; Abneigung gegen Obst; saures*
- **Verlangen**: **Abies-c.**[102] abrom-aug.[97] **ACON.**[5] adel.[57] alum. alum-p.[58] alumn. am-c. am-m.[36] **ANT-C.**[57] **ANT-T.**[58] **Apis** arg-n.[122] **Arn.**[5] **ARS.**[5] ars-s-f.[58] arund. aur.[60] bamb-a.[1184] bell. bism.[5] bol. **Bor.**[5] **Brom.**[36] **Bry.**[122] **Calc.**[122] calc-f.[103] calc-s.[122] calc-sil.[58] carb-an. **Carb-v.**[122] carbn.[36] carbn-s. **Cham.**[57] chel. **Chin.**[5] chin-ar. chin-m.[38] **Cist. Cocc.**[5] cod.[102] **Con.**[122] conv. **COR-R.**[122] corn.[25] corv-c.[258] cub. cupr. cupr-acet.[36] cypra-e.[227] der.[36] dig.[5] dor.[54] elaps erig.[144] eup-per.[54] **Ferr.**[5] ferr-ar. **Ferr-m.** ferr-p. **Fl-ac.** germ.[222] gran. guai.[168] **HEP.**[57] hipp. **Ign.**[5] joan.[102] **Kali-ar.** kali-bi.[54] **Kali-c.**[122] kali-i.[162] kali-p. kali-s. kreos. **Lach.** lact.[102] lat-h.[301] lepro.[197] lil-t.[137] lyc.[152] **Mag-c.**[5] mang.[5] mangi.[197] **Med.**[122] merc-i-f.[122] **Myric.**[8] nabal.[36] **Nat-m.**[122] nat-s.[162] **Ph-ac.**[102] **Phel.**[111] **Phos.**[122] plb.[122] **Podo.** psor. ptel.[36] **Puls.** rad-br.[137] rauw.[119] rhus-t. **Sabad.**[122] **Sabin.** sac-alb.[210] sac-l.[57] **Sec.**[122] **Sep.**[122] spirae.[36] **Squil.**[57] staph.[54] **Stram.**[36] stry-p.[116] sul-ac.[162] **Sul-i. Sulph.**[122] tama.[197] **Teucr.**[197] thea. ther. thuj.[122] ust. uva.[162] **VERAT.**[122] ziz.
  ☞ *Essig; Verlangen • Obst; Verlangen nach Obst; saures*
  - **morgens**: **Phel.**[36] ptel.[36]
    - **6** Uhr: ptel.[36]
  - **11** Uhr - **14** Uhr: ant-c.[1100] mag-c.[36]
    - **agg., die**: ant-c.[1100]
  - **agg. jedoch**: ant-c.[1100] ant-t.[58] brom.[36] **Kali-bi.**[54]
  - **Beschwerden** durch **süße Dinge, bei**: acon.[5] cham.[5] ferr.[5] ign.[5] sulph.[5]
  - **Fieber,** während: arg-n.[36] **Ars.**[5]
    - **Hitzestadium**: **Ars.**[5]
  - **Kopfschmerz,** nach: nat-s.[162]
  - **Schwangerschaft,** während: **Verat.**[54]
  - **Getränke**: am-m.[36] ant-c.[57] arn.[5] ars.[5] bor.[5] bry.[57] calc.[36] cham.[57] corn.[25] **Dig.**[5] hep.[57] kali-bi.[54] mag-c.[5] mang.[5] merc-i-f.[36] phel.[111] plb.[57] **SEC.**[54] sep.[5] squil.[57] stram.[36] verat.[57]
    ☞ *Limonade; Verlangen*
    - **vormittags**: calc.[36]
    - **agg. jedoch**: **Kali-bi.**[54]
    - **Übelkeit,** bei: corn.[25]
    - **Verletzung,** nach: sec.[54]
  - **Salz,** und: **Arg-n.**[122] **Calc.**[122] **Calc-s.**[122] **CARB-V.**[122] **Con.**[122] **COR-R.**[122] **Med.**[122] **Merc-i-f.**[122] **NAT-M.**[122] **PHOS.**[122] **Plb.**[122] **Sulph.**[122] **Thuj.**[122] **VERAT.**[122]
  - **Süßigkeiten,** und: **Bry.**[122] **Calc.**[122] **Carb-v.**[122] **Kali-c.**[122] **Med.**[122] **Sabad.**[122] **Sec.**[122] **Sep.**[122] **SULPH.**[122]
    ☞ *Süßigkeiten; Verlangen; Saures, und*
  - **Zitronensäure**:
    ☞ *Zitronensäure, Verlangen nach*

Säuren:
☞ *saure Dinge*

scharfe Dinge:
☞ *Gewürze, Pikantes, gut gewürzte Speisen • Pfeffer*

Schinken:

- **Abneigung**: puls.[122]
  ☞ *Fleisch; Abneigung*
- **Verlangen**: calc.[809] **Calc-p.**[102] carc.[122] card-b.[122] kola[1184] mez. ozone[227] sanic. **Tub.**[304] **Uran-n.**
  - **fetter**: calc-p. **Carc.**[122] **Card-b.**[122] **Mez. Sanic. Tub.**
    ☞ *Schwarte • Schweineschmalz, Verlangen nach*
  - **roher**: **Uran-n.**
    ☞ *rohe Speisen; Verlangen*
  - **Schwarte**: calc-p.[102]
    ☞ *fetter*

Schinken, fettem, Verlangen nach:
☞ *Schinken; Verlangen;*

Schlamm, verlangt: alum.[171]
☞ *Kalk, Bleistifte, Erde, Kreide, Lehm usw., verlangt • unverdauliche Dinge; Verlangen*

schleimige Speisen:

- **Abneigung** gegen: **Calc.**[162] med.[162] nat-m.[102]
  ☞ *Schnecken, Abneigung gegen*
- **Verlangen**: nat-m.[5]

schleimige Speisen, Verlangen nach:
☞ *schleimige Speisen; Verlangen*

Schnecken, Abneigung gegen: thal.[250]
☞ *schleimige Speisen; Abneigung gegen*

Schnee, Verlangen nach: crot-c.

Schnupftabak, Verlangen nach:
☞ *Tabak; Verlangen nach Tabak; Schnupftabak*

Schokolade:

- **agg.**: aq-des.[275] **Bor.**[54] bry.[5] calad.[54] caust.[5] choc.[222] coca[36] fl-ac.[54] haliae-lc.[222] kali-bi.[111] lat-h.[301] lil-t.[111] **Lith-c.**[54] **LYC.**[5] nat-m.[189] ox-ac.[111] prot.[149] **Puls.**[5] raph. sac-alb.[210]
- **amel.**: arge-p.[264] calc-s.[36] vichy-g.[36]
- **Abneigung**: bani-c.[204] calc-sil.[185] lac-eq.[204] osm. plut-n.[222] prot.[149] tarent.
  ☞ *Kakao, Abneigung gegen*
- **Verlangen**: abrot.[2189] adam.[222] aeth.[214] am-c.[209] am-m.[209] am-p.[209] am-s.[209] androc.[222] arg.[209] arg-n.[122] **Arge-p.**[264] **AUR-M-N.**[272] **Aur-s.**[272] **Ba-tn.**[149] **Bamb-a.**[1184] bani-c.[204] bar-n.[209] bar-s.[209] bell-p.[256] bism.[214] brom.[209] bros-g.[259] **Calc.**[122] calc-br.[209] calc-m.[209] calc-sil.[214] cand-a.[239] **Carc.**[122] carn-g.[264] caust.[198] chin.[102] choc.[222] chr.[209] coch-o.[209] coenz-a.[232] cortiso.[226] ephe.[267] excr-can.[269] falco-p.[265] fum.[232] germ.[222] gink.[227] haliae-lc.[222] kali-br.[209] kali-m.[209] **Kola**[1184] lac-del.[204] lac-h.[233] lac-lox-a.[204] lap-laz.[227] lar-ar.[251] lat-h.[301] lepi. lyc.[193] lyss. mag-br.[209] mag-i.[209] mag-m.[209] medus.[300] NAD[232] **Nat-m.**[189] neon[222] nicc.[209] ozone[227] **PHOS.**[162] pitu-a.[164] por-m.[251] puls.[193] pyrog.[56] querc-r.[257] ros-d.[305] **Sac-alb.**[210] sep.[122] sinusin.[232] spect.[271] stram.[214] sulph.[36] taosc.[270] tarent.[193] tax.[303] thal.[250] vanad.[209]
  ☞ *Süßigkeiten; Verlangen*
  - **Milch**-Schokolade: carc.[304]

Schweinefleisch:
☞ *Fleisch • Speck*

- **agg.**: acon. acon-l.[85] **Ant-c.** ant-t. ars. asaf. bell. **CARB-V.** caust. clem.[5] **Colch.**[5] **CYCL.** dros.[5] **GRAPH.**[5] ham. **IP.**[5] med.[106] **Nat-ar. Nat-c. Nat-m.** psor.[106] **PULS. SEP.** tarax. tarent.[152] thuj. tub.[106]
☞ *Fett, fettige Speisen; agg.*

◦ **Geruch** von: acon.[102] acon-l. ant-c. ars.[5] asaf.[5] bamb-a.[1184] **Carb-v.**[5] chin.[102] **Colch.**[5] **CYCL.**[5] ham. **Ip.** lyc.[102] **Nat-c.**[5] nux-m. psor. **PULS.**[5] sep.[5] tarax.[5]
☞ *Geruch von Speisen; agg.*

- **amel.**: mag-c.[5] nat-m.[5] ran-b.[5] ran-s.[5]

- **Abneigung**: **Ang.**[5] carb-v.[110] **Colch.** cycl. **Dros.** prot.[136] **Psor. Puls.** sep.[5]
☞ *Fleisch; Abneigung*

- **Verlangen**: **Calc-p.**[111] **Crot-h. Mez.**[5] nit-ac.[5] **Nux-v.**[5] rad-br.[111] **Tub.**
☞ *Fleisch; Verlangen*

Schweineschmalz, Verlangen nach: ars.
☞ *Fett, fettige Speisen; Verlangen • Fleisch; Verlangen; • Schinken; Verlangen; • Speck; Verlangen*

schwere, reichhaltige, üppige Speisen:
☞ *Fett, fettige Speisen • Teig*

schwere Speisen agg.: aeth. ant-c. ars. ars-s-f.[58] **ASAF. Bry.** buni-o.[149] calc. carb-an. **CARB-V. Caust.**[5] chin. cupr. cycl. dros. ferr. **Ferr-m. IOD.**[1] **Ip. Lyc.**[5] mag-c.[1] nat-c. nat-m. **Nit-ac.** ozone[227] pitu-a.[164] **Ptel. PULS.** samb. **Sep.** spong. staph. sulph. **Tarax.** thuj. zinc.
☞ *Fett, fettige Speisen; agg. • Fett, fettige Speisen; agg.*

Sekt, Champagner, Verlangen nach: ozone[227]
☞ *Alkohol, alkoholische Getränke; Verlangen nach Alkohol • Wein; Verlangen nach Wein*

Sellerie, Abneigung gegen: med.[304]

seltsamen, merkwürdigen Dingen, Verlangen nach: alum.[102] atri.[102] **Bry. Calc.**[102] **Calc-p.** carb-v.[102] **Chel.** cic.[137] **Cycl. Hep. Lyss.** mag-c. **Manc.** rheum[137] sep.[102] ter.[54]
☞ *unverdauliche Dinge; Verlangen*

- **Schwangerschaft,** während: **Alum.**[102] calc.[102] carb-v.[102] **Chel. LYSS. Mag-c. Sep.**[102]

- **viele,** unfähig zu unterscheiden, ob eßbar oder nicht: cic.[137]

Senf, Verlangen nach: ars. bac.[162] bani-c.[204] cic.[149] **Cocc.** colch. haliae-lc.[222] hep. **Lac-c.**[54] mez. mill. nicc. sac-alb.[210]
☞ *Brunnenkresse, verlangt • Kohlrabi; Verlangen*

Sirup, Abneigung gegen den Geruch von: sang.[8]

Soßen zu den Speisen, Verlangen nach: am-i.[304] arg-n.[111] nux-v.[36]

Spargel, Verlangen nach: nicc.[209]
☞ *Gemüse; Verlangen*

Speck:
☞ *Fleisch • Schweinefleisch*

- **agg.**: polym.[111] **Puls.**[5] sanic.[85]

- **amel.**: **Ran-b.**[5] **Ran-s.**[5]

- **Abneigung**: rad-br.[85]

- **Verlangen**: **Ars.**[116] calc.[5] **Calc-p.** carc.[146] cench. lim-b-c.[204] **Mez.** plut-n.[222] rad-br.[111] **Sanic.** sulph.[189] tell.[149] **Tub.**
☞ *Schweineschmalz, Verlangen nach*

Speisen, die seinen Zustand agg., verlangt: carc.[207] puls.[58]

Speisen im allgemeinen:

- **agg.**: **Chel.**[809]

- **Abneigung,** Widerwillen: absin. acet-ac. **Acon.** acon-l.[36] act-sp. aesc.[25] aesc-g.[25] aeth.[36] agar. ail.[54] alco.[36] **Alet.** all-c. all-s.[54] aloe **Alum.** alum-p.[58] alum-sil.[58] alumn. am-c.[1] amyg-p.[72] anac.[5] androc.[222] **Ang.** anh.[149] **ANT-C.**[102] ant-s.[85] **Ant-t.**[1] apis apisin.[5] **Arg.**[1] **Arg-n. Arn.**[54] **ARS. Ars-i.** ars-s-f.[58] **Asaf.** asar.[5] aur. aur-i.[58] aur-s.[58] bamb-a.[1184] bapt. bar-acet.[36] **Bar-c. Bar-i.** bar-m. bar-s.[58] **BELL.**[5] benz-ac.[58] berb. berb-a.[149] bism.[5] **Bor.**[1] **BRY.**[5] bufo **Cact.** calc. calc-i.[58] calc-sil.[58] **Canth.**[5] caps.[5] **Carb-an. Carb-v.**[111] carbn-s. cast-eq. caust.[58] cench.[58] **Cham.**[5] chel. chelo.[25] **CHIN.**[58] **Chin-ar.**[111] **Chin-s.** cimic. cina[111] cinnb. coc-c. **COCC.** coff. coff-t.[36] **COLCH. Coloc. Con.**[5] corn.[25] cosm.[25] crot-c. croto-t. cupr.[5] cupr-acet.[36] **Cycl.**[5] **Dig.**[72] digox.[36] dios. **Dros.**[5] **Dulc.** elaps erio.[102] eup-per. euph.[5] **FERR.**[36] **Ferr-ar.** ferr-i. ferr-p. gamb. **Glon.**[54] granit-m.[194] graph. **Grat.**[54] **Guai.**[5] guare.[36] **Hell.** hep.[5] **Hydr.** hydr-ac.[36] hydrog.[222] hyper. **IGN.**[5] **Iod. IP.** kali-ar. kali-bi. **Kali-br. KALI-C.**[5] kali-chl.[58] kali-hp.[25] kali-i. kali-n. kali-p.[54] kali-s. kali-sil.[58] kola[1184] **Kreos.**[137] lach.[5] lat-h.[301] **Laur.** led.[5] lepi. **LIL-T.**[25] lob.[36] **Lyc.**[1] lycps.[85] **M-aust.**[5] **Mag-c.**[36] mag-m. **Mag-s.** manc.[36] **Mang.**[5] mang-acet.[1] meny. **Merc.**[5] merc-c. **Merc-i-f.**[111] merc-i-r.[111] merc-meth.[36] mez.[5] mosch.[54] **Mur-ac.** narz.[36] nat-ar. nat-c.[36] nat-m.[5] nat-p. nat-s. nat-sil.[58] nicc. nit-ac.[1] nux-m.[137] **NUX-V.**[1] **Ol-an.** olnd. **OP.** osm.[111] paull-p.[36] petr.[5] petros.[122] ph-ac.[5] phel. **Phos.**[85] phyt. **Pic-ac. Plat.**[5] plb.[5] **Podo.** prun.[137] psor. ptel.[111] **PULS.**[137] raph. rat. rham-f.[36] **Rheum**[5] rhod. **RHUS-T. Ruta Sabad.** sac-alb.[85] sang.[58] **Sars.**[54] sec.[5] senec.[137] **Seneg.**[5] **SEP. Sil.** spig. **Squil.** stann.[5] **Staph.**[5] stram. stront-c. **Stroph.**[171] **Sul-ac.**[5] sul-i.[58] **Sulph.**[5] sumb. syc-co.[136] **Sym-r.**[77] syph.[58] tab.[111] tanac.[25] **Tarent.** tax. thal.[250] thea. thuj. til. tril-c.[36] **Tub.** upa.[85] valer. verat. verb. wies.[36] xan.[111] zinc.[54] zinc-chr.[137] zinc-p.[58]
▥ *GEMÜT; C; Essen, isst; verweigert • MAGEN; C; Appetit; fehlt, Appetitlosigkeit*

◦ **abwechselnd** mit Hunger: berb.

◦ **tagsüber**: mag-s.

◦ **morgens**: con. guare.[36] lyc. mag-s. manc.[36] nat-c.[36] phyt. syc-co.[136]
▥ *MAGEN; C; Appetit; fehlt, Appetitlosigkeit; morgens*

◦ ◦ **7** Uhr: guare.[36]

◦ ◦ **Erwachen,** beim: phyt.

◦ **vormittags**: sars.

◦ **mittags**: bor.[1] nat-c.[36] pic-ac. verat.

◦ **nachmittags,** 13 Uhr: grat.

◦ **abends**: alumn. ars. **Hep.** mag-c.[36] raph. sil.

◦ ◦ **18** Uhr - 19 Uhr: mag-c.[36]

◦ **nachts**: rat.

SPEISEN und Getränke; **Speisen** im allgemeinen; **Abneigung,** Widerwillen (Forts.)

<>
- **Abendessen,** beim: am-c.[1] sulph.
- **Appetit,** mit: aeth.[36] sabad.[36]
- **Bad** in einem Fluss, nach: ant-c.[36]
  ☞ *Baden; Abneigung, Abscheu vor*
- **Bier,** nach: mur-ac. nux-v.
- **Diarrhö,** bei chronischer: ant-c.[5] ars.[5] chin.[5] nux-m.[5] phos.[5] puls.[5]
- **Ekel** vor Speisen, beim Versuch zu essen:
  ☞ *Versuch zu essen, bei dem*
- **Erbrechen,** nach: ferr.[36]
- **Essen**:
  - **nach**: alum. am-c.[85] bar-c. bry.[111] caust.[5] cham.[111] cina[111] cycl.[85] ign.[111] **Ip.** kali-c. lyc.[111] nux-v. ol-an. plat.[137] prun.[111] rheum rhus-t.[111] ruta[122] sars. sil. sul-ac.[1] sulph.
    - **Übelkeit** im Gaumen, mit, und Durst: cycl.[85]
    - **wenig,** ein: am-c.[85] **Bar-c.** bry.[111] caust.[5] cham.[111] cina[111] **Cycl.**[36] ign.[111] lyc.[111] **Nux-v.** plat.[137] prun.[111] **Rheum** rhus-t.[111] **Ruta**[122] sil. sul-ac.[1] **Sulph.**
      ☞ *muss mit Gewalt zugeführt werden, bei religiös bedingter Schwermütigkeit ▥ MAGEN; C; Appetit; vermehrt, Hunger im allgemeinen; verschwindet; Versuch zu essen, bei dem*
  - **während**: ant-t.[5] ars.[5] bar-c. bell.[5] bry.[5] canth.[5] caust.[5] cham.[5] colch.[5] cycl.[5] sars.[5]
    - **plötzlich**: **Bar-c.**
    - **Versuch** zu, beim:
      ☞ *muss mit Gewalt zugeführt werden, bei religiös bedingter Schwermütigkeit*
- **Fieber,** während: **Am-c.**[5] **Ant-c.**[5] ant-t.[5] apisin.[5] arn.[5] **ARS.**[5] asar.[5] bell.[5] **Bry.**[5] canth.[5] **Cham.**[5] chin.[5] cocc.[5] colch.[5] cupr.[5] cycl.[5] dig.[5] euph.[5] guai.[5] hell.[5] **Ip.**[5] **KALI-C.** lach.[5] lyc.[5] merc.[5] mosch.[5] nat-m.[5] nux-v.[5] op.[5] petr.[5] plat.[5] plb.[5] **Puls.**[5] **Rheum**[5] ruta[5] sars.[5] sec.[5] seneg.[5] sep.[5] sil.[5] sul-ac.[5]
  - **intermittierendem,** bei: **Kali-c.**
- **Froststadium** im Fieber, während: alum.[5] am-c.[5] anac.[5] **Ant-c.**[5] ant-t.[5] **Apisin.**[5] arn.[5] **Ars.**[5] **Bry.**[5] canth.[5] **Cham.**[5] chin.[5] cocc.[5] **Con.**[5] hell.[5] hep.[5] ign.[5] **Ip.**[5] **Kali-c.**[5] lach.[5] led.[5] merc.[5] mez.[5] nat-m.[5] nux-m.[5] **Nux-v.**[5] petr.[5] **Phos.**[5] puls.[5] **Rheum**[5] rhus-t.[5] **SABAD.**[5] sep.[5] **SIL.**[5] staph.[5]
- **Gedanken** ans Essen, beim: arg.[1] **Ars.**[54] bamb-a.[1184] carb-v.[111] **CHIN.**[54] colch.[122] kola[1184] mag-s. mosch.[54] nux-m.[137] sang.[58] sars.[54] **Sep.** sym-r.[77] zinc.[54] zinc-chr.[137]
  ☞ *Denken an Speisen agg. •Anblick von Speisen, beim •Süßigkeiten, außer ▥ MAGEN; C; Übelkeit; Speisen; Denken an, beim*
  - **Schwangerschaft,** in der: **Sep.**
- **Gehirnbeschwerden,** bei: **Glon.**[54]
- **Gelbsucht,** bei: chelo.[25]
- **Gemütsbewegungen,** nach: **Kali-c.**
  ☞ *Schreck, Furcht, nach ▥ GEMÜT; M; Gemütsbewegungen agg.; nach*
- **Genesung,** während der: kreos.[137]
  ☞ *M; Rekonvaleszenz, Genesungsphase, Berschwerden während*
- **gerade** gegessene Speisen, gegen: nux-v.[58]
- **Herzbeschwerden,** bei: lycps.[85]
- **Hunger,** bei: act-sp. **Agar.** all-s.[54] **Alum. Ars.** bar-acet.[36] **Bar-c.** bry. carb-v. **Carbn-s. Chin.** chin-ar.[111] **Chin-s. COCC. Dulc.** granit-m.[194] **Grat.**[54] **Hell. Hydr.** hydrog.[222] **Kali-n. Lach. NAT-M.** nicc. **NUX-V.** olnd. op. **Phos.** psor. **Rhus-t.** ruta[152] sabad. sang.[58] **Sil.** stann.[54] **Sul-ac. Sulph.** tax. **Tub.** verb.
- **Husten,** während: **Ip.**[5]
- **Kopfschmerz,** während: bamb-a.[1184] cench.[58] **Ferr.**[36] kola[1184]
- **Mittagessen,** beim: carb-an. coc-c. ol-an. verat.
  ☞ *Mittagessen, Abneigung gegen •muss mit Gewalt zugeführt werden, bei religiös bedingter Schwermütigkeit ▥ MAGEN; C; Appetit; fehlt, Appetitlosigkeit; abends*
- **muss** mit Gewalt zugeführt werden, bei religiös bedingter Schwermütigkeit: **Kali-p.**[54]
  ☞ *Essen; nach; •Mittagessen, beim ▥ GEMÜT; M; Erregung; Beschwerden durch; religiöse*
- **probiert** hat, bis man davon, dann Heißhunger: **LYC.**
  ▥ *MAGEN; C; Appetit; fehlt, Appetitlosigkeit; Appetit kehrt wieder; Essen, beim; Bissen, nach dem ersten •MAGEN; C; Appetit; vermehrt, Hunger im allgemeinen; Essen; beim Essen wieder, Appetit kommt nur*
- **Schmerzen,** bei: aloe
- **Schreck,** Furcht, nach: plat.[54]
  ☞ *Gemütsbewegungen, nach ▥ GEMÜT; M; Schreck oder Furcht, Beschwerden durch*
- **Schwangerschaft,** in der: ant-t.[1] **Laur. Nat-m.**[54] **Sep.**
- **Schweiß,** während: am-c.[5] **Ant-c.**[5] **Ars.**[5] bry.[5] **Cham.**[5] ip.[5] kali-c.[5] **Rheum**[5]
- **Schwermut,** durch: **Plat.**[5]
- **Übelkeit**:
  - **durch**: hydrog.[222]
  - **mit**: aesc-g.[25] **Bell.**[5] **Con.**[5] corn.[25] lil-t.[25]
- **Versuch** zu essen, bei dem: ant-t.[58] caust.[137] cycl.[137] lyc.[137] nux-m.[137] petros.[122] plat.[137] prun.[137] rheum[85] **Sil.**
  ▥ *MAGEN; M; Essen; agg.; nach; wenig, ein •MAGEN; C; Appetit; vermehrt, Hunger im allgemeinen; verschwindet; Versuch zu essen, bei dem*

◉
- **Anblick** von Speisen, beim: ail.[54] **Arn.**[54] **Ars.**[8] bell.[36] caust.[58] chin.[58] **COLCH.**[152] dig.[72] lyc.[1] mang-acet.[1] **Merc-i-f.**[54] mosch.[54] phos.[137] ptel.[111] sang.[95] **Sep.**[5] **Sil.** squil. sym-r.[77]
  ☞ *Anblick von Speisen; agg. •Gedanken ans Essen, beim ▥ MAGEN; C; Appetit; fehlt, Appetitlosigkeit; Speisen; Anblick von, beim; agg. •MAGEN; C; Übelkeit; Speisen; Anblick von, beim*
- **Geruch** von Speisen, beim: ant-c.[102] **Ars.** bell.[5] caust.[58] **COCC. COLCH.** dig.[72] dros.[5] **IP.** lach.[5] merc-i-f.[111] nat-m.[5] nux-v.[1] osm.[111] ph-ac.[5] phos.[85] **Podo.** ptel.[111] sang.[58] **Sep.** stann.[5] sul-ac.[5] sulph.[5] sym-r.[77] xan.[111]
  ☞ *Geruch von Speisen; agg. ▥ RIECHEN; C; Empfindlich gegen Geruch von; Speisen •MAGEN; C; Appetit; fehlt, Appetitlosigkeit; Speisen; Geruch von, beim •MAGEN; C; Übelkeit; Speisen; Geruch von*

◦ **plötzlich,** während des Essens: **Bar-c.** puls.[137] **Ruta**

◦ **Süßigkeiten,** außer: sac-alb.[85]

☞ *Gedanken ans Essen, beim •Süßigkeiten; Verlangen*

◦ **wenig** geschmackvolle, fade:

☞ *geschmacklose Dinge, Abneigung gegen*

- **Verlangen** nach Speisen:

▤ *MAGEN; C; Appetit; vermehrt, Hunger im allgemeinen*

◦ **lehnt** sie jedoch ab, wenn sie angeboten werden:

▤ *MAGEN; C; Appetit; launenhaft, Hunger, aber weiß nicht worauf, oder weist angebotene Speisen zurück*

◦ **Menses,** vor: foll.[1201]

◦ **alle** Arten: ozone[227]

Spinat:

- **agg.**: botul.[102]

☞ *Gemüse; agg.*

- **Abneigung** gegen: **Chel.**[162] sulph.

☞ *Gemüse; Abneigung •Gemüse; Verlangen*

- **Verlangen**: haliae-lc.[222] lac-leo.[204]

sprudelnde Getränke:

☞ *kohlensäurehaltige Getränke*

stark Gewürztes:

☞ *Gewürze, Pikantes, gut gewürzte Speisen*

stärkehaltige Speisen:

- **agg.**: **All-c.**[54] alum.[5] bell.[5] **Berb.**[111] **Bry.**[5] cand-a.[239] **Carb-an.**[54] carb-v.[5] **Caust.** **Chin.**[54] coloc.[5] **Cop.**[111] euph.[5] iris[111] kali-bi.[111] **Kali-c.**[54] lach.[5] lyc. mag-c.[5] **Nat-c.**[5] **NAT-M.** **NAT-S.**[58] **Nux-v.** ox-ac.[58] pancreat.[25] petr.[117] **Plb.**[54] psor.[111] **PULS.**[5] pyrog.[111] rhus-t.[54] **Sulph.**[5] tub.[106] verat.[5]

☞ *Haferschleim; agg. •Kuchen; agg. •Mais agg. •Pfannkuchen agg.*

- **amel., bei Kindern**: nat-c.[137]

- **Abneigung**: **Ars.**[5] chin.[111] **Kali-ar.**[162] lyc.[111] nat-ar.[111] **Nat-c.**[152] nat-m.[5] nat-s.[152] ph-ac.[152] **Phos.**[5] plan.[111] ptel.[111] sulph.[152]

☞ *Haferschleim; Abneigung •Mehl; Abneigung gegen*

- **Verlangen**: adam.[222] aeth.[162] aq-mar.[231] atri.[122] aur-m-n.[272] calc-p.[102] carc.[207] cypra-e.[227] **Ferr-acet.**[162] foll.[1201] germ.[222] ignis[194] lach. **Nat-m.** phos.[184] ratt-n.[204] **Sabad.**[5] **Sulph.**[162] sumb. tung.[252]

☞ *Haferschleim; Verlangen •Kekse, Verlangen nach •Kuchen; Verlangen*

Stärkungsmittel:

☞ *Stimulantien*

- **agg.**: carb-ac.[111]

☞ *Stimulantien; agg.*

- **Abneigung**: sul-ac.[111]

- **Verlangen**: aloe caps.[102] carb-ac. carb-an. caust. **Cocc.** gels.[85] med.[58] nux-v. **Ph-ac.** phos.[58] **Puls.** rheum **Rhus-t.** sul-ac. **Valer.**

☞ *belebende, stärkende Dinge, verlangt •Stimulantien; Verlangen*

Stimulantien:

☞ *Stärkungsmittel*

- **agg.**: acon. agar.[58] ant-c.[58] cadm-s.[102] carb-v.[58] chion. chlol.[102] fl-ac. **Glon.** ign. kali-br. lach. led. naja nat-sil.[58] **NUX-V.** op. osm. spig.[102] thuj.[58] **Zinc.**

☞ *Stärkungsmittel; agg.*

- **amel.**: acon.[102] gels.[102] glon.[102] phos.

- **Abneigung**: haliae-lc.[222]

- **Verlangen**: alco.[36] aloe[116] androc.[222] ant-t.[36] ars-i.[58] ars-s-f.[58] aster.[36] aur.[36] aur-m-n.[272] aur-s.[58] bani-c.[1237] brucel.[241] calc-i.[58] caps.[122] carb-ac.[102] cath-a.[264] caust.[5] chin.[116] cocc.[5] crot-h.[111] ferr-p.[102] **Fl-ac.**[116] gins.[36] hep.[5] iber.[36] iod.[36] kali-i.[36] mur-ac.[58] naja[36] nat-p.[36] nux-v.[58] ph-ac.[5] phos.[5] **Puls.**[5] sel.[137] sol-t-ae.[36] staph.[5] sul-ac.[102] sul-i.[58] **Sulph.**[122] sumb.[36] tab.[36] tax.[303] ziz.[36]

☞ *belebende, stärkende Dinge, verlangt •Stärkungsmittel; Verlangen*

◦ **abends**: sumb.[36]

◦ **19 Uhr**: gins.[36]

◦ **Froststadium** im Fieber, während: **Cocc.**[5] ph-ac.[5] phos.[5] puls.[5]

Suppe:

☞ *Brühe •warme; Speisen*

- **agg.**: acon. **Alum.**[5] ambr. **Anac.**[5] aran-ix.[149] ars. **Bell.**[5] **Carb-v.** cast. chel. chin.[30] colch. ferr.[1] form.[36] indg. kali-c.[1] kali-n. **Lach.** laur.[5] lyc.[1] **Mag-c.**[5] merc-c. nat-s. ol-an.[36] phos.[5] prun. puls. rheum sars.[1] sep.[5] stann.[1] staph.[30] zinc.[1]

- **amel.**: acon.[36] cast. coc-c.[36] gent-c.[85] kali-bi.[38] mag-c. nat-c.[1] ox-ac.[85]

- **Abneigung**: **Arn.** ars. bell. carb-v.[30] carc.[210] cham. chin.[30] **Graph.** kali-c.[152] kali-chl.[152] kali-i. lyc.[137] merc-cy.[111] nat-m.[30] ol-an.[36] puls.[30] **Rhus-t.** staph.[30]

◦ **Gemüsesuppe**: kali-c.[152]

- **Verlangen**: adam.[222] ang.[5] bry. **Calc-ar.** carc.[184] **Ferr.** kali-chl.[152] merc.[5] nat-m. ol-an.[36] phel. **Staph.**[5] **Sulph.**[5]

◦ **mittags**: phel.[36]

◦ **warme**: bry. **Calc-ar.** ferr. nat-m. phel.

Süßigkeiten:

☞ *Honig •Obst •Zucker*

- **agg.**: **Acon.**[1] allox.[119] am-c.[5] **Ant-c.** aq-des.[275] arg.[5] **ARG-N.**[58] ars.[54] aster.[144] aur.[5] bad.[137] bamb-a.[1184] **Bell.**[5] calc.[5] calc-f.[119] cand-a.[239] carb-v.[58] **Caust.** **Cham.**[5] chloram.[149] choc.[222] cina[5] cycl.[111] ferr.[5] fil.[85] fl-ac. gaert.[136] **GRAPH.** guat.[119] harp.[1184] hep.[30] **IGN.**[5] **Ip.**[54] irid.[222] **Iris** kola[1184] lac-c.[72] **LACH.** **Lyc.**[102] mand.[119] mangi.[197] med.[40] **Merc.**[5] merc-i-f.[137] mur-ac.[137] **Nat-c.**[5] **Nat-p.**[111] nit-ac.[5] nux-v.[30] ox-ac. ozone[227] phos. **Puls.**[30] raph. ratt-n.[204] rhodi.[72] sac-alb.[210] sang.[8] scorp.[269] **Sel.**[5] sep. sil.[5] **Spig.**[5] **SPONG.** **Sulph.**[5] tarax.[111] thuj. **Zinc.**[1] zinc-p.[58]

☞ *Ahorn Zucker agg. •Kuchen; agg. •Leckereien; agg. •Pudding; agg. •Teig; agg.*

◦ **Geruch** von: aur.[5] nit-ac.[5] sil.[5]

- **amel.**: am-c.[149] **Arg-n.**[162] ars. bell.[5] cham.[102] chelo.[102] **Lyc.**[162] mez.[5] ozone[227] psil.[164] sac-alb.[85] seneg.[185] sol[236] spong.[185] sulph.[137]

- **Abneigung**: **ARG-N.**[152] **Ars.** bani-c.[204] bar-c. bell.[5] beryl.[119] brom.[5] cadm-s.[162] calc-p.[162] carc.[111] card-m.[162] **CAUST.**[5] chloram.[149] choc.[222] cymbo-ci.[5] cypra-e.[227] erig.[149] **GRAPH.** haliae-lc.[222] helo.[264] hipp. hippoz.[111] hydr-ac.[268] **Kali-c.**[152] kola[1184] lac-as.[274] lac-c. **Lepro.**[197] lol.[116] **Lyc.**[152] mag-m.[144] med.[122] **Merc.** nit-ac. nux-v.[1] oxyg.[233] ozone[227] petr.[152] **Phos.** puls.[30] rad-br.[85] ratt-n.[204] rauw.[119] rheum[152] sac-alb.[210] senec.[111] **Sin-n.** spect.[271] **Sul-ac.**[152] **SULPH.**[1] **Zinc.** zinc-p.[58]
☞ *Delikatessen; Abneigung*

◦ **Saures**:

◦ ◦ **oder** gegen Saures: bell.[5]

◦ ◦ **und** gegen Saures: sulph.[1]

- **Verlangen**: acon-l.[122] adam.[222] alf.[72] **AM-C.**[122] anan.[36] aq-des.[275] aran.[192] aran-ix.[149] arg.[36] **ARG-N.**[122] arge-p.[264] **ARS.** ars-s-f.[58] atista[192] **AUR-M-N.**[272] **AUR-S.**[272] **Ba-tn.**[136] bamb-a.[1184] bani-c.[204] bar-c. bar-s.[58] **Bry.**[122] bufo[137] cael.[149] **Calc.**[122] **Calc-f.**[149] calc-p.[162] **Calc-s.**[162] calx-b.[194] **Cand-a.**[239] **CANN-I.**[162] **Carb-v.**[122] **Carc.**[304] cath-a.[264] cere-b.[36] chap.[149] **CHIN.**[8] chin-ar. **CHIN-S.**[162] choc.[222] cina[72] citl-v.[197] coca[72] **Cocain.**[72] corv-c.[258] cub.[36] cypra-e.[227] dys-co.[149] **Elaps** ephe.[267] **Euphr.**[162] excr-can.[269] falco-p.[265] ferr.[5] gaert.[136] **Germ.**[233] gink.[227] granit-m.[194] hydr-ac.[268] hydrog.[222] ign.[1101] ignis[194] **Ip.**[8] joan.[72] kali-ar. **KALI-C.**[122] kali-p.[137] **KALI-S.**[58] kola[1184] lac-as.[274] lac-c.[809] lac-h.[233] lac-lox-a.[204] lar-ar.[251] lat-h.[301] lepro.[197] lil-t.[85] lith-c.[227] lob.[162] **LYC.**[144] mag-c.[144] **Mag-m.**[5] mand.[119] mangi.[197] mant-r.[262] **Med.**[122] **Meny.**[162] meph.[149] **Merc.**[122] merc-d.[111] morg.[149] **Morg-g.**[136] nat-ar. **Nat-c.**[5] nat-m.[162] **Nit-ac.**[162] nux-v. onop.[149] op. oxyg.[233] paull-p.[36] petr.[8] **Phos.**[162] pier-b.[233] pitu-a.[164] plat.[193] **Plb.**[122] por-m.[251] prot.[136] psor.[56] pull-g.[181] **Puls.**[189] rad-br.[85] ratt-n.[204] **Rheum** **Rhus-t.**[1] rib-ac.[149] **SABAD.**[122] sac-alb.[210] sac-l.[55] sanic.[162] **Sec.**[122] **Sep.**[122] sil.[54] spong.[8] staph.[193] strep-s.[197] succ.[194] **Sul-ac.**[162] **SULPH.**[122] syc-co.[136] tanac.[25] tarent.[192] tax.[303] teucr.[197] thal.[250] thea.[275] **Thyr.**[137] **Tub.**[162] tung.[252] uro-h.[264] vero-o.[232] x-ray[119]
☞ *Brötchen, Verlangen nach; süße • Delikatessen; Verlangen • Kuchen; Verlangen • Schokolade; Verlangen • Speisen im allgemeinen; Abneigung, Widerwillen; Süßigkeiten, außer • Teig; Verlangen*

◦ **abends**: **Arg.**[36] **Sac-alb.**[210]

◦ **agg. jedoch**: **Am-c.**[122] **ARG-N.**[122] **Calc.**[122] calc-f.[149] carc.[207] lyc.[144] mag-c.[144] **Nat-c.**[122] **SULPH.**[122]

◦ **Kopfschmerz,** während: **CALC.**[162]

◦ **Menses,** vor: arg-n.[233] **Sac-alb.**[210] **SULPH.**[162]

◦ **Mittagessen,** nach: **Sac-alb.**[210]

◦ **saurem** Aufstoßen, mit: tarent.[192]

◦ **Schwäche,** bei: thyr.[137]

◦ **Getränke**: bufo[137]

◦ **Leckereien**: **Acon-l.**[122] anan.[36] arg-n.[122] bufo[36] calc.[54] **Chin.**[8] cub.[36] **Ip.**[8] lil-t.[85] mag-m.[5] nat-c.[5] paull-p.[36] **Petr.**[8] **Psor.**[56] rhus-t.[1] sac-l.[55] **Spong.**[8] tub.[149]

◦ **nur**: kali-p.[137]

◦ **Salz,** und: **ARG-N.**[122] **Calc.**[122] calc-p.[162] calc-s.[162] carb-v.[122] chap.[149] **Med.**[122] nat-m.[162] phos.[162] **Plb.**[122] sulph.[162] tub.[162]
☞ *Salz oder salzige Speisen; Verlangen; Süßigkeiten, und*

◦ **Saures,** und: **Bry.**[122] **Calc.**[122] **Carb-v.**[122] **Kali-c.**[122] **Med.**[122] **Sabad.**[122] **Sec.**[122] **Sep.**[122] **SULPH.**[122]
☞ *saure Dinge; Verlangen; Süßigkeiten, und*

Tamarinde:

- **agg., Tamarindenwasser**: sel.[137]
☞ *Obst; agg.*

- **Verlangen**: tama.[197]
☞ *Obst; Verlangen nach Obst*

◦ **Schwangerschaft,** während: tama.[197]

Tee:

- **agg.**: abies-c.[85] abies-n.[102] **Aesc.** agar.[5] arg-n.[193] ars.[5] aur-m.[54] brach.[36] bros-g.[259] calad. carb-ac. cham.[5] **Chin.**[5] choc.[222] cocc.[5] **Coff.**[5] **Dios.**[102] elaps[36] **Ferr.**[5] ferr-p.[85] fl-ac.[58] germ.[222] glon. haliae-lc.[222] hep.[5] hydr-ac.[268] hydrog.[222] hyper.[36] ign. kali-bi.[36] kali-hp.[102] kali-i.[102] lac-lox-a.[204] lach.[5] lob.[85] mangi.[197] nat-m.[8] **Nux-v.**[58] ox-ac.[36] paull.[72] ph-ac.[5] plan. puls.[5] **Rhus-t.**[54] rumx. **SEL.**[5] **SEP.**[5] sphing.[36] **Spig.**[5] spong. stroph.[85] sulph. tarent-c.[192] thea.[85] **Thuj.**[5] verat.[5]

◦ **Abusus**: abies-n.[102] camph-br.[102] **Chin.** **Dios.**[102] ferr.[5] kali-hp.[25] naja[85] **Nux-v.**[102] puls.[102] thea.[102] thuj.[5]

- **amel.**: aegle.[192] aegle-f.[192] **Aloe**[8] atista[192] aza.[192] carb-ac.[8] cimic. dig.[36] ferr. ferr-p. glon.[36] hydrc.[192] iris-t.[85] kali-bi. mangi.[197] musa[197] pyrus[152] tama.[197] tela[192] thea.[36]

- **Abneigung**: adam.[222] ba-tn.[136] carb-ac. carb-an.[111] **Chin.**[30] choc.[222] citl-v.[197] dios.[152] ferr-m.[111] hydrog.[222] kali-hp.[152] lac-lox-a.[204] nux-v.[30] **Phos.** puls.[304] sel.[152] syc-co.[136] thea. thuj.[111] trinit.[102]

- **Verlangen**: alum. aster. bani-c.[1237] calc-s. **Chin.**[30] dios.[152] hep.[57] hydr. kali-hp.[152] kola[1184] lepi.[36] lina.[102] musa[197] nat-m.[809] nux-v.[30] por-m.[251] puls.[122] pyrus **Sac-alb.**[210] sel.[5] thea.[275] thuj.[122] uran-n.[85]

◦ **Milch,** mit: lina.[102]

◦ **süßer**: hep.[57]

◦ **Teeblätter**: **Alum.**
☞ *unverdauliche Dinge; Verlangen*

Teig:
☞ *schwere, reichhaltige, üppige Speisen*

- **agg.**: **ANT-C.**[54] arg-n. ars. bamb-a.[1184] **Bry.**[5] cann-i.[25] **Carb-v.**[5] cycl.[5] **Ip.** **Kali-c.**[5] **Kali-chl.** kali-m.[102] **Lyc.** **Nat-s.** ozone[227] **Ph-ac.** **Phos.**[5] ptel.[116] **PULS.**[5] sulph.[5] sumb.[36] **Verat.**[5]
☞ *Kuchen; agg. • Süßigkeiten; agg.*

- **Abneigung**: **Ars.**[54] **Lyc.**[152] **Phos.**[54] **Ptel.**[54] **Puls.**[116] sumb.[36]

- **Verlangen**: aur-m-n.[272] bamb-a.[1184] bufo **Calc.** chin. kola[1184] mag-m.[149] merc-i-f.[122] plb. puls.[58] ros-d.[305] sabad.[111] sac-alb.[210] sulph.[122] thal.[250]
☞ *Kuchen; Verlangen • Süßigkeiten; Verlangen*

Teigwaren:
☞ *stärkehaltige Speisen*

Tomaten:
☞ *Gemüse • Obst*

- **agg.**: adam.[222] lith-c.[111] ox-ac.[58] phos.[5] sep.[809]
- **Abneigung**: ba-tn.[136] falco-p.[265] lyc.[110] nicc.[209] **Phos.**[162] **Psor.**[162] syc-co.[136]
  ☞ *Auberginen; Abneigung • Kartoffeln; Abneigung*
- **Verlangen**: ferr. ign.[162] mand.[233] nicc.[209]
  ◦ **rohe**: ferr.
  ☞ *rohe Speisen; Verlangen*

Trauben:

- **agg.**: chin.[30] ox-ac.[58] verat.[30]
  ☞ *Obst; agg. • Rosinen; agg.*
- **Verlangen**: harp.[1184] oxyg.[233] ozone[227]

trockene Speisen:

- **agg.**: agar. bov.[5] calad.[5] **CALC.**[1] chin. ferr.[5] ign.[5] ip. kali-i.[111] **Lyc.** **Nat-c.** nit-ac. nux-v. ox-ac.[111] petr. ph-ac. **Puls.** ran-b. raph.[111] sars. sil. sulph.
- **Abneigung**: merc.[5] phos.[193]
- **Verlangen**: **Alum.** ratt-n.[204]
  ☞ *Reis; Verlangen; trockenem, nach*

Tube, Verlangen nach Nahrung aus der: choc.[222]

unbestimmten Dinge, Verlangen, weiß nicht wonach: arn.[111] **BRY.** calad.[5] cham.[5] **Chin.**[5] choc.[222] cina[5] croc.[5] hep.[111] **IGN.** ip. kreos.[5] lac-leo.[204] lac-lox-a.[204] **Lach.** **Mag-m.**[5] **PULS.** sang. sil. **Sulph.**[5] **Ther.** zinc.[5]
☞ *vielerlei Dingen, Verlangen nach ▤ GEMÜT; C; Launenhaft, kapriziös; Speisen, hinsichtlich, Kindern, bei • MAGEN; C; Appetit; launenhaft, Hunger, aber weiß nicht worauf, oder weist angebotene Speisen zurück*

- **Essen** beginnt, wenn er mit dem: **Mag-m.**[5] **Sulph.**[5]

unschmackhafte Dinge, verlangt: **Bry.**[5] **Chin.**[5] **Puls.**[5] rheum[5]
☞ *unverdauliche Dinge; Verlangen*

unverdauliche Dinge:

- **agg.**: bry.[5] calc.[5] **Caust.**[5] cupr.[5] **IOD.**[5] ip.[81] lyc.[5] nat-c.[5] **Puls.**[5] ruta[137] sulph.[5]
- **amel.**: ign.[137]
- **Verlangen**: abies-c.[111] **Alum.** alumn. **Aur.**[122] bell. **Bry.**[5] **Calc.** **Calc-p.** cic.[5] con.[122] **Cycl.**[8] ferr.[122] ign.[102] **LACH.**[122] nat-m.[122] **NIT-AC.**[5] **Nux-v.**[5] psor.[111] **SIL.**[5] sulph.[184] **Tarent.**[111]
  ☞ *Asche, Verlangen nach • Kalk, Bleistifte, Erde, Kreide, Lehm usw., verlangt • Kohle, Holzkohle, Verlangen nach • Lumpen, Verlangen nach sauberen • Papier, Verlangen nach • Sand, verlangt • Schlamm, verlangt • seltsamen, merkwürdigen Dingen, Verlangen nach • Tee; Verlangen; Teeblätter • unschmackhafte Dinge, verlangt*

Urin, Verlangen nach: naja[36]

Verlangen wechselt mit Abneigung, bei Kindern: carc.[207]
▤ *GEMÜT; C; Launenhaft, kapriziös; Speisen, hinsichtlich, Kindern, bei*

verschiedenen Dingen, Verlangen nach:
☞ *unbestimmten Dinge, Verlangen, weiß nicht wonach ▤ GEMÜT; C; Launenhaft, kapriziös; Speisen, hinsichtlich, Kindern, bei • GEMÜT; C; Verlangen, verlangt nach; zahlreichen, verschiedenen Dingen, nach; lehnt sie ab, wenn angeboten*

vielerlei Dingen, Verlangen nach: **CINA** kreos. phos.
☞ *unbestimmten Dinge, Verlangen, weiß nicht wonach*

warme:

- **Getränke**:
  ☞ *M; Trinken • Getränke*
  ◦ **agg.**: aesc. agn.[5] **All-c.** **Alum.**[5] am-c.[5] am-m. **Ambr.**[5] anac. anis. ant-t. apis[58] apisin.[5] asar. atista[192] aza.[192] **Bar-c.** **Bell.** bism. **BRY.**[5] calc. caps. **Carb-v.** **CARBN-S.**[58] carc.[149] cassi-s.[192] caust. cench.[58] **CHAM.**[5] chel. chim.[63] chion.[102] chlol.[102] choc.[222] **Coc-c.** **COFF.** cupr. **Dros.** elaps euph. eupi.[85] ferr. **Ferr-p.** fl-ac.[5] gels.[36] **Graph.**[72] hell. ign. **Kali-c.**[5] kali-m.[61] kreos.[168] **LACH.** laur. m-arct.[5] **M-aust.**[5] mag-c.[58] **MERC.**[5] merc-c.[5] **Merc-i-f.** **Mez.**[5] mill. nat-m.[36] **Nat-s.** neon[222] **Nit-ac.** nux-m.[5] **Nux-v.**[5] oena.[36] **Par.**[5] **Ph-ac.** **PHOS.**[54] **Phyt.**[111] plan.[25] **PULS.**[5] pyrog.[102] **RHUS-T.**[5] sabad. sanic. sars.[58] sel.[5] **SEP.** sil.[5] squil.[5] **Stann.** stram.[1] sul-ac. **Sulph.** sumb. syph. tarent-c.[192] term-a.[192] trom. **Verat.** zinc-p.[58]
  ◦ **amel.**: adam.[222] ail.[137] **Alum.**[5] alum-p.[58] alum-sil.[58] androc.[222] apoc.[58] aq-mar.[156] arg-n.[54] **ARS.** aza.[192] **Bry.** calc-f. **Carbn-s.** carc.[102] cassi-s.[192] **Cedr.** **CHEL.**[809] chin-ar.[58] citl-v.[197] cupr.[116] eupi. germ.[222] **Graph.** guare. hydr-ac.[268] **Ign.**[5] irid.[222] kali-bi.[102] kali-c.[5] kola[1184] kreos.[5] lach.[58] **LYC.**[5] mag-p.[111] **Mang.** **Nux-m.**[5] **NUX-V.**[5] ozone[227] parth.[197] petr.[5] **Ph-ac.** pyrus **RHUS-T.**[5] sabad.[102] **SIL.** **Spig.**[5] **Spong.** **Sul-ac.**[5] **Sulph.**[5] tarent.[192] thea.[192] ther. verat.
  ◦ **Abneigung**: bry.[152] caust.[58] **Cham.** chin.[58] **Cupr.**[5] ferr. graph.[152] hell.[137] hydrog.[222] **Kali-s.** mang-acet.[1] med.[184] nat-m.[809] oena.[36] **PHOS.** ptel.[111] **PULS.** pyrog.[152] rib-ac.[149] sanic.[184] sil.[58] **Verat.**[5] zinc-p.[58]
  ◦ ◦ **Durst,** bei: hell.[137]
  ◦ **Verlangen**: androc.[222] ang. **ARS.** ars-s-f.[58] bamb-a.[1184] bell. **BRY.** **Calad.** carb-v. carc.[207] casc. cast.[36] cast-v. cedr. **Chel.**[171] chic-b.[25] chin-ar.[58] choc.[222] cocc.[5] **Cupr.**[5] eup-per. eup-pur. ferr.[5] ferr-p.[122] graph. haliae-lc.[222] harp.[1184] hep.[58] **Hyper.** irid.[222] kali-ar. kali-c.[54] kali-i.[111] kola[1184] kreos. **LAC-C.** lach.[47] lim-b-c.[204] **Lyc.** med.[54] merc-c. neon[222] oena.[36] ozone[227] **Phyt.**[116] plut-n.[222] **Puls.**[54] pyrus **Sabad.**[171] spig. stann.[102] **Sulph.** tarent.[192] tax.[303] term-a.[192] tub.[122]
  ◦ ◦ **nachts**: cedr.[25] term-a.[192]
  ◦ ◦ **Angina** pectoris, bei: spig.
  ◦ ◦ **Fieber,** während: **Casc.** cedr. chel.[171] **Eup-per.** **Lyc.** sabad.[171] tarent.[192]
  ◦ ◦ **Froststadium** im Fieber, während: **ARS.** **Cedr.** **Eup-per.**
  ◦ ◦ **Husten,** während: term-a.[192]
  ◦ ◦ **Menses,** vor: bamb-a.[1184]

SPEISEN und Getränke; **warme** (Forts.)

- **Speisen**:

☞ *Suppe*

◦ **agg.**: **Acon.**[5] agn.[5] all-c. **Alum.**[5] **Alum-p.**[58] alum-sil.[58] alumn.[54] am-c. **Ambr.**[5] **Anac.**[5] ang.[5] ant-t. apis[54] ars.[5] **Arum-t.** asar. atista[192] **Bar-c.**[1] **BELL.**[5] **Bism.**[102] bor. bros-g.[259] **BRY.**[5] **CALC.**[5] canth. caps. carb-an. **Carb-v.**[5] **Carbn-s. Caust.**[5] **CHAM.**[5] chim.[85] chin.[111] chlol.[137] **Clem.**[102] **Coc-c. COFF. Cupr.** dros. **Euph.**[5] **Ferr.**[5] gels.[36] gran. **Graph.** guare. guat.[119] **Hell.**[5] hydr-ac.[268] ign.[58] **KALI-C.**[1] **LACH.**[5] laur. **Lob.** lyc.[5] m-arct.[5] **M-aust.**[5] **Mag-c.**[58] mag-m.[5] mag-p.[111] mag-s. **MERC.**[5] merc-i-f.[137] **Mez.**[5] **NAT-M.**[5] **Nat-s. Nit-ac.** nux-m. **Nux-v.** ol-an.[36] **Par.**[5] **Ph-ac.**[5] **PHOS.**[1] phyt.[137] **PULS.**[5] rhod.[5] **Rhus-t.** sabad. sanic.[85] sars. **Sel.**[5] **Sep.**[5] **Sil.**[5] sol-t.[233] **Spig.**[5] squil. stann. **SUL-AC.** sul-i.[58] **Sulph.**[5] syph.[137] thea.[192] thiop.[149] **Thuj.** tub.[111] verat. zinc.

☞ *kalte; Speisen, kalte; amel.* ▥ *KOPF; C; Schmerz, Kopfschmerz; Speisen, warme; agg.*

◦ **amel.**: **Agar.**[5] **ALUM.**[5] alumn.[54] ant-c.[54] arist-cl.[119] **ARS.**[5] asar.[152] bar-c.[54] bell.[5] bov.[54] bry.[54] calc.[54] canth.[5] carb-v.[54] caust.[54] cham.[54] chel.[5] **Coloc.**[5] **Con.**[54] **Graph.**[54] hell.[54] hydr.[168] hydr-ac.[268] **Ign.**[5] kali-c.[54] **Kali-n.**[54] **Kreos.**[5] **Laur.**[111] **LYC.**[5] mag-c.[5] mag-m.[5] mag-p.[111] **Mang.**[54] merc.[5] **Mez.**[54] **Mur-ac.**[54] nat-c.[1] **Nat-m.**[54] nit-ac.[5] **Nux-m.**[5] **NUX-V.**[5] orni.[85] par.[54] **Ph-ac.** phos.[5] **Plb.**[54] pull-g.[181] puls.[54] rhod.[5] **RHUS-T.**[5] sabad.[58] **Sep.**[5] **Sil.**[5] **Spig.**[5] **Spong. Sul-ac.**[5] **Sulph.**[5] tarent.[192] tax.[303] thuj.[54] tylo-i.[192] **Verat.**

☞ *kalte; Speisen, kalte; agg.*

◦ **Abneigung**: **Alum-p.**[122] bamb-a.[1184] **Bell.** bov.[193] **Calc. Cham.**[193] chel.[193] **CHIN. Cupr.**[5] ferr. **GRAPH.** guare. hydrog.[222] **Ign.** kali-s. **Lach. Lyc.** mag-c. mag-s. merc. **Merc-c. Merc-cy.**[152] nat-m.[809] **Nux-v.**[5] petr. **PHOS.** psor. **PULS.** pyrog.[152] sac-alb.[210] **Sil.** sol-t.[233] **Verat.** zinc.

◦ **Verlangen**: ang. **ARS.** ars-s-f.[58] **Bry.**[5] caps.[58] cast.[111] cedr.[111] **Chel.** chin-ar.[58] cocc. **Cupr.**[5] cycl. **Ferr.** kali-i.[111] lac-c.[137] lat-h.[301] **LYC.** med.[122] medus.[300] morg-g.[136] **Ph-ac.** plut-n.[222] **Sabad.** sil. tax.[303]

Wasser:

☞ *kalte; Getränke, kalte*

- **agg.**: **Acon.**[5] alum.[5] anac.[5] arg-n.[116] **Ars.**[5] asaf.[5] bor.[5] calc.[152] **Canth.**[5] chin-ar.[102] **Cocc.**[152] **Croc.**[5] **Croto-t.**[152] dros.[152] ferr-m.[152] grat.[137] hyos.[5] lach.[152] **Lec.**[809] lob.[152] lyc.[152] lyss.[152] m-arct.[5] nat-c.[5] nux-m.[5] puls.[5] **Rhod.**[5] sabad.[152] sep.[152] spig.[5] spong.[152] stann.[152] stram.[5] sul-ac.[5] **Sulph.**[5] **Teucr.**[5] **VERAT.**[5] zing.[85]

◦ **unreines**: zing.[85]

◦ **zuviel** davon trinkt, wenn er: grat.[137]

- **amel.**: agar-em.[102] anac.[5] ars.[152] **BRY.**[111] caust.[5] **Cupr.**[5] **Phos.**[5] **Puls.**[5]

◦ **kaltes**: agar-em.[102]

- **Abneigung**: am-c.[137] **Apis** ars.[58] **BELL.**[5] berb.[58] **Brom.**[5] **Bry. CALAD.**[5] cann-i. **Canth.** carl. cassi-f.[192] caust. cedr.[36] chel.[111] **Chin.**[122] chin-ar.[111] coc-c. coloc. elaps ham.[137] hell.[137] **HYOS.** kali-bi. **Lach.**[122] lyc. **Lyss.** manc. merc.[152] merc-c.[36] merc-cy.[152] **Nat-m. NUX-V.** onos. ox-ac. phel.[36] phos.[137] **Phys.**[111] **Puls. STAPH.**[122] **STRAM.** sul-ac.[30] **Tab.**[116] thea. zinc. zing.[111]

◦ **nachmittags**: phel.[36]

◦ **abends**: cedr.[36]

◦ **Denken** daran **agg.**: ham.[137]

☞ *M; Wasser; Denken an W. agg. •Denken an Speisen agg.*

◦ **Durst,** mit: hell.[137] merc-c.[36]

◦ **Essen,** nach dem: phel.[36]

◦ **Heiserkeit,** während: cassi-f.[192]

◦ **Kontakt** damit nicht ertragen, kann den: am-c.[137]

◦ **Schwangerschaft,** während: phos.[137]

▥ *GEMÜT; M; Schwangerschaft, während*

◦ **kaltes**: phys.[111]

- **Verlangen**: adam.[222] apoc.[58] cypra-e.[227] hell.[85] kola[1184] phys.[36] plut-n.[222] por-m.[251] sanic.[85] spect.[271]

◦ **Eiswasser**:

☞ *kalte; Getränke, kalte; Verlangen; eiskalten G., nach*

◦ **Kohlensäure,** mit: plut-n.[222]

◦ **warmem W.,** nach: apoc.[58] hell.[85] kola[1184] phys.[36]

◦ ◦ **nur** warmes: apoc.[58]

weichen Speisen, Verlangen nach: alum.[5] alumn.[36] pyrus[36] sulph.[1] tanac.[25]

Wein:

☞ *Alkohol, alkoholische Getränke*

- **agg.**: **Acon.**[5] acon-l.[85] aeth.[85] agar. ail. **All-c.**[36] **Alum.** am-i.[304] am-m. ambr.[36] amyg-am.[36] amyg-p.[36] anan. **ANT-C.**[5] ant-t. aran-ix.[144] **ARN.**[5] **ARS.**[5] arum-i.[36] aur. aur-m. bani-c.[204] bell.[5] benz-ac.[102] **BOR.**[5] **Bov.**[5] bry.[5] **Cact. CALC.**[5] calc-ar. calc-caust.[36] calc-sil.[58] **Camph. Carb-an.**[5] **CARB-V.**[5] carbn-s. carc.[207] cath-a.[264] **CHIN.**[5] **Chlol.** chlor.[36] **Cina**[5] cob-n.[144] coc-c. cocc. **COFF.**[5] coloc. **Con.**[5] cor-r. cypra-e.[227] des-ac.[149] digin.[36] eup-per.[58] **Ferr. Fl-ac.**[5] flav.[149] **GELS.** gins. **Glon.** haliae-lc.[222] hep.[30] hyos.[10] hyosin.[56] iber.[85] ign. iod.[36] jatr.[36] kali-chl.[8] kali-n.[85] **Lach.**[5] **Led. LYC.**[5] mag-m.[149] meph.[8] **Merc.**[5] mez.[36] mill. **Naja Nat-ar. Nat-c.**[5] **Nat-m.**[5] nat-sil.[58] **Nit-ac.**[5] **Nux-m.**[5] **NUX-V.**[5] **OP.**[5] **Ox-ac.** per.[36] petr.[1] **PH-AC.**[5] phos.[1] plat.[5] **Plb.**[10] prot.[149] puls.[5] **RAN-B.**[5] **RHOD.**[5] rhus-t.[1] **Ruta**[5] **Sabad.**[5] sang.[58] sars.[58] **SEL.**[5] sep.[5] **SIL.**[1] **Stann.** staph.[5] stram. stront-c.[5] sul-ac.[5] **Sulph.**[10] sumb.[36] tab. tax.[303] ter. thea. **Thuj.** verat.[5] **ZINC.**[5] **Zinc-p.**[58] zinc-val.[142]

▥ *MAGEN; C; Wein, verträgt keinen*

◦ **Blei** enthält, der: alum.[5] ars.[5] **Bell.**[5] chin.[5] nux-v.[5] **Op.**[5] plat.[5] sul-ac.[5] **Sulph.**[5]

◦ **Champagner**: **Calc.**[122] digox.[36]

◦ **Geruch,** der: tab.

◦ **geschwefelter**: ars.[5] chin.[5] **Merc.**[5] **Puls.**[5] sep.[5]

◦ **Rotwein**: **Carb-v.** cypra-e.[227] **Ferr.** fl-ac.[5] gels.[36] ozone[227] tax.[303]

◦ **saurer**: **ANT-C.**[5] ant-t. **Ars.** ferr. nat-m.[58] sep. sulph.

◦ **übermäßiger** Genuß von: coff. fl-ac. **NUX-V.**

◦ **verdorbener**: carb-v.[85]

- **amel.**: **Acon.**[5] agar. ant-c.[5] apis arg.[5] arg-n. ars.[36] bell.[39] brom. bry.[5] calc. **Canth.** **Carb-ac.** chel.[36] chen-v.[54] coc-c. coca cocc. **Con.** dios. ferr.[54] fl-ac.[5] gels. glon. graph. kalm. lach. mez. mill.[85] nat-m.[5] nit-ac.[1] **Nux-v.**[5] onos.[111] **Op.** osm. phos. **Puls.**[5] ran-b.[152] sel. sep.[28] sul-ac. sulph. tax.[303] thea. **Thuj.**[36] visc.[149] zea-i.[102]
  - **saurer,** Weißwein: ferr.[54]
    ☞ *saure Dinge; amel.*
- **Abneigung** gegen Wein: **ACON.**[111] adam.[222] agar. alum.[152] ars-met. carb-v.[111] carbn-s.[111] carc.[207] coff.[152] fl-ac. glon.[152] hyper.[152] **Ign.** jatr. jug-r. **Lach.**[5] lact.[152] m-aust.[5] manc. mand.[119] **Merc.** nat-m. nux-v.[152] ph-ac. puls.[152] **Rhus-t.** **SABAD.** sil.[152] **Sulph.** tub.[122] **Zinc.** zinc-p.[58]
- **Verlangen** nach Wein: **Acon.** adam.[222] **Aeth.** arg. arg-m.[36] arge-p.[264] **Ars.** asaf. asar.[110] bani-c.[1237] bov. **Bry.** **Calc.**[5] calc-ar. calc-s. **CANTH.**[111] caps.[110] carc.[207] chel. chin. chin-ar. chlor.[111] **Cic.**[5] colch. crot-h.[38] cub. eup-per.[58] excr-can.[269] fl-ac. germ.[222] **Hep.** hyper.[36] iod.[5] kali-bi. kali-br. kali-i. kola[1184] lac-lox-a.[204] lac-lup.[204] **Lach.** **Lec.** **LYCPS.**[152] merc. **Mez.** nat-m. nux-v.[30] op.[30] ozone[227] **PHOS.** pier-b.[233] por-m.[251] puls. sec.[36] sel. **Sep.** **Spig.** staph. sul-i.[111] **SULPH.** **Sumb.**[36] syph.[111] ther. thiop.[149] verat.[162] vichy-g.[36] visc.[36]
    ☞ *Sekt, Champagner, Verlangen nach*
  - **nachmittags**: **Hyper**.[36]
  - **abends**: sumb.[36]
  - **agg. jedoch**: carc.[207]
  - **Appetit,** mit unmäßigem: asar.[110]
  - **Fieberhitze,** bei: **Cic.**[5]
  - **Mittagessen,** beim: sec.[36]
  - **Rotwein**: adam.[222] calc-s. pier-b.[233] por-m.[251] staph. **Sulph.** ther.
  - **weiß**: med.[304]

Weinbrand:
    ☞ *Alkohol, alkoholische Getränke*

- **agg.**: agar. **Ars.** ars-met.[54] arum-i.[36] bell. **Calc.**[5] carb-ac.[38] carb-v.[85] chel.[5] chin.[5] cocc. ferr.[36] fl-ac.[5] **Hep.**[5] hyos. **Ign.**[5] lach.[5] laur. **Led.**[5] med.[122] **NUX-V.**[5] olnd.[193] **OP.**[5] **Puls.**[5] **RAN-B.**[5] rhod. **Rhus-t.**[5] ruta[5] **Spig.**[5] **Stram.** sul-ac.[54] **SULPH.** verat.[5] zinc.
  - **Wein,** und amel.: **Sul-ac.**[54]
  - **schlechter** Brandwein: carb-v.[85]
- **amel.**: ant-t.[8] ars. crot-h.[36] glon.[36] lyc.[8] nux-v.[5] olnd.[8] plb. prot.[149] sel.[5]
  - **heißer**: lyc.[8]
- **Abneigung**: ant-t.[54] arn. **Carb-ac.**[54] **Ign.**[5] lob.[152] lob-e.[72] **Merc.** ph-ac.[5] rhus-t. stram.[152] zinc.
  - **Weinbrandtrinkern,** bei: **Arn.**
- **Verlangen**: acon. ail.[36] arg-n. **Ars.** ars-met. asar.[116] aster. bov. bry. bufo **Calc.** **Chin.** cic. coc-c.[152] coca cub. ferr-p.[36] **Hep.** kola[1184] **LACH.** led.[58] mosch. mur-ac. **Nat-m.**[5] **NUX-V.** olnd. **OP.** **Petr.** **Phos.** **Puls.** **SEL.**[36] **Sep.** **Spig.** **Staph.** **Stram.** stront-c. **Sul-ac.** **SULPH.** syph.[22] ther.
  - **morgens**: ferr-p.[36]
  - **abends**: sel.[36]
  - **Fieberhitze,** während: ail.[36]
  - **Mahlzeiten,** vor: ferr-p.[36]

Weißkohl:
    ☞ *Gemüse*

- **agg.**: ars. **BRY.**[5] calc. carb-v. **Chin.**[5] cupr.[5] erig.[144] hell. kali-c. **LYC.** **MAG-C.** nat-m. **Nat-s.** **PETR.** phos.[5] podo.[58] **Puls.**[5] rob.[137] sep. sil. sulph.[30] thlaspi[29] verat.[5]
    ☞ *blähende Speisen agg.*
- **Abneigung**: bry.[152] carb-v.[111] cocc.[111] coch-o.[209] kali-c.[152] lyc.[152] nicc.[209] petr.[111]
  - **Rosenkohl**: coch-o.[209]
- **Verlangen**: acon.[36] **Acon-l.**[122] adam.[222] **Alum.**[152] **Cic.**[5] con.[5]

Weizen:
    ☞ *stärkehaltige Speisen*

Whisky:
    ☞ *Alkohol, alkoholische Getränke*

- **agg.**: agar.[5] **Arn.**[5] **Ars.**[5] bell.[5] **Calc.**[5] carbn-s.[25] chel.[5] chin.[5] cocc.[5] fl-ac.[5] glon.[36] **Hep.**[5] hyos.[5] ign.[5] **Lach.**[5] laur.[5] **Led.**[5] merc. **NUX-V.**[5] olnd.[5] **OP.**[5] puls.[5] **Ran-b.**[5] rhod.[5] **Rhus-t.**[5] ruta[5] spig.[5] **Stram.**[5] sul-ac.[5] sulph.[5] tarent.[36] trinit.[72] verat.[5] zinc.[5]
- **amel.**: **Arg-n.**[54] prot.[149]
- **Abneigung**: ant-t.[8] form.[36] **Ign.**[5] merc.[5] ph-ac.[5] rhus-t.[5] zinc.[5]
  - **irischen,** gegen den Geruch von: form.[36]
- **Verlangen**: acon. **Arn.** **Ars.** calc. caps.[58] carb-ac. **Carb-an.** chin. cub. excr-can.[269] fl-ac. hep. **LAC-C.** **Lach.** led.[160] merc. nux-v. op. **Phos.** psor.[69] puls. **Sel.** **Spig.** staph. **SULPH.** ther. visc.[119]

Würstchen:

- **agg.**: acet-ac.[85] ant-t. ars. bell. bry. cocc. colch. dig. eup-per. ip. kali-bi. kali-c. lyc. merc-i-f. mosch. ph-ac. psor.[106] puls.[102] rhus-t. sabad. sanic.[106] sep. sil.[162] spig. squil.[162] stann. sulph. thuj. verat.[5] xan.
    ☞ *Fleisch; agg.*
  - **Anblick** von: ant-t. **COLCH.** **Kali-bi.** kali-c. **Lyc.** merc-i-f. mosch. ph-ac. sabad. sil.[162] spig. squil.[162] **SULPH.** xan.
  - **Geruch** von: **Ars.** **Cocc.** **COLCH.** **Dig.** eup-per. **Ip.** **Sep.** stann. **Thuj.**
    ☞ *Geruch von Speisen; agg.*
  - **verdorbene**: acet-ac.[85] **ARS.** **BELL.** **Bry.** form.[36] ph-ac. rhus-t. verat.[5]
    ☞ *Fleisch; agg.; verdorbenes, schlechtes*
- **Abneigung**: **Ars.**[152] carc.[304] mag-s.[149] ***puls.***[304]
- **Verlangen**: abrot.[2189] acet-ac.[122] calc-p.[111] **Caust.**[5] choc.[222] gink.[227] kreos.[5] puls.[58] tax.[303] tub.[162]
  - **Hot** dogs: tub.[162]
  - **Salami**: gink.[227] tub.[162]
  - **stark** gewürzt: puls.[58]
    ☞ *Gewürze, Pikantes, gut gewürzte Speisen; Verlangen*

SPEISEN und Getränke (Forts.)

Zimt:

- **Verlangen** nach: uro-h.[264]

◦ **agg.**: ign.[304]

Zitronen:

☞ *Obst • Orangen*

- **agg.**: ip.[137] olnd.[187] puls.[212]

◦ **Schale**: ip.[137]

- **amel.**: bell.[137] cann-i.[38] stram.[137]

◦ **Saft**: stram.[137]

- **Verlangen**: ars. **BELL.**[54] benz-ac.[58] benz-n.[36] **Merc.**[162] nabal.[36] nat-m.[162] ptel.[184] puls.[1] rad-br.[205] **Sabad.**[162] sac-alb.[210] sol[236] sul-ac.[162] **Tarent.**[162] thea.[36] verat.

☞ *Obst; Verlangen nach Obst; saures*

◦ **Saft**: sol[236]

Zitronensäure, Verlangen nach: puls.[5] verat.[5]

Zucker:

☞ *Süßigkeiten*

- **agg.**: **Arg.**[5] **ARG-N.**[36] bell.[116] **Calc.**[54] calc-s. croto-t. gamb.[193] ign. lyc.[212] med.[40] menth.[85] **Merc.** merc-c.[5] nat-p.[102] ox-ac.[36] **Puls.**[5] sang.[116] **Sel.**[54] succ.[194] **SULPH.**[54] tarent-c.[192] thuj.[116] trom. tub.[212] zinc.

☞ *Ahorn Zucker agg. • Zuckerrohrsaft, agg.*

- **Abneigung**: ars.[116] caust.[116] chloram.[149] graph.[116] merc.[116] phos.[116] rauw.[119] sin-n.[116] syc-co.[136] **Zinc.**[116]

☞ *gezuckerte Speisen, Abneigung gegen*

- **Verlangen**: **AM-C.**[5] am-m.[152] aran-ix.[149] **ARG-N.** bani-c.[204] **Calc.** carb-v.[5] carc.[162] chin.[5] coca[111] crot-h.[72] dys-co.[162] falco-p.[265] foll.[1201] gaert.[136] ip.[5] **KALI-C.**[5] **LYC.**[5] nat-m.[5] nux-v.[30] op.[36] **Phos.**[162] prot.[149] rhus-t.[5] **Sabad.**[5] **Sec.** staph.[30] **Sulph.**[5]

☞ *Zuckerwasser, Verlangen nach*

◦ **abends**: **Arg-n.**

◦ **Verdauung** nur möglich, wenn er große Mengen Zucker isst: nux-v.[30] staph.[30]

Zuckernaschwerk:

☞ *Süßigkeiten; Verlangen;*

Zuckerrohrsaft, agg.: ars.[137]

☞ *Zucker; agg.*

Zuckerwasser, Verlangen nach: bufo[36] sulph.[36]

☞ *Zucker; Verlangen*

Zwiebeln:

☞ *Gemüse • Knoblauch*

- **agg.**: acon-l.[85] alum.[5] alumn.[5] brom.[102] **Bry.**[5] carb-v.[162] **Ign.**[162] kali-p.[111] lith-c.[227] **LYC.** murx.[111] nat-m.[162] nit-ac.[193] nux-v.[5] orni.[162] phos.[162] polym.[111] **Puls.** sep.[5] **Sulph.**[162] syc-co.[136] **Thuj.**[5]

- **amel.**: all-c.[137]

- **Abneigung**: asar.[184] brom.[152] lyc.[152] med.[212] nit-ac.[30] op.[162] **Phos.**[152] prot.[149] **Sabad.** sep.[152] **Thuj.**[1]

- **Verlangen**:

◦ **rohe**: **All-c.** all-s.[152] bell-p.[119] carc.[187] cop.[111] cub. form-ac.[192] kola[1184] lith-c.[227] med.[122] **Sabad.**[162] staph.[30] **Thuj.**[5]

◦ **Zwiebelringe**: lac-del.[204]

SPHINKTER, überdehnte oder lazerierte: staph.[102]

☞ *O; Schließmuskel, Beschwerden der*

SPINNWEBENGEFÜHL: agn.[102] alum.[5] alumn.[5] arg.[36] arg-n.[5] **Bar-acet.**[36] **Bar-c.**[5] **Bor.**[5] bor-ac.[123] **BROM.**[5] bry. calad. **Calc.**[5] carbn-s. carl. **Chin.**[5] con. euph.[102] euph-l.[102] **GRAPH.**[122] grat.[36] hipp.[36] knau.[33] laur. lepro.[197] **Mag-c.** mez. morph. ph-ac.[5] phos.[5] phyt.[168] plb.[5] **Ran-s.**[5] rat.[85] rhus-t.[1] sanguin-n.[85] **Sul-ac.** sulph. **Sumb.** wies.[36]

▥ *GESICHT; C; Spinnweben, Empfindung wie durch*

SPRITZT oder Schwappt, Empfindung, als ob Wasser:

☞ *Wasser; innere Organe spritzt, als ob W. gegen*

STAUB äußere Körperpartien bedeckt, Empfindung, als ob: aegle.[192] **Agar.** ail.[111] **Alumn.** **Am-c.** ambr.[5] apoc.[25] arge-p.[264] **ARS.** aur-m. bar-c.[5] **Bell.** **Brom.** **Calc.**[8] calc-s. cassi-f.[192] **Chel.**[5] **Chin.** cina[5] **Coc-c.** cocc.[5] crot-c. cycl. dig.[36] dios.[25] **DROS.** euphr.[85] fago.[25] ferr-ma.[85] glon. **Hep.** ictod. **Ign.** iod. **Ip.** kali-bi.[111] kali-n.[5] lach.[5] lachn.[85] **LYC.** mag-m.[5] meph. nat-ar. **Nat-m.** op.[5] oxyg.[233] ph-ac. pic-ac. plat.[111] plut-n.[222] **PULS.** rheum[5] rhus-t.[5] rumx.[111] sol-n.[25] **SULPH.** teucr.[5] verat.[5] zinc.[5]

Empfindung von, innerlich: **Agar.** **Alumn.** **Am-c.**[5] **ARS.** aur-m. bar-c.[58] **Bell.**[5] **Brom.** **CALC.**[5] calc-s. **Chel.**[5] **Chin.** cina[5] **Coc-c.** cocc.[5] crot-c. cycl. **DROS.** ferr-ma.[85] glon. **Hep.** ictod. **Ign.**[5] iod. **Ip.** kali-bi.[111] **LYC.** meph. nat-ar. **Nat-m.** op.[5] **Ph-ac.**[5] pic-ac. plat.[5] **PULS.** rheum[5] rumx.[111] **SULPH.** teucr.[5] zinc.[5]

STEHEN:

gespreizten Beinen, mit weit: phos.[137] pic-ac.[137] ter.[137]

Abneigung zu Stehen: con.[36]

unmöglich, Stehen ist: acon.[36] acon-f.[36] aeth.[137] ail.[25] am-c.[36] ant-t.[36] arg-n.[137] bell.[36] calc-p.[36] canth.[36] chin-s.[137] cocc.[10] con.[10] cupr.[10] cupr-s.[10] dulc.[36] hep.[10] hydr-ac.[36] hydrc.[36] hyos.[36] iod.[36] **Kali-br.**[54] kurch.[192] lach.[10] merc.[36] merc-cy.[36] merc-n.[36] nat-m.[10] nit-ac.[10] nux-v.[36] op.[36] phys.[36] plb.[36] sabad.[10] sec.[10] stann.[116] staph.[10] stram.[36] sul-ac.[10] tarent.[36]

☞ *Hinlegen; Neigung zum Hinlegen*

- **nachmittags,** bis: bell.[36]

- **aufrecht**: am-c.[36] stram.[36]

☞ *M; Stehen; agg.; aufrecht Stehen*

- **Aufstehen** vom Stuhl, beim: nux-v.[36]

- **lange**: ail.[25]

- **Menses,** nach: kurch.[192]

☞ *M; Menses; nach*

- **Schwäche,** durch: **MERC-CY.**[36]

- **Sturz,** nach einem: arg-n.[137]

STEIFHEIT, Rigidität: abrot. absin. achy.[149] **Acon.** adam.[222] adon.[111] aesc.[25] aeth. **Agar.**[5] agar-ph.[36] all-s. allox.[119] aloe **Alum.**[1] alum-p.[58] **Alum-sil.**[58] am-c.[5] am-i.[304] **Am-m.**[5] ambr. aml-n.[36] amyg-p.[36] **Anac.**[5] anan. androc.[222] **ANG.** ant-c.[5] ant-s. ant-t.[5] **Apis** **Apisin.**[5] apoc.[58] apoc-a.[102] aq-mar.[149] **Aran.** aran-ix.[144] arg.[5] arg-n.[5] arge.[102] arge-p.[264] **ARN.** **ARS.**[1] **Ars-h.**[8] ars-i.[25] ars-met. ars-s-f.[58]

art-v.[54] arum-d.[25] arum-t. arund. **ASAF. Asar.**[5] asc-t. astac.[102] aster. atro. aur.[1] aur-ar.[58] aur-m. aur-m-n.[272] **Aur-s.**[58] aza.[192] ba-sv. bac.[62] bad. **Bamb-a.**[1184] bani-c.[204] **Bapt.** bar-acet. **Bar-c.** bar-m. bar-s.[58] **BELL.**[5] bell-p.[256] **Benz-ac. BERB.** bol. bor. **Bov.**[5] brach. **Brom.**[5] brucel.[241] **BRY.** bufo but-ac.[149] buth-aust.[144] cact. calad. **Calc.** calc-acet.[36] calc-caust.[36] calc-f.[103] calc-i.[58] **Calc-p.**[36] **Calc-s.**[36] **Calc-sil.**[58] calx-b.[194] camph.[1] camph-br.[102] cand-a.[239] cann-i. **CANN-S.**[5] **Canth.**[5] **Caps.**[1] **Carb-ac. Carb-an.**[1] **Carb-v.** carbn-o. **Carbn-s.** card-m. **Carl.** cassi-f.[192] cassi-s.[192] cast. caul.[58] **CAUST.**[5] cedr. **Cham. CHEL.** chim.[36] **Chin.**[5] chin-ar. chin-b.[85] chin-s. chlf.[8] chlor. chlorpr.[149] choc.[222] chr-o.[36] **CIC.**[36] **CIMIC. Cina** cinnam.[111] cinnb.[58] cit-l.[85] citl-v.[197] clem. cob.[171] coc-c. **COCC.** cod.[54] **COFF.**[5] **Colch.**[5] **Coloc.**[5] com.[25] **Con.**[1] cop. cor-r. corv-c.[258] croc.[5] **Crot-c. Crot-h.** cub.[36] cund.[36] **CUPR. Cupr-acet.**[36] cupr-ar. cupr-s. cur. curc.[192] cycl.[5] cymbo-ci.[2184] cypra-e.[227] dicha.[144] **Dig.** dios.[25] dirc. dros. **Dulc.**[36] elaps ems[9] ephe.[267] eup-per.[102] eup-pur. **Euph.**[5] **Euphr.**[5] eupi. excr-can.[269] fago.[25] fagu.[36] falco-p.[265] ferr.[5] ferr-ar. ferr-i. ferr-ma. ferr-p. fl-ac. form. franc.[102] gamb.[111] gast.[36] gels.[54] germ.[222] get.[72] gink.[227] gins. glon. gran.[111] granit-m.[194] graph.[1] gua.[25] **Guai.**[5] guare.[36] haliae-lc.[222] ham. ***harp.***[1184] hed.[119] hedeo.[25] **Hell.**[1] helo.[77] helod-c.[205] **Helon.**[25] **HEP.**[5] hip-ac.[149] hura[36] **Hydr.** hydr-ac. hydrog.[222] **Hyos.** hyper.[8] **Ign.**[5] ind. iod.[5] **IP.**[5] irid.[222] iris[36] jab. jac. jatr.[111] jug-c.[36] juni-v.[36] **Kali-ar.** kali-bi. **Kali-c.**[5] kali-chl.[58] kali-cy.[36] kali-i. kali-m.[72] kali-n.[36] **Kali-p. Kali-s.** kali-sil.[58] **KALM.** kola[1184] kreos. kres.[149] lac-ac.[8] lac-c. lac-cpr.[261] lac-eq.[204] lac-leo.[204] lac-lup.[204] lacer.[36] **Lach.**[5] **Lachn.**[25] lact. lap-a.[102] lar-ar.[251] lat-h.[301] **Lat-m.**[144] lath. **Laur.**[5] **Lec.**[809] **LED.** lil-t.[111] lim-b-c.[204] lith-c. lob.[25] lob-c.[25] lob-s.[25] loxo-r.[205] **LYC.**[1] lycps.[25] **Lyss.** m-arct.[5] **M-art.**[5] m-aust.[5] mag-c.[1] mag-m.[137] mag-p. mag-s.[36] magn-gr.[102] **Manc. Mang.** mang-acet.[1] mang-o.[72] mangi.[197] mant-r.[262] marm-w.[194] **Med.**[56] menth-pu.[85] menthol[102] meny.[5] meph. **Merc. Merc-c.** merc-cy.[25] merc-i-f. **Merc-i-r.**[102] merc-s.[25] merl. **Mez.**[1] mim-p.[102] mit.[36] morg.[136] morg-g.[136] morph. mosch.[5] **Mur-ac.**[1] myric. myris.[102] nabal.[25] naja **Nat-ar. Nat-c.**[5] **NAT-M.** nat-p. **Nat-s.** nat-sil.[58] neon[222] nicc. nicot.[72] **Nit-ac.**[1] **Nux-m. NUX-V.**[5] oena. ol-an. ol-j.[102] **OLND.**[137] onos. **Op.** ox-ac. oxyg.[233] ozone[227] pall. par.[5] **PETR.** ph-ac.[1] **Phos.**[1] phys. **Phyt.**[25] pic-ac.[25] pimp.[142] pin-s. pip-m. plan.[25] plan-m.[45] **PLAT.**[5] plb.[5] plut-n.[222] podo. por-m.[251] prim-o.[72] **Prun.** psor. ptel. pull-g.[181] **Puls.** puls-n.[25] querc-r.[257] rad-br.[102] ran-b. raph.[36] rat. ratt-n.[204] rauw.[119] rheum[1] rhod.[5] rhodi.[72] **RHUS-T.**[5] rhus-v. ruta[5] sabad. sabin. sac-alb.[36] samb.[5] **Sang.** sanguin-n.[85] sanic. sap-sod.[45] sarcol-ac.[102] **Sars.**[5] scroph-n.[111] **Sec.**[5] **Sel.**[5] senec-j.[72] seneg. **SEP. SIL.** sin-n.[36] sol-n.[25] sol-t.[36] spect.[271] spig.[1] spig-m.[36] **Spong.**[1] **Squil.**[5] stann.[1] **Staph.**[5] stel.[72] stict. **Stram.**[5] **Stront-c.**[162] stroph-s.[119] **Stry.** succ.[194] sul-ac.[5] sul-i.[58] sulo-ac.[1] **SULPH.** sumb. syc-co. syph.[58] tab.[36] tanac.[25] taosc.[270] tarent.[36] tax.[303] tep. ter. ther.[85] thiosin.[102] thlaspi[102] **Thuj.**[1] til. trif-p.[72] trio.[25] trito[23] tub. tub-r.[149] tung.[252] uran.[269] uran-n.[25] uro-h.[264] urt-u.[111] valer.[5] vario.[36] **Verat.**[5] verat-v.[36] verb.[45] vero-o.[232] vichy-g.[36] vinc.[4] viol-o. vip. visc.[119] wild.[9] wye. x-ray[72] xan.[85] xero.[102] **Zinc.**[1] zinc-p.[58] zing.

☞ *Unbeweglichkeit erkrankter Partien • Versteifung, Erstarrung des Körpers*

Froststadium im Fieber, während: hyos.[5] **Op.**[5]

Husten, bei: **CINA**[5] **CUPR.**[5] **Ip.**[5] led.[5]

Konvulsionen, während: acon.[81] bell.[81] cham.[86] cic.[81] cina[81] ip.[81] nux-v.[81]

Menses:

- **Beginn,** zu: hyos.[5] ip.[5]

☞ *M; Menses; Beginn, zu*

- **während**: **HYOS.**[5]

☞ *M; Menses; während*

Schwindel, bei: nux-m.[5]

Speichel, durch Unterdrückung von: ems[9]

Zuckungen, nach schmerzhaften: agar.[137]

Knochen: arg.[36]

☞ *O; Knochen*

Ligamente: get.[102]

Muskeln: achy.[149] anac.[5] corv-c.[258] franc.[102] guai.[5] lac-lup.[204] **NIT-AC.**[5] **Phos.**[5] **PLAT.**[5] sap-sod.[45] sep.[5] trito[23] verat-v.[36]

☞ *Spannung, Empfindung von; Muskeln*

- **willkürliche**: verat-v.[36]

Oberkörper: lyc.[36]

STERBENDE Säuglinge: amyg-am.[77] loxo-r.[240]

☞ *M; Säuglinge, Krankheiten der; sterben schon bald nach der Geburt* ▤ *ATMUNG; C; Asphyxie, Atemstillstand •KLINISCHES; C; Zyanose; Neugeborenen, bei*

STOLPERN:

☞ *Gang, wankend, taumelnd*

STRAHLEN, Empfindung, als würde etwas im Hintergrund: tax.[303]

STRAMPELT die Bettdecken von sich:

☞ *M; Bedeckung, Bettzeug etc.; agg. oder ist unerträglich •Abdecken, Entblößen; Verlangen, sich zu Entblößen oder Abzudecken;*

STRECKEN, Recken:

Empfindung wie gestreckt, Muskeln, bei Bewegung: anac.[36]

genug, kann sich nicht: graph.[137]

muss sich Strecken : acon.[5] adam.[222] **Aesc.**[54] agar.[5] all-c.[102] aloe **Alum.**[5] alumn.[54] **Am-c.** ambr.[5] aml-n.[102] anac.[809] androc.[222] **Ang.**[10] ant-t.[10] apis aq-mar.[149] aran.[54] arn.[5] **ARS.**[5] art-v.[54] arum-t. asar.[102] bar-acet.[36] bar-c.[5] **Bell. Bol.**[54] bor.[5] bov.[5] brach. **Brom.**[5] **Bry.**[5] caj. calad. **Calc.**[5] calc-p.[54] calc-s.[54] camph.[10] cann-s.[5] canth.[5] caps.[5] **Carb-ac.**[54] carb-an.[116] **Carb-v.**[5] carbn-h. carl. cast.[102] **CAUST.**[5] cedr. **CHAM.**[5] chel. chin. chin-s.[10] chlf. choc.[222] cic.[10] cimic.[116] cimx. **CINA** cit-v.[54] clem.[5] cocc.[5] coff. colch. coloc.[137] croc.[5] **Cupr.**[5] cur.[54] cycl. daph. dig.[10] dios. dros.[5] dulc.[10] elat.[111] eup-per.[54] euphr. ferr.[5] ferr-p.[111] form.[111] gins. glon.

STRECKEN, Recken; **muss** sich Strecken (Forts.)
gran.[10] **Graph.** guai.[5] haem. harp.[1184] hell.[5] helo.[85] hep.[5] hydr. hydr-ac. hydrc.[36] hyos. **Ign.**[5] ind. **Ip.**[10] jug-r. kali-bi. kali-p.[2086] kalm. kola[1184] kreos.[5] lach.[10] lact.[10] laur.[5] led.[5] lil-t. lim.[36] lob. lyc. m-art.[5] mag-c.[5] mang.[10] med.[102] **Menis.**[36] meph.[10] **Merc.**[10] **Merc-c.**[5] merc-i-r. **Mez.**[5] mill. mit. mur-ac.[5] nat-c. **Nat-m.**[10] nat-s. neon[222] nit-ac.[5] **NUX-V.**[10] ol-an. **Olnd.**[5] onis.[10] op.[10] ox-ac. petr.[5] ph-ac.[5] phel. **Phos.**[5] plan. **Plat.**[5] plb.[102] podo.[137] polyp-p.[36] prun. **PULS.**[5] quas.[102] ran-b.[5] raph. rhod.[10] **RHUS-T.**[5] **Rhus-v. Ruta**[5] **Sabad.**[10] **Sabin.**[5] sang. **Sec.** sel. senec.[116] seneg.[5] **Sep.**[5] sil.[10] spong.[10] squil.[10] stann.[10] staph.[5] stram.[10] stroph.[85] stroph-s.[119] sul-ac.[5] sulph.[10] sumb. tab.[10] tarent. tart-ac.[10] **Teucr.** thuj.[10] tong.[10] tub-r.[149] upa.[36] vac.[36] valer.[5] verat.[10] verb.[5] vinc.[54] viol-o.[54] wild. zinc.[5]
EXTREMITÄTEN; C; Strecken von Gliedmaßen; Drang, die Arme zu strecken

- **abwechselnde** Seiten: androc.[222]

- **tagsüber**: mang.

- **morgens**:

◦ **verstärktes** Bedürfnis: ars. **Calc. Carb-v.** cedr. dulc. ferr. graph.[10] hell. lyc. meph. merc.[10] nat-m.[54] nux-v. petr.[1] phos.[10] puls.[10] rhod. sep. sulph.[10] tab. tarent. verat.

◦ ◦ **6** Uhr: sep.

◦ ◦ **7** Uhr: cedr.

◦ ◦ **8** Uhr - **11** Uhr: **Nat-m.**[54]

◦ ◦ **Bett,** im: graph.[10] hell. meph.[10] merc.[10] petr.[1] phos.[10] puls.[10] rhod. sep. sulph.[10]

◦ ◦ ◦ **Arme,** die: petr.[1]

◦ ◦ **Erwachen,** beim: dulc. sep.

◦ ◦ **benommen,** wie: meph.

◦ **amel.**: sec.[122]

- **vormittags**: aloe ant-t. bov. mag-c. mez. mill. mit. mur-ac. nat-m.

◦ **11** Uhr: mit.

- **mittags**: am-c. menis.[36]

- **nachmittags**: aml-n.[122] arum-t. bell.[1] cina form. jug-r. nux-v. plan. plat. plb.[122] rhus-t. sec.[122] verat.

◦ **13** Uhr: form.

◦ **16** Uhr: cina plan.

◦ **17** Uhr - **21** Uhr: bell.[1]

◦ **was amel.**: sec.[122]

◦ **Schlaf,** nach: verat.

- **abends**: bell.[10] cann-s. chin.[10] graph. nat-c. rhus-t. sumb. tab. verat.

◦ **Froststadium** im Fieber, während: tab.

- **nachts**: aml-n.[102] **CAUST.** cocc. merc. nat-c. nat-m. plb.[102] sulph.

◦ **Bett,** im: **Cocc.**

◦ **Erwachen,** beim: merc.

◦ **Schlaf,** im: aml-n.[102] nat-m. plb.[102]

◦ ◦ **heftig,** stundenlang: aml-n.[102] plb.[102]

- **ständig**: alum.[102] aml-n.[102] ang.[102] **Ars.**[1] caust.[144] chin.[102] guai.[144] puls.[10] quas.[102] rhod.[10] rhus-t.[144] sabad.[10] sep.[1] staph.[10] tab.[10]
heftig, stundenlang

- **stundenlang**: aml-n.[137] plb.[137]

- **Abdomen,** bei Beschwerden im: plb.[137]

- **Abendessen,** nach dem: nit-ac.

- **Angst,** durch: nat-c.
GEMÜT; M; Angst, Beängstigung, Beschwerden durch

- **Angst,** mit quälender: androc.[222] carl.
GEMÜT; M; Angst, qualvolle, Beschwerden durch

◦ **Menses,** bei bevorstehendem Einsetzen der: carl.

- **Arbeit,** mit Abneigung gegen: meph.[8]

- **Erwachen,** beim: bell.[1] dulc.[10] hell.[10] **Ign.**[54] meph.[10] merc.[10] nit-ac.[1] phos.[10] sulph.[10]
M; Erwachen; agg.

- **Essen,** nach dem: ip.
M; Essen; nach

- **Fieber**:

◦ **vor**: bry.[5] ip.[5] puls.[5] rhus-t.[5]

◦ **während**: alum.[5] androc.[222] **Ars.**[54] bell.[5] **Bor.**[5] bry.[5] **CALC.**[5] **Calc-p.**[54] caust.[5] cham.[5] eup-per.[54] nat-m.[5] **Nux-v.**[5] **RHUS-T.**[5] **Sabad.**[5] sep.[5] spong.[5] sulph.[5] thuj.

◦ ◦ **Hitzestadium**: calc.[5] rhus-t.[5] sabad.[5]

- **Freien,** amel. im: ol-an.
M; Luft; frische, im Freien; amel.

- **Froststadium** im Fieber:

◦ **vor**: aesc. ant-t. aran.[54] arn. **Ars.** bry.[122] **Eup-per.** ign. ip. **Nat-m.** nux-v. plan. rhus-t.

◦ **während**: alum. alumn.[54] **ARS.**[5] bell.[5] bol.[102] bor.[5] **BROM.**[5] bry. **Calc.**[5] caps. carb-v.[5] **Caust.**[5] cham.[5] coff. daph. elat. **Eup-per.** ferr-p.[111] hell.[5] hep.[5] ip. **Kreos.** laur. led.[5] **Mur-ac.**[5] **Nat-s.** nit-ac. nux-v. petr. puls.[5] rhus-t. ruta sep.[5] sulph.[5] tab. teucr.

- **Frühstück,** nach dem: lach.
M; Frühstück; nach

- **Gähnen,** mit: acon.[5] aesc.[54] **Agar.**[5] all-c.[102] **Alum.**[5] **Am-c.**[5] ambr.[5] aml-n.[102] ang.[5] ant-t.[10] arn.[5] **ARS.**[5] asar.[102] bar-c.[5] **Bell.**[5] bor.[5] bov.[5] **Bry.**[5] calc.[5] cann-s.[5] canth.[5] caps.[5] **Carb-v.**[5] cast.[102] **Caust.**[5] **CHAM.**[5] **Chin.**[5] chin-s.[10] cocc.[5] cur.[54] dig.[10] dros.[5] elat.[111] ferr.[5] **Form.**[111] gran.[10] graph.[5] **Guai.**[5] hell.[5] hep.[5] **Ign.**[5] **Ip.**[5] kreos.[5] **Lach.**[5] lact.[10] laur.[5] led.[5] mag-c.[5] mang.[10] meph.[10] merc.[5] merc-c.[5] mez.[5] mur-ac.[5] nat-m.[10] nit-ac.[5] **NUX-V.**[5] **Olnd.**[5] onis.[10] petr.[5] ph-ac.[5] phos.[5] plat.[5] plb.[102] **PULS.**[5] ran-b.[5] rhod.[10] **RHUS-T.**[5] ruta[5] **Sabad.**[5] sec.[5] senec.[116] seneg.[5] **Sep.**[5] sil.[5] **Spong.**[5] **Squil.**[5] stann.[5] **Staph.**[5] **Sulph.**[5] tab.[10] tart-ac.[10] tong.[10] valer.[5] verat.[5] verb.[5] viol-o.[54] zinc.[5]

◦ **vormittags**: ant-t.[10]

◦ **Schläfrigkeit,** ohne: viol-o.[54]

◦ **unaufhörlich**: aml-n.[102] plb.[102]

- **Gehen** im Freien **amel.**: ox-ac. plan.
M; Gehen; amel.; während Gehen amel.; Freien, im • M; Luft; frische, im Freien; amel.

- **Haus,** im: ruta
- **Hinlegen,** nach: **COCC.**[54]
  ☞ *M; Liegen; während; Hinlegen, unmittelbar nach*
- **hinten,** nach:
  - **agg.**: choc.[222] glon. hydr.
  - **amel.**: bor.[1]
- **hoch** hinauf, um Dinge zu erreichen: rhus-t.[1]
- **Husten,** nach: merc.[1] sang.
  ☞ *M; Husten; nach*
- **Kälte,** mit innerer: bol.[54] nat-s.
- **Kolik,** bei: haem.
- **Kopfschmerz,** während: kali-p.[2086]
- **Menses**:
  - **vor**: am-c.[102] **PULS.**[122]
  - **während**: **Carb-an.**
  - **nach**: carb-an.[116]
- **Mittagessen,** nach: mag-c.
- **Samenergüssen,** nach: aq-mar.[149]
  ☞ *M; Samenergüsse; agg.*
- **Schaudern,** während: ars. **Puls.**
- **Schlaf,** im: nat-m.[36]
  ☞ *M; Schlaf; während*
- **Schlaflosigkeit**:
  - **während**: dulc.[10]
  - **nach**: sulph.
- **Schläfrigkeit,** bei: podo.[137]
- **Schläfrigkeit,** bei: ant-t.[10] bell.[10] chin.[10] lach.[10] meph.[10] sabad.[10]
- **Schluckauf,** bei: aml-n.[137]
- **Schmerzen,** durch: plb.[102]
- **Schweiß,** während: alum.[5] bell.[5] **BOR.**[5] bry.[5] **CALC.**[5] caust.[5] cham.[5] **Nat-m.**[5] **Nux-v.**[5] **RHUS-T.**[5] **Sabad.**[5] **Sep.**[5] spong.[5] sulph.[5]
  ☞ *M; Schweiß; während Schweißabsonderung*
- **Sitzen,** beim: alum.[1]
- **Sitzen** und Lesen, beim: euphr.
- **Übellaunigkeit,** wegen: puls.[10]
- **Urinieren,** vor: **PULS.**
  ☞ *M; Urinieren; vor U. agg.*
- **wirft** sich hin und her: rhod.[10]
- **zieht** die Schultern zurück: calc.[85]
- **Arme**: spong.[10] squil.[10] stann.[10] tab.[10]
- **genug** geschlafen hat, als ob man nicht: am-c. mill.
- **heftig,** stundenlang: **Aml-n.**[102] plb.[102]
  ☞ *ständig*
- **krampfartig,** anfallsweise: ang.[10] bell. camph.[10] carbn-h. **Chin.** cic.[10] cimic.[116] cina hydr-ac. ip.[10] lach.[10] lyc. merc.[10] nux-v.[10] op.[10] sabad.[10] sec.[10] sil.[10] stram.[10] sulph.[10] thuj.[10] verat.[10]
- **schmerzhaft**: sec.
- **unbefriedigend**: **Graph.**

unmöglich: acon. bell.[1] phos.
- **Schmerzen,** durch: bell.[1]

STRIKTUREN, Stenosen, Zusammenziehungen:

allgemeine Arzneien: abrot.[137] **Acon.**[5] act-sp.[36] **Aesc.**[36] aesc-g.[102] **Aeth. Agar.**[5] alet.[85] all-c.[8] aloe[102] alst-s.[102] **Alum.**[5] alum-p.[58] alum-sil.[58] alumn.[54] **Am-c.**[1] am-caust.[4] am-m.[1] ambr.[36] aml-n. anac.[1] ang.[1] ant-c. ant-t. apis apisin.[5] arg. arg-n.[5] **Arn.**[5] **ARS.**[5] **Ars-i.** art-v.[85] **Asaf.**[5] asar.[1] atro.[36] aur.[1] bapt.[72] bar-c.[1] **Bar-m.**[102] **Bell.**[102] bell-p.[256] benz-ac. berb.[8] **Bism.**[5] bor.[1] bov.[5] brach. **Brom.**[5] **Bry.**[5] bufo **Cact. CALC.**[5] calc-p. calc-s. calc-sil.[58] **Camph.**[5] cand-a.[239] cann-i.[25] **Cann-s.**[36] **Canth.** caps.[5] **Carb-an.**[5] **CARB-V.**[1] carbn-o.[36] carbn-s. carc.[193] carl.[36] casc.[102] cast. caul.[54] **CAUST.**[137] **Cham. Chel.**[5] **CHIN.**[1] chin-s. choc.[222] cic.[8] cimic.[36] cimx.[4] cina[5] **Clem.** cob-n.[149] coc-c.[36] coca[25] **COCC.**[5] coch.[45] coff. **Colch.**[5] coll.[102] **COLOC.**[5] **CON.**[1] **Cop.** corn-f.[45] corv-c.[258] croc.[5] croto-t.[5] **CUPR.** cupr-acet. cupr-ar.[102] cur. dat-a.[102] der. **Dig.**[1] dios.[102] **Dros.**[1] dulc.[1] elaps elat.[102] erig.[108] eucal.[25] eup-per. **Euph.**[5] euphr. eupi. falco-p.[265] **Ferr.**[1] ferr-ar. ferr-i. ferr-ma.[20] ferr-p.[111] **Fl-ac.**[5] **Form.** gall-ac.[36] gamb. gels.[111] glon.[36] goss.[25] gran. **Graph.**[5] grat. guai.[5] guare. haliae-lc.[222] ham. harp.[1184] hell.[1] **Hep.**[5] hipp. hist.[119] hura[36] hydr.[72] hydr-ac.[137] hydrc. hydrog.[222] **Hyos.** hyper.[36] **IGN.** indg. iod. iodof.[36] **Ip.**[1] ipom.[119] irid.[222] iris[102] jatr.[36] kali-ar. **Kali-bi.**[22] **Kali-br.**[8] **KALI-C.**[1] kali-i.[36] **Kali-n.**[1] kali-sil.[102] keroso.[36] **Kreos.**[5] **Lac-c. LACH.** lat-h.[301] lat-m.[119] **Laur.** led.[5] lept.[102] lil-t.[25] lob.[111] lob-s.[25] lon-x.[85] **LYC.** lyss.[56] m-arct.[5] **M-art.**[5] m-aust.[5] **Mag-c.**[1] **Mag-m.**[1] mag-p.[111] mang.[5] mang-acet.[1] med.[85] meli. meny.[5] **Merc.**[36] **Merc-c.**[102] merc-d.[102] merc-s.[25] methyl.[85] mez.[5] morph.[54] **Mosch.**[5] mur-ac.[1] murx.[36] muscin.[38] myric.[25] naja narz.[36] nat-ar. **NAT-C.**[1] **NAT-M.**[5] nat-n.[36] nat-p. nat-s.[36] nat-sil.[58] neon[222] nicot.[72] **NIT-AC.**[1] nit-m-ac.[102] nux-m.[5] **NUX-V.**[5] ol-an. **Olnd.**[5] **OP.**[5] osm. par.[5] petr.[1] ph-ac.[5] **Phos.**[1] phys.[25] phyt.[36] pitu-p.[119] plan.[25] **PLAT.**[5] **PLB.**[5] plb-acet.[102] plut-n.[222] podo.[85] prot.[136] prun.[111] psor. ptel. **PULS.**[5] ran-b.[5] ran-s.[5] rat. rheum[5] **Rhod.**[5] **RHUS-T.**[5] ruta[5] **Sabad.**[5] sabal.[85] **Sabin.**[31] samb.[5] sanic.[102] **Sars.**[5] sec.[1] sed-ac.[72] seneg.[5] senn.[102] **Sep.**[1] sil.[1] sol-t-ae. **Spig.**[5] spong.[1] squil.[5] stann.[5] **Staph.**[5] stram.[5] stront-c.[5] stry.[36] **Sul-ac.**[1] sul-i.[137] **SULPH.**[5] sumb. syph. **Tab.**[36] tanac.[36] tarent.[36] tax-br.[255] tell.[111] ter.[36] teucr. ther. thiosin.[102] **Thuj.**[5] tril-c.[36] trom.[102] tub.[85] uran-n.[25] **Verat.**[5] verb.[5] vib. viol-t.[5] vip.[111] visc.[25] wye.[85] xan. zinc.[1] zinc-s.
☞ *Zusammenschnüren, Empfindung von*

- **Entzündungen,** nach: acon.[5] **Agar.** alum. **Alumn.**[54] ant-c. arg. **Arn.**[5] **Ars.**[5] asaf. **Bell. Bry.** cact.[58] calc. **Camph.** canth. caust. chel. **Chin. CIC. Clem. Cocc.** con. dig. dros. dulc. euph. fl-ac.[137] graph.[193] guai.[5] hyos.[5] **Ign.**[5] lach. led. m-arct.[5] m-art.[5] m-aust.[5] meny.[5] **MERC. Mez.** nat-m. nit-ac. **NUX-V.** op.[5] petr. **Phos.** plb. **Psor. Puls.** ran-b. **RHUS-T.** ruta sabad. sep. sil.[137] **Spong.** squil. staph. stram. sul-i.[137] sulph. teucr. thuj. **Verat.**[5] zinc.
  ☞ *M; Entzündung, nach •Zusammenschnüren, Empfindung von; innerlich; Körperöffnungen, Sphinkterspasmus; Schließmuskel erweitern sich nicht*

STRIKTUREN, Stenosen, Zusammenziehungen; **allgemeine** Arzneien (Forts.)

◦ **Muskeln**:
EXTREMITÄTEN; C; Zusammenziehung, Kontraktion, von Muskeln und Sehnen; allgemeine Arzneien

- **Erschlaffung,** und:
☞ *Erschlaffung • Öffnen und Schließen, Empfindung von*

- **Froststadium** im Fieber, während: **Caps.**[5] chin.[5] graph.[5] lyc.[5] nat-m.[5] nit-ac.[5] nux-v.[5] **Par.**[5] rhus-t.[5] sep.[5]

- **Schmerzen,** nach: abrot.[137] corn-f.[45] phos.[137]

◦ **steif**: phos.[137]

- **Muskeln**:

◦ **Adduktoren**: plb.[36]

◦ **Beugemuskeln,** Flexoren: am-caust.[4] arn.[36] cimx.[4] plb.[36] sec.[36] tanac.[36]

- **hysterisch**: methyl.[85]

- **krampfhaft**: lil-t.[25]

Empfindung von Zusammenziehung: acon.[54] acon-c.[36] aesc. aeth. agar.[1] alum.[1] am-m.[58] ant-c. apis arg.[5] arn.[102] asar. aster.[85] bapt.[36] bell.[1] bell-p.[72] **Berb. Bism.**[5] bor.[1] **Bov. Brom.**[5] bry.[5] cact.[25] calc.[5] camph.[1] canch.[25] cann-i.[85] carb-v. carbn-s. carc.[119] card-b.[85] caust. chin.[5] cimx.[144] cist.[54] coc-c. crot-c.[111] cycl. dig.[5] dios.[25] equis.[36] euphr.[5] fl-ac. franz.[85] gels.[85] glon.[111] graph.[1] grat.[36] guai.[137] guare.[36] hell.[1] helon.[111] hyos. hyper.[111] ign.[5] iris[85] kali-bi.[111] kali-i. kali-m.[137] kali-n. lac-c.[111] lat-h.[301] laur.[137] lob-s.[25] **Lyc.** lycpr.[102] lyss. m-aust.[5] mag-c.[1] med.[111] merc. merc-c.[5] **Mez.** nat-c. **Nat-m.** nit-ac. nux-m.[5] nux-v.[1] op. par.[54] ped.[85] petr.[5] ph-ac.[5] phos.[137] **Phys.**[25] pic-ac.[36] plat. plb.[5] psor.[111] pyrog.[58] ran-s. rhus-t.[1] ruta sabad.[5] sanic. **Sars.**[5] sel.[85] seneg. sep.[1] sil.[5] spig.[5] squil.[1] stann. staph.[1] stront-c.[5] ter.[8] trio.[25] verat.[5] **VERB.**[5] viol-o.[5]

STUHL entleert, Empfindung, als würde der ganze Körper mit dem: **Rob.**[809]

SUMMEN, Empfindung von:
☞ *Vibration, Summen, Brummen, Empfindung von*

SYKOSE, sykotische Konstitution: acet-ac.[102] adlu.[149] aesc.[122] **Agar.** agn.[116] alum. alumn. am-c.[122] am-m.[122] anac. **Anan.**[54] ang.[122] ant-c. ant-t. **Anthro.**[36] **Apis** aran. **ARG. ARG-N.** arist-cl.[144] arn.[54] **Ars.**[5] asaf.[54] asar.[122] asim.[122] aspar.[122] **Aster. AUR. Aur-m.** aur-m-n.[85] **Bar-c. Benz-ac.**[122] berb.[54] berb-a.[149] bor.[58] bov.[122] bry. bufo[122] buni-o.[149] calad.[122] **CALC.** cann-i.[122] cann-s.[122] canth.[122] caps.[122] carb-ac.[122] **Carb-an.** carb-v. carbn-s. carc.[207] cast.[85] caul.[122] **Caust.** cedr.[122] cham. chim.[122] chin. cic.[122] cimic.[122] cinnb. clem.[58] cob-n.[149] coc-c.[122] coch.[122] colch.[116] coloc.[122] con. cop.[122] croc.[122] crot-h.[122] croto-t.[122] cub.[122] cupr-acet.[122] cupre-aust.[111] cycl.[122] cyna.[149] dig.[122] dor.[122] **Dulc.** epig.[122] erech.[122] erig.[122] ery-a.[116] eup-pur.[122] euph.[122] euph-pi.[122] euphr. fago.[122] **Ferr. Ferr-p. Fl-ac.** flav.[149] gamb.[122] gels.[122] gnaph.[122] **Graph.** guai.[116] guat.[149] ham.[25] helon.[122] hep. hydr.[116] influ.[122] **Iod.** iris[25] kali-bi.[54] kali-c. **Kali-i.**[111] kali-m.[122] kali-n.[122] **KALI-S. Kalm.**[111] kreos.[54] kres.[149] lac-c.[122] **Lach.** lil-t.[122] lith-c.[122] **LYC.** mag-c.[54] mag-s.[122] **Mang. MED.** merc. **Merc-c.**[54] merc-d.[122] **Merc-s.**[54] **Mez.** mill.[83] mosch.[122] murx.[122] nat-c.[54] **Nat-m.**[54] **Nat-p.**[54] **NAT-S. NIT-AC.** nux-v.[122] ol-j.[122] orig.[122] pall.[122] pareir.[122] penic.[149] petr. petros.[116] ph-ac.[54] phos.[122] **Phyt.** pic-ac.[85] pip-n.[122] plat.[122] plb.[122] pneu.[149] prun.[122] psor.[116] **Puls.** rat.[122] rauw.[149] rhus-t.[122] sabad.[5] sabin. sac-l.[122] sanic.[85] sarr.[122] **Sars. Sec. Sel.** senec.[122] seneg.[122] **SEP. Sil.** silphu.[25] spig.[122] **STAPH.** staphycoc.[77] still.[122] stram.[122] **Sulph.** tab.[122] tell.[149] ter.[122] **Ther. THUJ.**[5] thyr.[149] uran-n.[122] vac.[149] ven-m.[149] vib.[122] zing.[116]
☞ *Gonorrhö; unterdrückte Gonorrhö*

SYMMETRISCHE Beschwerden: arn.[102] bac.[62] kali-i.[111] lac-c.[184] lac-d.[137] parth.[197] syph.[137] thyr.[137]

SYMPTOME:
☞ *M; Menses; nach; • E; Ausbreitung, Ausstrahlen von Symptomen • O; Flecke, einzelne Stellen • Gruppen auf, Symptome treten in • Veränderliche, unstete Symptome • Viele, vielgestaltige Symptome*

gruppieren sich:

- **abwechselnd**: cimic.[137]
☞ *A; abwechselnde, alternierende Zustände*

- **rezidivierend**: anac.[137] caust.[137] cham.[137] cocc.[137] coloc.[36] cupr.[137] plb.[137] sil.[137]

jedes Symptom sei eine manifeste Krankheit, meint: lac-c.[137]

vielerlei Symptome, hat: **AGAR.** kali-i.[137] merc.[137] syph.[137] tub.[137]

wechseln, verändern sich:
☞ *Wechsel, Veränderung; Symptome, ständiger Wechsel, Veränderung der*

Wiederauftreten alter:
KLINISCHES; C; Folgezustände, nach vorheriger Erkrankung

SYPHILIS: acon. aethi-a.[85] aethi-m.[102] agav-a.[1125] agn.[116] ail.[85] allox.[149] aln.[25] am-c.[5] am-i.[100] **Anac.**[102] anag.[54] **Anan.**[54] **Ang.**[54] **Ant-c.**[102] **Ant-t.**[37] **Apis**[34] apisin.[5] arg. arg-i.[85] **Arg-n.**[5] arn.[54] **ARS.** ars-br.[102] **ARS-I.**[58] **Ars-met. Ars-s-f. ASAF.** asar.[149] **Asc-t.**[25] astra-e.[149] **AUR.**[5] **Aur-ar.**[58] **Aur-i.**[122] **AUR-M.**[58] **AUR-M-N.**[54] **Aur-s.**[58] aven.[1125] bac.[62] **Bad.** bani-c.[1237] **Bapt.**[102] bell.[34] **Benz-ac.** berb.[54] **Berb-a.**[102] bold.[1125] bor.[102] bry.[34] buni-o.[149] cadm.[119] calc.[34] calc-ar.[102] calc-br.[102] **Calc-f.**[102] **Calc-i. Calc-s. Calo. Carb-an.**[47] **Carb-v.** carc.[1179] care-a.[1125] caul.[1125] **Caust.**[54] **Cean.**[54] **Chim.**[54] chin.[31] chin-ar.[85] **Chin-s.**[102] chlorpr.[149] cho.[102] chr-o.[85] **Cinnb. Cist. Clem.**[102] cob-n.[149] **Colch.**[116] **Con.**[34] convo-s.[149] cop.[116] **Cor-r. Cory.**[25] **Crot-c.** crot-h.[54] cund.[8] cupr.[116] cupr-s.[85] dam.[85] dulc. echi.[85] ery-a.[116] eryth.[85] eucal.[85] euph.[54] **Ferr.**[54] ferr-i.[54] fil.[1125] **Fl-ac.** franc.[85] gast.[9] gels.[102] **Graph. Gua.**[102] **GUAI.**[1020] ham.[116] **Hecla.**[102] **HEP.** hern-g.[1125] hip-ac.[149] **Hippoz.**[54] hir.[149] ho.[85] hydr. hydrc. hypoth.[149] iber.[149] ign.[102] **IOD. Iris**[54] **Jac.**[54] jac-c.[85] jatr.[111] jug-r.[85] **Kali-ar. KALI-BI.**[58] **Kali-br.**[102] kali-c.[122] **Kali-chl.**[58] kali-hp.[45] **KALI-I.**[8] **KALI-S. Kalm. Kreos.**[54] **Lac-c.**[54] lac-d.[122] **LACH. LAUR.**[54] **Led.** lith-c.[85] lon-c.[102] **Lyc.**[5] maland.[85] **Manc.** mang-acet.[72] med.[56] **MERC.**[122] merc-aur.[11] merc-br.[102] **MERC-C.**[8] **Merc-cy.**[102] **Merc-d.**[54] **MERC-I-F. MERC-I-R.**[8] merc-k-i.[110] **Merc-n.**[85] **Merc-p.**[102] **Merc-pr-r.**[85] merc-tn.[102] merl.[1125]

MEZ.[5] mill.[122] mur-ac.[102] **Mygal.**[8] nat-i.[102] nat-s.[58] nep.[149] **NIT-AC.**[5] nit-m-ac.[102] nux-v.[102] ol-sant.[116] osm.[85] peg-h.[1125] penic.[149] perh.[149] **Petr.** petros.[116] **Ph-ac.**[5] **Phos.**[5] **PHYT.**[25] piloc.[85] pitu-p.[149] plat. **Plat-m.** pop.[1125] psor.[85] puls.[5] pyrar.[77] quas.[1125] reser.[149] rhod.[116] rhus-g.[102] rhus-t.[34] rumx. **Sabad.**[116] sabin.[1125] **Sang.**[25] sani-eu.[1125] **Santa.**[1125] sapo.[1125] **Sars.**[5] **Sass.**[1125] sec.[122] **Sel. Sep.**[34] **SIL.**[34] skook.[85] sol-n.[25] spong.[116] **Staph.**[54] stict.[85] **STILL.**[25] stram. sul-ac.[58] **Sul-i.**[58] **Sulph.**[5] **SYMPH.**[1125] **SYPH.**[8] ter.[116] thala.[149] thiop.[149] **THUJ.** thymol.[149] **Thyr.**[85] tritic.[1125] ulm.[85] vac.[85] **Viol-t.**[54] weil.[9] xan.[116] yuc.[1125] zinc.

☞ Tertiärstadium; ▯ NIEREN; M; Syphilis, durch •FIEBER, HITZE; M; Syphilis, bei

Frauen: buni-o.[149]

Quecksilber-Missbrauch, nach: ang.[102] **Aur.**[102] calo.[102] carb-an.[102] fl-ac.[102] **Hep.**[102] kali-i.[102] **Nit-ac.**[102] rhus-g.[102] sulph.[102]

serologisch unveränderlich: astra-e.[149]

innere Organe betroffen: **Ars.**[102] ars-i.[102] aur.[102] cean.[102] hep.[102] **Kali-bi.**[102] kali-i.[102] **Merc.**[102] merc-aur.[102] **Merc-c.**[102] merc-i-r.[102] merc-tn.[102] **Nux-v.**[102]

Knochenbefall, drohender: **Acon.**

☞ O; Knochen

angeboren: **Aethi-m.**[102] ars-i.[102] ars-met.[102] **Aur.**[102] bad.[137] berb-a.[1125] calc-f.[102] **Calc-i.**[102] carc.[1179] chin.[31] cob-n.[149] cor-r.[102] hep.[31] kali-i.[102] kreos.[102] **Merc.**[102] **Merc-d.**[102] **Nit-ac.**[102] ph-ac.[31] piloc.[85] psor.[102] syph.[102]

Sekundärstadium: arg-n.[34] asc-t.[25] **Aur.**[102] berb-a.[102] calo.[102] carb-v.[34] caul.[1125] **Cinnb.**[102] cory.[25] fl-ac.[102] **Graph.**[102] guai.[102] hep.[34] iod.[102] **Kali-bi.**[102] **Kali-i.**[85] kreos.[85] lach.[34] lyc.[102] **Merc.**[102] merc-br.[102] merc-c.[102] **Merc-i-f.**[102] **Merc-i-r.**[102] **Nit-ac.**[102] osm.[102] ph-ac.[34] phos.[102] phyt.[102] rhus-g.[102] sars.[85] sep.[34] sil.[34] **Still.**[102] sulph.[34] thuj.[102] thyr.[85]

Tertiärstadium: ars-i.[102] **Asaf.**[1125] astra-e.[149] **Aur.**[102] aven.[1125] calc.[102] calc-ar.[102] calc-br.[102] calc-f.[149] calc-i.[102] calc-s.[102] carb-v.[102] cinnb.[102] **Fl-ac.**[102] graph.[102] guai.[102] hern-g.[1125] ho.[102] iod.[102] **Kali-bi.**[102] **Kali-i.**[102] lyc.[102] **Merc.**[102] **Merc-c.**[102] **Merc-d.**[102] merc-k-i.[110] merc-n.[102] **Mez.**[102] **Nit-ac.**[102] ph-ac.[102] **Phos.**[102] **Phyt.**[102] psor.[102] staph.[102] still.[25] sulph.[102] thuj.[102]

- **Gumma**:

☞ Gummata, syphilitische

- **Gummata,** syphilitische: carb-an.[137] iod.[5] kali-i.[111]

TABAK:

agg.:

☞ M; Tabak; agg.

amel.:

☞ M; Tabak; amel.

Abneigung gegen Tabak: acon. acon-l.[36] agar.[36] alum. alum-p.[58] androc.[222] ant-t.[54] arg. arg-n.[54] arn. ars.[5] ars-h.[54] asar. asc-t.[54] bamb-a.[1184] bcg[149] bell.[5] benz-d.[85] bor. bov. **Brom.**[137] bry. **CALC.** calc-p. **Camph. Canth.**[5] **Carb-an.** casc.[54] chen-a.[85] chin.[5] chin-m.[38] chlor. cimic. clem. coc-c. **COCC.**[5] coff. con.[1] crot-h.[111] euphr. ferr.[137] ferr-i.[36] grat. haliae-lc.[222] hydrog.[222] **IGN.**[137] ip.[5] jug-r.[36] kali-bi. kali-n. lac-ac.[179] **Lach.** led.[1] **Lob.**[111] **Lyc.** lyss. m-art.[5] m-aust.[85] mag-s. mand.[119] meph. mez.[5] nat-ar. **Nat-c.**[5] **Nat-m.** nat-s. nep.[142] nicc. nux-m.[5] **NUX-V.**[5] olnd. **Op.** ox-ac. par.[5] paraf.[85] **Phos.** phys.[144] phyt.[122] plan.[102] plat.[1] plb.[38] psor.[36] pull-g.[181] **Puls.** rhus-t.[5] sars.[1] sep. sil.[5] sol-n.[36] **Spig.**[5] spong.[85] stann.[5] staph.[5] stry.[122] **Sulph.** tab.[36] tarax. tell. thea.[275] thiop.[149] thuj.[5] til. v-a-b.[149] valer. zing.

- **morgens**: meph.

- **empfindlich** gegen Tabakgeruch: agar.[36] ars-h.[54] **Asc-t.**[54] **Bamb-a.**[1184] **Bell. Casc.**[8] chin. **Ign. Lob.**[8] **Lyc.**[54] lyss. nat-ar.[185] **Nux-v.** phos. **Puls.** sol-n.[36] tab.[36]

▯ RIECHEN; C; Empfindlich gegen Geruch von; Tabak

- **gewohnte** Zigarre zu rauchen, die: alum. alum-p.[58] ant-t.[54] arg. arg-n.[54] **Arn.** asar. bcg[149] bell.[5] bor. **Brom.**[137] bry. **Calc.** calc-p. **Camph.** canth.[5] carb-an. **Casc.**[54] chen-a.[85] chin.[5] clem. coc-c. cocc.[5] coff. con.[1] crot-h.[111] euphr. ferr.[137] ferr-i.[36] grat. hydrog.[222] **IGN.**[137] ip.[5] jug-r.[36] kali-bi. kali-n. lac-ac.[179] lach. led.[1] lob.[111] **Lyc.** mag-s. meph.[111] mez.[5] nat-ar. nat-m. nat-s. nicc. nux-m.[5] **Nux-v.**[5] olnd. op. ox-ac. par.[5] phos. plat.[1] psor.[36] pull-g.[181] **Puls.** rhus-t.[5] sars.[1] sep. spig. stann.[5] staph.[5] **Sulph.** tarax. tell. thea.[275] thiop.[149] thuj.[5]

◦ **morgens**: ox-ac.

◦ **vormittags**: kali-bi.

◦ **nachmittags**: ign.[1]

◦ **abends**: **Arg-n.**[54]

◦ **Frühstück,** nach dem: psor.[36]

◦ **Geschmack** seiner Zigarre: brom.[137] chen-a.[85] ferr.[137] **Ign.**[137]

◦ **gewohnte** Zigarre dennoch, raucht die: thiop.[149]

- **Schnupftabak**: spig.[5]

Verlangen nach Tabak: aran-ix.[149] arg-n.[122] **Ars.**[85] **Asar.** atista[192] bamb-a.[1184] bell. brucel.[241] **Calad.** calc.[5] **Calc-p.**[137] **Camph.**[30] carb-ac.[137] carb-an. carb-v.[102] carc.[304] card-m. cast-eq.[54] **Caust.**[5] **Chin.**[85] chlor.[36] **Coca**[54] coff.[5] con.[30] daph.[111] eug. excr-can.[269] falco-p.[265] glon. granit-m.[194] ham. hydrog.[222] ign.[144] kola[1184] kreos. lach.[5] led. lob.[137] lyc. m-arct.[111] m-art.[5] m-aust.[111] manc. mand.[233] med.[111] narz.[36] nat-c.[1] nep.[149] nicot.[122] nux-v.[144] okou.[149] ox-ac.[36] oxyg.[233] pall.[809] parth.[197] petr.[5] **Phos.**[85] **Plan.**[122] plat. plb.[5] plut-n.[269] por-m.[251] rhus-t.[5] sep.[5] **Spig.**[85] **STAPH.**[5] stry.[122] **Sulph.**[809] **TAB.** thea.[275] ther. thuj. til-c.[253] uran.[269] v-a-b.[111]

- **abends**: ox-ac.[36]

- **Mittagessen,** nach: nat-c.[36]

- **Nikotinsucht**: ign.[144] nux-v.[144] okou.[149] tab.

- **Rauchen, zu**: aran-ix.[149] atista[192] bamb-a.[1184] calad. calc-p.[137] carb-ac.[137] carb-an. carc.[304] card-m. cast-eq.[54] coff.[5] daph.[111] eug. excr-can.[269] falco-p.[265] **Glon.** ham. hydrog.[222] kola[1184] lach.[5] led. lyc. m-art.[5] med.[111] nat-c.[1] nux-v.[5] oxyg.[233] parth.[197] plut-n.[269] por-m.[251] **Staph.**[5] ther. til-c.[253] uran.[269]

- **Schnupftabak**: **Bell.**

TAUBHEITSGEFÜHL, Empfindungslosigkeit:
☞ *Empfindungslosigkeit* ▒ *KLINISCHES; C; Analgesie*

abwechselnd mit Überempfindlichkeit: plat.[5]
☞ *A; Abwechselnde, alternierende Zustände*

einseitig: ars.[1] caust.[1] chel.[5] chlorpr.[149] **COCC.**[5] corv-c.[258] cupr.[5] nat-m.[5] phos.[5] **Puls.**[137]
☞ *S; Einseitig*

links: acon.[81] ars.[137] caust.[5] sep.[36] sumb.[137] xan.[137]

- **Konvulsionen,** nach: acon.[81]

rechts: ars.[5] caust.[137] corv-c.[258] elaps[36] naja[137]

Ameisenlaufen, mit: sec.[5] tab.[111]

Erwachen, beim: aran.[137] cham.[137]
☞ *M; Erwachen; agg.*

Fieberhitze, während: apisin.[5] camph.[5] cham.[5] hyos.[5] laur.[5] **Nux-v.**[5] op.[5] **PULS.**[5]

Froststadium im Fieber, während: bor.[5] cocc.[5] hyos.[5] lyc.[5] mosch.[5] **Nat-m.**[5] **Op.**[5] ph-ac.[5] phos.[5] **Puls.**[5] rhus-t.[5] spong.[5] **Stann.**[5] stram.[5]

Gehirnbeschwerden, bei: fl-ac.[137]

Greifen von Gegenständen **agg.**: cocc.[185]
☞ *M; Greifen, Ergreifen oder Halten von Gegenständen; agg.*

Hinlegen agg.: zinc.[137]
☞ *M; Liegen; während; Hinlegen, unmittelbar nach*

Kälte, durch Einwirkung von: acon.[58]

Kälte, mit: plat.[137] sumb.[137]

Konvulsionen:

- **vor**: Bufo[86]
- **während**: ambr.[81] cedr.[81]

Kopfschmerz, während: cedr.[72]

Menses, während: graph.[5]
☞ *M; Menses; während*

Nachrichten, nach unangenehmen: calc-p.[54]

Schlaf:

- **während**: bufo[111]
☞ *M; Schlaf; während*
- **nach**: ambr.[1] asaf.[58]

Schmerzen, mit:

- **durch**: asaf.[137] cham.[5] **Coloc.**[5] gnaph.[137] hyper.[137] kalm.[111] mez.[137] nat-m.[137] plat.[5] puls.[5] rhus-t.[5]
- **nach**: **Acon.** agar.[5] asaf.[58] cham.[144] graph.[5] mez.[5] plat.[5]

Schreck oder Furcht, nach: lat-m.[231]
▒ *GEMÜT; M; Schreck oder Furcht, Beschwerden durch*

Schwindel, bei: lith-br.[25]

Strecken der Teile agg.: rad-br.[137]
☞ *M; Strecken, Recken; agg.* •*M; Strecken, Recken; agg.; kranken Teile, Strecken der*

Wärme oder Kälte, gegen extreme: berb.[137]
☞ *M; Wechsel, Veränderung; agg.; Temperaturwechsel;*

Wehen, Entbindung, während: caust.[54] cocc.[54]
☞ *M; Wehen, Entbindung; während*

Wirbelsäule, bei Beschwerden der: fl-ac.[137]

erstreckt sich diagonal: thyr.[137]

äußerlich: abrot. absin. acet-ac.[36] **Acon.**[36] acon-f.[36] aesc.[111] agar. ail. aloe[111] alum. alum-p.[58] alum-sil.[58] alumn.[58] am-c.[36] am-m. **Ambr.**[102] **ANAC.**[36] androc.[222] ang.[5] anh.[119] ant-c. **Ant-t.** **Apis**[36] aran.[116] aran-ix.[119] **Arg.**[5] **Arg-n.** arn. ars.[162] ars-i. asaf. asar. asc-t.[36] aur. **Bapt.** **Bar-c.** bar-m. **BELL.**[36] **BERB.**[111] bism. both-l.[3070] bov. brom. bry. bufo cact. cadm-s.[137] caj.[36] calc. **Calc-p.**[102] calc-sil.[58] camph. cann-i. cann-s. canth. caps.[1] carb-ac. **Carb-an.** **Carb-v.** **CARBN-S.** **Caust.**[122] cedr. **Cham.**[85] **Chel.**[1] chin. chlor. **Cic.**[144] cimic. cinnb. cob-n.[119] coca **Cocain.**[102] **COCC.** cod.[36] coff.[5] colch. coloc. **CON.** conin.[85] croc. **Crot-c.**[36] **Crot-h.** croto-t.[10] cupr. cur. cycl.[5] dig. dios.[36] diph.[137] dulc. elaps euph.[5] euphr. falco-p.[265] ferr. fl-ac. form.[116] **Gels.**[36] **Glon.** **Gnaph.** **GRAPH.** **Guai.**[5] gymn.[36] **Hell.** helo.[77] helod-c.[205] hep.[5] hydr-ac. hydrog.[222] **HYOS.** **Hyper.** **Ign.** iod. ip. irid.[102] iris kali-ar.[58] kali-bi.[36] **KALI-BR.** **KALI-C.** **Kali-fcy.** kali-i.[111] **Kali-n.** kali-p. kalm.[111] keroso.[36] kreos.[36] lach.[162] lappa[137] lath.[116] laur. **Led.** lepi.[36] **LYC.**[1] lyss. mag-c.[137] mag-m. mag-s.[119] mand.[144] mang.[5] med.[137] **Merc.**[36] **Mez.**[1] **Mosch.** mur-ac.[5] naja[111] **Nat-m.**[5] nit-ac.[5] nitro-o.[36] **Nux-m.** **Nux-v.**[1] **OLND.** onos. **OP.** **Ox-ac.** oxyt. par. ped.[85] peti.[36] petr. **PH-AC.** **Phos.** phys. phyt.[116] **Pic-ac.**[36] **Plat.**[102] **PLB.** **Puls.** querc-r.[257] rad-br.[137] raph.[36] **Rheum**[5] rhod. rhus-t.[5] sabin.[85] samb.[5] sang.[111] sapin.[36] **Sec.** **Sep.** **Sil.**[1] sphing. spong. **Stann.**[5] staph. **STRAM.** stront-c.[5] sul-ac.[5] sul-i.[137] sulph. sumb.[102] syph.[111] tab.[36] tanac.[36] tang.[36] tarent.[36] tell.[137] teucr.[5] thal-s.[102] thea. thuj.[5] thymol.[119] **Urt-u.** valer. verat. verat-v. verb. vip.[36] xan.[85] **Zinc.**[36] **ZINC-P.**[58]

- **abwechselnd** mit:
  - **Schmerzen,** mit: cham.[85]
  - **Überempfindlichkeit**: plat.[5]
- **links**: caust.[122] **Lach.**[162] mez.[1] sumb.[102] xan.[85]
- **rechts**: ars.[162] lyc.[1]
- **morgens**: ambr.[102]
- **nachmittags,** beim Hinlegen: nux-v.[36]
- **abends**: ped.[85]
- **nachts**: dios.[36] mez.[1] sil.[1]
  - **Erwachen,** beim: dios.[36] mez.[1]
- **Bewegung,** wenn nicht in: anac.[36]
- **Einatmen,** beim: ped.[85]
- **Epilepsie**:
☞ *Konvulsionen*
- **fühlt** weder Hitze noch Kälte: berb.[111]
- **Kälte,** mit: plat.[102]
- **Kaltwerden,** beim: sumb.[102]
☞ *M; Kälte; Kaltwerden; agg.*
- **Klimakterium,** im: **Cimic.**
- **Konvulsionen**:
  - **vor** epileptischen: bufo
  - **nach** epileptischen: cic.[144]
- **Kopfschmerz,** bei: cedr.[102]

- **Liegen**:
  - **agg.**: am-c.[36] dios.[36] peti.[36] zinc.[36]
  - **Rücken,** auf dem, amel.: dios.[36]
- **Musik,** durch: sabin.[85]
  ☞ *M; Musik; agg.*
- **Sitzen,** beim: sapin.[36]
- **Körper,** ganzer: acon.[36] ambr.[102] apis[36] arg-n. asc-t.[36] bar-m. bell.[36] caj.[36] caps.[1] cedr. chel.[1] crot-c.[36] gels.[36] gymn.[36] kali-bi.[36] **KALI-BR.** kreos.[36] lyss. merc.[36] nitro-o.[36] nux-v.[1] **OLND. Ox-ac.** pic-ac.[36] tab.[36] tarent.[36]
- **Körperteile**:
  - **einzelne**: querc-r.[257]
  - **gequetschten** Teilen, in den: arn.

Drüsen: anac. asaf. bell. cocc. con. lyc. **Plat.** puls. rhus-t. sep. sil. spong.

innerlich: acon. **Aloe**[111] alum.[5] alum-sil.[58] am-c. ambr. ang.[5] ant-c.[5] **Ant-t.**[5] arg-n.[5] **Ars.** asaf. asar.[5] aur.[5] aur-i.[58] bar-c. **Bell.** bism.[5] bor.[5] **Bov. Bry.**[5] bufo[111] calad.[5] calc. **CAMPH.**[5] cann-s.[5] **CANTH.**[5] caps.[5] carb-an. carb-v.[5] carbn-s. caust. **Cham.**[5] **Chel.**[5] chin. cic.[5] cina cocc.[5] coff. colch. coloc.[5] con. croc.[5] croto-t. cupr. dig. dulc.[5] euph.[5] ferr. **GELS.** glon.[111] graph. haliae-lc.[222] **Hell.**[5] hep.[5] **HYOS.**[5] ign. iod.[5] **Ip.**[5] **KALI-BR.**[8] kali-c. kali-n.[5] kreos.[5] kron.[9] lach.[5] lat-m.[2020] laur. led.[5] lyc. m-art.[5] m-aust.[5] mag-c. mag-m. mang.[5] meny.[5] merc. merc-c.[5] mez.[5] mosch.[5] mur-ac. nat-c.[5] nat-m. nit-ac. nux-m. **NUX-V.**[5] **OLND.**[5] **OP.**[5] par.[5] petr. ph-ac.[5] phos. **PLAT.** plb. podo.[111] **Puls.**[5] ran-b. ran-s.[5] rheum rhod.[5] **RHUS-T.**[5] ruta[5] sabad.[5] sabin.[5] sars. **SEC.**[5] seneg. sep.[5] sil. **Spig.** spong.[5] squil.[5] stann. staph.[5] **STRAM.**[5] stront-c. sul-ac.[5] sulph.[5] tarax.[5] teucr.[5] thuj. trito[23] valer. verat. verb.[5] viol-o.[5] zinc.[5] **ZINC-P.**[58]
☞ *pelzige empfindung, inneren Körperteilen, an •Prickeln, Empfindung von; Innerlich •Schmerz; betäubender Schmerz*

Knochen: abrot.[111] chin.[5]
☞ *O; Knochen*

Körperteile, betroffene:

- **einzelne** Teile: **Acon.** agar. alum. alum-p.[58] alum-sil.[58] am-c. am-m. **Ambr. Anac.** ang.[5] anh.[119] ant-c. **Ant-t.** aran.[137] aran-ix.[119] **Arg. Arg-n.** arn. ars. ars-i. asaf. asar. aur. aur-ar.[58] aur-i.[58] aur-s.[58] **Bar-c.** bar-s.[58] bell. bor. bov. bry. bufo[111] cadm-s.[58] **Calc.** calc-i.[58] **Calc-p.** calc-sil.[58] camph. cann-s. canth. caps. **CARB-AN. Carb-v. CARBN-S.** caust. **Cham.** chel. **Chin.** cic. cina **COCC.** coff.[5] colch. **Coloc.** con. **CROC.** cupr.[5] cycl.[5] dig. dros. dulc. euph. euphr. **Ferr.** ferr-ar.[58] ferr-p. **GRAPH. Guai.** hep. hydrog.[222] hyos. **Ign.** iod. ip. kali-ar. **KALI-C.** kali-chl.[58] **Kali-fcy. Kali-n.** kali-p. kali-s.[58] kreos. lat-m.[111] laur. led. **LYC. M-arct.**[5] m-art.[5] **M-aust.**[5] mag-c. **Mag-m.** mang. **MERC.** mez. mosch. **Mur-ac.** naja[111] nat-c. **Nat-m.** nat-p. nit-ac. **Nux-v.** olnd. op. **Par. Petr.** ph-ac.[1] **Phos.** plat. plb. **PULS. Rheum Rhod. RHUS-T.** sabad. sabin. samb. **Sars. Sec. Sep. SIL.** spig. spong. squil. stann. staph. **Stram.** sul-ac. sul-i.[58] **Sulph.** syph.[111] teucr. thuj. valer. **Verat. Zinc. ZINC-P.**[58]
  ☞ *Stellen, an kleinen* ▤ *HAUT; C; Taubheitsgefühl; stellenweise*
- **erkrankte** Teile: **Acon. Agar.**[5] alum. alum-sil.[58] ambr. **Anac.** ang.[5] ant-t. apisin.[5] aran.[111] arn. **Ars.** ars-i. **Asaf.** aur. aur-ar.[58] aur-i.[58] bell. bor. bov. bry. calc. calc-sil.[58] cann-s. carb-an. carb-v. caust. **CHAM.** chel. chin. cic. cina **Cocc.** coff. colch. coloc. **CON.** croc. cupr. cycl. dig. dulc. elaps euphr. ferr. ferr-ar. ferr-p. **Gnaph. Graph.** hell. hep. hyos. ign. iod. kali-c. **Kali-n.**[122] **KALM.**[111] kreos. lat-m.[111] led.[137] **Lyc.** mag-m. mang.[5] merc. mez. mur-ac. nat-m. nux-m. nux-v. **Olnd.** petr. ph-ac. phos. **PLAT. PLB. PULS.** rheum rhod. **Rhus-t.** ruta samb. sec. sep. sil. spong. stann. staph. stram. stront-c. sul-ac. sul-i.[58] sulph. thuj. tung.[252] verat. verb. viol-o. zinc.
- **gequetschten** Teilen, in den: **Arn.**
  ☞ *Verletzungen (Sturz, Prellung, Quetschung, Schlag etc.); abgestorben im geprellten Körperteil, mit Empfindung wie*
- **liegt,** Teile, auf denen man: am-c. **Ambr.** arg. arn.[1] ars. **Bar-c.** bry. bufo[111] **Calc.** calc-sil.[58] carb-an.[162] **CARB-V. Carbn-s. Chin.**[162] cimic.[58] cop. croc. glon. **Graph.** hep. ign. kali-c. **Lach.** lyc. mag-c.[162] mez. **Nat-m.** pall.[122] phel. **Phos. PULS. Rheum RHUS-T.** samb. sep.[1] **Sil. Sumb.** tarent.[192] zinc.
- **nicht** liegt, Teile, auf denen man: fl-ac.[137] mag-m.[193]
- **Ruhe,** bei: anac.[1]
- **schmerzhafte** Teile: alum-sil.[58]
- **Weichteile**: mur-ac.[36]

Nerven: acon.[5] con.[5]

obere Körperhälfte: **Bar-c.**

Schleimhäute: acon.[5] agar.[5] arg.[5] bar-c.[5] kali-br.[111] nux-m.[5]
☞ *O; Schleimhäute, Beschwerden der*

Stellen, an kleinen: ambr.[137] bufo[102] cadm-s.[122] caust.[122] **Lyc.** nux-v.[56] **Plat.** sul-i.[137]
☞ *Körperteile, betroffene; einzelne Teile* ▤ *HAUT; C; Anästhesie, Empfindungslosigkeit; stellenweise •HAUT; C; Taubheitsgefühl; stellenweise*

untere Körperhälfte: sep.[36] **Spong.**[5]
- **links**: **Sep.**[36]

anfallsweise: **Kali-br.**[8]

hölzern, Empfindung wie: kali-n.[137] petr.[137] thuj.[137]

prickelnd: kreos.[137] plb.[137] tarent.[137] thuj.[137]
- **heiß,** schmerzhaft: kreos.[137] **Plb.**[137] thuj.[137]

wandernd: cocc.[5] phos.[5] raph.[137]

TEILE nicht zu ihm gehörten, Empfindung, als ob:
☞ *Abgetrennt, Partien fühlen sich an wie*

TIERE, Bisse, Stiche durch:
☞ *Wunden; Tiere, Bisse, Stiche, durch* ▤ *HAUT; C; Insektenstiche*

TODESKAMPF:
☞ *Sterbende im Todeskampf*

TOT:

Säugling liegt wie tot: ars.[54]

scheinbar, Asphyxie:
▤ *ATMUNG; C; Asphyxie, Atemstillstand*

todesähnlicher Zustand, mit gelegentlichen konvulsiven Bewegungen, vor grünlichem Erbrechen: phos.[54]

TOT, abgestorben, betroffene Teile sehen aus wie: ars.[5] carb-v.[5] graph.[5] mez.[5] plb.[5] sel.[5] thuj.[5]
☞ *Farbe, Verfärbung; schwarze Verfärbung äußerer Partien, Gangrän*

TRÄGHEIT, körperliche: acon. agar.[58] ail.[36] alum.[10] **Alumn.**[58] am-c.[5] **Am-m.** ammc.[36] anac. ang.[5] **Ant-t.**[10] aq-mar.[149] **Arg.**[5] arg-n.[5] arge-p.[264] arn. **ARS.**[5] arum-m.[36] asaf.[5] **ASAR.**[36] bar-c.[10] bell.[10] **Bor.**[5] bran.[10] bruc.[10] bry.[58] cact.[58] calad.[10] calc. calc-p.[10] camph. cann-i.[36] cann-s.[10] canth.[36] **Caps.** carb-an. **Carb-v.** **Carl.**[36] casc.[10] caust.[5] cham.[5] **Chel.** chin.[10] cic.[5] cina[5] cinnb. cocc. **Con.** cortiso.[149] croc.[10] crot-c.[36] cupr.[5] cur. cycl.[85] dig.[10] dirc.[36] dros.[5] dulc. fagu.[36] ferr-m.[36] ferr-ma.[85] **Gels.** graph.[10] grat.[10] **Guai.**[5] hell.[10] hep.[10] hydrc.[36] hyos.[36] ign.[10] indg.[10] iod. ip. kali-c. kali-chl.[58] kali-p. kali-s.[58] kreos.[5] lach.[10] lap-laz.[227] lat-h.[301] laur. led.[5] lil-t.[36] lith-c.[227] lol.[36] lyc. m-aust.[10] mag-c.[10] mag-m. manc.[36] mang.[5] meny.[5] merc. mez. mosch.[5] mur-ac. naja[36] nat-c. **Nat-m.** neon[222] nit-ac. nux-v.[36] ol-an.[10] olnd. **Op.** petr. ph-ac. phel.[10] phos. phys.[36] **Plat.**[5] **Plb.** puls. ratt-n.[204] rheum[10] rhod. ruta[10] sabad.[5] sabin.[10] sang.[36] sars.[36] **Sec.** sel.[10] **Sep.** sil.[10] spect.[271] stann. stel.[102] stram. stront-c.[10] sul-i.[58] **Sulph.** thea.[36] thuj.[10] til-c.[253] verat.[5] verb. vip.[111] zinc.[10] zinc-p.[58]
☞ *Langsame Manifestation von Beschwerden •Mattigkeit •Müdigkeit, Ermüdung •Reaktion; Reaktionsmangel •Reizbarkeit, Erregbarkeit; Unempfindlichkeit, Mangel an Reizbarkeit •Schwäche; Reaktionsmangel, mit •Vitalität, nachlassende ▥ GEMÜT; M; Anstrengung; während •GEMÜT; C; Langsamkeit; Bewegungen, der*

links: acon.

morgens: agar.[58] carb-an. chel. nat-c. nat-m. stel.[102] verb.
☞ *Z; Morgens, 5 Uhr - 9 Uhr; agg.*

- **Sitzen,** beim: chel.

vormittags: sars.[36]

Aufstehen, beim: ammc.[36]

Kopf, außer: nux-v.[36]

TRINKER:
☞ *Speisen und Getränke; Alkohol, alkoholische Getränke; ▥ GEMÜT; Trunksucht*

TROCKEN, Empfindung als ob:

Gelenke: benz-ac. **Canth.**[5] croc.[5] **Lyc.**[5] m-arct.[5] **NUX-V.**[5] ph-ac.[5] **PULS.**[5]
☞ *O; Gelenke*

innerlich: **Acon.**[1] aesc.[111] agar. allox.[149] aloe[58] **ALUM.**[5] alumn.[102] am-m.[5] **Anac.**[5] ang.[5] anh.[149] apisin.[5] arg.[5] arn.[5] ars.[5] **Asaf.**[5] **Asar.**[5] aur.[1] bamb-a.[1184] bar-c.[5] **Bell.**[5] bov.[5] brom. **BRY.**[5] **Calad.**[5] **CALC.**[5] calc-p.[111] camph.[1] cand-a.[239] cann-i.[116] **CANN-S.**[5] canth.[5] caps.[1] carb-v.[5] cast-eq. caul. caust.[5] chel.[5] chin.[5] cic.[1] cimic.[36] cina[5] cinnb.[111] cocc.[5] coff.[5] **Colch.** coll.[111] **Con.**[1] cop. cortico.[149] **Croc.**[5] cypra-e.[227] dig.[5] dios. **Dros.**[5] euph.[5] **Ferr.** glon.[111] graph.[5] guare.[36] haliae-lc.[222] hep. hydro-c.[2147] hydrog.[222] ign.[5] iod.[5] ip.[5] kali-bi.[36] **Kali-c.** kali-chl. kali-i.[111] kola[1184] kreos.[5] **Lach.**[5] laur.[5] lyc.[5] m-arct.[5] m-art.[5] m-aust.[5] mang-acet.[1] meny.[5] **Merc.** merc-c.[5] mez.[5] mosch.[5] mur-ac.[36] murx.[36] naja[137] nat-c.[54] **Nat-m.**[1] nat-s.[111] **NUX-M.**[5] nux-v.[5] olnd.[5] osm. ox-ac.[111] ozone[227] par.[5] **Petr.** **Ph-ac.**[1] phos.[1] phyt.[36] plb.[5] plut-n.[269] **Puls.**[5] raph.[111] rheum[5] **RHUS-T.**[5] ruta[5] sabad.[5] sang.[58] sec.[5] sel.[5] seneg.[5] **SIL.** spig.[5] squil.[5] stann.[5] staph.[5] **Stram.**[1] stront-c. **Sul-ac.**[5] sulph.[5] tab.[111] tarax.[5] teucr.[5] ther.[111] thuj.[5] valer.[5] **Verat.**[5] **Viol-o.**[5] viol-t.[5] **Zinc.**[5]

TROCKENHEIT von inneren Partien, die normalerweise feucht sind: acet-ac.[111] achy.[149] **Acon.**[5] aesc.[111] agar.[5] ail.[111] all-s.[36] aloe[111] alum.[5] am-c.[5] am-m.[5] ambr.[5] ammc.[36] anac.[5] ang.[5] ant-c.[5] ant-t.[5] apisin.[5] arg-n.[5] arn.[5] **Ars.**[5] asaf.[5] asar.[5] atro.[116] aur.[5] bapt.[36] **Bar-c.**[36] **BELL.**[5] bor.[5] bov.[5] **BRY.**[5] **CALAD.**[5] **CALC.**[5] **Camph.**[5] **Cann-i.**[116] **CANN-S.**[5] **Canth.**[5] caps.[5] carb-ac.[111] carbn-o.[111] caust.[5] **Cham.**[5] chel.[5] chin.[5] cic.[5] cimic.[36] cina[5] cist.[111] clem.[5] cocc.[5] coff.[5] colch.[5] con.[5] cor-r.[111] cortiso.[149] croc.[5] cupr.[5] cycl.[5] dig.[5] dros.[5] dulc.[5] euph.[5] euphr.[5] ferr.[5] form.[111] gels.[111] **Graph.**[5] guai.[5] ham.[36] hell.[5] hep.[5] hist.[119] **Hyos.**[5] ign.[5] iod.[5] ip.[5] jac-c.[36] **Kali-bi.**[111] kali-c.[5] kali-i.[111] kali-n.[5] kreos.[5] lach.[5] laur.[5] led.[5] lith-c.[111] **Lyc.**[5] m-arct.[5] m-art.[5] m-aust.[5] mag-c.[5] mag-m.[5] **Mang.**[5] meny.[5] **Merc.**[5] **Mez.**[5] mosch.[5] mur-ac.[5] nat-c.[5] **NAT-M.**[5] neon[222] nep.[149] **Nit-ac.**[5] **NUX-M.**[5] nux-v.[5] olnd.[5] op.[5] **Par.**[5] **Petr.**[5] ph-ac.[5] **PHOS.**[5] phys.[36] phyt.[111] pier-b.[233] plat.[5] plb.[5] plect.[36] psor.[36] **Puls.**[5] ran-b.[5] ran-s.[5] rheum **Rhod.**[5] **Rhus-t.**[5] rumx.[111] ruta sabad.[5] sabin.[5] sac-alb.[210] samb.[5] sang.[111] sars.[5] sec.[5] sel.[5] **SENEG.**[5] **SEP.**[5] **Sil.**[5] spect.[271] spig.[5] spong.[5] squil.[5] stann.[5] staph.[5] stict.[111] **Stram.**[5] **Stront-c.**[5] sul-ac.[5] sul-i.[111] **SULPH.**[5] sumb.[36] tab.[36] tarax.[5] ter.[36] **Thuj.**[5] **Verat.**[5] verat-v.[111] **Zinc.**[5]

nachts: ham.[36]

Pollution, nach: bar-c.[36]

TROPFEN, Empfindung von:
☞ *Tropfenfallen, Empfindung von*

TROPFENFALLEN, Empfindung von: acon.[102] agar.[5] ambr. arg-n.[137] arn. ars. ars-h.[193] bell. berb.[111] bufo[137] canch.[102] **Cann-i.**[137] **CANN-S.** caps. caust.[5] cedr.[111] chel.[809] chin-s.[193] cot.[5] croc.[5] glon. graph.[5] hep.[137] kali-bi.[111] lappa[137] lyc.[193] mag-m.[5] nat-m.[5] nux-m.[5] petros.[111] phos.[5] rhus-t.[5] sep.[137] spig. stann.[5] staph.[137] sulph.[5] sumb.[137] tarent.[111] thuj.[5] vario.[111] verat. x-ray[193]
☞ *Fließen, Empfindung von; Wasser fließen, als würde ▥ HARNRÖHRE; C; Urin, Empfindung; weiterfließt, als ob er*

erkrankte Teile: arg-n.[137]

heiß: hep.[137] sep.[137] stann.[5] sulph.[5] sumb.[137]

TUMOREN: abr.[102] abrot.[102] acet-ac.[34] achy.[149] acon.[34] adon.[100] adren.[56] aesc. agar.[38] agav-t.[149] agn. alco.[36] all-c.[102] aloe[36] alum.[5] alumn. am-c. am-m.[54] amyg-p.[36] anac.[5] anan.[8] anh.[144] anil.[102] **Ant-c.**[137] ant-t.[5] anthr.[54] apis apisin.[5] apoc.[54] apom.[102] aran-ix.[149] arbu.[122] arg.[58] arg-n.[5] arist-cl.[149] arn. ars.[5] ars-i. art-v.[54] aster.[102] aur.[5] aur-i.[102] aur-m. aur-m-n.[54] ba-tn.[136] bad. bapt.[102] **Bar.**[102] **Bar-c.**[8] bar-i.[25] bar-m.[8] bcg[149] **BELL.**[5] bell-p.[56] benz-ac. berb. berb-a.[102] beryl.[119] bor.[54] bos-c.[1125] bov. **Brom.**[5] brucel.[241] bry.[5] bufo but-ac.[149] cact.[85]

cadm.[110] cadm-br.[110] cadm-f.[110] cadm-i.[110] cadm-o.[110] cadm-p.[110] cadm-s.[110] **Calc.**[5] calc-ar.[85] **Calc-f.** calc-i.[58] calc-p.[36] calc-s. calc-st-sula.[72] calen.[34] cann-s.[1] canth.[34] carb-ac.[54] carb-an.[42] carb-v.[34] carbn-s.[36] carc.[193] cast. caust.[5] cean.[1125] cham.[102] chel.[102] chim.[102] chin.[34] chion.[110] chlf.[46] chlorpr.[149] chol.[72] chr-ac.[102] chr-s.[102] cic.[20] **Cist.**[25] clem.[1] cob.[142] cob-n.[37] **Coc-c.**[8] colch.[34] coloc.[37] **Con.**[20] conch.[85] croc.[54] crot-h. cub.[36] cund.[8] cupr-ar.[25] cupre-l.[85] cur.[36] cypr.[102] daph.[102] dig.[5] dios.[137] dulc.[34] elat.[34] erod.[102] eucal.[85] eup-c.[1125] euph.[73] euph-c.[110] eupi.[85] fago.[36] ferr.[102] **Ferr-i.**[8] ferr-ma.[85] ferr-p.[85] ferr-pic.[102] ferr-py.[85] fl-ac. foll.[149] form.[137] form-ac.[102] frax.[102] fuli.[102] gali.[102] gast.[122] gels.[85] ger-r.[1125] germ.[222] glon.[8] gnaph.[102] goss.[8] **Graph.**[5] grat.[187] grin.[1125] guare.[25] ham.[111] harp.[1184] **Hecla.**[85] hell.[1] **Hep.** ho.[102] hydr.[54] hydrc. hydrin-m.[85] hyper.[122] imp.[1125] **IOD.**[5] ip.[102] irid.[85] junc.[122] kali-ar.[102] kali-bi. **Kali-br.**[8] kali-c.[5] kali-chl.[102] kali-fcy.[198] kali-i.[54] kali-m.[102] kali-p. kali-s.[102] kola[1184] kreos.[51] lac-ac.[54] lach.[34] lact.[8] **Lap-a.**[25] led.[5] lil-t. lob. **Lob-e.**[102] lol.[122] **LYC.**[5] lyss. m-arct.[10] **Mag-c.**[5] mag-m.[5] maland.[85] malv.[1125] manc.[102] med.[56] meli.[1125] melis.[1125] meph. merc.[8] **Merc-c.**[5] merc-d.[116] merc-i-f.[102] merc-i-r.[8] merc-p.[102] merl.[102] methyl.[110] mez.[5] morg.[136] morg-g.[136] mur-ac.[102] murx. myric.[137] **Myris.**[1125] nat-c.[1] nat-cac.[102] **Nat-m.** nat-s. nat-sil.[102] **Nit-ac.**[1] nit-s-d.[5] nux-v.[5] olnd. orni.[171] osm.[54] ov.[102] ozone[227] pall.[171] petr.[5] ph-ac.[5] phase.[85] **Phos.**[5] phyt.[36] pic-ac.[85] plat.[8] **Platan.**[72] plb.[58] **Plb-i.**[102] podo. pop.[1125] pot-t.[1125] prot.[136] prun.[34] psor.[102] **Puls.**[54] rad-br.[102] ran-b.[137] ran-s.[5] raph.[85] rhod.[5] rhus-t.[5] rhus-v.[4] ruta[5] sabal.[102] sabin. sang. sani-eu.[1125] sanic.[85] sarr.[36] sars.[5] scab-s.[1125] scirr.[102] scroph-n.[102] sec.[34] **Sem-t.**[102] semp.[85] senec.[137] **Sep.**[54] **Sil.**[54] skook.[77] sol-t.[85] sol-t-ae.[85] solid.[102] spong.[5] squil.[34] **STAPH.** stram. sul-ac.[5] sulo-ac.[149] **Sulph.** syc-co.[136] symph.[1125] syph.[122] tarent.[36] tarent-c.[111] tax-br.[255] tell.[85] tep.[85] ter. teucr. ther.[110] thiosin.[85] thlaspi[102] **Thuj.**[5] thymu.[1125] **Thyr.**[102] **Trig-f-g.**[1125] tril.[85] tub. **Ur-ac.**[102] urea[102] urt-u.[1125] ust. uva.[34] vac.[122] vanad.[85] verb. vinc. viol-o.[102] vip.[137] x-ray[119] xan.[85] **ZINC.**

☞ *Krebs und krebsartige Leiden • Polypen • Verhärtungen, Indurationen • Warzen, innerlich* ▤ *KLINISCHES; C; Malformationen*

Verbrennungen, nach: calc.[137]

Verletzungen, nach: **Arn.**[137] **BELL-P.**[809] **CON.**[809]

☞ *M; Unfall, Beschwerden durch*

Bindegewebe, Sarkom:

☞ *Krebs und krebsartige Leiden; Sarkom*

Ganglion: acon.[5] **Am-c.**[5] ant-c.[5] apis[34] arn.[34] ars.[34] ars-i.[111] aur-m. ba-sv.[136] bar-c.[34] bell.[34] **Benz-ac.**[102] bov.[5] bry.[5] bufo-s. calc. calc-f.[102] calc-p.[111] **Carb-v.** carc.[207] con.[34] ferr-m. ferr-ma.[85] gua.[36] hep.[5] iod.[5] kali-c.[34] kali-chl.[111] kali-m.[102] lach.[28] lar-ar.[251] mag-m.[1] mag-p.[111] merc.[34] ozone[227] ped.[85] ph-ac.[5] **Phos.**[5] phys.[36] plb.[5] puls.[244] rhod.[5] rhus-t.[5] **Ruta** scroph-n.[1125] seneg.[5] **SIL.**[5] stict.[111] sul-i.[111] sulph.[34] **SYMPH.**[1125] thlaspi[1125] thuj.[34] zinc.[5]

▤ *EXTREMITÄTEN; C; Ganglion*

Knochen: astra-e.[149] beryl.[144] calc.[54] **Calc-f.** conch.[85] **Hecla.**[102] lap-a. mag-c.[85] maland.[102] mez. phyt.[85] ruta[102] sil.[54]

☞ *O; Knochen*

- **Enchondrom,** Knorpelgeschwulst: **Calc.**[54] calc-f. conch.[85] lap-a. **Sil.**[54]

☞ *O; Knorpel, Beschwerden der*

- **Exostose**:

☞ *Exostose*

Lymphangiom: rad-br.[137] sec.[137] vip.[137]

☞ *O; Drüsen; Lymphdrüsen*

Muskeln, der: con.[1125] tril.[1125]

Neurinom: acon.[34] all-c.[102] arn.[34] bell.[34] bry.[34] calc.[34] calen.[34] chin.[34] con.[34] lyc.[34] merc.[34] rhus-t.[34] ruta[34] sil.[34] staph. sulph.[34] thuj.[34]

☞ *O; Nerven, Beschwerden der*

- **idiopathisch**: acon.[34] arn.[34] bell.[34] calc.[34] calen.[34] lyc.[34] merc.[34] rhus-t.[34] ruta[34] sil.[34] thuj.[34]

- **traumatisch**: acon.[34] arn.[34] bell.[34] bry.[34] calen.[34] chin.[34] con.[34] rhus-t.[34] ruta[34] sulph.[34]

Atherom: achy.[149] adon.[100] adren.[56] **Agar.** am-c. anac. ant-c.[10] anthr.[54] **APISIN.**[5] arg-n.[58] **Aur.**[5] bac.[102] **BAR-C. Bell.**[54] **Benz-ac.**[102] brom.[102] cact.[85] **CALC.**[5] calc-sil.[72] carb-v. cath-a.[264] **Caust.**[5] clem.[54] coloc. **Con.**[54] daph.[102] **GRAPH.**[5] **Guare.**[54] **Hep.** hydr.[111] iod.[5] kali-br.[8] **Kali-c. Kali-i.**[102] lac-ac.[54] lach.[5] **Lith-c.**[54] **Lob.** lyc. m-arct.[5] med.[212] merc.[36] merc-i-r.[36] mez.[102] nat-c. **Nit-ac.**[54] olnd. **Ph-ac.**[54] **Phos.**[5] **Phyt.**[54] **PLB.**[54] rhus-t.[54] **Sabin.**[10] **Sil.**[42] spong.[10] staph.[42] **Sulph.**[5] **THUJ.**[5] vanad.[85] verb. zinc.[5]

empfindlich, Konvulsionen bei geringster Berührung: cast. hecla.[85] staph.[58]

erektil: **Lyc.**[137] **Nit-ac. Phos.** staph.

- **Menses,** agg. vor: lyc.[137]

fest, hart: ars. **Bell.**[36] calc-f.[119] canth. **Carb-v.** caust.[5] hydr. **LYC.**[5] **Merc-c.**[5] nat-c.[5] sars.[5] verb.[85]

Fibrom: acet-ac.[42] agav-t.[149] arbu.[122] arg-n.[171] **Ba-sv.**[136] bell.[54] brucel.[241] bry.[54] **Calc.**[5] **CALC-F. Calc-i.**[122] calc-p. **Calc-s.** calc-st-sula.[122] carc.[207] chol.[122] chr-s.[102] **Con.**[42] dys-co.[136] fl-ac.[122] foll.[149] frax.[122] gaert.[136] graph.[5] **Ham.**[116] harp.[1184] **Hydr. Hydrin-m.**[102] iod.[114] joan.[97] **Kali-br.**[46] **Kali-i.**[54] **Lap-a.**[102] laur.[85] **Led.**[8] lil-t.[85] lyc. mamm.[100] merc. **Morg.**[136] nit-ac.[5] **PHOS.**[5] phyt.[122] plat.[51] **Sabin.** sang.[102] **Sec.**[38] **SIL.** sul-ac.[5] **Sulph.** syc-co.[136] tarent.[36] ter.[85] teucr.[85] thiosin.[102] **Thlaspi**[100] thuj.[42] **Thyr.**[102] til.[110] **Tril.**[102] ust.[102] **Vinc.**[54] xan.[85]

▤ *WEIBLICHE GENITALIEN; C; Tumoren, Gewächse; allgemeine Arzneien; Fibrome;*

- **Blutung,** mit: calc.[5] **Hydrin-m.**[102] lap-a.[102] nit-ac.[5] phos.[5] sabin.[102] sul-ac.[5] thlaspi[102] **Tril.**[102] ust.[102]

- **juckend**: harp.[1184]

- **schmerzhaft**: harp.[1184]

☞ *schmerzhaft, sehr*

fleischig: apis[2090] ars. **Calc.** calc-s.[2090] carb-an.[2090] **Caust.** con.[2090] **Dulc.** led.[2090] lyc.[2090] merc.[2090] **NAT-S.** nit-ac.[2090] petr.[2090] phos.[2090] puls.[2090] sep.[2090] sil. **Staph.** teucr.[2090] **Thuj.** verr.[2090]

TUMOREN (Forts.)

Fungus, schwammige Geschwulst: clem.[1] manc.[102] phos.[102] **Thuj.**[102]

Hämatom: **Ange-s.**[149] bell.[102] bell-p.[149] buth-aust.[149] calc-f.[137] **Canth.**[5] led.[5] merc.[137] sil.[137] x-ray[149]

- **Verletzungen,** nach:

☞ *Verletzungen, nach • Verletzungen (Sturz, Prellung, Quetschung, Schlag etc.); Extravasaten, mit*

Keloid: alumn.[85] ars.[122] **Bad.**[111] **Bell-p.**[122] calc.[122] calc-f.[111] carb-v.[122] **CARC.**[193] caust.[5] crot-h.[122] cupre-l.[85] **FL-AC.**[102] gast.[122] **GRAPH.**[5] hyper.[122] **Iod.**[5] junc.[122] kali-bi.[111] **Lach.**[122] maland.[85] merc.[122] **NIT-AC.**[102] nux-v.[122] phos.[122] phyt.[122] pot-t.[1125] psor.[122] **Rad-br.**[144] rhus-t.[122] sabin.[102] **SIL.**[72] sul-ac.[122] sulph.[122] thiosin.[122] tub.[122] vac.[122] vip.[122]

▤ *EXTREMITÄTEN; C; Narben • HAUT; C; Narben*

konisch, spitz: ant-c.[137] ant-t.[5] arn.[36] hydr.[137] kali-chl.[83] merc.[83] nat-m.[5] puls.[137] **Sil.**[137] syph.[137] thuj.[36]

Lipom:

☞ *Lipom, Fettgeschwulst*

Lipom, Fettgeschwulst: agar.[54] **Am-m.**[54] arn.[34] ars.[34] aur.[34] ba-tn.[136] **BAR-C.**[54] **BELL.**[34] beryl.[149] bry.[34] **Calc.**[34] calc-ar.[102] carc.[207] con.[34] croc.[54] cypr.[102] graph.[54] guare.[36] hep.[34] **Kali-br.**[122] lach.[34] **Lap-a.**[54] med.[212] merc.[34] nux-v.[34] phos.[34] **Phyt.**[54] puls.[34] rhus-t.[34] **Sulph.**[34] **Thuj.**[102] ur-ac.[102]

Lymphogranulomatose: bcg[149]

☞ *O; Drüsen; Lymphdrüsen* ▤ *KLINISCHES; C; Sarkoidose, Morbus Boeck*

Multiples Myelom: astra-e.[149]

Myxom, Gallertgeschwulst: carb-ac.[54] hydr.[54] phos.[54]

Nävus:

▤ *HAUT; C; Naevi*

Osteom, Knochengeschwulst: **Mez.**[54]

Papillom: ant-c.[102] beryl.[149] **Calc.**[54] calc-f.[149] kres.[149] nit-ac.[102] staph.[102] **Thuj.**[102]

schmerzhaft, sehr: amyg-p.[36] berb-a.[102] brom.[102] carc.[304] chim.[102] harp.[1184] kali-c.[137] puls.[1] stram.[137]

schnell wachsend: iod.[137] phos.[137]

Talgdrüsenzysten, Balggeschwulst:

▤ *HAUT; C; Atherom, Balggeschwulst*

Trauben, wie: aesc.[171] agar. **All-s.**[187] **Aloe**[8] ars.[58] **CALC. Dios.**[8] mur-ac.[85] **Rhus-t.**[5] staph. verat.

zystisch, Steatom: abrot.[144] agar. agav-t.[149] **Apis Apisin.**[5] apoc.[54] aran-ix.[149] arg.[58] arn.[102] ars.[5] **Aur.**[5] aur-i.[102] aur-m-n.[102] **BAR-C.**[5] bell.[102] benz-ac.[116] beryl.[149] bov.[85] **Brom.** bry.[102] bufo but-ac.[149] **CALC.**[5] calc-f.[102] calc-p.[102] **Calc-s.** cann-s.[1] canth. carb-an. carbn-s. carc.[207] caust.[5] chin.[102] chlorpr.[149] cob-n.[37] coc-c.[8] colch.[149] coloc. **Con.**[5] dig.[5] ferr-i.[102] foll.[1201] form.[137] form-ac.[116] germ.[222] **GRAPH.**[31] **Hep.**[5] hydr.[111] **Iod.**[5] **Kali-br.** kali-c.[5] kali-fcy.[198] kali-i.[42] kres.[149] lach.[34] lil-t.[102] **Lyc.**[5] mag-c.[110] **Med.**[56] merc. merc-c.[38] merc-d.[116] mez. murx. **Nit-ac.**[5] ov.[102] **PHOS.**[5] plat. platan.[102] plb.[38] podo.[184] prun. puls.[31] rhod.[137] rhus-t. **Sabin.**[5] sep. **Sil.**[8] spong.[5] staph.[102] **Sulph.**[8] syc-co.[136] syph.[122] ter.[102] teucr.[193] **Thuj.**[5] zinc.[102]

☞ *Exostose • Polypen*

- **Knochen,** der: mez.

☞ *Knochen*

- **Synovialmembran,** der: kali-i.[42] **Sil.**[8]

- **Talgzyste,** eiternd: **Calc. Carb-v.**

◦ **alle** 4 Wochen wiederkehrend: **Calc.**

UMKLAMMERT, Empfindung wie: alum.[36] **Bell.**[137] cact.[137] hyos. led.[5] lil-t.[137] sep. sulph.[5] thyr.[137] valer.[5]

☞ *Schmerz; greifender, krallender Schmerz*

UMSCHLÄGE, rebelliert gegen:

☞ *Rebelliert gegen Umschläge*

UNBEHAGEN:

☞ *Mattigkeit*

UNBEHOLFEN, ungeschickt:

▤ *GEMÜT; C; Ungeschickt*

UNBESCHREIBLICHE Empfindung: phys.[36]

UNBEWEGLICHKEIT erkrankter Partien: **Acon.**[5] agar.[5] alum.[5] am-c.[5] am-m.[5] ambr.[5] anac.[5] ang.[5] ant-c.[5] arg.[5] arn.[5] ars.[5] asar.[5] aur.[5] bar-c.[5] **Bell.**[5] bov.[5] bry.[5] calc.[5] cann-s.[5] canth.[5] caps.[5] carb-v.[5] **Caust.**[5] cham.[5] chel.[5] chin.[5] cic.[5] **COCC.**[5] colch.[5] coloc.[5] con.[5] cupr.[5] cycl.[5] dig.[5] dros.[5] **Dulc.**[5] euphr.[5] ferr.[5] gels.[111] graph.[5] guai.[5] hell.[5] hep.[5] hyos.[5] ign.[5] iod.[5] ip.[5] kali-c.[5] lach.[5] laur.[5] led.[5] lyc.[5] lycps.[137] mang.[137] meny.[5] merc.[5] mez.[5] mur-ac.[5] **Nat-m.**[5] nit-ac.[5] nux-m.[5] **Nux-v.**[5] olnd.[5] op.[5] petr.[5] ph-ac.[5] phos.[5] **Plb.**[5] puls.[5] rhod.[5] **RHUS-T.**[5] **Ruta**[5] sabin.[5] sars.[5] sec.[5] sel.[5] seneg.[5] sep.[5] **Sil.**[5] spig.[5] stann.[5] stram.[5] stront-c.[5] stroph.[137] sul-ac.[5] **Sulph.**[5] tarax.[5] tarent.[36] **Verat.**[5] zinc.[5]

☞ *Steifheit, Rigidität • Versteifung, Erstarrung des Körpers*

einseitig: stroph.[137]

☞ *S; Einseitig*

Oberkörper: tarent.[36]

UNEMPFINDLICH:

☞ *Empfindlichkeitsverlust, Nerven*

UNGESCHICKT, unbeholfen: **Asaf.**[5] calc.[5] camph.[5] **Caps.** chin.[5] euphr.[5] germ.[222] ign.[5] kali-c.[5] mez.[5] **Nat-c.**[5] **Nat-m.**[5] ph-ac.[5] puls.[5] **Rheum**[5] ruta[5] sabad.[5] sep.[5] sil.[5] spong.[5] **Stann.**[5]

☞ *Gang, wankend, taumelnd*

UNPÄSSLICHKEIT:

☞ *Krankheitsgefühl*

VENOSITÄT:

☞ *Blutüberfülle, Plethora*

VERÄNDERLICHE, unstete Symptome: acon.[137] agar.[137] **Am-c.**[137] bar-c.[137] calc.[137] chel.[137] chin.[137] cimic.[137] cina[137] **COCC.**[137] graph.[137] **IGN.**[137] lyc.[137] mag-c.[137] mag-p.[137] op.[137] ph-ac.[137] phos.[137] rat.[137] rhus-t.[137] sec.[137] stann.[137] staph.[137] **Sulph.**[137] tax.[303] **Thuj.**[137] **Valer.**[137] verat-v.[137] vip.[36] **Zinc.**[137]

☞ *A; Abwechselnde, alternierende Zustände • Metastasierung (Übergang einer Krankheit auf ein anderes Organ oder Organsystem) • Symptome • Wechsel, Veränderung; Symptome, ständiger Wechsel, Veränderung der*

VERBRENNUNGEN:

▤ *HAUT; C; Verbrennungen*

VERDICKT, Knochen: calc-f.[111] sil.[5]
☞ *O; Knochen*

VERDREHUNG von Körperteilen: absin.[81] **Acon.**[5] acro-c-f.[2047] aeth. **Agar.** agar-ph.[36] **AGN.**[5] alum.[5] **Am-c.**[5] am-caust.[4] am-m. am-p.[111] ambr.[5] amyg-am.[36] anac.[5] **Ang.**[5] ant-t.[5] apis arg.[5] **Arn.**[5] **Ars.**[5] art-v.[102] asar.[5] atro.[54] bar-c.[5] bar-m. **BELL.** benz-ac.[111] bism.[5] bov.[5] **Bry.**[5] **Bufo**[81] cadm-s. **CALC.**[5] calc-p. **Camph.**[5] cann-i. cann-s.[5] canth.[5] carb-ac. **Carb-an.**[5] carb-v.[5] caust.[5] cedr.[25] **CHAM.**[5] **Chel. CHIN.**[5] choc.[222] **Cic.**[36] cina[5] **COCC.**[5] coff.[5] **Colch.**[5] **Coloc.**[1] con.[5] crot-c. **Crot-h.**[137] cub.[85] **CUPR.**[5] cupr-acet.[102] cur.[102] cycl.[5] dig.[5] dros.[5] dulc.[8] dys-co.[136] ferr.[5] gels.[111] **Graph.** guai.[5] **Hell.**[5] hep.[5] **Hydr-ac.**[54] **HYOS.**[5] hyper. **IGN.** iod.[5] ip.[5] **Kali-c.**[5] kali-cy.[85] kali-i. **Kali-n.**[5] kali-s. kreos.[5] **Lach.**[5] lact. **Laur.** led.[5] lith-c.[111] **LYC.**[1] lyss. m-arct.[5] m-art.[5] **M-aust.**[5] med.[304] meny.[5] **Merc.**[5] **Merc-c.** mez.[5] mill. **Mosch.** mygal. **NAT-C.**[5] **NAT-M.**[5] **Nit-ac.**[5] **Nux-m.**[5] **NUX-V.**[5] olnd. **OP.** ox-ac.[111] **PETR.**[5] **Ph-ac.** **PHOS.**[1] phys.[102] phyt.[111] **Plat.**[5] plb.[36] plumbg.[54] **Puls.**[5] puls-n.[36] rad-br.[111] ran-b.[5] ran-s. rheum[5] rhod.[5] **RHUS-T.**[5] **RUTA**[5] sabin.[5] samb.[5] sant.[25] **SEC.**[5] sep.[1] **Sil.** sol-n. **Spig.** spig-m.[36] spong.[5] **SQUIL.**[5] **STANN.**[5] staph.[1] **STRAM.**[5] **STRY.** sul-ac.[5] **Sulph.**[5] sumb.[36] syc-co.[136] tab. tarent.[36] tax.[303] tell.[102] thuj.[5] til. **Verat.** verat-v. vip. zinc.[5]
☞ *Konvulsionen*

Schmerzen, bei: coloc.[1] graph. sumb.[36]

Gelenke: alum.[5] am-p.[111] anac.[5] benz-ac.[111] **Calc.**[5] **Caust.**[5] coff.[5] **Graph.**[5] **Guai.**[5] kali-c.[5] kali-i.[111] laur.[5] led.[5] lith-c.[111] **Lyc.**[5] rad-br.[111] sec.[5] sil.[5] stann.[5] sulph.[5] thuj.[5]
☞ *O; Gelenke*

VERFALL:
KLINISCHES; C; Kräfteverfall, Kachexie

VERFALL, bei alten Menschen: **Agn.**[102] **Arg-n.**[102] ars.[102] **Bar-c.**[102] cann-i.[102] **Con.**[102] fl-ac.[102] iod.[102] **Lyc.**[102] **Ov.**[102] phos.[102] thiosin.[102]
☞ *M; Alten Menschen, Beschwerden bei*

VERGRÖßERUNG, Empfindung von, Knochen: cimic.[36] mez.[137] nat-ar.[36]
☞ *O; Knochen*

VERHÄRTUNG von Knochen: nat-f.[119]
☞ *O; Knochen*

VERHÄRTUNGEN, Indurationen: acet-ac. acon.[85] aeth.[111] aethi-a.[116] **Agar.**[5] agav-t.[149] **Agn.** ail.[111] **Alum.** alum-sil.[58] **Alumn.** am-br. **Am-c.**[5] am-m.[5] ambr. aml-n.[36] anac.[5] anan.[36] **ANT-C.** **Ant-t.**[5] **Anthr.**[5] antipyrin.[102] apis[54] **Apisin.**[5] **Arg.** **Arg-n.**[54] arn.[5] **Ars.**[5] ars-br.[102] **Ars-i.** **Ars-s-f.**[58] arum-t.[58] asaf.[5] astac.[54] aster.[102] **Aur.**[5] aur-ar.[58] aur-i.[58] **Aur-m.** aur-m-k.[85] **AUR-M-N.**[54] aur-s.[58] **Bac.**[62] **BAD.** **Bar-c.**[58] **Bar-i.**[25] **BAR-M.** bar-s.[58] **BELL.**[1] berb.[111] berb-a.[102] **Beryl.**[149] bism.[102] bor. bos-c.[1125] bov.[5] brom.[5] **Bry.**[5] bufo cadm.[149] **CALC.**[5] calc-chln.[102] **CALC-F.** **CALC-I.** **Calc-p.** calc-s.[122] calc-sil.[58] calen.[1125] camph.[5] cann-i.[54] cann-s.[5] canth.[5] caps.[5] carb-ac. **CARB-AN.**[5] **CARB-V.**[5] **Carbn-s.**[58] carc.[190] **Caul.**[111] **CAUST.**[1] **Cham.**[5] **Chel.** **CHIN.** chlol.[111] cic.[5] cina **Cinnb.**[54] **Cist.** **CLEM.**[5] cob. cob-n.[149] cocain. **Cocc.**[5] coloc.[5] **CON.**[5] cory.[102] crot-h.[111] croto-t.[5] cund.[8] **Cupr.** cycl. dig.[5] dros.[5] **Dulc.** elae.[142] eucal.[25] euph.[5] **Ferr.**[5] ferr-ar. ferr-i. ferr-p.[102] fl-ac.[5] form.[137] gran.[36] **Graph.**[5] guai.[137] guare.[102] ham.[137] **Hecla.** hell.[5] helon.[102] **Hep.** hydr.[58] hydr-ac.[111] **Hydrc.**[54] hydrog.[222] hyos. hyper. ign.[5] **IOD.** ip.[5] iris[111] jatz.[9] kali-acet.[137] kali-ar.[102] **Kali-bi.**[36] kali-br. **Kali-c.**[1] **Kali-chl.** kali-cy.[36] kali-fcy.[102] **Kali-i.** kali-n.[5] kali-s.[111] kali-sil.[58] kalm.[102] **KREOS.**[5] lac-c. **LACH.**[5] lap-a.[102] laur.[54] **Led.** lepro.[197] **LYC.**[5] lyss. m-arct.[5] m-art.[5] **Mag-c.** **MAG-M.**[5] **Mang.** med.[137] menis.[25] **Merc.**[5] merc-aur.[116] merc-c.[54] merc-d.[111] merc-i-f.[54] merc-i-r. merc-s.[54] **MEZ.**[5] **Mur-ac.** nat-acet.[122] nat-ar. **Nat-c.** **Nat-m.**[5] nat-s.[111] nat-sil.[58] **Nit-ac.**[5] **Nux-v.**[5] olnd.[5] op.[5] oper.[102] orig.[1125] orig-v.[1125] pall. par. pareir. **PETR.**[5] ph-ac.[5] **PHOS.**[5] **Phyt.** plat.[102] **Plb.**[5] plb-i.[102] plut-n.[222] podo. **Psor.**[58] **Puls.**[5] puls-n.[25] **Ran-b.** ran-s. raph.[10] **RHOD.**[5] **RHUS-T.**[5] **Ruta**[5] sabad. sabin.[5] sarr.[36] **Sars.**[5] scirr.[85] **Sec.**[5] **SEL.**[5] **SEP.**[5] serp.[45] **SIL.**[5] **Spig.**[5] **Spong.** squil.[5] stann.[5] **STAPH.**[1] **Still.**[85] stram.[5] stry.[36] stry-p.[102] sul-ac.[5] sul-i.[58] **SULPH.** syc-co.[136] syph.[8] tarax.[5] tarent. tarent-c.[137] ther.[137] **Thuj.**[5] thyr.[102] trif-p.[1125] trif-r.[102] trig-f-g.[1125] tril.[1125] trinit.[72] **TUB.** urt-u.[111] ust. valer.[5] verat. verb.[5] viol-t.[5] vip.[36] zinc.[5] zinc-s.[111]
☞ *Exostose • Tumoren*

Druck, durch: bor.[83] cic.[58] sep.[137] **Sulph.**[58]

Eiterung, nach: sil.[85]
☞ *M; Abszess, Eiterung, Folgen von*

Entzündung, nach: alum.[5] ars. aur.[46] **Aur-m.**[8] bry.[5] **Carb-an.**[5] **Carb-v.**[5] **Con.**[5] **Cupr.** dulc.[5] graph.[102] **Iod.**[5] **Kali-c.**[5] lach.[102] lyc.[5] **Merc.** mez. nux-v.[5] pall.[102] ph-ac.[5] plat.[102] ran-b.[5] **Rhod.**[5] rhus-t.[5] sabal.[102] sep.[5] sil.[5] spong.[5] **Sulph.**[5] **Thuj.**[102]
☞ *M; Entzündung, nach*

syphilitisch: asaf.[102] **Aur.**[102] berb-a.[102] **Calc-f.**[102] carb-an.[102] **Cory.**[102] cund.[102] **Fl-ac.**[102] iod.[102] **Kali-bi.**[102] **Kali-i.**[102] merc.[102] mez.[102] nit-ac.[102] **Phyt.**[102] sil.[102] staph.[102] **Still.**[102] sulph.[102] thuj.[102]
☞ *Syphilis*

Verletzung, nach: arn.[5] calc-f.[137] carb-an.[5] **CON.**
☞ *M; Unfall, Beschwerden durch*

Bindegewebe: alum.[5] calc-f.[111] **Carb-an.**[5] clem.[5] **Con.**[5] fl-ac.[5] **Lap-a.**[111] sil.[5]

Drüsen: acon.[85] aeth.[111] aethi-a.[116] agar. agn. **Alum.**[5] alumn.[58] **Am-c.**[5] am-m.[5] ambr. anan.[36] ant-c. **Anthr.**[54] **Apis**[54] **Arg-n.**[54] arn. ars.[36] ars-br.[102] ars-i. arum-t.[58] **Asaf.**[5] astac.[54] **Aster.**[102] **Aur.** aur-ar.[58] aur-i.[58] **Aur-m.** **Aur-m-n.**[54] aur-s.[58] **Bac.**[62] **BAD.** **Bar-c.**[5] **Bar-i.**[122] **BAR-M.** bar-s.[58] **BELL.** berb.[111] berb-a.[102] bov. **BROM.**[58] **BRY.**[5] bufo[111] **CALC.** calc-chln.[102] **CALC-F.** **Calc-i.**[116] **Calc-s.**[122] calc-sil.[58] **Calen.**[1125] camph. cann-s. canth. caps. **CARB-AN.**[5] **CARB-V.**[5] carbn-s. caust. **CHAM.**[5] **Chin.** **Cinnb.**[54] **Cist.**[58] **CLEM.**

VERHÄRTUNGEN, Indurationen; **Drüsen** (Forts.)
cocain. **Cocc. Coloc.**[5] **CON. Cop.** cupr. cycl. **Dig. Dulc.**[5] ferr. **Ferr-i. Graph.**[5] **Hecla.**[54] hep. hydr.[58] hyos. ign. **IOD.**[5] jatz.[9] **Kali-c.**[5] **Kali-chl. Kali-i.** kali-n.[54] kali-sil.[58] lap-a.[102] **Lyc.**[36] mag-c. **Mag-m.** mang. **Merc.** merc-aur.[116] **Merc-c.**[54] merc-d.[111] **Merc-i-f.**[54] merc-i-r.[111] merc-s.[54] mur-ac.[5] nat-ar. **Nat-c.**[58] nat-m.[5] nat-sil.[58] **Nit-ac.**[5] nux-v. oper.[102] orig.[1125] orig-v.[1125] petr.[58] **Phos.**[5] **PHYT.** plb.[5] **Psor. Puls.** raph.[10] rhod. **Rhus-t.** sarr.[36] **Sars. Sel.** senec. sep. **SIL.**[5] **SPIG.**[5] **SPONG.**[5] **Squil.**[5] staph.[5] still.[162] **SUL-I.**[58] **SULPH.** syph.[8] **THUJ.** thyr.[102] trif-p.[1125] trif-r.[102] trig-f-g.[1125] tub. verat. viol-t.[54] vip.[36]

- **Kaltwerden** der Füße, beim: lyc.[36]

- **Verletzungen,** nach: **CON.**
☞ *M; Unfall, Beschwerden durch • Verletzung, nach • Verletzungen (Sturz, Prellung, Quetschung, Schlag etc.)*

Knochen: bufo[111] calc.[5] cinnb.[137] kali-bi.[111] merc.[1] **Nux-v.**[85] ruta[58] still.[85]
☞ *O; Knochen*

- **Periost**: ruta[58]
☞ *O; Knochen; Periost*

- **langsam**: **Calc.**[5]

Knorpel: arg.[58] aur.[58]

Muskeln: alum. **Anthr. Bad.** bar-c. **Bry. CALC-F.** carb-an. carb-v. **Caust.** con. dulc. hep. hyos. iod. kali-c. kali-chl. kali-cy.[36] kali-sil.[58] lach. **Lyc.** nat-c. nux-v. petr.[58] ph-ac. puls. ran-b. rhod. rhus-t. sars. sep. sil. spong. stram.[36] stry.[36] sul-i.[58] sulph. thuj. tril.[1125]

Nerven:
☞ *O; Nerven, Beschwerden der* ▤ *KLINISCHES; C; Sklerose*

Zellgewebe: **Anthr.**[102] carb-an.[102] graph.[102] **Kali-i.**[102] kreos.[102] merc.[102] merc-i-r.[137] plb-i.[102] **Rhus-t.**[102] sil.[102]

chronisch, Drüsen: calc-f.[111]

Fremdkörper, Empfindung wie durch kleine: cocain.
☞ *Fremdkörper, Empfindung wie von einem*

heiß, Drüsen: asaf.[5]

indolent, Drüsen: calc-f.[111]

kalt: bell.[36]

karzinomatös: alum-sil.[110] aur-ar.[58] bar-i.[54] con.[54]

Knorpel, wie: kali-cy.[36] pareir. **Staph.**[36]
☞ *O; Knorpel, Beschwerden der*

Knoten unter der Haut, wie: bry. **Calc.** caust. dulc.[5] graph.[5] iod.[5] mag-c. nit-ac. phos.[5] phyt.[111] sil.[5] **Still.**[162]

knotig:

maligne, Drüsen: carb-an.[5]

schmerzhaft: bell.[1] bry. petr.[36]

- **Muskeln**: bry.
☞ *Muskeln*

schmerzlos, Drüsen: iod.[5]

steinhart: alum.[5] calc-f.[111] carb-v.[5] kali-bi.[137] kali-i.[137] merc-i-r.[137] sulph.[137] tarent-c.[137]

- **Drüsen**: alum.[5] calc-f.[111] carb-v.[5]

VERHUNGERNDE: cann-i.[36] ign. lac-lox-a.[204] naja[36]
☞ *Ohnmachtsgefühl, Ohnmachtsschwäche, Ohnmacht; Hunger, durch*

Erschöpfung, mit: **Ign.**
☞ *Schwäche; Hunger, durch*

VERKRAMPFTER Haltung liegen würde, Empfindung, als ob man in: ferr-i.[58]

VERKÜMMERT, verkrüppelt:
☞ *Zwergwuchs*

VERKÜRZTE Muskeln und Sehnen: abrot.[116] alum.[137] am-c.[5] **Am-caust.**[116] **AM-M.**[5] ambr. anac.[5] ang.[5] arn.[5] ars.[5] aur.[5] **Bar-c.**[5] bov.[5] bry.[5] calc. carb-an. carb-v. **CAUST.**[5] cic.[5] **Cimic.** cimx.[8] coff.[116] **COLOC.**[5] con.[5] croc.[5] cupr.[5] dig.[5] dios.[137] dros. euph.[5] ferr.[116] form.[116] **GRAPH.**[5] **Guai.**[58] hell.[5] hep.[5] hyos.[5] ign.[5] iod.[5] kali-c. kali-i.[116] kreos.[5] **Lach.**[5] led.[5] **Lyc.**[1] m-art.[5] mag-c.[5] **Merc.**[5] merc-c.[5] mez.[5] mosch.[5] **Nat-c.**[5] **NAT-M.**[5] nit-ac. **Nux-v.**[5] ol-j.[137] **Olnd.**[116] ox-ac. petr. ph-ac. phos.[5] **Plb.**[5] puls. ran-b.[5] rheum[5] **Rhus-t.**[5] **Ruta** sabin.[5] samb.[5] sec.[116] **Sep.**[5] sil. spig.[5] stann.[5] sul-ac.[5] sulph. syph.[137] tell.[116] verat.[5]
▤ *EXTREMITÄTEN; C; Verkürzte Sehnen oder Muskeln; allgemeine Rubriken*

VERLETZUNGEN (Sturz, Prellung, Quetschung, Schlag etc.): abrot.[102] absin.[54] acet-ac.[102] **Acon.**[102] agar.[5] **Agn.**[1125] all-c.[142] all-s.[85] aloe[111] alum.[5] **Am-c.**[5] am-m.[116] am-p.[111] ambr.[5] amyg-am.[85] amyg-p.[85] anac.[5] anemps.[102] ang.[5] ant-c.[5] ant-t.[5] anthr.[809] apis[85] apisin.[5] **Arg.**[5] arg-n.[5] **ARN.**[1] ars.[85] ars-i.[111] asaf.[54] asar.[116] aster.[102] aur.[5] **Aur-m.**[54] **Bad.** bar-c.[5] bell.[5] **Bell-p.**[809] benz-ac.[111] berb.[102] bor.[5] both-a.[3070] both-l.[122] bov.[5] **Bry.**[5] bufo[111] calad.[5] calc.[5] calc-f.[102] calc-p.[111] calc-s.[85] calc-sil.[58] **CALEN.**[102] **CAMPH.**[5] **CANN-I.**[122] **Cann-s.**[5] canth.[10] caps.[5] carb-ac.[111] carb-an.[5] **Carb-v.**[5] carl.[85] **Caust.**[5] cham.[5] chel.[5] chin.[10] chin-s.[10] chion.[111] **Cic.**[5] cina[5] cocc.[5] coloc.[5] **CON.**[5] cortico.[119] cortiso.[119] croc.[5] crot-h.[54] croto-t.[102] cupr.[10] cur.[54] cycl.[5] des-ac.[149] dig.[5] **Dros.**[5] **Dulc.**[5] echi.[102] erig.[85] eup-c.[1125] eup-per.[111] euph.[5] euph-pi.[85] **Euphr.** ferr.[5] ferr-p.[58] ferr-s.[54] fl-ac.[58] **Form.**[102] gamb.[85] **Glon.**[111] graph.[5] guai.[5] **Ham.**[122] hecla.[85] helia.[102] hell.[5] **HEP.**[5] hyos.[5] **HYPER.**[102] ign.[5] **Iod.**[5] ip.[5] **KALI-C.**[5] kali-i.[111] kali-m.[85] kali-n.[5] kali-p.[54] kali-s.[85] kalm.[54] kreos.[5] lac-c.[85] lac-d.[85] **Lach.**[85] laur. **Led.**[809] **Lith-c.**[111] lyc.[5] m-arct.[10] m-art.[5] m-aust.[5] mag-c.[116] mag-m.[5] mag-p.[54] mang.[5] melis.[1125] menth.[1125] meny.[5] merc.[5] mez.[5] **Mill.**[54] mosch.[5] mur-ac.[5] **Naja**[102] nat-c.[5] nat-m.[5] **Nat-s.**[54] **Nit-ac.**[5] nux-m.[5] nux-v.[5] oena.[85] **Olnd.**[5] onos.[111] op.[116] ovi-g-p.[85] paeon.[137] par.[10] pareir.[54] **Petr.**[5] ph-ac.[5] **Phos.**[5] phys.[102] piloc.[102] **Plan.**[54] plat.[5] plb.[5] plut-n.[222] polyg.[54] polyg-pe.[85] polygo-o.[1125] pop.[116] pot-t.[1125] prun.[85] psor.[85] **PULS.**[5] pyrog.[111] rad-br.[111] ran-b.[809] raph.[102] rheum[85] **Rhod.**[5] **RHUS-T.**[122] rhus-v.[85] rob.[809] **RUTA**[102] sabin.[5] **Samb. Sani-eu.**[1125] sanic.[85] sars.[5] scab-s.[524] sec. seneg.[85] sep.[5] sieg.[142] **SIL.**[5] sol-n.[10] spect.[271] spig.[5] spong.[5] stann.[5] **Staph.**[5] stict.[85] stram.[5] stront-c.[102] stroph.[102] stry.[116] succ.[5] **SUL-AC.**[85] sul-i.[58] **Sulph.**[5] sumb.[36] **SYMPH.**[1125] tab.[111] tanac.[1125]

taosc.[270] tarent.[36] tell.[85] ter.[137] teucr.[5] thal.[250] ther.[54] thlaspi[1125] thuj.[5] thymu.[1125] thymu-v.[1125] thyr.[85] tril.[1125] urt-u.[85] vac.[85] valer.[5] vario.[85] verat.[5] **Verb.**[5] verbe-h.[142] viol-t.[5] vit.[102] xan. zinc.[5]

☞ *Schock; Verletzung, durch •Verhärtungen, Indurationen; Drüsen; •Wunden* ▤ *BRUST; C; Verletzungen; Mammae, der •FIEBER, HITZE; M; Verletzungen, nach •HAUT; C; Verbrennungen*

abgestorben im geprellten Körperteil, mit Empfindung wie: **ARN.**

☞ *Taubheitsgefühl, Empfindungslosigkeit; Körperteile, betroffene; gequetschten Teilen, in den*

Dehnung von Geweben: staph.[58]

Ekchymose, mit anhaltender: arn.[102] led.[102] **Sul-ac.**[102]

Extravasaten, mit: **Acet-ac.**[54] agar.[54] **ARN. Bad.** bell-p.[122] both-l.[122] bry. calen.[54] cham. chin. cic. **Con.** crot-h.[122] dulc. euphr. ferr. **Ham.**[54] **Hep.** hyper.[122] iod. **Lach.** laur. **Led.**[5] mill.[54] nux-v. par. plb. **Puls.** rhus-t. **Ruta** sec. staph.[122] **SUL-AC.** sul-i.[58] **Sulph.** symph.[122]

Fieber, Wundfieber:

▤ *FIEBER, HITZE; M; Verletzungen, nach*

Heben, durch:

☞ *M; Heben, Überanstrengung von Muskeln und Sehnen; agg. •M; Heben, Überanstrengung von Muskeln und Sehnen; agg.; Kindern, bei*

Kälte der verletzten Teile, mit:

▤ *HAUT; C; Kälte; allgemeine Arzneien; Körperteile, betroffene;*

Schnittwunden, scharfe Instrumente, durch: staph.[58]

Schwitzen amel.: nat-m.[54]

☞ *M; Schweiß; amel.*

Stiefel, durch enge: paeon.[137]

Sturz aus der Höhe, nach: mill.[102]

Tetanusprophylaxe:

▤ *KLINISCHES; C; Tetanus; Prophylaxe, bei Verletzung*

Überanstrengung, durch: **Arn.**[54] **Ars.**[54] **BELL-P.**[809] **CALC.**[54] calc-f.[85] carb-an.[85] carb-v.[85] cocc.[85] **Con.**[54] **Ham.**[54] lyc.[85] **Mill.**[54] nat-c.[85] ovi-g-p.[85] **Rhus-t.**[5] sanic.[85] sil.[85] ter.[85]

☞ *M; Heben, Überanstrengung von Muskeln und Sehnen; agg.*

Amputationsstumpf, Neuralgie des:

☞ *Schmerz; Amputation, nach, Phantomschmerz*

Drüsen, Verletzung der: **Arn.** aster.[102] bell-p.[137] cann-s.[5] cic. **CON. Dulc.** hep. **Iod.** kali-c.[5] kalm.[54] merc. **Petr.**[5] **Phos.** puls. rhus-t. **Sil.** succ.[5] **Sul-ac. Sulph.**[5]

Knochen, Verletzung der: acon.[102] ang.[5] anthr.[809] **ARN.**[8] ars.[34] asaf.[5] bell-p.[119] bry.[34] **CALC.**[5] **Calc-f.**[122] **CALC-P.**[122] **Calen.**[111] **Carb-ac.**[111] con.[5] cortico.[119] cortiso.[119] croc.[5] crot-h.[54] des-ac.[149] **Eup-per.**[111] ferr.[122] fl-ac.[58] hecla.[85] hep.[5] hyper.[85] iod.[5] kali-i.[111] lach.[54] led.[809] lyc.[5] mag-m.[5] mang.[102] merc.[5] mez.[122] nit-ac.[5] **Petr.**[5] **PH-AC.**[5] phos.[5] **PULS.**[5] ran-b.[809] rhus-t.[5] rob.[809] **RUTA**[5] sep. **Sil.**[5] staph.[5] stront-c.[122] **Sul-ac.** sulph.[5] **SYMPH.**[111] **Thyr.**[85] valer.[5]

☞ *O; Knochen •Schock; Verletzung, durch; Knochenbruch, Fraktur, durch •langsame Frakturheilung;*

- **Kallusbildung,** mangelhafte:

☞ *langsame Frakturheilung*

- **langsame** Frakturheilung: anthr.[809] asaf.[5] **CALC.**[122] calc-f.[122] **CALC-P.**[122] calen.[102] des-ac.[149] **Ferr.**[122] fl-ac.[58] iod.[102] lyc.[5] mang.[102] merc. **Mez.**[122] nit-ac.[5] **Ph-ac.**[122] phos. puls. **RUTA**[5] sep. **Sil.**[122] staph. sulph.[5] **SYMPH.**[809] **Thyr.**[85]

☞ *Periost, Verletzung des; Exkoriation*

◦ **Kindern,** bei: **Calc.**[122] **Calc-f.**[122] **Calc-p.**[122] sil.[122]

- **Neigung** zu Knochenbrüchen: **Merc.**[5]

- **offener** Bruch:

☞ *komplizierter Knochenbruch*

- **Schmerzen** in alter Fraktur: mag-m.[5]

☞ *Schmerz; Verletzung, durch*

- **verzögerte** Heilung:

☞ *langsame Frakturheilung*

- **Periost,** Verletzung des: asaf.[5] calc.[58] merc.[5] ph-ac.[5] **Ruta** sil.[5] symph.[85]

☞ *O; Knochen; Periost*

◦ **Exkoriation**: asaf.[5] merc.[5] ph-ac.[5] sil.[5]

☞ *O; Knochen; Periost •langsame Frakturheilung*

- **komplizierter** Knochenbruch: ang.[5] **Anthr.**[8] **ARN.**[8] **Calc.**[5] **Calen.**[111] con.[5] crot-h.[54] hep.[5] hyper.[85] iod.[5] **Lach.**[54] **Petr.**[5] ph-ac.[5] phos.[5] puls.[5] rhus-t.[5] **RUTA**[5] sil.[5] staph.[5] symph.[111]

◦ **Entzündung,** Eiterung: **ARN.**[8] sil.[5]

Knorpel: ruta[85]

☞ *O; Knorpel, Beschwerden der*

Muskeln, Verletzung der: arn.[5] calc.[58] nat-c.[5] nat-m.[5] phos.[5] **RHUS-T.**[5] sieg.[142]

Nerven, Verletzung der, heftige Schmerzen: **All-c.**[142] arn.[102] bell-p.[122] calen.[102] **Cur.**[54] glon.[111] **HYPER.**[111] led.[5] mag-p.[54] meny.[54] ph-ac.[137] **Phos.** tarent.[54] ther.[54] **Xan.**

☞ *O; Nerven, Beschwerden der*

- **Empfindlichkeit,** mit besonderer: hyper.[111] led.[5]

- **Faden** entlang, Schmerz wie an dünnem: all-c.[142]

Sehnen, Verletzung der: acon.[5] am-c.[5] **Anac.** apisin.[5] arn.[5] ars.[5] ars-i.[111] bell.[5] benz-ac.[111] bry.[5] calc-p.[111] calen.[122] canth.[5] ferr.[5] guai.[5] hep.[5] iod.[5] kali-i.[111] rhus-t.[5] ruta[5] sil.[5] sulph.[5] symph.[102] taosc.[270] thuj.[5]

Weichteile, Verletzung der (Quetschung): acon.[5] ant-c.[5] **Arg.**[5] arg-n.[5] **ARN.** bell-p.[122] calen.[111] caust.[5] cham. **Cic.**[5] **CON. Dros.**[5] dulc. euphr. ham.[122] hyper.[111] iod.[5] kali-c.[5] lach. led.[5] **Nat-c.**[10] nat-m.[10] nux-m.[5] **Olnd.**[5] par.[5] petr.[5] phos.[5] plat.[5] **Puls.** rhod.[5] rhus-t.[5] **RUTA**[5] samb. sep.[5] **Sul-ac.** sulph. **Symph.**[122] ter.[137] teucr.[5] verat.[5] verb.[5]

- **geringste** Ursache, durch: ter.[137]

Knochenbrüche, Frakturen:

▤ *EXTREMITÄTEN; C; Verletzungen; Knochenbrüche, Frakturen*

Quetschungen:

☞ *Weichteile, Verletzung der (Quetschung)*

Schock durch Verletzung:

☞ *Schock; Verletzung, durch*

VERLETZUNGEN (Sturz, Prellung, Quetschung, Schlag etc.) (Forts.)

Verrenkung, Luxation: acon.[5] agar.[5] **AGN.**[5] alum.[5] **Am-c.**[5] am-m.[5] **Ambr.**[5] anac.[5] ang.[5] ant-c.[5] ant-t.[5] **ARN.**[5] ars.[5] asar.[5] aur.[5] bar-c.[5] **Bell.**[5] bov.[5] **Bry.**[5] calad.[5] **CALC.**[5] **Calc-f.**[111] calc-p.[111] camph.[5] cann-s.[5] caps.[5] **Carb-an.**[5] **Carb-v.**[5] **Carl.**[36] **Caust.**[5] cham.[5] chel.[5] chin.[5] cina[5] cocc.[5] **Coloc.**[5] con.[5] croc.[5] cycl.[5] dig.[5] dros.[5] dulc.[5] euph.[5] **Ferr-s.**[54] **Form.**[54] **Graph.**[5] hell.[5] hep.[5] **IGN.**[5] ip.[5] kali-c.[5] **Kali-n.**[5] kreos.[5] lach.[10] led.[5] **LYC.**[5] m-arct.[10] m-aust.[85] mag-c.[5] mag-m.[5] mang.[5] meny.[5] **Merc.**[5] mez.[54] mosch.[5] mur-ac.[5] **NAT-C.**[5] **NAT-M.**[5] **Nit-ac.**[5] nux-m.[5] **Nux-v.**[5] par.[10] **PETR.**[5] ph-ac.[5] **PHOS.**[5] plat.[5] plb.[5] prun.[111] psor.[111] **PULS.**[5] ran-b.[5] rheum[85] rhod.[5] **RHUS-T.**[5] **Ruta**[5] sabin.[5] sars.[5] seneg.[5] sep.[5] sil.[5] **Spig.**[5] spong.[5] stann.[5] staph.[5] **Stront-c.**[5] **Sulph.**[5] thuj.[5] valer.[5] verat.[5] verb.[5] zinc.[5]

☞ *M; Heben, Überanstrengung von Muskeln und Sehnen; agg.*

- **kleine** Gelenke: carb-an.[5] nat-c.[5]

Verstauchung, Zerrung, Distorsion: acet-ac.[102] **Acon.**[102] agar.[5] **AGN.**[1125] all-s.[85] **Am-c.**[5] am-m.[116] am-p.[111] ambr.[5] amyg-am.[85] amyg-p.[85] anemps.[102] ang.[5] **ARN.**[1] ars.[85] **Asaf.**[54] asar.[116] bar-c.[5] bell.[5] **Bell-p.**[102] benz-ac.[111] bov.[5] **Bry.**[5] **CALC.**[5] calc-f.[102] calc-p.[111] calc-sil.[58] calen.[102] cann-s.[5] canth.[10] caps.[5] **Carb-an.**[5] carb-v.[5] carl.[85] caust.[5] chin.[10] **Cic.**[5] coloc.[5] con.[5] **Croc.**[5] cupr.[10] ferr-p.[58] **Ferr-s.**[54] form.[102] graph.[5] guai.[5] hep.[5] hyos.[5] **Hyper.**[102] **Ign.**[5] kali-i.[111] kali-n.[5] kreos.[5] lach.[85] **Led.**[5] lith-c.[111] **LYC.**[5] m-art.[5] **M-aust.**[5] mag-c.[116] merc.[5] mez.[5] **MILL.**[54] mosch.[5] **NAT-C.**[5] **NAT-M.**[5] **Nit-ac.**[5] **Nux-v.**[5] onos.[111] **PETR.**[5] **PHOS.**[5] plat.[5] polyg.[54] polyg-pe.[85] **Prun.**[85] psor.[85] **Puls.**[5] rad-br.[111] rhod.[5] **RHUS-T.**[122] rhus-v.[85] **RUTA**[102] sabin.[5] seneg.[85] sep.[5] sil.[5] sol-n.[10] spig.[5] stann.[5] staph.[5] stram.[5] stront-c.[102] sul-ac.[85] **Sulph.**[5] sumb.[36] **SYMPH.**[1125] tanac.[1125] **Tarent.**[36] thuj.[5] thymu.[1125] thymu-v.[1125] vit.[102] zinc.[5]

☞ *M; Heben, Überanstrengung von Muskeln und Sehnen; agg.* ▮ *EXTREMITÄTEN; C; Schmerz; verrenkt, Schmerz wie* • *EXTREMITÄTEN; C; Schmerz; verstaucht, gezerrt, Schmerz wie*

- **Beugesehnen**: ruta[102]

- **chronisch**: agn.[1125] stront-c.[102]

☞ *Krebs und krebsartige Leiden; Quetschung, nach*

Verbrennungen:

▮ *HAUT; C; Verbrennungen*

wund und zerschlagen, stellenweise: lith-c.[137]

Wunden:

☞ *Wunden; Bisswunden; Risswunden; Schnittwunden; Stichwunden*

Zerreißungen, Rupturen:

- **Blutgefäße**: mill.[54]

- **Muskeln**: calen.[54]

- **Sehnen**: calen.[8] rhus-t.[122]

VERRENKUNG, Verstauchung:

☞ *Verletzungen (Sturz, Prellung, Quetschung, Schlag etc.); Verrenkung, Luxation*

VERSTAUCHEN Verrenken, Gefühl, sie könne sich leicht: sep.[36]

☞ *M; Heben, Überanstrengung von Muskeln und Sehnen; agg.*

VERSTAUCHUNG, Verrenkung:

☞ *M; Heben, Überanstrengung von Muskeln und Sehnen; agg.;* • *Verletzungen (Sturz, Prellung, Quetschung, Schlag etc.); Verstauchung, Zerrung, Distorsion*

VERSTEIFUNG, Erstarrung des Körpers: acon.[5] am-c.[5] am-m.[5] ang.[5] ant-t.[5] apis[148] ars.[5] asaf.[5] **Bell.**[5] bry.[5] camph.[5] cann-s.[5] cham.[5] **Cic.**[5] **Cina**[85] cupr.[5] **DROS.**[5] ferr-p.[111] hell.[5] **Hyos.**[5] **Ign.**[5] **Ip.**[5] just.[85] kali-c.[5] kreos.[5] **LED.**[85] lyc.[5] **M-arct.**[5] merc.[5] merc-c.[5] mosch.[5] olnd.[5] petr.[5] phos.[1] **PLAT.**[5] plb.[5] **Puls.**[5] **Rhod.**[5] **Sec.**[5] sep.[5] sil.[5] **Stram.**[5] sulph.[5] **Verat.**[5] zinc.[5]

☞ *Konvulsionen* • *Steifheit, Rigidität* • *Unbeweglichkeit erkrankter Partien*

Berührung, durch, bei Kindern: apis[148]

☞ *M; Berührung, Berührtwerden; agg.; Kindern, bei*

Husten, vor: cina[85] led.[85]

☞ *M; Husten; vor*

VERSTOPFT, versperrt:

Empfindung wie innerlich verstopft: ang.[5] bism.[5] bry.[5] cham.[5] chel.[5] **Chin.** citl-v.[197] guai.[5] kali-bi.[102] lyc.[36] m-art.[5] meny.[5] nat-c.[1] **Nux-m.** **OP.**[5] phos.[5] puls.[5] rhus-t.[5] sep.[5] spig.[5] spong.[5] sumb.[36] **Tab.**[111] verb.[5]

- **Frösteln,** während: lyc.[36]

Zirkulation:

▮ *BLUT; C; Stocken, Stagnation, Empfindung von; Stocken, Stagnation, Empfindung von*

VIBRATION, Summen, Brummen, Empfindung von: agn.[5] **Am-c.**[5] ambr.[5] ars.[5] aur.[5] bar-c.[5] **BELL.**[5] bism.[5] calc.[5] cann-s.[5] caps.[5] carb-an.[5] carb-v.[5] **Caust.**[5] cic.[5] clem.[5] cocc.[5] coff.[5] con.[5] croc.[5] cypra-e.[227] dig.[5] eupi.[36] ferr.[5] **Glon.**[111] graph.[5] hep.[5] hyos.[5] ign.[5] iod.[5] irid.[222] kali-c.[5] kali-n.[5] **Kreos.**[5] lach.[5] lyc.[5] **M-ARCT.**[5] m-art.[5] mag-c.[5] meny.[5] meph.[36] mosch.[5] mur-ac.[5] nat-m.[5] **Nit-ac.**[5] **NUX-M.**[5] **Nux-v.**[5] **OLND.**[5] **Op.**[5] petr.[5] ph-ac.[5] phel.[137] phos.[5] plat.[5] **PULS.**[5] **Rhus-t.**[5] sabad.[5] **Sang.**[111] sars.[5] **Sep.**[5] sil.[5] **SPIG.**[5] squil.[5] stann.[5] staph.[5] stront-c.[5] **SULPH.**[5] teucr.[5] thuj.[5] verat.[5] verb.[5] viol-t.[5] zinc.[5]

☞ *Geräusch, Lärm; Summen, Brummen, Schwirren im Körper, Empfindung von*

abends im Bett: eupi.[36]

erstreckt sich abwärts, durch das gesamte Symstem: alco.[36]

☞ *Erregung, Anregung, Gefühl von*

nervös: **Meph.**[36]

VIELERLEI, vielgestaltige Symptome: agar.[5] **Tub.**[111]

☞ *Symptome* • *Widersprüchliche und abwechselnde Zustände*

VITALITÄT, nachlassende: carb-an.[5] carb-v.[5] chlorpr.[149] cocc.[5] laur.[5] mag-m.[5] op.[5] sulph.[5] verat.[5] vinc.[111]

☞ *Hitze; Lebenswärme, Mangel an* • *Langsame Manifestation von Beschwerden* • *Reaktion; Reaktionsmangel* • *Trägheit, körperliche*

VÖLLEGEFÜHL:

☞ *Schwere, Empfindung von*

rechts: **Lim.**[36]

Äußerlich: **Aesc.** aloe[58] ars. aur. aur-m. bar-i.[58] caust. kali-n. laur. nux-m. par. phos. sul-i.[58] verat.

☞ *Spannung, Empfindung von; Äußerlich*

Innerlich: **ACON. AESC.** agar. aloe[111] alum. alum-sil.[58] am-c. am-m. aml-n. anac. ant-c. **Ant-t. Apis** arg-n.[5] **Arn.** ars. **Asaf. Asar.** aur. aur-m.[58] aur-s.[58] **Bar-c.** bar-i.[58] bar-m. bar-s.[58] **Bell.** bor. bov.[5] **Bry.** cact. calc. calc-i. calc-s.[58] calc-sil.[58] camph. cann-i. cann-s. **Canth. Caps. Carb-an. Carb-v. Carbn-s.** caust. cench.[58] **Cham.** chel. **CHIN.** cic. **CIMIC.** coc-c.[36] cocc. coff. **Colch.** coloc. com. **Con.** conv.[111] croc. **Croto-t. Cycl. Dig.** dirc.[36] **Ferr.** ferr-ar.[58] gels.[111] **GLON. Graph.** guai. halo.[149] **Ham. Hell.** hyos. ign. iod. **Iris Kali-c.** kali-chl.[58] **Kali-n.** kreos. lach. laur. led. **Lil-t.**[111] lim.[102] lol.[111] **Lyc.** m-arct.[5] m-art.[5] m-aust.[5] mag-c. mag-m. mang. **MELI.** meny. merc. mez. **MOSCH.** mur-ac. naja[111] **Nat-ar.** nat-c. nat-m. nat-s.[111] **Nit-ac. Nux-m. Nux-v.** olnd. op. ox-ac.[36] par. petr. ph-ac. **PHOS.** phys.[36] **Phyt.** plat. plb. **Psor. Puls. Ran-s.** rheum rhod. **RHUS-T.** ruta sabad. **Sabin.** sars. scroph-n.[36] **Sep.** sil. spig. spong. stann. staph. stict. stront-c. sul-ac. sul-i.[58] **SULPH.** thuj. ust.[111] **Valer.** verat. verat-v. verb. vip.[116] zinc. zinc-p.[58]

- **rechts**: lim.[102]
- **vormittags**: scroph-n.[36]
- **abends**: ox-ac.[36]
- **Klavierspielen,** durch: anac.

☞ *M; Musik; agg.; Klavierspielen*

WACHSTUM:

Akromegalie: **Pitu-p.**[162] thyr.[85]

Längenwachstum, zu schnell: **BAC.**[62] **Calc.**[102] **Calc-p.**[102] ferr.[5] ferr-acet.[102] guai.[137] hipp.[8] iod.[5] irid.[102] kreos.[85] nat-m.[148] **PH-AC.**[54] **Phos.**[54] sulph.[148]

☞ *M; Kindern, Beschwerden bei •Chorea; Kinder, die zu schnell wachsen •Schwäche; Wachstumsschub, nach •Schmerz; Wachstumsschmerzen*

- **jungen** Menschen, **bei**: hipp.[8] kreos.[85] nat-m.[148] **Ph-ac.**[54] **PHOS.**[54] sulph.[148]

Wachstumsstörungen: **Agar.**[5] **Ant-c.** arg.[149] astra-e.[149] bar-c.[5] but-ac.[149] **Calc.**[5] **Calc-f.**[122] **CALC-P.**[111] cob-n.[149] ferr.[137] ferr-acet.[111] fl-ac.[58] guai.[5] kali-s.[137] mag-m.[5] merc.[36] ph-ac.[137] phos.[5] pitu-a.[164] puls.[5] rad-br.[137] sil.[5] staph.[137] sulph.[5] **Thyr.**[137] vip.[85]

▤ *KLINISCHES; C; Rachitis*

- **Gelenke**: guai.[5] staph.[137]
- **Knochen,** dünne: calc-p.[111]

WÄRME:

Verlangen nach Wärme: alum.[5] am-br.[116] arg.[5] **Ars.**[5] bamb-a.[1184] bar-c.[116] calc.[58] caps.[5] **Caust.**[5] choc.[222] cic.[5] **Colch.**[5] con.[85] falco-p.[265] **Hep.**[5] **Kali-c.**[5] lach.[5] moly.[149] mosch.[1] ph-ac.[5] por-m.[251] psor.[111] ptel.[36] **Sabad.**[5] **Sil.**[116] spig.[36] tax.[303] thea.[275] thuj.[5] tub.[58] uran.[269]

- **Freien,** im: tax.[303]
- ◉ - **Bettwärme**: choc.[222] spig.[36]
- **Ofenwärme**: bar-c.[116] cic.[5] lach.[5] mosch.[1] ptel.[36] **Sil.**[116] thea.[275] tub.[58]
  - ◦ **Froststadium** im Fieber, während: **Cic.**[5] **Lach.**[5]
- **Sonnenwärme,** nach: con.[85]

Verlangt nicht nach Wärme, während Froststadium im Fieber: **Mez.**[5]

▤ *FROST; M; Wärme; agg.; Ofenwärme*

WARZEN, innerlich: caust.[2090]

☞ *Tumoren* ▤ *HAUT; C; Warzen*

WASSER:

fließendes:

☞ *Fließen, Empfindung von; Wasser fließen, als würde*

heißes:

- **Knochenmark** rinnend, wie durch das: hydrc.[36]

☞ *O; Knochen; Knochenmark*

◉ - **befindet,** als ob man sich in heißem W.: phos.[137] ter.[137]

- ◦ **Schmerzen,** bei: ter.[137]

- **Körperteil** gegossen, als würde es auf den:

☞ *innere Organe spritzt, als ob W. gegen; heißes*

hindurchrinnt, als ob kaltes W.:

- **Knochen,** durch die: graph.[5]

innere Organe spritzt, als ob W. gegen: ars.[5] bell. carb-ac.[111] carb-an.[5] **Chin.**[137] cina **Crot-h.**[111] **CROTO-T.** dig. ferr. glon.[111] hell. **Hep.**[137] hydrc.[36] **Hyos.**[5] jatr.[111] kali-c.[5] kali-chl.[58] laur. nat-m.[5] ph-ac. **Rhod. Rhus-t.**[5] **Spig.** sumb.[137] ter.[85] verat-v.[137]

☞ *Fließen, Empfindung von; Wasser fließen, als würde •Hitze; Hitzewallungen; Wasser, warmes; •Schwappende, plätschernde Empfindung, innerlich*

- **heißes**: chin.[137] hep.[137] hydrc.[36] sumb.[137] ter.[85] verat-v.[137]

▤ *BLUT; C; Strömen des Blutes, Empfindung von*

- ◦ **Knochenmark** läuft, als ob W. durch das: hydrc.[36]

☞ *O; Knochen; Knochenmark*

- ◦ **Nerv** fließt, als ob W. durch eine Röhre im: ter.[85]

nah am W. sein, möchte: arb-m.[255] cub.[36]

Tröpfelt oder Fließt, Empfindung, als ob Wasser:

☞ *Tropfenfallen, Empfindung von*

- **kaltes**: chel.[809]

☞ *Tropfenfallen, Empfindung von*

Wasser zu arbeiten, Verlangen im: cub.[36]

WECHSEL, Veränderung:

Bedürfnis nach Lagewechsel: acon.[5] alum.[5] **Arn.**[10] **Ars.**[5] bapt.[111] bell.[5] **Bry.**[5] caust.[5] cham.[5] eup-per.[111] **Ferr.**[809] ign.[5] lyc.[5] nat-s.[111] pip-m.[102] **Rhus-t.**[5] ruta[809] sil.[5] tarax.[5] zinc.[5] zinc-val.[111]

▤ *SCHLAF; C; Lage; ändert häufig die Lage*

- **beständiger** Lagewechsel, ohne Erleichterung, der Gedanke an Bewegung ist schrecklich: **PULS.**[22]

WECHSEL, Veränderung (Forts.)

Symptome, ständiger Wechsel, Veränderung der: ambr.[5] anac.[58] ant-c.[58] apis[102] arn.[5] bac.[149] benz-ac.[111] berb.[137] brucel.[241] carc.[144] caul.[111] caust.[5] cimic.[111] croto-t.[58] cupr.[58] **Ign.**[5] **Kali-bi.**[122] kali-c.[58] **Kali-s.**[102] kalm.[111] **Lac-c.**[102] led.[5] lil-s.[58] lil-t.[102] **Mang.**[102] meph.[36] merl.[809] mosch.[193] mut.[136] **Nat-m.**[5] pall.[144] paraf.[102] phyt.[102] **PLAT.**[5] plb.[5] podo.[58] **PULS.**[5] sabin.[58] sal-ac.[116] sang.[137] sanic.[102] sul-ac.[116] **Tub.**[111] valer.[5]

☞ *A; Abwechselnde, alternierende Zustände •Metastasierung (Übergang einer Krankheit auf ein anderes Organ oder Organsystem) •Veränderliche, unstete Symptome •Widersprüchliche und abwechselnde Zustände*

- **Hysterie,** bei: **PULS.**[54]

- **Ort** wechselt, plötzlich: ambr.[137] berb.[137]

- **schnell**: ambr.[5] ant-c.[58] arn.[5] benz-ac.[111] caul.[111] caust.[5] cimic.[111] cupr.[58] kalm.[111] led.[5] meph.[36] plat.[5] plb.[5] puls.[5] sal-ac.[116] sul-ac.[116] tub.[111] valer.[5]

WEHRT sich gegen Umschläge: bor.[148] bry.[148] **Calc.**[148] carb-v.[148] **Cham.**[148] **Lyc.**[148] merc.[148] mur-ac.[148] nit-ac.[148] nux-v.[58] phos.[148] puls.[148] rhus-t.[148] sep.[148] spig.[148] staph.[148] **Sulph.**[148]

☞ *M; Anwendungen; feuchte, nasse;*

WEICH, Empfindung, als wären harte Partien: **Alum.**[5] apisin.[5] **Ars.**[5] calc.[5] calc-p.[137] cann-i.[137] carb-v.[1] **Caust.** cinnb. cocc.[137] coch. eupi.[111] helo.[137] ign.[5] lepi. lyc.[5] med. **Merc.**[5] mez.[5] **Nit-ac.**[5] nux-m.[5] petr.[5] phos.[5] sul-i.[137] **Sulph.**[5] xan.[123] zinc.

WEIß, normalerweise rote Partien sind:

☞ *Farbe, Verfärbung; weiß, normalerweise rote Partien sind*

WELLEN, Empfindung wie von: acon.[5] am-c. aml-n.[111] anac.[5] ant-t.[5] arn.[5] asaf.[5] bani-c.[204] **BELL.** **Bism.** caps. carn-g.[264] caust. chin.[5] cic.[36] clem. cocc.[5] coff.[5] con. dig. dulc.[5] falco-p.[265] ferr-p.[111] fl-ac.[5] glon.[111] graph.[137] hydrog.[222] hyos.[5] iod. kali-c. kali-n. lach.[5] lyc. mag-c. mang.[36] mez.[5] **Nit-ac.** nux-v. olnd.[5] par.[5] petr. plat.[5] rhod.[5] sars. senec.[111] **Sep.** sil. spect.[271] spig.[5] stann. stict.[111] stront-c. stroph.[137] **SULPH.** tax.[303] teucr.[5] trio.[36] verb. viol-t.[5] zinc-i.[137]

4 Uhr: trio.[36]

WETTERWECHSEL, Verlangen nach: mang.[137] sep.[137] tub.[137]

WIDERSPRÜCHLICHE und abwechselnde Zustände: **Abrot.**[122] **Aloe**[122] alum.[58] ambr.[5] apoc.[58] arn.[58] ars.[58] bell.[1] **Berb.**[144] bry.[1] camph.[1] **Carc.**[122] caust.[85] chin.[1] choc.[222] cimic.[111] croc.[137] croto-t.[58] dulc.[5] graph.[193] **IGN.** kali-bi.[193] kali-c.[58] lac-c.[193] lach.[85] lyc.[5] mosch.[193] **Nat-m.** op.[110] **Plat.**[122] plb.[5] podo.[58] **PULS.** rhus-t.[193] sanic.[122] **Sep.**[122] **Staph.**[122] **Thuj.**[122] **TUB.**[122] uran.[269] valer.[137]

☞ *A; Abwechselnde, alternierende Zustände •S; Abwechselnde Seiten •M; Amel. und agg., ohne ersichtlichen Grund •Metastasierung (Übergang einer Krankheit auf ein anderes Organ oder Organsystem) •Viele, vielgestaltige Symptome •Wechsel, Veränderung; Symptome, ständiger Wechsel, Veränderung der ▥ GEMÜT; C; Unbeständigkeit*

Reaktionsmangel, mit: valer.[137]

☞ *Reaktion; Reaktionsmangel*

schnell wechselnd: croc.[137]

WIND, Verlangen nach Aufenthalt im: androc.[222] aq-mar.[231] hydrog.[222] irid.[222] **Tub.**[122]

WIND, Zugluft, Empfindung wie durch: acon.[5] agar.[5] asaf.[5] asar.[5] bar-c.[5] calc.[5] camph. canth.[5] caps.[5] caust.[5] **CHEL.** chin.[5] cimic.[111] **Cist.**[116] coloc.[5] cor-r. croc.[5] cub.[36] cupr.[5] graph. hep.[102] lac-d. lach.[116] **Laur.** **LYSS.** m-aust.[5] med.[111] **Mez.**[5] **Mosch.** naja[111] nat-m.[5] **Nux-v.** ol-an.[111] olnd. petr.[5] ph-ac.[5] phos.[5] plat.[5] puls. ran-b.[5] rhus-t. sabin. samb. sep.[5] spig. squil. stram. sulph.[5] syph.[111] ther.[111] thuj.[116] thyr.[111] valer.[5] verat.[5]

☞ *Fächeln, Zufächeln von Luft; Empfindung, als würde Luft zugefächelt*

bläst auf bedeckte Partien: camph.

☞ *O; Teile, Körperteile, einzelne; bedeckte*

kalte Luft, wie: acon.[5] agar.[5] asaf.[5] asar.[5] bar-c.[5] calc.[5] camph. canth.[5] caps.[5] caust.[5] **Chel.** chin.[5] cimic.[111] **Cist.**[116] coloc.[5] cor-r. croc.[5] cupr.[5] graph. **Lac-d.** lach.[116] **Laur.** **LYSS.** **M-aust.**[5] med.[111] **Mez.**[5] **Mosch.** naja[111] nat-m.[5] **Nux-v.** ol-an.[111] olnd. petr.[5] **Ph-ac.**[5] phos.[5] plat.[5] puls. ran-b.[5] rhus-t. sabin. samb. sep.[5] spig. squil. stram. sulph.[5] syph.[111] ther.[111] **Thuj.**[116] thyr.[111] valer.[5] verat.[5]

WINDET sich, Krümmt sich: ars.[36] bell.[137] cupr-acet.[36] cupr-ar.[36] dip.[102] fl-ac.[36] hydr-ac.[137] lat-m.[119] phos.[36] stry.[36] sumb.[36]

Schmerzen, vor: lat-m.[119] sumb.[36]

◉ **krampfartig**: phos.[36]

WIRBELN, Empfindung von:

☞ *Drehen; Empfindung von Drehen, Winden*

WOGENDE Empfindung:

☞ *Wellen, Empfindung wie von*

WOHL, fühlt sich ungewöhlich, vor Erkrankung:

▥ *GEMÜT; C; Gesund, fühlt sich gut; fühlt sich sehr gut;*

WÜHLEN, Graben, Empfindung von:

☞ *Schmerz; bohrender Schmerz*

WUNDEN: acet-ac.[122] acon.[54] adren.[102] agav-a.[77] agri.[1125] ail.[102] **Alch-v.**[1125] all-c.[54] all-s.[54] aloe[1125] alum.[5] alum-acet.[102] alum-p.[58] alum-sil.[58] alumn.[54] **Am-c.**[10] am-caust.[102] anac.[54] anag.[1125] anemps.[102] ang.[5] ant-t.[54] anthr.[54] **Apis** apisin.[5] aran.[85] arg-n.[137] arist-cl.[1125] **ARN.**[5] ars.[5] asaf.[10] aur.[122] aven.[1125] **Bals-p.**[1125] bar-c. bar-s.[58] bell.[5] **Bell-p.**[122] bor.[36] bor-ac.[85] both-l.[144] bov.[102] brom.[36] bry.[5] bufo[54] calad.[122] calc. calc-f.[54] calc-l.[102] calc-p. calc-s.[54] **Calen.**[54] camph.[54] canth.[122] caps.[5] carb-ac.[122] carb-an.[137] carb-v.[1] carbn-s.[111] carc.[207] caust.[10] cean.[85] cedr.[54] cench.[809] cham.[54] chel. chin.[10] chr-ac.[54] cic. cinnam.[8] cist.[102] clem.[10] colch. con.[5] conv.[38] cop.[10] cortiso.[149] corv-c.[258] croc.[10] crot-h.[36] cund.[54] cycl.[5] dig.[54] dor.[144] **Dulc.**[5] echi.[122] equis-a.[1125] erig.[85] ery-a.[85] eucal.[54] eug.[10] eup-per.[85] euph.[54] euph-po.[102] euph-pr.[102] euphr.[5] ferr.[5] ferr-p.[111] fil.[1125] fl-ac.[122] form.[137] frax-e.[1125] gall-ac.[102] gent-l.[809] glech.[1125] glon.[137] graph.[122] grin.[102] gua.[809] guajol.[102] gunp.[102] gymn.[102] gymne.[85] **HAM.**[102] helia.[85] hell.[10] helo.[85] hep.[54] hippoz.[102] hir.[122] ho.[102] hydr.[58] hydr-ac.[102] hydrog.[222] hyos.[122] **HYPER.**[111] ign.[193] imp.[1125] indg.[102] iod.[102] kali-bi.[36] kali-c.

kali-chl.[54] kali-i.[137] kali-m.[85] kali-ma.[102] kali-n.[5] kali-p.[102] kali-sil.[58] kola[1184] kreos.[137] **Lach.**[10] **Lappa**[144] lat-h.[301] lat-m.[809] laur.[5] **LED.**[137] levi-o.[1125] liatr.[102] lob.[85] lob-p.[85] loxo-r.[240] lyc.[5] lycps.[85] lysim.[1125] lyss.[54] m-art.[5] mag-c. manc.[137] mang. **Mati.**[1125] med.[139] **Merc.**[5] merc-c. mez.[1] mill.[58] mosch.[102] mur-ac. myris.[102] **Myrrh.**[1125] naja[144] **Nat-c.**[5] nat-m.[54] nat-n.[144] nat-s.[137] nit-ac.[5] nux-m.[10] nux-v.[5] oci-b.[1125] op.[137] paeon.[137] par.[5] pariet.[1125] petr. ph-ac.[5] phase.[102] **Phos.**[5] phys.[85] phyt.[122] plan.[111] plat. plb.[54] plume.[102] plut-n.[222] por-m.[251] pot-t.[1125] psor.[122] **Puls.**[5] pyre-r.[1125] pyro-r.[1125] pyrog. **Querc-r.**[257] rad-br.[137] ran-b. rat.[1125] rhus-t.[5] **Ruta**[5] sabin.[102] sal-ac.[102] salv.[1125] samb.[5] **Sani-eu.**[1125] sars.[137] scolo-v.[1125] scorp.[269] sec.[54] sed-ac.[1125] semp.[102] senec.[122] seneg.[54] sep.[10] sieg.[144] sil.[5] sisy.[102] slag[102] solid.[1125] spirae.[102] squil.[10] **Staph.** stram.[122] stront-c.[116] stroph.[137] stry.[102] **Sul-ac.**[5] sulph.[5] **Symph.**[102] syph.[193] tanac.[85] tarent-c.[809] tax.[303] ter.[54] teucr-s.[1125] teucr-sc.[1125] thiosin.[122] thlaspi[111] thuj.[102] til.[1125] trach.[36] trig-f-g.[1125] tril.[1125] tub.[122] upa-a.[102] urt-u.[809] valer.[137] verat.[137] viol-o.[102] vip.[36] vip-a.[149] visc.[85] vita-a.[1125] x-ray[137] zinc.[122] zinc-m.[85]

☞ *Verletzungen (Sturz, Prellung, Quetschung, Schlag etc.)* ▤ *HAUT; C; Verbrennungen*

Extravasaten, mit: **ARN.**[5] bry.[5] cham.[5] chin.[5] **Con.**[5] dulc.[5] euphr.[5] ferr.[5] **Hep.**[5] lach.[5] laur.[5] led.[5] nux-v.[5] par.[5] plb.[5] **Puls.**[5] rhus-t.[5] **Ruta**[5] sec.[5] **SUL-AC.**[5] **Sulph.**[5]

Fremdkörper, durch: acon.[137] anac.[137] arn.[122] calc-f.[137] **Hep.**[54] **Lob.**[122] **SIL.**[54]

☞ *Splitterverletzung, durch*

Höhe, durch Sturz aus der: mill.[137]

Injektion, durch schmerzhafte: **Crot-h.**[122] **Led.**[122]

Lumbalpunktion, nach: hyper.[193]

Röntgenstrahlen, durch: calc-f.[137] phos.[137] rad-br.[137] x-ray[137]

☞ *M; Röntgenstrahlung, Einwirkung von*

Schorfbildung, mit: **Calen.**[54] **Carb-ac.**[54] **Hyper.**[54]

Stiefel, durch enge: paeon.[137]

toxische Auswirkungen: sieg.[144]

Beckenorgane, der: bell-p.[137]

Drüsen: **Arn.**[5] cic.[5] **CON.**[5] hep.[5] **Iod.**[5] merc.[5] **Phos.**[5] puls.[5] rhus-t.[5] **Sil.**[5] sulph.[5]

Knochen: **Ruta**[5]

☞ *O; Knochen*

Muskeln, Zerrung der: arn.[5] nat-c.[5] nat-m.[5] phos.[5] **RHUS-T.**[5]

☞ *Schmerz; gerissen, Schmerz wie; heraus- oder abgerissen, wie*

Nerven: glon.[111] **HYPER.**[111] led.[58]

☞ *O; Nerven, Beschwerden der*

Weichteile: **ARN.**[5] cham.[5] **Con.**[5] dulc.[5] euphr.[5] lach.[5] **Puls.**[5] samb.[5] **Sul-ac.**[5] sulph.[5]

alte Wunden: all-c.[137] corv-c.[258] kali-i.[137] nit-ac.[1] por-m.[251] sil.[137] symph.[137] tax.[303]

- **schmerzhaft**: all-c.[137] corv-c.[258] kali-i.[137] nit-ac.[1] por-m.[251] sil.[137] symph.[137] tax.[303]

atrophiert: form.[137]

Bisse, Stiche (durch Tiere verursacht): acet-ac.[102] agav-a.[77] all-s.[54] alumn.[137] am-c.[102] am-caust.[102] anag.[54] anthr.[102] **Apis**[122] arist-cl.[119] **Arn.**[122] **Ars.**[54] aur.[122] bell.[54] calad.[122] camph.[54] canth.[122] caps.[5] caust.[10] cean.[85] **Cedr.**[54] cench.[809] cham.[5] chr-ac.[54] cinnam.[8] cist.[137] crot-h.[102] cycl.[5] dor.[144] **Echi.**[122] euph-po.[102] euph-pr.[102] gent-l.[809] grin.[102] gua.[809] guajol.[102] gymn.[102] gymne.[85] helo.[184] hep.[58] hippoz.[102] ho.[102] hydr-ac.[102] hyos.[122] **Hyper.**[102] imp.[1125] indg.[102] iod.[102] kali-ma.[102] kali-n.[5] kali-p.[102] **Lach.**[122] lat-h.[301] lat-m.[809] **Led.**[122] lob-p.[85] loxo-r.[240] lycps.[85] lyss.[54] merc.[54] mosch.[102] nat-m.[10] nux-v.[5] ph-ac.[54] **Plan.**[122] plume.[102] puls.[10] pyrog.[102] samb.[5] semp.[102] seneg.[54] sisy.[102] slag[102] spirae.[102] stram.[122] stry.[102] **Sul-ac.**[122] tanac.[85] tarent-c.[809] ter.[54] thuj.[122] urt-u.[85] viol-o.[102] vip.[122] visc.[85]

▤ *HAUT; C; Insektenstiche*

- **Blutegel**: alumn.[137]

☞ *M; Blutegel, angesetzte, agg.*

- **giftige** Tiere, durch: acet-ac.[58] **Am-c.**[122] anthr.[137] **Apis** arn. **ARS.**[5] aur. **Bell.**[5] calad. caps.[5] **Caust.**[10] **Cedr.** cham.[5] cist.[137] **Cycl.**[5] **Echi.** **GENT-L.**[809] grin.[171] gua.[809] helo.[184] hep.[58] hyper. **Kali-n.**[5] **Lach.** lat-h.[301] **Lat-m.**[809] **LED.** **Lob-p.**[122] loxo-r.[240] **Lyss.**[54] mosch.[137] nat-m.[10] nux-v.[5] puls.[10] pyrog.[137] samb.[5] **SENEG.**[5] stram. sul-ac. **Tarent-c.**[809] thuj.[58] vip.

▤ *GESICHT; C; Schwellung; allgemein; Bienenstiche, durch •HAUT; C; Insektenstiche; allgemeine Arzneien*

- **Hundebiss**: acet-ac.[102] agav-a.[77] am-c.[102] am-caust.[102] anthr.[102] **Apis**[102] arist-cl.[119] arn.[102] **Ars.**[122] bell.[122] calad.[102] camph.[102] canth.[122] **Cedr.**[102] chr-ac.[54] cist.[102] crot-h.[102] **Echi.**[85] **Grin.**[102] gua.[102] gymne.[102] hippoz.[102] ho.[102] hydr-ac.[102] hyos.[122] hyper.[148] indg.[102] iod.[102] kali-ma.[102] **Lach.**[148] **Led.**[148] **LYSS.**[122] mosch.[102] plume.[102] pyrog.[102] semp.[102] sisy.[102] spirae.[102] tanac.[85] **Ter.**[54] viol-o.[102] visc.[85]

◦ **bläulich,** wird: lach.[148]

◦ **kalt,** wird: led.[148]

◦ **schmerzhaft** entlang der Nerven: hyper.[148]

◦ **tollwütiger** Hund: agav-a.[77] arist-cl.[119] ars.[122] bell.[122] canth.[122] **Chr-ac.**[54] echi.[85] hyos.[122] **Lyss.**[122] spirae.[102] tanac.[85] visc.[85]

- **Mückenstiche**: calad.[5]

- **Reptilien**: lycps.[85]

- **Schlangen**: acet-ac.[102] am-c.[102] am-caust.[102] anag.[54] anthr.[102] **Apis**[122] arist-cl.[119] arn.[122] **Ars.**[54] aur.[122] **Bell.**[54] calad.[122] **Camph.**[54] cean.[85] **Cedr.**[54] cench.[809] cinnam.[8] crot-h.[102] dor.[144] **Echi.**[122] euph-po.[102] euph-pr.[102] **Grin.**[102] gua.[122] gymne.[85] hippoz.[102] hydr-ac.[102] **Hyper.**[102] iod.[102] kali-ma.[102] **LACH.**[122] **LED.**[122] lob-p.[85] lycps.[85] merc.[54] mosch.[102] ph-ac.[54] plan.[122] pyrog.[102] seneg.[54] sisy.[102] spirae.[102] stram.[122] sul-ac.[122] **Thuj.**[122] urt-u.[85] **Vip.**[122]

◦ **Klapperschlange**: euph-pr.[102] iod.[102]

◦ **prophylaktisch**: euph-po.[102]

- **Skorpione**: **Gua.**[809] lach.[809]

- **Spinnen,** durch: lat-m.[809] **Tarent-c.**[809]

- **Tarantel**: lycps.[85]

WUNDEN (Forts.)

bläulich: **Apis**[54] **Lach.**[54] lyss.[54] naja[144] **Vip.**[36]

bleifarben: **Lach.**[54] vip.[36]

blutend:

- **frei** fließend: **Acon.**[5] **Adren.**[102] ail.[102] am-c. ant-t.[86] aran. **Arn.**[5] ars.[10] asaf.[10] bell-p.[144] bor.[10] both-l.[36] bov.[102] calc-l.[102] carb-an.[137] **Carb-v.**[5] carc.[207] caust.[10] cench. **Chin.**[5] clem.[10] con.[10] **Cop.**[10] croc.[5] crot-h.[111] **Dor.**[122] eug.[10] **Euphr.**[10] ferr. ferr-p.[111] gall-ac.[102] ham.[102] hep.[5] **HIR.**[122] **Hydr.**[137] kali-n.[144] **Kreos. LACH. LAT-M.**[122] led.[58] **M-art.**[5] med.[139] merc.[5] mez.[10] mill.[102] **Nat-c.**[10] nat-m. nat-s.[111] **NIT-AC.**[5] **Nux-m.**[10] **Nux-v.**[10] **Ph-ac.**[116] **PHOS.**[5] plb.[10] puls.[5] rhus-t.[5] ruta[10] sec.[102] sep.[10] sil.[10] **Staph.**[10] sul-ac.[5] **Sulph.** ter.[102] thlaspi[111] vip.[36] visc.[137] **Zinc.**[116]
  ☞ *Absonderungen; blutig, blutstreifig ▤ NASE; C; Nasenbluten; allgemeine Arzneien; Bluten im allgemeinen, Bluter •BLUT; C; Gerinnt nicht, Hämophilie*
  - **Eiterung,** mit: hydr.[137]
  - **Sturz,** nach einem: **Arn.**[102] ham.[102] mill.[102]
  - **kleine** Wunden: am-c. **Arn.**[5] **Carb-v.**[5] croc.[5] gall-ac.[102] hydr.[58] kreos.[58] **Lach.**[58] **M-art.**[5] med.[139] merc.[5] ph-ac.[116] **Phos.**[5] puls.[5] rhus-t.[5] sec.[102] **Sul-ac.**[5] **Zinc.**[116]
  - **schwarzes** Blut: vip.[36]
- **Wundrändern,** aus geschlossenen: **Mill.**[137] phos.[137]
  - **eitern,** und: phos.[137]

brechen auf und verheilen wieder: carb-v.[137] phos.[137]
  ☞ *Geschwüre; karzinomatös*

brennend: **Acon.**[10] arn.[147] **Ars.**[10] bry.[10] **Carb-v.**[10] caust.[10] crot-h.[36] hyper.[58] merc.[10] mez.[10] **Nat-c.**[5] nat-m.[10] nit-ac.[5] rhus-t.[10] **Sul-ac.**[10] **Sulph.** urt-u.[102] zinc.[122]

Einstiche, Messerstiche:
  ☞ *Stichwunden*

eiternd: anag.[1125] arn.[122] asaf.[10] **Bell.**[10] bor.[36] both-l.[144] **Bufo**[54] **Calc.** calc-f.[54] calc-s.[54] **Calen.**[54] caust.[10] **Cham.**[54] **Chin.**[10] **Croc.**[10] echi.[122] equis-a.[1125] fil.[1125] graph.[122] **Hep.**[54] hydrog.[222] ign.[193] lach.[10] led.[122] **Merc.**[5] **Nat-m.**[54] plb.[54] plut-n.[222] **Puls.**[10] salv.[1125] **Sil.**[5] solid.[1125] **Sulph.**[10] syph.[193] trig-f-g.[1125] vip-a.[149]
  ☞ *Abszesse, Eiterung; allgemeine Arzneien ▤ HAUT; C; Ungesunde Haut, jeder Kratzer eitert oder heilt nur schwer*

- **Klimakterium,** im: **GRAPH.**[122]
- **Nekrose,** vor: both-l.[144]

entzündet: **Acon.**[10] **Apisin.**[5] arist-cl.[119] arn.[10] brom.[36] calc-f.[54] calen.[54] **Cham.**[10] **Con.**[54] corv-c.[258] hyper.[58] kali-bi.[36] lach.[10] led.[58] mez.[1] nat-m.[10] plb.[10] plut-n.[222] **PULS.**[5] rat.[1125] **Rhus-t.**[10] **Sul-ac.**[10] **Sulph.**[10] vip.[36]

- **grüner** Detritus bildet sich um Schnitte: brom.[36]
- **übelriechend**: brom.[36]

erodierend, fressend: mez.[1]

faulig: alum-acet.[102]

feucht: m-art.[5]

gangränös: acon.[54] am-c.[54] **Anthr.**[54] **ARS. Bell.**[54] **Brom.**[54] calen.[102] **Carb-v.**[54] **Chin.**[54] crot-h.[144] **Eucal.**[54] euph.[54] glech.[1125] **LACH.**[10] sal-ac.[102] sec.[54] **Sil.**[54] sul-ac.[102] trach.[36] vip.[36] vip-a.[149]

geschwollen: acon.[54] **Arn.**[5] **Bell.**[5] **Bry.**[5] kali-chl.[54] nux-v.[5] **Puls.**[5] **Rhus-t.**[5] scorp.[269] sul-ac.[5] **Sulph.**[5] vip.[36]

geschwürig werdend:
  ☞ *Geschwüre*

Granulation, wildes Fleisch: alum.[5] **Alumn.**[54] **Anac.**[54] **Ant-t.**[54] arg-n.[137] **ARS.**[54] bell-p.[122] **Calc.**[54] **Calen.**[54] carb-v.[137] caust.[122] crot-h.[122] cund.[54] **FL-AC.**[122] **GRAPH.**[122] hep.[137] hydr.[58] hyper.[122] iod.[122] **Kali-chl.**[54] kreos.[137] **Lach.**[54] loxo-r.[240] **Merc.**[122] nit-ac.[137] nux-v.[122] phos.[122] phyt.[122] psor.[122] rhus-t.[122] **Sabin.**[102] **SIL.**[137] sul-ac.[122] sulph.[1] thiosin.[122] thuj.[102] tub.[122] vip.[122]

- **Granulation**:
  - **mangelhaft**: carb-v.[137] hep.[137] kreos.[137] nit-ac.[137] sil.[137]
  - **warzig**: arg-n.[137]

grünlich: senec.[122]

Heilung, Wundheilung:

- **keine** Heilreaktion, heilen nicht: ars.[5] camph.[5] carb-v.[5] con.[5] laur.[5] op.[5] ph-ac.[5] sulph.[5]
  ☞ *Reaktion; Reaktionsmangel*
- **langsam,** heilen nur: **All-c.**[54] alum. alum-p.[58] alum-sil.[58] am-c. aran.[149] arist-cl.[119] arn.[137] ars.[58] **BALS-P.**[1125] **Bar-c.** bar-s.[58] **Bor.** both-l.[36] **Calc.** calc-s.[54] camph.[1125] **Carb-v.** carc.[146] caust. **Cham.** chel. clem.[10] con. **Cop.**[1125] cortiso.[149] croc.[10] crot-h. **ECHI.**[1125] **Graph.** gunp.[102] hell.[10] **HEP.** hydrog.[222] hyper.[58] kali-bi.[137] kali-c. kali-sil.[58] kola[1184] kreos.[137] **LACH.** levi-o.[1125] liatr.[1125] loxo-r.[240] lyc. lyss.[144] mag-c. mang. **Merc. Merc-c.** mill.[58] mur-ac. nat-c.[10] nat-n.[144] **NIT-AC.** nux-v.[10] oci-b.[1125] par.[1125] **PETR.** ph-ac. phos. plb. puls. querc-r.[257] **Rhus-t.** ruta[58] sars.[58] sep. **SIL.** squil.[10] **Staph. SULPH. SYMPH.**[1125] til.[1125] **Tub.**[122] x-ray[102]
  ▤ *HAUT; C; Ungesunde Haut, jeder Kratzer eitert oder heilt nur schwer*
- **schnell,** heilen gut: lyss.[54] manc.[137]

Insektenstiche:
  ▤ *HAUT; C; Insektenstiche; allgemeine Arzneien*

kalt, Wunde wird: **Led.** scorp.[269]

klaffend: hyper.[137]

Kugel, Geschoss, durch ein:
  ☞ *Schusswunde*

Leichengift:
  ☞ *Sektionswunden, eiternde*

leicht, Wunden bilden sich: **Syph.**[193]

leichte Wunden agg. Allgemeinzustand: valer.[137] verat.[137]

nässend: mill.[58]

öffnen sich wieder:

- **alte**: asaf.[58] **Carb-v.**[5] **Caust.**[5] con.[5] **Croc.**[5] **Crot-h.**[111] eug.[10] fl-ac.[102] **Glon.**[111] **Graph.**[102] kreos.[5] **Lach.**[5] lat-h.[301] m-art.[5] nat-c.[5] **Nat-m.**[5] **Nit-ac.**[10] **Nux-v.**[10] **Op.**[137] **PHOS.**[5] **Sil.**[5] **Sulph.**[5] **Vip.**[111]
  ☞ *Abszesse, Eiterung; allgemeine Arzneien; wiederkehrend*
- **Narben**: asaf. **Bor.** calc-p. **Carb-an.** carb-v.[1] **Caust.** con. croc. **Crot-h.** fl-ac.[5] glon.[122] **Iod. Lach.** lat-h.[301] nat-c. **Nat-m. PHOS. SIL.** sulph. **Vip.**[116]
  ▥ *HAUT; C; Narben*

penetrierend: **APIS** aran.[85] **Carb-v.** cic. hep. **Hyper.** lach.[85] **LED.**[122] **NIT-AC. PHASE.**[809] plan.[809] plb. sil. sul-ac.[5] sulph. symph.[102]
  ☞ *Schusswunde • Stichwunden*

- **Handflächen** und Fußsohlen: **HYPER. LED.**[122] **PLAN.**[809]

pulsierend: **Bell.**[10] **Cham.**[10] clem.[10] **Hep.**[10] **Merc.**[10] mez.[1] **Puls.**[10] **Sulph.**[10]
  ☞ *schmerzhaft*

Risswunden: arist-cl.[144] arn.[102] **CALEN.**[111] **CARB-AC.**[122] **Ham.**[54] **Hyper.**[111] led.[102] **Plan.**[171] staph.[5] sul-ac.[102] symph.[102]

schmerzhaft: acon. **All-c.**[122] am-c.[10] **Apis** arist-cl.[119] arn. bar-c. bell.[10] bry. calc.[54] calc-f.[54] calen.[54] caust. cham.[54] chin.[10] clem.[10] colch.[137] con.[10] **Conv.**[38] croc.[147] crot-h.[36] eug.[10] glon.[137] helo.[85] **Hep.**[10] **HYPER.**[1125] kali-i.[137] led. merc. mez.[10] naja[144] nat-c. nat-m.[137] nat-s.[137] **Nit-ac.** nux-v.[137] **Ph-ac.**[10] sars.[137] sep.[10] sil.[10] **STAPH.** sulph. symph.[137] vip.[36]
  ☞ *pulsierend • stechend, scharf*

- **Operation,** nach: **Hyper.**[1125]
  ☞ *M; Operationen, Beschwerden durch • Schmerz; Operationen, nach*
- **Wetterwechsel,** bei: nit-ac.[1]
  ☞ *M; Wetter; Wetterwechsel; agg. • Schmerz; Wetter; Wetterwechsel, durch*
- ◉ **heftig,** kleine Wunden: colch.[137]
- **Salz** darauf gestreut, als sei: sars.[137]
- **stechend,** scharf: acon. **Apis** arn. bar-c. bell.[10] bry. caust. chin.[10] clem.[10] colch.[137] **Led.** merc. mez.[10] nat-c. **Nit-ac.** sep.[10] sil.[10] **Staph.** sulph. vip.[36]
  ☞
  - **kleine** Wunden: colch.[137]
- **verheilte**: symph.[137]
- **wiederkehrender** Schmerz: glon.[137] kali-i.[137] nat-m.[137] **Nat-s.**[137] **Nit-ac.**[137] nux-v.[137]

Schnittwunden: anemps.[102] **Arn. Calen.**[54] **Carb-v.**[54] **Cic.**[54] con.[54] dig.[54] **Ham.**[54] hep.[54] hyper.[122] kali-m.[85] **Lach.**[54] **Led.**[122] merc. nat-c. **Nit-ac.**[54] ph-ac. **Phos.**[137] plan.[85] plb.[5] plut-n.[222] puls.[137] sil. **STAPH. Sul-ac.** sulph.

- **verbrannt,** sieht aus wie: plut-n.[222]

Schusswunde: apis[137] **ARN.**[5] calen.[102] **Euphr.**[5] **Hyper.**[54] iod.[102] lach.[85] **Led.**[137] **Nit-ac.**[5] **Plb.**[5] puls.[5] ruta[5] **Sul-ac.**[5] sulph.[5] symph.[85] urt-u.[809]
  ☞ *penetrierend*

schwarze Wunden: **Chin.**[54] **Lach.**[54] trach.[36] vip.[36]

Sektionswunden, eiternde: **Anthr. Apis Ars.** carbn-s.[111] cist.[111] crot-h.[102] **Echi.**[102] ham.[54] kreos.[102] **Lach.** led. **Pyrog. Ter.**[54]
  ▥ *EXTREMITÄTEN; C; Abszess; Arme; Sektionsverletzung, nach • EXTREMITÄTEN; C; Verletzungen; Schnittwunden, Finger • KLINISCHES; M; Arzneimittel-Missbrauch, Vergiftungen durch; Ptomain*

- **Abszessbildung**:
  ▥ *EXTREMITÄTEN; C; Abszess; Arme; Sektionsverletzung, nach*

septisch: **ARIST-CL.**[1125] ars.[5] **ECHI.**[1125] hydrog.[222] **Teucr-sc.**[1125]

Splitter, Fischgräten, Nadeln, Fremdkörper, zur Austreibung: anag.[102] hep.[102] lob.[102] sil.[102]

Splitterverletzung, durch: acon. **Anag.**[54] **Apis Arn. Carb-v. CIC.** colch. **Hep. HYPER.** lach. **Led.** lob.[85] **Nit-ac.** petr. plat. ran-b. **Sil. Staph.** sulph.
  ☞ *Fremdkörper, durch*

stechend: **Nat-c.**[5] nit-ac.[5]

Stichwunden: acet-ac.[122] **All-c.**[54] **APIS Apisin.**[5] arn. calen.[102] **Carb-v.**[1] cic. con.[5] eug.[10] ham.[102] hep.[5] **HYPER.**[111] lach. **LED.**[5] merc.[5] nat-c.[5] nat-m.[10] nit-ac. ph-ac.[5] **PHASE.**[809] **Phos.**[5] plan.[111] plb.[5] puls.[5] **Rhus-t.**[54] sep.[10] sil. **Staph.** sul-ac.[5] sulph.[5]
  ☞ *penetrierend*

- **blutet,** eine alte: carb-v.[1]

Taubheitsgefühl: plut-n.[222]

tief: bell-p.[137]

ungesund: liatr.[102]

vergehen plötzlich, durch Metastasierung: ars.[5] calc.[5] hep.[5] kreos.[5] lach.[5] lyc.[5] merc.[5] sep.[5] sil.[5]
  ☞ *Metastasierung (Übergang einer Krankheit auf ein anderes Organ oder Organsystem)*

vergiftet: cist.[102] echi.[122] semp.[102] upa-a.[102]

- **giftige** Pflanzen, durch: echi.[122]
- **Pfeile**: upa-a.[102]

zerquetschte und zerrissene Fingerspitzen:
  ▥ *EXTREMITÄTEN; C; Verletzungen; Quetschung; Fingerspitzen*

zuckend: led.[137]

WUNDGESCHEUERT: arist-cl.[119] sul-ac.[85]

WÜRMERN unter der Haut, Empfindung von: ars.[137] **COCAIN.** merc.[137] nat-c.[137] nit-ac.[137] sel.[137] sil.[137] sulph.[137]

ZENTRIFUGALE Bewegung der Beschwerden: sulph.[102]
  ☞ *E; Ausbreitung, Ausstrahlen von Symptomen • Schmerz; ausstrahlender Schmerz*

ZERBRECHLICH, Empfindung, als sei der Körper: sars.[137] **Thuj.**
  ☞ *Brüchige Knochen; Empfindung, als wären sie brüchig*

ZERBRÖCKELN der Knochen: ars.[5] asaf.[5] aur.[5] bell.[5] calc.[5] calc-p.[111] con.[5] dulc.[5] ferr.[5] guai.[5] hep.[5] **Kali-c.**[5] lach.[5] lyc.[5] merc.[5] mez.[5] nit-ac.[5] petr.[5] ph-ac.[5] phos.[5] puls.[5] rhod.[5] rhus-t.[5] ruta[5] sabin.[5] sep.[5] sil.[5] staph.[5] sulph.[5]
  ☞ *O; Knochen • Brüchige Knochen • Brüchige Knochen; allgemeine Arzneien*

ZIGARRENMACHERN, nervöse Beschwerden bei:
KLINISCHES; M; Arzneimittel-Missbrauch, Vergiftungen durch; Tabak, nervöse Beschwerden bei Zigarrenmachern

ZIRKULATION:
BLUT; C; Zirkulation, Blutkreislauf

ZITTERN:
☞ *Beben*

allgemeine Arzneien: abel.[149] abrot.[36] absin. acet-ac.[36] **Acon.**[5] acon-f.[36] acro-c-f.[2047] act-sp. adon.[102] adox.[36] aesc. aesc-g.[25] aeth. aether[36] **Agar.** agar-cpn.[36] agarin.[102] agn.[5] ail. alco.[36] all-c.[58] aloe **Alum.**[54] alum-p.[58] alum-sil.[58] alumn.[36] am-c.[36] am-caust.[4] am-m.[5] **Ambr.**[5] aml-n.[36] **Anac.**[5] anag.[36] androc.[222] ang.[5] ant-c.[5] **Ant-t.**[5] anthr.[54] **Apis Apisin.**[5] apoc.[36] aq-mar.[149] aquil.[102] aran. aran-ix.[144] arg. **ARG-N.**[122] arge-p.[264] arn.[5] **ARS.**[5] ars-h. **ARS-I.** ars-s-f.[58] ars-s-r.[54] **Asaf.** asar.[137] astac. aster.[102] atista[192] atro.[25] **Aur.**[5] aur-ar.[58] aur-i.[58] aur-m. aur-m-n.[272] aur-s.[58] aven.[102] bac.[56] bamb-a.[1184] bani-c.[1237] bapt.[25] bar-c.[5] bar-i.[58] bar-m. bar-s.[58] **BELL.**[36] bell-p.[119] benz.[102] benz-ac.[36] benz-n.[36] berb.[10] bism.[5] bor. both-a.[3070] both-l.[36] bov. brach. **BROM.**[58] bruc.[10] **BRY.**[5] bufo buth-aust.[119] cact.[102] cadm.[149] cadm-s. cahin. caj.[25] calad. **CALC.**[36] calc-ar.[54] calc-caust.[10] calc-f.[119] calc-hp.[111] calc-i.[58] calc-m.[36] calc-p. calc-s. calc-sil.[58] calth.[36] **CAMPH.** camph-br.[25] canch.[36] cann-i.[25] cann-s.[5] **Canth.** caps.[5] carb-ac. carb-an.[10] **CARB-V.** carbn-h.[36] carbn-o.[36] **Carbn-s.**[54] carc.[149] carl. carn-g.[264] cass.[36] cast.[54] caul.[85] **CAUST.**[47] cedr. cham. **CHEL.**[54] **Chin.**[5] chin-ar. **Chin-s.** chlf.[54] chlol.[25] chlor.[197] chlorpr.[149] choc.[222] **CIC.** cic-m.[36] **Cimic.** cina[5] cinch.[36] cinnam.[54] cist.[36] cit-v.[36] clem. cob. cob-n.[119] coca[25] **COCC.**[5] cod. coff.[5] coff-t.[36] coffin.[36] colch. coloc.[5] com. **Con.**[5] conv.[102] cop.[54] corn. cortico.[119] cortiso.[144] corv-c.[258] croc. **Crot-c. Crot-h.** croto-t. cub.[4] **Cupr.**[60] cupr-acet.[10] cupr-ar. cupr-s.[54] cur. curc.[192] cycl. cymbo-ci.[2184] cypr.[25] cypra-e.[227] daph. dicha.[149] **Dig.** digin.[36] dios. diph.[137] dirc. dor. dros. dubin.[36] dulc.[5] dys-co.[136] echi.[36] echit.[36] elaps esp-g.[162] eup-a.[25] eup-per. euph.[5] euphr. eupi. fago.[25] fagu.[36] falco-p.[265] ferr.[5] ferr-ar.[10] ferr-i. ferr-m. ferr-ma.[10] ferr-p. fl-ac.[58] form-ac.[102] **GELS.** germ.[222] gink.[227] gins.[36] glon. goss.[25] gran. granit-m.[194] graph.[5] grat. guai. guare. harp.[1184] **Hell.** helo. helon.[111] **Hep.** hipp.[102] hura[36] hydr. hydr-ac.[10] hydrog.[222] **Hyos.**[5] **Hyper.**[54] iber.[25] **IGN.**[5] ignis[194] ind. inul.[54] **IOD.**[5] ip. iris[54] jab.[38] just.[137] kali-acet.[36] kali-ar. kali-bi.[36] kali-br.[102] **Kali-c.**[1] kali-cy.[36] kali-fcy. kali-i.[58] kali-n.[1] kali-p. kali-s. kali-sil.[58] **Kalm.** kiss.[36] kola[1184] kreos. kres.[149] kron.[9] lac-ac. lac-c.[137] lac-d. lac-lox-a.[204] lac-lup.[204] **LACH.** lact. lam.[36] lap-laz.[227] lat-h.[301] lat-m.[119] lath.[102] laur. lec.[809] led. lil-t.[36] lith-c.[227] lob. **Lol.**[102] lon-x.[36] **Lyc.** lycps.[54] lyss. **M-arct.**[5] m-art.[5] m-aust.[10] mag-c. mag-m.[5] **Mag-p.** mag-s. manc. **Mang.**[5] mangi.[197] mant-r.[262] marm-w.[194] med. menth-pu.[85] meny. meph. **MERC.**[36] **Merc-c.** merc-d.[36] merc-i-f.[36] merc-n.[36] merc-pr-r.[36] merl. methyl.[85] **Mez.** mim-h.[36] **Morph. Mosch.** mur-ac.[1] murx. mygal. myric.[25] naja[58] nat-ar. **NAT-C.**[5] nat-hchls.[36] nat-m.[54] nat-p. nat-s.[54] nat-sil.[58] neon[222] nep.[144] nicc.[10] nicot.[36] **NIT-AC.** nux-m.[5] **NUX-V.**[81] oena.[36] ol-an.[10] ol-j.[25] olnd. onos. **OP.**[5] orig.[36] ox-ac. oxyu-s.[237] ozone[227] paeon. pall. par. paraf.[77] ped.[36] **Petr. Ph-ac.** phel.[10] **PHOS.**[5] phys. phyt. pic-ac. piloc.[116] pip-m.[36] pip-n.[111] pitu-a.[164] plan. **Plat. PLB.**[5] plb-acet.[116] plut-n.[222] polyg. prim-v.[1125] prun.[10] pseuts-m.[255] psil.[149] psor. ptel. **PULS.**[5] puls-n.[25] querc.[809] ran-a.[36] ran-b. ran-s. raph. rat. rauw.[119] reser.[149] rheum rhod. **RHUS-T.**[5] **Rhus-v.** russ.[36] ruta sabad.[5] sabin.[5] sac-alb.[210] sal-ac.[116] **SAMB.**[5] sang. sarcol-ac.[102] **Sars.** schran-u.[88] scut.[25] **SEC.** sel.[5] senec.[36] seneg.[5] **SEP.**[54] sieg.[144] **Sil.**[1] sol[29] sol-n.[25] spig.[1] spig-m.[36] **Spong.** squil.[5] **Stann.** staph.[5] **STRAM.** stront-c. **Stry.** succ.[194] sul-ac.[5] sul-h.[36] sul-i.[58] sulfon.[72] **SULPH.**[1] sumb. **Tab.** tama.[197] tanac. **Tarax.**[5] tarent. tarent-c.[77] tax.[36] ter. term-c.[192] teucr.[5] **Thal.**[72] thea. ther.[111] **THUJ.** thyr.[56] thyreotr.[149] til.[36] tub. tung.[252] uro-h.[264] ust. **Valer.**[5] vanad.[122] **Verat.**[54] verat-v.[137] verb. verin.[36] vesp.[54] vinc. **Viol-o.** viol-t.[5] vip. **Visc.** wies.[36] x-ray[119] xan.[198] xero.[72] yohim.[83] **Zinc.**[5] zinc-acet.[36] zinc-cy.[36] zinc-m.[36] zinc-o.[10] zinc-p.[25] zinc-s.[36] zing.
EXTREMITÄTEN; C; Zittern; allgemeine Arzneien

- **abwechselnd** mit:
  - **Konvulsionen**: merc.[36]
  - **konvulsivische** Bewegungen der Glieder: arn.[36]
    EXTREMITÄTEN; A; Abwechselnd mit
  - **Schwäche**: ferr.[36]
- **einseitig**: kali-n.[36] tarent.[36]
- **links,** beim Stehen oder Anlehnen mit dem linken Arm: merc-c.[36]
  ☞ *M; Anlehnen; gegen etwas; agg. beim Anlehnen; Arm, mit dem*
- **rechts**: merc.[36]
- **morgens**: alumn. **Arg. Arg-n.**[36] ars. bar-c.[10] calc.[10] carb-v.[10] carc.[210] caust. cimic. **Con. Dulc.** euphr.[10] gran.[36] graph. hyper. lyc. mag-c. nat-m.[36] nicc.[116] **Nit-ac. Nux-v.** petr.[10] phos. sil. staph. sulph. tarent. uro-h.[264] verat.[5]
  - **Aufstehen,** beim und nach dem:
    - **agg.**: arg-n.[36] **Bar-c.**[10] **Dulc.**[1] petr.[10]
    - **amel.**: mag-c.[1]
  - **Erwachen,** beim: **Arg.** bar-c.[10] calc.[10] carb-v.[10] carc.[210] caust. **Dulc.** euphr.[10] hyper. mag-c. nit-ac. phos. tarent. verat.[5]
  - **Frühstück,** vor: **Calc. Con.** nat-m. nux-v. staph.
  - **Hinlegen,** erneutes, amel.: mag-c.[36]
  - **Milch,** nach warmer: nat-m.[36]
    ☞ *Speisen und Getränke; Milch; agg.; warme, heiße*
- **vormittags**: ars. bor. carb-v.[36] carbn-o. gels. lyc. nat-m. ol-an.[10] phys.[36] **Plat.** sars. sulph.[10]
  - **9.30 Uhr**: phys.[36]
  - **10** Uhr: **Bor.**
  - **Anstrengung,** bei: gels.

- **mittags**: nat-m. sulph.[10]
  - ◦ **Schlaf,** nach: nat-m.
- **nachmittags**: ant-t.[10] asaf.[54] bani-c.[1237] carb-v. **Gels.** lyc. lyss. nux-v.[54] ped.[36] pic-ac. verat-v.[36]
  - ◦ **13** Uhr: verat-v.[36]
  - ◦ **15** Uhr: asaf.[54] **Nux-v.**[54]
  - ◦ **17** Uhr: ped.[36]
- **abends**: anag.[36] bruc.[10] carb-v. caust.[116] chel.[36] eupi. iber.[36] **Kali-br.**[8] lach.[116] lyc. mez. mygal. nat-m. nit-ac.[116] nux-v. phys.[36] pic-ac.[36] plb. ran-b.[58] samb. sil. stront-c. sulph.
  - ◦ **19** Uhr: phys.[36]
  - ◦ **Angst** und Unbehagen, **durch**: carb-v.[36]
    ▤ GEMÜT; M; Angst, Beängstigung, Beschwerden durch
  - ◦ **Ausziehen,** beim: chel.[36]
    ☞ M; Ausziehen; agg.
  - ◦ **Bett, im**: anag.[36] eupi. lyc. nux-v. samb.
  - ◦ **Gehen,** nach: **Sil.**
  - ◦ **Schlaf,** nach: carb-v.
  - ◦ **Sitzen,** beim: carb-v.[36]
- **nachts**: **Bell.** calc.[36] hyos. lyc. m-arct.[1] merc.[58] nicc.[36] **Op.**[54] phos. rat.[10] rhus-t. sil. sulph.[1] uro-h.[264]
  - ◦ **3** Uhr: **Rhus-t.**
  - ◦ **halbwachen** Zustand, im: sulph.[1]
  - ◦ **Schlaf,** nach: **Sil.**
  - ◦ **Träumen,** nach: calc.[36] m-arct.[1] nicc.[36] phos. sil.
- **periodisch**: **ARG-N.**
- **plötzlich**: kali-c.[36] merc.[36]
- **Abendessen,** nach dem: alum. caust.
- **Abwärtssehen,** beim: kali-c.
  ☞ M; Sehen, Schauen; agg.; abwärts, nach unten
- **allein,** amel. wenn: ambr.[36]
- **alten** Menschen, bei: alum.[122] ambr.[122] aur.[122] aven.[102] bar-c.[5] calc.[5] con.[5] **Hyos.**[1125] kali-c.[122] **Merc.** op.[122] phos.[122] plb.[5] plb-acet.[116] sil.[5] stront-c.[5] sulph.[5] zinc.[122]
- **Anfällen,** vor: absin.[111]
- **Angst**:
  - ◦ **durch**: abrot.[116] aeth.[54] ambr. ant-t.[60] **ARS.** aur. aur-m-n.[272] bell. bor. **Calc.** canth. carb-v.[36] caust. **Cham.** chel. **Coff. Con.** corv-c.[258] croc. cupr. euph.[1] ferr.[36] graph. hydrog.[222] **Lach.** lyc. mag-c.[36] mez. mosch. **Nat-c.** nit-ac. nux-m. phos. **Plat.** psor. **Puls.**[36] **Rhus-t.** samb. sars. sep. sulph.[1] valer.
    ☞ Gemütsbewegungen; nach ▤ GEMÜT; C; Angst; Schaudern, mit • GEMÜT; C; Furcht; zittrig
    - ◦ ◦ **morgens** beim Erwachen: carb-v.[36]
    - ◦ ◦ **abends** im Bett amel.: mag-c.[36]
    - ◦ ◦ **Bewegung** amel.: **Puls.**[36]
    - ◦ ◦ **Ruhe** agg.: puls.[36]
  - ◦ **mit**:
    ▤ GEMÜT; C; Angst; Zittern, mit
- **Anstrengung,** bei: alco.[36] am-caust.[116] anac.[137] ant-t.[5] arn.[5] ars.[5] bor. chin-s.[111] cocc. ferr. gels.[85] iod.[5] merc. nat-c.[5] nat-m.[5] phos. plat. plb. polyg. rhus-t. sec. sil.[5] stann. zinc.
  - ◦ **leichter**: anac.[137] bor. **Cocc.** ferr. gels.[85] **Merc.** phos. **Plat. Plb.** polyg. **Rhus-t.** sec. **Stann. Zinc.**
- **Ärgernis,** Verdruss, **durch**: acon. **Aur.** cham.[116] coff.[58] lyc. nit-ac. nux-v.[116] petr.[116] ran-b.
  ▤ GEMÜT; M; Zorn, Beschwerden durch
- **Auffahren,** Hochfahren, durch: bar-c. cham.
- **aufrechte** Haltung einnimmt, wenn er: spig-m.[36]
- **Aufstehen,** beim: ambr.[5] caust. hydrog.[222] nat-m.[5] rhus-t.[5]
  - ◦ **Sitzen,** vom, in erkrankten Teilen: **CAUST.**
- **Aufstoßen,** mit: dulc.[137]
- **Augen,** beim Schließen der: merc.[36]
  ☞ M; Schließen; Augen, der; agg.
- **Begleitsymptom,** als: calc-p.[137]
- **Berührung,** durch unerwartete: cic.[85] **Cocc.** kali-ar.[137]
- **Betätigung,** körperliche, durch: merc.[36] plan.[36] polyg.[36]
- **Bett,** im: merc-n.[36]
- **Bettdecke** die Zehen berührt, wenn die: zinc-m.[36]
- **bewegen,** muss sich: aran-ix.[149]
- **Bewegung,** bei:
  - ◦ **agg.**: anac. arg-n. cann-i.[36] canth.[10] cub.[36] iod. kali-ar.[58] phyt. puls.[10] stann.[137] sulph.[1] zinc.
    - ◦ ◦ **Hände** und Füße, der: cann-i.[36]
    - ◦ ◦ **langsamer** B., bei: stann.[137]
    - ◦ ◦ **plötzlicher** B., bei: kali-ar.[58]
  - ◦ **amel.**: merc. plat.
- **Blumenduft,** durch: lac-c.[137]
- **Delirium,** im:
  ▤ GEMÜT; C; Delirium; Zittern, mit
- **Diarrhö,** durch unterdrückte: abrot.[58]
  ☞ M; Diarrhö; agg., unterdrückte
- **elektrischem** Stoß durch den Körper, mit: bufo[137] cypra-e.[227]
- **Erbrechen**:
  - ◦ **während**: colch.[36] dulc.[137] eup-per.[54] gran.[36]
  - ◦ **nach**: ars.[36]
- **Ermattung,** Erschöpfung, nach: plb.
- **Erregung,** durch: dys-co.[136] merc.[36] phos.[36] plb.[36] zinc.[36]
  ☞ M; Erregung; agg. ▤ GEMÜT; M; Erregung; Beschwerden durch; Allgemeinsymptome
- **Erwachen,** beim: abrot. bar-c.[10] calc. carb-v.[54] caust.[10] **Cina Dulc.**[54] euphr.[10] ferr-ma.[10] **Ign.**[54] lach. m-arct.[1] **Merc.** nicc.[10] nit-ac. orig.[36] **Petr.**[10] phos.[5] rat. samb.[1] sil.[10] stront-c.[10] sulph.[10] tarent. verat.[5]
  ☞ M; Erwachen; agg.
- **Essen,** nach dem:
  ☞ M; Essen; nach
  - ◦ **agg.**: alum. ant-c. caust.[10] lyc.[5] mag-m.[10] olnd.[5] petr.[54] phel.[10] phys.[54] tab.[10] thyreotr.[149] zinc.[10]
  - ◦ **amel.**: sac-alb.[210]
    ☞ M; Essen; amel.; nach

ZITTERN; Essen, nach dem (Forts.)

- **Exophthalmus,** bei: meph.[137]
- **Fieber,** während: acon.[116] ars. calc. camph. cann-i.[116] caps.[116] cist. dulc.[58] eup-per. gels.[193] kali-c. lach. mag-c. mygal. sep.
  ☞ M; Fieber; während
- **Fieberhitze,** während: ars.[5] bor.[5] calc.[5] camph.[5] cist.[36] **Mag-c.**[5] plat.[5] puls.[5] **Sep.**[5] **Zinc.**[5]
- **Fingerspitzen,** spürt es bis in die: sep.[58]
- **Freien,** im:
  - **agg.**: all-c.[58] calc. kali-c. laur. mosch.[137] **Plat.**
    ☞ M; Luft; frische, im Freien; agg.
    - **kalter** Luft, bei: mosch.[137]
  - **amel.**: clem.
    ☞ M; Luft; frische, im Freien; amel.
- **Freude,** durch: acon. aur. cimic.[54] coff. cycl.[54] merc. valer.
- **Freunde** trifft, wenn man: tarent.
- **Froststadium** im Fieber, während:
  ▥ FROST; C; Zittern und Schaudern, mit
- **Frühstück,** nach dem:
  - **agg.**: arg-n.
  - **amel.**: **Calc. Con.** nat-m. nux-v. staph.
- **Furcht,** durch: **Calc.**[54] coff.[172] elaps[137] ign.[172] marm-w.[194] merc.[36] op.[172] ozone[227] phos.[70] verat.[172]
  ▥ GEMÜT; M; Schreck oder Furcht, Beschwerden durch • GEMÜT; C; Furcht; zittrig
  - **Krankheit,** vor: coff.[172] ign.[172] op.[172] verat.[172]
- **Füße** waschen, beim: merc.[36]
  ☞ M; Baden, Waschen; agg.; Füße
- **Gähnen,** beim: **Cina**[137] olnd.[137]
  ☞ M; Gähnen; agg. während Gähnen
- **Gehen**:
  - **während**: am-c. cupr-ar.[116] lac-ac. merc. nux-v. stann.[137] stry.[36]
  - **nach**: cupr.[1] ferr-ma.[10] ust.
- **Gehen,** bei dem Versuch zu: cupr-acet.[137]
- **geistige** Anstrengung, durch: aur. **Bor. CALC.**[54] **Plb.**[122] vinc.
  ☞ M; Geistige Anstrengung; agg.
- **Gemütsbewegungen**:
  - **vor**: absin.[102]
  - **nach**: arg-n. asar.[137] **COCC.** coff.[116] corv-c.[258] cycl.[122] ferr. gels.[58] hep. ign.[58] merc. nat-c. nat-m. petr.[54] ph-ac.[58] phos.[193] phys.[54] **Plb. Psor. STAPH.** stram. teucr.[137] thyreotr.[149] **Zinc.**
    ☞ Angst; durch • Schreck, Furcht, durch • Zorn; durch ▥ GEMÜT; M; Gemütsbewegungen agg.; nach • GEMÜT; C; Angst; Zittern, mit
- **Geräusch,** Lärm, durch: **Aloe**[137] bar-c. caust. **Cocc.** cub.[36] hura **Kali-ar.**[137] mosch. tab.
  - **plötzlichem** G., bei: aloe[137] kali-ar.[137]
- **Gesellschaft** agg.: **Ambr.** lyc.
- **Gespräch,** Unterhaltung, durch: **Ambr.** bor.
  ☞ M; Gespräch, Unterhaltung; agg.
- **getan** werden muss, wenn etwas: **KALI-BR.**
  ☞ Intentionstremor ▥ GEMÜT; C; Erregung, erregbar; gespannter Erwartung von Ereignissen, bei
- **Getränke,** kalte, amel.: phos.
  ☞ Speisen und Getränke; kalte; Getränke, kalte; amel.
- **Gewitter,** bei: agar. **Morph.** nat-p. **Phos.**
- **Hände,** durch Gebrauch der: phos.[58]
- **Herzklopfen,** mit: acon.[1] adon.[102] aeth.[102] benz-ac.[54] cact.[102] calc-ar.[54] cic.[76] **Iber.**[102] lyc.[76] spig.[102]
- **Hunger,** bei: **Alum. Crot-h.** ignis[194] olnd. sac-alb.[210] stann. **Sulph. Zinc.**
  ☞ M; Hunger agg.
- **Husten,** durch: am-c.[1] ambr.[58] ant-t.[5] bell. **Cupr.** just.[137] **Phos.** seneg.[1]
- **Intentionstremor**: agar.[58] anac.[5] arg-n.[5] bar-c.[193] bell.[5] cic.[5] **Cocc.**[5] dys-co.[136] gels.[111] iod.[5] **Kali-br.**[137] merc.[5] phos.[5] phyt.[111] rauw.[11] rhus-t.[5] samb.[5] **Sec.**[5] zinc.[5]
  ☞ getan werden muss, wenn etwas ▥ KLINISCHES; C; Parkinson Syndrom
- **Kaffeegeruch,** durch: sul-ac.[36]
  ☞ Speisen und Getränke; Geruch von Speisen; agg. • Speisen und Getränke; Kaffee; agg.; Geruch von
- **Kälte**:
  - **während**: bor.
  - **mit**: bufo[54] hyos.[116] **Merc.**[54] **Mosch.**[54] naja[144] **Nux-m.**[54] **Op.**[54] plat.[116]
- **Klavierspielen,** beim: nat-c.
  ☞ M; Musik; agg.; Klavierspielen
- **Klimakterium,** im: **Kali-br.**[54] sul-ac.[58] ther.[116]
- **Koitus,** nach: **CALC.**[116] kali-c.[58]
- **Konvulsionen**:
  - **vor**: absin.[81] ant-t.[81] aster.[102] verat-v.[137]
  - **während**: agar.[1] aml-n.[81] apis[54] camph.[1] cocc.[54] crot-h.[54] ign.[81] lach.[54] merc-c.[54] op.[54] plat.[54] verat-v.[81]
- **Kopfschmerz,** während: arg-n.[5] bor.[5] carb-v.[1] **Gels.**[102] lob.[25] tub.[304]
  ▥ KOPF; O; Innerlich, innerer Kopf; Zittern, mit
  - **Froststadium** im Fieber, während: carb-v.[1]
- **körperlich** entstellte Personen sieht, wenn er: benz-ac.[137]
- **Leukorrhö,** bei: alum.[5]
- **Liegen**:
  - **agg.**: clem. kalm.[54]
    - **linken** Seite, auf der, Rückenlage amel.: kalm.[54]
  - **amel.**: acon-f.[36]
- **Menses**:
  - **vor**: alum. hyos.[5] kali-c.[5] lyc.[5] **Nat-m.**[5] sep.[5] stann.[5]
  - **während**: agar.[5] arg-n. calc-p. caul.[111] caust.[5] chin.[5] cina[54] **Graph. Hyos.** kali-c.[5] **Lec.** mag-c.[10] merl. nat-m.[5] nicc.[116] **Nit-ac.** plat.[5] puls.[116] **Stram.**[5] wies.[36]
  - **nach**: **Chin.**
- **Mittagessen,** beim: mag-m.
- **moralische** Eindrücke, durch: phos.[36]
  ▥ GEMÜT; M; Sinneseindrücke, Beschwerden durch

- **Musik,** durch: **Aloe**[54] **AMBR.** nat-c.[54] thuj.[54]
  ☞ *M; Musik; agg.*
- **Niesen,** beim: **BOR.**[122]
  ☞ *M; Niesen; agg.*
- **Ohnmachtsgefühl,** bei: asaf.[36] **Lach.**[54] nux-v.[122] petr.[122]
  ☞ *Ohnmachtsgefühl, Ohnmachtsschwäche, Ohnmacht*
- **Parkinson**:
  ☞ *Intentionstremor*
- **Rauchen,** durch: **Hep.** kali-c.[137] nat-m. nit-ac.[137] **Nux-v.**[54] sep.[137] sil. sulph.
  ☞ *M; Tabak; agg.*
- **Ruhe**:
  - **agg. während**: eupi.[36]
  - **amel.**: merc.[36] nep.
- **Schlaf**:
  - **vor**: carb-an.[10] nat-m. petr.[10] sep.[10] tub.[137]
  - **während**: ant-t.[5] apis[54] **Chlf.**[54] con. kali-c.[1] petr.[5] rheum[5] **Samb.**[5]
  - **fährt** auf aus dem: petr.[1]
- **schlechten** Nachrichten, nach: alum.[85] alumn.[137] nat-m. plb.
  ▤ *GEMÜT; M; Neuigkeiten, Nachrichten agg.; schlechte • GEMÜT; M; Schreckliche Dinge, traurige Geschichten berühren tief*
- **Schlucken** von Flüssigkeiten, nach: kali-cy.[85]
- **Schmerzen,** mit:
  - **nach**: bry.[36] glon.[137]
  - **während**: ars.[137] bar-c.[137] bism.[122] bry.[36] caps.[137] **Cocc.** dios.[137] ign.[137] mez.[137] **NAT-C. Plat.** puls. ran-b.[137] sep.[137] sul-ac.[5] xan.[198]
    - **Nachwehen**: xan.[198]
- **Schreck,** Furcht, durch: **Acon.**[5] arg-n. **Aur.** calc.[5] **Coff.** glon. hura ign. m-arct.[1] mag-c. merc. mosch.[4] nicc. **Op. Plat.**[54] puls. ran-b.[54] rat. rhus-t. sep. **Stram.**[54] **Tarent.**[54] zinc.[5]
  ☞ *Gemütsbewegungen; nach* ▤ *GEMÜT; M; Schreck oder Furcht, Beschwerden durch • GEMÜT; C; Angst; Zittern, mit*
- **Schreiben,** beim: lyss.[144] phos. **Sil.** zinc.[193]
  ☞ *M; Schreiben; agg.*
- **Schreien** im Schlaf, mit: **Ant-t.**[36]
- **Schwäche,** durch: agar.[5] anac.[5] ant-t.[5] bapt.[111] bell.[5] berb.[111] bry.[5] caust.[5] **Chin.**[5] cocc.[116] con.[5] hydrog.[222] kali-c.[5] mang.[5] **Nat-m.**[5] nit-ac.[5] phos.[58] **Stann.**[5] ther.[111] verat.[5] vip.[111] zinc.[116]
- **Schweiß**:
  - **nach**: **Apis**[54]
  - **mit**: arn.[5] **Ars.**[5] bell.[5] bor.[5] both-a.[3070] bry.[5] **Calc.**[5] camph.[5] cic.[5] cocc.[5] con.[5] hydrog.[222] **Ign.**[5] ignis[194] lyc.[5] **Mag-c.**[5] merc.[5] mosch.[5] **Nat-c.**[5] **Nat-m.**[5] op.[5] piloc.[137] plat.[5] **Puls.**[54] **Rhus-t.**[5] **Ruta**[5] **Sep.**[5] stram.[5] **Sulph.**[5] **Thuj.**[5] valer.[5] verat.[5] **Zinc.**[5]
    - **kalter**: merc.[5] mosch.[5] **Puls.**[54]
- **Schwindel,** bei: am-c. arg-n.[5] ars. bell. **Camph.** carb-v. chin.[5] crot-h. cupr.[137] **Dig. Dulc.** gels.[111] **Glon.** gran.[111] nat-m. nux-v.[102] op.[5] ph-ac.[102] phos.[102] pitu-a.[164] puls. stann.[5] stram.[102] zinc.[47]
  ☞ *M; Schwindel agg.* ▤ *SCHWINDEL; M; Zittern, mit*
- **Sexualität**:
  - **Erregung,** bei heftiger sexueller: graph.
    ☞ *M; Sexualität; Erregung, sexuelle, agg.* ▤ *GEMÜT; M; Erregung; Beschwerden durch; sexuelle*
  - **Exzessen,** nach sexuellen: **Phos.**[54]
    ☞ *M; Sexualität; Exzessen, nach sexuellen*
  - **Verlangen,** bei heftigem sexuellen: am-c.[193] graph.[193] **PLAT.**[193]
- **Sodbrennen,** mit: canch.[25]
- **Sprechen,** durch: ambr.[1]
- **Stechen** im Ohr, durch: thuj.[1]
- **Stehen,** im: merc.
- **Steigen,** beim: merc.
  ☞ *M; Steigen; agg.*
- **Stillen,** nach: **Olnd.**
  ☞ *M; Stillen, Saugen an Mamillen, agg.*
- **Stuhlgang**:
  - **vor**: hydr. **Merc.**[5] sumb.
  - **während**: carbn-s. con.[5] lac-c.[111] **Merc.**[5]
  - **nach**: **Ars.** bov.[5] bry.[5] canth.[137] carb-v. caust. **CON.** lil-t. med.[193] **Merc.**[54] rheum[137]
- **Träume**:
  - **während**: calc.[10] m-arct.[10]
  - **nach**: calc.[36] ferr-ma.[10] m-arct.[1] nicc.[10] phos.[193] sil.[193]
- **Trinken**:
  - **während**: caps.[137]
  - **nach** viel: plb.
- **Trunksucht,** bei: ant-t.[54] **Ars.**[5] **Crot-h.**[54] **Lach.**[54] **Mag-p.**[54] **Nux-v.**[5] sul-ac.[5] sulph.[5]
  ☞ *Speisen und Getränke; Alkohol, alkoholische Getränke; agg.*
- **Übelkeit,** mit: **Ars.**[36] **Calc.**[54] carb-v.[36] chel.[54] cimic.[36] eup-per.[54] hydrog.[222] plat.[54] tab.[36] vesp.[36]
- **Überraschung,** agg. durch: merc.[36]
  ▤ *GEMÜT; M; Überraschungen, Beschwerden durch*
- **unangenehme** Dinge, beim Denken an: benz-ac.[137] phos.[137]
  ▤ *GEMÜT; M; Denken; unangenehme Dinge, an*
- **Urinieren**:
  - **während**: canth.[5] gels.[111] stram.[137]
    - **reichlich**: gels.[111]
  - **nach**:
    - **agg.**: ars.[1]
    - **amel.**: gels.[102]
  - **Drang** zum Urinieren nicht nachgekommen wird, wenn dem: sep.[137]
  - **Urindrang,** bei: hyper.[137]
- **Verbrennungen,** nach: calc.[137]
- **Verletzung,** durch: arn.[1] stront-c.[54] verat.[54]
  ☞ *M; Unfall, Beschwerden durch*
- **Waschen** der Füße, beim: merc.[36]
- **Waschen** mit kaltem Wasser, Hände und Gesicht, amel.: camph.[36]
  ☞ *M; Baden, Waschen; amel.; Gesicht • M; Baden, Waschen; amel.; kaltes • M; Wasser; Arbeiten in Wasser; amel., mit Händen in kaltem W.*

ZITTERN (Forts.)

- **Wehen,** Entbindung, während: cocc.[54] ferr.[54] gels.[54] ign.[54] nat-c.[54] nux-v.[54]
  ☞ M; Wehen, Entbindung; während
- **Wein,** durch: **Con.**
  ☞ Speisen und Getränke; Wein; agg.
- **Widerspruch,** durch: elaps[137]
  GEMÜT; M; Widerspruch, Beschwerden durch
- **Witwen,** bei: con.[58]
- **Wurmbefall,** bei: sabad.[58]
  ☞ M; Würmer agg., Beschwerden durch
- **Zärtlichkeiten,** beim Austausch von: caps.
- **Zorn**:
  GEMÜT; M; Zorn, Beschwerden durch
  - **durch**: acon. alum.[122] ambr. arg-n. **Aur.**[36] aur-m-n.[272] cham.[5] chel. cop. daph. ferr-p.[58] gels.[193] lyc. m-aust.[10] merc. nat-ar.[168] **Nit-ac.** nux-v.[5] pall.[58] petr.[5] phos. **Plat.**[54] ran-b.[54] sep. **Staph.** yohim.[83] **Zinc.**
    ☞ Gemütsbewegungen; nach GEMÜT; C; Zorn, Ärger; Zittern, mit
    - **abends,** nach dem Essen agg.: ran-b.[54]
    - **Temperaturwechsel** agg., vor allem von heiß zu kalt: ran-b.[54]
      ☞ M; Wechsel, Veränderung; agg.; Temperaturwechsel • M; Wechsel, Veränderung; agg.; Temperaturwechsel; warm zu kalt, von
    - **unterdrückten**: aur.[36]
      GEMÜT; M; Zorn, Beschwerden durch; unterdrückter Zorn
  - **mit**:
    GEMÜT; C; Zorn, Ärger; Zittern, mit
- **Zugluft** agg.: phys.[137]
  ☞ M; Zugluft; agg.
- **erstreckt** sich:
  - **abwärts**: iod.[137] merc.[137]
  - **aufwärts**: sil.[137] spig.[137]
  - **außen,** nach: carb-an.[36]
- **Äußerlich**: abrot.[36] absin.[111] acet-ac.[36] acon.[5] acon-f.[36] aether[36] agar.[5] agar-cpn.[36] agn.[5] alco.[36] alum.[5] alum-p.[58] alum-sil.[58] alumn.[36] am-c.[5] am-caust.[36] am-m.[5] ambr.[5] aml-n.[36] **Anac.**[5] androc.[222] ang.[5] ant-c.[5] ant-t.[5] apisin.[5] **Apoc.**[36] aquil.[102] arg.[5] **Arg-n.**[5] arge-p.[264] **Arn.**[5] **Ars.**[5] ars-s-f.[58] asaf.[5] atro.[36] **Aur.** aur-ar.[58] aur-i.[58] aur-s.[58] **Bapt.**[111] **Bar-c.** bar-i.[58] bar-m. bar-s.[58] **Bell.** benz-ac.[36] benz-n.[36] berb.[10] bism. **Bor.** both-l.[122] bov. brom. bruc.[10] **Bry.** bufo buth-aust.[119] cadm-s.[144] caj.[36] **Calad. Calc.** calc-caust.[10] calc-f.[149] **Calc-i.**[58] calc-m.[36] **Calc-p.** calc-sil.[58] calth.[36] **Camph.** canch.[36] cann-i. cann-s. canth. caps. **Carb-ac.** carb-an.[10] carb-v. carbn-h.[36] carbn-o.[36] **Carbn-s.** cast.[54] **Caust. Cedr.** cham. **Chel.** chin. **Chin-ar. Chin-s.** chlorpr.[149] **CIC.** cic-m.[36] **CIMIC. Cina** cinch.[36] cinnam.[54] **Cit-v.**[36] clem. **Coca**[54] **COCC.** cod. **Coff.** coff-t.[36] coffin.[36] **Colch.** coloc. **CON.** cop.[54] cortico.[119] cortiso.[144] croc. crot-c.[2016] **Crot-h.** croto-t. **Cupr.** cupr-acet.[10] cupr-ar.[116] cupr-s.[54] dig. digin.[36] dios. dros. dubin.[36] **Dulc.** echi.[36] echit.[36] euph.[5] euphr. fagu.[36] **Ferr.** ferr-ar.[10] ferr-ma.[10] ferr-p. fl-ac.[58] form-ac.[102] **GELS.** gins.[36] glon. gran.[111] **Graph.** guai. **Hell.** helo. hep. hydr-ac.[10] **Hydrog.**[222] **Hyos. Hyper.**[54] iber.[36] **Ign.** ignis[194] inul.[36] **Iod.** ip. **Iris**[54] kali-acet.[36] **Kali-ar.** kali-bi.[36] **Kali-br. Kali-c.** kali-cy.[36] **Kali-fcy.** kali-i.[58] kali-n.[1] kali-p. kali-s. kali-sil.[58] **Kalm.** kiss.[36] kola[1184] kreos. lac-ac. lach. lat-m.[119] lath.[111] laur. **Lec. Led.** lil-t.[36] lob.[111] **Lol.**[111] lon-x.[36] lyc. lycps.[54] **Lyss.** m-arct.[10] m-art.[5] m-aust.[10] mag-c. mag-m. mag-p. mag-s. manc.[111] mang. meny. meph. **MERC.**[36] **Merc-c.** merc-d.[36] merc-i-f.[36] merc-n.[36] merc-pr-r.[36] **Mez.** morph.[36] **Mosch. Mur-ac. Mygal.** naja[58] **NAT-AR. Nat-c.**[122] nat-hchls.[36] **Nat-m. Nat-s.** nat-sil.[58] nicc.[10] nicot.[36] **Nit-ac.** nux-m. **Nux-v.** oena.[36] ol-an.[10] **Olnd. OP.** ox-ac. oxyu-s.[237] pall. par. ped.[36] petr. **Ph-ac.** phel.[10] **Phos.** phys.[111] **Phyt. Pic-ac.** piloc.[116] pip-n.[111] plan. **PLAT. Plb.** polyg. prun.[10] psil.[149] **Psor. PULS.** ran-a.[36] ran-b. ran-s. rauw.[119] reser.[149] rheum rhod. **RHUS-T.** russ.[36] ruta **Sabad.** sabin. sal-ac.[116] sang. sarcol-ac.[102] sars. scut.[36] **Sec.** sel. senec.[36] **Seneg. Sep.** sieg.[144] **Sil.** sol-n.[36] spig. spig-m.[36] spong. squil.[5] **Stann.** staph. **STRAM.** stront-c. **Stry.** succ.[194] **Sul-ac.**[102] sul-h.[36] sul-i.[58] **SULPH. Tab.** tanac. tarax. **Tarent.** tax.[36] teucr. thal.[36] thea. **THER. Thuj.** thyreotr.[149] til.[36] valer. vanad.[122] **Verat.** verat-v.[36] verb. verin.[36] vesp.[54] viol-o. vip.[111] **Visc.** wies.[36] x-ray[119] **ZINC.** zinc-cy.[36] zinc-o.[10] **Zinc-p.**[58] zinc-s.[36]
  ☞ Schaudern, nervöses
  - **rechts**: merc.[36]
  - **Essen** amel.: kola[1184]
  - **Hunger,** durch: **Kola**[1184]
- **Innerlich**: **Abrot.**[36] ambr. ang.[5] **Ant-t.**[81] apisin.[5] aran-ix.[144] arg.[58] **Arg-n.** asaf. bell. bell-p.[119] both-a.[3070] **Brach.** bry. calad. **CALC.**[5] calc-sil.[58] **Camph.** caps. carb-v. carbn-s. carn-g.[264] **Caul.**[85] **Caust.** chin-s.[36] choc.[222] cina **Clem.** cocc. colch. **Con.** crot-c.[2016] **Crot-h.** cycl. cypra-e.[227] dicha.[149] diph.[137] esp-g.[162] **Eup-per.** gels.[122] glon.[111] **GRAPH. Hep.**[36] hura[36] **Hydrog.**[222] **Ign.**[5] **IOD.**[5] **Kali-c. Kali-n.** kali-sil.[58] kreos. lach.[5] lam.[36] lap-laz.[227] lat-h.[301] **Lec.** lil-t. **Lyc.**[5] m-arct.[5] med.[102] meph. merc. mosch. nat-ar. **Nat-c. Nat-m.**[1] nat-s.[58] nat-sil.[58] nep.[144] nit-ac. nux-m. **Nux-v.** par. petr. **Phos. Plat.**[5] **Puls. RHUS-T.**[5] ruta **Sabad.** sabin. **Samb.**[5] **Seneg. Sep.**[36] sil. sol[29] **Spig. STANN. STAPH.**[5] **Stront-c. SUL-AC.**[122] sul-i.[58] **Sulph.** tax.[303] **Teucr.**[137] ther.[111] thuj.[5] valer. x-ray[119] zinc.[36] **Zinc-p.**[58]
  ☞ Körper, ganzer
  - **16** Uhr: lam.[36]
  - **nachts**: nat-m.[1] plat.[1]
  - **Diarrhö,** bei: hura[36]
  - **Einschlafen,** beim: sep.[36]
  - **Erregung** agg.: abrot.[36] teucr.[137] zinc.[36]
    GEMÜT; M; Erregung; Beschwerden durch; Allgemeinsymptome
  - **Froststadium** im Fieber, während: **Calc.**[5] iod.[5] lyc.[5] **PLAT.**[5] rhus-t.[5] staph.[5]

◦ **geistige** oder körperliche Eindrücke, durch: hep.[36]

GEMÜT; M; Sinneseindrücke, Beschwerden durch

◦ **Klimakterium,** im: caul.[122] sul-ac.[122]

◦ **Konvulsionen,** während: ant-t.[81]

◦ **Schwäche,** bei: caul.[85]

◦ **Oberkörper**: tax.[303]

- **Körper,** ganzer: alum-sil.[58] ant-t.[54] **Arg-n.**[54] ars.[54] ars-s-f.[58] ars-s-r.[54] bell.[54] brom.[137] calc.[1] carbn-s.[54] **Chel.**[54] **Cimic.**[111] **Cocc.**[54] crot-c.[36] **Ferr.**[54] **GELS.**[54] inul.[54] iod.[5] **Kali-br.**[54] kali-sil.[58] **Nat-m.**[54] **Nat-s.**[54] **Phos.**[5] **Sep.**[54] **Stram.**[54] **Sul-ac.**[54] sulph.[1] ther.[111] **Verat.**[54] visc.[137]

☞ *Innerlich*

- **Körperteile,** betroffene:

◦ **berührt** werden, Teile die: spig.[137]

◦ **einzelne** Teile: dig.[36]

◦ **erkrankte** Teile: ars.[137] caust.[5]

◦ **Teil,** auf dem man liegt: clem.

- **Muskeln**: ars-i.[58] caj.[25] cimic.[25] cypr.[25] eup-a.[25] gink.[227] iber.[25] lat-m.[119] naja[58] sol-n.[25]

- **Nerven**: sol[29]

☞ *O; Nerven, Beschwerden der*

- **anfallsweise**: anthr.[54] arg-n.[5] calc.[54] crot-h.[111] ferr.[5] lyc.[5] **Merc.**

◦ **geistige** Anstrengung, durch: **CALC.**[54]

- **hysterisch**:

◦ **arbeiten,** kann nicht, sich bewegen oder schlafen, bei nervösen Beschwerden: **Lach.**[54]

◦ **Gespräch,** schnelles Gehen oder heftige Bewegung von Umstehenden, durch: tab.[36]

- **konvulsivisch,** spasmodisch: am-c.[36] am-caust.[4] ang.[5] ars.[36] atro.[36] bar-m.[111] bism.[5] canth.[36] cupr.[54] **Ign.**[5] lol.[36] merc.[36] **Nux-v.**[5] op.[5] plb.[5] **Sabad.**[5] tab.[36] tarent.[36]

◦ **einseitig**: tarent.[36]

◦ **geistige** Anstrengung, durch, nicht unterhalb der Taille: **Cupr.**[54]

- **krampfartig**:

☞ *konvulsivisch, spasmodisch*

- **lähmungsartig**: atro.[36]

- **nervös**: acon.[5] adox.[36] agar.[5] alum.[54] alumn.[36] ambr.[5] arg.[149] arg-n.[5] ars.[5] aur.[5] bapt.[25] bell.[36] both-l.[36] caj.[25] camph-br.[25] cann-i.[25] cimic.[111] cina[5] cocc.[5] coff.[5] con.[5] eup-a.[25] gels.[111] helon.[111] hyos.[5] iber.[25] kali-br.[111] lath.[111] **Lec.**[809] lol.[111] mag-p.[111] mang.[5] merc.[5] nux-m.[5] ol-j.[25] op.[36] phos.[5] phys.[111] pip-m.[36] plb.[5] scut.[25] senec.[36] sol-n.[25] **Staph.**[137] stram.[137] tab.[111] tarent.[111] teucr.[5] zinc.[5] zinc-p.[25]

◦ **Nachrichten,** nach unangenehmen: alum.[54]

◦ **Quecksilber,** durch: ol-j.[25] zinc-p.[25]

◦ **Typhus,** bei: bapt.[25] scut.[25]

- **Parkinson,** M.:

KLINISCHES; C; Parkinson Syndrom

- **wandernd**: verat-v.[137]

- **wollüstig**: calc.

Empfindung von Zittern: absin. aesc.[25] aeth. agar. agn.[5] aloe[111] am-c. ambr. anac.[5] anan. ang.[1] ant-c. **ANT-T.**[5] apis **Arg. Arg-n. Ars.** ars-i. aur.[5] aur-ar.[58] aur-s.[58] bad.[25] bell.[1] bell-p.[256] benz-ac. bor.[36] both-a.[3070] bov. brach.[36] bros-g.[259] bry.[5] bufo cact. calad. **CALC.**[5] calc-i.[58] calc-p. **Camph.** cann-s.[5] **Caps.**[5] carb-an.[1] **Carb-v.** carbn-s. **Caust.**[5] **Chel.** chin.[5] chin-ar. chin-s. **CIC.**[5] cimic. cina cinnb. **COCC.**[1] colch.[5] **Con.** cop. **Croc. Crot-h.** cub. cupr. cupr-ar.[102] dig. **Elaps** eup-per.[25] falco-p.[265] ferr. fl-ac.[5] **Gels.**[171] gink.[227] glon. **Graph.**[54] grat. guai.[5] **Ham.** helo. hist.[119] **Hydr.**[36] **Ign.** indg. **IOD.**[1] kali-bi. **Kali-c.**[1] **Kali-n.**[5] **Kali-s.** kali-sil.[58] **Kalm.** kreos.[5] lac-ac.[111] lac-c. lach. lachn. lact. lappa[111] lat-h.[301] lil-t.[25] **Lith-c.**[8] **Lyc.**[5] mag-c.[5] mag-m. **Mag-p.** mag-s. manc. med. merc.[5] merc-c.[5] mez.[5] morph.[36] mosch. nat-c.[5] **Nat-m.**[1] nat-p. nat-s. nicc. **Nit-ac.**[5] nux-m.[54] **NUX-V. Op.** paull-p.[36] petr.[5] phel.[36] **Phos.**[5] phys.[54] pip-m.[36] **Plat.**[5] **Plb.** plut-n.[222] **Puls.**[5] puls-n.[25] ran-s.[5] raph.[36] **RHUS-T.**[5] ruta[1] **Sabad.**[54] **Sabin.**[5] sang.[137] scorp.[269] scroph-n.[111] **Seneg.**[54] sep.[1] sil.[5] sol[29] **SPIG. Spong.**[54] stann.[5] **STAPH.**[1] stict.[111] stram. **Stront-c.**[5] succ.[194] **SUL-AC.** sul-i.[137] **Sulph.**[1] **Tab.** tarent. tax.[303] **Teucr.**[54] thea. ther.[36] thuj.[5] verat.[5] verb.[85] vinc.[36] xan. zinc.[1]

- **Entbindung,** nach der: sul-ac.[54]

☞ *M; Wehen, Entbindung; Wochenbett, im*

- **Konvulsionen,** während: sul-ac.[81]

- **Fleisch** über den Knochen, im: morph.[36]

ZUCKUNGEN: abies-c.[25] abrot.[8] absin.[102] acon.[5] acon-c.[36] acon-l.[36] aconin.[102] act-sp. adam.[222] **Aesc.** aeth. aether[36] **AGAR.**[5] agav-a.[81] agn.[5] alco.[36] all-c. all-s.[54] allox.[119] aloe[54] **Alum.**[1] alum-p.[58] alum-sil.[58] alumn.[36] am-acet.[137] am-c.[5] am-caust.[4] **Am-m.**[1] **Ambr.**[5] aml-n.[111] ammc.[36] amph.[85] amyg-am.[54] amyg-p.[36] **ANAC.**[1] anag. anan.[8] androc.[222] **ANG.**[1] ant-c.[1] ant-s.[36] **Ant-t.**[5] **Apis Apisin.**[5] apoc. aran.[25] aran-ix.[144] aran-s.[85] **Arg.**[5] **Arg-n.** arge-p.[264] **ARN.**[5] **Ars.**[5] ars-h. **Ars-i.** ars-s-f.[36] ars-s-r.[36] art-v. arum-t.[809] arund.[36] **ASAF.**[5] **Asar.**[1] asc-t.[54] astac.[36] aster.[36] atro.[25] aur.[1] aur-m. aur-m-n.[36] aven.[102] aza.[192] bac.[56] bad. bamb-a.[1184] bapt.[25] **BAR-C.**[1] bar-i.[58] bar-m. bar-s.[58] **BELL.**[5] benz.[102] benz-n.[36] berb.[36] bism.[5] boerh.[192] bol.[36] bor. bov.[5] brach.[111] bran.[162] brom.[5] bros-g.[259] brucin.[36] **Bry.**[5] bufo **CACT.** cadm-s.[36] calad.[5] **Calc.**[1] calc-acet.[1] calc-f.[119] **Calc-i.**[58] calc-p.[36] **Calc-s.**[54] calc-sil.[58] **CAMPH.**[5] cann-i.[36] **Cann-s.**[5] **Canth.**[5] caps.[1] carb-ac. carb-an.[1] **CARB-V.**[5] **Carbn-s.**[25] carc.[119] carl.[36] cassi-f.[192] cast. cast-eq.[36] **Caust.**[1] **Cedr.**[25] cench.[58] cerv.[36] **CHAM.**[5] **CHEL.** chen-a.[85] **CHIN.**[5] **Chin-s.**[54] chlf.[54] chlol.[25] chlor. choc.[222] **CIC.**[1] cic-m.[36] **Cimic.**[54] **CINA**[5] cinnam.[54] cinnb. cit-v.[38] **Clem.**[1] cob. coc-c. **Cocc.**[5] cocci-s.[85] **Cod.**[36] **Coff.**[5] coff-t.[36] colch.[5] **Coloc.**[1] com. **Con.**[1] cop. corv-c.[258] cot.[36] **Croc.**[5] **Crot-c.** crot-h.[36] **Croto-t.**[5] cub.[85] **CUPR.** cupr-acet.[36] cupr-ar.[25] cupr-o.[142]

ZUCKUNGEN (Forts.)

cupr-s.[36] cupre-aust.[36] cur.[102] cycl.[1] cymbo-ci.[2184] cypr.[54] cypra-e.[227] cyt-l.[36] daph.[36] der.[36] dig. dios. dol.[36] dor.[25] **Dros.**[1] dubin.[36] **Dulc.**[1] dys-co.[136] echi.[137] elaps[36] esin.[102] eup-a.[25] eup-pur.[36] euph.[111] euphr.[5] eupi. fago.[25] falco-p.[265] ferr.[58] ferr-ma. ferr-p.[2086] fl-ac.[5] form.[36] franz.[36] gaul.[36] **Gels.**[8] gent-c. geum[102] gink.[227] **Glon.**[54] goss. **Graph.**[1] grat. guai.[1] guare. haliae-lc.[222] hedeo.[36] **HELL.**[1] helo.[264] hep.[1] hipp. hist.[119] **Hydr.** hydr-ac. hydrog.[222] **HYOS.**[58] hyper.[54] **IGN.**[5] ind.[36] indg.[36] inul.[36] **IOD.**[1] iodof.[36] **IP.**[5] irid.[222] iris-foe. jab.[102] jatr. junc.[36] juni-v.[36] **Kali-ar.** kali-bi.[36] kali-br. **KALI-C.**[1] **Kali-chl.** kali-cy.[85] **Kali-i.**[8] kali-m.[137] kali-n.[1] kali-p.[58] kali-s. kali-sil.[58] kalm. kiss.[36] kola[1184] kreos.[5] lac-ac. **LACH.**[5] **Lachn.** lact.[36] lar-ar.[251] lat-h.[301] lat-k.[36] **LAUR.**[5] led. lil-t.[58] lim-b-c.[204] lipp.[36] lith-c. lob-p.[102] lol.[102] lon-x.[36] lup.[102] **LYC.**[1] **Lyss.**[54] m-arct.[5] **M-art.**[5] **M-AUST.**[5] **Mag-c.**[1] mag-m.[1] mag-p. mag-s. maia-l.[204] manc.[36] **Mang.**[5] mang-acet.[1] mangi.[197] menth-pu.[36] **Meny.**[111] meph.[8] **Merc.**[5] **Merc-c.**[5] merc-i-r. merc-n.[36] merc-pr-a.[36] merl.[8] methyl.[102] **MEZ.**[1] mill. **Morph.** **Mosch.**[5] **Mur-ac.**[5] murx. **Mygal.**[8] naja[36] **Nat-ar.**[36] **NAT-C.**[1] **Nat-f.**[119] **NAT-M.**[1] **Nat-p.**[36] nat-s. nat-sil.[58] neon[222] nicc.[36] **Nit-ac.**[1] nit-s-d.[54] nitro-o.[36] **Nux-m.**[5] **NUX-V.**[5] **Oena.**[54] ol-an.[8] olnd.[5] **OP.**[36] osm. ox-ac.[36] ozone[227] paeon. pall.[36] **Par.**[5] paull.[25] ped.[36] **Petr.**[1] petros. **Ph-ac.**[1] phel.[111] **PHOS.**[1] phys.[36] phyt.[58] pic-ac.[36] pier-b.[233] plan. **PLAT.**[1] **PLB.**[5] plut-n.[222] **Podo.**[116] prot.[136] prun. psor. **PULS.**[5] puls-n.[36] querc-r.[257] rad-br.[103] **Ran-b.**[5] **Ran-s.**[5] rat.[8] rham-cal.[102] **Rheum**[1] **Rhod.**[5] **RHUS-T.**[5] **Rhus-v.**[36] rumx. ruta[1] sabad.[5] sabin.[5] salin.[36] samb.[172] sang.[36] sant.[25] sarcol-ac.[102] sars.[1] scut.[25] **SEC.**[5] **SEL.** senec.[137] senec-j.[36] seneg.[5] **SEP.**[1] **SIL.**[1] sin-n. sol[29] sol-n.[36] **Spig.**[1] **Spong.** **Squil.**[5] **Stann.**[1] **Staph.**[1] stict.[111] **STRAM.**[5] **Stront-c.**[5] stroph.[137] **STRY.**[36] succ.[194] **Sul-ac.**[1] sul-i.[58] sulfon.[72] **SULPH.**[1] sumb. syph. tab.[36] tanac.[25] **Tarax.**[1] **Tarent.**[36] tarent-c.[192] tax.[303] tell.[111] tep.[36] ter.[36] teucr.[5] thal.[250] thal-s.[102] thea.[36] ther. **THUJ.**[5] til. tong.[85] tub. upa. uran.[269] uro-h.[264] ust. **VALER.**[5] vanad.[102] **Verat.**[1] **Verat-v.**[25] verb.[5] verin.[36] vesp. viol-o.[5] viol-t.[5] vip.[36] **Visc.** x-ray[119] xan.[85] **ZINC.**[5] zinc-m.[36] **Zinc-p.**[58] zing. ziz.[36]

☞ *Konvulsionen • Rucken; Muskeln*

abwechselnd mit Opisthotonus: tarent.[36]

einseitig: apis colch.[36] kali-p.

☞ *S; Einseitig*

- **andere** Seite gelähmt: **Apis** art-v. **Bell.** **Stram.**

rechts: caust. chen-a.[85] mygal.[85] tarent.[111]

tagsüber: **Bar-c.**[54] lyss.[54]

morgens: chel.[54] menth-pu.[36] rheum[36]

☞ *Z; Morgens, 5 Uhr - 9 Uhr; agg.*

- **Erwachen,** beim und nach dem: chel.[54] menth-pu.[36]

☞ *M; Erwachen; agg.*

mittags: petr.[36] **ZINC.**[36]

nachmittags, während Schlaf: nux-v.[36]

☞ *M; Schlaf; nach Schlaf; Mittagsschlaf*

abends: aether[36] ign.[36] ped.[36] petr.[36] ran-b.[36] sel.[36] sil.[36]

- **Bett,** im: ped.[36] petr.[36] ran-b.[36] sil.[36]

- **Einschlafen,** beim: **Ign.**[36] sel.[36]

☞ *M; Schlaf; Einschlafen*

- **Liegen,** beim: ped.[36] petr.[36] ran-b.[36] sil.[36]

- **Sitzen,** beim: ped.[36]

nachts: ambr.[36] cupr-acet.[36] graph.[36] nat-c.[36] op.[36] petr.[36] sil.[1] staph.[36] tab.[36] zinc.[36]

- **Schlaf,** im: graph.[36] nat-c.[36] petr.[36] sil.[1] **ZINC.**[36]

☞ *M; Schlaf; während*

periodisch: alco.[36] ign.[111]

- **täglich** zur selben Stunde: ign.[111]

Abort, nach: sec.[36]

☞ *M; Abort, Beschwerden nach*

Angst, bei: verat.[54]

GEMÜT; M; Angst, Beängstigung, Beschwerden durch

Berührung agg.: morph.[36] phos.[36] **Stry.**

☞ *M; Berührung, Berührtwerden; agg.*

Blutung, bei: **Chin.**[54]

Entzündung des Abdomens, bei: plb.[36]

Erbrechen, beim: ox-ac.[36]

Erwachen, beim: **Ars.**[10] **Bell.**[10] **Camph.**[54] carc.[119] cham.[116] chel.[54] **Cod.**[54] **Hyos.**[116] **Laur.**[54] lyc.[10] mag-m.[10] nat-p.[36] op.[36] sang.[36] stront-c.[10]

☞ *M; Erwachen; agg.*

Fieber, bei: **Bell.**[54] calc.[54] cham.[54] colch.[54] crot-h.[54] cypr.[54] gels.[54] hyos.[54] lyc.[54] nit-s-d.[54] rhus-t.[36] **Spong.**[54] ter.[54] zinc.[54]

- **typhoid**: **CALC.**[54] cham.[54] **Colch.**[54] crot-h.[54] **Cypr.**[54] **Gels.**[54] **HYOS.**[54] **Lyc.**[54] **Ter.**[54] **Zinc.**[54]

Freude, durch übermäßige: coff.[58]

Froststadium im Fieber, während: ars.[5] bell.[5] caust.[5] coloc.[5] hyos.[5] ign.[5] iod.[5] kali-c.[5] lach.[5] **Merc.**[5] mez.[5] nat-m.[5] **Op.**[5] phos.[5] staph.[5] **STRAM.**[5] sulph.[5]

Herzklopfen, bei: camph.[76] stram.[76]

Kälte, bei: ambr.[137]

Konvulsionen:

- **vor**: absin.[102] aster.[102]

- **während**: acon.[81] agav-a.[81] amyg-am.[81] chin.[81] hyos.[81] plb.[36] sec.[81] ter.[81] zinc.[81]

  - **epileptischen,** bei, vor Eintritt von Lähmung: plb.[36]

- **nach**: bell.[81]

- **zwischen**: stry.[36]

Lagewechsel, durch: alco.[36]

Leukorrhö, bei: alum.[5]

Liegen, beim: alco.[36]

Menses:

- **Beginn,** zu: **Hyos.**[5] ip.[5]

☞ *M; Menses; Beginn, zu*

- **während**: acon.[111] bell.[5] bry.[111] calc.[111] calc-s.[54] caust.[111] cham.[111] chin.[5] cocc.[5] **Coff.**[5] cupr.[111] form.[111] **HYOS.**[5] ign.[111] ip.[111] kali-c.[5] lyc.[111] mag-m.[111] merc.[111] nat-m.[111] nux-v.[111] plat.[5] puls.[111] sec.[5] sulph.[5]
  ☞ *M; Menses; während*
- **nach**: chin.[5] cupr.[5] kreos.[5] **Nat-m.**[5] puls.[5]
  ☞ *M; Menses; nach*
- **unterdrückte,** durch: **Cupr.**[5]
  ☞ *M; Menses; unterdrückt*

Reizung durch die Kleidung, aufgrund von: verat-v.[36]

Ruhe, während: phos.[36] valer.[58]

Schlaf:

- **agg.**:
  - **Einschlafen,** beim: acon. **Agar.** all-s.[54] **Aloe**[54] **Alum.** arg. **ARS. BELL.**[5] calc.[5] carb-v.[58] cham.[5] cob. hyper. **Ign.** iodof.[54] **KALI-C.** mag-m.[36] ozone[227] phys. puls.[5] **Sel. Sep.**[5] **Stront-c. Stry. Sul-ac. Sulph. Zinc.**
    ☞ *Rucken; Schlaf; Einschlafen, beim •Schlag, Stoß, Empfindung wie durch; Stromstoß, wie elektrischer Schlag; Schlaf; Zubettgehen, beim*
  - **während**: **Alum.**[122] anac. **Ant-t.**[54] **Ars. Bar-c.**[54] bell. brom.[36] caust. **Cham.**[54] **Chlf.**[54] cina[116] cinnb. **Colch.**[54] con. **Cupr.** dulc. graph.[1] **Hell.**[54] **HYOS.**[54] hyper.[54] ign.[116] **Kali-c.** kiss.[36] **Lyc.**[1] mag-c. merc.[1] mez. nat-c. nat-m. nat-s.[111] op.[36] petr.[1] ph-ac. phos. pier-b.[233] puls.[36] rheum[54] seneg. **Sep.**[54] sil. stann. staph.[5] **Stram.**[54] **Stront-c.** sul-ac. **Sulph.** tep.[36] thuj. **ZINC.**
    ☞ *Rucken; Schlaf; während •Schlag, Stoß, Empfindung wie durch; Stromstoß, wie elektrischer Schlag; Schlaf; während* ▯ *SCHLAF; C; Schlaflosigkeit; allgemeine Arzneien; Zucken der Glieder, mit*
- **amel.**: agar.[58]

Schmerzen, mit:

- **nach**: sec.[137]
- **während**: apis[36] lat-k.[36] meny.[137] plb.[36]
  - **Abdomen,** im: plb.[36]
  - **Beinen,** in den: lat-k.[36]

Schreck, Furcht, nach: **Op. Stram.**
▯ *GEMÜT; M; Schreck oder Furcht, Beschwerden durch*

Schwäche, durch nervöse: squil.[36]

Schweiß, bei: ars.[5] **Bell.**[5] **Bry.**[5] caust.[5] **Cham.**[5] coloc.[5] cupr.[5] hyos.[5] ign.[5] iod.[5] **Kali-c.**[5] meny.[5] merc.[5] mez.[5] nat-c.[5] nat-m.[5] nux-v.[5] **Op.**[5] **Plat.**[5] puls.[5] **Rhus-t.**[5] sec.[5] spong.[5] stram.[5] sulph.[5] thuj.[5] verat.[5] viol-t.[5]

Sitzen, beim: alco.[36] verat-v.[36]

Trinkern, bei: **Crot-h.**[54] **Phos.**[54]
☞ *Speisen und Getränke; Alkohol, alkoholische Getränke; agg.*

Wehen, Entbindung:

- **während**: chin-s.[54] cimic.[54] cinnam.[54] hyos.[54] op.[54] sec.[54]
  ☞ *M; Wehen, Entbindung; während*
  - **Wehen** aufhören, Zittern beginnt, wenn die: **Sec.**[54]
- **nach**: hyos.[54] sec.[85]
  ☞ *M; Wehen, Entbindung; Wochenbett, im*

Wurmbefall, bei: **Cina** sabad.[54]
☞ *M; Würmer agg., Beschwerden durch*

Zahnung, während der: **Cham.**[54] ter.[54] **Zinc.**[54]
☞ *M; Zahnung, Beschwerden durch*

erstreckt sich aufwärts, beim Sitzen: lach.[36]

Äußerlich: valer.[36]

Drüsen: ang.[5] **Clem.**[5] sulph.[5]

Innerlich: atro. bov. **Cann-s.** cic.[36] seneg.

Körperteile, betroffene:

- **einzelne** Teile: agar.[5] alum.[5] chin.[5] **Cocc.**[5] nux-v.[5] puls.[5] zinc.[5]
- **fleischige** Teile: clem.[36]
- **gelähmte** Teile: apis **Arg-n.** merc. nux-v. phos. **Sec.** stram. stry.
  ☞ *Lähmung; allgemeine Arzneien; spastische Spinalparalyse*

Muskeln:

- **Beugemuskeln,** Flexoren: tab.[36]
- **fibrillär**: phys.[36]

Oberkörper: am-c.[36] calc.[36] nat-m.[1] stront-c.[36] thuj.[36]

- **nachmittags,** beim Hinlegen: nat-m.[36]
  ☞ *M; Liegen; während; Hinlegen, unmittelbar nach*
- **abends,** beim Einschlafen: calc.[36]
- **3** Uhr: am-c.[36]
- **Hinlegen,** beim: nat-m.[1]
  ☞ *M; Liegen; während; Hinlegen, unmittelbar nach*

Sehnenhüpfen: acon.[36] acon-c.[36] aether[36] **Agar.** alco.[36] am-c. am-caust.[4] ambr. anac.[5] **Ars. Asaf.** bell. bol.[36] bry.[36] **Calc. Camph. Canth. Chel. Chlor.** con.[36] cupr.[116] cupr-s.[36] **HYOS.** indg.[36] **IOD.** kali-c.[116] **Kali-i. Lyc.** merc-n.[36] merc-pr-a.[36] **Mez. Mur-ac.** op.[36] **Ph-ac. Phos.** rhus-t. **Sec.** squil.[116] stram.[36] **Stry.** sul-ac.[1] **Ter.**[36] verat.[36] vip.[36] zinc.

Unterkörper: **Nat-c.**[36]

Chorea, wie: kali-n.[36]

Elektrizität, wie durch: acon.[36] arn.[36] clem.[36] **Daph.**[36] dulc.[36] nat-p.[36] plb.[36] sec.[36]

hier und dort:
☞ *wandernd*

hysterisch: acon.[111] bry.[111] calc.[111] caust.[111] cham.[111] chin.[111] cocc.[111] coff.[111] cupr.[111] form.[111] hyos.[111] ign.[111] ip.[111] kali-c.[111] lyc.[111] mag-m.[111] merc.[111] nat-m.[111] nux-v.[111] ph-ac.[111] phos.[111] plat.[111] puls.[111] sep.[111] sulph.[111]

- **Menses**:
  - **vor**: cupr.[111] kali-c.[111] nat-m.[111] ph-ac.[111] phos.[111] plat.[111] puls.[111] sep.[111] sulph.[111]
  - **während**: acon.[111] bry.[111] calc.[111] caust.[111] cham.[111] chin.[111] cocc.[111] coff.[111] cupr.[111] form.[111] hyos.[111] ign.[111] ip.[111] lyc.[111] mag-m.[111] merc.[111] nat-m.[111] nux-v.[111] puls.[111] sulph.[111]
  - **nach**: chin.[111] cupr.[111] puls.[111]

konvulsivisch, spasmodisch: **Acon.**[36] bell.[36] chin.[36] cod.[36] cupre-aust.[36] dubin.[36] ign.[36] kreos.[36] nux-v.[36] op.[36] ox-ac.[36] puls.[36] stram.[36] stry.[36] sulph.[36] ziz.[36]

ZUCKUNGEN (Forts.)

lähmungsartig: cina[36]

nervös: ars.[36] hedeo.[36] hell.[304] kali-i.[36] lat-k.[36] **Rhus-t.**[36]

plötzlich:

- **einseitig**: colch.[36]

- **Oberkörper**:

◦ **nachmittags,** beim Einschlafen: stront-c.[36]

◦ **nachts,** beim Einschlafen: stront-c.[36]

schmerzhaft: agar.[137] meny.[137]

sichtbar: meny.[36]

wandernd: agar. alum.[1] ant-c.[5] chel.[5] **Cocc.** colch. **Kali-c.** kali-n. lyc. mez. nat-c.[1] nat-m. ph-ac. phos. rhod. sep. **Stry.** sulph. **ZINC.**

EXTREMITÄTEN; C; Zucken, fibrilläre Zuckungen; Arm, ein, und ein Bein

ZÜGELLOSER Lebenswandel: carb-v.[81] dig.[85] **NUX-V.**[54] op.[81] verat-v.

ZUGESTOPFT, Empfindung wie: ambr.[137] anac.[137] coc-c.[137] kali-bi.[137] lach.[137] med.[137] **Phos.**[5] plat.[5] spong.[5] trinit.[54]

ZUSAMMENDRÜCKEN, Kompression, Empfindung von, zwischen Anfällen: plb.[36]

ZUSAMMENGEKAUERT im Bett, liegt: ars.[36]

ZUSAMMENGEKRÜMMT:

ZUSAMMENGEPRESST, Empfindung als wären Teile:

☞ *Schmerz; drückender Schmerz;*

ZUSAMMENGEROLLT zu einem Knäuel: camph.[36]

ZUSAMMENGEZOGEN, Körperteile scheinen wie: acon.[5] agn.[5] ars.[36] bism.[5] bov.[5] carb-v.[5] caust.[5] chel.[5] **Chin.**[5] **Coloc.**[5] con.[5] croc.[5] dig.[5] elaps[85] grat.[111] kali-n.[5] lach.[72] laur.[5] lyc.[5] mang.[5] **Merc.**[5] **Naja** nat-c.[5] **NAT-M.** nux-m.[5] **Nux-v.**[137] op.[5] par.[5] petr.[5] phos.[137] plat.[5] plb.[5] puls.[5] **Rhus-t.**[5] **Sel.**[137] sep. staph.[5] **Sulph.**[5] tarax.[5] thuj.[5] valer.[5] zinc.[1]

☞ *Schmerz; ziehender Schmerz;*

links: ars.[36]

ZUSAMMENKRÜMMEN des Körpers: acon.[5] aloe[111] ant-t.[5] **Ars.**[5] **Calc.**[5] caps.[5] caust.[5] cham.[5] chin.[5] choc.[222] cimic.[111] cina[36] cocc.[5] **Coloc.**[5] dros.[5] graph.[5] **Kali-c.**[5] lil-t.[36] lyc.[5] mag-c.[5] mag-p.[111] merc-c.[5] pareir.[111] plb.[5] puls.[5] **Rheum**[5] rhus-t.[5] sabin.[5] sec.[5] **Sep.**[5] sin-n.[36] sulph.[5] thuj.[5]

☞ *M; Beugen, Neigen, Krümmen • M; Beugen, Neigen, Krümmen; agg.; • M; Beugen, Neigen, Krümmen; amel.;*

ZUSAMMENSCHNÜREN, Empfindung von:

☞ *Strikturen, Stenosen, Zusammenziehungen; allgemeine Arzneien*

Äußerlich: abel.[149] abies-n.[36] abrot. **ACON.**[76] adam.[222] adon.[23] adren.[102] **Aesc.** aesc-g.[102] **Aeth.**[36] aether[36] **Agar.**[5] agn. ail.[2] alet.[85] **All-c.** **All-s.** allox.[149] aloe alst-s.[102] **Alum.** alum-p.[58] alum-sil.[58] **Alumn.**[54] am-br.[25] am-c.[5] am-caust.[144] **Am-m.**[1] am-p.[72] **Ambr.**[5] ambro.[72] **Aml-n.**[25] **Ammc.** amph. **Anac.**[1] anag.[36] androc.[222] **Ang.** anh.[119] ant-c.[5] ant-o.[85] ant-s.[36] **Ant-t.**[5] anth. antipyrin.[102] ap-g.[72] **APIS** **Apisin.**[5] apoc. arag.[72] aral. arg.[5] arg-cy.[122] **Arg-n.**[5] arge-p.[264] **ARN.** **ARS.** **Ars-h.** **Ars-i.**[10] ars-s-f.[58] **Arum-t.** arund. **Asaf.**[5] **Asar.**[1] asc-c.[25] asc-t.[25] aspar. atro.[25] **AUR.**[5] aur-ar.[58] **AUR-I.**[58] **Aur-m.** **Aur-m-n.**[272] aur-s.[58] bac.[56] bamb-a.[1184] **Bapt.** **Bar-c.**[5] bar-i.[58] bar-m. bar-s.[58] **BELL.**[1] bell-p.[256] benz-ac. berb. berb-a.[85] beryl.[119] **Bism.**[1] bol.[25] **Bor.**[1] **Bov.**[5] brach. **BROM.**[5] bros-g.[259] **BRY.**[5] bufo buni-o.[149] **Buth-aust.**[144] **CACT.**[25] **Cadm-s.** cahin. **Calad.**[5] **CALC.** calc-ar. calc-f.[149] calc-i.[58] **Calc-p.**[36] calc-s. calc-sil.[58] **Camph.**[1] canch.[25] cand-a.[239] cann-i.[58] **Cann-s.** canth.[5] **CAPS.**[1] **Carb-ac.** **Carb-an.** **CARB-V.**[5] **Carbn-o.** **CARBN-S.**[25] carc.[119] card-b.[36] card-m. carl. casc.[102] cassi-s.[192] cast.[111] caul.[25] **CAUST.**[5] cedr.[58] cench.[58] **Cham.**[5] **CHEL.** chic-b.[25] **Chin.**[1] chin-ar. **Chin-s.** chlol. **Chlor.**[36] choc.[222] **CIC.** **CIMIC.**[25] **Cimx.** cina[1] cinnb.[58] cist.[102] **CLEM.** cob-n.[119] **Coc-c.** coca[25] **COCC.**[5] coff.[5] coffin.[122] **COLCH.**[5] coll.[102] **Coloc.**[5] **CON.**[5] cop. cor-r. cortiso.[149] corv-c.[258] cot.[36] **Croc.**[5] **Crot-c.**[36] crot-h.[36] **Croto-t.** cub. cund. **Cupr.**[1] cupr-acet.[36] cupr-ar.[8] cupr-s. **Cycl.**[36] cypra-e.[227] cyt-l.[119] daph. der. **Dig.**[1] dios. **Dros.**[5] **DULC.**[1] dys-co.[136] elaps[36] elat. elmen[9] equis.[36] ery-a.[25] eucal.[111] eug. euon. eup-per.[102] **Euph.**[5] euphr.[5] eupi. fago.[111] falco-p.[265] **FERR.** ferr-ar. ferr-i. ferr-p. **Fl-ac.**[5] foll.[149] **Form.** franc.[102] fried.[14] fuc.[102] gall-ac.[36] gamb. **GELS.**[25] gent-c. gent-l. germ.[222] gins. **Glon.**[23] glyc.[77] goss.[123] granit-m.[194] **GRAPH.**[1] **Grat.** gua.[102] guai.[1] guano[102] guare.[25] gymn.[25] haem.[36] haliae-lc.[222] ham.[25] harp.[1184] hecla.[149] hed.[119] **Hell.**[1] helo. helon. **Hep.** hipp. hist.[119] hura hydr. hydr-ac. hydrc.[8] hydro-c.[2147] hydrog.[222] **HYOS.**[5] **Hyper.** iber.[25] ictod. **IGN.** ignis[194] indg. **Iod.**[5] iodof.[102] **Ip.**[1] ipom.[119] irid.[222] iris[25] iris-foe. jatr. jug-c. just.[97] **Kali-ar.** **Kali-bi.** **Kali-br.**[8] **Kali-c.**[1] **Kali-chl.** kali-chls.[94] kali-cy.[85] kali-i.[58] **Kali-n.**[1] kali-p.[58] kali-s. kali-sil.[58] kola[1184] kreos.[5] kurch.[192] lac-ac. lac-c. lac-eq.[204] lac-lox-a.[204] lac-lup.[204] **LACH.** **Lact.** lam.[36] lang.[9] lap-laz.[227] lappa[111] lar-ar.[251] lat-h.[301] lat-m.[111] **LAUR.**[5] lec. **LED.** lepi.[36] lepro.[197] lept.[102] lil-t.[36] linu-u.[1125] lith-c.[25] **LOB.**[171] lob-e.[85] lob-p.[85] lob-s.[25] lol.[85] loxo-r.[240] **LYC.**[5] **Lycps.** **Lyss.** m-arct.[85] **M-art.**[5] m-aust.[5] **Mag-c.**[1] **Mag-m.** **Mag-p.** mag-s. magn-gr.[85] **Manc.** mand.[119] **MANG.**[5] mang-acet.[1] marm-w.[194] med.[58] meli. menth.[85] **Meny.**[1] meph.[102] **MERC.**[5] **Merc-c.**[5] merc-cy.[111] merc-d.[102] merc-i-f. **Merc-i-r.** merc-p.[102] merc-pr-r.[102] merl.[36] **Mez.**[5] mill. morg-g.[136] morph. **MOSCH.** mur-ac.[1] murx.[36] myric.[25] myrt-c. **Naja**[25] **Nat-ar.** **Nat-c.** **NAT-M.**[1] nat-n.[111] nat-p. nat-s. nat-sil.[58] neon[222] nicc.[111] nig-s.[1125] **NIT-AC.**[1] nit-m-ac.[102] nit-s-d.[54] nitro-o.[36] **Nux-m.**[5] **NUX-V.**[5] oena. ol-an. olnd.[5] onos.[137] **OP.**[5] osm. **Ox-ac.** oxyg.[85] ozone[227] pall. **Par.**[5] paull.[36] pect.[72] ped.[36] pen.[36] peti.[36] **PETR.**[1] **Ph-ac.**[1] phel. **PHOS.** phys.[25] phyt. pic-ac.[58] pip-m.[36] pitu-a.[164] pitu-p.[119] **PLAT.**[1] **PLB.**[5] plb-acet.[102] plect. plut-n.[222] podo. prim-v.[85] prot.[136] prun.[36] psil.[164] psor. ptel.[102] **PULS.** pyrog.[122] pyrus[77] queb.[72] querc-r.[257] rad-br.[85] **Ran-b.** ran-s.[5] raph. rat. ratt-n.[204] rauw.[119] **Rheum**[5] **Rhod.**[5] **RHUS-T.**[5] rhus-v. ric.[36] russ.[36] **Ruta**[5] sabad.[5] sabal.[111] sabin.[5] samb.[5]

sang.[8] sanguin-n.[85] sanic.[102] sap-sod.[45] **Sars.**[1] scorp.[269] scroph-n.[36] scut.[25] sec.[5] sed-ac.[72] sel.[5] **SENEG.** senn.[102] **SEP. SIL.**[1] silphu.[25] sin-n.[36] sol[236] sol-n.[36] sol-t-ae. spect.[271] **Spig.**[1] **Spong.**[5] **SQUIL.**[5] **STANN.**[1] **Staph.**[1] still. **STRAM.**[5] **Stront-c. Stry.**[36] succ.[194] **Sul-ac.**[1] **Sul-i.**[58] sulo-ac.[72] **SULPH.**[5] sumb.[25] syph. **Tab. Tarax.**[5] tarent. tax.[303] tax-br.[255] tela[192] ter. teucr.[5] thea. ther. **THUJ.**[5] thymol.[119] **Thyr.**[72] til.[36] tril-c.[137] trom.[102] tub.[8] tung.[252] upa. uran.[269] uran-n.[25] valer.[5] vanad.[102] vario.[149] **VERAT.**[1] verat-v.[25] verb. vib.[85] **Viol-o.**[5] viol-t.[5] vip. visc.[102] wye.[85] xan.[85] xero.[102] **ZINC.**[1] zinc-o.[85] zinc-p.[58] ziz.

- **Lähmungszuständen,** bei: alum.[137]
- **Schmerzen,** bei: coloc.[137] ign.[137] lyc.[137]
- **kleine** Bereiche: hist.[119]
- **Drähten** zusammengeschnürt, die sich immer fester ziehen, wie mit: **CACT.** med.[102]
- **Gürtelgefühl** um den Körper: carbn-s.[36]

innerlich: **Abies-n.**[58] **Acon.**[5] acon-c.[36] adon.[102] **AESC.** aeth.[137] **Agar.**[5] agar-ph.[36] agn. all-c. **Alum.**[5] **Alum-m.** alum-p.[58] alum-sil.[58] alumn. am-br. am-c. am-m.[5] ambr.[5] aml-n.[25] anac.[5] anan. ang.[5] ant-c.[5] ant-t. apis[116] apoc-a. arg. arg-cy.[102] **Arg-n. Arn.**[5] **Ars.**[34] ars-i.[58] ars-s-f.[58] ars-s-r.[58] asaf.[5] **Asar.**[1] aur. aur-ar.[58] aur-i.[58] aur-m.[36] aur-s.[58] bac.[62] **Bapt.** bar-c. bar-s.[58] **BELL.**[5] benz-ac. **Berb.** bism.[5] bor.[5] bov.[5] **Brom. Bry.** bufo[111] **CACT.**[22] **Calad. Calc.**[5] calc-ar.[102] calc-caust.[10] calc-s. calc-sil.[58] **Camph.**[5] cann-i. cann-s. **Canth.**[5] caps. carb-ac. carb-an.[1] **Carb-v.**[5] **Carbn-s.**[36] carc.[119] card-b.[8] card-m.[137] **Carl.** caul.[102] caust.[1] cench.[58] **Cham.**[5] **CHEL.**[25] **CHIN.**[36] chin-s. chion.[77] **Chlol.** cic.[5] cina[5] **Clem.**[5] coc-c. **Cocc.**[36] coff.[5] colch.[36] **COLOC. Con.**[5] cortico.[119] croc. crot-c. crot-h.[8] croto-t. cub. **Cupr.** cupr-acet.[36] **Dig.**[5] dios.[111] **Dros.**[5] dulc. elaps[36] elat. euon. **Euph.**[1] **Ferr. Ferr-ar.** ferr-m. fl-ac.[5] foll.[149] form. gamb. gels. gent-c.[36] gent-l. glon. **GRAPH.**[5] **Guai. GUARE.** hell. hep.[1] hydr. hydr-ac.[36] hydrc. hyos. **IGN.**[5] **IOD.** iodof.[102] **Ip. Kali-bi.** kali-c.[36] kali-chl.[58] kali-cy.[36] kali-i. kali-n.[1] kali-sil.[58] kola[1184] kreos.[5] lac-ac.[8] **Lach.**[5] lact. lat-h.[301] lat-m.[111] **Laur. Led.** lepi.[36] **LIL-T. Lim.**[36] lipp.[36] lob.[25] **LYC.**[5] lycps.[102] m-art.[1] **Mag-c.**[1] mag-m. **MAG-P.** magn-gr.[102] **Manc.** mang.[5] mang-acet.[1] med.[85] meli.[137] meny.[5] merc.[5] merc-c.[5] merc-i-f. merc-i-r.[36] merl. **Mez.**[1] morph. **Mosch.**[5] mur-ac. **Naja** nat-ar. **Nat-c. NAT-M.**[1] nat-n.[111] nat-s.[36] nat-sil.[58] nicc. **NIT-AC.**[36] **Nux-m.**[5] **NUX-V.**[5] ol-an.[36] olnd. onos.[137] **Op.** orni.[102] osm. ox-ac.[111] paeon. par.[5] petr.[34] **Ph-ac. Phos.**[5] pic-ac.[25] pip-m. **PLAT.**[5] **PLB.**[5] polyg. prun-p.[36] ptel.[102] **PULS.**[5] ran-b.[5] ran-s. rat. ratt-n.[204] rheum[5] rhod. rhus-t.[5] ric.[36] rob.[137] ruta[5] sabad.[5] **Sabin.**[36] samb. sang.[25] **Sars.**[1] **Sec.**[56] sel. seneg. **Sep.**[1] **Sil.** sphing.[85] **Spig.** spong.[5] **Squil.**[5] stann. staph.[5] still. **STRAM.**[5] stront-c.[5] **Sul-ac.** sul-i.[58] **SULPH.**[5] **Sumb.** tab. tarax.[1] **Tarent.** tax.[303] tell.[8] **Teucr.**[5] thea. **Thuj.** thyr.[102] til. tub.[58] tung.[252] valer.[5] vanad.[102] **Verat. Verat-v.**[25] **Verb.**[5] viol-t. visc.[102] zinc.[1] zinc-o.[47] zinc-p.[58]

- **Abort,** bei: bell.[54]
- **Erwachen,** beim: am-m.[1]
  ☞ M; Erwachen; agg.
- **Furcht,** durch: caust.[172]
  GEMÜT; M; Schreck oder Furcht, Beschwerden durch
- **Drüsen**: bor.[5] calc.[137] ign.[5] **Iod.**[5] mang.[5] nit-ac.[5] plat.[137] puls.[137]
- **Gelenke**: acon.[5] am-m.[5] **ANAC.**[5] apis[116] **AUR.**[5] calc.[5] carb-an.[5] chin.[5] coloc.[5] ferr.[5] **GRAPH.**[5] kreos.[5] lyc.[5] meny.[5] **NAT-M.**[5] **NIT-AC.**[5] nux-m.[5] nux-v.[5] **Petr.**[5] **Ruta**[5] sil.[5] spig.[5] squil.[5] stann.[5] **Stront-c.**[5] sulph.[5] zinc.[5]
- **Knochen**: am-c. anac. aur. chin. cocc. **Coloc. Con.** gels.[111] **Graph.** kreos. lyc. merc. nat-m. **NIT-AC.** nux-v. petr. phos. **PULS.** rhod. **Rhus-t. Ruta** sabad. sep. sil. stront-c. **SULPH.** valer.[5] zinc.
- **Körperöffnungen,** Sphinkterspasmus: **Acon.** alum. alum-sil.[58] ars. ars-i. bar-c. **BELL. Brom. CACT.** calc. calc-sil.[58] carb-v. **Chel.** cic. cocc. colch. con. crot-h. dig. dulc. ferr. form. graph. hep. **Hyos.** ign. iod. ip. **LACH. Lyc.** m-art.[5] **MERC. Merc-c.** mez. **Nat-m. NIT-AC. Nux-v.** op. phos. plat. **Plb.** rat. rhod. **RHUS-T.** sabad. sars. sep. **SIL. Staph.**[193] **STRAM.** sulph. sumb. tarax. **Thuj. Verat. Verat-v.**
  ☞ O; Körperöffnungen, Beschwerden der oder an
  - **Schließmuskel** erweitern sich nicht: staph.[193]
    ☞ Strikturen, Stenosen, Zusammenziehungen; allgemeine Arzneien; Entzündungen, nach
- **Band** oder Reifen, wie ein: acon. **Alum.** alum-p.[58] alumn. am-br. **Ambr. ANAC.** ant-c. ant-t. **Arg-n.** arn. ars. ars-i.[58] ars-s-f.[58] ars-s-r.[58] asaf. **Asar. Aur.** aur-ar.[58] aur-i.[58] aur-s.[58] **Bell.** benz-ac. brom. bry. **CACT.**[102] calc. cann-i. **CARB-AC.** carb-v. **Carbn-s.** card-b.[8] caust. **CHEL. Chin.** coc-c. **Cocc.** colch. coloc. **CON.** croc. dig. dios.[111] gels. **Graph.** hell. hyos. iod. kreos. lach.[5] laur. lyc. m-art.[1] mag-m. **Mag-p.** manc. mang-acet.[1] **Merc. Merc-i-r.** mosch. **Nat-m. Nat-n.**[111] **NIT-AC.** nux-m. nux-v. olnd. op. ox-ac.[111] petr. **Phos.** pic-ac.[58] **PLAT. PULS.** rhus-t.[5] sabad. sabin. sang. sars. **Sec.**[5] sep.[5] **SIL. Spig.** stann. **Stram.**[5] sul-ac. sul-i.[58] **SULPH.** tarent. til. zinc-o.[47] zinc-p.[58]
  - **eisernes** Band oder Reifen, wie ein: cact.[102]
- **Gürtel,** wie ein: **Cact.**[116] chin.[116] phos.[116] rhus-t.[116] visc.[119]
- **Schnur,** wie von einer straffen: plb.[5]

ZUSAMMENZIEHUNG:
☞ Strikturen, Stenosen, Zusammenziehungen

ZWERGWUCHS: ambr.[5] aster.[144] bac.[85] **BAR-C.** bar-i.[102] **Bar-m.** bor.[122] **Calc. CALC-P. Carbn-s.** carc.[119] **Con.**[5] iod. lyc. mag-m.[5] **Med.** merc. merc-pr-a.[85] nat-m.[122] nep.[149] **Ol-j.** op.[5] ph-ac.[122] pitu-gl.[102] sec. **Sil.** sulfa.[149] **SULPH. SYPH.**[111] thyr.[85] **Tub.**[54] zinc.
☞ Entwicklungsstörung, Verzögerung GEMÜT; C; Sprechen, Reden; Lernt langsam, spät, Sprechen •KOPF; C; Offene Fontanellen •ZÄHNE; C; Zahnung; langsam •MÄNNLICHE GENITALIEN; C; Atrophie, geschrumpft; allgemeine Arzneien •EXTREMITÄTEN; C; Gehenlernen, spätes

SCHMERZ, Schmerzen im allgemeinen: abies-c.[25] abies-n.[36] abrot. absin.[36] acet-ac.[36] achy.[149] acon.[5] acon-c.[36] acon-f. aconin.[36] act-sp.[137] adam.[222] adon.[116] aegle-f.[192] aesc.[58] aeth.[36] agar. agar-ph.[36] agav-t.[149] agki-p.[85] agn.[5] agro.[36] ail. alco.[36] alet.[102] all-c.[122] all-s.[36] aloe alum. alum-p.[58] alum-sil.[58] alumn. am-be.[116] am-br. am-c.[5] am-caust.[36] am-m. am-val.[25] ambr.[5] aml-n.[36] ammc. amor-r.[149] ampe-qu.[102] amph.[85] amyg-am.[36] amyg-p. anac.[1] anag.[122] androc.[222] ang.[54] anh.[119] anis.[10] ant-c. ant-s.[36] ant-t.[54] anthr.[36] ap-g.[102] aphis.[10] apis[171] apisin.[5] apoc. apoc-a.[36] aq-mar.[149] aq-pet.[36] aran. aran-ix.[149] arg. arg-cy.[85] arg-n. arist-cl.[119] arist-m.[102] arn.[137] ars.[1] ars-br.[77] ars-h.[54] ars-i. ars-s-f.[54] arum-d.[25] arum-t.[137] arund.[36] asaf. asar.[5] asc-t.[58] asim.[85] aspar. astac.[36] aster.[111] atha.[36] atista[192] atro.[116] aur. aur-ar.[58] aur-i.[58] aur-m.[36] aur-m-n.[36] aur-s.[58] bac.[62] bad.[36] bamb-a.[1184] bapt.[36] bar-acet.[111] bar-c.[1] bar-i.[58] bar-m. bar-s.[58] bart.[36] bell.[5] bell-p.[137] benz.[102] benz-ac.[85] berb. berb-a.[116] bism.[1] boerh.[192] bol.[102] bor. both-a.[3070] bov. brach.[36] bran.[10] brom. bros-g.[259] bruc.[10] brucel.[241] bry.[36] bufo[137] buni-o.[149] cac.[5] cact. cadm-f.[58] cadm-s.[36] caj.[58] calad. calc.[5] calc-acet.[102] calc-ar.[8] calc-caust.[116] calc-f.[119] calc-i.[58] calc-o-t.[102] calc-ox.[102] calc-p. calc-s.[58] calc-sil.[58] calen.[10] camph. canch.[25] cann-i.[25] cann-s.[5] canth. caps. carb-ac.[137] carb-an. carb-v.[5] carbn-chl.[137] carbn-o.[36] carbn-s. carc.[207] card-b.[36] card-m. carl.[36] carn-g.[264] casc.[54] cassi-f.[192] cassi-s.[192] cast.[111] cast-eq. cath-a.[264] caul. caust.[5] cean.[1125] cedr. cench.[58] cent.[36] ceph.[36] cere-s.[36] cerv.[36] **CHAM.**[5] cheir.[1125] chel. chen-a. chin.[36] chin-ar.[58] chin-m.[54] chin-s.[36] chion.[137] chlf.[36] chlol.[25] chlor.[36] chloram.[149] chlorpr.[149] choc.[222] cic.[5] cimic. cimx. cina[5] cinch.[36] cinnam.[54] cinnb.[58] cist.[10] cit-ac.[54] cit-l.[85] cit-v.[54] clem. cob.[137] cob-n.[144] coc-c. coca cocc.[5] coch-o.[1125] cod. coff.[116] coffin.[102] colch.[5] coll. coloc.[36] com.[116] con.[1] conch.[36] conin.[36] conv. convo-d.[36] cop.[36] cor-r.[10] corn.[25] corn-f.[45] corv-c.[258] cory.[102] cot.[36] croc. crot-c.[36] crot-h.[10] croto-t.[36] cub.[36] culx.[58] cund. cupr.[5] cupr-acet.[54] cupr-ar.[116] cur.[111] curc.[192] cycl.[5] cypr.[34] cyt-l.[149] daph.[85] delphin.[36] dig. digin.[36] dios.[111] dip.[102] dol. dros. dulc. echi.[102] elae.[36] elaps elat.[36] electr.[122] ephe.[267] ephin.[1125] epig.[36] epip.[111] equis. ergot.[25] erig.[137] ery-a.[54] eryt-j.[36] eryth.[36] eucal.[116] eug.[36] euon.[4] euonin.[10] eup-per.[116] eup-pur. euph.[5] euph-he.[85] euph-l.[36] euphr.[5] eupi.[85] fago.[137] ferr. ferr-acet.[111] ferr-ar. ferr-i.[58] ferr-m.[10] ferr-ma.[10] ferr-p.[58] ferul.[36] fl-ac.[36] form.[85] form-ac.[8] franc.[102] gamb. gast.[36] gaul.[85] gels. get.[36] gins.[36] glon.[111] gnaph.[122] goss. gran. graph.[1] grat.[111] grin.[1125] gua.[85] guai.[5] guare.[36] haem.[137] haliae-lc.[222] halo.[149] ham.[137] harp.[1184] hecla.[234] hed.[144] hedeo.[36] hell.[5] helo.[264] helon.[25] hep.[5] hip-ac.[149] hipp. hist.[153] hom.[85] hura[36] hydr.[36] hydr-ac.[111] hydrc.[36] hydro-c.[2147] hydrog.[222] hyos.[5] hyper.[54] iber.[36] ictod.[54] ign.[5] ind.[36] indg.[171] inul.[85] iod.[5] iodof.[85] ip. irid.[222] iris[144] jab.[102] jac.[102] jac-c.[58] jal.[122] jatr.[58] jug-c.[36] juni-v.[36] kali-ar.[58] kali-bi.[102] kali-br.[25] kali-c.[58] kali-chl.[58] kali-cy.[111] kali-fcy.[198] kali-i.[116] kali-m.[137] kali-n.[5] kali-ox.[85] kali-p.[137] kali-s. kali-sil.[58] kali-sula.[36] kalm.[102] kola[1184] kreos.[5] lac-ac.[116] lac-c. lac-cpr.[261] lac-d.[58] lac-lox-a.[204] lac-lup.[204] lach. lachn.[25] lact.[36] lam.[162] lap-a.[116] lappa[137] lar-ar.[251] lat-m.[111] laur.[5] lav-v.[1125] lec. led. lepi.[36] lept.[137] lil-s.[36] lil-t. lim.[36] lipp.[36] lith-c.[36] lob.[184] lob-d.[102] lob-s.[85] lol.[111] loxo-p.[240] loxo-r.[240] lup.[102] **LUPIN.**[102] lyc.[5] lycpr.[102] lycps. lyss.[58] m-arct.[5] m-art.[5] m-aust.[5] macrin.[102] mag-c.[5] mag-f.[149] mag-m.[5] mag-p.[85] mag-s.[10] magn-gr.[72] manc. mand.[144] mang.[5] mang-acet.[1] mang-m.[85] mang-o.[36] mangi.[197] med.[137] medus.[300] meli. menth.[1125] menth-pu.[85] meny.[111] meph.[36] merc.[5] merc-c.[5] merc-d.[36] merc-i-f. merc-i-r.[137] merc-k-i.[110] merc-n. merc-s.[54] merl.[36] methyl.[102] mez.[809] mill.[1125] mit.[36] morph. mosch.[36] mur-ac. murx.[10] myric.[36] naja[36] narcin.[36] nat-ar.[36] nat-c. nat-f.[149] nat-h. nat-hchls.[36] nat-m. nat-n.[111] nat-p. nat-s.[111] nat-sil.[58] neon[222] nicc.[10] nicc-s.[25] nit-ac.[1] nit-s-d.[54] nitro-o.[36] nux-m. nux-v.[116] oci-s.[119] oena.[116] ol-an. ol-j.[116] olnd.[5] onos.[85] op.[5] opun-v.[1125] orig-v.[25] osm. ovi-g-p.[102] ox-ac.[111] oxyt. ozone[227] paeon. pall.[137] par.[5] paraf.[102] pareir. passi.[102] paull.[36] paull-p.[36] ped.[36] peti.[36] petr.[5] petros.[54] ph-ac.[5] phel.[8] phos.[5] phys. phyt.[36] pic-ac.[116] piloc.[54] pime.[102] pip-n.[36] pitu-a.[164] plan. plat.[36] plb.[5] plb-acet.[102] plb-chr.[85] plb-i.[116] plect.[36] plut-n.[222] pneu.[149] podo.[111] polyg.[36] polyp-p.[36] prim-v.[1125] prun.[111] psil.[164] psor.[56] psoral.[102] ptel.[25] pull-g.[181] puls.[5] puls-n.[25] pulx.[137] pyre-p.[1125] pyrog.[116] pyrus[36] querc-r.[257] rad-br.[111] ran-a.[10] ran-b.[5] ran-s. raph.[122] rat.[111] rauw.[119] rham-cath.[102] rheum[1] rhod.[137] rhodi.[102] rhus-r.[34] rhus-t. rhus-v.[36] ric.[85] rob.[36] rub-t.[36] rumx.[111] ruta sabad.[116] sabal.[137] sabin.[5] sac-alb.[36] sac-l.[85] sal-ac. salx-a.[1125] samb.[5] sang.[8] sanguin-n. sanic.[102] sant.[102] sap-sod.[45] sarcol-ac.[149] saroth.[144] sarr.[36] sars.[5] scirr.[52] scorp.[269] scroph-n.[36] scut.[36] sec.[5] sel. senec. seneg. sep. sieg.[144] sil.[116] sin-n.[8] sol-n.[36] sol-t.[85] sol-t-ae.[58] spect.[271] sphing.[85] spig.[5] spong.[116] squil.[5] stann.[5] stann-i.[116] staph.[5] stel.[144] stict. still.[25] stram.[5] stront-c.[5] stroph.[137] stroph-s.[149] stry.[36] stry-p.[116] sul-ac.[1] sul-i.[137] sulfa.[149] sulfon.[85] sulo-ac.[137] sulph.[5] sumb.[36] symph.[102] syph.[56] tab. tama.[197] tanac.[25] tarax.[5] tarent.[111] tarent-c.[137] tart-ac.[36] tax.[303] tela[192] tell.[36] ter.[137] term-a.[192] term-c.[192] tet.[85] teucr.[5] thal.[149] thal-s. thala.[149] thea.[192] ther.[25] thlaspi[111] thuj.[5] thyr.[137] til.[36] til-c.[253] tong.[10] trib.[36] trif-p.[36] trig-f-g.[1125] tril.[45] tril-c.[36] trio.[25] tub.[58] tub-m.[151] tub-r.[149] tung.[252] uran. uran-n.[25] uro-h.[264] urt-c.[36] urt-g.[36] urt-u.[137] usn.[72] ust.[36] uva.[8] vac.[102] valer. vario.[102] verat.[54] verat-v. verb.[5] verin.[36] vesp.[36] vib. vinc.[10] viol-o.[5] viol-t. vip.[111] vip-r.[10] visc.[77] vitr.[102] voes.[36] wies.[36] wild.[85] wye. x-ray[119] xan.[137] yuc.[36] zinc.[116] zinc-chr.[137] zinc-i.[137] zinc-m.[85] zinc-o.[10] zinc-p.[58] zinc-val.[116] zing. ziz.

abwechselnd mit:

- **Herzsymptomen**: acon.[5] amylam.[137] aur-m.[58] **Benz-ac.** conv.[111] ferr.[5] glon.[111] hist.[119] **Kalm.** **Lil-t.** magn-gr.[85] merc-i-f.[137] nat-p. nux-m.[137] phyt.[102] stroph.[137] tab.[137]
  HERZ KREISLAUF; A; Abwechselnd mit
- **Jucken**: agar. arge-p.[264] stroph.[137] thuj.

einseitig: arg-n.[137] cocc.[5] cupr.[5] ferr.[137] iris[137] lac-c.[137] lyc.[137] mang.[137] nat-m.[137] nit-ac.[137] sul-ac.[137] tub.[137] uro-h.[264]
☞ *S; Einseitig*

- **wandert** zur anderen Seite, ist dort agg.: arg-n.[137] ferr.[137] iris[137] lac-c.[137] **LYC.**[137] mang.[137] nat-m.[137] nit-ac.[137] sul-ac.[137] tub.[137] uro-h.[264]

◦ **Schlaf,** im: nit-ac.[137] sul-ac.[137]

◦ ◦ **verschwindet** beim Erwachen: sul-ac.[137]

links: aesc.[36] all-c.[36] ant-s.[36] benz-ac.[36] brom.[36] chel.[36] cinnb.[36] coc-c.[36] coloc.[102] corn-f.[45] crot-c.[36] crot-h.[36] daph.[36] ign.[36] ind.[36] kalm.[36] lach.[36] lepi.[36] lil-t.[36] lyc.[1] lycps.[36] merc.[36] merc-i-f.[36] nicc.[36] oena.[36] ol-j.[36] op.[36] ox-ac.[36] phys.[36] pic-ac.[36] plan.[36] plut-n.[222] puls-n.[36] sil.[36] sphing.[36] squil.[36] stann.[36] sulph.[36] sumb.[36] tax.[36] zinc.[36]

- **nachts**: lyc.[1]
☞ *nachts*

- **nachmittags**: lycps.[36]

- **erstreckt** sich aufwärts: corn-f.[45]

rechts: arist-m.[36] ars.[1] bad.[36] brach.[36] bry.[36] carb-an.[36] cedr.[36] chel.[36] con.[36] ephe.[267] hura[36] hyos.[36] iodof.[85] kali-bi.[36] kali-c.[137] mosch.[36] nat-s.[137] oena.[36] phos.[36] pic-ac.[36] plect.[36] sabad.[5] sep.[1] sil.[36] sin-n.[36] sol-t-ae.[36] sulph.[36] tarent.[36] tell.[36] wye.[36] yuc.[36]

- **erstreckt** sich nach links: sabad.[5]

tagsüber: agar. alum.[1] am-c. ammc. amor-r.[149] anag. ango.[25] aur. bamb-a.[1184] bar-c. bell. bell-p.[256] boerh.[192] bry. calc. calc-p. **Camph.** cann-s. carb-an. carb-v. cassi-s.[192] caust. cedr.[102] chel. chin-s. **Cimic.** cina cist. cob. coca **Cocci-s.** con.[1] croto-t. eup-per. ferr. fl-ac. ham. **Hep.** ign. jac. kali-c. **KALM.** lac-c.[58] lach. lob-s.[25] lyc. lyss. mag-p. manc. mang. merc-c.[36] merc-i-r. nat-c.[36] **Nat-m.** nicc. nit-ac. nuph.[36] nux-v. ped.[36] petr. phos. pitu-a.[164] plan. puls. rhod. rumx. **SANG.** seneg. sep.[1] **SPIG.** **Stann.** staph. still.[36] sul-ac. sulph. tanac.[25] teucr. thuj. trif-p.[25] ust.[25] verb.[137] zinc.[1]

morgens: acon. adam.[222] aegle.[192] aesc. aeth. **AGAR.**[1] agki-p.[1202] ail. alet. all-c. all-s. allox.[149] **Aloe**[36] **Alum.**[1] alum-p.[58] **Alum-sil.**[58] alumn. am-br. am-c.[1] am-m.[1] **Ambr.** amor-r.[149] **Anac.**[1] androc.[222] ang.[1] ant-c.[1] ant-t. apis[36] apoc.[36] aq-mar.[149] arg.[1] arg-n.[36] arge-p.[264] arist-cl.[119] **Arn.** ars.[1] ars-i.[25] ars-met. ars-s-f.[58] arum-d.[25] arum-t. asaf. asar. asc-t.[36] aspar.[102] astac.[36] aster. atista[192] **Aur.** aur-ar.[58] aur-i.[58] aur-m. aur-m-n.[272] aur-s.[58] bamb-a.[1184] bar-acet. **Bar-c.**[1] bar-i.[58] bar-m. bar-s.[58] **Bell.**[1] benz-ac. berb. boerh.[192] bor. both-a.[3070] **Bov.**[36] bros-g.[259] brucel.[241] **Bry.** bufo **Cact.** cadm.[119] cadm-s. **Cahin.** caj. calad. **Calc.** calc-f.[119] calc-i.[58] **Calc-p.** calc-s.[36] **Calc-sil.**[58] calx-b.[194] camph.[1] cann-i. cann-s. canth.[36] caps.[1] carb-ac.[25] **Carb-an.** **Carb-v.**[1] **Carbn-s.**[25] carc.[119] carl. carn-g.[264] casc.[36] cassi-f.[192] cassi-s.[192] cast-eq. cath-a.[264] **Caust.**[1] cedr. cham.[36] **Chel.** **Chin.**[1] chin-ar. chin-s.[36] chion.[809] chlol.[36] chloram.[149] choc.[222] cic.[36] cimic. **Cina** cinnb. cist. **Clem.** cob.[36] cob-n.[102] coc-c. coca[36] cocc. cod.[25] coff. colch.[36] **Coloc.** colocin.[36] **Con.**[1] conv. cop. corn.[36] corv-c.[258] croc. crot-h.[36] **Croto-t.** cund. **Cupr.**[1] cupr-acet.[36] cupr-ar. cupr-s. curc.[192] cycl. cymbo-ci.[5] daph. dig.[36] digin.[36] **Dios.** dirc.[36] dor. dros.[36] dulc.[36] elaps ephe.[267] equis. erech.[25] erig. ery-a.[36] eucal.[36] eug. eup-a.[36] **Eup-per.** euph.[1] euphr. eupi. fago.[36] falco-p.[265] **Ferr.** ferr-ar. ferr-i. ferr-p. **Fl-ac.** form. gall-ac.[36] gamb. gels. gent-l.[36] glon.[36] gnaph. gran. granit-m.[194] **Graph.** grat.[36] guai.[1] guare.[36] gymn. haem.[36] haliae-lc.[222] ham. ***harp.***[1184] hell. helo.[264] **Hep.**[1] hipp. hir.[149] hura[36] hydr. hydr-ac.[268] hydrc.[192] hydro-c.[2147] hydrog.[222] **Hyos.**[1] hyper. iber.[25] ichth.[77] **Ign.**[36] ind. indg.[36] iod.[1] ip. irid.[222] iris jac-c.[36] jatr. **Jug-c.** jug-r. junc. **Kali-bi.** kali-br.[25] **Kali-c.**[1] kali-chl.[58] kali-cy.[110] kali-i. **Kali-n.**[1] kali-p. **Kali-s.** **Kali-sil.**[58] kalm.[58] kiss.[36] knau.[33] kola[1184] kreos. lac-c. **Lac-d.** lac-leo.[204] lac-lox-a.[204] **Lach.** lachn. lact. lam.[36] lap-laz.[227] lar-ar.[251] lat-h.[301] lat-m.[111] laur. led.[1] lepi.[36] lil-t.[25] lim-b-c.[204] lipp.[36] lith-c. lob. lob-c.[25] lob-s.[85] **Lyc.**[36] lycps.[36] lyss.[54] m-art.[85] mag-c.[1] **Mag-m.**[1] mag-s. manc. mand.[144] **Mang.** mang-acet.[1] mangi.[197] marm-w.[194] menis.[25] menth.[36] meph.[8] merc. merc-c.[58] merc-i-f. merc-i-r. merc-s.[36] **Mez.** mit.[36] **Morg.** morph.[36] mur-ac. **Murx.**[144] musa[197] myric.[25] naja[36] **Nat-ar.** nat-c.[1] nat-h. nat-hchls.[36] **Nat-m.**[1] nat-p.[36] **Nat-s.** nat-sil.[58] nicc. **Nit-ac.**[1] nuph.[8] nux-m. **NUX-V.**[1] ol-an.[36] onos.[102] op.[36] ost.[36] ox-ac.[36] ozone[227] paeon. pall. par. parth.[197] peti.[36] **Petr.** petros. **Ph-ac.**[1] phel.[36] **Phos.**[1] phys.[36] **Phyt.**[36] pic-ac.[36] pip-m. pitu-a.[164] plan.[25] **Plat.**[1] plb. plut-n.[222] **Podo.**[25] polyp-p.[36] por-m.[251] prot.[136] prun.[36] **Psor.** **Ptel.**[36] **Puls.** puls-n.[25] **Ran-b.** ran-s. raph.[36] rat. ratt-n.[204] rauw.[119] rheum[1] **Rhod.**[2] **Rhus-t.**[36] rhus-v.[25] rumx.[25] ruta[1] sabad. sabin. samb. sang.[25] sanic.[85] sapin.[36] sarr.[36] **Sars.**[1] scut. sel.[102] senec. **Seneg.** **SEP.**[36] **Sil.** sin-n. sol[236] sol-n.[25] spect.[271] **SPIG.**[1] spong.[36] **Squil.** **Stann.** **Staph.**[1] stel.[102] still.[36] stram. stront-c. stry.[36] sul-ac.[36] sul-i.[58] **Sulph.** sumb.[36] syc-co.[136] syph.[55] tab.[36] tama.[197] tanac.[25] taosc.[270] tarent. tarent-c.[192] tela[192] tell.[36] term-c.[192] thea.[192] ther.[85] **Thuj.** thyr.[162] til. tong.[10] trif-p.[25] tril-c.[36] trom.[36] tung.[252] upa. uran.[269] uran-n.[25] uro-h.[264] ust. valer. **Verat.**[1] verat-v.[36] verb. vichy-g.[36] viol-o.[36] xan. zinc.[1] zinc-p.[58]
☞ *Z; Morgens, 5 Uhr - 9 Uhr; agg.*

- **9** Uhr - **10** Uhr: term-c.[192]

- **Aufstehen**:

◦ **vor**: cham.[36] nat-hchls.[36] ptel.[25] rumx.[25] staph.[102]

◦ **beim**: am-m. ars. ars-met. asc-t. aur-m. bar-acet. brucel.[241] cact. calad. calc. calc-s. caust. cedr. cench.[58] chel.[25] cimic. cinnb. coca con. crot-h. cupr. digin.[36] dirc.[85] fago. gels. graph.[1] guai.[1] ham.[36] harp.[1184] **Hep.** hydrog.[222] kali-bi. kali-n. kalm. **Lac-d.** lac-eq.[204] **Lach.** led. lil-t. **Lyc.**[1] lyss. mag-m. mag-s. merc-i-f. nat-ar. nat-c. **Nat-m.** **Nat-s.** nicc. nit-ac.[1] **Nux-v.** ozone[227] ped.[36] phos. pitu-a.[164] plat.[1] podo. ptel. puls. ran-b. rat. **RHUS-T.** ruta sars.[1] **SEP.**[36] **Spig.**[54] stann. sul-ac.[58] **Sulph.** syc-co.[136] tama.[197] tax.[303] thuj. trif-p.[36] verat. vichy-g.[36]

morgens; Aufstehen; beim (Forts.)

- **beim** und nach dem: **Agar.** am-c. am-m. apis arg-n. arist-cl.[119] ars. asc-t. aur-m. bar-acet. bar-c. bar-i.[58] bar-m. both-a.[3070] **BRY.** calc.[1] camph. carc.[304] caust.[1] chel. chin-s. cimic.[111] **Cina** cinnb. cob. colch. coloc. crot-h. croto-t. **CYCL.** dig. dulc. fago. gels.[25] glon. graph. ham. hep. hydr. iber.[25] ind. iod.[1] ip. jug-c. junc. **Kali-p.** kalm. kola[1184] lac-d. **Lach.** lyc. mag-c. mag-m. mang-acet.[1] menth.[36] merc. mur-ac. nat-m. nat-s. nicc. nit-ac.[1] nux-v. ox-ac. ozone[227] petr. phos. plb. podo.[25] **Psor.** ptel. puls. rhus-t. rumx. ruta[1] sabin. sanic.[85] **Sep.**[1] squil.[1] staph. stram. stront-c. sul-i.[58] **SULPH.** tarent. ther.[25] tong.[10] zinc.[8]
- **nach**: aeth. alum.[36] am-m.[1] arg-n. ars.[1] bar-c.[1] berb. brom. carb-an. carb-v.[1] cimic.[36] croto-t. ferr. **Graph.** hep. lact. lith-c.[76] lyc.[1] mag-c.[1] mag-m.[1] mang. nat-m.[36] nit-ac.[1] nux-v. ox-ac. pall. phos. plat. rhus-t.[36] ruta sep. staph. sulph. thuj. zinc.[1]
- **amel.**: allox.[149] **Alum.** am-c. anac.[36] ars. aur.[1] cham. coc-c. crot-h.[36] **Graph.** harp.[1184] **Hep.** ign. jug-c. **KALI-I.** kali-p.[102] **Lach.** menth-pu.[36] merc-i-r. murx. nat-c.[1] nat-h. nat-m.[1] **Nit-ac.** **NUX-V.** ph-ac. phos.[1] plb. plut-n.[222] rat. **RHOD.** sil.[1] thuj.[36] viol-o.[36]

- **Bett,** im: acon. **Agar.** alum. alum-p.[58] am-c. ambr. anac.[36] ang.[36] ant-t. arg-n. aur. aur-s.[58] bar-c. bar-s.[58] **Bell.** berb. bov. brucel.[241] **Bry.** calad. calc. calc-p. carb-an. carb-v.[1] **Carbn-s.** cath-a.[264] **Cham.** chin.[1] chin-s. cic. cob. coc-c. coff. colch. con.[1] dig.[36] dios. dulc. eup-per. euph.[1] ferr. ferr-p. **Graph.** grat. hell. **Hep.** hydrog.[222] ign. indg.[36] ip. jug-c. **Kali-c.**[1] kali-i.[36] kali-n.[1] **Kali-p.** kali-s. kreos. **Lac-d.** **Lach.** lact. lam.[36] laur. lyc. mag-c.[1] mag-m. mag-s. mang. merc. merc-i-r. mez.[1] mur-ac. murx. nat-c.[1] nat-h. **Nat-m.**[1] **Nit-ac.** **NUX-V.**[36] pall. **Petr.** phel. **Phos.**[1] phys. plat. plb. **Psor.** ptel. **PULS.** ran-b. rat. rheum **Rhod.** **Rhus-t.** **Rumx.** **Ruta** sabin. seneg. sep. sil.[1] spig.[1] squil. stann.[116] **Staph.**[36] sul-ac. sulph.[1] thea.[275] thuj. verat. viol-o.[36] zinc.[36] zinc-p.[58]

- **Erwachen**:
  - **beim**: adam.[222] aegle-f.[192] aesc. agar.[1] aloe[36] alum. alum-p.[58] am-c.[1] anac.[1] androc.[222] ant-c.[1] aq-mar.[156] arg. arg-n.[36] arge-p.[264] ars. ars-s-f.[58] arum-t. asaf. asc-t.[36] aster. aur. bar-c. bell. bor. bov. bros-g.[259] bry.[36] cadm.[119] **Calc.**[36] calc-p. carb-an. carb-v. carbn-s.[25] carn-g.[264] cast-eq. cath-a.[264] caust. chel. chion.[144] cina cob. coc-c. coca[36] colch.[36] coloc. colocin.[36] con.[1] corn.[36] corv-c.[258] cot.[36] crot-h.[36] cupr.[1] cycl. cymbo-ci.[5] dios. dirc.[36] elaps ephe.[267] erig. ery-a.[36] euphr. falco-p.[265] ferr.[36] **Form.** glon.[36] grat.[36] haliae-lc.[222] ***harp.***[1184] **Hep.** hydr. hydrog.[222] **Ign.** iod. irid.[222] **Iris** **Kali-bi.**[36] kali-c.[1] kali-cy.[110] kali-i. kali-n.[1] kali-p. kola[1184] **LACH.** loxo-r.[205] **Lyc.**[36] m-art.[1] mag-c.[1] mag-m.[1] mang-acet.[1] mangi.[197] marm-w.[194] merc-i-r. mur-ac. myric. naja[85] nat-ar.[36] nat-c.[1] nat-m.[1] nicc. nit-ac. nux-m. **NUX-V.**[1] ol-an. op. ox-ac. ozone[227] petr.[1] ph-ac. phos. phys.[36] phyt. pic-ac. plan.[36] plut-n.[222] por-m.[251] psor. **Puls.** ran-b.[36] raph.[36] rat. ratt-n.[204] rauw.[119] rheum[1] rhus-t. sanic.[85] sars. seneg. **Sep.** sil. sol[236] stann. staph.[1] **Sulph.**[36] sumb. tab. taosc.[270] tell. thuj.[36] til. trom.[36] tung.[252] upa. uran.[269] verat. **Verb.** xan. zinc.[1]
  - **nach**: am-c.[36] arg. **Bry.**[36] carb-ac. coloc. crot-h. hell. mag-c. mez. ph-ac. phos.[1] sep. **Sulph.**[36] thuj.[36] verat.[1]

- **Schlaf,** nach ungenügendem: mag-m.

  ☞ *M; Schlaf; nach Schlaf; ungenügendem Schlaf, nach*

vormittags: absin.[36] acon. aesc. aeth. agar.[36] all-s. alum.[1] alumn. am-c.[36] am-m. anac. ant-c. apis aran-s.[162] arg-n.[36] ars. ars-i.[25] asc-t. atro.[25] **Aur.** bamb-a.[1184] bapt. **Bar-c.** bar-i.[58] bar-s.[58] blatta-a.[36] bol. bor. bov. bros-g.[259] bry.[36] cact.[58] **Calc.**[1] cann-i.[36] canth. caps. carb-an. carb-v. carbn-s.[58] carl.[36] cast.[36] caust. cedr.[102] **Cham.** chel. chin. **Chin-s.** chloram.[149] cic. cimic. cinnb. clem. cob. coc-c. cocc. coloc.[36] **Con.** cop. corn. crot-h.[36] cupr.[1] cupr-ar. digin.[36] dios.[36] elaps equis. ery-a. fago.[36] fl-ac.[36] gamb. gels. genist. **Graph.** ham. hell.[36] helon. **HEP.**[5] hipp.[36] hydr. ind. indg. indol.[36] ip.[85] jab. jac. jug-c. kali-acet.[36] kali-bi.[36] **Kali-c.**[1] kali-cy. kali-i. kali-n.[1] kali-p. kali-s. kalm. kola[1184] kreos. lac-c. lac-lup.[204] lach. lachn. lact. led.[1] lith-c.[25] lyc.[36] lyss. **Mag-c.**[36] mag-m.[1] mag-p. mag-s.[36] mang-acet.[1] meli. merc. merc-i-f. mit.[36] mur-ac. nat-ar. **Nat-c.**[1] **Nat-m.**[1] nat-s. nicc. nit-ac.[1] nux-m. nux-v. ox-ac.[36] ozone[227] paeon. phel. phos.[1] phys. phyt.[36] pic-ac. pip-m.[36] plan. plat. plb. podo.[25] polyg. polyp-p.[102] psil.[164] ptel. puls. **Ran-b.** ratt-n.[204] rhod. rhus-t.[36] rumx. sabad.[58] **Sars.** **Sep.**[1] sil.[1] sol-n. spig. spong. stann.[1] staph. sul-ac. sul-i.[58] sulph. tarent.[36] tell. thuj. trom.[36] urt-u.[36] ust. valer. verb. wye.[85] xan. zinc.

mittags: aeth. agar. aloe alum.[1] alum-p.[58] alumn. ambr. ant-c. aphis. arg. arg-n. ars. asar. **Aur.** bamb-a.[1184] bell. bov. bry. calad. calc-ar. calc-p. calc-s. cann-i. carb-v.[1] caul. **Caust.** **Cedr.** cham. chel. chin. chin-s. cic. cob. cocc. coloc. con. dig. digin.[36] dios. dirc.[36] elaps euphr. eupi. fago.[36] ferr-i.[36] form. franz.[36] gels. graph. gymn. haliae-lc.[222] hura[36] ign. indg. jab. kali-bi.[36] kali-c.[1] kali-n.[1] kalm. kola[1184] laur.[36] lil-t.[25] lim-b-c.[204] lyc. lycps. lyss. mag-c. mag-s. maia-l.[204] manc. mang. merc. mez. mur-ac. **Naja** nat-c. **Nat-m.** nat-s. nicc. phos.[1] plect.[36] psor. puls. ran-b. rhus-t. sang. sanic.[85] seneg. sep. sil. spig. spong. stann. stram. stry.[36] **Sulph.**[36] tab.[102] thuj. ust. valer. verat. verat-v. verb. wye.[85] zinc.[1] zing.

nachmittags: abrot. **Acon.** aegle.[192] aeth. **Agar.**[1] ail. all-c. allox.[119] aloe[36] **Alum.** alum-p.[58] **Alum-sil.**[58] alumn. **Am-c.**[36] am-m. ambr. ammc. amor-r.[149] amph.[36] anac. anan. ang. ant-t. apis aq-pet.[36] aran. arg. arg-m. arg-n. arge-p.[264] arn.[36] **Ars.** ars-i. ars-met. ars-s-f.[58] arum-t. asaf. asar. asc-t. astac.[36] aur. aur-ar.[58] aur-s.[58] **Bad.** bamb-a.[1184] bapt. bar-c.[1] bar-i.[58] bar-m. bar-s.[58] bcg[149] **BELL.** bell-p.[256] berb. bism.[36] bol.[25] bor.[1] bov. brom. brucel.[241] bry. bufo cadm.[119] calad. **Calc.** calc-ar. calc-f.

calc-p.[162] calc-s.[36] calc-sil.[58] cann-i. canth.[36] caps. carb-an.[1] **Carb-v.** carbn-s. carc.[138] cast. cast-v.[36] cath-a.[264] caust.[1] cedr.[25] **Cham.** **Chel.** chin. chin-ar. chin-s. cic. **Cimic.** cina cist. citl-v.[197] clem. cob. coc-c. coca[25] **Cocc.**[102] cod.[25] coff. colch. **Coloc.**[102] com. con.[1] corn.[36] corn-f.[36] croto-t. **Cupr.** curc.[192] cycl. dig. dios.[36] dirc. dros. dulc. elaps[36] ephe.[267] equis. ery-a. eug. eup-pur.[102] euph. euph-a.[36] euphr. eupi. eys.[119] fago.[36] falco-p.[265] ferr. ferr-ar. ferr-i. ferr-p.[85] fl-ac.[36] **Form.** franz.[36] gamb. gels.[36] genist. gent-l. gins. glon.[58] **Graph.** grat.[36] guai. haliae-lc.[222] ham. harp.[1184] hell. helon. hura hydr.[36] hydr-ac.[268] hyos. hyper. iber. ign. ind.[36] indg.[36] indol.[102] iod.[1] ip. **Iris** iris-foe. jug-c. kali-acet.[36] kali-ar. kali-bi. kali-br.[102] kali-c.[1] kali-chl.[58] kali-i. **Kali-n.**[1] kali-p.[58] kali-s. kali-sil.[58] kalm. kreos. lac-ac. **Lac-c.** lac-leo.[204] **LACH.** lachn. lact. lat-h.[301] lat-m.[119] laur. led. lil-t.[36] lim-b-c.[204] lith-c.[25] lob. lob-s.[25] **LYC.** lycps.[36] lyss. mag-c.[36] mag-m. mag-p. mag-s. maia-l.[204] **Mang.** marm-w.[194] meli. merc. **Merc-c.** merc-i-f. merc-i-r.[122] merc-s. **Mez.** mit.[36] **Mur-ac.** myric. naja[36] nat-ar.[36] **Nat-c.**[36] nat-m.[1] nat-p. nat-s.[58] nat-sil.[58] nicc.[36] **Nit-ac.** nux-m. **NUX-V.**[36] ol-an. op. osm. ost.[36] ozone[222] paeon. pall.[54] par.[36] petr.[1] **Ph-ac.** phel. phos.[1] phys.[36] phyt. pic-ac. pip-m. pitu-a.[164] plan.[36] **Plat.** plb.[36] plut-n.[222] podo.[36] polyg. polyp-p.[36] por-m.[251] ptel. **Puls.** puls-n.[36] ran-b. rat. ratt-n.[204] rhod. rhus-t. rhus-v. rumx. ruta sabin. sang.[8] sapin.[36] **Sars.**[36] sec. **SEL.** senec. seneg. **Sep.** **SIL.** sin-a.[36] sin-n. sol-n.[36] spig.[36] spong. staph. stram. **Stront-c.** stry.[36] sul-ac. sul-i.[58] **Sulph.**[36] syph.[58] tab. tama.[197] tarent. tarent-c.[192] tax.[303] tell. ter. ther. thuj. trom. uran-n.[25] uro-h.[264] ust. valer.[36] **Verat.** verat-v.[36] verb. vichy-g.[36] **ZINC.**[1] **Zinc-p.**[58] zing.

- **16** Uhr: aegle.[192] allox.[119] alum.[1] alumn. arg. arg-m. arg-n. ars-met. ars-s-f.[58] arum-t. asaf. bar-c.[1] bcg[149] bell. bism.[36] bry. carc.[187] caust.[36] chin-s. citl-v.[197] coloc. dios. elaps euph-a.[36] eys.[119] gels.[36] gent-l. hell. helon. hura kali-br.[102] kalm. laur. **LYC.** mag-m. meli. merc-c. nat-c. nat-m. nat-s.[58] nux-v.[36] phys. pic-ac. puls-n.[36] sil. stry. **Sulph.** syph.[58] tarent-c.[192] thuj.[111] trom.[193] verat-v. verb.
- **17** Uhr - **18** Uhr: calc-s.[36] chin-s. fago.[36] lil-t. sep. spig.[36] verat-v.[36]
- **Mittagsschlaf**:
  - **während**: cycl. graph.[36] lyc. phos.[1] sulph.[36]
  - **nach**: bamb-a.[1184] bar-c.[1] bov. calad. calc-p.[162] calc-s. carb-v. chel.[1] chin. coff. con.[1] cycl. eug. gels. glon.[58] ign. merc-i-f. merc-i-r.[122] nux-m. phos.[1] pitu-a.[164] rhus-t. sep.[36] sulph.
- **Stuhlgang,** nach: grat.[36]
  ☞ *Stuhlgang; nach*

abends: abrot. acon. adam.[222] aegle.[192] **Agar.**[36] agn. ail. **ALL-C.** aloe[36] **Alum.** alum-p.[58] **Alum-sil.**[58] alumn. am-br. **AM-C.** am-m.[1] **Ambr.** ammc. amph.[36] **Anac.**[1] androc.[222] ang.[1] ango.[25] **Ant-c.**[1] ant-t.[8] apis apoc. aq-mar.[149] aq-pet.[36] aran.[25] arg.[8] arg-n.[36] **Ars.** ars-met. ars-s-f.[58] arum-t. asaf. atista[192] atra-r.[156] atro.[25] aur. aur-ar.[58] aur-s.[58] aza.[192] bac.[62] bad. bamb-a.[1184] bani-c.[204] bapt.[25] bar-c. bar-m. **Bar-s.**[58] bart.[809] bcg[149] **BELL.**[1] bell-p.[256] benz-ac. berb. beryl.[119] bism.[36] boerh.[192] bol. **Bor.**[36] bov. brach. brom.[36] bros-g.[259] bry.[36] bufo cact.[25] cahin. caj. calad. **Calc.**[1] calc-caust.[36] **Calc-p.** **Calc-s.** calc-sil.[58] camph. cann-s. canth. caps.[36] carb-ac.[8] **Carb-an.**[1] **Carb-v.**[1] **Carbn-s.** carc.[119] carn-g.[264] cassi-s.[192] cast. cast-eq. **Caust.** cedr. cench.[58] cham.[58] chel.[36] **Chin.**[1] **Chin-s.** chloram.[149] chlorpr.[149] choc.[222] chr-ac. cic. cimic.[25] cina cinnb. cist. citl-v.[197] clem. cob. cob-n.[119] coc-c. coca cocc. **Coch.**[304] colch. coloc.[36] com. con.[1] cop.[36] corn.[36] cortiso.[119] cot.[36] croc. crot-h. croto-t. cupr. cupr-ar. curc.[192] cycl.[1] cymbo-ci.[2184] daph. **Dig.**[1] digin.[36] **Dios.**[36] dirc.[36] **Dulc.** echi. elaps elat. equis. erig. eug. eup-pur.[102] euph-a.[36] euphr.[1] eupi. fago.[25] falco-p.[265] ferr. ferr-ar. ferr-i.[36] ferr-p. fl-ac. form.[25] franz.[36] fried.[14] gall-ac.[36] gamb.[36] gels. gins.[36] glon.[36] gran. graph.[1] grat.[36] **Guai.** gymn. ham. harp.[1184] hell. helo.[809] helon. **Hep.** hipp. hura[36] hydr. hydr-ac.[268] hydrc.[192] hydrog.[222] **Hyos.**[1] hyper. ign. ind. indg. indol.[102] iod. ip. **Iris**[36] iris-foe.[36] jug-c. jug-r. kali-ar. **Kali-bi.** kali-br.[25] **KALI-C.** kali-chl. **Kali-i.** kali-m.[192] **Kali-n.**[1] kali-p. **KALI-S.** kali-sil.[58] **Kalm.** kola[1184] kreos. lac-ac.[36] lac-leo.[204] lac-lox-a.[204] lac-lup.[204] **Lach.** lachn.[25] lact. lam.[2] lar-ar.[251] lat-h.[301] laur. **Led.** lepi.[36] lil-t. lith-c.[25] lob. luna[809] **Lyc.** lycps.[25] lyss. m-aust.[1] **Mag-c.**[1] **Mag-m.**[1] **Mag-s.** mang.[36] mang-acet.[1] mangi.[197] meny. meph.[8] **Merc.** merc-c. merc-i-f. merc-i-r. **MEZ.** mill. morph. mosch.[36] **Mur-ac.**[1] murx.[36] myric. nabal.[25] **Naja** **Nat-ar.**[36] **Nat-c.**[1] nat-h. **Nat-m.**[1] nat-p.[36] nat-s. **Nat-sil.**[58] neon[222] nicc.[36] **Nit-ac.** nux-m. **Nux-v.** ol-an.[36] ol-j. olnd. op. osm. ox-ac.[36] paeon. pall. par. ped.[36] **Petr.** **Ph-ac.**[1] phel.[36] **Phos.**[1] **Phys.**[36] phyt.[36] pic-ac. pip-m. **Plan.** **Plat.**[1] **PLB.** podo. por-m.[251] psor.[36] ptel.[36] **PULS.** puls-n.[36] rad-br.[809] **Ran-b.** ran-s. raph. **Rat.** rheum[1] rhod.[36] **Rhus-t.**[36] rumx.[36] **RUTA** sabad. sabin. samars.[809] samb.[1] sang.[25] sarr. sars.[1] sed-ac.[36] sel. senec. **Seneg.** **Sep.** **Sil.** sin-n. sol-n. sol-t-ae.[36] spig.[1] spong.[1] **Stann.** **Staph.** still.[25] stram. **Stront-c.** stroph.[809] stry. **Sul-ac.**[1] **SULPH.** syph.[58] tab.[36] tanac.[809] taosc.[270] tarent.[58] tax.[303] tela[192] tell.[36] ter. term-a.[192] term-c.[192] teucr.[36] thea.[192] ther. thlaspi[102] **Thuj.** til. trif-p.[25] upa. uran.[269] uro-h.[264] ust. uva. **Valer.** vario.[809] verat.[1] verat-v.[36] **Verb.** vib.[809] vichy-g.[36] vinc.[4] viol-o. viol-t. visc.[25] wild. xan.[809] yuc.[36] **ZINC.** **Zinc-p.**[58] zing.[36] ziz.[36]

- **20** Uhr: alumn. am-m. calc-p. canth. kali-n. nat-s. ped.[36] phel. rhus-t.
  - **23** Uhr, **bis**: ped.[36]
- **21** Uhr, **Zubettgehen, beim**: mosch.[36]
  ☞ *M; Bett; agg.; Zubettgehen, beim*
- **Sonnenuntergang** agg.: lycps.[25]
- **Bett,** im: con.[36]
- **Freien,** im: am-c.[36]
  ☞ *M; Luft; frische, im Freien; agg.*
- **Hinlegen,** nach: mag-m. mag-s. mez.[36]
  ☞ *M; Liegen; während; Hinlegen, unmittelbar nach*

abends (Forts.)

- **Schlaf**:
  - **vor**: calc-caust.[36]
  - **Einschlafen, beim**: rhod.[36]
- **Sitzen,** im: brom.
- **Wein,** nach: lyc.[36]

  ☞ *Speisen und Getränke; Wein; agg.*

nachts: **Abrot.**[36] **Acon.**[102] act-sp. **Agar.**[36] all-s.[85] aloe **ALUM.** alum-p.[58] **Alum-sil.**[58] alumn. **Am-c.**[1] **Am-m.** ambr.[1] amyg-am.[36] anac. anan. androc.[222] ang. **Ant-c. Ant-t.** anthr.[36] aphis.[36] apis aq-mar.[149] aran. arg. **Arg-n.** arge-p.[264] arn.[8] **ARS.** ars-h. **Ars-s-f.**[58] ars-s-r. arum-t. **Asaf.** asc-t. aster. atra-r.[156] **AUR.**[5] aur-ar.[58] aur-m.[58] aur-m-n.[272] aur-s.[58] bac.[226] bad.[25] bamb-a.[1184] bapt. **BAR-C. Bell.** benz-ac.[58] **Berb.** berb-a.[149] boerh.[192] bol.[36] bor.[1] bov.[10] bros-g.[259] brucel.[241] **Bry. Bufo** but-ac.[149] cact.[58] **CALC.**[26] calc-f. **Calc-p. Calc-s.**[36] **Calc-sil.**[58] camph. camph-br.[25] cand-a.[239] cann-i. cann-s. canth. caps.[102] carb-ac.[25] **Carb-an. Carb-v.**[1] **CARBN-S.** carc.[138] carl.[36] cast. cath-a.[264] **Caust. Cedr.**[25] cench.[58] cent.[36] **CHAM. Chel. Chin.**[1] **Chin-ar.** chin-s. chlor.[197] chlorpr.[149] cic. cimic.[8] cina **Cinnb.** cist.[25] cit-v. citl-v.[197] **Clem.** cob. **Coc-c.** coca[36] **Cocc.** cocci-s.[85] coff. **Colch. Coloc.**[1] com. **Con.** cop.[36] cor-r. corn.[25] cory.[102] croc. **Crot-c.** crot-h. **Croto-t.** cub.[85] cupr. cupr-ar. cupr-s.[36] **Cycl.**[1] cymbo-ci.[5] dig. dios.[36] dirc. dol. **DULC.** elaps erig. eug. eup-per.[102] euphr.[1] eupi. fago. **Ferr.** ferr-ar. ferr-i. ferr-p. **Fl-ac.** form. gamb.[36] gels. germ.[222] gins. **Glon.** gnaph. **GRAPH.**[1] grat. **Guai.** guano[36] guare.[36] ham.[36] harp.[1184] hell.[1] helo.[264] **Helon. Hep.** hipp. hydr-ac.[268] hydrog.[222] hyos. hyper. ign. ind. indg. iod. iodof.[85] ip. irid.[222] iris jal.[4] kali-ar. **Kali-bi.** kali-br.[25] **KALI-C.**[809] kali-chl.[58] kali-cy.[110] **KALI-I.**[102] kali-m.[192] kali-n.[1] **Kali-p. Kali-s. Kali-sil.**[58] **Kalm.** kola[1184] **Kreos.** kurch.[192] lac-ac. lac-c. lac-lup.[204] **Lach.** lachn.[25] lact. lam.[36] lar-ar.[251] **Laur. Led.**[1] lepi.[36] lil-t.[25] lipp.[36] lith-c. lob. lob-d.[85] lob-s.[25] loxo-r.[205] **LYC.** lycps. **MAG-C.**[1] **Mag-m.**[36] **Mag-p.** mag-s. manc. mand.[119] mang.[36] **Mang-acet.**[1] mangi.[197] med.[193] menis.[25] **MERC.**[54] **MERC-C.** merc-d.[102] **Merc-i-f.** merc-i-r.[36] merc-k-i.[110] merc-s. **Mez.**[5] mill. morg.[136] mosch. mur-ac.[1] myric.[36] **Naja**[36] **Nat-ar. Nat-c.** nat-h. **Nat-m.** nat-p. **Nat-s.** nat-sil.[58] nicc. **NIT-AC.**[1] **Nux-m. Nux-v. Olnd.** op. orig.[36] orni.[85] osm. ost.[36] ox-ac. ozone[227] paeon. par. **Petr.**[8] **Ph-ac.**[1] phel. **Phos.**[1] phys.[36] **Phyt.**[58] pic-ac. pip-m. plan.[25] plat.[1] **PLB.** podo. **PRUN. Psor.** ptel.[36] **PULS.** puls-n.[25] ran-b. ran-s. raph. rat.[137] **Rhod. Rhus-t.** rob.[36] rumx. ruta[1] sabad. sabin. sac-l.[55] samb.[36] sang.[8] sanic. sapin.[36] sarcol-ac.[119] **Sars.** sel.[36] senec.[36] seneg. senn.[102] **Sep. Sil.** sin-n. sol-n. sol-t-ae. solid.[102] **Spig.** spira.[36] spong. stann.[1] **Staph.**[1] still. stram. stront-c.[36] stroph.[85] stroph-s.[119] stry. **Sul-ac. SULPH.**[1] sumb. syc-co.[136] **SYPH.**[122] tab. tama.[197] tarent.[36] tax.[303] tell. term-a.[192] thea.[192] **Thuj.** til. tril.[45] **Tub.** tylo-i.[192] uran-n.[25] uro-h.[264] urt-u. valer.[36] verat. vesp. vib. visc.[102] **ZINC.**[1] zinc-p.[58] zing. ziz.

- **22 Uhr**: abrot.[36] aloe arg. bry. corn.[36] dirc. ferr-i. form. glon.[36] helon.[36] mang-acet.[1] myric.[36] ozone[227] phos.[1] phys.[36] puls-n.[36] rhus-t. tell.[36]
- **22.30 Uhr**: carbn-s.[36] cench.[58] nat-ar.[36] sol-t-ae.[36]
- **23 Uhr**: aq-mar.[149] cact.[58] euphr. fago. hydr-ac.[268] merc-i-r.[36] nat-m.
- **Menses,** vor: berb. **Calc.**
- **Quecksilber-Missbrauch, durch**: dulc.[1]

Mitternacht:

- **vor,** regelmäßig: arg-n.[111]
- **gegen**: agar. all-s. alum.[1] ambr.[1] aran.[192] **ARG-N.** arn. ars. arum-t. aur. aur-s.[58] bar-c. caust.[1] **Chin.** chin-s. **COCC.** coloc.[1] curc.[192] dys-co.[136] elaps gels. gent-l.[36] hep. kali-bi. **Kali-c.** lyc. lyss. mag-s. merc. myric. nat-c. nat-m. **Nit-ac.** nux-v. petr.[1] phos. plat. puls. rhus-t. sep. sulph.[58] tab.[36] tarent.[36] thuj. zinc.
- **nach**: agar. aloe[36] alum.[36] am-c. am-m. ambr. ang.[5] ant-s.[85] **ARS. Ars-s-f.**[58] asc-t.[36] aur. bamb-a.[1184] bar-m. bell. boerh.[192] bov. bry. bufo but-ac.[149] **Calad.** calc.[85] calc-caust.[85] calc-p. carb-an. carb-v.[1] caust. cham. chel. chin.[5] chin-s. chloram.[149] chlorpr.[149] cimic. cob. cocc.[102] coloc.[1] con.[1] dig.[36] dys-co.[136] elaps[36] fago.[36] ferr. fl-ac. gels. gent-l.[36] glon.[111] graph.[5] harp.[1184] hell.[36] hep. ign. ind.[111] iris[85] kali-ar. kali-bi.[162] kali-c. kali-n.[1] **Kali-sil.**[58] kola[1184] kreos.[36] lac-eq.[204] lachn.[54] laur.[36] lept.[36] lyc. mag-c.[1] mag-m.[36] mag-s. med. **Merc.**[36] mygal. naja[85] nat-ar.[36] nat-c. nat-m.[36] nat-s.[36] nit-ac. nux-v.[36] ol-an.[36] ox-ac. petr. ph-ac. phos. phys.[36] podo. psor. ptel.[36] puls. puls-n.[25] raph. rhus-t.[36] rhus-v. ruta sang.[809] sapin.[36] **Sars.** sep.[1] **Sil.** sol[236] spig. **Staph.**[5] stram. stroph.[85] **Sulph.** syph.[58] tanac.[25] tax.[303] **Thuj.** uran-n.[85] uro-h.[264] verat.[1] xan.[85] zinc.[1]

beginnt allmählich: acon. all-s.[85] arg. arg-n.[54] arn. ars. bar-c. bell. bry. bufo cact.[111] calc-sil.[102] carbn-o. cast.[111] caust. chel.[111] chin.[102] coloc.[111] con. crot-h. epip.[111] euphr.[111] form.[111] gels.[111] glon. harp.[1184] ictod.[137] ign. jab. kali-bi.[111] kalm. lach.[111] lact. lam.[162] led.[5] lob.[111] lol.[111] mez. nat-m. nit-ac.[137] nux-m.[137] op. pall.[137] phos. phyt.[137] pic-ac. plat. psil.[164] psor. puls. rad-br.[111] rhus-t.[111] sabal.[137] sabin. sang.[111] sars. sel.[5] sep.[5] spig. stann. staph. stront-c. stroph. sul-ac.[58] sulph. syph.[58] tell.[137] valer.[137] verb. xan.[85]

- **hört** allmählich auf, und: acon. all-s.[85] **Arg-n.**[162] arn. ars. bar-c. bell.[1] bufo cact.[111] cast.[111] chel.[111] coloc.[111] crot-h. epip.[111] euphr.[111] form.[111] **Gels.**[111] glon. harp.[1184] ictod.[137] **Ign.**[111] jab. kali-bi.[111] **Kalm. Lach.**[111] **Lam.**[162] lob.[111] lol.[111] mez. **Nat-m.** nit-ac.[137] op. pall.[137] **Phos.** phyt.[137] pic-ac. **PLAT.** psor. **Puls.**[111] sabal.[137] sabin. **SANG.**[162] sars. sep.[5] **Spig. STANN.** staph. stront-c. **Sul-ac.** sulph. **Syph.**[58] tarent.[192] tell.[137] valer.[137] verb. xan.[85]
- **hört** plötzlich auf: **Arg. Arg-n.**[54] **BELL.** carb-v.[5] caust. coca ferr.[5] ign. merc-c. psil.[164] **Puls.** rad-br.[111] rhod.[137] rhus-t.[111] **Spig. Sul-ac.**[58] **Sulph.**

beginnt plötzlich: **Acon.** agar. all-s.[85] am-c.[5] ambr.[5] anh.[119] **Arg.**[47] arg-n.[5] arn. **Ars.**[116] asaf. aster. atro.[116] **Bamb-a.**[1184] bar-acet.[111] bar-c. **BELL.**[5] benz-ac.[85] berb. bor.[5] both-a.[3070] bufo buni-o.[149] cact.[102] calc. camph. canth. carb-ac.[102] carbn-s. cast.[111] cath-a.[264] caust. cham.[122] chel.[5] cimic. cob-n.[144] coff.[58] colch.[5] **Coloc.**[102] croc. **Crot-h.**[111] **Cupr.**[111] cupr-ar.[116] daph.[85] **Dios.**[111] epip.[111] eup-per. eup-pur.[102] euphr.[5] ferr. fl-ac. form.[111] gels.[111] **Glon.**[111] haliae-lc.[222] hecla.[234] hyper.[111] ictod.[102] ign.[5] iris[144] jab. kali-bi. kalm. lach.[5] lam.[162] led.[5] lob.[184] lol.[111] lyc. mag-c.[5] mag-p.[54] med.[111] merc-c. **Mez.**[809] morph. nat-f.[149] nat-m. **Nat-s.**[111] **NIT-AC.**[1] nux-m.[5] **Nux-v.**[116] op. ovi-g-p.[111] ox-ac.[111] oxyt.[5] pall.[137] petr.[102] phos. phys. phyt. pic-ac. plat. plb.[5] **Podo.**[111] psil.[164] psor. **Puls.** rad-br.[111] ran-b.[5] ran-s. rhod.[137] rhus-t.[102] sabal.[137] **Sabin.** sang.[111] sars. sel.[5] sep.[36] sil.[116] spig. stann. staph. stel.[144] stront-c. stroph. stry.[102] stry-p.[116] sul-ac. sulph. syph.[102] **Tab.** **Tarent.**[111] tax.[303] tell.[22] thal.[149] thala.[149] thuj.[5] tub.[102] tung.[252] **Valer.**[5] verat.[5] **Verb.**[116] vip.[111] xan.[85] zinc.[116] zinc-val.[116]

- **hört** allmählich auf, und: acon. all-s.[85] **ARG-N.**[102] arn. ars. asaf. bac.[62] bar-c. **Bell.**[5] bufo buni-o.[149] cact.[111] calc. cast.[111] chel.[5] coloc.[5] conv.[85] crot-h. epip.[111] euphr.[5] fl-ac. form.[111] **Gels.**[111] **Glon.** **Hyper.**[111] ictod.[137] **Ign.**[5] jab. kali-bi.[116] **Kalm.** kurch.[192] **Lach.**[5] **Lam.**[162] led.[5] lol.[111] **Med.**[111] mez. **Nat-m.** nit-ac.[137] nux-m.[137] op. pall.[137] **Phos.** phyt.[137] pic-ac. **PLAT.** psor. **Puls.**[5] rad-br.[111] ran-s. sabal.[137] sabin. **SANG.**[111] sars. sel.[5] sep.[36] **Spig.** **STANN.** staph. stront-c. **Stroph.** **Sul-ac.** sulph. **Syph.**[102] tama.[197] tell.[137] valer.[137] verb. xan.[85]

- **hört** plötzlich auf: **Arg.**[47] **Arg-n.**[5] asaf. aster. **Bamb-a.**[1184] **BELL.**[54] bor.[5] cact.[102] cadm.[149] cadm-s.[144] canth. carb-ac.[102] carbn-s. caust. **Cedr.** cham.[122] coff.[58] coloc.[102] crot-h.[111] cupr.[111] cycl.[36] dios.[111] eup-per. eup-pur.[102] fl-ac. germ.[222] hecla.[234] hydr-ac.[268] ictod.[102] **Ign.** iris[144] **KALI-BI.** kalm. lob.[184] lyc. **Mag-p.**[54] **Mangi.**[197] med.[58] merc-c. **Mez.**[809] musa[197] nat-f.[149] neon[222] **NIT-AC.**[1] nux-m.[5] ovi-g-p.[111] oxyt.[5] ozone[227] petr.[102] **Phyt.** psil.[164] **Puls.**[102] rad-br.[111] rhus-t.[102] sabin. sanic. **Spig.** spong.[5] **Stry.**[102] **Sul-ac.** **Sulph.** **Tama.**[197] tarent.[192] tax.[303] **TELL.**[22] thal.[149] thuj.[5] tub.[102] tung.[252] valer.[5] verat.[5] **Vib.**

◦ **Spannung** nimmt akut zu, verschwindet dann mit einem "Schnappen", bei erster Bewegung: puls.[102] rhus-t.[102]

☞ *hört plötzlich auf*

- **Schlaf,** wird empfunden im, verschwindet beim Erwachen: sul-ac.[85]

☞ *Schlaf; während*

hört plötzlich auf: arum-t.[54] **BELL.**[5] carb-ac.[54] caust.[5] cimic.[54] **Dios.**[116] mag-p.[116] puls.[5] rhus-t.[102] stry-p.[116] sul-ac.[5] sulph.[5] thuj.[116] **VERAT-V.**[162]

periodisch: acon. act-sp. **Aeth.** agar. agki-p.[85] aloe **ALUM.** alum-p.[58] alum-sil.[58] am-pic.[72] ambr. ammc. amor-r.[149] **Anac.** anh.[102] anis. **Apis** aran. aran-ix.[144] aran-s.[162] **Arg-n.**[54] arn. **ARS.**[189] **Ars-i.** ars-s-f.[58] asaf.[58] aur.[5] aur-ar.[58] aur-m. **AUR-M-N.**[272] bell.[1] benz-ac. bol.[25] **Cact.** cadm-s.[111] cahin. **Calc.** calc-ar. calc-s. calc-sil.[58] carb-ac.[25] **Carb-v.** carbn-s.[25] card-m.[58] caust.[36] **CEDR.** **CHAM.** **Chel.** **CHIN.** **Chin-ar.** **Chin-m.**[8] **CHIN-S.** chion.[51] **Cimic.**[36] cinnb. cist. coff.[102] coll.[102] **COLOC.** con. croc. **CUPR.** **Cupr-ar.** cycl.[8] dig.[85] dios.[102] dys-co.[136] epip.[111] eup-per.[58] **Euphr.** eupi.[85] **Ferr.** **Ferr-ar.** form. **Gels.**[25] glon. gnaph.[25] **Graph.** **Guai.** hedeo.[36] hep.[36] hyos. **Ign.** **Iod.** **Ip.** **Iris**[25] **Kali-ar.** kali-bi. kali-br.[102] **Kali-cy.**[25] kali-s. kali-sil.[58] **Kreos.** lac-c. lac-d. **Lach.** laur. lept.[8] lob.[25] **Lyc.**[36] lyss. mag-c. mag-m. **Mag-p.** mang. merc-c. merc-i-r. methyl.[85] morg.[136] mur-ac. naja[25] **Nat-ar.** nat-c. **NAT-M.** nat-p. nat-s. nat-sil.[58] nicc. nicc-s.[25] **NIT-AC.** nux-m. **NUX-V.** ox-ac.[36] paeon. petr. **Phos.**[1] phyt. plan.[25] plat. plb.[36] podo.[58] **PRUN.** psor. **Puls.**[36] ran-s. rhod. **Rhus-t.** sabad.[5] sac-alb.[72] **SANG.**[25] sanic.[85] sel. seneg. **SEP.**[8] **SIL.** **SPIG.** stann. **Stram.** **Sulph.** syc-co.[136] tab.[102] tarent.[2020] tela[77] teucr-s.[110] thuj. **Tub.**[36] verat.[102] verb.[102] vip. visc.[25] zinc. zinc-p.[58] zinc-val.[25]

plötzlich:

☞ *beginnt plötzlich*

Prodromalsymptom, als: nux-v.[137]

Folgeerscheinungen: am-m.[5] arn.[5] calc.[5] petr.[5] stront-c.[5]

Abdecken, durch: aur.[5] **Bry.** carb-an.[5] coc-c. con.[5] hep.[5] merc.[5] nat-c.[5] nux-v.[102] rheum[102] sil.[5] stront-c.[5]

☞ *M; Abdecken, Entblößen; agg.*

- **Fieberhitze,** bei: **Aur.**[5] carb-an.[5] con.[5] **Merc.**[5] **Sil.**[5] squil. stram.[1] stront-c.[5]

☞ *M; Fieber; während*

- **Schweiß,** während: hep.[5] nat-c.[5] stront-c.[5]

Abendessen, nach dem: alum. am-c.[1] bry. calc.[1] carb-v. **Chin.** coff. coloc.[36] ferr. gels. grat. hep. ind.[36] kali-n. lyc.[1] nat-m.[36] nat-p.[36] nit-ac. nux-m. ol-an. ox-ac. **Phyt.**[54] **Puls.** ran-b. sep.[1] sulph. zinc.

Abort, bei: bell.[54]

Amputation, nach, Phantomschmerz: acon.[122] **All-c.**[54] am-m.[5] anh.[144] arg.[144] arn.[54] **Asaf.** bell.[122] cupr.[122] cupr-ar.[809] haem.[137] hell.[122] hyper.[111] ign.[122] kalm.[111] **Ph-ac.**[137] rauw.[144] spig.[102] **Staph.**[122] symph.[111] verat.[102]

EXTREMITÄTEN; C; Verletzungen; schmerzhaft; Finger, Amputationsstumpf • EXTREMITÄTEN; C; Schmerz; Amputation, nach

- **Atmen,** tiefes, amel.: ph-ac.[137]

☞ *M; Einatmen; amel.; tief Einatmen*

Anfällen, zwischen: **Berb.**[102] **Calc.**[102] chin-s.[102] hydrang.[102] **Lyc.**[102] nux-v.[102] plb.[36] **Sep.**[102] urt-u.[102]

Anstrengung agg.: acet-ac. adam.[222] **Agar.** alum. ambr.[1] anac. ang. ant-c. apoc. **ARN.**[5] ars.[58] ars-s-f.[58] asaf. bamb-a.[1184] bar-c. bell. **Berb.**[102] boerh.[192] bor. bros-g.[259] **BRY.** **Cact.** cadm-s.[102] **CALC.** calc-ar. calc-f.[119] **Calc-p.** cand-a.[239] cann-s.[5] carb-v.[58] carc.[207] card-b.[36] carl. cassi-s.[192] **CAUST.** cere-s. chim.[102] cimic. **Coc-c.**[8] cocc.[102] con. cupr.[111] cymbo-ci.[2184] **Dig.** dys-co.[136] **Epip.**[102] ferr.

Anstrengung agg. (Forts.)
gels.[25] gins. glon. harp.[1184] hell. hydrc.[192] hyper.[102] ign. iris[25] kali-c.[36] kali-n. kali-p. kola[1184] kreos. lac-c. lact. laur. led. **Lil-t.** lyc.[36] mag-c. manc. mangi.[197] med.[304] merc. mez. naja[36] nat-c. **Nat-m. Nat-sil.**[58] neon[222] nit-ac.[137] nux-v.[102] ox-ac. ozone[227] pall. petr.[193] ph-ac.[111] phos. plb. prot.[136] ran-b. rauw.[119] **Rhus-t. Ruta** sabin. sang.[8] sec.[111] **Sep. Sil.**[5] spong. stann. stroph.[137] **Stry.** sul-ac. sulph. tab.[137] tama.[197] tanac.[72] tarent.[192] thymol.[85] til. **Valer.** verat.[111] zinc. zing.
☞ *M; Anstrengung, körperliche; agg., Anstrengung*

- **Arme,** der: ang. ant-c.[1] card-b.[36] led. nat-s. rhus-t.

Arbeit:

- **agg., leichte Arbeit**: brom.[36]
- **amel.**: caust. **Form.** merc-i-f.

Aufstehen:

- **agg.**: allox.[119] ant-t. bar-acet.[1] carb-an.[1] caust. cina coloc. eup-per.[25] graph. mang-acet.[1] nat-c.[36] osm.[36] phys. pic-ac.[36] plat.[1] ptel.[36] puls. spig.[122] sulph. zinc.
  - **hält** den ganzen Tag an: osm.[36]
  - **Sitzen,** vom: alum.[1] cob. euph.[36] nat-c.[36] phos.[1] **Sil.** spig.[122] thuj.[36]
    - **Gehen** amel.: nat-c.[36]
- **amel.**: aloe alum. am-c. ambr. ang. ant-t. aran-ix.[149] arg. ars. asaf. aur. bar-c. bell. bell-p.[256] bry. calad. calc. calc-acet. cann-s.[5] canth. carb-an. carb-v. cham. chin. cic. cinnb.[58] clem. coc-c. con. cupr. dig. dios.[36] eup-per.[25] ferr. gels. graph.[5] grat. hep. ign. indg. jug-c.[25] kali-c. kali-i. kali-n. kali-p.[102] laur. lith-c. m-arct.[5] m-art.[5] mag-c.[1] mag-s.[36] merc. naja nat-c. nat-m. nat-s. nit-ac.[5] nux-v.[5] ol-an. olnd. ph-ac. **Phos.** phys. phyt. plb. puls. ran-b. rhod. rhus-t. ruta[102] sabin. spig. spong. stann. staph.[102] teucr. thuj.[5] verat.[5]

Aufstoßen amel.: aloe alum.[1] alum-sil.[58] ambr.[1] ang.[193] ant-t.[36] **Arg-n.**[22] **Bar-c. Bry. Calc. Calc-p.** calx-b.[194] cann-i.[111] canth.[137] **CARB-V.** cench.[58] **Chel.** chin. chin-s. cimic. cinnb. coloc. cycl. dig. **Dios.** euphr. fago.[25] ferr. fried.[14] gamb. gels.[64] gent-c. germ.[222] glon. **Graph.** guat.[119] gymn.[25] helon. hep. ign.[111] iod.[1] irid.[222] jal.[122] jug-r. kali-c.[1] kali-n. kola[1184] **Lach.**[5] **Lyc.**[1] mag-c.[1] mag-m.[1] mez.[1] myric.[25] naja[36] nat-c.[1] nat-s.[58] nicc. nit-ac.[1] ol-an. paeon. par. phos. pitu-a.[164] plb. rat. sang. **Sep.** sil. stront-c.[144] sul-i.[58] sulph. taosc.[270] **Tarent.** thuj.[111] vero-o.[232] zinc.[1]
☞ *M; Aufstoßen; amel.*

Baden:

- **kaltes** agg.: **ANT-C. Bell. Caps.** form. mur-ac.[58] **Nit-ac.** phos. **Rhus-t.** sabal.[137] sars. **Sep.**[5] term-a.[192]
  ☞ *M; Baden, Waschen; agg. •M; Baden, Waschen; agg.; kaltes •M; Kälte; agg.*
- **warmes** amel.: adam.[222] androc.[222] aq-mar.[149] **Ars. Bamb-a.**[1184] calc-f.[91] calc-p.[58] citl-v.[197] curc.[192] **Lach.** lat-m.[119] **Mur-ac.** neon[222] phos.[1] **Rat.** tama.[197]

Berührung, durch: achy.[149] **Acon.** act-sp.[187] adam.[222] aesc.[36] **Agar.**[1] agn. all-c. allox.[119] aloe[36] alum.[1] alum-p.[58] alum-sil.[58] am-c.[1] am-caust.[36] am-m. ambr.[58] anac.[5] anag. ant-c. ant-m.[36] ant-t.[36] apis[58] apisin.[5] aq-mar.[149] **Arg.** arg-n. **Arn.** ars.[1] ars-s-f.[58] asaf. asc-t.[25] **Aur.**[1] aur-ar.[58] aur-m.[36] aur-s.[36] bamb-a.[1184] bapt.[25] bar-c.[1] bar-m. **BELL.**[1] berb. bol.[36] bor.[1] bov.[36] brach.[36] brom. **Bry.**[5] cahin.[36] calad.[36] **Calc.**[1] calc-f. calc-p.[36] calc-s.[58] calc-sil.[58] camph. canth.[58] **Caps.**[1] carb-an.[1] **Carb-v.** carbn-s. carl.[36] carn-g.[264] casc. cassi-s.[192] cast. cath-a.[264] caul.[25] **Caust.** cham.[5] **CHEL. CHIN.**[5] chin-ar. chin-s. cic.[1] **Cimic.**[809] cina[58] cinnb.[36] cist. clem.[1] coc-c. cocc. cod.[25] **COFF.** coff-t.[36] **Colch.**[36] **Coloc.**[5] con. cop. cor-r. cortico.[119] corv-c.[258] crot-h.[36] croto-t.[36] cub.[36] **CUPR.**[1] cupr-acet.[36] cupr-ar.[36] cycl.[36] cymbo-ci.[2184] daph. dig. dios.[25] dirc.[85] dros. elaps[54] eup-per.[58] **Euph.** fago.[25] ferr.[36] ferr-p.[102] gamb. **Gels. Graph.** grat. guai.[85] guare.[36] hedeo.[36] hell.[1] **HEP.**[1] hip-ac.[119] hydrog.[222] hyos.[1] **Ign.**[8] iod.[8] ip. irid.[222] kali-bi.[36] **Kali-c.**[1] kali-chl.[58] kali-cy.[110] kali-m.[36] kali-n.[1] kali-p.[54] kali-sil.[58] **Kalm. Lac-c.**[8] **LACH.** lact. lappa[137] lat-h.[301] lath.[85] laur. led. **Lyc.** lyss. m-arct.[85] m-art.[5] mag-c.[1] **Mag-m.** mag-p. mag-s. mand.[144] **Mang.** mang-acet.[1] mangi.[197] med. menth.[102] **MERC.**[1] merc-br.[36] **Merc-c.** merc-i-r.[85] merc-pr-r.[36] **MEZ.**[54] mit.[36] **Mur-ac. NAT-C. Nat-m.** nat-sil.[58] neon[222] nicc.[36] **NIT-AC. Nux-m. Nux-v.** op.[36] **Ox-ac.**[102] par. paull-p.[36] ped.[85] petr.[1] **Ph-ac.**[1] **Phos. PHYT.** plan. plat.[1] plb.[36] plut-n.[222] podo.[144] psil.[164] psor. pull-g.[181] **Puls.** pyrog.[58] **Ran-b.** raph.[36] rat. rhod.[36] **Rhus-t.**[36] rhus-v.[36] rob. **Ruta**[36] sabin. sang.[8] sanic.[85] **Sars.**[1] sec.[36] seneg.[58] **SEP. Sil.** sin-a.[36] sol-n.[36] spig.[5] spong. stann.[1] **Staph.** stel.[144] stram.[1] stroph-s.[119] stry.[36] **Sul-ac.**[1] **Sulph.**[1] tann-ac.[36] tarax.[1] tarent.[54] tarent-c.[192] ter.[36] teucr. thuj.[1] til. tub.[58] upa.[85] uran.[269] verb. vero-o.[232] vip. x-ray[119] yuc.[36] zinc. zinc-chr.[137] ziz.[36]

Betätigung amel.: cact. calc-p. coloc. conv.[38] dios. plan.[36] **RHUS-T.**[36] rhus-v.[36] sanic.[85]

Bett, im: agar. allox.[149] alum. **ANT-C. Aphis.** arn. ars. aur. **Bar-c.** bell. **Bov.** bry. calc-p.[36] **Carb-an.** carb-v. carl. cedr. **Cham.** chel. chin. **Clem.** coc-c. com.[36] dig. dios. fago.[36] **Graph.** iod.[1] **Kali-c.** lachn.[25] lact. led. loxo-r.[205] **MAG-C. Mag-p.** mag-s. **MERC.** merc-i-f.[102] merc-n. nat-m. **NUX-V.** olnd. **Petr.** ph-ac. **Phos.** phyt.[58] pic-ac.[36] psor. ptel.[25] **Puls.** pyrog.[58] ran-b. rhus-t. sabin. **Sul-ac. SULPH.** thuj. valer. visc.[102]

- **Bettzeug,** durch das: pic-ac.[36]

Bewegung:

- **agg.**: abrot. **Acon.** adam.[222] **AESC. AGAR.** agav-t.[149] **AGN.** allox.[149] aloe[36] alum.[1] alum-p.[58] alum-sil.[58] am-c. am-m. ambr. **Anac.** anan. androc.[222] ang.[1] **Ant-c.** ant-t. ap-g.[45] **Apis** apisin.[5] aq-mar.[156] aran.[192] arg. **Arg-n.** arge-p.[264] **ARN.** ars. ars-i. ars-s-f.[58] asar. asc-t.[25] atista[192] **Aur.** aur-ar.[58] aur-m. aur-s.[58] aza.[192] bac.[62] bad. bamb-a.[1184] bapt. bar-c. bar-m. bar-s.[58] **BELL.**[1] bell-p.[149] benz-ac. **Berb.** berb-a.[149] beryl.[119] bism. bor.[58] both-a.[3070] bov.[36] **Brom.**[102] brucel.[241] **BRY.**

bufo but-ac.[102] **Cact.** cadm.[149] cadm-s.[111] cahin. **CALC.** calc-ar. calc-f.[122] calc-i.[58] **Calc-p.** calc-s. **Calc-sil.**[58] camph. cann-s. **Canth.**[102] **CAPS.**[5] carb-an.[1] **CARB-V.** **Carbn-s.** card-m.[36] carl.[36] cassi-s.[192] **Caust.** cench.[58] cham. **Chel.** **CHIN.** chin-ar. chin-s. chion. chlor. choc.[222] cic.[1] **Cimic.**[25] cinnb.[58] citl-v.[197] clem. cob. coc-c. **COCC.** **Coff.** **COLCH.** **Coloc.**[1] com. **Con.** cor-r. corn.[25] corn-f. cortiso.[149] corv-c.[258] **Croc.** **Crot-h.** **Croto-t.** cub.[36] cupr. cupr-ar. cupr-s. curc.[192] **Cycl.**[8] cypra-e.[227] daph. **Dig.** dios.[25] dor. dros. dulc. dys-co.[136] ephe.[267] equis. eup-per.[58] euph. **Euphr.** eupi.[36] fago.[25] ferr.[58] ferr-ar. ferr-i. **Ferr-p.** fl-ac. **Form.**[809] gamb. **Gels.** genist. gent-c. gent-l.[36] germ.[222] gink.[227] **Glon.** glyc.[102] goss.[25] granit-m.[194] **Graph.**[1] grat. gua.[85] **Guai.**[1] guat.[119] haliae-lc.[222] **Ham.** ***harp.***[1184] hedeo.[85] **Hell.**[1] **Hep.** hipp. hist.[119] hydr.[25] hydrog.[222] hyos.[58] hyper. ichth.[102] ign. ind. iod. **IP.** iris jug-r. kali-ar. **Kali-bi.** **Kali-c.** kali-i. kali-n.[1] kali-p. kali-s. kali-sil.[58] **Kalm.** kola[1184] **Kreos.** kurch.[192] lac-ac. lac-c.[58] lac-d. lac-lup.[204] **Lach.** lact. **Laur.** **LED.** lept. lil-t.[36] **Lith-c.**[8] lob. lob-s.[25] loxo-r.[205] **Lyc.**[1] lycps.[25] lyss. m-arct.[5] **Mag-c.** mag-m. **Mag-p.** mag-s. magn-gr.[144] manc. mand.[119] **Mang.** **Mang-acet.**[1] mangi.[197] marm-w.[194] med.[58] **Meli.** menthol[102] meny.[8] meph.[36] **Merc.** merc-c.[36] **MEZ.** morg.[136] **Mosch.** mur-ac.[1] mygal.[192] myric.[25] **Naja** nat-ar.[8] **Nat-c.** **Nat-m.** nat-p. nat-s. nat-sil.[58] nicc. **NIT-AC.** **Nux-m.** **NUX-V.** ol-j. olnd. op.[36] oreo.[85] **Ox-ac.** ozone[227] **Petr.** **Ph-ac.** phel. **Phos.** phys.[25] **Phyt.**[25] **Pic-ac.** pier-b.[233] plan.[25] plat. **Plb.** plect.[36] plut-n.[222] podo.[25] psil.[164] **Psor.** ptel.[25] puls.[1] puls-n.[36] pyrog. **Ran-a.**[36] **Ran-b.**[144] raph. rat. rauw.[119] rheum[1] rhod. **Rhus-t.** rob.[25] rumx.[25] ruta sabad. sabin.[36] samb.[1] **Sang.** sanic. **Sars.** sec. seneg. **Sep.** **Sil.**[1] sol-n. sol-t-ae. **SPIG.** spira.[36] spirae.[144] spong. **Squil.** **Stann.** **STAPH.**[1] stram.[1] stront-c. stroph-s.[119] stry. sul-ac. sul-i.[58] **SULPH.**[1] sumb. syc-co.[136] tab. **Tarent.** tarent-c.[192] tela[192] tell. term-a.[192] thea. **Ther.** **Thuj.**[5] til. til-c.[253] tril-c.[36] tub.[85] uran.[269] valer. verat. verat-v. **Verb.** vib. viol-o. viol-t. vip.[36] visc.[119] wye.[85] xan.[85] **Zinc.** zinc-chr.[137] **Zinc-p.**[58] zing. ziz.[25]

◦ **anfänglich**: dios.[25] phys.[25]

◦ **Bett,** im: sol-t-ae.

- **amel.**: abrot.[137] acon. aesc. **Agar.** aloe alum. alum-p.[58] alumn. am-c. **Am-m.** androc.[222] ang.[85] ant-t. aq-mar.[156] **Arg.** arg-n.[102] arge-p.[264] arist-cl.[119] **Ars.**[5] ars-h.[54] asaf. asar. **Aur.** aur-m. aza.[192] bac.[56] bad.[36] bell.[5] bell-p.[144] benz-ac. **Bism.** bov. bry. calc. calc-acet. calc-f. calc-p. **Caps.**[1] cassi-f.[192] cath-a.[264] **Caust.**[809] cedr. **Cham.** **CHIN.** cic. cina **Cob.**[102] coc-c.[58] cocc.[102] coff. colch. coloc.[36] com.[25] **Con.** cupr. **Cycl.**[8] dig. dios.[25] dros.[1] **DULC.** ephe.[267] euph. eupi. fago.[36] **Ferr.** fl-ac. gels. gink.[227] glon.[102] graph. guai. guare.[25] harp.[1184] hed.[144] **Helon.**[102] hipp. hyos. ign. indg. iod. **Iris** kali-bi.[2072] **Kali-c.** kali-i.[58] kali-m.[102] kali-n. **Kali-p.**[8] **KALI-S.** kreos. **Lach.**[5] lar-ar.[251] lat-h.[301] laur. led. lil-t.[58] lith-c.[25] lob. **LYC.** **Mag-c.** mag-m. mag-p. mang. **Med.** meny. meph.[36] merc. merc-i-f. morg.[136] mosch. **Mur-ac.** nat-ar. nat-c. **Nat-s.** nicc. **Nux-m.** onos.[304] op.[36] ox-ac. **Petr.** **Ph-ac.** phos.[1] phys.[25] pic-ac. pip-m. plan. **Plat.** plut-n.[222] **Psor.** ptel.[25] **PULS.** **PYROG.** rad-br.[102] **Rat.** rauw.[119] **RHOD.** **RHUS-T.**[8] **Ruta** samb. sanic.[85] scut.[25] sec. **Seneg.** **Sep.** sin-n. **Spig.** spong.[5] stann. staph. stel. stront-c. stroph.[85] succ.[194] sulph.[1] syc-co.[136] syph.[56] tab. tarax. tarent.[192] ter. term-c.[192] thuj. **Tub.** uran.[269] uran-n.[85] ust. **Valer.** verat-v.[85] verb. vib. visc.[119] **Zinc.**

◦ **fortgesetzte**: dios.[25] phys.[25] ptel.[25]

◦ **Kopfes,** des: chin. **Kali-i.** sec.

KOPF; C; Bewegungen; Bewegungen des Kopfes; seitwärts; wiegt den Kopf von einer Seite zur anderen, um den Schmerz zu lindern •KOPF; C; Schmerz, Kopfschmerz; Rollen des Kopfes von Seite zu Seite amel. •KOPF; C; Schmerz, Kopfschmerz; Stirn; Bewegung; amel.; hin und herbewegen, muss den Kopf

◦ **langsame**: ferr.[85]

Bläschenausschlag amel.: rhus-t.[36]

Bücken, nach: acet-ac. **Acon.**[5] **Aesc.** **AGAR.**[1] aloe **Alum.**[1] alum-p.[58] **Alum-sil.**[58] am-c. am-m. amph.[36] anac. androc.[222] ang. ant-t.[36] **Apis** **Apisin.**[5] aran-ix.[149] arg-m. **Arn.**[5] ars. ars-i.[8] ars-met.[8] ars-s-r.[8] asar. asc-t. aur.[809] aur-m. bapt. **Bar-c.** bar-m. **Bar-s.**[58] **BELL.** bell-p.[256] benz-ac. **Berb.** bism.[1] bor. bov. **Brom.**[5] **BRY.** bufo cadm-s.[111] caj. **CALC.**[5] calc-i.[58] calc-p. calc-s. calc-sil.[58] camph. cand-a.[239] canth. **Caps.**[1] carb-ac. carb-an. **Carb-v.** carbn-s.[25] card-m. caul.[85] **CAUST.** **Cham.** **Chel.** chin. chin-s. chion.[95] **Cic.**[5] clem.[36] cob. **Cocc.** **Coff.** colch. **Coloc.**[36] com. con. corn. cortiso.[119] cupr. **Cycl.**[809] daph. **Dig.** dios.[25] **DROS.**[1] **Dulc.**[36] elaps[54] ephe.[267] excr-can.[269] fago.[36] **Ferr.** ferr-i. ferr-ma. ferr-p. fl-ac. form. gels. **Glon.** graph.[1] gua.[102] ham. **Hell.** **Helon.** **Hep.**[5] hura hydr. hydr-ac. hydrog.[222] hyos. **IGN.** indg. ip. jatr. kali-bi. **Kali-c.** kali-chl.[58] **Kali-n.** kali-p. **Kali-s.** **Kali-sil.**[58] kalm. kola[1184] kreos. lac-ac. **Lach.**[5] lam.[36] **Laur.**[5] lec. **Led.** **Lil-t.** **Lith-c.** lyc. lyss. m-arct. mag-m. manc. mand.[144] **MANG.** **Mangi.**[197] med. menth.[85] meny.[1] **MERC.** **Merc-c.**[5] merc-i-r. merl. mez. mill. mur-ac.[1] myric.[25] nat-ar. nat-c. **Nat-m.** nat-p. nat-s. nat-sil.[58] nicc. **Nit-ac.**[1] **Nux-m.** **NUX-V.**[5] ol-an. olnd. ozone[227] par. **Petr.** **Phos.**[1] phys. phyt. pic-ac. plat. plb. plect. ptel. **PULS.** ran-b. raph. rheum[1] rhod. **RHUS-T.**[5] rhus-v.[102] rumx. ruta sabin. samb. **Sang.** sant.[25] sars.[1] **Seneg.** senn. **SEP.**[1] **Sil.** sol-n. **SPIG.** spira.[36] spong. **Stann.** **STAPH.**[5] stront-c. stry. sul-ac. sul-i. **SULPH.**[1] tarent-c.[192] tela[192] tell. **Teucr.**[5] **Thuj.**[1] **VALER.** **Verat.**[1] verb. vib. viol-t.[5] **Zinc.** zing. ziz.[36]

☞ *M; Bücken; agg.*

Druck:

- **agg.**: acon.[36] acon-f.[36] adam.[222] aegle-f.[192] aesc. **Agar.**[1] agar-se.[36] ail.[111] aloe[36] alum.[1] alum-p.[58] alum-sil.[58] **Am-c.**[1] anac. androc.[222] ang. ant-c.[1] ant-t. apis[36] apisin.[5] aq-mar.[149]

Druck (Forts.) **Arg.**[1] arg-n.[5] arn. ars. asc-t.[25] asim.[36] atro.[36] aur.[1] aur-m.[58] bapt.[36] bar-acet. **Bar-c.**[1] bar-m. **Bar-s.**[58] **BELL.**[58] benz-ac. **Berb.**[102] bism. boerh.[192] bor.[1] both-l.[36] bov. **Brom.**[5] **Bry.**[36] calad.[36] **Calc.** calc-i.[102] calc-p.[58] calc-s.[58] camph. canth.[36] **Caps.** carb-ac.[36] carb-an. carb-v.[58] **Carbn-s.**[36] carc.[207] card-m.[54] carl.[36] cassi-s.[192] cast. caust.[1] cench.[58] **CHAM.** **Chel.**[25] chin.[5] chin-s.[36] choc.[222] cic. cimic.[111] **Cina** cinnb. citl-v.[197] clem.[36] cob.[36] coc-c.[36] cocc. coch.[102] **Coff. Colch. Coloc.** con.[5] cortico.[119] cortiso.[119] croto-t.[36] **Cupr.**[36] cupr-acet.[36] cupr-ar. cycl.[36] cyt-l.[36] dig. dios.[25] diosm.[142] dirc.[36] dros. dulc.[1] ery-a.[36] eup-per.[58] euph.[1] fago.[36] ferr.[111] fl-ac.[137] gels. germ.[222] glon. gnaph.[36] graph.[1] grat.[36] guai. guare.[36] haliae-lc.[222] ham. hed.[119] hedeo.[36] hell.[36] helon.[85] **Hep.** hip-ac.[119] hyos.[58] ign.[102] indg.[36] iod. irid.[222] iris[36] jac-c. jatr.[36] jug-c.[25] kali-bi.[36] **Kali-c.** kali-chl.[58] kali-chr.[36] kali-cy.[110] kali-n.[1] kali-p. kali-s. kola[1184] lac-ac.[36] **Lac-c.** lac-d.[85] lac-eq.[204] **Lach.** lachn.[25] lact. laur.[5] led.[36] linu-c.[36] **Lyc.**[8] **Mag-c.** mag-m. mag-p.[102] mand.[119] mang.[58] mang-m. mangi.[197] meny. meph.[8] merc.[5] **MERC-C.**[36] merc-cy.[36] merc-d.[36] merc-i-f. merc-pr-a.[36] **Mez.** mit.[25] mur-ac.[36] nat-ar.[36] nat-c.[36] nat-m.[1] nat-p. **Nit-ac.** nux-m.[36] **Nux-v.**[36] **Op.** ox-ac.[36] petr.[1] ph-ac. **Phos.**[1] phys.[102] phyt.[36] plan.[25] plat. **Plb.** podo.[25] por-m.[251] **Prun.** ptel.[25] **Puls.**[8] **Ran-b.**[36] ran-s. raph.[36] rheum[36] **Rhod.**[102] rhus-g.[25] rhus-t.[58] rhus-v.[36] ric.[36] ruta sabin. samb. sang.[25] sapin.[36] sars. scroph-n.[36] sec. sel.[58] seneg. sep.[1] sil.[1] sin-a.[36] sol[236] sol-t-ae.[36] **Solid.**[102] spect.[271] spig.[58] stann.[1] **Stram.**[5] sul-ac.[1] **Sulph.** sumb.[25] tab.[36] tann-ac.[102] tarax. tarent. tarent-c.[192] tax.[303] teucr. ther.[111] thuj. trom.[36] tub.[193] tung.[252] uran.[269] valer.[5] **Verb.**[102] vip.[36] xan.[36] yuc.[36] **Zinc.** zinc-m.[36] zinc-p.[58] ziz.[25]

☞ *M; Druck; agg.*

\- **amel.**: achy.[149] acon.[111] aeth. agar. agav-t.[149] agn. ail.[25] aloe[111] **Alum.** alum-p.[58] **Alumn. AM-C.** am-m. **Anac.** ango.[25] ant-c. ant-t.[36] **Apis Apisin.**[5] aq-mar.[149] aran.[192] aran-ix.[149] aran-s.[192] **Arg. Arg-n. ARN. Ars.** ars-s-f.[58] **Asaf.** atista[192] aur.[1] aur-m. aza.[192] bamb-a.[1184] bapt. **BELL.**[1] bell-p.[119] bism.[1] **Bor.** bov. **Brom. BRY.** cact.[58] cadm-s.[111] calad. **Calc.** calc-f.[85] calc-s. camph.[1] canch.[36] cann-i.[36] canth. carb-ac. carb-an.[1] carb-v. carc.[119] card-m. cassi-f.[192] cassi-s.[192] cast.[36] **Caust.** chel. chim.[36] **Chin.**[122] chin-s.[36] chion. choc.[222] cic.[1] cimic. cina **Cinnb.** citl-v.[197] clem. cob-n.[144] cocc. **COLOC.** com. **Con.**[5] conv.[2191] cortiso.[119] cupr. cupr-acet.[102] cupr-s. curc.[192] cyn-d.[192] **Dig.** dios.[25] dirc.[85] **DROS. Dulc.** ephe.[267] **Eup-per.** euph. fago.[25] falco-p.[265] **FERR. Ferr-i.** ferr-p. fl-ac. **Form.**[809] gamb.[36] gels.[102] germ.[222] gink.[227] **Glon.** graph. grat. guai. ham. hell. hep. hist.[119] hydr. hydrc.[192] hyos. **Ign.** ind.[111] indg. iod. ip. **Kali-bi.**[111] **KALI-C.**[102] kali-n.[1] kali-p. kalm. kreos. kurch.[192] lac-c.[102] **Lac-d.**[85] lac-del.[204] lac-lup.[204] **LACH.** lar-ar.[251] lat-h.[301] laur. led. lepi. lil-t. **Lyc. Mag-c. MAG-M.**[1] **MAG-P.** mand.[119] **Mang.**[5] **Mangi.**[197] meli.[111] **MENY.** merc. merc-i-f. merl.[85] **Mez.** mur-ac. mygal.[192] naja[36] nat-c. **NAT-M.**[1] nat-p. **Nat-s.** nat-sil.[58] nicc. nit-ac.[102] nux-m. **Nux-v.** oci-s.[119] ol-an. olnd. op. ozone[227] par. ph-ac. **Phos.** phys. **Pic-ac. Plb.**[36] plut-n.[222] **Podo.** psil.[164] psor.[111] ptel.[25] **PULS.**[5] **Pyrog.** rad-br.[144] ran-b. ran-s. **Rhus-t.** ruta sabad. sabin. **Sang.**[85] sanguin-n.[85] sec.[111] **SEP.**[137] **Sil.**[5] sol[236] sol-n. **Spig.**[1] squil.[72] **STANN.**[1] **Staph.**[137] stroph.[85] stroph-s.[119] sul-ac. **Sulph.**[1] syph. tab. tama.[197] tarent. tax.[303] tela[192] term-c.[192] thuj. tung.[209] uran.[269] verat.[1] vib. visc.[119] **Zinc.** zinc-p.[58]

☞ *M; Druck; amel.*

◦ **fester**: **Chin.**[58] mygal.[192]

☞ *M; Druck; amel.; fester*

Einatmen, bei tiefem: acon. aesc. aeth. agar.[76] alum. **Anac.**[809] arg.[1] **ARG-N.**[36] arn. ars. asar. astac. aur-m. bad. bamb-a.[1184] bapt. bell. **Benz-ac.** bor.[5] both-a.[3070] brucel.[241] bry.[58] **Cact.** calad.[137] calc.[1] cann-s.[111] caps. carb-an.[1] carb-v. cath-a.[264] **CAUST.** chin. cina coloc.[137] con.[1] cor-r. cot.[36] crot-h.[111] croto-t. cycl. dros. euphr.[1] fago.[36] ferr-i.[36] gamb. hep. ign. kali-n.[1] kreos.[137] kurch.[192] laur.[36] lob-s.[25] lyc.[1] manc. mang.[111] merc.[1] mez. mur-ac. nat-c.[1] nat-m.[1] **Nux-v.** op. phyt. psor. ptel.[25] **Puls.**[26] ran-b. rat. rhus-v.[25] rumx.[25] sang. sars.[1] sel.[58] sil. spig. stront-c.[10] sulph.[36] zinc.[1]

☞ *M; Einatmen; agg.; tief Einatmen*

Einhüllen amel.: agar. **Apis** arg. **Arg-n. Ars. Aur. Bell.** benz-ac. bran.[85] **Bry.** caps.[102] **Cham. Colch. Con.** cor-r.[111] **Cupr. Dulc. Gels. Glon. HEP.** hyos. kali-ar. kali-c. kali-chl.[58] kali-i. kali-p. **Kali-sil.**[58] **Lac-d.**[56] **Lach.** mag-c. **Mag-m. Mag-p.** meny. mez. mur-ac.[36] nat-m. **Nit-ac. Nux-m. NUX-V.** ph-ac. **PHOS. Pic-ac. Psor. PULS. RHOD.**[58] **RHUS-T.** rumx.[137] **Sanic. Sep. SIL. Squil.** stram. **Stront-c.** sulph.[1] syph.[111] **Thuj.** tub.[111]

Erregung agg.: acetan.[102] **Acon.**[5] alum-sil.[58] am-m. anac. ang.[85] arg. **Arg-n.**[58] **Arn.** asaf.[1125] **Aur. AUR-M-N.**[272] aur-s.[272] bamb-a.[1184] bar-c.[54] **Bell.** benz-ac. bor. **BRY.**[1] **Cact. CALC.**[8] cann-i.[102] carb-an. carb-v.[1] carc.[162] cast.[54] caust.[5] **CHAM.** chel.[25] chin.[5] **Chin-ar.** chin-s. cimic.[102] cist.[54] coca[54] cocc. cod.[25] **COFF.**[54] colch.[5] **COLOC.** com. con. **Cupr.** cycl. **Dig.** dys-co.[136] **Epip.** ery-a. ferr.[58] **Ferr-p. Gels.**[25] guai. harp.[1184] **Hyos.**[54] **IGN.** kali-br.[85] kali-c.[102] kali-n.[1] kali-p. kola[1184] kreos. lac-d.[144] **Lach.** leon.[1125] **Lyc.**[5] **Lyss.** mag-c.[1] mag-s. med.[304] mez.[102] myric.[54] nat-hchls.[198] **NAT-M. Nit-s-d.**[54] **NUX-V.**[5] **Op.** ozone[227] pall.[102] **Par.**[54] petr. **PH-AC. Phos.**[5] phyt.[58] **Pic-ac.** plat.[102] podo.[85] por-m.[251] **PULS.**[5] rhus-t. sac-l.[55] scut.[25] sep. sil.[102] sol[29] stann. **STAPH.**[122] stram. stroph-s.[119] sulph. thuj.[1] tub. **Verat.** verb. zinc.

☞ *M; Erregung; agg.* ▤ *GEMÜT; M; Erregung; Beschwerden durch; Allgemeinsymptome*

Erschöpfung, aus: caul.[85] **Caust.**[809] **RHUS-T.**[5]

Erwachen:

\- **agg.**: abrot. acon.[137] adam.[222] aesc.[25] aeth. **AGAR.**[5] alum.[5] **Am-m.**[5] ambr.[1] anac.[5] ant-s. arg. arg-n. arge-p.[264] arn.[5] ars.[5] aster. aur.[1] bar-c. bell.[5] berb. both-a.[3070] bov.[5] bry. calc.[5] calc-p.

canth.[5] carb-ac.[25] carb-an.[5] **CARB-V.**[5] **Card-m.** carn-g.[264] cath-a.[264] caust.[1] cham.[5] chel. chin. choc.[222] cic.[5] cimic.[8] cina[5] cinch.[36] coc-c. coff.[5] colch. colchin.[36] con. croc.[5] crot-h. cycl. dios.[25] euph.[5] euphr. ferr. form. germ.[222] gink.[227] **GRAPH.**[5] haliae-lc.[222] ham. hell. **Hep.**[5] hydr. hydr-ac.[268] hydrc. hydro-c.[2147] hydrog.[222] hyper. **Ign.**[5] ind. **Kali-bi.** **Kali-br.**[8] kali-c.[5] kali-p.[58] lac-lox-a.[204] **Lach.** lachn.[25] lar-ar.[251] lat-h.[301] laur.[5] lil-t.[25] lith-c.[25] loxo-r.[205] lyc.[5] m-arct.[5] mag-c.[5] **MAG-M.**[5] mag-s. maland.[56] mang.[5] mangi.[197] merc-c.[5] merc-i-f. merc-i-r. mez. morph. mur-ac.[5] myric. naja nat-ar. nat-c. **NAT-M.**[5] nat-s.[111] neon[222] nicc. nit-ac.[5] nux-m.[5] nux-v. op.[5] ozone[227] petr. **Ph-ac.**[5] **PHOS.**[5] phys.[25] phyt. pic-ac. plan. plb.[5] plut-n.[222] podo. pseuts-m.[255] psil.[164] ptel.[25] puls.[5] puls-n.[25] raph. rheum[5] rhod.[5] rhus-t.[5] rumx. sabad. sars.[5] seneg. sep.[5] sil.[1] sol-t-ae. spig. spong. stann.[5] **Staph.**[5] still. stront-c. sul-ac.[5] sulph.[1] tarent. tell.[36] **Thuj.**[5] **Tub.** valer.[5] verat.[5] verb. viol-o.[5] wild.[36] xan.[8] zinc.[5]
☞ *M; Erwachen; agg.*

- **erwacht** dadurch:
▥ *SCHLAF; C; Gestört; Schmerzen, durch*

Essen:

- **während**: acon. aloe[31] alum. alum-sil.[58] am-c.[1] ambr.[58] anac. ang.[5] ant-t. aq-mar.[149] arn. **Ars.**[137] aur-m. bar-c.[5] bry. calc. **Calc-p.** carb-v.[36] cath-a.[264] caust.[1] chin.[102] cic. citl-v.[197] cocc. coff. colch. coloc. con. corn. crot-c. crot-h. croto-t. cupr-ar. dios.[25] dor.[25] dulc. ferr. ferr-i.[36] grat. indg.[171] kali-bi.[102] kali-n.[1] kali-p. led.[1] lyc.[5] mang. mang-acet.[1] marm-w.[194] meny.[1] merc. mez.[111] mur-ac. nat-acet.[122] nat-c.[1] nat-m.[1] nit-ac.[5] nux-v. op. par. ph-ac. phos.[5] plan. plb.[36] psil.[164] psor.[102] puls. rhod. sang. sep.[1] sulph. thuj. verat. zinc.[1]
☞ *M; Essen; während*

- **nach**: **Abies-n.**[102] acon. adam.[222] aesc.[58] **Agar.**[1] **All-c.** allox.[119] aloe[58] **ALUM.** alum-p.[58] alum-sil.[58] alumn. **Am-c.**[1] am-m.[1] ambr.[5] **Anac.**[5] anag. ang.[1] **ANT-C.** ant-t. **Apis** aq-mar.[149] aran.[102] arg.[5] **ARG-N.** **ARN.**[1] **ARS.**[5] **Ars-i.** ars-s-f.[58] **Asaf.**[36] asc-t. aspar. atista[192] atro.[102] aur. aur-ar.[58] aur-i.[58] aur-m. aur-s.[58] bamb-a.[1184] **BAR-C.** **Bar-i.** bar-m. bar-s.[58] **Bell.**[1] berb. **Bism.** bor. bov.[5] brom.[111] **BRY.**[85] bufo cact.[58] cahin. **Calc.**[5] calc-f.[149] calc-hp.[102] calc-i.[58] **CALC-P.** **Calc-s.** calc-sil.[58] camph.[1] cand-a.[239] canth. **Caps.**[1] carb-ac. **Carb-an.**[5] **Carb-v.**[1] carbn-s. cassi-s.[192] cast. **Caust.**[1] **Cham.** chel.[5] **Chim.** **CHIN.** **Chin-ar.** **Chin-s.** choc.[222] **Cic.** cimic. **Cina** cinnb. **Cist.** clem. **Cob.** coc-c. **COCC.**[5] **COFF.** **Colch.** **Coloc.**[1] com.[36] **Con.** cot.[36] crot-c.[809] crot-h. croto-t. cupr. cupr-ar.[36] **Cur.** cycl. **Daph.** dig.[5] dios. dor. dulc. dys-co.[136] equis. erech.[25] eucal.[36] euon. **Eup-per.** euph. fago.[36] falco-p.[265] **Ferr.** ferr-ar. **Ferr-i.** ferr-ma. **Ferr-p.** ferr-pic.[102] fl-ac. fried.[14] gamb. gels. glon. **Gran.** **GRAPH.** grat. guare.[36] gymn. ham. harp.[1184] hedeo.[25] hell.[1] **Hep.** hir.[144] hura **Hydr.** hydr-ac. hydro-c.[2147] **Hyos.** hyper. **IGN.**[5] **Indg.** **Iod.**[1] ip.[137] iris **Kali-ar.** **Kali-bi.** **Kali-c.**[1] kali-chl.[58] kali-i. kali-n.[1] **Kali-p.** kali-s. kali-sil.[58] kreos.[58] **Lac-c.** lac-del.[204] lac-lup.[204] **LACH.**[137] lat-h.[301] laur. **Led.** lepi. lil-t. **Lith-c.** lob.[36] **LYC.** lyss. m-arct.[85] **Mag-c.**[1] mag-m. mag-p.[102] mag-s. manc. mang. marm-w.[194] **Meny.**[5] **Merc.** merc-c. merc-i-f. mez.[1] mill. morg-g.[136] mosch. mur-ac. musa[197] mygal.[192] naja[25] **NAT-AR.** **NAT-C.** **NAT-M.** **Nat-p.**[58] **Nat-s.** **Nat-sil.**[58] nit-ac. **Nux-m.** **NUX-V.**[137] ol-an. olnd. op. osm. ox-ac. paeon. par. parth.[197] **Petr.**[1] **Ph-ac.** phel. **PHOS.** phys.[8] pip-m. **Pitu-a.**[164] **Plat.** **Plb.** podo. prun. **Psor.** **Ptel.** **PULS.**[137] ran-b. raph. ratt-n.[204] rheum[5] **Rhod.** rhus-g.[25] **Rhus-t.** **Rob.** rumx. ruta **Sabin.** **Sang.** **Sars.** sec. seneg. **SEP.** **Sil.**[1] sin-a.[36] sol-t-ae.[36] spig. spong. **Stann.** **STAPH.**[1] **Stront-c.** **Sul-ac.**[1] sul-i.[58] **SULPH.** sumb. tab. tama.[142] tanac.[25] **Tarent.** ter. term-a.[192] teucr.[809] **Thuj.** til. tril-c.[36] trom.[8] tub.[58] tung.[252] valer.[5] **VERAT.** verb.[85] vero-o.[232] **ZINC.**[5] zinc-p.[58] zing.[85]
☞ *M; Essen; nach*

Fasten, beim: **Anac.**[102] ars.[102] ars-i. atista[192] **Bar-c.** **Cact.** **Calc.** carb-an. carn-g.[264] caust. cina[102] **Cist.** **Cocc.** dulc. elaps[122] fago. gran. **GRAPH.** hura hydr-ac.[102] **Ign.** ind. **Iod.** **Kali-c.** kali-n. kali-p.[102] kali-s. kali-sil.[58] kola[1184] **Lach.** lob. **Lyc.** mag-m.[54] nit-ac. nux-v. **Petr.** petros.[102] **Phos.** prot.[193] psor.[58] ptel. puls.[58] ran-b. rhod. **Sang.** seneg. sep. **Sil.** spig. succ.[194] sul-i.[58] **Sulph.** thuj. uran.[269] uran-n. zinc.

Fieber, während: acetan.[102] **Acon.**[193] aegle.[192] aesc. agar.[1] alst-s. am-c. androc.[222] ang. ant-c.[1] ant-t. apis apisin.[5] aq-mar.[149] aran.[192] aran-ix.[149] arg.[5] **Arn.** ars.[5] ars-s-f.[58] asaf. astac.[102] bac.[62] bad.[193] bamb-a.[1184] **Bapt.**[103] **Bell.** bell-p.[119] berb. beryl.[119] bol.[25] bor. **BRY.** cact. cadm-s.[58] **Calc.** calc-f.[119] calc-sil.[58] camph. canch.[25] cann-s. canth. **Caps.** carb-v. carbn-s. cassi-f.[192] **Caust.**[193] cedr.[25] **Cham.** **Chel.**[193] **Chin.** chin-ar. chin-s. **Cimic.**[809] cina citl-v.[197] cocc. colch. coloc. com.[102] corn-f. cortico.[119] crot-h. cupr. curc.[192] cypra-e.[227] dros. dulc. elat. eucal.[25] eug. **EUP-PER.** **Euph.**[5] **Ferr.** ferr-i.[58] ferr-p.[58] franc.[102] **Gels.**[193] glon.[58] graph. hep. hipp. hydrc.[192] hydro-c.[2147] hyos.[5] ign.[5] ip.[5] kali-ar. kali-bi. kali-c.[5] kurch.[192] lac-del.[204] lach.[5] laur. lil-t.[102] lob. **Lyc.** mand.[119] mang.[58] mang-acet.[1] mant-r.[262] med.[304] meny.[5] **Merc.** mosch.[5] mur-ac.[58] naja[193] nat-c.[1] **Nat-m.** nat-s.[58] nit-ac. **NUX-V.** op. ph-ac.[193] phos.[5] phyt.[102] plan.[25] podo. psor. ptel.[25] **Puls.** **Pyrog.** **Rhod.** **Rhus-t.** rhus-v.[36] rob. rub-t.[36] ruta sabad. sang.[36] scorp.[269] sec. senec.[25] sep.[5] sil. spig. spong.[5] staph.[5] sul-i.[58] sulph. tama.[197] tarent.[192] tela[192] term-c.[192] thea.[192] ther.[25] thuj. trio.[25] tub. valer. verat.[5] verat-v.[58] visc.[119] wye.[85] ziz.[25]
☞ *M; Fieber; während*

- **Hitzestadium**: acetan.[102] **ACON.**[5] acon-l.[36] aegle-f.[192] aesc. agar.[1] am-c. androc.[222] **Ang.** **ANT-C.**[5] ant-t.[5] **APIS** **APISIN.**[5] aq-mar.[149] aran.[192] aran-ix.[149] arg.[5] **ARN.** **ARS.** asaf. astac.[102] bamb-a.[1184] bapt.[58] bar-c.[5] **BELL.** bell-p.[119] berb. beryl.[119] bol.[25] bor.[5] **Bov.**[5] **BRY.**[5] cact. cadm-s.[58] calad. calc.[5] calc-f.[119] calc-sil.[58] camph. canch.[25] cand-a.[239] **Canth.**[5]

Fieber, während; **Hitzestadium** (Forts.)
caps.[5] carb-an.[5] **CARB-V.**[5] carbn-s. cedr. **Cham.**[5] **CHIN.** chin-ar. chin-s. cic.[5] **Cina** **Cocc.** coff.[5] **Colch.**[5] **Coloc.**[5] com.[102] corn-f. cortico.[119] **Crot-h.** cupr. curc.[192] dig.[5] dros. dulc.[58] elat.[36] eucal.[25] **EUP-PER.** **Ferr.**[5] ferr-i.[58] ferr-p.[102] gels.[102] glon.[58] graph. **Guare.** **Hep.** hipp. hydr.[102] hydro-c.[2147] hyos.[5] **Ign.**[5] **Iod.** ip.[5] kali-ar. kali-bi. **KALI-C.**[5] **Kalm.** kurch.[192] **LACH.**[5] **Led.** lim.[85] lob. **LYC.**[1] mand.[119] mang.[58] mang-acet.[1] mant-r.[262] meny.[5] merc.[5] mosch.[5] nat-c.[5] **NAT-M.** **Nit-ac.**[5] **NUX-V.**[5] **Op.**[5] petr. ph-ac. **Phos.** plan.[25] **Podo.** pop.[25] ptel.[25] **PULS.**[5] pyrog.[58] **Ran-b.**[5] **Rhod.**[122] **RHUS-T.**[5] rhus-v.[36] ruta[5] **Sabad.**[5] sang.[85] seneg.[5] **Sep.**[5] **SIL.** spig.[5] spong.[5] staph.[5] **Stram.** stront-c.[5] sul-ac. sul-i.[58] sulph.[1] tama.[197] tarent.[193] term-c.[192] ther.[25] **Thuj.** tril-c.[36] trio.[25] **Tub.**[122] urt-u.[102] **VALER.** **Verat.**[5] verat-v.[58] visc.[119] ziz.[25]

Frösteln, während: sec.[137] sil.[36]

Froststadium im Fieber, während: **ACON.**[5] agar. ail.[25] allox.[119] aloe[111] alum.[5] am-c.[5] anac.[1] ang. ant-c.[5] ant-t.[5] apis **Apisin.**[5] **Aran.** **Arg.** **Arg-n.**[36] **Arn.** **ARS.**[1] ars-h. ars-s-f.[58] asaf. aur. aur-ar.[58] **Bapt.** **Bar-c.**[5] **BELL.** **BOL.** **Bor.**[5] **BOV.** brom.[5] **BRY.**[5] bufo[111] but-ac.[119] buth-aust.[119] **Calad.**[5] **Calc.**[5] calc-s. camph. canch.[102] canth.[5] **Caps.** carb-an. **Carb-v.** **Carbn-s.** cast. **Caust.**[5] cedr.[25] **Cham.** chel.[85] **CHIN.** chin-ar. **CHIN-S.** cic.[5] cimic. **Cimx.** **Cina** coca **COCC.**[5] coff.[5] **COLOC.**[5] **Con.**[5] conv.[102] cor-r. croc.[5] crot-h. **Cupr.** cycl. daph. dros.[5] **DULC.** elaps[36] elat. **EUP-PER.** **Eup-pur.** **Euph.** euphr.[5] eupi. **Ferr.** ferr-ar. ferr-p. form. formal.[102] gamb. **Gels.** **Graph.**[1] **HELL.**[1] **Hep.**[5] hipp. hom.[102] hyos. hyper. iber.[25] **Ign.**[5] **IP.** **Kali-ar.** **KALI-C.** **KALI-N.** **Kali-s.** kali-sil.[58] kreos.[5] lac-ac. **Lach.**[5] lact. lat-h.[301] **Led.**[5] lob. **LYC.**[1] m-aust.[5] mag-c.[5] **Mang.**[5] med. meny.[5] meph. merc.[5] **Merc-c.**[5] merl. **MEZ.**[5] mosch.[5] mur-ac. myric. **Nat-ar.** nat-c.[5] **NAT-M.** nat-s.[58] nit-ac.[5] nux-m.[5] **NUX-V.** **Op.** **Petr.**[1] **Ph-ac.**[1] phel.[102] phos.[5] plb. podo. **Psor.** **PULS.** **PYROG.** ran-b.[5] rheum[5] rhod.[5] **RHUS-T.** rumx. ruta **Sabad.** samb.[5] **Sang.**[8] sars.[5] sec.[45] seneg.[5] **SEP.**[5] sil.[1] spig.[5] **Spong.** squil. stann.[5] **Staph.**[5] stram. **Stront-c.**[5] **Sulph.** **Tarax.**[5] tarent. thuj. **TUB.** uran.[269] verat.[5] viol-t.[5] wye.[85] xan. zinc.[5] zinc-p.[58]

Gehen:

- **agg.**: acon. adam.[222] aesc. agar. allox.[119] aloe[36] alum. alum-p.[58] alum-sil.[58] alumn. am-c. am-m.[1] anac. ang.[1] apis[36] arg-n. ars. ars-s-f.[58] asaf. asc-t.[25] bapt.[25] bar-c.[1] **BELL.** bell-p.[119] benz-ac. berb. bor.[1] brom. **BRY.**[36] bufo cact. cadm-s.[85] calc. calc-sil.[58] camph. cann-s.[171] caps.[1] carb-ac. carb-an.[1] carb-v. card-m. cassi-s.[192] cast.[36] caust. cham. chel.[25] chin.[26] cimic. cinnb. clem. coca[25] cocc. colch.[36] coloc. con.[1] croto-t. cupr.[1] cycl.[36] dig. dios.[36] dirc.[36] elaps[36] fago.[25] ferr. ferr-p. gent-c. graph.[1] grat.[36] guare. ham. hell. hep.[1] hyos. ign.[36] kali-bi. kali-c.[1] kali-i. kali-n.[1] kali-p.[58] kali-s. kola[1184] lac-c. lac-lup.[204] **Lach.** lact. lat-h.[301] laur. led.[1] lil-t.[36] lith-c.[25] lob. lyc. lycps.[25] lyss.[85] mag-m. mag-p.[102] mag-s. mand.[144] mang. menth.[85] meny.[1] merc.[36] merc-c. merc-i-r. merl. mez.[36] mur-ac.[1] myric. naja nat-ar.[36] nat-c.[1] nat-m. nat-p.[36] nit-ac. **Nux-v.** olnd. ox-ac. par. petr.[36] ph-ac.[1] **Phos.** phys.[36] **Phyt.** polyp-p.[36] prun. ptel. **Puls.** **RAN-B.** rhod. rhus-t.[36] rumx.[58] sanic.[85] sars. sel. seneg. sep.[1] sil. sol-n.[25] spig. spong. squil. stann.[1] staph. stront-c. stry. sul-ac. sulph.[36] tarax. tarent. thuj. til. til-c.[253] tril. verat. **Viol-t.** zinc.[1] zinc-p.[58]

- **amel.**: aeth. **Agar.** all-c. alum. am-c. ambr. ang. ant-c. ant-t. ap-g. apis aral. aran. **ARG.** **Arg-n.** arn. **Ars.** ars-met. asar. aur. bamb-a.[1184] bar-c. **Bell.** beryl.[119] bor.[1] bov. bran.[85] bry. calc. calc-f. cann-i. canth. caps. carb-ac. carb-an. caust. **Cham.** **Chin.** chin-s. cimic. cina clem. cob. coc-c. coca coff. coloc. conv.[38] cor-r. croc. croto-t. **Cycl.** dios. dros. **DULC.** elaps[36] eup-per. eup-pur. fago. **Ferr.** ferr-m.[102] gamb. gels. genist. glon. **Guai.** ham. harp.[1184] helio.[85] hell. hep.[1] **Hyos.** ign.[102] iris kali-c.[1] kali-i. kali-n.[1] kali-p.[58] **Kali-s.** kreos. lach. lap-laz.[227] laur. lil-t.[58] lith-c. lob.[102] **LYC.** m-arct.[5] m-aust.[5] **Mag-c.** mag-m. mag-s. mang. **Merc.** merc-i-f. mez.[1] mosch. **Mur-ac.** nat-ar. nat-c. nat-m. nat-s.[58] nux-m. **Nux-v.** olnd. op. pall. **Ph-ac.** phel. **PHOS.** plat. plut-n.[269] psor. **Puls.** pyrog. rad-br.[102] ran-b. rat. **RHOD.** **RHUS-T.** **Ruta** sang. sarcol-ac.[144] sars. **Seneg.** **Sep.** sin-n. sol-n. spig. **Stann.** staph. stront-c. sulph. tama.[197] **Tarax.** tarent.[192] tell. ter. **Thuj.** tub.[58] tung.[252] **Valer.** **Verat.** vib. viol-t. visc. **Zinc.** zinc-p.[58]
GEMÜT; M; Gehen; amel.

geistige Anstrengung agg.: acon. agar. agn. allox.[119] alum-sil.[58] am-c. ambr. **ANAC.**[5] apis apisin.[5] aran.[25] aran-ix.[149] arg. **Arg-n.** **Arn.**[5] ars.[189] ars-i. asaf. **ASAR.**[5] aster.[122] **AUR.** aur-ar.[58] bac.[149] bcg[149] **Bell.**[5] benz-ac. bor.[5] **Bry.** **CACT.** cadm.[149] cadm-s. cahin. **CALC.** calc-acet. calc-ar. **CALC-P.** calc-s. **Calc-sil.**[58] **Carb-ac.** carb-an. **Carb-v.** carbn-s. **Caust.** **Cham.**[36] **CHIN.**[5] chin-ar. cimic. **Cina**[5] cinnb.[54] **Cist.** coc-c. cocc. cod.[25] **Coff.**[5] **COLCH.**[5] coloc. **Con.** crot-h. cupr.[54] daph. **DIG.**[5] elaps epip.[72] **Ery-a.**[54] fago. ferr.[58] ferr-i.[122] **Ferr-pic.**[122] **Gels.** gent-c.[122] gink.[227] gins. **GLON.** graph. hell. helon. hipp. hyper.[122] **Ign.**[36] ind.[54] **Iris** kali-ar. **Kali-br.**[137] kali-c. kali-n.[122] **Kali-p.** **Kali-sil.**[58] kalm. kola[1184] **Lac-c.** **Lach.** lact. lith-c.[36] lob.[122] lob-s.[25] **LYC.** **Lyss.**[54] m-art.[1] **M-aust.**[5] **MAG-C.**[5] **Mag-m.** mag-p.[111] manc.[122] med.[56] meli.[122] meph.[122] merc. mez. morph. mygal.[192] naja[54] **Nat-ar.** **NAT-C.** **NAT-M.**[54] **NAT-P.** **Nat-s.** **NAT-SIL.**[58] nicc.[111] **Nit-ac.** **Nux-m.** **NUX-V.**[122] ol-an. olnd. op. ox-ac. ozone[227] **Par.**[58] **Petr.** **PH-AC.** phase.[72] **Phos.**[54] phys.[54] **PIC-AC.** pimp. **Pip-m.**[36] plat. **Plb.**[8] plut-n.[222] prun. **Psor.** ptel. **PULS.**[54] ran-b. rhus-t.[122] rhus-v.[122] rob.[122] ros-d.[305] **Sabad.**[54] sel. **Sep.** **SIL.** **Spig.**[58] **Staph.** stram. **Sulph.** ter. ther. thymol.[85] tub.[36] v-a-b.[149] vario.[54] visc.[119] zinc. **Zinc-p.**[58]
M; Geistige Anstrengung; agg.

Geräusch, Lärm, agg.: **Acon.**[5] agar. allox.[119] alum-sil.[58] am-c. **Anac.**[5] anan. ang. **Apisin.**[5] arg-n. arist-cl.[119] arn. **Ars.** ars-i. bapt. bar-c. bar-i.[58] bar-m. **BELL.**[122] bor. **Bry.** bufo **Cact.**[58]

calad. **CALC.** calc-f.[119] calc-i.[58] calc-p. **Calc-s.** **Calc-sil.**[58] cand-a.[239] cann-s. caps. carb-ac. carb-an. carb-v. carc.[304] cath-a.[264] caust. cham.[58] **Chin.**[58] **Chin-ar.** chin-s.[102] cic. cimic.[137] **Cocc.** **COFF.** colch. **Com.** **CON.** **Dig.**[5] **Ferr-p.** gad. gels. germ.[222] glon.[58] graph. hell. hyos. **Ign.** **Iod.**[5] kali-ar. kali-bi. kali-p. kali-s. kali-sil.[58] kola[1184] **Lac-c.** lac-d. **Lach.** lachn.[102] lyc. **Lyss.** m-arct.[5] mag-m. manc. med.[72] merc. merc-i-f. mur-ac. **NAT-AR.** **Nat-c.** nat-m.[58] nat-p. **Nat-sil.**[58] neon[222] **NIT-AC.** **Nux-v.** oci-s.[119] **Op.** ozone[227] **Ph-ac.** phel.[102] **Phos.** **PIP-M.**[809] pitu-a.[164] plan.[137] plut-n.[222] ptel. **Sang.**[8] sanic. scut.[102] **Sep.**[5] **Sil.** **Sol-n.** **SPIG.**[1] **Stann.** stict. **SULPH.** syc-co.[136] tab. tarent. tarent-c.[192] tax.[303] **THER.**[122] tril-c.[36] verat-v.[25] yuc. zinc. zinc-p.[58] ziz.[25]

☞ *M; Geräusch, Lärm; agg.*

Gewitter, vor oder während: agar. cath-a.[264] caust.[193] cedr.[193] form.[193] hyper.[58] **MED.** **Nat-c.** nat-p.[193] phos.[193] **RHOD.**[58] sep. **Sil.**[193] tub.[58]

Gicht oder Rheuma, durch: coloc.[102]

Grippe, bei: eup-per.[102] lycpr.[102]

☞ *Kälte; Erkältung, nach*

Herpes:

- **zoster,** nach: alum-p.[58] ars.[102] caust.[137] cimic.[144] **DOL.**[809] hep.[809] kali-chl.[137] kalm.[8] lach. **Mez.** morg.[102] morph.[102] petr.[137] phos. plan.[137] **Prun.**[102] **Ran-b.** sphing.[85] still.[102] sul-ac.[144] thal.[144] **Vario.**[102] zinc.[111]

◦ **Berührung**:

◦ ◦ **agg.**: petr.[137]

◦ ◦ **amel.**: zinc.[137]

- **Zoster,** bei: staph.[137]

Herzklopfen, mit: aur.[102] bell.[102] but-ac.[119] cann-i.[25] conv.[85] corn-f.[45] **Glon.**[102] kali-c.[102] kalm.[76] lach.[137] lil-t.[25] lith-c.[193] paraf.[85] plb. spig.[102] spong.[102] tub.[137]

Jahreszeit, in kalter: kali-i.[36]

Kälte:

- **agg.**: **Acon.** **Agar.** allox.[149] alum.[1] anan. androc.[222] ant-c. aran.[149] arg-n. arist-cl.[119] arn.[5] **ARS.** asar.[144] aur. aur-m-n.[272] **Bar-c.**[58] bar-m.[58] bar-s.[58] **BELL.**[54] boerh.[192] bov. **BRY.** cadm-s. **Calc.** calc-f.[119] **Calc-p.**[58] calc-s.[58] calc-sil.[58] camph. carb-an.[111] **Carb-v.** carbn-s. cassi-s.[192] cast. **Caust.** **CHAM.** **Chin.**[58] chin-ar. cist.[58] clem. coc-c. coff.[1] **Colch.**[58] coloc.[102] **Con.** curc.[192] **DULC.** **Ferr.**[809] ferr-p.[102] fl-ac.[102] **Gels.** gins. **Graph.** grat. hed.[119] hell. **Hep.** **Hyos.** irid.[222] itu[85] kali-bi.[58] **KALI-C.** kali-cy.[110] kali-i. kali-m.[192] kali-n. kali-p. kali-sil.[58] **Kalm.** kola[1184] lac-c.[137] lach. lap-laz.[227] led. lob.[137] **Lyc.** m-art.[5] **Mag-c.** mag-m. **MAG-P.** manc.[137] mang. med.[137] **Merc.** merc-c.[36] merc-i-f.[137] merc-i-r.[137] **Mez.** mosch. **NAT-M.** **Nit-ac.** nux-m. **NUX-V.** ozone[227] par. petr. **Ph-ac.** **PHOS.** phyt. pier-b.[233] plan. **Plb.** psil.[164] psor. **Puls.** **Ran-b.** **Rhod.** **RHUS-T.** rob. ruta sabad.[137] sac-l.[85] sanic.[85] scorp.[269] sel.[144] **SEP.** **SIL.** **Spig.**[54] **Staph.** **Stram.** **Stront-c.** **Sul-ac.** **Sulph.** syph. tarent. tein.[9] thea.[192] ther.[58] thuj. tylo-i.[192] **Verat.** verb.

☞ *M; Kälte; agg.*

◦ **feuchte**: **Am-c.**[36] ars. brom. **BRY.** **CALC.** **Calc-p.** calc-sil.[58] carb-an. **Carb-v.** cimic. colch. coloc.[102] **DULC.** **GLON.** **Lach.** **Lyc.** mag-m.[102] **Mang.** med.[58] **MERC.**[58] **Mez.** mosch. nat-c. **Nat-s.**[8] **NUX-M.** **NUX-V.** phyt. **RHOD.**[58] **RHUS-T.** **SIL.** **Spig.** stront-c. **SULPH.** thuj.[58] tub. **Verat.** zing.

- **amel.**: **All-c.**[102] aloe[102] alumn.[102] **Ambr.** ang.[85] **Apis** arg-n.[137] ars.[102] bell. bell-p.[144] bism.[5] brom.[111] bry. cadm-s.[144] calc. cassi-s.[192] cath-a.[264] caust.[111] cham. chim.[137] chin. clem.[137] coc-c.[58] **Coff.** cycl.[102] diph.[137] ferr.[137] **Ferr-p.** fl-ac.[193] **Glon.** **Guai.** hist.[119] ictod.[102] ign.[137] iod.[193] kali-c.[193] kalm.[193] **Lac-c.** **Lach.**[137] **LED.** lyc.[102] mag-c.[1] mag-m.[1] merc.[58] merc-c.[137] merc-d.[137] merc-i-f.[137] nat-s.[111] nit-ac. nux-v. phos. phyt.[137] **PULS.** sang.[137] **SEC.** sep. **Sil.**[5] spig.[58] staph. sulph. syph.[111] **Tab.**[102] thuj. tong.[10]

☞ *M; Kälte; amel.*

- **Erkältung,** nach: achy.[149] **ACON.**[5] all-c. aloe[36] alum.[1] alumn. **Ant-c.**[5] arg.[5] arn.[5] asaf.[5] **Bell.**[1] benz-ac.[58] **BRY.**[5] cact.[8] caj.[25] **Calc.**[58] calc-sil.[58] camph.[8] cann-s.[5] carb-ac.[36] **Carb-v.**[36] carbn-s. caust. **CHAM.** **CHIN.** cimic.[58] **Coff.**[5] **Coloc.** con. croc.[5] **DULC.** **Eup-pur.** ferr.[58] **Gels.** graph.[1] guai.[58] **Hep.**[1] hyos.[1] ign.[5] junc.[36] **Kali-bi.** **Kali-c.** **Kali-p.** kali-s. **Kalm.** kreos.[5] lach. led. lyc.[1] m-art.[5] mag-p. meph.[8] **Merc.**[5] mur-ac.[1] nat-c.[1] **Nit-ac.**[1] nit-m-ac. **NUX-V.**[5] op.[5] petr.[36] **Phos.**[1] plat.[1] psor.[58] **Puls.**[5] rhus-t.[1] rumx.[25] ruta[1] **Sabin.**[5] samb.[1] sang.[25] sars.[1] sel. sep.[1] **Sil.** stann.[1] **Sulph.** tama.[197] thea.[275] tril.[45] valer.[5] **VERAT.** zing.

☞ *Grippe, bei*

Klimakterium, im: agar.[102] aml-n.[111] arg-n.[54] **Arist-cl.**[144] berb.[54] **CACT.**[1125] **Carb-v.** card-m.[25] chin.[5] **Cimic.**[102] cocc.[102] **Coch.**[8] colch.[122] croc. **Cycl.**[8] **Cypr.**[72] ferr.[5] ferr-p.[114] **Gels.**[100] **Glon.**[102] **GRAPH.**[122] hep.[54] ign.[5] kali-br.[46] **LACH.**[122] morg.[136] paro-i.[146] phys.[54] **Psor.**[54] puls.[102] **Sang.**[54] sars.[54] sec.[46] **Sep.** stront-c.[5] stroph.[85] **SULPH.**[122] **Ter.**[122] **Ther.** ust. xan.[54]

Koitus, nach: agar. **All-c.** **Apis** arg-n. arn. bart. berb. **Bov.** calad. **CALC.** **Calc-p.**[162] calc-sil.[58] cann-i. canth. caust. cedr.[85] chin. cob.[111] daph. **Dig.** ferr.[137] gink.[227] graph. hydr-ac.[268] jatr.[36] **KALI-C.** **Kali-sil.**[58] kola[1184] kreos. lac-c. **Lyc.** lyss.[102] mag-m. merc-c.[137] **Nat-c.** nat-m. nat-p. **NIT-AC.** **Petr.** **Ph-ac.** **Phos.** **Plat.** puls. sabad.[809] **Sabal.** sel.[85] **SEP.** **SIL.** **STAPH.**[809] sul-ac. sulph. syph.[137] ther.[137] thuj. tub. upa.[102]

- **Männer**: cedr.[85]

Kopfschmerz, während: acon.[5] adam.[222] aegle.[192] **AGAR.** ail.[25] **Apis** aran. asc-t.[25] aza.[192] bad.[25] bamb-a.[1184] **BELL.** bell-p.[149] bry.[5] calen.[45] caps.[102] carb-v.[85] carbn-s. cedr.[36] cimic.[36] **Coff.** con. crot-h.[137] dulc.[102] eug. eup-per.[25] ferr. gels.[8] gink.[227] glon. granit-m.[194] haliae-lc.[222] ham. hep.[5] hipp.[36] iris[25] kali-bi. kali-n. kola[1184] kreos.[5] lach.[5] lith-c.[25] lyc.[85] merc. merc-i-f.[85] mez. **Myric.**[122] naja[137] **Nat-m.**[72] nat-p.[2086] neon[222] nit-ac.[1] **Nux-v.**[5] ozone[227] phos. psor. puls. puls-n.[25] ran-b.[85] ran-s. ratt-n.[204] rhus-t.[5] sang.[54] **Sel.**[1] senec.[137] seneg. sep. sil.[5] **Spig.**[5] stict. still.[25] stront-c. sulph.[1] tax.[303] tela[192] term-a.[192] thuj.[5] tylo-i.[192] wye.[85] zinc.[1] ziz.[102]

Krampf, nach: plat.[1]

Kratzen agg.: cinnb. cob. kali-i.[58] kali-n. lach.[36] merc. nat-p.[36] ol-an. par. ph-ac.[36] phos.[36] rhus-t.[36] rumx.[36] sabad.[36] sabin.[36] sulph.[36] tarent.[137] zinc.[36]

☞ *M; Kratzen; agg.*

krebsartigen Leiden, bei: acon.[122] anthr.[102] **Apis**[102] **Ars.**[102] aster.[102] brom.[103] bry.[102] bufo[122] calc.[102] **Calc-acet.**[102] calc-ar.[8] calc-o-t.[102] calc-ox.[102] carb-an.[58] carc.[102] cedr.[102] cinnam.[102] **Cit-ac.**[54] cit-l.[85] coloc.[54] **Con.**[102] cund.[102] echi.[102] **Euph.**[102] euph-he.[85] **Hydr.**[102] hydrc.[102] iodof.[8] kali-bi.[58] kali-c.[102] kali-cy.[111] **Lact.**[144] lob-d.[102] lup.[102] lupin.[102] lyc.[8] mag-p.[102] merc.[8] morph.[102] op.[102] ph-ac.[102] phyt.[85] psoral.[102] rhus-t.[85] scirr.[52] sil.[102] staph.[85] syph.[8] tarent.[8]

☞ *Krebs und krebsartige Leiden; Schmerzen, zur Linderung der*

Liegen:

- **agg.**: acon. aesc. aeth. agar. ail.[25] alum. alum-p.[58] alumn. **Am-c.** am-m. ambr. aml-n.[36] ammc.[36] anac. androc.[222] ant-t. ap-g. apis arg. arg-n. **Arn.** ars. asaf. asc-t.[8] **AUR.**[5] aur-ar.[58] aur-s.[58] bamb-a.[1184] bar-c.[1] bar-m. bar-s.[58] **Bell.** bell-p.[111] **Berb.** beryl.[119] boerh.[192] bor. bov. brom. bry.[36] cact.[137] cadm-s. cahin. calad. calc. calc-ar.[85] calc-f.[119] calc-sil.[58] camph. canth. caps. carb-ac.[111] **Carb-an. CARB-V.**[36] carbn-s. carc.[304] cassi-s.[192] **Caust.** cedr. cench.[58] **CHAM.**[5] chel. **Chin.** cimic. cina cinch.[85] cinnb. citl-v.[197] clem. coc-c.[58] cocc.[102] colch. **COLOC.**[102] com. **Con.** conv.[102] cortiso.[119] corv-c.[258] crot-h. croto-t. cupr. **Cur.** cycl.[5] daph. dig. dios. dros. **Dulc.** eup-per.[102] euph. euphr. eupi. excr-can.[269] fago.[25] **Ferr.** ferr-p.[8] fl-ac. **Gels.** germ.[222] **Glon.** graph.[1] guat.[119] harp.[1184] hep. hydr. hyos. **Ign.** iod. irid.[222] kali-ar. kali-bi. kali-br. kali-c. kali-i. kali-n. kali-p.[58] kalm. kola[1184] **Kreos.** lac-c. lac-d. lac-del.[204] lac-f. lac-leo.[204] **Lach.** lam.[36] laur. led. lil-t.[111] lith-c.[25] **Lyc.** m-arct.[5] m-aust.[5] **Mag-c. Mag-m.**[5] mag-p. mag-s. mang. mangi.[197] med. **Meny. Merc.** mez. mosch.[1] mur-ac. murx.[137] musa[197] nabal.[809] naja nat-c. nat-m.[1] nat-n.[809] nat-p. nat-s. nicc-s.[102] nit-ac. nux-m. **NUX-V.** onos.[137] **Op.** ox-ac. ozone[227] par. petr. **Ph-ac.**[1] **Phos.** phys. phyt. pip-m. plan. **Plat.** plb. plect. podo. prun. psor. ptel.[25] **PULS.** ran-b.[54] ratt-n.[204] rheum[5] rhod. **RHUS-T.** rumx.[58] ruta[5] sabad. samb.[111] sang.[8] sanic. seneg. **Sep.** sil. spig. spong. **Squil.**[5] stann.[1] staph. stram.[58] stront-c.[144] sulph.[1] syph. tab. tarax. tarent.[192] tell. ter. ther. **Thuj.**[5] tylo-i.[192] uran.[269] urt-u.[85] ust. verat.[5] **Verb.** vib. visc.[119] zinc.[1] zinc-p.[58]
    - **Seite,** auf erkrankter: acon. agar. am-c.[1] am-m. anac. **Ant-t.** arist-cl.[119] arn. **ARS.** ars-met. bamb-a.[1184] bapt. **Bar-c.** bar-m. **BELL. BRY.** calad.[5] **Calc.** calc-f. carb-an. **Carb-v.** cast. **Caust.**[1] chel. **Chin.** chin-s. cina[1] **Clem.** coc-c. cocc. coll.[193] coloc.[102] cop. cortiso.[119] **Cycl.**[5] dros.[1] ferr.[8] **Graph.**[1] guare. harp.[1184] hep. hydrc.[192] hyper. **Ign. Iod. Kali-bi. KALI-C. KALI-I.** kali-n.[1] kurch.[192] lac-c. **Lach. LYC.** mag-c. **Mang.** med. merc. merc-i-f. **Nat-m.** nit-ac. **Nux-m. Nux-v.**[5] **Par.**[5] petr. **Ph-ac. Phos. Phyt.** plan. ptel. **Puls.**[5] **Ran-b.** ratt-n.[204] **Rhod. RHUS-T.**[122] rumx. sabad.[5] sep. sil.[1] **Spig. Spong.**[5] stann. staph.[1] sulph.[36] syph. tarent.[192] **Tell.**[54] thal.[250] **Thuj.** urt-u. verat-v. zinc.[1]

- **amel.**: absin. acet-ac.[58] acon. act-sp.[54] adam.[222] aegle.[192] aesc.[102] agar. **Alum.** alum-p.[58] **Alum-sil.**[58] alumn. **Am-c.** am-m. ambr.[1] anac. androc.[222] ant-c.[58] arg. arg-n.[144] **Arn.** ars.[58] asar. asc-t.[85] aur-m-n.[272] aza.[192] bamb-a.[1184] **Bell.** benz-ac. berb. beryl.[119] boerh.[192] bor.[137] both-a.[3070] brom.[5] bros-g.[259] **Bry.** bufo **Cact.** cadm-s. calad. **Calc.** calc-ar.[102] calc-i.[58] calc-p. calc-s. calc-sil.[58] camph. canth. caps.[58] carb-ac. **Carb-v.**[58] casc.[111] cassi-s.[192] cast-v. **Caust.** chel.[54] **Chin.** chin-s. **Chion. Cimic.** cinnb. cob. coc-c.[102] cocc. coff. colch. **Coloc.**[5] com. **Con.** croc. crot-h. cupr. cur. dig. **Dulc.** elaps ephe.[267] epip.[162] equis. euphr. eupi.[102] **FERR.** ferr-acet. ferr-i. ferr-p. fl-ac. gall-ac.[36] gels. glon.[111] gnaph.[102] granit-m.[194] **Graph.** haliae-lc.[222] ham. harp.[1184] **Hell.** hipp. hydr-ac.[268] hydrc.[192] hyper. ign.[58] iod. junc. kali-bi. **Kali-c.** kali-chl.[58] kali-i. kali-n.[1] kali-p.[137] kali-s. kali-sil.[58] kola[1184] kreos. lac-ac. lac-c.[304] **Lac-d.** lac-f.[85] lac-lup.[204] **Lach.** laur. **Lyc.** m-aust.[5] **Mag-c.** mag-m. mag-p.[111] mang.[5] mang-acet.[1] marm-w.[194] med.[122] meli.[85] menth.[36] meny. **Merc.**[58] **Mosch. Mur-ac.** mygal.[192] naja[36] nat-ar. **Nat-c. Nat-m.** nat-p. nat-s.[58] **Nit-ac. NUX-V. Olnd.**[5] onos.[137] op. ox-ac. ozone[227] par. petr. **Ph-ac.**[137] **Phos.** phys. plan. plat. plut-n.[222] podo. **Psor.** puls.[1] **Rhus-t. Ruta** sabad. sabin.[85] sang. sanic.[85] sars. **Sel. Sep. Sil.**[1] spig.[1] spong. squil.[85] stann. stict.[25] stront-c. sul-ac. sulph. tab. tama.[197] tarent.[192] tarent-c.[192] tax.[303] tax-br.[255] term-a.[192] thal.[250] thea.[192] ther.[102] **Thuj.** trio.[25] uro-h.[264] ust. uva.[85] ven-m.[149] verat. verat-v.[137] zinc. zinc-p.[58] ziz.

- **Schmerzen** wandern zur Seite:
    - **liegt,** auf der man: am-m. ars.[5] bry.[5] calc.[5] cimic.[137] cupr.[137] fl-ac.[137] graph.[137] hep.[137] **Ign.**[137] kali-bi.[137] kali-c.[5] merc.[5] mosch.[137] nat-m.[137] nux-m.[137] **Ph-ac.** phys.[137] **Puls.**[5] rhus-t.[137] sep.[5] sil.[5] tell.[137] teucr.[137]
    - **nicht** liegt, auf der man: bry.[5] cupr.[5] fl-ac.[5] **Graph.** ign.[5] kali-bi.[111] rhus-t.[5]

Luft:

- **Freien,** amel. im: **Acon.**[5] act-sp.[102] adon.[102] agar. **All-c.** aloe **Alum.** alum-p.[58] am-c. am-m. ambr. anac.[102] androc.[222] ang. **Ant-c.**[1] ant-t.[36] ap-g. **Apis Aran.** aran-ix.[149] arg. **ARG-N.** arist-cl.[119] arn. **ARS.**[5] ars-i. **ASAF.** asar. aur. aur-s.[58] bamb-a.[1184] bar-c. bar-i.[58] bar-s.[58] bell. bell-p.[149] berb. beryl.[119] **Bor.**[5] bov. bran.[85] bry. bufo[58] calc. calc-f.[149] calc-s. calx-b.[194] camph. cann-i. cann-s. **Carb-ac.** carb-an.[1] **Carb-v.** carbn-s. caust. chin. chlol.[85] cic. **Cimic.** cinnb. citl-v.[197] clem. cob. coc-c. **Coca**[102] **Coff.** coloc. com. con. cortiso.[149]

Croc.[5] dicha.[144] dulc. ephe.[267] fago. **Ferr.** ferr-ar. ferr-i. ferr-p.[102] gamb. germ.[222] **Glon.** granit-m.[194] graph.[58] grat. haliae-lc.[222] ham. hed.[119] **Hell.** hep.[1] hip-ac.[149] hist.[119] hydr. hydr-ac. hydro-c.[2147] hyos. indol.[102] iod. ip. jatr. joan.[72] **Kali-bi.** kali-c. **Kali-i.** **Kali-n.**[5] **Kali-p.** **KALI-S.** kola[1184] kurch.[192] lac-c.[58] lach. lap-laz.[227] **Laur.**[5] **Led.** **Lil-t.**[58] lith-c. lob-s.[25] **LYC.** lyss. m-arct.[85] m-aust.[5] **Mag-m.**[1] mag-s. maia-l.[204] **MANG.** mangi.[197] meny. merc-i-f. mez. mosch. myric.[51] myris.[85] naja nat-ar. nat-c. **Nat-m.** nat-p. nat-s.[58] **Nicc.** nuph.[25] nux-v. olnd. op. ozone[227] pall.[809] petr. ph-ac. phel. **PHOS.** phyt. pic-ac. pier-b.[233] plan.[36] plat. **PULS.** rad-br.[102] ran-b. rat. rauw.[119] rhod. sabin. sang.[8] sanic.[85] sars.[1] sel. **SENEG.** **SEP.** sin-n. sol-n. spong. **Stann.**[5] sul-ac.[1] sul-i.[58] **Sulph.** **Tab.** tarent. tax.[303] tela[192] tell.[137] **Ter.** **Thuj.**[5] tung.[252] upa.[85] **Vib.** viol-t. visc.[119] xan.[85] **ZINC.** **ZINC-P.**[58]

☞ *M; Luft; frische, im Freien; amel.*

- **kalte** agg.: **Acon.** act-sp.[137] aesc.[809] aeth. **Agar.** ail.[25] all-c. **Alum.** alum-sil.[58] am-c. **Anan.** androc.[222] ant-c. apis aran.[25] **ARS.** ars-s-f.[58] **Asar.** **AUR.** aur-ar.[58] aur-s.[58] bac.[62] bad.[36] bamb-a.[1184] **Bar-c.**[809] **BELL.** bell-p.[119] boerh.[192] bor. bov. **Bry.** bufo **CALC.**[58] **Calc-p.**[137] **Calc-sil.**[58] **Camph.**[1] **Caps.** **Carb-an.**[5] **Carb-v.** **Carbn-s.**[58] cassi-s.[809] **CAUST.** **CHAM.** chel. **CHIN.** **Chin-ar.** cina cinnb. **Cist.**[809] **Clem.** cob. **Cocc.** **Coff.** **Colch.** cor-r.[85] crot-h. cyn-d.[809] daph. diphtox.[193] **DULC.** **Ferr.**[5] ferr-ar. **Fl-ac.** fumar-ac.[809] gink.[227] gins.[809] graph.[58] grat. gymn.[25] **HEP.** hydrog.[222] hyos. ign. ind. **Iris** **Kali-ar.**[58] **Kali-bi.** **KALI-C.** kali-chl. kali-i. kali-m.[102] kali-p. **Kali-sil.**[58] **Kalm.** kola[1184] lac-ac.[36] **Lac-c.** **Lach.** lap-laz.[227] lat-h.[301] lob-s.[85] **Lyc.** lycps.[36] m-art.[85] **Mag-c.** **Mag-m.**[122] **MAG-P.** **Mang.** **MERC.** **Mez.** nat-c. **NAT-M.**[5] **Nit-ac.**[58] nit-s-d.[102] **NUX-M.** **NUX-V.**[54] par. petr.[137] **Ph-ac.** **Phos.** plan. plat. prot.[136] **Psor.** **Puls.** querc-r.[257] ran-b.[58] rat.[137] **RHOD.** **RHUS-T.**[1] ruta **Sabad.**[809] sang.[102] sanic.[85] **Sars.** sec.[58] **Sel.** seneg. **Sep.** **SIL.** **Spig.** **Staph.** stram. **Sul-ac.** **SULPH.** **Tarent.** tarent-c.[192] thea.[275] **Ther.** thuj.[1] trom. tub.[85] **Valer.**[102] **Verat.** verb. zinc.

☞ *M; Kälte; agg. • M; Luft; kalte; agg.*

Menses:

- **vor**: alum.[5] con.[26] iod.[5] lach.[26]
- **während**: acon. adam.[222] aegle.[192] aeth.[102] agar.[58] agav-t.[149] agn.[5] alet. **Aloe** **Alum.**[5] alum-p.[58] alum-sil.[58] **AM-C.**[5] **Am-m.**[1] ambr.[5] aml-n.[137] anac.[31] androc.[222] ant-c. apis aran.[137] **Arg-n.** arn. **Ars.** **Ars-i.** ars-s-f.[58] asar. aur. aur-ar.[58] aur-i.[58] aur-s.[58] aven.[102] aza.[192] **Bamb-a.**[1184] bapt. **Bar-c.** **Bar-i.** bar-s.[58] **BELL.** **Berb.** **Bor.** **Bov.**[36] **Brom.** brucel.[241] **BRY.**[5] bufo but-ac.[119] cact. **CALC.** calc-i.[58] **CALC-P.** calc-s. **Calc-sil.**[58] cann-i.[85] cann-s.[102] **Canth.** caps. carb-an. **CARB-V.**[1] **CARBN-S.** carl.[36] cast. caul.[25] **CAUST.** **Cedr.**[142] cench.[58] **Cham.** **Chel.** **Chin.** chin-ar. chin-s. chion.[102] choc.[222] cic. **CIMIC.** cina cinnb. clem. **Coc-c.** **Cocc.**[5] **Coff.** **Coloc.** **Con.** **Croc.**[5] crot-h. cub. **Cupr.** cur. **Cycl.** cymbo-ci.[2184] dig.[54] dulc. dys-co.[136] eupi. fago.[25] ferr. ferr-ar. ferr-i. **Ferr-p.** ferr-s. form. **Gels.** gent-c. germ.[222] **GLON.** glyc.[102] goss.[122] gran. granit-m.[194] **GRAPH.** ham. **Hell.** hep. **Hydr.** **Hyos.** hyper. **Ign.** ignis[194] indol.[77] inul. **Iod.** ip. irid.[222] kali-ar. kali-bi. **Kali-c.**[5] kali-i. **Kali-n.** **Kali-p.** kali-s. **Kali-sil.**[58] **Kalm.** kola[1184] **KREOS.** **Lac-c.** **Lac-d.** **Lach.** lachn. lat-h.[301] **Laur.** lil-t.[25] lith-c.[25] **Lob.** lob-e.[85] **LYC.**[1] lyss.[54] **MAG-C.**[5] **Mag-m.**[5] mag-p. mag-s. mang. med. **Merc.**[5] merl.[85] **Mill.** mosch. mur-ac.[102] **Murx.** nat-ar. **NAT-C.**[5] nat-h. **NAT-M.** nat-p. **Nat-s.** nat-sil.[58] neon[222] **Nicc.** **Nit-ac.** **Nux-m.** **NUX-V.** ol-an. pall. petr.[1] ph-ac. **PHOS.**[5] phys. phyt. pic-ac. **Pitu-a.**[164] **Plat.** **Plat-m.**[102] plb. podo.[58] prun. psor.[56] **PULS.** rat. rhod.[5] rhus-t. **Sabin.** **Sang.** **Sars.** **Sec.** senec. seneg. **SEP.** **Sil.** **Spig.**[5] spong.[5] **Stann.**[5] **STAPH.** **Stram.** stront-c. sul-ac.[1] sul-i.[58] **SULPH.**[36] sumb.[25] syc-co.[136] tanac.[25] tarent.[36] tep. teucr-s.[110] ther.[85] **Thuj.** til.[110] tril.[304] ust. **Verat.** **VIB.** wies.[36] xan. zinc.[5] zinc-p.[58] zing.

  ☞ *M; Menses; während*

  ◦ **spärlichen,** bei: carb-v.[137]
- **unterdrückte,** durch: acon. **AESC.** agn. alum. am-c. anag.[102] anagy.[102] apis[26] **Bell.** **Bry.** **Carbn-s.** **Cham.**[1] **Cocc.** coloc. con.[1] cupr.[102] **CYCL.** dig. gels.[26] glon.[26] graph. ign.[26] ip.[26] **Kali-c.** kalm.[137] lac-d.[26] lith-c.[137] lob.[193] lyc.[26] naja[137] **Nux-m.** nux-v.[26] op.[26] phos.[26] plat.[26] podo. psor.[85] **PULS.** **Sang.**[8] senec.[137] **Sep.**[36] **Sil.** **Spong.** stann.[126] sulph.[26] verat-v.[25] vib.[38]

  ☞ *M; Menses; unterdrückt*

Nelken, nach Essen von: paull-p.[36]

☞ *M; Essen; nach*

Operationen, nach: abrot.[102] all-c.[137] asar.[72] **Bell-p.**[809] berb.[102] bism.[102] carb-v.[102] chin.[102] coloc.[102] croc.[137] dios.[102] ferr-p.[137] hep.[102] **Hyper.**[1125] ip.[102] jab.[85] lyc.[102] mag-c.[1] nux-v.[102] op.[137] pop.[122] puls.[102] **Raph.**[102] **Staph.**[85] zinc.

☞ *M; Operationen, Beschwerden durch*

Reden anderer, durch: ars. bry.

☞ *M; Sprechen; agg.; anderer Personen*

Reiben:

- **agg.**: alum. apis[36] **Ars.**[111] bell-p.[149] calc-p. carb-an. carb-v. caust.[1] chin.[137] con. dios. euphr. kali-c. kalm. mag-c. nit-ac. phos.[36] plan.[36] plb.[102] puls. sep.[1] staph. sulph.[1]

  ☞ *M; Reiben; agg.*
- **amel.**: acon.[102] aeth. all-c.[54] alum.[1] am-c.[1] ant-c. **Aran.**[25] ars. bamb-a.[1184] bell. bism.[193] bor.[1] calc. canth. carb-ac. **Caust.** chel.[36] chin.[137] chin-ar. colch.[36] cortico.[149] form. ham. harp.[1184] hyos.[809] indg. kali-c.[1] kali-n. lach. lap-laz.[227] laur. lepro.[197] lil-t.[36] lith-c.[227] **Lyc.**[1] mag-c.[1] mag-p.[8] **Manc.**[8] mang-acet.[1] **MERC.** mur-ac.[1] naja[85] nat-c.[1] nat-m.[85] nat-s. ol-an. op. pall. ph-ac. **PHOS.** phys. plat. plb. **Podo.** puls. **Ran-b.** **Rhus-t.** rhus-v. spig.[1] tama.[197] tarent.[102] tarent-c.[192] thuj. tylo-i.[192] valer. vero-o.[232] zinc.
- **muss**: mosch.[36] tax.[303]

Ruhe:

- **agg.**: arg.[1] **Aur.**[5] bov.[36] bry.[36] caps.[1] cham.[1] cic.[1] **Coloc.** dros. dulc. **Ferr.**[1] lyc.[5] mag-c. mang.[5] meny.[1] merc-i-f. mur-ac. nat-c.[5] nux-v.[36] phos. plat.[102] psor. **PULS.**[1] rauw.[119] rhus-t.[1] ruta[1] samb.[1] stann.[5] **Thuj.**[5] tub.[58]
  ☞ *M; Ruhen, Ausruhen; agg.*
- **amel.**: **Alum.**[5] ant-c.[5] aq-mar.[156] **ARN.**[5] asaf.[102] berb. **Brom.**[5] **BRY.**[5] cassi-s.[192] chel.[5] **Chin.**[5] cimic.[25] colch.[5] coloc.[102] con.[102] cupr.[5] curc.[192] goss.[25] grat.[36] **Hell.**[5] ign.[5] iod.[5] kali-c.[5] kali-n.[5] lac-c.[304] laur.[5] m-aust.[5] nat-s.[36] **NUX-V.**[5] phys.[25] pic-ac. rhod.[5] rhus-t.[36] sanic.[85] sars.[5] **Sep.**[5] **Spig.**[5] squil.[5] staph.[5] tarent.[192] thea.[192]
  ☞ *M; Ruhen, Ausruhen; amel.*

Schlaf:

- **Einschlafen**: ant-t. ars. carb-v. kola[1184] lat-h.[301] lil-t. **MERC.**[54] phos.[54] sulph. zinc-p.[58]
  ☞ *M; Schlaf; Einschlafen*
- **während**: agn. alum.[10] am-c. **Am-m.** androc.[222] arg-n. **Ars.**[5] aur.[1] aur-m. bell.[1] bry. calad. camph. carb-an.[5] carb-v.[5] caust. cham. cocc. colch. con.[5] cupr. dig. ferr. graph.[5] ham. hyos. kali-c.[5] kali-n.[10] kalm. lach.[10] led. lyc.[5] mag-c. merc.[5] mosch.[10] mur-ac.[5] naja[36] nat-m. **Nit-ac.**[1] petr.[5] phos.[5] pitu-a.[164] plat.[5] psor.[111] ptel.[36] puls. **Ran-b.**[5] rhus-t. sul-ac.[85] sulph.[5] tarent. tarent-c.[192] ther.[137] thuj. verat. vip.[10] zinc.[1]
  ☞ *M; Schlaf; während*
  - **Erwachen amel.**: sul-ac.[85]
  - **Halbschlaf,** im: nit-ac.[1]
- **stört** den:
  ▤ *SCHLAF; C; Gestört; Schmerzen, durch*

Schlafwandeln, nach: sulph.[1]

Schlag, durch geringfügigen: fago.[36]

Schreck, Furcht, durch: **ACON.**[172] **Arg-n.** arn.[172] bamb-a.[1184] **Bell.**[5] **Calc.**[5] carb-v. cham.[1] **Chin-ar.** cic. cimic.[137] **Coff.** **Cupr.** glon.[137] hipp. hyos.[5] **IGN.** iod. lach.[54] merc. **Nux-v.** **Op.**[5] ph-ac. **Plat.** **PULS.** samb. staph.[172] tub.[36] verat.[5]
☞ *Stoß, durch plötzlichen, Erschütterung, durch*
▤ *GEMÜT; M; Schreck oder Furcht, Beschwerden durch*

Schwäche, mit: aesc.[102] **Arg.** casc.[111] eupi.[102] graph.[102] hedeo.[122] helon.[102] kali-bi.[102] kalm.[102] kreos.[102] mag-s.[102] murx.[102] nat-ch.[102] nat-m.[102] ovi-g-p.[102] plb. psor.[102] stann.[102] stroph-s.[119] **Verat.** zinc.[137]

Schweiß, während: acet-ac.[102] **Acon.**[5] agn.[5] ant-c.[5] **Ant-t.**[5] anthr.[36] apisin.[5] **Arn.**[5] **Ars.**[5] asaf.[5] bar-c.[5] **Bell.**[5] bov.[5] **Bry.**[5] **Calad.**[5] **Calc.**[5] cann-s.[122] **CANTH.** caps.[5] **Carb-v.**[5] caust.[5] **CHAM.** chel.[5] **Chin.**[5] cina[5] **Cocc.**[5] colch.[5] coloc.[5] con.[5] **Dros.**[5] dulc.[5] **Ferr.**[5] **Graph.**[5] **Hell.**[5] **Hep.**[5] **Ign.**[5] **Ip.**[5] jab.[111] **Kali-c.**[5] kali-cy.[85] kali-n.[5] lach.[5] led.[5] **Lyc.**[5] mag-c.[5] mag-m.[5] **MERC.** merc-c.[5] mez.[5] mosch.[5] nat-c.[5] **Nat-m.**[5] nit-ac.[5] **Nux-v.**[5] petr.[5] **Ph-ac.**[5] **Phos.**[5] **Puls.**[5] ran-b.[5] **Rhod.**[5] **Rhus-t.**[5] ruta[5] sabad.[5] sel.[5] **Sep.**[5] sil.[5] **Spig.**[5] spong.[5] staph.[5] **Stram.**[5] stront-c.[5] sul-ac.[5] **Sulph.**[5] tarax.[5] **Thuj.** valer.[5] **Verat.**[5] zinc.[5]
☞ *M; Schweiß; während Schweißabsonderung*

Sepsis, durch: crot-h.[137]

Sitzen agg.: acon. adam.[222] aegle.[192] **Aesc.** aeth. **AGAR.** agki-p.[1202] agn. all-c. **Aloe** alum. alum-p.[58] alum-sil.[58] alumn. am-m.[31] ambr. ammc. anac.[1] ang.[1] ant-c.[5] **Ant-t.** apis aral. **ARG.** arg-n. arge-p.[264] arn. **Ars.** asaf. asar. aspar. aur-m-n.[36] aza.[192] bamb-a.[1184] bar-c.[1] bar-s.[58] **BELL.**[5] benz-ac. **Berb.** berb-a.[149] beryl.[119] bism.[1] boerh.[192] bor.[1] **Bry.** bufo cact. calad. **Calc.** calc-f. calc-sil.[58] **Cann-i.** cann-s. canth. **Caps.** carb-an. **Carb-v.** carbn-s. card-m. cassi-s.[192] **Caust.** cench.[58] cham. chel. **Chin.**[1] chin-s. cic. cimx. cina cist. cob.[36] cocc. cocci-s. coff. coloc.[1] **Con.** cortiso.[119] crot-h.[36] croto-t. cupr-ar. cycl. cypra-e.[227] dig. dios. dros.[1] dulc.[36] elaps ephe.[267] equis. euph. euphr. fago.[36] ferr. ferr-ar. ferr-p. fl-ac. gels. gent-c. gran. graph. grat. guai. harp.[1184] hell. helon. hep. hura hydrc.[192] hydrog.[222] hyos. ign. indg. iod.[1] ip. kali-bi. **Kali-c.** kali-chl.[58] kali-i. kali-n.[1] kali-p.[58] kali-s.[58] kali-sil.[58] kalm.[58] kreos.[102] **Lac-c.**[102] lac-d. lac-lox-a.[204] **Lach.** lap-laz.[227] laur. **Led.** lith-c. lith-m. **LYC.** m-arct.[5] m-aust.[5] **Mag-c.** mag-m. **Mang.** mang-acet.[1] mangi.[197] meny.[1] merc. merc-cy.[25] merc-i-r. mez. **Mosch.** **Mur-ac.** nat-ar. **Nat-c.** nat-m.[36] nat-p. **Nat-s.** nat-sil.[58] nicc. nit-ac. **Nux-v.** ol-an. ox-ac. paeon. pall. **Par.** **Ph-ac.**[1] phel. **Phos.** pic-ac. plan. plat.[1] plb. podo. **Prun.** **PULS.**[1] **Pyrog.** ran-b. **RAT.** **Rhod.** **RHUS-T.** **Ruta** sabad. samb. sang.[8] sars. sec. **SENEG.** **SEP.** sil. sin-n. spig. spong. squil. stann.[1] **Staph.**[1] **Sul-ac.** **Sulph.** tab. tama.[197] tarax. tarent.[192] ter. ther. **Thuj.** tub.[58] tung.[252] uran.[269] ust. **VALER.** verat.[5] viol-t.[5] **ZINC.** **ZINC-P.**[58] zing.
☞ *M; Sitzen; agg.*

Stellung, durch falsche: staph.[1] tarax.[1]

Stoß, durch plötzlichen, Erschütterung, durch: podo.[137]
☞ *Schreck, Furcht, durch*

Stuhlgang:

- **während**: **Acon.**[5] acon-l.[36] aesc.[25] aeth. **Agar.**[1] agki-p.[1202] agn.[5] ail.[25] all-c. all-s.[10] aloe alst-s.[102] **Alum.** alum-p.[58] alum-sil.[58] alumn. **Am-c.**[5] **Am-m.**[5] ambr. ammc.[8] amor-r.[149] anac. androc.[222] **Ang.** ango.[102] **Ant-c.**[1] **Ant-t.**[5] aphis.[8] apis[36] **Apisin.**[5] apoc.[25] aq-mar.[149] **Aran.**[25] arg.[5] arg-n. arn. **ARS.** ars-i.[25] ars-s-f.[58] arum-d.[25] arum-t. **ASAF.** asar.[1] asc-c.[25] asc-t.[25] astac.[36] aster. aur.[5] aur-ar.[58] aur-s.[58] bals-p.[25] bamb-a.[1184] bapt. bar-c.[5] bar-m. bar-s.[58] **Bell.**[5] **Berb.** bol.[36] bor.[36] **Bov.**[5] brach. **Brom.**[5] **BRY.**[5] bufo cact.[25] cadm.[119] calad.[5] **CALC.**[5] calc-acet.[111] calc-p. calc-s. calc-sil.[58] camph.[1] cann-i.[20] **Cann-s.**[5] **CANTH.**[5] caps.[5] carb-ac. **Carb-an.**[1] **Carb-v.** **Carbn-s.**[58] card-b.[85] carl. casc. cast. caust.[1] cean.[102] cedr. **CHAM.**[5] **Chel.**[5] **Chin.**[5] chin-ar. chin-s.[10] chion. cic.[5] cimic. cimx. cina[102] clem. cob. coc-c. **Cocc.**[5] coff-t. **COLCH.**[5] **COLL.** **COLOC.**[5] **Con.**[1] conv.[38] cop. corn.[25] corn-f.[25] croc.[36] **Croto-t.** cuph.[102] **Cupr.** cupr-acet.[102] cupr-ar. cupr-s.[36] curc.[192] cycl.[5] cyt-l.[119] dig.[1] digin.[36] dios.[25] dor.[25] dros.[5] **DULC.**[5] elat.[102] erech.[25] erig.[25] ery-a.[25] eucal.[25] eug. euon-a.[25] **Euph.**[5] euph-c.[25] eupi.[85] fago.[25]

falco-p.[265] ferr. ferr-ar. ferr-i.[58] ferr-m. ferr-p. ferul.[36] **Fl-ac.** form. gamb. glyc-g.[36] gnaph.[36] goss.[122] gran. **GRAPH.** grat. guai.[5] guare.[36] haem.[36] ham. harp.[1184] hedeo.[25] hell.[1] hell-f.[36] hell-v.[36] helon.[36] hep.[5] hipp. hura hydr.[36] hydr-ac.[268] hydrog.[222] hyos. hyper. iber.[25] **IGN.**[5] indg. iod. **IP.**[5] iris jal.[171] jatr.[102] jug-c. jug-r. **Kali-ar. Kali-bi. Kali-c.**[5] kali-chl.[58] kali-i. **Kali-n.**[1] kali-p. kali-s. kali-sil.[58] kalm. kola[1184] kreos. **Lac-c. Lach.** lat-m.[119] laur.[5] lept.[102] liatr.[102] **Lil-t.**[25] lim.[36] linu-c.[36] lipp.[1025] lob-s.[25] **LYC.**[5] lycps.[25] lyss. m-aust.[5] **Mag-c.**[1] **MAG-M.**[1] manc. mang-acet.[1] mangi.[197] med.[56] menis.[25] meny.[5] **MERC.**[5] **MERC-C.**[5] merc-cy.[25] merc-d.[36] merc-i-r. merc-s. **Mez.**[5] mit.[25] mom-ch.[72] morph. mosch.[5] **Mur-ac.**[1] mygal.[192] myric.[25] nabal.[25] naja nat-ar.[36] nat-c.[1] nat-m.[5] nat-p.[36] nat-s.[58] nat-sil.[58] nicc. **NIT-AC.**[137] nux-m.[5] **NUX-V.**[5] oci-s.[119] ol-an.[102] ol-j. olnd.[5] op.[5] opl.[36] opun-v.[25] osm. **Ox-ac. Paeon.** par.[5] **Petr.**[1] ph-ac.[5] phel. **Phos.** phys. phyt.[25] pic-ac. picro.[36] plan.[36] plat.[5] **Plb.**[5] plb-acet.[102] **PODO.**[25] polyg.[25] prun.[36] psil.[164] ptel.[25] **PULS.**[5] puls-n.[36] ran-b.[5] raph.[36] **RAT. RHEUM**[5] rhod.[5] **RHUS-T.**[5] **Rhus-v.** ric.[36] rob. **Ruta**[5] sabad.[5] sabin.[5] salx-p.[36] samb.[102] **Sanic.** sant.[25] **Sars.**[5] **Sec.**[5] sel.[5] senec. senn.[36] **Sep.**[1] **SIL.**[1] sin-a. **Spig.**[5] spong.[1] squil.[5] stann. staph.[1] still.[25] stram. **Stront-c.**[5] **Sul-ac.**[1] sul-i.[58] **SULPH.**[1] sumb.[25] **Syph. Tab.** tama.[197] tanac.[25] tarax.[5] tarent. tela[192] tell.[111] tep. ter. term-a.[192] term-c.[192] thal.[144] ther. **Thuj.** trif-p.[36] trio.[25] trom. **Tub.** tylo-i.[192] urt-u.[25] **VERAT.**[5] verb.[85] vib. vinc. yuc.[36] **Zinc.**[1] zinc-p.[58] zinc-s. zing.[102]

☞ *M; Stuhlgang; während Stuhlgang*

- **nach**: **AESC.** aeth. agar.[1] all-s.[10] allox.[149] aln.[85] **ALOE** alum.[1] **Alumn. Am-c.**[5] **Am-m.** ambr.[58] androc.[222] ant-c. ant-t.[5] aphis.[102] apis apoc. arg. arist-cl.[119] **Ars.**[5] ars-i. ars-s-f.[58] arund. asaf. asar.[5] asc-t. aster. aur. aur-ar.[58] aza.[192] **Bac.**[62] bamb-a.[1184] bapt. bar-c.[1] bar-i.[58] bar-m. bar-s.[58] bell. bell-p.[256] **Berb.** boerh.[192] bor.[5] bov. **Brom.** bry. bufo cact. calad. calc.[1] calc-i.[58] calc-p. calc-s. calc-sil.[58] cann-s. **Canth.**[5] caps.[5] carb-an.[5] **Carb-v.**[1] **Carbn-s.** carl.[36] casc. cast. cast-v.[36] caust.[1] cham.[5] chel.[25] **Chin.**[1] cic. clem. cob. coc-c. cocc.[5] **Colch.**[5] coll.[36] **Coloc.**[5] con. cop. corn. croto-t.[5] cupr.[5] cupr-acet.[36] cupr-ar. cyt-l.[119] dig. dios. dirc. dros. dulc.[1] elaps erig.[25] eup-per.[122] euph.[5] euphr. fago. ferr.[5] ferr-ar. ferr-i. ferr-p. fl-ac. gall-ac.[25] **Gamb.** gels. gink.[227] gins. glon. gnaph.[25] goss.[122] **Graph.** grat.[36] guat.[119] haliae-lc.[222] harp.[1184] hell.[1] hep.[5] hydr. hydro-c.[2147] hydrog.[222] **IGN.**[5] ind. indg. iod. ip.[5] iris[25] jug-c. jug-r. **Kali-ar.** kali-bi. kali-c.[5] kali-chl.[58] kali-n.[5] kali-p. kali-s. kali-sil.[58] **Kalm.** lac-ac.[36] **Lach.**[5] laur. lept.[25] lil-t.[36] lim.[36] lob. **Lyc.**[5] lyss. m-art.[5] mag-c.[1] mag-m.[1] mag-p.[111] mag-s. manc. mand.[119] **MERC.** merc-c. merc-cy.[102] merc-d.[102] merc-i-r. merl.[85] mez.[1] **MUR-AC.** nat-ar. **Nat-c.**[1] **Nat-m.** nat-p.[36] nat-s. nat-sil.[58] nicc. **NIT-AC.** nuph. nux-m. **NUX-V.**[5] ol-an. olnd.[5] op.[5] osm. ox-ac.[58] ozone[227] paeon.[58] pall. petr.[5] ph-ac.[1] phel. **Phos.**[809] phys. **Pic-ac.**[25] pitu-a.[164] plat. plb. **Podo.**[25] polyg.[25] polyp-p.[36] **Prun. Psor.** ptel. **Puls.**[5] raph.[36] **RAT. Rheum**[1] rhod.[5] rhus-t.[5] rhus-v. **Ruta**[5] sabad. sabin.[5] sars.[5] sec. sed-ac.[142] sel.[5] **Seneg.**[5] senn.[102] **Sep.**[1] sil.[1] sin-a.[36] sol-t-ae. spig. spong.[5] stann.[1] **Staph.**[5] stront-c.[5] **Sul-ac.**[1] sul-i.[58] **SULPH.**[5] sumb.[25] tab. tama.[197] tarent. tela[192] ter. term-a.[192] teucr.[5] ther. thuj.[5] til. tong.[36] trom. urt-u. valer.[5] verat.[5] verat-v.[25] vib.[102] xan.[85] yuc.[36] **Zinc.** zinc-p.[58]

☞ *M; Stuhlgang; nach Stuhlgang*

- **lang** andauernd: calc.[5] graph.[5] ign.[5] nit-ac.[5] rat.[111]

Taubheitsgefühl, mit: acon. agar.[144] **CHAM.** coloc.[102] **Gnaph.**[1125] graph.[144] hydrog.[222] **Kalm.** led.[193] mand.[144] menthol[102] **Mez.** phys.[144] **Plat.** podo.[102] rhus-t.[102] **Sec.**[1125] stry.[144] tarent.[137] thuj.[54]

Träumen, beim: ars.[102] cann-i.[102] **Cham.**[102] coloc.[102] mag-m.[102] merc.[102] passi.[102] puls.[102] sars.[36] sin-n.[102]

Treppabgehen, beim: elae.[36]

☞ *M; Abwärtsgehen, Hinabsteigen; agg.* •*M; Gehen; während Gehen agg.; Treppabgehen, beim*

Urinieren, nach: alum.[1] ang.[1] apis arg-n. arund. asaf.[5] asar. bell.[5] **Berb. Brach.** bry.[5] bufo calc.[1] calc-p.[58] camph. cann-s.[5] **Canth.** carl.[36] cassi-s.[192] **CAUST.**[5] chin. colch.[5] coloc. con.[5] conv. cub. dig. dulc. echi.[102] epig.[72] **Equis.** fab.[72] fago. ferr. fl-ac. guai.[5] harp.[1184] hydrc.[192] hyosin.[137] kali-c. kreos. lac-c. lac-leo.[204] lith-c. lyc. med.[111] merc. mur-ac. nat-c.[5] nat-m. nit-ac. nux-v.[5] ozone[227] petr. phos. polyg.[25] puls.[5] rhus-t.[137] ruta[1] **SARS.**[5] sep. sil. squil. stann.[5] staph.[5] stigm.[72] sulph.[58] thuj. **Uva.**[8] zinc.[5]

☞ *M; Urinieren; nach U. agg.*

Verdruss, durch: petr. ran-b. **Staph.**[54]

▥ *GEMÜT; M; Kränkung, Beleidigung, Verdruss, Beschwerden durch*

Verletzung, durch: alum.[146] **Am-c.**[5] **Arn.**[5] bac.[62] **Bamb-a.**[1184] **Bell.** calc. carc.[210] **Cic.**[5] coc-c.[36] **Con.**[5] dulc. gels.[54] **Glon.**[162] **Hep.** hyos.[5] **HYPER.** iod.[5] ip.[54] kali-br.[8] **Kali-c.**[5] lach. lob-s.[25] mag-m.[5] merc. **Nat-m. NAT-S.** nit-ac. nux-v.[137] petr.[5] **Phos.**[5] **Puls.**[5] **Rhus-t.**[5] ruta[137] **Staph.** sul-ac.[5] sulph. **SYMPH.**[809] **Thuj.**

☞ *M; Unfall, Beschwerden durch*

Wärme amel.: adam.[222] aesc. **Aeth.**[36] agar. alum.[1] alum-p.[58] alum-sil.[58] am-c. androc.[222] ant-c. arg. arg-n. **ARS. Ars-h.** ars-i. ars-s-f.[58] aur-ar.[58] **Aur-m.** bac.[62] bamb-a.[1184] **Bar-c.**[1] bell-p.[119] bov. **Bry.** cact. **Calc.** calc-f. **Calc-p.**[58] **Calc-sil.**[58] canth. **Carb-v. Cast. Caust. CHAM. Chin.** chin-s. cimic.[144] cinnb. citl-v.[197] **Colch. Coloc.**[36] **Com.** corv-c.[258] cupr. cupr-acet.[102] cupr-s. cymbo-ci.[2184] **Dulc.**[8] ery-a. **Ferr.**[54] ferr-ar. franz.[36] germ.[222] gink.[227] **Graph.** harp.[1184] **HEP.** ichth.[102] ign. irid.[222] **Kali-ar. KALI-BI. Kali-c.**[58] kali-m.[137] **KALI-P.**[8] kali-sil.[58] kalm. kola[1184] kreos.[809] lac-c.[58] **Lac-d.**[58] **Lach.** lat-m.[111] lith-c.[227] **Lyc.**[58] mag-m. **MAG-P.** mang. mangi.[197] meph.[8] **MERC. Mez.**[85] **Mur-ac. Nat-ar. Nat-c.**[1] nat-p. nat-sil.[58] **NUX-M.**[54] **NUX-V.** oci-s.[119] op.[85] ozone[227] pall. **Ph-ac. PHOS.** phyt.[58] plb. **Podo. Psor. Puls.** pyrog. rad-br.[144] **RHOD. RHUS-T.** rhus-v. rumx.[102] sabad.[58] **Sabin.**[54] sang.[25] sanic. seneg. **Sep. SIL.**[5] spig. staph. stront-c. **Sul-ac. Sulph.** sumb.[25] syc-co.[136] symph. syph.[58] tax.[303] thea.[192] **Thuj.** tub.[111] ven-m.[149]

☞ *M; Wärme; amel.*

Wasser agg., Arbeiten im: caps.[171] thuj. urt-g.[36]

Wehen, Entbindung, während: acon.[54] **Arn.**[54] **Bell.**[809] bor. bry.[5] calc.[54] caul.[54] **Caust.**[54] **Cham.**[809] chlol.[54] **Cimic.**[54] cocc.[54] **Coff.**[809] **Dict.**[809] **GELS.**[54] glon.[54] hyos.[5] **KALI-C.** lach.[5] lob.[54] **Nux-v.**[5] **Petr.** phos. **PULS.**[5] ruta[54] **Sep.**[5] verat.[5]

☞ *M; Wehen, Entbindung; während*

- **anscheinend** durch außerordentliche Empfindlichkeit der Cervix gegenüber Druck durch den Kopf des Kindes: arn.[54]

☞ *M; Wehen, Entbindung; während*

Wetter:

- **nasses agg.**: acon. all-c. am-c. amph.[36] aran. ars. bad.[36] **Bar-c. Bor.** brom. **CALC. Calc-p.**[58] calc-sil.[58] chin-s. **Cupr.** cupr-acet.[85] cur. **DULC. Hep.** itu[85] **Kali-c.** kola[1184] lac-d.[58] lach.[111] lyss. mag-m.[102] **MANG.** med.[58] **MERC.** merc-c.[102] mez.[102] **Nat-c.**[8] **NAT-S.** nit-ac.[102] **Nux-m.**[111] **Petr.**[111] **Phos. Phyt.** pitu-a.[164] **Ran-b. Rhod. RHUS-T.** seneg. **Sep. Sil. Spig.** still.[102] **Sulph.**[162] syc-co.[136] syph.[102] tril.[45] verat.

☞ *M; Wetter; nasses Wetter; agg.*

◦ **Bewegung** amel.: pitu-a.[164]

- **schlechtes agg.**: rhod.

- **stürmischem,** bei: anac.[36] arum-i.[36] calc-f.[149] **Caust.** cham. colch.[54] daph.[36] phos. **RHOD.** sep. **SIL.** spig. verb.

- **Wetterwechsel,** durch: am-c.[5] anan. aran.[102] cadm-s.[111] **CALC.** calc-f.[149] **CALC-P.** carb-an. carbn-s.[58] chel.[58] cinnb.[58] colch.[171] **DULC.** electr.[122] gels. kali-cy.[110] mag-c. **Mang.** merc.[102] nat-c.[58] **Nit-ac.**[1] **Ran-b. RHOD. Rhus-t. Sil.** thuj. tub.[58]

☞ *M; Wetter; Wetterwechsel; agg.*

Zittern und paralytischer Schwäche, mit: kalm.[137]

Zorn, durch: acon. arg-n.[58] ars.[5] aur-m-n.[272] **Bry.**[54] cast. caust. **CHAM.**[54] cocc.[5] coff. coll.[102] **COLOC.**[58] dulc. ferr-p.[58] hydr-ac.[268] **IGN.**[5] ip.[5] kali-c. kola[1184] **Lyc. M-art.**[1] **Mag-c.**[809] **MEZ.**[809] **NAT-M.**[5] **Nux-v. Petr. Phos. Plat.** por-m.[251] puls.[114] ran-b. rhus-t. sep. **Staph. Sulph.** verat.[5]

▯ *GEMÜT; M; Zorn, Beschwerden durch*

- **frostig** danach: bry.[171]

Zugluft, durch: **Acon.** act-sp.[111] **Ambr.** ant-t.[137] arg. **Ars.** asar.[137] aur-s.[272] **Bell.** benz-ac. **Bor.**[137] bry.[102] cadm-s. **CALC.**[58] calc-p.[58] **CALC-SIL.**[58] camph. caps. carb-v.[58] caust.[36] **Cham.** chel.[102] **Chin.** citl-v.[197] coff. coloc. **Dulc.** eup-pur.[102] ferr-p.[102] gels. guare.[36] gymn. **Hep.** hist.[119] ichth.[102] ign.[102] indg.[36] iris[102] kali-ar. kali-bi.[36] **Kali-c.** kali-n.[85] kali-p. kali-s. kali-sil.[58] kola[1184] lac-c. **Lach.**[809] **Lyc.**[1] **Mag-c. Mag-m.**[102] **Mag-p. Merc.** merc-i-f.[809] **Mez.** mur-ac.[5] musa[197] **Naja**[137] nat-m.[111] **Nux-m.**[809] **Nux-v.**[58] phos. plb.[102] podo.[25] **Psor.**[62] **Puls.**[102] **Rhod.**[102] **Rhus-t. Sanic.** sars. **Sel.** sep. **SIL. Stram.** stront-c. sul-ac.[85] **SULPH.**[1] sumb.[111] tab.[102] tarent.[192] til. **Valer.**[102] verat. **Verb.** zinc.[26]

☞ *M; Zugluft; agg.*

➡ **erstreckt** sich:

- **abwärts**: **Acon.** aesc.[162] **Aeth. Agar. Agn.**[5] all-s.[36] aloe[36] alum.[5] alumn.[54] am-c.[1] ambr.[5] anac.[1] ant-c. ant-t.[5] apis[122] apoc-a.[102] arg.[5] arg-n.[58] arn.[5] ars.[1] ars-s-f.[58] asaf. asar.[1] **Asc-t.** atista[192] **Aur.** aur-s.[58] bamb-a.[1184] bar-acet.[36] **Bar-c.** bar-i.[58] bar-m. bar-s.[58] **BELL.** benz-ac.[111] **Berb.** bism.[5] bor.[5] brom.[5] **Bry.**[5] cact.[10] cahin. calad. calc.[5] calc-p. camph.[5] cann-s.[5] canth.[5] **CAPS.** carb-an.[1] **CARB-V. Carbn-s. Caust.**[5] cean.[102] cench.[58] cham.[5] chel.[5] chen-a. **Chin.**[5] cic.[5] cimic. cina[5] cinnb. cob. coc-c.[36] cocc. **Coff.**[5] colch.[5] **Coloc.** con.[1] conv.[38] corn. croc.[5] crot-h. **CROTO-T.** cupr.[5] cur. dig.[5] dios. dros. dulc.[5] elaps eug.[36] euph.[5] euphr. **FERR.**[5] ferr-i. ferr-p. ferr-s. gast.[36] **Gels.** gink.[227] **Glon.** goss.[36] **Graph.**[5] gua.[85] guai. hedeo.[36] hell.[5] hura hydrog.[222] **Hyper.**[102] ign.[5] iod.[5] **IP.** jatr.[111] kali-bi. **Kali-c.**[54] kali-chl.[58] kali-i.[36] kali-n. kali-p. **Kali-s. Kalm.**[58] kreos. lach.[5] lact.[36] laur.[5] led.[122] lil-t.[58] lith-c. lob-c.[85] **LYC.**[5] lycps.[25] m-arct.[5] **M-aust.**[5] mag-c. mag-s. mang. med.[102] **Meny. Merc.** merc-i-f. mez. **Mur-ac.**[5] naja[36] nat-ar.[58] **Nat-c.**[5] nat-m.[1] nat-s. neon[222] nit-ac.[1] **Nux-m. Nux-v.**[5] olnd.[5] op.[102] ox-ac. paeon. pall. par.[5] petr. ph-ac.[5] phos.[5] phys. **Phyt. Pic-ac.** plat.[1] plb.[5] podo. prun.[102] psor. ptel.[25] **Puls.**[5] ran-b.[5] **Ran-s.** rat. rheum[54] rhod.[5] **RHUS-T.** ruta[5] sabin.[5] samb. sang. **Sanic.**[10] sap-sod.[45] sars.[5] sel.[5] seneg.[5] senn. **Sep.**[1] sil.[5] sin-n.[111] **Spig.** spong.[5] squil.[5] stann. staph. still. stram.[137] sul-ac.[102] **SULPH.** syph.[111] tab.[137] tarax. tell.[137] thea.[275] thuj. til.[36] ust. **Valer.**[5] **Verat.** verb.[5] viol-t.[5] xero.[102] zinc.[5] zinc-s.[111] zing.[36]

☞ *E; Erstreckt sich nach (die Beschwerde); abwärts*

- **aufwärts**: acon.[5] aesc. agar.[5] alco.[36] aloe **Alum.** alum-sil.[58] alumn. am-c. am-m.[5] **Anac.** androc.[222] ant-c. aral.[102] arg.[36] arg-n. **Arn.**[5] **Ars. Asaf.**[5] aspar.[102] aur.[5] aur-m-n.[36] bar-c. **BELL.**[5] benz.[102] berb.[111] bism.[1] bor. bov.[5] brom.[76] bry.[5] cadm-s.[122] calc.[5] calc-p. cann-s.[5] canth.[5] caps.[111] **Carb-v.**[137] carbn-o.[36] caust.[5] **Cham.** chel. chin.[5] **Chin-s.** cimic. cina clem.[1] coc-c.[111] **Cocc.** colch.[5] **Coloc.** com. **Con.** conv.[38] corn. corv-c.[258] croc.[5] cupr.[5] cycl. dig. dios. dirc. **Dros. Dulc.** eup-pur.[25] euphr.[5] ferr.[111] ferr-m. fl-ac. gamb. **GELS. Glon.** graph.[5] **Guai.** hell.[1] helo.[184] hyper.[58] **IGN.**[5] kali-bi.[111] kali-c.[5] kalm. kola[1184] kreos.[5] lac-ac.[137] lac-del.[204] lac-lox-a.[204] **LACH.**[5] laur.[5] **Led.**[5] lil-t.[111] **Lith-c.** lob. lyc.[1] **M-arct.**[5] mag-c.[1] mag-m. mag-p.[111] mang.[5] mang-acet.[1] med.[111] **Meny.** meph. merc.[5] mez.[5] mur-ac.[1] murx.[137] **Naja**[111] **Nat-ar. Nat-c.** nat-m.[5] nat-s. neon[222] **NIT-AC.** nux-m. **Nux-v.**[5] **Ol-an.** ol-j.[25] onos.[111] op.[5] osm. ox-ac. **Petr.** ph-ac.[1] **PHOS.**[5] phys. **PHYT.** pic-ac.[36] plat.[5] **Plb.** podo. puls.[1] rad-br.[137] rat. rhod. rhus-t.[5] rumx. ruta[36] sabad.[5] samb.[5] **SANG.**[111] sars. sec. sel.[5] seneg.[137] **SEP.**[5] **SIL.**[1] sol-n. **SPIG. Spong.** squil.[5] **Stann.** staph.[1] **Stront-c.** stroph.[111] sul-ac.[1] **Sulph.** syph.[111] **Tarax.** thea.[275] **Thuj.** thyr.[111] tril. ust. valer.[5] verat. verat-v.[111] zinc.[5] zinc-val.[26]

☞ *E; Erstreckt sich nach (die Beschwerde); aufwärts*

◦ **unten,** nach, und: alco.[36]

◦ **hoch- und aus dem Bett gezogen, als würde der Patient dadurch**: benz.[102] sep.[102]

- **außen,** nach: **Acon.** aeth. agar. all-c. **Aloe Alum.** alum-sil.[58] am-c. **Am-m.**[5] aml-n.[111] anac.[5] ang.[5] anh.[119] ant-c. ant-t.[5] **ARG.** arg-m.[137] arg-n.[5] arn.[5] **Ars.**[1] ars-s-f.[58] **ASAF.**[5] asar. astac. aster. **Aur.** bamb-a.[1184] bapt.[111] bar-c.[5] bar-m.[58] bar-s.[58] **BELL.**[5] berb. **Bism.** bor. bov.[5] **BRY.** cact.[58] cadm-s. **Calc.** calc-caust. calc-p. calc-sil.[58] camph. cann-i.[25] cann-s.[5] canth.[5] caps.[5] carb-ac. carb-an.[5] carb-v.[5] card-m.[58] caul. caust.[1] cedr.[25] cham.[5] **CHEL. CHIN. CIMIC.** cina clem. cob. **Cocc.** coff.[5] colch.[5] coloc. com.[102] **CON.**[5] **Cor-r.** croc. crot-c. cupr. cycl. daph. dig. **Dros. Dulc.** elaps euph.[5] euphr. eupi. fago.[25] falco-p.[265] **Ferr.** ferr-ar. ferr-p. fl-ac. gels.[36] glon. gran. granit-m.[194] graph. grat.[137] guai. guare. ham. hedeo.[36] hell.[5] helo.[85] helon.[25] hep.[5] hydr. hydr-ac. hyos.[5] hyper. iber.[111] **Ign.** indg. iod.[5] ip. iris itu[36] kali-ar. kali-bi. **Kali-c.** kali-chl.[58] **Kali-i.** kali-n.[5] kali-p.[58] kali-sil.[58] kalm.[111] kola[1184] kreos.[5] lac-c. **Lach.** lapa.[36] **Laur.** led. **Lil-t. Lith-c. Lob. Lyc.** lycps. **M-arct.**[5] m-aust.[5] mag-c.[1] mag-m.[5] mag-p.[111] mang.[5] med. meli. menis.[25] meny. **MERC. Merc-c.** merc-i-f. merl. **Mez.** mosch.[5] **Mur-ac. Nat-c. Nat-m. Nat-s.** nicc. nit-ac.[1] nux-m.[5] **Nux-v. Ol-an.**[111] **Olnd.** op. ozone[227] **Par.** passi.[102] petr. ph-ac.[5] **PHEL. Phos.** phys. phyt. pic-ac. plan. plat.[5] plb.[5] **PRUN.** psil.[164] psor. ptel.[25] **PULS.** puls-n.[25] ran-b.[5] ran-s. rheum[5] rhod.[5] **Rhus-t.** ruta **Sabad. Sabin.** samb.[5] sang.[111] sars.[5] scut.[36] senec.[25] seneg. **Sep.**[1] **Sil.**[1] sol-n.[25] **SPIG. SPONG. Squil. STANN.** stann-i.[116] **Staph.** stram. stront-c.[5] sul-ac.[1] **SULPH.**[1] **Tarax. Teucr.** ther. **Thuj.** til. **Usn.**[111] **VALER.**[122] verat. **Verb. Viol-o.** viol-t.[5] zinc.[1]

☞ *E; Erstreckt sich nach (die Beschwerde); außen, nach*

- **diagonal**: agar.[5] alum.[5] ambr.[5] apis apisin.[5] **Asc-t.**[36] bor.[5] calc.[5] cycl.[5] gels.[111] iris[111] kali-bi.[111] kalm.[111] lac-ac.[111] lac-c.[111] lach.[5] lyc.[5] mang.[5] med. **Murx.** nat-c.[5] nit-ac.[5] nux-v.[5] phos.[5] **Rhus-t.**[5] sars.[5] sil.[5] stict.[111] sul-ac.[5] tarax.[5] zing.[111]

- **entfernte** Partien: **Dios.**

- **Fingern,** zu den: apis ars.[809] aster.[137] **Aur.** camph. caps.[1] caust.[1] **Cocc. Coff.** com. **Cycl.** dios.[102] form.[85] **Guai.** ham. **Kalm.** lat-m. lith-c.[102] lob. lyc.[1] nat-ar.[8] nux-v. par. sep.

◦ **Fingerspitzen**: camph. caps.[1] lob.

- **hinten,** nach: acon.[5] agar.[5] aloe[111] alum.[5] am-c.[5] anac.[5] arg-n. **Ars.**[5] aster. **Aur.** aur-m. bapt.[58] bar-c.[5] **Bell.**[5] berb. bism.[1] bor.[5] bov. **Bry.**[5] calc.[5] camph.[5] cann-s.[111] canth.[5] caps. carb-v.[5] carbn-s. caust.[5] cedr.[111] cham. chel.[5] cimic. cinnb. coc-c.[111] colch. coloc. **Com.** con.[1] crot-c.[111] crot-h. croto-t.[5] cupr.[5] fl-ac.[111] form.[111] gels. graph. grin.[171] helo.[111] hep. hom.[111] hyper. ign.[5] iris[111] **Kali-bi.**[36] kali-c.[5] kali-i.[111] lac-f. lach.[5] lar-ar.[251] lept.[111] lil-t. lim-b-c.[204] **LYC.**[5] lycps.[111] mag-c.[5] mag-m.[5] mag-p.[111] merc.[5] merc-c. merl.[111] mez. mosch.[5] mur-ac.[1] naja[111] nat-m.[5] nicc.[111] nicc-s.[111] nux-m.[5] **Nux-v.**[5] olnd.[111] onos.[111] **Par.** petr.[111] ph-ac.[5] **PHOS.**[5] phys. phyt.[111] pic-ac.[111] plan. plat.[5] plb.[5] podo.[111] prun.[111] psor. puls.[5] rhod. **Rhus-t.** rob.[111] rumx.[111] sabad.[5] sabin.[5] sel.[5] **Sep.**[5] sil. **Spig.** squil. stront-c.[5] stry. **SULPH.**[5] sumb. tab.[111] tarent. **Thuj.** tril-c.[36] valer.[5] verat.[5] verat-v.[111] zinc.[5]

- **innen,** nach: acon. agar. all-c.[102] alum.[5] am-m.[1] ammc.[4] **ANAC.** ant-c. ant-t.[5] apisin.[5] arg.[5] arg-n.[5] **ARN.**[5] **Asaf.** asar. aur. bapt.[111] bar-c. bell.[1] berb. bism. bor.[58] **Bov. Bry.** cact.[58] **Calc.**[5] camph.[5] cann-i.[25] cann-s.[5] **CANTH.**[5] caps. carb-an. carb-v.[5] caul.[25] caust.[5] cham.[1] **Chel.** chin.[1] cic.[5] cina[5] clem. **Cocc.** coff. coloc. con.[5] croc. cycl.[1] dros.[1] **Dulc.** falco-p.[265] fl-ac.[36] graph. guai. **Hell.** hep. hydrog.[222] hyos.[1] **Ign.**[5] ip. kali-bi. **Kali-c.** kali-i. **Kreos. Laur.**[5] lim-b-c.[204] lith-c.[25] lob. lyss. m-arct.[5] m-art.[5] mag-c.[1] mag-m.[5] mang.[5] med. meny.[1] merc.[5] mez.[5] mosch.[5] mur-ac.[1] nat-m.[5] nat-s. **Nit-ac.** nux-m.[5] nux-v.[5] **Olnd.**[5] par. petr.[5] ph-ac. phel.[111] phos. **Phyt.** pip-n.[36] **PLAT. Plb.**[5] prun.[122] ptel.[25] **RAN-B.** ran-s. rheum[5] rhod. rhus-t.[5] ruta[5] sabad. **Sabin.**[5] samb. sarr.[36] sars. sel. sep.[5] sil. **Spig. Spong.**[5] squil.[5] **STANN. Staph.** stram. sul-ac.[5] **Sulph.** tarax.[5] teucr.[5] thuj.[5] valer.[5] verat. verb.[5] viol-t.[5] **Zinc.** zinc-i.[137] zing.[36]

◦ **Gehen,** nach: zing.[36]

◦ **aufwärts,** und: phyt.[36]

☞ *aufwärts*

- **Körper,** zum ganzen, nach Verletzungen: hyper.[58]

- **Körperteil,** zu einem:

◦ **liegt,** auf dem man: arn.[162] ars.[137] **Bry.**[137] calc.[137] **Graph.**[162] **Kali-c.**[137] merc.[162] mosch.[162] **Nux-v.**[137] **Ph-ac.**[162] **PULS.**[137] sep.[137] sil.[162]

◦ ◦ **vorher** gelegen hat: puls.[137]

◦ **nicht** liegt, auf dem man: bry.[137] calc-ar.[111] cupr.[137] cur.[111] fl-ac.[5] graph.[5] ign.[5] kali-bi.[111] puls.[137] rhus-t.[137]

- **Kreuz,** über: acon.[5] **Agar.**[5] ambr.[5] anac.[5] arg.[5] **Bell.**[5] berb.[111] bov.[5] bry.[5] calc.[5] canth.[5] caust.[5] cham.[5] **Chel.**[5] **Chin.**[5] cimic.[168] cocc.[5] ferr.[5] hell.[5] kali-bi.[111] kali-c.[5] kali-chl.[111] **Lac-c.**[102] laur.[5] lyc.[5] **Mang.**[5] mang-acet.[72] merc.[5] mur-ac.[5] phos.[5] rhus-t.[5] seneg.[5] **Sep.**[5] **Sil.**[5] spig.[5] stront-c.[5] sul-ac.[5] **Sulph.**[5] tarax.[5] valer.[5] **Verat.**[5] zinc.[5]

- **querüber**: acon. am-c.[36] ambr. anac. ant-c.[5] arg. arn. ars.[1] **Asc-t. Atro. BELL.** bov. bry. calc.[1] canth. caust. cham. **CHEL. Chin.** cimic. **Cina** cocc. colch.[36] cupr.[1] dig. ip. **Kali-bi.** kali-c. kali-chl.[58] laur. lyc. mag-m.[1] merc. mur-ac. nat-m.[1] nit-ac.[1] nux-v.[5] phos.[36] **Plb. Ran-b.** rhod. rhus-t. ruta[5] seneg. **Sep. Spig.** spong.[1] **Stict.** stront-c. sul-ac. **Sulph.** tarax. thuj.[137] zinc.[1]

- **vorn,** nach: acon.[137] agar.[5] anh.[119] arg. arg-n. asar. aspar. bar-c.[137] bell. **Berb.**[137] bor.[137] **BRY.**[137] cann-s. carb-v.[5] cast.[137] caust. cham.[137] clem.[1] coloc.[137] dulc. eupi.[111] excr-can.[269] form.[111] **Gels.**[111] gua.[85] hydr-ac.[111] jab. **Kali-c.**[137] kali-n.[137] kreos.[137] **Lac-c.**[111] lach.[5] laur.[5] mag-p.[111] mang.[5] merc.[137] mosch.[26] naja[137] nat-c. nat-m. nat-s. nit-ac. nux-v.

erstreckt sich; **vorn,** nach (Forts.)

ol-an.[102] ox-ac.[76] par. ph-ac. phos.[137] plan. plb. psor.[137] puls.[5] rat.[137] **SABIN.**[137] samb.[5] **Sang.**[111] sars. senec.[25] **Sep.**[137] sil.[1] **SPIG.**[5] spong. sulph. thuj. ust.[25] valer.[5] verat.[1] vib.[137] zinc.

- **Zehen,** zu den: apis arn. calc.[1] caul.[85] dios.[102] eupi. ovi-g-p.[85] pareir.[171] sars.[8] sec.[36]

Äußerlich: abrot. acet-ac.[36] achy.[149] **Acon.** acon-c.[36] acon-f.[85] act-sp.[36] adon.[116] aesc.[58] **Agar.** agn.[5] all-c.[116] aloe alum.[5] **Alum-p.**[58] **Alum-sil.**[58] alumn.[54] am-c.[5] **Am-m.** ambr.[5] aml-n.[111] ammc. anac.[5] ang.[5] ant-c.[5] ant-t.[5] **Anthr.** aphis.[10] **APISIN.** apoc. arg.[10] arg-n. arist-m.[102] **Arn. ARS.** ars-i. **Ars-s-f.**[58] **ARUM-T. Asaf.** asar.[5] aspar. atro.[36] aur.[5] aur-ar.[58] aur-i.[58] **Aur-m.**[58] aur-s.[58] bad. bamb-a.[1184] **Bapt.** bar-acet.[116] **Bar-c.** bar-i.[58] bar-m. bar-s.[58] bell.[5] bell-p.[111] benz-ac.[116] **Berb.** bism.[5] **Bor.** bov.[5] bran.[10] brom.[5] bruc.[10] **BRY. Bufo** buni-o.[149] cact.[58] cadm-s.[111] calad.[5] calc.[5] calc-acet.[102] calc-ar.[58] calc-caust.[116] calc-f.[116] calc-i.[58] **Calc-p.** calc-sil.[58] calen.[10] camph.[5] cann-i. cann-s.[122] **Canth. Caps.** carb-ac. carb-an.[5] **CARB-V.** carbn-chl.[137] carbn-o.[36] **CARBN-S.** carl.[36] cast.[111] **CAUST.** cedr. cham.[5] **Chel.** chin.[137] chin-ar. chin-s.[10] cic.[5] **Cimic.** cina[5] cinch.[36] cinnb. cist.[10] **Clem.** cob. coc-c. cocc.[5] coff.[5] colch.[5] **Coloc.** com.[116] **Con.** conv. convo-d.[36] cop.[36] **Corn.** croc.[5] crot-c.[36] crot-h. croto-t. culx.[58] cupr.[5] **Cycl.** cyt-l.[144] daph.[10] dig.[5] dios. **Dros. Dulc.** elaps erig.[137] **Eucal.**[122] euon.[10] euonin.[10] eup-per. euph.[5] euph-he.[85] euph-l.[36] **EUPHR.** fago.[36] **Ferr.** ferr-ar. ferr-m.[10] ferr-ma.[10] ferr-p. fl-ac.[5] form.[25] form-ac.[8] gamb.[36] **Gels.** get.[36] glon. gran. **Graph. Grat.** guai.[193] ham. hell.[5] helon. hep.[5] hist.[119] hura[36] hydr. hydr-ac.[111] hydro-c.[2147] hydrog.[222] **Hyos.** hyper. **Ign.** indg. iod.[5] ip.[137] **IRIS** juni-v.[36] kali-ar. **Kali-bi.** kali-br.[36] **Kali-c.** kali-chl.[58] kali-i. kali-n.[5] kali-p. kali-s. kali-sil.[58] kali-sula.[36] kalm.[58] **Kreos.** lac-ac.[36] **Lach.** lachn.[36] lact.[10] lam.[10] lap-a.[116] lat-m.[119] laur.[5] led.[5] lil-t.[36] lith-c. lob. **Lyc.** lyss. m-arct.[1] m-art.[1] m-aust.[5] mag-c.[1] mag-m.[5] mag-p. mag-s.[10] **Manc.** mand.[144] mang.[36] med. meny.[5] **MERC. Merc-c.** merc-s.[54] merl.[36] mez.[5] mosch.[5] **Mur-ac.** naja **Nat-ar. Nat-c.** nat-h. **NAT-M.** nat-p. **Nat-s.** nat-sil.[58] nicc.[10] **Nit-ac.** nux-m.[36] **NUX-V.** oena.[111] ol-an.[10] **Olnd. Op.** osm. ox-ac.[58] oxyt. paeon. par.[5] paraf.[102] pareir. petr.[5] petros.[54] **PH-AC.** phel.[10] **PHOS.** phys.[111] phyt. pic-ac.[116] pip-n.[102] plan.[54] plat.[5] plb.[5] plb-i.[116] pneu.[149] podo. **Prun.** psil.[164] **Psor. Puls.** pulx.[137] pyrog. rad-br.[137] **Ran-b.**[54] ran-s.[5] raph.[10] **RAT.**[137] rauw.[119] **Rheum** rhod.[5] **RHUS-T.** rhus-v.[10] **Rumx. Ruta Sabad.** sabin.[5] sal-ac. samb.[137] sang. sars.[5] **SEC.** sel.[5] seneg.[5] **SEP. SIL.** sin-n.[36] sol-n.[36] spig.[5] spong.[5] squil.[5] **STANN. Staph.** stict. still. stram.[5] stront-c.[5] stroph.[137] sul-ac.[5] sul-i.[58] sulo-ac.[137] **SULPH.** sumb. tab.[10] **Tarax. Tarent.** tarent-c.[116] ter.[137] teucr.[5] **Thuj.** til.[36] tong.[10] trib.[36] tub.[58] ust. valer.[58] verat.[5] verat-v.[137] verb.[5] vesp.[137] vib. vinc.[10] viol-o.[5] viol-t.[5] vip.[10] vip-r.[10] wies.[36] xan.[137] **Zinc.** zinc-o.[10] zinc-p.[58] zinc-val.[137]

- **links**: kreos. lac-ac.[36] rhus-t.[36]
  - **Oberkörper**: kreos. rhus-t.[36]
- **rechts**: op.[36] phos.[102]
- **morgens** nach dem Aufstehen: cimic.[36]
  - ☞ *morgens; Aufstehen; nach*
- **vormittags**: lyc.[36]
  - ☞ *vormittags*
- **16** Uhr: gels.[36]
  - ☞ *nachmittags; 16 Uhr*
- **abends,** beim Aufstehen aus dem Bett: mang.[36]
  - ☞ *abends*
- **Ärgernis,** nach: bry.[193] coloc.[193] guai.[193] nat-m.[193] rhus-t. sep.[193]
  - *GEMÜT; M; Zorn, Beschwerden durch*
- **Aufstehen** aus dem Bett, beim: mag-c.[1]
  - ☞ *M; Aufstehen; agg.; Liegen, vom*
- **Bad**:
  - **agg.**: form-ac.[8] rhus-t.[137] sulph.[137]
  - **Bad** verlässt, wenn er das: sin-n.[36]
- **Hinlegen** zum Mittagsschlaf, beim: arn.
- **Hitze**:
  - **agg.**: rat.[137] zinc-val.[137]
  - **amel.**: alum.[5] ars.[5] caps.[5] carb-v.[5] lyc.[5]
- **Ruhe,** während: kali-c.[85] tub.[58] valer.[58]
- **Schaudern,** mit: acon.[137] ars.[137] bry.[137] chin.[137] ip.[137] samb.[137] verat-v.[137]
- **Schweiß,** während: cann-s.[122]
  - ☞ *Schweiß, während*
- **Waschen**:
  - **agg.**: form.[85] merc.[36]
  - **amel.**: nux-m.[36]
- **Wasser,** kaltes:
  - **agg.**: caps.[85]
  - **amel.**: form.[25]

Drüsen: **Acon.**[5] agn.[5] ail. all-s.[36] **Alum.**[5] **Am-c.**[5] **Am-m. Ambr.** anac.[5] **Ang.**[5] ant-c. ant-t. apis apisin.[5] aran.[36] arg.[1] **ARN.**[5] **ARS. Ars-i.** ars-s-f.[58] arum-t.[58] arund.[36] **Asaf.** asar.[5] **Aur.**[1] aur-ar.[58] aur-i.[58] aur-m. aur-s.[58] bapt. **Bar-c.** bar-i.[58] bar-m. bar-s.[58] **BELL.**[5] berb.[10] **Bor.**[5] bov.[5] brom. **Bry. CALC.**[5] calc-p. calc-s.[58] calen.[10] **Cann-s.**[5] canth. **Caps. Carb-an.**[5] **Carb-v.**[5] **Carbn-s. Caust.**[5] **Cham. CHIN. Cic.** cina **Clem.** cob. coc-c. **Cocc.**[5] **COLOC.**[5] **CON.**[1] **Cop.**[80] cor-r.[10] croto-t. cupr.[1] cycl.[1] dios.[36] dros. **Dulc.** elaps ephe.[267] euph. euphr.[10] fago.[36] ferr. ferr-p. form.[36] gamb.[111] **Graph.** grat.[10] guai.[36] ham.[111] hell. **Hep.**[5] hyos.[5] **Ign.**[5] **Iod.**[1] kali-bi.[36] **Kali-c.** kali-chl.[58] kali-i. kali-n. kali-s. kalm. kreos. lac-ac. lach.[5] lar-ar.[251] laur. led. lept.[25] **LYC.**[5] lycps. m-arct.[5] m-art.[5] mag-c.[1] mag-m.[10] **Mang.**[5] mang-acet.[1] menth.[36] **Meny. MERC.**[10] merc-c. merc-i-r. **Mez.**[5] mur-ac.[5] murx.[10] musa[197] **Nat-c. Nat-m.**[1] neon[222] nicc.[36] **NIT-AC.**[1] nux-m.[36] **Nux-v.** ol-an.[10] osm. par. **Petr.**[5] **Ph-ac.**[5] phel.[10] **PHOS.**[5] phyt.[36] **Plat. Plb.**[5] prun.[10] **Psor. PULS.**[5] **RAN-S.**[5] raph.[10] rheum[1] **Rhod. Rhus-t.**[5] **Ruta** sabad.[5] sabin.[10] sang.[10] sel. **Seneg.**[5] **Sep. SIL. Spig.**[1] **Spong.** squil.[1] stann. **STAPH.**[1] stram.

Sul-ac.[1] sul-i.[58] **Sulph.**[1] ter.[10] teucr.[5] **THUJ.**[5] trif-p.[36] uran.[269] verat. vesp. wies.[36] **Zinc.**
☞ *O; Drüsen • Empfindlichkeit; Drüsen*

- **rechts**: cupr.[1]
- **nachts**: **Aur.**[5] **Mez.**[5]
  ☞ *nachts*

<> - **Berührung,** bei: nicc.[36]
  ☞ *Berührung, durch*
- **Menses,** vor: **Con.**
- **Verletzungen,** nach: **Con.**[5] iod.[5] kali-c.[5] petr.[5] phos.[5] sul-ac.[5]
  ☞ *M; Unfall, Beschwerden durch • Verletzung, durch*

➜ - **erstreckt** sich nach:
  - **außen,** nach: arg. cina ign. lyc. mang. meny. merc. par. puls. rhus-t. spong.[5] sulph. teucr.[5]
    ☞ *erstreckt sich; außen, nach*
  - **innen,** nach: aur. calc. cocc. cycl. rheum staph. zinc.
    ☞ *erstreckt sich; innen, nach*
- **Umgebung** der: con.[1]

Fasergewebe, Bänder: berb.[36] **Bry.**[137] **Calc.**[137] calc-f.[137] caul.[25] cimic. colch.[137] **FL-AC.**[137] gels.[8] goss.[25] **Graph.**[137] **GUAI.**[137] hedeo.[25] **Kali-m.**[137] **Lyc.**[137] merc.[36] nat-ar.[36] phyt.[137] rhod.[137] **RHUS-T.**[137] ruta[137] sabin.[137] **Sec.**[137] **Sil.**[137] staph.[137] zing.[36]

Gelenke: abrot.[36] acet-ac.[102] achy.[149] acon.[5] **Acon-c.**[36] act-sp.[102] adam.[222] adeps-s.[45] **AESC.** agar.[5] agar-ph.[36] agki-p.[1202] **Agn.**[5] all-c.[58] allox.[119] aloe[36] **Alum.**[5] alum-p.[58] alum-sil.[58] alumn.[54] **Am-be.**[25] **Am-c.**[102] am-caust.[102] am-m.[1] am-p.[85] **Ambr.**[5] amph.[36] **ANAC.**[5] anag. androc.[222] ang.[5] anh.[119] **Ant-c.**[5] ant-o.[85] ant-s.[36] **Ant-t.**[5] **Apis Apisin.**[5] **Apoc.** **Apoc-a.**[25] aran.[58] aran-ix.[144] arbu.[85] **ARG.**[5] arg-n.[5] arist-cl.[119] **ARN.**[5] **Ars.**[5] ars-h. **Ars-i.**[58] **Ars-s-f.**[58] arum-d.[25] **Arum-t.** **Asaf.**[5] **Asar.**[5] asc-c.[25] asc-t.[58] aspar. astac.[85] aster.[58] atista[192] **AUR.**[5] aur-ar.[58] **Aur-i.**[58] aur-m.[58] aur-m-n.[36] aur-s.[272] ba-sv.[136] bac.[62] bamb-a.[1184] bapt. bar-acet.[1] **Bar-c.**[5] bar-i.[58] bar-m.[111] bar-s.[58] bcg[149] **BELL.**[5] bell-p.[85] benz-ac.[58] berb.[58] bism.[5] **Bol.**[102] bor.[5] borag.[255] **Bov.**[5] bran.[10] brom. **BRY.**[5] bufo but-ac.[119] cact.[36] cadm.[110] cadm-s.[36] cahin. caj.[58] calad.[5] **CALC.**[5] calc-caust. **Calc-f.**[111] calc-i.[58] **CALC-P.** calc-s.[58] calc-sil.[58] camph.[5] cann-i.[25] cann-s.[5] canth.[5] **CAPS.**[5] **Carb-ac.** **Carb-an.**[5] **Carb-v.**[5] **Carbn-s.** carc.[193] **Carl.**[36] casc.[54] **Caul.**[111] **CAUST.**[5] cedr.[25] **Cham.**[5] chel.[5] chim. **CHIN.**[122] chin-ar.[58] chin-s. chlf.[36] choc.[222] cic.[5] **Cimic. Cimx.** cina[5] **Cinnb.** cist.[10] cit-v.[54] clem.[5] cob. coc-c. coca **Cocc.**[5] coff.[5] **Colch.**[5] colchin.[102] **Coloc.**[5] **Con.**[122] cop.[58] cor-r. cortiso.[149] cot.[102] **Croc.**[5] crot-c.[36] **Crot-h.**[54] croto-t.[5] **Cupr.**[5] cycl.[5] cymbo-ci.[2184] cypr.[102] daph.[58] **Dig.**[5] dios.[58] **Dros.**[5] **Dulc.**[1] dys-co.[136] elmen[9] eos.[142] erig. euon.[102] eup-per. eup-pur.[25] **EUPH.**[5] **Euphr.**[5] eupi.[85] **FERR.**[5] **Ferr-ar.** ferr-i.[58] **Ferr-p.** ferr-pic.[102] fl-ac. form.[25] form-ac.[102] franc.[102] franz.[9] gast.[9] gaul.[102] gels.[58] germ.[222] get.[45] gink.[227] gins.[102] glon. glyc-g.[85] gran. **GRAPH.**[5] grat.[36] gua.[25] **Guai.**[5] guare.[36] ham. **HARP.**[1184] hed.[144] hedeo.[25] **HELL.**[5] helon. **Hep.**[5] hip-ac.[119] hist.[119] hura hydr.[58] hydr-ac.[268] hydrc.[58] hydro-c.[2147] hydrog.[222] hymosa[102] hyos.[1] **Hyper.**[36] iber.[25] **IGN.**[5] ind. indg.[36] **Iod.**[5] ip.[5] irid.[102] iris[36] jab.[102] jac-c.[58] jatr.[58] kali-ar. **Kali-bi.**[58] **KALI-C.**[5] kali-chl. kali-cy.[25] kali-i.[36] kali-m.[61] **KALI-N.**[5] kali-p.[58] kali-s.[58] kali-sil.[58] **Kalm.** **Kreos.**[5] **Kres.**[149] kurch.[192] **Lac-ac.**[36] **Lac-c.**[122] lac-eq.[204] lach.[5] lachn.[25] lappa[102] lat-m.[2020] laur.[5] **LED.**[5] **Lepro.**[197] lil-t.[25] lith-br.[25] **Lith-c.**[54] lith-l. lob.[25] lob-s.[85] loxo-r.[205] **LYC.**[5] lycps.[25] lyss.[58] m-arct.[5] **M-ART.**[5] **M-aust.**[5] macrin.[102] mag-c.[1] mag-f.[149] **Mag-m.**[5] mag-p. maland.[122] mand.[119] **MANG.**[5] **Mang-acet.**[1] **Mangi.**[197] marm-w.[194] med.[8] meli.[102] menis.[25] **MENY.**[5] **MERC.**[5] **Merc-c.**[5] merc-d.[137] methyl-sal.[102] **Mez.**[5] mill. mim-h.[102] morg.[136] morg-g.[136] morph.[58] **Mosch.**[5] **Mur-ac.**[5] myric.[25] myrt-c.[45] naja[85] **Nat-ar.**[58] **Nat-c.**[5] nat-f.[149] nat-l.[102] **NAT-M.**[5] nat-n. **Nat-p.**[36] **Nat-s.**[36] nat-sal.[102] nat-sil.[58] nicc. **NIT-AC.**[5] nit-s-d.[36] **Nux-m.**[54] **NUX-V.**[5] nyct.[102] ol-an.[58] ol-j.[25] olnd.[5] **ONOS.** op.[5] ox-ac. ozone[227] paeon. pancreat.[85] **Par.**[5] **Petr.**[5] **Ph-ac.**[5] phase.[85] **PHOS.**[5] phys.[36] **Phyt.**[58] pic-ac.[54] piloc.[102] pin-s.[102] pitu-a.[164] plan.[25] **Plat.**[5] **PLB.**[5] plect.[36] plut-n.[222] podo.[25] polyg.[25] por-m.[251] prop.[102] **Prun.**[111] psil.[164] psor. ptel.[25] **PULS.**[1] pyrus[36] querc.[102] querc-r.[257] rad-br.[137] ran-a.[10] **Ran-b.**[5] **RAN-S.** raph.[58] rham-cath.[102] **RHEUM**[5] **RHOD.**[5] **RHUS-T.**[5] rhus-v.[25] rumx.[25] **RUTA**[5] **Sabad.**[10] **SABIN.**[5] sac-alb.[36] sal-ac. samb.[5] **Sang.**[25] sap-sod.[45] sarcol-ac.[5] saroth.[144] **Sars.**[5] **Sec.**[5] sel.[5] senec.[58] **Seneg.**[5] **Sep.**[5] **SIL.**[5] sol-n.[58] sol-t-ae.[58] solid.[102] spect.[271] sphing.[36] **SPIG.**[5] spirae.[144] **Spong.**[5] squil.[5] **Stann.**[5] **STAPH.**[5] stel.[72] stict.[25] still.[102] **Stram.**[5] strept.[149] **STRONT-C.**[5] stroph-s.[119] **Stry.** **Sul-ac.**[5] sul-i.[58] **SULPH.**[5] **Syc-co.** **Symph.**[137] syph.[58] tab.[36] tama.[197] **TARAX.**[5] tarent.[58] tax.[102] tax-br.[255] tell.[85] tep. ter.[58] term-a.[192] **TEUCR.**[5] thal.[144] thala.[149] thea.[192] thlaspi[122] **THUJ.**[5] thymol.[119] thyr.[148] til.[102] til-c.[253] trom. tub.[58] tub-r.[149] tung.[252] tylo-i.[192] urea[85] urt-u.[102] **VALER.**[5] **Verat.**[5] verat-v.[25] verb.[5] vesp.[36] vib. vinc.[36] viol-o.[5] **VIOL-T.**[5] vip.[111] visc.[171] wild.[9] xan.[85] **ZINC.**[5] zinc-p.[58]
☞ *O; Gelenke*

<> - **Bewegung,** bei:
  - **agg.**: agar.[58] arg.[122] arn.[122] calc.[122] nux-v.[58]
  - **amel.**: chin.[122] coloc.[58] con.[122] rhus-t.[122] tub.[122]
- **Fieber,** während: thea.[192]
  ☞ *M; Fieber; während • Fieber, während*
- **Froststadium** im Fieber, während: bell.[5] bry.[5] calc.[5] caust.[5] chin.[5] hell.[5] kali-c.[5] led.[5] lyc.[5] mang.[5] merc.[5] nux-v.[5] ph-ac.[5] rhus-t.[5] sep.[5] sil. stront-c.[5] sulph.[5] zinc.[5]
  ☞ *Froststadium im Fieber, während*
- **Lernen,** Studium, durch: pic-ac.[54]
- **Schweiß,** während: agn.[5] bar-c.[5] calc.[5] caust.[5] hell.[5] jab.[111] kali-c.[5] lyc.[5] merc.[5] nux-v.[5] ph-ac.[5] phos.[5] rhus-t.[5] sil.[5] spig.[5] stront-c.[5] sulph.[5] tarax.[5] thuj.[5] zinc.[5]
  ☞ *Schweiß, während*
- **stellenweise**: mang.[54]
  ☞ *stellenweise*

Innerlich: abies-c. abies-n. abrot. acet-ac. achy.[149] **ACON.** acon-f. act-sp.[36] aesc. aeth. **Agar.** agn.[5] agro.[102] ail. all-c. aloe **Alum.** alum-sil.[58] alumn. **Am-br.** am-c.[5] **Am-m.** ambr.[5] ammc. amor-r.[149] anac.[5] androc.[222] ang.[3] ant-c.[5] ant-t.[5] **Apisin.** arg. **Arg-n.** arn.[5] **ARS.** ars-i. **Ars-s-f.**[58] **ARUM-T.** **Asaf.** asar.[5] aspar. **Aur.** aur-ar.[58] aur-i.[58] aur-m.[58] aur-s.[58] bamb-a.[1184] **Bapt.** **Bar-c.** bar-i.[58] bar-m. bar-s.[58] **BELL.** bell-p.[111] benz-ac.[111] **BERB.** **Bism.** bor.[5] bov.[5] brom.[36] **BRY.** **Bufo** cact. calad.[5] **Calc.** calc-i.[58] **Calc-p.** calc-s.[137] calc-sil.[58] camph.[5] **CANN-I.** cann-s.[5] **CANTH.** caps.[5] carb-ac. carb-an.[5] **Carb-v.** **CARBN-S.** carc.[207] card-m. **Caust.** cedr. cham.[5] **Chel.** chen-a. **Chin.** chin-ar. choc.[222] **Cic.** cimic. cina[5] cist.[58] **Clem.** coc-c. cocc.[5] cod. coff.[5] **Colch.** coll. **Coloc.** **Com.** **Con.** conv. cor-r. croc.[5] crot-h. croto-t. cub. cund. **Cupr.** cycl.[5] dig.[5] **Dios.** dol. **Dros.** **Dulc.** elaps elat. equis. eucal.[36] eug.[36] eup-per.[111] eup-pur. **Euph.** euphr.[1] ferr.[5] **Fl-ac.** form.[116] **Gamb.** gels. glon. goss. gran. **GRAPH.** guai.[5] guare.[36] ham. hecla.[234] hell.[5] hep.[5] hist.[149] hura[36] hydr. hydr-ac. hydrog.[222] hyos.[5] hyper. ign.[5] iod.[5] ip.[5] **Iris** kali-ar. **KALI-BI.** kali-c.[5] kali-chl. **Kali-i.** kali-n.[137] kali-s. kali-sil.[58] kalm. **Kreos.** lac-ac.[116] **Lach.** lat-m.[111] **Laur.** led.[5] lept. **Lil-t.** **Lith-c.** **Lob.** **Lyc.** m-arct.[5] m-art.[5] m-aust.[5] mag-c.[5] mag-m.[5] mang.[5] meny.[5] **MERC.** **MERC-C.** **Merc-i-f.** merc-i-r. merc-n. **MEZ.** mosch.[5] mur-ac.[5] murx. naja **Nat-ar.** **Nat-c.** **Nat-m.** nat-s. nat-sil.[58] **NIT-AC.** nux-m.[5] **NUX-V.** oena.[116] ol-an. ol-j.[116] olnd.[5] onos. **Op.** **Osm.** **Ox-ac.** par.[5] **Petr.** **Ph-ac.** phel. **PHOS.** phys. phyt. pic-ac. plan. plat.[5] plb.[5] podo. polyg.[137] **PRUN.** psil.[164] **Psor.** **PULS.** pyrog. **Ran-b.** ran-s.[5] rat. rheum[5] **Rhod.** **RHUS-T.** rob. **Rumx.** ruta[5] **SABAD.** sabal.[137] **Sabin.** samb.[5] **SANG.** sanguin-n. **Sars.** **SEC.** sel.[5] **Seneg.** **SEP.** **Sil.** sin-n. **SPIG.** **SPONG.** squil.[5] **Stann.** staph.[5] stict. still. stram.[5] stront-c.[5] sul-ac.[5] sul-i.[58] **SULPH.** symph.[102] tab. tarax.[5] tarent.[58] **Tell.** **Ter.** teucr.[5] thal-s. ther. **Thuj.** uran. uran-n. ust. uva. valer.[5] **Verat.**[137] verat-v. verb.[5] vesp. vib. viol-o.[5] viol-t.[5] vip. wye. xan. **ZINC.** **ZINC-P.**[58] zing. ziz.

- **9** Uhr: brom.[36]

- **nachts**: euphr.[1]
  ☞ *nachts*

- **Jucken,** mit: mez.[137]

- **Kälte,** mit äußerer: ars.[5] kali-n.[137] verat.[137]

- **Menses,** vor: nux-v.[26]

Knochen: abies-n.[36] abrot.[111] achy.[149] acon.[5] **Aesc.** aeth.[10] **Agar.**[1] agn.[5] **All-c.** aloe[36] **Alum.** am-c.[5] am-m.[5] **Ambr.**[5] anac.[5] anan. androc.[222] **Ang.**[5] anis.[10] **Ant-c.**[5] ant-t.[5] **Apis**[102] apisin.[5] aq-pet.[36] aran.[54] **ARG.** **Arg-n.**[54] **Arn.** **Ars.** ars-i. **Ars-s-f.**[58] arum-t.[58] **ASAF.**[5] asc-t.[36] astra-e.[102] atha.[10] **AUR.**[1] aur-ar.[58] aur-i.[58] aur-m. aur-m-n.[36] aur-s.[58] bad.[171] bamb-a.[1184] bar-acet.[36] **Bar-c.** bar-i.[58] bar-s.[58] **BELL.**[5] bell-p.[102] benz-ac. berb.[10] beryl.[149] **Bism.** bol.[102] bor.[5] bov.[5] brach.[36] brom. **BRY.**[36] bufo[36] buni-o.[149] cac.[5] cadm-s.[58] **CALC.** calc-caust.[36] calc-f.[102] **Calc-p.**[36] calc-s.[58] calc-sil.[58] camph.[5] canch.[102] cann-i. **Cann-s.**[5] canth.[5] **CAPS.**[5] carb-ac.[102] **Carb-an.**[5] **Carb-v.** carbn-s. card-b.[36] cast-eq. **CAUST.**[5] cedr. cench.[58] cere-s.[36] **Cham.**[1] **Chel.**[5] **CHIN.**[1] chin-m.[54] **Chin-s.** choc.[222] cic. **Cimic.** cina[5] cinnam.[54] **Cinnb.** clem. cob.[137] cob-n.[102] coc-c.[36] coca[36] **COCC.**[5] **Colch.**[5] **Coloc.**[5] **CON.**[5] conch.[36] conv.[2191] **Cor-r.** corn.[25] cory.[102] crot-c.[36] **Crot-h.**[10] cub.[36] **Cupr.**[5] cupr-acet.[36] cupr-ar. **Cycl.**[5] **Daph.**[10] dig.[10] dios.[25] **DROS.**[36] dulc. ery-a.[36] **EUP-PER.** eup-pur.[102] **Euph.** euphr.[10] falco-p.[265] **Ferr.** ferr-ar.[58] **Fl-ac.**[5] form. formal.[102] gamb. **Gels.**[102] gent-c.[36] gink.[227] glon. **Graph.**[5] **Guai.**[5] guare.[36] haliae-lc.[222] halo.[149] ham.[36] harp.[1184] **HELL.**[5] **HEP.**[1] hom.[85] hura[36] hydr.[36] hydr-ac.[36] hydro-c.[2147] hydrog.[222] hyos.[1] ictod.[10] **IGN.**[5] ind.[36] indg.[10] **Iod.** **IP.**[5] irid.[222] iris[36] jab.[54] **KALI-BI.** **Kali-c.** kali-chl.[111] **Kali-i.** kali-m.[61] kali-n.[1] kali-s. kali-sil.[58] **Kalm.** kreos.[5] lac-ac.[36] lac-c. lac-cpr.[261] lac-d.[58] **Lach.**[5] lappa[102] laur.[5] **Led.** lil-s.[36] **Lith-c.** lob-s.[85] **LYC.**[1] **Lyss.**[54] **M-arct.**[5] m-art.[5] m-aust.[5] mag-c.[5] **Mag-m.**[5] mag-s. **Mang.**[5] mang-acet.[1] mang-m.[85] mang-o.[36] marm-w.[194] med.[58] menth-pu.[85] meny.[10] meph.[10] **MERC.**[5] **Merc-c.**[5] **Merc-i-f.** merc-i-r. merc-k-i.[110] merl. **MEZ.**[5] mosch.[1] **Mur-ac.**[1] naja[111] nat-c.[1] **Nat-m.** nat-n.[144] **Nat-s.**[10] nat-sil.[58] neon[222] **NIT-AC.**[1] nit-s-d.[36] **Nux-m.**[144] **NUX-V.**[102] oci-s.[119] ol-an.[10] **Olnd.** onis.[102] onos. op.[5] osm. ozone[227] **Par.** petr.[1] **PH-AC.**[1] phel.[10] **PHOS.**[5] phys.[36] **Phyt.** piloc.[54] pitu-a.[164] plan.[36] plat.[5] **Plb.**[5] plect.[36] plut-n.[222] polyg.[36] prun.[10] **Psor.**[54] ptel.[36] **PULS.**[5] **PYROG.** pyrus[77] ran-b.[137] **Ran-s.**[102] raph.[10] rat.[36] **RHOD.**[5] **RHUS-T.**[5] rhus-v.[36] **RUTA**[1] **Sabad.**[5] **SABIN.**[5] sac-alb.[36] **Samb.**[5] **Sang.**[102] sarr.[36] **SARS.**[5] sec. seneg.[5] **SEP.** **SIL.** sol-t-ae.[36] spect.[271] **Spig.** spong.[5] stann.[5] **STAPH.**[5] stict.[85] still.[85] **Stront-c.**[5] sul-ac.[5] sul-i.[58] **SULPH.** **Symph.**[54] syph.[58] tarax.[10] **Tarent.**[36] tax.[10] ter.[10] teucr.[5] thal.[144] ther.[25] **Thuj.**[5] tong.[36] tril.[102] trio.[102] trom.[36] tub.[58] **Valer.**[5] **Verat.** verat-v.[36] **VERB.** vib.[85] viol-o.[36] viol-t. **Vip.** vitr.[102] wild.[85] **ZINC.** zinc-o.[10] ziz.[25]
  ☞ *O; Knochen • Empfindlichkeit; Knochen*

- **tagsüber**: **STAPH.**[5]

- **morgens**: anac.[36] cob-n.[102] crot-h.[36] cupr-acet.[36] op.[36] prun.[36] sil.[36] viol-o.[36]
  ☞ *morgens*

  ◦ **Aufstehen**:

  ◦ ◦ **agg.**: sil.[36]

  ◦ ◦ **amel.**: anac.[36] crot-h.[36] viol-o.[36]
  ☞ *morgens; Aufstehen; amel.*

  ◦ **Bett,** im: anac.[36] viol-o.[36]
  ☞ *morgens; Bett, im*

  ◦ **Erwachen,** beim: crot-h.[36]
  ☞ *morgens; Erwachen; beim*

- **vormittags**: dios.[36]
  ☞ *vormittags*

- **nachmittags,** bei Fieber und Frost: aq-pet.[36]
  ☞ *M; Fieber; während • nachmittags*

- **abends,** bei Fieber und Frost: aq-pet.[36]
  ☞ *M; Fieber; während • abends*

- **nachts**: **Asaf.**[102] **AUR.**[102] aur-m.[58] calc-f.[102] calc-s.[58] caust. **Cham.** cinnb.[102] cory.[102] dios.[36] eup-per.[102] **Fl-ac.**[102] guare.[36] hep.[102] iod.[102] kali-bi.[102] **KALI-I.**[102] kalm. lach.[102] **Lyc.**[102] **Mang-acet.**[1] **MERC.**[102] **Merc-i-f.** merc-k-i.[110] **Mez.**[102] **NIT-AC. Ph-ac.** phos.[102] **Phyt.**[102] rhod.[102] **Sars.**[102] sil.[58] staph.[58] still.[102] syph.[102] thuj. verat.
  ☞ *nachts*
◦ **Bett,** im: dios.[36]
◦ **Erwachen,** beim: mez.[36]
◦ **syphilitisch**: asaf.[102] **Aur.**[102] calc-f.[102] cinnb.[102] **Cory.**[102] **Eup-per.**[102] fl-ac.[102] hep.[102] **Kali-bi.**[102] **Kali-i.**[102] lach.[102] lyc.[102] **Merc.**[102] **Mez.**[102] phos.[102] **Phyt.**[102] sars.[102] still.[102]
- **nimmt** wellenartig zu und ab, stellenweise: nux-m.[36]
  ☞ *wellenartiger Schmerz*
<> - **Ausdehnung,** mit Empfindung von: mez.[85]
- **Berührung** agg.: anac.[36] guare.[36] kali-bi.[58] raph.[36]
  ☞ *M; Berührung, Berührtwerden; agg. •Berührung, durch*
- **Bett,** im: calc-p.[36]
  ☞ *Bett, im*
- **Bewegung,** bei: led.[36]
- **Deliriums,** am Ende des: cupr-acet.[36]
- **Druck** agg.: kali-bi.[58]
  ☞ *Druck; agg.*
- **Essen,** nach dem: hell.[5]
  ☞ *M; Essen; nach •Essen; nach*
- **Fieber**:
◦ **vor**: **Arn.**[5] chin.[5] ip.[5] puls.[5] rhus-t.[5] sabad.[5] sabin.[5]
◦ **während**: ign.[5] puls.[5] ther.[25]
  ☞ *Fieber, während*
◦ ◦ **Hitzestadium**: ign.[5] puls.[5]
  ☞ *Fieber, während; Hitzestadium*
- **Frösteln,** während: lil-s.[36]
- **Froststadium** im Fieber, während: bar-c.[5] bell.[5] bor.[5] caust.[5] chin.[5] kali-c.[5] lyc.[5] merc.[5] **Nat-m.**[5] phos.[5] rhod.[5] sabad.[5] staph.[5] verat.[5]
  ☞ *Froststadium im Fieber, während*
- **Gehen,** muss: ruta[137]
- **kalten** Jahreszeit, zu Beginn der: kali-i.[36]
- **Knochenbrüchen,** Frakturen, in alten: mag-m.[5]
- **Konvulsionen,** zwischen: cupr-acet.[36]
- **Liegen,** beim: chin.[36]
- **Malaria** oder Grippe, bei: eup-per.[85]
- **Menses,** während: carb-v.[1]
  ☞ *M; Menses; während •Menses; während*
- **Schneesturm,** wie vor: cere-s.[36]
- **Schweiß,** mit: arg.[5] **Arn.**[5] bell.[5] cac.[5] caust.[5] chin.[5] con.[5] cycl.[5] hell.[5] ign.[5] kali-c.[5] merc.[5] nat-m.[5] **Puls.**[5] rhod.[5] sabin.[5] sars.[5] sep.[5] staph.[5]
- **Schwindel,** mit: calc-p.[111]
- **stillsitzen,** beim Dösen: am-m.[36]
  ☞ *M; Dösen; agg.*
- **Strecken** der Glieder agg.: card-b.[36]
  ☞ *M; Strecken, Recken; agg.*
- **Trinken,** nach: hell.[5]
  ☞ *M; Trinken; nach*
- **Wetterwechsel** agg.: am-c.[5]
  ☞ *Wetter; Wetterwechsel, durch*

➔ - **erstreckt** sich ins Mark, nachts im Bett: sulph.[36]
  ☞ *O; Knochen; Knochenmark*
- **Diaphysen**: sarr.[36]
- **Epiphysen**: arg.[1]
  ☞ *O; Knochen; Epiphysen*
- **flache** Knochen: plb.[36]
- **Gelenkköpfe**: verat-v.[111]
  ☞ *O; Knochen; Gelenkköpfe*
- **Knochenmark**: am-c.[5] bar-c.[5] chin.[137] crot-h.[111] mag-m.[5] naja[111] ol-an.[111] op.[5] plect.[36] stront-c.[36]
  ☞ *O; Knochen; Knochenmark*
- **lange** Röhrenknochen: anac.[10] arg.[36] ars.[36] aur.[137] aur-m.[111] bry.[36] bufo[36] calc.[36] cinnb.[102] coc-c.[36] dig.[10] dros.[36] eup-per.[102] kali-bi.[36] kali-c.[36] kali-chl.[111] lach.[137] mag-m.[36] nux-v.[36] osm. plut-n.[222] sabad. sabin.[36] sep.[36] staph.[102] stront-c.[102] syph.[102]
  ☞ *O; Knochen; Röhrenknochen, lange*
◦ **Bewegung**:
◦ ◦ **agg.**: calc.[36]
◦ ◦ **amel.**: dros.[36]
◦ **Fahren** oder Reiten agg.: bry.[36]
◦ **Gehen,** beim: mag-m.[36]
◦ **Enden,** an den, beim Gehen im Freien: sep.[36]
  ☞ *M; Luft; frische, im Freien; agg.*
◦ **Mitte**: bufo[36] nux-v.[36]
◦ ◦ **morgens** im Bett, Aufstehen amel.: nux-v.[36]
  ☞ *M; Aufstehen; amel.; Bett, aus dem*
◦ **oberhalb** und unterhalb von Gelenken: arg.[36]
- **Periost**: **Acon.**[5] **AM-C.**[122] ant-c. **ARN.**[122] **ASAF.** aur. **AUR-M.**[122] bell. bry.[36] camph.[5] cann-s.[122] **Cham. Chin.** colch.[5] coloc.[5] **CYCL.**[5] graph.[36] guai.[102] guare.[122] hell. ign. kali-bi.[36] kali-c.[122] **KALI-I.**[102] **Kalm.** led. **M-arct.**[5] m-art.[5] m-aust.[5] mag-s.[111] **Mang.** med.[58] **Merc.**[58] **Merc-c.**[5] **Mez.**[36] mur-ac.[1] **Nit-ac.**[36] **PH-AC.** phos.[102] phyt.[58] puls. **Rhod.** rhus-t. rhus-v.[36] **RUTA**[5] sabad.[5] sabin. sars.[102] **Sil.** spig. staph. sul-ac.[58] symph.[85] syph.[58] tub.[58] verat.[5] zinc.[5]
  ☞ *O; Knochen; Periost •Empfindlichkeit; Knochen; Periost*
◦ **morgens** beim Erwachen: kali-bi.[36]
  ☞ *morgens; Erwachen; beim*
◦ **vormittags**: bry.[36]
◦ **nachts** im Bett: **Mez.**[36]
<> ◦ **Ruhe,** während: graph.[36]
◦ **Wetter,** bei kaltem, nassem: **Merc.**[58]
  ☞ *M; Wetter; kaltes, feuchtes Wetter; agg. •Kälte; agg.; feuchte*
- **stellenweise**: merc.[36] nux-m.[36]
  ☞ *stellenweise*
- **Teil,** auf dem man liegt: mosch.[1]
- **tief** sitzend: merc-i-f.[36] plut-n.[222]
  ☞ *tief sitzend*
◉ - **Haut** über den Knochen dünn ist, wo die: cycl.[36] merc.[58]
- **plötzlich**: phos.[5]
- **syphilitisch**: **Guai.**[1125] mez.[1125] sabin.[1125] **SYMPH.**[1125]
  ☞ *Syphilis*

Knorpel: apisin.[5] **ARG.** arg-n.[5] arn.[36] asc-t.[72] bell. boerh.[192] calc-p. cere-b.[85] cham.[102] chen-a.[54] chin.[1] cimic.[111] cina conv.[2191] gels.[64] grat. guai.[102] kali-c.[1] lob-s.[85] loxo-r.[240] lyc. mag-c.[137] med.[193] merc-c. mez.[36] nat-m.[137] nat-s.[111] olnd.[102] ox-ac.[137] ph-ac. pix.[85] plat. plb. psil.[164] ran-b. **Rhod. Rhus-t.** ruta[58] stann. staph.[1] stram.[58] sul-ac. sulph. symph.[137] thea.[36] thuj.[137]
☞ *O; Knorpel, Beschwerden der •Empfindlichkeit; Knorpel*

Kommissuren: ars.[85]

Körperöffnungen: alum.[5] amor-r.[149] ars.[5] bell.[5] calc.[5] carb-v.[5] chel.[5] cocc.[5] colch.[5] con.[5] dig.[5] dulc.[5] ferr.[5] graph.[5] hep.[5] hyos.[5] ign.[5] iod.[5] ip.[5] lyc.[5] mez.[5] nat-m.[5] nux-v.[5] phos.[5] plat.[5] plb.[5] rhod.[5] sabad.[5] sars.[5] sec.[5] sep.[5] staph.[5] stram.[5] sulph.[5] tarax.[5] thuj.[5] verat.[5] verat-v.[137]
☞ *O; Körperöffnungen, Beschwerden der oder an*

- **Kälte** der Teile, bei: sec.[5] verat-v.[137]

Körperteile, betroffene:

- **blutende** Teile: arn.[137] ferr.[137]
- **entfernt** liegende Teile: arg-n.[137] carb-v.[54] chlor.[197] mangi.[197] sil.[137] tarent.[137]
  - **Druck** auf den Rücken, durch: sil.[137] tarent.[137]
  - **Entbindung,** nach der: carb-v.[54]
    ☞ *M; Wehen, Entbindung; Wochenbett, im*
  - **Husten,** beim: chlor.[197] mangi.[197]
- **erkrankte** Teile: acon.[102] agar. am-c.[36] apis[102] arg.[5] **Arn.**[5] ars. bapt. bell.[1] **Bry.**[5] cadm-f.[58] calc. camph.[5] canth.[5] caps.[102] carb-an.[102] carb-v.[1] caust.[1] cham.[5] chin.[5] cina[119] cocc.[5] coloc.[5] con.[1] croto-t. dig.[1] ferr.[137] gins.[45] glon.[122] graph.[5] helo.[144] hep.[1] kali-bi.[36] kali-c.[1] **Kali-n.**[5] lat-m. loxo-r.[240] lyc.[36] **Merc.**[5] mosch. nat-m.[5] **NIT-AC.**[5] nux-m. nux-v.[5] ph-ac.[102] phos.[1] **PLAT.** plb.[36] **PULS.**[5] pyrog.[122] pyrus[122] ran-b.[5] **Rhus-t.**[5] ruta sabin.[5] sarcol-ac.[144] sep. sil.[1] spong.[5] squil.[5] staph.[5] stront-c.[36] sulph. thuj.[36] verat.[5] zinc.[5]
  - **Essen,** nach dem: graph.[5]
    ☞ *Essen; nach*
  - **Gehen,** beim: bell.[1]
  - **erstreckt** sich von einem Körperteil zu einem anderen oder umgekehrt: zinc.[102]
  - **äußerlich** gelegen: arn.[1] merc.
- **gelähmte** Teile: act-sp.[137] agar. arn. **Ars.** bell. cadm-f.[58] calc. **Caust.** cham. cina[119] **Cocc.** crot-h.[36] croto-t. **Helo.**[144] **Kali-n.** lat-m. nux-v. phos. **Plb.** rhus-t. sil. sulph. **Verat.**
  ☞ *Lähmung; allgemeine Arzneien; schmerzhaft*
- **gequetschte,** gestoßene Teile: arn.[36] canth.[36]
- **liegt,** auf denen man: arn. bapt. carb-v.[1] caust.[1] graph.[1] hep.[1] kali-c.[1] mosch. nit-ac.[809] nux-m. nux-v.[5] ph-ac.[137] phos.[1] puls. pyrog.[122] ruta sarcol-ac.[144] sep. sil.[1] thuj.
  - **Schweiß,** während: nux-v.[5]
  - **vorher** gelegen hat: ph-ac.[137] **PULS.**
    ☞ *M; Liegen; während; Schmerzen wandern zu dem Teil; liegt, auf dem man*
- **unbedeckte** Teile: bell.[1]
  ☞ *O; Teile, Körperteile, einzelne; unbedeckte Teile*
- **Verletzung,** mit lang zurückliegender: glon.[122]
- **Weichteile,** bei Druck oder Berührung: lyc.[36]

Muskeln: abrot.[36] achy.[149] **Acon.**[5] adon.[111] aesc.[111] **AGAR.**[5] agav-t.[149] **Agn.** alet.[102] **Alum. Am-c.**[5] am-caust.[36] **AM-M.**[5] **AMBR.**[5] aml-n.[137] **ANAC.**[5] **ANG.**[5] **ANT-C.**[5] **ANT-T.**[5] **Apis**[137] apisin.[5] apoc.[36] aq-mar.[149] aran.[111] aran-ix.[149] **Arg.** arist-m.[102] **Arn.**[5] **ARS.**[5] **Ars-i.** ars-s-f.[58] **ASAF.**[5] **Asar.** asc-t.[36] aster.[111] **Aur.** aur-m-n.[36] aur-s.[58] aza.[102] bad.[36] bani-c.[204] **Bapt.**[102] **BAR-C.**[5] bar-i.[58] bar-m. **BELL.**[5] **Bell-p.**[102] berb. **Bism.** bol. **Bor.**[5] bov.[5] brach.[36] bros-g.[259] bruc.[10] **BRY.**[5] bufo calad. **CALC.**[5] calc-f.[119] **CAMPH.**[5] cann-i.[36] **Cann-s.**[5] **CANTH.**[5] **Caps.**[5] carb-ac.[25] **Carb-an.** **CARB-V.**[5] carbn-o.[36] **CARBN-S.** card-m. carn-g.[264] caul.[25] **CAUST.**[5] cere-b.[72] **CHAM.**[5] **Chel.**[5] **CHIN.**[5] chin-s.[36] chlorpr.[149] cic.[5] **CIMIC.**[102] **CINA**[5] **Clem.**[5] coc-c.[36] **COCC.**[5] coff.[5] **COLCH.**[5] **COLOC.**[5] com.[25] **CON.**[5] conin.[36] cop.[36] croc.[5] crot-c.[36] **CUPR.**[5] **CUPR-ACET.**[54] **CYCL.**[5] cymbo-ci.[2184] cyt-l.[149] **Dig.**[5] dios.[54] dros.[5] **DULC.**[5] echi. elat.[54] ephe.[267] erio.[36] eryt-j.[36] eryth.[36] eup-per.[25] **EUPH.**[5] **EUPHR.**[5] fago.[25] **FERR.**[5] ferr-p.[116] form.[36] form-ac.[102] gaul.[102] **GELS.**[54] germ.[222] gink.[227] gins.[36] glon.[111] **GRAPH.**[5] **GUAI.**[5] ham.[36] harp.[149] **HELL.**[5] helo.[264] **Helon.**[102] **Hep.**[5] hip-ac.[149] hist.[119] hura[36] hydr.[25] hydr-ac.[268] hydrc.[36] hyos.[5] hyper.[36] **IGN.**[5] indg.[171] iod.[5] iodof.[85] ip.[5] jac.[102] kali-bi.[111] **KALI-BR.**[54] **KALI-C.**[5] **Kali-chl.**[58] kali-hp.[25] **Kali-n.**[5] kali-s. kalm.[38] kreos.[5] lach.[5] lam.[45] lat-h.[301] lat-m.[119] **LAUR.**[5] **Led.** lil-t.[25] loxo-r.[240] **LYC.**[5] lycpr.[102] lycps.[36] **M-arct.**[5] **M-ART.**[5] **M-aust.**[5] **Macrin.**[102] **Mag-c. MAG-M.**[5] **MAG-P.**[102] mag-s.[119] **Magn-gr.**[102] mand.[149] **MANG.**[5] mang-acet.[1] **MENY.**[5] meph.[36] **MERC.**[5] **MERC-C.**[36] merc-i-r.[36] merl.[36] **MEZ.**[5] mit.[36] morg-g.[136] morph.[36] **Mosch.**[5] **Mur-ac.**[5] myric.[72] naja[85] **Nat-c.** nat-f.[119] **Nat-m.** nat-s. **NIT-AC.**[5] nitro-o.[36] **NUX-M. NUX-V.**[5] ol-an. **OLND.**[5] **Op.**[5] ox-ac.[102] ozone[227] pall.[36] **PAR.**[5] **Petr.**[5] **Ph-ac. Phos.**[5] **Phyt.**[36] pic-ac.[54] pitu-a.[164] plan.[36] **PLAT.**[5] **PLB.**[5] plb-acet.[102] prun.[36] psil.[164] ptel.[25] **PULS.**[5] puls-n.[25] pyrog.[102] **RAN-B.**[5] **RAN-S.**[5] raph.[36] rauw.[119] rham-cal.[102] **Rham-cath.**[102] rheum **RHOD.**[5] **RHUS-T.**[5] rhus-v.[36] rumx.[102] **RUTA**[5] **SABAD.**[5] **Sabin.** sal-ac.[102] samb.[5] sang.[25] sanic.[85] sarcol-ac.[149] saroth.[144] sarr.[36] **SARS.**[5] scroph-n.[36] **SEC.**[5] **Sel.**[5] seneg.[5] **SEP.**[5] sieg.[144] **SIL.**[5] sin-n.[102] sol-n.[25] **SPIG.**[5] **Spong.**[5] **Squil.**[5] **Stann.**[5] **STAPH.**[5] **Stram.**[5] **STRONT-C.**[5] stroph-s.[149] **Stry.**[36] **Sul-ac.**[5] sulfa.[149] **SULPH.**[5] sumb.[36] syc-co.[136] syph.[102] **Tab.**[111] tama.[197] **TARAX.**[5] tarent.[36] ter.[111] **TEUCR.**[5] thal.[149] ther.[85] **THUJ.**[5] trif-p.[72] tung.[209] **VALER.**[5] **VERAT.**[5] **Verat-v.**[36] **VERB.**[5] viol-o.[5] **VIOL-T.**[5] **ZINC.**[5] **ZINC-P.**[58]

- **tagsüber**: merc-c.[36]
  ☞ *tagsüber*
- **morgens**: apoc.[36] carn-g.[264] mit.[36]
  ☞ *morgens*
  - **Erwachen,** beim: carn-g.[264]
    ☞ *morgens; Erwachen; beim*
- **abends** und nachts **agg.**: cop.[36]
  ☞ *abends •nachts*

- **Aufstehen,** beim: stry.[36]
- **Baden,** heißes, amel.: lat-m.[119]
  - *☞ M; Baden, Waschen; amel.; heißes •Baden; warmes amel.*
- **Betätigung** amel.: plan.[36] rhus-t.[36]
  - *☞ Betätigung amel.*
  - ◦ **Freien,** im: plan.[36]
    - *☞ M; Luft; frische, im Freien; amel. •Luft; Freien, amel. im*
- **Bettwärme** agg.: carb-v.
  - *☞ M; Wärme; agg.; Bettwärme*
- **Bewegung**:
  - ◦ **agg.**: abrot.[36] bell-p.[119] merl.[36]
- **Druck,** bei: sieg.[144]
- **Essen** agg.: indg.[171]
  - *☞ Essen; während*
- **Froststadium** im Fieber, während: ars.[5] bell.[5] bor.[5] calc.[5] carb-v.[5] caust.[5] chin.[5] ip.[5] kali-c.[5] kali-n.[5] lach.[5] led.[5] lyc.[5] merc.[5] mosch.[5] nit-ac.[5] nux-v.[5] ph-ac.[5] phos.[5] puls.[5] rhod.[5] rhus-t.[5] sep.[5] sil.[5] stann.[5] staph.[5] stront-c.[5] sulph.[5] verat.[5] zinc.[5]
  - *☞ Froststadium im Fieber, während*
- **Kopfschmerz,** bei: gels.[102] rhus-t.[102]
  - *☞ Kopfschmerz, während*
- **Lernen,** Studium, durch: pic-ac.[54]
- **Luft,** kalte, agg.: bad.[36]
  - *☞ M; Kälte; agg. •M; Luft; kalte; agg. •Luft; kalte agg.*
- **Menses**:
  - ◦ **vor**: hell.[45]
  - ◦ **amel.**: hip-ac.[149]
- **Reiben** agg.: bad.[36]
- **Schwangerschaft,** während: alet.[102]
- **Schweiß,** während: acon.[5] ant-c.[5] arn.[5] ars.[5] bell.[5] bry.[5] calc.[5] caps.[5] carb-v.[5] caust.[5] cham.[5] chel.[5] chin.[5] colch.[5] dulc.[5] ferr.[5] hep.[5] ign.[5] kali-c.[5] kali-n.[5] led.[5] lyc.[5] merc.[5] merc-c.[5] nit-ac.[5] nux-v.[5] phos.[5] puls.[5] rhod.[5] rhus-t.[5] sep.[5] sil.[5] spig.[5] staph.[5] stront-c.[5] sulph.[5] tarax.[5] thuj.[5] verat.[5] zinc.[5]
  - *☞ Schweiß, während*
- **Sitzen,** beim: staph.[36]
- **Strecken,** Dehnen:
  - ◦ **agg.**: mag-s.[119]
  - ◦ **amel.**: helo.[264]
    - *☞ M; Strecken, Recken; amel.*
- **Waschen** der Hände in kaltem Wasser, durch: tarent.[36]
  - *☞ M; Baden, Waschen; agg.; kaltes*
- **Zimmer,** im warmen, beim Sitzen: plan.[36]
  - *☞ M; Zimmer, im; agg.; warmes Zimmer*
- **erstreckt** sich abwärts: kalm.[111]
  - *☞ erstreckt sich; abwärts*
- **Ansatzstellen,** Bänder: berb.[1125]
- **Beugemuskeln,** Flexoren: plb.[36] scroph-n.[102]
  - ◦ **Bewegung,** bei: plb.[36]
- **Extensoren,** beim Sitzen: verat.[36]
- **lange**: achy.[149]
- **willkürlich** zu bewegen, beim Versuch: nux-v.[36]

Nerven: acetan.[102] **ACON.**[36] acon-c.[36] **Aconin.**[142] aego-p.[1125] aesc. agar.[36] ail.[25] all-c.[102] all-s.[1125] **Am-m.**[171] aml-n.[25] anan. ang.[54] anh.[149] ant-ar.[85] apoc.[111] arag.[102] aran-ix.[149] arbu.[102] **Arg. Arg-n.**[71] **Arn. Ars.**[5] ars-met.[102] ars-s-f.[102] ars-s-r.[85] asaf.[5] asar. atro.[25] aur.[36] aur-m-n.[5] aven.[1125] **Bamb-a.**[1184] bar-acet.[4] bar-c. **Bell.**[5] bell-p.[137] berb. berb-a.[1125] **BRY. BUFO** buni-o.[149] **Calc.**[54] calc-f.[119] **Calc-p.**[54] **Calc-s.** calc-sil.[58] **Canth.**[5] caps.[1] carb-ac.[193] carb-an.[1] carbn-o.[102] **Carbn-s.** carc.[149] card-m. caul.[185] **Caust.**[5] cean.[1125] **Cedr.**[36] **Cham.**[1125] chel.[25] chim. chin. chin-m.[142] chin-s.[36] chlf.[54] chlol.[8] **Cimic.** cina[28] cinnb.[54] cist.[54] **Cit-v.**[54] clem.[36] cob.[111] coc-c.[36] cocc. **Cocci-s.**[102] coch-o.[1125] **Coff.**[137] **Colch.**[102] coll.[193] **COLOC.**[809] com.[1125] corv-c.[258] cot.[102] croc.[5] croto-t.[1125] cupr.[102] cur. cycl.[1125] **Dios.**[1125] dros. dulc.[111] dys-co.[136] **Elaps Elat.**[36] ephin.[1125] ergot.[25] eup-pur. euph. **Ferr.**[102] **Ferr-ar.** ferr-p. fl-ac. gaert.[136] **Gaul.**[1125] **GELS.**[8] germ.[222] gink.[227] **Gins.**[171] glon.[37] **GNAPH.**[137] **Graph.**[102] grat.[137] grin.[1125] **Guai.** guare.[36] ham.[36] harp.[1184] hell.[304] hell-f.[102] helod-c.[205] hep.[102] hip-ac.[119] hydrc.[8] hymosa[102] hyos.[1125] **HYPER.**[58] **Ign.**[172] ind.[54] **Indg.** inul.[36] iodof.[8] **IRIS Kali-ar. Kali-bi.**[137] kali-c. kali-chl.[102] kali-cy.[25] **KALI-I.**[71] **Kali-p.**[54] kali-s.[111] kali-sil.[58] kalm.[1125] kola[1184] kreos.[71] lac-ac.[54] **Lac-c.**[102] lac-d.[58] **Lach.** lachn.[54] lap-laz.[227] lav-v.[1125] **Led.** lepro.[197] lept.[137] lith-c.[227] lob.[1125] lob-s.[25] lol.[1125] loxo-r.[205] **Lyc.**[54] lyss. mag-c.[137] mag-m.[144] **MAG-P.** mag-s.[144] mand.[144] **MED.**[193] menth.[1125] **Meny.**[171] merc. methyl.[102] **Mez.** mill.[1125] morbill.[193] morph.[193] nat-ar. **Nat-m.**[102] nat-p.[36] **Nat-s.** nit-ac. **Nux-m. NUX-V.**[193] nyct.[102] oena.[122] **Ol-j.**[54] ox-ac.[193] paeon.[111] pall. **Par.**[1125] **Passi.**[1125] paull.[25] **Petr.** ph-ac.[54] phase.[1125] phel.[102] **Phos.** phys.[25] **Phyt.**[102] pip-m.[36] plan.[8] plat.[193] **Plb.**[137] **Plumbg.**[102] plut-n.[269] **Podo.**[54] polyg.[54] prim-v.[1125] prot.[136] psor.[71] ptel.[111] **Puls.**[137] puls-n.[36] pyre-p.[1125] **Ran-b.**[54] ran-s.[1125] rat.[1125] **Rhod. RHUS-T. Ruta**[809] sabin.[5] sal-ac.[122] **Salx-a.**[1125] salx-m.[85] **Samb.**[1125] sang.[1125] sapin.[36] saroth.[144] sarr.[36] scut.[1125] sel.[111] senec.[36] **Sep.**[111] **Sil.**[5] **Spig.**[8] spira.[102] spirae.[144] stann.[102] **Staph. Still.**[54] stram.[71] stront-c.[102] **Stry.**[102] sul-ac.[193] **Sulph.** syc-co.[136] **SYMPH.**[1125] syph. tab.[36] tarent.[8] tax.[303] **TELL.**[22] **Ter.**[54] thal.[250] thal-s.[111] thea.[102] ther.[162] **Thuj. Til.**[1125] trig-f-g.[1125] tus-fa.[1125] upa.[85] **Valer.**[185] **Verat.**[193] verat-v.[8] **Verb.**[71] **Visc.**[137] wild.[9] x-ray[119] xan.[102] **Zinc.**[5] **ZINC-P.**[58] zinc-val.[137] ziz.[1125]
  - *☞ O; Nerven, Beschwerden der*
- **Lepra,** bei: ephin.[1125]
- **Ruhe,** während: arg.[58]

Oberkörper: am-c.[36] kali-bi.[36] spong.[36] stront-c.[36] thuj.[36]
- **morgens** beim Erwachen, aufstehen amel.: thuj.[36]
  - *☞ morgens; Aufstehen; amel. •morgens; Erwachen; beim*
- **3** Uhr: am-c.[36]

Schleimhäute: achy.[149] acon.[36] am-c.[5] **Apisin.**[5] arg-n.[5] arn.[5] ars.[5] arum-t.[111] bor.[5] brom.[5] canth.[5] caps.[5] carb-v.[5] con.[5] hep.[5] kali-c.[5] kreos.[5] lach.[5] merc.[5] mur-ac.[5] nit-ac.[5] **Nux-v.**[5] phos.[5] phyt.[111] puls.[5] sul-ac.[5] sulph.[5] thuj.[5] trif-p.[36]

☞ *O; Schleimhäute, Beschwerden der*

Sehnen: adam.[222] aesc.[25] aeth.[102] **Agar.** alum.[5] am-c.[102] am-m.[1] amor-r.[149] anac. ant-c.[85] arg.[36] **Arg-n.**[102] arn.[5] ars.[1] asaf.[102] aur.[36] bapt.[25] **Bar-c.**[5] **Bell.**[5] bell-p.[111] benz-ac.[111] berb.[111] bism.[102] **Bry.**[54] calc.[5] calc-p. cann-i.[85] **Carb-v.**[5] carbn-s.[25] caul.[102] caust.[5] cham.[1] chel.[5] coca[25] cocc.[5] colch.[5] coloc.[5] con.[5] crot-h.[36] **Cupr.**[102] dig.[5] dios.[25] dulc.[5] erech.[25] fago.[25] ferr.[5] **Ferr-cy.**[102] ferr-t.[102] form.[102] form-ac.[102] gaul.[36] get.[102] graph.[5] harp.[149] hep.[5] hyos.[5] ign.[5] iod.[5] ip.[5] kali-bi.[111] kali-c. kalm.[111] lac-leo.[204] lob.[25] lyc.[1] lycps.[36] **M-art.**[5] m-aust.[5] mag-f.[149] mag-m.[102] **Merc-c.**[5] mez.[5] myric.[25] nat-c.[5] nat-m.[5] **Nit-ac.**[1] **Nux-v.**[5] oena.[25] **Onis.**[102] par.[36] phos.[1] phyt. plat.[5] plb.[5] podo.[25] prun.[111] puls.[5] ran-b.[5] ran-s.[5] **Rhod.** **RHUS-T.**[5] rob.[25] **Ruta**[5] sabad.[5] **Sabin.** sars.[5] **Sep.**[1] sil.[102] sol-n.[25] staph.[5] still.[25] stram.[5] stront-c.[102] sulph.[5] sumb.[25] tarax.[5] thea.[102] thuj.[5] verat.[5] zinc.[5]

Stumpf, am:

☞ *Amputation, nach, Phantomschmerz*

tief sitzend: all-c.[137] aloe[36] anac.[36] aran.[36] arn.[137] arund.[102] aur-m-n.[36] bar-c.[5] bell.[36] bry.[137] cann-s.[1] carb-v.[5] chel.[25] cic.[36] cimic.[137] clem. con.[36] cycl.[1] dros.[137] eup-per.[111] eup-pur.[2072] euph. eupi.[36] gels.[111] jatr.[36] kali-c.[137] kreos.[137] lach.[36] mang.[137] merc-i-f.[36] naja[36] nat-ar.[36] phos. plut-n.[222] rad-br.[137] ran-b.[5] **Sabad.**[5] stict.[85] stry.[36] sulph.[36]

untere Körperhälfte: plb.[36]

abgeschnürt, Schmerz wie: acon.[5] agar.[5] am-c.[5] ambr.[5] asar.[5] bell.[5] bry.[5] cann-s.[5] canth.[5] carb-an.[5] chel.[5] chin.[5] cocc.[5] coff.[5] cupr.[5] dros.[5] graph.[5] hep.[5] **HYOS.**[5] **Ign.**[5] kreos.[5] mag-c.[5] nat-c.[5] **Nux-v.**[5] plb.[5] **PULS.**[5] ran-s.[5] ruta[5] sabin.[5] **Spong.**[5] stram.[5] sul-ac.[5] sulph.[5] valer.[137] verat.[5] zinc.[5]

- **Drüsen**: am-c.[5] **Chin.**[5] ign.[5] nux-v.[5] **PULS.**[5] **Ruta**[5] spong.[5]

☞ *Drüsen*

andauernd, beständig:

☞ *anhaltender Schmerz*

anhaltender Schmerz: **Acon.**[54] **Aesc.**[102] aloe[102] alumn.[102] **Arn.**[5] caust.[102] **Cham.**[5] cimic.[54] **Coff.**[5] gels.[54] hydr.[102] hyper.[54] **Ign.**[102] lyc.[102] mur-ac.[102] **Nat-m.**[102] **Nit-ac.**[102] **Nux-v.**[5] **Op.**[5] par.[54] podo.[85] **PULS.**[5] rat.[102] sep.[102] sulph.[102] syph.[137] thuj.[102] vib.[137] xan.[54]

Arbeit, Schmerz wie nach harter: cimic.[36]

ausgerenkt, Schmerz wie: acon.[5] adam.[222] agar.[1] alum.[5] am-c.[1] am-m.[1] ambr.[5] anac.[1] ang.[1] **Ant-t.**[36] arg. arg-n.[85] **Arn.**[1] ars.[5] arum-t. asar.[5] bamb-a.[1184] bell.[36] brom.[36] bry.[1] bufo[36] cahin. **Calc.**[8] calc-p. caps. carb-an.[1] carb-v.[193] carbn-s. caust. chel.[5] chin-s.[36] chr-ac.[54] cina[1] cinnb. coca[36] cocc.[1] coloc.[5] con.[5] cor-r. croc. cub.[85] cupr. cycl.[1] dros.[36] dulc.[5] elaps[137] eup-per.[10] euph.[1] eupi.[36] fl-ac.[5] gels. gran.[36] graph.[1] grat.[54] gua.[25] harp.[1184] hedeo.[77] hep.[5] hura[36] hyper.[144] **Ign.**[1] ip. irid.[102] iris[85] kali-bi. kali-c.[5] kali-i. kali-n.[5] kreos.[5] kurch.[192] lach.[137] lachn. lap-laz.[227] lar-ar.[251] laur.[5] lim-b-c.[204] lyc.[1] **M-ARCT.**[5] **M-art.**[5] mag-c.[1] mag-m.[1] mang-m.[36] med.[85] merc.[5] merl.[123] mez. mosch. mur-ac.[5] myrt-c. nat-m.[1] nicc. nit-ac. nux-m.[5] **Nux-v.**[1] olnd. op.[5] osm.[111] ox-ac.[10] ozone[227] pall. petr.[1] ph-ac.[85] phos.[8] pip-m. prun.[137] psil.[164] psor. puls.[1] rhod.[5] **RHUS-T.**[1] rhus-v.[25] rob.[111] ruta[1] sac-l.[139] sanic.[85] sarr. sars.[1] sep.[5] spect.[271] spig.[5] spong.[5] stann.[5] staph.[1] stram. sulph.[1] sumb.[36] syph. tarax.[1] ther.[25] **Thuj.**[1] tril.[8] tub.[85] verat-v.[36] wild.[36] zinc.[5]

ausstrahlender Schmerz: acon.[5] agar.[5] androc.[222] ant-c.[5] apis[116] apisin.[5] arg.[5] **Arg-n.**[5] arn.[5] ars.[5] bamb-a.[1184] bapt.[5] bell.[5] benz-ac.[137] **Berb.**[47] bism.[5] bry.[5] canth.[47] caust.[5] cham.[5] chel.[5] cimic.[111] cinnb.[187] coc-c.[111] cocc.[5] coff.[5] **Coloc.**[102] con.[5] cupr.[5] cur.[85] cyn-d.[192] dig.[5] dios. eupi.[85] fago.[36] ferr.[5] gels.[102] **Glon.** **GRAPH.**[8] helo.[111] helon.[111] hep.[102] hyos.[5] hyper.[111] **Ip.** kali-bi.[111] **Kali-c.** **Kali-i.**[102] kalm.[111] kreos.[5] lach.[5] **Lat-m.**[111] lath.[111] laur.[137] lil-t.[111] lyc.[36] mag-m.[5] **MAG-P.** mang.[5] med.[139] **Merc.**[5] mez.[5] naja[111] nicc.[111] **Nux-v.**[102] ox-ac.[8] pareir.[8] phos.[102] phys.[36] phyt.[85] pip-m.[36] plan.[102] plat.[5] **Plb.** ptel.[111] puls.[5] ran-b.[58] **Rhodi.**[102] rhus-t.[5] ric.[85] sabad.[5] sabal.[85] sang.[102] sec.[5] senec.[111] sep.[137] sil.[5] spig.[5] staph.[5] **Stry.**[102] tab.[111] **Tell.** thea.[72] vac.[36] verat.[5] verat-v.[111] wye.[85] xan.[85] zinc.[102]

☞ *E; Ausbreitung, Ausstrahlen von Symptomen • Zentrifugale Bewegung der Beschwerden • wandernder Schmerz • wellenartiger Schmerz*

beißender Schmerz: absin. acon.[5] act-sp. **Agar.** agn.[5] aloe[36] alum.[5] alum-p.[58] alum-sil.[58] am-c.[5] **Am-m.**[36] **Ambr.**[1] anac.[1] ang.[5] ant-c. ant-t. aphis. apisin.[5] arg.[5] arn.[5] ars.[5] arum-t.[137] asar. **Aur.** aur-m. aur-m-n.[36] bar-c.[5] bar-m.[10] bart.[36] bell.[1] bell-p.[119] **Berb.**[10] bor. **Bov.**[10] bran.[36] **Bry.** bufo[111] **Calad.** **Calc.** calc-p. camph. **Cann-s.** **Canth.**[36] **Caps.**[5] carb-ac. carb-an.[36] **CARB-V.**[5] carbn-s. **Caust.**[5] cench.[58] **Cham.**[5] chel.[10] **Chin.**[1] chin-b.[220] chin-s. chlor.[36] cina[111] cist.[137] **Clem.**[5] coc-c.[36] cocc.[5] coch. **Colch.** coloc.[1] **Con.** cop. croc.[5] cupr.[111] cupr-s. dig.[36] dios. **Dros.**[1] dulc. echi. equis. euon.[36] **EUPH.** **Euphr.** eupi. fl-ac.[137] **Gamb.** germ.[222] glon.[36] **Graph.** grat.[10] guai.[5] **Hell.**[5] hep.[1] hydr.[137] hyos.[1] **Ign.**[5] indg. iod.[1] **Ip.**[1] jal. kali-bi. **Kali-c.**[1] kali-chl.[58] **Kali-i.** kali-n.[36] **KREOS.** **Lach.** lachn.[22] lact.[10] lam.[10] laur.[36] **LED.** **Lyc.** lyss. m-arct.[5] m-art.[5] m-aust.[5] mag-c.[1] maland.[111] mang.[10] meli.[137] **Merc.**[5] merc-c.[5] **Mez.**[1] mosch.[5] mur-ac.[5] narz.[36] nat-c.[1] nat-m.[1] nat-p. nat-sil.[58] nicc.[10] **Nit-ac.** nux-m. **NUX-V.**[5] oci-s.[119] ol-an.[10] **Olnd.**[5] op.[5] ox-ac.[36] paeon. pall. par.[5] petr. **PETROS.** ph-ac.[5] phel. phos.[1] plat.[1] plb.[36] polyg.[137] **Prun.** psor. **PULS.** **Ran-b.**[5] **RAN-S.**[5] rheum **Rhod.**[5] **Rhus-t.**[5] **Ruta**[1] **Sabad.** sabin.[5] sang.[137] sars. sec. sel. seneg.[5] **Sep.**[1] **Sil.** spig.[1] **Spong.**[10] squil.[5] stann. **Staph.**[1] stram.[1] stront-c.[5] sul-ac.[5] **SULPH.**[1] syph.[193] syzyg.[38] tab.[36] tarax. tarent.[58] **Teucr.**[5] **Thuj.**[5] valer. verat.[1] verat-v.[111] viol-t.[5] voes.[36] **ZINC.**[1] zinc-acet. **ZINC-P.**[58]

☞ *Beißen, wie durch Wanzen, Empfindung von*

berstender, spaltender, auseinandertreibender Schmerz: **Acon.**[5] act-sp.[137] adam.[222] aegle.[192] aegle-f.[192] aesc. agar. all-c.[58] allox.[149] aloe[58] alum.[5] alum-p.[58] alum-sil.[58] am-br.[102] **Am-c.**[1] am-caust.[4] **Am-m.** ambr.[5] aml-n. anac.[1] anan. ant-c.[5] ant-t.[5] apis apisin.[5] aran.[149] **Arg-n.** arn.[5] ars.[5] ars-met. **Asaf.** **Asar.**[5] aster. atista[192] atro.[25] aur.[5] **Aur-m.** aza.[192] bamb-a.[1184] bapt. bar-c.[1] bar-s.[58] **BELL.**[5] bell-p.[256] berb. **Beryl.**[149] bism.[5] boerh.[192] bor.[5] bov.[5] brom. **BRY.**[5] bufo-s.[102] cact. cadm-s.[111] calad. **CALC.**[5] calc-caust. calc-f.[119] calc-p. calc-sil.[58] calen.[45] camph.[5] cand-a.[239] cann-i.[25] **Cann-s.**[5] canth.[58] **CAPS.** carb-ac.[137] **Carb-an.** **Carb-v.**[5] cassi-f.[192] cassi-s.[192] cath-a.[264] **CAUST.**[1] cedr.[25] cench.[102] cham.[5] **Chel.**[5] chen-a.[111] **CHIN.**[5] chin-ar. chin-s. chion.[144] chlor.[111] choc.[222] cic.[5] **Cimic.**[102] cina[5] cinch.[36] citl-v.[197] **Clem.** cob. coc-c. cocain.[102] cocc.[5] **COFF.** **Colch.**[5] coll.[102] coloc.[5] **Com.**[102] **CON.** conv.[102] cor-r. croc.[5] crot-c. cupr. cycl.[809] **Daph.** dig.[5] dios. dol. dros. **Dulc.** erio.[102] **Eup-per.**[58] **Euph.**[1] **Euphr.** **Fago.**[102] **Ferr.** ferr-ar. ferr-p. form.[102] **Gels.** germ.[222] gink.[227] **GLON.**[36] glyc.[102] **Graph.**[5] **Guai.** gymn. **Ham.**[111] hell.[5] helo.[85] **Hep.** hydr. hydrc.[192] **Hyos.**[5] hyper. iber.[102] **IGN.**[5] ind. indg. iod.[5] **Ip.**[111] irid.[222] iris[111] juni-c. juni-v.[36] kali-ar. kali-bi. **Kali-c.**[1] kali-i. kali-m.[137] kali-n.[5] kali-p. kali-s. kali-sil.[58] kalm. kiss.[36] kola[1184] kreos.[5] kurch.[192] lac-ac. lac-c. lac-d.[85] **LACH.** lachn. lact. lar-ar.[251] lat-h.[301] laur.[5] lept.[137] lil-t.[25] **Lyc.**[5] lycpr.[102] lycps.[25] **LYSS.** m-arct.[5] m-art.[5] m-aust.[5] mag-c.[5] mag-m. mang.[5] med. meli.[102] **Menis.**[102] meny.[5] **MERC.** merc-i-f. **Mez.**[5] mill. mosch.[5] **Mur-ac.** myric.[137] naja nat-ar. nat-c.[1] **NAT-M.** nat-p. nat-s. nat-sil.[58] nicc. **NIT-AC.** **Nux-m.** **NUX-V.** ol-an. ol-j.[25] **Olnd.** op.[5] ozone[227] **Par.**[5] pareir.[137] **Petr.** ph-ac.[5] **PHOS.** phys.[25] phyt.[111] pic-ac.[25] pip-n.[144] pitu-a.[164] **PLAT.** plb.[5] plut-n.[269] podo.[111] **PRUN.** psil.[164] psor. **Ptel.**[102] **Puls.** pyrog.[102] rad-br.[144] **RAN-B.**[5] ran-s.[5] **Rat.** rauw.[119] rham-cal.[102] rhod.[5] **Rhus-t.**[5] rumx. **Ruta**[5] sabad.[5] **Sabin.**[5] samb.[5] sang.[25] sanic. sars.[5] scol.[1142] senec.[137] **Seneg.** **SEP.**[5] **SIL.** sol-c.[25] sol-n.[25] **SPIG.**[1] **Spong.** squil.[1] **Stann.** **Staph.** stict. stram.[5] **Stront-c.**[5] stroph.[102] stry. sul-ac.[5] **SULPH.**[5] syph.[111] tarax.[5] tarent.[36] tarent-c.[192] tela[192] **Teucr.** **Thuj.** thyr.[137] ur-ac.[192] **Usn.**[72] ust.[25] vac.[102] **Valer.**[5] vanad.[102] verat.[5] verb.[5] vib.[111] **Viol-o.**[5] viol-t.[5] **Vip.**[111] visc.[119] x-ray[119] xan.[26] zinc.[1]

betäubender Schmerz: **Acon.**[5] agar. agn. am-c. anac. ant-c. ant-t. arg. arn. ars.[1] asaf. asar. aur. bell. bov. bry. **Calc.** cann-s. carb-an. carb-v.[5] **CHAM.** chin. cic. **Cina** cocc.[5] con. croc. cupr. cycl. dros. dulc. euph. euphr. **Gnaph.**[122] **Graph.** hell. hep. hyos. ign. **Iris** kali-n. laur. led. m-art.[1] mag-c. mag-m. mang. meny. **Mez.**[5] mosch. mur-ac. nat-c. nat-m. nux-m. nux-v.[5] **OLND.**[5] op. par. ph-ac. phos. **PLAT.**[5] **Puls.** **Rheum**[5] rhus-t. ruta **SABAD.** sabin. **Samb.** seneg. sep. stann. staph. sul-ac. sulph. tarax. valer. **Verat.** **VERB.**[5] zinc.

☞ *Prickeln, Empfindung von; Innerlich • Taubheitsgefühl, Empfindungslosigkeit; innerlich*

- **rechts**: ars.[1]

bohrender Schmerz: **Acon.**[1] acon-l.[36] act-sp. adam.[222] aesc. aeth.[36] **Agar.**[5] aloe alum.[1] alum-p.[58] alum-sil.[58] alumn. am-c.[1] **Am-m.**[1] am-pic.[102] ambr.[1] aml-n.[111] anac.[1] anan. androc.[222] ang.[1] **Ant-c.**[5] ant-s.[85] ant-t.[5] apis[36] apisin.[5] aran. **Arg.**[1] **ARG-N.**[5] **Arn.**[5] **Ars.**[5] arum-t. **Arund.**[111] **Asaf.**[5] asar.[1] aster.[85] atista[192] **AUR.**[1] aur-ar.[58] aur-i.[58] aur-m. aur-m-n.[36] **Aur-s.**[58] aza.[192] bad.[25] bals-p.[36] bamb-a.[1184] bar-acet. **Bar-c.**[1] bar-m. bar-s.[58] **BELL.**[5] berb. **BISM.**[5] bor.[1] **Bov.**[5] **Brom.** **Bry.**[5] bufo[36] cadm-s. calad.[5] **Calc.**[1] calc-caust. calc-f.[149] calc-i. **Calc-p.** calc-sil.[58] calen.[111] camph. cann-i. cann-s.[5] canth.[5] **Caps.**[102] carb-ac. carb-an.[1] **Carb-v.** carbn-s. carc.[146] carl.[36] cast. **CAUST.**[1] **Cham.**[5] chel.[5] chin.[5] chin-ar. chin-s. cic. cimic. **Cina**[5] clem.[36] cob-n.[119] coc-c.[25] **Cocc.**[5] coff. **Colch.**[5] **Coloc.**[1] **Con.**[10] cop. corn. croc. **Crot-h.** croto-t. **Cupr.** cupr-ar. cur. **Cycl.** daph. dig.[1] digin.[36] dios.[25] dros.[1] **DULC.**[1] elaps[36] ems[9] ephe.[267] equis.[111] eup-pur. euph.[1] euph-a.[36] euphr. eupi. **Ferr.**[5] ferr-ar. ferr-p. fl-ac.[36] form. gels. germ.[222] gins.[36] **Glon.** glyc-g. gran. **Graph.**[5] grat. guare.[36] haem.[36] **Ham.** harp.[1184] **Hell.**[5] **Hep.**[5] hip-ac.[119] hipp. hydr-ac. hydrog.[222] hyper. **Ign.**[1] ind. indg.[36] ip.[5] irid.[222] iris[111] junc. **Kali-bi.** **Kali-c.**[5] kali-chl.[58] **Kali-i.** kali-n.[1] kali-p.[58] **Kali-s.** kali-sil.[58] kola[1184] kreos.[5] lac-c. lac-d.[111] **Lach.**[5] lact. lar-ar.[251] lat-h.[301] laur.[5] led.[1] lil-t. lith-c.[25] lob. lob-c.[25] lob-s.[85] **Lyc.** lycps.[111] lyss. m-arct.[1] m-art.[5] m-aust.[5] macroz.[72] **Mag-c.** **Mag-m.**[5] mag-p. mag-s. manc.[36] **Mang.**[5] mang-acet.[1] mang-m. med. meny.[1] **MERC.**[5] merc-c.[5] **Merc-i-f.** merc-i-r.[102] **Mez.**[1] mill. mosch. **Mur-ac.**[1] myric. naja nat-ar.[58] **Nat-c.**[1] **Nat-m.**[1] **Nat-p.**[36] **Nat-s.**[36] nat-sil.[58] neon[222] nicc.[36] **Nit-ac.**[1] nit-s-d.[36] **Nux-m.**[5] **NUX-V.**[1] **Ol-an.**[122] olnd.[5] onis.[36] op. paeon. pall. **Par.**[5] petr.[5] **Ph-ac.**[1] phel. **Phos.** phys. phyt.[25] pier-b.[233] plan.[36] **PLAT.**[137] **Plb.**[5] plect.[36] polyg.[137] psil.[164] psor. ptel.[25] **PULS.**[5] ran-b. **RAN-S.**[10] rat. rheum[5] **RHOD.**[5] **Rhus-t.** rhus-v. rumx.[111] **Ruta**[1] **Sabad.**[5] sabin.[5] samb.[5] sang.[36] sars.[137] scorp.[269] sec.[5] **Sel.**[116] senec.[25] **Seneg.**[5] **SEP.** **SIL.**[1] sphing.[36] **SPIG.**[1] spong.[1] squil. **STANN.**[5] staph.[1] still.[25] stram. **Stront-c.**[5] stry. sul-ac.[1] **Sulph.**[1] sumb. symph.[102] **Tab.** **Tarax.**[1] tax.[303] tep. thal.[144] thea.[275] **Thuj.**[1] til. trio.[25] trom. tung.[252] **Valer.**[5] verat.[5] visc.[25] xan.[25] **Zinc.**[5] zinc-chr.[137] **Zinc-p.**[58] ziz.[25]

☞ *durchbohrender Schmerz*

- **erstreckt** sich:

◦ **außen,** nach: ant-c. asaf. bell. **Bism.** bov. calc. dros. **Dulc.** ip. puls. sep. **Spig.** spong. **Staph.**

☞ *erstreckt sich; außen, nach*

◦ **innen,** nach: alum. bell. calc. cocc. **Kali-c.** mang. zinc.

☞ *erstreckt sich; innen, nach*

- **Drüsen**: **Bell.** puls. sabad. sabin.[10]

☞ *Drüsen*

- **Gelenke**: bell.[36] colch.[5]

☞ *Gelenke*

bohrender Schmerz (Forts.)

- **Knochen**: agar. anac.[10] ang.[5] aran. arg.[36] arn. **Asaf.** **AUR.** **Bar-c.** **Bell.** brom. bufo[36] **Calc.** carb-ac.[102] **Carb-an.** chin.[5] clem. **Cocc.**[5] dulc. **Hell.**[5] hep. kali-c.[10] kali-i.[102] lach. **Lyc.** **Mang.**[36] mang-acet.[1] **MERC.** **Mez.** nat-c. nat-m. nit-s-d.[36] ph-ac. phos.[36] plb.[5] **Puls.** ran-s.[10] rhod. **RHUS-T.**[5] ruta **Sabad.**[5] sabin. **Sep.** **Sil.** **Spig.** staph. sulph. symph.[102] **Thuj.**
  ☞ *Knochen*
  ◦ **nachts**: mang.[36] mang-acet.[1] phos.[36]
  ◦ **lange** Röhrenknochen, Mitte: bufo[36]
  ☞ *O; Knochen; Röhrenknochen, lange*
- **Muskeln**: arg.[149]
  ☞ *Muskeln*
- **stellenweise**: fl-ac.[36]
  ☞ *stellenweise*

brennender Schmerz: abies-c.[25] abies-n.[111] abrot. absin. acet-ac.[36] **Achy.**[149] **ACON.**[5] acon-c.[36] acon-f. acon-l.[36] aconin.[36] act-sp.[122] adam.[222] adon.[137] aegle.[192] **AESC.**[102] **Aeth.** **AGAR.**[5] agav-t.[149] agki-p.[1202] agn.[5] agro.[36] ail.[25] alco.[36] **ALL-C.**[54] all-s. allox.[119] aln.[102] **ALOE** alst-s.[102] **ALUM.**[5] alum-p.[58] **Alum-sil.**[58] alumn. am-br. **Am-c.**[1] **Am-caust.**[102] **Am-m.**[1] **Ambr.**[1] aml-n.[25] ammc.[4] **Amor-r.**[149] **Amyg-am.**[36] anac.[5] anac-oc. anag.[5] anan.[8] androc.[222] androg-p.[97] **Ang.**[36] anh.[119] anis. **Ant-c.** ant-m.[36] ant-o.[85] ant-s.[36] **Ant-t.** anth. **Anthr.**[36] antipyrin.[38] aphis.[8] **APIS**[8] **APISIN.**[5] apoc.[25] apoc-a.[25] aq-des.[275] **Aq-mar.**[149] aral.[102] aran. **Arg.**[5] **Arg-n.** arge-p.[264] arist-cl.[119] arist-m.[102] **ARN.**[1] **ARS.**[5] **Ars-h.**[36] **Ars-i.**[25] ars-met. **ARS-S-F.**[58] ars-s-r. arum-d.[5] arum-m.[111] **ARUM-T.**[25] **Arund.**[8] **ASAF.**[5] **Asar.**[1] asc-c.[25] asc-t.[25] aspar. astac. aster. astra-e.[149] atha.[36] atista[192] atro.[25] **AUR.** aur-ar.[58] aur-i.[58] aur-m.[36] aur-m-n.[36] aur-s.[58] aven.[102] aza.[102] bac.[62] bad. bals-p.[25] bamb-a.[1184] bani-c.[204] bapt.[25] **Bar-c.**[1] bar-i.[58] **Bar-m.** bar-s.[58] baros.[102] bart.[36] **BELL.**[1] bell-p. **Benz-ac.**[36] **BERB.**[10] berb-a.[149] beryl.[119] **BISM.**[5] boerh.[192] bol.[25] bomb-chr.[36] bomb-pr.[85] **Bor.**[5] both-l.[3070] **Bov.**[5] brach.[8] bran.[102] **Brom.**[5] bros-g.[259] brucel.[241] **BRY.**[36] **Bufo** bufo-s. buni-o.[149] but-ac.[102] buth-aust.[149] cact.[25] cadm.[119] cadm-br.[102] **Cadm-s.** cahin.[54] caj.[36] **CALAD.**[137] **CALC.**[1] calc-acet.[1] **Calc-ar.** calc-caust.[36] calc-f. calc-i.[58] **Calc-p.** **Calc-s.** calc-sil.[58] calo.[102] calx-b.[194] **CAMPH.**[1] cand-a.[239] cann-i.[25] **CANN-S.** **CANTH.**[5] **CAPS.**[5] **Carb-ac.** **CARB-AN.**[1] **CARB-V.**[1] carbn-chl.[137] carbn-o.[36] **CARBN-S.** carc.[187] card-b.[36] **Card-m.** **Carl.**[36] casc. cassi-f.[192] cassi-s.[192] **Cast.** cast-eq. cath-a.[264] caul. **CAUST.**[1] **Cedr.** cench.[58] cent.[36] **CHAM.**[1] **Chel.**[36] chim. **CHIN.**[1] **Chin-ar.** chin-s.[10] chion. chlf. **Chlol.** chlor.[36] chloram.[149] chlorpr.[149] choc.[222] chol.[102] chr-ac.[8] chr-o.[36] **CIC.**[149] cimic.[36] cimx.[54] **CINA** cinch.[36] **Cinnb.** **Cist.** citl-v.[197] **CLEM.**[5] cob.[36] cob-n.[119] **Coc-c.** coca cocain.[72] **COCC.**[1] **Coch.** cod.[25] coff.[5] **COLCH.**[149] coll. **COLOC.**[1] colocin.[36] **Com.**[25] **CON.**[1] conin.[36] conv.[38] convo-d.[36] **Cop.** cor-r. corh.[72] **Corn.**[25] corn-f.[25] cortico.[119] cortiso.[119] corv-c.[258] cosm.[25] cot.[36] **CROC.**[5] **Crot-c.** **Crot-h.** **Croto-t.** cub.[4] culx.[58] cund. **Cupr.**[1] **Cupr-ar.** cupr-s.[36] cur.[36] curc.[192] **Cycl.** cymbo-ci.[2184] cypra-e.[227] cyt-l.[72] daph. dat-a.[102] delphin.[36] der. **Dig.**[1] **Dios.**[111] diph.[137] dirc. dol. dor.[25] **Dros.**[1] **Dulc.**[1] dys-co.[136] echi. elaps elat.[54] eos.[102] ephe.[267] equis. erech.[25] **Erig.**[25] **Ery-a.** eucal.[25] **Eug.** euon.[10] euon-a.[77] eup-a.[25] **Eup-per.**[25] **Eup-pur.** **EUPH.**[1] euph-a.[85] euph-cy.[1125] euph-he.[85] euph-l.[36] euph-pe.[72] **EUPHR.**[5] **Eupi.**[36] excr-can.[269] eys.[119] fago.[25] falco-p.[265] **Ferr.**[5] ferr-ar. ferr-i.[36] ferr-m. ferr-ma.[5] ferr-p.[36] **Ferr-pic.**[102] ferul.[36] fic.[144] **Fl-ac.** foll.[1201] **Form.**[25] form-ac.[8] frax.[102] gad.[102] gaert.[136] gall-ac.[36] **Gamb.**[8] **Gels.** gent-c. ger.[102] germ.[222] get.[36] gink.[227] gins. **Glon.**[58] glyc.[72] glyc-g. goss.[25] gran.[10] granit-m.[194] **GRAPH.** grat. grin.[102] gua.[25] **Guai.** guare.[25] guat.[119] gymn. haliae-lc.[222] hall[36] ham.[25] harp.[1184] hecla.[234] hedeo.[25] helia.[36] **Hell.**[5] helo.[72] **Helon.**[102] **Hep.** hip-ac.[119] hist.[119] **Hura** **Hydr.**[25] hydr-ac. hydrang. hydrc. hydro-c.[2147] **Hydrog.**[222] **Hyos.** hyosin.[137] hyper. ictod.[85] **IGN.**[5] ignis[194] ilx-a.[102] ind.[36] indg. indol.[102] **Iod.**[1] **Ip.**[5] ipom.[119] irid.[222] **IRIS**[36] iris-foe. iris-t.[85] itu[36] jab. jac. jac-c.[8] jal. **Jatr.** jug-c. jug-r. juni-v.[36] just.[77] **KALI-AR.**[85] **KALI-BI.** kali-br.[25] **KALI-C.**[1] kali-chl.[58] kali-cy.[25] **KALI-I.**[137] kali-m.[192] kali-ma. **Kali-n.**[36] kali-ox.[36] **Kali-p.** **KALI-S.** kali-sil.[58] kali-sula.[36] **Kalm.**[36] knau.[33] kola[1184] **Kreos.**[5] kurch.[192] lac-ac. **LAC-C.** lac-d.[56] lac-del.[204] lac-eq.[204] lac-leo.[204] lac-lox-a.[204] lac-lup.[204] **LACH.** lachn.[25] lact.[36] lang.[9] **Lap-a.**[8] lap-laz.[227] lar-ar.[251] lat-h.[301] lat-m.[111] lath.[102] **Laur.** lec. **Led.**[5] lepi.[36] **Lept.**[25] lil-s.[36] **Lil-t.**[36] **Lim.**[36] lim-b-c.[204] lipp.[1025] **Lith-c.** lith-m. **Lob.** lob-c.[25] lob-d.[85] lob-p.[85] lob-s. loxo-r.[205] **LYC.**[5] lycps. lyss.[36] m-arct.[1] **M-ART.**[1] m-aust.[5] **Mag-c.**[1] **Mag-m.**[1] mag-p.[102] mag-s.[10] maia-l.[204] **Manc.** mand.[119] **Mang.** mang-acet.[1] mang-m. mangi.[197] mant-r.[262] marm-w.[194] **Med.**[15] medus.[102] menis.[25] menth-pu.[36] menthol[102] meny.[1] meph. **MERC.**[5] merc-acet.[36] **MERC-C.** merc-cy.[25] **Merc-d.**[102] **Merc-i-f.** **Merc-i-r.**[36] merc-pr-r.[85] **Merc-s.** merl.[36] **MEZ.**[1] **Mill.** mit.[25] **Morg.** morg-g.[136] mosch.[5] **Mur-ac.**[1] murx. musa[197] mygal.[25] myric.[25] myrt-c. naja[36] **NAT-AR.** **Nat-c.**[1] nat-f.[119] **NAT-M.**[1] nat-n.[36] nat-p.[36] **Nat-s.**[10] nat-sil.[58] neon[222] **Nicc.**[36] nicc-s.[72] **NIT-AC.** nit-m-ac.[72] nit-s-d.[102] nuph. **Nux-m.**[36] **NUX-V.**[5] nyct.[102] oci.[85] oena.[25] **Ol-an.** ol-j.[25] **Olnd.** onis.[72] onos.[102] **Op.**[5] orig.[102] osm. **Ox-ac.** ozone[227] **Paeon.** pall. **PAR.**[5] pareir. parth.[197] pect.[72] peti.[36] **PETR.** petros. **PH-AC.**[5] phel.[8] **PHOS.**[5] phys.[25] **Phyt.**[25] **Pic-ac.**[54] pier-b.[233] piloc.[102] pin-s. pip-n.[36] pitu-a.[164] pix.[45] plan.[36] plan-m.[45] **Plat.**[1] **PLB.**[5] plect.[36] plut-n.[222] podo. polyg.[25] polyg-s.[102] pop.[25] pop-c.[85] por-m.[251] prim-o.[85] prim-v.[102] prot.[136] **PRUN.** psil.[164] **Psor.**[56] **Ptel.** **PULS.**[1] puls-n.[25] pulx.[72] pyrog. pyrus[36] querc-r.[257] quill.[102] rad-br.[137] ran-a.[45] **RAN-B.**[5] **Ran-s.**[5] raph.[10] **Rat.**[85] rauw.[119] rheum[1] **RHOD.**[5] rhodi-o-n.[85] **RHUS-T.** **Rhus-v.** rob.[36] ros-d.[305] rub-t.[36] **Rumx.** **RUTA** **SABAD.** sabal.[144] **Sabin.**[5] sac-alb.[36] sac-l.[55] sal-ac. samb. **SANG.**[102] sanguin-n. sanic.[56] sant.[25] sarr.[36] **Sars.**[5] sass.[45] scol.[1142] scorp.[269] scroph-n.[36]

SEC.[5] sed-ac.[1125] **Sel.**[5] senec.[8] **SENEG.**[5] senn.[102] **SEP.** sieg.[144] **SIL.** **Sin-a.**[36] **Sin-n.**[8] sium[36] sol-m.[36] sol-n.[36] sol-t-ae.[36] spect.[271] sphing.[85] **SPIG.**[1] spira.[36] spirae.[38] **Spong.** **Squil.** **Stann.**[1] **STAPH.** stel.[144] stict. still.[25] **Stram.** strep-s.[197] **Stront-c.**[5] stroph.[85] **Stry.** succ.[194] **Sul-ac.** sul-i.[36] sulfa.[119] sulo-ac.[137] **SULPH.**[36] sumb.[25] syc-co.[136] symph.[102] **Syph.**[56] **Tab.** tama.[142] **TARAX.**[1] **Tarent.** tarent-c. tax.[303] tax-br.[255] tela[192] **TELL.**[36] tep. **TER.** term-a.[192] term-c.[192] **Teucr.**[5] thal.[144] thea.[192] ther.[25] thlaspi[45] **THUJ.**[5] thymol.[119] thyr.[72] til.[36] til-c.[253] trib.[36] tril. tril-c.[36] trinit.[102] trom. tub.[85] tung.[209] tus-p.[36] tylo-i.[192] upa.[36] uran.[269] uran-n.[25] urea[85] uro-h.[264] urt-g.[36] **Urt-u.** **Ust.**[137] uva.[8] vac.[36] **VALER.**[5] **VERAT.**[1] verat-v.[25] **Verb.**[5] vero-o.[232] vesp. vib. vinc.[4] **VIOL-O.**[5] **Viol-t.**[5] vip.[36] visc.[119] wies.[36] wild.[36] wye. xan.[85] xero.[102] yuc.[36] **ZINC.** zinc-ar.[137] zinc-m. zinc-p.[58] zinc-s. zinc-val.[102] zing. ziz.[25]

- **tagsüber**: boerh.[192]
  ☞ *tagsüber*
- **morgens**: boerh.[192] phyt.[36] sulph.[36] term-c.[192]
  ☞ *morgens*
  - **9 Uhr - 10 Uhr**: term-c.[192]
  - **Sonnenaufgang,** bei: boerh.[192]
  - **Erwachen,** nach: **Sulph.**[36]
    ☞ *morgens; Erwachen; beim • morgens; Erwachen; nach*
- **abends**: **Agar.**[36] calc-caust.[36] gamb.[36] lyc.[36] mosch.[36] **Sulph.**[36]
  ☞ *abends*
  - **21 Uhr, Zubettgehen, beim**: mosch.[36]
    ☞ *M; Bett; agg.; Zubettgehen, beim*
  - **Schlaf,** vor: calc-caust.[36]
  - **Wein,** nach: lyc.[36]
- **nachts**: ars.[36] gamb.[36]
  ☞ *nachts*
- **Mitternacht**:
  - **gegen**: tarent.[36]
  - **nach**: rhus-t.[36]
- **Abendessen,** nach dem: nat-m.[36]
  ☞ *Abendessen, nach dem*
- **Anfällen,** zwischen: plb.[36]
  ☞ *Anfällen, zwischen*
- **Anstrengung** der Arme, bei: card-b.[36]
  ☞ *Anstrengung agg. • Anstrengung agg.; Arme, der*
- **Arbeit,** durch leichte: brom.[36]
  ☞ *Arbeit; agg., leichte Arbeit*
- **Baden** amel.: curc.[192]
  ☞ *M; Baden, Waschen; amel.*
- **Berührung,** bei: caust.[36] hyos.[36]
  ☞ *Berührung, durch*
- **Betätigung** amel.: rhus-v.[36]
  ☞ *Betätigung amel.*
- **Bett,** im: fago.[36]
  ☞ *Bett, im*
- **Bewegung,** bei: sabin.[36]
- **Bläschen,** Ausbruch von, amel.: rhus-t.[36]
  ☞ *Bläschenausschlag amel.*
- **Druck** agg.: kali-c.[36]
  ☞ *Druck; agg.*
- **Fieber,** während: curc.[192] rub-t.[36]
  ☞ *M; Fieber; während • Fieber, während*
- **Gehen,** beim: petr.[36]
- **gequetscht,** wenn: canth.[36]
- **Herpes,** nach: sphing.[85]
  ☞ *Herpes; zoster, nach*
- **Hitze** agg.: rhus-v.[36]
- **Kratzen,** beim: lach.[36] nat-p.[36] ph-ac.[36] phos.[36] rhus-t.[36] rumx.[36] sabad.[36] sabin.[36] **SULPH.**[36]
- **Luft,** wenn er in die kalte, ins Freie geht: lac-ac.[36]
  ☞ *M; Luft; frische, im Freien; agg.*
- **Reiben,** nach: phos.[36] plan.[36]
- **Schmerzen,** nach: phyt.[36]
- **Wasser,** nach Kontakt mit: urt-g.[36]
- **Äußerlich**: acet-ac.[36] achy.[149] **ACON.**[137] acon-f.[85] **Agar.** all-c.[116] aloe alum.[5] **Alum-p.**[58] **Alum-sil.**[58] am-c. **Am-m.** ambr. anac. ang.[5] ant-c. ant-t. **Anthr.** **APIS** arg. **Arn.** **ARS.**[137] ars-i. **ARS-S-F.**[58] **ARUM-T.** **Asaf.** asar. atro.[36] aur.[10] aur-ar.[58] aur-i.[58] **Aur-m.**[58] **Bapt.** **Bar-c.** bar-m. bar-s.[58] **BELL.** **Berb.** bism. **Bor.** bov. brom.[36] **BRY.**[137] **Bufo** buni-o.[149] calad. calc. calc-ar.[58] calc-i.[58] **Calc-p.** calc-sil.[58] camph. cann-s. **Canth.** **Caps.**[85] carb-ac.[111] carb-an. **CARB-V.**[5] carbn-chl.[137] carbn-o.[36] **CARBN-S.** **CAUST.** cham. **Chel.** chin.[137] chin-s.[10] cic. **Cimic.**[36] cina cinch.[36] **Clem.** coc-c. cocc. coff. colch. **Coloc.** com.[116] **Con.** convo-d.[36] cop.[36] **Corn.** croc. crot-c.[36] crot-h. croto-t. culx.[58] cupr. **Cycl.** dig. **Dros.** **Dulc.** erig.[137] **Eucal.**[122] euon.[10] euph. euph-he.[85] euph-l.[36] **EUPHR.** fago.[36] **Ferr.** fl-ac.[5] form.[25] form-ac.[8] **Gels.**[36] **Graph.** **Grat.** guai. hell. helon. hep. hist.[119] hydr.[137] hydro-c.[2147] **Hydrog.**[222] **Hyos.**[5] **Ign.** iod. ip.[137] **IRIS** juni-v.[36] kali-ar. **Kali-bi.** kali-br.[36] **Kali-c.** kali-chl.[58] kali-n. kali-s. kali-sula.[36] **Kreos.** lac-ac.[36] **Lach.** lachn.[36] lap-a.[116] lat-m.[119] laur. led. lil-t.[36] lob. **Lyc.**[36] m-arct.[5] m-art.[5] m-aust.[5] mag-c. mag-m. mag-s.[10] **Manc.** mand.[144] mang.[36] med.[137] meny. **MERC.**[36] **Merc-c.** merc-s.[54] merl.[36] mez. mosch. **Mur-ac.** **Nat-ar.** **Nat-c.** **NAT-M.** **Nat-s.**[10] nat-sil.[58] nicc.[10] **Nit-ac.** nux-m.[36] **NUX-V.** ol-an.[10] **Olnd.** **Op.**[36] ox-ac.[58] paeon. par. petr. **PH-AC.** phel.[10] **PHOS.**[102] phyt. pic-ac.[116] pip-n.[102] plat. plb. plut-n.[222] **Prun.** psil.[164] **Psor.** **PULS.** pulx.[137] rad-br.[137] ran-b.[5] ran-s. raph.[10] **RAT.**[137] rauw.[119] **Rheum** rhod. **RHUS-T.**[36] rhus-v.[36] **Rumx.** ruta **Sabad.** sabin. sal-ac. samb.[137] **Sang.** sars. **SEC.** sel. seneg. **SEP.** **SIL.** sin-n.[36] sol-n.[36] spig. spong. squil. **STANN.** **Staph.** stram. stront-c. sul-ac. sul-i.[58] sulo-ac.[137] **SULPH.**[137] tab.[10] **Tarax.** **Tarent.**[36] tarent-c.[116] tela[192] ter.[137] teucr. **Thuj.** til.[36] trib.[36] tub.[137] valer. verat.[5] verat-v.[137] vesp.[137] **Viol-o.**[10] viol-t. **Vip.**[111] wies.[36] xan.[137] **Zinc.** zinc-p.[58] zinc-val.[137]
  HAUT; C; Schmerzen, schmerzhafte Empfindungen; brennend

brennender Schmerz; **Äußerlich** (Forts.)

◦ **links**: kreos. lac-ac.[36] rhus-t.[36]

◦ **rechts**: op.[36] phos.[102]

◦ **morgens** nach dem Aufstehen: cimic.[36]
☞ *morgens; Aufstehen; nach*

◦ **vormittags**: lyc.[36]
☞ *vormittags*

◦ **16** Uhr: gels.[36]
☞ *nachmittags; 16 Uhr*

◦ **abends,** beim Aufstehen aus dem Bett: mang.[36]

◦ **Baden**:

◦ ◦ **agg.**: form-ac.[8] rhus-t.[137] sulph.[137]

◦ ◦ **Bad,** nach einem: sin-n.[36]

◦ **Hinlegen,** beim:

◦ ◦ **Mittagsschlaf,** zum: arn.

◦ ◦ **amel.**: tela[192]

◦ **Hitze**:

◦ ◦ **agg.**: rat.[137] zinc-val.[137]

◦ ◦ **amel.**: alum.[5] **Ars.**[5] caps.[5] carb-v.[5] lyc.[5]

◦ **Schaudern,** mit: acon.[137] ars.[137] bry.[137] chin.[137] ip.[137] samb.[137] verat-v.[137]

◦ **Waschen**:

◦ ◦ **agg.**: form.[85] merc.[36]

◦ ◦ **amel.**: nux-m.[36]

◦ **Wasser,** kaltes:

◦ ◦ **agg.**: caps.[85]

◦ ◦ **amel.**: form.[25]

◦ **Oberkörper,** links: kreos. **Rhus-t.**[36]

- **Drüsen**: alum. ant-c. arn. **ARS. Bell.** brom. bry. calc. **Cann-s.** carb-v. caust. cic. clem. cocc. **Con.** graph. **Hep. Ign.** kali-c. laur. merc. mez. nat-m. nux-v. **Phos.** phyt. plat. **PULS.** rheum[10] rhus-t. **Sep. Sil.** staph. sul-ac. sulph. ter.[10] teucr. **Zinc.**
☞ *Drüsen*

- **Gelenke**: abrot.[111] anac.[149] ant-t.[5] arg-n.[5] berb.[111] carb-v.[5] caust.[5] cimic.[111] guare.[36] hist.[149] ign.[10] kali-n.[5] lyc.[5] mang.[54] nit-ac.[5] plat.[5] rhus-t.[5] sabin.[58] sulph.[5] thuj.[5] zinc.[5]
☞ *Gelenke*

◦ **stellenweise**: **Mang.**[54]

- **Innerlich**: abies-c. acet-ac. achy.[149] **ACON.** acon-f. aesc.[111] **Agar.** agro.[102] aloe **Alum.** alumn. **Am-br.** am-c. **Am-m.** ambr. amor-r.[149] ang.[5] ant-c. ant-t. **Apis** arg. **Arg-n. Arn. ARS.**[5] ars-i. **ARS-S-F.**[58] **ARUM-T. Asaf.** asar. **Aur.** aur-i.[58] bamb-a.[1184] **Bapt. Bar-c.** bar-m. **BELL. BERB. Bism.** bor. bov. brom.[36] **BRY. Bufo** calad. **Calc. Calc-p.** calc-sil.[58] camph. **CANN-I.** cann-s. **CANTH.**[36] caps. carb-ac. carb-an. **Carb-v.**[1] **CARBN-S. Caust.** cedr. cham. **Chel. Chin.** choc.[222] **Cic.** cina **Clem.** cocc. coff. **Colch. Coloc. Com. Con.** croto-t. cund. **Cupr.** dig. **Dios.** dol. **Dros. Dulc.** equis. eucal.[116] eup-pur. **Euph.** euphr. ferr. **Fl-ac.** form.[116] **Gamb. GRAPH.** haliae-lc.[222] hecla.[234] hell. hep. hist.[149] hydr. **Hydrog.**[222] hyos. ign. iod. ip. **Iris** kali-ar. **KALI-BI.** kali-c. **Kali-i.** kali-n.[137] kali-s. kalm.[116] **Kreos.** lac-ac.[116] lac-lup.[204] **Lach. Laur.** led. **Lil-t. Lith-c. Lob. Lyc.** m-arct.[5] m-art.[5] m-aust.[5] mag-c. mag-m. mang. **MERC. MERC-C. Merc-i-f. MEZ.**[5] mosch. mur-ac. **Nat-ar. Nat-c.**[5] **Nat-m.** nat-sil.[58] **NIT-AC.** nux-m. **NUX-V.** oena.[116] ol-j.[116] **Op. Osm. Ox-ac.** par. **Petr. Ph-ac. PHOS.** phyt. plat. plb. **PRUN. Psor. PULS.** pyrog.[116] **Ran-b.** ran-s. rat. **Rhod. RHUS-T.** rob. **Rumx.** ruta **SABAD.**[1] **Sabin. SANG.** sanguin-n. **Sars. SEC. Seneg. SEP. Sil.** sin-n. **SPIG. SPONG. Stann.** staph. still. stram. stront-c. sul-ac. **SULPH.** symph.[102] tab.[111] tarax. tarent.[58] **Tell. Ter. Thuj.** uran-n. ust. uva. **Verat.**[137] verat-v. viol-o. viol-t. wye. **ZINC. ZINC-P.**[58]

◦ **9** Uhr: brom.[36]

◦ **Froststadium** im Fieber, während: **Mez.**[5] nat-c.[5]
☞ *Froststadium im Fieber, während*

◦ **Kälte,** mit äußerer: ars.[5] kali-n.[137] verat.[137]

- **Knochen**: ang.[5] ant-t.[10] arn.[10] ars. **Asaf. Aur.** bell.[36] bry. **Carb-v.** caust. chel.[5] coloc.[5] con. dros.[5] **Euph.** fl-ac.[102] form. **Hep.** ign. kali-i.[111] **Lach.** lyc. mang. merc. **MEZ.**[54] nat-c. nit-ac. par. **Ph-ac.** phos.[36] puls. **Rhus-t. Ruta** sabad.[36] sabin. **Sep.** sil. staph. **Sulph.** tarent.[54] thuj. **ZINC.**
☞ *Knochen*

◦ **nachts**: **Mez.**[54] ph-ac. phos.[36]

◦ **Menses,** während: **Carb-v.**

◦ **Periost**: sabad.[36]
☞ *O; Knochen; Periost*

- **Körperöffnungen**: amor-r.[149]
☞ *O; Körperöffnungen, Beschwerden der oder an*
•*Sehnen*

- **Körperteile,** betroffene:

◦ **Hand** angefasst werden, Körperteile, die mit der: bry. **CAUST.**

◦ **kalte** Teile: sec.[5] verat-v.[137]

◦ **verschiedene** Teile: acon.[102] **Agar.**[102] apis[102] **Ars.**[102] **Canth.**[102] caps.[102] **Carb-an.**[102] ph-ac.[102] **Phos.**[102] sulph.[102]

- **Nerven**: acon.[58]
☞ *Nerven*

- **Oberkörper**: **Arn.**[5] kali-bi.[36]

- **Schleimhäute**: achy.[149] acon.[36]
☞ *Schleimhäute*

- **stellenweise**: acon.[36] agar.[36] am-c.[36] ambr.[36] apis[36] carb-v.[36] chin.[36] coloc.[36] form.[36] glon.[111] **Hist.**[153] ign.[36] laur.[36] lim.[36] lyc.[36] mand.[149] mez.[36] nat-s.[36] plat.[36] ran-b.[85] raph.[36] sang.[111] sec.[36] sel.[137] **SULPH.**[5] verat-v.[137] viol-o.[36]
☞ *stellenweise*

◦ **abends**: mez.[36]

◦ **nachts**: **Agar.**[36] carb-v.[36]

◦ ◦ **Bett,** im: **Carb-v.**[36]

- **Dampf,** wie überströmender, äußerlich: pulx.[137]

- **feurig,** glühend:

◦ **Äußerlich**: **Apis**[137] **Ars.**[137] **Bell.**[137] carb-an.[137] guai.[137] kali-c.[137] kreos.[137] mez.[137] phos.[137] rad-br.[137] spig.[137] **Tarent-c.**[137] tub.[137] vesp.[137]

- **juckend,** innerlich: mez.[137]

- **kneifend,** zwickend: laur.[36]
  ☞ *kneifender Schmerz*
- **Kohlen,** wie durch, innerlich:
  ◦ **glühende,** wie: ars.[1] carb-v.[1]
  ◦ **heiße,** wie: sabad.[1]
- **Pfeffer,** wie, äußerlich: coc-c.[137] hydrog.[222] lach.[137] mez.[137] nat-s.[137] xan.[137]
- **roh,** beißend:
  ◦ **Äußerlich**: am-c.[137] arum-t.[137] berb.[137] **Canth.**[137] caps.[137] carb-v.[137] erig.[137] hydr.[137] lyc.[137] manc.[137] ran-s.[137] sul-i.[137] sulo-ac.[137]
  ◦ **Innerlich**: canth.[36]
- **scharf,** glühend, äußerlich: all-c.[137] ruta[137] tarent-c.[137]
- **stichelnd,** äußerlich: verat-v.[137]
  ☞ *stichelnder Schmerz, wie Nadelstiche*
- **Strömen,** brennendes, innerlich: m-art.[5]
- **trocken**: bry.[137] **Lach.**[36]
  ◦ **äußerlich,** alle Symptome agg.: bry.[137]
- **unerträglich,** äußerlich: sabin.[137]
  ☞ *unerträglicher Schmerz*
- **Wasser,** wie durch heißes, äußerlich: sang.[102]

chronischer Schmerz: aesc.[102] agri.[1125] aloe[111] alum.[5] am-c.[5] am-m.[5] **Am-p.**[102] anac.[102] ant-c.[102] anthro.[102] arbu.[102] arg.[5] **Arg-n.**[102] arn.[102] **Ars.** asaf.[5] asar.[54] asc-t.[102] aur.[5] bac.[62] **Bar-c.**[5] benz-ac.[102] berb.[102] bov.[5] bry.[102] calc.[5] **Calc-caust.**[102] **Calc-f.**[102] calc-p.[102] caps.[102] carb-an.[5] carb-v.[5] carbn-s.[25] carc.[304] caul.[102] **Caust.**[1] cedr.[25] chaul.[1125] chel.[1125] **Chin.**[102] chin-s.[102] **Cimic.**[102] clem.[1] cocc.[102] **Colch.**[102] con. croto-t.[1125] cycl.[5] **Dulc.**[102] dys-co.[136] elaps[54] euon.[102] ferr.[102] ferr-i.[102] ferr-pic.[102] **Gels.** guai.[102] hep.[102] **Ign.**[54] **Iod.**[102] kali-ar.[58] kali-bi.[102] **Kali-br.**[102] kali-c.[5] **Kali-i.**[137] kali-n.[5] kalm.[111] lac-ac.[102] lac-d.[58] lach.[5] led.[5] **Lith-c.**[102] **Lyc.**[5] lyss.[72] mag-c.[5] mag-m.[5] mang.[5] med.[102] meningoc.[122] merc.[5] merc-c.[102] methyl.[102] mez.[102] **Morg. Mur-ac.**[5] nat-c.[137] nat-m.[5] nat-p.[102] nat-s.[102] nux-v.[8] **Ol-j.**[102] petr.[5] phase.[1125] phos.[1] phyt.[25] **Plb.**[102] psor.[111] ptych-o.[1125] **Puls.**[102] rad-br.[102] ran-b.[102] rhod.[102] **Rhus-t.**[102] ruta[102] sabin.[102] sal-ac.[102] sars.[5] **Sep.**[148] **Sil. Stel.**[102] still.[102] **Stroph.**[85] **Sulph.**[5] syc-co.[136] tax.[102] thlaspi[102] thuj.[5] thymu.[102] thyr.[102] tub.[102] visc.[111] **Zinc.**[5] zinc-val.[25]

dehnend streckende Schmerzempfindung: **ACON. Agar.** aloe alum.[5] alumn. ambr.[5] anac.[5] ang.[5] **ANT-T.**[5] anth. aphis. **Apis** apisin.[5] **ARN.**[5] **Ars.**[5] asar.[5] **BELL.**[1] berb. bor. bov.[5] bry.[5] **Calc.**[5] **Cann-s. CANTH. Caps.**[5] **Carb-an.** carb-v.[1] carbn-s. caust.[5] **Cham.**[5] **Chim.** cic. cina[5] clem.[5] cocc.[5] **Colch.**[5] **Coloc.**[5] con.[5] croc.[5] crot-h. croto-t.[175] cub. cupr-ar. cycl. **Dig.** dros.[5] **DULC.**[5] **Eup-pur. Euph.**[5] ferr.[111] graph.[5] guai.[5] hell.[5] hep.[5] ign.[5] inul.[122] iod.[5] **Ip.**[1] kali-c.[5] kali-i. kali-n.[5] kreos.[5] **Lac-c.** lach. laur.[5] **Lil-t. Lyc.** mag-m.[5] mang.[5] meny.[5] **Merc.**[5] **Mez.**[5] mur-ac.[5] nat-ar.[36] **Nat-c.**[5] nat-m.[5] nit-ac.[5] nux-m.[5] **NUX-V.**[5] op.[5] par.[5] **PAREIR.**[85] petr.[5] petros. **Phos.**[5] **Phyt. Plat.**[5] plb.[5] **Prun. PULS.** ran-b.[5] ran-s.[5] raph. **Rheum**[5] rhod.[5] **Rhus-a. Rhus-t.**[5] **Ruta**[5] **Sabad.**[5] sabin.[5] sars.[5] sec. seneg.[5] sep.[5] sil.[5] spig.[5] **Spong.**[5] squil. stann.[5] **Staph.** stront-c.[5] **Sulph.**[5] sumb. teucr.[5] thuj.[5] **Uva.** valer.[5] verat.[5] verb.[5] zinc.[5]
☞ *M; Heben, Überanstrengung von Muskeln und Sehnen; agg.*

drängender Schmerz:

- **innen,** nach, weiche Partien: acon.[5] agar.[5] am-c.[5] arn.[5] ars.[5] bar-c.[5] bell.[5] **Calad.**[5] carb-v.[5] caust.[5] chel.[5] chin.[5] con.[5] cupr.[5] dig.[5] **Dros.**[5] dulc.[5] euph.[5] euphr.[5] hell.[5] hep.[5] kali-c.[5] lach.[5] laur.[5] **Mosch.**[5] mur-ac.[5] nat-c.[5] nux-v.[5] **PLB.**[5] rhus-t.[5] ruta[5] sil.[5] staph.[5] sulph.[5] valer.[5] verb.[5] zinc.[5]
- **unten** drängend, nach: **ACON.**[5] adam.[222] aesc. agar.[8] agn. alet. all-s.[36] **Aloe**[36] alum. am-c. am-m. androc.[222] ango.[25] ant-c.[5] ant-t.[5] **Apis Apisin.**[5] aq-pet.[36] arg. **Arg-n.** arn.[5] arund.[36] **Asaf.**[5] aur.[5] **BELL.**[5] berb.[36] bol.[36] bor.[5] bov.[5] brom. **Bry.**[36] cact.[54] calc.[1] calc-p. calc-s. calen.[137] camph.[5] canth. carb-ac. **Carb-an.**[1] **Carb-v.**[1] carbn-o.[36] carbn-s. card-m. caul. caust.[5] **Cham.**[5] chel. chin.[5] chin-ar. chin-s.[36] **Cina**[5] clem. coc-c.[36] cocc.[5] **Coff.**[5] colch.[5] **Coloc.**[5] **Con.**[122] cop.[36] corn. croc.[5] **Croto-t.** cub.[85] cupr.[5] cycl. cymbo-ci.[2184] dict.[137] dig.[1] dirc.[36] dros.[5] elaps[36] erig.[36] eug.[36] eupi. **FERR.**[5] **Ferr-i.**[58] ferr-p. gast.[36] **Gels.** gent-c. gran. **Graph.**[1] ham. **Hedeo.**[36] helon. hipp.[36] hydr. **Hyos.**[1] hyper.[36] **Ign.**[5] inul.[36] iod.[5] ip.[5] irid.[222] kali-bi.[111] **Kali-c.**[5] kali-i. kali-n. kali-p.[58] kola[1184] **Kreos.**[5] lac-ac. **Lac-c.** lac-d.[8] lac-lup.[204] lach.[5] lact.[36] lat-h.[301] **LIL-T.**[137] lob-e.[85] lyc.[5] lycps.[25] lyss. mag-c.[1] mag-m.[1] mag-s. mang. med. **Merc.**[36] merl. mez.[5] mosch.[5] mur-ac.[5] **Murx. Nat-c.**[1] **NAT-H. Nat-m.**[5] nat-s.[36] neon[222] **Nicc. Nit-ac. Nux-m. NUX-V.**[137] **OP.**[5] ox-ac. oxal.[45] **Pall.** ph-ac. phos.[1] phys.[36] **Phyt.** plan.[25] **Plat.**[1] plb. podo.[25] polyp-p.[36] psor. ptel.[8] **PULS.**[5] rat. rheum **Rhus-t.**[5] ruta[5] sabad.[5] **SABIN.**[5] sanic.[85] sars.[36] **Sec.**[5] **SEP.**[5] spig.[111] stann.[5] **STRY.** succ.[194] sul-ac.[5] **SULPH.**[137] sumb.[36] tarent. ter. teucr. thuj.[5] til.[36] trif-p.[36] **Tril.** ust. vib. wies.[36] xan. zinc.[5] zinc-p.[58]
  ◦ **Fieberhitze,** bei: puls.[5]
  ☞ *Fieber, während • Fieber, während; Hitzestadium*
  ◦ **Liegen** agg.: bell.[5]

drehender, windender Schmerz: **Agar.** alum. am-m. anac. ant-c. ant-t. **Arg-n.** arn.[5] ars. asaf. bar-c. **Bell.** berb. bor. **Bry.** calad. calc. canth. **Caps.** cham. **Cina** clem.[5] **Coloc.**[5] con. dig. **Dios.** dros. dulc. **Ign.** ip. kali-c. kali-n. led. **Merc.** mez. nat-c. nat-m. nux-m. **Nux-v.** olnd. ox-ac. ph-ac. phos. **Plat.** plb. podo. puls.[137] ran-b. ran-s. **Rhus-t.** ruta **Sabad. Sabin.** sars. seneg. sep. **SIL.** staph. sul-ac. sulph. thlaspi[162] thuj. valer. **VERAT.**

drückender Schmerz: abel.[149] **Abies-n.**[102] abrom-aug.[171] abrot.[102] acet-ac. **ACON.** acon-l.[36] act-sp. adam.[222] aegle.[192] aegle-f.[192] **AESC.**[25] **Aeth. Agar.**[5] agn.[5] **Ail.** alet.[102] **All-c.**[36] **All-s.** allox.[119] **Aloe**[36] **Alum.**[1] alum-p.[58] alum-sil.[58] **Alumn.**[36] **Am-br. Am-c.**[1] am-i.[304] **Am-m.**[1] **AMBR.**[1] aml-n.[25] ammc.[4] amyg-am.[36] amyg-p.[36] **ANAC.**[1] anag.[1] anan. androc.[222] **Ang.**[1] ango.[25] anh.[119] anis.[10] **Ant-c.**[1] ant-s.[36] **Ant-t.**[5] anth. antipyrin.[102] ap-g.[85] aphis.[8] **APIS Apisin.**[5] apoc.[58] apoc-a.[36] aq-des.[275] aq-pet.[36] aquil.[102] aran.[25] **Arg.**[1] **Arg-n.**[5] arge-p.[264] **ARN.**[1] **ARS.**[1] ars-h.[36] ars-i.[58] ars-s-f.[58] arum-m.[36] arum-t.[8] arund. **ASAF.**[4] **Asar.**[1] asc-t.[25] aspar. astac.[36] aster. astra-e.[149] atista[192] atro. **AUR.**[1] aur-ar.[58] aur-i.[58] **AUR-M. Aur-m-n.**[102] **Aur-s.**[58] aza.[192] bad. **Bamb-a.**[38] bani-c.[204] **Bapt.**[25] bar-acet.[1] **BAR-C.**[1] bar-i.[58] bar-m.[58] bar-s.[58] **BELL.** bell-p.[119] **Benz-ac. Berb.**[8] **BISM.**[1] boerh.[192] **Bor.** both-a.[3070] **Bov.** brach. **Brom.**[111] bros-g.[259] brucel.[241] **BRY.**[5] bufo[36] bufo-s.[36] but-ac.[149] buth-aust.[119] **CACT.** cadm-s. cahin. **Calad.**[36] **CALC.**[1] calc-acet.[36] calc-ar. calc-caust. calc-f. calc-i.[58] **Calc-p.**[36] **Calc-s. Calc-sil.**[58] calen.[102] calx-b.[194] **Camph.**[1] canch.[25] cand-a.[239] cann-i.[25] cann-s.[5] **Canth.**[5] **CAPS.**[1] carb-ac.[25] **CARB-AN.**[1] **CARB-V.** carbn-h.[36] carbn-o.[36] **CARBN-S.**[25] carc.[193] **CARD-M. Carl.**[36] **Casc.**[36] cass.[36] cassi-f.[192] cassi-s.[192] cast. cast-eq. cast-v. cath-a.[264] **Caul.**[25] **CAUST.**[1] cean.[102] cedr.[25] **Cench.**[58] cere-b. **CHAM.**[1] **Chel.**[5] chen-a.[54] **Chim.** chim-m.[8] **CHIN.**[1] **CHIN-AR.**[36] chin-m. **Chin-s.**[36] chion.[85] **Chlol.**[25] chlor. chlorpr.[149] choc.[222] chr-ac. **CIC.** cich.[1125] **Cimic.**[102] **Cimx. Cina**[5] cinnam.[102] **Cinnb.**[36] **Cist.** cit-d.[102] **Clem.**[111] cob. cob-n.[149] coc-c.[36] **Coca**[25] **COCC.**[5] coch.[36] cod.[25] **Coff.**[5] **COLCH.**[5] **Coll.**[102] **Coloc.**[1] colocin.[36] **Com.**[122] **CON.**[1] conv.[38] cop.[20] **Cor-r.**[36] corn.[25] corn-f.[25] cot.[36] **Croc.**[5] crot-c.[36] crot-h.[8] **Croto-t.**[102] cub.[4] cund. **CUPR.**[1] cupr-ar.[36] **Cupr-s. Cur. Cycl.**[1] cymbo-ci.[5] cypra-e.[227] cyt-l.[36] daph.[10] **Dig.**[1] digin.[36] dios.[25] **DROS.**[1] **Dulc.**[1] echi. eich-c.[144] elaps[26] elat.[36] ephe.[267] epip.[111] **Equis.** erio.[102] ery-a.[36] eucal.[25] eug. **Euon.** euon-a.[77] **Eup-per.**[8] **Eup-pur. Euph.**[1] **EUPHR.**[1] eupi.[36] excr-can.[269] fago.[25] falco-p.[265] **FERR.**[5] ferr-acet.[102] ferr-ar. ferr-br.[102] ferr-i. ferr-m. ferr-ma. ferr-p. **Fl-ac.** form.[25] franc.[102] frax.[102] fried.[14] gamb.[8] **Gels.** gent-c.[36] gent-l. germ.[222] get.[36] gink.[227] gins.[36] **GLON.** glyc.[102] glyc-g.[102] gnaph.[102] **Goss.**[102] gran. granit-m.[194] **GRAPH.**[1] **Grat.** gua.[25] **Guai.**[1] guare.[25] gymn. haem.[36] haliae-lc.[222] ham. harp.[1184] hed.[119] hedeo.[3021] helio.[85] **Hell.**[1] helo.[85] **Helon.**[102] **HEP.**[5] hipp. hist.[119] hura[36] hydr.[36] **Hydr-ac.**[36] hydrc.[192] hydrog.[222] **Hyos.**[1] hyosin.[137] hyper.[36] iber.[25] ictod. ig-a.[5] **IGN.**[5] ignis[194] ind.[36] indg.[36] **Iod.**[1] iodof.[85] **Ip.**[1] irid.[222] **Iris** jab.[102] jac-c. jal. jatr.[36] jug-r.[36] junc.[36] kali-ar. **Kali-bi.**[10] kali-br.[8] **KALI-C.**[102] kali-chl.[58] kali-cy.[142] kali-fcy.[102] **Kali-i. Kali-n.**[1] kali-p.[58] **Kali-s. Kali-sil.**[58] **Kalm.** kiss.[36] knau.[33] kola[1184] **Kreos.**[5] kurch.[192] lac-ac. **LAC-C. Lac-d.**[58] lac-del.[204] lac-eq.[204] lac-lox-a.[204] lac-lup.[204] **LACH.**[5] lachn.[25] **Lact.** lam.[36] lap-laz.[227] lapa.[36] lappa[102] lar-ar.[251] lat-h.[301] **Laur.**[5] lec. **Led.**[1] lepi.[36] lept.[25] **LIL-T.**[25] lim-b-c.[204] linu-c.[36] lith-c. **Lob.**[102] lol.[36] **LYC.**[1] lycpr.[36] **Lycps.**[25] **Lyss.**[111] **M-arct.**[1] **M-art.**[5] **M-aust.**[5] **Mag-c.**[1] **Mag-m.**[1] mag-p.[111] **Mag-s.** manc. **Mang.**[5] mang-acet.[1] mang-m.[1] mang-o.[36] mangi.[197] mant-r.[262] marm-w.[194] med. mel-c-s.[102] meli. menis.[25] menth.[85] **Meny.**[1] **Meph. MERC.**[5] merc-acet.[85] merc-br.[36] **Merc-c.**[5] merc-d.[80] merc-i-f. merc-i-r. merl.[36] **Mez.**[1] **Mill.** morph. **MOSCH.**[5] **Mur-ac.**[1] **Murx. Myric.**[25] myrt-c.[25] naja[8] **Nat-ar.**[58] **NAT-C.**[1] nat-ch.[102] nat-h.[36] nat-hchls.[102] **NAT-M.**[1] **Nat-n. Nat-p. Nat-s.** nat-sil.[58] neon[222] **Nicc. NIT-AC.**[1] nit-s-d.[36] nitro-o.[36] nuph.[25] **NUX-M.**[5] **NUX-V. Oci.**[102] oena.[25] oeno.[36] ol-an.[36] ol-j.[25] **OLND.**[5] onis.[102] onos. **OP.**[1] oreo.[102] **Osm.** ovi-g-p.[102] ox-ac.[36] ozone[227] paeon. pall. **Par.**[5] pareir. paro-i.[149] passi.[102] ped.[85] peti. **PETR.** petros. **Ph-ac.**[1] phel.[36] **PHOS.**[1] phys. **Phyt.**[1] **Pic-ac.** pier-b.[233] pin-s.[36] pip-m.[36] pip-n.[36] pitu-a.[164] plan.[25] **PLAT. PLB.**[5] plect. plut-n.[222] podo. polyg. pop. por-m.[251] prot.[136] **Prun.**[111] prun-p.[102] psil.[164] **PSOR.**[56] **Ptel.**[36] pull-g.[181] **PULS.**[1] pulx.[102] **Pyrog.**[58] pyrus[36] querc-r.[257] ran-a. **RAN-B.**[5] **RAN-S.**[5] **Raph.** rat. rauw.[119] rham-cal.[102] **RHEUM**[1] **RHOD.**[5] rhus-a. rhus-r.[111] **RHUS-T.**[1] rhus-v. **Rob.**[25] ros-d.[305] rumx.[25] **RUTA**[1] **SABAD.**[5] **SABIN.**[5] sal-ac.[36] **Samb.**[5] **Sang.** sanguin-n.[102] sanic.[102] sant.[25] sapin.[36] **Sarr. SARS.**[1] scol.[1142] scorp.[269] scroph-n.[144] scut.[36] **SEC.**[5] **Sel.**[5] senec.[25] **SENEG.**[5] senn. **SEP.** serp. **SIL.**[1] sin-a.[36] sol-c.[25] sol-n.[25] sol-t-ae. **SPIG.**[1] spirae.[144] **SPONG.**[111] **Squil.**[1] stach.[36] **STANN.**[1] **STAPH.**[1] stict. still.[25] **Stram.**[1] **Stront-c.**[5] stroph.[85] stry.[36] succ.[194] **Sul-ac.**[1] sul-i.[58] **SULPH.**[1] sumb.[36] syph. tab. tanac. **Tarax.**[1] **Tarent.** tarent-c.[192] tax.[303] tela[192] tell.[36] tep. **Ter.** term-a.[192] term-c.[192] **Teucr.**[5] thea.[36] **Ther.**[102] **Thuj.**[1] thymu-v.[1125] til.[36] til-c.[253] tril.[45] trom. tub. tung.[209] tylo-i.[192] upa. uran.[269] uran-n.[25] urt-u. usn.[111] ust.[25] uva.[102] **VALER.**[5] vanad.[102] vario.[54] ven-m.[149] **VERAT.**[1] verat-v.[25] **VERB.** vesp.[36] vib. vinc.[4] **Viol-o.**[36] viol-t.[5] vip. visc.[102] wies.[36] wild.[36] wye.[102] x-ray[119] xan.[25] xero.[102] **ZINC.**[1] zinc-chr.[137] **Zinc-p.**[58] zinc-val.[102] zing. ziz.[25]

- **Gehen,** beim: **Lil-t.**[36]
- **Kälte,** mit: sec.[137]
- **Reiben,** durch: apis[36]
- **Stuhlgang,** während: kali-bi.[111]
  ☞ *Stuhlgang; während*
- **erstreckt** sich:
  - **aufwärts**: calc-p.[111]
    ☞ *erstreckt sich; aufwärts*
  - **außen,** nach: **Acon. Aloe** alum. am-c. am-m. anac. ang.[5] ant-c. ant-t.[5] arg. arg-n.[5] arn. ars.[5] **ASAF.** asar. **Aur.** bar-c. **Bell.** berb. bism. bor. bov.[5] **BRY.** calc. camph. cann-s. canth. caps. carb-an.[5] carb-v. caust. cham.[5] chel. chin. **CIMIC.** cina clem. cocc. coff.[5] colch. coloc. con. **Cor-r.** croc. cupr. dig. **Dros.** dulc. euph. **Ferr.** graph. guai. ham.[111] hell. hep. hyos.[5] **Ign.** iod.[5] ip. iris[111] kali-c. **Kali-i.** kali-n. kreos. lach. laur. led. **Lil-t. Lith-c.** lyc. **M-arct.**[5]

m-aust.[5] mag-c.[5] mag-m. mang. meli. meny. **Merc. Merc-c. Mez.** mosch.[5] **Mur-ac.** nat-c. **Nat-m.** nit-ac. nux-m. **Nux-v. Olnd.** op. **Par.** petr. ph-ac. **Phos.** plat. plb.[5] **Prun. PULS.** ran-b. ran-s. rheum rhod. **Rhus-t.** ruta sabad. **Sabin.** samb. sars.[5] seneg. **Sep. Sil. Spig. Spong.**[5] **Squil. Stann.** staph. stront-c. sul-ac. **SULPH.** tarax. **Teucr. Thuj. Usn.**[111] **VALER.**[122] verat. **Verb.** viol-t. zinc.

☞ *erstreckt sich; außen, nach*

◦ ◦ **Drüsen**: spong.[5]

◦ **innen,** nach: acon. agar. alum. **ANAC.** ant-c. ant-t. asaf. asar. aur. bar-c. bell. bism. bor. bov. bry. **Calc.** cann-s. carb-an. caust. **Chel.** chin. **Cocc.** coff. croc. cycl. **Dulc. Hell.** hep. ign. kali-c. **Kreos.** laur. m-art.[5] mez. mosch. **Nit-ac.** nux-m. nux-v. **Olnd.** ph-ac. **PLAT.** prun.[122] ran-s. rheum rhod. rhus-t. ruta sabad. sabin. sars. sep. sil. **Spig. STANN. Staph.** sul-ac. **Sulph.** tarax. teucr. thuj. valer. verat. verb. viol-t. **Zinc.** zing.[36]

☞ *erstreckt sich; innen, nach*

◦ ◦ **Gehen,** nach: zing.[36]

- **Äußerlich**: abrot. **Acon.** adam.[222] **Aesc. AGAR.** agn. aloe alum. **Alum-p.**[58] **Alum-sil.**[58] **Am-m.** ambr. **Ammc. Anac.** ang.[5] ant-c. **Ant-t. APOC.** arg. arn. ars. ars-i. **ARS-S-F.**[58] **Asaf.** asar. **Aspar. Aur.** aur-i.[58] aur-m.[58] **Aur-s.**[58] **Bapt.** bar-c. bar-i.[58] bar-m. bar-s.[58] **Bell.** berb.[10] bism. bor. bov. **Bry. Calad. Calc.** calc-i.[58] **Calc-p.** calc-sil.[58] calen.[10] **Camph. CANN-I. Cann-s.** canth. caps. **Carb-ac.** carb-an. **Carb-v.**[5] carbn-s. **CAUST.** cedr. **Cham. Chel. Chin. CHIN-S.** cic. **Cimic.** cina cinnb. clem. cob. coc-c. **Cocc.** coff. **Colch. Coloc. Con.** croto-t. cupr. **Cycl.** daph.[10] dig. dios. **DROS. Dulc.** elaps **EUP-PER.** euph. euphr. **FERR.** ferr-ar. fl-ac.[36] **Gels.** get.[36] **Glon. Graph. Guai. Hell.** hep. **Hyos. Ign.** iod. **Ip. KALI-BI.** kali-c. kali-chl.[58] kali-n. kali-p. **Kalm. Kreos.** lach. **Laur. Led. Lil-t. Lyc.** m-arct.[5] m-art.[5] m-aust.[5] mag-c. mag-m. mang. meny. merc. **Mez. MOSCH.** mur-ac. nat-ar. nat-c. **Nat-m.** nat-sil.[58] **NIT-AC.** nux-m. **NUX-V. Olnd. Ox-ac.** par. pareir. **Petr. Ph-ac. PHOS.** phyt. plat. plb. plut-n.[222] **PODO.** prun. psil.[164] **Psor. PULS.** ran-b. ran-s. rheum **RHOD. RHUS-T. RUTA Sabad.** sabin. **Samb. Sang. Sars. Sec. Seneg. SEP. SIL. SPIG.** spong. **Squil. STANN. STAPH. Stict.** stront-c. sul-ac. **Sul-i.**[122] **SULPH.** tab. **Tarax. Teucr.** thuj. ust. valer. **Verat.** verb. vib. viol-o. viol-t.[5] **Zinc.** zinc-p.[58]

- **Drüsen**: alum.[10] arg. ars. asar. aur. **Bell. Calc.** carb-v. caust. chin. cina cocc. con.[10] cycl. hyos. ign. kali-c. **Lyc.** m-arct.[5] mag-m.[10] mang. meny. **MERC.** mur-ac. nat-m.[10] nit-ac.[10] osm. par. ph-ac. puls. rheum rhus-t. sabin. **Spong.** stann. **Staph.** stram. **Sulph.** teucr.[5] verat. zinc.

☞ *Drüsen*

◦ **erstreckt** sich:

◦ ◦ **außen,** nach: arg. cina ign. lyc. m-arct.[5] mang. meny. **Merc.** par. puls. rhus-t. **Spong.** sulph. teucr.[5]

◦ ◦ **innen,** nach: aur. **Calc.** cocc. cycl. rheum **Staph.** zinc.

- **Gelenke**: **Agn.**[5] **Alum.**[5] **Anac.**[5] ang.[5] arg.[5] arn. asaf.[5] asar.[5] bar-c.[5] bell.[5] bism. calc.[5] camph.[5] **Carb-an.**[5] carb-v. caust.[5] cham.[5] chel.[5] chin.[5] clem.[5] colch.[5] coloc.[5] dulc.[5] graph.[5] guai.[5] hep.[5] hyos.[5] ign.[5] iod.[5] **Kali-c.**[5] **Led.**[5] lyc.[10] meny.[5] merc.[5] mez.[5] **Mosch.**[5] nat-s.[36] nit-ac.[5] nit-s-d.[36] nux-v.[5] petr.[5] ph-ac.[5] rhus-t.[5] ruta sabad.[5] sabin.[5] sars.[5] sep.[5] sil.[5] spong.[5] stann.[5] staph.[5] stront-c.[5] sulph.[5] tarax.[5] thuj.[5] viol-o.[5] viol-t.[5] zinc.[5]

☞ *Gelenke*

- **Innerlich**: **Acon.** adam.[222] aesc. agar. agn. **Ail. Aloe Alum.** alum-sil.[58] am-c. am-m. **Ambr. Anac.** ang.[5] ant-c. ant-t. arg. **ARG-N. ARN. ARS. Ars-i.** ars-s-f.[58] **Arum-t. ASAF.** asar. **Aur.** aur-ar.[58] aur-i.[58] aur-m.[58] aur-s.[58] bamb-a.[1184] bar-c. bar-i.[58] bar-s.[58] **BELL.** berb. **Bism. Bor.** bov. **BROM. Bry.** cact. calad. **CALC.** calc-i.[58] calc-sil.[58] **Camph. Cann-i.** cann-s. **CANTH.** caps. **Carb-an. CARB-V.** carbn-s. **Caust. Cedr.** cham. chel. chen-a. **CHIN.** cic. **CIMIC.** cina clem. **Coc-c. Cocc. Cod.** coff. **Colch. COLOC. Con.** cor-r. croc. croto-t. **CUPR.** cycl. **Dig.** dios. dros. dulc. elaps euph. euphr. **Ferr. Gamb. Gels. Glon.** goss. **Graph.** guai. haliae-lc.[222] **HAM. Hell.** hep. hydr. **Hydr-ac.** hyos. hyper. **Ign.** iod. ip. iris kali-bi. **Kali-c.** kali-chl.[58] **Kali-i.** kali-n. **Kalm.** kreos. **LACH. Laur.** led. **Lept. LIL-T. Lith-c. LYC.** m-arct.[5] m-art.[5] m-aust.[5] mag-c. mag-m.[5] mang. **MENY. Merc. Merc-c.** merc-i-f. **Mez.** mosch. mur-ac. murx. naja nat-ar. nat-c. **NAT-M.** nat-sil.[58] **Nit-ac.** nux-m. **NUX-V.** olnd. onos. **OP.** osm. **Ox-ac.** par. **PETR. Ph-ac. PHOS. Phys. Phyt. Pic-ac. Plat. Plb. Podo. Prun.** psor. **PULS.** querc-r.[257] **RAN-B.** ran-s. **Rheum Rhod. RHUS-T. Rumx. RUTA** sabad. **Sabin.** samb. **SANG. SANGUIN-N.** sars. **SEC. SENEG. SEP. SIL. SPIG. SPONG. Squil. STANN.** staph. stict. stram. stront-c. sul-ac. sul-i.[58] **SULPH.** tab. **Tarax.** tarent. **Ter.** teucr. thuj. ust. **VALER. VERAT. Verat-v.** verb. vesp. vib. viol-o. viol-t. vip. xan. **ZINC. ZINC-P.**[122]

- **Knochen**: **Alum.** am-m.[10] anac.[5] ang.[10] anis.[10] **Arg.**[36] arn.[10] ars. asaf. aur. **Bell. Bism.** bry. cann-i. cann-s.[10] canth. carb-v.[10] carbn-s. cham. chel.[10] cocc. colch. **Coloc.** con. **Cupr. Cycl. Daph.**[10] dros. graph.[1] **Guai.** hell. hep. ign. kali-bi.[10] **Kali-c.** kali-n. **Led.**[10] m-arct.[5] m-aust.[5] mang-o.[36] merc. mez. nux-m. nux-v.[10] **Olnd.** petr.[1] phos. plat. puls. rhod. **Rhus-t. Ruta**[5] **Sabin.** sil. spong. stann. **Staph.** teucr.[10] **Thuj.** valer. verat. viol-t. zinc.

☞ *Knochen*

◦ **Einschlafen,** beim: graph.[1]

◦ **lange,** oberhalb und unterhalb der Gelenke, reißend: arg.[36]

☞ *O; Knochen; Röhrenknochen, lange*

- **Muskeln**: agar. **Agn.** am-m.[5] **ANAC.**[5] ang.[5] arg. arn.[5] **ASAF.**[5] **Asar.** aur. bar-c.[5] bell. bism. bry. calc. camph. cann-s. **Caps. Carb-an.** carb-v. caust. chel. chin.[5] cina clem. cocc. colch.[5] coloc. con. **Cupr. CYCL.** dig. dios.[111] dros. euph. euphr. graph. hell. hep. hyos. **Ign.** kali-c.[5] kali-n. **Led.** lyc. m-arct.[5] m-art.[5] m-aust.[5] mag-c. mag-m. mang. meny. merc.

drückender Schmerz; **Muskeln** (Forts.)
mez.[5] **Mosch.** mur-ac. nat-c. nat-m. nitro-o.[36] **NUX-M.** nux-v. **OLND.**[5] petr. **Ph-ac. Phos.**[5] **PLAT.**[5] plb. puls. ran-b. ran-s. rheum rhod.[5] rhus-t.[5] **RUTA**[5] **Sabad.**[5] sabin. samb. sars. sep. sil. spig. spong.[5] **Stann.**[5] **STAPH.**[5] stront-c. **Sul-ac.** sulph. **Tarax.**[5] **Teucr.** thuj. **Valer. Verat. VERB.**[5] viol-t.[5] zinc.[5]
☞ *Muskeln*

- **stellenweise**: bar-acet.[36] sul-ac.[36]
☞ *stellenweise*

- **Teile,** auf denen man liegt: kali-c.[1]

- **auseinanderdrückend**: **Ign.**[5]
☞ *berstender, spaltender, auseinandertreibender Schmerz*

- **Gewicht,** wie durch ein: **Abies-n. ACON. Aesc.** agar. aloe alum. am-c. **Am-m. Ambr. Ant-t.** aran. arg. **Arg-n.** arn. **Ars.** asaf. asar. aur. **Bar-c. BELL.** bism. bor. bov. **BROM. BRY. Cact.** calad. calc. camph. cann-s. carb-an. carb-v. caust. cham. **Chel.** chin. cina cinnb. cocc. colch. coloc. **Com. Con.** corn. croc. croto-t. **Cupr.** dig. ferr. gels. graph. hell. hep. hyos. ign. iod. **IP.** kali-c. kali-chl. kali-n. **Kreos.** laur. led. **LIL-T.** lyc. **M-arct.**[5] m-art.[5] mag-c. mag-m. mang. **Meli. MENY.** merc. mosch. **Nat-c.** nat-m. nit-ac. nux-m. **NUX-V.** olnd. **Op. PAR.** petr. **Ph-ac. PHOS.** plat. plb. **Psor. Puls. RAN-B. Rheum** rhod. **RHUS-T.** sabad. sabin. **Samb.** sars. **Sec.** seneg. **SEP. Sil. Spig.** spong. squil. stann. staph. **STICT.** stront-c. sul-ac. **SULPH.** tab.[111] thuj. valer. **Verb.** viol-o. zinc. zing.

- **Instrument** verursacht, wie durch ein:
◦ **erstreckt** sich nach tief innen: **Bov.** ign.[137] verat.
☞ *erstreckt sich; innen, nach*
◦ **stumpfes I.,** wie durch: lith-c.[137]

- **lähmungsartig**: cocc.[36]
☞ *lähmungsartig*

- **Pflock,** wie durch einen: anac.[85]
☞ *Pflock, Keil oder Nagel, Empfindung von einem*

- **reißend**: agar. agn.[5] anac. ang.[5] arg. arn. asaf. asar. aur. bell. bism. calc. camph. cann-s. carb-v. caust. cham. chin. colch. coloc.[5] cupr. cycl. graph.[5] guai.[5] hyos. kali-c.[5] led. lyc. meny. mez.[5] petr. ph-ac. ruta sabad.[5] sars. sep. spig. spong. stann. staph.[5] sulph. thuj. zinc.
☞ *reißender Schmerz*
◦ **Gelenke**: agn.[5] anac. ang.[5] arg.[5] arn. asaf. bell. bism. carb-v. caust. cham. chin.[5] coloc.[5] graph.[5] guai.[5] hyos. kali-c.[5] led. lyc. mez.[5] ph-ac.[5] ruta sabad.[5] sars.[5] sep.[5] spong. stann. staph.[5] zinc.[5]
◦ **Knochen**: arg. bell. cham. coloc. thuj.
◦ **Muskeln**: agar. anac. **Ang.**[5] arg. arn. asaf. asar. aur. **Bell.** bism. calc. **Camph.** cann-s. carb-v. chin. colch. cupr. cycl. hyos. led. meny. petr. ph-ac. ruta sars. sep. spig. spong. stann. sulph. zinc.

- **stechend**: am-m.[5] anac. arg.[5] arn.[5] asaf.[5] bar-c.[5] bell. calc. chin.[5] colch.[5] coloc. cycl. dios.[111] dros. euph.[5] ign. kali-c.[5] mez.[5] mur-ac. olnd. ph-ac.[5] phos.[5] plat. rhus-t.[5] ruta[5] sabad.[5] sars. sep. spong.[5] stann.[5] staph.[5] sul-ac.[5] tarax.[5] thuj. verb.[5] viol-t.[5] zinc.[5]
☞ *stechender Schmerz*
◦ **Gelenke**: ph-ac.[5] sars.[5] staph.[5] zinc.[5]
◦ **Knochen**: anac.[5] mez. ruta[5] staph.
◦ **Muskeln**: am-m.[5] anac. arg.[5] arn.[5] **Asaf.**[5] bar-c.[5] bell. calc. chin.[5] colch.[5] coloc. cycl. dios.[111] dros. **Euph.**[5] **Ign.** kali-c.[5] mez.[5] **Mur-ac.** olnd. phos.[5] plat. rhus-t.[5] ruta[5] sabad.[5] sars. sep. spong.[5] stann.[5] staph.[5] **Sul-ac.**[5] tarax.[5] thuj. verb.[5] viol-t.[5] **Zinc.**[5]

- **ziehend,** wandernd, Knochen: petr.[36]
☞ *wandernder Schmerz • ziehender Schmerz*

- **zuckend**: petr.[1]

- **zusammendrückend**: acon. aeth.[111] agar. **ALUM.** am-m. ambr. **Anac.** ang.[5] ant-c. ant-t. arg. arg-n.[5] **Arn. Ars.** asaf. **ASAR.** aur. bar-c. **Bell. Bov.** bry. cact.[111] calc. camph. **Cann-s. Canth.** caps. carb-an. carb-v. caust. cham. chel. chin. cic. cimic.[111] cina **COCC.** coff. coloc. con. cupr. dig. **Dros.** dulc. euph. ferr. graph. guai. **Hell.** helon.[111] hydr-ac.[111] hyos. ign. iod. **Ip.** kali-c. kali-i.[111] kali-n. laur. led. lil-t.[111] lyc. m-arct.[5] mag-c. mag-m. meny. merc. mez. **Mosch. Nat-m.** nit-ac. nux-m. **NUX-V.** olnd. op. petr. ph-ac. phos. **PLAT.** plb. puls. ran-s. rhod. rhus-t. ruta sabad. sabin. **Sars.** seneg. sep. sil. spig. **Spong.** squil. **Stann.** staph. stram. stront-c. **Sul-ac. SULPH.** tarax. teucr. thuj. valer. verat. verb. viol-o. viol-t. zinc.

dumpfer Schmerz: abrot.[111] acet-ac. acon.[36] adam.[222] **Aesc.**[25] aeth. **AGAR.**[5] agn.[5] ail.[25] alf.[77] **All-c.** allox.[119] **Aloe**[31] alum.[5] alum-p.[58] alum-sil.[58] ambr. **Anac.** anag. androc.[222] ang. **Ant-c.**[5] ant-s.[36] ant-t.[5] ap-g.[45] **Apis Apisin.**[5] aran.[149] aran-s.[192] arg. **Arg-n.** arge-p.[264] arn. **Ars.**[1] ars-i.[25] ars-s-f.[58] arum-d.[25] arum-t. asar.[5] asc-t.[25] atista[192] atro.[25] aur. aur-m-n.[36] aza.[192] bamb-a.[1184] **Bapt.**[25] bar-c. bar-s.[58] bell.[36] bell-p.[256] benz-ac.[2072] bism.[5] boerh.[192] bol.[25] bor.[5] bov.[5] bros-g.[259] brucel.[241] bry.[5] but-ac.[77] cact.[76] cadm.[119] caj.[25] calc.[1] calc-acet.[36] calc-p.[58] calc-sil.[58] calx-b.[194] camph.[5] cann-i. canth.[5] caps.[36] carb-ac.[25] carb-an. carb-v.[5] **Carbn-s.** card-m.[25] cassi-f.[192] cassi-s.[192] caul.[25] **CAUST.**[5] cedr.[25] cench.[58] cham.[1] chel.[5] chim-m.[8] **Chin.**[5] chin-s.[111] choc.[222] cic.[1] **Cimic.**[25] cina[5] cinnb. **Clem.** cob-n.[119] coca[25] **Cocc.**[5] cocci-s. coch. cod.[25] coff.[5] **Coll.** coloc.[5] con.[1] conv.[2191] corn.[25] croc.[5] crot-h. croto-t. **CUPR.** cupr-ar. curc.[192] cycl.[1] cymbo-ci.[2184] daph. **Dios.**[25] dol. dros.[5] **Dulc.**[5] **Echi.** elaps[36] elat.[36] ephe.[267] erech.[25] erig.[25] ery-a.[25] eucal.[25] euon-a.[25] eup-pur.[25] euph.[5] euphr. eys.[119] fago.[25] falco-p.[265] ferr.[5] fl-ac. form.[25] gels. germ.[222] gink.[227] glon.[111] gnaph.[25] granit-m.[194] **Graph.**[1] haliae-lc.[222] ham. harp.[1184] **Hell.**[5] hep.[1] hip-ac.[119] hist.[119] **Hydr.**[25] hydrc.[192] hydro-c.[2147] **HYOS.**[1] **Hyper.**[26] ias.[45] iber.[25] ichth.[77] **Ign.**[5] ignis[194] imp.[204] **Ind.** indg. indol.[36] ip. irid.[222] iris jug-c.[25] kali-bi.[8] kali-br.[111] kali-c.[1] kali-i. **Kalm.** kola[1184] **Kreos.**[5] lac-del.[204] **Lach.** lachn. lact. lat-h.[301] **Laur.**[5]

led.[5] lept.[25] lil-t.[25] lob. lob-c.[25] loxo-r.[240] **Lyc.**[1] lycpr.[102] lycps.[25] lyss.[54] m-aust.[5] mag-c.[54] mag-m.[1] mang.[5] mang-acet.[1] mangi.[197] mant-r.[262] med. menth-pu.[36] meny.[5] meph. **Merc.** merc-c.[5] mez.[1] mit.[25] mosch.[5] mur-ac.[5] mygal. myric.[25] myrt-c.[25] naja[85] nat-ar. **Nat-c.** nat-m.[5] nat-s. nat-sil.[58] neon[222] **Nit-ac.**[1] nuph.[25] **NUX-V.** nyct.[77] ol-j.[25] olnd.[5] onos.[72] **Op.** oreo.[72] ozone[227] pall. petr.[1] **Ph-ac.** phel.[10] phos.[1] phys.[25] phyt.[25] pic-ac.[25] plan.[25] plat.[5] plb.[5] plut-n.[222] **Podo.**[25] polyg.[25] por-m.[251] psil.[164] ptel.[25] **PULS.** puls-n.[25] ran-s.[5] rauw.[119] rheum[5] rhod.[5] rhus-g.[25] **Rhus-t.**[1] rhus-v.[25] rob.[25] rumx. sabad.[5] samb.[5] **Sang.** sanic.[85] sant.[25] sap-sod.[45] sarr.[36] sars.[5] schran-u.[88] scut.[36] sec.[5] **Seneg.** sep.[5] sil.[1] sol[236] spig.[5] spong.[5] squil.[5] stann.[8] stel.[72] stict.[25] still.[25] stram. strep-s.[197] stront-c.[5] **Stry.** sul-ac.[5] sulph.[5] sumb.[25] tanac.[25] tann-ac.[25] tarent-c.[192] tax.[303] tela[192] tell.[76] ter. term-a.[192] term-c.[192] teucr.[5] thea.[192] thuj.[1] thymol.[119] trif-p.[45] tril-c.[36] tung.[252] tylo-i.[192] upa.[72] uran.[269] uran-n.[25] uro-h.[264] urt-u. ust.[25] valer.[5] verat.[5] verat-v.[25] verb.[5] viol-o.[5] viol-t.[5] visc.[119] x-ray[119] xan.[25] zinc.[1] zinc-o.[45] zing.[2072] ziz.[25]

- **Drüsen**: asar.[5] carb-v.[5] hyos.[5] mur-ac.[5]
  ☞ *Drüsen*
- **erkrankten** Teilen, in: loxo-r.[240]
  ☞ *Körperteile, betroffene; erkrankte Teile*

durchbohrender Schmerz: acon. adam.[222] ail.[37] alum.[5] anac.[76] androc.[222] ant-c. apis aran.[192] arn.[2072] bell. berb. **Bry.** bufo[111] calc. calc-f.[119] calc-sil.[58] calen.[45] cann-i.[76] cann-s.[1] carn-g.[264] caust. cench. **Cham.** chin. coff.[37] coloc.[8] con. cur.[85] cycl.[36] cyn-d.[192] dros.[5] epip.[85] glon. haliae-lc.[222] hell.[1] hep.[5] hist.[119] hydr-ac.[268] hydrog.[222] iod.[5] **IP.**[1] kali-i. kali-n.[36] kreos.[8] lac-c.[56] lac-f.[56] **Lach.** mag-p.[111] mag-s.[149] **Merc.** mill.[137] mosch.[5] **Nat-c.** nat-m.[8] nat-p.[111] **Nat-s.** nux-m. nux-v. oci-s.[119] op.[36] paull.[36] ph-ac. plb.[5] plect.[36] prun.[192] ptel.[36] **Puls.** pyrus[36] rhus-t. sal-ac.[85] scol.[1142] sil.[1] sol-n.[85] staph.[5] sulph.[5] syph.[56] thuj.[8] tub.[56] vesp.[36] zinc-val.[100]
  ☞ *bohrender Schmerz • bohrender Schmerz*

- **Knochenmark,** durch das: op.[36] plect.[36]
  ☞ *O; Knochen; Knochenmark • Knochen*
- **Eisen,** wie mit heißen: **Alum.**[5] vesp.[36]

eindringend:
  ☞ *brennender Schmerz*

eindringender Schmerz:
  ☞ *bohrender Schmerz*

Eiterung, Schmerz wie durch:
  ☞ *geschwürartiger Schmerz*

Eiterung, wie durch:
  ☞ *geschwürartiger Schmerz*

erschütternd:
  ☞ *wund und zerschlagen, Schmerz wie*

Faden, Schmerz wie ein langer, abends agg.: all-c.[122]

fressender Schmerz: **Acon.**[5] agar.[5] **AGN.**[5] **Alum.**[1] am-m.[5] ambr.[5] anac.[5] **Ant-c.**[5] arg.[5] arg-n.[5] arn.[5] **Ars.**[5] bamb-a.[1184] **Bar-c.**[5] bell.[5] **Bism.**[5] bor.[1] **Bov.**[5] bry.[5] bufo[111] calc.[5] cann-s.[5] canth.[5] caps.[5] carb-an.[5] carb-v.[5] caust.[1] **Cham.**[5] chin.[5] chin-s.[111] cic.[5] clem.[5] **COCC.**[5] colch.[5] **Coloc.**[5] **Con.**[5] croc.[5] **CROTO-T.** cupr.[1] cycl.[5] **Dig.**[5] dros.[5] euph.[5] eupi.[36] ferr-ma.[5] form.[36] gran.[111] graph.[1] guai.[5] guare.[36] hell.[5] hep.[85] hyos.[5] iod.[5] kali-bi.[111] kali-c.[1] kali-i.[36] kali-n.[36] **Kreos.**[5] lach.[5] laur.[5] **Led.**[5] **Lyc.**[5] m-art.[5] m-aust.[5] mag-c.[5] mang.[5] meny.[5] merc.[5] mez.[1] mur-ac.[5] nat-c.[5] nat-m.[5] nicc. **NIT-AC.**[1] nux-m.[5] **Nux-v.**[5] ol-an.[111] **Olnd.**[5] op.[5] par.[5] petr.[1] ph-ac.[1] **Phos.**[5] plan.[111] **Plat.**[5] **Puls.**[5] **Ran-b.**[5] ran-s.[5] rhod.[5] rhus-t.[5] **RUTA**[5] sabad.[5] sars.[5] sec.[5] sep.[5] sil.[5] sol-m.[58] spig.[1] **Spong.**[5] squil.[5] stann.[5] **Staph.**[5] stront-c.[5] sul-ac. sulph.[5] tarax.[5] teucr.[5] thuj.[1] **Valer.**[5] verat.[5] zinc.[1]

gebrochen oder als würde etwas brechen, Schmerz wie: acon. **Aesc.** aeth. agar.[58] alet.[88] allox.[119] aloe alum. **Alumn.** am-c.[5] am-m. **Ang.**[1] anis. ant-t.[5] aq-des.[275] aran.[192] arg.[36] arn.[5] ars.[1] aur.[1] bar-acet.[1] **BELL.** berb. bor.[1] bov.[5] bry.[5] cahin. calc.[1] calc-o-t.[102] calc-p. **Camph.**[809] cann-i.[102] caps.[5] carb-an.[5] carbn-s. carl. caust.[5] **Cham.**[5] **Chel.**[5] cimic. cina[5] cinnb. cist. citl-v.[197] clem. coc-c.[54] **COCC.**[5] colch. con.[36] conv. cor-r. corn-f.[45] cortiso.[149] crot-c.[137] cupr.[5] cupr-acet.[45] dig.[137] dios.[25] **Dros.**[5] dulc.[102] **EUP-PER.**[54] eupi. falco-p.[265] ferr-i. form. gels. gink.[227] graph.[1] gua.[25] guai.[5] gymn. haliae-lc.[222] ham. harp.[1184] hell. helon.[111] hep.[5] hyos.[5] hyper.[137] **IGN.**[5] **Ip.** kali-bi. **Kali-c.**[1] kali-i.[111] kali-n.[1] kali-p.[111] kalm. kola[1184] kreos.[5] lac-d. lach.[111] lar-ar.[251] lil-t. lyc.[1] lyss.[54] m-arct.[5] m-art.[5] m-aust.[73] mag-c.[36] mag-m.[5] mag-s.[111] med.[304] meli. meny.[137] merc.[5] merc-c.[122] merc-i-f. merc-i-r.[137] mez.[1] **Mosch.**[1] naja[137] nat-c.[1] **Nat-m.**[5] nit-ac.[56] nux-m. **Nux-v.** ol-an.[102] ox-ac. ozone[227] par.[5] petr.[137] ph-ac.[1] **PHOS.**[5] plan. **Plat.**[1] plb. plut-n.[269] podo.[85] por-m.[251] psor.[54] **Puls.**[102] pyrog.[58] rad-br.[102] ran-b. raph. rhus-t.[5] rhus-v.[85] **RUTA**[5] sabin.[58] samb.[1] sanic.[85] **Sarcol-ac.**[102] sars.[58] senec.[111] seneg.[102] sep.[5] sil.[1] spig.[137] spong.[5] staph.[5] stram.[137] sulo-ac.[1] sulph.[1] symph.[54] tarent.[36] tax.[303] tep. thea.[275] ther.[25] thlaspi[45] thuj.[54] tril.[8] tub. vac. valer. vario. **VERAT.**[1] vib. vip. xan.[198] zinc.[1] zing.

- **Bewegung** agg.: tarent.[36]
  ☞ *Bewegung; agg.*
- **Gelenke**: bov.[5] calc.[5] carb-an.[5] caust.[5] dros.[5] hep.[5] merc.[5] mez.[5] par.[5] sep.[5]
  ☞ *Gelenke*
- **Knochen**: agar.[58] am-c.[5] **Ang.**[5] arg.[36] **Arn.**[5] ars.[58] **Aur.** **BELL.**[5] bor.[5] bov.[5] **Bry.** calc.[5] calc-p.[111] caust.[5] **Cham.**[5] **Chel.**[5] cina[5] coc-c.[54] **COCC.**[5] **Cupr.**[5] **Dros.**[5] **EUP-PER.**[111] graph.[5] guai.[5] hep. hyos.[5] **IGN.**[5] kreos.[5] **Lyc.**[5] lyss.[54] m-art.[5] mag-m.[5] **Merc.**[5] mez.[5] mosch.[5] **Nat-m.** **Nux-m.**[144] nux-v.[5] par.[5] ph-ac.[5] **PHOS.**[5] **Psor.**[54] puls. pyrog.[111] ran-b.[137] rhus-t.[5] **Ruta** **Samb.**[5] sep. **Sil.**[36] sulph.[5] **Symph.**[54] **Tarent.**[36] ther. **Thuj.**[54] valer.[162] **Verat.** **Vip.** zinc.[5]
  ☞ *Knochen ▤ EXTREMITÄTEN; C; Schmerz; gebrochen, Schmerz wie*
- **Kopf** bis Fuß, von: ther.[36]
- **Teile,** auf denen man liegt: mosch.[1]
- **gerädert,** wie: sil.[1]
- **zusammengebrochen,** wie: am-c.[1]
- **Zwei** Hälften zerbrochen, Empfindung wie in: corn-f.[85]

gerissen, Schmerz wie:

- **heraus- oder abgerissen, wie**: ang.[5] arn.[5] **Ars.**[5] bamb-a.[1184] bell.[5] bov.[5] **Bry.**[5] **Calc.**[5] cann-s.[5] canth.[5] caps.[5] carb-v.[5] **Caust.**[5] chel.[5] **Cocc.**[5] cycl.[5] dros.[5] elaps[85] ery-a.[25] euph.[5] **Ip.**[1] kreos.[5] led.[5] **M-arct.**[5] m-art.[1] mag-c.[1] mang.[5] merc.[5] mez.[5] mosch.[5] mur-ac.[5] nat-c.[5] nat-m.[5] nux-m.[5] **Nux-v.**[5] ol-an. osm.[111] par.[5] ph-ac.[5] phos.[5] plat.[5] plb.[5] prun.[4] puls.[5] **RHUS-T.**[5] sel.[5] sep.[5] **Sil.**[5] sol[29] **Spig.**[5] spong.[5] staph.[5] stram.[5] sulph.[5] thuj. tong.[10] vesp.[36]
  ☞ *Wunden; Muskeln, Zerrung der*
  - ◦ **Fleisch**: **Bry.**[5] canth.[5] dros.[5] kreos.[5] led.[5] nux-v.[5] **RHUS-T.**[5] staph.[5]
- **Stücke** oder auseinandergerissen, wie in: agar.[5] **ALL-C.** aloe[111] **Alum.**[5] am-m.[5] ambr.[5] anac.[5] ang.[5] ant-c.[5] apis[102] arg. arn.[5] **Ars.**[5] asar.[5] aur. bar-p.[111] bell.[5] berb.[111] bism.[72] bov. bry.[5] **Calc.** calx-b.[194] camph. **CARB-AN.** carb-v.[5] caust.[5] cham. **Chin.** **COFF.**[5] **Coloc.**[5] con.[5] dig.[5] dios.[111] dros.[5] dulc.[5] euphr. ferr.[5] graph.[5] hell. hep.[5] **Hyper.** ign.[5] ind.[36] iod. ip. iris[137] **Kali-bi.**[111] kali-c.[1] kali-n. kola[1184] kreos.[5] lach.[5] laur.[5] lyc.[5] lyss.[36] m-art.[5] m-aust.[5] mag-c. merc.[5] mez.[5] mosch.[5] **Mur-ac.** nat-m.[5] **Nicc.** nit-ac.[5] **NUX-V.**[5] ol-an.[111] op.[5] osm.[111] petr.[5] ph-ac. **Phos.**[5] plat.[28] **Plb.**[5] prun. psor.[111] **Puls.** **RHUS-T.**[5] **Ruta**[5] sabin.[5] sars.[5] sep.[5] sil.[5] spig.[5] stann.[5] **Staph.**[5] stram.[5] stront-c. sul-ac.[5] **Sulph.**[5] **Teucr.**[5] thuj.[1] **Verat.**[5] verb.[5] zinc.[5]

geschwürartiger Schmerz: **Acet-ac.** acon.[5] aeth.[36] agar.[5] agn.[5] all-c.[137] **Alum.**[1] **Alum-sil.**[58] **AM-C.**[1] **AM-M.**[5] ambr.[5] **Anac.**[5] anan. ang.[5] ant-c. ant-t.[36] aran.[137] arg.[5] **Arg-n.**[5] arn.[5] **Ars.**[5] asaf.[5] aur. aur-ar.[58] aur-s.[58] bamb-a.[1184] bar-c.[5] bell.[5] benz-ac. berb. bor. **Bov.**[5] **Bry.**[5] bufo calc.[5] calc-p. camph. cand-a.[239] **Cann-s.**[5] **Canth.**[5] caps.[5] **Carb-an.**[1] **Carb-v.**[1] carbn-s. cassi-s.[192] cast. cast-eq. **Caust.**[1] cedr. **Cham.**[5] chel. **Chin.** chin-s.[111] **Cic.**[1] coc-c. **COCC.**[5] colch.[5] **Coloc.**[36] **Con.**[5] croc.[5] cupr.[5] **Cycl.** cyt-l.[102] dig.[5] **DROS.**[5] dulc. euph.[5] eupi.[36] ferr. gamb. gran.[111] **GRAPH.** guare.[36] hall[36] hell.[5] **Hep.**[1] hyos.[5] **IGN.**[5] iod.[5] iodof.[54] kali-ar. kali-bi. **Kali-c.**[5] kali-chl.[58] **Kali-i.** kali-n.[1] **KALI-S.** kali-sil.[58] kola[1184] **Kreos.**[5] **LACH.**[5] laur.[5] led.[5] lyc.[1] m-arct.[5] m-art.[5] m-aust.[5] **Mag-c.**[1] **Mag-m.**[1] mag-s. **Mang.**[5] mang-acet.[1] meny.[5] **Merc.**[1] merc-c. mez.[5] mosch.[5] **Mur-ac.**[1] naja[36] nat-c.[5] **Nat-m.**[5] nat-p. nat-s. **NIT-AC.**[1] nux-m.[5] **Nux-v.**[5] ol-an. osm. par.[5] petr.[1] ph-ac.[1] **PHOS.**[1] pip-m. plan.[111] plat.[5] prun. psor. **PULS.**[5] **RAN-B.**[5] **Rat.** rhod.[5] **RHUS-T.**[5] ruta[5] sabad.[5] sanic.[85] sars.[5] sec.[5] **Sep.**[1] **Sil.**[1] spig.[5] spong.[5] **Stann.**[1] **Staph.**[1] stront-c.[5] **Sul-ac.**[1] sulph.[1] tarax.[5] teucr.[5] **Thuj.** **Valer.**[5] **Verat.**[5] **Zinc.**[5]
☞ *kratzender, schabender Schmerz • wund und zerschlagen, Schmerz wie*

- **Äußerlich**: acon. agar. alum. am-c. **AM-M.** ambr. anac. ang.[5] ant-c. arg. arn. ars. aur. bar-c. bell. bov. **BRY.** calc.[10] camph. cann-s. **Canth.** caps. carb-an. carb-v. **Caust.** cedr. cham. chin. **Cic.** cocc. colch. cycl. dros. dulc. ferr. **Graph.** hep. **Ign.** **Kali-c.** kali-n. **KALI-S.** kreos. lach. laur. m-arct.[5] mag-c. mag-m. **Mang.** merc. **Mur-ac.** nat-c. **Nat-m.** nit-ac. **Nux-v.** petr. ph-ac. phos. plat. **PULS.** **RHUS-T.** ruta sars. **Sep.** **SIL.** spig. spong. staph. sul-ac. sulph. teucr. thuj. verat. **Zinc.**
- **Drüsen**: am-c. **Am-m.** aur. bell. bry. calc. canth. caust. cham. chin. cic. cocc. graph. hep. ign. kali-c. merc. mur-ac. nat-c. nat-m. nit-ac. petr. **PHOS.** **Puls.** **Rhus-t.** ruta **SIL.** staph. sul-ac. teucr. **Zinc.**
  ☞ *Drüsen*
- **Innerlich**: acon. alum-sil.[58] **Am-c.** **Arg-n.** ars. bell. bor. bov. **Bry.** **Cann-s.** canth. **Caps.** carb-an. carb-v. carbn-s. **Caust.** cham. chel. cocc. **Coloc.** cupr. dig. **Gamb.** hell. hep. kali-c. kali-chl.[58] **KALI-S.**[58] kreos. **LACH.** laur. mag-c. mag-m. mang. **Merc.** mur-ac. nit-ac. **Nux-v.** ph-ac. phos. **Psor.** **PULS.** **RAN-B.** **Rhus-t.** ruta sabad. sep. **SIL.** spig. stann. staph. stront-c. **Sulph.** valer. verat.
- **Knochen**: am-c. am-m. **Bry.** bufo[111] caust. cic. graph. ign. mang. nat-m. **Puls.** rhus-t.
  ☞ *Knochen*

gezogen, gezerrt, Schmerz als würde:

- **Muskeln, abends und nachts agg.**: cop.[36]
  ☞ *Muskeln*
- **Nerven**: calc-f.[119]
  ☞ *Nerven*

gichtig: acon.[5] agn.[5] ambr.[5] **Ant-c.**[5] ant-t.[5] **Arn.**[5] asar.[5] **BRY.**[5] canth.[5] **Caps.**[5] caust.[1] cham.[5] chel.[5] **Chin.**[5] **Cic.**[5] **COCC.**[5] **COLCH.**[5] coloc.[5] croc.[5] eup-per.[58] **Ferr.**[5] guai.[58] hyos.[5] **Ign.**[5] ip.[5] **LED.**[5] m-art.[5] **Meny.**[5] mosch.[5] nux-m.[5] **NUX-V.**[5] **PULS.**[5] **Ran-b.**[5] **Ran-s.**[5] **RHUS-T.**[5] ruta[5] **SABIN.**[5] **Sep.**[1] sil.[102] **Spig.**[5] spong.[5] squil.[5] staph.[5] **Verat.**[5] wild.[9]

- **wandernd**: **Arn.**[5] **Puls.**[5]
  ☞ *wandernder Schmerz*

grabender, wühlender Schmerz:
☞ *bohrender Schmerz*

greifender, krallender Schmerz: acon.[5] aloe[111] alum.[1] **Am-c.**[5] am-m.[5] anan. ant-t.[36] arg.[5] arg-n.[5] arn.[5] ars.[5] bar-c.[5] **Bell.**[5] bor.[5] bry.[5] cact.[111] **CALC.**[5] **Carb-an.**[5] carb-v.[5] **CAUST.** ceph.[36] cham.[5] chel.[25] chin.[1] **Cocc.** **Coloc.**[5] con.[5] croc.[5] dros.[5] **Euph.**[5] euph-c.[102] gels.[111] **Graph.** hell. hep.[1] hydr-ac.[111] hyos.[5] **Ign.**[5] **Ip.**[5] kali-c.[5] kali-i. kali-n.[5] kreos.[5] lach.[25] **Led.**[5] **Lyc.**[5] m-arct.[5] m-aust.[5] mag-c.[5] mag-m.[5] med.[56] meny.[5] **Merc.**[5] mez. mosch.[5] mur-ac.[5] nat-c.[5] **Nat-m.** nat-s. nit-ac. **NUX-V.** op.[5] petr.[5] phos.[5] pier-b.[233] **Puls.**[5] rhod. sabad. samb.[5] **SENEG.**[5] sep.[5] **SIL.**[1] **STANN.**[5] stram.[5] **Stront-c.**[5] **Sul-ac.** sulph.[5] tab. thuj.[5] valer. verat.[5] zinc.[5] zinc-m.
☞ *Umklammert, Empfindung wie*

hackender Schmerz, wie ein Beil: **Acon.**[1] am-c.[5] ars.[5] aur.[1] calc.[5] clem.[137] kali-n. lar-ar.[251] lyc.[5] ph-ac.[5] ruta[5] staph.[5] thuj.[1]

hämmernder Schmerz: acon-l.[36] act-sp. alum.[102] **Am-c.** am-m.[5] anag.[54] **Ars.** aur. aur-ar.[58] bamb-a.[1184] **BELL.**[86] benz-ac. brom.[45] cadm-s.[110] **Calc.**[10] calc-p.[58] calc-sil.[58] camph. carb-v.[5] carc.[149] cham.[1] chel. **Chin.** chin-ar. **Chin-s.** chloram.[149] cic.[5] cimic. clem.[5] **Cocc.** **Coff.** **Cur.** dros.[5] eup-pur.[8] **FERR.** **FERR-AR.**

ferr-i.[58] ferr-p. gels.[58] **GLON.**[81] guare.[36] ham.[137] **Hep.** hyper. ign.[1] indg. iris kali-i. kola[1184] kreos. **Lach.**[123] lappa[38] lar-ar.[251] lat-h.[301] lyc. lyss.[54] m-art.[5] m-aust.[5] mag-s. manc.[36] meli.[111] mez.[5] **NAT-M.** nicc. nit-ac.[1] ol-an.[111] olnd. op.[5] ozone[227] paull.[85] ph-ac. **PHOS.**[5] prim-v.[85] **Psor.** puls. rheum[1] rhod.[5] rhus-t. sang.[111] sars.[5] sep.[5] **SIL.** **Spong.**[5] stann.[5] stram.[5] **SULPH.** tab.[54] **Tarent.**[192] tax.[303] thea.[192] thuj.[5] tong.[10] valer.[36] verb.[5] vinc.[4] visc.[119]

hysterischer Schmerz, Muskeln: ign.[102] nux-v.[102] plb.[102] puls.[102]

intermittierender Schmerz: agar.[1] alum-sil.[58] alumn. anac. ant-c. **ANT-T.** arg.[1] arn. **Ars.** ars-i. asaf. astac. atro. bad. **Bell.** bism.[1] bol.[25] **Bor.**[1] bry. cact.[102] calc.[1] cann-i. canth. carb-an. carbn-s.[25] caul. caust.[36] **Cedr.** **Cham.** chel. **Chin.** chin-s.[102] cimic.[25] cina clem. **Coff.** **Coloc.**[102] cupr.[1] cupr-ar.[25] dulc. elaps[85] falco-p.[265] ferr. **Gels.** gnaph.[102] graph.[102] hydrc.[36] hyos. ign.[36] iod. iris kali-c.[1] kali-cy.[25] kalm. lith-c.[25] lob.[25] lyc.[1] m-arct.[85] mag-c. mag-p.[2086] maia-l.[204] mang.[36] mang-acet.[1] merc. merc-c.[36] mill. murx. nat-c. nat-m. nat-p. nicc. nit-ac. nux-v. petr. ph-ac.[1] phel. phos.[1] pic-ac. plan. plat.[1] psor. ptel.[25] **Puls.** rheum rhod. rhus-t. sabad. samb.[1] sang. sep.[1] sil.[1] **Spig.**[102] spong. stann. **Staph.** stict. **Sulph.** ter. thea.[192] thuj. trif-p.[25] valer. verat. verb.[1] zinc.[1] **Zinc-val.**[54]

klemmender, quetschender Schmerz: **Acon.**[1] adon.[102] agar.[5] agn.[5] aloe[111] alum.[5] am-c.[5] am-m.[5] **Ambr.**[5] aml-n.[111] anac.[5] **Ang.**[5] ant-t.[5] aran-ix.[149] arg.[5] arg-n.[5] **Arn.**[5] ars.[5] asaf.[5] **Asar.**[5] aur.[5] bar-c.[5] bell.[1] berb. bism.[5] bor.[5] brom.[5] bry.[5] bufo[111] **Cact.**[111] cadm-s.[102] calad.[5] **Calc.**[5] calc-ar.[102] **Camph.**[5] cann-s.[5] canth.[5] caps.[5] carb-an.[5] carb-v.[5] cassi-f.[192] **Caust.**[1] **Cham.**[5] chel.[5] chin.[5] cic.[5] cimic.[111] **Cina**[5] clem.[5] coc-c.[102] cocc.[5] colch.[5] **COLOC.**[5] con.[5] croc.[5] crot-h.[111] cycl.[5] dig.[5] dios.[25] dros.[5] dulc.[1] euph.[5] **Euphr.**[5] ferr.[5] graph.[5] guai.[5] hep.[5] hydr-ac.[111] hyos.[5] **Ign.**[5] iod.[5] iodof.[102] ip.[5] kali-bi.[111] **Kali-c.**[5] kali-n.[5] kalm.[111] **Kola**[1184] kreos.[5] kurch.[192] lach.[5] lact. laur.[5] led.[5] **Lil-t.**[111] **Lyc.**[5] lycps.[102] lyss.[85] m-arct.[5] mag-c.[5] mag-m.[5] mag-p.[102] magn-gr.[102] mang.[5] mangi.[197] meny.[5] merc.[5] mez.[5] mosch.[5] mur-ac.[5] nat-c.[5] nat-m.[5] nat-s.[111] nit-ac.[5] nux-m.[5] **Nux-v.**[5] olnd.[5] ozone[227] par.[5] petr.[5] **Ph-ac.**[5] phel.[111] phos.[5] **Plat.**[1] plat-m.[111] ptel.[102] puls.[1] ran-b.[5] ran-s.[5] rheum[5] rhod.[5] **Rhus-t.**[5] ruta[5] sabad.[5] sabin.[5] sars.[5] scut.[25] sel.[5] seneg.[5] sep.[5] sil.[5] **Spig.**[1] spong.[5] squil.[5] stann.[5] staph.[1] stram.[5] stront-c.[5] sul-ac.[5] sulph.[5] tarent.[111] tax.[303] teucr.[5] thuj.[5] **Thyr.**[102] tril.[45] valer.[5] **Verat.**[5] verb.[5] viol-t.[5] visc.[111] zinc.[5]

☞ *zusammengeschraubt, Schmerz wie*

- **Äußerlich**: acon.[5] alum.[5] ambr.[5] **Anac.**[5] **ANG.**[5] arg.[5] arn.[5] bar-c.[5] **Bell.**[5] bry.[5] calad.[5] **Calc.**[5] camph.[5] cann-s.[5] **Carb-v.**[5] caust.[5] cham.[5] chel.[5] cic.[5] cina[5] cocc.[5] colch.[5] coloc.[5] croc.[5] cycl.[5] dig.[5] dros.[5] dulc.[5] euphr.[5] graph.[5] hyos.[5] iod.[5] kali-c.[5] **Kali-n.**[5] kreos.[5] led.[5] lyc.[5] mang.[5] meny.[5] merc.[5] mez.[5] mosch.[5] nat-c.[5] nat-m.[5] nit-ac.[5] nux-v.[5] olnd.[5] petr.[5] ph-ac.[5] phos.[5] **PLAT.**[5] puls.[5] ran-b.[5] rhod.[5] rhus-t.[5] **Ruta**[5] sabad.[5] sep.[5] sil.[5] spig.[5] squil.[5] stront-c.[5] sulph.[5] teucr.[5] thuj.[5] valer.[5] verat.[5] verb.[5] viol-t.[5] zinc.[5]

- **Drüsen**: anac.[5] **Ang.**[5] bell.[5] **Calc.**[5] carb-v.[5] caust.[5] chin.[5] iod.[5] kali-c.[5] lyc.[5] m-arct.[5] nat-c.[5] ph-ac.[5] **Plat.**[5] sabad.[5] sep.[5] sil.[5]

☞ *Drüsen*

- **Innerlich**: **Acon.**[5] agn.[5] am-m.[5] **AMBR.**[5] anac.[5] **Ang.**[5] ant-t.[5] arg.[5] arn.[5] ars.[5] asaf.[5] asar.[5] aur.[5] bar-c.[5] bell.[5] bism.[5] bor.[5] bry.[5] **Calc.**[5] camph.[5] canth.[5] caps.[5] carb-an.[5] **Carb-v.**[5] cham.[5] chel.[5] chin.[5] **Cina**[5] **Cocc.**[5] **Colch.**[5] **Coloc.**[5] con.[5] croc.[5] cycl.[5] dig.[5] dros.[5] dulc.[5] ferr.[5] graph.[5] hyos.[5] **IGN.**[5] iod.[5] **Kali-c.**[5] lach.[5] led.[5] lyc.[5] mag-c.[5] meny.[5] merc.[5] **Mez.**[5] mur-ac.[5] nat-m.[5] **Nux-v.**[5] olnd.[5] petr.[5] **Ph-ac.**[5] phos.[5] **PLAT.**[5] puls.[5] ran-s.[5] **Rheum**[5] rhod.[5] rhus-t.[5] sabin.[5] sars.[5] sel.[5] seneg.[5] sep.[5] sil.[5] spong.[5] squil.[5] stann.[5] **Staph.**[5] stram.[5] stront-c.[5] sul-ac.[5] sulph.[5] teucr.[5] thuj.[5] valer.[5] verat.[5] **Zinc.**[5]

- **Knochen**: alum.[5] ang.[5] bell.[5] calc.[5] ign.[5] mez.[5] olnd.[5] petr.[5] **Ph-ac.**[5] plat.[5] sep.[5]

☞ *Knochen*

- **Eisen,** wie mit: **Coloc.**[5]

- **Zangen,** wie mit: verb.[5]

kneifender Schmerz: acon.[5] **Agar.**[5] agn.[5] all-s.[809] aloe[809] **Alum.**[1] alum-sil.[58] **Am-c.**[5] **Am-m.**[1] ambr.[5] anac.[1] anan. ang.[1] **Ant-c.**[1] **Ant-t.**[5] **Aran.** arg.[1] arg-n.[5] arge-p.[264] **ARN.**[5] **Ars.**[1] ars-i. **Asaf.**[5] asar.[5] atista[192] aur.[1] bar-c.[5] **BELL.**[1] bell-p.[137] **Berb.**[36] bism.[1] bor.[1] bov.[5] brom.[36] bruc.[10] **Bry.**[5] bufo-s. **Cact.** calad.[5] **Calc.**[5] calc-i.[58] calc-p.[36] camph.[5] cann-s.[5] **Canth.**[102] **Caps.**[5] carb-an.[1] **Carb-v.**[5] card-b.[36] carl.[36] caust.[1] **CHAM.**[5] **Chel.**[5] **Chin.**[1] **Cic.**[5] cimic.[111] **Cina**[1] cinnb. clem.[5] coc-c. **COCC.**[5] coff.[5] **Colch.**[5] **COLOC.**[5] com. **Con.**[1] **Croc.**[5] crot-h. croto-t. cupr. cycl.[5] cypra-e.[227] daph.[36] der. **Dig.**[5] **DROS.**[1] **Dulc.** elaps[36] eug.[36] **Euph.**[1] **Euphr.**[5] ferr. ferr-ma. fl-ac. **Gamb.** glon. gran. **Graph.**[1] **Guai.**[5] haliae-lc.[222] **Hell.**[5] **Hep.**[5] hipp. **Hyos.**[1] **IGN.**[5] iod.[1] ip.[5] jac-c. kali-bi. **Kali-c.**[1] kali-chl.[58] kali-i.[36] kali-n.[1] kalm.[137] kreos.[5] lac-leo.[204] lact. lat-h.[301] **Laur.**[5] lec. led.[1] **LYC.**[5] lyss. m-arct.[5] m-art.[5] m-aust.[5] mag-c.[1] mag-m.[1] mand.[119] mang.[5] mang-acet.[1] **Meny.**[1] meph. **Merc.**[5] merc-c.[5] merc-i-f. **Mez.**[1] mosch.[5] **Mur-ac.**[1] myris. **Nat-c.**[1] **Nat-m.**[1] nat-p. nat-s. **Nit-ac.**[5] **Nux-m.**[5] **NUX-V.**[5] ol-an. **Olnd.**[5] op. osm. paeon. par.[5] **Petr.**[1] ph-ac.[1] **Phos.**[1] **PLAT.**[5] plb.[5] prun.[10] psor. **Puls.**[1] **Ran-b.**[5] ran-s.[5] **Rheum**[1] **Rhod.**[5] **RHUS-T.**[5] rob.[809] **Ruta**[5] **Sabad.**[5] sabin.[5] **SAMB.**[1] sars.[5] scroph-n.[809] **Seneg.** sep.[1] sil.[1] **SPIG.**[5] **Spong.**[1] squil.[5] **Stann.**[1] staph.[1] stront-c.[5] **Sul-ac.**[1] **SULPH.**[1] tarax.[5] teucr.[5] thea.[192] ther.[85] thuj.[5] tub.[58] upa. valer.[5] verat.[5] verb.[5] viol-t.[5] visc.[111] zinc.[1]

- **rechts**: sep.[1]

- **morgens**: **Agar.**[36]

☞ *morgens*

- **abends**: kali-i.[36]

☞ *abends*

kneifender Schmerz (Forts.)

- **Äußerlich**: acon. anac. ang.[5] ant-c. arg. arn. bell. bry. **Calc.** cann-s. caps. carb-v. caust. chel. chin. cina **Clem.** cocc. con. croc. dig. dros. dulc. euph. euphr. **Hyos. Ip.** kali-c. kreos. led. m-aust.[5] mang. **MENY. Mur-ac.** nat-c. nit-ac. nux-v. olnd. **Osm.** par. ph-ac. phos. **RHOD. Rhus-t.** ruta **SABAD.** sabin. samb. sars. sil. **Spig. SPONG. STANN.** staph. sul-ac. **Sulph.** thuj. verat. **VERB.** viol-t. zinc.
- **Drüsen**: bry. **Calc.** m-arct.[5] meny. mur-ac. prun.[10] **Rhod.** rhus-t. sabad. stann. sulph. verat.
  ☞ *Drüsen*
- **Gelenke**: kreos.[5]
  ☞ *Gelenke*
- **Innerlich**: acon. **Agar.** agn. alum. **Am-c.** am-m. anac. ang.[5] ant-c. ant-t. arg. arn. ars. ars-i. asaf. asar. aur. bar-c. **Bell. Bism.** bor. bov. **Bry. CALC.** camph. **Cann-s. Canth.** caps.[122] carb-an. **Carb-v.** caust. cham. **CHEL. Chin.** cic. **Cina** coc-c. **COCC.** coff. **Colch. COLOC.** com. con.[5] croc. cupr. cycl. dig. dros. **Dulc.** eug.[36] euph. euphr. **Gamb. GRAPH.** guai. **Hell.** hep. hyos. **IGN.** iod. **Ip. Kali-c.** kreos. **LYC.** m-arct.[5] m-art.[5] m-aust.[5] mag-c. mag-m. mang. **Meny. Merc.** mez. mosch. **Mur-ac. Nat-c. Nat-m.** nit-ac. nux-m. nux-v. olnd. **Par. Petr.** ph-ac. **Phos.** plat. **Plb. Puls. Ran-b.** ran-s. rheum **Rhod. Rhus-t. Ruta Sabad.** sabin. samb. sars. seneg. **Sep.** sil. **Spig. Spong.** squil. **Stann. Staph.** stront-c. sul-ac. **Sulph.** tarax. teucr. **Thuj.** valer. verat. **VERB.** viol-t. **Zinc.**
- **Knochen**: bell. calc. cina ign. mez. nux-m.[36] osm. petr. **Ph-ac.** plat. **VERB.**
  ☞ *Knochen*
  - **nimmt** wellenartig zu und ab, stellenweise: nux-m.[36]
- **Muskeln**: bruc.[10] cann-s.[10] lyc.[10] m-aust.[10] sulph.[10]
  ☞ *Muskeln*
- **oberflächlich**: cann-s.[36]
- **stellenweise**: caust.[36] daph.[36] lyc.[36]
  ☞ *stellenweise*
- **plötzlich**: arg-n.[102]
- **zusammengekniffen,** wie: **Cocc.**[5] ran-s.[5]

knirschender Schmerz, Gelenke: con.[5]
  ☞ *O; Gelenke*

konvulsivisch, spasmodischer Schmerz, des gesamten Körpers: cinnb.[58]

krampfartiger Schmerz: **Abies-n.**[102] **Abrot.**[54] absin.[102] acet-ac. **Acon.** acon-c.[36] act-sp. adam.[222] adeps-s.[45] adren.[102] aegle-f.[192] aesc.[25] aesc-g.[8] **Aeth. AGAR.**[102] **Agar-ph.**[102] agki-p.[1202] agn.[5] ail.[25] alch-v.[1125] alet.[25] alf.[102] all-c. all-s.[85] allox.[119] aln.[85] **ALOE**[122] **Alpi.**[1125] alst-s.[36] **Alum.** alum-p.[58] **Alum-sil.**[58] **Alumn. Am-c.**[1] am-i.[304] **AM-M.**[171] **Ambr.** aml-n.[36] amor-r.[149] amph.[85] amyg-am.[36] **Anac.** anan. androc.[222] anet-g.[1125] **Ang.**[1] ango.[25] **Anh.**[149] anis. **Ant-c.**[1] ant-m.[36] ant-o.[36] **Ant-t.**[10] anth.[36] antipyrin.[85] aphis.[36] **Apis**[8] apoc.[25] apoc-a.[102] aral.[102] aran.[2020] arg.[1] arg-cy.[85] **Arg-n.**[5] arge.[72] arge-p.[264] arist-cl.[161] **Arn.**[5] **ARS.**[1] ars-h.[36] ars-i.[25] ars-s-f.[36] ars-s-r.[36] art-v.[85] arum-i.[85] arum-m. arum-t. **Asaf.**[1125] **Asar.**[5] asc-c.[25] asc-t. asim.[85] aspar. astac.[137] aster.[85] atista[192] atro.[25] **Aur.**[224] aur-ar.[58] aur-i.[58] **Aur-m.** aur-m-n.[102] **Aur-s.**[58] aza.[192] bac.[62] bals-p.[25] bamb-a.[1184] bani-c.[204] bapt.[25] bar-acet.[36] **Bar-c.** bar-i. **Bar-m.** bar-s.[58] bcg[149] **BELL.**[144] bell-p.[102] benz-ac.[102] **Berb.**[36] berb-a.[149] beryl.[149] betul.[1125] **BISM.** blatta-a.[36] boerh.[192] bol.[25] **Bor.**[809] bor-ac.[102] botul.[102] **Bov.**[137] bran.[36] brom.[5] bros-g.[259] **BRY.** bufo buni-o.[149] but-ac.[119] buth-aust.[119] **Cact. Cadm-s.** cahin.[36] **Caj.**[25] calad.[5] calam-a.[1125] **CALC.** calc-acet.[1] calc-caust.[36] calc-i.[58] calc-o-t.[36] **Calc-p.** calc-s.[58] **Calc-sil.**[58] callun.[1125] camph.[1] cand-a.[239] cann-i.[58] cann-s.[5] **Canth. Caps.**[1] **Carb-ac.**[25] **CARB-AN.**[1] **CARB-V.** carbn-h. carbn-o.[85] **CARBN-S.** carc.[62] card-b.[36] card-m. carl.[36] carn-g.[264] **Caru.**[1125] casc.[36] cassi-s.[192] cast. catar.[72] cath-a.[264] **Caul.**[25] **CAUST.**[5] cean.[102] cedr.[25] cench.[58] cent.[36] cere-b.[36] **CHAM.**[5] **CHEL.** chen-v.[36] **CHIN.** chin-ar. chin-s.[36] chion.[137] chloram.[149] chlorpr.[149] choc.[222] **Cic.**[122] cimic.[8] cimx. **Cina** cinnb. cit-v.[1125] clem.[5] cob. coc-c.[25] coca[25] cocain.[102] **COCC.** coch.[36] **COFF. Colch.**[5] colchin.[36] coll.[25] **COLOC.** colocin.[36] colos.[39] **CON.**[1] conin.[36] conv.[2191] **Cop.**[36] corn.[25] corn-f.[36] corv-c.[258] cot.[36] croc.[5] crot-c.[36] crot-h. **Croto-t.**[36] cub. **CUPR. CUPR-ACET.**[36] cupr-am-s.[36] **Cupr-ar.** cupr-s.[36] cur.[58] curc.[192] **Cycl.**[1] cypra-e.[227] cyt-l.[119] daph. dat-a.[102] der.[36] **Dig.**[1] digin.[36] **DIOS.**[144] dirc.[36] **Dol.**[8] **Dros. DULC.**[36] echi. elaps **Elat.** ems[9] ephe.[267] erech.[25] erig.[25] ery-a.[25] eucal.[102] eug. euon-a.[25] eup-a.[36] **Eup-per.**[111] eup-pur.[25] **Euph.** euph-a.[36] euph-c.[25] euph-cy.[1125] **Euphr.**[36] eupi.[36] excr-can.[269] fago.[25] falco-p.[265] **FERR.** ferr-ar.[58] ferr-i.[58] ferr-m.[85] ferr-p. fil.[85] fl-ac.[36] foen.[1125] form. form-ac.[192] franz.[36] gall-ac.[25] gamb. gaul.[1125] **Gels.**[8] gent-c.[36] gent-l.[85] germ.[222] gink.[227] gins.[36] glon.[36] glyc-g. gnaph. **Gran.**[1125] granit-m.[194] **GRAPH. Grat.**[58] guai.[1] gymn.[25] haem.[36] haliae-lc.[222] **Ham.**[58] harp.[1184] hed.[119] hedeo.[25] **Hell.**[1] helo.[264] **Helon.**[25] **Hep.**[1] hir.[149] hist.[149] hom.[102] **Hydr.**[25] hydr-ac.[137] hydrc. hydro-c.[2147] hydrog.[222] **HYOS.**[1] hyper.[36] iber.[36] ichth.[77] **IGN.** ignis[194] imp.[1125] ind.[102] indg.[36] inul.[36] **Iod.**[1] **IP.** irid.[85] **Iris**[25] iris-foe.[36] jab. **Jal.**[39] **Jatr.** jug-c.[25] jug-r.[36] junc.[36] just.[144] kali-acet.[36] kali-ar.[36] **Kali-bi.**[102] **Kali-br.**[25] **Kali-c.** kali-chl.[36] kali-i.[36] kali-m.[102] **KALI-N.**[5] kali-ox.[85] kali-p.[58] **Kali-s.** kali-sil.[58] kali-t.[36] **Kalm.** kiss.[36] kola[1184] **Kreos.**[5] kurch.[192] **Lac-c. Lac-d.** lac-del.[204] lac-eq.[204] lac-leo.[204] lac-lox-a.[204] lac-lup.[204] **LACH.** lachn.[25] lact.[54] lar-ar.[251] lat-h.[301] lat-k.[36] lat-m.[111] **Laur.**[5] lec. **Led.**[1] lept.[25] **Lil-t.**[25] **Lim.**[36] lim-b-c.[204] lina.[36] linu-c.[36] linu-u.[1125] lipp.[36] lith-c.[111] **Lob.**[36] lol.[1125] lupin.[1125] **LYC.**[1] lycps.[25] lyss. m-arct.[5] m-art.[5] m-aust.[5] macrin.[36] mag-acet.[111] **Mag-c.**[1] **MAG-M.**[137] **MAG-P.** mag-s.[36] manc.[36] mang.[5] mang-acet.[1] mang-o.[85] mangi.[197] marm-w.[194] med. melis.[1125] **MENTH.**[45] **Meny.**[1] meph.[8] **Merc.**[5] merc-br.[36] merc-c. merc-cy.[36] merc-d.[36] merc-i-f. merc-i-r.[36] merc-pr-a.[36] merc-pr-r.[36] merc-s.[25] merl.[36] **Mez.** mill.[58] mit.[36] **Mom-b.**[72] mom-ch.[72] morg-g.[136] **Morph.**[102] **MOSCH.**[5] **Mur-ac.** murx. mygal.[192] myric.[25] naja[36] narc-po.[36] **Nat-ar.**[36] **NAT-C.**[1] nat-f.[119] nat-hchls.[198] **NAT-M.** nat-n.[102] **Nat-p.**[58] **Nat-s.**[224] nat-sil.[58] neon[222] nepet.[102]

nicc.[36] **Nit-ac.**[1] nit-s-d.[26] nuph.[8] **Nux-m.** **NUX-V.** oci. oena.[36] ol-an. ol-j. olnd.[5] onis.[85] onos. **OP.**[102] opun-v.[25] oreo.[72] orig.[1125] osm. ox-ac. ozone[227] paeon.[54] pall. **Par.**[5] paraf.[102] pareir.[8] paull-p.[85] ped.[36] **Petr.**[85] **PH-AC.** phel.[36] **PHOS.**[1] phys.[36] **Phyt.**[25] **Pic-ac.** pice-e.[1125] **Pimp-a.**[1125] pin-s.[36] pitu-a.[164] plan.[25] plan-m.[25] **Plat.** **PLB.** plb-acet.[10] plb-chr.[36] plb-m.[102] plect.[36] plut-n.[222] **PODO.**[25] polyg.[25] **Pot-a.**[1125] prun. pseuts-m.[255] psor. **Ptel.** **PULS.** puls-n.[25] **Pyrog.**[102] rad-br.[102] **Ran-b.**[5] ran-s.[5] **Raph.**[36] **Rat.** ratt-n.[204] rauw.[119] rham-cath.[36] **Rheum**[1] rhod.[5] rhus-g.[25] **RHUS-T.** rhus-v.[25] ric.[25] rob. **Rumx.**[25] ruta[5] sabad.[5] sabal.[144] sabin.[5] salx-p.[36] samb.[1] **Sang.** sanic.[85] sarcol-ac.[149] sarr.[36] **Sars.** scroph-n.[144] **SEC.**[5] sel.[5] senec.[25] **Seneg.**[5] **SENN.**[144] **SEP.** **SIL.** sin-a.[36] sin-n.[36] sol[236] sol-n.[25] sol-t.[36] spect.[271] **Spig.**[1] spira.[102] spirae.[1125] **SPONG.** squil.[1] **STANN.**[144] **STAPH.** still.[25] **STRAM.** **Stront-c.**[5] stroph.[137] stroph-s.[119] **STRY.**[36] succ.[194] **Sul-ac.**[1] sul-i.[58] sulfon.[85] **SULPH.**[1] sumb. syph.[55] **Tab.**[102] tama.[197] tanac.[25] tarax.[1] **Tarent.**[192] tarent-c.[192] tart-ac.[36] tax.[303] tela[192] tell.[36] **Ter.** term-a.[192] term-c.[192] teucr.[5] thal.[144] thea.[36] ther.[144] thlaspi[8] **Thuj.** thymol.[119] **Thymu.**[1125] **THYMU-V.**[1125] til. til-c.[253] tong.[36] trif-p.[25] tril.[45] tril-c.[36] trio.[25] trom.[8] tub. tung.[252] tylo-i.[192] uran.[269] uro-h.[264] urt-u.[25] ust.[25] **Uva.**[8] uza.[144] **VALER.**[5] **VERAT.** verat-v.[25] **Verb.**[102] verin.[85] vero-o.[1125] vesp.[72] vib.[26] vib-od.[25] vichy-g.[36] viol-o.[5] **Viol-t.**[5] vip. visc.[119] wild.[9] x-ray[119] xan.[25] yuc.[171] **Zinc.** zinc-acet.[36] zinc-m.[85] zinc-p.[58] zinc-s.[102] zinc-val.[137] **ZING.**[36]

- **nachts**: tril.[45]
  ☞ *nachts*

- **Äußerlich**: acon.[5] alum.[5] ambr.[5] **Anac.**[5] **Ang.**[5] arg.[5] arn.[5] bar-c.[5] **Bell.**[5] bry.[5] calad.[5] **Calc.**[5] camph.[5] cann-s.[5] **Carb-v.**[5] caust.[5] cham.[5] chel.[5] cic.[5] **Cina**[5] cocc.[5] colch.[5] coloc.[5] croc.[5] cycl.[5] dig.[5] dros.[5] dulc.[5] euphr.[5] graph.[5] hyos.[5] iod.[5] kali-c.[5] **Kali-n.**[5] kreos.[5] led.[5] lyc.[5] m-arct.[5] mang.[5] meny.[5] merc.[5] mez.[5] mosch.[5] nat-c.[5] nit-ac.[5] nux-v.[5] olnd.[5] petr.[5] ph-ac.[5] **PLAT.**[5] puls.[5] ran-b.[5] rhod.[5] rhus-t.[5] ruta[5] sabad.[5] sep.[5] sil.[5] spig.[5] squil.[5] stront-c.[5] sulph.[5] teucr.[5] thuj.[5] valer.[5] verat.[5] verb.[5] viol-t.[5] zinc.[5]

- **Innerlich**: **Acon.**[5] agn.[5] am-m.[5] **AMBR.**[5] anac.[5] **Ang.**[5] ant-t.[5] arg.[5] arn.[5] ars.[5] asaf.[5] asar.[5] aur.[5] bar-c.[5] bell.[5] bism.[5] bor.[5] bry.[5] **Calc.**[5] camph.[5] canth.[5] caps.[5] carb-an.[5] **Carb-v.**[5] cham.[5] chel.[5] chin.[5] cina[5] **Cocc.**[5] **Colch.**[5] **Coloc.**[5] con.[5] croc.[5] cycl.[5] dig.[5] dros.[5] dulc.[5] ferr.[5] graph.[5] hyos.[5] **IGN.**[5] iod.[5] **Kali-c.**[5] lach.[5] led.[5] lyc.[5] mag-c.[5] meny.[5] merc.[5] **Mez.**[5] mur-ac.[5] nat-m.[5] **Nux-v.**[5] olnd.[5] petr.[5] **Ph-ac.**[5] phos.[5] **PLAT.**[5] puls.[5] ran-s.[5] rheum[5] rhod.[5] rhus-t.[5] sabin.[5] sars.[5] sel.[5] seneg.[5] sep.[5] sil.[5] spong.[5] squil.[5] stann.[5] **Staph.**[5] stram.[5] stront-c.[5] sul-ac.[5] sulph.[5] **Teucr.**[5] thuj.[5] valer.[5] verat.[5] **Zinc.**[5]

- **Muskeln**: acon.[5] agar.[5] alum.[5] am-c.[5] am-m.[5] ambr.[5] **ANAC.**[5] **ANG.**[5] ant-t.[102] arg.[5] **Arn.**[5] **Ars.**[5] **Asaf.**[5] asar.[5] aur.[5] bar-c.[5] **BELL.**[5] bism.[5] bov.[5] bry.[5] bufo[111] **CALC.**[5] **CAMPH.**[5] **Cann-s.**[5] caps.[5] carb-an.[5] carb-v.[5] carbn-s.[36] **Caust.**[5] cham.[5] chin.[5] cic.[5] **CIMIC.**[102] **CINA**[5] clem.[5] **Cocc.**[5] colch.[5] **COLOC.**[5] **Con.**[5] conin.[36] croc.[5] **CUPR.**[5] **CUPR-ACET.**[54] cyt-l.[149] dig.[5] dios.[54] dros.[5] **Dulc.**[5] euph.[5] euphr.[5] ferr.[5] **GELS.**[54] **Graph.**[5] hell.[5] hep.[5] hist.[149] hyos.[5] **Ign.**[5] iod.[5] ip.[5] **KALI-BR.**[54] **Kali-c.**[5] kali-n.[5] kreos.[5] lach.[5] lat-m.[119] **LYC.**[5] **M-arct.**[5] m-art.[5] mag-c.[5] **Mag-m.**[5] **MAG-P.**[102] mang.[5] meny.[5] **MERC.**[5] mez.[5] morph.[36] mosch.[5] **Mur-ac.**[5] nat-c.[5] nat-f.[149] nat-m.[5] **Nit-ac.**[5] nux-m.[5] **Nux-v.**[5] olnd.[5] **Op.**[5] petr.[5] ph-ac.[5] phos.[5] phyt.[111] **PLAT.**[5] **Plb.**[5] plb-acet.[102] puls.[5] ran-b.[5] rhod.[5] **Rhus-t.**[5] ruta[5] sabad.[5] samb.[5] sang.[111] sarcol-ac.[149] sec.[5] **SEP.**[5] **Sil.**[5] **Spig.**[5] **Spong.**[5] squil.[5] **Stann.**[5] staph.[5] stram.[5] sul-ac.[5] **Sulph.**[5] syph.[102] **Tab.**[111] **Thuj.**[5] **Valer.**[5] **VERAT.**[5] verb.[5] viol-o.[5] viol-t.[5] zinc.[5]
  ☞ *Muskeln*

- **Krampf**: dios.[1125]

kratzender, schabender Schmerz: **Acon.** aesc. alum.[5] alumn.[36] am-c.[1] ambr. anac.[1] ant-c. **Arg.** arn.[5] **ARS.** asaf. **Asar.**[54] aur-m-n.[36] bapt. **Bell.**[5] berb.[54] **BROM.** bry.[36] bufo[111] calc-p. camph.[36] carb-an.[1] carb-v. carbn-s. **Carl.**[36] caust.[1] cham.[5] chel.[36] **CHIN.**[5] cic. cist. **Coc-c.** coloc.[5] **Con.** croc.[5] croto-t.[38] dig. **DROS.**[36] dulc.[1] eupi.[85] graph. grat. gymn. hell.[1] hydrog.[222] hyos.[5] ign.[5] ip.[102] iris[36] **Kali-bi.** kali-c.[1] **Kali-chl.** kola[1184] **Lach.** lat-m.[111] led.[5] lepi.[36] luna[85] **Lyc.**[1] mag-c.[1] med.[56] meny.[1] **Mez.**[38] nat-c.[5] nat-m.[1] nit-ac.[1] **NUX-V.** **Osm.** **Par.** petr.[1] **PH-AC.** **Phos.**[1] phyt. plat. plb.[58] **PULS.** ran-b. **RHUS-T.** **Rumx.** ruta **Sabad.**[5] sal-ac.[56] samb. sars.[5] sel. seneg.[5] spig.[1] **Stann.** staph.[1] stram.[8] **SULPH.** tab.[38] tax.[303] tell. ter. teucr.[5] thuj.[5] tus-p.[40] **VERAT.** zinc.[1]
  ☞ *geschwürartiger Schmerz • wund und zerschlagen, Schmerz wie*

- **Knochen**: **Asaf.** berb.[54] bry.[36] **CHIN.** coloc. nat-m.[5] par.[54] **PH-AC.** puls. **RHUS-T.** **Sabad.** spig. thuj.[5]
  ☞ *Knochen*
  - **nachts**: ph-ac.[137]
  - **Erregung,** nach: **Par.**[54]
    ☞ *Erregung agg.* ▮ *GEMÜT; M; Erregung; Beschwerden durch; Allgemeinsymptome*
  - **lange** Röhrenknochen: bry.[36] **Sabad.**
    ☞ *O; Knochen; Röhrenknochen, lange*
    - **Fahren** oder Reiten agg.: bry.[36]
  - **Periost**: **Asaf.** **CHIN.** coloc. **PH-AC.** puls. **RHUS-T.** **Sabad.** spig.
    ☞ *O; Knochen; Periost*
  - **tief** sitzend: **Sabad.**[5]
    ☞ *tief sitzend*

- **ziehend,** lange Knochen: bry.[36]
  ☞ *ziehender Schmerz*

Kreis herum, geht im: acon.[5] buni-o.[149] caust.

lähmungsartiger Schmerz: **Acon.**[5] act-sp. aeth. agar.[1] agn.[36] all-c. aloe alum.[1] alum-sil.[58] am-c.[5] am-m. ambr.[5] anac.[5] ang.[1] ant-c.[1] apis apisin.[5] **Arg.** arg-n.[5] **Arn.**[5] ars.[5] ars-i. ars-s-r.[38] asaf.[5] asar.[5] **Aur.**[5] aur-m-n.[272] bar-acet.[1] bar-c.[1] **BELL.**[1] benz-ac. berb. **Bism.**[1] bov.[5] brom.[5] **Bry.** calc.[1] calen.[82] **Cann-s.**[5] canth. caps.[5] carb-ac.[85] carb-v.[5] carbn-s. card-m. carl. caust.[5] **CHAM.**[5] chel.[5] **Chin.**[5] cic. cimic. **CINA**[5] cist. coc-c. **COCC.**[5] coff.[5]

lähmungsartiger Schmerz (Forts.)

COLCH.[5] coloc.[5] con. croc.[5] crot-h.[10] cur. **CYCL.**[5] dig. dios. **Dros.**[1] **Dulc.**[5] eug.[10] euon.[36] euph.[5] **Euphr.**[5] eupi.[85] fago. **Ferr.**[5] ferr-ar. ferr-m.[10] ferr-ma. fl-ac. gels.[111] germ.[222] graph.[1] grat.[111] guai.[5] harp.[1184] hell.[5] hep.[5] hydro-c.[149] hyos.[1] hyper. ign.[5] ind. iod.[5] iris[137] kali-bi. kali-c.[1] kali-i. kali-n.[5] kali-p.[8] kalm. kreos.[5] lach.[10] lact.[36] lat-m.[77] lath.[102] **Laur.**[10] led.[1] lipp.[36] lyc.[1] lyss.[8] m-arct.[10] m-art.[5] m-aust.[5] mag-c.[1] **Mag-m.**[1] mang. med. meny.[1] meph.[10] merc.[5] **Merc-c. Mez.**[1] mosch.[5] mur-ac.[5] nat-c.[1] **Nat-m.**[5] nat-p.[36] nit-ac. **NUX-V.**[1] ol-an. olnd. par.[5] petr.[1] ph-ac.[5] phos.[5] phys. plat.[5] plb.[5] plect.[36] podo. prun. puls.[1] querc-r.[257] ran-s. raph.[122] rheum[10] rhod.[5] **RHUS-T.**[1] rhus-v. ruta[5] **Sabad.**[5] **SABIN.**[5] samb.[5] **Sars.**[5] sec.[5] sel. seneg.[5] sep.[1] **Sil.**[5] sol-n. spig.[5] stann.[1] **Staph.**[1] stram.[5] stront-c.[5] stroph.[36] sul-ac.[5] sulph.[5] tab. tep. ter. teucr.[5] thuj.[5] til. valer.[5] **Verat.**[5] verb.[5] zinc.[1]

- **Gelenke**: acon.[5] agn.[5] am-c.[5] ambr.[5] anac.[5] arg.[5] **Arn.**[5] ars.[5] **Asar.**[5] **AUR.**[5] bell.[5] bism.[5] **Bov.**[5] calc.[5] **CAPS.**[5] **Carb-v.**[5] caust.[5] **Cham.**[5] chel.[5] **Chin.**[5] cina[5] cocc.[5] colch.[5] coloc.[5] con.[5] **Croc.**[5] dig.[5] **Dros.**[5] **EUPH.**[5] **Ferr.**[5] graph.[5] hell.[5] ign.[5] kali-c.[5] kali-n.[5] laur.[10] led.[5] lyc.[5] m-art.[5] m-aust.[5] mag-m.[5] meny.[5] merc.[5] **Mez.**[5] nat-c.[5] nat-m.[5] nit-ac.[5] nux-v.[5] **Par.**[5] petr.[5] ph-ac.[5] phos.[5] **Plb.**[5] **PULS.**[5] rhus-t.[5] **Ruta**[5] sabad.[5] **Sabin.**[5] samb.[5] **Sars.**[5] **Seneg.**[5] sep.[5] stann.[5] **STAPH.**[5] stram.[5] stront-c.[5] sulph.[5] **VALER.**[5] verat.[5] verb.[5] zinc.[5]
  ☞ *Gelenke*
- **Knochen**: **AUR.** bell. bism. cham.[36] chel. chin. **Cocc. Crot-h.**[10] cycl. dig. **Lach.**[10] led. mez. nat-m. nux-v. ol-an.[111] petr. phos.[5] puls. rhus-t. sabin. **Sil.** staph. verat. zinc.
  ☞ *Knochen*
  - **Aufstehen** amel.: cham.[36]
- **Muskeln**: agn. ant-c. asaf. carb-v. cham. chin. cic. cina cocc. con. dig. graph. hell. kali-c. mez. mosch. nat-m. nit-ac. phos. sabin. sars. seneg. sil. stann. verb.
  ☞ *Muskeln*

lanzinierender Schmerz: acet-ac.[36] acon.[36] acon-l.[36] act-sp.[10] adam.[222] aesc. aeth. **Agar.** ail. alco-s.[45] all-s. alum. am-br.[25] am-c. am-caust. am-m. ambr. amph.[36] amyg-am.[85] anac. anan. androc.[222] ang.[85] ant-o.[85] ant-t.[8] apis arg. arg-n.[102] arn. **Ars.**[1] ars-i.[25] **ASAF.**[5] asc-c.[25] asc-t.[85] aspar.[102] aster. aur. aur-m.[102] aur-s.[36] bad.[8] bamb-a.[1184] bapt.[25] **Bell.**[8] berb.[58] blatta bol. bond.[36] bor. brach. bry.[102] bufo[36] cact.[102] cadm-s. cahin. calc. calc-f.[36] cann-i.[102] canth. **Caps.**[102] carb-ac.[25] **Carb-an. Carb-v.**[1] carn-g.[264] caust. cedr.[25] **Cham.**[8] chel.[25] **Chin.** chin-ar.[102] chin-s. cimic. cina cit-v. clem. cocc. **Colch.**[10] coll. **Coloc.**[102] con.[58] croc.[102] crot-c.[36] croto-t.[85] cub.[36] **Cupr.**[36] cur.[36] der. dios.[25] dirc.[85] dros. elae.[36] elaps electr.[85] euon. eup-per.[102] eupi.[102] fago.[25] **Ferr.** ferr-i. ferr-ma.[85] ferr-p.[102] ferul.[85] form. gamb. gels.[36] germ.[222] **Gins.** glon.[102] glyc.[102] goss. graph. **Guai.** guare.[36] ham. helon.[102] hep. hura hydr-ac.[268] hydrog.[222] hyper.[102] ign. ind.[36] **Iod.** ip. **Iris**[36] itu[36] jug-r. **Kali-bi.**[8] kali-c. kali-chl.[58] **Kali-i.**[102] kali-m.[61] **Kalm.** kreos.[102] lac-c. **Lac-d.**[102] lach. lap-laz.[227] lat-h.[301] lepi.[36] lept.[25] lil-t. lyc. lycps.[25] mag-c. **MAG-P.** magn-gr.[85] manc. med.[58] **Meli.** menth.[36] meny. merc-c.[85] merc-i-f.[85] mim-h.[36] murx. myric.[25] nat-c.[85] **Nat-m. Nat-s. Nit-ac.** nuph.[25] **Nux-v.**[102] ox-ac.[102] ozone[227] paull.[85] paull-p.[36] ped.[36] peti.[36] phos.[102] phys. phyt.[102] pip-n.[36] pitu-a.[164] **Plan.** plan-m.[45] plat. plb.[36] podo.[85] polyg.[36] psil.[164] psor.[102] ptel.[25] puls.[36] puls-n.[25] ran-b. ran-s.[85] raph.[36] **Rhodi.**[102] rob.[36] ruta[85] sabad.[102] sabin.[58] sang.[58] sarr.[36] scol.[77] sec. sel.[85] senec. sep. sil.[5] sol[236] sol-n.[25] sol-t-ae.[36] sphing. **Spig.**[102] spong. squil. stann. stel.[102] stict.[25] still.[25] **Stry.**[102] **Sulph.**[8] sumb.[25] syph. tab. tarent.[36] tell.[102] teucr. **Thal.**[36] thal-s. thuj. tong.[102] tril-c.[36] upa.[36] uran.[269] ust.[8] vario.[102] verat-v. verb.[45] vesp.[36] vib.[102] viol-t. visc.[25] wist.[45] xan.[102] xero.[102] **Zinc.** ziz.[25]
  ☞ *schneidender Schmerz*
- **morgens**: peti.[36]
  ☞ *morgens*
- **Druck** agg.: plb.[36]
  ☞ *Druck; agg.*
- **Jahreszeit,** in kalter: kali-i.[36]
- **Nelken,** nach Essen von: paull-p.[36]
  ☞ *M; Essen; nach*
- **Treppabgehen,** beim: elae.[36]
  ☞ *M; Abwärtsgehen, Hinabsteigen; agg.*

linear verlaufender Schmerz: all-c.[137] apisin.[5] bell.[137] bufo[137] caps.[137] caust.[137] fago.[137] hydrog.[222] onos.[85] ox-ac.[85] pyrog.[137] syph.[111] tell.[111]
  KOPF; C; Schmerz, Kopfschmerz; Linie verlaufender Schmerz, in einer
- **stellenweise**: onos.[85] ox-ac.[85]
  ☞ *stellenweise*

losgeschlagen, Schmerz, als sei das Fleisch von den Knochen: apisin.[5] bell.[5] **Bry.**[5] canth.[5] dios.[111] dros.[5] eupi.[85] **Ign.**[5] kali-c.[5] kreos.[5] lach.[5] led.[5] lyc.[5] **Merc.**[5] mosch.[5] nat-m.[5] nit-ac.[5] nux-v.[5] ol-an.[111] **RHUS-T.**[5] **Ruta**[5] staph.[5] **Sulph.**[5] **Thuj.**[5]

mahlender Schmerz:
  ☞ *bohrender Schmerz*

Messerstiche, wie: aeth.[36] aran-ix.[119] arn. calc-f.[119] **Chel.** con.[85] erig.[36] fago.[25] germ.[222] granit-m.[194] kali-bi.[111] lith-c.[25] lob-c.[25] paraf.[102] plut-n.[269] sol[236] visc.[119] zinc.[36]

nagender Schmerz: abies-c. abies-n.[111] abrot. acet-ac. acon.[5] aesc. agar. **Agn.**[5] ail.[111] **Alum.** alum-p.[58] alum-sil.[58] alumn.[54] am-c. **AM-M.**[1] ambr.[5] **Anac.**[137] anan. ang.[5] **ANT-C.** apis apisin.[5] apoc. aran.[149] **ARG. Arg-n.** arge-p.[264] arn.[5] **Ars.**[5] ars-i. ars-s-f.[58] asar.[102] aur.[5] aur-ar.[58] aur-m.[58] bamb-a.[1184] bar-c.[1] bar-i. bar-m. bar-s.[58] **Bell.**[5] benz-ac. **Berb.** brach. brom. bry.[5] bufo cadm.[119] cadm-s. calad. **CALC.**[5] calc-acet. calc-ar.[58] calc-p.[36] calc-s.[58] camph. cand-a.[239] cann-i. cann-s. canth.[5] caps.[5] carb-ac.[85] carb-an.[5] **Carb-v.**[5] carbn-s. cast. **Caust.**[5] **CHAM. Chel.** chin. chin-s. choc.[222] **Cimic. CINA** coca[111] cocc.[5] coff. **Colch. Coloc. Con.** croto-t. **Cupr.**[5] **Cycl.**[8] daph. dig.[5] **Dros.** dulc.[36] elat. equis.[111] eug. eup-per. eup-pur.[25] **Euph.**[1] euphr. fago.[25] ferr.

fl-ac. gall-ac.[25] **Gamb. Gels. Glon.**[36] gran. graph. grat. hell.[1] hep. hura hydro-c.[2147] hyos.[5] hyper. ign.[5] ind. indg. **Iod.**[5] irid.[85] jatr.[36] jug-c.[25] just.[88] kali-acet.[36] **Kali-bi. Kali-c.**[1] kali-chl.[58] kali-cy.[85] **Kali-i.**[111] kali-n.[1] kali-p. kalm. kola[1184] **Kreos.** lac-c. lac-del.[204] lac-eq.[204] **Lach.**[5] lappa[137] lar-ar.[251] laur.[5] led. lil-t. lith-c.[137] loxo-r.[205] **Lyc.**[5] lyss. m-art.[5] m-aust.[5] mag-c.[1] **Mag-m.** mang.[5] mang-acet.[1] meny.[5] **MERC. Merc-c.** merc-i-r.[36] merl.[36] **MEZ.** mill. mosch. mur-ac. naja nat-ar. nat-c.[1] nat-m.[1] nat-p. **Nat-s.** nicc. **Nit-ac. Nux-v.**[5] ol-an. **OLND.**[5] op.[36] ox-ac. paeon. pall. par.[5] petr.[58] ph-ac.[1] phos.[1] phys. plan.[102] **Plat.**[5] plb.[5] podo. prot.[136] psor.[111] ptel. **PULS.** ran-b.[5] **RAN-S.**[5] raph. rheum[5] rhod.[5] **Rhus-t.** rumx.[111] **RUTA**[5] sabad.[5] salv.[45] samb.[1] sant. sarr.[36] sars. sec. seneg. **SEP.**[1] **SIL.** sol-n. spig. spong.[1] **STANN. STAPH.**[1] stront-c. stroph-s.[119] stry.[36] sul-ac.[5] sul-i.[58] **Sulph.**[1] sumb.[25] symph.[102] tab. tarax. **Tarent.** tell.[111] teucr.[5] thlaspi[111] **THUJ.**[5] thyr.[111] trif-p.[45] tril-c.[36] trom. uran.[269] uran-n.[144] urt-g.[36] verat.[1] visc.[25] xan.[111] zinc.[1] zinc-p.[58]

- **abends** beim Einschlafen: rhod.[36]
  - ☞ *abends*
- **Schlaf,** stört den: merc-i-r.[36]
- **Wasser** agg., Kontakt mit: urt-g.[36]
- **Äußerlich**: acon. agar. **AGN.** alum. **Alumn.**[54] am-c. ambr. arg. arn. aur. **Bar-c.** bar-m. bell. bry. calad. calc. calc-p.[36] **Canth.** caps. **Cham. Croto-t.** cycl. dig. **Dros.** dulc. euph. ferr. gamb.[36] **Glon.** graph. hell. hyos. ign. **Kali-c.** kreos. laur. led. lyc. m-art.[5] m-aust.[5] mag-c. mag-m. mang. **Meny.** merc. mez. mur-ac. nat-c. nux-v. olnd. op. **Par. Ph-ac. Phos. PLAT.** plb. **Puls. RAN-S.** rheum rhod. rhus-t. **Ruta** samb. sep. sil. spig. **SPONG.** stann. **STAPH.** stront-c. sulph. **Tarax.** thuj. verat. zinc.
  - *HAUT; C; Nagen, Fressen, Empfindung von*
- **Drüsen**: bar-c. cham. **Mez.**[5] nat-m.[5] ph-ac. **Plat.** ran-s. **Spong.** staph.
  - ☞ *Drüsen*
- **Gelenke**: am-c. aur-m.[58] canth. colch. **Dros.**[5] dulc. graph. mag-c. mang. phos. **RAN-S.** stront-c. zinc.
  - ☞ *Gelenke*
- **Innerlich**: agar. alum. am-m. arg. arg-n.[5] **Ars. Aur.**[102] bar-c. **Bell.** calad. **Calc.** cann-s. canth. carb-ac.[102] carb-an.[5] **Carb-v. CAUST.** chel. cocc. **Coloc. Con. Cupr.** dig. dros. dulc. **Gamb.** glon.[111] hep. iod. kali-bi. kali-c. kali-i.[111] **Kreos.** lach. **Lyc.** mang.[102] merc. mez. nat-m.[5] nux-v. olnd. ph-ac. phos. **Plat.** psor.[111] **PULS.** ran-b.[5] **Ran-s.** rhod. **RUTA** seneg. **SEP.** sil. stann. staph.[116] stront-c.[116] sulph. symph.[102] teucr. verat.
- **Knochen**: am-m. arg. **Aur.**[102] **BELL.** brom. canth. carb-ac.[102] colch.[5] **Con.**[36] **Dros.**[36] graph. kali-bi.[111] kali-i. lyc. **Mang.** merc.[102] nat-s.[111] op.[36] **Ph-ac.** phos. plb.[36] puls. rhod.[5] **Ruta** samb. **Staph.** stront-c. sulph.[5] symph.[102]
  - ☞ *Knochen*
  - ◦ **lange,** Bewegung amel.: dros.[36]
    - ☞ *O; Knochen; Röhrenknochen, lange*
  - **brennend,** Knochen: con.[36]
    - ☞ *brennender Schmerz*
  - **dumpf,** Knochen, morgens: op.[36]
    - ☞ *morgens • dumpfer Schmerz*

neuralgischer Schmerz: abies-n.[102] acet-ac.[102] **ACON.**[5] acon-f.[102] **Aconin.**[102] act-sp.[10] adren.[56] aesc.[8] **Agar.**[5] agki-p.[85] ail.[25] alet.[54] **All-c.**[102] all-s.[1125] alum.[5] **Alumn.**[58] am-br.[85] am-m.[85] am-pic. **Am-val.**[100] aml-n.[137] anac.[34] anan.[8] androc.[222] ang.[1073] anh.[149] ant-c.[5] ant-t.[102] ap-g.[102] **Apis**[137] apisin.[5] apoc.[25] aq-mar.[36] **Aran.**[102] aran-ix.[144] arg.[5] **Arg-n.**[102] arist-cl.[144] arn.[5] **ARS.**[5] ars-br.[77] ars-s-r.[85] art-v.[10] arum-d.[25] asaf.[5] asar.[5] asc-c.[25] asc-t.[111] aster.[45] atra-r.[149] **Atro.**[102] **Aur.**[102] bac.[62] bamb-a.[1184] bani-c.[204] bar-c.[5] bar-m.[102] **BELL.**[5] bell-p.[119] **Berb.**[31] beryl.[149] **Bism.**[102] bol.[25] **Bor.**[5] brom.[31] **Bry.**[5] bufo[102] buni-o.[149] cact.[111] cadm.[110] caj.[36] **Calc.**[5] calc-f.[144] calc-p.[58] calc-s.[36] **Camph.**[1125] cann-i.[36] cann-s. canth.[31] caps.[5] carb-ac.[8] carb-an.[54] **Carb-v.**[5] carbn-o.[36] **Carbn-s.** cath-a.[264] caul.[25] **Caust.**[5] cean.[1125] **Cedr.**[102] cere-b.[142] **Cham.**[5] **Chel. Chen-a.**[8] **CHIN. Chin-ar.**[102] chin-m.[54] chin-s.[8] chlol.[8] chloram.[149] chlorpr.[149] cich.[45] **Cimic.**[8] cina[28] **Cinnb.**[8] cist.[1125] cit-v.[1125] **Clem.**[8] coc-c.[36] **Cocc.**[102] cocci-s.[54] coch-o.[1125] cod.[25] **COFF.** coffin.[72] colch.[5] **Coll.**[102] **COLOC.**[5] com.[102] **Con.**[5] **Corn.**[54] corn-f.[45] croc.[5] crot-c.[102] crot-h.[54] **Croto-t.**[102] cund.[102] **Cupr.**[36] cupr-acet.[54] **Cupr-ar.**[102] cur.[36] cycl.[1125] cypr.[34] cypra-e.[227] der.[102] dig.[5] **Dios.**[8] dip.[102] dirc. dol.[102] **Dros.**[5] **Dulc.**[37] dys-co.[136] elat.[34] ergot.[25] erig.[25] eucal.[25] eug.[8] euph.[102] euphr.[102] fago.[36] **Ferr.**[37] ferr-c.[10] ferr-m.[8] ferr-p.[102] ferr-pic.[102] form.[8] **Gaul.**[77] **GELS.**[8] gink.[227] **Glon.**[37] **Gnaph.**[25] goss.[102] **Graph.**[102] grat.[85] grin.[1125] **Guai.**[5] **Ham.**[102] harp.[1184] hecla.[102] hed.[144] helod-c.[205] hep.[5] hist.[144] hydr.[36] **Hydr-ac.**[102] hydrc.[8] hydrog.[222] **Hyos.**[5] hyosin.[85] **Hyper.**[102] **IGN.**[5] indg.[85] inul.[36] iod.[54] iodof.[8] **Ip.**[102] irid.[85] **Iris**[8] joan.[54] kali-ar.[137] **Kali-bi.**[54] kali-br. **KALI-C.**[5] kali-chl.[85] kali-cy.[25] kali-fcy.[25] kali-i.[102] **Kali-p.** kali-s.[58] **Kalm.**[8] **Kreos.**[5] lac-ac. lac-c.[55] lac-f.[85] lach.[5] lav-v.[1125] led.[5] lept.[36] **Lil-t.**[54] lim.[102] **Lith-c.**[8] lob.[54] lob-s.[85] lol.[102] **Lupin.**[1125] **Lyc.**[5] lycpr.[102] lycps.[25] **MAG-C.**[5] mag-m.[5] **MAG-P.**[8] mand.[144] mang.[5] **Med.**[8] mein.[9] meli.[102] menth.[1125] menthol[102] meny.[1125] meph.[8] **MERC.**[5] merc-c.[102] merc-i-f.[58] methyl.[102] **Mez.**[5] mill.[1125] morg.[136] morg-g.[136] morph.[102] mur-ac.[5] **Murx.**[34] nabal.[25] naja[54] nat-ar.[8] **Nat-c.**[5] **Nat-m.**[5] nicc.[102] nicc-s.[25] **Nit-ac.**[5] **Nit-s-d. Nux-m. NUX-V.**[5] oena.[102] ol-an.[102] ol-j.[25] olnd.[34] onos.[144] **Op.**[54] oreo.[102] osm.[102] **Ox-ac.**[102] oxyt.[102] paeon.[85] pall.[54] **Par.**[5] passi.[102] paull.[54] petr.[85] ph-ac.[58] phel.[85] **PHOS.**[5] phos-h.[36] phys.[25] **Phyt.**[102] pic-ac.[36] pime.[102] pip-m.[102] **Plan.**[8] **PLAT.**[5] **Plb.** podo.[54] polyp-p.[36] prop.[72] **Prun.**[54] **Psor.**[137] ptel.[25] pulm-a.[111] **PULS.**[8] puls-n.[25] pyre-p.[1125] quas.[102] rad-br.[102] ran-b.[5] ran-s.[1125] rat.[111] rauw.[144] rham-cath.[102] **Rhod.**[5] rhodi.[102] rhus-r.[34] **RHUS-T.**[5] rhus-v.[25] rob.[36] rumx.[137] ruta[5] sabad.[171] sabal.[111] sabin.[31] sac-l.[55] **Salx-a.**[1125] salx-n.[102] **Samb.**[1125] **Sang.**[8] sanic.[85] sant.[102] sapin.[36] sapo.[102]

neuralgischer Schmerz (Forts.)

sarr.[36] sars.[8] scolo-v.[1125] scut.[25] sec.[102] sep.[5] **Sil.** sphing.[85] **SPIG.**[122] spong.[102] stann.[54] **STAPH.**[5] stict.[54] still.[25] **Stram.**[5] **Stront-c.**[5] **Stry.**[102] succ.[194] sul-ac.[36] sulfonam.[149] **Sulph.**[5] sumb.[111] syc-co.[136] **SYMPH.**[102] syph.[8] tab.[36] tanac.[25] tarax.[72] **Tarent.** tax.[85] **Ter.**[8] teucr.[34] **Thal.**[144] thal-s.[85] thea.[36] thlaspi[45] **Thuj.**[5] til.[72] tong.[102] torul.[1125] trif-p.[45] trig-f-g.[1125] uran.[269] urt-u.[25] ust.[25] vac.[102] valer.[5] vario.[102] **Verat.**[5] verat-v.[8] **VERB.**[72] verin.[102] vesp.[102] **Vib.**[111] viol-o.[102] visc.[25] wye.[85] xan.[102] **Zinc.**[5] zinc-p.[102] **Zinc-val.**[102] ziz.[25]

- **links**: **Coloc.**[102]
- **intermittierend**: coloc.[102]
  ☞ *intermittierend*
- **periodisch**: agki-p.[85] aran.[144] aran-ix.[144] ars.[144] bell.[144] cact.[137] chin-s.[144] coloc.[144] mag-p.[171] sabad.[171] verb.[144]
  ☞ *periodisch*
- **Berührung** agg.: coloc.[102]
  ☞ *M; Berührung, Berührtwerden; agg. •Berührung, durch*
- **Bewegung**:
  ◦ **agg.**: coloc.[102]
  ◦ **langsame** amel.: ferr.[85]
- **Druck** amel.: **Coloc.**[102]
  ☞ *Druck; amel.*
- **Gicht** oder Rheuma, durch: coloc.[102]
- **Herpes**:
  ◦ **vor** Herpes zoster: staph.[137]
  ◦ **nach**: ars.[102] caust.[137] cimic.[809] **DOL.**[809] hep.[809] kali-chl.[137] kalm.[137] **Mez.**[102] morph.[102] petr.[137] plan.[137] **Prun.**[102] ran-b.[102] sphing.[85] still.[102] sul-ac.[809] thal.[809] **Vario.**[102] zinc.[137]
  ☞ *Herpes; zoster, nach*
  ◦ ◦ **Berührung**:
  ◦ ◦ ◦ **agg.**: petr.[137]
  ☞ *Herpes; zoster, nach; Berührung; agg.*
  ◦ ◦ ◦ **amel.**: zinc.[137]
  ☞ *Herpes; zoster, nach; Berührung; amel.*
- **Herzklopfen,** mit: lach.[137]
  ☞ *Herzklopfen, mit*
- **Hypochondrie,** bei: coff.[1125]
- **Kälte**:
  ◦ **agg.**: aran.[149] coloc.[102] dulc.[144] nux-v.[144] rhus-t.[144]
  ◦ ◦ **Nässe,** und: dulc.[144] nux-v.[144] rhus-t.[144]
  ☞ *Kälte; agg.; feuchte*
  ◦ **amel.**: apis[171]
- **Klimakterium,** im: **Ter.**[122]
  ☞ *Klimakterium, im*
- **lähmungsartiger** Schwäche und Zittern, mit: kalm.[137]
  ☞ *Schwäche, mit •Zittern und paralytischer Schwäche, mit*
- **Liegen** agg.: ail.[25] coloc.[102]
  ☞ *Liegen; agg.*
  ◦ **Seite,** auf erkrankter: coloc.[102]
  ☞ *Liegen; agg.; Seite, auf erkrankter*
- **Mahlzeit,** durch Auslassen einer: cact.[171]
  ☞ *Fasten, beim*
- **Malaria,** bei: cedr.[1125]
- **Männer,** nach Koitus: cedr.[85]
  ☞ *Koitus, nach*
- **Menses**:
  ◦ **während**: aml-n.[137] aran.[137] cedr.[171]
  ◦ **unterdrückte,** durch: kalm.[137]
- **Operationen,** nach: all-c.[137]
  ☞ *M; Operationen, Beschwerden durch •Operationen, nach*
- **Prodromalsymptom,** als: nux-v.[137]
- **Schwäche,** mit: kalm.[102]
  ☞ *Schwäche, mit*
- **Sepsis,** durch: crot-h.[137]
  ☞ *Sepsis, durch*
- **Stumpf,** am:
  ☞ *Amputation, nach, Phantomschmerz*
- **Synalgie**: apisin.[5] lob-s.[85] tarent.[111]
- **Taubheitsgefühl,** mit: acon.[144] agar.[144] coloc.[102] **Gnaph.**[1125] graph.[144] mand.[144] mez.[144] phys.[144] rhus-t.[144] **Sec.**[1125] stry.[144]
  ☞ *Taubheitsgefühl, mit*
- **Ursprungs,** jüngeren: coloc.[102]
- **Venen,** Druck durch erweiterte: sec.[137]
- **Verletzung,** durch: hyper.[137]
  ☞ *M; Unfall, Beschwerden durch •Verletzung, durch*
- **Wärme** amel.: coloc.[102]
- **Zorn,** durch: bry.[171] coloc.[171] ign.[171] staph.[171]
  ☞ *Zorn, durch* ▤ *GEMÜT; M; Zorn, Beschwerden durch*
  ◦ **frostig** danach: bry.[171]
- **erstreckt** sich über den Körper nach Verletzungen: hyper.[58]
  ☞ *erstreckt sich; Körper, zum ganzen, nach Verletzungen*
- **Nerven,** entlang der: ail.[25] aml-n.[25] atro.[25] carbn-s.[25] chel.[25] ergot.[25] gels.[8] iris[25] kali-cy.[25] ter.[137]
  ☞ *Nerven*
  ◦ **Trigeminus**: ail.[25] aml-n.[25] atro.[25] carbn-s.[25] chel.[25] ergot.[25] iris[25] kali-cy.[25]
- **peripher**: arg-n.[137]
- **brennend,** nach Herpes: sphing.[85]
  ☞ *brennender Schmerz*
- **chronisch**: thlaspi[102]
  ☞ *chronisch*
- **Flammen** steht, als ob die Partie in: cedr.[171]
- **hysterisch**: coff.[1125]
- **Stromstoß,** wie ein: coloc.[102]
  ☞ *Schlag, Stoß, Empfindung wie durch; Stromstoß, wie elektrischer Schlag •Strom, Schmerz wie elektrischer*

nicht auszuhalten:
☞ *unerträglicher Schmerz*

packend:
☞ *greifender, krallender Schmerz*

pickender Schmerz: alum.[1] ambr.[5] aur.[5] carb-an.[5] cath-a.[264] **CHIN.**[5] cic.[5] dros.[1] m-art.[5] mez.[5] mosch. nat-m.[1] nit-ac.[1] nux-v.[5] rhus-t.[5] **Ruta**[1] verb.[5]

piekend stechender Schmerz:
☞ *stechender Schmerz*

prickelnd, kribbelnd: acon.[137] act-sp.[137] alum. bar-c. bor. calc. carb-v. cast. caust. con.[58] hyos.[5] ign.[5] indg. lach. mag-m. mur-ac. **Rhus-t.** sulph.

pulsierender, pochender Schmerz: achy.[149] **ACON.** acro-c-f.[2047] act-sp.[72] **Aesc.**[102] aeth. agar.[5] **Agn. All-c.** allox.[119] aloe alum.[5] alum-p.[58] alum-sil.[58] **Am-c.**[5] **Am-m.**[5] **Aml-n.**[8] anac. anag. anan.[36] androc.[222] ang.[5] anh.[149] ant-c.[5] ant-t.[8] **Apis**[8] **Apisin.**[5] aq-des.[275] aran.[192] aran-ix.[149] arg. arg-n. **Arn.**[5] **Ars.**[1] **Ars-s-f.**[58] **Asaf. Asar.** asc-t.[111] aur.[137] aur-ar.[58] aur-m. aur-m-n.[36] aza.[192] bamb-a.[1184] bar-c.[5] bar-m. **BELL.**[122] benz-ac. **Berb.**[36] **Berb-a.**[149] **Beryl.**[149] boerh.[192] **Bor.**[5] bov.[5] brach. bran.[102] **Brom.** bros-g.[259] brucel.[241] **Bry.**[5] bufo[8] buth-aust.[119] **Cact.** calad. **Calc.**[1] **Calc-p. Calc-s.** calc-sil.[58] camph.[8] cann-i. cann-s.[5] canth.[5] **Caps.** carb-ac.[25] carb-an. **CARB-V.**[5] **CARBN-S.**[58] carc.[207] carn-g.[264] cassi-s.[192] cath-a.[264] **CAUST.**[5] cedr. **CHAM. Chel.**[5] chim.[102] **CHIN.**[1] **Chin-ar. CHIN-S.** chloram.[149] cic.[5] cimic. **Clem.**[36] cob. coc-c.[36] cocc.[5] cocci-s. cod.[25] **Coff.** coll.[25] **Coloc.**[5] com. con. conv.[38] cop.[36] **Corn.**[8] cortico.[119] cortiso.[149] croc.[5] crot-h. cub.[36] cupr. cupr-ar.[25] cupr-s. cur.[36] curc.[192] cyt-l.[119] daph. **Dig.** dros. dulc.[1] dys-co.[136] echi. ephe.[267] eug. **Eup-per.** eup-pur.[25] **Euph. Euphr.**[1] eupi.[36] fago.[25] falco-p.[265] **FERR.**[5] **Ferr-ar. Ferr-i.** ferr-m. ferr-ma.[5] **Ferr-p.**[102] **Gels.**[36] germ.[222] gink.[227] **GLON.**[26] glyc.[72] graph.[5] grat.[111] guai.[5] guat.[119] haliae-lc.[222] ham. harp.[1184] helo.[264] **Hep.**[5] hipp.[36] hist.[119] hura[36] hydr. hydr-ac.[10] hydro-c.[149] hydrog.[222] **HYOS.**[5] hyper. **Ign.** ind.[36] indg. iod.[5] **Ip.** irid.[222] iris[36] jab.[36] jac. jug-r. kali-ar. kali-bi. kali-br.[25] **KALI-C. Kali-i.**[8] **Kali-n.**[5] kali-p. kali-s. kali-sil.[58] kalm. kola[1184] kreos.[5] kres.[149] kurch.[192] lac-c.[55] lac-d. lac-del.[204] lac-leo.[204] **LACH.**[5] lappa[137] lat-h.[301] lat-m.[119] laur.[5] **Led.** lil-t.[25] lith-c.[25] lith-m.[36] lob-c.[25] lob-s.[85] **LYC.**[137] **Lycps.**[36] **Lyss.** m-arct.[5] m-art.[5] m-aust.[5] **Mag-c.**[1] mag-m.[1] mag-p.[58] mag-s. magn-gr.[85] manc. mang.[5] mang-acet.[1] marm-w.[194] med.[102] meli. **MERC.** merc-c.[5] merc-i-f. mez.[1] mit.[36] **Morph. Mur-ac.**[5] murx. musa[197] mygal.[192] myric.[25] nabal.[25] naja nat-ar. **Nat-c. NAT-M.**[5] nat-p. **Nat-s.**[111] nat-sil.[58] neon[222] nicc. **Nit-ac.** nux-m. **Nux-v.**[1] oci-s.[119] ol-an. ol-j.[25] olnd.[5] onos.[72] **Op.**[5] osm.[111] ox-ac.[137] ozone[227] par.[5] **Paull.**[36] ped.[85] petr.[26] ph-ac.[36] **Phos.**[5] phys.[36] phyt.[137] pic-ac.[54] pip-n.[111] pitu-a.[164] plan.[25] plan-m.[45] **Plat.**[5] plut-n.[222] podo.[8] polyg.[25] polyg-s.[111] por-m.[251] **PSOR.** ptel.[25] **PULS.**[5] pyrog.[56] querc-r.[257] ran-b.[5] rat. ratt-n.[204] rheum[1] rhod.[5] **Rhus-t.**[5] rob.[36] rumx. **Ruta**[5] sabad.[5] **Sabin.**[5] **Sang.**[8] sant.[25] saroth.[144] sarr.[36] sars.[5] sec. sel.[5] senec.[111] **SEP.**[1] **Sil.**[1] sol[29] sol-n.[25] spect.[271] **SPIG.**[5] spong.[5] squil.[1] stann. **Staph.** still.[25] **Stram.** stront-c.[5] stroph-s.[119] stry. succ.[194] sul-ac.[1] **Sul-i.**[58] sulo-ac.[36] **SULPH.**[1] syc-co.[136] syph.[137] tab.[111] tama.[197] taosc.[270] tarax.[5] **Tarent.** tela[192] **Tell.** term-a.[192] thea.[192] ther.[25] thuj.[5] tong.[36] tub.[138] tylo-i.[192] upa. uro-h.[264] valer.[2] **Verat.** verat-v.[36] verb.[5] vib.[111] visc.[137] xan.[25] xero.[72] zinc.[1] zinc-chr.[137] zinc-p.[58]

- **Fieber,** während: lil-t.[102]

  ☞ *M; Fieber; während • Fieber, während*

- **Hitze** agg.: com.[102]

reißender Schmerz: **Abel.**[149] abrot. **ACON.**[1] acro-c-f.[2047] **Act-sp.**[8] adam.[222] adon.[111] **Aesc.**[25] **Aeth. AGAR. Agn.**[5] ail. all-c.[58] all-s.[36] allox.[119] aloe[4] **Alum. Alum-p.**[58] alum-sil.[58] alumn.[54] **AM-C.**[1] **Am-m. AMBR.**[1] ammc. amph.[36] **Anac.**[5] anag. **Anan.**[36] ang.[1] anis. ant-c.[1] ant-s.[36] **Ant-t.**[5] anthr. aphis.[10] apis apisin.[5] aran.[192] **Arg.**[1] arg-m. **Arg-n.** arge-p.[264] arist-cl.[119] **ARN.**[5] **ARS.**[5] ars-h. ars-i.[58] **Ars-s-f.**[58] arum-t. **Asaf.** asar.[5] asc-t. asim.[102] astac. aster.[85] atista[192] atra-r.[156] **AUR.**[1] aur-ar.[58] aur-i.[58] **Aur-m.** aur-m-n.[36] **AUR-S.**[36] aza.[192] bad.[25] **Bamb-a.**[1184] bapt. bar-acet.[1] **Bar-c.**[1] bar-i.[58] bar-m. bar-s.[58] **BELL.** bell-p.[102] benz-ac. **BERB.**[58] **Bism.**[1] bol.[36] **Bor. Bov.**[5] bran.[10] brom.[5] bruc.[10] **BRY.**[5] bufo[58] **Cact.**[36] cadm-s. cahin. calad.[5] **CALC.**[1] calc-acet.[1] calc-ar. calc-caust.[36] calc-i.[58] **Calc-p.**[36] **Calc-s. Calc-sil.**[58] **Camph.**[1] cann-i. **CANN-S. CANTH.**[5] **Caps.**[1] carb-ac. **Carb-an.**[1] **CARB-V.**[1] carbn-h. carbn-o.[111] **Carbn-s.**[25] card-m. **Carl.** cassi-f.[192] cassi-s.[192] **CAST.**[22] caul. **CAUST.**[1] cedr.[25] cere-b.[102] **CHAM.**[1] **Chel.**[1] chim.[102] chim-m.[8] **CHIN.**[5] **Chin-ar.**[58] **Chin-s.**[10] chlor. cic.[5] cimic.[25] cimx. **Cina**[36] cinnb. cist.[10] **Clem.**[5] cob. **Coc-c.**[36] **Cocc.**[5] **Coff.**[5] **COLCH.** coll. **COLOC.**[1] **CON.**[1] conv.[2191] **Cop.**[36] cortico.[119] cortiso.[149] croc.[5] **Crot-h.** croto-t. cub. **Cupr.**[1] cupr-acet.[36] cupr-ar. cupr-s. cur. **Cycl.**[1] cyt-l.[144] **Daph. Dig.**[1] digin.[36] dios. dros.[1] **Dulc.**[1] elaps[36] elat.[54] erig.[111] ery-a.[25] eucal.[36] euon. eup-per.[58] **Euph.**[1] **Euphr.**[5] eupi. excr-can.[269] fago. **Ferr.** ferr-ar. ferr-i. ferr-m.[10] ferr-ma.[5] ferr-p. fl-ac. form. gad. gamb.[36] gaul.[36] **Gels.**[58] germ.[222] gink.[227] gins. glon. goss.[25] gran.[36] **Graph.**[1] grat.[10] gua.[85] **Guai.**[1] guare.[36] haliae-lc.[222] ham. harp.[144] **Hell.**[5] helon. **Hep.**[102] hipp. hist.[144] hura[36] hydr-ac. **Hyos.**[5] hyper. **Iber.**[102] **IGN.**[5] ind. indg.[36] inul. iod.[1] **Ip.**[1] iris[25] jac. jatr. kali-ar. kali-bi. **KALI-C.**[1] kali-chl.[58] **Kali-i.**[36] kali-m.[192] **Kali-n.**[36] **Kali-p.**[58] **Kali-s.**[58] **Kali-sil.**[58] **Kalm.**[54] knau.[33] kola[1184] **Kreos.**[5] lac-c. **LACH.**[36] lachn.[25] lact.[10] lam.[2] lap-a. lappa[102] lar-ar.[251] lat-h.[301] **LAT-M.** laur.[5] **Led.**[5] lil-t. lipp.[1025] lith-c. lob. lob-c.[25] loxo-r.[205] **LYC.**[1] **Lyss.**[54] m-arct.[5] m-art.[5] **M-aust.**[5] **MAG-C.**[1] **Mag-m.**[1] **MAG-P.**[58] mag-s.[36] magn-gr.[102] manc. **Mang.**[5] mang-acet.[1] mang-m. med.[56] menthol[102] meny.[1] meph.[10] **MERC.**[5] **Merc-c.**[5] merc-i-f. merc-i-r. merl.[36] **Mez.** mill. **MOSCH.**[5] **Mur-ac.**[5] myric. naja napht.[102] nat-ar.[58] **NAT-C.**[1] **NAT-M.**[1] **Nat-p. NAT-S.**[36] nat-sil.[58] neon[222] **Nicc.**[10] **NIT-AC.**[1] nit-s-d.[36] nuph. **Nux-m.**[5] **NUX-V. Ol-an.**[10] olnd.[5] op.[5] osm. **Ox-ac.**[58] ozone[227] paeon. pall.[102] par.[5] **Pareir.** petr.[1] **Ph-ac.**[1] phel.[10] **PHOS.**[1] **Phyt.** pip-m.[102] plan.[54] **Plat. Plb.**[5] plect.[36] plut-n.[222] podo. por-m.[251] **Prun.**[36] psil.[164] **Psor.** ptel.[25] **PULS.**[5] querc-r.[257] ran-a.[36] **Ran-b.**[5] **RAN-S.**[5] raph.[36] **Rat.**[36] rheum[1] **RHOD.**[2] rhodi.[102] **RHUS-T.**[5] rhus-v.[36] rob.[111] rumx. **Ruta**[5] **Sabad.**[5] **Sabin.**[5] **Samb.**[1] sang.[36] saroth.[144] **SARS.**[1] scut.[102] **Sec.** sel.[5] senec.[102] seneg.[5] **SEP.**[1] **SIL.**[1] sol[29] sol-n.[25]

reißender Schmerz (Forts.)

sol-t-ae. **SPIG.**[1] spirae.[144] spong.[1] **Squil.**[5] **Stann.**[1] **STAPH.**[1] stict.[102] stram.[5] **Stront-c.**[36] stroph.[85] stry. **Sul-ac.**[1] sul-i.[58] **SULPH.**[1] sumb.[25] syph.[102] **Tab.** **Tarax.**[5] **Tarent.**[36] tax. tell. tep. ter. **TEUCR.**[5] **Thal.**[144] thea.[192] **Ther.** thlaspi[111] **Thuj.**[1] til.[36] til-c.[253] tong.[10] trom.[36] **TUB.** tub-r.[149] upa.[85] uran-n.[111] urt-u.[111] ust. uva. vac.[36] **VALER.**[5] **VERAT.**[1] verat-v. **VERB.**[1] vinc.[4] **Viol-o.**[5] viol-t.[5] vip. visc.[25] wies.[36] xan.[102] **ZINC.**[1] zinc-o.[10] **ZINC-P.**[58] zing. ziz.[111]

- **Ruhe,** während: tub.[58]

- **erstreckt** sich:

◦ **abwärts**: **Acon. Agar. Agn.** alum. anac. ant-c. ant-t. arg-n.[58] ars. ars-s-f.[58] asaf. aur. aur-s.[58] **Bar-c.** bar-i.[58] bar-m. bar-s.[58] **BELL.** bism. **Bry.** calc. canth. **CAPS. Carb-v. Carbn-s.** caust. chel. **Chin.** cina colch. **Coloc.** con. croc. dulc. euphr. **Ferr.** ferr-p. **Graph.** ign. **Kali-c.** kali-chl.[58] kali-n. kali-p. **Kali-s.** kalm.[58] laur. **LYC. M-aust.**[5] mag-c. **Meny. Merc.** mez. **Mur-ac.**[5] nat-ar. **Nat-c.** nat-m. nit-ac. **Nux-v.** ph-ac. phos. **Puls.** rhod. **RHUS-T.** sabin. sars. seneg. **Sep.** sil. **Spig.** squil. stann. staph. **SULPH.** thuj. valer. **Verat.** verb. zinc.

☞ *erstreckt sich; abwärts*

◦ **aufwärts**: acon. alum. **Anac.** ant-c. arn. **Ars.** asaf. aur. **BELL.** bism. bor. bov.[5] calc. carb-v. caust. chin. clem. colch. **Con. Dulc.** euphr. m-arct.[5] mag-c. meny. merc. **Nat-ar. Nat-c.** nat-m. **Nit-ac. Nux-v.** ph-ac. phos. puls. rhod. rhus-t. samb. sars. **SEP. SIL. SPIG.** spong. **Stront-c.** sulph. thuj. valer.

☞ *erstreckt sich; aufwärts*

◦ **außen,** nach: all-c. am-c. bell. bov. **Bry. Calc.** cann-s. caust. **Cocc.** cycl. elaps euph. ip. mang. mez. mur-ac. nat-c. par. ph-ac. **PRUN.** puls. **Rhus-t. Sil. Spig.** spong. stram.

☞ *erstreckt sich; außen, nach*

- **Äußerlich**: **ACON.** act-sp.[36] adon.[116] aesc. **Agar.** agn. **Alum.** alum-p.[58] **ALUM-SIL.**[58] **Alumn.**[54] **Am-c. Am-m. Ambr. Anac.** ang.[5] ant-c. ant-t. aphis.[10] apisin.[5] arg. **ARN. Ars.** ars-s-f.[58] **Asaf.** asar. aur. aur-ar.[58] aur-i.[58] aur-m.[58] aur-s.[58] bamb-a.[1184] bar-acet.[116] bar-c. bar-i.[58] bar-m. bar-s.[58] **BELL. BERB. Bism.** bor. bov. bran.[10] brom. bruc.[10] **BRY.** cact. calad. **Calc.** calc-caust.[116] calc-i.[58] calc-p. **Calc-sil.**[58] camph. cann-s. canth. **Caps.** carb-an. **Carb-v. CARBN-S. Caust. Cedr. Cham. Chel. CHIN.** chin-ar. chin-s.[10] cic. **Cimic.**[116] cina cist.[10] clem. coc-c.[111] coff. **COLCH. Coloc.** con. croc. **Croto-t.**[122] cupr. cycl. cyt-l.[144] dig. dros. **Dulc.** euph. euphr. **Ferr. Ferr-ar.** ferr-m.[10] ferr-p. **Gamb. Gels.** graph. **Guai.** hell. hep. hist.[144] hura[36] hyos. **HYPER.** ign. **Indg.** iod. ip. kali-ar. **Kali-bi. KALI-C. Kali-i. Kali-n. KALI-P. KALI-S.** kali-sil.[58] **Kalm.**[116] **Kreos.** lach. lact.[10] lam.[10] laur. **LED. LYC.** lyss. m-arct.[5] **M-art.** m-aust.[5] **Mag-c.** mag-m. mag-p.[58] mang. med.[58] meny. **Merc.** merc-c.[58] merl.[85] **Mez.** mosch. mur-ac. **Nat-ar. Nat-c. NAT-M.** nat-p. **NAT-S. Nat-sil.**[58] **Nicc. NIT-AC.** nux-m. **Nux-v.** olnd. op. ox-ac.[58] par. petr. ph-ac. phos.[5] phyt. plan.[54] plat. plb. podo.[111] **PULS. Ran-b.** ran-s. **Rat.** rheum **Rhod. Rhus-t.** ruta sabad. sabin. samb. sang.[58] sars. sec. **Sel.** seneg. **SEP. SIL. Spig.** spong. squil. stann. **Staph.** stram. **Stront-c.** stroph.[137] sul-ac. sul-i.[58] **SULPH.** tarax. teucr. thuj. til.[36] tong.[10] **Tub.**[122] **Valer.** verat. verb. vinc.[10] viol-o. viol-t. vip.[137] wies.[36] xan.[137] **ZINC.** zinc-o.[10]

- **Drüsen**: agn. am-c. **Ambr. Arn.** bar-c. bar-s.[58] **BELL.**[5] bov. **Bry. Calc.** cann-s. **Caps. Carb-an. Carb-v.** caust. **Cham. CHIN.** cocc. con. cycl. **Dulc.** ferr. **Graph.**[5] grat.[10] ign. **Kali-c.** kali-s. kreos. **Lyc. MERC.** mez. nat-c. nit-ac. nux-v. ol-an.[10] phel.[10] phos. **PULS. Rhod. Rhus-t.** sel. **Seneg.**[5] sep. **Sil.** staph.[58] **Sulph.** thuj. **Zinc.**

☞ *Drüsen*

- **Gelenke**: acon.[5] act-sp.[137] agar.[5] **Agn.**[5] alum.[5] **Am-c.**[5] am-m.[5] **Ambr.**[5] anac.[5] ang.[5] ant-s.[36] ant-t.[5] **ARG.**[5] arist-cl.[119] arn.[5] ars.[5] ars-i.[58] asaf.[5] **AUR.**[5] bar-c.[5] bell.[5] bism.[5] **Bov.**[5] bran.[10] **BRY.**[5] cact.[36] **CALC.**[5] camph.[5] canth.[5] carb-an.[5] carb-v.[5] **Carl.**[36] **CAUST.**[5] cham.[5] chel.[5] **Chin.**[5] cic.[5] cina[5] cist.[10] clem.[5] cocc.[5] colch.[5] coloc.[5] con.[5] cupr.[5] cycl.[5] dig.[5] dros.[5] dulc.[5] euphr.[5] **FERR.**[5] **Graph.**[5] grat.[36] guai.[5] hell.[5] hep.[5] hyos.[5] ign.[5] **Iod.**[5] **KALI-C.**[5] **KALI-N.**[5] kreos.[5] lach.[10] laur.[5] **Led.**[5] **LYC.**[5] m-art.[5] m-aust.[5] mag-c.[5] mag-m.[5] mang.[5] meny.[5] **MERC.**[5] **Merc-c.**[5] mez.[5] mosch.[5] mur-ac.[5] **Nat-c.**[5] **Nat-m.**[5] nat-s.[36] nit-ac.[5] nit-s-d.[36] nux-m.[5] **Nux-v.**[5] olnd.[5] par.[5] petr.[5] **Ph-ac.**[5] **PHOS.**[5] plat.[5] plb.[5] puls.[5] ran-b.[5] rheum[5] rhod.[5] **RHUS-T.**[5] **Ruta**[5] sabad.[5] **SABIN.**[5] samb.[5] **Sars.**[5] **Sec.**[5] **Sep.**[5] sil.[5] spig.[5] spong.[5] stann.[5] staph.[5] **STRONT-C.**[5] **SULPH.**[5] tarax.[5] **TEUCR.**[5] thuj.[5] valer.[5] verat.[5] verb.[5] viol-o.[5] **ZINC.**[5]

☞ *Gelenke*

<> ◦ **Froststadium im Fieber, während**: bell.[5] bry.[5] calc.[5] caust.[5] chin.[5] kali-c.[5] led.[5] lyc.[5] merc.[5] nux-v.[5] ph-ac.[5] **RHUS-T.**[5] sep.[5] stront-c.[5] sulph.[5] zinc.[5]

☞ *Froststadium im Fieber, während*

- **Innerlich**: acon. act-sp.[36] aesc. **Agar.** agn. aloe alum. alum-sil.[58] am-c. am-m. **Ambr.** anac. ang.[5] ant-c. **Ant-t.** apis **Arg.** arn. ars. ars-i. ars-s-f.[58] asaf. asar. **Aur.** aur-ar.[58] aur-i.[58] aur-m.[58] aur-s.[58] bar-c. bar-i.[58] bar-s.[58] **BELL. BERB.** bism. bor. bov. **BRY.** cact.[58] calad. calc. calc-i.[58] calc-p.[111] calc-sil.[58] camph. cann-s. canth. **Caps.** carb-an. **CARB-V. Carbn-s.** caust. **Cham. Chel.** chin. chin-ar. cic. cina cist.[58] clem. cocc. coff. colch. **Coloc. CON.** croc. crot-h. cupr. cycl. dig. dios. dros. dulc. eucal.[36] euph. euphr. ferr. fl-ac.[102] **Gran.** graph. guai. guare.[36] hell. hep. hura[36] hyos. **Ign.** iod. ip. kali-ar. kali-bi.[111] kali-c. **Kali-n. KALI-S.** kali-sil.[58] **Kalm.** kreos. **Lach.** laur. **LED. LYC.** m-arct.[5] m-art.[5] m-aust.[5] **Mag-c.** mag-m. mang. **Meny. MERC.** mez. mosch. mur-ac. nat-ar. nat-c. **Nat-m.** nit-ac. nux-m. **NUX-V.** olnd. op. ox-ac.[58] par. petr. ph-ac. **Phos.** plat. plb. **PULS.** ran-b. ran-s. **Rhod.** rhus-t. ruta sabad. sabin. samb. sang. sars. sec. sel. seneg. **SEP. SIL. SPIG.** spong. squil. **Stann. Staph.**[122] stram. stront-c. sul-ac. sul-i.[58] **SULPH. Tarax.** teucr.[5] thuj. uva. valer. verat. **Verat-v.** verb. viol-o. viol-t. **Zinc.**

- **Knochen**: acon.[5] **Agar.** agn.[5] alum. **Am-m.** anac. ang.[5] **Arg.**[1] arn. ars.[36] asaf. **AUR. Aur-m.** aur-s. **Bar-c.**[5] **Bell.**[5] **Berb.** bism. bor. bov. bry. calc-p. cann-s. canth. **Caps. Carb-v. Caust.**[5] cham. chel. **CHIN.**[5] **Cina** coc-c.[36] **Cocc.** colch.[36] coloc. con. croto-t. **Cupr.**[5] **Cycl.** dig. **Dros. Dulc. Ferr.** fl-ac.[102] gamb.[36] graph. hell. hep. ign. iod. kali-bi.[111] **KALI-C.**[5] **Kali-n. Kalm.**[54] **LACH.** lact.[10] laur. **Lyc.**[5] lyss.[54] **Mag-c.** mag-m. mang.[5] meph.[10] **MERC.**[5] **Merc-c. Mez.** mur-ac.[10] nat-c. nat-m.[5] nicc.[10] **Nit-ac.** nit-s-d.[36] nux-v. ol-an.[111] olnd. **Ph-ac. Phos.**[5] plb. puls. **RHOD.** rhus-t. **Ruta** sabad.[10] **Sabin.** samb. sars. sep. **SPIG.** spong. stann. **Staph.**[5] **Stront-c.** sul-ac. sulph. **Tab. Teucr.**[5] **Thuj.** valer. verat.[5] verb. **Zinc.**
  - **Froststadium** im Fieber, während: bar-c.[5] bell.[5] caust.[5] chin.[5] kali-c.[5] lyc.[5] merc.[5] phos.[5] rhod.[5] staph.[5] verat.[5]
    ☞ *Froststadium im Fieber, während*
  - **Epiphysen**: arg.[1]
    ☞ *O; Knochen; Epiphysen*
  - **lange** Röhrenknochen: ars.[36] coc-c.[36]
    ☞ *O; Knochen; Röhrenknochen, lange*
  - **Periost**: **Acon.**[5] bry. colch.[36] **Mez.** ph-ac. **Rhod.**
    ☞ *O; Knochen; Periost*
- **Muskeln**: acon. adon.[111] aesc.[111] **AGAR.**[5] agn. **Alum.**[5] am-c. **AM-M.**[5] **AMBR.**[5] anac. ang.[5] **Ant-c.**[5] **Ant-t.**[5] **Arg.** arn. **ARS.**[5] ars-i. ars-s-f.[58] **Asaf.** asar. **Aur.** aur-s.[58] **BAR-C.**[5] bar-i.[58] bar-m. **Bell.**[5] **Bism. Bor.**[5] bov. **BRY.**[5] **CALC.**[5] camph. **Cann-s.**[5] **CANTH.**[5] caps. **Carb-an. CARB-V.**[5] **CARBN-S. CAUST.**[5] **CHAM.**[5] **Chel. CHIN.**[5] cic. cimic.[111] **CINA**[5] clem. coc-c.[36] **Cocc.**[5] **COLCH.**[5] **Coloc.**[5] con. croc. **CUPR.**[5] cycl. dig. dros. **DULC.**[5] **EUPH.**[5] **FERR.**[5] **Graph. Guai.**[5] **HELL.**[5] **Hep.** hyos. **Ign.**[5] iod. ip.[5] **KALI-C.**[5] kali-chl.[58] **Kali-n.**[5] kali-s. kalm.[111] kreos. lach.[5] **LAUR.**[5] **Led.**[5] **LYC.**[5] m-arct.[5] m-art.[5] m-aust.[5] **Mag-c. MAG-M.**[5] **MANG.**[5] meny. **MERC.**[5] **MEZ.**[5] mosch.[5] **Mur-ac. Nat-c. Nat-m. NIT-AC.**[5] **NUX-V.**[5] olnd. par. **Petr.**[5] **Ph-ac.**[5] **Phos.**[5] plat. **PLB.**[5] **PULS.**[5] ran-b.[5] rheum **RHOD.**[5] **Rhus-t.**[5] **Ruta** sabad. **Sabin.** samb. sang.[58] **SARS.**[5] **SEC.**[5] **Sel.**[5] seneg. **SEP.**[5] **SIL.**[5] **SPIG.**[5] spong. **Squil.**[5] **Stann.**[5] **STAPH.**[5] **STRONT-C.**[5] **Sul-ac.**[5] **SULPH.**[5] tarax. **TEUCR.**[5] **THUJ.**[5] **VALER.**[5] verat.[5] verb. viol-o. viol-t. **ZINC.**[5] **ZINC-P.**[58]
  ☞ *Muskeln*
  - **Froststadium** im Fieber, während: **ARS.**[5] **BELL.**[5] bor.[5] calc.[5] carb-v.[5] caust.[5] chin.[5] ip.[5] kali-c.[5] **Kali-n.**[5] lach.[5] **Led.**[5] **LYC.**[5] merc.[5] mosch.[5] nit-ac.[5] **Nux-v.**[5] ph-ac.[5] phos.[5] puls.[5] rhod.[5] **RHUS-T.**[5] sep.[5] sil.[5] stann.[5] staph.[5] stront-c.[5] sulph.[5] verat.[5] zinc.[5]
    ☞ *Froststadium im Fieber, während*
  - **erstreckt** sich abwärts: kalm.[111]
- **Nerven**: arg.[58] gels.[58] hyper.[58] **ZINC-P.**[58]
  ☞ *Nerven*
  - **Ruhe,** während: **Arg.**[58]
- **Oberkörper,** 3 Uhr: am-c.[36]
- **abreißend,** wie: act-sp. coloc. dig. hep. **KALI-BI.** kreos.[111] led. mosch. nux-v. paeon. petr. phos. **Plb. RHUS-T.** sep. sulph. thlaspi[111] thuj. uran-n.[111] urt-u.[111]
- **auseinanderreißend**: agar. alum. am-m. anac. arn. ars. asar. calc. carb-an. carb-v. caust. **COFF.** colch. con. dig. ferr. graph. ign. **Mez.** mur-ac. nat-m. **NIT-AC. NUX-V.** op. puls. rhus-t. sabin. sep. spig. **Staph.** sul-ac. sulph. **Teucr.** thuj. zinc.
  ☞ *berstender, spaltender, auseinandertreibender Schmerz*
- **brennend**:
  ☞ *brennender Schmerz*
  - **Gelenke**: **Carb-v.**[5] caust.[5] nat-c.[5] **Nit-ac.**
  - **Knochen**: sabin.
  - **Muskeln**: bell. **Carb-v.** caust. kali-c. led. lyc. m-art.[5] **Nit-ac.** ruta sabin. tarax. zinc.
- **drückend**: acon. agn.[5] ambr. anac. ang.[5] ant-c. arg.[5] arn. asaf.[5] asar. bell.[5] bism. bry.[5] camph. cann-s. carb-ac.[137] carb-v. caust. cham.[5] chin. colch. coloc.[5] cupr. cycl. dig. euph. graph. guai. hyos.[5] kali-c. kali-n. laur. led. lyc. m-arct.[5] m-aust.[5] mez.[5] ph-ac. ran-b. ruta sabad.[5] sabin. sars. sep. spig. spong.[5] stann. staph. stront-c. sulph. teucr.[5] viol-t. zinc.
  ☞ *drückender Schmerz*
  - **Gelenke**: agn.[5] anac.[5] ang.[5] arg.[5] arn.[5] asaf.[5] bell.[5] bism.[5] **CARB-V.**[5] caust.[5] cham.[5] chin.[5] coloc.[5] **Graph.** guai.[5] hyos.[5] kali-c.[5] led.[5] lyc.[5] m-aust.[5] mez.[5] ph-ac.[5] ruta[5] sabad.[5] sars.[5] sep.[5] spong.[5] stann.[5] staph.[5] zinc.[5]
  - **Knochen**: **ARG.** arn. **Asaf.**[5] **Bism.**[5] **Bry.**[5] coloc. **CYCL.** staph. teucr.
  - **Muskeln**: acon. ambr. anac. ang.[5] ant-c. **Arg.**[5] arn. asar. bism. camph. cann-s. **CARB-V.** caust. chin. colch. cupr. cycl. dig. euph. guai. **Kali-c.** kali-n. laur. led. lyc. m-arct.[5] m-aust.[5] ph-ac. ran-b. ruta sabin. sars. sep. spig. **STANN. Staph.** stront-c. sulph. **Teucr.**[5] viol-t. zinc.
- **krampfartig**:
  ☞ *krampfartiger Schmerz*
  - **Gelenke**: **Anac.** ars.[5] **Aur.** bov.[5] kali-c.[5] **OLND.**[5] phos.[5] **Plat.**[5]
  - **Knochen**: aur. olnd. **Verat.**
  - **Muskeln**: **ANAC. Ang.** ant-c. arg. asaf. aur. bism. **Calc.** caust. chel. **Chin.** dulc. euph. graph. iod. kali-c. m-aust.[5] mang. **Meny.** mosch. **Mur-ac. NAT-C.** nat-m. nux-v. **Petr.** ph-ac. phos. **PLAT.** ran-b. ruta samb. sil. stann. stront-c. thuj. valer.
- **lähmungsartig**:
  ☞ *lähmungsartig*
  - **Gelenke**: **Bell.** carb-v.[5] chel.[5] chin.[5] cocc.[5] con.[5] dig.[5] **Kali-c.**[5] meny.[5] nat-m.[5] nit-ac.[5] phos.[5] sars.[5] stann.[5] **STAPH.**[5]
  - **Knochen**: bell. **Bism.** chel. chin. **Cocc.** dig. nat-m.[5] ol-an.[111]
  - **Muskeln**: agn. ant-c. asaf. carb-v. **Cham. Chin.** cic. **Cina** cocc. con. dig. graph. **Hell. KALI-C.** mez. mosch. nat-m. nit-ac. phos. **Sabin. Sars.** seneg. sil. stann. verb.

reißender Schmerz (Forts.)

- **ruckend,** zuckend:
  - **Gelenke**: acon.[5] **Caust. CHIN.**[5] cupr.[5] laur.[5] mang.[5] olnd.[5] puls.[5] **Rhus-t.**[5] **Sulph.**[5]
  - **Knochen**: ang. **Bry. CHIN.** cupr. mang.
  - **Muskeln**: acon. agar. agn. alum. bell. calc. camph. **CHIN.** cina **Cupr.** dig. dulc. guai. lyc. mang. merc. nat-c. ph-ac. phos. plat. **PULS.** rhus-t. **Spig. Staph.** stront-c. sul-ac. sulph.
- **stechend,** prickelnd: acon. agn. ambr. anac.[5] ang.[5] ant-t. arg. arn. bar-c. bell. bry. calc.[5] camph. cann-s. canth. caps. chin. cic. cina cocc.[5] colch. coloc. con. dros. dulc. euph. graph.[5] guai. hyos. ign. iod. kali-c. led.[5] lyc. mag-c. mang. merc.[5] mur-ac. nat-c.[5] nat-m. nux-v.[5] ph-ac. phos. puls.[5] rheum sabin.[5] sars. sep.[5] spong. staph. sulph. teucr. thuj. **Zinc.**
  ☞ *stechender Schmerz*
  - **erkrankte** Teile: bry.[5] canth.[5] cocc.[5] nux-v.[5] staph.[5]
    ☞ *Körperteile, betroffene; erkrankte Teile*
  - **Gelenke**: agn.[5] anac.[5] bar-c.[5] calc.[5] chin.[5] colch.[5] dulc.[5] graph.[5] guai.[5] hyos.[5] **LED.**[5] mag-c.[5] mang.[5] merc.[5] mur-ac.[5] nat-c.[5] nat-m.[5] puls.[5] sabin.[5] sep.[5] staph.[5] thuj.[5] **ZINC.**[5]
  - **Knochen**: bell. cina mur-ac. sabin.
  - **Muskeln**: acon. agn. ambr. ang.[5] ant-t. arg. arn. bar-c. bell. bry. camph. cann-s. canth. caps. chin. cic. **Colch.** coloc. con. dros. dulc. **Euph.** guai. hyos. ign. iod. kali-c. **Lyc.** mag-c. mang. **Merc.**[5] mur-ac. nat-m. ph-ac. phos. rheum sars. spong. staph. sulph. teucr. thuj. **ZINC.**
- **zuckend**: agn.[5] chin.[5] cupr.[5] mang.[5] **Puls.**[137]
  - **Knochen**: agn.[5] **Chin.**[5] cupr.[5] mang.[5]

rheumatischer Schmerz: abies-n.[36] **Abrot.**[58] achy.[149] **ACON.** act-sp. adam.[222] adon.[102] aego-p.[1125] **Aesc.** aeth.[1125] **Agar.**[102] agav-t.[149] agn. agri.[1125] alch-v.[1125] alet.[102] all-c. all-s. allox.[149] alum.[137] alumn. am-be.[25] am-c.[1] am-caust.[102] am-m. am-p.[102] **Ambr.**[5] aml-n. ammc. ampe-qu.[25] anac.[1] anag.[102] anan. andr.[102] ang.[1] ange-a.[1125] **ANT-C.**[5] ant-s.[85] **ANT-T.** anthro.[102] aphis. **Apis**[47] apoc.[25] apoc-a.[25] aq-mar.[149] aran.[111] aran-ix.[149] arbu.[102] **Arg. Arg-n.** arge.[102] arist-cl.[149] **ARN.**[102] **ARS.** ars-h. **Ars-i.**[36] ars-s-f.[58] arum-m.[1125] asaf.[5] **Asar.** asc-c.[25] asc-t.[36] aspar. astac. atro.[102] **AUR.** aur-ar.[58] aur-i.[58] aur-m.[58] **AUR-M-N.** aven.[102] **Ba-sv.** ba-tn.[136] bac.[77] **BAD.** bamb-a.[1184] bapt. bar-acet.[72] bar-c.[58] baros.[1125] **Bell.**[5] bell-p.[119] **BENZ-AC.**[102] **Berb.**[102] berb-a.[149] beryl.[149] betul.[1125] bism. bol. bold.[1125] bor.[5] bos-c.[1125] both-l.[102] bov.[5] brach.[36] bran.[102] brom. **BRY.**[5] buni-o.[149] but-ac.[149] **Cact.** cadm-s. calad. calam-a.[1125] **Calc.** calc-caust.[102] calc-f.[119] **Calc-hp.**[168] **Calc-p. Calc-s.** calc-sil.[58] calen. **Callun.**[1125] **Camph.**[102] cann-s.[5] canth.[102] **Caps. Carb-ac.** carb-an. **Carb-v. Carbn-s.**[25] carc.[193] card-m. care-a.[1125] caru.[1125] **Casc.**[102] cass.[36] **Caul.**[102] **CAUST.**[102] cedr.[25] cent-u.[1125] **CHAM.**[5] chaul.[1125] **CHEL.**[1125] chim. chim-m.[8] **Chin.**[5] **Chin-ar.** chin-s.[36] chion.[36] chlf. chlor.[85] cich.[1125] **CIMIC.** cinnb. cist. citl-v.[197] clem.[5] coca[25] cocc.[5] coch. coch-o.[1125] cod.[25] coff.[5] **COLCH.** colchin.[102] **COLOC.** com.[25] **Con.**[5] conch.[36] conv.[102] cop. **Corn.** cot.[36] croc.[5] **Crot-c. Crot-h. Croto-t.** cupr.[5] cycl.[1] daph.[102] der.[102] dicha.[144] **Dig.** dios.[102] dips-s.[1125] dros.[5] **DULC.**[5] dys-co.[136] echi.[137] elaps[36] elat.[1125] elmen[9] ephe.[1125] equis-a.[1125] erig.[25] erio.[36] ery-a. eucal.[25] **Eug.** euon.[102] **Eup-per.**[58] eup-pur.[25] euph.[5] euph-a.[85] euphr.[5] excr-can.[269] fago.[25] **Ferr. Ferr-ar.** ferr-i.[102] ferr-m. ferr-p.[8] ferr-pic.[102] **Fil.**[1125] fl-ac. **FORM.**[85] form-ac.[77] franc.[102] **Frax-e.**[1125] gaert.[136] gast.[9] gaul.[100] **Gels.**[102] genist.[1125] get.[102] gins.[102] glon. glyc.[102] glyc-g. **Gnaph.**[25] gran. granit-m.[194] graph. grat. grin.[162] gua.[102] **GUAI.**[5] **Ham.**[102] ***harp.***[1184] hecla.[102] hed.[144] hedeo.[25] helia.[102] **Hell.** helon.[25] **Hep.** hip-ac.[149] hipp.[102] hura[36] hydr.[25] hydr-ac.[268] hydrc. hymosa[102] hyos.[5] hyper. iber.[25] **IGN.**[5] ignis[194] ilx-a.[25] imp.[1125] ind. indg. iod.[1] iodof.[8] ip.[102] iris[25] irisin.[102] jab.[1125] jac. jac-c.[1125] jal. jatr.[36] jug-c. jug-r. **Juni-c.**[1125] just.[1125] **Kali-ar. Kali-bi.**[58] kali-br.[102] **Kali-c.** kali-chl.[8] kali-cy.[25] kali-hp.[25] **KALI-I.** kali-m.[61] kali-n. kali-p.[58] **Kali-s.** kali-sil.[58] **KALM.**[36] kreos.[5] **LAC-AC. Lac-c.** lac-d.[58] **Lach.** lachn.[72] lact. lap-laz.[227] **Lappa**[102] lath.[102] lav-v.[1125] **LED.**[102] lem-m.[1125] levi-o.[1125] lil-t.[102] linu-u.[1125] lith-br.[25] **LITH-C.** lith-l. lob.[25] lob-s.[25] lol.[1125] lupin.[1125] **LYC.**[10] lycpr.[72] **Lycps.**[25] lysim.[1125] lyss. **M-ARCT.**[5] m-art.[5] **Macrin.**[102] **Mag-c.** mag-m. **Mag-p.** mag-s. magn-gr.[144] manc. mand.[1125] mang.[5] mang-acet.[72] mang-m.[102] mangi.[197] marr.[1125] **MED.**[102] meli.[102] melis.[1125] menis.[25] meph.[36] **MERC.**[5] merc-c.[102] merc-i-f. merc-i-r. merc-s. merl.[1125] methyl.[102] methyl-sal.[102] **Mez.**[1] mill. mim-h.[102] morg.[136] morg-g.[136] mur-ac. myrt-c.[45] **NAJA** nast.[1125] **NAT-AR.**[36] nat-c.[1] nat-l.[102] **Nat-m.**[5] nat-p.[102] nat-s.[137] nat-sal.[100] nicc. **Nit-ac.** nit-m-ac.[102] nux-m. **NUX-V.**[5] nyct.[102] ol-an.[36] ol-j.[36] olnd. **Onon.**[1125] op.[102] orig.[1125] orig-v.[25] orthos.[1125] ox-ac.[102] paeon.[102] pall. par.[1125] paull.[25] **Petr.** petros.[102] **Ph-ac.**[193] phase.[1125] phel. **Phos.**[5] phys. physal.[1125] **PHYT.**[25] pic-ac. pice-e.[1125] pin-s.[102] pitu-a.[164] plan.[36] plan-m.[45] plat. plb.[5] podo.[25] polygo-o.[1125] polyp-p.[36] pop.[1125] prim-o.[72] **Prim-v.**[1125] prop.[72] prun. psil.[164] **Psor.** ptel.[25] ptych-o.[1125] **PULS.**[5] puls-n.[25] pyre-p.[1125] pyrog.[58] querc-r.[1125] **Rad-br.**[102] ran-a.[45] **RAN-B.**[102] ran-s.[102] rham-cal.[102] rham-cath.[102] rheum **RHOD.**[5] rhus-g.[25] rhus-r.[10] **RHUS-T.**[5] rhus-v.[25] rob.[1125] **Rumx. Ruta** sabad.[5] sabin.[5] sac-alb. **Sal-ac. Salx-a.**[1125] samb.[1125] samb-e.[1125] **SANG.** sanic. sapo.[1125] sarcol-ac.[149] **SARS.** sass.[1125] schran-u.[88] sec.[102] senec.[137] **SEP.**[1] **Sil.**[1] sin-a.[1125] sin-n. skook.[85] sol-n.[1125] **Solid.**[102] sorb-au.[1125] **SPIG.**[5] spirae.[1125] **Spong. SQUIL.**[1] stann. staph.[1] **Stel.**[102] stict. still.[102] stram. strept.[149] stront-c. stroph.[85] stry. sul-ac.[1] sul-i.[58] sul-ter.[85] sulfa.[149] **SULPH.**[10] sumb.[25] syc-co.[136] **Syph.**[102] tanac.[25] tarax.[144] **Tarent.** tax.[102] tell. **Ter.** teucr.[5] thlaspi[45] thuj.[10] thymol.[1125] thymu.[102] thymu-v.[1125] thyr.[102] **Til.**[22] trif-p.[142] trig-f-g.[1125] tril.[26] trio.[25] tritic.[1125] trom.[45] tub.[58] ulm.[72] urt-c.[137] **Urt-u.**[25] ust. vac.[36] **VALER.**[5] vario.[122] **Verat.** verat-v.[102] vero-o.[1125] vesp.[36] viol-o.[139] viol-t. visc.[102] wies.[9] wild.[9] wye.[102] xan.[1125] zinc.[5] zinc-p.[58] zing.

- **Kälte** amel.: fl-ac.[193] guai.[193] iod.[193] kalm.[193] led.[193] puls.[193]
  ☞ *Kälte; amel.*
- **Muskeln**: achy.[149] calc-f.[119]
  ☞ *Muskeln*
- **Periost, syphilitisch**: bell.[102] cham.[102] colch.[102] cycl.[102] guai.[102] **Kali-bi.**[102] kali-i.[102] merc.[102] **Mez.**[102] phos.[102] phyt.[102] sars.[102] sil.[102]
  ☞ *O; Knochen; Periost*

ruckend: bell.[5] calc.[5] chin.[5] cic.[5] ign.[5] kali-c.[5] puls.[5] sep.[5] sil.[5] sulph.[5] valer.[5]

sägender Schmerz, Knochen: aesc.[111] hyper.[111] phos.[5] spig.[5] sulph.[5] syph.[111] tarent.[111]
  ☞ *O; Knochen*

scharf, zwickend: acon.[116] **Agar.**[116] aloe alum. **AM-M.**[5] anac. anag. ant-c.[5] apis apisin.[5] aran.[36] arg-n. **Ars.**[116] asar. aur.[5] **Bar-c.** bart. bell.[5] berb.[36] **Bov. Cann-s.** canth.[5] **Carb-an.** carb-v. carbn-s.[36] cast.[36] caust.[5] **Cham.**[116] **Chel.**[5] chin-s.[36] **Cimic.**[116] clem. coc-c. cocc.[5] coff.[116] coloc. **Croto-t.**[36] cycl.[5] **Dios.** dros.[5] dulc. **Ferr.** gent-l.[36] germ.[222] graph. grat.[36] ign.[5] indg.[36] iod.[36] iris[116] **Kali-bi.** kali-c.[5] kali-chl.[58] **Kali-i.**[116] kali-n. **Kalm.**[116] kreos. lact.[36] lam.[36] lat-h.[301] **LAUR.**[5] lyc.[36] **Mag-c.**[1] **Mag-m. Mag-p.**[116] mag-s.[36] merc. merl. **Mez. MOSCH.**[5] mur-ac. naja[36] nat-c.[1] nat-p. nit-ac.[1] nux-v.[36] par. petr.[36] ph-ac. phos.[5] phys.[36] plan. **PLB.**[5] plb-i.[116] **Prun.** puls.[116] **Rhus-t.** sabin. sars.[5] **Sel.** seneg.[5] **Sep.**[116] sieg.[144] sil.[1] **Spig.**[116] spong. staph. stel.[116] stront-c.[5] sul-ac.[5] **Tab.**[116] tax.[36] ter. **Valer.** zinc.[1]

- **Reiben,** muss: mosch.[36]

schießender oder blitzartiger Schmerz: acet-ac. **Acon.** acon-c.[36] adam.[222] **Aesc.** aeth. **Agar.** agn. ail.[25] aloe **Alum.** alum-p.[58] alum-sil.[58] alumn. am-c.[1] am-m. ambr. amyg-p.[36] anac. ang. ant-c. ant-t. apis apisin.[5] apoc.[36] arg. arg-n.[5] arist-m.[36] arn. **ARS.** ars-i. ars-s-f.[58] arum-d.[25] arum-t. **Asaf.** asar. asc-t.[36] aster. atro.[25] aur.[5] aur-m. bapt. bar-acet. bar-c. bar-i.[58] bar-s.[58] **Bell.** berb.[36] bov.[36] brach. bry. bufo **Calc.**[1] calc-i.[58] calc-p. calc-s. calc-sil.[58] calx-b.[194] camph. cann-i.[25] cann-s. canth. caps. carb-ac.[25] carb-an.[1] carb-v. carbn-o. carbn-s.[25] cassi-s.[192] cast.[8] caust.[1] cedr.[25] cham.[5] chel.[25] chin. chin-s. choc.[222] cic.[1] cimic. cina[36] cinnb. clem. coca cocc.[36] coff.[5] colch. **Coloc.**[36] com.[25] **Con.** corn. crot-h. croto-t.[8] cupr.[36] cupr-acet.[36] cupr-ar. cupr-s. cycl.[36] daph.[36] dig.[36] dios.[25] dirc. dulc. echi. elat.[85] erig.[25] ery-a.[25] euon.[36] **Eup-per.**[58] eup-pur.[54] euph. fago.[25] **Ferr.**[36] ferr-i.[8] ferr-ma.[36] ferr-p.[85] fl-ac. form.[25] **Gels.** germ.[222] glon. glyc-g. goss.[122] gran. graph.[1] grat. guai. gymn.[25] ham.[58] **Hell. Hep.** hura hydr-ac. hydrog.[222] hyos. hyper. ign. ind. indg. iod. iodof.[85] ip.[54] iris[36] jatr. jug-c. jug-r.[144] just.[144] **Kali-bi. KALI-C.**[5] kali-chl.[58] kali-i.[111] kali-m.[137] kali-n. kali-p. kali-sil.[58] kalm. kreos. lac-ac. lac-c. lach. lact. lat-h.[301] laur. lec. led.[5] lept. lil-t.[25] lith-c. lob.[54] lob-s.[25] **LYC.** lycps.[25] lyss. **Mag-c.** mag-m. mag-p. mag-s. magn-gr.[72] manc. mang. med. meny. meph.[85] **Merc.** merc-c.[1] merc-i-f. merc-s.[36] merl.[85] mez.[5] mill. mosch. mur-ac.[1] myric.[25] naja[36] nat-ar.[58] nat-c.[1] nat-f.[144] nat-h. nat-hchls.[36] **Nat-m.**[5] nat-p. nat-s.[111] nicc. nicc-s. **Nit-ac.**[1] **Nux-v.**[8] ol-an. olnd.[36] osm.[36] ox-ac.[36] ozone[227] paeon.[137] pall. petr.[1] ph-ac.[36] phel. phos. phys.[25] **Phyt.** pic-ac. pip-m. plan.[25] plat. plb.[5] podo. polyg.[25] prun. ptel. **Puls.** rad-br.[137] ran-b.[5] rat. rhod.[1] rhus-t.[1] rumx.[25] ruta sabad. sabin. sal-ac.[54] samb.[36] sang.[8] sars.[5] scut. sec.[45] senec.[25] **Sep.** sil.[5] sol-n. sphing.[36] spig.[5] squil.[111] stann. **Staph.** stict.[25] still.[25] stram. stront-c. stroph-s.[119] stry.[36] sul-ac. sul-i. **SULPH.**[36] sumb.[36] tab.[36] tanac.[25] tarent. tarent-c.[192] tax.[303] tell.[137] tep.[36] **Ter.** teucr. thal.[144] thea. thlaspi[8] **Thuj.**[8] til. tong.[54] trom.[36] tub.[111] tung.[252] upa.[85] uran-n.[25] urt-u.[25] valer. verat.[5] verb.[8] vib.[54] visc.[25] xan.[36] zinc.[8]

- **morgens,** vor dem Aufstehen: nat-hchls.[36]
  ☞ *morgens • morgens; Aufstehen; vor*
- **nachts**: **Sulph.**[36]
  ☞ *nachts*
- **Wehen,** Entbindung, während: lob.[54]
  ☞ *M; Wehen, Entbindung; während*
- **Ruhe** agg.: rhus-t.[1]
- **erstreckt** sich:
  - **abwärts**: kalm.[171]
    ☞ *erstreckt sich; abwärts*
  - **innen** und aufwärts, nach: phyt.[36]
    ☞ *erstreckt sich; aufwärts • erstreckt sich; innen, nach*
- **Muskeln**: plan.[36] stry.[36] verat.[36]
  ☞ *Muskeln*
- **brennend**: sul-ac.[137]
  ☞ *brennender Schmerz*
- **lähmungsartig**: colch.[137] iris[137]
  ☞ *lähmungsartig*
- **scharf**: xan.[36]
- **über** den ganzen Körper fliegend, wie heiße Blitze: aesc.[137]
- **wandernd**: acon-c.[36] con.[1]
  ☞ *wandernder Schmerz*

schießender Schmerz:
  ☞ *schneidender Schmerz*

schneidender Schmerz: abel.[149] abies-n. **Abrot.** absin.[36] **ACON.**[1] acon-l.[36] act-sp. adam.[222] aegle.[192] **Aesc. Aeth. Agar.** agki-p.[1202] agn.[5] agro.[36] ail.[25] alco.[36] alet.[85] all-c.[36] all-s.[10] allox.[119] **ALOE**[36] **ALUM.**[1] alum-p.[58] alum-sil.[58] alumn.[54] am-br.[25] am-c.[36] am-m.[1] **Ambr.**[85] aml-n.[111] ammc.[8] amph.[102] amyg-p.[36] anac.[5] anan.[36] androc.[222] **Ang.**[1] **ANT-C.**[5] ant-o.[85] **ANT-T. Apis**[8] apisin.[5] apoc. aran. arg.[1] **Arg-n.**[5] arge-p.[264] **Arn.**[36] **ARS.**[1] ars-h. **Ars-i.**[25] ars-met. **Ars-s-f.**[1] arum-t.[36] arund. **Asaf.**[5] asar.[1] **Asc-t.**[36] asim.[102] aspar. aster.[85] atro. **Aur.**[1] aur-ar.[58] aur-i.[58] aur-m. aur-m-n.[36] **Aur-s.**[36] bac.[56] **Bad.** bamb-a.[1184] bani-c.[204] bapt. **Bar-c.** bar-i. **Bar-m.** bar-s.[58] **BELL.**[1] bell-p.[256] benz-ac.[36] **Berb.** berbin.[36] beryl.[119] bism.[5] **Bol.**[36] bond.[36] **Bor.**[5] **Bov.** brom.[36] **BRY.**[5] bufo[36] **Cact.** cadm.[119] **Cadm-s.**[36] cahin. calad.[5] **CALC.**[1] calc-acet.[111] calc-f.[58] **Calc-i.**[58] **CALC-P.**[58] calc-s.[36] calc-sil.[58] calcul-r.[77] **Camph.**[5] cann-i.[20] **Cann-s.**[102]

schneidender Schmerz (Forts.)

CANTH.[5] **Caps.**[1] carb-ac. **Carb-an.**[1] carb-v.[36] carbn-s.[58] card-b.[85] card-m. **Carl.** cass.[36] cassi-f.[192] cassi-s.[192] cast. cath-a.[264] caul.[25] **Caust.**[1] cean. cedr.[25] cench.[58] cere-b.[102] **Cham.**[36] **Chel.**[5] chim.[102] **CHIN.**[5] chin-ar. chin-s.[10] chion. chlol. chr.[85] chr-ac. cic.[1] **Cimic. Cina**[5] **Cinnb.**[102] **Clem.**[1] cob. coc-c.[25] **Cocc.**[122] coch.[36] cod.[25] **Coff.**[5] **Colch.**[5] coll. **COLOC.**[1] com. **CON.** conv. cop.[20] cortico.[119] **CROC.** crot-c.[36] crot-h.[36] croto-t. cub. **Cund. Cupr.** cupr-ar. cupr-s.[36] cur.[1030] curc.[192] cycl.[5] cypr.[102] daph. dema.[36] **Dig.**[1] **DIOS.** dirc.[85] dros.[1] **Dulc.** echi. elaps[36] **Elat.**[54] **Equis.** erig.[25] ery-a.[25] euon.[36] eup-per. **Eup-pur.** euph.[5] **Euphr.** eupi. fago.[25] falco-p.[265] ferr.[5] **Ferr-i.** ferr-m. flor-p.[149] **Form.** gamb. **Gels.**[54] gent-l.[36] germ.[222] gins.[36] **Glon.** glyc-g. gnaph.[8] goss.[122] gran. **Graph.**[1] grat.[58] grin.[111] **Guai.** guare.[36] haliae-lc.[222] ham.[36] harp.[1184] hedeo.[25] hell.[1] helo.[264] helon.[25] **Hep.** hura[36] **Hydr.**[1] hydr-ac.[268] hydrog.[222] **HYOS.**[1] hyper.[8] iber.[25] **IGN.**[5] ignis[194] ind.[36] indg.[36] **Iod.**[1] **Iodof.**[8] **IP.**[1] ipom.[171] irid.[222] **Iris**[36] jac-c. jal.[4] jatr.[36] jug-c. **Kali-ar.**[58] **KALI-BI.** kali-br.[36] **KALI-C.**[1] kali-chl.[58] kali-cy.[36] kali-hp.[45] **Kali-i.** kali-m.[61] **Kali-n.**[5] kali-p. **KALI-S. Kali-sil.**[58] **Kalm.** kiss.[36] kola[1184] kreos. lac-ac.[8] lac-c. lac-cpr.[261] **Lac-d.** lac-f. lac-lup.[204] **Lach.** lachn.[25] lact. lam.[26] lap-laz.[227] lat-h.[301] **Lat-m.**[102] **Laur.**[5] **Led.**[36] lepi.[36] lept. lil-t.[25] lim.[36] **Lith-c.** lob. lob-s.[25] loxo-r.[205] **LYC.**[1] lycps.[25] lyss. m-arct.[5] m-art.[5] m-aust.[5] **MAG-C.**[1] **Mag-m.**[1] mag-p.[58] mag-s. magn-gr.[102] **Manc.** **Mang.**[5] mang-acet.[1] mang-o.[36] mangi.[197] med.[58] mela.[36] meli.[36] menth-pu.[85] menthol[102] meny.[5] **Merc.**[5] merc-acet. **Merc-c.**[5] merc-cy.[102] merc-f.[5] merc-i-f.[36] merc-i-r. merc-pr-r. merl.[36] **Mez.**[1] mim-h.[36] mosch.[5] **Mur-ac.**[1] murx. mygal.[192] myric. myrt-c.[5] **Naja**[36] naphtin.[102] **NAT-AR.**[36] **Nat-c.**[1] nat-h. **NAT-M.** nat-n. nat-p.[36] **NAT-S.**[58] nat-sil.[58] neon[222] nicc.[8] **NIT-AC.**[1] nuph. **Nux-m.**[5] **NUX-V.** oci.[36] **Ol-an.**[36] **Olnd.**[5] onis.[102] onos. **OP.**[1] osm. ost.[36] **Ox-ac.**[8] oxyg.[85] oxyt. ozone[227] paeon. pall. par.[5] paraf.[102] **Pareir.**[102] paull-p.[36] **Petr.**[1] **Petros. Ph-ac.**[1] phel.[36] **Phos.**[162] phys.[36] **Phyt.** pic-ac.[36] pip-m. pitu-a.[164] plan. plan-m.[45] plat.[5] plb.[5] plumbg.[36] plut-n.[222] podo. **Polyg.**[36] polyg-pe.[111] polyp-p.[36] prun.[36] psil.[164] **Psor.** ptel.[25] **PULS.**[5] puls-n.[25] pyrog.[58] **Ran-b.**[58] ran-s. raph. **Rat.** ratt-n.[204] rauw.[119] **RHEUM**[36] **Rhod.**[5] rhodi.[102] rhus-g.[25] **Rhus-t.**[1] rhus-v. rob.[36] **Rumx.** ruta[1] **SABAD.**[5] sabal.[137] sabin. salv.[45] samb.[1] sang.[25] sarr.[36] **Sars.**[1] scroph-n.[111] **Sec.**[58] **Sel.** senec.[25] **Seneg.**[5] **SEP.**[5] serp.[36] **SIL.**[137] sin-a.[36] sol[236] sol-a.[36] sol-n.[25] solid.[102] **SPIG.**[1] spong.[1] squil.[5] **Stann.**[1] **STAPH.** still. stram. **Stront-c.**[54] **STRY.**[36] **Sul-ac.**[1] sul-i.[58] **SULPH.**[1] sumb.[25] symph. **Syph.**[58] tab. tanac.[25] tarax. tarent. tax.[303] tela[36] tell. tep.[36] **TER. Teucr.**[5] thal.[144] ther. **Thuj.** thyr.[137] til. til-c.[253] tril-c.[36] trom. upa.[36] uran-n.[111] uro-h.[264] ust.[25] valer.[5] **VERAT.**[5] verat-v.[25] verb.[1] vesp.[36] vib. **VIOL-T.**[5] vip. visc.[111] wies.[36] wist.[45] wye.[102] xan.[85] **Zinc.**[1] zinc-chr.[137] zinc-p.[58] zinc-val.[102] zing.

☞ *lanzinierender Schmerz*

- **morgens**: dios.[36]
  ☞ *morgens*
- **vormittags**: absin.[36]
  ☞ *vormittags*
- **abends**: dios.[36]
  ☞ *abends*
- **erstreckt** sich auf und nieder, von den empfindlichen Teilen ausgehend: alco.[36]
- **Äußerlich**: acon. **Alum.** alum-p.[58] alum-sil.[58] **Alumn.**[54] ambr. anac. ang.[5] ant-c. arg. arn. ars-s-f.[58] asaf. asar. aur. aur-ar.[58] aur-s.[58] **BELL.** berb.[111] bism. bor. brom. bry. **Calad.**[54] **CALC.** calc-i.[58] **CALC-SIL.**[58] camph. cann-s. canth. carbn-s. cast.[111] caust. chin. chin-s.[10] cimic. cina[5] clem. colch. **Coloc. CON.** conv. dig. **DROS.** dulc. euph. **Graph.** hell. hep. **Hydrog.**[222] hyos. **Ign.** kali-c. **Kali-chl.**[58] **Kali-s.**[58] kalm.[58] led. **Lyc.** m-arct.[5] m-art.[5] mag-c.[58] mag-m. mang. meny. **Merc.** mez. mosch. **Mur-ac. NAT-C.** nat-m. **Nat-sil.**[58] nit-ac. **Nux-v.** olnd. osm. ox-ac.[58] oxyt. par. paraf.[102] **PETR. Ph-ac.** phos. plat. puls. ran-b. **Rheum**[54] rhod. **Rhus-t.** ruta sabad. **Samb.** sang.[58] sars. seneg. **Sep. Sil.** spig. stann. staph. stram. **Stront-c.**[54] **Sul-ac.** sul-i.[58] **Sulph.** teucr. thuj. verat. **Viol-t.** zinc. **ZINC-P.**[122]
- **Drüsen**: arg. **Bell.** calc. con.[1] graph. ign. **Lyc.** nat-c. ph-ac. **Sep.** sil. staph. sulph.
  ☞ *Drüsen*
  ◦ **Umgebung**: con.[1]
- **Gelenke**: cadm-s.[36] guare.[36] hyos.[10] **Sabad.**[10] vesp.[36]
  ☞ *Gelenke*
- **Innerlich**: abies-n. acon. aesc. aeth. agar. agn. all-c. alum. alum-sil.[58] am-c. am-m. ambr. anac. androc.[222] **ANG.**[3] ant-c. ant-t. arg. arg-n. **Arn.** ars. ars-s-f.[58] asaf. asar. aur. aur-ar.[58] aur-s.[58] bar-c. bar-m. **BELL. Berb.** bism. bor. bov. bry. **Calad. CALC.** calc-i.[58] calc-p. calc-s.[137] calc-sil.[58] camph. cann-i. cann-s. **CANTH.** caps. carb-an. carb-v. caust. cham. **Chel.** **Chin.** cic. cina clem. coc-c. cocc. coff. colch. **Coll. COLOC. CON.** conv. croc. crot-h. croto-t. cub. cupr. cycl. dig. **DIOS.** dros. **Dulc.** **Elat. Equis.** ferr. **GAMB.** gels. graph. guai. hell. hep. hydr. **Hydrog.**[222] **HYOS.** ign. iod. **Ip.** iris **KALI-C.** kali-chl. **Kali-n. Kali-s.** lac-cpr.[261] lach. laur. led. **LYC.** m-arct.[5] m-art.[5] m-aust.[5] mag-c. mag-m. mang. meny. **MERC.** merc-c. mez. mosch. **Mur-ac.** nat-c. **NAT-M.** nit-ac. nux-m. **NUX-V. Op.** ox-ac.[58] **Par. Petr.** ph-ac. **Phos.** plan.[137] plat. plb. polyg.[137] **PULS.** ran-b. ran-s. rat.[137] **Rheum** rhod. rhus-t. ruta sabad. sabal.[137] sabin. samb. sars. sec.[58] sel. seneg. **Sep. SIL. Spig.** spong. squil. **Stann. Staph. Stront-c.** sul-ac. sul-i.[58] **SULPH.** tell.[137] teucr. thuj. valer. **VERAT.** verb. **Vib.** viol-t. **ZINC.** zinc-p.[58] zing.
- **Knochen**: ambr.[5] anac.[10] ang.[5] arg.[5] aur.[137] aur-m.[111] calc. dig.[10] hyos.[5] **Ign.**[5] ind.[36] kali-bi.[111] kali-chl.[111] lach.[137] osm. sabad.
  ☞ *Knochen*
  ◦ **lange** Röhrenknochen: anac.[10] aur.[137] aur-m.[111] calc. dig.[10] kali-bi.[111] kali-chl.[111] lach.[137] osm. sabad.
  ☞ *O; Knochen; Röhrenknochen, lange*
  ◦ **tiefsitzend**: sabad.[5]

- **Muskeln**: hydr.[36] stry.[36]
  ☞ *Muskeln*
- **stellenweise**: arn.[36]
  ☞ *stellenweise*
- **beißend**: canth.[137]
- **blitzartig**: pall.[144] thal.[144]
- **Fleisch** schneiden, als ob die Knochen durch das: ind.[36]
- **klemmend,** quetschend: thuj.[137]
- **wandernd**: naja[36]
  ☞ *wandernder Schmerz*
- **zweigeteilt** durch einen Balken, wie: lepi.[36]

Splitterschmerz: acon.[5] **Aesc.** **AGAR.** allox.[119] **Alum.**[5] alum-sil.[58] **ANAG.**[122] **Apis** aq-mar.[36] arg.[137] **ARG-N.**[5] arn. ars. ars-h. asaf.[5] **Aur.**[102] **Bar-c.** bell. berb. bov. bros-g.[259] calad. calc. calc-p.[111] calc-sil.[58] **Carb-v.** caust.[162] **Chel.** cic. coc-c. colch. coll. coloc.[137] cortico.[149] cycl.[102] cyt-l.[119] **DOL.**[102] elat.[85] ferr-i.[102] **Fl-ac.** form.[139] gels.[102] graph.[47] guai.[102] haliae-lc.[222] hell.[5] **HEP.**[5] hura[85] hydrog.[222] ign. kali-bi.[102] **KALI-C.**[102] kali-p.[111] lac-c.[102] **Lach.** lar-ar.[251] mag-c. mang. med.[102] menth.[72] merc. nat-c. **Nat-m.** nat-p.[36] neon[222] **NIT-AC.**[5] nux-v.[1] ozone[227] paeon.[85] par.[5] petr.[1] ph-ac.[5] phos. phys. **Phyt.**[102] plat. psor.[102] puls. ran-b. **RAT.** rhus-t. sanic.[111] santa.[123] sars.[5] sep. **Sil.** sol-n.[25] stann.[5] staph. sulph. syc-co.[136] **Thuj.** thyr.[122] til-c.[253] upa.[85] visc.[149] zinc-i.[85]
  ▤ *HAUT; C; Schmerzen, schmerzhafte Empfindungen; Splitter, wie durch einen*
- **Berührung,** bei: hep.[56] nit-ac.[56]
  ☞ *Berührung, durch*

sprunghaft:
  ☞ *wandernder Schmerz*

stechender Schmerz: abies-n.[102] **Abrot.** absin.[36] **ACON.**[1] aconin.[36] act-sp.[54] adam.[222] aegle.[192] aegle-f.[192] **AESC.** **Aeth.** **AGAR.**[1] agn.[5] **Ail.** alet.[85] **All-c.** all-s.[36] allox.[119] **Aloe** alst-s.[102] **ALUM.** alum-p.[58] **Alum-sil.**[58] **Alumn.**[36] **Am-c.** am-i.[304] **AM-M.** **Ambr.**[5] aml-n.[36] ammc.[4] amph.[36] amyg-am.[36] amyg-p.[36] **Anac.** anag.[8] anan. androc.[222] **Ang.**[1] ango.[85] anis. **ANT-C.**[1] ant-o.[85] ant-s.[36] **Ant-t.**[5] ap-g.[45] aphis. **APIS**[111] **APISIN.**[5] apoc. aq-des.[275] aq-mar.[156] aran. aran-ix.[149] **Arg.** arg-m.[5] **ARG-N.** arge-p.[264] arist-cl.[119] arist-m.[102] **ARN.**[5] **ARS.**[1] ars-h. **Ars-i.**[58] ars-met. ars-n.[111] **Ars-s-f.**[58] arum-d.[36] arum-m. arum-t. arund.[36] **ASAF.**[5] **Asar.** **Asc-t.**[25] asim.[102] aspar. asper.[102] astac.[36] aster.[45] astra-e.[149] atista[192] atro.[25] **AUR.**[1] aur-ar.[58] aur-i.[58] **Aur-m.**[36] aur-m-n.[36] aur-s.[58] aza.[192] bac.[56] bad.[25] **Bamb-a.**[1184] bani-c.[204] bapt.[25] bar-acet.[36] **Bar-c.** bar-i.[58] **Bar-m.** **Bar-s.**[58] bart.[36] bcg[149] **BELL.**[1] bell-p.[85] **Benz-ac.** **BERB.** **Beryl.**[119] **Bism.**[1] blatta-a.[36] boerh.[192] bomb-chr.[36] bond.[36] **BOR.**[1] both-a.[3070] **Bov.**[5] brach. bran.[36] **BROM.**[36] bros-g.[259] bruc. brucel.[241] **BRY.**[5] bufo[58] bufo-s. buni-o.[149] cac.[5] **Cact.**[102] cadm-s. cahin. caj. **Calad.**[36] **CALC.**[1] calc-acet.[1] calc-ar.[36] calc-caust.[36] calc-f. calc-i.[58] **Calc-p.**[36] **Calc-s.**[36] **Calc-sil.**[58] calx-b.[194] **Camph.** cand-a.[239] **Cann-i.**[36] **CANN-S.** **CANTH.**[5] **CAPS.** carb-ac.[25] **CARB-AN.**[1] **Carb-v.** carbn-o. **CARBN-S.**[25] carc.[138] card-b.[36] **Card-m.** carl.[36] carn-g.[264] cassi-s.[192] cast.[36] cast-eq. caul.[25] **CAUST.** **Cean.** cedr.[25] cench.[58] cere-b.[36] **CHAM.** **Chel.**[1] chen-a. chim. chim-m.[8] **CHIN.**[1] **Chin-ar.** **Chin-s.** chlf. **CHLOL.** chlor.[36] choc.[222] **Cic.**[1] **Cimic.**[144] cimx. cina[1] cinch. cinnam. **Cinnb.**[36] **Cist.** citl-v.[197] **CLEM.**[1] cob. cob-n.[119] **Coc-c.**[36] coca[25] **Cocc.**[5] coch.[5] cod.[25] **Coff.**[5] coff-t.[36] **COLCH.**[5] coll. **Coloc.**[1] colocin.[36] com.[36] **CON.**[1] conv.[2191] **Cop.** cor-r.[36] cori-r.[162] corn.[36] corn-f.[45] cortico.[119] cortiso.[119] corv-c.[258] cot.[36] **CROC.**[5] crot-c.[36] crot-h.[36] croto-t.[5] cub. culx.[58] cund.[36] **Cupr.**[1] cupr-acet.[36] cupr-ar.[25] **Cur.**[144] curc.[192] **CYCL.**[1] cymbo-ci.[5] cypra-e.[227] cyt-l.[119] daph.[10] **Dig.** digin.[36] dios.[25] dirc.[36] dol. dor. **DROS.**[1] **DULC.**[1] echi. elaps[36] **Elat.** ephe.[267] equis.[36] erech.[45] erig.[36] ery-a.[25] eucal.[36] eug.[36] **Euon.** euonin.[10] **Eup-per.** eup-pur. **Euph.**[5] **EUPHR.** eupi. excr-can.[269] fago.[25] falco-p.[265] **FERR.** ferr-ar. ferr-i.[36] ferr-m.[36] ferr-ma.[10] ferr-p. ferul.[36] fl-ac.[5] form.[36] fried.[14] **Gamb.**[36] gast.[36] **Gels.**[36] gent-c.[36] gent-l. germ.[222] gink.[227] gins. **Glon.**[1] gnaph.[8] goss.[25] **Gran.** granit-m.[194] **GRAPH.** **Grat.** grin.[111] gua.[85] **Guai.**[102] guano[36] guare.[25] gymn.[25] haem. haliae-lc.[222] hall[36] **Ham.**[36] harp.[1184] hed.[144] **Hell.**[1] helo. helon.[25] **HEP.**[85] hipp. hir.[144] hist.[119] hura[36] **Hydr.** hydr-ac. hydrc. hydro-c.[2147] hydrog.[222] **Hyos.**[1] hyper.[58] iber.[25] **IGN.**[5] ind. **Indg.** inul.[36] **Iod.**[1] iodof. **IP.**[139] ipom. irid.[222] **Iris** iris-foe. jab. jac-c.[36] jal. jatr.[36] jug-c. jug-r. junc.[36] just.[144] kali-acet. **Kali-ar.**[58] **KALI-BI.**[2072] kali-br.[36] **KALI-C.**[1] **Kali-chl.**[58] kali-cy.[36] **KALI-I.**[36] kali-m.[61] **Kali-n.**[1] **KALI-P.**[58] **KALI-S.**[58] **Kali-sil.**[58] **KALM.**[102] kiss.[36] **Kola**[1184] **Kreos.**[5] kurch.[192] lac-ac.[36] lac-c.[36] lac-cpr.[261] lac-d.[58] lac-f. lac-leo.[204] **LACH.** lachn.[25] **Lact.** lam.[36] lang.[36] lap-a. lap-laz.[227] lappa[102] lar-ar.[251] lat-h.[301] lat-m.[102] **Laur.**[5] lec. **Led.**[1] lepi.[36] lept. lil-s.[36] lil-t. lim-b-c.[204] lina.[36] lipp.[36] **Lith-c.**[25] lob.[20] lob-c.[25] lob-d.[85] lob-s.[25] loxo-r.[205] **LYC.**[1] lycpr.[36] lycps. **Lyss.** m-arct.[5] **M-art.**[5] **M-aust.**[5] **Mag-c.**[1] **MAG-M.**[1] **Mag-p.** **Mag-s.**[36] **Manc.**[54] mand.[119] **Mang.** mang-acet.[1] mangi.[197] mant-r.[262] marm-w.[194] **Med.**[85] medus.[300] meli.[36] menth.[36] menth-pu.[36] menthol[72] **Meny.**[1] **Meph.**[8] **MERC.**[5] merc-acet.[36] **MERC-C.**[5] merc-cy. merc-d. merc-i-f.[36] **Merc-i-r.** merc-n. merc-s. merl. **Mez.**[1] mill. mit.[36] morg-g.[136] mosch.[5] **Mur-ac.**[1] murx.[10] mygal.[25] myric.[25] myrt-c.[5] nabal.[25] **NAJA**[8] napht.[102] narz.[36] **Nat-ar.** **Nat-c.**[1] nat-f.[144] **Nat-h.** **NAT-M.** **Nat-n.** **Nat-p.**[36] **Nat-s.**[8] **Nat-sil.**[58] neon[222] **Nicc.** **NIT-AC.**[1] nit-s-d.[36] nuph. **NUX-M.**[5] **NUX-V.**[1] oci. ol-an.[36] ol-j.[25] olnd.[1] onos. **Op.**[5] osm. ox-ac.[8] ozone[227] **Paeon.**[36] pall.[36] **Par.**[5] **Pareir.** parth.[77] ped.[36] **PETR.**[1] petros. **Ph-ac.**[1] phel.[10] **PHOS.**[1] phos-h.[36] phys.[25] **Phyt.**[122] pic-ac. pier-b.[233] pimp. pip-m. pitu-a.[164] plan.[25] plan-m.[45] **Plat.**[1] plat-m.[36] **Plb.**[5] plb-i.[116] plect.[36] plut-n.[222] pneu.[149] podo.[25] polyg.[25] por-m.[251] **PRUN.** psil.[164] **PSOR.**[36] ptel.[25] pull-g.[181] **PULS.**[5] puls-n.[36] pulx.[5] pyrog. quas.[102] querc-r.[257]

stechender Schmerz (Forts.)

rad-br.[144] **RAN-B. RAN-S.**[5] raph.[10] **Rat. Rauw.**[144] rheum[1] **Rhod.**[5] rhodi.[102] **RHUS-T.**[1] **Rhus-v.** ros-d.[305] **RUMX. RUTA Sabad.**[5] sabal.[144] **SABIN.**[5] sac-alb. sal-ac.[36] **Samb. Sang. Sanic.**[85] sapo.[72] sarcol-ac.[119] sarr. **Sars.**[1] scorp.[269] scroph-n.[36] scut.[25] sec.[5] **Sel. Senec.**[25] **SENEG.**[5] **SEP.**[1] serp. sieg.[144] **SIL.**[137] sin-a. sin-n.[36] sol-m. sol-n.[25] sol-t-ae.[36] spect.[271] sphing.[36] **SPIG.**[1] **SPONG.**[1] **SQUIL.** stach.[102] **STANN.**[1] **STAPH.**[1] **Stel. Stict.**[102] still.[36] stram. **Stront-c.**[5] stroph.[85] stroph-s.[119] **Stry.**[36] succ.[194] **Sul-ac.**[1] sul-i.[58] **SULPH.**[1] sumb.[36] syc-co.[136] symph.[111] syph.[58] **Tab.** tama.[197] tanac.[25] **TARAX.**[1] **Tarent.** tarent-c.[192] tax.[10] tela[192] tell. tep. **Ter.**[36] term-a.[192] term-c.[192] **Teucr.**[5] thal-s. thea.[275] ther. thlaspi[111] **THUJ.**[1] thymol.[119] **Til.** til-c.[253] tong.[85] trif-p.[45] tril.[102] trom. tub.[36] tung.[209] tylo-i.[192] upa.[36] uran.[269] uran-n.[8] uro-h.[264] urt-c.[36] **URT-U.**[36] ust. v-a-b.[36] vac.[36] **VALER.** verat.[1] verat-v.[36] **VERB.**[1] verin.[36] vero-o.[232] vesp.[36] vib. vichy-g.[36] vinc.[4] **Viol-o.**[5] **VIOL-T.** vip. vip-r.[10] visc.[25] wye.[36] x-ray[56] xan. **ZINC.** zinc-chr.[137] **ZINC-P.**[58] zinc-s. zing.[36] ziz.[25]

☞ *Stiche, feine; Schmerz wie Nadelstiche*

- **einseitig**: stann.[1]
- **links**: aesc.[36] all-c.[36] ant-s.[36] coc-c.[36] crot-h.[36] **IGN.**[36] lach.[36] lepi.[36] merc.[36] nicc.[36] **Sil.**[36] sphing.[36] **SQUIL.**[36] stann.[36] **Sulph.**[36] sumb.[36] tax.[36] zinc.[36]
- **rechts**: bad.[36] carb-an.[36] chel.[36] con.[36] hura[36] hyos.[36] iodof.[85] kali-bi.[36] kali-c.[137] mosch.[36] nat-s.[137] phos.[36] plect.[36] sil.[36] sin-n.[36] sol-t-ae.[36]
- **tagsüber**: ped.[36]
  ☞ *tagsüber*
- **morgens** im Bett: stann.[116]
  ☞ *morgens • morgens; Bett, im*
- **nachmittags**: caust.[36] indg.[36]
  ☞ *nachmittags*
  - **16** Uhr: caust.[36]
    ☞ *nachmittags; 16 Uhr*
- **abends**: bry.[36] carbn-s.[36] con.[36] lac-ac.[36] lach.[36] mez.[36] ped.[36]
  ☞ *abends*
  - **20** Uhr - **23** Uhr: ped.[36]
  - **22.30 Uhr**: carbn-s.[36]
  - **Bett,** im: con.[36]
  - **Hinlegen,** nach: mez.[36]
- **nachts**: euphr.[1] tarent.[36]
  ☞ *nachts*
- **Mitternacht**: tarent.[36]
- **Bewegung,** verhindert: zinc-chr.[137]
- **Fieber,** während: tarent.[192]
  ☞ *M; Fieber; während • Fieber, während*
- **Frösteln,** während: sil.[36]
- **Liegen** auf der erkrankten Seite, beim: kali-c.[85]
  ☞ *Liegen; agg.; Seite, auf erkrankter*
- **erstreckt** sich:
  - **abwärts**: ant-c. arn. **Asc-t.** bell. bor. canth. caps. **CARB-V. Caust.** chel. cimic. cina coloc. dios. dros. **FERR.** gels. hydrog.[222] kalm.[58] kreos. lyc. m-arct.[5] mang. mez. nat-ar.[58] nit-ac. nux-v. pall. petr. ph-ac. **Phyt. Puls. Ran-s. RHUS-T.** sabin. sars. sep. squil. still. **Sulph.** tarax. ust. **Valer.** zinc.
    ☞ *erstreckt sich; abwärts*
  - **aufwärts**: acon. alum. arn. ars. bar-c. **BELL.** bry. calc. canth. carb-v. caust.[122] **Cham.** chin. cimic. cina coloc. dios. **Dros.** euphr. gels. **Glon. Guai.** hyper.[58] kali-c. **Lach. Lith-c.** m-arct.[5] mang. **Meny.** merc. nat-ar.[58] nat-s. petr. **PHYT. Plb.** puls. rhus-t. rumx. ruta **SEP.** spig.[1] **Spong. Stann. Sulph. Tarax. Thuj.**
    ☞ *erstreckt sich; aufwärts*
  - **außen,** nach: **Alum.** am-m. ant-c. **ARG.** arn. **ASAF.** asar. **Bell. Bry. Calc.** cann-s. canth. carb-v. caust. cham. **CHEL. CHIN.** clem. cocc. coff. colch. **CON.** dros. **Dulc.** hell. hyos. kali-c. kali-chl.[58] **Lach. Laur. Lith-c. Lob. Lyc.** m-arct.[5] mang. meny. **MERC. Mez.** mur-ac. **Nat-c.** nat-m. nit-ac. **Ol-an.** olnd. ph-ac. **PHEL.** phos. phyt. **PRUN.** puls. rhod. **Rhus-t. Sabad. Sabin. Sil. SPIG. SPONG. STANN. Staph.** stront-c. **SULPH. Tarax.** ther. thuj. **VALER.** verat. verb. **Viol-o.** viol-t.
    ☞ *erstreckt sich; außen, nach*
    - **Fingerspitzen,** zu den: **Lob.**
  - **innen,** nach: acon. alum. am-m. arg. **ARN. Asaf.** bar-c. bell. bov. **Bry. Calc.** cann-s. **CANTH.** caps. carb-v. caust. cina clem. cocc. coloc. croc. dros. guai. hyos. **Ign.** ip. **Laur.** m-arct.[5] mang. meny. mez. nux-v. olnd. par. petr. ph-ac. phos. **Phyt. Plb. RAN-B.** rhus-t. **Sabin.** samb. sel. squil. staph. sul-ac. tarax. thuj. verb.
    ☞ *erstreckt sich; innen, nach*
  - **querüber**: acon. ambr. anac. arg. **Asc-t. Atro. BELL.** bov. bry. calc. canth. caust. cham. **Chin.** cimic. cocc. cupr. dig. **Kali-bi.** kali-c. kali-chl.[58] laur. lyc. merc. mur-ac. phos. **Plb. Ran-b.** rhod. rhus-t. seneg. **Sep. Spig. Stict.** stront-c. sul-ac. **Sulph.** tarax.
    ☞ *erstreckt sich; querüber*
- **Äußerlich**: abrot. **Acon.** aesc.[58] **Agar.** agn. **Aloe Alum.** alum-p.[58] am-c. **Am-m.** ambr. anac. ang.[5] ant-c. ant-t. apis arg. arg-n.[116] arist-m.[102] **Arn.** ars. ars-i. **ASAF.** asar. aur. **Bar-c.** bar-m. **BELL.** benz-ac.[116] **Berb.** bism. bor. bov. **BRY.**[193] bufo[116] calad. **CALC.** calc-f.[116] **Calc-p.** camph.[58] **Cann-i.** cann-s.[122] canth. **Caps.** carb-ac. carb-an. carb-v. **CARBN-S. Caust.** cedr. cham. **Chel. Chin.** chin-ar. chin-s.[10] **CIC. Cimic.** cina cinnb. cist.[58] **Clem. Cocc.** coff.[5] colch. **Coloc.**[193] **CON.** croc. crot-h. croto-t. cupr. cycl. **Daph.**[10] dig. **Dios. Dros.** dulc. euonin.[10] euph. euphr. **Ferr.** ferr-ar. ferr-ma.[10] ferr-p. fl-ac.[5] form. **Gels. Graph. Guai.**[193] ham.[111] **Hell.** hep. hydr. **Hydrog.**[222] hyos. **Ign. Indg.** iod. ip. kali-ar. **Kali-bi. KALI-C.**[85] kali-i.[116] **Kali-n. KALI-P. KALI-S.** kreos. lach. lact.[10] laur. **LED. Lith-c. Lob. Lyc. M-arct.**[10] m-art.[5] m-aust.[10] mag-c. mag-m. mag-p.[58] **Manc.** mang. **Med. Meny.**

MERC. merc-c.[10] **Mez.** mosch. **Mur-ac.** naja nat-ar. **Nat-c. Nat-h. Nat-m.**[193] **Nat-p. Nat-s.** nicc.[10] **NIT-AC.** nux-m. **Nux-v. Ol-an.** olnd. op.[10] **Ox-ac. Par.** petr. **Ph-ac.** phel.[10] **Phos. Phyt.** plat. **Plb.** plb-i.[116] plut-n.[222] prun.[10] psor. **PULS. RAN-B. Ran-s. Rat.** rheum rhod. **RHUS-T.** ruta **Sabad. Sabin.** samb. sang. sars. sec.[58] sel. seneg. **Sep.**[193] **Sil. SPIG. Spong.** squil. **Stann. STAPH.** stict.[116] still. stram. stront-c. sul-ac.[5] **SULPH.** tab.[10] **TARAX.** teucr. **THUJ.** tub.[58] **Valer.** verat. verb. viol-o. **Viol-t.** vip.[10] vip-r.[10] **ZINC.**[5]

◦ **Ärgernis,** nach: bry.[193] coloc.[193] guai.[193] nat-m.[193] rhus-t. sep.[193]

GEMÜT; M; Zorn, Beschwerden durch

◦ **Ruhe,** in: kali-c.[85] tub.[58] valer.[58]

◦ **Schweiß,** während: cann-s.[122]

◦ **Wärme,** bei, Patient möchte es kühl haben: aesc.[58] camph.[58] puls.[58] sec.[58]

- **Drüsen**: acon. agn. alum. **Am-m.** ang.[5] apisin.[5] arg. arn. **Asaf.** bar-c. bar-m. **BELL.** berb.[10] bor. **Bry. Calc. Carb-an.**[5] carb-v.[5] caust. chin. **Cocc. CON.**[1] cupr. cycl. euph. euphr.[10] graph. grat.[10] hell. **Hep.**[5] **Ign. Iod.** kali-c. kali-chl.[58] kreos. lach. lyc. m-arct.[10] m-art.[5] **MERC. Mez.** mur-ac. murx.[10] **Nat-c. Nat-m. NIT-AC. Nux-v.** ol-an.[10] ph-ac. **Phos.** plb. **PULS. RAN-S.**[5] raph.[10] rheum **Rhus-t.** sabad. sang.[10] **Sep.** sil. spig. **Spong.** stann. staph. sul-ac. **Sulph.** thuj. verat. zinc.

☞ *Drüsen*

◦ **Umgebung**: con.[1]

- **Gelenke**: acon.[5] agar.[5] **Agn.**[5] aloe[36] alum.[5] am-c.[5] am-m.[5] anac.[5] ang.[5] ant-c.[5] ant-t.[5] **Apisin.**[5] aran.[149] **Arg.**[5] arg-n.[5] arist-cl.[119] **Arn.**[5] ars.[5] **Asaf.**[5] asar.[5] **Bar-c.**[5] **BELL.**[5] benz-ac.[111] berb.[111] **Bov.**[5] **BRY.**[5] bufo[111] **CALC.**[5] calc-f.[111] camph.[5] cann-s.[5] canth.[5] caps.[5] carb-an.[5] carb-v.[5] carl.[36] **Caust.**[5] cham.[36] chel.[5] chin.[5] cina[5] clem.[5] **Cocc.**[5] **Colch.**[5] coloc.[5] **Con.**[5] croto-t.[5] **Dros.**[5] dulc.[5] euph.[5] **Euphr.**[5] **FERR.**[5] gast.[36] **Graph.**[5] **Guai.**[5] **HELL.**[5] **Hep.**[5] hydr.[111] hyos.[5] **IGN.**[5] indg.[36] iod.[5] **KALI-C.**[5] kali-i.[111] **Kali-n.**[5] **Kreos.**[5] lac-ac.[36] laur.[5] **Led.**[5] lyc.[5] m-aust.[5] mag-c.[5] **Mag-m.**[5] **MANG.**[5] **MENY.**[5] **MERC.**[5] merc-c.[5] mez.[5] mosch.[5] mur-ac.[5] nat-ar.[111] nat-c.[5] **Nat-m.**[5] nat-p.[111] nit-ac.[5] nit-s-d.[36] nux-m.[5] nux-v.[5] olnd.[5] par.[5] petr.[5] ph-ac.[5] **Phos.**[5] pitu-a.[164] plat.[5] plb.[5] plect.[36] **Puls.**[5] ran-b.[5] rheum[5] **Rhod.**[5] **RHUS-T.**[5] ruta[5] sabad.[5] **Sabin.**[5] samb.[5] sang.[111] **Sars.**[5] **Sep.**[5] **SIL.**[5] **SPIG.**[5] **Spong.**[5] squil.[5] **Stann.**[5] **Staph.**[5] stict.[111] **Stront-c.**[5] stroph-s.[119] **Sul-ac.**[5] **SULPH.**[5] **TARAX.**[5] **THUJ.**[5] valer.[5] verat.[5] verb.[5] **VIOL-T.**[5] vip.[111] **Zinc.**[5]

☞ *Gelenke*

◦ **Froststadium** im Fieber, während: calc.[5] **Hell.**[5] mang.[5] merc.[5] rhus-t.[5] sil.

☞ *Froststadium im Fieber, während*

◦ **Schweiß,** während: bar-c.[5] **Calc.**[5] **Hell.**[5] kali-c.[5] merc.[5] **Rhus-t.**[5] sil.[5] spig.[5] tarax.[5] thuj.[5]

- **Innerlich**: abrot. **Acon. Aesc. Agar.** agn. all-c. aloe **Alum.** alum-sil.[58] am-c. am-m. ambr. ammc. anac. ang.[5] ant-c. ant-t. apis arg. arg-n. arn. **Ars.** ars-i. ars-s-f.[58] **ASAF. Asar. Aspar. Aur.** aur-ar.[58] aur-i.[58] aur-m.[58] aur-s.[58] **Bamb-a.**[184] bar-c. bar-i.[58] bar-m. bar-s.[58] **Bell. BERB.** bism. **BOR. Bov. BRY. Cact.** calad. **Calc.** calc-i.[58] calc-p. calc-sil.[58] camph. **CANN-I.** cann-s.[5] **CANTH.** caps. carb-an. carb-v. **CARBN-S.** card-m. **Caust.** cham. **CHEL. CHIN.** chin-ar. cic. cimic. **Cina** cist.[58] clem. **Coc-c.** cocc. coff. **Colch.** coll. **Coloc. Con. Croc.** croto-t. cupr. cycl. dig. dios. **Dol.**[122] dros. **Dulc.** euph. euphr.[1] **Ferr. Gamb.** gels. **Glon.** graph. **Guai.** hell. hep. hydr. **Hydrog.**[222] hyos. hyper.[58] **IGN.** iod. ip. kali-ar. **Kali-bi. KALI-C.** kali-chl.[58] **Kali-i. Kali-n. KALI-S.** kali-sil.[58] **Kalm. Kreos. LACH. Laur. LED. Lyc.** m-arct.[5] m-art.[5] m-aust.[5] **Mag-c. Mag-m.** mang. meny. **MERC. MERC-C.** merc-i-r. merc-n. mez. mosch. mur-ac. **Naja** nat-ar. **Nat-c. Nat-m. Nat-s. NIT-AC. Nux-m.**[122] **Nux-v.**[26] **Ol-an.** olnd. op. ox-ac. **Par.** petr. **Ph-ac.** phel. **PHOS.** phyt. plan. plat. **PLB.** prun. psil.[164] psor. **PULS. RAN-B. Ran-s.** rheum rhod. **Rhus-t. Rumx.** ruta **Sabad.** sabin. samb. sang. **Sars.** sec. sel. **Seneg. SEP. SIL. SPIG.** spong. **SQUIL.** stann. **Staph.** stram. stront-c. sul-ac. sul-i.[58] **Sulph.** tab. **Tarax.** tarent.[58] teucr. **Thal-s. Ther. Thuj.** valer. verat. verb. viol-o.[5] **Viol-t. Zinc.** zinc-p.[58] **Ziz.**

◦ **nachts**: euphr.[1]

◦ **Menses,** vor: nux-v.[26]

- **Knochen**: abrot.[111] acon.[5] aeth.[10] agar. agn. am-c. anac.[5] ant-c. arg. arn.[137] ars.[5] **Asaf.** aur. **BELL.**[5] berb.[10] **BRY.**[36] cac.[5] **CALC.** canth. carb-v. **CAUST.**[5] cedr. cham.[36] chel.[5] **Chin.** cocc. colch. **CON.**[5] daph.[10] **DROS.**[36] dulc. euph.[5] euphr.[10] graph. **HELL.**[5] iod. **Kali-bi.**[54] kali-c. kali-n.[10] **Kalm. Lach.** laur.[10] lyc. m-arct.[5] mag-c. mag-m.[10] mang. **MERC.**[36] mez. mur-ac.[10] nat-c.[10] nat-s.[10] nit-ac. nit-s-d.[36] nux-v. ol-an.[10] par. petr. **Ph-ac.**[5] phel.[10] phos.[5] **Phyt.**[116] prun.[10] **PULS.**[5] **Ran-s.** raph.[10] **Ruta**[5] sabin.[36] samb. **SARS.**[5] **SEP.**[5] sil. spig. staph. stront-c. **SULPH. Symph.**[137] tarax.[10] tax.[10] **Thuj.**[5] valer. verb. viol-t. zinc.[5]

☞ *Knochen*

◦ **lange** Röhrenknochen, Bewegung amel.: dros.[36]

☞ *O; Knochen; Röhrenknochen, lange*

◦ **Schweiß,** während: **Bell.**[5] **Cac.**[5] caust.[5] con.[5] **Hell.**[5] merc.[5] **Puls.**[5] sars.[5] sep.[5]

◦ **stellenweise**: merc.[36]

☞ *stellenweise*

◦ **plötzlich**: phos.[5]

- **Körperteile,** betroffene:

◦ **erkrankte** Teile: **Arn.**[5] bell.[1] **Bry.**[5] camph.[5] cham.[5] chin.[5] cocc.[5] coloc.[5] merc.[5] **NIT-AC.**[5] nux-v.[5] **PULS.**[5] ran-b.[5] **Rhus-t.**[5] sabin.[5] spong.[5] squil.[5] staph.[5] zinc.[5]

☞ *Körperteile, betroffene; erkrankte Teile*

◦ ◦ **Gehen,** beim: bell.[1]

◦ **liegt,** Teile, auf denen man: carb-v.[1]

stechender Schmerz (Forts.)

- **Muskeln**: **Acon.** agar. agn. **Alum. Am-c.**[5] **AM-M.**[5] ambr. anac.[5] ang.[5] ant-c. ant-t. **Apis**[137] arg.[5] **Arn.**[5] ars. **Ars-i. ASAF.**[5] asar. aur. bar-c.[5] bar-m. **BELL.**[5] bism. bor. bov. **BRY.**[5] calad. **CALC.**[5] camph. **Cann-s.**[5] **Canth.**[5] caps. carb-an. carb-v. carbn-s. **Caust.**[5] cham. chel. **Chin.**[5] cic. **CINA**[5] clem. **Cocc.** coff. **COLCH.**[5] coloc. **CON.**[5] croc. cupr. cycl. **Dig.**[5] dros.[5] dulc. **Euph.**[5] **EUPHR.**[5] **FERR.**[5] glon.[137] **Graph. GUAI.**[5] **HELL.**[5] hep. hyos. **IGN.**[5] iod. **KALI-C.**[5] **Kali-chl.**[58] **Kali-n.**[5] kreos. lach. **LAUR.**[5] led. **Lyc.**[5] **M-arct.**[5] m-art.[5] m-aust.[5] **Mag-c.** mag-m. **Mang.**[5] mang-acet.[1] **MENY.**[5] **MERC.**[5] **MERC-C.**[36] merc-i-r.[36] mez.[5] mosch. **Mur-ac.**[5] **Nat-c. Nat-m. Nit-ac.** nux-m. **NUX-V.**[5] ol-an. olnd. **PAR.**[5] petr. ph-ac. **Phos.**[5] phyt. pitu-a.[164] plan.[36] plat.[5] **PLB.**[5] prun.[36] **PULS.**[5] **RAN-B.**[5] **RAN-S.**[5] rheum **Rhod.**[5] **RHUS-T.**[5] ruta[5] **SABAD.**[5] **Sabin.** samb. sang.[111] **Sars.**[5] **SEP.**[5] **Sil.**[5] **SPIG.**[5] **Spong.**[5] squil. **Stann.**[5] **STAPH.**[5] stront-c. stry.[36] sul-ac. **SULPH.**[5] **TARAX.**[5] teucr.[5] **THUJ.**[5] valer. verat. **VERB.**[5] **VIOL-T.**[5] **Zinc.**[5]
  ☞ *Muskeln*
  - **tagsüber**: merc-c.[36]
    ☞ *tagsüber*
  - **Betätigung** im Freien amel.: plan.[36]
    ☞ *M; Luft; frische, im Freien; amel. •Betätigung amel. •Luft; Freien, amel. im*
  - **Bettwärme** agg.: carb-v.
  - **Schweiß,** während: **Bell.**[5] **Bry.**[5] calc.[5] merc.[5] puls.[5] **Rhus-t.**[5] spig.[5] staph.[5] sulph.[5] tarax.[5] thuj.[5]
  - **Sitzen** im warmen Zimmer, beim: plan.[36]
- **Nerven**: hyper.[58]
  ☞ *Nerven*
- **Schleimhäute**: **Apisin.**[5] arg-n.[5] arn.[5] ars.[5] canth.[5] carb-v.[5] con.[5] hep.[5] kali-c.[5] lach.[5] nit-ac.[5] nux-v.[5] phyt.[111] puls.[5] sulph.[5] thuj.[5]
  ☞ *Schleimhäute*
- **Stelle,** an einer: merc.[137]
- **Bienen,** wie durch: apis[137] gels.[137]
- **brennend**: acon. agar.[137] alum. am-m. anac. ant-c.[5] apis **Apisin.**[5] arg. arn. **ARS.** asaf. aur. bar-c. bell.[10] **Berb.**[10] bry. bufo[111] calc. cann-s.[10] caps.[10] caust. cic. cina cocc. colch.[5] **Con.**[10] dig. dulc. euph. gamb.[36] **Glon.**[111] hep.[10] hyos.[10] ign. **Iris**[111] kali-c.[122] lach.[10] laur. lyc. m-arct.[5] m-art.[5] m-aust.[5] mag-c. mang. meny.[10] merc. **Mez.** mur-ac. naja[111] nat-s.[10] nicc.[10] nit-ac.[5] nux-v. **Ol-an.** olnd. par. ph-ac.[10] phel.[10] **Phos.**[10] phyt. plat. plb. puls.[10] ran-b.[10] ran-s.[10] rat.[10] rhod. rhus-t. sabad. sabin. samb. sel.[10] sep. sil.[10] spig. spong.[10] squil.[10] stann. staph. sul-ac. sulph.[10] tarax. thuj. **Urt-u.**[111] vesp.[111] viol-t. zinc.
  ☞ *brennender Schmerz*
  - **äußerlich**: **Acon.**[10] alum.[10] **Anac.**[10] arg.[10] arn.[10] ars.[10] **Asaf.**[10] aur.[10] **Bar-c.**[10] bell.[10] berb.[10] **Bry.**[10] cann-s.[10] caps.[10] caust.[10] cina[10] **Cocc.**[10] con.[10] **Dig.**[10] **Hep.**[10] **Hyos.**[10] ign.[10] **Lach.**[10] **Lyc.**[10] m-arct.[10] m-aust.[10] mag-c.[10] meny.[10] **Merc.**[10] **Mez.**[10] mur-ac.[10] nat-s.[10] nicc.[10] **Nux-v.**[10] **Ph-ac.**[10] phel.[10] phos.[10] plat.[10] **Puls.**[10] **Ran-b.**[10] **Ran-s.**[10] **Rhus-t.**[10] sabad.[10] sel.[10] **Sep.**[10] **Sil.**[10] spig.[10] **Spong.**[10] squil.[10] **Stann.**[10] **Staph.**[10] **Sul-ac.**[10] **Sulph.**[10] **Thuj.**[10] **Viol-t.**[10]
  - **Gelenke**: ign.[36] mez.[5] plat.[5] plb.[5] sul-ac.[5] thuj.[5]
  - **innerlich**: **ARS.** aur. **Mez. Ol-an.** spig.
  - **Knochen**: arg.[5] euph.[5] zinc.[5]
  - **Muskeln**: **Acon. Alum.** am-m. anac. apis **Arg.** arn. ars. **ASAF.** aur. bar-c. bry. bufo[111] calc. caust. cic. cina **COCC.** colch.[5] **Dig.** euph. glon.[111] ign. laur. lyc. m-arct.[5] **M-art.**[5] m-aust.[5] mag-c. mang. merc. **MEZ.** mur-ac. **NUX-V.** ol-an. **Olnd.** par. phyt. plat. plb. rhod. **RHUS-T. Sabad.** sabin. samb. sep. spig. stann. **STAPH. SUL-AC.** tarax. **THUJ.** viol-t. zinc.
- **brennender** Schmerz: ant-c.[137] **Apisin.**[5] **Ars.**[137] bell.[5] **Berb.**[137] **Con.**[137] **Dulc.**[137] glon.[137] ign.[5] iris[137] lyc.[137] mez.[137] nux-v.[137] ph-ac.[137] **Phos.**[137] rhus-t.[137] sil.[137] urt-u.[137]
  ☞ *brennender Schmerz*
- **drückend**:
  - **Gelenke**: ph-ac.[5] sars.[5] staph.[5] zinc.[5]
  - **Knochen**: anac.[5] ruta[5]
  - **Muskeln**: am-m.[5] anac.[5] arg.[5] arn.[5] **Asaf.**[5] bar-c.[5] bell.[5] calc.[5] chin.[5] colch.[5] dros.[5] **Euph.**[5] ign.[5] kali-c.[5] mez.[5] **Mur-ac.**[5] phos.[5] rhus-t.[5] ruta[5] sabad.[5] **SARS.**[5] spong.[5] stann.[5] staph.[5] tarax.[5] **Thuj.**[5] verb.[5] viol-t.[5] zinc.[5]
- **dumpf**: mang-acet.[1]
  ☞ *dumpfer Schmerz*
  - **Muskeln**: mang-acet.[1]
- **fein,** lange Knochen: bry.[36]
  ☞ *O; Knochen; Röhrenknochen, lange*
- **Insektenstiche,** wie durch: apis[137] chlor.[36] gels.[137]
- **juckend**: carb-v.[1] euphr.[1] stann.[1]
- **kribbelnd**: **Absin.** am-m.[5] anac.[5] arg.[5] **ARN.**[5] bar-c.[5] caust.[5] chin.[5] kali-c.[5] lyc.[1] meny.[5] mez.[5] plat.[5] **Sabad.**[5] **Sep.**[5] sil.[5] staph.[5] thuj.[5] zinc.[5]
- **lähmungsartig**: cham.[36] sep.[1]
  ☞ *lähmungsartig*
  - **Knochen,** aufstehen amel.: cham.[36]
- **Nadeln,** wie mit:
  - **Äußerlich**: plut-n.[222]
  - **feine** Nadeln, wie: acon.[5] agar.[85] all-c.[137] alum.[137] am-c.[5] anac.[5] apis[137] **ARG-N.**[137] ars.[5] asaf.[5] bar-c.[5] bell.[5] bry.[137] calc.[5] camph.[5] caps.[137] chin.[5] cimic.[111] coloc.[5] **HEP.**[137] inul.[85] kali-bi.[137] **Kali-c.**[5] lyc.[5] manc.[111] mang.[5] nat-m.[5] **NIT-AC.**[137] paeon.[137] phos.[5] rhus-t.[137] sabad.[137] **SIL.**[137] sulph.[137] syph.[137] tarent.[137] thuj.[809] valer.[137] verat.[137]
    - **eiskalte**: agar.[85]
      ☞ *Eisige, eiskalte, Empfindung; Eisnadeln, wie*
  - **heiße**: acon.[5] agar.[137] alum.[5] apisin.[5] **ARS.** bar-c.[5] **Kali-c.**[122] mag-c.[5] naja[111] nit-ac.[5] ol-an. rhus-t.[5] spig.[5] vesp.[111]
    ☞ *Eisen, Drähte, Nadeln, Empfindung wie heiße*
    - **innerlich**: **Ars.**[122] **Kali-c.**[122] ol-an.[171]
      ☞ *Eisen, Drähte, Nadeln, Empfindung wie heiße •Muskeln*
    - **Muskeln**: **ARS.** ol-an.
      ☞ *Eisen, Drähte, Nadeln, Empfindung wie heiße •innerlich*
  - **kalten,** wie mit, innerlich: **AGAR.**

- **prickelnd,** Muskeln: am-m.[5] anac.[5] arg.[5] **ARN.**[5] bar-c.[5] caust.[5] chin.[5] kali-c.[5] m-arct.[5] meny.[5] mez.[5] plat.[5] **Sabad.**[5] **Sep.**[5] sil.[5] spig.[5] staph.[5] thuj.[5] zinc.[5]
- **reißend**:
  ☞ *reißender Schmerz*
  - **Gelenke**: ang.[5] ars.[5] asaf.[5] **Asar.**[5] calc.[36] camph.[36] carb-v.[5] caust.[5] clem.[5] dulc.[5] ferr.[5] merc.[5] mur-ac.[5] **Puls.**[5] **Sabin.**[5] stann.[5] **STAPH.**[5] sul-ac.[5] sulph.[5] tarax.[5] **Thuj.**[5] verb.[5] zinc.[5]
  - **Knochen**: acon.[5] **Ars.**[5] bell.[5] calc.[36] camph.[36] chel.[5] merc.[5] mur-ac.[5] phos.[5] sabin.[5] thuj.[5]
  - **Muskeln**: acon. agn. alum. am-c. am-m. ambr. **ANAC.** ang.[5] arg. **Ars.** asaf. asar. aur. bell. bism. bor. **CALC.** **Camph.** cann-s. canth. caps. caust. chel. **Chin.** cina clem. **Coloc.**[5] con. cycl. **Dig.**[5] dros. euphr.[1] **GUAI.** hell. kali-c. kreos. led. m-arct.[5] **MANG.** merc. mez. mur-ac. nat-m. nux-v. olnd. ph-ac. phos. **PULS.** rheum **Rhus-t.** ruta sabin. samb. **Sars.** sep. sil. spig. spong. squil. staph. sul-ac. tarax. **THUJ.** verb. zinc.
  - **neuralgisch,** Muskeln: **Coloc.**[102]
  - **wandernd,** Muskeln: euphr.[1]
- **ruckend**: ang.[5] arn. **Bry.** **Calc.** carbn-s. caust. **CINA** cocc. coff. **Coloc.** euph. guai. **Lyc.** mang. **Meny.** mez. mur-ac. **NUX-V.** ph-ac. plb. sep. sil. spong. **SQUIL.** stann. zinc.
  ☞ *zuckender, ruckender Schmerz*
  - **Muskeln**: ang.[5] arn. **Bry.** **Calc.** carbn-s. caust. **CINA** cocc. coff. **Coloc.** euph. guai. **Lyc.** mang. **Meny.** mez. mur-ac. **NUX-V.** ph-ac. plb. sep. sil. spong. **SQUIL.** stann. zinc.
- **schießend**: sang.[111]
  ☞ *schießender oder blitzartiger Schmerz*
- **Spannung,** mit: **Asaf.**[5] **Calc.**[5] **Cina**[5] cocc.[5] dig.[5] kali-c.[5] mang.[5] nat-m.[5] olnd.[5] ph-ac.[5] ruta[5] **SPIG.**[5] **Staph.**[5] sulph.[5] tarax.[5] viol-t.[5]
- **Stiche,** wie hineingetriebene: **Apis**[137] arn.[137] cina[137] plat.[137] ruta[137] sul-ac.[137] thuj.[137]
  ☞ *Stöße oder Schläge, Schmerz wie*
- **Stöckchen,** wie spitze, innerlich: **Hep.**[58]
- **wandernd**: bar-c.[122] cypra-e.[227] euphr.[1] sul-ac.[5] zinc.[5]
  ☞ *wandernder Schmerz*
  - **Äußerlich**: **BAR-C.**[122] sul-ac.[5] zinc.[5]
- **ziehend**: mang-acet.[1] sabin.[36]
  ☞ *ziehender Schmerz*
  - **Knochen,** lange: sabin.[36]
    ☞ *O; Knochen; Röhrenknochen, lange*
  - **Muskeln**: mang-acet.[1]

stellenweise auftretender Schmerz: **Acon.**[5] act-sp.[111] agar.[5] agn. aloe[36] **Alum.**[1] am-c.[5] am-m.[5] ambr.[5] anac.[5] ant-c.[5] ant-t.[111] ap-g.[111] apis[36] apisin.[5] arg.[5] arg-n.[5] arge-p.[264] **ARN.** **Ars.**[5] ars-s-f.[58] asaf.[5] asar. bad.[36] bamb-a.[1184] bar-acet.[36] bar-c.[5] bell.[5] **Berb.**[111] bism.[5] bor. bry.[5] bufo[111] cadm.[149] calc.[5] **Calc-p.** calx-b.[194] cann-i.[111] cann-s.[5] canth.[5] caps.[36] carb-ac.[122] carb-v.[36] cath-a.[264] caust.[5] cham.[5] chel.[5] chin.[5] cic. cimic.[111] cinnb.[111] **Cist.**[111] citl-v.[197] **Clem.**[5] cocc.[1] coff.[102] **Colch.**[5] coloc.[36] **Con.**[1] croc.[5] crot-h.[111] cupr.[5] daph.[36] dig. dios.[111] **Dulc.**[5] euph.[36] eupi. fago.[25] ferr.[5] ferr-ma. fl-ac.[36] form.[36] gels.[111] germ.[222] glon.[36] graph.[5] gymn.[137] harp.[1184] helo.[85] helon. **Hep.** **Hist.**[153] hydr-ac. hydrc.[192] hydrog.[222] hyos.[5] **Ictod.**[72] **Ign.**[5] ind.[111] iod.[5] irid.[222] jug-c.[36] kali-ar. **KALI-BI.** kali-c. kali-i.[111] **Kalm.** kola[1184] lac-ac.[137] **LACH.**[5] lact. lar-ar.[251] laur.[5] led.[5] lil-t. lim.[36] lith-c. lyc.[5] m-aust.[1] mag-c.[5] mag-m.[5] mag-p. mand.[149] mang.[54] mang-acet.[1] mangi.[197] mant-r.[262] meny.[5] meph. merc.[36] merc-cy.[137] mez.[36] mosch.[5] mur-ac.[5] naja[85] nat-c.[5] **Nat-m.**[1] nat-s.[36] neon[222] nit-ac.[5] nux-m.[36] **Nux-v.**[5] ol-an.[36] ol-j.[111] **Onos.** op.[162] **Ox-ac.**[58] ozone[227] petr.[5] ph-ac.[5] **Phos.**[1] phyt.[111] pip-n.[102] plan. plat.[5] prun.[36] psil.[164] psor. puls.[5] ran-b. ran-s.[5] raph.[36] rat. **Rhod.**[102] rhus-t.[1] rhus-v.[36] **SABAD.**[5] sabin.[5] samb.[5] **Sang.**[8] sars.[5] scorp.[269] sec.[36] sel.[5] seneg. **Sep.**[5] sil.[1] sol-n. spig.[1] squil.[5] stann-i.[111] staph.[5] sul-ac.[5] **SULPH.**[5] tab. tama.[197] tarax.[111] tell. ter.[137] tet.[85] teucr.[5] thea.[102] **Thuj.**[5] til-c.[253] tub.[137] verat.[5] verat-v.[137] vinc. viol-o.[36] zinc.[5]
☞ *O; Flecke, einzelne Stellen • wund und zerschlagen, Schmerz wie; stellenweise*

- **links**: kali-bi.[102]
- **abends**: mez.[36]
  ☞ *abends*
- **nachts**: agar.[36] carb-v.[36]
  ☞ *nachts*
  - **Bett,** im: carb-v.[36]
- **Kleinigkeit,** bei jeder: ter.[137]
  ☞ *M; Kleinigkeiten agg.*
- **Wetterwechsel,** durch: rhod.[102]
  ☞ *Wetter; Wetterwechsel, durch*
- **eine** Stelle: merc.[137]

Stiche, feine, Schmerz wie Nadelstiche: acon.[137] adam.[222] am-c. ant-c. apis[137] apisin.[5] aran.[149] arn.[102] arund.[85] **AUR.** bar-m. brach. brucel.[241] bry.[137] calc. cann-i.[85] cann-s.[5] caps.[5] caust. chel.[25] coloc. cycl. dios.[25] dulc. equis.[111] fl-ac. ham.[137] hell. iris[85] kali-bi.[111] kali-p.[137] lob.[137] lyc.[83] mag-s. merc.[5] merc-c.[5] musa[197] nat-m.[1] nat-p.[137] **Nit-ac.** nux-m. nux-v. petr.[83] phos. **Plat.**[137] prun. puls-n.[25] ran-s.[137] rhod. rhus-t.[83] sars.[85] sep.[83] sil. spig. spira.[36] sulph.[83] **Symph.**[102] tarent.[137] urt-u.[137] **Verat-v.**[137] xan.[137] zinc.[1]
☞ *stechender Schmerz*

- **Taubheitsgefühl,** mit: tarent.[137]
  ☞ *Taubheitsgefühl, mit*
- **Körper,** am ganzen: lob.[137]

Stöße oder Schläge, Schmerz wie: **Acon.**[5] agar.[5] alum.[5] am-c.[5] am-m.[5] **Anac.**[5] **Ang.**[5] ant-t.[5] **Apis**[137] arg-n.[137] **ARN.**[5] ars. **Ars-s-f.**[58] asaf.[5] asar.[5] aur.[5] bar-c.[5] bell.[5] both-a.[3070] bov.[5] bry.[5] calc.[5] camph.[5] **Cann-s.**[5] casc.[102] caust.[5] cham.[5] chin.[5] **Cic.**[5] cimic.[111] **CINA**[5] **Clem.**[5] cocc.[5] coff. colch.[5] con.[5] **Croc.**[5] cupr.[5] cycl.[5] dig.[5] dros.[5] **Dulc.**[5] euph.[5] ferr.[5] gels.[111] glon.[111] graph.[5] **Hell.**[5] hep.[5] hyos.[5] ign.[5] iod.[5] ip.[5] kali-c.[5] kali-n.[5] kreos.[5] lach.[5] lyc.[5] **M-ART.**[5] mang.[5] merc.[5] **Mez.**[5] **Mur-ac.**[5] nat-c.[5] nat-m.[5] **Nux-m.**[5] nux-v.[1] **Olnd.**[5] par.[5] petr.[5] phyt. **PLAT.**[5] podo.[111] puls.[5] rhod.[5] rhus-t.[5] **RUTA**[5] samb.[5] sant.[102] sars.[5] sil.[5] **Spig.**[5] squil.[5] stann.[5] stram.[5] stry. **SUL-AC.**[5] sulph.[5] tarax.[5] teucr.[5] thal.[72] thuj.[5] valer.[5] verat.[5] viol-o.[5] viol-t.[5] zinc.[5] zinc-chr.[137]

Strom, Schmerz wie elektrischer: adam.[222] agar.[36] ail.[8] **All-c.**[54] anac.[36] **Arg-n.**[8] arn.[8] atista[192] bamb-a.[1184] berb.[36] carb-ac. carb-v.[54] carl.[36] caust.[1] cham.[144] chen-v.[8] cimic.[144] coc-c.[36] **Coloc.**[8] **Con.**[5] corn.[36] corn-f.[45] daph.[85] dios.[8] fl-ac.[36] hydrog.[222] iris[8] **Kreos.**[36] lyc.[36] m-art.[56] mit.[36] nat-m.[58] nat-s.[111] nit-ac.[36] phel. **Phyt.**[72] polyg.[25] psil.[164] rad-br.[144] **Sang.**[8] sapin.[36] sep.[5] stry.[139] tarax.[36] thal.[72] thal-s.[102] thea.[36] valer.[36] verat.[36] xan.[25] zinc-s.[85]

stumpfes Instrument verursacht, Schmerz wie durch: ang. lith-c.[137] phos.[5]

Übelkeit verursachender Schmerz: cimic.[36] **Graph.**[8] ip.[5] kali-ma.[36] nat-ar. ost.[36] **Ph-ac.**

unbeschreiblicher Schmerz, Knochen: **Ign.**[5]
☞ *O; Knochen*

unerträglicher Schmerz: **ACON.**[54] **Ars.**[54] ars-h.[54] **Cham.**[1] cimic.[25] **Coff.**[5] **Colch.**[54] dor.[25] euph.[128] hep.[85] **Hyper.**[54] kali-cy.[128] loxo-p.[240] mang-acet.[1] nux-v.[1] op.[110] phel.[102] phos.[1] sabin.[137] thal.[250] verat.[1] zinc.[1]
☞ *Empfindlichkeit; Schmerzen, gegen; während Schmerzen ▮ GEMÜT; C; Empfindlich, überempfindlich; allgemeine Arzneien; Schmerzen, gegen*

verbrannt, verbrüht, Schmerz wie: absin.[8] acon.[54] adam.[222] adon.[111] aesc.[25] agar.[5] ail.[25] all-c. aloe alum.[5] **Am-br.**[25] am-m.[5] ambr.[5] anac.[5] ant-c. **Apis**[10] **Apisin.**[5] arg-n.[111] arn.[5] **ARS.** ars-met. arum-t.[111] asar.[5] atro.[25] bad. bamb-a.[1184] bapt. bar-acet.[36] **Bar-c.**[1] **BELL.**[5] berb. bov.[5] bry.[5] calad. calc.[5] calc-p. calen.[8] camph. cann-s.[5] **Canth.**[137] caps.[102] carb-ac.[111] carb-an.[36] **Carb-v. Caust.**[5] chin.[1] chin-ar. chin-s.[36] chlor. **Cimx.**[5] coc-c. colch.[5] coloc. corv-c.[258] cupr-s. **Cycl.** cypra-e.[227] daph. dios. dys-co.[136] elat.[36] eup-per.[36] eup-pur.[36] eupi.[85] ferr.[5] gels.[8] glon. guare.[25] haliae-lc.[222] ham. hep.[5] hura[36] hura-c.[85] **Hydr.** hydrog.[222] hyos.[5] **Ign.**[5] **IRIS** jac-c. jatr. kali-br.[25] kali-c.[5] kali-ox.[36] kola[1184] kreos.[38] lac-ac. lac-c.[8] lac-f.[85] lach.[5] lact. lath.[102] **Laur.** lith-c.[227] lyc. **Mag-m.**[5] mand.[144] med. menis.[25] merc.[5] **Merc-c.**[5] merc-i-r.[8] merc-s.[36] mez.[5] morg.[136] mur-ac.[102] mygal.[25] nat-c.[5] nat-m.[5] **NUX-V.**[5] ol-j.[25] op.[5] ovi-g-p.[85] par.[5] ph-ac.[5] phos.[5] phys.[144] phyt.[111] pic-ac.[25] pitu-a.[164] **Plat.**[1] plb.[5] plut-n.[222] podo. polyg.[45] prun. psor.[8] ptel.[25] **Puls.**[5] ran-b.[137] ran-s.[5] rhod.[5] rhus-t.[5] rhus-v.[8] rumx.[111] ruta[5] **Sabad.**[5] sal-ac. sang. sanic.[102] **Sec.**[5] seneg.[5] **Sep.**[5] sin-n. sol-n.[25] stict.[8] still.[25] stram.[5] sul-ac.[5] sulph.[5] syc-co.[136] syph.[111] tama.[197] tarax.[36] **Tarent.** ter. ther.[10] **Thuj.**[5] trif-p.[36] tub.[144] verat.[5] verat-n.[137] **Verat-v.** vip. wye.[36] zinc.[5]

verrenkt, verstaucht, gezerrt, Schmerz wie: acon.[5] aesc. agar.[1] agn.[5] all-s. aloe alum.[5] alumn. am-c.[1] am-m.[5] ambr.[1] amyg-p.[36] anac.[5] androc.[222] ang.[5] ant-c.[1] ant-t.[5] apisin.[5] arg.[38] arg-n. **Arn.**[5] ars.[1] arum-t.[22] asaf.[122] asar.[1] asc-t.[36] aur.[1] aur-m. bamb-a.[1184] bar-c.[5] bell.[5] bell-p.[102] berb. bor. bov.[5] bry.[5] bufo[111] cadm-s.[36] calad.[5] **CALC.** calc-acet.[36] calc-f.[111] calc-p. calc-sil.[58] camph.[5] cann-s.[5] canth.[5] caps.[5] carb-ac.[8] **Carb-an.**[1] carb-v.[5] carbn-s. carl.[36] cast-eq. caust.[1] cham.[5] chel.[5] chin.[1] chin-s.[36] chr-o.[36] cina[5] cinnb. cist. coc-c. coca[36] cocc.[5] cod. coloc.[5] con.[5] cop. cor-r. croc.[5] croto-t.[5] cupr.[5] cur. cycl.[5] dig.[5] dios. dros.[1] dulc.[1] elaps eup-per. euph.[1] ferr.[5] ferr-m. ferr-ma. fl-ac. gamb. gels. gent-l. gran. **GRAPH.**[5] grat. ham.[36] hedeo.[123] hell.[5] hep.[5] hipp. hura[111] hydr. hyos.[1] hyper. ign.[5] inul.[36] ip.[5] iris[111] jug-c. jug-r. junc.[36] kali-bi. kali-c.[1] kali-n.[1] kali-sil.[58] **Kalm.** kreos.[5] lac-cpr.[261] lach. lachn.[25] lact. lat-h.[301] laur. **LED.**[5] lob-c.[25] lyc.[1] lyss. m-arct.[5] m-art.[5] m-aust.[5] mag-c.[5] mag-m.[5] mang.[5] meny.[1] merc.[5] merc-i-r. mez.[5] **MILL.**[8] mosch.[5] **Mur-ac.**[5] nat-c.[5] nat-m.[1] nat-s. nicc. nit-ac.[5] nux-m.[5] **Nux-v.**[5] ol-an. olnd.[5] ox-ac. pall. par.[5] paull-p.[36] phos.[5] petr.[1] phos-ac[5] pic-ac.[111] plat.[5] plb.[5] plut-n.[222] prun. psil.[164] psor. **Puls.** ran-b.[5] rat. rheum[1] rhod.[5] **RHUS-T.** rhus-v. rob.[111] rumx. ruta[5] sabin.[5] sang.[111] sanic. sarr.[102] sars.[1] seneg.[5] sep.[1] sil.[5] sin-a. sol-t-ae. spig.[1] spong.[5] stann.[1] staph.[1] stront-c.[5] sulph.[1] tab. tarax.[1] tarent.[192] tax.[303] tell. tep. ter. tet.[36] **Teucr.**[5] thuj.[1] til. valer.[5] verat.[5] verb.[5] vesp. zinc.[5]

\- **Folge** von Verrenkung, Verstauchung, Zerrung: am-m.[5] arn.[5] calc.[5] petr.[5] stront-c.[5]

\- **Äußerlich**: acon.[5] agar.[5] agn.[5] alum.[5] **Am-c.**[5] am-m.[5] **Ambr.**[5] anac.[5] ang.[5] ant-c.[5] ant-t.[5] **ARN.**[5] ars.[5] asar.[5] aur.[5] bar-c.[5] bell.[5] bell-p.[111] bov.[5] **BRY.**[5] bufo[111] calad.[5] **CALC.**[5] calc-p.[111] camph.[5] canth.[5] caps.[5] **Carb-an.**[5] **CARB-V.**[5] **Carl.**[36] **Caust.**[5] cham.[5] chel.[5] chin.[5] cina[5] cocc.[5] coloc.[5] con.[5] **CROC.**[5] cupr.[5] **Cycl.**[5] dig.[5] **Dros.**[5] dulc.[5] euph.[5] graph.[5] hell.[5] hep.[5] **IGN.**[5] ip.[5] kali-c.[5] kali-n.[5] kreos.[5] **Led.**[5] lyc.[5] m-arct.[5] **M-art.**[5] m-aust.[5] mag-c.[5] mag-m.[5] meny.[5] merc.[5] **Mez.**[5] **Mosch.**[5] mur-ac.[5] nat-c.[5] **NAT-M.**[5] nit-ac.[5] nux-m.[5] nux-v.[5] par.[5] **PETR.**[5] ph-ac.[5] **Phos.**[5] plat.[5] plb.[5] **Puls.**[5] ran-b.[5] **Rhod.**[5] **RHUS-T.**[5] **Ruta**[5] **Sabin.**[5] sars.[5] seneg.[5] **Sep.**[5] sil.[5] **Spig.**[5] spong.[5] **Stann.**[5] staph.[5] stront-c.[5] **SULPH.**[5] thuj.[5] valer.[5] verat.[5] verb.[5] zinc.[5]

\- **Gelenke**: acon.[5] agar.[5] agn.[5] alum.[5] am-c.[5] am-m.[5] **Ambr.**[5] anac.[5] ang.[5] ant-c.[5] ant-t.[5] **ARN.**[5] ars.[5] asar.[5] aur.[5] bar-c.[5] bell.[5] bov.[5] **Bry.**[5] calad.[5] **Calc.**[5] **Calc-f.**[111] camph.[5] caps.[5] carb-an.[5] carb-v.[5] **Caust.**[5] cham.[5] chel.[5] chin.[5] cina[5] cocc.[5] con.[5] croc.[5] cycl.[5] dig.[5] dros.[5] dulc.[5] euph.[5] **Graph.**[5] hell.[5] hep.[5] **IGN.**[5] ip.[5] kali-c.[5] **Kali-n.**[5] kreos.[5] led.[5] lyc.[5] m-arct.[5] **M-art.**[5] m-aust.[5] mag-c.[5] mag-m.[5] mang.[5] meny.[5] merc.[5] mosch.[5] mur-ac.[5] nat-c.[5] **Nat-m.**[5] nit-ac.[5] nux-m.[5] nux-v.[5] olnd.[5] **Petr.**[5] ph-ac.[5] **PHOS.**[5] plat.[5] plb.[5] **Prun.**[111] **PULS.**[5] ran-b.[5] **Rhod.**[5] **RHUS-T.**[5] **Ruta**[5] sabin.[5] sars.[5] seneg.[5] sep.[5] sil.[5] **Spig.**[5] spong.[5] stann.[5] staph.[5] **Stront-c.**[5] **SULPH.**[5] thuj.[5] valer.[5] verat.[5] verb.[5] zinc.[5]
☞ *Gelenke*

\- **Innerlich**: agar.[5] alum.[5] am-m.[5] ambr.[5] apisin.[5] caust.[5] dulc.[5] euph.[5] kali-c.[5] **Lyc.**[5] nux-v.[5] petr.[5] plat.[5] puls.[5] rhod.[5] spig.[5] staph.[5] sulph.[5] tarax.[5] thuj.[5]

Wachstumsschmerzen: acon.[36] agar.[5] ap-g.[102] asaf.[224] aur.[1] bell.[5] calc.[137] **Calc-p.**[122] cench.[193] cimic. **Eup-per. Ferr-acet.**[111] **GUAI.** hipp.[102] kali-p.[122] m-aust.[5] mag-p.[122] manc.[102] mang.[5] morg.[136] nat-p.[108] ol-an.[111] **PH-AC.** **PHOS.**[11] sil.[162] syph.[85] tub.[212]
☞ *Wachstum; Längenwachstum, zu schnell • zukkender, ruckender Schmerz; Knochen ▮ EXTREMITÄTEN; C; Schmerz; Wachstumsschmerzen; Unterschenkel*

wandernder Schmerz: acon.[5] acon-c.[36] adam.[222] adon.[116] **Aesc.**[58] agar.[5] agav-t.[149] **All-c.** aloe[111] alum. alum-sil.[58] alumn. **Am-be.**[116] am-c. **AM-M.** ambr.[5] aml-n.[36] ammc.[36] anag. andr.[102] ang.[54] ant-c. ant-t.[54] apis[171] **Apisin.**[5] apoc. apoc-a.[36] arg. arg-n.[5] **Arn.**[5] **Ars.**[1] ars-h. ars-s-f.[54] arund.[36] asaf. **Aur.** aur-ar.[58] aur-m-n.[36] bac.[226] **Bamb-a.**[1184] bapt.[36] bar-c.[1] **Bell.**[5] benz-ac.[46] **Berb.**[58] berb-a.[116] brucel.[241] bry.[36] bufo[111] buni-o.[149] buth-aust.[119] **Cact.** cahin. calc.[5] calc-caust.[116] **Calc-p.** calc-s. camph. caps. **Carb-v.**[5] **CARBN-S.** cast-eq. **Caul.** **Caust.**[5] cedr. cham. chel. **Chin.**[36] chin-ar. chin-s.[36] choc.[222] **Cimic.** cina[5] cinnb.[38] clem. coca **COCC.**[5] **Colch.**[5] coll.[1125] coloc.[36] com.[116] con.[1] cop. croc. **Cupr.**[5] cur.[38] curc.[192] cypra-e.[227] daph.[10] dig.[1] **Dios.** dros. dulc.[36] elat.[36] ephe.[267] ery-a.[54] euon.[4] eup-per.[116] eup-pur. euphr.[1] **Ferr.** ferr-p.[58] fl-ac.[36] form.[85] **GELS.** germ.[222] gins.[36] glon.[111] goss. graph.[1] haliae-lc.[222] ***harp.***[1184] hell. hep.[5] **Hydr.**[36] hyos. **Hyper.**[54] ictod.[54] **Ign.**[5] iod.[5] irid.[222] **Iris** jug-r.[36] **KALI-BI.**[58] **Kali-c.**[58] **Kali-fcy.**[198] kali-n.[5] **KALI-S.** **Kalm.** kola[1184] lac-ac. **LAC-C.** lac-cpr.[261] **Lach.** lar-ar.[251] lat-h.[301] laur. **LED.** lil-t. **Lyc.**[137] lycps. lyss. mag-c.[5] mag-m.[5] **Mag-p.** magn-gr.[72] **Manc.** **Mang.**[5] **Mangi.**[197] med.[58] menth-pu.[85] meny.[111] meph.[36] merc.[5] merc-c. merc-i-r. **Merl.** mez.[36] mosch. mur-ac. myric.[36] naja[36] nat-ar.[36] nat-c.[137] nat-m. nat-s.[36] nit-ac.[5] nit-s-d.[54] **Nux-m.** nux-v. **Ol-j.** op.[5] orig-v.[25] osm. ox-ac.[116] ozone[227] pall.[111] ped.[36] petr.[36] ph-ac.[5] phos.[5] phys.[25] **Phyt.**[36] pic-ac.[36] pip-m. plan. plat.[36] **Plb.**[36] plut-n.[222] podo.[36] polyg.[36] polyg-s.[111] prun.[111] psil.[164] psor. ptel.[25] **PULS.**[5] puls-n.[25] pyrog.[116] pyrus[36] rad-br.[111] ran-a. **Ran-b.** rat.[111] **Rhod.**[102] rhus-t. rhus-v.[36] rob.[111] rumx.[111] sabad.[116] **SABIN.**[5] sac-alb.[36] **Sal-ac.** **Sang.**[111] sanic.[102] **Sars.**[5] sec.[5] sel. senec. **Seneg.** sep. **Sil.** sin-n.[36] sol-n. **Spig.**[5] spong.[116] stann.[5] staph.[5] **Stel.**[102] stront-c.[5] succ.[194] sul-ac.[5] **Sulph.**[5] syph.[56] tab. **Tarent.** tax.[10] tell.[36] thea.[275] thlaspi[111] thuj.[5] til. torul.[72] trom. **Tub.** tub-m.[151] **Ust.**[54] valer. **Verat.**[54] **Verat-v.** vib. x-ray[119] zinc.[5] zinc-chr.[137]

☞ *M; Berührung, Berührtwerden; amel.; Schmerz verschwindet bei Berührung und erscheint an anderer Stelle •ausstrahlender Schmerz*

- **Berührung** agg.: graph.[1]

☞ *M; Berührung, Berührtwerden; agg. •M; Berührung, Berührtwerden; amel.; Schmerz verschwindet bei Berührung und erscheint an anderer Stelle •Berührung, durch ▥ EXTREMITÄTEN; C; Schmerz; Berührung; wechselt den Ort bei Berührung, der Schmerz*

- **zu** entfernten Körperteilen: dios.[111]

☞ *erstreckt sich; entfernte Partien*

- **Gelenke**: ang.[54] **Ant-t.**[54] **Hyper.**[54] kali-bi.[58] tub.[58]

☞ *Gelenke ▥ EXTREMITÄTEN; C; Schmerz; wandernder Schmerz, von einer Stelle zur anderen; Gelenke*

- **Knochen**: lac-cpr.[261] plut-n.[222]

☞ *Knochen*

- **brennend,** stechend, verlagern sich plötzlich: apis[171]

☞ *brennender Schmerz*

- **Kreis,** wandert herum im: buni-o.[149]

☞ *Kreis herum, geht im*

- **plötzlich**: ambr.[5] arn.[137] benz-ac.[85] colch.[5] rad-br.[111] rhod.[137]

- **rheumatisch**: merc-i-r.[137]

☞ *rheumatischer Schmerz*

- **schnell**: kali-bi.[102] kalm.[102] mag-p.[85]

- **Zickzack,** im: euon.[4] rhod.[137]

wehenartig:

☞ *drängender Schmerz; unten drängend, nach*

wellenartiger Schmerz: acon.[1] anac.[1] ant-t. arg-n.[10] arn.[5] arund.[8] asaf.[5] **Bamb-a.**[1184] bell. caust. chel.[25] chin. cina[28] cocc. coloc.[137] corv-c.[258] crot-h.[137] dig. **Dulc.** equis.[36] ferr. ferr-acet.[10] fl-ac.[10] germ.[222] glon.[8] granit-m.[194] harp.[1184] hydr.[36] hydr-ac.[144] indg.[10] kron.[9] **Lach.**[58] lyc.[36] mag-m.[85] meph.[8] merc-c.[5] mez.[1] nat-m.[5] nux-m.[36] olnd.[5] ozone[227] plat.[1] por-m.[251] puls-n.[25] rhod.[5] sel.[10] **SEP.**[122] sil. spig. still.[25] sul-ac.[1] teucr.[5] thuj.[36] viol-t. zinc. zinc-i.[137]

☞ *ausstrahlender Schmerz*

- **Muskeln**: asaf.[137]

☞ *Muskeln*

windender Schmerz:

☞ *drehender, windender Schmerz*

wollüstiger Schmerz: lach.[137] sulph.

wühlender Schmerz:

☞ *bohrender Schmerz*

wund und zerschlagen, Schmerz wie: abies-c.[25] abies-n. abrot.[36] acet-ac. achy.[149] **ACON.**[193] act-sp. adam.[222] adon.[116] aegle.[192] aegle-f.[192] **AESC.**[25] aeth. **Agar.** agar-ph.[36] agav-t.[149] agki-p.[1202] **Agn.**[5] **Ail.** alco.[36] alet.[58] **All-c.**[8] all-s.[36] allox.[119] **ALOE**[111] **ALUM.**[1] **Alum-p.**[58] alum-sil.[58] **Alumn.** am-be.[85] **Am-br.** **Am-c.**[5] am-caust.[36] **Am-m.** ambr.[5] aml-n. ammc. ampe-qu.[72] amyg-am.[8] amyg-p.[36] anac.[1] anag.[102] androc.[222] **Ang.**[1] anis. **Ant-c.** ant-m.[36] ant-o. ant-s.[36] ant-t.[5] anthr. ap-g.[102] aphis. **APIS**[171] **Apisin.**[5] apoc.[36] aq-mar.[149] arag.[102] aral.[85] aran.[102] aran-ix.[149] **ARG.**[5] arg-m.[36] **ARG-N.** arge-p.[264] arist-m.[36] **ARN.**[5] **ARS.** ars-h.[54] **Ars-i.**[122] ars-met. ars-s-f.[58] arum-d.[8] arum-i.[36] **ARUM-T.**[8] arund. **Asaf.**[5] **Asar.**[5] asc-t.[25] asim.[36] aspar. aster. atra-r.[156] **Atro.**[102] **AUR.** aur-ar.[58] aur-i.[58] aur-m.[36] **Aur-m-n.**[162] aur-s.[36] ba-tn.[136] **Bac.**[62] **Bad.**[25] bamb-a.[1184] bani-c.[204] **BAPT.** bar-acet.[1] **BAR-C.**[5] **BAR-I.** **BAR-M.** bar-s.[58] **BELL.**[102] **Bell-p.** **Benz-ac.** **BERB.** beryl.[119] **Bism.**[5] boerh.[192] bol.[36] bor.[1] both-l.[36] **Bov.**[72] brach.[36] **BROM.**[58] bros-g.[259] **BRY.**[36] **Bufo** but-ac.[119] **Cact.** cadm.[119] cadm-s. cahin.[36] caj. **Calad.** **CALC.**[1] calc-acet.[1] **Calc-ar.** calc-i.[58] **Calc-p.**[36] **Calc-s.** calc-sil.[58] calen.[54] calo. calx-b.[194] **Camph.**[5] canch.[25] cand-a.[239] cann-i.[25] **Cann-s.**[5] **CANTH.** **Caps.** **Carb-ac.** **Carb-an.**[5] **CARB-V.** carbn-o.[36] **CARBN-S.** carc.[119] card-m.[25] **Carl.**[36] carn-g.[264] casc. cassi-f.[192] cassi-s.[192] cast.[36] cast-eq. cath-a.[264] caul.[25] **CAUST.**[5] cean.[85] cedr.[25] cench.[58] cent.[36] cere-b.[36] cerv.[36] **CHAM.**[1] **CHEL.**[1] chen-a.[8] **Chim.** chim-m.[8] **CHIN.**[1] **Chin-ar.** **Chin-s.**[36] chion. chlf.[36] chlol.[54] chlor.[36] chlorpr.[149] choc.[222] chr-ac. **CIC.**[1]

wund und zerschlagen, Schmerz wie (Forts.)

CIMIC.[25] cimx. **CINA**[5] cinnam. **Cinnb. Cist.**[111] citl-v.[197] **Clem.**[1] cob.[36] cob-n.[119] **Coc-c.** coca **COCC.**[5] cod.[25] coff.[5] coff-t.[36] **COLCH.** colchin.[36] coll.[102] **Coloc.** colocin.[36] **Com.**[36] **CON.**[1] conch.[72] conv.[38] **Cop.** cor-r.[5] **Corn.**[25] cortico.[119] cortiso.[119] cot.[36] **Croc.**[5] **CROT-C. Crot-h. Croto-t.** cub.[102] culx.[58] cund.[36] **CUPR.**[5] cupr-acet.[36] cupr-ar.[25] cupr-s.[36] **Cur. Cycl.**[36] cymbo-ci.[2184] cypr.[25] cypra-e.[227] cyt-l.[36] **Daph.**[10] dat-a.[25] **Dig.** digin.[36] **Dios.**[25] dirc.[36] dol. dor. **DROS.**[1] **DULC.** dys-co.[136] echi. elae.[36] elaps[36] elat. ephe.[267] epil.[36] **EQUIS.** erech.[45] erig. ery-a.[25] ery-m.[25] eucal.[25] eug. **Euon.** euon-a.[102] eup-a.[102] **EUP-PER.**[25] eup-pur.[25] **Euph.**[1] **Euphr.** eupi. excr-can.[269] fago.[25] falco-p.[265] **FERR.**[5] **Ferr-ar.**[58] **Ferr-i.**[36] ferr-m. ferr-ma.[5] **Ferr-p.**[58] ferr-pic.[102] ferr-s. **Fl-ac.** form.[36] formal.[102] franc.[102] franz.[36] gad.[36] gall-ac.[36] **GAMB. GELS.**[36] genist.[36] gent-c. gent-l.[36] germ.[222] gink.[227] gins.[36] glech.[102] **Glon.**[36] gnaph.[36] goss. gran. granit-m.[194] **GRAPH.**[5] grat.[36] grin.[36] gua.[25] **Guai. Guare. Gymn.**[36] haem. haliae-lc.[222] **HAM.**[36] harp.[1184] hedeo.[25] hedy.[36] **HELL.** hell-v.[36] helo.[85] **Helon. HEP.** hip-ac.[119] hipp. hist.[119] hom.[102] hura[36] **Hydr.** hydr-ac. **Hydrc. Hydro-c.**[149] hydrog.[222] **Hyos. Hyper.** iber.[25] ictod. **IGN.** ignis[194] ind.[36] indg. **IOD.**[1] iodof.[36] **IP.**[5] irid.[222] **IRIS** iris-foe.[36] jab.[54] jac.[102] jac-c.[36] jal.[102] jatr.[36] jug-c.[25] jug-r.[36] juni-v.[36] kali-acet. **KALI-AR. KALI-BI.**[58] kali-br.[8] **KALI-C.**[1] **KALI-CHL.**[58] kali-hp.[25] kali-i.[36] kali-m.[61] kali-ma. kali-n.[1] kali-ox.[36] **Kali-p. KALI-S. Kali-sil.**[58] **Kalm.** kaol.[45] kola[1184] **KREOS.** kurch.[192] **Lac-ac. Lac-c. Lac-d.** lac-del.[204] lac-eq.[204] lac-leo.[204] lac-lox-a.[204] lac-lup.[204] lacer.[36] **LACH.** lachn.[25] lact. lam.[36] lappa laps.[122] lar-ar.[251] lat-h.[301] laur.[5] **Lec. LED.** lepi.[36] lept.[25] **Lil-t.**[36] linu-c.[36] linu-u.[36] lipp.[36] lith.[25] **Lith-c.**[25] lob.[25] lob-c.[25] lob-p.[85] lob-s.[25] loxo-r.[205] **LYC.** lycpr.[102] lycps.[25] **Lyss. M-arct.**[5] **M-art.**[1] m-aust.[5] macrin.[85] **Mag-c.**[1] **MAG-M.**[1] mag-p.[58] mag-s. magn-gr.[102] maland.[122] **Manc.**[111] mand.[144] **MANG.** mang-acet.[1] mang-m.[36] mangi.[197] mant-r.[262] marm-w.[194] **Med.** mel-c-s.[102] meli.[102] menis.[25] menth.[72] menthol[72] **Meny.** meph.[36] **MERC.**[5] merc-br.[36] **MERC-C. Merc-cy.**[36] merc-d.[36] **Merc-i-f.**[54] **Merc-i-r.** merc-n.[36] merc-pr-a.[36] merc-pr-r.[36] **Merc-s.**[25] merl. **MEZ.** mill.[36] mim-p.[233] mit.[25] morg.[136] morg-g.[136] morph.[36] mosch.[5] **MUR-AC. Murx.**[102] **Musa**[197] **Myric.**[25] myrt-c.[45] naja naphtin. narcin.[36] nat-acet.[122] **Nat-ar.**[36] **NAT-C.**[54] nat-h.[36] **NAT-M.** nat-n. **Nat-p. Nat-s.** nat-sil.[58] neon[222] **Nicc. NIT-AC.** nuph.[25] **Nux-m.**[5] **NUX-V.**[5] oci. oci-s.[119] oena.[36] ol-an. ol-j.[25] **Olnd.**[5] onos. **Op.**[36] orig.[102] osm. ost.[36] ovi-g-p.[111] **Ox-ac.**[36] oxyg.[85] ozone[227] **PAEON. Pall.**[36] **Par.** paraf.[102] **Pareir.** paull.[36] paull-p.[36] ped.[85] peti.[36] **Petr.**[102] **Ph-ac.**[1] phal.[36] phase.[72] phel. **PHOS.**[111] **Phys. Phyt.**[25] **Pic-ac.** picro.[36] pier-b.[233] piloc.[54] pip-m.[36] pitu-a.[164] pix.[45] **Plan.**[25] plan-m.[45] **PLAT.**[1] plb.[5] plect.[36] plumbg. plut-n.[222] **Podo.**[137] polyg.[25] polyp-p.[36] pop-c.[102] por-m.[251] prot.[136] **PRUN.** psil.[164] **Psor.**[36] ptel.[25] pull-g.[181] **PULS.**[5] puls-n.[36] **PYROG.**[58] pyrus querc-r.[257] quill.[102] **Rad-br.**[85] ran-a.[10] **RAN-B.**[5] **RAN-S. Raph. RAT.** rauw.[119] rham-f.[36] rheum[1] **Rhod.**[5] rhus-g.[25] **RHUS-T.**[5] rhus-v.[25] rob. ros-d.[305] rumx.[58] **RUTA**[1] **Sabad.** sabal.[102] **Sabin.**[5] sac-l.[55] sal-ac.[8] **Samb.**[5] **Sang.** sanguin-n.[102] sanic. sant.[25] sap-sod.[45] sapin.[36] sarcol-ac.[119] sarr.[36] **Sars.**[1] scam.[36] schran-u.[88] scorp.[269] **Sec.**[5] sel.[5] semp.[85] senec.[10] senec-j.[85] **SENEG. SEP.**[122] **SIL.**[1] **Sin-a.**[5] sin-n.[36] slag[85] sol[236] sol-n.[25] sol-t-ae.[36] solid.[85] spect.[271] **Spig.**[1] spira.[36] **SPONG.**[1] **Squil.**[5] **STANN. STAPH.**[1] stel.[144] stict. stigm.[102] still.[25] stram.[5] stront-c.[5] stroph-s.[119] **Stry.**[102] succ.[194] **Sul-ac.**[1] **Sul-i.** sulfa.[119] sulo-ac.[85] **SULPH.**[5] sumb.[25] syc-co. **Symph. Syph.** tab.[36] tama.[197] tanac.[25] tann-ac.[36] tarax.[5] **Tarent.** tarent-c.[192] tart-ac.[36] tax.[102] tela[111] tell.[36] tep. **TER.** term-a.[192] term-c.[192] teucr.[5] thal-s.[111] thea.[102] ther.[25] thlaspi[45] **Thuj.**[1] thymol.[119] thyr.[111] til.[36] tong.[36] torul.[72] trif-p.[36] tril. trom.[36] **Tub.** tung.[209] tus-f.[102] ulm.[72] upa. uran.[269] uran-n.[25] uro-h.[264] urt-u.[36] **Ust. Uva.**[102] vac.[36] **Valer.**[5] **VERAT.** verat-v. verb.[5] **Vero-o.**[232] **Vesp.**[36] vib. vinc. viol-o.[5] viol-t.[5] vip. visc.[25] wies.[36] wild.[36] wye.[102] x-ray[102] xan.[36] yuc.[36] **ZINC.**[36] zinc-m.[36] zinc-o.[45] **Zinc-p.**[58] zinc-s.[36] zinc-val.[102] zing. ziz.[25]

☞ *Empfindlichkeit • geschwürartiger Schmerz • kratzender, schabender Schmerz*

- **morgens**: aesc. am-m. anac.[36] bar-c. bry.[36] calc.[1] carb-ac. carb-an. chin.[1] cob.[36] crot-h. euphr. form. grat. lyc. lyss.[54] mag-c.[1] mag-m. nat-ar. nat-c.[1] nat-m. ox-ac. petr.[1] phos. **Phyt.**[36] polyp-p.[36] rhod. sarr.[36] sep. sulph.[36] tab. thuj. til. viol-o.[36] zinc.[1]
  ☞ *morgens*

◦ **Aufstehen**:

◦ ◦ **agg.**:

◦ ◦ ◦ **beim**: nat-ar. sulph.[1]
  ☞ *morgens; Aufstehen; beim*

◦ ◦ ◦ **nach**: am-m. mag-c.[1] phos. sulph.
  ☞ *morgens; Aufstehen; nach*

◦ ◦ **amel.**: anac.[36] crot-h.[36] viol-o.[36]
  ☞ *morgens; Aufstehen; amel.*

◦ **Bett,** im: anac.[36] grat. nat-m. petr.[1] rhod. viol-o.[36]
  ☞ *morgens; Bett, im*

◦ **Erwachen**:
  ☞ *morgens; Erwachen; beim*

◦ ◦ **beim**: aesc. bar-c. **Bry.**[36] calc.[1] crot-h.[36] thuj. til. zinc.[1]

◦ ◦ **nach**: **Bry.**[36] carb-ac. crot-h. sep. sulph.[36]
  ☞ *morgens; Erwachen; nach*

◦ **Schlaf,** nach ungenügendem: mag-m.
  ☞ *morgens; Schlaf, nach ungenügendem*

- **vormittags**: mag-m.[1] mag-s.[36] sars.[1]
  ☞ *vormittags*

- **nachmittags**: bar-c.[1] eug. graph.[36] grat.[36] sang.[36] sep.[36]
  ☞ *nachmittags*

◦ **Mittagsschlaf**:

◦ ◦ **während**: graph.[36]
  ☞ *nachmittags; Mittagsschlaf; während*

◦ ◦ **nach**: bar-c.[1] eug. sep.[36]
  ☞ *nachmittags; Mittagsschlaf; nach*

◦ **Stuhlgang,** nach: grat.[36]

- **abends**: agar.[1] am-c.[36] brom. caust.[1] lyc. mag-m. mag-s. par.[116]
  ☞ *abends*
  - **Abendluft,** in: am-c.[36]
  - **Hinlegen,** nach: mag-m. mag-s.
  - **Sitzen,** im: brom.
- **nachts**: carb-an.[1] caust.[1] fago. ferr-i. **Sil.**
  ☞ *nachts*
  - **23** Uhr: fago.
- **Mitternacht,** nach: caust. chin.[5] gels.[111] glon.[111] graph.[5] sil.[5]
  ☞ *Mitternacht; nach*
- **Arbeit**:
  - **amel.**: caust.
  - **harter** Arbeit, wie nach: **Cimic.**[36]
- **Aufstehen,** beim:
  - **agg.**: bar-acet.[1] pic-ac.[36] ptel.[36] spig.[122]
    - **Sitzen,** vom: spig.[122]
  - **amel.**: grat. mag-s.[36]
- **Berührung,** bei: acon.[36] alum-sil.[58] ars-s-f.[58] bov.[36] brach.[36] **Bry.**[36] calc-p.[36] calc-sil.[58] **Caust.**[36] clem.[36] **Colch.**[36] mang.[36] nat-m.[36] nicc.[36] nux-v.[36] **Rhus-t.**[36] **Ruta**[36] sil.[36] sol-n.[36] spig.[36] staph.[144] stel.[144] stram.[36] stry.[36] thuj.[36]
  ☞ *Berührung, durch*
- **Bewegung**:
  - **agg.**: aegle-f.[192] **Aesc.**[36] **Arn.**[54] bapt. bov.[36] **Bry.** chel. **Hep.**[54] lach. merc-c.[36] phyt. plb. sol-t-ae. staph.[1]
    - **Bett,** im: sol-t-ae.
  - **amel.**: androc.[222] ars-h.[54] aur.[58] caust. **Pyrog. Rhus-t.** tarent.[192] **Tub.**
- **Bücken,** nach: berb. fago.[36]
  ☞ *M; Bücken; agg. •Bücken, nach*
- **Druck,** bei: alum-sil.[58] **PLAT.** plb. sulph.[58] tarent.[192]
- **Einatmen,** bei tiefem: cot.[36]
  ☞ *Einatmen, bei tiefem*
- **Erhitzung** beim Gehen und rascher Abkühlung, nach: **Bry. RHUS-T.**
- **Erwachen**:
  - **beim**: **Aesc.**[54] carb-v.[36] hydrc. ptel.[54] spong. sulph. thuj.
  - **nach**: mag-s. sulph.[36]
- **Fieber,** während: androc.[222] **Arn.**[102] canch.[25] cassi-f.[192] franc.[102] hydrc.[192] phyt.[102] **Rhus-t.**[102]
  ☞ *M; Fieber; während •Fieber, während*
- **Fieberhitze,** während: aegle-f.[192] agar.[1] androc.[222] arn.[58] ars.[58] bapt.[58] bell.[58] **CHIN.**[122] mang-acet.[1] mosch.[5] **Nat-m.**[122] **Nux-v.**[122] phos.[58] **PULS.**[122] **Rhod.**[122] spig.[5] **Tub.**[122]
  ☞ *Fieber, während; Hitzestadium*
- **Froststadium** im Fieber, während: **Arn.**[122] **Bapt.**[122] **Bell.**[5] chin.[5] nat-m.[5] nux-v.[5] rhod.[5] rhus-t.[58] sulph.[5] tarent. **Tub.**[122] verat.[5]
  ☞ *Froststadium im Fieber, während*
- **Gehen,** beim:
  - **agg.**: Staph.
  - **amel.**: coloc.
- **Kälte** agg.: kali-bi.[102]
  ☞ *M; Kälte; agg. •Kälte; agg.*
- **Klimakterium,** im: **Cimic.**[122]
  ☞ *Klimakterium, im*
- **Knötchen,** in roten harten: petr.
- **Koitus,** nach: **SIL.**
  ☞ *Koitus, nach*
- **Kopfschmerz,** während: eup-per.[25] seneg.
  ☞ *Kopfschmerz, während*
- **Krampf,** nach: plat.[1]
  ☞ *Krampf, nach*
- **Kratzen,** nach: phos.[36] **SULPH.**[36] zinc.[36]
- **Liegen,** im: bry.[36] mosch.[1]
- **Luft**:
  - **frische,** im Freien amel.: caust.
    ☞ *M; Luft; frische, im Freien; amel. •Luft; Freien, amel. im*
  - **kalte** agg.: ran-b.[58]
    ☞ *M; Luft; kalte; agg. •Luft; kalte agg.*
- **Menses**:
  - **vor**: con.[26] lach.[26]
  - **während**: ambr.[5] carb-v.[137] cimic.[58] con.[5] nat-c. nit-ac.[5] petr.[1] **Sep.**[5] spong.[5] stram.[5]
    - **spärlichen,** bei: carb-v.[137]
- **Schlafwandeln,** nach: sulph.[1]
  ☞ *Schlafwandeln, nach*
- **Schlag,** durch leichten: fago.[36]
  ☞ *Schlag, durch geringfügigen*
- **Sitzen**:
  - **durch**: spig.[122]
  - **beim**: agar.[36] am-m.[36] caust.[36] tarent.[192]
- **Stuhlgang,** nach: calc.[1] grat.
  ☞ *Stuhlgang; nach*
- **Wehen,** Entbindung, während: **Arn.**[54] ruta[54]
  ☞ *M; Wehen, Entbindung; während •Wehen, Entbindung, während*
  - **anscheinend** durch extreme Empfindlichkeit der Cervix gegen den Druck des Kindskopfes: arn.[54]
- **Wetter**:
  - **nassem,** feuchtem, bei: bad.[36] pitu-a.[164]
    - **Bewegung** amel.: pitu-a.[164]
  - **stürmischem,** bei: cham.
    ☞ *M; Wetter; windigem, stürmischem, bei; während*
- **Äußerlich**: **Acon. Aesc. Agar.** aloe **Alum.** am-c. am-m. anac. **Ang.**[5] ant-t. **Apis ARG. ARN.** ars. asaf. **Asar. Aur. Bad. BAPT.** bar-c. **BELL. Berb.** bism.[5] bor.[5] bov. **Bry.** calad. **Calc.** calc-p.[111] camph. cann-s. canth. caps. carb-an. carb-v. carbn-s. **Caust.** cedr. **Cham.** chel. **CHIN.** cic. **Cimic.**[111] **Cina Clem. COCC.** coff. **Colch. Coloc.** con. **Croc.** cupr. cycl. **Daph.**[10] dig. dros. **Dulc. EUP-PER.** euph. euphr.[5] **Ferr.** fl-ac. form. **Gran.** graph. guai. **HAM.** hell. **HEP.** hyos. **Ign.** iod.[5] ip. kali-bi.[111] kali-c. **Kalm. Kreos.** lach. laur. **Led. Lith-c. Lyc.** m-arct.[1] m-art.[1] **M-aust.**[5] **Mag-c.** mag-m. **Mang.** med. meny. **Merc.**[5] mez. mosch.[5] mur-ac. **Nat-c. NAT-M.** nit-ac. **Nux-m. NUX-V.** olnd.[5] op.[36] **Ox-ac.** par. petr. **Ph-ac. Phos. Phyt.** plat. plb. podo.[111] psil.[164]

wund und zerschlagen, Schmerz wie (Forts.)

Puls. PYROG. RAN-B. ran-s. rheum **Rhod. RHUS-T.** rhus-v.[10] **RUTA Sabad. SABIN.** samb. sars. sec.[5] sel.[10] seneg. **Sep. SIL. Spig. SPONG.** squil. **Stann.** staph. stict.[111] stram. stront-c. sul-ac. **SULPH.** tab.[111] tarax. teucr.[10] **Thuj. Valer. VERAT.** viol-t. **Zinc.**

◦ **rechts**: op.[36]

- **Drüsen**: alum. ant-c. arg. **Arn.** ars. bry. calc. **Carb-an.** caust. **Cic.** clem.[5] **CON.** cupr. **Graph. Hep. Ign.**[5] iod. kali-c. m-arct.[5] merc. mez. nat-m. nicc.[36] nux-v.[5] **Petr.**[5] phos. plat. **Psor.** puls. rhod. rhus-t. **Ruta Sep.** staph. sul-ac. sulph. teucr. zinc.

☞ *Drüsen*

◦ **Berührung,** bei: nicc.[36]

- **Gelenke**: abrot.[36] acon.[5] agar.[58] alumn.[54] anac.[5] ang.[5] ant-c.[5] apoc.[111] **ARG.**[122] **ARN.**[122] ars.[5] **AUR.**[5] bell.[5] berb.[58] **Bov.**[5] bry.[5] calad.[54] calc.[122] camph.[5] carb-an.[5] carb-v.[5] **Caust.**[5] **Cham.**[5] **CHIN.**[122] chlf.[36] cic.[5] clem.[36] coff.[5] coloc.[58] **Con.**[122] **Croc.**[5] **Crot-h.**[54] **Cupr.**[5] cycl.[5] **Dig.**[5] **Dros.**[5] dulc.[5] **Ferr.**[5] graph.[5] guai.[58] hep.[5] hip-ac.[119] hyos.[5] **Hyper.**[36] ign.[5] kali-c.[5] kali-i.[36] led.[5] **Lith-c.**[54] **M-ART.**[5] m-aust.[5] mag-c.[5] mang.[10] merc-c.[5] **Mez.**[5] **Mur-ac.**[5] nat-c.[5] **Nat-m.**[5] **Nat-p.**[36] **Nit-ac.**[5] **NUX-V.**[58] par.[5] petr.[58] ph-ac.[5] phos.[5] phys.[36] phyt.[58] pic-ac.[54] plat.[5] prun.[111] **PULS.**[5] ran-a.[10] **RHUS-T.**[122] **RUTA**[5] sabad.[5] **Sep.**[5] **Spig.**[5] stann.[5] staph.[5] sul-ac.[5] sulph.[5] thuj.[5] tub.[122] valer.[5] **Verat.**[5] viol-o.[5] zinc.[5]

☞ *Gelenke* ▥ *EXTREMITÄTEN; C; Schmerz; wund, Schmerz mit Empfindlichkeit, wie wund und zerschlagen; Gelenke*

◦ **Bewegung,** bei:

◦ ◦ **agg.**: agar.[58] **Arg.**[122] **Arn.**[122] **Calc.**[122] nux-v.[58]

◦ ◦ **amel.**: **Chin.**[122] coloc.[58] **CON.**[122] **RHUS-T.**[122] **TUB.**[122]

◦ **Lernen,** Studium, durch: **Pic-ac.**[54]

- **Innerlich**: acon. **Aesc.** agar. alum. am-c.[5] am-m. ambr. anac. ang.[5] ant-c.[5] ant-t.[5] **Apis Arg.**[5] arg-n.[5] arn. **Ars.** ars-i. asaf. asar.[5] **Aur.** aur-i.[58] **BAPT.** bar-c. bar-m. bell.[5] bell-p.[111] benz-ac.[111] berb.[111] bism.[5] bor.[5] bov. bry. **Calc.**[5] calc-sil.[58] **CAMPH.** cann-i. cann-s. canth.[5] caps.[5] carb-ac. carb-an. carb-v. carbn-s. caust. cham. chel.[5] **CHIN.** cic.[5] cina clem. **Cocc.** coff. colch.[5] **Coloc.** con. croc.[5] **Cupr.** cycl.[5] dig.[5] **Dros.** dulc.[5] **Eup-per.**[111] euph. euphr. ferr. **GELS.** glon. graph. **Hell.** hep. hyos.[5] ign. iod. **Ip.** kali-bi.[111] kali-c. kali-n.[5] kreos. lach. **Laur.** led. lyc. m-arct.[5] m-art.[5] m-aust.[5] mag-c. mag-m. **Mang.** meny. merc. **MERC-C. Mez.**[5] mosch. mur-ac. nat-c. **Nat-m.**[5] nit-ac. nux-m.[5] **Nux-v.** olnd.[5] **Op.** par.[5] petr.[5] ph-ac. phos. phyt. plat.[5] plb.[5] **PULS. PYROG. RAN-B.** ran-s. rhod. rhus-t. rumx. ruta sabad.[5] sabin. samb. **Sang.**[111] sars. **Seneg.**[5] sep. **Sil.** spig. spong. squil.[5] **STANN.** staph. stram. stront-c. sul-ac. sul-i.[58] **Sulph.** tab.[111] teucr.[5] thuj. valer. **Verat.** verb.[5] viol-o.[5] viol-t. **Zinc.**

☞ *Empfindlichkeit; Innerlich*

- **Knochen**: acon. **Agar.** am-c.[58] am-m.[36] anac.[36] androc.[222] ang.[5] apisin.[5] **ARG. Arn.**[137] ars.[36] **Asaf.** aur. bar-c. bov. **Bry.**[5] bufo[111] **Calc.**[36] calc-sil.[58] cann-s. canth.[5] carb-v.[1] cham.[36] chin.[36] **COCC. Con.** conch.[72] **Cor-r. Crot-h.**[36] **Cupr.** dros.[54] **EUP-PER.**[111] graph. guare.[36] **HEP. Ign. IP.** jab.[54] **Kali-bi.** kreos.[54] lac-d.[122] lach.[5] **Led. Lith-c.** lyss.[54] m-aust.[10] mag-c. **Mang.** meph.[10] merc.[5] **Mez.** nat-m. nit-ac.[5] nux-m.[36] nux-v.[36] **Par.** petr. **Ph-ac. Phos.** phyt.[102] piloc.[54] **Puls.** raph.[36] **Rhus-t.**[5] **RUTA** sabad. sabin.[10] sarr.[36] sep. **Sil. Spig.** staph.[10] sulph.[54] syph.[58] teucr.[5] ther.[45] thuj.[54] tub.[58] valer. **Verat.**[5] viol-o.[36] zinc.

☞ *Knochen*

◦ **morgens**:

◦ ◦ **Aufstehen** amel.: anac.[36] crot-h.[36] viol-o.[36]

◦ ◦ **Bett,** im: anac.[36] viol-o.[36]

◦ ◦ **Erwachen,** beim: crot-h.[36]

◦ **Berührung,** bei: anac.[36] raph.[36]

◦ **Menses,** während spärlichen: carb-v.[1]

◦ **stillsitzen,** beim Dösen: am-m.[36]

◦ **lange** Röhrenknochen:

☞ *O; Knochen; Röhrenknochen, lange*

◦ ◦ **Bewegung,** bei: **Calc.**[36]

◦ ◦ **Mitte,** morgens im Bett, Aufstehen amel.: **Nux-v.**[36]

☞ *O; Knochen; Röhrenknochen, lange*

◦ **Periost**: mang.[58] tub.[58]

☞ *O; Knochen; Periost*

- **Knorpel**: **ARG. Rhod. Rhus-t.** ruta[58]

☞ *O; Knorpel, Beschwerden der •Knorpel*

- **Kommissuren**: ars.[85]

- **Körper,** am ganzen: med.[85]

- **Körperteile,** betroffene:

◦ **blutende** Teile: arn.[137] ferr.[137]

☞ *Körperteile, betroffene; blutende Teile*

◦ **erkrankte** Teile, mit krampfartigen Schmerzen: **PLAT.**

☞ *Körperteile, betroffene; erkrankte Teile*

◦ **liegt,** Teile, auf denen man: **ARN. Bapt.** caust.[1] graph.[1] **Hep. Mosch. Nux-m. PYROG.**[122] **RUTA** sarcol-ac.[144] **Sep.** sil.[1] thuj.

◦ **Sitzen,** beim: agar.[36]

- **Muskeln**: abrot.[36] acon.[36] ang.[102] apoc.[36] **Arn.**[102] bad.[36] **Bapt.**[102] bell.[102] **Bell-p.**[102] **Bry.**[102] carb-ac.[25] carbn-o.[36] caust.[102] cic.[102] **Cimic.**[58] cupr-acet.[102] ephe.[267] eup-per.[25] fago.[25] **Gels.**[102] guai.[102] ham.[102] hell.[45] **Helon.**[102] hydrc.[144] hyper.[45] iodof.[85] jac.[102] kali-c.[1] lam.[45] lil-t.[25] **Magn-gr.**[102] meph.[36] merc.[102] mit.[36] myric.[102] ozone[227] **Phyt.**[102] pic-ac.[54] ptel.[25] pyrog.[102] **Rhus-t.**[102] rhus-v.[36] **Ruta**[102] sang.[102] sol-n.[25] stry.[36] sumb.[36] verat.

☞ *Muskeln*

◦ **morgens**: apoc.[36] mit.[36]

◦ **Aufstehen,** beim: stry.[36]

◦ **Betätigung** amel.: **RHUS-T.**[36]

☞ *Betätigung amel.*

◦ **Bewegung,** bei: abrot.[36]

◦ **Kopfschmerz,** bei: gels.[102] rhus-t.[102]

◦ **Lernen,** Studium, durch: **Pic-ac.**[54]

◦ **Luft,** kalte, agg.: **Bad.**[36]
☞ *M; Luft; kalte; agg.*

◦ **Menses,** vor: hell.[45]

◦ **Reiben** agg.: **Bad.**[36]

- **Oberkörper**: spong.[36] stront-c.[36] thuj.[36]

◦ **morgens** beim Erwachen, aufstehen amel.: thuj.[36]

- **Schleimhäute,** wie roh: am-c.[5] arum-t.[111] bor.[5] brom.[5] caps.[5] carb-v.[5] kreos.[5] merc.[5] mur-ac.[5] nit-ac.[5] **Nux-v.**[5] phos.[5] sul-ac.[5] thuj.[5] trif-p.[36]
☞ *Schleimhäute*

- **stellenweise**: aloe **ARN.** calc-p. carb-ac.[122] colch.[122] glon.[137] **KALI-BI.** lith-c.[137] merc.[137] **Nux-v. Ox-ac.** petr. phos.[137] plat. ran-b.[137] **SABAD.** sulph.[137] ter.[137]
☞ *stellenweise* ▤ *ABDOMEN; C; Schmerz; stellenweise; kleine Stellen*

◦ **Kleinigkeit,** durch jede: ter.[137]
☞ *M; Kleinigkeiten agg.*

- **tief** sitzend: mang.[137]
☞ *tief sitzend*

- **Anstrengung,** wie nach großer: chel.[137] clem. vib.[85]

- **dumpf,** schwer, Knochen: sarr.[36]
☞ *dumpfer Schmerz*

- **Erkältung,** wie durch: carb-ac.[36] lam.[45] samb.[45]

◦ **Muskeln**: lam.[45]

- **konvulsivisch,** spasmodisch, Knochen: cham.[36]

- **Liegen** auf etwas Hartem, wie durch: acon.[5] **Arn.**[5] **Bell.**[5] bry.[5] **Dros.**[5] m-art.[5] m-aust.[5] mag-c.[5] nux-m.[5] **Nux-v.**[5] phos.[5] sabad.[5] tarax.[5] verat.[5]

- **Marsch,** wie nach einem langen: chel.

- **Schlag** oder Sturz, wie durch, stellenweise: lith-c.[137]

- **Sturz** oder Schlag, wie nach: arn.[5] ruta[5]

- **verstaucht,** wie, Knochen: **CHIN.**[36]

zerquetscht, Schmerz wie: **Acon.**[102] adam.[222] aesc.[58] aeth. alum.[5] alumn.[58] aml-n.[111] anan. anh.[119] apis[36] apisin.[5] **ARG.**[8] **Arg-n.**[102] **Arn.**[5] ars.[5] asaf.[102] **Aur.**[144] bar-c. bell. bov. **BRY.** bufo[111] cact.[58] calc. calc-acet.[36] camph. **Canth.**[5] carb-an.[102] carb-v.[102] caul.[54] caust. cham. **Chin. Clem.**[102] **Cocc.** coff. colch. **Con.** croto-t.[102] cupr.[102] dig. dios.[111] euph. euphr.[102] gels.[111] gins.[102] glon.[58] graph.[5] **Ham.**[102] hell. hep.[102] hyos.[5] **IGN.** iod. **Ip.**[111] kali-c.[1] kali-i.[58] **Lach.** led.[5] lith-c.[25] lyc. lyss. m-arct.[5] mang.[36] marm-w.[194] menthol[102] merc. mez.[58] mur-ac. nat-m. nat-s. nit-ac.[102] nux-v.[36] **Ol-an.**[102] olnd.[102] ox-ac.[137] **Par.**[102] **Ph-ac.**[102] phel.[102] **PHOS.** pic-ac.[36] plut-n.[222] **PRUN.** ptel.[25] **Puls.**[102] ran-b.[5] rhod.[5] rhus-t.[5] **RUTA**[5] sang.[102] **Sep. Sil.**[36] **Spig.**[102] spong.[102] stann. stront-c. sul-ac.[1] sulph.[5] syph.[58] tarent.[111] thuj. verat. verat-v.[102] verb.[5] vib.[85] xan.[85] zinc.[5]

- **Knochen**: graph.[5]
☞ *Knochen*

- **Bettzeug,** durch das: pic-ac.[36]

zerreissender, zerschmetternder Schmerz:
☞ *reißender Schmerz*

zerschlagen, wie wund und:
☞ *wund und zerschlagen, Schmerz wie*

ziehender Schmerz: abrot. acet-ac. **Acon.** acon-c.[36] acon-f.[36] act-sp.[111] adon.[116] aesc. aeth.[54] **Agar.**[5] agn.[5] ail. all-c.[36] all-s. aloe[36] **Alum.**[1] alum-p.[58] alum-sil.[58] alumn.[36] **Am-c.**[1] am-m.[1] **Ambr.** aml-n. ammc.[36] amyg-p.[36] **Anac.** anag. anan. androc.[222] **Ang.**[1] ant-c.[1] ant-s.[36] ant-t.[5] aphis.[10] apis apisin.[5] apoc-a.[102] aq-des.[275] aran.[25] aran-ix.[144] **Arg.** arg-cy.[5] arg-m. **Arg-n.** arge-p.[264] arn.[5] **ARS.** ars-h. ars-i. ars-s-f.[58] asaf.[5] asar.[1] asc-t. aspar. astac. aster. atha.[10] atra-r.[149] atro. **Aur.**[1] aur-ar.[58] aur-i.[58] aur-m.[58] aur-m-n.[36] aur-s.[58] aza.[192] bad. **Bapt.**[36] bar-acet.[36] **Bar-c.** bar-i.[58] bar-m. bar-s.[58] bart.[36] **BELL.**[5] **Bell-p.**[149] benz-ac. **Berb.**[36] bism.[1] bol.[36] **Bor. Bov.**[5] brach.[102] bran.[36] brom.[5] **BRY.**[5] bufo cact.[36] **Cadm-s.** cahin. **Calad.**[5] **CALC.**[1] calc-acet. calc-ar.[102] calc-f.[111] **Calc-p.** calc-s. calc-sil.[58] calen.[10] **Camph.**[5] cann-i. **Cann-s. Canth.**[102] **CAPS.** carb-ac.[25] **Carb-an. CARB-V.**[1] carbn-h. **Carbn-s.**[36] card-b.[36] **CARD-M.** carl.[36] casc. cassi-s.[192] cast. cast-eq. **Caul.**[25] **CAUST.**[1] cedr.[25] cench.[58] **CHAM.**[1] **CHEL.**[5] chim. **CHIN.** chin-ar. chin-s.[10] choc.[222] cic.[1] **CIMIC.**[25] cimx. cina[5] cinnb.[1] cist.[10] cit-v. **CLEM.**[36] cob. **Coc-c.**[36] coca **Cocc.** cocci-s. cod. coff.[5] **Colch.**[5] **COLOC.**[5] colocin.[36] com.[36] **CON.**[1] convo-d.[36] cop. cor-r.[36] corn. cortiso.[119] croc.[5] crot-c.[36] crot-h.[10] **Croto-t.**[5] **Cupr.**[171] cupr-acet. cupr-ar. **Cur. Cycl.**[5] cypra-e.[227] cyt-l.[119] daph. dat-a.[36] **DIG.**[1] digin.[36] dios.[25] **Dros.**[5] **Dulc.**[1] elaps ephe.[267] erig.[25] ery-a.[25] eug. euon.[36] euph.[5] euphr.[5] eupi.[36] **Ferr.** ferr-ar. ferr-i.[58] ferr-m. ferr-ma. ferr-p. fl-ac.[36] foll.[1201] form. franz.[36] **Gamb.**[36] **Gels.**[8] gent-c.[36] germ.[222] gink.[227] gins.[36] **Glon.** glyc.[102] goss.[25] **Gran.**[36] **GRAPH.**[1] grat. gua.[25] **Guai.**[1] guare. gymn. ham.[25] harp.[1184] hed.[119] hedeo.[25] hell.[5] helon. **Hep.** hipp.[36] hist.[119] hura hydr.[36] hydr-ac.[54] hydrc.[36] **Hyos. Hyper. Ign.** ind.[36] indg.[10] iod.[1] ip.[1] irid.[222] iris jab.[111] jac-c.[36] jatr.[36] jug-c.[25] jug-r. junc.[36] kali-ar.[58] **Kali-bi. Kali-c.** kali-chl.[58] kali-cy.[36] **Kali-i. Kali-n.** kali-p.[58] kali-s. kali-sil.[58] **KALM. Kreos.**[5] lac-d.[58] lac-leo.[204] lac-lox-a.[204] lacer.[36] **LACH.**[5] lact.[36] lam.[10] lap-laz.[227] lat-h.[301] lat-k.[36] **Laur.**[36] **Led.**[5] **Lil-t.** lith-c. lob.[25] lob-c. lob-s.[36] lup.[10] **Lyc.**[1] lyss.[10] m-arct.[5] m-art.[5] m-aust.[1] **Mag-c.**[1] **Mag-m.**[1] mag-p. mag-s. malar.[56] manc. **Mang.**[5] mang-acet.[1] mang-m. marr.[5] med.[58] menis.[25] meny.[1] meph. **MERC.**[5] **Merc-c.** merc-i-f. merc-i-r. merc-s. merl. **Mez.**[1] mill. mit.[85] morph.[36] **MOSCH. Mur-ac.**[1] murx. myric.[25] myrt-c.[25] **Naja** nat-ar. **Nat-c.**[1] nat-h. **NAT-M.** nat-p.[36] nat-s.[36] nat-sil.[58] neon[222] nicc. nicc-s.[111] **NIT-AC.**[1] nit-s-d.[36] **Nux-m. NUX-V.** oci.[5] oena. **Ol-an.**[36] ol-j.[25] olnd.[5] op.[5] osm. ost.[36] ox-ac.[58] oxal.[45] ozone[227] pall. par.[5] pareir.[102] **Petr. Petros. PH-AC.** phel. **Phos.**[1] **Phys.**[25] phyt.[58] pic-ac. pin-s. plan.[25] **Plat. PLB.**[5] plect.[36] plut-n.[222] **Podo.** polyg.[122] polyp-p.[36] por-m.[251] **Prun.**[102] psil.[164] psor. ptel.[25] **PULS.** puls-n.[25] pyrus ran-a.[36] ran-b.[5] **RAN-S.**[5] raph.[36] rat. rheum[5] **Rhod.** rhus-a. **RHUS-T.**[1] rhus-v. rumx. **RUTA**[1] **Sabad.**[5] sabal.[85] **Sabin.**[5] samb.[1]

ziehender Schmerz (Forts.)

sang.[8] sanic. sarcol-ac.[144] saroth.[144] **Sars.**[1] schin.[36] schran-u.[88] scorp.[269] **Sec.** sel.[5] senec.[102] **Seneg.**[5] **SEP.**[1] **Sil.**[1] sin-n. sol-n. sol-t-ae. solid.[102] **Spig.** spirae.[144] **Spong.**[1] **Squil.** **Stann.**[1] **STAPH.**[5] **Stram.** **Stront-c.** stry. **Sul-ac.**[1] sul-i.[58] **SULPH.** sumb.[25] syph. tab. tanac.[25] **Tarax.** tarent.[58] tax.[303] tell.[36] tep.[36] **TER.** **Teucr.** thea.[275] ther.[36] **Thuj.** thymol.[119] til.[36] tong.[36] trio.[25] tub.[58] tus-p. upa. uran.[269] ust. **VALER.**[5] vario. **Verat.**[111] verat-v.[25] **Verb.** vib. vinc. viol-o.[5] viol-t.[5] visc.[25] wild.[36] **Zinc.**[1] zinc-o.[10] zinc-p.[58] zing.[36]

- **abwechselnd** mit Herzsymptomen: acon.
  ☞ *abwechselnd mit; Herzsymptomen* ▤ *HERZ KREISLAUF; A; Abwechselnd mit*
- **links,** nachts: lyc.[1]
- **rechts**: sep.[1]
- **morgens**:
  ☞ *morgens*
  ◦ **Aufstehen,** nach: **Graph.**
    ☞ *morgens; Aufstehen; nach*
  ◦ **Erwachen,** nach: coloc.
    ☞ *morgens; Erwachen; beim •morgens; Erwachen; nach*
- **abends**: bry. coc-c. raph. rhus-t.
  ☞ *abends*
  ◦ **20** Uhr: rhus-t.
  ◦ **22** Uhr: bry.
- **nachts**: coc-c.
  ☞ *nachts*
- **schnell** zu- und abnehmend: nit-ac.[1]
- **Aufstehen,** nach: coloc.
- **Bewegung,** bei: calc. cycl.
- **Essen,** nach dem: camph.[1]
  ☞ *M; Essen; nach •Essen; nach*
- **falsche** Lage, durch: staph.[1]
  ☞ *Stellung, durch falsche*
- **Froststadium** im Fieber, während: lyc.[1]
  ☞ *Froststadium im Fieber, während*
- **Gehen**:
  ◦ **agg.**: calc. coca
  ◦ **amel.**: rhus-t.[1] tub.[58]
- **Liegen** amel.: cassi-s.[192]
  ☞ *Liegen; amel.*
- **Menses,** während: phos.
  ☞ *M; Menses; während •Menses; während*
- **Ruhe,** während: tub.[58]
- **Sitzen,** beim: samb. **VALER.**
- **Wetter,** schlechtes **agg.**: rhod.
  ☞ *Wetter; schlechtes agg.*
- **erstreckt** sich:
  ◦ **abwärts**: **Agn.**[5] ant-t.[5] bism.[5] **Bry.**[5] camph.[5] caps.[5] chel.[5] chin.[5] cina[5] croc.[5] **Ferr.**[5] laur.[5] **M-aust.**[5] sabin.[5] squil.[5] verat.[5] verb.[5]
    ☞ *erstreckt sich; abwärts*
  ◦ **Fingern,** zu den: apis
    ☞ *erstreckt sich; Fingern, zu den*
  ◦ **hinten,** nach, wie durch eine Schnur: croto-t.[5] par.[5] plb.[5]
  ◦ **oben,** nach: **Arn.**[5] cann-s.[5] colch.[5] **M-arct.**[5] nux-v.[5] **Ol-an.** puls.[5] spong.[5]
    ☞ *erstreckt sich; aufwärts*
  ◦ **Zehen,** zu den: apis
    ☞ *erstreckt sich; Zehen, zu den*
- **Drüsen**: agn.[5] alum.[10] **Bell.**[5] bov.[5] calc.[5] cann-s.[5] cham.[5] **Chin.**[5] cycl.[5] guai.[36] **Ign.**[5] **Merc.**[10] mez.[5] nit-ac.[5] phos.[5] **Puls.**[5] **Seneg.**[5] **Sil.**[5] sulph.[5] thuj.[5]
  ☞ *Drüsen*
- **Gelenke**: acon.[5] agn.[5] **Am-c.**[5] ang.[5] **Ant-c.**[5] ant-s.[36] **Ant-t.**[5] **Arg.**[5] asaf.[5] **Asar.**[5] bar-c.[5] bell.[5] **Bry.**[36] calc.[5] cann-s.[5] canth.[5] caps.[5] **Carl.**[36] **Caul.**[111] caust.[5] cham.[5] chel.[5] chin.[5] cina[5] cist.[10] clem.[36] coc-c.[111] cocc.[5] colch.[5] cupr.[5] cycl.[5] graph.[10] hep.[10] hyos.[5] ign.[5] jab.[111] kali-c.[5] kreos.[5] led.[5] lyc.[5] m-arct.[5] m-art.[5] **M-aust.**[5] meny.[5] **Merc.**[5] mez.[5] nat-c.[5] nat-m.[36] nat-s.[36] nit-ac.[10] nit-s-d.[36] **Nux-m.**[54] nux-v.[5] olnd.[5] par.[5] petr.[5] ph-ac.[5] phos.[5] **Plat.**[5] plb.[5] puls.[5] rheum[5] **RHOD.**[5] rhus-t.[5] sabad.[5] sabin.[5] **Sars.**[5] sec.[5] seneg.[5] sep.[10] spig.[5] spong.[5] **STAPH.**[5] **Stram.**[5] stront-c.[5] **Sulph.**[5] tarax.[5] teucr.[5] thuj.[5] valer.[5] verat.[5] viol-o.[5] zinc.[5]
  ☞ *Gelenke*
  ◦ **Schweiß,** während: agn.[5] **Calc.**[5] **Caust.**[5] **Jab.**[111] kali-c.[5] lyc.[5] merc.[5] nux-v.[5] ph-ac.[5] phos.[5] **Rhus-t.**[5] stront-c.[5] **Sulph.**[5] thuj.[5] zinc.[5]
- **Knochen**: acon.[10] agar.[5] agn.[5] anac.[10] ang.[10] ant-t.[5] **Arg.**[5] **Arn.**[5] asaf.[10] atha.[10] aur.[5] **Bar-c.**[10] bry.[36] calc-f.[111] **Cann-s.**[5] canth.[5] **Carb-v.**[10] caust.[10] cham.[5] **CHIN.**[5] **COCC.**[5] **Colch.**[5] crot-h.[10] cupr.[10] **Cycl.**[5] gels.[111] graph.[1] hell.[5] ign.[10] indg.[10] ip.[5] kali-bi.[36] kali-c.[36] kreos.[10] led.[36] **Lyc.**[10] **M-arct.**[5] m-aust.[5] mang.[10] meny.[10] merc.[5] nat-m.[5] nit-ac.[36] nux-m.[5] olnd.[5] par.[5] petr.[1] ph-ac.[10] plb.[10] puls.[5] **Rhod.**[5] rhus-t.[5] ruta[5] **Sabad.**[5] **SABIN.**[5] samb.[5] seneg.[5] sil.[5] spig.[5] stann.[10] **Staph.**[5] sulph.[36] ter.[10] teucr.[5] thuj.[10] valer.[5] verat.[5] zinc.[1] zinc-o.[10]
  ☞ *Knochen*
  ◦ **Bewegung,** bei: led.[36]
  ◦ **Liegen,** beim: chin.[36]
  ◦ **Schweiß,** während: arg.[5] **Chin.**[5] cycl.[5] kali-c.[5] merc.[5] rhod.[5] sabin.[5] staph.[5]
  ◦ **erstreckt** sich ins Mark, nachts im Bett: sulph.[36]
    ☞ *O; Knochen; Knochenmark*
  ◦ **lange** Röhrenknochen: bry.[36] kali-bi.[36] kali-c.[36]
    ☞ *O; Knochen; Röhrenknochen, lange*
  ◦ **Periost**: bry.[36] **Cann-s.**[5] kali-bi.[36] m-arct.[5] nit-ac.[36]
    ☞ *O; Knochen; Periost*
    ◦ ◦ **morgens** beim Erwachen: kali-bi.[36]
    ◦ ◦ **vormittags**: bry.[36]
      ☞ *vormittags*
- **Muskeln**: **Acon.**[5] agn.[5] alum.[5] ambr.[5] anac.[5] **Ang.**[5] **ANT-C.**[5] **ANT-T.**[5] apisin.[5] arg.[5] arn.[5] ars.[5] asaf.[5] asar.[5] aur.[5] bar-c.[5] **BELL.**[5] berb.[111] bism.[5] bov.[5] **Bry.**[5] calc.[5] **Camph.**[5] cann-s.[5] canth.[5] **Caps.**[5] carb-ac.[111] **CARB-V.**[5] **CAUST.**[5] **CHAM.**[5] **Chel.**[5] **Chin.**[5] cic.[5] **CINA**[5] **Clem.**[5] **COCC.**[5] coff.[5] **Colch.**[5] croc.[5] cupr.[5] **CYCL.**[5] dig.[5] dros.[5] dulc.[5] euph.[5] ferr.[5] **GRAPH.**[5] **Hell.**[5] **Hep.**[5] hydr.[36] hydrc.[36] hyos.[5] **Ign.**[5] iod.[5] ip.[5] kali-bi.[111] **Kali-c.**[5] **Kali-n.**[5]

kreos.[5] led.[5] **LYC.**[5] m-arct.[5] **M-ART.**[5] **M-aust.**[5] mag-m.[5] **Mang.**[5] **Meny.**[5] **Merc.**[5] merc-c.[5] mez.[5] morph.[36] **Mosch.**[5] **Mur-ac.**[5] nat-m.[5] nit-ac.[5] **Nux-m.**[5] **Nux-v.**[5] **Olnd.**[5] par.[5] petr.[5] ph-ac.[5] phos.[5] **PLAT.**[5] **PLB.**[5] **PULS.**[5] ran-b.[5] ran-s.[5] raph.[36] **RHOD.**[5] **RHUS-T.**[5] ruta[5] sabad.[5] sabin.[5] samb.[5] **Sec.**[5] sep.[5] sil.[5] spig.[5] spong.[5] **Squil.**[5] **Staph.**[36] **Stram.**[5] **Stront-c.**[5] **Sul-ac.**[5] **Sulph.**[5] tarax.[5] **Teucr.**[5] **Thuj.**[5] **VALER.**[5] **Verat.**[5] verb.[5] viol-o.[5] viol-t.[5] **Zinc.**[5]
☞ *Muskeln*

◦ **Schweiß,** während: acon.[5] ant-c.[5] **Arn.**[5] **Ars.**[5] bell.[5] **Bry.**[5] **Calc.**[5] caps.[5] **Carb-v.**[5] caust.[5] **Cham.**[5] chel.[5] **Chin.**[5] colch.[5] dulc.[5] ferr.[5] hep.[5] ign.[5] kali-c.[5] kali-n.[5] led.[5] **Lyc.**[5] **Merc.**[5] merc-c.[5] nit-ac.[5] **Nux-v.**[5] phos.[5] puls.[5] rhod.[5] **Rhus-t.**[5] **Sep.**[5] sil.[5] staph.[5] stront-c.[5] **Sulph.**[5] tarax.[5] verat.[5] zinc.[5]

◦ **Sitzen,** beim: staph.[36]

- **Sehnen**: am-m.[58] kali-bi.[111] nat-m.[5] rhus-t.[5] thuj.[5]
☞ *Sehnen*

- **Teilen,** in erkrankten: **Bry.**[5] staph.[5]
☞ *Körperteile, betroffene; erkrankte Teile*

- **Erkältung,** wie durch: plat.[1]

- **Faden,** wie durch einen, in den Knochen: bry.
☞ *Faden, Gefühl wie von einem*

- **konvulsivisch,** spasmodisch, gesamter Körper: cinnb.[58]

- **krampfartig**: plat.[1]
☞ *krampfartiger Schmerz*

- **lähmungsartig**: coc-c. staph.[1]
☞ *lähmungsartig*

- **nagend,** Knochen: colch.[36]

- **neuralgisch**: coloc.[102]
☞ *neuralgischer Schmerz*

- **rheumatisch**: am-c.[1] carb-v. chel. sul-ac.
☞ *rheumatischer Schmerz*

- **zusammenziehend**: acon.[5] arg-n.[5] arn.[5] ars.[5] chin.[5] par.[5] puls.[5] sep.[5] ther.[111] zinc.[5]
☞ *Zusammengezogen, Körperteile scheinen wie*

zuckender, ruckender Schmerz: acon.[5] aeth. agar.[1] agn.[5] all-c. all-s. aloe alum.[1] alum-p.[58] alum-sil.[58] alumn.[54] **Am-c.** am-m. ambr.[5] amph.[102] anac.[5] ang.[5] **Ant-c.**[5] ant-t.[5] apis apisin.[5] aran.[192] arg.[1] arg-n.[5] **Arn.**[5] **Ars.** **Asaf.**[5] **Asar.**[1] atro.[25] aur. aur-m. **BAR-C.**[5] bar-m. bar-s.[58] **BELL.**[1] benz-ac. berb. bism. bor. bov.[5] **BRY.**[5] cact.[111] **CALC.**[5] calc-acet.[102] calc-ar. calc-i.[58] calc-p.[54] **Calc-sil.**[58] camph. cann-i.[25] cann-s.[1] canth.[5] caps.[1] **Carb-ac.** **Carb-an.** **CARB-V.**[1] **CARBN-S.**[58] cast. **CAUST.** cedr. **CHAM.** chel.[25] chim.[102] **Chin.**[1] chin-ar. cic.[1] cimic.[25] **CINA**[5] cinnb. **Clem.** **Coc-c.** **Cocc.**[5] cocci-s. cod.[25] **Coff.**[5] **Colch.**[5] **Coloc.** **Con.**[1] croc.[5] crot-c.[36] crot-h. croto-t. cupr.[1] cycl.[5] dig.[1] dros.[5] dulc.[5] **EUPH.**[1] euphr.[5] eupi. **Ferr.** fl-ac. gels. gent-c. **Glon.** goss.[25] graph.[1] guai. guare.[25] hell.[5] **Hep.**[5] **Hyos.**[1] hyper. **Ign.**[5] ind. indg. iod. ip.[5] kali-bi. **Kali-c.**[1] kali-chl.[58] kali-cy.[85] kali-i. kali-n. kali-p. **Kali-s.** kreos.[5] lac-c. lac-f. **Lach.**[5] lachn.[25] lact. laur.[5] led.[5] lil-t. **Lyc.**[1] lyss. **M-arct.**[5] m-art.[5] **M-aust.**[5] **Mag-c.**[1] mag-m.[1] mag-p. mag-s. mang.[5] mang-acet.[1] menis.[25] **Meny.** meph.[36] **Merc.**[5] merc-c.[5] **Mez.**[5] mill. mosch.[5] **Mur-ac.** mygal.[25] nat-ar.[58] nat-c.[1] **NAT-M.** nat-s.[111] nat-sil.[58] nicc. nit-ac.[5] **Nux-m.**[5] **NUX-V.**[1] ol-an.[111] ol-j.[25] olnd.[5] op.[5] ox-ac. ozone[227] paeon. pall. par.[5] **Petr.**[1] petros.[54] ph-ac.[1] **PHOS.**[5] phyt. **PLAT.** plb.[5] podo.[85] prun. **PULS.**[5] ran-b. **Ran-s.**[5] rat. rheum[5] rhod.[5] rhodi.[102] **RHUS-T.**[5] rhus-v. ruta[1] sabad.[5] sabin.[5] samb.[1] sec. senec.[102] **Sep.**[1] **SIL.**[1] **SPIG.**[1] spong.[1] **SQUIL.** **Stann.**[1] **Staph.**[1] stram.[5] **Stront-c.**[5] stry. **SUL-AC.**[1] sul-i.[58] **SULPH.**[1] sumb.[25] symph.[54] syph. tarax.[1] tarent-c.[192] teucr.[5] thuj.[1] **Valer.**[5] verat.[5] verb. viol-t. **Zinc.**[1] zinc-p.[58]

- **Stöße,** wie plötzliche: podo.[137]

- **Äußerlich**: acon. agar. agn. **Alum.** alum-p.[58] alum-sil.[58] **Alumn.**[54] ambr. anac. ang.[5] ant-c. ant-t. arg. **Arn.**[1] ars. **ASAF.** asar. **Aur.** bar-c. **Bar-m.** bar-s.[58] **Bell.** bism. bor. bov. **Bry.** **CALC.** calc-acet.[102] calc-i.[58] calc-sil.[58] camph. **Cann-s.**[54] canth. caps. carb-v. **CARBN-S.**[58] **CAUST.** cham. **Chin.** cic. cimic.[58] **Cina** **Clem.** cocc. coff. colch. coloc. con.[5] croc.[5] cupr.[102] cycl.[5] dig.[5] dros.[5] dulc.[5] **Graph.**[5] hell.[5] hep.[5] hyos.[5] **Ign.**[5] iod. kali-bi.[111] kali-c. kali-chl.[58] kali-s. kreos. lach. laur. led. **Lyc.** m-arct.[5] m-art.[5] **M-aust.**[5] mag-c.[1] **Mag-p.** mang. **MENY.** **Merc.** mez. mosch. mur-ac. **Nat-c.** **NAT-M.** **Nit-ac.** **Nux-m.**[54] **NUX-V.** olnd. op. par. **Petr.** **Petros.**[54] ph-ac. phos. phyt. plat. plb. **PULS.** **Ran-b.** ran-s. rheum rhod. **RHUS-T.** ruta sabad. sabin. sec. **Sep.** **Sil.** spig. spong. **Squil.** **Stann.** staph. stront-c. sul-ac. sul-i.[58] sulph. **TARAX.** teucr. thuj. **VALER.** verat. verb. viol-t. zinc.

◦ **Aufstehen** aus dem Bett, beim: mag-c.[1]

- **Drüsen**: arn. asaf. aur. bell. bry. **Calc.** caps. caust. chin. **Clem.** cupr.[1] graph. lyc. **Meny.** merc. nat-c. **Nat-m.** nit-ac. nux-v. petr. **Puls.** rhus-t. sep. sil. sulph.
☞ *Drüsen*

◦ **rechts**: cupr.[1]

- **Gelenke**: acon.[5] caust. chin.[5] cupr.[5] laur.[5] mang.[5] olnd.[5] puls.[5] rhus-t.[5] sulph.[5]
☞ *Gelenke*

- **Innerlich**: acon. agar. aloe am-m. ambr. anac. ang.[5] arn.[1] ars. **BELL.** bor. bry. **Calc.** cann-s. carb-v. caust. cham. **CHIN.** clem. cocc. colch. con. croc. graph. **IGN.** **KALI-C.** lyc. **M-aust.**[5] mang. meny. **Merc.** mez. nat-m. **NIT-AC.** nux-v. petr. ph-ac. plat. plb. podo.[85] **PULS.** ran-b. ran-s. rhus-t. **Sep.** **SIL.** **Spig.** **Stann.** stront-c. sul-ac. **SULPH.** teucr. **THUJ.** **Valer.**

◦ **erkrankten** Teilen, in: arn.[1] **Merc.**
☞ *Körperteile, betroffene; erkrankte Teile*

- **Knochen**: anac.[10] ang. **ASAF.** aur. bell. bry. **Calc.** caust. **Chin.** clem. colch. cupr. lyc. mang.[5] merc. **Nat-m.** nux-v. ol-an.[111] petr. phos. **Puls.** rhod. rhus-t. sep. sil. sul-ac.[10] **SULPH.** **Symph.**[54] **Valer.**
☞ *Knochen* • *Wachstumsschmerzen*

zuckender Schmerz (Forts.)

- **Muskeln**: acon. agar. agn. alum. ang.[5] arn. bell. bry. calc. camph. carbn-s. caust. chin. cina cocc. coff. coloc. cupr. dig. dulc. euph. guai. lyc. mang. meny. merc. mez. mur-ac. nat-c. nux-v. ph-ac. phos. plat. plb. puls. rhus-t. sep. sil. spig. spong. squil. stann. staph. stront-c. sul-ac. sulph. zinc.
  ☞ *Muskeln*

zugestopft, Schmerz wie, Drüsen: am-c.[5] chin.[1] ign.[5] nux-v.[5] **Puls.**[5] **Ruta**[5] spong.[5]

zusammengeschraubt, Schmerz wie: alum.[1] am-m.[1] ambr.[5] bar-c.[1] bell.[1] bor.[5] bov.[5] caust.[5] chel.[5] euph.[36] glon.[85] grat.[111] hipp. kali-c.[1] lach.[36] mag-c.[1] nat-c.[1] nat-m.[5] nux-m.[5] ox-ac.[36] ozone[227] petr.[5] **PLAT.**[5] plut-n.[222] puls.[5] sabad.[5] sars.[5] sil.[1] stann.[5] **Stront-c.**[5] sulph.[1] verb.[5] zinc.[1]
  ☞ *klemmender, quetschender Schmerz*

zusammenziehender Schmerz:

- **Äußerlich**: acon. acon-c.[36] agar. alum. alum-sil.[58] **Am-c.** ambr. **AML-N.**[111] **Anac.** ang.[5] **Ant-c.**[5] apisin.[5] arg. **Arg-n.** arn. ars.[5] asaf.[5] **Asar.**[5] **Aur.**[5] bar-c. **Bell. Bism.**[5] bor.[5] brom.[5] bry. cact.[58] cadm-s.[111] calad. **Calc.** c□@ X. cann-s. **Canth.**[5] caps.[5] carb-an.[5] **Carb-v.** caust. cham. chel. **Chin.**[5] cic. **Cina** coc-c.[111] cocc. coff.[5] colch. coloc. **CON.**[5] croc. crot-h.[111] cupr.[5] cycl. **Dig.** dros. dulc. euphr. **Ferr.**[5] **Gamb.**[36] gels.[111] glon.[111] graph. guai.[5] hell.[5] hep.[5] hist.[119] hydr-ac.[111] hyos. **Ign.**[10] iod. kali-c. **Kali-n.** kreos. lach.[5] laur.[5] led. lob.[111] lyc. m-arct.[5] m-aust.[5] mag-c.[5] mag-m.[5] manc.[111] mang. meny. merc. mez. mosch. mur-ac.[5] nat-c. **Nat-m.**[5] **Nit-ac. NUX-M.**[5] **Nux-v.** oena.[111] olnd. **Op.**[5] par.[5] petr. ph-ac. **Phos.** phys.[111] **PLAT. PLB.**[5] pneu.[149] **PULS.** ran-b. ran-s.[5] rheum[5] rhod. rhus-t. ruta sabad. sabin.[5] samb. sars.[5] sec.[5] sel.[5] sep. sil. spig. spong.[5] squil. **Stann.**[5] staph.[5] stram.[5] stront-c. **Sul-ac.**[5] sulph. sumb. tab.[111] teucr. thuj. valer. verat. verb. viol-o.[5] viol-t. zinc.

- **Drüsen**: **Acon.**[5] alum.[5] am-c. anac. arn.[5] bell. **Bor.**[5] **Calc.** canth. carb-v. **Caust.** chin. cocc.[5] con.[5] ign. iod. kali-c. lyc. **Mang.**[5] nat-c. **Nit-ac.**[5] nux-v. ph-ac. phos.[5] **Plat. Plb.**[5] **Puls. Rhus-t.**[5] sabad. sep. sil. spong. sul-ac.[5] **Sulph.**[5]
  ☞ *Drüsen*

- **Gelenke**: acon.[5] am-m.[5] **ANAC.**[5] **AUR.**[5] calc.[5] carb-an.[5] chin.[5] coloc.[5] ferr.[5] **GRAPH.**[5] kreos.[5] lyc.[5] meny.[5] **NAT-M.**[5] **NIT-AC.**[5] nux-m.[5] nux-v.[5] **Petr.**[5] pyrus[36] ruta[5] sil.[5] spig.[5] squil.[5] stann.[5] **Stront-c.**[5] sulph.[5] zinc.[5]
  ☞ *Gelenke*

- **Innerlich**: **Acon.** agar.[5] agn. **Alum.**[5] alum-sil.[58] am-c.[5] am-m. **AMBR.** anac. ang.[5] ant-c.[5] ant-t. **Apis**[102] arg. arn. ars. asaf. asar. aur. bar-c. bell. bism. bor. bov.[5] bry. bufo[111] cact.[111] calad.[5] **Calc.** camph. cann-s.[5] canth. caps. carb-ac.[102] carb-an. **Carb-v.** carc.[207] caust.[5] cham. chel. chin. cic.[5] cina clem.[5] **Cocc.** coff.[5] **Colch. Coloc.** con. croc. cupr.[5] cycl. dig. dros. dulc. euph.[5] ferr. graph. guai.[5] hell.[5] hep.[5] hyos. **IGN.** iod. ip.[5] **Kali-c.** kali-i.[102] kali-n.[5] lach. lat-m.[111] **Laur.**[5] led. lyc. m-arct.[5] m-art.[5] m-aust.[5] mag-c. mag-m.[5] mang.[5] meny. merc. **Mez. Mosch.**[5] mur-ac. nat-c.[5] nat-m. **Nit-ac.**[5] **Nux-m.**[5] **Nux-v.** olnd. op.[5] par.[5] petr. **PH-AC.** phos. **PLAT. PLB.**[5] puls. ran-s. rheum rhod. rhus-t. ruta[5] sabad.[5] sabin. samb.[5] sars. sec.[5] sel. seneg. sep. sil. spig.[5] spong. squil. stann. **Staph.** stram. stront-c. sul-ac. **Sulph.** tab.[111] tarax.[5] **Teucr.** thuj. valer. verat. verb.[5] viol-t.[5] **Zinc.**

- **Knochen**: **All-c.** alum. am-m.[5] anac.[5] **Apis**[102] aur.[5] carb-ac.[102] chin.[5] cocc.[5] **Con.**[5] gels.[111] **Graph.**[5] hep.[102] kreos.[5] lyc.[5] merc.[5] nat-m.[5] **NIT-AC.**[5] nux-v.[5] petr.[5] phos.[5] **PULS.**[5] rhod.[5] **Rhus-t.**[5] **Ruta**[5] sabad.[5] sep.[5] sil.[5] stront-c.[5] **SULPH.**[5] **Valer.** verb.[85] zinc.[5]
  ☞ *Knochen*

- **Körperöffnungen,** Sphinkterspasmus: alum.[5] ars.[5] **Bell.**[5] calc.[5] carb-v.[5] chel.[5] cocc.[5] colch.[5] con.[5] dig.[5] dulc.[5] ferr.[5] graph.[5] hep.[5] hyos.[5] ign.[5] iod.[5] ip.[5] lyc.[5] **M-art.**[5] m-aust.[5] mez.[5] nat-m.[5] nux-v.[5] phos.[5] plat.[5] plb.[5] rhod.[5] sabad.[5] sars.[5] sep.[5] staph.[5] stram.[5] sulph.[5] tarax.[5] thuj.[5] verat.[5]
  ☞ *O; Körperöffnungen, Beschwerden der oder an*
  •*Sehnen*

MODALITÄTEN

CHARAKTERISTIKA EIGENTÜMLICHKEITEN

MODALITÄTEN

ARZNEIMITTEL, Arzneistoffe, giftige Substanzen, Missbrauch oder Vergiftung durch:
☞ *C; Allergie, allergische Reaktion auf ▥ MAGEN; C; Verdauungsstörung, Dyspepsie (nicht nur auf den Magen beschränkt) •MAGEN; C; Verdorbener Magen •ALLGEMEINES; C; Rausch, Berauschung, Empfindung von •ALLGEMEINES; C; Speisen und Getränke*

Abführmittel: hydr.[111] **Nux-v.**[5] op.[5] sulph.[5]
☞ *Chinarinde, ohne Chininkachexie •Medikamente*

Aconitum: abrot.[1125] sulph.[102]

Alkoholische Stimulantien:
▥ *ALLGEMEINES; C; Speisen und Getränke; Alkohol, alkoholische Getränke; agg.*

Aluminium: alum.[144] bar-c.[110] bry.[5] cadm.[110] **Cadm-o.**[122] calc-ox.[110] camph.[5] cham.[5] ip.[5] plb.[110] puls.[5]

Amphetamine: nux-v.[185]

Anthrax: **Ars.**[5]
▥ *HAUT; C; Hautausschläge; Karbunkel*

Antibiotika: carb-v.[110] mag-p.[110] op.[110] rhus-v.[110]

- **Hautausschlägen,** mit: rhus-v.[110]

- **Schwäche,** mit: carb-v.[110]

Argentum nitricum: nat-m.[85]

Arsen: camph. **Carb-v.**[5] chin. chin-s.[54] cund.[1125] cytin.[1125] dig.[54] euph.[85] **Ferr.** graph. **HEP.**[5] iod. **Ip.** lach.[5] **Merc.** nux-m.[85] nux-v. ol-j.[111] par.[1125] **Phos.**[54] plb.[54] samb. sulph.[85] tab.[54] thuj.[122] **Verat.**
☞ *Medikamente ▥ ALLGEMEINES; C; Lähmung; allgemeine Arzneien; toxisch;*

Arzneistoffe, Drogen, im allgemeinen: agn.[185] aloe[102] ars.[5] bapt.[122] buth-aust.[119] camph.[102] carb-ac.[122] carb-v.[122] cham.[137] coff.[10] coloc.[137] hep.[5] **Hydr.**[102] kali-i.[111] **Lob.**[122] mag-s.[119] nat-m.[5] nit-ac.[5] **Nux-v.**[102] paeon.[193] puls.[5] sec.[137] sulph.[5] teucr.[102] thuj.[85]

- **pflanzliche**: camph.[102] **Nux-v.**[102]

Aspirin: arn.[137] carb-v.[137] lach.[137] mag-p.[58]

Atropin: phys.[1125]

Belladonna: hyos.[102] op.[102]

Bleivergiftung, chronische: acet-ac.[102] **Alum.** alum-sil.[85] **Alumn.** ant-c.[54] ars. **Bell.** carbn-s.[102] **CAUST.** chin. cocc.[54] **Coloc.**[102] croto-t.[116] cupr.[116] gels.[116] hep.[54] iod.[102] kali-br.[102] **Kali-i.**[102] kreos.[54] lyc.[54] mang.[116] merc.[1] nat-n.[85] **Nat-s.**[116] nux-v. **Op.** petr.[54] pipe.[85] **Plat.** plb.[5] sass.[1125] **Sul-ac.**[102] **Sulph.** zinc.[54]
▥ *ALLGEMEINES; C; Lähmung; allgemeine Arzneien; toxisch;*

Botulismus, Lebensmittelvergiftung durch Clostridium botulinum: ars.[119] botul.[72] chlorpr.[149]

Bromsalze: am-c.[54] camph.[54] cham.[5] helon.[102] lach.[5] mag-c.[54] nux-v.[102] op.[54] phos.[5] zinc.[102] zinc-p.[111]

Cantharis: apisin.[5] **CAMPH.**

Chinarinde, ohne Chininkachexie: ant-t.[116] aran.[54] arn.[54] **Ars.**[10] **Bell.**[10] **Calc.**[10] **Carb-v.**[5] cham.[54] coff.[54] eup-per.[54] **Ferr.**[54] **Hell.**[54] **HEP.**[54] iod.[54] **Ip.**[10] lach.[10] **LED.**[5] meny.[10] merc.[10] nat-c.[54] **Nat-m.**[5] nux-v.[54] ph-ac.[116] **Puls.**[54] rhus-t.[54] salv.[5] **Sel.** sep.[54] **Sulph.**[54] thea[111] **Verat.**[10]
☞ *Abführmittel •Chinin •Medikamente*

Chinin: am-c. ant-i.[5] **Ant-t. Apis ARN. Ars.** ars-s-f.[58] asaf. aza.[85] **Bell.** bry. **CALC.** calc-ar.[122] caps. carb-an.[85] **CARB-V.** cean.[1125] cham. chelo.[85] **Cina** coloc.[102] corn-f.[85] cupr. cycl. dig. eucal.[102] **FERR.** ferr-ar. gels. hell. **Hep.**[54] **IP.** kali-ar.[58] lac-d.[58] **Lach.** mang.[5] meny.[5] merc. **NAT-M.** nat-p.[122] nat-s.[58] nux-m.[5] nux-v. parth.[102] **Ph-ac.** phos.[58] plb. **PULS.** ran-s.[5] samb. sel.[5] **Sep.** stann. sul-ac. **Sulph. Verat.**
☞ *Chinarinde, ohne Chininkachexie •Medikamente*

Chloralum: **Bry.**[5] cann-i.[102] **Mez.**[5]

Chloroform: acet-ac.[58] am-caust.[102] atro.[85] carbn-h.[36] hyos.[8] hyper.[91] keroso.[36] phos.[137]

Colchicum: led.[102]

Dämpfe, betäubend oder als Antidot wirkend: acet-ac.[85] am-caust.[102] aml-n.[102] hep.[102] phos.[102]
▥ *ALLGEMEINES; C; Schwäche; Anästhetika, durch*

Digitalis: chin.[102] laur.[137] nit-ac.[102]

Eisen: ars. calc-p.[116] **Chin.**[5] chin-ar.[116] cupr.[5] **Hep.**[5] iod.[54] ip.[5] merc.[54] nat-m.[116] **Puls. Sulph.** thea[111] verat.[5] **Zinc.**

Ergotin, Mutterkornextrakt: chin.[102] kalm.[1125] lach.[102] nux-v.[102] **SEC.**[1125] sol-n.[102]

Faulgase:
▥ *ALLGEMEINES; M; Einatmen fauliger Ausdünstungen, Beschwerden durch*

Faulschlammgas: anthr.[102] **Bapt.**[85] phyt.[85] pyrog.[85] **Tub.**[122]
☞ *Kohlenmonoxid ▥ AUGEN; M; Kohlen-Rauch, durch •ALLGEMEINES; M; Bergarbeiter, Beschwerden durch Arbeit unter Tage •ALLGEMEINES; M; Gas agg.*

Fischvergiftung: **Ars.**[5] **BERB.**[111] **Carb-v.**[5] **COP.**[111] euph.[5] **Lach.**[5] lyc.[5] **Pyrog.**[111] rhus-t.[5]

Gase:
▥ *ALLGEMEINES; M; Gas agg.*

Gold: cupr.[210]

Herzmedikamente, Kardiopharmaka: lycps.[137]

Holzkohlenrauch: arn.[122] bov.[122] op.[122]
☞ *Kohlenmonoxid ▥ AUGEN; M; Kohlen-Rauch, durch*

Jod: ant-c.[116] ant-t.[54] ars.[5] bell.[102] camph.[116] chin.[116] chin-s.[54] coff.[116] conv.[111] hep.[5] hydr.[102] lycps.[116] merc.[54] op.[5] **Phos.**[10] sec.[5] spong.[54] sulph.[10]
☞ *Medikamente*

Kaliumchlorat: hydr.[102]

Kamille: acon.[5] chin.[102] cocc.[5] coff.[5] ign.[5] nux-v.[5] puls.[5] valer.[102]

Kampfer: canth.[102] carb-v.[110] coff.[102] **Kali-n.**[5] op.[102]
▥ *ALLGEMEINES; M; Kampfer, Geruch von, agg.*

ARZNEIMITTEL, Arzneistoffe, Missbrauch oder Vergiftungen durch (Forts.)

Kohlenmonoxid: acet-ac.[102] am-c.[102] arn. bell.[54] bov. carb-v. **Carbn-s.** coff.[102] ip.[54] lach.[122] **Op.**[54] phos.[85] sec.[5]

☞ *Faulschlammgas •Holzkohlenrauch ▮ ATMUNG; C; Asphyxie, Atemstillstand; Kohlengas, Kohlenoxid, CO, durch •ALLGEMEINES; M; Bergarbeiter, Beschwerden durch Arbeit unter Tage •ALLGEMEINES; M; Gas agg.*

Kosmetika: **Bov.**[137]

Kupfer:

- **Dämpfe** agg.: camph. **Ip.** lyc. **Merc.** nux-v. op. **Puls.**

- **Gefäße** agg.: hep.[122]

Lebertran: hep.[102]

Magnesium: nux-v.[102] rheum[102]

Medikamente: aloe[102] ars.[5] bapt.[122] camph.[102] carb-v.[122] cham.[5] coff.[10] coloc.[137] hep.[5] **Hydr.**[111] kali-i.[111] **Lob.**[122] mag-s.[119] nat-m.[5] nit-ac.[5] **NUX-V.**[102] paeon.[193] **Puls.**[5] sec.[137] **Sulph.**[5] teucr.[102] thuj.[85]

☞ *Abführmittel •Arsen •Chinarinde, ohne Chininkachexie •Chinin •Jod •Narkotika; allgemeine Arzneien •Quecksilber •Sulfur ▮ ALLGEMEINES; M; Impfung; nach •ALLGEMEINES; M; Injektionen, nach •ALLGEMEINES; C; Empfindlichkeit; Medikamente, gegen •ALLGEMEINES; C; Lähmung; allgemeine Arzneien; toxisch*

- **pflanzliche**: camph.[102] **Nux-v.**[102]

Menthol: carb-v.[110]

Mutterkorn: sol-n.[25]

Narkotika:

- **allgemeine** Arzneien: acet-ac.[102] acon. agar. agav-t.[149] am-c.[5] apom.[102] arb-m.[255] ars. atro.[1125] aur. **Aven.**[102] **BELL.** bry. calc. **Camph.**[102] cann-i.[102] canth. carb-v. caust. **CHAM.** chin. cic.[5] cimic.[102] **COFF. COFFIN.**[1125] colch. coloc.[1] croc. cupr. **Dig.** dulc. euph. **Ferr. Graph.** hep. **Hyos.** ign. **Ip.** kali-ma.[116] **LACH.** lob.[122] **Lyc.** macrin.[102] mag-s.[119] merc. **Mosch.**[809] mur-ac.[5] nat-c. nat-m. nat-p.[111] nit-ac. nux-m. **NUX-V. Op.** ox-ac.[122] oxyg.[85] passi.[116] ph-ac. phenob.[149] phos. plat. plb. **Puls.** rhus-t. seneg. **Sep.** stram.[5] sulph. thuj.[102] **Valer.** verat. zinc.

☞ *Medikamente*

- **Gefühl** wie nach Einnahme von Opium, morgens: carb-ac.[36]

Nikotin, Tabak:

☞ *Tabak, nervöse Beschwerden bei Zigarrenmachern*

Opium:

☞ *Narkotika; allgemeine Arzneien*

Phosphor: cupr-s.[111] kali-ma.[111] lach.[102] nux-v.[102] ter.[111]

Pilze: **Absin.**[102] agar.[54] ars.[122] atro.[102] **Bell.**[102] camph.[102] pyrog.[102]

☞ *Ptomain*

Proteine und Enzyme:

☞ *C; Anaphylaktische Zustände durch Proteine und Enzyme*

Ptomain: absin.[102] acet-ac.[102] all-c.[102] ars.[5] camph.[102] carb-an.[102] carb-v.[102] crot-h.[102] **Cupr-ar.**[102] gunp.[102] kreos.[102] lach.[137] puls.[137] pyrog. urt-u.[102] **Verat.**[102]

☞ *Pilze ▮ ALLGEMEINES; C; Speisen und Getränke; Gemüse; agg.; •ALLGEMEINES; C; Wunden; Sektionswunden, eiternde*

Quecksilber: acon.[1] agn.[5] alumn.[122] anan.[122] ang.[5] **Ant-c.** ant-t.[102] **ARG.**[5] arn.[5] ars.[5] **ASAF.**[5] **AUR.** aur-m.[58] aur-s.[58] **Bell. Bor.**[122] bry.[5] calad.[5] **Calc.** calo.[102] camph.[1] carb-an.[102] **CARB-V.**[5] care-a.[1125] caust.[5] **Chel. CHIN.**[5] cic. cina[5] **Clem.** cocc.[5] coff.[5] **Colch.** con. **Cupr.** dig.[5] dulc. **Euph.** euphr.[5] ferr.[5] fl-ac.[5] gast.[9] graph. **Guai. HEP. Hydr.**[111] **Iod.** iris[116] jug-c.[1125] jug-r.[1125] kali-bi. **Kali-chl.**[111] **KALI-I. LACH.** laur.[5] **LYC.**[5] lycps.[111] merc.[54] merc-i-r.[85] **Mez. Mur-ac. Nat-m.**[5] **NAT-S. NIT-AC.** nux-v.[5] **Op.**[5] **Ph-ac. PHYT.** plat.[5] podo. **Puls.**[5] rheum **Rhod.**[5] rhus-g.[102] rhus-t.[5] sabad.[5] **Sars.** sass.[1125] sel. **Sep.**[5] **Sil.** spong. **STAPH.** still.[111] stram.[5] **Stront-c.**[5] sul-i.[58] **SULPH.** syph.[58] thuj. **Valer.**[5] verat.[5] viol-t. weil.[9] zinc.

☞ *Medikamente ▮ ALLGEMEINES; C; Lähmung; allgemeine Arzneien; toxisch;*

- **Dämpfe**: carb-v.[5] **Chin.**[5] puls.[5] **Stram.**[5]

Rauch:

▮ *ALLGEMEINES; M; Rauch, Einatmen agg.*

Rhus-Arten, Giftsumach: am-c.[102] **ANAC.**[54] anac-oc.[85] apis[102] arn.[102] astac.[102] cimic.[102] **Croto-t.**[102] cypr.[102] echi.[102] erech.[102] euph-l.[72] graph.[102] grat.[1125] **Grin.**[102] hedeo.[102] hydro-c.[102] **Led.**[102] mez.[102] plan.[102] plb-acet.[1125] prim-o.[102] rhus-d.[102] **Rhus-t.**[102] **Sang.**[102] sass.[1125] sep.[102] tanac.[102] urt-u.[102] vanil.[102] verb.[102] verbe-h.[25] **Xero.**[102]

Rizinusöl: bry.[137] **Nux-v.**[137]

Röntgenstrahlen: cadm.[110] fl-ac.[110]

▮ *ALLGEMEINES; M; Röntgenstrahlung, Einwirkung von*

Salpetersäure, Acidum nitricum: **Petr.**[5]

Salz, Natriumchlorid: ars.[102] carb-v.[102] nat-m.[102] nit-s-d.[85] phos.[85] sel.[85]

Silbernitrat: nat-m.[102]

Silicea, Kieselsäure: camph.[54] **FL-AC.** hep.[5] merc.[54] sulph.[54]

Speisen oder Getränke:

▮ *ALLGEMEINES; C; Speisen und Getränke*

Stimulantien:

▮ *ALLGEMEINES; C; Speisen und Getränke; Stärkungsmittel; agg. •ALLGEMEINES; C; Speisen und Getränke; Stimulantien; agg.*

Strahlentherapie: cadm.[110] cadm-i.[110] fl-ac.[110] phos.[110] rad-br.[110] stront-c.[110] x-ray[110]

- **Anämie,** mit resultierender, und Kachexie: phos.[110]

- **Folgebeschwerden,** mit: cadm-i.[110] fl-ac.[110] phos.[110] rad-br.[110] stront-c.[110] x-ray[110]

- **Nekrose,** daraus resultierende ulzerierende, behindert den Heilverlauf: cadm-i.[110]

Stramonium: acet-ac.[102] nux-v.[102] tab.[102]

Strychnin: **CUR.**[1125] **Eucal.**[102] kali-br.[102] oxyg.[85] phys.[102]

Sulfur: acon.[5] ars. **Calc.** camph.[5] cham.[5] chin. iod.[54] **Merc.** nit-ac.[54] **PULS.** rhus-t.[5] sep. thuj.[85]
☞ *Medikamente*

synthetische Arzneimittel, Analgetika, Antipyretika, Hypnotika usw.: am-c.[110] carb-v.[110] carbn-s.[110] lach.[110] mag-p.[110]

Tabak, nervöse Beschwerden bei Zigarrenmachern: all-s.[1125] bell.[1125] cact.[1125] conv.[1125] gels.[85] gran.[1125]
ALLGEMEINES; M; Tabak; agg.

Tee: abies-n.[102] **Chin.**[102] **Dios.**[102] ferr.[102] puls.[102] **Sel.**[102] thuj.[102]

Teer, lokal angewandt: bov.[102]

Terpentin: nux-m.[102]

Tetanusantitoxin: mag-p.[137]

Veratrum: camph.[102] coff.[1]

Wurst: **Ars.**[5] **Bell.**[5] bry.[5] ph-ac.[5] rhus-t.[5]

Zucker: merc.[102] nat-p.[102]
ALLGEMEINES; C; Speisen und Getränke; Zucker; agg.

CHARAKTERISTIKA EIGENTÜMLICHKEITEN

ADDISON, Morbus:
NIEREN; C; Addisonsche Krankheit

ADRENALIN-SCHOCK: berb.[1125]

ADYNAMISCH:
ALLGEMEINES; C; Schwäche

AGRANULOZYTOSE: chlorpr.[149] cortico.[119] lach.[144] sulfa.[119]
BLUT; C; Leukämie

AKROMEGALIE:
ALLGEMEINES; C; Wachstum; Akromegalie

AKTINOMYKOSE:
HAUT; C; Aktinomykose

ALLERGIE, allergische Reaktionen auf: anh.[149] aran.[149] arg.[149] ars.[189] astra-e.[149] bani-c.[1237] berb-a.[127] beryl.[149] buni-o.[149] calc-f.[149] carc.[207] chloram.[127] chlorpr.[149] cic.[149] colch.[149] cortico.[149] cortiso.[127] des-ac.[127] dys-co.[136] **EPHE.**[1125] ergot.[127] excr-can.[269] flav.[127] foll.[1201] form-ac.[127] galph.[127] hip-ac.[149] hist.[127] kres.[149] levo.[127] mand.[127] med.[304] morg-g.[136] nat-m.[189] palo.[127] paraph.[127] penic.[127] phenob.[127] phos.[189] pitu-a.[164] pneu.[127] prot.[127] psor.[193] saroth.[127] sulfa.[127] sulo-ac.[127] sulph.[193] syc-co.[136]
☞ *M; Arzneimittel-Missbrauch, Vergiftungen durch*
ALLGEMEINES; C; Rausch, Berauschung, Empfindung von

Blumenduft, gegen: ars.[189] nat-m.[189] phos.[189]

liebsten mag, gegen das, was er am: nat-m.[189]

Metalldermatitis: morg-g.[136] pitu-a.[164]

multiple: carc.[207]

Nahrungsmittel: bani-c.[1237] carc.[207] syc-co.[136]
ALLGEMEINES; C; Speisen und Getränke

- **Tartrazin,** E102: carc.[207]

Proteine und Enzyme:
☞ *Anaphylaktische Zustände durch Proteine und Enzyme*

Tier-Haare: coc-c.[304] med.[304] tub.[304]

ALLOPATHISCHE Medikamente:
☞ *Medikamente, allopathische Medizin*

ALUMINIUM Vergiftung:
☞ *M; Arzneimittel-Missbrauch, Vergiftungen durch; Aluminium*

ANALGESIE: anac. anh.[144] ant-c.[116] ars. asaf. bell. bov. calc.[5] cann-i.[58] **CANN-S.**[5] caust.[5] chel. **Cic. COCC.** con. conv.[2191] **Hell.**[5] **Hyos.** ign.[5] kali-br. **LAUR.**[5] **LYC.** mand.[144] merc. mosch. mur-ac.[5] **OLND. OP. PH-AC.**[5] phos.[5] pic-ac. plat. **PLB.**[122] puls. rhus-t. **Sec.** spig. **STRAM.**[5] **Sulph.** thuj.[5] tung.[252]
ALLGEMEINES; C; Empfindungslosigkeit • ALLGEMEINES; C; Reizbarkeit, Erregbarkeit; Unempfindlichkeit, Mangel an Reizbarkeit • ALLGEMEINES; C; Schmerzlosigkeit von Beschwerden, die gewöhnlich schmerzhaft sind • ALLGEMEINES; C; Taubheitsgefühl, Empfindungslosigkeit

abwechselnd mit Empfindlichkeit: mand.[233]
ALLGEMEINES; A; Abwechselnde, alternierende Zustände

Schweiß, während: ars.[5] **Bell.**[5] calc.[5] cann-s.[5] caust.[5] **Hyos.**[5] ign.[5] **Lyc.**[5] **Mur-ac.**[5] **Op.**[5] **Ph-ac.**[5] **Phos.**[5] puls.[5] rhus-t.[5] **Stram.**[5] thuj.[5]
ALLGEMEINES; M; Schweiß; während Schweißabsonderung

Innerlich: ars. bell. bov. hyos. **OP. PLAT.** spig.

Teile, leidende: anac. asaf. **Cocc.** con. **Lyc. Olnd. PLAT.** puls. rhus-t.

ANÄMIE: abel.[149] abies-c. **Abrot.**[1125] absin.[54] **Acet-ac.** acetan.[102] **Acon.**[3048] agar. agn.[58] alch-v.[1125] **Alet.** aloe[116] alpi.[1125] alst-s.[102] alum. alum-p.[58] alum-sil.[58] alumn. am-c. ambr.[54] anil.[36] ant-c. **Ant-t.**[5] **Apis**[54] apoc.[58] aq-mar.[116] **Arg. Arg-n. Arg-o.**[102] **Arn. ARS.**[36] ars-h.[102] **Ars-i. ARS-S-F.**[58] art-v.[1125] aur-ar.[85] bac.[62] bar-c. **Bell.** benz-d.[85] benz-n.[142] berb.[58] beryl.[149] bism.[54] bol.[54] **BOR.** bov. **BRY.**[3048] cadm.[149] calam-a.[1125] **CALC.**[58] calc-ar.[58] calc-i.[58] calc-l.[102] **CALC-P.** calc-sil.[58] calen.[1125] calo.[72] camph-br.[25] cann-i.[54] carb-an. **Carb-v. Carbn-s.** carc.[119] card-b.[1125] casc.[54] **Caust.** cean.[1125] cedr. cent-u.[1125] cham. **CHIN.** chin-ar. **Chin-s.**[102] chlol.[85] chlor.[85] chloram.[149] chlorpr.[149] cic.[102] cina[54] cob-n.[149] **Cocc.** coch.[54] coff. colch.[36] coloc. **Con.** cortico.[119] cortiso.[119] crat.[102] **Crot-h.**[54] **Cupr.** cupr-ar.[102] cupr-s.[36] **Cycl.** dig. eucal.[25] **FERR.** ferr-acet.[100] **FERR-AR.** ferr-br.[25] ferr-c.[102] ferr-cit.[102] **Ferr-i. Ferr-m. Ferr-p.** ferr-pic.[116] ferr-prox.[102] ferr-s.[54] franz.[85] galeg.[85] **Galeo.**[1125] gent-l.[1125] geum[1125] glech.[1125] goss.[25] **GRAPH.** grat.[1125] **Ham.**[85] **HELL. Helon.** hep. **Hydr.**[54] **Ign.**[54] iod. ip.[54] **Irid.**[85] **KALI-AR. Kali-bi.**[116] **Kali-br.**[25] **Kali-c.** kali-chl.[102] kali-fcy. kali-hp.[25] kali-m.[61] kali-ma.[116] kali-n.[116] **KALI-P.** kali-s. kalm.[54] kres.[149] lac-ac.[51] lac-c.[116] lac-d.[111] **Lach.**[85] lam.[1125] lec.[102] leon.[1125] lyc.[148] lyss. m-art.[5] m-aust.[5] mag-c. mag-m. **MANG.**[58] mang-acet.[72] **MED.**[122] melis.[1125] menth-pu.[1125] **MERC. Merc-c.** merc-k-i.[110]

ANÄMIE (Forts.)
mez. mill.[54] **MOSCH.**[3048] **Nast.**[1125] nat-ar. nat-br.[102] **Nat-c.** nat-cac.[102] nat-hchls.[85] **NAT-M.**[185] nat-n.[116] **Nat-p. Nat-s.** nat-taur.[102] **NIT-AC.** nux-m. **NUX-V.**[54] ol-j. **Olnd.** ost.[102] oxyg.[85] paull.[8] peti.[85] petr. **Ph-ac.**[102] **PHOS.**[36] **Phyt.**[54] **Pic-ac.**[54] pitu-a.[164] **PLAT. PLB. Plb-acet.**[102] psor. **PULS.** puls-n.[25] rad-br.[144] rham-cath.[1125] rhod. **Rhus-t.** ric.[36] rob.[102] rub-t.[102] rubu-f.[1125] rumx.[1125] ruta sabin. sac-alb.[36] sal-ac.[171] sarr.[102] **Sec.**[715] **Senec. SEP.** sil.[5] sin-n.[54] sol-n.[25] spig. **SQUIL. Stann. STAPH.** stroph.[85] stry-f-c.[102] **SUL-AC.** sulfa.[119] sulfonam.[149] **SULPH.** syc-co.[136] tab.[36] tarax.[1125] tein.[9] ther. thuj. thymu.[1125] **Thyr.**[85] til.[1125] trif-r.[100] trinit.[102] tub.[58] tub-sp.[151] urt-u.[1125] ust. valer. vanad.[122] verat.[3048] verb.[1125] verbe-o.[1125] **X-ray**[119] xan.[54] zinc. zinc-ar.[47] zinc-m.[102] zinc-p.[25] zinc-s.[36]
ALLGEMEINES; C; Ohnmachtsgefühl, Ohnmachtsschwäche, Ohnmacht; Anämie, bei
•ALLGEMEINES; C; Schwäche; Anämie, bei

Blutverlust, durch:
- **Blutung,** nach: **Arg-o.**[102] **Ars.**[102] **Calc. Carb-v. CHIN.** crot-h.[102] **FERR. Helon.**[54] hydr.[54] ign.[102] **Lach.** nat-br.[102] **Nat-m. Nux-v. Ph-ac. Phos.** sabin.[116] staph.[54] **Sulph.**
- **Klimakterium,** im: **Chin.**[122]
- **Metrorrhagie,** Menorrhagie, Menses, durch: ant-c.[5] arg-o.[102] ars.[5] **Bac.**[62] calc.[5] calc-p.[102] **Cann-i.**[54] chin.[5] crat.[102] crot-h.[56] **Cycl.**[102] ferr.[5] ferr-acet.[100] goss.[25] **Graph.**[102] ham.[85] helon.[10] **Hydr.**[54] kali-c.[5] lac-ac.[51] mang.[51] melis.[1125] nat-m.[5] phos.[36] **Puls.**[102] sec.[715] senec.[58] sep.[102] sil.[5] sulph.[5] trif-r.[100] xan.[25]
ALLGEMEINES; M; Metrorrhagie, Beschwerden durch
- **Nasenbluten,** mit: am-c.[10] bry.[5] chin.[5] ferr.[5] ferr-acet.[100] hydr.[111] kali-c.[5] **Lach.**[54] nat-n.[116] puls.[5]

Geräuschen in der Arteria pulmonalis, mit: benz-d.[85]

Hautbeschwerden, mit: kali-m.[61]

junge Mädchen: cadm.[149] stroph.[85]

Kopfschmerz, mit: nat-m.[185]

Kummer, durch: nat-m.[102] **Ph-ac.**[102]
GEMÜT; M; Kummer, Sorgen, Besorgnis, Beschwerden durch

Schwangerschaft, während: carc.[304]

Schleimhäute, Beschwerden der: ars.[36] phos.[36]
ALLGEMEINES; O; Schleimhäute, Beschwerden der

Erythropoese beeinträchtigt:
- **Ernährungsstörung,** durch: alet.[102] alum.[102] **Calc-p.**[102] ferr.[102] helon.[102] nux-v.[102]
- **erschöpfende** Erkrankung, durch: acet-ac.[102] alst-s.[102] **Calc-p.**[102] **Chin.**[102] chin-s.[102] **Ferr.**[102] helon.[102] kali-c.[102] **Nat-m.**[102] **Ph-ac.**[102] **Phos.**[54] sec.[54]
- **Herzerkrankung,** durch: ars.[102] crat.[102] stroph.[102]
- **Nephritis,** bei akuter: apis[54]
- **stillenden** Müttern, bei: acet-ac.[102]
ALLGEMEINES; M; Stillen, Saugen an Mamillen, agg.
- **Syphilis,** durch: ars.[58] aur-ar.[85] **Calo.**[72] crot-h.[54] ferr.[85] mang-acet.[72] med.[56] merc.[46]
ALLGEMEINES; C; Syphilis
- **Tuberkulose,** bei: bac.[62]
- **aplastisch**: chloram.[149] chlorpr.[149] pitu-a.[164]
- **Eisenmangel,** durch, Chlorose: abies-c. **Abrot.**[1125] **Absin.**[54] **Acet-ac.** acetan.[102] **ACON.**[5] **Alet. Alum.** alum-p.[58] alumn. **Am-c. Ambr.**[54] **Ant-c. ANT-T.**[5] aq-mar.[116] **Arg.** arg-n. **ARS.** ars-i. ars-s-f.[58] art-v.[1125] aur-ar.[85] bar-c. **BELL. BRY.**[5] cadm.[149] calam-a.[1125] **CALC.** calc-ar.[58] **CALC-P.** calen.[1125] carb-an. **Carb-v. CARBN-S.** card-b.[1125] caust. cent-u.[1125] **Chin. Chin-ar.** chlor.[85] cina[54] cob-n.[149] **COCC.** coch.[54] **Con. Cupr. Cycl.** dig. **FERR. FERR-AR. Ferr-i. FERR-M.** ferr-p. **Ferr-s.**[54] franz.[85] gent-l.[1125] geum[1125] glech.[1125] **GRAPH.** grat.[1125] **Hell. Helon. Hep.** ign.[54] **Ip.**[54] **Kali-ar.** kali-bi.[116] **Kali-c. Kali-fcy.** kali-ma.[116] **Kali-p.** kali-s. lac-c.[116] lach.[85] lec.[102] leon.[1125] **LYC. Lyss. MANG. Med.**[122] melis.[1125] merc. **Mill.**[54] **Nast.**[1125] **Nat-c.** nat-hchls.[85] **NAT-M.** nat-p. **NIT-AC. Nux-v.**[54] olnd. **Paull.**[8] peti.[85] **Petr.** ph-ac. **PHOS.** phyt.[54] pic-ac. **PLAT. Plb. PULS.** rham-cath.[1125] rub-t.[102] rubu-f.[1125] rumx.[1125] sabin. sac-alb.[36] **SENEC. SEP. Sin-n.**[54] **Spig.** staph. **Stry-f-c.**[102] sul-ac. **SULPH.** tein.[9] thuj. thymu.[1125] til.[1125] **Urt-u.**[1125] ust. valer. vanad.[122] verb.[1125] **Xan.**[54] zinc. zinc-m.[102]
  - **2. Tag, Symptome agg. jeden**: alum.
  - **Winter,** im: **Ferr.**
  - **Gemütsbewegungen,** durch: ign.[54]
  GEMÜT; M; Gemütsbewegungen agg.; nach
  - **Herzbeschwerden,** bei: abrot.[76]
  - **Magenbeschwerden,** mit: **Abrot.**[1125]
  - **Zorn,** durch: **Nux-v.**[54] sac-alb.[36]
  GEMÜT; M; Zorn, Beschwerden durch
- **hyperchrom**: beryl.[149] cadm.[149] kres.[149]
- **perniziös**: alpi.[1125] **Ars.**[102] calc.[58] carc.[149] cean.[1125] **Crot-h.**[54] lyc.[148] mang.[58] menth-pu.[1125] nat-m.[58] **Phos.**[85] pic-ac.[54] **Thyr.**[85] trinit.[102]
  - **hereditär**: carc.[149]

hämolytische:
- **Malaria,** durch: alst-s.[102] **Ars.**[102] **Nat-m.**[102] ost.[102] rob.[102]
ALLGEMEINES; M; Malaria, Beschwerden durch
- **splenogen**: rub-t.[85]

hereditär: cadm.[149] carc.[119]

ANAPHYLAKTISCHE Zustände durch Proteine und Enzyme: loxo-r.[240] torul.[72]

ANASARKA:
☞ *Wassersucht; Äußerlich*

APOPLEXIE: ACON.[102] agar.[144] ail.[36] alch-v.[1125] **Alco.**[36] am-c.[91] **ANAC.**[5] **Ant-c.**[5] ant-t.[54] apis[54] **Arg-n.**[85] **ARN.**[5] **Ars.**[54] ars-met.[54] ars-s-f.[54] asar.[5] **Aster.**[54] **Aur.**[5] bapt.[85] **BAR-C.**[5] **BELL.**[1] both-l.[102] brom.[85] **BRY.**[58] bufo[85] cact.[58] cadm-br.[36] cadm-s.[111] caj.[54] calc.[5] calc-f.[102] **Camph.**[5] camph-br.[25] carb-v. carbn-h.[85] carbn-s.[85] caust.[102] chen-a.[85] chen-am.[1125] **Chin.**[5] chin-ar.[85] chin-s.[54] chlol.[85] cinnam.[54]

COCC.[5] **COFF.**[5] colch.[36] **Con.**[809] croc.[1] **Crot-h.** **Cupr.**[5] cupr-acet.[54] cupr-m.[54] cur.[102] dig.[5] equis-a.[1125] erig.[144] **Ferr.**[36] fl-ac.[54] **Form.**[54] form-ac.[77] gast.[85] **GELS.**[25] **GLON.**[137] gua.[102] guare.[85] hell.[54] hep.[5] hydr-ac.[144] **HYOS.**[5] hyper.[91] ign.[5] imp.[1125] iod.[54] **IP.**[5] juni-v.[36] kali-br.[25] kali-chl.[111] kali-cy.[25] kali-i.[36] kali-n.[144] kreos.[5] **LACH.**[102] **LAUR.**[5] lim.[85] lith-br.[25] lol.[36] **Lyc.**[5] merc.[5] methyl.[102] **Mill.**[36] morph.[144] nat-m. nat-n.[144] nat-ns.[85] nit-ac. **Nux-m.** **Nux-v.**[5] **Oena.**[54] olnd.[5] **OP.**[36] ox-ac.[36] par.[1125] ph-ac.[5] **Phos.**[5] plb.[102] prim-v.[85] **Puls.**[5] querc-r.[1125] ran-g.[36] rhus-t.[5] sabad.[5] samb.[5] sang.[54] sars.[5] sec. sep.[102] **Sil.**[5] sin-n.[54] sol-a.[85] sol-n.[25] stach.[1125] **Stram.**[5] stront-c.[54] sulph.[5] symph.[1125] tab.[36] tanac.[36] ter.[36] thuj.[5] verat.[5] **Verat-v.**[25] viol-o.[5] vip.[36] zinc. zinc-p.[25]

☞ Katalepsie ▥ GEMÜT; C; Bewusstlosigkeit; allgemeine Arzneien; •KOPF; C; Blutung, Gehirn, intrazerebral •EXTREMITÄTEN; C; Lähmung, Muskellähmung; allgemeine Arzneien; •EXTREMITÄTEN; C; Lähmung, Muskellähmung; allgemeine Arzneien; •ALLGEMEINES; C; Kollaps; plötzlich •ALLGEMEINES; C; Konvulsionen; Kopf; •ALLGEMEINES; C; Schwäche; Apoplexie, durch

abwechselnd mit epileptischen Konvulsionen: hyos.[36]

▥ ALLGEMEINES; A; Abwechselnde, alternierende Zustände

einseitig: acon.[5] **Arn.**[5] ars.[102] **Bar-c.**[102] bell.[102] both-l.[102] **Caust.**[102] **COCC.**[5] cupr.[5] cur.[102] hyos.[5] lach.[102] nux-v.[5] phos.[102] **Plb.**[102] puls.[5] rhus-t.[102] vip.[102] zinc.

▥ ALLGEMEINES; S; Einseitig •ALLGEMEINES; C; Lähmung; allgemeine Arzneien; Halbseitenlähmung;

Blutung, nach: **Acon.**[5] ant-c.[5] ant-t.[5] ars.[5] **Aur.**[5] bell.[5] bry.[5] calc.[5] camph.[5] chin.[5] cocc.[5] coff.[5] ferr.[5] ip.[5] kreos.[5] lach.[5] **Lyc.**[5] merc.[5] nux-v.[5] olnd.[5] ph-ac.[5] puls.[5] rhus-t.[5] sabad.[5] samb.[5] sep.[5] stram.[5] sulph.[5] thuj.[5] verat.[5] viol-o.[5]

▥ KOPF; C; Blutung, Gehirn, intrazerebral

Herzbeschwerden, bei: laur.[76]

Kummer aus enttäuschter Liebe, durch: **Phos.**[54]

▥ GEMÜT; M; Enttäuschung, Beschwerden durch •GEMÜT; M; Kummer, Sorgen, Besorgnis, Beschwerden durch •GEMÜT; M; Liebe, enttäuschte, unglückliche, Beschwerden durch

Puls, mit erregtem: acon.[137] lach.[137] op.[137]

- **kleiner,** schwacher Puls, Gesicht bläulich-blass: lach.[137]

- **langsamer,** voller Puls, rotes Gesicht, kleine Pupillen: op.[137]

Säuglingen, bei: acon.[54] bell.[54]

Schweiß, mit: acon.[5] **Bell.**[5] calc.[5] cocc.[5] hyos.[5] lach.[5] lyc.[5] **Nux-v.**[5] **Op.**[5] sep.[5] sil.[5] stram.[5] thuj.[5]

Trinkern, bei: op.[85]

wellenartiger Blutandrang, hält sich den Kopf: glon.[137]

drohend, Anlage zur Apoplexie: **Acon.**[102] arn.[102] ars.[102] **Aster.**[54] bar-c.[102] **Bell.**[54] bry.[58] cact.[58] cadm-br.[36] calc-f.[102] **COFF.**[54] colch.[36] ferr.[36] **Fl-ac.**[54] **Gels.**[102] **Glon.**[54] gua.[102] guare.[85] hydr-ac.[144] hyos.[102] ign.[54] kali-i.[36] kali-n.[144] **Lach.**[102] **Laur.**[54] lith-br.[25] morph.[144] **Nux-v.**[102] op.[36] **Phos.**[102] prim-v.[85] sep.[102] **Stront-c.**[54] ter.[36] verat-v.[171] vip.[36]

- **Biertrinkern,** bei: gua.[102]

▥ ALLGEMEINES; C; Speisen und Getränke; Bier; agg.

- **Gehen,** beim:

◦ **amel.**: colch.[36]

◦ **beim**: ferr.[36]

kongestiv: camph-br.[25] kali-br.[25] kali-cy.[25] lith-br.[25] sol-n.[25] verat-v.[25]

nervös: ant-t.[8] arn.[5] asar.[5] bar-c.[5] bell.[5] **Chin.**[5] **Coff.**[5] cupr.[5] dig.[5] hyos.[5] ign.[5] ip.[5] laur.[5] merc.[5] nux-v.[5] phos.[5] puls.[5] rhus-t.[5] sil.[5] stram.[5] viol-o.[5]

serös: ant-t.[54] apis[54] ars.[54] ars-s-f.[54] bell.[1] con.[36]

subarachnoidal: gels.[25]

ARSENVERGIFTUNG:

☞ M; Arzneimittel-Missbrauch, Vergiftungen durch; Arsen

ATEMSTILLSTAND, Asphyxie:

▥ ATMUNG; C; Asphyxie, Atemstillstand

ATONIE: berb.[25] mill.[58] op.[137] rhus-a.[85]

ATROPHIE: anan. arg.[102] ars. aur. bar-c. calc-sil.[85] carb-an. carbn-s.[36] cham. chim.[54] chin. con. cupr.[5] hep.[5] **Iod.** kali-ar. kali-c. kali-i. kali-p. kreos. lac-d. **Nat-m.**[85] nit-ac. nux-m. nux-v.[5] ph-ac. phos.[5] phys.[25] plb. plb-i.[85] sabal.[85] sars. sec. sil. stann.[5] staph. stry-n.[1125] sul-i.[58] verat.

☞ Atonie ▥ ALLGEMEINES; C; Abmagerung; allgemeine Arzneien •ALLGEMEINES; C; Lähmung; allgemeine Arzneien; •ALLGEMEINES; C; Runzelig, faltig; allgemeine Arzneien

Drüsen: anan. ars. **Aur.** bar-c. carb-an. **Cham.** chim.[54] chin. **CON.** **IOD.** kali-ar. kali-c. **KALI-I.** kali-p. kreos. lac-d. **Nit-ac.** nux-m. ph-ac. plb. sars. **Sec.** sil. **Staph.** sul-i.[58] verat.

Muskeln, Extensoren: carbn-s.[36]

fortschreitend: phys.[25]

AUSTROCKNUNG:

▥ ALLGEMEINES; C; Trockenheit von inneren Partien, die normalerweise feucht sind

AZETONÄMIE: carb-ac.[85] phenob.[149]

Kindern, bei: phenob.[149]

AZIDOSE: carc.[119] nat-p.[137] phos.[137] senn.[1125]

▥ URIN; C; Sauer •BLUT; C; Milchsäure, Überschuss an

Diabetes mellitus, bei: senn.[1125]

BASEDOW, Morbus:

▥ ÄUßERER HALS; C; Kropf, Struma; exophthalmisch

BERIBERI, Vitamin B1 Avitaminose: ars.[137] **BOERH.**[1125] **Elat.**[102] lath.[102] rhus-t.[102]

BETÄUBUNG, Empfindungslosigkeit:

▥ ALLGEMEINES; C; Trägheit, körperliche

BILHARZIOSE: ant-t.[72] **IP.**[1125]

BLUTDRUCK:

☞ Hypertonie, erhöhter Blutdruck •Hypotonie, niedriger Blutdruck

BOECK, Morbus:
☞ *Sarkoidose, Morbus Boeck*

BOTULISMUS:
☞ *M; Arzneimittel-Missbrauch, Vergiftungen durch; Botulismus, Lebensmittelvergiftung durch Clostridium botulinum*

BROMSALZE:
☞ *M; Arzneimittel-Missbrauch, Vergiftungen durch; Bromsalze*

CHLOROSE:
☞ *Anämie; Erythropoese beeinträchtigt;*

CHOLERA:
REKTUM; C; Cholera

CUSHING Syndrom: chlorpr.[149] cortico.[149] cortiso.[149]

DEGENERATION:

Nervenzellen: lath.[38] naja[102]

fettige, von Organen: acon.[34] **Ars.**[34] **AUR.**[34] bor.[34] calc.[34] **Calc-ar.**[54] caust.[34] chin.[34] **Cupr.**[102] ferr.[34] fuc.[1125] kali-c.[102] kali-s.[58] **Lac-d.**[54] **Lyc.**[137] merc.[137] nux-v.[34] **PHOS.**[34] puls.[34] sulph.[34] vanad.[102]
ABDOMEN; C; Fettige Degeneration der Leber •HERZ KREISLAUF; C; Degeneration, fettige; Herz

- **Därme**: fuc.[1125]
- **Drüsen**: kali-s.[58]
- **Herz**:
HERZ KREISLAUF; C; Degeneration, fettige; Herz
- **Leber**:
ABDOMEN; C; Fettige Degeneration der Leber

DEKUBITUS:
HAUT; C; Wundliegen, Dekubitus; allgemeine Arzneien

DIABETES:
ABDOMEN; O; Pankreas, Bauchspeicheldrüse •URIN; C; Zucker im Urin

insipidus: **Acet-ac.**[102] acon.[102] **Alf.**[102] all-c.[102] allox.[149] am-acet.[102] apoc.[85] **Arg.**[102] arg-m.[102] ars.[102] ars-br.[77] **Aur.**[102] **Bell.**[102] bry.[102] cahin.[102] **Cann-i.**[102] carc.[207] caust.[102] chin-s.[102] chion.[102] chlorpr.[149] cina[102] **Cod.**[54] conv.[102] dulc.[102] **Equis.**[102] **Eup-pur.**[102] **Ferr.**[102] **Ferr-m.**[54] gad.[102] galeg.[1125] **Gels.**[102] **Glon.**[102] glyc.[72] gnaph.[102] gua.[102] **Hell.**[102] **Helon.**[102] **Ign.**[102] indol.[102] kali-br.[25] **Kali-c.**[102] kali-i.[102] **Kali-n.**[85] **Kreos.**[102] lac-ac.[102] lac-c.[102] led.[102] **Lil-t.**[102] **Lith-c.**[102] lyc.[171] mag-p.[102] merc-c.[102] mosch.[102] **Murx.**[102] **Nat-m.**[102] nicc-s.[102] **Nit-ac.**[102] nux-v.[102] **Ol-an.**[102] **Oxyt.**[102] **Ph-ac.**[102] phos.[102] physal.[102] pic-ac.[102] plat-m-n.[102] puls.[102] quas.[102] **Rhus-a.**[85] **Samb.**[102] sang.[102] sant.[102] saroth.[102] sars.[102] **Sin-n.**[102] **Squil.**[85] staph.[102] **Stroph.**[102] stry-n.[1125] **Sulph.**[102] tarax.[102] ter.[102] thymol.[102] thyr.[102] tril.[25] **Uran-n.**[85] verat-v.[102] verb.[102]
URIN; C; Vermehrte Menge

mellitus: acet-ac.[85] alch-v.[1125] alf.[1125] all-s.[85] allox.[119] aln.[85] am-acet.[85] anthro.[85] arg.[1] arist-m.[85] **Arn.**[85] ars.[5] art-v.[1125] aspar.[85] aven.[1125] bov.[85] bry.[5] cac.[137] **Calc.**[5] calc-p.[137] callun.[1125] carb-ac.[85] carb-v.[5] **Carc.**[119] carda.[1125] carl.[85] cean.[1125] cent-u.[1125] chim.[85] chion.[114] chlorpr.[149] cod.[85] colch.[85] coloc.[5] cortico.[149] cortiso.[144] crat.[137] cur.[85] echi.[1125] ems[9] eucal.[1125] eup-pur.[85] ferr-i.[85] ferr-p.[85] **Galeg.**[1125] geum[1125] helon.[85] hydrang.[85] imp.[1125] inul.[102] iod.[85] **Iris**[137] jab.[1125] juni-c.[1125] kali-acet.[85] kali-br.[85] kali-chl.[8] kiss.[85] **Kreos.**[5] lac-ac.[171] lac-d.[85] lac-v.[85] led.[5] linu-u.[1125] **LYC.**[137] lycpr.[85] lycps.[85] mag-s.[85] med.[85] meny.[102] merc.[5] mill.[1125] **Mor-n.**[1125] mosch.[85] **Murx.**[85] nast.[1125] nat-ch.[102] nat-l.[102] nat-m.[5] nat-p.[137] **Nat-s.**[85] nux-v.[5] op.[54] orthos.[1125] oxyg.[85] paeon.[1125] pancreat.[85] **Ph-ac.**[5] phase.[85] phlor.[85] **PHOS.**[137] **Phys.**[1125] pic-ac.[85] plan.[85] **PLB.**[137] polygo-o.[1125] pot-t.[1125] pyro-r.[1125] ran-b.[5] rat.[85] rhus-a.[85] rosm.[1125] rubu-f.[1125] sac-alb.[210] sac-l.[85] sal-ac.[25] salv.[1125] salx-a.[1125] sarcol-ac.[149] sec.[85] senec.[85] **SEP.**[5] **Sil.**[85] solid.[1125] squil.[5] stict.[85] stigm.[144] sul-ac.[85] **SULPH.**[5] **SYZYG.**[171] **Tarax.**[1125] **TARENT.**[137] **THER.**[137] thlaspi[1125] **THUJ.**[5] torul.[1125] trif-a.[1125] tril.[85] **URAN-N.**[171] urea[85] urt-u.[1125] vichy-g.[85] vince.[102] wild.[9]
URIN; C; Zucker im Urin

- **Fettleibigkeit,** bei: jab.[1125]
ALLGEMEINES; C; Fettleibigkeit
- **Furunkeln,** mit in Folge auftretenden: nat-p.[137]
- **Hitze,** mit prickelnder: syzyg.[171]
- **Kindern,** bei: crat.[137]
- **Lungenbeschwerden,** mit: calc-p.[137]
- **Schock,** durch: **Op.**[54]
- **hepatisch**: uran-n.[171]
- **hereditär**: carc.[119] sac-alb.[210]
- **rheumatisch**: lac-ac.[171] nat-l.[102] wild.[9]
  ◦ **Schmerzen,** mit: lac-ac.[171]

DOWN Syndrom: carc.[149] morg.[136] syc-co.[142]

EKLAMPSIE:
WEIBLICHE GENITALIEN; C; Eklampsie

ELEPHANTIASIS: abrot.[144] anac.[85] **Ars.**[85] ars-i.[1095] bix.[102] blatta[77] both-l.[36] caesal.[97] calo.[72] canth.[100] card-m.[102] **Chin.**[5] chin-s.[36] colch.[38] crot-h.[38] cupr.[36] **Elae.**[85] graph.[37] ham.[102] hell.[8] hippoz.[8] **Hydrc.**[8] iod.[102] kali-bi.[114] lach.[10] led.[187] lyc.[102] malar.[56] **Merc.**[20] muru.[36] **Myris.**[85] **Nat-c.**[8] **Petr.**[37] psor.[171] pyrar.[77] raja-s.[149] rauw.[149] sep.[37] sil.[8] still.[8] tere-ch.[149] term-c.[97] tinos.[97] verat.[20] vip.[96]
EXTREMITÄTEN; C; Schwellung; allgemeine Arzneien;

arabum: ars.[85] elae.[85] **Hydrc.**[8] myris.[85] raja-s.[149] **Sep.**[37] **Sil.**[8]

EMPYOZELE, Eiterbruch:
ALLGEMEINES; C; Abszesse, Eiterung; allgemeine Arzneien;

ENTKALKUNG:
ALLGEMEINES; C; Brüchige Knochen; allgemeine Arzneien

EPILEPSIE:
ALLGEMEINES; C; Konvulsionen; epileptisch

ERMÜDUNGSSYNDROM, chronisches: carc.[187]
ALLGEMEINES; C; Schwäche

FLUGKRANKHEIT:
ALLGEMEINES; M; Flugzeug, Fliegen im agg.

FOLGEZUSTÄNDE, nach vorheriger Erkrankung: agki-p.[1202] arg-n.[5] bor.[5] calad.[5] calc.[5] carb-v.[58] iris[111] kali-c.[5] lac-c.[111] nux-v.[5] ph-ac.[5] phos.[5] podo.[111] puls.[5] sep.[5] tub.[111]
ALLGEMEINES; M; Abszess, Eiterung, Folgen von • ALLGEMEINES; M; Lungenentzündung, nach • ALLGEMEINES; M; Masern; Beschwerden nach Masern • ALLGEMEINES; M; Mononukleose, Nachwirkungen von • ALLGEMEINES; M; Rekonvaleszenz, Genesungsphase, Berschwerden während • ALLGEMEINES; M; Scharlach, Folgekrankheiten nach

FURUNKULOSE: all-u.[1125] **Arn.**[1125] bell-p.[1125] calen.[1125] galeo.[1125] sapo.[1125] squil.[1125] ter.[1125]

GANGRÄN:
ALLGEMEINES; C; Entzündung; gangränös • ALLGEMEINES; C; Farbe, Verfärbung; schwarze Verfärbung äußerer Partien, Gangrän

GEWEBEVERÄNDERUNG zu verhindern, um bei Krankheit oder langdauernder geistiger oder körperlicher Anstrengung: bapt.[25]
ALLGEMEINES; M; Geistige Anstrengung; agg.

GRIPPE, Influenza: **ACON.**[5] aesc.[102] all-c.[1125] all-s.[1125] ant-ar.[102] ant-i.[102] ant-t.[102] **Arn.**[1125] **Ars.**[5] ars-i.[137] ars-s-r.[102] asc-t.[102] aven.[1125] bac.[62] bad.[102] bamb-a.[1184] bapt.[1125] bell.[5] **Brom.**[102] **Bry.**[1125] cadm.[149] calc.[102] calc-caust.[102] calc-s.[36] **Camph.**[5] canch.[102] capp.[102] **Carb-ac.**[102] carbn-s.[36] carc.[119] card-m.[102] **Caust.**[5] chel.[5] **Chin.**[5] **Chin-s.**[102] **CHININ.**[1125] cimic.[111] cupr-ar.[102] cycl.[102] dros.[102] **Dulc.**[102] ephe.[267] ery-a.[102] **Eucal.**[77] eup-c.[1125] **EUP-PER.**[1125] euph.[102] euphr.[102] ferr-p.[137] foen.[1125] gels.[111] glon.[102] glyc.[102] gymn.[102] indol.[77] iod.[102] ip.[1125] kali-bi.[102] kali-c.[102] kali-i.[102] kali-s.[102] **Kreos.**[5] lach.[102] lept.[1125] lob-c.[102] **Lob-p.**[102] lyc.[102] lycps.[137] **MERC.**[5] merc-k-i.[110] merl.[1125] mill.[1125] naja[36] nat-hchls.[36] nat-n.[102] nat-s.[58] **Nat-sal.**[102] **NUX-V.**[5] oci-s.[119] oxyg.[85] ozone[227] phos.[5] phyt.[111] plect.[36] podo.[102] prim-v.[1125] psor.[102] puls.[5] **Pyrog.**[144] ran-g.[102] **Rhus-t.**[5] rumx.[25] **Sabad.**[5] sal-ac.[102] **Samb.**[1125] sang.[111] **Sanguin-n.**[102] sarcol-ac.[119] sars.[102] seneg.[102] sil.[5] silphu.[102] spect.[271] spig.[5] spong.[102] squil.[5] stann.[102] stict.[111] still.[25] **Sulph.**[102] **Til.**[1125] trio.[102] verat.[102] verat-v.[111] wye.[1125]
ALLGEMEINES; C; Grippe, Empfindung wie bei

morgens: calc-s.[36]
ALLGEMEINES; Z; Morgens, 5 Uhr - 9 Uhr; agg.

abends: calc-s.[36]

alten Menschen, bei: **Eup-per.**[122]

Frösteln während Fieberhitze, mit: **Pyrog.**[144]

Haus, im: calc-s.[36]

Schmerzen bleiben danach bestehen: lycps.[137]

Schwäche bleibt danach bestehen:
ALLGEMEINES; C; Schwäche; Grippe, nach

Därme: **Bapt.**[1125] lept.[1125]

gastrisch: bapt.[137] **EUP-PER.**[1125] **Ip.**[1125]

wiederkehrend: carc.[119]

HAKENWURM Erkrankung: carbn-chl.[102] chen-a.[102] thymol.[102]
REKTUM; C; Würmer

HÄMOPHILIE:
BLUT; C; Gerinnt nicht, Hämophilie • ALLGEMEINES; C; Wunden; blutend;

HERNIE: abies-n.[187] acon. alum.[5] alumn.[137] am-m.[137] ars.[102] asar.[5] astra-e.[149] aur.[5] **Bar-c.**[102] **Bell.**[5] beryl.[149] bry.[5] cadm.[149] **CALC.**[5] camph.[5] caps.[5] carb-v.[102] carc.[154] cham.[5] chlorpr.[149] cocc.[5] coloc.[5] cortico.[149] dicha.[149] guai.[5] hep.[102] kres.[149] lach. lyc.[102] mag-c.[5] **Mag-m.**[102] mand.[149] **Merc.**[102] nep.[149] nit-ac.[5] **Nux-v.**[5] op. **Phos.**[5] plb. puls.[5] rhus-t.[5] rob.[187] sep.[5] **Sil.**[102] staph.[5] sul-ac.[102] **Sulph.**[8] thuj.[102] verat. zinc.[5]
KLINISCHES; C; Hernie

angeboren: thuj.[137]

eingeklemmt: acon. **All-c.** **ALUM.**[5] alumn.[137] amph.[36] ars. **Aur.**[5] **BELL.** calc.[5] caps.[5] **Carb-v.** carbn-s.[25] cham.[5] **COCC.**[5] **Coff.** coloc.[5] **Dig.** gels.[34] ip. lach. lob.[111] lyc.[102] mill. nit-ac.[5] **NUX-V.** **OP.** ox-ac.[85] **Plb.** rhus-t. **Sil.**[5] **Sul-ac.**[102] **Sulph.** **Tab.** verat.

empfindlich: sil.[137]

Säuglingen, bei: **Aur.**[137] calc.[137] cham.[137] lyc.[137] mag-m.[137] nit-ac.[137] **Nux-v.**[137] sul-ac.[137]

HODGKIN Syndrom, Lymphogranulomatose: **Acon.**[102] acon-l.[102] **Ars.**[102] **Ars-i.**[102] **Bar-i.**[102] buni-o.[149] **Calc-f.**[102] carc.[207] ferr-pic.[102] **Iod.**[102] **Kali-m.**[102] merc-k-i.[110] **Nat-m.**[102] phos.[102] saroth.[105] scroph-n.[102] syph.[58]
ALLGEMEINES; O; Drüsen; Lymphdrüsen • ALLGEMEINES; C; Krebs und krebsartige Leiden; Drüsen

HORMONELLE Unterfunktion: puls.[1125]
☞ *Hypothyreose, Schilddrüsenunterfunktion* *KOPF; C; Schwäche; Hypophyse, Funktionsstörung*

HYPERFOLLIKULINÄMIE: foll.[149]

HYPERTHYREOSE, Schilddrüsenüberfunktion: adon.[144] am-i.[304] anh.[149] aq-mar.[149] aran-ix.[149] bar-i.[126] bcg[149] bell.[126] ferr-s.[142] iod.[142] lycps.[142] nat-m.[102] saroth.[144] sul-i.[142] thyr.[142] vita-a.[1125]
☞ *Thyreotoxikose* *ÄUßERER HALS; O; Schilddrüse • ÄUßERER HALS; C; Kropf, Struma*

HYPERTONIE, erhöhter Blutdruck: acon.[116] adon.[116] **Adren.**[122] agar.[116] **ALL-S.**[1125] aml-n.[116] anh.[149] ant-ar.[122] aran.[149] aran-ix.[144] arg-n.[122] arn.[122] ars.[122] asar.[116] aster.[144] atro.[36] **Aur.**[144] aur-br.[122] aur-i.[122] aur-m.[122] aur-m-n.[122] **Bar-c.**[144] bar-m.[116] bell.[148] borag.[255] **Cact.**[1125] calc.[122] calc-f.[116] calc-p.[122] calcul-r.[122] caust.[122] chin-s.[122] chloram.[149] chlorpr.[149] choc.[222] coff.[137] con.[137] convo-s.[119] cortico.[119] cortiso.[144] **Crat.**[1125] cupr.[122] cupr-acet.[122] cupr-ar.[122] cyna.[149] cyt-l.[144] dig.[122] ephin.[1125] ergot.[149] esp-g.[149] eup-per.[1125] feld.[1139] fl-ac.[116] gels.[36] gins.[1125] glon.[122] **Grat.**[122] hyosin.[137] ign.[122] iod.[122] ipom.[119] iris[116] kali-c.[122] **Kali-chl.**[8] kali-p.[122] kali-sal.[122] kres.[149] lach.[122] lat-m.[119] lepro.[197] lyc.[122] lycps.[137] mag-c.[122] mand.[149] mangi.[197] meli.[1125] methys.[149] morg.[136] naja[144] **Nat-m.**[148] nit-ac.[122] nux-v.[122] onop.[149] ph-ac.[122] phase.[1125] phos.[122] pic-ac.[122] pitu-p.[149] **Plb.**[144] plb-i.[116] psor.[122] puls.[122] rad-br.[122] **Rauw.**[144] reser.[149] rhus-t.[85] sang.[122] saroth.[54] **Sec.**[116] sed-ac.[1125] sep.[122] ser-ang.[54] sil.[122] squil.[116] **Stront-c.**[116] **Stront-i.**[116] stroph.[137] sulph.[122] **Sumb.**[122] tab.[122] **Tama.**[197] thal.[149] thlaspi[122] thuj.[122] valer.[116] vanad.[122] **VERAT.**[122] verat-v.[102] **VISC.**[1125]

HYPERTONIE, erhöhter Blutdruck (Forts.)

☞ Sympathikotonie ▮ HERZ KREISLAUF; C; Arteriosklerose •HERZ KREISLAUF; C; Spannung, Tonus, Arterien; gesteigert, vermehrt •BLUT; C; Blutandrang, Kongestion; allgemeine Arzneien •BLUT; C; Cholesterin, erhöhter Wert •ALLGEMEINES; C; Konvulsionen; Blutgefäße, mit vaskulärer Erregung

Gesicht, mit rotem: aster.[144] rauw.[144]

Kindern, bei: cortiso.[144]

Lumbalanästhesie, durch: **EPHIN.**[1125]

Schwindel, mit: **VISC.**[1125]

plötzlicher Anstieg des Blutdrucks: coff.[137]

HYPOTHYREOSE, Schilddrüsenunterfunktion: ange-s.[149] calc.[187] cortico.[149] cortiso.[149] flor-p.[149] kali-c.[102] levo.[149] rib-ac.[149] sulfa.[149] thiop.[149] thyr.[100]

☞ Hormonelle Unterfunktion •Myxödem •Thyreotoxikose ▮ ÄUßERER HALS; O; Schilddrüse •ÄUßERER HALS; C; Kropf, Struma

angeboren: absin.[102] **Aeth.**[102] **Anac.**[102] arn.[102] bac.[62] bar-c.[102] **Bufo**[98] calc-p.[111] carc.[207] hell.[102] ign.[102] iod.[102] **Lap-a.**[54] lol.[102] nat-c.[102] oxyt.[102] ph-ac.[102] plb.[102] sulph.[102] thuj.[137] **Thyr.**[102] tub.[102]

▮ GEMÜT; C; Idiotie, Schwachsinn •GEMÜT; C; Kretinismus

HYPOTONIE, niedriger Blutdruck: acon.[144] adlu.[149] adon.[1125] agar.[144] am-c.[137] aml-n.[36] aran.[144] atro.[36] bar-m.[137] bcg[149] buth-aust.[149] cact.[137] chlorpr.[149] cortico.[149] cur.[122] **EPHE.**[1125] ferr.[185] gels.[102] glon.[193] halo.[149] hist.[119] lach.[144] lat-m.[119] levo.[149] lyc.[58] meph.[149] naja[144] nat-f.[119] **Nat-m.**[148] **Phos.**[148] piloc.[36] rad-br.[144] rauw.[119] reser.[149] rhus-t.[137] rib-ac.[149] sep.[137] staph.[144] sulfa.[149] ther.[137] thiop.[149] thymol.[119] **Thyr.**[102] v-a-b.[149] verat.[144] visc.[102]

▮ HERZ KREISLAUF; C; Spannung, Tonus, Arterien; vermindert

Infektionen, bei: buth-aust.[149]

Menses, mit reichlichen: ferr.[185]

diastolisch: bar-m.[137]

KALA-AZAR:

▮ FIEBER, HITZE; C; Kala-Azar

KATALEPSIE: abies-c.[85] **Acon.** acon-c.[36] aether[36] **Agar.** aran. **Art-v.**[54] asaf.[116] **Bell.**[5] bry.[54] camph.[36] camph-br.[102] cann-i.[36] **CANN-S.**[5] canth.[36] caust.[116] cham.[54] chin.[54] chlol. **Cic. Cocc. Coff. Con. Crot-c.**[102] crot-h.[116] **Cupr.**[116] **Cur. Ferr. Gels. GRAPH.** grat.[36] hydr-ac.[10] hyos. ign. indg.[85] iod.[36] **Ip.** lach. laur.[10] mag-m.[116] merc.[10] **Morph.**[102] **Mosch.**[102] **Nat-m. Nux-m.** nux-v.[54] ol-an.[116] **Op. Petr. Ph-ac.** pip-m.[85] **Plat.** plb.[36] pot-a.[1125] **Puls.**[5] raph.[85] reser.[149] sabad.[58] scorp.[269] scut.[25] spong.[85] staph. **STRAM.** stry.[36] sulph. tab.[85] tanac.[36] thuj. **Valer.**[116] verat. **Zinc.**[116]

☞ Apoplexie •Tetanus ▮ GEMÜT; C; Automatismus, unwillkürlich Handlungen, Gebärden •GEMÜT; C; Bewusstlosigkeit; allgemeine Arzneien; •GEMÜT; C; Gebärden, Gesten, macht •GEMÜT; C; Schizophrenie, Persönlichkeitsspaltung; katatonisch •ALLGEMEINES; C; Kollaps; plötzlich

nachmittags: grat.[36]

abends, im Bett: cur.

Eifersucht, durch: **Hyos. LACH.**

▮ GEMÜT; M; Eifersucht, Beschwerden durch

Freude, durch: **COFF.**

Kummer, nach: **Ign. Ph-ac.** staph.

▮ GEMÜT; M; Kummer, Sorgen, Besorgnis, Beschwerden durch

Liebe, durch unerwiederte: hyos. **Ign.** lach. **Ph-ac.**

▮ GEMÜT; M; Liebe, enttäuschte, unglückliche, Beschwerden durch

Menses:

- **vor**: mosch.[102]
- **während**: **Plat.**

▮ ALLGEMEINES; M; Menses; während

religiöse Erregung, durch: stram. sulph. verat.

▮ GEMÜT; M; Erregung; Beschwerden durch; religiöse

Schreck, Furcht, nach: **Acon.** art-v.[85] bell. **Gels.** ign. **OP.**

▮ GEMÜT; M; Schreck oder Furcht, Beschwerden durch •ALLGEMEINES; C; Schwäche; Schreck, Furcht, durch

Sexuell bedingt:

- **Erregung,** durch: **Con. Plat.** stram.

▮ GEMÜT; M; Erregung; Beschwerden durch; sexuelle •ALLGEMEINES; M; Sexualität; Erregung, sexuelle, agg.

- **Exzesse,** durch: chin.[54] nux-v.[54]

▮ ALLGEMEINES; M; Sexualität; Exzessen, nach sexuellen

Steifheit, mit: camph.[36] nux-v.[36]

Wurmbefall, bei: sabad.[58]

▮ ALLGEMEINES; M; Würmer agg., Beschwerden durch

Zorn, durch: art-v.[54] bry.[54] **Cham.**[54]

▮ GEMÜT; M; Zorn, Beschwerden durch

hysterisch: scut.[25]

KAWASAKI Syndrom: loxo-r.[240]

▮ ALLGEMEINES; O; Drüsen; Lymphdrüsen

KNOCHENBILDUNG, erschwerte, bei Kindern:

▮ ALLGEMEINES; C; Wachstum; Wachstumsstörungen;

KNOCHENBRÜCHE, Frakturen:

▮ ALLGEMEINES; C; Verletzungen (Sturz, Prellung, Quetschung, Schlag etc.); Knochen, Verletzung der

KRÄFTEVERFALL, Kachexie: abies-n.[1125] abrot.[1125] acet-ac.[116] arg.[149] arg-n.[36] arn.[85] **ARS.** ars-i.[116] bad.[54] bond.[36] calc.[85] caps.[54] carb-ac.[36] card-m.[1125] chim. chin.[10] clem. **Coc-c.**[54] cory.[1125] cund.[54] elmen[9] fl-ac.[122] **Form.**[54] hydr.[116] **Iod. Kali-bi.** kreos.[102] mang.[116] merc.[36] merc-n.[36] morph.[36] mur-ac.[36] nat-m. **NIT-AC.** nux-v.[102] ol-j.[25] op.[102] phos.[85] phyt.[116] pic-ac.[85] plb.[36] sass.[1125] sec.[85] seneg.[54] thal.[149] thuj.[58] vip.[36] x-ray[149]

▮ ALLGEMEINES; C; Abmagerung; allgemeine Arzneien •ALLGEMEINES; C; Krebs und krebsartige Leiden; Abmagerung, Kachexie

<> **Bergarbeitern,** bei: card-m.[1125]

Malaria, nach: cory.[1125]
ALLGEMEINES; M; Malaria, Beschwerden durch

Tuberkulose, bei Anlage zur: abrot.[1125]

Zahnung, während der: **Kreos.**[102] nux-v.[102] op.[102]
ALLGEMEINES; M; Zahnung, Beschwerden durch

KRETINISMUS:
☞ *Hypothyreose, Schilddrüsenunterfunktion; angeboren*

LEPRA: anac-oc.[102] ars.[137] bix.[102] calo.[102] chaul.[102] crot-h.[137] dulc.[36] elae.[142] hura[142] hydrc.[137] lepro.[197] pyrar.[77] sec.[137] sil.[137] sulph.[137]
HAUT; C; Hautausschläge; Lepra

LEUKOZYTOSE:
BLUT; C; Enthält (Bestandteile, pathologische Veränderungen); Blutkörperchen;

LUPUS erythematodes disseminatus: achy.[149] apis[102] aran.[149] aran-ix.[149] cadm.[149] carc.[207] cist.[102] cortiso.[149] guare.[102] **Hydrc.**[102] iod.[102] kali-bi.[102] kres.[149] phos.[102] sep.[102] sulfa.[119] **Thyr.**[102]
HAUT; C; Lupus, fressende Flechte

MALFORMATIONEN: buni-o.[149] carc.[207]
ALLGEMEINES; C; Krebs und krebsartige Leiden • ALLGEMEINES; C; Tumoren

MARASMUS:
ALLGEMEINES; C; Abmagerung; allgemeine Arzneien

MEDIKAMENTE, allopathische Medizin:

Abneigung: aesc.[36]

homöopathische:
ALLGEMEINES; C; Arzneimittel

Missbrauch, nach:
☞ *M; Arzneimittel-Missbrauch, Vergiftungen durch; Medikamente*

schnelle Reaktion: **Bell.**[58] **Cupr.**[58] **Nux-v.**[58] **Zinc.**[58]

Sucht: buth-aust.[119] tab.[85]
GEMÜT; C; Drogenabhängigkeit, Morphinismus • GEMÜT; C; Medikamente, Arzneimittel; Verlangen große Mengen zu schlucken

überempfindlich gegen: acon.[30] arn.[30] asar.[5] cham.[5] **Chin.**[5] coff.[30] cupr.[137] **Ign.**[5] lyc.[30] nit-ac.[58] **NUX-V.**[5] **Ph-ac.**[137] **PULS.**[5] sep.[30] sil.[30] **SULPH.**[30] teucr.[5] **Valer.**[5]
GEMÜT; C; Empfindlich, überempfindlich; allgemeine Arzneien; Medikamente oder Drogen, durch • ALLGEMEINES; C; Arzneimittel; überempfindlich gegen A., heftige Reaktionen • ALLGEMEINES; C; Empfindlichkeit; Medikamente, gegen

MONGOLISMUS:
☞ *Down Syndrom*

MORVAN Syndrom, Morvan Gangrän:
RÜCKEN; C; Morvan Syndrom

MULTIPLE Sklerose:
☞ *Sklerose; Multiple Sklerose*

MUMPS:
MUND; C; Entzündung; Speicheldrüsen; • MUND; C; Schwellung; allgemeine Arzneien;

MUTISMUS, Kindern, bei: agra.[102] lyc.[137]

Taubheit, Gehörlosigkeit, ohne: agra.[102]

MYKOSE:
☞ *Schwammige, fungöse, Wucherungen*

MYXÖDEM: alf.[1125] **Ars.**[54] cortico.[149] dor.[85] penic.[149] prim-o.[102] sulfa.[149] **Thyr.**[102]
☞ *Hypothyreose, Schilddrüsenunterfunktion • Thyreotoxikose*

NEKROSE:
ALLGEMEINES; C; Karies

NEPHRITIS: adon.[102] alumn.[58] am-be.[54] am-br.[54] ant-t.[54] **Apis**[54] apoc.[54] arg-n.[54] arge.[45] **Ars.**[54] ars-br.[77] ars-h.[54] ars-i.[54] atro.[54] **AUR-M.**[54] **Aur-m-n.**[54] bell.[54] berb.[54] boerh.[1125] **Brach.**[54] bry.[54] **Calc.**[54] **Calc-ar.**[54] **Calc-p.**[54] **Calc-s.**[54] **Cann-s.**[54] **Canth.**[54] **Carb-ac.**[54] carb-v.[54] caul.[54] **Chel.**[54] chim.[54] **Chin.**[54] **Cocc.**[54] **Colch.**[54] coloc.[54] con.[54] **Cop.**[54] **Crot-h.**[54] **Cupr.**[54] **Dig.**[54] dulc.[54] euonin.[85] eup-pur.[54] **Ferr.**[54] **Ferr-p.**[54] genist.[1125] **GLON.**[54] glyc-g.[54] hell.[54] **Helon.**[54] **Hep.**[54] jab.[54] **Kali-bi.**[54] **Kali-c.**[54] **Kali-chl.**[54] kali-cit.[85] **Kali-i.**[2072] kali-n.[2072] **Kali-p.**[54] **Kalm.**[54] kreos.[54] **Lach.**[54] lith-c.[54] **LYC.**[54] **Lycps.**[54] **MERC-C.**[54] **Merc-cy.**[54] **Merc-i-r.**[54] mez.[54] myric.[54] **NAT-C.**[54] **Nat-m.**[54] **Nit-ac.**[54] nux-v.[54] **Ol-j.**[54] op.[36] **PH-AC.**[54] **Phos.**[54] **Phyt.**[54] **PLB.**[54] **RHUS-T.**[54] saroth.[1125] sars.[54] **Sec.**[54] seneg.[54] sep.[54] sil.[54] **SOLID.**[1125] **Sulph.**[54] **TER.**[54] uran-n.[54] vesi.[85]

Alkoholmissbrauch, durch: **Ars.**[54] **Berb.**[54] **Carb-v.**[54] **Crot-h.**[54] **Lach.**[54] **Nat-c.**[54] **Nux-v.**[54]
ALLGEMEINES; C; Speisen und Getränke; Alkohol, alkoholische Getränke; agg.

Anästhesie, mit: **PHOS.**[54]

atheromatöser Degeneration der Arterien, mit: **Calc.**[54] **Lith-c.**[54] **Ph-ac.**[54] **PLB.**[54] **Sil.**[54]
ALLGEMEINES; C; Tumoren; Atherom

Blutungen, mit: **Phos.**[54]

Erschöpfung, mit nervöser: **Phos.**[54]

Gicht und syphilitsche Erscheinungen durch Quecksilber-Missbrauch, bei: **Kali-i.**[54]

Herzbeschwerden, bei: **Ars.**[54] **Aur-m.**[54] **Colch.**[54] **Crot-h.**[54] **Cupr.**[54] **Dig.**[54] kali-bi.[54] kali-p.[54] **Kalm.**[54] **Lach.**[54] **Ter.**[54] **Uran-n.**[54]

Hitzeeinwirkung, durch: rhus-t.[54]

Kälte und Feuchtigkeit, durch Einwirkung von: calc.[54] colch.[54] **Dulc.**[54] kali-c.[54] merc-c.[54] nux-v.[54] **Rhus-t.**[54] sep.[54]

Lungenödemen, sekundär nach: **KALI-I.**[54]

Ödem, Hydrops, mit nachfolgendem renalem: jab.[54] **Ter.**[54]

Pankreasbeschwerden, vor und während: **Phos.**[54]

rheumatischen Beschwerden, bei: arge.[45]

Scharlach, nach: **Apis**[54] **Ars.**[54] bell.[54] bry.[54] colch.[54] glyc-g.[54] **Hell.**[54] kali-c.[54] **Lach.**[54] **LYC.**[54] **Merc-c.**[54] rhus-t.[54] **Sec.**[54] seneg.[54]
ALLGEMEINES; M; Scharlach, Folgekrankheiten nach

Schlägen auf die Seite des Abdomens, besonders nach: **Canth.**[54]

Stehen und Gehen schwierig: **Kalm.**[54]

Syphilis, bei: kali-i.[2072]
ALLGEMEINES; C; Syphilis

Wochenbett, im: ph-ac.[54]

NEURASTHENIE:
ALLGEMEINES; C; Schwäche; nervöse, Neurasthenie

NEUROFIBROMATOSE: astra-e.[149] calc-f.[149] **Hyper.**[1125] lepro.[197]

Knochen: astra-e.[149] calc-f.[149]
ALLGEMEINES; O; Knochen

ÖDEME:
☞ *Wassersucht*

OSTEOPOROSE:
ALLGEMEINES; C; Brüchige Knochen; allgemeine Arzneien

PARKINSON Syndrom: **Agar.**[5] alum.[187] ant-t.[85] aran.[149] aran-ix.[144] arg.[116] **Arg-n.**[5] ars.[102] aur.[116] **Aur-s.**[122] aven.[102] bani-c.[1125] bar-c. **BELL.**[1125] bufo buth-aust.[144] **Camph-br.**[102] cann-i.[102] caust.[187] chin.[46] chin-b.[54] chin-s.[38] chlorpr.[149] cimic.[149] cocain.[102] cocc.[5] **Con.**[1125] cory-c.[1125] **Dubin.**[102] **Gels.** halo.[149] helo. **Hyos.**[1125] **Hyosin.**[102] ign.[37] **Kali-br.** kres.[144] lath.[102] levo.[149] lil-t.[137] **Lol.**[111] lyc.[85] **Mag-p.** mang-acet.[1] mang-o.[102] **MERC.** nicot.[102] nux-v.[5] ol-j.[25] olnd.[1125] oxal.[1125] **Peg-h.**[1125] perh.[149] **Phos. Phys.**[1125] **Plb.** prun.[111] psil.[149] **Puls.**[162] rauw.[119] reser.[149] **RHUS-T.** scut.[102] stram.[137] sulo-ac.[117] syph.[111] tab. **Tarent.**[54] thiop.[149] **ZINC.** zinc-c.[102] **Zinc-pic.**[102]
ALLGEMEINES; C; Zittern; allgemeine Arzneien;

Gemütsbewegungen, nach: **Tarent.**[54]
GEMÜT; M; Gemütsbewegungen agg.; nach

Enzephalitis, nach: **Bani-c.**[1125] **BELL.**[1125] con.[1125] **Hyos.**[1125] **Peg-h.**[1125] phys.[1125]

PELLAGRA (Vitamin B Mangel-Syndrom): **Ars.**[102] ars-s-r.[102] bov.[102] chin.[102] gels.[102] graph.[102] hep.[102] ign.[102] musa[197] ped.[102] phos.[102] plb-i.[72] psor.[102] puls.[102] **Sec.**[102] **Sedi.**[102] sep.[102] sulph.[102]

Fissuren, Abschuppung, Hautausschläge: graph.[102] **Hep.**[102] ign.[102] phos.[102] puls.[102] sep.[102]

Kachexie, mit: ars.[102] sec.[102]

PEST: arn.[5] **Ars.**[5] **Bell.**[5] bry.[5] calc-o-t.[85] colch.[5] crot-h.[137] **IGN.**[5] lach.[85] naja[85] **Nux-v.**[5] phos.[5] pyrog.[137] **Rhus-t.**[5] sec.[5] sil.[5] sul-ac.[5] tarent-c.[137]

orientalische: **Ign.**[5]

PHANTOMSCHMERZ:
ALLGEMEINES; C; Schmerz; Amputation, nach, Phantomschmerz

PHLEGMONE:
ALLGEMEINES; C; Entzündung; Bindegewebe

PLEUROSTHOTONOS:
RÜCKEN; C; Pleurosthotonos

POCKEN:
HAUT; C; Hautausschläge; Pocken, Variola

POLIOMYELITIS:
ALLGEMEINES; C; Lähmung; allgemeine Arzneien;

POLYZYTHÄMIE:
BLUT; C; Enthält (Bestandteile, pathologische Veränderungen); Blutkörperchen;

PURPURA:
HAUT; C; Purpura

PYÄMIE:
BLUT; C; Sepsis, Blutvergiftung, Pyämie

RACHITIS: am-c.[5] arg.[149] **Ars.**[85] ars-i.[102] **ASAF.**[5] bac.[62] bar-c.[5] **Bell.**[5] bry.[31] bufo[111] **Calam-a.**[1125] **CALC.**[5] calc-acet.[102] calc-hp.[102] **Calc-p.**[111] calc-sil.[102] callun.[1125] caust.[5] cent-u.[1125] cic.[5] con.[54] equis-a.[1125] **Ferr.**[5] **Ferr-i.**[54] ferr-m.[54] ferr-p.[54] fl-ac.[102] foen.[1125] gnaph.[1125] **Guai.**[54] hecla.[54] **Hed.**[1125] **Hep.**[5] iod.[5] **Ip.**[5] iris[102] **Jug-r.**[1125] **Kali-i.**[111] lac-c.[54] **Lyc.**[5] mag-m.[56] mag-p.[102] med.[56] **MERC.**[5] mez.[5] **Nit-ac.**[5] nux-m.[54] nux-v.[31] **OL-J.**[54] op.[36] petr.[5] **Ph-ac.**[5] **PHOS.**[5] pice-e.[1125] pin-s.[102] plb.[5] **Psor.**[54] **Puls.**[5] **Querc-r.**[1125] rhod.[5] **Rhus-t.**[54] **RUB-T.**[1125] ruta[5] sac-alb.[85] sanic.[85] **Sep.**[5] **SIL.**[5] **Staph.**[5] **Sulph.**[5] supren-cort.[102] tarent.[36] ther.[111] thlaspi[1125] thuj.[5] thymu.[1125] thyr.[102] tritic.[1125] **Tub.**[102] verat.[31] **VITA-D.**[1125]
GEMÜT; C; Furcht; Osteoporose, vor •ALLGEMEINES; C; Brüchige Knochen •ALLGEMEINES; C; Brüchige Knochen; allgemeine Arzneien •ALLGEMEINES; C; Erweichung; Knochen •ALLGEMEINES; C; Karies; Knochen •ALLGEMEINES; C; Wachstum; Wachstumsstörungen

REISEKRANKHEIT:
ALLGEMEINES; M; Fahren im Wagen oder mit der Bahn; während Fahren

RESORBIERENDE Wirkung: arn.[5] kali-i.[111] sul-i.[111] **Sulph.**[5]
BLUT; C; Blutung

RHEUMATISMUS, kalter: zing.[36]
EXTREMITÄTEN; C; Schmerz; rheumatischer Schmerz, Rheumatismus

ROTZ, Pferdekrankheit: acon.[102] **Ars.** calc. chin-s.[102] **Crot-h.**[102] hep.[102] hippoz.[102] **Kali-bi.**[102] **Lach.**[102] **Merc.**[102] ph-ac. phos.[102] sep.[102] sil.[102] sulph. thuj.[102]

SARKOIDOSE, Morbus Boeck: aq-mar.[149] aran-ix.[149] asar.[149] beryl.[149] hip-ac.[149] hist.[149] kres.[149] lepro.[197] lyc.[187] mand.[149] nat-ar.[187] parathyr.[149] pin-s.[1021] puls.[187] thiop.[149] tub.[149] tub-m.[149] v-a-b.[149]
ALLGEMEINES;C;Tumoren;Lymphogranulomatose

SARKOM:
ALLGEMEINES; C; Krebs und krebsartige Leiden; Sarkom

SCHLAG:
☞ *Apoplexie*

SCHÜTTELFROST:
ALLGEMEINES; M; Malaria, Beschwerden durch

SCHWAMMIGE, fungöse, Wucherungen: ars.[5] aur.[5] bell.[5] berb.[111] calc.[162] calc-sil.[162] caust.[5] con.[5] cymbo-ci.[2184] graph.[162] hep.[5] kreos.[5] lach.[36] lyc.[5] merc.[5] mez.[5] nit-ac.[5] parth.[197] phos.[5] sang.[25] sep.[5] sil.[5] sulph.[5] syc-co.[136]
GESICHT; C; Hautausschläge; Herpes; •HAUT; C; Hautausschläge; Herpes; •HAUT; C; Trichophytie, Scherpilzflechte •HAUT; C; Wucherungen, Auswüchse; fungös, schwammig

wunde Stellen, bekommen: **LACH.**[36]

SEEKRANKHEIT:
MAGEN; C; Übelkeit; Seekrankheit

SEHNENHÜPFEN:
ALLGEMEINES; C; Zuckungen; Sehnenhüpfen

SKLEROSE:

Lateralsklerose: **Arg-n.**[102] cupr.[102] hyper.[102] lath.[102] plb.[102]

Multiple Sklerose: **Agar.**[1125] **Alum.**[102] arag.[102] aran-ix.[144] arg.[149] **Arg-n.**[102] ars-br.[77] **Atro.**[102] **Aur.**[102] aur-m.[85] **Bani-c.**[1125] bar-c.[102] bar-m.[137] bell.[102] calc.[102] cann-i.[102] carbn-s.[85] **Caust.**[122] chel.[102] chlorpr.[127] **Con.**[102] **Crot-h.**[102] des-ac.[149] gels.[102] halo.[149] hyosin.[85] irid.[102] kreos.[144] **Lath.**[102] lyc.[102] mand.[149] med.[54] merc.[193] **NAT-M.**[137] nux-v.[102] ox-ac.[102] **Phos.**[102] **Phys.**[102] **Pic-ac.**[102] **Plb.**[54] psil.[149] sec.[144] sel.[149] sep.[148] sil.[102] **Stry.**[102] sulph.[122] supren.[102] tarent.[85] thal-s.[193] thala.[149] thuj.[102] wild.[85] xan.[102] zinc.[193]

SKORBUT: acet-ac.[102] **Agav-a.**[102] agn.[5] all-s.[85] aln.[102] alum. alumn.[85] **Am-c.** am-m.[85] **Ambr.**[5] **Ant-c.**[5] aran.[54] arg. **ARS.**[34] ars-i. arum-m.[85] asc-ac.[1125] aur. bar-c.[34] bell. betul.[1125] bor. bov. brass.[85] bry. calam-a.[1125] **Calc.** canth. caps. carb-ac.[25] **Carb-an.** **CARB-V.** cary.[85] **Caust.**[5] cetr.[85] chin. chin-s.[102] **Cic.**[5] **Cist.** cit-ac.[36] cit-l.[85] cit-v. coca[85] **Coch-o.**[1125] **Con.**[5] **Dulc.** elat.[85] **Ferr-p.**[102] gali.[102] graph.[34] **Ham.**[85] **Hep.** hydr.[1125] **Iod.** jug-c.[85] jug-r.[85] **Kali-c.** kali-chl.[85] kali-n. kali-p.[54] kreos. lach.[85] lyc.[34] lysim.[1125] mag-m. **MERC.** **MUR-AC.** myrrh.[1125] **Nast.**[1125] nat-hchls.[85] **Nat-m.** **Nit-ac.** nit-m-ac.[102] nux-m. **NUX-V.** oxal.[1125] petr. ph-ac. phos.[34] pice-e.[1125] **Pin-s.**[1125] plb.[36] pop.[1125] pot-t.[1125] psor.[85] puls.[34] rat.[85] rhus-g.[25] rhus-t. **Rumx.**[1125] **Ruta**[5] sabin. sac-alb.[36] salv.[1125] sanic.[85] sed-ac.[102] sep.[34] **Sil.** sin-n.[85] sol-t-ae.[85] stann. **STAPH.** sul-ac. **Sulph.** tart-ac.[102] tep.[85] urine[72] zinc.

Knochen: ars.[34] bar-c.[34] calc.[34] graph.[34] hep.[34] lyc.[34] phos.[34] puls.[34] sep.[34] sil.[34] sulph.[34]
ALLGEMEINES; O; Knochen

SKROFULOSE: abrot.[1125] agn.[1125] aln.[25] ampe-qu.[102] aq-mar.[72] ars.[5] bac.[149] bad.[25] bar-i.[25] **Bell.**[5] calam-a.[1125] **Calc.**[5] calc-hp.[25] **Calen.**[1125] camph.[102] cent-u.[1125] chel.[1125] chim.[1125] chin.[5] **Cina**[5] **Cist.**[1125] clem.[1125] coch-o.[1125] **Con.**[1125] cory.[1125] dulc.[1125] elmen[9] ery-a.[1125] ery-m.[1125] ferr.[5] ferr-i.[171] foen.[1125] franz.[9] fuc.[1125] fum.[1125] gali.[1125] gaul.[1125] geum[1125] glech.[1125] **Guai.**[1125] hed.[1125] hep.[5] hippoz.[102] ign.[5] jatz.[9] **JUG-R.**[1125] kali-m.[61] kosen[9] lact.[1125] **Lam.**[1125] lupin.[1125] lyc.[1125] lysim.[1125] mag-c.[5] mein.[9] **Nast.**[1125] nux-v.[5] ol-j.[25] onop.[1125] orig.[1125] phyt.[25] pice-e.[1125] pin-s.[1125] prun-c.[25] puls.[5] **Querc-r.**[1125] rheum[5] **RUB-T.**[1125] salx-a.[1125] samb.[1125] saroth.[1125] sars.[1125] **Sass.**[1125] **Scroph-n.**[1125] sep.[5] sil.[5] staph.[1125] **Sulph.**[5] thlaspi[1125] thymu.[1125] thymu-v.[1125] trig-f-g.[1125] tritic.[1125] **Tus-fa.**[1125] zinc-o.[45]
☞ *Tuberkulose*

exsudative: **ABROT.**[1125]

SONNENSTICH:
KOPF; C; Sonnenstich •ALLGEMEINES; M; Sonne; agg.;

STAPHYLOKOKKENINFEKTION: sul-ac.[102]

STAUBLUNGE, Silikose: agav-t.[149] ars.[5] beryl.[149] brom.[5] **CALC.** ictod.[116] ip. **Lyc.** mag-m.[149] nat-ar.[111] nat-c. nit-ac. penic.[149] ph-ac. **Puls.** **SIL.** sulph.
ALLGEMEINES; M; Bergarbeiter, Beschwerden durch Arbeit unter Tage

STEINHAUERKRANKHEIT, Staublunge: ars.[5] brom.[5] **CALC.** carbn-s.[137] ictod.[116] ip. **Lyc.** mag-m.[149] nat-ar.[111] nat-c. nit-ac. penic.[149] ph-ac. **Puls.** **SIL.** sulph.
☞ *Staublunge, Silikose* *ALLGEMEINES; M; Bergarbeiter, Beschwerden durch Arbeit unter Tage*

STERBENDE im Todeskampf, zur Erleichterung: aml-n.[102] ant-t.[102] ars.[56] carb-v.[102] lach.[58] lachn.[85] med.[94] phos.[72] tarent.[102] tarent-c.[58]

STREPTOKOKKENINFEKTION: ail.[102] arn.[137] sul-ac.[102]

SYMPATHIKOTONIE: acon.[10] adren.[102] alf.[102]
☞ *Hypertonie, erhöhter Blutdruck* *ALLGEMEINES; C; Konvulsionen; Blutgefäße, mit vaskulärer Erregung*

SYNALGIE:
ALLGEMEINES; C; Schmerz; neuralgischer Schmerz;

SYNKOPE:
GEMÜT; C; Bewusstlosigkeit; allgemeine Arzneien;

SYRINGOMYELIE:
RÜCKEN; C; Morvan Syndrom

TETANUS: abel.[149] **Acon.**[5] alum.[5] **Am-c.**[5] aml-n.[25] **Ang.**[5] aran-ix.[149] arn.[122] **Ars.**[5] atro.[25] **Bell.**[5] benz-n.[36] bry.[5] calc.[5] calc-f.[149] **Camph.**[5] cann-s.[5] canth.[5] **Cham.**[5] chin.[5] chlol.[25] **CIC.**[5] cimic.[111] cina[1125] cocc.[5] coffin.[25] con.[5] cortico.[149] cupr.[5] **Cur.**[1125] dig.[5] dros.[5] gels.[25] graph.[5] grat.[34] **Guare.**[36] hell.[5] hep.[5] hydr-ac.[111] **Hyos.**[5] **Hyper.**[122] **Ign.**[5] **Ip.**[137] kali-br.[25] kali-c.[5] kali-cy.[25] kreos.[5] lach.[5] lat-m.[137] laur.[5] led.[122] **Lyc.**[5] mag-c.[5] mag-p.[172] **Merc.**[5] **Mosch.**[5] nat-m.[34] nux-m.[5] nux-v.[5] ol-an.[111] ol-j.[1125] **OP.**[5] passi.[25] **PETR.** phos.[5] phys.[25] phyt.[25] **PLAT.**[5] **Plb.**[5] puls.[5] rhod.[5] rhus-t.[5] salam-l.[23] scorp.[269] **Sec.**[5] seneg.[5] **SEP.**[5] sol-n.[111] stann.[5] staph.[34] **Stram.**[5] stry.[25] sulph.[5] tab.[137] tetox.[122] thuj.[122] valer.[5] **Verat.**[5] verat-v.[137] vib-p.[250] **Zinc.**[5]
☞ *Katalepsie* *ALLGEMEINES; C; Krampf; Muskeln;*

tagelang anhaltend: lat-m.[137]

Furcht, durch: **Ign.**[54] mag-p.[172]
GEMÜT; M; Schreck oder Furcht, Beschwerden durch

Ländern, in warmen: passi.[85]

Mobilität der Glieder, mit: acon.[5] chin.[5] **Cic.**[5] **STRAM.**[5]

Opisthotonus, mit: passi.[25]

Pferden, bei: passi.[25]

Säuglingen, bei, traumatisch: arn.[54]
RÜCKEN; C; Opisthotonus; tetanisch, bei Säuglingen

Tabak, durch Schlucken von: ip.[137]
ALLGEMEINES; M; Tabak; agg. •ALLGEMEINES; M; Tabak; agg.; Kautabak

traumatisch: chlol.[25] phys.[25] stry.[25]

Beugemuskeln: benz-n.[36]

medullär: coffin.[25]

hysterisch: gels.[25] guare.[36] stry.[25]

latent: cina[1125] ol-j.[1125]

Prophylaxe, bei Verletzung: **ARN.**[122] **HYPER.**[122] **LED.**[122] phys.[102] scorp.[269] tetox.[122] thuj.[122]

THALASSÄMIE: carc.[207]

BLUT; C; Enthält (Bestandteile, pathologische Veränderungen); Hämoglobin;

THYREOTOXIKOSE: adon.[1125] agn.[1125] dys-co.[136] **Saroth.**[1125] **Visc.**[1125]

☞ *Hyperthyreose, Schilddrüsenüberfunktion •Hypothyreose, Schilddrüsenunterfunktion •Myxödem*

TOLLWUT:

ALLGEMEINES; C; Wunden; Bisse, Stiche;

TOURETTE Syndrom: amphet.[816] halo.[188] lycpr.[810] manc.[810] mang.[209] mom-ch.[810] scorp.[269] urt-d.[810] zinc.[209]

TRÄGHEIT:

ALLGEMEINES; C; Mattigkeit •ALLGEMEINES; C; Ohnmachtsgefühl, Ohnmachtsschwäche, Ohnmacht

TUBERKULOSE: abr.[102] **ABROT.**[1125] **Acon.**[5] agar. all-u.[1125] allox.[149] aloe[1125] alum. alum-sil.[58] alumn. am-acet.[102] am-c.[5] ambr.[5] ang.[5] ant-c. apis[102] **Aq-mar.**[72] arg.[5] arg-n. arist-cl.[149] **Arn.**[5] **ARS.**[5] ars-i. ars-s-f.[58] asaf.[5] asc-ac.[1125] astac.[36] astra-e.[149] atra-r.[149] aur.[5] aur-ar.[102] aur-i.[102] aur-m. bac.[122] **Bar-c.**[5] bcg[149] **BELL.**[5] beryl.[149] bor.[5] **BRY.**[5] buni-o.[149] calad.[5] **CALC.**[5] calc-ar.[54] calc-hp.[111] calc-i.[102] calc-p.[54] calc-s.[102] calc-sil.[58] calo.[85] cann-s.[36] carb-ac. carb-an.[5] carb-v.[5] carbn-s. carc.[119] caust.[5] cetr.[1125] cham.[5] chaul.[1125] chel.[1125] **Chin.**[5] chlor.[36] chlorpr.[149] chr-o.[85] cic.[58] cist. coca[36] cocc.[5] **CON.**[5] cortico.[149] cund.[54] **Cupr.**[5] **Dros.**[193] **Dulc.**[5] equis-a.[1125] ery-a.[1125] euph-cy.[1125] **Ferr.**[5] ferr-pic.[102] fil.[1125] form.[102] form-ac.[102] glyc-g.[1125] **Graph.**[5] guai.[5] guare.[36] hed.[1125] hep.[5] hern-g.[1125] hip-ac.[149] hippoz.[85] hydr.[54] hydrc. hyos.[5] ign.[5] **IOD.**[5] ip.[5] irid.[102] kali-acet. kali-bi. **KALI-C.**[5] kali-chl. kali-i.[102] kali-m. kali-n.[5] kali-s. kreos.[5] lach.[5] **Laur.**[5] **Led.**[5] lepro.[197] lob-e.[85] **LYC.**[5] m-arct.[58] mag-c.[58] mang.[5] merc.[5] **Merc-c.**[5] merc-i-r.[58] nast.[1125] **Nat-m.**[5] **Nit-ac.**[5] nux-m.[5] **NUX-V.**[5] oci-b.[1125] ol-j.[58] op.[5] par.[5] past.[1125] paull.[102] petr.[5] ph-ac.[5] **PHOS.**[5] phyt. plb.[5] poly-a.[1125] polyg.[1125] psor. **PULS.**[5] ran-b.[5] rhus-t.[5] rub-t.[1125] **RUTA**[5] sabin.[58] **SAMB.**[5] sani-eu.[1125] sec.[5] sel.[5] seneg.[5] **SEP.**[5] **SIL.**[5] sorb-au.[1125] spig.[5] spong.[5] squil.[5] **STANN.**[5] staph.[5] stram.[5] sul-ac.[36] sulo-ac.[149] **SULPH.**[116] tab.[36] teucr.[197] teucr-s.[1125] teucr-sc.[1125] thiosin.[102] thuj.[5] tub.[122] tub-k.[85] urea[102] verat.[5] x-ray[102] zinc.[5]

☞ *Skrofulose* *BRUST; C; Tuberkulose, Lungen •HAUT; C; Tuberkulose der Haut*

alten Menschen, bei: **Cetr.**[1125]

Magenbeschwerden, mit: **All-u.**[1125]

prophylaktisch (Inkubationsphase): bac.[122] sulph.[116] tub.[122]

Drüsen: bcg[149]

Gelenke: ars-i.[111] calc-p.[111] cist.[111] dros.[193] form.[111] kali-c.[5] merc.[5] ph-ac.[5] phos.[5] puls.[5] sil.[5] sulph.[5]

ALLGEMEINES; O; Gelenke •ALLGEMEINES; C; Entzündung; Gelenke, Arthritis

Knochen: ang.[5] asaf.[5] calc.[5] calc-hp.[111] dros.[137] equis-a.[1125] euph-cy.[1125] hep.[5] **Phos.**[5] **Puls.**[5] **RUB-T.**[1125] **Stann.**[5] teucr-s.[1125] teucr-sc.[1125]

ALLGEMEINES; O; Knochen

hereditär: **Bac.**[62] carc.[119] lepro.[197] mag-c.[58] **Teucr.**[197]

Lupus vulgaris: abr.[102] agar. alum. alum-sil.[58] alumn. am-acet.[102] ant-c. apis[102] arg-n. **ARS. Ars-i.** ars-s-f.[58] **Aur-ar.**[102] aur-i.[102] aur-m. **Bar-c.** bell.[58] calc. calc-ar.[54] calc-i.[102] calc-p.[54] calc-s.[102] calc-sil.[58] calo.[85] **Carb-ac. Carb-v. Carbn-s.** caust. chr-o.[85] cic.[58] **Cist.** cund.[54] ferr-pic.[102] form.[102] form-ac.[102] graph. guare.[85] hep. hippoz.[85] **Hydr.**[54] **Hydrc.** irid.[102] kali-acet. **Kali-bi.** kali-c. **Kali-chl. Kali-i.**[102] kali-m. kali-s. **Kreos.** lach. **LYC.** m-arct.[58] merc-i-r.[58] **Nit-ac.** ol-j.[58] paull.[102] **Phyt. Psor.** ran-b.[58] rhus-t.[58] sabin.[58] sep. **Sil.** spong. staph. sulph. thiosin.[102] **THUJ. Tub.**[102] **Tub-k.**[85] urea[102] x-ray[102]

- **ringförmig**: **Sep.**

primäre: aloe[1125] **Cetr.**[1125] fil.[1125] glyc-g.[1125] nast.[1125] **Teucr-s.**[1125]

VERDREHUNG, spasmodische: **Peg-h.**[1125]

VIGOR, Stärke, Lebenskraft:

ALLGEMEINES; C; Ausdauer; gesteigert •ALLGEMEINES; C; Kraft, Energie, Empfindung von •ALLGEMEINES; C; Kraft, Stärke (Energiestatus); gesteigert, vermehrt

VITAMIN B1-Mangel:

☞ *Beriberi, Vitamin B1 Avitaminose*

VITAMIN-C-MANGEL:

☞ *Skorbut*

VITAMIN-D-MANGEL:

☞ *Rachitis*

WASSERSUCHT:

ALLGEMEINES; C; Schwellung; allgemeine Arzneien;

abwechselnd mit Absonderung: apoc.[58]

ALLGEMEINES; A; Abwechselnde, alternierende Zustände

Albuminurie, mit: **AUR-M.**[54] **Chin.**[54] **Eup-pur.**[54] **Helon.**[54] hep.[54] seneg.[171]

Anämie, mit: crat.[110]

Bewegung amel.: nat-c.[1]

Blutung, nach: acet-ac.[137] apoc.[111] chin.[5] ferr.[137] helon.[137] senec.[137]

Chinin-Missbrauch, nach: apoc.[102]

Diarrhö, mit: acet-ac.[102]

Durst:

- **mit**: **Acet-ac.**[102] acon.[102] **Apoc.**[58] ars.[102]

- **ohne**: apis[54] hell.[54]

Fieber, durch:

- **remittierendes** Fieber: hell.[102]

- **Scharlach,** bei: acon.[102] **Apis**[102] **Apoc.**[102] **Ars.**[102] colch.[102] dig.[102] dulc.[102] glyc-g.[102] **Hell.**[102] **Hep.**[102] juni-c.[102] lach.[102] piloc.[102] squil.[102] **Ter.**[102]

Hautausschläge, durch unterdrückte: **APIS**[54] **Apoc.**[54] ars.[5] asc-c.[54] dig.[54] dulc.[102] glyc-g.[54] graph.[58] hell.[5] rhus-t.[5] sulph.[5] zinc.[102]
ALLGEMEINES; M; Hautausschläge; agg., Unterdrückung von Hautausschlägen

Herzerkrankung, bei: **ADON.**[1125] aegle.[192] aml-n.[54] **Apis**[54] **Apoc.**[171] arn.[102] **ARS.**[54] **Ars-i.**[102] asc-c.[102] **AUR-M.**[54] **Bry.**[54] **Cact.**[54] **Calc-p.**[54] chin-ar.[54] **Chlol.**[54] coff.[102] **Coffin.**[102] **Colch.**[54] **COLL.**[54] coloc.[1125] **Conv.**[102] cop.[54] **Crat.**[102] crot-h.[54] **DIG.**[171] **Digin.**[102] **Fl-ac.**[54] glyc-g.[102] **Hell.**[54] iod.[102] kali-c.[58] **Kali-chl.**[54] kalm.[102] **LAC-D.**[54] **LACH.**[54] liatr.[102] **LYC.**[54] lycps.[116] merc-d.[102] merc-s.[54] **Nat-m.**[54] **Olnd.**[102] ph-ac.[54] phos.[54] prim-v.[1125] **Prun.**[54] rauw.[149] **Sep.**[54] **SQUIL.**[1125] **Stigm.**[144] **Stroph.**[102] vip.[102] zea-i.[102]

- **bläulicher** Haut, mit: dig.[171]
- **Urinieren,** mit unwillkürlichem, trockene Haut: apoc.[171]
HAUT; M; Harnwege, mit Beschwerden der
•HAUT; C; Trockenheit

Lebererkrankung, durch: **Apoc.**[102] ars.[102] ars-s-f.[58] asc-c.[54] aur.[102] **AUR-M.**[54] **Boerh.**[1125] **CALC.**[54] **Card-m.**[54] cean.[102] chel.[102] **Chim.**[54] **Chin.**[54] cop.[54] cupr.[54] **Ferr.**[54] **Fl-ac.**[54] glyc-g.[102] iris[54] kali-ar.[58] **Kali-chl.**[54] lac-d.[58] **LACH.**[54] lept.[54] liatr.[102] **LYC.**[54] merc.[54] merc-s.[54] mur-ac.[102] **Nat-m.**[54] **Nux-v.**[54] polym.[102] tarax.[119]

Malaria, nach: nat-m.[58]
ALLGEMEINES; M; Malaria, Beschwerden durch

Menstruationsstörungen, durch, in der Pubertät, oder Menopause: puls.[102]
ALLGEMEINES; M; Pubertät; während

Milzerkrankung, durch: cean.[102] grin.[1125] **LACH.**[54] liatr.[102] querc.[85] squil.[85]

Nephritis, bei: **Apis**[8] **Ars.**[54] **Calc-ar.**[54] **Cupr.**[54] **Dig.**[54] **Gels.**[54] **Helon.**[54] jab.[54] lac-d.[54] **Lach.**[54]

- **weit** fortgeschritten: **LAC-D.**[54]

Neugeborenen, bei: apis[102] carb-v.[102] coffin.[102] dig.[102] lach.[102] sec.[137]

Nierenerkrankung, durch: ampe-qu.[102] ant-t.[102] **Ap-g.**[1125] **Apis**[54] apoc.[58] **Arg-n.**[116] ars.[102] asc-c.[54] aspar.[102] aur.[116] **BETUL.**[1125] **Boerh.**[1125] cahin.[144] **Calc-p.**[54] chel.[1125] **Chim.**[54] **COLCH.**[54] coloc.[54] crot-h.[54] **Dig.**[102] digin.[102] eup-pur.[54] **Glyc-g.**[54] **Hell.**[116] helon.[102] jab.[171] kali-chl.[58] lac-d.[102] liatr.[85] **Merc.**[116] **Merc-c.**[102] merc-d.[102] nit-ac.[116] **Orthos.**[1125] oxyd.[110] phos.[116] plb.[102] ran-s.[1125] rauw.[149] **Sal-ac.**[54] senec.[58] **SER-ANG.**[168] **Solid.**[116] **SQUIL.**[1125] ter.[102] trad.[1125] ur-ac.[102] urea[171]

- **Nierenversagen**: oxyd.[110]

Pocken, bei: **Apis**[102] ars.[102] canth.[102]

Quecksilber-Missbrauch, durch: orthos.[1125]

Scharlach, nach: **Acet-ac.**[54] acon.[102] am-c.[102] **Ambr.**[54] **APIS**[54] apoc.[102] **ARS.**[54] **Asc-c.**[54] **AUR-M.**[54] bar-c.[54] **Bar-m.**[54] bell.[31] **Calc.**[54] **Canth.**[102] **Colch.**[54] coloc.[54] cop.[54] **Crot-h.**[54] dig.[102] **Dulc.**[54] **Glyc-g.**[54] **HELL.**[54] **Hep.**[54] juni-c.[102] kali-c.[31] kali-chl.[102] **LACH.**[54] lyc.[31] **Merc.**[54] **Nat-m.**[54] nat-s.[54] **Phos.**[54] piloc.[102] puls.[31] rhus-t.[31] squil.[102] **Stram.**[54] **TER.**[54] verat.[31] verat-v.[54] zinc.[54]
ALLGEMEINES; M; Scharlach, Folgekrankheiten nach

Schwangerschaft, in der: **Apis**[85] **Apoc.**[54] **Ars.**[54] aur-m.[54] colch.[54] **Dig.**[54] dulc.[54] hell.[54] helon.[54] **Jab.**[54] lyc.[54] merc.[36] merc-c.[54] sanic.[85] uran-n.[54]

- **letzte** Monate: apis[85]

Trockenheit der Haut, mit: cahin.[171]
HAUT; C; Trockenheit

Trunksucht, durch: ars.[102] fl-ac.[58] sulph.[102]
ALLGEMEINES; C; Speisen und Getränke; Alkohol, alkoholische Getränke; agg.

Überanstrengung agg.: apisin.[5]

Urinieren, mit reichlichem: squil.[54]

Verletzung, nach: bell-p.[137] ruta[1125]
ALLGEMEINES; M; Unfall, Beschwerden durch

Verlust von Körperflüssigkeiten, nach: ferr.[102]
ALLGEMEINES; M; Körpersäften, Verlust von; agg.

Verrenkung, nach: bov.[137]

Wundheit in der Uterusregion, mit: conv.[102]

Äußerlich: abel.[149] acet-ac. acetan.[102] acon.[5] adon.[111] adren.[116] aeth.[54] aether[102] agar. agki-p.[85] alco.[36] all-c.[54] am-be.[116] am-c.[5] ambr.[5] **Ammc.**[54] ampe-qu.[142] **Anac-oc.**[54] **Anag.**[54] **ANT-C.** **Ant-t.** anthr.[54] **APIS** **Apoc.**[1125] aral-h.[102] **Arg-n.**[54] arg-p.[102] arn.[102] **ARS.** ars-i. **ARS-S-F.**[54] **Asaf.**[54] **Asc-c.** **Asc-t.**[54] **Aspar.**[54] aur.[5] aur-ar.[58] aur-i.[58] **Aur-m.** **Aur-m-n.**[54] aur-s.[58] **Bac.**[62] **Bar-m.**[54] **Bell.** beta-a.[1125] **Bism.** boerh.[1125] bor-ac.[85] bov.[5] **Brom.**[54] bry. cact. cahin.[102] **Caj.**[54] calad. **Calc.** **Calc-ar.** calc-p.[111] **Calc-s.**[54] calc-sil.[58] camph. cann-s.[5] **Canth.** carb-ac.[25] carb-v.[54] **Carbn-s.** **Card-m.** casc.[54] cedr. cham.[36] chel. **Chen-a.**[54] **Chim.**[54] **CHIN.** **Chin-ar.** **CHLOL.**[54] cinnam.[54] cinnb. coca **Coch.**[54] coff.[5] **COLCH.** **Coll.** coloc. **Con.** conv. convo-a.[10] cop. cortiso.[149] crat.[111] **Crot-h.** cyna.[102] **DIG.** dor.[142] **Dulc.** **Elat.**[54] elmen[9] erig.[54] eup-pur. euph. **Ferr.** ferr-ar. **Ferr-i.** ferr-p. ferr-s.[54] **Fl-ac.**[54] **Form.**[54] frag.[85] **Gamb.**[54] **Glyc-g.** **GRAPH.** **Grat.**[54] guai. **Ham.**[54] **HELL.** **Helon.**[54] **Hep.**[10] **Hippoz.**[54] hom.[85] **Hydr.**[54] hyos. iber.[54] **Ictod.**[54] **IOD.** iris[54] jab. jatr.[85] just.[111] kali-ar. **Kali-c.**[122] kali-chl.[111] **Kali-i.** kali-n. kali-p. kali-s. kalm.[111] kreos.[10] **Lac-d.** **Lach.** lact.[54] lat-k.[85] laur.[5] **Led.** lept.[54] liatr.[5] linu-c.[1125] lith-c.[111] lob.[111] **Lyc.**[54] lycps.[111] mag-m.[5] **MED.** **MERC.**[58] merc-c.[5] mez. mom-b.[72] mur-ac. **Naja**[54] nat-ar. nat-c. nat-m.[5] nat-s.[58] nat-sal.[85] **Nit-ac.** **Nux-m.** **OLND.** **OP.** oxyd.[102] ped.[85] phos.[5] pic-ac. plat. **Plb.** polytr.[142] **Prun.**[111] **Psor.**[54] **Puls.** pyrog.[111] ran-b.[54] rauw.[149] reser.[149] rhod. rhus-t.[5] **Ruta** sabad.[54] **Sabin.** sac-alb.[36] **Sal-ac.**[54] **Samb.** **Samb-c.**[102] saroth.[1125] sars. sec. senec.[58] **Seneg.** **Sep.**[5] sil.[5] **Solid.**[111] **SQUIL.** staph.[5] stram. **Stront-c.**[5] stroph.[116] **Sulph.** tarax.[119] tarent.[36] **TER.** **Teucr.** **Thyr.**[85] til.[111] uran-n.[54] urea[36] **Urt-u.**[111] **Verat.** verat-v.[54] **Verb.** vesp.[85] vinc.[102] vip.[111] zinc. **Zing.**[54]
HAUT; C; Eingedrückt, Vertiefungen, durch Drükken von außen

WASSERSUCHT (Forts.)

- **morgens**: apoc.[111] aur.[5] chin. just.[111] kali-chl.[111] **Nat-c.** phos.[5] sep.[5] sil.[5]
- **vormittags**: apoc.[111] aur.[5] just.[111] kali-chl.[111] phos.[5] sep.[5] sil.[5]
- **alten** Menschen, bei: **KALI-C.**[122]
- **Aussickern** von Serum, mit: hep.[809]
- **hepatischer** Ursprung: tarax.[119]
- **herzbedingt**: apoc.[1125]
- **Scharlach,** nach:
  URIN; C; Eiweißhaltig

erkrankte Körperteile, um: crot-h.[137] loxo-r.[240]

Gelenke: abrot.[137] apisin.[5] arn.[5] bov.[137] bry.[5] canth.[5] cedr.[111] chin.[5] chin-s.[111] iod.[5] kali-chl.[111] kali-i.[111] ran-b.[5] samb.[5]
ALLGEMEINES; O; Gelenke

- **Knochenbrüchen,** Frakturen, nach: bov.[137]

Innerlich: **Acet-ac.**[85] acetan.[102] **Acon.**[5] **Adon.**[102] agki-p.[102] agn. alco.[36] am-be.[102] am-c. ambr. ampe-qu.[102] anag.[85] ang.[10] ant-ar.[116] ant-c. **Ant-t.** anthro.[10] **APIS** apisin.[116] **Apoc.** apoc-a.[85] aran.[149] arg. arg-n.[36] arg-p.[102] arn. **ARS.** ars-i. asc-c.[85] aspar.[85] aur. aur-ar.[58] aur-i.[58] **Aur-m.** aur-s.[58] **Bar-m.**[10] **BELL.** benz-ac.[102] blatta[116] **Blatta-a.**[102] brass.[102] **Bry.** bufo[85] **Cact.**[102] **Cahin.**[102] caj.[85] **Calc.** calc-ar.[102] calc-s.[85] calc-sil.[58] camph. cann-s. canth. caps. carb-v. **CARD-M.** casc.[85] chel.[10] chen-a.[85] chim.[85] **CHIN.** **Chin-ar.** chin-s.[85] chlol.[85] cina cit-l.[85] coca[36] coch.[102] coffin.[102] **COLCH.** coloc. **Con.** **Conv.**[102] cop.[102] cortiso.[149] **Crat.**[102] crot-h.[10] **DIG.** **Dulc.** elat.[102] equis.[85] ery-a.[85] euonin.[85] eup-pur.[116] euph. **Ferr.** ferr-ar. ferr-i.[58] **Ferr-p.** **Fl-ac.**[102] form.[85] gali.[102] glyc-g.[102] graph.[10] grat.[85] guai. **HELL.** hep. hyos. iber.[85] ictod.[85] ign.[5] iod. **Ip.** iris[102] iris-g.[102] jatr.[102] junc.[85] juni-c.[72] juni-v.[25] **Kali-acet.**[10] **Kali-ar.** kali-bi.[116] kali-bit.[116] **Kali-c.** kali-i.[85] kali-m.[85] **Kali-n.**[10] kali-p. kali-s. **Kalm.**[10] lac-d.[85] lach. lact. laur. **Led.** **Liatr.**[85] lith-c.[10] loxo-r.[240] lyc. lycps.[10] med.[58] **Merc.** merc-c.[10] merc-d.[10] merc-s.[10] mez. mom-b.[72] mur-ac. nast.[102] nat-ar.[10] nat-m.[58] nat-s.[58] nit-ac. **Nit-s-d.**[10] nux-m.[36] olnd.[10] onis.[102] **Op.**[5] oxyd.[85] ph-ac. **Phase.**[10] phos. **Piloc.**[102] **Plb.**[10] prim-v.[85] prun.[10] psor.[102] puls. querc.[102] ran-b.[85] **Rhod.**[10] **Rhus-t.** **Ruta**[10] sabad. **Sabin.**[10] sac-alb.[36] samb. **Samb-c.**[102] sanic.[85] sars. sec.[10] senec.[85] **Seneg.** **Sep.** sil. sol-n.[102] **Solid.**[116] spig. spong. **Squil.** stann. stigm.[85] stram. **Stroph.**[10] stry-ar.[102] sul-i.[58] **SULPH.** tarent.[36] **Ter.**[58] teucr. teucr-s.[102] thlaspi[85] thyr.[85] ur-ac.[102] urea[85] urea-n.[116] urt-u.[116] verat. vesi.[85] viol-t. zinc.[5] zing.[85] ziz.[85]

Oberkörper: cortico.[149]

angioneurotisch: agar.[137] aphis.[187] ars.[137] hell.[137] hep.[137] **Rhus-t.**[137] urt-u.[137]

nässend: ars.[102] **Jab.** lyc.[54] merc-c.[54] rhus-t.[5] uran-n.[54]

plötzlich: kali-n.[102]

rot: apis[137] com.[137]

Sack, wie ein: apis[137] ars.[137] kali-c.[137]

schmerzhaft: dulc.[1]

unterdrückt:

- **Hautausschläge,** durch unterdrückte: apis[102] hell.[102] zinc.[102]
- **Urin,** unterdrückter: aral-h.[102] **Hell.**[102]
  ALLGEMEINES; C; Schwäche; Hydrops, bei
  - **Fieber** und Schwäche: hell.[102]
- **Wechselfieber,** von: carb-v.[102] chin.[102] ferr.[102] hell.[102] lac-d.[102]

WINDPOCKEN: achy.[149] acon.[85] ant-c.[137] **Ant-t.**[85] bell.[137] carc.[214] **Led.**[137] **Merc.**[85] puls.[137] rhus-d.[85] **Rhus-t.**[137] sulph.[137]

ZELLGEWEBE, Zerstörung von: apis[36]

ZYANOSE: absin.[36] acetan.[85] acon.[31] agar. alum. **Am-c.** amyg-am.[36] ang.[5] anil.[36] **Ant-ar.**[102] ant-c. **Ant-t.** **Arg-n.** arn. **Ars.** arund.[36] asaf. asar. aur. bar-c. **Bell.** benz-n.[36] bism. bor. both-l.[36] bry. cact. calc.[31] calc-p.[111] **CAMPH.** canth.[5] carb-an. **CARB-V.** carbn-o.[36] caust. cedr. cham. chel. chin. chin-ar. cic. cina cocc. cod.[36] **Con.** **Crot-h.**[36] **CUPR.** cupr-ar.[116] **DIG.** dros. elaps[144] ferr. glon.[111] helo.[102] hep. **Hydr-ac.**[36] hyos. hyper.[1125] ign. iod.[5] **Ip.** jab.[102] jatr.[1125] kali-c.[5] **Kali-chl.** kali-n.[36] **LACH.** **LAUR.** led. loxo-r.[240] lyc. lyss.[144] mang. merc. merc-c.[5] meth-ae-ae.[36] mez.[5] mosch. mur-ac. **Naja** nat-m. nat-ns.[102] nit-ac. nux-m. nux-v. **OP.** ox-ac.[111] oxyu-s.[237] petr.[36] ph-ac. phenac.[85] phos. phyt.[111] plb. psor. puls. **QUEB.**[1125] ran-b. **Rhus-t.** ruta sabad. **Samb.** sant.[36] sars. **Sec.** seneg. sil. spong. staph. stram. stry.[36] sul-ac. sulfon.[85] sulph. tab.[102] thal-s.[102] thuj. uva.[102] **VERAT.** **VERAT-V.**[111] vip.[36] xan. zinc.[5]
GESICHT; C; Farbe, Verfärbung; zyanotisch • ATMUNG; C; Asphyxie, Atemstillstand • BRUST; C; Zyanose • ALLGEMEINES; C; Farbe, Verfärbung; bläulich • ALLGEMEINES; C; Kollaps

Asthma, bei: ars.[102] cupr.[102] samb.[102]
ATMUNG; C; Asthma, asthmatische Atmung; Begleitsymptome

Fieber, während: arund.[36] crot-h.[36]
ALLGEMEINES; M; Fieber; während

Neugeborenen, bei: acon.[31] arn. ars. **Bor.** **Cact.** calc.[31] **Camph.** **Carb-v.** chin. **DIG.** hyper.[1125] **LACH.** **LAUR.** **Naja** op. **Phos.** psor. rhus-t. sec. sulph.
ATMUNG; C; Asphyxie, Atemstillstand; Neugeborenen, bei • ALLGEMEINES; M; Säuglinge, Krankheiten der • ALLGEMEINES; C; Sterbende Säuglinge

Akrozyanose: loxo-r.[240]

abel.	abelmoschus
abies-c.	abies canadensis
abies-n.	abies nigra
abr.	abrus precatorius
abrom-aug.	abroma augusta
abrot.	abrotanum
absin.	absinthium
abut.	cissampelos torulosa
aca-m.	acanthus mollis
acal.	acalypha indica
acan.	acanthus virilis
acet-ac.	aceticum acidum
acetan.	acetanilidum
aceton	acetonum
achy.	achyranthes calea
achy-a.	achyranthes aspera
acon.	aconitum napellus
acon-a.	aconitum anthora
acon-c.	aconitum cammarum
acon-f.	aconitum ferox
acon-l.	aconitum lycoctonum
acon-s.	aconitum septentrionale
aconin.	aconitinum
acor-c.	Acorus calamus
acro-c-f.	actinomyces albus
act-sp.	actaea spicata
adam.	adamas
adan.	adansonia digitata
adax.	adaxukah
adel.	Adelheid aqua
adeps-s.	Adeps suis
adlu.	adlumia fungosa
adon.	adonis vernalis
adon-ae.	adonis aestivalis
adonin.	adonidinum
adox.	adoxa moschatellina
adren.	adrenalinum
aegle.	aegle marmelos
aegle-f.	aegle folia
aego-p.	aegopodium podagraria
aesc.	aesculus hippocastanum
aesc-c.	aesculus cornea
aesc-g.	aesculus glabra
aeth.	aethusa cynapium
aether	aether
aethi-a.	aethiops antimonialis
aethi-m.	aethiops mineralis
aethyl-br.	aethylium bromidum
aethyl-n.	aethylium nitricum
aethyl-s.	aethylium sulfuricum
aga.	agapanthus
agar.	agaricus muscarius
agar-cit.	agaricus citrinus
agar-cpn.	agaricus campanulatus
agar-cps.	agaricus campestris
agar-em.	agaricus emeticus
agar-pa.	agaricus pantherinus
agar-ph.	agaricus phalloides
agar-pr.	agaricus procerus
agar-se.	agaricus semiglobatus
agar-st.	agaricus stercorarius
agar-v.	agaricus vernus
agarin.	agaricinum
agav-a.	agave Americana
agav-t.	agave tequilana
ager.	ageratum conyzoides
agki-p.	Agkistrodon piscivorus
agn.	agnus castus
agra.	agraphis nutans
agri.	agrimonia eupatoria
agro.	agrostema githago
agros.	agrostis alba
ail.	ailanthus glandulosa
alch-v.	alchemilla vulgaris
alco.	alcoholus
alco-s.	alcoholus sulphuris, carboneum sulphuricum
ald.	aldehydum
alet.	aletris farinosa
alf.	alfalfa
all-c.	allium cepa
all-s.	allium sativum
all-u.	allium ursinum
allox.	alloxanum
aln.	alnus rubra
aloe	aloe socotrina
a-dnphen.	alpha-dinitrophenolum
alpi.	alpinia officinarum
alst-c.	alstonia constricta
alst-s.	alstonia scholaris
alth.	althaea officinalis
alum.	alumina
alum-acet.	aluminium aceticum
alum-br.	aluminium bromatum
alum-m.	aluminium muriaticum
alum-met.	aluminium metallicum
alum-p.	aluminium phosphoricum
alum-s.	aluminium sulfuricum
alum-sil.	aluminium silicicum
alumn.	alumen
am-acet.	ammonium aceticum
am-be.	ammonium benzoicum
am-br.	ammonium bromatum
am-c.	ammonium carbonicum
am-caust.	ammonium causticum
am-f.	ammonium fluoratum
am-form.	ammonium formaldehyde
am-i.	ammonium iodatum
am-m.	ammonium muriaticum
am-n.	ammonium nitricum
am-p.	ammonium phosphoricum
am-pic.	ammonium picricum
am-s.	ammonium sulfuricum
am-t.	ammonium tartaricum
am-val.	ammonium valerianicum
am-van.	ammonium vanadinicum
ambr.	ambra grisea
ambro.	ambrosia artemisiaefolia
aml-n.	amylenum nitrosum
ammc.	ammoniacum gummi
ammi-v.	ammi visnaga
amn-l.	amnii liquor
amor-r.	amorphophallus riviere
ampe-qu.	ampelopsis quinquefolia
ampe-tr.	ampelopsis trifoliata
amph.	amphisbaena vermicularis
amphet.	amphetaminum sulfuricum
amyg-am.	amygdalus communis
amyg-d.	amygdalus dulcis
amyg-p.	amygdalus persica
amylam.	amylaminum hydrochloricum
anac.	anacardium orientale
anac-oc.	anacardium occidentale
anag.	anagallis arvensis
anagy.	anagyris foetida
anan.	anantherum muricatum
ander.	andersonia
andr.	androsace lactea
androc.	androctonus amoreuxii hebraeus
androg-p.	andrographis paniculata
ane-n.	anemone nemorosa
ane-r.	anemone ranunculoides
anemps.	anemopsis californica
anet-g.	anethum graveolens
ang.	angustura vera
ange.	angelica atropurpurea
ange-a.	angelica archangelica
ange-b.	angelicae brasiliensis
ange-s.	angelicae sinensis
ango.	angophora lanceolata
anh.	anhalonium lewinii
anil.	anilinum
anil-s.	anilinum sulphuricum
anis.	anisum stellatum
ant.	antimonium
ant-ar.	antimonium arsenicosum
ant-c.	antimonium crudum
ant-chl.	antimonium chloratum
ant-f.	antimonium fluoratum
ant-i.	antimonium iodatum
ant-m.	antimonium muriaticum
ant-n.	antimonium nitricum
ant-n-l.	antimonium natrum lacticum
ant-o.	antimonium oxydatum
ant-s.	antimonium sulphuratum auratum
ant-s-r.	antimonium sulfuratum rubrum
ant-t.	antimonium tartaricum
anth.	anthemis nobilis
anth-c.	anthemis cotula
antho.	anthoxanthum odoratum
anthr.	anthracinum
anthrch.	anthraquinone
anthro.	anthracokali
antipyrin.	antipyrinum
aorta	aorta
ap-g.	apium graveolens
aphis.	aphis chenopodii glauci
aphto.	aphthosinum
apiol.	apiolum
apis	apis mellifica
apisin.	apisinum
apoc.	apocynum cannabinum
apoc-a.	apocynum androsaemifolium
apom.	apomorphinum hydrochloricum
aq-des.	aqua pura
aq-mar.	aqua marina
aq-pet.	aqua petra
aq-sil.	aqua silicata
aqui-c.	aquila chrysaethos
aquil.	aquilegia vulgaris
arag.	aragallus lamberti
aral.	aralia racemosa
aral-h.	aralia hispida
aran.	aranea diadema
aran-ix.	aranea ixobola
aran-s.	aranea scinencia

arb-m.	arbutus menziesii
arbin.	arbutinum
arbu.	arbutus andrachne
arec.	areca catechu
aren-r.	arenaria rubra
arg.	argentum metallicum
arg-br.	argentum bromatum
arg-c.	argentum carbonicum
arg-cy.	argentum cyanatum
arg-f.	argentum fluoratum
arg-i.	argentum iodatum
arg-m.	argentum muriaticum
arg-n.	argentum nitricum
arg-o.	argentum oxydatum
arg-p.	argentum phosphoricum
arg-s.	argentum sulfuricum
arge.	agremone ochroleuca
arge-p.	argemone pleicantha
argo.	argon
argom.	argomon aulaga Ulex Europaeus
arist-cl.	aristolochia clematitis
arist-co.	aristolochia colombiana
arist-m.	aristolochia milhomens
arn.	arnica montana
ars.	arsenicum album
ars-br.	arsenicum bromatum
ars-h.	arsenicum hydrogenisatum
ars-i.	arsenicum iodatum
ars-met.	arsenicum metallicum
ars-n.	arsenicum nitricum
ars-s-f.	arsenicum sulphuratum flavum
ars-s-r.	arsenicum sulphuratum rubrum
arsenal	arsenal
art-tri.	artemisia tridentata
art-v.	artemisia vulgaris
arum-a.	arum arisarum
arum-d.	arum dracontium
arum-dru.	arum dracunculus
arum-i.	arum italicum
arum-m.	arum maculatum
arum-t.	arum triphyllum
arund.	arundo donax
asaf.	asa foetida
asai	asai
asar.	asarum officinale
asar-c.	asarum canadense
asc-ac.	ascorbicum acidum
asc-c.	asclepias cornuti
asc-i.	asclepias incarnata
asc-t.	asclepias tuberosa
asim.	asimina triloba
ask.	askalabotes laevigatus
asp-b.	aspen bach
aspar.	asparagus officinalis
asper.	asperula odorata
asperg-f.	aspergillus fumigatus
asperg-n.	aspergillus niger
aspin.	aspidospermium
asta.	astatinum
astac.	astacus fluviatilis
aster.	asterias rubens
astra-e.	astragalus excapus
astra-me.	astragalus menziesii
astra-mo.	= astra-me. = astragalus menziesii
atha.	athamanta oreoselinum
atista	atista indica
atra-r.	atrax robustus
atri.	atriplex hortensis
atro.	atropinum purum
aug.	augopora
aur.	aurum metallicum
aur-ar.	aurum arsenicum
aur-br.	aurum bromatum
aur-f.	aurum fluoratum
aur-fu.	aurum fulminans
aur-i.	aurum iodatum
aur-m.	aurum muriaticum
aur-m-k.	aurum muriaticum kalinatum
aur-m-n.	aurum muriaticum natronatum
aur-n.	aurum nitricum
aur-p.	aurum phosphoricum
aur-s.	aurum sulphuratum
auto.	autonosode
aven.	avena sativa
aza.	azadirachta indica
ba-sv.	bacillus 7 (Paterson)
ba-tn.	bacillus 10 (Paterson)
bac.	bacillinum Burnett
bac-ts.	bacillinum testium
bacch.	baccharis crispa
bad.	badiaga
baj.	= bry-la.
bals-p.	balsamum peruvianum
bals-t.	balsamum tolutanum
bamb-a.	bambusa arundinacea
bani-c.	banisteria caapi
bapt.	baptisia tinctoria
bapt-c.	baptisia confusa
bar.	baryta metallicum
bar-acet.	baryta acetica
bar-ar.	baryta arsenicosa
bar-br.	baryta bromata
bar-c.	baryta carbonica
bar-f.	baryta fluorica
bar-i.	baryta iodata
bar-m.	baryta muriatica
bar-n.	baryta nitrica
bar-o.	baryta oxydata
bar-p.	baryta phosphorica
bar-s.	baryta sulphurica
barb.	barbae cyprini ova
baros.	barosma crenulatum
bart.	Bartfelder aqua
bcg	BCG
bell.	belladonna
bell-p.	bellis perennis
benz.	benzolum
benz-ac.	benzoicum acidum
benz-d.	benzinum dinitricum
benz-n.	benzinum nitricum
benzin.	benzinum
benzo.	benzoin oderiferum
benzoq.	benzoquinone
berb.	berberis vulgaris
berb-a.	berberis aquifolium
berbin.	berberinum
beryl.	beryllium metallicum
beryl-m.	beryllium muriaticum
beta.	beta vulgaris
beta-a.	beta vulgaris altissima
betin.	betainum muriaticum
betul.	betula alba
bism.	bismuthum-sn. (+ -o.) (old abbr.)
bism-met.	bismuthum metallicum
biti-a.	bitis gabonica
bix.	bixa orellana
blatta	blatta orientalis
blatta-a.	blatta Americana
blum-o.	blumea odorata
boerh.	boerhavia diffusa
bol.	boletus laricis
bol-lu.	boletus luridus
bol-s.	boletus satanas
bold.	boldo fragrans
bomb-chr.	bombyx chrysorrhea
bomb-pr.	bombyx processionea
bond.	Bondonneau aqua
bor.	borax veneta
bor-ac.	boricum acidum
bor-met.	borium purum
borag.	borrago officinalis
bos-c.	boswellia carterii birdw.
bos-s.	boswellia socotrina
both-a.	bothrops atrox
both-l.	bothrops lanceolatus
bothr-l.	bothriocephalus latus
botul.	botulinum
bov.	bovista lycoperdon
bowd.	bowdichea major
brach.	brachyglottis repens
brahmi	brahmi
bran.	heracleum sphondylium
brass.	brassica napus oleifera (old abbr.)
brass-o.	brassica oleracea rubra
brom.	bromum
brom-ac.	bromium acidum
bromu.	bromus mollis
bros-g.	brosimum gaudichaudi
bruc.	brucea antidysenterica
brucel.	brucella melitensis
brucin.	brucinum
bry.	bryonia alba
bufo	bufo rana
bufo-s.	bufo sahytiensis
bung-c.	bungarus candidus
bung-f.	bungurus fasciatus
buni-o.	bunias orientalis
but-ac.	butyricum acidum
buth-aust.	buthus Australis
bux.	buxus sempervirens
c-di-o.	carbon dioxide
cac.	cacao
cact.	cactus grandiflorus
cactin.	cactinum mexicanum
cadm.	cadmium metallicum
cadm-ar.	cadmium arsenicosum
cadm-br.	cadmium bromatum
cadm-f.	cadmium fluoratum
cadm-i.	cadmium iodatum
cadm-m.	cadmium muriaticum
cadm-n.	cadmium nitricum
cadm-o.	cadmium oxydatum
cadm-p.	cadmium phosphoricum
cadm-s.	cadmium sulphuratum
cael.	caela zacatechichi
caer-i-s.	caerulum

caes.	caesium metallicum
caesal.	caesalpinia bonducella
cahin.	cainca
caj.	cajuputum
calad.	caladium seguinum
calag.	calaguala
calam-a.	calamus aromaticus
calc.	calcarea carbonica
calc-acet.	calcarea acetica
calc-ar.	calcarea arsenicosa
calc-br.	calcarea bromata
calc-cal.	calcarea calcinata
calc-caust.	calcarea caustica
calc-chln.	calcarea chlorinata
calc-f.	calcarea fluorica
calc-hp.	calcarea hypophosphorosa
calc-i.	calcarea iodata
calc-l.	calcarea lactica
calc-l-n.	calcarea lactica natronata
calc-l-p.	calcarea lactophosphorica
calc-m.	calcarea muriatica
calc-n.	calcarea nitrica
calc-o-t.	calcarea ovi testae
calc-ox.	calcarea oxalica
calc-p.	calcarea phosphorica
calc-pic.	calcarea picrica
calc-s.	calcarea sulphurica
calc-sil.	calcarea silicata
calc-st-sula.	calcarea stibiato-sulphurata
calcul-r.	calculus renalis
calen.	calendula officinalis
calli.	calliandra houstoni
callun.	calluna vulgaris
calo.	calotropis gigantea
calo-l.	calotropis lactum
calth.	caltha palustris
calx-b.	limestone Burren
camph.	camphora officinalis
camph-ac.	camphoricum acidum
camph-br.	camphora bromata
canch.	canchalagua
cand-a.	candida albicans
cand-p.	candida parapsilosis
cann-i.	cannabis indica
cann-s.	cannabis sativa
canna	canna angustifolia
canth.	cantharis vesicatoria
canthin.	cantharidinum
capp.	capparis coriaccea
caps.	capsicum annuum
carb-ac.	carbolicum acidum
carb-an.	carbo animalis
carb-v.	carbo vegetabilis
carbn.	carboneum
carbn-chl.	carboneum chloratum
carbn-h.	carboneum hydrogenisatum
carbn-o.	carboneum oxygenisatum
carbn-s.	carboneum sulphuratum
carc.	carcinosinum
card-b.	carduus benedictus
card-m.	carduus marianus
carda.	cardamine pratensis
cardi-h.	cardiospermum halicacabum
cardz.	cardiazol
care-a.	carex arenaria
cari.	carica papaya
carl.	Carlsbad aqua
carn-g.	carnegia gigantea
carp.	carpinus betulus
cartil-s.	cartilago suis
caru.	carum carvi
cary.	carya alba
casc.	cascarilla
cass.	cassada
cassi-a.	cassia alata
cassi-f.	cassia fistula
cassi-m.	cassia medica
cassi-s.	cassia sophera
cast.	castoreum canadense
cast-eq.	castor equi
cast-v.	castanea vesca
cat.	catuaba
catal.	catalpa bignonoides
catar.	cataria nepeta
cath-a.	cathartes aura
caul.	caulophyllum thalictroides
caust.	causticum
cean.	ceanothus Americanus
cean-tr.	ceanothus thrysiflorus
cecr.	cecropia mexicana
cecr-p.	cecropia palmata
cedr.	cedron
celt.	celtis occidentalis
cem.	cement
cench.	cenchris contortrix
cent.	centaurea tagana
cent-u.	centaurea umbellata
ceph.	cephalanthus occidentalis
cephd.	cephalandra indica
cer.	cerium metallicum
cer-ox.	cerium oxalicum
cere-b.	cereus bonplandii
cere-s.	cereus serpentinus
ceref.	cerefolium sativum
cerv.	cervus brasilicus
ceto.	cetonia aurata
cetr.	cetraria islandica
ch-bd-B.	chestnut buds bach
cham.	chamomilla
chamae.	chamaedrys
chap.	chaparro amargoso
chasm.	chasmanthera palmata
chaul.	chaulmoogra
cheir.	cheiranthus cheiri
chel.	chelidonium majus
chel-g.	chelidonium glaucum
chelin.	chelidoninum
chelo.	chelone glabra
chen-a.	chenopodium anthelminticum
chen-am.	chenopodium ambrosioides
chen-v.	chenopodium vulvaria
chic-b.	chicory bach
chim.	chimaphila umbellata
chim-m.	chimaphila maculata
chim-rot.	chimaphila rotundifolia
chin.	china officinalis
chin-ar.	chininum arsenicosum
chin-b.	china boliviana
chin-hydr.	chininum hydrocyanicum
chin-m.	chininum muriaticum
chin-s.	chininum sulphuricum
chin-sal.	chininum salicylicum
chin-val.	chininum valerianicum
chinid.	chinidinum hydrochloricum
chinin.	chininum purum
chion.	chionanthus virginica
chlf.	chloroformium
chlol.	chloralum hydratum
chlor.	chlorum
chloram.	chloramphenicolum
chlorpr.	chlorpromazinum
chlph.	chlorophyllum
cho.	cholas terrapina
choc.	chocolate
chol.	cholesterinum
cholin.	cholinum
choph.	chopheenee
chr.	chromium metallicum
chr-ac.	chromicum acidum
chr-m.	chromium muriaticum
chr-o.	chromium oxydatum
chr-p.	chromium phosphoricum
chr-s.	chromium sulphuricum
chrys-ac.	chrysophanicum acidum
chrysan.	chrysanthemum leucanthemum
chrysar.	chrysarobinum
chrysi.	chrysis
cic.	cicuta virosa
cic-m.	cicuta maculata
cice.	cicer arietinum
cich.	cichorium intybus
cimic.	cimicifuga racemosa
cimx.	cimex lectularius
cina	cina maritima
cinch.	cinchoninum sulphuricum
cine.	cineraria maritima
cinnam.	cinnamomum zeylanicum
cinnb.	cinnabaris
cist.	cistus canadensis
cit-ac.	citricum acidum
cit-d.	citrus decumana
cit-l.	citrus limonum
cit-v.	citrus vulgaris
citl-v.	citrullus vulgaris
clad-p.	cladonia pyxidata
clem.	clematis erecta
clem-b.	clematis bach
clem-vir.	clematis virginiana
clem-vit.	clematis vitalba
cler-i.	clerodendron infortunatum
cob.	cobaltum metallicum
cob-chl.	cobaltum chloridum
cob-f.	cobaltum fluoratum
cob-i.	cobaltum iodatum
cob-m.	cobaltum muriaticum
cob-n.	cobaltum nitricum
cob-o.	cobaltum oxydatum
cob-p.	cobaltum phosphoricum
cob-s.	cobaltum sulfuricum
cob-sil.	cobaltum silicatum
coc-c.	coccus cacti
coca	coca
cocain.	cocainum hydrochloricum
cocc.	cocculus indicus
coccal	bacillus Coccal co. (Paterson)

cocci-s.	coccinella septempunctata
coch.	cochlearia armoracia
coch-o.	cochlearia officinalis
coco-n.	cocos nucifera
cod.	codeinum
coenz-a.	coenzyme A
coff.	coffea cruda
coff-t.	coffea tosta
coffin.	coffeinum
col-a.	coleus aromaticus
colch.	colchicum autumnale
colchin.	colchicinum
coli.	colibacillinum
coll.	collinsonia canadensis
coloc.	colocynthis
colocin.	colocynthinum
colos.	colostrum
com.	comocladia dentata
con.	conium maculatum
conch.	conchiolinum
conin.	coniinum
conin-br.	coniinum bromatum
conv.	convallaria majalis
convo-a.	convolvulus arvensis
convo-d.	convolvulus duartinus
convo-s.	convolvulus stans
cop.	copaiva officinalis
cor-r.	corallium rubrum
cord.	cordia coffeoide
corh.	corallorhiza odontorhiza
cori-m.	coriaria myrtifolia
cori-r.	coriaria ruscifolia
coriand.	coriandrum sativum
corn.	cornus circinata
corn-a.	cornus alternifolia
corn-f.	cornus florida
corn-s.	cornus sericea
corp-l.	corpus luteum
cortico.	corticotropinum
cortiso.	cortisonum
corv-c.	corvus corax
cory.	corydalis formosa
cory-c.	corydalis cava
cosm.	cosmolin
cost-p.	costus pisonis
cot.	cotyledon umbilicus
coto	coto
cras-o.	crassula obliqua
crat.	crataegus oxyacantha
croc.	crocus sativus
crot-c.	crotalus cascavella
crot-h.	crotalus horridus
croto-ca.	croton campestris
croto-chlol.	croton chloralum
croto-t.	croton tiglium
cryp.	cryptopinum
cub.	cubeba officinalis
cuc-c.	cucurbita citrullus
cuc-p.	cucurbita pepo
culx.	culex musca
cumin.	cumarinum
cund.	cundurango
cuph.	cuphea viscosissima
cupr.	cuprum metallicum
cupr-acet.	cuprum aceticum
cupr-am-s.	cuprum ammoniae sulphuricum
cupr-ar.	cuprum arsenicosum
cupr-c.	cuprum carbonicum
cupr-cy.	cuprum cyanatum
cupr-f.	cuprum fluoratum
cupr-m.	cuprum muriaticum
cupr-n.	cuprum nitricum
cupr-o.	cuprum oxydatum nigrum
cupr-p.	cuprum phosphoricum
cupr-s.	cuprum sulphuricum
cupr-sil.	cuprum silicatum
cupre-aust.	cupressus Australis
cupre-l.	cupressus lawsoniana
cur.	curare
curc.	curcuma javanensis
cycl.	cyclamen Europaeum
cyclos.	cyclosporinum
cyd.	cydonia vulgaris
cymbo-ci.	cymbopogon citratus
cymin.	cymarinum
cyn-d.	cynodon dactylon
cyna.	cynara scolymus
cyno.	cynoglossum officinale
cypr.	cypripedium pubescens
cypra-e.	Cypraea eglantina
cyrt-p.	cyrtopodium punctatum
cystin.	cysteinum
cyt-l.	cytisus laburnum
cytin.	cytisinum
dam.	damiana
daph.	daphne indica
dat-a.	datura arborea
dat-f.	datura ferox
dat-m.	datura metel
dat-s.	datura sanguinea
datin.	daturinum
datis.	datisca cannabina
dauc.	daucus carota
del.	delphinus amazonicus
delphin.	delphininum staphysagria
dema.	dematium petraeum
dendro-p.	dendroaspis polylepsis
der.	derris pinnata
des-ac.	desoxyribonucleicum acidum
des-r.	desmoncus rudentum
desm-g.	desmodium gangeticum
dial.	dialium ferrum
dicha.	dichapetalum
dict.	dictamnus albus
dig.	digitalis purpurea
dig-l.	digitalis lanata
digin.	digitalinum
digox.	digitoxinum
dion-m.	dionaea muscipula
dios.	dioscorea villosa
dios-p.	dioscorea petrea
diosm.	diosma lincaris
dip.	dipodium punctatum
diph.	diphtherinum
diphtox.	diphtherotoxinum
dips-s.	dipsacus silvestris
dirc.	dirca palustris
ditin.	ditainum
dol.	dolichos pruriens
dor.	doryphora decemlineata
dros.	drosera rotundifolia
dttab.	diphthero-tetano-typho-paratyphoidicum
dubin.	duboisinum
dulc.	dulcamara
dys-co.	bacillus dysenteriae (Bach)
eaux	Eaux Bonnes aqua
eberth.	eberthinum
echi.	echinacea angustifolia
echi-p.	echinacea purpurea
echit.	echites suberecta
eich-c.	eichhornia crassipes
elae.	elaeis guineensis
elaps	elaps corallinus
elat.	elaterium
electr.	electricitas
elem.	elemuy gauteria
elmen	elmen soodbad
emb.	embelia ribes
emb-off.	embelica officinalis
emetin.	emetinum
ems	ems aqua
enteroc.	enterococcinum
eos.	eosinum
ephe.	ephedra vulgaris
ephin.	ephedrinum muriatium
epig.	epigea repens
epih.	epihysterinum
epil.	epilobium palustre
epil-a.	epilobium angustifolium
epip.	epiphegus virginiana
equis.	equisetum hyemale
equis-a.	equisetum arvense
eran.	eranthis hymnalis
erech.	erechthites hieracifolia
ergot.	ergotinum
erig.	erigeron canadense
erio.	eriodictyon californicum
erod.	erodium cicutarium
erv.	ervum ervilia
ery-a.	eryngium aquaticum
ery-m.	eryngium maritimum
eryt-j.	erythrophlaeum judiciale
eryth.	erythrinus
esch.	eschscholtzia californica
esin.	eserinum
esin-sal.	eserinum salicylicum
esp-g.	espeletia grandiflora
eucal.	eucalyptus globulus
eucal-r.	eucalyptus rostrata
eucal-t.	eucalyptus tereticorti
eucol.	eucalyptolum
eug.	eugenia jambos
euon.	euonymus Europaea
euon-a.	euonymus atropurpurea
euonin.	euonyminum
eup-a.	eupatorium aromaticum
eup-c.	eupatorium cannabinum
eup-d.	eupatorium dendroides
eup-per.	eupatorium perfoliatum
eup-pur.	eupatorium purpureum
euph.	euphorbium officinarum
euph-a.	euphorbia amygdaloides
euph-c.	euphorbia corollata
euph-cy.	euphorbia cyparissias
euph-he.	euphorbia heterodoxa
euph-hy.	euphorbia hypericifolia
euph-ip.	euphorbia ipecacuanhae
euph-l.	euphorbia lathyris

euph-m. euphorbia marginata
euph-pe. euphorbia peplus
euph-pi. euphorbia pilulifera
euph-po. euphorbia polycarpa
euph-pr. euphorbia prostata
euphr. euphrasia officinalis
eupi. eupionum
excr-can. excrementum caninum
eys. eysenhardtia polystachia
fab. fabiana imbricata
fago. fagopyrum esculentum
fagu. fagus sylvatica
falco-p. falcon peregrinus disciplinatus
fel. fel tauri
feld. feldspar
ferr. ferrum metallicum
ferr-acet. ferrum aceticum
ferr-ar. ferrum arsenicosum
ferr-br. ferrum bromatum
ferr-c. ferrum carbonicum
ferr-cit. ferrum citricum
ferr-cy. ferrum cyanatum
ferr-f. ferrum fluoratum
ferr-i. ferrum iodatum
ferr-l. ferrum lacticum
ferr-m. ferrum muriaticum
ferr-ma. ferrum magneticum
ferr-n. ferrum nitricum
ferr-o-r. ferrum oxydatum rubrum
ferr-p. ferrum phosphoricum
ferr-p-h. ferrum phosphoricum hydricum
ferr-pic. ferrum picricum
ferr-prox. ferrum protoxalatum
ferr-py. ferrum pyrophosphoricum
ferr-s. ferrum sulphuricum
ferr-sil. ferrum silicicum
ferr-t. ferrum tartaricum
ferr-val. ferrum valerianicum
ferul. ferula glauca
fibrin. fibrinum
fic. ficus religiosa
fic-c. ficus carica
fic-i. ficus indica
fic-v. ficus venosa
fil. filix mas
fl. fluor purum
fl-ac. fluoricum acidum
flav. flavus
flor-p. flor de piedra
fluoform. fluoroformium
foen. foeniculum sativum
foll. folliculinum
form. formica rufa
form-ac. formicicum acidum
formal. formalinum
frag. fragaria vesca
fram. framboesinum
franc. franciscea uniflora
franz. Franzensbad aqua
frax. fraxinus Americana
frax-e. fraxinus excelsior
fried. friedrichhaller aqua
fuc. fucus vesiculosus
fuch. fuchsinum
fuli. fuligo ligni
fum. fumaria officinalis
fumar-ac. fumaricum acidum
furf-i. furfur iritici
gad. gadus morrhua
gaert. bacillus Gaertner (Bach)
gala. galanthus nivalis
galeg. galega officinalis
galeo. galeopsis segetum
galeo-c. galeocerdo cuvier hepar
gali. galium aparine
galin. galinsoga parviflora
gall. gallium metallicum
gall-ac. gallicum acidum
gall-f. gallium fluoratum
gall-m. gallium muriaticum
gall-o. gallium oxydatum
gall-p. gallium phosphoricum
gall-s. gallium sulphuricum
galph. galphimia glauca
galv. galvanismus
gamb. gambogia
gast. Gastein aqua
gaul. gaultheria procumbens
gelin. gelatinum
gels. gelsemium sempervirens
genist. genista tinctoria
gent-c. gentiana cruciata
gent-l. gentiana lutea
gent-q. gentiana quinquefolia
geo. geoffroya vermifuga
ger. geranium maculatum
ger-r. geranium robertianum
gerin. geraninum
germ. germanium metallicum
get. Gettysburg aqua
geum geum rivale
gink. ginkgo biloba
gins. ginseng quinquefolium
glech. glechoma hederacea
glon. glonoinum
glyc. glycerinum
glyc-g. glycyrrhiza glabra
gnaph. gnaphalium polycephalum
gomph. gomphocarpus fructicosus
gonotox. gonotoxinum
goss. gossypium herbaceum
gran. granatum
granit-m. granitum murvey
graph. graphites
grat. gratiola officinalis
grin. grindelia robusta
gua. guaco
guai. guajacum officinale
guajol. guajacolum
guan. guaninum
guano guano Australis
guare. guarea trichiloides
guat. guatteria gaumeri
guipsin. guipsinum
gunp. gunpowder
gymn. gymnocladus canadensis
gymne. gymnema sylvestre
haem. haematoxylon campechianum
haff. haffkine
hafn. hafnium metallicum
haliae-lc. haliaeetus leucocephalus
hall Hall aqua
halo. haloperidolum
ham. hamamelis virginiana
hapl-b. haplopappus baylahuen
harp. harpagophytum procumbens
hecla. Hecla lava
hed. hedera helix
hedeo. hedeoma pulegioides
hedy. hedysarum ildefonsianum
heli. helium
helia. helianthus annuus
helia-m. helianthemum nummularium
helin. heloninum
helio. heliotropium peruvianum
hell. helleborus niger
hell-f. helleborus foetidus
hell-o. helleborus orientalis
hell-v. helleborus viridis
helm. helminthochortos
helo. heloderma-h. + -s. (old abbr.)
helod-c. helodrilus caliginosus
helon. helonias dioica
helx. helix tosta
hemid. hemidesmus indica
hep. hepar sulphur
hepat. hepatica triloba
herin. heroinum
hern-g. herniaria glabra
heuch. heuchera Americana
hier-p. hieracium pilosella
hip-ac. hippuricum acidum
hipp. hippomanes
hippoz. hippozaeninum
hir. hirudo medicinalis
hist. histaminum
histid. histidinum muriaticum
ho. strychnos gaultheriana
hoch. aqua Hochstein
hoit. hoitzia coccinea
hom. homarus gammarus
home. homeria collina
hott. hottonia palustris
hume. humea elegans
hura hura brasiliensis
hura-c. hura crepitans
hydr. hydrastis canadensis
hydr-ac. hydrocyanicum acidum
hydr-m. hydrazinum muriaticum
hydrang. hydrangea arborescens
hydrc. hydrocotyle asiatica
hydrin-m. hydrastininum muriaticum
hydrin-s. hydrastininum sulphuricum
hydro-c. hydrophis cyanocinctus
hydro-v. hydrophyllum virginicum
hydrobr-ac. hydrobromicum acidum
hydrog. hydrogenium
hymosa hymosa
hyos. hyoscyamus niger
hyosin. hyosciaminum-s. + -hbr. (old abbr.)
hyper. hypericum perforatum
hypoth. hypothalamus
hyssop. hyssopus officinalis
ias. iaspis
iber. iberis amara
ichth. ichthyolum

ictod.	ictodes foetida
ig-a.	immunoglobulin A
ign.	ignatia amara
ignis	ignis alcoholis
illec.	illecebrum verticillatum
ilx-a.	ilex aquifolium
ilx-c.	ilex casseine
ilx-v.	ilex vomitoria
imp.	imperatoria ostruthium
imp-b.	impatiens balsamina
ind.	indium metallicum
indg.	indigo tinctoria
indol.	indolum
influ.	influenzinum
ingluv.	ingluvin
insulin	insulinum
inul.	inula helenium
iod.	iodium
iod-ac.	iodium aceticum
iodof.	iodoformium
ip.	ipecacuanha
ipom.	ipomoea purpurea
irid.	iridium metallicum
irid-m.	iridium muriaticum
iris	iris versicolor
iris-fa.	iris factissima
iris-fl.	iris florentina
iris-foe.	iris foetidissima
iris-g.	iris germanica
iris-ps.	iris pseudacorus
iris-t.	iris tenax
irisin.	irisinum
itu	itu
jab.	jaborandi
jac.	jacaranda gualandai
jac-c.	jacaranda caroba
jal.	jalapa
jasm.	jasminum officinale
jatr.	jatropha curcas
jatr-u.	jatropha urens
jatz.	Jatzfeld aqua
jeqol.	jequiritolum
joan.	joanesia asoca
jug-c.	juglans cinerea
jug-r.	juglans regia
juglin.	juglandinum
junc.	juncus effusus
junc-p.	juncus pilosus
juni-b.	juniperus brasiliensis
juni-c.	juniperus communis
juni-v.	juniperus virginiana
just.	justicia adhatoda
just-r.	justicia rubrum
kalam.	kalamegh
kali.	kalium metallicum
kali-acet.	kalium aceticum
kali-ar.	kalium arsenicosum
kali-bi.	kalium bichromicum
kali-bit.	kalium bitartaricum
kali-br.	kalium bromatum
kali-c.	kalium carbonicum
kali-chl.	kalium chloricum
kali-chls.	kalium chlorosum
kali-chr.	kalium chromicum
kali-cit.	kalium citricum
kali-cy.	kalium cyanatum
kali-f.	kalium fluoratum
kali-fcy.	kalium ferrocyanatum
kali-hp.	kalium hypophosphoricum
kali-i.	kalium iodatum
kali-l.	kalium lacticum
kali-m.	kalium muriaticum
kali-ma.	kalium permanganatum
kali-n.	kalium nitricum
kali-o.	kalium oxydatum
kali-ox.	kalium oxalicum
kali-p.	kalium phosphoricum
kali-pic.	kalium picricum
kali-picn.	kalium picronitricum
kali-s.	kalium sulphuricum
kali-s-chr.	kalium sulphuricum chromicum
kali-sal.	kalium salicylicum
kali-sil.	kalium silicicum
kali-sula.	kalium sulphuratum
kali-t.	kalium tartaricum
kali-tel.	kalium telluricum
kali-x.	kalium xanthogenicum
kalm.	kalmia latifolia
kam.	kamala
kaol.	Kaolinum
kara.	karaka
karw-h.	karwinskia humboldtiana
kerose.	kerosenum
keroso.	kerosolenum
keto-ac.	ketoglutaricum acidum
kiss.	Kissingen aqua
knau.	knautia arvensis
kola.	kola
kosen	Kosen aqua
kou.	kousso
kreos.	kreosotum
kres.	kresolum
kron.	Kronthal aqua
kryp.	krypton
kurch.	kurchi
lac-ac.	lacticum acidum
lac-as.	lac asinum
lac-c.	lac caninum
lac-cpr.	lac caprinum
lac-d.	lac vaccinum defloratum
lac-del.	lac delphinum
lac-eq.	lac equinum
lac-f.	lac felinum
lac-h.	lac humanum
lac-leo.	lac leoninum
lac-lox-a.	lac loxodonta Africana
lac-lup.	lac lupinum
lac-urs.	lac ursinum
lac-v.	lac vaccinum
lac-v-b.	lac vaccinum butyricum
lac-v-c.	lac vaccinum coagulatum
lac-v-f.	lac vaccinum flos
lacer.	lacerta agilis
lach.	lachesis mutus
lachn.	lachnanthes tinctoria
lact.	lactuca virosa
lact-e.	lactuca elongata
lact-s.	lactuca sativa
lager	lager beer
lam.	lamium album
lamin.	laminaria digitata
land.	Landeck aqua
lang.	langebrucken aqua
lanol.	lanolinum
lant.	lanthanum metallicum
lant-n.	lanthanum nitricum
lant-o.	lanthanum oxydatum
lant-s.	lanthanum sulfuricum
lap-a.	lapis albus
lap-laz.	lapis lazuli
lapa.	lapathum acutum
lappa	lappa arctium
laps.	lapsana communis
lar-ar.	larus argentatus
lat-h.	latrodectus haseltii
lat-k.	latrodectus katipo
lat-m.	latrodectus mactans
lath.	lathyrus sativus
laur.	laurocerasus
lav-v.	lavandula officinalis
lec.	lecithinum
led.	ledum palustre
lem-m.	lemna minor
leon.	leonurus cardiaca
lepi.	lepidium bonariense
lepro.	leprominium
lept.	leptandra virginica
leptol.	leptolobium elegans
leptos.	leptospira ictero-hemorrhagica
lesp-c.	lespedeza capitata
lesp-s.	lespedeza sieboldii
leuc-a.	leucas aspera
lev.	Levico aqua
levi-o.	levisticum officinale
levo.	levomepromazinum
liatr.	liatris spicata
lig-v.	ligustrum vulgare
lil-s.	lilium superbum
lil-t.	lilium tigrinum
lim.	limulus cyclops
lim-b-c.	limenitis bredowii californica
lina.	linaria vulgaris
linu-c.	linum catharticum
linu-u.	linum usitatissimum
lip.	lippia mexicana
lipp.	Lippspringe aqua
lith.	lithium metallicum
lith-be.	lithium benzoicum
lith-br.	lithium bromatum
lith-c.	lithium carbonicum
lith-chl.	lithium chloricum
lith-i.	lithium iodatum
lith-l.	lithium lacticum
lith-m.	lithium muriaticum
lith-p.	lithium phosphoricum
lith-s.	lithium sulfuricum
lith-sal.	lithium salicylicum
loa.	loasa tricolor
lob.	lobelia inflata
lob-c.	lobelia cardinalis
lob-d.	lobelia dortmanna
lob-e.	lobelia erinus
lob-p.	lobelia purpurascens
lob-s.	lobelia syphilitica
lobin.	lobelinum
lol.	lolium temulentum
lon-c.	lonicera caprifolium
lon-p.	lonicera periclymenum
lon-x.	lonicera xylosteum
loxo-l.	loxosceles laeta
loxo-p.	loxosceles parrami

loxo-r.	loxosceles reclusa
luf-a.	luffa amara
luf-act.	luffa actangula
luf-b.	luffa bindal
luf-op.	luffa operculata
luna	luna
lup.	lupulus humulus
lupin.	lupulinum
lutein.	luteinum
lyc.	lycopodium clavatum
lycpr.	lycopersicum esculentum
lycps.	lycopus virginicus
lysid.	lysidinum
lysim.	lysimachia nummularia
lyss.	lysinum
lythr-s.	lythrum salicaria
m-arct.	magnetis polus arcticus
m-art.	magnetis poli ambo
m-aust.	magnetis polus australis
m-p-a.	M.p.a.
macrin.	macrotinum
macroz.	macroziama spiralis
mag.	magnesium metallicum
mag-acet.	magnesium aceticum
mag-bcit.	magnesium borocitricum
mag-br.	magnesium bromatum
mag-c.	magnesium carbonicum
mag-f.	magnesium fluoratum
mag-i.	magnesium iodatum
mag-l.	magnesium lacticum
mag-m.	magnesium muriaticum
mag-n.	magnesium nitricum
mag-o.	magnesium oxydatum
mag-p.	magnesium phosphoricum
mag-s.	magnesium sulphuricum
mag-sil.	magnesium silicatum
mag-u.	magnesia usta
magn-gl.	magnolia glauca
magn-gr.	magnolia grandiflora
maia-l.	maiasaura lapidea
maka.	makaradwaja
mal-p.	malus pumila
maland.	malandrinum
malar.	malaria nosode
malatox.	malariatoxinum
malv.	malva sylvestris
mamm.	glandula mammalis
manc.	mancinella
mand.	mandragora officinarum
mang.	manganum-act. + -c. (old abbr.)
mang-acet.	manganum aceticum
mang-coll.	manganum colloidale
mang-i.	manganum iodatum
mang-l.	manganum lacticum
mang-m.	manganum muriaticum
mang-met.	manganum metallicum
mang-o.	manganum oxydatum
mang-p.	manganum phosphoricum
mang-s.	manganum sulphuricum
mangi.	mangifera indica
mannit.	mannitol
mant-r.	mantis religiosa
manz.	manzanita
marien.	marienbader kurbrunner
marm-w.	white marble
marr.	marrubium album
mate	ilex mate
mati.	matico
matr-d.	matricaria discoidea
matth.	matthiola graeca
mec.	meconinum
med.	medorrhinum
medul-o.	medulla oblongata
medul-s.	medulla spinalis
medus.	medusa
mein.	Meinberg Pyrmont aqua
mel	mel
mel-c-s.	mel cum sale
mela.	melastoma Ackermanni
melal.	melaleuca hypericifolia
meli.	melilotus officinalis
meli-a.	melilotus alba
melis.	melissa officinalis
melit.	melitagrinum
meloe	meloe majalis
meningoc.	meningococcinum
menis.	menispermum canadense
menth.	mentha piperita
menth-pu.	mentha pulegium
menth-v.	mentha viridis
menthol	mentholum
meny.	menyanthes trifoliata
meph.	mephitis putorius
merc.	mercurius solubilis
merc-acet.	mercurius aceticus
merc-aur.	mercurius arsenicicus
merc-br.	mercurius bromatus
merc-c.	mercurius corrosivus
merc-cy.	mercurius chloroiodatus
merc-d.	mercurius cyanatus
merc-f.	mercurius dulcis
merc-i-f.	mercurius fluoratum
merc-i-r.	mercurius iodatus flavus
merc-k-i.	mercurius biniodatus cum kali iodatum
merc-meth.	mercurius methylenus
merc-n.	mercurius nitricus
merc-p.	mercurius phosphoricus
merc-pr-a.	mercurius praecipitatus albus
merc-pr-f.	mercurius praecipitatus flavus
merc-pr-r.	mercurius praecipitatus ruber
merc-r.	mercurius rhodanatus
merc-s.	mercurius sulphuricus
merc-s-cy.	mercurius sulphocyanatus
merc-tn.	mercurius tannicus
merl.	mercurialis perennis
mese-c.	mesembryanthemum cristallinum
mesm.	mesmerismus
meth-ae-ae.	methylium aethyloaethereum
methion.	methioninum
methyl.	methylenum coeruleum
methyl-chl.	methylenum bichloratum
methyl-sal.	methylium salicylicum
methys.	methysergidum
mez.	mezereum
mica	mica
micr.	micromeria douglasii
mika.	mikania setigera
mill.	millefolium herba
mim-h.	mimosa humilis
mim-p.	mimosa pudica
mimul-b.	mimulus guttatus
mimul-l.	mimulus luteus
miss.	Mississquoi aqua
mit.	mitchella repens
moly.	molybdenium metallicum
moly-m.	molybdenium muriaticum
mom-b.	momordica balsamica
mom-ch.	momordica charantia
moni.	monilia albicans
mono.	monotropa uniflora
mons.	monsonia ovata
monst.	monstera pertusa
mor-n.	morus nigra
morbill.	morbillinum
morg.	bacillus Morgan pure (Paterson)
morg-g.	bacillus Morgan-Gaertner (Paterson)
morph.	morphinum and salts (old abbr.)
morph-acet.	morphinum aceticum
morph-m.	morphinum muriaticum
morph-s.	morphinum sulphuricum
mosch.	moschus
muc-nas.	mucosa nasalis
muc-u.	mucuna urens
mucor	mucor mucedo
mucot.	mucotoxinum
mur-ac.	muriaticum acidum
muru.	murure leite
murx.	murex purpurea
musa	musa sapientum
musan.	musanga cecropioides
muscin.	muscarinum
mut.	bacillus Mutabile (Bach)
mygal.	mygale lasiodora
myos.	myosotis symphytifolia
myos-a.	myosotis arvensis
myric.	myrica cerifera
myris.	myristica sebifera
myrrh.	myrrha
myrt-c.	myrtus communis
myrt-ch.	myrtus cheken
myrt-p.	myrtus pimenta
n-leuc.	norleucine
nabal.	nabalus serpentarius
NAD	nicotinamide adenine dinucleotide
naja	naja tripudians
napht.	naphtha
naphtin.	naphthalinum
narc-po.	narcissus poeticus
narc-ps.	narcissus pseudonarcissus
narcin.	narceinum
narcot.	narcotinum
narcot-acet.	narcotinum aceticum
narcot-m.	narcotinum muriaticum
narz.	Narzan aqua
nast.	nasturtium aquaticum
nat.	natrium metallicum

nat-a-g.	natrium arsenicum gaertner
nat-acet.	natrium aceticum
nat-ae-s.	natrium aethylosulphuricum
nat-ar.	natrium arsenicosum
nat-bic.	natrium bicarbonicum
nat-br.	natrium bromatum
nat-c.	natrium carbonicum
nat-cac.	natrium cacodylicum
nat-ch.	natrium choleinicum
nat-f.	natrium fluoratum
nat-h.	natrium hypophosphorum
nat-hchls.	natrium hypochlorosum
nat-hsulo.	natrium hyposulphurosum
nat-i.	natrium iodatum
nat-l.	natrium lacticum
nat-m.	natrium muriaticum
nat-mar.	natrium marinum
nat-n.	natrium nitricum
nat-ns.	natrium nitrosum
nat-o.	natrium oxydatum
nat-ox.	natrium oxalicum
nat-p.	natrium phosphoricum
nat-s.	natrium sulphuricum
nat-s-c.	natrium sulphocarbolicum
nat-sal.	natrium salicylicum
nat-sel.	natrium selenicum
nat-sil.	natrium silicicum
nat-sil-f.	natrium silicofluoricum
nat-suc.	natrium succinicum
nat-sula.	natrium sulphuratum
nat-sulo.	natrium sulphurosum
nat-taur.	natrium taurocholicum
nat-tel.	natrium telluricum
nat-uric.	natrium uricum
nect.	nectandra amara
nectrin.	nectrianinum
neg.	negundium Americanum
nelu.	nelumbo nucifera
neon	neon
nep.	nepenthes distillatoria
nepet.	nepeta cataria
neri-o.	= olnd.
neur.	neurinum
nicc.	niccolum metallicum
nicc-br.	niccolum bromidum
nicc-f.	niccolum fluoratum
nicc-o.	niccolum oxydatum
nicc-s.	niccolum sulphuricum
nicc-sil.	niccolum silicatum
nicot.	nicotinum
nid.	nidus edulis
nig-d.	nigella damascena
nig-s.	nigella sativa
niob.	niobium metallicum
niob-m.	niobium muriaticum
nit-ac.	nitricum acidum
nit-m-ac.	nitromuriaticum acidum
nit-s-d.	nitri spiritus dulcis
nitro.	nitrogenium
nitro-benz.	nitrobenzolum
nitro-o.	nitrogenium oxygenatum
nuph.	nuphar luteum
nux-a.	nux absurda
nux-m.	nux moschata
nux-v.	nux vomica
nyct.	nyctanthes arbor tristis
nym.	nymphaea odorata
nym-a.	nymphaea alba
o-a-n.	osteo-arthriticum
oci.	ocimum canum
oci-b.	basilicum
oci-c.	ocimum caryophyllatum
oci-g.	ocimum gratissimum
oci-s.	ocimum sanctum
oena.	oenanthe crocata
oeno.	oenothera biennis
oest.	oestrus cameli
okou.	okoubaka aubrevillei
ol-an.	oleum animale aethereum
ol-car.	oleum caryophyllatum
ol-j.	oleum jecoris aselli
ol-jo.	oleum jojoba
ol-myr.	oleum myristicae
ol-p.	oleum patchouli
ol-sant.	oleum santali
ol-suc.	oleum succinum
old-h.	oldenlandia herbacea
olea	olea Europea
olnd.	oleander
onis.	oniscus asellus
onon.	ononis spinosa
onop.	onopordon acanthium
onos.	onosmodium virginianum
op.	opium
oper.	operculina turpenthum
opl.	oplia farinosa
opun-a.	opuntia spina alba
opun-v.	opuntia vulgaris
orch.	orchitinum
oreo.	oreodaphne californica
orig.	origanum majorana
orig-v.	origanum vulgare
orni.	ornithogalum umbellatum
oro-ac.	oroticum acidum
orthos.	orthosiphon stamineus
oscilloc.	oscillococcinum
osm.	osmium met. + -ac. (old abbr.)
ost.	ostrya virginica
ouabin.	ouabainum
ov.	ovininum
ovar.	ovaries
ovi-g-p.	ovi gallinae pellicula
ox-ac.	oxalicum acidum
oxal.	oxalis acetosella
oxyd.	oxydendron arboreum
oxyg.	oxygenium
oxyt.	oxytropis lamberti
oxyu-s.	oxyuranus scuttellatus
ozone	ozonum
paeon.	paeonia officinalis
pall.	palladium metallicum
pall-f.	palladium fluoratum
pall-m.	palladium muriaticum
pall-o.	palladium oxydatum
palo.	paloondo
pana.	panacea arvensis
pancreat.	pancreatinum
pap-r.	papaver rhoeas
pap-v.	papaver vulgaris
papin.	papaverinum
par.	paris quadrifolia
paraf.	paraffinum
paraph.	paraphenylendiaminum
parat.	paratyphoidinum
parathyr.	parathyreoidinum
pareir.	pareira brava
pariet.	parietaria officinalis
paro-i.	paronychia illecebrum
parot.	parotidinum
parth.	parthenium hysterophorus
passi.	passiflora incarnata
past.	pastinaca sativa
paull.	paullina sorbilis
paull-p.	paullinia pinnata
pect.	pecten jacobaeus
ped.	pediculus capitis
pedi-can.	pedicularis canadensis
peg-h.	peganum harmala
pelarg.	pelargonium reniforme
pellin.	pelletierinum
pen.	penthorum sedoides
penic.	penicillinum
pep.	pepsinum
per.	pertussinum
perh.	perhexilinum
peri.	periploca graeca
pern-c.	pernus canaliculus
pers.	persea Americana
pest.	pestinum
peti.	petiveria tetandra
petr.	petroleum
petros.	petroselinum sativum
ph-ac.	phosphoricum acidum
phal.	phallus impudicus
phase.	phaseolus nanus
phel.	phellandrium aquaticum
phenac.	phenacetinum
phenob.	phenobarbitalum
phle.	phleum pratense
phlor.	phlorizinum
phor-t.	phormium tenax
phos.	phosphorus
phos-h.	phosphorus hydrogenatus
phos-pchl.	phosphorus muriaticus
phys.	physostigma venenosum
physal.	physalis alkekengi
physala-p.	physalia pelagica
phyt.	phytolacca decandra
phyt-b.	phytolacca berry
pic-ac.	picricum acidum
pice-e.	picea excelsa
picro.	picrotoxinum
pictx-ac.	picrotoxinum acidum
pier-b.	pieris briassicae
piloc.	pilocarpinum + salts (old abbr.)
pime.	pimenta officinalis
pimp.	pimpinella saxifraga
pimp-a.	pimpinella anisum
pin-c.	pinus cupressus
pin-l.	pinus lambertiana
pin-s.	pinus silvestris
pineal.	pinealis
pip-m.	piper methysticum
pip-n.	piper nigrum
pipe.	piperazinum
pisc.	piscidia erythrina
pitu-a.	pituitaria anterior
pitu-gl.	pituitaria glandula
pitu-p.	pituitaria posterior
pix.	pix liquida

plac.	placenta humana
plac-s.	placenta suis
plan.	plantago major
plan-l.	plantago lanceolata
plan-m.	plantago minor
plat.	platinum metallicum
plat-f.	platinum fluoratum
plat-m.	platinum muriaticum
plat-m-n.	platinum muriaticum natronatum
platan.	platanus occidentalis
plb.	plumbum metallicum
plb-acet.	plumbum aceticum
plb-ar.	plumbum arsenicicum
plb-chr.	plumbum chromicum
plb-f.	plumbum fluoratum
plb-i.	plumbum iodatum
plb-m.	plumbum muriaticum
plb-n.	plumbum nitricum
plb-o.	plumbum oxydatum
plb-p.	plumbum phosphoricum
plb-s.	plumbum sulfuratum
plect.	plectranthus fruticosus
plumbg.	plumbago littoralis
plumbg-eu.	plumbago Europaea
plume.	plumeria celinus
plut-n.	plutonium nitricum
pneu.	pneumococcinum
podin.	podophyllinum
podo.	podophyllum peltatum
pol-v.	polypodium vulgare
poll.	pollantinum
poly-a.	polygala amara
polya.	polyandra poligama
polyg.	polygonum hydropiperoides
polyg-a.	polygonum aviculare
polyg-pe.	polygonum persicaria
polyg-s.	polygonum sagittatum
polygo-o.	polygonatum vulgare
polym.	polymnia uvedalia
polyp-n.	polyporus nigrum
polyp-p.	polyporus pinicola
polytr.	polytrichum juniperinum
pop.	populus tremuloides
pop-c.	populus candicans
por-m.	porcelanum mesniense
pot-a.	potentilla anserina
pot-au.	potentilla aurea
pot-r.	potentilla reptans
pot-t.	potentilla tormentilla
pren.	prenanthes alba
prim-f.	primula farinosa
prim-o.	primula obconica
prim-v.	primula veris
prim-vul.	primula vulgaris
prin.	prinos verticillatus
prol.	proline
prop.	propylaminum
propo.	propolis
propol.	propranololum
prost.	prostate gland
prot.	bacillus Proteus (Bach)
prun.	prunus spinosa
prun-c.	prunus cerasus
prun-d.	prunus domestica
prun-m.	prunus mahaleb
prun-p.	prunus padus
prun-v.	prunus virginiana
prune.	prunella vulgaris
pseuts-m.	pseudotsuga menziesii
psil.	psilocybe caerulescens
psor.	psorinum
psoral.	psoralea bituminosa
psoral-c.	psoralea corylifolia
ptel.	ptelea trifoliata
ptych-o.	ptychopetalum olacoides
pul-o.	pulmonaria officinalis
pull-g.	pullus gallinaceus
pulm.	pulmo suis
pulm-a.	pulmo anaphylacticus
pulm-v.	vulpes pulmo
puls.	pulsatilla pratensis
puls-n.	pulsatilla nuttaliana
pulx.	pulex irritans
pyrar.	pyrarara
pyre-o.	pyrethrum officinarum
pyre-p.	pyrethrum parthenium
pyre-r.	pyrethrum roseum e floribus
pyro-ac.	pyrolignosum acidum
pyro-r.	pyrola rotundifolia
pyrog.	pyrogenium
pyrus	pyrus Americana
pyrus-m.	pyrus communis
quas.	quassia amara
queb.	quebracho
querc.	quercus
querc-r.	quercus robur
quill.	quillaya saponaria
rad-br.	radium bromatum
rado.	radon
raja-s.	rajania subsamarata
ran-a.	ranunculus acris
ran-b.	ranunculus bulbosus
ran-fi.	ranunculus ficaria
ran-fl.	ranunculus flammula
ran-g.	ranunculus glacialis
ran-r.	ranunculus repens
ran-s.	ranunculus sceleratus
raph.	raphanus sativus
raphani.	raphanistrum arvense
rat.	ratanhia peruviana
ratt-n.	rattus norvegus
rauw.	rauwolfia serpentina
rein.	Reinerz aqua
ren	kidneys
res.	resorcinum
resc-b.	rescue remedy
reser.	reserpinum
rham-cal.	rhamnus californica
rham-cath.	rhamnus cathartica
rham-f.	rhamnus frangula
rham-p.	rhamnus purshiana
rhen.	rhenium metallicum
rheum	rheum palmatum
rhod.	rhododendron chrysanthum
rhodi.	rhodium metallicum
rhodi-o-n.	rhodium oxydatum nitricum
rhus-a.	rhus aromatica
rhus-c.	rhus cotinus
rhus-d.	rhus diversiloba
rhus-g.	rhus glabra
rhus-l.	rhus laurina
rhus-r.	rhus radicans
rhus-t.	rhus toxicodendron
rhus-v.	rhus venenata
rib-ac.	ribonucleicum acidum
ribs-n.	ribes nigrum
ric.	ricinus communis
rizo.	rizophora mangle
rob.	robinia pseudacacia
ros-ca.	rosa canina
ros-ce.	rosa centifolia
ros-d.	rosa damascena
rosm.	rosmarinus officinalis
rub-t.	rubia tinctorum
rubi.	rubidium metallicum
rubi-m.	rubidium muriaticum
rubu.	rubus villosus
rubu-ch.	rubus chamaerosus
rubu-f.	rubus fruticosus
rumx.	rumex crispus
rumx-a.	rumex acetosella
russ.	russula foetens
ruta	ruta graveolens
ruth.	ruthenium metallicum
saba.	sabbatia angularis
sabad.	sabadilla
sabal.	sabal serrulata
sabin.	sabina
sac-alb.	saccharum album
sac-l.	saccharum lactis
sacchin.	saccharinum
sal-ac.	salicylicum acidum
sal-mar.	sal marinum
salam.	salamandra maculata
salam-l.	salamandra lacerta
salin.	salicinum
salol.	salolum
salv.	salvia officinalis
salv-sc.	salvia sclarea
salx-a.	salix alba
salx-am.	salix Americana
salx-m.	salix mollissima
salx-n.	salix nigra
salx-p.	salix purpurea
samars.	samarsite
samb.	sambucus nigra
samb-c.	sambucus canadensis
samb-e.	sambucus ebulus
sang.	sanguinaria canadensis
sanguin.	sanguinarinum purum
sanguin-n.	sanguinarinum nitricum
sanguin-t.	sanguinarinum tartaricum
sanguis.	sanguisorba officinalis
sani-eu.	sanicula Europaea
sanic.	Sanicula aqua
sant.	santoninum
santa.	santalum album
sap-sod.	sap soda
sapin.	saponinum
sapo.	saponaria officinalis
sarcol-ac.	sarcolacticum acidum
saroth.	sarothamnus scoparius
sarr.	sarracenia purpurea
sars.	sarsaparilla officinalis
sass.	sassafras officinalis
sat-h.	satureia hortensis
saur.	saururus cernuus

saxi-g. saxifraga granulata
saxon. saxonitum
scab-s. scabiosa succisa
scam. scammonium
scan. scandium metallicum
scarl. scarlatinum
schin. schinus molle
schran-u. schrankia uncinata
scirr. scirrhinum
scler-a. scleranthus annuus
scol. scolopendra morsitans
scolo-v. scolopendrium vulgare
scopo. scopolia carniolica
scorp. scorpio Europaeus
scroph-n. scrophularia nodosa
scut. scutellaria laterifolia
sec. secale cornutum
secret. secretinum
sed-ac. sedum acre
sed-r. sedum repens
sed-t. sedum telephium
sedi. sedinha
sel. selenium metallicum
sela. selaginella apus
sem-t. semen tiglii
semp. sempervivum tectorum
senec. senecio aureus
senec-j. senecio jacobaea
senecin. senecinum
seneg. senega
senn. senna
sep. sepia officinalis
septi. septicaeminum
seq-s. sequoia sempervirens
ser-a-c. serum anti colibacillum
ser-ang. serum anguillae
ser-eq. serum equi
serot. serotoninum
serp. serpentaria aristolochia
sieg. siegesbeckia orientalis
sil. silicea terra
sil-mar. silica marina
sil-met. silicium metallicum
silpho. silphion cyrenaicum
silphu. silphium lacinatum
sima. simaruba amara
sima-v. simaruba versicolor
sin-a. sinapis alba
sin-ar. sinapis arvensis
sin-n. sinapis nigra
sinusin. sinusitisinum
sisy. sisyrinchium galaxoides
sium sium latifolium
skat. skatolum
skook. Skookum Chuck aqua
slag slag silica
smilin. smilacinum
sol sol britannicus
sol-a. solanum arrebenta
sol-c. solanum carolinense
sol-i. solanum integri
sol-m. solanum mammosum
sol-n. solanum nigrum
sol-o. solanum oleraceum
sol-ps. solanum pseudocapsicum
sol-t. solanum tuberosum
sol-t-ae. solanum tuberosum aegrotans
sol-x. solanum xanthocarpum
solid. solidago virgaurea
solin. solaninum pur. + -act. (old abbr.)
sorb-au. sorbus aucuparia
spect. spectrum
sphing. sphingurus martini
spig. spigelia anthelmia
spig-m. spigelia marylandica
spira. spiranthes autumnalis
spirae. spiraea ulmaria
splen. splenum
spong. spongia tosta
squil. squilla maritima
stach. stachys betonica
stann. stannum metallicum
stann-i. stannum iodatum
stann-m. stannum muriaticum
stann-s. stannum sulfuratum
staph. staphysagria
staphycoc. staphylococcinum
staphytox. staphylotoxinum
stel. stellaria media
stict. sticta pulmonaria
stigm. stigmata maydis
still. stillingia silvatica
stram. stramonium
strep-s. streptomycinum sulphatum
strept. streptococcinum
strept-ent. bacillus strepto-enterococcus
stront. strontium metallicum
stront-br. strontium bromatum
stront-c. strontium carbonicum
stront-i. strontium iodatum
stront-n. strontium nitricum
stront-o. strontium oxydatum
stroph. strophanthus hispidus
stroph-s. strophanthus sarmentosus
stry. strychinum unknown type
stry-ar. strychninum arsenicosum
stry-f-c. strychninum et ferri citras
stry-n. strychninum nitricum
stry-p. strychninum phosphoricum
stry-s. strychninum sulphuricum
stry-val. strychninum valerianicum
succ. succinum
succ-ac. succinicum acidum
sul-ac. sulphuricum acidum
sul-ac-ar. sulphuricum acidum aromaticum
sul-h. sulphur hydrogenisatum
sul-i. sulphur iodatum
sul-ter. sulphur terebinthinatum
sulfa. sulfanilamidum
sulfon. sulfonalum
sulfonam. sulfonamidum
sulo-ac. sulphurosum acidum
sulph. sulphur
sumb. sumbulus moschatus
supren. suprarenalis
supren-cort. suprarenalis cortex
swer-ch. swertia chirata
syc-co. bacillus Sycoccus (Paterson)
sym-r. symphoricarpus racemosus
symph. symphytum officinale
syph. syphilinum
syr. syringa vulgaris
syzyg. syzygium jambolanum
tab. tabacum
tam. tamus communis
tama. tamarindus indica
tanac. tanacetum vulgare
tang. tanghinia venenifera
tann-ac. tannicum acidum
tant. tantalum metallicum
tant-f. tantalum fluoratum
taosc. taosca aqua
tarax. taraxacum officinale
tarent. tarentula hispanica
tarent-c. tarentula cubensis
tart-ac. tartaricum acidum
tax. taxus baccata
tax-br. taxus brevifolia
tech. technetium
tein. Teinach aqua
tela tela araneae
tell. tellurium metallicum
tell-ac. telluricum acidum
tep. Teplitz aqua
ter. terebinthiniae oleum
tere-ch. terebinthina chios
terebe. terebenum
term-a. terminalia arjuna
term-c. terminalia chebula
terp-h. terpini hydras
tet. tetradymitum
tetox. tetanotoxinum
teucr. teucrium marum verum
teucr-s. teucrium scorodonia
teucr-sc. teucrium scordium
thal. thallium met. + -act. (old abbr.)
thal-acet. thallium aceticum
thal-f. thallium fluoratum
thal-m. thallium muriaticum
thal-n. thallium nitricum
thal-o. thallium oxydatum
thal-s. thallium sulphuricum
thala. thalamus
thap-g. thapsia garganica
thea. thea chinensis
thebin. thebainum
ther. theridion curassavicum
thev. thevetia nerifolia
thio-ac. thiocticum acidum
thiop. thioproperazinum
thiosin. thiosinaminum
thlaspi thlaspi bursa pastoris
thuj. thuja occidentalis
thuj-l. thuja lobii
thym-gl. thymi glandulae extractum
thymol. thymolum
thymu. thymus serpyllum
thymu-v. thymus vulgaris
thyr. thyreoidinum
thyreotr. thyreotropinum
til. tilia Europaea
til-c. tilia cordata
tinos. tinospora cordifolia
tip. tipida aqua

titan.	titanium metallicum
titan-o.	titanium oxydatum
titan-s.	titanium sulfuricum
tong.	tongo odorata
torul.	torula cerevisiae
tox-th.	toxicophloea thunbergi
toxo.	toxoplasma gondii
trach.	trachinus draco
trad.	tradescantia diuretica
triat.	triatoma
trib.	tribulus terrestris
trich-d.	trichosanthes dioica
trif-a.	trifolium arvense
trif-p.	trifolium pratense
trif-r.	trifolium repens
trig-f-g.	trigonella foenum graecum
tril.	trillium pendulum
tril-c.	trillium cernuum
trim.	trimeresurus wagleri
trinit.	trinitrotoluenum
trio.	triosteum perfoliatum
trion.	trional
tritic.	triticum repens
trito	trito
triu-s.	triumfetta rhomboidea
trom.	trombidium muscae domesticae
trop.	tropaeolum majus
tub.	tuberculinum bovinum Kent
tub-a.	tuberculinum avis
tub-d.	tuberculinum Denys
tub-k.	tuberculinum Koch
tub-m.	tuberculinum Marmoreck
tub-r.	tuberculinum residuum Koch
tub-sp.	tuberculinum Spengler
tung.	tungstenium metallicum
tus-f.	tussilago fragrans
tus-fa.	tussilago farfara
tus-p.	tussilago petasites
tylo-i.	tylophora indica
typh.	typha latifolia
tyr.	tyramine
tyrin.	L-tyrosinum
ulm.	ulmus fulva
ulm-p.	ulmus procera
upa.	upas tieuté
upa-a.	upas antiaris
ur-ac.	uricum acidum
uran.	uranium metallicum
uran-ar.	uranium arsenicicum
uran-m.	uranium muriaticum
uran-n.	uranium nitricum
urea	urea pura
urea-n.	urea nitrica
urine	urinum
uro-h.	urolophus halleri
urotrop.	urotropinum
urt-c.	urtica crenulata
urt-d.	urtica dioica
urt-g.	urtica gigas
urt-u.	urtica urens
usn.	usnea barbata
ust.	ustilago maydis
uva.	uva ursi
uvar.	uvaria triloba
uza.	uzara
v-a-b.	B.C.G vaccinum
vac.	vaccininum
vacc-m.	vaccinium myrtillus
valer.	valeriana officinalis
vali.	valinum
vanad.	vanadium metallicum
vanad-m.	vanadium muriaticum
vanad-o.	vanadium oxydatum
vanad-s.	vanadium sulphuricum
vanil.	vanilla aromatica
vario.	variolinum
ven-m.	venus mercenaria
verat.	veratrum album
verat-n.	veratrum nigrum
verat-v.	veratrum viride
verb.	verbascum thapsus
verb-n.	verbascum nigrum
verbe-h.	verbena hastata
verbe-o.	verbena officinalis
verbe-u.	verbena urticaefolia
verin.	veratrinum
vern-a.	vernonia anthelmintica
vero-b.	veronica beccabunga
vero-o.	veronica officinalis
veronal	veronal
verr.	verrucinum
vesi.	vesicaria communis
vesp.	vespa crabro
vib.	viburnum opulus
vib-od.	viburnum oderatissinum
vib-p.	viburnum prunifolium
vib-t.	viburnum tinus
vibh.	vibhuti
vichy-g.	Vichy aqua Grande Grille
vichy-h.	Vichy aqua Hôpital
vinc.	vinca minor
vince.	vincetoxicum officinale
viol-o.	viola odorata
viol-t.	viola tricolor
vip.	vipera berus
vip-a.	vipera aspis
vip-r.	vipera redi
visc.	viscum album
visc-q.	viscum quercinum
vit.	vitex trifolia
vita-d.	vit d2 and/or vit d3
vita-e.	tocopherolum
vitis	vitis vinifera
vitr.	vitrum antimonii
voes.	Voeslau aqua
weil.	Weilbach aqua
wies.	Wiesbaden aqua
wild.	Wildbad aqua
wist.	wisteria floribunda
with-s.	wisteria sinensis
wye.	wyethia helenoides
x-ray	x-ray
xan.	xantoxylum fraxineum
xanrhi.	xanthorrhiza apifolia
xanrhoe.	xanthorrhoea arborea
xanth.	xanthium spinosum
xeno.	xenon
xero.	xerophyllum
yersin	yersiniae serum
yohim.	yohimbinum
yttr.	yttrium metallicum
yttr-o.	yttrium oxydatum
yuc.	yucca filamentosa
zea-i.	zea italica
zinc.	zincum metallicum
zinc-acet.	zincum aceticum
zinc-ar.	zincum arsenicosum
zinc-br.	zincum bromatum
zinc-c.	zincum carbonicum
zinc-chr.	zincum chromicum
zinc-cy.	zincum cyanatum
zinc-f.	zincum fluoratum
zinc-fcy.	zincum ferrocyanatum
zinc-i.	zincum iodatum
zinc-m.	zincum muriaticum
zinc-n.	zincum nitricum
zinc-o.	zincum oxydatum
zinc-p.	zincum phosphoricum
zinc-pic.	zincum picricum
zinc-s.	zincum sulphuricum
zinc-val.	zincum valerianicum
zing.	zingiber officinale
zirc.	zirconium metallicum
ziz.	zizia aurea
ziz-i.	zizia integerima

1 Hahnemann, Samuel
2 Stapf, Ernst
3 Caspari, Edward
4 Noack, Alphons
5 Bönninghausen, Clemens von
6 Roth, J.
7 Attomyr, Joseph
8 Hering, Constantine/Farrington, Ernest Albert
9 Griesselich, Ludwig
10 Jahr, George Heinrich Gottleib
11 Lillienthal, Samuel
13 Seidel, E.
14 Keil
15 Hempel, Karl Julius
18 Piper, O./Roth, A.A.
19 Meynel
20 Teste, Alphonse
21 Lazarus
22 Lippe, Adolph D. von
23 Vulpian
25 Hale, Edwin M.
26 Minton, Henry
27 Gerster, Karl
28 Dunham, Carroll
29 Fincke, Bernhardt
30 Gallavardin, Jean Pierre
31 Guernsey, Henry Newell
32 Ruddock, E. Harris
33 Stäger, Robert
34 Gilchrest, James G.
35 Gross, R.H./Hering, Constantine
36 Allen, Timothy Field
37 Hoyne, Temple S.
38 Hughes, Richard
39 Bell, James B.
40 Berridge, E.W.
41 Angell, Henry C.
42 James, B.W.
44 Simmons, B.
45 Macfarlan, Malcolm
46 Burt, William H.
47 Farrington, Ernest Albert
48 Gentry, William D.
49 Hale, R. Douglas
50 Chase, H.A./Coffin, J.L.
51 Cowperthwaite, Allen Corson
52 Skinner, Thomas/Berridge, E./Lippe, A./Swan, Samuel
53 Fellows, H.B.
54 Knerr, Calvin B.
55 Swan, Samuel
56 Allen, Henry C.
57 Guernsey, William Jefferson
58 Kent, James Tyler/Jordan Hernadez
59 King, John C.
60 Lippe, Constantine
61 Schuessler, William H.
62 Burnett, James Compton/Hoyle, E.P.
63 Lee, Edmund Jennings
64 Armstrong, W.P.
65 Allen, William A.
66 Evans, W.H.
67 Nenning, C.
68 Taylor, E.A.
69 Webster, H.T.
70 Winterburn, George W.
71 Fisher, Charles E.
72 Boericke, William
73 Case, Erastus E.
74 Cushing, Alvin Matthew
75 Shultz
76 Snader, Edward R.
77 Anshutz, Edward P.
78 Dewey, Willis A./Boericke, William
79 Lutze, F.H.
80 Morgan, Alonzo R.
81 Santee, E.M.
82 Smith, C.C.
83 Dudgeon, Robert Ellis
85 Clarke, John Henry
86 Holcomb, A.W.
88 Yingling, W.A.
89 Deschere
91 Pulford, Alfred/Pulford, D.T.
92 Wood, James C.
93 Hansen, Oscar
94 Allen, John Henry
95 Mersch
96 Hayes, R.E.S.
97 Ghose, Sarat Chandra
98 Gladwin, Fredericka E.
99 Stearns, Guy Beckley
100 Blackwood, Alexander L.
101 Dienst, Georg E.
102 Boericke, Oscar
103 Nash, Eugene Beauharis
104 Duprat, Henry
105 Rice, P.
106 Burgess Webster, Margery
107 Moffat, John L.
108 Tyler, Margaret L.Weir, John
109 Vannier, Leon/Poirier, J.
110 Grimmer, Arthur H.
111 Bannan, Robert
112 Weir, John
113 Griggs, William B.
114 Royal, George
115 Schulz, H.
116 Stauffer, Karl
117 Leeser, Otto
118 Neatby, Edwin A./Neatby, T. Miller
119 Stephenson, James
120 Bach, Edward/Wheeler, Charles E.
121 Olds, S.C.L.
122 Schmidt, Pierre/Chand, Diwan Harish
123 Ward, James William
125 McLaren, K.A.
126 Wright, Elizabeth
127 Borland, Douglas M.
128 Schmidt, R.A.
129 Waffensmith, J.W.
130 Del Mas, R.
132 Divanji, V.G.
133 Pfleiderer
134 Ross, T.D.
135 Lathoud, J.A.
136 Paterson, John
137 Phatak, S.R.
138 Templeton, W.L./Paterson
139 Roberts, Herbert A.
140 Green, Julia Minerva
141 Bhanja, K.C.
142 Voisin, H.
143 Gutmann, William
144 Mezger, Julius
146 Foubister, Donald M.
147 Paschero, Tomas Pablo
148 Künzli, Jost
149 Julian, Othon Andre
151 Zissu, Roland
152 Lodispoto, A.
153 Vijnovsky, Bernardo
154 Hui Bon Hoa, J.
155 Gibson, D.M.
156 Sankaran, P.
157 Seror, R.
159 Imhäuser, Hedwig
160 Mathur, Kailash Narayan
161 Whitmont, Edward C.
162 Vithoulkas, Georgos
163 Flury-Lemberg, R.
164 Flores Toledo, David
166 Pladys, A.
167 Schepens, E.
168 Blackie, Margery G.
169 Imberechts, Jacques
170 Ortega, Proceso Sanchez
171 Choudhuri, N.M.
172 Fayazuddin, M.
173 Keller, Georg von
175 Eizayaga, Francisco
176 Masi Elizalde
178 Boyd, Hamish
179 Candagabe, Eugenio F.
181 Vrijlandt, Arie
182 Mundy, David
183 Gray, Bill
184 Geukens, Alfons
185 Ghegas, Vassilis
186 Lamothe, Jacques
187 Morrison, Roger
188 Vermeulen, Frans
189 Coulter, Catherine R.
190 Degroote, P.
192 Central Council for Research in Homeopathy
193 Dockx René/Kokelenberg, Guy
194 Eising, Nuala
195 Rai Bahadur Bishambar Das
196 Shore, Jonathan
197 Vakil, Prakash
198 Zaren, Ananda
201 Collins, Deborah
202 Guess, George
204 Herrick, Nancy
205 Klein, Louis
206 Logan, Robin
207 Micklem, Robert
208 Popova
209 Scholten, Jan
210 Smits, Tinus
212 Herscu, Paul
214 Sankaran, R.
215 Shah, Jayesh
216 Banerjea, Subrata Kumar
219 Digby, B.

220 Moskowitz, Richard
221 Richardson-Boedler, C.
222 Sherr, Jeremy
223 Murphy, Robin
224 Coppé, Yves
225 Heudens-Mast, Henny
226 Witzig, F.
227 Schadde, Anne
228 King, L./Lawrence, B.
229 Houghton, J./Halahan, E.
230 Birch, K.\Rockwell, J.
231 Mangialavori, Massimo
232 Riley, David
233 Müller, Karl Joseph
234 Aleem, M.
236 Daws, Jean/Scriven, Daphne
237 Masci, P./Kendall, P.
239 Riefer, Marco W.
240 Bonnet, M.S.
241 Souk-Aloun, Phou & Pepey, Claudie
244 Friedrich, U.
250 Rampold, Veronika
251 Fink, Wilfried
252 Bond, Annette
253 Bannan, Robert/Goodwin, Diana/Preston, Rebecca
254 Schmallbach, A./Cordel, A./von Broock, H.
255 Olsen, S.
256 Deacon, Louise/Ribot-Smith, Alan
257 Jost, Marcus
258 Bedayn, Greg
259 Marim, Mattheus
261 Dam, Kees/Lassauw, Yvonne
262 Glück, Walter
263 Schmidramsl, H./Ostermayr, B./ Arnim, J.v.
264 Rowe, Todd
265 Norland, Misha
266 Löbisch, Klaus
267 Hansel, Jürgen
268 Sociedade Gaúcha de Homeopatia
269 Eberle, Hans Ritzer, Friedrich
270 Irwin, Anne
271 Dransfield, Gill
272 Wulfsberg, Terje
273 Grimes, Melanie
274 Chetna Shukla
275 Kittler, Monica
300 Gutge-Wickert, A.
301 Twohig, Julia/Marks, Bronwyn
303 Jansen, Jean Pierre
304 Kroschewski -König, Friedel
305 Degkwitz, Karin
535 Gunavante
715 Hart, Charles Porter
740 Heinigke, Carl
809 Saine, Andre
810 USDA
816 Marsh, A.
1002 Hartmann, Franz/Hempel C.J.
1004 Rückert, Ernst Ferdinand
1020 Hamilton, Edward
1021 Demeures
1025 Schreter, Gustav Adolf
1030 Wade, J.L.
1033 Houat, L.T.
1057 Breyfogle, William L.
1060 Mohr, Charles
1065 Schlegel, Emil
1066 Hawkes, William J.
1072 Sherbino, G.W.
1073 Meyhoffer, C.
1074 Guild-Legget, S.L.
1076 Cooper, R.T.
1083 Kunze, H.
1085 Gilbert, C.B.
1088 Douglass, M.E.
1092 Roberts, T.G.
1094 Choudhury, A.W.K.
1095 Krichbaum, J.W.
1096 Campbell, Anthony B.
1097 Fitz-Mathews, J.
1100 Shedd, P.W.
1101 Farrington, Harvey A.
1102 Pierce, Willard Ide
1105 Leonard, W.H.
1111 Macfarlan, Donald
1114 Rabe, Rudolph F.
1115 Woodbury, Benjamin C.
1117 Fields, Richard M.
1125 Madaus, Gerhard
1139 Morgan, Fred
1142 Antonio Lemus, Transito
1144 Roy, M.M.
1158 Klunker, Wil
1179 Cooper, D.J.
1184 Schuster, Bernd
1189 Thompson, Michael
1192 Agrawal, M.L.
1201 Assilem, M.
1202 Master, Farokh J.
1211 Lesigang, H.
1212 Becker, Jürgen
1237 Wansbrough, C.
1239 O'Driscoll, P.
2010 Meyer, Veit
2016 Mure, J. Benoit
2020 Pitet, P.
2021 Rhees
2047 Nichols, C.F.
2072 Gramm, T.J.
2074 Cleveland, Charles Luther
2086 Carey, George W.
2090 Drake, O.M.
2103 Taylor, E.A.
2111 Dugan, J.
2130 Morrow, H.C.
2147 Raeside, J.R.
2184 Barthel, Michael
2189 Swoboda, Franz
2191 König Peter; Santos-König, U.
3020 Marcy, Erastus Edgerton
3021 Toothaker, C.G.
3048 Korndoerfer, A
3070 Fornias, S.
3087 Shannon, Samuel F.
3091 Wilsey, E.H.
3095 Talcott, Selden H.
3125 Stonham, T.G.
4066 Millspaugh, Charles F.
4087 Lowe, J.N.
6020 Metcalf, James W.
7045 MacFarlan, Malcolm

AUTOREN, ALPHABETISCH

1192	Agrawal, M.L.
234	Aleem, M.
56	Allen, Henry C.
94	Allen, John Henry
36	Allen, Timothy Field
65	Allen, William A.
41	Angell, Henry C.
77	Anshutz, Edward P.
1142	Antonio Lemus, Transito
64	Armstrong, W.P.
1201	Assilem, M.
7	Attomyr, Joseph
120	Bach, Edward/Wheeler, Charles E.
216	Banerjea, Subrata Kumar
111	Bannan, Robert
253	Bannan, Robert/Goodwin, Diana/Preston, Rebecca
2184	Barthel, Michael
1212	Becker, Jürgen
258	Bedayn, Greg
39	Bell, James B.
40	Berridge, E.W.
141	Bhanja, K.C.
230	Birch, K.\Rockwell, J.
168	Blackie, Margery G.
100	Blackwood, Alexander L.
102	Boericke, Oscar
72	Boericke, William
252	Bond, Annette
240	Bonnet, M.S.
5	Bönninghausen, Clemens von
127	Borland, Douglas M.
178	Boyd, Hamish
1057	Breyfogle, William L.
106	Burgess Webster, Margery
62	Burnett, James Compton/ Hoyle, E.P.
46	Burt, William H.
1096	Campbell, Anthony B.
179	Candagabe, Eugenio F.
2086	Carey, George W.
73	Case, Erastus E.
3	Caspari, Edward
192	Central Council for Research in Homeopathy
50	Chase, H.A./Coffin, J.L.
274	Chetna Shukla
171	Choudhuri, N.M.
1094	Choudhury, A.W.K.
85	Clarke, John Henry
2074	Cleveland, Charles Luther
201	Collins, Deborah
1179	Cooper, D.J.
1076	Cooper, R.T.
224	Coppé, Yves
189	Coulter, Catherine R.
51	Cowperthwaite, Allen Corson
74	Cushing, Alvin Matthew
261	Dam, Kees/Lassauw, Yvonne
236	Daws, Jean/Scriven, Daphne
256	Deacon, Louise/Ribot-Smith, Alan
305	Degkwitz, Karin
190	Degroote, P.
130	Del Mas, R.
1021	Demeures
89	Deschere
78	Dewey, Willis A./Boericke, William
101	Dienst, Georg E.
219	Digby, B.
132	Divanji, V.G.
193	Dockx René/Kokelenberg, Guy
1088	Douglass, M.E.
2090	Drake, O.M.
271	Dransfield, Gill
83	Dudgeon, Robert Ellis
2111	Dugan, J.
28	Dunham, Carroll
104	Duprat, Henry
269	Eberle, Hans Ritzer, Friedrich
194	Eising, Nuala
175	Eizayaga, Francisco
66	Evans, W.H.
304	F. Krochewski
47	Farrington, Ernest Albert
1101	Farrington, Harvey A.
172	Fayazuddin, M.
53	Fellows, H.B.
1117	Fields, Richard M.
29	Fincke, Bernhardt
251	Fink, Wilfried
71	Fisher, Charles E.
1097	Fitz-Mathews, J.
164	Flores Toledo, David
163	Flury-Lemberg, R.
3070	Fornias, S.
146	Foubister, Donald M.
244	Friedrich, U.
30	Gallavardin, Jean Pierre
48	Gentry, William D.
27	Gerster, Karl
184	Geukens, Alfons
185	Ghegas, Vassilis
97	Ghose, Sarat Chandra
155	Gibson, D.M.
1085	Gilbert, C.B.
34	Gilchrest, James G.
98	Gladwin, Fredericka E.
262	Glück, Walter
2072	Gramm, T.J.
183	Gray, Bill
140	Green, Julia Minerva
9	Griesselich, Ludwig
113	Griggs, William B.
273	Grimes, Melanie
110	Grimmer, Arthur H.
35	Gross, R.H./Hering, Constantine
31	Guernsey, Henry Newell
57	Guernsey, William Jefferson
202	Guess, George
1074	Guild-Legget, S.L.
535	Gunavante
300	Gutge-Wickert, A.
143	Gutmann, William
1	Hahnemann, Samuel
25	Hale, Edwin M.
49	Hale, R. Douglas
1020	Hamilton, Edward
267	Hansel, Jürgen
93	Hansen, Oscar
715	Hart, Charles Porter
1002	Hartmann, Franz/Hempel C.J.
1066	Hawkes, William J.
96	Hayes, R.E.S.
740	Heinigke, Carl
15	Hempel, Karl Julius
8	Hering, Constantine/Farrington, Ernest Albert
204	Herrick, Nancy
212	Herscu, Paul
225	Heudens-Mast, Henny
86	Holcomb, A.W.
1033	Houat, L.T.
229	Houghton, J./Halahan, E.
37	Hoyne, Temple S.
38	Hughes, Richard
154	Hui Bon Hoa, J.
169	Imberechts, Jacques
159	Imhäuser, Hedwig
270	Irwin, Anne
10	Jahr, George Heinrich Gottleib
42	James, B.W.
303	Jansen, Jean Pierre
257	Jost, Marcus
149	Julian, Othon Andre
14	Keil
173	Keller, Georg von
58	Kent, James Tyler/Jordan Hernadez
59	King, John C.
228	King, L./Lawrence, B.
275	Kittler, Monica
205	Klein, Louis
1158	Klunker, Wil
54	Knerr, Calvin B.
2191	König Peter Santos-König, U.
3048	Korndoerfer, A
1095	Krichbaum, J.W.
304	Kroschewski - König, Friedel
1083	Kunze, H.
148	Künzli, Jost
186	Lamothe, Jacques
135	Lathoud, J.A.
21	Lazarus
63	Lee, Edmund Jennings
117	Leeser, Otto
1105	Leonard, W.H.
1211	Lesigang, H.
11	Lillienthal, Samuel
22	Lippe, Adolph D. von
60	Lippe, Constantine
266	Löbisch, Klaus
152	Lodispoto, A.
206	Logan, Robin
4087	Lowe, J.N.
79	Lutze, F.H.
1111	Macfarlan, Donald
45	Macfarlan, Malcolm
7045	MacFarlan, Malcolm
1125	Madaus, Gerhard
231	Mangialavori, Massimo
3020	Marcy, Erastus Edgerton
259	Marim, Mattheus
816	Marsh, A.
237	Masci, P./Kendall, P.
176	Masi Elizalde
1202	Master, Farokh J.
160	Mathur, Kailash Narayan
125	McLaren, K.A.
95	Mersch
6020	Metcalf, James W.

2010 Meyer, Veit
1073 Meyhoffer, C.
19 Meynel
144 Mezger, Julius
207 Micklem, Robert
4066 Millspaugh, Charles F.
26 Minton, Henry
107 Moffat, John L.
1060 Mohr, Charles
80 Morgan, Alonzo R.
1139 Morgan, Fred
187 Morrison, Roger
2130 Morrow, H.C.
220 Moskowitz, Richard
233 Müller, Karl Joseph
182 Mundy, David
2016 Mure, J. Benoit
223 Murphy, Robin
103 Nash, Eugene Beauharis
118 Neatby, Edwin A./Neatby, T. Miller
67 Nenning, C.
2047 Nichols, C.F.
4 Noack, Alphons
265 Norland, Misha
1239 O'Driscoll, P.
121 Olds, S.C.L.
255 Olsen, S.
170 Ortega, Proceso Sanchez
147 Paschero, Tomas Pablo
136 Paterson, John
133 Pfleiderer
137 Phatak, S.R.
1102 Pierce, Willard Ide
18 Piper, O./Roth, A.A.
2020 Pitet, P.
166 Pladys, A.
208 Popova
91 Pulford, Alfred/Pulford, D.T.
1114 Rabe, Rudolph F.
2147 Raeside, J.R.
195 Rai Bahadur Bishambar Das
250 Rampold, Veronika
2021 Rhees
105 Rice, P.
221 Richardson-Boedler, C.
239 Riefer, Marco W.
232 Riley, David
139 Roberts, Herbert A.
1092 Roberts, T.G.
134 Ross, T.D.
6 Roth, J.
264 Rowe, Todd
1144 Roy, M.M.
114 Royal, George
1004 Rückert, Ernst Ferdinand
32 Ruddock, E. Harris
809 Saine, Andre
156 Sankaran, P.
214 Sankaran, R.
81 Santee, E.M.
227 Schadde, Anne
167 Schepens, E.
1065 Schlegel, Emil
254 Schmallbach, A./Cordel, A./von Broock, H.
263 Schmidramsl, H./Ostermayr, B./ Arnim, J.v.
122 Schmidt, Pierre/Chand, Diwan Harish
128 Schmidt, R.A.
209 Scholten, Jan
1025 Schreter, Gustav Adolf
61 Schuessler, William H.
115 Schulz, H.
1184 Schuster, Bernd
13 Seidel, E.
157 Seror, R.
215 Shah, Jayesh
3087 Shannon, Samuel F.
1100 Shedd, P.W.
1072 Sherbino, G.W.
222 Sherr, Jeremy
196 Shore, Jonathan
75 Shultz
44 Simmons, B.
52 Skinner, Thomas/Berridge, E./ Lippe, A./Swan, Samuel
82 Smith, C.C.
210 Smits, Tinus
76 Snader, Edward R.
268 Sociedade Gaúcha de Homeopatia
241 Souk-Aloun, Phou & Pepey, Claudie
33 Stäger, Robert
2 Stapf, Ernst
116 Stauffer, Karl
99 Stearns, Guy Beckley
119 Stephenson, James
3125 Stonham, T.G.
55 Swan, Samuel
2189 Swoboda, Franz
3095 Talcott, Selden H.
68 Taylor, E.A.
2103 Taylor, E.A.
138 Templeton, W.L./Paterson
20 Teste, Alphonse
1189 Thompson, Michael
3021 Toothaker, C.G.
301 Twohig, Julia/Marks, Bronwyn
108 Tyler, Margaret L.Weir, John
810 USDA
197 Vakil, Prakash
109 Vannier, Leon/Poirier, J.
188 Vermeulen, Frans
153 Vijnovsky, Bernardo
162 Vithoulkas, Georgos
142 Voisin, H.
181 Vrijlandt, Arie
23 Vulpian
1030 Wade, J.L.
129 Waffensmith, J.W.
1237 Wansbrough, C.
123 Ward, James William
69 Webster, H.T.
112 Weir, John
161 Whitmont, Edward C.
3091 Wilsey, E.H.
70 Winterburn, George W.
226 Witzig, F.
92 Wood, James C.
1115 Woodbury, Benjamin C.
126 Wright, Elizabeth
272 Wulfsberg, Terje
88 Yingling, W.A.
198 Zaren, Ananda
151 Zissu, Roland

Thunderstorm repertory, Homoeopathic Recorder, 1938,

Allgemeine Homöopathische Zeitung Registerband 1832-1981, Allgemeine Homöopatische Zeitung, 1982,

Katalog der Bibliothek des Homöopathie-Archivs, Robert Bosch Stiftung, 1988, Stuttgart,

Repertory final additions report for Argentum nitrium, Homeopathia Internationalis newsletter, 3, 4, 1989,

Repertory final additions report for Magnesia muriatica, Homeopathia Internationalis newsletter, 3, 4, 1989,

Repertory final additions report for Natrium carbonicum, Homeopathia Internationalis newsletter, 3, 4, 1989,

The Concise Oxford Dictionary of Current English, 1990, Oxford,

Das treffende Wort, Wörterbuch sinnverwandter Ausdrücke 21th Ed., 1990, Thun,

Problems and doubts in Kents Repertory, Homeopathia Internationalis newsletter, 3, 4, 1990,

Agrawal, M.L., 1192, *Materia medica of the Human Mind,* 1989, New Delhi,

Aleem, M., 234, *The Rhythm of Volcano, Hecla lava,* Homeopathic Links, 7, Spring, 1994,

Alexandre, J., *Carsinosinum 0/200 Experience clinique et ajoutes au repertoire de Kent,* Homoepathia europea proceedings, 1986, Bruxelles,

Allen, Henry C., 56, *Therapeutics of intermittent Fever,* 1884, Philadelphia,

Allen, Henry C., 56, *Salicylic Acid,* Proceedings of the International Hahnemannian Association, 1895,

Allen, Henry C., 56, *Silica,* Medical Advance, 39, no.1, 8, 1901,

Allen, Henry C., 56, *Tuberculinum,* Medical Advance, 39, no.1, 1, 1901,

Allen, Henry C., 56, *Malaria officinalis,* Medical Advance, 39, no.4, 180, 1901,

Allen, Henry C., 56, *Therapeutics of Fevers,* 1902, Philadelphia,

Allen, Henry C., 56, *Materia Medica of the Nosodes,* 1910, Philadelphia,

Allen, John Henry, 94, *Medorrhinum,* Medical Advance, 32, no.2, 59, 1894, New Dehli,

Allen, John Henry, 94, *Chronic Miasms/Psora and Pseudo-Psora,* 1900,

Allen, John Henry, 94, *Chronic Miasms/Sycosis,* 1900,

Allen, John Henry, 94, *Diseases and Therapeutics of the Skin,* 1990, New Dehli,

Allen Timothy Field, 36, *Index of the Encyclopedia,*

Allen, Timothy Field, 36, *Aloes,* American Homoeopathic Review, The, Dec., 264, 1863,

Allen, Timothy Field, 36, *Handbook of Materia Medica,* 1889, Philadelphia,

Allen, Timothy Field, 36, *Encyclopedia of pure Materia Medica,* 1874 - 1879, New York,

Allen, William A., 65, *Repertory intermittent Fevers,* 1883, Philadelphia,

Andersch-Hartner, P., *Beitrag zur Verbesserung der Repertorien,* Zeitschrift für Klassische Homeopathie, 42, 1998,

Andersch-Hartner, P., *Mittelverwechslungen im Repertorium,* Zeitschrift für Klassische Homeopatie, 42, no.4, 1998,

Andersch-Hartner, P., *Fehleintragungen und Mittelverwechslungen im Repertorium,* Zeitschrift für Klassische Homeopatie, 43, no.2, 1999,

Andersch-Hartner, P., *Mittelverwechslungen im Repertorium,* Zeitschrift für Klassische Homeopatie, 43, no.6, 251, 1999,

Andersch-Hartner, P., *Beitrag zur Verbesserung der Repertorien und Materia Medica,* Zeitschrift für Klassische Homeopatie, 44, no.4, 2000,

Andersch-Hartner, P., *Mittelverwechslungen und Fehleintragungen in Repertorium und Materia Medica,* Zeitschrift für Klassische Homeopatie, 46, no.6, 2002,

Angell, Henry C., 41, *A treatise on diseases of the Eyes,* 1870, Boston,

Anshutz, Edward P., 77, *New and old forgotten Remedies, 2th Ed.,* Philadelphia,

Anshutz, Edward P., 77, *Therapeutic By-Ways,* 1962, Calcutta,

Armstrong, W.P., 64, *a Handbook of the Diseases of the Heart,* 1882, Chicago,

Assilem, M., 1201, *Folliculinum, mist or miasm_,* The Homeopath, Sept., 1990,

Assilem, M., 1201, *The Mad Hatter's Tea Party,* 1994,

Attomyr, Joseph, 7, *Proving of Anemone nemorosa, Anemone ranunculoides,* Neues Archiv für Homeopatische Heilkunst, 1, pt.1, 180,

Attomyr, Joseph, 7, *proving of Ira, Zorn,* Neues Archiv für Homeopatische Heilkunst, 2, pt. 1, 1845,

Attomyr, Joseph, *proving of fettgift, fat poison,* 1851, Pressburg,

Bach, Edward, 120, *The Twelve Healers,* 1952, Ashington,

Banerjea, Subrata Kumar, 216, *Materia Medica of a few rare nosodes,*

Bannan, Robert, 111, *C.M. Boger Collected Writings,* 1994, London,

Bannan, Robert/Goodwin, Diana/Preston, Rebecca, 253, *Die Linde, Tilia cordata,* 1997, Merzig,

Barthel, Michael/Geissler, J./Quak, T., 2184, *Cymbopogon citratus, Arzneimittleprüfung eines neuen homöopatischen Medikamentes,* Deutsches Journal für Homeopathie, 4, 266, 1995,

Becker, Jürgen, 1212, *Vipera,* Homeopathic Links, 4, 8, 1991,

Bedayn, Greg, 258, *A homeopathic proving of Raven's blood,* American Homeopath, 1998,

Bell, James B., 39, *The Homoeopathic Therapeutics of Diarrhoea,* 1888, Philadelphia,

Berridge, Edward W., 40, *Complete Repertory to the Materia Medica, 2th Ed. Diseases of the Eyes,* 1873, London,

Berridge, Edward W., 40, *Heart disease cured with Gelsemium,* IHA, 1881, 245, 1881,

Berridge, Edward W., 40, *Repertory Corrections,* Proceedings of the International Hahnemannian Association, 1919,

Bhanja, K.C., 141, *Masterkey to Homoepathic Materia Medica,* 1947, Darjeeling,

Bidwell, Glen I., *How to use the Repertory,* 1915, Philadelphia,

Birch, K.\Rockwell, J., 230, *A Homeopathic Proving of Sequoia sempervirens,* 1994,

Blackie, Margery G., 168, *Classical Homeopathy,* 1986, Beaconsfield,

Blackwood, Alexander L., 100, *Diseases of the Heart,* 1901, Philadelphia,

Blackwood, Alexander L., 100, *A Manual of Materia Medica, Therapeutics and Pharmacology with Clinical Index,* 1923, Philadelphia,

Bleul, Gerhard, *Pseudokrupp,* Allgemeine Homoopatische Zeitung, 247, No. 5, 195, 2002,

Bleul, Gerhard, *Kopfverletzungen, Schluessel zu den Repertorien,* Allgemeine Homoopatische Zeitung, 247, No. 4, 147, 2002,

Bleul, Gerhard, *Erwartungsangst, Schluessel zu den Repertorien,* Allgemeine Homoopatische Zeitung, 247, No. 3, 116, 2002,

Bleul, Gerhard, *Lern-und Schullleistungsstoerungen, Schluessel zu den Repertorien,* Allgemeine Homoopatische Zeitung, 247, No. 2, 59, 2002,

Bleul, Gerhard, *Herpes labialis, Schluessel zu den Repertorien,* Allgemeine Homoopatische Zeitung, 247, No. 1, 10, 2002,

Boericke, Oscar, 102, *Repertory,* New Dehli,

Boericke, William, 72, *Materia Medica with Repertory 9th edition,* New Dehli,

Boger, 5, *Boenninghausens Characteristics +Repertory,* 1905, Parkensburg,

Boger, Cyrus M., 111, *Synoptic Key of Materia Medica,* Calcutta,

Boger, Cyrus M., 111, *Calcarea hypophosphorica, Odds and Ends,* Proceedings of the International Hahnemannian Association, session 40-45, 76,

Boger, Cyrus M., 111, *Xanthoxylum,* Medical Advance, 38, no.5, 311, 1890,

Boger, Cyrus M., 111, *Bursa pastoris, Thlapsi, a proving,* Homoeopathic Recorder, 1924,

Boger, Cyrus M., 111, *Times of the remedies and moon phases,* 1988, New Delhi,

Boger, Cyrus M., 111, *Additions to Kent's Repertory,* 1989, New Delhi,

Boger, Cyrus Maxwel, 111, *General Analysis,*

Bond, Annette, 252, *The Homoeopathic proving of Tungsten,* 1996,

Bond, Annette, 252, *Wolfram, eine homöopatische Prüfung,* 1998, Zweibrücken,

Bonnet, M.S., 240, *The Loxosceles spider,* British Homoeopathic Journal, 85, 205, 1996,

Bönninghausen, Clemens von, 5, *Syst.alphabetisches Repertorium der antipsorischen Arzneien with handwritten annotations,* 1833, Münster,

Bönninghausen, Clemens von, 5, *Syst.alphabetisches Repertorium der nicht antipsorischen Arzneien with handwritten annotations by the author,* 1835, Münster,

Bönninghausen, Clemens von, 5, *Therapeutic Pocket-Book, Transl. Hempel,* 1847, New York,

Bönninghausen, Clemens von, 5, *Versuch einer homöopathischen Therapie der Wechsel-und anderer Fieber (Fieberrepertorium) with annotations in English by Dr. Edward Rushmore,* 1864, Leipzig,

Bönninghausen, Clemens von, 5, *A Systematic-alphabetic Repertory of hom Remedies., (Antipsoric, antisyphilitic, antisycotic),* 1900, Philadelphia,

Bönninghausen, Clemens von, 5, *Lesser Writings Transl. Tafel,* 1908, Philadelphia,

Bönninghausen, Clemens von, 5, *Essay concerning the relationship of homoeopathic medicines,* Homoeopathic Recorder, 1924,

Bönninghausen, Clemens von, 5, *Therapeutic Pocket-Book, Transl. Allen,* 1990, New Dehli,

Borland, Douglas M., 127, *Childrens Types,* London,

Borland, Douglas M., 127, *Homoeopathy for Mother and Infant,* 1929, London,

Borland, Douglas M., 127, *Homoeopathy in Practice with Repertory,* 1982, Beaconsfield,

Boyd, Hamish, 178, *Introduction to homoeopathic medicine 2th ed.,* 1989, Beaconsfield,

Bradford, Thomas Lindsley, *Homoeopathic Bibliography of he USA,* 1892, Philadelphia,

Bradford, Thomas Lindsley, *Life and Letters of Samuel Hahnemann,* 1895, Philadelphia,

Bradford, Thomas Lindsley, *Pioneers of Homoeopathy,* 1897, Philadelphia,

Bradford, Thomas Lindsley, *Index of Homoeopathic Provings,* 1901, Philadelphia,

Bradford, Thomas Lindsley, *the Lesser Writings of C.M.F. von Boenninghausen,* 1908, Philadelphia,

Breyfogle, William L., 1057, *Epitome of Homoeopathic Medicines,* 1879, New York/Philadelphia,

Brodie, E.D., *Venomous Animals,* 1989,

Bronwyn Marks, Julia Twohig, 301, *A homeopathic proving Latrodectus hasseltii,* Henley Beach,

Burgess Webster, Margery, 106, *Medorrhinum,* Homoeopathic Recorder, 47, no.5, 1932,

Burgess Webster, Margery, 106, *Syphilinum,* Homoeopathic Recorder, 125, 1935,

Burgess Webster, Margery, 106, *Psorinum,* Homoeopathic Recorder, 51, no.4, 147, 1936,

Burnett, James Compton, 62, *Delicate, Backward, Puny and Stunted Children,* 1896, Philadelphia,

Burnett, James Compton, 62, *Enlarged tonsils cured by medicine,* 1972,

Burnett, James Compton, 62, *Best of Burnett,* 1992, New Delhi,

Burt, William H., 46, *Characteristic Materia Medica 2th Ed.,* 1873, New York/Philadelphia,

Burt, William H., 46, *Physiological Materia Medica 3th Ed.,* 1883, Chicago,

Campbell, Alice B., 1096, *Platina,* Medical Adance, 40, 488, 1902,

Candagabe, Eugenio F., 179, *Vergleichende Arzneimittellehre,* 1990, Göttingen,

Carey, George W., 2086, *Biochemic System of Medicine,* 1894, St. Louis, MO,

Case, Erastus E., 73, *Magnetis polus australis,* Proceedings of the International Hahnemannian Association, session 40-41, 305, 1917, Greenville,

Case, Erastus E., 73, *Some clinical Experiences of E.E. Case,* 1991, Greenville,

Caspari, Edward, 3, *proving electricity,* Bibliothek der Homeopathische Medizin, 2, pt.2, 1834,

Castro, David, *Encyclopaedia of Repertories,* 1989, New Dehli,

Castro, David, *Logic of Repertories,* 1992, New Delhi,

Central Council for Research in Homeopathy, *Kali muriaticum,*

Central Council for Research in Homeopathy, 192, *Cassia sophera,* Quarterly Bulletin of the Central Council for Research in Homoeopathy, 2, no.2, 3, 1980, New Delhi,

Central Council for Research in Homeopathy, 192, *A Proving of Cassia sophera,* Quarterly Bulletin of the Central Council for Research in Homoeopathy, 1987, New Delhi,

Central Council for Research in Homeopathy, 192, *Aegle folia,* Quarterly Bulletin of the Central Council for Research in Homoeopathy, 9, no.3 & 4, 2, 1987, New Delhi,

Central Council for Research in Homeopathy, 192, *Aranea diadema,* Quarterly Bulletin of the Central Council for Research in Homoeopathy, 9, no.3 & 4, 5, 1987, New Delhi,

Central Council for Research in Homeopathy, 192, *Boerhaavia diffusa,* Quarterly Bulletin of the Central Council for Research in Homoeopathy, 9, no.3 & 4, 7, 1987, New Delhi,

Central Council for Research in Homeopathy, 192, *Hydrocotyle asiatica,* Quarterly Bulletin of the Central Council for Research in Homoeopathy, 9, no.3 & 4, 9, 1987, New Delhi,

Central Council for Research in Homeopathy, 192, *Mygale,* Quarterly Bulletin of the Central Council for Research in Homoeopathy, 9, no.3 & 4, 11, 1987, New Delhi,

Central Council for Research in Homeopathy, 192, *Tarentula cubensis,* Quarterly Bulletin of the Central Council for Research in Homoeopathy, 9, no.3 & 4, 13, 1987, New Delhi,

Central Council for Research in Homeopathy, 192, *Tarentula hispanica,* Quarterly Bulletin of the Central Council for Research in Homoeopathy, 9, no.3 & 4, 16, 1987, New Delhi,

Central Council for Research in Homeopathy, 192, *Review and Revision of Kent's Repertory in relation to other works, chapter Teeth,* 1988,

Central Council for Research in Homeopathy, 192, *Review and Revision of Kent's Repertoy in Relation to other works, Chapter Mouth,* 1990,

Central Council for Research in Homeopathy, 192, *A Proving of Aegle marmelos,* Quarterly Bulletin of the Central Council for Research in Homoeopathy, 12, no.1 & 2, 1990, New Delhi,

Central Council for Research in Homeopathy, 192, *Aranea scinencia,* Quarterly Bulletin of the Central Council for Research in Homoeopathy, 12, no.1 & 2, 1990, New Delhi,

Central Council for Research in Homeopathy, 192, *Atista indica,* Quarterly Bulletin of the Central Council for Research in Homoeopathy, 12, no.1 & 2, 1990, New Delhi,

Central Council for Research in Homeopathy, 192, *Cassia fistula,* Quarterly Bulletin of the Central Council for Research in Homoeopathy, 12, no.1 & 2, 1990, New Delhi,

Central Council for Research in Homeopathy, 192, *Tela aranea,* Quarterly Bulletin of the Central Council for Research in Homoeopathy, 12, no.1 & 2, 1990, New Delhi,

Central Council for Research in Homeopathy, 192, *Thea chinensis,* Quarterly Bulletin of the Central Council for Research in Homoeopathy, 12, no.1 & 2, 1990, New Delhi,

Central Council for Research in Homeopathy, 192, *Azadirachta indica,* Quarterly Bulletin of the Central Council for Research in Homoeopathy, 13, no.1 & 2, 4, 1991, New Delhi,

Central Council for Research in Homeopathy, 192, *Tylophora indica,* Quarterly Bulletin of the Central Council for Research in Homoeopathy, 13, no.1 & 2, 7, 1991, New Delhi,

Central Council for Research in Homeopathy, 192, *Curcuma longa,* Quarterly Bulletin of the Central Council for Research in Homoeopathy, 13, no.1 & 2, 9, 1991, New Delhi,

Central Council for Research in Homeopathy, 192, *Holarrhena antidysenterica,* Quarterly Bulletin of the Central Council for Research in Homoeopathy, 15, no.1 & 2, 1, 1993, New Delhi,

Central Council for Research in Homeopathy, 192, *Terminalia arjuna,* Quarterly Bulletin of the Central Council for Research in Homoeopathy, 15, no.1 & 2, 4, 1993, New Delhi,

Centrum voor Homeopathie, *Addendum Carcinosin,* 1990, Hechtel,

Centrum voor Homeopathie, *Small Remedies Seminar,* 1990, Hechtel,

Centrum voor Homeopathie Hechtel, K. Gaublomme, *Additions to Kent's Repertory Sources Clarke's Dictionary, Boericke MM, Allen's Cyclopedia, Hering's Guiding Symptoms,* 1989-1992,

Chand, Diwan Harish, 1143, *Short biography of Dr. Chand, D.H.,* 1962, New Colony,

Chauvet, L., *Additionnal remedies and symptoms to Kent's Repertory from Clarke's Dictionary: Abortion from Homoepathia europea proceedings Lyon France,* 1986,

Chetna Shukla, 274, *Lac asinum, zwei homoopatische Pruefungen und Kasuistik,* 1999, Zweibruecken,

Chitkara, H.L., *Word index of expanded repertory of Mind symptoms,* 1990, New Delhi,

Chitkara, H.L., *New comprehensive homoeopathic Materia Medica of Mind,* 1990, New Delhi,

Choudhuri, N.M., 171, *Hepar sulphuris,* Homoeopathic Recorder, 8, no.9, 396, 1898,

Choudhuri, N.M., 171, *Homoeopathic cases from India,* Homoeopathic Recorder, 8, no.9, 396, 1898,

Choudhuri, N.M., 171, *a study on Materia Medica and Repertory,* 1991, New Delhi,

Choudhury, A.W.K., 1094, *A Case Treated With Nux Vom., Stopping the Paroxysm With the First Dose,* Homoeopathic Recorder, 14, no.7, 301, 1899,

Choudhury, A.W.K., 1094, *Natrum muriaticum,* Homoeopathic Recorder, 15, no.2, 61, 1900,

Clark, George Hardy, 1063, *Cough and Expectoration 2th Ed.,* 1894, New York,

Clarke, John Henry, 85, *Therapeutics of the Serpent Poisons,* New Dehli,

Clarke, John Henry, 85, *Clinical Repertory,* 1904, London,

Clarke, John Henry, 85, *Antimonium natrum lacticum,* Homoeopathic Recorder, 1929,

Clarke, John Henry, 85, *a Dictionary of practical Materia Medica,* 1978, New Delhi,

Clayton, Martin/Philo, Ron, *Leonardo da Vinci, The Anatomy of Man,* 1992, Boston,

Coëlho/Kloosterhuis, *Zakwoordenboek der Geneeskunde 2th Ed.,* 1980, Amsterdam,

Collins, Deborah, 201, *Plumbum in practice,* Homeopathic Links, 6, no.3, 1993,

Cooper, Dorothy J., 1179, *the Nosode Carcinosin,* British Homoeopathic Journal, 71, no.4, 1982,

Cooper, Dorothy J., 1179, *Folliculinum,* British Homoeopathic Journal, 79, 100, 1990,

Cooper, Robert T., 1076, *Cocaine,* Homoeopathic Recorder, 14, no.2, 68, 1899,

Cooper, Robert T., 1076, *Cancer and Cancer symptoms 2th Ed.,* 1900, London,

Coppé, Yves, 224, *Pregnancy, Parturition, Homeopathy,* 1992, Gent,

Cornu, J.P., *Carcinosin Addtion to Kent's repertory Homoepathia europea proceedings Lyon France,* 1986,

Coulter, Catherine R., 189, *Portraits of Homoeopathic Medicines I,* 1986, Berkeley,

Coulter, Catherine R., 189, *Portraits of Homoeopathic Medicines Vol. II,* 1988, Berkeley,

Coulter, Catherine R., 189, *Portrait of Indifference,* 1989, Berkeley,

Cowperthwaite, Allen Corson, 51, *a Textbook of Gynaecology,* 1888, Iowa city,

Cowperthwaite, Allen Corson, 51, *a Textbook of Materia Medica and Therapeutics,* 1987, New Delhi,

Crothers, Dean, *a Semi-automated method for making additions to Kent's Repertory,* Liga congress, 1987,

Currim, Ahmed N., *Guide to Kent's Repertory,* 1996, Norwalk,

Dam, Kees/Lassauw, Yvonne, 261, *Lac caprinum,* Homeopathic Links, 9, no.3, 166, 1996,

Das, Bishamber, 195, *Select your remedy, revised and enlarged,* 1988, New Delhi,

Das, D., 195, *Select your remedy, revised and enlarged,* 1988, New Delhi,

Daws, Jean/Scriven, Daphne, 236, *The Making and Proving of Sol Britannic,* 1994, Tunbridge Wells,

Deacon, Louise/Ribot-Smith, Alan, 256, *Bellis perennis, A Proving of a Spagyrically prepared Sympathetic Medicine,* 1997, Tunbridge Wells,

Degkwitz, Karin, 305, *Rosa, Zwei Pruefungen und Kasuistik,* 2002, Zweibruecken,

Degroote, Filip, 190, *Carcinosinum Scriptie,* 1986,

Del Mas, R., 130, *clinical cases,* 1930,

Demeures, 1021, *Mentholum,* Journal de la Société Gallicane de Médicine Homoéopathique, 4, 115,

Demeures, 1021, *Menyanthes,* Journal de la Société Gallicane de Médicine Homoéopathique, 4, 115,

Demeures, 1021, *Pinus sylvestris,* Journal de la Société Gallicane de Médicine Homoéopathique, 4, 114,

Desai, B.D., *How to find the similimum with Boger-Boenninghausen's Repertory,* 1981, New Delhi,

Deschere, 89, *proving of Sanicula mineral spring Water,* North American Journal of Homoeopathy, 45, 657,

Detinis, Louis, *Mental symptoms in Homeopathy Transl. J.N. Churchill,* 1994, Beaconsfield,

Dewey, Willis A., 78, *Ferrum phosphoricum,* Homoeopathic Recorder, 14, no.1, 37, 1899,

Dewey, Willis A., 78, *Essentials of Homoepathic Materia Medica,* 1908,

Dienst, Georg E., 101, *What to do for the stomach,* 1907, Philadelphia,

Digby, B., 219, *Lac caninum,* ReferenceWorks™,

Digby, B., 219, *Thuja,* ReferenceWorks™,

Divanji, V.G., 132, *partial proving of Molybdenum metallicum,* Homoeopathic Recorder, 1931,

Dockx René/Kokelenberg, Guy, 193, *Kent's Comparative Repertory,* 1988, Gent,

Donner, Fritz, *Quellenverzeichnis Arzneiprüfungen von 800 der wichtigsten Homöopatischen Heilmittel,* 1937, Berlin,

Douglass, Melford Eugene, 1088, *Repertory of Tongue symptoms,* 1896, Philadelphia,

Drake, O.M., 2090, *General remarks upon polypoid growths with repertory,* Hahnemannian Advocate, Dec., 1897,

Dransfield, Gill, 271, *the homeopathic proving of spectrum,* 2000, st. Martin-by-looe,

Dudgeon, Robert Ellis, 83, *Cypher Repertory* , 1878, Liverpool,

Dudgeon, Robert Ellis, 83, *Hahnemanns Therapeutic Hints,* 1958, Calcutta ,

Dugan, J., 2111, *Collinsonia canadensis,* Homoeopathic Recorder, 24, no.10, 464, 1914,

Dunham, Caroll, 28, *Graphites,* Proceedings of the International Hahnemannias Association, 78,

Dunham, Caroll, 28, *The science of Therapeutics,* 1877, New York,

Dunham, Caroll, 28, *Lectures on Materia Medica,* 1879, New York/Philadelphia,

Duprat, Henry, 104, *L'Homoeopathie vivante,* 1926, Gèneve,

Duprat, Henry, 104, *Traité de la matière médical homéopathique,* 1947-1948, Paris,

Eberle, Hans Ritzer, Friedrich, 269, *Arzneimittlelehre Neue homoopatische Erzneien 1,* 1999, Munchen,

Eichelberger, Otto, *Kent Praktikum, Gesichtetes Repertorium 2. verbesserte Auflage,* 1986, Heidelberg,

Eising, Nuala, 194, *Granite, a first proving,* 1987,

Eising, Nuala, 194, *Limestone,* 1995, Caherawoneen,

Eising, Nuala, 194, *Marble,* 1995, Caherawoneen,

Eising, Nuala, 194, *Feuer, Die Prüfung,* 1998, Zwiebrücken,

Eising, Nuala, 194, *Bernstein, Succinum, die Pruefung,* 1999, Zweibruecken,

Eizayaga, Francisco, 175, *Treatise on Homeopathic Medicine, Lectures and Practice,*

Eizayaga, Francisco, 175, *El moderno Repertorio de Kent,* 1979, Buenos Aires,

Eppenich, H., *Mittelverwechslungen im Repertorium von Kent Myrica cerifera und Myristica sebifera, Teil 11,* Zeitschrift für Klassische Homeopathie,

Eppenich, H., *Mittelverwechslungen im Repertorium von Kent Zincum und Zingiber, Teil 8,* Zeitschrift für Klassische Homeopathie,

Eppenich, H., *Mittelverwechslungen im Repertorium von Kent Chimaphila umbellata und China officinalis, Teil 7,* Zeitschrift für Klassische Homeopathie, 33, 1989,

Eppenich, H., *Mittelverwechslungen im Repertorium von Kent Cuprum metallicum und Cypripedium pubescens, Teil 9,* Zeitschrift für Klassische Homeopathie, 33, 1989,

Eppenich, H., *Mittelverwechslungen im Repertorium von Kent Phallus impudicus und Phellandrium, Teil 10,* Zeitschrift für Klassische Homeopathie, 33, 1989,

Eppenich, H., *Wie zählt Kent die Finger und die Zehen,* Zeitschrift für Klassische Homeopatie, 34, 1990,

Eppenich, H., *Mittelverwechslungen im Repertorium von Kent Cactus grandiflorus und Castoreum, Teil 15,* Zeitschrift für Klassische Homeopathie, 34, 1990,

Eppenich, H., *Mittelverwechslungen im Repertorium von Kent Cocculus und Coccus cacti, Teil 12,* Zeitschrift für Klassische Homeopathie, 34, 1990,

Eppenich, H., *Mittelverwechslungen im Repertorium von Kent Gnaphalium und Graphites, Teil 14,* Zeitschrift für Klassische Homeopathie, 34, 1990,

Eppenich, H., *Mittelverwechslungen im Repertorium von Kent Petiveria und Petroleum, Teil 13,* Zeitschrift für Klassische Homeopathie, 34, 1990,

Eppenich, H., *Mittelverwechslungen im Repertorium von Kent Kali bichromicum und Kali bromatum, Teil 16,* Zeitschrift für Klassische Homeopathie, 35, 1991,

Eppenich, H., *Mittelverwechslungen im Repertorium von Kent Crotalus horridus und Croton tiglium, Teil 17,* Zeitschrift für Klassische Homeopathie, 35, 1991,

Evans, W.H., 66, *proving of Naphthalinum,* North American Journal of Homoeopathy, 33, 415,

Faculty of Homoeopathy, *Index 1911-1990 to the British Homoeopathic Journal,* British Homoeopathic Journal, 1993, London,

Farrington, Ernest Albert, 47, *Clinical Materia Medica,* 1887, Philadelphia,

Farrington, Ernest Albert, 47, *Comparative Materia Medica,* 1991, New Delhi,

Farrington, Harvey A., 1101, *Berberis,* Medical Advance, 1, 81, 1907,

Farrington, Harvey A., 1101, *Asa foetida,* Proceedings of the International Hahnemannian Association, session 40-41, 65, 1919,

Fayazuddin, M., 172, *Pregnant Ladies,* Kakinada,

Fayazuddin, M., 172, *Anomalies of New born Babies,* 1987, Kakinada,

Fayazuddin, M., 172, *Morbid Fears and Anxieties,* 1988, Kakadina,

Fayazuddin, M., 172, *Peculiar and Characteristic Symptoms,* 1991, Kakinada,

Fellows, H.B., 53, *Antero-Spinal paralysis,* 1878, Chicago,

Fields, Richard M., 1117, *The Symptom Register A Compilation of All Known Veriified Symptoms,* 1922, Philadelphia,

Fincke, Bernhardt, 29, *Oxalic acid,* Proceedings of the International Hahnemannian Association,

Fincke, Bernhardt, 29, *Imponderables, provings and comments, Sol,* Proceedings of the International Hahnemannian Association, 205, 1867,

Fincke, Bernhardt, 29, *Thlaspi bursa pastoris,* Proceedings of the International Hahnemannian Association, 1895,

Fink, Wilfried, 251, *Larus argentatus, Die Silbermöwe,* 1997, Eckernförde,

Fink, Wilfried, 251, *Porcellanum misniense, Dokumentation der Ergebnisse der homoopatischen Arzneimittelpruefung,* 1998, Eckernfoerde,

Fisher, Charles E., 71, *Diseases of children,* 1991, New Delhi,

Fitz-Mathews, J., 1097, *proving of Anagallis arvensis,* Medical Advance, 26, 358,

Flores Toledo, David, 164, *Pituitrinum anterior,*

Flores Toledo, David, 164, *Psilocybe Caerulesens,* JBH,

Flury-Lemberg, Rudolf, 163, *Card Repertory,*

Fornias, S., 3070, *proving of Parthenium hysterophorus,* Homoeopathic Recorder, 1, 73,

Foubister, Donald M., 146, *a clinical study of Carcinosin as a constitutional remedy,* British Homoeopathic Journal, 43, no.2, 1953,

Foubister, Donald M., 146, *Clinical impressions of Carcinosin,* British Homoeopathic Journal, 44, no.2, 1954,

Foubister, Donald M., 146, *Carcinosin Drug Picture,* British Homoeopathic Journal, 1958,

Foubister, Donald M., 146, *Tutorials on Homoeopathy,* 1989, Beaconsfield,

Friedrich, U., 244, *Eine bewährte Indikation,* Zeitschrift für Klassische Homeopathie, 3, 1996,

Friedrich, U., 244, *Ein unbekanntes, charakteristisches Sepiasymptom,* Zeitschrift für Klassische Homeopathie, 5, 1997,

Froment, D./Long, B. Group Dynamis, *Tuberculines, ajouts au repertoire de Kent,* Homoepathia europea proceedings, 23, 2, 1990,

Gallavardin, Jean Pierre, 30, *Repertory of psychic medicines with Materia Medica,* 1986, New Delhi,

Gärtner, Andreas, *Additions from Mezger, Blackie and Choudhuri,*

Gentry, William D., 48, *Rubrical and Regional Text Book of Hom. Mat. Medica Urine and Urinary Organs,* 1890, Philadelphia,

Gentry, William D., 48, *Concordance Repertory,* 1890 - 1892, New York,

Geukens, A., 184, *Secale additions, American institute for Homeopathy, Chicago, June 2001,*

Geukens, Alfons, 184, *lectures hechtel seminars,* Hechtel,

Geukens, Alfons, 184, *Spigelia anthelminthica additions, American institute for Homeopathy, Chicago, June 2001,*

Geukens, Alfons, 184, *Tuberculinum additions,* 1995, Hechtel,

Geukens, Alphons, 184, *Further additions from practice by Yvette Leeten,* 2002,

Ghegas, Vassilis, 185, *Classical Homeopathic Lectures, compiled by Fons vanden Berghe,*

Ghose, Sarat Chandra, 97, *Lachesis trigonocephalus,* The British Homoeopathic Journal, 6, 301, 1914,

Ghose, Sarat Chandra, 97, *Drugs of Hindoosthan With their Homoeopathic Uses, Provings, and Clinical Verifications,* 1984, Calcutta,

Gibson, D.M., 155, *Studies of homoeopathic remedies,* 1991, Beaconsfield,

Gibson Miller, R., *Relationship of Remedies,*

Gilbert, C.B., 1085, *Sciatica,* Homoeopathic Physician, June, 1893,

Gilchrist, James G., 34, *Hom. Treatment of Surgical Diseases,* 1873, Chicago,

Gladwin, Fredericka E., 98, *the repertory idea,* Homoeopathic Recorder, aug, 1925,

Gladwin, Fredericka E., 98, *a study and revision of Kent's Repertory,* Homoeopathic Recorder, 43, 2, 1928,

Glück, Walter, 262, *Mantis religiosa, a proving,* Deutsches Journal für Homeopathie, 15, no.4, 294, 1996,

Gramm, T.J., 2072, *Repertory of the Urinary Symptoms,*

Gray, Bill, 183, *Lectures Haamstede, compiled by Ilse Bos,*

Green, Julia Minerva, 140, *Medorrhinum,* Homoeopathic Recorder, 45, no.8, 1930,

Green, Julia Minerva, 140, *Repertory making, repertory uses,* Homoeopathic Recorder, 1932,

Green, Julia Minerva, 140, *a method of remedy study; Zinc,* Homoeopathic Recorder, 1936,

Grégoire, J.C., *Toujours a propos de serpents,* Revue Belge d'Homoeopathie, 23, no.4, 1990,

Griesselich, Ludwig, 9, *proving of Jatzfeld, soolbad in Wurtemberg,* Hygea, 9, 224. 256, 1836-1848,

Griesselich, Ludwig, 9, *proving of Elmen soolbad,* Hygea, 9, 224, 1836-1848, Carlsruhe,

Griesselich, Ludwig, 9, *proving of Ems* , Hygea, 9, 224, 1836-1848, Carlsruhe,

Griesselich, Ludwig, 9, *proving of Kosen, Soolbad in Naumburg* , Hygea, 9, no.3, 224, 1836-1848, Carlsruhe,

Griesselich, Ludwig, 9, *proving of Schwalbach,* Hygea, 9, no.3, 224, 1836-1848, Carlsruhe,

Griesselich, Ludwig, 9, *proving of Aqua marina,* Hygea, 9, no.3, 224, 1836-1848, Carlsruhe,

Griesselich, Ludwig, 9, *proving of Kronthal_,* Hygea, 9, pt.3, 1836-1848,

Griesselich, Ludwig, 9, *proving of Landeck in Scheinen,* Hygea, 9, pt.3, 224, 1836-1848,

Griesselich, Ludwig, 9, *proving of Langebrucken,* Hygea, 9, pt.3, 224, 1836-1848,

Griesselich, Ludwig, 9, *proving of Meinberg pyrmont,* Hygea, 9, pt.3, 175, 1836-1848,

Griesselich, Ludwig, 9, *proving of Teinach in Wirtemburg,* Hygea, 9, pt.3, 224, 1836-1848,

Griesselich, Ludwig, 9, *proving of Weilbach water,* Hygea, 9, pt.3, 1836-1848,

Griggs, William B., 113, *a subjective proving of glycerin,* Homoeopathic Recorder, 1936,

Grimes, Melanie, 273, *Tiger shark liver, Galeocerdo cuvier hepar, A homeopathic proving,* 2000, Seattle,

Grimm, A., *Kent's Repertorium Generale, Gewinn für die Homöopathie?,* Zeitschrift für Klassische Homeopathie, 3, 1987,

Grimmer, Arthur H., 110, *Differentiating symptoms of some of the cadmium salts,* Homoeopathic Recorder, 1930,

Grimmer, Arthur H., 110, *Applications of Remedies to Cancer cases,* Homoeopathic Recorder, 45, no.11, 789, 1930,

Grimmer, Arthur H., 110, *Antimonium tartaricum, Teucrium scorodonia and Helix tosta,* Homoeopathic Recorder, 1932,

Grimmer, Arthur H., 110, *Carbo vegetabilis,* Homoeopathic Recorder, 1936,

Grimmer, Arthur H., 110, *The Collected Works of Arthur Hill Grimmer M.D., edited by Ahmed N. Currim, Ph.D., M.D.,* 1996, Norwalk,

Gross, R.H., 35, *Comparative Materia Medica,* 1867, London,

Guernsey, Henry Newell, 31, *Obstetrics,* 1883, Philadelphia,

Guernsey, William Jefferson, 57, *Desires and Aversions,* Calcutta ?,

Guernsey, William Jefferson, 57, *Malandrinum,* Medical Advance, 37, no.1, 338, 1899,

Guess, George, 202, *cases in Referenceworks™,*

Guild-Legget, S.L., 1074, *Ferrum sulphuricum,* Medical Advance, 46, 102, 1908,

Gunavante, S.M., 535, *Genius of homeopathic remedies,*

Günther, R./Wittern, R., *Katalog der Bibliothek des Homöopathie-Archivs, Institut für Geschichte der Medizin der Robert Bosch Stiftung,* 1988, Stuttgart,

Gutge-Wickert, A., 300, *Elemente zur Berliner Homöopathie Arzneimittle prüfung Medusa,* 1998, Berlin,

Gutmann, William, 143, *Cadmium Metallicum,* 1951, New York,

Gypser, Klaus Henning, *Zur Problematik synonymer Rubriken im Repertorium von Kent,* Zeitschrift für Klassische Homeopathie, 1, 1987,

Gypser, Klaus Henning, *Fehler im Repertorium von Kent,* Zeitschrift für Klassische Homeopathie, 5, 1987,

Gypser, Klaus Henning, *Zur Frage der Verlässlichkeit des homöopathischen Instrumentariums,* Zeitschrift für Klassische Homeopatie, 6, 1987,

Gypser, Klaus Henning, *Kent's minor Writings on Homeopathy,* 1988, New Delhi,

Gypser, Klaus Henning, *Entstehung, Struktur und praktische Anwendung von Bogers Boenninghausen's Characteristics and Repertory Teil I,* Zeitschrift für Klassische Homeopathie, 35, 3, 1991,

Gypser, Klaus Henning/Waldecker, A., *Bestätigungen von Symptomen im Kentschen Repertorium und Nachträge aus der Materia Medica,* Zeitschrift für Klassische Homeopathie, 34, 1990,

Gypser, Klaus Henning/Waldecker, A., *Gesammelte Arzneimittelprüfungen aus Stapfs "Archiv für die homöopathische Heilkunst",* 1991, Heidelberg,

Hahnemann, Samuel, 1, *The Chronic Diseases, Transl. Tafel,* Calcutta,

Hahnemann, Samuel, 1, *Krankenjournal DF5,* 43,

Hahnemann, Samuel, 1, *Fragmenta de Viribus Medicamentorum,* 1805, Leipzig,

Hahnemann, Samuel, 1, *Lesser Writings Dudgeon,* 1852, New York,

Hahnemann, Samuel, 1, *Materia medica Pura, Transl. Dudgeon,* 1880, Liverpool,

Hahnemann, Samuel, 1, *Coffeinum,* Medical Advance, 43, no.6, 337, 1905,

Hahnemann, Samuel, 1, *Organon of Medicine Transl.Boericke 6th Ed.,* 1922, Philadelphia,

Hahnemann, Samuel, 1, *Krankenjournal D2,* 2, 1801-1802,

Hale, Edwin M., 25, *proving of Nelubrium luteum, Monograph,* 1871, Chicago,

Hale, Edwin M., 25, *Materia Medica of New Remedies Therapeutics,* 1875, New York/Philadelphia,

Hale, Edwin M., 25, *Materia Medica of new Remedies Symptomatology,* 1875, New York/Philadelphia ,

Hale, Edwin M., 25, *proving of Viburnum prunifolium,* Medical Era, 1, 5, 1883,

Hale, Edwin M., 25, *proving of Illex casseine, Monograph on,* Washington Govt. Pr., 1891,

Hale, R. Douglas, 49, *Acute Diseases of the Chest,* 1875,

Hamilton, Edward, 1020, *the Flora homoeopathica or Illustrations and descriptions of the Medicinal plants used as homoeopathic remedies,* 1852, Jain,

Hansel, Jürgen, 267, *Ephedra und die Zauberpflanzen,* 1998, Erzabteo St. Ottilien,

Hansen, Oscar, 93, *a Text-book of Materia Medica and Therapeutics of Rare homoeopathic Remedies (a supplement to Dr. A.C. Cowperthwaite's Materia Medica),* 1899, London,

Hart, Charles Porter, 2051, *Repertory of New Remedies,* 1876, New York/Philadelphia,

Hart, Charles Porter, 715, *Therapeutics of nervous diseases,* 1881, New York,

Hartmann, Franz, 1002, *Diseases of Children, Transl. Hempel C.J.,* 1853, New York,

Hartmann, Franz, 1002, *Arsenicum album,* Homoeopathic Recorder, 12, no.1, 27, 1853,

Hatherly, Patricia A., 306, *a proving of Cadmium metallicum,* 1998, Brisbane,

Hawkes, William J., 1066, *Characteristic Indications of Prominent Remedies,* 1884, Chicago,

Hayes, R.E.S., 96, *a Study of Ambergris,* Proceedings of the international Hahnemannian Assocation, 121, 1921,

Hayes, R.E.S., 96, *Correspondence about repertories and the post-graduate school,* Homoeopathic Recorder, 1928,

Hayes, R.E.S., 96, *Adaxukah effects and other provings,* Homoeopathic Recorder, 1928,

Hayes, R.E.S., 96, *Repertories: Boger's especially,* Homoeopathic Recorder, 1939,

Hayes, R.E.S., 96, *Vipera torva, clinical reports,* Homoeopathic Recorder, 1939,

Hayes, R.E.S., 96, *the synoptic key,* Homoeopathic Recorder, 1933-1935,

Heinigke, Carl, 740, *Pathogentic Outlines of Homoeopathic Drugs,* 1880, Philadelphia, PA,

Hempel, Karl Julius, 15, *Materia Medica and Therapeutics,* 1865, New York,

Hering, Constantine, 8, *Analytical Repertory of Symptoms of the Mind,* 1881, New York,

Hering, Constantine, 8, *Condensed Materia Medica,* 1884, Philadelphia,

Hering, Constantine, 8, *Guiding Symptoms of our Materia Medica,* 1879 - 1891, Philadelphia,

Herrick, Nancy, 204, *Proving of Nelumbo nucifera,*

Herrick, Nancy, 204, *Banisteria caapi,* 1997,

Herrick, Nancy, 204, *Animal Mind, Human voices, provings of eight new animal remedies,* 1998, Nevada City,

Herscu, Paul, 212, *The Homeopathic Treatment of Children: Pediatric Constitutional Types,* 1991, Berkleley, CA,

Heudens-Mast, Henny, 225, *personal additions to carcinosinum, unpublished,*

Heudens-Mast, Henny, 225, *Hyoscyamus,* The Homeopath, 11, no.3, 1994,

Higgins, S.B., *Ophidians,* 1873, New York/Philadelphia ,

Holcombe, A.W., 86, *Spasms and convulsions, an abridged repertory,* 1982, New Delhi,

Houat, L.T., 1033, *Nouvelles Donnees de M.M.H. et de Toxicologie,*

Houat, L.T., 1033, *Homoeopathie et Toxologie,* 1866, Paris,

Houghton, J./Halahan, E., 229, *The Homoeopathic Proving of Lac Humanum,* 1993,

Hoyne, Temple S., 37, *Materia Medica Cards,* 1870, Washington,

Hoyne, Temple S., 37, *Clinical therapeutics,* 1993, New Delhi,

Hughes, Richard, 38, *Cyclopaedia of drug pathogenesy,* 1886 - 1891, London,

Hughes, Richard, 38, *Repertory to the Cyclopaedia Drug Pathogenesis,* 1897 - 1900, London,

Hui Bon Hoa, Jacques, 154, *Carcinosinum, Etude pathogenesique et clinique,* Annales Homoeopathiques Francaises, Oct., 1962,

Hui Bon Hoa, Jacques, 154, *Nosodes intestinaux,* 1966, Angoulême,

Imberechts, Jacques, 169, *Carcinosin, 69 clinical observations, 31 international congress LIGA Athens,* 1976,

Imhäuser, Hedwig, 159, *Homöopathie in der Kinderheilkunde 5th Ed.,* 1982, Heidelberg,

Irwin, Anne, 270, *a proving of the seven streams of taosca,* 1997,

Jahr, George Heinrich Gottleib, 10, *Klinische Anweisungen zu homöopathischer Behandlung der Krankheiten,* 1854, Leipzig,

Jahr, George Heinrich Gottleib, 10, *Homoeopathic Treatment of Diseases of females and infants at the breast, Transl. Hempel,* 1856, New York,

Jahr, George Heinrich Gottleib, 10, *Mental Diseases, Transl. Galloway,* 1857, Manchester,

Jahr, George Heinrich Gottleib, 10, *Hulls "Jahr", Transl. Hempel, 6 th american Edition,* 1874, New York,

Jahr, George Heinrich Gottleib/Chevalier, 10, *Therapeutic Guide, 40 years Practice,* New Dehli,

James, B.W., 42, *Tumors,* 1985, Haryana,

Jansen, J.W., *Synthetic Bedside repertory for gestation, childbirth and childbed,* 1992, Haarlem,

Jansen, Jean Pierre, 303, *Taxus baccata,* 1999,

Jansen, Jean Pierre, 303, *Wie helpt de muse helpen. Apeira syringaria,* Similia Similibus Curentur, 4, 11-Feb, 1999,

Johnston, Linda, *Repertory Additions from Kent's Lectures on Homeopathic Materia Medica,* 1990, Los Angeles,

Jost, Marcus, 257, *Die Eiche, Quercus robur,* 1997, Merzig,

Julian, Othon Andre, 149, *Materia Medica of new Homoeopathic Remedies,* 1979, Beaconsfield,

Julian, Othon Andre, 149, *Materia Medica der Nosoden 4th Ed.,* 1980, Heidelberg,

Julian, Othon Andre, 149, *Intestinal nosodes of Bach-Paterson,* 1987, New Delhi,

Julian, Othon Andre, 149, *Treatise on Dynamised micro immunotherapy part I II,* 1992, New Delhi,

Kastner, Raimund Friedrich, 5, *Bönninghausens Physiognomik der homöopatischen Arzneimittel,* 1995, Heidelberg,

Kastner, Raimund Friedrich, 5, *Bönninghausens Repertorium der homöopatischen Arzneimittel und Geniushinweise,* 1998, Heidelberg,

Keil, 14, *proving of Friedrichhaller Bitterwasser,* Zeitschrift für Homeopatische Klinik, 4, 1845,

Keller, Georg von, 173, *Staphisagria,* 1978, Heidelberg,

Keller, Georg von, 173, *Eine Quellenstudie zum Kentschen Repertorium,* Zeitschrift für Klassische Homeopatie, 33, 1989,

Keller, Georg von, 173, *computer und homöopathische Einzelsymptome,* Zeitschrift für Klassische Homeopatie, 34, 1990,

Kent, James Tyler, 58, *Cactus grandiflorus,* Homoeopathic Physician, 314, 1885,

Kent, James Tyler, 58, *Calcarea carbonica,* Homoeopathic Physician, 275, 1885,

Kent, James Tyler, 58, *Notes from an extemporaneous lecture on Rhus toxicodendron,* Homoeopathic Physician, 123, 1886,

Kent, James Tyler, 58, *Notes from an extemporaneous lecture on Ferrum metallicum,* Homoeopathic Physician, 422, 1886,

Kent, James Tyler, 58, *Lecture on Lycopodium,* Homoeopathic Physician, 462, 1888,

Kent, James Tyler, 58, *Abrotanum,* Homoeopathic Physician, 58, 1888,

Kent, James Tyler, 58, *Muriaticum acidum,* Homoeopathic Physician, 12, 1888,

Kent, James Tyler, 58, *Baryta carbonica,* Homoeopathic Physician, 105, 1894,

Kent, James Tyler, 58, *Borax venata,* Medical Advance, 23, no.6, 3, 1895,

Kent, James Tyler, 58, *Pulsatilla,* Medical Advance, 33, no.1, 1895,

Kent, James Tyler, 58, *Robinia,* Medical Advance, 33, no.3, 136, 1895,

Kent, James Tyler, 58, *Repertory 1th Ed. with P. Schmidt annotations,* 1897, Lancaster,

Kent, James Tyler, 58, *Argentum nitricum,* Medical Advance, 6, 1897,

Kent, James Tyler, 58, *Agaricus,* Medical Advance, 17, 365, 1904,

Kent, James Tyler, 58, *Lectures on Homoeopathic Materia Medica,* 1911, Philadelphia,

Kent, James Tyler, 58, *The Development and Formation of the Repertory,* Homoeopathician, The, 4, 1914,

Kent, James Tyler, 58, *Lecture of homoeopathic Philosophy,* 1919, Chicago,

Kent, James Tyler, 58, *Repertory 3th Ed. with P. Schmidt's Annotations,* 1924, Chicago,

Kent, James Tyler, 58, *Repertory 6th Ed.,* 1957, Chicago,

Kent, James Tyler, 58, *Lesser Writings, New Remedies, clinical cases,* 1985, New Delhi,

Kent, James Tyler, 58, *Platina, Kent's Lectures as collected by G. Evans,* 1994,

King, John C., 59, *Headaches/Repertory Analysis,* 1891, Chicago,

King, Lesley/Lawrence, B., 228, *Luna, a proving,* 1993,

Kittler, Monica, 275, *Thea chinensis, die Pruefung,* 1999, Zweibruecken,

Kittler, Monica, 275, *Aqua destillata, die Pruefung,* 2001, Zweibruecken,

Klein, Louis, 205, *Lectures and Cases,*

Klein, Louis, 205, *Loxosceles reclusa,*

Klein, Louis, 205, *Helodrilus caliginosus,*

Klein, Louis, 205, *proving of Carbon dioxide,*

Klein, Louis, 205, *Coriandrum sativum,* 2000,

Kleinert, G.O., *Quellen-Nachweis der Physiologische Arzneiprüfungen,* 1863, Leipzig,

Klunker, Wil, 1158, *Corrigenda in der neuen Ausgabe des Repertoriums von Kent,* Zeitschrift für Klassische Homeopathie, 3, 1969,

Klunker, Wil, 1158, *Zu den Rubriken des Sauglings-und Stillbeschwerden im Kentschen Repertorium,* Zeitschrift für Klassische Homeopatie, 6, 1973,

Klunker, Wil, 1158, *Bibliographie der Publikation von Dr. Pierre Schmidt,* Zeitschrift für Klassische Homeopathie, 3-Feb, 1975,

Klunker, Wil, 1158, *Beiträge zur jüngsten Editionslage des Kentschen Repertoriums,* Zeitschrift für Klassische Homeopathie, 1981,

Klunker, Wil, 1158, *Bemerkungen zu den Zeitbeziehungen der Symptome in der Homöopathie,* Zeitschrift für Klassische Homeopathie, 4, 1982,

Klunker, Wil, 1158, *Ist eine Revision von"Kent's Repertory" notwendig?,* Zeitschrift für Klassische Homeopathie, 5, 1984,

Klunker, Wil, 1158, *Zur Herkunft der Symptomengrade,* Zeitschrift für Klassische Homeopatie, 4, 1987,

Klunker, Wil, 1158, *Als-ob Symptome,* Zeitschrift für Klassische Homeopatie, 5, 1987,

Klunker, Wil, 1158, *Ein Beitrag zur repertorialen Symptomenrubrizierung,* Zeitschrift für Klassische Homeopatie, 6, 1988,

Klunker, Wil, 1158, *Towards the establishment of Symptom rubrics for a repertory,* Classical Homeopathy Quarterly, 1990,

Klunker, Wil, 1158, *Eine Arzneimittelprüfung von Espeletia grandiflora,* Allgemeine Homöopatische Zeitung, 1, 1972, 1990,

Klunker, Wil, 1158, *Reves et delusions de serpents,* Revue Belge d'Homoeopathie, 23, no.4, 1990,

Knerr, Calvin B., 54, *Drug Relationships,* 1936, Calcutta,

Knerr, Calvin B., 54, *Life of Hering,* 1940, Philadelphia,

Knerr, Calvin B.,54, *Repertory of Hering's Guiding Symptoms,* 1988, New Delhi,

König, Peter, 2191, *Acidum succinicum,* British Homoeopathic Journal, 76, no.19, 114, 1987,

König Peter, Santos-König, U.,2191, *Berberis, Rhododendron, Convallaria, traumgeschehen und psychodynamik dreier Arzneiprüfungen,* 1997,

Koninklijke Maatschappij ter Bevordering der Pharmacie, *Informatorium Medicamentorum deel I en II,* 1991, Den Haag,

Korndoerfer, A, 3048, *C. von Boenninghausen's Homoeopathic Therapeia of Intermittent and Other fevers,* 1873, New York, Philadelphia,

Krichbaum, J.W., 1095, *The Remedy v.s Mechanics in Cases of Difficult Labor,* Homoeopathic Recorder, 167, 1900,

Krichbaum, J.W., 1095, *The surgical sphere and indications for hypericum,* Medical Advance, 41, 167, 1903,

Krichbaum, J.W., 1095, *Sinapis nigra,* Medical Advance, 46, 742, 1908,

Krichbaum, J.W., 1095, *Arsenicum iodatum,* Medical Advance, 47, 575, 1909,

Kroschewski-König, Friedel, 304, *Homöopathie, 360° kristallklar,* 2001,

Kroschewski-König, Friedel, 304, *Repertorium Nachträge,*

Kunze, H., 1083, *Carduus marianus,* Homoeopathic Physician, May, 221, 1891,

Künzli, Jost, 148, *Lectures,*

Künzli, Jost, 148, *Kent's Repertorium Generale,* 1987, Berg am Stamberger See,

Lafeuillade, J., *Additionnal remedies and symptoms to Kent's Repertory from Clarke's Dictionary: Pregnancy from Homoepathia europea proceedings Lyon France,* Homeopathia Internationalis newsletter, 1986,

Lamothe, Jacques, 186, *Le Première Matière Médicale Pédiatrique,* 1998, Paris,

Langenscheidt, *Der kleine Muret-Sanders Deutsch-English 6th Ed. 1991,* 1991, Berlin,

Lansard A., group Mercurius, *Etude de la rubrique du Mind Restlessness, while sitting,* Revue Belge d'Homoeopathie, 20, 1987,

Lathoud, Joseph-Amedée, 135, *Matière Médicale Homoeopathique,* 1932, Vienne,

Lee, Edmund Jennings, 63, *Repertory of Characteric Symptoms of Hom. Mat. Medica,* 1889, Philadelphia,

Lee, Edmund Jennings, 63, *Repertory of Mind and Head,* 1889, Philadelphia,

Leeser, Otto, 117, *Homeopathic Materia Medica,* 1935, Philadelphia,

Lemus Transito, Antonio, 1142, *The Centipede,* Journal of the American Institute of Homeopathy, 276, 1954,

Leonard, W.H., 1105, *proving of Papaya vulgaris, Asima triloba,* Medical Advance, 46, 74, 1908,

Lesigang, H., 1211, *Oenanthe crocata, a proving,* Homeopathic Links, 10, no.2, 108, 1991,

Lillienthal, Samuel, 11, *Homoeopathic Therapeutics,* 1890, Philadelphia,

Lippe, Adolph D. von, 22, *Keynotes and Red line symptoms of the Materia Medica,*

Lippe, Adolph D. von, 22, *Case of acute rheumatism cured by Lac caninum,* Homoeopathic Recorder, 484,

Lippe, Adolph D. von, 22, *Key to Materia Medica,* 1854, Philadelphia,

Lippe, Adolph D. von, 22, *Cactus grandiflorus,* American Homoeopathic Review, The, 457, 1864,

Lippe, Adolph D. von, 22, *Lachnanthes tinctoria,* Hahnemannian Monthly, 173, 1865,

Lippe, Adolph D. von, 22, *Text-Book of Materia Medica,* 1866, Philadelphia,

Lippe, Adolph D. von, 22, *Syphilinum,* Homoeopathic Recorder, 13, 201, 1898,

Lippe, Constantine, 60, *Repertory to the More Characterics Symptoms of the Materia Medica,* 1879, New York,

Löbisch, Klaus, 266, *Hura brasiliensis, eine Arznei die Zustände van Aussatzigkeit kennt un zu heilen vermag,* Homöopatische Einblicke, no.35, 35, 1998,

Lodispoto, A., 152, *Kleines Lexicon der Nahrungsmittelbeziehungen,* Berg am,

Lodispoto, A., 152, *Persönliche Beobachtung,* 1984, Berg am,

Logan, Robin, 206, *cyclamen,* 1998, Nottingham,

Lowe, J.N., 4087, *Mind and disposition during parturition,* 1895,

Löwes, Thomas and others, *Additions to Kent's Repertory, Sources Clarke's Dictionary, Boericke MM, Allen's Cyclopedia, Hering's Guiding Symptoms,*

Lutze, F.H., 79, *Hypericum,* Homoeopathic Physician, July, 1893, Brooklyn, NY,

Lutze, F.H., 79, *Facial and Sciatic Neuralgias,* 1898, Philadelphia, PA,

Macfarlan, Donald, 1111, *a reproving of Calcarea carbonica,* Proceedings of the International Hahnemannian Association, 47th session, 172,

Macfarlan, Donald, 1111, *Colocynthis,* Homoeopathic Recorder, 4th quarter, 244, 1935,

MacFarlan, Malcolm, 7045, *Provings and clinical observations with High potenties,* 3,

Macfarlan, Malcolm, 45, *Plantago major,* Homoeopathic Physician, July, 1893,

Macfarlan, Malcolm, 45, *Calendula,* Homoeopathic Physician, July, 1893,

Macfarlan, Malcolm, 45, *Kalium iodatum,* Homoeopathic Physician, May, 1893,

Macfarlan, Malcolm, 45, *viola odorata, proving, reproven,* Homoeopathic Recorder, 1930,

Macfarlan, Malcolm, 45, *proving of Ruta,* Homoeopathic Recorder, 1936,

Madaus, Gerhard, 1125, *Lehrbuch der Biologischen Heilmittel, Register für die therapeutische Anwendung,* 1979, Hildesheim,

Mangialavori, Massimo, 231, *seminar report,* Similia Similibus Curentur, 24, no.2, 25, 1994,

Marcy, Erastus Edgerton, 3020, *The Homoeopathic Theory and Practice of Medicine,* 1864, New York, NY,

Marim, Matheus, 259, *Brosimum gaudichaudii, experimentação pura,* 1998, São Paulo,

Marim, Mattheus, 259, *Carcinosin, A Clinical Study,* 1997,

Martens, Ruth, *Suggestions for changes in Kent's Repertory,* 1993,

Masci, P./Kendall, P., 237, *The Taipan, the world's most dangerous Snake,* 1995,

Masi Elizalde, 176, *Cours superieur de revision de la doctrine de la technique et de la metière médicale homeopathique,* 1989, Gent,

Master, Farokh Jamshed, 1202, *Perceiving rubrics of the mind,* 1991, New Delhi,

Master, Farokh Jamshed, 1202, *A proving of mocccasin snake,* 1999, New Delhi,

Mathur, Kailash Narayan, 160, *Systematic Materia Medica,* 1989, New Delhi,

McLaren, Kenneth A., 125, *Ephedra vulgaris, a proving,* Homoeopathic Recorder, 1930,

medorrhinum Group, *Additions for Ammonium carbonicum,* Homeopathia Internationalis newsletter, April, 1990,

Medorrhinum group, *Additions proposals to Kent's Repertory for Antimonium tartaricum,* Homeopathia Internationalis newsletter, 1, 1991,

Mersch, 95, *Thérapie Extra-Pharmacologique,* 1900, Bruxelles,

Metcalf, James W., 6020, *Homoeopathic Provings,* 1853, New York,

Meyer Naque, M., *Additionnal remedies and symptoms to Kent's Repertory from Clarke's Dictionary Lactation,* Homoepathia europea proceedings, 1986,

Meyer, Veit, 2010, *Der Kreuzbrunnen und seine Heilwirkungen,* Allgemeine Homöopatische Zeitung, 56, 117, 1857, Leipzig,

Meyhoffer, C., 1073, *International Homeopathic Convention Basel 1886,* 1886, London,

Mezger, Julius, 144, *Gesichtete Homöopatische Arzneimittellehre,* 1951, Saulgau,

Micklem, Robert, 207, *Carcinosin, a compendium of References,* Queensbury,

Minton, Henry, 26, *Uterine Therapeutics,* 1906, New York,

Mirilli d'Oliviera, Jose A., *Thematic Repertory and Materia Medica,* 1998, Leidschendam,

Moffat, John L., 107, *Homoeopathic Therapeutics in Ophthalmology,* 1916, Philadelphia,

Mohr, Charles, 1060, *Verification of unverified symptoms in Allen's Encyclopedia,* Transactions of the Homoeopathic Medical Society of Pennsylvania, 1881,

Möller, H., *Homöopathie im Computerzeitalter,* Zeitschrift für Klassische Homeopatie, 34, 1990,

Morgan, Alonzo R., 80, *Repertory of Urinary Organs and Prostate Gland,* 1899, Philadelphia,

Morgan, Fred, 1139, *Feldspar,* Homoeopathic Recorder, 1943?,

Morrison, Roger, 187, *Lectures and Keynotes in MacRepertory, Burgh-Haamstede, compiled by Ilse Bos,* 1988,

Morrison, Roger, 187, *Desktop Guide to Keynotes and Confirmatory symptoms,* 1993,

Morrow, H.C., 2130, *miscellaneous on remedies,*

Moskowitz, Richard, 220, *Homeopathic remedies for pregnancy and childbirth,* 1992, Berkeley,

Muller, F./Renkema, E.H., *Beknopt Latijns-nederlands woordenboek 12e druk,* 1970, Groningen,

Muller, Karl Joseph, 233, *Germanium metallicum, Die klinische Entdeckung eines homoopatischen Arzneimittels,*

Müller, Karl Joseph, 233, *Carcinosinum, new and confirmed clinical symptoms,* 1994, Zweibrücken,

Müller, Karl Joseph, 233, *Lac caninum, Neue Aspekte und deren klinische Bestätigungen,* 1994, Zweibrücken,

Müller, Karl Joseph, 233, *Acidum phosphoricum, Neue Aspekte und deren klinische Bestätigungen,* 1995, Zweibrücken,

Müller, Karl Joseph, 233, *Lycopodium bei Frauen, Neue Aspekte und deren klinische Bestätigungen,* 1995, Zweibrücken,

Müller, Karl Joseph, 233, *Moschus, The Clinical rediscovery of a Homoeopathic Remedy,* 1995, Zweibrücken,

Müller, Karl Joseph, 233, *Thuja occidentalis, new Aspects of the remedy with clinical confirmations,* 1995, Zweibrücken,

Müller, Karl Joseph, 233, *Argentum nitricum, New Aspects of the Remedy with Clinical confirmation,* 1996, Zweibrücken,

Müller, Karl Joseph, 233, *Cuprum aceticum, Die klinische neuentdeckung eines homöopatischen Arzneimittels,* 1996, Zweibrücken,

Müller, Karl Joseph, 233, *Calcium arsenicosum, neue Aspecte und deren klinische Bestätigungen,* 1997, Zweibrücken,

Müller, Karl Joseph, 233, *Cimicifuga, Neue Aspekte und deren klinische Bestätigungen,* 1997, Zweibrücken,

Müller, Karl Joseph, 233, *Sieben Schmetterlinge,* 1998, Zweibrücken,

Müller, Karl Joseph, 233, *Opium, Neue Aspekte und deren klinische Bestätigungen,* 1998, Zweibrücken,

Müller, Karl Joseph, 233, *Mimosa case, fear in school,* 1998,

Muller, Karl Joseph, 233, *Solanum tuberosum, die klinische Entdeckung eines homoopathischen Arzneimittels,* 1999, Zweibruecken,

Muller, Karl Joseph, 233, *Phosphoricum acidum, New aspects of the remedy with clinical confirmation,* 1999, Zweibruecken,

Muller, Karl Joseph, 233, *Mandragora officinarum, Neue Aspekte und deren klinische Bestaetigungen,* 2000, Zweibruecken,

Müller, Karl Joseph, 233, *Lac humanum, The clinical discovery of a homeopathic remedy, a collection of case studies,* 2002, Zweibrücken,

Muller, Karl Joseph Chetna N. Shukla, 233, *Oxygenium, Zwei homoopatische Pruefungen und Kasuistik,* 2000, Zweibruecken,

Mundy, David, 182, *Carcinosin,* 1982,

Mure, J. Benoit, 2016, *Dr. B. Mure's Materia Medica; or, Provings of the Principal Animal and Vegetable Poisons of the Brazilian Empire,* 1854, New York, NY,

Murphy, Robin, 223, *Homeopathic Medical Repertory,* 1993,

Nash, Eugene Beauharis, 103, *Leaders in Homoeopathic Therapeutics 6th edition,* New Dehli,

Neatby, Edwin A./Neatby, T. Miller, 118, *Homoeopathy in Tropical Diseases,* London,

Nichols, C.F., 2047, *Acrochordon chocoe: Characteristics,* Homoeopathic Physician, 1, no.9, 444, 1881,

Noack, Alphons, 4, *Homöopathische Arzneimittellehre,* 1847, Leipzig,

Norland, Misha, 265, *Agathis australis, Kauri,*

Norland, Misha, 265, *Proving of Flagstaff lava,*

Norland, Misha, 265, *Proving of lsd-25, D-lysergic acid diethylamide,*

Norland, Misha, 265, *Proving of positronium,*

Norland, Misha, 265, *Aids,* 1994,

Norland, Misha, 265, *Falco peregrinus disciplinatus,* 1997,

O'Driscoll, P., Prometheus Unbound, Spring, 1996,

O'Driscoll, P., 1239, *Ayahuasca, a Prover's Experience,* Prometheus Unbound, Spring, 1996,

O'Malley, Charles D./Saunders, J.B. de C.M., *Leonardo da Vinci on The Human Body,* 1982, New York,

O'Malley, Charles D./Saunders, J.B. de C.M., *The anatomical drawings of Andreas Vesalius,* 1982, New York,

Ohnet, J.P., *Additionnal remedies and symptoms to Kent's Repertory from Clarke's Dictionary: Delivery from Homoepathia europea proceedings Lyon France,* 1986,

Olds, S.C.L., 121, *Aconitum,* Homoeopathic Recorder, 32, 305, 1894,

Olds, S.C.L., 121, *Ammonium carbonate,* Medical Advance, 153, 1925,

Olsen, S., 255, *Trees and plants that heal,* 1997, Mapple Ridge,

Oproy, F. Van, *Het Kolerieke kind,* 1991,

Ortega, Proceso Sanchez, 170, *Proving of Amorphophallus titanum (see O. Julian),* 1983,

Otter, René C., *Het Relationele Homeopathische woordenbook,* 1992, Eindhoven,

Ozanam, C., 2022, *Etudes sur le venin des arachnides et son emploi en therapeuthique,* 1856, Paris,

Panos, Maesimund P./Desrosiers, D.P., *the homoeopathic recorder and proceedings of the international hahnemann Association, Cumulative indexes,* 1989, Tipp City,

Papish, Daniel, *Indictions from Kent, Selection arragned by subject from the works of James Tyler Kent,* New Dehli,

Paschero, Tomas Pablo, 147, *Cross References of Rubrics of the Mind Anotaciones en el Repertorio de Kent,* Buenos Aires ??,

Paschero, Tomas Pablo, 147, *Sintomas mentales,* 1974, Buenos Aires,

Patel, Ramanlal P., 2158, *Analysis and Evaluation of Symptoms,* 1974, Kerala,

Patel, Ramanlal P., 2158, *Word-index with rubrics of Dr. Kent's Repertory, 3th Ed.,* 1977, New Delhi,

Patel, Ramanlal P., 2158, *Repertory of the Homoeopathic Materia Medica by J.T. Kent, 6th American Edition, corrected, revised and improved,* 1990, Kerala,

Patel, Ramanlal P., 2158, *Are you using Dr. J.T. Kent's Repertory of Hom. MM, 6th Ed.,* Classical Homeopathy Quarterly, 5, 1992, Heidelberg,

Paterson, E., *a survey on the Nosodes,* British Homoeopathic Journal, 49, no.30, 1960, London,

Paterson, John, 136, *Sycosis and Sycotic Co.,* 1933, London,

Paterson, John, 136, *Clinical Notes, Observations,* 1933, London,

Paterson, John, 136, *Intestinal Nosodes of Children,* 1937, London,

Paterson, John, 136, *The bowel nosodes,* British Homoeopathic Journal, 40, no.8, 1950, London,

Pfleiderer, 133, *proving of Mercurius rhodanatus,* Deutsche Zeitschrift für Homoeopathie, 1931,

Phatak, S.R., 137, *a Concise Repertory of Homoeopathic Medicines, 2th Ed.,* 1977, Bombay,

Phatak, S.R., 137, *Phatak's Materia Medica of Homoeopathic Medicines,* 1988, London,

Pierce, Willard Ide, 1102, *Plain Talks on Materia Medica With Comparisons,* 1911, Philadelphia, PA,

Pierce, Willard Ide, 1102, *Repertory of Cough better and worse, compiled from allen's Handbook,* 1990, New Delhi,

Pladys, Albert, 166, *Lectures,*

Possart, Alphons, 1019, *Homöopatische Arzneimittellehre aller in den Jahren 1850-1857 geprüften Mittel,* 1858, Leipzig,

Pugh, J.S., *Corrections to Third Edition of Kent's Repertory,* Homoeopathic Recorder, may, 1929,

Pulford, Alfred, 91, *Key to the Homoeopathic Materia Medica,* 1947, Toledo, Ohio,

Pulford, D.T., *the need of an index to the Materia Medica,* Homoeopathic Recorder, 1936,

Quay, George H., 90, *Diseases of the Nose and Throat,* 1897, Philadelphia,

Rabe, Rudolph F., 1114, *Lathyrus,* Medical Advance, 48 May, 281, 1910,

Raeside, J.R., 2147, *a proving of Hydrophis cyanocinctus,* British Homoeopathic Journal, 48, no.3, 196, 1959, London,

Rampold, Veronika, 250, *MINDMAT, Vollständige Materia medica der ichnahen Symptome,* 1998, Ruppichteroth,

Rastogi, D.P., *Corrections to abbreviations in B oger Boenninghausen's repertory,*

Rastogi, D.P., *Corrections to Boger's Boenninghausen Repertory, Central Council for Research in Homoeopathy,* june, 1990,

Rhees, 2021, *proving of Rhus laurina, Lithrea laurina,* North American Journal of Homoeopathy, 3, 356,

Rhus tox group, *Additions proposal to the Repertoy for Ferrum metallicum,* Homeopathia Internationalis newsletter, 3, 4, 1990,

Rhus-tox group Homoeopathia Americana, *Repertory final additions report for Agnus castus,* Homeopathia Internationalis newsletter, Oct, 1988,

Rice, P., 105, *Veratrum viride,* British Journal of Homoeopathy, 24, 343,

Riefer, Marco W., 239, *Das Arzneimittelbild von Candida albicans, 2th Ed.,* 1996, Freiburg,

Riley, David, 232, *coenzym-a,*

Riley, David, 232, *Fumaria officinalis,*

Riley, David, 232, *Mucosa nasalis,*

Riley, David, 232, *Myosotis arvense,*

Riley, David, 232, *nicotinamide adenine dinucleotide,*

Riley, David, 232, *Natrum oxalaceticum,*

Riley, David, 232, *Several provings, ReferenceWorks™,* 1990,

Riley, David, 232, *Oroticum acidum,* 1994,

Riley, David, 232, *Proving report, Veronica officinalis,* British Homoeopathic Journal, 84, no.3, 1995,

Robbins, Phillip, 302, *Evolving Homoeopathy, towards a developmental apporach to Homoeopathy,* 2002,

Roberts, Herbert A., 139, *proving of Iridium metallicum,* Medical Advance, 43, no.6, 345, 1905,

Roberts, Herbert A., 139, *the Spider poisons,* Homoeopathic Recorder, 1931,

Roberts, Herbert A., 139, *Sensations as if-,* 1937, Philadelphia,

Roberts, Herbert A., 139, *Bothrops atrox,* Homoeopathic Recorder, May, 1938,

Roberts, Herbert A., 139, *Study of Remedies by Comparison,* 1941,

Roberts, T.G., 1092, *Calcarea fluorica,* Medical Advance, 37, no.12, 627, 1899,

Ross, T.D., 134, *articles,*

Ross, T.D., 134, *proving of Primula obconica,* Homoeopathic Recorder, 13, 101,

Rowe, Todd, 264, *Carnegia gigantea, a proving of Saguaro Cactus,* 1997, Phoenix,

Rowe, Todd, 264, *Urolophus halleri,* 1999,

Rowe, Todd, 264, *Argemone pleicantha, a proving of Crested prickle poppy,* 2000,

Rowe, Todd, 264, *a Proving of Turkey vulture,* 2000,

Roy, S.P., *Word index to Boger-Boenninghausen's Repertory,* 1990, New Delhi,

Roy, S.P., *Synthetic Repertory: A critical Appreciation,* NJH, july august, 1993, New Delhi,

Royal, George, 114, *Homoeopathic Materia Medica,* 1920, Philadelphia,

Ruddock, E. Harris, 32, *Lady's Homoeopathic Manual,* 1865, London,

Ruddock, E. Harris, 32, *Diseases of Infants and Children,* 1886, London,

Saine, André, *Letter to R. van Zandvoort with suggestions for books to use in the Complete Repertory,*

Saine, André, *Letter to Mr. D. Crothers about development of Repertories,* 1990,

Saine, André, *The story of Kent's Repertory,* may june, 1990,

Saine, Andre, 809, *Repertory changes,* 1998,

Sankaran, P., 156, *Random Notes on some Drugs,* 1965, Bombay,

Sankaran, P., 156, *The Value of the Repertory,* 1965, Bombay,

Sankaran, P., 156, *Recent Research and Advance in Homoeopathy,* 1966, Bombay,

Sankaran, P., 156, *Some Cross References to Kent's Repertory,* 1966, Bombay,

Sankaran, P., 156, *Prophylactics in Homoeopathy,* 1967, Bombay,

Sankaran, P., 156, *Clinical Relationship of Homeopathic Remedies,* 1967, Bombay,

Sankaran, P., 156, *Some Notes in the Nosodes,* 1967, Bombay,

Sankaran, P., 156, *Atrax robustus,* British Homoeopathic Journal, 59, 45, 1970, Bombay,

Sankaran, P., 156, *the indications and use of bowel nosodes,* 1984, Bombay,

Sankaran, R., 214, *Tarentula hispanica, a study,* 1991, New Delhi,

Sankaran, Rajan, 214, *The Spirit of Homoeopathy,* 1991, Bombay,

Sankaran, Rajan, 214, *The Substance of Homoeopathy,* 1993, Bombay,

Santee, E.M., 81, *Repertory of Convulsions,* 1890, New York,

Sault, David, *a modern guide and index to the Mental rubrics of Kent's Repertory 2. edition,* 1992, haarlem,

Schadde, Anne, 227, *Proving of Ozonum,*

Schadde, Anne, 227, *Cypraea eglantina, Kauri-Schnecke, Porzellanschnecke, eine homoopatische Studie,* Muenchen,

Schadde, Anne, 227, *A proving of Carcinosin,* 1994, München,

Schadde, Anne, 227, *Lithium carbonicum, eine homoopatische Studie,* 2000, Muenchen,

Schadde, Anne, 227, *Ginkgo biloba, die homoopatische Pruefung,* 2000, Muenchen,

Schadde, Anne Hansel, Juergen, 227, *Lapislazuli, eine Homoopatische Studie,* 2002, Muenchen,

Schepens, Eduard, 167, *Some cases of medorhinum,* Revue Belge d'Homoeopathie, 1, 170-186, 1950,

Schepens, Eduard, 167, *Latrodectus mactans,* Revue Belge d'Homoeopathie, 1, 157-162, 1966,

Schindler, M., *Analyse von Rubriken des Kentschen Repertoriums, Theorien aufstellen,* Zeitschrift für Klassische Homeopathie, 34, 1990,

Schindler, M., *Addenda to the Sciatica Rubrics in Kent's Repertory,* Classical Homeopathy Quarterly, 2, 1992,

Schlegel, Emil, 1065, *Innere Heilkunst 4th Ed.,* 1921, Tübingen,

Schmallbach, A./Cordel, A./von Broock, H., 254, *Mandragora, die Geheimnisvolle,* 1996, Bremen,

Schmidramsl, H./Ostermayr, B./Arnim, J.v., 263, *Reserpinum, Ergebnisse einer Arzneimittelprüfung,* Allgemeine Homöopatische Zeitung, 5, 1997,

Schmidt, Pierre, 122, *Les traumatismes sportifs,* 1969, Maisonneuve,

Schmidt, Pierre, 122, *Enseignement au groupement hahnemannien de Lyon,* 1963 - 1976,

Schmidt, Pierre/Chand, Diwan Harish, 122, *Kent's Final General Repertory,* 1980,

Schmidt, Roger, 128, *Brucella, Un Nosode rarement employé,* Annales Homoeopathiques Francaises, no.2, 113, 1959,

Scholten, Jan, 209, *Lectures,*

Scholten, Jan, 209, *Homeopathie en mineralen,* 1993, Utrecht,

Scholten, Jan, 209, *Tungsten, een proving,* Similia similibus currentur, 23, no.3, 15, 1993,

Schreter, Gustav Adolf, 1025, *Die Arminiusquelle zu Lippspringe,* Allgemeine Homöopatische Zeitung, 1858,

Schulz, H., 115, *proving of Semen tiglii,* Homoeopathic Recorder, 4, 171,

Schüssler, W.H.,61, *Biochemical Treatment of Disease,* 1931, Philadelphia,

Schuster, Bernd, 1184, *Teufelskralle, Harpagophytum procumbens, Homoopatische Arzneimittelpruefung,* Weilburg,

Schuster, Bernd, 1184, *Cola, Homöopatische Arzneimittleprüfung der Colanuss,* 1997,

Schuster, Bernd, 1184, *Proving of Bambusa arundinacea 2th Ed.,* 1998, Weiburg,

Schuster, Bernd, 1184, *Cola in der Praxis, Fallsammlung, Analysen, das Wesen einer neuen Homoopatischen Arznei,* 2002, Weilburg-Odersbach,

Schwabe, Willmar, *Hom. Arzneibuch 3th Ed.,* 1958, Berlin,

Seidel, E., 13, *Geschichte der homöopatischen Heilanstalt zu Leipzig und sämtlicher darin behandelten Krankheitsfälle,* 1840, Grimma,

Seror, R., 157, *articles,*

Shah, Jayesh, 215, *seminar Maui,* 1994,

Shannon, Samuel F., 3087, *Lac caninum,* Medical Advance, 33, no.3, 137, 1895,

Shannon, Samuel F., 3087, *Apis,* Medical Advance, 40, no.5, 177, 1902,

Shedd, Percy William, 1100, *Antimonium crudum,* Medical Advance, 1906,

Sherbino, G.W., 1072, *Case of Sanicula aqua,* Medical Advance, 368, 1886,

Sherbino, G.W., 1072, *Proving of Aqua sanicula,* Homoeopathic Recorder, 158, 1887,

Sherbino, G.W., 1072, *Baptisia tinctoria,* Homoeopathic Physician, Aug., 330, 1889,

Sherr, Jeremy, 222, *The Homoeopathic Proving of Scorpion, 2th Ed.,* 1992, West Malvern,

Sherr, Jeremy, 222, *The Homoeopathic proving of Hydrogen,* 1992, West Malvern,

Sherr, Jeremy, 222, *The Homoeopathic proving of Chocolate,* 1993, West Malvern,

Sherr, Jeremy, 222, *Dynamic Provings I,* 1997, West Malvern,

Sherr, Jeremy, 222, *The Homeopathic proving of Plutonium nitricum, including the toxicology of ionising radiation,* 1999,

Shore, Jonathan, 196, *Proving of Buteo jamaicensis,*

Shore, Jonathan, 196, *Seminar, Glasgow, April 1989, 1990_compiled by Ilse Bos,* 1991,

Shore, Jonathan, 196, *Seminar, Hapert, April 1991_compiled by Ilse Bos,* 1991,

Shore, Jonathan, 196, *Strychninum,* Homeopathy International, 54, no.3, 1991,

Shultz, 75, *proving of Quinine hydrochlorate,* Hahnemannian Monthly, 23, 536, 1888,

Sijmons, J., *Additions to Kent's Repertory as given to R. van Zandvoort,*

Simmons, B., 44, *Cough Repertory,* 1870, Liverpool,

Sivaraman, P., 1180, *Corrections and Additions to Kent's Repertory,* New Dehli,

Sivaraman, P., 1180, *Kent's Repertory of the Homeopathic Materia Medica Expanded,* 1995, New Dehli,

Skinner, Thomas, 52, *Homoeopathy and Gynecology,* 1886, London,

Smith, C.C., 82, *Aconitum napellus in its relation to the female sexual system,* Homoeopathic Physician, Dec., 569, 1881,

Smith, C.C., 82, *Calendula, it's place in homoeopathic therapeutics,* Homoeopathic Physician, Dec., 569, 1881,

Smith, C.C., 82, *A brief study of xanthoxylum,* Homoeopathic Physician, 1886,

Smith, C.C., 82, *Sticta pulmonaria,* Homoeopathic Physician, 35, 1889,

Smits, Tinus, 210, *Practical Materia Medica for the consulting room,* 1990, Waalre,

Smits, Tinus, 210, *Saccharum officinale,* Homeopathic Links, 8, no.3, 1995, Waalre,

Snader, Edward R., 76, *Repertory of the Heart Symptoms,*

Snowdon, Janet, 308, *Dreaming potency, probably Catha edulis,* 1996, Bath,

Sociedade Gaúcha de Homeopatia,268, *Hydrocyanicum acidum,* Revista de Homeopatia, 1, 66, 1997,

Souk-Aloun, Phou, 241, *pathogenesie de Propranolol,*

Souk-Aloun, Phou & Pepey, Claudie, 241, *Pathogenesis of Brucella melitensis and Melitococcinum,* 1995,

Srinivasan, K.S., *Additions to classical Materia Medica,* 1990, New Delhi,

Srinivasan, K.S., *Die Wahnideen,* Zeitschrift für Klassische Homeopatie, 3, 1997,

Srinivasan, K.S., *Einige Unklarheiten/Fehler in den Repertorien,* Zeitschrift für Klassische Homeopatie, 43, 33, 1999,

Srinivasan, K.S., *Alumen und alumina in den Repertorien,* Zeitschrift für Klassische Homeopatie, 43, no.2, 74, 1999,

Srinivasan, K.S., *Einige Fehler und Unklarheiten in unseren Materia Medicas und Repertorien,* Zeitschrift für Klassische Homeopatie, 43; no.5, 197, 1999,

Srivastava G.D./Chandra, J., *Alphabetical Repertory of Characteristics of homoeopahtic Materia Medica,* 1990, New Delhi,

Stäger, Robert, 33, *proving of Knautia arvensis,* Allgemeine Homöopatische Zeitung, 140, No.19, 145, 1900,

Stapf, Johann Ernst, 2, *Additions to the Materia Medica Pura Transl. Hempel,* 1846, New York/London,

Stapf, Johann Ernst, 2, *Archiv für die Homoeopathie,* 1822-1846, Leipzig,

Stauffer, Karl, 116, *Klinisches Homöopatische Arzneimittellehre 2th Ed.,* 1926, Regensburg,

Stauffer, Karl, 116, *Symptomen-Verzeichnis,* 1929, Regensburg,

Stearns, Guy Beckley, 99, *Keynotes for Homoeopathic Remedies in Surgery,* New York,

Stephenson, James, 119, *Hahnemanns Provings 1924 - 1959,* 1963, Calcutta,

Swan, Samuel, 55, *proving of Lager beer,* Homoeopathic Physician, 4, 88,

Swan, Samuel, 55, *Lac felinum,* Homoeopathic Physician, May, 160, 1883,

Swan, Samuel, 55, *Nosodes and Morbific Products,* 1888, New York,

Swan, Samuel, 55, *proving of syphilinum,* Homoeopathic Physician, July, 318, 1888,

Swoboda, Franz von, 2189, *Abies canadensis,* The British Homoeopathic Journal, 1986,

Szunyoghy, András/Fehêr, György, *Tekenlessen in de Anatomie,* 1996, Keulen,

Talcott, Selden H., 3095, *Mental Diseases and their Modern Treatment,* 1901, New York,

Taylor, E.A., 2103, *proving of Piper nigrum,* Medical Advance, 45, no.4, 238, 1907,

Templeton, W.Lees, 138, *Provings of Carcinosin,* The British Homoeopathic Journal, 44, no.2, 1954,

Teste, Alphonse, 20, *the Homoeopathic Materia Medica,* 1992, New Delhi,

Thijssen, Eugène J.M./Rangelrooy, W.G., *Trefwoordenlijst Generalities,* 1988, Eindhoven,

Thompson, Michael, 1189, *Ambra grisea, The Road to Homeopathic Practice,* 1996, Northampton,

Toothaker, C.G., 3021, *Incidental provings, Oil Pennyroyal,* Philadelphia Journal of Homoeopathy, 2, 655, 1853,

Trinks, Friedrich Carl, 1005, *Reine Arzneimittellehre,* 1831, Leipzig,

Tuberculinum group, *Index of the references and proposed additions th the Kent's Repertory and the differential diagnosis taken from "Portrait of Homeopathic Medicines" by Catherine Coulter,* Homeopathia Internationalis newsletter, 1990,

Tumminello, Peter L., *Repertory of the Child's Mind and Behaviour,* Sidney,

Twohig, Julia/Marks, Bronwyn, 301, *Deadly romance, a homoeopathic proving of Latrodectus hasseltii, Redback spider,* Homeopathic Links, no.4, 211, 1998,

Tyler, Margaret L., 108, *Pointers to the Common Remedies,* New Dehli,

Tyler, Margaret L., 108, *A Study of Kent's Repertory,* Homoeopathic World, 1914,

Tyler, Margaret L., 108, *Homoeopathic Drug Pictures,* 1952, London,

U.S. Department of the Navy, Bureau of Medicine and Surgery, *Poisonous snakes of the world,* 1913-1919,

USDA plant chemicals, 810,

V.S.U. Gent Dental Studygroup, *Amphisboena,* Homeopathia internationalis newsletter, 4-Mar, 1989,

Vakil, Prakash, 197, *Leprominium: a New Nosode,* The Homeopath, 8, no.2, 77-88, 1988,

Vakil, Prakash, 197, *Provings and clinical symptoms of new, old and forgotten remedies,* 1992, Bombay,

Vannier, L./Poirier, J., 109, *Précis de matière médical homoeopathique,* 1933, Paris,

Vermeulen, Frans, 188, *the Synoptic Materia Medica II,* Haarlem,

Vermeulen, Frans, 188, *the Synoptic Materia Medica,* 1992, Haarlem,

Vijnovsky, Bernardo, 153, *Tratado de Materia Medica Homeopatica 8th Ed.,* 1978, Buenos Aires,

Vint, Peter, *Arzneimittelindex,* 1992,

Vithoulkas, Georgos, 162, *Lectures,*

Vithoulkas, Georgos, 162, *additions by others from Vithoulkas Lectures,*

Vithoulkas, Georgos, 162, *The Science of Homoeopathy,* 1978, Athen,

Vithoulkas, Georgos, 162, *Additions to Kent's Repertory copied and updated by Bill Gray,* 1979,

Vithoulkas werkgroep, *Urea Pura,* Similia Similibus Curentur, 21, no.2, 1991,

Vithoulkas werkgroep, *Uranium nitricum,* Similia Similibus Curentur, 21, no.2, 1991,

Voisin, Henri, 142, *Asthme,*

Voisin, Henri, 142, *Therapeutique et Rep. homeopathique du practicien,* 1978, Paris,

Vrijlandt, Arie, 181, *Aantekeningen uit eigen homoeopathische praktijk,* 1982, Alkmaar,

Vulpian, 23, *proving of Salamandra lacerta,* Zeitschrift Homoepatischer Aerzte Oessterreichs, 2, no.7, 1857,

Vulpian, 23, *proving of Trito, Watersalamander,* Zeitschrift Homoepatischer Aerzte Oessterreichs, 2, no.7, 1857,

Wade, J.L., 1030, *Anthemis nobilis,* American Homoeopathic Review, The, 228, 1860,

Waffensmith, J.W., 129, *proving of Arlome,* Homoeopathic Recorder, 1932,

Waldecker, A., *Analyse von Rubriken des Kentschen Repertoriums, Speichelfluss nachts,* Zeitschrift für Klassische Homeopathie, 33, 1989,

Waldecker, A., *Analyse von Rubriken des Kentschen Repertoriums, Teil 1 Speichelfluss im Schlaf,* Zeitschrift für Klassische Homeopathie, 33, 1989,

Wansbrough, C., 1237, *Ayahuasca and the pineal gland,* Prometheus unbound, Spring, 1995,

Ward, James William, 123, *Sensations "as if ",* 1939, San Francisco,

Warkentin, David, 223, *Material collected for use in ReferenceWorks™,* 1993,

Webster, *New Dictionary and Thesaurus,* 1990, New York,

Webster, H.T., 69, *proving of Artemisia tridentata,* Medical Advance, 13, 86,

Wegener, Andreas, *Mittelverwechslungen im Repertorium von Kent Borax und Bovista, Teil 1,* Zeitschrift für Klassische Homeopathie, 5, 1987,

Wegener, Andreas, *Mittelverwechslungen im Repertorium von Kent Ambra und Ammonium bromatum, Teil 2,* Zeitschrift für Klassische Homeopathie, 6, 1987,

Wegener, Andreas, *Mittelverwechslungen im Repertorium von Kent Sarracenia purpurea und Sarsaparilla, Teil 3,* Zeitschrift für Klassische Homeopathie, 2, 1988,

Wegener, Andreas, *Mittelverwechslungen im Repertorium von Kent Juglans cineria und Juglans regia, Teil 4,* Zeitschrift für Klassische Homeopathie, 4, 1988,

Wegener, Andreas, *Mittelverwechslungen im Repertorium von Kent Lepidium und Leptandra, Teil 5,* Zeitschrift für Klassische Homeopathie, 5, 1988,

Wegener, Andreas, *Mittelverwechslungen im Repertorium von Kent Comocladia und Conium, Teil 6,* Zeitschrift für Klassische Homeopathie, 6, 1988,

Weir, John, 112, *A System of Therapeutics,* 1928, London,

Weir, John, 112, *Science and Art of Homoeopathy,* 1928, London,

Whitmont, Edward C., 161, *The Practice of Homeopathy,* 1970,

Whitmont, Edward C., 161, *Psyche and Substance: Essays on Homeopathy in the Light of Jungian Pyschology,* 1991, Berkeley, CA,

Wilsey, E.H., 3091, *a repertory of dreams,* Hahnemannian Advocate, 37, 1898,

Winterburn, George W., 70, *A Repertory of the Most Characteristic Symptoms of the Materia Medica,* 1886, New York, NY,

Witzig, Friedrich, 226, *Über bacillinum Burnett,* Deutsches Journal für Homeopathie, no.1, 1994,

Wolf, M., *Mittelverwechslungen im Repertorium von Kent: Argentum metallicum und Argentum nitricum, Teil 23,* Zeitschrift für Klassische Homeopathie, 36, 1992,

Wolf, M., *Mittelverwechslungen im Repertorium von Kent: Kalium carbonicum und Kalium sulfuricum, Teil 22,* Zeitschrift für Klassische Homeopathie, 36, 1992,

Wolf, M., *Mittelverwechslungen im Repertorium von Kent: Kalium muriaticum und Kalium nitricum, teil 21,* Zeitschrift für Klassische Homeopathie, 36, 1992,

Wolf, M., *Mittelverwechslungen im Repertorium von Kent Natrum sulphuricum und Natrum carbonicum, Teil,* Zeitschrift für Klassische Homeopathie, 5, 1992,

Wolf, M., *Mittelverwechslungen im Repertorium von Kent Mercurialis und Mercurius, Teil,* Zeitschrift für Klassische Homeopathie, 6, 1992,

Wood, James C., 92, *Clinical Gynecology 2th Ed.,* 1898, Philadelphia,

Woodbury, Benjamin C., 1115, *a crystallized Materia Medica,* Homoeopathic Recorder, 1924,

Wright-Hubbard, Elizabeth, 126, *Index to Remedies in Kent's Materia Medica,* Homoeopathic Recorder, Aug., 1928,

Wright-Hubbard, Elizabeth, 126, *Homoeopathy as art and science,* 1990, Beaconsfield,

Wulfsberg, Terje, 272, *Three pieces of Gold,* 1998, oslo,

Yasgur, Jay, *a dictionary of homeopathic medical terminology 3th Ed.,* 1994, Tempe,

Yingling, William A., 88, *Accoucheur's Emergency Manual,* 1895, Philadelphia,

Yingling, William A., 88, *Schrankia uncinata,* Journal of Homoeopathics, 2, no.7, 257, 1898,

Yingling, William A., 88, *Torula cerevisia,* Proceedings of the International Hahnemannian Association, session 42, 171, 1898,

Zala, Michel, 307, *Clinical verifications for Androctonus,* Revue Belge d'Homoeopathie, 1998,

Zaren, Ananda, 198, *Seminar Lelystad mei 1989,* 1989, Amsterdam,

Zaren, Ananda, 198, *Materia Medica, core elements of the materia medica of the mind,* 1993, Göttingen,

Zissu, Roland, 151, *Matiere Medicale Homeopathique Constitutionelle: Etudes physio-pathologique, etiologique diathesique et clinique des remedes,* 1960, Paris,